PFLEGE HEUTE

Wichtige Fachbegriffe in Medizin und Pflege

absorbieren aufnehmen
Ätiologie Ursache(n) einer Erkrankung
afferent zum Zentrum hinführend
Aminosäure Grundmolekül der Eiweiße
Anatomie (griech. zerschneiden), Lehre vom Bau der Körperteile
Anastomose operativ hergestellte Verbindung
Antigen Struktur, die eine Immunreaktion des Organismus auslösen kann
Antikörper vom Abwehrsystem produzierter Abwehrstoff
Aorta Körperschlagader
Arteriosklerose „Gefäßverkalkung"
aspirieren ansaugen
autonom selbständig
benigne gutartig
Chromosom Träger von Erbinformation
dexter, dextra rechts
DNA (engl. Abk. für Desoxyribonukleinsäure, kurz DNS) Erbsubstanz
dys… Wortteil für krankhafte Störung eines Zustands oder einer Funktion
efferent vom Zentrum wegführend
Elektrolyt (gelöstes) Körpermineral, z.B. Natrium oder Kalium
endogen im Körper selbst entstehend
exogen von außen
extra außerhalb von
fixieren befestigen
gastrointestinal den Magen-Darm-Trakt betreffend
Gen Erbanlage
genital zu den Geschlechtsorganen gehörend
hormonal das innersekretorische System betreffend
hyper… das normale Maß übersteigend
hypo… das normale Maß unterschreitend
Hypophyse Hirnanhangdrüse
Hypothalamus wichtiger Abschnitt des Zwischenhirns
Immunität erworbene Abwehrkraft gegen Krankheitserreger
Indikation „Heilanzeige", Kriterium, bei dessen Vorliegen ein bestimmtes Verfahren zu wählen ist
injizieren einspritzen
Insuffizienz unzureichende Funktionstüchtigkeit
intrazellulär innerhalb der Zellen
ischämisch nicht (ausreichend) durchblutet
Joule Einheit für Energie – sowohl bei der Berechnung von Nahrungsmitteln (4,1 Joule = 1 kcal [Kilo-Kalorie]) als auch in der Elektrizitätslehre
Kapillare kleinstes Blutgefäß
kardiovaskulär das Herz-Kreislauf-System betreffend
Karzinom bösartiger epithelialer Tumor
kaudal Richtung Fuß
Koma tiefe Bewusstlosigkeit
Kompensation Ausgleich
komprimieren zusammenpressen
kranial Richtung Kopf
lateral seitwärts, von der Medianebene entfernt
maligne bösartig
Manifestation Offenbarwerden, zu Tage treten
medial in der Mitte gelegen, mittelwärts
Membran dünne Scheidewand
Morbus Krankheit (Abk. M.)
motorisch die Bewegung betreffend
nerval durch das Nervensystem vermittelt
oral den Mund betreffend, durch den Mund
Parasympathikus „entspannungs-" und regenerations-orientierter Teil des vegetativen Nervensystems
Parenchym Organfunktionsgewebe
parenteral unter Umgehung des Magen-Darm-Traktes
Pathologie Lehre von den erkrankten Geweben
peri … um ... herum
Physiologie Lehre von den normalen Körpervorgängen, Grundlagenfach der Medizin
post… nach, hinter
prä… vor
primär erstrangig, auch: ursprünglich, ohne andere Ursachen
Prognose zu erwartender Krankheitsverlauf
Protein Eiweiß
pulmonal die Lunge betreffend
Punktion Einstechen
reflektorisch auf dem Reflexwege
rektal den Mastdarm betreffend
retro… zurück-, rückwärts liegend
Rezeptor „Empfänger" für bestimmte Reize oder Stoffe
Rezidiv Rückfall
Sekretion Ausscheidung
sekundär nachfolgend, als Folge einer Erkrankung
sensibel die Sinne betreffend, empfindungsfähig
sensorisch die Sinne betreffend, empfindungsfähig
sinister, sinistra links
spinal das Rückenmark betreffen
superfizial oberflächlich, zur Körperoberfläche hin
superior oberer
Sympathikus „leistungsorientierter" Teil des vegetativen Nervensystems
Symptom Krankheitszeichen
Syndrom Symptomenkomplex, Gruppe von Krankheitszeichen
Trauma Verletzung, Wunde
Tumor Geschwulst
Ulkus Geschwür
vegetativ das autonome (vegetative) Nervensystem betreffend
ventral bauchwärts, vorn
zerebral das Gehirn betreffend

Inhalt – Kurzübersicht

I Grundlagen der Pflege

II Grunderkrankungen des Menschen, ihre Erkennung und Behandlung

III Pflege in besonderen Lebensabschnitten und Lebenssituationen

IV Pflege bei Störungen der Körperfunktionen

V Pflege in besonderen Bereichen

VI Anhänge

Abkürzungsverzeichnis

↑ Werte ansteigend bzw. oberhalb der Norm
↓ Werte abfallend bzw. unterhalb der Norm
☞ vergleiche mit, siehe, Querverweis
< kleiner
> größer
® Registered Name, Handelsname
A. Aa. Arterie, Arterien (lat. Arteria, Arteriae)
Abb. Abbildung
Abk. Abkürzung
ACTH Adrenokortikotropes Hormon
AIDS aquired immune deficiency syndrome
Amp. Ampulle
Ätiol. Ätiologie
ATL Aktivitäten des täglichen Lebens
AZ Allgemeinzustand
BB Blutbild
BE Broteinheit
BGA Blutgasanalyse
BSG Blutsenkungsgeschwindigkeit
BZ Blutzucker (korrekt: Blutglukose-konzentration)
bzw. beziehungsweise
ca. circa (ungefähr)
Ca^{2+} Kalzium-Kation
Ch Charrière (1 Ch = 1/3 mm Durchmesser)
Cl^- Chlor-Anion
CT Computertomogramm
d.h. das heißt
EKG Elektrokardiogramm
evtl. eventuell
fl Femtoliter (10^{-15} Liter)
ggf. gegebenenfalls
h Stunde
Hb Hämoglobin
HIV Humanes Immundefizienz Virus
i.d.R. in der Regel
IE Internationale Einheit
i.m. intramuskulär
inkl. inklusive
i.v. intravenös
K^+ Kalium-Kation
kg Kilogramm
kJ Kilojoule
KG Körpergewicht
l Liter
lat. lateinisch
M. Morbus
M., Mm. Muskel, Muskeln
max. maximal
mind. mindestens
Min., min Minute
MRT Magnetresonanztomogramm (Kernspintomogramm, „Kernspin")
µg Mikrogramm (10^{-6} g)
µl Mikroliter (10^{-6} l)
mg Milligramm
ml Milliliter
ms Millisekunde(n)
N., Nn. Nerv, Nerven (lat. Nervus, Nervi)
ng Nanogramm (10^{-9} g)
nl Nanoliter (10^{-9} l)
Na^+ Natrium-Kation
NW Nebenwirkung(en)
OP Operation
Pat. Patient, Patientin
pg Pikogramm (10^{-12} g)
pl Pikoliter (10^{-12} l)
postop. postoperativ (nach der Operation)
präop. präoperativ (vor der Operation)
Rö Röntgen
RR Blutdruck
s.c. subkutan (unter die Haut)
SchwbG Schwerbehindertengesetz
Sek., s Sekunde
SGB Sozialgesetzbuch
Std. Stunde
Supp. Suppositorium (Zäpfchen)
Tab. Tabelle
Tabl. Tablette(n)
Tr. Tropfen
TZ Thrombinzeit
U Unit (engl. Einheit)
u.a. unter anderem
usw. und so weiter
u.U. unter Umständen
v.a. vor allem
V.a. Verdacht auf
V., Vv. Vene, Venen (lat. Vena, Venae)
Vit. Vitamin(e)
z.B. zum Beispiel
ZNS Zentrales Nervensystem (Gehirn und Rückenmark)
ZVD Zentraler Venendruck
z.Z., z.Zt. zurzeit

Pflege heute

Lehrbuch und Atlas für Pflegeberufe

2., vollständig überarbeitete Auflage

Herausgegeben von
Nicole Menche, Langen/Hessen
Ulrike Bazlen, München
Tilman Kommerell, Friedrichshafen

Mit Textbeiträgen von:
Angelika Abt-Zegelin, Witten-Herdecke (Kap. 7.9); Gebhard Allert, Ulm (Kap. 4); Helmut Baitsch, Ulm (Kap. 4); Ulrike Bazlen, München (Kap. 1, 2, 7, 9, 10, 15, 18 – 22, 28, 30 – 32); Hans Beck, Nürnberg (Kap. 38); Werner Bernig, Singen (Kap. 6); Erika Bilen, Groß-Grönau (Kap. 33); Annerose Bürger-Mildenberger, Östringen (Kap. 21); Ruth Brüggemann, Nürnberg (Kap. 2); Barbara Fischer, München (Kap. 2, 5); Gotthilf Fischle, Tübingen (Kap. 37); Andreas Fröhlich, Koblenz-Landau (Kap. 7.9); Michael Frowein, Solms (Kap. 27); Andrea Gehl, Berlin (Kap. 7); Gerhard Grevers, München (Kap. 34); Helmut Harr, Michelbach (Kap. 4); Wolfgang Hasemann, Freiburg (Kap. 7, 35); Annette Hasenburg, Umkirch (Kap. 12, 32); Ulrike Haufe-Künkler, Wetter (Kap. 12, 32); Eva Hellinger, München (Kap. 5); Rosi Hertlein, Bad Windsheim (Kap. 23); Alexander Honsek, München (Kap. 5); Siegfried Huhn, Brühl (Kap. 7, 14); Ulrich Kamphausen, Hohenstein (Kap. 9, 10); Maria Katryniok, Bramstedt (Kap. 25); Frieder Keller, Ulm (Kap. 4); Ulrike Klement, Kirchheim/Teck (Kap. 27); Frank Koch, Rohrbach (Kap. 1, 3); Tilman Kommerell, Friedrichshafen (Kap. 1 – 3, 5, 7); Karl-Ludwig Krämer, Heidelberg (Kap. 26); Linda Kümmel, Lübeck (Kap. 33); Diana Maier-Allmendinger, Winkel/Bülach (Kap. 4); Nicole Menche, Langen/Hessen (Kap. 9, 10, 12 – 14, 16, 18 – 33, 35, 39); Cornelia Michalke, Bad Salzdetfurth (Kap. 14); Hilke Nüssler, München (Kap. 7); Margarete Paulus, Kirchhain (Kap. 34); Herbert Renz-Polster, Maine/USA (Kap. 13, 17, 33); Annia Röhl, Bad Berleburg (Kap. 25); Sylvia Röhm-Kleine, Schlitz-Rimbach (Kap. 7, 20); Walter Schädle, Babenhausen/Klosterbeuren (Kap. 34); Maria Schäfer, München (Kap. 5); Arne Schäffler, Innsbruck (Kap. 7, 8, 14, 19, 28, 29, 39); Wolfgang Schmidbauer, München (Kap. 3, 7); Angelika Simon-Jödicke, Freiburg (Kap. 15, 16, 36); Gerlinde Sponholz, Ulm (Kap. 4); Martin Stock, Hirschberg (Kap. 11, 26); Ute Weidlich, Schwarzenbek (Kap. 2); Karin Witting, Altdorf (Kap. 7); Michael Zimmer (Kap. 11, 26, 27)

Unter Mitarbeit von:
Sonja Becker, Marburg (Kap. 34, 37, 38); Heike Elsner (Kap. 11); Michael R. Gaab, Greifswald (Kap. 35); Brigitte Glück, Ulm (Kap. 18); Ulrike Hartmann, Heidelberg (Kap. 37, 38); Roland Itterheim, Jena (Kap. 1); Peter Jacobs, München (Kap. 2); Annette Jenner-Kief, Lübeck (Kap. 10); Michael Krantz, Aachen (Kap. 37); Berit Mollenhauer, Fulda (Kap. 12); Radegunde Mösle, Stuttgart (Kap. 3); Sönke Müller, Bammental (Kap.18); Peter Nydahl, Kiel (Kap. 7); Hanna Prückner-Beutel, Tübingen (Kap. 30); Gernot Rassner, Tübingen (Kap. 30); Claudia-Susanne Rastin, Wuppertal (Kap. 19); Claudia Schäffler, Innsbruck (Kap. 30); Frank Scharfenberg, Berlin (Kap. 28); Christine Seuß, Hof (Kap. 13); Gisela Stoll-Beranek, Kaiserslautern (Kap. 7); Markus Vieten, Aachen (Kap. 36); Grit Wurlitzer, Quedlinburg (Kap. 14, 33)

Mitarbeit bei Planung und Konzeption der 1. Auflage:
Herbert Renz-Polster, Maine/USA
Arne Schäffler, Innsbruck

URBAN & FISCHER
München • Jena 2001

Zuschriften und Kritiken an
Urban & Fischer Verlag
Lektorat Pflege
Karlstraße 45
80333 München

Wichtiger Hinweis für den Benutzer

Die Erkenntnisse in Pflege und Medizin unterliegen laufendem Wandel durch Forschung und klinische Erfahrungen. Herausgeber und Autoren dieses Werkes haben große Sorgfalt darauf verwendet, dass die in diesem Werk gemachten therapeutischen Angaben (insbesondere hinsichtlich Indikation, Dosierung und unerwünschten Wirkungen) dem derzeitigen Wissensstand entsprechen. Das entbindet den Nutzer dieses Werkes aber nicht von der Verpflichtung, anhand der Beipackzettel zu verschreibender Präparate zu überprüfen, ob die dort gemachten Angaben von denen in diesem Buch abweichen und seine Verordnung in eigener Verantwortung zu treffen.

Die Deutsche Bibliothek – CIP-Einheitsaufnahme
Ein Titeldatensatz für diese Publikation ist bei
Der Deutschen Bibliothek erhältlich

ISBN 3-437-26610-1

2. Auflage August 2001

01 02 03 04 05 5 4 3 2 1

Lektorat: Ulrike Bazlen; Barbara Fischer; Tilmann Klare, München; Frank Koch, Rohrbach; Hilke Nüssler, München; Sigrid Schäfer, Sindelfingen
Redaktionelle Mitarbeit: Dagmar Baur, Berghülen; Eva Frielingsdorf, Witten; Mirjam Kappauf, München; Teresa Kauke, München; Andreas Knöll, Zwiefalten
Herstellung: Christine Böhme; Kerstin Wallner, München
Bildredaktion: Christine Böhme; Wolfram Friedrich; Kerstin Wallner, München
Satz und Bildbearbeitung: prepress-ulm GmbH, Ulm
Umschlagfoto: dpa, München und DOEHRINGs, Lübeck
Umschlaggestaltung: DOEHRINGs; ProfiRepro Bentfeld, Lübeck und prepress-ulm GmbH, Ulm
Druck und Bindung: Parzeller, Fulda
Buchdecken: KALOS, Rehau
Verarbeitung: Buchbinderei Steinbrener, Schärding

Gedruckt auf 54 g/qm Satin X matt

Aktuelle Informationen finden Sie im Internet unter der Adresse: www.urbanfischer.de

Vorwort zur 2. Auflage

Seit Erscheinen der 1. Auflage sind einige Jahre ins Land gezogen, in denen sich nicht nur im Gesundheitswesen allgemein, sondern speziell auch in der Pflege viel verändert hat. Nicht zuletzt durch die Einführung der DRGs bekommen wirtschaftliches Denken und Handeln in allen Bereichen der Pflege einen immer größeren Stellenwert. Dies haben wir bei der Überarbeitung der 2. Auflage berücksichtigt, zum Beispiel im Kapitel über die ambulante Pflege oder über die Krankenhausbetriebswirtschaftslehre. Gleichzeitig nehmen Qualitätsmanagement- und Pflegeklassifikationssysteme einen immer größeren Raum ein, die nicht nur für die Pflegeforschung und Weiterentwicklung der Pflege notwendig sind. Auch diesem Aspekt haben wir bei der Überarbeitung Rechnung getragen. Eine berechtigte Frage dabei ist aber sicherlich, ob nicht der Mensch – unabhängig ob Patient oder Pflegekraft – bei der ganzen Entwicklung „auf der Strecke" bleibt. Wir denken nein, wenn andere Gegebenheiten für einen Ausgleich sorgen. So rückt der Patient als Kunde immer mehr in den Mittelpunkt des gesundheitspolitischen, insbesondere aber auch durch die Bestrebungen einer ganzheitlichen Pflege und den neuen gesundheitsorientierten Ansätzen wie Gesundheits- bzw. Patientenberatung in den Mittelpunkt pflegerischen Denkens. Daneben gibt es auch für die Pflegenden immer mehr Angebote der Gesundheitserhaltung (Burn-out- und Mobbing-Prophylaxe, Supervision). Diese Ansätze haben wir in der 2. Auflage versucht, mit aufzunehmen, wobei uns bewusst ist, dass es sich um Ansätze handelt, die nicht nur theoretisch erlernt, sondern praktisch gelebt werden müssen.

Was sich in der 2. Auflage nicht geändert hat, ist das Konzept des Buches. Entsprechend sind die Leitgedanken des 1. Vorworts auch heute noch aktuell. Wir würden es sehr begrüßen, würde das Buch weiterhin das Wissen und die Kompetenz aller Pflegenden und damit auch ihr berufliches Selbstbewusstsein stärken, zumal an einer kompetenten, selbstbewussten Berufsgruppe Pflege, die genau weiß, was sie tut und warum sie es tut, niemand im Gesundheitswesen vorbei kommt – und dies sowohl zum eigenen Wohle als auch zum Wohle des Patienten.

Nach Erscheinen der 1. Auflage wurden wir von den vielen begeisterten, aber auch mit konstruktiver Kritik versehenen Reaktionen überrascht. Damit haben wir nicht gerechnet. Allen Leserinnen und Lesern ein herzliches Dankeschön dafür. Wir haben Ihre Kritik sehr ernst genommen und, wenn irgend möglich, bei der Arbeit berücksichtigt. Damit das Buch aber weiterhin lebt, weiterhin „Ihr" Buch in der Pflege bleibt, möchten wir Sie auch in Zukunft um Ihre Mithilfe bitten. Wir freuen uns über jede Zuschrift und versprechen Ihnen, uns auch weiterhin um die Fortentwicklung dieses Lehrbuches zu bemühen.

Herausgeberinnen und Herausgeber,
Autorinnen und Autoren

Die Pflege heute-Familie

Lehrbuch Pflege heute, 2. Aufl.

Gleicher Inhalt, aber größer und dadurch noch einmal deutlich lesefreundlicher. In optimaler Druckqualität.

ISBN 3-437-55031-4

Pflege heute Arbeitsbuch, 3. Aufl.

2002. Wiederholungsfragen, Lückentexte, Bilder- und Kreuzworträtsel – damit das Einprägen und Wiederholen des Lernstoffs von Pflege heute Spaß macht.

ISBN 3-437-26650-0

Pflege heute CD-ROM, 2. Aufl.

2002. Neue zusätzliche Inhalte, Abbildungen, Animationen, Sound, Videos und Texte garantieren einen eindeutigen Zusatznutzen.

ISBN 3-437-25827-3

Pflege heute Overheadfolien, 2. Aufl.

Erscheinen im November 2001. 100 farbige Overheadfolien mit Begleitheft im stabilen Ringordner.

ISBN 3-437-25771-4

Pflege heute Forum

Jedes Jahr im Mai. Die Kongressreihe zu aktuellen berufspolitischen Themen.

Pflege heute Seminare

10- bis 12-mal im Jahr. Hier geht es um ganz praktische Themen wie Kinästhetik, Mitarbeiterführung oder auch „Lernen mit System".

Informationen dazu sind beim Urban & Fischer Verlag erhältlich.

Vorwort zur 1. Auflage

Seit über 30 Jahren existieren einführende Lehrbücher „speziell" für die Pflegeberufe. In der Praxis sind Lehrende und Lernende mit diesem Lehrbuchmaterial aber unzufrieden.

Ein neuer Ansatz: Pflege heute

In fünfjähriger Vorbereitung ist in Zusammenarbeit mit vielen Berufstätigen, Lehrerinnen und Lehrern für Pflegeberufe, Ärztinnen und Ärzten sowie Auszubildenden in der Krankenpflege ein neues Lehrbuch herangewachsen. Wegweisend für den Neubeginn waren folgende Leitgedanken:

Was wichtig ist, muss drin stehen

Pflege heute begleitet KrankenpflegeschülerInnen während der Ausbildung und soll Lernhilfe, Nachschlagewerk und nicht zuletzt Arbeitsmittel im Unterricht sein.
Dies ist ein hoher und umfassender Anspruch, für dessen Einlösung eine Menge an Fakten und Zusammenhängen im Buch unterzubringen war. Ihn einzulösen führte oft bis an die Grenze des zur Verfügung stehenden Platzes. Und um diese Grenzen, sprich um die zur Verfügung stehenden Druckseiten, haben Pflegende und Ärzte als Autoren und Herausgeber oft gerungen. Konsens war aber stets: Was für die *Pflege heute* wichtig ist, ist für *Pflege heute* richtig. Und dass *Pflege heute* etwas schwergewichtiger herkommt als vergleichbare Lehrbücher, dokumentiert letztlich nur, wie groß das notwendige Fachwissen ist, das Pflegende heutzutage zur optimalen Berufsausübung brauchen.

„Pflegen können" heißt „entscheiden können"

Grundlage für diese Entscheidungen bildet die Pflege zusammen mit der Medizin und den Sozialwissenschaften. Daher geht dieses Lehrbuch über eine Auflistung krankheitsbedingter Pflegehandlungen hinaus und ermöglicht eine intensive Beschäftigung mit den häufigen Erkrankungen des Menschen. In Verbindung mit dem Verständnis der sozialen Situation und der Lebensphase des Patienten können so angemessene Pflege-Entscheidungen getroffen und ausgeführt werden.

Pflege ist Kopf-, Herz- und Handwerk

Professionell pflegen kann nur, wer auf der Höhe des aktuellen Wissens ist. Auf 1504 Seiten sind jedoch nicht „nur" Fakten auf Fakten aneinander gereiht: Impulse für eine (emphatische) Sicht der Pflege vermitteln die einführenden Kapitel und vor allem das Kapitel 7 „Hilfestellung bei den ATL".
Zu spüren, welche Bedürfnisse und Wünsche ein von Pflege abhängiger Mensch an die ihn Betreuenden hat, ist nicht zuletzt die Aufgabe des „Herzens".

Sinnvolle Betonung der praktischen Inhalte

Unbestritten ist: Wer professionell pflegen will, kommt um die theoretische Auseinandersetzung mit sozialwissenschaftlichen Bedürfnismodellen und Pflegetheorien bis hin zu philosophischen Grundüberlegungen nicht herum. Deshalb setzt sich *Pflege heute* auch mit den gängigsten Pflegemodellen auseinander.
Dennoch wissen wir, dass in den ersten Monaten und Jahren der Berufsausübung die praktischen Probleme im Vordergrund stehen. *Pflege heute* erkennt diese Tatsache an, weshalb im Vordergrund des Lehrbuches die praxisrelevante Information steht. Dies schließt auch die visuell orientierte Vermittlung von Pflegetätigkeiten und Handlungsketten, etwa durch ausführliche Fotoserien, mit ein.
Dieses Bemühen um Weitergabe praktischer Kompetenz hat weiter Eingang gefunden in der Entwicklung eines Farbleitsystemes sowie der stets gleichen inneren Gliederung der Kapitel von *Pflege heute*, beides Faktoren, die die praktische Arbeit mit dem Lehrbuch nochmals erleichtern sollen.

Ein Lehrbuch hat Grenzen

Natürlich kann die Lektüre eines noch so praxisbezogenen Lehrbuches den Unterricht und das Einüben praktischer Fähigkeiten nicht ersetzen. Lernende in der Krankenpflege finden hier aber sicher alles, was sie vor dem ersten „Praxisversuch" wissen müssen.

Pflege heute – kein bequemes Lehrbuch

Pflege heute ist kein bequemes Lehrbuch: Weder verschweigt es, dass es in der Pflege eine ganze Menge zu lernen gibt, noch, dass dieses Lernen auch nach der Ausbildung ein Berufsleben lang weitergehen muss, soll der Anspruch einer professionellen Pflege auch langfristig eingelöst werden.

Unser Wunsch: Ihre Kritik

Dieser Lernprozess ist jedoch nicht auf den Leser beschränkt – genauso werden Autorinnen und Autoren von Ihren Praxiserfahrungen mit diesem Lehrbuch profitieren. Von Ihren Kritiken möchten wir lernen, insbesondere, ob wir bei Stoffauswahl, vermitteltem Pflegewissen oder didaktischen Hilfen Ihren Bedürfnissen genügen.
Ganz herzlich bitten daher Verlag und Mitarbeiter um Ihre Zuschrift, z.B. mit Hilfe des im Buch eingelegten „Meckerzettels".
Wir werden uns intensiv um die weitere Fortentwicklung diese Lehrbuches bemühen.

Die Herausgeberinnen und Herausgeber, Autorinnen und Autoren

Pflege heute optimal nutzen:

Benutzerhinweis

Wo ist das Inhaltsverzeichnis?

Pflege heute enthält kein ausführliches Gesamtinhaltsverzeichnis am Anfang des Buches. Statt dessen findet sich am Anfang jedes Kapitels eine Übersichtsseite mit einer ausführlichen Kapitel-Gliederung. Weiter hat das Buch ein sehr ausführliches Register mit über 10000 Einträgen, über das sich am schnellsten eine bestimmte Information finden lässt.

Farbleitsystem

Das Buch nutzt bei den Überschriften und „Textkästen" ein durchgängiges Farbleitsystem. So lässt sich der jeweilige Informationsschwerpunkt des nachfolgenden Textes auf einen Blick erkennen. Dabei werden folgende sieben Leitfarben verwendet:

Leitfarbe Grün: Informationsschwerpunkt Pflege

Leitfarbe Blau: Informationsschwerpunkt Krankheitslehre und klinische Medizin

Leitfarbe Grau: Informationsschwerpunkt Pharmakotherapie (Arzneimittelbehandlung)

Leitfarbe Lila: Informationsschwerpunkt Anatomie und Physiologie

Leitfarbe Gelb: „Textkästen" mit kurzen Definitionen im „Telegrammstil"

Leitfarbe Rosa: Warnhinweise und Hinweise auf häufige, vermeidbare Fehler in der Pflege

Leitfarbe Rot: „Notfall-Kästen" mit den Erstmaßnahmen bei allen häufigen Notfällen

Einen ausführlichen Überblick vermittelt der vordere Buchdeckel.

Abbildungen

Studieren Sie das Bildmaterial! Ein Bild sagt mehr als viele Worte – über 2200 Abbildungen versuchen, gerade die schwierigen Zusammenhänge anschaulich zu machen.

Die Abbildungen sind jeweils kapitelweise nummeriert, wobei die Tabellen der leichteren Auffindbarkeit wegen mit den Bildern und „Pharma-Infos" durchlaufend mitgezählt wurden.

Vernetzungen und Querverweise

Die Texte eines Lehrbuchs für Pflegeberufe lassen sich nicht wie eine Perlenkette Fakt für Fakt und Satz für Satz aneinanderreihen. Die alle Körpersysteme, psychischen und sozialen Funktionen umfassenden Anforderungen der Pflege bilden ein hochgradig *vernetztes* System, und die Autoren haben auch nicht versucht, diese Vernetzung zugunsten scheinbarer didaktischer Plausibilität fallen zu lassen.

Glücklicherweise funktioniert ja auch unser Gedächtnis vernetzt: Wir bilden keine Faktenarchive, sondern lernen assoziativ, d.h. wir knüpfen an Bekanntes an – auch, wenn wir es in einem ganz anderen Zusammenhang ins Gedächtnis übernommen haben. Lernen wir beispielsweise im Kapitel Blut etwas über Antikoagulation, so fallen uns dabei die morgendlichen Heparinspritzen, aber gleichzeitig auch etwas über die korrekte Durchführung von subkutanen Injektionen ein ...

Pflege heute unterstützt diese natürliche Art zu lernen – es bietet durch die vielen tausend Querverweise die vielfältigen Anknüpfungspunkte, die unser Gedächtnis braucht, um erfolgreich lernen und behalten zu können.

Gewichtete Terminologie

In der Pflege und Medizin herrscht ein gewisses Neben- oder Durcheinander von lateinischen, griechischen, deutschen und neuerdings auch immer mehr englischen Fachbegriffen. Dieses Buch hilft Ihnen, den jeweils gängigsten Begriff zu erkennen. Bei der Erstnennung eines Begriffes werden die zugehörigen Fachwörter in allen relevanten Versionen bzw. Sprachen vorgestellt, der am häufigsten verwendete aber in Fettschrift und die weniger gebräuchlichen in Klammern und in Kursivschrift. Also:

- **AIDS** *(acquired immune deficiency syndrome, erworbenes Immuno-Defizienz-Syndrom)*
- **Diabetes mellitus Typ 1** (*IDDM = Insulin dependent diabetes mellitus, insulinabhängiger Diabetes*).

Abkürzungen

Die im Werk verwendeten Abkürzungen finden Sie vorne (gegenüber dem sog. Schmutztitel) im Buch. Eine Liste der wichtigsten medizinischen Fachbegriffe ist auf Seite II (gegenüber dem Innentitel) abgedruckt.

Kleingedrucktes

Anliegen der Autorinnen und Autoren war es, die Zusammenstellung der Pflege- und klinischen Informationen anhand der Bedürfnisse der Pflegenden auszurichten und eine Überfrachtung des Buches mit Detailwissen zu vermeiden. Dennoch hat jede Klinik aufgrund der jeweils besonderen fachlichen Ausrichtung eigene Schwerpunkte in der Ausbildung, weshalb oft weitere klinische Informationen mit abgedeckt werden mussten.

Gleiches ergibt sich auch aus der Praxis der Prüfungen in den Pflegeausbildungen, wo häufig spezifisches Detailwissen erfragt wird.

Deshalb wurden diejenigen Sachverhalte, die nicht zentrale Bausteine der entsprechenden Kapitel darstellen, in kleinerer Schrift gehalten. Sie können ohne Verlust des Textverständnisses von Ihnen übersprungen werden.

Symbole

Die Aktivitäten des täglichen Lebens (ATL) und wichtige Aspekte aus Pflege und Medizin erhielten zur besseren Übersicht Symbole. Eine Zusammenstellung finden Sie im hinteren Buchdeckel.

Seitenzahlen

Neu in der 2. Auflage hinzugekommen sind die Seitenangaben in eckigen Klammern, z.B. [62 – 84] in zartem Grauton nach der üblichen Seitenzahl. Hier haben sich die Autorinnen und Autoren an ihre Ausbildungszeit erinnert und wie sie selbst gelernt haben. Viele haben damit begonnen, erst einmal den Umfang der zu lernenden Seiten zu zählen, um dann zu wissen, was auf sie zukommt. Das bleibt Ihnen nun erspart. Im oben genannten Beispiel beginnt das Kapitel 3 auf Seite 62 und endet auf Seite 84. In diesem Fall hätten sie also 23 Seiten zu lesen bzw. zu lernen.

Geschlechteransprache in diesem Buch

Autorinnen und Autoren haben lange darüber nachgedacht, wie sie auch in der Schreibweise der Tatsache gerecht werden, dass Pflegende, Ärzte, Angehörige anderer Berufsgruppen und Patienten Frauen *und* Männer sind.

Die konsequenteste Lösung, nämlich die durchgängige Verwendung der femininen *und* maskulinen Schreibweisen würde die Lesbarkeit der Texte jedoch erheblich erschweren (Schwester/Pfleger, Ärztin/Arzt, Patientin/Patient). Auch die Lösung mit den großen „I"s funktioniert kaum (ÄrztIn, PflegerIn?) Nachdem eine Leserbefragung des Urban & Fischer Verlages ebenfalls mit großer Mehrheit solche „Lösungen" verworfen hat, wurde im Buch überwiegend „Schwester" oder „Pflegende" für Schwester und Pfleger, „Arzt" für Ärztin und Arzt und „Patient" für Patientin und Patient verwendet.

Berufsbezeichnung für Pflegende

Seit einigen Jahren gibt es eine Diskussion um die Berufsbezeichnung der Pflegenden. „Krankenschwester/-pfleger" scheint für viele nicht mehr zeitgemäß, zudem richtet sich die Pflege nicht nur an „kranke" Menschen.
Die versicherungsrechtliche Seite spricht von Pflegepersonen, wenn sie die Pflege durch Angehörige meint.
Im Gegensatz dazu wurde der Terminus „Pflegefachkraft" erfunden – diesen empfinden viele Pflegende allerdings als ungut und unprofessionell. Der niederländische Begriff des „Pflegekundigen" vermag sich hierzulande auch nicht durchzusetzen.
So sprechen einige von „Pflegefachpersonen", andere von „FachpflegerInnen". Durch berufspolitische Diskussionen wird in der nächsten Zeit eine Einigung über die künftigen Benennungen erfolgen.
Wir sind offen für diese Entwicklung. Da diese Einigung vor Erscheinen des Buches jedoch noch nicht stattgefunden hat, arbeiten wir im Text mit den verschiedenen Bezeichnungen.

Ringe und Uhren

Die Unfallverhütungsvorschriften schreiben vor, dass Schmuck oder Uhren bei allen Handlungen abzulegen sind, bei denen sie die Infektions- oder Verletzungsgefahr erhöhen. Da jedoch nicht umfassend dargelegt wird, wann genau dies der Fall ist, werden die Vorschriften von Haus zu Haus unterschiedlich interpretiert und gehandhabt.

Relativ einig sind sich die Kliniken in dem Punkt, dass Schmuck und Uhren immer dann abzulegen sind, wenn sie den Patienten oder die Pflegeperson selbst in bestimmten Situationen verletzen können, z.B. beim Betten eines Patienten. Unterschiedlich bewertet wird jedoch die Infektionsgefahr durch das Tragen von Schmuck und Uhren. Während mancherorts bei jeder Verrichtung am Patienten von einer erhöhten Infektionsgefahr durch Uhren oder Schmuck ausgegangen wird, sehen andere Kliniken dies nur bei Patienten mit geschwächter Abwehr oder offenen Verletzungen, so dass sie nur in diesen Fällen verlangen Schmuck und Uhren, abzulegen.

Entsprechend finden sich in *Pflege heute* Bildserien, auf denen Personen Schmuck und Uhren tragen, weil sie in dem jeweiligen Haus speziell bei diesen Verrichtungen als nicht infektionsgefährdend angesehen werden und deshalb dort erlaubt sind. Dies gilt vor allem für glattberänderte Eheringe, bei denen nach Ansicht vieler die Infektions- und auch Verletzungsgefahr vernachlässigbar ist. Da *Pflege heute* in diesem Punkt also keine allgemein verbindliche Aussage machen kann, werden die LeserInnen gebeten, sich nach den Richtlinien des eigenen Hauses zu erkundigen und danach zu handeln.

Für neue Lösungsvorschläge sind Verlag und Autoren offen.

Literaturtipps und Kontaktadressen

Wer sich über dieses Buch hinaus informieren möchte, findet in diesen türkisfarbenen Textkästen Tipps zu vertiefender Literatur oder Hinweise auf Kontaktadressen.

Pharma-Info

Um den von vielen Auszubildenden geäußerten Wunsch nach umfassender Information über die häufig eingesetzten Arzneimittel zu erfüllen, haben die Autoren die Rubrik „Pharma-Info" eingerichtet: Hier findet sich (fast) alles für die Pflegenden Wissenswerte zu einem Medikament oder einer Medikamentengruppe. Zu ihrer leichteren Auffindbarkeit sind die Pharma-Infos mit einem hellgrauen Balken versehen.

Unterrichten und Lernen mit *Pflege heute* –

Leitgedanken und Hinweise für Lehrende und Lernende

Im deutschen Sprachraum kann es keinen ernsthaften Versuch eines neuen Lehrbuches für die Pflegeberufe geben ohne die Auseinandersetzung mit der Lehre und dem Lebenswerk von Liliane Juchli, welche seit mindestens 20 Jahren die Standards für die Pflegeausbildung geprägt hat.

Worin bestand die Prägung durch Juchli?

Ähnlich wie heute befand sich die Pflege in den 60er-Jahren in einer Umbruchsituation.

- Die klaren, über Jahrzehnte festgefahrenen Diensthierarchien der Krankenhäuser brachen allmählich auseinander, eine Hierarchie, welche ganz oben bei den Ärzten begann, sich über die Pflegenden fortsetzte und beim Patienten sein Ende fand, der irgendwo der Bittsteller blieb
- Der Fortschritt und die Technisierung der Medizin (beispielsweise die Entwicklung zur programmierten Geburt) zerstörten die zuvor bestehende relative Harmonie zwischen Pflege und Medizin, indem die ausufernden ärztlichen Eingriffsmöglichkeiten der Pflege immer neue Hilfsdienste auferlegten, um diesen Fortschritt Tag für Tag umzusetzen. Dies ließ den Ruf nach klaren Abgrenzungen laut werden
- So wuchs das Arbeitspensum für die Pflege Jahr für Jahr; kein Wunder, dass immer weniger Schwestern und Pfleger bereit waren, für sehr wenig Wertschätzung und knappe Gehälter hoch qualifizierte Arbeitsleistungen zu erbringen
- Schließlich stellten die Pflegenden als Frauen (und das waren und sind sie ja weit überwiegend!) ihre Rolle als Nur-Dienen-Sollende grundsätzlich in Frage.

Dies alles trug dazu bei, dass im Selbstverständnis der Pflege ein Vakuum entstand. Und dieses positiv und kreativ gefüllt zu haben, ist vielleicht die wichtigste Leistung von Liliane Juchli:

- Ihr gelang es, den hergebrachten christlich-demutsvollen Dienstauftrag der Pflege zu einem umfassenden Dienstleistungsverständnis aufzuwerten
- Humanität im Krankenhaus ist nach Juchli mehr als nur opferbereites Helfen-Wollen. Es ist vielmehr ein geplantes und definierbaren Regeln gehorchendes Handeln
- Praktisch von größter Bedeutung war zudem, dass sie das oft verstreut dokumentierte Pflegewissen unter didaktischen Gesichtspunkten sinnvoll ordnete und zusammenfasste – eine aus heutiger Sicht unerlässliche Voraussetzung für die gegenwärtig geforderte Professionalisierung der Pflege
- In diesem Zusammenhang entwickelte sie das Modell der **Aktivitäten des täglichen Lebens** *(ATL)*, welches als besonders bedeutsam angesehen wird und in viele Unterrichtspläne deutschsprachiger Krankenpflegeschulen eingegangen ist.

Warum dennoch ein neues Lehrbuch?

Dieses Modell der ATL hat praktisch alle deutschsprachigen Pflegelehrbücher der 80er und 90er-Jahre einschließlich *Pflege heute* geprägt.

> Auch wenn das ATL-Modell inzwischen von vielen Autoren und Fachleuten kritisiert wird, scheint es auch uns immer noch der bestverfügbare Ansatz, Pflege aus dem Blickwinkel der Bedürfnisse des kranken Menschen zu lehren.

Deshalb greift auch *Pflege heute* dieses Pflegemodell auf, und das große Kapitel zur Grundpflege (☞ Kapitel 7) ist nach den ATL geordnet.

Ansonsten aber unterscheidet sich *Pflege heute* in wesentlichen Punkten von bisherigen Lehrbuchkonzepten:

- Das Buch behandelt die moderne (Kranken-)Pflege in fünf Themenkreisen: Es beginnt mit den Grundlagen der Pflege (grüner Bereich) und reicht über die Pflege in besonderen Lebensabschnitten von Geburt bis zum Sterben (hellblauer Bereich) sowie der Pflege innerhalb der medizinischen Fachgebiete (mittelblauer Bereich) bis hin zur Pflege in Sonderbereichen wie z.B. der Intensivmedizin (dunkelblauer Bereich). Die in der täglichen Berufspraxis großen Raum einnehmende Mithilfe der Pflegenden bei der Diagnosefindung und Therapie sowie vor, während und nach Operationen wird schließlich im „türkisfarbenen" Buchabschnitt über die Grunderkrankungen des Menschen, ihre Erkennung und Behandlung behandelt.
- Die AutorInnen dieses Lehrbuches glauben, dass Pflege auch heute noch mehr ist als ein Job, für den man lediglich ausreichend professionell und präzise ausgebildet zu werden braucht. Ja, Pflege braucht heute wie gestern eine Motivationsplattform aus Werten und Überzeugungen, und die HerausgeberInnen glauben, dass hierfür der in der christlichen Ethik fundierte Wertekanon nach wie vor der Richtige ist. Dennoch muss sich die Darstellung solcher Werte und Grundeinstellungen komplett wandeln, soll sie nicht stereotyp oder gar unglaubwürdig werden. Insbesondere sind die AutorInnen davon überzeugt, dass die heutige Werte- und Religionsvielfalt anzuerkennen ist im Ringen um das beste Pflegemodell, die beste Pflegetheorie, die beste Burn-out-Prophylaxe – eben alles, was optimale Pflege ausmacht.
- Am deutlichsten von bisherigen Lehrbüchern abgesetzt haben sich die AutorInnen bei der Darstellung der Krankheitslehre in ihrer Vernetzung zur Pflege: Sie widerstanden (hoffentlich) der Versuchung, aus didaktischer Plausibilität heraus, „Krankheitspakete" zu schnüren, welche sich unter pflegerischem Blickwinkel über einen Kamm scheren, sprich einheitlich abhandeln lassen.

Möchten die Pflegenden selbstbestimmt das eigene Handeln definieren, müssen sie echtes Verstehen entwickeln, *warum* Pflegebedürftigkeit im Einzelfall entstanden ist und welche Behandlungsstrategien (in der Pflege genauso wie in der Medizin, der Physiotherapie oder der Sozialarbeit) zu ihrer Beseitigung existieren.

- Viel Zeit haben die Autoren schließlich zusammen mit Fotografen und Grafikerteam investiert, um alle wichtigen Pflegehandlungen ausführlich zu visualisieren. Insbesondere in den Schritt-für-Schritt-Bilderserien kommt dies zum Ausdruck.

Das Ergebnis

Pflege heute möchte mit den vorliegenden über 1 500 Seiten einen neuen Maßstab definieren für das, was ein grundständiges Lehrbuch innerhalb einer anspruchsvollen, 3-jährigen Berufsausbildung leisten soll.

Ob es diesen Anspruch einlösen kann und wirklich Nutzen entfaltet für das gemeinsame Ziel einer besseren Pflege, müssen Sie als LeserIn oder DozentIn im harten Lern- und Lehralltag selbst herausfinden.

Wir AutorInnen wünschen Ihnen viel Freude und fruchtbare Auseinandersetzungen mit *Pflege heute*.

Neu in der 2. Auflage

Kapitel 1

- Pflege und ihr Kontext. Dazu gehören die verschiedenen Grundhaltungen und Definitionen von Pflege ebenso wie die so genannten Metaparadigmen für die Pflege und die pflegerelevanten Menschenbilder
- Das Selbstverständnis der Pflegenden: Selbstpflege, Pflegebedürftigkeit, Laien- und Berufspflege
- Pflege als Profession inklusive Pflegeforschung und Pflegeethik.

Kapitel 2

- Das Krankenhaus als Betrieb inklusive des Spannungsfeldes der Pflegenden – und ganz neu – kurze Krankenhausbetriebswirtschaftslehre inklusive der DRGs
- Aufbau: Vom Großen zum Kleinen, also von der ganzen Institution Krankenhaus über die Arbeitsorganisation einer Station inklusive Change-Management bis hin zur einzelnen Pflegekraft und zum Patienten
- Bedeutung des Pflegeprozesses, der Pflegediagnosen und anderer Pflegeklassifikationssysteme, der Pflegestandards sowie Theorien und Modelle für die praktisch Tätigen. Übersichtliche Darstellung verschiedener Theorien und Modelle in einer Tabelle
- Qualitätssicherung inklusive verschiedener Begriffsdefinitionen, Ziele, Qualitätssicherungs-Konzepte und ablauforganisatorische sowie mitarbeiterbezogene Instrumente der Qualitätssicherung, z.B. Qualitätszirkel, Mitarbeiterbeurteilung, Fort- und Weiterbildung.

Kapitel 3

Komplett von Herrn Dr. Schmidbauer überarbeitet. Ganz neu: Mobbing.

Kapitel 4

Aktualisiert und stellenweise gerafft.

Kapitel 5

- Komplette Überarbeitung unter Einbeziehung der aktuellen Rechtelage, z.B. des Pflegeversicherungsgesetzes
- Komplett neue Gliederung. Inhalte sind u.a.: Mit wem arbeiten die Pflegenden im ambulanten Bereich zusammen und wie sieht die Zusammenarbeit aus, Unterschiede zur stationären Pflege, Leistungserfassung und -abrechnung, Qualitätssicherung in der ambulanten Pflege
- Ganz neu: Brücken- und Überleitungspflege.

Kapitel 6

Aktualisiert

Kapitel 7

- Noch übersichtlicher
- Erweitert um Basale Stimulation und Gesundheitsberatung. Zahlreiche Beispiele dafür, wie die Gesundheitsberatung bei bestimmten Erkrankungen, z.B. Morbus Parkinson, chronisches Nierenversagen oder Asthma umgesetzt werden kann (verteilt auf die entsprechenden Kapitel im Bereich IV)
- Ausbau von Prophylaxen, z.B. Sturz- und Dehydratationsprophylaxe
- Komplette Überarbeitung der kinästhetischen Grundlagen und Anwendungen.

Kapitel 8 – 39

Komplette Überarbeitung und Aktualisierung der medizinischen und pflegerischen Inhalte, unter anderem:

- Berücksichtigung neuer Diagnose- und Therapieverfahren, z.B. Ausweitung der Duplexsonographie und der minimal-invasiven Chirurgie in den entsprechenden Kapiteln, Neuaufnahme der Lasertherapie in Kapitel 10
- Einarbeitung aktueller Klassifikationssysteme und Therapieschemata, z.B. Klassifikation der Kardiomyopathien in Kapitel 18, Stufenschemata der Hypertonie- und Asthmatherapie in Kapitel 19 bzw. 20
- Anpassung der Auswahl der im Buch behandelten Erkrankungen an neue Entwicklungen und Leserwünsche, z.B. Neuaufnahme der Prionenkrankheiten (BSE, nvCJK) in Kapitel 35
- Einbindung neuer gesetzlicher Regelungen, insbesondere des neuen Infektionsschutzgesetzes mit der geänderten Meldepflicht bei Infektionskrankheiten in Kapitel 28
- Noch stärkere Betonung für die Pflege besonders wichtiger Aspekte, z.B. Kästen zur Pflegeberatung verteilt über alle Kapitel, Trauerarbeit bei Totgeburten in Kapitel 12, validierendes Arbeiten in Kapitel 14, Hygieneregeln bei MRSA in Kapitel 28, Latexallergie in Kapitel 30, Bobath-Konzept in Kapitel 35.

Abbildungsnachweis

Der Verweis auf die jeweilige Abbildungsquelle befindet sich bei allen Abbildungen im Buch am Ende des Legendentextes in eckigen Klammern. Alle nicht besonders gekennzeichneten Grafiken und Abbildungen © Herausgeber.

A150: M. Allgeier: Anästhesie und Intensivpflege in Theorie und Praxis, Gustav Fischer Verlag, 1996
A300: Reihe Klinik- und Praxisleitfaden, Urban & Fischer Verlag, München
A300-157: S. Adler, Lübeck, in Verbindung mit der Reihe Klinik- und Praxisleitfaden, Urban & Fischer Verlag, München
A300-190: G. Raichle, Ulm, in Verbindung mit der Reihe Klinik- und Praxisleitfaden, Urban & Fischer Verlag, München
A300-215: S. Weinert-Spieß, Neu-Ulm, in Verbindung mit der Reihe Klinik- und Praxisleitfaden, Urban & Fischer Verlag, München
A400: U. Bazlen, T. Kommerell, N. Menche und die Reihe Pflege konkret, Urban & Fischer Verlag, München
A400-100: M. von Papen, Köln, in Verbindung mit U. Bazlen, T. Kommerell, N. Menche und der Reihe Pflege konkret, Urban & Fischer Verlag, München
A400-104: T. Braun, Karben, in Verbindung mit U. Bazlen, T. Kommerell, N. Menche und der Reihe Pflege konkret, Urban & Fischer Verlag, München
A400-115: R. Dunkel, Berlin, in Verbindung mit U. Bazlen, T. Kommerell, N. Menche und der Reihe Pflege konkret, Urban & Fischer Verlag, München
A400-116: R. Young, Ulm, in Verbindung mit U. Bazlen, T. Kommerell, N. Menche und der Reihe Pflege konkret, Urban & Fischer Verlag, München
A400-117: P. Schweitrieg, Stuttgart, in Verbindung mit U. Bazlen, T. Kommerell, N. Menche und der Reihe Pflege konkret, Urban & Fischer Verlag, München
A400-157: S. Adler, Lübeck, in Verbindung mit U. Bazlen, T. Kommerell, N. Menche und der Reihe Pflege konkret, Urban & Fischer Verlag, München
A400-190: G. Raichle, Ulm, in Verbindung mit U. Bazlen, T. Kommerell, N. Menche und der Reihe Pflege konkret, Urban & Fischer Verlag, München
A400-215: S. Weinert-Spieß, Neu-Ulm, in Verbindung mit U. Bazlen, T. Kommerell, N. Menche und der Reihe Pflege konkret, Urban & Fischer Verlag, München
B109: M. Oethinger (Hrsg.): Mikrobiologie und Immunologie, 8. Aufl., Jungjohann Verlag, 1994
B110: Lieb K. (Hrsg.): Fünferband Konservative Fächer, 1. Aufl., Jungjohann Verlag, 1995
B117: L. Blohm: Klinische Radiologie, 1. Aufl., Jungjohann Verlag, 1992
B152: H.M. Hackenberg: EKG-Übungsbuch, 3. Aufl., Jungjohann Verlag, 1995
B159: U. Renz (Hrsg.): Fünferband – Kleine operative Fächer, 2. Aufl., Jungjohann Verlag, 1995
C154: H. Kleinig, P. Sitte: Zellbiologie, 3. Aufl., Gustav Fischer Verlag, 1992
C160: T. Fujita, K. Tanaka, J. Tokunaga: Zellen und Gewebe, 1. Aufl., Gustav Fischer Verlag, Stuttgart, 1986
D200: M. Vieten, C. Heckrath: Famulatur & PJ: das Praxislexikon, 1. Aufl., Antilla Medizin Verlag, 1993
E107: L. Nilsson: Ein Kind entsteht, Mosaik Verlag GmbH, München, 1990
E108: W. Breinholst: Die schönsten Geschichten für junge Eltern, Bastei Lübbe Verlag, Bergisch-Gladbach
E109: Illustrierte Geschichte der Medizin, Band 4, Andreas & Andreas Verlagsbuchhandlung, Salzburg, 1990
E110: Mabuse Verlag, Frankfurt a. M.
E111: D. Tausch-Flammer, L. Bickel: Wenn ich sterbe, möcht ich, daß du bei mir bist, Stuttgart, 1996
E112: M. Beutel: Der frühe Verlust eines Kindes, Hogrefe Verlag, Göttingen, 1996
E114: perimed COMpliance Verlag Dr. Straube GmbH, Erlangen
E115: E. A. Herzig (Hrsg.): Betreuung Sterbender, 1. Aufl., Recom Verlag, Fritzlar, 1978
E119: R. Sander: Flexible gastroenterologische Endoskopie, 1. Aufl., W. Kohlhammer Verlag, Stuttgart, 1994
E121: C. Bienstein, G. Schröder, M. Braun, K.-D. Neander (Hrsg.): Dekubitus. Die Herausforderung für Pflegende, 1. Aufl., Georg Thieme Verlag, Stuttgart, 1997
E123: N. Roper, W. Logan, A.J. Tierney: Elemente der Krankenpflege, 4. Aufl., Recom Verlag, Fritzlar, 1994
E134: O. Ungerer: Der gesunde Mensch, 6. Aufl., Verlag Handwerk und Technik, Hamburg, 1996
E149: F. Vester: Phänomen Streß, 15. Aufl., Deutscher Taschenbuchverlag, München, 1997
E158: W.-G. Schiller, T. Weinke: Infektionslehre kompakt, 6. Aufl., Ullstein Mosby GmbH & Co. KG, Wiesbaden, 1993
E161: Verlag für Ganzheitliche Medizin, Dr. Erich Wühr GmbH, Kötzing
E168: W. Schmitt, W. Hartig: Allgemeine Chirurgie, 10. Aufl., Barth Verlag, Leipzig, 1985
E173: Verlagsgruppe Jehle Rehm, München
E176: E. Köhler: Klinische Echokardiographie, 3. Aufl., Enke Verlag, Stuttgart, 1993
E177: Kawohl Verlag, Wesel
E179-168: Classen, Diehl, Kochsiek: Innere Medizin, 4. Aufl., Urban & Schwarzenberg, München, 1998
E179-170: G. Rassner: Dermatologie, Lehrbuch und Atlas, 5. Aufl., Urban & Schwarzenberg, München, 1997
E210: C. Forbes, W. Jackson: Slide Atlas of Clinical Medicine, Vol. 1 – 6, Times Mirror International Publishers Limited, London
E226-002: J. A. Hobson: Schlaf – Gehirnaktivität im Ruhestand, Spektrum der Wissenschaft Verlagsgesellschaft mbH, 1990, Umschlagbild © Spektrum Akademischer Verlag, Heidelberg, Berlin
F113: Medizinisches Bildarchiv, Georg Thieme Verlag, Stuttgart, © Boehringer Ingelheim Pharma KG
F119: H. Munzig, Mindelheim
F146: V. Hinz: STERN / Picture Press, Gruner + Jahr Verlag
J500-201: H. Christoph, Das Fotoarchiv, Christoph & Friends GmbH, Essen
J500-202: A. Koch, Das Fotoarchiv, Christoph & Friends GmbH, Essen
J500-205: P. Bentley, Das Fotoarchiv, Christoph & Friends GmbH, Essen
J510-160: T. Ernsting, Bilderberg – Archiv der Fotografen, Hamburg
J510-214: W. Volz, Bilderberg – Archiv der Fotografen, Hamburg
J520-207: C. Thatcher, gettyone stone, München
J520-208: P. Poulides, gettyone stone, München
J520-209: M. NealMcVay, gettyone stone, München
J520-228: B. Aron, gettyone stone, München
J520-233: P. Matson, gettyone stone, München
J520-239: Z. Kaluzny, gettyone stone, München
J520-241: D. Struthers, gettyone stone, München
J520-242: N. Turner, gettyone stone, München
J540: Rheinländer Fotoatelier GmbH, Hamburg
J550: Bildagentur Schuster, Oberursel
J560-204: Deutsche Presse Agentur GmbH, Stuttgart
J600-123: A. Pasieka, Focus Photo- und Presseagentur GmbH, Hamburg
J600-124: e.o.s./Özel, Focus Photo- und Presseagentur GmbH, Hamburg
J640: Mauritius, Mittenwald
J640-002: P. Coll, Mauritius, Mittenwald
J650: AKG Archiv für Kunst und Geschichte, Berlin
J660: MEV Verlag GmbH, Augsburg
J666: PhotoDisc, Seattle
J669: Digital Stock, USA
J670-003: K. Röhrig, Helga Lade, Fotoagentur GmbH, Frankfurt a. M.
J680-001: R. Frommann, laif Fotoarchiv, Köln
J710-009: G. Sainsbury, Bavaria Bildagentur, Gauting
J710-018: D. Allan, Bavaria Bildagentur, Gauting
J710-019: D. Leahy, Bavaria Bildagentur, Gauting
J760: Image Bank, München
K103: H. v. Heidenhaber, München
K111: I. Nazyrov, Berlin
K112: E. Beiner, Herxheim
K113: R. Mamerow, Hamburg
K150: K. Loges, Arge Lola, Stuttgart
K151: T. Oberheitmann, Witten
K153: C. Rau, Darmstadt (aus der Broschüre „Gestörte Einheit" der Aktion Psychisch Kranke e.V., Bonn)
K155: O. Ungerer, Kirchheim
K157: W. Krüper, Bielefeld
K160: H. D. Beyer, Berlin
K165: Th. Stephan, Munderkingen
K169: K. Mihatsch, Berlin
K183: E. Weimer, Würselen
K199: G. Mikes, Wien
K206: R. Frommann, Hamburg
K225: DOEHRINGs, Lübeck
K303: G. Westrich, Berlin
L109: G. u. A. Cornford, Reinheim
L115: R. Dunkel, Berlin
L157: S. Adler, Lübeck
L215: S. Weinert-Spieß, Neu-Ulm
M105: Herausgeber; nach einer Vorlage des Städtischen Krankenhauses Überlingen
M111: U. Amon, Hersbruck
M114: M. Braun, Cuxhaven
M117: G. Grevers, München
M120: M. Stock, Hirschberg
M121: N. Menche, Langen
M123: Th. Dirschka, Ennepetal
M136: A. Schäffler, Innsbruck
M138: H. Beck, Nürnberg
M139: J. Klingelhöfer, München
M141: T. Kommerell, Friedrichshafen
M148: C. Ravenschlag, Münster
M158: K.-L. Krämer, Köln
M161: M. Zimmer, Bammental

M162: B. Urbanyi, Weinstadt-Großheppach
M167: F. Scharfenberg, Berlin
M180: V. Hach-Wunderle, Frankfurt
M205: P. Nydahl, Kiel
M206: A. Abt-Zegelin, Dortmund
M207: M. Koop, Idstein-Niederrod
M230: W. Bernig, Singen
M239: M. Bartoszek, Essen
N308: D. Noltensmeier, Detmold
N309: B. König, Rödental
N312: K. Vetter, Kiel
N313: H. Ritter, Münster
N320: K. Spangenberg, Wiesbaden
N321: M. Özgen, Berlin
N323: C. Müller, Geretsried
N324: H. Trummer, Utting am Ammersee
N325: D. Burghardt, Darmstadt
N326: K. Jarzebinsky, Berlin
N328: A. Steinbauer, Amberg
N340: A. Becker, Helmstedt
O131: M. Kortenhaus, Vöhringen
O133: F. Koch, Rohrbach
O136: H. Eisele, Aalen
O137: M. Haible, Ulm
O140: G. Mehler, Marburg
O144: A. Lehmann, Ulm-Lehr
O145: A. Balden, Erlenbach
O147: H. Regener, Erzhausen
O160: W. Mönig, Gaienhofen
O161: R. Bödeker, Solingen
O166: M. Assmussen, Dänemark
O167: L. Juchli, Zürich
O168: K. Wallner, München
O177: S. Schmidt, München
O216: R. Michel, Wolfratshausen
O342: A. Fingerhut, Laatzen
O350: A. Weimer, Würselen
O351: M. Böttcher, Bad Waldsee
O402: T. Klare, München
R101: G. Gruber, A. Hansch: Interaktiver Atlas der Blickdiagnostik in der Inneren Medizin, Urban & Fischer Verlag, München, 1999
S006: E. Grundmann: Spezielle Pathologie, 7. Aufl., 1986 Urban & Schwarzenberg, München
S008: G. Kauffmann et al.: Radiologie, Urban & Schwarzenberg, München, 1996
T098: Städt. Krankenhaus München-Schwabing, München
T099: nic, dhzb, Berlin
T100: C. Yankah, dhzb, Berlin
T102: R. Hehrmann, Evangelische Diakonissenanstalt, Stuttgart
T112: J. Bennek, Universität Leipzig, Kinderchirurgie, Leipzig
T113: G. Schuirer, Universität Münster, Radiologie, Münster
T114: L. Weißbach, Krankenhaus am Urban, Abteilung für Urologie, Berlin
T115: P. Alken, Klinikum Mannheim, Abteilung für Urologie, Mannheim
T116: J. W. Thüroff, Klinikum für Urologie und Kinderurologie, Wuppertal
T122: A. Lentner, Aachen
T125: U. Stierle, Lübeck
T127: P. Scriba, München
T128: U. Augenstein, Singen
T129: W. Kriegel, Aachen
T132: T. Schneider, Quedlinburg
T133: Dt. Klinik für Fortpflanzungsmedizin, Bad Münster
T134: F. Müller, Adelebsen
T135: G. Köster, Göttingen
T136: F. Plothe, Seeburg
T144: Klinikum Aachen, Abteilung HNO, Aachen
T145: U. Spetzger, Aachen
T152: S. Piatek, Magdeburg
T153: A. Schleikis, Katlenburg-Lindau
T159: M. Russ, Unfallchirurgie Bietigheim
T161: U. Bärsch, Kerckhoff-Klinik, Bad Nauheim
T165: H. Höffken, Marburg-Bauerbach
T166: C. Schmidt, Bielefeld
T170: E. Walthers, Marburg-Bauerbach
T173: U. Vogel, Tübingen
T176: N. Gittler, H. G. Sayer, Mildred-Scheel-Station für Knochenmarktransplantation, Friedrich Schiller-Universität Jena
T177: Enzkreis-Kliniken, Mühlacker
T178: H. Gelderblom, Berlin
T179: Klinikum Großhadern, München
T180: W. Stoll, Münster
T182: A. Schweitzer, Medizinische Hochschule, Hannover
T191: H. Zelen, Ulm
T192: K. Goerke, Marburg
T193: A. Hasenburg, Herne
T194: S. Dieterle, Bochum
T195: R. Bühler, Giengen/Brenz
T196: P. Kaiser, Müllheim
T197: B. Danz, Ulm
U106: R. Cegla GmbH & Co. KG, Medizinisch-Technische Geräte, Montabaur
U107: Novo Nordisk Pharma GmbH, Mainz
U108: Ormed Medizintechnik GmbH, Freiburg
U117: Aventis Pharma Deutschland GmbH, Bad Soden am Taunus
U118: Rölke Pharma Seniorenprodukte, Hamburg
U120: Bode Chemie GmbH & Co., Hamburg
U127: E. Tosse & Co. mbH, Hamburg
U130: Novartis Nutrition, Celle
U131: TechniMed AG, Basel
U133: KCI Medizinprodukte GmbH, Höchstadt/Eich
U135: Hoechst AG, Bad Soden am Taunus
U136: Hoffmann-La Roche AG, Basel
U138: Glaxo Wellcome GmbH, Hamburg
U140: Tyco Healthcare Deutschland GmbH, Neustadt/Donau
U142: Abbott GmbH, Wiesbaden
U149: Bayer AG, Leverkusen
U150: bioMérieux Deutschland GmbH, Nürtingen
U163: Roche Diagnostics GmbH, Mannheim
U182: MEDIMEX GmbH & Co., Hamburg
U210: Lederle Arzneimittel, Cyanamid GmbH, München
U220: AD. KRAUTH medical, GmbH & Co.KG, Fachbereich cardiovascular, Hamburg
U222: Fresenius Kabi Deutschland GmbH, Bad Homburg
U223: B. Braun Petzold AG, Melsungen
U225: Lilly Deutschland GmbH, Bad Homburg
U228: ConvaTec, München
U235: MPP Medizin- und Pflegebedarf, Leichlingen
V095: HINZ FABRIK GmbH, Berlin
V096: Tomed Dr. Toussaint GmbH, Bensheim
V097: Rentex Vertriebs GmbH & Co. KG, Hagen
V098: Ortopedia GmbH, Kiel
V099: DAN PRODUKTE, Pflegedokumentation GmbH, Siegen
V100: AQUATEC GmbH & Co. KG, Isny
V107: MED.SSE-System GmbH, Fürth
V108: HEIWASCH, Bad Nauheim
V112: St. Jude Medical GmbH, Nürnberg
V120: Genzyme GmbH, Lübeck
V121: Fa. Meyra, Wilhelm Meyer GmbH & Co. KG, Vlotho
V130: Coloplast GmbH, Hamburg
V133: Baxter Deutschland GmbH, Unterschleißheim
V135: Ethicon GmbH, Norderstedt
V137: Siemens AG, Erlangen
V141: Sierlen-Maquet AG, Rastatt
V143: Thomashilfen GmbH, Bremervörde
V148: Philips Medizin Systeme, Hamburg
V149: CIBA VISION Vertriebs GmbH, Großwallstadt
V150: Heinz Kurz GmbH Medizintechnik, Dußlingen
V152: Pajunk GmbH, Feinwerk-Medizintechnologie, Geisingen
V155: Beiersdorf AG, Hamburg
V156: Servox Medizintechnik GmbH, Köln
V157: Lohmann GmbH, Neuwied
V158: AMOENA GmbH & Co., Raubling
V159: Reck Medizintechnik, Betzenweiler
V161: Optiplan GmbH, Düsseldorf
V162: Drägerwerk Aktiengesellschaft, Lübeck
V163: Thämert, Orthopädische Hilfsmittel GmbH & Co. KG, Burgwedel
V164: Otto Bock Orthopädische Industrie, Duderstadt
V170: Medtronic Dantec, Dantec Medical A/S, Skovlunde, Dänemark
V175: PENTAX GmbH, Hamburg
V179: IVAC Medizintechnik GmbH, Gießen
V185: OMRON Medizintechnik Handels GmbH, Mannheim
V191: Brandschutz Consult Ingenieurgesellschaft mbH, Leipzig
V212: Tüshaus Med. Produkte GmbH, Velen
V214: Cook Deutschland GmbH, Mönchengladbach
V216: GN ReSound GmbH, Münster
V217: Olympus Winter & Ibe GmbH, Hamburg
V218: Olympus Optical Co. GmbH, Hamburg
V220: Paul Hartmann AG, Heidenheim
V221: Karl Storz GmbH & Co., Tuttlingen
V224: W. Gradl, V-Dia Kopierwerk, Heidelberg
V225: Photo-CD-Archiv Studio Dieter Schleifenbaum, Hamburg
V226: Gazelle Technologies Inc., USA
V227: prepress ulm GmbH, Ulm
V228: Synthes GmbH, Bochum
V305: Levo AG, Doltikon, Schweiz
V319: Pall Medical GmbH, Dreieich
W187: Schmerztherapeutisches Kolloquium, Kronberg
W188: Bundesdruckerei, Berlin
W195: Klinikum Nürnberg Süd, Intensivstation, Nürnberg
W216: Henriettenstiftung, Hannover
W222: Deutsche Hospiz Stiftung, Dortmund
W223: lögd, Landesinstitut für den Öffentlichen Gesundheitsdienst NRW, Bielefeld
X112: C. Tönshoff, Stuttgart
X113: M. Trauschel, Ulm
X114: G. Wöllner, Ulm
X211: U. Sulkowski, Münster

Freisteller

3.1.3 Mann Turban: J660, Mann Krawatte: J660, Frau weiße Bluse: J666, Frau Kette: V226, Afrikaner: J666; **7.2.5** RC-Cornet: U106; **7.4.4.1** Tablett: K183; **7.6.2** Obst: J660; **7.6.6** Tassen: V121; **7.8.6** Steckbecken: K183; **13.4.3** Baby: J660; **15.3.2** Eieruhr: J660; **21.1.6** Klistier: K183; **25.1.3** Universalhalter: V121; **26.2.3** Gipskorsett: T136, Becken-B.-Gips: T134, Thorax-A.-Gips: T134; **29.3.1** Schleife: V227; **30.6.1** Anzug: V157; **32.14.2** Diaphragma: K183; **33.2.5** Kontaktlinsen: V149; **36.1.6** Staubsaugen: K183

Kapiteleingangsfotos

Kap. 1, 3, 4, 7 – 12, 14 – 16, 18 – 21, 23 – 29, 31 – 39, Register: DOEHRINGs, Lübeck
Kap. 2: MEV Verlag GmbH, Augsburg
Kap. 5, 6: E. Weimer, Würselen
Kap. 13: PhotoDisc, Seattle
Kap. 17: Ch. Jons, gettyone stone, München
Kap. 22: MOENKEBILD, Bilderdienst Süddeutscher Verlag GmbH, München
Kap. 30: Image Bank, München
Unterkapitel 7.1 – 7.12: ToBios, Friedrichshafen

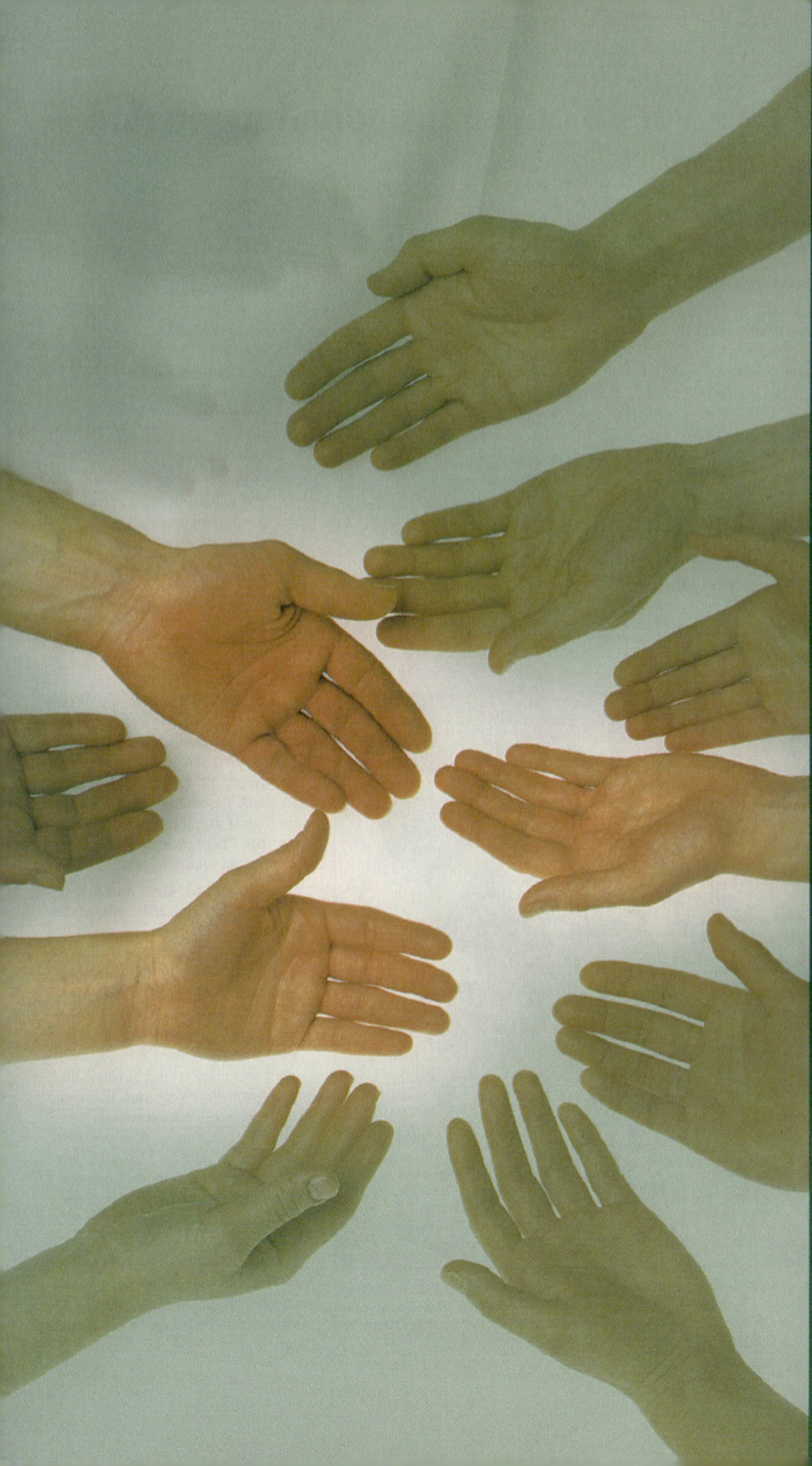

1 Pflege – verschiedene Grundhaltungen und Definitionen

1 Pflege – verschiedene Grundhaltungen und Definitionen

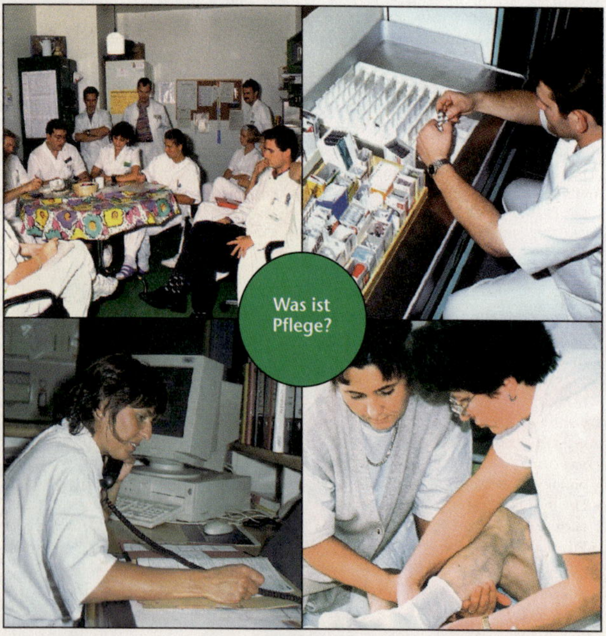

Abb. 1.1: Was ist Pflege? Eine erste grobe Antwort ergibt sich aus der Aufzählung und Beschreibung der Dienstleistungen, die durch Pflegekräfte erbracht werden. Vielen reicht diese Zustandsbeschreibung jedoch nicht aus, sie wünschen sich eine Antwort, die die Stellung der Pflege im Gesundheitswesen besser definiert. [K183, M161, N309]

Es ist schwer, **Pflege** bzw. das **Wesen der Pflege** mit wenigen Worten und dennoch leicht verständlich zu erklären, was sich in der Vielfalt der Meinungen dazu widerspiegelt (☞ 1.4.1). Leichter ist es, sich einem Verständnis von Pflege zu *nähern,* indem man die verschiedenen Aspekte der Pflege aus unterschiedlichen Blickwinkeln betrachtet.

Ausgangspunkt für diese Annäherungsversuche bildet folgende vereinfachte Definition von Pflege:

Pflege: Soziale Dienstleistung von Menschen für Menschen. Umfasst sowohl die *Selbstpflege,* bei der es um die Gesunderhaltung der eigenen Person geht (☞ 1.3.1), als auch die *Laienpflege* (☞ 1.3.2) sowie die *professionelle Pflege,* bei der sich (ausgebildete) Pflegepersonen um die Gesunderhaltung oder das Gesundwerden anderer Menschen bemühen bzw. sie in ihrem Kranksein oder auch Sterbenmüssen begleiten (☞ 1.3.3).

Die Pflegetheoretikerin *Virginia Henderson* (☞ 2.5.1) wird etwas konkreter, wobei in ihrer Definition eine deutliche Abgrenzung zum ärztlichen Bereich sichtbar wird.

Pflege (Henderson, 1955): Die besondere Funktion der Schwester besteht in der Hilfeleistung für den Einzelnen, ob krank oder gesund; in der Durchführung jener Handreichungen, die zur Gesundheit oder Genesung beitragen (oder zu einem friedlichen Tod), welche der Kranke selbst ohne Unterstützung vornehmen würde, wenn er über die nötige Kraft, den Willen und das Wissen verfügte. Diese Hilfeleistung hat in der Weise zu geschehen, dass der Kranke so rasch wie möglich seine Unabhängigkeit wieder erlangt.

Etwas anders hat die Amerikanerin J. *Watson* gegen Ende der 80er Jahre den Begriff Pflege definiert. Sie versteht Pflege nicht als aufgabenorientiertes Verhalten, sondern als Grundeinstellung, die sich auf besondere Werte (bei ihr: *Pflegefaktoren*) beruft. Kernpunkt ihrer Theorie ist die Bildung eines humanistisch-uneigennützigen Wertesystems, auf dem sich eine vertrauensvolle und unterstützende Beziehung zwischen Pflegenden und Patienten gründet.

Die (wissenschaftliche) Auseinandersetzung um das Verständnis der Pflege und das Ringen um eine Definition gehen beständig weiter. Dabei gibt es unterschiedliche Ansatzpunkte. So können die Grundlagen des Pflegeverständnisses objektiv und abstrakt (☞ 1.1), unter den Einflüssen von Menschenbildern (☞ 1.2) und/oder unter dem Einfluss des Selbstverständnisses der Pflegeperson (☞ 1.3) betrachtet werden.

Literaturtipp

Watson, J.: Pflege – Wissenschaft und menschliche Zuwendung. Hans Huber Verlag, Bern, 1996

1.1 Grundlage des Pflegeverständnisses: Die (Pflege-)Wissenschaft

Die **Pflegewissenschaft** (☞ auch 1.4.3) ist bemüht, das Verständnis von Pflege objektiv darzustellen. Damit dies gelingt, bedarf es einer wissenschaftlichen Grundlage. Diese wird geschaffen durch eine Konzentration auf das Wesentliche mit der Folge einer größeren Verallgemeinerung des Pflegebegriffs und durch eine klare Abgrenzung zu anderen Wissenschaften, z.B. zur Medizin. Auf diese Weise entsteht ein *Metaparadigma der Pflege* mit internationaler Gültigkeit. Seine Praxisrelevanz wird zurzeit kontrovers diskutiert (☞ Bewertung des Metaparadigmas).

Paradigma *(Beispiel, Muster):* Geschichte mit modellhaftem Charakter bzw. Denkmuster, das das wissenschaftliche Weltbild einer Zeit prägt (Duden).

Metaparadigma (*meta* = zwischen, inmitten, nach): Sich z.B. aufgrund neuer Erkenntnisse oder erneutem Hinterfragen im Wandel befindliche Paradigmen. Umgangssprachlich oft verwendet als allen Paradigmen übergeordnetes Paradigma.

Metaparadigma der Pflege

Metaparadigma der Pflege: Höchste theoretische Stufe des hierarchisch strukturierten Pflegewissens. Vergleichbar mit einer Art „Weltbild" liegt es allen Theorien der Pflege zugrunde und bildet den äußeren Rahmen. Innerhalb dieser Begrenzung werden die für die Pflege wichtigen Faktoren (z.B. Personen und Umwelt) benannt und zueinander in Beziehung gesetzt.

Person, Umwelt, Gesundheit und *Pflege* sind die wichtigsten Faktoren des derzeit aktuellen **Metaparadigmas der Pflege.**

- Mit dem Begriff **Person** sind die Nutzer bzw. Empfänger pflegerischer Handlungen gemeint, nicht nur Einzelpersonen, sondern auch Familien, Gruppen und das Gemeinwesen
- Der Begriff **Umwelt** steht für die Bezugspersonen der Pflegebedürftigen, aber auch für die Umgebung, in der Pflege stattfindet
- Mit **Gesundheit** ist der jeweilige gesundheitliche Status der zu pflegenden Person gemeint. Dieser reicht von völligem Wohlbefinden über eine Gesundheitsgefährdung und akute sowie chronische Krankheiten bis hin zu Behinderungen und Sterben
- Der Begriff **Pflege** bezeichnet alle Aktivitäten, ihre Ziele und Ergebnisse, die eine Pflegeperson für einen Pflegebedürftigen ergreift. Sie gehören zum Pflegeprozess (☞ 2.2.3) sowie zum Beziehungsprozess (☞ 2.5.6).

Bewertung des Metaparadigmas

Die oben genannten Faktoren, über die das Metaparadigma der Pflege eine Aussage trifft, werden zurzeit ebenso kontrovers diskutiert wie die Praxisrelevanz: Person, Umwelt und Gesundheit können nämlich ebenso zu einem Metaparadigma der Medizin oder der Gesundheitswissenschaften gehören, und erst durch die Verbindung mit dem Begriff „Pflege" wird klar, dass es sich um ein Metaparadigma ausschließlich der Pflege handelt. Aber den Begriff Pflege zu benutzen, um das Metaparadigma der Pflege zu erklären, ist nicht sehr sinnvoll und gleicht einer Doppelung ähnlich einem „weißen Schimmel".

Trotz der kritischen Diskussionen werden die Begriffe Person, Umwelt, Gesundheit und Pflege in zahlreichen Veröffentlichungen zur Analyse und Beschreibung von *konzeptuellen Pflegemodellen* (☞ 2.5) und *Pflegetheorien* (☞ 2.5) verwendet.

Literaturtipps

Fawcett, Jacqueline: Konzeptuelle Modelle der Pflege im Überblick. Verlag Hans Huber, Göttingen, 1998

Kirkevold, Marit: Pflegetheorien. Urban & Fischer Verlag, München, 1996

Walker, L.O.; Avant, K.C.: Theoriebildung in der Pflege. Urban & Fischer Verlag, München, 1998

Greb, Ulrike: Das Metaparadigma der Pflege. In: Dr. med. Mabuse, Zeitschrift im Gesundheitswesen, Heft Nr. 110, S. 62 – 65

Die Pflege wird durch die Auseinandersetzung mit Paradigmen, Modellen und Theorien beeinflusst. Noch mehr wird sie aber durch die Menschen geprägt, die im Zentrum der Pflege stehen: Menschen, die pflegebedürftig sind, und Menschen, die Pflege leisten.

1.2 Grundlage des Pflegeverständnisses: Das Menschenbild

Zu Beginn ihrer Ausbildung lernen angehende Handwerker die berufstypischen Werkstoffe kennen: Jeder Schreiner lernt etwas über *das* Holz, jeder Schlosser etwas über *das* Metall. Trotz der Vielzahl verschiedener Hölzer und Metalle gibt es allgemein gültige Aussagen über den jeweiligen Werkstoff: Holz arbeitet, Metalle leiten den elektrischen Strom.

Auf die Pflegeausbildung kann dies nicht so einfach übertragen werden: Der Mensch ist nicht mit einem Werkstoff zu vergleichen, und *den* Menschen gibt es nicht. Aber Pflegende arbeiten mit Menschen. Aus diesem Grund ist eine professionelle pflegerische Grundhaltung und Kenntnis um Menschen und deren Verhalten in Gesundheit und Krankheit erforderlich. Diese können durch die Diskussion verschiedener *Menschenbilder* erworben oder vertieft werden.

Literaturtipp
Sloterdijk, P.: Regeln für den Menschenpark. Suhrkamp, Frankfurt/Main, 1999

1.2.1 Das individuelle Menschenbild

Menschenbild: Versuch einer Antwort auf die Frage, was den Menschen kennzeichnet und was für ihn typisch ist, bzw. Versuch des Menschen, sich selbst zu erklären.

Ein Mensch ist sich seiner selbst bewusst. Er hat das Bedürfnis, sich selbst zu begreifen und Antworten zu finden auf die Fragen nach:
- Geburt, Leben und Tod
- Glück, Freude, Gesundheit, aber auch Leid, Schmerz und Krankheit
- Dem Sinn des Lebens.

Dabei fallen die Antworten von Mensch zu Mensch verschieden aus, weil jeder durch seine persönliche Entwicklung, durch Werte und Normen (Verhaltensrichtlinien) sowie vielfältige externe Einflüsse unterschiedlich geprägt wurde. Durch die wachsende Auseinandersetzung mit den eigenen Entscheidungen und Handlungen sowie ethischen Fragestellungen wird sich der Mensch seines *Menschenbildes* und seiner *Wertvorstellungen* zunehmend bewusst.

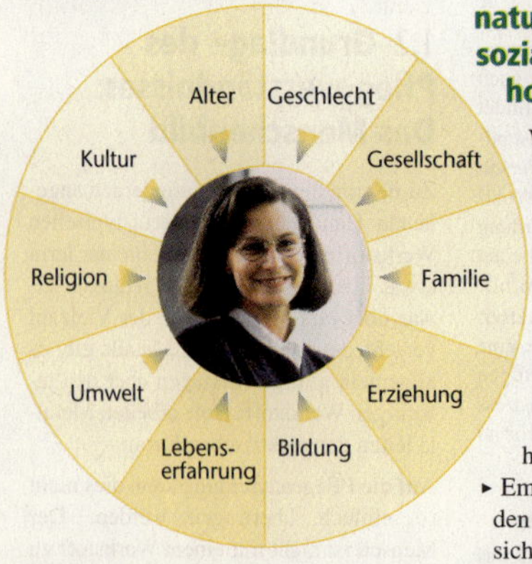

Abb. 1.2: Viele Faktoren beeinflussen unser Menschenbild. [J660]

In der Pflege spielen diese Menschenbilder und Wertvorstellungen eine große Rolle. Das **individuelle Menschenbild** der Pflegeperson zeigt sich beispielsweise in den Erwartungen, mit denen sie dem Pflegebedürftigen gegenübertritt (z.B. wie er auf ihre Pflege reagieren oder sich mit seiner Krankheit auseinandersetzen „soll"), und in der Art und Weise, wie sie den Patienten behandelt. Das Menschenbild des Patienten wiederum äußert sich z.B. in seiner individuellen Einstellung zu seiner Krankheit oder Pflegebedürftigkeit. Unausgesprochen führen diese unterschiedlichen Erwartungen und Einstellungen oft zu Konflikten.

Um diese zu vermeiden, ist es gut, wenn sich die Pflegenden ihre versteckten Einstellungen bewusst machen und mit dem Patienten besprechen, was dieser von ihnen erwartet. Zwar sollen die Pflegenden ihr Menschenbild daraufhin nicht aufgeben, doch können sie dann rücksichtsvoller auf den Patienten und dessen individuelles Menschenbild eingehen.

In der Krankenpflege spielen die individuellen Menschenbilder der Pflegenden und des Patienten eine große Rolle. Ein Grund für die Entstehung von Konflikten in der Pflege kann darin bestehen, dass unausgesprochene, unterschiedliche Sichtweisen bestehen.

1.2.2 Das medizinisch-naturwissenschaftliche, sozialwissenschaftliche und holistische Menschenbild

Was sieht eine Pflegeperson, wenn sie zum Beispiel einem Patienten bei der Körperpflege behilflich ist?
- Denkt sie daran, dass die Haut als größtes Organ des Körpers „funktionieren" muss und wie sie durch die Körperpflege diese Funktionsfähigkeit erhalten oder gegebenenfalls wiederherstellen kann?
- Empfindet sie Schamgefühl, wenn sie den Menschen so hilflos und nackt vor sich liegen sieht?
- Achtet sie darauf, dass sie mit jeder Berührung bei ihrem Tun Kontakt mit dem Patienten aufnimmt und so eine Beziehung herstellt und unterhält?
- Findet sie – z.B. bei bewusstlosen Patienten – über die Stimulierung der Sinneszellen in der Haut (☞ 7.9.3.5) Zugang zu der geistigen Aktivität des Patienten?

Diese Beispiele zeigen, dass mehrere Sichtweisen des Menschen möglich sind, ohne sich gegenseitig auszuschließen; vielmehr wird jeweils die Betonung verändert. In der Pflege sind insbesondere die *medizinisch-naturwissenschaftliche, sozialwissenschaftliche* und *holistische bzw. humanistische Sichtweise* von Bedeutung.

Medizinisch-naturwissenschaftliches Menschenbild

Das **medizinisch-naturwissenschaftliche Menschenbild** *(Kartesianisches Menschenbild)* betont die biologischen und chemischen Funktionen, die den Organen und den dort arbeitenden Zellen zugeordnet werden. Etwas überspitzt gesprochen wird der Mensch als Maschine gesehen, die zu funktionieren hat. Gesund zu sein heißt hier, funktionstüchtig zu sein.

Sozialwissenschaftliches Menschenbild

Das **sozialwissenschaftliche Menschenbild** betont, dass der Mensch nur in Gemeinschaft mit anderen Menschen leben und überleben kann. Die Untersuchung der Beziehungen der Menschen zueinander, zum Beispiel in der Kommunikationsforschung oder auf dem Gebiet der Sozialmedizin, bringt Erkenntnisse darüber, wie Störungen des menschlichen Zusammenlebens krank machen können und welchen Einfluss zwischenmenschliche Beziehungen auf die Gesundheit haben.

Holistisches und humanistisches Menschenbild

Das **holistische** *(ganzheitliche)* **und humanistische Menschenbild** *(geisteswissenschaftliches Menschenbild)* betont die Einheit aus drei unterschiedlichen Lebensbezügen: Körper, Seele und Geist. Alle drei stehen in stetiger Wechselwirkung untereinander. Diese Sichtweise hat sich seit den 80er Jahren in der Pflege immer mehr durchgesetzt und bildet auch die Grundlage dieses Buches. Die auf diesem Menschenbild fußende Pflege wird als *ganzheitliche* oder *umfassende Pflege* bezeichnet.

Ganzheitliche Pflege

Ganzheit als Begriff in der Pflege hat zwei Aspekte

- Krankheit betrifft nicht den Körper *oder* die Psyche *oder* den Geist, sondern stets alle drei Komponenten des Menschen
- Von Krankheit sind nicht nur Teilfunktionen betroffen (z.B. ein Organ oder eine psychische Funktion), sondern stets der ganze Mensch. Diese Aussage ist für jeden leicht nachzuvollziehen, der z.B einmal starke Zahnschmerzen hatte. Die „Erkrankung" bleibt nicht auf den Zahn beschränkt, sondern beeinflusst das gesamte Wohlbefinden.

Die Aussage „Krankheit betrifft stets die Einheit aus Körper, Psyche und Geist" ist eine Aufforderung, die geschichtlich gewachsene Trennung in körperliche und psychische Erkrankungen zu überwinden. Diese Aussage ist viel älter als die WHO-Definition von Gesundheit (☞ 1.3) und geht auf den griechischen Arzt *Hippokrates* zurück, der etwa 460 – 377 vor Christus gelebt hat.

„Krankheit ist nicht lokal begrenzt, es ist immer der ganze Mensch krank. Daher muss auch nicht die Krankheit (lokal), sondern der ganze Mensch behandelt werden." *Hippokrates*

Den Wechselwirkungen von Psyche, Gehirn und Abwehrsystem des Körpers geht seit kurzem auch die noch junge Fachdisziplin der *Psychoneuroimmunologie* (☞ auch 7.1) nach, die wissenschaftlich aufgezeigt hat, dass es einen Zusammenhang zwischen dem Nerven- und Immunsystem sowie Gedanken und Gefühlen gibt. Und auch die *Psychosomatik* beschäftigt sich mit dem Wechselspiel zwischen Psyche und körperlichen Erkrankungen.

Studien haben gezeigt, dass z.B. der Herzinfarkt und bösartige Tumoren bei bestimmten psychischen Verfassungen wahrscheinlicher auftreten als bei anderen. Ein anderes Beispiel ist die chronische Obstipation (☞ 21.2.7), der manchmal eine psychische Erkrankung zugrunde liegt, etwa eine Depression (☞ 36.5.1).

Umgekehrt können psychische Störungen als Folge körperlicher Erkrankungen auftreten. Leicht nachzuvollziehen ist, dass eine entstellende Operation zur psychischen Beeinträchtigung führt. Ebenso kann es nach (organischen) Gehirnerkrankungen, z.B. einem Schlaganfall (☞ 35.5) oder Hirntumor, zu Veränderungen der Psyche kommen.

Ganzheitliche Pflege umfasst Körper, Psyche *und* soziales Umfeld eines Menschen. Entsprechend achten die Pflegenden auf deren wechselseitige Beziehungen und wahren dabei die Individualität, Selbständigkeit und Eigenverantwortung des Patienten.

Literaturtipps

Bauer, Rüdiger; Ahrens, Ruth: Psychotherapie und Psychosomatik in der Pflege. Ullstein Medical, Wiesbaden, 1998

Bauer, Rüdiger; Jehl, Rainer: Humanistische Pflege. Schattauer Verlag, Stuttgart, 2000

Bauer, Rüdiger: Beziehungspflege. Ullstein Medical, Wiesbaden, 1997

Ganzheitliche Pflegebedürftigkeit und Pflegemöglichkeit

Das ganzheitliche Menschenbild als Grundlage eines pflegerischen Menschenbildes führt zu folgenden Konsequenzen in der Pflege:

- Beim Erfassen des Pflegebedarfs wird auf Ressourcen (☞ 2.3.2) sowie Störungen und Defizite aller Ebenen geachtet
- Bei der Planung und Ausführung von Pflegetätigkeiten findet nicht nur das holistische Menschenbild Anwendung, sondern auch das sozialwissenschaftliche und das medizinisch-naturwissenschaftliche, da jede Erkrankung mehrere Komponenten aufweist. So führt ein gebrochenes Bein nicht nur zu einer Funktionseinschränkung, sondern kann auch zu Störungen im menschlichen Zusammenleben führen, z.B. zu Isolation oder ggf. auch Aggression wegen der daraus resultierenden Berufsunfähigkeit mit eventueller Unausgeglichenheit.

Das pflegerische Handeln orientiert sich an den Ursachen der Pflegebedürftigkeit. Beispielsweise benötigen betagte Menschen oft Pflege, ohne krank zu sein, weil sie sozial isoliert sind und ohne Pflege im wahrsten Sinne des Wortes verkümmern würden. Pflegemaßnahmen müssen aber nicht immer „funktionell" ausgerichtet sein. Beispielsweise kann Schmerz nicht nur durch physikalische Therapie behandelt werden, sondern es kann ggf. auch durch Ablenkung Abhilfe geschaffen werden. Diese Erkenntnis wird z.B. in einer u.U. begleitenden Psychotherapie (☞ 10.12) angewandt.

Ebenso haben primär auf den Körper ausgerichtete Maßnahmen, etwa Wickel oder Bäder mit ätherischen Ölen, vielfach eine entspannende, psychisch ausgleichende Wirkung.

Jedes Angebot von Pflege spricht den Patienten in körperlicher, psychischer und sozialer Weise an. Auch die Kommunikation zwischen dem Pflegenden und dem Pflege Empfangenden vollzieht sich immer auf allen drei Ebenen (☞ 3.4).

Literaturtipp

Bischoff, Claudia: Ganzheitlichkeit – Einige Anmerkungen zu einem schillernden Begriff. In: Pflegepädagogik 2/92, S. 4 – 6

1.2.3 Das pflegewissenschaftliche Menschenbild

Die natur-, geistes- und sozialwissenschaftlichen Menschenbilder (☞ oben) nehmen Einfluss auf die Pflege, indem sich die Pflege entweder direkt mit ihnen auseinandersetzt oder von den Erkenntnissen profitiert, auf denen diese Menschenbilder beruhen. Natur-, Geistes- und Sozialwissenschaften machen einen Teil der Pflege aus und werden dadurch zu *Bezugswissenschaften* der Pflege(-wissenschaft). Dies wird an folgenden Beispielen deutlich:

- **Entwicklung eines ganzheitlichen Pflegeverständnisses.** Ganzheitliche Pflege bezieht sich nicht nur auf den Körper des Menschen, sondern ebenso auf seine Psyche und sein soziales Umfeld (☞ 1.2.2)
- **Modifikation der Grundausbildung.** Mit dem Krankenpflegegesetz von 1985 wurden insgesamt 100 Stunden der Fächer Psychologie, Soziologie und Pädagogik in den Ausbildungskatalog neu aufgenommen. Als Prüfungsfach in der mündlichen Prüfung gewinnen Psychologie, Soziologie und Rehabilitation (zusammen mit Sozialmedizin geprüft) zusätzliche Bedeutung.

Immer mehr Pflegende bzw. Pflegewissenschaftler setzen sich mit Konzepten oder Theorien für die Pflege auseinander und entwickeln Pflegemodelle, die auf einem eigenen Menschenbild basieren. Diese **pflegewissenschaftlichen Menschenbilder** bilden die Grundlage für die wissenschaftliche Auseinandersetzung mit der Frage: „Was ist Pflege?“ (☞ 1.3 und 2.5).

1.2.4 Das anthroposophisch orientierte Menschenbild

Menschenbilder im Christentum ☞ 4.3, 3.1, 15.4.4
Menschenbilder in anderen Religionen ☞ 3.1, 15.4.4

Neben den oben genannten medizinisch-naturwissenschaftlichen, sozialwissenschaftlichen und holistischen bzw. humanistischen Menschenbildern existieren viele weitere Menschenbilder, die z.B. auf der religiösen Einstellung oder anderen inneren Überzeugungen des Menschen beruhen. Dazu gehört auch das **anthroposophisch orientierte Menschenbild.**

Verständnis von Gesundheit und Krankheit

In der **anthroposophischen Medizin** gibt es zwei große Gruppen von Krankheiten, die entzündlichen, hochfieberhaften Erkrankungen und die verhärtenden (sklerosierenden) Erkrankungen. Diese Gruppen von Erkrankungen stehen sich wie Waagschalen gegenüber.

Aus diesem Bild leitet sich die Vorstellung ab, dass eine Krankheit eine andere heilen kann. Das Gleichgewicht kann an der Waage ja nicht nur dadurch wiederhergestellt werden, dass auf der schwereren (kranken) Seite die Krankheit besiegt wird, sondern auch dadurch, dass man auf der anderen Seite der Waage ein Gegengewicht anbringt.

Als Beispiele werden spontane Heilungen bei Krebspatienten (Krebs als verhärtende Erkrankung) durch eine hinzukommende, hochfieberhafte Erkrankung angeführt. Nach anthroposophischer Lehre ist es entsprechend schädlich, fiebersenkende Medikamente zu verabreichen.

Gesundheit in der anthroposophischen Medizin bedeutet nicht das Fehlen von Krankheit, sondern wird als Gleichgewicht der beiden Erkrankungsarten verstanden. Auch Krankheit ist nicht notwendigerweise negativ: „Könnten wir als Menschen nicht krank werden, so könnten wir auch keine geistigen Wesen sein, denn nur dadurch sind wir geistige Wesen, dass wir die Möglichkeit zum Krankwerden in uns haben.“ (Rudolf Steiner, zitiert nach O. Wolff „Anthroposophisch orientierte Medizin“, Verlag freies Geistesleben, Stuttgart 1990)

Anthroposophisch orientierte Pflege

Die **anthroposophische Pflege** geht von einem von *Rudolf Steiner* entwickelten Menschenbild aus. Mensch und Natur sind wesensverwandt, das heißt sie haben die gleiche Entwicklung durchlaufen. Man kann nach Steiner Mineral, Pflanze und Tier genauso erforschen wie den Menschen und die Ergebnisse auf ihn übertragen.

Der Mensch ist wie die Natur auch in vier Schichten gegliedert:

- Physischer Leib ←→ Mineral
- Lebensleib ←→ Pflanze
- Seelenleben ←→ Tier
- Individualität ←→ Mensch.

Zur Pflege des **physischen Leibes** gehören die Körperpflege und die Krankenbeobachtung auf der Basis naturwissenschaftlicher Erkenntnisse.

Die auf den **Lebensleib** bezogene Pflege befasst sich mit der Gesamtheit der „Lebensfunktionen“ oder „Lebenskräfte“. Diese Kräfte und Funktionen werden nicht näher definiert. Sie sollen all das umfassen, was auch eine lebende Pflanze von einem Mineral unterscheidet.

Beispiele für Lebensleib-Pflegemaßnahmen sind Wickel, Auflagen, Bäder und rhythmische Einreibungen.

Das **Seelenleben** beinhaltet die Kräfte, die das Tier über die Pflanze erheben. Es ermöglicht dem Menschen ein „Innenleben“, dort werden Freude und Leid, Schmerz und Wohlbefinden, Sympathie und Antipathie empfunden.

Die „Pflege“ des Seelenlebens und die Stärkung der Seelenkräfte erfolgt nach Steiners Vorstellungen durch Bewegung, Klang, Ton und Farbe. „Dabei unterstützt der Pflegende den Patienten, indem er die angeregten Prozesse fördert, begleitet und in ihren Auswirkungen beobachtet.“

Die **Individualität,** das einmalige Ich unterscheidet den Menschen vom Tier, von der Pflanze und vom Mineral. Aus diesem Ich heraus lebt der Mensch, fällt seine Entscheidungen und trägt die Verantwortung für diese Entscheidungen. Dieses „Ich“ wird sichtbar in der individuellen Reaktion auf Krankheit, Schicksal, Missbildung, Behinderung oder Unglück.

Die anthroposophisch orientierte Pflege bemüht sich, dem Patienten als Partner gegenüberzustehen, ihm mit Interesse an seiner Einmaligkeit zu begegnen, sich für seinen persönlichen Lebensweg zu interessieren und eine Balance zu finden zwischen der notwendigen Führung des Patienten und seinem Recht auf Selbstbestimmung.

Literaturtipp
Heine, Rolf; Bay, Frances: Pflege als Gestaltungsaufgabe – Anregungen aus der Anthroposophie für die Praxis. Hippokrates Verlag, Stuttgart, 2001

1.3 Grundlage des Pflegeverständnisses: Das Selbstverständnis der Pflegenden

In den letzten Jahren hat sich das **Selbstverständnis der Pflegenden** gewandelt. Handelte es sich bis dahin um einen Beruf mit *pathogenetischer Orientierung,* also einen auf die Entstehung von Krankheiten ausgerichteten Beruf, steht heute die *salutogenetische Orientierung* im Vordergrund, also die Ausrichtung auf die Gesundheit.

Literaturtipp
Taubert, Johanna: Pflege auf dem Weg zu einem neuen Selbstverständnis. Mabuse-Verlag, Frankfurt/Main, 1994

Gesundheit – Krankheit – Behinderung

Gesundheit

Noch bis vor kurzem wurde der Begriff Gesundheit in der europäischen Kultur im Sinne von Vollkommenheit, Unversehrtheit verwendet. Viele Krankenpflegeschülerinnen und -schüler assoziieren zu Beginn ihrer Ausbildung mit dem Begriff **Gesundheit** Eigenschaften wie: beliebt, braune Hautfarbe, erfolgreich, fit, frei von Behinderungen oder Krankheitszeichen, fröhlich, gut gebaut, intelligent, konzentriert, munter, rosige Hautfarbe, schön, sportlich, stressfrei, unabhängig von fremder Hilfe. Auch das Wort „heil" meint in seiner ursprünglichen Bedeutung „ganz", „fehlerfrei" oder „unversehrt". Wer Heilung sucht, ist auf der Suche nach dieser Ganzheit und Vollkommenheit. Gegenüber diesen Assoziationen zeigt die Definition von Gesundheit durch die *Weltgesundheitsorganisation* (kurz **WHO**) ein differenzierteres Verständnis von Gesundheit.

Gesundheit (nach der WHO): Zustand körperlichen, seelischen, geistigen und sozialen Wohlbefindens.

Gesundheit ist nach dieser Definition mehr als das Fehlen von Krankheit. Gesundheit beinhaltet Wohlbefinden und wird auf die vier Lebensbezüge des Menschen ausgedehnt. Dennoch ist auch in dieser Definition das Vollkommenheitsideal spürbar: Überspitzt gesagt ist nur gesund, wer sich überall – also körperlich, seelisch, geistig und sozial – wohlfühlt. Ist nur ein Bereich gestört, ist die Gesundheit dahin.

Krankheit

Krankheit und Behinderung werden traditionell als Gegenteil von Gesundheit begriffen, als sich gegenseitig ausschließende Zustände: „gesund *oder* krank, gesund *oder* behindert".

Florence Nightingale (1820 – 1910) beschrieb Krankheit als einen Wiederherstellungsprozess, in den sich der Mensch durch ungesundes Verhalten gebracht hat.

Heutzutage geht man davon aus, dass ein kranker Mensch nicht durch und durch krank und hilfsbedürftig ist, sondern neben kranken auch gesunde Anteile besitzt. Gesundheit und Krankheit zusammen werden als Prozess verstanden, der durch das Verhalten des Menschen und seine Umgebung beeinflusst wird.

In welchem Ausmaß Krankheit beeinträchtigt, wird nicht zuletzt vom persönlichen Erleben bestimmt. So kann ein Mensch mit Kopfschmerzen richtig krank sein, während ein anderer sie nur als vorübergehende Begleiterscheinung registriert, oder kann eine beginnende Hörschwäche für einen Bauarbeiter harmlos, für einen Musiker aber fatal sein.

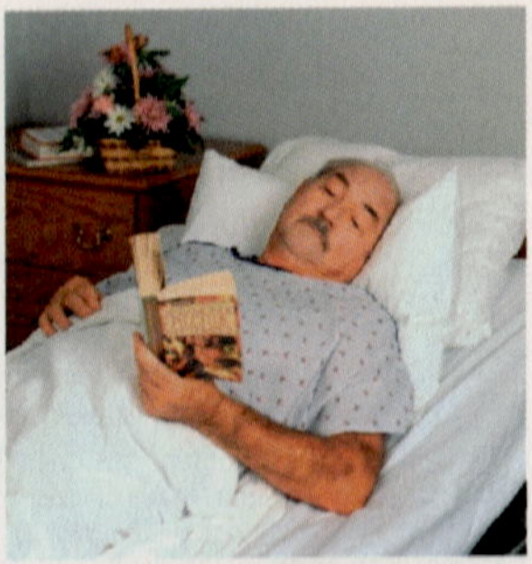

Abb. 1.3: Das eigene Erleben von Krankheit unterliegt auch den soziokulturellen und religiösen Einflüssen und wird durch die jeweilige persönliche Situation zusätzlich verändert. [J669]

Behinderung

Behinderung:
- *Definition nach SchwbG § 3:* Auswirkung einer nicht nur vorübergehenden Funktionsbeeinträchtigung, die auf einem regelwidrigen körperlichen, geistigen oder seelischen Zustand beruht. Regelwidrig ist der Zustand, der von dem für das Lebensalter typischen abweicht. Als nicht vorübergehend gilt ein Zeitraum von mehr als 6 Monaten
- *Definition von Medizin und Pflege:* Körperliche, geistige oder psychische Beeinträchtigung, die irreversibel oder zumindest von langer Dauer und so ausgeprägt ist, dass sie körperliche, psychische oder soziale Folgen hat.

Die drei Dimensionen einer Behinderung sind:
- Schädigung *(impairment)*
- Funktionsstörung, Unvermögen *(disability)*
- Beeinträchtigung *(handicap)*.

Die Definitionen sind auch für manche Erkrankungen anwendbar, so dass im weiteren Text nicht speziell zwischen Krankheit und Behinderung unterschieden wird.

Salutogenese

√ Das Konzept der **Salutogenese** (salus = gesund, Genese = Entstehung) beschreibt Kräfte, die dem Individuum helfen, Gesundheit zu entwickeln oder zu erhalten.

Der amerikanisch-israelische Medizinsoziologe *Aaron Antonovsky* (1923 – 1994) entwickelte ein richtungsweisendes Modell der **Salutogenese** *(Gesundheitsförderung)*. Von der Chaostheorie inspiriert, betrachtete er Gesundheit – einen höchst geordneten Idealzustand – als Ausnahmesituation und die ständige Abwehr immer neuer krankmachender Faktoren als normal und alltäglich.

Gesundheit und Krankheit zusammen werden als Prozess verstanden, der durch das Verhalten des Menschen und seine Umgebung beeinflusst wird. Lag die Betrachtungsweise früher auf den krankmachenden Faktoren, fragen sich Mediziner und Pflegende heute „Was hält den Menschen gesund?"

Sind die Faktoren bekannt, die einen Menschen gesund erhalten, können als nächstes gesundheitsschützende bzw. auch -schädigende Faktoren ermittelt werden. So hat man herausgefunden, dass bestimmte Einstellungen des Menschen zu sich selbst gesundheitserhaltend und Voraussetzung für die Bewältigung alltäglicher Aufgaben und besonderer Lebensereignisse sind. Dazu gehören:
- Selbstvertrauen, Selbstsicherheit, der Glaube an sich selbst
- Vertrauen in die Zukunft und die Überzeugung, Probleme selbst lösen zu können
- Akzeptanz eigener Stärken und Schwächen
- Fähigkeit, sich zu behaupten, aber auch zu lieben, Kontakte aufzubauen oder zu kommunizieren.

Menschen, die gelernt haben, sich positiv zu sehen, und eine weitreichende emotionale Stabilität entwickelt haben, sind psychisch gesünder als Menschen, denen diese Kompetenzen fehlen. Doch: Gesundheit muss jederzeit und immer wieder neu erhalten und erarbeitet werden.

In der Medizin wurde lange Zeit die Bedeutung der psychischen Gesundheit verkannt. Es galt das Ursache-Wirkungsprinzip: Bakterien oder Viren beispielsweise verursachen Auswirkungen an Organen, diese wiederum führen über typische Krankheitszeichen zur Diagnose der Krankheit, die dann entsprechend therapeutisch angegangen wird. Diese Sichtweise hat nach wie vor ihre Berechtigung, doch konnte damit eine von Medizinern gemachte Beobachtung nicht erklärt werden:

Ein an offener Tuberkulose (☞ 20.5.4) Erkrankter hustet eine Reihe von Menschen in seiner Umgebung an, jedoch erkrankt nur ein gewisser Teil davon an einer Tuberkulose. Warum erkranken aber nicht alle Angehusteten?

In diesem Fall schützt neben der psychischen Stabilität offensichtlich ein ganz individueller Faktor, der laut den Salutogenetikern in der Qualität der *Selbstpflege des Menschen* (☞ 1.3.1) zu finden ist.

Literaturtipps

Schiffer, Eckhardt: Wie Gesundheit entsteht. Beltz Verlag, Weinheim, 2001

Antonovsky, A.: Salutogenese. Zur Entmystifizierung der Gesundheit: Deutsche Gesellschaft für Verhaltenstherapie, Tübingen, 1997

Schüffel, Wolfram (Hrsg.): Handbuch der Salutogenese. Ullstein Medical, Wiesbaden 1998

Bundeszentrale für Gesundheitliche Aufklärung (Hrsg.): Was erhält Menschen gesund? Antonovskys Modell der Salutogenese – Diskussionsstand und Stellenwert, zu beziehen über BZgA, 51101 Köln

1.3.1 Selbstpflege

Definition des Begriffs „Selbstpflege" nach Orem ☞ 2.5.5

Selbstpflege: Bereitschaft, Verantwortung für die eigene Gesunderhaltung zu übernehmen. Diese umfasst Maßnahmen zum Erhalt der eigenen körperlichen und psychischen Gesundheit (☞ Salutogenese).

Der Bedarf an **Selbstpflege** besteht ständig; tägliche Verrichtungen sorgen für den Erhalt der Existenz. Hierzu nötiges Wissen und entsprechende Fertigkeiten werden im Rahmen der Erziehung in Familie, Kindergarten und Schule erlernt, gehen aber oft nicht sehr in die Tiefe. Fühlt sich der Mensch gesund, sieht er oft keine Veranlassung, über sich und seine Gesundheit nachzudenken. Wird er aber mit Krankheit konfrontiert und erkennt sie z.B. nicht als einen zu reparierenden Schaden an, sondern als Chance zu einer

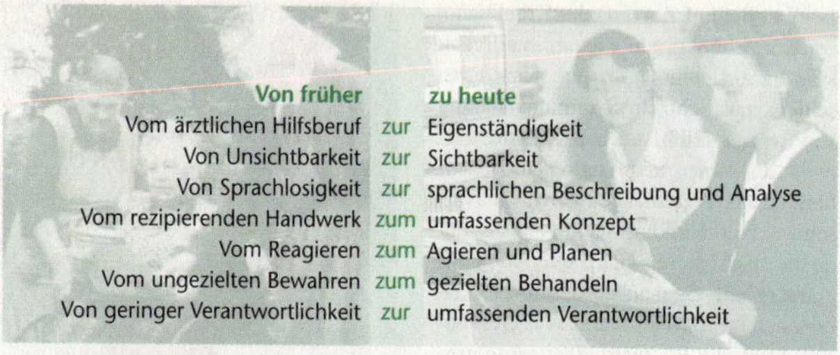
Von früher zu heute
Vom ärztlichen Hilfsberuf zur Eigenständigkeit
Von Unsichtbarkeit zur Sichtbarkeit
Von Sprachlosigkeit zur sprachlichen Beschreibung und Analyse
Vom rezipierenden Handwerk zum umfassenden Konzept
Vom Reagieren zum Agieren und Planen
Vom ungezielten Bewahren zum gezielten Behandeln
Von geringer Verantwortlichkeit zur umfassenden Verantwortlichkeit

Abb. 1.4: Paradigmenwechsel nach Bartholomeyczik: Die Pflege auf dem Weg zu einer neuen Sichtweise ihres Handelns (Aus: Pflege auf dem Weg zur Wissenschaft. Festvortrag zur Eröffnung des Fernstudiengangs Pflege an der Fachhochschule Jena). [K225, W216]

Neubesinnung, kann dies zu einem *gesundheitsförderlichen Verhalten* in allen Bereichen des täglichen Lebens führen. Auswirkungen können z.B. sein:

- Umstellung der Ernährungsgewohnheiten im Sinne einer gesunden und ausgewogenen Ernährung (☞ 7.6.3)
- Ausreichende körperliche Bewegung zum Schutz des Herz- und Kreislaufsystems (☞ 19.2.1)
- Angemessenes Hygieneverhalten
- Erkennen und Akzeptieren eigener (körperlicher und psychischer) Grenzen, indem z.B. auf ausreichend Entspannungsphasen am Tag geachtet wird (☞ auch 7.11 „ATL Sich beschäftigen").

Jeder Mensch verfügt über Fertigkeiten und Fähigkeiten zur Selbstpflege, die durch verschiedene Faktoren, z.B. Krankheit, eingeschränkt sein können. Dann ist er u.U. auf Hilfe durch Laien (☞ 1.3.2) oder professionell Pflegende (☞ 1.3.3) angewiesen.

Wo beginnt Pflegebedürftigkeit?

Pflegebedürftigkeit: Unvermögen, die Verantwortung für die eigene Gesunderhaltung übernehmen zu können, sei es durch Krankheit oder (altersbedingter) Behinderung. Dabei kann es sich um ein vollständiges Unvermögen handeln, bei dem der Betroffene komplett auf fremde Hilfe angewiesen ist, oder um ein bedingtes Unvermögen, bei dem er nur bei einigen Maßnahmen Hilfe braucht.

Nicht immer ist **Pflegebedürftigkeit** mit Krankheit verbunden. Zum Beispiel würde ein Neugeborenes ohne Pflege rasch versterben, weil es noch nicht für sich selbst sorgen kann.

In späteren Lebensabschnitten kommen Menschen immer wieder in Situationen, in denen sie ohne fremde Hilfe nicht zurecht kommen würden, z.B. wenn im Alter die körperlichen und geistigen Kräfte nachlassen oder ihnen wichtige Informationen fehlen.

Pflegebedürftigkeit liegt nicht nur vor, wenn die Gesundheit bereits beeinträchtigt ist, sondern auch dann, wenn eine Beeinträchtigung droht.

Möglichkeiten zum Erfassen von Pflegebedürftigkeit werden ausführlich im Zusammenhang mit dem Pflegeprozess (☞ 2.3) erläutert.

1.3.2 Laienpflege

Laienpflege: Übernahme von Tätigkeiten durch nicht professionell Pflegende, die der Pflegebedürftige allein nicht mehr ausüben kann und für die es keiner professionellen Hilfe bedarf. Eher pathogenetisch orientiert. Bereitschaft, ein Stück weit die Verantwortung für die Gesunderhaltung bzw. das Gesundwerden des Pflegebedürftigen zu übernehmen. Soziales Verhalten von Menschen.

Abgrenzung Laienpflege – Professionelle Pflege ☞ 1.3.3 und Tab. 1.8

Von der Geburt bis zum Tod gibt es im Leben eines Menschen unzählige Situationen, in denen er auf Hilfe und Unterstützung seiner Mitmenschen angewiesen ist. Insofern ist **Laienpflege** eine Ergänzung zur Selbstpflege. In vielen Fällen kommt sie den Bedürfnissen der Pflegebedürftigen auch stärker entgegen als die professionelle Pflege, weil sich die Betroffenen lieber von einem Bekannten pflegen lassen als von einem fremden „Pflegeprofi". Ausnahmen kommen aber selbstverständlich vor; zum Beispiel lassen sich ältere Menschen oftmals lieber von einer fremden Person waschen als von ihrer Tochter.

Laienpflege ist eine von vielen möglichen Formen sozialer Beziehungen, deren Intaktheit für die Gesundheit des Einzelnen, aber auch einer sozialen Gesellschaft unverzichtbar ist (☞ auch 1.3, WHO-Definition von Gesundheit).

1.3.3 Professionelle Pflege

Pflege als Beruf ☞ *1.4.2*
Pflege als Profession ☞ *1.4.3*

Professionelle Pflege: Übernahme von Tätigkeiten durch Pflegende mit Berufsausbildung, die der Pflegebedürftige allein nicht mehr ausüben kann und für die es professioneller Hilfe bedarf. Salutogenetisch orientiert (☞ oben). Bereitschaft, so weit wie nötig die Verantwortung für die Gesunderhaltung bzw. das Gesundwerden des Pflegebedürftigen zu übernehmen.

Professionell Pflegende gehen davon aus, dass ein kranker Mensch nicht durch und durch krank und hilfsbedürftig ist, sondern neben kranken auch gesunde Anteile bzw. die *Fähigkeit zur Genesung und Regeneration* **(Ressource)** besitzt. Dies spiegeln auch die neuzeitlichen Pflegemodelle wider (☞ 2.5). Dabei handelt es sich bei den jeweiligen Anteilen nicht um statische Zustände, denn das eine Mal kann der gesunde Anteil überwiegen, das andere Mal der kranke. Statt sich aber wie bis vor kurzem noch ausschließlich auf die krankheitsbedingten Defizite zu konzentrieren, schauen die Pflegenden nun auch, wo die eigenen Fähigkeiten des Patienten hinsichtlich seiner Selbstpflege ausreichen und wie sie diese bei Bedarf fördern können *(aktivierende Pflege)* bzw. wie sie die gesunden Anteile weiterhin gesund erhalten können. Dies kann in bestimmten Fällen, z.B. bei chronischem oder todbringendem Verlauf der Erkrankung, hinsichtlich der verbleibenden Lebensqualität noch viel wichtiger sein als die – manchmal gar nicht mehr mögliche – Beseitigung der krankheitsbedingten Defizite selbst.

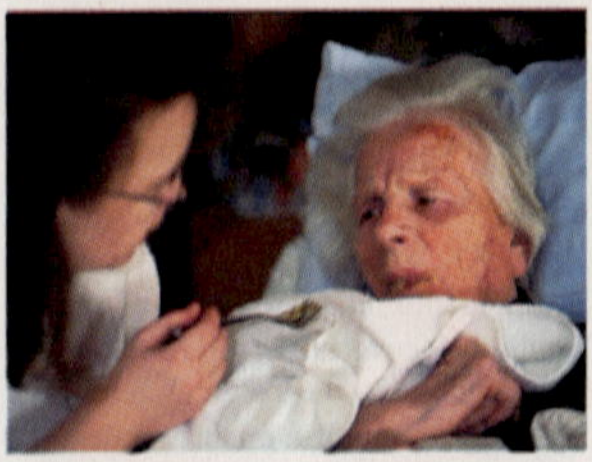

Abb. 1.5: Laienpflege ist aus vielerlei Hinsicht wertvoll. Zum einen für den Pflegebedürftigen, der Hilfe erfährt, zum anderen aber auch unter dem Gesichtspunkt der Kostendämpfung im Gesundheitswesen. Dass Laienpflege auch ihre Grenzen hat und durch professionelle Pflege ergänzt werden muss, schmälert ihre Bedeutung für die Gesundheit keineswegs. [K157]

Indem die Pflegenden dem kranken Menschen nicht mehr alles abnehmen, sondern seine (noch) vorhandenen Fähigkeiten fördern, bleibt der Patient in gewisser Weise selbständig und gerät in keine entmündigende Abhängigkeit.

Aufgabe der professionell Pflegenden: Gesundheitsförderung

Seit der Novellierung des Krankenpflegegesetzes 1985 gehört das Anleiten zu gesundheitsförderndem Verhalten zu den Aufgaben der Pflegenden. Sei es durch **Beratungsgespräche** (☞ 7.9.2) oder – ggf. zusammen mit anderen Berufsgruppen – durch die Identifikation von Krankheitsursachen und Maßnahmen zur **Prävention** *(Vorbeugung).*

In der Klinik schalten die Pflegenden mit Hilfe der **Prophylaxen** (☞ 7.1.2) schädigende Einflüsse so weit es geht aus und stärken gleichzeitig die Abwehrlage: Bei der Dekubitusprophylaxe z.B. bekämpfen die Pflegenden durch Druckentlastung die Ursache und stärken durch eine vernünftige Ernährung und Hautpflege die Fähigkeit der Haut, sich selbst gegen diese schädigenden Einflüsse zu wehren.

Mit der Entwicklung eines neuen Verständnisses von Gesundheit und Krankheit wandelt sich das Selbstverständnis der Krankenpflege. Die heutige Pflege beinhaltet sowohl Handlungen, die sich auf Krankheiten beziehen, als auch Handlungen, die auf die Erhaltung der Gesundheit zielen.

Professionelle Pflege im Vergleich mit Selbst- und Laienpflege

Auf den ersten Blick haben die Selbst-, Laien- und professionelle Pflege viele Gemeinsamkeiten. Ihr Ziel ist es,

- Die Gesundheit zu erhalten und zu fördern
- Durch Krankheit, Behinderung oder Lebenskrisen entstandene Beeinträchtigungen wo immer möglich zu beseitigen oder erträglicher zu gestalten
- In der Auseinandersetzung mit „Unausweichlichem" zu begleiten, sei es im Sterben oder mit einer unheilbaren Krankheit zu leben.

Selbstpflege	Ein 12-jähriger Junge hat plötzlich starke Bauchschmerzen und legt sich daraufhin mit angezogenen Beinen ins Bett. Er mag nicht mehr essen und trinken.
Laienpflege	Zu den Bauchschmerzen kommt Übelkeit hinzu, er erbricht sich. Die Mutter tröstet ihn, bezieht das verschmutzte Bett neu und hilft ihm beim Ausspülen seines Mundes. Als sich das Befinden ihres Sohnes weiter verschlechtert, ruft sie den Hausarzt, der die Einweisung ins Krankenhaus anordnet.
Professionelle Pflege	Im Krankenhaus wird der Junge von einer Krankenschwester in der chirurgischen Ambulanz aufgenommen. Sie geht beruhigend auf den Jungen ein und informiert ihn und seine Mutter über alles, was sie tut. So misst sie z.B. rektal und axillar die Körpertemperatur, nimmt auf Arztanordnung Blut ab und erstellt eine kurze Pflegeanamnese (☞ 2.3.1). Für all diese Tätigkeiten gibt es in der Regel einen Pflegestandard (☞ 2.7.4), an dem sich die Krankenschwester orientiert. Hat der Arzt seine Diagnose gestellt, in diesem Fall vermutlich Akute Appendizitis (☞ 21.6.6), bereitet sie ihn auf die Operation vor. Liegt der Patient im OP, kümmert sie sich ggf. weiter um die Mutter und um die passende Station, auf die der Junge nach der OP verlegt wird. Hier wird dann die postoperative Pflege des Jungen geplant.

Tab. 1.6: Praktisches Beispiel für den Übergang von Selbstpflege, Laienpflege bis hin zur professionellen Pflege.

Dann beginnen aber auch schon die Unterschiede. Während sich die Selbstpflege allein aufgrund ihrer Zielgruppe unterscheidet – die Pflege ist auf die eigene Person ausgerichtet – bedarf es zur Abgrenzung zwischen Laien- und professioneller Pflege etwas mehr Raum. Einen Vergleich bieten die Tabellen. 1.1, 1.2 und 1.8.

Kompensatorische und aktivierende Pflege

Kompensatorische und aktivierende Pflege nach Orem ☞ *2.5.5*

Kompensatorische *(ausgleichende)* **Pflege:** Etwas für jemanden tun, der dies nicht selbst kann.

Aktivierende Pflege: Hilfe zur Selbsthilfe leisten. Der Patient lernt durch die Pflege, die Krankheit zu überwinden oder auszugleichen. Ihr Ziel ist die weitestgehende Selbständigkeit des Patienten in allen Bereichen des täglichen Lebens.

Rehabilitative Pflege: Ihr Ziel ist die medizinische, berufliche und soziale Rehabilitation. Sie basiert auf der aktivierenden Pflege und beginnt wie diese mit der Pflegeplanung (☞ 2.3.4).

„Sie können nicht ...? Warten Sie, ich helfe Ihnen!" Von Laien wird unter „Helfen" oftmals ein höflich zuvorkommendes Verhalten verstanden wie z.B., einem älteren Menschen über die Straße zu helfen, einer Frau die schwere Einkaufstasche zu tragen oder sich schnell zu bücken, um einen fallen gelassenen Gegenstand aufzuheben. Diese **kompensatorische Hilfe** ist jedoch nicht immer die beste, wie folgendes Beispiel zeigt:

Eine Krankenpflegeschülerin versorgt eine Patientin, die vor Tagen mit einem Bandscheibenvorfall in die Klinik eingeliefert wurde. Da die Patientin sich soweit wieder gut erholt hat, erlaubt ihr der Arzt aufzustehen. Sie möchte sich jetzt am Waschbecken waschen. Beim Zusammensuchen der Waschutensilien fällt ihr eine Zeitung vom Nachttisch auf den Boden.

Spontane, der erlernten Hilfsbereitschaft entspringende Reaktion der Schülerin wäre nun, die Zeitung für die Patientin aufzuheben. Dies wäre aber nicht die *beste* Lösung. Die Patientin lernt dabei nämlich nicht, sich in einer vergleichbaren Situation selbst zu helfen (etwa allein Zuhause), sie bleibt bzw. wird von anderen abhängig.

Aktivierende Hilfe im oben genannten Beispiel würde bedeuten, der Patientin zu zeigen, wie sie die Zeitung ohne Beugung der Wirbelsäule aufheben kann. Dies ist für die Patientin zunächst mühsamer und auch die Pflegekraft braucht zunächst mehr Zeit. Auf Dauer gesehen ist aber die Hilfe zur Selbsthilfe der einzige Weg zur Gesundung, d.h. zur weitgehenden Unabhängigkeit von fremder Hilfe.

Ist der Patient in einigen Bereichen noch selbständig, fällt es ihm weniger schwer, in anderen Bereichen Hilfe annehmen zu müssen. Er fühlt sich von den Pflegenden begleitet und nicht von ihnen abhängig.

Literaturtipp

Dangel, Bärbel; Prof. Dr. Korporal, Johannes: Begriff und Konzept der aktivierenden Pflege. In: Pflege aktuell, Heft 11/2000, DBfK, Eschborn

Der Gedanke, dass der Pflegebedürftige trotz einiger Einschränkungen ein möglichst selbständiges und selbstbestimmtes Leben führen soll, wird auch im Sozialgesetzbuch und durch das *Pflegeversicherungsgesetz* (☞ 5.1.2) gestützt. Darin heißt es u.a.:

- § 2 (1) Die Leistungen der Pflegeversicherung sollen den Pflegebedürftigen helfen, trotz ihres Hilfebedarfs ein möglichst selbständiges und selbstbestimmtes Leben zu führen, das der Würde des Menschen entspricht. Die Hilfen sind darauf auszurichten, die körperlichen, geistigen und seelischen Kräfte der Pflegebedürftigen wiederzugewinnen oder zu erhalten
- § 5 (1) Die Pflegekassen wirken bei den zuständigen Leistungsträgern darauf hin, dass frühzeitig alle geeigneten Maßnahmen der Prävention, der Krankenbehandlung und der Rehabilitation eingeleitet werden, um den Eintritt von Pflegebedürftigkeit zu vermeiden

Was	Wer pflegt	Wer wird gepflegt	Wann	Wie	Wozu
Selbstpflege	▸ Jeder aufgrund seines erworbenen Allgemeinwissens	▸ Eigene Person	▸ Immer	▸ Vom Zähneputzen bis zum Aufsuchen einer psychologischen Beratungsstelle	▸ Erhalten einer gesunden, sinnvollen Existenz
Laienpflege	▸ Jeder aufgrund seines erworbenen Allgemeinwissens und seit Inkrafttreten des PflegeVG (☞ 5.1.2) ggf. nach Beratung und Hauspflegeseminaren	▸ In erster Linie verwandte oder bekannte Personen, z.B. Kinder, Angehörige, Nachbarn ▸ Im Rahmen einer ehrenamtlichen Tätigkeit auch fremde Personen	▸ Wenn Selbstpflege nicht ausreicht	▸ Kompensatorische Pflege (☞ oben) ▸ Eher defizitorientiert ▸ Ungezielt (das, was gerade anfällt, wird getan)	▸ Hilfestellung bei Pflegebedürftigkeit
Berufspflege	▸ Ausgebildete Pflegekräfte mit Fachwissen und Fachkönnen, das weit über das Allgemeinwissen hinausgeht	▸ Fremde Personen, die dafür bezahlen (entweder direkt oder indirekt über Krankenkassenbeiträge)	▸ Wenn Selbst- und Laienpflege nicht ausreichen	▸ Aktivierende Pflege (☞ oben) ▸ Geplant, gezielt, kontrolliert – unter Verwendung der Instrumente der Qualitätssicherung (☞ 2.7) ▸ Salutogenetisch orientiert („was hält den Menschen gesund?") ▸ In Einrichtungen ambulanter oder stationärer Pflege	▸ Hilfestellung bei Pflegebedürftigkeit ▸ Unterstützung bei der Selbstpflege ▸ Intervention auch bei drohenden Gesundheitsproblemen/Gesundheitsberatung

Tab.1.7: Übergänge von Selbstpflege, Laienpflege bis zur Berufspflege.

- § 6 (2) Nach Eintritt der Pflegebedürftigkeit haben die Pflegebedürftigen an Maßnahmen der medizinischen Rehabilitation und aktivierenden Pflege mitzuwirken, um die Pflegebedürftigkeit zu überwinden, zu mindern oder eine Verschlimmerung zu verhindern.

1.4 Auf dem Weg zur Profession

1.4.1 Pflege aus Nächstenliebe

Zunächst war Pflege eher Lebensaufgabe als Beruf. Sich um Arme, Kranke und Behinderte zu bemühen, war Ausdruck einer christlich geprägten Lebenshaltung. Pflege war in der Regel mit dem Ordensleben in christlichen Gemeinschaften verknüpft. Zudem war die Sorge um Kranke nach dem damaligen Rollenverständnis eine typische Aufgabe der Frau: die verheiratete Frau kümmerte sich in der Familie um Ältere und Kranke oder Behinderte, die Unverheiratete oder Witwe tat dies in Spitälern oder Pflegeanstalten. Eine Berufstätigkeit außer Haus gab es für verheiratete Frauen nicht und war bis weit ins 20. Jahrhundert hinein verpönt. Insofern gab es auch keinen Pflege*beruf*, keine gegen Bezahlung ausgeübte Krankenpflege.

„Nächst dem Beruf der Gattin und Mutter, zu dem die Frau von der Vorsehung vor allen andern bestimmt ist, ist sicher der Pflegeberuf derjenige, der dem Mütterlichkeitsempfinden, das in jedem Frauenherzen ruht, am meisten Befriedigung gibt." (Lindauer, Jeanne: Die Frau in der schweizerischen Gesundheits- und Krankenpflege, Zürich 1928, Vorwort)

Gesellschaftliche Veränderungen Ende des 19. Jahrhunderts, das Wahlrecht sowie der Zugang zu Universitäten auch für Frauen veränderten die Stellung der Frau in der Gesellschaft. **Agnes Karll** (1868 – 1927), die Begründerin der *Berufsorganisation der Krankenpflegerinnen Deutschlands (BO)*, aus der der *DBfK* (☞ 1.8.1) hervorging, fand deswegen auch Unterstützung in der Frauenbewegung. Sie forderte, Pflege als Beruf jeder Frau zugänglich zu machen ohne den Zwang, deswegen in einen Orden eintreten zu müssen (sog. „Freie Schwestern").

Der Übergang zum Beruf „Krankenpflege" war fließend: Anstelle der Ordensgemeinschaften traten so genannte Mutterhäuser oder Schwesternschaften. Die noch von vielen Pflegenden bis vor kurzem getragene Berufskleidung (Kleid, Haube) wie auch die Anrede „Schwester" mit Vornamen erinnern stark an die Wurzeln des Pflegeberufs.

Literaturtipps

Elster, Ruth: Der Agnes Karll-Verband und sein Einfluss auf die Entwicklung der Krankenpflege in Deutschland. Mabuse-Verlag, Frankfurt/Main, 2000

Sticker, Anna: Agnes Karl. Kohlhammer Verlag, Stuttgart, 1984

Rübenstahl, Magdalene: „Wilde Schwestern" – Krankenpflegereform um 1900. Mabuse Verlag, Frankfurt/Main, 1994

Bischoff, Claudia: Frauen in der Krankenpflege – Zur Entwicklung von Frauenrolle und Frauenberufstätigkeit im 19. und 20. Jahrhundert. Campus Verlag, Frankfurt, 1992

1.4.2 Pflege als Beruf

Erst seit Anfang des 20. Jahrhunderts ist die Pflege als Beruf anerkannt.

Beruf *(Profession)*: Öffentlich anerkannte, wirtschaftlich orientierte Tätigkeit, die ein bestimmtes, durch Ausbildung erworbenes Wissen voraussetzt und der Sicherung des Lebensunterhalts dient.

Profession im berufssoziologischen Sinn ☞ 1.4.3

Um als Beruf anerkannt zu werden, musste sich die Pflege den (soziologischen) Kriterien stellen, die ganz allgemein für alle Berufe gelten:

- Ein (gesetzlich geregeltes) Ausbildungssystem (☞ 1.5)
- Eine eigene Berufsethik (☞ 1.6)
- Fachspezifisches Wissen
- In gewissem Umfang Handlungsautonomie.

Diese Kriterien erfüllt der Krankenpflegeberuf. Stellt sich die Frage, ob der Pflegeberuf ein Beruf wie jeder andere auch ist. Und hier gehen die Meinungen auch heute noch auseinander, was folgende Beispiele belegen:

- „Krankenpflege ist Zeichen unserer Kultur. Dass wir uns der Kranken in unserer Gesellschaft annehmen und sie nicht verstoßen wie manche Nomadenvölker, ist typisch für den europäischen Kulturkreis", sagt ein Soziologe
- „Pflege ist ein Dienstleistungsberuf. Sie muss sich wie jede andere Dienstleistung dem Markt stellen und an den Bedürfnissen des Kunden, sprich Patienten, ausrichten", sagt der Krankenhausbetriebswirt, ein Managementberater im Gesundheitswesen
- „Kranken- und Altenpflege und die Sorge um die Behinderten sind Wesensmerkmale christlicher Gesinnung. Wer diesen Tätigkeiten nachgeht, gibt Zeugnis seiner christlichen Überzeugung", sagt ein Theologe
- „Pflege ist mehr als die Ausführung von Tätigkeiten wie Spritzen geben, Verbände anlegen oder Blutdruck messen. Es kommt sehr darauf an, ob die Schwester freundlich ist und auch mal zuhören kann, einfach Zeit hat", sagt ein Patient
- „Pflege ist ein Beruf mit teilweise eigenständigem Verantwortungsbereich. Eine Pflegekraft unterstützt den Arzt bei Diagnostik und Therapie. Da Pflegekräfte die meiste Zeit unmittelbar am Patienten verbringen, liefern sie wertvolle Hinweise für das Erkennen von Krankheiten oder die Beurteilung von Therapieerfolgen", sagt ein Arzt
- „Pflege ist Kopfarbeit, Handwerk und Beziehungsarbeit. Sie kann, wie jeder andere Beruf auch, erlernt werden. Sie ist ein eigenständiger Beruf, der helfende, aktivierende, aber auch therapeutische Qualitäten hat", sagt ein Lehrer für Pflegeberufe.

Die beiden letzten Aussagen stellen scheinbar gegensätzliche Positionen dar,

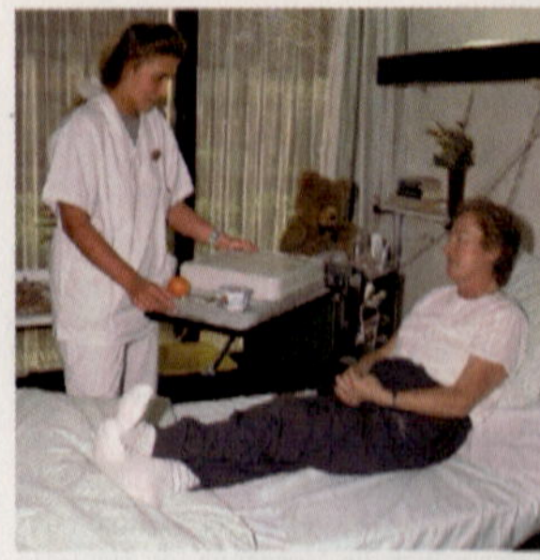

Abb. 1.7 a: Derzeit befindet sich die Pflege auf dem Weg vom eher frauentypischen, von christlicher Nächstenliebe geprägten, weisungsabhängigen medizinischen Hilfsberuf zum selbständigen und selbstverantwortlichen Berufsstand mit eigenem Aufgabenbereich. [K183]

die – noch pointierter ausgedrückt – lauten: Pflege als Therapiegehilfe des Arztes *(Heilhilfsberuf)* oder Pflege als eigenständiger *(Heil-)Beruf.*

Die Tätigkeiten der Pflegenden umfassen Kopf-, Hand- und Beziehungsarbeiten (☞ unten).

Pflege als Kopfarbeit

Es gehört zum Wesen beruflicher Pflege, aufgrund von Beobachtungen die Pflegebedürftigkeit eines Menschen einzuschätzen. Hierfür erforderlich ist ein fundiertes Wissen über die Vorgänge im gesunden und kranken Körper. Kopfarbeit findet z.B. Antworten auf die Frage, welche Pflege ein bestimmter Patient braucht und welche nicht. Wichtige Kriterien für die Beantwortung dieser Frage sind:

- **Die körperliche Situation des Patienten:** Allgemeinzustand, Ernährungszustand, Alter, Erkrankung (einschließlich eventueller Vorerkrankungen)
- **Die psychisch-geistige Situation des Patienten:** Fähigkeit, die eigene Lage einzuschätzen; Motivation und Bereitschaft, am Genesungsprozess mitzuwirken *(Compliance);* Stimmungslage des Patienten, z.B. die Angst vor einem geplanten Eingriff oder aufwendigen, schmerzhaften Untersuchungen
- **Die soziale Situation des Patienten:** Ein tragendes soziales Umfeld; die Gewissheit, auch in der Zeit des Krankseins einen Partner, Freunde und Kollegen zu haben; die Frage der weiteren Berufsausübung; die mögliche Rückkehr in die gewohnte häusliche Umgebung.

Diese Informationen hat die Pflegekraft im Kopf, wenn sie eine *Pflegeplanung* (☞ 2.3.4) erstellt.

Leistungen pflegerischer Kopfarbeit

- Gezieltes Erfassen aller für die Pflege notwendigen Informationen
- Bewerten der Informationen nach ihrer Bedeutung für den weiteren Verlauf des Krankheits- oder Genesungsprozesses
- Ableiten von Pflegeproblemen und Pflegezielen
- Ermitteln von Ressourcen, die das Erreichen dieser Ziele beschleunigen helfen
- Planen konkreter Maßnahmen.

Pflege als Handwerk

Pflege lebt von der Umsetzung der geplanten Maßnahmen. Die Pflegekraft verbringt einen Großteil ihrer Arbeitszeit mit der Durchführung verschiedenster, teilweise recht komplexer Handlungen. Das Erlernen von Pflege- und Arbeitstechniken ist Lernprogramm der *praktischen Ausbildung,* die nicht von ungefähr zwei Drittel der dreijährigen Lehrzeit ausmacht. Es gehört daher zu den Aufgaben von Pflegekräften, ihr manuelles Geschick zu trainieren und die Hände wie auch den ganzen Körper fit zu halten.

Pflege als Beziehungsarbeit

Pflege beinhaltet stets, dass Menschen miteinander in Beziehung treten. Diese Beziehung hat je nach Situation unterschiedlichen Charakter:

Auf der einen Seite „folgt" eine Pflegekraft einem Patienten. Das heißt, sie geht auf seine Wünsche und Bedürfnisse ein, sie richtet sich nach ihm.

Auf der anderen Seite „führt" sie ihn, leitet ihn zu gesundheitsförderndem Verhalten an. So lehrt die Pflegekraft beispielsweise den Patienten, sich selbst Insulin zu spritzen, und weist ihn unter Umständen sogar zurecht, wenn er sich nicht an eine vorgeschriebene Diät hält (☞ 7.9.2 Patientenedukation).

Ob eine Pflegekraft führt, begleitet oder folgt, immer gestaltet sie die Beziehung zwischen sich und dem Patienten (☞ 3.4). Die Qualität dieser Beziehung entscheidet ebenso über den Erfolg der Pflege wie das Fachwissen und das fachliche Können des Pflegenden. Zur Beziehungsarbeit gehören z.B.:

- Vertrauen zu schaffen
- Diskretion zu wahren
- Ekel zu überwinden
- Beherrschung zu zeigen
- Geduld zu haben
- Hoffnung und Zuversicht auszustrahlen.

Weil dies am schwierigsten zu lernen ist und eine große Umstellung im eigenen Verhalten bedeutet, hat sich die Ausbildung bisher oft genug auf die Vermittlung von Wissen (Kopf) und Können (Hand) beschränkt. Der Aufbau einer positiven Beziehung zum Patienten (Herz) ist auch der am schwierigsten zu lehrende und zu überprüfende Teilaspekt der Pflege.

Mit Kopf, Hand und Herz arbeiten

Fachwissen und Fachkönnen für sich alleine genommen reichen nicht aus, um Pflege als Beruf ausüben zu können. Der Patient nimmt Pflege nicht einfach passiv hin, sondern reagiert darauf individuell. Diese Reaktionen wiederum rufen Reaktionen bei den Pflegenden hervor: eine Beziehung entsteht. Professionelle Pflege bezieht die Aspekte dieser Beziehung mit ein:

- Sie weiß um die wechselseitige Abhängigkeit von Pflegekraft und Patient
- Sie vermeidet Gefahren wie z.B. Distanzverlust (☞ 3.3)
- Sie baut auf die Chancen in dieser Beziehung, z.B. auf Akzeptanz und Partnerschaft im Genesungsprozess.

Pflege als moderner Dienstleistungsberuf

Obwohl Pflegende mit dem Wort „Dienen" traditionell ihre Schwierigkeiten haben, ist und bleibt Pflege eine Dienstleistung, auf die dieselben Kriterien angewendet werden können wie auf jede andere Dienstleistung auch. Argumente vieler Pflegenden, ihr Beruf sei mit anderen nicht zu vergleichen, da er

- Mit Menschen zu tun habe
- Verantwortungsvoll sei
- Durch eine besondere Abhängigkeit des Patienten gekennzeichnet sei,

sind wenig stichhaltig, da dies auf andere Berufe ebenfalls zutrifft. Beispielsweise trägt ein Taxifahrer ebenfalls große Verantwortung und hat mit Menschen zu tun, die während der Fahrt von ihm abhängig sind. Oder die Backwarenverkäuferin, die einer Frau mit einem unter einer Glutenallergie (Zöliakie ☞ 21.6.4) leidenden Kind glutenfreies Brot verkauft, hat ebenfalls mit Menschen zu tun und trägt die Verantwortung für die Richtigkeit ihrer Angabe. Wäre die Angabe falsch, würden beim Kind z.B. massive Durchfälle mit der Gefahr einer Exsikkose auftreten.

Der Patient ist von den Pflegenden abhängig. Die Kunst der Pflege besteht nicht darin, diese Abhängigkeit aufzuheben oder die Verantwortung abzustreiten, sondern in der *Art und Weise,* wie sie ihre Dienstleistungen erfüllt. Hier haben Pflegende einen großen Spielraum, hier sind Kreativität und Flexibilität gefragt. Der Patient bleibt als Empfänger der Pflegedienstleistung mit seinen Bedürfnissen aus mehreren Gründen „König"; hier zwei Beispiele:

- Ist der Patient zufrieden, hat das auch positive Auswirkungen auf das Pflegeteam. So macht es viel mehr Freude, in einer angenehmen und harmonischen Atmosphäre zu arbeiten als in einer von Nörgelei und Unzufriedenheit geprägten

- Ist der Patient zufrieden, empfiehlt er das Krankenhaus weiter oder kommt im Bedarfsfall selbst wieder in die Klinik. Dies ist im Rahmen zunehmender Wettbewerbsfähigkeit und größerer Wirtschaftlichkeit der Kliniken von großer Wichtigkeit.

Pflege macht Freude und bringt da Erfolg, wo die Pflegenden selbst Freude an ihrem Beruf und die richtige Einstellung dazu haben, wo sie in ihrem Verantwortungsbereich liegende Entscheidungen selbständig und kompetent fällen können und spüren, dass der Patient ihnen vertraut.

Der Patient als Kunde ☞ 3.1.3

Literaturtipp

Rabe-Kleberg, U.: Dienstleistungsberufe in Krankenpflege, Altenpflege und Kindererziehung. Pro Person KT, Bielefeld, 1991

1.4.3 Pflege als Profession mit eigener Wissenschaft und Forschung

Profession im berufssoziologischen Sinn: Beruf mit so hohem Maß an Fachwissen bzw. Fachkönnen, dass nur Berufsgruppenangehörige entsprechende Sachverhalte verstehen und überprüfen können. Dies ist z.B. bei Ärzten und Richtern der Fall.

Professionalisierung: Weiterentwicklung eines Berufs zu einer Profession im berufssoziologischen Sinn.

Für die Pflege bedeutet **Professionalisierung** die Entwicklung vom Beruf aus „Berufung" hin zur professionellen Ausübung der Pflege. Für die Weiterentwicklung zur Profession bedarf es nicht zuletzt der in den letzten Jahren eingerichteten Studiengänge (☞ unten).

Literaturtipp

Robert Bosch Stiftung: Pflege braucht Eliten. Bleicher, Gerlingen, 1992

Pflege als Wissenschaft

Einrichtung von Studiengängen

Die Entwicklung der Pflege im 20. Jahrhundert gipfelte in ihrer Anerkennung als Wissenschaft. Zu Beginn dieses Jahrhunderts gab es an den Hochschulen in Europa keine eigenen Studiengänge oder Fachbereiche für die Pflege. Soziologen, Mediziner und Psychologen forschten über und für die Pflege.

Die *Akademisierung der Pflege* begann in den USA, England und Skandinavien in der ersten Hälfte des 20. Jahrhunderts, in Deutschland erst später: In der ehemaligen DDR wurden Mitte der 60er-Jahre, in der Bundesrepublik in den 80er-Jahren Studiengänge für Pflege eingerichtet. Seitdem wird in Fachhochschulen und Universitäten pflegerisches Wissen auf wissenschaftlichem Niveau systematisiert, weiterentwickelt und abgesichert.

Studiengänge an Fachhochschulen haben einen engen Praxisbezug. Das stärker wissenschaftlich ausgerichtete Hochschulstudium ist die Voraussetzung für eine spätere *Promotion* (Erlangung der Doktorwürde) und *Habilitation* (Erwerb der Lehrtätigkeit an Hochschulen). Zurzeit werden Studiengänge mit folgenden Schwerpunkten angeboten: Medizinpädagogik, Gesundheitsförderung, Gesundheitsmanagement, Pflegepädagogik, Pflegemanagement und Pflegewissenschaft. Neben dem Vollzeitstudium werden Pflegestudiengänge auch als Fern-, berufsbegleitendes oder berufsintegriertes Studium angeboten.

Viele Studiengänge sind noch nicht genau geregelt, beispielsweise ändern sich die Zugangsvoraussetzungen oder die Studien- und Prüfungsordnungen. Zudem werden ständig neue Studiengänge eingerichtet. Zurzeit sind es bereits über 40 Studiengänge in Deutschland.

Kontaktadresse

Um eine sichere Entscheidung für ein Pflegestudium zu treffen, sind aktuelle Informationen notwendig, z.B. im Internet unter www.pflegestudium.de.

Pflegewissenschaft – Basis fundierten Pflegewissens

Pflegekräfte brauchen wissenschaftlich fundiertes Pflegewissen, weil nur auf dieser Basis ihr pflegerisches Handeln begründet werden kann.

Das Pflegewissen beruhte bisher hauptsächlich auf der Erfahrung der Pflegenden. Dieses Erfahrungswissen ist auch weiterhin eine wichtige und unverzichtbare Grundlage der Pflege, doch bedarf es daneben auch wissenschaftlicher Erkenntnisse, um z.B. nicht nur den Pflegebedarf eines Menschen rasch und sicher zu ermitteln, sondern auch die effektivsten Pflegemaßnahmen. Welche Maßnahmen sind aber wirklich effektiv und welche nur Ritual im Sinne von „das haben wir schon immer so gemacht"? Dieser Frage geht die Pflegewissenschaft nach

Bezeichnung	Pflegeverständnis	Ausbildung
Laienpflege	Naiv: (Familiäre) Erfahrungen sammeln und nach bestem Wissen und Gewissen anwenden	Keine, bei Erhalt von Leistungen aus der Pflegeversicherung (☞ 5.1.2) Beratung und Hauspflegeseminare
Vorberufliche Pflege	Normativ: Nach vorgegebenen Normen und Handlungsanweisungen tätig werden; (vorberufliche) Erfahrungen sammeln und nach bestem Wissen und Gewissen anwenden	Praxisanleitung abhängig vom Strukturstandard der Einrichtung
Berufliche Pflege	Vorwissenschaftlich: Erfahrungen und Theorieansätze reflektieren, aber noch häufig nach vorgegebenen Normen und Handlungsanweisungen tätig werden	Gesetzlich geregelte theoretische und praktische Ausbildung
Professionelle Pflege	Wissenschaftlich: Theorien, Konzepte, Erfahrungen, Normen und Handlungsanweisungen kritisch reflektieren; Bereitstellen von Entscheidungshilfen; eigenständiges Gestalten des pflegerischen Problemlösungsprozesses, Erforschen von Pflegesituationen	Unterstützung des Fachwissens und Fachkönnens der in der Praxis Tätigen durch wissenschaftliche Erkenntnisse der Hochschulen (☞ auch 1.4.3)

Tab. 1.8: Entwicklungsphasen des Pflegeverständnisses (Aus: Drerup, Elisabeth: Materialien für die Krankenpflege, Modelle der Krankenpflege. Band 1, 2. Aufl., Lambertus-Verlag, 1993, modifiziert durch C. Michalke/Herausgeber).

und schafft somit die Voraussetzung für das professionelle Handeln von Pflegenden.

Pflegewissenschaft hat die Aufgabe, fundiertes Pflegewissen zu entwickeln, zu beschreiben, zu untersuchen und auf seine Richtigkeit hin zu überprüfen. Hierzu bedient sich die Pflegewissenschaft der **Pflegeforschung** (☞ unten).

Ein Beispiel für die Auswirkung pflegewissenschaftlichen Arbeitens auf die Praxis: Eine von Pflegewissenschaftlern durchgeführte Studie zeigte, dass der Injektionsort bei der s.c.-Injektion von **Heparin** (☞ 19.7) keinen Einfluss hat auf die Wirksamkeit, das Auftreten von Hämatomen oder das Schmerzempfinden des Patienten. Folglich kann Heparin zur Thromboseprophylaxe (☞ 7.2.15) an allen Körperregionen injiziert werden, an denen eine s.c.-Injektion möglich ist (☞ 10.4.3), und nicht – wie früher üblich – nur um den Bauchnabel herum („Bauchspritze").

Literaturtipp

Krohwinkel, Monika; Bartholomeyczik, Sabine; Müller, Elke: Der Pflegeprozess am Beispiel von Apoplexiekranken – Eine Studie zur Erfassung und Entwicklung ganzheitlich-rehabilitierender Prozesspflege. Nomos Verlag, Baden-Baden, 1993

Pflegewissenschaft: Gesamtheit pflegespezifischer Erkenntnisse, die in einem Begründungszusammenhang stehen und gültiges, zuverlässiges und überprüfbares Wissen darstellen, etwa die gesammelten Ergebnisse der Pflegeforschung.

Pflegewissenschaft – Quo vadis?

Die Pflegewissenschaft steht in Deutschland noch am Anfang. Trotzdem ist zu erwarten, dass sie der Pflegepraxis bereits in naher Zukunft zahlreiche Forschungsergebnisse und neue Erkenntnisse zur Verfügung stellen wird, die – ähnlich des Einflusses der Salutogenese auf die Pflege (☞ 1.3) – zu einem Paradigmawechsel in der Pflege führen (☞ 1.1).

Viele der heutigen pflegewissenschaftlichen Erkenntnisse stammen aus dem Ausland, v.a. aus dem anglo-amerikanischen Raum. Dort haben Pflegewissenschaftler schon zahlreiche pflegewissenschaftliche Untersuchungen durchgeführt. Teilweise stehen deutsche Übersetzungen zur Verfügung, so dass sich jeder Pflegende darüber informieren und damit auseinandersetzen kann (☞ unten, Literaturrecherche).

Forschungsgegenstand der Pflegewissenschaft sind zum einen die einzelnen Komponenten, aus denen sich Pflege zusammensetzt, z.B. die Pflegekraft selbst oder der Pflegebedürftige, pflegerisches Handeln oder Rahmenbedingungen der Pflege, zum anderen die Beziehungen und Wechselwirkungen dieser Komponenten. Daraus ergeben sich dann u.a. folgende Aufgabengebiete:

- Entwicklung von z.B. Pflegemodellen (☞ 2.5)
- Pflegeforschung
- Transfer des gewonnenen Wissens in die Praxis.

Pflegeforschung

Pflegeforschung: Wissenschaftliche Analyse von pflegespezifischen Sachverhalten und deren Auswertung (Evaluation) bzw. Interpretation.

Pflegeforschung ist ein wichtiges Instrument der Pflegewissenschaft und somit der Professionalisierung der Pflege, außerdem eine notwendige Voraussetzung für die Qualitätssicherung in der Pflege (☞ 2.7). Mit Hilfe der Pflegeforschung wird bisher gültiges Erfahrungswissen mit wissenschaftlichen Methoden überprüft, ggf. korrigiert oder bestätigt und ergänzt.

Forschungsprozess

Pflegeforschung ist ein prozesshaftes Geschehen und teilt sich in einzelne Forschungsschritte auf:

- **Problembeschreibung:** Exakt formulieren, was genau untersucht werden soll
- **Informationssammlung:** Literaturrecherche betreiben (existieren bereits Studien zum Themengebiet?), Fakten sammeln
- **Zielformulierung:** Formulieren, was durch die Forschung erreicht werden soll. Sollen Rituale in der Pflege aufgedeckt oder bessere Methoden zur Einschätzung der Pflegebedürftigkeit gefunden werden? Die Zielformulierung dient auch der abschließenden Überprüfung (Evaluation)
- **Hypothesenbildung:** Eine – noch vermutete – Erkenntnis formulieren, die durch die Forschung bestätigt werden soll. Dadurch wird der Forschungsgegenstand eingegrenzt und konkretisiert
- **Methodenwahl:** Eine gültige und zuverlässige Forschungsmethode auswählen, z.B.
  - Beobachtung
  - Befragung (mündlich oder per Fragebogen)
  - Gruppendiskussion
- **Datenerhebung:** Fakten mit Hilfe der zuvor gewählten Methode sammeln
- **Analyse und Interpretation:** Die erhobenen Daten sichten und z.B. in Grafiken darstellen, daraus Schlussfolgerungen ziehen und mit dem Forschungsziel bzw. der Hypothese in Beziehung setzen
- **Auswertung:** Das Ergebnis mit dem gesetzten Ziel vergleichen.

„Passierte Kost" als Forschungsprojekt

Pflegeforschung betreiben können auch die in der Praxis tätigen Pflegenden, wie das Beispiel einer Krankenpflegeschule zeigt, auch wenn es sich dabei nicht unbedingt um eine *wissenschaftliche* Pflegeforschung handelt.

- **Problembeschreibung:** Für viele Patienten wird „passierte Kost" bestellt, obwohl ihnen das Kauen selbst keine Probleme bereitet. Das Ergebnis: Die Betroffenen bekommen ein unappetitliches Einerlei aus Hackfleischsoße, Gemüse- und Kartoffelbrei zum Essen
- **Informationssammlung:** Bei der Literaturrecherche (☞ unten) finden die Krankenpflegeschülerinnen mehrere Quellen, die ein längeres Kauen fester Nahrung mit dem damit verbundenen Einspeicheln bei Schluckbeschwerden als vorteilhaft beschreiben, während passierte Kost nur Patienten mit Kauproblemen empfohlen wird, z.B. bei schlecht sitzender und damit zu Schmerzen führender Zahnprothese (wobei dies nur eine vorübergehende Erscheinung sein darf; das Problem „Zahnprothese" muss ebenfalls angegangen werden). In vielen Häusern ist passierte Kost schon fast flüssig. Dazu finden die Schülerinnen die Aussage, dass flüssige Nahrung bei Schluckbeschwerden wegen der Aspirationsgefahr zu vermeiden sei
- **Zielformulierung:** Die Krankenpflegeschülerinnen möchten das routinemäßige Bestellen passierter Kost bei Schluckbeschwerden oder anderen nicht kaubedingten Problemen aufdecken und den Betroffenen zu einem schmackhafteren und appetitlicheren Essen durch eigenes Umdenken bzw.

Umdenken ihrer Kolleginnen verhelfen

- **Hypothesenbildung:** Die Schülerinnen stellen die Behauptung auf, dass häufig passierte Kost bestellt wird, ohne dass ein Kauproblem vorliegt
- **Methodenwahl:** Die Krankenpflegeschülerinnen entscheiden sich bei der Methodenwahl für eine Befragung
- **Datenerhebung:** An einem Schultag ermitteln die Schülerinnen die Namen der Patienten einer Station, für die an diesem Tag passierte Kost bestellt wurde. Anschließend befragen sie die für diese Patienten zuständigen Krankenschwestern, warum diese Kostform gewählt wurde. Dabei gibt es folgende Antwortmöglichkeiten:
  - Der Patient hat Probleme beim Schlucken
  - Der Patient hat Probleme beim Kauen
  - Der Patient hat wenig Appetit
  - Der Patient ist das von zu Hause gewohnt
  - Weiß ich nicht, habe das Essen nicht bestellt
- **Analyse:** Die Schülerinnen werten die Befragung mit Hilfe einer Strichliste aus: Ungefähr 30 % der betroffenen Patienten haben die passierte Kost wegen ihrer Kauprobleme erhalten, die anderen wegen ihrer Schluckbeschwerden oder ohne dass ein Grund dafür angegeben werden konnte
- **Auswertung:** Die Hypothese scheint zu stimmen, dass häufig passierte Kost bestellt wird, ohne dass ein Kauproblem vorliegt.

Literaturrecherche als Forschungsprojekt

Eine weitere Möglichkeit, zu „forschen", ist die **Literaturrecherche**, bei der möglichst alle Quellen zu einer bestimmten Fragestellung gesichtet werden. Als Informationsquelle dienen Fachzeitschriften, Lehrbücher und – in zunehmendem Maße – auch das Internet.

> **Internetadressen**
>
> Als Ausgangspunkt für eine zielführende Suche im Internet bieten sich folgende Adressen an
> - www.pflegenet.com
> - www.pflege-deutschland.de
> - www.nursingworld.org
>
> oder die Homepages der bekannten Berufsverbände, z.B.:
> - www.dbfk.de
> - www.dpv-online.de
>
> Des Weiteren kann in den Suchmaschinen, z.B. www.google.de, nach jedem Stichwort gesucht werden.
>
> Möchte man gezielt nach einem Buch suchen (z.B. nach dem Erscheinungstermin oder genauen Titel) oder einfach so nach Büchern zu einem Thema, bieten sich diese Internetadressen an:
> - www.vlb.de
> - www.amazon.de
> - www.booxtra.de

1.5 Berufsbilder in der Pflege und ihre Abgrenzung

Berufsbilder in der Pflege

Pflege findet nicht isoliert von anderen Berufen statt. Eine geradezu typische Eigenschaft und Aufgabe der Pflegenden ist die Kooperation mit den Angehörigen des Patienten oder anderer Berufsgruppen, die sich um den Patienten kümmern. So können zu den Aufgaben der Pflegenden gehören:

- Für den (an Stelle des) Patienten einen Seelsorger zu rufen
- „Dolmetscher", Mittler zwischen Patient und Arzt, zu sein
- Leistungen Dritter, z.B. Krankengymnastik oder physikalische Therapie, aber auch notwendige Untersuchungen und Behandlungen so zu koordinieren, dass der Tagesablauf für den Patienten erträglich ist
- Gezielt Informationen weiterzuleiten, auszutauschen und verfügbar zu halten.

Diese Aufgaben aus den Bereichen Organisation (☞ auch 2.1), Dokumentation (☞ 2.6), Koordination und Kommunikation (☞ 3.4 und 7.9.2) sind sehr komplex und greifen wie Zahnräder in Bereiche anderer Berufsgruppen über. Daher kann so gut wie keine grundsätzliche Aussage getroffen werden, wo ein eigener Entscheidungsspielraum der Pflegenden besteht und wo wechselseitige Abhängigkeiten den Ablauf diktieren.

Die Tabelle 1.9 gibt eine Übersicht (von vielen möglichen) über die Pflegeberufe. Abbildung 1.10 stellt im Modell dar, wer den intensivsten Kontakt mit dem Patienten hat.

Es gibt eine Vielzahl von Pflegeberufen, zu deren Tätigkeiten das Pflegen, Betreuen und Versorgen von Menschen gehört, z.B.

- Krankenschwester/-pfleger
- Kinderkrankenschwester/-pfleger
- Krankenpflegehelferin/-helfer
- Altenpflegerin/-pfleger
- Heilerziehungspflegerin/-pfleger
- Familienpflegerin/-pfleger.

Gemeinsam ist diesen Pflegeberufen, dass sie in einer – meist dreijährigen – Grundausbildung erlernt werden können (☞ Tab. 1.9).

1.5.1 Grundausbildung in den Pflegeberufen

Die **Grundausbildung in den Pflegeberufen** befindet sich im Umbruch. Ein gewachsenes Selbstverständnis, zunehmen-

	Krankenpflege	Kinderkrankenpflege	Heilerziehungspflege	Entbindungspflege	Altenpflege
Gesetzliche Grundlage	Krankenpflegegesetz und Krankenpflegeausbildungs- und -prüfungsverordnung (bundeseinheitlich)		Ausbildungsverordnung (regional unterschiedlich)	Hebammengesetz	Altenpflegegesetz (seit 1. August 2001 bundeseinheitlich)
Dreijährige Ausbildung	Krankenschwester, Krankenpfleger	Kinderkrankenschwester, Kinderkrankenpfleger	Heilerziehungspfleger/-in (3 Jahre Ausbildung plus Anerkennungsjahr)	Hebamme, Entbindungspfleger	Altenpfleger/-in
Einjährige Ausbildung	Krankenpflegehelfer/-in		Heilerziehungspflegehelfer/-in (1 Jahr Ausbildung plus 6 Monate Anerkennungszeit)	Nicht vorgesehen	Altenpflegehelfer/-in

Tab. 1.9: Verschiedene Grundausbildungen der Pflegeberufe im Vergleich.

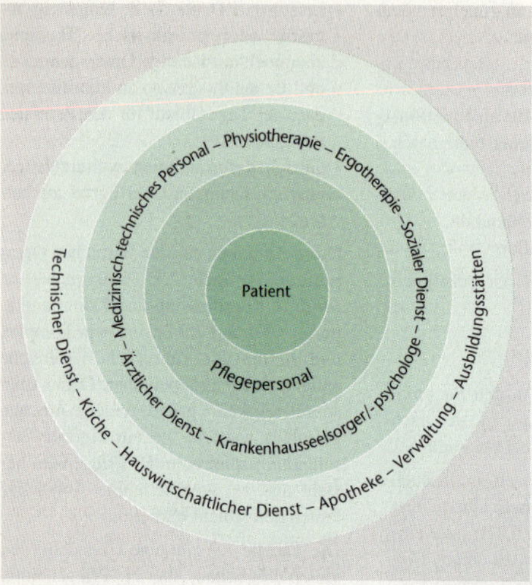

Abb. 1.10: Kooperationsmodell im Krankenhaus. Die Pflegepersonen nehmen insofern eine zentrale Stellung ein, als dass sie den intensivsten und längsten Kontakt zum Patienten haben und oft die Verbindung zu anderen Berufsgruppen darstellen. Dies kann aber von Klinik zu Klinik abweichen. Der Anordnung in der Grafik liegt keine Wertung zugrunde.

de Anforderungen, die Angleichung der Ausbildungsordnungen innerhalb der Europäischen Union sowie die Einrichtung von Studiengängen für Pflege an Fachhochschulen und Universitäten haben die Ausbildung bereits verändert und werden sie weiter verändern.

Langfristiges Ziel ist eine einheitliche Pflege-Grundausbildung, der sich eine spätere Spezialisierung in Kinderkranken-, Alten- und Erwachsenenpflege anschließt *(Integrative Ausbildung)*. Dieses Modell gibt es bereits in einigen europäischen Staaten. In Deutschland wird die Aufgabe der Eigenständigkeit der betroffenen Berufsgruppen kontrovers diskutiert.

Seit August 2001 gibt es ein bundeseinheitliches Altenpflegegesetz, das eine dreijährige Ausbildung vorschreibt. Dadurch sind Modellversuche der Integrativen Ausbildung möglich.

Literaturtipps

Robert Bosch Stiftung: Pflege neu denken – Zur Zukunft der Pflegeausbildung. Schattauer Verlag, Stuttgart, 2000

Becker, Wolfgang; Meifort, Barbara; Hrsg. Bundesinstitut für Berufsbildung. Pflegen als Beruf – ein Berufsfeld in der Entwicklung: Berichte zur beruflichen Bildung. Heft 169, W. Bertelsmann Verlag, Bielefeld 1995

1.5.2 Weiterbildungen und Spezialisierungen in der Pflege

Um den vielfältigen Anforderung der Pflegepraxis besser gerecht zu werden, gibt es eine Vielzahl von Weiterbildungen, die meist von der **Deutschen Krankenhausgesellschaft** *(DKG)* durch *Weiterbildungsrichtlinien* geregelt sind. Diese Regelungen sind zwar nicht bindend, doch richten sich die meisten Weiterbildungsinstitute danach.

Die jüngsten Fachweiterbildungen wurden von der Deutschen Krankenhausgesellschaft für die Bereiche Nephrologie und Dialyse, Rehabilitation sowie Endoskopie eingerichtet. In Zukunft werden weitere Spezialisierungen entstehen, um den gestiegenen Anforderungen an die Pflegekräfte Rechnung zu tragen.

1.5.3 Fortbildungen für Pflegekräfte

Fortbildung ist wie Rudern gegen den Strom: Wer aufhört, fällt zurück.

Eine stetige Bereitschaft, das Fachwissen und -können auf einem hohen Stand zu halten, ist unbedingte Voraussetzung für die Berufszufriedenheit und -qualifikation. Innerhalb der Institutionen, die Pflegekräfte beschäftigen, gibt es meist eine eigene Abteilung *Innerbetriebliche Fortbildung* (kurz *IBF*), die regelmäßig Fortbildungen zu Pflegethemen anbietet. Darüber hinaus gibt es weitere Veranstalter, etwa die Berufsverbände (☞ 1.8.1) oder auch Buch- und Zeitschriftenverlage (z.B. das Pflege heute Forum oder die Pflege heute Seminare).

Während **Weiterbildungen** auf ein neues Aufgabengebiet vorbereiten, also in der Regel mit einem Wechsel des Arbeitsplatzes verbunden sind, haben **Fortbildungen** die Aufgabe, die Qualifikation des Mitarbeiters an seinem Arbeitsplatz zu erhalten bzw. auszubauen.

Themenschwerpunkte solcher Fortbildungen sind etwa:

- Pflegeinformatik: EDV in der Pflege, computergestützte Patientenverwaltung und Leistungsanforderung, computergestützte Pflegeplanung (☞ auch 2.6)
- Arbeitstechniken wie z.B. rückenschonende Arbeitsweise (☞ 7.5.10) und neue Pflegemethoden
- Umgang mit medizinisch-technischen Geräten (☞ 1.7.2)
- Maßnahmen der Qualitätssicherung (☞ 2.7).

Meist als mehrtätige, externe Fortbildungen werden angeboten:

- Fachliche Themen wie Kinästhetik (☞ auch 7.5.7), Basale Stimulation (☞ auch 7.9.3), Aromapflege (☞ auch 10.14.7), Alternative Pflegemethoden (Wickel und Auflagen) oder Pflege nach dem Bobathkonzept (☞ auch 35.5.6)
- Betriebswirtschaftliche Themen, z.B. die Krankenhausfinanzierung (☞ auch 2.1)
- Rechtliche Themen wie etwa Dokumentation, Haftungsrecht in der Pflege.

1.6 Ethik in der Pflege

Ethisch entscheiden und handeln
☞ Kapitel 4

Soziologisches Kriterium eines Berufs ganz allgemein ist das Vorhandensein einer eigenen Berufsethik (☞ auch 1.4.1).

Ethik als Grundlage für ein gerechtes, sinnvolles und vernünftiges Handeln bezieht sich auf Normen und Werte, die als allgemein verbindlich angesehen werden, etwa die *Autonomie* (das Selbstbestimmungsrecht) des Patienten oder der Schutz menschlichen Lebens.

Insofern unterscheiden sich die ethischen Grundlagen der Gesundheitsbereiche Medizin und Pflege nicht: sie beziehen sich auf die gleichen Werte und Normen. Ethische Werte wie etwa gerecht zu sein, Schaden zu vermeiden oder Gutes zu tun, sind nicht berufsspezifisch. Aber sind geltende Werte und Normen statische Maßstäbe?

1.6.1 Ethik als Prozess

Seit sich die **Ethik** (☞ 4.1) in der griechischen Antike als selbständige Lehre vom verantwortungsvollen Handeln im zwischenmenschlichen Bereich philosophisch etablierte, rissen die Bemühungen nicht ab, allgemein anerkannte Werte und Normen zu fixieren und auf die Einhaltung zu achten. Die Grundsätze für vernünftige und gerechte *Mensch-zu-Mensch-Interaktionen* sollten für Personen aller Gesellschaftsschichten gelten. Daneben gab es schon frühzeitig Versuche, das Universalethos auf einzelne Fachgebiete anzuwenden, es zu konkretisieren und zu modifizieren, also den Erfordernissen des Lebens anzupassen.

Für die Heilkunde übernahm der vermutlich im 4. Jahrhundert v. Chr. entstandene *Eid des Hippokrates*, dessen Kernaussagen noch heute Gültigkeit besitzen, eine solche Leitfunktion. Durch das Wachsen neuer Erkenntnisse erfuhren ethische Gebote und Positionen im Laufe der Geschichte mehr oder weniger einschneidende Veränderungen. Mit dem europäischen *Humanismus* (dem Streben nach einer echten Menschlichkeit unter Beachtung der Menschenwürde) und der Aufklärungsepoche entfalteten sich eigene Denkansprüche und das Selbstbewusstsein des Menschen. Dem Menschen wurde die Möglichkeit eingeräumt, Wertesysteme auf den Prüfstand zu stellen, Überholtes zu verwerfen, Neues anzunehmen. Selbst das allgemeinste Sittengebot, wie es in Kants *Kategorischem Imperativ* zum Ausdruck kommt, liefert nur den Rahmen für persönliche Ausdeutungen und Entscheidungen.

> „Handle so, dass die Maxime deines Willens jederzeit zugleich als Prinzip einer allgemeinen Gesetzgebung dienen könnte." *Kant*

Wie eine „allgemeine", auf gesellschaftliche Zustimmung beruhende Gesetzgebung im Detail aussehen sollte, wird nicht skizziert. Kants auf den ersten Blick zeitlos-statische Definition erweist sich im Grunde genommen als dynamisch-offen. Welche Forderungen in einer allgemeinen Gesetzgebung festzuschreiben wären, wird nicht erläutert.

Die *Dynamisierung der Ethik* hat sich seit der Aufklärung mit den Veränderungen in den sozialen Mechanismen sowie mit dem zunehmenden Wissen über Naturvorgänge und die menschliche Psyche enorm beschleunigt, mit dem Eintritt in das Kommunikationszeitalter und durch die Geschwindigkeit der Innovationen in Wissenschaft und Technik geradezu sprunghaft. Gut und Böse sind nicht unverrückbare Pole, sondern das Ergebnis differenzierter Bewertungen, wenn es nicht um reine Thesen, sondern um konkretes Handeln geht. Die Anerkennung des Prozesscharakters der Ethik bedeutet kein Alibi für Beliebigkeit, die Suche nach sittlichen Maßstäben ist für alle Tätigkeitsfelder unverzichtbar.

1.6.2 Pflegeethik oder Ethik in der Pflege?

Was nur ein Wechsel der Worte zu sein scheint, enthält einen Unterschied im Denkansatz. Eine allumfassende, systematisierte Lehre über ethische Werte und praktische Normen allein für die Pflege (**Pflegeethik**) oder Medizin *(Medizinethik)* wird wohl niemand erwarten und fordern. Gleichwohl hat die *Ethik in der Medizin* einen hohen Stellenwert, stehen in der Medizin schwerwiegende Probleme zur Diskussion, die in anderen Heilberufen nicht anstehen (☞ 4.3 – 4.8).

Was wäre denn aber nun eine „Pflegeethik"? Keinesfalls ein Anhängsel der „Medizinethik", auch wenn die allgemeinen ethischen Grundsätze wie Schutz des Lebens, Schadensvermeidung, Patientenautonomie oder Schweigepflicht für die ärztlichen und pflegerischen Bereiche übereinstimmen. Für die Pflege gibt es eine Reihe von Besonderheiten, deren Spezifika sich als *Ethik in der Pflege* beschreiben und veranschaulichen lassen.

1.6.3 Ethisches Handeln in der Pflege

Ethik in der Pflege durchdringt mittelbar oder unmittelbar Theorie und Praxis, wie die ausgewählten Aspekte zeigen.

Ganzheitlichkeit

Obwohl die *Mehrdimensionalität* des Menschen als biopsychosoziales Wesen auch für die Medizin eine notwendige Annahme ist, dominiert in der ärztlichen Praxis die Reparatur von Defekten und Mängeln. Schäden werden ausgeglichen, entschieden wird nach der Pathogenese. Demgegenüber orientiert sich die Pflege am Konzept der Salutogenese (☞ 1.3). Wille und Wege zur Gesundheit werden von den Pflegepersonen gefördert. Das soziale Umfeld der Patienten bleibt stets im Blickfeld der Pflegenden, nicht nur bei den ambulanten Diensten. Notwendigerweise muss das Zusammenwirken so-

Weiterbildung/Studium im Pflegebereich (Bsp.)

Voraussetzung: Dreijährige Grundausbildung und entsprechende Berufserfahrung, für ein Studium zusätzlich Abitur oder Fachhochschulreife oder eine qualifiziert abgeschlossene (Fach-)Weiterbildung

Fachweiterbildung	Weiterbildung/Studium im Bereich Management	Weiterbildung/Studium im Bereich Ausbildung
▸ Pflegeberater ▸ Fachkrankenschwester/Fachkrankenpfleger für – Anästhesie – Dialyse/Nephrologie – Endoskopie – Gemeindekrankenpflege – Hygiene – Intensivpflege – Onkologische Pflege – Operationsdienst – Psychiatrische Pflege – Rehabilitation	Pflegedienstleitung, Pflegemanagement Abteilungsleitung Stationsschwester/-pfleger Gruppenschwester/-pfleger	Pflegepädagogik Lehrer/-in für Pflegeberufe Praxisanleiter/-in Mentor/-in

Träger sind Kliniken, Weiterbildungsinstitute, Fachhochschulen und Universitäten. Manche Weiterbildungen werden in Vollzeitform oder berufsbegleitend angeboten.

Tab. 1.11: Es gibt bereits eine Vielzahl von Weiterbildungen. Interessanterweise orientieren sich die meisten an medizinischen Kategorien (Facharztbereiche). Nur wenige Fachweiterbildungen haben andere Aufgaben zum Inhalt, z.B. Gemeindekrankenpflege, Gesundheitserziehung oder Pflegeberatung.

matischer, emotionaler, motivationaler und sozialer Faktoren beachtet werden. Eine Vernachlässigung der körperlichen, seelischen oder sozialen Komponente beschädigt ethische Normen. Ethik in der Pflege tritt eher unspektakulär in Erscheinung, deshalb sind jedoch falsche Behandlungen nicht minder gravierend als ein ärztliches Fehlverhalten.

Einheit von Fach- und Sozialkompetenz

Pflege lebt vom Können und Verstehen. Die Einheit beider Seiten bildet die Voraussetzung für hohe Pflegequalität. Während ein Chirurg nicht unbedingt über eine ausgeprägte Sozialkompetenz verfügen muss, gehört diese Fähigkeit bei einer Pflegeperson zur Berufsausübung dazu. Als höchste Form der **Sozialkompetenz** kann die *pflegerische Empathie* (Einfühlungsvermögen) gelten. Im Hinblick auf die Pflegebedürftigen bedeutet es intellektuelles Verstehen und emotionales Hineinversetzen. Das heißt nicht Nachempfinden von Schmerzen, Behinderungen oder Verlusten, sondern den Entschluss fassen, in einer bestimmten Situation das für den Patienten gerade Richtige zu tun. *Ethische Kompetenz* wird demnach auch über die Einheit von fachlich-praktischem Einsatz und menschlicher Zuwendung erworben.

Aktivierung körperlicher und geistiger Ressourcen

Der Arzt ist in der Regel am Ziel, wenn der frühere Zustand wiederhergestellt wurde und die Therapie erfolgreich war. Für die Pflegenden stellt sich der Pflegeerfolg anders dar. Dieser kann sich zwar auch im Verhindern einer zunehmenden körperlichen Verschlechterung widerspiegeln, doch gehört es zur Ethik in der Pflege, auch noch so kleine physische und psychische Reserven aufzuspüren und zu versuchen, sie auszubauen. Insofern verkörpert die *aktivierende Pflege* (☞ 1.3.3) gegenüber der ausschließlich symptomorientierten Pflege eine ethisch höhere Stufe. Im günstigsten Fall wird der Pflegende für die Patienten vorübergehend, langfristig oder bis zum Tode zur Bezugsperson. Aus diesem Grunde träfe der Begriff *„Humanassistenz"* für das Wort Pflege, das vorwiegend in eine Richtung – von der aktiven Pflegeperson zum passiven Pflegeleistungsempfänger – denken lässt, besser zu. In „Humanassistenz" verbindet sich der Hinweis auf den Menschen und das Menschliche mit Lebensbeistand, einer nicht bevormundenden, die Selbstbestimmung des Patienten respektierenden Assistenz in Form von Hilfsangeboten (die Berufsbezeichnung könnte dann Humanassistent/-in lauten).

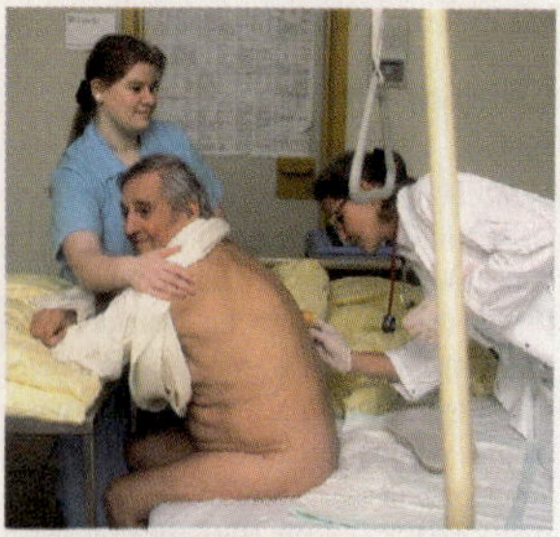

Abb. 1.11 a: Ebenso wenig wie die Pflegenden in die Entscheidungsbedürfnisse anderer Fachgebiete eingreifen dürfen, dürfen sich pflegefachfremde Personen auf die Kompetenzfelder erfahrener Pflegekräfte begeben und diesen Pflegemaßnahmen vorschreiben. [K199]

Bedürfnisorientierung

In der Pflege gelten die verbal oder nonverbal geäußerten Wünsche und Bedürfnisse des Patienten als handlungsweisend. Das bedeutet nicht, dass in Entscheidungsbefugnisse anderer Fachgebiete eingegriffen werden darf, etwa ärztliche An- und Verordnungen außer Kraft gesetzt werden. Ebenso wenig dürfen sich aber auch pflegefachfremde Personen auf die Kompetenzfelder erfahrener Pflegekräfte begeben und diesen Pflegemaßnahmen vorschreiben.

Den Pflegenden muss auch erlaubt sein, zum Wohle der ihnen anvertrauten Patienten *Prioritätenwechsel* vorzunehmen und den Pflegeprozess (☞ 2.3) nach den aktuellen Bedürfnissen und Notwendigkeiten zu gestalten. Die Beseitigung akuter Beschwerden hat Vorrang vor der Durchführung pflegerischer Routinemaßnahmen. Tätigwerden nach *Bedürfnishierarchien* setzt das Erkennen von Zustands- und Verhaltensänderungen voraus und erfordert rasches, unkompliziertes Reagieren in eigener Verantwortung. **Bedürfnisorientierte Pflege** hat auch Konsequenzen für das *Pflegeassessment* (Einschätzung der Selbständig- bzw. Pflegebedürftigkeit des Patienten), das in festzulegenden Intervallen zu wiederholen ist, um überhaupt eine Veränderung der Bedürfnisse zu erfassen. Eine nicht auf die Bedürfnisse des Patienten ausgerichtete Pflege verstößt gegen ethische Grundsätze.

Bei *multimorbiden Patienten* (☞ 14.2) konzentrieren sich die pflegerischen Aktivitäten zunächst auf jene Problemzustände, die das Befinden der Kranken am stärksten beeinträchtigen und gefährden. Objektive Besserung und Zufriedenheit der Patienten sind zugleich Kriterien richtigen, verantwortungsvollen Handelns.

Schwierige Sonderfälle bilden Patienten mit *dementiellen Erkrankungen (☞ 14.5)*. Bei mangelnder Einsichtsfähigkeit oder erheblichen Störungen der sprachlichen Verständigung übernimmt die nonverbale Kommunikation die Führung. Gerade diese Patienten brauchen erhöhte Fürsorge und dürfen nicht ihrem Schicksal überlassen werden. Sind auch alle kognitiven Prozesse verlorengegangen, bestehen immer noch positive oder negative Sinnesempfindungen, der Mensch hat nicht aufgehört zu sein.

Palliativpflege

Die Betreuung Sterbender (☞ 15.4) ist mit größten psychischen Belastungen verbunden, unabhängig davon, ob die terminale Phase in Krankenhäusern, Palliativstationen, Hospizen, Pflegeheimen oder im häuslichen Milieu zu bewältigen ist. Nicht nur für den jeweiligen Patienten ist ein auf die Bewahrung menschlicher Würde zugeschnittenes Handlungskonzept festzulegen. In dieser Zeit ist auch das ethische Konfliktpotential erhöht, das „Kräfteparallelogramm" zwischen Arzt, Pflegekräften, Patient und Angehörigen störanfälliger.

So wie die Palliativmedizin vor allem über konsequente Schmerzbekämpfung und Gesprächsangebote die Aufgabe hat, Todkranken körperliches Leiden zu lindern und seelisch beizustehen, sind auch die Pflegekräfte moralisch und arbeitsvertraglich verpflichtet, Sterbenden im Sinne einer **Palliativpflege** Hilfen bis zum Todeseintritt zu gewähren. Die humane Assistenz wird zur Sterbebegleitung. Dass es dabei um eine Synthese von „Leibsorge" und „Seelsorge" im weitesten Sinne geht, versteht sich. Die Pflegekräfte sind für die Sterbenden häufig Personen des Vertrauens, so dass sie sich Dialogen über Sinnfragen des Lebens und Lebensbilanzen nicht verschließen dürfen. Stärker als in anderen Lebensabschnitten ist dabei die *Kooperation* mit allen an der Betreuung Beteiligten zu suchen, im Zweifelsfall trägt der Pflegende für Entscheidungen auf dem eigenen Kompetenzsektor die alleinige Verantwortung. Pflege ist nicht wie ein medizinisches Gerät abzuschalten. Gute Perspektiven für ärztliche Behandlung und pflegerische Betreuung unter Palliativzielen eröffnen sich in jenen Institutionen, die über *Ethikkommissionen* (☞ 4.2.1) verfügen. In diese können die Pflegenden ihre ethische Kompetenz einbringen.

Pflegeberatung

Patientenschulung und -beratung
☞ 7.9.2

Welche Fehler und Leiden ließen sich vermeiden, wenn sich der zu Recht geforderte Ausbau der Selbst- und Laienpflege auf die Erfahrungen und Regeln aktueller Pflegepraxis stützen würde. Weitergabe von Wissen und Fertigkeiten durch professionell Pflegende – vor allem nach erreichten Teilbesserungen von Krankheitszuständen und dem Übergang zur Selbstpflege oder Laienpflege durch Angehörige und Bekannte – birgt demzufolge eine noch längst nicht überall genutzte „ethische Ressource". Vorstellbar wäre z. B. die Einrichtung von *Pflegetrainingskursen* für jenen Personenkreis. Damit würde die Pflege zu einem Partner der Präventivmedizin.

1.6.4 Ethik zwischen Zielen und Zwängen

Ethik in der Pflege existiert nicht im luftleeren Raum, sondern hängt von fachexternen und fachinternen Faktoren ab. Zu den erstgenannten Einflüssen zählen vor allem die gesetzlichen Regelungen. Nicht nur die berufliche Qualität der Pflegenden, auch die Qualität der *Gesundheits- und Sozialpolitik* bestimmt den Grad der Realisierbarkeit ethischer Prinzipien. Ohne pflegedienstfördernde und damit patientenfreundliche Rahmenbedingungen bleiben noch so hehre ethische Forderungen Lippenbekenntnisse. Zu enge Zeitkorridore für die einzelnen Pflegemaßnahmen können vielleicht die Kranken- und Pflegekassen zufrieden stellen, beeinträchtigen aber die Qualität der Pflege. Insbesondere die psychosozialen Aspekte der Pflege leiden unter finanziellen Zwängen.

Auf die Herausforderungen durch die immensen *Fortschritte der Medizin und Technik*, die Art, Kapazität und auch ethische Normen der Pflege tangieren, sei nur hingewiesen. Hinzu kommen die *demographischen Prognosen*, die für die nächsten Jahrzehnte drastische Verschiebungen in der Bevölkerungsstruktur mit deutlicher Anhebung der durchschnittlichen Lebenserwartung verkünden (☞ Abb. 5.2).

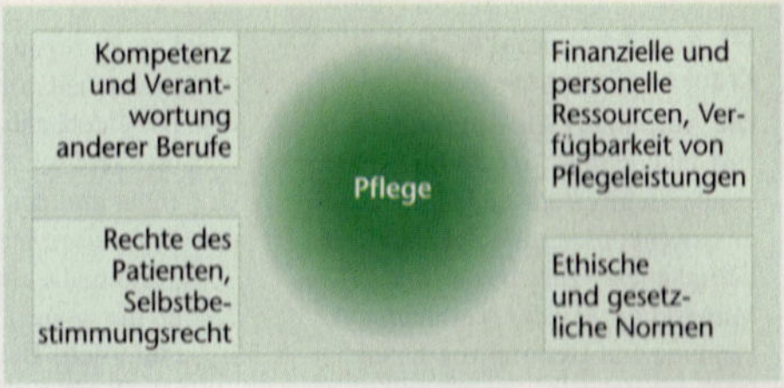
Kompetenz und Verantwortung anderer Berufe
Finanzielle und personelle Ressourcen, Verfügbarkeit von Pflegeleistungen
Pflege
Rechte des Patienten, Selbstbestimmungsrecht
Ethische und gesetzliche Normen

Abb. 1.12: Pflege bewegt sich innerhalb eines vorgegebenen Rahmens. Es kann nicht darum gehen, diesen Rahmen zu sprengen, sondern mit Phantasie und Sachverstand innerhalb gegebener Möglichkeiten Lösungen zu finden.

Fachintern wird der Pflegealltag durch die hochgradige *Individualisierung* der Pflegeleistungen geprägt. Gerade die ethische Verantwortung der Pflegenden verbietet es, für alle Patienten starre Pflegealgorithmen anzuwenden, einer Standardisierung sind Grenzen gesetzt. Die Forderung nach einem differenzierten Arbeiten erhob übrigens schon *Adolph Freiherr von Knigge* in seinem 1788 erschienenen Werk „Über den Umgang mit Menschen". Ein Kapitel widmete er dem Umgang mit Kranken und Leidenden. Für das Gebiet der Pflege vertritt Knigge die Ansicht, dass dafür allgemein gültige Regeln fehlen. Bei manchen Krankheiten sind Aufmunterung und Zerstreuung, bei anderen Ruhe und „stille Wartung" das beste Rezept. Wenn Seelenleiden das Übel vermehren, wird empfohlen, „Heiterkeit, Mut, Trost und Hoffnung in das Gemüt des Kranken zurückzurufen".

Die Aufrechterhaltung bzw. Verbesserung der Pflegequalität benötigt ein belastungsfähiges, dicht geknüpftes Netz aller für den Pflegesektor verantwortlichen Institutionen, ohne dass dadurch fachliche Grenzen und ethische Verantwortlichkeiten verwischt werden.

Doch unabhängig von allen internen und äußeren Einflüssen wird das Berufsethos mit seinen zentralen Wertkategorien die menschliche Führungsgröße sein und bleiben müssen. In Anlehnung an Kants Kategorischen Imperativ könnte ein **ethischer Pflegeimperativ** formuliert werden:

> Handle so, dass deine Aktivitäten von den Pflegebedürftigen jederzeit als objektiv notwendig erkannt und als subjektiv wohltuend empfunden werden.

1.7 Entscheiden und Handeln im gesetzlichen Rahmen

Krankenpflege ist eine Dienstleistung, die von Menschen für Menschen erbracht wird. Pflegeleistende und Pflegeempfänger sind Teile der Gesellschaft, in der sie leben, und sie werden daher von allen Entwicklungen und Veränderungen dieser Gesellschaft berührt.

Durch die Normen und Gesetze einer Gesellschaft ist ein Rahmen vorgegeben, in dem sich die Pflegenden bewegen können. Trends in der Pflege werden initiiert durch gegenwärtige und absehbare gesellschaftliche Veränderungen, z.B.:

- Die veränderte Altersstruktur der Bevölkerung (☞ Abb. 14.1)
- Die Entwicklung einer multikulturellen Gesellschaft (☞ 3.1.4)
- Das Fortschreiten in Medizin und Technik
- Die gestiegenen Ansprüche der Menschen an das Leben.

Rechte des Patienten

Die **Rechte des Patienten** sind in zahlreichen Gesetzen, Verordnungen und Grundsatzentscheidungen von Gerichten festgelegt (☞ Tab. 1.13).

Eigenständige Tätigkeiten der Pflege

Es gibt für die Pflegeberufe keine Aufstellung von Tätigkeiten, aus der genau und eindeutig hervorgeht, was Pflegende tun dürfen und was nicht. Das *Krankenpflegegesetz* trifft nur insofern eine Aussage, als in dem dort verankerten Ausbildungsziel in § 4 bestimmte Tätigkeitsfelder angesprochen werden. Man kann somit folgern: Wenn der Gesetzgeber vorschreibt, dass die Krankenpflegeausbildung insbesondere auf diese Tätigkeitsfelder ausgerichtet ist, dann ist damit die Tätigkeit einer Pflegekraft umrissen.

Ausbildungsziel nach dem Krankenpflegegesetz

Die Ausbildung für Krankenschwestern und -pfleger sowie für Kinderkrankenschwestern und -pfleger soll die Kenntnisse, Fähigkeiten und Fertigkeiten zur verantwortlichen Mitwirkung bei der Verhütung, Erkennung und Heilung von Krankheiten vermitteln.

Die Ausbildung soll insbesondere gerichtet sein auf:

- Die sach- und fachkundige, umfassende, geplante Pflege des Patienten
- Die gewissenhafte Vorbereitung, Assistenz und Nachbereitung bei Maßnahmen der Diagnostik und Therapie
- Die Anregung und Anleitung zu gesundheitsförderndem Verhalten
- Die Beobachtung des körperlichen und seelischen Zustands des Patienten und der Umstände, die seine Gesundheit beeinflussen, sowie die Weitergabe dieser Beobachtungen an die an der Diagnostik, Therapie und Pflege Beteiligten
- Die Einleitung lebensnotwendiger Sofortmaßnahmen bis zum Eintreffen der Ärztin oder des Arztes
- Die Erledigung von Verwaltungsaufgaben, soweit sie in unmittelbarem Zusammenhang mit der Pflege stehen.

Für die Pflege gibt es also keine vorbehaltenen Tätigkeiten. Sie arbeiten weitgehend auf ärztliche Anordnung hin. Trotz der Bemühungen der Berufsverbände (☞ 1.8.1) vertreten Juristen weiterhin die Ansicht, dass es entweder keinen „arztfreien Raum" geben oder eigenverantwortliches Handeln von Pflegenden nur in eng definierten Bereichen zugelassen werden sollte.

Diese Ansicht hat natürlich eine besondere berufspolitische Dimension. Im *Wandel des Selbstverständnisses der Pflege* ist die Fragestellung, ob Pflegende ärztliche Aufgaben wahrnehmen oder ohne ärztliche Anordnungen handeln können, von zentraler Bedeutung. Eine weitere Problematik zeigt sich darin, ob und wo eine scharfe Grenze zwischen der Laienpflege (☞ 1.3.2) und der den professionell Pflegenden vorbehaltenen Tätigkeiten gezogen werden kann und darf.

Gesetzesgrundlagen	Beispiele: Fragen ...	... und deren Antworten
Schutz durch Strafgesetze, die bestimmte Handlungen unter Strafe stellen, welche den Patienten schädigen könnten		
▸ Verletzung von Privatgeheimnissen (Schweigepflicht)	▸ Darf der Ehefrau eines totkranken Mannes gesagt werden, dass er bald stirbt, obwohl er es nicht möchte?	▸ Nein. Es gelten die Persönlichkeitsrechte des Mannes
▸ Freiheitsberaubung	▸ Darf ein unruhiger, deliranter Patient nachts fixiert werden, damit er nicht aus dem Bett fällt?	▸ Ja, wenn es sich um ein akutes Geschehen handelt ▸ Nein, wenn die Fixierung über einen längeren Zeitraum bestehen bleiben soll. Dann ist eine richterliche Genehmigung notwendig
▸ Körperverletzung	▸ Ist das Rasieren eines Körperbereichs für einen ärztlichen Eingriff bereits Körperverletzung?	▸ Ja, wenn es sich um einen größeren Bereich handelt, z.B. vor einer Bauchoperation ▸ Nein, wenn es sich um einen unwesentlichen Bereich handelt, etwa die Rasur vor einer Punktion
Rechte aus dem bürgerlichen Gesetzbuch		
▸ Rechts- und Geschäftsfähigkeit ▸ Erfüllung vertraglicher Pflichten	▸ Ein verletztes Kind wird eingeliefert und soll operiert werden. Es stimmt der Behandlung zu, die Eltern sind nicht erreichbar.	▸ Ist das Kind noch keine 14 Jahre alt, spielt die mutmaßliche Einwilligung der Eltern (☞ 10.7.1) die entscheidende Rolle
Rechte aus dem Sozialrecht		
▸ Anspruch auf Leistungen der Krankenkassen, der Unfallversicherungsträger, der Rentenversicherungen, des Arbeitsförderungsgesetzes ▸ Sozialhilfe	▸ Welche Leistungen können durch die ambulante Pflege abgerechnet werden und was passiert mit dem Anspruch der ganzheitlichen Pflege?	▸ Kapitel 5
Rechte aus sonstigen gesetzlichen Bestimmungen		
▸ Datenschutz	▸ Wer darf Einblick in die Patientenakten haben? ▸ Wo dürfen Aufkleber mit detaillierten Patientenangaben benutzt werden?	▸ ☞ 2.6 ▸ Im gesamten Geschäftsbetrieb dürfen die Aufkleber verwendet werden, nicht jedoch außerhalb der Klinik. Unbefugte Dritte dürfen keinen Zugang zu den Aufklebern bekommen
▸ Strahlenschutz	▸ Darf eine 17-jährige Krankenpflegeschülerin bei Röntgenaufnahmen Hilfestellung leisten?	▸ Nein, erst ab Volljährigkeit unter bestimmten Umständen (☞ 9.6.1)
Grundsatzentscheidungen der höchsten Gerichte		
▸ Einsicht in die Krankenunterlagen ▸ Fragen der Haftung und Verpflichtung zum Schadensersatz.	▸ Reichen die Dokumentationen (Pflegeplanung, Pflegebericht) zum späteren Nachweis einer korrekt durchgeführten Pflege aus?	▸ ☞ 2.6

Tab. 1.13: Die Beispiele zu den jeweiligen Gesetzen und Grundsatzentscheidungen verdeutlichen, wie nah sich Pflegende im Alltag an den gesetzlichen Grenzen bewegen und warum sie bei all ihren Tätigkeiten die gesetzlichen Hintergründe kennen müssen.

√ Im **Heilpraktikergesetz** ist festgelegt, wer die Heilkunde ausüben darf, zu der nicht nur das Heilen, sondern auch das Lindern von Krankheitsbeschwerden zählt: Dies sind approbierte Ärzte und Heilpraktiker. So darf z.B. auch die Aromapflege (☞ 10.14.7) nicht gegen ärztlichen Willen angewandt werden. Anders ist es z.B. beim Arbeiten nach kinästhetischen Prinzipien (☞ 7.5.6), weil es sich dabei nicht um eine Therapiemaßnahme, sondern eine Arbeitsweise handelt, die dem Patienten zwar zugute kommt, in erster Linie jedoch die Pflegenden entlastet.

Abgrenzung zwischen Medizin und Pflege

Durch das Fehlen der Pflege vorbehaltener Tätigkeiten und sich aus der Praxis heraus ergebender Abgrenzungsprobleme kann die Frage, wer wofür genau zuständig ist, oft nicht grundsätzlich beantwortet werden. Als Orientierung dienen in vielen Fällen Grundsatzentscheidungen der Gerichte, die oft nur aus Anlass eines pflegerischen oder ärztlichen Kunstfehlers heraus getroffen wurden, etwa hinsichtlich:

- Der Verabreichung von Injektionen, Infusionen, Transfusionen
- Des Legens von Sonden und Kathetern
- Des Verbindens und Versorgens von Wunden
- Der Verabreichung von Medikamenten
- Der Fixierung von Patienten
- Der Dekubitusprophylaxe.

Die Frage, ob die Pflegenden solche Tätigkeiten überhaupt übernehmen sollen, und wenn ja, in welchem Ausmaß bzw. unter welchen Voraussetzungen, kann mit juristischen Argumenten allein aber nicht beantwortet werden. Es geht dabei in hohem Maße auch um die Frage des eigenen *Berufsverständnisses*. So ist es wenig konsequent, wenn Pflegende auf der einen Seite über die Belastung durch berufsfremde Tätigkeiten klagen, auf der anderen Seite aber allzu gerne bereit sind, ärztliche Tätigkeiten zu übernehmen.

In der Praxis nehmen die Pflegenden die Abgrenzung zwischen ärztlichen und pflegerischen Tätigkeiten oft eher intuitiv vor. Beispielsweise wird das Umstecken einer Infusion bei liegendem venösen Zugang oft nicht als i.v.-Injektion angesehen, obwohl es sich tatsächlich um eine solche handelt und die Risiken die gleichen sind. Dieser Diskrepanz liegt zugrunde, dass beim Umstecken der Infusion aus pflegerischer Sicht bedeutende Kriterien fehlen, nämlich:

- Die Haut mit der spitzen Kanüle zu durchstechen
- Die Schwierigkeit, eine Vene zu treffen.

Auch gegenüber anderen Berufsgruppen fällt die Abgrenzung schwer. Oftmals werden Patienten bei der Nahrungsaufnahme durch Hilfskräfte oder Praktikanten unterstützt, die ausgebildeten Pflegekräfte übernehmen eher das Verabreichen von Sondenkost. Das tatsächliche Risiko verhält sich aber genau umgekehrt: Die Gefahr des Aspirierens mit schwerer, oft genug tödlich verlaufender Pneumonie ist im ersten Fall viel größer.

! Vorsicht Fehleinschätzung

Tätigkeiten, die eher dem Alltag entsprechen und mit den gewohnten „Instrumenten" wie Messer und Gabel oder Handtuch und Waschlappen durchgeführt werden, scheinen keine Ausbildung zu erfordern. Alltagsfremde Tätigkeiten mit speziellen Instrumenten hingegen werden der professionellen Pflegekraft zugeordnet, auch wenn sie risikoärmer sind.

Delegation

Sowohl die Berufsorganisationen der Ärzte als auch die professionellen Pflegekräfte sowie die mit entsprechenden Entscheidungen betrauten Richter haben festgestellt, dass Injektionen und andere invasive Maßnahmen als Eingriffe in den menschlichen Organismus *an sich* nur von Ärzten ausgeführt werden dürfen. „Dennoch werden jeden Tag in diesem Lande Transfusionen durch Pflegepersonal begonnen und durchgeführt. Dabei gilt die Faustregel: Je kleiner das Krankenhaus und je später die Tages- beziehungsweise Nachtzeit, desto eher die Transfusion durch die Schwester oder den Pfleger" (Peter Jacobs: Injektionen und andere invasive Maßnahmen aus der Sicht der Pflegenden, in: Die Schwester/Der Pfleger 5/94, S. 397).

Grundsätzlich ist bei der Übernahme ärztlicher Tätigkeiten aufgrund ärztlicher Anordnung durch die Pflegenden Folgendes zu beachten:

- Es handelt sich um eine *Delegation* des Arztes an die Pflegenden
  - Der Arzt muss sich zuvor von der Qualifikation der Pflegekraft überzeugt haben. Diese ist nicht gleichbedeutend mit der Erlaubnis, die Berufsbezeichnung „Krankenschwester" oder „Krankenpfleger" führen zu dürfen
  - Der Arzt muss die Ausführung der Tätigkeit überwachen
- Die Pflegekraft darf und muss die Delegation jederzeit zurückgeben, wenn
  - Sie sich aus Mangel an theoretischen Kenntnissen oder praktischer Erfahrung unsicher fühlt
  - Sie durch die Übernahme dieser Tätigkeit von wichtigen pflegerischen Tätigkeiten abgehalten wird.

1.7.1 Pflegepersonalregelung

Nach positiven Erfahrungen mit einer differenzierten Pflegepersonalregelung in der Psychiatrie wurde im Zusammenhang mit dem *Gesundheitsstrukturgesetz (GSG)* 1993 die **Pflegepersonalregelung** *(PPR)* eingeführt. Sie galt für die Bereiche der stationären allgemeinen Erwachsenen- und Kinderkrankenpflege. Die Pflege in Funktionsbereichen und Intensivstationen war ausgenommen.

Obwohl die Pflegepersonalregelung inzwischen ausgesetzt wurde, d.h. keine verbindliche Grundlage mehr für die Stellenberechnung darstellt, wird sie dennoch in vielen Kliniken weiterhin zur hausinternen Personalplanung verwendet. Daher wird auch heute noch von vielen Pflegenden erwartet, die Patienten täglich nach den Kriterien der Pflegepersonalregelung einzugruppieren.

Im Rahmen der Diskussionen um die DRGs (☞ 2.1) fordern einige Experten, die PPR zu modifizieren und in die DRGs zu integrieren, um den pflegerischen Aufwand besser darstellen und abrechnen zu können.

Das alte System der Anhaltszahlen

In den 60er Jahren wurde eine Methode zur Stellenberechnung entwickelt, die abhängig von der Anzahl der Patienten war. Damals wurde davon ausgegangen, dass jeder Patient pro Tag etwa **101 Pflegeminuten** benötigt. Demgegenüber stand die tägliche Arbeitszeit der Pflegenden nach Korrekturen für durchschnittliche Ausfallzeiten wie Urlaub oder Krankheit. Dann wurde die Arbeitszeit/Tag durch 101 geteilt, und heraus kam die **Anhaltszahl** (Zahlenverhältnis zwischen Pflegenden und Patienten).

Der entscheidende Nachteil dieses Systems bestand darin, dass für alle Patienten ein *einheitlicher* Pflegeaufwand angenommen wurde. Übersehen wurde dabei, dass ein neu aufgenommener Patient in den ersten Tagen wesentlich mehr Arbeit verursacht als ein Patient in der Genesungsphase, bei dem der Pflegeaufwand mit zunehmender Selbständigkeit sinkt.

Das neue System der Aufwandsermittlung

Bei der Pflegepersonalregelung geht es nicht mehr um Anhaltszahlen, sondern um eine **Aufwandsermittlung** mit Hilfe von neun möglichen Pflegestufen plus einiger Pauschalen.

Pflegestufen

Aus der Kombination von drei Stufen der Allgemeinen Pflege und drei Stufen der speziellen Pflege entstehen neun Möglichkeiten, den Pflegeaufwand eines Patienten zu berechnen (☞ Tab. 1.14).

Pflegegrundwert

Für jeden Patienten wird ein **Pflegegrundwert** von 30 Minuten pro Tag angenommen. Darunter werden die Tätigkeiten zusammengefasst, die nicht unmittelbar einem bestimmten Patienten zugeordnet werden können wie z.B. Dienstübergaben, Arbeitseinteilung, Mitarbeiterbesprechung oder Verwaltungsaufgaben.

Fallwert

Für jeden *neu* aufgenommenen Patienten (also nicht bei Verlegung innerhalb des Hauses) wird ein **Fallwert** von 70 Minuten angerechnet. Damit sind die Tätigkeiten abgedeckt, die bei der Aufnahme, Verlegung oder Entlassung eines Patienten anfallen, einschließlich der Versorgung Verstorbener und der Gespräche mit Angehörigen.

Stellenberechnung

Der Gesamtpflegeaufwand eines Patienten wird aus der Summe aller Minutenwerte berechnet:

- Dem einmaligen Fallwert
- Dem täglichen Pflegegrundwert
- Dem täglichen Minutenwert nach Pflegestufe.

Für eine Station oder Pflegegruppe ergibt sich daraus eine Summe von Pflegeminuten, die von einer entsprechenden Anzahl

Allgemeine Pflege → / Spezielle Pflege ↓	A1 Grundleistungen	A2 Erweiterte Leistungen	A3 Besondere Leistungen
S1 Grundleistungen	A1/S1	A2/S1	A3/S1
S2 Erweiterte Leistungen	A1/S2	A2/S2	A3/S2
S3 Besondere Leistungen	A1/S3	A2/S3	A3/S3

Tab. 1.14: Aus der Kombination von drei Stufen allgemeiner Pflegebedürftigkeit (A1 – A3) und drei Stufen spezieller Pflegebedürftigkeit (S1 – S3) entstehen insgesamt neun verschiedene Kategorien für den Pflegeaufwand eines Patienten. Kriterien für die Eingruppierung können den Tabellen 1.14 und 1.15 entnommen werden

Pflegestufen → / Leistungsbereiche ↓	A1 Grundleistungen	A2 Erweiterte Leistungen	A3 Besondere Leistungen
Körperpflege	Alle Patienten, die nicht A2 oder A3 zugeordnet werden	Hilfe bei überwiegend selbständiger Körperpflege	Überwiegende oder vollständige Übernahme der Körperpflege
Ernährung		Nahrungsaufbereitung oder Sondennahrung	Hilfe bei Nahrungsaufnahme
Ausscheidung		Unterstützung bei kontrollierter Blasen- oder Darmentleerung, Versorgung bei häufigem Erbrechen, Entleeren oder Wechseln von Katheter oder Stomabeuteln	Versorgen bei unkontrollierter Blasen- oder Darmentleerung
Bewegung und Lagerung		Hilfe beim Aufstehen oder Gehen, einfaches Lagern und Mobilisieren	Häufiges Lagern (2- bis 4-stdl.) oder Mobilisieren

Tab. 1.15: Die Eingruppierung in der **Allgemeinen Pflege** orientiert sich am Pflegeaufwand bei der Nahrungsaufnahme, der Körperpflege und der Ausscheidung. Dabei ist zu beachten, dass in mindestens zwei Bereichen ein erhöhter Pflegeaufwand vorliegen muss, um den Patienten in die nächsthöhere Stufe eingruppieren zu können.

Pflegestufen → / Leistungsbereiche ↓	S1 Grundleistungen	S2 Erweiterte Leistungen	S3 Besondere Leistungen
Leistungen im Zusammenhang mit Operationen, invasiven Maßnahmen, akuten Krankheitsphasen	Alle Patienten, die nicht S2 oder S3 zugeordnet werden	Beobachten d. Patienten u. Kontrolle von mindestens zwei Parametern[1] 4- bis 6-mal in 8 Stunden[2], aufwendiges Versorgen von Ableitungs- oder Absaugsystemen	Beobachten des Patienten und Kontrolle von mindestens drei Parametern[1] fortlaufend in mind. 12 Std. zur Erkennung einer akuten Bedrohung
Leistungen im Zusammenhang mit medikamentöser Versorgung		Kontinuierliche oder mehrfach wiederholte Infusionstherapie oder mehrere Transfusionen, i.v.-Zystostatika	Fortlaufendes Beobachten und Betreuen bei schweren Arzneimittelwirkungen
Leistungen im Zusammenhang mit Wund- und Hautbehandlung		Aufwendiger Verbandswechsel, Behandlung großflächiger oder tiefer Wunden oder großer Hautareale	Mehrmals tägl. Behandlung großflächiger oder tiefer Wunden oder großer Hautareale

[1] Z.B. Puls, Blutdruck, Atmung, Bewusstseinslage, Temperatur, Nierenfunktion, Blutzucker
[2] Dies bedeutet nicht, dass sich die Messungen auf die 8 Std. gleichmäßig verteilen

Tab. 1.16: Die Eingruppierung in der **Speziellen Pflege** orientiert sich an der sog. Behandlungspflege, am Aufwand für Verbände, Verabreichung von Medikamenten, Infusionen usw. Hier genügt im Gegensatz zur Allgemeinen Pflege ein Kriterium, um einen Patienten höher einzustufen.

Pflegekräfte geleistet werden kann. Die Umrechnung in Personalstellen erfolgt ähnlich wie oben bei den Anhaltszahlen beschrieben.

Literaturtipp

ADS, DBfK: Pflege-Personalregelung. DBfK, 1993

1.7.2 Medizinproduktegesetz

Die wachsende Zahl medizinisch-technischer Geräte und ihr Einsatz bei der Untersuchung und Behandlung von Erkrankungen hat die Krankenpflege verändert. Teilweise werden pflegerische Aufgaben von Geräten übernommen oder durch sie wesentlich erleichtert. Auf der einen Seite werden die Pflegenden dadurch entlastet, auf der anderen Seite kommen neue Aufgaben wie die Bedienung, Wartung und Überwachung dieser Geräte hinzu.

Manche Geräte sind derart kompliziert, dass sie nur von speziell dafür ausgebildetem Fachpersonal bedient werden

Körperpflege	
Waschschüssel stellen und Utensilien richten	A2
Beim Duschen oder Baden helfen	A2
Ganzwaschung, auch wenn der Patient noch wenige Handgriffe selbst ausführen kann	A3
Selbständige Ganzwaschung trainieren	A3
Ernährung	
Der Patient isst und trinkt nur dann selbst, wenn die Pflegeperson Essen und Getränke individuell vorbereitet hat, z.B. Trinkhilfe anbietet, Fleisch schneidet, Brot richtet	A2
Sondennahrung richten für Patienten, die sich diese dann selbst verabreichen, oder Sondennahrung im Beutel anhängen	A2
Zwischenmahlzeit richten und zeitgerechte Einnahme kontrollieren	A2
Essen und Getränke anreichen, wenn der Patient sonst nicht essen oder trinken kann	A3
Patienten 4- bis 6-mal täglich trinken lassen	A3
Sondenkost in kleineren Portionen (4- bis 6-mal täglich) verabreichen; einschließlich Vor- und Nachbereitung (Lage- und Durchgängigkeitskontrolle der Sonde, Durchspülen, Umlagern des Patienten)	A3
Ausscheidung	
Versorgen mit Urinflasche, Steckbecken, Toilettenstuhl	A2
Zur Toilette begleiten	A2
Katheter- oder Stomabeutel wechseln oder entleeren	A2
Bei häufigem Erbrechen versorgen	A2
Bei starkem Schwitzen (aufwendig) versorgen, z.B. Wäsche wechseln, waschen, Bett beziehen	A2
Inkontinente Patienten mit Windeln o. Ä. versorgen (auch zeitweise inkontinente Patienten)	A3
Kontinenz trainieren	A3
Anleiten zum selbständigen Versorgen des Uro-, Ileo- oder Kolostomas	A3
Bewegung und Lagerung	
Beim Aufstehen, Gehen, An- und Auskleiden helfen	A2
Zum Waschbecken begleiten bei Patienten, die nicht selbst gehen können oder zu stürzen drohen	A2
Den Patienten zum Transport vorbereiten	A2
Den Patienten prä- und postoperativ mit Hilfsmitteln lagern (z.B. Schienen, Sandsäcke, Extension)	A2
Anleiten und Hilfestellung geben beim Lagerungswechsel oder einfaches Mobilisieren	A2
Aktive und passive Bewegungen üben innerhalb oder außerhalb des Bettes	A2
Mobilisieren zur Pneumonie-, Dekubitus-, Kontrakturen-, Thromboseprophylaxe	A2
Immobile Patienten versorgen, z.B. alle 2 – 4 Stunden umlagern, oder aufwendig mobilisieren, z.B. nach Herzinfarkt oder Apoplex	A3
Beobachtung	
Zwei Parameter beobachten, z.B. Puls und Blutdruck 4- bis 6-mal innerhalb von 8 Stunden	S2
Versorgen von Ableitungs- oder Absaugsystemen	
Versorgen eines Patienten mit z.B. T-Drainage, Robinsondrainage, mehreren Redondrainagen, die häufig beobachtet und gewechselt werden müssen, Thoraxsaugdrainage, Saug-Spüldrainage, Blasendauerspülung	S2
Beim Legen eines Katheters assistieren, z.B. zentraler Venenkatheter, suprapubische Harnableitung	S2
Mehrmals endotracheal absaugen, auch bei Trachealkanüle	S2
Aufwendige Operationsvorbereitung z.B. mit Reinigungseinlauf und ausgedehnter Enthaarung (Rasur) von mindestens 18 % der Körperoberfläche (z.B. einem Bein)	S2
Fortlaufende Beobachtung (1- bis 2-stdl.) von drei Parametern, z.B. Puls und Blutdruck und einem weiteren Parameter, der wechseln kann, über einen Zeitraum von 12 Stunden	S3
Mindestens 4-mal täglich endotracheal absaugen	S3
Verabreichen von Medikamenten	
Mehrere Infusionen täglich oder kontinuierliche Infusionstherapie, z.B. mehr als 1 000 ml Infusionen während des Tagdienstes oder mindestens 2 Kurzinfusionen tägl.	S2
Augentropfen kontinuierlich (mehr als 3-mal pro Stunde) verabreichen	S2
Insulin i.v. verabreichen, z.B. bei Blutzuckerkrisen	S3
Hochwirksame Medikamente bei Herz-Kreislauf-Krisen, z.B. Dobutamin-Perfusor, verabreichen und überwachen	S3
Behandeln der Haut oder von Wunden	
Verbinden unter sterilen Kautelen von z.B. zentralem Venenkatheter, PEG (perkutane endoskopische Gastrostomie), einschließlich Vorbereitung, Durchführung (Assistenz) und Nachbereitung	S2
Steriles Verbinden einer Operationswunde	S2
Versorgen eines Stomas	S2
Wechseln einer Trachealkanüle	S2
Anlegen eines Kompressionsverbandes	S2
Behandlung von Wunden (mindestens handflächengroß oder 1 cm tief)	S2
Behandlung von Hautarealen bei Hauterkrankungen, Verbrennungen, wenn dieses Areal mindestens 9 % der Körperoberfläche (z.B. einem Arm) entspricht	S2
Pflege bei Stomatitis oder Mundsoor	S2
Mehrmals tägliches Versorgen eines Hautareals oder einer Wunde wie oben beschrieben	S3

Tab. 1.17: Beispiele für die Zuordnung zu den Pflegestufen. In der Praxis ist es nicht einfach zu entscheiden, was ein „aufwendiger" Verbandswechsel ist. Hier bestehen teilweise regionale Unterschiede, was von den Krankenkassen als „aufwendig" anerkannt wird. Diese Beispiele wurden in mehrjähriger Erfahrung mit der Pflegepersonalregelung gesammelt, können aber nicht als verbindlich angesehen werden.

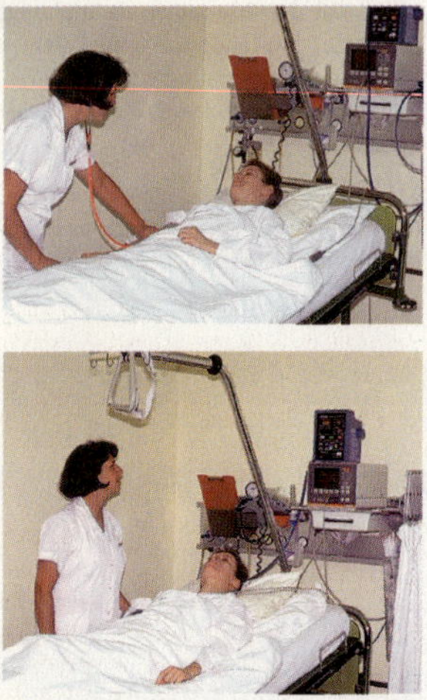

Abb. 1.18: Im Vergleich zum Monitor bietet die Überwachung durch Pflegende nicht nur zusätzliche Informationen (z.B. Hauttemperatur, Muskeltonus), sondern immer auch (therapeutisch wirksame) menschliche Zuwendung. [M141]

können. Es gibt eigene Ausbildungsgänge in diesem Bereich, so z.B. zum *Medizintechniker.*

Auch im Bereich der Operationsabteilung wird der technischen Entwicklung Rechnung getragen. Neben der Möglichkeit, sich im Anschluss an die Krankenpflegeausbildung durch eine Fachweiterbildung zur *OP-Schwester* weiterzubilden, gibt es die Ausbildung zum *Operationstechnischen Assistenten* (*OTA,* auch *Technischer Operationsassistent* genannt, kurz *TOA*) unabhängig von einer Ausbildung in der Pflege.

Die technische Entwicklung hat auch die Erwartungen der Patienten verändert. Durch Technik- und Fortschrittsgläubigkeit in der Bevölkerung gibt es einen regelrechten Erwartungsdruck: Patienten fühlen sich mit ihren Beschwerden eher ernst genommen, wenn der Arzt sie nicht nur körperlich untersucht (☞ 9.3), sondern mit aufwendigen technischen Untersuchungen reagiert.

Technik kritisch einsetzen

Manche Geräte entlasten die Pflegenden in der Überwachung von Patienten (Monitoring ☞ 38.3.2) oder bei körperlich anstrengenden Tätigkeiten (Patientenlifter ☞ 7.5.8). Sie bergen aber auch eine Gefahr, nämlich die Nähe zum Patienten zu verlieren. Die Aufmerksamkeit der Pflegenden richtet sich immer mehr auf die Informationen, die die Überwachungsgeräte liefern, als direkt auf den Patienten selbst (Abb. 1.18).

Beispielsweise brauchen die Pflegenden bei einem frisch operierten Patienten zur postoperativen Überwachung der Herz-Kreislaufsituation die viertelstündlich gemessenen Blutdruck- und Pulswerte. Ein *EKG-Monitor* und ein *elektronisches Blutdruckmessgerät* liefern diese Daten zuverlässig. Durch die Eingabe von Mindest- oder Höchstwerten wird festgelegt, wann das Gerät Alarm auslöst. Die Genauigkeit und die Regelmäßigkeit der Messungen bieten ein gewisses Maß an Sicherheit, wobei eine regelmäßige manuelle Kontrolle zum Ausschluss von Fehlmessungen notwendig bleibt.

Die *konventionelle Messung* mit einem manuellen Blutdruckmessgerät erfordert von der Pflegekraft Konzentration und Disziplin, die Messungen regelmäßig und exakt durchzuführen. Aber sie erhält eine Fülle weiterer Informationen: Beim Ertasten des Pulses fühlt sie auch, ob der Patient schwitzt oder Fieber hat. Sie wendet sich ihm direkt zu, anstatt auf die über seinem Kopf aufgebauten Geräte zu schauen (☞ Abb. 1.18).

Langfristig besteht die Gefahr, dass sich die Pflegenden nur noch auf die Technik und nicht mehr auf ihr eigenes Urteilsvermögen verlassen, und dass das Beobachtungs- und Beurteilungsvermögen bei den Pflegenden für die Situation des Patienten verkümmert, während technische Fertigkeiten weiterentwickelt werden. Auch binden die vielfältigen Fehlermöglichkeiten mancher Geräte (z.B. häufige Fehlalarme von Monitoren) viel wertvolle Arbeitszeit der Pflegenden.

Technik sicher anwenden

Das **Medizinproduktegesetz** *(MPG)* umfasst Vorschriften zum Schutz des Patienten und des Anwenders. Diese Vorschriften regeln, wer medizinisch-technische Geräte (erstmalig) in Betrieb nehmen, anwenden, warten und überprüfen oder wer zur Anwendung schulen darf und soll. Eine weitere wichtige Vorschrift des Medizinproduktegesetzes lautet, dass alle Geräte (einschließlich des Zubehörs bis hin zur Mehrfachsteckdose) das CE-Zeichen tragen müssen.

Der Hersteller oder Lieferant eines Gerätes muss das Gerät vor dem ersten Einsatz einer Funktionsprüfung unterziehen und den für den Betrieb Verantwortlichen in die Handhabung des Gerätes einweisen. Alle Personen, die medizinische Geräte anwenden, müssen zuvor eingewiesen werden. Die Einhaltung dieser Vorschriften ist schriftlich zu dokumentieren.

Medizinisch-technische Geräte sind z.B. Infusionspumpen, Perfusoren, Beatmungsgeräte, Defibrillatoren, Dialysegeräte und Blutfiltrationsgeräte. Aber auch „einfachere" Geräte wie ein Elektrorasierer oder ein Föhn gehören zu den Medizinprodukten, wenn sie im Rahmen der Behandlung oder Pflege angewendet werden.

Das Medizinproduktegesetz unterscheidet:

- Inaktive Produkte wie Verbandsmittel, diverse Produkte zur Krankenversorgung, medizinische Hilfsmittel, OP-Materialien und Implantate
- Aktive Produkte wie beispielsweise Herzschrittmacher und andere implantierbare Geräte
- Elektromedizinische Geräte wie Hörgeräte, Beatmungsgeräte, Infusionspumpen und Inhalationsgeräte
- Instrumente wie Skalpelle, Brillen und Rollstühle
- Dentalprodukte
- Diagnostika und Diagnostikgeräte
- Produkte zur Empfängnisverhütung.

! Vorsicht

Ein medizinisches Gerät grundsätzlich nur anwenden

- Nach Prüfung auf seinen ordnungsgemäßen Zustand (CE-Zeichen?)
- Nach Einweisung
- In Kenntnis seiner Wirkung und möglicher Nebenwirkungen bzw. Risiken.

Um Schäden von Patienten oder Anwendern fernzuhalten, müssen alle Fehler oder Störungen im Umgang mit Medizinprodukten an das Bundesinstitut für Arzneimittel und Medizinprodukte in Bonn gemeldet werden. Diese Stelle kann den Hersteller – notfalls unter der Androhung, die Zulassung zu entziehen – dazu bewegen, durch technische Verbesserung die Sicherheit zu erhöhen.

Kontaktadresse

Bundesinstitut für Arzneimittel und Medizinprodukte (BfArM), Geschäftsstelle für Medizinprodukte, Friedrich-Ebert-Allee 38 – 40, 53113 Bonn, Tel.: 02 28/2 07 53 85, Fax: 02 28/2 07 53 00, www.bfarm.de

1.8 Berufliche Interessenvertretungen in der Pflege

Angehörige der Pflegeberufe haben sich in verschiedenen Organisationen zusammengeschlossen, um ihre Interessen Dritten gegenüber besser vertreten zu können. Die drei Säulen der **Interessenvertretung** sind (☞ auch Abb. 1.20):

- Berufsverbände
- Gewerkschaften
- Pflegekammern.

Berufsverbände und Gewerkschaften haben bereits eine lange Tradition. Pflegekammern dagegen gibt es in Deutschland noch nicht; es haben sich aber mehrere Initiativgruppen gebildet, die sich für die Einrichtung solcher Pflegekammern einsetzen. Im Folgenden werden alle drei „Säulen" mit ihren unterschiedlichen Zielsetzungen und Instrumenten kurz beschrieben.

1.8.1 Berufsverbände

Berufsverband: Freiwilliger Zusammenschluss von Angehörigen eines Berufes zur Durchsetzung berufspolitischer Interessen.

In Deutschland gibt es eine Vielzahl von Pflege-Berufsverbänden, die z.T. nur wenige Hundert Mitglieder haben. Der größte Berufsverband für Pflegeberufe mit mehreren zehntausend Mitgliedern ist der **Deutsche Berufsverband für Pflegeberufe** *(DBfK).*

Um in der Öffentlichkeit mit einer Stimme zu sprechen, wurde von allen Pflegeverbänden der **Deutsche Pflegerat** *(DPR)* gegründet (☞ auch Abb. 1.19). Analog hierzu existieren in einigen Bundesländern Landespflegeräte, die Aktivitäten auf Landesebene bündeln.

Voraussetzung für die Einrichtung von Berufsverbänden ist ein klares Berufsbild, das eine Abgrenzung anderen Berufen gegenüber ermöglicht und dadurch ein Gefühl erzeugt, zusammenzugehören. Die meisten Berufsverbände sind als *Vereine* organisiert.

Mitgliedschaft

In einem Berufsverband können die selbständigen und angestellten Angehörigen des Berufs Mitglied werden, die Auszubildenden ebenso wie die Ehemaligen. Die Mitgliedschaft ist freiwillig. Der Mitgliedsbeitrag ist meist nach Einkommen gestaffelt.

Leistungen und Aufgabenbereich

Die Leistungen des Berufsverbandes umfassen:

- Angebot an Berufshaftpflicht- und Rechtsschutzversicherungen
- Beratung in Berufsfragen
- Vermittlung internationaler Kontakte über den Dachverband **ICN** *(International Council of Nurses)*
- Eine monatlich erscheinende Fachzeitschrift.

Die meisten Berufsverbände veranstalten Fort- und Weiterbildungen, die ihre Mitglieder zu ermäßigten Beiträgen besuchen können. Zum Aufgabenbereich der Berufsverbände gehören über das genannte Leistungsangebot hinaus die Öffentlichkeitsarbeit, die Mitwirkung bei Gesetzesvorhaben und Anhörungen der Parlamente oder Parteien.

1.8.2 Gewerkschaften

Gewerkschaften: Vereinigungen von *Arbeitnehmern* (abhängig Beschäftigte, keine Selbständigen) als Gegengewicht zu den Vereinigungen der Arbeitgeber *(Arbeitgeberverbände).*

Von den gewerkschaftlich organisierten Pflegenden sind die meisten zusammen mit Angehörigen einer Vielzahl anderer Berufe in **Ver.di,** der *Vereinten Dienstleistungsgewerkschaft* vertreten, zu deren Gründungsgewerkschaften u.a. die **ÖTV** *(Gewerkschaft Öffentlicher Dienst, Transport und Verkehr)* und die **DAG** *(Deutsche Angestellten Gewerkschaft)* gehören. Seit 1991 gibt es eine **Gewerkschaft für Beschäftigte im Gesundheitswesen** (kurz *BiG,* früher *Gewerkschaft Pflege*).

Mitgliedschaft

Mitglied einer Gewerkschaft können die sog. *abhängig Beschäftigten,* also nichtselbständige Pflegekräfte und Auszubildende werden. Der Mitgliedsbeitrag richtet sich wie bei den Berufsverbänden nach dem Einkommen.

Leistungen und Aufgabenbereich

Gewerkschaften kümmern sich um alle Fragen des Arbeitsrechts, des Tarifrechts und der Arbeitssicherheit, sozusagen um alle Fragen des Arbeitslebens. Nicht nur die Tarifabschlüsse über die Vergütung, sondern auch die Fragen der Arbeitsbelastung fallen in ihren Zuständigkeitsbereich. Gewerkschaften gewähren außerdem einen Rechtsschutz für Fragen des Arbeitsrechts, z.B. bei drohender Kündigung. Ein weiteres Aufgabengebiet ist die Beratung und Schulung von Betriebs- bzw. Personalräten, die innerhalb des Betriebes – von den Beschäftigten gewählt – deren Interessen vertreten.

Als wichtigstes Druckmittel gegenüber den Arbeitgebern setzen die Gewerkschaften den **Streik** ein. Somit gehören auch die Organisation eines Streiks und die Ersatzleistungen für den Verdienstausfall während des Streiks zu ihren Aufgaben. Ebenso wie die Berufsverbände wirken die Gewerkschaften auf der politischen Ebene bei der Meinungsbildung mit.

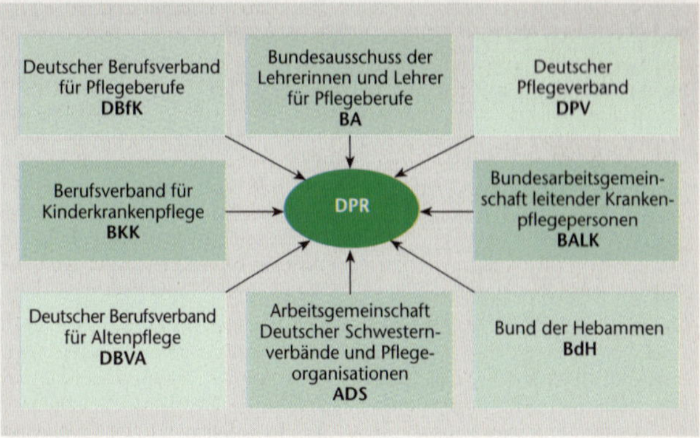

Abb. 1.19: Pflegeverbände im Deutschen Pflegerat (DPR).

1.8.3 Vision: Pflegekammern

Kammer: Nach Landesrecht eingerichtete Institution, der bestimmte hoheitliche Rechte übertragen werden, z.B.:
- Personen zur Ausübung eines Berufes zuzulassen
- Diese Erlaubnis bei Fehlverhalten *(Kunstfehlern)* wieder zu entziehen und Konfliktfälle durch Fachgutachten und die Einrichtung einer Schiedsstelle zu klären
- Darüber hinaus in gewissem Umfang Sanktionen zu verhängen (meist Geldstrafen)
- Einfluss auf die Ausbildungs- und die Prüfungsrichtlinien zu nehmen und Abschlussprüfungen durch Beauftragte abnehmen zu lassen
- Spezialisierungen und Fortbildungen festzulegen und die Zugangsvoraussetzungen zu erarbeiten.

Eigenständige Tätigkeiten der Pflege ☞ *1.7*

Während es in Europa bereits Vorbilder gibt, z.B. in Schweden, sind in Deutschland noch keine **Kammern für Pflegeberufe** errichtet worden, obwohl sich eine große Gruppe von Pflegenden dafür einsetzt. Der Staat beschränkt sich bei einem Kammersystem, wie es in Deutschland für Ärzte, Rechtsanwälte und Architekten bereits existiert, auf reine Überwachungsfunktionen, ob die Kammer ihre Aufgaben gesetzesgemäß erfüllt. Eine Kammer einzurichten macht jedoch nur Sinn, wenn sog. *vorbehaltene Tätigkeiten* existieren. Diese sind für Ärzte durch das Heilpraktikergesetz und das Sozialgesetzbuch V definiert. Hierin wird die Ausübung der Heilkunde den Ärzten und Heilpraktikern *vorbehalten.* Zudem gibt es eine Ärztekammer, die Personen zur Ausübung des Arztberufes zulässt. Dies geschieht unter Nachweis eines erfolgreich abgeschlossenen Medizinstudiums.

Interessenvertretung durch eine Kammer bedeutet: ausschließliche Vertretung des berufspolitischen, berufsrechtlichen und berufsethischen Interesses der Gesamtheit der Mitglieder. *Markus Plantholz*

Literaturtipps

Plantholz, Markus: Der lange Weg in die Selbstverwaltung. In: Pflegen Ambulant Heft 4/99, Bibliomed, Melsungen

Großkopf, Volker: Vorbehaltsaufgaben bedeuten einen Eingriff in die Grundrechte. In: Pflegezeitschrift Heft 12/99, Kohlhammer, Stuttgart

	Berufsverband	Gewerkschaft	Kammer
Möglichkeiten	Es gibt eine Vielzahl von Berufsverbänden. Die drei größten sind der Deutsche Berufsverband für Pflegeberufe (DBfK), der Katholische Berufsverband für Pflegeberufe, der Berufsverband für Kinderkrankenschwestern und Kinderkrankenpfleger	Es gibt mehrere Gewerkschaften, die Pflegepersonen vertreten, z.B. ver.di und die Gewerkschaft für Beschäftigte im Gesundheitswesen (☞ Text)	Kammern für Pflegeberufe gibt es noch nicht. Da deren Einrichtung unter das Landesrecht fällt, müsste jedes Bundesland eine Pflegekammer einrichten
Mitgliedschaft	Freiwillige Mitgliedschaft von: ▸ Angestellten ▸ Selbständigen ▸ Auszubildenden ▸ Ehemals Berufstätigen	Freiwillige Mitgliedschaft von: ▸ Angestellten ▸ Auszubildenden ▸ Ehemals Berufstätigen	▸ Zwangsmitgliedschaft aller Berufsausübenden ▸ Freiwillige Mitgliedschaft je nach Kammerregelung
Leistungen	▸ Berufshaftpflicht ▸ Rechtsschutz in Arbeits- und Haftungsfragen ▸ Fort- und Weiterbildungen ▸ Beratung ▸ Fachzeitschrift	▸ Rechtsschutz in Arbeitsfragen ▸ Schulung und Beratung von Betriebs- bzw. Personalräten ▸ Tarifpolitik, Aushandeln und Abschließen von Tarifverträgen ▸ Organisation eines Streiks	▸ Regelung, Prüfung und Überwachung der Zulassung zur Berufsausübung für den Fall, dass diese Berufsausübung bestimmten Personen vorbehalten ist ▸ Aushandeln von Gebührenordnungen zur Abrechnung erbrachter Leistungen

Tab. 1.20: Drei Organisationen der Interessenvertretung für Pflegende.

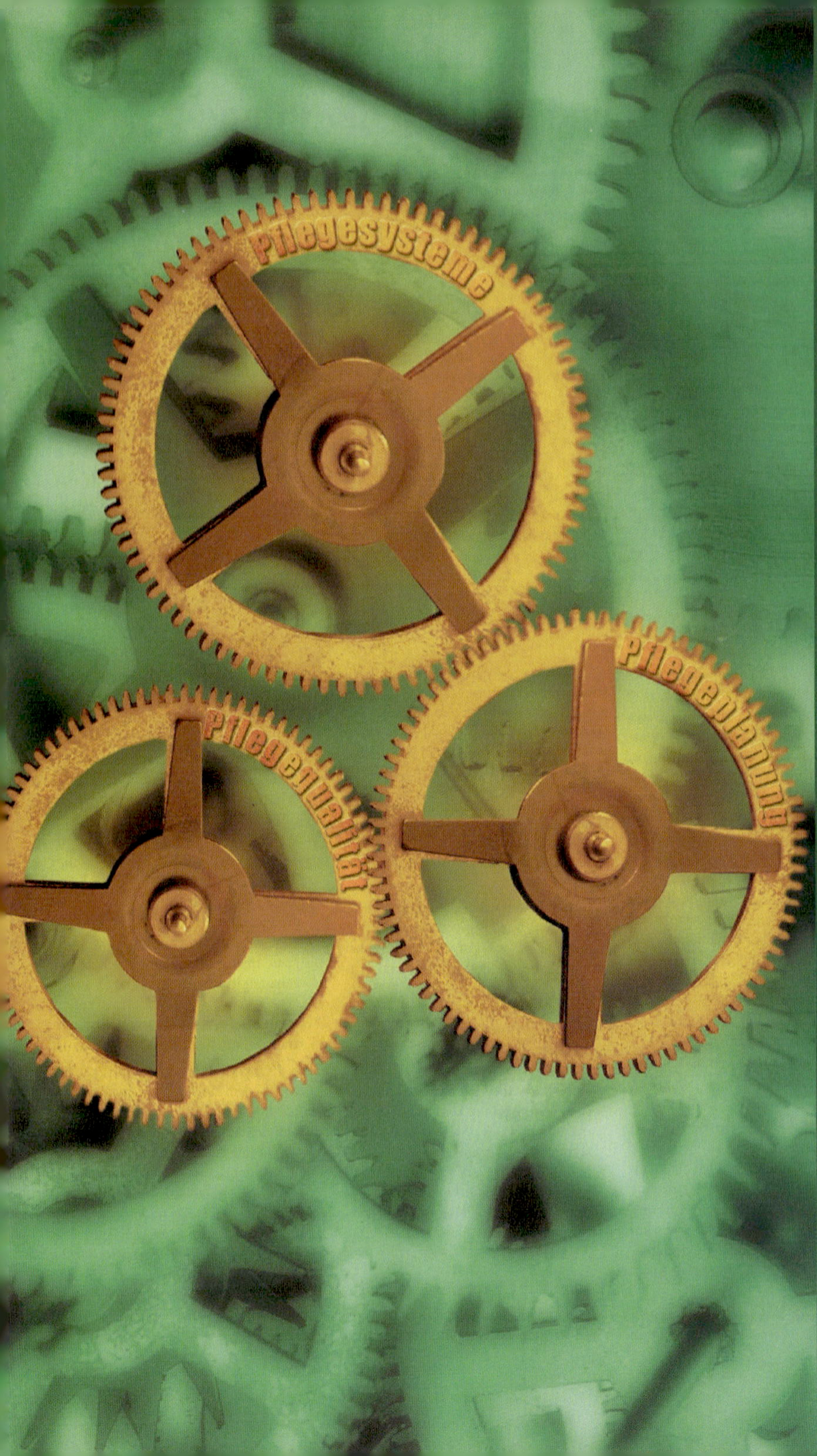

2 Organisation und Planung der Pflege

2 Organisation und Planung der Pflege

In diesem Kapitel geht es um die **Organisation und Planung der Pflege** sowie um ihr Umfeld, in dem sie sich bewegt und ihre Entscheidungen trifft. Zwar führen die Pflegenden viele Maßnahmen aus, die vom Arzt angeordnet werden oder erbringen sog. „pflegefremde" Leistungen, etwa Verwaltungstätigkeiten oder Laborleistungen, doch haben sie trotz allem einen gewissen *Entscheidungsspielraum:* In vielen Fällen können sie aus mehreren richtigen Möglichkeiten eine bestimmte für den Patienten auswählen. Trotzdem sind sie nicht völlig frei in ihren Entscheidungen, sondern befinden sich in einem Spannungsfeld bestehend aus den:

- Individuellen Bedürfnissen der Patienten
- Bedingungen auf der Station
- Organisationsstrukturen und -abläufen im Krankenhausbetrieb.

Individuelle Bedürfnisse der Patienten

Jeder Patient ist anders und hat einen anderen Pflegebedarf. Während der eine (noch) einer ganz bestimmten Hilfe bedarf, wird genau diese Hilfe bei einem anderen Patienten im Sinne der aktivierenden Pflege (☞ 1.3.3) bewusst weggelassen.

Beispielsweise wird für jeden einzelnen Patienten entschieden, ob er bei der Körperpflege unterstützt werden muss und wenn ja, welche Unterstützung er genau braucht: Ist z.B. eine Ganzkörperwäsche im Bett angezeigt oder kann der Patient ans Waschbecken gesetzt oder möchte er geduscht oder gebadet werden? Weiterhin überlegen die Pflegenden, ob der Patient einen Teilbereich selber waschen kann, etwa das Gesicht und den Oberkörper. Außerdem berücksichtigen sie die individuellen Wünsche und Gewohnheiten des Patienten, z.B. die von ihm bevorzugte Temperatur des Waschwassers.

Um individuelle Entscheidungen treffen zu können, wurde in der Krankenpflege ein *kybernetisches Modell* der Entscheidungsfindung, Durchführung und Auswertung eingeführt. Je nach Autor heißt dieses Modell *Regelkreis der Pflegeplanung, Pflegeprozessmodell* oder **Pflegeprozess** (☞ 2.3).

Kybernetik: Lehre von der Steuerung und Regelung komplexer Systeme und Abläufe. Sie hat ihren Ursprung in der Technik und wird heute in zahlreichen Gebieten angewandt, um die Wechselwirkungen ineinander verzahnter Regelkreise zu untersuchen.

Bedingungen auf der Station

Abhängig von Anzahl und Befindlichkeit der Patienten auf einer Station haben die Pflegenden unterschiedlich viele Patienten zu versorgen. Um die anfallenden Arbeiten auf einer Station verteilen zu können, sind folgende Überlegungen wichtig:

- Wie viele Pflegende stehen mit welchen Qualifikationen zur Verfügung?
- Wie hoch ist der Pflegebedarf der einzelnen Patienten?
- Welche Arbeiten fallen im Laufe des Tages an und wie können sie effektiv miteinander verbunden werden (etwa das Beziehen des Bettes, während sich der Patient am Waschbecken wäscht)?
- Gibt es Tätigkeiten, bei denen zwingend eine bestimmte Reihenfolge eingehalten werden muss?

Organisationsstrukturen und -abläufe im Krankenhausbetrieb

Das Krankenhaus ist ein komplexer Betrieb, in dem bestimmte Organisationsstrukturen geschaffen werden müssen, um allen Stationen bzw. Abteilungen und einem reibungslosen Ablauf gerecht werden zu können. Es gibt bestimmte Fixpunkte im Tagesablauf wie Essens-, Untersuchungs- oder Operationszeiten, die berücksichtigt werden müssen, außerdem die Arbeitszeiten des Pflegepersonals, die unterschiedliche Besetzung am Tag und in der Nacht, an Werktagen oder Sonn- und Feiertagen sowie räumliche Gegebenheiten.

Die Organisationsstrukturen beeinflussen die Entscheidungen und Handlungen der Pflegenden erheblich. Beispielsweise

- Müssen viele Tätigkeiten mit anderen Berufsgruppen abgestimmt werden. Kommt die Physiotherapeutin z.B. jeden Vormittag um 9.00 h, haben die Pflegenden in dieser Zeit nicht die Möglichkeit, den Patienten am Waschbecken zu waschen
- Gibt es in manchen Häusern pro Station nur eine Dusche. In diesem Fall können die Pflegenden den Patienten wahrscheinlich nicht so oft duschen, als wenn in jedem Patientenzimmer eine Nasszelle mit Dusche zur Verfügung stehen würde
- Arbeiten am Wochenende nicht so viele Pflegende auf der Station wie unter der Woche, so dass am Wochenende ggf. auf manche Tätigkeit verzichtet werden muss.

2.1 Das Krankenhaus als Betrieb

Krankenhaus: Einrichtung, in der durch medizinische und pflegerische Leistungen Krankheiten, Leiden oder Körperschäden festgestellt, geheilt oder gelindert werden oder Geburtshilfe geleistet wird.

Krankenhausträger: Für das Krankenhaus verantwortliche natürliche oder juristische Person:

- *Öffentliche Träger:* Bundesländer, Landkreise, Städte
- *Freigemeinnützige Träger:* Religiöse, humanitäre und soziale Vereinigungen oder Sozialleistungsträger
- *Private Träger:* Einzelne oder mehrere private Personen.

Einteilung der Krankenhäuser

Nach der **Art und Intensität der Versorgung** bzw. ihren Funktionen werden Krankenhäuser eingeteilt in:

- *Akutkrankenhäuser,* die Patienten aufgrund einer akuten Erkrankung behandeln
- *Sonderkrankenhäuser,* die nur bestimmte Patientengruppen versorgen, z.B. chronisch oder psychisch Kranke. Auch *Gefängniskrankenhäuser* gehören dazu
- *Langzeitkrankenhäuser.* Nach Abschluss der Akutversorgung werden hier bestimmte Patientengruppen, z.B. mit Querschnittslähmungen, weiter therapiert. Der rehabilitative Aspekt steht im Vordergrund
- *Krankenhausergänzende Einrichtungen* für Patienten, die nur noch eine teilstationäre Behandlung benötigen, z.B. in Tages- oder Nachtkliniken.

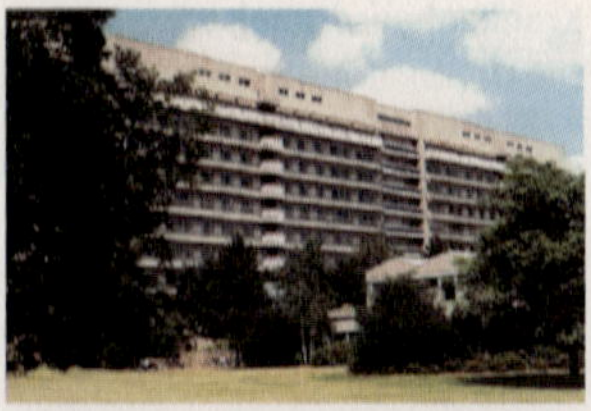

Abb. 2.1: Das Krankenhaus ist ein komplexer Betrieb, in dem bestimmte Organisationsstrukturen geschaffen werden müssen, um allen Stationen bzw. Abteilungen und einem reibungslosen Ablauf gerecht werden zu können. [T182]

Bei der **Versorgungsstufe** werden unterschieden:

- *Krankenhäuser der Grund- und Regelversorgung* mit den drei (Haupt-)Fachdisziplinen Innere Medizin, Chirurgie und Gynäkologie/Geburtshilfe oder auch nur einer Fachdisziplin, dann als *Fachklinik* bezeichnet
- *Schwerpunktkrankenhäuser,* die neben den oben genannten drei Fachdisziplinen weitere Fachabteilungen sowie eine umfangreichere apparative Ausstattung bieten
- *Zentralkrankenhäuser* der Maximalversorgung mit meist allen Fachdisziplinen und umfangreicher technischer Ausstattung. *Universitätskliniken* gehören ebenfalls zu den Zentralkrankenhäusern, haben aber einen Sonderstatus, da sie sich zusätzlich der Lehre und Forschung in der Medizin widmen.

Krankenhausfinanzierung

Das **Krankenhausfinanzierungsgesetz** *(KHG)* regelt in Deutschland die wirtschaftliche Sicherheit der Krankenhäuser. Es sieht eine **duale Finanzierung** vor:

- Für Investitionen in Neu- oder Umbau oder die Anschaffung von medizinisch-technischen oder anderen Ausstattungsgeräten erhalten die Krankenhäuser *öffentliche Fördermittel*
- Alle anderen Betriebskosten, z.B. Personal-, Energie- und Materialkosten, müssen sie über die *Vergütungen der Krankenkassen* für erbrachte Leistungen finanzieren. Dies wurde bisher nach einem Mischsystem errechnet aus
  - *Pflegesätzen,* d.h. Entgelt pro Patient und Krankenhausverweiltag
  - *Fallpauschalen* für bestimmte Operationen und die normale Entbindung sowie *Sonderentgelte* (beide zusammen gibt es für ca. 20 – 25 % aller Krankenhausleistungen).

Ab dem Jahr 2003 wird die Krankenhausfinanzierung auf ein neues Vergütungs- bzw. Entgeldsystem umgestellt. Dies wurde mit dem **Gesundheitsreformgesetz 2000** beschlossen, das auch einen verbindlichen Zeitplan dafür vorgibt.

Diagnosis Related Groups (DRGs)

Als Grundlage für das neue Entgeldsystem wurde die überarbeitete Version des australischen DRG-Systems ausgewählt. Bei den **DRGs** *(Diagnosis Related Groups)* handelt es sich um diagnosebezogene – und nicht wie bisher therapiebezogene – Fallgruppen. In einer Fallgruppe werden medizinisch sinnvoll gruppierte Fälle mit ähnlichem Aufwand zusammengefasst. Dabei spielen die unterschiedlichen – z.B. altersbedingten – Schweregrade einer Krankheit ebenso eine Rolle wie relevante Nebendiagnosen und Komplikationen. Praktisch sieht das dann so aus, dass das Krankenhaus für einen Patienten entsprechend seiner Eingruppierung ein pauschales Entgeld von der Krankenkasse erhält, das alle Leistungen des stationären Aufenthalts abdeckt, also angefangen bei der Aufnahme bis zur Entlassung.

Die Entwicklung des DRG-Systems in Deutschland mit einer zwecks Überschaubarkeit vorgeschriebenen Höchstzahl von 800 Fallgruppen soll bis Ende 2002 abgeschlossen sein.

Da die DRGs für die Erlöse eines Krankenhauses und damit für seine wirtschaftliche Situation entscheidend sein werden, kommt der umfassenden, gewissenhaften Dokumentation der Haupt- und Nebendiagnosen zukünftig eine besondere Rolle zu. Insbesondere die Nebendiagnosen spiegeln den Pflegeaufwand eines Patienten wieder. Beispielsweise steigt der Pflege- und Versorgungsaufwand bei den Nebendiagnosen Demenz oder Erblindung in Folge Diabetes mellitus enorm.

Dokumentation ☞ 2.6

Mit der Einführung der DRGs wird der Druck auf die Krankenhäuser, wirtschaftlich arbeiten zu müssen, noch stärker. Die Erlöse und Ausgaben müssen sich mindestens ausgleichen (bei privaten Trägern erwarten die Investoren darüber hinaus einen Gewinn). Ein Ausgleich der erwirtschafteten Defizite durch Steuermittel ist zukünftig ausgeschlossen.

Krankenhausleitung

In vielen öffentlichen und freigemeinnützigen Krankenhäusern trifft das **Krankenhausdirektorium** alle wichtigen Entscheidungen für das gesamte Krankenhaus, z.B. die Einrichtung einer neuen Fachabteilung oder die Anschaffung teurer Geräte. Das Direktorium (☞ auch Abb. 2.2) setzt sich zusammen aus dem:

- Verwaltungsleiter/-direktor
- Ärztlichen Leiter/Direktor
- Pflegedienstleiter/-direktor.

Diese werden vom Träger des Krankenhauses (☞ oben) ernannt. In ihren Bereichen obliegt ihnen die Verantwortung für alle Betriebs- und Personalaufgaben.

In manchen Häusern besteht die Krankenhausleitung aus einem **Krankenhausvorstand,** der im Wesentlichen dem Krankenhausdirektorium entspricht, und einem übergeordneten, ebenfalls vom Krankenhausträger bestimmten **Aufsichtsrat.**

Krankenhausorganisation

Die Organisationsstruktur (☞ Abb. 2.2) bildet den Rahmen für Arbeitsbeziehungen zwischen den einzelnen Mitarbeitern im Krankenhaus. Aus der Rangstufe **(Hierarchie)** innerhalb der Organisation lassen sich Beziehungsmerkmale sowie Entscheidungs- und Weisungsbefugnisse der Mitarbeiter ableiten:

- Je höher die Rangstufe innerhalb der Organisationsstruktur, desto größer der Verantwortungsbereich. So hat eine Pflegedienstleitung mehr Entscheidungsbefugnisse als eine Stationsleitung
- Auf gleicher Rangstufe haben die Mitarbeiter identische Entscheidungsbefugnisse, allerdings in unterschiedlichen Aufgabenbereichen **(funktionale Organisation).** So hat die Stationsleitung der Station A die gleichen Entscheidungsbefugnisse wie die Leitung der Station C.

Literaturtipp

Bernhard, L. A.; Walsh, M.: Leiten und Führen in der Pflege. Urban & Fischer Verlag, München, 2000

Abteilungen im Krankenhaus und ihre Zusammenarbeit

Das Krankenhaus kann seinem Versorgungsauftrag nur nachkommen, wenn alle Berufsgruppen und alle Abteilungen des Krankenhauses sinnvoll zusammenarbeiten. Um zu unterstreichen, dass alle Abteilungen wichtig sind, werden die möglichen Abteilungen eines Krankenhauses in alphabetischer Reihenfolge kurz charakterisiert.

Ambulanzen der Fachabteilungen

In den Ambulanzen werden Patienten untersucht und behandelt, die anschließend wieder nach Hause gehen; manchmal ist jedoch auch eine stationäre Aufnahme notwendig.

Apotheke

Die Krankenhausapotheke beliefert alle Abteilungen des Hauses mit – z.T. selbst hergestellten – Medikamenten, Desinfektionsmitteln und manchmal auch Pflegematerialen. Bestellung und Bevorratung der genannten Materialien fallen ebenso in den Aufgabenbereich der Apotheke.

Bestellung und Umgang mit Arzneimitteln auf der Station ☞ 10.2.9

Archiv

Aufbewahrung der Krankenakten. Alle Unterlagen des Patienten müssen bis zu 30 Jahre lang aufbewahrt werden. Bei einem erneuten Krankenhausaufenthalt des Patienten wird die alte Krankenakte herausgesucht.

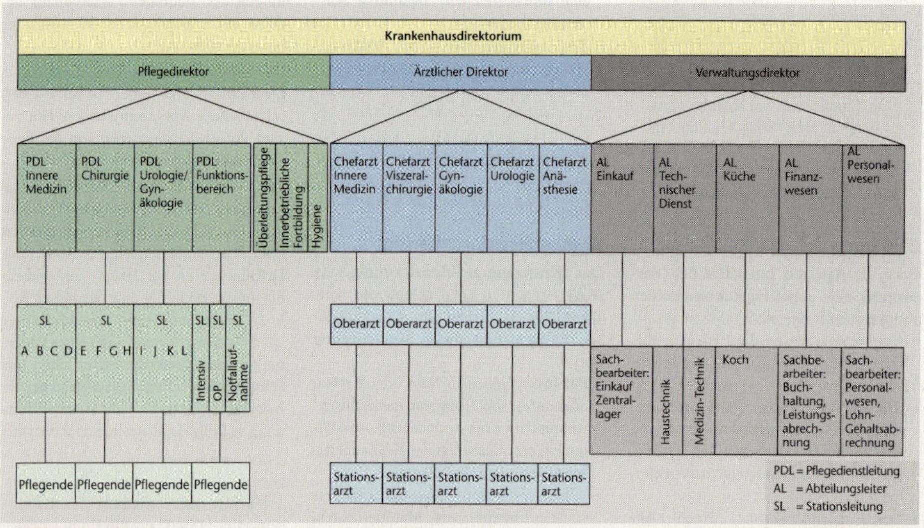

Abb. 2.2: Bildliche Darstellung organisatorischer Strukturen **(Organigramm)** eines Krankenhauses. Sie wird stets den Bedürfnissen des jeweiligen Krankenhauses angepasst. [A400]

Aus-, Fort- und Weiterbildung

Zahlreiche Aus-, Fort- und Weiterbildungsgänge werden von den Krankenhäusern selbst angeboten oder sind unmittelbar mit ihnen verknüpft, so z.B. die Ausbildung in der Kinderkrankenpflege und Krankenpflege oder die Weiterbildungen in der Fachkrankenpflege (☞ 1.5.1 – 1.5.3). Viele Krankenhäuser bieten auch innerbetriebliche Fortbildungen für ihre Mitarbeiter an.

Bettenzentrale

Hier werden die benutzten Betten abgezogen, desinfiziert und frisch bezogen.

Betriebsärztlicher Dienst

Der betriebsärztliche Dienst ist für die arbeitsmedizinische Betreuung der Mitarbeiter verantwortlich. Zu seinen Aufgaben gehören die regelmäßige Untersuchung der Mitarbeiter, die Impfberatung und -durchführung, die Überwachung der Vorschriften des Arbeitsschutzes sowie die Beratung bei sozialmedizinischen Fragen, z.B. Berufsunfähigkeit.

Diagnostikabteilungen (Röntgen-, EKG-, Sonographie-, Endoskopie-, Laborabteilung)

Hier führen Ärzte, medizinisch-technische Assistenten und (teils speziell ausgebildete) Pflegekräfte die entsprechenden Untersuchungen durch und betreuen den Patienten vor, während und nach der Untersuchung.

Hauswirtschaftlicher Bereich

Zum hauswirtschaftlichen Bereich zählen z.B. der Reinigungsdienst, die Wäscherei und das Nähzimmer.

Hol- und Bringe-Dienst

Die Mitarbeiter dieses Dienstes (oft z.B. Zivildienstleistende) bringen vor allem in größeren Kliniken die Patienten zu den Untersuchungen und wieder zurück auf die Station, liefern die benötigten Pflegematerialien und Arzneimittel auf die Station, entsorgen den Müll und bringen gebrauchte Instrumente zur Wiederaufbereitung (☞ 5.2.2).

Notfallaufnahme

Je nach Größe des Krankenhauses und den vorhandenen Fachrichtungen wird eine eigene Notfallaufnahme für die schwer kranken oder verletzten Patienten unterhalten, wo die Erstversorgung lebensgefährlicher Verletzungen vorgenommen wird (oft auch als *Schockraum* bezeichnet). Anschließend werden die Patienten zur Weiterbehandlung auf die (Intensiv-)Station verlegt oder operiert.

Pforte, Telefon- und Kommunikationszentrale

Alle Telefonate, Briefe oder Faxe werden von hier aus weitergeleitet. Besucher können hier erfahren, wo ihre Angehörigen liegen.

Physikalische Therapie

In dieser Abteilung arbeiten Physiotherapeuten und Masseure/medizinische Bademeister. Die Beschreibung ihrer Aufgaben findet sich in Kapitel 10.9.1.

Psychologischer Dienst

Mit zunehmender Tendenz stellen die Kliniken Krankenhauspsychologen ein. Sie unterstützen Arzt und Pflegende bei der Versorgung der Patienten.

Seelsorge

Die Kirchen beauftragen Geistliche oder Diakone damit, die Kranken in den Kliniken zu betreuen. Sie werden dabei oft auch von Laien *(Besuchsdienst)* unterstützt.

Sozialdienst

Die Mitarbeiter des Sozialdienstes kümmern sich z.B. um die Anschlussheilbehandlung oder die Vermittlung eines Heimplatzes, aber auch darum, dass jemand nach der Wohnung und den Haustieren eines Patienten schaut.

Technischer Dienst

Handwerker und Techniker warten und reparieren unter anderem die Heizung, die Strom- und Wasserversorgung, die zentrale Druckluft- und Sauerstoff-Verteilung und medizinisch-technische Geräte. Sie sind zudem verantwortlich für die Umsetzung des Medizinproduktegesetzes (☞ 1.7.2).

Überleitungspflege

Die Mitarbeiter der Überleitungspflege kümmern sich stationsübergreifend um die Entlassungsvorbereitung einzelner Patienten (☞ 5.6).

Verwaltung

Die einzelnen Abteilungen der Verwaltung haben recht unterschiedliche Aufgaben: Einkauf, Buchhaltung, Personalabteilung (☞ auch Abb. 2.2).

Zentrale Patientenaufnahme

In der zentralen Patientenaufnahme werden die Personalien aller neu ankommenden Patienten erhoben und Behandlungsverträge sowie zusätzliche Leistungen, etwa Chefarztbehandlungen oder ein 1- bzw. 2-Bett-Zimmer, vereinbart. In der Regel gehen die Patienten nach Ankunft im Krankenhaus selbst dorthin. Ist dies nicht möglich, z.B. bei einer Notfallaufnahme, kümmern sich die Pflegenden um die Weiterleitung der entsprechenden Daten an die zentrale Patientenaufnahme.

Zentralküche

Von hier aus werden die Stationen mit Essen und Getränken beliefert, oft im sog. *Tablettsystem,* bei dem für jeden Patienten das Essen in der Küche fertig gerichtet wird. Die *Diätassistenten* beraten Patienten oder deren Angehörige hinsichtlich einer gesunden Ernährung oder der vom Arzt angeordneten Diät bzw. schulen die Patienten, z.B. Diabetiker, in kleinen Gruppen.

Sonstige Einrichtungen

Zusätzliche Einrichtungen in vielen Kliniken sind z.B. die Krankenhausbücherei, ein Café und/oder Kiosk oder auch ein Frisör.

2.2 Pflegesysteme

Wichtige Elemente im Krankenhausbetrieb sind die **Stationen** und **Gruppen,** die in Abhängigkeit von den Bedürfnissen der Patienten und der Strukturqualität (☞ Tab. 2.4) unterschiedliche Organisationsformen **(Pflegesysteme)** aufweisen. Unterschieden werden die *Funktionspflege* (☞ 2.2.1) und die *patientenzentrierte Pflege* (☞ 2.2.2).

Station: Einheit von etwa 6 – 12 Zimmern bzw. 18 – 40 Betten, baulich oft verbunden über einen langen Flur. Noch vor wenigen Jahren lagen manchmal bis zu 6 Patienten in einem Zimmer, heutzutage sind es i.d.R. nicht mehr als 3 Patienten. Oft werden mehrere Stationen gleicher Fachgebiete zu Abteilungen zusammengefasst.

Intensivstation ☞ 38.2.2

Stationspflege im Sinne von Funktionspflege ☞ 2.2.1

Gruppe: Manchmal synonym verwendet für Station (☞ oben), i.d.R. jedoch 2 – 4 Zimmer mit etwa 4 – 12 Patienten. Nur in wenigen Häusern architektonisch voneinander abgegrenzt mit eigenem Dienstzimmer der Pflegenden und ggf. eigenen Versorgungs- und Entsorgungseinrichtungen (letztere werden meist von mehreren Gruppen benutzt). In den meisten Kliniken mehrere Zimmer einer Station, deren Bewohner mit dem Ziel einer patientenzentrierten und dadurch ganzheitlichen Pflege (☞ 1.2.2) von einem Team aus examinierten Pflegenden, Krankenpflegeschülerinnen und -schülern sowie ggf. Hilfskräften versorgt werden.

Gruppenpflege im Sinne von Bereichspflege ☞ *2.2.2*

2.2.1 Funktionspflege

Funktionspflege (*funktionelle Pflege,* gelegentlich auch als *Stationspflege* bezeichnet): Teilt die am Patienten notwendigen Handlungen in einzelne Arbeitsschritte (Funktionen) ein, die dann von mehreren Pflegepersonen entsprechend ihrer Qualifikation ausgeführt werden.

Grundgedanke der **Funktionspflege** ist, dass nicht alle in der Pflege anfallenden Tätigkeiten von examinierten Pflegekräften ausgeführt werden müssen. Unterteilt man die Pflege in spezielle Aufgaben, so können diese an die zur Verfügung stehenden Pflegekräfte entsprechend ihrer Qualifikation verteilt werden. Darin liegt ein wirtschaftlicher Vorteil, weil so bestimmte Aufgaben auch von weniger qualifizierten Pflegekräften übernommen werden können. Zum Beispiel versorgt eine examinierte Pflegekraft alle Wundverbände der Patienten, während eine Krankenpflegeschülerin parallel dazu bei allen Patienten der Station Pulsfrequenz, Blutdruck und Körpertemperatur ermittelt.

Die Folge ist in vielen Fällen ein streng hierarchisches Denken. Beispielsweise werden die Aufgaben der examinierten Pflegekräfte als höherwertig und die „einfachen" Tätigkeiten wie die Ganzkörperwäsche oder das Blutdruckmessen als minderwertig angesehen, entsprechend bewegen sich die Ausführenden auch auf unterschiedlichen Rangstufen.

Der Stationsleitung kommt bei der Funktionspflege eine entscheidende Rolle zu. Sie delegiert die Aufgaben und Verantwortlichkeiten an ihre Mitarbeiter, wobei sie darauf achtet, dass diese nicht jeden

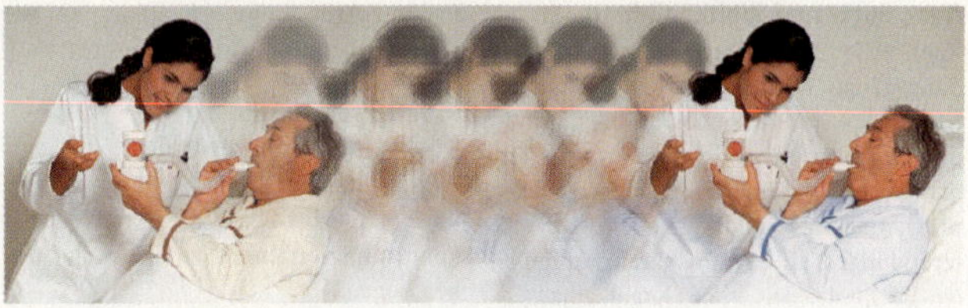

Abb. 2.3: Bei der Funktionspflege geht eine Pflegekraft von Zimmer zu Zimmer und verrichtet dieselbe Tätigkeit, z.B. kontrolliert sie bei allen Patienten die Körpertemperatur oder unterstützt alle Patienten bei der Atemgymnastik, sofern sie Hilfe brauchen. Während die Tätigkeit zu Beginn noch Freude macht und die Pflegende sich Zeit nimmt, gerät sie zunehmend unter Zeitdruck, und es fällt ihr von Patient zu Patient schwerer, sich auf ihn und seine Bedürfnisse einzulassen. [U182]

Tag dieselben Tätigkeiten ausführen, um ihnen die Chance einer persönlichen Weiterentwicklung zu geben. Gleichzeitig laufen bei ihr alle Informationen von Ärzten, Pflegenden und oft auch Angehörigen zusammen, die sie an ihre Mitarbeiter weitergibt.

Insbesondere in Zeiten von Personalengpässen hat sich die Funktionspflege als geeignete Organisationsform erwiesen, um mit wenigen examinierten Pflegekräften die Pflege der Patienten aufrecht zu erhalten.

In Tabelle 2.4 sind die Hauptkennzeichen der Funktionspflege aufgeführt.

2.2.2 Patientenzentrierte Pflege

Patientenzentrierte Pflege *(Bezugspflege):* Eine Pflegeperson führt möglichst alle Pflegemaßnahmen an einem Patienten aus, sie wäscht, bettet, lagert ihn, misst den Blutdruck und verbindet seine Wunde. Die Pflege wird als Einheit gesehen, eine Zergliederung einzelner Maßnahmen ist damit ausgeschlossen. Ihr Ziel ist die ganzheitliche Pflege (☞ 1.2.2).

Bei der **patientenzentrierten Pflege** steht zum einen das Bedürfnis der Patienten nach einer festen Bezugspflegekraft im Mittelpunkt, zum anderen aber auch das Bedürfnis der Pflegenden selbst, deren Verantwortungsgefühl und Arbeitszufriedenheit bei dieser Art der Arbeitsorganisation erfahrungsgemäß steigt.

Vorbildfunktion hat das Pflegesystem des *Primary Nursing* (☞ rechts). Die im deutschsprachigen Raum bekannten Konzepte der *Zimmer-* oder *Bereichspflege* (☞ unten) werden als Varianten davon gesehen.

Primary Nursing

Das Pflegesystem des **Primary Nursing** wurde in den USA entwickelt und überwiegend im englischsprachigen Raum umgesetzt. Dabei ist eine Pflegekraft – die *Primary Nurse* – für die Pflege einer bestimmten Anzahl von Patienten verantwortlich, und zwar rund um die Uhr, also 24 Stunden/Tag und 7 Tage/Woche. Ist sie nicht anwesend, übernimmt eine andere Pflegekraft die Pflege, hält sich dabei aber genau an den von der Primary Nurse aufgestellten Pflegeplan (ausgenommen bei akuten Veränderungen und Nicht-Erreichbarkeit der Primary Nurse, dann passt sie den Plan eigenverantwortlich an).

Aufgabe der Stationsleitung ist es, die Patienten auf die Primary Nurses zu verteilen und diesen bei Bedarf mit Rat zur Seite zu stehen.

Die Vorteile dieses Pflegesystems liegen auf der Hand: Die Patienten kennen die für sie verantwortliche Pflegekraft, ein Vertrauensverhältnis kann entstehen. Die Primary Nurse kennt ihre Patienten sehr gut und ist hinsichtlich ihrer Patienten Ansprechpartnerin für alle Mitglieder im therapeutischen Team und auch der Angehörigen des Patienten.

Der Nachteil besteht darin, dass der enge Kontakt zum Patienten für die Primary Nurse auch eine Belastung darstellen kann, z.B. wenn er ihr immer mehr Probleme anvertraut, bei denen sie u.U. nicht helfen kann, oder sie den Sterbeprozess (☞ 15.4) unmittelbar miterlebt. Da sie auch in ihrer Freizeit mit Anrufen aus dem Krankenhaus rechnen muss, kann sie in dieser für die Regeneration so wichtigen Zeit (☞ 7.11.3) oft nicht richtig abschalten. Hier helfen Supervisionen im Team (☞ 3.3.1) und eine aufmerksame Stationsleitung, die bei Bedarf helfend eingreifen kann.

Zimmerpflege

Bei der **Zimmerpflege** *(Einzelpflege)* wird jeweils ein Zimmer – meist ein 1-Bett-Zimmer – als Pflegeeinheit betrachtet und der darin liegende Patient von einer Pflegekraft verantwortlich versorgt. Dieses Pflegesystem findet vor allem Anwendung auf Intensivstationen (☞ 38.2) sowie zur Isolation von Patienten auf Infektions- (☞ 6.3.2) und onkologischen Stationen (☞ 24.2), aber auch bei so genannten *Sitzwachen*, bei der eine Pflegekraft neben einem Patienten sitzt und ihn aufmerksam beobachtet, z.B. bei frisch operierten Patienten oder Sterbenden.

Der Vorteil besteht nicht nur in dem engen, nahezu ununterbrochenen Kontakt zwischen Patient und Pflegendem und der guten Überwachungsmöglichkeit, sondern auch im Einsparen langer Wege, sofern sich die benötigten Pflegematerialien, Arzneimittel und Überwachungsgeräte im Zimmer befinden.

Bereichspflege

Bereichspflege *(Gruppenpflege)*: Einteilung einer Station in mehrere **Bereiche** (*Gruppen* ☞ auch 2.2) mit etwa 2 bis 4 Zimmern bzw. – je nach Pflegeaufwand – 6 bis 8 Patienten, die von einem *Pflegeteam* versorgt werden.

Während die Pflegekraft bei der Zimmerpflege die meiste Zeit allein mit dem Patienten verbringt, arbeitet die Pflegekraft bei der Bereichspflege meist im Team, das aus 1 – 2 examinierten Pflegekräften, Krankenpflegeschülerinnen und -schülern, Zivildienstleistenden und/oder Praktikanten besteht. Sie planen die Pflege ihrer Patienten gemeinsam, tragen nach Ausführung der Maßnahmen alle Beobachtung zusammen und dokumentieren sie.

Die Zusammenstellung des Teams und die Verteilung der Patienten obliegt der Stationsleitung, die auch dafür Sorge trägt, dass alle Mitarbeiter der Station trotz der Teambildung harmonisch zusammenarbeiten. Braucht ein Team fachlichen Rat, steht ihnen die Stationsleitung jederzeit zur Verfügung.

Bereichspflege in der Ausbildung. Die Bereichspflege hat sich auch in der Ausbildung bewährt: Kleine Bereiche sind übersichtlicher als die ganze Station. Die Auszubildenden haben dadurch die Möglichkeit, über wenige Patienten viel, statt über viele Patienten wenig zu wissen. Außerdem können sie ihren Teamkollegen jederzeit Fragen stellen oder sich von ihnen etwas zeigen lassen. Zusammenhänge zwischen Veränderungen im Zustand des Patienten und daraus resultierende Anpassungen von Therapie- und Pflegemaßnahmen sind durch die Nähe zu den Patienten und die Anwesenheit der Auszubildenden auch bei der ärztlichen Visite leichter nachzuvollziehen.

	Funktionelle Pflege	Patientenzentrierte Pflege
Sicht des Patienten	▸ Im Extremfall lernt der Patient für jede Tätigkeit eine neue Pflegekraft kennen ▸ Wünsche können verloren gehen, wenn die angesprochene Pflegekraft eine andere Funktion hat („Kollege kommt gleich") oder sich der Wunsch über einen längeren Zeitraum erstreckt	▸ Vertrauensverhältnis kann wachsen durch intensiveren Kontakt zwischen Patient und Pflegekraft ▸ Pflegende und Patient müssen sich ggf. auftretenden Konfrontationen stellen und können sich nicht so ohne weiteres aus dem Weg gehen
Zeitfaktor	▸ Vielfach ist eine Zeitersparnis durch Routine möglich ▸ Ggf. entstehen Zeitverluste durch erhöhten Koordinationsaufwand	▸ Zeitersparnis ist durch Integration verschiedener Tätigkeiten in sinnvolle Abläufe möglich (z.B. Patienten unmittelbar nach Ganzwaschung einreiben, ehe er sich wieder angezogen hat)
Qualifikation der Pflegenden	▸ Es können auch Hilfskräfte eingesetzt werden (☞ Text) ▸ Durch Übernahme von „Lieblingsjobs" kann es zum Verlust umfassender Qualifikationen kommen	▸ Pflegekräfte haben die Möglichkeit zur Weiterentwicklung, indem sie immer mehr Verantwortung erhalten (☞ unten, Bereichspflege) ▸ Es besteht ein hoher Anspruch an die Pflegenden, da Allround-Qualifikationen und breit gefächerte Kenntnisse nötig sind
Flexibilität bei wechselnder Belegung oder Personalstärke	▸ Es besteht die Gefahr, dass die zuletzt zu versorgenden Patienten zu kurz kommen ▸ Maßnahmen, die sich über einen längeren Zeitraum erstrecken, werden in unterschiedlicher Qualität ausgeführt und leichter vergessen	▸ Prioritäten können gesetzt und Maßnahmen bei Bedarf verschoben werden ▸ Die Qualität bei der Ausführung von Pflegemaßnahmen ist konstant
Einarbeitung neuer Mitarbeiter, Ausbildung	▸ Das Einüben einer neuen Tätigkeit ist in kurzer Zeit möglich (hohe Übungsfrequenz) ▸ Die (Wechsel-)Wirkungen pflegerischer und/oder ärztlicher Maßnahmen können nicht erlernt werden	▸ Evtl. besteht ein erhöhter Zeitbedarf, um bestimmte Lernziele zu erreichen ▸ Die (Wechsel-)Wirkungen pflegerischer und/oder ärztlicher Maßnahmen sind erfahrbar, z.B. die Reaktion auf bestimmte Arzneimittel
Reflexion – Möglichkeit, die eigene Pflege zu beurteilen und dazuzulernen	▸ Ähnliche Tätigkeiten bei mehreren Patienten an einem Tag ausgeführt, ermöglichen sehr schnell einen Vergleich	▸ Verschiedene Tätigkeiten bei einem Patienten ausgeführt, erleichtern es, sich in seine Lage zu versetzen, seine Belastbarkeit und Kooperationsfähigkeit abzuschätzen ▸ Ein Vergleich von ähnlichen Tätigkeiten ist nur über einen längeren Zeitraum möglich
Pflegeablaufplanung	▸ Die einzelne Pflegekraft hat wenig Gestaltungsspielraum und wird maßgeblich von der Stationsleitung bestimmt	▸ Die einzelne Pflegekraft hat ein hohes Maß an Eigenverantwortung und Gestaltungsspielraum
Materialvorhaltung	▸ Gering, z.B. genügen wenige Blutdruckapparate, da eine Pflegekraft bei allen Patienten der Station den Blutdruck misst	▸ Höher, da mehrere Pflegekräfte unabhängig voneinander ähnliche Tätigkeiten ausführen
Kosten	▸ Geringer	▸ Höher, sowohl die Material- als in den meisten Fällen auch die Personalkosten

Tab. 2.4: Hauptkennzeichen funktioneller und patientenzentrierter Pflege.

Funktionelles Arbeiten im Rahmen der patientenzentrierten Pflege

Auch beim Pflegesystem einer patientenzentrierten Pflege fallen Tätigkeiten an, die aus ökonomischen Gründen funktionell ausgeführt werden, dabei aber in keinster Weise das Verhältnis zwischen Patient und Pflegekraft tangieren, beispielsweise:

- Anforderung von Essen und Getränken, nachdem jeder Pflegende seine Patienten nach besonderen Wünschen gefragt hat
- Bestellung von Arzneimitteln und Pflegematerialien
- Reinigung, Desinfektion oder Sterilisation benutzter Pflegehilfsmittel, Instrumente und Geräte
- Büro- und Verwaltungsarbeiten wie Statistiken, Belegungsnachweis oder Postbearbeitung, sofern diese Tätigkeiten nicht von sog. Stationshilfen übernommen werden.

Des Weiteren hat sich in der Praxis bewährt, bei Personalmangel einen Kompromiss zu suchen zwischen funktioneller und patientenzentrierter Pflege. Das sieht dann so aus, dass patientenfernere Tätigkeiten wie das Richten der Medikamente funktionell, patientennahe Tätigkeiten wie das Waschen oder Betten des Patienten aber weiterhin patientenzentriert ausgeführt werden (☞ Tab. 2.4).

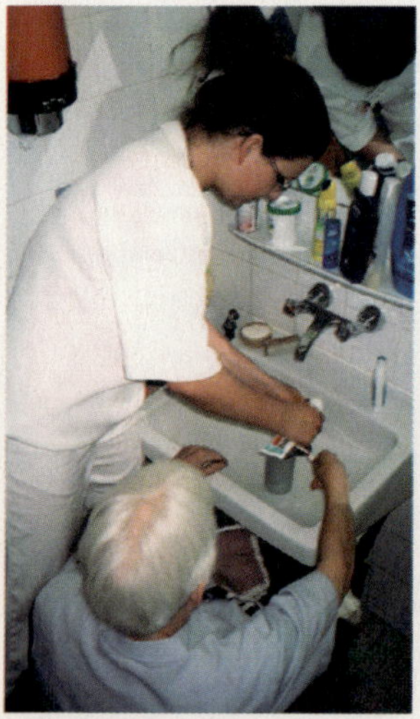

Abb. 2.5: Bei der patientenzentrierten Pflege wird ein Patient von einer Pflegekraft umfassend versorgt; sie erledigt alle Arbeiten einschließlich der Krankenbeobachtung und Prophylaxen. Dabei kann sie sich oft etwas mehr Zeit nehmen, was sowohl vom Patienten als auch der Pflegenden selbst als deutlich befriedigender erlebt wird. [K113]

Pflegeablaufplanung

Nach der Aufteilung der Arbeit durch die Stationsschwester und die Bildung der Teams in der Bereichspflege planen die Pflegenden ihre eigene Arbeit. Dafür verschaffen sie sich einen Überblick über die geplanten Maßnahmen im Pflegeplan (☞ 2.3.4) und den vom Arzt angeordneten Maßnahmen. Anschließend erstellen sie einen **Pflegeablaufplan.**

Pflegeablaufplanung: Bewusste Entscheidung, wann und in welcher Reihenfolge Pflegemaßnahmen durchgeführt werden.

Exemplarisches Beispiel, wie eine Pflegekraft an eine Pflegeablaufplanung herangehen kann:

- *Sichtung der Pflegeplanung bzw. der ärztlich angeordneten Maßnahmen.* In einem Zimmer liegen zwei Patienten. Für den einen sieht die Pflegeplanung die Ganzkörperwäsche im Bett vor (Herr A.), für den anderen das Waschen am Waschbecken (Herr B.)
- *Festlegung der Reihenfolge.* Die Pflegekraft steht nun vor der Entscheidung, welchen der beiden Patienten sie zuerst versorgen soll. Dafür stellt sie sich unter anderem die Frage, ob sich Herr B. am Waschbecken selbst waschen und dort ohne ihre Hilfe sitzen kann. Dann könnte der Ablaufplan nämlich wie folgt aussehen:
  - Beide Patienten über die bevorstehende Tätigkeit informieren
  - Herrn A. vorbereiten (z.B. Oberkörper hochlagern) und ggf. Zähne putzen (lassen)
  - Herrn B. zum Waschbecken begleiten und sich hinsetzen lassen; ihm ggf. beim Freimachen des Oberkörpers helfen
  - Waschschüssel für Herrn A. mit Wasser füllen, auf dem Nachtkästchen abstellen. Ihn dann ggf. selbst mit dem Waschen beginnen lassen
  - Bei Herrn B. schauen, ob er allein zurechtkommt, ihm mitteilen, dass jetzt Herr A. gewaschen wird, er sich bei Bedarf jederzeit melden kann
  - Nach dem Waschen und bequemen Lagern von Herrn A. nach Herrn B. schauen, ihm ggf. noch helfen und zum Bett begleiten
  - Liegen beide Patienten bequem in ihren Betten, verwendete Utensilien wegstellen, ggf. lüften. Das Patientenzimmer im aufgeräumten Zustand verlassen.

Auch für den Fall, dass nur ein Patient zu versorgen ist, können verschiedene Maßnahmen sinnvoll miteinander kombiniert werden. Beispielsweise kann die Ganzkörperwäsche im Bett mit Einreibungen von Brust und Rücken oder der rektalen Körpertemperaturmessung verbunden werden.

Die Versorgung mehrerer Patienten gleichzeitig birgt die Gefahr, dass sich die Pflegenden zu wenig um die Belange des einzelnen Patienten kümmern können. Begegnen die Pflegenden dieser Gefahr bewusst, indem sie sich während des Tages doch immer wieder Zeit nur für den einzelnen Patienten nehmen oder nicht während ihres gesamten Aufenthalts ein Dreier-Gespräch führen, können sie den individuellen Bedürfnissen des Patienten trotzdem gerecht werden.

Wechsel des Pflegesystems, Change Management

Mit der Einführung eines neuen Pflegesystems sind umfassende Veränderungen verbunden, die in der Regel eine Verhaltens- und Einstellungsänderung der Mitarbeiter erfordern.

Um die Veränderungsprozesse zu steuern, wird ein **Change Agent** benannt. Dieser kann Mitglied des Pflegeteams einer Station *(interner Change Agent)* sein oder von außen als Berater *(externer Change Agent)* hinzugerufen werden. Seine Aufgabe ist die Planung, Durchführung und gegebenenfalls Bewertung der Veränderung. Dazu benötigt er sowohl die erforderliche Autorität als auch das Vertrauen des Teams.

2.3 Pflegeprozess

Unabhängig vom gewählten Pflegesystem bedarf es einer **Pflegeplanung,** um nicht zuletzt dadurch die Personalressourcen entsprechend verteilen zu können; außerdem ist sie ein zentrales Instrument der Qualitätssicherung in der Pflege (☞ 2.7).

Pflegeprozess: Zielgerichtete, strukturierte Arbeitsweise, bei der eine Pflegekraft:
- Die Pflegebedürftigkeit, Probleme und Ressourcen eines Patienten einschätzt
- Pflegemaßnahmen plant, um die angestrebten Ziele zu erreichen
- Die Pflegemaßnahmen durchführt und auf ihren Erfolg hin überprüft, um sie dann der ggf. neuen Situation anzupassen.

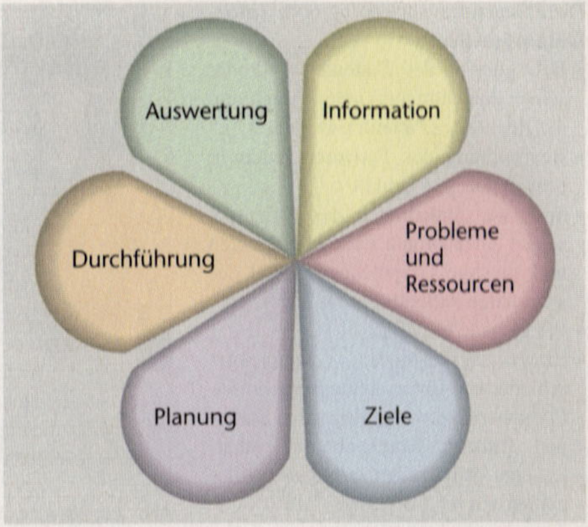

Abb. 2.6: Der Pflegeprozess umfasst sechs Schritte.

Der **Pflegeprozess** umfasst sechs Schritte:
- Informationen sammeln
- Pflegeprobleme und Ressourcen erfassen
- Ziele setzen
- Pflegemaßnahmen planen
- Pflegemaßnahmen durchführen
- Effektivität der Maßnahmen kontrollieren, auswerten und ggf. verbessern.

Das seit den 60er Jahren bekannte sechsstufige Modell der Pflegeplanung wurde in der Folgezeit weiterentwickelt. Auf Vorschlag der Weltgesundheitsorganisation (WHO) wurde ein Pflegeprozess in vier Schritten beschrieben. (☞ auch Tab. 2.7).

Alle Schritte des Pflegeprozesses werden dokumentiert, um die Entscheidungsfindung für die anderen an der Pflege und therapeutischen Versorgung des Patienten Beteiligten nachvollziehbar zu machen.

Pflegedokumentation und Informationsmanagement ☞ 2.6

2.3.1 Informationssammlung

Gespräche zur Informationssammlung im Laufe des Pflegeprozesses inkl. Aufnahmegespräch und Pflegevisite ☞ 7.9.2

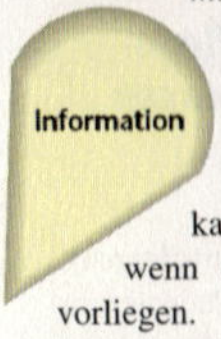

Eine korrekte Entscheidung über die Pflegebedürftigkeit eines Menschen kann nur getroffen werden, wenn ausreichend Informationen vorliegen.

Die Qualität der **Informationssammlung** ist somit entscheidend für alle weiteren Schritte des Pflegeprozesses. Stellen sich bei der Durchführung nachfolgender Schritte Probleme heraus, ist dies häufig auf nicht genügende Informationen zurückzuführen.

Mit jeder Informationssammlung gewinnt die Pflegekraft an Erfahrung, so dass sie die Bedeutung der Informationen für die Pflege immer besser abschätzen kann.

In manchen Krankenhäusern verwenden die Pflegenden Formulare oder Checklisten für die Sammlung pflegerelevanter Informationen. Dies kann als Gedankenstütze sinnvoll sein, birgt aber die Gefahr eines „Abarbeitens" in sich. Aus diesem Grund überlegen die Pflegenden vor dem Gespräch mit dem Patienten, ob die Checkliste bei dem jeweiligen Patienten wirklich angebracht ist und wenn ja, welche Fragen sie stellen. So ist es nicht notwendig, einen Patienten, der seine Körperpflege selbständig vornehmen kann, nach seinen Gewohnheiten beim Waschen zu fragen. Außerdem beschränken die Pflegenden ihre Beobachtungen nicht nur auf die Fragen der Checkliste, sondern denken mit, stellen Fragen, die über die der Checkliste hinausgehen, und beobachten den Patienten während des Gesprächs.

Die Informationssammlung ist nie abgeschlossen, sondern ein kontinuierlicher Prozess. Zwar erhebt die Pflegekraft erste wichtige Informationen in einem **Erst-** oder **Aufnahmegespräch** (☞ 7.9.2), doch werden ihr viele Informationen erst „zugänglich", wenn sich die Beziehung zu dem Patienten über einen Zeitraum entwickelt hat. Außerdem kommen tagtäglich neue Informationen hinzu, beispielsweise die Reaktion des Patienten auf die ihm angebotene Pflege oder wenn er so viel Vertrauen zu den Pflegenden gewonnen hat, dass er aus seinem Leben erzählt oder bei einem längeren stationären Aufenthalt sein „Alltagsgesicht" sichtbar wird. Neben dem Aufnahmegespräch ist die **Pflegevisite** (☞ 7.9.2) ein wichtiges Instrument zur Informationssammlung und Überprüfung der weiteren Schritte.

Kommen neue Informationen hinzu, wird die Pflegeplanung überprüft, ob sie auf Grund dieser Informationen geändert werden muss.

Im Dokumentationssystem (☞ 2.6) können Informationen festgehalten werden, deren Bedeutung momentan noch nicht klar ist. So gehen sie nicht verloren.

6-stufiges Modell nach Fiechter/Meier	4-Phasen-Modell nach Mischo-Kelling
Informationen sammeln	Pflegebedarf einschätzen
Probleme und Ressourcen finden	
Ziele festlegen	Pflege planen
Maßnahmen planen	
Maßnahmen durchführen	Pflege durchführen
Überprüfen und verbessern	Evaluieren, Verbessern

Tab. 2.7: Die Pflegeprozess-Modelle von Fiechter/Meier und Mischo-Kelling. [Foto: K183]

Die Pflegenden nutzen folgende **Informationsquellen:**

- Befragungen des Patienten und/oder seiner Angehörigen (unter Beachtung der Rechte des Patienten ☞ auch 9.2)
- Beobachtung des Patienten (auch in seinem sozialen Umfeld)
- Spontane Äußerungen des Patienten, seiner Angehörigen oder Mitpatienten und sonstige Gespräche während des stationären Aufenthalts (☞ 7.9.2)
- Pflegevisite (☞ 7.9.2)
- Einweisungsdiagnose, Krankengeschichte und Untersuchungsergebnisse
- Pflegeberichte von verlegenden Stationen, früheren Krankenhausaufenthalten oder betreuenden ambulanten Pflegediensten (☞ 5.6.1, Abb. 5.16)
- Teammitglieder und Angehörige anderer therapeutischer Berufe, die Kontakt mit dem Patienten haben, z.B. Physiotherapeuten (☞ 1.5).

Informationen lassen sich einteilen:

- Nach der Informationsquelle in direkte und indirekte Informationen
- Nach dem Informationstyp in subjektive und objektive Informationen.

Direkte und indirekte Informationen

Direkte Informationen: Unmittelbar am Patienten gewonnene Informationen, beispielsweise die Beobachtungen der Pflegekräfte selbst direkt am Patienten.

Indirekte Informationen: Aussagen anderer über den Patienten, z.B. die Einweisungsdiagnose (Ansicht des Hausarztes) oder der Pflegebericht (Aussagen anderer Pflegekräfte über den Patienten).

Diese Unterscheidung ist nicht wertend im Sinne von „direkt meint gut und richtig", „indirekt meint schlecht und falsch". Dies zeigen die beiden folgenden Beispiele:

- Eine Pflegekraft hat den Eindruck, dass ein Patient (immer) aggressiv gegenüber seinen Angehörigen ist. Tatsächlich hat er sich nur in *einer* Situation *einer* Person gegenüber aggressiv verhalten. Hier ist es hilfreich, das Thema im Team anzusprechen und mehrere Meinungen zu hören. Der direkt am Patienten gewonnene Eindruck kann nur die Ausnahme gewesen sein. Andere, indirekte Informationen können diesen Eindruck relativieren, „zurecht rücken"

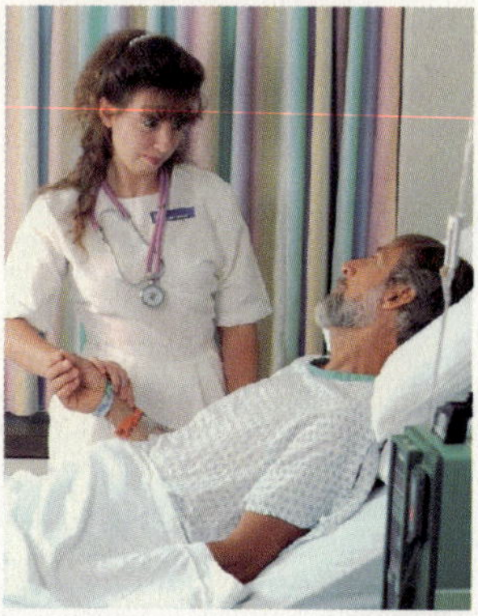

Abb. 2.8: Die sechs Schritte des Pflegeprozesses laufen nicht chronologisch ab. So ist im Grunde genommen keiner der Schritte je abgeschlossen. Bei jedem Kontakt mit dem Patienten erhalten die Pflegenden neue Informationen, entdecken vielleicht wieder eine ganz neue Ressource oder bemerken, dass eine geplante Maßnahme doch nicht so gut ist. [J669]

- Eine Schwester beobachtet, dass sich die Stimmung eines Patienten verändert hat, und sie berichtet dies ihrer Kollegin. Die gibt es bei der Übergabe an die Spätschicht, die wiederum an die Nachtwache weiter. Eine größere Zahl an „Mittelsmännern" birgt die Gefahr, dass der Wahrheitsgehalt am Ende der Kette eher gering ist. Hier sind direkte, unmittelbare Informationen gefragt.

Subjektive und objektive Informationen

Subjektive Informationen: Geben die persönliche Ansicht einer Person, ihre Einschätzungen und Empfindungen wieder; Beispiele sind Aussagen „scheint nervös" oder „hat sich verschlechtert".

Objektive Informationen: Sind messbar und können überprüft werden, etwa Blutdruck, Größe oder Gewicht eines Patienten. Unabhängig von der untersuchenden Person sind die Ergebnisse identisch.

Umgangssprachlich wird „objektiv" oft mit „gerecht" und „allgemeingültig" gleichgesetzt, während „subjektiv" vielfach mit negativem Beigeschmack im Sinne von „persönlich" oder „einseitig" verwendet wird. Diese Wertung ist in Pflege und Medizin problematisch: Die irrige Meinung, objektive Informationen seien die *besseren* Informationen, führt nicht selten dazu, dass Laborwerten, Untersuchungsbefunden, kurz allem Messbaren mehr geglaubt wird als dem Empfinden des Patienten oder dem „unguten Gefühl" von Pflegekräften und Ärzten in Bezug auf eine mögliche Zustandsverschlechterung eines Kranken.

Folgende Situation zeigt beispielhaft, wie wichtig es ist, auch auf die subjektiven Informationen zu achten, sogar so wichtig, um deswegen (scheinbar) objektive anzuzweifeln: Eine Patientin ist seit langem an Diabetes mellitus (☞ 23.6) erkrankt. Während eines stationären Aufenthalts wird (routinemäßig) ihr Blutzucker bestimmt. Das Labor gibt telefonisch einen Wert von 380 mg/dl durch, also deutlich erhöht. Der Arzt ordnet daraufhin Altinsulin an, das die Patientin jedoch verweigert. Erst auf die beharrliche Versicherung der Patientin: „Ich weiß, wie ich mich fühle, wenn der Blutzucker erhöht ist. Jetzt ist es nicht so!" wird eine erneute Kontrolle veranlasst, die einen Wert von unter 100mg/dl ergibt. Der andere (erhöhte) Wert stammte von einer anderen Patientin.

Subjektive Empfindungen der Pflegekraft über den Patienten dürfen bei der Informationssammlung nicht ausgelassen werden. Sie tragen zum Gesamtbild des Patienten bei. Durch Rückfragen der Pflegenden können subjektive Eindrücke überprüft werden, beispielsweise: „Ist mein Eindruck richtig, dass Sie sich große Sorgen um ihre Kinder machen, weil Sie nicht zuhause sind?"

Diagnostic disease

Manche Menschen wurden bei einem Laborwert außerhalb der Norm so lange untersucht, bis sie durch die Untersuchungen letztlich wirklich krank geworden sind (**diagnostic disease,** übersetzt etwa: krank durch Untersuchungen).

2.3.2 Erfassen der Pflegeprobleme und Ressourcen

Pflegeprobleme

Pflegeproblem: Beeinträchtigung der Selbständigkeit des Patienten in einem oder mehreren Lebensbereichen. Pflegerische Maßnahmen sind zur Kompensation angezeigt, da der Patient die Probleme nicht allein bewältigen kann. Umgangssprachlich gelegentlich auch als Synonym für *Pflegephänomen* verwendet.

Pflegephänomen (Phänomen = griech. [Luft-]Erscheinung): *Pflegeerscheinungsbild* ähnlich dem medizinischen Krankheitsbild, z.B. „Unterkühlung" oder „Schüttelfrost". Veränderungen in der Befindlichkeit oder bestimmte Verhaltensmuster treten auf, die mit anderen Erscheinungen in einer Wechselbeziehung stehen und über deren Interpretation ein *Pflegeproblem* erkannt wird.

Aus den Informationen werden im zweiten Schritt des Pflegeprozesses die **pflegerelevanten Probleme** herausgefiltert. Dabei kann die Anwendung eines Pflegemodells hilfreich sein:

Probleme und Ressourcen

- Nach *Roper* (☞ 2.5.2) bzw. *Juchli* (☞ 2.5.4) können die Lebensaktivitäten bzw. Aktivitäten des täglichen Lebens als Kriterien herangezogen werden. Für jede Aktivität wird überprüft, wo genau der Patient eingeschränkt ist und wo er noch ohne Unterstützung zurecht kommt
- Nach *Orem* (☞ 2.5.5) achten die Pflegenden darauf, ob sich aus den gesammelten Informationen Hinweise auf Selbstpflegedefizite ergeben
- Nach *Leininger* (☞ 2.5.7) schauen die Pflegenden insbesondere auf den soziokulturellen Hintergrund des Patienten.

Hat die Pflegekraft Pflegeprobleme erkannt, hält sie diese für alle verständlich, aber trotzdem stichwortartig im Dokumentationssystem fest und führt, wenn möglich, auch die Ursachen dafür an.

Pflegeprobleme können in *generelle* und *individuelle Probleme* unterteilt werden.

Generelle und individuelle Probleme

Generelle Pflegeprobleme: Betreffen alle Patienten unter den gleichen Bedingungen, beispielsweise die Pneumoniegefahr bei allen älteren immobilen Patienten oder die erhöhte Infektionsgefahr bei allen abwehrgeschwächten Patienten.

Individuelle Pflegeprobleme: Dabei handelt es sich um spezifische Probleme einzelner Patienten, die nicht zuletzt aus den generellen Pflegeproblemen erwachsen können.

Ressourcen

Ressource (franz. *Quelle, Rohstoffquelle*): Fähigkeit des Patienten, zu seiner Genesung beizutragen (☞ auch 1.3).

Ebenso wichtig wie das Feststellen von Pflegeproblemen ist das Feststellen der **Ressourcen**, um eine ganzheitliche und insbesondere aktivierende Pflege (☞ 1.3.3) leisten zu können. Denn auf jeden Fall soll der Patient das, was er (noch) zu leisten imstande ist, auch tun, um aus einem bei der Krankenhausaufnahme mobilen Patienten keinen immobilen Pflegefall werden zu lassen.

Es ist also enorm wichtig festzustellen, über welche Ressourcen ein Patient verfügt. Dabei liegen diese nicht immer so offensichtlich auf der Hand wie in dem folgenden Beispiel: Das Pflegeproblem besteht darin, dass Herr S. dekubitusgefährdet ist, da er strenge Bettruhe einhalten muss. Die Ressource ist die Fähigkeit von Herrn S., sich im Bett selbst drehen zu können. Entsprechend ermuntern ihn die Pflegenden immer wieder dazu.

Etwas versteckter ist schon die Ressource eines Lieblingsgetränks bei einem Patienten, der nicht trinken mag, die Ressource einer erkennbaren Einsicht in die Notwendigkeit einer bestimmten Diät oder die Ressource, dass Angehörige zur Unterstützung bereit sind. Falls Schwierigkeiten bestehen, Ressourcen zu finden, helfen folgende Fragen weiter:

- Welche Tätigkeiten kann der Patient selbst ausüben bzw. über welche Selbstpflegefähigkeiten (☞ 1.3.1 und 2.5.5) verfügt er?
- Wie lässt sich der Patient motivieren?
- Welche Dinge oder Umstände erleichtern es dem Patienten, Unangenehmes zu ertragen, das sich (vorerst) nicht überwinden lässt?

Je größer die Ressource bzw. der Beitrag des Patienten zu seiner Genesung, desto größer das Selbstwertgefühl des Patienten (☞ auch 1.3.1).

2.3.3 Festlegen von Pflegezielen

Pflegeziel: Beschreibung eines Soll-Zustands, den der Patient mit Unterstützung durch die Pflegekraft erreichen kann und soll. Dabei ist die Angabe von konkreten Terminen, bis wann das Ziel erreicht sein soll, für die Motivation und Zielüberprüfung unerlässlich. Unterschieden werden *Nahziele*, die in absehbarer Zukunft zu erreichen sind, und *Fernziele*, auf die länger hingearbeitet werden muss.

Um überhaupt überprüfen zu können, ob der Patient die **Pflegeziele** auch tatsächlich erreicht hat, werden diese genau festgelegt, und zwar mit Zeitangabe und dem bis dahin erreichten Zustand bzw. der bis dahin erreichten Verfassung oder der vom Patienten auszuübenden Tätigkeit, etwa:

Ziele

- Frau M. wäscht sich in 4 Tagen (konkretes Datum benennen) am Waschbecken
- Herr S. geht in zwei Wochen (konkretes Datum benennen) in Begleitung zur Toilette
- Herr K. trinkt übermorgen mindestens 1,5 Liter Flüssigkeit.

Es darf dabei nicht stören, dass Frau M. heute noch im Bett gewaschen und Herr S. eben noch mit dem Rollstuhl zur Toilette gefahren wurde oder dass Herr K. gestern gerade mal zwei Gläser Tee getrunken hat. Es handelt sich ja um *Ziele* und nicht um Eintragungen in den Pflegebericht, in dem *Tatsächliches* festgehalten wird. Die Tatsache, dass diese Ziele noch nicht erreicht sind, wird durch die Eintragung an der im Dokumentationssystem für Ziele vorgesehenen Stelle zum Ausdruck gebracht. Hilfsverben wie „sollen", „müssen" oder „können" sind nicht notwendig.

Ein korrekt formuliertes Pflegeziel genügt folgenden Anforderungen:

- *Passend:* Es ist auf ein Problem bezogen
- *Patientenorientiert* und *realistisch:* Es ist für diesen Patienten tatsächlich erreichbar
- *Positiv:* Es legt fest, was erreicht und nicht, was vermieden werden soll
- *Überprüfbar:* Es enthält eine Zeitangabe, bis wann es erreicht ist, und eine präzise Beschreibung des bis dahin erreichten Zustands.

Schlagwörter wie „größtmögliche Selbständigkeit" oder „baldige Entlassung" gelten im Prinzip für alle Patienten und können die Aufgabe eines Ziels, die Auswahl geeigneter Maßnahmen zu erleichtern und den Patienten zu motivieren, nicht erfüllen.

Entsprechend des Pflegeziels entscheiden sich die Pflegenden dann ganz bewusst für entsprechende Pflegemaßnahmen.

2.3.4 Planung der Pflegemaßnahmen

EDV-gestützte Dokumentation/Pflegeplanung ☞ *2.6*

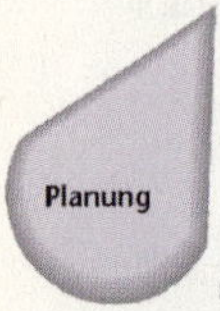

Die zwischen Patient und Pflegekraft besprochenen **Pflegemaßnahmen** *(Pflegeinterventionen)* werden konkret als Antwort auf folgende W-Fragen formuliert: „Wer macht wann, was, wie, womit?" Die Formulierung ist dabei so knapp wie möglich und so ausführlich wie nötig.

Eine Überprüfung, ob die Maßnahmen in diesem Sinne eindeutig und präzise formuliert sind, findet z.B. nach Schichtwechsel statt, wenn die Pflegenden im Spätdienst die Patienten nach Plänen des Frühdienstes pflegen möchten. Floskeln und Redewendungen wie „psychische Betreuung" oder „Angst nehmen" erfüllen diese Kriterien ebenso wenig wie „man sollte den Seelsorger rufen" oder „versuchen, auf Frau B. einzuwirken". Besser sind Aussagen wie „Herrn Z. zu den Mahlzeiten an den Tisch setzen" oder „Pfleger K. informiert die Sozialstation und bestellt Essen auf Rädern ab dem Entlassungstag".

Existieren für bestimmte Pflegeprobleme Pflegestandards (☞ 2.7.4), genügt die Angabe des Standards.

Irrtümlicherweise wird oft angenommen, dass auch die vom Arzt angeordneten Maßnahmen (z.B. das Verabreichen von Injektionen oder das Anlegen eines Verbandes) in den Pflegeplan einbezogen werden müssten. Vom Verständnis der Pflegeplanung als *Entscheidungs*prozess kann das aber nicht sein, da die Pflegenden hier ja keinen Entscheidungsspielraum haben. Sie führen die vom Arzt angeordneten Maßnahmen aber selbstverständlich genauso gewissenhaft aus wie die von ihnen selbst geplanten.

2.3.5 Durchführung der Pflegemaßnahmen

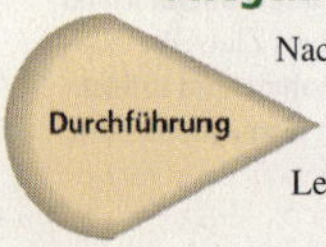

Nach Festlegung von Zielen und Pflegemaßnahmen werden Letztere entsprechend durchgeführt. Treten Schwierigkeiten bei der **Durchführung** auf, weil einzelne Team-Mitglieder die Pflegepläne als nicht richtig ansehen oder nicht bereit sind, sich an die von anderen aufgestellten Pflegepläne zu halten, ist ein Gespräch im Team notwendig, in dem eine Einigung erzielt werden muss. Sei es, dass das Team die Pflegepläne noch einmal prüft oder eine andere Pflegekraft die Pflege des Patienten übernimmt.

Unabhängig von Akzeptanzproblemen ist das Gespräch im Team über geplante Pflegeziele und -maßnahmen als äußerst positiv zu bewerten, weil die eigenen Gedanken begründet werden müssen und sich u.U. ein neues *Qualitätsbewusstsein* (☞ 2.7.1) einstellt.

2.3.6 Auswertung

Zur **Auswertung** *(Evaluation)* gehören:

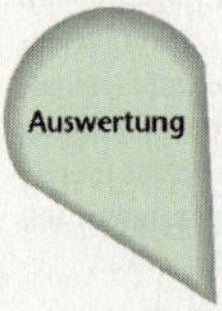

- Die *Überprüfung*, inwieweit die erwarteten Ergebnisse eingetreten sind
- Die *Suche nach Gründen*, warum sie evtl. nicht eingetreten sind
- Die *Veränderung* des Pflegeplans entsprechend neu gewonnener Erkenntnisse. Dazu stellen sich die Pflegenden folgende Fragen:
  - Sind seit der letzten Planung neue Informationen hinzugekommen?
  - Sind neue Probleme aufgetreten?
  - Konnten neue Ressourcen entdeckt werden?
  - Sind die angestrebten Ziele erreicht worden und wenn nicht, warum nicht?
  - Können Maßnahmen abgesetzt bzw. müssen neue Maßnahmen ergriffen werden?
  - Waren die Maßnahmen so wie geplant durchführbar?

Es gibt Zeitpunkte während des stationären Aufenthalts, an denen eine Überprüfung besonders sinnvoll ist, z.B. am Ende einer Akutphase, etwa nach einer Operation oder schweren Erkrankung, oder zu Beginn der Rehabilitationsphase.

Literaturtipps

Budnik, B.: Pflegeplanung – leicht gemacht. 2. Aufl., Urban & Fischer Verlag, München, 1999

Fiechter, V., Meier M.: Pflegeplanung, Recom Verlag, Basel, 1998

Reimer, W., Fueller, F.: Der Pflegeprozeß. Universitätsverlag Ulm, 1998

Schenberger, G.: Die Bedeutung des Pflegeplans für die Qualitätssicherung in der Pflege. Bundesinstitut für Arbeit und Sozialforschung, Bonn, 1996

Schöniger, U., Zegelin-Abt, A.: Hat der Pflegeprozeß ausgedient? In: Die Schwester/Der Pfleger 4/98, Seite 305 – 310

Stratmeyer, P.: Ein historischer Irrtum der Pflege? In: Dr. med. Mabuse 3/97, Seite 34 – 38

2.3.7 Pro und Contra Pflegeplanung

Obwohl § 4 des Krankpflegegesetzes die Pflegenden zur Pflegeplanung verpflich-

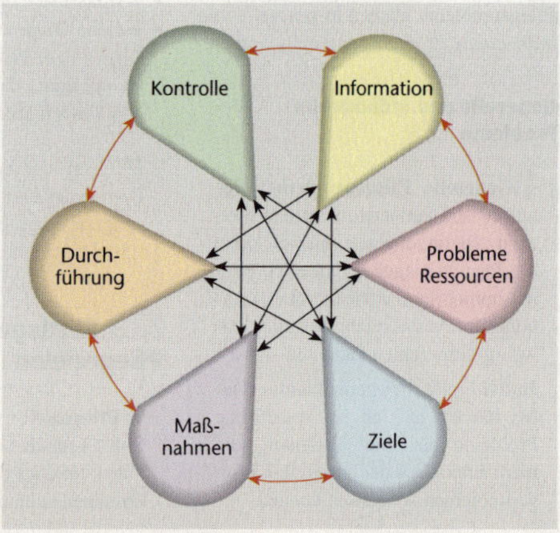

Abb. 2.9: Während beim Erlernen und Einüben der Pflegeplanung ein Vorgehen „Schritt für Schritt" aus methodischen Gründen durchaus Sinn macht, besteht in der Praxis eine wechselseitige Abhängigkeit der einzelnen Schritte: Der Pflegeprozess lebt (☞ auch Abb. 2.8).

tet und seit den ersten Veröffentlichungen zum Thema „Pflegeplanung – Pflegeprozess" drei Jahrzehnte vergangen sind, hat sich diese Technik der Entscheidungsfindung in der Praxis noch immer nicht endgültig durchgesetzt. Noch immer sind viele Pflegekräfte nicht ausreichend bereit, sich darauf einzulassen, und nehmen sich dadurch die Chance, erkennen zu können, welche Vorteile in der bewussten Entscheidung liegen.

Zeitersparnis und Patientenorientierung durch bewusstes Setzen von Prioritäten

Oft wird von Pflegenden der Zeitdruck beklagt („Wir sind nie fertig mit unserer Arbeit, wir hören nur auf"). Für eine bewusste Entscheidung, welche Maßnahmen bei Zeitmangel zurückgestellt werden können, muss die Bedeutung der Maßnahme für den Genesungsprozess erkannt werden. Taucht in einer Pflegeplanung bei verschiedenen Problemen immer wieder die gleiche Maßnahme auf, gewinnt sie gegenüber den anderen Maßnahmen an Gewicht und kann nicht weggelassen werden.

Ohne das bewusste Setzen von Prioritäten folgt Pflege oft einem Routine-Tagesablauf: Mindestens einmal am Tag werden Patienten gewaschen, werden Temperatur, Puls und Blutdruck gemessen und nach Stuhlgang gefragt. Und dies, obwohl vielleicht ein Spaziergang durch den Park oder ein offenes Gespräch viel wichtiger wäre.

Gezielter Einsatz knapper Materialien

Auch der gezielte und gerechte Einsatz knapper Materialien wird durch eine systematische Pflegeplanung erleichtert. Beispielsweise gibt es in jeder Klinik nur eine begrenzte Anzahl von Spezialbetten zur Dekubitusprophylaxe. Die Entscheidung, welcher von allen dekubitusgefährdeten Patienten in ein solches Spezialbett gelegt wird, kann am besten getroffen werden, wenn die Dekubitusgefährdung bei allen Patienten nach den gleichen Grundlagen beurteilt worden ist. Nur so kann diese Entscheidung sachlich gefällt und auch Dritten gegenüber vertreten werden.

Erwerb und Sicherung von Pflegekompetenz

Zunehmende Erfahrungen mit der Pflegeplanung, insbesondere der Auswertung *(Evaluation)*, führen zu einer immer größeren Sicherheit bei der Entscheidungsfindung. Erfolgt die Überprüfung der Wirksamkeit bestimmter Pflegemaßnahmen auf der Station und wird das ganze Pflegeteam über das Vorgehen und die Ergebnisse informiert, wird der „Erfahrungsschatz" des gesamten Stationsteams erweitert.

Pflegeforschung auf der Station ☞ 1.4.3

Ausstrahlung von (Pflege-) Kompetenz

Pflegeplanung schult die Fähigkeit, bewusst und begründet zu entscheiden. Wurde eine Entscheidung für eine Pflegemaßnahme bewusst getroffen, fällt es auch leichter, sie gegenüber anderen Berufsgruppen wie Verwaltungsleiter oder Ärzten zu vertreten.

Überprüfbarkeit und größere Effizienz von Maßnahmen

Viele Pflegemaßnahmen zeigen erst Wirkung, wenn sie konstant und konsequent durchgeführt werden. Wechseln die Maßnahmen je nach Vorliebe der gerade arbeitenden Pflegekraft, bleibt zum einen die Wirkung aus, zum anderen kann ihre Wirksamkeit auch nicht überprüft werden (ganz zu schweigen davon, dass der Patient durch die für ihn nicht nachvollziehbare „Abwechslung" verunsichert wird).

Vorzeigbare Erfolge

Eine Ursache des Burn-outs von Pflegenden (☞ 3.3.1) ist das Fehlen „vorzeigbarer" Erfolge. Daher ist es sinnvoll, erzielte und mittels Evaluation ja auch nachweisbare Erfolge ins Bewusstsein aller Mitarbeiter zu rücken. Dabei ist „Erfolg" nicht nur gleichzusetzen mit Heilung und Genesung, sondern je nach Umständen beispielsweise auch mit einer Sterbebegleitung, durch die der Patient friedlich einschlafen durfte (☞ 15.4), oder mit der erfolgreichen Vermeidung von Komplikationen.

Dies veranschaulicht folgendes Beispiel. Ein Patient wird mit einem Schlaganfall ins Krankenhaus eingeliefert. Er kann seine rechte Körperhälfte nicht mehr bewegen und auch nicht mehr sprechen. Nach mehreren Tagen hat sich sein Zustand stabilisiert, auch wenn er weiterhin nicht sprechen kann und noch immer bettlägerig ist. Eine mögliche Sichtweise ist nun: „Wir haben kontinuierlich mit dem Patienten gearbeitet, aber was haben wir erreicht?" Für die Pflegenden mutmachender wäre aber sicherlich diese Sichtweise: „Zwar kann der Patient noch nicht sprechen und ist auch noch bettlägerig, aber wir haben es geschafft, dass er keine Lungenentzündung bekommen hat; er ist nicht wund gelegen, seine Haut ist intakt, und er fühlt sich so wohl, wie es die Schwere der Erkrankung erlaubt. Er ist gut gepflegt!". Diese Sichtweise kommt auch der Tatsache entgegen, dass es auch heute noch viele Krankheiten gibt, die trotz optimaler Behandlung und Pflege nicht geheilt und nur wenig gebessert werden können.

2.3.8 Pflegediagnosen im Pflegeprozess

Pflegeklassifikationen: Pflegediagnosen und ICNP ☞ 2.4.

Bei den **Pflegediagnosen** handelt es sich einerseits um ein Klassifikationsmodell mit den dort angegebenen Zielen (☞ 2.3.3), andererseits werden sie im Pflegeprozess angewandt: Zum einen als Strukturierungshilfe für das *Pflegeassessment* (Einschätzung der Selbständigkeit bzw. Pflegebedürftigkeit des Patienten anhand standardisierter Schemata), indem die Pflegenden den Patienten auf die Diagnosen hin beobachten oder befragen, zum anderen als Schritt „Erfassen der Pflegeprobleme des Patienten" bzw. auch „Interpretation von Pflegephänomenen" (☞ 2.3.2). Im Gegensatz zu der individuellen Entscheidung für oder gegen eine sich dann anschließende Pflegemaßnahme im oben genannten Pflegeprozess lassen sich aus einer **Pflegediagnose** entsprechende diagnosespezifische Behandlungen ableiten (☞ unten). Doch was ist eine Pflegediagnose überhaupt?

Pflegediagnose: „Eine Pflegediagnose stellt eine klinische Beurteilung der Reaktion eines Individuums, einer Familie oder Gemeinde auf aktuelle oder potentielle Gesundheitsprobleme/Lebensprozesse dar. Pflegediagnosen bilden die Grundlage für die Auswahl von pflegerischen Interventionen, um die aufgestellten Pflegeziele und erwünschten Pflegeergebnisse zu erreichen, wofür die Pflegeperson verantwortlich ist." (NANDA)

NANDA (*North American Nursing Diagnosis Association):* Arbeitsgruppe in Nordamerika, die sich mit der Klassifikation der in Amerika weit verbreiteten Pflegediagnosen befasst.

Nach Auffassung der NANDA besteht eine Pflegediagnose aus (☞ auch Abb. 2.10):

- **Pflegediagnosetitel** und **Definition:** Beschreibung eines Gesundheitsproblems oder des Gesundheitszustandes eines Individuums, einer Familie oder einer Gemeinde

- **Kennzeichen:** Unverwechselbare und eindeutige Merkmale, die der Pflegediagnose zugeordnet werden können
- **Ätiologischen** oder **beeinflussenden Faktoren,** sofern es sich um eine *aktuelle Pflegediagnose* handelt: Zusammenstellung von Faktoren, die ursächlich für dieses Problem verantwortlich sind oder mit ihm in Zusammenhang stehen und gleichzeitig Mittelpunkt der pflegerischen Behandlung sind
- **Risikofaktoren** (statt Kennzeichen und ätiologische Faktoren), sofern es sich um eine *Risikodiagnose* handelt: Auflistung potentieller Probleme, die zu einer Gefahr für den Patienten werden können.

Daneben gibt es z.B. noch *Wellness-Diagnosen,* bei denen keine gesundheitliche Einschränkung vorliegt, jedoch auf Patientenseite der Wunsch besteht, durch Beratung und Unterstützung den gesundheitlichen Zustand zu verbessern.

Die Pflegenden planen bei Anwendung der Pflegediagnosen insbesondere von den ätiologischen oder beeinflussenden Faktoren aus die Pflegemaßnahmen. Sind dies bei der Diagnose „Stillprobleme" z.B. die ätiologischen Faktoren „mangelnde Kenntnisse über das Stillen" oder „Angst der Mutter; mütterliche Ambivalenz", setzen die Pflegenden hier mit den Pflegemaßnahmen an.

Pro und Contra Pflegediagnosen in Deutschland

Die ausgearbeiteten, von der NANDA anerkannten Pflegediagnosen liegen schon seit einigen Jahren in deutscher Übersetzung vor. Seitdem werden sie heftig diskutiert, und nur wenige Kliniken haben bisher den Versuch gestartet, mit den Diagnosen zu arbeiten. Argumente, die gegen die Einführung von Pflegediagnosen angeführt werden, sind:

- Das Tätigkeitsspektrum der Pflegenden in den USA unterscheidet sich deutlich von dem deutscher Pflegekräfte; es müsste also zuerst auf deutsche Verhältnisse übertragen werden. So fallen viele in Deutschland als ärztliche Aufgaben definierte Tätigkeiten in den USA in den Aufgabenbereich der Pflegenden
- Die Bandbreite an Problemen von Pflegebedürftigen ist in Amerika eine andere als in Deutschland
- Geringerer Stellenwert der Individualität des Patienten.

Befürworter der Pflegediagnosen führen insbesondere die Ziele der Klassifikationssysteme an, z.B. die einheitliche Pflegesprache, die Vergleichbarkeit von Daten und der bessere Nachweis von Leistungen (☞ auch 2.4).

Ungenügender Atemvorgang

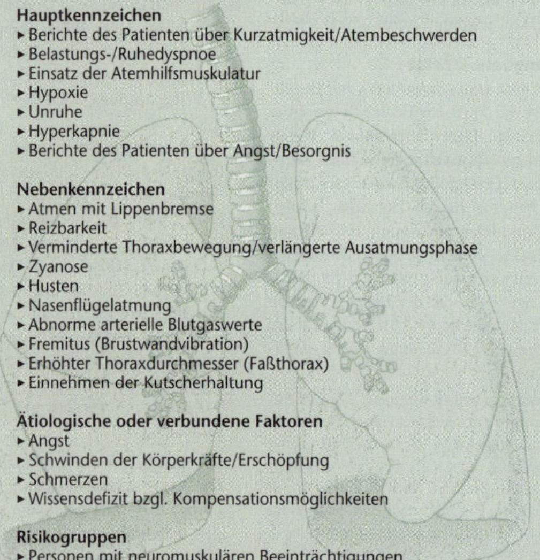

Definition
Ein- und/oder Ausatemvorgang, der nicht ausreicht, die zelluläre Sauerstoffversorgung aufrecht zu erhalten

Hauptkennzeichen
- Berichte des Patienten über Kurzatmigkeit/Atembeschwerden
- Belastungs-/Ruhedyspnoe
- Einsatz der Atemhilfsmuskulatur
- Hypoxie
- Unruhe
- Hyperkapnie
- Berichte des Patienten über Angst/Besorgnis

Nebenkennzeichen
- Atmen mit Lippenbremse
- Reizbarkeit
- Verminderte Thoraxbewegung/verlängerte Ausatmungsphase
- Zyanose
- Husten
- Nasenflügelatmung
- Abnorme arterielle Blutgaswerte
- Fremitus (Brustwandvibration)
- Erhöhter Thoraxdurchmesser (Faßthorax)
- Einnehmen der Kutscherhaltung

Ätiologische oder verbundene Faktoren
- Angst
- Schwinden der Körperkräfte/Erschöpfung
- Schmerzen
- Wissensdefizit bzgl. Kompensationsmöglichkeiten

Risikogruppen
- Personen mit neuromuskulären Beeinträchtigungen
- Personen mit einer Beeinträchtigung des Bewegungsapparates
- Personen mit einer perzeptorischen (die sinnliche Wahrnehmung betreffend)/kognitiven Beeinträchtigung
- Personen mit ermüdeter Atemhilfsmuskulatur
- Personen mit deformierter Brustwand
- Personen mit Hyperventilationssyndrom
- Hyperventilierende Personen

Abb. 2.10: Pflegediagnose „Ungenügender Atemvorgang" (aus M. Gordon: Handbuch Pflegediagnosen. Urban & Fischer, München, 2001).

Literaturtipps

Gordon, M.; Bartholomeyczik, S.: Pflegediagnosen – Theoretische Grundlagen. Urban & Fischer Verlag, München, 2001

Gordon, M.: Handbuch Pflegediagnosen. 3. Aufl., Urban & Fischer Verlag, München, 2001

Collier, I.; McCash, K. E.; Bartram, J. M.: Arbeitsbuch Pflegediagnosen. Ullstein Medical, Wiesbaden, 1998

Doenges, M.; Moorhouse, M. F.: Pflegediagnosen und Maßnahmen. Hans Huber Verlag, Bern, 1999

Höhmann, U.: Pflegediagnosen – Irrweg oder effektives Instrument professioneller Pflegepraxis. DBfK, Eschborn, 1995

Kean, S.: Pflegediagnosen: Fragen und Kontroversen. In: Pflege 12/99, Seite 209 – 215

Kollak, I.; Georg, M. (Hrsg.): Pflegediagnosen: Was leisten sie – was nicht? Mabuse Verlag, Frankfurt, 1999

NANDA: Pflegediagnosen – Klassifikation 1999 – 2000. Hans Huber Verlag, Bern, 2000

Bruijns, S.; Buskop-Kobussen, M.: Pflegediagnosen und -interventionen in der Kinderkrankenpflege. Urban & Fischer Verlag, München, 1999

2.4 Internationale Pflegeklassifikationen: Pflegediagnosen und ICNP

In der Pflege sind zwei Klassifikationssysteme im Gespräch, zum einen die **Pflegediagnosen**, zum anderen die **Classification for Nursing Practice** (*Internationale Klassifikation pflegerischer Praxis*, **ICNP**) unter Einbeziehung der Pflegediagnosen. Ziele dieser Systeme sind insbesondere:

- International einheitliche Bezeichnungen von Pflegetätigkeiten
  - Zur Verbesserung der Kommunikation zwischen den Pflegenden selbst, aber auch zwischen Pflegenden und anderen Berufsgruppen
  - Zur Ermöglichung eines Vergleichs bzw. einer Bewertung von Pflegedaten
- Strukturierung von Informationen hinsichtlich der Pflege des Menschen als Individuum (2.2.2) in den verschiedenen Pflegeeinrichtungen für
  - Eine effektivere Leistungserfassung
  - Ein verbessertes Umfeld der Pflegeforschung, sofern die Daten in einer nationalen und internationalen Datenbank systematisiert erhoben werden.

Pflegediagnosen ☞ 2.3.8

ICNP

Der Weltbund der Krankenschwestern und Krankenpfleger (**ICN**) arbeitet seit 1989 an einem Klassifikationssystem, das als **internationale Klassifikation der Pflege** (*International Classification for Nursing Practice, internationale Klassifikation pflegerischer Praxis,* kurz **ICNP**) im Rahmen der internationalen Klassifikationen der WHO (z.B. ICD ☞ 9.9.1) konzipiert ist. Dies bedeutet, dass sie z.B.:

- Den unterschiedlichen Bedürfnissen verschiedener Länder gerecht wird
- Den Bedürfnissen der Pflegenden im Alltag in Strukturierung und Beschreibung angepasst wird und damit auch im Pflegealltag einsetzbar ist
- In sich logisch und verständlich unabhängig von Pflegetheorien und -modellen angewendet werden kann.

In Europa obliegt die Koordination dem bereits 1981 gegründeten *Dänischen Institut für Gesundheits- und Pflegeforschung* (Danish Insitute for Health and Nursing Research, kurz *DIHNR*), das die Übersetzung der bis dato erarbeiteten ICNPs in 12 Sprachen veranlasst hat und die Testergebnisse aus den einzelnen Ländern – u.a. auch der deutschsprachigen ICNP-Nutzergruppe bestehend aus Mitgliedern der Schweiz sowie Österreich und Deutschland – auswertet.

Aufbau der ICNPs

Die Struktur der ICNPs orientiert sich nach heutigem Diskussionsstand am Pflegeprozess (☞ 2.3), nämlich an den

- **Pflegephänomenen** (☞ 2.3.2) und Pflegediagnosen (2.3.8) nach Informationssammlung bzw. Pflegeassessment (☞ 2.3.1). Untergliedert in:
  - Den Menschen mit seiner Körperlichkeit von physiologischen und psychologischen Funktionen auf der einen Seite und bewusst handelndem Wesen auf der anderen Seite
  - Die Umwelt des Menschen, also seine Familie oder Gesellschaft, aber auch die Natur, also die physikalische, biologische und geschaffene Umwelt
- **Pflegeinterventionen,** untergliedert in Handlungsarten, Vorgehensweisen, Gegenstände und Mittel, aber auch Ort und Zeit von Pflegeinterventionen
- **Pflegeergebnissen.**

Das Klassifikationssystem wird zurzeit noch heftig diskutiert. Es ist noch nicht absehbar, ab wann seine Entwicklung abgeschlossen ist.

Literaturtipps

Deutsche Übersetzung der ICNPs:
www.health-informatics.de/icnp

Weitere Informationen:
www.telenurse.net
www.dv-pflegewissenschaft.de/P_G/Rezension/R42Mortensen.htm

2.5 Pflegetheorien und -modelle

(Pflege-)Theorie: Gedankenkonstrukt, um etwas tatsächlich Existierendes besser nachvollziehen und erklären bzw. Wechselwirkungen aufzeigen oder Gesetzmäßigkeiten erkennen zu können. Theorien erlauben eine Vorhersage und sind Versuch einer *Systematisierung,* so dass sich gezielte Anordnungen oder Muster erkennen lassen, z.B. die Systematisierung der täglich anfallenden Aktivitäten in die „Aktivitäten des täglichen Lebens" (☞ Kapitel 7).

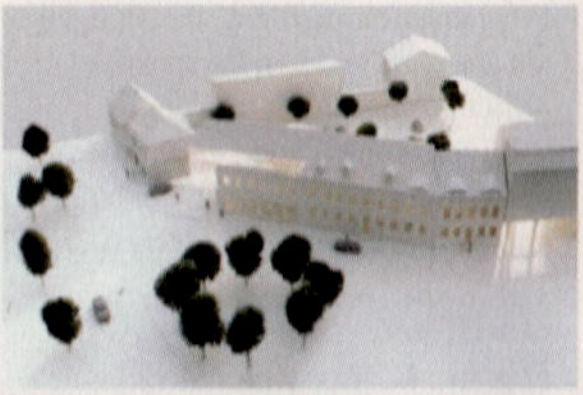

Abb. 2.11: Ein Architekt fertigt ein Modell an, um seinem Kunden eine bessere Vorstellung von dem zu errichtenden Gebäude zu geben. Ein solches Modell ist verkleinert gefertigt: Details treten zurück, ein Überblick über das Ganze wird möglich. [K111]

Modell *(Muster, Vorbild, Nachbildung in kleinerem Maßstab):* Abbild der Wirklichkeit, ohne Wirklichkeit zu sein. Zum Beispiel das anatomische Modell des Herzens, eines Gebäudes (☞ auch Abb. 2.11) oder die vereinfachte und anschauliche Darstellung komplexer Zusammenhänge (z.B. einer Theorie), um sie anderen verständlich zu machen.

Konzept *(lat. conceptus = das Zusammenfassen):* Verallgemeinerung einer individuellen Erscheinungsform bzw. ähnlicher Erscheinungsformen. Dabei wird das individuelle Erscheinungsbild auf besonders typische oder häufig vorkommende Merkmale reduziert. So beschäftigt sich das Bobath-Konzept z.B. mit den häufig bei Schlaganfallpatienten vorkommenden Wahrnehmungsstörungen und Spastizitätsproblemen, ohne dabei zunächst auf jeden Patienten einzeln einzugehen. Da Konzepte aber nur Bestandteile größerer Zusammenhänge sind, z.B. von Theorien – so ist das Bobath-Konzept ein Bestandteil der ganzheitlichen Pflege (☞ 1.2.2) –, steht doch der Patient als Individuum im Mittelpunkt der Pflege.

Bei **Pflegetheorien** und **-modellen** geht es nicht um die Frage, ob Pflege wirklich so ist, wie sie in der Theorie oder dem Modell beschrieben wird. Wichtiger ist vielmehr, inwiefern das Modell:

- Dem Lernenden das Verständnis von Pflege erleichtert
- Die Möglichkeit bietet, alltägliche und komplexe Pflegeabläufe zu beobachten und zu strukturieren
- Fragen für die Pflegeforschung aufwirft (☞ 1.4.3)

- Pflegenden ermöglicht, die Pflegepraxis aus einer anderen Perspektive
  - Zu beobachten
  - Zu reflektieren und zu analysieren und damit Chancen einer Veränderung und Verbesserung zu entdecken.

Literaturtipps

Schröck, R.: Konzepte, Modelle und Theorien. In: Schädle-Deininger, H. (Hrsg.): Praktische Psychiatrische Pflege. Psychiatrie-Verlag, Bonn, 1997

Evers, G.: Theorien und Prinzipien der Pflegekunde. Ullstein Mosby, Berlin, 1997

Gemeinsamkeiten verschiedener Pflegetheorien und -modelle

Besonders in den Anfängen der Entwicklung einer Pflegewissenschaft dachte man, dass eine für alle Bereiche der Pflege gültige Theorie zu entwickeln sei. Heute wird allgemein die Vielfalt von Theorien der Pflege anerkannt, da sie den Blick auf Pflege und das Spektrum der dort auftretenden Probleme erweitert.

Die heute vorliegenden Pflegetheorien haben ihren Ursprung in unterschiedlichen Denkschulen. Einen Eindruck von den unterschiedlichen Ansätzen der Theorien und Modelle bietet Tabelle 2.12.

Alle Pflegetheorien und -modelle betonen die *Ganzheitlichkeit von Pflege,* d.h. die Berücksichtigung der Wechselwirkung von Körper, Geist und Umgebung (☞ auch 1.2.2). Entsprechend findet Pflege *patientenorientiert,* d.h. ausgehend von den individuellen Bedürfnissen, und auf der Basis einer Planung (☞ 2.3.4) statt.

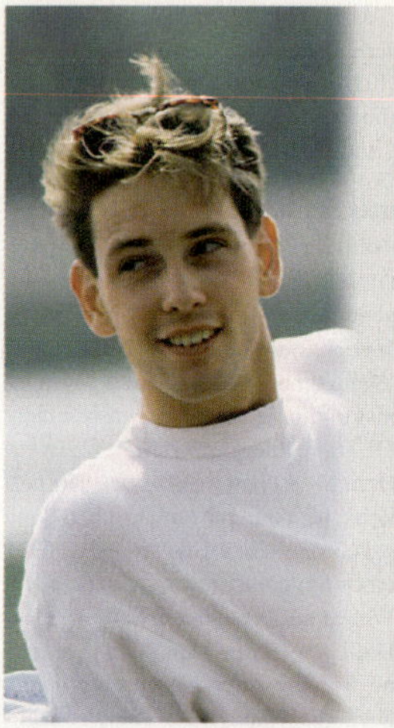

- Normal atmen
- Ausreichend essen und trinken
- Abfallprodukte des Körpers ausscheiden
- Sich bewegen und eine gewünschte Körperhaltung beibehalten
- Ruhen und schlafen
- Passende Kleidung auswählen und sich an- und auskleiden
- Körpertemperatur durch passende Kleidung und Veränderung der Umwelt im Normalbereich halten
- Den Körper reinigen, pflegen und die Haut schützen
- Gefahren für sich und Andere vermeiden
- Kommunikation durch das Ausdrücken von Emotionen, Bedürfnissen, Ängsten oder Meinungen
- Seine Religion ausüben
- So arbeiten, dass sich ein Gefühl der Erfüllung einstellt
- Spielen und Erholung erfahren
- Lernen, entdecken und Neugierde befriedigen zur normalen Entwicklung und Gesundheit sowie Gesundheitsvorsorgeeinrichtungen nutzen

Abb. 2.13: Die Grundbedürfnisse des Menschen nach Virginia Henderson. [A400, J660]

Außerdem orientieren sich alle Pflegetheorien und -modelle an dem Metaparadigma der Pflege (☞ 1.1) und machen Aussagen zu ihrem Verständnis von *Mensch, Gesundheit, Pflege* und *Umwelt.*

Im Folgenden wird eine Auswahl verschiedener Pflegetheorien und -modelle vorgestellt (☞ auch Tab. 2.20), die diesen Aspekten Rechnung trägt, wobei die einzelnen Modelle unterschiedliche Schwerpunkte setzen.

Beantwortet die Frage:	Theorie/Modell	Beispiele
„Was tun Krankenschwestern?"	**Bedürfnistheorien und -modelle** setzen sich mit den Ursachen und der Einschätzung von Pflegbedürftigkeit auseinander und haben dabei sowohl die durch eine Erkrankung veränderten Bedürfnisse als auch die Ressourcen des Menschen im Blick	▸ Nancy Roper (☞ 2.5.2) ▸ Virginia Henderson (☞ 2.5.1) ▸ Dorothea Orem (☞ 2.5.5)
„Wie tun Krankenschwestern, was sie tun?"	**Interaktionstheorien und -modelle** befassen sich mit der Beziehung zwischen Pflege-Empfänger und Pflege-Leistenden	▸ Hildegard Peplau (☞ 2.5.6) ▸ Imogene King (☞ Tab. 2.20)
„Wie erleben und erfahren Patient und Krankenschwester die Pflegebeziehung?"	**Humanistische Theorien** stellen das Fürsorge-Konzept *(Caring)* in den Mittelpunkt	▸ Madleine Leininger (☞ 2.5.7) ▸ Jean Watson (☞ Tab. 2.20)
„Mit welchem Ziel, warum tun Krankenschwestern, was sie tun?"	**Pflegeergebnistheorien** und -modelle untersuchen den Erfolg von Pflege	▸ Martha Rogers (☞ Tab. 2.20) ▸ Callista Roy (☞ Tab. 2.20)

Tab. 2.12: Einteilung von Pflegetheorien nach Afaf Meleis.

Literaturtipps

Schaeffer, D. et al. (Hrsg.): Pflegetheorien. Hans Huber Verlag, Bern, 1997

Meleis, A.: Pflegetheorien. Hans Huber Verlag, Bern, 1999

Marriner-Tomey, A.: Pflegertheoretikerinnen und ihr Werk. Recom Verlag, Basel, 1992

2.5.1 Bedürfnisorientiertes Pflegemodell nach Henderson

Die von **Virginia Henderson** verfassten Grundregeln der Krankenpflege beschreiben ein Modell, das sich an den **Bedürfnissen** des Menschen orientiert.

Aufgaben von Krankenschwestern und -pfleger nach Virginia Henderson

Eine Krankenschwester hat die Aufgabe, den Einzelnen – gesund oder krank – bei jenen Handlungen zu unterstützen, die zur Gesundheit oder deren Wiederherstellung (oder zu einem friedlichen Tod) beitragen, die er selbst ausführen würde, wenn er über die erforderliche Kraft, das Wissen und den Willen verfügte. Ebenso gehört es zu ihren Aufgaben, dem Kranken zu helfen, seine Unabhängigkeit so rasch wie möglich wiederzuerlangen.

Henderson formulierte für die Pflege 14 **Grundbedürfnisse** des Menschen (☞ Abb. 2.13). Als Grundlage diente ihr die von *Abraham Maslow* entwickelte *Bedürfnispyramide* des Menschen (☞ Abb. 2.14).

Aus den Bedürfnissen heraus entstehen individuelle Maßnahmen zu deren Befriedigung. Diese Maßnahmen sichern nach Henderson das Leben oder die Gesundheit, fördern die Genesung oder tragen zu einem friedlichen Tod bei. Wenn der Patient nicht mehr in der Lage ist, seine Bedürfnisse zu erfüllen, muss die Krankenschwester „ersatzweise" eingreifen. Die Feststellung der durch die Erkrankung entstandenen oder durch sie veränderten Bedürfnisse ermöglicht die geplante, patientenzentrierte Pflege. Mit den Begriffen *Kraft* (Physis, Körper), *Willen* (Psyche) und *Wissen* (Geist) wird das ganzheitliche Menschenbild angedeutet.

Hendersons Modell kann auch als *Defizit-Modell* verstanden werden, da das *Unvermögen* des Patienten den Anlass für die Pflege darstellt.

Bedeutung für die Pflege

Virginia Hendersons Modell war ein wichtiger Schritt in der Entwicklung des heutigen Pflegeverständnisses (☞ 1.1). Positive Impulse gingen aus von:

- Der Orientierung an den individuellen Bedürfnissen des Patienten
- Der Weiterentwicklung der Pflege, weg von einer rein krankheitsbezogenen Pflege
- Der Forderung nach Aktivierung des Patienten: Pflege soll sich überflüssig machen
- Dem Ansatz einer geplanten, zielgerichteten Pflege.

Die Grenzen des Modells liegen in einer nicht immer nachvollziehbaren „Einteilung" des Menschen in verschiedene Bedürfnisse. Zwar wird durch die Begriffe Kraft, Willen und Wissen sowie durch die Formulierung der Bedürfnisse nach Liebe, Anerkennung und Gebrauchtwerden die ganzheitliche Pflege angedeutet; die Aufteilung in verschiedene Bedürfnisse verhinderte jedoch, dass sich eine ganzheitliche Sichtweise in der Praxis durchgesetzt hat.

Literaturtipp

Henderson, V.: The nature of nursing. The MacMillan Co, New York, 1966

2.5.2 Krankenpflegemodell als Lebensmodell nach Roper, Logan und Tierney

Nancy Roper, Winifred W. Logan und **Alison J. Tierney** haben an der Universität von Edinburgh ein Krankenpflegemodell entwickelt, das auf einem **Lebensmodell** basiert. Ausgangspunkt dieses Modells ist ein handlungsorientiertes Menschenbild: Durch Beschreibung der **Lebensaktivitäten** *(LA)* wird ausgedrückt, dass Pflege da nötig ist, wo Einschränkungen in einer oder mehrerer dieser alltäglichen Handlungen vorliegen.

Die Lebensaktivitäten erinnern stark an die von Henderson formulierten Bedürfnisse. Sie werden jedoch über die Einengung auf Patienten und Krankenpflege hinaus als Charakteristika jeden menschlichen Verhaltens gesehen (☞ Abb. 2.16).

Die Autoren um Roper wollten und wollen der Krankenpflege durch dieses Modell zu mehr Selbständigkeit verhelfen. Sie sehen es als wichtige Aufgabe der

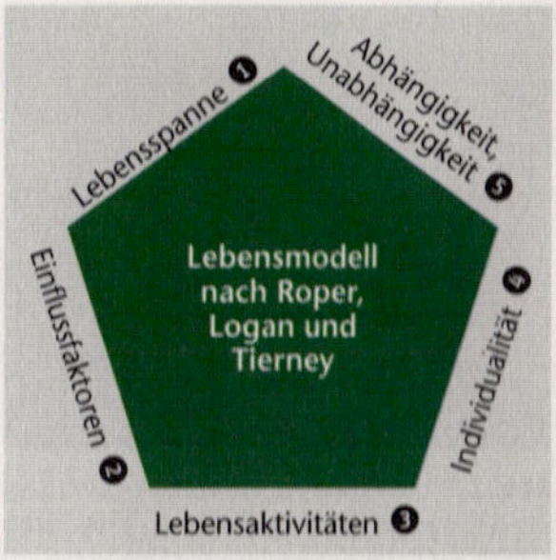

Abb. 2.16: Modell nach Roper, Logan und Tierney: In der Zeit von der Empfängnis bis zum Tod (1) wird der Mensch durch bestimmte Faktoren (2) in seinen Lebensaktivitäten (3) in der Weise beeinflusst, dass er einen individuellen (4) Grad an Abhängigkeit bzw. Unabhängigkeit (5) erreicht. [E123]

Pflege an, den Patienten zu einem gesundheitsfördernden Verhalten anzuregen und mit ihm zu diskutieren, was er selbst zu seiner Gesunderhaltung beitragen kann. Information über mögliche

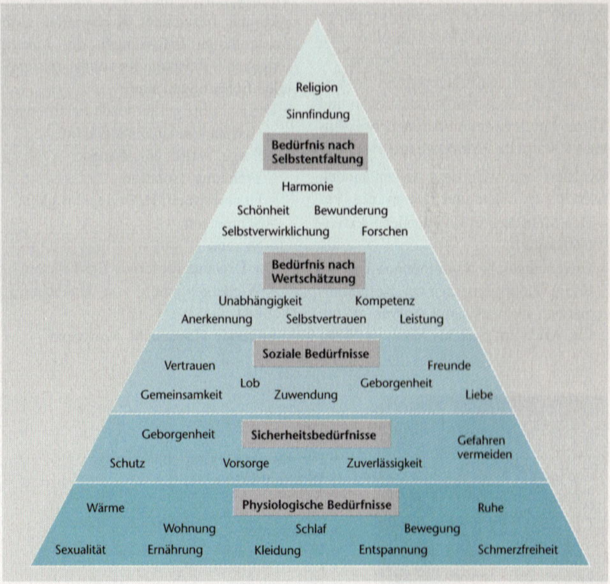

Abb. 2.14: Bedürfnispyramide nach Abraham Maslow. Hieran hat sich Virginia Henderson bei der Konzeption ihres Pflegemodells orientiert. Die streng hierarchische Anordnung der Bedürfnisse ist heute umstritten. Z.B. ist religiös motiviertes Fasten ein bewusster Verzicht, das Bedürfnis nach Nahrung (☞ Basis) zu befriedigen, um dadurch besser über Fragen der Sinnfindung (☞ Spitze) nachzudenken. Maslow hingegen postulierte, der Mensch könne sich nur dann „höheren" Bedürfnissen zuwenden, wenn die Basisbedürfnisse befriedigt sind. Abgesehen von der Hierarchie bietet die Bedürfnispyramide eine sinnvolle Struktur, um menschliche Bedürfnisse zu ordnen.

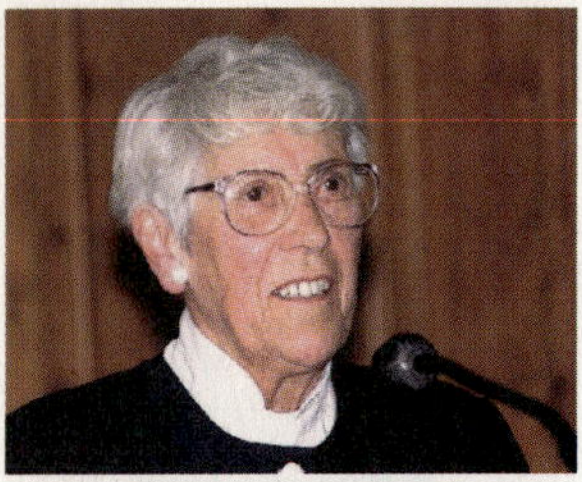

Abb. 2.17: Nancy Roper während eines Vortrags über Pflegetheorien in Heidelberg 1996. Trotz vielfältiger Kritik zu einzelnen Punkten ist die von Nancy Roper und ihren Mitarbeitern verfasste Theorie aktuelles Hilfsmittel, um Pflegebedürftigkeit zu ermitteln und Pflege zu planen. [O160]

(potentielle) Gesundheitsgefährdung und vorsorgende *(präventive)* Pflege haben einen hohen Stellenwert.

Im deutschsprachigen Raum wurde das Modell der Lebensaktivitäten hauptsächlich in abgewandelter Form durch Monika Krohwinkel und Liliane Juchli verbreitet (☞ 2.5.3 und 2.5.4).

Bedeutung für die Pflege

Positive Impulse für die Krankenpflege gehen von diesem Modell insofern aus, als es die individuelle Pflege betont, dabei aber auch den Pflegeprozess berücksichtigt (diesen haben Roper, Logan und Tierney in der zweiten Auflage ihres Buches 1985 in ihr Modell integriert).

Kritisiert wird an dem Lebensmodell nach Roper, Logan und Tierney, dass es:

- Den Menschen in verschiedene Aktivitäten zerteilt
- Unverständliche Zuordnungen hervorbringt (Kopfschmerzen zu „Kommunizieren", da beides mit Nerven zu tun hat, AIDS zu „Sich als Mann und Frau fühlen", weil AIDS durch Geschlechtsverkehr übertragen werden kann)
- Nicht berücksichtigt, dass der Mensch nicht nur Aktivist ist, sondern auch Fähigkeiten hat, etwas zu ertragen, passiv Krankheit und andere Schicksalsschläge hinzunehmen (Patient: lat. patiens = erduldend, ertragend)
- „Sterben" als Aktivität betrachtet.

Literaturtipp
Roper, N.; Logan, W.; Tierney, A.: Die Elemente der Krankenpflege. Recom Verlag, Basel, 1993

2.5.3 Aktivitäten und existentielle Erfahrungen des Lebens nach Krohwinkel

Die deutsche Pflegeforscherin **Monika Krohwinkel** (☞ 1.4.3) spricht von 13 **Aktivitäten und existentiellen Erfahrungen des Lebens** *(AEDL)*. Es handelt sich dabei um kein eigenständig entwickeltes Konzept, da 12 Aktivitäten bis auf geringfügige Veränderungen den Lebensaktivitäten von Roper, Logan und Tierney entsprechen (☞ 2.5.2). Als 13. Aktivität bezeichnet Krohwinkel „Mit existentiellen Erfahrungen des Lebens umgehen". Beispiele für solche existentiellen Erfahrungen sind:

- Die Existenz gefährdende Erfahrungen
  - Verlust von Unabhängigkeit
  - Sorge, Angst, Misstrauen
  - Trennung, Isolation
  - Ungewissheit, Hoffnungslosigkeit
  - Schmerzen
  - Sterben
- Die Existenz fördernde Erfahrungen
  - Wiedergewinnen von Unabhängigkeit
  - Freude, Zuversicht, Vertrauen
  - Integration
  - Hoffnung
  - Wohlbefinden
- Erfahrungen, die die Existenz sowohl fördern als auch gefährden
  - Kulturgebundene Erfahrungen wie Weltanschauungen, Glauben und Religionsausübung
  - Lebensgeschichtliche Erfahrungen.

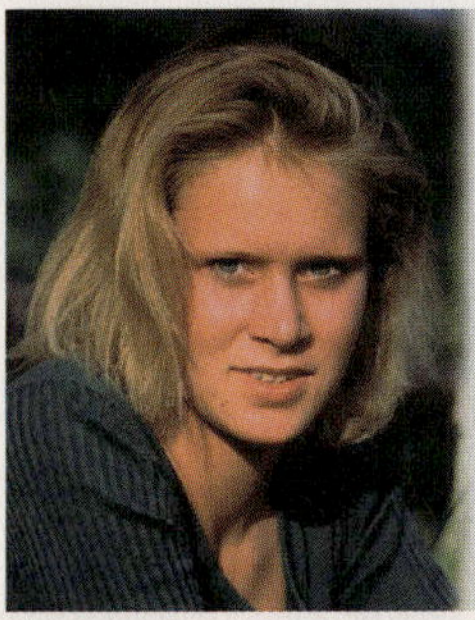

- Für eine sichere Umgebung sorgen
- Kommunizieren
- Atmen
- Essen und Trinken
- Ausscheiden
- Sich sauber halten und kleiden
- Körpertemperatur regulieren
- Sich bewegen
- Arbeiten und Spielen
- Sich als Mann, Frau fühlen und verhalten
- Schlafen
- Sterben

Abb. 2.15: Die Lebensaktivitäten nach Roper, Logan und Tierney. [A400, J660]

Literaturtipp
Krohwinkel, M. (Hrsg.): Der Pflegeprozeß am Beispiel von Apoplexiekranken – Eine Studie zur Erfassung und Entwicklung ganzheitlich-rehabilitierender Prozeßpflege in Akutkrankenhäusern. Nomos Verlag, Baden Baden, 1992

2.5.4 Aktivitäten des täglichen Lebens nach Juchli

Was sind „Aktivitäten des täglichen Lebens"? ☞ Kap. 7.

Ähnlich wie Krohwinkel (☞ 2.5.3) hat auch Schwester **Liliane Juchli** streng genommen kein eigenes Modell entwickelt. Sie hat im Wesentlichen Gedanken von Henderson sowie Roper, Logan und Tierney aufgegriffen und um ihre persönliche, religiös-christliche Sichtweise erweitert.

Die ersten Auflagen ihres Lehrbuches für Krankenpflege, ihr Buch „Heilen durch Wiederentdecken der Ganzheit" und zahlreiche andere Veröffentlichungen haben die Krankenpflegeausbildung im deutschsprachigen Raum seit 1967 geprägt.

Liliane Juchli selbst bezeichnet die **Aktivitäten des täglichen Lebens** *(ATL)* als „Lebenskreise gesunder Lebensordnung, da sie sich in der alltäglichen Wirklichkeit abspielen" (Juchli, L.: Pflege, Thieme Verlag, 1997).

Literaturtipp
gsh-Innovationsteam (Hrsg.): Liliane Juchli. Ein Zeitdokument der Pflege. gsh-Verlag, Dietzenbach, 1998

2.5.5 Selbstpflege-Defizit-Modell nach Orem

Auch **Dorothea E. Orem,** Professorin für Pflegepädagogik (USA), geht von einem ganzheitlichen Menschenbild aus. Mit Körper, Seele und Geist ist der Mensch in der Lage, zwei Formen von

Fürsorge wahrzunehmen: *self care* und *dependent care*.

Die wörtliche Übersetzung mit **Selbstpflege** und **Abhängigenpflege** gibt nur unzulänglich wieder, was Orem darunter versteht. Self care umfasst bei ihr sowohl das Bedürfnis nach Existenzerhaltung als auch darauf ausgerichtete Maßnahmen.

Selbstpflege *(Self care):* Erlernte, zielgerichtete Aktivität von Individuen, um Faktoren zu regulieren, die ihre eigene Entwicklung oder lebenswichtigen Funktionen, ihre Gesundheit oder ihr Wohlbefinden beeinträchtigen.

Abhängigenpflege *(Dependent care):* Erlernte, zielgerichtete Aktivität von Individuen, um Faktoren zu regulieren, die die Entwicklung oder lebenswichtigen Funktionen, die Gesundheit oder das Wohlbefinden von Säuglingen, Kleinkindern oder anderen sozial abhängigen Individuen beeinträchtigen.

Beide, Selbstpflege und Abhängigenpflege, dienen folgenden Zielen:

- Unterstützung von Lebensprozessen und Förderung ihrer normalen (physiologischen) Funktion
- Aufrechterhaltung eines normalen Wachstums, des Erwachsenwerdens und einer lebenslangen Entwicklung
- Vorbeugung, Kontrolle oder Heilung von Krankheitsprozessen und Verletzungen
- Vorbeugung oder Kompensation von Behinderung
- Förderung von Wohlbefinden.

Selbstpflegeerfordernisse

Nach Orem müssen bestimmte Voraussetzungen erfüllt sein, um gesund bleiben und sich wohlfühlen zu können (**Selbstpflegeerfordernisse,** *Selbstfürsorgebedürfnisse, Selbstpflegebedarf*). Sie unterscheidet drei Gruppen (☞ auch Tab. 2.18):

- Universelle Selbstpflegeerfordernisse
- Entwicklungsbedingte Selbstpflegeerfordernisse
- Gesundheitsbedingte Selbstpflegeerfordernisse.

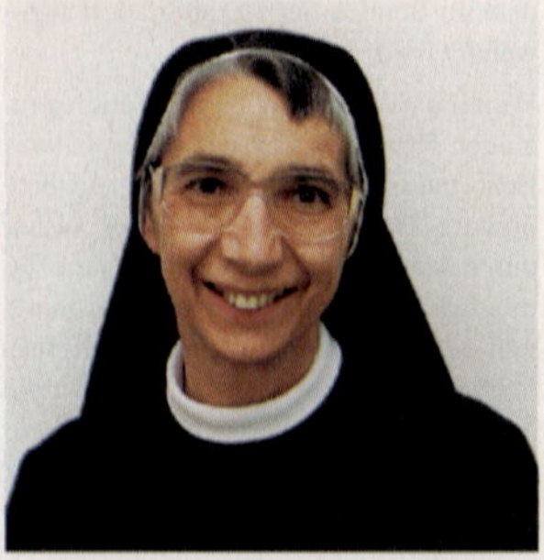

Abb. 2.19: Schwester Liliane Juchli wurde für ihr Engagement in der Professionalisierung der Pflege u.a. mit der Ehrendoktorwürde ausgezeichnet. Der Wandel von der medizinischen zur ganzheitlichen Sichtweise der Pflege im deutschsprachigen Raum wurde von ihr entscheidend initiiert und gefördert. [O167]

Selbstpflegedefizit

Nach der Vorstellung von Orem beherrschen Menschen die Selbstpflege, die sie in der Auseinandersetzung mit ihrem sozialen Umfeld erlernt haben **(Selbstpflegekompetenz).** Sind sie auch in der Lage, diese Kompetenz umzusetzen, spricht man von **Selbstpflegefähigkeit.** Befinden sich Selbstpflegeerfordernisse und Selbstpflege im Gleichgewicht, ist der Mensch gesund. Wird dieses Gleichgewicht gestört, z.B. durch eine Veränderung der Lebenssituation mit Einschränkung der Selbstpflegefähigkeit oder geänderten Selbstpflegeerfordernissen, entsteht ein **Selbstpflegedefizit.**

Dorothea Orem macht die Notwendigkeit professioneller Pflege also davon abhängig, ob ein Selbstpflegedefizit vorliegt, das nicht von dem Betroffenen selbst oder seiner Bezugsperson kompensiert werden kann. Damit entfällt die unmittelbare Koppelung an eine Erkrankung. Es gibt nach Orem:

- Menschen, die krank sind und trotzdem keine professionelle Pflege benötigen, z.B. weil die Pflege durch Angehörige geleistet wird oder der Kranke gelernt hat, mit seiner Erkrankung zu leben, etwa ein Diabetiker, der seine Blutzuckerwerte selbst kontrollieren und sich bei Bedarf Insulin spritzen kann (intensivierte konventionelle Insulintherapie ☞ 23.6.6)
- Menschen, die frei von Erkrankungen sind, aber trotzdem (professionelle) Pflege benötigen, z.B. Säuglinge, die naturgemäß nicht für sich selbst sorgen können. Sie brauchen die Pflege der Mutter, obwohl sie im medizinischen Sinne gesund sind.

Methoden und Systeme professioneller Pflege

Professionelle Pflege bedient sich nach Orem folgender Methoden:

- Handeln für den Pflegebedürftigen
- Anleiten
- Körperliche und seelische Unterstützung
- Schaffung einer Umgebung, die der persönlichen Entwicklung dient
- Unterrichten des Pflegebedürftigen.

Angewandt werden die Methoden in Form der:

- **Kompensatorischen Pflege:** Etwas für jemanden tun, der dies nicht selbst kann (☞ auch 1.3.3)

Universelle Selbstpflegeerfordernisse	Entwicklungsbedingte Selbstpflegeerfordernisse		Gesundheitsbedingte Selbstpflegeerfordernisse bei
	In den jeweiligen Lebensabschnitten	Zur Vorbeugung und Überwindung entwicklungsschädigender Einflüsse	
▸ Atmung ▸ Flüssigkeitsaufnahme ▸ Nahrungsaufnahme ▸ Ausscheidung ▸ Gleichgewicht von Ruhe und Aktivität ▸ Vorbeugung von Gefahren ▸ Gleichgewicht zwischen Einsamkeit und sozialer Interaktion ▸ Aktivität und Entwicklung innerhalb der sozialen Gruppen und Bedürfnis nach Normalität	▸ Des Ungeborenen ▸ Des Neugeborenen ▸ Des Kleinkindes ▸ Des Kindes ▸ Des Jugendlichen ▸ Des Erwachsenen ▸ Der Schwangeren	▸ Fehlende Erziehung und Bildung ▸ Beeinträchtigung der sozialen Anpassung ▸ Verlust von Freunden, Verwandten, Bekannten ▸ Verlust von beruflicher Sicherheit und Besitz ▸ Abrupte Veränderung des Wohnsitzes in unbekannte Umgebung ▸ Schlechte Gesundheit oder Invalidität ▸ Bedrückende oder unterdrückende Lebensbedingungen ▸ Terminale Krankheit oder bevorstehender Tod	▸ Krankheit ▸ Verletzung ▸ Behinderung ▸ Diagnostischen und therapeutischen Maßnahmen ▸ Veränderung der Struktur und der Funktion ▸ Veränderung im Verhalten oder den Gewohnheiten des Lebens

Tab. 2.18: Die verschiedenen Selbstpflegeerfordernisse nach Orem.

- **Teilweise kompensatorischen Pflege:** Nur das für jemanden tun, was dieser nicht selbst kann, ansonsten aktivierend pflegen (☞ 1.3.3)
- **Unterstützung der Selbstpflege** insbesondere durch Aufklärung und Schaffung eines geeigneten Umfelds.

Bedeutung für die Pflege

Es gehört nach Orem zu den erlernten Fähigkeiten eines Menschen, für sich und andere Menschen sorgen zu können. Professionelle Pflege nimmt ihm diese Verantwortung nicht ab, sondern hilft ihm dabei, ihr gerecht zu werden. Die Betonung der Aktivierung oder Reaktivierung der Selbstpflegefähigkeiten macht verständlich, warum dieses Modell besonders im Bereich der Rehabilitation angewendet wird.

Weiter hat dieses Modell im deutschsprachigen Raum ein überwiegend positives Echo gefunden, weil es Pflege auf eine breitere Grundlage stellt als es bisher durch den Zusammenhang mit Krankheit möglich war. Nach Orem ist es unsinnig, von *Kranken*pflege zu sprechen: Krankheit ist nur ein Faktor von vielen, der die Selbstpflegefähigkeit beeinträchtigt; weder die Krankheit noch die Therapie der Ärzte bestimmen aber die Pflege.

Literaturtipp

Orem, D.: Strukturkonzepte der Pflegepraxis. Ullstein Mosby, Berlin, 1996

2.5.6 Interaktionsmodell nach Peplau

Hildegard Peplaus Theorie der **zwischenmenschlichen Pflege** gilt als die eigentlich erste Pflegetheorie.

Angeregt durch ihre Erfahrungen in der psychiatrischen Pflege und ihr Psychologiestudium, in dem sie sich u.a. mit der Psychoanalyse nach Sigmund Freud auseinander setzte, legte sie 1952 die Grundsteine für ihr komplexes Pflegemodell. Zu dieser Zeit prägte eine medizinisch-technische Sichtweise auf Gesundheit und Krankheit (☞ 1.2.2) auch die Behandlung und Pflege in der Psychiatrie. Dem wollte Peplau einen pflegerischen Blick entgegensetzen.

Begründerin(nen) und Entstehungszeitraum der Theorie/Veröffentlichung	Kurzbeschreibung
Abdellah, Faye Glenn Amerikanische Pflegetheoretikerin 60er Jahre	**Modell der 21 Pflegeprobleme.** Abdellah klassifiziert 21 Pflegeprobleme. Dabei handelt es sich um Zustände, denen der Patient oder seine Familie gegenübersteht, bei deren Bewältigung ihm die Pflegekraft durch ihre berufliche Arbeit hilft. Pflege bezieht sich auf vorhandene und voraussehbare Einschränkungen des Menschen. Pflege trifft Auswahl geeigneter Pflegemaßnahmen zur Problemlösung.
Benner, Patricia Amerikanische Pflegetheoretikerin 80er Jahre	**Modell der Expertenbildung.** In Pflegesituationen benötigen die Pflegenden neben Modellen und Handlungsanweisungen wahrnehmendes Bewusstsein sowie Erfahrung. Expertenwissen entwickelt sich durch bewussten und gezielten Umgang mit Situationen und durch Überprüfung des Praxiswissens in fünf Stadien: Anfänger, fortgeschrittener Anfänger, Kompetenter, Fortgeschrittener und Experte.
Hall, Lydia E. Amerikanische Pflegetheoretikerin 60er Jahre	**Modell der drei Kreise,** die alle miteinander verbunden sind und sich gegenseitig beeinflussen: *Körper* (care), *Krankheit* (cure) und *Kern/Persönlichkeit* (core). Pflege ist in allen Kreisen tätig, zusammen mit anderen Berufen. Die Größe der Kreise und der Anteil der Pflege verschiebt sich proportional im Verlauf der Krankheit: je weniger Heilungsanspruch der Medizin (kleiner Krankheitskreis) desto größer der Pflegebedarf (großer Körperkreis). Pflege soll Selbsterfahrung des Patienten ermöglichen (Ablehnung der funktionellen Pflege)
Johnson, Dorothy E. Amerikanische Pflegetheoretikerin 80er Jahre	**Verhaltenssystem-Modell.** Mensch wird als Verhaltenssystem mit sechs Subsystemen gesehen: Bindung-Zugehörigkeit, Leistung, Abhängigkeit, Nahrungsaufnahme und -ausscheidung, Sexualität, Aggressivität. Die Subsysteme stehen untereinander und mit der Umwelt in einer Wechselbeziehung. Störungen im Gleichgewicht der Wechselbeziehungen führen zu Verhaltensstörungen. Hier bietet Pflege Hilfe (Schutz, Fürsorge oder Stimulation). Dafür sind Kenntnisse über Ordnung, Störung und Kontrollmöglichkeiten der Verhaltenssysteme erforderlich.
King, Imogene Amerikanische Pflegetheoretikerin 70er – 80er Jahre	**Zielerreichungstheorie.** Krankenpflege ist für King ein zwischenmenschlicher Prozess von Aktion, Reaktion, Interaktion und Transaktion, der durch die Wahrnehmung von Patient und Pflegekraft beeinflusst wird. Neben Interaktion und Transaktion haben Kommunikation, Rolle, Stress, Entfaltung und Entwicklung sowie Zeit und Raum für King eine wichtige Bedeutung für die Zielerreichung. Für ein gemeinsames, zielgerichtetes Handeln (Transaktion) von Patient und Pflegekraft ist die Klärung verschiedener Wahrnehmungen notwendig. Pflegerische Effektivität kann durch Vermeiden oder Lösen von Rollenkonflikten erhöht werden.
Levine, Myra Estrin Amerikanische Pflegetheoretikerin 70er Jahre	**Erhaltungsmodell.** Wichtige Konzepte sind Ganzheitlichkeit (☞ 1.2.2), Integrität und Erhaltung. Der Lebensprozess ist ein Anpassungsprozess mit möglichst geringem Energieaufwand. Pflege ist menschliche Interaktion. Pflege handelt unterstützend und therapeutisch, wenn Pflegeinterventionen die Anpassung des Patienten günstig beeinflussen und zu einem besseren sozialen Wohlbefinden führen.
Nightingale, Florence Englische Pflegetheoretikerin (gilt als Gründerin der modernen Krankenpflege) 1860	**„Umweltgestaltungsmodell".** Nightingale sieht Krankheit als einen reparativen Prozess. Aufgabe der Pflege ist es, optimale Bedingungen für den Heilungsprozess zu gestalten. Gesundheit braucht Umweltbedingungen wie saubere Luft, sauberes Wasser, richtige Ernährung, Licht, Ruhe und Bewegung. Krankenschwestern sollen ihren gesunden Menschenverstand benutzen, um diese Bedingungen zu schaffen.

Tab. 2.20: Weitere Pflegemodelle in der Übersicht.

Anders als die zu dieser Zeit vorherrschende Meinung definiert Peplau **Pflege** als einen *„signifikanten, therapeutischen, zwischenmenschlichen Prozess, in dem auch ein Verständnis für die Bedeutung der Erfahrung des Patienten notwendig ist"*. Pflege soll erzieherisch und fördernd auf den Patienten wirken, um seine Entwicklung zu unterstützen.

Peplau geht davon aus, dass der Mensch in einem instabilen Gleichgewicht lebt und das Leben selbst der Prozess ist, ein Gleichgewicht zu erreichen. Pflege kann dabei Unterstützung anbieten. **Gesundheit** ist in Peplaus Theorie dann gegeben, wenn der Mensch zu einer kreativen, konstruktiven, produktiven, persönlichen und gemeinschaftlichen Lebensführung in der Lage ist. Mit **Umwelt** betont Peplau die kulturelle Umgebung, den Kontext, in dem der Mensch lebt und der seine Lebensweise beeinflusst.

Patient-Pflege-Beziehung

Nach Peplau verläuft die **Patient-Pflege-Beziehung** in mehreren Phasen, in denen sich die Rollenerwartungen des Patienten an die Pflegekraft verändern. Innerhalb der Phasen bietet die Pflegekraft dem Patienten verschiedene Unterstützungsformen an, die sowohl physischer als auch emotionaler Natur sein können.

Orientierungsphase

Am Anfang der Patient-Pflege-Beziehung sucht der Patient Informationen über seine Erkrankung, seine Behandlung, seinen Aufenthaltsort, vielleicht seinen Körper, seine Zukunft. Er sucht professionelle Hilfe, um sich zu orientieren und Antworten auf seine Fragen zu finden. Basis der Pflege-Patient-Beziehung ist eine kooperative Arbeitsweise, in der die Pflegekraft den Patienten auffordert, zu fragen und sich zu informieren.

In dieser Anfangsphase ist die Pflegekraft eine **Fremde** für den Patienten, die ihm durch ihre Art zu informieren und zu erklären die Möglichkeit bietet, seine Angst abzubauen und mit ihm gemeinsam zu arbeiten. Schon in dieser Phase bleibt die Pflegekraft nicht allein Fremde, sondern wird auch zur **Informationsquelle** und **Expertin.**

Begründerin(nen) und Entstehungszeitraum der Theorie/Veröffentlichung	Kurzbeschreibung
Pelletier (geb. Orlando), Ida Jean Amerikanische Pflegetheoretikerin 60er Jahre	**Pflegeprozesstheorie.** Krankenpflege erkennt und erfüllt das Bedürfnis des Patienten nach Hilfe. Jede Pflegesituation ist ein Prozess, der durch drei in Wechselwirkung stehende Elemente charakterisiert ist: das Verhalten des Patienten, die Reaktion der Pflegekraft und die Pflegehandlungen. Durch zielgerichtete, geplante Pflegehandlungen wird der Hilfebedarf erkannt und erfüllt.
Rogers, Martha E. Amerikanische Pflegetheoretikerin 70er – 80er Jahre	**Modell vom einheitlichen Menschen.** Rogers fordert darin einen neuen Bezugsrahmen für die Pflege. Der Mensch ist mehr als die Summe seiner Teile; er ist ein Energiefeld, welches mit den Feldern seiner Umwelt in wechselseitiger Beziehung steht. Krankenpflege ist Wissenschaft und Technik. Pflege unterstützt die positive Beziehung zwischen Patient und Umwelt zur Gesundheitsförderung. Pflege erfasst die Energiefelder des ganzen Menschen (nicht nur die krankheitsbezogenen) und unterstützt sie, um das Gleichgewicht zwischen dem menschlichen Energiefeld und der Umwelt wiederherzustellen. Hauptursache für pflegerische Interventionen ist ein Ungleichgewicht zwischen dem Energiefeld des Menschen und denen seiner Umgebung. Rogers weitet das Tätigkeitsfeld der Pflege auf alle Lebensbereiche des Menschen aus.
Roy, Callista Amerikanische Pflegetheoretikerin 70er – 80er Jahre	**Adaptationsmodell** *(Anpassungsmodell).* Roy sieht den Menschen als biologisches, psychologisches und soziales System in ständiger Wechselbeziehung zur sich verändernden Umwelt. Aus einem Mangel an Integrität resultiert Krankheit. Krankenpflege hat das Ziel, dem Menschen zu helfen bei der Anpassung an Veränderungen seiner physiologischen Bedürfnisse, seines Selbstbilds sowie seiner Rolle. Krankenpflege ist ein theoretisches Wissenssystem, welches einen patientenbezogenen Analyse- und Handlungsprozess anregt.
Travelbee, Joyce Amerikanische Pflegetheoretikerin 60er – 70er Jahre	Travelbee forderte mit ihrem **Modell der mitmenschlichen Beziehung** eine Rückkehr zur Fürsorge-Funktion der Pflege. Jeder Mensch ist ein einzigartiges Individuum, darum gibt es nicht „den" Patienten, sondern nur Menschen, die Pflege und Hilfe Anderer benötigen. Krankenpflege verfügt über das spezielle „Wissen und die Fähigkeit, dieses anzuwenden, um anderen Menschen zu helfen, Krankheit abzuwenden, Gesundheit wiederzuerlangen, einen Sinn in der Krankheit zu sehen oder das höchste Gesundheitsniveau aufrechtzuerhalten."* Der Aufbau einer mitmenschlichen Beziehung zwischen Krankenschwester und Patient entwickelt sich in verschiedenen Phasen und ermöglicht den Zweck der Pflege zu erfüllen.
Watson, Jean Amerikanische Pflegetheoretikerin 70er – 80er Jahre	**Modell der Pflege als Zuwendungsprozess.** Watson sieht in der Entwicklung einer Philosophie und Wissenschaft der Pflege einen Weg, die Differenz zwischen Theorie und Praxis abzubauen. Kernpunkt ihrer Theorie sind die von ihr formulierten 10 Pflegefaktoren zur Befriedigung menschlicher Bedürfnisse. Krankenpflege bedarf der zwischenmenschlichen Beziehung. Gesundheitsförderung wird als pflegerische Aufgabe angesehen.
Wiedenbach, Ernestine Amerikanische Pflegetheoretikerin 60er – 70er Jahre	**Pflege als helfende Kunst.** Wiedenbach erweitert den Begriff Patient auf jedes Individuum, das Hilfe empfängt. Das vom Patienten geäußerte Bedürfnis nach Unterstützung wird zum Ausgangspunkt für pflegerische Maßnahmen. Pflege ist die angemessene Unterstützung in konkreten Situationen. Sie respektiert die Würde, den Wert, die Autonomie und die Individualität jedes Menschen. Wiedenbachs Modell beschreibt als eines der ersten den Pflegeprozess.

*Zitat aus Marriner-Tomey: Pflegetheoretikerinnen und ihr Werk, Recom Verlag, Basel 1992

Tab. 2.20 (Fortsetzung): Weitere Pflegemodelle in der Übersicht.

Identifikationsphase

Im Laufe der Zeit wird die Beziehung zwischen Pflegekraft und Patient stabiler. Der Patient bestimmt selbst, inwiefern er (un-)abhängig von der Pflegekraft sein möchte. Dies führt dazu, dass sich einige Patienten aktiv am Pflegeprozess beteiligen, andere sich weigern oder noch andere sich passiv und abhängig verhalten – abhängig auch von den Krankheitserfahrungen. Je nach Haltung des Patienten ist auch die Rollenerwartung an die Pflegekraft eine andere: sie kann weiterhin **Informationsquelle** und **Expertin,** aber auch **Leitende, Lehrende** oder **Mutter-** bzw. **Geschwisterersatz** für den Patienten sein. Dies hängt von der Beziehungsstruktur und den Erwartungen des Patienten ab.

Nutzungsphase

Inzwischen hat der Patient einen Wissensstand und ein Verständnis über seine Situation erreicht, so dass er die angebotenen professionellen Hilfesysteme wie z.B. die verschiedenen psychotherapeutischen Angebote (☞ auch 10.12) nutzen kann. Die Pflegekraft bleibt weiterhin Informationsquelle, kann jedoch auch zunehmend die Rolle der **Beraterin** und **Begleiterin** einnehmen. In dieser Phase geht es noch einmal um ein Aushandeln von Abhängig- und Unabhängigkeit, wobei der Patient zunehmend unabhängig wird.

Ablösungsphase

Der Patient ist nicht mehr von der Pflegekraft abhängig. Diese Phase geht oft einher mit der Entlassungsvorbereitung. Auch hier kann die Pflegekraft wieder verschiedene Rollen, z.B. als **Informationsquelle** oder **Beraterin,** übernehmen.

Bedeutung für die Pflege

Hervorzuheben ist in diesem Modell, dass der Beziehungsgestaltung und der Kommunikation besondere Aufmerksamkeit geschenkt werden. Pflegende müssen für Peplau die Fähigkeit zum Dialog und zur Reflexion besitzen: Dialogfähigkeit ist Grundlage der Beziehungsaufnahme und -gestaltung, die zur Entwicklung des Patienten auch im Sinne der Genesung notwendig ist. Die Patient-Pflege-Beziehung ist dabei nicht nur entwicklungsfördernd für den Patienten, sondern dient bei entsprechender Reflexionsfähigkeit auch der Persönlichkeitsentwicklung der Pflegenden.

2.5.7 Transkulturelle Pflege nach Leininger

Madeleine Leininger, Professorin für Krankenpflege und Anthropologie (☞ unten), begründete die Theorie der **transkulturellen Fürsorgevielfalt und -gemeinsamkeiten.** Bei ihrer Arbeit in einem Kindererziehungsheim begann sie sich für die kulturellen Unterschiede ihrer Patienten zu interessieren, da diese ihrer Meinung nach von den Pflegenden zu wenig berücksichtigt wurden. Ihr Anthropologiestudium und ihre spätere Forschung zusammen mit ihrem Pflegewissen halfen ihr, kulturelle Unterschiede und deren Auswirkungen in der Pflege sowie im Verständnis von Gesundheit und Krankheit zu verstehen.

Leininger ist überzeugt davon, dass „Patienten ein Recht darauf haben, in ihrem soziokulturellen Hintergrund verstanden zu werden".

Kulturelle und religiöse Bedürfnisse nach der Krankenhausaufnahme ☞ *3.1.4 und 3.1.5*

Kultur: Gesamtheit der geistigen und künstlerischen Lebensäußerungen einer Gemeinschaft oder eines Volkes. Teilaspekte davon sind Sprache, Sitten und Gebräuche, Lebensgewohnheiten, Umgang mit Krankheit und Kranken und die Einstellung zu Leiden, Schmerz und Tod.

Transkulturell: Kulturübergreifend, über die Grenzen einer Kultur hinweg; somit unternimmt **transkulturelle Pflege** den Versuch, vom Pflegewissen anderer Kulturen zu profitieren oder sich zumindest damit auseinander zu setzten.

Anthropologie ist eine mehrere Disziplinen übergreifende Wissenschaft vom Menschen, die sich besonders mit den biologischen, philosophischen, pädagogischen und theologischen Aspekten beschäftigt.

Fürsorgevielfalt und -gemeinsamkeiten

Menschliche Fürsorge ist nach Leininger ein universelles Phänomen. Aber jede Kultur verfügt über ein eigenes Fürsorgewissen mit unterschiedlichen Bedeutungen, Werten und Ausdrucksformen. Kulturelle Fürsorge ist eingebettet in Weltanschauung, Sprache, Religion, sozialen Kontext, Politik, Erziehung, Ökonomie und Ethnogeschichte der jeweiligen Kultur. **Kulturkongruente Pflege** kann nur erbracht werden, wenn die Werte, Ausdrucksformen und Muster der kulturellen Fürsorge des Patienten bekannt sind und von den Pflegenden angewandt werden. Ein von Leininger entwickeltes Modell zu ihrer Theorie, das Sunrise-Modell, soll Pflegenden helfen, die kulturellen Einflüsse auf den Menschen wahrzunehmen, die für eine kulturkongruente Pflege berücksichtigt werden müssen.

Bedeutung für die Pflege

Interkulturelle Pflege, Kultursensible Pflege ☞ *3.1.4*

Leininger war die erste Pflegetheoretikerin, die anthropologisches Wissen in die Pflege einbrachte. Eine Beschäftigung mit der Pflege von Angehörigen anderer Kulturen ist aufgrund der demographischen Entwicklung auch in Deutschland notwendig: So leben in der Bundesrepublik 7,34 Millionen Menschen ohne deutsche Staatsbürgerschaft (Stand: Ende 1999), dies entspricht 9 % der Bevölkerung. Mit zunehmendem Alter dieser Menschen steigt deren Pflegebedürftigkeit, so dass für diesen Personenkreis bei gleich bleibendem Ausländeranteil an der Gesamtbevölkerung ein wachsender Pflegebedarf eintreten wird.

Pflegende stehen immer häufiger Patienten anderer Kulturen gegenüber und werden dadurch mit ihnen fremden Vorstellungen von Krankheit und Gesundheit konfrontiert. Positive Impulse gehen von dieser Konfrontation insofern aus, als die Pflegenden dadurch provoziert werden, die eigenen Vorstellungen zu hinterfragen und Neues zu lernen.

Literaturtipps

Uzarewicz, C.; Piechotta, G.: Transkulturelle Pflege. Verlag für Wissenschaft und Bildung, Berlin, 1997

Gardemann, J. et al.: Migration und Gesundheit; Perspektiven für Gesundheitssysteme und öffentliches Gesundheitswesen. Akademie für öffentliches Gesundheitswesen (Hrsg. und Verlag), Düsseldorf, 2000

Alban, S.; Leininger, M.; Reynolds, C.: Multikulturelle Pflege. Urban & Fischer Verlag, München, 2000

2.5.8 Weitere Pflegetheorien und -modelle

Übersicht weiterer Pflegemodelle ☞ *Tab. 2.20*

2.6 Informationsmanagement und Pflegedokumentation

Dokumentation(-spflicht) in der ambulanten Pflege ☞ 5.4.3

Informationsmanagement: Jeglicher Umgang mit Informationen, z.B. das Sammeln, Dokumentieren, Kommunizieren und Verfügbarhalten von Informationen.

Dokumentation: Aufzeichnung bzw. Sammlung von Daten zur Sicherung von Informationen; Teil des Informationsmanagements.

Ziele des Informationsmanagements in der Pflege

Die zunehmende Arbeitsteilung und Spezialisierung im medizinischen wie auch pflegerischen Bereich hat dazu geführt, dass immer mehr Personen an Pflege und Therapie des Patienten beteiligt sind, jeder Einzelne von ihnen aber nur einen (kleinen) Teil der Informationen erfassen kann. Damit alle Mitglieder des therapeutischen Teams über alle Beobachtungen, Befunde, Messwerte und andere wichtige Details Bescheid wissen, werden sämtliche Informationen nicht nur mündlich bei Besprechungen zusammengetragen, sondern auch schriftlich in einem extra dafür vorgesehenen **Dokumentationssystem** (☞ unten). Hier erhält jedes Teammitglied schnell die neuesten Informationen.

Erkundigt sich z.B. ein Patient bei der Nachtschwester nach seinen Blutdruckwerten am Tag, kann sie nachschauen und sie dem Patienten mitteilen, ohne dass die untersuchende Person anwesend sein müsste. Oder soll ein Patient bei einem Notfall aufgrund seiner Erkrankung nicht mehr reanimiert werden, vermerkt der Arzt dies im Dokumentationssystem.

Bereits in den 70er Jahren hat auch der Gesetzgeber die Vorteile einer guten Dokumentation erkannt und alle Einrichtungen des Gesundheitswesens durch eine Vorschrift des Sozialgesetzbuches zur **Dokumentation** verpflichtet. Ziele der Dokumentation sind u.a.:

- Sie allen an der Pflege und Therapie Beteiligten zur Verfügung zu stellen
- Sie übersichtlich zu ordnen
- Sie nachlesen und (auch durch Dritte) nachprüfen (lassen) zu können
- Daten für Erhebungen zu sammeln (Pflegeforschung ☞ 1.4.3)
- Erbrachte Leistungen abrechnen zu können
- Auch im juristischen Sinne die erbrachten Leistungen nachweisen können
- Der gesetzlichen Verpflichtung zur Dokumentation zu genügen.

Dokumentation als Beweismittel

Verklagt ein Patient eine Pflegekraft auf Schadensersatz aufgrund eines Pflegefehlers, so liegt die Beweislast zunächst beim Patienten. Eine mangelhafte (Pflege-)Dokumentation kann jedoch für die Pflegekraft zur *Beweislastumkehr* führen: Sie muss nun belegen und beweisen, welche Pflegemaßnahmen sie wann und warum durchgeführt hat.

Damit die Informationen schnell abzurufen sind, bedarf es eines für alle nachvollziehbaren, gut strukturierten Systems, das für alle Beteiligten verbindlich ist.

Anforderungen an das Dokumentationssystem

Ein effektives Informationsmanagement, das den oben genannten Zielen genügt, stellt folgende Anforderungen an das Dokumentationssystem:

- **Authentizität.** Das Dokumentationssystem ist eine Urkunde. Daher dürfen keine Eintragungen mit Bleistift vorgenommen werden, und Eintragungen dürfen weder überklebt noch mit Korrekturstiften übermalt werden. Alle Maßnahmen werden erst nach der Durchführung und niemals im Voraus als erledigt eingetragen. Es muss immer persönlich (authentisch) dokumentiert werden: Wer gemessen hat, dokumentiert den gemessenen Wert. Auch Ärzte müssen die von ihnen getroffenen Anordnungen selbst abzeichnen
- **Sicherheit.** Um vor allem im Notfall schnell und gezielt Informationen zu finden, müssen diese immer an der gleichen, allgemein bekannten Stelle stehen
- **Eindeutigkeit.** Doppelte Dokumentationen (Redundanzen) sind zu vermeiden. Verabreichte Medikamente werden in der entsprechenden Spalte abgezeichnet und nicht nochmals im Pflegebericht als verabreicht erwähnt
- **Datenschutz.** Der Schutz der Persönlichkeit des Patienten und seiner Daten darf unter keinen Umständen verletzt werden. Das Dokumentationssystem darf nur den Personen zugänglich sein, die unmittelbar am oder mit diesem Patienten arbeiten, und dem Patienten aufgrund einer Grundsatzentscheidung der Gerichte selbst – Ausnahme ist der psychiatrische Bereich; hier darf das Recht auf Einsichtnahme auf die objektiven Daten, z.B. Laborwerte, eingeschränkt werden
- **Zeitliche Nähe.** Die Dokumentation geschieht unverzüglich nach dem Ereignis (juristisch ausgedrückt: „ohne schuldhaftes Zögern"). Eintragungen, die verspätet vorgenommen werden, sind problematisch, weil mit zunehmendem Zeitabstand zum Ereignis die Gefahr wächst, dass Werte vergessen oder falsch erinnert werden.

Aufbau eines Dokumentationssystems

Nur wenige Krankenhäuser entwickeln eigene Dokumentationssysteme, die meisten nutzen die von verschiedenen Anbietern erstellten standardisierten, und für die jeweilige Klinik ggf. leicht modifizierten **Dokumentationssysteme,** z.B. von Hinz® oder Optiplan®. Ihr Aufbau ist fast immer gleich. Für jeden Patienten wird angelegt:

- Ein **Stammblatt** mit allen relevanten Informationen in einer Kurzübersicht, z.B. Personalien, Diagnose(n) sowie Name und Telefonnummer von Angehörigen, die im Notfall erreichbar sind (☞ Abb. 2.23)
- Eine großformatige sog. **Fieberkurve** zur chronologischen Aufzeichnung von patientenbezogenen Informationen, insbesondere von
  - Täglich (auch mehrmals täglich) gemessenen Werten wie Temperatur, Puls und Blutdruck
  - Verordneten und verabreichten Arzneimitteln
- Ein **Pflegebericht** zur Aufzeichnung
  - Der Ergebnisse aus der Informationssammlung (☞ 2.3.1), evtl. eigenes Pflege-Stammblatt
  - Der geplanten und durchgeführten Pflegemaßnahmen
  - Des eigentlichen Berichts über das Befinden des Patienten, insbesondere über Veränderungen seines Zustandes und seine Reaktionen auf die Pflege
- Eine **Befundmappe** zum Abheften
  - Der Krankengeschichte und Berichte früherer Krankenhausaufenthalte
  - Der Untersuchungsergebnisse.

Stammblatt, Fieberkurve und Pflegebericht werden zu einer Patienten- bzw. Pla-

Dokumentationssystem [V161]

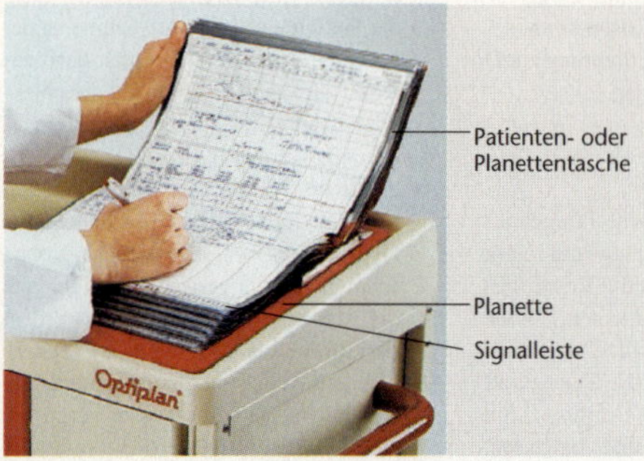

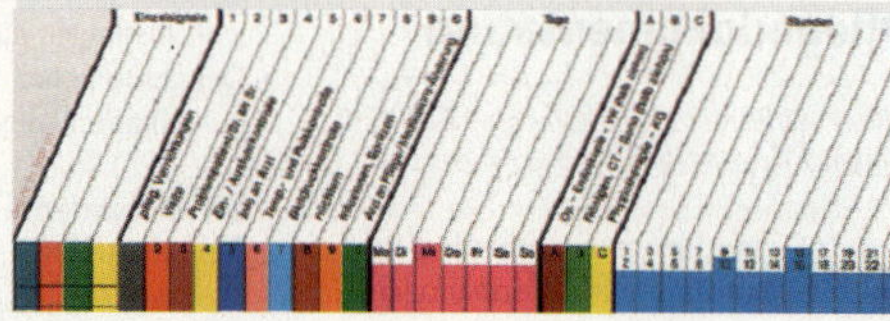

Abb. 2.22: Eine Signalleiste mit möglichen Bedeutungen.

Abb. 2.21 (links): Planette mit den Patiententaschen einer Pflegegruppe.

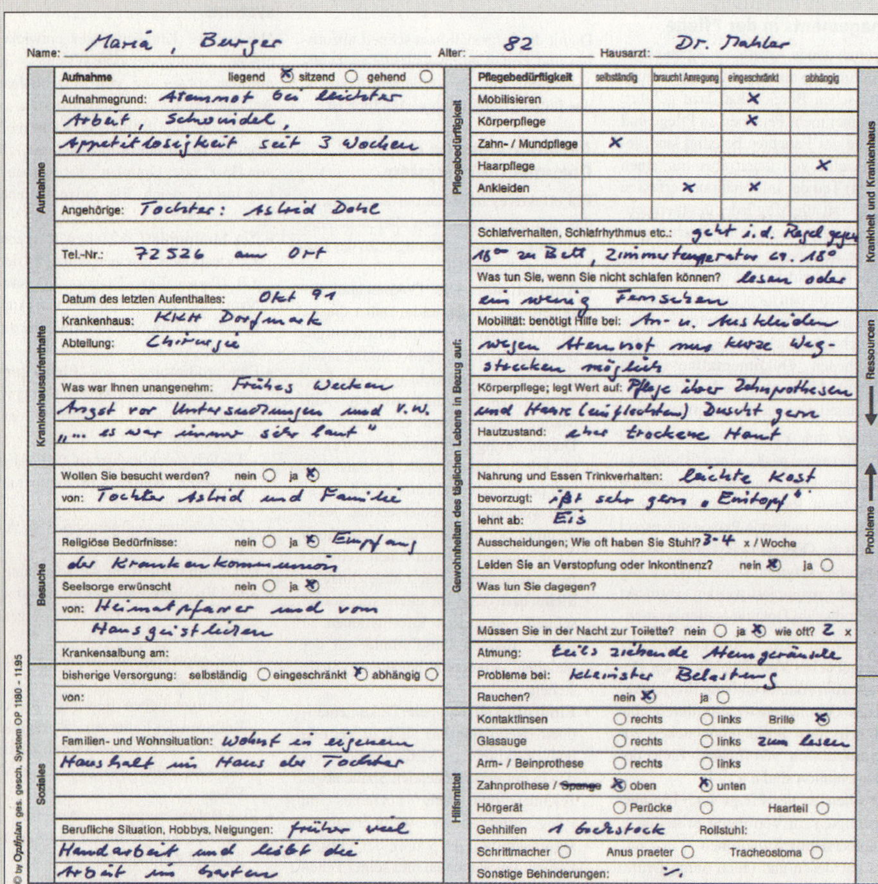

Name: Maria, Berger — Alter: 82 — Hausarzt: Dr. Mahler

Aufnahme

Aufnahme: liegend ○ sitzend ⊗ gehend ○

Aufnahmegrund: Atemnot bei leichter Arbeit, Schwindel, Appetitlosigkeit seit 3 Wochen

Angehörige: Tochter: Astrid Dohl

Tel.-Nr.: 72526 am Ort

Krankenhausaufenthalte

Datum des letzten Aufenthaltes: Okt 91

Krankenhaus: KKH Dorfmark

Abteilung: Chirurgie

Was war Ihnen unangenehm: Frühes Wecken, Angst vor Untersuchungen und V.W. „... es war immer sehr laut"

Besuche

Wollen Sie besucht werden? nein ○ ja ⊗

von: Tochter Astrid und Familie

Religiöse Bedürfnisse: nein ○ ja ⊗ Empfang der Krankenkommunion

Seelsorge erwünscht nein ○ ja ⊗

von: Heimatpfarrer und vom Hausgeistlichen

Krankensalbung am:

bisherige Versorgung: selbständig ○ eingeschränkt ⊗ abhängig ○

von:

Soziales

Familien- und Wohnsituation: wohnt in eigenem Haushalt im Haus der Tochter

Berufliche Situation, Hobbys, Neigungen: früher viel Handarbeit und liebt die Arbeit im Garten

Pflegebedürftigkeit

Pflegebedürftigkeit	selbständig	braucht Anregung	eingeschränkt	abhängig
Mobilisieren			X	
Körperpflege			X	
Zahn-/Mundpflege	X			
Haarpflege				X
Ankleiden		X	X	

Gewohnheiten des täglichen Lebens in Bezug auf:

Schlafverhalten, Schlafrhythmus etc.: geht i.d. Regel gegen 18⁰⁰ zu Bett, Zimmertemperatur ca. 18°

Was tun Sie, wenn Sie nicht schlafen können? lesen oder ein wenig Fernsehen

Mobilität: benötigt Hilfe bei: An- u. Auskleiden wegen Atemnot nur kurze Wegstrecken möglich

Körperpflege; legt Wert auf: Pflege ihrer Zahnprothesen und Haare (einflechten) Duscht gern

Hautzustand: eher trockene Haut

Nahrung und Essen Trinkverhalten: leichte Kost

bevorzugt: ißt sehr gern „Eintopf"

lehnt ab: Eis

Ausscheidungen; Wie oft haben Sie Stuhl? 3-4 x / Woche

Leiden Sie an Verstopfung oder Inkontinenz? nein ⊗ ja ○

Was tun Sie dagegen?

Müssen Sie in der Nacht zur Toilette? nein ○ ja ⊗ wie oft? 2 x

Atmung: teils ziehende Atemgeräusche

Probleme bei: kleinster Belastung

Rauchen? nein ⊗ ja ○

Hilfsmittel

Kontaktlinsen ○ rechts ○ links Brille ⊗

Glasauge ○ rechts ○ links zum lesen

Arm-/Beinprothese ○ rechts ○ links

Zahnprothese / ~~Spange~~ ⊗ oben ⊗ unten

Hörgerät ○ Perücke ○ Haarteil ○

Gehhilfen 1 Gehstock Rollstuhl:

Schrittmacher ○ Anus praeter ○ Tracheostoma ○

Sonstige Behinderungen: -/-

Krankheit und Krankenhaus — Ressourcen — Probleme

Abb. 2.23: Stammblatt mit allen relevanten Informationen.

nettentasche zusammengestellt. Die Patiententaschen eines Pflegebereiches können auf einer Planette zusammengefasst werden und sind so leicht zu handhaben (☞ Abb. 2.21). Bei Dokumentationssystemen mit Signalleisten können die Pflegenden den einzelnen Signalen bestimmte Bedeutungen zuordnen (☞ Abb. 2.22)

Von diesem prinzipiellen Aufbau kann je nach Bedarf der Stationen und Flexibilität des Systems abgewichen werden. Für mehrmals täglich gemessene Werte (z.B. bei stündlichen Blutdruckkontrollen) gibt es spezielle Überwachungsbögen. Laborergebnisse (die eigentlich zu den Befunden zählen) werden, vor allem wenn sie täglich kontrolliert werden, oft in der Fieberkurve eingeklebt.

EDV-gestütztes Dokumentationssystem

Was langsam begonnen hat, z.B. die computergestützte Patientenverwaltung oder Übermittlung von Laborbefunden, schreitet immer weiter voran: Die ersten Krankenhäuser arbeiten nur noch mit **elektronischen Patientenakten.** Dies bedeutet für alle Mitarbeiter zwar zunächst eine Umstellung, doch bietet die Nutzung der **Informationstechnologie** *(IT)* auch viele Vorteile. Im Falle der EDV-gestützten Pflegeplanung sind dies z.B.:

- Die vom Haus definierten Pflegestandards können im System hinterlegt werden. Möchte der Pflegende eine Pflegeplanung erstellen, kann er dies auf Basis der hinterlegten Standardpflegepläne tun oder ganz individuell (☞ Abb. 2.25)
- Ist eine Pflegekraft hinsichtlich der nächsten Schritte in der Pflegeplanung unsicher, werden ihr – jeweils auf den vorhergehenden Schritt bezogen – Vorschläge unterbreitet und ggf. auf Plausibilität überprüft
- Formulierungen können frei oder aus einem Menü gewählt werden (☞ Abb. 2.26)
- Alle geplanten und erbrachten Leistungen sind für alle Teammitglieder – aber auch für die Verwaltung zwecks Leistungsabrechnung – einsehbar und können für jedes Teammitglied ausgedruckt werden (☞ Abb. 2.27)
- Steht eine Übergabe oder Entlassung bevor, kann jederzeit ein Übergabe- oder Entlassungsbericht erstellt werden (☞ Abb. 2.28)
- Aufgrund der Datensammlung und -strukturierung ist jederzeit eine Qualitätskontrolle bzw. ein Vergleich mit an-

Dokumentationssystem [V161] (Fortsetzung)

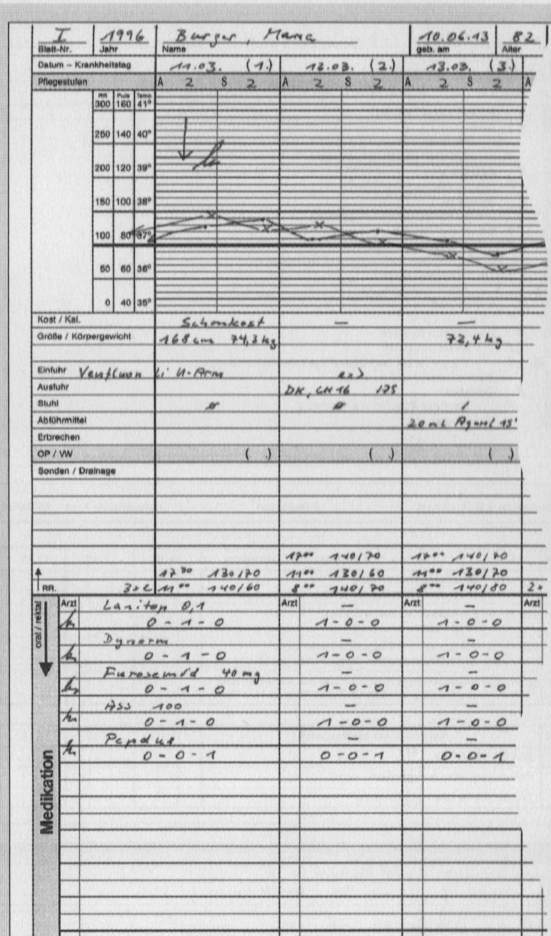

Abb. 2.24: Mit Hilfe der Fieberkurve lassen sich Zusammenhänge gut erkennen, z.B. ob die Temperatur bei Gabe eines Antibiotikums zurückgeht oder sich das Körpergewicht nach Verabreichung eines Diuretikums reduziert.

EDV-gestützte Pflegeplanung [V095]

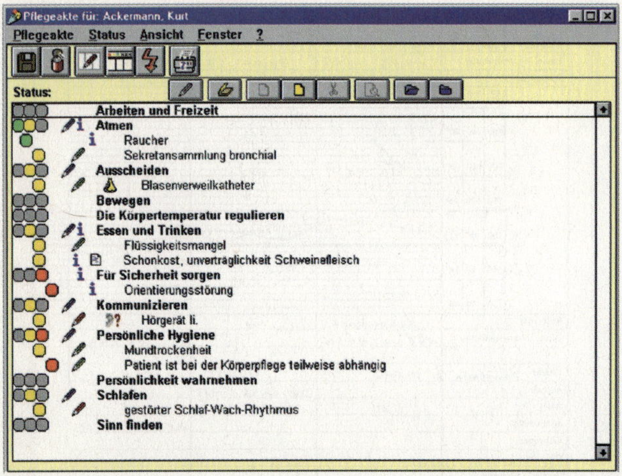

Krankenhaus Musterstadt — Pflegeplan — Ackermann, Kurt 65 Jahre

Pos	HZ	Maßnahmen/Zeitregeln	11.10.	12.10.	13.10.
1a	Bbo 11.10.	**Ganzkörperwaschung** 1x tgl. morg. für 1 Woche 11.10. - 18.10.			
1b	Bbo 11.10.	**am Waschbecken waschen** 1x tgl. 19.10.			
2a	Bbo 11.10.	**Atemzug- und Frequenz-Kontrollen** zu 10 Zeiten absolut in Tag(e) 11.10. - 18.10.			
3a	Bbo 11.10.	**Hilfestellung und Anleitung zur Atemtherapie** 2x tgl. 8.00 Uhr / 18.00 Uhr für 10 Tage 11.10. - 18.10.			

Pos	Kontrolle der Maßnahmen	11.10.	12.10.	13.10.
1	25.10. 13.45 Uhr			
2	Keine Kontrolle vorgesehen			
3	25.10. 08.10 Uhr			

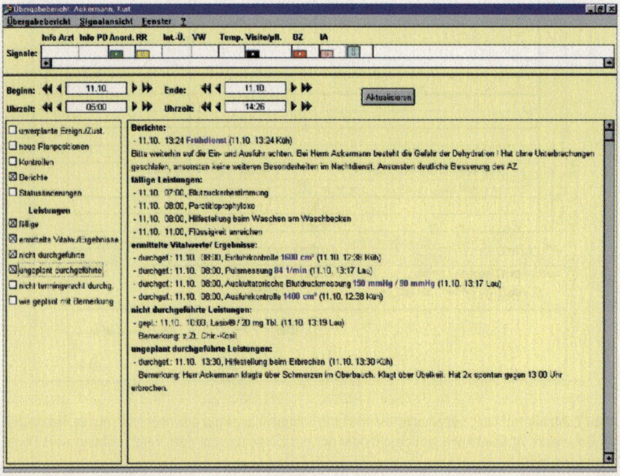

deren Kliniken oder ggf. auch auf internationaler Ebene möglich (☞ auch 2.4).

Weitere EDV-unterstützte Tätigkeiten in der Pflege sind:

- Bestellungen z.B. an die Apotheke, die Küche oder das Lager für Pflegeartikel
- Erstellung von Dienstplänen
- Erstellung des Hygieneplans (☞ 6.7)
- Ausstellung der Mitternachtsstatistik (☞ 15.7.1).

Werden die Möglichkeiten der Informationstechnologie voll ausgeschöpft, macht das zunächst zwar viel Arbeit, weil der Computer erst mit den krankenhauseigenen Daten „gefüttert" werden muss, doch bringt das dann eine enorme Arbeitserleichterung und Zeitersparnis.

Literaturtipp

Berger, Peter: EDV in der Pflege. Gustav Fischer Verlag, München, 1996

Dokumentierte Informationen

Üblicherweise dokumentiert werden beispielsweise folgende Informationen:

- Messwerte
  - Puls, Blutdruck, Körpertemperatur, Größe und Gewicht, Ausscheidungsmenge, Menge in Wunddrainagen (☞ 11.4.7), ZVD (☞ 18.2.2), Laborwerte
- Beobachtungen: Stimmungslage, Schlaf, Schmerzen, Wundverhältnisse, Aussehen, Atmung, Ausscheidungen
- Pflegeplanung (☞ 2.3.4) einschließlich der durchgeführten Pflegemaßnahmen und der Angabe, wer sie durchgeführt hat
- Geplante und durchgeführte Untersuchungen, etwa Röntgen- und Ultraschalluntersuchungen, endoskopische Untersuchungen und Konsile
- Untersuchungsergebnisse (so genannte **Befunde**)
- Ärztliche Anordnungen, Therapien und durchgeführte Maßnahmen sowie Angabe, wer sie angeordnet oder durchgeführt hat, etwa die zu verabreichenden Arzneimittel mit entsprechender Do-

Abb. 2.26 – 2.28: Oben: Das System macht Formulierungsvorschläge, aus denen gewählt werden kann; freie Formulierungen sind aber auch möglich.
Mitte: Jeder Pflegende kann sich den Pflegeplan seiner Patienten ausdrucken.
Unten: In Sekundenschnelle kann sich der Pflegende einen Überblick über alle pflegerelevanten Informationen verschaffen, hier ein Übergabebericht.

sierung und Zeitangabe oder physikalische Therapiemaßnahmen wie z.B. Krankengymnastik oder durchgeführte Verbandswechsel.

2.7 Qualitätssicherung und -management

Einrichtungen des Gesundheitswesens wie Krankenhäuser, Fachkliniken, Sozialstationen und Altenheime sind moderne **Dienstleistungsunternehmen** (☞ auch 1.4.2, Pflege als Dienstleistungsberuf):

- *Dienst:* Dem Kunden dienen, seine Bedürfnisse und Erwartungen erkennen
- *Leistung:* Professionelle Arbeit anbieten
- *Unternehmen:* Planen und koordinieren, so dass den Kunden Leistungen angeboten werden, die ihren Bedürfnissen entsprechen.

Um dies zu erreichen, benötigt ein Dienstleistungsunternehmen ein **Management,** das sich zeitgemäßer Instrumente bedient. Dazu gehört das **Qualitätsmanagement.**

Anders als in den anderen Kapiteln des Buches wird in diesem Kapitel von **Kunden** und nicht **Patienten** gesprochen, um:

- Zum einen den Dienstleistungsaspekt stärker zu betonen. Ein Patient ist, wie der Begriff sagt (lat. patiens = ertragend), eben nicht nur ertragend und erduldend, sondern hat auch Bedürfnisse und Erwartungen an die Pflegenden, die für die Pflegenden im Sinne der Dienstleistung als eine Art Auftrag zu verstehen sind
- Zum anderen noch einmal darauf aufmerksam zu machen, dass es in der Pflege nicht nur um die kranken Anteile des Patienten geht, sondern auch um seine gesunden.

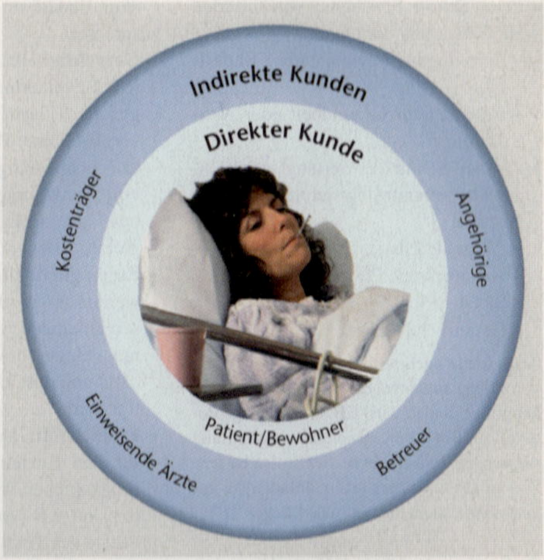

Abb. 2.29: Im Dienstleistungsbereich „Gesundheitswesen" steht der Kunde im Mittelpunkt, denn er ist der direkte Empfänger der Leistung eines Anbieters im Gesundheitswesen, z.B. eines ambulanten Pflegedienstes, Krankenhauses oder Pflegeheimes. Indirekte Kunden, z.B. die Kostenträger, formulieren ebenfalls Qualitätsansprüche, die in Rahmenverträgen oder gesetzlichen Bestimmungen verankert sind. [A400, J666]

2.7.1 Qualität und Qualitätsmanagement – was ist das?

(Pflege-)Qualität

Die **Qualität** eines Produktes oder einer Dienstleistung kann aus unterschiedlichen Perspektiven bewertet werden: aus Sicht des Kunden – dem Käufer des Produktes – und aus Sicht des produzierenden Unternehmens, das Qualität wie folgt definiert: „Qualität ist, wenn der Kunde wiederkommt und nicht die Ware."

Weiterhin kann die Qualität eines Produkts oder einer Dienstleistung aufgrund seiner Eignung für einen bestimmten Zweck bewertet werden. Die Qualitätsdefinition laut DIN ISO Norm (☞ Definitionskasten) hilft, eine konkrete Bewertung aufzustellen.

Qualität: Gesamtheit von Merkmalen und Eigenschaften eines Produktes oder einer Dienstleistung, die sich auf deren Eignung zur Erfüllung festgelegter oder vorausgesetzter Erfordernisse beziehen (DIN ISO 8402 in DIN ISO 9004).

Die festgelegten und vorausgesetzten Erfordernisse werden im Dienstleistungsbereich „Krankenhaus" vom Träger und den Mitarbeitern der Einrichtung sowie von dem Gesetzgeber und den Kunden definiert.

Definition und Bewertung der Pflegequalität nach Donabedian

Die Leistungserbringer (Träger und Mitarbeiter einer Einrichtung im Gesundheitswesen) sind gefordert, den Kundenwünschen gerecht zu werden. Hier entsteht ein Spannungsfeld: Der „Kunde Krankenkasse" erwartet geringe Kosten bei angemessenen Leistungen, während für den „Kunden Patient" der Behandlungserfolg – oft unabhängig von den Kosten – und eine auf seine Bedürfnisse abgestimmte Versorgung im Vordergrund steht. Entsprechend hat die 1968 von *Avedis Donabedian,* einem Professor an der Universität von Michigan veröffentlichte Qualitätsdefinition für die Pflege auch heute noch Gültigkeit.

Pflegequalität *(nach A. Donabedian):* Grad der Übereinstimmung zwischen den Zielen des Gesundheitswesens [bzw. der Kunden] und der wirklich geleisteten Pflege.

Der Definition von Donabedian nach ist die (Pflege-)Qualität also dann hoch, wenn eine große Übereinstimmung zwischen den Zielen des Patienten, den Zielen der Pflegenden und der wirklich geleisteten Arbeit erzielt werden konnte.

Pflege geschieht aber niemals losgelöst von ihrem Umfeld, sondern immer im Kontext z.B. mit der Institution, also etwa des Krankenhauses. Da die Bedingungen für die Pflege von Klinik zu Klinik variieren, sind diese bei der Definition von Qualität zu berücksichtigen. Entsprechend schlüsselt Donabedian den Qualitätsbegriff noch einmal auf in *Struktur-, Prozess-* und *Ergebnisqualität* (☞ Tab. 2.30).

Bewertung der Pflegequalität nach der Kaderschule des Schweizer Roten Kreuzes

In den 60er Jahren veröffentlichte die Kaderschule des **Schweizer Roten Kreuzes** ihre Bewertungskriterien für Pflegequalität. Um zu einer Bewertung zu kommen, ist sie in folgenden zwei Schritten vorgegangen:

- Erster Schritt: Festlegung von Kriterien zur Bewertung der Qualität wie
  - Befriedigung elementarer Bedürfnisse
  - Beratung zur Gesundheit oder Aktivierung
- Zweiter Schritt: Bewertung jedes einzelnen Kriteriums hinsichtlich der Pflegestufen
  - Optimale Pflege
  - Angemessene Pflege
  - Sichere Pflege
  - Gefährliche Pflege.

Auch heute noch wird auf diese Bewertung von Pflege zurückgegriffen. An vielen Krankenpflegeschulen wird z.B. ein Prüfungsprotokoll zur Bewertung der praktischen Prüfung verwendet, das auf diesen vier Stufen basiert. Ziel ist aus wirtschaftlichen Gründen die angemessene, nicht die optimale Pflege.

Definition und Bewertung der Pflegequalität nach Shaw

Merkmale der Pflegequalität nach *Charles Shaw* können sowohl auf den Einzelfall als auch global, z.B. auf die pflegerische Versorgung einer ganzen Population, angewendet werden. Bei den Merkmalen handelt es sich um:

- **Angemessenheit:** Dienstleistungen und Maßnahmen entsprechen den Bedürfnissen der Bevölkerung oder eines Individuums. Der Anspruch ist hoch: zu jedem Zeitpunkt soll das Angebot dem Bedarf an Pflegeleistungen entsprechen
- **Gerechtigkeit:** Jedes Individuum und jede Bevölkerung hat Anspruch auf die gleiche Pflege. Pflegebedürftige mit vergleichbarer Pflegeintensität erhalten also unabhängig vom sozialen Status, vom Einkommen, von der Hautfarbe oder der Religionszugehörigkeit die gleiche Pflege
- **Zugänglichkeit:** Dienstleistungen werden nicht durch unzulässige Beschränkungen von Zeit oder Entfernung eingeschränkt. Pflege wird genau dann und dort angeboten, wo sie benötigt wird
- **Effektivität:** Der angestrebte Nutzen für den Einzelnen und für Bevölkerungsgruppen wird realisiert. Uneffektiv sind z.B. sog. *Rituale,* die in der Pflege aus Tradition vollzogen werden, obwohl ein eindeutiger Nutzen niemals nachgewiesen wurde, etwa das Einreiben mit Franzbranntwein zur Pneumonieprophylaxe (☞ auch 7.2.4)
- **Akzeptanz:** Dienstleistungen werden so ausgeführt, dass vernünftige Erwartungen von Patienten, Pflegenden und der Gesellschaft befriedigt werden. Der Pflegebedürftige ist nicht der passive Empfänger von Pflege, die über seinen Kopf hinweg geplant und durchgeführt wird. Akzeptanz als Kriterium bindet Pflegequalität an die Erwartungen des Pflegeempfängers und macht dadurch deutlich, dass die Anpassung an die individuelle Situation des Pflegebedürftigen ebenfalls mit entscheidet
- **Effizienz:** Mittel werden nicht auf eine Dienstleistung oder einen Patienten verwendet, wenn diese nicht auch wirklich geeignet oder für andere wichtiger sind.

Qualitätsmanagement

Qualitätsmanagement: Alle Tätigkeiten des gesamten Managements eines Unternehmens, die im Rahmen des gewählten Qualitätsmanagementsystems (☞ 2.7.3) Qualitätspolitik (☞ unten) und Verantwortlichkeiten festlegen und dazu beitragen, die Ziele zu verwirklichen, z.B. Qualitätsplanung, Qualitätslenkung, Qualitätsprüfung und Qualitätsverbesserung (DIN ISO 8402, leicht modifiziert).

Qualitätspolitik: Von der Unternehmensleitung veröffentlichte Haltung des Unternehmens zur Qualität und den Zielen, die sie erreichen möchte, die Darstellung ihrer wichtigsten Maßnahmen und Grundsätze hinsichtlich des Qualitätsmanagements einschließlich der wichtigsten Verantwortlichkeiten.

	Strukturqualität	Prozessqualität	Ergebnisqualität
Beschreibung	Betrifft die Rahmenbedingungen, unter denen Leistungen erbracht werden	Beschreibt die Abläufe einzelner Arbeitsprozesse des Betriebs, an denen meist mehrere Berufsgruppen und Abteilungen beteiligt sind	Beschreibt das vorliegende Leistungsergebnis einer Einrichtung in Form von quantitativen und qualitativen Ergebnissen, in Abhängigkeit von der Struktur- und Prozessqualität
Beispiele	▸ Personelle Ausstattung und Qualifikation des Personals ▸ Größe der Pflegeeinheiten ▸ Organisationsform/Pflegesystem (☞ 2.2) ▸ Pflegedokumentationssystem (☞ 2.6) ▸ Ausstattung mit arbeitstechnischen Hilfsmitteln wie z.B. Patientenlifter, hydraulisch regulierbare Betten ▸ Ausstattung mit EDV, Vernetzungen z.B. zur Verwaltung, zum Labor ▸ Bauliche Vorgaben, z.B. Stationen auf langen Fluren oder mit nicht zentral gelegenen Stationszimmern bzw. Versorgungs- und Entsorgungseinrichtungen	▸ Verfahrensanweisungen z.B. zur Patientenaufnahme, zum Umgang mit Patienteneigentum oder zum Führen der Pflegedokumentation ▸ Pflegestandards (☞ 2.7.4) als qualitative Leistungsbeschreibung, z.B. zum Verbandswechsel oder sterilen endotrachealen Absaugen ▸ Standardpflegepläne als quantitative und qualitative Leistungsbeschreibung, z.B. zur Versorgung eines Patienten nach operativer Therapie einer Oberschenkelhalsfraktur	▸ Anzahl der behandelten Patienten in der Notfallaufnahme pro Jahr ▸ Anzahl der erfolgreich verlaufenen Rehabilitationsbehandlungen ▸ Einhaltung der vorhandenen Standards ▸ Nutzung des Dokumentationssystems ▸ Grad der Kundenzufriedenheit

Tab. 2.30: Qualitätsdimensionen nach Donabedian (modifiziert durch Herausgeber).

Stufe 0 Gefährliche Pflege	Stufe 1 Notwendige Pflege	Stufe 2 Angemessene Pflege	Stufe 3 Optimale Pflege
Maßnahmen werden unterlassen oder falsch ausgeführt	Pflege wird gerade so ausgeführt, dass sie nicht gefährlich ist. Betriebsorientierte Pflege	Pflege ist den Bedürfnissen des kranken/alten Menschen angepasst. Patienten-/Kundenorientierte Pflege	Pflege bezieht den Betroffenen und sein Umfeld mit ein. Patient/Kunde als Partner

Tab. 2.31: Das Vier-Stufen-Modell für Pflegequalität.

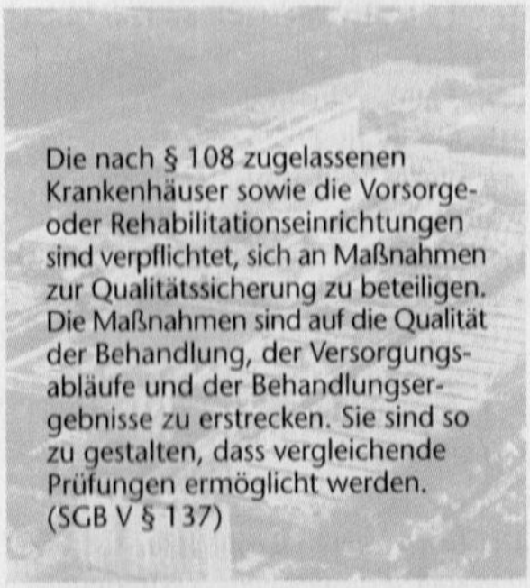

Abb. 2.32: § 137 SGB V, gesetzliche Grundlage der gesetzlichen Krankenkassen. [A400, T179]

Aufgabe des Qualitätsmanagements ist es, die vorhandene Qualität zu sichern (*Qualitätssicherung*) und kontinuierlich zu verbessern. Im Krankenhaus kann Qualitätsmanagement an vielen Punkten ansetzen, so kann untersucht und bei Bedarf verbessert werden:

- Die Qualität der Patientenaufnahme: Ist die Aufnahme kunden- bzw. patientenorientiert gestaltet? Wie lang ist die durchschnittliche Wartezeit, die der Patient in der Aufnahme warten muss? Wie ist die Aufnahme räumlich gestaltet?
- Die Qualität des Dokumentationssystems: Wie schnell finden sich Ärzte oder Pflegende fachfremder Abteilungen in den Patientenunterlagen der Station zurecht?
- Die Qualität der Patientenentlassung: Muss der Patient am Entlassungstag noch lange auf seine Entlassungspapiere warten, nachdem er „sein Bett schon abgegeben hat"?

Auch die Mitarbeiterzufriedenheit ist ein Kriterium des Qualitätsmanagements, denn nur *mit* ihnen kann gute Leistung erzielt werden (☞ auch 2.7.4).

2.7.2 Gesetzliche Verpflichtung zu Qualitätssicherung und -management

Qualitätssicherung ist im Gesundheitswesen keine „freiwillige" Maßnahme, sie wird vom Gesetzgeber im **Sozialgesetzbuch** für alle pflegerischen Einrichtungen verpflichtend festgeschrieben (☞ Abb. 2.32 und 2.33).

In den Gesetzestexten wird deutlich, dass alle Berufsgruppen sowie Abteilungen einer Einrichtung an Qualitätssicherungsprozessen beteiligt werden müssen. Der Träger der Einrichtung steht in der direkten Verantwortung.

Das heißt z.B., dass jeder Betrieb eine Pflegedokumentation führen muss, die lückenlos alle durchgeführten Pflege- und Vorbeugungsmaßnahmen belegt, sowie im ambulanten Bereich und in Pflegeheimen die notwendigen Informationen zur Einstufung eines Kunden in die Pflegestufen 1 – 3 enthält. Dies ist auch für die jeweilige Pflegeeinrichtung von großer (wirtschaftlicher) Bedeutung, da die Kostenträger bei fehlenden Leistungsnachweisen das Entgelt verweigern können.

Zurzeit arbeitet das Bundesministerium für Gesundheit an einem *Gesetz zur Qualitätssicherung und zur Stärkung des Verbraucherschutzes* (**Pflegequalitätssicherungsgesetz,** kurz *PQsG),* das die Einrichtungen verpflichtet, ein umfassendes Qualitätsmanagement einschließlich moderner Personalbemessungsverfahren einzuführen. Einzelne qualitätssichernde Maßnahmen wie die Arbeit mit Pflegestandards reichen damit nicht mehr aus. Zudem ist geplant, die Einrichtungen alle zwei Jahre zu überprüfen. Bei Beanstandungen haben die Kostenträger zukünftig Sanktionsmöglichkeiten.

Wer ist für die Qualität verantwortlich?

Dem Gesetzgeber gegenüber ist der **Träger einer Einrichtung** und damit die von ihm eingesetzte **Unternehmens-** bzw. **Krankenhausleitung** (☞ 2.1) verpflichtet, ein Qualitätsmanagementsystem umzusetzen sowie dieses auf seine Wirksamkeit hin regelmäßig zu überprüfen und kontinuierlich zu verbessern. Das bedeutet, die Qualitätspolitik (☞ oben) und -ziele müssen festgelegt und im Unternehmen bekannt gemacht werden. Laut der Europäischen Norm EN ISO 9001 : 2000 muss die Unternehmensleitung eine Leitungsperson beauftragen, den **Qualitätsbeauftragten.** Er hat sicherzustellen, dass Qualitätsmanagementprozesse eingeführt und umgesetzt werden, und die Leitung über seine Aktivitäten und deren Ergebnisse informiert ist. In speziellen Weiterbildungen werden die Mitarbeiter auf die Aufgaben eines Qualitätsbeauftragten vorbereitet. Von den Mitarbeitern eines Betriebes wird erwartet, dass sie den Qualitätsbeauftragten in der Praxis aktiv unterstützen, denn ohne sie ist die Umsetzung eines Qualitätsmanagementsystems nicht möglich.

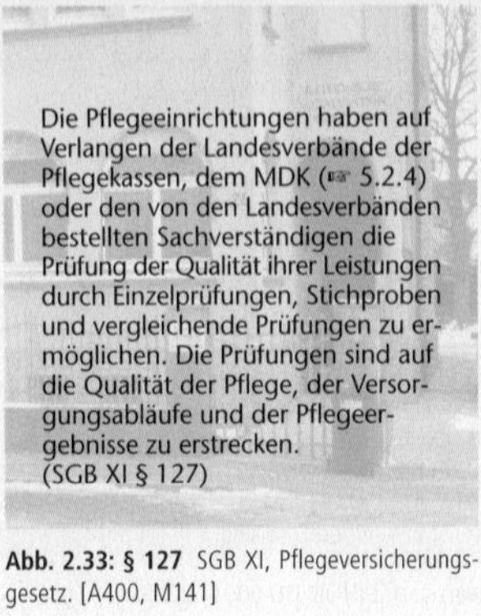

Abb. 2.33: § 127 SGB XI, Pflegeversicherungsgesetz. [A400, M141]

2.7.3 Qualitätsmanagementsysteme und deren Bedeutung für das Pflegemanagement

Qualitätsmanagementsysteme – Wofür sind sie wichtig?

Der Druck auf Einrichtungen im Gesundheitswesen, wirtschaftlich arbeiten zu müssen, nimmt immer mehr zu. Um als Institution überleben zu können, sind neben Wirtschaftlichkeit und Wettbewerbsfähigkeit ständige Anpassungen an die sich laufend verändernden medizinischen Anforderungen und Kundenwünsche gefragt. Ein Beispiel ist die zunehmende Anzahl ambulant durchgeführter Operationen, die ständig verbessert werden und deren Angebot kontinuierlich steigt. Nur ein flexibles Unternehmen, das sich immer wieder neu den Kundenwünschen anpasst und die vom Kunden gewünschte Qualität bietet, kann auf Dauer im Wettbewerb bestehen. Die Flexibilität eines Unternehmens und die Qualität seiner Angebote sind wiederum stark abhängig von den Mitarbeitern und den vom Management gelebten Führungskonzepten. Zunehmend ist das Ziel aller Krankenhausleitungen, bei allen Mitarbeitern ein Qualitätsbewusstsein zu schaffen, das dazu führt, dass sich Mitarbeiter für einzelne Prozesse und die Ergebnisqualität mit verantwortlich fühlen und sich mit dem Betrieb identifizieren.

Mitarbeiterbezogene Instrumente des Qualitätsmanagements ☞ *2.7.4*

Qualitätsmanagementsysteme – Welche gibt es?

Der zunehmende Druck auf Einrichtungen im Gesundheitswesen, wirtschaftlich arbeiten zu müssen (☞ 2.1), darf nicht dazu führen, dass Patienten notwendige Leistungen vorenthalten werden oder die Qualität der Leistungen sinkt. Um Kosten einzusparen, gibt es andere Möglichkeiten: z.B. ein Qualitätsmanagementsystem, mit dessen Hilfe Kostenstrukturen analysiert, Fehler systematisch erfasst und bearbeitet sowie Möglichkeiten gesucht werden, einzelne Prozesse und damit die Qualität von Leistungen kontinuierlich zu verbessern.

Zurzeit werden unterschiedliche Qualitätsmanagementsysteme favorisiert, z.B. die **ISO Normen** *(International Organisation for Standardisation)*, **TQM** *(Total Quality Management)*, **EFQM** *(European Foundation for Quality Management)* und **KTQ** *(Kooperation für Transparenz und Qualität im Krankenhaus)*.

ISO Normen

Hinter dem Begriff ISO steht die *International Organisation for Standardisation*, ein Zusammenschluss von 96 nationalen Normungsgesellschaften. Der Zusatz EN sagt aus, dass die Norm für den europäischen Raum gilt. DIN steht für *Deutsche Industrie Norm*. Die ISO veröffentlicht internationale Normen, die Betriebe oder Unternehmen freiwillig umsetzen können. Ursprünglich wurde die Normenreihe für den industriellen Bereich entwickelt, inzwischen ist sie auch für den Dienstleistungsbereich anwendbar. Im Dezember 2000 wurden die Normen 9000, 9001 und 9004 in aktualisierter Form veröffentlicht. Mit Hilfe der Normenreihe DIN EN ISO 9000 : 2000ff (☞ Tab. 2.34) kann das Qualitätsmanagementsystem eines Betriebes aufgebaut, dargelegt und zertifiziert werden.

Die Zertifizierung kann werbewirksam eingesetzt werden. Ein erhaltenes Gütesiegel wird in regelmäßigen Abständen überprüft und ggf. auch wieder aberkannt. Als Grundlage für ein Zertifizierungsverfahren nach ISO dient das in der Tabelle 2 benannte Qualitätshandbuch.

Da sich die DIN EN ISO Normen auf die Aufbau- und Ablauforganisation eines Betriebes beschränken, ist eine Kombination mit dem TQM-Konzept (☞ unten) sinnvoll.

Grundsätze des Qualitätsmanagements	Konsequenzen für den Betrieb (Beispiele)
Bewusste Entscheidung für ein Qualitätsmanagementsystem	▸ Aufbau, Dokumentation, Verwirklichung, Aufrechterhaltung und ständige Verbesserung des ausgewählten Qualitätsmanagementsystems ▸ Dokumentation des Systems in einem Qualitätshandbuch
Verantwortung der Unternehmensleitung	▸ Bereitschaft der Unternehmensleitung, sich für die Erfüllung der Kundenanforderungen einzusetzen ▸ Umsetzung einer angemessenen Qualitätspolitik (☞ 2.7) ▸ Benennung und Einsatz eines Beauftragten, der den Aufbau und die Umsetzung des QM-Systems organisiert ▸ Sicherstellung der internen Kommunikation
Management von Ressourcen	▸ Ermittlung und Bereitstellung der zur Erfüllung der Kundenanforderungen notwendigen Ressourcen ▸ Bereitstellung und Befähigung des benötigten Personals ▸ Ermittlung, Bereitstellung und Aufrechterhaltung der notwendigen Rahmenbedingungen wie gute Arbeitsbedingungen und Dienstleistungen
Produktrealisierung, Leistungserbringung	▸ Planung der zu erbringenden Leistungen bzw. Angebote ▸ Einbeziehung der Kundenwünsche und der gesetzlichen Bestimmungen ▸ Bewertung z.B. der erbrachten Dienstleistungen durch den Kunden ▸ Anpassung der Leistung bei neuen Anforderungen oder geänderten Rahmenbedingungen ▸ Beschaffung der für die Erbringung der Leistung notwendigen Produkte, z.B. Verbandmaterialien ▸ Kennzeichnung und Rückverfolgbarkeit erbrachter Leistungen ▸ Lenkung und Überwachung von Messmitteln, z.B. Justierung von Blutdruckmessgeräten, Laborgeräten etc.
Messung, Analyse und Verbesserung	▸ Überprüfung der Kundenzufriedenheit ▸ Durchführung interner Qualitätsüberprüfungen (Audits) ▸ Lenkung fehlerhafter Produkte bzw. Dienstleistungen (Fehlererfassung) ▸ Korrekturmaßnahmen, ständige Verbesserung

Tab. 2.34: Grundsätze des Qualitätsmanagementsystems nach DIN EN ISO 9001 : 2000.

Total Quality Management (TQM)

Total Quality Management: Eine auf Mitwirkung aller Mitglieder gestützte Managementmethode einer Organisation, die Qualität in den Mittelpunkt stellt und durch Zufriedenstellung der Kunden auf langfristigen Geschäftserfolg sowie Nutzen für die Mitglieder der Organisation und für die Gesellschaft zielt (DIN EN ISO 8402, 1995).

Der Kunde steht im Mittelpunkt, d.h. auf ihn sind die ständigen Verbesserungen ausgerichtet. **TQM** differenziert zwischen externen und internen Kunden. Bei den *externen Kunden* handelt die sich um die Empfänger der gesamtbetrieblichen Leistung, als *interne Kunden* werden die Leistungserbringer bezeichnet.

Um die erbrachte Dienstleistungsqualität überprüfen und ggf. verbessern zu können, benötigen alle Mitarbeiter des Betriebes eine Rückmeldung von ihren Kunden zu ihrer erbrachten Leistung. Das Labor (interner Leistungsanbieter) braucht z.B. die Rückmeldung der Stationen (interner Kunde) über sein Leistungsangebot und die Qualität seiner Leistungen. Ohne diese Rückmeldung wäre keine Verbesserung der Arbeitsqualität möglich. Voraussetzung für die Umsetzung einer „internen Kundenorientierung“ ist allerdings die ständige Kommunikation. So können auch Schnittstellenproblematiken erkannt und bearbeitet werden.

Der Begriff „lernendes Unternehmen“ wird stets in Verbindung mit TQM gebracht. Nur über die Mitarbeiter kann das Unternehmen lernen, sie liefern die innovativen Anregungen für Erneuerungen. Lernen findet u.a. in den interdisziplinären Qualitätszirkeln statt (☞ 2.7.4).

Die Führungsqualität und die Mitarbeiterorientierung haben in diesem Qualitätsmanagementsystem einen hohen Stellenwert.

European Foundation for Quality Management (EFQM)

Die *European Foundation for Quality Management* mit Sitz in Brüssel wurde 1988 von 14 europäischen Unternehmen gegründet. Im Jahr 2000 gab es bereits schon über 800 Mitgliedsorganisationen. Die EFQM ist Eigentümerin des *EFQM-Modells für Excellence,* über das sich ein Unternehmen nach einem Punktesystem selbst bewerten kann. Hat ein Unternehmen eine bestimmte Punktzahl erreicht, so kann es sich um den Europäischen Qualitätspreis bewerben und muss sich dann von externen EFQM-Assessoren überprüfen lassen.

Das EFQM-Modell hat eine aus neun Kriterien bestehende, offen gehaltene Grundstruktur. Fünf Kriterien nennen sich „Befähiger"-Kriterien, sie bewerten, was eine Organisation tut, wie sie in Sachen Qualitätsmanagement vorgeht. Vier „Ergebnis"-Kriterien behandeln das, was eine Organisation erreicht bzw. noch nicht erreicht hat. Die „Ergebnisse" sind auf die „Befähiger" zurückzuführen. Gute Ergebnisse erfordern eine Führung, die der Qualitätspolitik und -strategie, den Mitarbeitern, Partnerschaften und Ressourcen eine hohe Bedeutung zumisst.

Das Modell zeigt, dass Innovation und Lernen die Befähiger verbessern, so dass verbesserte Ergebnisse erzielt werden können.

Dieses Modell kann u.a. mit TQM und den ISO-Normen kombiniert werden.

Kooperation für Transparenz und Qualität im Krankenhaus (KTQ)

An der *Kooperation für Transparenz und Qualität im Krankenhaus* sind folgende Vertragspartner beteiligt: Deutsche Krankenhausgesellschaft (DKG), Bundesärztekammer (BÄK), Verband der Angestellten-Krankenkassen/Arbeiter-Ersatzkassen-Verband (VdAK/AEV) sowie der Deutsche Pflegerat als angeschlossener Kooperationspartner. Gemeinsam soll ein krankenhausspezifisches Zertifizierungsverfahren erarbeitet und umgesetzt werden. Alle Krankenhäuser werden anhand eines einheitlichen Kriterienkataloges bewertet. Damit sind die Krankenhäuser direkt vergleichbar.

Kontaktadresse
Kooperation für Transparenz und Qualität im Krankenhaus:
www.ktq.de

2.7.4 Instrumente des Qualitätsmanagements

Instrumente zur Umsetzung qualitätssichernder Prozesse können unterteilt werden in mitarbeiterbezogene (☞ unten) und ablauforganisatorische Instrumente wie:

- Benchmarking (☞ unten)
- Qualitätszirkel (☞ unten)
- Pflegestandards (☞ unten)
- Pflegeprozess (☞ 2.3)
- Pflegedokumentationssystem (☞ 2.6)
- Pflegevisite (☞ 7.9.2)
- Erstellen eines Pflegeleitbildes (☞ unten) und Ausrichtung an einem Pflegemodell (☞ 2.5)
- Pflegeforschung (☞ 1.4.3).

Benchmarking

Benchmarking: Systematisches Vergleichen und Lernen von anderen Unternehmen mit dem Ziel, gute Ideen auf das eigene Unternehmen zu übertragen und die eigene Position am Markt zu verbessern.

Instrumente des **Benchmarkings** sind zum Beispiel Kundenbefragungen und Untersuchungen durch Berufsverbände. Diese ermitteln z.B. die Zufriedenheit der Patienten in den Kliniken und leiten die Ergebnisse an die (auftraggebende) Krankenhausleitung weiter bzw. an die Qualitätszirkel der Kliniken (☞ unten).

Kontaktadresse
www.benchmarking.de

Qualitätszirkel

Zur kontinuierlichen Qualitätsverbesserung ist in jeder Klinik ebenso wie in jedem anderen Betrieb die Einrichtung von interdisziplinären **Qualitätszirkeln** sinn-

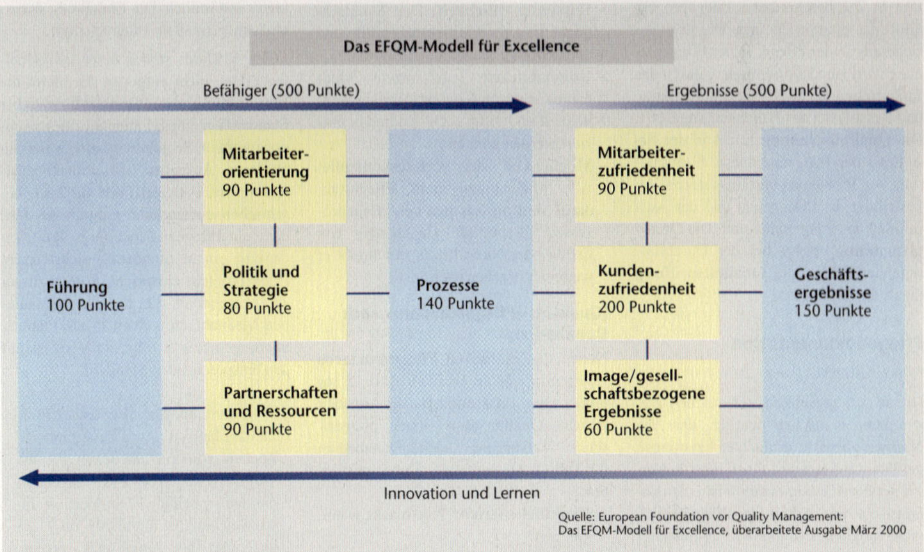

Abb. 2.35: Bewertungsaspekte und -punkte, die ein Unternehmen sammeln muss, um einen europäischen Qualitätspreis zu bekommen.

voll. Mit diesem Instrument haben die Mitarbeiter die Möglichkeit, einen persönlichen Bezug zur Arbeit und Leistung zu bekommen und voneinander zu lernen.

Die Mitglieder des Qualitätszirkels treffen sich regelmäßig auf freiwilliger Basis während der Arbeitszeit. In der Gruppe werden Probleme bearbeitet, die am Arbeitsplatz auftreten und die Ergebnisqualität (☞ 2.7.1) beeinflussen. Die Gruppe analysiert die Probleme, erarbeitet Lösungsvorschläge und präsentiert diese vor der Krankenhausleitung, manchmal nimmt sie auch selbst notwendige Veränderungen vor. Sinnvoll ist der Einsatz eines Moderators, der die Gruppenaktivitäten steuert und für ein systematisches Vorgehen sorgt. Die betroffenen Personen werden so direkt an der Gestaltung der Arbeitsprozesse beteiligt. Die Mitarbeit in dem Qualitätszirkel geht meist mit einer Motivationssteigerung der Mitarbeiter einher.

Aufgabe des Trägers ist es, die Voraussetzung für die Durchführung von Qualitätszirkeln zu schaffen sowie die Aktivitäten zu fördern und für die Akzeptanz im Betrieb zu sorgen.

Qualitätszirkel in der ambulanten Pflege ☞ *5.5*

Pflegeprozess

Der in 2.3 beschriebene Pflegeprozess bildet das zentrale Element der Qualitätssicherung in der Pflege. In der Pflegeplanung wird Kundenorientierung durch das Einbeziehen der individuellen Probleme und Ressourcen des Patienten umgesetzt. Die **Qualitätsplanung** findet in der Erstellung der Pflegeanamnese, Formulierung von Problemen und Ressourcen, der Erstellung der Pflegeziele und der Aufstellung des Pflegeplans statt. Die **Qualitätslenkung** erfolgt bei der Durchführung der Pflege, die **Qualitätsprüfung** durch die Evaluation.

Pflegedokumentation

Pflegedokumentation ☞ *2.6*

Die in 2.6 genannten gesetzlichen Bestimmungen machen deutlich, dass ein Nachweis über die erbrachten Leistungen geführt werden muss. Ohne eine lückenlos geführte Dokumentation ist eine qualitätssichernde Arbeit im Pflegebereich nicht möglich. Ein sinnvoll aufgebautes Dokumentationssystem erleichtert zudem das Erstellen von Pflegeplanungen.

Pflegestandards

Pflegestandards: „Allgemein gültige und akzeptierte Normen, die den Aufgabenbereich und die Qualität der Pflege definieren. Pflegestandards legen themen- oder tätigkeitsbezogen fest, was die Pflegepersonen in einer konkreten Situation leisten wollen/sollen und wie diese Leistung auszusehen hat.“ *v. Stösser 1992*

Standardpflegeplan *(standardisierter Pflegeplan, Leitlinie):* Zusammenstellung typischer Pflegemaßnahmen bei speziellen Krankheitsbildern oder Pflegeproblemen. Neben der Qualitätssicherung dienen sie z.B. auch der vereinfachten Dokumentation (☞ auch 2.6).

Beispiel: Heparininjektion ☞ *Abb. 2.36*

Pflegestandards sind ein grundlegendes Mittel der Qualitätssicherung in der Pflege, wenn u.a. folgende Voraussetzungen erfüllt sind:

- **Verbindlichkeit:** Die erarbeiteten Standards sind nach Freigabe durch die Krankenhausleitung für alle Mitarbeiter verbindlich. Nur in begründeten Fällen, z.B. wenn ein Patient bei vollem Bewusstsein eine Maßnahmen verweigert, ist eine Ausnahme zulässig
- **Eindeutigkeit in der Formulierung,** die keine Interpretationen zulässt
- **Wissenschaftlichkeit:** Den Standards liegen wissenschaftlich überprüfte und überprüfbare Maßnahmen zugrunde
- **Umsetzbarkeit:** Jede einzelne Maßnahme steht im Kontext der Ganzheitlichkeit und sollte auch wirklich praktiziert werden können
- **Möglichkeit der Erfolgskontrolle:** Alle Maßnahmen eines Pflegestandards sind im Rahmen des Pflegeprozesses überprüfbar. Unabhängig von Erfolg oder Nicht-Erfolg beschreibt er weitere Vorgehensweisen.

(Qualitäts-)Pflegestandards nach Donabedian

Neben den **einfachen Pflegestandards** (*Prozessstandards* ☞ auch Abb. 2.36) gibt es **Qualitätsstandards**, die Angaben zu den Qualitätsdimensionen pflegerischer Versorgung nach Donabedian (☞ Tab. 2.30) enthalten. Dabei geht es um:

- **Strukturkriterien:** Wer macht wann, was, wo?
  Dies können z.B. sein: Anzahl der benötigten Pflegepersonen, Qualifikation der durchführenden Pflegekraft, benötigte Materialien und Hilfsmittel.

Manche Autoren fassen den Begriff „Strukturen“ viel weiter. Sie rechnen z.B. hierzu, ob genügend Plätze in Kindertagesstätten verfügbar sind, damit Pflegekräfte während des Dienstes von der Sorge der Kinderbetreuung befreit sind, ebenso Bezahlung und Aufstiegschancen oder etwa das Angebot an Fort- und Weiterbildungen.

- **Prozesskriterien:** Wie macht man etwas und womit?
  Unter *Prozess* wird der Vorgang der Pflegehandlung verstanden. Zu erfüllendes Prozesskriterium kann z.B. der Ablauf pflegerischer Tätigkeiten in einer festgelegten Reihenfolge sein (Lagerung des Patienten, Durchführung hygienischer Maßnahmen, Schutz der Intimsphäre etc.).
- **Ergebniskriterien:** Wozu macht man etwas und welches Ergebnis soll erreicht werden?
  Das *Ergebnis* von Pflege wird dadurch definiert, in welchem Maße die gesetzten Ziele erreicht wurden. Ein zu erfüllendes Ergebniskriterium kann wie folgt beschrieben sein: Die Sicherheit des Patienten ist gewährleistet.

Pflegestandards contra individuelle Pflege? – Nein!

Pflegestandards haben innerhalb einer Pflegeeinrichtung den Charakter einer *Dienstanweisung:* Sie sind für alle Mitarbeiter verbindlich. Die Einhaltung sichert ein Mindestmaß an Pflegequalität.

Pflegestandards stehen einer individuellen Pflege nicht entgegen. Es bleibt die Entscheidung der Pflegekraft, welcher Standard bei einem Patienten zur Anwendung kommt. So gehört es auch weiterhin zu ihren Aufgaben, die Pflegebedürftigkeit des Patienten wie in 2.3.1 beschrieben einzuschätzen. Stellt sie fest, dass ein Pflegeproblem ihres Patienten dem in einem Standard beschriebenen Pflegeproblem entspricht, kommt dieser zur Anwendung, d.h. die darin enthaltenen Maßnahmen werden in die Planung übertragen bzw. erfolgt ein Vermerk auf den entsprechenden Standard.

Alternativ zur aufwendigen Erarbeitung hausinterner Pflegestandards können von verschiedenen Firmen vorgefertigte Standards eingekauft werden – auch als EDV-Version. Inwieweit solche Standards im Haus akzeptiert und umgesetzt werden, hängt davon ab, ob es gelingt, sie an die Gegebenheiten des Hauses anzupassen. Es reicht nicht aus, Pflegestandards einzukaufen; auch hier ist Motivations- und Anpassungsarbeit zu leisten.

Pflegestandards erleichtern die Abrechnung

Vor allem im Bereich der ambulanten Krankenpflege drängen die Kostenträger auf eine Standardisierung der Pflegeleistungen. Dies geschieht unter dem Gesichtspunkt einer bezahlbaren Qualität und soll dem Pflegeempfänger verdeutlichen, welchen Anspruch auf Pflegeleistungen er hat.

Pflegestandards in Aus- und Fortbildung

Die Pflegestandards haben mit dazu beigetragen, die Pflegehandlungen zu vereinheitlichen. Damit wird die praktische Ausbildung für den Schüler erleichtert.

Im Bereich der theoretischen Ausbildung haben **standardisierte Pflegepläne** Einzug gehalten. Aus einem solchen Standard-Pflegeplan kann rasch eine individuelle Planung erstellt werden, indem die für einen bestimmten Patienten zutreffenden Pflegeprobleme aus dieser Auflistung herausgesucht, Ziele und Maßnahmen übertragen und ggf. angepasst werden. Diese Vorgehensweise birgt aber die große Gefahr, dass im Standard-Pflegeplan nicht enthaltene Probleme übersehen werden.

Problematik der Pflegestandards

Bei der Orientierung an Pflegestandards besteht das Risiko, dass weiterführende, über den Standard hinausgehende Pflegeprobleme des Patienten nicht erfasst werden. Es kann sich ein trügerisches Gefühl der Sicherheit einstellen, wenn Pflegekräfte sich streng an die Standards und die darin festgelegten Maßnahmen halten, ohne darauf zu achten, ob diese „Standardpflege" dem Pflegebedarf des Patienten entspricht.

Die Erarbeitung von Pflegestandards ist sehr aufwendig. Wenn dies in Gruppen innerhalb einer Einrichtung geschieht, wachsen das Qualitätsbewusstsein und die Fähigkeit, die eigene Pflegequalität zu prüfen. Damit stellt das Erarbeiten von Standards selbst schon ein Qualitätsmerkmal dar.

Literaturtipps

Lustig, E.: Konzeptuelle Überlegungen für das Arbeiten mit Pflegestandards. In: Pflege 8/98, Seite 199 – 206

Snowley, G. D. et al.: Pflegestandards und Pflegeprozess – Grundlagen pflegerischer Qualitätssicherung. Hans Huber Verlag, Bern, 1999

Stösser, A. v.: Pflegestandards. Erneuerung der Pflege durch Veränderung der Standards. Springer Verlag, Berlin, 1994

Pflegeleitbild, Unternehmensleitbild

Während der Erarbeitung von Pflegestandards stellt sich immer wieder die Frage: „Welche Pflege wollen wir in unserem Haus anbieten, was sind unsere generellen Ziele, was unsere gemeinsamen Ziele? An welchem Pflegemodell bzw. welcher Pflegetheorie (☞ 2.5) wollen wir uns orientieren?" Die Antworten auf diese Fragen bieten eine Grundlage für die Entwicklung eines **Pflegeleitbildes,** das als Versuch angesehen werden kann, die in den Pflegemodellen/-theorien enthaltenen Gedanken zu übertragen und so anzupassen, dass sie für jeden Mitarbeiter im Pflegebereich verständlich und umsetzbar sind.

Darüber hinaus enthält ein Pflegeleitbild weitere Aussagen zur:

- Beziehung zwischen Patienten und Pflegenden und das zugrunde liegende Menschenbild (☞ 1.2)

Heparin-Injektion

Der Patient / die Patientin:
- Möchte über Notwendigkeit und Durchführung der Maßnahme informiert werden
- Eine schmerzfreie, komplikationslose (keine Hämatome) Injektion erfahren
- Nur solange wie nötig Heparin erhalten
- Nachts ungestört schlafen

Pflegeziele:
- Die Patientin/der Patient ist über die Notwendigkeit und Durchführung informiert
- Die Patientin/der Patient erfährt eine schmerzlose Injektion
- Eine Abnahme des Thromboserisikos wird dem Arzt berichtet, so dass über ein Absetzen der Heparininjektionen entschieden werden kann
- Die Injektionszeiten richten sich nach den Ruhezeiten

Pflegemittel:
Tablett, Heparinstechampullen mit Spike (im Kühlschrank gelagert, mit Datum des ersten Anbruchs versehen), nach Anbruch 7 Tage haltbar, Heparinspritzen mit I.E.-Skalierung, Subcutankanüle 0,45 x 12 (brauner Konus), sterilisierte Tupfer, Kanülenabwurfbox, Hautdesinfektionsmittel

Pflegemaßnahmen:
- 5-R-Regel beachten
- Hygienische Händedesinfektion durchführen (☞ Standard Händedesinfektion)
- Injektionslösung steril aufziehen
- Patienten informieren
- Injektionsstelle aussuchen
- Haut desinfizieren (☞ Standard Hautdesinfektion)
- Mit Daumen und Zeigefinger eine Hautfalte bilden und halten, senkrecht in diese Falte einstechen, nicht aspirieren, injizieren
- Nadel nach Injektion herausziehen, Bauchfalte loslassen
- Kanüle im Abwurf entsorgen, nicht in die Hülle zurückstecken
- Bei Blutungen Heftpflasterverband anlegen
- Material entsorgen
- Maßnahme mit Handzeichen und Uhrzeit dokumentieren

Pflegepersonen:
Krankenschwester, Krankenpfleger, Schüler nach besonderer Anleitung

Abb. 2.36: Beispiel eines Pflegestandards für die s.c. Injektion von Heparin zur Thromboseprophylaxe. Dieser (einfache) Standard zeigt die am Pflegeprozess (☞ 2.3) orientierten Gliederungspunkte: Bedürfnisse/Probleme, Ziele, Maßnahmen. Dieser Standard wurde von Pflegekräften erarbeitet, von der Pflegedienstleitung geprüft und dann als Dienstanweisung festgelegt. [M105]

- Pflegequalität (☞ 2.7.1) und Pflegeprozess (☞ 2.3)
- Zusammenarbeit mit anderen Berufsgruppen (☞ auch 1.5)
- Stellung der Pflege innerhalb des Klinikbetriebs.

Die Umsetzung eines Pflegeleitbildes, an dem alle Pflegenden einer Einrichtung die Möglichkeit zur Mitwirkung hatten, fördert in der Praxis die Qualität der Leistung und die Kundenorientierung.

Bei Einrichtungen, die sich in der Trägerschaft der Wohlfahrtsverbände befinden (z. B. Caritas, Diakonie, Arbeiterwohlfahrt, Deutsches Rotes Kreuz), spiegeln sich auch die Sichtweisen des Trägers im Pflegeleitbild wider, z.B. religiöse Einstellungen. Wurde in einem Unternehmen bereits ein *Unternehmensleitbild* erarbeitet, ist dies dem Pflegeleitbild übergeordnet. Dies bedeutet, dass das Pflegeleitbild das Unternehmensleitbild hinsichtlich der Pflege ergänzt (auf keinen Fall darf ein Widerspruch vorliegen).

In einem **Unternehmensleitbild** sind Grundlagen für ein einheitliches Verhalten aller Berufsgruppen eines Unternehmens dargestellt einschließlich der Unternehmensziele. Der einzelne Mitarbeiter erfährt über das Leitbild, was er persönlich zum Erreichen der Unternehmensziele beitragen kann.

Einige Kliniken informieren den Patienten über ihr Unternehmens- und Pflegeleitbild und machen ihm so deutlich, was er in dieser Einrichtung z.B. von der Pflege erwarten kann.

Pflegeleitbilder von Pflegenden selbst erarbeiten zu lassen, hat sich als sinnvoller Prozess erwiesen: Ein von oben verordnetes Pflegeleitbild wird nicht dazu führen, dass sich die Mitarbeiter im Pflegebereich mit diesem Leitbild identifizieren und es mittragen.

Corporate identity (CI) ☞ *unten*

Mitarbeiterbezogene Instrumente

In den Qualitätssicherungskonzepten nimmt die Mitarbeiterorientierung einen hohen Stellenwert ein. Da die Mitarbeiter eine Schlüsselrolle bei der Umsetzung der Unternehmensziele einschließlich der erstrebten Qualität einnehmen, stellen diese das wichtigste (Human-)Kapital eines Unternehmens dar – mit ihnen steht und fällt das Leitungsangebot. Die Unternehmensleitung betreibt eine mitarbeiterorientierte **Personalentwicklung,** in dem sie vorhandene Potentiale der Mitarbeiter entdeckt und fördert. Dieses wird durch eine regelmäßige **Mitarbeiterbeurteilung** möglich. Der Beurteilung folgt ein individuelles **Beratungs-** und **Fördergespräch** mit dem Vorgesetzen, um gemeinsame Ziele z.B. im Arbeitsverhalten zu vereinbaren.

Die **Fort-** und **Weiterbildung** der Mitarbeiter ist sowohl als ein Instrument der Qualitätssicherung als auch der Personalentwicklung einzustufen. Die Ermittlung des Schulungsbedarfs ist Aufgabe des Managements. Nur qualifizierte Mitarbeiter sind in der Lage, Patienten eine qualitativ hochwertige Leistung anzubieten.

Fort- und Weiterbildung ☞ *1.5.2 und 1.5.3*

Ein zeitgemäßes Führungsinstrument im Personalmanagement ist die **Corporate identity** *(CI).*
„Corporate identity" kann am ehesten mit „Wir-sind-die-Firma-Gefühl" übersetzt werden. Es geht bei diesem Führungsstil darum, dem einzelnen Mitarbeiter das Gefühl zu vermitteln, nicht ein beliebiges, austauschbares Rädchen einer großen Maschinerie zu sein, sondern ein wichtiger, unverzichtbarer Teil des Unternehmens. Dieses Gefühl soll der Mitarbeiter auch nach außen zum Kunden bzw. Patienten tragen.

Vom Einsatz dieses Führungsinstruments erhoffen sich die Manager:
- Stärkung des Teamgeistes und der Teamfähigkeit
- Erhöhung der Motivation und damit der Produktivität und Qualität
- Verbesserung der Arbeitszufriedenheit und des Betriebsklimas und damit Verringerung der *Fluktuation* (Abwanderung der Mitarbeiter) und *Ausfallzeiten* (z.B. durch Krankheit).

Bei konkurrierenden Unternehmen spielt auch die Werbewirksamkeit eine Rolle. Jeder zufriedene Mitarbeiter ist ein Werbeträger, der zum guten Ruf eines Unternehmens beiträgt. Dies gewinnt unter dem zunehmenden Kostendruck im Gesundheitswesen auch für Krankenhäuser an Bedeutung.

Literarturtipps

Baartmans, P.C.M.; Geng, V.: Qualität nach Maß. Hans Huber Verlag, Bern, 2000

Giebing, H.; Francois-Kettner, H.: Pflegerische Qualitätssicherung. Eicanos Verlag, Bocholt, 1996

Roes, M. et al.: MUM – Ein Qualitätsprogramm zum Anfassen. Hans Huber Verlag, Bern, 2000

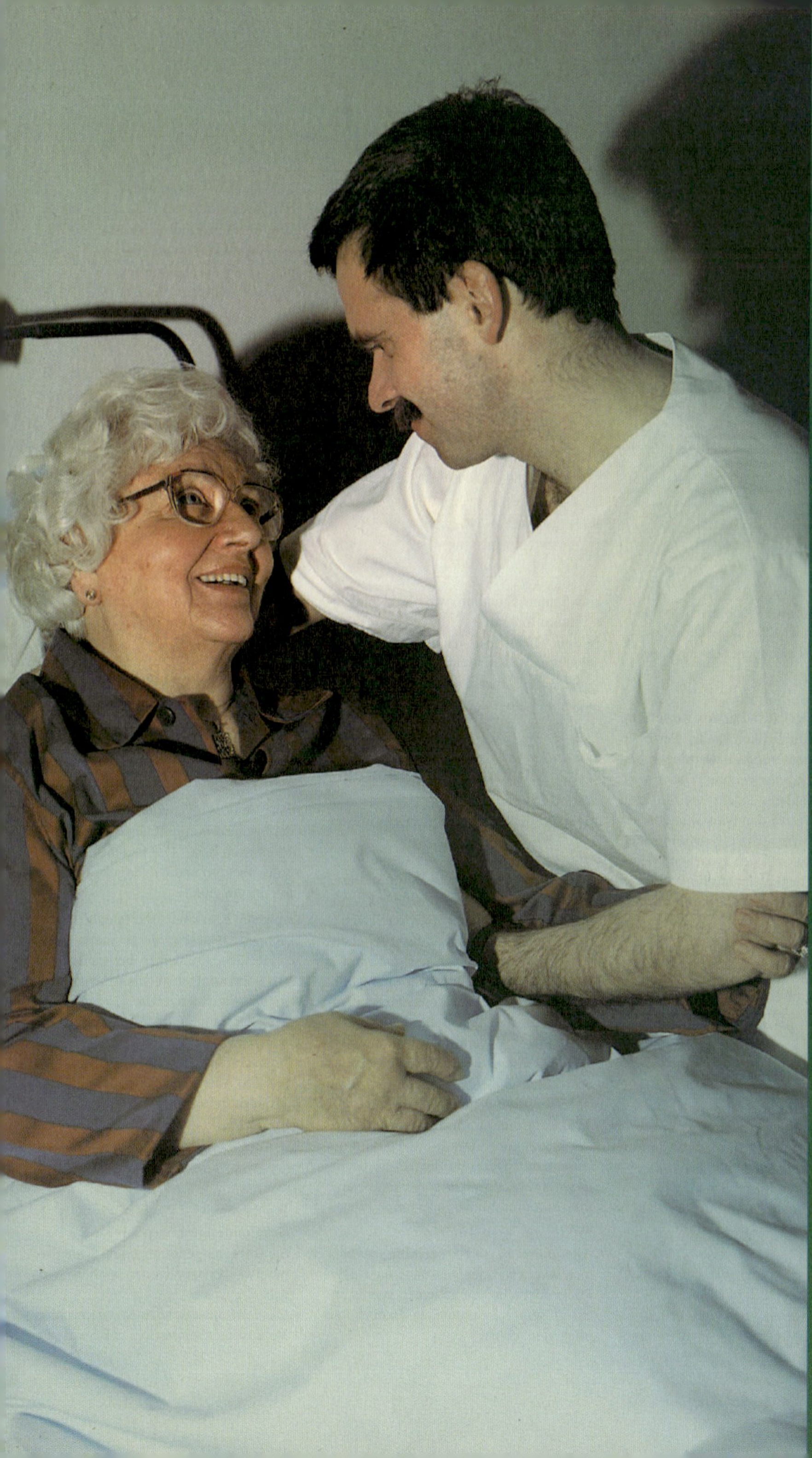

3 Pflege als Interaktion

3 Pflege als Interaktion

Interaktion: Wechselseitige Beziehung und Kommunikation zwischen verschiedenen Personen und/oder Gruppen.

Für die **Pflegekraft-Patient-Beziehung** sind die Befindlichkeit beider Personen und ihre gegenseitigen Erwartungen und Vorstellungen sehr wichtig. Daher wird in diesem Kapitel zunächst die Situation des Patienten und dann die Situation der Pflegenden betrachtet. Anschließend geht es darum, was sich zwischen Pflegekraft und Patient abspielt: die Besonderheiten der **Pflegekraft-Patient-Kommunikation.**

Rollen- und Kommunikationsprobleme und deren Lösungen werden an Beispielen aus der stationären Behandlung dargestellt.

3.1 Situation des Patienten

Situation des Patienten: Gesamtheit der verschiedenen äußeren Faktoren, die den körperlichen, psychischen und sozialen Zustand des Patienten ausmachen.

Wesentliche Faktoren, die den Zustand des Patienten beeinflussen, sind:

- Seine Fähigkeit, Schwierigkeiten zu meistern, beispielsweise in einer ungewohnten Situation wie der Krankenhausaufnahme
- Sein Bedürfnis nach Informationen während des stationären Aufenthalts
- Seine Selbstbestimmungsfähigkeit
- Seine kulturellen und religiösen Bedürfnisse.

3.1.1 Situation des Patienten bei der Krankenhausaufnahme

Das Aufnahmegespräch ☞ *7.9.2*

Die **Aufnahme in ein Krankenhaus** stellt den Patienten vor eine neue Situation, die er erst einmal individuell verarbeiten muss. Dabei spielt das *Alter* ebenso eine Rolle wie *bisherige Erfahrungen:* War er z.B. schon häufiger in einer Klinik oder ist es der erste Krankenhausaufenthalt? Auch die *Ursache* für die Krankenhausaufnahme beeinflusst den Patienten. Handelt es sich um ein Notfallgeschehen oder einen geplanten Aufenthalt? Dient sie einer Routineuntersuchung oder der Abklärung einer noch zu diagnostizierenden Erkrankung? Des Weiteren wird der Patient durch die *Art der Klinik* beeinflusst: Ist es ein Akutkrankenhaus, eine Rehabilitationsklinik oder ein Pflegeheim?

Alle diese Faktoren beeinflussen aber nicht nur den Patienten, sondern auch die Pflegenden, die den Patienten ja entsprechend seiner individuellen Bedürfnisse pflegen möchten.

Patient als Individuum ☞ *2.2.2*
Ganzheitliche Pflege ☞ *1.2.2*
Pflegeprozess ☞ *2.3*

Art der Krankenhausaufnahme

Geplante Krankenhausaufnahme

Bei einer **geplanten Krankenhausaufnahme** weiß der Patient längere Zeit vorher über die Notwendigkeit einer stationären Behandlung Bescheid. Oft wird die Einweisung ins Krankenhaus vom Haus- oder Facharzt vorgeschlagen, der den Patienten auch berät. Der Patient kann sich vorher über Art und Umfang der Behandlung informieren.

Geplante Krankenhausaufnahmen sind besonders häufig bedingt durch „umschriebene" Probleme bei ansonsten mehr oder weniger gutem Allgemeinzustand des Patienten, etwa:

- Metallentfernung (☞ 27.6.3)
- Varizenentfernung (☞ 19.8.1)
- Implantation eines Herzschrittmachers (18.7.5) oder eines neuen Hüftgelenks (Totalendoprothese) bei Koxarthrose (☞ 26.10.2).

Solche Patienten haben oft klare Vorstellungen und konkrete Erwartungen, z.B. dass:

- Ein bestimmtes Zimmer (1- oder 2-Bettzimmer) reserviert ist
- Sie sofort aufgenommen und schnellstmöglich behandelt oder operiert werden
- Die vom einweisenden Arzt gemachten Voraussagen eintreffen, z.B. was die

Art und den Umfang der Untersuchungen, die Dauer oder den Erfolg der Behandlung anbelangt.

Notfallpatient

Notfallpatienten werden innerhalb weniger Stunden, oft sogar innerhalb weniger Minuten aus ihrem täglichen Leben gerissen. Sie können sich nicht auf ihre Situation einstellen. „Ihre Seele kommt nicht nach", d.h. sie haben kaum Zeit, die vielfältigen Eindrücke zu verarbeiten. Das plötzliche Ereignis, das die sofortige Einweisung in die Klinik erfordert hat, wird als eine Art Schicksalsschlag angesehen; daher neigen solche Patienten stark zur Passivität und lassen (zunächst) alles über sich ergehen.

Hinzu kommt – vor allem bei lebensbedrohlichen Situationen – eine lähmende Angst. Oft können diese Patienten erst im Laufe der Behandlung das Erlebte aufarbeiten. Manche Patienten, z.B. an Verkehrsunfällen beteiligte Personen, Frauen nach Vergewaltigung oder Opfer von Terrorakten, kommen damit auch gar nicht zurecht; sie zeigen ein **posttraumatisches Stresssyndrom** (*posttraumatische Belastungsstörung* ☞ 36.7).

Aufnahme nach längerer Krankheit

Patienten, die nach längerer Krankheit aufgenommen werden, kommen häufig in deutlich reduziertem Allgemeinzustand. Oft ist eine längere Behandlung – u.U. mit mehrfachen Krankenhausaufenthalten – vorausgegangen. Die körperlichen und geistigen Reserven der Patienten sind erschöpft.

Entsprechend sind ihre Probleme anders geartet als die von Notfallpatienten oder von Patienten, die zum ersten Mal ins Krankenhaus kommen. Sie haben meist weniger Probleme, sich auf den Tagesablauf im Krankenhaus einzustellen, zumal sie schon einige Pflegekräfte oder Ärzte kennen. Ihr Problem ist meist die Art ihrer – oft chronischen – Erkrankung, bei der eine vollständige Heilung vielleicht nicht mehr möglich ist, z.B. bei:

- Patienten, die nach länger bestehendem Diabetes mellitus (☞ 23.6.5) eine schlecht heilende, infizierte Wunde am Großzeh entwickelt haben, die eine Amputation notwendig macht
- Patienten mit Ulcus cruris (☞ 19.3.4).

Die meisten Menschen neigen dazu, Unangenehmes zu verdrängen. Von Pflegenden werden diese „Langzeit-Patienten" oft als „vorgewarnt", aber nicht unbedingt „vorbereitet" erlebt, so dass sie – bei einer plötzlichen Verschlechterung – den oben beschriebenen Notfallpatienten ähnlich sind.

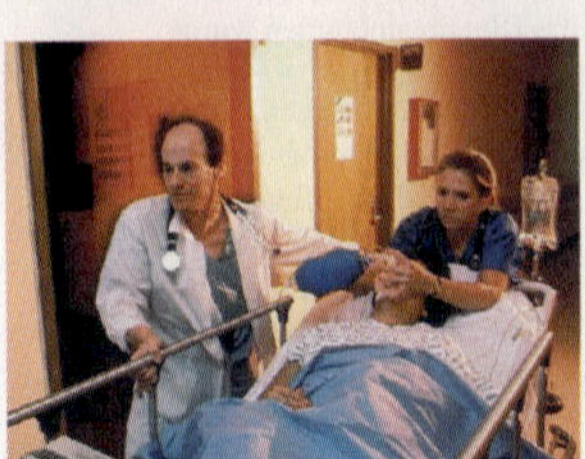

Abb. 3.1: Notfallpatienten leiden bei ihrer Aufnahme insbesondere dann unter einer lähmenden Angst, wenn sie das Geschehen um sie herum bewusst mitbekommen, aber nicht wissen, was genau mit ihnen passiert ist. In vielen Fällen braucht die Aufarbeitung des Erlebten viel Zeit. [J550]

3.1.2 Veränderte Situation des Patienten durch die Krankenhausaufnahme

Die Schwierigkeiten, die auf einen Patienten zu Beginn der Krankenhausbehandlung zukommen, ergeben sich zum einen aus dem *Verlust der gewohnten Umgebung*, zum anderen aber auch durch den mit der Krankenhausaufnahme verbundenen *Rollenwechsel* (☞ unten) bzw. der *drohenden Depersonalisation* und *Infantilisierung* (☞ unten).

Rollenwechsel

Rolle: Verhaltenserwartungen gegenüber einem bestimmten Beruf, einer bestimmten Position oder ganz allgemein einem bestimmten sozialen Status.

Innerhalb jeder Gesellschaft gibt es *Verhaltenserwartungen* **(Rollen):** Beispielsweise wird in unserer Gesellschaft von einer Mutter erwartet, dass sie stets für ihre Kinder sorgt und eigene Bedürfnisse zurückstellt. Auch an den Patienten werden bestimmte Erwartungen gestellt, die bereits aus dem allgemeinen Sprachgebrauch deutlich werden: Der Patient *wird* ins Krankenhaus *eingewiesen*, Zimmer und Bett *werden* ihm *zugewiesen*, und er *wird* den Mitpatienten *vorgestellt*. Der Tagesablauf ist festgelegt und wird dem Patienten durch den Arzt und die Pflegekraft *mitgeteilt*. Sein Bett ist sein 2 m^2 großes „Zuhause" für die Dauer des Aufenthalts. Seine Welt wird jetzt vom

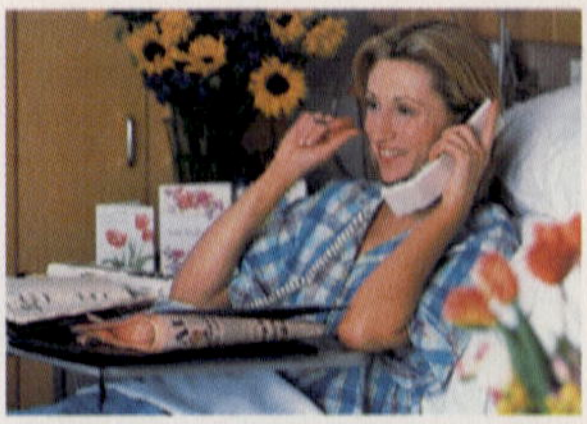

Abb. 3.2: Eine Privatsphäre gibt es für Patienten im Krankenhaus kaum noch. Selbst beim Telefonieren mit Angehörigen und Freunden werden die Mitpatienten zu Mithörern. [J710-009]

Rhythmus des Krankenhausalltags bestimmt, ohne dass er selber in irgendeiner Weise Änderungen vornehmen kann. Er hat kaum die Möglichkeit, ungestört allein zu sein.

Der Patient befindet sich unter ständiger Beobachtung und Kontrolle durch Mitpatienten, Pflegende und behandelnde Ärzte. Eine Privatsphäre gibt es kaum noch. Persönliche Probleme des Patienten werden z.B. bei der Visite offen diskutiert.

Oft wird der Patient von einer Untersuchung zur nächsten gebracht. Dabei tauchen immer wieder fremde Personen auf und beschäftigen sich mit seiner Krankheit. Fremde Personen kommen in engen körperlichen Kontakt mit ihm und sind bei den intimsten Verrichtungen zugegen. Der Patient fühlt sich hilflos und ausgeliefert.

Untersuchungen haben ergeben, dass ein Patient in den ersten 24 Stunden seines Krankenhausaufenthalts mehr als 20 Menschen neu kennen lernt, wobei nur die Personen gezählt worden sind, die unmittelbar mit ihm oder an ihm gearbeitet haben, also nicht die unzähligen anderen, denen er auf den Fluren oder beim Warten auf eine Untersuchung begegnet ist.

Mit der Krankenhausaufnahme vollzieht sich ein Rollenwechsel vom aktiven, selbstbestimmten Leben „draußen" und dem vornehmlich passiv-duldenden Leben „drinnen" im Krankenhaus.

Der Rollenwechsel erzeugt eine Auseinandersetzung. Diese findet zunächst einmal *intrapsychisch*, also im Innern des Patienten statt, zeigt sich aber äußerlich sichtbar im körperlichen Zustand und im Verhalten des Patienten. Häufig zu beobachten sind:

- Erhöhter Blutdruck, beschleunigter Puls

- Appetitlosigkeit, Verdauungsbeschwerden, Völlegefühl, Obstipation
- Schlafstörungen, vor allem Einschlafschwierigkeiten
- Gereiztheit, Nervosität, je nach Temperament aggressives Verhalten, aber auch depressive Verstimmung.

Gerade in den ersten Tagen des Krankenhausaufenthalts können diese Symptome die Zeichen der eigentlichen Erkrankung überlagern.

Drohende Depersonalisation

Depersonalisation: Verlust des Gefühls, eine unverwechselbare Persönlichkeit zu sein. In der Klinik z.B. durch die Reduktion des Patienten auf seine Erkrankung.

Immer wieder wird der Patient damit konfrontiert, dass nicht er als Mensch im Vordergrund steht, sondern sein erkranktes Organ. Im Extremfall wird sogar von „dem Magengeschwür in Zimmer 32" gesprochen. Durch die Reduzierung seiner Person auf die Krankheit hat der Patient den Eindruck, es gäbe nur verschiedenartige Krankheitsbilder in der Institution Krankenhaus. Er als einzelner Mensch mit seinen individuellen Bedürfnissen und Nöten findet keine Anerkennung und zieht sich zurück.

Dabei bauen alle modernen Pflege- und Therapiekonzepte auf die aktive Mitwirkung des Patienten: Pflegende und Ärzte machen niemanden gesund, sondern unterstützen den Patienten, gesund zu werden. Bei einem Patienten jedoch, der seine Persönlichkeit verloren hat, greift dieser Therapieansatz nicht mehr. Er kann nicht erkennen, wie er einen Beitrag zum Genesungsprozess beisteuern soll, wenn nicht er, sondern sein erkranktes Organ im Mittelpunkt steht.

Infantilisierung und Regression

Infantil: Kindlich, kindisch, zurückgeblieben. Kann geistig und körperlich gemeint sein.

Regression *(Rückschreiten):* Rückkehr zu kindlichen, d.h. bereits abgelegten Verhaltensweisen, z.B. erneutes Einnässen, nachdem der Betroffene bereits „trocken" war.

Säuglinge brauchen Hilfe beim Essen und Trinken. Sie sind noch inkontinent und müssen beaufsichtigt werden. Patienten, die ähnliche Hilfestellungen benötigen wie Säuglinge und Kinder, neigen manchmal dazu, deren Verhaltensweisen anzunehmen. Sie werden dabei von Pflegenden bestärkt, die für Inkontinenzhilfen den Ausdruck „Windel" verwenden oder von „füttern" sprechen: Die betroffenen Patienten verhalten sich dann Kindern ähnlich, z.B. stellen sie fordernd den Anspruch, dass sich ständig jemand um sie kümmert, und begeben sich in eine Abhängigkeit, die über die durch die Erkrankung erforderliche Pflegebedürftigkeit hinausgeht. Die Folge ist, dass der Patient in der „Kinderrolle" nur schwer zu aktivieren ist und sich sein Verhalten festigt.

Die traditionellen Rollenerwartungen an einen Patienten, die Reduktion des Patienten auf seine Erkrankung und die Reaktivierung kindlicher Verhaltensmuster erschweren eine *aktive* Mitarbeit des Patienten am Heilungsprozess und laufen somit modernen Pflege- und Therapiekonzepten zuwider.

3.1.3 (Veränderte) Bedürfnisse nach der Krankenhausaufnahme

Bedürfnis nach Information

Nicht nur die äußeren Begleitumstände verunsichern den Patienten. Hinzu kommt, dass zu Beginn des Krankenhausaufenthaltes viele Fragen noch nicht beantwortet werden *können,* weil Diagnose und Therapie oft erst nach einer Vielzahl von Untersuchungen feststehen.

Unsicherheit durch unbeantwortete Fragen

Viele Patienten wissen nicht genau, was sie erwartet und fragen sich:

- Welche Belastungen, schmerzhafte Untersuchungen oder Eingriffe werden auf mich zukommen?
- Welche Untersuchungsergebnisse werde ich „verkraften" müssen?
- Wie verständig oder „rücksichtslos" werden Pflegende und Ärzte sein?
- Welchen Erfolg und welche Nebenwirkungen wird die Behandlung mit sich bringen?
- Wie schnell werde ich wieder nach Hause oder zum Arbeitsplatz zurückkehren können?
- Welche Einschränkungen in der Lebensqualität werden bleiben?

Auch für Patienten, die schon länger krank sind oder bereits mehrfach im Krankenhaus waren, stellen sich diese Fragen immer wieder neu. Es darf unterstellt werden, dass *alle* Patienten unter Ungewissheit und Unsicherheit leiden, wenn auch individuelle Unterschiede in der Ausprägung und der Art bestehen, wie sich die Unsicherheit äußert.

Alles und doch nichts wissen wollen

Die oben genannten Fragen können in der Regel nicht so schnell beantwortet werden, wie sich Patienten Klarheit über ihre Situation wünschen. Dabei ist gerade anfangs oft nicht erkennbar, ob die Patienten überhaupt etwas und wie viel sie über ihre Erkrankung wissen wollen: Eine gute Nachricht hört jeder gern, aber eine schlechte? So kann es vor Operationen z.B. vorkommen, dass Patienten vor der Einverständniserklärung zunächst sehr genau nach den Risiken fragen. Erhalten sie aber die gewünschte Auskunft, reagieren sie gereizt oder wechseln schnell das Thema, weil sie so genau nun doch nicht über z.B. die Schmerzen oder die Nachblutungsgefahr nach der Operation Bescheid wissen wollen.

Bedürfnis nach unverzüglicher Information

Die Zeit zwischen Untersuchung und Mitteilung des Ergebnisses wird für viele Patienten zur Qual. Dies gilt insbesondere dann, wenn ihr weiteres Schicksal davon abhängt, ob z.B. eine entnommene Gewebeprobe den Krebsverdacht erhärtet oder ein Schwangerschaftstest positiv ausfällt. Hieraus erklärt sich das Drängen vieler Patienten, sie wollen die Information sofort: das Untersuchungsergebnis *unmittelbar* nach der Untersuchung, den Operationsbefund *sofort* nach dem Aufwachen, die Laborwerte *kurz* nachdem das Blut abgenommen wurde.

Studien belegen, dass Information und Aufklärung den Heilungsprozess und das Befinden des Kranken entscheidend beeinflussen. Dabei kommt es weniger darauf an, dem Patienten *alles* zu erklären, sondern *alle seine Fragen* zu beantworten. Näheres zum Problem der Aufklärung ☞ 9.1 und 10.7.1.

Der „allwissende" Patient

Für Pflegende kann es schwierig und anstrengend sein, sich mit einem „Alleswisser" und „Besserwisser" auseinanderzusetzen. Manchmal klammern sich verzweifelte Patienten geradezu an die Halbwahrheiten aus der Regenbogenpresse, etwa „Laserstrahlen gegen Raucherbein". Dieses Verhalten ist aber nicht die Folge von Information, sondern vielmehr Ausdruck der Verzweiflung.

Wenn Patienten ständig fragen oder widersprechen, dann ist es wenig sinnvoll, sich auf Diskussionen einzulassen, bei denen es für beide letztlich nur darum geht, recht zu behalten. Viel wichtiger ist es zu fragen, *warum* sich der Patient so verhält. Weitere Beobachtungen verschaffen hier Klarheit.

Es belastet die Beziehung zwischen Pflegekraft und Patienten schwer, wenn die Pflegekraft herablassend reagiert und den Patienten spüren lässt, wie wenig sie von seinem Sachverstand (und damit auch von ihm persönlich!) hält. Hier ist Taktgefühl gefordert, den Patienten und seine Meinung zunächst zu akzeptieren und die eigene Auffassung ruhig und sachlich gegenüberzustellen, ohne belehrend zu wirken.

Bedürfnis nach Selbstbestimmung

Selbstbestimmung: Der Wille, über sich und seine Handlungen autonom (unabhängig) zu verfügen.

Es erscheint zunächst unwahrscheinlich, dass ein Patient seinen Krankheitsverlauf aktiv gestalten kann: Er ist als medizinischer Laie selten in der Lage (allein schon durch das oft fehlende medizinische und pflegerische Wissen), sich mit seiner Krankheit und seiner Situation so auseinanderzusetzen, dass er aktiv Einfluss nehmen kann.

Hieraus darf aber nicht abgeleitet werden, dass dem Patienten alle Tätigkeiten und Entscheidungen abgenommen werden müssen oder ihm aufgrund der fehlenden Hintergrundinformationen die notwendige Aufklärung und Information banal und bruchstückhaft gegeben wird. Dies könnte zu einem aggressiven oder zurückgezogenen Verhalten des Patienten führen, das dem Genesungsprozess entgegenwirkt. Das Gegenteil ist der Fall: Die Pflegenden informieren den Patienten zusammen mit den Ärzten über seine Erkrankung, wecken Verständnis für notwendige Maßnahmen (z.B. das Einhalten einer Diät) und üben diese mit dem Patienten ein, sofern eine Fortführung zu Hause notwendig ist, etwa eine regelmäßige Blutdruckkontrolle (*aktivierende Pflege* ☞ auch 1.3.3).

Es ist also nicht nur aus ethischen oder juristischen Gründen geboten, den Patienten aktiv am Genesungsprozess zu beteiligen, sondern dient auch der Sicherung des Therapieerfolgs.

In diesem Sinne ist die „Charta der Rechte des Krankenhauspatienten" (☞ Pflegekasten) nicht eine – quasi mit erhobenem Zeigefinger versehene – Liste zu beachtender Regeln, sondern Ausdruck eines therapeutisch sinnvollen Umgangs mit dem Patienten. Sie baut auf einer Sicht des **Patienten als Partner** auf: er entscheidet, er ist **Kunde** und als solcher König.

Pflege als moderner Dienstleistungsberuf ☞ *1.4.2*

Ein weiterer Ausdruck des Bemühens, den Willen des Patienten zu achten und nicht über seinen Kopf hinweg zu entscheiden, ist die *Patientenverfügung* (☞ 15.3.3).

Selbstbestimmungsfähigkeit und Selbständigkeit eines Menschen nehmen zu, je weniger Abhängigkeiten bestehen.

Charta der Rechte des Krankenhauspatienten

Angemessene Leistungen

Der Patient hat das Recht, *Zugang zu den Leistungen* des Krankenhauses zu erhalten, die der Art seiner Krankheit oder seines Zustands angemessen sind.

Rücksichtsvolle Betreuung

Der Krankenhauspatient hat das Recht auf eine *rücksichtsvolle Betreuung* unter Respektierung seiner menschlichen Würde. Diese Betreuung umfasst nicht nur medizinische, pflegerische und verwandte Dienstleistungen, sondern auch angemessene Beratung, Unterbringung, Amtshilfe und technische Hilfe.

Verweigerungsrecht

Der Krankenhauspatient hat das Recht, der Durchführung jeglicher Diagnose- und Behandlungsverfahren *zuzustimmen* oder sie zu *verweigern*. In den Fällen, in denen der Patient (gemäß den gesetzlichen Bestimmungen oder den gegebenen Umständen) nicht oder nur teilweise fähig ist, dieses Recht auszuüben, soll es in dem Maße, wie der Patient dazu selbst nicht in der Lage ist, in seinem Namen von seinem Vertreter oder einer vom Gesetz bestimmten Person ausgeübt werden.

Informationsrecht

Der Krankenhauspatient hat das *Recht auf Informationen*, die entsprechend seiner Lage für ihn von Bedeutung sind. Bei der Weitergabe dieser Informationen an den Patienten sollen dessen höhere Interessen Vorrang haben. Unter Berücksichtigung dessen muss die erteilte Information dem Patienten erlauben, eine genaue Einsicht in alle Aspekte seiner medizinischen und sonstigen Lage zu gewinnen und ihn auf der Grundlage dieser Information befähigen, *seine eigene Entscheidung* zu treffen oder sich an den Entscheidungen zu beteiligen, die Auswirkungen auf sein Befinden haben.

Hierzu zählt auch das Recht, vollständig über die mit der Anwendung *unerprobter Diagnose- und Behandlungsmethoden* verbundenen Risiken im Voraus informiert zu werden. Die Zustimmung zu der Durchführung solcher Verfahren muss ausdrücklich gegeben werden und muss jederzeit widerrufbar sein. Bei der Beteiligung des Patienten an Lehre und Forschung im Krankenhaus ist es notwendig, den Patienten völlig frei entscheiden zu lassen, ob er seine Zustimmung dazu geben will oder nicht und wann er daran teilnehmen oder seine Zustimmung widerrufen will.

Recht auf Schutz der Privatsphäre

Der Krankenhauspatient hat innerhalb der Möglichkeiten der Umgebung, in der er untergebracht ist, das Recht auf den *Schutz seiner Privatsphäre*. Die Vertraulichkeit der Informationen auf Aufzeichnung persönlicher, vor allem medizinischer Art muss gewährleistet werden.

Respektierung der religiösen und weltanschaulichen Überzeugung

Der Krankenhauspatient hat das Recht auf Respektierung und Anerkennung seiner *religiösen* und *weltanschaulichen* Überzeugungen.

Recht auf Beschwerde

Der Krankenhauspatient hat das Recht, sich zu beschweren, seine *Beschwerde* überprüfen zu lassen und über das Ergebnis informiert zu werden.

Charta der Rechte des Krankenhauspatienten

In dem Wunsch und der Überzeugung, für eine humane Krankenhausversorgung zu sorgen, hat der Ausschuss der Krankenhäuser der Europäischen Wirtschaftsgemeinschaft im Mai 1979 eine „Charta der Rechte des Krankenhauspatienten" formuliert (☞ Pflegekasten). Die Charta stellt die individuellen Grundrechte eines jeden Menschen dar. Obwohl sie speziell für Krankenhauspatienten ausgearbeitet wurde, gilt sie auch für alle anderen Patienten.

Neue Sichtweise: Der Patient als Kunde

Pflege als moderner Dienstleistungsberuf ☞ *1.4.2*

Früher erwartete man vom Patienten, dass er sich dem Krankenhausablauf unterordnete und dankbar war für die Hilfeleistungen. Gegenwärtig entsteht aus dem Wettbewerb unter den Krankenhäusern ein neues Schlagwort: *Kundenorientierung.*

Der Patient ist kein Störfaktor im Krankenhausbetrieb, sondern Kunde. Er sichert Arbeitsplätze und ein sicheres Einkommen.

Immer mehr Krankenhäuser versuchen, Abläufe und Organisationen nach den Bedürfnissen der Patienten auszurichten.

„Ja, sind wir denn ein Hotel?"

Bei einer Innsbrucker Umfrage 1994 nahm der „Bettkomfort" (Wahlmöglichkeit zwischen weicher und harter Matratze oder einem Polster) einen hohen Stellenwert ein. Mit „sehr wichtig" stuften die Befragten den „Zimmerkomfort" und die „Raumatmosphäre" (Dusche und WC im Zimmer, TV, Radio, Video, Telefon, Leselampe und gemütliche Sitzmöglichkeit sowie heller Raum mit großen Fenstern, bunte Bettwäsche, gute Belüftung, farbige Wände und Blumen) ein. Von gleicher Wichtigkeit waren ihnen die „Wahrung der Intimsphäre" mit Trennvorhängen oder Wänden im Zimmer sowie die „Kommunikation" (Zweibettzimmer; bei jungen Leuten auch Zimmer bis zu vier Betten; Telefon und gemütliche Sitzgelegenheiten).

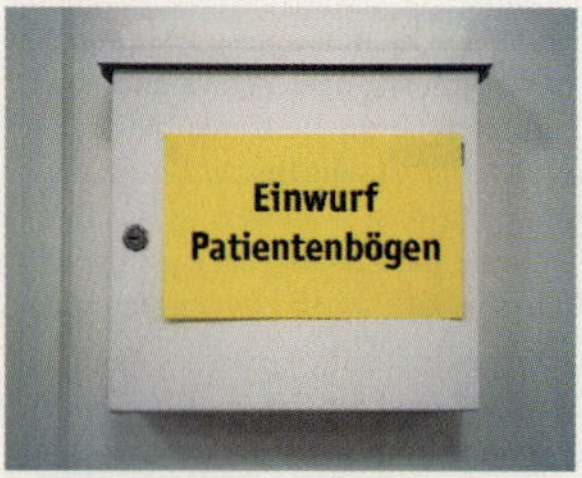

Abb. 3.3: Auch ohne medizinischen Sachverstand sind Patienten sehr wohl in der Lage, Schwachstellen z.B. im Arbeitsablauf aufzuzeigen und oft sogar konkrete Verbesserungsvorschläge zu machen. Heute ist es durchaus üblich, diese Kreativität zu nutzen: In vielen Kliniken wird gezielt danach gefragt. Hier ein Kasten für den Rücklauf von Fragebögen oder sonstigen Mitteilungen der Patienten an das Klinikpersonal (sog. Kummerkasten). [O168]

Das bedeutet auch für die Pflegenden eine Veränderung ihrer Rolle. Sie werden zu „Repräsentanten" des Unternehmens und definieren dessen Ruf. Zu dieser Rolle gehört nicht, durch „Blickdiagnosen" zu erraten, was der Patient wohl will oder was ihm nützt, sondern es gemeinsam mit ihm herauszufinden.

Was auf den ersten Blick als hoher Anspruch an die Pflegenden erscheint, wird letztlich viele Konflikte ausräumen helfen. Den Patienten als Partner zu begreifen, begünstigt ein für beide Seiten befriedigendes Arbeiten und trägt somit zu einer großen Arbeitszufriedenheit bei.

Literaturtipp

George, W.: Der Patient als Kunde. In: Krankenpflegejournal 10/99, S. 376 – 379

3.1.4 Kulturelle Bedürfnisse nach der Krankenhausaufnahme

Kultur *(Erziehung, Bildung, Lebensart):* Im soziologischen Sinn das gesamte soziale Erbe, bestehend aus dem Wissen, den Glaubensvorstellungen, den Sitten und Gebräuchen sowie den Fertigkeiten, die ein Mitglied einer Gesellschaft übernimmt (aus: Reinhold: Soziologie-Lexikon, R. Oldenbourg Verlag, München 1992).

Interkulturelle Pflege: Pflege, bei der Pflegende und Pflegeempfangende unterschiedlichen Kulturen angehören.

Multikulturelle Pflege: Pflege, die die Sichtweisen und Gewohnheiten vieler Kulturen in sich vereinigt.

Transkulturelle Pflege: Kulturübergreifende Pflege. Also nicht die Integration von Kulturen, sondern die Pflege über die Grenzen einer Kultur hinweg. Von Leininger geprägter Begriff, wobei der Begriff „transkulturell" in ihrer Pflegetheorie (☞ 2.5.7) vermutlich im Sinne von „multikulturell" verstanden werden muss.

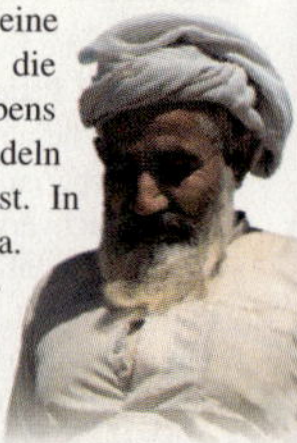

Jeder Mensch wird in eine Kultur hineingeboren, die ihn Zeit seines Lebens prägt und die sein Handeln entscheidend beeinflusst. In Deutschland leben ca. 9 % Menschen aus anderen Ländern. Ihre unterschiedliche Prägung macht sich gerade an Orten bemerkbar, an denen viele Menschen zusammenkommen und sich die Zusammensetzung ständig verändert. Dies ist z.B. in einem Krankenhaus der Fall. Hier ist es neben vielem anderen Aufgabe der Pflegenden, nicht nur selbst Verständnis für die Gewohnheiten und Bedürfnisse von Menschen aus anderen Kulturen zu haben und sie in die Pflege zu integrieren, sondern auch, bei Mitpatienten Verständnis dafür zu wecken. Um diesem Anspruch gerecht zu werden und die interkulturelle Pflege immer weiter zu verbessern, setzen sich die Pflegenden mit dem Pflegeverständnis und den Pflegemethoden anderer Kulturen auseinander und sind für multikulturelle (Pflege-)Teams offen.

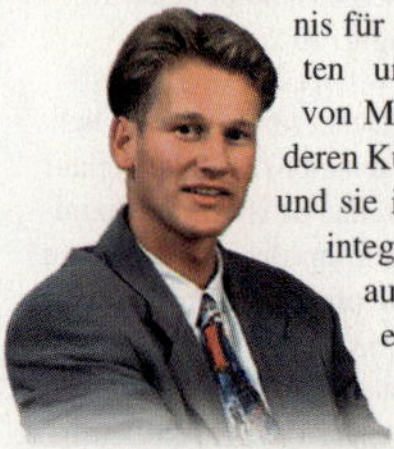

In verschiedenen Bundesländern haben sich Arbeitsgruppen gebildet, die sich mit unterschiedlichen Projekten und Schwerpunkten rund um die multikulturelle Pflege bemühen. Nähere Informationen gibt es z.B. beim *Deutschen Berufsverband für Pflegeberufe* (☞ 1.8.1) in Eschborn.

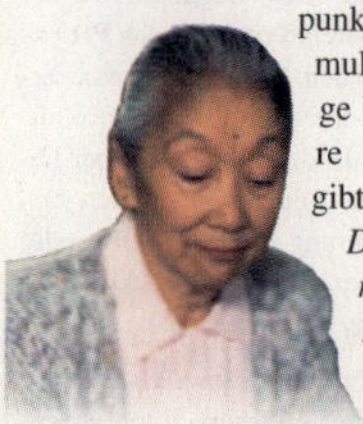

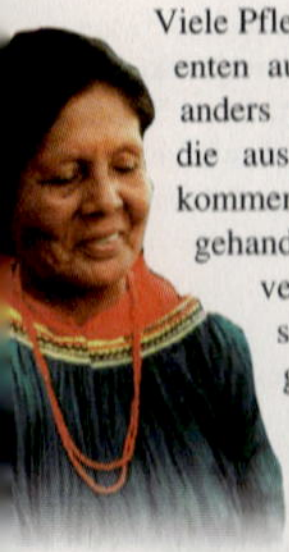

Viele Pflegende verhalten sich Patienten aus fremden Kulturkreisen anders gegenüber als Personen, die aus einer ähnlichen Kultur kommen wie sie, z.B. werden Pflegehandlungen oft unpersönlicher verrichtet und von einem schnelleren Rückzug begleitet.

Auch wenn dieses Verhalten nicht ausschließlich auf Unsicherheit und Berührungsängste zurückzuführen ist, fördert die Auseinandersetzung mit anderen Kulturen das Verständnis kulturspezifischer Bedürfnisse und somit die Pflege. Solche Bedürfnisse sind z.B.:

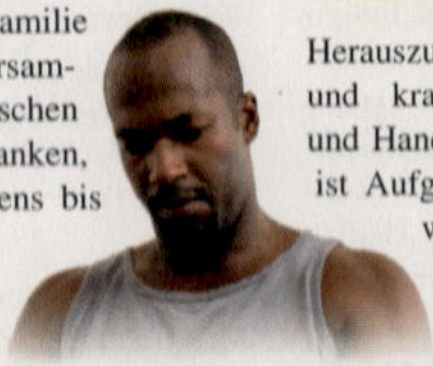

- Begleitung durch Familie und Freunde. Oft versammeln sich viele Menschen um das Bett des Kranken, und zwar von morgens bis abends
- Ernährungsgewohnheiten oder -gebote, die oft aus der Religion des Patienten erwachsen (☞ 3.1.5)
- Formen (Rituale) der Religionsausübung und Beistand durch Seelsorger oder Priester (☞ 3.1.5 und 15.4.4).

Um dem Anspruch einer ganzheitlichen Pflege gerecht zu werden, achten die Pflegenden darauf, keine pauschalen Zuschreibungen zu machen im Sinne von „alle Inder sind Hindus, alle Türken Moslems“ oder „alle Italiener mögen Spagetti“, sondern die Herkunft des Patienten und seine Gewohnheiten und Bedürfnisse genau zu erfassen und dementsprechend zu handeln.

Problem: Sprachbarriere

Um die Bedürfnisse der Patienten erfassen zu können, bedarf es der Kommunikation. Entsprechend ist das größte Hindernis in der Pflege von ausländischen Patienten die **Sprachbarriere.** Gewisse Hilfen bieten hier Aufklärungsbögen, die in verschiedenen Sprachen angeboten werden, oder *Piktogramme* (☞ 3.4.2 und Abb. 3.17).

In vielen Kliniken werden Mitarbeiter des Hauses als Übersetzer hinzugezogen. Handelt es sich um organisatorische Fragen, z.B. was ein Patient am nächsten Tag essen möchte, ist dies auch kein Problem. Handelt es sich aber um vertrauliche Fragen, sollte man auf diese Vorgehensweise verzichten und den Patienten bitten, einen Dolmetscher seines Vertrauens kommen zu lassen.

Literaturtipps

Deschka et al.: Taschendolmetscher Pflege. Urban & Fischer Verlag, München, 1996

Van de Wiel, A.: Fachenglisch für Pflegeberufe. Thieme Verlag, Stuttgart, 1998

Gesundheitskultur

Gesundheitskultur: Tradition und Handlungen, die sich in einer Kultur mit Gesundheit und Krankheit in Theorie und Praxis beschäftigen.

Herauszufinden, welche gesundheits- und krankheitsbezogenen Traditionen und Handlungen es in einer Kultur gibt, ist Aufgabe der **Ethnomedizin,** einem wissenschaftlichen Zweig der **Ethnologie** *(Völkerkunde).* Diese beschäftigt sich mit den kulturspezifischen Vorstellungen von Krankheit und Gesundheit, also damit:

- Wie Menschen sich in den einzelnen Kulturen bei Erkrankung verhalten
- Welche Vorsorge sie treffen, um Erkrankungen zu verhindern
- Wie sie Missbefinden deuten und erklären.

Beschäftigt man sich mit der Ethnomedizin und der **Gesundheitskultur** anderer Völker, wird schnell deutlich, dass das in Europa vorherrschende naturwissenschaftliche Menschenbild der Medizin (☞ 1.2.2) in anderen Kulturen keinen oder einen anderen Stellenwert besitzt und nicht zu vergleichen ist mit den z.B. weltweit gültigen Gesetzen der Physik.

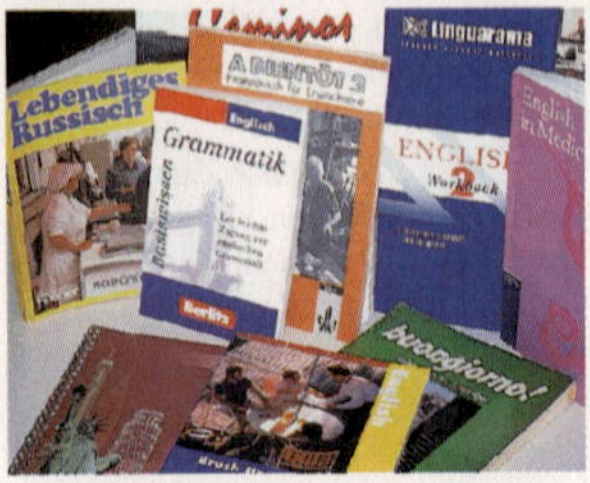

Abb. 3.10: Es gibt viele Angebote, Fremdsprachen zu erlernen. Wurden Fremdsprachen lange Zeit als nicht relevant für die Pflegenden betrachtet, nehmen die Anforderungen an die Pflegenden auch in dieser Hinsicht zu. [O168]

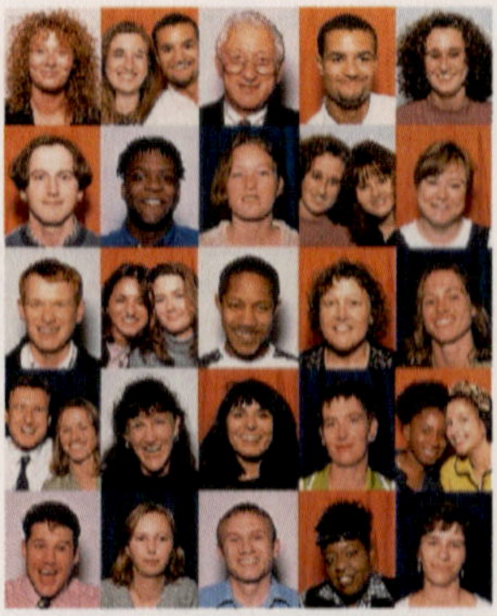

Abb. 3.9: Der Anteil ausländischer Mitbürgerinnen und -bürger wird in Deutschland immer größer. Ihnen richtig zu begegnen und sie entsprechend ihrer kulturellen und religiösen Bedürfnisse zu pflegen, stellt eine große und anspruchsvolle, aber auch sehr schöne Herausforderung an die Pflegenden dar. [J710-018]

Medizin und Pflege können niemals „kulturfrei“ sein, weil Vorstellungen von Krankheit und Gesundheit als subjektive Empfindungen von Kultur zu Kultur unterschiedlich und Medizin und Pflege immer auch auf diese Empfindungen bezogen sind.

Kulturspezifische Syndrome

Syndrom: Gruppe von Symptomen (Krankheitszeichen, Beschwerden), die typischerweise zusammen auftreten, z.B. Gliederschmerzen, Mattigkeit und erhöhte Körpertemperatur als Syndrom eines beginnenden Virus-Infektes.

Kulturspezifische Syndrome sind Erkrankungen, die nur in bestimmten Kulturen vorkommen. Zu den kulturspezifischen Syndromen unserer Kultur zählen z.B. die *Anorexia nervosa* (Magersucht ☞ 23.8.2) und das *prämenstruelle Syndrom* (☞ 32.3.2).

Ein Beispiel für ein kulturspezifisches Syndrom ist die mittel- und südamerikanische Volkskrankheit **Susto,** der *Verlust einer Seele.* Ausgelöst wird dieses Syndrom durch Erschrecken bzw. Schreck. Die Beschwerden reichen von Appetitlosigkeit, Antriebsschwäche, Blässe, Ruhelosigkeit, Erbrechen, Depression, Unruhe und Fieber bis zum Tod. Der Heiler versucht in der Behandlung, die verlorene Seele wieder zurückzuholen. Das Verständnis dieses Syndroms wird für Europäer dadurch erschwert, dass sie im (christlichen) Modell der Eine-Seele-Existenz verhaftet sind. In anderen Kulturen hat der Mensch aber *mehrere* Seelen, und Erkrankung wird als Folge des Fehlens *einer* Seele gesehen.

Literaturtipps

Alban, S.; Leininger, M. M.; Reynolds, C. L.: Multikulturelle Pflege. Urban & Fischer Verlag, München, 1999

Visser, M.; de Jong, A.: Cultuur en zorg – Een interculturele benadering van zorg in de verpleging. Uitgeverij coutinho, Bussum, 1999

3.1.5 Religiöse Bedürfnisse nach der Krankenhausaufnahme

Religiöse Bedürfnisse Sterbender ☞ 15.4.4

Die ganzheitliche Pflege von Menschen aus fremden Kulturkreisen stellt für die Pflegenden wegen der ihnen nicht vertrauten kulturellen (☞ 3.1.4) und religiösen (Patienten-)Bedürfnisse eine Herausforderung dar. Dies ist nicht neu: Bereits 1973 forderte der Weltbund der Krankenschwestern und -pfleger (ICN) in seinen internationalen Grundregeln, dass „die Pflege ohne Rücksicht auf die Nationalität, die Rasse, den Glauben, die Hautfarbe, das Alter, das Geschlecht, die politische Einstellung oder den sozialen Rang ausgeübt wird".

Die im Folgenden beschriebenen Pflegehinweise zeigen die wichtigsten Konsequenzen für die Pflege von Menschen mit verschiedener Religionszugehörigkeit. Die Pflegekraft prüft dabei *im Einzelfall, was der Patient wirklich wünscht,* denn z.B. ist nicht jeder, der bei der Krankenhausaufnahme römisch-katholisch als Glaubensbekenntnis angegeben hat, praktizierender Christ und möchte von einem katholischen Seelsorger besucht werden.

Christliche Religionen

Zu den **christlichen Religionen** gehören die römisch-katholische, griechisch-orthodoxe und protestantische Konfession; vor allem letztere ist in viele Glaubensgemeinschaften unterteilt. Heilige Schrift der Christen ist die **Bibel.**

Gebet und Gottesdienst

Ein wichtiges Element christlichen Glaubens ist es, gemeinsam mit anderen Christen Gottesdienst zu feiern. Für Bettlägerige, die hierzu nicht in die Kirche gehen können, werden von Rundfunk- und Fehrnsehsendern Übertragungen von Gottesdiensten oder Andachten angeboten. Manche Krankenhäuser übertragen auch den Gottesdienst in der Krankenhauskapelle auf die Zimmer. Um den Patienten beim „Mitfeiern" nicht zu stören, führen die Pflegenden in dieser Zeit keine Pflegemaßnahmen aus.

Islam

Als **Moslems** werden die Anhänger des **Islams** bezeichnet, einer von **Mohammed** 610 – 632 n. Chr. gestifteten Religion, die heute zu den Weltreligionen zählt. Innerhalb des Islams sind zwei Hauptkonfessionen, die *Sunniten* und die *Schiiten*, sowie eine Vielzahl kleinerer Konfessionen zu unterscheiden. Heilige Schrift des Islams ist der **Koran,** eine Sammlung der dem Propheten Mohammed mitgeteilten göttlichen Offenbarungen, die für alle Moslems verbindlich ist und sehr detailliert das Alltagsleben bestimmt. Als Zusammenfassung religiöser Pflichten gelten:

- Das Bekenntnis zur Einheit Gottes und zur Prophetenschaft Mohammeds
- Das Gebet, das fünfmal täglich nach vorheriger Waschung verrichtet wird
- Die Hilfe für Arme (Almosen)
- Das Fasten im Monat Ramadan
- Die Wallfahrt nach Mekka *(Haddsch).*

Körperpflege und Bekleidung

Eine große Bedeutung im islamischen Glauben hat die „Reinigung des Körpers", denn alles, was den Körper verlässt, gilt als „unrein". Die Pflegenden geben dem Patienten deshalb häufig die Gelegenheit, sich unter *fließendem* Wasser zu waschen. Dies gilt auch vor jedem Gebet und dem Essen sowie nach jedem Schlaf und jeder Ohnmacht.

Das Abdecken des Blasendauerkatheters gehört auch in diesen Komplex, da der Moslem durch den ständigen Anblick das Gefühl hat, unrein zu sein. Zur körperlichen Sauberkeit zählt auch das Entfernen sämtlicher Körperhaare.

Islamische Patienten, besonders Frauen, lassen sich nur sehr ungern von Pflegenden waschen. Größte Schwierigkeiten haben die verhüllten Frauen und Mädchen gegenüber männlichen Pflegekräften. Selbst im Krankenbett verhüllen sich viele islamische Frauen und Mädchen. Ohne Kopfbedeckung fühlen sie sich nackt und Belästigungen ausgeliefert. Beim Schlafen (todesähnlicher Zustand) wird häufig das ganze Gesicht mit einem Schleier bedeckt.

Ernährung

Islamische Patienten nehmen ihre Hauptmahlzeit gerne am Abend ein. Verboten sind Schweinefleisch, Fleisch von Raubtieren und Speisen, die mit dem Fett dieser Tiere (z.B. Wurst) hergestellt wurden. Alkohol ist ebenfalls strengstens verboten.

Von großer Bedeutung sind auch die Fastenperioden: im Fastenmonat **Ramadan** darf der Gläubige nur vor Sonnenaufgang und nach Sonnenuntergang Nahrung zu sich nehmen.

Der Fastenmonat Ramadan ist der neunte Monat des muslimischen Jahres, das kürzer ist als unser Kalenderjahr. Dadurch „wandert" der Fastenmonat in unserem Kalenderjahr.

Kinder, Schwangere, Frauen während der Menstruation und Kranke sind von der Verpflichtung zum Fasten ausgenommen. Möchte ein Patient dennoch fasten, bedarf es der Absprache zwischen Patient, Arzt und Pflegenden.

Sich bewegen

Ein gläubiger Moslem betet fünfmal am Tag. Sein Gesicht ist dabei immer nach Mekka (d.h. von Mitteleuropa aus nach Südosten) gerichtet. Solange es irgendwie möglich ist, versucht er, auf einem Teppich (eventuell auch Handtuch) seine Gebetshaltung einzunehmen: stehen – knien – tief auf den Boden hinunterbeugen. Selbst schwer herzkranke Moslems lassen sich trotz Ermahnungen oft nicht von der Gebetshaltung abbringen. Der bettlägerige Patient bewegt seine Finger oder Hände und seine Augenlider beim Gebet.

Angehörige und Besucher

Moslems erhalten in der Regel eine große Anzahl von Angehörigen zu Besuch. Dafür gibt es v.a. zwei Gründe: Zum einen die traditionell große Familie, zum anderen den Koran, der Krankenbesuche als Pflicht und gute Tat beschreibt, so dass er für Bekannte und Verwandte selbstverständlich ist.

Judentum

Im **Judentum** ist es eine Pflicht für Angehörige und Freunde, einen erkrankten gläubigen Juden zu pflegen und für ihn bei Gott um Heilung zu bitten.

Körperpflege und Bekleidung

Ebenso wie im Islam hat das „Hände waschen" im jüdischen Glauben eine rituelle Bedeutung und sollte bettlägerigen Patienten möglichst oft angeboten werden, besonders vor jeder Mahlzeit.

Streng gläubige, männliche Juden tragen ein Käppchen *(Jarmulke)* und möchten auch im Falle einer Bettlägerigkeit nicht darauf verzichten.

Ernährung

Streng gläubige Juden dürfen nur Speisen zu sich nehmen, die **koscher** sind, d.h. den jüdischen Speisegesetzen entsprechen. Diese sind teils recht kompliziert und umfassen auch die *Zubereitung* der Speisen und das Geschirr. Zulässig sind alle pflanzlichen Nahrungsmittel. So können die Pflegenden den Patienten z.B. vegetarische Kost anbieten. Fleisch darf nicht zusammen mit Milchprodukten verzehrt werden. Schweinefleisch und Wild sind nicht erlaubt.

Weitere Glaubensgemeinschaften

Zeugen Jehovas

Die **Zeugen Jehovas** definieren sich als Christen. Ihre Regeln weichen aber erheblich von den Glaubensgrundsätzen der großen Kirchen ab. Ihre Lehre steht nicht auf dem Boden des Bekenntnisses zu Jesus Christus als Sohn Gottes und an seine versöhnende und befreiende Botschaft (☞ 15.4.4). In ihrer „Neuen-Welt-Übersetzung" der Bibel wurden inhaltliche, ihre Lehre stützende Veränderungen vorgenommen, so dass sie der christlichen Bibel nicht mehr entspricht. Wichtig ist für sie insbesondere das Alte Testament einschließlich der hygienischen Vorschriften, in denen Blut als unrein gilt, weshalb sie Bluttransfusionen strikt ablehnen.

Anthroposophie

Das anthroposophische Menschenbild in Medizin und Pflege ☞ 1.2.4

Die **Anthroposophie** ist offiziell keine Religion, doch bietet sie ein geschlossenes Welt- und Menschenbild auf Basis der Erkenntnisse Rudolf Steiners an, die faktisch als Glaubensgrundlagen anzusehen sind; im Mittelpunkt steht der Mensch. Inhaltlich stimmen diese Glaubensgrundlagen oft nicht mit den christlichen Glaubensgrundsätzen überein. So glauben die Anthroposophen z.B. nicht an die Schöpfung, sondern gehen davon aus, dass die physische Welt durch Umwandlung eines Teils der geistigen Welt entstanden ist, und statt an die Vergebung der Schuld glauben sie an die Reinkarnation (☞ 15.4.4) und den Aufstieg durch gute Werke.

Streng genommen handelt es sich bei Steiners Lehre um eine Verflechtung unterschiedlicher Religionen und Weltanschauungen, z.B. des Buddhismus und Christentums, des Freimaurertums (so hat er sich viele Jahre lang intensiv mit den Schriften Goethes beschäftigt) und nicht zuletzt aufgrund seiner Tätigkeit als Generalsekretär der *Internationalen, esoterischen, geheimwissenschaftpflegenden und theosophischen Gesellschaft* der Esoterik und Theosophie.

Literaturtipp
Clement, C.: Theos Reise. 4. Aufl., dtv Reihe, Hanser, 2001

3.2 Situation der Pflegenden

Situation der Pflegenden: Gesamtheit der verschiedenen äußeren Faktoren, die auf der einen Seite die physische und psychische Leistungsfähigkeit der Pflegekraft ausmachen, auf der anderen Seite die Summe aller Erwartungen des Patienten und des Krankenhausbetriebes darstellen.

Die Anforderungen des Pflegeberufs verlangen von den Pflegenden eine Reihe von Eigenschaften, die unter dem Stichwort **Schlüsselqualifikation** zusammengefasst werden.

Schlüsselqualifikation: Zusammenstellung und Beschreibung von Fähigkeiten, die – in der Berufsausbildung erworben – zur Ausübung des Berufs befähigen. Eingeteilt in:
- **Fachkompetenz:** Kenntnisse, Fähigkeiten und Fertigkeiten
- **Sozialkompetenz:** Fähigkeit zur Zusammenarbeit im Team, Kommunikations- und Konfliktfähigkeit
- **Persönlichkeitskompetenz:** Selbständigkeit, Verantwortungsbewusstsein, (Lern-)Motivation, Kritikfähigkeit.

An die Pflegenden werden vielfältige Anforderungen gestellt: zunächst die Erwartungen des Patienten und seiner Angehörigen, aber auch die Erwartungen des Krankenhausbetriebs, der angegliederten

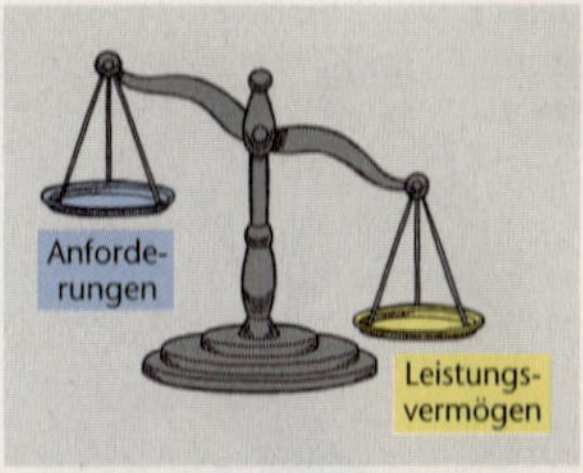

Abb. 3.11: Die Situation der Pflegekraft kann durch eine Waage veranschaulicht werden mit den Anforderungen in der einen und der Leistungsfähigkeit in der anderen Waagschale. Um eine ausreichende, sichere Pflege zu gewährleisten, sollte das Leistungsvermögen über dem Anforderungsprofil liegen. [A400-116]

Krankenpflegeschule und die anderer Mitarbeiter des therapeutischen Teams. Aus Sicht der Soziologie bedeutet dies, dass viele Rollenerwartungen an die Pflegenden gestellt werden, die zu **Intra-** und **Inter-Rollen-Konflikten** (☞ unten) führen können.

Schwestern-Rolle: Berufsrolle. Summe aus Erwartungen und Anforderungen an eine Pflegekraft, ihr Selbstverständnis und Status.

Rolleninkompatibilität: Schwierigkeit, unterschiedliche Rollen miteinander zu vereinbaren. Hierbei wird unterschieden zwischen:
- **Intra-Rollen-Konflikt:** Verschiedene Menschen haben unterschiedliche und widersprüchliche Erwartungen an ein und dieselbe Rolle einer Person. Beispielsweise erwarten Krankenpflegeschüler von ihrem Kursleiter, dass er niemanden durch die Prüfungen fallen lässt, während seine Lehrerkollegen die Einhaltung der Regeln verlangen
- **Inter-Rollen-Konflikt:** Konflikt zwischen verschiedenen Rollen einer Person, die mehrere Positionen wahrnimmt, z.B. ist Schwester Anna Stationsleitung und gleichzeitig Tochter einer Patientin auf ihrer Station.

Definition „Rolle" ☞ 3.1.2

3.2.1 Traditionelle Schwestern-Rolle

„Hallo Schwester, kommen Sie einmal," wer hat diese Anrede noch nie gehört. Warum nicht „Frau Schröder"? Die An-

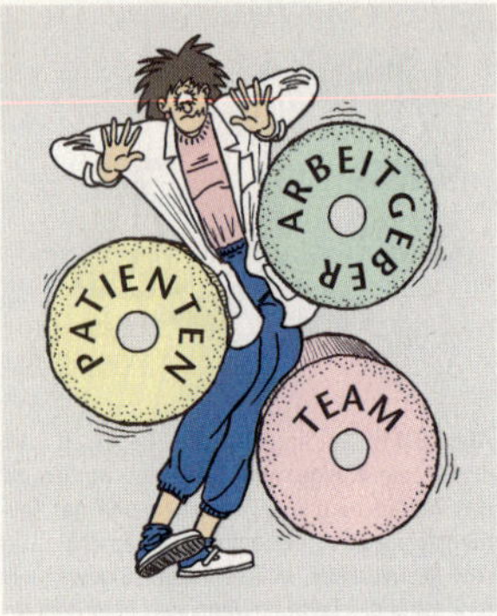

Abb. 3.12: „Allen Menschen Recht getan, ist eine Kunst, die niemand kann." Um langfristig im Pflegeberuf zufrieden arbeiten zu können, achtet die Pflegekraft darauf, dass sie nicht zwischen den verschiedenen Mühlsteinen zermahlen wird und die eigenen Erwartungen nicht zu kurz kommen. [A400-116]

sprache „Schwester", die Dienstkleidung und das „Sollverhalten" in der Kommunikation mit dem Patienten sind auch heute noch sichtbare Zeichen der **Schwestern-Rolle.**

Zu Beginn des 20. Jahrhunderts entsprach die Rollenverteilung im Krankenhaus nach Agnes Karll (☞ 1.4.1) dem Bild einer bürgerlichen Familie: der Arzt als Vater (männlich stark und mächtig), die Schwester als Mutter (demütig, opferbereit, dienend), der Patient als Kind (unmündig, passiv, geduldig).

Die Entwicklung des Pflegeberufs seit dieser Zeit brachte einen Rollenwandel mit sich. Der Pflegeberuf als traditioneller Frauenberuf und der Arztberuf als traditioneller Männerberuf haben sich parallel zu der Rolle von Mann und Frau in der Gesellschaft verändert. Der Mann musste seine patriarchalische Rolle verlassen und die Frau wurde selbstbewusster und eigenständig. Fast 100 Jahre nach Agnes Karll hat sich die Rolle der Pflegekraft ein entscheidendes Stück in Richtung Partnerschaft und Teamgeist gewandelt, ohne sich jedoch ganz von den traditionellen Erfahrungen gelöst zu haben.

3.2.2 Heutige (Rollen-)Erwartungen

Eine vollständige Liste aller Erwartungen aufzustellen, wie sie *heute* an die Pflegenden gestellt werden, ist unmöglich. Eine Auflistung von Rollenerwartungen liefert nur Impulse, die eigene Situation zu überdenken. Viele Konflikte des Berufsalltags lassen sich als **Rollenkonflikte** (☞ oben) darstellen und entstehen, wenn die Pflegekraft darüber entscheiden muss, welchen Erwartungen sie genügen und welche sie zurückweisen will.

Diese Entscheidungen laufen oft unbemerkt ab und hinterlassen nicht selten ein Gefühl der Unzufriedenheit. Um der Frage nachzugehen „Warum bin ich eigentlich heute mit meiner Arbeit nicht zufrieden?", ist es sinnvoll, sich die verschiedensten Erwartungen bewusst zu machen, die während des Arbeitstages an die Pflegenden herangetragen werden. Die folgende Aufzählung gibt einen Überblick über die unterschiedlichsten, sich teilweise gegenseitig ausschließenden Erwartungen.

Erwartungen des Patienten an die Pflegenden

Der Patient erwartet von Pflegenden, dass sie:
- Seine Bedürfnisse erkennen und akzeptieren
- Seine Interessen gegenüber Arzt und Angehörigen vertreten
- Verständnisvoll und einfühlsam sind
- Freundlich und geduldig sind
- Fachkunde und Kompetenz besitzen.

Erwartungen des Arbeitgebers an die Pflegenden

Im Interesse des Arbeitgebers und der Krankenhausverwaltung sollen Pflegende:
- Hilfsmittel sparsam und umweltschonend einsetzen
- Arbeitsabläufe rationell gestalten (hohe Effektivität bei möglichst geringem Aufwand)
- Mitdenken und am Betriebsziel mitarbeiten
- Verantwortung übernehmen
- Bei Personalknappheit einspringen und Mehrarbeit leisten.

Erwartungen des therapeutischen Teams an die Pflegenden

Erwartungen anderer Teammitglieder an die Pflegenden sind:
- Partnerschaftlich zusammenzuarbeiten
- Behandlungs- und Pflegehandlungen (z.B. Mobilisation durch Pflegende und Physiotherapeuten) aufeinander abzustimmen
- Über Veränderungen im Zustand des Patienten rasch und kompetent informiert zu werden
- Ärztliche Anweisungen korrekt auszuführen
- Fachwissen anderen Mitarbeitern zur Verfügung zu stellen
- Sich in Konflikten kompromissbereit zu zeigen und zur Problemlösung beizutragen.

Erwartungen der Pflegenden selbst

Und nicht zuletzt haben auch die Pflegenden selbst Erwartungen an ihre Rolle im Beruf. Sie möchten:
- Eigenständig arbeiten
- Partnerschaftlich, harmonisch zusammenarbeiten
- Anerkennung im Team und beim Patienten finden
- Neues einbringen und umsetzen können
- Bedingungen vorfinden oder gestalten dürfen, die eine ganzheitliche Pflege erlauben
- Den eigenen Arbeitsbereich selbst gestalten und darin möglichst frei von Fremdbestimmung sein
- Gesellschaftlich anerkannt sein
- Freizeit planen können
- Weiterbildungs- und Aufstiegsmöglichkeiten haben
- Eine der Verantwortung angemessene Bezahlung erhalten.

Die Erwartungen sind nicht immer deckungsgleich und können zu den unter 3.2 genannten Konflikten führen.

Jeder Mensch geht unterschiedlich mit Interessenskonflikten um. Manche können sie offen ansprechen und damit zu möglichen Lösungen kommen, die in Kompromissen oder einem starken Selbstbewusstsein für den eigenen Weg sichtbar werden. Andere halten dem Druck durch die Konflikte auf Dauer nicht Stand und verlassen den Pflegeberuf oder leiden unter seelischen Problemen.

Literaturtipps

Schmidbauer, W.: Hilflose Helfer. Rowohlt, Reinbek, 2000

Bischoff, C.: Frauen in der Krankenpflege. Campus, Frankfurt/M., 1991

Steppe, H.: Krankenpflege im Nationalsozialismus. Mabuse, Frankfurt/M., 1996

3.3 Besondere seelische Probleme von Mitarbeitern in Pflegeberufen

Ein wesentliches Problem von Mitarbeitern in Pflegeberufen ist die Tatsache, dass sie erst in jüngster Zeit in einem modernen Sinn „professionalisiert" worden sind (☞ auch 1.4.3). Während die beruflichen Rollen anderer Mitarbeiter – z.B. der Ärzte oder Juristen in der Verwaltung – im Krankenhaus klar definiert sind, ist die Professionalität der Pflegenden weder im Bewusstsein der Patienten noch im Bewusstsein der anderen Mitarbeiter im Krankenhaus fest verwurzelt. Konkret bedeutet dies, dass die Rolle „guter, hilfreicher Mensch" und die Rolle „professionell Pflegende" nicht klar abgegrenzt sind.

Ist auf einer Station z.B. der Putzdienst ausgefallen oder soll eine Feier organisiert werden, ist die Wahrscheinlichkeit groß, dass es die Pflegenden für selbstverständlich halten, diese Aufgaben zu übernehmen, während die Ärzte weit entschiedener an ihrer beruflichen Rolle festhalten.

Je ausgeprägter die professionelle Rolle ist, umso besser sind die Möglichkeiten, Misserfolge zu verarbeiten, ohne die eigene Person in Frage zu stellen.

Je diffuser die berufliche Rolle ist, desto eher werden Misserfolge oder z.B. die Unzufriedenheit von Patienten „persönlich genommen".

Pflegende beneiden oft die Möglichkeiten der Ärzte, sich hinter objektiven Daten (Befunden usw.) zu „verstecken", versäumen aber darüber, eigene professionelle Regeln für ihre Arbeit zu entwickeln. Psychische Gefahren aufgrund dieser nicht fest verwurzelten Berufsrolle sind *Burnout-Erscheinungen* (☞ 3.3.1) und das *Helfer-Syndrom* (☞ 3.3.2).

Berufsunzufriedenheit und Flucht aus dem Beruf

In den letzten Jahren ist klar geworden, dass die Vorstellung von einer „schönen und interessanten Aufgabe", die einen Menschen erfüllen und dauerhaft glücklich machen kann, noch keine stabile Berufsmotivation ist. Professionelle Helfer müssen darüber hinaus lernen, mit Stress angemessen umzugehen. Sie müssen darauf vorbereitet sein, dass sie nicht immer Erfolg haben, nicht immer Dankbarkeit ernten, nicht von allen Kollegen anerkannt werden.

Was passiert bei Stress im Organismus und wie geht man am besten mit Stress um? ☞ *7.11.2*

Berufsunzufriedenheit durch angespannte Beziehungen zu Kollegen und Vorgesetzten

Umfragen haben ergeben, dass nach dem Selbsterleben der Pflegenden zwei Drittel der beruflichen Belastung sich nicht aus der Arbeit mit den Patienten, sondern aus gespannten Beziehungen zu Kollegen oder Vorgesetzten ergeben.

Berufsunzufriedenheit durch nicht klar definierte Berufsrolle

In der *Berufsrolle* (Schwestern-Rolle ☞ 3.2) wird genau definiert und abgegrenzt, was ein Mitarbeiter tun muss, um sich als tüchtig zu akzeptieren und sein berufliches Selbstbewusstsein aufrechtzuerhalten. Ist die Berufsrolle unklar, werden häufig unrealistische Erfolgserwartungen aufgebaut. Werden diese dann enttäuscht, verliert der Beruf seine Anziehungskraft. Er wird dann nur noch mechanisch („Dienst nach Vorschrift") abgeleistet, wenn wirtschaftliche Gründe drängen, in ihm zu bleiben. Oft wird er auch bei der ersten besten Gelegenheit aufgegeben. So ist gerade unter den Berufsanfängern der „Schwund" sehr groß; in vielen Einrichtungen sind bereits zwei Jahre nach dem Krankenpflegeexamen nur mehr die Hälfte der Examinierten als Pflegende tätig. Das spricht dafür, dass die Rollenerwartungen und der soziale Druck auf den Pflegenden in dieser ersten Praxisphase besonders groß sind. Unter diesen belastenden Umständen die Berufsmotivation zu erhalten, ist eine Aufgabe, die noch zu wenig Aufmerksamkeit findet.

Berufsunzufriedenheit durch mangelhafte Einarbeitung

Neue Teammitglieder werden oft nicht kompetent und engagiert begleitet, sondern nach dem Motto „der Sprung ins kalte Wasser hat mir auch nicht geschadet" überfordert und allein gelassen.

Personalführung und *Personalentwicklung* sind Aufgaben einer professionellen Organisation von Pflege. Unter dem Druck einer vermehrten Orientierung an wirtschaftlichen Gesichtspunkten (☞ 2.1) und der Entdeckung der Patienten als Kunden (☞ 1.4.2 und 3.1.3) werden solche Führungs- und Entwicklungskonzepte, die in größeren Industrieunternehmen schon lange ganze Abteilungen beschäftigen, zunehmend auch in der Krankenpflege eingeführt.

Mitarbeiterbezogene Instrumente der Qualitätssicherung ☞ *2.7.4*

3.3.1 Burnout-Erscheinungen

Burnout: *Ausbrennen.* Der Begriff wurde ursprünglich für die seelische Erschöpfung von Teams in der Sozialarbeit in den USA geprägt, setzte sich dann aber international durch.

Burnout-Erscheinungen *(Burnout-Syndrom):* Verlust der psychischen und physischen Leistungsfähigkeit eines Helfers, der nicht mehr in der Lage ist, diese Leistungsfähigkeit zu regenerieren. Gekennzeichnet durch eine abgegrenzte Art emotionaler Erschöpfung sowie durch den Verlust positiver Empfindungen und Sympathie oder Achtung für den Patienten; Betroffene wirken gefühllos und abgestumpft.

Es gibt verschiedene Deutungen über die Entstehung des Burnout-Begriffs. Wörtlich heißt **Burnout** Ausbrennen, es entspricht dem Verlöschen einer Lampe, wenn das Öl verbraucht ist. Unter den Motorradfahrern in den USA bedeutet Burnout den Verschleiß eines Reifens, indem bei festgehaltener Bremse so viel Gas gegeben wird, dass das Hinterrad durchdreht und der Pneu sich so stark erhitzt, dass er raucht oder sogar Feuer fängt; jedenfalls lässt sich so ein Reifen „abfahren", ohne dass der Fahrer einen Meter vorwärts kommt. Beide Bilder veranschaulichen eine Gefahr, die durch das Zusammentreffen einer idealistischen Motivation mit hoher Leistungsbereitschaft und ungünstigen Umständen entstehen kann.

Anfangsphase

Eines der ersten Signale des Burnout ist *Überengagement.* Die Betroffenen arbeiten nahezu pausenlos. Während zu einer normalen Berufstätigkeit der Wechsel von Arbeit und Freizeit gehört, idealisieren sie die Arbeit als vollständig befriedigend und geben vor, keinerlei Erholung zu benötigen. Auf Entspannungs- und Erholungsphasen wird verzichtet, der eigene Einsatz als vorbildhaft hingestellt. Die Betroffenen sind eher überaktiv, fühlen sich unentbehrlich, verleugnen eigene Bedürfnisse, um die helfende Rolle perfekt durchzuhalten. Die Neigung, Kolleginnen im Team zu entwerten, um die eigene Vollkommenheit herauszustellen, macht solche Mitarbeiterinnen und Mitarbeiter oft unbeliebt und verstärkt das übermäßige Engagement.

Einbruchsphase

Irgendwann bröckelt die überforderte Leistungsfassade. Es lässt sich nicht mehr verleugnen, dass Anspruch und Erfolgserlebnisse auseinander klaffen und die Betroffenen ihren eigenen Ansprüchen nicht gewachsen sind. *Chronische Müdigkeit* und *Unlust*, die Arbeit zu beginnen, sind erste Warnsignale. Wird nach einem längeren Urlaub der erste Arbeitstag ebenso belastend erlebt wie der Letzte vor dem Urlaub, ist klar, dass die Regenerationsfähigkeit reduziert ist. Andere Symptome sind zunehmende *Distanz von den eigenen Aufgaben* und von den Menschen, die betreut werden sollen. Unpersönliche, manchmal zynische Ausdrücke setzen sich durch. Die Arbeit, die einmal mit Sätzen wie „Geld ist für mich unwichtig!" oder „Ich tue es um der Sache willen, nicht für Geld!" idealisiert wurde, wird als erheblich anstrengender, verantwortungsvoller, dabei aber auch schlechter bezahlt als alle anderen Tätigkeiten erlebt. Die Pflegenden fühlen sich ausgenützt und gewinnen die Überzeugung, dass angesichts des Missverhältnisses von Anstrengung und Gehalt auch illegale Mittel (wie Krankfeiern oder falsche Überstundenabrechnungen) erlaubt sind, um Vorteile herauszuholen.

Den Betroffenen gelingt es nicht mehr, die in jeder Arbeit unausweichlichen Versagungen und Belastungen auszugleichen und die damit verbundenen Aggressionen zu neutralisieren. Die *Aggressionen* werden entweder gegen die eigene Person gerichtet in Form von Schuldgefühlen, Selbstentwertungen, bedrückte Stimmung, Phantasien, für den Beruf völlig ungeeignet zu sein bzw. ihn aufgeben zu müssen, oder richten sich gegen Kolleginnen und Patienten. In den Teams werden Sündenböcke geschaffen: in der geräuschvollen *Herabsetzung anderer*, die noch schlechter arbeiten, kann die betroffene Pflegekraft ihr beschädigtes professionelles Selbstgefühl retten. (*Mobbing* ☞ auch 3.3.3). In harmloseren Fällen sind die „Schuldigen" weiter weg – die Ärzte, die Gesundheitspolitiker, die Krankenhausverwaltung. Klagen und Schuldzuschreibungen in einem Burnout-Zustand führen zu keinem Versuch, die eigenen Arbeitsbedingungen zu verbessern. Es werden keine konkreten Schritte unternommen, Vorgesetzte in die Pflicht zu nehmen, um Missstände zu beseitigen. Solche Bemühungen werden als hoffnungslos beurteilt und eigene Opferrollen kultiviert.

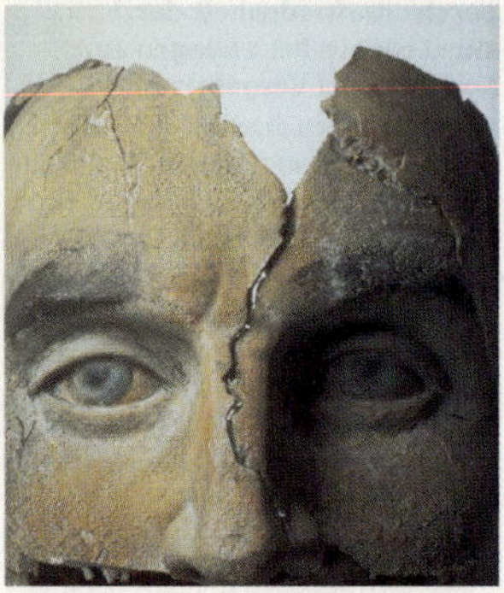

Abb. 3.13: Nach dem großen Überengagement in der Anfangsphase bröckelt die überforderte Leistungsfassade. Es lässt sich nicht mehr verleugnen, dass Anspruch und Erfolgserlebnisse auseinander klaffen und die Burnout-Gefährdeten ihren eigenen Ansprüchen nicht gewachsen sind. [J760]

Abbauphase

Einer Periode verminderter Zufriedenheit und wachsenden Gefühlen der Benachteiligung folgt als nächstes Stadium einer Burnout-Entwicklung der *Leistungsabbau*. Die Betroffenen können sich nicht mehr konzentrieren, es unterlaufen ihnen gehäuft Flüchtigkeitsfehler. Es scheint ihnen gleichgültig, ob sie gut oder schlecht arbeiten; ihre Leistungsbereitschaft und ihr berufliches Engagement schwinden. Der Krankenstand ist sehr hoch; zu den Symptomen einer *depressiven Entwicklung* treten *körperliche Leiden:* Chronische Rücken- und Gelenkschmerzen, Schlaflosigkeit, erhöhte Anfälligkeit für Infektionen und Herzkreislaufprobleme. Die Gefahr von Alkoholismus oder Opiatmissbrauch wächst. Gerade die Beschäftigten im Krankenhaus sind wegen der leichten Zugänglichkeit von Medikamenten gefährdet, unkontrolliert Aufputsch- oder Betäubungsmittel zu konsumieren, wodurch ihre Leistungsfähigkeit weiter beeinträchtigt wird und die Neigung wächst, Schwierigkeiten zu vertuschen und zu verleugnen.

Der Burnout erfasst in der Abbauphase auch die nichtberuflichen Beziehungen. Dadurch wird die Krise weiter vertieft, weil Regenerationsmöglichkeiten wegfallen. Durch das *verlorene berufliche Selbstbewusstsein* ist auch das *Privatleben beeinträchtigt*, die Betroffenen ziehen sich von Kontakten zurück, pflegen ihre Freundschaften nicht mehr, unternehmen nichts, wenn sich ein Partner trennt oder scheiden lässt. Sie vereinsamen.

Kompensierter Burnout

Während die Schlussphase einer Burnout-Entwicklung eher als seltener Extremfall erscheint, sind die Fälle eines **kompensierten Burnout** viel vertrauter. Dazu gehören die Berufstätigen, die einen inneren Ausstieg aus dem Beruf verbergen, um keine Schwierigkeiten zu haben. Sie leisten Dienst nach Vorschrift und bemühen sich, ihr mangelndes Engagement unauffällig zu halten oder „Rechtfertigungen" zu ersinnen, z.B. eigene Erkrankungen, Eheprobleme, Belastungen durch Kinder, einen Hausbau, pflegebedürftige Angehörige.

Durch die wenig gefestigte Professionalisierung der pflegenden Tätigkeit ist es in Pflegeteams oft nicht leicht, Klarheit darüber herzustellen, dass es unprofessionell ist, Kollegen wie Patienten zu behandeln. Übermäßige Rücksichtnahme und die Bereitschaft, Ausreden hinzunehmen und mangelnde Leistungsbereitschaft zu entschuldigen, können Burnout-Entwicklungen fördern und es zur Routine machen, dass die weniger ausgebrannten Mitglieder eines Teams die Arbeit der stärker Betroffenen so lange erledigen, bis sie selbst nicht mehr können. Daher ist Burnout auch „ansteckend", so lange er nicht erkannt und bekämpft wird: durch den Abbau des Engagements bei einigen Betroffenen können die noch nicht Betroffenen so überlastet werden, dass auch sie ihre Leistungsbereitschaft verlieren.

In einem engagierten Team macht die Arbeit Spaß; in einem ausgebrannten möchte jeder schnell nach Hause kommen und den Kolleginnen der nächsten Schicht möglichst viel Arbeit zuschieben. Dadurch wächst die Unzufriedenheit in der Gruppe, die Spannungen vermehren sich und die Burnout-Gefährdung steigt.

Literaturtipp

Domnowski, M.: Burnout und Streß in Pflegeberufen. Kunz, Hagen, 1999

Burnout-Prophylaxe

Es ist heute nachgewiesen, dass durch geeignete Maßnahmen zur **Burnout-Prophylaxe** erhebliche Kosten eingespart werden können, die durch krankheitsbedingte Fehlzeiten und den Rückzug qualifizierter Pflegekräfte aus dem Arbeitsfeld entstehen. Eine geeignete Maßnahme ist die *Supervision* (☞ unten).

Das zentrale Problem der Burnout-Prophylaxe ist – wie bei vielen anderen prophylaktischen Maßnahmen auch –, dass
- Sie umso wirkungsvoller sind, je früher sie einsetzen
- Sie umso leichter zu begründen sind, je später sie einsetzen.

Wirksame Maßnahmen gegen Burnout richten sich immer auf eine **Stabilisierung der beruflichen Rolle** durch ausreichende Anerkennung der Teammitglieder untereinander sowie durch ausreichende Anleitung von Seiten der Vorgesetzten. Dadurch kann jeder Arbeitstag mit dem Eindruck abgeschlossen werden, nach Kräften für eine wichtige Aufgabe gearbeitet zu haben, was die Einsatzbereitschaft für den nächsten Tag stabilisiert. Professionelle Arbeit heißt immer, dass ein realistisches Menschenbild zugrundegelegt wird, d.h. dass Mitarbeiter weder über- noch unterfordert werden, dass Erholung und Anstrengung in einem ausgewogenen Verhältnis stehen (☞ 7.11.2) und jeder Mitarbeiter als Teil der Organisation ernst genommen, gefördert und anerkannt wird.

Professionelle Haltung ist etwas, das jeder jederzeit von jedem anderen erwarten und fordern darf; Spott, sexistische Bemerkungen, Entwertungen, Unhöflichkeit haben in einer professionellen Zusammenarbeit nichts zu suchen. Vorgesetzte sind ebenso an diese Regelungen gebunden wie Mitarbeiter; wo sie Nachlässigkeiten in diesem Bereich nicht unterbinden, hat jeder am Wohlergehen seiner Einrichtung interessierte Mitarbeiter die Pflicht, diese Nachlässigkeit aufzudecken und den Verantwortungsträgern – z.B. der Klinikleitung – mitzuteilen.

Supervision

Vergleichsuntersuchungen haben ergeben, dass Arbeitsteams, die **Supervision** erhalten, die Kosten für diese Maßnahme durch geringere Fehlzeiten mehr als ausgleichen; dennoch wird einem Team die Supervision oft verweigert, weil „kein Geld vorhanden sei". Ähnliches gilt für die Fortbildung und Ausbildung von z.B. Stationsleitungen; auch hier wird oft am falschen Platz gespart, obwohl bekannt ist, dass die Folgen erheblich kostspieliger sein werden.

Während über den Sinn einer Stabilisierung der Professionalität in der Pflege kaum mehr diskutiert wird, ergeben sich zahllose Einzelfragen in der Umsetzung. In den oft hektischen Abläufen der klinischen Arbeit mit hohem Entscheidungsdruck vor Ort ist es oft schwer, Zeit und Raum für genauere Überlegungen zu finden. Im Handlungsdruck geht unter, was zur Verbesserung der Zusammenarbeit und zur Konkretisierung einer gegenseitigen Hilfe in der Festigung beruflicher Rollen getan werden kann. **Supervision** bietet einen zeitlichen Rahmen und die Hilfe eines speziell ausgebildeten Gesprächsleiters, um über die eigene berufliche Rolle, Arbeitszufriedenheit und Karriereplanung nachzudenken und sich entweder in einer *Einzelberatung* persönlich Unterstützung für solche Überlegungen zu verschaffen oder in einer *Teamsupervision* mit den Kolleginnen Gelegenheit zu finden, die Zusammenarbeit genauer zu betrachten, Probleme zu erkennen, Konflikte zu lösen.

Für die **Supervision** gilt das oben zur Prophylaxe Gesagte: Um zu gelingen, muss ein Team mehrheitlich den Wunsch haben, sich professionell weiter zu entwickeln. In einer fortgeschrittenen Burnout-Situation hört die Supervisorin eher Aussagen wie: „Was sollen wir noch miteinander reden, davon kriegen wir keinen Patienten versorgt!" Überlastete, vom Burnout gezeichnete Einzelne und Teams weisen das Angebot einer Entwicklung ihrer professionellen Arbeit zurück, weil ihnen in dem angebotenen Freiraum bewusst würde, wie unbefriedigend ihre Situation ist. In solchen Fällen hat es wenig Sinn, Supervisionsbereitschaft von außen zu erzwingen; es geht eher darum, die Voraussetzungen zu schaffen, unter denen sich Professionalität wieder entwickeln kann.

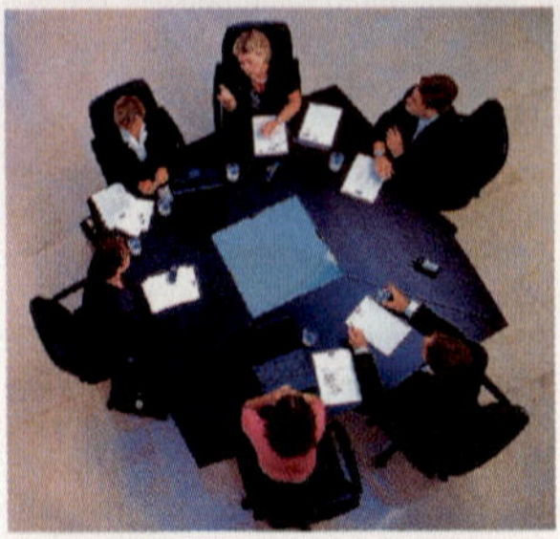

Abb. 3.14: Teamsupervision. Die Supervisorin ersetzt keine Teamleitung. Sie kann aber Leiter und Mitarbeiter dabei unterstützen, herauszufinden, wie die Zusammenarbeit verbessert werden kann und wo Probleme liegen, die unbearbeitet die Burnout-Gefahr erhöhen. [J710-019]

Weitere Mittel der Burnout-Prophylaxe: Organisationsentwicklung, Leitungskurse und Mitarbeitergespräche ☞ 2.7.4

Literaturtipps

Regouin, W.: Supervision. Ullstein Medical, Wiesbaden, 1999

Thiemann, P.: Supervisionsarbeit bei Pflegekräften – Erfahrungen und Möglichkeiten in der Krankenpflege. In: Heilberufe 4/95, S. 36 – 37

3.3.2 Helfer-Syndrom

Helfer-Syndrom: *Nicht bewusste Komponente der Helfer-Motivation.* Beschreibung einer sozusagen naiven, von unbewussten Vorstellungen geprägten Motivation für helfende Berufe, die zum Burnout (☞ 3.3.1) führen kann, weil sie angesichts der Realität der Arbeit zwangsläufig zu Überforderung und Enttäuschung führt.

Ungefähr zeitgleich mit den Burnout-Erscheinungen wurde von dem deutschen Psychologen Wolfgang Schmidbauer das **Helfer-Syndrom** beschrieben. Schmidbauer konzipierte diese unbewusste und daher auch sehr konfliktträchtige Komponente der Motivation für einen helfenden Beruf, die durch günstige äußere Einflüsse (positive Teamerfahrungen, gute Ausbildung, professionelle Führung) abgemildert werden kann oder durch ungünstige Umstände die Burnout-Gefahr erheblich steigert. Nach den Forschungen Schmidbauers hängt diese unbewusste Komponente der Helfer-Motivation damit zusammen, dass sich die Helfer als Kinder wenig beachtet und in ihren Bedürfnissen nach Anerkennung und Spiegelung durch Erwachsene abgelehnt fühlten. Um diese Mangelerlebnisse auszugleichen, erfolgte die Identifizierung mit einer idealen, perfekten Helfer-Gestalt, die möglichst vielen anderen gerade das gibt, was die Betroffenen selbst nie bekommen haben.

Kennzeichnend für das Helfer-Syndrom nach Schmidbauer sind:
- **Starre Werthaltungen:** Die Unfähigkeit, eigene Vorstellungen zu relativieren, andere Vorstellungen anzunehmen und Humor in Bezug auf die Tatsache

zu entwickeln, dass alle Menschen zwar nach Idealen streben, diese aber nicht erreichen können

- **Störungen im Erleben von Aggressionen:** Eigene Aggressionen werden verleugnet und indirekt ausgelebt, z.B. nach dem Gesetz des verteidigten Dritten: Die Betroffenen können sich nicht wehren, wenn ihnen Unrecht geschieht; wird das Unrecht aber einem Dritten zugefügt, können sie plötzlich kämpfen.
  Eine andere, verbreitete Form dieser indirekten Aggression sind Klatsch und Intrige: Entwertende, aggressive Äußerungen werden nicht an die Betroffenen adressiert, sondern erreichen sie auf Umwegen über Dritte. So werden schmerzhafte, aber auch klärende Auseinandersetzungen vermieden zum Preis einer Vergiftung des Klimas in einer Organisation oder Arbeitsgruppe
- **Unersättliches Verlangen nach Bestätigung:** Da die Helferrolle beim Helfer-Syndrom nicht frei gewählt ist, sondern hilft, angstbesetzte Gefühle von Abhängigkeit zu vermeiden, sind die Betroffenen süchtig nach der Bestätigung, die sie daraus gewinnen, für andere wichtig zu sein, gebraucht zu werden, nicht eigene, sondern Bedürfnisse von Personen zu befriedigen, die sie brauchen und für ihre Hilfe anerkennen. In extremen Formen führt diese Unersättlichkeit dazu, dass Helfer im Urlaub depressiv werden, weil sie keine Möglichkeit haben, etwas für andere zu tun, und keine Befriedigung daraus gewinnen können, dass sie jetzt selbst versorgt werden
- **Vermeidung von Gegenseitigkeit:** Emotionale Beziehungen zwischen Erwachsenen beruhen darauf, dass beide Partner mal die Nehmenden, mal die Gebenden sind, dass beide voneinander in ähnlicher Weise abhängig und unabhängig sind. Im Fall des Helfer-Syndroms werden auch die privaten, intimen Beziehungen anders gestaltet: Die Helfer sind darauf angewiesen, immer die Gebenden und die wenig Abhängigen zu sein; sie „erziehen" ihre Partner dazu, abhängig zu sein und zu bleiben.

Das Helfer-Syndrom kann, wenn es nicht vom vernünftigen Ich überwacht wird (☞ Tab. 36.24), die berufliche Arbeit ernstlich beeinträchtigen, weil die Helfer dann jenen Zeitpunkt nicht erkennen können, an dem ihre Hilfe überflüssig wird und es besser ist, die Schützlinge nicht mehr zu unterstützen. Zwar ist die aktivierende Pflege als Konzept in aller Munde, in der Praxis aber scheitert sie oft daran, dass es auf kurze Sicht einfacher ist, Patienten abhängig zu erhalten und es „flotter geht", ihnen Tätigkeiten abzunehmen, die sie im Grunde selbst verrichten könnten (☞ auch 1.3.3).

Andere Mechanismen des Helfer-Syndroms – wie die indirekte Aggression, deren Folgen Klatsch und Intrige sind – gefährden das soziale Klima in helfenden Organisationen und führen dazu, dass Mitarbeiter oft lange geschont, sozusagen als Patienten behandelt, dann aber plötzlich fallen gelassen werden. Kritik- und Konfliktfähigkeit sind vor allem für die Leitungskräfte von Teams und Abteilungen von grösster Bedeutung.

Schmidbauer hat immer wieder betont, dass es sich beim Helfer-Syndrom nicht um eine Entwertung spontaner Hilfsbereitschaft oder helfender Motive allgemein handelt, sondern um eine nicht bewusste Komponente der Helfer-Motivation, die durch Auseinandersetzung mit den eigenen Gefühlen während der Arbeit, durch Supervision und Selbsterfahrung erkannt und „entschärft" werden kann. Unerkannt führt das Helfer-Syndrom zu erheblichen persönlichen Problemen und großen Spannungen in Arbeitsteams. Es fördert den Burnout und behindert die Einfühlung in Patienten ebenso wie die Erfassung von Situationen, in denen aktive Hilfe unsinnig ist und die professionelle Aufgabe der Pflegenden darin liegt, Patienten zu begleiten.

3.3.3 Mobbing

Der Begriff **Mobbing** wurde seit 1993 im deutschen Sprachraum populär; entsprechende Bücher tragen Untertitel wie „Psychoterror am Arbeitsplatz", „Kleinkrieg am Arbeitsplatz" oder „Übel mitspielen in Organisationen". Das Konzept stammt aus der Schulforschung in Skandinavien; *mobben* heißt im Schwedischen angreifen, anrempeln; der englische, bedeutungsähnliche Begriff ist *Bullying.* Ursprünglich sollte untersucht werden, warum es in Schulklassen Kinder gibt, die von einer ganzen Reihe anderer verbal oder auch körperlich angegriffen werden.

Mobbing als Verlust an Anerkennung und Akzeptanz

Wer die Arbeit im Krankenhaus von außen betrachtet, wird davon ausgehen, dass sich die Belastungen der Pflegenden vor allem aus dem Einsatz für die Patienten ergeben. Wer sie von innen kennt, wird freilich nicken, wenn er von Umfrageergebnissen hört, die besagen, dass die subjektiv erlebten Belastungen erheblich öfter von den Kolleginnen ausgehen. Entsprechend groß ist die Bedeutung der wechselseitigen Anerkennung und der entspannten Kooperation, die sich alle Menschen voneinander wünschen, die in Gruppen arbeiten.

Mobbing ist eine extreme Form des Verlusts an Anerkennung und Akzeptanz der Pflegenden untereinander. In der von Heinz Leymann entwickelten, stark nervenärztlich geprägten Auffassung des Mobbing entwickelt sich dieses in vier Phasen:

- 1. Phase: Es gibt Konflikte am Arbeitsplatz, z.B. über die Verteilung von Arbeit, die Entlohnung, den Raum, der einzelnen Mitarbeitern zugesprochen ist, oder die Qualität ihrer Arbeit
- 2. Phase: Diese Konflikte werden nicht zufriedenstellend gelöst, sondern sie führen zu feindlichen Attacken gegen eine Person, die sich aus persönlichen oder organisatorischen Gründen schlecht wehren kann. Sie wird „geschnitten", kritisiert, manchmal auch beschimpft oder behindert
- 3. Phase: Vorgesetzte, Personalleiter oder Gewerkschaftsfunktionäre können oder wollen diese Attacken nicht abstellen, entweder weil sie nicht informiert werden, weil sie sich nicht dafür interessieren, es sich nicht zutrauen oder ihre Fürsorgepflicht verletzen und das Mobbing sogar unterstützen (wenn z.B. ein Chef einen Mitarbeiter loswerden will, dem er nicht kündigen kann)
- 4. Phase: Die Gemobbten sind ausgesondert, kaltgestellt, psychisch verändert, sie können nicht mehr gut arbeiten (und rechtfertigen dadurch das negative Urteil über sie). Sie kündigen oder werden krank.

Nach Leymann ist Mobbing, das länger als zwei Jahre dauert, so belastend, dass sich die Opfer auch an einem anderen Arbeitsplatz nicht mehr richtig erholen können. Sie leiden, ähnlich wie die Opfer einer Geiselnahme, unter einem posttraumatischen Stresssyndrom (☞ 36.7) bzw. einer allgemeinen Angststörung (☞ 36.8.1).

An dieser stark an einem Täter-Opfer-Modell orientierten Beschreibung ist kritisiert worden, dass die Motive der Täter ebenso ungeklärt bleiben wie die Frage, an welchen Orten sozialer Einrichtungen diese Erscheinungen bevorzugt auftreten.

✓ Mobbing- und Burnout-Konzepte lassen sich dadurch verbinden, dass eine wesentliche Teilursache von Burnout auch als Bedingung identifiziert werden kann, unter der Mobbing auftritt.

Mobbing als Folge von Führungsschwäche, Gleichgültigkeit und Arbeitsüberlastung

Mobbing ist Folge einer Entwicklung, in der durch Führungsschwäche, Gleichgültigkeit oder nicht mehr kompensierbare Arbeitsüberlastung in Gruppen einer Organisation das Minimum an gegenseitiger Anerkennung und Bestätigung der Mitarbeiter untereinander verloren geht. Gerade im Krankenhaus wird oft naiv erwartet, dass der moralische Appell die aufmerksame und engagierte Führung der Mitarbeiter ersetzt. Nur diese Führung kann aber sichern, dass in den Teams sichergestellt ist, dass jede Kollegin, jeder Kollege erst einmal höflich und anerkennend behandelt wird, um ein gutes Arbeitsklima herzustellen. Wo diese Anerkennung im professionellen Bereich fehlt, entsteht die Gefahr, dass Defiziterlebnisse durch übermäßige Bedürftigkeit nach Anerkennung von Seiten der Patienten, Rivalität mit Kolleginnen und schließlich auch Mobbing ausgeglichen werden.

Gemobbte Mitarbeiter erfüllen die Rolle von Sündenböcken. Sie erleichtern die Lage der anderen dadurch, dass sie ihnen erlauben, wenigstens die Aggressionen über die eigene schlechte Situation, das eigene Versagen in einer konstruktiven und stabilen Zusammenarbeit abzureagieren. Daher ist Mobbing auch ein Spiel, in dem es nur Verlierer gibt.

Die große Popularität des Begriffs „Mobbing" führt heute dazu, dass durchaus auch mit dem Mobbing-Vorwurf gemobbt wird. Abhilfe entsteht hier nicht durch Schuldzuschreibungen und Identifizierung von „guten" Opfern und „bösen" Tätern, sondern durch die Kritik an einem insgesamt nicht ausreichend von konstruktiven Interaktionen, gegenseitiger Anerkennung, Respekt und Höflichkeit geprägten Arbeitszusammenhang.

3.4 Pflege als kommunikativer Prozess

Pflege von Patienten mit (krankheits-, bzw. altersbedingten) Kommunikationsstörungen ☞ 7.9.3
Mögliche Störungen in der Kommunikation ☞ 3.4.3
Kommunikation im Pflegealltag ☞ 7.9.2

3.4.1 Was ist Kommunikation?

Kommunikation (lat. communicare: verbinden): Das In-Verbindung-Stehen von Menschen bzw. die Verständigung untereinander durch Übermittlung von Informationen und Botschaften. Dies kann auf *verbalem* und *nonverbalem Weg* (☞ 3.4.2) geschehen.

Kommunikationsforschung: Befasst sich mit den Arten des In-Verbindung-Stehens und untersucht beeinflussende Faktoren. Die so gewonnenen Erkenntnisse werden angewendet, um Kommunikationsstörungen (☞ 7.9.3) zu analysieren und Vorschläge für ihre Beseitigung zu entwickeln.

Kommunikation zwischen Menschen ist die Basis jeder Gemeinschaft. Ohne Gemeinschaft und die verschiedenen Verbindungen in ihr kann der Mensch nicht überleben. Somit ist Kommunikation für den Menschen lebensnotwendig.

Den dramatischen Beweis dafür lieferte ein Versuch, den Friedrich II. von Hohenstaufen veranlasste: Er ließ Säuglinge von Ammen betreuen, die die Kinder ernährten und sauber hielten. Sie durften aber weder mit ihnen sprechen, noch ihnen menschliche Zuwendung geben. Friedrich hoffte, dass die Säuglinge dann in der „Ursprache" zu sprechen beginnen würden. Innerhalb eines Jahres starben alle Kinder, obwohl sie körperlich gesund waren.

✓ Ohne Kommunikation kann die menschliche Gemeinschaft nicht funktionieren. Kommunikation ist für den Menschen lebenswichtig.

Was aber ist Kommunikation in unserer heutigen Gesellschaft? Kann man schon von Kommunikation sprechen, wenn zwischen zwei Menschen eine Telefonleitung besteht, oder kommunizieren die beiden erst, wenn sie sich anrufen?

Natürlich beginnt die Kommunikation schon, bevor einer der beiden zum Hörer greift. Schon die Überlegung: „Rufe ich an oder nicht?" ist ein Teil davon. Auch der (vielleicht) Angerufene empfängt auf jeden Fall ein Signal vom anderen. Ruft dieser nicht an, ist das ein Signal: „Er hat mich vergessen". Hört der Angerufene das Telefon klingeln, steht er vor der Entscheidung, abzuheben oder nicht. In beiden Fällen sendet er dadurch wieder ein Signal an den anderen (☞ 3.4.2).

Im Krankenhaus ist Kommunikation besonders wichtig, zum einen die Verbindung des Personals untereinander, zum anderen die Kommunikation zwischen Personal und Patienten.

Wenn das Personal „einen guten Draht" zueinander hat, ist der Umgang miteinander leichter. Die Atmosphäre ist gelöster, wovon nicht nur die Teammitglieder, sondern auch die Patienten profitieren.

Haben die Patienten das Gefühl, dass das Pflegepersonal sie versteht, sprechen sie auch eher über ihre Probleme und Wünsche. Das Pflegepersonal kann besser darauf eingehen, Frustration und Missverständnisse werden geringer.

Literaturtipp

Kaehlbrandt, R.: Deutsch für Eliten. Ein Sprachführer. Deutsche Verlagsanstalt, Stuttgart, 1999

Abt-Zegelin, A. (Hrsg.): Sprache und Pflege. Ullstein Mosby, Wiesbaden, 1997

3.4.2 Kommunikationsarten

Menschen nehmen auf verschiedene Arten Kontakt miteinander auf. Die wichtigsten *Kommunikationskanäle* sind:

- **Verbale Kommunikation:** Sprache
- **Nonverbale Kommunikation:** Körpersprache.

Andere nonverbale Kommunikationsarten, z.B. mit Hilfe der Tast-, Geruchs- und Geschmackssinne, sind normalerweise nicht so wichtig. Sie gewinnen erst dann an Bedeutung, wenn die Kommunikationsarten „Sehen" und „Hören" beeinträchtigt sind.

Verbale Kommunikation

Verbale Kommunikation: Sprachgebundene Kommunikation, wobei diese Sprache aus Worten, Zeichen oder sonstigen Informationsträgern bestehen kann.

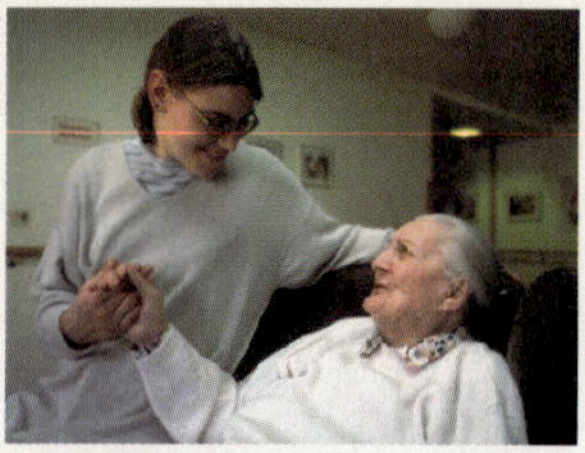

Abb. 3.15: Kommunikation findet immer statt, wenn zwei Menschen sich etwas mitteilen oder miteinander in Verbindung stehen. Dabei ist unter „mitteilen" nicht nur die sprachgebundene Mitteilung (Gespräch, Briefwechsel) zu verstehen, sondern alle möglichen Botschaften, die zwischen Menschen ausgetauscht werden: vom Augenzwinkern bis zur elektronischen Post (E-Mail), von der Geste bis hin zu einem geschliffenen Vortrag. [K157]

Gesprochene und geschriebene verbale Kommunikation

Voraussetzung für eine Verständigung ist, dass sich alle Beteiligten an einen übereinstimmenden *Code* (gleiche Sprache, gleiche Begriffe bzw. Synonyme) halten, also zum „Tisch" nicht plötzlich „Stuhl" sagen. Es muss die gleiche Verständnisebene geschaffen bzw. genutzt werden. So können z.B. komplizierte Formulierungen, Fachtermini, unterschiedlicher Sprachgebrauch und unvollständige Sprachkenntnisse zu Schwierigkeiten in der Verständigung führen. Nur wenn diese Faktoren beim Sender und Empfänger übereinstimmen, ist eine effektive Kommunikation möglich.

Es ist gleichgültig ob ein Mensch schreibt oder spricht, jede Äußerung in Worten oder Zeichen ist ein komplexer Vorgang, der sich auf drei Ebenen vollzieht (☞ Abb. 3.16).

Zunächst fasst man einen Gedanken, überlegt also, was man sagen möchte. Als nächster Schritt wird der Gedanke in Worten ausformuliert, dazu wird auf den **Wortschatz** *(Lexikon)* und den **Satzbau** zurückgegriffen (Gedächtnisleistung). Erst danach werden Atmung, Kehlkopf, Stimmbänder, Lippen und Zunge durch Nervenimpulse zum eigentlichen Sprechen aktiviert, also die „Sprechbewegungen" innerviert.

Gleichzeitig findet während der Äußerung eine Kontrolle statt: der Sprecher hört sich zu und der Schreiber liest zur Kontrolle mit. Dadurch kann man z.B. einen „Versprecher" erkennen und korrigieren.

Bei jeder Äußerung laufen also „motorische" (sprechen, schreiben) und „sensorische" (realisieren, verstehen) Vorgänge gleichzeitig ab.

Dieses funktionelle Bild des Sprechvorgangs ermöglicht das Verständnis unterschiedlicher Störungen (☞ Abb. 3.16):

- Psychische Störungen behindern Betroffene, klare Gedanken zu fassen, Ideen zu entwickeln und „stören" beim Interpretieren und Abspeichern (Erinnern) von Informationen
- Störungen der Sprache (**Aphasie** ☞ 7.9.3) betreffen das Formulieren und Verstehen von Informationen. Die Betroffenen können meist weder sprechen noch schreiben
- Störungen des Sprechens (**Dysarthrie** ☞ 7.9.3) liegen vor, wenn die Umsetzung in hörbare Sprache scheitert (z.B. Stottern, nach Kehlkopfoperation). Die Betroffenen können aber schreiben und lesen.

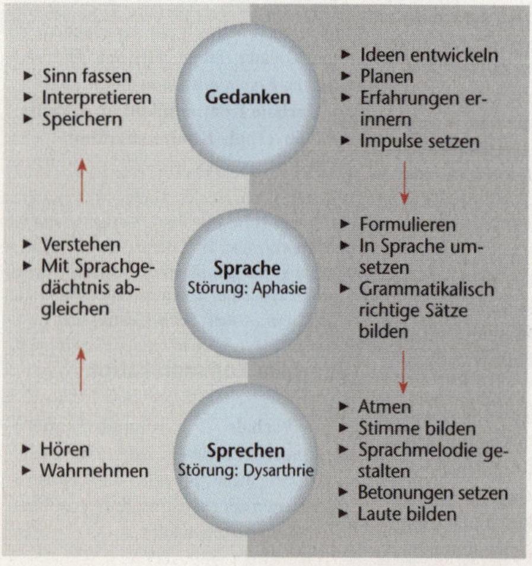

Abb. 3.16: Eine verbale Äußerung ist ein komplexer Vorgang: Während motorisch von der Idee bis zu ihrer Realisierung mit Lauten oder geschriebenen Buchstaben die drei Ebenen von oben nach unten durchschritten werden, findet gleichzeitig sensorisch eine Kontrolle statt. Zuhören ist dagegen einfacher, hier wird „nur" der sensorische Anteil benötigt.

Erweiterter Sprachbegriff

In der Kommunikationslehre ist Sprache nicht gleichbedeutend mit (Fremd-)Sprache wie z.B. Englisch, Deutsch oder Latein, also einem Set aus Wortschatz und Grammatik; auch andere Symbole wie Morsezeichen, Verkehrsschilder oder **Piktogramme** *(Bildsymbole)* stellen Sprache dar.

Nonverbale Kommunikation

> **Nonverbale Kommunikation:** Kommunikation ohne Worte, nicht an Sprache gebundene Kommunikation.

Wichtigster Teil der nonverbalen Kommunikation ist die **Körpersprache,** die durch Körperhaltung, Mimik und Gestik ausgedrückt und visuell wahrgenommen wird.

Daneben empfängt der Mensch über die anderen Sinnesorgane (Tasten, Schmecken, Riechen) Informationen und steht so mit der Umwelt und den Mitmenschen in kommunikativer Verbindung. Da die nicht-visuellen Wahrnehmungen bei der nonverbalen Kommunikation eine relativ geringe Rolle spielen, wird im Folgenden nur auf die Körpersprache näher eingegangen.

Im Gegensatz zur Sprache wird die Körpersprache nicht *nur* erlernt, sondern ist zum Teil angeboren. Zum anderen Teil lernen Menschen Körpersprache durch Nachahmung.

Normalerweise erläutert oder verstärkt Körpersprache das Gesprochene. Die Übereinstimmung zwischen verbaler und nonverbaler Information wird als **Kongruenz** *(Übereinstimmung)* bezeichnet. Wenn z.B. jemand betont „Ja" sagt, nickt er in Mitteleuropa gleichzeitig mit dem Kopf.

Eine Störung in der Kommunikation liegt vor, wenn diese Kongruenz nicht besteht; also jemand „Ja" sagt und dabei mit dem Kopf schüttelt. Dadurch verwirrt er den Gesprächspartner. Solche Verwirrungen können auch durch kulturelle Unterschie-

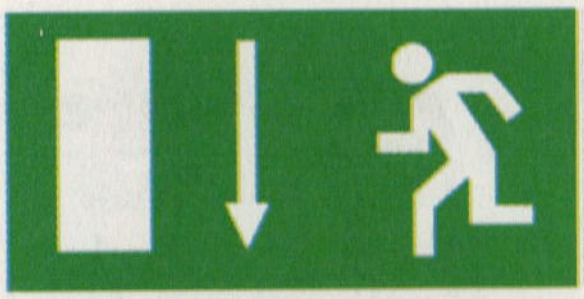

Abb. 3.17: Piktogramme, wie hier das Hinweisschild Notausgang, sind genauso aussagekräftig wie Worte und werden zudem überall auf der Welt verstanden. [V191]

de entstehen. So werden Schreien und Gestikulieren in einem Gespräch von einem Südländer als „normal" empfunden, während ein Tourist aus Nordeuropa wahrnimmt: „Die streiten!".

Ein wichtiger Unterschied zwischen verbaler und nonverbaler Kommunikation besteht darin, dass der Mensch die Sprache besser kontrollieren kann als seine Mimik oder Gestik. Daher ist es im Pflegealltag vorteilhaft, die Körpersprache des Patienten bewusst zu beachten. Er drückt mit seinem Körper oft unwillkürlich sein wahres Befinden aus, während er gleichzeitig mit Worten seine Situation (z.B. aus Rücksicht oder Tapferkeit) überspielt.

Bemüht sich ein Patient beispielsweise, mit Späßen seine Angst vor der Operation zu überspielen, kann man seine Nervosität sehr wohl an seiner Körpersprache erkennen; z.B. ein leichtes Zittern der Hände, ungeschickte, fahrige Bewegungen oder ein unruhig wirkender Blick.

Weil nonverbale Signale meist unbewusst „gesendet" werden, wird mit ihnen kaum „gelogen". Bei fehlender Kongruenz zwischen Worten und Gesten ist es daher sinnvoll, eher auf die Körpersprache zu achten.

Körpersprache dient nicht allein der Kommunikation. Viele Gestiken werden nicht ausgesendet, damit jemand darauf reagiert, sondern signalisieren einen Zustand. Beispielsweise drückt ein trauriger Mensch seine Trauer auch dann in der Körpersprache aus, wenn ihn niemand sieht. Bei anderen Bewegungen, etwa beim Greifen nach einem Glas, handelt es sich um zweckgerichtete Handlungen.

Körpersprache, die der Kommunikation dient, lässt sich unterteilen in:

- *Körperhaltung*
- *Gestik* (Gebärden mit Armen und Händen)
- *Mimik* (Gesichtsausdruck).

Körperhaltung

Körperhaltung bezeichnet die Art und Weise, wie der Mensch seinen Körper zeigt. Hängen die Schultern herab oder geht er „mit geschwellter Brust", liegt er zusammengekauert im Bett oder locker?

Bei den verschiedenen Haltungen des Körpers, die das Befinden des Menschen ausdrücken können, lassen sich im Wesentlichen unterscheiden:

- Offene Körperhaltungen
- Geschlossene Körperhaltungen.

Im Folgenden einige typische Beispiele:

Offene Körperhaltungen (Abb. 3.18) signalisieren: „Mir geht's gut, ich bin zufrieden". Der Körper entspannt sich, die Arme werden geöffnet. Die Beine stehen locker und breit am Boden. Es gibt keinen Anlass, sich schützen zu müssen.

Geschlossene Körperhaltungen (Abb. 3.18) signalisieren: „Das passt mir nicht, das will ich nicht." Der Körper wird gespannt, die Arme bewegen sich zum Körper. Die geschlossene Körperhaltung drückt prinzipiell Aggression oder Flucht aus.

Aggression zeigt sich im breiten, aber nicht lockeren Aufstellen der Beine und einer Anspannung des Körpers. Im Extremfall wird auch die Hand zur Faust geballt. Das Signal lautet: „Mit mir kannst du das nicht machen, ich kann mich wehren."

Flucht zeigt sich in Anspannung und Davonlaufen. Da dem Menschen seine natürliche Fluchtreaktion im heutigen Alltag nichts nützt oder nicht möglich ist (viele Patienten würden gerne vor Operationen davonlaufen), kommt es zu Ersatzreaktionen wie:

- **Verstecken:** Der Körper zieht sich zusammen, der Patient „verkriecht sich in den hintersten Winkel", außerdem irren die Augen umher, der Blickkontakt wird vermieden
- **Hilfe suchen:** Wenn der Patient nicht direkt (sprachlich) um Hilfe bitten kann, bleibt der Körper zusammengezogen, der Blick wandert seitlich, um den Retter zu suchen
- **Unterwerfung:**. In Situationen, die Patienten als aussichtslos empfinden, „beugen sie sich dem Schicksal". Sie erwarten und erhoffen keine Hilfe mehr. Der Körper fällt in sich zusammen, die Arme hängen am Körper herab.

Gestik

Unter **Gestik** versteht man die Gesamtheit aller Ausdrucksbewegungen des Körpers, vor allem die Bewegungen der Arme und Hände. Sie hängt eng mit der Körpersprache zusammen. Bei der Kommunikation mit Menschen, die die Landessprache nicht beherrschen, muss man oft „mit Händen und Füßen sprechen". Aber auch in der normalen Kommunikation ist die Gestik mit Armen und Händen ein wichtiger Bestandteil, um die verbale Aussage zu untermauern.

Der Gebrauch von Gesten ist stark von Persönlichkeit, Temperament und Selbstbewusstsein sowie vom Kulturkreis abhängig. Extrovertierte, offene Menschen verwenden häufiger ausdrucksstarke Gesten als introvertierte, in sich gekehrte Menschen; Menschen aus südlichen Ländern gestikulieren im Gespräch häufiger als ihre nördlichen Nachbarn.

Auch die soziale Stellung spielt eine Rolle beim Gebrauch von Gesten. Mitarbeiter gebrauchen Gesten im Gespräch mit dem Chef seltener als umgekehrt.

Im Krankenhaus sehen die Patienten das Personal meistens als „höher gestellt" an. Patienten verwenden daher Gesten sparsamer als z.B. Pflegende oder Ärzte. Dadurch verstärkt sich aber beim Patienten das Gefühl, unterlegen zu sein. Deshalb ist es nicht nur wichtig, auf die Gesten des Patienten, sondern auch auf die *eigene* Gestik zu achten und diese ggf. einzuschränken.

Mimik

Neben den Körperhaltungen und der Gestik ist für die nonverbale Kommunikation der Gesichtsausdruck wichtig. Mit ihren ca. 20 Gesichtsmuskeln können Menschen viele verschiedene Gefühle ausdrücken. Die Bewegung der Gesichtsmuskeln heißt *Mimik.* (☞ Abb. 3.19).

Am auffälligsten bei der Mimik sind die Augen. Sie können nicht nur weit aufge-

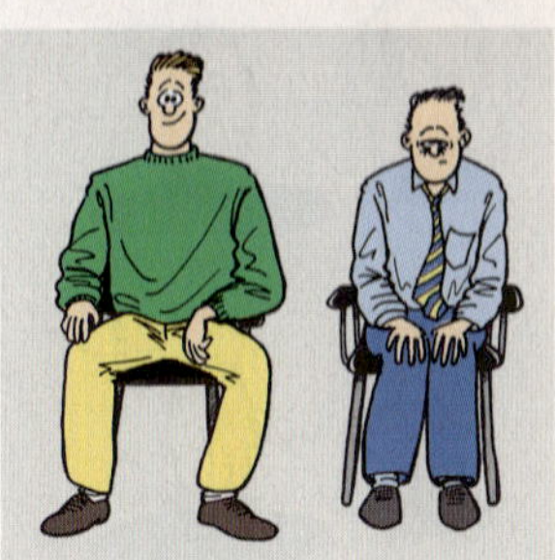

Abb. 3.18: Links offene, rechts geschlossene Körperhaltung. [A400-116]

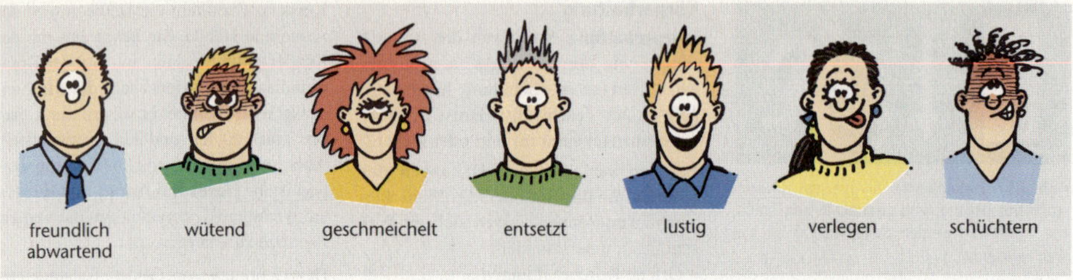

Abb. 3.19: Obwohl hier Augen, Nase und Mund nur angedeutet sind, ist bei diesen Comicfiguren klar zu erkennen, welche Stimmungen sie ausdrücken. [A400-116]

rissen oder zusammengezogen werden, sie können sich auch bewegen. So signalisiert ein umherwandernder Blick innere Unruhe, kann aber auch Ausdruck von Desinteresse und Langeweile sein. Der Blick kann also je nach Situation und im Zusammenhang mit anderen nonverbalen Signalen gedeutet werden.

Wandert der Blick einer Kollegin während der Dienstübergabe durch das Zimmer, lässt dies auf Desinteresse und Langeweile schließen. Bei einem Patienten, der zusammengekauert auf einem Stuhl sitzt und der den Blick durch das Zimmer schweifen lässt, ist hingegen innere Unruhe als Ursache wahrscheinlicher.

Literaturtipps

Molcho, S.: Alles über Körpersprache – Sich selbst und andere besser verstehen. Mosaik Verlag, München, 2001

Molcho, S.: Körpersprache im Beruf. Goldmann Verlag, München, 2001

Aktives Zuhören

Ein lebendiges Gespräch zu führen, heißt nicht nur Worte mit Bedacht zu wählen und zu sprechen, sondern offen zu sein für die Mitteilungen des Gesprächspartners, also bewusst zuzuhören. Pflegende laufen gerade in Routine-Situationen Gefahr, die Aussagen des Patienten zu überhören, weil sie zu wissen glauben, was dieser in der entsprechenden Situation sagen wird.

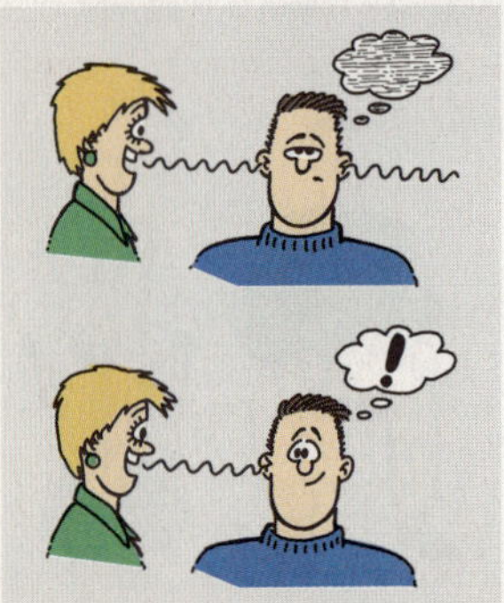

Abb. 3.20: Aktives Zuhören. [A400-116]

Dem kann durch **aktives Zuhören** (Abb. 3.20) vorgebeugt werden: Die Pflegekraft signalisiert dem Patienten während des Gesprächs „Ich höre zu", indem sie z.B. Blickkontakt hält, keine anderen Tätigkeiten nebenher ausführt, dem Patienten eine Rückmeldung gibt und ggf. nachfragt.

3.4.3 Kommunikationsmodell nach Watzlawick

Zusammen mit seinen Mitarbeitern konzipierte **Watzlawick,** Professor für Psychotherapie an der Stanford University, ein Kommunikationsmodell, das auf folgenden fünf Grundsätzen (Axiomen) beruht:

- Man kann nicht nicht kommunizieren
- Jede Kommunikation enthält einen Inhalts- und einen Beziehungsaspekt
- Zwischenmenschliche Beziehungen sind durch die Interpunktion von Kommunikationsabläufen geprägt (☞ unten)
- Kommunikation zwischen Menschen bedient sich digitaler und analoger Modalitäten (☞ unten)
- Kommunikation kann auf symmetrischen und komplementären Beziehungen beruhen (☞ unten).

Die fünf Grundsätze der Kommunikation

Man kann nicht nicht kommunizieren

Nach Watzlawick hat *jedes* menschliche Verhalten Mitteilungscharakter. Auch dann, wenn sich ein Mensch von anderen zurückzieht und still in einer Ecke sitzt, teilt er durch dieses Verhalten den anderen Menschen etwas mit, z.B. dass er in Ruhe gelassen werden möchte. Kommunikation besteht dementsprechend nicht nur aus Worten und Sprachverhalten, sondern aus *jedem* Verhalten. Watzlawick folgert daraus, das „man nicht nicht kommunizieren kann".

√ Verhalten und Kommunikation sind nach Watzlawick nur theoretisch, aber nicht praktisch trennbar.

Jede Kommunikation enthält einen Inhalts- und einen Beziehungsaspekt

Watzlawick zufolge werden durch die zwischenmenschliche Kommunikation immer Beziehungen geschaffen bzw. aufrecht erhalten.

Jede Kommunikation zwischen Menschen hat nach Watzlawick zwei Aspekte:

- **Inhaltsaspekt: Was wird gesagt?** Dabei geht es um die Nachricht selbst, die übertragen wird
- **Beziehungsaspekt: Wie wird es gesagt?** Durch Mimik, Gestik und Tonfall teilt der Sender mit:
  - Warum er diese Nachricht für den Empfänger als wichtig erachtet
  - Ob er eine Antwort erwartet
  - Was er über den Empfänger denkt.

Der Beziehungsaspekt übermittelt also, wie die Nachricht gemeint ist. Er sagt etwas über die eigentliche Aussage aus *(Metakommunikation).*

Beispielsweise antwortet eine Krankenschwester auf die Frage eines Patienten, wofür er eine bestimmte Tablette nehmen müsse: „Die ist für Ihr Herz". Wendet sie sich während dieser Aussage zum Patienten und schaut ihn an, ermuntert sie ihn dadurch, weiter nachzufragen. Sie drückt also als Beziehungsaspekt aus: „Ich habe Zeit, fragen Sie nur!" Spricht sie jedoch den exakt gleichen Wortlaut in leicht herablassendem Ton und blättert dabei „geschäftig" in den Patientenunterlagen, drückt sie als Beziehungsaspekt aus: „Mehr weiß ich nicht, mehr will/darf ich Ihnen nicht sagen."

Konflikte insbesondere auf der Inhalts- und Beziehungsebene ☞ unten

> ✓ „Der Inhaltsaspekt vermittelt die „Daten", der Beziehungsaspekt weist an, wie die Daten aufzufassen sind." *Watzlawick et al.*

Zwischenmenschliche Beziehungen sind durch die Interpunktion von Kommunikationsabläufen geprägt

Kommunikation kennt keinen Anfang und kein Ende, keinen Auslöser für die Kommunikation, keine Ungleichgewichte, keine Wertung im Sinne von „das war falsch oder richtig", es sei denn, die Teilnehmer „machen" dies. Geben die Kommunikationsteilnehmer den prinzipiell unendlichen Kommunikationsabläufen eine entsprechende Struktur, spricht man von der **Interpunktion von Ereignisfolgen.** Da dies aber jeder Teilnehmer für sich macht, sind sie häufig Ursache für Beziehungskonflikte. So behauptet der eine Kommunikationsteilnehmer z.B., der andere rede so viel, so dass er selbst schweigen müsse, der andere meint aber, er selbst müsse so viel reden, weil der andere nur schweigt. Jeder der Beteiligten beansprucht, auf die Maßnahmen des Gegenübers reagiert zu haben.

Kommunikation zwischen Menschen bedient sich digitaler und analoger Modalitäten

Sieht man sich im Ausland Nachrichten an, kann es sein, dass man von der Sprache her nichts versteht, aber durch Mimik und Gestik des Nachrichtensprechers doch einige Inhalte mitbekommt. Die Sprache steht in diesem Fall für die *digitale Art und Weise einer Darstellung.* Irgendwann hat sich die Sprache willkürlich entwickelt: ein Volk hat etwas benannt, was es aber auch anders hätte benennen können. Mimik und Gestik des Nachrichtensprechers stehen für die *analoge Darstellung,* die einen Ähnlichkeitsbezug zur Wirklichkeit aufzeigt, so dass sie eher verstanden wird.

Beide Kommunikationsformen zusammen gibt es nur im menschlichen Bereich. Sie führen zu Problemen, wenn sie nicht übereinstimmen. Teilt der Nachrichtensprecher z.B. den Tod eines beliebten Menschen mit und lächelt dabei, hat der Empfänger der Nachricht ein Problem. Dies erinnert wieder an den Inhalts- und Beziehungsaspekt der Kommunikation (☞ oben). Wissenschaftlich noch nicht endgültig geklärt, aber doch zu vermuten ist, dass Inhaltsaspekte einer Nachricht aufgrund ihrer Komplexität und Vielseitigkeit digital, Beziehungsaspekte hingegen analog vermittelt werden.

Kommunikation kann auf symmetrischen und komplementären Beziehungen beruhen

> ✓ „**Symmetrische Beziehungen** zeichnen sich durch Streben nach Gleichheit und Verminderung von Unterschieden zwischen den Partnern aus, während **komplementäre Interaktionen** auf sich gegenseitig ergänzende Unterschiedlichkeiten basieren." *Watzlawick et al.*

Ein Beispiel für eine *komplementäre Interaktion* ist die Interaktion zwischen einer Pflegekraft und dem Arzt. Sie haben unterschiedliche Aufgaben, die sich, wenn alles gut läuft, sinnvoll ergänzen. Eine typische *symmetrische Beziehung* besteht z.B. zwischen zwei Geigern eines Orchesters, die versuchen, mit gleichem Bogenstrich zusammenzuspielen, oder zwischen Pflegenden, die ihre Tätigkeiten in gleicher Qualität ausüben wollen.

> **Literaturtipp**
> Watzlawick, P.: Menschliche Kommunikation – Formen, Störungen, Paradoxien. Hans Huber Verlag, Bern, 2000

Mögliche Störungen in der Kommunikation nach Watzlawick

Inhalts- und Beziehungsebene einer Botschaft können einander widersprechen. Dann weiß der Empfänger oft nicht so recht, was er von der Botschaft halten soll und wird vor die Entscheidung gestellt, auf welchen Aspekt er antworten will. Im Verlauf längerer Gespräche kann man deutlich erkennen, wie solche Differenzen die Beziehung stören können: Aus einer sachlichen Auseinandersetzung wird ein Streit.

Diese Störung zeigt sich z.B. in *Kritikgesprächen.* Wird eine sachlich berechtigte Kritik (Inhaltsebene) im scharfen, aggressiven Tonfall vorgetragen, wird der Kritisierte sich gegen diesen Ton wehren und deshalb auf den Beziehungsaspekt antworten. Der Inhalt spielt dann im weiteren Verlauf keine Rolle mehr, so dass die Chance einer echten Verbesserung vertan wird.

Konflikte auf der Inhaltsebene sind relativ leicht zu lösen, da sie sich auf sachliche Probleme beziehen und dadurch meist durch begründete Argumente schnell aus der Welt zu schaffen sind. Bei Störungen auf der Beziehungsebene und analoger Darstellungen kann es durch die großen Interpretationsspielräume leicht zu Missverständnissen kommen.

Um Missverständnissen vorzubeugen, ist es wichtig, im Gespräch intensiv auf Mimik und Gestik des Gesprächspartners zu achten, um ihn besser verstehen zu können. Auch bei sich selbst achten die Pflegenden auf die Übereinstimmung von Worten und Gestik: Es hat z.B. wenig Zweck, einen Patienten zu fragen, ob er noch einen Wunsch habe, und gleichzeitig mit der Hand nach der Türklinke zu greifen. Die Geste des Gehen-Wollens ist hier sehr deutlich, und kaum ein Patient wird es jetzt wagen, die Pflegende durch eine Bitte vom Gehen abzuhalten.

Konsequenzen

Liegt ein Konflikt vor, wird er auf der Ebene gelöst, auf der er auch aufgetreten ist. Damit wird ein „Pseudokonflikt" vermieden, der das Problem auf die andere Ebene verlagern und somit eine erfolgreiche Bewältigung des ursprünglichen Konflikts unmöglich machen würde. Viele Konflikte beruhen aber auch auf der Tatsache, dass Sender und Empfänger nicht über den gleichen Informationsstand verfügen, dies aber im Gespräch gar nicht bemerken.

> ✓ „Jedes Verhalten in Kommunikationskonflikten ist immer zugleich Ursache und Wirkung des Verhaltens des anderen Partners."

3.4.4 Kommunikationsmodell nach Schulz von Thun

Die vier Ebenen der Kommunikation

Der Psychologe **Friedemann Schulz von Thun** nennt vier Ebenen der Kommunikation, die er 1971 als das **Quadrat der Nachricht** bezeichnet hat (☞ Abb. 3.21).

Kommunikation setzt zwei Partner voraus: einen *Sender* und einen *Empfänger.*

Für beide ist die Nachricht aus vier „Botschaften“ zusammengesetzt:
- Über die eigentliche Sache
- Über das momentane Befinden des Sprechers
- Über die Beziehung der beiden Partner
- Über den Zweck, den der Sender erreichen möchte.

Entsprechend den vier Botschaften der Nachricht des Senders hat der Empfänger – bildlich gesprochen – nicht nur ein Ohr, sondern gleich vier, mit denen er hören kann:
- **Sachohr:** Wie ist der Sachverhalt zu verstehen? Um welche Informationen, Argumente und Entscheiden geht es?
- **Selbstoffenbarungsohr:** Wer ist der Sender, was ist das für einer? Was gibt der Sender von sich preis?
- **Beziehungsohr:** Wie redet der mit mir? Wen glaubt der Sender, vor sich zu haben? Wie steht er zu mir?
- **Appellohr:** Wozu möchte mich der Sender veranlassen? Was soll ich aufgrund seiner Mitteilung denken oder fühlen?

Störungen in der Kommunikation nach Schulz von Thun

Eines der häufigsten Kommunikationsstörungen nach dem Modell von Schulz von Thun lässt sich als **Sender-Empfänger-Problem** bezeichnen. Dabei wird vom Sender einer der vier Aspekte mehr betont als die anderen, der Empfänger hört aber nicht auf dem entsprechenden, sondern einem anderen der vier Ohren.

Dies veranschaulicht folgendes Beispiel: Zwei Partner, Klaus und Petra, sitzen abends lesend auf dem Sofa. Klaus: „Mir ist kalt“. Petra darauf: „Du kannst auch das Fenster zumachen!“

Analysiert man das Beispiel nach Schulz von Thun, entsteht folgendes Bild:
- Auf die sachliche Mitteilung „Mir ist kalt“ könnte Petra ebenso sachlich antworten: „Ja, das Fenster ist offen.“
- Auf die Selbstoffenbarung: „Mir ist kalt“, könnte Petra erwidern: „Mir auch.“ oder „Mir nicht!“
- Mit der Betonung auf dem Beziehungsaspekt lautet die Botschaft: *Er* sagt *mir*, ihm sei kalt. Warum sagt er es *mir?*
- Versteht sie die Aussage als Appell, fragt sie sich „Was will Klaus denn von mir, dass er *mir* sagt, es sei kalt?“ und versteht seine Feststellung als Bitte, das Fenster zu schließen.

Im obigen Beispiel hat Petra mehr auf dem Beziehungs- und Appell-Ohr gehört. Bei ihr ist die Botschaft also so angekommen: „Du, mir ist kalt, mach doch bitte das Fenster zu!“. Das hat Klaus aber so nicht gesagt. Ob er es so gemeint hat, könnte Petra durch eine Rückfrage leicht herausfinden. Aber sie glaubt, ihn zu kennen, und damit, seine Aussage richtig zu interpretieren.

In der Fortsetzung des obigen Dialoges wird sich Klaus höchstwahrscheinlich gegen die „Unterstellung“ wehren: „Brauchst Dich doch gar nicht aufzuregen, ich hab' doch bloß gesagt, dass mir kalt ist.“

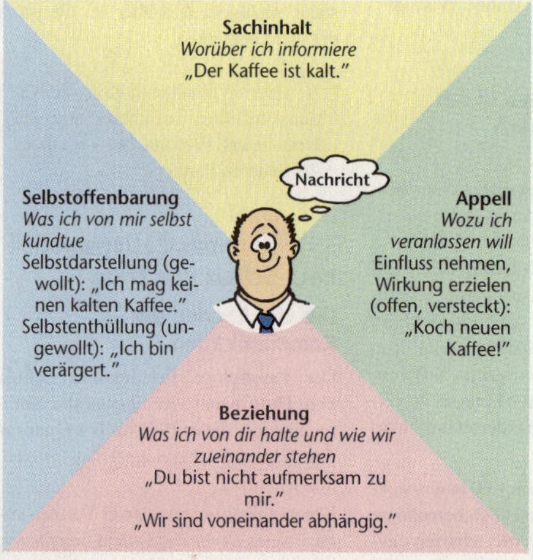
Sachinhalt
Worüber ich informiere
„Der Kaffee ist kalt.“
Nachricht
Selbstoffenbarung
Was ich von mir selbst kundtue
Selbstdarstellung (gewollt): „Ich mag keinen kalten Kaffee.“
Selbstenthüllung (ungewollt): „Ich bin verärgert.“
Appell
Wozu ich veranlassen will
Einfluss nehmen, Wirkung erzielen (offen, versteckt): „Koch neuen Kaffee!“
Beziehung
Was ich von dir halte und wie wir zueinander stehen
„Du bist nicht aufmerksam zu mir.“
„Wir sind voneinander abhängig.“

Abb. 3.21: Das Quadrat der Nachricht.

Konsequenzen

Das Modell von Schulz von Thun zeigt auf, wie schnell Missverständnisse entstehen können, weil der Empfänger mit einem anderen Ohr mehr hört als vom Sender gewünscht oder beabsichtigt. Um solche Missverständnisse zu vermeiden, machen die Pflegenden *als Sender* in der Aussage selbst deutlich, wie sie zu verstehen ist, z.B.:
- Kennzeichnen sie Informationen als solche („Wir möchten Sie darüber informieren …“)
- Machen sie Appelle deutlich und sagen klar, aber freundlich, was sie möchten („Wir erwarten, dass Sie die angeordnete Bettruhe einhalten.“).

Die Pflegenden *als Empfänger* können nicht immer sicher sein, die Botschaft des Patienten mit dem richtigen Ohr gehört zu haben: es lohnt sich immer nachzufragen oder dem Patienten zu „spiegeln“, wie die Botschaft angekommen ist. Unter „spiegeln“ wird das Wiederholen der aufgenommenen Information mit anschließender Rückversicherung verstanden: „Habe ich Sie richtig verstanden, dass …“ oder „Sie meinen, dass …“.

Literaturtipps

Schulz von Thun et al: Miteinander reden. Band 1 und 2, Rowohlt Taschenbuch Verlag, Reinbek, 2000

Besemer, C.: Mediation – Vermittlung in Konflikten. Stiftung Gewaltfreies Leben, Königsfeld, 1993

Schützendorf, E.: Pflege für die Pflegenden – Zur alltäglichen Gewalt in der Pflege. In: Heim und Pflege 10/93, S. 376 – 380

3.4.5 Kommunikationsmodell der Transaktionsanalyse

Eric Berne hat eine unter der Bezeichnung **Transaktionsanalyse** bekannte Theorie entwickelt.

Transaktion (nach Berne): Eine Transaktion besteht aus einem Reiz und einer Antwort darauf, meist einer Aussage und der Antwort eines Gesprächspartners (☞ Abb. 3.23).

Die drei Ich-Ebenen

In einer Weiterentwicklung der Theorien von Sigmund Freud (☞ auch 10.12.2) und Carl Gustav Jung „analysiert“ Berne die sich bei der Transaktion gegenüber-

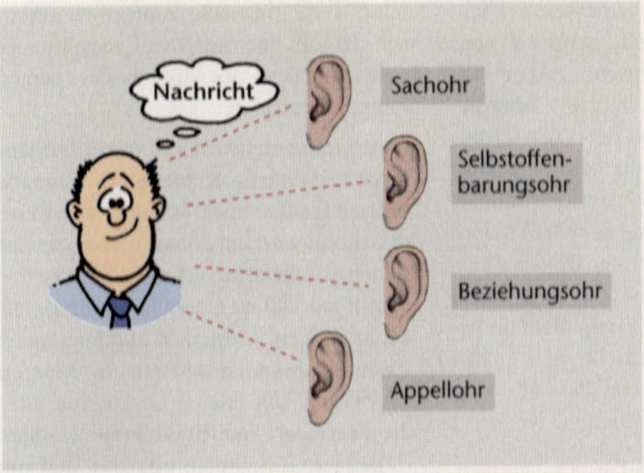

Abb. 3.22 (links): Der „vierohrige Empfänger".

Abb. 3.23 (rechts): Eine Transaktion ist ein Aussagen-Paar, bestehend aus Reiz und Antwort, wobei Aussage im weitesten Sinne des Wortes ein Satz, eine Geste, ein Blick sein kann. [A400-116]

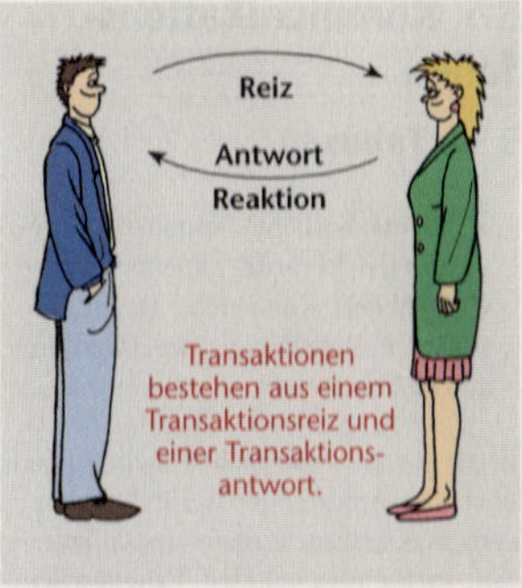
Reiz
Antwort
Reaktion
Transaktionen bestehen aus einem Transaktionsreiz und einer Transaktions-antwort.

stehenden Menschen. Beide haben drei Ich-Zustände (☞ Tab. 3.24):

- Das **Eltern-Ich,** das kritisch, aber auch stützend sein kann
- Das **Erwachsenen-Ich,** das rational, vernunftbetont, nüchtern, neutral und sachlich wirkt
- Das **Kind-Ich,** das kindlich spontan, aber auch angepasst sein kann.

Kommunizieren zwei Menschen miteinander, stehen sich nach Berne 2 x 3 Ich-Zustände gegenüber (☞ Abb. 3.25). Dabei lassen sich die unterschiedlichsten Reiz-Antwort-Kombinationen denken. Nach ihrer Bedeutung, die Kommunikation in Gang zu halten, werden unterschieden:

- **Parallel-Transaktionen** (in Abb. 3.25 blau dargestellt): Sie sind passend, stimmig. Die Kommunikation kann ungestört fortlaufen. Beispielsweise handelt es sich um Parallel-Transaktionen, wenn zwei Menschen wie „vernünftige Erwachsene" aus dem Erwachsenen-Ich reden oder wenn eine Eltern-Kind-Transaktion vorliegt
- **Kreuz-Transaktionen** (in Abb. 3.25 rot dargestellt) sind konfliktträchtig. Mit hoher Wahrscheinlichkeit endet diese Kommunikation fruchtlos.

Anwendung des Modells

Vor schwierigen Gesprächen, z.B. einem Kritikgespräch, kann man einen möglichen Gesprächsverlauf durchspielen, der möglichst aus Parallel-Transaktionen besteht. Es erfordert aber sehr viel Übung und Selbstdisziplin, das tatsächliche Gespräch dann auch so zu führen.

In der Praxis wird dieses Modell deshalb wohl eher dazu verwandt, im Nachhinein zu analysieren, weshalb ein Gespräch nicht befriedigend verlief, und daraus dann Empfehlungen für künftige Verbesserungen zu erarbeiten.

Literaturtipp

Berne, E.: Spiele der Erwachsenen. Rowohlt, Reinbek, 2000

	Eltern-Ich		Erwachsenen-Ich	Kind-Ich	
	Kritisch	**Stützend**	**Vernünftig, sachlich, neutral**	**Angepasst**	**Spontan**
Typische Aussagen	▸ Halt! ▸ Nein! Falsch! ▸ Man sollte ... ▸ Immer ▸ Nie	▸ Du Armer! ▸ Kopf hoch	▸ W-Fragen (☞ 3.6.2) ▸ Klare, sachliche Sprache	▸ Tut mir leid, ▸ Ich weiß ja, ...	▸ Irrsinnig ▸ Juhu ▸ Toll
Typische Gesten	▸ Erhobener Zeigefinger ▸ Kopf schütteln	▸ Auf die Schulter klopfen und andere liebevolle Gebärden	▸ Offene Körperhaltung ▸ Weitgehendes Fehlen von Mimik und Gestik	▸ Sich ducken	▸ Alle Gesten möglich
Verhalten	▸ Kontrolliert ▸ Kritisiert ▸ Moralisiert ▸ Befiehlt ▸ Bestraft ▸ Schreit ▸ Sorgt für Ordnung ▸ Beherrscht ▸ Weist zurecht ▸ Wertet (bewertet)	▸ Lobt ▸ Nimmt in den Arm ▸ Pflegt ▸ Streichelt ▸ Tröstet ▸ Umsorgt ▸ Hat Verständnis ▸ Unterstützt ▸ Hilft	▸ Beobachtet „objektiv" ▸ Sammelt Informationen ▸ Leidenschaftslos ▸ Hört zu ▸ Wertet Informationen aus ▸ Zieht Schlüsse	▸ Ohne eigene Meinung ▸ Richtet sich nach den anderen ▸ Fühlt sich schuldig ▸ Fürchtet sich ▸ Gehorcht ▸ Zieht sich zurück ▸ Zögert	▸ Lacht ▸ Weint ▸ Ärgert sich ▸ Egoistisch ▸ Erfindet ▸ Faulenzt ▸ Tanzt ▸ Tyrannisiert ▸ Ist er/sie selbst
Eigenschaften	▸ Kritisch ▸ Streng ▸ Unnachsichtig	▸ Einfühlend ▸ Hilfsbereit ▸ Verständnisvoll	▸ Nüchtern ▸ Gefühlskontrolliert ▸ Sachlich	▸ Höflich ▸ Unsicher	▸ Spontan ▸ Hemmungslos

Tab. 3.24: Drei Ich-Zustände nach Eric Berne. In jedem Menschen stecken drei verschiedene Ich-Zustände, die in dieser Tabelle näher charakterisiert werden. Wie die Bezeichnung Eltern-Ich schon vermuten lässt, ist damit das gemeint, wie die typischen Eltern sind, mit ihren Vorschriften und Verboten, aber auch helfend und stützend. Das Erwachsenen-Ich stellt die rational-nüchterne Haltung dar. Wie das Eltern-Ich hat auch das Kind-Ich seine zwei Seiten: die angepasste, schutzbedürftige und die spontane und unbekümmerte Seite.

3.5 Kommunikationsfallen

3.5.1 Tabus

Tabu: Sittliche Schranke, „Vermeidungsvorschrift" innerhalb einer Gesellschaft. Kann sich z.B. auf Personen, Gegenstände oder Handlungen beziehen.

Es ist für viele Menschen nicht einfach, über ihre Ängste oder Befürchtungen zu sprechen, erst recht nicht am Anfang der sich erst entwickelnden Patient-Pflegekraft-Beziehung (☞ 3.1.1). Besonders Gespräche über Themen, die von der Gesellschaft mit **Tabus** belegt sind, gestalten sich äußert schwierig. Beispielsweise „gehört es sich nicht":

- Über Schmerzen zu klagen (man hat stark und tapfer zu sein)
- Über Tod oder Sterben laut nachzudenken
- Über Ängste zu reden (sie könnten andere anstecken)
- Über die eigene Sexualität zu sprechen.

In solchen Fällen findet der Mitteilungsdrang des Patienten seltsame Wege, sich doch – wenn auch versteckt – mitzuteilen. Um angemessen auf diese „Äußerungen" zu reagieren, suchen die Pflegenden nach der „Botschaft hinter der Botschaft".

Eine mögliche Form, die eigentliche Botschaft in einer anderen zu verpacken oder sich durch ein bestimmtes Verhalten mitzuteilen, ist die Projektion.

3.5.2 Projektion

Projektion (psychoanalytisch): Verlagerung eigener, oft unbewusster Vorstellungen, Gefühle und Konflikte auf einen anderen Menschen, an dem diese dann wahrgenommen und evtl. kritisiert werden.

Bei einem Dia*projektor* befindet sich das Bild (das Dia) im Projektor selbst, es wird aber durch eine Lichtquelle und ein Linsensystem auf die Leinwand projiziert und dort sichtbar gemacht. **Projektion** in der Psychologie entspricht diesem Vorgang: Etwas, das in einem Menschen steckt, wird sichtbar gemacht, indem es auf einen anderen Menschen projiziert wird.

Eine Pflegekraft wird von einem Patienten angegriffen: „Warum schauen Sie denn immer so traurig?" Die Pflegende findet dies völlig unangemessen. Erkennt sie die Projektion nicht, wird sie vielleicht unwirsch kontern: „Aber ich schaue doch gar nicht traurig!" Aber gerade die Tatsache, dass der Vorwurf unberechtigt ist, müsste die Pflegende stutzig machen. Wenn sie – bevor sie antwortet – einen Moment lang nachdenkt, wird sie die Botschaft hinter der Botschaft erkennen: Der Patient ist vielleicht selbst traurig, weil seine Genesung nicht die erwarteten Fortschritte macht, oder er hält sich für so schwer krank, dass alle sehr traurig dreinschauen müssten, wenn sie ihn so daliegen sehen.

Ein häufiger Fall von Projektion ist die **Schuldzuschreibung.** Wer nicht wahrhaben will, für seinen Zustand selbst verantwortlich zu sein, projiziert gerne die Schuld auf andere(s):

- Raucher schieben den Husten auf das schlechte Wetter, den Nebel oder die kalte Luft
- Diabetiker, die die Diät nicht eingehalten haben, „beschuldigen" das Labor für fehlerhaft hohe Blutzuckerwerte
- Magenkranke machen den Stress für ihre Beschwerden verantwortlich und lenken dabei von den eigenen, ungesunden Ernährungsgewohnheiten ab.

In den oben genannten Beispielen ist die Projektion und damit die versteckte Botschaft verhältnismäßig einfach zu erkennen. Es gibt aber noch viel verschlungenere Pfade des Unbewussten. Dies zeigen folgende Beispiele:

Eine Krankenschwester versorgt seit längerer Zeit eine im Krankenhaus liegende schwer kranke, etwa 40 Jahre alte Frau, die an einem unheilbaren Tumor der Bauchspeicheldrüse erkrankt ist. Die Patientin hat viel an Gewicht verloren, leidet an großen Schmerzen und liegt meist zusammengekauert im Bett. Am Morgen ergibt sich eine kleine Diskussion über die Frage, ob sich diese Frau waschen (lassen) soll. Sichtlich entnervt sagt die Frau plötzlich: „Ich bring' mich um!" Die Krankenschwester ist geschockt und ratlos, obwohl der Satz als Wunsch, bald von dem Leiden erlöst zu sein, durchaus verständlich wäre.

Als die Schwester bereit ist, alle Waschutensilien beiseite zu legen, setzt sich der Dialog fort. Im weiteren Verlauf des Gesprächs erkennt die Patientin, dass sie selbst eigentlich genauso geschockt und ratlos ist wie die Pflegende, und sie traut sich endlich, offen zu sagen, was sie quält: sie würde so gerne zu Hause sterben und nicht im Krankenhaus. Sie weiß aber nicht, ob sie es der Familie zumuten kann, sie zu Hause zu pflegen, eben auch, sie zu waschen.

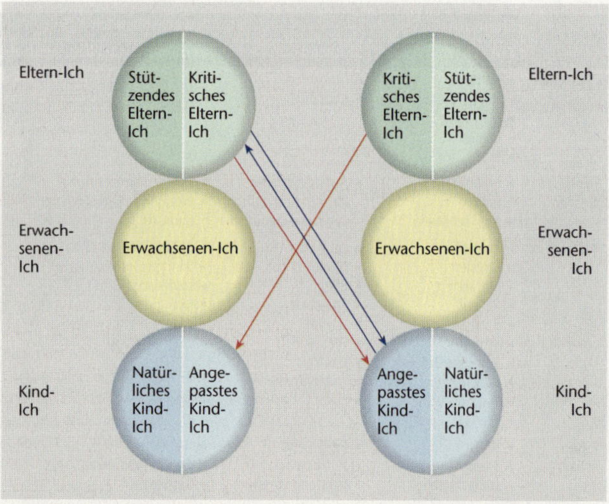

Abb. 3.25: Beide Gesprächspartner haben drei Ich-Ebenen, somit ist eine Vielzahl möglicher Transaktionen denkbar. Beispielsweise kann ein Vorwurf aus dem kritischen Eltern-Ich mit einem Schuldbekenntnis des angepassten Kind-Ichs beantwortet werden (blau). Es kann aber auch sein, dass ein Vorwurf mit einem Gegenvorwurf beantwortet wird (rot).

In diesem Gesprächsverlauf sind – nicht erkennbar an den gesprochenen Worten oder den Handlungen – Gefühle von der Patientin auf die Krankenschwester projiziert worden:

- Geschockt: Ich bin schon so schwach, ich kann mich nicht mehr alleine waschen
- Ratlos: Wie kann ich erreichen, dass meinem Wunsch, zu Hause zu sterben, entsprochen wird?

Die Patientin hat dies nicht offen ansprechen können. Unbewusst hat sie aber ihren eigenen Schockzustand und ihre eigene Ratlosigkeit in die Schwester projiziert. Dadurch, dass diese ihren Schock nicht „hinuntergeschluckt", sondern als „von der Patientin kommend" erkannt und mit ihr bearbeitet hat, ist die Botschaft angekommen: Die Patientin ist später zu Hause verstorben.

Ein anderes Beispiel ist der „notorische Klingler", ein Patient, der ständig wegen Kleinigkeiten klingelt, bis die Pflegekraft schließlich sagt: „Also, ich weiß mir jetzt wirklich nicht mehr zu helfen, ständig ist etwas anderes! Wir haben schließlich noch mehr Patienten!"

In diesem Beispiel wäre es denkbar, dass der Patient selbst nicht weiß, wie und was er zu seiner Genesung beitragen kann, selbst „nicht mehr weiter weiß". Das will er aber nicht zugeben; daher traktiert er die Pflegekraft so lange, bis sie fühlt, was er fühlt: „Ich weiß mir nicht mehr zu helfen."

Die Pflegekraft reagiert auf einen solchen Patienten richtig, wenn sie ihm keine Vorwürfe macht, sondern herauszufinden versucht, was hinter der Klingelei steckt. Das mag zunächst mehr Zeit kosten, langfristig ist es aber auch unter dem Zeitaspekt günstiger und auf alle Fälle befriedigender, nach der eigentlichen Ursache zu suchen.

Projektionen und andere teils sehr subtile Wege, Unbewusstes auszudrücken, sind in der Praxis oft schwer zu erkennen. Nicht jede Schuldzuschreibung ist eine Projektion, und auch das Verhalten der Pflegenden kann von ihrem Unterbewusstsein beeinflusst werden. Pflegende sollten aber immer stutzig werden, wenn Patienten scheinbar „unangemessen" reagieren oder z.B. unberechtigte Vorwürfe erheben. Dahinter stecken sehr oft Gefühle und Probleme des Patienten, die dieser nicht offen auszudrücken vermag, die ihm selbst vielleicht gar nicht bewusst sind, ihn aber dennoch sehr quälen.

Kommunikation und Konflikte hängen eng zusammen: *Kommunikation* bezeichnet wertfrei, was sich zwischen Menschen abspielt. *Konflikt* bedeutet zumindest etwas Unangenehmes, Unerwünschtes in den zwischenmenschlichen Beziehungen. Auch insofern besteht ein enger Zusammenhang, als Missverständnisse (missglückte Kommunikation) eine wichtige Ursache von Konflikten sind.

3.6 Konfliktmanagement

3.6.1 Was ist ein Konflikt?

Konflikt: Aufeinander Treffen zweier unterschiedlicher, sich gegenseitig ausschließender Positionen oder Motive, z.B. Interessenskonflikt, Gewissenskonflikt, Rollenkonflikt. Immer spannungsbeladen dadurch, dass sich die unterschiedlichen Positionen oder Motive gegenseitig ausschließen, also eine Entscheidung für die eine oder andere Position oder für einen Kompromiss erforderlich ist.

Das Krisengespräch ☞ 7.9.2

Zu Beginn einer Fortbildung zum Thema „Mit Konflikten umgehen lernen" wurden die Teilnehmer gebeten, Wörter zu sammeln, die ihnen zum Stichwort „Konflikt" einfallen. Genannt wurden: Spannung, Streit, Aggression, Macht, Krieg, Angst, unangenehm, schlimm, Disharmonie. Der Begriff „Konflikt" ist also durchweg negativ besetzt.

Sind Konflikte schlimm?

Ein junger Mann, durch einen Unfall querschnittgelähmt, kann seine Beine nicht bewegen und spürt dort auch nichts mehr. Bei einer Feier fällt ihm eine brennende Zigarette auf sein Bein; er merkt es erst, als es verbrannt riecht. Die Folge ist eine hässliche, lange nicht verheilende Wunde. Dieses Beispiel zeigt, wie wichtig der Schmerz als Warnsignal ist und unterstreicht seine positive Bedeutung. Dennoch assoziieren die meisten Menschen mit dem Begriff „Schmerz" durchweg etwas Negatives.

Ähnlich wäre es, wenn es keine Konflikte gäbe. Sie sind – wie der Schmerz – Warnsymptome. So verstanden geht es nicht darum, sich eine konfliktfreie Welt zu wünschen, sondern Menschen, die gelernt haben, mit Konflikten umzugehen.

Die zentrale Stellung der Pflegenden im Team von Mitarbeitern, das den Patienten betreut, ist in höchstem Maße konfliktträchtig (☞ 1.4.2). Die folgenden Abschnitte zeigen, wie sie mit den Konflikten des Alltags umgehen können.

Es darf bei der Konfliktlösung keine Sieger oder Verlierer geben.

Eine für beide Seiten akzeptable und dauerhafte Lösung kann nicht darin bestehen, dass einer der Beteiligten sich auf Kosten des anderen durchsetzt; sonst würde kurz darauf der nächste Konflikt entstehen.

Eine – in diesem Sinne „echte" – Lösung vollzieht sich in fünf Schritten.

3.6.2 Fünf Schritte bringen die Lösung

„Wir haben einen Konflikt"

Der erste Schritt zur Lösung eines Konflikts ist das Eingeständnis, einen Konflikt zu haben. Solange auch nur einer der Beteiligten dies abstreitet, wird er kaum konstruktiv an der Lösung mitarbeiten (Wie soll er auch mitarbeiten an etwas, das es für ihn gar nicht gibt?).

Dieser erste Schritt ist nur dann erfolgreich abgeschlossen, wenn die Bestandsaufnahme von beiden Seiten akzeptiert wird *und* beide Seiten bereit sind, diesen Konflikt zu lösen.

Beschreibung der Konfliktsituation

Der nächste Schritt besteht darin, dass die Beteiligten ihre Positionen darstellen. Hierbei ist es vorteilhaft, einen neutralen Diskussionsleiter einzuschalten, der die Sachinformationen aus den oft emotionsgeladenen und verallgemeinernden Stellungnahmen herausfiltert. Dies geschieht am besten durch die W-Fragen.

Beispiel: In der Auseinandersetzung mit dem Stationsarzt beschwert sich eine Pflegekraft: „Immer wenn wir mitten in der Arbeit stecken, wollen Sie Visite machen!" Der Diskussionsleiter fragt daraufhin nach: „Wie oft kam das vor? Wann ist für Sie ein günstiger Zeitpunkt für die Visite?"

Sollten sich bei der Konfliktbeschreibung Zweifel ergeben, ob die im ersten Schritt gemachten Aussagen und Vereinbarungen noch gültig sind, ist unbedingt nochmals vom ersten Schritt an zu beginnen.

Konflikt versachlichen

Die Aussagen und Behauptungen aus dem vorigen Schritt werden möglichst von allen Emotionen und unsachlichen Verallgemeinerungen befreit, bis – oft erst nach mehreren Zwischenschritten – eine gemeinsam getragene, sachliche Beschreibung des Konfliktes vorliegt (☞ 3.4.3), die oft bereits auf eine mögliche Lösung hinweist.

In der Fortsetzung des obigen Beispiels lautet die sachliche Konfliktbeschreibung: Es bestehen unterschiedliche Vorstellungen, wann ein günstiger Zeitpunkt für die Visite ist. Die Pflegenden finden es günstig, die Visite in den späteren Vormittag zu legen, nachdem die Arbeitsspitzen vorüber sind, der Stationsarzt findet einen früheren Termin günstig.

Dieser Beschreibung ist zu entnehmen, dass die Lösung darin besteht, einen für beide Seiten tragbaren Visitenzeitpunkt zu finden; ein Kompromiss ist hier erforderlich.

Sollte es nicht gelingen, eine Konfliktbeschreibung zu finden, der alle Beteiligten zustimmen können, muss nochmals ganz von vorne begonnen werden; u.U. liegen mehrere Konflikte vor.

Vielleicht haben die Pflegenden mehrere Konflikte mit dem Stationsarzt; nicht nur die Visite ist strittig, sondern die ärztlichen Anordnungen werden kritisiert. Die Verknüpfung mehrerer Konflikte läuft oft auf eine Art „Kuhhandel" hinaus: Gibst Du mir hier nach, komme ich Dir da entgegen. Um eine befriedigende Lösung zu finden, muss aber jeder Konflikt für sich gelöst werden; also zurück zum ersten Schritt: Wir haben zwei Konflikte: einen wegen der Visitenzeiten und einen Zweiten wegen nicht nachvollziehbarer ärztlicher Anordnungen.

Lösung aushandeln

Im vierten Schritt werden zunächst alle möglichen Lösungen gesammelt. Nach dem Grundsatz: „Alles ist möglich" darf keine Lösung von vornherein ausgeschlossen werden. Hier ist Kreativität gefragt. Oft liegt die beste Lösung außerhalb dessen, was zunächst vorgeschlagen wurde. Dann werden die Lösungen bewertet: Was spricht dafür und was dagegen? Ziel ist ein **Konsens,** also eine Entscheidung für eine Lösung, der alle Beteiligte zustimmen.

Der Vorschlag einer Pflegekraft, nachmittags Visite zu machen, erntete zunächst nur Verwunderung. Ein anderer Vorschlag, für einen Teil der Patienten früh, für den anderen später Visite zumachen, fand ebenfalls kaum Zustimmung. Die Lösung hatte dann etwas von beidem: Für die pflegeintensiven Patienten sollte die Visite nachmittags, für alle anderen vormittags nach 10 Uhr stattfinden. Nach einer Erprobungszeit von einem Monat soll nochmals darüber gesprochen werden, ob diese Lösung tatsächlich praktikabel ist.

Umsetzen und beibehalten

Nachdem so viel Aufwand betrieben wurde, eine tragbare Lösung zu finden, kann niemand daran interessiert sein, schon bald wieder in einen Konfliktlösungsprozess eintreten zu müssen. Im letzten Schritt geht es darum, die Umsetzung – evtl. auf Probe – festzulegen und auch zu beschließen, was geschehen soll, wenn sich ein Beteiligter nicht an die Vereinbarungen hält. Solche „Sanktionen" müssen keine drakonischen Strafen sein. Wer aber ernsthaft an einer Lösung interessiert ist, kann nichts dagegen haben, „Ausreißern" einen Riegel vorzuschieben.

Nicht zuletzt dürfen sich alle Beteiligte freuen, statt zu streiten, vernünftig miteinander umzugehen. Rückblickend stellen die Konfliktparteien oft fest, dass nicht nur dieser konkrete Fall gelöst, sondern sich auch das Verhältnis zueinander gebessert hat.

Es gibt auch Konflikte, bei deren Lösung die Beteiligten scheitern. Oft schwelen Konflikte lange, die Vorgeschichte ist voll von Missverständnissen, Kränkungen und Beschuldigungen, so dass kaum Hoffnung auf eine einvernehmliche Lösung besteht. In diesem Fall muss zunächst von einem Dritten (meist dem Vorgesetzten) eine vorläufige Lösung angeordnet werden, um nach einer Phase der Beruhigung eine echte, definitive Lösung zu erarbeiten.

Sind Konflikte erst eskaliert, sind sie viel schwerer zu lösen. Daher ist es wichtig, *rechtzeitig* zu intervenieren.

3.6.3 Eskalation vermeiden

Angehörige der sozialen Berufe sind mehr als Angehörige anderer Berufsgruppen bereit, die eigenen Bedürfnisse hinten anzustellen und sich nach den Wünschen der von ihnen Betreuten zu richten. Sie entwickeln dabei oft ein hohes Maß an Duldsamkeit.

So lobenswert diese Eigenschaft sonst auch sein mag, im Konfliktfall ist sie wenig hilfreich. Oft vergeht hier zu viel Zeit, in der der Konflikt unnötig eskaliert, bis der Leidensdruck groß genug ist, etwas zu unternehmen. Dann bringt der berühmte Tropfen aber gleich ein ganzes Fass zum Überlaufen: Was sich seit langem angestaut hat, entlädt sich z.B. in einem Wutausbruch, in einer Beschimpfung oder Trotzreaktion.

Eine Rückkehr zu einer sachlichen Auseinandersetzung ist nach einer solchen Explosion enorm schwer, wenn überhaupt möglich.

> Nicht der Konflikt ist schlimm und soll vermieden werden, sondern seine Eskalation. Also: Mut zur Offenheit und Sachlichkeit; heraus mit der Sprache, wenn irgendwo der Schuh drückt, bevor es Blasen gibt! Nie löst sich ein Konflikt von selbst.

Allerdings: Nicht jedes Unbehagen ist ein Konflikt

So wertvoll die Warnfunktion von Konflikten (☞ 3.6.1) auch sein mag, nicht jedes unangenehme Gefühl weist auf einen Konflikt und damit auf ein zu lösendes Problem hin. So ist das Klingeln von Patienten sehr oft „nervig", weil es die Pflegenden von der aktuellen Tätigkeit wegruft. Erst ein erheblicher Missbrauch, also ständiges unbegründetes Klingeln, sollte mit dem Patienten besprochen werden.

Es gilt also, die „Schwelle" anzuheben und nicht bei jedem unerfreulichen Ereignis das „Konfliktkarussell" in Gang zu setzen.

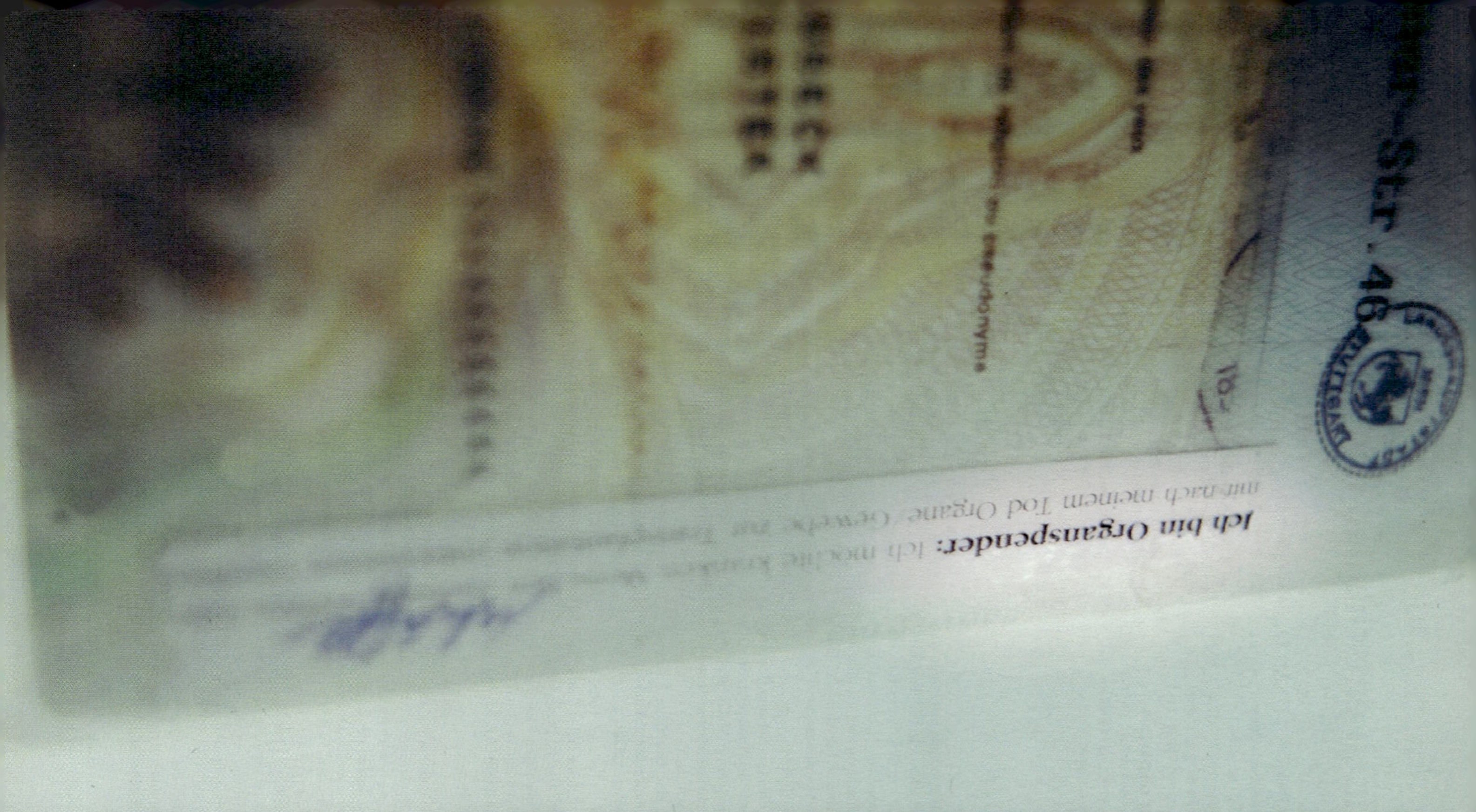

4 Ethisch entscheiden und handeln

4 Ethisch entscheiden und handeln

Querverweis
Ethik in der Pflege ☞ auch 1.6

Einführung

Im Laufe der Behandlung und Pflege von Patienten sind eine Vielzahl von **Entscheidungen** zu treffen, wobei Handeln und Entscheiden oft *ein* Schritt sind: Eine bestimmte Anordnung und Ausführung beinhaltet auch eine Entscheidung darüber, diesen und keinen anderen Weg zur Heilung einzuschlagen.

Erkennt eine Pflegeperson zum Beispiel, dass ein Patient dekubitusgefährdet ist, entscheidet sie sich für Maßnahmen der Dekubitusprophylaxe; ähnlich entscheidet sich der Arzt nach einer bestimmten Diagnose für eine bestimmte Therapie. Entscheidungen werden also häufig aufgrund der Sachlage gefällt.

Daneben gibt es aber auch Fälle, wo der Sachverstand alleine nicht mehr ausreicht: Die Situation ist keineswegs eindeutig, aus mehreren Möglichkeiten muss eine ausgewählt werden. Eine solche Situation schildert das folgende Beispiel (☞ Kasten).

√ Eine Patientin wird mit einer schweren Pankreatitis (☞ 22.6.2) eingeliefert, sie verliert viel Blut in die Bauchhöhle. Auf der Intensivstation des Aufnahmekrankenhauses sehen Anästhesisten und Chirurgen zwei Möglichkeiten:

- Die Patientin wird operiert. In diesem Fall muss sie sofort in Narkose versetzt werden, aus der sie nach menschlichem Ermessen nicht wieder erwachen wird. Narkose und OP sind aber die einzige Möglichkeit, die Blutung zu stillen, also die Ursache zu behandeln
- Die Patientin erhält Spenderblut und Blutersatzmittel, bei der sie vielleicht kurz das Bewusstsein wiedererlangt, aber mit Sicherheit kurze Zeit später sterben wird, weil sie nach wie vor viel Volumen verliert.

Es geht hier nicht um eine medizinische Diskussion, ob vielleicht eine dritte oder vierte Alternative zur Verfügung stünde. In diesem Beispiel geht es darum, zwei sich gegenseitig ausschließende Möglichkeiten darzustellen und zu fragen, mit welchen Argumenten sich die Ärzte für die eine oder andere Lösung entscheiden.

Unter der Voraussetzung, dass medizinisch alles bedacht wurde, ist in diesem Beispiel eine Entscheidung zu treffen, die mit medizinischem Sachverstand *alleine* nicht zu treffen ist: Was ist für diese Patientin richtig? Um dies zu entscheiden, werden beide Möglichkeiten bewertet:

- Ist es für diese Patientin richtig, nichts unversucht zu lassen, um sie ursächlich zu behandeln, auch wenn die Erfolgschance noch so gering ist?
- Ist es geboten, ihr die – wenn auch kleine – Chance zu geben, das Bewusstsein wiederzuerlangen, Abschied zu nehmen, vielleicht die Sterbesakramente zu empfangen (☞ 15.4.4)?

Literaturtipp
Arend v. d. A., Gastmans, C.: Ethik für Pflegende. Verlag Hans Huber, Bern, 1996

Frage nach den Werten

Um – wie in diesem Beispiel gezeigt – zu Entscheidungen kommen und handeln zu können, müssen die Beteiligten abwägen, was schwerer wiegt, was (ge)wichtiger ist. Menschen, die solche Entscheidungen treffen müssen, richten sich – bewusst oder unbewusst – nach bestimmten Werten wie:

- Dem Wert des Lebens, also
  - Leben zu erhalten und zu schützen, und damit die Verpflichtung
  - Kranke zu behandeln und nichts zu unterlassen, was ihnen helfen könnte
- Dem Wert, friedlich zu sterben, also
  - Abschied nehmen zu können
  - Ggf. beichten zu können
  - Einen letzten Willen äußern zu können.

Um das Beispiel zu Ende zu führen: Nach Rücksprache mit dem Ehemann wurde auf eine Operation verzichtet. Die Patientin hat nochmals kurz das Bewusstsein erlangt und ist dann am Abend des selben Tages an inneren Blutungen verstorben.

4.1 Was ist Ethik?

Ethik (griech. ethos = Sitte, Gewohnheit): *Grundwerte unseres Menschseins.* Nach Aristoteles (384 – 322 v. Chr.) Beleuchtung des eigenen Handelns und Einstellung des Menschen zu seinen Mitmenschen. Heutzutage Reflexion der Regeln und Normen für das Zusammenleben der Menschen und ein gerechtes, vernünftiges und sinnvolles Handeln.

Die Werte – besser Prinzipien und Begründungen – einer so verstandenen Ethik, sollen allgemein gültig und einsichtig sein, ohne Berufung auf äußere Autoritäten und Konventionen. Damit nimmt die Ethik gegenüber der von der Gesellschaft abhängigen (und damit wandelbaren) **Moral** einen übergeordneten und kritischen Standpunkt ein.

Ethik in Medizin und Pflege: Anwendung ethischer Prinzipien bei anstehenden Entscheidungen, um eine angemessene Entscheidung zu treffen. Argumentationshilfe für oder gegen eine Entscheidung.

Literaturtipp
Nida-Rümelin, J.: Bereichsethiken und ihre theoretische Fundierung – Angewandte Ethik. Kröner, Stuttgart, 1996

Wertepluralismus, Kultur und Ethik

In Europa wird das menschliche Leben als Wert an sich durch eine Vielzahl strenger Gesetze geschützt. In Asien dagegen hat das Leben des einzelnen Menschen in der Regel keinen so hohen Stellenwert. Werte sind also kulturspezifisch. Treffen unterschiedliche Wertesysteme aufeinander, stellen sie sich nicht selten gegenseitig in Frage.

Liberalität und kultureller Pluralismus haben dazu geführt, dass es in unserer Gesellschaft kein einheitliches, geschlossenes Wertegefüge mehr gibt. Der *Wertepluralismus* (☞ 7.12.3) spiegelt sich auch in der Beurteilung medizinischer Probleme wider. Beispielsweise werden die Chancen und Risiken der modernen Medizin in unserer Gesellschaft ganz unterschiedlich beurteilt, gut zu sehen bei den Themen Sterbehilfe (☞ 4.4 und 15.3.2) und Schwangerschaftsabbruch (☞ 4.3.2 und 12.4).

Ethik in der Diskussion

Ethische Fragen in der Medizin und Pflege gab es schon immer, nur wurden sie nicht in gleichem Maße diskutiert wie heute. Dies hat mit der veränderten Rolle des Patienten zu tun: Er ist gleichberechtigter Partner und entscheidet zusammen mit Arzt und Pflegenden. Damit wandelt sich gleichzeitig die Rolle des Arztes bzw. der Pflegekraft vom Entscheider zum Berater. In dem Maße, wie Betroffene in ethische Entscheidungen einbezogen werden, beteiligen sie sich an der Diskussion: eine Öffentlichkeit für ethische Fragen entsteht.

Im Idealfall sind Patienten, Angehörige, Ärzte, Pflegende und Seelsorger am Entscheidungsprozess beteiligt. Dabei stellen sie häufig fest, dass über die Grundwerte Einigkeit besteht.

Ethische Werte

Ethisch handeln heißt:
- Die Autonomie und Selbstbestimmung des Einzelnen respektieren
- Schaden vermeiden
- Gutes tun
- Gerechtigkeit üben.

Zu diesen Prinzipien treten weitere hinzu, die in der Beziehung der Pflegenden und Ärzte untereinander und zu den Patienten eine wesentliche Bedeutung haben:
- Wahrhaftig sein
- Verschwiegen sein
- Glaubwürdig sein
- Verantwortung tragen
- Vertrauen herstellen und aufrechterhalten.

Diese Prinzipien finden unabhängig davon Beachtung, ob es sich um *individuelle* oder *allgemeine* ethische Probleme handelt.

Literaturtipp
Arndt, M.: Ethik denken – Maßstäbe zum Handeln in der Pflege. Georg Thieme, Stuttgart, 1996

4.2 Ethische Entscheidungen

Individuelle ethische Entscheidungen betreffen den Einzelfall wie etwa bei dem eingangs angeführten Beispiel.

Allgemeine ethische Fragen, z.B. nach der Anwendung bestimmter Therapieverfahren, werden in Kapitel 4.2.2 behandelt.

4.2.1 Individuelle ethische Entscheidungen

Wer löst ethische Konflikte?

Wie bei ethischen Konflikten Entscheidungen getroffen werden können, zeigen die in einigen Kliniken etablierten **Ethikkomitees** auf, die sich aus Pflegenden, Ärzten, Juristen, Philosophen, Theologen

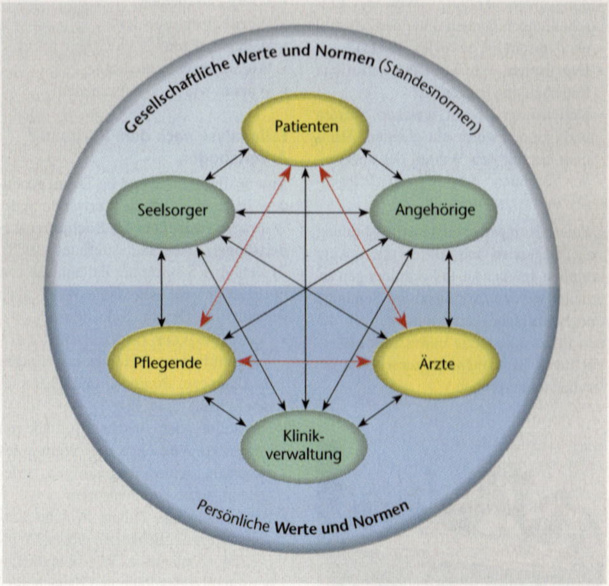

Abb. 4.1: Die Einbindung und Abhängigkeit der Beteiligten in der (erweiterten) Dreiecksbeziehung Patient-Ärzte-Pflegende in verschiedenen mehr oder minder korrelierten Werte- und Normsystemen. Diese variieren ihrerseits wieder innerhalb der Gesellschaft und auch bei den beteiligten Individuen. Auch variieren sie in der Zeit. Des Weiteren ist davon auszugehen, dass von Fall zu Fall in Abhängigkeit vom jeweiligen Kontext unterschiedliche Werte und Normen in den Diskurs und die Entscheidung eingebracht werden.

und Bürgern der Gemeinde zusammensetzen. Es sind fest verankerte Institutionen, die jederzeit einen konkreten Konflikt bearbeiten können. Werden sie bei einem ethischen Problem hinzugezogen, greifen sie die Komplexität eines „Falles" auf und beraten Patienten sowie Pflegende und Ärzte bei der Lösung.

Literaturtipp
Ethik-Komitee im Krankenhaus. Erfahrungsberichte zur Einrichtung von Klinischen Ethik-Komitees. Deutscher Evangelischer Krankenhausverband e.V., Berlin 1999

Kompetenzen für eine ethische Entscheidungsfindung

Folgende Kompetenzen sind für einen angemessenen Umgang mit ethischen Konflikten unabdingbar:

- **Erkennen.** Handelt es sich um ein ethisches Problem?
- **Analysieren.** Worum geht es, wer ist betroffen?
- **Beraten.** Wer muss einbezogen werden?
- **Lösen.** Welches sind die Entscheidungsmöglichkeiten? Welche Entscheidungen können unter den gegebenen Umständen getroffen werden?
- **Begründen.** Wie wird die getroffene Entscheidung begründet?
- **Reflektieren.** Nach welchen Werten und Normen wurde entschieden? Stimmen sie mit den Werten der anderen, der Patienten, Angehörigen, Pflegenden und Ärzte überein?

Da diese Kompetenzen in der Ausbildung von Pflegenden und Ärzten oft zu kurz kommen, müssen sie in Fortbildungen erarbeitet werden. Nützlich sind Seminare und Fortbildungsveranstaltungen, in denen Pflegende, Ärzte und Klinikseelsorger diese Kompetenzen gemeinsam erwerben und erproben.

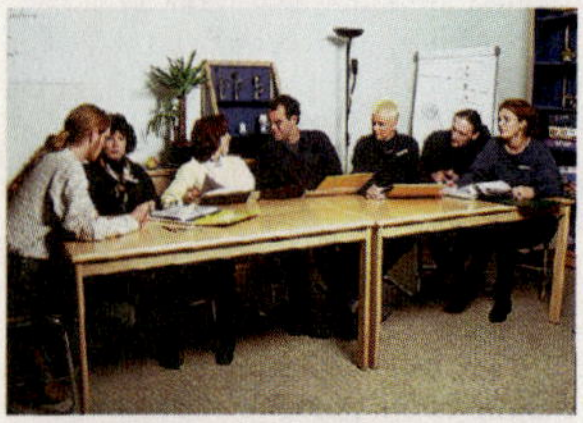

Abb. 4.1 a: Für die Weiterentwicklung ethischer Kompetenzen hat sich die Besprechung konflikthafter „Fälle" in Kleingruppen bewährt. [K183]

Fallanalyse in Kleingruppen

Für die Aus- und Weiterbildung hat sich die Besprechung konflikthafter „Fälle" bewährt: Ein konkreter Fall aus dem klinischen Alltag wird in einer Gruppe von maximal 15 Personen diskutiert. Die Fallschilderung geschieht in Sequenzen, nicht an einem Stück. Zur Unterbrechung eignen sich Stellen, an denen Erläuterungen erforderlich sind, erste Entscheidungen anstehen oder neue Aspekte hinzutreten. Zur Einübung der Analysekompetenz wird die Situation nach jeder Unterbrechung nochmals analysiert.

Es ist wichtig, dass die Moderation nicht vom Fallreferenten durchgeführt und dass belehrendes Auftreten vermieden wird. Die Moderation sollte sich auf eine sorgsame Lenkung und Organisation des Diskurses beschränken. Eine gleichberechtigte Atmosphäre, ein „herrschaftsfreier Dialog" (Habermas) ist Voraussetzung für ein gutes Gelingen.

Ein sinnvoller Leitfaden für die Analyse der Fallsequenz sind die so genannten W-Fragen:

- **Worum** geht es?
- **Wer** soll entscheiden?
- **Wann** entscheiden?
- **Worüber** entscheiden?
- **Wen** beteiligen?
- **Wie** wurde entschieden?
- **Warum** wurde so entschieden?

Fallanalyse nach dem Bochumer Arbeitsbogen

Eine ausführlichere und ins Detail gehendere Fallanalyse als die Verwendung der W-Fragen ermöglicht der **Bochumer Arbeitsbogen** (Sass und Viefhues, 1988). Er sieht drei Schritte der Fallanalyse vor, in denen jeweils eine Fülle von Fragen gestellt wird. Die drei Schritte sind:

- Feststellung der medizinischen (wissenschaftlichen) Befunde mit Fragen zu Diagnose, Prognose und Therapiemöglichkeit
- Feststellung der ethischen Befunde mit Fragen zu Wünschen und Werten des Patienten, seiner Angehörigen, Pflegenden, Ärzte und Seelsorger
- Behandlung des Falles. Welche Entscheidungsmöglichkeiten gibt es? Welche Folgen haben sie? Wie sieht die Lebensqualität des Patienten danach aus? Welche ethischen Prinzipien werden verletzt?

Bei der Verwendung der W-Fragen als auch des Bochumer Arbeitsbogens wird die Individualität eines jeden Falles betont: In jeder Situation ist neu zu entscheiden; jeder Fall ist einzigartig. Daneben gibt es aber auch allgemeine ethische Grundsatzfragen.

4.2.2 Allgemeine ethische Fragen in Medizin und Pflege

In der Medizin und Pflege müssen viele Entscheidungen getroffen werden, die ein Abwägen verschiedener Werte erfordern. Dazu gehören:

- Entscheidungen am Beginn des Lebens
  - In-vitro-Fertilisation (☞ 32.13) und Embryonenforschung
  - Pränatale Diagnostik (☞ 4.3.3) und Schwangerschaftsabbruch (☞ 4.3.2)
  - Behandlung von Früh- und Neugeborenen
- Entscheidungen am Ende des Lebens
  - Angemessene Versorgung und Pflege unheilbar Kranker und Sterbender
  - Abbruch von Therapien
  - Sterbebegleitung
  - Sterbehilfe
  - Feststellung des Todes (Hirntod-Diskussion ☞ 4.5)
- Entscheidungen rund um die Organtransplantation
  - Kriterien für die Entnahme von Spenderorganen (☞ 4.5)
  - Kriterien für die Vergabe der gespendeten Organe angesichts vieler potentieller Empfänger
- Entscheidungen in Sachen *prädiktive* (durch wissenschaftliche Verallgemeinerung vorhersagbare) *Medizin*
  - Diagnostik von Erkrankungen, lange bevor diese ausbrechen. Ein Beispiel dafür ist die *Chorea Huntington,* eine neurologische Erkrankung mit geistigem und körperlichem Zerfall, die pränatal diagnostiziert werden kann und erst nach einigen Lebensjahrzehnten ausbricht (☞ 35.9.2)
  - Diskussion der Folgen einer diagnostizierten, erst später ausbrechenden Krankheit. Hier ist z.B. Gentherapie am Menschen zu nennen
- Entscheidungen bei der Ressourcenzuweisung
  - Prioritätensetzung in der Zuteilung von Ressourcen wie Geld, Organe, Zeit und Personal
  - Finanzierung und Schwerpunktsetzung im öffentlichen Gesundheitswesen
- Entscheidungen rund um die Forschung am Menschen
  - Gemeinwohl versus Selbstbestimmung des Einzelnen

– Pflicht zur Gesundheit bei klinischen Studien
– Informed-consent-Problematik (☞ 4.8).

Literaturtipps

Arend, A. v. d.: Pflegeethik. Ullstein Medical, Wiesbaden, 1998

Schwerdt, R.: Eine Ethik der Altenpflege. Verlag Hans Huber, Bern, 1998

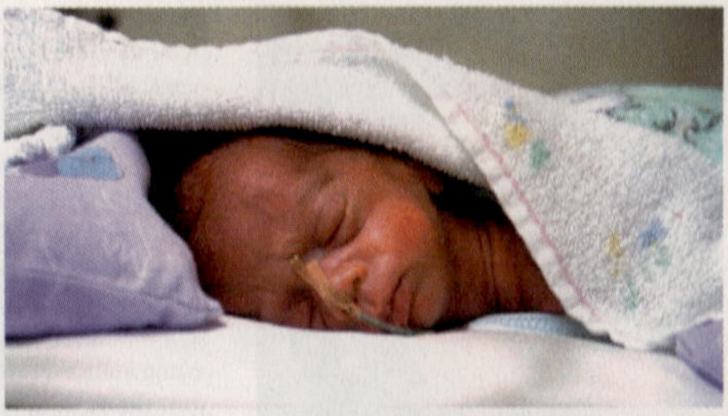

Abb. 4.2: Das gesunde Neugeborene ist ohne Schutz und fremde Hilfe nicht lebensfähig; erst recht gilt dies für das Frühgeborene. Darf man ein Frühgeborenes sterben lassen, weil es behindert oder schwer krank ist? [O342]

4.3 Ethische Konflikte am Beginn des Lebens

Fallgeschichte

✓ Mutter: 31 Jahre alt, gesund. Vater: 37 Jahre alt, gesund. 2 (Wunsch-)Kinder: 5 und 9 Jahre alt, gesund. Dann wird die Mutter erneut schwanger, ohne dass dies geplant war. Problemloser Schwangerschaftsverlauf.
In der 22. Schwangerschaftswoche hat die Mutter spontane Wehen. Sie sucht im Glauben, dass es sich um eine Fehlgeburt handele, ein nahe gelegenes Kreiskrankenhaus auf. Der Dienstarzt stellt einen vollständig eröffneten Muttermund und eine gesprungene Fruchtblase fest, d.h. die Geburt steht unmittelbar bevor.

Geburt: Die vaginale Entbindung ist eine halbe Stunde später vollendet. Apgar-Index (☞ 12.9 und Tab. 12.71) 1/6/6. Gewicht des Kindes 560 g. Länge 30 cm. Arterieller pH-Wert 7,13. Schwierige Erstversorgung des Kindes, Gabe lebenserhaltender Medikamente, Venenkatheter, arterieller Katheter. 30 Minuten später Transport mit dem Rettungswagen in die Kinderklinik.

Initialprobleme: Konnatale Infektion (☞ 13.14), ausgeprägte Anämie (☞ 24.6.1), Thrombozytopenie (☞ 24.9.3), beeinträchtigte Blutgerinnung.

Verlauf: Hoher Beatmungsbedarf, hohe Beatmungsdrucke (☞ 38.4.1) notwendig. Thrombozytopenie und Gerinnung kaum verbesserbar. Im Ultraschall des Schädels zeigt sich eine massive Blutung ins Gehirn mit krankhafter Vergrößerung der Gehirnventrikel.

Reaktion der Eltern: Die Eltern sind beim ersten Anblick des Kindes erschüttert, empfinden Ekel, wollen keinen Hautkontakt mit ihm haben. Der Vater äußert sich kaum, die Mutter berichtet während einer orientierend durchgeführten Anamnese, die Schwester ihres Mannes habe ein schwerbehindertes Kind aufgrund eines Geburtsfehlers. Der Vater kennt von daher die große Belastung der Pflegenden und der gesamten Familie. Schon jetzt zweifeln die Eltern am Sinn der Therapie.

In den nächsten Tagen zeigt sich die innere Zerissenheit der Eltern, es überwiegt anscheinend die Ablehnung des Kindes. In Gesprächen mit dem Oberarzt fühlen sich die Eltern unverstanden, z.T. auch übergangen, und können ihren Wunsch nach Therapiebeendigung nicht durchsetzen.

In den Folgetagen verschlechtert sich der Gesundheitszustand des Kindes. Die Eltern bauen eine zunehmende Distanz zum Kind auf, sie wollen kein schwer krankes Kind haben.

In der Folgezeit Auftreten von schweren Krampfanfällen, Bluthochdruck, erneuter Sepsis und weiterer drohender Gehirnschädigung. Die Eltern drängen immer entschlossener auf eine Therapieeinstellung, der Oberarzt lässt sich nicht darauf ein.

Trotz intensiver Bemühungen sind die Störung der Blutgerinnung, die Sepsis und eine erneute Darminfektion nicht mehr zu kontrollieren. Nach Zuständigkeitswechsel im Oberarztbereich wird die Therapie am 36. Lebenstag eingestellt. Das Kind verstirbt kurze Zeit nach Abstellen des Beatmungsgerätes.

Im Fallbeispiel werden folgende ethische Problembereiche angesprochen:

- Arzt-Patienten/Angehörigen-Kommunikation
- Subjektivität der Entscheidung eines Arztes, Einfluss eines persönlichen Wertesystems
- Sterbehilfe bei Frühgeborenen
- Behandlungspflicht versus Recht auf Behandlungsabbruch
- Frage des zugrunde liegenden Menschenbildes. Kann man bei einem Frühgeborenen in der 22. SSW schon von einem Menschen reden? Was macht einen Menschen aus? Gibt es biologisch-physiologische Tatbestände, die erfüllt sein müssen, damit von einem Menschen gesprochen werden kann?

Ethische Kernprobleme am Beginn des Lebens

Auf folgende Kernprobleme am Beginn des Lebens soll im Folgenden näher eingegangen werden:

- Das Menschenbild und die damit zusammenhängende Definition des Lebensbeginns
- Sinn und Zweck der pränatalen Diagnostik (☞ 4.3.3)
- Die Frage nach einem Schwangerschaftsabbruch (☞ 4.3.2).

4.3.1 Menschenbild und Definition des Lebensbeginns

Die Frage nach dem Beginn des menschlichen Lebens hängt eng mit der Frage zusammen, wodurch sich menschliches Leben auszeichnet. Dabei werden uralte Fragen aufgeworfen wie: „Was ist der Mensch?" „Ist der Mensch die Summe seiner Zellen, ist er mehr?" „Kann man dieses „Mehr" näher charakterisieren?" Im Folgenden werden verschiedene Aspekte dieses Fragenkomplexes aufgezeigt.

- Die **katholische Kirche** betont, dass das Leben des Menschen mit der Verschmelzung von Ei- und Samenzelle beginnt. Schon zum Zeitpunkt der irreversiblen Verschmelzung ist von einem

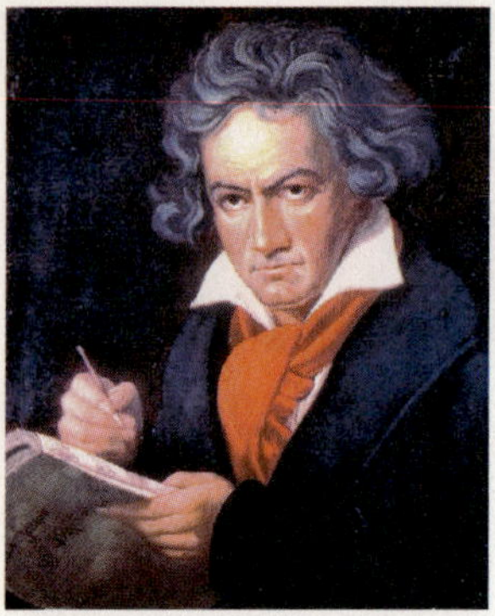

Abb. 4.3: Beethoven hätte als Kind einer in einfachen Verhältnissen lebenden Mutter und eines ständig betrunkenen Musikanten Opfer einer sozialen Indikation sein können. [J650]

Menschen zu sprechen, weshalb das ungeborene Leben unter allen Umständen zu schützen ist

- Für den katholischen Moraltheologen **Alfons Auer** ist das Personsein und folglich auch die Menschenwürde im menschlichen Genom und – damit verbunden – im Großhirn verankert. Deshalb spricht er bei einem Kind ohne Großhirn nicht mehr von einem Menschen im Vollsinn
- Der Philosoph **Hans-Martin Sass** und ähnlich der Bioethiker **Robert Veatch** setzen die Entstehung des Gehirns mit der Entstehung des menschlichen Lebens gleich. Analog der Todesdefinition durch das Hirntodkriterium sprechen sie von einem Menschen, sobald die ersten Anzeichen des Gehirns zu erkennen sind. Diese Grenze ist jedoch nicht auf den Tag genau festzulegen: Etwa ab dem 35. Tag nach der Befruchtung kann zum ersten Mal andeutungsweise von Gehirn gesprochen werden
- Für den Philosophen **Peter Singer** beginnt der Mensch erst, wenn folgende Fähigkeiten/Eigenschaften vorhanden sind: Selbstbewusstsein, Selbstkontrolle, Sinn für die Zukunft und für die Vergangenheit, mit anderen Beziehungen knüpfen und sich um andere kümmern zu können, Kommunikation und Neugier. Die Frage, die sich angesichts dieses Menschenbildes stellt, ist, was mit jenen geschehen soll, welche die genannten Anforderungen nicht erfüllen. Sollen sie zur Tötung freigegeben werden? Zu dieser Gruppe zählen z.B. alle Ungeborenen, Neugeborenen und viele geistig Behinderte.

Dieses Spektrum von Antworten verdeutlicht, dass die *biologische Grundlage* des menschlichen Lebens mit der Verschmelzung von Ei- und Samenzelle in vollem Umfang vorhanden ist. Alle Informationen, die für die Entwicklung eines menschlichen Wesens notwendig sind, liegen hier bereits vor. Strittig bleibt jedoch, ab wann der Mensch im *moralischen Sinn* ein menschliches Wesen ist. Wann kann von einer „menschlichen Person" die Rede sein? Die Antwort auf diese Frage hängt eng zusammen mit dem Verständnis, was eine „menschliche Person" ausmacht.

Der evangelische Theologe **Jürgen Hübner** kommt zu folgendem Schluss: Die Vereinigung von Samenzelle und Eizelle ist der objektive Lebensbeginn. Hinzu kommt die Menschenwürde, die allerdings biologisch nicht quantifizierbar ist. Sie muss in der Beziehungswirklichkeit des menschlichen Lebens wach gehalten und weiterverfolgt werden. Hier wird deutlich, dass das menschliche Leben wesentlich durch die Mitmenschlichkeit, d.h. durch das Beziehungsgeflecht, in dem ein Mensch lebt, mitbestimmt wird. Die biologischen Grundlagen allein reichen nicht aus.

Uwe Körner unterscheidet in diesem Beziehungsgeflecht drei Ebenen: Die gesellschaftliche, die individuelle und die Ebene der Familie. In diesen Beziehungsebenen gelten Werte, die ihrerseits das Verständnis der „menschlichen Person" prägen.

Literaturtipps

Rina, O.: Ethik in der Medizin – Eine Einführung. Shaker, Aachen, 1998

Illhardt, F. J.: Medizinische Ethik. Arbeitsbuch. Springer, Berlin/Heidelberg, 1985

Biologischer Lebensbeginn: Verschmelzung von Samenzelle und Eizelle.

Moralischer Lebensbeginn: Kein eindeutig definierbarer Zeitpunkt. Die einzelnen Positionen reichen von der Gleichsetzung des biologischen Lebensbeginns mit dem moralischen Lebensbeginn (katholische Kirche) bis zu der Position Peter Singers, der selbst Neugeborenen noch nicht das volle Menschsein im moralischen Sinne zuspricht.

4.3.2 Schwangerschaftsabbruch

Medizinische Aspekte und rechtlicher Rahmen ☞ 12.4

Schwangerschaftsabbruch: Absichtliche Beendigung einer Schwangerschaft vor Beginn der extrauterinen Lebensfähigkeit des Kindes.

Ethische Positionen

Es verwundert nicht, dass zur Frage des Schwangerschaftsabbruchs extrem unterschiedliche Positionen vertreten werden, die eng mit der Auffassung des Lebensbeginns und dem Menschenbild zusammenhängen:

- Die traditionelle katholische Position mit ihrem absoluten Nein zum Schwangerschaftsabbruch geht so weit, im Falle der **medizinischen Indikation** (☞ 12.4) sogar das Leben der Mutter zu opfern. Diese Haltung wird heutzutage allerdings auch in katholischen Kreisen nur noch selten vertreten
- Für viele katholische und protestantische Theologen ist die medizinische Indikation akzeptabel. Diskutiert werden hier die heute zulässige **kriminologische Indikation** (☞ 12.4) und die inzwischen nicht mehr zulässige **embryopathische Indikation** (☞ 12.4)
- In der politischen Öffentlichkeit wird eher die von der Fristenregelung abgelöste **psycho-soziale Indikation** (☞ 12.4) diskutiert. Nicht mehr grundsätzlich in Frage gestellt werden von ihr dabei die oben genannten Indikationen
- Die in Deutschland geltende **eingeschränkte Fristenregelung** (☞ 12.4) ermöglicht den straffreien Schwangerschaftsabbruch während einer bestimmten Frist, in der Regel während der ersten drei Monate der Schwangerschaft. Die Grundlage dafür liegt in der Güterabwägung zwischen den Interessen der Mutter und dem „Lebensrecht" des Foetus. Hier stellt sich die Frage nach der Zumutbarkeit für die Mutter und der moralischen Schutzwürdigkeit des menschlichen Embryos während eines bestimmten Zeitraums. Die feministische Seite bevorzugt die Fristenregelung, weil sie dem Selbstbestimmungsrecht der Frau die größere Bedeutung zumisst. Zudem wird argumentiert, dass jede andere Alternative dem Arzt die Rolle des Richters über das Schicksal der Schwangerschaft auferlege und sich

dieses Modell in den vergangenen Jahrzehnten nicht bewährt habe.

Die beschriebenen Positionen zum Schwangerschaftsabbruch zeigen die enge Verquickung von medizinischem Alltag mit den verschiedenen Menschenbildern. Auch die juristische Problematik ist von großer Bedeutung, wenn beispielsweise das Recht des Kindes auf Leben gegen das Recht der Mutter auf Selbstbestimmung abzuwägen ist.

4.3.3 Pränatale Diagnostik

Gründe für die Durchführung einer pränatalen Diagnostik ☞ 12.3
Zur pränatalen Diagnostik gehörende Untersuchungen ☞ 12.3.1 – 12.3.5

Pränatale Diagnostik: Vorgeburtliche Untersuchungen insbesondere zur Erfassung von Fehlbildungen und Erbkrankheiten (☞ auch 12.3).

Eine vor der Geburt entdeckte Krankheit oder Missbildung kann auch heute nur in Ausnahmefällen therapiert werden, weshalb sich die Eltern bei entsprechendem Befund meist vor die Frage eines Schwangerschaftsabbruchs gestellt sehen.

Ethische Fragestellungen in der pränatalen Diagnostik

Die invasive pränatale Diagnostik – dazu gehören z.B. die Amniozentese und Chorionzottenbiopsie – ist für Mutter und Kind mit gewissen Risiken verbunden, insbesondere mütterlichen Infektionen oder Spontanaborten (☞ 12.3.3). Hier erhebt sich zwangsläufig die Frage, ob es ethisch gerechtfertigt ist, die gesunde Schwangere und das (gesunde oder kranke) Kind diesem Risiko auszusetzen.

Selektiver Schwangerschaftsabbruch – ja oder nein

Die ethische Problematik bei der pränatalen Diagnostik kulminiert im **selektiven** (auf Auslese beruhenden) **Schwangerschaftsabbruch.**

Die Hauptargumente *gegen* einen selektiven Schwangerschaftsabbruch sind:

- Die Hauptaufgabe der Medizin ist es, Leben zu retten und nicht zu töten
- Die selektive Abtreibung maßt sich an, zwischen lebensunwertem und lebenswertem Leben zu unterscheiden
- Jede selektive Abtreibung eines Feten kann als moralische Berechtigung zum Töten eines lebenden Kindes mit derselben Behinderung gedeutet werden. Wenn beispielsweise ein Kind mit Trisomie 21 (Down-Syndrom ☞ 13.7.1) als lebensunwertes Leben abgetrieben wird, liegt dann nicht der (Trug-)Schluss nahe, dass alle lebenden Kinder mit Trisomie 21 als lebensunwertes Leben einzustufen sind?

Die Hauptargumente *für* einen selektiven Schwangerschaftsabbruch sind:

- Es besteht eine Verpflichtung, den Feten und die Familie vor zu großem Leiden und vor einer zu großen Belastung (für die Eltern oft bis zu ihrem Lebensende) zu bewahren
- Viele schwere Fehlbildungen führen zur Totgeburt oder zum Tod in den ersten Lebensmonaten oder -jahren, und dies oft unter großen Qualen des Säuglings oder Kleinkinds. Welchen Sinn macht es, solches Leiden zuzulassen, wenn es durch heutige Methoden verhindert werden kann?
- Solange es keine gesicherten gentherapeutischen Ansätze gibt, sollen künftige Generationen durch selektiven Schwangerschaftsabbruch vor vererbbaren Krankheiten geschützt werden
- Wird durch entsprechende Diagnostik die Zahl der Kinder mit schweren Behinderungen reduziert, kann den verbleibenden behinderten Kindern intensiver geholfen werden, da mehr Mittel dafür zur Verfügung stehen.

Die ethische Problematik der pränatalen Diagnostik gipfelt in der Frage nach dem selektiven Schwangerschaftsabbruch und dessen Berechtigung. Damit ist die pränatale Diagnostik aus ethischer Sicht *grundsätzlich* in Frage gestellt.

4.4 Ethische Konflikte am Ende des Lebens

Fallgeschichte

√ Herr M., 79 Jahre alt, wird wegen einer Pneumonie (☞ 20.5.3) ins Krankenhaus eingewiesen. Die antibiotische Behandlung schlägt zunächst an, das Fieber geht zurück. Am 8. Tag der Behandlung tritt erneut Fieber auf, weshalb übers Wochenende durch den Dienst habenden Arzt das Antibiotikum gewechselt wird. Zunächst fällt das Fieber, dann steigt es wieder an. Wegen des Verdachts auf einen Abszess in der Lunge ordnet der Chefarzt eine Röntgenaufnahme an, in der sich jedoch keine Hinweise auf einen Abszess ergeben. Der Zustand von Herrn M. verschlechtert sich weiter. Herr M., ein eher missmutiger Patient, der von den Pflegenden täglich in einen Sessel ans Fenster gesetzt wird, möchte nicht mehr alleine essen und auch nicht mehr aufstehen. Aufgrund seiner Zustandsverschlechterung wird erneut eine Röntgenaufnahme angefertigt, durch die sich der Verdacht auf eine Abszessbildung erhärtet.
Unter schwierigen Bedingungen – der Patient ist schwer, muss beim Sitzen gehalten werden, hat Schmerzen und ist wenig kooperativ – punktiert der zuständige Oberarzt den Abszess unter Ultraschall-Kontrolle, allerdings ohne pathologischen Befund. In der folgenden Woche ordnet der Chefarzt mit der Begründung: „Sonst stirbt uns der Patient!" ein anderes

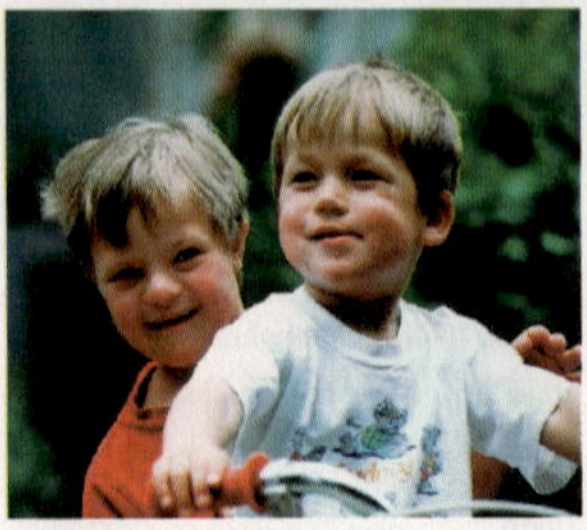

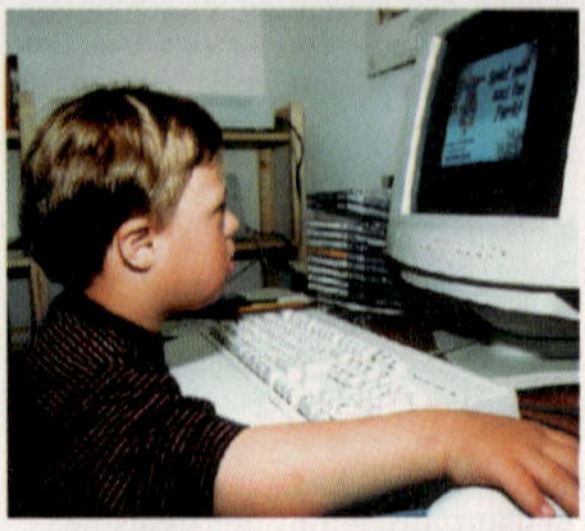

Abb. 4.4 und 4.5: Die Intelligenz von Menschen mit Down-Syndrom ist sehr unterschiedlich. Manche sind stark und manche nur wenig retardiert. Eine liebevolle Familie sowie die frühe Behandlung und Förderung machen das Leben dieser Kinder durchaus lebenswert. Viele der Kinder können lesen und schreiben, mit einem Computer umgehen, mit ihren (gesunden) Freunden spielen und im Erwachsenenalter einem Beruf nachgehen. Wer darf diesen Menschen das Recht zu leben und auf ihre Weise glücklich zu sein absprechen? [K160]

Antibiotikum sowie eine erneute Röntgenaufnahme und Punktion an.

Dieses Mal ergeben sich im Röntgenbild multiple Verschattungen. Dem Patienten geht es schlecht. Seine Tochter ist im Urlaub und kann nicht verständigt werden. Da der zuständige Oberarzt abwesend ist, wird die vom Chefarzt angeordnete Punktion verschoben.

Zwei Tage nach der Chefvisite wird eine Visite vom Stationsarzt durchgeführt. Der Zustand von Herrn M. hat sich deutlich verschlechtert und sein Stöhnen ist so laut, dass er in ein Einzelzimmer verlegt wird. Die Schwestern plädieren für das Absetzen der Antibiotikatherapie mit dem Argument „ob denn nicht bemerkt worden sei, dass der Sterbeprozess beim Patienten schon eingesetzt habe". Am Tag darauf beschließt der Stationsarzt zusammen mit den Pflegenden das Absetzen der Antibiotika. In der kommenden Nacht verstirbt der Patient.

Was bedeutet Sterbehilfe?

Der Begriff *„Sterbehilfe"* wird von unterschiedlichen Berufs- und Interessengruppen in sehr verschiedener Weise gebraucht und inhaltlich gefüllt. In der englischsprachigen Literatur wird gewöhnlich die Übersetzung „euthanasia" verwendet. Der deutsche Begriff *Euthanasie* ist jedoch durch die Geschichte des Nationalsozialismus vorbelastet. Unter Hitler wurde im Nationalsozialismus ein Tötungsprogramm für unwertes Leben aufgestellt, welches mit „Euthanasie" bezeichnet wurde. Der Begriff Euthanasie stammt ursprünglich aus der griechischen Antike und bedeutet „der gute Tod" (eu = gut; thanatos = Tod).

Literaturtipp

Schnell, M. W.: Narrative Identität und Menschenwürde. In: Breitling, A. et al. (Hrsg.): Das herausgeforderte Selbst. Königshausen & Neumann, Würzburg, 1999

Bedeutungsvielfalt des Begriffs

Die Bedeutungsvielfalt des Begriffs „Sterbehilfe" lässt sich anhand der vier folgenden Verständnisebenen darstellen:

- **Sterbehilfe als Sterbebeistand und Sterbebegleitung** (☞ 15.4)
- **Passive Sterbehilfe.** Therapieabbruch oder Therapieverzicht beim todkranken Patienten
- **Indirekte Sterbehilfe.** Gabe schmerzlindernder Mittel unter Inkaufnahme einer Lebensverkürzung
- **Aktive Sterbehilfe.** Tötung von unheilbar Kranken als gezieltes und tätiges Herbeiführen des Todes.

Im vorliegenden Fallbeispiel scheint es zunächst nicht um Sterbehilfe zu gehen. Erst der weitere Verlauf deutet auf Konflikte hin, die im Umfeld der Sterbehilfe anzusiedeln sind. Eine Fallanalyse anhand der W-Fragen (☞ 4.2.1) zeigt die Konfliktbereiche auf:

- **Worum** geht es? Offensichtlich befinden sich Ärzte und Pflegende nicht auf derselben Verständnis- und Handlungsebene. Die Ärzte gehen bis zum Schluss von einem Therapiekonzept aus, das auf Heilung zielt, während nach Ansicht der Pflegenden ein Fortführen der Therapie hinfällig geworden ist. In ihren Augen hat der Sterbeprozess beim Patienten schon eingesetzt
- **Wer** soll entscheiden? Entscheidet der Chefarzt allein? Werden Pflegende in die Entscheidung miteinbezogen?
- **Wann** wird entschieden?
- **Worüber?**
- **Wer** soll beteiligt werden?

In den *Richtlinien der Bundesärztekammer für die Sterbehilfe* (1993) wird **Sterbehilfe** definiert als „das Bemühen, dem Sterbenden so beizustehen, dass er in Würde zu sterben vermag." Weiter heißt es: „Ein Sterbender ist ein Kranker oder Verletzter, bei dem der Arzt auf Grund einer Reihe klinischer Zeichen zur Überzeugung kommt, dass die Krankheit unumkehrbar oder die traumatische Schädigung infaust (tödlich) verläuft und der Tod in kurzer Zeit eintreten wird."

In solchen Fällen kann der Arzt auf weitere, technisch noch mögliche Maßnahmen verzichten. Sterbehilfe ist somit, [...] die Beschränkung auf Linderung von Beschwerden bei gleichzeitigem Verzicht auf lebensverlängernde Maßnahmen beim Todkranken."

Bei Herrn M. geht es nicht um die Entscheidung zwischen aktiver und passiver Sterbehilfe. Trotzdem ergeben sich Konflikte:

- Wann soll welche Behandlung abgebrochen werden?
- Wann tritt der Sterbeprozess in ein irreversibles Stadium ein und ermöglicht somit eine passive Sterbehilfe?
- Wie lautet der mutmaßliche Wille des unheilbar Kranken den Abbruch der Behandlung betreffend?

Im vorliegenden Fall wurden – so scheint es – der Patient selbst und seine Angehörigen nicht befragt. Die Entscheidung über einen Behandlungsabbruch muss jedoch konkret vor Ort im jeweiligen Einzelfall getroffen werden und die Feststellung des mutmaßlichen Willens des Patienten muss angestrebt werden. Aus Richtlinien oder gesetzlichen Regelungen lässt sich im Einzelfall oft nichts Klares ableiten.

Für die konkrete Entscheidung am Krankenbett kann eine **Patientenverfügung** oder **Medizinische Patientenanwaltschaft** (☞ 15.3.3) hilfreich sein. In diesen kann der Patient „in guten Tagen" festlegen, unter welchen Bedingungen er keine Therapie mehr wünscht.

Literaturtipp

Maisch, H.: Dem Sterben nachgeholfen. Kindler, München, 1997

Tradition der Sterbehilfe

Antike: Jüdische, christliche und griechisch-römische Wurzeln

Im **hebräisch-jüdischen Denken** war es verboten zu töten (vgl. z.B. im Alten Testament 2. Buch Mose, Kapitel 20, Vers 13 oder 5. Buch Mose, Kapitel 5, Vers 17). Auch das Leben von gesellschaftlich unerwünschten Personen galt als geschützt und heilig. Kranke oder missgebildete Neugeborene wurden aus Respekt vor der Heiligkeit des Lebens nicht ausgesetzt oder getötet.

In der **christlichen Tradition,** die im hebräisch-jüdischen Denken wurzelt, hat sich ebenfalls der Gedanke der Heiligkeit des Lebens durchgesetzt. Grundlage ist jedoch die Lehre von Jesus, dass alle Menschen Kinder eines liebenden Gottes sind (vgl. z.B. Neues Testament, Lukasevangelium, Kapitel 15). Sowohl in der evangelischen als auch in der katholischen Tradition hat sich daraus die Ablehnung jeder Form der aktiven Sterbehilfe entwickelt.

In der **griechisch-römischen Kultur** war es dagegen durchaus üblich, unheilbar Kranke oder missgebildete Kinder aus der Gemeinschaft auszuschließen, auszusetzen oder zu töten. Sie galten als eine Belastung. Eine wichtige Gegenströmung bildeten die Gemeinschaften der *Pythagoräer*. Auf sie geht der *hippokrati-*

sche Eid der Ärzte zurück. Darin heißt es: „Ich will weder irgendjemandem ein tödliches Medikament geben, wenn ich darum gebeten werde, noch will ich in dieser Hinsicht einen Rat erteilen. Ebenso will ich keiner Frau ein abtreibendes Mittel geben. In Reinheit und Heiligkeit will ich meine Kunst bewahren."

Auf diesem Eid basiert die *Genfer Formulierung von 1948*, welche in die Präambel der Berufsordnung für deutsche Ärzte Eingang gefunden hat.

Aufklärung

Bereits bei Vordenkern wie *Michel de Montaigne* (1533 – 1592) fand sich die Überzeugung, dass eine aktive Sterbehilfe im Sinne eines absichtlichen Tötens unheilbar Kranker oder Sterbender erlaubt sein sollte. Beispielhaft formuliert *David Hume* (1711 – 1776) die aufklärerische Position: „Unheilbare Krankheit, übermenschliches Leiden und der konstante Wunsch zu sterben sind hinreichende Gründe für eine aktive Sterbehilfe."

Im 19. Jahrhundert schlossen sich Denker wie *Arthur Schopenhauer* (1788 – 1860) und *Friedrich Nietzsche* (1844 – 1900) dieser Position an und verteidigten das Recht auf aktive Euthanasie, sofern eine Krankheit die gesellschaftliche Nützlichkeit eines Menschen und seine Möglichkeit, das Leben zu genießen, nicht mehr erlaubt.

20. Jahrhundert

Zu Beginn des 20. Jahrhunderts wurde unter Sterbehilfe und Euthanasie immer mehr die aktive Sterbehilfe als absichtliche Tötung unheilbar Kranker verstanden. Das bisher vorrangige Verständnis von Sterbehilfe als Sterbebeistand, Sterbebegleitung und Pflege der Sterbenden trat in den Hintergrund. Im Gefolge des Gedankenguts von *Ernst Haeckel* (1834 – 1919) und des Sozialdarwinismus bildete sich die Vorstellung vom *„lebensunwerten Leben"* aus, die bereits vor der Herrschaft *Adolf Hitlers* (1889 – 1945) in weiten Kreisen der deutschen Akademiker- und Ärzteschaft verbreitet war.

1939, zurzeit des **Nationalsozialismus,** befahl Hitler, dass alle Kinder mit ausgeprägter Trisomie 21 (☞ 13.7.1), mit Hydrocephalus (☞ 35.12.2), Lähmungen und anderen Missbildungen registriert werden sollten. Diese wurden in ca. 30 neu aufgebauten „Kinderkliniken" von Ärzten „aussortiert" und getötet, meist mit einer Überdosis Phenobarbital. Ebenso wurden geistig behinderte Menschen interniert und umgebracht, um den „deutschen Volkskörper" von seinen „kranken Geschwüren" zu befreien und zur Verbesserung der „deutschen Rasse" beizutragen.

Insgesamt wurden so ungefähr 80 000 – 100 000 Personen aus „eugenischen" (Eugenie = „schönes Erbgut") Gründen getötet.

Aktuelle Richtlinien und Rechtsprechung

Deutschland

In der Rechtsprechung wird klar formuliert: „Die gezielte Lebensverkürzung durch künstliche Eingriffe in die restlichen Lebensvorgänge, um das Eintreten des Todes zu beschleunigen, ist nach dem Strafgesetzbuch strafbare vorsätzliche Tötung (§ 212 StGB)." Dies bleibt gemäß § 216 StGB auch dann strafbar, wenn die gezielte Lebensverkürzung auf Verlangen des Patienten erfolgt.

Diesen klaren und grundsätzlichen Formulierungen, welche jede Form von aktiver oder passiver Sterbehilfe unter Strafe stellen, steht das „Sterbehilfe-Urteil" des Bundesgerichtshofs vom 13.9.1994 gegenüber: Der Abbruch der ärztlichen Behandlung kann ausnahmsweise zulässig sein, auch wenn der Sterbeprozess noch nicht unumkehrbar eingesetzt hat und der Tod noch nicht in kurzer Zeit zu erwarten ist, wenn dies dem mutmaßlichen Willen des Kranken entspricht. Auf dieser Auffassung beruhen auch die „Grundsätze der Bundesärztekammer zur ärztlichen Sterbebegleitung" (1998).

Um nun aber den mutmaßlichen Willen des kranken (oft schon bewusstlosen) Menschen überhaupt feststellen zu können, wurden strenge Kriterien entwickelt. Erst bei Erfüllen dieser Kriterien kann man vom mutmaßlichen Willen des Patienten ausgehen. Als solche Kriterien sind anzusehen:

- Frühere mündliche oder schriftliche Äußerungen des Patienten (letzter Wille, Patiententestament, Patientenverfügung ☞ 15.3.3)
- Religiöse Überzeugungen, persönliche Wertvorstellungen
- Einstellung des Patienten zu Schmerzen und ggf. schweren Krankheitsverläufen in der ihm verbleibenden Lebenszeit.

Im Zweifelsfall hat immer der Schutz des Lebens Vorrang vor persönlichen Überlegungen des Arztes oder Pflegenden, eines Angehörigen oder anderer beteiligter Personen.

Damit duldet die deutsche Rechtsprechung zwar prinzipiell die *passive* Sterbehilfe unter bestimmten Voraussetzungen, erteilt aber weiterhin eine klare Absage an jede Form der *aktiven* Sterbehilfe. Diese ist im Sinne von §§ 212, 216 StGB als *strafbare vorsätzliche Tötung* zu sehen.

> Die passive Sterbehilfe, also ein *Sterbenlassen,* ist in Deutschland grundsätzlich erlaubt, wenn der Sterbeprozess bereits irreversibel eingesetzt hat, der Tod binnen kurzer Zeit zu erwarten ist oder dies dem (mutmaßlichen) Willen des Patienten entspricht.

Niederlande

In Euthanasiedebatten wird oft die liberale Rechtsprechung in den **Niederlanden** angeführt. Deshalb wird an dieser Stelle kurz darauf eingegangen: In den Niederlanden wurde die aktive Sterbehilfe im November 2000 legalisiert. Sie ist dann straffrei, wenn jemand unheilbar krank ist, unerträglich leidet und klar über einen längeren Zeitraum geäußert hat, dass er zu sterben wünscht. Bevor ein Arzt in diesen Fällen aber aktive Sterbehilfe leisten darf, muss er zuvor einen unhabhängigen Kollegen hinzuziehen. Dieses Vorgehen ist jedoch auch in den Niederlanden umstritten.

Schweiz und Österreich

In der **Schweiz** ist jede Form der aktiven Sterbehilfe strafbar, auch wenn ein urteilsfähiger Patient ernsthaft darum bittet (Art. 114 schStGB). Gegenüber Sterbenden, deren Grundleiden einen unabwendbaren Verlauf zum Tode genommen hat, sowie bei schwerst zerebral Geschädigten kann der Arzt „auf lebenserhaltende Maßnahmen verzichten [...] Er darf palliativmedizinische Techniken anwenden, auch wenn dabei das Risiko einer Lebensverkürzung entstehen sollte" (medizinisch-ethische Richtlinien für die ärztliche Betreuung sterbender und zerebral schwerst geschädigter Patienten). Der Wille eines urteilsfähigen Patienten muss im Falle des Verzichts auf Behandlung oder lebenserhaltende Maßnahmen respektiert werden. Bei urteils- oder äußerungsunfähigen Patienten erfolgt ausdrücklich der Hinweis auf eine möglicherweise früher verfasste Patientenverfügung, die der Arzt berücksichtigen soll.

In **Österreich** gibt es keine gesetzlichen Regelungen zur Sterbehilfe. Aktive Sterbehilfe ist strafbar (§ 77 öStGB). Allerdings ist der Arzt verpflichtet, Patientenverfügungen zu den Akten zu nehmen und bei seinen Entscheidungen mit einzubeziehen. Er ist jedoch nicht verpflichtet, sie in jedem Fall zu befolgen, sondern hat einen Handlungsspielraum.

4.5 Ethische Konflikte bei der Hirntod-Diagnose und Organtransplantation

Hirntod und **Organtransplantationen** (☞ 15.6 und 10.8) sind typische Beispiele für medizin-ethische Konflikte. Der Grundkonflikt besteht darin, dass den verständlichen Interessen an Lebensverlängerung oder -verbesserung des möglichen Organempfängers die zu respektierenden Rechte des möglichen Spenders auf Würde und Unversehrtheit gegenüberstehen.

Fallgeschichte

✓ Eine 33-jährige Lehrerin liegt nach einer Hirnblutung seit 24 Stunden auf der Intensivstation. Sie hat weite lichtstarre Pupillen, keine Hornhautreflexe, zeigt keine Reaktion auf Schmerzen und keine Spontanbewegung. Die behandelnden Ärzte zögern, ob man den emotional völlig überforderten Ehemann um Einwilligung zur Organspende bitten soll.

Gesetzliche Regelung

In Deutschland gibt es seit 1997 ein Transplantationsgesetz. Die Organentnahme ist nur zulässig, wenn entweder der Verstorbene schriftlich sein Einverständnis erklärt hat (z.B. durch einen *Organspenderausweis*) oder wenn bei Fehlen einer solchen Erklärung die Angehörigen ihre Zustimmung erteilen *(erweiterte Zustimmungsregelung)*. Im oben dargestellten Beispiel müssen die Ärzte den Ehemann also um Zustimmung bitten. Eine *Widerspruchsregelung* (wie in Österreich) würde den Ehemann nicht mit der Frage konfrontieren. Es könnte eine Organentnahme vorgenommen werden, sofern kein Einspruch der betroffenen Person oder ihrer Angehörigen existiert. Die Diskussion um ein Transplantationsgesetz in den Jahren 1993 – 1995 hat aber gezeigt, dass eine derartige Widerspruchsregelung in Deutschland nicht konsensfähig ist.

Ethische Prinzipien

Eine Organtransplantation kann nach medizinischen, sozialen, psychologischen und ökonomischen Kriterien nützlich sein. Nach dem Nutzen für alle Betroffenen zu urteilen *(utilitaristischer Ansatz)*, ist in modernen Gesellschaften eine akzeptierte ethische Position. Demgegenüber steht der Ansatz von Immanuel Kant (1724 – 1804), der nicht nach dem Nutzen, sondern der Absicht einer Handlung fragt. Nach Kant ist es ein wesentlicher ethischer Grundsatz, dass der Mensch immer Selbstzweck ist, aber niemals zum Mittel irgend einer Sache gemacht wird. Die Organentnahme zum Zweck der Organtransplantation instrumentalisiert aber den Spender.

Bei (drohendem) Herz- und Leberversagen ist die Organtransplantation ohne Alternative und lebensrettend. Bei (drohendem) Nierenversagen gilt dies nicht, da meist eine Dialyse (☞ 31.2.6) möglich ist, doch ziehen die meisten Patienten die Transplantation der Dialysebehandlung vor. Auch hier gilt: Das Selbstbestimmungsrecht und die Patientenautonomie sind wesentliche ethische Prinzipien, die bei medizinischen Entscheidungen zunehmend den Ausschlag geben.

Bezeichnung	Erklärung
Enge Zustimmungsregelung	Eine Organentnahme ist nur zulässig, wenn der Verstorbene selbst zu Lebzeiten schriftlich seine Einwilligung erteilt hat
Erweiterte Zustimmungsregelung *(Informationsregelung)*	Eine Organentnahme ist nur zulässig, wenn der Verstorbene selbst zu Lebzeiten schriftlich seine Einwilligung erteilt hat. Bei Fehlen einer schriftlichen Äußerung können die Angehörigen stellvertretend für den Verstorbenen zustimmen. Sie sollten ihre Entscheidung nach dem mutmaßlichen Willen des Verstorbenen treffen
Widerspruchsregelung *(enge Informationsregelung)*	Eine Organentnahme ist zulässig, wenn der Verstorbene nicht zu Lebzeiten schriftlich widersprochen hat

Tab. 4.6: Die verschiedenen Lösungsvorschläge zur Frage der Zulässigkeit von Organentnahmen. Zu beachten ist, dass die Begriffsbestimmung (noch) nicht eindeutig ist.

Hirntod und irreversibles Koma

Wann ist ein Mensch tot? Der **Hirntod,** d.h. der unumkehrbare Ausfall aller Hirnfunktionen (☞ 15.6), ist das derzeit wissenschaftlich anerkannte Kriterium für den Tod des Menschen. In unserer Gesellschaft besteht ein gewisser Konsens darüber, dass im Falle des Hirntods Maßnahmen erlaubt sein können, die ohne diesen nicht möglich wären. Diese Position ist jedoch auch umstritten. So hat *Hans Jonas* (1905 – 1993) den Vertretern des Hirntodkonzeptes vorgeworfen, dass das Nützlichkeitsdenken Vorrang hat vor philosophischen, religiösen und kulturellen Überlegungen zu Sterben und Tod. Andererseits gibt es aber auch liberalere Regelungen, etwa in Dänemark, wo allein die Feststellung eines irreversiblen Komas als Voraussetzung für eine Organentnahme ausreicht.

Lebendspende und Kommerzialisierung

Nicht für alle Patienten, die ein Organ brauchen, steht ein Transplantat zur Verfügung. Organe von Hirntoten sind knapp, weshalb die Wartezeiten für ein Organ sehr lang sein können. Bei bestimmten Organen wie Knochenmark oder Nieren bietet sich deshalb die **Lebendspende,** meist von Verwandten, an. In skandinavischen Ländern stammen 60 % der Nierentransplantate von lebenden Verwandtenspendern, in Deutschland weniger als 5 %. Die Lebendspende eines Organs ist stets mit gewissen Risiken (Operation und möglichen Komplikationen sowie organspezifischen Folgeerscheinungen) verbunden, so dass immer zwischen Nutzen für den Organempfänger und Risiko für den Organspender abzuwägen ist. Es handelt sich somit um einen klassischen medizin-ethischen Konflikt, der im konkreten Einzelfall gelöst werden muss.

In jüngster Zeit wurde vor allem in Amerika die Lebendspende unter Nichtverwandten propagiert, da sie angeblich zu besseren Ergebnissen führen würde als eine Organspende von Hirntoten. Was aber motiviert den Lebendspender? *Altruismus,* also der uneigennützige Wunsch, Gutes zu tun?

Die höchst umstrittene **kommerzielle Organspende** wird vor allem in der Dritten Welt praktiziert. Sie bringt eine Vielzahl ethischer Probleme mit sich wie die unfreiwillige Organentnahme, die freiwillige Organentnahme mit geringer Ver-

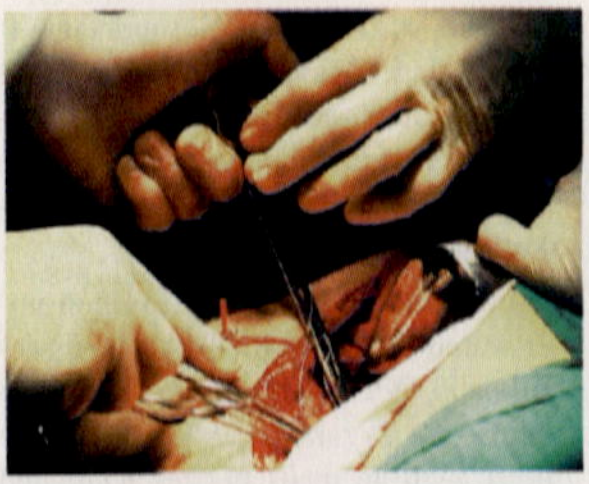

Abb. 4.7: Die Organtransplantation wirft viele ethische Fragen auf, denen sich die Pflegenden durch den unmittelbaren Kontakt zu den spendenden und empfangenden Patienten nicht entziehen können. [J640]

gütung und den Organhandel. So wird in Indien nicht der Spender, sondern in erster Linie der Vermittler „entlohnt". Die Praxis der kommerziellen Organspende macht ein nichtkommerzielles Transplantationsprogramm in diesen Ländern nahezu unmöglich.

Artfremde Spenderorgane

Das Problem des zu geringen Organangebots könnte mit Hilfe der **Xenotransplantation** gelöst werden, bei der Organe von artfremden Spendern, z.B. Schweinen, verpflanzt werden (☞ 10.8). Dabei sollen die antigenen Gewebeeigenschaften der Tierorgane durch gentechnische Verfahren so verändert werden, dass sie vom Empfänger nicht mehr als fremd erkannt und deshalb auch nicht mehr abgestoßen werden. Zurzeit sind Organe von derart genetisch veränderten Schweinen aber vor allem aufgrund von Gerinnungsproblemen im Gefäßsystem noch nicht transplantabel. Daneben besteht die Gefahr, dass Infektionen übertragen werden können. Nicht zuletzt bleibt neben ethischen Aspekten des Tierschutzes auch die Frage, ob und wie die Organempfänger von Xenotransplantaten psychisch damit fertig werden, mit einem Tierorgan leben zu müssen. Diese ethischen Konflikte betreffen somit nicht nur die Gesellschaft oder die Ärzte und Pflegenden, sondern vor allem die Patienten selbst.

Literaturtipps

Bavastro, P.: Der umstrittene Hirntod. Menon, Heidelberg, 1996

Manzei, A.: Hirntod, Herztod, ganz tot? Mabuse, Frankfurt/M., 1997

Schell, M. W.: Ethische Konflikte von Pflegenden bei Transplantation. In: Die Schwester/Der Pfleger 11/00

4.6 Humangenetik und prädiktive Medizin

Das menschliche **Genom,** die *Summe aller Erbanlagen,* ist nahezu vollständig entschlüsselt; doch sind die Konsequenzen dieses Wissens noch weitgehend unklar. Selbst Experten schwanken zwischen Skepsis und (un-)begründeter Hoffnung. Abzusehen ist aber, dass sich die Möglichkeiten der Diagnostik und künftig auch Therapie für viele Erkrankungen entscheidend erweitern werden. Experten wie Laien erleben die in der Medizin geltenden ethischen Prinzipien aufgrund dieser Entwicklung heute als unzureichend. Als Beispiel für die Komplexität von Entscheidungen speziell in der Humangenetik sei ein Ausschnitt einer genetischen Beratung dargestellt und analysiert (☞ Fallgeschichte).

Literaturtipp

Düwell, M.: Ethik in der Humangenetik. Francke, Tübingen, 1998

Fallgeschichte

✓ Ein 60-jähriger Ingenieur kommt zu einer genetischen Beratung. Er berichtet, seine Frau habe sich vor Jahren das Leben genommen, als bei ihr deutliche Symptome einer Chorea Huntington (☞ 35.9.2) sichtbar wurden. Sie habe zwar schon in gesunden Jahren einen Suizid angedeutet, sollte die mit körperlichem und geistigem Verfall verbundene Krankheit ihrer Mutter auch bei ihr auftreten, doch sei die Realisierung für ihn trotzdem überraschend gewesen.

Seinen Kindern, damals 10 und 8 Jahre alt, habe er den Suizid und die Motive dazu verschwiegen, und ihnen erzählt, ihre Mutter sei an einem Herzschlag gestorben. Um eine zufällige Information der Kinder durch Dritte zu verhindern, sei er mit den Kindern umgezogen und habe auch alle Beziehungen zur Familie seiner Frau abgebrochen; über das Schicksal ihrer Mutter und die Risiken einer möglichen genetischen Last habe er sie zu einem späteren Zeitpunkt aufklären wollen. Anschließend habe er sich fortlaufend über die aktuellen molekulargenetischen Forschungsergebnisse zur Entstehung und Diagnostik der Krankheit informiert, besonders intensiv in den Monaten vor diesem Beratungsgespräch.

Eine ernsthafte Beziehung seiner Tochter und deren Heiratsabsicht sei nun ausschlaggebend dafür, sich an eine genetische Beratungsstelle zu wenden. Über Jahre habe es ihn gequält, dass seine nunmehr erwachsenen Kinder nichts über die Erkrankung und den Tod der Mutter wissen und er es war, der es verschwiegen hat. Vor allem belaste ihn das Risiko, dass seine Kinder ebenfalls erkranken und die Erkrankung wiederum an ihre Kinder weitergeben könnten.

Er wolle sich nun informieren über das Ausmaß des Risikos für seine Kinder, über die diagnostischen Möglichkeiten und die Chancen einer Therapie der Chorea Huntington, bevor er das Gespräch mit seinen Kindern begänne.

4.6.1 Fallkonstellation

Die Fallgeschichte zeigt, dass der ethische Konflikt, in dem sich der Ratsuchende befindet und an dessen Lösung der Berater mitwirkt, auf mehreren Ebenen anzugehen ist. Es handelt sich darum, im Gespräch und dann in den Entscheidungsprozessen des Ratsuchenden eine angemessene Balance zu finden zwischen den drei zusammenwirkenden Bereichen *Wissen, Fertigkeiten* und *Einstellungen.*

Wissen

Wissen handelt vom Krankheitsbild der Chorea Huntington mit seinen genetischen und molekularbiologischen Grundlagen, den klinischen und subjektiven Symptomen und der Prognose (☞ 35.9.2).

Fertigkeiten

Zu den **Fertigkeiten** zählen die Untersuchungstechnik (☞ 35.9.2) und übergeordnet die Techniken der Genomanalyse sowie die Aussagekraft der Befunde. Ebenso gehören dazu die Beratungstechniken im Gespräch zwischen Arzt und Ratsuchendem, das nicht bevormundend, sondern einfühlsam und partnerschaftlich geführt werden sollte, sowie die Verfahrensweisen der Vor- und Nachbereitung des *(genetischen) Beratungsgesprächs.*

Genetische Beratung (nach T. Schröder-Kurth): Ärztliche Aufgabe, fundierte humangenetische Kenntnisse Ratsuchenden nutzbar zu machen und biologisch-medizinische Fakten wahrheitsgetreu, verständlich und mit großem Respekt vor der Belastung für den fragenden Mitmenschen zu vermitteln.

Aufklärung, Informationsweitergabe und Auseinandersetzung sollen dem Ratsuchenden helfen, eigenständige Entscheidungen zu erarbeiten und Verhaltensweisen zu wählen, die in Anbetracht eines Erkrankungsrisikos und der familiären Zielvorstellungen angemessen erscheinen, z.B. bewusstes Akzeptieren eines Erkrankungsrisikos für Kinder, Verzicht auf Kinder, vorgeburtliche Diagnostik zum Ausschluss einer schweren Erkrankung. Genetische Beratung in diesem Sinne ist „Lebenshilfe".

Einstellungen

Zu den **Einstellungen** zählt der weite Bereich der Werte und Normen, die im jeweils konkreten Fall die Interaktion zwischen Arzt und Ratsuchendem mitbestimmen. Sie sind in besonderer Weise kennzeichnend für die Konfliktsituation, in die sich der Ratsuchende des vorstehend geschilderten Falles gestellt sieht.

4.6.2 Konfliktkonstellation

Im Zentrum aller Überlegungen zwischen dem Ratsuchenden und seinen Kindern steht der Konflikt, dass einer sehr aussagekräftigen Diagnostik keine Therapiemöglichkeit folgen kann. Welche Probleme macht Wissen? Darf Wissen verheimlicht werden? Probleme der Offenheit oder des Rechts auf Verschwiegenheit gegenüber einem Partner, einer Versicherung, eines Arbeitgebers, irgendeiner Solidargemeinschaft sind intensiv zu diskutieren.

Das weite Problemfeld der gesellschaftlichen Konsequenzen wird anhand dieses Beratungsgesprächs sichtbar: Soll es eine Pflicht zur pränatalen Diagnostik geben, bei der z.B. eine später auftretende Chorea Huntington erkannt werden kann, verbunden mit der von der Gesellschaft erwarteten Forderung zum Abbruch einer Schwangerschaft? Soll es generell eine „Verpflichtung" zur Gesundheit geben? Wird die Gesellschaft zukünftig kranke oder behinderte Mensch diskriminieren, weil ihre Existenz und damit die Entstehung der Erkrankung oder Behinderung „schuldhaft" ist? Wird aufgrund der Kosten, die kranke oder behinderte Menschen für die Solidargemeinschaft verursachen, künftig ein Zwang oder eine Nötigung auf die Eltern ausgeübt, sich zu einer pränatalen Diagnostik zu entscheiden?

Die Interessen und Bedürfnisse der unmittelbar Betroffenen stehen häufig in krassem Widerspruch zu denjenigen der Gesellschaft, zu denen auch die Interessen der wissenschaftlichen Fachgemeinschaften gehören. Dies zeigen auch die Auseinandersetzungen im Zusammenhang mit dem Entwurf eines *„Übereinkommens zum Schutz der Menschenrechte und der Menschenwürde im Hinblick auf die Anwendung von Biologie und Medizin: Übereinkommen über Menschenrechte und Biomedizin"* (früher *Bioethikkonvention des Europarates*). Die Konflikte treten immer stärker in das Bewusstsein aller. Sie sind eine Herausforderung ersten Ranges, den Diskurs über die Verbindlichkeit oder Nicht-Verbindlichkeit unserer Werte und Normen zu intensivieren.

4.6.3 Selbsthilfegruppen

Der Anstieg von medizinischem Wissen und diagnostischen Möglichkeiten führt zu einer Zunahme von Entscheidungskonflikten. In den Beratungsgesprächen werden deshalb die Probleme erörtert, die beim Ratsuchenden einen Entscheidungsprozess in Gang setzen auf dem Hintergrund von Wissen, Fertigkeiten und Einstellungen.

Sinnvoll sowohl für den Ratsuchenden als auch für die Beraterinnen und Berater ist es, an **Selbsthilfegruppen** teilzunehmen. Der Ratsuchende bekommt hier wertvolle Informationen und kann von den Erfahrungen anderer profitieren, die Beraterinnen und Berater lernen durch den engen Kontakt und die Zusammenarbeit mit den Betroffenen in diesen Gruppen deren Probleme und Bewältigungsstrategien erst richtig kennen, ebenso deren unterschiedliche Einstellungen zur Erkrankung.

4.7 Prioritätensetzung in der Ressourcenzuteilung

Entscheidungen über die Verteilung von (Geld-)Mitteln sind in Zukunft mehr denn je in allen Bereichen des Gesundheitswesens zu treffen. Nicht nur auf der obersten Regierungsebene werden durch die Sozialversicherungsgesetzgebung indirekt die Mittel für das Gesundheitswesen festgelegt **(Makro-Allokation)**, sondern tagtäglich findet im Alltag der Kliniken und der ambulanten Dienste eine Verteilung von Gütern statt **(Mikro-Allokation)**.

Diese Situation ist nicht neu, schon immer waren die Güter im Gesundheitswesen knapp. Nicht nur am Geld, auch an Heilmitteln, Organen, Geräten und nicht zuletzt auch an menschlicher Kraft und Zuwendung mangelt es. Ursache der Knappheit sind zum einen eine zu geringe Anzahl von Gütern, die zu verteilen sind (z.B. Organe), zum anderen fehlende Mittel, um die Güter bezahlen zu können (z.B. Medikamente in der Dritten Welt). Durch die Weiterentwicklung der Medizin und vor allem der Medizintechnik stehen auch bei uns in Europa schon jetzt weit mehr Möglichkeiten zu Verfügung, Krankheiten zu heilen oder zu lindern, als finanzielle Mittel, diese auch zu bezahlen. Derzeit wird in Deutschland diskutiert, wie viel vom Sozialprodukt in die Finanzierung des Gesundheitswesens fließen soll, was das Gesundheitswesen also letztendlich kosten darf. In Ethikdebatten werden diese Konflikte unter dem Schlagwort „Begehrlichkeit versus Bescheidenheit" diskutiert: auf der einen Seite steht der Anspruch des Einzelnen, alles für seine Gesundheit zu erhalten, auf der anderen Seite die (Selbst-)Verantwortung, das Solidarsystem nicht zu schädigen.

Konflikte

Aus der Tatsache, dass materielle und immaterielle Güter im Gesundheitswesen begrenzt sind, ergeben sich vielschichtige Konflikte um deren gerechte Verteilung:

- Nach welchen Kriterien soll zugeteilt werden, wenn die Mittel nicht für alle Bedürfnisse und für alle Bedürftigen ausreichen?
- Wer bestimmt die Kriterien?
- Wer entscheidet im Einzelfall über die Zuteilung oder Verweigerung?

In allen Bereichen der Makro- und Mikro-Allokation sind auf dem Hintergrund der vorherrschenden gesellschaftlichen Werte und Normen immer häufiger grundsätzliche Entscheidungen zu fällen. Auch wenn dabei Konflikte vorprogrammiert sind – die Werte und Normen aller Beteiligten können nicht deckungsgleich sein –, haben alle Beteiligten ein gemeinsames Ziel, nämlich die *gerechte Mittelverteilung*. Was genau ist aber darunter zu verstehen? Sollen möglichst viele Be-

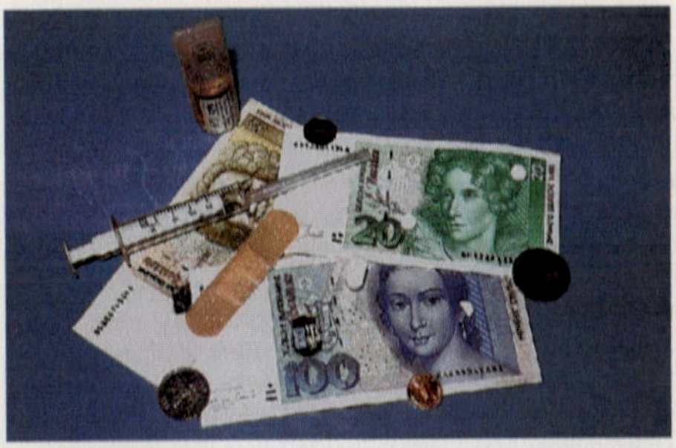

Abb. 4.8: In der Diskussion über die Mittelverteilung im Gesundheitswesen spielt auch die Frage eine Rolle, inwieweit Kosten-Nutzen-Analysen Einfluss auf medizin-ethische Entscheidungen haben. [M161]

dürftige versorgt werden? Soll es eine Grundversorgung für alle geben, doch wer entscheidet dann, was zu einer Grundversorgung gehört? Sollen v.a. die Schwerstkranken behandelt werden? Sollen zuerst junge Menschen berücksichtigt werden? Soll die Prognose ausschlaggebend sein? Sollen Menschen, die in der Gesellschaft Verantwortung tragen, bevorzugt werden? Sollen reiche Menschen, die selbst zahlen können, die knappen Güter erhalten? All diese Fragen sind in unserer Gesellschaft nicht befriedigend beantwortet.

Kosten-Nutzen-Betrachtung

Kosten-Nutzen-Betrachtung: Methode aus den Wirtschaftswissenschaften. Berechnet Vor- und Nachteile von Entscheidungsalternativen, die in Kosten ausgedrückt werden.

„Eine Kosten-Nutzen-Analyse hat alle Kosten, die durch die Durchführung eines Plans entstehen, mit den voraussichtlichen Nutzen zu vergleichen" (F.J. Illhardt).

Auf der Ebene der **Makro-Allokation** werden z.B. Fragen nach dem Nutzen von weiten Bereichen der Forschung (etwa Genforschung oder Gentherapie) oder der medizinischen Vorsorge (Krebsfrüherkennung) gestellt.

Auf der Ebene der **Mikro-Allokation** wird die Kosten-Nutzen-Analyse z.B. für den Einsatz verschiedener therapeutischer Behandlungsmethoden für einzelne Patienten herangezogen.

Unter medizin-ethischen Gesichtspunkten ist eine alleinige Kosten-Nutzen-Betrachtung gefährlich, da sie rasch an die Grenzen des Menschlichen führen kann. Das folgende Fallbeispiel verdeutlicht dies (☞ Kasten).

Gesundheitsplanung auf einer erdachten Insel

√ Mit Hilfe einer Computeranalyse soll auf einer erdachten Insel ein Gesundheitssystem mit dem größtmöglichen Kosten-Nutzen-Effekt geschaffen werden. Dem Computer werden die einzelnen Größen und Gruppen der Gesellschaft vorgegeben. Nach einiger Zeit legen die Wissenschaftler ein überraschend einfaches Gesundheitsprogramm vor, das gleichzeitig die Sterblichkeitsraten, die Kindersterblichkeit und andere Bereiche des Gesundheitssystems erheblich verbessert.

Das Gesundheitsprogramm besteht darin, jenes eine Prozent der Inselbevölkerung zu identifizieren, das an chronischen und unheilbaren Krankheiten leidet, nicht intelligent genug ist, ärztlichen Anweisungen Folge zu leisten, sowie die teuersten Therapien erhält. Dieses eine Prozent soll nun von jeglicher Gesundheitsfürsorge ausgeschlossen und die frei gewordenen Mittel für Gesundheitsmaßnahmen zugunsten der übrigen Bevölkerung eingesetzt werden. Zwar würden in dieser kleinen Gruppe die Sterblichkeit und Krankheitshäufigkeit stark ansteigen, doch würde unter dem Gesichtspunkt einer Kosten-Nutzen-Betrachtung in Bezug auf die ganze Gesellschaft ungleich mehr Nutzen erzielt werden (nach R.M. Veatch).

Gefährlichkeit und Missbrauch

Die entscheidende Frage ist nun: **Was** hindert jemanden, der konsequent nach dem Kosten-Nutzen-Modell arbeitet, solch ein Modell umzusetzen?

Hier stellt sich erneut die Frage nach den grundlegenden Normen und Werten, die einer Entscheidungsfindung zugrundeliegen. Die Kosten-Nutzen-Betrachtung wird dort missbraucht und steht medizinethischen Prinzipien (☞ 4.1) entgegen, wo das Leben einzelner Menschen unterschiedlich bewertet und in Gruppen höheren und niederen Ranges aufgeteilt wird. Im Fallbeispiel sind dies chronisch Kranke gegenüber akut Kranken, weniger intelligente gegenüber intelligenteren Patienten und Patienten, die teure Therapieverfahren benötigen, gegenüber Patienten mit billigeren Therapien.

4.8 Forschung am Menschen und klinische Studien

Fortschritte in der Medizin sind eng gekoppelt an systematische Forschung. Nicht nur in der Öffentlichkeit wird zunehmend nach Sinn, Zweck und Zielen der Forschung gefragt, danach, ob alles, was realisiert werden kann, auch realisiert werden soll.

Tatsächlich vollziehen sich Forschung und entsprechende Experimente medizinischer Forschungsprogramme nicht im luftleeren Raum. Forschung am Menschen unterliegt strengen Regeln, die internationale Gültigkeit haben. Es wird unterschieden zwischen Versuchen, die Erkenntnisse für die Medizin bringen, der Versuchsperson aber keinen therapeutischen Nutzen bringen **(nicht-therapeutischer Versuch),** und Versuchen an Patienten zur (möglichen) Therapie **(therapeutischer Versuch).** Das folgende Fallbeispiel führt in die Problematik ein.

Fallgeschichte

√ Im Tierversuch wurde ein neues Medikament entwickelt, das die Vermehrung speziell der HI-Viren hemmt. Dieses Medikament soll nun an HIV-infizierten Menschen erprobt werden.

Um die Wirkung zu testen, werden HIV-infizierte Patienten einer großen Klinik befragt, ob sie bei dieser Forschungsstudie mitarbeiten würden. Studienaufbau, Studienablauf, mögliche Chancen und Risiken werden ausführlich erklärt. Die Versuchspersonen können jederzeit aus der Studie austreten.

Getestet wird in einer *Doppelblindstudie*, bei der weder Patienten noch Ärzte wissen, wer ein Medikament mit Wirkstoff und wer ein Placebo erhält (die Zuteilung erfolgt durch eine getrennt arbeitende Planungsgruppe ☞ auch 10.2.1).

Problemfelder

Anhand dieses verkürzt dargestellten Falles werden folgende Fragen und Problemfelder deutlich:

- Welche **Motive** stecken hinter dem Forschungsvorhaben?
- Welchen **Nutzen** (für wen?) bringt das Forschungsexperiment?
- Welche **Risiken** werden den Versuchspersonen zugemutet?
- Wie **gerecht** ist die **Auswahl** der Versuchspersonen?
- Wie exakt und ehrlich ist die **Aufklärung** der Versuchspersonen?
- Welche **Schwierigkeiten,** Chancen und Risiken werden den Institutionen und den betreuenden und ausführenden Personen zugemutet?
- Wer **überwacht** die Versuche?
- Wer bekommt den zu erwartenden **wirtschaftlichen Gewinn?**

Ethikkommissionen

Alle am Menschen durchgeführten Forschungsprojekte müssen in Deutschland – wie in vielen anderen Ländern auch – von einer **Ethikkommission** begutachtet werden. Die Zusammensetzung dieser Kommissionen ist von Ort zu Ort verschieden. Den Hauptanteil bilden Mediziner, gefolgt von Juristen, Theologen, Philosophen, Pflegenden und Laien. Alle Kommissionsmitglieder müssen unabhängig von den Interessen der Antragsteller Nutzen und Risiken abwägen und dabei vorrangig die Interessen der Versuchspersonen vertreten.

Literaturtipps

Rippe, K. P.: Ethikkommissionen in der deliberativen Demokratie. In: Kettner, M. (Hrsg.): Angewandte Ethik als Politikum. Suhrkamp, Frankfurt/M., 2000

Toellner, R. (Hrsg.): Die Ethik-Kommission in der Medizin. Gustav Fischer, Stuttgart, 1990

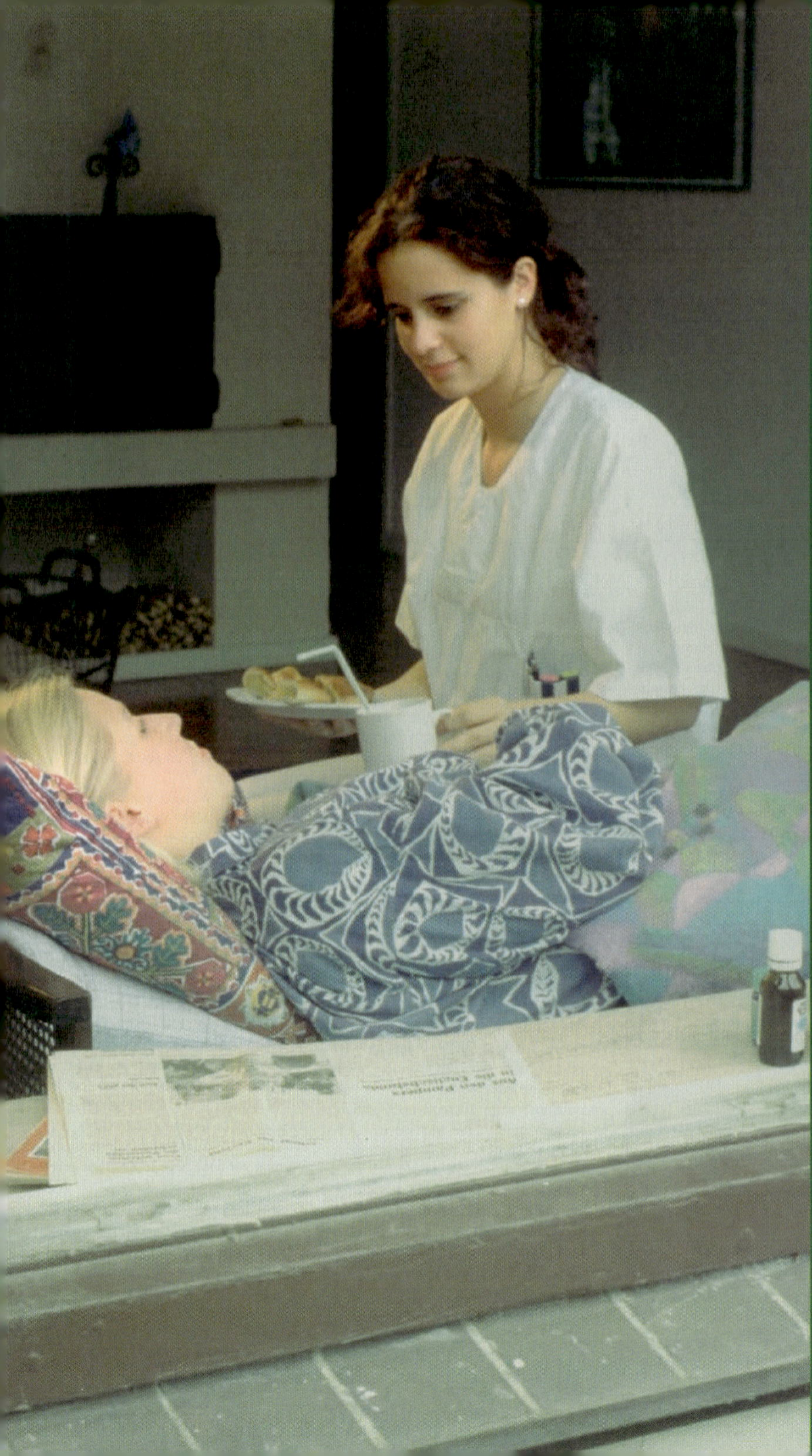

5 Ambulante Pflege

5 Ambulante Pflege

Ambulante Pflege *(häusliche Pflege):* Versorgung eines Menschen in seiner häuslichen Umgebung. Umfasst elementare Pflegehandlungen sowie auf eine spezifische Erkrankung zugeschnittene Pflegemaßnahmen (Grund- und Behandlungspflege) als auch die hauswirtschaftliche Versorgung.

Früher übernahm eine von der Gemeinde angestellte Pflegekraft, die sog. *Gemeindeschwester,* die **ambulante Pflege,** doch ließ der wachsende Bedarf neue Organisationsformen entstehen: Die *Wohlfahrtsverbände* (z.B. der Deutsche Caritasverband, das Diakonische Werk oder der Paritätische Wohlfahrtsverband) gründeten *Sozialstationen,* in denen wichtige gesundheits- und sozialpflegerische Dienste zusammengefasst sind. Seit Einführung der Pflegeversicherung (☞ 5.1.2) hat die Zahl privat-gewerblicher Träger bei den ambulanten Pflegediensten stark zugenommen.

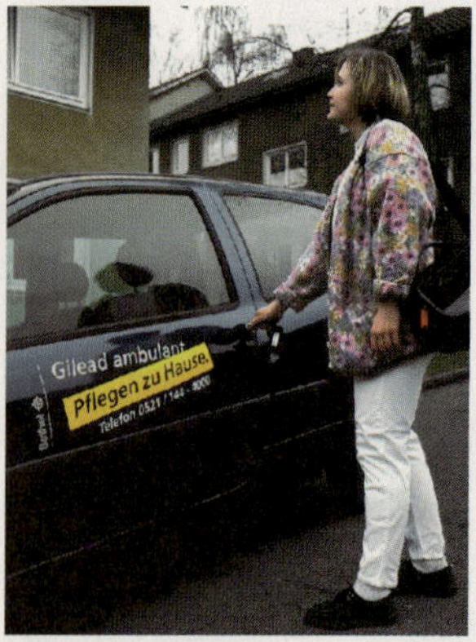

Abb. 5.1: Zu jeder Jahreszeit, auch bei Eis und Schnee, sind die Mitarbeiter der Sozialstationen unterwegs zu den Patienten. [K157]

Wachsender Bedarf an ambulanter Pflege

Folgende Tatsachen begründen den wachsenden Bedarf an ambulanter Pflege:

- Zwang der Kliniken, wirtschaftlich arbeiten zu müssen. Die Liegedauer wird zunehmend verkürzt, indem Patienten beispielsweise noch früher entlassen werden als heute, und viele Kliniken bauen Betten ab mit der Folge, dass der Pflegebedarf der Bevölkerung nicht (mehr) gedeckt werden kann
- Zunahme von älteren, insbesondere auch multimorbiden Menschen. 2,3 % der Bevölkerung in der Bundesrepublik Deutschland sind pflegebedürftig. Dies entspricht ca. 1,86 Mio. Pflegebedürftigen bei 81 Mio. Einwohnern; davon wiederum entfallen 1,31 Mio. auf den ambulanten und 0,55 Mio. auf den stationären Bereich. Aufgrund der höheren Lebenserwartung wird die Anzahl von Pflegebedürftigen weiterhin steigen (☞ Abb. 5.2)
- Zunahme von Ein-Personen-Haushalten in kleinen Wohnungen und einem ganz individuellen Lebensstil, so dass immer weniger Pflegebedürftige von ihren Angehörigen gepflegt werden (können)
- (Zunehmende) Berufstätigkeit von Frauen, die bei der Pflege ihrer Angehörigen nur noch eingeschränkt zu Verfügung stehen
- Vermehrter Wunsch von Patienten, in den eigenen vier Wänden gepflegt zu werden statt in einer ihnen fremden Klinik. Damit kommen sie dem Ziel, Kosten im Gesundheitswesen einzusparen, meist sehr entgegen.

Stellenwert der ambulanten Pflege im Gesundheitswesen

Mit Einführung der **Pflegeversicherung** (☞ 5.1.2) wurde der sich abzeichnenden Entwicklung des Pflegebedarfs zumindest schon ein Stück weit Rechnung getragen und der Stellenwert der ambulanten Pflege im Gesundheitswesen deutlich erhöht. So wurde der häuslichen Pflege in den Sozialversicherungen (☞ Abb. 5.3) nach dem Motto „ambulant vor stationär" Vorrang vor der Pflege in Kliniken gegeben.

Auswirkungen dieser Regelung sind im Zusammenwirken mit anderen Faktoren, z.B. der Einführung der DRGs in den Kliniken (☞ 2.1):

- **Frühzeitige Entlassung** von Patienten aus der Klinik. Beispielsweise werden operierte Patienten entlassen, obwohl die Operationswunden noch nicht verheilt und ggf. tägliche Verbandswechsel nötig sind. Die Fäden werden vom Hausarzt entfernt bzw. der Patient dafür noch einmal in die Sprechstunde der Klinik einbestellt

- **Erweiterung ambulanter Pflegeleistungen.** So ist z.B. die künstliche Ernährung über eine Sonde kein Grund mehr für eine stationäre Behandlung
- **Steigende Anforderungen** an ambulant Pflegende. Aufwendige Untersuchungen und (kleinere) chirurgische Eingriffe werden vermehrt ambulant durchgeführt mit der Folge, dass die Patienten zu Hause darauf vorbereitet und anschließend auch weiter betreut werden müssen.

Vor dem Hintergrund knapper Finanzen im Gesundheitswesen und der sich abzeichnenden Entwicklung der demographischen Strukturen und des sich daraus ergebenden Pflegebedarfs wird die Zahl der Pflegekräfte im Bereich der stationären Pflege ab- und im Bereich der ambulanten Pflege zunehmen müssen. Die ambulante Pflege ist somit ein fester Bestandteil des Gesundheitswesens mit eigenem Aufgabenbereich.

5.1 Gesetzliche Rahmenbedingungen für die ambulante Pflege: Sozialversicherungen

Der Gesetzgeber verteilt die Kosten für die ambulante Pflege auf verschiedene Leistungs- und Kostenträger, nämlich die *Kranken-* und die *Pflegeversicherung.*

Die Krankenversicherung tritt z.B. ein für ärztliche Leistungen, notwendige Medikamente und z.T. auch Kuren, Massagen und Brillen, sofern sie den Menschen gesund erhalten bzw. wieder gesund machen (☞ auch 5.1.1).

Ist die Krankheit aber nicht nur vorübergehend, sondern von Dauer, oder liegt eine Behinderung vor, zahlt die Pflegeversicherung (☞ 5.1.2), sofern ein Pflegebedarf vorliegt.

Für den Fall, dass benötigte Leistungen nicht oder nur unzureichend über die gesetzlichen Sozialversicherungen abgedeckt sind, diese aber auch nicht aus eigenen Mitteln finanziert werden können, besteht die Möglichkeit, eine Unterstützung nach dem *Bundessozialhilfegesetz* zu bekommen.

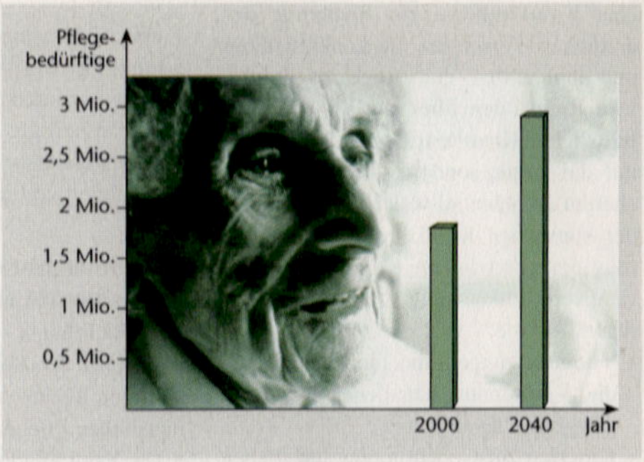

Abb. 5.2: Voraussichtlicher Anstieg der Pflegebedürftigen nach einem Modell des Medizinischen Dienstes (☞ 5.2.4) bis zum Jahr 2040. [N325, A400]

5.1.1 Krankenversicherung

1883 entstand mit der **gesetzlichen Krankenversicherung** die erste Säule der Sozialversicherungen. Gesetzliche Grundlage ist das *Sozialgesetzbuch V (SGB V),* das den gesetzlichen Krankenkassen bestimmte Leistungen vorschreibt, die sie zu erfüllen haben. Unterschiede bestehen insbesondere im Service oder Mehrleistungen.

Private Krankenversicherungen können ihr Leistungsangebot weitestgehend selbst bestimmen. Meist bieten sie unterschiedliche Leistungspakete an, aus denen sich der Versicherte dann das für ihn passende Paket heraussuchen kann. Entsprechend den Leistungen in dem Paket fallen dann auch die Beiträge zur privaten Krankenversicherung aus.

Krankenhausvermeidungs- und Sicherungspflege

Ist ein Versicherter krank und braucht Hilfe, hat er einen Anspruch auf häusliche Krankenpflege durch professionell Pflegende und Haushaltshilfen, sofern ihn keine andere im Haushalt lebende Person im erforderlichen Umfang pflegen und versorgen kann und keine Pflegebedürftigkeit im Sinne der Pflegeversicherung vorliegt.

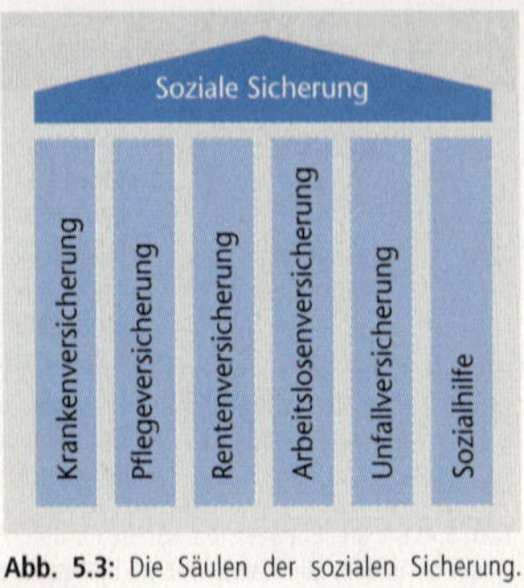

Abb. 5.3: Die Säulen der sozialen Sicherung. [A400]

Krankenhausvermeidungspflege. Krankenkassen zahlen die Grund- und Behandlungspflege sowie eine hauswirtschaftliche Versorgung, wenn:

- Der Versicherte dadurch frühzeitig aus der stationären Behandlung in seine häusliche Umgebung zurückkehren kann
- Eine stationäre Behandlung vermieden werden kann
- Eine Krankenhausbehandlung zwar geboten, aber nicht durchführbar ist, weil der Versicherte z.B. die Zustimmung zur Krankenhauseinweisung aus nachvollziehbaren Gründen verweigert.

Sicherungspflege. Kann eine ärztliche Behandlung nur mit Unterstützung der ambulanten Krankenpflege durchgeführt werden, zahlt die Krankenkasse die dafür notwendige Behandlungspflege. Braucht ein Patient zusätzlich noch Leistungen wie Grundpflege und hauswirtschaftliche Versorgung, sind diese im Zusammenhang mit der erforderlichen Behandlungspflege verordnungsfähig (ohne Behandlungspflege nicht), sofern der Versicherte keine Leistungen der Pflegeversicherung erhält und die Satzung der Krankenkasse dies vorsieht.

Weitere Regelungen der häuslichen Krankenpflege finden sich in den *Richtlinien des Bundesausschusses der Ärzte und Krankenkassen über die Verordnung von häuslicher Krankenpflege.*

Richtlinien des Bundesausschusses der Ärzte und Krankenkassen über die Verordnung von häuslicher Krankenpflege

Das SGB V überträgt dem Bundesausschuss der Ärzte und Krankenkassen in § 92 die Aufgabe, die Leistungen häuslicher Krankenpflege zur Sicherung der ärztlichen Versorgung zu konkretisieren und bundesweit einheitlich zu regeln. Den **Richtlinien über die Verordnung häuslicher Krankenpflege** können nicht nur die Ärzte, sondern auch die Versicherten entnehmen, welche Maßnahmen der häuslichen Krankenpflege als Leistung der gesetzlichen Krankenversicherung verordnungsfähig sind. Konkret geregelt sind die:

- Voraussetzungen und Indikationen für die Verordnung häuslicher Krankenpflege und deren Dauer
- Kriterien zur Genehmigung häuslicher Krankenpflege durch die Krankenkassen
- Zusammenarbeit der Vertragsärzte mit den an der häuslichen Krankenpflege beteiligten Pflegediensten und Krankenhäusern.

Verordnung häuslicher Krankenpflege und deren Dauer

Der Arzt kann die häusliche Krankenpflege verordnen, wenn sie Bestandteil des ärztlichen Behandlungsplans ist. Dabei unterscheidet er zwischen der *Krankenhausvermeidungspflege* und *Sicherungspflege* (☞ oben). Zuvor muss er sich jedoch vom Zustand des Kranken und der Notwendigkeit häuslicher Pflege persönlich überzeugt haben.

Die Erstverordnung der häuslichen Pflege darf 14 Tage nicht überschreiten. Anschließend überprüft der Arzt den Erfolg der verordneten Maßnahmen, ehe er sie dann ggf. für eine längere Dauer ausstellt. Die Krankenhausvermeidungspflege ist allerdings auf maximal vier Wochen je Krankheitsfall beschränkt, es sei denn, dass der *Medizinische Dienst der Krankenkassen* eine Verlängerung bewilligt hat (§ 37 Abs. 1 SGB V).

Genehmigung der Verordnung

Die ärztliche Verordnung gilt als Antrag und muss der zuständigen Krankenkasse innerhalb von zwei Tagen zur Genehmigung vorgelegt werden. Die Krankenkasse ist berechtigt, die Notwenigkeit und Dauer der verordneten Maßnahme vom MDK (☞ 5.2.4) überprüfen zu lassen. Betreffend der behandlungspflegerischen Leistungen wird in der Anlage der Richtlinien über die verordnungsfähigen Maßnahmen der häuslichen Krankenpflege eine Empfehlung zur Dauer und Häufigkeit ausgesprochen, von denen der Arzt im Einzelfall aber abweichen kann.

> Allgemeine Krankenbeobachtung, Prophylaxen sowie Lagern und Hilfen bei der Mobilität werden als Bestandteil der verordneten Maßnahmen angesehen und sind somit nicht gesondert verordnungsfähig.

Zusammenarbeit der Ärzte, Pflegedienste und Krankenkassen

Die Richtlinien über die Verordnung häuslicher Krankenpflege legen die jeweiligen Rechte und Pflichten der an der häuslichen Pflege Beteiligten fest:

- Die Koordination der Zusammenarbeit obliegt dem behandelnden Arzt
- Der Pflegedienst berichtet dem Arzt über Veränderungen in der häuslichen Pflegesituation. Dieser entscheidet dann über ggf. erforderliche Maßnahmen
- Der Arzt ist verpflichtet, den Pflegedienst über neue pflegerelevante Befunde zu informieren
- Der Arzt soll bei seinen Hausbesuchen die Pflegedokumentation (☞ 5.4.3) einsehen, bei seinen Entscheidungen berücksichtigen sowie Anordnungen darin dokumentieren.

5.1.2 Pflegeversicherung

Gesetzliche Grundlage der **Pflegeversicherung** ist das *Sozialgesetzbuch XI (SGB XI)*. Mit diesem **Pflegeversicherungsgesetz** *(PflegeVG)*, das am 1. Januar 1995 in Kraft getreten ist, wurde eine weitere Säule der sozialen Sicherung geschaffen: Alle Bundesbürger sind damit im Falle einer Pflegebedürftigkeit versichert. Um Verwaltungskosten zu sparen, wurden die Pflegekassen unter dem Dach der gesetzlichen bzw. privaten Krankenversicherungen eingerichtet.

Leistungen der Pflegeversicherung

Wird ein (pflegeversicherter) Mensch pflegebedürftig, beteiligt sich die Pflegekasse an den Kosten der Grundpflege und häuslichen Versorgung in Form von **Sachleistungen** oder einer **finanziellen Unterstützung** (☞ unten). Dabei variiert die Höhe der Leistungen je nach Ausmaß der Pflegebedürftigkeit. Diese wird mit Hilfe von drei Pflegestufen bestimmt (☞ Tab. 5.4). Ist eine Einstufung nicht möglich, weil der pflegebedürftige Mensch z.B. keine Grund-, sondern nur Behandlungspflege bzw. ausschließlich hauswirtschaftliche Hilfen benötigt, erhält er keine Leistungen aus der Pflegeversicherung. In diesen Fällen muss er die hauswirtschaftlichen Hilfen selbst zahlen bzw. die Behandlungspflege bei der Krankenkasse beantragen (☞ 5.1.1).

Pflegesachleistung

Darunter ist die Übernahme der Grundpflege und hauswirtschaftlichen Versorgung durch geeignete (professionelle) Pflegekräfte zu verstehen. Diese Pflegekräfte sind entweder direkt bei der Pflegekasse angestellt oder bei einer Einrichtung, die mit der Pflegekasse einen Versorgungsvertrag abgeschlossen hat, z.B. einem ambulanten Pflegedienst.

Übersteigen die tatsächlichen Kosten der Pflegeleistungen die von der Pflegekasse bewilligten Beträge, wird dem Versicherten die Differenz privat in Rechnung gestellt.

Pflegegeld für selbst beschaffte Pflegehilfen

Pflegebedürftige können ein Pflegegeld beantragen und damit die Pflege durch Angehörige oder Nachbarn, im SGB

Pflegestufe	Ausmaß der Pflegebedürftigkeit	Bedingungen
1	Erhebliche Pflegebedürftigkeit	Personen, die mindestens einmal täglich für wenigstens zwei Verrichtungen aus den Bereichen Körperpflege, Ernährung oder Mobilität Hilfe brauchen und sich mehrfach in der Woche bei der hauswirtschaftlichen Versorgung helfen lassen müssen
2	Schwerpflegebedürftigkeit	Personen, die mindestens dreimal täglich zu verschiedenen Tageszeiten in den Bereichen Körperpflege, Ernährung oder Mobilität Hilfe brauchen und sich mehrfach in der Woche bei der hauswirtschaftlichen Versorgung helfen lassen müssen
3	Schwerstpflegebedürftigkeit	Personen, die täglich rund um die Uhr, auch nachts, Hilfe brauchen und sich mehrfach in der Woche bei der hauswirtschaftlichen Versorgung helfen lassen müssen.

Tab. 5.4: Die drei Pflegestufen. Für die Einstufung von Kindern ist der zusätzliche Hilfebedarf gegenüber einem gesunden, gleichaltrigen Kind maßgebend. Die Feststellung der Pflegebedürftigkeit und die Einstufung in eine Pflegestufe obliegt dem Medizinischen Dienst der Krankenkassen (☞ 5.2.4).

Pflegeperson genannt, selbst sicherstellen. Das Pflegegeld beträgt in

- Pflegestufe 1 DM 400/Monat
- Pflegestufe 2 DM 800/Monat
- Pflegestufe 3 DM 1 300/Monat.

Sind die Angehörigen oder Nachbarn verhindert, z.B. durch Urlaub oder Erkrankung, übernimmt die Pflegekasse die Kosten für eine Kurzzeitpflege (☞ unten) oder Ersatzpflegekraft für maximal vier Wochen je Kalenderjahr. Möglich sind auch Kombinationen aus Geld- und Sachleistungen (☞ Tab. 5.12).

Pflegehilfsmittel und technische Hilfen

Pflegehilfsmittel erleichtern die Pflege oder tragen zur Linderung der Beschwerden des Pflegebedürftigen bei. Sind sie zum Verbrauch bestimmt wie z.B. Handschuhe oder Krankenunterlagen übernimmt die Pflegekasse bis zu DM 60 monatlich. *Technische Hilfen* zur Verbesserung der Wohnsituation werden einmalig mit bis zu DM 5 000 bezuschusst, wenn die Pflege dadurch wesentlich erleichtert oder eine möglichst selbständige Lebensführung des Pflegebedürftigen wiederhergestellt wird.

Teilstationäre Pflege

Im Bereich der Altenhilfe und Psychiatrie gibt es eine Vielzahl von Modelleinrichtungen, in denen sich der Pflegebedürftige nicht rund um die Uhr aufhält, sondern z.B. zu Hause schläft und tagsüber in der Einrichtung ist **(Tagespflege)** oder – insbesondere bei Behinderten – tagsüber in einer sog. beschützenden Werkstatt arbeitet und über Nacht in einem Pflegeheim versorgt wird **(Nachtpflege).**

Die Pflegekasse übernimmt die Aufwendungen der teilstationären Pflege in der

- Pflegestufe 1 bis zu DM 750/Monat
- Pflegestufe 2 bis zu DM 1 500/Monat
- Pflegestufe 3 bis zu DM 2 100/Monat.

Kurzzeitpflege

Kann die häusliche Pflege zeitweise nicht oder nicht im erforderlichen Umfang erbracht werden und reicht eine teilstationäre Pflege nicht aus, besteht ein Anspruch auf kurzzeitige Pflege in einer vollstationären Einrichtung.

Diese Leistung ist auf vier Wochen im Kalenderjahr und die Höhe von maximal DM 2 800 begrenzt.

Vollstationäre Pflege

Eine vollstationäre Pflege wird seit 1. Juli 1996 gewährt. Die Kosten dafür dürfen DM 2 800/Monat, in Ausnahmesituation oder Härtefällen DM 3 300/Monat, nicht übersteigen. Pro Jahr und Pflegebedürftigen darf die Pflegekasse im Durchschnitt nicht mehr als DM 30 000 ausgeben. Kosten für Unterkunft und Verpflegung sind vom Versicherten selbst zu tragen.

Weitere Leistungen

Ist die Pflege eines Pflegebedürftigen so zeitaufwendig, dass die ehrenamtlich Pflegenden nicht mehr als 30 Stunden/ Woche ihrem eigentlichen Beruf nachgehen können, übernimmt die Pflegekasse die Differenz der Beiträge zur Rentenversicherung. Außerdem sind sie während ihrer ehrenamtlichen Tätigkeit bzw. auf dem Weg dorthin in der gesetzlichen Unfallversicherung versichert. Die Kosten dafür tragen die Kommunen.

Zur Verbesserung der Qualität der häuslichen Pflege und zur Unterstützung der pflegenden Angehörigen übernimmt die Pflegekasse die Kosten für Pflegekurse sowie bei Empfängern von Pflegegeld viertel- oder halbjährlich Pflegeeinsätze im Sinne von Beratungsgesprächen durch Mitarbeiter der Pflegedienste.

5.1.3 Bundessozialhilfegesetz

Wird eine Person pflegebedürftig, ohne dass sie Mitglied der Pflegeversicherung ist, oder wird sie unterhalb der Pflegestufe 1 eingestuft, weil sie z.B. nur eine hauswirtschaftliche Versorgung benötigt, übernimmt die Sozialhilfe die Kosten für die notwendigen Pflegeleistungen (sog. *Hilfe zur Pflege*) nach Prüfung der finanziellen Bedürftigkeit.

Viele Pflegebedürftige scheuen jedoch den Gang zum Sozialamt, so dass ihnen oft nur in eingeschränktem Maße oder gar nicht geholfen werden kann.

5.2 (Berufs-)Tätige in der ambulanten Pflege und ihre Zusammenarbeit

5.2.1 Professionell Pflegende: Krankenschwestern und -pfleger, Altenpflegerinnen und -pfleger, Krankenpflegehelferinnen und -helfer

Die **examinierten Pflegekräfte** in der ambulanten Pflege kooperieren mit allen anderen an der Pflege Beteiligten (☞ Abb. 5.5). Sie

- Vermitteln Entlastungsangebote wie Essen auf Rädern oder den Hausnotruf (☞ 5.2.2)
- Vereinbaren Termine mit Fachärzten oder Dienstleistern wie Fußpflegerinnen oder Friseure, die Hausbesuche machen
- Treffen Absprachen mit den Hausärzten (☞ 5.2.3)
- Arbeiten mit den Mitarbeitern der Krankenkassen einschließlich des MDK zusammen, ggf. auch mit dem Sozialamt und Vormundschaftsgericht.

Alle diese Aufgaben können von dem ambulanten Pflegedienst nicht mit den

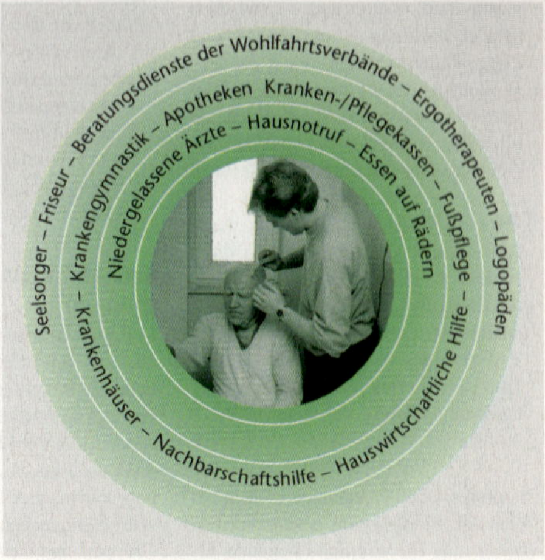

Abb. 5.5: Partner der ambulanten Pflegedienste. Vergleichbar mit der stationären Pflege (☞ Abb. 1.10) gehört es zu den Aufgaben der Pflegekräfte in der ambulanten Pflege, mit anderen Berufsgruppen zusammenzuarbeiten, die den Betroffenen zuhause behandeln oder Dienstleistungen anbieten, die das Leben in den eigenen vier Wänden erleichtern. [Foto: K151]

Kostenträgern abgerechnet werden. Trotzdem werden sie mit großem Verantwortungsbewusstsein, Verständnis und Einfühlungsvermögen von den Mitarbeitern erledigt.

Tätigkeiten der professionell Pflegenden ☞ *5.3*

Pflegerischer Notfall

Seit Einführung der Pflegeversicherung sind die ambulanten Dienste verpflichtet, eine Versorgung im Pflegenotfall rund um die Uhr sowie an Wochenenden und Feiertagen sicherzustellen. Der Zusammenschluss mehrerer ambulanter Pflegedienste für diesen Pflegenotruf hat sich nicht nur aus finanziellen Gründen als sinnvoll erwiesen: Die Patienten können so auch zu Zeiten, an denen der einzelne ambulante Pflegedienst nicht besetzt ist, eine examinierte Fachkraft telefonisch erreichen. Diese leistet unverzüglich Hilfe in pflegerischen Notlagen, zu denen z.B. auch ein akutes Problem bei der Stomaversorgung gehören kann.

5.2.2 Laienpflege: Angehörige, Selbsthilfegruppen, Mobile Soziale Hilfsdienste

Angehörige

Die **Angehörigen** sind ebenso in die Pflege einzubeziehen wie die Patienten selbst. Dabei stehen insbesondere folgende zwei Fragen im Vordergrund:

- Wie gestaltet man die gemeinsame Pflege am besten? Wie werden die Aufgaben und Kompetenzen zwischen Pflegebedürftigem, Angehörigen und Pflegekräften verteilt?
- Wie unterstützt die professionell Pflegende die pflegenden Angehörigen, die oft selbst in psychischer und sozialer Hinsicht unterstützungsbedürftig sind?

Die Zusammenarbeit mit den Angehörigen gelingt nur, wenn die professionell Pflegenden Verständnis für deren Situation aufbringen. Die Angehörigen pflegen 24 Stunden am Tag, und das meist 12 Monate im Jahr. Dabei verleugnen oder vernachlässigen sie häufig ihre eigenen Bedürfnisse.

Die professionell Pflegenden können bei vielen Angehörigen von einem enormen Wissen über die zugrunde liegende Erkrankung oder bestimmte Pflegemaßnahmen ausgehen: Manche sind aufgrund ihrer jahrelangen Beschäftigung mit der Pflege des Angehörigen bzw. mit seiner Krankheit regelrechte Experten geworden und wissen unter Umständen mehr zu diesem Thema als die Pflegekraft. Von diesem Wissen lässt sich mit etwas Offenheit viel profitieren.

Mit Angehörigen zusammenarbeiten

- Eigenes Fachwissen und „Laienwissen" der Angehörigen zur gemeinsamen Arbeitsgrundlage machen
- Pflegepläne gemeinsam mit Patienten und Angehörigen erstellen und besprechen
- Angehörige über die Erkrankung und deren Verlauf informieren; mögliche Komplikationen wie das Verirren in der eigenen Wohnung bei Desorientierung oder Verletzungsgefahr bei Stürzen ansprechen und dadurch Verständnis für notwendige vorbeugende Maßnahmen schaffen
- Angehörige beraten und anleiten, z.B. im Umgang mit Hilfsmitteln, bei der rückenschonenden Arbeitsweise oder der Durchführung von Hebegriffen
- Biographischen Hintergrund von den Angehörigen erfragen, da er eine Erklärung für viele Gewohnheiten bietet
- Kurs für pflegende Angehörige empfehlen, auf Selbsthilfegruppen für Angehörige hinweisen
- Tabuthemen wie Ekel und Abscheu (z.B. Ausscheidungen), Wut, Zorn, Trauer oder Aggression Raum geben, Unterstützung anbieten
- Die eigenen Grenzen erkennen und nicht immer selbst helfen wollen; auf Wunsch der Pflegebedürftigen Arzt, Seelsorger oder Sozialarbeiter hinzuziehen.

Selbsthilfe- und Angehörigengruppen

In diesen Gruppen treffen sich akut oder ehemals Betroffene bestimmter Krankheiten (z.B. Schlaganfall) oder auch pflegende Angehörige. Die Treffen dienen in erster Linie dem Erfahrungs- und Informationsaustausch. Die Teilnehmer können voneinander lernen und sich gegenseitig Mut machen. Die Mitarbeiter dieser Gruppen sind meist ehrenamtlich tätig. Informationen und Kontaktadressen erhalten die Angehörigen oft von den Mitarbeitern der Pflegedienste.

Mobile Soziale Hilfsdienste: Haushaltshilfen, Zivildienstleistende, Tätige im Freiwilligen Sozialen Jahr

Mobile Soziale Hilfsdienste unterstützen die examinierten Pflegekräfte bei ihrer Arbeit, so dass diese sich auf ihre eigentlichen Aufgaben konzentrieren können. Das Tätigkeitsfeld der Hilfsdienste ist vielfältig:

- Mithilfe bei der Pflege unter Anleitung von Fachpersonal
  - Betten machen und Bettwäsche wechseln
  - Beaufsichtigung des Patienten bei Abwesenheit der Pflegekraft oder der Angehörigen
  - Mobilisieren des Pflegebedürftigen
  - Transport von Pflegegeräten
  - Begleitung des Patienten zum Arzt und speziellen Therapieeinrichtungen
- Im Haushalt helfen
  - Einkaufen, Essen wärmen, Geschirr spülen
  - Wäschepflege
  - Reinigung der Wohnung
  - Kleinere praktische Hilfen, die keinen Handwerker erfordern
- Psychosoziale Betreuung
  - Begleitung zu kulturellen Veranstaltungen
  - Regelmäßige Besuche oder Gespräche, Vorlesen
- Hilfen beim Schriftverkehr mit Behörden oder Kostenträgern.

Vielfach ermöglicht erst das Engagement dieser – zum Teil ehrenamtlichen – Helfer die Versorgung und Betreuung der Pflegebedürftigen in ihrer häuslichen Umgebung.

5.2.3 Ärzte

Zusammenarbeit der Ärzte, Pflegedienste und Krankenkassen ☞ *5.1.1*

Eine vertrauensvolle Zusammenarbeit mit den **niedergelassenen Ärzten** ist in der ambulanten Pflege sehr wichtig: die Pflegekräfte sind auf den Arzt angewiesen, z.B. bei der Verordnung der Behandlungspflege, und der Arzt braucht die Unterstützung der Pflegekräfte, um den Patienten überhaupt erst zu Hause behandeln zu können.

Damit eine vertrauensvolle Zusammenarbeit möglich wird und Pflegekräfte sowie behandelnde Ärzte auf dem jeweils neuesten Informationsstand stehen, ist die Kommunikation zwischen den beiden Berufsgruppen sehr wichtig. In der Praxis bewährt haben sich:

- Treffen bei Hausbesuchen
- Telefonische Absprachen und Rückmeldungen
- Persönliche Vorsprachen in der Praxis bei Problemen und Therapieänderungen
- Das Dokumentationssystem (☞ 5.4.3).

5.2.4 Krankenkassen, MDK

Medizinischer Dienst der Krankenkassen *(MDK):* Unabhängiger Begutachtungs- und Beratungsdienst der gesetzlichen Krankenkassen. Die Gutachter (Ärzte und Pflegekräfte) entscheiden nach Prüfung des Einzelfalls über beantragte Leistungen wie Rehabilitationsmaßnahmen oder Hilfsmittel. Im Auftrag der Pflegeversicherung entscheiden sie über die Einstufung in eine der drei Pflegestufen (☞ 5.1.2).

Die Krankenkasse ist entsprechend der *Richtlinien des Bundesausschusses der Ärzte und Krankenkassen über die Verordnung von häuslicher Krankenpflege* (☞ 5.1.1) zuständig für die Genehmigung oder Ablehnung der ärztlichen Verordnungen im Rahmen der häuslichen Pflege. Ist die Sachlage nicht eindeutig, kann die bei einigen Krankenkassen angestellte und mit dem MDK zusammenarbeitende **Krankenhausfallmanagerin** *(Case-Managerin)* eingeschaltet werden. Dabei handelt es sich in der Regel um eine examinierte Pflegekraft, die den Versicherten zu Hause oder im Krankenhaus besucht, um ihn zu beraten und den individuellen Versorgungsbedarf zu ermitteln. Ihre Tätigkeit ist vergleichbar mit der Tätigkeit von Überleitungspflegenden (☞ 5.6), in manchem auch von Sozialarbeitern der Krankenhäuser. Neben der Krankenhausfallmanagerin kann auch der MDK eingeschaltet werden, der sich dann von der medizinischen Notwendigkeit der Verordnungen überzeugt.

Um die Situation der Patienten besser schildern zu können und beim MDK Verständnis dafür zu wecken, ist es oft sinnvoll, telefonisch mit den Mitarbeitern der Krankenkasse in Kontakt zu treten.

Liegt den Pflegekassen ein Antrag auf Einstufung vor, sind die Pflegekassen verpflichtet, den **MDK** einzuschalten, der den Patienten in der Regel zu Hause aufsucht und ein Gutachten erstellt. Bei dieser Begutachtung sollten der Hausarzt und die an der Pflege beteiligten Personen darauf achten, dass sie anwesend sind und einbezogen werden, um eventuelle Differenzen zwischen Antrag und Ergebnis des Gutachtens aufklären zu können.

Als weitere wichtige Aufgabe überprüft der MDK die Qualität und Wirtschaftlichkeit der ambulanten Pflegedienste. Dazu sichtet er z.B. die Pflegedokumentation und führt Interviews mit einzelnen Patienten hinsichtlich der Zufriedenheit mit dem Pflegedienst.

Literaturtipp

Landauer, D.: Case-Manager bei einer Krankenkasse. In: Heilberufe 9/2000, S. 62 – 63

5.3 Tätigkeiten der professionell Pflegenden in der ambulanten Pflege

5.3.1 Aufgaben

Berufsbedingte Aufgaben

Viele Aufgaben der ambulant Pflegenden und die sich daraus ergebenden Pflegehandlungen sind mit denen im Krankenhaus vergleichbar, z.B. die Unterstützung bei den ATL oder die Insulininjektion. Spezielle Aufgaben der professionell Pflegenden in der ambulanten Pflege sind:

- Pflege von Kranken im Anschluss an einen Krankenhausaufenthalt, wenn sie entlassen wurden, bevor sie sich selbständig versorgen können, oder wenn beispielsweise Wunden oder Drainagen eine spezielle Pflege erfordern
- Pflege von Kranken, um einen Krankenhausaufenthalt zu vermeiden, wenn zwar ein hoher Pflegebedarf, aber ein geringer Therapieaufwand gegeben ist
- Sicherung und Unterstützung des ärztlichen Behandlungszieles. Muss ein pflegebedürftiger Patient z.B. wegen eines Ulcus cruris (☞ 19.3.4) behandelt werden, übernehmen die Pflegenden die tägliche (vom Arzt angeordnete) Wundversorgung und -beobachtung einschließlich Dokumentation

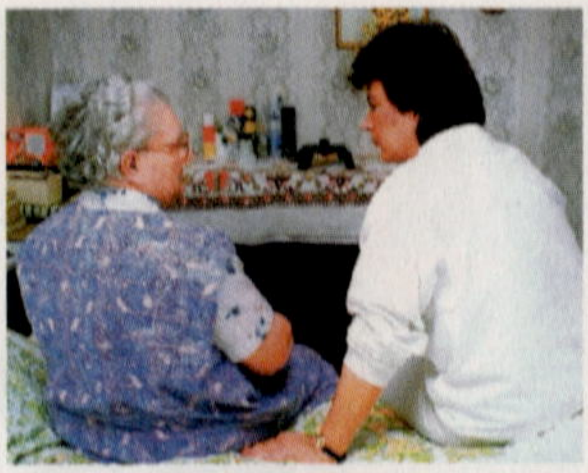

Abb. 5.6: Pflegebedürftige erwarten von „ihrer" Schwester auch Zeit, um etwas über „draußen" zu erfahren oder eigene Sorgen erzählen zu können. [K151]

- Beratung und Schulung von Pflegebedürftigen und deren Angehörigen
- Entlastung und Unterstützung pflegender Angehöriger (☞ 5.3.2)
- Begleitung Sterbender (☞ Kap. 15).

Erwartungsbedingte Aufgaben

Neben den berufsbedingten Aufgaben ergeben sich aus den Erwartungen des Pflegebedürftigen oder seiner Angehörigen weitere Aufgaben, z.B.:

- **Nachrichten überbringen.** Für viele Alleinstehende ist die Pflegekraft die einzige Verbindung nach „draußen". Pflegebedürftige, welche die Wohnung oder sogar das Bett nicht verlassen können, sind deswegen nicht weniger interessiert. So wollen Sie z.B. wissen, was sich im Ort so tut oder was es sonst noch so an Neuigkeiten gibt
- **Ratschläge erteilen.** Pflegekräfte versorgen manchmal über Jahre hinweg denselben Patienten. Mit dem wachsenden Vertrauensverhältnis wird die Pflegekraft zum Berater in allen Lebensfragen: Bei Ärger mit Behörden, beim Aufsetzen eines Testaments oder auch in Glaubensfragen wird die Pflegekraft um Rat gebeten.

Lange Zeit gehörte auch das Erledigen von Botengängen oder die unentgeltliche Mithilfe im Haushalt zu den „erwartungsbedingten" Aufgaben der Pflegenden, die diesen Aufgaben nach Möglichkeit auch gerne nachgekommen sind. Seit Bestehen der Pflegeversicherung darf diesen Erwartungen offiziell jedoch nicht mehr entsprochen werden. Und da Pflegedienste Wirtschaftsunternehmen sind und gewinnorientiert arbeiten müssen, um die Mitarbeiter und die laufenden Kosten tragen zu können, kann diesen Erwartungen nur noch in Ausnahmefällen entsprochen werden.

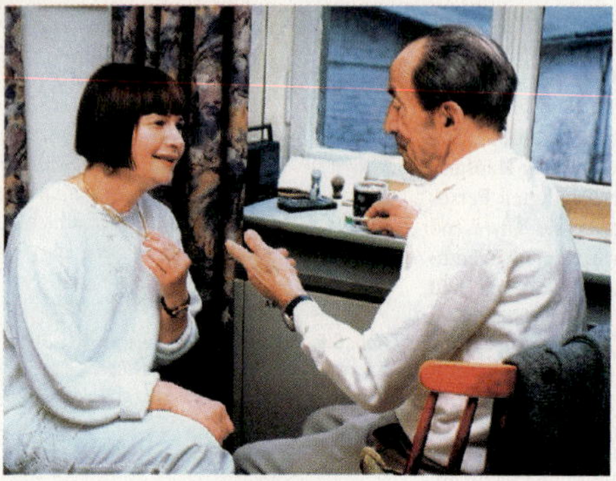

Abb. 5.7: Beratungsgespräch. Pflegekräfte leisten nicht nur direkte Pflege am Betroffenen, indem sie ihn z.B. bei den ATL unterstützen, sondern vermitteln auch die Hilfeleistungen Dritter, wie etwa Essen auf Rädern, Nachbarschaftshilfe oder den Service von Sanitätshäusern. [K151]

Die eigenen Möglichkeiten und Grenzen beachten

Es erfordert viel Fingerspitzengefühl und Konsequenz, sich auf der einen Seite nicht selbst zu überfordern und alle Erwartungen des Patienten erfüllen zu wollen, und auf der anderen Seite den Anspruch einer ganzheitlichen Pflege nicht von vornherein aufzugeben.

Ein Arbeitstag in der ambulanten Pflege

Frühschicht

Zu Dienstbeginn – meist um 7:00 Uhr – treffen sich die professionell Pflegenden in der Zentrale des Pflegedienstes. Der Anrufbeantworter wird abgehört und die Nachrichten an die zuständige Pflegekraft weitergeleitet. Anhand des Übergabebuches bzw. der Patientendokumentation (☞ 5.4.3) informieren sich die Pflegenden über die Vorkommnisse des Vortages.

Dann informiert sich jeder Mitarbeiter im Wochendienstplan über die an diesem Tag von ihm zu versorgenden Patienten und trägt die Namen der Patienten in sein „Tagebuch“ ein. Ist es auf der Station üblich, Tagestourenpläne am Computer zu erarbeiten, erhält jede Pflegekraft eine eigene Liste mit ihren Patienten. Daraufhin stellt sie die Wohnungsschlüssel „ihrer“ Patienten zu einem Schlüsselbund zusammen und richtet die voraussichtlich benötigten Pflegeutensilien für ihre Tagestour.

Das morgendliche Treffen mit den Kolleginnen und Kollegen bietet sich an, um (Pflege-)Probleme zu besprechen.

Um ca. 7:15 Uhr beginnen die Pflegenden ihre Tour. Die einzelnen Patienten werden gemäß dem Tagesplan nacheinander besucht und versorgt. An erster Stelle stehen gewöhnlich Diabetiker, die eine morgendliche Insulininjektion benötigen. Dann folgen die schwerstpflegebedürftigen Patienten, welche umfassende Hilfe bei der Körperpflege, Mobilität und Ernährung benötigen. Patienten, die noch weitgehend selbständig sind und nicht unbedingt vor dem Frühstück versorgt werden müssen, suchen die Pflegenden im Laufe des späten Vormittags auf.

Die Pausenzeiten können sich die Pflegenden selbst flexibel einplanen. Dabei müssen sie aber die arbeitsrechtlichen Vorschriften beachten, d.h., die Pflegenden machen spätestens sechs Stunden nach Arbeitsbeginn eine Pause (☞ auch 7.11.3).

Ab 14:30 Uhr beginnt die Nachbereitungszeit. Dazu gehört das Notieren der Tageskilometer und des aktuellen Kilometerstandes im Fahrtenbuch sowie bei Bedarf das Betanken und Waschen der Fahrzeuge.

In der Zentrale des Pflegedienstes sortieren die Pflegenden die Patientenschlüssel wieder in den Schlüsselkasten, berichten an die Einsatzleitung und besprechen Problemfälle. Besondere Vorkommnisse vermerken sie im Übergabebuch bzw. in der Patientendokumentation.

Das Richten der Medikamente für den nächsten Tag oder die kommende Woche und Telefonate mit anderen Berufsgruppen oder Angehörigen sowie das Vereinbaren von Terminen sind weitere Aufgaben, die bis zum Dienstende – ca. 15:00 Uhr – erledigt werden.

Spätschicht

Die Spätschicht beginnt meist um 13:00 Uhr. Die Arbeiten der Vor- und Nachbereitung entsprechen denen der Frühschicht.

Am frühen Nachmittag stehen in der Regel Maßnahmen der Behandlungspflege im Vordergrund. Auch wöchentlich einmalige Pflegemaßnahmen wie z.B. ein Vollbad werden überwiegend zu dieser Zeit durchgeführt.

Ebenso besuchen die Pflegenden Patienten mit mehrmaligem Hilfebedarf pro Tag, etwa zur Lagerung oder Inkontinenzversorgung.

Am Abend bereiten sie schwerstpflegebedürftige Patienten für die Nacht vor und bringen sie ggf. zu Bett. Diabetiker erhalten ihre abendliche Insulininjektion.

Der Spätdienst endet in der Regel um 21:00 Uhr.

An Wochenenden und an Feiertagen arbeiten viele Pflegedienste je nach Arbeitsanfall auch in geteiltem Dienst, beispielsweise 7:00 bis 11:00 Uhr und 16:00 bis 21:00 Uhr.

Literarturtipps

Brunen, M. H. et al.: Ambulante Pflege. Die Pflege Gesunder und Kranker in der Gemeinde. Bd. 1 – 3, Schlütersche Verlagsanstalt, Hannover 1997 – 2000

Friedemann, M.: Familien- und Umweltbezogene Pflege. Verlag Hans Huber, Bern 1996

5.3.2 Unterschiede zur stationären Pflege

Für die Beschäftigung bei einem ambulanten Pflegedienst ist in der Regel ein Führerschein Klasse drei Voraussetzung. Nur selten erlaubt es das Einsatzgebiet, die Patienten mit dem Fahrrad oder öffentlichen Verkehrsmitteln aufzusuchen.

Die Unterschiede zur stationären Pflege sind vielfältig und nicht immer ganz konkret zu benennen. Mit Sicherheit aber gibt es Unterschiede in der Arbeitsweise, der Rolle der Pflegekraft, in der Wahl und im Einsatz von Hilfsmitteln, in der konsequenten Durchführung hygienischer Richtlinien, in den Räumlichkeiten sowie in der Bedeutung der Pflege für den Angehörigen.

Arbeitsweise

Beispiele für die **Unterschiede zwischen ambulanter und stationärer Pflege** hinsichtlich der Arbeitsweise:

- Im Krankenhaus stehen die Pflegenden oft vor dem Problem, von mehreren Patienten gleichzeitig beansprucht zu werden. In der ambulanten Pflege dagegen können sich die Pflegenden ganz auf den jeweiligen Patienten konzentrieren, da Ablenkungen wie zum Beispiel durch einen Klingelruf nicht möglich sind. Hierdurch wird ein individuelleres Eingehen auf den Einzelnen möglich
- In der ambulanten Pflege ist das eigenverantwortliche, selbständige Handeln oft stärker gefordert als in der stationären Versorgung. In kritischen Situationen kann die Meinung von Kollegen nur telefonisch eingeholt werden und – anders als im Krankenhaus – ist nicht ständig ein Arzt kurzfristig verfügbar. Die Pflegekraft muss also selbständig entscheiden, ob und mit welcher Dringlichkeit ärztliche Hilfe notwendig ist
- Problematisch ist es, wenn sich der Zustand eines alleinstehenden Patienten akut verschlechtert: Zum einen möchte die Pflegekraft den Patienten in dieser Situation nicht alleine lassen, zum andern warten bereits die nachfolgenden Patienten auf ihr pünktliches Erscheinen, z.B. für eine Insulininjektion. Beim Warten auf das Eintreffen von Angehörigen oder des ärztlichen Bereitschaftsdienstes kommt es unter Umständen zu einer Verschiebung im gesamten Tagesablauf
- In der ambulanten Pflege ist der Druck, ökonomisch zu arbeiten, sehr stark. Die Pflegenden sind angehalten, nur solche Leistungen zu erbringen, die vertraglich vereinbart sind und auch vergütet werden. Ist der Pflegesatz ausgeschöpft und der Patient nicht in der Lage oder bereit, die Kosten für darüber hinausgehende Leistungen selbst zu zahlen, müssen die Wünsche des Patienten, z.B. nach einem Vollbad, unerfüllt bleiben. Es fällt den Pflegenden oft schwer, dies mit ihrem eigenen Anspruch und Gewissen zu vereinbaren
- Die Übermittlung aktueller Informationen über die Patienten ist in der ambulanten Pflege schwieriger. Eine Übergabe mit allen Pflegekräften wie im Krankenhaus findet in der Regel nicht statt, da die einzelnen Pflegekräfte zu unterschiedlichen Zeiten in die Zentrale des Pflegedienstes kommen. Hier ist eine gewissenhafte schriftliche Dokumentation unerlässlich, um keine wichtigen Informationen zu verlieren. Oft wird zu diesem Zweck ein Übergabebuch benutzt. Bei Dienstbeginn ist ein Blick ins Übergabebuch wichtig, um auf dem Laufenden zu sein. Zusätzlich wird bei den regelmäßig stattfindenden Teambesprechungen alle ein bis zwei Wochen (☞ 5.5) über alle Patienten ausführlich informiert und ggf. diskutiert.

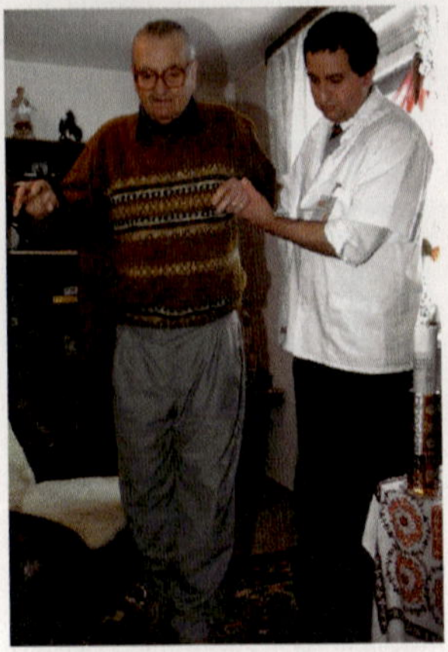

Abb. 5.8: Zuhause beim Patienten ist die Pflegekraft auf sich gestellt, und die Patienten sind häufig selbstsicherer. Für die Zusammenarbeit mit dem Patienten und den Angehörigen braucht sie deshalb eine gesunde Portion Selbstbewusstsein, Fachwissen und Überzeugungskraft, die ihr erleichtern, handlungsfähig zu bleiben, auch wenn sie den Erwartungen des Patienten einmal nicht entsprechen kann. [K157]

Gastrolle der Pflegekraft

Durch das Erbringen der Pflegeleistungen im Haushalt des Pflegebedürftigen wird die Gastrolle der Pflegekraft besonders deutlich. Der Pflegebedürftige besitzt in seiner Wohnung das Hausrecht, und ein Betreten derselben gegen seinen Willen stellt aus rechtlicher Sicht einen Hausfriedensbruch dar. Der Pflegebedürftige kann dem Pflegedienst jederzeit unter Einhaltung bestimmter Fristen kündigen. Die Kundenorientierung – nicht selten spricht man von Klienten oder Kunden statt Patienten – gewinnt daher in den ambulanten Pflegediensten immer mehr an Bedeutung.

Alles nur mit Zustimmung des Patienten zu tun, fällt im häuslichen Bereich manchmal sehr schwer: Niemals darf die Pflegekraft ohne Zustimmung des Patienten Wäsche aus dem Schrank holen und sein Bett damit frisch beziehen. Dies gilt erst recht für größere Veränderungen, z.B. das Bett eines Patienten mit Halbseitenlähmung (*Hemiparese* ☞ 35.5.2) anders aufzustellen. Um die Zustimmung des Patienten für derartige Tätigkeiten zu erhalten, sind zuvor oft (mehrere) einfühlsame Beratungsgespräche zu führen.

> Mit dem Eigentum des Pflegebedürftigen, insbesondere auch dem Wohnungsschlüssel, gehen die Pflegenden jederzeit sorgfältig und zuverlässig um. Vor jeder Tätigkeit in der Wohnung des Patienten holen sie seine Zustimmung ein.

Diskretion erforderlich

Im häuslichen Bereich erhält die Pflegekraft viel mehr Informationen aus dem persönlichen Umfeld des Patienten als in der Klinik: auch diese unterliegen der Schweigepflicht.

Um das Vertrauensverhältnis zum Patienten nicht zu gefährden, werden private Probleme des Patienten nur dann an das Pflegeteam weitergegeben, wenn der Patient damit einverstanden ist; pflegerelevante Informationen und Tätigkeiten sind aber stets mitzuteilen (☞ auch 5.4.2).

> **Konflikten vorbeugen**
> - Das Eigentum des Patienten respektieren. Räume und Schränke (z.B. um Wäsche zu entnehmen) erst nach Rückfrage öffnen, unbrauchbare oder defekte Gegenstände nicht ungefragt wegwerfen
> - Veränderungen erst anregen und durchführen, wenn eine Beziehung entstanden ist; dabei schrittweise vorgehen und sich versichern, dass der Betroffene einverstanden ist
> - Den aus der Klinik gewohnten großzügigen Umgang mit Wäsche und Materialien den Gegebenheiten anpassen, ggf. einschränken, soweit es hygienisch vertretbar ist
> - Verständnis aufbringen, wenn Patienten verlangen, mit den von ihnen (anteilig) bezahlten Pflegematerialien sparsam umzugehen
> - Wenn die aus fachlicher Sicht erforderliche Hilfe nicht angenommen wird, Geduld aufbringen, möglicherweise improvisieren.

Literaturtipp
Blom, M.; Dujinstee, M. S.: Wie soll ich das nur aushalten. Verlag Hans Huber, Göttingen, 1999

Hilfsmittel

Nicht nur die Qualität der Pflege, auch die Belastung für die Pflegenden und Pflegebedürftigen hängt von den verfügbaren Hilfsmitteln ab.

Teilweise werden die Hilfsmittel von den Krankenkassen bewilligt (☞ 5.1). Seit ihrer Einführung haben Pflegebedürftige auch aus Mitteln der Pflegeversicherung Anspruch auf Pflegehilfsmittel, die ihnen eine Erleichterung bringen oder eine selbständige Lebensführung ermöglichen. Dafür bedarf es jedoch der Verordnung durch den Arzt. Bezweifelt dieser die Notwendigkeit eines Pflegemittels, ebnet meist eine gute Begründung den Weg zum *Hilfsmittelrezept.* Stimmen Arzt und Pflege- oder Krankenkasse dem Hilfsmittel nicht zu, bleibt dem Versicherten nur das Ausleihen bei einem ambulanten Pflegedienst bzw. in einem Sanitätsfachgeschäft.

Mangelt es – aus welchem Grund auch immer – an Pflegehilfsmitteln, lassen sich oft mit Phantasie und im Haushalt vorhandenen Gegenständen Lösungen finden (☞ auch Abb. 5.9).

Folgende Pflegehilfsmittel werden am häufigsten benötigt:
- Rollstuhl und Toilettenstuhl
- Bett mit höhenverstellbarer Ebene (50 – 90 cm) und verstellbarem Kopfteil
- Gehwagen (Rollator)
- Badelifter (mit Federkraft, Wasserdruck, elektrisch oder mechanisch zu bedienen ☞ Abb. 5.10)
- Patientenlifter (☞ Abb. 7.184), diese sind in der häuslichen Pflege allerdings oft nur bedingt einsetzbar.

Unabhängig davon, welche Hilfsmittel zur Verfügung stehen, erleichtert die Anwendung des Kinästhetik-Konzeptes (☞ 7.5.7) Pflegenden und pflegenden Angehörigen das Lagern und Mobilisieren der Patienten.

Hygiene

In der häuslichen Pflege gelten im Prinzip dieselben Hygienerichtlinien wie im Krankenhaus, auch wenn die Situation vielleicht weniger problematisch erscheint, denn:
- Nur selten treten gefürchtete Problem- oder Hospitalkeime auf
- Pflegematerialien werden nur für einen Patienten benutzt.

Oft fühlen sich die Patienten zu Hause weniger krank und können durch die Beteiligung an alltäglichen Verrichtungen leichter aktiviert werden. Dies kann sich positiv auf den Genesungsverlauf auswirken und die Gefahr von Folgeerkrankungen wie Pneumonie und Dekubitus vermindern. Dennoch kann die Situation zuhause auch Probleme bereiten, weil:
- Die sanitären Einrichtungen nicht dem erforderlichen Standard entsprechen
- Patienten oder Angehörige aus Unkenntnis Pflegematerialien (z.B. sterile Kompressen) unsachgemäß lagern oder aus falscher Sparsamkeit wieder verwenden.

In diesen Fällen helfen folgende Sichtweisen, um Konflikte zu vermeiden:
- **Nachsicht:** Woher soll der Laie den Unterschied zwischen sauber und steril kennen?
- **Rücksicht:** Mit der Wäsche etc. sparsam umgehen, da die Patienten selbst für die Reinigung sorgen müssen
- **Vorsicht:** „Eigenheiten", oft in jahrelanger Selbstpflege erworben, können – wenn überhaupt – nur behutsam abgewöhnt und durch richtiges Verhalten ersetzt werden; viele müssen aber auch gar nicht verändert werden und können mit der nötigen Toleranz (manchmal auch mit Humor) übernommen werden.

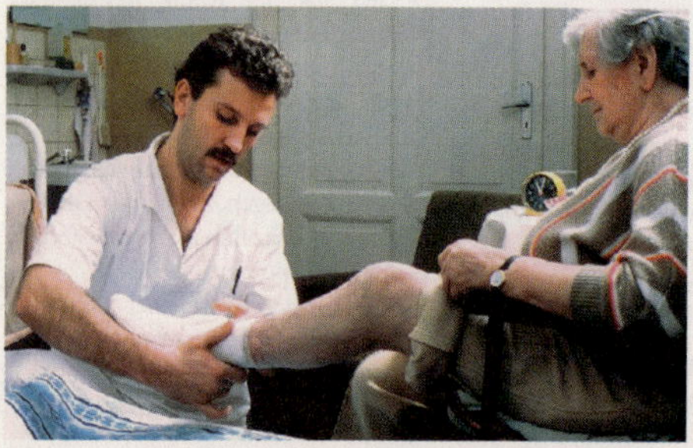

Abb. 5.9: Häusliche Pflege ist die Kunst, mit einfachen Mitteln und Phantasie Ziele zu erreichen; z.B. die Hochlagerung des Fußes mit einer Sprudelkiste und einem Sofakissen als Polster. [K151]

Räumlichkeiten

Die Wohnungen, in denen die Patienten gepflegt werden, weisen erhebliche Unterschiede auf, mit denen die Pflegenden zurechtkommen müssen; nur selten sind Wohnungen z.B. rollstuhlgerecht. Häufige Schwierigkeiten für Patient und Pflegekraft sind:
- Niedrige, nicht verstellbare Betten
- Kleine, enge Badezimmer und Toilettenräume
- Enge Türen, oft mit Türschwellen
- Wohnungen über mehrere Etagen (Toilette im Erdgeschoss, Schlafraum im Obergeschoss).

Abhängig von der zu erwartenden Dauer der Pflegebedürftigkeit sind bauliche Veränderungen sinnvoll. Wertvolle Informationen hierzu gibt das Kuratorium deutsche Altershilfe (☞ Literaturtipp). Für einmalige Maßnahmen zur Verbesserung der Wohnsituation oder technische Hilfen im Haushalt gewährt die Pflegekasse einen Zuschuss von bis zu DM 5000 je Maßnahme. Voraussetzung ist, dass durch diese Veränderungen die häusliche Pflege erst ermöglicht bzw. deutlich verbessert oder eine selbständige Lebensführung wieder hergestellt wird.

Kontaktadresse
Kuratorium Deutsche Altershilfe,
An der Pauluskirche 3, 50677 Köln,
Tel.: 02 21/93 18 47-0,
Fax: 02 21/93 18 47-6, www.kda.de

Bedeutung für Angehörige

Häufig pflegen Angehörige den Pflegebedürftigen in der Anfangsphase mit so einem großem Engagement, dass alle physischen und psychischen Kräfte verbraucht sind, wenn der Pflegebedürftige zu einem späteren Zeitpunkt völlig auf ihre Hilfe angewiesen ist. Dies ist besonders im Umgang mit dementen Patienten (☞ 14.5) zu beobachten. Statt sich dann aber um professionelle Hilfe zu bemühen, versuchen viele Angehörige noch über Jahre hinweg, den Pflegebedürftigen selbst zu versorgen und ihm seinen Wunsch, zuhause sterben zu dürfen, zu erfüllen. Schaffen sie es nicht und muss der Pflegebedürftige dann doch in die

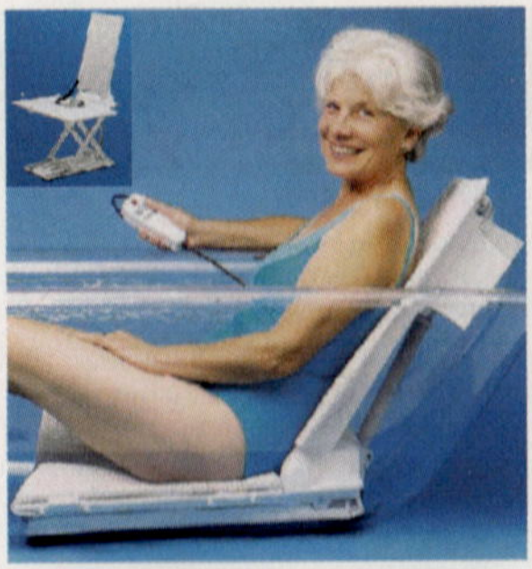

Abb. 5.10: Um den Einstieg in die Badewanne zu erleichtern, werden in der häuslichen Pflege oft spezielle Badelifter eingesetzt. [V100]

Klinik, ist die Enttäuschung u.U. sehr groß. Nicht selten schwanken die Gefühle der Angehörigen zwischen Erleichterung und dem Gefühl, versagt zu haben. In diesem Fall sind Gespräche mit den Angehörigen von großer Wichtigkeit, die sie von ihren Schuldgefühlen befreien.

Um einer Erschöpfung der pflegenden Angehörigen vorzubeugen, unterbreiten die Pflegenden ihnen Entlastungsangebote, beispielsweise die Mithilfe bei der Grundpflege 1- bis 2-mal/Woche, etwa beim Baden oder Duschen. Dies hilft dem Pflegebedürftigen gleichzeitig, sich an fremde Pflegepersonen zu gewöhnen.

Weitere Möglichkeiten zur Entlastung der pflegenden Angehörigen sind:
- Annahme des Angebots der Kurzzeitpflege für max. 4 Wochen pro Jahr in speziellen Einrichtungen oder in einem Pflegeheim im Gesamtwert von bis zu DM 2800 DM (☞ auch 5.1.2) oder der Tagespflege
- Stundenweise Entlastung durch Helferinnen
- Kontakt zu Angehörigen- und Selbsthilfegruppen (☞ 5.2.2).

Literaturtipp
Bähr, M.: Pflegebedürftigkeit – was nun? Ullstein Medical Verlag, Wiesbaden, 1999

5.4 Leistungserfassung und -abrechnung

5.4.1 Leistungsvereinbarung

Der erste Kontakt zwischen Pflegedienst und Pflegebedürftigem bzw. seinen Angehörigen oder den Krankenhausmitarbeitern erfolgt meist telefonisch. Inhalt dieses Gespräches sind in der Regel Fragen zur Organisation des Pflegedienstes sowie zu den anstehenden Pflegemaßnahmen, außerdem eine erste Klärung der Kostenübernahme. Anschließend vereinbart die Leitung des Pflegedienstes oder ihre Vertretung einen Termin für den **Erstbesuch** in der häuslichen Umgebung des Pflegebedürftigen. Es empfiehlt sich, für diesen Besuch Informationsmaterial, evtl. Muster und Proben von Inkontinenzartikeln und Verbandsmaterial, bereitzuhalten.

Gemeinsam mit dem Pflegebedürftigen und ggf. den Angehörigen wird beim Erstbesuch
- Der Pflegebedarf ermittelt (Pflegeanamnese ☞ 2.3.1)
- Die häusliche Pflegesituation eingeschätzt und beurteilt
- Der Anteil der Angehörigen an der Pflege geklärt.

Anschließend werden die Wünsche des Patienten, der notwendige Pflegeaufwand und die Kosten gegenübergestellt. Zeigt sich, dass der notwendige Pflegeaufwand nicht mit den bereitgestellten Mitteln der Pflegekasse gedeckt werden kann, folgen Gespräche über Zuzahlungen aus eigener Tasche, Unterstützung durch die Sozialhilfe oder ggf. auch Abstriche in den Pflegeleistungen.

Sind alle Fragen geklärt und vereinbart der Pflegebedürftige mit dem Mitarbeiter des Pflegedienstes die Übernahme bestimmter Pflegeleistungen, wird darüber ein *Pflegevertrag* abgeschlossen und fallen folgende Aufgaben an:
- Akten- und Dokumentationsanlage
- Schreiben des endgültigen Kostenvoranschlags
- Erstellung der Pflegeplanung (☞ 5.4.2)
- Einplanung in den Tourenplan
- Organisation von Verordnungen und Hilfsmitteln.

5.4.2 Pflegeplanung

Pflegeplanung ☞ 2.3.4

Besonderheiten bei der Pflegeplanung

Übergeordnetes Pflegeziel ist die Wiederherstellung bzw. der Erhalt der Selbständigkeit des (momentan) Pflegebedürftigen. Insofern sind die Pflegeplanungen mit denen der stationären Pflege durchaus vergleichbar. Darüber hinaus hat die Erstellung von Pflegeplänen in der ambulanten Pflege die wichtige Aufgabe, alle Pflegetätigkeiten zu erfassen und gegenüber dem Kostenträger zu begründen.

5.4.3 Pflegedokumentation

Dokumentation ☞ 2.6

Besonderheiten bei der Dokumentation

Das Pflegeversicherungsgesetz verpflichtet die ambulanten Pflegedienste aus mehreren Gründen zur **Dokumentation:**
- Sie dient als Tätigkeitsnachweis und Rechtsgrundlage bei Schadensersatzforderungen
- Sie ist Bestandteil der Qualitätssicherung (☞ 5.5) und Wirtschaftlichkeitsprüfung durch den MDK
- Anders als im Krankenhaus findet in der ambulanten Pflege kein täglicher Austausch über den Zustand des Pflegebedürftigen oder über Besonderheiten in der Pflege zwischen allen an der Pflege Beteiligten statt. Grundlage des Informationsaustausches ist hier das Dokumentationssystem.

In der ambulanten Pflege gilt der Grundsatz: „Was nicht dokumentiert ist, wurde auch nicht durchgeführt."

5.4.4 Abrechnung der Pflegemaßnahmen

In den meisten Fällen rechnet der ambulante Pflegedienst direkt mit den Pflegekassen ab. Werden nicht alle für Sachleistungen zur Verfügung stehende Mittel aufgebraucht, erhält der Pflegebedürftige oder seine Angehörigen auf Antrag von der Pflegekasse noch eine Geldleistung ausbezahlt. Tab. 5.12 zeigt Beispiele möglicher Kombinationen. Muss ein Pflegebedürftiger bestimmte Leistungen selbst zahlen (☞ 5.1.2), rechnet der Pflegedienst diese Leistungen direkt mit ihm ab.

Nicht selten beauftragen die Pflegedienste externe Dienstleister mit der äußerst zeitintensiven und komplexen Abrechnung der erbrachten Pflegeleistungen. Diese bieten in der Regel jedoch nicht nur eine detaillierte Abrechnung an, sondern ein ganzes EDV-gestütztes Abrechnungssystem, das u.a. auch mit dem elektronischen Dokumentationssystem verknüpft ist. Mit den Mitteln moderner

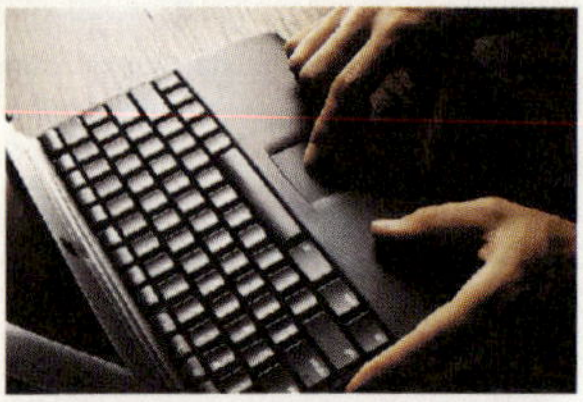

Abb. 5.11: Moderne Kommunikationsmittel erleichtern die Arbeit in der ambulanten Pflege. Teilweise werden die Abrechnungsdaten per Barcodeleser und Handy zur „Zentrale" übertragen; andere Einrichtungen arbeiten mit tragbaren Computern (Laptop). [J666]

Pflegestufe	Höchstsatz Sachleistung	Höchstsatz Geldleistung	Beispiele bei nicht voll in Anspruch genommener Sachleistung	
			Tatsächlich abgerechnete Sachleistung	An den Versicherten ausgezahlte Geldleistung
1	DM 750,-	DM 400,-	DM 450,- (≈ 60 %)	40 % (≈ DM 160,-)
2	DM 1 800,-	DM 800,-	DM 1 170,- (≈ 65 %)	35 % (≈ DM 280,-)
3	DM 2 800,-	DM 1 300,-	DM 1 980,- (≈ 71 %)	29 % (≈ DM 377,-)

Tab. 5.12: Wenn die real durchgeführten Sachleistungen des ambulanten Pflegedienstes den von den Pflegekassen zugebilligten Höchstsatz nicht erreichen, erhält der Pflegebedürftige die Differenz auf Antrag ausbezahlt (sog. **Kombinationsleistung aus Sach- und Geldleistung**). Um die Höhe dieser Geldleistung zu errechnen, wird zunächst ermittelt, welcher Prozentsatz der Sachleistungen in Anspruch genommen wurde: Im ersten Beispiel der 1. Pflegestufe 60 %. Nun werden aber nicht 40 % des Sachleistungssatzes ausbezahlt, sondern 40 % der maximal möglichen Geldleistung, also 40 % von 400,- DM, was 160,- DM entspricht.

Kommunikation (z.B. Handy oder Barcodeleser am Laptop mit Modem) werden die Daten dann beim Pflegebedürftigen erfasst und direkt zur zentralen Abrechnungsstelle übertragen. So sind die Pflegekräfte weitgehend von der zeitraubenden Bürokratie entlastet, und der Verlust durch nicht oder falsch abgerechnete Leistungen wird verringert.

Leistungskomplex	Inhalte	Vergütung	Einschränkungen
LK 1	▸ Hilfe beim Aufsuchen und Verlassen des Bettes, An-/Ablegen von Körperersatzstücken ▸ An-/Auskleiden ▸ Teilwaschen ▸ Mund- und Zahnpflege oder Prothesenpflege ▸ Rasieren ▸ Kämmen ▸ Haar- und/oder Nagelpflege	25,73 DM	Die Komplexgebühr kann nur abgerechnet werden, wenn mindestens 4 Leistungsinhalte erbracht wurden. Wurden weniger als 4 Leistungsinhalte erbracht, werden je Leistung 3,68 DM bzw. für das Teilwaschen 7,35 DM abgerechnet.
LK 2	Zuschlag zu LK 1 bei Ganzkörperwäsche bzw. Baden oder Duschen	11,03 DM	
LK 3	Lagern/Mobilisierung ▸ Allgemeine Lagerung/Mobilisierung ▸ Betten machen/Wechseln der Bettwäsche	7,35 DM	
LK 4	Hilfe bei der Nahrungsaufnahme ▸ Mundgerechtes Herrichten der Nahrung ▸ Hilfe beim Essen und Trinken	18,38 DM	
LK 5	Hilfe bei der Darm- und Blasenentleerung	5,15 DM	
LK 9	Kleine hauswirtschaftliche Versorgung ▸ Reinigen des unmittelbaren Lebensbereiches im Zusammenhang mit der pflegerischen Versorgung ▸ Trennung und Entsorgung des Abfalls	3,68 DM	1-mal/Tag
LK 10	Große hauswirtschaftliche Versorgung ▸ Reinigung des Fußbodens, der Möbel, Haushaltsgeräte und ggf. der Fenster im Lebensbereich des Pflegebedürftigen (Unterhaltsreinigung, keine Grundreinigung)	18,38 DM	Maximal 2-mal/Woche
LK 12	Einkaufen ▸ Erstellen eines Einkaufs-/Speiseplans ▸ Einkaufen ▸ Einräumen des Einkaufs	11,03 DM	2-mal/Woche 1-mal/Woche, wenn wegen „Essen auf Rädern" die Besorgung von Lebensmitteln entfällt. Im Einzelfall kann öfter eingekauft werden.
LK 14	Zubereitung einer sonstigen Mahlzeit in der Häuslichkeit des Pflegebedürftigen ▸ Zubereitung ▸ Spülen ▸ Reinigen des Arbeitsbereichs	6,62 DM	2-mal/Tag, bei Nutzung der Dienstleistung „Essen auf Rädern" 3-mal/Tag

Tab. 5.13: Für die erbrachten Leistungen erhalten die Pflegedienste von den Pflegekassen pauschal vereinbarte Beträge; oft werden einzelne Handlungen auch zu **Leistungskomplexen** *(LK)* zusammengefasst und vergütet. Leistungskomplexe und Vergütung sind nur auf Bundeslandebene einheitlich geregelt, nicht bundesweit. Oben stehendes Beispiel zeigt einen Auszug der Vergütungstabelle für Bayern (Stand 9/2000). Zusätzlich können für Anfahrten DM 6,- abgerechnet werden, jedoch nur 2-mal/Tag. Wird zusätzlich zu den oben genannten Leistungen eine Behandlungspflege durchgeführt, wird der Betrag halbiert und die andere Hälfte mit den Krankenkassen abgerechnet.

5.5 Qualitätssicherung in der ambulanten Pflege

Die **Qualitätssicherung** und die dazugehörigen Maßnahmen sind im Kapitel 2 ausführlich dargestellt. Darum werden hier nur die Besonderheiten der ambulanten Pflege beschrieben.

Externe Qualitätsprüfungen

Ziel aller ambulanten Pflegedienste sollte es sein, eine qualitativ hochwertige Pflege anzubieten. Aus diesem Grund lassen einige Pflegedienste ihren Betrieb zusätzlich zu den Überprüfungen des MDK (☞ 5.2.4) von **externen Gutachtern** prüfen. Fällt die Prüfung positiv aus, wird dem Pflegedienst ein Gütesiegel *(Qualitätszertifikat)* verliehen. Bei den externen Gutachtern handelt es sich z.B. um anerkannte Berufsverbände wie den DBfK oder Einrichtungsträger wie das Diakonische Werk. Daneben können auch unabhängige Institutionen, z.B. der TÜV, Gütesiegel vergeben, wenn z.B. die ISO-Normen erfolgreich umgesetzt worden sind. In der Regel werden die Betriebe alle drei Jahre überprüft. Hat die Qualität nachgelassen bzw. wird nicht kontinuierlich weiter an der Verbesserung der Qualität gearbeitet, kann das Gütesiegel auch wieder aberkannt werden.

Die Umsetzung eines *Qualitätsmanagementsystems,* zu denen die ISO-Normen gehören (weitere QM-Systeme ☞ 2.7.3), hat für den ambulanten Pflegedienst viele Vorteile: Gesetzlichen Erfordernissen wird entsprochen (☞ auch 2.7.2), erhöhte Kunden- und Mitarbeiterzufriedenheit, Fehlervermeidung und langfristige Kostenersparnis sowie ein Wettbewerbsvorteil insbesondere durch das Gütesiegel.

Dienstbesprechungen

An den regelmäßig stattfindenden **Dienstbesprechungen** alle ein bis zwei Wochen nehmen möglichst alle Mitarbeiter des ambulanten Pflegedienstes teil. Hier können Fragen aufgeworfen werden, die sich in den letzten Wochen bei der Versorgung einzelner Patienten ergeben haben, bisher aber noch keiner Klärung bedurften. Weitere Themen sind:

- Vorstellung neuer Patienten und Fallbesprechung
- Fragen zur Pflegeplanung
- Erklärung neuer gesetzlicher Vorgaben
- Organisatorisches
- Konstruktive Kritik.

Für nicht anwesende Mitarbeiter wird ein Protokoll geführt.

Problem	Lösung
Einarbeitung neuer Mitarbeiter	Erstellung einer Checkliste, was neuen Mitarbeitern alles gezeigt und erklärt werden sollte
In der Praxis untaugliches Dokumentationssystem	Auswählen eines neuen geeigneten Dokumentationssystems bzw. Umstellung bestimmter Teile des alten Systems
In der Praxis nicht umsetzbare Pflegestandards	Überarbeitung und Anpassung der vorhandenen Standards

Tab. 5.15: Am Arbeitsplatz der ambulant Pflegenden auftretende qualitätsbeeinflussende Probleme und Lösungsansätze.

Qualitätszirkel

Qualitätszirkel ☞ 2.7.4

Die Mitarbeiter des ambulanten Pflegedienstes treffen sich in **Qualitätszirkeln,** um Probleme zu erörtern, die an ihrem Arbeitsplatz auftreten und die Qualität ihrer Arbeit beeinflussen, um daraufhin wiederum Lösungen für diese Probleme zu finden (☞ Tab. 5.15).

Die Praxis zeigt, dass Mitarbeiter, die ihren Arbeitsplatz mit gestalten können, indem sie z.B. die Standards mit entwickeln, sich ernster genommen fühlen, motivierter sind und mehr Verantwortung übernehmen.

Fortbildungen

Ein wichtiges Kriterium für die Qualitätssicherung sind regelmäßig stattfindende **Fortbildungen.** Da es für die einzelnen ambulanten Pflegedienste zu teuer ist, selbst Fortbildungen im größeren Rahmen anzubieten, informieren sich die Pflegenden in Fachzeitschriften oder Rundbriefen über Fortbildungsprogramme und bitten ihren Arbeitgeber um Genehmigung und Kostenerstattung.

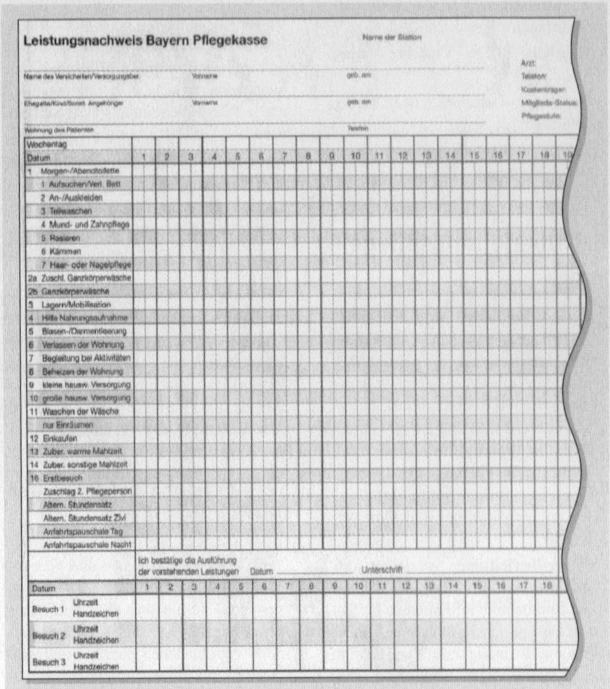

Abb. 5.14: Schriftliche Dokumentationen bleiben beim Patienten. Die für die Abrechung relevanten Daten werden auf spezielle Abrechnungsformulare übertragen, sofern der ambulante Pflegedienst nicht mit einem EDV-gestützten Abrechnungssystem arbeitet, das mit einem elektronischen Dokumentationssystem verknüpft ist (☞ Text). [V099]

In der Praxis bewährt hat sich auch das Organisieren von gemeinsamen Fortbildungen mehrerer, oft nah beieinander liegender Pflegedienste, denn je mehr Mitarbeiter an der Fortbildung teilnehmen, desto geringer sind die Kosten pro Person. Außerdem dient dies der Kommunikation zwischen den einzelnen Pflegediensten. Weiterhin können Fachbücher bestellt und Fachzeitschriften (☞ Literaturtipps) abonniert und in der Zentrale des ambulanten Pflegedienstes ausgelegt werden.

Nicht immer haben alle Mitarbeiter die Zeit, Fachbücher und Zeitschriften zu lesen. Deshalb bietet es sich an, dass reihum einzelne Pflegekräfte die Bücher oder Artikel lesen und das Wichtigste daraus den Kollegen vortragen (z.B. im Rahmen des Qualitätszirkels).

Literarturtipps

Pflegen Ambulant. Bibliomed Medizinische Verlagsgesellschaft, Melsungen

Häusliche Pflege. Vincentz Verlag, Hannover

Heilberufe. Urban & Vogel Verlag, München

background. Bundesverband Ambulante Dienste e.V., Essen

5.6 Überleitungspflege

Überleitungspflege *(Brückenpflege):* Spezieller Aufgabenbereich der Pflege, der sich mit der Entlassung von Patienten befasst und dessen Schwerpunkt ursprünglich in der pflegerischen Betreuung des Patienten während des Übergangs von der Klinik in den häuslichen Bereich lag. Heutzutage werden die Begriffe Überleitungspflege und Pflegeüberleitung weitestgehend synonym verwendet.

Pflegeüberleitung: Spezieller Aufgabenbereich der Pflege, der sich mit der Entlassung von Patienten befasst und dessen Schwerpunkte auf Information, Beratung und Koordination aller notwendigen Maßnahmen liegen. Für den Patienten gibt es nur einen Ansprechpartner, bei Bedarf sind auch Hausbesuche und praktische Anleitungen möglich.

Koordinierte Entlassungsplanung: Mit der Entlassung beschäftigt sich ein multidisziplinäres Team aus Pflegenden, Ärzten, Sozialarbeitern und anderen Berufsgruppen. Jede Berufsgruppe hat ihre eigenen Aufgaben, die in Teambesprechungen gut aufeinander abgestimmt werden. Der Patient hat mehrere Ansprechpartner.

Um onkologischen Patienten bei anstehender Entlassung aus der Klinik eine Brücke in den Alltag zu bauen, wurde vor einigen Jahren in onkologischen Schwerpunktkliniken die *Brückenpflege* ins Leben gerufen. Die Pflegenden halfen den entlassenen Patienten bei pflegerischen Tätigkeiten, z.B. der Nahrungsaufnahme, der Mobilisation oder dem Verbandswechsel. Aufgrund der guten Erfahrung wurde dieser Service von anderen Kliniken übernommen, um neue Aufgaben erweitert (z.B. die Patientenberatung und Koordination der Entlassung) und auf andere Patientengruppen ausgedehnt.

Im Sprachgebrauch scheint sich dafür der Begriff der **Überleitungspflege** durchgesetzt zu haben, weshalb in diesem Kapitel nicht weiter zwischen Überleitungspflege und Pflegeüberleitung unterschieden wird.

Anfangs wurde das neue Aufgabengebiet der Pflege von vielen Berufsgruppen mit Skepsis beäugt. Insbesondere die Sozialdienste der Krankenhäuser und die ambulanten Pflegedienste befürchteten eine neue Konkurrenzsituation. Durch klare Absprachen konnte dieser Situation aber erfolgreich begegnet werden. In vielen Kliniken organisiert jetzt z.B. die *Überleitungsschwester (Brückenschwester)* die Entlassung nach Hause, und der Sozialdienst die Verlegung ins Altenheim oder die Rehabilitationsklinik.

5.6.1 Ziele und Aufgaben der Überleitungspflege

Wichtigste Aufgabe und gleichzeitig Ziel der Überleitungspflege ist es, eine Verbindung zwischen Patient, Angehörigen und Ärzten sowie den verschiedenen internen und externen sozialen Einrichtungen zu schaffen, um dem Patienten eine Entlassung ohne menschliche, fachliche und ggf. auch finanzielle Probleme zu ermöglichen.

Ziele der Überleitungspflege

Mit der Einführung der Überleitungspflege verfolgen die Krankenhäuser mehrere Ziele (☞ auch Kasten):

- Wettbewerbsfähigkeit durch zusätzliche Serviceleistungen und dadurch Kunden-(Patienten-)Bindung insbesondere im Hinblick auf die Einführung der DRGs (☞ 2.1)
- Senkung der Kosten durch kürzere Verweildauer, da der Patient früher entlassen werden kann, wenn seine weitere Versorgung gesichert ist. Dadurch auch Reduzierung des „Drehtüreffekts" (wegen mangelnder häuslicher Versorgung mussten viele Patienten bereits kurz nach der Entlassung erneut stationär aufgenommen werden).

Aufgaben der Überleitungspflege

Um die oben genannten Ziele zu erreichen, haben sich die Überleitungspflegenden folgende drei Schwerpunkte gesetzt: Information (Informationssammlung und Informationsweitergabe), Beratung und Koordination.

Informationssammlung

Die Entlassungsplanung beginnt idealerweise bereits bei der Aufnahme des Patienten ins Krankenhaus, und zwar beim Aufnahmegespräch (☞ 7.9.2). An diesem Gespräch ist der Überleitungspflegende zwar nicht beteiligt, doch kann er später auf diesen Informationen aufbauen. So fragen die Pflegenden der Station im Aufnahmegespräch auch danach, in welcher Umgebung der Patient lebt und wie er bisher zu Hause zurecht gekommen ist.

Im Zusammenhang mit der Einweisungsdiagnose kann sich unter Umständen bereits zeigen, dass die Lebenssituation des Patienten neu überdacht werden muss. Wird beispielsweise ein älterer Patient mit einer ausgeprägten Hemiparese nach einem Schlaganfall (☞ 35.5) in die Klinik eingeliefert, der bisher alleine lebte, ist zu diesem Zeitpunkt schon abzusehen, dass er ohne Hilfe nicht mehr in seine alte Umgebung zurückkehren kann. Dann werden die Mitarbeiter der Überleitungspflege eingeschaltet. Diese nehmen Kontakt zum Patienten und den Angehörigen auf sowie zu allen an der Therapie und Pflege Beteiligten und sichten die Patientenunterlagen.

Gespräche: Im Gespräch mit dem Patienten fragt der Überleitungspflegende ihn nach seinen Wünschen und Vorstel-

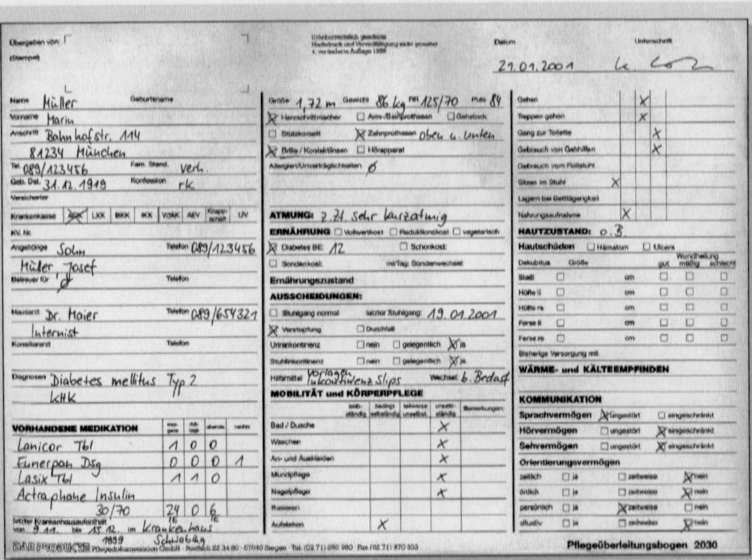
Übergeben von: (Stempel)
Datum: 21.01.2001 Unterschrift

Name: Müller
Vorname: Maria
Anschrift: Bahnhofstr. 114, 81234 München
Tel. 089/123456 Fam. Stand: verh.
Geb. Dat. 31.12.1919 Konfession: rk
Versicherter
Krankenkasse: AOK (X) LKK BKK IKK VdAK AEV Knappschaft UV
KV. Nr.
Angehörige: Sohn Müller, Josef Telefon 089/123456
Betreuer für: ∅ Telefon
Hausarzt: Dr. Maier, Internist Telefon 089/654321
Konsiliararzt Telefon
Diagnosen: Diabetes mellitus Typ 2, KHK

VORHANDENE MEDIKATION	morgens	mittags	abends	nachts
Lanicor Tbl	1	0	0	
Eunerpan Dsg	0	0	0	1
Lasix Tbl	1	1	0	
Actraphane Insulin 30/70	24 IE	0	6 IE	

letzter Krankenhausaufenthalt von 9.11. bis 15.12.1999 im Krankenhaus Schwabing

Größe 1,72 m Gewicht 86 kg RR 125/70 Puls 84
(X) Herzschrittmacher ☐ Arm-/Beinprothesen ☐ Gehstock
☐ Stützkorsett (X) Zahnprothesen oben u. unten
(X) Brille/Kontaktlinsen ☐ Hörapparat
Allergien/Unverträglichkeiten ∅
ATMUNG: z.Zt. sehr kurzatmig
ERNÄHRUNG ☐ Vollwertkost ☐ Reduktionskost ☐ vegetarisch
(X) Diabetes BE: 12 ☐ Schonkost
☐ Sondenkost ml/Tag; Sondenwechsel
Ernährungszustand
AUSSCHEIDUNGEN:
☐ Stuhlgang normal letzter Stuhlgang: 19.01.2001
(X) Verstopfung ☐ Durchfall
Urininkontinenz ☐ nein ☐ gelegentlich (X) ja
Stuhlinkontinenz ☐ nein ☐ gelegentlich (X) ja
Hilfsmittel: Vorlagen, Inkontinenz Slips Wechsel: b. Bedarf

MOBILITÄT und KÖRPERPFLEGE

	selbständig	bedingt selbständig	teilweise unselbst.	unselbständig	Bemerkungen
Bad / Dusche				X	
Waschen				X	
An- und Auskleiden				X	
Mundpflege				X	
Nagelpflege				X	
Rasieren					
Aufstehen		X			
Gehen			X		
Treppen gehen			X		
Gang zur Toilette				X	
Gebrauch von Gehhilfen				X	
Gebrauch vom Rollstuhl					
Sitzen im Stuhl	X				
Lagern bei Bettlägerigkeit					
Nahrungsaufnahme		X			

HAUTZUSTAND: o.B.
Hautschäden ☐ Hämatom ☐ Ulcera

Dekubitus	Größe		Wundheilung gut	mäßig	schlecht
Steiß	☐	cm	☐	☐	☐
Hüfte li	☐	cm	☐	☐	☐
Hüfte re	☐	cm	☐	☐	☐
Ferse li	☐	cm	☐	☐	☐
Ferse re	☐	cm	☐	☐	☐

Bisherige Versorgung mit
WÄRME- und KÄLTEEMPFINDEN
KOMMUNIKATION
Sprachvermögen (X) ungestört ☐ eingeschränkt
Hörvermögen ☐ ungestört (X) eingeschränkt
Sehvermögen ☐ ungestört (X) eingeschränkt
Orientierungsvermögen
zeitlich ☐ ja ☐ zeitweise (X) nein
örtlich ☐ ja ☐ zeitweise (X) nein
persönlich ☐ ja (X) zeitweise ☐ nein
situativ ☐ ja ☐ zeitweise (X) nein
Pflegeüberleitungsbogen 2030

Abb. 5.16: Pflegeüberleitungsbogen vom ambulanten Pflegedienst an weiterbetreuende Institution, z.B. Krankenhaus. [V099]

lungen nach der Entlassung. Möchte der Patient nach Hause in seine gewohnte Umgebung, ist dies das zunächst anzusteuernde Ziel. In diesem Zusammenhang ist dann auch gleich die Frage interessant, welche Einstellung der Patient grundsätzlich zu einem ambulanten Pflegedienst hat und ob er fremde Personen in seiner nächsten Umgebung akzeptieren kann. Vielleicht gibt es ja auch schon einen Vertrag mit einem ambulanten Pflegedienst, zu dem eventuell Kontakt aufgenommen werden kann.

Erst wenn eine vom Patienten gewünschte häusliche Versorgung ganz und gar nicht möglich sein sollte, stellt sich die Frage nach einem Alten- oder Pflegeheim.

Ist das Ziel eine Entlassung nach Hause, klären die Überleitungspflegenden ab, welchen Zustand der Patient erreicht haben muss, um nach Hause entlassen werden zu können. Daraus wiederum ergibt sich ein ungefährer Entlassungstermin.

Pflegevisite (☞ auch 7.9.2): Neben den Informationen, die die Überleitungspflegenden von Ärzten, Pflegenden, Angehörigen oder durch das Dokumentationssystem über den Patienten erhalten, ist der persönliche Kontakt unerlässlich. Um sich ein eigenes Bild vom Schweregrad der Pflegebedürftigkeit und von der Verfassung des Patienten machen zu können, halten sie sich eine zeitlang beim Patienten auf und helfen u.U. bei Pflegemaßnahmen mit. Daraufhin sollten sie in etwa abschätzen können, wie der Patient zu Hause zurechtkommen wird.

Hausbesuch: Um die Entlassung richtig vorbereiten zu können, sollten die Überleitungspflegenden auch das häusliche Umfeld des Patienten kennenlernen. Dies ist allerdings nur dann von Bedeutung, wenn der Patient und die Angehörigen dies möchten und er noch nicht von einem ambulanten Pflegedienst versorgt wird.

Die folgende Übersicht zeigt die komplexen Informationen, die der Überleitungspflegende in Erfahrung zu bringen versucht:

- Wie ist die Wohnsituation? In welchem Stockwerk liegt die Wohnung? Hat der Patient einen Aufzug im Haus oder muss er eine Treppe benutzen? Hat diese Treppe ein Treppengeländer?
- Wie sind die sanitären Anlagen? Wie sieht es mit den Ein- und Ausstiegsmöglichkeiten der Badewanne und Dusche aus? Kann der Patient die Armaturen leicht bedienen?
- Sind Teppiche und Bodenbeläge rutschsicher?
- Hat der Patient viel oder wenig Mobiliar – wie vollgestellt ist die Wohnung? Gibt es noch genügend Bewegungsmöglichkeiten in der Wohnung?
- Welche Heizung ist vorhanden? Welche Lichtverhältnisse bestehen? Ist alles gut ausgeleuchtet, damit es bei Älteren oder Sehbehinderten nicht zu Stürzen kommt?
- Kann der Patient das Telefon gut erreichen? Benötigt er einen Verstärker?
- Wie ist die Küche ausgestattet? Kann sich der Patient darin die Nahrung selbst zubereiten? Kann der Herd noch selbst bedient werden? Stehen arbeitserleichternde Geräte wie eine Spülmaschine zur Verfügung?
- Ist ein für den Patienten erreichbarer Laden in der Nähe bzw. wer kauft ein? Soll Essen auf Rädern bestellt werden oder kann jemand die Mahlzeiten portionsweise zubereiten und einfrieren?
- Lebt der Patient alleine? Können andere im Haushalt lebende Personen die Pflege ganz oder anteilig übernehmen? Kann noch jemand außer der nächsten Bezugsperson Hilfestellung geben?

Krankenhaus München Schwabing

Akademisches Lehrkrankenhaus

1. Medizinische Abteilung
Schwerpunkt: Hämatologie, Onkologie, Immunologie
Station 6b

Städt. Krankenhaus München-Schwabing · Kölner Platz 1 · 80804 München

Kölner Platz 1
80804 München

Herr
Muster Musterman

Pflegeverlegungsbericht
für

Herrn Muster Musterman, geboren am 01.10.1913

Stationärer Aufenthalt vom 19.02.2001 bis zum 07.03.2001.

Kontakte:

Station 6b	Tel. 089/3068-2256	
Überleitungspflege	Tel. 089/3068-3279	
Zuständiger Sozialdienst:	Frau Sicherstein	Tel.
Bezugsperson:	Frau Musterman, Erika	Tel.

Mitgegeben wurde/n: Zahnprothese, Brille.

Pflegebedürftigkeit

Bewußtsein / Kommunikation

Eingeschränkte Kommunikation durch: Sehen, Sprechen.

Sonstiges: Hr. Musterman hat eine leichte Aphasie, die logopädisch behandelt wird.

Seite 1/3

Pflegeverlegungsbericht für Herrn Musterman, Muster

Essen und Trinken

Nahrungsaufnahme: teilselbständig — Schluckstörung: Nein

Medikamenteneinnahme: Medikamente f. 24 Std. richten, Einnahme kontrollieren.

Patient/in macht selbst, Gewohnheiten:
Der Patient ißt sehr gerne Mehlspeisen, seine Blutzuckerwerte sind aber leicht erhöht. Mit Einverständnis des Arztes darf er diese Speisen trotzdem immer wieder zu sich nehmen.

Diät: Leicht zuckerarme Kost

Sich Waschen und Kleiden

Körperpflege: teilselbständig — Ort: am Waschbecken
Baden und Duschen ist N I C H T möglich.

Mundpflege: teilselbständig — Ort: im Sitzstuhl

Patient/in macht selbst, Gewohnheiten:
Hr. Musterman hat noch eine Schwäche des rechten Armes und braucht deshalb bei der Körperpflege noch Unterstützung. Das Gesicht, den Oberkörper, den linken Arm und den Intimbereich wäscht er sich selbst, für den Rest, braucht er die Unterstützung durch eine Pflegekraft.

Sich Bewegen

Bettlägerigkeit: zeitweise — Lagerung notwendig: Nein

Lagerungsarten:
Lagerung nach Bobath.

Lagerungshilfsmittel:
Der Patient lagert sich alleine um, wird aber wegen einer leichten Schwäche der rechten Körperhälfte zweimal täglich für 30 Minuten nach Bobath gelagert.

Mobilisation:
Aufstehen: mit Hilfe — Nur Sitzen möglich: Nein
Gehen: nur mit Begleitung — Treppen steigen möglich: Nein

Atmung

unauffällig

Ausscheidung

Harnkontinenz: nur nachts harninkontinent

Stuhlverhalten: zeitweise obstipiert — Abführmittel notwendig: Nein
Stuhlkontinenz: stuhlkontinent — Nachtstuhl notwendig: Nein

Letzter Stuhlgang: Am 06.03.2001

Sonstiges: Hr. Musterman wird nachts mit Inkontinenzeinlagen versorgt

Seite 2/3

- Müssen Haustiere versorgt werden? Ist das weiterhin möglich?
- Ist bei Bedarf ein hilfreicher Nachbar zur Stelle?

Koordination

Haben die Überleitungspflegenden alle Informationen zusammengetragen und steht der Pflegebedarf inklusive aller benötigten Pflegehilfsmittel fest, erstellen sie einen Plan, was alles zu tun ist. Dieser wird mit dem Patienten und seinen Angehörigen besprochen. Anschließend setzen die Pflegenden den Plan um. Sie organisieren die benötigten Pflegehilfsmittel inklusive z.B. Krankenbett oder Toilettenstuhl, kündigen den geplanten Entlassungstermin dem ambulanten Pflegedienst bzw. dem Hausarzt an und organisieren z.B. Essen auf Rädern, so dass sie ab dem Entlassungstag bereitstehen.

Die Mitarbeiter der Überleitungspflege koordinieren die verschiedenen internen und externen Leistungsanbieter. So werden Lücken in der Weiterversorgung aufgrund unzureichender Kommunikation und Koordination vermieden.

Informationsweitergabe

Unmittelbar vor der Entlassung vereinbaren die Überleitungspflegenden noch einmal einen Termin für ein gemeinsames Übergabegespräch, an dem der Patient und alle an der Versorgung des Patienten beteiligten Personen einschließlich des ambulanten Pflegedienstes teilnehmen. Zusätzlich erhält der ambulante Pflegedienst einen **Pflegeverlegungsbericht,** in dem der Entlassungsstatus sowie Pflegeprobleme, Ziele und bewährte Pflegemethoden dokumentiert sind (☞ Abb. 5.17).

Übernehmen die Angehörigen die Versorgung des Patienten, informieren die Überleitungspflegenden sie noch einmal über Einrichtungen und Möglichkeiten zur Entlastung (☞ 5.3.2) und weisen darauf hin, dass sie auch weiterhin für Fragen und Probleme zur Verfügung stehen.

Schnelleinstufung in Pflegestufen

Stellt sich die Frage nach der Finanzierung der häuslichen Versorgung, ist es sinnvoll, die vermutliche Einstufung des Patienten in eine der Pflegestufen zu kennen. Hier nehmen die Überleitungspflegenden anhand des Richtlinienkataloges zur Einstufung in die Pflegestufen eine erste Einstufung *(Schnelleinstufung)* vor, die später von den Mitarbeitern des MDK (☞ 5.2.4) überprüft wird.

Qualitätssicherung in der Entlassungsplanung

Im Rahmen der Qualitätssicherung überprüfen die Pflegenden ihr Handeln und den Erfolg ihrer Tätigkeit. Folgende Maßnahmen tragen zur Qualitätssicherung bei:

- **Telefonumfragen** bei Patienten und deren Angehörige. Darin erkundigt sich die Klinik nach der Zufriedenheit mit der Überleitungspflege, ob die Pflegehilfsmittel rechtzeitig vor Ort waren und auch sonst alles geklappt hat, ob der Patient wieder in diese Klinik gehen würde und ob es sonstige Kritik oder Beanstandungen gibt
- **Fragebogenversand** an Pflegedienste bzw. Alten- und Pflegeheime, in dem z.B. nach den angebotenen Leistungen

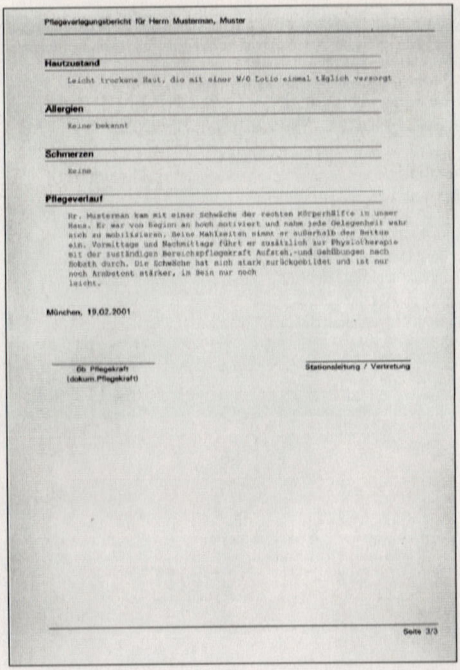
Pflegeverlegungsbericht für Herrn Musterman, Muster

Hautzustand

Leicht trockene Haut, die mit einer W/O Lotio einmal täglich versorgt

Allergien

Keine bekannt

Schmerzen

Keine

Pflegeverlauf

Hr. Musterman kam mit einer Schwäche der rechten Körperhälfte in unser Haus. Er war von Beginn an hoch motiviert und nahm jede Gelegenheit wahr sich zu mobilisieren. Seine Mahlzeiten nimmt er außerhalb des Bettes ein. Vormittags und Nachmittags führt er zusätzlich zur Physiotherapie mit der zuständigen Bereichspflegekraft Aufsteh,-und Gehübungen nach Bobath durch. Die Schwäche hat sich stark zurückgebildet und ist nur noch Armbetont stärker, im Bein nur noch leicht.

München, 19.02.2001

Gb Pflegekraft (dokum.Pflegekraft)

Stationsleitung / Vertretung

Seite 3/3

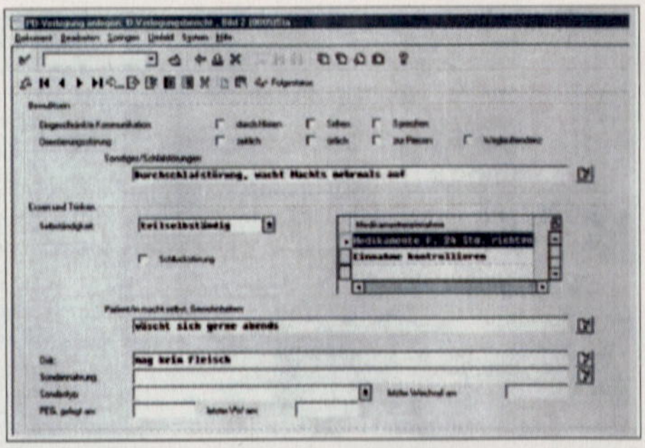

Abb. 5.17: Beispiel für einen am Computer erstellten Pflegeverlegungsbericht. Zuvor haben die Pflegenden Angaben zum jeweiligen Patienten in dafür vorgesehene Zellen eingetragen (☞ oben kleines Bild). [T098]

und dem Anteil von qualifizierten Fachkräften gefragt wird. Nach Möglichkeit suchen die Überleitungspflegende für ihre Patienten dann das passende Alten- oder Pflegeheim bzw. den für den Patienten am besten geeigneten Pflegedienst heraus

- **Mitarbeiterbefragung** innerhalb der Klinik z.B. über die Qualität der Zusammenarbeit mit den Überleitungspflegenden.

Diese Informationen geben ein umfangreiches Bild. Stärken und Schwächen werden erkannt und notwendige Veränderungen können gezielt eingeleitet werden. Eine Konsequenz daraus ist das Angebot einiger Kliniken, an Workshops teilzunehmen, in denen es um die bessere Zusammenarbeit der Pflegenden in der Entlassungsvorbereitung geht. Durch Hospitationen gewinnen die Pflegenden der Stationen einen Einblick in die Aufgaben der Pflegeüberleitung.

Angestrebt wird eine optimale Zufriedenheit der externen (Patient, Angehörige, Hausärzte, ambulante Pflegedienste) und internen Kunden (Pflegende der Stationen, Ärzte, Sozialdienste).

5.6.2 Kernkompetenzen in der Überleitungspflege

Eine Übersicht über die Kernkompetenzen von Pflegenden in der Überleitungspflege bietet die Tab. 5.18.

Literaturtipps

Joosten, M.: Von der Lücke zur Brücke. In: Pflege aktuell 10/95, DBfK Eschborn

Stamm, T.; Hager, K.: Sanfter Übergang oder Sturz ins Leere? In: Krankenhaus Umschau 12/98, S. 11 – 13

Kompetenz der Überleitungspflegenden	Besondere Anforderungen an die Überleitungspflegenden
Erfahrung in verschiedenen Fachbereichen, auch in der ambulanten Pflege (ggf. fehlendes Wissen durch Hospitationen ergänzen)	▸ Breites medizinisches Wissen, da die Patienten aus verschiedenen Fachbereichen kommen ▸ Kenntnis über die Möglichkeiten der poststationären Versorgung ▸ Kenntnis über die Stationsabläufe und Einfühlungsvermögen in den Patienten, um den Bedürfnissen gerecht werden zu können
Organisationsvermögen	▸ Planung, Koordination und Überwachung des Entlassungsprozesses
Kommunikative Kompetenz und Verhandlungsgeschick	▸ Kooperation mit anderen Berufsgruppen und Leistungsträgern ▸ Kommunikation mit Patienten und Angehörigen in schwierigen Lebenssituationen
Beratungskompetenz, pädagogische Fähigkeiten	▸ Verhandlungen mit Krankenkassen, Pflegekassen ▸ Patientenberatung hinsichtlich leistungsrechtlicher Zuständigkeiten, Hilfsmittel ▸ Beratungsgespräche für Angehörige nach SGB XI (☞ 5.1.2) ▸ Organisation und Durchführung von Fortbildungen zum Thema Entlassungsplanung ▸ Vorstellung des Konzepts der Pflegeüberleitung in Aus- und Weiterbildung
Sozialrechtliche Kenntnisse	▸ Verhandlungen mit Kostenträgern ▸ Beratung von Patienten bei leistungsrechtlichen Problemen
Guter Zugang zu älteren Menschen, Einfühlungsvermögen	
Bereitschaft zur Fort- und Weiterbildung	
Kreativität und Flexibilität	

Tab. 5.18: Kernkompetenzen von Pflegenden in der Überleitungspflege.

6 Hygiene und Umweltschutz

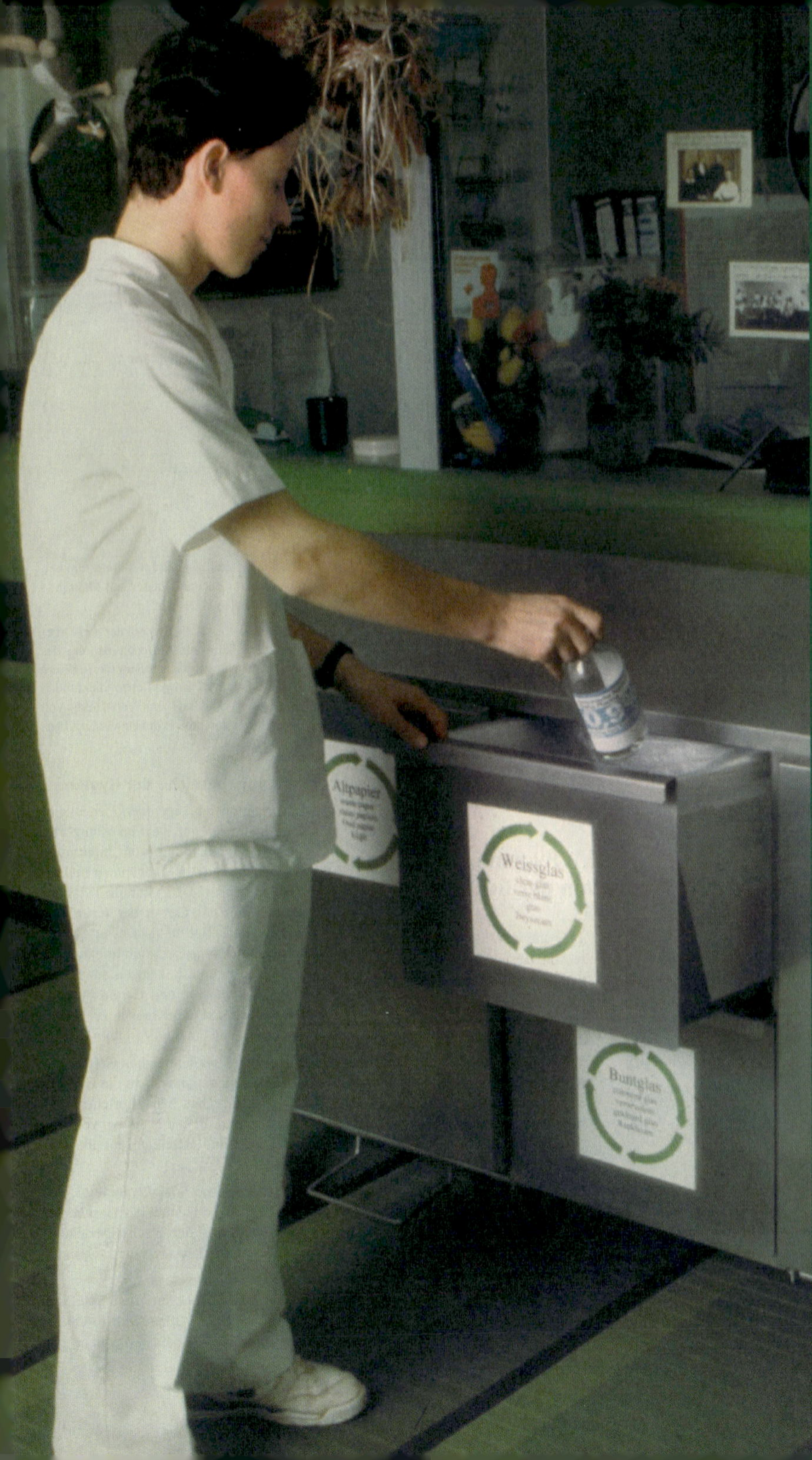

6 Hygiene und Umweltschutz

Neben der Pflege von kranken und pflegebedürftigen Menschen gehören zu den Aufgaben der Pflegenden auch Maßnahmen zum **Erhalt der Gesundheit,** z.B. die *Gesundheitsberatung* (☞ 7.9.2).

Da Pflegende und Ärzte um die Bedeutung einer intakten Umwelt wissen und die – teilweise tödliche – Gefahr von Umweltschäden kennen, sind umweltgerechtes Verhalten und **Umweltschutz** in Krankenhäusern und sonstigen Einrichtungen des Gesundheitswesens Selbstverständlichkeit geworden.

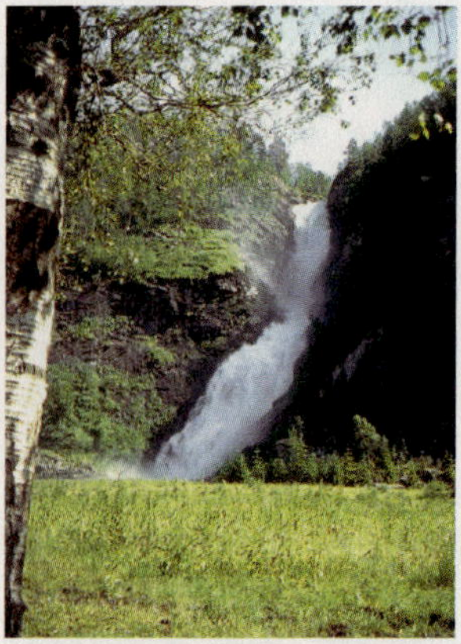

Abb. 6.1: Schon in der Antike haben die Menschen verstanden, dass Gesundheit nichts Feststehendes ist. Vielmehr gehört zur Gesundheit das ständige Bemühen um ihre Erhaltung, eine Art Fließgleichgewicht, das ständig wiederhergestellt werden muss. [O131]

Kontaktadresse

Interessante Hintergrundinformationen rund um das Thema Hygiene bietet das **Deutsche Hygiene-Museum** in seiner Dauerausstellung zu verschiedenen Schwerpunktthemen in wechselnden Ausstellungen.

Lingnerplatz 1, 01069 Dresden, Besucherservice Tel.: 03 51/4 84 66 70, E-Mail: service@dhmd.de, www.dhmd.de

6.1 Hygiene, die Lehre von der Gesundheit

Hygiene: Wissenschaftliche Lehre von Gesundheit und Krankheitsverhütung. Während sich die kurative Medizin um die Wiederherstellung von Gesundheit bemüht, ist das Ziel der Hygiene, Gesundheit zu erhalten und Krankheit zu verhindern. Dies schließt das Erfassen von Umwelteinflüssen auf die Gesundheit des Menschen ein, um Maßnahmen zu begründen, die sein Wohlergehen und seine Leistungsfähigkeit fördern.

Die **Hygiene** hat ihren Namen aus der griechischen Mythologie: „Hygieia", Tochter des Heilgottes Asklepios, wurde sowohl als Göttin der Gesundheit als auch der Quellen und Flüsse verehrt. Den Griechen war der Zusammenhang zwischen Gesundheit bzw. Gesunderhaltung und gesundem Wasser schon damals bekannt: Es gab öffentliche Bäder und es lagen Erfahrungen mit Infektionskrankheiten durch verseuchtes Wasser und Malaria in Sumpfgebieten vor.

Fließendes Wasser als Symbol der im Körper fließenden Säfte zur Aufrechterhaltung des Gleichgewichtes zwischen dem Geistig-Seelischen und dem Körperlichen diente den Griechen als Schlüssel zum Verständnis von Gesundheit. Von ihnen können wir auch heute noch lernen.

Aufgabenbereiche der Hygiene

Das traditionelle Augenmerk der Hygiene richtete sich auf die Entstehung und die Weiterverbreitung von Infektionskrankheiten und den Maßnahmen zu ihrer Verhinderung. Dazugekommen ist in neuerer Zeit das Gebiet der **Krankenhaushygiene.** Bei ihr geht es um Krankenhausinfektionen, d.h. um Infektionen, deren Erreger im Krankenhaus durch Personen, Instrumente und Geräte übertragen werden und den Kranken zusätzlich gefährden, und um ihre Verhütung.

Ein weiteres umfangreiches Gebiet, die **Umwelthygiene,** untersucht die Einflüsse von chemischen Schadstoffen in Boden, Wasser, Luft und Nahrung, von Klimafaktoren und Strahlung auf die Gesundheit.

Die **Arbeits-** und **Sozialhygiene** befasst sich mit den Problemen der Gesundheit des Einzelnen in der Wechselbeziehung mit Gesellschaft, Arbeit und Gesundheitserziehung.

Dieses Kapitel konzentriert sich auf die für die tägliche Arbeit bedeutsamsten Teilgebiete der Krankenhaushygiene.

📖 **Literaturtipps**

Daschner, Franz: Praktische Krankenhaushygiene und Umweltschutz. 2. Aufl., Springer, Berlin, 1997

Möllenhoff, Hannelore: Hygiene für Pflegeberufe. 3. Aufl., Urban & Fischer, München, 2001

Sitzmann, Franz: Hygiene – Ein Lehrbuch für die Fachberufe im Gesundheitswesen. Springer Verlag, Berlin, 1999

Seib, Ulrike: Arbeitsbuch Ernährung und Diätetik für Pflegeberufe. 2. Aufl., Urban & Fischer, München, 1999

Clad, Andreas et al.: Mikrobiologie. 4. Aufl., U & F, München, 2001

6.2 Infektionskette und nosokomiale Infektionen

Grundlagen der Infektionslehre

Die Grundbegriffe der klinischen Infektionslehre werden im Infektionskapitel (☞ 28.1) ausführlich beschrieben und deswegen hier nicht nochmals wiederholt. Um die Informationen der nachfolgenden Abschnitte optimal nutzen zu können, sei auf die Erklärungen folgender wichtiger Begriffe verwiesen:

- Infektion (☞ 28.1.1)
- Obligate und opportunistische Infektion (☞ 28.1.1)
- Epidemie, Pandemie und Endemie (☞ 28.1.1)
- Übertragungswege von Infektionen (☞ 28.1.2).

Je nach Herkunft der Mikroorganismen werden *endogene* und *exogene Infektionen* (☞ Definitionskasten und 28.1.1) unterschieden.

Endogene Infektion: Infektionserreger stammen aus der körpereigenen Flora des Patienten, z.B. wenn Darmbakterien in die Harnblase gelangen.

Exogene Infektion: Infektionserreger stammen aus der Umgebung des Patienten, z.B. Grippeviren.

6.2.1 Infektionskette

Infektionskette: Weg des Erregers einer Infektion, nämlich
- Infektionsquelle
- Übertragungsweg
- Empfänger, der wiederum Infektionsquelle sein kann.

Infektionsquelle

Infektionsquellen können Lebewesen oder Materialien sein, von/auf denen Erreger leben können (☞ Tab. 6.2).

Belebte Infektionsquellen sind Menschen und Tiere, **unbelebte Infektionsquellen** z.B. Wasser, Nahrungsmittel, Abfälle, Luft, Körperflüssigkeiten, Geräte und Textilien.

Übertragungswege

Die Übertragung von der Infektionsquelle auf den Empfänger erfolgt auf *direktem* oder *indirektem Übertragungsweg* (☞ Definitionskasten und Tab. 6.3), im Krankenhaus besonders häufig durch kontaminierte Hände oder Gegenstände.

Erregerreservoir	Beispiele	Hinweise und Bedeutung
Mensch	Patient, Personal, Besucher z.B. durch Ausscheidung, Niesen, Husten und Sprechen	▸ Keimträger unter dem Personal, z.B. von Staphylococcus aureus (☞ 28.5.3) ▸ Infektiöse Patienten ▸ Ausscheider während der Inkubationszeit
Med.-techn. Geräte und Instrumente	Chirurgische Instrumente, Endoskope, Beatmungsgeräte, Inhalationsgeräte, Katheter, Schläuche, Milchpumpen	▸ Leitschienenfunktion für Bakterien ▸ Ungenügend gereinigte und desinfizierte oder sterilisierte Instrumente ▸ Feuchtigkeit in Instrumenten und Geräten als Nährboden für Keime
Pflegeutensilien	Fieberthermometer, Steckbecken, Stethoskop, Blutdruckmessgerät	▸ Mangelhafte Desinfektion nach Gebrauch Daher: – Für jeden Patienten eigene Utensilien verwenden – Nach dem Gebrauch der Utensilien auf ausreichende Desinfektion achten
Wasser	Trinkwasser, Wasser aus Warmwasserleitungen, Badewasser	▸ Pfützenkeime im Leitungswasser ▸ Legionellen (☞ 28.5.10) im warmen Wasser ▸ Überlastung von Badewasser durch hohen Schmutzeintrag
Textilien	Bettwäsche, Kleidung	▸ Kontaminierte Sekrete und Ausscheidungen ▸ Mikroorganismen von Haut, Schleimhäuten und Wunden
Techn. und sanitäre Einrichtungen	Wasserhähne, Waschbecken, Toiletten, Klimaanlagen, Luftbefeuchter, Druckluftanlagen	▸ Ständige Feuchtigkeit und Wärme begünstigen Vermehrung der Keime
Abfälle	Abwasser, Wertstoffe, Restmüll	▸ Mikroorganismen aus Sekreten, Ausscheidungen und Wunden ▸ Gefahr durch Verletzungen mit z.B. infektiösen Gegenständen
Luft	Niesen, Husten, Sprechen, Klimaanlagen, Luftbefeuchter	▸ Wichtigster Übertragungsweg für Infektionen der Atemwege
Medikamente	Stechampullen, Infusionslösungen	▸ Unsteril gelieferte Medikamente ▸ Kontaminierte Stechampullen ▸ Kontamination beim Auflösen mit geeignetem Lösungsmittel oder Zumischen von Stoffen
Tiere	Vögel, Ratten, Ameisen, Schaben	▸ Anlocken der Tiere durch Speisereste und Füttern ▸ Übertragung von Mikroorganismen durch Tiere, selten sind die Tiere selbst krank
Pflanzen	Topfpflanzen, Schnittblumen	▸ Schimmelpilze in der Erde und Pfützenkeime im Blumenwasser

Tab. 6.2: Erregerreservoire im Krankenhaus und ihre Bedeutung.

Direkter Übertragungsweg: Übertragung von der Infektionsquelle direkt auf den Empfänger.

Indirekter Übertragungsweg: Übertragung von der Infektionsquelle mittels Übertragungsmedium auf den Empfänger.

Empfänger

In natürlichen Körperöffnungen, „künstlich" angelegten Zugängen in den Organismus (z.B. Katheter, Drainagen, Injektionskanülen) und Verletzungen, bei denen eine Verbindung zwischen „Außenwelt" und Körperinnerem hergestellt wird, finden Mikroorganismen ihre *Eintrittspforte* (☞ auch Abb. 28.3) zum **Empfänger.**

Ein geschwächtes Immunsystem erleichtert dem Erreger die Ausbreitung und erhöht das Risiko, zu erkranken. Schon Louis Pasteur hat erkannt, dass „die Mikrobe nichts, das Milieu jedoch alles ist".

Besonders infektionsgefährdet aufgrund ihrer Abwehrschwäche sind:

- Chronisch Kranke
- Patienten mit Tumorerkrankungen
- Patienten mit Störungen des Immunsystems (krankheitsbedingt oder iatrogen)
- Schwerverletzte
- Alkoholkranke
- Alte Menschen.

Direkte Übertragung	Beispiel
Kontakt-/Schmierinfektion (fäkal, oral, sexuell)	Harnwegsinfektion (☞ 31.5.2) durch Kontamination beim Öffnen der Verbindung zwischen Katheter und Urindrainagesystem (☞ 31.2.2)
Tröpfcheninfektion (aerogen)	Tuberkulose (☞ 20.5.4) durch beim Husten verbreitete Tuberkelbakterien
Nahrungsmittel und Wasser (alimentär)	Gastroenteritis infolge Salmonellenübertragung (☞ 28.5.6)
Blut (hämatogen)	Hepatitis B (☞ 22.4.2) infolge Verletzung mit gebrauchter Kanüle
Indirekte Übertragung	**Beispiel**
Kontaminierte Hände	Wundinfektion durch Missachtung der Non-Touch-Regel (☞ 11.4.8)
Zwischenwirte	Malaria (☞ 28.8.1) durch die in der Anophelesmücke entwickelten Parasitenformen
Unbelebte Infektionsquellen	Pneumonie (☞ 20.5.3) nach Inhalationstherapie mit Verneblerwasser, in dem sich Pseudomonaden vermehren konnten

Tab. 6.3: Übertragungswege von Infektionen. Davon sind viele auch typisch für im Krankenhaus erworbene Infektionen. [Foto: U136]

6.2.2 Nosokomiale Infektionen

Nosokomiale Infektion (*NI, Nosokomialinfektion, im Krankenhaus erworbene Infektion,* kurz *Krankenhausinfektion*): Nach dem *Infektionsschutzgesetz (IfSG)* eine Infektion mit lokalen oder systemischen Infektionszeichen als Reaktion auf das Vorhandensein von Erregern oder ihrer Toxine, die im zeitlichen Zusammenhang mit einer stationären oder ambulanten medizinischen Maßnahme steht, soweit die Infektion nicht bereits vorher bestand.

Trotz aller Fortschritte in der Medizin in den vergangenen Jahren ist die Zahl **nosokomialer Infektionen** nicht wesentlich gesunken: Im Durchschnitt tritt bei 7 % aller Patienten, die in ein Krankenhaus aufgenommen werden, dort eine (nicht bereits von zuhause mitgebrachte) Infektion auf. Anders dargestellt: Fast jede zweite Infektion, die stationär behandelt wird, ist auch dort entstanden. Diese Zahlen spiegeln eine ernste Gefahr wider:

- Eine im Krankenhaus erworbene Infektion bedeutet für den Patienten fast immer eine Verschlechterung seines Zustandes. Da nosokomiale Infektionen insbesondere schwerkranke Patienten treffen (z.B. sind Intensivstationen etwa zehnmal häufiger betroffen als „Normalstationen"), sind sie nicht selten sogar lebensbedrohlich
- Das Personal empfindet die im Krankenhaus erworbenen Infektionen fast immer als Niederlage: Sie können alle mit großem Einsatz erbrachten Leistungen zunichte machen
- Für das Gesundheitswesen bedeuten nosokomiale Infektionen hohe Kosten: Bei den für Deutschland geschätzten 500 000 Fällen pro Jahr und einer damit verbundenen Verlängerung des Krankenhausaufenthaltes um 10 – 14 Tage je Fall ergeben sich Kosten von mindestens 3 Milliarden DM jährlich.

Erreger nosokomialer Infektionen

Nosokomiale Infektionen werden überwiegend durch Bakterien und hier insbesondere Staphylococcus aureus (☞ 28.5.3) und Escherichia coli (☞ 28.5.8) verursacht. Sie stammen oft vom (abwehrgeschwächten) Patienten selbst.

Besonders gefährlich sind Infektionen mit Problemkeimen, zu denen v.a. gegen viele Antibiotika resistente Bakterien und zunehmend auch Pilze (☞ 28.7) gehören.

Häufige nosokomiale Infektionen

Die folgenden nosokomialen Infektionen sind die häufigsten (☞ auch Abb. 6.4); ein typisches Beispiel des Infektionsweges ist jeweils genannt:

- **Harnwegsinfektionen:** Für eine Urinkultur wird bei einem Patienten mit transurethralem Blasenverweilkatheter Urin durch Trennen des Abflussschlauches vom Katheter entnommen. Dabei wird der Katheter am Schlauchansatz kontaminiert. Die in die Blase einwandernden Bakterien verursachen eine Harnwegsinfektion. Der Patient muss mit Antibiotika behandelt werden; zusätzliche Krankenhausverweilzeit ca. 8 Tage
- **Postoperative Wundinfektionen:** Bei einer Knochenoperation reißt ein kleiner Knochensplitter dem Operateur unbemerkt ein Loch in den Handschuh. Von seiner Hand gelangen Bakterien in die Wunde und führen zu einer postoperativen Wundinfektion am Hüftgelenk. Der Patient muss vier Monate später erneut operiert werden und erhält ein zweites künstliches Hüftgelenk
- **Atemwegsinfektionen:** Eine 80-jährige Patientin wird termingerecht in die Röntgenabteilung zur Thoraxdurchleuchtung transportiert. Wegen mehrerer Notfallpatienten muss sie über zwei Stunden im zugigen Flur warten. Am gleichen Abend hat die Patientin Schüttelfrost. In der Nacht stellt sich hohes Fieber ein, und am folgenden Morgen wird eine Bronchopneumonie (☞ 20.5.3) diagnostiziert. Aufgrund des Zustandes der Patientin muss die geplante Gefäßoperation um sechs Wochen verschoben werden, die Patientin kann allerdings aufgrund ihres schlechten Allgemeinzustandes erst zwei Wochen nach dem Tag in der Röntgenab-

teilung die Klinik (unverrichteter Dinge) verlassen

- **Bakteriämien und Sepsis:** Bei einem Diabetiker mit mehreren Verletzungen nach einem Verkehrsunfall werden Beschwerden des Patienten in Bezug auf die Einstichstelle seines zentralen Venenkatheters während des Wochenenddienstes nicht weiter verfolgt. Montags hat sich der Allgemeinzustand des Patienten rapide verschlechtert, die klinische und die Labordiagnostik ergeben den dringenden Verdacht auf eine Bakteriämie bzw. beginnende Sepsis. Trotz maximaler Therapie verstirbt der Patient nach zwei Tagen. Die mikrobiologische Untersuchung der Venenkatheterspitze ergibt einen Befall mit Staphylcoccus aureus.

6.3 Infektionsverhütende Maßnahmen

6.3.1 Asepsis und Antisepsis

Asepsis *(Keimfreiheit)*: Maßnahmen, die eine Kontamination mit Mikroorganismen von vornherein ausschließen, z.B. durch Verwendung steriler Instrumente.

Antisepsis *(Keimreduktion)*: Maßnahmen zur Bekämpfung bereits bekannter oder zu erwartender Infektionserreger, z.B. durch den gezielten Einsatz von Desinfektionsmitteln (hygienegerechtes Verhalten ☞ 6.4).

Aseptische Maßnahmen sind vor allem in Bereichen mit hohen hygienischen Anforderungen notwendig, z.B. im Operationsbereich und bei der Versorgung von Patienten nach Knochenmarktransplantation (☞ 24.5.7).

Antiseptische Maßnahmen dienen in erster Linie dazu, die Verbreitung von (vorhandenen) Krankheitserregern zu verhindern (☞ 6.5).

6.3.2 Isolierung

Die Infektionskette kann sowohl an der Infektionsquelle, z.B. einem infektiösen Patienten, als auch beim Empfänger, z.B. einem stark abwehrgeschwächten Patienten, durch deren **Isolierung** unterbrochen werden. Welche Maßnahmen angewandt werden, hängt ab von:

- Der Ansteckungskraft des Erregers
- Dem Übertragungsweg
- Der Gefahr, die *vom* Patienten ausgeht
- Der Gefahr *für* den Patienten.

Isolationsformen

Standardisolierung

Die **Standardisolierung** ist häufig auf chirurgischen Stationen erforderlich, z.B. bei Patienten mit infizierten Wunden. Dabei reicht meist die Unterbringung in einem Zimmer auf einer Normalstation aus. Ist eine Übertragung der Keime auf Mitpatienten ausgeschlossen, ist kein Einzelzimmer erforderlich.

Die standardisolierten Patienten dürfen ihr Zimmer nur mit ärztlicher Genehmigung verlassen und kein Patientenzimmer betreten, in dem ein Patient mit aseptischer Wunde liegt. Bei allen Maßnahmen werden sie stets *nach* den anderen Patienten versorgt. Bei direktem Kontakt mit dem Patienten sind Schutzkleidung (☞ 6.4.1) sowie ggf. Handschuhe und Mundschutz (je nach Art der Erregerausscheidung) zu tragen. Vor dem Verlassen des Zimmers ist eine Händedesinfektion notwendig.

Strikte Isolierung

Die **strikte Isolierung** betrifft Patienten mit übertragbaren Erkrankungen (auch im Verdachtsfall), z.B. mit Gelbfieber, Cholera, Tollwut, Diphtherie oder offener Tbc. Hierzu ist ein Einzelzimmer erforderlich. Der Patient darf das Zimmer nicht verlassen. Alle Personen, die das Zimmer betreten, müssen Schutzkleidung und bei fehlender Immunität in der Regel auch einen Mundschutz tragen. Vor dem Verlassen des Zimmers werden die Hände desinfiziert.

Die spezifischen Isolations- und Hygienemaßnahmen werden bei den jeweiligen Erkrankungen genannt.

Schutzisolierung

Die **Schutzisolierung** *(Umkehrisolation, protektive Isolierung)* schützt den Patienten vor Keimen aus seiner Umwelt. Notwendig ist sie beispielsweise bei angeborenen oder erworbenen Immundefekten (☞ 29.6), bei einigen Autoimmunerkrankungen (☞ 29.5) und nach Knochenmarktransplantationen (☞ 24.5.7). Der Patient liegt in einem Isolierzimmer mit Schleuse (☞ Abb. 6.6a) oder in einem **Life island** (☞ Abb. 6.6), einer speziellen *Sterilbetteinheit*. Verlassen darf der Patient die Schutzisolation nur nach Absprache mit dem Arzt (gelegentlich auch nur in einem sog. „Astronautenanzug").

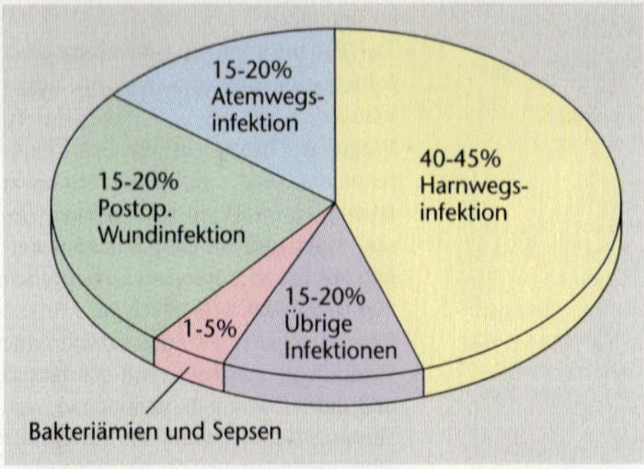

Abb. 6.4: Nosokomiale Infektionen. Bakteriämien treten auf, wenn Bakterien z.B. über Infusionsleitungen oder Venenkanülen in die Blutbahn gelangen. Verursachen diese Erreger Krankheitserscheinungen, so liegt eine Sepsis (☞ auch 28.4) vor.

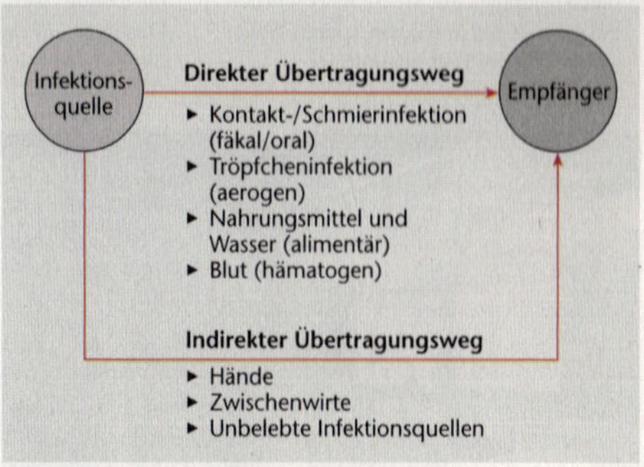

Abb. 6.5: Mögliche Infektionswege: Krankheitserreger können entweder direkt von Mensch zu Mensch, z.B. durch Anhusten, oder indirekt, z.B. über Hände oder unsterile Instrumente, übertragen werden.

Pflege des (schutz-)isolierten Patienten

Die Maßnahmen zum Schutz abwehrgeschwächter Patienten lassen sich folgendermaßen zusammenfassen:

- Reduktion der Keime in der Umgebung des Patienten
- Verminderung der körpereigenen Keime des Patienten
- Früherkennung und Frühbehandlung trotzdem auftretender Infektionen.

Reduktion der Umgebungskeime

Während die allgegenwärtigen Umweltkeime einem Gesunden nicht schaden, können sie beim Abwehrgeschwächten lebensbedrohliche Infektionen hervorrufen. Der Patient muss also vor den Bakterien, Viren und Pilzen seiner Umgebung (d.h. auch seiner Mitmenschen) geschützt werden. Er wird in einem Einzelzimmer mit eigener Nasszelle untergebracht und darf das Zimmer nicht verlassen. Prinzipiell wird der Kontakt des Patienten zur Außenwelt auf das Nötigste beschränkt. Günstig ist ein Vorraum als Schleuse, der Waschbecken und Fäkalienspüle enthält.

Um die Keimeinschleppung wirksam zu reduzieren, sind folgende Maßnahmen erforderlich:

- Pflegende und Ärzte schleusen sich ein und aus und tragen im Zimmer Schutzkittel und Mundschutz
- Regelmäßige Zimmer- und Händedesinfektion vermindern die Keime auf den Gegenständen im Zimmer
- Blumen und Topfpflanzen sind bedeutende Keimträger und daher im Patientenzimmer verboten
- Die Wäsche des Patienten wird bei Kochtemperatur gewaschen. Als Hausschuhe sind Plastik- oder Gummisandalen geeignet, da sie sich wesentlich besser reinigen und desinfizieren lassen als Stoff- oder Lederpantoffeln
- Auch die Nahrung muss keimarm sein: Dies bedeutet den Verzicht auf frischen Salat, nicht schälbares Obst, Schimmelkäse und Milchprodukte aus unpasteurisierter Milch (z.B. Rohmilchkäse). Erlaubt sind dagegen schälbares Obst, z.B. Bananen, Obstkonserven oder Salate aus dem Glas
- Vom Aspekt der Antisepsis her betrachtet, ist der völlige Verzicht auf Besucher am günstigsten. Jedoch ist die Situation des isolierten Patienten ohnehin schon schwer genug (☞ unten) und würde durch ein völliges Besuchsverbot unerträglich. Daher wird die Besucherzahl in der Regel auf zwei Besucher, die der Patient vorher angegeben hat, beschränkt
- Die Besucher müssen gesund sein, wobei auch eine „harmlose" Erkältung als „nicht gesund" gilt. Die Besucher tragen Überkittel und Mundschutz und dürfen sich nicht auf das Bett des Patienten setzen
- Ständiges Rein- und Rausgehen aus dem Zimmer ist zu vermeiden. Daher sollte der Patient seine Wünsche an das Pflegepersonal oder seine Besucher sammeln und dann gebündelt mitteilen.

Verminderung der körpereigenen Keime

Der Patient ist nicht nur durch Keime aus seiner Umwelt, sondern auch durch eigene Haut- und Darmkeime gefährdet. Folgende Maßnahmen schützen ihn:

- Die Leib- und Bettwäsche sowie alle Handtücher des Patienten werden täglich gewechselt, da sie eine Brutstätte für Bakterien darstellen
- Der Patient soll den ganzen Körper täglich mit einer geeigneten Desinfektionslösung waschen bzw. diese beim Duschen auftragen. Wichtig ist, dass die Einwirkzeit beachtet wird
- Nach dem Waschen oder Duschen muss der Patient die Haut gut abtrocknen. Besonders wichtig sind alle Hautfalten, z.B. im Genitalbereich, unter den Brüsten oder zwischen den Zehen. Sonst bilden sich feuchte Kammern, in denen sich Bakterien und Pilze optimal vermehren können. Eincremen schützt die Haut vor dem Austrocknen und beugt Hauteinrissen vor, die Keimen als Eintrittspforte dienen. Auch die Haare werden mit entsprechenden Präparaten gewaschen
- Der Patient soll die Intimpflege nach dem Stuhlgang mit Handschuhen durchführen und danach die Hände desinfizieren. Außerdem ist eine Händedesinfektion nach jedem Wasserlassen erforderlich
- Mehrfach täglich sind Mundspülungen mit antimykotischen Lösungen, etwa Moronal® Suspension, notwendig. Alle Körperöffnungen und -falten werden mehrmals am Tag mit Antiseptika- oder Antibiotikapräparaten (z.B. Nobecutan® Spray) desinfiziert
- Die Darmkeime werden ggf. durch eine *Darmdekontamination* vermindert: Durch die Einnahme von Antibiotika und Antimykotika wird die Darmflora zerstört und einem Pilzbefall im Gastrointestinaltrakt vorgebeugt
- Die Effektivität aller genannten Maßnahmen wird durch regelmäßige bakteriologische Abstriche z.B. der Achsel- und Genitalregion kontrolliert.

Früherkennung von Infektionen

Trotz aller Vorsichtsmaßnahmen können Infektionen nicht immer vermieden werden, doch hilft eine frühe Erkennung und Behandlung der Infektion, den „Schaden zu begrenzen". Folgende Maßnahmen sind sinnvoll:

- Der Patient wird zur Erkennung einer Infektion über deren Symptome aufgeklärt
- Wegen der häufig auftretenden Pilzinfektionen und gerinnungsbedingten Blutungen im Mund wird er angewiesen, Haut und Mundschleimhaut täglich auf Risse, Rötungen, Druckstellen und Blutungen zu beobachten
- Er wird gebeten, zweimal täglich seine Temperatur zu messen (nicht rektal) und auf Erkrankungssymptome wie Husten, Auswurf, Übelkeit, Durchfälle oder Veränderungen beim Wasserlassen zu achten
- Auch scheinbare Kleinigkeiten wie leichte Kopfschmerzen, abnormes

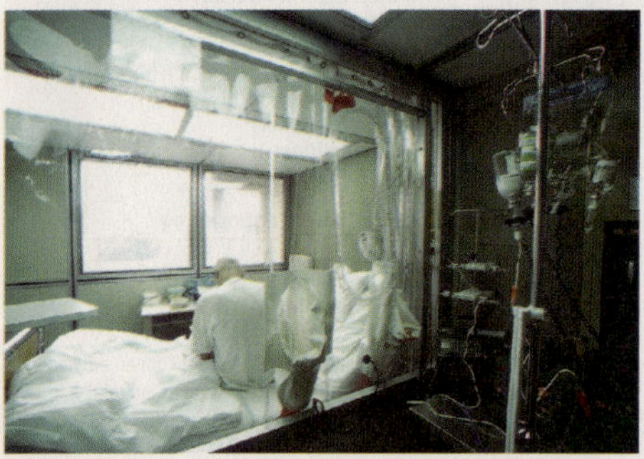

Abb. 6.6: Life island. Der Raum enthält bis auf sterilisierte Bücher keine persönlichen Gegenstände. Infusionen werden von außen gesteuert und stellen über den Venenkatheter die einzige Verbindung zur Außenwelt dar. In die Glasscheibe sind Handschuhe und ein Stethoskop eingelassen. [F119]

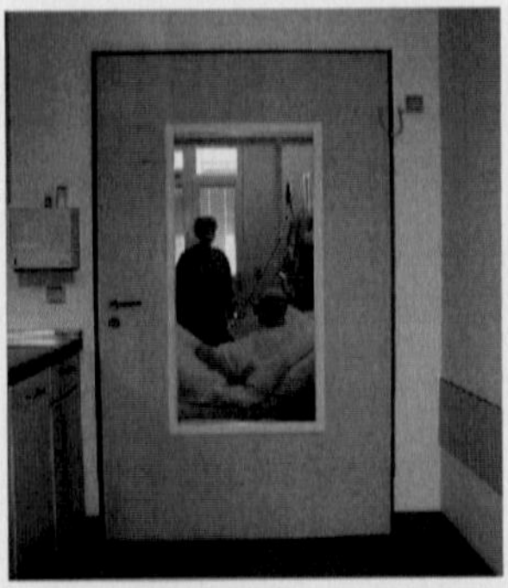

Abb. 6.6a: Die Schutzisolierung in einem *Isolierzimmer* ist für den Patienten angenehmer als in einer *Sterilbetteinheit* wie dem Life island (☞ Abb. 6.6), da Pflegende das Isolierzimmer nach Anlegen von Schutzkleidung in der Schleuse (vorne im Bild) betreten dürfen, er also nicht ganz von seiner Umwelt abgeschnitten leben muss. [T176]

Schwitzen, Frieren oder Blähungen können eine Infektion ankündigen
- Zusätzlich soll sich der Patient vor Verletzungen schützen.

Vorschriften im Life island

Noch strenger sind die Vorschriften bei der Unterbringung im **Life island**, die deshalb höchste Kooperationsbereitschaft vom Patienten erfordert.

Je nach Zustand übernimmt der Patient möglichst viele pflegerische Tätigkeiten und auch die Reinigung des Zimmers selbst. Alle Gegenstände einschließlich der Pflegeutensilien und der persönlichen Gegenstände (z.B. Bücher) werden steril eingeschleust. Selbst die Nahrung des Patienten ist keimfrei und steril verpackt. Die persönlichen Hygienemaßnahmen entsprechen denen der Schutzisolation.

Psychische Betreuung des isolierten Patienten

Die isolierten Patienten befinden sich zusätzlich zu ihrer schweren körperlichen Erkrankung in einer psychischen Ausnahmesituation. Die Pflegenden können den Patienten in dieser Phase entscheidend unterstützen:
- Ein gut informierter Patient ist eher bereit, alle Beschränkungen auf sich zu nehmen und die Reinigungs- und Hygienemaßnahmen mit der gebotenen Sorgfalt auszuführen. Daher werden ihm stets Sinn und Zweck einer Maßnahme erklärt
- Die notwendigen Maßnahmen werden nicht negativ, als Verbot oder Einschränkung, sondern positiv formuliert als Maßnahme „zu Ihrer Sicherheit"
- Der Patient vermisst seine gewohnten Bezugspersonen. Deshalb ist es wichtig, den Kontakt zur Außenwelt durch Briefe, Telefonate, Zeitungen und Fernsehen aufrechtzuerhalten
- Individuelle Besuchszeiten tragen den Möglichkeiten der Besucher Rechnung und ermöglichen auch einmal eine „Krisenintervention" durch Angehörige
- Für den Patienten ist es sehr schmerzlich, wenn sich am Anfang alle (telefonisch) nach seinem Befinden erkundigen, sich später aber niemand mehr meldet. Deshalb ist es sinnvoll, diese Kontakte durch die Angehörigen des Patienten zeitlich „verteilen" zu lassen
- Die Angehörigen werden mit Einverständnis des Patienten ebenso aufgeklärt und informiert wie der Patient selbst, damit ein Gedankenaustausch auf einer gemeinsamen Grundlage möglich ist
- Bereits wenige persönliche Sachen machen das Patientenzimmer vertrauter und damit „gemütlicher"
- Wenn irgend möglich, werden dem Patienten Beschäftigungsmöglichkeiten angeboten (☞ 7.11.4)
- Die Gefahr eines Abhängigkeits- und Unmündigkeitsgefühls ist groß. Kleine Eigenheiten des Patienten werden respektiert, solange sie den Therapieerfolg nicht gefährden, da dies dem Patienten das Gefühl der Selbstbestimmung und Unabhängigkeit gibt. Auch werden Dinge, die der Patient vorhersehbar benötigen wird, *vorher* bereitgestellt, damit er nicht darum bitten muss (dies würde seine Abhängigkeitsgefühle verstärken).

Trotz aller Vernunft wird der Patient depressive oder aggressive Phasen durchleben. Auch wenn es Kraft kostet, wird der Patient dann besonders intensiv betreut. Die Pflegenden sind gesprächsbereit und bleiben bei allen Schwierigkeiten jederzeit geduldig.

6.3.3 Immunisierung

Neben der Unterbrechung der Infektionskette an der Infektionsquelle kann die Infektionskette auch an ihrem Ende, am Empfänger, unterbrochen werden.

Aktive und passive Immunisierung ☞ 29.2

6.4 Hygienegerechtes Verhalten

6.4.1 Schutz des medizinischen Personals

Gut informiert zu sein bietet den besten Schutz vor Infektionskrankheiten. Deshalb verlangt die Berufsgenossenschaft für Gesundheitsdienst und Wohlfahrtspflege, nur ausgebildetes oder unter Aufsicht von Ausgebildeten stehendes Personal in infektionsgefährdeten Bereichen einzusetzen (§ 2 der *Unfallverhütungsvorschrift für den Gesundheitsdienst*, kurz *UVV*).

Durch **arbeitsmedizinische Vorsorgeuntersuchungen** wird die Überwachung des Personals gewährleistet, das einer erhöhten Infektionsgefahr unterliegt (§ 2a UVV).

Um einen ausreichenden Schutz vor in Frage kommenden Infektionskrankheiten zu haben, wird das Krankenhauspersonal nicht nur über die Möglichkeiten der **Schutzimpfungen** informiert, sondern bekommt die notwendigen Impfungen auch kostenlos angeboten (§ 4 UVV). Je nach Einsatzbereich des Personals sind hierfür insbesondere die Schutzimpfungen gegen Diphtherie, Hepatitis A und B, Influenza, Masern, Mumps, Poliomyelitis, Röteln und Varizellen durch die *Ständige Impfkommission am Robert Koch-Institut (STIKO)* empfohlen.

Zum Schutz vor Kontamination benötigt das Krankenpflegepersonal zudem eine

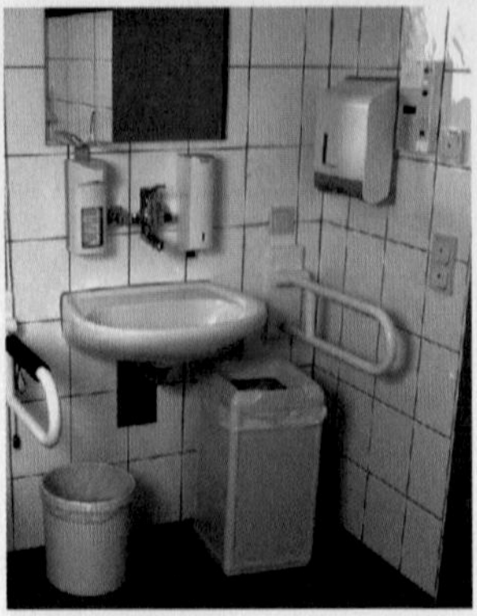

Abb. 6.7: In allen Bereichen des Krankenhauses, in denen Patienten untersucht, behandelt und/oder gepflegt werden, müssen komplett ausgestattete Handwaschbecken zur Verfügung stehen (§ 6 UVV). [K183]

den jeweiligen Erfordernissen angepasste **Schutzkleidung** (§ 7 UVV):

- Strapazierfähige **Berufskleidung,** die vor Dienstbeginn frisch gewaschen angezogen und nach Dienstende sofort in den Wäschesack entsorgt wird, der in allen Umkleideräumen bereitsteht. So wird vermieden, dass sie mit der Privatkleidung in Berührung kommt. Die Wäsche wird vom Krankenhausträger desinfiziert und gereinigt
- Spezielle **Schutzkleidung** bei Gefahr der Kontamination der üblichen Berufskleidung mit Krankheitserregern. Sie wird abgelegt, wenn die Gefahr der Kontamination vorüber ist, insbesondere, wenn Aufenthalts- und Speiseräume betreten werden
- **Flüssigkeitsdichte Handschuhe** zum Schutz vor Blut, Ausscheidungen, Eiter und hautschädigenden Stoffen sowie zum Reinigen und Desinfizieren
- **Schutzkittel** oder **Schutzschürzen,** wenn mit Durchnässen zu rechnen ist
- **Mund-** und **Haarschutz** sowie **Schutzbrille** bei Arbeiten, bei denen ein Verspritzen von infektiösen Stoffen vorkommen kann
- **Flüssigkeitsdichte Schuhe,** wenn ein Durchnässen des normalen Schuhwerks möglich ist.

6.4.2 Schutz des Patienten

Das Tragen von Schutzkleidung schützt nicht nur das medizinische und pflegerische Personal, sondern auch den Patienten. Außerdem wird der Patient durch die Händehygiene des Personals (☞ unten) sowie durch alle Maßnahmen geschützt, die geeignet sind, Kontakt mit Krankheitserregern zu vermeiden, z.B. trägt das Pflegepersonal bei direktem Kontakt mit offenen Wunden sterile Handschuhe.

Händehygiene

Da eine Übertragung von Mikroorganismen am häufigsten über die Hände erfolgt, ist die **Händehygiene** mit Abstand die wichtigste prophylaktische Maßnahme der gesamten Krankenhaushygiene.

Damit sie überhaupt möglich ist, müssen die Handwaschbecken im Krankenhaus ausgestattet sein mit (§ 6 UVV):

- Fließend warmem und kaltem Wasser
- Hautschonender Flüssigseife aus Seifenspendern
- Händedesinfektionsmittel
- Einmalhandtüchern
- Hautpflegemittel.

Händewaschen

Die Reinigung der Hände mit Wasser und Seife ist in folgenden Fällen obligat:

- Vor der Essenszubereitung und -verteilung
- Nach der Toilettenbenutzung
- Nach dem Naseputzen.

Das **Händewaschen** bewirkt allerdings kein Abtöten der Keime. Sind die Hände stark kontaminiert, besteht durch das Waschen zudem die Gefahr, dass Krankheitserreger in der Umgebung des Waschbeckens verteilt werden. Aus diesem Grund ist das Waschen kontaminierter Hände im Krankenhaus immer nur eine ergänzende Maßnahme *nach* der Händedesinfektion.

Sind die Hände punktuell sichtbar verschmutzt, werden sie vor der Händedesinfektion mit einem mit Desinfektionsmittel getränkten Papierhandtuch oder Tupfer abgewischt. Sind sie mehr als nur punktuell verschmutzt, können die Hände vor der Händedesinfektion auch *vorsichtig* abgespült werden. Dabei achten die Pflegenden darauf, dass die Umgebung inkl. Kleidung nicht bespritzt wird.

Hygienische Händedesinfektion

Um Krankheitserreger an den Händen abzutöten, ist eine **hygienische Händedesinfektion** erforderlich. Sie ist notwendig:

- Vor invasiven Eingriffen, sofern keine chirurgische Händedesinfektion erforderlich ist (☞ 11.2.3), auch wenn dabei Handschuhe getragen werden
- Vor Kontakt mit Patienten, die im besonderen Maße vor Infektionen geschützt werden müssen
- Vor Tätigkeiten, bei denen eine Kontamination von sterilen Produkten möglich ist
- Vor und nach Kontakt mit Wunden, Eintrittsstellen von Kathetern, Drainagen und anderen Zugängen für Krankheitserreger in den Organismus
- Nach Kontakt mit ggf. infektiösem Material (Blut, Sekrete, Ausscheidungen) oder kontaminierten Gegenständen, Flüssigkeiten oder Flächen
- Nach Kontakt mit Patienten, von denen Infektionen ausgehen können
- Nach dem Ablegen von Schutzhandschuhen, die möglicherweise kontaminiert sind.

Zur **hygienischen Händedesinfektion** wird eine ausreichende Menge des alkoholischen Händedesinfektionsmittels so über die trockenen Hände verteilt, dass sämtliche Innen- und Außenflächen einschließlich Handgelenke, Flächen zwischen den Fingern, Fingerspitzen und Nagelfalze für die Dauer der Einwir-

Hygienische Händedesinfektion (Standardeinreibeverfahren nach Euro-Norm 1500) [U120]

Nach Durchführung aller Schritte wieder beim ersten Schritt beginnen, bis die angegebene Einwirkungszeit von 30 Sekunden erreicht ist. Darauf achten, dass die Hände während der Einreibezeit feucht bleiben.

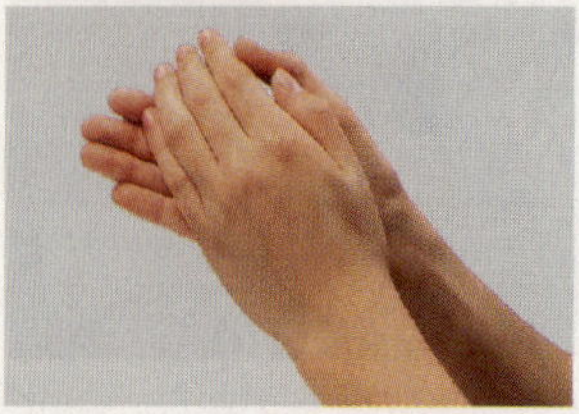

Abb. 6.8: Desinfektionsmittel in die hohle, trockene Hand geben und die Handfläche der anderen Hand darüberlegen. Dann beide Handflächen fünfmal gegeneinander reiben.

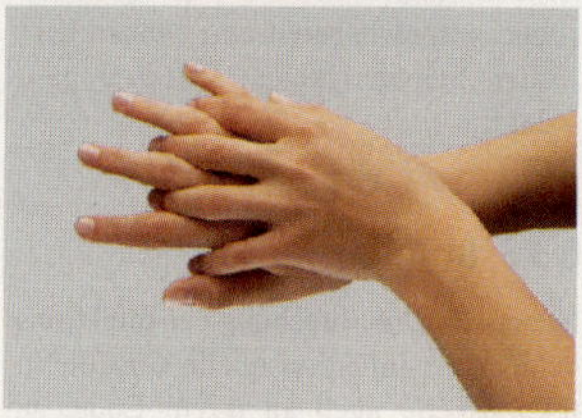

Abb. 6.9: Linke Handfläche über rechten Handrücken legen und fünfmal kreisend bewegen. Anschließend rechte Handfläche auf linken Handrücken legen und gleiche Bewegung ausführen.

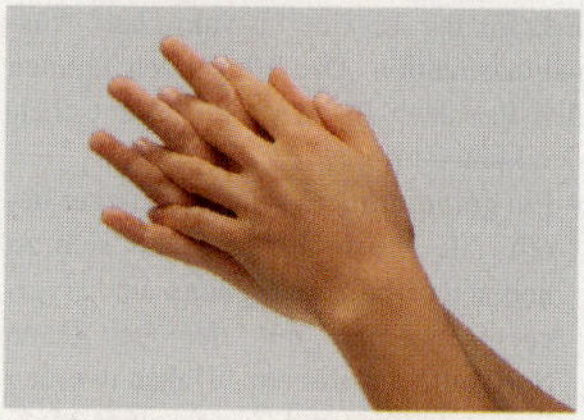

Abb. 6.10: Handfläche auf Handfläche legen und Finger beider Hände verschränken, wieder öffnen, verschränken, wieder öffnen (fünfmal wiederholen).

kungszeit von 30 Sekunden benetzt sind (☞ Abb. 6.8 – 6.13).

! Vorsicht

Alkohol trocknet die Haut aus. Anschließend Hautpflege nicht vergessen!

6.4.3 Hygieneregeln

Punktionen, Injektionen und Infusionen

Um Infektionen zu vermeiden, sind bei **Punktionen, Injektionen** und **Infusionen** neben der immer notwendigen Händedesinfektion zu berücksichtigen:

- Die Haut im Bereich der Einstichstelle mit geeigneten Mitteln desinfizieren (☞ 9.5.1)
- Sowohl für die Desinfektion verwendete Tupfer als auch das Desinfektionsmittel selbst müssen frei von Keimen sein und werden deshalb bis zur Verwendung in geschlossenen Behältnissen aufbewahrt

! Vorsicht

Alkohol tötet keine Sporen ab, deswegen besteht auch nach regelrechter Hautdesinfektion ein Restrisiko eines Spritzenabszesses.

- Sowohl die Verpackung steriler Materialien als auch die Arzneimittel erst kurz vor Gebrauch öffnen; die Entnahme erfolgt unter aseptischen Bedingungen (z.B. Desinfektion des Gummistopfens der Infusionsflasche vor der Entnahme)
- Infusionslösungen zur parenteralen Ernährung und solche mit Arzneizumischungen nicht länger als 12 Stunden laufen lassen
- Infusionssysteme ohne Bakterienfilter mindestens alle 48 Stunden wechseln (☞ 10.5.2)
- Punktionsstellen täglich auf Anzeichen einer Infektion kontrollieren (☞ 10.5.5).

Harnblasenkatheterisierung

Die **Harnblasenkatheterisierung** ist ein Eingriff in einen sterilen Hohlraum, und die dadurch ausgelösten Harnwegsinfekte sind die häufigsten nosokomialen Infektionen überhaupt. Um diese Gefahr zu minimieren:

- Nach Möglichkeit keine transurethralen Verweilkatheter legen; Einmalkatheterisierung oder suprapubische Harnableitung (☞ 31.2.3) bevorzugen
- Den Katheter unter aseptischen Bedingungen legen (☞ 31.2.2)
- Für den Harnabfluss nur ein steriles, geschlossenes Urindrainagesystem verwenden (☞ Abb. 31.13)
- Vor und nach jeder Manipulation am Blasenverweilkatheter eine Händedesinfektion vornehmen
- Die Verbindung zwischen Urindrainagesystem und Katheter nicht trennen. Ist dies nicht zu vermeiden, die Konnektionsstelle vor dem erneuten Anschließen desinfizieren, ggf. Katheter und Urindrainagesystem erneuern
- Urin zur mikrobiologischen Untersuchung nur an der vorgesehenen Punktionsstelle des Urindrainagesystems entnehmen (☞ Abb. 7.8.2 und Abb. 7.225), diese vor der Punktion desinfizieren
- Spülungen und Instillationen nur bei spezieller urologischer Indikation auf Arztanordnung und niemals zur Infektionsprophylaxe vornehmen
- Urindrainagesystem immer unterhalb des Blasenniveaus befestigen
- Den Katheterschlauch nicht über einen längeren Zeitraum abklemmen, da ein Harnstau die Keimvermehrung begünstigt
- Harnröhrenöffnung und Katheter täglich mit Wasser und Seife reinigen und sauber halten
- Zum Entleeren des Urindrainagesystems Handschuhe tragen und jegliche Kontamination der Umgebung mit Urin vermeiden.

Wundverband und Verbandswechsel

Damit ein Verbandswechsel nicht zur Weiterverbreitung von Keimen führt:

- Patienten mit infizierten Wunden getrennt von Patienten mit aseptischen Wunden legen und beim Verbandswechsel zum Schluss verbinden
- Verbandswechsel bei Patienten mit infizierten Wunden nur mit Schutzkleidung durchführen
- Zum aseptischen Arbeiten ggf. die Hilfe einer zweiten Person in Anspruch nehmen
- Zur Materialablage eine ausreichend große Arbeitsfläche schaffen (z.B. auf dem Verbandswagen), diese nach dem Verbandswechsel desinfizieren
- Für die Entsorgung benutzter Instrumente Behälter bereitstellen
- Abfälle in sofort verschließbaren Behältnissen entsorgen
- Beim Entfernen des alten Verbandes Handschuhe tragen
- Vor Auflegen des neuen Verbandes Handschuhe wechseln

Hygienische Händedesinfektion (Standardeinreibeverfahren nach Euro-Norm 1500) [U120]

Nach Durchführung aller Schritte wieder beim ersten Schritt beginnen, bis die angegebene Einwirkungszeit von 30 Sekunden erreicht ist. Darauf achten, dass die Hände während der Einreibezeit feucht bleiben.

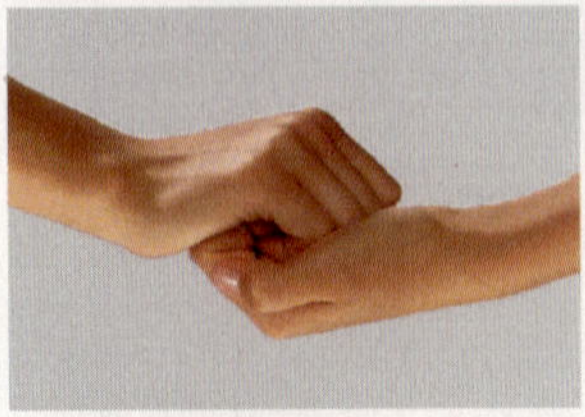

Abb. 6.11: Mit den Händen Hakengriff einnehmen. Dann den Griff fünfmal hintereinander lockern und wieder einnehmen.

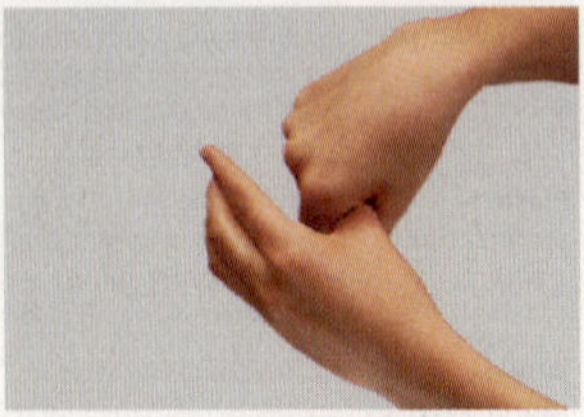

Abb. 6.12: Mit der rechten Hand den linken Daum umfassen und fünfmal kreisend einreiben, dann mit der linken Hand den Daumen umfassen und gleiche Bewegung ausführen.

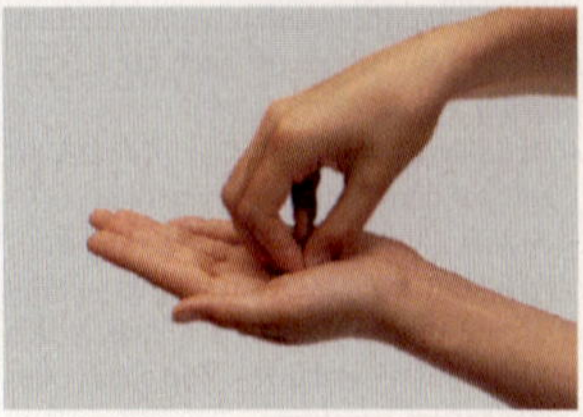

Abb. 6.13: Fingerkuppen der rechten Hand fünfmal in der linken Handfläche kreisend bewegen, dann gleiche Bewegung mit der linken Hand ausführen.

Sterilisationsverfahren	Sterilisationswirkung durch	Anwendungsbeispiele
Dampfsterilisation *(Autoklavieren)*: Feuchte Hitze	Eindringen von Wasserdampf in das Sterilisationsgut bei ▸ Dampfdruck von 2 – 3 bar ▸ Temperatur von 121 – 134 °C ▸ Sterilisationszeit von 3 – 15 Min., abhängig von Druck und Sterilgut	▸ Instrumente ▸ Textilien (Wäsche) ▸ Verbandsstoffe ▸ Glaswaren ▸ Thermostabile Kunststoffe ▸ Gummiartikel
Heißluftsterilisation: Trockene Hitze	Umspülen des Sterilisationsgutes mit heißer Luft bei ▸ Temperatur von 180 – 200 °C ▸ Sterilisationszeit 30 – 200 Min., abhängig von Temperatur und Sterilgut	Sollte heutzutage nicht mehr angewandt werden. Früher: ▸ Metalle ▸ Glas ▸ Porzellan ▸ Wasserfreie Flüssigkeiten ▸ Keine Textilien, kein Papier (Brandgefahr!)
Ionisierende Strahlen, z.B. Gammastrahlung	Einwirkung energiereicher Strahlung auf das Sterilisationsgut (nur in der industriellen Fertigung z.B. von Verbandsstoffen oder Katheter einsetzbar, da Anlagen wegen hoher Sicherheitsanforderungen sehr teuer sind). Vorteil ist, dass keine hohe Temperatur auf das Gut einwirkt.	▸ Einmalartikel aus Kunststoff, Latex, Gummi ▸ Verbandsstoffe ▸ Nahtmaterial

Tab. 6.14: Physikalische Sterilisationsverfahren.

- Wunden nicht mit den Händen berühren, dafür Instrumente oder sterile Handschuhe verwenden (Non-Touch-Technik ☞ 11.4.8).

Umgang mit Arzneimitteln

Die Zubereitung von Arzneimitteln, die parenteral verabreicht werden, beginnt immer mit der Desinfektion von Händen und Arbeitsflächen.

Um die Gefahr einer Keimvermehrung in Arzneimitteln zu reduzieren, achten die Pflegenden neben der Desinfektion von Händen und Arbeitsflächen auf Folgendes:

- Arzneimittelmischungen erst unmittelbar vor der Verwendung herstellen
- Vor dem Anstechen von Behältern mit Gummistopfen diesen zuerst desinfizieren.

Im Umgang mit Stechampullen berücksichtigen die Pflegenden bei der Entnahme von Teilmengen (☞ auch 10.4.2) zusätzlich:

- Beim ersten Anbruch Datum und Uhrzeit auf dem Behälter vermerken
- Arzneimittel ohne Konservierungsstoffe bis zur Wiederverwendung gekühlt aufbewahren, wegen der maximalen Aufbewahrungsdauer Vorschrift des Herstellers beachten
- Bei geplanter Wiederverwendung bakteriendichte Belüftungskanüle verwenden oder – aus hygienischer Sicht noch besser – Behältnis jedes Mal neu anstechen.

Umgang mit Pflegeutensilien

Im Regelfall sind Pflegeutensilien wie Toilettenstühle, Steckbecken oder Rasierapparate nicht für jeden Patienten vorhanden und kommen deshalb mit wechselnden Personen in Kontakt. Aus diesem Grund:

- Alle Pflegeartikel nach Gebrauch desinfizieren
- Bei der Aufbereitung Pflegeutensilien soweit möglich zerlegen
- Bis zur Wiederverwendung trocken und staubgeschützt aufbewahren.

! Vorsicht

Patienten mit kontagiösen (ansteckenden) Infektionskrankheiten benötigen ihre eigenen Pflegeutensilien.

Instrumentenaufbereitung

Sterile Instrumente sind notwendig, wenn sie:

- In sterile Körperhöhlen oder ins Gewebe eingebracht werden sollen
- So verwendet werden, dass Verletzungen von Haut oder Schleimhaut möglich sind.

Benutzte Instrumente (z.B. Skalpelle oder Scheren) können nicht nur massiv mit Krankheitserregern behaftet sein, sie stellen bei der Wiederaufbereitung auch eine nicht zu unterschätzende *Verletzungs-* mit nachfolgender *Infektionsgefahr* dar (z.B. mit Hepatitisviren und/oder Eitererregern). Damit solche Verletzungen möglichst folgenlos bleiben, gilt die Regel der Berufsgenossenschaft: Erst desinfizieren, dann reinigen.

Instrumente immer erst desinfizieren und dann reinigen.

Um die Infektionsgefahr gering zu halten und Schäden wie Korrosionen an den Instrumenten zu vermeiden, erfolgt die Aufbereitung der Instrumente unmittelbar nach ihrem Gebrauch. Zwei Verfahren sind möglich:

- **Nassentsorgung.** Einlegen der Instrumente in Desinfektionsmittellösung
- **Trockenentsorgung.** Zwischenlagerung der Instrumente in einem geschlossenen Behälter. Eine feuchte At-

Sterilisationsverfahren	Sterilisationswirkung durch	Anwendungsbeispiele
Ethylenoxidgas (EO)	▸ Einwirkung von EO bei ca. 55 °C. ▸ EO ist mit Luft explosiv, hochtoxisch und kanzerogen! ▸ Wegen Anlagerung an das Material muss die *Ausgasungszeit* eingehalten werden!	▸ Thermolabile Kunststoffe ▸ Optische Instrumente ▸ Prothesen für Gefäße und Gelenke
Formaldehydgas (FO)	▸ Einwirkung von Formaldehydgas nach Verdampfung bei ca. 60 °C ▸ Anlagerung an das Material wesentlich geringer als bei EO	▸ Ökologisch bessere Alternative zur EO-Sterilisation
Plasmasterilisation	▸ Einwirkung von Wasserstoffperoxid nach Anregung im elektrischen Feld (Plasma) ▸ Das Verfahren gilt als technisch noch nicht ausgereift, aber zukunftsträchtig	▸ Alternative zu EO- und FO-Sterilisation
Peressigsäure: System STERIS®	▸ Einwirkung von Peressigsäure in einem automatisierten Verfahren bei 50 – 55 °C ▸ Sterilgut kann unmittelbar nach Aufbereitung wieder verwendet werden	▸ Endoskope ▸ Instrumentarium für die minimal-invasive Chirurgie (MIC)

Tab. 6.15: Chemisch-physikalische Sterilisationsverfahren.

mosphäre in den Behältern verhindert das Antrocknen z.B. von Blut.

Nach abgeschlossener Desinfektion und Reinigung der Instrumente werden diese mit Wasser abgespült, getrocknet und auf ihre Funktionsfähigkeit kontrolliert.

Literaturtipp
Zukunft der Krankenhaushygiene, In: Krankenhaus-Hygiene und Infektionsverhütung 10/98, Seite 136 – 145

6.5 Desinfektion und Sterilisation

Um Infektionen zu verhüten, sind neben dem hygienegerechten Verhalten des Krankenhauspersonals Maßnahmen der **Sterilisation** und **Desinfektion** zur Keimvernichtung wichtig.

Sterilisation: Verfahren mit dem Ziel der absoluten Keimfreiheit; alle Mikroorganismen in und an der Oberfläche eines zu sterilisierenden Gegenstandes werden einschließlich ihrer Überlebensformen (Sporen) abgetötet oder irreversibel geschädigt.

Desinfektion: Verfahren zur gezielten, aber nicht notwendigerweise vollständigen Reduktion pathogener Keime z.B. auf Händen, Hautflächen oder Materialoberflächen, beispielsweise medizinischen Geräten.

6.5.1 Sterilisationsverfahren

Unabhängig davon, welches Verfahren eingesetzt wird, ist eine Sterilisation nur dann wirksam, wenn folgende Voraussetzungen gegeben sind:

- Das Sterilisationsgut ist sauber und trocken
- Die Geräte sind so weit wie möglich zerlegt
- Der Sterilgutcontainer und die Sterilisierkammer sind nicht überfüllt.

In erster Linie kommt im Krankenhaus die **Dampfsterilisation** *(Autoklavieren)* zum Einsatz. Die **Heißluftsterilisation** hat ein deutlich höheres Fehlerrisiko und genügt damit nicht mehr den Anforderungen der Qualitätssicherung. Ihr Einsatz im Krankenhaus ist heute nicht mehr vertretbar.

Chemisch-physikalische Sterilisationsverfahren kommen nur dann in Frage, wenn es sich bei dem Sterilgut um Kunst-

Desinfektionsverfahren	Desinfektionswirkung durch	Anwendungsbeispiele
Thermische Methoden	Verbrennen	▸ „Wertlose" Gegenstände, insbesondere Abfall, welcher anderweitig nicht desinfiziert werden kann. Problematisch ist die Umweltbelastung durch Verbrennung von z.B. Kunststoffen
	Kochendes Wasser von 93 °C für mindestens 3 Min.	▸ Auskochen von Säuglingsartikeln ▸ Spülmaschinen für Instrumente, Gummiartikel in der Anästhesie und OP-Schuhe ▸ Wäsche
	Strömender Wasserdampf von 100 °C für ca. 15 Min.	▸ Matratzen ▸ Steckbecken u.a. Pflegeartikel
Filtration	Filter mit einer Porengröße < 5 µm halten 99 % der Bakterien zurück	▸ Schwebstofffilter raumlufttechnischer Anlagen für aseptische Räume (z.B. OP, Intensivstation, Laminar-flow-Einheit) ▸ Sterilfiltration von Arzneimitteln (z.B. Abfüllen von Alkohol für die Hände- und Hautdesinfektion) ▸ Filter an medizinischen Geräten (z.B. Narkose- und Beatmungsgeräte)
Strahlung	Ultraviolettes Licht	▸ Trinkwasser

Tab. 6.16: Physikalische Desinfektionsverfahren.

Wirkstoff	Anwendungsbeispiele	Besonderheiten
Alkohole, z.B. Ethanol, Propanol, Isopropylalkohol	▸ Händedesinfektion ▸ Hautdesinfektion ▸ Desinfektion kleiner Flächen	▸ Wirken innerhalb von Sekunden, jedoch eingeschränktes Wirkungsspektrum (tötet keine Sporen ab) ▸ Wirken entfettend und ätzend
Aldehyde, z.B. Formaldehyd, Glutaraldehyd	▸ Flächendesinfektion ▸ Instrumentendesinfektion ▸ Raumdesinfektion	▸ Langsam wirkend, aber mit breitem Wirkungsspektrum ▸ Aldehydallergien möglich ▸ Formaldehyd steht im Verdacht, bei Überschreiten des MAK*-Wertes von 0,5 ppm** kanzerogen zu wirken
Halogene, z.B. Chlor, Jod, Brom	**Chlor** (als Hypochlorit): ▸ Trink-, Schwimmbad- und Abwasserdesinfektion ▸ Wäschedesinfektion ▸ Händedesinfektion **Jod** (als PVP-Jod): ▸ Schleimhautdesinfektion ▸ Chir. Händedesinfektion ▸ Wundspülungen	▸ Breites Wirkungsspektrum, aber Wirkstoffverlust bei Eiweiß und verschmutzen Oberflächen (Blut!) ▸ PVP-Jod nicht anwendbar bei Jodallergie ▸ Bei großflächiger, lang dauernder Anwendung und bei Kleinkindern Gefahr der Hyperthyreose
Oxidationsmittel, z.B. Ozon, Peressigsäure, Wasserstoffperoxid, Kaliumpermanganat	**Ozon:** ▸ Wasserdesinfektion **Wasserstoffperoxid und Kaliumpermanganat:** ▸ Wundspülungen ▸ Antiseptikum im Mund-Rachenbereich **Peressigsäure** u.ä. Verbindungen: ▸ Flächendesinfektion	▸ Sehr gute bakterizide Wirkung durch freiwerdenden elementaren Sauerstoff, aber chemisch instabil
Oberflächenaktive Substanzen, z.B. quarternäre Ammoniumverbindungen (Quats), Amphotensi-de, Biguanide	▸ Flächendesinfektion	▸ Eingeschränktes Wirkungspektrum, z.B. von Quats auf grampositive Keime. Verwendung deshalb nur in Kombination mit anderen Wirkstoffen ▸ Geringe Toxizität (Einsatz im Küchenbereich deshalb möglich)

* MAK = **m**ax. **A**rbeitsplatz**k**onzentration,
** ppm = parts per million (Konzentrationsangabe)

Tab. 6.17: Chemische Desinfektionsverfahren.

Desinfektionsplan – Pflegegruppe			
WAS?	**WANN?**	**WIE?**	**WOMIT?**
Händedesinfektion	**Vor** ▸ Invasiven Eingriffen ▸ Kontakt mit infektionsgefährdeten Patienten ▸ Aseptischen Tätigkeiten **Nach** ▸ Kontakt mit infektiösem Material, Gegenständen oder Patienten ▸ Ablegen von Handschuhen	**Bei sauberen Händen:** ▸ Händedesinfektionsmittel 30 Sek. einreiben (☞ 6.4.2) **Bei verschmutzten Händen:** ▸ Hände desinfizieren (☞ 6.4.2), ggf. erst nach dem Entfernen von grobem Schmutz mit einem mit Händedesinfektionsmittel getränkten Papierhandtuch oder Zellstoff ▸ Hände waschen, gut abtrocknen ▸ Trockene Hände ggf. erneut desinfizieren (☞ oben)	AHD 2000® Sagrosept®
Händewaschen	**Vor** ▸ Essenszubereitung, Servieren **Nach** ▸ Toilettenbenutzung, Naseputzen	▸ Hände mit Flüssigseife aus dem Wandspender und Wasser ca. 1 Min einseifen ▸ Hände gut abspülen und mit Einmalhandtüchern abtrocknen ▸ Hände bei Bedarf eincremen	Baktolin sensitive®
Haut	**Vor** ▸ Blutentnahmen, Injektionen, Punktionen	▸ Einstichstelle mit Desinfektionsmittel getränktem Zellstofftupfer abreiben (☞ auch 9.5.1) ▸ EWZ*: Mindestens 15 Sekunden	Neo-Kodan®
Schleimhaut	**Vor** ▸ Urethralen u. vaginalen Eingriffen	▸ Sterile Tupfer mit PVP-jodhaltigem Desinfektionsmittel tränken und damit die Schleimhaut abwischen; mehrfach wiederholen ▸ EWZ*: 5 Minuten (bei transurethraler Blasenkatheterisierung 0,5 Minuten)	Jodobac® (Konzentration bis 1 : 100 verdünnt)
Instrumente, Nagelpflegesets	**Nach** ▸ Gebrauch	▸ Instrumente (z.B. Scheren) geöffnet in Entsorgungscontainer mit Siebeinsatz abwerfen ▸ Geschlossenen Container in die Zentralsterilisation bringen	
Med.-techn. Geräte, Blutdruckmanschetten, Stethoskope, Fieberthermometer, Rasierapparate	▸ Bei sichtbarer Verschmutzung sofort, sonst **nach** Gebrauch ▸ Mind. jedoch 1x täglich	▸ Große Flächen mit Desinfektionsmittel abwischen ▸ EWZ*: 4 Stunden ▸ Kleine Flächen aus kurzer Entfernung direkt besprühen oder alkoholische Lösung auf ein Tuch sprühen und die Flächen damit abwischen ▸ EWZ*: 5 Minuten, nicht nachtrocknen	Incidin Plus® 0,25 % Meliseptol®
Wäsche-, Verbands- und Sitzwagen, Rollstühle	▸ Bei sichtbarer Verschmutzung sofort, sonst **nach** Gebrauch ▸ Mind. jedoch 1x täglich	▸ Mit Desinfektionsmittel abwischen ▸ EWZ*: 4 Stunden	Biguamed® 0,25 %
Arbeitsflächen	**Vor** ▸ Aseptischen Tätigkeiten **Nach** ▸ Kontamination	▸ Bei kleinen Flächen ggf. alkoholische Lösung auf ein Tuch sprühen und die Fläche damit abreiben, große Flächen mit Desinfektionsmittel abwischen ▸ EWZ*: 5 Minuten, nicht nachtrocknen	Desomed® Rapid AF
Sekretauffanggläser von Absauggeräten, Waschschüsseln, Steckbecken, Urinflaschen, Blumenvasen	**Nach** ▸ Gebrauch	**Kleine Gegenstände:** ▸ In Desinfektionsmittellösung einlegen ▸ EWZ*: 1 Stunde, danach mit Wasser abspülen und trocknen **Größere Gegenstände:** ▸ In Steckbeckenspüle mit Dampfdesinfektion aufbereiten. Ist diese nicht vorhanden, mit Desinfektionsmittellösung abwischen ▸ EWZ* abwarten und danach mit Wasser abspülen, trocken aufbewahren	Mucocit-GN® 0,5 % Steckbeckenspüle mit Dampf oder Mucocit-GN® 0,5 %
Betten, Matratzen	▸ Bei sichtbarer Verschmutzung sofort, sonst **nach** Entlassung/ Verlegung des Patienten	▸ Mit Desinfektionsmittel abwischen (auch die flüssigkeitsdichten Schutzbezüge der Matratzen) ▸ EWZ*: 4 Stunden	Tetra Extra® 0,25 %
Patientenschrank	**Nach** ▸ Entlassung/Verlegung des Patienten	▸ Mit Desinfektionsmittel auswischen ▸ EWZ*: 1 Stunde	Pursept® AF 0,25 %
Bettgitter, Nachttisch (Abstellflächen)	**Nach** ▸ Jedem Betten und zusätzlich bei Bedarf	▸ Mit Desinfektionsmittel abwischen ▸ EWZ*: 1 Stunde	Mikrobac Extra® 0,5 %
Badewanne, Dusche	**Nach** ▸ Gebrauch	▸ Mit Desinfektionsmittel auswischen, evtl. auch ausbürsten ▸ EWK*: 1 Stunde (unmittelbar vor der nächsten Benutzung ausspülen; bei fortlaufender Benutzung sofort ausspülen, Desinfektion wiederholen und erneut ausspülen)	Sekusept Pulver® 1,5 %

* EWZ = Einwirkzeit

! Beim Sprühdesinfizieren bilden sich Aerosole, die eingeatmet werden und zu allergischen Reaktionen führen können. Aus diesem Grund nur dann Sprühdesinfizieren, wenn eine Wischdesinfektion nicht möglich ist.

Tab. 6.18: Beispiel für einen möglichen Desinfektionsplan, gültig für eine Normalstation ohne besondere Infektionsrisiken. Unfallverhütungsvorschriften schreiben vor, dass bei möglichem Hautkontakt mit Desinfektionsmitteln Handschuhe zu tragen sind.

stoffe handelt, die hohe Temperaturen nicht aushalten, oder um technisch komplizierte Geräte (z.B. Endoskope), die aus vielen verschiedenen Materialien aufgebaut sind (☞ Tab. 6.15).

Verpackung und Lagerdauer

Sterilisierte Güter sollen bis zur Anwendung steril bleiben. Dies ist nur möglich, wenn sie entsprechend verpackt werden.

Primärverpackung: Eine einfache Verpackung des Sterilguts ist ausreichend, wenn eine kontaminationsfreie Entnahme gewährleistet ist.

Sekundärverpackung: Eine zweifache Verpackung ermöglicht eine kontaminationsfreie Entnahme des Sterilguts ohne Beschädigung der Primärverpackung.

Für Transport und Lagerung ist eine zusätzliche Verpackung, z.B. ein Behältnis aus Metall, Kunststoff oder auch Karton notwendig. Sie wird vor dem Einschleusen der Sterilgüter in aseptische Bereiche entfernt.

> Sterilgut in einer feucht gewordenen oder nicht mehr staubdichten Verpackung ist als unsteril zu betrachten.

Als Richtwert für die Lagerung von Sterilgütern gelten 6 Monate in der Primär- und Sekundärverpackung sowie fünf Jahre in der Transportverpackung.

6.5.2 Desinfektionsverfahren

Es gibt verschiedene Desinfektionsverfahren, um pathogene Keime gezielt zu vernichten:
- **Physikalische Verfahren** basieren auf Hitze (thermische Desinfektion), Filter oder Strahlung (☞ Tab. 6.16)
- **Chemische Verfahren** nutzen die keimschädigende Wirkung vieler Chemikalien aus (☞ Tab. 6.17).

Physikalische Verfahren

Physikalische Verfahren sind im Allgemeinen umweltverträglicher und in der Anwendung sicherer. Sie sind deshalb dem chemischen Verfahren vorzuziehen.

Chemische Verfahren

Chemische Desinfektionsverfahren werden dann angewandt, wenn die Materialien thermische Verfahren nicht aushalten *(thermolabil)* oder zu große Geräte deren Anwendung unmöglich machen.

Desinfektionsplan

Genaue Angaben zur Dosierung und Anwendung der Desinfektionsverfahren werden für jeden Krankenhausbereich in einem **Desinfektionsplan** (☞ Tab. 6.18) festgehalten. Bei der Auswahl der Produkte werden viele Faktoren berücksichtigt wie beispielsweise Wirkungsspektrum, Materialverträglichkeit, Geruch, Toxizität, Umweltverträglichkeit, Haltbarkeit und Reinigungsvermögen.

Für jeden Anwendungszweck dürfen nur Mittel eingesetzt werden, die in der Liste der *Deutschen Gesellschaft für Hygiene u. Mikrobiologie (DGHM)* bzw. des *Robert Koch-Instituts (RKI)* aufgeführt sind.

Folgende Regeln sind allgemein gültig:
- Handschuhe tragen beim Umgang mit Desinfektionsmitteln, die nicht für die Haut bestimmt sind (Desinfektionsmittel sind Zellgifte)
- Wirkstoffkonzentrat in das Wasser geben, um es zu verdünnen, und nicht umgekehrt, um ein Verspritzen von Konzentrat und Schaumbildung zu vermeiden
- Kein warmes Wasser verwenden, da es die Bildung von übel riechenden und evtl. sogar gesundheitsschädlichen Dämpfen fördert
- Dosierung genau einhalten (vermehrte Toxizität bei Überdosierung, Unwirksamkeit bei Unterdosierung).

6.6 Versorgung und Entsorgung

Die wichtigsten Stoffe in der **Versorgung** und **Entsorgung** eines Krankenhauses sind:
- Wasser und Abwasser
- Nahrungsmittel
- Bettwäsche und andere Textilien
- Instrumente
- Abfälle und Wertstoffe.

6.6.1 Wasser und Abwasser

Das von der Gemeinde gelieferte Wasser ist nach der Trinkwasserverordnung frei von gefährlichen Chemikalien und Bakterien. In folgenden Fällen sind nosokomiale Infektionen dennoch möglich:
- In Leitungen, in denen längere Zeit das Wasser stehen bleibt, sammeln sich *Pfützenkeime,* z.B. Pseudomonas aeruginosa (☞ 28.5.9). Wund-, Harnwegs- und Atemwegsinfektionen können die Folge sein
- Im Inneren der Warmwasserleitungen können bei einer Wassertemperatur von < 60 °C *Legionellen* vorhanden sein, die, als Aerosol (z.B. beim Duschen) eingeatmet, zu schweren Pneumonien führen können (*Legionellosen* ☞ 28.5.10)
- Badewasser in Bewegungsbädern wird durch die vielen Patienten stark mit Krankheitserregern belastet. Nosokomiale Infektionen sind nur dadurch zu verhindern, dass eine sorgfältige Wasserentkeimung mit Filterung erfolgt
- Alle Geräte, für deren Gebrauch Trinkwasser oder Aqua dest. verwendet werden muss (z.B. Inhalationsgeräte, Beatmungsgeräte, Absauggeräte), stellen für den Patienten dann eine Infektionsgefahr (vor allem für die Atemwege) dar, wenn eine Verkeimung des Wassers nicht verhindert wird.

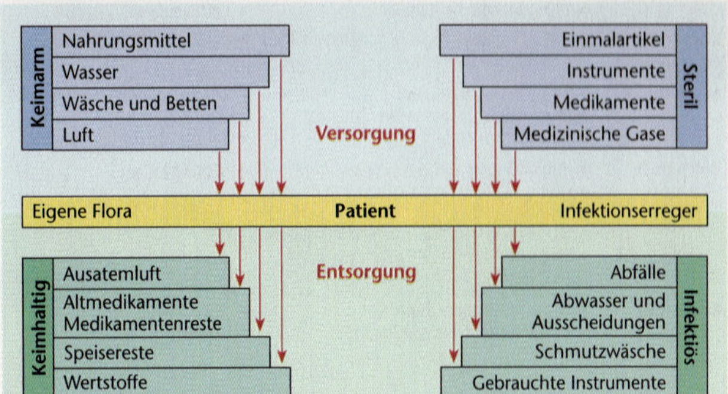

Abb. 6.19: Ver- und Entsorgungswege der verschiedenen Güter zum und vom Patienten. [M100]

Gewaschene Hände können mit Keimen aus dem Syphon kontaminiert werden, wenn das Wasser nach dem Auftreffen im Becken wieder hochspritzt. Daher nach dem Händewaschen Hände desinfizieren.

Die Entsorgung des gebrauchten Wassers erfolgt zusammen mit den flüssigen Abfällen (auch Ausscheidungen) ins Kanalnetz, welches in Kläranlagen mündet.

Eine Infektionsgefahr für die Allgemeinheit durch Krankenhausabwässer besteht nicht. Untersuchungen haben ergeben, dass Krankenhausabwässer nicht infektiöser sind als Abwässer aus den Haushalten. Durch einen gezielten Einsatz von Desinfektionsmitteln kann die Belastung der Abwässer jedoch zusätzlich reduziert werden.

6.6.2 Nahrungsmittel

Rohspeisen (insbesondere Salat, Obst, Geflügel, Eier und Gemüse) und andere Lebensmittel (z.B. auch Gewürze) sind in vielen Fällen mit Krankheitserregern behaftet. Diese Erreger werden v.a. dann gefährlich, wenn sie sich durch unsachgemäße Lagerung, insbesondere fehlende Kühlung, stark vermehren können. Die Krankenhausküche muss durch getrennte Lagerung und Zubereitung die Kontamination der Patienten mit solchen Bakterien verhindern.

Besonders gefährlich ist es, wenn stark verschmutze oder mit hoher Wahrscheinlichkeit kontaminierte Lebensmittel bei der Zubereitung mit solchen Nahrungsmitteln in Berührung kommen, die dann nicht mehr gekocht werden. Daher darf z.B. niemals dort Geflügel zum Kochen vorbereitet werden, wo anschließend Salat gewaschen wird, da Geflügel sehr häufig mit Salmonellen kontaminiert ist.

Werden die Speisen ausreichend erhitzt, sind zunächst alle Bakterien abgetötet. Längeres Stehenlassen ohne Kühlung oder ohne ständiges Warmhalten über 65 °C führt jedoch erneut zum Wachstum von Bakterien oder Schimmelpilzen, die über die Luft (z.B. Staub) wieder in die Lebensmittel gelangen. Lebensmittelinfektion oder -intoxikation (☞ 28.5.6) können die Folge sein.

Speisereste können Krankheitserreger enthalten, diese gehen jedoch beim Kompostieren zugrunde.

Geschirr von infektiösen Patienten kann zwar in der Krankenhausküche gespült werden, sollte aber bei leicht übertragbaren Krankheiten (insbesondere offener Lungentuberkulose) vorher auf der Station desinfiziert werden.

6.6.3 Bettwäsche und andere Textilien

Krankenhauswäschereien unterliegen einer strengen Hygienekontrolle. Bettwäsche und alle anderen Textilien im Krankenhaus sind vor ihrem Gebrauch nahezu keimfrei und deshalb vor Kontakt mit unreinen Flächen zu schützen.

! Vorsicht!
Alle *benutzten Textilien* sind als stark kontaminiert zu betrachten, da sie beispielsweise Hautschuppen und gelegentlich auch trockenes Wundsekret enthalten.

Für die Entsorgung der Schmutzwäsche gelten deshalb besondere Anforderungen:

- Schütteln der Bettwäsche vermeiden, um Staubaufwirbelung zu verhindern

Abfallart	Bestandteile	Entsorgung	Infektionsprophylaxe
Biomüll	▸ Alle organischen Abfälle von Küche, Kantine und Pflegestationen	▸ Kompostierung ▸ Schweinemästung (nach Desinfektion durch Erhitzen) ▸ (Schlechtere) Alternative: Entsorgung wie Restmüll	▸ Verschlossene Behälter täglich leeren (Geruchsbelästigung und Infektionsgefahr durch Fäulnis, Schimmelpilze, Maden und Ratten)
Krankenhausabfälle	▸ Mit Blut, Sekreten oder Ausscheidungen behaftete Abfälle, z.B. Wundverbände, Einwegartikel, Spritzen, Kanülen, Stuhlwindeln	▸ Verbrennung (zusammen mit Restmüll) ▸ Deponie	▸ Infektionsgefahr nur im Krankenhaus ▸ Kein Sortieren ▸ Direkt in die Abfallbehälter werfen ▸ Fest verschlossen transportieren ▸ Gegenstände, die zu einer Verletzung führen können, in festen Behältern sammeln
Infektiöse Abfälle	▸ Abfälle von Patienten mit (besonders) infektiösen Krankheiten ▸ Mikrobiologische Kulturen	▸ Desinfektion, vorzugsweise mit Dampf, dann Deponie ▸ Verbrennung	▸ Infektionsgefahr auch außerhalb des Krankenhauses, deshalb direkt in Sonderbehälter (z.B. für die Verbrennung) abwerfen
Körperteile u. Organabfälle	▸ Gewebeabfälle, Organteile, Gliedmaßen und gefüllte Blutbeutel	▸ Verbrennung	▸ Spezielle Behälter für die Verbrennung
Sonderabfälle	▸ Chemikalien, Batterien ▸ Arzneimittel, insbesondere Zytostatika ▸ Radioaktive Stoffe	▸ Wiederaufbereitung (wenn möglich) ▸ Bei Zytostatika Verbrennung	▸ Spezielle Behälter für Zytostatika ▸ Alle anderen Stoffe getrennt sammeln
Wertstoffe	▸ Papier, Pappe ▸ Glas ▸ Metalle ▸ Sortenreine Verpackungen aus Kunststoffen, z.B. PE-Folien, PE-Infusionsflaschen, PVC-Schläuche	▸ Recycling	▸ Getrennte und sortenreine Sammlung
Restmüll	▸ Nicht verwertbare Stoffe ▸ Desinfizierte infektiöse Abfälle	▸ Verbrennung wie Hausmüll ▸ Deponie	▸ Kein Sortieren ▸ Direkt in die Abfallbehälter werfen ▸ Fest verschlossen transportieren ▸ Verletzungsträchtige Gegenstände in festen Behältern sammeln

Tab. 6.20: Die Abfall- und Wertstoffentsorgung im Krankenhaus.

- Die einzelnen Wäschestücke direkt in die dafür vorgesehenen Wäschesäcke werfen. Nachträgliches Sortieren ist weder auf Station noch in der Wäscherei zulässig
- Nasse Wäsche in flüssigkeitsdichten Säcken sammeln
- Wäsche von infektiösen Patienten besonders kennzeichnen.

6.6.4 Instrumente

Fast alle **Instrumente** müssen steril sein, wenn sie am Patienten benutzt werden. Soweit es sich nicht um Einmalartikel handelt, werden die Instrumente im Krankenhaus sterilisiert und in entsprechenden Sterilcontainern oder Papier-Folien-Verpackungen zur Verfügung gestellt.

Sterile Anwendung von Instrumenten:
- Sterile Arbeitsfläche zur Ablage bereithalten
- Instrumente unmittelbar vor Anwendung steril aus der Verpackung entnehmen
- Container mit mehreren Instrumenten täglich neu sterilisieren, sofern ein Instrument entnommen worden ist.

Instrumentenaufbereitung ☞ *6.4.3*

6.6.5 Abfälle und Wertstoffe

Neben den vielen Materialien und Geräten, die nach der Verwendung am Patienten wieder aufbereitet werden, gibt es zahlreiche Stoffe, die als Abfall zu entsorgen sind. Diese Stoffe sind häufig stark mit Krankheitserregern belastet, die innerhalb des Krankenhauses nicht verbreitet werden dürfen, auf einer öffentlichen Deponie jedoch keine Gefahr mehr darstellen.

Durch Einteilung der Abfälle in Gruppen werden die jeweiligen Erfordernisse deutlicher (☞ Tab. 6.20).

Einzelheiten werden nicht nur über die bundesweit geltende Abfallgesetzgebung, sondern auch über regional unterschiedliche Verordnungen geregelt.

Es ist immer besser, Abfall zu vermeiden statt zu entsorgen.

Literaturtipp

Ludwig A. C.: Sinn und Unsinn von Hygienemaßnahmen, In: Kinderkrankenschwester 4/98, Seite 160 – 165

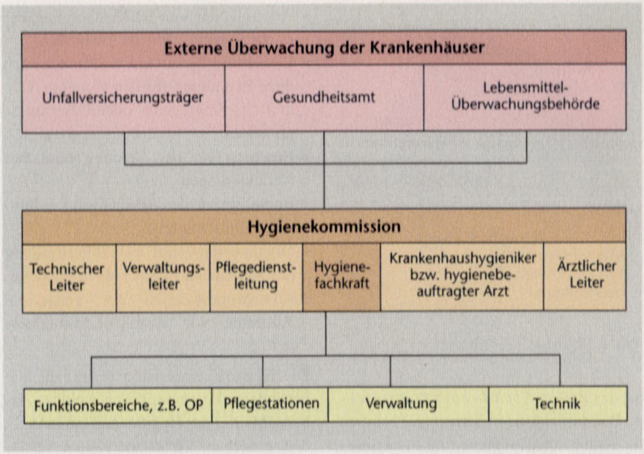

Abb. 6.21: Organisation der Krankenhaushygiene.

6.7 Organisation der Krankenhaushygiene

Die **Organisation der Krankenhaushygiene** wird von einer internen Kommission, der *Hygienekommission*, übernommen. Zusätzlich üben *externe Gremien* eine Kontrollfunktion aus (☞ Abb. 6.21).

Hygienekommission

Damit nicht jedes Krankenhaus eine eigene Organisationsform entwickeln muss,

Kommissionsmitglied	Aufgabe
Ärztlicher Leiter	▸ Vorsitzender der Hygienekommission ▸ Verantwortlich für die gesamte Krankenhaushygiene
Verwaltungsleiter	▸ Verantwortlich für das notwendige Personal zur Erfüllung der Hygieneaufgaben ▸ Verantwortlich für die finanziellen Grundlagen zur Durchführung von Hygienemaßnahmen
Pflegedienstleitung	▸ Unterstützt und kontrolliert die krankenhaushygienischen Aufgaben im Krankenpflegebereich und bei den Hebammen
Technischer Leiter	▸ Verantwortlich für die ständige Funktionsfähigkeit aller technischen Einrichtungen ▸ Termingerechte Wartung und Kontrolle der hygienisch wichtigen technischen Anlagen
Krankenhaushygieniker oder/und hygienebeauftragter Arzt	▸ Stellt fest und untersucht mögliche Gesundheitsgefährdungen bei Patienten und Personal ▸ Erfasst einzeln und epidemisch auftretende nosokomiale Infektionen ▸ Schlägt Maßnahmen zur Infektionsverhütung vor und stellt die Kontrolle sicher ▸ Berät die Ärzte in allen Fragen der Krankenhaushygiene
Mikrobiologe oder **Infektiologe** (zusätzlich oder anstelle des Krankenhaushygienikers)	▸ Berät Ärzte und Hygienepersonal in allen Fragen der Epidemiologie und Mikrobiologie
Hygienefachkraft	▸ Mitwirkung bei der Einhaltung der Regeln der Krankenhaushygiene ▸ Mitwirkung bei der Erkennung von nosokomialen Infektionen ▸ Unterrichtung der Verantwortlichen über Verdachtsfälle ▸ Mitwirkung bei der Infektionsprophylaxe durch Beratung ▸ Schulung und praktische Anleitung des Personals ▸ Mitwirkung bei der Auswahl hygienerelevanter Verfahren und Produkte, z.B. Desinfektionsmittel, Einmalartikel, technische Geräte ▸ Mitwirkung bei Planung funktioneller und baulicher Maßnahmen ▸ Vorbereitung der Sitzungen der Hygienekommission

Tab. 6.22: Aufgaben der Mitglieder der Hygienekommission.

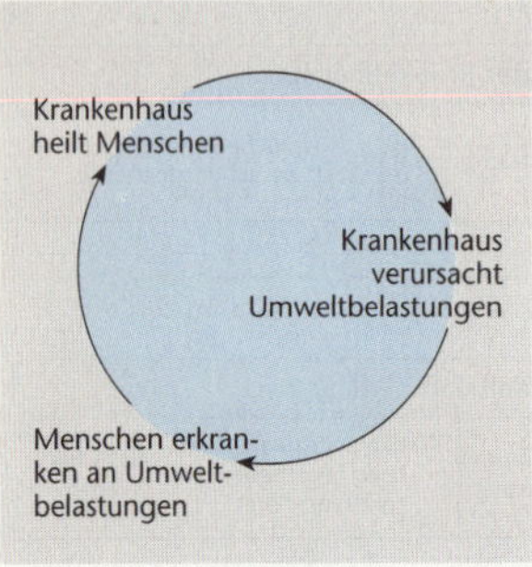

Abb. 6.23: Kreislauf der Umwelterkrankungen.

hat das *Robert-Koch-Institut* als zuständige Bundesbehörde in seinen „Richtlinien für Krankenhaushygiene und Infektionsprävention" ein Organisationsschema vorgeschlagen, das in den meisten größeren Krankenhäusern eingehalten wird. Es sieht als beschließendes und überwachendes Organ die **Hygienekommission** vor. Sie besteht aus:

- Dem **Krankenhaushygieniker** (meist nur in Großkliniken ab ca. 800 Betten) und/oder dem **hygienebeauftragten Arzt**
- Eine **Hygienefachkraft** für je 300 Betten
- Dem ärztlichen Leiter und Vertretern der Pflegedienstleitung, der Verwaltung, der Apotheke und des technischen Dienstes.

Aufgaben der Hygienekommission

Die Aufgaben einer Hygienekommission bestehen in:

- Analyse der hygienischen Verhältnisse; davon abgeleitet werden hygienische Maßnahmen *(Hygienepläne)*
- Kontrolle der Ver- und Entsorgungsbereiche in regelmäßigen Abständen
- Bewertung dieser Informationen nach ihrer Bedeutung für den weiteren Verlauf des Krankheits- oder Genesungsprozesses
- Beratung bei der Planung baulicher Veränderungen
- Beratung bei der Beschaffung technischer Einrichtungen
- Organisation von Aus- und Fortbildung des Krankenhauspersonals in Hygiene
- Abwehrmaßnahmen bei gehäuftem Auftreten von Krankenhausinfektionen.

Die Hygienekommission beschließt insbesondere **Hygienepläne,** welche Arbeitsablauf und Hygienemaßnahmen in den einzelnen Arbeitsbereichen festlegen. Die Ausführung der Hygienepläne überwachen:

- Die *Hygienefachkraft,* welche die einzelnen Stationen (ggf. in Zusammenarbeit mit dem ärztlichen Beauftragten für Krankenhaushygiene) berät
- Der Krankenhaushygieniker bzw. der Beauftragte für Krankenhaushygiene.

Die Aufgabenverteilung innerhalb der Hygienekommission ist in Tab. 6.22 dargestellt.

Externe Hygienekontrolle

Während die **Unfallversicherungsträger,** z.B. die Berufsgenossenschaften, Vorschriften zum Schutz des Personals erlassen, ist das örtliche **Gesundheitsamt** die Überwachungsbehörde für die hygienegerechte Patientenversorgung. Die je nach Bundesland zuständige **Lebensmittel-Überwachungsbehörde,** z.B. der *Wirtschaftskontrolldienst* (kurz *WKD*), kontrolliert die Einhaltung lebensmittelrechtlicher Vorschriften (☞ Abb. 6.21).

Regelmäßige *Begehungen* eines Krankenhauses mit Mängellisten sollen für verbesserte Hygienemaßnahmen sorgen.

Seit einiger Zeit bieten auch **externe Hygieneinstitute** ihre Dienste an, um den Krankenhäusern das eigene Hygienemanagement zu ersparen. Nicht zuletzt aus Kostengründen wird dieses Angebot von kleineren Krankenhäusern oft angenommen. Dabei ist aber zu berücksichtigen, dass eine wirklich effektive Infektionsprophylaxe nur mit Personal zu erzielen ist, das ständig erreichbar mit den Eigenheiten des Hauses vertraut ist.

6.8 Umweltschutz im Krankenhaus

In einem Krankenhaus werden nicht nur *Ressourcen* (Rohstoffe, Wasser und Energie) verbraucht, sondern auch *Emissionen* (Abfälle, Abwässer und Abluft) produziert. Diese belasten wiederum Mensch und Umwelt (☞ Abb. 6.23).

Sinkt der Verbrauch an Ressourcen, dient dies nicht nur dem Umweltschutz, es spart auch Geld, das z.B. in den Arbeitsschutz investiert werden kann.

Weitere Argumente für mehr Umweltschutz im Krankenhaus sind:

- Entsorgungsprobleme mit Problemabfällen werden vermieden
- Mitarbeiter und Patienten orientieren sich an dem beispielgebenden Verhalten
- Das Ansehen des Krankenhauses wird gefördert (Marketing)
- Bestehende und geplante gesetzliche Auflagen werden eingehalten.

Immer mehr europäische Richtlinien (EU-Richtlinien) werden in deutsches Recht umgesetzt, z.B. die **Gefahrstoff-Verordnung** mit den zugehörigen **Technischen Regeln für Gefahrstoffe** *(TRGS)* sowie das **Medizinproduktegesetz** (*MPG* ☞ auch 1.7.2) mit der zugehörigen **Medizinprodukte-Betreiberverordnung** *(MPBetreibV).*

Auswirkungen davon sind beispielsweise:

- Die für einen bestimmten Verwendungszweck vorgesehenen Stoffe, Zubereitungen, Erzeugnisse oder Verfahren sind nach dem Gesichtspunkt des geringsten gesundheitlichen Risikos auszuwählen (TRGS 525)
- Gepuderte Latexhandschuhe müssen durch puderfreie allergenarme Latex-

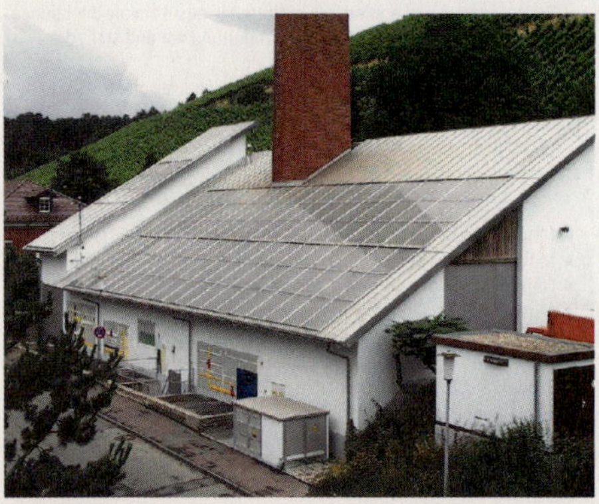

Abb. 6.24: Solarkollektoren für die Brauchwassererwärmung auf der Energiezentrale eines Krankenhauses, ein kostengünstiges und für nahezu jedes Krankenhaus anwendbares Verfahren zur Einsparung von Primärenergie. [M230]

handschuhe oder andere geeignete Handschuhe ersetzt werden (TRGS 525)

- Desinfektionsmittel sind so auszuwählen, dass sie keine sensibilisierenden Stoffe, z.B. Aldehyde, enthalten, sofern bestimmte Anwendungszwecke diese nicht erforderlich machen (TRGS 525)
- Medizinprodukte, welche die Sicherheit und Gesundheit von Patienten, Anwendern und anderen gefährden können, dürfen nicht eingesetzt werden (§ 4 MPG).

Diese Beispiele zeigen, wie eng das Ziel, umweltschädigende Substanzen zu re-

Maßnahme	Beispiele	Auswirkungen
Wassereinsparung	▸ Wasserspararmaturen an Waschbecken ▸ Spülwassermenge in Toiletten reduzieren ▸ Regenwasser für Toilettenspülung und Gartenbewässerung nutzen ▸ Abwasserbelastung durch Medikamente und Desinfektionsmittel reduzieren	▸ Geringerer Trinkwasserverbrauch ▸ Chemikalienreduzierung in der Umwelt
Energieeinsparung	▸ Blockheizkraftwerke anstelle herkömmlicher Öl-/Gasheizungen ▸ Warmwasserbereitung mittels Solarenergie (☞ Abb. 6.24) ▸ Stromerzeugung mittels Solartechnik ▸ Wärmedämmung der Gebäude ▸ Verwendung von Isolierverglasung	▸ Reduzierter Bedarf an Primärenergien (Öl, Gas) ▸ Verminderte Umweltbelastung durch Abgase ▸ Eigenstromerzeugung; bei Netzeinspeisung vergütet
Bewusster Einkaufen	▸ Akkus statt Batterien ▸ Keine PVC-Überschuhe ▸ Kein Einweggeschirr ▸ Reduzierung der Vielfalt von Produkten	▸ Vermeiden unnötiger Artikel ▸ Weniger Abfall
Auf die Hersteller einwirken	▸ Verwendung von Polyethylen oder Polypropylen statt PVC (PVC ist bei der Müllverbrennung sehr problematisch) ▸ Verwendung von verrottbarem Material bei Einmalartikeln (Pappe statt Kunststoff) ▸ Verwendung von thermostabilen Kunststoffen (autoklavierbar) ▸ Ungebleichter Zellstoff und Recycling-Papier (Zellstoff bleichen bedeutet hohe Umweltbelastung)	▸ Mehr wiederverwendbare Produkte ▸ Produkte aus umweltverträglicheren Materialien ▸ Umweltverträglichere Herstellungsverfahren
Abfall sortieren und Wertstoffe trennen	▸ Glas, Papier, Pappe getrennt sammeln ▸ Kunststoffe sortenrein trennen und an die Hersteller zum Recycling zurückgeben	▸ Wertstoffgewinnung zur Wiederverwendung
Einweg- durch Mehrwegprodukte ersetzen	▸ Edelstahl-Nierenschalen statt Papp-Nierenschalen ▸ Wiederverwendbare chirurgische Instrumente, z.B. Pinzetten, Klemmen ▸ Medikamentenbecher durch spülbare Tagesdispenser ersetzen ▸ Instrumentencontainer statt Papier-Folien-Verpackung	▸ Weniger Abfall ▸ Weniger Energieverbrauch ▸ Keine Bildung von schädlichen Chlorverbindungen, z.B. bei der Verbrennung von PVC
Großgebinde statt kleiner Packungen bestellen	▸ Desinfektionsmittel oder Seifenlösung zentral abfüllen, z.B. in der Apotheke ▸ Viel gebrauchte Chemikalien, z.B. Spülmaschinenreiniger, aus Fässern dosieren	▸ Vermeiden von Verpackungen ▸ Gefährdungen beim Abfüllen werden auf wenige Personen reduziert
Leere Verpackungen für Abfälle benutzen	▸ Leere Chemikalienkanister für die Entsorgung gefährlicher Gegenstände, z.B. Kanülen	▸ Vermeiden von zusätzlichen Abfällen
Speisenversorgung umstellen	▸ Portionspackungen vermeiden ▸ Frischkost statt Tiefkühlkost ▸ Lieferanten der Region bevorzugen	▸ Vermeiden von zusätzlichen Abfällen ▸ Reduzierung der Energiekosten ▸ Reduzierung von Transportkosten und -schäden
Mit unschädlichen Verfahren wieder aufbereiten	▸ Dampfsterilisation statt chemischer Sterilisation oder Desinfektion ▸ Maschinelle Desinfektion u. Reinigung	▸ Verzicht auf gefährliche Chemikalien wie Ethylenoxid oder Formaldehyd ▸ Vermeiden manueller Aufbereitung mit gefährlichen Desinfektionsmitteln
Chemische Desinfektion auf absolute Notwendigkeit beschränken	▸ Pflegeartikel nicht in Desinfektionsmittel einlegen, sondern abwischen und zum Schluss abspülen ▸ Keine Sprühdesinfektion mit Alkohol, sondern Wischdesinfektion	▸ Geringere Verdampfung von Desinfektionsmitteln ▸ Keine Aerosole, die eingeatmet werden können ▸ Verhinderung von allergischen Reaktionen auf Desinfektionsmittel
Krankenhausreinigung den tatsächlichen Erfordernissen anpassen	▸ Reinigungsmittel mit umweltverträglichen Chemikalien ▸ Sicherstellung einer exakten Dosierung ▸ Büroräume nicht täglich reinigen	▸ Geringere Chemikalienbelastung von Personal und Patienten ▸ Reduzierung der Chemikalien im Abwasser
Wäscheaufbereitung an der Patientengefährdung orientieren	▸ Waschtemperatur und Einwirkungszeit dem Bedarf anpassen (kann oft reduziert werden) ▸ Verwendung von weniger aggressiven Waschmitteln ▸ Spülung mit weniger Wasser, aber häufiger (reduziert die Rückstände) ▸ Decken und Kissen müssen nicht für jeden Patienten gewechselt werden	▸ Reduzierung der Energiekosten ▸ Geringere Chemikalienbelastung von Personal und Patienten ▸ Wassereinsparung

Tab. 6.25: Ansätze für mehr Umweltverträglichkeit im Krankenhaus.

duzieren oder ganz zu vermeiden, mit Arbeits- und Personenschutz verbunden ist.

Ist Umweltschutz im Krankenhaus machbar?

Wer aus Umweltschutzgründen die Forderung nach weniger Einmalartikeln stellt, meint nicht den Verzicht auf beispielsweise Einmalspritzen und -kanülen oder andere für den Schutz des Patienten lebensnotwendige Artikel.

Wie Tab. 6.25 zeigt, gibt es aber eine Reihe von Möglichkeiten, Umweltschutz im Krankenhaus umzusetzen.

> Die Sicherheit von Patienten und Personal hat auch bei Maßnahmen des Umweltschutzes Vorrang.

Die Umsetzbarkeit von Maßnahmen des Umweltschutzes ist abhängig von:

- Der Bereitschaft der Krankenhausleitung
- Der Qualifikation von Fachleuten, die im Umweltschutz ausgebildet sind
- Dem Engagement aller Beschäftigten.

Dabei ist es keineswegs ausreichend, bestimmte Produkte zu vermeiden und andere technische Verfahren anzuwenden. In jedem Einzelfall muss unter Abwägung aller Faktoren wie **Umweltbelastung, Kostenbelastung** und **Arbeitsbelastung** die optimale (besser: die am wenigsten schädliche) Lösung herausgearbeitet werden.

Durch die kritische Analyse, die sog. **Umweltbilanz,** kann u.U. nachgewiesen werden, dass Mehrwegprodukte nicht in jedem Fall günstiger sind als Einwegartikel. Umweltschutz ist somit nicht mit allgemeingültigen Grundsätzen zu verwirklichen. Die Umweltbilanz liefert auch Argumente, die für die Motivationsarbeit bei der Umstellung auf neue Verfahren oder Arbeitsabläufe notwendig sind.

Entscheidend ist jedoch die Bereitschaft, hergebrachte Überzeugungen in Frage zu stellen und das Verhalten im Arbeitsalltag tatsächlich zu ändern.

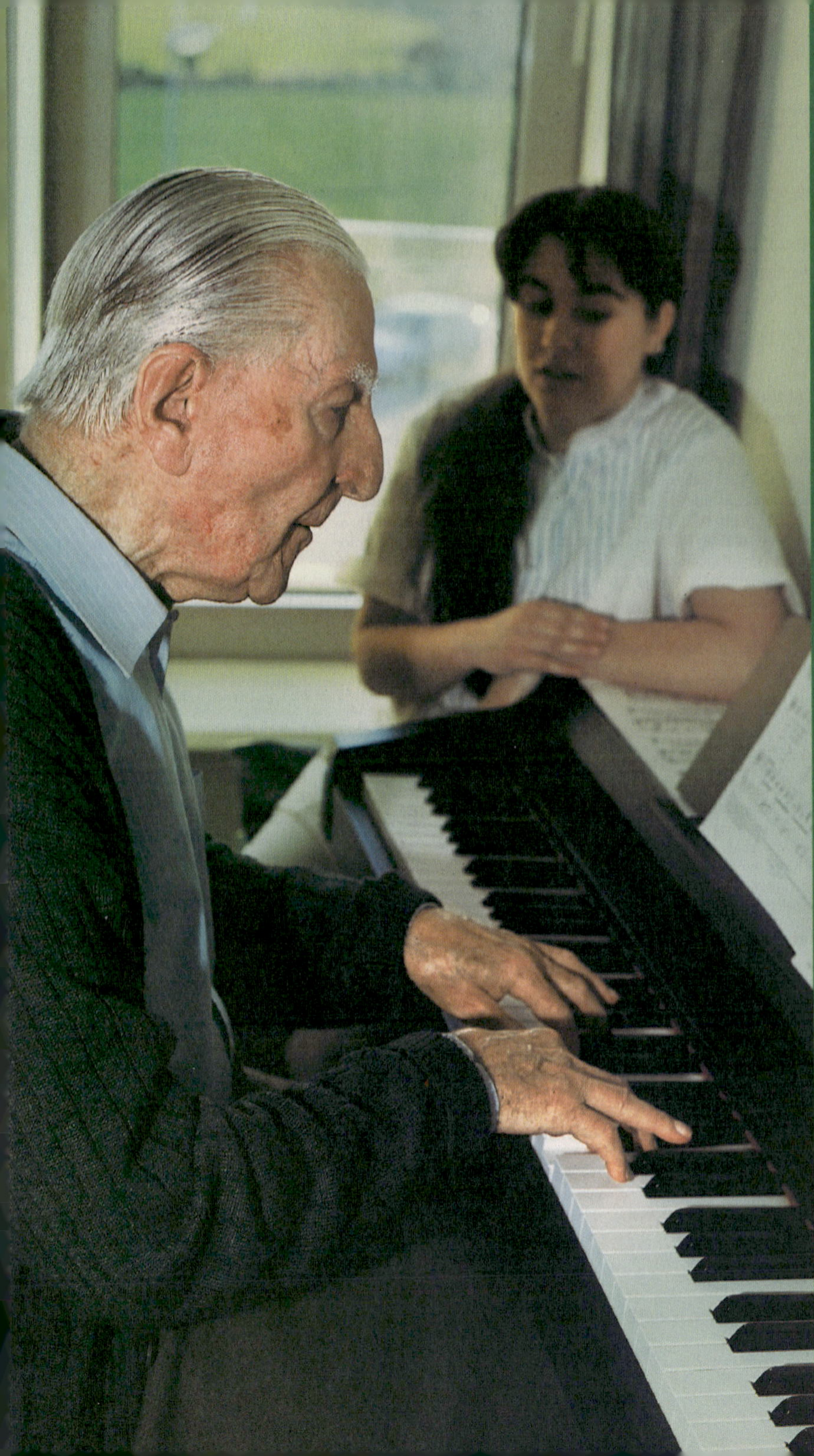

7 Unterstützung bei den ATL

7 Unterstützung bei den ATL

Was sind „Aktivitäten des täglichen Lebens"?

Aktivitäten des täglichen Lebens (kurz **ATL**): 12 Elemente im Pflegemodell nach L. Juchli (☞ auch 2.5.4), das *Ganzheitlichkeit* (☞ 2.5.4) strukturiert erfassen und den Pflegenden im Rahmen des Pflegeprozesses (☞ 2.3) eine Orientierungs- und Handlungshilfe gewähren soll.

Bei den Elementen handelt es sich um die oben im Inhaltsverzeichnis genannten ATL.

Die verschiedenen Pflegemodelle ☞ *2.5*

In diesem Kapitel werden die *elementaren Pflegehandlungen* (frühere Bezeichnung: **Grundpflege**) strukturiert nach den ATL besprochen. Maßnahmen der **Behandlungspflege,** die sich im Rahmen der Therapie einer spezifischen Erkrankung ergeben und vielfach auf Arztanordnung ausgeführt werden, finden sich bei den jeweiligen Krankheitsbildern bzw. diagnostischen und therapeutischen Maßnahmen.

Patientenorientierung

Das ganzheitlich ausgerichtete Pflegemodell der ATL hilft dem Pflegenden, Pflegemaßnahmen patientenorientiert auszuüben; dabei umfasst **Patientenorientierung** (in Übereinstimmung mit Überlegungen von Karin Wittneben) folgende vier Bezugsebenen:

- Symptombezug
- Krankheitsbezug
- Verhaltens- und Erlebnisbezug
- Interaktions- und Kommunikationsbezug.

Symptombezug

Pflege ist erforderlich und richtet sich nach den **Symptomen** *(Krankheitszeichen, Beschwerden)* des Patienten wie Schmerzen, Fieber, Durchfall oder Erbrechen. Die Beobachtung des Patienten auf solche Krankheitszeichen ist wesentliche Aufgabe der Pflegenden.

Krankheitsbezug

Zu akzeptieren, dass Pflege weitgehend durch die Erkrankung des Pflegebedürftigen bestimmt ist, bedeutet nicht, die Vorherrschaft der Medizin oder der Ärzte anzuerkennen oder zu unterstützen. Die Berufspraxis zeigt jedoch, dass die Hauptursache für einen Pflegebedarf in der Regel Krankheiten sind, bei deren Diagnose und Therapie pflegerische Beteiligung gefragt ist.

Auf keinen Fall aber darf die Pflege auf den **Krankheitsbezug** beschränkt bleiben. Dies zeigen auch die Programme der Weltgesundheitsorganisation, die ein neues Aufgabengebiet der Pflege entwickelt hat, nämlich die Gesundheitsvorsorge bzw. die *Prävention* (vorbeugende Maßnahme) von Krankheiten. Auch für diese Aufgaben sind fundierte Kenntnisse über Ursachen und Verlauf von Erkrankungen notwendig.

Verhaltens- und Erlebnisbezug

Weder die Pflegenden noch die Patienten sind unbeteiligte Objekte im Pflegeprozess: beide *erleben* Pflege. Für einen vertrauensvollen und partnerschaftlichen Umgang mit den Kranken erlernen die Pflegenden Verhaltensweisen, die sich in allen Pflegehandlungen wieder finden, z.B. Diskretion wahren, Ekel überwinden, Nähe schenken und aushalten, Geduld und Ruhe bewahren oder auch Kritik sachlich äußern.

Interaktions- und Kommunikationsbezug

Da Pflege ein interaktiver, zwischenmenschlicher Prozess ist, gibt es hier dieselben Schwierigkeiten und Missverständnisse wie überall dort, wo mehrere Menschen zusammen sind. Daher sind Psychologie, Soziologie und Pädagogik der Medizin gleichgestellte Bezugswissenschaften der Pflege, die Antworten und Lösungen für eine fruchtbare Beziehung zwischen Patienten und Pflegenden liefern.

Um ganzheitlich – also unter Berücksichtigung sämtlicher Dimensionen des menschlichen Daseins – zu pflegen, darf eine ATL niemals für sich allein betrachtet werden, sondern immer im Kontext mit den anderen ATL. Entsprechend findet in der täglichen Arbeit eine vielfältige **Vernetzung** der Aktivitäten des täglichen Lebens statt (☞ auch Abschnitt „Netz" am Ende jedes ATL-Kapitels).

Lebensbezug

Symptom-, Krankheits-, Verhaltens- und Erlebnisbezug sowie Interaktions- und Kommunikationsbezug können zusammenfassend auch als **Lebensbezug** gesehen werden. Die Pflegenden wenden das Modell der ATL in ihrer täglichen Arbeit an, um besser nachvollziehen zu können, welche Auswirkungen Krankheiten, Behinderungen oder bereits ausgeführte Pflegemaßnahmen auf die täglichen Aktivitäten des Patienten haben bzw. wo (neue) Pflegemaßnahmen ansetzen müssen.

Das Arbeiten mit den ATL kann also helfen, sich in den Patienten hineinzudenken, zu verstehen, wie er seine Situation erlebt, und Maßnahmen für den Patienten zu planen, die ihn in seiner Situation unterstützen. Dieser Vorteil darf aber nicht darüber hinwegtäuschen, dass dieses Modell auch seine Grenzen hat.

Grenzen des ATL-Modells

Unmöglich: Eindeutige Zuordnung

Ein häufiges Pflegeproblem ist die *Immobilität* (Verlust der Bewegungsfähigkeit), die meist der ATL „Sich bewegen" zugeordnet wird. Diese Zuordnung wird der Komplexität dieses Pflegeproblems aber in keinster Weise gerecht, denn Immobilität hat ein ganzes Bündel von Pflegeproblemen zur Folge, die nahezu alle ATL betreffen. Dazu gehören z.B. die Gefahr des Wundliegens, zu deren Prophylaxe eine spezielle Hautpflege gehört (☞ 7.5.4). Entsprechend betrifft dies dann auch die ATL „Waschen und kleiden". Zusätzlich werden die Lungen des Patienten im Liegen schlechter belüftet. Es droht eine Lungenentzündung (Pneumonie ☞ 20.5.3). Die vorbeugenden Maßnahmen dafür werden der ATL „Atmen" zugeordnet. Des Weiteren kann der Patient aufgrund der Immobilität vielleicht nicht mehr arbeiten. Dann sind die ATL „Sich beschäftigen" und „Sinn finden" davon tangiert.

Anders ist es bei Anwendung von Pflegediagnosen, denen alle zugehörigen Pflegemaßnahmen zugeordnet werden ☞ 2.3.8

Missbrauch: ATL als Checkliste

In der Praxis werden die ATL oft als Checkliste und Hilfsmittel verwendet, um Pflegemaßnahmen zu strukturieren, zu planen und zu dokumentieren. Dies birgt jedoch einige Gefahren:

- So werden Pflegeprobleme häufig losgelöst von den zugrundeliegenden Krankheiten und Therapien betrachtet. Um aber angemessen pflegen zu können, ist ein Verständnis der Vorgänge im Körper unverzichtbar. Ist einem Patienten beispielsweise übel und der Pflegende weiß, dass ein bestimmtes Medikament dafür verantwortlich ist, kann er adäquater auf das Befinden des Patienten reagieren, ihm beispielsweise die Zusammenhänge zwischen dem Medikament und der Übelkeit aufzeigen und ihm so die Angst vor einer eventuell neuen Erkrankung nehmen
- Viele Pflegeprobleme bilden in der Berufspraxis eine Einheit, die in einer ausschließlichen Betrachtungsweise im Rahmen der ATL auseinandergerissen wird (☞ oben, Pflegeprobleme bei Immobilität)
- Ggf. wird der Mensch durch das ATL-Modell in einzelne Aktivitäten zerlegt; dies entspricht nicht dem Gedanken einer ganzheitlichen Pflege.

Berücksichtigen die Pflegenden diese Gefahren in der täglichen Arbeit, haben sie ein Instrument an der Hand, das ihnen und dem Patienten zu einer besseren und patientenorientierteren Pflege verhilft.

√ Lerntheorie

Um das Lernen, Verstehen und Arbeiten mit diesem Buch zu erleichtern, sind alle Kapitel gleich aufgebaut:
- Vom Einfachen zum Schweren
- Vom Gesunden zum Kranken.

Dabei wird in der Regel folgende Reihenfolge eingehalten:
- **Definition:** Erklärung und Abgrenzung der Begriffe, Nennung wichtiger dazugehöriger Pflegehandlungen
- **Herz:** Erläuterung von Motivation, Bedeutung, Sinn und Zweck
- **Auge:** Krankenbeobachtung
- **Prophylaxe:** Transfer vom Erkennen zum Tun
- **Hand:** Handlung, Ablaufbeschreibung, praktische Tips
- **Netz:** Verknüpfung mit anderen ATL.

7.1 ATL „Für Sicherheit sorgen"

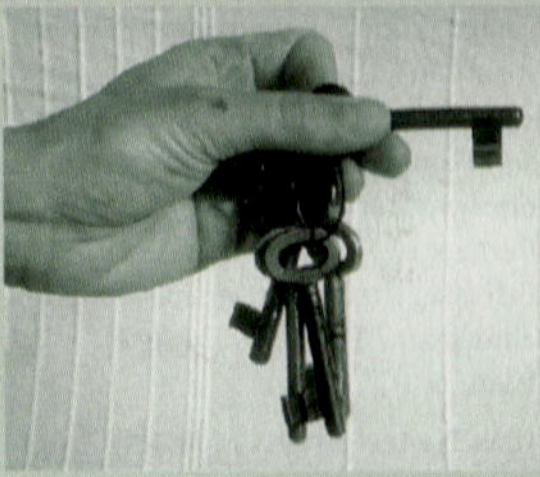

Sicherheit: Gefühl, vor Gefahr oder Schaden geschützt zu sein, kommende Ereignisse bewältigen zu können und zu wissen, dass eine Information, der eigene Standpunkt oder sonst eine Sache stimmt. Keine absolute Größe, die sich beispielsweise aus Lebensalter, Einkommen oder Gesundheitsstatus errechnen lassen würde.

In manchen Situationen fühlt sich der Mensch sicher, obwohl er in Gefahr ist, und in anderen unsicher, obwohl er in Sicherheit ist. So fürchten sich viele Menschen mehr vor einer Narkose als vor einer Autofahrt, obwohl das Risiko, an einem Verkehrsunfall tödlich zu verunglücken, deutlich größer ist als ein tödlicher Zwischenfall bei einer Narkose.

Autofahrer *fühlen* sich sicher, weil sie das Steuer in der Hand halten und daher *glauben*, jeder Gefahr ausweichen zu können. In Narkose kann der Patient nichts für seine Sicherheit tun. Er ist den Ärzten ausgeliefert und auch durch Risikostatistiken kaum von seiner Furcht zu befreien. Er muss darauf vertrauen, dass andere für seine Sicherheit sorgen werden.

Sicherheit: Ein Grundbedürfnis des Menschen

√ Das **Bedürfnis nach Sicherheit** ist ein Grundbedürfnis des Menschen. Nur wenn er sich sicher fühlt, kann er Vertrauen und Zuversicht entwickeln und seine Existenz bejahen.

Entwicklungsgeschichtlich gehören das *Bedürfnis nach Sicherheit* und das *Verlangen nach Geborgenheit und Zugehörigkeit zu einer Gemeinschaft* eng zusammen. So fügt sich der Mensch in eine

Gruppe ein, weil ihm das Überleben dort leichter und sicherer erscheint. Um zu überleben, suchten unsere Vorfahren gemeinsam nach Nahrung, schützten sich gemeinsam vor Feinden und kümmerten sich gemeinsam um ihre Nachkommen.

Eine elementare, Sicherheit bietende Gemeinschaft ist die *Familie.* Sie verspricht nicht nur Schutz vor möglichen Gefahren, sondern kann auch als Sicherungssystem funktionieren, sofern die familiäre Bindung einer Belastung in Krisenzeiten, z.B. bei Krankheit oder Pflegebedürftigkeit, standhält.

Bestimmte kulturelle und soziale Faktoren fördern das *Gefühl von Sicherheit,* z.B.:
- Geborgenheit und Bindung
- Akzeptanz im sozialen Umfeld
- Vertrauen gegenüber anderen
- Gewissheit über die Zukunft
- Unabhängigkeit.

Sicherheitsbedürfnis und Lebensalter

Die oben genannten kulturellen und sozialen Sicherheitsfaktoren haben in den verschiedenen Lebensabschnitten nicht die gleiche Bedeutung. Während in jungen Jahren ausschließlich die Sicherung der physischen Existenz im Vordergrund steht, beispielsweise das Bedürfnis nach Nahrung, Wärme und Geborgenheit, treten beim Erwachsenen weitere Bedürfnisse hinzu, z.B. die Sicherheit im Beruf, in der Familie oder im Freundeskreis, welche im Alter wieder abnehmen. Dann sind erneut die elementaren Sicherheitsbedürfnisse, jetzt im Zusammenhang mit zunehmender Pflegebedürftigkeit, bedeutsam.

Für das **Neugeborene** bedeutet Sicherheit, die Nähe der Mutter zu spüren. Nahrung, Wärme und Hautkontakt sind die wichtigsten Sicherheitsfaktoren in dieser Phase. Bei einer gesunden Entwicklung des Neugeborenen und der Befriedigung seiner (Sicherheits-)Bedürfnisse entwickelt es in dieser Zeit das sogenannte **Urvertrauen.**

Beim **Kleinkind** kommen weitere Aspekte hinzu: Das Kind krabbelt herum, entdeckt die Welt, benötigt Aufmerksamkeit und will seine Neugier befriedigen. Sicher zu sein heißt dann auch, beschützt zu werden.

Ein etwas älteres **Kind** möchte in der Familie geborgen sein, sie sorgt für den nötigen Schutz und Rückhalt. Fühlt sich ein Kind im Kreise seiner Familie geborgen, kann man das an Aussagen erkennen wie „Mein Papa ist der stärkste Mann der Welt". Ist es mit seiner Familie zusammen, braucht sich das Kind vor nichts und niemandem fürchten.

Ein **Jugendlicher** braucht die Anerkennung Gleichaltriger, um (selbst-)sicher zu sein. Im Übergang zum Erwachsenenalter treten Schulabschluss und die Aussicht auf einen Ausbildungs- und Studienplatz in den Vordergrund. Im Laufe des Heranwachsens hat sich auch der Erfahrungs- und Wissenshorizont erweitert: Im Gegensatz zum Kind empfinden Jugendliche die Gefährdung der Umwelt oder die Gefahr für den Weltfrieden bei bewaffneten Konflikten als bedrohlich.

Ein **Erwachsener** möchte finanziell abgesichert sein, z.B. durch einen gut bezahlten und (krisen-)sicheren Arbeitsplatz. Das Gefühl, von anderen unabhängig zu sein und selbst über sich entscheiden zu können, sowie die Fähigkeit, Krisen meistern zu können, geben ihm Sicherheit.

Ein **älterer Mensch** möchte selbständig und handlungsfähig bleiben, auch wenn seine körperlichen oder geistigen Kräfte nachlassen. Trotz reduzierter Kräfte und Fähigkeiten in seiner gewohnten Umgebung bleiben zu können, gibt ihm Sicherheit.

Literaturtipps

Bowlby, John: Mutterliebe und kindliche Entwicklung. Ernst Reinhardt Verlag, München, 1995

Erikson, E.H.: Kindheit und Gesellschaft. Klett-Cotta Verlag, Stuttgart, 1999

Maslow, A.: Motivation und Persönlichkeit. Rowohlt Verlag, Reinbek, 1999

✓ Das Gefühl, sicher zu sein, hängt davon ab, ob existenzbedrohende Faktoren fehlen oder beherrscht werden können.

Sicherheitsbedürfnis und Krankheit

Krankheiten und ihre Begleitumstände, insbesondere ein notwendiger Klinikaufenthalt, erschüttern das Gefühl von Sicherheit. Die nachfolgend genannten Ursachen dafür sind den Patienten nicht immer bewusst bzw. werden nur zum Teil konkret benannt:
- Unmittelbare Bedrohung der Existenz, z.B. bei einem bösartigen Gehirntumor

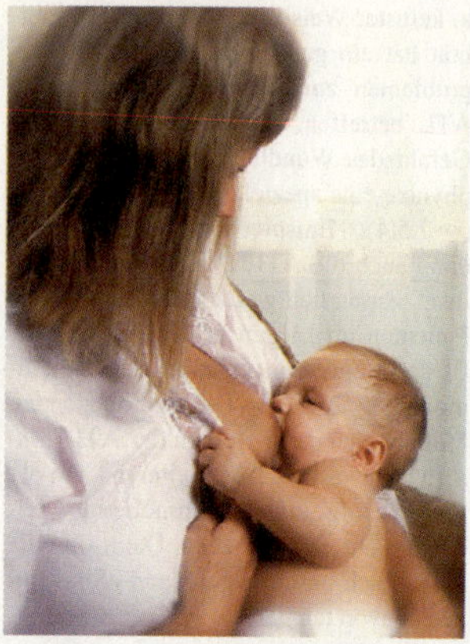

Abb. 7.1: Geborgenheit, Wärme, Nahrung: die entscheidenden „Sicherheitsfaktoren" für den Säugling. [V226]

- (Vorübergehende) Unfähigkeit, für die eigene Sicherheit oder die der Familie sorgen zu können, z.B. bei krankheitsbedingter Berufsunfähigkeit
- Verlust der Selbstbestimmung. Eine Patientin berichtet: „Wissen Sie, dass ich Angst hatte, als mir die Schwester das Pflaster abziehen wollte? Ein harmloses Pflaster! Wie viele Pflaster habe ich mir selbst schon entfernt! Ich arbeite gern im Garten und habe mich öfters verletzt. Aber jetzt, nicht selbst bestimmen zu können, ob das Pflaster langsam oder mit einem Ruck abgezogen wird. Können Sie sich vorstellen, dass mir ein Pflaster Angst macht?"

Allein die Tatsache, sich auf andere Menschen verlassen zu müssen, reicht für eine Verunsicherung aus. Man fühlt sich ausgeliefert und schutzbedürftig. In diesem Sinne gibt es keine harmlosen Krankheiten.

- Neue, ggf. unangenehme Erfahrungen, z.B. Schmerzen oder Immobilität bzw. das Teilen eines Zimmers mit anderen Menschen
- Ungewohnte Umgebung und ein von anderen festgelegter, oft unflexibel gehandhabter Tagesablauf: Aufstehen, Körperpflege, Mahlzeiten zu bestimmten Tageszeiten
- Konfrontation mit einem Ereignis, das nicht glatt und reibungslos verläuft wie so manch anderes im Leben
- Unterbrechung gewohnter sozialer Bindungen und Kontakte, Allein-Sein-Müssen

- Ggf. ungewisse Heilungsaussichten und Angst vor Kunstfehlern oder nosokomialen Infektionen (☞ 6.2.2)
- Fehlendes Vertrauen gegenüber Ärzten und Pflegenden.

Das Krankenhaus mit seinen eigenen Regeln überfordert viele Patienten. Der Kranke fühlt sich häufig ausgegrenzt und eher als *Objekt* denn als *Subjekt*. Den Patienten in alle Maßnahmen einzubinden, z.B. durch Erklärungen von Abläufen, fördert das Vertrauen zwischen Patienten und Pflegenden/Ärzten.

Wie können Pflegende „für Sicherheit sorgen"?

Die **Psychoneuroimmunologie** *(PNI)*, eine Verbindung der Fachdisziplinen, die sich mit der Psyche, dem Gehirn *und* dem Abwehrsystem des Körpers beschäftigen, hat wissenschaftlich aufgezeigt, dass die Regelkreise zwischen Nerven- und Immunsystem durch Gedanken und Gefühle beeinflusst werden können. Negative Gedanken und Gefühle können demnach einer Heilung bzw. einer Abwehrreaktion des Körpers gegen Krankheiten entgegenwirken. Entsprechend hat die Einstellung des Patienten zur Krankheit bzw. seine Verunsicherung durch die Krankheit oder andere Faktoren einen großen Einfluss auf die Abwehrreaktion des Körpers bzw. seine Heilungstendenz. Beispiel dafür ist die Beobachtung, dass Brustkrebs häufig bei Frauen auftritt, deren Lebenspartner kürzlich verstorben ist, sie sich also in einer ungewohnten und gleichzeitig sehr belastenden Situation befinden.

Literaturtipps

Verres, Rolf: Die Kunst zu leben. Piper Verlag, München, 1997

Hömberg, Ralf: Psychosomatik für Pflege- und andere medizinische Berufe. Urban & Fischer Verlag, München, 1999

Die Kenntnis über die psychoneuroimmunologischen Zusammenhänge hat Konsequenzen auf die Pflege des Patienten. Ihm ein Gefühl von Sicherheit zu geben, sei es durch Gespräche oder auch nur stille Anteilnahme, ist also nicht etwas, das so nebenbei erledigt werden kann. Hat ein Patient hier Probleme, wird das in die Pflegeplanung mit aufgenommen und durch gezielte Maßnahmen angegangen. Eine Maßnahme kann z.B. sein, für diesen Patienten bei der Ganzkörperwäsche oder anderen Pflegehandlungen mehr Zeit einzuplanen, um für Fragen oder Wünsche des Patienten offen zu sein. Weitere Möglichkeiten der Pflegenden zur Vermittlung von Sicherheit sind:

- Informationen anbieten
- Zusätzliche Erkrankungen und Komplikationen verhindern
- Patienten psychisch unterstützen, z.B. durch Aufmerksamkeit und Zuwendung
- Den Alltag regeln helfen
- Perspektiven für die Zeit nach der Entlassung erarbeiten bzw. anbieten.

Das Sicherheitsbedürfnis eines Menschen im Krankenhaus ist (zunächst) unerfüllt. Der Erfolg der Pflegenden misst sich demnach auch daran, ob es ihnen gelingt, dem Patienten ein Gefühl von Sicherheit zu vermitteln. Diese Aufgabe erfordert menschliche Zuwendung ebenso wie Professionalität in allen Pflegehandlungen.

Informationen anbieten

Informationen beantworten quälende Fragen: „Was geschieht mit mir? Werde ich wieder gesund?". Schon einfache Informationen über den Tagesablauf oder die Räumlichkeiten auf der Station helfen dem Patienten, sich besser in seine Situation einzufinden. Der Kontakt zu Angehörigen kann Geborgenheit vermitteln, z.B. durch die Vereinbarung patientengerechter Besuchszeiten.

Nur der gut informierte Patient kann alle seine Heilungskräfte mobilisieren. Die Aufklärung über Art und Verlauf seiner Erkrankung gibt ihm das Gefühl, selbst etwas für seine Genesung tun zu können.

Patientenaufklärung Diagnose ☞ *9.1*
Patientenaufklärung OP/Anästhesie ☞ *Tab. 10.94*

Zusätzliche Erkrankungen und Komplikationen verhindern

Eine Aufgabe der Pflegenden besteht darin, die Gefährdung des Patienten für Folge- oder Zweiterkrankungen einzuschätzen und gezielte Maßnahmen zu deren Vermeidung zu ergreifen.

Prophylaxen ☞ *7.1.2*
Unfallverhütungsvorschriften ☞ *7.1.3*

Patienten psychisch unterstützen

Damit sich der Kranke sicher fühlt, braucht er die Gewissheit, seine Krankheit und die damit verbundenen Probleme bewältigen zu können. Dies ist unabhängig davon, ob seine Erkrankung und deren Folgen schnell vorübergehen oder für längere Zeit bzw. auf Dauer bestehen bleiben. Den meisten Patienten hilft die psychische Unterstützung der Pflegenden. Diese stehen dem Patienten jederzeit als Ansprechpartner zur Verfügung und hören aktiv zu (☞ 7.9.2.1). Wenn es der Patient wünscht, vermitteln die Pflegenden auch den Kontakt zu Psychologen oder Seelsorgern.

Stets vermitteln die Pflegenden dem Patienten, „in guten Händen zu sein". Trotz aller Hektik und Geschäftigkeit sind die (angemessenen) Bedürfnisse des Kranken wichtiger als alles andere.

Den Alltag regeln helfen

Während des Krankenhausaufenthalts sind „draußen" Dinge zu erledigen, die der Patient nicht selbst regeln kann: Sind alle Rechnungen bezahlt? Schaut jemand nach der Wohnung? Sind Haustiere und Blumen versorgt?

Diese Fragen belasten gerade alleinstehende Patienten. Dann überlegen die Pflegenden gemeinsam mit den Patienten, wer diese Aufgaben zeitweise übernehmen kann. Die Patienten sollten sicher sein, dass zu Hause alles „läuft". Nur so sind sie von diesen Sorgen befreit.

Manche Patienten haben bei einem längeren Krankenhausaufenthalt finanzielle Probleme, weil das Krankengeld wesentlich niedriger ist als das gewohnte Einkommen oder sie als selbständig Tätige in dieser Zeit kein Geld verdienen können. Weiterhin können zusätzliche Kosten anfallen, etwa durch die Kostenbeteiligung an Heilmitteln oder Aufwendungen für Haushaltshilfen. Erfahren die Pflegenden von diesen Problemen, informieren sie den Stationsarzt darüber und überlegen gemeinsam mit ihm und dem Patienten, welche Möglichkeiten es z.B. für eine frühere Entlassung gibt: Ist in diesem Fall vielleicht eine operative statt eine konservative Behandlung sinnvoll? Können Medikamente umgestellt werden? Ist auch eine ambulante Versorgung z.B. durch den Hausarzt oder ambulante Pflegedienste möglich?

Drohen dem Patienten Berufs- oder Erwerbsunfähigkeit, kann er seinen Arbeitsplatz verlieren. Hier schalten die Pflegenden die Sozialarbeiter des Hauses ein, die mit dem Patienten über Maßnahmen nachdenken, die seine Erwerbsfähigkeit erhalten, z.B. geeignete Rehabilitationsmaßnahmen oder ggf. auch Umschulungen.

Rehabilitation ☞ *10.11*

Perspektiven anbieten

Zu Beginn der Krankenhausbehandlung ist der Patient naturgemäß verunsichert. Mit der Zeit gewinnt er aber eine neue Form von Sicherheit:

- Es ist immer jemand für ihn da, z.B. das Pflegepersonal oder der Stationsarzt
- Es wird für ihn gesorgt (Essen, Bettwäsche, teilweise Kleidung)
- Er erfährt Rücksicht und Schonung.

Vor der Entlassung ist der Patient erneut verunsichert: Zu Hause muss er von heute auf morgen wieder selbst für sich sorgen. Viele Patienten fühlen sich dem nicht gewachsen, zumal sie meist noch nicht vollkommen genesen sind. Abgesehen von der körperlichen Anstrengung, die sie erwartet, belastet sie das Gefühl, allein zurechtkommen zu müssen.

Für die nötige Sicherheit sorgt dann das Einschalten von Überleitungspflegenden (☞ 5.6), die zusammen mit dem Patienten, den Angehörigen, den Pflegenden der Station und Ärzten die Entlassung planen und den Patienten auch noch nach der Entlassung begleiten. Gibt es in einem Haus keine Überleitungspflege, wird diese Tätigkeit – zumindest ansatzweise – vom Sozialdienst des Hauses übernommen.

Literaturtipps

Käppeli, S. (Hrsg.): Pflegekonzepte. Phänomene im Erleben von Krankheit und Umfeld. Huber Verlag, Bern, 2000

Munzinger, F.: Die Bedeutung von Vertrauen in der Pflege. In: Pflege 6/96, S. 113 – 119

Metzmacher, M.: Der Aufklärungsprozess: Eine Krisensituation für den Patienten und eine Herausforderung für das Pflegeteam. In: Pflege aktuell 11/98, S. 617 – 620

Seligman, Martin E.: Erlernte Hilflosigkeit. Beltz Verlag, Weinheim, 2000

Tausch, Anne-Marie: Gespräche gegen die Angst. Krankheit – ein Weg zum Leben. Rowohlt Verlag, Reinbek, 1997

Tembrock, Günther: Angst. Naturgeschichte eines psychobiologischen Phänomens. Wissenschaftliche Buchgesellschaft, Darmstadt, 2000

7.1.1 Krankenbeobachtung

Wahrnehmen: Zufälliges, nicht absichtliches „Aufschnappen" von Sinneseindrücken.

Beobachten: Aufmerksames, methodisches, möglichst nicht wertendes Betrachten und Beurteilen.

Krankenbeobachtung: Aufmerksames, methodisches, möglichst nicht wertendes Betrachten und Beurteilen des Kranken bezogen auf gesunde und kranke Körperfunktionen sowie alle Lebensaktivitäten einschließlich seines Verhaltens.

Beobachten: Eine Frage des Individuums

Die Pflegenden erhalten eine Fülle von Informationen über den Patienten. Da das Gehirn aber nicht alle Eindrücke speichern kann, filtert es die scheinbar wichtigen heraus und merkt sich diese. Dabei fällt die Bewertung, was wichtig ist und was nicht, von Mensch zu Mensch oft völlig unterschiedlich aus. Zum einen, weil jeder Mensch aufgrund verschiedener Wertevorstellungen unterschiedliche Prioritäten setzt, zum anderen, weil die Wahrnehmung auch von Erwartungen und dem persönlichen Befinden beeinflusst wird.

Neben der *Merkfähigkeit* spielt bei der Beobachtung zusätzlich auch das *Erinnerungsvermögen* eine Rolle, also die Fähigkeit, das Beobachtete zu einem späteren Zeitpunkt wieder abrufen zu können (☞ 36.2.4). Auch hier gibt es von Mensch zu Mensch große Unterschiede.

Der Mensch beobachtet ganz individuell. Das bedeutet, dass Pflegende, die zur gleichen Zeit beim Patienten sind und ihn beobachten, unterschiedliche Informationen erhalten oder wiedergeben können. Dabei hat nicht der eine oder andere Recht, sondern jeder trägt ein Teil zum Gesamtbild bei.
Jede Beobachtung ist wichtig – unabhängig davon, ob ein anderer die Beobachtung ebenfalls gemacht hat oder nicht. Deshalb werden alle Beobachtungen für die anderen Mitarbeiter im Team dokumentiert.

Beobachten: Voraussetzung für konkretes Handeln

Den Patienten zu beobachten macht nur dann Sinn, wenn sich aus den Beobachtungen Konsequenzen ergeben. Diese bestehen meist in ganz konkreten Handlungen, die aufgrund der Beobachtungen zielgerichteter geplant und durchgeführt werden können. Hier ein Beispiel:

Eine Krankenschwester hilft einem Patienten bei der Körperpflege und nimmt wahr, dass seine Haut im Bereich des Steißbeins deutlich gerötet ist. Sie macht sich die Wahrnehmung bewusst und plant daraufhin gezielt Maßnahmen zur Dekubitusprophylaxe (☞ 7.5.4). Diese beinhalten nicht nur das Umlagern des Patienten und eine entsprechende Hautpflege, sondern auch die Entscheidung für eine gezielte Krankenbeobachtung. Das Feststellen der Rötung bzw. deren Verlauf wird nicht mehr dem Zufall überlassen.

Krankenbeobachtung heißt in diesem Fall:

- *Absichtlich beobachten;* gezielt wegen einer geplanten Beobachtung zum Patienten gehen
- *Beobachtung übertragen:* Sind z.B. weitere Körperstellen gefährdet? Diese dann ebenfalls aufmerksam beobachten
- *Gezielt auf bestimmte Kriterien hin beobachten,* z.B. ob die Rötung bei Druckentlastung (sofort) wieder verschwindet.

Beobachten geht über „Wahrnehmen" hinaus, da es
- Absicht voraussetzt
- Aktivität voraussetzt
- Aufmerksamkeit verlangt
- Anwendung fester Kriterien beinhaltet
- Auswertung erfordert.

Abb. 7.2 gibt einen Überblick über die vielfältigen Bereiche der Krankenbeobachtung. Konkrete Beobachtungstechniken (z.B. Beobachtung der Haut, Messen von Puls und Blutdruck) werden in den einzelnen ATL-Kapiteln beschrieben.

Beobachten: Grundlage von Pflege und Therapie

Von der **Qualität** der Krankenbeobachtung hängt sehr viel ab. Pflegende und Ärzte sind auf die Beobachtungen angewiesen, um therapeutische und pflegerische Maßnahmen planen, steuern, überprüfen und anpassen zu können. Potentielle Gefährdungen werden rechtzeitig erkannt, so dass ein Vorbeugen und Eingreifen möglich ist: Pflegende und Ärzte können *agieren*, anstatt zu *reagieren*.

Die Pflegenden sind öfter, länger und „näher" beim Patienten als der Arzt. Zur

Behandlung des Kranken benötigt der Arzt eine Fülle von Informationen. Dabei ist er nicht nur auf Messwerte z.B. von Puls, Blutdruck und Temperatur angewiesen, sondern auf viele weitergehende Beobachtungen. Hierzu gehört z.B., ob das neu angeordnete Arzneimittel auch die gewünschte Wirkung hat, wie die Operationswunde heilt, ob der Patient Schmerzen hat, ob Genesungsfortschritte erkennbar sind und inwiefern der Patient am Genesungsprozess mitarbeiten will oder kann.

Voraussetzungen für eine gezielte Krankenbeobachtung

Voraussetzung für die Krankenbeobachtung und deren Auswertung ist das nötige *Fachwissen,* z.B. über physiologische und pathologische Vorgänge, über Krankheiten, Untersuchungen, Medikamente und Operationen.

Die Krankenbeobachtung erstreckt sich über Tag und Nacht und erfasst den Patienten in seiner *Ganzheit:* auf der körperlichen, psychischen und sozialen Ebene. Der Kranke wird bei jedem Kontakt beobachtet, sei es bei der Körperpflege, beim Bettenmachen, beim Verbandswechsel oder im Gespräch.

In der modernen Medizin wird die Beobachtung im Bedarfsfall durch eine apparative Überwachung ergänzt. Erfahrene Pflegende erfassen bedrohliche Situationen jedoch oft vor dem Alarm der Apparate. Ein weiterer Vorteil der Krankenbeobachtung durch die Pflegenden ist der, dass ein Mensch vielseitiger beobachten kann als ein Apparat. Dies wird an einem direkten Vergleich zwischen auskultatorischer und elektronischer Blutdruckmessung (☞ 7.2.14) deutlich. Während der Apparat wirklich nur den Blutdruckwert ermittelt, kann der Pflegende:

- Aussehen, Hautfarbe und Gesichtsausdruck des Patienten beobachten
- Den Muskeltonus des Armes spüren und merken, ob der Patient verkrampft oder entspannt im Bett liegt
- Die Hauttemperatur fühlen und dadurch einen Fieberschub erkennen
- Hören, ob das Herz regelmäßig schlägt oder nicht
- Sich dem Patienten zuwenden; dieser kann Fragen stellen oder Wünsche äußern.

Der Mensch als Beobachter ist einem Apparat in einem Punkt allerdings unterlegen: Seine Beobachtungen werden beeinflusst vom eigenen Befinden, von Erwartungen an den Patienten, von Übung und Erfahrung sowie Konzentration und Aufmerksamkeit. Außerdem beansprucht die Blutdruckmessung durch Pflegende Zeit, während ein Apparat je nach Einstellung kontinuierlich und ohne Zeitaufwand den Blutdruck misst.

Ziele der Krankenbeobachtung

Pflegende beobachten den Patienten, um

- Seine Selbstpflegefähigkeit bzw. Pflegebedürftigkeit einzuschätzen und Pflegemaßnahmen entsprechend zu planen
- Veränderungen am Patienten festzustellen, zu beschreiben und zu objektivieren
- Den Patienten und den Therapieerfolg zu überwachen
- Drohende Gefahren und Komplikationen, z.B. Verschlechterungen im Befinden des Patienten, frühzeitig zu erkennen bzw. zu verhüten
- Wünsche und Bedürfnisse des Patienten zu erfassen.

Nicht zuletzt erfüllt die Krankenbeobachtung auch einen wichtigen Zweck im Rahmen der *Pflegeforschung* (☞ 1.4.3): Die durch Beobachtung gewonnenen Daten sind für die wissenschaftliche Beurteilung von Pflegetechniken oder -hilfsmitteln unerlässlich.

> Krankenbeobachtung ist die Grundlage professioneller Pflege. Sie erfasst nicht nur mögliche Komplikationen und Gefahren für den Patienten, sondern belegt auch die Wirksamkeit durchgeführter Maßnahmen.

Durchführung

Die Pflegenden beobachten mit ihren Sinnesorganen.

- **Mit dem Auge** sehen sie z.B. die Hautfarbe, Ödeme und Schwellungen, den Ernährungs- und Allgemeinzustand, Wunden, Schweiß, Bewegungen und die Körperhaltung *(optische Wahrnehmungen)*
- **Mit dem Ohr** hören sie beispielsweise Atemgeräusche, Schmerzäußerungen, Husten und Sprachstörungen *(akustische Wahrnehmungen)*
- **Mit den Fingern** tasten und spüren sie z.B. die Hauttemperatur, den Puls und Verhärtungen sowie Trockenheit bzw. Feuchtigkeit *(haptische Wahrnehmungen)*
- **Mit der Nase** riechen sie z.B. den Atem- und Körpergeruch sowie den Geruch von Ausscheidungen *(olfaktorische Wahrnehmungen).*

Mit Hilfsmitteln wie Uhr, Fieberthermometer oder Stethoskop werden die Beobachtungen der Sinnesorgane unterstützt. Das Tasten „heiße Haut" wird beispielsweise präzisiert, indem die Körpertemperatur mit einem Fieberthermometer gemessen und auf Zehntelgrade genau in °C angegeben wird.

Ergänzend zu eigenen Beobachtungen bitten die Pflegenden den Patienten (und seine Angehörigen), sich selbst zu beobachten und Veränderungen rechtzeitig mitzuteilen.

Weitergabe und Dokumentation

Alle Beobachtungen werden so früh wie möglich, d.h. noch unverfälscht von anderen Eindrücken, im Dokumentationssystem notiert (☞ 2.6). Dadurch können Beobachtungen in Relation zu anderen Beobachtungen und Messwerten gesetzt werden. Aus der Summe aller Beobachtungen und Messwerte resultiert dann ein nahezu objektives Gesamtbild, das von dem Bild aufgrund einer einzigen Beobachtung erheblich abweichen kann.

Eine Pflegekraft misst bei einem Patienten einen Blutdruck von 120/80 mmHg, den sie als „normal" einschätzt. Sie wird nicht mit Kreislaufproblemen rechnen. Sieht sie aber im Dokumentationssystem, dass der Patient bisher wesentlich höhere Blutdruckwerte gewohnt war und jetzt

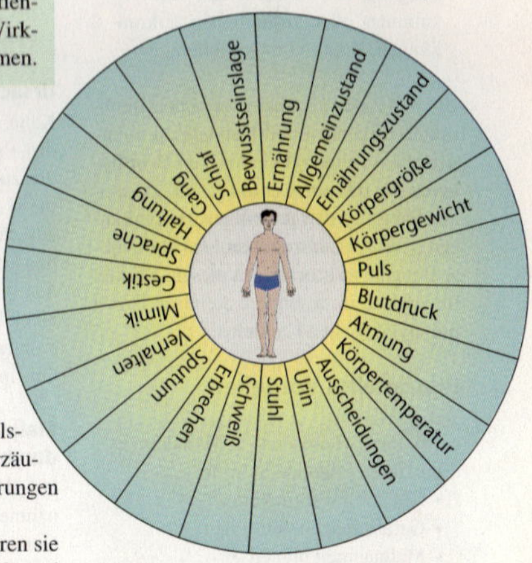

Abb. 7.2: Die Krankenbeobachtung umfasst viele Bereiche, Funktionen und Aktivitäten des Menschen, nicht nur „Gesundes" oder „Krankes". [A400]

wegen Einnahme blutdrucksenkender Arzneimittel *zum ersten Mal* wieder einen so „niedrigen" Blutdruck hat, wird sie den Patienten auf Schwindel oder Kreislaufprobleme beobachten und ihn auffordern, vorerst nicht alleine aufzustehen.

Eine Beobachtung gewinnt oft erst im Zusammenhang mit anderen Beobachtungen ihre Aussagekraft.

Beobachten die Pflegenden Veränderungen am Patienten, z.B. einen zu niedrigen Blutdruck nach einer Operation, der auf starke Blutungen hinweisen kann, informieren sie den zuständigen Arzt darüber und das Pflegeteam. Immer geht es darum, auf Veränderungen adäquat reagieren und die weitere Pflege und Therapie entsprechend anpassen zu können.

Dokumentation von Beobachtungen

- Präzise, leicht verständlich und kurz formulieren, z.B. „2 cm große, kreisrunde, gerötete Stelle an der linken Ferse"
- Veränderungen objektiv und sachlich beschreiben
- Mengen und Größen genau angeben.

7.1.2 Prophylaxen

Prophylaxe (lat. pro: vor, zuvor; griech. phylaxis: behüten, schützen, Wache halten): Verhütung und Vorbeugung von Krankheiten, Komplikationen oder zusätzlichen Erkrankungen, Erhalt von Gesundem.

Um den Zusammenhang zwischen Beobachten, Erkennen und Handeln zu unterstreichen, werden die einzelnen **Prophylaxen** in diesem Lehrbuch im Zusammenhang mit den jeweiligen Erkrankungen bzw. ATL-bezogenen Krankenbeobachtungen besprochen. In diesem Kapitel finden sich insbesondere die Grundlagen prophylaktischen Handelns.

Prinzipielles Vorgehen

Prophylaktische Maßnahmen umfassen folgende Schritte:

- Gefahren wahrnehmen
- Gefährdungen beurteilen
- Maßnahmen planen
- Maßnahmen durchführen, handeln
- Ergebnis/Erfolg der Maßnahmen auswerten, evaluieren.

Ehe mit der Durchführung prophylaktischer Maßnahmen begonnen wird, stellen die Pflegenden die Notwendigkeit dafür fest. Liegen Risikofaktoren für bestimmte Erkrankungen (z.B. Pneumonie, Dekubitus oder Verwirrtheit) vor, schätzen sie den Grad der Gefährdung ein und planen entsprechende Maßnahmen, die sie dann auch durchführen und evaluieren. Auf keinen Fall werden Prophylaxen routinemäßig durchgeführt. Dies könnte sich zum einen bei dem behandelten Patienten nachteilig auswirken – so führte die früher nahezu bei allen Patienten übliche Anwendung von Franzbranntwein zur Pneumonieprophylaxe durch das Herunterlaufen am Rücken zu trockener Haut am Gesäß und damit einer erhöhten Dekubitusgefahr –, zum anderen würden unnötig Ressourcen vergeudet werden, die an anderer Stelle besser eingesetzt werden könnten, z.B. Zeit, die bei anderen Maßnahmen eingespart werden müsste, und Geld, da die benötigten Utensilien wie Franzbranntwein ja auch etwas kosten.

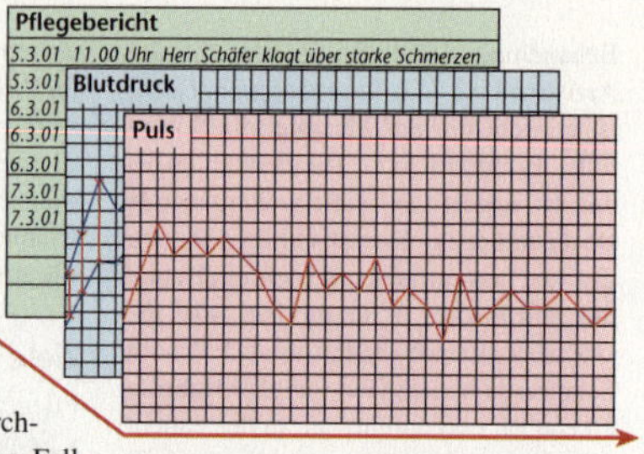

Abb. 7.3: Ausgehend von einer Beobachtung überlegen erfahrene Pflegekräfte in zwei Richtungen: Sie vergleichen die aktuelle Beobachtung mit vorherigen Beobachtungen des gleichen Parameters, z.B. des Pulses, und mit anderen Beobachtungen, z.B. des Blutdrucks oder der Hautfarbe.

Bei der konkreten Umsetzung der geplanten Maßnahmen achten die Pflegenden darauf,

- Ursachen auszuschalten
- Maßnahmen regelmäßig durchzuführen
- Rationell und effektiv zu arbeiten, indem Handlungen z.B. kombiniert werden
- Im Team und mit dem Patienten zusammenzuarbeiten.

Ursachen ausschalten

Kann die Ursache für eine Gefährdung des Patienten behoben werden, ist dies die zuerst durchgeführte Pflegemaßnahme. Liegt ein Patient zum Beispiel fast ausschließlich im Bett, obwohl er aufstehen könnte, mobilisieren ihn die Pflegenden und beugen damit einer Pneumonie, einer Thrombose, einem Dekubitus, einer Kontraktur inkl. Spitzfuß sowie einer Obstipation vor.

Maßnahmen regelmäßig durchführen

Die Häufigkeit prophylaktischer Maßnahmen richtet sich nach dem Grad der Gefährdung des Patienten. Es kann notwendig sein, Maßnahmen wie etwa den Lagewechsel zur Dekubitusprophylaxe alle ein bis zwei Stunden rund um die Uhr durchzuführen, also auch nachts.

Rationell und effektiv arbeiten

Prophylaktische Maßnahmen können oft mit anderen Maßnahmen verbunden werden. So wird der Patient durch das Waschen am Waschbecken gleichzeitig mobilisiert, was verschiedenen Krankheiten vorbeugt (☞ oben und 7.4.3.3). Wird der Patient im Bett gewaschen, wird dies in der Regel mit der Versorgung der geröteten Stellen zur Dekubitusprophylaxe oder der Intertrigoprophylaxe verbunden. Das Drehen im Bett dient gleichzeitig der Pneumonie- und Kontrakturenprophylaxe.

Um die verschiedenen Maßnahmen sinnvoll verbinden und somit rationell arbeiten zu können, bedarf es einem Maßnahmenplan (☞ 2.3.4).

Im Team und mit dem Patienten zusammenarbeiten

Die Pflegenden ziehen an einem Strang: Es nutzt nichts, wenn eine Prophylaxe z.B. nur vom Frühdienst durchgeführt wird, weil Spät- und Nachtdienst sie als sinnlos betrachten. Auch ist die Kooperation mit dem Patienten sehr wichtig: Er wird aktiviert, um so früh wie möglich selbständig zu werden.

7.1.3 Sicherheit für Patienten

Gesetzliche Vorschriften und Bestimmungen

Über die Prophylaxen hinaus trägt die Beachtung und Umsetzung von **gesetzlichen Vorschriften und Bestimmungen** zur Sicherheit des Patienten bei, z.B. aus dem Bereich der

- Hygiene zum Schutz des Patienten vor nosokomialen Infektionen (☞ 6.4.2)
- Qualitätssicherung (☞ 2.7)
- Unfallverhütungsvorschriften und Sicherheitsbestimmungen.

Unfallverhütungsvorschriften und Sicherheitsbestimmungen

Neben den **Unfallverhütungsvorschriften** gelten in Krankenhaus und ambulanten Pflegeeinrichtungen **Sicherheitsbestimmungen** wie in anderen öffentlichen Einrichtungen auch. Die wichtigsten beziehen sich auf:

- **Kleidung.** Pflegende tragen bei der Patientenbetreuung Schutzkleidung (☞ 6.4.1)
- **Brandschutz.** In den Kliniken finden regelmäßige Unterweisungen für den Fall eines Brandes statt. Das Klinikpersonal erhält Informationen über Fluchtwege, den Umgang mit brennbaren Flüssigkeiten, über Standort und Funktionsweise von Feuerlöschern sowie über Handlungsabläufe und Telefonnummern im Brandfall
- **Alkoholische Desinfektionsmittel.** Sie sind leicht entzündlich und dürfen von daher nicht in der Nähe von Zündquellen, z.B. brennenden Kerzen, versprüht werden
- **Medizinische Geräte.** Den Umgang mit medizinischen Geräten regelt das Medizinproduktegesetz (☞ 1.7.2)

Prophylaxe	Kapitel
Aspirationsprophylaxe	☞ 7.6.7
Dehydratations-, Exsikkoseprophylaxe	☞ 7.6.9
Dekubitusprophylaxe	☞ 7.5.4
Intertrigoprophylaxe	☞ 7.7.5
Kontrakturenprophylaxe	☞ 7.5.5
Obstipationsprophylaxe	☞ 7.8.5
Pneumonieprophylaxe	☞ 7.2.4
Soor- und Parotitisprophylaxe	☞ 7.4.5
Spitzfußprophylaxe	☞ 35.5.6
Sturzprophylaxe	☞ 7.5.6
Thromboseprophylaxe	☞ 7.2.15
Verwirrtheitsprophylaxe	☞ 14.3.4
Zystitisprophylaxe	☞ 7.4.3.1

Tab. 7.4: Übersicht über die wichtigsten Prophylaxen in diesem Lehrbuch.

- **Elektrischer Strom.** Im Krankenhaus dürfen nur geprüfte Geräte verwendet werden. Der Sicherungsautomat wird regelmäßig kontrolliert. Wie auch sonst üblich werden Stecker nie an der Schnur aus der Steckdose gezogen (Gefahr blanker Drähte), Geräte von Wasser fern gehalten und Reparaturen vom technischen Dienst ausgeführt
- **Hautschutz.** Injektionslösungen, Arznei- und Desinfektionsmittel enthalten Allergene wie Formalin oder Antibiotika. Darum beim Kontakt mit solchen Substanzen Handschuhe tragen
- **Glasampullen, Kanülen.** Ampullen aus Glas nur mit Hilfe eines Tupfers aufbrechen und so entsorgen, dass keine Verletzungsgefahr besteht; Letzteres gilt auch für Kanülen
- Umgang mit Sauerstoff(-flaschen) ☞ 20.2.1.

Literaturtipp

Mürbe, Manfred; Stadler, Angelika: Berufs-, Gesetzes- und Staatsbürgerkunde. 6. Auflage, Urban & Fischer Verlag, München, 2000

Sicherheit im Krankenzimmer

Sturzprophylaxe ☞ 7.5.6

Im Krankenzimmer sind insbesondere die **Nachtschränkchen** verletzungsträchtig, deren Schublade auf beide Seiten hin geöffnet bzw. von beiden Seiten zugeschoben werden kann mit der Gefahr von Quetschungen an Fingern und Händen, sowie der Sturzgefahr beim Abstützen auf der ausgeklappten Tischplatte.

Eine weitere Ursache für Verletzungen sind zerbrochene Gläser oder Flaschen, an deren **Scherben** sich die Patienten beim Aufheben schneiden. Den Patienten darauf hinweisen, dass er sich in solchen Fällen beim Personal meldet, das die Scherben dann mit Handfeger und Schaufel oder mit einem Handschuh geschützt aufräumt.

7.1.4 Netz

Die ATL „Für Sicherheit sorgen" lässt sich nicht isoliert betrachten, sondern ist u.a. mit folgenden ATLs verknüpft.

Für Sicherheit sorgen und Atmen

ATL „Atmen", steht stellvertretend für die lebenswichtigen Funktionen von Herz, Kreislauf und Lunge, also der Lebensfähigkeit *des Körpers.*

Für Sicherheit sorgen und Sinn finden

ATL „Sinn finden", setzt sich damit auseinander, wie der Mensch im *seelisch-geistigen Bereich* seine Existenz sichern und bejahen kann.

Für Sicherheit sorgen und Sich als Frau oder Mann fühlen und verhalten

ATL „Sich als Frau oder Mann fühlen und verhalten", befasst sich u.a. mit der *sozialen Existenz* des Menschen.

Für Sicherheit sorgen und Ausscheiden

Viele Betroffene, die unter Inkontinenz (☞ 7.8.7) oder einem künstlichen Darmausgang (☞ 21.1.7) leiden, trauen sich nicht mehr unter Menschen aus Angst, dass andere von ihren Schwierigkeiten erfahren und sie deswegen meiden könnten.

Für Sicherheit sorgen und Kommunizieren

Schwerhörigkeit kann dazu führen, dass Betroffene sich mehr und mehr zurückziehen, sich nicht an der Unterhaltung beteiligen oder misstrauisch werden: „Was reden die über mich?" Auch ausländische Mitbürger leiden im Krankenhaus unter der Angst, gar nicht oder falsch verstanden und daraufhin eventuell falsch behandelt zu werden bzw. selbst nicht genug zu verstehen.

7.2 ATL „Atmen"

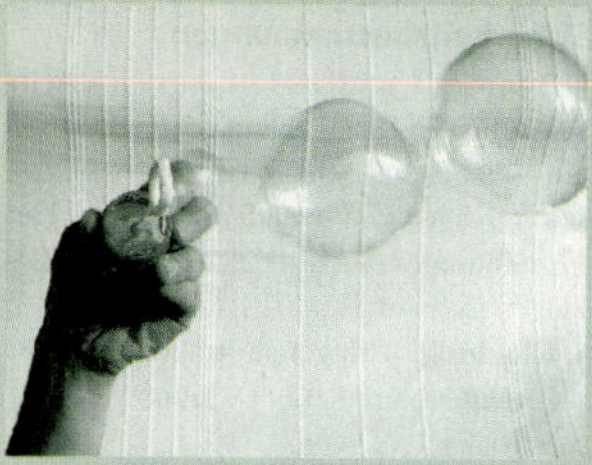

Die **ATL „Atmen"** umfasst *alle* Leistungen des Organismus, welche die für den Stoffwechsel lebensnotwendige Konstanz des Inneren Milieus sichern. Sie bezieht sich somit auf alle lebenserhaltenden Funktionen des Körpers, z.B. Atmung und Blutkreislauf, sowie auf den Atem im übertragenen Sinne („Leben einhauchen"); auf keinen Fall ist sie identisch mit dem physiologischen Begriff „Atmen".

Der menschliche Organismus ist in der Lage, mit der Umgebung Gase auszutauschen: den für alle Lebensvorgänge unabdingbaren Sauerstoff über die Lunge aufzunehmen und das Stoffwechselprodukt Kohlendioxid abzugeben **(Atmung).**

Herz, Gefäße und das in ihnen strömende Blut stehen in engem physiologischen Zusammenhang mit der Atmung: Das Herz pumpt sauerstoffreiches Blut aus der Lunge durch die Gefäße zu den Zielorganen und kohlendioxidreiches Blut zurück zur Lunge. Atmung und Blutkreislauf gewährleisten ein gleich bleibendes **Inneres Milieu** und damit die Lebensfähigkeit der Zellen.

Der Atemantrieb wird stärker bei	Der Atemantrieb wird schwächer bei
▸ Sinkendem Sauerstoffgehalt ▸ Steigendem Kohlendioxidgehalt ▸ Sinkendem pH- Wert	▸ Steigendem Sauerstoffgehalt ▸ Sinkendem Kohlendioxidgehalt ▸ Steigendem pH- Wert

Tab. 7.5: Steuerung der Atmung.

7.2.1 Physiologische Grundlagen der Atmung

Anatomie und (Patho-)Physiologie der Atmungsorgane ☞ 20.1

Die wichtigste Aufgabe der **Atmung** ist die ausreichende Versorgung der Zellen mit Sauerstoff und die Ausscheidung von Kohlendioxid. Unterschieden werden die **äußere Atmung** *(Lungenatmung)* und die **innere Atmung** *(Gasaustausch zwischen Zelle und Blut).* Da das Kohlendioxid im Blut als Kohlen*säure* gelöst ist, spielt die Atmung eine wichtige Rolle im Säure-Basen-Haushalt (☞ 31.1.5).

7.2.1.1 Atemmechanik

Bei der aktiven **Inspiration** (*Einatmung* ☞ Abb. 7.6) dehnt sich die Lunge aus, es gelangt von außen frische, sauerstoffreiche Atemluft in die Alveolen.

Bei der überwiegend passiven **Exspiration** (*Ausatmung* ☞ Abb. 7.6) zieht sich die Lunge wieder zusammen und gibt verbrauchte (kohlendioxidreiche, sauerstoffarme) Luft nach außen ab.

7.2.1.2 Steuerung

Das Atemzentrum in der *Medulla oblongata* (Verlängertes Mark ☞ 35.1.2) steuert die Atmung über folgende Parameter:

- Sauerstoffgehalt des Blutes (pO_2, O_2-Partialdruck)
- Kohlendioxidgehalt des Blutes (pCO_2, CO_2-Partialdruck)
- H^+-Ionenkonzentration des Blutes (*pH-Wert*, Maß für die alkalische oder saure Eigenschaft einer wässrigen Lösung, ☞ auch 31.1.5).

Diese Parameter hält das Atemzentrum in engen Grenzen konstant (☞ Tab. 20.23). Werden diese Grenzen wesentlich über- oder unterschritten, besteht Lebensgefahr.

7.2.2 Beobachtung der Atmung

Die Atmung gehört neben Puls, Blutdruck und Körpertemperatur zu den Vitalzeichen.

Die gesunde, **normale Atmung** *(Eupnoe)* erfolgt regelmäßig, gleichmäßig tief, ist geräuscharm und geruchlos.

Abweichungen von der normalen Atmung können auf bestimmte Krankheiten hinweisen. So treten Atemstörungen nicht nur bei Atemwegserkrankungen auf, sondern auch bei Herz-Kreislauferkrankungen und Stoffwechselstörungen. Eine gezielte Atembeobachtung ist erforderlich:

- Bei allen Patientenaufnahmen im Rahmen des Erstgesprächs bzw. der Pflegeanamnese

- Bei Patienten mit Lungen- oder Herzerkrankungen (mindestens einmal pro Schicht)
- Fortlaufend bei Sauerstofftherapie, während einer Narkose, bei Gabe atemdepressiver (die Atmung dämpfender) Medikamente wie z.B. Opioide (☞ Pharma-Info 16.7), bei bewusstlosen, beatmeten oder gerade extubierten Patienten.

Die Beobachtung der Atmung umfasst:

- Atemfrequenz (☞ 7.2.2.1)
- Atemvolumina (☞ 7.2.2.2)
- Atemintensität (☞ 7.2.2.3)
- Atemrhythmus (☞ 7.2.2.4)
- Atemgeräusche (☞ 20.3.4)
- Atemgeruch (☞ 20.3.5),

weiterhin

- Die Körperhaltung: Setzt der Patient z.B. die Atemhilfsmuskulatur (☞ Abb. 20.39) ein?
- Die Atembewegungen: Sind sie seitengleich?
- Das Gesamtbefinden des Patienten: Sind Abweichungen bei der Atmung z.B. auf psychische Faktoren zurückzuführen?

7.2.2.1 Atemfrequenz

Atemfrequenz: Anzahl der Atemzüge pro Minute.

Atemzug: Einmal Ein- *und* Ausatmen.

Der **Normalwert** der Atemfrequenz ist altersabhängig und beträgt beim:

- Neugeborenen: 40 – 45 Atemzüge/Minute
- Kleinkind: 25 – 30 Atemzüge/Minute
- Erwachsenen: 16 – 20 Atemzüge/Minute.

Atemfrequenz richtig zählen

- Sobald sich der Mensch seiner Atmung bewusst wird, beeinflusst er sie. Daher die Atmung für den Patienten unbemerkt beobachten, z.B. nach der Pulskontrolle noch für eine Minute das Handgelenk des Patienten halten und die Atemzüge zählen
- Beim Bewusstlosen die Atem*bewegungen* beobachten. Hierzu je eine Hand an Brustbein und Rippenrand oder Flanke legen
- Die Atemzüge eine Minute lang zählen, um genaue Messwerte zu erhalten.

Abweichungen der Atemfrequenz

Tachypnoe

Tachypnoe: Beschleunigte Atmung, also > 20 Atemzüge/Min. beim Erwachsenen. Sie kann bis zu 100 Atemzüge/Min. betragen.

Eine **Tachypnoe** tritt bei erhöhtem Bedarf an Sauerstoff auf. Physiologisch ist sie bei körperlicher Anstrengung, psychischer Belastung, Hitzeeinwirkung (Sauna, heißes Bad) oder bei unvorbereitetem Aufenthalt in großer Höhe (ab ca. 2000 m Höhendifferenz).

Pathologische Ursachen sind z.B. Schmerzen, Fieber (Frequenz steigt pro 1 °C um etwa 7 Atemzüge/Min.), Herzerkrankungen, Lungenerkrankungen und Anämie (☞ 24.6.1).

Bradypnoe

Bradypnoe: Verlangsamte Atmung, beim Erwachsenen < 12 Atemzüge/Minute.

Physiologisch ist eine **Bradypnoe** im Schlaf oder während tiefer Entspannung (Meditation, autogenes Training).

Pathologisch tritt sie auf bei:

- Schädigung des Zentralen Nervensystems (☞ 35.1.2), z.B. Schädel-Hirn-Trauma (☞ 35.14.1)
- Vergiftungen, z.B. durch Benzodiazepine (☞ Pharma-Info 36.41)
- Stoffwechselerkrankungen, z.B. ausgeprägter Hypothyreose (☞ 23.4.4).

Apnoe

Apnoe: Atemstillstand.

Ursache einer **Apnoe** kann eine Verlegung der Atemwege, eine Lähmung des Atemzentrums oder eine Lähmung der Atemmuskulatur sein. Eine Apnoe unterbricht die lebensnotwendige O_2-Zufuhr aller Organe. Insbesondere das Gehirn reagiert empfindlich auf Sauerstoffmangel. Eine unbehandelte Apnoe führt in 3 – 5 Minuten zum Hirntod (☞ 15.6).

Notfall

Hat der Arzt nicht ausdrücklich den Verzicht auf Reanimationsmaßnahmen angeordnet, sind bei jedem **Atemstillstand** folgende Notfallmaßnahmen anzuwenden:

- **A**(irway) = Freimachen der Atemwege (☞ 17.3.1)
- **B**(reathing) = Atemspende (☞ 17.3.2)

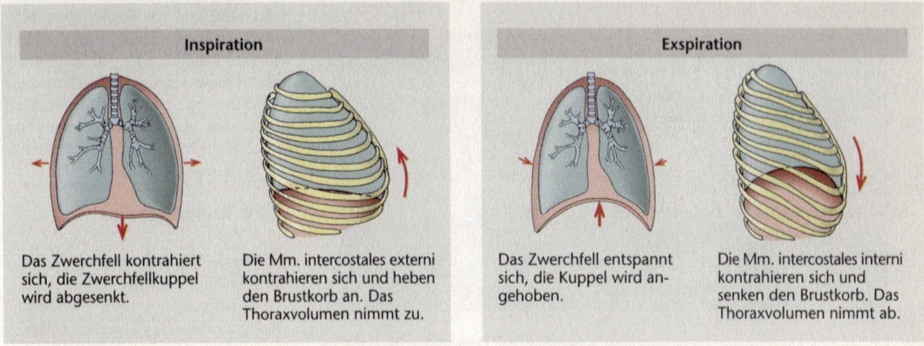

Abb. 7.6: Mechanik der In- und Exspiration. Die Abbildung zeigt links den Thorax bei Inspiration und rechts bei Exspiration. [A400-190]

▸ C(irculation) = Herzdruckmassage bei Herzstillstand (☞ 17.3.3).

Setzen die Maßnahmen zu spät oder nur mangelhaft ein, bleiben dauerhafte Schäden zurück oder verstirbt der Patient innerhalb weniger Minuten.

7.2.2.2 Atem- und Lungenvolumina

Bei erhöhtem Sauerstoffbedarf kann nicht nur die Anzahl der Atemzüge pro Minute, sondern auch die Luftmenge *(Volumen)* jedes Atemzuges gesteigert werden.

Atemzugvolumen *(AZV):* Luftmenge, die bei jeder Einatmung eingesogen wird; im Durchschnitt ca. 500 ml Luft.

Residualvolumen: Luftmenge, die nach jeder Ausatmung in Lungen und Atemwegen zurückbleibt. Mit ihr vermischt sich das Atemzugvolumen.

Atemminutenvolumen *(AMV):* Luftmenge, die in einer Minute ein- und ausgeatmet wird; rechnerisch Atemzugvolumen x Atemfrequenz.

Bei 14 – 16 Atemzügen/Minute atmet ein gesunder Erwachsener pro Minute etwa 7,5 l Luft ein und wieder aus.

Wird bei körperlicher Anstrengung mehr Sauerstoff benötigt, vertieft sich die Atmung, d.h. das Atemzugvolumen steigt. Deckt dies den Bedarf nicht, wird zusätzlich die Atemfrequenz erhöht. So kann das Atemminutenvolumen erheblich gesteigert werden.

Durch verstärkte Einatmung können je Atemzug über das normale Atemzugvolumen hinaus etwa 2 – 3 l Luft eingeatmet werden: dieses Volumen wird als **inspiratorisches Reservevolumen** *(IRV)* bezeichnet. Durch verstärkte Ausatmung nach der normalen Ausatmung kann noch etwa 1 l Luft zusätzlich ausgeatmet werden; dieses Volumen heißt **exspiratorisches Reservevolumen** *(ERV).*

Werden alle Reserven zusätzlich zum normalen Atemzugvolumen ausgeschöpft, ergibt sich die **Vitalkapazität** *(VK),* also die Menge an Luft, die ein Mensch maximal ein- und ausatmen kann.

Vitalkapazität: Atemzugvolumen + Inspiratorisches Reservevolumen + Exspiratorisches Reservevolumen.

Totalkapazität: Vitalkapazität + Residualvolumen.

Die Beobachtung der Atemvolumina ist wichtig:

- Vor einer Operation, wenn Hinweise auf eine eingeschränkte Beweglichkeit des Brustkorbes bestehen
- Zur Verlaufskontrolle bei Herz- und Lungenerkrankungen.

Bei der **Spirometrie** (☞ 20.4.3) wird zusätzlich zu den Lungenvolumina auch der Luftstrom *(flow)* gemessen, d.h. wie schnell die Luftmenge ein- und ausgeatmet werden kann.

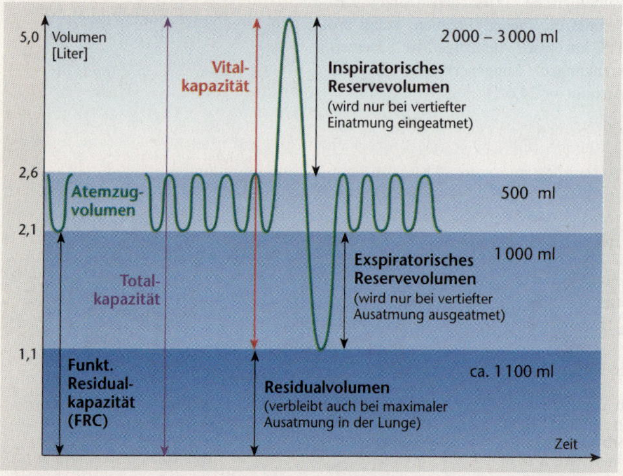

Abb. 7.7: Statische Atemvolumina des Gesunden bei Ruheatmung und bei vertiefter Ein- und Ausatmung. [A400]

7.2.2.3 Atemintensität

Beim Gesunden entspricht die **Atemintensität** dem tatsächlichen Bedarf an Sauerstoff und hängt vom aktuellen Kohlendioxidgehalt des Blutes ab. In Abweichung davon bezeichnet **Hyperventilation** (☞ 20.3.6) eine über den Bedarf hinausgehende *gesteigerte Atemtätigkeit* und **Hypoventilation** eine *verminderte Atemtätigkeit* (☞ 20.3.6). Bei Letzterer wird der Bedarf des Organismus an Sauerstoff nicht gedeckt und zuwenig Kohlendioxid aus dem Blut entfernt.

Minderbelüftung: (Zu) geringe Belüftung einzelner Lungenanteile, meist gekoppelt mit einer Minderdurchblutung.

Der Organismus passt die Atemintensität dem Sauerstoffbedarf bzw. dem Sauerstoff- und Kohlendioxidgehalt im Blut an (☞ auch 7.2.1.2). Bei einem immobilen Patienten lässt die Atemintensität beispielsweise nach, da sein Körper durch den Bewegungsmangel weniger Sauerstoff benötigt und weniger Kohlendioxid entsteht. Gleichzeitig können sich seine Lungen aufgrund einer einmal eingenommenen, selbst aber nicht zu ändernden Lagerung nicht entfalten. Es kommt zur **Minderbelüftung** der Lunge.

Andere Ursachen für eine Minderbelüftung sind z.B. schmerzbedingte Schonatmungen etwa nach Thoraxverletzungen (☞ 27.8.2 und 27.10) oder abdominellen Operationen, z.B. einer Cholezystektomie (☞ 22.5.2).

Minderbelüftete *Alveolen* (Lungenbläschen) bieten Bakterien einen idealen Nährboden, und das Risiko eines Bakterienwachstums steigt weiter durch schlechte Durchblutung: die Entstehung einer Lungenentzündung (*Pneumonie* ☞ 20.5.3) wird begünstigt. Entsprechend eignen sich zur Pneumonieprophylaxe (☞ 7.2.4) alle Maßnahmen, die die Belüftung der Lungen verbessern.

7.2.2.4 Atemrhythmus

Physiologischer Atemrhythmus: Regelmäßige Abfolge etwa gleich tiefer Atemzüge; die Zeit von Einatmung zu Einatmung ist ebenso konstant wie das Atemzugvolumen.

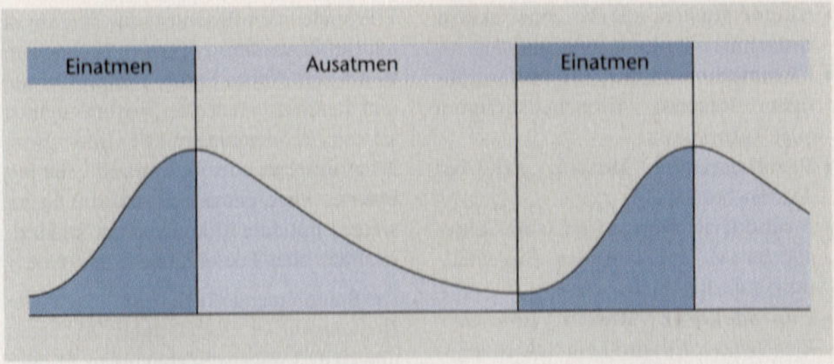

Abb. 7.8: Der normale Atemrhythmus.

Die Atmung des Gesunden ist regelmäßig und gleichmäßig tief, von den willkürlich beeinflussten oder leistungsbedingten Unregelmäßigkeiten abgesehen. Das Zeitverhältnis zwischen Einatmung und Ausatmung entspricht etwa 1 : 2, d.h. die Ausatmung dauert etwa doppelt so lange wie die Einatmung.

Pathologische Atemmuster

Zu den pathologischen Atemmustern gehören:

- Kussmaul-Atmung
- Cheyne-Stokes-Atmung
- Schnappatmung
- Biot-Atmung.

Kussmaul-Atmung

Die **Kussmaul-Atmung** (*Azidose-Atmung*) ist eine abnorm vertiefte, aber regelmäßige Atmung. Sie tritt bei einer stoffwechselbedingten *(metabolischen)* Azidose auf, z.B. beim diabetischen oder urämischen Koma (☞ 23.6.3 bzw. ☞ 31.12.1). Der Körper versucht, verstärkt CO_2 abzuatmen, um den niedrigen pH-Wert zu korrigieren.

Bezeichnung	Atemmuster
Normale Ruheatmung	
Kussmaul-Atmung	
Cheyne-Stokes-Atmung	
Schnapp-atmung	
Biot-Atmung	

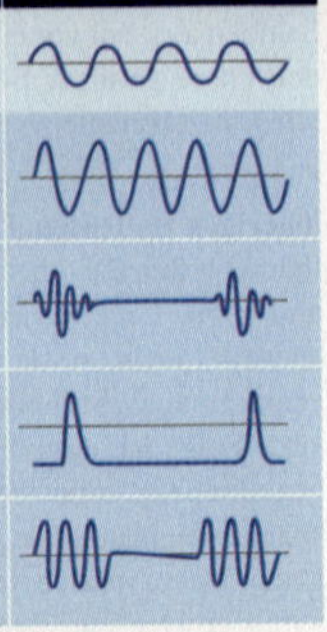

Tab. 7.9: Pathologische Atemmuster. [A400]

Bei der Kussmaul-Atmung liegt streng genommen keine Störung des Atem*rhythmus* vor. Vielmehr handelt es sich um eine regelmäßige, besonders tiefe Atmung, die aus didaktischen Gründen in diesem Zusammenhang besprochen wird.

Cheyne-Stokes-Atmung

Für die **Cheyne-Stokes-Atmung** ist ein periodisch wiederkehrendes An- und Abschwellen der Atmung mit kurzen Pausen typisch (☞ Abb. 7.9): Flache Atemzüge werden immer tiefer und flachen dann wieder ab. Zusätzlich kann sich auch die Atemfrequenz verändern. Nach einer Atempause von manchmal mehr als 10 Sekunden setzen zunächst wieder flache, dann tiefer werdende Atemzüge ein.

Die Cheyne-Stokes-Atmung tritt bei einer schweren Schädigung des Atemzentrums auf, aber auch bei Herzerkrankungen infolge der verlangsamten Blutzirkulation. Sie kommt ohne Krankheitswert im Schlaf oder bei einem raschen Aufstieg in große Höhen vor.

Schnappatmung

Die **Schnappatmung** tritt vor allem kurz vor dem Tod auf, oft geht ihr die Cheyne-Stokes-Atmung voraus. Die Schnappatmung ist gekennzeichnet durch einzelne schnappende Atemzüge, zwischen denen lange Pausen liegen.

Biot-Atmung

Bei der **Biot-Atmung** werden mehrere gleichmäßig tiefe und kräftige Atemzüge durch eine deutliche und regelmäßig wiederkehrende Atempause unterbrochen. Ohne Krankheitswert kann sie bei Neugeborenen, vor allem bei Frühgeborenen, auftreten. Bei Erwachsenen kommt sie bei Patienten mit Hirndrucksteigerung, z.B. bei Meningitis (☞ 35.8.1) oder Schädel-Hirn-Trauma (☞ 35.14.1), vor.

7.2.2.5 Atemtyp

Nach der jeweils überwiegenden Muskelbeteiligung werden zwei Atemtypen unterschieden (☞ auch Abb. 7.10):

- **Brustatmung** (*Kostal-* oder *Thorakalatmung*)
- **Bauchatmung** (*Abdominal-* oder *Zwerchfellatmung*).

Daneben gibt es noch eine **Mischatmung** sowie die Zuhilfenahme der Atemhilfsmuskulatur **(Auxiliaratmung).**

Brustatmung

Bei der **Brustatmung** geht die Inspiration überwiegend von den **Zwischenrippenmuskeln** aus (☞ Abb. 7.6); der Brustkorb hebt sich sichtbar. Physiologisch ist sie bei der Mehrzahl der Frauen, pathologisch nach Bauchverletzungen und -operationen als Schonatmung.

Bauchatmung

Bei der **Bauchatmung** übernimmt hauptsächlich das **Zwerchfell** die Atemarbeit. Der Bauch wölbt sich sichtbar vor. Physiologisch tritt sie besonders bei Männern und Säuglingen auf, pathologisch als Schonatmung bei Brustkorbverletzungen und -operationen. Eine vorwiegende Bauchatmung hat eine tiefere und ruhigere Atmung zur Folge.

Mischatmung

Bei der **Mischatmung** werden Zwischenrippenmuskulatur und Zwerchfell gleich stark eingesetzt. Sie kommt besonders bei körperlicher Anstrengung vor.

Auxiliaratmung

Von einer **Auxiliaratmung** spricht man, wenn die Atemhilfsmuskulatur (☞ Abb. 20.39) zur Unterstützung der Atmung eingesetzt wird.

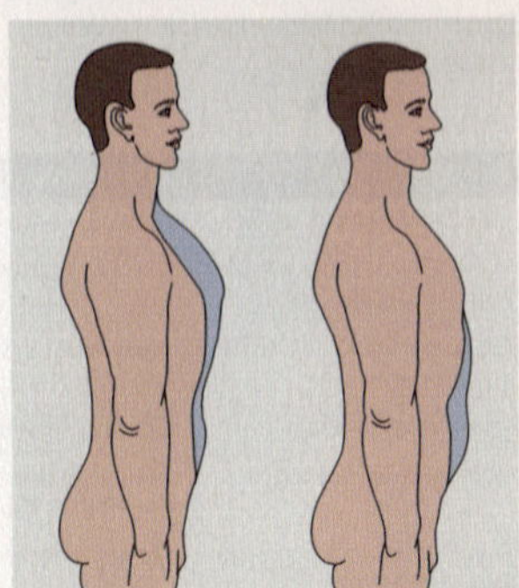

Abb. 7.10: Brust- und Bauchatmung. [L109]

Dieser Atemtyp tritt bei Patienten mit schwerer Atemnot auf. Der Patient sitzt meist aufrecht im Bett. Er stützt sich seitlich mit den Armen ab, wobei der Kopf durch Anspannen der Schulter- und Halsmuskulatur gerade oder leicht nach hinten geneigt ist. Körperhaltung und Gesichtsausdruck zeigen deutlich die Anspannung und Angst des Kranken.

7.2.3 Beobachtung von Husten und Sputum

7.2.3.1 Husten

Husten: Plötzliches Ausstoßen von Luft, um Bronchialsekret *(Sputum)*, Fremdkörper und schädliche Gase oder Partikel aus den Atemwegen zu entfernen.

Der **Hustenreflex** ist ein Schutzreflex, der die Atemwege von Fremdkörpern und anderen schädigenden Reizen befreit. Das Abhusten von Bronchialsekret beruht ebenso wie das Räuspern auf diesem Schutzmechanismus. Auch das Einatmen trockener Luft (Heizungsluft) kann den Hustenreflex auslösen.

Husten ist meist ein harmloses Symptom, das vor allem bei Erkältungen auftritt. Hält ein Husten jedoch länger als 3 – 4 Wochen an, muss abgeklärt werden, ob eine ernst zu nehmende Krankheit, z.B. ein Bronchialkarzinom (☞ 20.8.2), vorliegt. Bei Kindern ist wiederkehrender Reizhusten häufig erstes Zeichen einer bronchialen Obstruktion, z.B. bei Asthma bronchiale (☞ 20.6.1).

Es lassen sich verschiedene Arten des Hustens beobachten. Nach Häufigkeit, Dauer und Schleimsekretion werden unterschieden:

- **Akuter Husten,** z.B. bei einer akuten Bronchitis oder Lungenentzündung
- **Chronischer Husten,** z.B. bei langjährigem Rauchen, Bronchialkarzinom oder Tuberkulose
- **Rezidivierender Husten,** z.B. bei Asthma bronchiale
- **Produktiver Husten:** Es wird Sekret abgehustet, das von der Bronchialschleimhaut gebildet wurde
- **Unproduktiver Husten** *(trockener Reizhusten):* Es wird kein Sekret abgehustet. Unproduktiver Husten tritt auf bei Atemwegsreizungen, aber auch bei ernsten Erkrankungen wie dem Bronchialkarzinom oder Keuchhusten. Er ist für den Kranken besonders quälend und erschöpfend.

Ablauf eines Hustenstoßes

Zunächst holt der Patient etwas Luft und presst sie – als ob er ausatmen wollte – gegen die geschlossene Stimmritze. Diese öffnet sich plötzlich, und die Atemluft wird ausgestoßen. Der Luftstrom kann dabei Geschwindigkeiten bis 1 000 km/Std. erreichen. Sekret oder Partikel werden mit diesem Luftstrom nach draußen geschleudert.

7.2.3.2 Sputum

Sputum *(Auswurf, Expektoration):* Ausgehustetes Bronchialsekret. Wenn glasig-helles Sputum in geringen Mengen und gelegentlich auftritt, gilt dies als normal.

Bei zahlreichen Erkrankungen, aber auch bei Rauchern, wird vermehrt Bronchialsekret gebildet. Oft ist seine Beschaffenheit nicht normal, sondern z.B. in Farbe oder Geruch verändert. Patienten können das Sputum jedoch nur selten beschreiben, da sie es unbemerkt oder bewusst verschlucken. In diesem Fall bitten die Pflegenden den Patienten, das Sputum in ein Gefäß abzuhusten, um es beobachten zu können. Neben Farbe, Menge, Geruch und Beschaffenheit des Sputums achten sie auf Beimengungen wie Eiter, Blut, Nahrungsreste oder Gewebeteile, die mit bloßem Auge erkennbar sind. Im Labor werden mit dem Mikroskop u.a. Bakterien, Pilze oder Tumorzellen festgestellt.

Die Sputummenge kann bei Infekten oder *Bronchiektasen* (sackförmige Ausbuchtungen im Lungengewebe) bis zu 2 Litern täglich betragen. Diese Mengen werden in der Flüssigkeitsbilanz berücksichtigt.

Sputumgewinnung, Sputumdiagnostik, Umgang mit Sputum ☞ 20.3.3

Beobachtung	Erkrankung
Zäh, fadenziehend, glasig	Asthma bronchiale (☞ 20.6.1)
Weißlicher Schleim, vor allem morgens abgehustet	Chronische Bronchitis, sog. „Raucherhusten" (☞ 20.6.2)
Eitrig, grün-gelb, oft leicht süßlich riechend	Bakterielle Infektion der Atemwege, z.B. eitrige Bronchitis, Lungenentzündung, Lungenabszess (☞ 20.5.3)
Übel riechend-faulig	Gewebezerfall der Lunge bei Bronchialkarzinom (☞ 20.8.2)
Rotbraune Verfärbungen	Geringe Blutmengen bei Lungenentzündung, Bronchialkarzinom (☞ 20.8.2), Tuberkulose (☞ 20.5.4), Lungenembolie (☞ 20.10.1)
Dünnflüssig, schaumig, evtl. leicht blutig	Akutes Lungenödem (☞ 18.6.3)

Tab. 7.11: Charakteristische Sputumbeobachtungen bei verschiedenen Erkrankungen.

7.2.4 Pneumonieprophylaxe

Zur Pneumonieprophylaxe gehören:

- Einschätzung des Pneumonierisikos
- Planung und Durchführung von vorbeugenden Maßnahmen, die sich auf die Ursachen der Pneumoniegefährdung beziehen
- Anleitung des Patienten zur Mitwirkung bei diesen Maßnahmen.

Einschätzung des Pneumonierisikos

Pneumoniegefährdete Patienten

Gesunde Menschen wechseln häufig ihre Lage und Haltung. Dadurch werden jeweils unterschiedliche Lungenabschnitte belüftet. Während in Seitenlage zum Beispiel der jeweils oben liegende Lungenflügel besser belüftet wird, ist dies im Sitzen eher bei der Lungenspitze der Fall (vor allem mit vollem Magen). Ist der Mensch rechtschaffen müde, löst das Atemzentrum häufiges Gähnen und tiefes Seufzen aus, um vor einer länger dauernden Phase geringer Belüftung nochmals alle Lungenanteile zu entfalten.

Diese Mechanismen entfallen beim **bettlägerigen Patienten.** Durch die Immobilität fehlt ihm die (abendliche) Müdigkeit und seine Lage verändern kann er oft ebenfalls nicht, so dass immer die gleichen Lungenabschnitte minderbelüftet sind. Folge ist, dass die Alveolen (Lungenbläschen) kollabieren und sich ihre Wände aneinander legen *(Atelektasen)*. Damit ist ein idealer Nährboden für Bakterien geschaffen. Zusätzlich begünstigt eine aus der Minderbelüftung resultierende Mangeldurchblutung sowie ein Bronchialsekretstau die Entstehung einer Infektion.

√ Bei der Belüftung und Durchblutung der Lunge spielen zwei Mechanismen eine Rolle: Zum einen beeinflussen sich Belüftung und Durchblutung der Lunge gegenseitig: schlecht belüftete Regionen werden reflektorisch schlecht durchblutet und umgekehrt. Zum anderen sind aufgrund der Schwerkraft die sich jeweils „unten" befindlichen Lungenabschnitte besser durchblutet als die „oberen". Von einer guten Durchblutung hängt auch die Abwehrfunktion der Lunge ab. Mit dem Blutstrom

- Gelangen Zellen und Wirkstoffe der Immunabwehr an ihren Wirkort, z.B. Granulozyten und Immunglobuline
- Werden Gewebetrümmer entfernt
- Wird die „Nachricht" über das Eindringen von Keimen verbreitet, um weitere Abwehrmaßnahmen ergreifen zu können.

Außer bei bettlägerigen und immobilen Patienten ist das Pneumonierisiko besonders hoch für:

- Patienten mit bereits bestehenden Lungenerkrankungen
- Raucher
- Patienten mit Herzerkrankungen
- Patienten mit Schonatmung
- Patienten mit Abwehrschwäche
- Bewusstlose, schwer kranke und beatmete Patienten.

Hilfsmittel zur Einschätzung des Pneumonierisikos: Atemskala

Eine gute Hilfe zur Einschätzung des Pneumonierisikos bietet die **Atemskala** nach *C. Bienstein* (☞ Abb. 7.12).

Kommt ein Patient in die Klinik oder verändert sich sein Zustand während des Klinikaufenthalts, gehen die Pflegenden die Skala mit dem Patienten Schritt für Schritt durch. Je höher die damit ermittelte Punktezahl ausfällt, desto höher ist das Risiko des Patienten, eine Pneumonie zu bekommen.

Planung und Durchführung von Maßnahmen zur Pneumonieprophylaxe

Entsprechend der Pneumoniegefährdung und den Ressourcen des Patienten erarbeiten Pflegende und Patient zusammen einen individuellen Plan zur Pneumonieprophylaxe. Die Maßnahmen beziehen sich auf die vier Hauptprobleme (☞ auch Tab. 7.13):

- Ungenügende Belüftung der Lunge
- Sekretstau in den Atemwegen
- Infektionsgefahr
- Aspirationsgefahr.

7.2.5 Atemübungen und Atemgymnastik

Atemtraining mit dem IPPB-Gerät ☞ *7.2.9*

Richtiges Atmen erfordert eine gute Körperhaltung, ausreichend Bewegung und

	Punkte		
Bereitschaft zur Mitarbeit		**0** Kontinuierliche Mitarbeit **1** Mitarbeit nach Aufforderung	**2** Nur nach Aufforderung **3** Keine
Vorliegende Atemwegserkrankungen		**0** Keine **1** Leichter Infekt im Nasen-/Rachenraum	**2** Bronchialinfekt **3** Lungenerkrankung
Frühere Lungenerkrankungen		**0** Keine **1** Leichte, z.B. bronchopulmonale grippale Infekte **2** Schwere Verläufe **3** Schwere Lungenerkr. mit bleibender Atemfunktionseinschränkung	
Immunschwäche		**0** Keine **1** Leicht (z.B. lokale Infektion)	**2** Erhöht **3** Völlig
Raucher/ Passivraucher		**0** Nichtraucher, geringfügiges Passivrauchen **1** Pro Tag 6 Zigaretten mit niedrigem Teer-/Kondensatgehalt ≤ 10 mg oder regelmäßiges Passivrauchen **2** Pro Tag 6 Zigaretten mit 10 – 13 mg Teer-/Kondensatgehalt oder regelmäßiges Passivrauchen (z.B. bei Rauchen des Partners) **3** Intensives Rauchen, mehr als 6 Zigaretten mit ≥ 15 mg Teer-/Kondensatgehalt, ständiger passiver Rauchkonsum	
Schmerzen		**0** Keine **1** Leichte Schmerzen, Dauerschmerzen **2** Mäßige atmungsbeeinflussende Schmerzen **3** Starke atmungsbeeinflussende Schmerzen	
Schluckstörungen		**0** Keine **1** Bei flüssiger Nahrung	**2** Bei breiiger Nahrung **3** Komplette Schluckstörungen, auch beim Schlucken von Speichel
Manipulative oro-tracheale Maßnahmen		**0** Keine **1** Pflegemaßnahmen, z.B. Nasen- und Mundpflege **2** Zusätzlich orale oder nasale Absaugung **3** Zusätzlich endotracheale Absaugung ohne oder mit liegendem Tubus	
Mobilitätseinschränkung		**0** Keine **1** Eingeschränkte Mobilität, durch Gehhilfen kompensierbar	**2** Hauptsächlich Bettruhe **3** Völlige Einschränkung
Arbeit in lungengefährdendem Beruf		**0** Keine **1** Für 1 – 2 Jahre	**2** Für 2 – 10 Jahre **3** > 10 Jahre
Intubationsnarkose, Beatmung		**0** In den letzten drei Wochen keine **1** Kurze Intubationsnarkose (bis 2 Stunden) **2** Langdauernde Intubationsnarkose (> 2 Stunden) **3** Mehrere Intubationsnarkosen oder > 12 Stunden Beatmung	
Bewusstseinslage		**0** Keine Einschränkung **1** Leichte Einschränkung (reagiert auf Ansprache folgerichtig) **2** Reagiert auf Ansprache nicht folgerichtig **3** Keine Reaktion	
Atemanstrengung		**0** Zwerchfell- und Thoraxatmung ohne Anstrengung **1** Zwerchfell- oder Thoraxatmung mit Anstrengung **2** Zwerchfell- oder Thoraxatmung mit großer Hilfestellung **3** Keine Zwerchfell- oder Thoraxatmung möglich	
Atemfrequenz		**0** 14 – 20 Atemzüge/ Min. **1** Unregelmäßige Atmung **2** Regelmäßige bradypnoische oder tachypnoische Atmung **3** Regelmäßige, sehr tiefe oder auch oberflächliche Atemzüge oder zwischen tachypnoisch und bradypnoisch wechselnde Atmung	
Atemdepressive Arzneimittel		**0** Keine **1** Unregelmäßige Einnahme, geringe Atemdepression **2** Regelmäßige Einnahme, mäßige Atemdepression **3** Regelmäßige Einnahme spezifisch atemdepressiver Arzneimittel (z.B. Opiate, Barbiturate)	
Summe		Bewertung: **0 - 6** Punkte = Nicht gefährdet **7 - 15** Punkte = Gefährdet **16 - 45** Punkte = Hochgradig gefährdet, manifeste Atemstörung	

Abb. 7.12: Atemskala zur Erfassung des Pneumonierisikos nach C. Bienstein (leicht modifiziert durch die Herausgeber).

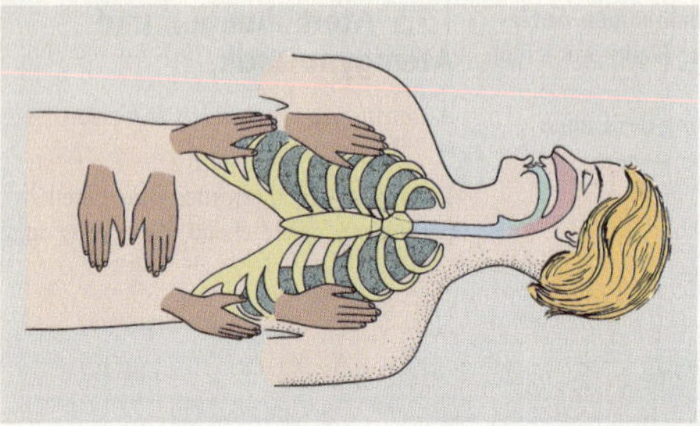

Abb. 7.14 (links): Gezielte Bauch- und Flankenatmung: Der Patient versucht, die mit leichtem Druck aufliegenden Hände wegzuatmen. [A300-157]

Abb. 7.15 (rechts): Mediflow® zur Atemgymnastik. Der Patient wird angehalten, den roten Ball möglichst lange schweben zu lassen. [K183]

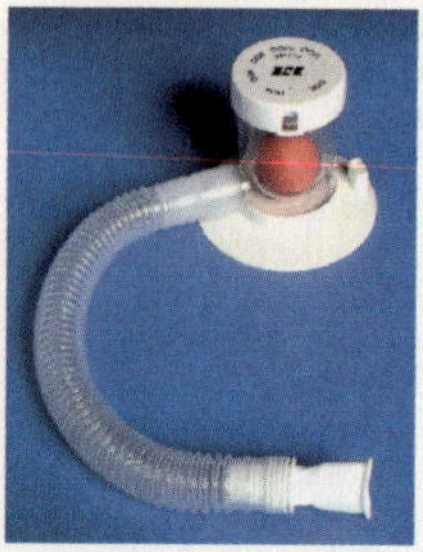

frische Luft; leider sind diese Voraussetzungen jedoch nicht für alle Patienten in der Klinik realisierbar. Dann helfen **Atemübungen** und **Atemgymnastik,** Fehlatmungen zu beheben, die Lunge besser zu belüften und den Selbstreinigungsmechanismus der Atemwege anzuregen.

Damit der Patient bei den Übungen so viel frische Luft wie möglich einatmen kann, wird das Zimmer mit Zustimmung des Patienten vorab gelüftet. Ist zu erwarten, dass die Übungen aufgrund von Schmerzen nicht richtig ausgeführt werden können, erhält der Patient vorab eine ausreichende Schmerzmittelgabe (Arzt rechtzeitig danach fragen).

Atemübungen und Atemgymnastik gehören hauptsächlich zum Aufgabenbereich der Physiotherapie. Doch auch die Pflegenden sollten Techniken kennen, mit denen sie dem Patienten eine bewusste Atmung nahebringen, ihn anleiten und bei Übungen unterstützen können.

Situationen mit erhöhter Pneumoniegefährdung	Pflegemaßnahmen zur Pneumonieprophylaxe
Unzureichende Lungenbelüftung	
▸ Eingeschränkte Atemmechanik, z.B. durch Bettruhe, Erschöpfung, Störungen des Atemzentrums (etwa bei Vergiftungen) ▸ Schmerzbedingte Schonatmung ▸ Atelektasen (durch Sekretverlegung oder nach OP)	▸ (Früh-)Mobilisation (☞ 7.5.8) ▸ Schmerzmittelgabe (nach Arztanordnung) ▸ Atemstimulierende Einreibung (☞ 7.2.7) ▸ Atemunterstützende Lagerungen (☞ 7.2.6) ▸ Atemübungen und Atemgymnastik (☞ 7.2.5) ▸ Frischluft, Sauerstoff verabreichen (nach Arztanordnung)
Vermehrte Sekretansammlung in den Atemwegen	
▸ Vermehrte Sekretproduktion (Rauchen, Bronchitis, Asthma bronchiale, nach Narkose) ▸ Sehr zähes Sekret (Asthma bronchiale) ▸ Mangelndes Abhusten bei Schmerzen, Erschöpfung, Bewusstseinsstörungen, Intubation	▸ Regelmäßige und ausreichende Flüssigkeitszufuhr ▸ Schleimlösende Tees (z.B. Spitzwegerich) ▸ Sekretlösende Maßnahmen, z. B. Inhalationen (☞ 7.2.9) ▸ Unterstützung bei der Sekretentleerung (☞ 7.2.10)
Absteigende Infektionen (aus der Mundhöhle)	
▸ Störung der normalen Mundflora ▸ Mangelhafte Mundhygiene ▸ Erkrankungen der Mundhöhle, z.B. Mundsoor ▸ Immunschwäche	▸ Regelmäßige Schleimhautinspektion ▸ Mund- und Nasenpflege ▸ Aseptisches Arbeiten
Aspiration (☞ 7.6.7)	
▸ Unfähigkeit, richtig zu kauen und zu schlucken (z.B. nach Schlaganfall) ▸ Bewusstseinsstörungen ▸ Einatmen von Erbrochenem oder Magensaft, z.B. nach Narkose oder durch *Regurgitation* (Zurückströmen von Magensaft in die Mundhöhle)	▸ Oberkörperhochlagerung ▸ Angemessene Ernährung, Hilfestellung bei der Nahrungsaufnahme ▸ Schlucktraining ▸ Bei Risikopatienten: Absauggerät bereithalten

Tab. 7.13: Mögliche Ursachen einer erhöhten Pneumoniegefährdung und geeignete Maßnahmen zur Pneumonieprophylaxe. [A400]

Tiefes Durchatmen

Die einfachste Atemübung ist das regelmäßige tiefe Durchatmen zur besseren Belüftung der Lungen. Der Patient wird darüber aufgeklärt und immer wieder dazu aufgefordert.

Pflegende können die Bauch- und Flankenatmung des Patienten durch Auflegen ihrer Hände auf Bauch bzw. Thorax gezielt fördern. Die Hände üben während der Einatmung einen spürbaren Druck aus. Durch diesen Reiz lernt der Patient, die Atembewegungen wahrzunehmen und zu steuern. Damit der Patient seine **Bauchatmung** intensiviert, die für eine gute Belüftung der unteren Lungenanteile sinnvoll ist, legen ihm die Pflegenden beide Hände auf den Bauch. Zur Intensivierung der **Flankenatmung** legen sie ihre Hände an den unteren Rippenbögen in der linken und rechten Axillarlinie an (Abb. 7.14). Dann fordern sie den Patienten auf, die Hände in ruhigen und tiefen Atemzügen „wegzuatmen". Diese Übung sollte mehrmals am Tag wiederholt werden.

Atmen gegen Widerstand

Gegen einen Widerstand auszuatmen, erfordert mehr Kraft als die gewohnte Atmung. Um genug „Puste" zu haben, holt der Patient vorher tief Luft.

Eine einfache Methode ist es, Kinder einen Luftballon aufblasen zu lassen. Auch eignet sich eine am Patientenaufrichter befestigte Kompresse, die der Patient wegpusten kann. Das Aufwirbeln von Flüssigkeit mit einem Strohhalm erzielt den gleichen Effekt (die Flüssigkeit aus hygienischen Gründen täglich wechseln).

Diese Übungen intensivieren die Atmung, können allerdings bei häufigem Wiederholen zu einer *Hyperventilation* (☞ 7.2.2.3, 20.3.6) führen. Folglich werden die Patienten bei diesem Atemtraining gut angeleitet und überwacht.

! Vorsicht

Da das Atmen gegen Widerstand den Druck in den Atemwegen erhöht, sind Atemübungen gegen Widerstand bei Patienten mit Lungenemphysem kontraindiziert. Es besteht die Gefahr, dass Emphysemblasen platzen und ein Pneumothorax (☞ 20.9) entsteht.

Dosierte Lippenbremse

Bei der **dosierten Lippenbremse** atmet der Patient mit geschlossenem Mund durch die Nase ein. Während der Ausatmung lässt er die Luft leicht und ohne Anstrengung zwischen den aufeinanderliegenden Lippen entweichen. Die locker aufeinander gelegten Lippen erzeugen einen Widerstand, der den Druck in den Luftwegen künstlich erhöht: das Bronchialsystem weitet sich und tiefer gelegene Lungenregionen werden besser belüftet. Dies beugt einem Kollaps der Bronchiolen und Alveolen vor.

Bei den Übungen soll der Patient weder Druck anwenden noch Geräusche erzeugen. Stattdessen geht es darum, sich Zeit für den fließenden Atem zu nehmen.

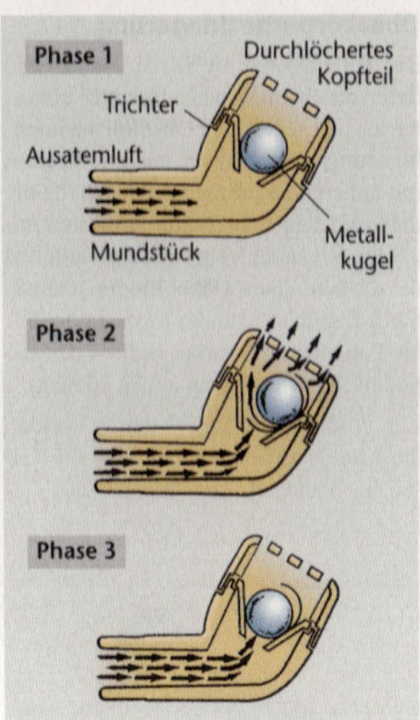

Abb. 7.17: Funktionsweise des VRP-Gerätes: Die Metallkugel im Trichter bietet einen Widerstand bei der Ausatmung. Steigert der Patient den Ausatemdruck, wird die Kugel an der Trichterwand hochgerollt, so dass die Luft entweichen kann. Senkt der Patient den Ausatemdruck bzw. atmet er ein, rollt die Kugel zurück und verschließt den Trichter erneut. Dieser Vorgang wiederholt sich ständig und führt so zu den erwünschten Druckschwankungen. [U140]

Dosierte Lippenbremse bei Atemnot

Die dosierte Lippenbremse kann bei körperlicher Belastung einer Atemnot entgegenwirken. Damit der Patient die Technik im Falle einer akuten Atemnot beherrscht, üben die Pflegenden sie sorgfältig mit ihm ein.

Ausatmen mit dem VRP-Gerät

Das **VRP-Gerät** *(Flutter)* funktioniert nach dem Prinzip des unterschiedlichen Widerstanddruckes (*vario-resistance-pressure*, kurz **VRP**). Dabei verlegt eine Kugel den Ausatemweg, schafft also eine künstliche Engstelle, gegen die der Patient ausatmen muss. Angewendet wird es zur

- Lösung von Bronchialsekret, z.B. bei chronischer Bronchitis (☞ 20.6.2), Bronchiektasie (☞ 20.14) und Mukoviszidose (☞ 13.10.4)
- Verhinderung eines Bronchialkollapses
- Dämpfung eines Hustenreizes.

Bevor der Patient mit der Atemübung beginnt, erklären ihm die Pflegenden die Funktion des Gerätes und seinen Nutzen.

Durchführung:

- Im Sitzen mit aufrechter Körperhaltung üben, weil das Zwerchfell so einen größeren Bewegungsspielraum hat
- Mundstück fest mit den Lippen umschließen
- Tief durch die Nase einatmen
- Atem kurz anhalten, dann gleichmäßig in das Gerät ausatmen
- Diesen Ablauf 7-mal wiederholen, dann eine Pause von 5 Atemzügen einlegen, dann erneut 7 Atemzüge mit dem Gerät usw. Dauer eines Atemtrainings: 10 Minuten. Dieses in der Akutphase stündlich wiederholen.

Durch das Ausatmen gegen einen Widerstand erhöht sich der Druck wie bei der dosierten Lippenbremse in den Bronchiolen, beim Einatmen normalisiert er sich hingegen wieder. Die dabei entstehenden Druckschwankungen versetzen die Luft in den Bronchiolen in Schwingungen. Diese Vibrationen, auch „endobronchiale Perkussion" genannt, lösen zähes Sekret von der Bronchialwand, so dass es leichter abgehustet werden kann.

Zur Reinigung kann der Patient das Gerät auseinander nehmen, mit warmem Wasser abspülen und die einzelnen Teile wieder zusammenschrauben.

Ausatmen mit dem RC-Cornet

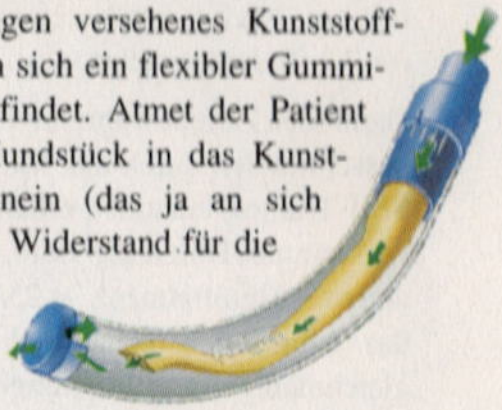

Bei dem **RC-Cornet**® handelt es sich um ein gekrümmtes, am Ende mit zwei kleinen Öffnungen versehenes Kunststoffrohr, in dem sich ein flexibler Gummischlauch befindet. Atmet der Patient über das Mundstück in das Kunststoffrohr hinein (das ja an sich schon einen Widerstand für die Ausatemluft bietet), fängt der Gummischlauch an zu flattern. Die entstehenden Vibrationen setzen sich über die Ausatemluft in die Bronchiolen fort und führen hier zu einer Sekretlösung.

Über ein drehbares Mundstück kann der Druck, gegen den der Patient anatmen muss, variiert werden.

Atemgymnastik mit SMI-Trainern

Für die Atemgymnastik nach dem Prinzip der *anhaltend maximalen Inspiration* (kurz **SMI** für englisch: **s**ustained **m**aximal **i**nspiration) stehen verschiedene Atemtrainer zur Verfügung. Sie beugen Komplikationen wie Atelektasen und Pneumonien vor. Es gibt:

- **Flow-orientierte Geräte,** bei denen die Einatemluft eine bestimmte Strömungsgeschwindigkeit erreichen muss, um im Gerät einen oder mehrere Bälle in der Schwebe zu halten (z.B. Mediflow® ☞ Abb. 7.15)
- **Volumen-orientierte Geräte,** bei denen das zu erreichende Volumen z.B. über einen kleinen Kegel markiert ist.

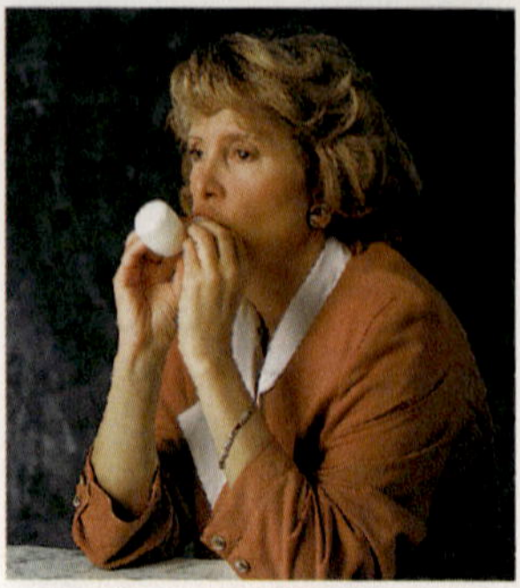

Abb. 7.16: VRP-Gerät (Flutter). Wird das Gerät beim Ausatmen schräg nach oben gehalten, drückt die Schwerkraft die Kugel stärker nach unten, so dass beim Ausatmen mehr Druck ausgeübt werden muss als bei einer Neigung des Gerätes nach unten. [U140]

Während des Atemtrainings sollten die Atemwege frei von zähem Sekret sein. Dies ist der Grund, warum vor Trainingsbeginn häufig noch eine Inhalation (☞ 7.2.9) durchgeführt wird.

Damit der Patient während des Trainings ausschließlich durch das Mundstück des SMI-Trainers einatmet, erhält er eine Nasenklemme. Durch das tiefe, ruhige Einatmen (Atemfrequenz < 25/Min.) über das Mundstück gelangt die Atemluft gleichmäßig in alle Lungenabschnitte und verhindert so eine Atelektasenbildung. Das Anhalten der Atemluft für ca. 2 – 3 Sek. (endinspiratorische Pause) verstärkt diesen Effekt. Die Vorgabe von Volumen und Flow ist individuell und wird zunehmend gesteigert.

Bei geplanten Operationen beginnt das Atemtraining bereits präoperativ, da das Erlernen neuer Techniken dem erschöpften Patienten nach der OP erfahrungsgemäß schwer fällt. Außerdem kennt der Patient so seine unter normalen Umständen übliche Atemleistung. Nach der Operation ist er dann motiviert, den präoperativen Ausgangswert wieder zu erreichen.

Patientenberatung

Voraussetzung für die Anwendung des SMI-Trainers ist ein motivierter und kooperativer Patient, der die nötige Kraft für das Training aufbringt. Damit sich der Patient aber motivieren kann, braucht er ein gewisses Verständnis für den Sinn und Zweck der Maßnahme. Die Pflegenden nehmen sich deshalb die Zeit, den Patienten mit dem Gerät vertraut zu machen und seine Wirkungsweise zu erklären. Bei weiteren Fragen stehen sie dem Patienten jederzeit zur Verfügung.

Pro Übungsintervall soll der Patient ca. 8- bis 10-mal hintereinander über das Gerät einatmen. Besteht keine andere Arztanordnung, wird die Übung möglichst stündlich wiederholt.

Durchführung am Beispiel eines floworientierten Gerätes mit *einem* Ball:

- Im Sitzen oder mit hochgelagerten Oberkörper üben
- Nasenklemme aufsetzen
- Ausatmen
- Mundstück mit den Lippen dicht umschließen
- Langsam und gleichmäßig einatmen, der Ball steigt auf (Markierung beachten)
- Den Ball mindestens 2 – 3 Sekunden in der Schwebe halten
- Luft kurz anhalten
- Gerät absetzen
- Langsam ausatmen.

Fehler ergeben sich meist aus unzureichender Anleitung und Kontrolle. Häufig pustet der Patient in das Gerät hinein, oder er atmet zu schnell und ruckartig ein, so dass das gewünschte Volumen zwar leicht erreicht, aber kein Trainingseffekt erzielt wird.

Der SMI-Trainer ist ein Einmalartikel und steht dem Patienten während des gesamten Krankenhausaufenthalts zur Verfügung. Nach der Anwendung wird das Mundstück gesäubert. Bei der Entlassung wird der SMI-Trainer entweder zum weiteren Üben mit nach Hause gegeben oder in den Müll entsorgt.

Das **Giebelrohr,** mit dem der Patient einen Teil seiner ausgeatmeten Luft wieder einatmet, um einen Anstieg des CO_2-Gehaltes im Blut zu bewirken und damit den Atemantrieb anzuregen, wird auf Grund seiner Kontraindikationen (z.B. schweres Asthma bronchiale, hochgradiges Emphysem, Dyspnoe, Hypoxie, nicht kompensierte Herzinsuffizienz) sowie seiner Risiken mittlerweile kaum noch angewendet. Es wird zunehmend von den effektiveren und weitaus ungefährlicheren SMI-Trainern abgelöst.

In manchen Kliniken ist es nach wie vor im Einsatz, jedoch nur auf ärztliche Anordung.

7.2.6 Atemunterstützende Lagerungen

Regelmäßige Umlagerung

Längeres Liegen ohne Lageveränderung führt in den jeweils unteren Lungenabschnitten zu einer verminderten Belüftung. Gleichzeitig sammelt sich dort Sekret an, das der Patient meist nur schwer oder gar nicht abhusten kann. Um dies zu vermeiden, lagern die Pflegenden immobile, bettlägerige Patienten regelmäßig um und fordern mobile Patienten auf, so oft wie möglich aufzustehen.

Oberkörperhochlagerung

Der Patient kann im Sitzen leichter und tiefer durchatmen und effektiver abhusten als im Liegen. Die **Oberkörperhochlagerung** sollte jedoch nur im Wechsel mit anderen Lagerungen erfolgen, da die unteren Lungenabschnitte ansonsten *ununterbrochen* schlecht belüftet wären und die Gefahr eines Dekubitus im Gesäß-Steiß-Bereich bestünde (Ausnahmen stellen Patienten mit starker Luftnot dar, die praktisch nur im Sitzen atmen können).

Zur zusätzlichen Erleichterung werden die Arme der Patienten beidseits auf Kissen hochgelagert. Dies mindert das Ge-

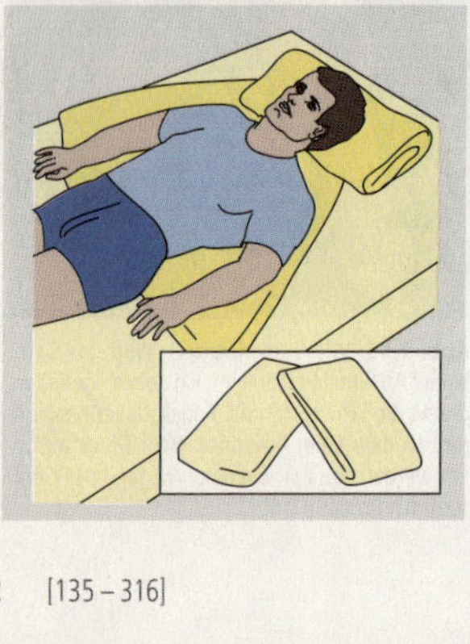

Abb. 7.19 (links): A-Lagerung. Zwei 80 cm mal 80 cm große, nicht zu prall gefüllte Kissen werden durch Ineinanderstülpen (Knöpfe liegen innen) zu „Schiffchen" geformt. Die Kissen werden so hinter den Patienten gelegt, dass sich die Spitzen überlappen und ein „A" entsteht. Der Kopf des Patienten wird durch ein separates Kissen gestützt. Seine Wirbelsäule liegt ab Höhe des 4. Halswirbels frei. [L109]

Abb. 7.20 (rechts): T-Lagerung: Zwei Kissen werden durch Ineinanderstülpen (Knöpfe liegen innen) zu Schiffchen geformt und wie ein „T" ins Bett gelegt, so dass die Wirbelsäule und die Schultern unterstützt werden. Die Rippen links und rechts der Wirbelsäule liegen frei, wodurch eine bessere Lungenbelüftung erzielt wird. [L109]

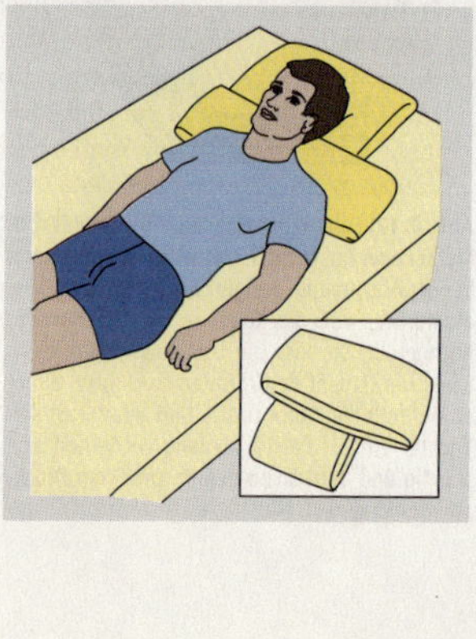

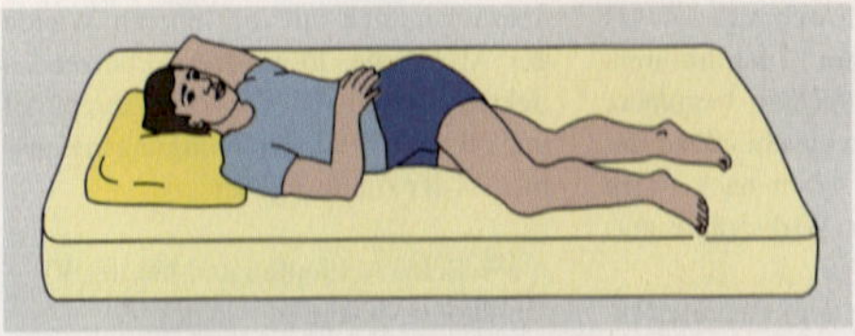

Abb. 7.21: Drehdehnlage: Der Patient liegt auf der Seite; der obere Arm befindet sich hinter dem Kopf, die Hand im Nacken. Ohne die Lage der Beine zu verändern, kippt er den Oberkörper vorsichtig so weit wie möglich nach hinten. [L109]

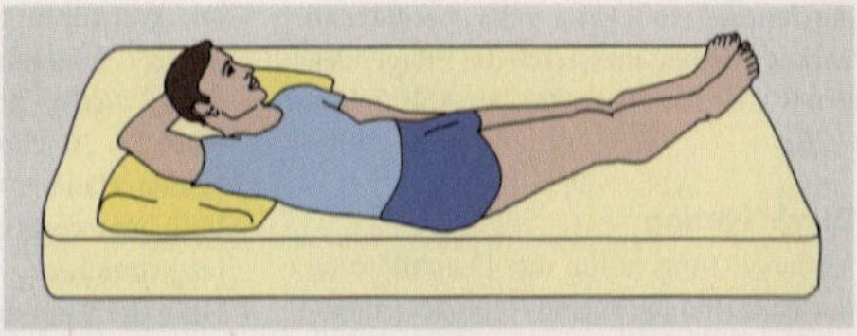

Abb. 7.22: Halbmondlage: Der Patient liegt mit gestreckten Beinen auf dem Rücken. Er hält einen Arm hinter den Kopf, die Hand im Nacken, und legt den Ellbogen auf der Unterlage ab. Die gestreckten Beine und die andere Hand bewegen sich auf der Gegenseite aufeinander zu, bis eine halbmondähnliche Lage erreicht ist, die 5 – 10 Minuten beibehalten werden kann. [L109]

wicht der Schultern auf den Brustkorb und unterstützt die Atemhilfsmuskulatur. Eine Knierolle trägt zur Entspannung der Bauchdeckenmuskulatur bei und damit zur Erleichterung der Atmung. Allerdings verleitet sie den Patienten auch zur Immobilität und sollte daher im Sinne der Kontrakturenprophylaxe (☞ 7.5.5) nicht routinemäßig angewendet werden.

VATI-Lagerungen

Bei den **VATI-Lagerungen** werden bestimmte Lungenabschnitte durch gezielte Hohllagerung des Brustkorbs gedehnt und dadurch besser belüftet. Zu den VATI-Lagerungen gehören die:

- **V**-Lagerung zur Belüftung der unteren Lungenabschnitte
- **A**-Lagerung zur Belüftung der oberen Lungenabschnitte
- **T**-Lagerung zur Belüftung aller Lungenabschnitte
- **I**-Lagerung zur Belüftung aller Lungenabschnitte bei sehr schmalen Patienten.

V- und A-Lagerung

- Zur **V-Lagerung** legen die Pflegenden zwei Kissen so hinter den Patienten, dass ein „V" entsteht. Die Spitze des V befindet sich unter dem Sakralbereich (aus diesem Grund ist die Lagerung bei Dekubitusgefahr ungeeignet). Der Kopf des Kranken wird mit einem weiteren Kissen gestützt. In dieser Position liegen Hals und Wirbelsäule frei. Durch die V-Lagerung werden die unteren Lungenabschnitte gedehnt und die Atmung der seitlichen Thoraxbereiche (Flanken) gefördert.
- Die **A-Lagerung** (☞ Abb. 7.19) dient zur Belüftung der oberen Lungenabschnitte (Lungenspitzen) und wird auch nach Operationen am Thorax zur Entlastung der Wunde angewendet.

Da die VATI-Lagerungen für den Patienten schnell unangenehm werden, ihn immer wieder nach seiner Befindlichkeit fragen. In der Regel können die Lagerungen 2- bis 3-mal täglich für 10 – 20 Minuten im Liegen und in Oberkörperhochlage angewandt werden.

T- und I-Lagerung

Die **T-Lagerung** (☞ Abb. 7.20) dient der Belüftung aller Lungenbezirke durch Dehnung des gesamten Brustkorbs. Bei der **I-Lagerung** wird ein ineinander gestülptes, nicht zu prall gefülltes Kissen oder eine weiche Rolle längs unter die Wirbelsäule gelegt. Das Kopfkissen wird so platziert, dass es mit der Rolle zusammen an ein „I" erinnert. Die I-Lagerung eignet sich bei sehr schmalen und kleinen Patienten und hat die gleiche Wirkung wie die T-Lagerung.

Dehnlagerungen

Dehnlagerungen bewirken durch eine bessere Lungenentfaltung eine Vergrößerung der Atemfläche, wodurch die Atmung erleichtert wird. Außerdem unterstützen sie die Beweglichkeit des Brustkorbs. Sie sind vor allem bei chronischen Lungenerkrankungen wie chronisch-obstruktiver Bronchitis oder Lungenemphysem empfehlenswert. Folgende Dehnlagerungen werden unterschieden:

- Drehdehnlage (☞ Abb. 7.21)
- Halbmondlage (☞ Abb. 7.22).

Günstig ist es, wenn der Patient diese Lagerungen erlernt, um sie dann regelmäßig selbständig und eigenverantwortlich ausführen zu können. Bei beidseitigen Lungenerkrankungen werden die Lagerungen abwechselnd auf beiden Seiten durchgeführt, ansonsten nur auf der eingeschränkten Seite und nur so weit, wie der Patient sie als angenehm empfindet.

Kutschersitz

Beim **Kutschersitz** vergrößert sich die Atemfläche durch die Dehnung des Brustkorbs, so dass ein besonders tiefes Durchatmen möglich ist (☞ Abb. 7.23). Er bringt Erleichterung bei Atemnot und begünstigt das tiefe Atmen vor dem Abhusten. Soll der Patient seine Atmung besser spüren, legt die Pflegekraft ihre Hand auf seine Flanken.

7.2.7 Atemstimulierende Einreibung

Die **Atemstimulierende Einreibung** *(ASE)* verhilft dem Patienten zu einer gleichmäßigen und tiefen Atmung, gleichzeitig wird die Körperwahrnehmung des Patienten durch die Konzentration auf die eigene Atmung gefördert. In kreisförmigen Bewegungen, die je nach

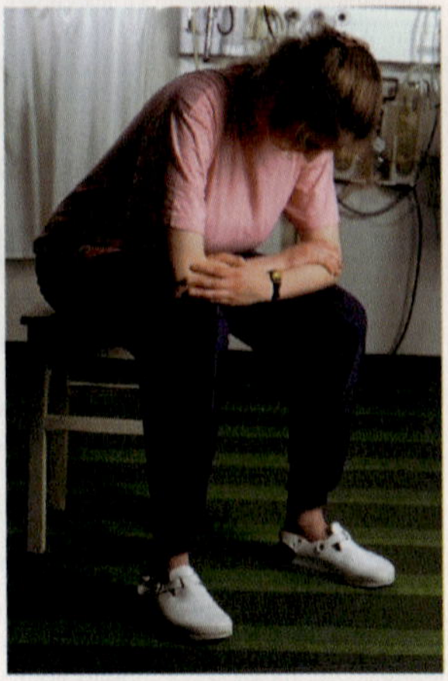

Abb. 7.23: Kutschersitz. Die aufgestützten Arme übernehmen das Gewicht des Schultergürtels und ermöglichen dadurch ein tieferes Durchatmen. [K183]

Ausführung anregend oder beruhigend wirken können, massieren die Pflegenden den Rücken des Patienten (☞ Abb. 7.24 – 7.26).

Durchführung

Voraussetzungen für die Durchführung der ASE sind die eigene Ruhe der Pflegekraft und eine ungestörte Umgebung. Die Pflegekraft trägt weder Handschuhe noch Schmuck (Ringe). Ihre Hände sind warm und sauber. Der Patient liegt bequem auf der Seite oder sitzt mit dem (unbekleideten) Rücken zur Pflegenden. Zur Einreibung eignen sich W/O-Lotionen oder Massageöle. Die Substanz wird gleichmäßig mit beiden Handflächen auf den Körper des Patienten verteilt, immer vom Nacken aus zum Steiß hin. Weiterhin achtet die Pflegekraft auf folgende Prinzipien:

- In Hautkontakt mit dem Patienten bleiben: die Hände nicht gleichzeitig vom Körper nehmen, sondern nacheinander versetzt
- Den Atemrhythmus des Patienten erspüren, ihn nach Möglichkeit übernehmen und in diesem Rhythmus die Hände bewegen
- Mit der Kreisbewegung während der Ausatmung des Patienten beginnen: die Hände mit intensiverem Druck direkt rechts oder links neben der Wirbelsäule seitwärts mit einem leichten Bogen nach unten über die Haut streichen
- Während der Einatmung des Patienten die Kreisbewegung schließen, die Hände gleiten mit leichterem Druck zurück zur Wirbelsäule
- Die kreisförmigen Bewegungen 4- bis 8-mal hintereinander durchführen, dann wieder am Nacken beginnen. Nach 5 – 10 Minuten abschließend mit beiden Händen von oben nach unten links und rechts der Wirbelsäule entlang streichen
- Nach der Einreibung dem Patienten raten, sich etwas auszuruhen.

7.2.8 Manuelle sekretlösende Maßnahmen

Um festsitzendes Sekret zu lösen, das der Patient nicht oder nur unter großer Anstrengung abhusten kann, gibt es folgende Möglichkeiten:

- Abklopfen des Thorax
- Vibrationsmassagen
- Einreibungen mit ätherischen Ölen
- Brustwickel
- Inhalation (☞ 7.2.9).

Wichtige Voraussetzung für ein leichteres Abhusten und die Wirksamkeit von Sekretolytika (schleimlösende Arzneimittel ☞ Pharma-Info 20.47) ist eine ausreichende Flüssigkeitsversorgung des Körpers. Der Patient sollte daher mindestens 1 500 ml/Tag trinken, z.B. schleimlösende Heilkräutertees (☞ Tab. 10.111). Milchgetränke hingegen sind ungeeignet, da sie eine Verschleimung fördern.

Abklopfen und Vibrationsmassage

Das **Abklopfen** mit der Hand oder die **Vibrationsmassage** (☞ unten) erzeugen Schwingungen am Brustkorb. Diese übertragen sich auf die inneren Wände der Atemwege, lösen dort festsitzendes Sekret, stimulieren das Flimmerepithel und regen so den Selbstreinigungsmechanismus der Atemwege an.

Beim Abklopfen und bei der Vibrationsmassage ist wichtig:

- Rücken oder Brust nur von unten nach oben (vom Steiß Richtung Kopf) und von peripher nach zentral (zum Lungenhilus hin) abklopfen oder vibrieren
- Nur in der Ausatmungsphase vibrieren oder abklopfen, sonst gelangt der Schleim mit der eingeatmeten Luft in die tieferen Lungenabschnitte
- Nierengegend und Wirbelsäule aussparen, da diese Regionen schmerzempfindlich sind
- Papiertücher bereitlegen, in die das gelöste Sekret abgehustet werden kann.

! Vorsicht

Kontraindiziert sind das Abklopfen und die Vibrationsmassage bei Patienten mit:

- Schädel-Hirn-Trauma (Gefahr einer Hirnblutung)
- Herzinfarkt, Lungenembolie, Phlebothrombose (Gefahr der Lösung eines Blutgerinnsels)
- Tumoren bzw. Metastasen im Bereich der Wirbelsäule, ausgeprägte Osteoporose (Gefahr von Spontanfrakturen)
- Rippenfrakturen
- Erhöhte Blutungsneigung.

Die Abbildungen 7.27 – 7.29 zeigen verschiedene Techniken, um mit der Hand Sekret zu lösen.

Kältereizfördernde Einreibungen

Kältereizfördernde Einreibungen, z.B. mit Franzbranntwein (☞ unten) oder kaltem Wasser, führen die Pflegenden nur auf Wunsch des Patienten durch. Die Einreibeflüssigkeit sollte nicht zu kalt sein, die Temperatur liegt maximal 10 °C unter der Körpertemperatur des Kranken. Kältereizfördernde Einreibungen sind z.B. für Patienten nach Bauchoperationen geeignet: Die Kranken neigen zur Schonatmung, d.h. sie atmen flacher, um Schmerzen zu vermeiden. Durch den plötzlichen Kältereiz atmen sie unwillkürlich tief durch, wodurch auch tiefer

Atemstimulierende Einreibung [M205]

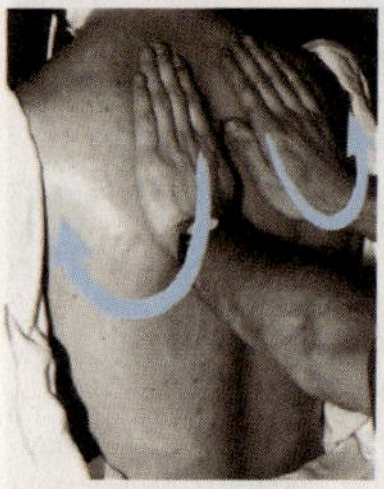

Abb. 7.24: Mit leichtem Druck während der Ausatmung links und rechts der Wirbelsäule etwas seitwärts nach unten streichen, dabei zeigen die Fingerspitzen zum Nacken.

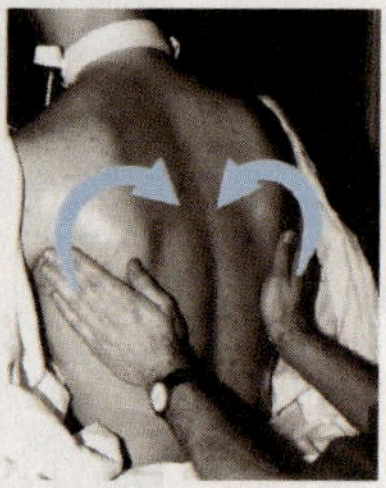

Abb. 7.25: Mit deutlich weniger Druck während der Einatmung den Kreis schließen, dabei zeigen die Fingerspitzen zunächst seitwärts, dann in Richtung Wirbelsäule.

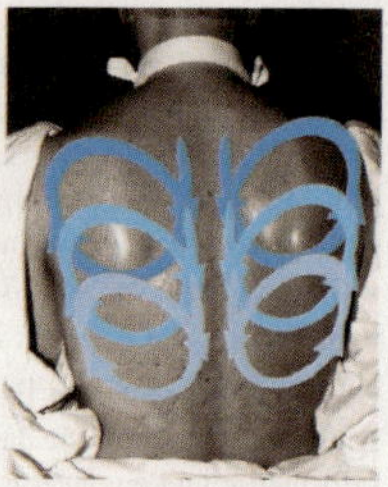

Abb. 7.26: Die Bewegungen wiederholen, bis der untere Rippenrand erreicht ist. Erst die eine Hand, dann die andere am Nacken auflegen und mit den kreisförmigen Bewegungen erneut beginnen.

gelegene Lungenbezirke belüftet werden. Dies dient der Pneumonieprophylaxe (☞ 7.2.4).

Bei Bewusstseinseinschränkung des Patienten wird kein Kältereiz gesetzt, da „Erschrecken" das Atemmuster ungünstig beeinflusst und zur Fehlatmung führt.

Franzbranntwein ist in Verruf geraten, die Haut auszutrocknen. Heutzutage werden ihm jedoch meist rückfettende Substanzen beigefügt, so dass er auf Wunsch des Patienten und unter Berücksichtigung seines Hautzustandes Anwendung finden kann. Bei Patienten mit geschädigter Haut wie Rötungen oder Läsionen sollte jedoch auf kältereizfördernde Einreibungen verzichtet werden.

Vibrationsbehandlung mit den Händen

Bei der **Vibrationsbehandlung mit den Händen** bewirkt die Pflegekraft durch leichtschlägige Bewegungen mit den flachaufgelegten Händen Schwingungen des Brustkorbs und fördert so die Lösung von Bronchialsekret. Dabei wird die Ausatmung des Patienten beschleunigt; der schnellere Atemstrom erleichtert den Abtransport von Sekret. Für die Vibrationsbehandlung sollte das erkrankte Lungensegment oben liegen, damit das Sekret in Richtung Hauptbronchus abfließen kann. Die Kombination mit speziellen Lagerungen (z.B. Drainagelagerungen ☞ Abb. 7.34) unterstützt diese Wirkung.

Zur **Durchführung** der Vibrationsbehandlung liegt der Patient bequem auf der Seite, möglichst nah bei der Pflegekraft. Behandelt wird die oben liegende Thoraxseite. Die Pflegekraft legt beide Hände flächig nebeneinander auf den Thorax des Patienten. Zunächst fühlt sie sich in den Atemrhythmus des Kranken ein. In die Ausatembewegung hinein bewegt sie eine Hand in Richtung Wirbelsäule und nach oben, die andere Hand in Richtung Sternum. Leichtschlägige Bewegungen ihrer Hände versetzen dabei den Brustkorb des Patienten in Schwingungen und lösen festsitzendes Sekret. Die Pflegekraft behält während der gesamten Behandlung Hautkontakt. In jeder Atempause legt sie eine Hand auf das Sternum, die andere Hand auf den Rücken des Patienten und übt einen vibrierenden Druck aus. So löst sich das Sekret, und der Luftstrom kann es weitertransportieren. Die

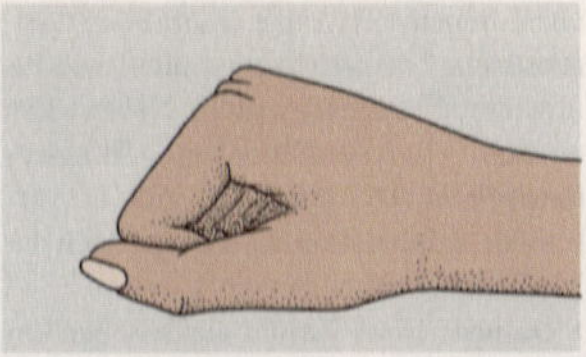

Abb. 7.27: Abklopfen mit der Faust. [L157]

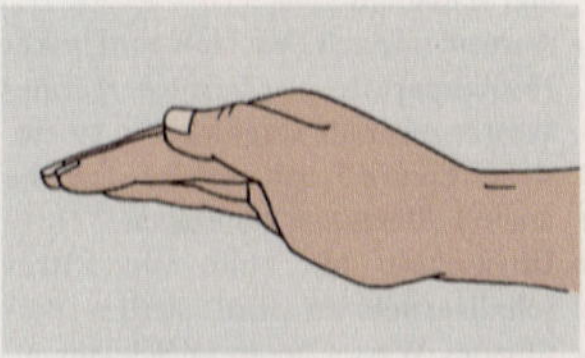

Abb. 7.28: Abklatschen mit der hohlen Hand. [L215]

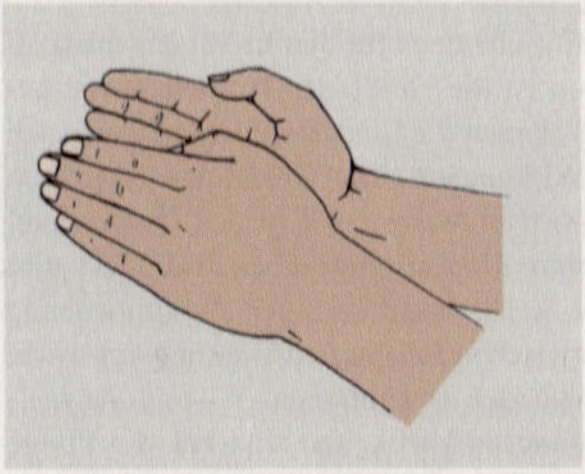

Abb. 7.29: Abklopfen mit der Kleinfingerkante. [L215]

Vibrationsbehandlung wird über mehrere Atemzüge wiederholt, bis der Patient das gelöste Sekret abhusten kann.

Vibrationsmassage mit dem Vibrationsgerät

Das **Vibrationsgerät** (z.B. Vibrax® oder Vibramat®) überzieht die Pflegekraft aus hygienischen Gründen mit einem dünnen Tuch oder einem Einmalüberschuh. Bei sehr schmalen Patienten polstert sie die Vibrationsscheibe zusätzlich mit Watte. Der Patient liegt auf der Seite oder sitzt an der Bettkante, so dass die Pflegekraft die zu behandelnde Thoraxseite gut erreichen kann. Die Haut reibt sie mit einem Massageöl ein. Die Einstellung der Vibrationsstärke am Gerät richtet sich nach dem Befinden des Patienten.

Die Pflegekraft beginnt die Vibrationsmassage am unteren äußeren Brustkorbrand und bewegt das Gerät langsam zum Lungenhilus hin. Um eine sekretlösende Wirkung in tiefer gelegenen Lungenregionen zu erzielen, legt sie das Gerät nur in der Exspirationsphase mit leichtem Druck auf. Die Behandlung wird pro Thoraxseite 5- bis 6-mal wiederholt. Danach animiert die Pflegekraft den Patienten zum Abhusten.

Einreibung mit ätherischen Ölen

Ätherische Öle enthalten Wirkstoffe, die durch Einreibung auf die Haut gebracht und dann teils über die Haut resorbiert, teils über ihre Dämpfe inhaliert werden. Sie steigern den Schleimtransport in der Lunge und führen zu einer verstärkten Durchblutung der Haut. Für die Einreibung zur Schleimlösung eignen sich Eukalyptus-, Thymian-, Pfefferminz-, Fichtennadel-, Fenchel- oder Anisöl.

! Vorsicht

Ätherische Öle sparsam verwenden, da sie:

- Hautreizungen und allergische Reaktionen bis hin zur Atemnot auslösen können, besonders bei Säuglingen und Kleinkindern
- Sowohl atemwegserweiternd als auch atemwegsverengend wirken können und bei Patienten mit obstruktiven Lungenerkrankungen u.U. zur Verschlechterung der Symptomatik führen.

Vor der Behandlung mit ätherischen Ölen immer den Arzt fragen (☞ auch 1.7 Heilpraktikergesetz).

Brustwickel

Feuchtwarme Umschläge oder **Wickel** um den Thorax fördern die Durchblutung und wirken entspannend, beruhigend und sekretlösend.

Benötigt werden ein inneres, weiches Baumwolltuch (je nach Körpergröße 30 – 50 cm breit) sowie ein Außentuch aus Baumwolle oder Leinen (ca. 10 cm breiter als das Innentuch). Als Wickellösung verwendet man warmes Wasser (ca. 40 – 50 °C), evtl. mit Zusatz von Kräuterextrakten oder Zitronensaft.

Durchführung

- Baumwoll- oder Leinentuch in die Wickellösung legen und auswringen. Den Patienten prüfen lassen, ob er die Temperatur verträgt (Verbrennungsgefahr!)
- Tuch faltenfrei um den Brustkorb legen
- Wickeltuch sofort mit dem trockenen Außentuch vollständig bedecken
- Dem Patienten eine Wolljacke anziehen bzw. ihn in ein Schaffell oder eine Decke einschlagen

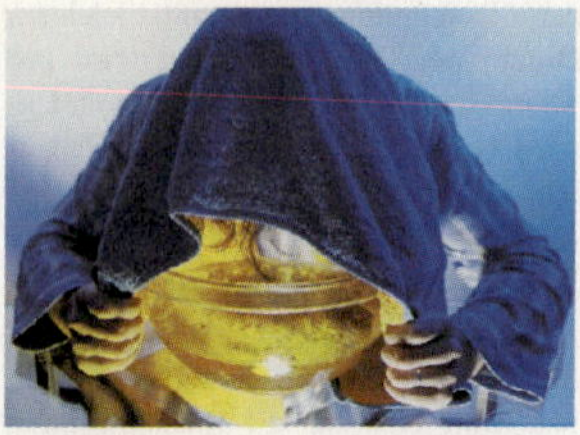

Abb. 7.30: Wasserdampfbad: Etwa 1,5 Liter heißes Wasser in eine Schüssel füllen und Zusätze (z.B. ätherische Öle) hineingeben. Der Patient sitzt am Tisch und beugt seinen Kopf über das dampfende Wasser. Je nachdem, wie er die Temperatur toleriert, hält er zur Wasseroberfläche einen Abstand von ca. 20 cm. Über seinen Kopf und die Schüssel ist ein Handtuch gebreitet. Wegen möglicher Reizung der Augenschleimhäute hält er die Augen geschlossen. Er atmet den aufsteigenden Dampf ca. 5 – 10 Minuten über die Nase oder den Mund ein. Nach dem Dampfbad wäscht er sein Gesicht mit kaltem Wasser und trocknet es gut ab. [K225]

- Wickel ca. 30 Minuten einwirken lassen, sofern sich der Patient solange wohlfühlt. Den Patienten beobachten und ihn nach seinem Befinden fragen
- Wickel abnehmen, Brustkorb abwaschen und trocknen
- Patienten ca. 30 Minuten ausruhen lassen.

7.2.9 Anwendung von Inhalationen

Inhalation: Einatmen von Flüssigkeiten oder Gasen zur Prophylaxe oder Therapie von Atemwegserkrankungen oder als spezielle Form der Arzneimittelgabe.

Inhalationen fördern den Selbstreinigungsmechanismus der Atemwege. Dickflüssiges, zähes Sekret wird befeuchtet und verdünnt und kann leichter abgehustet werden. Zur Sekretlösung und Pneumonieprophylaxe inhaliert der Patient Wasser in Form von feinsten Tröpfchen, denen z.B. Salze, Kamillenblüten, ätherische Öle oder Arzneimittel wie Pinimenthol® zugesetzt sind. Neben dem einfach durchzuführenden **Wasserdampfbad** (☞ Abb. 7.30) gibt es verschiedene Inhalationsformen, die sich der Medizintechnik bedienen:

- **Dampf:** Unter Zufuhr elektrischer Energie wird in **Dampfinhalationsgeräten** Wasser bis zum Siedepunkt erhitzt und verdampft
- **Aerosole:** Durch Druckluft wird in **Aerosolapparaten** *(Zerstäubergeräte)* Wasser mit Luft aufgewirbelt; so entstehen feinste Tröpfchen, die bis in die unteren Atemwege vordringen
- **Ultraschall:** Mit Hilfe von **Ultraschallverneblern** wird steriles destilliertes Wasser derart in Schwingungen versetzt, dass ein feiner Nebel aus winzigen Tröpfchen entsteht (☞ Abb. 7.32 – 7.33).

Entscheidend für den Effekt der Inhalation ist die Größe der Tröpfchen: Sie bestimmen die Eindringtiefe und damit den Wirkungsort. Die Größe der Tröpfchen wird in Mikrometer (µm, 1 Tausendstel mm, *Mikron*) angegeben. Tab. 7.31 gibt eine Übersicht über den Zusammenhang zwischen Inhalat und Wirkungsort sowie wichtige Indikationen. Weitere Anwendungsmöglichkeiten sind bei der Pflege von Lungenerkrankungen beschrieben.

Inhalat	Tröpfchengröße	Wirkungsort	Anwendung
Dampf	> 30 µm	Mund-Nasen-Rachenraum bis Kehlkopf	Erkältungen, Schnupfen
Aerosol	10 – 30 µm	Trachea, Bronchien	Bronchitis, Asthma bronchiale
Nebel	< 10 µm	Bis zu den Alveolen	Z.B. bei Patienten, die durch den offenen Mund atmen, zur Anfeuchtung der Atemluft

Tab. 7.31: Verschiedene Inhalate und ihre Anwendung.

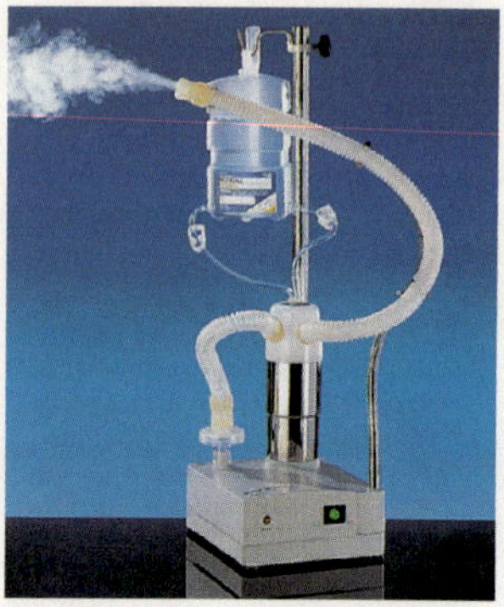

Abb. 7.32: Ultraschallvernebler der Firma Kendall®. Wegen der Gefahr des Eindringens von Krankheitserregern sind die Wasserbehälter nicht nachfüllbar, sondern es werden geschlossene Einmalsysteme (z.B. Aquapack®) verwendet. [U140]

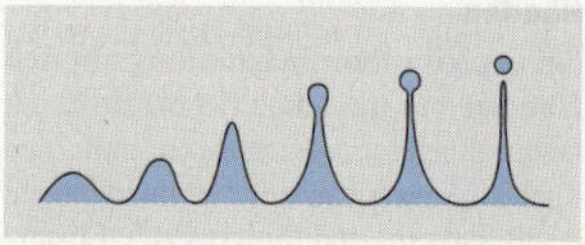

Tab. 7.33: Funktionsprinzip der Ultraschallvernebler. Das Wasser wird in Schwingungen versetzt, so dass sich an der Oberfläche Tröpfchen ablösen.

Atemtraining mit dem IPPB-Gerät

Eine Kombination von Inhalation und Atemtraining wird mit dem **IPPB-Gerät** (kurz für ***intermittent positive pressure breathing***) erzielt. Das Gerät wird mit Druckluft angetrieben. Während seiner Anwendung ist die Verabreichung sekretlösender Arzneimittel möglich. Ein Trigger *(Auslöser)* am Gerät ist auf das individuelle Atemverhalten und die Atemleistung des Patienten eingestellt. In der Einatmungsphase muss der Patient einen bestimmten Mindestsog erzeugen, um den Flow *(Gasfluss)* auszulösen. Der Flow sollte weder zu hoch noch zu niedrig eingestellt sein: Bei zu niedrig eingestelltem Gerät empfindet der Patient die Luftzufuhr als zu gering, bei zu hoch eingestelltem Gerät ist er zu schnell erschöpft oder eine Überblähung der Lunge ist möglich. In der Ausatmungsphase wird ein exspiratorischer Widerstand zugeschaltet, durch den die Ausatmung gekräftigt und das Abhusten erleichtert wird. Die Anwendung des IPPB-Gerätes erfolgt nach ärztlicher Anordnung. Es wird zur Behandlung z.B. von Rauchern, Asthmatikern und Patienten mit Lungenemphysem eingesetzt.

7.2.10 Unterstützung bei der Sekretentleerung

Drainagelagerung

Neben den atemunterstützenden Lagerungen (☞ 7.2.6) lösen spezielle Lagerungen und häufiges Umlagern Atemwegssekret und erleichtern das Abhusten. Voraussetzung ist, dass die Pflegenden wissen, in welchen Bereichen der Lunge sich das Sekret befindet. Dann können sie den Patienten so lagern, dass das Sekret in Richtung Hauptbronchien abfließt (☞ Abb. 7.34).

Abhusten von Sekret

Viele Patienten wissen nicht, wie sie ihr Bronchialsekret am besten abhusten können, oft ist es ihnen auch unangenehm.

Daher erläutern die Pflegenden dem Patienten den Sinn der Sekretentleerung und leiten ihn zu schonendem und doch wirkungsvollen Abhusten an:

- Sekret lösen durch manuelle Maßnahmen (☞ 7.2.8)
- Mit aufrechtem Oberkörper im Bett oder auf einem Stuhl sitzen
- Durch die Nase einatmen
- In kurzen, kräftigen Stößen husten
- Das Sekret ausspucken, nicht schlucken
- Husten erst wiederholen, nachdem sich die Atmung wieder beruhigt hat.

Patientenberatung

Bei *Reizhusten* empfehlen die Pflegenden dem Patienten, in Einatemstellung die Luft anzuhalten und dann oberflächlich weiterzuatmen, bei *sehr starkem Hustenreiz* gegen die geschlossenen Lippen anzuhusten. Schnelle und sehr tiefe Atemzüge im Hustenanfall sind ungünstig.

Hat der Patient Schmerzen beim Abhusten, steht die Schmerzbehandlung an erster Stelle. Um bei (Operations-)Wunden an Brustkorb oder Bauch den Schmerz zu mindern, hilft es, wenn der Patient seine Hände auf die Wunde legt und dort einen leichten Gegendruck erzeugt. Vor dem Atemtraining erhält der Patient in Absprache mit dem Arzt ausreichend Schmerzmittel.

Wegen eventueller Ansteckungsgefahr achten die Pflegenden darauf, dass sie vom Patienten nicht angehustet werden.

! Vorsicht

Häufiges, kräftiges Husten kann zu Schleimhautschädigungen führen. Die Pflegenden ermuntern den Patienten daher nur zum leichten Husten bzw. „Hüsteln". Auch hauchen oder „hüfff"-sagen während des Ausatmens lockert tiefsitzendes Sekret schonend.

7.2.11 Absaugen von Atemwegssekret

Absaugen von Atemwegssekret: Entfernen von Atemwegssekret oder aspirierten Stoffen mit Absaugkathetern aus den Atemwegen.

Kann der Patient Atemwegssekret nicht oder nur unzureichend abhusten, muss es entfernt werden, um die Belüftung der Lunge zu gewährleisten und damit Atelektasen und Pneumonien vorzubeugen. Auch feste oder flüssige Substanzen, die in die Atemwege gelangt sind (*Aspiration* ☞ 7.6.7), müssen abgesaugt werden.

Außerdem wird Bronchialsekret zur Untersuchung auf Bakterien oder Tumorzellen abgesaugt (☞ auch Bronchoskopie, 20.4.5).

Absaugtechniken

Orales Absaugen: Absaugen von Atemwegssekret oder aspirierten Stoffen durch den Mund

- **Nasales Absaugen:** Absaugen von Atemwegssekret oder aspirierten Stoffen durch die Nase
- **Endotracheales Absaugen:** Absaugen von Atemwegssekret oder aspirierten Stoffen aus der Luftröhre in der Regel über einen Endotrachealtubus (☞ 38.4.2) oder eine Trachealkanüle (☞ 34.9.4)
- **Bronchoskopisches Absaugen:** Absaugen von Atemwegssekret oder aspirierten Stoffen mit einem Endoskop während der Spiegelung der Atemwege (☞ 20.4.5).

Da Mund-, Nasen- und Rachenraum bis zum Kehlkopf physiologischerweise mit Bakterien besiedelt, die weiteren Atemwege aber steril sind, erfordern oral/nasales und endotracheales Absaugen unterschiedliches Vorgehen. Im Folgenden ist mit „Absaugen" immer das oral/nasale Absaugen bis zum Kehlkopf gemeint.

Endotracheales Absaugen ☞ *38.4.2*
Pflege eines Patienten mit Trachealkanüle ☞ *34.9.4*
Bronchoskopisches Absaugen ☞ *20.4.5*

Prinzipien für alle Formen des Absaugens

- Beim Absaugen sollte immer eine zweite Pflegekraft anwesend sein, um bei Problemen eingreifen zu können
- Streng aseptisches Vorgehen schützt Patienten und Pflegende vor Infektionen

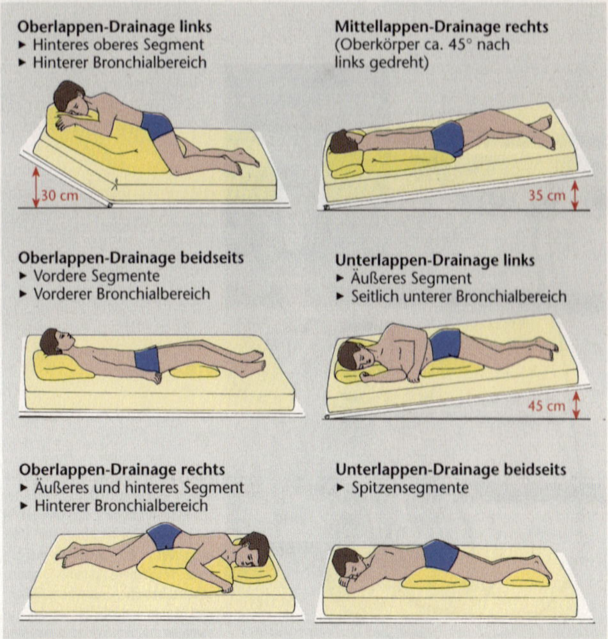

Abb. 7.34: Verschiedene Drainagelagerungen. [A400-215]

- Der Absaugvorgang darf nicht länger als 15 Sekunden dauern, um einen Sauerstoffmangel des Patienten zu vermeiden. Dies erfordert zügiges und gleichzeitig einfühlsames Vorgehen. Für Ungeübte ist es zur Zeitschätzung hilfreich, vorher selbst den Atem für diese Zeit anzuhalten
- Die Häufigkeit des Absaugens hängt von der Menge und Beschaffenheit des Sekrets ab.

Wie oft und mit welchem Katheter abgesaugt werden soll, hängt davon ab, ob z.B. nach Ess- und Schluckversuchen etwa aspirierte Speisereste entfernt werden sollen, oder ob häufig Bronchialsekret aus der Trachea abgesaugt wird, welches der Patient nicht abhusten kann.

Materialien für das Absaugen

Das **Absauggerät** arbeitet entweder mit Sog vom zentralen Vakuumanschluss, dem Druck-Sogwandler einer Gasflasche oder einer Elektropumpe. Ein- bis zweimal täglich wird die Funktion geprüft, wobei das Gerät mindestens einen Sog von -0,6 bar aufbauen muss. In das Auffanggefäß aus Glas oder Kunststoff (Sekretflasche) wird destilliertes Wasser oder Desinfektionslösung gefüllt, um zu verhindern, dass das aufgefangene Sekret antrocknet und sich die darin enthaltenen Bakterien vermehren. So lässt sich das Auffanggefäß später leichter reinigen. Einmal-Sekretbehälter werden nicht befüllt. **Auffanggefäß, Absaugschlauch** und **Zwischenstück** werden täglich gewechselt, der Einmalbehälter, wenn er voll ist.

Spüllösung. Als Spüllösung für den Absaugschlauch wird nach jedem Absaugvorgang destilliertes Wasser oder Desinfektionslösung verwendet.

Absaugkatheter. Sie bestehen aus durchsichtigem und weichem, aber knickfestem Kunststoff und sind einzeln steril verpackt.

Atraumatische (nicht verletzende) Katheter haben zusätzlich seitliche Öffnungen und an der endständigen Öffnung einen wulstigen Ring, um ein Festsaugen an der Schleimhaut zu vermeiden (☞ Abb. 7.38). Sie werden bei häufigem oralen/nasalen Absaugen oder bei endotrachealem Absaugen bevorzugt, da weniger Schleimhautverletzungen entstehen. Sehr zähes Sekret lässt sich aber nur schwer absaugen.

Für orales Absaugen eignen sich Katheter von 14 – 20 Ch (*Charrière*) Durchmesser, für nasales Absaugen von 10 – 16 Ch.

Sterile und **unsterile Handschuhe.** Für jeden Absaugvorgang ist ein neuer steriler Handschuh für die Hand, die den Absaugkatheter hält, erforderlich. Dadurch wird verhindert, dass pathogene Keime in die Atemwege des Patienten eingeschleppt werden. Ein unsteriler Handschuh für die andere Hand der Pflegenden ist als Selbstschutz erforderlich.

Abwurf, der direkt neben den Bett stehen sollte.

Weitere Materialien sind **Utensilien für Mund- und Nasenpflege, Gleitmittel,** möglichst mit anästhesierender Wirkung wie z.B. Xylocain-Gel® oder NaCl 0,9 % zum Anfeuchten des Katheters. Letzteres wird aus hygienischen Gründen täglich gewechselt.

Wegen der Infektionsgefahr tragen die Pflegenden beim Absaugen einen **Mund-Nasen-Schutz.**

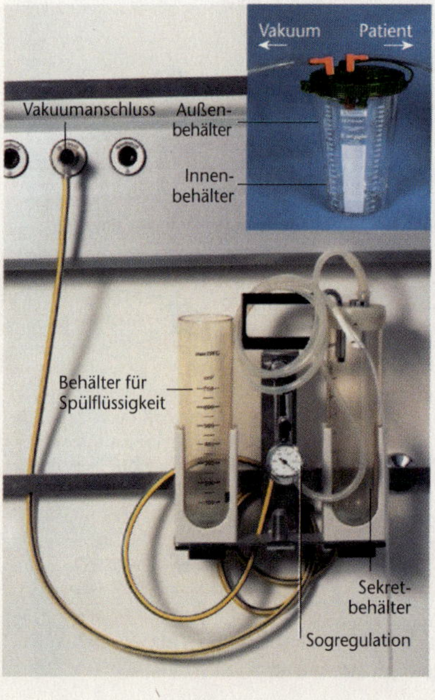

Abb. 7.35: Absauggeräte mit zentralem Vakuumanschluss. Im älteren Modell sammelt sich das Sekret in einem Kunststoffbehälter, der ausgeleert und gereinigt werden muss. Modernere Systeme (Bildausschnitt) bestehen aus einem Außen- und einem Innenbehälter, der zusammen mit dem Sekret in den Müll entsorgt wird. [K183]

Vorbereitung des Patienten

- Vor dem eigentlichen Absaugen:
- Patienten informieren (dies gilt auch für bewusstlose Patienten)
- Sekret lösen (☞ 7.2.8 und 7.2.9)
- Mund und Nase reinigen (Mundpflege ☞ 7.4.4, Nasenpflege ☞ 7.4.10), um eine Keimverschleppung zu vermeiden
- Patienten in Oberkörperhochlage oder Seitenlage lagern (Aspirationsprophylaxe), dabei auf bequeme Kopflagerung achten.

Orales und nasales Absaugen

Absaugen reizt die Schleimhäute und regt die Schleimproduktion an: Je häufiger abgesaugt wird, desto mehr Schleim wird produziert (Circulus vitiosus). Daher: So effektiv und so schonend wie möglich absaugen.

Bei liegender Magensonde sollte der Sekretbeutel unter Magenniveau hängen, damit der Mageninhalt bei eventuellem Brechreiz ablaufen kann.

Durchführung

- Patienten beruhigen, z.B. hält die assistierende Pflegekraft seine Hände. So können auch Abwehrbewegungen verhindert werden
- Bei geplantem nasalen Absaugen ggf. Gleitmittel ins Nasenloch einbringen
- Patienten anweisen, mehrmals tief einzuatmen oder Sauerstoff nach Anord-

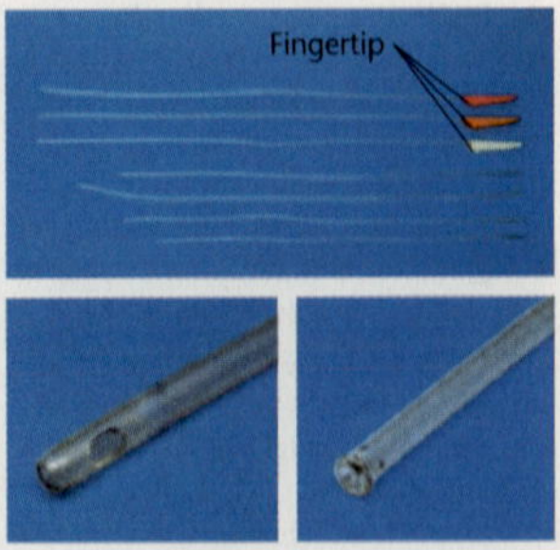

Abb. 7.36 – 7.38: Normale und atraumatische Absaugkatheter. Oben: Die oberen drei Katheter haben einen integrierten Fingertip, d.h. am Schlauch des Absauggerätes muss kein solcher vorhanden sein. Unten: Detail eines normalen (links) und eines atraumatischen (rechts) Katheters, der sich aufgrund seiner speziell angeordneten Öffnungen nicht an der Schleimhaut festsaugt. [K183]

nung geben, damit vor dem Absaugen eine optimale Sauerstoffversorgung gewährleistet ist
- Hände desinfizieren
- Katheter auf das Zwischenstück aufstecken, dabei Katheter in der Packung belassen
- Handschuhe anziehen
- Zwischenstück aufnehmen, Katheter aus der Hülle gleiten lassen und mit der sterilen Hand fassen
- Sterilen Katheter in Nase oder Mund ohne Sog einführen (bei starkem Sekretanfall und bei atraumatischen Kathetern mit Sog), vorschieben bis in den unteren Rachen *(Hypopharynx)*, der vom Nasen-/Mundeingang ungefähr so weit entfernt ist wie die Nasenspitze vom Ohrläppchen (vorher ausmessen)
- Katheter unter Sog mit leicht drehenden Bewegungen zurückziehen. Der Vorgang darf nicht länger als 15 Sekunden dauern, da der Patient während dieser Zeit nicht atmen kann und zudem die vorhandene Luft aus der Lunge mit abgesaugt wird. Evtl. muss der Sog mit Hilfe des Fingertip intermittierend unterbrochen werden, damit sich der Katheter nicht an der Schleimhaut festsaugt
- Atmung des Patienten während des Absaugens kontrollieren, evtl. Puls messen durch assistierende Pflegekraft. Ist der Patient an einem EKG-Monitor angeschlossen, evtl. zur zusätzlichen Kontrolle der Herzfrequenz das akustische Pulssignal einschalten (Bradykardiegefahr durch Reizung des Nervus Vagus)
- Nach dem Absaugen Katheter um die steril behandschuhte Hand wickeln, Handschuh über den Katheter stülpen und entsorgen
- Absaugschlauch durchspülen
- Absaugvorgang evtl. nach einer angemessenen „Verschnaufpause" des Patienten mit einem neuen, sterilen Katheter und frischen Handschuhen wiederholen.

Vor einem erneuten Absaugvorgang braucht der Patient eine „Verschnaufpause". Bei Wiederholung werden ein neuer Handschuh und ein neuer Absaugkatheter verwendet.

Dokumentation

Dokumentiert werden:
- Häufigkeit des Absaugens
- Reaktionen des Patienten auf das Absaugen, z.B. Abwehrbewegungen, Zyanose, Bradykardie, Erbrechen
- Menge, Farbe, Konsistenz sowie evtl. Beimengungen des abgesaugten Sekrets.

Komplikationen

Komplikationen des Absaugens sind:
- Infektionen der Atemwege, begünstigt durch unsteriles Arbeiten oder Verschleppen von Erregern aus den oberen in die unteren Atemwege
- Verletzungen der Atemwege wie Schleimhautverletzungen durch den Katheter bis hin zu Perforationen, z.B. der Nasennebenhöhlen
- Vagusreizung mit Bradykardie, Rhythmusstörungen oder Erbrechen (Aspirationsgefahr!)
- Sauerstoffmangel, der mit Zyanose und Unruhe des Patienten einhergeht. Er entwickelt sich v.a. bei unsachgemäßem oder zu langsamem Absaugen oder bei besonders gefährdeten Patienten. Hierzu zählen beispielsweise Patienten mit erhöhter Krampfneigung.

7.2.12 Hilfe bei Dyspnoe

Erstmaßnahmen bei Dyspnoe ☞ 20.3.1

Dyspnoe *(Atemnot):* Erschwerte Atmung mit dem Gefühl, nicht genügend Luft zu bekommen.

Orthopnoe *(höchste Atemnot):* Schwerste Form der Dyspnoe. Der Patient sitzt aufrecht und setzt die Atemhilfsmuskulatur (☞ Abb. 20.39) voll ein. Er hat Angst, zu ersticken.

Dyspnoe hat vielfältige Ursachen (☞ auch Tab. 20.16): Sie reichen von Lungen- über Herzkrankheiten (z.B. Dyspnoe bei chronischer Herzinsuffizienz ☞ 18.6.1), Stoffwechselstörungen (z.B. Azidose bei Diabetes mellitus ☞ 23.6.3) und Lähmungen der Atemmuskulatur bis hin zu psychischen Ursachen. Daher ist es wichtig, auf die Umstände zu achten, unter denen die Dyspnoe auftritt, und auf Begleitsymptome, die auf die Grunderkrankung schließen lassen.

Vor allem bei Lungen- und Herzerkrankungen wird darauf geachtet, welche körperlichen Anstrengungen zur Atemnot führen und ob es sich dabei um leichte oder schwere Tätigkeiten handelt. Entsprechend wird der Schweregrad der Atemnot (Tab. 20.15) beurteilt. Damit können der Krankheitsverlauf und die Effektivität der Therapie bestimmt werden.

Psychische Betreuung

Patienten mit schwerer Dyspnoe empfinden Todesangst. Hilflosigkeit und Erregung verstärken die Atemnot weiter; so kann – auch bei nicht lebensbedrohlichen Erkrankungen – ein Teufelskreis entstehen.

Zentrales Pflegeziel ist daher, dem Patienten die Angst zu nehmen:
- Ruhe bewahren, auch in „brenzligen" Situationen ohne Hektik arbeiten
- Aufgeregte Mitpatienten oder Besucher aus dem Zimmer bitten
- Gefühl „Sie sind nicht alleine" vermitteln und dem Patienten beruhigend zureden. Dabei nicht aufdringlich oder „überbehütend" sein, da dies den Kranken nur zusätzlich verunsichern würde
- Atmung erleichtern, z.B. durch Verändern der Lage (Unterstützen der Oberkörperhochlagerung oder Kutschersitz ☞ Abb. 7.23)
- Für Frischluft sorgen.

Die Atemnot betrifft alle Lebensbereiche des Kranken. Sie raubt ihm den Schlaf mit der Konsequenz, dass die zunehmende Erschöpfung seine Atemnot weiter steigert. Die Atemnot kann Gespräche derart erschweren, dass der Patient versucht, sich nonverbal mitzuteilen (☞ 3.4.2). Entsprechend nehmen die Pflegenden Blickkontakt mit dem Betroffenen auf und reagieren auch auf nonverbale Mitteilungen. Jede Verbesserung der Atmung mindert die Angst des Patienten und stärkt damit das Vertrauen in die Pflegenden. Dies wirkt sich auch bei weiteren Notfällen positiv aus.

Kontaktadresse
Deutsche Atemwegsliga e.V.,
Burgstraße 12, 33175 Bad Lippspringe, Tel.: 0 52 52/95 45 05,
www.atemwegsliga.de

7.2.13 Beobachtung des Pulses

(Arterien-)Puls (*pulsus* = Stoß): Anstoßen der Blut- oder Druckwelle an die Arterienwand. Wichtiges Kriterium zur Beurteilung der Herz- und Kreislauffunktion *(Vitalzeichen).*

Pulsfrequenz: Anzahl der tastbaren Pulswellen pro Minute.

Die Pulswelle entsteht dadurch, dass bei jedem Herzschlag Blut in die Aorta ausgestoßen wird. Der Druckstoß breitet sich im arteriellen Gefäßsystem aus. Die daraus entstandene Druckwelle kann an allen Arterien getastet werden, die oberflächlich oder auf einer harten (knöchernen oder muskulären) Unterlage verlaufen oder dagegen gedrückt werden können (☞ Abb. 7.39).

Beim gesunden Erwachsenen schlägt das Herz ca. 70-mal pro Minute (*Schlag-* oder **Herzfrequenz**). Im Normalfall stimmen Herzfrequenz (Anzahl der z.B. im EKG sichtbaren Herzaktionen) und Pulsfrequenz genau überein, andernfalls liegt ein *Pulsdefizit* (☞ unten) vor.

Mit jedem Herzschlag werden ca. 70 ml Blut ausgeworfen **(Schlagvolumen).** Innerhalb einer Minute pumpt das Herz etwa 5 Liter Blut in den Körper und die Lungen. Diese Größe wird auch als **Herzminutenvolumen** oder allgemeiner als *Herzzeitvolumen* bezeichnet.

Berechnen des Herzminutenvolumens
Herzfrequenz/Min. x Schlagvolumen = Herzminutenvolumen

Beispiel:
70 Schläge/Min. x 70 ml = 4 900 ml/Min.

Die Pumpleistung des Herzens passt sich dem jeweiligen Sauerstoffbedarf an. Unter körperlicher Belastung wird die **Herzleistung** dadurch enorm gesteigert, dass die Herzfrequenz und das Schlagvolumen zunehmen. Im Extremfall wird eine Pumpmenge von 25 l in der Minute erreicht.

Technik des Pulstastens

Man unterscheidet den **zentralen** und den **peripheren Puls.** Der zentrale Puls kann an allen großen (herznahen) Arterien getastet werden und gibt relativ genau die Herzfrequenz wieder. Bei der peripheren Messung können schwache Pulswellen an den kleinen Arterien nicht immer getastet werden. Dies ist bei Arrhythmien oder niedrigem Blutdruck der Fall. Deshalb wird der Puls bei unregelmäßigem Puls oder im Schock immer an zentralen Gefäßen gemessen.

Abb. 7.33 zeigt die Taststellen für den **peripheren Puls:**
- *A. radialis* (Handgelenk unterhalb des Daumenballens)
- *A. temporalis* (Schläfe)
- *A. poplitea* (Kniekehle)
- *A. dorsalis pedis* (vorderer Fußrücken)
- *A. tibialis posterior* (dorsal des Innenknöchels).

Taststellen für den **zentralen Puls** sind:
- *A. carotis* (seitliches Halsdreieck)
- *A. subclavia* (Supraklavikulargrube)
- *A. femoralis* (Leiste).

Üblicherweise wird der Puls an der A. radialis getastet. Diese Arterie ist leicht aufzufinden, wenn man an der Innenseite des Handgelenks zunächst die deutlich tastbare Muskelsehne (des M. carpi radialis) nahe der Mitte fühlt und sich dann nach außen, also zur Daumenseite des Handgelenks vortastet.

Um den Puls sicher zu tasten, setzt man Zeige-, Mittel- *und* Ringfingerkuppe mit leichtem Druck auf.

Die Pulsschläge werden 15 Sekunden lang gezählt, der erste Schlag gilt hierbei als „0". Die Anzahl der ermittelten Pulsschläge multipliziert man mit vier, um auf die Pulsschläge pro Minute hochzurechnen. Eine volle Minute wird gezählt bei allen Neuzugängen, bei Patienten mit sehr langsamem und unregelmäßigem Puls.

Die Ergebnisse des Pulsmessens werden dokumentiert. Bei graphischer Darstellung erscheint die Pulsfrequenz rot, bei Mikroverfilmung schwarz.

Beim Pulstasten werden Frequenz, Rhythmus und Qualität erfasst. Messfehler treten auf, wenn:
- Der eigene Daumen zum Messen benutzt wird (Verwechslung der eigenen Pulswelle mit der des Patienten)
- Wegen zu leichten Druckes nicht alle Schläge gemessen werden
- Wegen zu starken Druckes die Pulswelle unterdrückt wird.

Besonders wichtig ist die Pulskontrolle bei Patienten mit Herz-Kreislauferkrankungen, nach Operationen (Nachblutungsgefahr), nach schweren Ver-

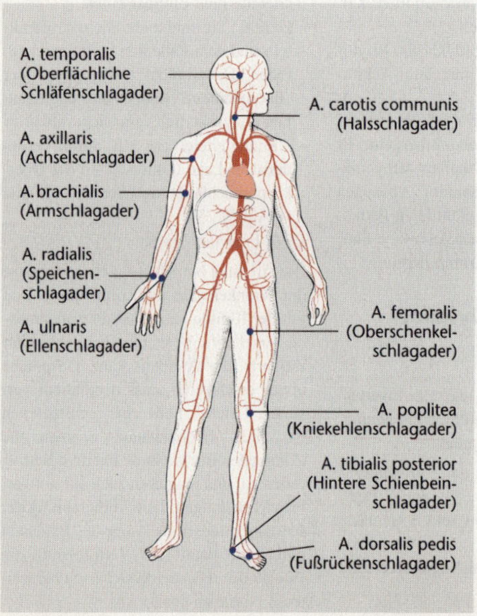

Abb. 7.39: Geeignete Taststellen zur Pulsmessung. [A400-190]

letzungen, bei Schädel-Hirn-Trauma (☞ 35.14.1), unter Therapie mit kreislaufwirksamen Medikamenten (z.B. *β-Blockern* ☞ Pharma-Info 19.33, *Katecholaminen* ☞ 38.5.1, *Digitalisglykosiden* ☞ Pharma-Info 18.42) sowie bei Vergiftungen.

Notfall

Fällt es schwer, den Puls zu ermitteln, ist unverzüglich eine erfahrene Pflegekraft hinzuzuziehen.

Alarmierende Abweichungen in der Pulsfrequenz sind:

- Langsamer Puls (*Bradykardie* ☞ unten)
- Beschleunigter Puls (*Tachykardie* ☞ unten)
- Neu aufgetretenes Herzstolpern (*Arrhythmien* ☞ unten).

Sie sind sofort einem Arzt zu melden. Es ist sinnvoll, auch den Blutdruck zu messen, um weitere Informationen über den Kreislaufzustand des Patienten zu erhalten.

Messwerte

Die Normalwerte der Pulsfrequenz sind altersabhängig. Physiologisch sind:

- Beim Neugeborenen ca. 140 Schläge/Minute
- Beim Kindergartenkind ca. 100 Schläge/Minute
- Beim Jugendlichen ca. 85 Schläge/Minute
- Beim Erwachsenen ca. 60 – 80 Schläge/Minute.

Tachykardie

Tachykardie: Herzfrequenz > 100 Schläge/Min.

Physiologische Tachykardie. Eine physiologische Tachykardie ist eine beschleunigte Herzfrequenz mit physiologischen Ursachen wie körperliche Anstrengung oder Aufregung.

Pathologische Tachykardie. Eine Herzfrequenzbeschleunigung mit krankhaften Ursachen tritt z.B. bei Fieber, Blut- und Flüssigkeitsverlust oder massiven Durchfällen auf. Weitere Gründe können Stoffwechselstörungen (z.B. eine Hyperthyreose ☞ 23.4.3), Vergiftungen oder starke Schmerzen sein. Tachykardien kommen auch als Arzneimittelnebenwirkung, z.B nach Adrenalingabe, und bei Herzrhythmusstörungen vor.

Tachykardie bei Fieber: Pro °C Temperaturanstieg erhöht sich der Puls um 8 – 12 Schläge/Min.

Bradykardie

Bradykardie: Herzfrequenz < 60 Schläge/Min.

Physiologische Bradykardie. Eine langsame Herzfrequenz kommt vor während des Schlafes, bei tiefer Entspannung und bei Leistungssportlern. Bei letzteren stößt das Herz mit jedem Herzschlag so viel Blut aus, dass auch bei erniedrigtem Puls der Körper ausreichend mit Blut versorgt wird.

Pathologische Bradykardie. Herzreizleitungsstörungen, beispielsweise der AV-Block (☞ 18.7.3), oder Arzneimittelüberdosierungen, z.B. mit Digitalispräparaten oder ß-Blockern, können ebenfalls zu einer Herzfrequenzverlangsamung führen. Auch bei Stoffwechselerkrankungen, z.B. einer Hypothyreose (☞ 23.4.4), oder Hirndrucksteigerung (☞ 35.12) lässt sich eine Bradykardie beobachten.

Beim Absaugen von Atemwegssekret oder aspirierten Stoffen (☞ 7.2.11) kann es aufgrund einer Reizung des N. vagus zu einer Verlangsamung der Herzfrequenz kommen. Deswegen achten die Pflegenden beim Absaugen stets auch auf die Pulsfrequenz des Patienten.

Relative Bradykardie. Bei Fieber ist der Puls beschleunigt. Bleibt die Pulsfrequenz trotz Fieber normal oder steigt weniger als 8 – 12 Schläge pro Grad Temperaturerhöhung, so spricht man von einer **relativen Bradykardie.** Sie ist typisch für den Typhus abdominalis (☞ 28.5.7).

Beispiel: Bei 39 °C Körpertemperatur ist ein Puls von etwa 90/Min. zu erwarten. Ein Puls von 70/Min. wäre bei dieser Temperatur *relativ* zu langsam.

Asystolie

Asystolie: Fehlende Kontraktion des Herzens, erkennbar an der Pulslosigkeit, d.h. weder peripher noch zentral ist ein Puls zu tasten.

Notfall

Pulslosigkeit ist immer ein Notfall. Wurde nicht ausdrücklich vorher vereinbart und vom Arzt angeordnet, bei diesem bestimmten Patienten keine *Reanimation* (Wiederbelebung) vorzunehmen, muss bei Pulslosigkeit sofort mit folgenden Notfallmassnahmen begonnen werden:

- **(A)**irway = Freimachen der Atemwege (☞ 17.3.1)
- **(B)**reathing = Atemspende (☞ 17.3.2)
- **(C)**irculation = Herzdruckmassage (☞ 17.3.3).

Setzen die Maßnahmen nicht oder erst zu spät ein, verstirbt der Patient innerhalb weniger Minuten.

Literaturtipp

Pflegetechniken und Pflegemaßnahmen II: Hattenbach, E. et al.: Atmung, Puls und Blutdruck, Körpertemperatur. Baunataler, Baunatal, 1996

Physiologische Ursachen	Pathologische Ursachen
Hauptursachen der Tachykardie	
▸ Erhöhter Sauerstoffbedarf bei körperlicher Arbeit ▸ Anpassungsreaktion des Körpers auf Aufregung, Freude, Trauer ▸ Anpassung an O_2-ärmere Hochgebirgsluft	▸ Erhöhter Sauerstoffbedarf bei krankhaft gesteigertem Stoffwechsel (Fieber, Hyperthyreose ☞ 23.4.3) ▸ Ausgleich verminderter Transportmittel für Sauerstoff (Blutverlust) oder geringer Herzkraft (Herzinsuffizienz ☞ 18.6) ▸ Störungen des Herzreizleitungssystems (Rhythmusstörungen ☞ 18.7.2)
Hauptursachen der Bradykardie	
▸ Entspannung, Schlaf ▸ In Ruhe bei Sportlern	▸ Bewusstlosigkeit, Koma ▸ Schädigung des ZNS, z.B. Schädel-Hirn-Trauma (☞ 35.14.1) ▸ Störungen des Herzreizleitungssystems (Rhythmusstörungen ☞ 18.7.4) ▸ Reizung des N. vagus

Tab. 7.40: Hauptursachen der Tachy- und Bradykardie.

Pulsdefizit

Pulsdefizit: Differenz zwischen der durch Auskultation oder EKG ermittelten *Herzfrequenz* und der peripheren *Pulsfrequenz*, d.h. die getastete Pulsfrequenz entspricht nicht der tatsächlichen Zahl der Herzkontraktionen.

Der normale Kontraktionsablauf am Herzen und die Zeit zwischen zwei Herzschlägen gewährleisten, dass sich die Herzkammern erst ausreichend mit Blut füllen, bevor sie sich zusammenziehen. Bei Herzrhythmusstörungen ist dies nicht der Fall: „Extraschläge“ verkürzen die Füllungszeit so sehr (☞ 18.7.2), dass die bei einer (insuffizienten) Herzmuskelkontraktion ausgestoßene Blutmenge keine ausreichend starke, in der Peripherie zu tastende Pulswelle mehr auslöst.

Ermittelt wird ein Pulsdefizit zu zweit, indem eine Pflegeperson den Radialispuls zählt und die andere gleichzeitig die Herztöne mit dem Stethoskop auskultiert.

Abweichungen des Pulsrhythmus

Arrhythmie: Herzrhythmusstörung mit unregelmäßigen Zeitabständen zwischen den einzelnen Herzmuskelkontraktionen, auch in Verbindung mit zu schneller *(Tachyarrhythmie)* oder zu langsamer *(Bradyarrhythmie)* Herzfrequenz.

Extrasystole (kurz *ES*): Außerhalb des regulären Grundrhythmus auftretender Herzschlag.

Eine kaum merkliche Verkürzung der Zeitabstände zwischen zwei Pulsschlägen während der Einatmung ist physiologisch. Pathologische Arrhythmien treten auf bei:

- Herzerkrankungen (☞ Kap. 18)
- Elektrolytverschiebungen im Blut (☞ 31.11)
- Hormonstörungen, insbesondere bei gestörter Schilddrüsenfunktion (☞ 23.4).

Vereinzelte Extrasystolen haben in der Regel keinen Krankheitswert. Erst wenn sie gehäuft auftreten und den Erregungsablauf der Herzmuskulatur beeinflussen können, sind sie behandlungsbedürftig (☞ 18.7.1).

Eine Arrhythmie dokumentieren die Pflegenden zusätzlich zur ertasteten Pulsfrequenz, indem sie die Messwerte z.B. durch eine Wellenlinie verbinden. Bei der Pflegedokumentation beachten sie die hausinternen Richtlinien.

Pulsqualität

Pulsqualität: Spannung und Füllung des Pulses, die beim Pulsmessen getastet werden können.

Beim Pulsmessen kann man nicht nur Pulsschläge zählen, sondern auch tasten, wie kräftig die Pulswelle ist oder ob sich das Gefäß zwischen zwei Pulsschlägen „prall gefüllt“ anfühlt. Mit Übung und Erfahrung kann die **Pulsqualität** beurteilt werden. Sie hängt ab:

- Von der Füllung der Blutgefäße
- Von der zirkulierenden Blutmenge
- Vom Schlagvolumen des Herzens
- Von der Elastizität der Arterien.

Der Puls des Gesunden ist weich und gut gefüllt. Abweichungen von der normalen Pulsqualität sind:

- Harter Puls bei hohem Blutdruck *(Hypertonie)* oder bei arteriosklerotisch veränderten („verkalkten“) Gefäßen
- Sehr weicher und schlecht gefüllter Puls bei niedrigem Blutdruck *(Hypotonie)*, bei Herzinsuffizienz (☞ 18.6) oder Fieber
- Fadenförmiger, gleichzeitig schwach gefüllter und beschleunigter Puls bei Kollaps oder im Schock (☞ 38.5.1).

In Notfallsituationen gibt die Pulsqualität neben dem Blutdruck und der Atmung wichtige Informationen über den Kreislaufzustand des Patienten.

Bei Abweichungen von der normalen Pulsqualität den Blutdruck kontrollieren!

7.2.14 Beobachtung des Blutdrucks

Blutdruck: Kraft, die das Blut auf die Gefäßwand der Arterien und Venen ausübt. Meist gemessen in der konventionellen Einheit Millimeter Quecksilbersäule (mmHg), v.a. bei maschineller Messung auch in der neueren Einheit Kilopascal (kPa); 7,5 mmHg = 1 kPa.

Systolischer Blutdruck: Max. Druck im Gefäß (Spitzendruck); entsteht während der Herzkammersystole.

Diastolischer Blutdruck: Minimaler Druck im Gefäß während der Herzkammerdiastole, wird also auch in der Zeit zwischen zwei Herzschlägen nicht unterschritten und ist Maß für die Dauerbelastung der Gefäßwände.

Mitteldruck: Mittlerer Druck zwischen systolischem und diastolischem Blutdruck, entspricht *nicht* exakt dem arithmetischen Mittel.

Blutdruckamplitude: Differenz zwischen systolischem und diastolischem Blutdruck. Bei einem Blutdruck von 120/80 mmHg beträgt die Amplitude demnach 40 mmHg.

Der **Blutdruck** wirkt sowohl in Arterien als auch in den Venen. Im klinischen Sprachgebrauch ist mit dem Begriff „Blutdruck“ jedoch immer der Druck in den größeren *Arterien* gemeint.

Der arterielle Blutdruck hängt physikalisch gesehen von folgenden drei Faktoren ab:

- Gefäßwiderstand der Arterien
- Herzminutenvolumen (☞ 18.1)
- Blutvolumen im Gefäßsystem.

Zusammen mit dem Puls passt sich der Blutdruck den Erfordernissen an: bei körperlicher Arbeit sind Puls und systolischer Blutdruck höher als in Ruhe. Der diastolische Blutdruck bleibt beim Gesunden in etwa konstant.

Um verschiedene Blutdruckwerte eines Patienten beurteilen zu können, messen die Pflegenden sie stets unter gleichen Bedingungen:

- In Ruhe
- Immer im Liegen *oder* im Sitzen *oder* im Stehen
- Immer am gleichen Arm.

Messwerte

Die Normalwerte sind altersabhängig. Physiologisch sind:

- Neugeborene 70/30 mmHg
- Säuglinge 85/60 mmHg
- Kinder (bis 10 Jahre) 90/60 mmHg
- Erwachsene 120/80 mmHg
- Ältere Menschen 140/90 mmHg.

Diese Werte sind aber nicht immer gleich bleibend hoch oder niedrig, sondern unterliegen natürlichen, physiologisch bedingten Schwankungen. So steigt der Blutdruck bei Anstrengung oder Aufregung an. Bei Müdigkeit oder im Schlaf hat der Mensch einen niedrigeren Blutdruck. Veränderungen des Blutdrucks können jedoch auch pathologische Ursachen haben. Die **Hypertonie** (☞ 19.5.1) ist eine dauerhafte *Blutdruckerhöhung* von über 160/90 mmHg. Sie hat unterschiedliche Ursachen wie Gefäß- oder Nierenerkrankungen. Eine **Hypotonie** (*Blutdruckerniedrigung* ☞ 19.5.3) liegt vor, wenn der Blutdruck dauerhaft unter 105/60 mmHg liegt und der Patient dabei gleichzeitig an Beschwerden durch die Minderdurchblutung der Organe leidet. Die Hypotonie tritt beispielsweise bei Blutverlust, Schock oder Herzinsuffizienz auf. Es gibt auch unklare *(essentielle)* Ursachen, die zu Veränderungen des Blutdrucks führen.

Blutdruckregulationsstörungen ☞ *19.5.*

Methoden der indirekten unblutigen Blutdruckmessung

Es gibt zwei Messmethoden, um den Blutdruck zu bestimmen:

- Die *indirekte, unblutige Blutdruckmessung*, die im Folgenden näher erläutert wird.
- Die *direkte, blutige Blutdruckmessung* über eine Drucksonde direkt im Blut (☞ 38.3.2).

Auskultatorische Methode

Diese Methode der unblutigen, indirekten Blutdruckmessung geht auf den italienischen Kinderarzt *Riva-Rocci* zurück (daher die Abkürzung *RR*):

- Mit einer Oberarm-Manschette, an die ein Manometer angeschlossen ist, wird der Blutstrom in der A. brachialis unterbrochen; dazu wird die Manschette aufgepumpt, bis der Manschettendruck höher als der systolische Blutdruck ist. Mit einem Stethoskop, das distal der Manschette in der Ellenbeuge über der A. brachialis aufgelegt ist, sind jetzt keine Strömungsgeräusche mehr zu hören
- Ein Ventil an der Manschette wird jetzt vorsichtig geöffnet, damit die Luft langsam entweichen kann. Der Druckabfall sollte dabei nicht mehr als 3 mmHg/Sek. betragen. In dem Moment, in dem Manschettendruck und systolischer Druck gleich groß sind, strömt zum ersten Mal wieder Blut durch die A. brachialis. Es strömt jedoch nicht kontinuierlich, da der diastolische Druck noch geringer ist als der Manschettendruck. In der Diastole kollabiert die Arterie wieder
- Es kommt zu einem Wechsel „Blut strömt" (Systole) – „Blut strömt nicht" (Diastole). Dieser Wechsel verursacht die charakteristischen *Strömungsgeräusche* **(Korotkow-Töne),** die mit dem Stethoskop als Klopfen hörbar sind
- Das Ventil bleibt geöffnet, der Druck in der Manschette fällt weiter. Sinkt er unter den diastolischen Blutdruck, bleibt die Arterie ständig offen. Die Strömungsgeräusche verschwinden oder werden zumindest deutlich leiser.

Fehlerquellen bei der Blutdruckmessung nach Riva-Rocci ☞ Tab. 7.42.

! Vorsicht

Bei venösen oder arteriellen Gefäßzugängen, einem Lymphödem (☞ 24.10.2) oder einem Shunt (für die Dialyse ☞ 31.2.6) darf an dem betreffenden Arm kein Blutdruck gemessen werden.

Technik des auskultatorischen Blutdruckmessens. Benötigt werden folgende Materialien:

- Geeichte Blutdruckmanschette passender Breite mit Haken- oder Klettverschluss (Rapidmanschette) und kleinem Ballon mit Ventil

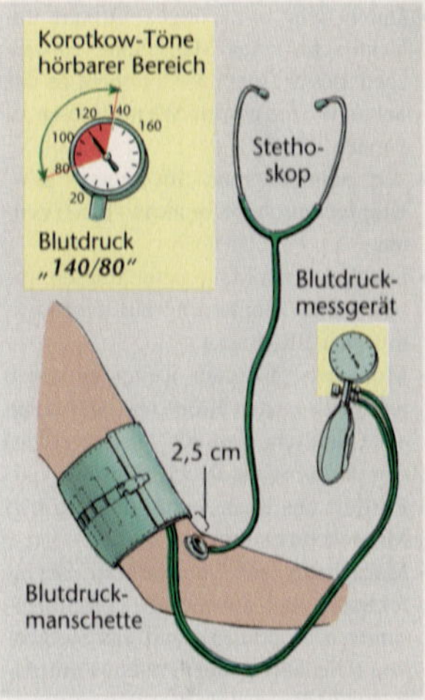

Abb. 7.41: Unblutige, indirekte Blutdruckmessung nach Riva-Rocci. [A400-190]

- Messeinheit mit Manometer zum Ablesen des Blutdrucks
- Stethoskop mit Flachmembran oder Trichter zum Abhören der Strömungsgeräusche.

Bei der Messung gehen die Pflegenden wie folgt vor:

- Ruhepause von ca. 15 Minuten vor dem Messen einhalten, um keine falsch hohen Werte zu erhalten
- Beengende Kleidung vom Arm entfernen. Oberarm entspannt in Herzhöhe platzieren
- Blutdruckmanschette luftleer und straff am Oberarm ca. 2 – 3 cm oberhalb der Ellenbeuge anlegen. Darauf achten, dass die ableitenden Schläuche nicht unmittelbar in der Ellenbeuge liegen; dies führt zu störenden Geräuschen während des Messens
- Ventil des Blutdruckapparates schließen
- Ohr-Oliven des Stethoskops locker ins Ohr stecken (nicht in den Gehörgang hineindrücken)
- Membran/Trichter des Stethoskops locker in der Ellenbeuge (A. cubitalis) auflegen, evtl. Rand des Schallempfängers unter Manschette einklemmen. Dabei (A. Radialis-)Puls fühlen
- Manschette mit dem Aufblasballon füllen, bis Manschettendruck arteriellen Blutdruck erreicht (kein Puls mehr tastbar, keine Geräusche mehr hörbar)
- Manschettendruck noch um ca. 30 mmHg erhöhen

Fehlerquelle	Folge
Luft zu rasch abgelassen	Falsch niedriger systolischer und falsch hoher diastolischer Blutdruckwert
Manschette nicht genug aufgepumpt	Falsch niedriger systolischer Wert
Beengende Kleidung am Oberarm nicht entfernt	Falsch niedrige Werte
Manschettenbreite nicht passend zum Armdurchmesser	Bei zu dicken Oberarmen falsch hohe, bei zu dünnen falsch niedrige Werte
Manschette zu locker angelegt	Falsch hohe Werte
Arm über Herzhöhe gelagert	Falsch niedrige Werte
Zu lange gestaut oder Druck zu langsam abgelassen	Falsch hohe Werte
Korotkow-Töne sind nicht genau zu hören wegen störender Geräusche im Zimmer (Gespräche, Fernseher)	Falsch niedrige oder hohe Werte

Tab. 7.42: Häufige Fehlerquellen bei der Blutdruckmessung und ihre Folgen.

- Durch sehr vorsichtiges Öffnen des Ventils Luft aus Manschette entweichen lassen (max. 3 – 5 mmHg in der Sekunde), um genaue Werte ablesen zu können
- Auf pulssynchrone Strömungs- bzw. Klopfgeräusche (Korotkow-Töne) achten
- Druckwert am Manometer ablesen, sobald erster Klopfton hörbar wird (systolischer Blutdruck)
- Manschette langsam weiter entleeren und beim letzten Klopfton (oder wenn die Geräusche deutlich leiser werden) den diastolischen Druck ablesen
- Restluft aus Manschette ablassen und Manschette entfernen
- Manschette nach Gebrauch mit Desinfektionsmittel abwischen (Textilmanschetten besprühen), und das Stethoskop (Ohr-Oliven und Trichter) mit Alkohol 70 % abreiben.

Palpatorische Methode

Wenn eine Pflegekraft beim Erlernen der Blutdruckmessung anfangs unsicher ist oder wenn die Strömungsgeräusche nur schlecht zu hören sind, kann alternativ zum Abhören mit dem Stethoskop der Puls getastet werden:

- Puls tasten
- Manschette aufpumpen, bis Puls nicht mehr fühlbar ist
- Langsam Manschettendruck ablassen, bis Puls wieder tastbar ist
- Der beim ersten tastbaren Puls angezeigte Druckwert entspricht dem systolischen Blutdruck.

Der diastolische Blutdruck kann mit dieser Methode allerdings nicht bestimmt werden.

Blutdruckmessung am Bein

Für besondere Fragestellungen, z.B. zum Ausschluss einer Aortenisthmusstenose (☞ 13.9.1), kann der Blutdruck bei liegenden Patienten auch am Bein gemessen werden. Dabei wird eine spezielle Manschette am Oberschenkel angelegt und die A. poplitea in der Kniekehle abgehört. Der an den Beinen gemessene Blutdruck ist normalerweise etwas höher als der an den Armen.

Elektronische Blutdruckmessgeräte

Neben dem „klassischen" Blutdruckmessgerät (☞ Abb. 7.41) gibt es zahlreiche **elektronische Messgeräte,** z.B. für die Selbstmessung und die kontinuierliche Blutdruckerfassung. Bei letzteren wird regelmäßig nach einem einstellbaren Intervall der Blutdruck automatisch gemessen (☞ 38.3.2).

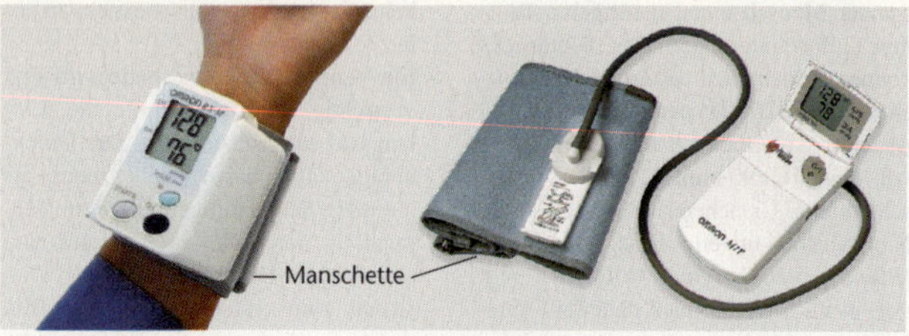

Abb. 7.43 – 44: Die heutigen Blutdruckmessgeräte ermöglichen eine zuverlässige Messung. Es gibt elektronische Geräte zur Puls- und Blutdruckkontrolle am Handgelenk und Geräte zur Messung am Oberarm. In beiden Fällen legt sich der Patient die Manschette um und löst mit Knopfdruck am Gerät das Aufpumpen der Manschette aus. Ist der Blutstrom der A. brachialis unterbrochen, stoppt das Gerät und lässt langsam Luft aus der Manschette entweichen. Nach Ermittlung der Werte können diese auf der Digitalanzeige abgelesen werden. [V185]

Bei den Geräten für die Selbstkontrolle muss der Patient nur die Manschette anlegen und das Gerät einschalten. Der Messvorgang wird vom Gerät übernommen, systolischer und diastolischer Blutdruck anschließend digital angezeigt. Bei nicht erklärbaren Differenzen sollte zuerst eine Blutdruckmessung durch den Patienten selbst und im Anschluss daran eine Kontrolle durch die Pflegekraft erfolgen.

Beobachtung und Dokumentation des Blutdrucks

Psychische Einflüsse können den systolischen Blutdruck bei der Untersuchung um bis zu 40 mmHg ansteigen lassen. Diese Druckerhöhung ist besonders häufig bei der Erstuntersuchung durch einen Arzt. Sie wird deshalb ironisch als „Weißkittel-Hochdruck" bezeichnet.

Blutdruckkontrollen werden ärztlich angeordnet. Die Pflegenden messen von sich aus auch ohne ausdrückliche ärztliche Anordnung den Blutdruck bei:

- Neu aufgenommenen Patienten
- Patienten mit Herz- und Kreislauferkrankungen
- Nach Operationen (postoperative Überwachungsphase)
- Vor der Mobilisation
- Hypertonie und Hypotonie
- Gabe von Medikamenten, die (als Haupt- oder Nebenwirkung) den Blutdruck verändern
- Starken Blutdruckschwankungen
- Nach Unfällen, Blut- und Flüssigkeitsverlusten sowie im Schock.

Wird der Blutdruck zum ersten Mal gemessen, so geschieht dies an beiden Armen. Beispielsweise ist bei Patienten mit einer Verengung der A. subclavia eine Druckdifferenz von mehr als 20 mmHg zwischen rechtem und linkem Arm möglich.

Weicht der Blutdruck vom Richtwert oder dem erwarteten Wert ab, wird nachgemessen. Bei wiederholt pathologischen Befunden informiert die Pflegeperson sofort den Arzt.

Direkt nach dem Messen trägt sie den RR-Wert ins Dokumentationssystem (☞ 2.6) ein: Entweder als Zahl (z.B. 120/75) oder als graphische Darstellung (z.B. mit blauem Farbstift). Für Patienten, bei denen häufige Blutdruck-Messungen erforderlich sind, wird oft eine Überwachungskurve am Bett geführt.

Dokumentation ☞ 2.6

7.2.15 Thromboseprophylaxe

Thrombose *(Blutpfropfbildung):* Lokale, intravitale (während des Lebens auftretende) Gerinnung in einem Blutgefäß. Je nach Sitz des **Thrombus** *(Blutgerinnsel)* innerhalb der Blutstrombahn unterscheidet man zwischen *arterieller* und *venöser Thrombose.*

Am häufigsten sind Thrombosen im venösen Gefäßsystem, v.a. in den Beinen.

Von besonderer klinischer Bedeutung ist die **tiefe Beinvenenthrombose** *(Phlebothrombose* ☞ 19.8.3): Löst sich ein Thrombus in den tiefergelegenen Venen von Knie, Oberschenkel oder Becken von der Venenwand ab, gelangt er mit dem Blutstrom in die Lunge und kann dort eine lebensbedrohliche Lungenembolie (☞ 20.10.1) verursachen.

Die Entstehung eines Thrombus kann zu der gefährlicheren Phlebothrombose führen. Auch wenn es der Begriff „Thromboseprophylaxe" nur ungenau beschreibt, ist es ihr oberstes Ziel, eine *tiefe Beinvenenthrombose* zu verhindern.

Thrombosenentstehung

Verschiedene Risikofaktoren begünstigen das Entstehen einer Thrombose. Sie können drei Hauptursachen zugeordnet werden **(Virchow-Trias):**
- Verlangsamte Blutströmung
- Gefäßwandschaden
- Erhöhte Gerinnungsneigung.

Verlangsamte Blutströmung: Je langsamer das Blut fließt, desto besser können sich Thrombozyten an der Venenwand anlagern und die Thrombusbildung in Gang setzen.

Die Blutströmung ist verlangsamt bei:
- Bettruhe, Lähmung
- Gipsverband oder Schienenlagerung
- Schmerzbedingter Schonhaltung
- Hochgradigem Flüssigkeitsmangel oder Flüssigkeitsverlust, z.B. durch anhaltendes Erbrechen und Diarrhoe, großflächige Verbrennungen, Diuretika
- Pathologischer Zellvermehrung, z.B. Polyglobulie und Polyzythämie (☞ 24.6.5)
- Herzinsuffizienz (☞ 18.6)
- Schock
- Chronisch venöser Insuffizienz.

Von den genannten Ursachen zahlenmäßig am häufigsten sind Bewegungsmangel jeglicher Ursache und venöse Insuffizienz. Beide führen zu einem Ausfall der Muskel-Venen-Pumpe (☞ Abb. 7.45) und damit zu einer verlangsamten Blutströmung.

Gefäßwandschaden: Die Schädigung der **Intima** *(Gefäßinnenwand)* löst eine Thrombozytenaggregation aus (Zusammenballen der Blutplättchen). Die Intimaschädigung kann verschiedene Ursachen haben:
- Traumatisch: Verletzung, Quetschung, Operation
- Degenerativ: Altersbedingte Veränderung der Beinvenen, Varikosis (☞ 19.8.1)
- Entzündlich: Durch Venenentzündung (Phlebitis).

Erhöhte Gerinnungsneigung: Im Blut besteht normalerweise ein Gleichgewicht zwischen Blutgerinnung und Gerinnselauflösung (☞ 24.1.4). Ein Überwiegen der Gerinnungsprozesse *(erhöhte Gerinnungsneigung)* kann auftreten bei:
- Vermehrung der Blutgerinnungsfaktoren, nach großen Operationen, Verletzungen mit großer Gewebszerstörung, Verbrennungen
- Einnahme bestimmter Medikamente, z.B. Ovulationshemmer, Kortison.

Weitere Risikofaktoren

Folgende Faktoren begünstigen die Thromboseentstehung:
- Höheres Lebensalter (biologisches Alter > 65 Jahre ☞ 14.1.2)
- Hohes Körpergewicht (> 20 Prozent nach Broca-Index ☞ 7.6.10)
- Einnahme von Ovulationshemmern, Schwangerschaft und Wochenbett
- Rauchen
- Frühere Thrombosen oder Embolien
- Sepsis (☞ 28.4) und/oder schwere Infektionskrankheiten.

Maßnahmen zur Thromboseprophylaxe

Ziel der Thromboseprophylaxe ist es, den drei Hauptursachen entgegenzuwirken, also:
- Den venösen Rückfluss zu steigern
- Venenwandschäden vorzubeugen
- Die Gerinnungsbereitschaft zu senken.

Sechs Bausteine der Thromboseprophylaxe
- (Früh-)Mobilisation
- Lagerung
- Ausstreichen der Venen
- Venenkompression durch Antithrombosestrümpfe und Kompressionsverbände
- Rückstromfördernde Gymnastik (Aktivierung der Muskel-Venen-Pumpe)
- Heparinisierung.

(Früh-)Mobilisation

Die Pflegenden informieren den Patienten über den Sinn und Zweck der Frühmobilisation und helfen ihm, so früh und so oft wie möglich mit gewickelten Beinen oder Antithrombosestrümpfen aufzustehen, vor dem Bett auf der Stelle zu treten und umherzugehen. Durch das Gehen werden die Muskeln angespannt und die Venen durch den Kompressionsverband als Widerlager regelrecht ausgequetscht. Da Venenklappen den Blutstrom nur herzwärts zulassen, beschleunigt sich der venöse Rückfluss.

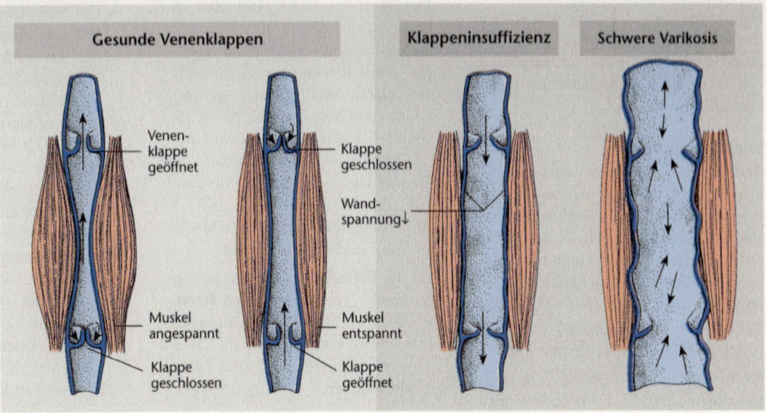

Abb. 7.45: Die Muskel-Venen-Pumpe funktioniert nur bei gesunden Venenklappen. Hingegen kommt es bei der Venenklappeninsuffizienz und der Varikosis zum Blutrückstau in die Körperperipherie. Durch die verlangsamte und unphysiologische Blutströmung wird die Entstehung von Thromben begünstigt. [A400-190]

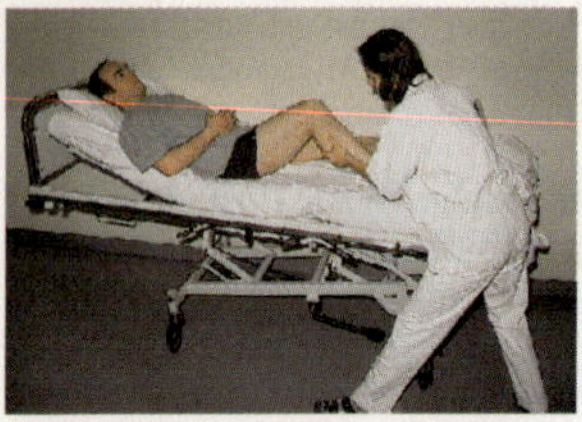

Abb. 7.46: Ausstreichen der Beine. [M161]

> **! Vorsicht**
> Patienten mit einer tiefen Beinvenenthrombose (Phlebothrombose ☞ 19.8.3) haben wegen der Emboliegefahr strenge Bettruhe.

Lagerung

Das **Hochlagern der Beine** (Winkel von 20°) steigert den venösen Rückstrom um 20 – 30 %. Dies ist die einfachste und vom Patienten am ehesten akzeptierte Thromboseprophylaxe. Kontraindiziert ist das Hochlagern der Beine bei Patienten mit arteriell bedingten Durchblutungsstörungen, da dies die Minderdurchblutung der Extremitäten noch verstärken würde (☞ 19.6.2).

Ausstreichen der Venen

Das **Ausstreichen der Venen** wenden die Pflegenden bei bettlägerigen und immobilen Patienten an, um den venösen Rückfluss zu beschleunigen. Diese Maßnahme kann sehr gut mit der Körperpflege des Patienten verbunden werden. Die Pflegenden heben das Bein mit einer Hand an. Ausgehend von der Ferse bis oberhalb des Knies streifen sie es mit der anderen Hand unter sanftem Druck und mit gleichmäßigem Tempo in Richtung Herz aus. Diesen Vorgang wiederholen sie 3- bis 5-mal an jedem Bein. Bei ausgeprägten Varizen (Krampfadern ☞ 19.8.1) ist das Ausstreichen der Venen kontraindiziert.

Venenkompression

Bettruhe oder Venenstauung verlangsamen die Blutströmung und begünstigen eine Thrombose. Durch **Antithrombosestrümpfe** (kurz *AT-Strümpfe*) werden die oberflächlichen Venen komprimiert, so dass das Blut in den tieferen Venen schneller fließt. Außerdem dienen die Strümpfe als Widerlager und verstärken so den Effekt der Muskel-Venen-Pumpe.

Alternativ zum Anziehen von AT-Strümpfen kann die Kompression auch durch einen fachgerecht angelegten **Kompressionsverband** erreicht werden.

Antithrombosestrümpfe. Bei überwiegend Bettlägerigen reicht der Druck der AT-Strümpfe aus, um die oberflächlichen Venen zu komprimieren, im Stehen dagegen ist der Druck zu gering. Antithrombosestrümpfe werden in verschiedenen Größen angeboten. Zunächst ermittelt die Pflegeperson mittels spezieller Maßbänder die richtige Größe für den Patienten.

Gemessen werden:

- Beinlänge
- Dickste Stelle des Oberschenkels
- Dickste Stelle der Wade
- Ggf. Fessel.

Die AT-Strümpfe werden bei entstauten Venen angezogen, d.h. der Patient sollte vorher mindestens eine halbe Stunde gelegen haben. Günstig ist auch das vorherige Ausstreifen der Venen.

Zum Anziehen der Antithrombosestrümpfe:

- Den Strumpf bis auf den Fußteil auf „links" drehen (umstülpen)
- Den Fußteil des Strumpfes bis zur Ferse über den Fuß ziehen
- Den restlichen Teil des Strumpfes über die Ferse bis hin zur Leistenbeuge hochziehen und glatt streichen
- Nach dem Anziehen der AT-Strümpfe den richtigen Sitz kontrollieren (richtige Länge, keine Falten, keine Einschnürungen, gute Durchblutung der Zehen?).

> AT-Strümpfe bedürfen der ärztlichen Anordnung, sofern keine hausinternen Standards das Anziehen und Tragen von AT-Strümpfen regeln.
>
> **Patientenberatung**
>
> Das Tragen von AT-Strümpfen ist unangenehm. Damit die Patienten diese Maßnahme nicht nur akzeptieren, sondern auch positiv unterstützen, klären die Pflegenden sie über Gründe und Notwendigkeiten auf sowie über den richtigen Umgang mit den Strümpfen. So müssen diese 24 Stunden täglich getragen werden, um effektiv wirken zu können, und bei Abnutzungserscheinungen (schlechter Sitz) ausgemustert werden.
>
> Da die Patienten wegen der in den Strümpfen enthaltenen Kunstfasern meist stark schwitzen, raten ihnen die Pflegenden, die Strümpfe alle 2 – 3 Tage zu wechseln bzw. sind ihnen dabei behilflich.

Ein **Kompressionsverband** wird so gewickelt, dass sein Druck die tiefen Venen und die Lymphgefäße erreicht und die Venen in ganzer Länge komprimiert werden. Die Venenklappen schließen dadurch besser und die venöse Rückflussgeschwindigkeit nimmt zu.

Beim Kompressionsverband werden zwei Bindenarten verwendet: Kurzzugbinden und Langzugbinden.

> **Kurzzugbinde** *(elastische Binde):* 8 – 10 cm breite Binde mit geringer Dehnbarkeit, bewirkt starke Kompression mit hohem Arbeitsdruck und niedrigem Ruhedruck, kann nachts belassen werden.
>
> **Langzugbinde** *(Gummifadendauerbinde):* > 10 cm breite, hochelastische Binde mit hoher Dehnbarkeit, bewirkt eher niedrigen Arbeitsdruck und eher hohen Ruhedruck. Muss nachts sowie bei mehr als 10-minütiger Bettruhe abgewickelt werden, da sie einschnürt. Verboten bei arteriellen Durchblutungsstörungen.

Alle Binden werden täglich erneuert. Wichtig beim Wickeln ist, dass der Druck vergleichbar mit dem Druckprofil der AT- Strümpfe vom Fuß zum Oberschenkel abnimmt, da sich sonst das Blut staut. Außerdem ist darauf zu achten, dass sich keine Falten oder Fenster bilden und der Verband nicht zu straff sitzt. Bläuliche, kalte Zehen sind ein Alarmsymptom.

Vor dem Wickeln sollte der Patient zum Entstauen der Beine mindestens 30 Min. Bettruhe einhalten.

> **Anlegen eines Kompressionsverbands** (☞ Abb. 7.47)
>
> - Der Fuß steht im rechten Winkel (90°) zum Unterschenkel
> - Mit der ersten Bindentour an den Zehengrundgelenken beginnen, Zehen dabei frei lassen zur Kontrolle der Durchblutung
> - Nach 2 – 3 zirkulären Umwicklungen bzw. „Kornährentouren" um den Mittelfuß mit der nächsten Bindentour die Ferse umschließen; Binde über den Innenknöchel zum Fußrücken zurückführen
> - Mit zwei weiteren Achtertouren Ränder der ersten Fersentour zusätzlich fixieren
> - Danach Binde entsprechend der Form des Beines abrollen, ohne dass sie den Kontakt zur Haut ver-

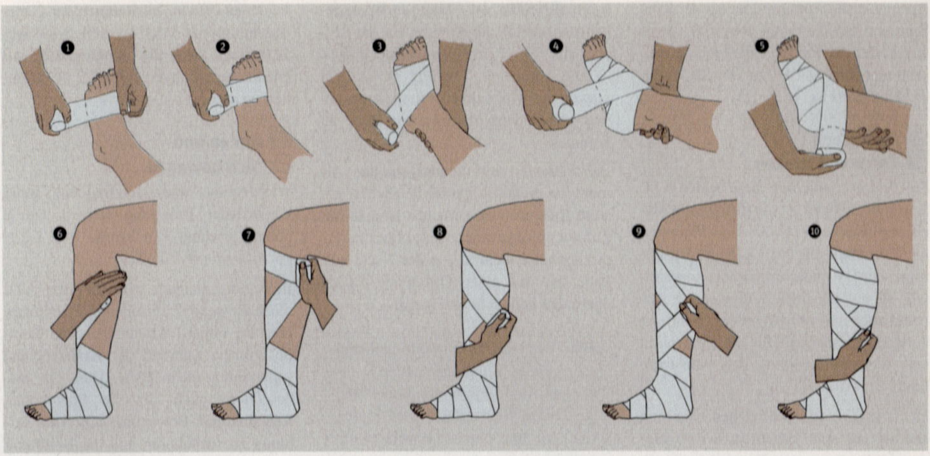

Abb. 7.47 Der (modifizierte) Kreuzverband nach Pütter zur Kompressionstherapie, bei dem man die Binde der Form des Beines folgen lässt. Da jedes Bein anders geformt ist, kann der Pütter-Verband von Patient zu Patient ganz unterschiedlich aussehen. [A400-215]

liert. Auf diese Weise wird eine Faltenbildung vermieden und ein gleichmäßiger Druck über die gesamte Bindenbreite sichergestellt
- Sind alle Lücken geschlossen, eine zweite Binde in entgegengesetzter Ablaufrichtung („über Kreuz") anlegen, dabei am Knöchel beginnen
- Bindenende mit Pflasterstreifen oder Klammern an der Außenseite des Verbandes fixieren.

Rückstromfördernde Gymnastik

Neben den Übungen, die die Krankengymnastin mit dem Patienten durchführt, sollte ein bettlägeriger Patient mehrfach täglich selbst aktiv werden. Zahlreiche Übungen beschleunigen den venösen Rückfluss und sind auch im Bett durchführbar, z.B.:
- Bettradfahren
- Fußkreisen
- Anheben der Beine
- Drücken der Fußsohlen gegen das untere Bettende bei gleichzeitiger Anspannung der Wadenmuskeln
- Anspannen der Oberschenkelmuskulatur („Kniescheibe hochziehen").

Heparinisierung

Reichen die o.a. Maßnahmen nicht aus oder besteht eine erhebliche Thrombosegefahr, erhalten die Patienten auf Arztanordnung zusätzlich Heparin als **Low-dose-Heparinisierung** (Heparin ☞ Pharma-Info 19.49).

Intermittierende Venenkompression

Bei der **intermittierenden Venenkompression** *(Pneumomassage)* werden in Intervallen die Beine komprimiert. Der Patient steckt die Extremität in eine Manschette, die, vergleichbar mit einem Blutdruckmessgerät, aufgepumpt wird. Dadurch lässt sich die Blutströmungsgeschwindigkeit auf bis zu 240 % steigern. Bis heute hat sich dieses komprimierende Verfahren zur Thromboseprophylaxe in Deutschland noch nicht etablieren können.

Wirksamkeitskontrolle der Thromboseprophylaxe

Die Thromboseprophylaxe ist erfolgreich, wenn:
- Der venöse Rückfluss auch im Liegen gewährleistet ist
- Kompressionsverbände oder AT-Strümpfe toleriert werden
- Bindenverbände und AT-Strümpfe ohne Stau und Einschnürung angelegt sind
- Der Patient zur Mitwirkung motiviert ist.

7.2.16 Netz

Bei der Betrachtung, wie die ATL „Atmen" mit den anderen ATL verknüpft ist, bietet es sich zunächst an, die Verbindung mit anderen vitalen Funktionen herzustellen.

Atmen und Ausscheiden

Die Funktion der Niere ist von der Herz-, Kreislauf- und Lungenfunktion abhängig. Daher wird bei vielen Patienten mit Herz-Kreislaufproblemen die Urinausscheidung stündlich gemessen. Dazu wird ein Katheter gelegt (☞ 31.2) und der Urin über ein Ableitungssystem mit Stundenmesssystem (☞ Abb. 31.15) abgeleitet.

Bei Patienten mit Herzinsuffizienz (☞ 18.6) wird über eine Steigerung der Ausscheidung der Kreislauf entlastet (☞ Pharma-Info 31.68 Diuretika) und die Atmung erleichtert.

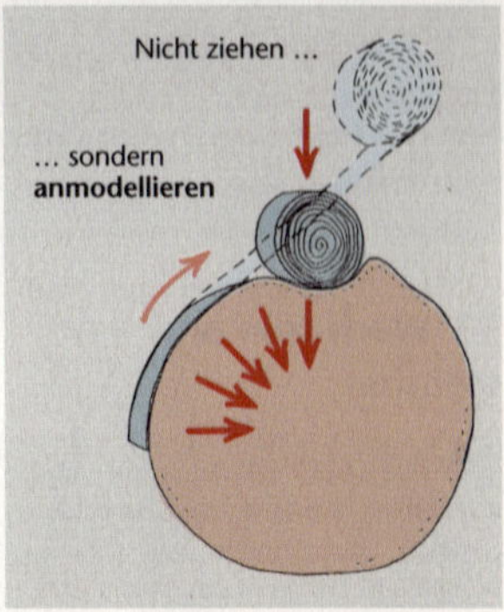

Abb. 7.48: Korrekte Technik beim Anlegen eines Kompressionsverbands. [A400-215]

Auch über die Atmung scheidet der Körper aus: Über die Lunge wird CO_2 abgeatmet, das als Stoffwechselprodukt entsteht und wichtiger Faktor des Säure-Basen-Haushalts ist (☞ 31.1.5).

Atmen und Essen und trinken

Ein Beispiel dafür, wie diese beiden ATL zusammenhängen, ist die **pulmonale Kachexie** (Kachexie ☞ 7.6.10). Patienten mit Erkrankungen der Lunge und nachfolgender Dyspnoe verlieren an Gewicht, weil sie auf der einen Seite weniger Appetit haben und auf der anderen Seite der notwenige Sauerstoff für die Resorption und Weiterverarbeitung der Nährstoffe fehlt.

Es ist leicht nachzuvollziehen, wie sich Luftnot auf den Appetit auswirkt: niemand könnte unmittelbar nach einem 1 000 m-Lauf keuchend mit Genuss essen.

Auch bei der Lungenentzündung *(Pneumonie)* ist die Appetitlosigkeit eines der ersten Zeichen, oft bevor sich Zyanose (Blaufärbung infolge Sauerstoffmangel) oder Fieber zeigen.

Atmen und Wach sein und schlafen

Bei der Beobachtung der Atmung (☞ 7.2.2) wurden psychische Faktoren als Ursache für die Veränderung der Atemfrequenz benannt, so dass eine Auswirkung der Psyche auf die Atmung nachvollziehbar ist. Aber auch umgekehrt wirkt sich die Atmung auf die Psyche aus: Viele Entspannungstechniken (Yoga, autogenes Training ☞ 10.13.2) nutzen die Möglichkeit, durch eine bewusst veränderte Atmung zur Ruhe zu kommen.

Bei Patienten mit beeinträchtigter Atmung ist praktisch immer der Schlaf gestört. Beispielsweise wachen Kranke mit Luftnot infolge einer Herzschwäche typischerweise mehrfach in der Nacht auf. Patienten mit einer Orthopnoe finden überhaupt keinen Schlaf mehr.

Vor einer Prüfung oder anderen aufregenden Situationen helfen wenige tiefe Atemzüge in den Bauch, um die lästige Nervosität besser in den Griff zu bekommen (Bauchatmung ☞ 7.2.2.5).

Atmen und Körpertemperatur regulieren

Bei Fieber erhöht der Körper seine Temperatur, indem er den Stoffwechsel steigert. Das hat zur Folge, dass mehr Sauerstoff benötigt und mehr Kohlendioxid abgeatmet wird. Bei Fieber steigen demzufolge die Atem- und Herzfrequenz an.

Atmen und Sich waschen und kleiden

Bei Atemnot besteht eine Erste Hilfe-Maßnahme darin, beengende Kleidungsstücke zu öffnen. Im Rahmen der Ganzwaschung oder durch spezielle Massage-Techniken kann die Atmung z.B. zur Pneumonieprophylaxe (☞ 7.2.4) stimuliert werden.

Atmen und Sich bewegen

Wie Atem- und Herzfrequenz unter körperlicher Belastung steigen, wurde bereits erwähnt (*Tachypnoe* ☞ 7.2.2.1, *Tachykardie* ☞ 7.2.13).

Bewegungsmangel wird in der ATL „Sich Bewegen" als eine der Hauptursachen für Folge-Erkrankungen und Komplikationen während der Krankenhausbehandlung identifiziert. Dies gilt insbesondere auch für die Pneumonie. Regelmäßige Bewegung hilft, die Atmung zu stimulieren und die Belüftung der Lungen zu verbessern, und ist damit ein wertvoller Beitrag zur Pneumonieprophylaxe (☞ 7.2.4).

Atmen und Kommunizieren

Unerlässlich für eine verständliche Sprache ist die Luft zum Sprechen. Beeinträchtigungen des Atemtraktes wie Kehlkopfentzündung oder Luftnot behindern das Sprechen. Auf die Pflege von Patienten, die z.B. infolge von Kehlkopfkrebs ihre natürliche Sprache verloren haben, wird an anderer Stelle eingegangen (☞ 34.9.4).

7.3 ATL „Wach sein und schlafen"

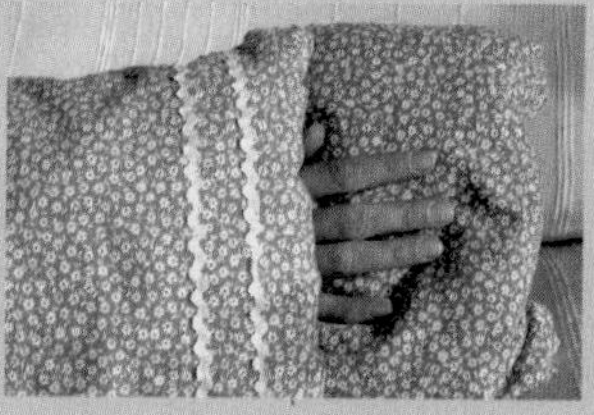

7.3 Wach sein und schlafen

Die ATL **„Wach sein und schlafen"** befasst sich mit den beiden ständig wechselnden und lebensrhythmusbestimmenden Polen *Aktivität* im Sinne von „etwas erleben und unternehmen" und *Passivität* im Sinne von „ausruhen, regenerieren und Kräfte sammeln", wobei sich der Inhalt dieses Kapitels mehr auf das Thema „Schlafen" konzentriert mit allem, was dazu gehört: Das Krankenbett, das Bettenmachen oder das Lagern im Bett. Die Aktivität als Gegenpol zur Passivität findet sich im Kapitel ATL „Sich Beschäftigen".

Der menschliche Körper hat eine begrenzte Energiereserve zur Verfügung, um die täglichen Aufgaben und Aktivitäten bewältigen zu können. Im **Schlaf** regeneriert und entspannt der Körper und sammelt Energie für den nächsten Tag: Körperfunktionen wie Atmung, Puls und Stoffwechsel werden langsamer, der Muskeltonus lässt nach und Blutdruck und Körpertemperatur sinken ab.

7.3.1 Chronobiologie

Chronobiologie (*chronos* = Zeit): Wissenschaft, die sich mit den *zeitlichen Gesetzmäßigkeiten* im Ablauf von Lebensprozessen sowohl einzelner Lebewesen als auch ganzer Populationen oder Ökosysteme befasst und ihre *Folgen* untersucht. In der Medizin interessant sind v.a. die Auswirkungen des Tagesrhythmus auf die Körperfunktionen.

Biorhythmus: Beim Menschen die natürlichen Schwankungen der Körperfunktionen durch *äußere Einflüsse* wie Licht, Temperatur oder Jahreszeit und *innere Einflüsse* wie etwa Hormone beim Menstruationszyklus (☞ Abb. 32.6).

Schlaf-Wach-Rhythmus

Um Erkenntnisse über den **Schlaf-Wach-Rhythmus** des Menschen zu gewinnen, führten Wissenschaftler der Max-Planck-Gesellschaft an Probanden folgende Untersuchung durch: In einem unterirdischen Bunker ließen sie die Versuchspersonen von jeglichen Umwelteinflüssen und Zeitinformationen abschirmen und überließen sie ihrer eigenen biologischen Uhr (☞ Abb. 7.49). Ergebnis war, dass die Probanden trotz der Beseitigung der äußeren Einflüsse einen stabilen Schlaf-Wach-Rhythmus von etwa 25 Stunden aufwiesen – eine Einstellung, die genetisch festgelegt ist.

Wie die innere Uhr genau funktioniert, wird noch immer erforscht, denn gerade die Entdeckung zentraler *Zeitgene* hat viele neue Fragen aufgeworfen, z.B. wie das Licht genau die innere Uhr beeinflusst oder welche Mechanismen dafür sorgen, dass sich die innere Uhr äußeren Bedingungen immer wieder anpasst. Was man aber weiß ist, dass der biologische Rhythmus von der **Formatio reticularis** gesteuert wird; dabei handelt es sich um maschenförmig angeordnete Zellverbände des ZNS, im Thalamus, Hirnstamm und oberen Rückenmark. Sie reguliert Müdigkeit und Wachsein, aber auch die von der Tageszeit abhängige Ausschüttung bestimmter Hormone, z.B. Kortison (☞ 23.1.4). Den Schlaf-Wach-Rhythmus eines Tages bezeichnet man als **zirkadianen Rhythmus** (zirka = ringsherum, dies = Tag). Darüberhinaus gibt es noch rhythmische Schwankungen im Laufe eines Monats und eines Jahres.

Schlaf-Wach-Rhythmus im Krankenhaus

Die Pflegenden tragen der inneren Uhr der Patienten Rechnung. Sie informieren sich im Aufnahmegespräch über ihren gewohnten Tagesablauf und versuchen, sich diesem zumindest anzunähern.

In der Pflegepraxis ist die Kenntnis des vom Patienten gewohnten Schlaf-Wach-Rhythmus von großer Bedeutung. In vielen Häusern beginnt die Nachtruhe bereits um 21.00 h. Ist der Patient jedoch gewohnt, bis 24.00 h wach zu bleiben, handelt es sich bis dahin nicht um eine womöglich noch mit Tabletten anzugehende Schlaflosigkeit, sondern um einen ganz natürlichen Vorgang.

Hat der Patient tatsächlich Schlafprobleme, lassen sie sich oft auf einen unregelmäßigen Schlaf-Wach-Rhythmus zurückführen. So werden viele Patienten in der Nacht wegen ungewohnter Geräusche (z.B. wenn der Nachtdienst die Tür öffnet) oder auch nachts durchzuführender Pflegemaßnahmen gestört. Am Tag legen sich viele Patienten aufgrund fehlender Alternativen ins Bett oder weil es ihnen nicht gut geht und sie Schmerzen haben. Auf Intensivstationen müssen die Räume auch nachts beleuchtet bleiben – wenn vielleicht auch nicht ganz so hell wie am Tag – mit dem Ergebnis, dass die dort liegenden Patienten nach einigen Tagen Aufenthalt jegliches Zeitempfinden verloren haben. Der Kranke liegt dann häufig nachts wach und schläft tagsüber. Viele Patienten brauchen nach der Verlegung von der Intensivstation mehrere Tage, um ihren früheren Schlaf-Wach-Rhythmus wieder zu finden.

7.3.2 Physiologie des Schlafes

Schlaf: Regelmäßig wiederkehrender, physiologischer Erholungszustand mit Veränderung der Bewusstseinslage. Er ist als Aufbau- und Erholungsphase lebensnotwendig.

Kontaktadresse
Deutsche Akademie für Gesundheit und Schlaf, Universitätsstr. 84, 93053 Regensburg,
Tel.: 09 41/9 42 82 71,
Fax: 09 41/9 41 15 05, www.dags.de

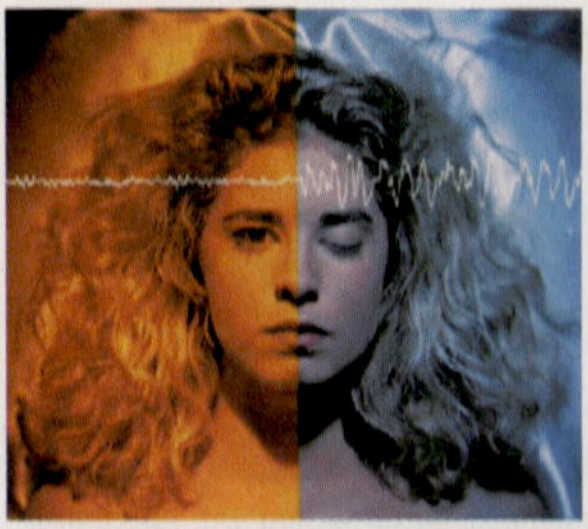

Abb. 7.49: Für den Schlaf spielen die Tag- und Nachtzeiten sowie der Hell-Dunkel-Wechsel nur eine untergeordnete Rolle. Größere Bedeutung haben die innere Uhr und die kulturellen Prägungen, z.B. durch die an jedem Werktag zu einer bestimmten Zeit beginnende Schule oder das öffentliche Leben. [E226-002]

Rund ein Drittel seines Lebens schläft der Mensch. Bekannte Schriftsteller priesen den Schlaf als „Gabe Gottes", als „köstliche Erfindung" (Heine) oder als „heilend" (Goethe). Dagegen wurde lange Zeit die Wichtigkeit des Schlafes verkannt: Noch zu Beginn des 20. Jahrhunderts betrachtete man den Schlaf als verlorene Zeit, als notwendiges Übel und als passiven und inaktiven Zustand, in dem alle Körperfunktionen auf ein Minimum reduziert sind.

Heute ist unstrittig, dass ein ungestörter **Schlaf** für die seelische und körperliche Gesundheit unerlässlich ist. Wird er häufig gestört, dann hat dies schon beim Gesunden zur Folge, dass er unkonzentriert arbeitet, gereizt reagiert und schlecht gelaunt ist. Untersuchungen haben bewiesen, dass Schlafentzug zu Halluzinationen, Psychosen und sogar zu organischen Erkrankungen bis hin zum Tode führen kann.

Schlafuntersuchung im Schlaflabor

Mit der Erfindung des **Elektroenzephalogramms** (*EEG* ☞ 35.4.8) begann die moderne **Schlafforschung.** Im **Schlaflabor** werden Veränderungen des schlafenden Organismus durch die Messung verschiedener Körperfunktionen aufgezeichnet:

- Das **Elektroenzephalogramm** misst die elektrische Hirnaktivität
- Das **Elektrookulogramm** zeichnet die Augenbewegungen des Schlafenden auf
- Das **Elektromyogramm** registriert die Muskelaktivität.

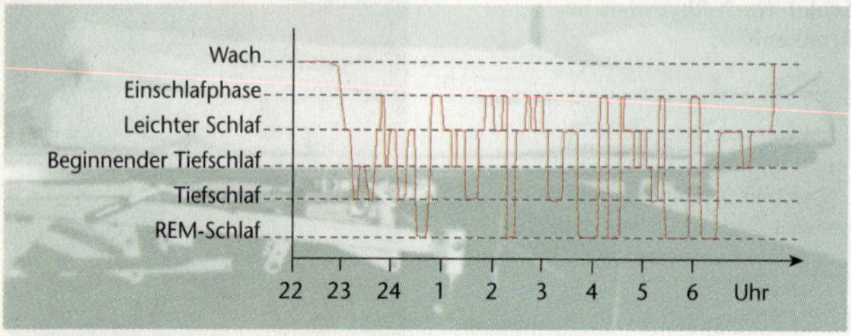

Abb. 7.50: Verlauf der verschiedenen Schlafphasen während einer Nacht. [A400]

Zusätzlich werden Atmung, Blutdruck, EKG, Temperatur und Körperbewegungen aufgezeichnet. Mit Hilfe dieser Messungen an schlafenden Menschen lassen sich international gültige Schlafphasen beschreiben (☞ unten).

Schlafzyklus

Beim Schlaf spielen sich komplexe physische und psychische Vorgänge ab. Er verläuft zyklisch in folgenden fünf Phasen:

- **Phase 1 „Einschlafphase":** Dämmerzustand zwischen Wachsein und leichtem Schlaf. Kennzeichnend sind langsame, rollende Augenbewegungen. Im EEG beobachtet man eine gezackte Linie mit niedrigen Ausschlägen
- **Phase 2 „Leichter Schlaf":** Das Bewusstsein ist nun „ausgeschaltet", die Augen bewegen sich nicht mehr, und die Hirnströme zeigen die für den Schlaf typischen Veränderungen. Der Muskeltonus ist gegenüber der Phase 1 deutlich herabgesetzt
- **Phase 3 „Beginnender Tiefschlaf":** Etwa eine halbe Stunde nach dem Einschlafen wird der Schlaf tiefer. Diese Schlafphase wird auch *Delta-Schlaf* bezeichnet, weil die Aufzeichnung der Hirnströme Delta-Wellen (☞ Abb. 35.43) zeigen. Die Augen stehen immer noch still
- **Phase 4 „Tiefschlaf":** Der Schlaf hat seine tiefste Phase erreicht. Der Mensch schläft „wie ein Stein". Die Hirnströme werden noch langsamer (langsame und hohe Delta-Wellen).

Die Phasen 1 – 4 werden auch als **Non-REM-Schlaf** oder *orthodoxer Schlaf* bezeichnet. Nach der 4. Schlafphase werden nach etwa 20 – 30 Minuten die Phasen 3 und 2 wieder rückwärts durchlaufen. Danach, etwa 70 – 90 Minuten nach dem Einschlafen, folgt die 5. Schlafphase.

- **Phase 5 „REM-Schlaf":** Am Ende eines jeden Schlafzyklus liegen Perioden des **REM-Schlafes** *(paradoxer Schlaf)*. Dieser ähnelt dem Leichtschlaf, ist aber durch *schnelle Augenbewegungen* (**REM** = **r**apid **e**ye **m**ovements) unter den geschlossenen Lidern gekennzeichnet. In dieser Phase träumt der Schläfer häufig und ist schwer weckbar. Der Muskeltonus ist stark erniedrigt.

Vier bis fünf solcher Schlafzyklen können in einer Nacht durchlaufen werden, wobei sich die Schlafphasen im Laufe der Nacht verändern: Die REM-Phasen werden allmählich länger (von 5 Min. bis zu 50 Min. Dauer), während die Non-REM-Phasen im Laufe der Nacht immer kürzer werden. Nach mehreren Schlafzyklen kommt es bei Erwachsenen nach ca. 6 – 8 Stunden Schlaf zum Spontanerwachen. Entscheidend für den Erholungswert des Schlafs ist weniger die Dauer, sondern vielmehr der ungestörte Wechsel zwischen REM- und Non-REM Phasen.

Physiologische Veränderungen im Schlaf

Im Schlaf sind zahlreiche Körperfunktionen gegenüber dem Wachzustand verändert. Beispielsweise dominiert tagsüber der Sympathikus (☞ 35.1.4), im Schlaf dagegen der Parasympathikus, der den Körper entspannt und ruhigstellt:

- Die Herzfrequenz verringert sich allmählich auf ca. 50 Schläge pro Minute
- Der Blutdruck sinkt
- Die Atmung wird flacher und regelmäßiger
- Die Körpertemperatur nimmt um ca. 0,4 °C ab. In den frühen Morgenstunden ist sie am niedrigsten, danach steigt sie wieder an
- Die Muskelspannung lässt deutlich nach (je tiefer der Mensch schläft, desto weniger bewegt er sich).

Das Bewusstsein ist je nach Schlaftiefe eingeschränkt bis ausgeschaltet. Die Augen sind geschlossen. Dagegen bleibt das Gehör funktionsfähig. Oft werden Geräusche in Träume eingebunden und so verarbeitet. Bei ungewohnten oder lauten Geräuschen wie das Klingeln des Weckers erwacht der Schläfer meist.

In der REM-Phase steigt der Blutdruck, die Hirnrinde wird stärker durchblutet, Puls und Atmung werden schneller und unregelmäßig. Während die Körpermuskulatur maximal entspannt ist, werden die Geschlechtsorgane stärker durchblutet. Bei Männern kommt es zu Erektionen, bei Frauen steigen Körpertemperatur und Feuchtigkeit im Genitalbereich.

Individuelle Schlafunterschiede

Die Forscher im Schlaflabor können zwar messen, was während des Schlafens im Organismus vorgeht, nicht messbar ist jedoch das individuelle **Schlafbedürfnis** und die Einstellung zum Schlaf.

Bezogen auf das Schlafverhalten zeigen sich individuelle Unterschiede durch:

- Unterschiedliches Schlafbedürfnis
- Altersabhängige Schlafstruktur
- Körperliche und geistige Aktivitäten
- Individuelle Einstellung zum Schlaf
- Unterschiedliche Tagesrhythmen (Frühaufsteher und Langschläfer).

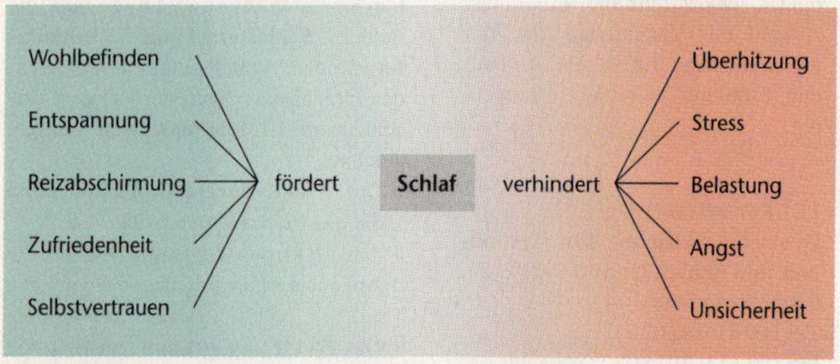

Abb. 7.51: Fördernde und hemmende Einflüsse auf den Schlaf. [A400]

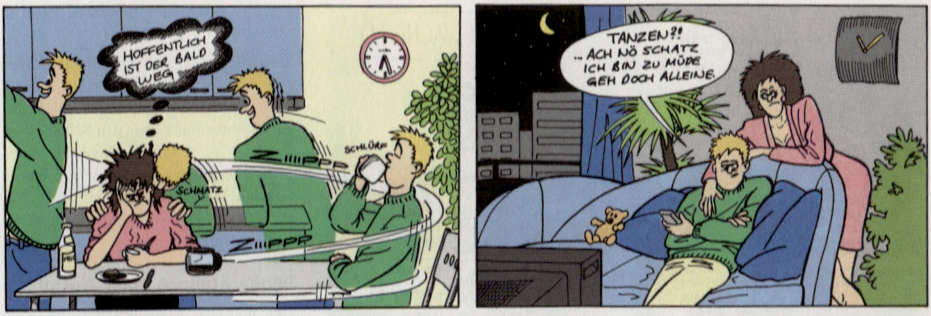
HOFFENTLICH IST DER BALD WEG
SCHMATZ
ZIIIPPP
SCHLÜRF
ZIIIPPP
TANZEN?!
.. ACH NÖ SCHATZ ICH BIN ZU MÜDE GEH DOCH ALLEINE.

Abb. 7.52: Sie ist Morgenmuffel, er ist abends k.o. [A400-116]

Unterschiedliches Schlafbedürfnis

Es gibt keine Faustregel dafür, wie viel Schlaf der Mensch braucht, um sich morgens erholt und leistungsfähig zu fühlen. Das **Schlafbedürfnis** ist individuell sehr verschieden und abhängig von der täglichen Beanspruchung, der eigenen Einstellung zum Schlaf (☞ unten) und vom Lebensalter (☞ Tab. 7.53).

Das Bedürfnis zu schlafen oder zu ruhen tritt nicht nur nachts auf, sondern auch tagsüber in kürzeren Abständen. Eine verstärkte Müdigkeit am Tag findet sich oft gegen 9 – 10 Uhr, gegen 13 – 15 Uhr („Mittagstief") und gegen 17 – 19 Uhr.

> Das unterschiedliche Schlafbedürfnis kann in den Mehrbettzimmern in Kliniken zu erheblichen Konfliktsituationen führen. Hilfreich ist es, die Schlafgewohnheiten von Anfang an bei der Zimmerbelegung zu berücksichtigen und einen gemütlichen Aufenthaltsraum anzubieten, in dem sich Patienten noch aufhalten können, wenn ihre Bettnachbarn schon schlafen.

Altersabhängige Schlafstruktur

Die durchschnittliche Schlafdauer von ca. 7 – 9 Stunden bleibt beim Erwachsenen bis zum 60. Lebensjahr nahezu konstant. Erst ab dem 60. – 70. Lebensjahr reduziert sie sich. Der Anteil an Tiefschlafphasen (Non-REM-Schlaf) nimmt ab. Ältere Menschen sind leichter weckbar; in der Nacht wird ihr Schlaf durch längere Wachpausen unterbrochen. Dafür halten sie am Tag häufiger kurze Schläfchen.

Körperliche und geistige Aktivitäten

Die Schlafdauer ist abhängig von körperlichen und geistigen Aktivitäten und von den täglichen Anforderungen. Menschen, die tagsüber körperlich schwer arbeiten oder sportliche Hochleistungen vollbringen, wie zum Beispiel eine Gebirgswanderung, fallen abends „todmüde" ins Bett und schlafen „wie ein Stein". Der Körper wurde tagsüber beansprucht und verlangt den Schlaf als Erholung. Hingegen treten bei Menschen, denen eine Aufgabe und Beschäftigung fehlen, häufiger Schlafstörungen auf.

Individuelle Einstellung zum Schlaf

Persönlichkeiten wie Napoleon, Edison, Rockefeller und Ford hielten den Schlaf für überflüssig und schliefen nur sehr kurz. Der Schriftsteller und Arzt Carl Ludwig Schleich meinte dagegen: „Verschlafe, wenn Du das Talent dazu hast, die volle Hälfte Deines Lebens. Du wirst die andere Hälfte dann doppelt gelebt haben". Albert Einstein schlief bis zu zwölf Stunden, Goethe mindestens neun Stunden täglich.

Von Morgenmuffeln und Frühaufstehern

Individuelle Veranlagungen und Gewohnheiten bestimmen den Schlaf- und Wachrhythmus eines Menschen (☞ Abb. 7.52). Trotz vergleichbarer Schlafdauer sind manche Menschen morgens putzmunter, andere dagegen kaum ansprechbar.

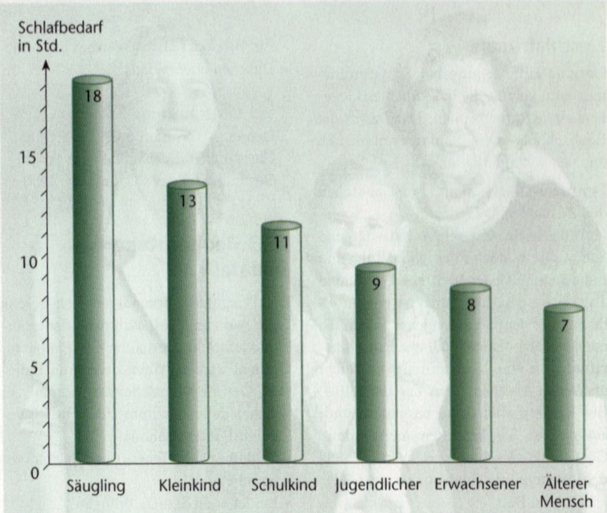

Abb. 7.53: Das Schlafbedürfnis hängt u.a. ab vom Lebensalter. Hier einige Durchschnittswerte.

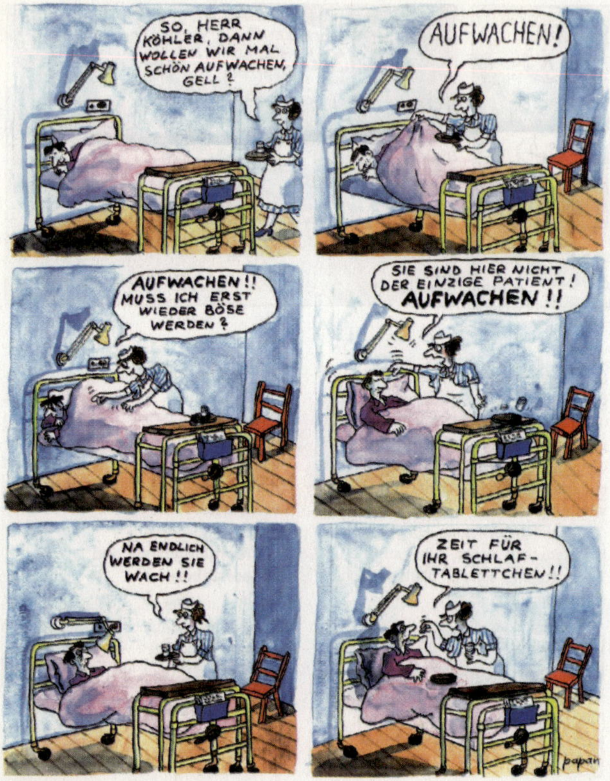

Abb. 7.54: Ohne Worte. [A400-100]

Einschlafrituale

Gezielte Hilfestellung bei Schlafproblemen setzt voraus, die individuellen Gegebenheiten zu (er)kennen. Dazu zählt die Beobachtung der Schlafgewohnheiten und des Schlafverhaltens.

Der Mensch kann nicht abrupt zwischen den Zuständen „Wach sein" und „Schlafen" wechseln. Zwischen Aktivität und Schlaf gibt es noch Phasen der Ruhe und Entspannung, in denen Stress, Hektik und Tagesereignisse langsam von einem abfallen. Vor dem Schlafengehen haben die meisten Menschen abendliche **Einschlafrituale,** die eine Vorbereitung der Nacht und einen Abschied vom Tag darstellen. Bei Kindern sind diese besonders stark ausgeprägt: Sie brauchen meist „ihre" Gute-Nacht-Geschichte oder „ihr" Schlaflied. Weitere Einschlafrituale sind z.B.:

- Lesen im Bett
- Fernsehen
- Spazieren gehen
- Ein Bier oder etwas Warmes trinken
- Duschen oder baden.

> **Literaturtipp**
> Dement, William C.; Vaughan, Christopher: Der Schlaf und unsere Gesundheit. Limes, München, 2000

7.3.3 Beobachtung des Schlafes

Die Pflegenden erkundigen sich bereits beim Aufnahmegespräch nach dem individuellen Schlafverhalten des Patienten. Optimal wäre es, wenn sie erst nach diesem Gespräch entscheiden würden, in welches Patientenzimmer der Patient gelegt wird. Interessant ist:

- Schläft er bei offenem oder geschlossenem Fenster?
- Leidet er an Schlafstörungen?
- Nimmt er bestimmte Schlafmittel ein?
- Liest er in der Nacht?
- Sieht er vor dem Einschlafen länger fern?

Daneben fragen sie den Patienten jeden Morgen, ob er gut geschlafen hat. Dies ist nicht nur eine Floskel, sondern dient dazu, Informationen über den Schlaf eines Patienten zu gewinnen, denn: Das subjektive Befinden eines Menschen – ob er sich am Morgen erholt fühlt oder „wie gerädert" – gibt Aufschluss über seine Schlafqualität.

Beobachtungen in der Nacht

Die normale Krankenstation ist kein Schlaflabor, weshalb die Pflegenden in der Nacht nur vereinzelt überprüfen können, ob ein Patient schläft oder nicht. Um Schlafstörungen zu erkennen, sind sie deshalb auch auf subjektive Äußerungen des Patienten angewiesen.

Bei der nächtlichen Beobachtung eines schlafenden Patienten achten die Pflegenden auf:

- **Art des Schlafes.** Ruhig, tief, oberflächlich
- **Begleitgeräusche.** Schnarchen, Stöhnen, Zähneknirschen
- **Pathologische Begleitsymptome,** z.B. Bettnässen, Schlafwandeln
- **Reaktionen auf Schlafmittel** (☞ unten)
- **Wachphasen**
- **Zeitpunkt des Erwachens**
- **Gesamtschlafzeit,** die sich aus Nacht- und Tagesschlaf zusammensetzt
- **Befinden nach dem Aufwachen.** Fühlt sich der Patient erholt oder abgespannt?

Schlafprotokoll und Schlafprofil

Das Führen eines **Schlafprotokolls** (☞ Abb. 7.55) kann dem Patienten wesentliche Hinweise über sein Schlafverhalten geben. Es ist eine Möglichkeit der Selbstkontrolle und gibt Aufschluss darüber, ob Maßnahmen zur Schlafförderung greifen. Jeden Tag trägt der Patient ein, wann er zu Bett geht, wie häufig und wie lange er nachts wachliegt und wie lange er insgesamt schläft. Viele Menschen, die hin und wieder Schlafprobleme haben, neigen dazu, das Wachliegen in der Nacht zu überschätzen. Anhand der Eintragungen kann festgestellt werden, ob die geäußerten Beschwerden mit den schriftlichen Angaben übereinstimmen.

Das Schlafprotokoll kann auch herangezogen werden, um bei Schlafstörungen zu unterscheiden, ob es sich um ein Einschlaf- oder Durchschlafproblem handelt.

7.3.4 Schlafstörungen

Formen von Schlafstörungen

Schlafstörungen *(Dyssomnien)* werden nach ihrer Dauer, Ursache und Form unterschieden.

Akute und chronische Schlafstörungen

> **Akute Schlafstörungen:** Dauern bis zu 3 Wochen an und haben eine erkennbare Ursache (z.B. bevorstehende OP, Prüfungsstress, Partnerkonflikt). Nach Beseitigung der Ursache stellt sich der normale Schlaf wieder ein.
>
> **Chronische Schlafstörungen:** Dauern länger als 3 Wochen, eine Ursache ist meist nicht erkennbar.

Akute Schlafstörungen treten z.B. nach Interkontinentalflügen *(Jetlag)* sowie vor aufregenden Ereignissen wie Prüfungen oder Operationen auf. Sie können auch Folge von schmerzhaften Erkrankungen und quälenden Sorgen sein.

Akute Schlafstörungen hören meist nach Beseitigung der Ursache wieder auf. Bleibt die Angst des Patienten, nicht einschlafen zu können, allerdings weiter bestehen, so kann sich eine **chronische Schlafstörung** entwickeln. Bei den meisten chronischen Schlafstörungen ist aber keine Ursache festzustellen.

Einschlafstörungen, Durchschlafstörungen, frühes Erwachen

Einschlafstörungen führen zu einer Verkürzung der Gesamtschlafzeit, weil der Mensch lange wach liegt und nicht einschlafen kann. Oft sind es quälende Gedanken, die ihm durch den Kopf gehen und ihn nicht zur Ruhe kommen lassen. Morgens fühlen sich diese Menschen schlapp und müde.

Menschen mit **Durchschlafstörungen** können zwar einschlafen, wachen jedoch öfters in der Nacht auf und liegen wach, was dann ebenfalls zum Schlafdefizit führt.

Einschlafstörungen und Durchschlafstörungen sind die häufigsten Formen von Schlafstörungen: Leichtere Formen bezeichnet man als *Hyopsomnien,* die Extremform als *Insomnie* (völlige Schlaflosigkeit).

Frühes Erwachen kommt hauptsächlich bei älteren Menschen vor, weil ihr Schlafbedarf reduziert ist.

> Manche Menschen wundern sich, wenn sie um 21 Uhr schlafen gehen und um 4 Uhr wach sind und nicht mehr schlafen können. Anstatt später ins Bett zu gehen oder abends noch zu lesen, greifen sie dann fälschlicherweise zu Schlaftabletten.

Erhöhte Schlafneigung und chronobiologische Störungen

Eine **erhöhte Schlafneigung tagsüber** zeichnet sich im Wesentlichen durch eine gesteigerte Schläfrigkeit während des Tages aus. Sie kann trotz ausreichenden Nachtschlafs auftreten. Etwa 4 % der Bevölkerung sind davon betroffen.

Handelt es sich um eine pathologisch erhöhte Schlafneigung, z.B. bei Vergiftungserscheinungen oder einigen Hirntumoren, spricht man von *Hypersomnie.*

Chronobiologische Störungen liegen vor, wenn dem biologischen Schlaf-Wach-Rhythmus nicht entsprochen werden kann. Dies ist z.B. bei Schichtarbeitern der Fall. Aufgrund des sich häufig ändernden Schlaf-Wach-Rhythmus wird ihr Schlaf oberflächlicher und kürzer. In Deutschland sind 80 % der Schichtarbeiter von Schlafstörungen betroffen.

Störende oder krankhafte Begleitsymptome

Unter **störenden** oder **krankhaften Begleitsymptomen** beim Schlaf versteht man anfallsartige, episodische Erscheinungen wie Schlafwandeln, nächtliches Einnässen und Alpträume. Die meisten dieser Symptome treten überwiegend im Kindes- und Jugendalter, im Alter oder nach Belastungssituationen auf.

Ursachen für Schlafstörungen

Exogene Schlafstörungen

„Schlaf ist die beste Medizin", sagt eine Volksweisheit. Der Schlaf-Wach-Rhythmus des Patienten im Krankenhaus wird allerdings durch viele Faktoren empfindlich gestört: Pflegerische Aktivitäten, Überwachungsmaßnahmen, schnarchende und unruhige Mitpatienten im Zimmer verhindern oft eine erholsame Nachtruhe. Schlafstörungen, die durch die Umgebung einer Person herbeigeführt werden, bezeichnet man als **exogene Schlafstörungen.** Weitere exogene Faktoren sind:

- Störendes Licht oder Lärm
- Zu warme oder kalte Raumtemperatur
- Zu weiche oder durchgelegene Betten.

Organische Schlafstörungen

Organischen Schlafstörungen liegt eine körperliche Ursache zugrunde, z.B:

- Zu hoher oder zu niedriger Blutdruck (☞ 19.5)

Schlafprotokoll					Name:							
Bitte abends ausfüllen							Bitte morgens ausfüllen					
Datum	Genussmittel			Arzneimittel (Schlafmittel und andere)	Wann / Wie lange tagsüber gelegen?	Wann ins Bett gegangen?	Wann aufgestanden?	Wie oft aufgewacht?	Wie haben Sie geschlafen? Und wie lange?			Bemerkungen
	Alkohol	Nikotin	Kaffee, Cola, Tee						Gut	Mittel	Schlecht	
14.6.01	*1 Bier (12.00 h)*	*5 Zig.*	*3 Tassen Tee (16.00 h)*		*13.00 h 1 Stunde*	*22.30 h*	*6.00 h*	*3 x*			*4 Std.*	*Ärger mit dem Chef*

Abb. 7.55: Um einen Anhaltspunkt für die Ursache(n) seiner Schlafstörungen zu finden, wird der Patient gebeten, ein Schlafprotokoll zu führen. [A400]

- Schmerzen, z.B. postoperativ, bei Arthrose oder Tumoren
- *Schlafapnoesyndrom.* Rezidivierendes kurzes Aussetzen der Atemtätigkeit (vor allem während der Non-REM-Schlafphasen) ggf. mit kurzzeitiger Hypoxie *(Sauerstoffunterversorgung)* des Gehirns. Betroffen sind überwiegend Männer mittleren Alters. Die Patienten klagen über Müdigkeit und Kopfschmerzen, in schweren Fällen kann es zu Herzrhythmusstörungen kommen
- Schilddrüsenhormonstörung
- Internistische und neurologische Erkrankungen, z.B. Demenz (☞ 14.5), Asthma (☞ 20.6.1), koronare Herzkrankheit (☞ 18.5.1) oder Morbus Parkinson (☞ 35.9.1)
- Bewegungsmangel.

Psychoreaktive Schlafstörungen

Psychoreaktive Schlafstörungen haben psychische Ursachen, z.B.:

- Erlebnisse (auch freudige) des vergangenen Tages
- Bevorstehende Ereignisse
- Ängste, z.B. bei unklarer Diagnose oder vor OP
- Psychiatrische Erkrankungen, z.B. Depression (☞ 36.5.1), Schizophrenie (☞ 36.4.1), Alkoholkrankheit (☞ 36.6.2).

Patienten mit einer Depression (☞ 36.5.1) leiden in 90 % der Fälle unter Schlafstörungen.

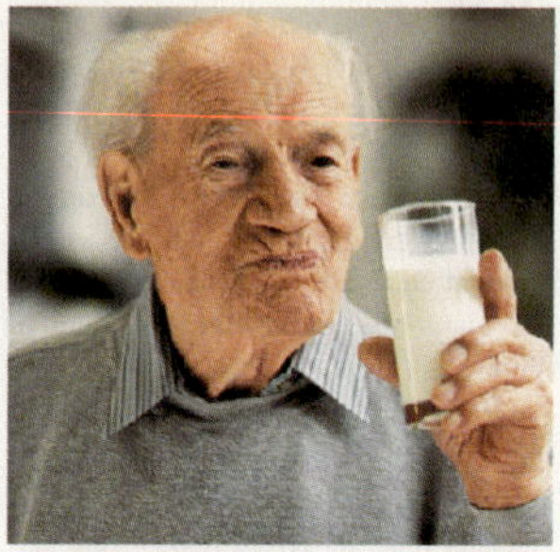

Abb. 7.58: Bei Schlafstörungen empfehlen die Pflegenden den Patienten, vor dem Einschlafen ein Glas kalte oder warme Milch zu trinken, weil sie eine positive Wirkung auf den Schlaf ausübt: Milch enthält die essentielle Aminosäure Tryptophan, die im Körper zu Serotonin umgebaut wird. Serotonin ist eine chemische Überträgersubstanz (Transmitter), die im Gehirn die Tiefschlafphasen auslöst. [U130]

Schlafstörungen durch Arznei- und Genussmittel

Arzneimittel, z.B. Digitalisglykoside (☞ Pharma-Info 18.42), können den gesunden Schlaf ebenso beeinträchtigen wie:

- Kaffee und andere koffeinhaltige Getränke, wenn sie nicht unmittelbar vor dem Schlafengehen getrunken werden (nach dem Kaffeegenuss werden viele Menschen zuerst müde, ehe dann die anregende Wirkung einsetzt)
- Schwarzer Tee nach kurzer Ziehzeit
- Üppige, schwer verdauliche abendliche Mahlzeiten
- Größere Mengen an Alkohol (im Gegensatz zu geringen Mengen an Alkohol, z.B. 0,3 Liter Bier, die einen gesunden Schlaf fördern). Die erholsame REM-Schlafphase (☞ 7.3.2) ist unter deutlichem Alkoholeinfluss wesentlich verkürzt, und das Schnarchen sowie eine Schlafapnoe (☞ oben) werden begünstigt.

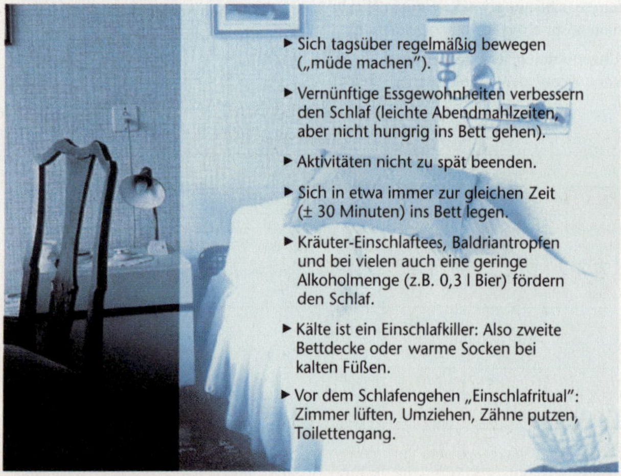

Abb. 7.56: Die Prinzipien gesunder Schlafhygiene lassen sich mit Einschränkungen auch auf die Situation im Krankenhaus übertragen. [N326, A400]

Schlaffördernde Maßnahmen

Gesunde Schlafhygiene

Damit ein Patient gut schlafen kann, schaffen die Pflegenden die Voraussetzungen für einen gesunden Schlaf unter Berücksichtigung der Prinzipien einer gesunden **Schlafhygiene** (☞ Abb. 7.56). Kann der Patient trotzdem nicht schlafen, reichen oftmals schon kleine, wenig zeitraubende und „natürliche" Hilfsmittel, um dem Patienten zu einem erholsamen Schlaf zu verhelfen, z.B.:

- Ggf. ein zusätzliches Kissen anbieten
- Das Patientenzimmer (noch einmal) durchlüften lassen
- Ggf. das Bett von der Tür zum Fenster verschieben
- Individuelle Einschlafrituale (☞ 7.3.1) berücksichtigen, zu denen auch der Genuss von Kaffee gehören kann, wenn der Patient anschließend sofort schlafen möchte (wartet der Patient zu lange mit dem Schlafengehen, wirkt der Kaffee anregend)
- Schlaffördernde physikalische Maßnahmen (☞ unten) oder ein warmes Getränk, z.B. Kamillentee, anbieten (☞ unten).

Physikalische Maßnahmen

Neben den allgemeinen Regeln für einen gesunden Schlaf (☞ Abb. 7.56) gibt es eine Reihe physikalischer Maßnahmen, die beruhigend und schlaffördernd wirken:

- **Warme Vollbäder.** Ein Wannenbad von ca. 37 – 38 °C unmittelbar vor dem Schlafengehen entspannt. Unterstützend wirken Zusätze wie Kamille, Lavendel, Baldrian, Melisse oder Lindenblüten (☞ auch Tab. 7.91)
- **Feucht-heiße Bauchkompressen** (☞ 10.9.5)
- **Kalte Armbäder** über 10 – 30 Sekunden beruhigen Herz und Kreislauf (☞ Tab. 7.90)
- **Kaltes Abwaschen der Beine.** Einen Waschlappen in kaltes Wasser tauchen und vom Außenknöchel des Fußes auf-

wärts bis zur Hüfte und dann an der Beininnenseite zurück abwärts streichen. Dasselbe an der Rück- bzw. Vorderseite des Beines wiederholen: posterior hoch, anterior abwärts und abschließend die Fußsohle; entsprechend auch am anderen Bein verfahren. Bei mobilen Patienten können die Beine auch abgeduscht werden.

Kälteapplikationen nur bei Patienten anwenden, die sich warm anfühlen und nicht frieren. Sie bewirken zunächst eine Verengung der Blutgefäße, bevor als Gegenreaktion eine Weitstellung einsetzt, die zu warmen Füßen, körperlicher Entspannung und einem wohligen Gefühl führt.

- **Kalte Wadenwickel** für Patienten, die wegen kalter Füße nicht einschlafen können. Zwei Leinen- oder Baumwolltücher in ca. 22 °C kaltes Wasser tauchen und auswringen. Jeweils ein Tuch um die Waden des Patienten wickeln, danach mit einem trockenen Tuch das feuchte nochmals umwickeln. Unter die Beine eine wasserdichte Unterlage legen, damit die Bettwäsche nicht feucht wird
- **Abendliche Senffußbäder** sind besonders geeignet für Patienten, bei denen neben einer Schlafstörung eine Hypertonie (☞ 19.5.1) besteht. Dazu in eine Fußbadewanne mit lauwarmem Wasser 2 – 3 Esslöffel Senfmehl geben und den Patienten seine Füße bis zur Wadenmitte für etwa 10 Minuten ins Wasser tauchen lassen. Kontraindiziert sind Senfbäder bei geschädigter und empfindlicher Haut sowie bei Varizen *(Krampfadern)*, da Senf scharf ist und die Haut stark reizt
- **Atemstimulierende Einreibung** (☞ 7.2.7)
- **Basal stimulierende, beruhigende Ganzkörperwaschung** (☞ 7.4.3.1)
- **Wechselfußbad.**

Durchführung von Teil- und Vollbädern ☞ Tab.7.90

Warme Getränke

Auf die meisten Menschen wirkt es beruhigend, im Bett noch schluckweise ein warmes Getränk zu sich zu nehmen. Manche Patienten wenden das eine oder andere Hausmittel regelmäßig an. In der ungewohnten Umgebung des Krankenhauses werden sie entweder nicht danach gefragt oder trauen sich nicht, ihre Vorlieben zu äußern und nehmen lieber das ihnen angebotene Arzneimittel.

Unter den **Teesorten** gibt es einige mit beruhigender und ausgleichender Wirkung, z.B. Baldrian, Hopfen, Johanniskraut, Lavendel, Melisse und Weißdorn. Diese Heilkräuter enthalten Wirkstoffe und sollten wie Arzneimittel kritisch angewandt und dosiert werden (☞ auch Tab. 10.111).

Schlafmittel

! Vorsicht
Starke Schlafmittel wirken atemdepressiv und blutdrucksenkend (vor allem nach intravenöser Verabreichung). Die Pflegenden beobachten daher nach Gabe solcher Arzneimittel den Blutdruck und die Atmung des Patienten und achten auf Müdigkeit und Apathie am nächsten Tag.

Schlafmittel *(Hypnotika)* gehören zu den gebräuchlichsten Arzneimitteln. 25 % der alten Menschen, die sich noch selbst versorgen oder von ihren Angehörigen gepflegt werden, und 90 % der stationär untergebrachten Betagten nehmen Schlaf- oder Beruhigungsmittel *(Sedativa)* ein. Die am häufigsten eingesetzten Schlafmittel gehören zur Stoffgruppe der *Benzodiazepine*, z.B. Diazepam in Valium® oder Oxazepam in Adumbran®, die eine

Schlafbeeinflussende Faktoren	Lösungsmöglichkeiten
Umgebungsfaktoren	
Ungewohntes Bett	Persönliche Dinge, z.B. Kopfkissen, mitbringen lassen
Ungewohnte Lage	Für möglichst bequeme Schlaflage sorgen („wie man sich bettet, so liegt man")
Mehrbettzimmer	Für ruhige Atmosphäre sorgen, Verhaltensregeln festlegen (z.B. Fernseh- und Besuchszeiten), die individuellen Einschlafrituale (☞ 7.3.2) berücksichtigen
Nächtlicher Kontrollgang des Pflegepersonals	▸ Nachtruhe einhalten ▸ Leise arbeiten ▸ Auf leisen Sohlen gehen (keine Cloggs) ▸ Kontrollgänge auf ein Minimum reduzieren
Licht	▸ Zimmer abdunkeln ▸ Nachtbeleuchtung einschalten ▸ Schlafbrille anbieten
Krankheitsbedingte Faktoren	
Schmerzen	▸ Nach Arztanordnung Schmerz- und Beruhigungsmittel kombinieren ▸ Entsprechend lagern, z.B. bei Magen- und Darmbeschwerden Knierolle zur Entlastung der Bauchdecke
Nächtliches Wasserlassen	▸ Klingel/Rufanlage in Reichweite, Urinflasche oder Toilettenstuhl bereitstellen ▸ Vor der Nachtruhe zum Wasserlassen auffordern ▸ Diuretika nach Möglichkeit nicht abends verabreichen
Bewegungseinschränkung durch Verbände, Infusionsleitungen, Sonden, Extensionen	▸ Bequeme Lagerung ermöglichen ▸ Infusionsleitungen verlängern bzw. gut sichern
Physiologische Faktoren	
Mangel an körperlicher Bewegung	▸ Beschäftigungen am Tag anbieten, je nach Krankheitsbild körperliche Betätigung anbieten
Störungen des Schlaf-Wach-Rhythmus	▸ Schlafverhalten beobachten ▸ Tagsüber Ruhezeiten vermeiden ▸ Tagesablauf möglichst nahe am Gewohnten orientieren ▸ Bei Patienten mit eingeschränkter Wahrnehmung bewusst auf Tageszeit hinweisen
Nächtliches Hungergefühl durch ungewohnt frühes Abendessen	▸ Spätmahlzeit anbieten ▸ Joghurt, Zwieback oder Apfel auf den Nachttisch legen
Psychische Faktoren	
Angst vor Untersuchungen und Eingriffen, Zukunftsängste, Depression	▸ Gespräch anbieten ▸ Entspannungstechniken anbieten

Tab. 7.57: Für viele Schlafprobleme lassen sich mit oft geringem Aufwand geeignete Lösungen finden.

schlafanstoßende Wirkung haben (☞ auch Pharma-Info 36.41).

Barbiturate wie Phenobarbital, z.B. in Luminal®, unterdrücken die REM-Phasen und werden wegen ihrer vielen Nebenwirkungen kaum noch als Schlafmittel, wohl aber in der Anästhesie oder Neurologie als Antiepileptika (☞ 35.7) eingesetzt.

Bei chronischen Schlafstörungen greift man häufig auf *Chloralhydrat,* z.B. Chloraldurat Kapseln®, zurück, da hier die Suchtgefahr etwas geringer ist. Als Alternative zu Schlafmitteln kommen neben den nicht-medikamentösen Maßnahmen pflanzliche Präparate (☞ unten) und eventuell auch beruhigende *Antihistaminika,* z.B. Dolestan® oder Mereprine® (☞ auch Pharma-Info 29.28), oder „schlafanstoßende" *Neuroleptika* wie z.B. Eunerpan® in Betracht.

Schlaffördernde Arzneimittel erscheinen vielen Patienten als bequemer Weg aus der Schlaflosigkeit, sind aber alles andere als unproblematisch: Es besteht insbesondere die Gefahr der *Gewöhnung.* Viele Patienten brauchen immer höhere Dosierungen, was leicht zu einer *körperlichen Abhängigkeit* führt. Zusätzlich kann die angstlösende Komponente vieler Schlafmittel zu einer *psychischen Abhängigkeit* führen. Darüber hinaus drohen wie bei allen Arzneimitteln Nebenwirkungen (☞ Tab. 7.59) im Bereich anderer Organsysteme.

Besonders nach Einnahme lang wirksamer Schlafmittel, die zudem noch spät in der Nacht verabreicht wurden, fühlt sich der Patient am nächsten Morgen matt und benommen, häufig ist ihm schwindlig oder hat er Kreislaufprobleme (Sturzgefahr ☞ 7.5.6). Bei gleichzeitiger Einnahme anderer Arzneimittel wie Psychopharmaka oder Schmerzmittel können sich die Wirkungen auf das ZNS so verstärken, dass der Patient Aktivitäten des täglichen Lebens wie die Körperwäsche oder das Laufen nicht mehr selbständig ausführen kann.

Auch das Absetzen von Schlafmitteln, insbesondere der Benzodiazepine, bringt Probleme mit sich: Sehr oft treten Entzugserscheinungen wie Angstzustände, Schlaflosigkeit, Zittern, Unruhe oder Verwirrtheit auf. Obwohl sich der Schlaf nach mehreren Nächten meist wieder normalisiert, ist lediglich eine zeitlich eng begrenzte Gabe von Schlafmitteln vertretbar, z.B. bei Schlafstörungen vor einer Operation.

Tipps zum Umgang mit Schlafmitteln

- Immer nach der Ursache der Schlaflosigkeit suchen. Oft liegen ihr Probleme und Sorgen zugrunde. Diese werden aber nicht durch eine Schlaftablette, sondern eher durch persönlichen Kontakt und Gespräche gelöst
- Nicht routinemäßig fragen, ob der Patient ein Schlafmittel wünscht. Die Gabe eines Schlafmittels bedarf der ärztlichen Anordnung.

Substanz- und Handelsname (Bsp.)	Wichtige Nebenwirkungen*
Benzodiazepine (☞ auch Pharma-Info 36.41)	
▸ Brotizolam, z.B. Lendormin® ▸ Oxazepam, z.B. Adumbran® ▸ Diazepam, z.B. Valium®	Atemdepression, Herabsetzung des Muskeltonus, dadurch die (eigentliche gewünschte) Schläfrigkeit, Gangunsicherheit und Sturzgefahr. Bei Patienten mit Abhängigkeitsproblematik kontraindiziert
Benzodiazepin-Analoga	
▸ Zolpidem, z.B. Stilnox® ▸ Zopiclon, z.B. Ximovan®	Im Wesentlichen wie Benzodiazepine, jedoch muskelentspannende Wirkung (und damit Sturzgefahr) geringer. Abhängigkeitspotential wahrscheinlich ebenfalls geringer als bei Benzodiazepinen
Weitere	
▸ Chloralhydrat, z.B. Chloraldurat®	Gelegentlich Übelkeit. Kontraindiziert bei schweren Leber- und Nierenfunktionsstörungen sowie dekompensierter Herzinsuffizienz

* **Alle Präparate**

- Allergien
- Gefahr von Gewöhnung und Abhängigkeit
- Herabsetzung des Reaktionsvermögens, je nach Wirkdauer Tagesschläfrigkeit
- Verstärkung der Wirkung von Alkohol und anderer auf das ZNS einwirkender Substanzen
- Paradoxe Reaktionen (z.B. Erregungszustände), insbesondere bei Kindern und älteren Menschen

Abb. 7.59: Überblick über Schlafmittel (Hypnotika) und ihre Nebenwirkungen.

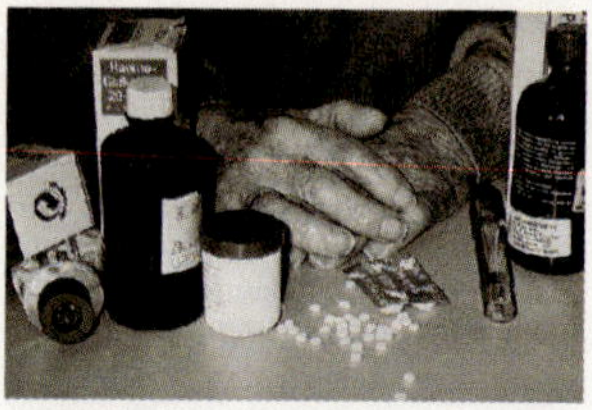

Abb. 7.60: Vor allem betagte Menschen greifen oft zu Schlafmitteln. [N313]

Pflanzliche Arzneimittel (☞ *Phytotherapie* 10.14.6) werden seit Jahrtausenden als Beruhigungsmittel *(Sedativa)* eingesetzt, viele davon mit schlaffördernder Wirkung. Beispielsweise wirkt *Baldrian* (z.B. Baldrian-Dispert®, Sedonium®) beruhigend, stimmungsaufhellend und entspannend. Eine sedierende Wirkung hat auch *Hopfen* (z.B. Bonased®), das im Bier enthalten ist. Ein abendliches Gläschen Bier kann daher eine sinnvolle Alternative zur Schlaftablette sein, sollte jedoch mit dem Arzt abgesprochen werden. *Johanniskraut* (z.B. Jarsin®) wird bei Schlafstörungen, die mit depressiven Stimmungen einhergehen, angewendet.

Pflanzliche Arzneimittel haben bei normaler Dosierung kaum Nebenwirkungen und können auch Kindern verabreicht werden (allerdings keine äthanolhaltigen Präparate).

Pflanzliche Arzneimittel wie Baldrian sollen bereits 2 – 3 Stunden vor dem Schlafengehen eingenommen werden, da sie erst nach Stunden ihre sedierende Wirkung optimal entfalten.

Literaturtipps

Frank, G.: Die ATL Ruhen und Schlafen. Eine heiße Fleischbrühe anstelle des Schlafmittels. In: Huhn, S.; Kämmer, K.: Neue Wege in der Pflege älterer Menschen. (DBfK), 01/97, S. 15 – 21

Marx, A.: Gut geschlafen? In: Altenpflege 6/98, S. 28 – 30

Kutschke, A.: Wenn der Sandmann keinmal klingelt. Teil 1, In: Forum Sozialstation 2/98, S. 44 – 46

Heine, H.: Angenehme Ruhe. In: Altenheim 9/98, S. 32 – 33

7.3.5 Bewusstsein

Bewusstsein: Wissen um die eigenen Gedanken und Wahrnehmung der Umgebung. Fähigkeiten des Bewusstseins sind:
- Merk- und Reaktionsfähigkeit
- Denkfähigkeit und Vorstellungskraft
- Reproduktions- und Handlungsfähigkeit
- Orientierungs- und Durchhaltevermögen.

Das menschliche **Bewusstsein** ist ein Zustand, der sich in ständiger Veränderung befindet und sich zwischen höchster Wachsamkeit und tiefer Bewusstlosigkeit bewegen kann. Mit dem Bewusstsein nehmen wir uns selbst und unsere Umwelt wahr, verarbeiten Eindrücke (bewusst oder unbewusst) und reagieren auf sie. Durch die Wahrnehmungsfähigkeit unserer Sinne ist das Bewusstsein einem ständigen Reizfluss ausgesetzt. Bei ungenügender Stimulation lässt die Aufmerksamkeit eines Menschen nach und er gibt sich möglicherweise Phantasien, Halluzinationen und Tagträumen hin. Bei einer Reizüberflutung, die z.B. durch ein traumatisches Erlebnis ausgelöst wurde, entwickelt der Mensch häufig einen Abwehrmechanismus: er verliert das Bewusstsein bzw. er wird ohnmächtig.

Der Bewusstseinszustand kann auch durch Alkohol, Drogen und Arzneimittel beeinflusst werden.

Bei **klarem Bewusstsein** ist der Mensch ansprechbar, zeitlich und räumlich sowie zur eigenen Person orientiert.

Beobachtung des Bewusstseins

Die Beobachtung des Bewusstseins ist in manchen Situationen lebensnotwendig, z.B.:
- Bei Verletzungen oder Erkrankungen des Schädels und/oder des Gehirns wie Schädel-Hirn-Traumen (☞ 35.14.1), Hirntumoren (☞ 35.13), zerebrale Durchblutungsstörungen und Blutungen des ZNS (☞ 35.5 und 35.6)
- In der postoperativen Phase
- Nach schweren Verletzungen (Blutverlust, Schmerz, Schock ☞ 38.5.1)
- Nach Gabe von beruhigenden Arzneimitteln (Tranquilizern ☞ Pharma-Info 36.41).

Durch gezieltes Befragen können die Pflegenden die Bewusstseinslage des Patienten erkennen und einordnen:
- Reagiert der Patient auf Ansprache spontan oder muss er geweckt werden?
- Antwortet er verständlich?
- Öffnet er die Augen und nimmt Blickkontakt auf?
- Weiß er seinen Namen, Geburtsdatum, Adresse?
- Kennt er den Wochentag, die Tages- oder Jahreszeit?
- Weiß er, wo er sich befindet?
- Führt er nach Aufforderung einfache Bewegungen aus?

Beobachtungen des Bewusstseins dokumentieren die Pflegenden präzise. Bei Verdacht auf Bewusstseinsveränderungen informieren sie unverzüglich den Arzt.

Bewusstseinsstörungen

Erkennen von Bewusstseinsstörungen ☞ 36.2.1 und 35.3.9
Glasgow-Koma-Skala ☞ Tab. 35.31

Während der Schlaf mit einem physiologischen Bewusstseinsverlust einhergeht, kann ein Bewusstseinsverlust auch bei bestimmten Erkrankungen auftreten. Patienten mit Bewusstseinsstörungen können nicht mehr adäquat auf die Umwelt reagieren und gefährden unter Umständen sich selbst oder andere. Es liegt im Aufgabenbereich der Pflegenden, das Ausmaß dieser Störungen und die daraus resultierende Gefährdung zu erkennen und entsprechend zu handeln.

Bei Patienten mit Bewusstseinsstörungen sind Wahrnehmung und Reaktionen auf Reize, Handeln und Denken, Schutzreflexe, Sensibilität und Mobilität verändert, verlangsamt oder fehlen völlig.

Quantitative Bewusstseinsstörungen

Bei **quantitativen Bewusstseinsstörungen** (☞ 36.2.1) sind *alle* Fähigkeiten des Bewusstseins (☞ Definitionskasten) gleichzeitig gestört. Unterschiede bestehen in der Tiefe der Bewusstseinsstörung. Ursachen können hirnorganische Prozesse, Vergiftungen und Stoffwechselstörungen sein. Zu unterscheiden sind folgende vier Stufen:
- **Benommenheit** *(leichte Bewusstseinsstörung):* Verlangsamtes Denken und Handeln, beeinträchtigte Aufmerksamkeit, erschwerte Orientierung, ungenaue Reaktionen
- **Somnolenz** *(krankhafte Schläfrigkeit):* Schläfriger Zustand, der Patient ist nur durch äußere Reize (Kneifen) weckbar, kaum ansprechbar und kann dann nur einfache Fragen beantworten
- **Sopor** *(stärkere Bewusstseinsstörung):* Schlafähnlicher Zustand, der Patient ist nicht mehr ansprechbar und nur durch starke Reize erweckbar
- **Koma** *(tiefe Bewusstlosigkeit):* Länger andauernde Bewusstlosigkeit, der Patient ist nicht mehr ansprechbar und zeigt keine Reaktion auf Schmerzreize.

Patienten, die (scheinbar) bewusstlos sind, können ihre Umgebung trotzdem wahrnehmen. Daher informieren die Pflegenden sie wie wache Patienten über alle Maßnahmen. Gespräche im Zimmer über die Erkrankung oder die Heilungsaussichten des Patienten werden unterlassen, weil der Kranke eventuell mithört (☞ auch 7.9.3.5, Bewusstlose Patienten).

Qualitative Bewusstseinsstörungen

Qualitative Bewusstseinsstörungen (☞ 36.2.1) betreffen jeweils *einzelne* Fähigkeiten des Bewusstseins (☞ Definitionskasten). Sie treten hauptsächlich im Zusammenhang mit psychiatrischen oder neurologischen Erkrankungen auf.

7.3.6 Das Krankenbett

Das Krankenbett ist für den Patienten Ruhe- und Schlafstätte, Ess- und Wohnzimmer und in manchen Fällen auch Badezimmer und Toilette. Von hier nimmt der Patient an seiner Umgebung teil und begegnet Angehörigen, Besuchern, Pflegenden und Ärzten.

Das **Krankenbett** muss sowohl den Bedürfnissen des Patienten als auch den Anforderungen der Pflegenden für gesundes Arbeiten gerecht werden (☞ Abb. 7.61).

Physiologischer Bettknick

Leider haben die meisten Krankenbetten eine Liegefläche, die sich *nicht* an den physiologischen Körpermaßen des Menschen orientiert (☞ Abb. 7.62). Die Liegefläche ist im Verhältnis 1 : 2 in ein kurzes Kopfteil und ein langes Fußteil geteilt, das tatsächliche Verhältnis zwischen Oberkörper und Beinen beträgt aber 1 : 1.

Durch die unphysiologische Beugung des Körpers im Bereich der Brustwirbelsäule statt in der Hüfte kommt es zur Stauchung des Oberkörpers mit:

- Erschwerter Nahrungsaufnahme mit Aspirationsgefahr
- Zunehmenden Rückenschmerzen
- Einschränkung der Atmung
- Ständigem Herunterrutschen zum Fußende
- Erhöhtem Muskeltonus
- Einschränkungen der Mobilität
- Erhöhung der Scherkräfte bei erhöhtem Oberkörper (☞ ATL Bewegen).

Um dem Patienten das Liegen in Krankenhausbetten mit unphysiologischem Bettknick zu erleichtern, können die Pflegenden zur Verlängerung des Oberkörperteils das Kopfbrett längs unter die Matratze schieben und mit Kissen ausfüllen (☞ Abb. 7.64 und 7.65). Damit kleinere Patienten im Bett nicht nach unten rutschen, können Pflegende einen Bettkasten ans Fußende stellen.

Ein physiologisches Krankenbett hat ein gleich großes Kopf- wie Fußende. So findet die Beugung des Körpers in Höhe des Hüftgelenks statt, und der gesamte Rücken wird gut unterstützt. Dadurch hat der Kranke mehr Bewegungsfreiheit, atmet besser durch und rutscht nicht ständig nach unten.

Bettzubehör

Zur sachgerechten Ausstattung eines Patientenbettes gehören:

- Wasserdampfdurchlässiger, aber Wasser abweisender Matratzenschoner
- Bettlaken, Stecklaken (☞ unten), ein großes und ein kleines Kopfkissen, eine Bettdecke.

Hilfsmittel, die bei Bedarf angebracht werden können sind:

- Verschiedene Halter, z.B. für Infusionen (am Bettbügel), Urinflaschen, Handtücher und Gehhilfen
- Bettgitter. Das Anbringen von Bettgittern ersetzt nicht die Überwachung unruhiger oder verwirrter Patienten, da es möglich ist, dass sie über die Gitter klettern und sich dabei verletzen, außerdem bedürfen Bettgitter der Arztanordnung (☞ 14.2.2)
- Trittstufe für kleine Patienten.

Das **Stecklaken** *(Querlaken)* ist Wäschezubehör in noch nahezu jedem Krankenbett. Es sollte jedoch nicht mehr routinemäßig verwendet werden, weil:

- Es keinen ausreichenden Matratzenschutz bei Inkontinenz bietet; flüssigkeitsundurchlässige Unterlagen wie offene und geschlossene Inkontinenzsysteme (☞ 7.8.7 und Abb. 7.240) sind ein wirkungsvollerer Schutz
- Der Auflagedruck des Patienten auf der Matratze mit jeder zusätzlichen Unterlage ansteigt; durch das Straffziehen des Stecklakens zur Verhinderung der Faltenbildung wird der Auflagedruck sogar noch erhöht, wodurch die Dekubitusgefahr steigt
- Sein Verzicht letztendlich zu Kosteneinsparungen im Bereich der Bettwäsche und der Arbeitszeit führt.

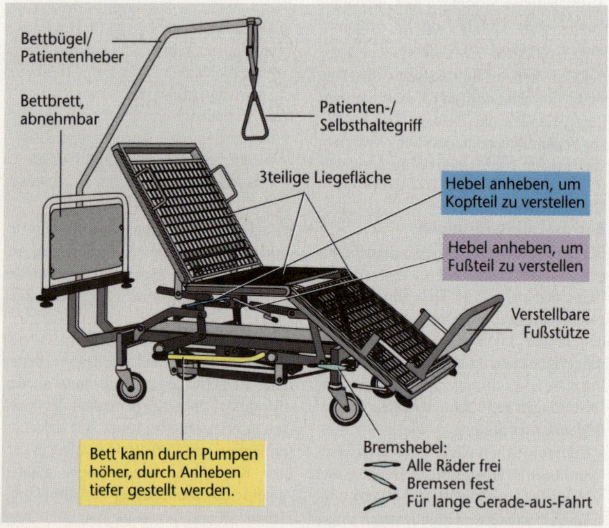

Abb. 7.61: Krankenbett mit physiologischem Bettknick. [A400-115]

Literaturtipps

Seit, Erika; Schäfer, Rüdiger: Der Durchzug (das Stecklaken) – gefährlicher Luxus? In: Die Schwester/ Der Pfleger, 38. Jahrgang, 1/1999, S. 38 – 42

Oleksiw, Katharina: Es müssen nicht immer Tabletten sein. In: Pflegezeitschrift 1/1998, S. 34 – 37

Matratze

Wenn die **Matratze** im Krankenbett zu weich oder zu hart ist, führt dies bei vielen Patienten zu Rückenproblemen und Verspannungen, deren Folge häufig Kopfschmerzen sind. Bei zu weichen Matratzen schaffen schon einfache Mittel wie ein untergeschobenes Brett Abhilfe. Klagen Patienten über eine zu harte Unterlage, sollte diese ausgetauscht werden.

Die ideale Matratze passt sich den Körperformen des Patienten an. Daneben gibt es zahlreiche Spezialmatratzen, z.B. aus atmungsaktivem Schaumstoff zur Dekubitusprophylaxe.

Die richtige Matratze mindert die Gefahr von Rückenproblemen und Druckulzera. Für schmale, leichtgewichtige Patienten eignen sich eher weiche Matratzen, bei adipösen Patienten oder Kranken mit Bandscheibenproblemen ist eher eine festere Unterlage angezeigt. Bei Dekubitusgefahr verbunden mit einer erheblichen Bewegungseinschränkung bemühen sich die Pflegenden *frühzeitig* um ein Spezialbett oder eine spezielle Antidekubitusmatratze (☞ 7.5.4).

Spezialbetten

Spezialbetten (☞ auch 38.2.2) werden zur therapeutischen Lagerung und Dekubitusprophylaxe (☞ 7.5.4) eingesetzt. Sie unterscheiden sich erheblich in Wirkungsweise, Anwendung und Wartung. Meist verfügen lediglich Intensivstationen oder Fachkliniken (z.B. Querschnittszentren) über diese Betten, da sie in der Anschaffung sehr teuer sind. Besteht kein regelmäßiger Bedarf, ist das Mieten dieser Spezialbetten kostengünstiger. Da auch die Mietkosten nicht ganz günstig sind, ist die Indikation sorgfältig zu stellen.

7.3.7 Bettenmachen

Das tägliche **Bettenmachen** *(Betten, Bettenrichten)* dient nicht allein dem körperlichen Wohlbefinden des Patienten und der Hygiene: Es ist auch eine Gelegenheit zur Kontaktaufnahme zwischen Pflegenden und Patienten. Die Zeit kann für Gespräche genutzt werden und die Pflegenden können Beobachtungen und andere Pflegemaßnahmen (Prophylaxen, Mobilisation, Vitalzeichenkontrollen) mit dem Bettenmachen verbinden. Nach Möglichkeit arbeiten sie dabei zu zweit und vermeiden unnötige Gänge durch eine gute Koordination.

Da das Bettenmachen für bettlägerige Patienten mit Anstrengung verbunden ist, sollten Blutdruck, Puls und Atmung dieser Patienten vor dem Bettenmachen oder mit deutlichem Zeitabstand danach kontrolliert werden.

Hygienische Prinzipien

Folgende Hygienerichtlinien werden von den Pflegenden beim Bettenmachen beachtet:

- Je nach hausinternen Richtlinien zum Bettenmachen Schutzkittel anziehen; vorher in jedem Fall die Hände desinfizieren
- Nach dem Abwerfen schmutziger Wäsche und vor der Entnahme frischer Wäsche Hände erneut desinfizieren
- Ablagefläche für Kissen und Decken vorbereiten, z.B. Stuhl vor das Fußende des Bettes stellen (manche Betten haben auch eine ausklappbare Ablagefläche für die Bettwäsche)
- Die Bettdecke von oben nach unten ziehharmonikaartig falten und mit der Außenseite auf die Ablagefläche legen. Kissen auf die Bettdecke legen
- Starkes Aufschütteln von Decke und Kissen vermeiden, um keinen Staub aufzuwirbeln und krankheitserregende Keime auf diese Art zu verbreiten
- Darauf achten, dass das Kopfkissen nicht mit dem Stecklaken in Berührung kommt
- Verschmutzte Wäsche wechseln und sofort in den Wäscheabwurf entsorgen.

Vorbereitung

Ein Bett kann unterschiedlich gerichtet werden, jedoch erleichtert eine konstante Abfolge das Erlernen und beschleunigt die Ausführung. Die Vorbereitung des Bettenmachens beinhaltet:

- Material richten
- Patienten und Zimmer vorbereiten
- Rückenschonende Arbeitsweise beachten.

Material richten

- Auf einem Mehrzweckwagen oder speziellen Bettenwagen frische Wäsche, Händedesinfektionsmittel und benötigte Pflegematerialien richten
- Für die Schmutzwäsche einen Wäscheabwurf (fahrbares Gestell mit Wäschesack) mitführen und vor der Zimmertür abstellen. Ist der Wäscheabwurf mit einem Deckel verschließbar, kann er mit ins Zimmer genommen werden.

Patienten und Zimmer vorbereiten

- Bei Bedarf dem Patienten eine halbe Stunde vor dem Betten ein Schmerzmittel verabreichen
- Den Patienten über Ablauf, Handgriffe, Mithilfe und pflegerische Maßnahmen informieren
- Platz schaffen, Gegenstände, die im Weg stehen, zur Seite schieben, Patientenhaltegriff hochhängen und Lagerungshilfsmittel aus dem Bett entfernen
- Intimsphäre durch Aufstellen eines Sichtschutzes wahren oder Patienten mit einem Leinentuch abdecken
- Das Vorgehen dem Befinden des Patienten anpassen
- Ressourcen des Patienten beachten, d.h. ihn zur Mithilfe ermuntern
- Auf Wunden, Drainagen, Infusionen und Katheter achten.

Rückenschonende Arbeitsweise beachten

- Krankenbetten können durch Fußpumpen, die sich am unteren Bettgestell befinden, höher und tiefer gestellt werden (☞ 7.5.11). Zum rückenschonenden Arbeiten wird die Matratze auf Beckenhöhe der Pflegenden gebracht. Bevor sie das Patientenzimmer verlassen,

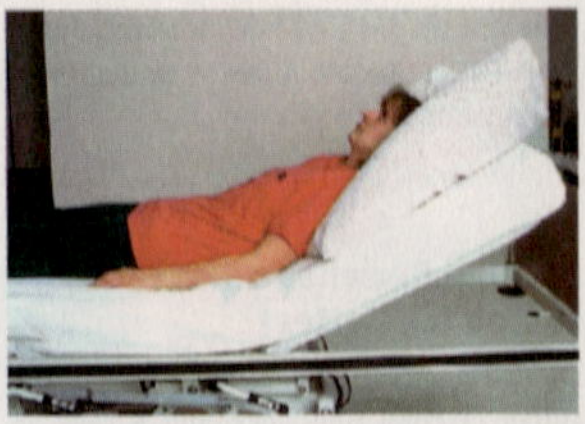

Abb. 7.62: Unphysiologische Liegefläche. Die Konstruktion vieler Krankenhausbetten macht eine physiologische Beugung in Höhe der Hüfte unmöglich, weil ihre Liegefläche in ein kleines „Kopf-" und ein großes „Fußteil" gegliedert ist. [K183]

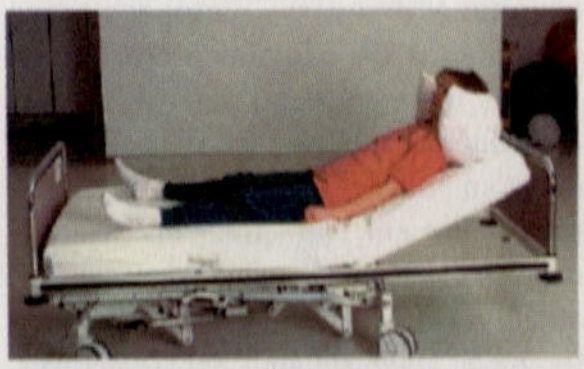

Abb. 7.63: Physiologische Liegefläche mit Bettknick auf der Höhe des Hüftgelenks. [K183]

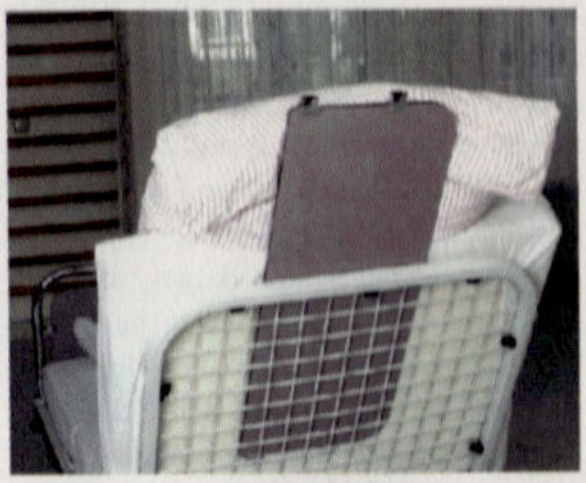

Abb. 7.64: Verlängerung des Bettes mit dem Kopfbrett, Ansicht von hinten. [K183]

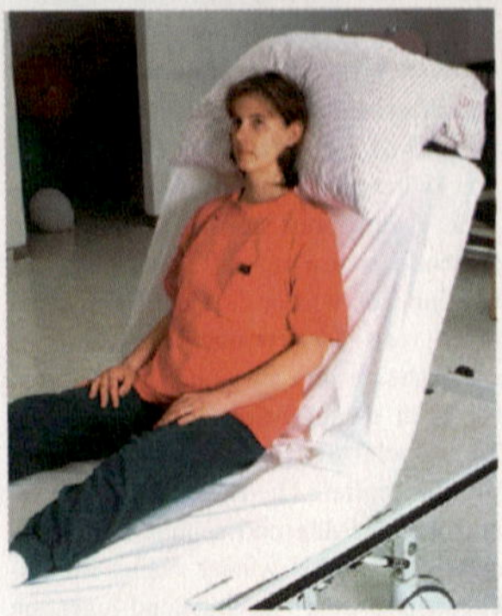

Abb. 7.65: Verlängerung des Bettes mit dem Kopfbrett, Ansicht von vorne. [K183]

stellen sie das Bett wieder tiefer, damit der Patient problemlos ein- und aussteigen kann.

Rückengerechte Arbeitsweise ☞ *7.5.11*

Ab- und Beziehen eines leer stehenden Bettes

Die Pflegenden desinfizieren sich die Hände, ziehen Bettdecke und Kissen ab und platzieren sie auf der Ablage. Sie lösen Stecklaken und Bettlaken, legen sie in der Mitte zusammen und entsorgen sie in den Wäschesack.

Nach erneuter Händedesinfektion breiten sie das frische Bettlaken der Länge nach über die Matratze aus (dabei achten sie darauf, dass die Mittellinie des Lakens auf der Bettmitte liegt) und schlagen es am Kopfende ein. Nun ziehen sie das Laken vom Fußende aus straff und schlagen es auch hier ein. Die seitlich überhängenden Lakenteile stecken sie unter die Matratze. Bei inkontinenten Patienten (☞ 7.8.7) legen sie zum Schutz der Matratze in Gesäßhöhe eine Gummiunterlage auf, sofern z.B. aufgrund einer bestehenden Dekubitusgefahr keine andere Inkontinenzversorgung (☞ 7.5.4) gewählt wurde. Darüber breiten sie bei Bedarf das Stecklaken (☞ oben), schlagen es auf einer Seite ein, ziehen es auf der gegenüberliegenden Seite straff und schlagen es auch dort ein. Dann beziehen sie das Kopfkissen und achten darauf, dass die Kissenecken die Bezugecken ausfüllen. Den Deckenbezug drehen die Pflegenden auf links und fassen mit den Ecken des Bezuges die oberen Deckenenden. Sie halten die Decken hoch und schütteln mit kleinen Bewegungen den Bezug über die Decke. Die Bettdecke legen sie der Länge nach auf das Bett und schlagen sie ein.

Richten eines leer stehenden Bettes

Die Pflegenden platzieren Bettdecke und Kissen auf der Ablage. Sie entfernen das Stecklaken und legen es in den Wäschesack. Dann lösen sie das Bettlaken am Fußende, ziehen es straff und schlagen es am Fußende wieder ein. Wird ein Stecklaken verwendet (☞ oben), legen sie es auf Höhe des Gesäßes quer ins Bett und schlagen es auf beiden Seiten ein. Die Kissen schütteln sie leicht auf und legen sie ans Kopfteil. Die Bettdecke fassen sie am oberen Ende und schütteln sie vorsichtig, damit sie wieder richtig im Deckenbezug sitzt. Anschließend legen sie die Bettdecke wieder der Länge nach auf das Bett und schlagen sie um.

Betten eines bettlägerigen Patienten

Bewegen und Mobilisieren des Patienten im Bett ☞ *7.5.8.1*
Kinästhetik ☞ *7.5.7*

Patient dreht sich oder wird gedreht

Beim Betten eines bettlägerigen Patienten sind die Pflegenden zu zweit.

Bei noch sauberer Bettwäsche spannen die Pflegenden Bett- und Stecklaken nach. Dazu stellen sie das Kopfteil des Bettes flach, drehen den Patienten auf die Bettseite, auf der eine Pflegekraft zum Festhalten steht, und stützen seinen Kopf durch ein kleines Kissen, ehe die Pflegekraft auf der leeren Bettseite die Laken auf ihrer Seite spannt. Anschließend drehen die Pflegenden den Patienten auf die andere Seite, wo ihn die andere Pflegekraft festhält, während auf der leeren Bettseite das Laken straff gezogen wird. Zum Schluss lagern die Pflegenden den Patienten (☞ unten), stützen seinen Kopf mit den aufgeschüttelten Kopfkissen und decken ihn seinem Wunsch entsprechend zu.

Beim Wechseln verschmutzter Wäsche drehen die Pflegenden den Patienten bei flach gestelltem Kopfteil auf die Bettseite, auf der eine Pflegekraft zum Festhalten steht, und stützen seinen Kopf durch ein kleines Kissen, ehe die Pflegekraft auf der leeren Bettseite die Laken auf ihrer Seite löst und zum Patienten hin aufrollt. Nachdem sie das frische Laken der Länge nach auf der leeren Seite ausgebreitet und die von ihr entfernte Lakenhälfte ebenfalls bis zur Mitte des Bettes aufgerollt hat, schlägt sie das Laken erst am Kopfende, dann am Fußende und zuletzt an ihrer Seite ein. Wird noch ein Stecklaken verwendet, breitet sie es nun in Höhe des Gesäßes des Patienten quer aus, rollt auch dieses auf der ihr fernen Seite bis zur Mitte auf und schlägt die ihr nahe Seite unter der Matratze ein. Anschließend wird der Patient auf ihre Seite gedreht und löst die andere Pflegekraft die in den Wäschesack zu entsorgenden gebrauchten Laken. Dann zieht sie das frische Bettlaken, das sich ggf. noch etwas unter dem Gesäß des gedrehten Patienten befindet, hervor, schlägt es am Kopfende ein und zieht es am Fußende straff, bevor sie es dann auch am Fußende und der Seite einschlägt. Ebenso verfährt sie mit dem ggf. eingebrachten Stecklaken: hervorziehen, straff ziehen, einschlagen bzw. unter die Matratze stecken.

Zum Schluss lagern die Pflegenden den Patienten, stützen seinen Kopf mit den aufgeschüttelten Kopfkissen und decken ihn seinem Wunsch entsprechend zu.

Patient richtet den Oberkörper auf

Bei noch sauberer Bettwäsche: Sitzt der Patient bei flach gestelltem Kopfteil im Bett, spannt die Pflegekraft zunächst das Laken am Kopfende nach. Dann hilft sie dem Patienten, sich wieder hinzulegen, lässt ihn das Gesäß anheben und zieht den mittleren Teil des Lakens glatt. Nach Ablegen des Gesäßes bittet die Pflegekraft den Patienten, nun noch seine Füße anzuheben, während sie den unteren Teil des Lakens spannt und einschlägt. Zum Schluss wird der Patient gelagert, sein Kopf mit einem Kopfkissen bequem unterlegt und sein Körper mit der Bettdecke zugedeckt.

Beim Wechseln verschmutzter Wäsche: Die Pflegekraft löst das schmutzige Laken und rollt es vom flach gestellten Kopfende her bis zur Mitte auf, wo der Patient sitzt. Das neue Laken breitet sie am Kopfende aus, rollt es auf der Patientenseite bis zur Mitte hin auf und schlägt es am Kopfende ein. Der Patient legt sich nun wieder auf den Rücken und hebt das Gesäß an. Die Pflegekraft entfernt das Stecklaken und schiebt sowohl das benutzte als auch das frische Bettlaken weiter in Richtung Fußende. Nachdem der Patient sein Gesäß abgelegt und seine Füße hochgehoben hat, entfernt sie das gebrauchte Bettlaken, zieht das frische Laken glatt und schlägt es am Fußende ein. Dann lässt sie den Patienten die Füße ablegen und steckt das Bettlaken auch auf den Seiten unter die Matratze. Wird noch ein Stecklaken eingebracht, bittet die Pflegekraft den Patienten noch einmal, sein Gesäß anzuheben, unter dem sie dann das Stecklaken durchführt, bevor sie es an beiden Seiten einschlägt. Zum Schluss lagert sie den Patienten, unterstützt seinen Kopf mit den aufgeschüttelten Kissen und deckt ihn zu.

> Beschmutzte Wäsche sofort wechseln.

Nachbereitung

- Klingel und Nachttisch in Reichweite stellen
- Schmutzige Wäsche entsorgen, evtl. den Bettenwagen desinfizieren und neu auffüllen
- Dem Patienten etwas zu Trinken anbieten.

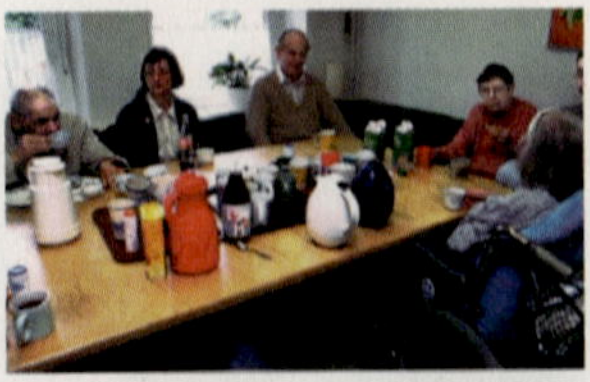

Abb. 7.65 a: Die ATL „Wach sein und schlafen" steht stellvertretend für tagesstrukturierende Maßnahmen und Aktivitäten wie z.B. das regelmäßige Kaffee trinken in Alten- und Pflegeheimen, also nicht nur für die Aktivitäten „Wach sein und schlafen" an sich.

7.3.8 Lagerung

Verschiedene Lagerungsarten ☞ Tab. 10.100; Lagerung zur Dekubitusprophylaxe ☞ 7.5.4; Lagerungen nach dem Bobath-Konzept ☞ 35.5.6

Prinzipien

Auch im Schlaf ist der Mensch nicht völlig bewegungslos: Er dreht sich mehrmals während der Nacht. Durch geeignete Lagerung und regelmäßige Umlagerung immobiler Patienten wird versucht, diese unbewusste Körperfunktion nachzuahmen und eine annähernd physiologische Situation zu schaffen.

Weiterhin dient die fachgerechte Lagerung des Patienten der :

- **Prophylaxe von Erkrankungen,** z.B. der Dekubitusprophylaxe (☞ 7.5.4), Thromboseprophylaxe (☞ 7.2.15), Pneumonieprophylaxe (☞ 7.2.4) oder Kontrakturenprophylaxe (☞ 7.5.5)
- **Therapie,** z.B. der Ruhigstellung bei Frakturen (Retention ☞ 27.6.5), der Schmerzstillung und Entspannung (z.B. bei Bauchschmerzen ☞ 21.1.1).

Lagerungshilfsmittel

Bei der Vielzahl von **Lagerungshilfsmitteln** hängt die Entscheidung für ein bestimmtes Hilfsmittel von verschiedenen Kriterien ab, etwa:

- *Zweck,* z.B. Weichlagerung, Hohllagerung, Ruhigstellung, aber auch Schonen der Matratze sowie Schutz anderer, teurer Lagerungshilfsmittel
- *Bequemlichkeit.* Manche Patienten wünschen sich z.B. ein zweites Kopfkissen oder eine Nackenrolle
- *Hygiene* sowie Strapazierfähigkeit des Materials beim Waschen und Desinfizieren
- *Unerwünschte Nebenwirkungen,* z.B. Schwitzen bei Kunst- und Schaumstoffen sowie Gelkissen oder Bewegungseinschränkung und Verlust des Körperschemas bei der Superweichlagerung (☞ Abb. 35.24).

Richtlinien für die gezielte Lagerung:

- So viele Lagerungshilfsmittel wie nötig, so wenig wie möglich einsetzen; zu viele Kissen hemmen die Bewegung des Patienten
- Lagerung und Lagewechsel dem Tagesablauf anpassen, z.B. Rückenlage zu den Mahlzeiten oder Besuchszeiten, Seitenlage in der Zwischenzeit
- Im Pflegeteam gemeinsam festlegen, wann, womit und wie gelagert wird
- Patienten über Sinn und Zweck der Lagerung informieren
- Regelmäßig lagern, Zeitplan einhalten, z.B. zur Dekubitusprophylaxe mindesten alle zwei Stunden umlagern
- Sich an der physiologischen Haltung und Stellung der Gelenke orientieren (☞ 7.5.2)
- Auf bequeme Lagerung achten; manchmal ist der Kompromiss zwischen therapeutischer Notwendigkeit und Bequemlichkeit nur durch Ausprobieren zu finden
- Lagewechsel mit anderen Handlungen kombinieren, z.B. ist eine rektale Temperaturkontrolle in Seitenlage leichter möglich.

In der Praxis werden oft spezielle Lagerungspläne zur Dokumentation der Lagewechsel benutzt.

7.3.9 Netz

Die ATL „Wach sein und schlafen" bezieht sich nicht nur auf die Zustände Wachsein und Schlaf, sondern steht auch stellvertretend für tagesstrukturierende Maßnahmen und Aktivitäten.

Insbesondere in der Altenpflege sind *tagesstrukturierende Maßnahmen* fester Ausbildungsbestandteil. Der Tagesablauf und das Angebot an Beschäftigungen in Altenheimen sollte sich so weit als irgend möglich am gewohnten Tagesablauf des Kranken orientieren. Insbesondere im Umgang mit verwirrten Patienten hat sich als vorteilhaft herausgestellt, die Essens- und Ruhezeiten genau einzuhalten und im Tagesablauf zwischen Arbeit/Beschäftigung und Entspannung abzuwechseln (☞ auch 14.3.4).

Außerdem werden der ATL „Wach sein und schlafen" alle Pflegehandlungen zugeordnet, die mit dem Krankenbett in Verbindung stehen, z.B. das Betten und Lagern eines Patienten. Aus der Überlegung heraus, dass sich bei strenger Bettruhe der Lebensraum eines Patienten mit Ess-, Wohn- und Schlafzimmer, Küche, Bad und WC auf die 2 m^2 große Fläche des Krankenhausbettes reduziert, lassen sich eine Reihe von „Anstandsregeln" begründen. Es ist selbstverständlich:

- Anzuklopfen, bevor eine fremde Wohnung betreten wird
- Nicht ohne ausdrückliche Erlaubnis über fremdes Eigentum zu bestimmen
- Einen Bereich zu respektieren, in den sich der Patient zurückziehen kann.

Wach sein und schlafen und Atmen

Störungen der Atmung wie etwa Atemnot oder quälender Husten können zu Schlafstörungen führen.

Ein unphysiologischer Bettknick (☞ Abb. 7.62) führt zu Zwerchfellhochstand und Behinderung der Bauchatmung.

Wach sein und schlafen und Sinn finden

Nicht zufällig machen sich Sorgen um die Zukunft und um Heilungsaussichten besonders häufig vor dem Einschlafen bemerkbar. In der Geschäftigkeit des Tages fällt es leichter, sich von solchen Fragen abzulenken. Wenn Menschen vor dem Einschlafen zur Ruhe kommen wollen, tauchen diese Fragen wieder auf.

Wach sein und schlafen und Ausscheiden

Häufiges nächtliches Wasserlassen kann den erholsamen Schlaf empfindlich stören. Besonders Patienten mit Inkontinenzproblemen leiden häufig unter unbemerktem Urinabgang vor allem in der Nacht. Daher empfiehlt es sich:

- Abends nicht mehr viel zu trinken
- Diuretika nur morgens zu verabreichen
- Mit dem Patienten vor dem Einschlafen nochmals zur Toilette zu gehen.

Um das Wasserlassen z.B. nach längerem Tragen eines Dauerkatheters wieder zu trainieren, kann es anfangs erforderlich sein, den Patienten nachts zu wecken.

Wach sein und schlafen und Essen und trinken

„Nur wer sein Brot im Bette aß, der weiß, wie Krümel pieken".

7.4 ATL „Sich waschen und kleiden"

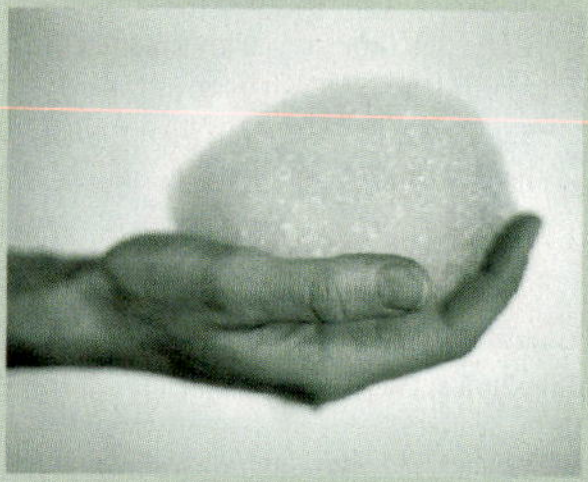

In der ATL **„Sich waschen und kleiden"** geht es u.a. um das *Erscheinungsbild* eines Menschen. Es teilt etwas über ihn mit, ohne Worte zu benutzen (*nonverbale Kommunikation* ☞ 3.4.2) und macht Aussagen über den (gewünschten) Sozialstatus, eine Funktion (z.B. durch Berufskleidung) und Modebewusstsein.
Durch Körperpflege und Kleidung erhält der Mensch seine Gesundheit, beugt Krankheiten vor und fördert im Falle einer Erkrankung den Genesungsprozess.

Frisch geduscht und gut gekleidet fühlt sich der Mensch wohl und gepflegt. „Sich waschen und kleiden" gehört zu den alltäglichen Handlungen, die im Laufe des Lebens zu festen Gewohnheiten werden; diese sind abhängig von Alter, Geschlecht, Kultur, Religion und Mode.

Funktionen von Körperpflege und Kleidung

Das Äußere eines Menschen und der erste Eindruck, den seine Mitmenschen von ihm gewinnen, hängen ganz entscheidend von seiner Körperpflege und Kleidung ab. Ein gepflegter Mensch wirkt sympathisch, es fällt leichter, mit ihm Kontakt aufzunehmen. Ein ungepflegter, verwahrloster Mensch hingegen weckt das Bedürfnis, sich von ihm abzuwenden. Außer für den zwischenmenschlichen, kommunikativen Bereich hat „Sich waschen und kleiden" weitere Funktionen:

- Waschen hält die Haut sauber, erhält ihre Funktion und beugt Erkrankungen vor. Nicht nur Hauterkrankungen können so vermieden werden. Das regelmäßige Waschen der Hände (mindestens vor dem Essen oder nach dem Gang zu Toilette) schützt auch vor vielen ansteckenden Infektionskrankheiten
- Kleidung isoliert, verhindert also große Wärmeverluste. Außerdem schützt sie vor Nässe, Austrocknung der Haut, Sonneneinstrahlung und vor Blicken: die Intimregionen sind bedeckt.

Beides, Sich waschen und Sich kleiden, tangiert die Haut. Um ihre Funktionen zu erhalten oder wiederherzustellen, ist es notwendig, die Beschaffenheit dieses Organs zu kennen. Sonst besteht die Gefahr, dass ungeeignete Hautpflegemittel oder Kleider die Haut reizen und schädigen.

7.4.1 Physiologie der Haut

Anatomie der Haut und Hauterkrankungen ☞ Kapitel 30.1

Funktionen der Haut

Mit einer Fläche von 1,5 – 2 m^2 und einem Gewicht von 3,5 – 10 kg ist die Haut das größte Organ des menschlichen Körpers. Sie hat folgende Funktionen:

- **Trennwand.** Die Haut trennt die „Innenwelt" von der „Außenwelt" und schützt den Körper so vor schädlichen Umwelteinflüssen wie Wärme, Kälte, Fremdstoffen und Krankheitserregern
- **Schutzschild.** Als „Knautschzone" gleicht die Haut gemeinsam mit darunter liegenden Gewebeschichten Druck und Stoß aus
- **Sinnesorgan.** Die Haut ist mit ihren Sinneszellen für das Tast-, Schmerz- und Temperaturempfinden ein wichtiges Sinnesorgan
- **Thermostat.** Die Haut hat eine wichtige Steuerfunktion, indem sie über die Abgabe von Schweiß und Talgdrüsensekret sowie durch Verengung und Er-

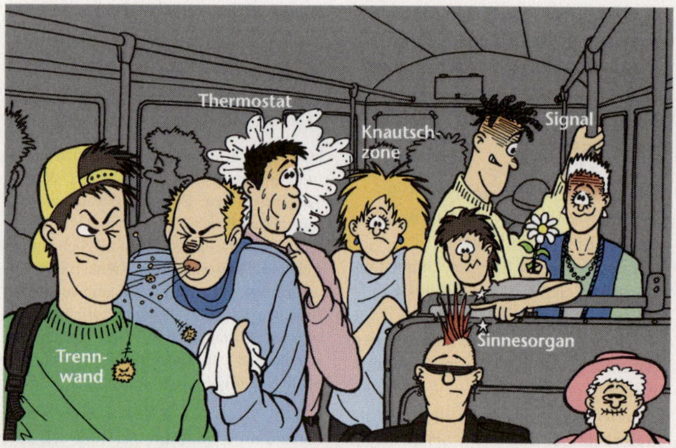

Abb. 7.66: Funktionen der Haut. [A400-116]

weiterung der peripheren Blutgefäße hilft, die Körpertemperatur konstant zu halten. Darüber hinaus greift die Haut ausgleichend in den Wasserhaushalt ein, indem sie einerseits als natürliche Barriere einem Wasserverlust entgegenwirkt und andererseits über Drüsensekrete Wasser und Salz abgibt
- **Signal.** Die Haut ist ein „Spiegel der Seele" und in diesem Sinn auch Kommunikationsorgan. Wir können „vor Neid erblassen" oder „vor Scham erröten".

Unterschiedliche Hautstruktur bei Mann und Frau

Bei Männern ist die Lederhaut (☞ 30.1) dicker, die Haut besitzt mehr Talgdrüsen, und die Poren sind größer. Im Gegensatz dazu ist bei Frauen das Unterhautfettgewebe besser gepolstert. Auch beherbergt die Frauenhaut mehr feine Blutgefäße als die Männerhaut, weshalb Frauen leichter erröten als Männer.

Beobachtung der Haut

Aus der **Beobachtung der Haut** lassen sich gezielte Maßnahmen zur Erhaltung oder Wiederherstellung ihrer Funktion ableiten. Sind die Pflegenden über den Hautzustand informiert, können die Pflegenden:
- Das für die Haut des Patienten am besten geeignete Reinigungs- und Pflegemittel auswählen
- Risiken abschätzen, z.B. das Dekubitus- oder Intertrigorisiko (☞ 7.5.4) und vorbeugende Maßnahmen ergreifen
- Hautveränderungen rechtzeitig erkennen.

> Die normale Haut ist elastisch, glatt, intakt, warm und trocken.
> Bei der Hautbeobachtung lassen sich unterscheiden:
> - Hautalter
> - Hauttyp
> - Hautfarbe
> - Hautspannung.

Hautalter und Hauttyp

Bis etwa zum achten Lebensjahr ist die **Kinderhaut** fettarm und wasserreich, da die Talgdrüsen noch nicht arbeiten. Sie ist empfindlich und reagiert stark auf äußere Reize wie Wind, Sonne und Kälte.

Bei **Jugendlichen** (11. – 17. Lebensjahr) ist die Talgdrüsenproduktion unausgeglichen. An Stellen mit vielen und großen Talgdrüsen wie Gesichtsmitte, Brustrinne und Rückendreieck ist die Haut oft unrein und fettig.

Hauttyp	Spiegelabdruck (☞ Text)
Fettig	Fettfleck
Trocken	Keine anhaltenden Fettspuren
Mischhaut	An der Stirn anhaltende Fettspuren

Tab. 7.67: Beurteilung des Hauttyps.

Bei **Erwachsenen** unterscheidet man drei verschiedene Hauttypen. Da sie hormonell gesteuert werden, prägen sie sich erst gegen Ende der Pubertät aus:
- **Fettige Haut** *(seborrhoische Haut).* Etwa bei 50 % der Bevölkerung durch Überproduktion der Talgdrüsen. Häufig wird dieser Hauttyp von stärkerer Schweißproduktion und Hautunreinheiten (Pickel, Mitesser) begleitet. Die Haut ist feucht, dick grobporig und glänzt
- **Trockene Haut** *(sebostatische Haut).* Etwa bei 30 % der Bevölkerung durch verminderte Talgproduktion. Die trockene Haut ist spröde, reißt leicht ein, ist manchmal schuppig und fühlt sich rau an
- **Mischhaut.** Etwa bei 20 % der Bevölkerung. Die Gesichtsmitte ist fettig, die Wangen trockener, und gelegentlich treten Pickel und Mitesser auf.

Um den Hauttyp zu bestimmen, drückt man zwei Stunden nach dem Waschen einen blank polierten Spiegel gegen Stirn oder Wange. Nach dem Abdruck von Fettspuren auf dem Spiegel kann der jeweilige Hauttyp beurteilt werden (☞ Tab. 7.67).

Ältere Menschen neigen zu trockener Haut. Oberhaut und Bindegewebe sind dünner geworden; die Haut wird fett- und wasserarm und sieht daher faltig aus.

> Der ermittelte Hauttyp entscheidet über die Hautpflege (☞ 7.4.2).

Hautfarbe

Die typische Hautfarbe des „weißen" Menschen ist blassrosa. Sie wird bestimmt durch die Pigmentierung, die Durchblutungsintensität und die Dicke der Epithelschicht. Veränderungen der Hautfarbe können sowohl physiologische als auch pathologische Ursachen haben (☞ Tab. 7.68), zu denen auch **Naevi** *(Pigmentflecken, Muttermale* ☞ 30.10.1) und *Effloreszenzen* (☞ Abb. 30.8 – 30.25) gehören.

Hautspannung

Die **Hautspannung** *(Hautturgor)* ist abhängig vom Flüssigkeitsgehalt der Haut. Die Hautspannung vermindert sich bei Flüssigkeitsverlust und/oder mangelnder Flüssigkeitszufuhr, es kommt zur **Austrocknung** *(Dehydratation* ☞ 7.6.9 und Tab. 31.95). Während sich bei normaler Hautspannung eine abgehobene Falte sofort wieder glättet, bleibt sie bei einer Dehydratation einige Sekunden bestehen.

Farbveränderungen der Haut	Physiologische Ursachen	Pathologische Ursachen
Rötung durch Gefäßweitstellung	▸ Sport ▸ Hitze ▸ Anstrengung ▸ Aufregung	▸ Fieber ▸ Verbrennungen 1. Grades ▸ Sonnenbrand ▸ Entzündung ▸ Hypertonie
Blässe durch Gefäßengstellung, Mangeldurchblutung	▸ Schreck ▸ Angst ▸ Veranlagung ▸ Kälte	▸ Blutung ▸ Hypotonie (☞ 19.5.3) ▸ Arterielle Durchblutungsstörungen, z.B. pAVK (☞ 19.6.2) ▸ Anämie
Ikterus Gelbfärbung der Haut infolge Ablagerung des Gallenfarbstoffes Bilirubin, zuerst in den Skleren (Lederhaut der Augen), später am ganzen Körper sichtbar (☞ Abb. 22.3)	▸ Bei Neugeborenen (☞ 13.7.5)	▸ Lebererkrankungen, z.B. Leberzirrhose (☞ 22.4.6) und Hepatitis (☞ 22.4.2 und 22.4.3) ▸ Hämolyse (Zerstörung der Erythrozyten)
Zyanose Bläuliche Verfärbung der Haut als Zeichen mangelnder Sauerstoffsättigung des Blutes, oft zuerst an Akren (Fingernägeln und Nasenspitze ☞ 18.3.4)	▸ Bei sehr kälteempfindlichen Menschen, z.B. nach längerem Baden in kaltem Wasser	▸ Herzinsuffizienz (☞ 18.6) ▸ Angeborene Herzfehler (☞ 13.9.1) ▸ Respiratorische Insuffizienz (☞ 20.12 und 38.4.1)

Tab. 7.68: Häufige Farbveränderungen der Haut und ihre Ursachen.

Eine vermehrte Spannung der Haut kann durch **Ödeme** (☞ 31.11.1) entstehen, bei denen sich Flüssigkeit im Gewebe ansammelt. Wird die Haut bei einem Ödem eingedrückt, bleibt eine Delle zurück, die sich nur langsam ausgleicht.

7.4.2 Hautpflege

Prinzipien

Duschen ist besser als Baden. Zu langes und häufiges Baden trocknet die Haut aus und macht sie anfälliger für mechanische Schädigungen und Krankheitserreger.

Zu viel Seife schadet. *Trockene oder nicht übermäßig fettige Haut* wird mit einer milden Seife gewaschen. Bei *empfindlicher Haut* wird eine milde Kinder- oder Babyseife verwendet. *Fettige Haut* ist besser mit Syndets (☞ unten) zu waschen, die die Talgdrüsen nicht zusätzlich reizen. Deoseifen und Deodorantien werden nur auf Wunsch des Patienten verwendet. Wenn die Haut nach häufigem Waschen prickelt, sticht, brennt oder schuppig wird, kann dies an übermäßigem Seifenkonsum oder Seifenresten auf der Haut liegen. Deshalb Seifen und sonstige Zusätze zum Waschwasser immer gründlich abspülen!

Gut abtrocknen. Gut abgetrocknet ist die Haut weniger anfällig für Infektionen mit Hautpilzen und neigt weniger zum Wundwerden. Dies gilt bei bettlägerigen Patienten besonders für die Stellen, wo Haut auf Haut liegt (bei Frauen z.B. unter der Brust). Damit in diesen Regionen kein **Intertrigo** (*Wundwerden der Haut* ☞ Abb. 7.69) entsteht, werden nach dem Abtrocknen Leinenläppchen oder Mullkompressen zwischen die Haut gelegt, welche Schweiß und Flüssigkeiten aufsaugen.

Rückfetten. Das „Auslaugen" der Haut durch langen oder häufigen Kontakt mit Wasser wird durch Rückfetten ausgeglichen (☞ Pflegemittel).

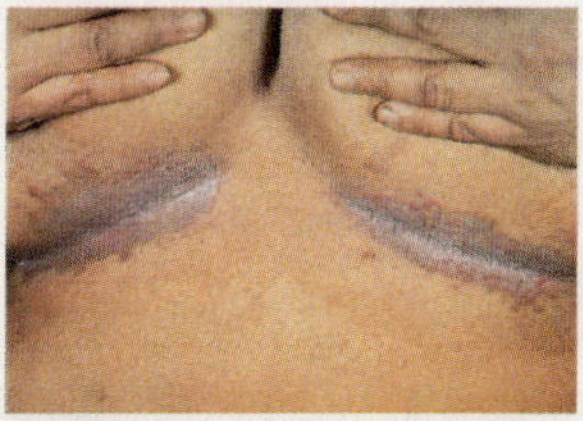

Abb. 7.69: Intertrigo in den Hautfalten unter den Brüsten. [E210]

Ziele

Die Haut hält sich selbst gesund: Ihr natürlicher Säuremantel schützt vor Infektionen, der Fettgehalt hält sie geschmeidig und das „Nachwachsen" der Haut lässt kleinere Verletzungen abheilen. Die **Hautpflege** unterstützt die Haut dabei und schützt sie zusätzlich. Daneben erfüllt sie folgende Funktionen:

- **Reinigung.** Die Haut wird von Schmutzpartikeln befreit und der Fett- und Säureschutzmantel erhalten
- **Förderung der Wahrnehmung.** Der Patient spürt die Berührung, die Wärme und die Bewegungen, wenn er gewaschen wird. Er empfindet, ob die Berührung der Pflegekraft zart, behutsam oder kraftvoll ist. Die Ruhe und Ausgeglichenheit der Pflegekraft überträgt sich durch ruhige und gleichmäßige Berührungen auf den Patienten
- **Erspüren des Körpers durch Stimulation.** Bei einer Störung der Körperwahrnehmung (☞ Abb. 35.24), z.B. bei neurologischen Erkrankungen, können die Pflegenden bei der Körperpflege durch Druck, Reibung und Wärme Reize setzen. Durch sie lernt der Patient, seinen Körper neu zu erspüren und wahrzunehmen
- **Förderung des Wohlbefindens.** Verschwitzte, klebrige Haut ist unangenehm. Wasser kann – je nach Temperatur wohlig warm oder erfrischend kühl – das Wohlbefinden steigern.

Reinigungsmittel

Das wichtigste Reinigungsmittel in der Körperpflege ist **Wasser.** Bei längerer Einwirkzeit greift es jedoch den natürlichen Säureschutzmantel der Haut an. Beim Baden quillt und weicht die Haut auf. Gleichzeitig werden der Hornschicht wasserbindende Stoffe, insbesondere Eiweiße, entzogen. Die Haut wird trocken und muss nachgefettet werden. Deshalb sollte nicht zu häufig und zu lange gebadet werden. Für die tägliche Reinigung geeigneter ist die Körperwäsche am Waschbecken oder ein kurzes Abduschen.

Zur Reinigung der Haut gibt es verschiedene **Seifen,** die aus Natrium- und Kaliumsalzen sowie organischen Fettsäuren bestehen. Seifen sind alkalisch und haben einen pH-Wert von 8 bis 11. Sie reduzieren die Oberflächenspannung des Wassers und erhöhen die Benetzbarkeit der Haut, so dass sich der Schmutz besser löst. Dabei wird die Haut jedoch entfettet und trocknet aus. Ein starker Juckreiz

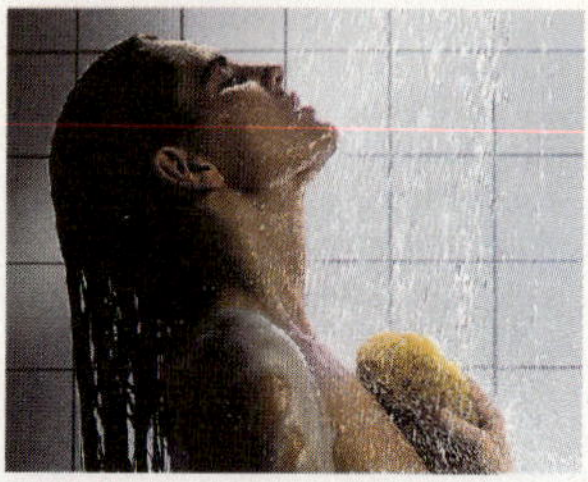

Abb. 7.70: Wasser ist das wichtigste Reinigungsmittel. Welche Reinigungsmethoden der Mensch wählt, hängt normalerweise von seinen Bedürfnissen und Vorlieben ab. Erkrankungen und die jeweilige Verfassung des Menschen schränken die Auswahl jedoch ein. [J660]

kann die Folge sein. Deshalb sind in vielen Seifen so genannte **Rückfetter** (z.B. Wollwachs oder Lanolin) enthalten, die allerdings nicht ausreichen, um die Fettverluste der Haut völlig auszugleichen. Wird die Haut mit einer Seife ohne Rückfetter gewaschen, braucht sie etwa zwei Stunden, um den natürlichen Säuregrad wieder herzustellen; mit Rückfetter, die z.B. in den **pH-neutralen Seifen** enthalten sind, geht es deutlich schneller.

Medizinische Seifen enthalten Zusätze wie Schwefel oder Teer und werden bei bestimmten Hauterkrankungen, z.B. der Psoriasis (☞ 30.7), eingesetzt. In **Deoseifen** ist noch ein geruchstilgendes (*desodorierendes*) Mittel hinzugefügt, das jedoch die Haut zusätzlich belastet.

Das Wort **Syndet** kommt von **syn**thetisch (künstlich hergestellt) und **Det**ergenz (Reinigungsmittel) und bezeichnet flüssige, waschaktive Lotionen mit einem sauren bis neutralen pH-Wert. Syndets reinigen ähnlich gut wie Seifen, haben aber den Vorteil, dass sie den Säureschutzmantel der Haut nicht so stark angreifen. Da sie die Haut ebenfalls entfetten, muss die Haut auch bei der Verwendung von Syndets nachgefettet werden, was vor allem für trockene Haut ganz wichtig ist.

Deodorants *(geruchstilgende Mittel)* und **Antitranspirantien** *(schweißhemmende Mittel)* dienen dem subjektiven (und objektiven) Wohlbefinden und werden nach Wunsch und Verträglichkeit des Patienten eingesetzt.

Pflegemittel

Ölbäder

Ölbäder fetten die Haut. Teilweise enthalten sie natürliche Substanzen wie Melisse (☞ Abb. 7.71) oder Rosmarin. Sie werden insbesondere bei trockener und schuppiger Haut oder zur therapeutischen Unterstützung bei Hauterkrankungen wie Ekzemen (☞ 30.6) 2- bis 3-mal/Woche angewendet.

Durchführung eines Balneum Hermal® Ölbades: Dieses Ölbad enthält Sojabohnenöl und Zusätze wie Duftstoffe und Zitronensäure. Es dient z.B. der Behandlung von trockener und juckender Haut. Etwa 30 – 45 ml Badezusatz werden in das Badewasser gegeben und gut durchmischt. Die Wassertemperatur sollte zur vollen Nutzung des rückfettenden Effekts 36 °C nicht überschreiten. Die Dauer des Bades beträgt höchstens 15 – 20 Minuten, da die Haut sonst zu sehr aufquellen und der Säureschutzmantel angegriffen würde. Nach dem Bad tupft der Patient die Haut mit dem Handtuch ab (nicht rubbeln, um den pflegenden Ölfilm auf der Haut nicht gleich wieder zu entfernen).

Während des Badens achten die Pflegenden auf Hautrötungen und erkundigen sich beim Patienten, ob die Haut brennt (Allergie?). Um die Wirkung von Balneum Hermal® nicht aufzuheben, werden keine Seifen oder Syndets verwendet.

Nach jedem Bad den Ölfilm in der Wanne entfernen und sie nach Desinfektion und Reinigung mit heißem Wasser gut ausspülen.

> **! Vorsicht**
> Beim Ölbad entsteht in der Badewanne ein Ölfilm, der die Rutschgefahr erhöht. Daher dem Patienten beim Aussteigen aus der Wanne Halt geben.

Cremes und Lotionen

Cremes und **Lotionen** werden unterteilt in *Öl-in-Wasser*-Emulsionen (O/W-Emulsionen) und *Wasser-in-Öl*-Emulsionen (W/O-Emulsionen).

Bei den **O/W-Emulsionen** schwimmen feinste Öltröpfchen in Wasser. Der hohe Wasseranteil (ca. 60 %) lässt die obere Hornschicht aufquellen und vergrößert die Oberfläche, auf der die Feuchtigkeit der Haut verdampft. Da die Hautfeuchtigkeit rascher verdunstet als der Körper seinen Säureschutzmantel wieder aufbauen kann, trocknet die Haut aus.

Bei **W/O-Emulsionen** (z.B. Linola Fettsalbe®, Bepanthen® Salbe) wird 10 – 30 % Wasser in Öl oder Fett eingebracht. Nach dem Auftragen entsteht ein Fettfilm auf der Haut. Dieser ist wegen der Wasseranteile luftdurchlässig und ermöglicht den Wärmeaustausch. Gleichzeitig kann die Hautfeuchtigkeit durch den hohen Anteil an Ölen nicht so schnell entweichen.

> Wasser-in-Öl-Präperate schützen die Haut besser als Öl-in-Wasser-Präparate.

Puder

Puder wird zur Hautpflege und zur Hautbehandlung (☞ 30.5.1) verwendet. Der aufgestreute Puder vergrößert die Verdunstungsoberfläche und wirkt dadurch kühlend. Außerdem bietet Puder einen gewissen Schutz vor äußeren Einflüssen.

Bei trockener Haut darf Puder nicht über längere Zeit angewandt werden, da er der Hautoberfläche Wasser und Fette entzieht. Nach mehrmaliger Anwendung von Talkum- oder Stärkepuder können vor allem in der Nähe frischer Injektionsstellen oder offener Wunden *Granulome* (knötchenförmige Hautveränderungen) entstehen. Aus diesem Grund sollte Puder dort nicht aufgetragen werden.

> **! Vorsicht**
> Puder eignet sich nicht zur Behandlung nässender Hauterkrankungen, da sich in Verbindung mit dem Wundsekret krustige Auflagerungen bilden. Wird Puder zur Intertrigoprophylaxe verwendet (☞ 7.7.5), muss er rechtzeitig abgewaschen werden, ehe scheuernde „Krümel" entstehen.

Alkoholische Präparate

Alkoholische Präparate trocknen die Haut aus und entfetten sie, weshalb sie heutzutage nur noch bedingt eingesetzt werden. Bestehen die Patienten darauf – z.B. auf das Einreiben des Rückens und der Beine mit Franzbranntwein – weil sie den erfrischenden Effekt als angenehm empfinden, verwenden die Pflegenden möglichst nur Präparate, denen rückfettende Substanzen beigemengt sind. Aber auch dann ist im Anschluss an die Behandlung eine Rückfettung der Haut erforderlich (☞ unten).

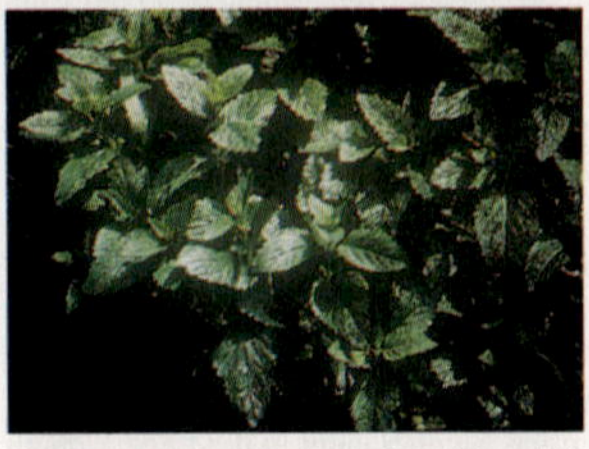

Abb. 7.71: Melisse (Melissa officinalis) enthält ein ätherisches Öl, das krampflösend und beruhigend wirkt. Zusätzlich haben Melissenölbäder einen hautpflegenden und rückfettenden Effekt. [O216]

Salben

Salben decken die Haut ab, sind wasserundurchlässig und verhindern so ein Verdunsten von Sekreten. Auch die Abgabe von Wärme ist behindert.

Salizylsalbe. Hornhaut an Zehen oder Fußsohle kann während eines Fußbades leicht mit einem Bimsstein abgeschmirgelt werden. Bei hartnäckiger Verhornung wird 1 – 3 %ige Salizylsalbe (☞ Tab. 30.42) aufgetragen und mit einem Verband abgedeckt. Nach einer Einwirkzeit von ca. zwölf Stunden kann die Hornhaut leicht abgelöst werden.

Zinksalbe trocknet feuchte Haut aus und eignet sich z.B. zur Behandlung von Fissuren oder Kratzwunden. Die Salbe wird auf die Haut aufgetragen und mit Mull abgedeckt. Vor der Anwendung weiterer Mittel wird sie sorgfältig entfernt, da sie die Wirkung anderer Substanzen einschränkt.

Literaturtipps

Neander, K. D.: Haut und Hautpflege. Teil 2: Sauber durch Seifen oder Syndets. In: Häusliche Pflege 8/97, S. 37 – 38

Neander, K. D.: Haut und Hautpflege, Teil 3: Problemfelder der Hautpflege und -reinigung. In: Häusliche Pflege 9/97, S. 9 – 12

Hartwanger, A.: In aller Munde. In: Altenpflege 6/97, S. 44 – 47

7.4.3 Körperpflege

Prinzipien

Benötigt ein Patient Hilfe bei der Körperpflege, so muss er sich dazu entkleiden und berühren lassen. Das ist oft peinlich für ihn. Die Pflegenden gehen daher behutsam und diskret vor und respektieren wo immer möglich seine Wünsche.

> **Bei der Körperpflege** stets:
> - Den richtigen Zeitpunkt wählen
> - Auf die individuellen Bedürfnisse des Patienten eingehen
> - Intimsphäre wahren

- Den Kontakt nutzen, um auf Sorgen und Nöte des Patienten einzugehen
- Patienten schrittweise aktivieren.

Richtigen Zeitpunkt wählen. Wann möchte sich der Patient mit seiner Körperpflege beschäftigen? Möchte er morgens mit frischem, kühlem Wasser geweckt oder lieber vor der langen Nacht gewaschen werden? Oder möchte er beides und zusätzlich noch eine Waschung am Tag, weil er so schwitzt oder sich nach der Ausscheidung im Bett unsauber fühlt? Haben die Pflegenden dies in Erfahrung gebracht, integrieren sie die planbaren Maßnahmen der Körperpflege sinnvoll in den Tagesablauf. Ein Patient muss und darf nicht gegen seinen Willen gewaschen und gekämmt am Frühstückstisch sitzen. Zu Hause pflegt er seinen Körper auch nach eigenen Vorlieben.

Nicht mehr durchgeführt wird das früher in vielen Häusern übliche Waschen des Patienten in der Nacht, weil der Patient dadurch aus seinem Tiefschlaf und der für die Gesundheit wichtigen Traumphase gerissen wird und ggf. seinen physiologischen Schlaf-Wach-Rhythmus verliert (☞ auch 7.3.2).

Auf individuelle Bedürfnisse eingehen. Um auf die Bedürfnisse, Wünsche und Gewohnheiten des Patienten einzugehen, überlegen Pflegekraft und Patient vor der Körperpflege gemeinsam:

- Welche Ressourcen liegen vor?
- Welche Ziele sollen erreicht werden?
- Mit welchen Maßnahmen können die Ziele erreicht werden?
- Was kann zu einer größeren Selbständigkeit beitragen?
- Welche Gewohnheiten können beibehalten werden?

Intimsphäre wahren. Für den Patienten ist es unangenehm, wenn er gewaschen werden muss, insbesondere dann, wenn der *Intimbereich* betroffen ist. In solchen Situationen fühlt er sich oft hilflos und ausgeliefert. Abhilfe schafft zumindest ein stückweit das Aufstellen eines Sichtschutzes (spanische Wand) und ein nur teilweises Aufdecken einzelner Körperpartien. Auch ist es möglich, die Angehörigen beim Waschen einzubeziehen. Im Pflegeteam wird unter Berücksichtigung von Alter und Geschlecht bewusst entschieden, wer welchen Patienten wäscht.

Kontakt nutzen. Die relativ viel Zeit beanspruchende Körperpflege ist für Patienten und Pflegende eine Gelegenheit, Kontakt aufzubauen. Der Patient kann mit der Pflegekraft ungestört über alles reden, z.B. nächtliche Störungen, Ängste, Probleme und Beschwerden.

Aktivierung. Damit der Patient seine Körperpflege bald wieder alleine ausführen kann, wird er so früh wie möglich schrittweise zur Selbständigkeit aktiviert.

Körperpflege planen

Zur Körperpflege gehören viele einzelne Handlungen. Sie kann mit anderen Pflegemaßnahmen kombiniert werden, etwa:

- Mobilisation und Körperpflege am Waschbecken
- Wechseln der Bettwäsche und Körperpflege im Bett
- Waschen der Beine und Anziehen von Antithrombosestrümpfen
- Körperpflege und Einreibungen.

Bei der Durchführung der Körperpflege achten die Pflegenden darauf, dass sie den Patienten weder über- noch unterfordern. Um diese Maßnahme patientenorientiert planen zu können, sammeln sie zunächst Informationen oder aktualisieren die bereits bekannten.

Checklisten zu den verschiedenen Aspekten der Körperpflege stellen eine Gedankenstütze zur **Informationssammlung** (☞ Tab. 7.72) dar, um die für einen bestimmten Patienten bedeutsamen Aspekte herauszufiltern; nicht alle sind für *alle* Patienten wichtig.

Methoden der Körperpflege

Je nach Art und Umfang der Hilfestellung, die ein Patient bei der Körperpflege benötigt, seinen Wünschen und Gewohnheiten sowie Grad seiner Immobilität werden folgende Methoden der Körperwaschung unterschieden:

- **Ganzkörperwaschung im Bett** (☞ 7.4.3.1). Der Patient darf oder kann nicht aufstehen und ist weitgehend unselbständig
- **Unterstützung bei der Körperpflege im Bett** (*„Waschwasser stellen"* ☞ 7.4.3.2). Der Patient darf nicht aufstehen, kann sich aber weitgehend alleine versorgen
- **Ganzkörperwaschung am Waschbecken.** Der Patient kann mobilisiert werden, ist aber nicht in der Lage, sich zu waschen, z.B. bei akuter Verwirrtheit (☞ 14.3.4)
- **Unterstützung bei der Körperpflege am Waschbecken** (*Teilwäsche* ☞ 7.4.3.3). Der Patient kann das Bett verlassen und z.B. in den Rollstuhl mobilisiert werden
- **Duschen** (☞ 7.4.3.4)
- **Baden** (☞ 7.4.3.5).

Gewohnheiten
▸ Tageszeit? ▸ Deo, Parfüm, eigene Seife, Rasierwasser, Gesichtscreme, Make up? ▸ Duschen oder Baden? ▸ Temperatur des Waschwassers?
Kleidung
▸ Eigene Kleidung vorhanden? ▸ (Vorübergehend) keine eigene Kleidung verfügbar? ▸ Krankenhauswäsche (Flügelhemd) aus pflegerischen Gründen notwendig?
Mobilisation, Lagerung
▸ Mobil? ▸ Im Zimmer mobil? ▸ Lagerungseinschränkung, z.B. bei Wirbelsäulenverletzungen oder Patienten mit Extension (☞ 27.1.3)? ▸ (Strenge) Bettruhe?
Aktivität
▸ Aktiv, wach? ▸ Nach Aufforderung oder mit Anleitung aktivierbar? ▸ Verwirrt? ▸ Bewusstlos?
Hautzustand
▸ Gesunde, intakte Haut? ▸ Lokale Hauterkrankung (Pilzinfektion, Wunden, Dekubitus)? ▸ Generalisierte Hauterkrankung (☞ Abb. 30.7), z.B. Neurodermitis (☞ 30.6.1)? ▸ Belastete Haut bei Inkontinenz, Durchfall, Fieber (Schweiß)? ▸ Durchblutungsstörungen der Haut?
Prothesen, Seh- und Hörhilfen
▸ Ober-, Unterkieferprothese, Gebissteilprothese? ▸ Hörgerät? ▸ Brille, Kontaktlinsen? ▸ Kunstauge? ▸ Arm-/Beinprothese?
Inkontinenz
▸ Stuhl- und/oder Harninkontinenz? ▸ Verwendete Inkontinenzhilfe? ▸ Transurethraler oder suprapubischer Dauerkatheter?
Übergeordnete Gesichtspunkte
▸ Patienten stimulieren oder beruhigen? ▸ Körperpflege mit anderen Tätigkeiten kombinierbar?

Tab. 7.72: Tipps für die Informationssammlung zur Körperpflege. Sie dienen als Anhaltspunkte, um den Pflegebedarf und die Wünsche des Patienten bei der Körperpflege individuell zu ermitteln.

7.4.3.1 Ganzkörperwaschung im Bett

Rückengerechte Arbeitsweise ☞ 7.5.11

Ganzkörperwaschung: Übernahme der Körperpflege bei Patienten, die (weitgehend) unselbständig sind und sich nicht selbst waschen können oder dürfen. Dabei kann der Patient sowohl im Bett liegen als auch auf einem Hocker oder in einem Rollstuhl am Waschbecken sitzen.

Prinzipien und Vorbereitung

Information

Vor Beginn der Ganzkörperwaschung informiert sich die Pflegekraft zum einen im Gespräch mit dem Patienten, zum anderen im Gespräch mit ihren Kollegen bzw. mit Hilfe des Dokumentationssystems über die Gewohnheiten und Fähigkeiten des Patienten. Während der Ganzkörperwäsche erklärt sie dem Patienten alle Handlungen.

Lagerung

Damit der Patient eigene Ressourcen einbringen und die Handlungen der Pflegekraft beobachten kann, wird er im Bett mit erhöhtem Oberkörper auf dem Rücken gelagert (☞ Abb. 7.73). Lagerungshilfen werden entfernt, um sie vor Nässe zu schützen, sofern sich die – ggf. vom Arzt angeordnete – therapeutische Lagerung des Patienten dadurch nicht nachteilig verändert. Ist der Patient mobil, kann sich aber aufgrund seines Alters oder seiner Erkrankung nicht mehr selbst waschen, setzen ihn die Pflegenden zur Ganzkörperwaschung auf einen Hocker oder in einem (Roll-)Stuhl ans Waschbecken und helfen ihm dort.

Wohlbefinden des Patienten fördern

- Patienten fragen, ob er vor der Ganzkörperwaschung Darm oder Blase entleeren will
- Sichtschutz (spanische Wand) aufstellen
- Nicht zu zweit waschen. Es verwirrt den Patienten, wenn zwei Pflegekräfte an verschiedenen Körperstellen arbeiten. Eine zweite Person nur bei adipösen oder schwer kranken Patienten hinzuziehen, die nicht alleine gelagert oder aufgesetzt werden können
- Methode der Ganzkörperwäsche festlegen, z.B. die beruhigende Ganzkörperwäsche (☞ unten) eher abends, die belebende morgens durchführen. Nach der Methode richtet sich auch der Einsatz der Pflegemittel
- Die eigenen Utensilien des Patienten bevorzugen (Seife, Deo, Rasierwasser, Hautcremes)
- Nur jeweils die Körperregionen aufdecken, die gerade gewaschen werden, um den Patienten nicht unnötig zu entblößen. Das partielle Aufdecken wahrt das Schamgefühl des Patienten und schützt ihn vor Auskühlung
- Im Bett immer ein Handtuch unter den zu waschenden Körperteil legen, damit die Bettwäsche nicht nass wird
- Individuelle Waschrituale und Gewohnheiten des Patienten berücksichtigen
- Wassertemperatur überprüfen
- Hände anwärmen
- Bei bewusstseinsgestörten Patienten vorzugsweise mit der Mundpflege (☞ 7.4.4) beginnen, weil die Kranken dadurch wacher und kooperativer werden
- Die Hände und Füße des Patienten möglichst ganz ins Wasser tauchen
- Beim Waschen möglichst viel Hautkontakt halten, d.h. die Hand nicht unnötig oft wegnehmen und wieder aufsetzen
- Nicht unbedingt mit dem Gesicht, der sensibelsten Zone, sondern mit dem Brustkorb oder den Händen beginnen.

Arbeitsplatz vorbereiten

- Bei der Ganzkörperwäsche im Bett Nachttisch frei räumen, um Ablageflächen zu schaffen, und Patientenhaltegriff hoch hängen
- Alle Materialien patientennah anordnen
- Für angenehme Zimmertemperatur sorgen
- Besucher nach draußen bitten. Nur in Absprache mit dem Patienten dürfen Angehörige im Zimmer bleiben.

Material richten

- 1 Waschschüssel für die Ganzkörperwäsche im Bett
- 2 Handtücher
- 2 (Einmal-)Waschlappen (in vielen Häusern wird der Waschlappen für den Intimbereich auf links gedreht und ist dann als solcher sofort zu erkennen)
- Einmalhandschuhe
- Waschlotion bzw. Seife
- Pflegemittel für Haut und prophylaktische Maßnahmen (z.B. zur Dekubitus- und Pneumonieprophylaxe)

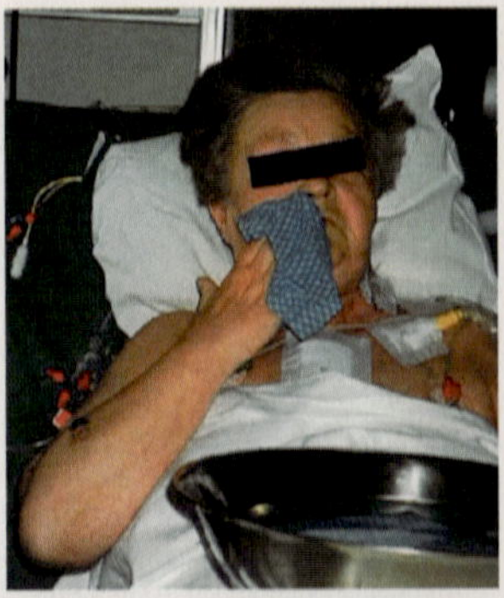

Abb. 7.73: Die Rückenlage mit erhöhtem Oberkörper ermöglicht der Patientin, sich bei der Ganzkörperwäsche aktiv zu beteiligen. [M205]

- Zahnputzutensilien oder Mundpflegeset
- Kosmetika nach den Wünschen des Patienten (kein Nagellack vor Operationen, um die Durchblutung der Haut kontrollieren zu können ☞ 11.1.2)
- Evtl. Rasierapparat
- Frische Bettwäsche und Kleidung
- Kamm, Bürste, Spiegel
- Händedesinfektionsmittel.

Hygienerichtlinien beachten

- Zu Beginn und zum Abschluss der Waschung die Hände desinfizieren; dies auch zwischendurch bei Kontakt mit Ausscheidungen, vor und nach der Intimpflege, vor der Entnahme frischer Wäsche oder von Pflegeutensilien aus Vorratsschränken
- Waschwasser, Waschlappen und Handtuch vor der Intimpflege wechseln
- Vorschriften über das Tragen von Handschuhen (☞ 6.4.1) beachten. Vor allem während der Intimpflege sind Handschuhe angebracht, ebenso bei Hauterkrankungen zum Beispiel Fußpilz
- Bei infektiösen Hauterkrankungen (z.B. Hautpilz) den betroffenen Körperteil zuletzt waschen und getrennte Utensilien verwenden (möglichst Einmalartikel)
- Keine Seifenstücke für die Körperpflege verwenden: sie weichen auf und bleiben lange feucht, was eine Keimbesiedelung fördert
- Nach Gebrauch Waschschüssel desinfizieren und reinigen
- Bei abwehrgeschwächten und infektiösen Patienten Handtücher nach Gebrauch wechseln.

Durchführung

Bei der Ganzkörperwaschung beachten:

- Nicht strikt eine bestimmte Reihenfolge beim Waschen einhalten (z.B. das Gesicht zuerst und den Intimbereich zum Schluss), sondern unter Einhaltung der Hygienerichtlinien (☞ oben) auf die individuellen Wünsche und Bedürfnisse des Patienten eingehen
- Um die Körperwahrnehmung des Patienten zu fördern, mit *großzügigen* Bewegungen waschen, z.B. mit dem Waschlappen in einer fließenden, durchgehenden Bewegung den Arm von der Schulter bis zur Hand waschen
- Seifenrückstände entfernen, um Hautreizungen und Juckreiz zu vermeiden (evtl. Wasser wechseln)
- Den goldenen Mittelweg finden zwischen feucht abreiben und überschwemmen.

Waschen des Gesichts

Das **Gesicht** ist sehr empfindlich und erfordert daher behutsames Handeln:

- Seife nur auf Wunsch des Patienten verwenden, auf keinen Fall jedoch in der Augenregion, da Seife stark reizt
- Zur Gesichtswaschung dem Wasser keine ätherischen Öle zusetzen
- Beim Waschen der Augen vom äußeren zum inneren Augenwinkel wischen (in Richtung des Tränenflusses)
- Zuerst Gesicht von Stirn über Wangen zum Kinn, dann Nase und Mundpartie waschen und abtrocknen
- Ohrmuscheln und hinter den Ohren waschen und abtrocknen.

Nach der Reinigung das Gesicht eincremen.

Waschen des Oberkörpers und der Extremitäten

- Hemd des Patienten ausziehen und über den Oberkörper legen
- Hals, Achselhöhlen, Arme und Hände waschen und trocknen; Falten und Fingerzwischenräume besondere Aufmerksamkeit schenken, damit kein Intertrigo (☞ Abb. 7.69) entsteht
- Brustkorb und Bauch waschen und trocknen
- Das Rückenwaschen ist davon abhängig, ob der Patient in der Lage ist, sich aufzusetzen oder ohne großen Aufwand zu drehen. Manche Patienten *dürfen* nicht gedreht werden (z.B. bei Verletzungen der Wirbelsäule). Wenn der Kranke beim Umlagern starke Schmerzen hat oder nur zu zweit gedreht werden kann, wäscht die Pflegekraft seinen Rücken und sein Gesäß zu einem späteren Zeitpunkt
- Frisches Nachthemd oder Schlafanzug-Oberteil anziehen (☞ Abb. 7.108 – 7.110)
- Mit dem Waschen der Beine können pflegerische Maßnahmen kombiniert werden, z.B. das Ausstreichen der Beine zur Thromboseprophylaxe (☞ 7.2.15) oder das Waschen in Haarwuchsrichtung bei der beruhigenden Ganzkörperwaschung (☞ unten)
- Füße und Zehenzwischenräume inspizieren, reinigen und gründlich abtrocknen, damit sich kein Fußpilz bildet.

Waschen des Genitalbereichs

Beim **Waschen des Genitalbereichs** trägt die Pflegekraft nicht nur aus hygienischen Gründen Einmalhandschuhe; meist entspricht es auch dem Wunsch des Patienten, in der Intimregion nicht mit bloßen Händen berührt zu werden.

Waschwasser, Waschlappen und Handtuch wechselt die Pflegekraft vor und nach dem Waschen des Intimbereiches. Wegen der Keimverschleppung ist es am besten, Einmalwaschlappen zu verwenden.

Bei Mann und Frau wäscht die Pflegekraft zunächst den Bauch ab dem Nabel abwärts. Die Leisten trocknet sie danach gut ab, um das Entstehen von Intertrigo zu verhindern.

Intimpflege bei der Frau:

- Beine aufstellen und spreizen lassen
- Große Schamlippen spreizen, von der Symphyse zum Anus hin reinigen und abtupfen
- Übriges äußeres Genitale reinigen und trocknen
- Wenn Intimpflege nicht möglich bzw. erlaubt ist, Genitalspülung durchführen (☞ 32.2.2).

Den Intimbereich stets von der Symphyse zum Anus, also von vorne nach hinten reinigen, um eine Keimverschleppung zu verhindern.

Intimpflege beim Mann:

- Penis waschen und trocknen; dabei Vorhaut ganz zurückziehen, Eichel säubern und Vorhaut wieder zurückschieben (nicht vergessen, sonst kann eine Paraphimose ☞ 31.9.2 entstehen)
- Hodensack von vorne in Richtung Gesäß waschen und trocknen.

Waschen des Gesäßes

Zum Waschen des Gesäßes im Bett wird der Patient meistens auf eine Seite gedreht. Den Anus wäscht die Pflegekraft in Richtung Steißbein, damit keine Darmbakterien in den Genitalbereich gelangen.

Wird der Patient zur Seite gedreht, ist der Teil des Gesäßes unzugänglich, auf dem er liegt. Nicht vergessen, nach erneuter Drehung auch diesen Teil zu waschen und die Haut zu beobachten.

Rasur und Bartpflege

Rasur

Bei Männern gehört die tägliche **Rasur** zur Gesichtspflege.

Zur **Nassrasur** cremt die Pflegekraft die entsprechende Gesichtspartie des Patienten mit Rasierschaum ein. Danach spannt sie die Haut mit einer Hand. Die andere Hand entfernt die Haare mit einem Einmalrasierer, und zwar mit kurzen Bewegungen mit der Haarwuchsrichtung. Nach der Rasur wird die Haut mit einem Waschlappen von Rasierschaumresten gesäubert und auf Wunsch des Patienten Rasierwasser aufgetragen. Der hohe Alkoholgehalt (70 – 80 %) desinfiziert und beugt Entzündungen vor. Die Nassrasur erfordert Geschick und Übung, entfernt die Bartstoppeln aber gründlicher als die Trockenrasur. Bei Patienten, die blutgerinnungshemmende Arzneimittel wie Marcumar® einnehmen, wird wegen der Blutungsgefahr keine Nassrasur durchgeführt (☞ auch Pharma-Info 19.50).

Die **Trockenrasur** mit dem Elektrorasierer ist weniger aufwendig. Aus hygienischen Gründen wird nur der eigene Rasierapparat des Patienten verwendet. Die Barthaare müssen trocken sein, weil nasse Haare das Scherblatt verkleben würden. Nach Gebrauch des Rasierapparates wird der Rasierkopf geöffnet und mittels eines speziellen Pinsels gesäubert.

Eine deutlich sichtbare Gesichtsbehaarung bei Frauen kann eine Normvariante, aber auch Hinweis auf eine Hormonstörung sein (☞ 30.3.3). Frauen mit auffälliger Gesichtsbehaarung dürfen nicht ohne klärendes Gespräch rasiert werden, da die Haare dann ohne Spitze nachwachsen und dadurch dicker erscheinen. Besser ist es, in solch einem Fall z.B. einen Dermatologen einzuschalten, der die Haare mittels modernem Lasergerät entfernen kann.

Bartpflege

Bei Bartträgern gehört das Bartkämmen zur täglichen Gesichtspflege .

Nachsorge

Zum Abschluss der Ganzkörperwaschung wird der Patient vollständig angekleidet und frisiert (Haarpflege ☞ 7.4.7). Danach werden die Materialien entsorgt, aufgeräumt, der Nachttisch mit Desinfektionslösung abgewischt und die persönlichen Dinge des Patienten wieder aufgestellt.

Blick zurück: Bevor sich die Pflegekraft dem nächsten Patienten zuwendet, vergewissert sie sich, dass der Patient gut versorgt ist, also:

- Etwas zu trinken hat (sofern er nicht nüchtern bleiben muss)
- Klingeln kann
- Richtig und bequem liegt
- Eine Hilfe zum Aufrichten ergreifen kann
- Seine persönlichen Dinge auf dem Nachttisch erreichen kann.

Basal stimulierende Körperwaschung

Basale Stimulation ☞ 7.9.3.5

Bei der **basal stimulierenden Körperwaschung** steht nicht die Reinigung im Vordergrund: Das Ziel ist vielmehr, dem Patienten über eine alltägliche, ihm bekannte Tätigkeit eine unmittelbare Kommunikation zu ermöglichen und – vor allem beim Verlust sensorischer Reize – seine Körperwahrnehmung und -identität zu fördern. Dabei berücksichtigen die Pflegenden das Erleben und die Fähigkeiten des Patienten.

In der Praxis finden vor allem die **belebende** und die **beruhigende Ganzkörperwaschung** Anwendung. Beide orientieren sich an der Körperbehaarung. Jedes Haar ist an der Haarwurzel mit Nerven umgeben, die Berührungen registrieren und Empfindungen weiterleiten. Das Waschen *gegen* den Haarwuchs ist intensiver und wird als belebend und anregend empfunden. Im Gegensatz dazu gibt das Waschen *mit* dem Haarstrich dem Patienten eine genaue Information über seine Körperform und wirkt beruhigend. Bei beiden Ganzkörperwaschungen kann der Intimbereich einbezogen werden, da er ein wichtiger Bestandteil der körperlichen Identität ist, und die Intimwäsche zum Wohlgefühl des Patienten beiträgt.

Um eine Atmosphäre zu schaffen, in der sich der Patient ganz auf seine Körpererfahrung konzentrieren kann, wird die basal stimulierende Körperwaschung grundsätzlich nur von einer Pflegekraft durchgeführt. Die Berührung soll *eindeutig, ruhig,* mit *flach aufgelegter Hand* und *konstantem Druck* ausgeübt werden.
Bei Patienten, die ihr Umfeld nicht deutlich wahrnehmen können und durch wiederholte neue Berührungen schreckhaft reagieren, achten die Pflegenden auf einen ständigen Kontakt zum Patienten, z.B. durch kontinuierliche Berührung oder stete Geräusche bzw. Bewegungen im Blickfeld des Patienten.

In der Praxis hat es sich bewährt, dem Patienten vor allen basal stimulierenden Ganzkörperwaschungen einen Waschlappen in die Hand zu geben und sich selbst – ggf. mit Unterstützung – waschen zu lassen, um den Zusammenhang zwischen der Bewegung und dem Waschen erkennen zu können. An welcher Körperstelle mit dieser Waschung begonnen wird, hängt von den Gewohnheiten des Patienten ab. Scheint der Patient den Zusammenhang erkannt zu haben, übernimmt die Pflegekraft die weitere Körperwaschung.

Belebende Ganzkörperwaschung

Die **belebende Ganzkörperwaschung** wird bei bewusstlosen, somnolenten und depressiven Patienten, Diabetikern und Patienten mit Gefäßleiden angewandt. Kontraindiziert ist sie bei desorientierten und unruhigen Patienten.

Bei der ersten Waschung werden keine ätherischen Öle verwendet, da der Duft den Patienten von der Körperwahrnehmung ablenken würde (Reizüberflutung). Bei einer Wiederholung der Ganzkörperwaschung kann dem Wasser z.B. Rosmarin-Bademilch beigefügt werden, um die anregende Wirkung zu unterstützen. Dabei sollten jedoch nur Badezusätze verwendet werden, deren Duft vom Patienten als angenehm empfunden wird.

Die *Wassertemperatur* sollte anregend kühl sein. In der Regel liegt sie bis zu 10 °C unterhalb der Körpertemperatur. Das kühlere Wasser weckt die Aufmerksamkeit des Patienten, und er kann seine Körpergrenzen besser erspüren. Der *Waschlappen* ist sehr nass, er tropft noch und ist nicht zu weich. Die *Dauer* der Waschung richtet sich danach, wie lange der Patient sich aufmerksam auf die Waschung konzentrieren kann, sollte aber nicht mehr als 20 Minuten betragen. Ein begründeter Abbruch oder eine Teilwaschung sind zulässig und oft auch sinnvoll, um den Patienten nicht zu überfordern.

Prinzip der belebenden Ganzkörperwäsche ist es, gegen die Haarwuchsrichtung zu waschen. Alles andere orientiert sich am Patienten, und zwar vor allem an seinem Erleben und seinen Fähigkeiten – auch die Reihenfolge der Waschung. Wird die belebende Ganzkörperwaschung zum ersten Mal durchgeführt, richtet sich die Pflegekraft nach der beim Waschen üblichen Vorgehensweise: Arme, Gesicht, Brustkorb, Bauch, Beine. Reagiert der Patient darauf nicht wie erwartet, ändert sie die Reihenfolge. Nimmt ein Patient zum Beispiel bevorzugt seinen Rumpf und weniger seine Hände und Füße wahr, hat es sich bewährt, seine Aufmerksamkeit vom Rumpf weg in Richtung Peripherie zu lenken, indem die erste Waschbewegung am Körperstamm ansetzt und in Richtung Extremitäten ausgeführt wird, auch wenn es sich dabei um eine beruhigende Waschrichtung handelt. Hat der Patient auf diese Weise ein Gefühl für seine Peripherie bekommen, kann die eigentliche belebende Ganzkörperwaschung beginnen (☞ Abb. 7.74).

Nach dem Waschen trocknet die Pflegekraft den Patienten mit einem rauen Handtuch gegen die Haarwuchsrichtung ab.

Bei der basal stimulierenden Ganzkörperwaschung gibt es keinen Standard, der bei allen Patienten angewandt werden kann. Die Pflegenden verstehen jede Handbewegung als ein Angebot an den Patienten, das dieser annehmen oder ablehnen kann und das bei Bedarf zu modifizieren ist.

Fühlt sich eine Pflegekraft wohl und harmonisch, überträgt sich das in vielen Fällen auf den Patienten.

! Vorsicht

Die belebende Ganzkörperwaschung kann den systolischen Blutdruck um mindestens 10 – 20 mmHg erhöhen. Bei Patienten mit Hypertonie oder Druckerhöhungen im Gehirn ist diese Waschung daher kontraindiziert.

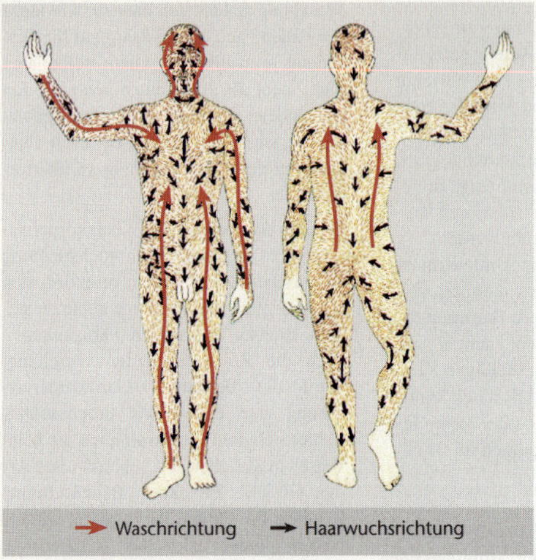

Abb. 7.74: Belebende Ganzkörperwaschung. Entspricht die Waschrichtung vorübergehend der Haarwuchsrichtung, z.B. proximal der Kniekehle, stört es die harmonische Wirkung einer belebenden Ganzkörperwaschung nicht. [V155, A400]

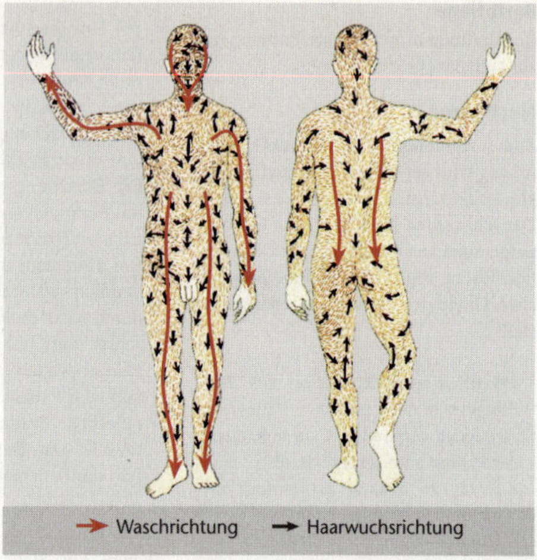

Abb. 7.75: Beruhigende Ganzkörperwaschung. Entspricht die Waschrichtung vorübergehend nicht der Haarwuchsrichtung, stört es die harmonische Wirkung weniger als ein ständiges Wechseln der Waschrichtung. [V155, A400]

Beruhigende Ganzkörperwaschung

Die **beruhigende Ganzkörperwaschung** wird z.B. bei verwirrten Patienten, bei Hyperaktivität, Unruhe, Einschlafproblemen und bei Patienten mit Schmerzen angewendet.

Bei der Durchführung ist das Zimmer angenehm warm. Störungen sind zu vermeiden. Die Pflegekraft redet während des Waschens möglichst wenig mit dem Patienten, damit sich die beruhigende Wirkung voll entfalten kann, es sei denn, der Patient kann Sprache und Berührung gleichzeitig verarbeiten. Die Wassertemperatur sollte angenehm warm sein, in der Regel 10 °C über der Körpertemperatur. Die erste Waschung erfolgt ohne Zusätze, bei einer Wiederholung der Ganzkörperwaschung eignet sich z.B. ätherisches Lavendelöl – sofern der Patient diesen Duft als angenehm empfindet –, da Lavendel beruhigend wirkt.

Die Pflegekraft wäscht mit einem weichen Waschlappen, den sie gut ausgewrungen hat, in Haarwuchsrichtung des Patienten. Beim Waschen des Armes be-

Ganzkörperwaschung	Indikation	Waschwassertemperatur	Zusätze	Durchführung
Hautstabilisierende Ganzkörperwaschung	Patienten mit gestörter Hautflora, z.B. Diabetiker	Kühl	Saft einer halben Zitrone auf 5 l Wasser	▸ Belebende Waschung durchführen ▸ Nur abtupfen, nicht abtrocknen und mit pH-5-Wasser-in-Öl-Emulsion eincremen ▸ Intimbereich aussparen
Schweißreduzierende Ganzkörperwaschung	Patienten mit starker Schweißsekretion	Unter Körpertemperatur	1 l Salbeitee auf 4 l Wasser	▸ Beruhigende Waschung durchführen ▸ Nur abtupfen, nicht abtrocknen ▸ Haut nicht einfetten ▸ Intimbereich aussparen
Geruchsreduzierende Ganzkörperwaschung	Patienten mit starkem Körpergeruch	Entspricht Körpertemperatur	3 Essl. Obstessig auf 5 l Wasser	▸ Beruhigende Waschung durchführen ▸ Nur abtupfen, nicht abtrocknen ▸ Haut einfetten ▸ Intimbereich aussparen oder nur mit klarem Wasser waschen
Fiebersenkende Ganzkörperwaschung	Patienten mit Fieber	Max. 10 °C unter Körpertemperatur	1 l Pfefferminztee auf 4 l Wasser	▸ Gegen Haarwuchsrichtung mit ausgewrungenem Waschlappen waschen ▸ Nicht abtrocknen, damit das Wasser „nachkühlt" (Patienten jedoch mit einem Tuch zudecken und vor Zug schützen, Fenster geschlossen halten) ▸ Füße dabei warm halten, evtl. Socken anziehen
Körperpflege nach dem Bobath-Konzept	Patienten nach Schlaganfall und mit neurologischen Ausfällen		Keine	▸ ☞ 35.5.6

Tab. 7.76: Spezielle Formen der Ganzkörperwaschung bei bestimmten Indikationen. Durchführung der belebenden und beruhigenden Waschung ☞ Text.

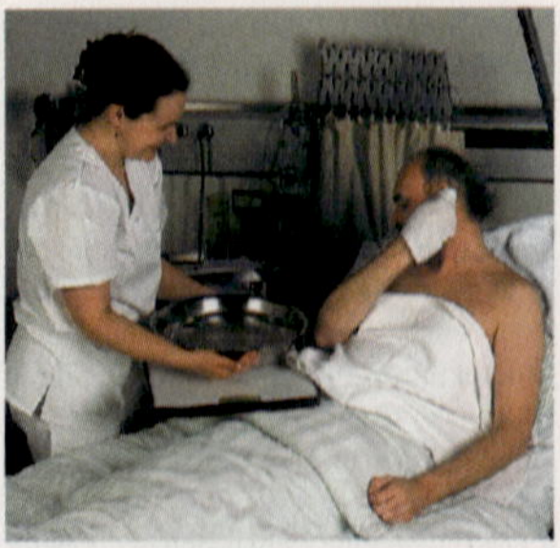

Abb. 7.77: Patienten, die zwar Bettruhe einhalten müssen, sich aber sonst gut bewegen können, waschen sich selbst, wenn sie alle Utensilien griffbereit haben. [K183]

ginnt sie also am Sternum (☞ auch Abb. 7.74). Nach Beendigung einer Waschbewegung führt sie die Hand nicht am Körper des Patienten zurück, sondern setzt immer wieder von neuem an. Ein warmes Fußbad zum Abschluss und das Abtrocknen und Eincremen der Haut in Haarwuchsrichtung unterstreicht die Wirkung der beruhigenden Ganzkörperwaschung.

Weitere Alternativen der Ganzkörperwaschung zeigt ☞ Tab. 7.76

7.4.3.2 Unterstützung bei der Körperpflege im Bett

Unterstützung bei der Körperpflege im Bett *(„Waschwasser stellen"):* Hilfe bei der Körperpflege für Patienten, die weitgehend selbständig sind, aber das Bett nicht verlassen dürfen oder können, z.B. viele frischoperierte Patienten. Neben dem Bereitstellen der Waschschüssel werden auch alle Utensilien zur Körperpflege gerichtet.

Sofern es die Erkrankung des Patienten erlaubt, stellt die Pflegekraft das Kopfteil des Bettes hoch und richtet alle benötigten Utensilien auf dem Nachttisch des Patienten. Nachdem sie dem Patienten beim Freimachen des Oberkörpers geholfen hat, wäscht sich der Patient so weit er kann selbständig im Bett. Die Pflegekraft übernimmt die Körperpartien, die der Patient selbst nicht oder nur sehr schwer erreichen kann, z.B. Rücken und Füße. Verlässt sie das Zimmer in der Zeit, in der sich der Patient wäscht, achtet sie darauf, dass er die Klingel gut erreichen kann. Ist der Patient fertig, räumt die Pflegekraft das gebrauchte Wasser und die Waschutensilien weg, lagert den Patienten bequem im Bett und lüftet ggf. noch einmal das Zimmer.

7.4.3.3 Unterstützung bei der Körperpflege am Waschbecken

Unterstützung bei der Körperpflege am Waschbecken *(Teilwäsche):* Hilfe bei der Körperpflege für Patienten, die teilweise selbständig sind und das Bett verlassen können. Mobilisation und Körperpflege werden sinnvoll verknüpft.

Hilfe bei der Körperpflege am Waschbecken ist häufig bei älteren Patienten und in der postoperativen Phase notwendig. Diese Form der Körperpflege signalisiert den Patienten, die bisher im Bett gewaschen wurden, dass es wieder „bergauf" geht. Daher unterstützen die Pflegenden sie dabei, sich so früh wie möglich am Waschbecken zu waschen.

Viele Patienten benötigen beim Gang zum Waschbecken Hilfe oder werden mit dem Rollstuhl dahin gefahren. Die Sitzgelegenheit dort deckt die Pflegekraft mit einem Stecklaken ab, ehe sich der Patient hinsetzt. Danach vergewissert sie sich, dass der Patient an alle benötigten Utensilien herankommt, und zieht den Vorhang am Waschplatz zu bzw. stellt eine spanische Wand davor.

Damit auf der Haut keine Seifenrückstände verbleiben, wäscht sich der Patient mit *fließendem* Wasser. Er wäscht sich, so weit er kann selbst, und nur die von ihm nicht erreichbaren Körperpartien übernimmt die Pflegekraft. Sollte sie den Patienten vorübergehend allein lassen, platziert sie die Klingel vorher in Reichweite des Kranken.

7.4.3.4 Duschen

Duschen empfinden die meisten Patienten angenehmer als Waschen, weil ihr Körper dabei nicht nur befeuchtet, sondern richtig nass wird. Vorteil des Duschens ist, dass der „Schmutz" gleich weggespült wird und der Wasserverbrauch nur ein Drittel des beim Baden benötigten Wassers beträgt. Außerdem regt Duschen den Kreislauf an, vor allem, wenn sich der Patient abschließend kurz mit kaltem Wasser abduscht. Ein Hocker ermöglicht den Patienten, sich in der Dusche auch im Sitzen zu waschen.

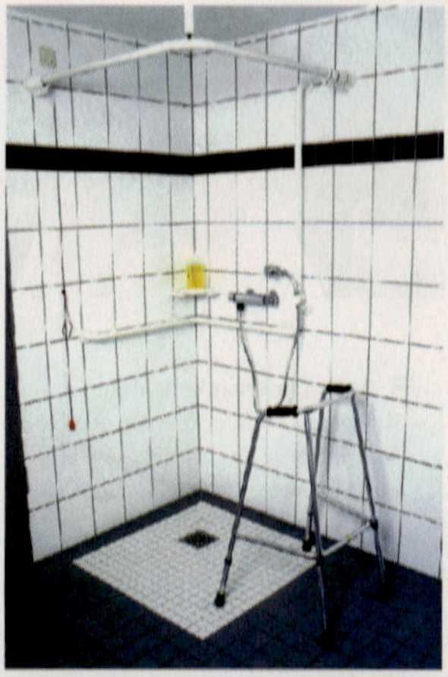

Abb. 7.78: Dusche im Stationsbad ohne Duschwanne. [K183]

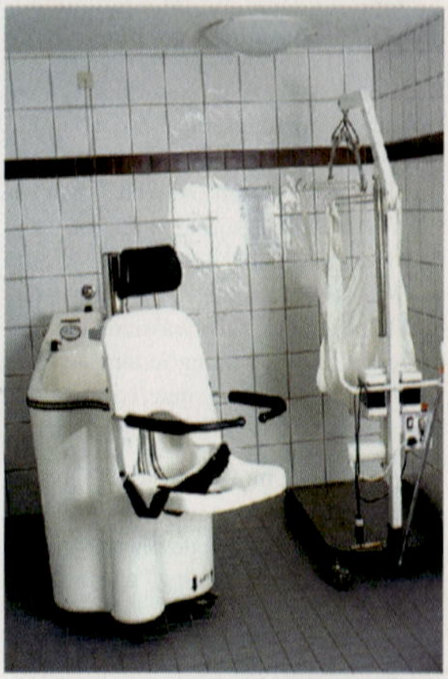

Abb. 7.79: Badewanne im Stationsbad mit integriertem Patientenlifter. Daneben fahrbarer Patientenlifter. [K183]

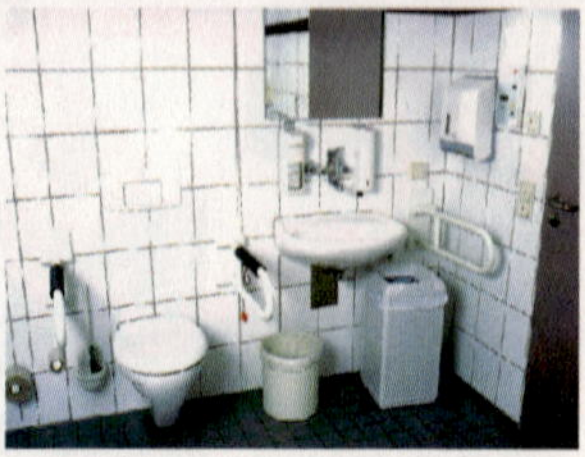

Abb. 7.80: Seitlich neben Toilette und Waschbecken sind stabile Haltegriffe angebracht, damit der Patient sich aufrichten und festhalten kann. [K183]

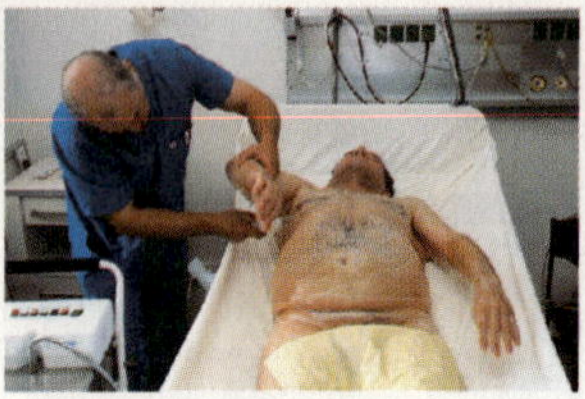

Abb. 7.81: Bettduschsystem mit einem fahrbaren Dusch- und Abwasserwagen (☞ rechtes Bild und Text) und einer Matratzenauflage, die zur Wanne umgeformt werden kann. [T161, V108]

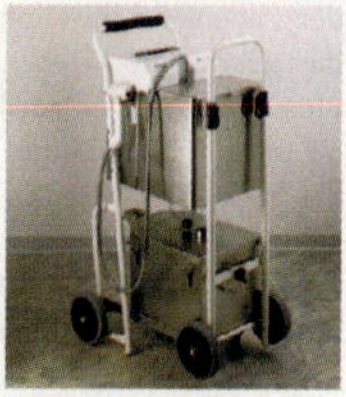

Beim Duschen beachten:
- Rutschfeste Unterlage in die Dusche legen
- Für Patienten, die nicht sicher stehen können, rutschfesten Stuhl oder Hocker in die Duschwanne stellen
- Klingel erreichbar deponieren
- Selbständige Patienten alleine duschen lassen
- Auf Haltegriffe hinweisen.

Ganzkörperdusche im Bett

Bettduschsysteme ermöglichen schwer kranken, bewegungseingeschränkten Patienten eine **Ganzkörperdusche im Bett.** Das Bettduschsystem (☞ Abb. 7.81) besteht aus einem fahrbaren Dusch- und Abwasserwagen, bei dem ein Thermostat die Wassertemperatur im Frischwasserbehälter reguliert. Eine wasserdichte Matratzenauflage mit integriertem Abfluss wird am oberen und unteren Bettende eingehängt und zur Wanne umgeformt.

Für die Dusche im Bett ist das Umbetten des Patienten nicht notwendig, weil die wasserdichte Matratzenauflage wie ein Bettlaken unter ihn gelegt wird. Durch eine integrierte Abflusseinrichtung fließt das Duschwasser in den Abwasserschlauch und von dort aus in den Schmutzwasserbehälter. Dieser wird nach Gebrauch in die Toilette entleert.

7.4.3.5 Baden

Indikationen und Kontraindikationen

Das Baden im Krankenhaus erfüllt verschiedene Aufgaben:
- Reinigung z.B. vor Operationen
- Therapie, z.B. medizinische Bäder in der physikalischen Therapie
- Hautpflege, z.B. Öl- oder Kleiebäder
- Entspannung und Förderung des Wohlbefindens.

Bei folgenden Erkrankungen dürfen die Patienten nur nach Rücksprache mit dem Arzt baden:
- Offenen Wunden
- Schädelhirnverletzungen
- Infektionen
- Nach Operationen
- Herz- und Kreislauferkrankungen.

Vorsicht bei Herz- und Kreislauferkrankungen

Die Pflegenden kontrollieren vor jedem Bad die Vitalzeichen des Patienten und beobachten den Patienten während des Badens genau, um beim Auftreten von Komplikationen rechtzeitig reagieren zu können.

Bei Patienten mit Herz- und Kreislauferkrankungen darf ein Vollbad nur auf ärztliche Anordnung durchgeführt werden, weil bereits die physiologischen Kreislaufreaktionen zu Komplikationen führen können (☞ unten). Physiologische Kreislaufreaktionen und entsprechende Pflegemaßnahmen sind:
- Die Hautgefäße weiten sich bei höherer Wassertemperatur, Blut „versackt" in der Peripherie. Bei bekannter Kollapsneigung lassen die Pflegenden den Patienten daher nur kurz bei niedriger Temperatur (35 °C) baden
- Der Wasserdruck *(hydrostatischer Druck)* erhöht den Rückstrom des Blutes zum Herz, weil oberflächliche Beinvenen komprimiert werden. Dies ist insbesondere für Patienten mit Herzinsuffizienz schädlich (☞ 18.6). Um Komplikationen zu verhindern, füllen die Pflegenden die Wanne bei älteren und schwachen Patienten nur bis zur Nabelhöhe.

Überfordern die Kreislaufreaktionen vorgeschädigte Organe, drohen Beklemmung, Atemnot und Herzklopfen bis hin zum Kollaps.

Notfall

Verhalten bei **Komplikationen** (z.B. Kollaps):
- Wasser ablaufen lassen und Kopf des Patienten über Wasser halten
- Alarm auslösen

Transfer in die Badewanne [K183]

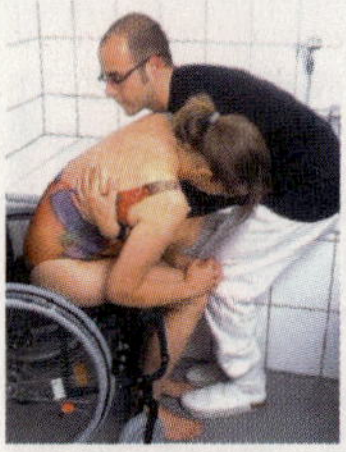

Abb. 7.82: Die Patientin beugt sich weit nach vorne, um das Becken leichter anheben zu können. Die Füße stehen versetzt neben denen des Pflegers.

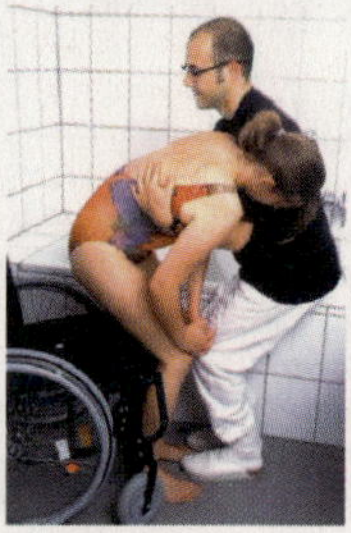

Abb. 7.83: Die Patientin hebt das Becken an, indem sie die Knie streckt, und dreht sich zur Wanne.

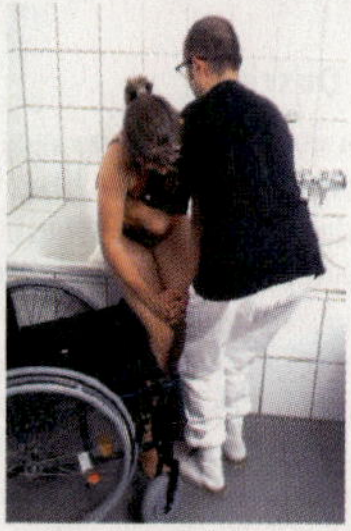

Abb. 7.84: Der Pfleger hilft bei der Drehung, bis die Patientin auf dem Wannenrand sitzt.

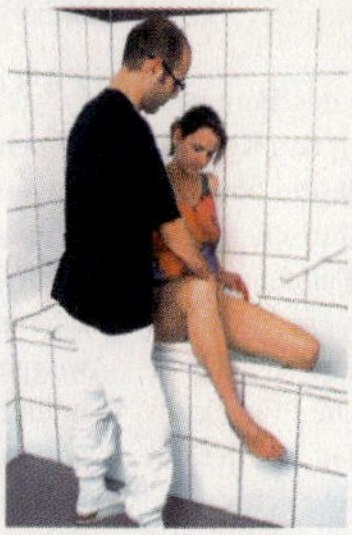

Abb. 7.85: Die Patienten hebt ein Bein nach dem anderen über den Wannenrand.

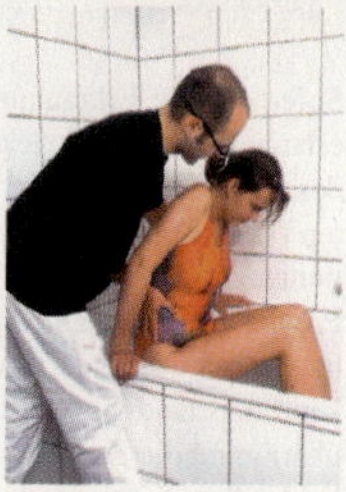

Abb. 7.86: Zuletzt gleitet die Patientin über die Schräge ins Wasser, wobei der Pfleger ein Abrutschen verhindert.

- Ist das Wasser abgelaufen, bei Kollaps Beine hochhalten
- Bei Kreislaufstillstand Reanimation einleiten (☞ 17.3).

Badezimmer

Ein zweckmäßig eingerichtetes Badezimmer enthält folgende Einrichtungsgegenstände:

- Eine von drei Seiten zugängliche Badewanne
- Verschiedene Halte- und Hebeeinrichtungen in/an der Badewanne
- Dusche, Sitzbadewanne, Toilette
- Sitz- und evtl. Liegemöglichkeit
- Waschbecken mit kippbarem Spiegel (für Patienten, die nicht stehen können)
- Klingelanlage, die am besten mit einer Schnur über der Badewanne befestigt ist (häufig ist die Klingel an der Wand befestigt und somit im Notfall nicht für alle Patienten erreichbar)
- Schrank oder Regal für Badezusätze und Wäsche
- Evtl. Patientenlifter (☞ Abb. 7.79).

Vor der Badewanne liegt eine dickere Duschvorlage, die bei jedem Patienten gewechselt wird, in Badewanne und Dusche eine rutschfeste Badematte.

Beim Baden beachten:

- Besser ist es, ein Schild „Besetzt" an die Badezimmertür zu hängen, als die Tür abzuschließen, damit bei Zwischenfällen Hilfe hereinkommen kann, ohne dass die Tür aufgeschlossen werden muss
- Nicht gleich nach dem Essen baden, sondern zwei Stunden warten
- Darauf achten, dass die Wassertemperatur weder zu heiß noch zu kalt ist (ca. 36 – 38 °C)
- Atmung, Kreislauf und Hautfarbe des Patienten beobachten, um Zwischenfälle schnell erkennen zu können
- Falls der Patient alleine gelassen wird, Klingel in erreichbare Nähe hängen
- Vorsichtig mit elektrischen Geräten (z.B. Föhn) im Badezimmer umgehen. In der nassen Umgebung besteht die Gefahr eines Stromschlages.

Reinigungsbad

Reinigungsbad: Bad zur Säuberung und Erfrischung des Patienten.

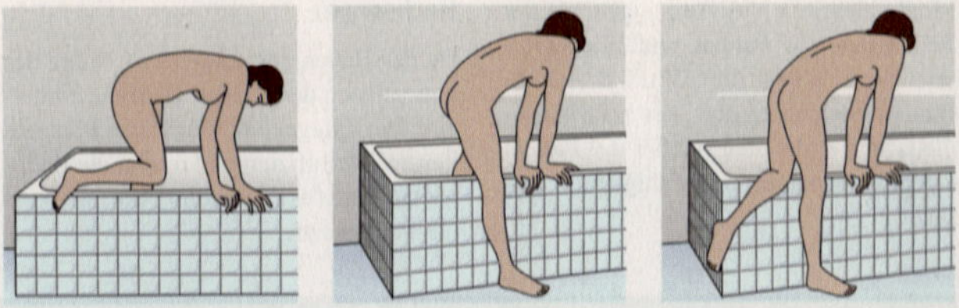

Abb. 7.87 – 7.89: Kinästhetisches Aussteigen aus der Badewanne. Ist der Patient mit Hilfe der Pflegekraft aufgestanden, stützt er die Hände – wie auf dem linken Bild zu sehen – auf den Badewannenrand und hebt das dem Wannenrand am nächsten stehende Bein darüber. Steht er sicher, hebt er das andere Bein über den Wannenrand (Mitte). Hat er mit beiden Füßen sicheren Halt, lässt er den Wannenrand los und richtet sich auf. [O137]

Vorbereitung

Benötigte Materialien richten. Dazu gehören:

- Zwei Waschlappen
- (Vorgewärmtes) Badetuch
- Waschlotion bzw. Seife
- Schaumbad bzw. Badezusatz nach Anordnung
- Pflegemittel für Haut und Prophylaxen
- Nagelschere
- Shampoo, Föhn, Kamm bzw. Bürste
- Frische Kleidung
- Eigene Pflegekosmetika.

Patienten informieren. Die Pflegekraft informiert den Patienten über die Vorgehensweise beim Baden und kontrolliert seine Vitalzeichen. Meist freut sich der Patient auf ein Bad, da eine Reinigung in der Badewanne angenehmer und wohltuender ist als im Bett bzw. am Waschbecken. Immobile Patienten bringt die Pflegekraft mit dem Rollstuhl ins Badezimmer.

Blase und Darm entleeren lassen. Vor dem Baden gibt die Pflegekraft dem Patienten die Möglichkeit, Blase und Darm zu entleeren. Stuhlinkontinente Patienten reinigt sie vor dem Baden.

Schmuck ablegen. Bevor der Patient in die Wanne steigt, legt er Schmuck und Uhr ab.

Temperatur prüfen. Die Temperatur im Badezimmer beträgt mindestens 20 °C, besser 22 °C, so dass der Patient vor und nach dem Baden nicht friert. Vor dem Baden fragt die Pflegekraft den Patienten nach der gewünschten Wassertemperatur oder lässt schon einmal 35 – 38 °C warmes Wasser ein, das von den meisten Patienten als angenehm empfunden wird, und lässt es dann vor dem Einsteigen in die Wanne vom Patienten prüfen. Zum Schluss gibt sie den gewünschten oder verordneten Badezusatz dazu (☞ Tab. 7.91).

Durchführung

Beim Einstieg in die Wanne helfen. Der Patient sitzt auf einem Stuhl hinter der Badewanne oder auf dem Badewannenrand. Dann hilft ihm die Pflegekraft, seine Beine über den Rand der Badewanne zu heben. Empfindet der Patient die Wassertemperatur an den Beinen als angenehm, gleitet der Patient mit Hilfe der Pflegekraft in die Badewanne (☞ Abb. 7.82 – Abb. 7.86).

Lifter einsetzen. Patienten, die nur wenig mithelfen können, werden mit einem Patientenlifter in die Badewanne gehoben (☞ Abb. 7.184). Diese Methode ist für den Patienten sicherer und für die Pflegenden rückenschonender als das Einsteigen in die Badewanne ohne Lifter.

Mit Teilbad beginnen. Das Wasser lässt die Pflegekraft zunächst nur bis zur Nabelhöhe des Patienten ein. Erst nachdem der Patient in der Wanne sitzt, lässt sie mehr Wasser nachlaufen. Dies beugt Kreislaufkomplikationen vor.

Körperpflege durchführen. Während der Patient badet, gibt die Pflegekraft ihm Hilfestellungen bei der Körperpflege, sofern dies erforderlich ist. Die Badezeit beträgt ca. 10 – 20 Minuten.

Abschließend duschen. Den Patienten nach dem Bad kurz abduschen, um noch vorhandenen Schmutz und Seifenreste abzuwaschen. Falls der Patient einverstanden ist, das Reinigungsbad mit einer kalten bzw. kühleren Dusche beenden, um den Kreislauf zu entlasten, die Gefäße zu trainieren und vor starker Auskühlung zu schützen (Wirkung von Kälte ☞ 7.4.3.4).

Beim Aussteigen aus der Wanne helfen. Das Aussteigen entspricht vom Ablauf und den angewandten Griffen her dem Einsteigen in umgekehrter Reihenfolge (☞ Abb. 7.82 – 7.86). Eine weitere

Möglichkeit, die das Aussteigen aus der Badewanne für Patient und Pflegekraft erleichtert, zeigen die Abb. 7.87 – 7.89. Das Aussteigen erfolgt hier nach kinästhetischen Prinzipien, wobei der Patient eigene Ressourcen und Fähigkeiten einsetzt.

Nachsorge

Da das Baden anstrengend ist, sollte der Patient nach dem Baden Bettruhe einhalten. Die Pflegekraft räumt die Materialien auf, desinfiziert und reinigt die Badewanne und dokumentiert anschließend die Maßnahme.

Therapeutische Bäder

Ein Teil- oder Vollbad wird nicht nur zur Körperreinigung, sondern bei vielen Erkrankungen auch therapeutisch eingesetzt. Tab. 7.90 gibt einen Überblick über Anwendungsmöglichkeiten des Badens.

Badeart	Indikationen und Kontraindikationen (Bsp.)	Durchführung
Warmes Vollbad	▸ Unruhe ▸ Muskelverspannungen ▸ Spastische Lähmungen ▸ Kontrakturen	▸ Wie Reinigungsbad (☞ 7.4.3.5)
Heißes Vollbad	▸ Erkältungskrankheiten ▸ Muskelkater *Kontraindikationen:* ▸ Herz- und Kreislauferkrankungen	▸ Nur auf ärztliche Anordnung ▸ Vor dem (physiologischen) Schweißausbruch beenden, da es den Kreislauf des Patienten stark belastet ▸ Nach dem Bad Kreislauf überwachen (Kollapsgefahr)
Ansteigendes Vollbad	▸ Erkältungskrankheiten ▸ Vorbereitung für trockene Schwitzpackung *Kontraindikationen:* ▸ Herz- und Kreislauferkrankungen	▸ Wasser innerhalb von 15 – 20 Minuten von 30 °C auf 38 – 40 °C erwärmen (heißes Wasser hinzufügen) ▸ Kreislauf überwachen, da Kollapsgefahr besteht
Ansteigendes Halbbad	▸ Koliken ▸ Krämpfe ▸ Erkältungskrankheiten *Auch für wenig belastbare Patienten geeignet*	▸ Wasser von ca. 36 °C einlaufen lassen (Wanne etwa zu einem Drittel füllen) und auf ca. 43 °C erwärmen (heißes Wasser hinzufügen bis die Wanne etwa halb gefüllt ist) ▸ Bei Schweißausbruch oder wenn es dem Patienten unangenehm heiß ist, Bad abbrechen ▸ Dauer von 20 – 30 Min. nicht überschreiten (Patientenempfinden und ärztliche Anordnung berücksichtigen) ▸ Zuletzt Wassertemperatur auf 37 °C absenken und den Patienten kalt abwaschen ▸ Danach Patienten ruhen lassen
Absteigendes Vollbad	▸ Zur Fiebersenkung bei hohem Fieber, hauptsächlich bei Kindern	▸ Wasser 0,5 – 1 °C kälter einstellen als die rektal gemessene Temperatur ▸ Innerhalb von 10 – 15 Minuten Wasser auf ca. 30 – 33 °C abkühlen (kaltes Wasser zufügen) ▸ Dabei Vitalzeichen kontrollieren (Kollapsgefahr)
Absteigendes Halbbad	▸ Hypotonie (☞ 19.5.3) ▸ Vegetativ bedingte Herzrhythmusstörungen	▸ Wasser von 36 °C einlaufen lassen (Wanne etwa zu einem Drittel füllen) und innerhalb von 5 Minuten auf 31 °C abkühlen (kaltes Wasser zufügen bis die Wanne maximal halb gefüllt ist) ▸ Rücken des Patienten mehrfach mit Wasser übergießen
Sitzbad	▸ Förderung der Wundheilung bei – Hämorrhoidenoperationen (☞ 21.7.2) – Analfissuren (☞ 21.7.6) – Proktitis – Gynäkologischen Erkrankungen (☞ 32.2.3) – Episiotomie (☞ 12.10.4)	▸ Sitzbadewanne etwa zur Hälfte mit Wasser füllen (38 – 40 °C), Badedauer 10 – 20 Minuten (Arztanordnung bzw. Patientenempfinden) ▸ Zur Wundheilung auf Arztanordnung desinfizierende Badezusätze zugeben
Handbad	▸ Finger- und Handversteifungen ▸ Panaritium (☞ Tab. 7.103) ▸ Im Rahmen der Ganzkörperwaschung ▸ Vor dem Schneiden der Fingernägel	▸ Ganze Hand in warmes Wasser (Waschschüssel oder Waschbecken) tauchen und bewegen lassen
Armbad	▸ Durchblutungsstörungen ▸ Vorbereitung zur Venenpunktion (☞ 9.5.1)	▸ Arm in einer Waschschüssel oder im Waschbecken baden lassen, Badedauer als kaltes Bad 30 Sekunden (reaktive Hyperämie), als warmes Bad 10 – 15 Min. ▸ Beim warmen Bad liegt die Anfangstemperatur bei ca. 36 °C, dann Temperatur auf ca. 42 °C steigern und möglichst konstant halten
Warmes Fußbad	▸ Durchblutungsstörungen ▸ Distorsion (Zerrung der Gelenkbänder) ▸ Im Rahmen der Ganzkörperwaschung ▸ Vor dem Schneiden der Zehennägel	▸ Wassertemperatur liegt zu Beginn bei ca. 36 °C, dann auf ca. 42 °C steigern (warmes Wasser zufügen) ▸ Bad nach ca. 15 – 20 Min. mit kalter Fußwaschung beenden
Wechselfußbad	▸ Gefäßtraining bei Durchblutungsstörungen *Kontraindikation:* ▸ Arterielle Verschlusskrankheit	▸ Zwei Eimer richten, einen mit 40 °C heißem, einen mit 20 °C kaltem Wasser ▸ Mit warmem Fußbad (etwa 2 Min.) beginnen ▸ Dann Füße 10 – 20 Sek. in das kalte Wasser tauchen ▸ Vorgang dreimal wiederholen ▸ Mit kaltem Wasser beenden

Tab. 7.90: Anwendungsmöglichkeiten für Teil- und Vollbäder. Sie dienen therapeutischen Zwecken und unterscheiden sich insbesondere durch Temperatur, Dauer, Wassermenge und Badezusätze.

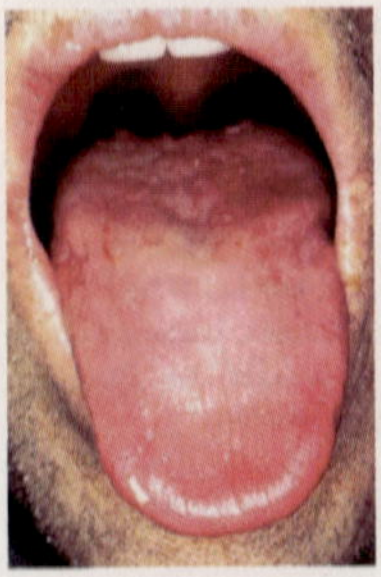
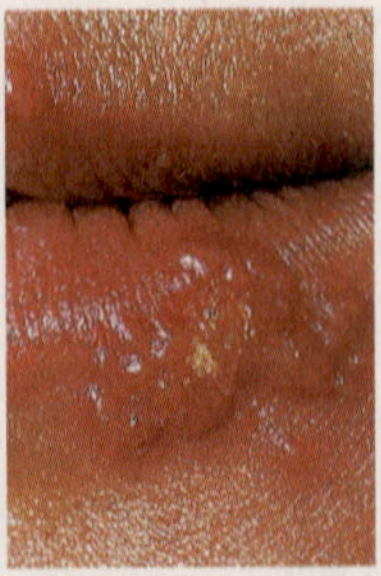
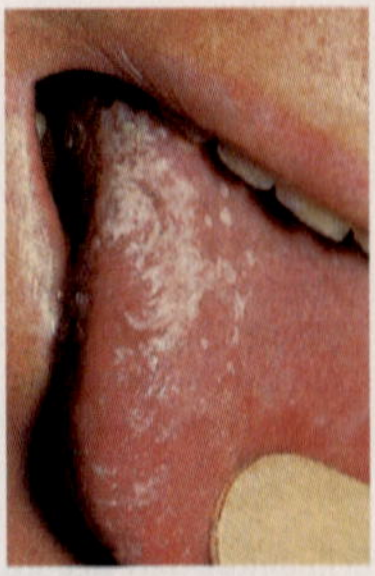

Abb. 7.92 (links): Trockene, glatte, wie lackierte Oberfläche der Zunge bei Leberzirrhose *(Lackzunge)*. [F113]

Abb. 7.93 (Mitte): Herpes simplex an der Unterlippe. [E179-170]

Abb. 7.94 (rechts): Mundsoor am Zungenrand verursacht durch Candida albicans. [E179-170]

Badezusätze kritisch einsetzen

Nicht alle Badezusätze (☞ Tab. 7.91) gehören zu der Gruppe der harmlosen Duftstoffe, die nur das Wohlbefinden steigern. Bei bekannten Allergien muss entweder ganz auf Badezusätze verzichtet oder der Arzt befragt werden. Während des Badens ist in jedem Fall auf Hautreaktionen wie Rötungen oder Juckreiz zu achten.

7.4.4 Mundpflege

Anatomie und Physiologie der Mundhöhle

Die Mundhöhle bildet den Anfang des Verdauungstraktes. Die aufgenommenen Nahrungsmittel werden dort zerkleinert und für die weitere Verdauung vorbereitet. Außerdem ist die Mundhöhle z.B. am Schlucken und Sprechen beteiligt. Sie besteht aus dem **Mundhöhlenvorhof** (Raum zwischen Wangen, Lippen und Zähnen) und der eigentlichen **Mundhöhle** (Raum, der von den Zähnen eingeschlossen wird). Begrenzt wird sie nach oben vom **harten** und **weichen Gaumen,** nach unten von der Unterseite der **Zunge** und der **Mundbodenmuskulatur,** seitlich von den **Zahnreihen** und nach hinten vom **Rachen** *(Pharynx).*

Die **Zunge** ist ein von Schleimhaut überzogener Muskelkörper, der die Mundhöhle bei geschlossenem Mund fast ausfüllt. Auf ihrer Oberseite trägt die Zunge die Geschmacksknospen zum Schmecken der Speisen. Die normale Farbe der Zunge ist mattrosa, sie ist feucht, leicht aufgeraut, gut durchblutet und hat keine Beläge. Die normale **Mundschleimhaut** ist rot und feucht glänzend. Es sind keine Beläge vorhanden.

Die **Zähne** zerkleinern die Nahrung mechanisch und bereiten sie somit für die chemische Verdauung vor. Die ersten Zähne *(Milchzähne)* gelangen etwa zwischen dem 6. Lebensmonat und dem Ende des 2. Lebensjahres zum Durchbruch. Das *Milchgebiss* besteht aus 20 Zähnen. Etwa ab dem 6. Lebensjahr wird das Milchgebiss durch das aus 32 Zähnen bestehende *Erwachsenengebiss* ersetzt, wobei die letzten Mahlzähne, die *Weisheitszähne*, erst spät oder gar nicht durchbrechen.

Krankhafte Veränderungen der Zunge

Farbveränderungen der Zunge und Beläge können Hinweise auf Erkrankungen der inneren Organe geben:

- Eine **trockene Zunge** entsteht bei längerer Atmung durch den Mund, mangelnder Flüssigkeitszufuhr, als Arzneimittelnebenwirkung (z.B. durch Psychopharmaka) und bei akuten Bauch- und Speicheldrüsenerkrankungen
- Ein **grau-weißlicher Belag** des Zungenrückens entsteht bei ungenügender mechanischer Reinigung durch fehlendes Kauen oder bei Magen-, Leber- und Gallenkrankheiten
- Ein **fleckiger, weißlicher, schwer abwischbarer Belag** des Zungenrückens und der Mundschleimhaut findet sich bei einer Pilzinfektion (Candidose ☞ 28.7.2)
- Eine kräftige **Rotfärbung** der Zunge tritt auf bei Leberzirrhose (*Lackzunge* durch Vitamin B-Mangel ☞ Abb. 7.92) und bei Scharlach (*Himbeerzunge,* rote Zunge mit himbeerartigem Oberflächenrelief ☞ 34.7.1).

Erkrankungen der Mundschleimhaut

Erkrankungen der Mundschleimhaut sind oft schmerzhaft und erschweren dem Patienten das Sprechen und Schlucken:

- Die **Stomatitis** ist eine Entzündung der Mundschleimhaut infolge von Infektionen oder mangelnder Mundhygiene. Die Schleimhaut ist gerötet und geschwollen. Die Patienten klagen über brennende Schmerzen, Schmerzen beim Kauen und Schlucken, Trockenheitsgefühl und Mundgeruch (☞ auch 34.7.1)
- **Aphthen** sind rundliche, flache Erosionen an Zunge, Zahnfleisch, Gaumen- und Wangenschleimhaut. Sie können durch bestimmte Nahrungsmittel, Verletzungen (Zahnspange, Prothese) oder Infektionen (z.B. durch Herpes-Zoster-Viren ☞ 28.6.3) entstehen und schmerzen stark
- **Rhagaden** sind schmerzhafte Einrisse an Mund- und Nasenwinkel durch Überdehnung der Haut bei herabgesetzter Elastizität sowie bei Eisenmangel (☞ 24.6.2)
- Bei der **Candidose** *(Mundsoor)* hat ein Hefepilz (meist Candida albicans) die Mundschleimhaut befallen. Typisch sind weißliche, stippchen- oder flächenförmige, schwer abwischbare Beläge. Die Gefahr einer Candidose ist

Wirkung	Badezusätze
Schmerzstillend	Heublumen
Beruhigend	Arnika, Fichtennadel, Jasmin, Kleie, Lavendel, Orangenblüten
Entzündungshemmend	Arnika, Fichtennadel, Kamille, Thymian, Wachholder
Krampflösend	Heublumen
Durchblutungsfördernd	Kleie, Kohlensäure
Desinfizierend	Kamille, Rosmarin, Salbei, Schwefel
Belebend	Basilikum, Kohlensäure, Rosmarin, Schwefel
Fiebersenkend	Eukalyptus, Kampfer, Melisse

Tab. 7.91: Hauptwirkung bekannter pflanzlicher Badezusätze.

besonders hoch bei Patienten mit Abwehrschwäche oder bei Antibiotikatherapie, bei Diabetikern sowie bei Nahrungskarenz

- Der **Herpes labialis** *(Herpes simplex)* ist eine ansteckende Infektion durch Herpesviren. Es entstehen kleine schmerzhafte Erhebungen, die später in Bläschen übergehen. Sie heilen oft ohne Narben ab, rezidivieren aber (☞ 28.6.2).

Erkrankungen der Zähne und des Zahnfleisches

Zur gesunden Mundhöhlenflora gehören verschiedene Bakterien und Pilze (☞ 28.1). Diese bilden in Verbindung mit Speiseresten, die nicht durch regelmäßiges Reinigen der Zähne und des Zahnfleisches entfernt wurden, die **Plaque** *(Zahnbelag)*. Die Bakterien bewirken eine Vergärung der Speisereste, und es entsteht in der Plaque Säure, die den Zahnschmelz auflöst und zu **Karies** führt. Eine Verkalkung der Plaque verursacht **Zahnstein.**

Plaque an den Zahnhälsen führt zur **Zahnfleischentzündung** *(Gingivitis)* und bei weiterem Fortschreiten zu Erkrankungen des Zahnhalteapparates (oft als **Parodontose,** bei Entzündung als **Parodontitis** bezeichnet). Erste Symptome sind empfindliches Zahnfleisch und Zahnfleischbluten, das beim Zähneputzen oder beim Biss in einen Apfel deutlich sichtbar wird. Im Endstadium wackeln die Zähne und fallen aus.

Zusätzlich können Entzündungen im Bereich der Zahnwurzeln zu Folgeerkrankungen wie beispielsweise einer Endokarditis (☞ 18.8.1) führen. Bei Fehlstellungen einzelner Zähne oder bei Zahnlücken ist das Kauen und Sprechen beeinträchtigt.

> Regelmäßige, gründliche Zahn- und Mundpflege (vor allem mit elektrischer Zahnbürste und Munddusche) verhindert Plaquebildung und fördert die Gesundheit von Zähnen und Zahnfleisch. Daher mindestens dreimal täglich (nach den Mahlzeiten) drei Minuten lang die Zähne putzen – auch im Krankenhaus.

Beobachtung der Mundhöhle

Erkrankungen der Mundhöhle sind unangenehm und schmerzhaft. Bei Patienten mit Erkrankungen im Mundbereich, mit Nahrungs- und Flüssigkeitskarenz, mit Strahlentherapie im Mund-Hals-Bereich sowie bei schwer kranken und sterbenden Patienten inspizieren die Pflegenden den Mund-Rachenraum täglich mit einer Taschenlampe. Dabei drücken sie mit einem angefeuchteten Spatel vorsichtig die Zunge herunter. So können viele Erkrankungen auch im hinteren Rachenraum im Frühstadium erfasst und den Patienten Schmerzen erspart werden.

> Bei der Inspektion des Mundraumes achten die Pflegenden auf:
> - Beschaffenheit (trocken, feucht) und Veränderungen der Mundschleimhaut
> - Beschaffenheit (trocken, feucht) und Veränderungen der Zunge
> - Zustand des Gebisses bzw. der Zahnprothese und des Zahnfleisches
> - Mundgeruch.

Mundgeruch ist u.a. abhängig von der Mundhygiene, dem Zustand der Zähne, der Ernährung und einer eventuellen bakteriellen Besiedelung des Magens (☞ 21.5.2). Weitere Ursachen werden in 20.3.5 behandelt.

7.4.4.1 Mundpflege

> **Mundpflege** *(Mundhygiene)*: Alle Maßnahmen, die Zähne, Zahnfleisch, Zunge und Mundschleimhaut gesund erhalten.

Je nach Pflegebedarf unterscheidet man die allgemeine und die spezielle Mundpflege.

Zahn- und Mundpflege fördern das Wohlbefinden des Patienten. Sie sind nach den Mahlzeiten sowie nach Erbrechen angezeigt.

Allgemeine Mundpflege

> **Allgemeine Mundpflege:** Unterstützung bei den Maßnahmen der Mundhygiene, die der Patient ohne gesundheitliche Beeinträchtigung selbst ausführen würde, z.B. Zähne putzen, Zahnprothese reinigen und Mund ausspülen.

Pflegemittel

Pflegemittel zur allgemeinen Mundpflege sind:

- *Zahnbürste* mit kurzem Bürstenkopf und abgerundeten Borsten (sonst drohen Verletzungen des Zahnfleisches). Naturborsten sind ein Bakterienreservoir und deshalb nicht empfehlenswert. Patienten mit hoher Blutungsgefahr (☞ 24.9.1) sollten eine weiche Zahnbürste benutzen oder den Mund nur ausspülen
- *Zahnpasta* zur mechanischen Reinigung der Zähne und als zusätzlicher Kariesschutz
- *Mundwasser* unterstützt die Wirkung des Zähneputzens (ersetzt es aber nicht), verhindert Zahnbelag und erfrischt. Medizinische Mundwasser (☞ Tab. 7.102) werden nur auf Arztanordnung verwendet
- *Zahnseide* zum Entfernen der Zahnbeläge zwischen den Zähnen. Alternativ kann eine spezielle Zahnbürste, die **Interdentalzahnbürste,** eingesetzt werden, die wesentlich schmaler ist als eine normale Zahnbürste.

Zahnpflege

Ist ein Patient bettlägerig, richtet die Pflegekraft alle benötigten Utensilien zur Zahnpflege sowie einen Becher Wasser und eine Nierenschale in Reichweite des Patienten.

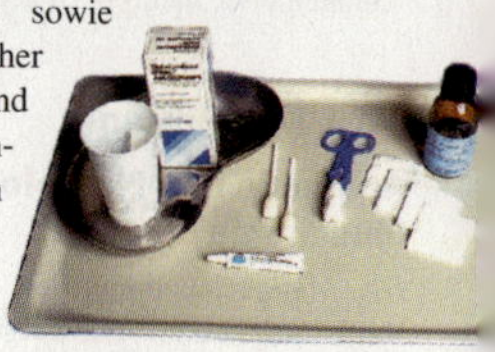

Dann lagert sie ihn – sofern keine Kontraindikation wie etwa eine Wirbelsäulenverletzung vorliegt – mit erhöhtem Oberkörper und legt ein Handtuch auf Hals und Brust.

Handelt es sich um einen Patienten mit Erkrankungen im Mundbereich, mit Nahrungs- und Flüssigkeitskarenz und/oder um einen schwer kranken Patienten, inspiziert sie die Mundhöhle mit Taschenlampe und Spatel, um (weitere) Erkrankungen oder Veränderungen festzustellen. Anschließend lässt sie den Patienten den Mund mit Wasser ausspülen.

Ist der Patient beim **Zähneputzen** auf Hilfe angewiesen, setzt die Pflegekraft die Bürste bei leicht geöffnetem Mund des Patienten in einem Winkel von 45° auf Zahn und Zahnfleisch auf (☞ Abb. 7.95). Dann beginnt sie mit kleinen kreisenden Bewegungen ohne starken Druck am Zahnfleischrand und putzt vertikal von rot nach weiß. Während des Putzens hält sie stets die gleiche Reihenfolge ein, um keinen Zahn auszulassen, z.B. von hinten nach vorne, von rechts nach links bzw. erst oben, dann unten. Hat sie die Innenflächen gereinigt, folgen die Außen- und zuletzt die Kauflächen.

Gründliches Zähneputzen dauert ca. drei Minuten. Zum Abschluss spült der Patient den Mund aus und presst dabei das Wasser durch die Zahnzwischenräume, damit auch diese gesäubert werden.

Pflege von Zahnprothesen

Für den Patienten mit *„dritten Zähnen"* ist eine konsequente Reinigung der **Zahnprothese** notwendig, um die Funktion und das Aussehen der Zahnprothese zu erhalten sowie Plaquebildung und bakterielle Besiedelung der Prothese zu verhindern.

Manchen Patienten ist es unangenehm, eine Zahnprothese tragen zu müssen. Insbesondere beim Herausnehmen der Prothese schämen sie sich, weil ihre Gesichtszüge in diesem Moment stark verändert sind und sie älter aussehen. Deshalb lassen die Pflegenden den Patienten die Zahnprothese selbst reinigen und entfernen die Prothese erst kurz vor Operationen und Untersuchungen.

Beim Reinigen der Zahnprothese beachten sie:

- Prothese(n) zum Reinigen aus dem Mund nehmen (lassen) und in eine Prothesenschale legen. Die Prothesenschale verfügt über einen Einsatz, der beim Herausnehmen ein problemloses Abspülen der Prothese ermöglicht
- Vor dem Reinigen der Zahnprothese das Waschbecken mit Wasser füllen, damit die Prothese beim versehentlichen Fallenlassen „weich" fällt und nicht zerbricht
- Prothese unter fließendem Wasser mit der Zahnbürste reinigen, evtl. auf Wunsch des Patienten in Prothesenreinigungsmittel einlegen. Wurde ein Reinigungsmittel verwendet, muss die Prothese gründlich abgespült werden
- Vor Einsetzen der Zahnprothese spült der Patient den Mund mit Wasser aus
- Hat der Patient noch eigene Zähne, putzt er diese vor dem Einsetzen
- Um Verformungen des Kiefers vorzubeugen, wird empfohlen, die Prothese auch nachts zu tragen. Manche Patienten sind es aber gewohnt, sie nachts zu entfernen.

> Prothesen nie in Zellstoff oder Papiertücher einwickeln, damit sie nicht versehentlich weggeworfen werden.
> Bei verwirrten und immobilen Patienten die Prothesenschale beschriften, um Verwechslungen auszuschließen.

Mundspülung

Lösungen zur Mundspülung ☞ *Tab. 7.102*

Durch die **Mundspülung** mit Wasser oder Tee wird die Mundschleimhaut feucht gehalten und werden Speisereste aus der Mundhöhle entfernt.

Noch effektiver ist eine **Munddusche** mit ihrem feinen, kräftigen Wasserstrahl. Sie reinigt nicht nur Zähne und Zahnzwischenräume, sondern massiert auch das Zahnfleisch. Da sie aber schwierig zu reinigen und zu desinfizieren sind, werden sie nur selten im Krankenhaus eingesetzt.

> Mundspülungen nur bei Patienten mit vollem Bewusstsein und erhaltenem Husten- und Schluckreflex vornehmen.

Spezielle Mundpflege

> **Spezielle Mundpflege:** Maßnahmen der Mundhygiene bei Patienten, bei denen die allgemeine Mundpflege nicht ausreicht, um Erkrankungen vorzubeugen oder zu behandeln. Sie umfasst die Soor- und Parotitisprophylaxe (☞ 7.4.5) sowie je nach vorliegenden Erkrankungen der Mundhöhle weitere Pflegemaßnahmen (☞ Tab. 7.101).

Indikation

Die **Indikation** für die spezielle Mundpflege wird zwar eng gestellt, da sie für den Patienten unangenehm ist, doch ist sie im Bedarfsfall konsequent durchzuführen, um zahlreichen Erkrankungen (☞ oben) vorzubeugen. Eine spezielle Mundpflege ist z.B. notwendig bei:

- Unwirksamkeit der allgemeinen Mundpflegemaßnahmen
- Verminderter oder fehlender Speichelproduktion durch reduzierte Kautätigkeit
- Trockener Mundschleimhaut durch Mundatmung, Sauerstoffverabreichung, ungenügende Flüssigkeitszufuhr oder Nahrungskarenz
- Zerstörung der physiologischen Mundflora durch Medikamente wie Antibiotika und Zytostatika
- Erkrankungen der Mundhöhle
- Schlechtem Allgemeinzustand.

Bei diesen Patienten wird die Mundhöhle mindestens einmal täglich auf wunde Stellen, Läsionen, Blutungen und sonstige Veränderungen sowie Wirksamkeit der Pflegemaßnahmen inspiziert, die Ergebnisse werden dokumentiert.

Materialien

Ein **Mundpflegeset** besteht aus:

- Péan-Klemme, Kornzange oder Plastikklemme (☞ Abb. 7.97 – 7.98 und unten)

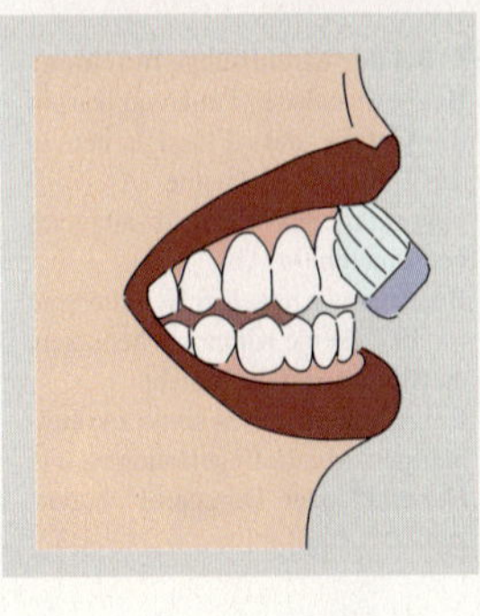

Abb. 7.95: Zum Zähneputzen wird die Zahnbürste in einem Winkel von etwa 45° auf Zahnfleisch und Zähne gesetzt, ehe mit kleinen kreisenden Bewegungen vertikal von rot nach weiß geputzt wird. Zum Putzen der Kauflächen wird das Bürstenfeld direkt auf die Flächen aufgesetzt und der Druck der kreisenden Bewegungen erhöht. [L109]

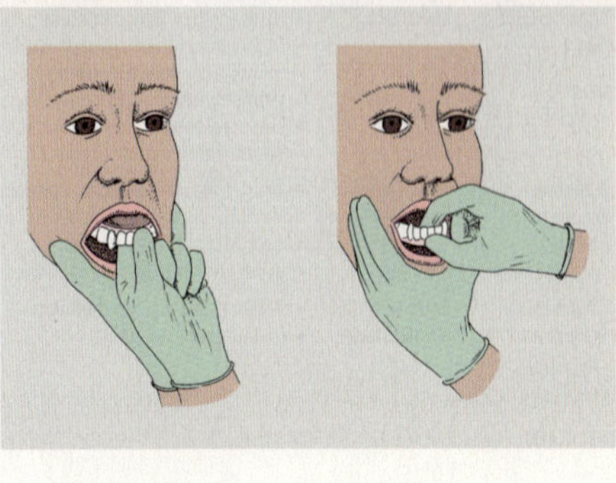

Abb. 7.96: Herausnehmen einer Zahnprothese: Zuerst die obere, dann die untere Prothese. Das Einsetzen erfolgt in umgekehrter Reihenfolge. [A400-190]

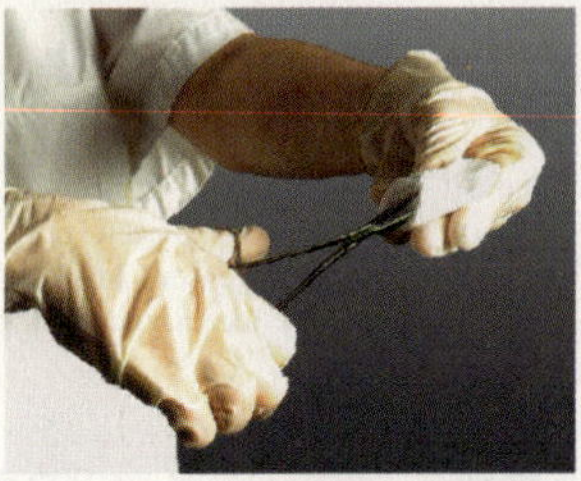

Abb. 7.97: Tupfer so auf Klemme stecken,… [K183]

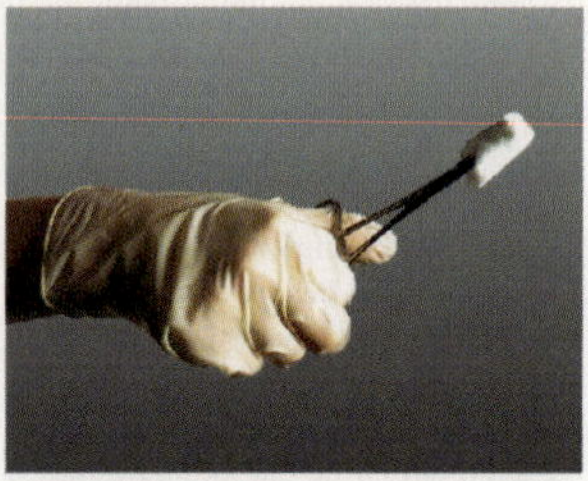

Abb. 7.98: …, dass die Klemmenspitze ganz bedeckt ist. So lassen sich z.B. die Backentaschen gefahrlos auswischen. [K183]

- Kleinen Kompressen oder Kugeltupfern in einem abgedeckten Behälter
- Behältnissen mit Mundpflegelösungen
- Nierenschale.

Zusätzlich evtl. aus:

- Zellstoff
- Holzspateln
- Taschenlampe
- Abwurfbeuteln
- Salbe für die Lippen, z.B. Bepanthen® Salbe
- Handschuhen
- Zahnbürste.

Durchführung

- Patienten über Vorgehensweise informieren und zur Mithilfe auffordern
- Kleidung durch ein Handtuch schützen
- Handschuhe anziehen
- Mundhöhle mit Taschenlampe und angefeuchtetem Spatel inspizieren
- Beim bewusstseinsklaren Patienten vor der Mundpflege Zähne putzen
- Um Verletzungen der Mundschleimhaut und der Zähne zu vermeiden, den Tupfer so in die Péan-Klemme einspannen, dass er die Greifbacken und die Spitze der Klemme umfasst (☞ Abb. 7.97 und 7.98)
- Tupfer in die Mundpflegelösung tauchen und am Rand des Behältnisses ausdrücken
- Patienten auffordern, den Mund zu öffnen
- Mundhöhle sorgfältig auswischen (Zähne, Wangeninnenfläche, Wangentaschen, harter Gaumen und Zunge, auch unter der Zunge)
- Immer von hinten nach vorne wischen, um eine Keimverschleppung in die Atemwege oder den Verdauungstrakt zu vermeiden
- Weichen Gaumen (wenn überhaupt) zuletzt auswischen, da Brechreizgefahr besteht
- Bei jedem Wischvorgang frischen Tupfer verwenden
- Falls keine Aspirationsgefahr besteht, Mund ausspülen lassen
- Lippen mit Salbe eincremen
- Maßnahme und Beobachtungen dokumentieren
- Mundpflegeset täglich erneuern.

Alternativ zur Péan-Klemme können die Pflegenden die Mundhöhle mit ihrem Zeigefinger auswischen. Dabei ist das Verletzungsrisiko noch einmal deutlich reduziert, außerdem ist der Finger in der Regel weniger kalt als die Péan-Klemme aus Metall und wird von daher von vielen Patienten als angenehmer empfunden.

Vor dem **Auswischen der Mundhöhle mit dem Zeigefinger** fragt die Pflegekraft den Kranken nach seinem Einverständnis für dieses Vorgehen. Sie trägt Handschuhe und wickelt ein feuchtes, fusselfreies Gazetuch mehrmals fest um den Zeigefinger, damit es sich im Mund nicht löst und in die Atemwege rutscht. Mit dem Tuch streicht die Pflegekraft vorsichtig über Zunge, Backentaschen und Zahnfleisch und achtet darauf, dass der Patient sie nicht aus Versehen beißt.

Pflegeproblem	Pflegeziel	Pflegemaßnahmen
Trockener Mund	Feuchte Mundschleimhaut	▸ Ausreichende Flüssigkeitszufuhr ▸ Mundspülung mit Wasser oder Tee nach Wunsch ▸ Auswischen der Mundhöhle mit geeigneten Lösungen, z.B. Kamille- oder Salbeitee ▸ Einsatz von künstlichem Speichel, z.B. Glandosane® ▸ Stimulation der Speichelproduktion (☞ unten) ▸ *Cave:* chemische Mittel beeinflussen die Mundflora ▸ Erhöhung der Luftfeuchtigkeit mit Ultraschallvernebler
Trockene Lippen, Rhagaden	Geschmeidige Lippen	▸ Einfetten der Lippen mit Dexpanthenol-Salbe, z.B. Bepanthen®
Schleimhautbeläge	Belagfreier Mund	▸ Bei V.a. Soor Abstrich auf Pilze und ggf. lokale Antimykotika ▸ Auswischen der Mundhöhle mit Kamillenlösung, Salbeitee oder Wasserstoffsuperoxyd
Borkige Zungenbeläge	Borkenfreie Zunge	▸ Behandlung mit Fett, Dexpanthenol-Salbe oder Butter ▸ Aufweichen von hartnäckigen Borken mit Glycerin
Zäher Speichel, Verminderte Speichelproduktion	Anregung der Speichelproduktion	▸ Ausreichende Flüssigkeitszufuhr ▸ Salzhaltige Zahnpasta, z.B. Sole-Zahncreme® ▸ Massage der Ohr- und Kieferspeicheldrüse ▸ Mundspülung mit Zitronen- oder Traubensaft ▸ Stimulation über den Geruchssinn mit ätherischen Ölen (Pampelmusen-, Zitronen-, Orangenöl) ▸ Lutschen zerstoßener Eiswürfel mit wenigen Tropfen Zitrone ▸ Kauen von Kaugummi oder Brotrinde
Schmerzen, Brennen im Mund	Beschwerdefreiheit, Linderung der Schmerzen	▸ Meiden scharf gewürzter Nahrungsmittel ▸ Verabreichung von weicher oder pürierter Kost ▸ Kein Alkohol und Rauchen ▸ Gabe von anästhesierenden Lutschtabletten
Läsionen von Schleimhaut, Zahnfleisch und Zunge	Intakte Mundschleimhaut	▸ Bepinselung mit Myrrhetinktur ▸ Spülungen mit Kamille

Tab. 7.101: Pflegeplan für die spezielle Mundpflege.

Bei der Mundpflege beachten:

- Bei bewusstlosen Patienten besteht die Gefahr, dass Flüssigkeiten in die Luftröhre gelangen *(Aspirationsgefahr).* Deshalb Absauggerät bereithalten (☞ Abb. 7.35)
- Bei Patienten mit einer Lysetherapie (☞ 19.7) keine Klemmen benutzen, da Blutungsgefahr besteht
- Bei Alkoholkranken keine alkoholhaltigen Mundpflegelösungen wie Hexoral® oder Doreperol® benutzen.

7.4.5 Soor- und Parotitisprophylaxe

Soor- und **Parotitisprophylaxe** werden oft in einem Atemzug genannt, weil die Pflegemaßnahmen zur Vorbeugung beider Erkrankungen ähnlich sind. Dennoch handelt es sich um zwei verschiedene Krankheiten mit unterschiedlichen Ursachen. Die Soorinfektion ist mit Abstand die häufigere der beiden.

Die **Soor-** und **Parotitisprophylaxe** umfasst folgende Maßnahmen der speziellen Mundpflege:
- Einschätzen des Soor- und Parotitisrisikos
- Planen geeigneter vorbeugender Maßnahmen
- Durchführen der geplanten Maßnahmen
- Auswerten der Maßnahmen: Waren sie erfolgreich oder nicht?

7.4.5.1 Soorprophylaxe

Soor (Candidose) ☞ 28.7.2

Normalerweise herrscht in der Mundhöhle ein Gleichgewicht zwischen den über 500 Bakterienarten im Mund *(Mundflora, Bakterienflora)* und den Hefepilzen. Diese hemmen sich gegenseitig so in ihrem Wachstum, dass weder die Bakterien noch die Pilze überhand nehmen. Muss ein Patient Antibiotika einnehmen oder leidet an einer starken Abwehrschwäche, überwiegen oft die Hefepilze – insbesondere der Hefepilz Candida albicans, der sich gern auf vorgeschädigten Schleimhäuten ansiedelt. Ist nur die Mundschleimhaut betroffen, ist die **Candidose** *(Soor)* harmlos. Betrifft sie aber auch den Verdauungstrakt oder die Atemwege oder nimmt sie einen chronischen Verlauf, bekommt der Patient zum Teil massive Beschwerden (☞ 28.7.2).

Welche Patienten sind gefährdet?

Risikofaktoren einer Candidose in der Mundhöhle sind:
- **Mundtrockenheit,** z.B. bei Nahrungskarenz aufgrund des mangelnden Speichelflusses oder längerer Atmung durch den offenen Mund, etwa bei nasal eingeführter Sonde, bei Atemnot oder Sterbenden
- **Schlechter Allgemeinzustand,** insbesondere Abwehrschwäche und Vorerkrankungen der Mundhöhle
- **Zuckerhaltige Ernährung** (Zucker begünstigt das Candidawachstum) und **Antibiotikaeinnahme** (☞ Pharma-Info 28.24).

Maßnahmen der Soorprophylaxe

Pflegemaßnahmen, welche die Abwehrfunktionen der Mund- und Rachenschleimhaut fördern und stärken, sind:

Pflegemittel	Wirkung	Anwendung	Bewertung
Verdünnter Zitronensaft Zitronenscheiben Pagavit® Lemonsticks	▸ Erfrischend ▸ Stimulation der Speichelsekretion	▸ Zitronensaft: 1 Teel. auf ein Glas Wasser geben und Mund damit ausspülen lassen bzw. auswischen ▸ Zitronen: Saft einträufeln oder Scheiben lutschen lassen ▸ Sticks: Gebrauchsfertiges Päckchen mit drei getränkten Sticks zum Auswischen der Mundhöhle	▸ Angenehmer Geschmack ▸ Greift Zahnschmelz an (am besten mit Wasser nachspülen) ▸ Trocknet Schleimhaut aus, deshalb nicht zu oft verwenden ▸ Sticks: Abfallproblematik
Salbeilösung	▸ Desinfizierend ▸ Schutz der Schleimhaut vor bakteriellen, chemischen und mechanischen Einflüssen durch Gerbstoffwirkung	▸ Zur Mundspülung: 2,5 g getrocknete Salbeiblätter auf eine Tasse Tee geben ▸ Zur Pinselung: Unverdünnte Tinktur verwenden	▸ Sehr gut zur speziellen Mundpflege bei Entzündungen im Mund-Rachenraum, Gingivitis und Stomatitis ▸ Unangenehmer Geschmack
Kamille	▸ Entzündungshemmend ▸ Wundheilungsfördernd	▸ Als Tee zum Mundspülen und Gurgeln ▸ Als Tinktur zum Bepinseln	▸ Hervorragend zur speziellen Mundpflege ▸ Angenehmer Geschmack
Wasserstoffsuperoxyd (H_2O_2)	▸ Desinfizierend ▸ Löst Beläge und Verkrustungen	▸ 1 %-ige Lösung verwenden ▸ Nach der Anwendung mit klarem Wasser spülen	▸ In hoher Konzentration ätzende Wirkung auf Haut und Schleimhäute ▸ Lagerung nicht über 25 °C
Dexpanthenolsalbe (z.B. Bepanthen®)	▸ Aufweichen von Borken ▸ Geschmeidighalten der Lippen	▸ Auftragen auf Borken oder Lippen	▸ Vereinzelt treten allergische Reaktionen auf, sonst sehr gut geeignet zur Nasen-, Augen- und Lippenpflege
Künstlicher Speichel (z.B. Glandosane®)	▸ Anfeuchtung der Mundhöhle	▸ Unverdünnt als Spray	▸ Wegen Spraydose Umweltbelastung ▸ Unangenehmer Geschmack ▸ Beim Sprühen auf Atmung achten: Aspirationsgefahr
Desinfizierende Lösungen (z.B. Hexoral®)	▸ Desinfektion des Mund-Rachenraumes	▸ Unverdünnt zur Spülung ▸ Enthält Alkohol, deshalb nicht bei alkoholkranken Menschen und Patienten im Delir anwenden	▸ *Nebenwirkungen:* Geschmacksirritationen, Übelkeit, Erbrechen, Schleimhautverletzungen, Verfärbung von Zähnen und Zunge ▸ Nur nach ärztlicher Anordnung verwenden
Kaugummi	▸ Erhöhung der Speichelsekretion ▸ Gleichzeitig ideale Zahnpflege (bei zuckerfreien Kaugummis)	▸ Kauen	▸ Bei Mundtrockenheit ▸ Bei kooperativen Patienten bestens geeignet, nicht jedoch für bewusstseinsgetrübte oder verwirrte Patienten (Aspirationsgefahr) ▸ Nicht für Zahnprothesen- und Zahnspangenträger geeignet (Gefahr des Verklebens)
Myrrhe	▸ Desinfizierend ▸ Granulationsfördernd	▸ Als Tee zur Mundspülung fünfzig- bis hundertfach verdünnt ▸ Als Tinktur zur Pinselung unverdünnt	▸ Bei infektiösen Entzündungen im Mund bestens geeignet

Tab. 7.102: Verschiedene Mundpflegemittel, ihre Indikationen, Wirkungen und Besonderheiten.

- Regelmäßige Mundhygiene, um Speisereste zu entfernen
- Viel trinken, um die Mundschleimhaut feucht zu halten
- Speichelfluss anregen (☞ Tab. 7.102)
- (Auf Arztanordnung) Prophylaktisch ein lokales Antimykotikum (z.B. Moronal®-Lösung) geben.

Die Soorprophylaxe war erfolgreich, wenn:
- Die Mundschleimhaut (wieder) feucht-rot ist
- Die Mundhöhle (wieder) frei von Schleim oder Speiseresten ist
- Die Zunge (wieder) frei von Belägen ist.

7.4.5.2 Parotitisprophylaxe

Parotitis: Entzündung der *Ohrspeicheldrüse (Glandula parotis)*, hervorgerufen durch Staphylokokken oder Streptokokken.

Drei Speicheldrüsen(paare), nämlich die Ohrspeichel-, Unterkieferspeichel- und Unterzungendrüsen, bilden den *Mundspeichel* und geben ihn kontinuierlich an die Mundhöhle ab (☞ Abb. 34.66). Beim Essen wird der Speichelfluss deutlich gesteigert. Normalerweise können keine Bakterien in die Ausführungsgänge dieser Drüsen gelangen und dort eine Entzündung verursachen; sie würden sofort herausgespült werden. Bei längerer Nahrungskarenz oder erheblichem Flüssigkeitsmangel wird jedoch weniger Speichel gebildet, wodurch Keime in die Ausführungsgänge dringen können: Eine stark schmerzhafte Entzündung der Ohrspeicheldrüse (meist nur auf einer Seite) ist die Folge. Die Speicheldrüse schwillt dabei deutlich sichtbar an.

Maßnahmen der Parotitisprophylaxe

Um einer Parotitis vorzubeugen, wird der Speichelfluss angeregt durch:
- Vermehrte Kautätigkeit, z.B. durch Kauen von Kaugummi oder Brotrinde
- Lutschen auf Eiswürfeln oder Zitronenscheibe
- Ausreichende Flüssigkeitszufuhr
- Mundspülung mehrmals täglich, z.B. mit Kamillen- oder Salbeitee
- Auswischen der Mundhöhle bei Nahrungskarenz, z.B. mit Kamillosan®-Lösung oder verdünnter Myrrhetinktur.

Die Parotitisprophylaxe war erfolgreich, wenn:
- Der Speichel ohne Stau kontinuierlich fließen kann
- Die Ohrspeicheldrüsen weder schmerzen noch geschwollen sind
- Der Patient schmerzfrei kaut.

Veränderungen	Mögliche Ursachen
Formveränderungen	
Löffelnägel (☞ Abb. 7.104): Nagel mit muldenförmiger Eindellung	▸ Eisenmangel
Uhrglasnägel (☞ Abb. 30.34): Nagel vergrößert und übermäßig nach außen gewölbt	▸ Lungenfunktionsstörungen ▸ In Kombination mit Trommelschlegelfingern bei Herzfehlern
Querrillen	▸ Infektionserkrankungen ▸ Zytostatikatherapie, andere toxische Einwirkungen
Abgekaute Nägel	▸ Nervosität ▸ Angst
Farbveränderungen	
Gelbgrau	▸ Pilzbefall des Nagels (☞ Abb. 30.31)
Gelblich	▸ Erkrankungen der Leber mit Ikterus (☞ 22.2.1)
Blauschwarze Flecken unter dem Nagel	▸ Hämatom (Stoßverletzung des Nagelbetts) ▸ Melanom (☞ 30.10.2)
Bräunlich	▸ Rauchen
Strukturveränderungen	
Spröde und brüchig	▸ Eisenmangel ▸ Kalziummangel ▸ Störungen der Schilddrüsenfunktion
Eingewachsener Nagel: Seitlicher Nagelrand drückt auf den Nagelfalz	▸ Falsch geschnittene Nägel (☞ oben) ▸ Belastung der Zehennägel durch die Schuhe
Panaritium *(Nagelbettentzündung)*: Eitrige Entzündung im Nagelfalz unter dem Nagel	▸ Verletzungen bei der Maniküre
Nagel ist zu dick, rau	▸ Pilzbefall des Nagels (Nagelmykose ☞ 30.8.2)

Tab. 7.103: Krankhafte Veränderungen der Nägel (☞ auch 30.3.4).

7.4.6 Nagelpflege

Nägel sind von der Epidermis gebildete Hornplatten auf den Finger- und Zehenkuppen. Sie verhindern Verletzungen an den Finger- und Zehenenden und erleichtern das Greifen.

Im Normalfall ist der Nagel elastisch, quergewölbt und rötlich gefärbt. Veränderungen können in Form, Farbe und Struktur auftreten (☞ auch Tab. 7.103 und 30.3.4).

Überragen die Nägel die Finger- oder Zehenkuppen, sollten sie geschnitten werden. Möchten Pflegende dies bei einem Patienten tun, benötigen sie jedoch dessen Einverständnis.

Benötigtes Material

- Handtuch
- Waschschüssel mit warmem Wasser
- Nagelbürste
- Ggf. Nierenschale oder Papiertuch
- Abwurf
- Nagelschere und -feile
- Pflegemittel nach Wunsch, z.B. Handcreme.

Durchführung

- Hände bzw. Füße nacheinander baden, um die Nägel aufzuweichen, da sie sich dann leichter schneiden lassen. Bei bettlägerigen Patienten dazu das Handtuch unter die Hand des Patienten legen, darauf die Waschschüssel mit warmem Wasser stellen und die Hand eintauchen (lassen)
- Nägel bürsten, um sie zu säubern
- Waschschüssel wegstellen und Hand gut abtrocknen
- Handtuch, Nierenschale oder Papiertuch unter die Hand legen
- Nägel bis zur Finger- bzw. Zehenkuppe zurückschneiden. Fingernägel links und rechts etwas mehr, Fußnägel deutlich weniger abrunden, damit sie nicht einwachsen können
- Raue Nägel feilen. Dabei nicht hin und her, sondern stets nur in eine Richtung feilen, damit das Nagelende nicht brüchig wird

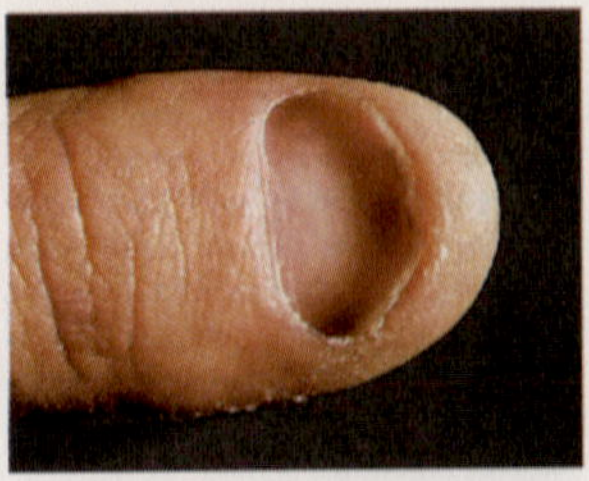

Abb. 7.104: Löffelnagel *(Koilonychie)*. [E179-170]

- Verschmutzungen unter den Nägeln mit der Spitze der Nagelfeile entfernen
- Auf Wunsch des Patienten oder bei trockener Haut Hände bzw. Füße eincremen.

Bei der Nagelpflege beobachten die Pflegenden die Nägel auf krankhafte Veränderungen (Tab. 7.103). In manchen Krankenhäusern wird die Fußpflege medizinischen Fußpflegerinnen übertragen.

! **Vorsicht** bei der Fußpflege ist geboten bei Patienten mit Diabetes mellitus (☞ 23.6), Patienten mit Antikoagulantientherapie (☞ 19.7) oder schweren peripheren Durchblutungsstörungen (☞ 19.6.2). Bei nicht korrekter Durchführung drohen schlecht heilende Wunden (☞ auch diabetische Gangrän 23.6.5).

7.4.7 Haarpflege

Die Behaarung des Menschen hat bis auf das Kopfhaar ihre ursprüngliche Funktion verloren, nämlich vor Kälte und Wärmeverlust zu schützen. Die Haare des Kopfes sind dafür in unserer Kultur ein wesentliches Identifikationsmerkmal und Schönheitsattribut.

Haartypen

Beim erwachsenen Menschen unterscheidet man zwei verschiedene **Haartypen:**

- *Langhaar.* Kopf-, Achsel-, Schamhaare, zusätzlich beim Mann die Bart- und Brusthaare
- *Kurz-* bzw. *Borstenhaar.* Die übrige Körperbehaarung, die bis auf Handflächen, Innenseiten der Schenkel, Fußsohlen und Streckseiten der Zehen- und Fingerendglieder den ganzen Körper bedeckt.

Das **Wollhaar** *(Lanugohaar)* ist ein Flaumhaar, das den Körper vom 4. Fetal- bzw. Schwangerschaftsmonat bis etwa zum 6. Lebensmonat bedeckt.

Haarbeschaffenheit

Die **Beschaffenheit** der Haare kann unterschiedlich sein:

- *Normales Haar* ist weich fallend, voll und matt glänzend
- *Fettiges Haar* entsteht bei erhöhter Talgproduktion, die durch Veranlagung, Stress, Ernährungs- und Pflegefehler ausgelöst wird. Das Haar ist schon einige Stunden nach der Haarwäsche wieder fettig
- *Trockenes Haar* ist eine Folge verminderter Talgproduktion. Durch den fehlenden Fettfilm besitzt das Haar keinen Schutz gegenüber mechanischen und chemischen Einflüssen. Trockenes Haar entsteht durch Veranlagung, Hypothyreose (☞ 23.4.4) oder infolge schwerer Allgemeinerkrankungen.

Ernährung, Stress oder falsche Pflege verändern die Haarbeschaffenheit. Die Haare werden *spröde und brüchig*. Sprödes Haar tritt z.B. bei Eisenmangel und Hypothyreose auf. Auch während der Schwangerschaft und Stillzeit leiden manche Frauen unter Haarveränderungen. Eine auf den Haartyp abgestimmte Pflege beseitigt dieses Problem häufig.

Haarfarbe

Die **Haarfarbe** wird vom Melaningehalt in den verhornten Zellen bestimmt. Das *Ergrauen* der Haare ist Folge einer verminderten Melaninproduktion und gleichzeitiger Lufteinschlüsse im Haarschaft. Im Alter ist das Ergrauen der Haare ein physiologischer Vorgang. Frühzeitiges Ergrauen kann genetisch bedingt sein, eine psychische Reaktion sein oder als Begleiterscheinung bei endokrinen Erkrankungen auftreten.

Haarausfall

Ein gesunder Erwachsener verliert täglich durchschnittlich 70 – 100 Haare. Dieser physiologisch bedingte Haarausfall wird durch das normale Wachstum und den Regenerationszyklus ausgeglichen.

Chronische Erkrankungen, fieberhafte Infektionskrankheiten, Arzneimittel, Bestrahlungen, Zytostatika und psychischer Stress können den Regenerationszyklus jedoch stören. Es kommt dann zum **Haarausfall** und im Extremfall zur **Glatzenbildung** *(Alopezie,* auch 30.3.3).

Nicht mit diesem Haarausfall zu vergleichen ist die physiologische Glatzenbildung des Mannes, die durch das Sexualhormon *Testosteron* (☞ 31.1.3) beeinflusst wird. Glatzen treten bei ca. 45 % aller Männer mit entsprechender genetischer Vorbelastung auf. Sie beginnen typischerweise im Schläfenbereich *(„Geheimratsecken")* und können bis zum völligen Haarverlust fortschreiten.

Haarpflege bei Kranken

Bei der Haarpflege berücksichtigen die Pflegenden die Wünsche und Vorlieben des Patienten. Besonders einfühlsam gehen sie auf Patienten mit krankheitsbedingtem Haarausfall ein (z.B. wegen einer Zytostatikatherapie ☞ 24.5.1), die u.U. eine Perücke oder Mütze tragen.

Langes Liegen und ständiger Druck auf den Kopf belasten die Haare. Bei Patienten mit fettigem Haar führt dies zu einer Anregung der Talgdrüsen; das Haar fettet noch leichter. Zusätzlich tritt oft ein unangenehmer Juckreiz auf.

Wichtige Pflegemaßnahmen sind das tägliche Ausbürsten und Kämmen sowie eine Haarwäsche 1 – 2x/Woche. Können die Patienten dies nicht selbst tun, unterstützen die Pflegenden sie dabei. Die Pflegemittel dazu werden je nach Haartyp des Patienten ausgewählt.

Kämmen und Bürsten im Bett

- Dem Patienten ein Handtuch unter den Kopf legen
- Bei langen Haaren den Kopf auf die Seite drehen (lassen) und die Haare erst auf der einen, dann auf der anderen Seite kämmen. Dabei jeweils mit den haarspitzennahen Abschnitten beginnend nur einige Zentimeter auskämmen und sich langsam zum Haarschaft vorarbeiten
- Den Patienten nach seinen Wünschen frisieren.

Bei der Haarpflege beachten:

- Fettiges Haar nicht zu ausgiebig bürsten, da hierdurch die Talgproduktion angeregt wird
- Bei längeren Haaren gelegentlich eine Haarspülung oder -kur verwenden (die Haare werden dadurch leichter kämmbar)
- Auch Perücken oder Haarteile regelmäßig pflegen (lassen)
- Die Haare nicht zu lange und zu heiß föhnen, da dies die Haare austrocknet.

Haarwäsche im Bett

Bei mobilen Patienten ist es am einfachsten, die Haare unter der Dusche bzw. in der Badewanne zu waschen. Bei **immo-**

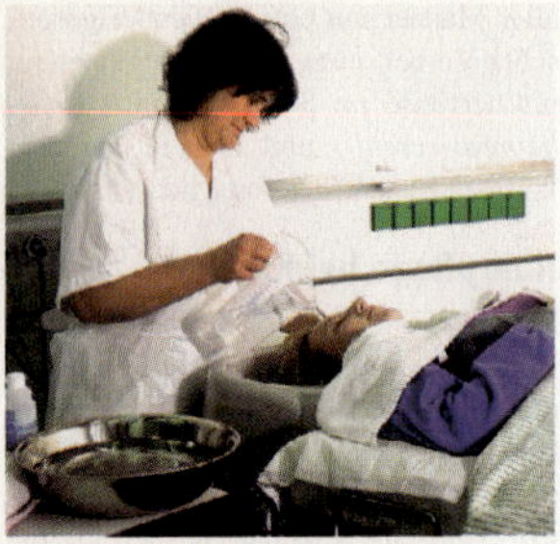

Abb. 7.105: Zur Haarwäsche im Bett stehen verschiedene Hilfsmittel zur Verfügung. Hier eine stabile Wanne mit Abflussschlauch. [K183]

bilen Patienten muss man sich mit anderen Methoden behelfen:

- Bei dreiteiligen Matratzen oberes Matratzenteil herausnehmen; Patienten so lagern, dass die Schultern an der Oberkante der mittleren Matratze liegen; Haarwaschbecken unter seinen Kopf stellen
- Kopfbrett des Bettes entfernen, Patienten so lagern, dass seine Schultern mit der Oberkante der Matratze abschließen. Haarwaschbecken oberhalb des Bettes auf Stuhl oder Tisch unter den Kopf des Patienten stellen (☞ Abb. 7.105)
- Bett flach stellen, Oberkörper des Patienten bis zu den Schultern auf Kissen hoch lagern, Haarwaschbecken oberhalb der Schultern ins Bett stellen
- Mit Patientenlifter den Oberkörper des Patienten im Bett etwas aufrichten, dabei den Kopf stützen. Haarwaschbecken unter den Kopf stellen.

Welche dieser Lagerungen angewendet wird, hängt vom Zustand des Patienten und den vorhandenen Hilfsmitteln ab.

Die Pflegenden waschen die Haare des Patienten ca. 1- bis 2-mal pro Woche bzw. so häufig, wie der Kranke es gewohnt ist.

Ziele der Haarwäsche sind:
- Beobachtung und Reinigung der Kopfhaut und der Haare
- Förderung des Wohlbefindens
- Entfernen von Parasiten mit Spezialshampoo und Nissenkamm (☞ auch 30.8.3).

An **Materialien** sind zu richten:
- Eimer oder Schüssel mit angenehm temperiertem Wasser (Patientenwünsche berücksichtigen)
- Gefäß zum Schöpfen (Spülgefäß)
- Leerer Eimer
- Bettschutz
- Handtücher
- Augenschutz, z.B. Waschlappen
- Shampoo
- Kamm oder Bürste
- Föhn
- Spezielles Haarwaschbecken
- Ggf. fahrbarer Patientenlifter (☞ Abb. 7.79).

Weiterhin treffen die Pflegenden folgende **Vorbereitungen:**
- Maßnahme mit dem Patienten absprechen und geeignete Methode auswählen; persönliche Wünsche erfragen, z.B. nach Shampoo und Tönung
- Patienten in flacher Rückenlage lagern, Bett mit einem Gummilaken schützen, Handtuch in den Nacken legen
- Schmuck und ggf. Hörgerät entfernen
- Haare und Kopfhaut inspizieren.

Dann erfolgt die **Durchführung** der Haarwäsche:
- Haare nass machen
- Shampoo auftragen, einmassieren, ausspülen
- Bei stark fettenden oder verschmutzen Haaren wiederholt waschen
- Haare mit den Händen ausdrücken, mit Handtuch frottieren und föhnen.

Bei der Haarwäsche beachten:
- Keinen Seifenschaum in die Augen bringen
- Bei bettlägerigen Patienten keine Haarnadeln und Kämme für die Frisur verwenden, da sie zu Druckstellen führen oder verletzen können
- Kein Wasser in die Ohren laufen lassen. Bei Patienten mit Erkrankungen der Ohren besonders vorsichtig sein (Haarwäsche nur nach Rücksprache mit Arzt)
- Heißes Föhnen unterlassen, da es die Talgproduktion anregt und die Kopfhaut belastet
- Alte Menschen nicht „der Einfachheit halber" wie Kinder frisieren
- Bettwäsche und Kleidung der Patienten auf Feuchtigkeit kontrollieren und bei Bedarf wechseln
- Haare bei Halswirbel- und Schädelverletzungen nur auf Anordnung des Arztes hin waschen
- Haare nicht ohne Einverständnis des Patienten schneiden.

7.4.8 Augenpflege

Beim gesunden Menschen schützen Augenlider und Tränenflüssigkeit das Auge, reinigen es kontinuierlich und halten es feucht (☞ 33.1.1). Deshalb ist keine spezielle Augenpflege notwendig. Es genügt, die Augen zu entspannen, z.B. durch Augenschließen oder kurzes Unterbrechen von Tätigkeiten, die das Auge übermäßig beanspruchen. Um die Linse zeitweise zu entspannen, ist es bei Arbeiten im Nahbereich (Bildschirmarbeit, Lesen) sinnvoll, alle 15 – 20 Minuten in die Ferne zu schauen.

Spezielle Augenpflege

Zur **speziellen Augenpflege** gehören Maßnahmen, die:
- Eine drohende Austrocknung der Hornhaut verhindern, wenn der Lidschlag fehlt, z.B. das Anlegen eines Uhrglasverbandes (☞ 33.2.7) bei Bewusstlosigkeit oder während der Narkose
- Verklebungen und Verkrustungen an Lidern und Wimpern lösen, z.B. bei Entzündungen und vermehrter Sekretion (☞ unten)
- Fremdkörper entfernen und das Auge reinigen (☞ 33.2.1)
- Augenprothesen *(Kunstauge)* und Kontaktlinsen reinigen (☞ 33.2.4 – 33.2.5)
- Bei Augenerkrankungen bzw. Augenoperationen ärztlich angeordnet sind (☞ 33.2.6)

Lösen von Verklebungen und Verkrustungen

Zum Lösen von Verklebungen und Verkrustungen an Lidern und Wimpern werden folgende **Materialien** benötigt:
- Weiche, sterile, nicht fasernde Tupfer
- Sterile Einmalhandschuhe
- Sterile Reinigungs- oder Spüllösung, z.B. NaCl 0,9 % in einer Spritze aufgezogen oder in einer sterilen Nierenschale. Die Lösung sollte Raumtemperatur haben bzw. leicht angewärmt werden, da die Reinigung der Augen für den Patienten sonst unangenehm ist
- Nach Arztanordnung Augentropfen oder -salbe, sofern sie unmittelbar nach der Reinigung des Auges appliziert werden sollen
- Abwurf.

Durchführung

- Patienten informieren und mit erhöhtem Oberkörper oder sitzend lagern, den Kopf nach hinten neigen (lassen)
- Nach hygienischer Händedesinfektion sterile Einmalhandschuhe anziehen

- Augenlider, Lidspalt, Wimpern, Augeninnenwinkel und zuletzt die Umgebung mit einem feuchtem Tupfer vom äußeren zum inneren Augenwinkel auswischen, ohne zu reiben
- Jeden Tupfer nur einmal benutzen, um einer Infektion vorzubeugen
- Vorgang so lange wiederholen, bis das Auge sauber ist
- Auge trocken tupfen. Evtl. Auge spülen bzw. Tropfen oder Salben nach Arztanordnung applizieren (☞ 33.2.3).

Nachsorge

- Patienten bequem lagern
- Material aufräumen und die Verbrauchsmaterialien (Tupfer, Spüllösung, Einmalhandschuhe) entsorgen
- Maßnahme dokumentieren
- Veränderungen am Auge dem Arzt mitteilen.

! Vorsicht

Das Auge ist ein sehr empfindliches Organ, und es besteht stets eine hohe **Verletzungs-** und **Infektionsgefahr.** Deshalb bei der Augenpflege:

- Vorher und nachher die Hände gut waschen und desinfizieren
- Immer vom äußeren zum inneren Augenwinkel arbeiten, damit Sekrete ihren natürlichen Abflussweg finden
- Sanft und behutsam vorgehen.

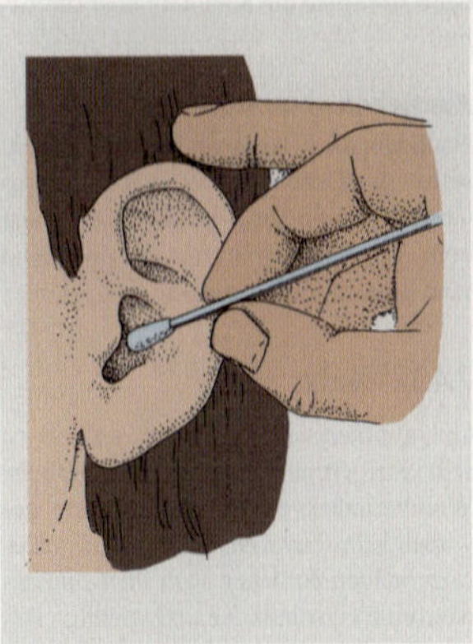

Abb. 7.106: Ohrenpflege. Falls sich der Patient bewegen sollte, könnte der Watteträger zu tief eindringen. Deshalb wird zur Sicherheit der Mittelfinger gestreckt am Kopf abgestützt. So kann der Watteträger höchstens so weit eingeführt werden, bis der Mittelfinger das Ohr berührt. [A400-190]

7.4.9 Ohrenpflege

Die Ohrmuscheln werden bei der Körperpflege mitgewaschen. Dabei werden natürliche Ablagerungen an der Ohrmuschel und am Gehörausgang entfernt, die aus Hautzellen, *Ohrenschmalz* **(Cerumen)** und Staub bestehen. Wasser und Seife dürfen nicht ins Ohr dringen.

Der äußere Gehörgang reinigt sich normalerweise von selbst. Ohrenschmalz kann vorsichtig mit Wattestäbchen und Babyöl entfernt werden. Dies sollte allerdings nicht zu oft gemacht werden, weil durch das Einführen des Stäbchens der Ohrenschmalz tiefer in den Gehörgang gedrückt wird. Auch darf das Wattestäbchen nicht zu tief eingeführt werden, um eine Verletzung des Trommelfells zu vermeiden. Hartnäckige Ceruminalpfropfen werden nach Arztanordnung mit speziellen Medikamenten aufgelöst und ausgespült (☞ 34.2.4).

Bei der Ohrenpflege beachten:

- Wenn Blut, Eiter oder klare Flüssigkeit (möglicherweise Liquor) aus dem Ohr fließen, das Ohr mit Kompressen steril abdecken und sofort den Arzt benachrichtigen
- Wattestäbchen nicht in den Gehörgang einführen, da Verletzungsgefahr besteht
- Für jede Ohrmuschel separates Wattestäbchen verwenden, um eine mögliche Infektionsübertragung zu vermeiden.

7.4.10 Nasenpflege

Der gesunde Mensch benötigt keine spezielle Pflege der Nase. Er reinigt sie, indem er in ein Taschentuch schnäuzt. Das Naseputzen vor dem Essen hilft, den Geschmack der Nahrung besser wahrzunehmen.

Eine spezielle Nasenpflege ist angebracht z.B. bei:

- Bewusstlosen Patienten
- Verletzungen der Nase
- Patienten mit nasalen Sonden.

Benötigtes Material

- Watteträger oder Wattestäbchen
- Nasensalbe, z.B. Bepanthen® Salbe, oder Olivenöl
- Handschuhe
- NaCl 0,9 %
- Abfallsack oder Abwurfmöglichkeit.

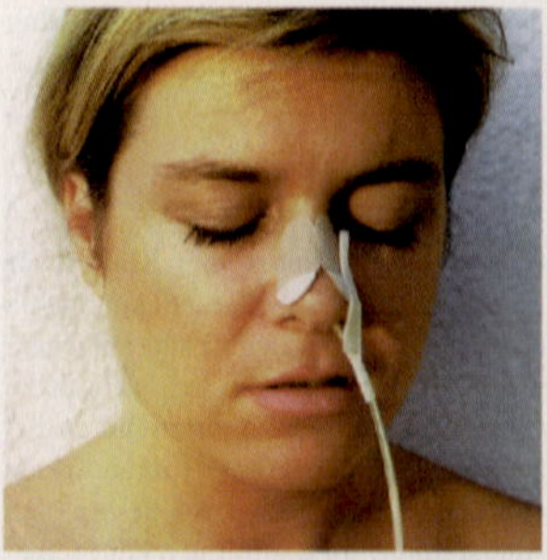

Abb. 7.107: Fertigfixierung einer nasal eingelegten Sonde. [U131]

Zusätzlich bei eingelegter nasaler Sonde:

- Wundbenzin, Tupfer
- Hautfreundliches Pflaster und Schere oder Fertigfixierung (☞ Abb. 7.107).

Durchführung

- Patienten informieren und wenn möglich Oberkörper erhöht lagern
- Nase inspizieren
- Borken durch Einträufeln von NaCl 0,9 % aufweichen und jedes Nasenloch mit NaCl 0,9 % und einem Watteträger reinigen. Dabei Watteträger in der Mitte des Nasenlochs leicht drehend einführen und dann ebenfalls leicht drehend an der Nasenwand entlang aus der Nase herausziehen
- Anschließend Salbe nach Arztanordnung auf Wattestäbchen auftragen und in die Nasenlöcher geben.

Nasenpflege bei nasal eingeführten Sonden

Bei nasal eingeführten Sonden zur Sauerstoffverabreichung (☞ 20.2.1) oder Ernährung (☞ 10.3.2) sind zusätzliche Maßnahmen angebracht:

- Pflaster auf dem Nasenrücken entfernen. Dabei darf die Sonde weder herausrutschen noch hineingeschoben werden
- Sonde gut festhalten
- Pflasterreste mit benzingetränkten Kompressen entfernen. Bei der Reinigung mit Benzin hält der Patient die Augen geschlossen und atmet möglichst durch den Mund, da die Gefahr einer Augenreizung besteht
- Nase und Sonde reinigen. Wenn der Patient eine Sauerstoffsonde hat, wird sie nach der Nasenpflege in das andere Nasenloch gelegt (☞ 20.2.1). Hat der Patient eine gastroduodenale Sonde, wird sie an einer anderen Stelle der

Nase mit Pflaster oder Fertigfixierung (☞ Abb. 7.107) fixiert, um Hautläsionen zu verhindern.

7.4.11 Kleidung

Die **Kleidung** schützt den Körper vor Kälte und Wärme. Außerdem kommt sie dem natürlichen Schamgefühl entgegen, indem sie verhüllt, was der Mensch zu verhüllen wünscht. Weiterhin führen Erziehung, Umwelt, Alter, Kultur, Mode und Tradition dazu, dass von bestimmten Altersgruppen zu bestimmten Zeiten spezifische Kleidungsstücke getragen werden. Nicht zuletzt ist Kleidung auch ein Statussymbol, wie das Sprichwort „Kleider machen Leute" verdeutlicht.

Kleidung informiert über:

- *Stimmungen.* „Ich trage keine bunte Bluse, wenn mir nicht danach ist" oder schwarze Kleidung bei Trauer
- *Beruf.* Berufstypische Kleidung, z.B. bei Schornsteinfegern, Bäckern, Krankenhauspersonal
- *Status.* Wie viel Geld kann für Kleidung ausgegeben werden?
- *Religionszugehörigkeit.* Verschleiertes Gesicht muslimischer Frauen, Kopfbedeckung orthodoxer Juden.

Kleidung im Krankenhaus

Im Krankenhaus kann sich der Patient seine Kleidung selbst wählen, sei es Nachthemd, Schlafanzug, Unterwäsche, Jogginganzug oder seine persönliche Alltagskleidung. Nicht zuletzt aus Kostengründen ist es wenig sinnvoll, bettlägerigen Patienten routinemäßig **Krankenhaushemden** *(Flügelhemden)* anzuziehen. Angebracht sind sie jedoch:

- Bei pflegeintensiven Patienten
- Präoperativ (unmittelbar vor der Operation)
- Vor Untersuchungen (z.B. Laparoskopie)
- Bei akut eingelieferten Patienten, deren Wäsche noch nicht gebracht wurde.

Der **Vorteil** von Flügelhemden besteht in ihrem problemlosen und raschen Wechsel. Außerdem liegen schwerkranke Patienten auf weniger Falten, da sie hinten offen sind. **Nachteil** der Flügelhemden ist, dass sich die Patienten nicht vollständig bekleidet fühlen und dieses krankenhaustypische Kleidungsstück ihr subjektives Krankheitsgefühl zusätzlich verstärkt. Der Patient fühlt sich meist gleich „gesünder", wenn er z.B. nach einer Operation das Flügelhemd gegen seine eigene Kleidung tauschen kann.

Da saubere Kleidung der Gesundheitsvorsorge dient und das subjektive Wohlbefinden fördert, unterstützen die Pflegenden die Patienten dabei, ihre Kleidung regelmäßig zu wechseln.

Hilfe beim An- und Ausziehen

Bei vielen Krankheiten oder Behinderungen ist der Patient auf Unterstützung durch die Pflegenden angewiesen.

- Störungen der Feinmotorik hindern die Patienten daran, eine Schleife an Schuhen zu binden oder Knöpfe zu öffnen oder zu schließen
- Lähmungen, starkes Zittern, geistige Störungen, Sehstörungen behindern oder verhindern das selbständige An- und Ausziehen
- Gipsbehandlungen erschweren die Bekleidung einzelner Extremitäten.

Beim **An-** und **Ausziehen** berücksichtigt die Pflegekraft immer die individuelle Bewegungsfähigkeit und jeweilige Erkrankung des Betroffenen. Bei der Hilfestellung geht es darum, die Selbständigkeit und individuellen Ressourcen des Kranken zu fördern. Das An- und Ausziehen wird erleichtert durch:

- Weite Kleidung
- Einsatz von Klettverschlüssen statt Knöpfen
- Verwendung von Schuhwerk mit Reißbzw. Klettverschluss anstelle von Schnürsenkeln.

Für manche Patienten ist es hilfreich, wenn Angehörige Kleidungsstücke abändern. Beispielsweise können Kranke mit einem Unterschenkelgips ihre gewöhnliche Hose nicht tragen. Trennt man aber die seitlichen Hosennähte auf, ist die Hose weit genug. Mit beidseitig angebrachten Bändern wird die Hose verschlossen. Bänder oder Druckknöpfe können auch an Unterwäsche und Nachthemden angebracht werden.

Braucht ein Patient Hilfe beim An- und Ausziehen, beachten die Pflegenden folgende Prinzipien:

- Zuerst alle vorhandenen Verschlüsse wie Reißverschlüsse, Knöpfe usw. öffnen, um das erkrankte Körperteil möglichst nicht zu berühren
- Bei Patienten mit Gipsverband oder Infusionen beim Anziehen an der erkrankten bzw. betroffenen Seite beginnen, beim Ausziehen an der „gesunden" Seite.

Anziehen der Oberbekleidung

Vor dem **Anziehen** laufende Infusionen kurz abstellen und *vorsichtig* von der schulternahen Ärmelöffnung her durch den Ärmel ziehen, erst danach den Ärmel über den Arm des Patienten streifen. Dazu ergreift die Hand der Pflegekraft von der handnahen Ärmelöffnung aus durch den Ärmel hindurch das Handgelenk des Patienten und streift dann den Ärmel über dessen Arm. Auf diese Weise sichert sie Infusion und Infusionskanüle.

Das weitere Vorgehen zeigen die Abb. 7.108 – 7.110.

Ausziehen der Oberbekleidung

Handelt es sich um ein Kleidungsstück, das vorne zu öffnen ist, schiebt die Pflegekraft die gelockerte Oberbekleidung zum **Ausziehen** vorsichtig nach oben, so dass der Patient seinen gesunden Arm aus dem Ärmel ziehen kann. Danach schiebt sie die Kleidung unter dem Rücken des Patienten durch und streift sie behutsam über den kranken Arm.

Ist das Kleidungsstück vorne nicht zu öffnen, schiebt die Pflegekraft die Oberbekleidung so weit als möglich in Richtung Kopf, lässt den Patienten die Arme vor der Brust kreuzen und seinen Oberkörper sowie Kopf beugen, rafft am Rücken die Kleidung, so dass der Stoff vom unteren Saum bis zum Halsausschnitt in ihrer Hand liegt, und zieht den Kleiderwulst über den Kopf des Patienten. Anschließend streift sie die Kleidung über die Arme.

Ausziehen einer Hose

Nachdem die Pflegekraft bzw. der Patient selbst die Hose geöffnet und unter das Gesäß gezogen hat, wird die Hose zuerst vom gesunden Bein und anschließend vom kranken Bein gezogen.

7.4.12 Netz

Gut gepflegt und frisch gewaschen zu sein, steigert nicht nur das körperliche Wohlbefinden; es verleiht auch ein gewisses Selbstbewusstsein. Auf das Äußere zu achten ist daher auch im Krankenhaus eine verständliche und wichtige Beschäftigung.

Sich waschen und kleiden

Sich als Frau oder Mann fühlen und verhalten

Einfache Maßnahmen wie das Verstecken des Katheterbeutels unter der Klei-

Anziehen eines Schlafanzugoberteils [K183]

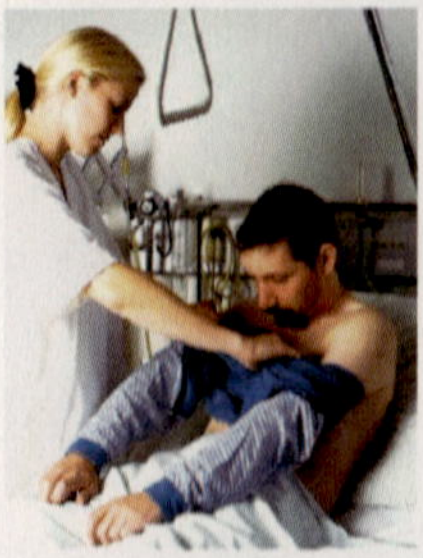

Abb. 7.108 (links): Patienten in aufrechte Position bringen, Ärmel bis zu den Oberarmen anziehen.

Abb. 7.109 (rechts): Schlafanzugoberteil über den Kopf ziehen.

Abb. 7.110 (rechts außen): Patienten aufsetzen (lassen) und Oberteil ganz anziehen.

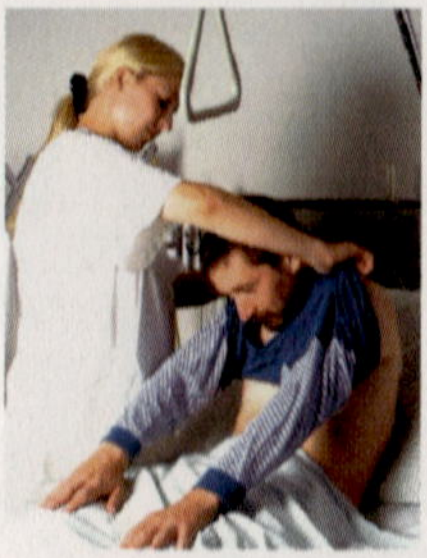

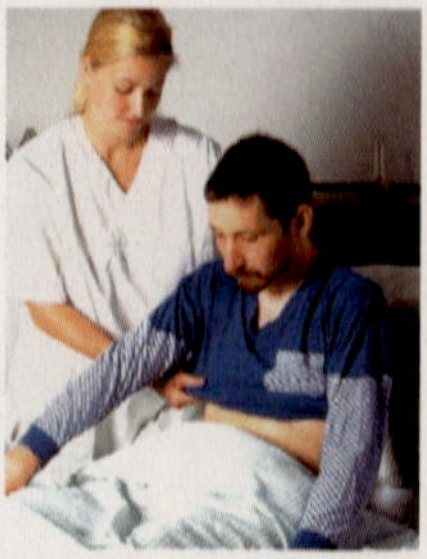

dung oder in einem Kissenbezug sowie der sinnvolle Einsatz von „Flügelhemden“ wahren die Würde des Patienten. Schwerkranke und Pflegebedürftige haben ebenso wie Gesunde einen Anspruch auf angemessene Kleidung, die ihre Intimsphäre schützt.

Sich waschen und kleiden
Wach sein und schlafen

Die Körperpflege gehört wie das Essen und Trinken zu den tagesstrukturierenden Maßnahmen. So hilft kühles Wasser beim Aufwachen, ein warmes Bad entspannt und fördert den Schlaf.

Sich waschen und kleiden
Sich bewegen
Sich beschäftigen

Das Trainieren alltäglicher Handlungsabläufe, z.B. die Körperpflege, sind ein ideales Übungsfeld, um den Patienten zu mobilisieren und schrittweise wieder an die Selbständigkeit heranzuführen. Wäscht sich der Kranke heute nur das Gesicht selbst, so ist er morgen vielleicht schon in der Lage, Arme und Oberkörper zu waschen und die Zähne zu putzen. Diese kleinen Erfolge motivieren den Patienten, mehr und mehr Verrichtungen eigenständig zu übernehmen.

Jeder Schritt in Richtung Selbständigkeit ist für den Patienten ein Erfolgserlebnis, das seinen Genesungsprozess fördert.

7.5 ATL „Sich Bewegen“

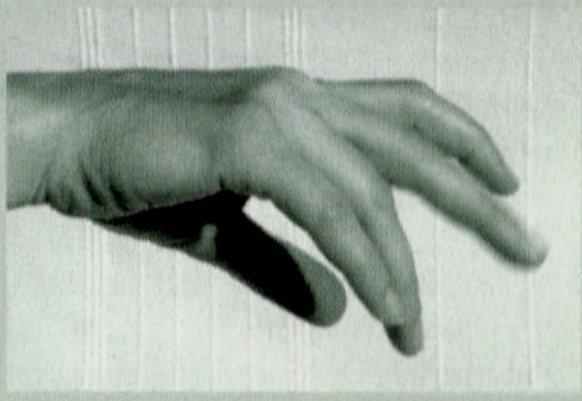

7.5.1 Leben ist Bewegung

Sich bewegen: Die Stellung oder Lage des Körpers ändern, sich in Bewegung setzen oder halten. Kommt es zu Störungen der Bewegung, kann dies ernsthafte Erkrankungen zur Folge haben.

Die ATL „Sich bewegen“ umfasst Maßnahmen zur Unterstützung physiologischer Bewegungsabläufe und Maßnahmen bei bereits eingetretenen Bewegungsstörungen.

Im weiteren Sinne zählt zu dieser ATL auch die Aktivierung der geistigen Beweglichkeit: die Fähigkeit, sich auf Neues einzustellen, die Lust auf Veränderung und die Freiheit im Denken.

Aktivität und Bewegung gehören zu den Voraussetzungen menschlichen Lebens: Herzaktionen, Atmung oder die Darm-

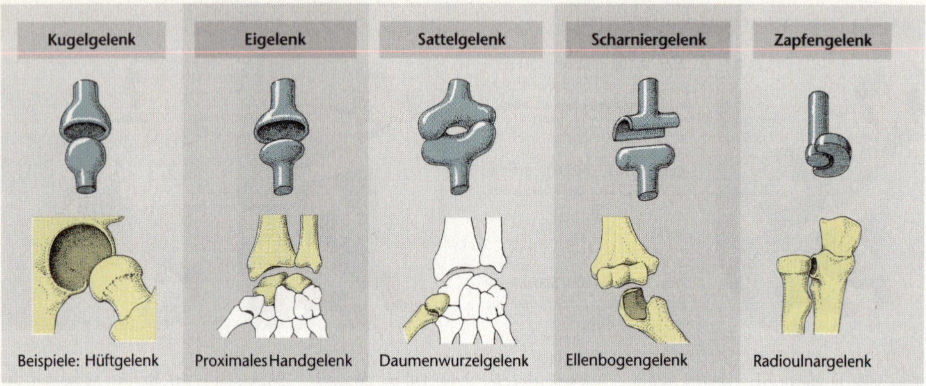

Abb. 7.111: Die Gelenkarten des menschlichen Körpers. [A400-190]

peristaltik sind „Bewegungen", die für den Körper lebensnotwendig sind.

Bewegung ist auch in einigen anderen Aktivitäten des täglichen Lebens enthalten: Essen und Trinken, Sprechen und Schreiben (Kommunizieren), Körpertemperatur regulieren, Sich waschen und kleiden, Arbeiten und Spielen sowie Ausscheiden; alle diese Tätigkeiten erfordern Muskelarbeit und Bewegung.

„Sich bewegen" ist ein lebensnotwendiges Grundbedürfnis des Menschen mit:
- Individueller Ausprägung
- Kommunikativen Anteilen; Bewegungen als Lebensäußerung drücken die körperliche und psychische Verfassung aus
- Körperlicher und seelisch-geistiger Aktivität.

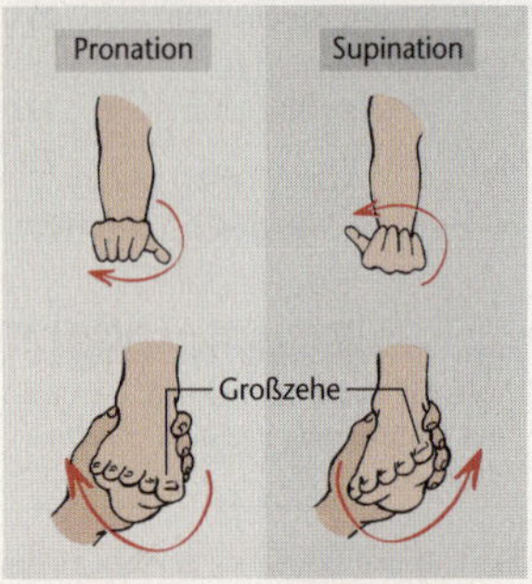

Abb. 7.113 Die Rotationsbewegungen an Hand und Fuß: Pronation und Supination. [A400-190]

7.5.2 Physiologische Bewegungsabläufe

Der Mensch kann sich nur bewegen, wenn mehrere Organe sozusagen „Hand in Hand" zusammenarbeiten:
- Das *Gehirn* setzt die Bewegungsabsicht in Bewegungsmuster um und übernimmt die Koordination
- *Motorische Nerven* leiten Bewegungsimpulse zu den Muskeln, während gleichzeitig
- *Sinnesorgane* wie Auge und Gleichgewichtssinn sowie Tiefensensibilität die aktuelle Körperhaltung über
- *Sensible Nerven* zurückmelden.

Ermöglicht werden Bewegungen durch Gelenke, Knochen, Knorpel, Muskeln, Sehnen und Bänder. Je nachdem, in welche Richtungen Gelenke bewegt werden können, werden verschiedene Gelenkarten unterschieden (☞ Abb. 7.111 und Tab. 7.112).

Flexion *(Beugung)*	**Extension** *(Streckung)*
Abduktion *(Abspreizung)*	**Adduktion** *(Heranführung)*
Außenrotation *(Drehung nach außen)*	**Innenrotation** *(Drehung nach innen)*
Anteversion *(Wendung nach vorn)*	**Retroversion** *(Wendung nach hinten)*

Tab. 7.112: Die gegensätzlichen Bewegungsrichtungen der Gelenke (☞ Abb. 7.115).

Bei Händen und Füßen werden die Rotationsbewegungen als **Supination** und **Pronation** bezeichnet:
- Bei der *Supination* der Hand dreht sich der Handrücken bei hängendem Arm mit dem Handrücken nach hinten (hebt man den Arm hoch, könnte man jetzt aus der Hohlhand eine *Sup*pe – wie *Sup*ination – essen). Bei der *Pronation* dreht sich der Handrücken nach vorn

Organsystem/Funktion	Folgen von Immobilität
Haut	Dekubitus (*Dekubitusprophylaxe* ☞ 7.5.4), *Intertrigo* (Wundsein in Körperfalten)
Herz-Kreislauf	Thrombose (*Thromboseprophylaxe* ☞ 7.2.15), Durchblutungsstörungen, Orthostase (*orthostatische Dysregulation* ☞ 19.5.3)
Atmung	Sekretstau, herabgesetzte Belüftung und Durchblutung der Lunge, Pneumonie (*Pneumonieprophylaxe* ☞ 7.2.4)
Verdauung	Obstipation, Meteorismus (*Obstipationsprophylaxe* ☞ 7.8.5)
Muskeln, Sehnen, Gelenke	Muskelschwund, Kräfteverfall, reduzierte Gelenkbeweglichkeit, Gelenkfehlstellungen, Kontrakturen (*Kontrakturenprophylaxe* ☞ 7.5.5)
Wahrnehmung	Desorientierung, reduzierte Aufnahmefähigkeit und Verarbeitung von Informationen, Störung des eigenen Körperbildes/der Körpererfahrung
Schlaf-Wachrhythmus	Beeinträchtigung des Konzentrationsvermögens, Schlafstörungen

Tab. 7.114: Bei Bewegungsmangel drohen – vor allem im Alter – schwerwiegende Folgen.

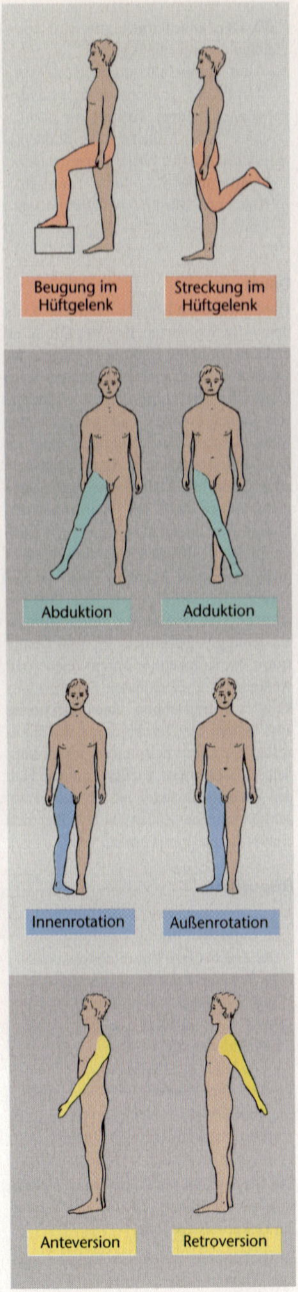

Abb. 7.115: Die acht Bewegungsrichtungen der menschlichen Gelenke (☞ auch Tab. 7.112). [A400-190]

- Beim Fuß dreht sich der Fußrücken bei der *Supination* nach außen, bei der *Pronation* nach innen, also zum anderen Bein hin.

✓ Man greift zum *Brot* mit *pronierter* Hand und hält den *Suppenteller* mit *supinierter* Hand.

Bewegungsmangel

Bewegungsmangel kann rasch Komplikationen verursachen. Häufig sind mehrere Aktivitäten des täglichen Lebens gleichzeitig betroffen (☞ 7.6.1), wodurch sich die Probleme vervielfachen.

Besonders im Alter geht mit einer Bewegungseinschränkung, die meist durch eine harmlose Erkrankung verursacht wurde, ein allgemeiner Kräfteverfall einher. Durch hinzukommende Depression und Appetitlosigkeit kann sich das Krankheitsbild weiter verschlimmern.

Da Immobilität für den Patienten schwerwiegende Folgen haben kann, ist es wichtig, ihn auf mögliche Einschränkungen seiner Bewegungsfähigkeit und Aktivität hin zu beobachten und rechtzeitig vorbeugende Maßnahmen zu ergreifen. Tab. 7.114 gibt einen Überblick, welche Erkrankungen infolge Bewegungsmangel drohen.

7.5.3 Beobachtung und Dokumentation von Bewegungen

Um Bewegungen – und insbesondere Veränderungen in den Bewegungen – beobachten zu können, widmen die Pflegenden dem Patienten ihre volle Aufmerksamkeit (☞ Tab. 7.116).

Anschließend dokumentieren sie ihre Beobachtungen und verwenden dafür die in Medizin und Pflege eingeführten Fachausdrücke (☞ Tab. 7.117).

Gangbild beobachten und dokumentieren

Gehen ist ein komplexer Bewegungsablauf, bei dem nicht nur die Beine beteiligt sind: Die Arme schwingen mit, das

Gesunde, kraftvolle Bewegung ist charakterisiert durch:

- Volle Beweglichkeit
- Normalen Muskeltonus
- Koordinierten, flüssigen Bewegungsablauf
- Kontrolle der Körperstellung im Raum

Krankheitsbedingt können folgende Symptome auftreten:

- Eingeschränkte Beweglichkeit in einem oder mehreren Gelenken
- Unvollständige Lähmung *(Parese)*
- Vollständige Lähmung *(Plegie, Paralyse)*
- Erhöhter oder erniedrigter Muskeltonus
- Muskelzittern *(Tremor)*
- Bewegungslosigkeit *(Akinese)*
- Stereotype Bewegungen (z.B. Schaukeln mit dem Oberkörper bei psychisch gestörten Kleinkindern)
- Störung der Bewegungskoordination *(Gang- und Standataxie)*

Tab. 7.117: Bewegungen lassen sich exakt beschreiben.

Gleichgewicht muss gehalten, Schrittweite und Kraft dem Gelände (Steigung, Bodenbelag) angepasst werden. Das **Gangbild** eines Menschen gibt Auskunft über seine momentane Stimmung und ist geprägt von seiner physischen und psychischen Verfassung.

✓ Das **Gangbild** eines Gesunden kann elastisch, sportlich, drahtig, leichtfüßig, federnd, schwingend, hüpfend, tänzelnd, beschwingt, langsam, kraftlos, müde, schwunglos, schwankend sein.

Krankheitsbedingt können folgende Gangbilder auftreten:

- Hinkend, z.B. bei Hüft- oder Kniegelenkserkrankungen
- Schleppend, z.B. bei Lähmungen
- Watschelnd, z.B. bei Fußmissbildungen, Fehlstellungen oder Fehlbildungen der Wirbelsäule oder der Hüften
- Ataktisch, z.B. bei ZNS-Erkrankungen oder Koordinationsstörungen
- Trippelnd, z.B. bei vielen betagten Menschen oder Morbus Parkinson
- Schlurfend, häufig nach Schlaganfall.

Sehen	Hören	Spüren
▸ Haltung ▸ Gangbild ▸ Individuelle Bewegungsmuster ▸ Bewegungssteuerung ▸ Stand- und Sitzstabilität ▸ Lage im Bett	▸ Schmerzäußerungen des Patienten ▸ Geräusche beim Gehen (Schlurfen, Stapfen) oder anderen Bewegungen (Gelenkknacken, Gelenkreiben)	▸ Blockaden ▸ Verhärtungen ▸ Reibung ▸ Verspannungen ▸ Weichheit

Tab. 7.116: Beobachtung von Bewegungen.

Haltung beobachten und dokumentieren

Die **Haltung** eines Menschen ist immer Ausdruck seines körperlichen *und* psychischen Zustandes:

- Schmerzen, Operationen, Verletzungen, Narben, Verbände, aber auch zu enge Kleidung zwingen Patienten dazu, eine **Schonhaltung** anzunehmen
- Trauer und Sorgen können einen Menschen „niederdrücken"
- Degenerative Haltungsveränderungen (z.B. Arthrose, Bandscheibendegeneration, Osteoporose), Veränderungen/ Instabilität des Bandapparates oder Wirbelsäulenveränderungen (z.B. Skoliose, Kyphose, Hohlkreuz, M. Bechterew) können zu **Fehlhaltungen** führen.

✓ Die **Haltung** eines Gesunden kann aufrecht, locker, entspannt, gerade, stolz, selbstsicher, steif, angespannt, verspannt, gezwungen, gebeugt, krumm, erschöpft, müde, schlaff, lässig, unsicher sein.

Lage beobachten und dokumentieren

Im **Liegen** entspannen sich die Muskeln, und die Belastung der Bandscheiben reduziert sich. Der Mensch legt sich meist nur zum Schlafen hin. Dies bedeutet jedoch keine völlige Bewegungslosigkeit: Auch im Schlaf wechselt der Mensch seine Lage mehrmals (☞ 7.3.2).

Für gesundes Liegen ist entscheidend, dass der Mensch seine Lage selbst bestimmen und ändern kann. Krankheitsbedingt nehmen manche Patienten eine Schon- bzw. Zwangslage ein, z.B. bei Schmerzen, Frakturen, Atemnot oder Angst.

7.5.4 Dekubitusprophylaxe und Behandlung eines Dekubitus

Dekubitus *(Druckgeschwür)*: Schlecht und langsam heilende Wunde infolge einer Minderdurchblutung der Haut bei fehlender Druckentlastung *(kompressiv-ischämische Hautläsion)*. Keine eigenständige Krankheit, sondern meist durch Immobilität verursacht.

Die Entstehung eines Dekubitus ist in den meisten Fällen durch pflegerische Maßnahmen zu vermeiden.

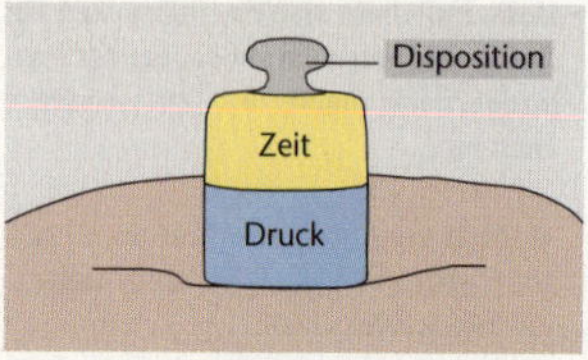

Abb. 7.118: Die drei Faktoren der Dekubitusentstehung: Druck, Zeit und Disposition. [A400]

Dekubitusprophylaxe: Maßnahmen, um einem Dekubitus vorzubeugen. Aufgrund der Erkenntnis, dass eine wesentliche Ursache eines Dekubitus die fehlende Druckentlastung ist, basiert sie v.a. auf einer gezielten Druckentlastung.

Für ein effektives Vorgehen bieten sich folgende Schritte an:

- Dekubitusgefährdung einschätzen, z.B. mittels einer Dekubitusrisikoskala (☞ unten)
- Geeignete Pflegemaßnahmen festlegen
- Deren Wirksamkeit überprüfen.

Dekubitusentstehung

Bei der **Dekubitusentstehung** spielen drei Faktoren eine entscheidende Rolle:

- Druck (Auflagedruck)
- Dauer (Druckverweildauer)
- Disposition (Risikofaktoren).

Erst wenn ein gewisser Druck über einen bestimmten Zeitraum bei einem dekubitusdisponierten Patienten besteht, kommt es zu einer Schädigung der Haut. Ein Faktor *alleine* führt nicht zum Dekubitus.

Druck

Der physiologische Druck in den Kapillaren *(Haargefäße)* ist mit 25 – 35 mmHg sehr niedrig und wird daher im Liegen oder Sitzen leicht vom Auflagedruck übertroffen. Das bedeutet, dass die Kapillaren durch die Druckeinwirkung vollständig komprimiert werden, was zu einer Minderdurchblutung der betroffenen Areale führt. Folge: Die Versorgung des Gewebes mit Sauerstoff und Nährstoffen sowie die Kohlendioxid- und Stoffwechselendproduktentsorgung wird unterbrochen. Hält die Druckeinwirkung an, entsteht ein Dekubitus.

Druck auf die Haut wird von außen und innen ausgeübt:

- **Von außen** z.B. durch Falten im Bettlaken, ungepolsterte Lagerungsschienen, Krümel im Bett, aber auch Katheter und Sonden, wenn sie unter dem Patienten liegen
- **Von innen** z.B. durch Knochen, die ohne Muskel- und Fettpolster direkt unter der Haut liegen.

Dauer

Dem Gesunden signalisieren ein Kribbeln oder Schmerzen, dass der Druck auf einen bestimmten Hautbezirk zu groß ist. Da er körperlich mobil ist, kann er seine Lage oder Sitzposition selbst verändern. Bei vielen kranken und geschwächten Menschen ist diese Voraussetzung zur Druckentlastung nicht mehr gegeben: zum einen, weil sie keine Schmerzen mehr spüren (z.B. bei Querschnittslähmung), zum anderen, weil sie ihre Position im Stuhl oder Bett ohne fremde Hilfe nicht verändern können. Dabei ist die **Dauer** der Druckeinwirkung auf bestimmte Hautbezirke für die Dekubitusentstehung entscheidend. Je nach Disposition des Kranken (☞ unten) reichen oft weniger als 1 – 2 Stunden Druckeinwirkung zur Entstehung eines Dekubitus aus. Wurde die Durchblutung der Hautzellen nur kurze Zeit unterbrochen, können sie sich meist wieder erholen. Hält der Sauerstoffmangel jedoch länger an, sterben einzelne Zellen ab, es bildet sich eine **Nekrose** *(Gewebstod)*.

Disposition

! Vorsicht

Die Zeit bis zum Eintreten irreversibler Schäden kann deutlich unter zwei Stunden liegen, wenn die Haut bereits vorgeschädigt ist, z.B. durch Krankheiten, die:

- Die Haut zusätzlich schädigen
- Die Durchblutung der Haut (auch ohne Druck) verschlechtern
- Die Druckentlastung behindern.

Die **Disposition** des Einzelnen ist ein entscheidender Faktor, ob und wie schnell ein Dekubitus entsteht.

Risikofaktoren, welche die Dekubitusgefahr erhöhen, sind:

- **Fieber.** Durch Schwitzen kommt es zur Austrocknung des Körpers und zu einem erhöhten Sauerstoffverbrauch

- **Feuchtigkeit.** Feuchte Haut mazeriert (weicht auf) und ist dadurch anfälliger
- **Inkontinenz.** Bei inkontinenten Patienten wird die Haut nicht nur durch Feuchtigkeit, sondern zusätzlich durch den sauren pH-Wert des Urins und evtl. durch bakterielle Kontamination (Darmbakterien) belastet
- **Adipositas.** Adipöse Patienten schwitzen in der Regel stärker, wodurch die Haut besonders in den Hautfalten leicht wund wird *(Intertrigo)*. Auch ist bei Adipositas das auf der Haut lastende Gewicht größer
- **Scherkräfte.** Verschiebungen im Unterhautgewebe, z.B. beim Sitzen oder Herabrutschen des Patienten im Bett, führen zur Krümmung und Abschnürung von Blutgefäßen, wodurch die Haut nicht mehr ausreichend durchblutet wird (☞ Abb. 7.119).
- **Durchblutungsstörungen der Haut,** z.B. bei *Anämie* und *Herzinsuffizienz*, die eine Mangeldurchblutung begünstigen sowie bei *Diabetes mellitus* (☞ 23.6); hier ist neben der Durchblutung auch der Zellstoffwechsel gestört
- **Mangelnde Bewegung** *(Immobilität)* führt zu verminderter Druckentlastung, z.B. bei Bettlägerigkeit, Bewusstlosigkeit, Lähmungen wie Hemiplegie und durch therapeutische Ruhigstellung (Gips)
- **Verminderte Schmerzempfindung,** z.B. bei querschnittsgelähmten Patienten
- **Abwehrschwäche** des Körpers durch eine unzureichende Ernährung, z.B. ein Mangel an Eiweiß, Zink oder Vitamin C
- **Reduzierter Allgemeinzustand** infolge einer schweren, akuten Grunderkrankung, Kachexie und chronischen Erkrankung, die zum Flüssigkeitsverlust und zur Atrophie der Haut führen.

Dekubituslokalisation

Dekubitusgefahr besteht vor allem an Körperstellen, an denen sich zwischen Haut und darunter liegenden Knochen keine bzw. nur wenig Muskulatur und Unterhautfettgewebe befindet (☞ Abb. 7.120).

Die dekubitusgefährdeten Körperpartien sind:

- In Rückenlage: Kreuz- und Steißbein, Fersen, Schultern, Hinterkopf, Wirbelsäule und Ellenbogen
- In Seitenlage: Ohrmuscheln, Trochanter major *(großer Rollhügel)*, Knie, Ellenbogen, Fußknöchel
- In Sitzposition: Fersen, Fußballen, Hinterkopf, Sitzbeinhöcker, Wirbelsäule, distale Seite des Oberschenkels
- In Bauchlage: Stirn, Ellenbogen, Beckenknochen, Rippen, Kniescheiben, Zehen.

Einschätzung des Dekubitusrisikos

Um die individuelle Dekubitusgefährdung zu ermitteln, sind **Skalen** ein hilfreiches Instrument, z.B. die von der amerikanischen Krankenschwester *Barbara Braden* entwickelte **Braden-Skala** (☞ Tab. 7.121). Bei ihr spielen folgende sechs Kriterien eine wichtige Rolle für die Risikoeinschätzung:

- Sensorische Wahrnehmung
- Belastung der Haut durch Feuchtigkeit
- Aktivität
- Mobilität

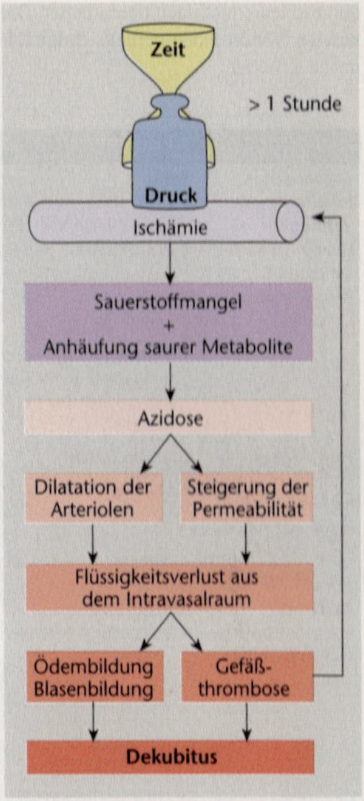

Abb. 7.119: Die Schritte von der andauernden Druckeinwirkung bis zur Dekubitusentstehung. [A400]

- Ernährung
- Reibungs- und Scherkräfte.

Eine weitere Skala zur Erfassung der Dekubitusgefahr ist die **Norton-Skala** (☞ Tab. 7.122 und 7.123). Sie wurde von der englischen Krankenschwester *Doreen Norton* in den fünfziger Jahren entwickelt

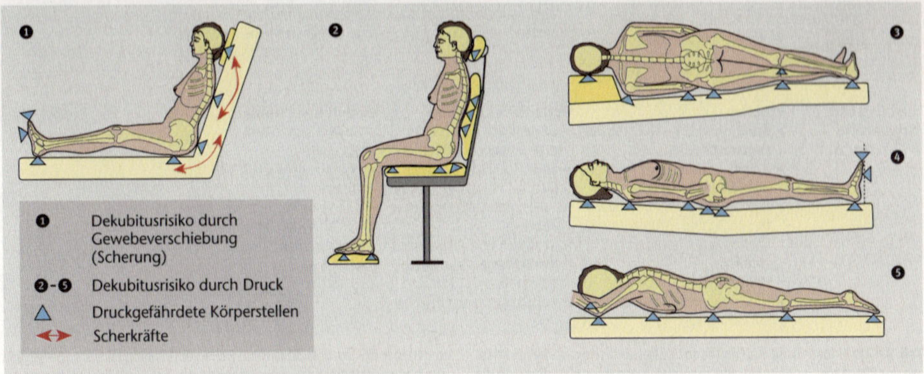

Abb. 7.120: Dekubitusrisiko durch Scherung und Druck. [A400-157]

und bis heute mehrfach überarbeitet. Die heutige Norton-Skala berücksichtigt folgende Kriterien:

- Körperlichen und geistigen Zustand
- Inkontinenz
- Aktivität
- Beweglichkeit
- Bewusstseinslage
- Kooperation, Motivation

	1 Punkt	2 Punkte	3 Punkte	4 Punkte
Sensorisches Empfindungsvermögen Fähigkeit, adäquat auf druckbedingte Beschwerden zu reagieren	**Fehlt** ▸ Keine Reaktion auf schmerzhafte Stimuli, z.B. wg. Bewusstlosigkeit, Sedierung	**Stark eingeschränkt** ▸ Eine Reaktion erfolgt nur auf starke Schmerzreize, Beschwerden können kaum geäußert werden, etwa nur durch Stöhnen oder Unruhe	**Leicht eingeschränkt** ▸ Reaktion auf Ansprache oder Kommandos, Beschwerden können aber nicht immer ausgedrückt werden, z.B., dass die Position geändert werden soll	**Vorhanden** ▸ Reaktion auf Ansprache, Beschwerden werden geäußert
	▸ Störung der Schmerzempfindung durch Lähmungen, die den größten Teil des Körpers betreffen	▸ Störung der Schmerzempfindung durch Lähmung, wovon die Hälfte des Körpers betroffen ist	▸ Störung der Schmerzempfindung durch Lähmung, wovon eine oder zwei Extremitäten betroffen sind	▸ Keine Störung der Schmerzempfindung
Feuchtigkeit Ausmaß, in dem die Haut Feuchtigkeit ausgesetzt ist	**Ständig feucht** ▸ Ständig feuchte Haut durch Urin, Schweiß oder Kot ▸ Immer wenn der Patient gedreht wird, liegt er im Nassen	**Oft feucht** ▸ Die Haut ist oft feucht, aber nicht immer ▸ Bettzeug- oder Wäschewechsel mindestens einmal pro Schicht	**Manchmal feucht** ▸ Die Haut ist manchmal feucht ▸ Etwa einmal pro Tag wird neue Wäsche benötigt	**Selten feucht** ▸ Die Haut ist meist trocken ▸ Neue Wäsche wird selten benötigt
Aktivität Ausmaß der physischen Aktivität	**Bettlägerig** ▸ Vollständige Bettlägerigkeit	**Sitzt auf** ▸ Kann mit Hilfe etwas laufen ▸ Kann das eigene Gewicht nicht allein tragen ▸ Braucht Hilfe, um aufzusitzen (Bett, Stuhl, Rollstuhl)	**Geht wenig** ▸ Geht am Tag allein, aber selten und dann nur kurze Distanzen ▸ Braucht für längere Strecken Hilfe ▸ Verbringt die meiste Zeit im Bett oder im Stuhl	**Geht regelmäßig** ▸ Geht regelmäßig 2 – 3 mal pro Schicht ▸ Bewegt sich regelmäßig
Mobilität Fähigkeit, die Position zu wechseln und zu halten	**Komplett immobil** ▸ Kann keinen geringfügigen Positionswechsel ohne Hilfe ausführen	**Mobilität stark eingeschränkt** ▸ Bewegt sich manchmal geringfügig, kann sich aber nicht regelmäßig allein ausreichend umlagern	**Mobilität gering eingeschränkt** ▸ Führt regelmäßig kleine Positionswechsel des Körpers und der Extremitäten aus	**Mobil** ▸ Kann seine Position allein umfassend verändern
Ernährung Ernährungsgewohnheiten	**Sehr schlechte Ernährung** ▸ Isst kleine Portionen nie auf, sondern etwa nur 2/3 ▸ Isst nur zwei oder weniger Eiweißportionen (Milchprodukte, Fisch, Fleisch) ▸ Trinkt zu wenig ▸ Nimmt keine Ergänzungskost zu sich	**Mäßige Ernährung** ▸ Isst selten eine normale Essensportion auf, isst aber im Allgemeinen etwa die Hälfte der angebotenen Nahrung ▸ Isst etwa 3 Eiweißportionen ▸ Nimmt unregelmäßig Ergänzungskost zu sich	**Adäquate Ernährung** ▸ Isst mehr als die Hälfte der normalen Portionen ▸ Nimmt vier Eiweißportionen zu sich ▸ Verweigert gelegentlich eine Mahlzeit, nimmt aber Ergänzungskost zu sich	**Gute Ernährung** ▸ Isst immer die gebotenen Mahlzeiten auf ▸ Nimmt vier oder mehr Eiweißportionen zu sich ▸ Isst auch manchmal zwischen den Mahlzeiten ▸ Braucht keine Ergänzungskost
	▸ Darf oral keine Kost zu sich nehmen	▸ Erhält zu wenig Nährstoffe über Sondenkost oder Infusionen	▸ Kann über Sonde oder Infusionen die meisten Nährstoffe zu sich nehmen	
	▸ Nur klare Flüssigkeiten			
	▸ Erhält Infusionen länger als fünf Tage			
Reibung und Scherkräfte	**Problem** ▸ Braucht viel Unterstützung bei Lagewechsel ▸ Anheben ist ohne Schleifen über die Laken nicht möglich ▸ Rutscht ständig im Bett oder im (Roll)-Stuhl herunter, muss immer wieder hochgezogen werden ▸ Hat spastische Kontrakturen ▸ Ist sehr unruhig, scheuert z.B. auf dem Laken	**Potentielles Problem** ▸ Bewegt sich etwas allein oder braucht wenig Hilfe ▸ Beim Hochziehen schleift die Haut nur wenig über die Laken, Pat. kann sich etwas anheben ▸ Kann sich über längere Zeit in einer Lage halten (Stuhl, Rollstuhl) ▸ Rutscht nur selten herunter	**Zurzeit kein Problem** ▸ Bewegt sich in Bett und Stuhl allein ▸ Hat genügend Kraft, sich anzuheben ▸ Kann eine Position über lange Zeit halten, ohne herunterzurutschen	

Tab. 7.121: Braden-Skala zur Ermittlung des Dekubitusrisikos. Täglich erfassen die Pflegenden anhand der Pflegeprobleme und ihrer Einordnung in die Skala die Dekubitusgefährdung eines Patienten. Je höher die Punktzahl, desto geringer ist das Dekubitusrisiko. Bei einer Gesamtpunktzahl von 15 und weniger ist ein Patient dekubitusgefährdet, ab 9 und weniger Punkten ist das Dekubitusrisiko hoch (nach Potter, P.A. et al.: Basic Nursing. Mosby 1994).

- Alter
- Hautzustand
- Zusätzliche Erkrankungen.

Anwendung der Braden- und Norton-Skala ☞ *Tab. 7.121 – 7.123*

Maßnahmen zur Dekubitusprophylaxe

Da Druck die Hauptursache für die Entstehung eines Dekubitus ist, hat die Entlastung gefährdeter Körperstellen oberste Priorität. Diese erfolgt durch:
- Mobilisation
- Lagerung.

Unterstützende Maßnahmen zur Dekubitusprophylaxe sind:
- Regelmäßige Hautbeobachtung
- Hautpflege
- Durchblutungsförderung
- Förderung eines guten Allgemeinzustandes.

Mobilisation

Jeder Patient wird so früh wie möglich mobilisiert (Gesundheitszustand und Arztanordnung berücksichtigen). Zur **Mobilisation** gehört nicht nur das Aufstehen, sondern *jegliche* Bewegungsübung (auch im Bett). Früh kann mit passiven Bewegungsübungen begonnen werden, die über assistive Übungen zu aktiven Übungen gesteigert werden (☞ 7.5.10). Werden Bewegungsübungen in andere Pflegeabläufe wie Ganzkörperwaschung oder Umlagerung integriert, erfordern sie einen – im Vergleich zum Nutzen – geringen Zeitaufwand. Die Mobilisation wird ausführlich in den Abschnitten 7.5.8 – 7.5.10 beschrieben.

Punkte	Dekubitusrisiko	Material und Lagerung
> 25	Gering	Keine Dekubitusprophylaxe notwendig
20 – 25	Mittel	Zweistündliche Umlagerung
15 – 19	Mittel – hoch	Weichlagerung und zweistündliche Umlagerung, 30°-Lagerung verwenden (☞ Tab. 10.100)
9 – 14	Hoch	Zweistündliche Umlagerung, Spezialbett verwenden

Tab. 7.123: Mit Hilfe der Norton-Skala planen die Pflegenden je nach der Gefährdung eines Patienten geeignete Maßnahmen.

Lagerung

Lagerungsarten ☞ *Tab. 10.100*
Spezialbetten ☞ *38.2.2*

Bei der **Lagerung** eines Patienten ist der *Lagewechsel* einer Weich- und Hohllagerung vorzuziehen. Oberstes Ziel ist die Druckentlastung. Indem das Gewicht des Patienten auf eine größere Fläche verteilt wird, wird der Auflagedruck auf eine einzelne Körperpartie geringer.

Lagewechsel. Regelmäßiges Umlagern des Patienten sorgt für eine zwischenzeitliche *völlige* Druckentlastung gefährdeter Hautbezirke. Die Pflegenden lagern den Patienten mindestens alle zwei Stunden um, bei erhöhtem Dekubitusrisiko sogar noch häufiger. Durch Einbeziehung möglichst vieler Lagerungsarten (z.B. 30°-Lagerung links oder rechts, 135°-Lagerung, Rückenlage) wird auch ein bereits vorhandener Dekubitus druckentlastet und kann so besser heilen. Ist ein Patient wegen seiner Erkrankung (z.B. Hüft-TEP rechts ☞ 26.10.2 und Abb. 26.49) nicht in der Lage, auf der rechten Seite zu liegen, drehen ihn die Pflegenden alle zwei Stunden entweder in Linksseiten- oder Rückenlage. Dadurch verkürzt sich allerdings die Erholungszeit der gefährdeten Hautbezirke auf die Hälfte (☞ Abb. 7.124). Die Bauchlage akzeptieren nur wenige Patienten.

Weichlagerung. Bei der Weichlagerung (z.B. mit Antidekubitusmatratzen, Wasserbett, Gelkissen) sollte der Auflagedruck den Druck der Kapillaren von 30 mmHg nicht überschreiten. Die Weichlagerung ersetzt aber auf keinen Fall das regelmäßige Umlagern des Patienten, weil auch hier die Gefahr des Wundliegens weiter besteht. Da der Auflagedruck vermindert ist, kann die Häufigkeit des Umlagerns jedoch – abhängig vom Hautzustand des Patienten – reduziert werden.

Mit Hilfe spezieller Matratzen und Betten kann der Patient **superweich** gelagert werden, wodurch eine uneingeschränkte Sauerstoffversorgung aller Hautbezirke gewährleistet wird (☞ Air-Fluidised 38.2.2 und Abb. 38.6).

Weich- und Superweichlagerung führen zur Mobilitätseinschränkung und hemmen Selbstwahrnehmung und Spontanbewegungen des Patienten. Aus diesem Grund sind diese Lagerungshilfsmittel für Kranke, die noch über eigene Bewegungsressourcen verfügen, nicht geeignet.

Regelmäßige Hautbeobachtung

Die **regelmäßige Beobachtung der Haut** des Patienten ist die Voraussetzung

Punkte	Körperlicher Zustand	Inkontinenz	Aktivität	Beweglichkeit	Bewusstseinslage	Kooperation, Motivation	Alter [Jahre]	Hautzustand	Zusätzl. Erkrankungen
4	Gut	Keine	Geht ohne Hilfe	Voll	Klar	Voll	< 10	Normal	Keine
3	Leidlich	Manchmal	Geht mit Hilfe	Kaum eingeschränkt	Apathisch, teilnahmslos	Wenig	< 30	Schuppig-trocken	▸ Fieber ▸ Diabetes ▸ Anämie
2	Schlecht	Meistens Urin	Rollstuhlbedürftig	Sehr eingeschränkt	Verwirrt	Teilweise	< 60	Feucht	▸ Multiple Sklerose ▸ Karzinom ▸ Kachexie ▸ Adipositas
1	Sehr schlecht	Urin und Stuhl	Bettlägerig	Voll eingeschränkt	Stuporös	Keine	> 60	Allergie, Risse	▸ Koma ▸ Lähmung

Tab. 7.122: Die Norton-Skala zur täglichen Einstufung der Dekubitusgefährdung. Für jede Kategorie wird eine Punktzahl zwischen 1 und 4 vergeben. Die Summe der Punktzahlen aus jeder Kategorie ermöglicht eine Aussage über das Dekubitusrisiko (☞ Tab. 7.123).

aller weiteren Maßnahmen der Dekubitusprophylaxe. Die Pflegenden beobachten die Haut z.B. bei der Körperpflege, bei der Mobilisation oder beim Umlagern des Patienten. Bei besonders dekubitusgefährdeten Patienten kontrollieren die Pflegenden die Haut mindestens alle 2 – 3 Stunden. Dabei achten sie auf folgende Kriterien:

- Hautfarbe, z.B. rötlich, bläulich oder blass
- Hautzustand, z.B. Bläschen, Läsionen, trocken oder feucht
- Hautveränderungen, z.B. rötliche Stelle oder Blase, die am Vortag noch nicht sichtbar war.

Um festzustellen, ob es sich bei einer Hautveränderung bereits um einen (beginnenden) Dekubitus handelt, führen die Pflegenden die **palpatorische Hautbeobachtung** durch. Dazu drücken sie mit dem Finger auf das gerötete Hautareal. Wenn sich die Stelle wegdrücken lässt, sich also weißlich verfärbt, handelt es sich um eine Minderdurchblutung, die reversibel ist. Bleibt die Rötung nach dem Fingerdruck bestehen, liegt ein Dekubitus vor.

Beobachtungen der Haut tragen die Pflegenden in das Patientendokumentationssystem ein. Gravierende Hautveränderungen teilen sie unverzüglich dem Arzt mit.

Bei der Hautbeobachtung ist es wenig sinnvoll, auf etwaige Schmerzäußerungen des Patienten zu warten; es sind nämlich vor allem diejenigen Personen gefährdet, die aufgrund von Sensibilitätsstörungen nichts spüren und sich oft auch nicht mehr selbst drehen können (z.B. Diabetiker mit Polyneuropathie ☞ 23.6.5).

Literaturtipps

Geng, Veronika: Dekubitus – ein sichtbares Phänomen. In: Pflegezeitschrift 1/99, S. 36 – 39

Zimmer, Michael et al.: Die Hautpflege als unterstützende Dekubitusprophylaxe. In: Die Schwester/Der Pfleger, 6/97, S. 456 – 461

Hautpflege

Die **Hautpflege** dient dem Schutz der Haut vor schädlichen Einflüssen wie bei inkontinenten Patienten vor Stuhl oder Urin (☞ 7.8.7 und 31.7) oder vor starker Feuchtigkeit durch Schwitzen. Der Einsatz von hautpflegenden Substanzen ist keinesfalls Ersatz für das Umlagern eines Patienten, das die Hautdurchblutung gewährleistet. Daher zählt die Hautpflege zu den unterstützenden Maßnahmen bei der Dekubitusprophylaxe.

Zur Hautpflege geeignet sind Cremes und Lotionen auf Wasser-in-Öl- (bei trockener Haut) und Öl-in-Wasser-Basis (bei fettiger Haut). Nicht geeignet sind reine Fette wie Vaseline oder Babyöl, weil sie den physiologischen Wärme- und Wasseraustausch verhindern. Vor allem in den Körperfalten, wo Haut auf Haut liegt, ist es wichtig, die Haut trocken zu halten. Ansonsten besteht die Gefahr eines Intertrigo, der in einen Dekubitus übergehen kann.

Intertrigoprophylaxe ☞ 7.7.5

Weiterhin sorgt eine **ausgewogene Ernährung** durch die Aufnahme von Wasser, Vitaminen und Spurenelementen für eine gesunde Haut.

Durchblutungsförderung

Zur Durchblutungsförderung der Haut *können,* wenn es der Zustand des Patienten erlaubt, warme Vollbäder mit Kohlensäurezusatz (☞ Tab. 7.91) durchgeführt oder die Haut während der Körperpflege leicht massiert und anschließend abfrottiert werden.

Kohlensäure-Bäder ☞ 7.4.3.5
Massage der Haut ☞ 10.9.3

! Vorsicht: Pflegerituale

Von folgenden Maßnahmen wurde nachgewiesen, dass sie dem Patienten mehr schaden als nutzen:

Salben helfen wenig. Zur Hautpflege keine Fettsalben, Melkfett etc. verwenden. Sie verstopfen die Hautporen und verhindern den Wärmeausgleich.

Eisen und Föhnen ist nicht nur wirkungslos, es führt sogar zur Erhöhung der Infektionsgefahr, weil mit dem Föhn Keime auf die Haut geblasen werden. Außerdem drohen bei unsachgemäßer Anwendung Kälteschäden und Verbrennungen.

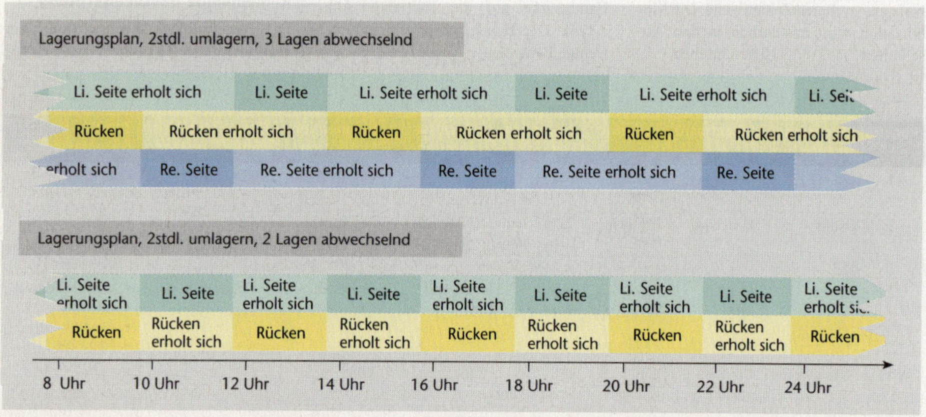

Abb. 7.124: Lagerungspläne: Kann nur zwischen zwei statt drei Lagerungen abgewechselt werden, halbiert sich die Erholungszeit für die jeweils betroffenen Hautregionen. [A400]

Gradeinteilung beim Dekubitus [V220]

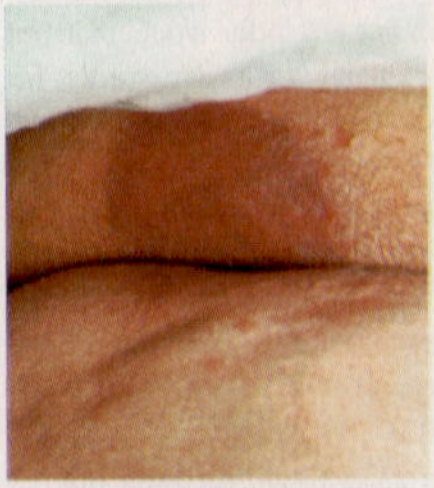

Abb. 7.125: Grad I: Lokale Rötung ohne Hautläsionen.

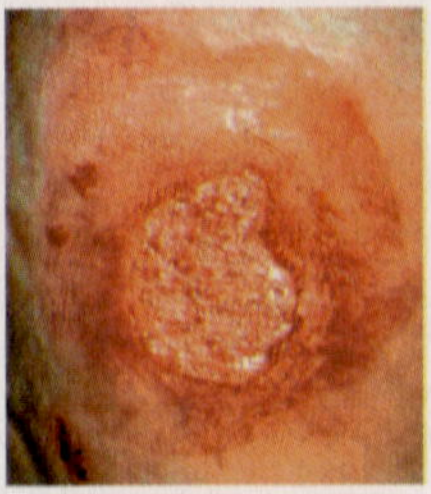

Abb. 7.126: Grad II: Oberflächenschädigung der Haut.

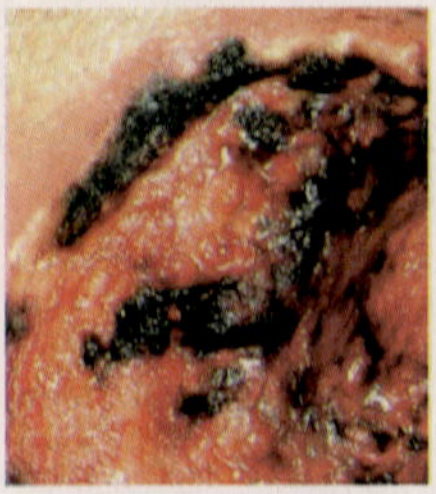

Abb. 7.127: Grad III: Nekrotisierende Schädigung aller Hautschichten.

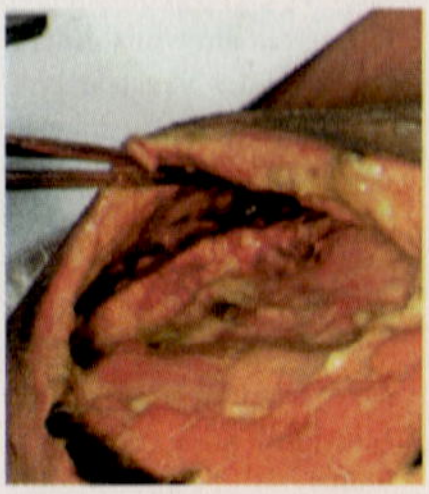

Abb. 7.128: Grad IV: Nekrotisierende tiefe Hautschädigung, die bis auf die Knochen reicht.

Keinen Franzbranntwein verwenden. Die Pflegenden achten darauf, dass die dekubitusgefährdeten Hautareale nicht mit alkoholischen Lösungen in Berührung kommen, da Alkohol die Haut entfettet. Folge wären kleine Risse in der Haut, durch die Keime leicht eindringen können.
Der Zusatz von ätherischen Ölen (Fichtennadelöl) kann die Durchblutung der Haut nicht nachhaltig steigern.

Quecksilberhaltige Antiseptika wie Mercurochrom® nicht mehr verwenden, da Quecksilber über die Haut resorbiert wird und sich in Organen, z.B. dem Gehirn, mit Folgewirkungen ablagern kann. Zudem erschwert die oft kräftige rote Verfärbung die Beobachtung der Hautfarbe erheblich.

Desinfektionsmittel und Antiseptika nicht prophylaktisch verwenden. Hautkeime sind physiologisch. Durch Anwendung von Hautdesinfektionsmitteln und Antiseptika (z.B. Rivanol-Lösung®, Chinosol®) wird die natürliche Hautflora zusammen mit den pathogenen Keimen zerstört. Außerdem treten auf solche Mittel häufig Allergien auf.

Gummi und Plastik meiden. Nicht atmungsaktive Gummi- und Plastikunterlagen im Bett hindern die Haut daran, den optimalen Feuchtigkeitsgehalt selbst zu bestimmen. Es kann nicht ausgeschlossen werden, dass manche Inkontinenzhilfen durch die eingearbeitete Plastikfolie die Dekubitusgefahr erhöhen.

Der Dekubitus ist eine der gefürchtetsten Komplikation längerer Immobilität. Er ist mit einer erheblichen Beeinträchtigung des Patienten verbunden und kann sich zu einem lebensbedrohlichen Zustand entwickeln. Unerlässlich ist daher die regelmäßige Dokumentation und Überprüfung, ob die geplanten und durchgeführten Maßnahmen ausreichen, um das Entstehen eines Dekubitus zu verhindern.

Literaturtipp
Bienstein, Christel et al.: Dekubitus. Herausforderung für Pflegende. Thieme, Stuttgart, 1997

Behandlung eines Dekubitus und pflegerische Maßnahmen

Wichtiges Element bei der **Pflege und Behandlung** von Dekubituspatienten ist die konsequente Druckentlastung der Wunde durch regelmäßiges Umlagern des Patienten. Die Wundversorgung liegt in der Verantwortung der Ärzte, wobei sie mit den Pflegenden Hand in Hand arbeiten. Durch exakte Beobachtung und ausführliche Dokumentation der Pflegenden lässt sich der Heilungsverlauf der Wunde beurteilen. Um einer Austrocknung der Haut entgegenzuwirken, die den Heilungsverlauf zusätzlich beeinträchtigen würde, achten die Pflegenden zusätzlich auf ausreichende Flüssigkeitszufuhr.

Schweregrad eines Dekubitus

Für die effiziente Therapie eines Dekubitus ist es notwendig, seinen **Schweregrad** (☞ Abb. 7.125 – 7.128) zu kennen. Handelt es sich z.B. noch um Rötungen, kleine Fissuren und Pusteln, die sich ohne entsprechende Maßnahmen zu einem Dekubitus weiterentwickeln können, oder bereits um einen Dekubitus Grad IV?

Man unterscheidet folgende vier Schweregrade:

- Grad I: Scharf begrenzte Rötung ohne Hautläsion, die auch nach zweistündiger Druckentlastung nicht verschwunden ist
- Grad II: Oberflächenschädigung der Haut in Form einer geschlossenen oder bereits geöffneten Blase, die sich leicht infizieren kann
- Grad III: Schädigung aller Gewebeschichten. Bänder, Sehnen und oft auch die Knochenhaut *(Periost)* sind sichtbar
- Grad IV: Schädigung der Haut und der Knochen, die mit einer Osteomyelitis *(Knochenmarkentzündung)* einhergehen kann.

Beobachtung und Dokumentation

Neben der Stadieneinteilung von Dekubitalulzera ist eine genaue **Beobachtung** und **Dokumentation** über die Wunde notwendig, um den Verlauf und Erfolg der Behandlung beurteilen zu können. Die Pflegenden dokumentieren die Einschätzung von Risiken (☞ 7.5.4), die Durchführung der Prophylaxe (☞ 7.5.4) und die pflegerische Behandlung des Dekubitus. Weitere Kriterien, die im Dokumentationssystem erfasst werden, sind:

- Die **Körperstelle,** an der sich der Dekubitus befindet
- **Durchmesser und Größe.** Die Distanz zwischen den Wundrändern wird vertikal und horizontal ausgemessen
- **Ausmaß der Nekrosen**

- **Beurteilung der Wunde,** z.B. saubere Wunde mit Granulationsgewebe oder schmierig-eitriger Wundbelag
- Dokumentation mit einem **Foto.** Vor allem bei der Neuaufnahme eines Patienten mit bereits bestehendem Dekubitus sollte die Wunde mit einem danebenliegenden Maßband fotografiert werden. Dies dient einerseits der rechtlichen Absicherung, andererseits lässt sich der Verlauf der Wundheilung genauer beurteilen
- **Lage und Tiefe** von Wundtaschen.

Konsequente Druckentlastung

Die Therapie eines Dekubitus ist ein langwieriger Prozess und erfordert viel Geduld und Disziplin. Wegen der schlechten Heilung dieser oft infizierten Wunden kann es Monate dauern, bis sich der Zustand des Patienten bessert. Diese Tatsache unterstreicht noch einmal die Wichtigkeit der Dekubitusprophylaxe. **Konsequente Druckentlastung** durch regelmäßiges Umlagern ist auch das „A" und „O" der Pflege bei einem bereits bestehenden Dekubitus, weil dieser nur heilen kann, wenn er keinem Auflagedruck ausgesetzt ist.

Eiweiß-, Vitamin- und Zinksubstitution

Bei Patienten mit einem Dekubitus ist der Eiweißbedarf erhöht (er steigt auf 1,25 – 1,5 g pro kg/Körpergewicht). Da ältere Menschen ohnehin ein Problem mit der Deckung des Eiweißbedarfs haben, kommt es nicht selten zu einem erheblichen **Eiweißmangel.** Dann wird Eiweiß u.U. auch als Infusion zugeführt.

Vor allem ältere Patienten haben zusätzlich oft auch einen **Zink- und Vitaminmangel.** Diese Stoffe sind u.a. beteiligt an Stoffwechselprozessen, Zellteilung sowie Signalübertragung im Nervensystem (Zink) und leisten daher im Körper einen Beitrag zur Wundheilung. Zink und Vitamine werden entweder durch orale oder intravenöse Verabreichung substituiert.

Wundversorgung

Zur **Wundreinigung** eignen sich Ringerlösungen, mit denen die Wunde gespült oder mit getränkten Tupfern vorsichtig ausgetupft wird. Kochsalzlösungen sind weniger geeignet, da sie zu Elektrolytverschiebungen in der Wunde und Wundheilungsstörungen führen können.

Bei Dekubiti Grad III und IV entfernt der Arzt nekrotisierendes Gewebe chirurgisch. Eine infizierte Dekubituswunde, die im schlimmsten Fall eine lebensbedrohliche Sepsis (☞ 28.4) auslösen kann, wird zusätzlich mit einer systemischen Antibiotikatherapie behandelt. Davor ist es sinnvoll, die Erreger und mögliche Resistenzen durch einen Wundabstrich (☞ 28.3.3) zu bestimmen.

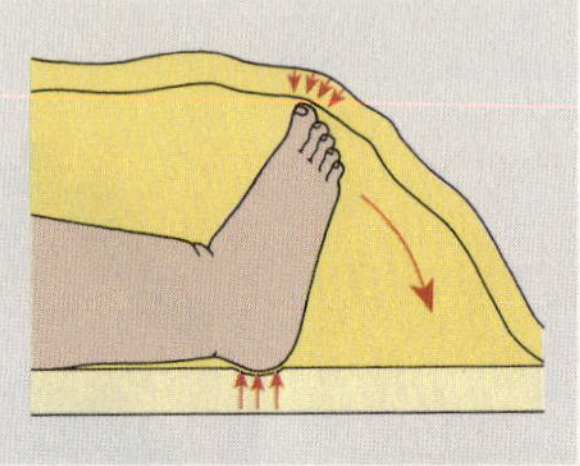

Abb. 7.129: Sowohl das Eigengewicht des Fußes als auch der Druck der Bettdecke fördern die Entstehung eines Spitzfußes. [A400-157]

Ab einem Dekubitus Grad II mit Schädigung der Epidermis bietet die feuchte Wundbehandlung die beste Voraussetzung für eine erfolgreiche Heilung. Dazu stehen eine große Anzahl moderner **Wundauflagen** zur Verfügung, die auch beim Ulcus cruris Anwendung finden (☞ 19.3.4). Sie bewahren die Wunde vor dem Austrocknen und fördern so die Wundreinigung und den Granulationsaufbau. Bewährt hat sich auch die Wundbehandlung mit Fliegenlarven (☞ 23.6.6).

Literaturtipp

Neander, Klaus-Dieter: Prinzipien der Dekubitustherapie. In: Die Schwester/Der Pfleger 7/97, S. 564 – 567

7.5.5 Kontraktur und Kontrakturenprophylaxe

Kontraktur (lat. *contrahere* = zusammenziehen): Dauerhafte Verkürzung von Muskeln, Sehnen und Bändern mit der Folge einer irreversiblen Bewegungseinschränkung und Versteifung eines Gelenkes.

Kontrakturenprophylaxe: Maßnahmen, um Kontrakturen vorzubeugen. Dazu gehören:
- Gefährdung der Patienten einschätzen
- Maßnahmen planen und anwenden
- Wirksamkeit überprüfen.

Bei einer **Kontraktur** handelt es sich um eine *bleibende Bewegungseinschränkung* von Gelenken bis hin zur *Gelenkversteifung,* die durch tage- oder wochenlangen Bewegungsmangel verursacht wurde. Im Gegensatz dazu gibt es auch die *vorübergehende Funktionseinschränkung,* bei der ein Patient z.B. nach einer Gipsbehandlung die entsprechenden Gelenke nicht mehr voll bewegen kann. Diese Bewegungseinschränkung bessert sich durch konsequentes – mitunter auch schmerzhaftes – Training.

Bei einer Kontraktur ist die Bewegung in dem betroffenen Gelenk charakteristisch verändert. Es besteht eine Zwangshaltung, die vom Patienten nicht aufgehoben werden kann, auch passiv kann das Gelenk nicht oder nur in sehr geringem Umfang – und dann unter großen Schmerzen – bewegt werden. Kontrakturen reduzieren die Lebensqualität eines Patienten erheblich und ziehen im Extremfall dauerhafte Pflegebedürftigkeit nach sich.

Man unterscheidet zwischen Beuge-, Streck-, Abduktions- und Adduktionskontrakturen (☞ Abb. 7.115). Die häufigste Kontraktur ist der so genannte „Spitzfuß" (Kontraktur des Sprunggelenks ☞ Abb. 7.129).

Ursachen von Kontrakturen

Eine Kontraktur ist immer Folge mangelnder Bewegung des betroffenen Gelenks. Sie kann eine Sekundärerscheinung vieler Krankheiten sein, z.B.:
- Immobilität, Bettlägerigkeit
- Inaktivität (auch therapiebedingt durch Extension oder längere Gipsbehandlung)
- Lähmungen
- Schonhaltungen bei chronischen Schmerzen
- Großflächige Narben.

Kontrakturen durch Immobilität und Bettlägerigkeit. Jede Muskelkontraktion führt automatisch zur Dehnung des Gegenspielers (☞ Abb. 26.5). Bei fehlender Bewegung werden Muskeln und Sehnen nicht mehr gedehnt und verkürzen sich.

Kontrakturen als Folge von Lähmungen. Erkrankungen des Nervensystems führen häufig zu Kontrakturen *(neurogene Kontrakturen),* z.B. bei:
- Spastischen Lähmungen (☞ 35.3.7)
- Gehirn- oder Rückenmarksverletzungen (Querschnittslähmung)

- Zerebralen Durchblutungsstörungen
- Multipler Sklerose.

Kontrakturen durch Schonhaltung. Bei chronischen Schmerzen nehmen Patienten häufig eine **Schonhaltung** ein, d.h. sie versuchen eine Position zu finden, in der sie am wenigsten Schmerzen verspüren und vermeiden jede Bewegung, die Schmerz auslöst.

Kontrakturen als Folge großflächiger Narben. Bei großflächigen schweren Verbrennungen oder Verätzungen in Gelenknähe kommt es zu einer Defektheilung mit Narbenbildung (sekundäre Wundheilung ☞ 27.4.2). Die Narben schrumpfen und es entsteht ein *Narbenzug*, der Bewegungen behindert; die Folge sind so genannte **Narbenkontrakturen** (*dermatogene Kontrakturen*).

Kontrakturen durch Pflege- und Behandlungsfehler. Werden bewusstlose, gelähmte oder immobile Patienten nicht ausreichend mobilisiert, z.B. regelmäßig passiv durchbewegt, können sich Kontrakturen bilden. Dagegen hilft auch die sachgerechte Lagerung in physiologischer Mittelstellung (physiologische Nullstellung ☞ Abb. 7.131) nichts.

Spitzfuß

Der **Spitzfuß** (☞ Abb. 7.129) entsteht durch den Auflagedruck der Bettdecke, die den Fuß zusätzlich zum Eigengewicht in Streckstellung bringt, und ist die häufigste Kontraktur bei bettlägerigen und immobilen Patienten. Versteift das Gelenk in dieser Position, kann der Betroffene nur noch auf den Zehenspitzen gehen und den Fuß beim Gehen nicht mehr abrollen.

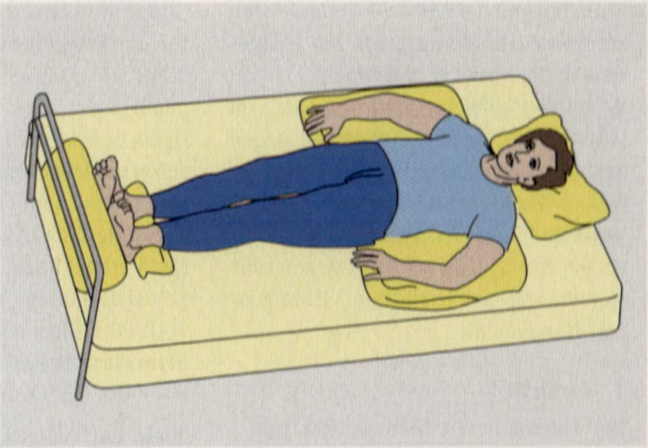

Abb. 7.131: Lagerung des Patienten in physiologischer Mittelstellung. [L109]

Maßnahmen zur Kontrakturenprophylaxe

Ziel der Kontrakturenprophylaxe ist es, die volle Beweglichkeit der Gelenke zu erhalten durch:
- Möglichst frühzeitige Mobilisation
- Bewegungsübungen und passives Durchbewegen der Gelenke
- Regelmäßiges Umlagern.

Maßnahmen zur Kontrakturenprophylaxe können in andere Pflegehandlungen integriert werden. Dazu gibt es zahlreiche Möglichkeiten, z.B. bei der Körperpflege, beim Essen, sowie bei der Thrombose- und Pneumonieprophylaxe.

Damit der Patient den Sinn der Pflegehandlungen versteht und zur Mitarbeit motiviert ist, informiert ihn die Pflegekraft über die Notwendigkeit des Übungsprogramms. Sind Schmerzen zu erwarten, werden sie z.B. durch Kältepackungen und rechtzeitige Schmerzmittelverabreichung (nach Arztanordnung) reduziert, um das Bewegungstraining zu erleichtern. Übungen, welche die Schmerzgrenze des Patienten überschreiten, werden vermieden.

Maßnahmen zur Kontrakturenprophylaxe sind:
- Beobachten der Bewegung, um eine beginnende Bewegungseinschränkung rechtzeitig zu erkennen. Ein besonderes Augenmerk richten die Pflegenden auf die *Gelenkstellung* und den *Funktions-/Bewegungsumfang* eines Gelenkes sowie auf *Schmerzäußerungen* des Patienten
- Mobilisieren, passives Durchbewegen der Gelenke mindestens 2-mal täglich
- Lagerung des Patienten in physiologischer Mittelstellung (☞ Abb. 7.131) *und* Lagerungswechsel (☞ Abb. 7.130)
- Verzicht auf (Super-)Weichlagerung, weil sie Spontanbewegungen der Patienten hemmen
- Motivation des Patienten zu Aktivität und Bewegung

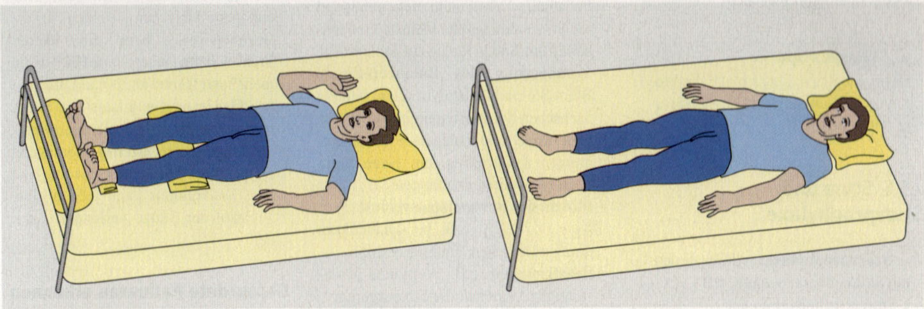

Abb. 7.130: Lagerung in Streck- und Beugestellung. Bei bettlägerigen Patienten verändern die Pflegenden die Stellung der Gelenke alle zwei Stunden. Arme und Beine lagern sie abwechselnd gebeugt und gestreckt. Der Patient liegt entweder in flacher Rückenlage oder in der 30°-Lage. Die Lagerung in Streckstellung verhindert die Verkürzung der Beuger *(Flexoren)*, die Lagerung in Beugestellung die Verkürzung der Strecker *(Extensoren)*. Die Beugestellung ist kontraindiziert bei Verletzungen an der Beugeseite der Gelenke. [L109]

- Streichungen der Muskel-Antagonisten zur Spastikminderung, z.B. bei Beugespastik die Strecker aktivieren
- Wohl überlegter, gezielter Einsatz von Hilfsmitteln, z.B. Fußstütze gegen Spitzfuß und Versteifung des Kniegelenks, Handexpander, Gummi-Noppen-Bälle zum Grifftraining, Strickleiter (☞ Abb. 7.168 – 7.169) gegen eine Versteifung von Schulter-, Ellbogen- und Handgelenk.

! Vorsicht

Bei Patienten mit Schlaganfall sind besondere Pflegeschwerpunkte zu beachten (☞ 35.5.6).

Spitzfußprophylaxe

Zur Spitzfußprophylaxe beim liegenden Patienten *weiche* Fußstütze, z.B. ein Lagerungskissen oder einen Schaumstoffquader, so an das Fußende einbringen, dass die Füße fast im 90°-Winkel liegen. Die Bettdecke über das Brett am Fußende hängen lassen, damit ihr Gewicht nicht auf die Füße drückt, oder einen Bettbogen verwenden. Die Fersen werden hohl gelagert, damit kein Dekubitus entsteht.

Eine einfache Spitzfußprophylaxe ist das Setzen des Patienten in einen Stuhl oder Sessel, weil seine Füße hier bei richtigem Bodenkontakt zwangsläufig eine 90°-Stellung einnehmen.

Spitzfußprophylaxe bei Schlaganfallpatienten ☞ 35.5.6

Lagerungshilfsmittel wie Kissen oder Rollen nicht länger als 2 bis 3 Stunden anwenden. So kann eine Knierolle einer Streckkontraktur entgegenwirken, aber durch lang dauernden Einsatz möglicherweise eine Beugekontraktur auslösen.

Literaturtipp

Huhn, Siegfried: Das 1 mal 1 der Prophylaxe: Kontrakturen. In: Heilberufe 5/99, S. 14 – 15

7.5.6 Sturz und Sturzprophylaxe

Sturzprophylaxe: Maßnahmen, um Stürzen vorzubeugen, z.B.:
- Sturzursachen erkennen
- Gefährdete Patienten erkennen
- Schutz vor Stürzen und sturzbedingten Verletzungen bieten.

Stürze sind eine der häufigsten Ursachen für die Pflegebedürftigkeit älterer Menschen. Wissenschaftliche Untersuchungen belegen, dass die Hälfte aller 70-Jährigen bereits einmal oder mehrmals gestürzt ist. Die Folge sind oft schmerzhafte Hämatome und Prellungen. Bei etwa 15 % aller Stürze kommt es zu ernsthafteren Verletzungen, wobei die Oberschenkelhalsfrakturen (☞ 27.8.8) mit etwa 100 000 Fällen pro Jahr das größte Problem darstellen. Häufig treten auch Frakturen des Oberarms und der Schulter auf.

Nicht nur betagte, sondern auch jüngere Menschen können stürzen, z.B. durch Unachtsamkeit auf der Treppe. Besonders gefährlich sind Stürze auf den Kopf. Die Folge kann eine Schädelfraktur oder ein subdurales Hämatom (*Bluterguss zwischen den Hirnhäuten* ☞ 35.6.3) sein, das oft erst nach einigen Tagen Symptome zeigt. Daher sollten Menschen, deren Kopf bei einem Sturz in Mitleidenschaft gezogen wurde, sofort ärztlich untersucht werden. Zu ihrer Beobachtung ist meistens ein Klinikaufenthalt über mehrere Tage sinnvoll.

Sturzursachen erkennen

Endogene Sturzursachen

Endogene Sturzursachen liegen in der Person selbst begründet und nicht ihrer Umgebung, z.B.:
- **Plötzliche Erkrankungen,** wie z.B. Herzinfarkt oder Schlaganfall
- **Störungen der Körperhaltung.** Vor allem ältere Menschen gehen z.B. wegen eines Bandscheibenverschleißes leicht nach vorne gebeugt. Um nicht zu fallen, verlagern sie ihren Körperschwerpunkt; sie beugen die Knie. Um das Gleichgewicht zu halten, verkleinern sie ihre Schritte und heben ihre Füße beim Gehen nicht mehr genügend an. So werden bereits kleinste Unebenheiten am Boden für sie zur Stolperfalle
- **Verzögerung des Balancereflexes.** Beim Stolpern haben vor allem betagte Menschen Schwierigkeiten, sofort ausgleichende und balancierende Bewegungen auszuführen, um einen Sturz noch rechtzeitig abzufangen
- **Plötzlicher Bewusstseinsverlust** *(Synkope ☞ 18.3.3),* z.B. bei Diabetikern durch plötzlichen Blutzuckerabfall
- **Sehstörungen,** z.B. Weit- und Kurzsichtigkeit erhöhen die Stolpergefahr
- **Verwirrtheitszustände,** der Patient achtet nicht darauf, wo er hintritt
- **Psychische Veränderungen,** z.B. Angst, Unruhe oder Depressionen
- **Benommenheit und Unruhezustände durch Arzneimittel.** Insbesondere bei sehr später Einnahme von Schlaf- und Beruhigungsmitteln wird das Arzneimittel vom Körper häufig bis zum nächsten Morgen nicht vollständig abgebaut. Die Betroffenen sind dann schläfrig und benommen und daher besonders sturzgefährdet.
  Im Alter können *paradoxe Reaktionen* auf Arzneimittel auftreten. Beruhigungsmittel führen dann zu Unruhezuständen und damit zu verstärkter Sturzneigung.
  Die Einnahme von *blutdrucksenkenden Mitteln* kann Kollapszustände, Übelkeit und Erbrechen auslösen.

Exogene Sturzursachen

Exogene Ursachen kommen aus dem Umfeld der Person und liegen nicht in der Person selbst begründet. Dies sind z.B.:
- **Stolperfallen** wie umherliegende Kabel oder schlecht erkennbare Stufen
- **Zu lange Kleidung,** die auf dem Boden schleift
- **Schlecht sitzende Schuhe** verändern den Gang und führen zu Gehunsicherheit
- **Veränderungen im Krankenzimmer.** Die meisten Menschen haben einen Plan ihrer Umgebung im Kopf, nach dem sie sich orientieren und bewegen. Ältere Patienten brauchen in der Regel länger als jüngere, sich an ein verändertes Umfeld anzupassen. Sie stolpern daher leichter über Hindernisse, die sich vorher an einem anderen Platz befanden.

Stürze sind ein multifaktorelles Geschehen

Meist führt nicht ein einzelner Faktor, sondern mehrere exogene und endogene Ursachen zu einem Sturz. Beispielsweise hebt ein älterer Mensch beim Gehen seine Füße nicht mehr ausreichend an, stolpert über einen Gegenstand und kann den Sturz wegen seiner Hüftgelenksarthrose nicht mehr rechtzeitig abfangen. Durch das Ausschalten von nur *einem* Risikofaktor kann jedoch eine Vielzahl der Stürze verhindert werden.

Gefährdete Patienten erkennen

Studien zufolge (Raspe 1995) sind Patienten besonders sturzgefährdet, die folgende Merkmale haben:
- Alter über 70 Jahre

- Weiblich
- Reduzierter Allgemeinzustand
- Behindert
- Immobil und inaktiv
- Post-Fall-Syndrom (☞ unten).

Sturzangst

Vor allem ältere Menschen, die schon einmal gestürzt sind, entwickeln eine große Angst vor einem erneuten Fallen. Daraus kann sich eine regelrechte *Sturzphobie* entwickeln, die als **Post-Fall-Syndrom** bezeichnet wird. Aus Angst schränken die Betroffenen ihre Bewegungsmöglichkeiten weiter ein. Dadurch entsteht ein Teufelskreis, weil Bewegungseinschränkung und damit verbundener Trainingsmangel das Sturzrisiko weiter fördern. Menschen, die Angst haben zu stürzen, bewegen sich vorsichtiger und damit weniger elastisch, so dass sie Störungen im Bewegungsablauf schlechter ausbalancieren können.

Skala zur Risikoeinschätzung

Eine Skala zur Einschätzung des Sturzrisikos bei älteren Menschen (☞ Abb. 7.132) wurde in Amerika entwickelt und hat sich inzwischen auch in Deutschland als ein hilfreiches Instrument im Pflegealltag bewährt. Darin sind wesentliche Parameter erfasst, die das Sturzrisiko erhöhen. Weil eine ärztliche Untersuchung in einigen Punkten besseren Aufschluss über den Zustand des Patienten gibt, füllen Ärzte und Pflegende die Skala gemeinsam aus. Die Risikoeinschätzung erfolgt bei Aufnahme des Patienten und wird während des Klinikaufenthalts bei Bedarf mehrmals wiederholt.

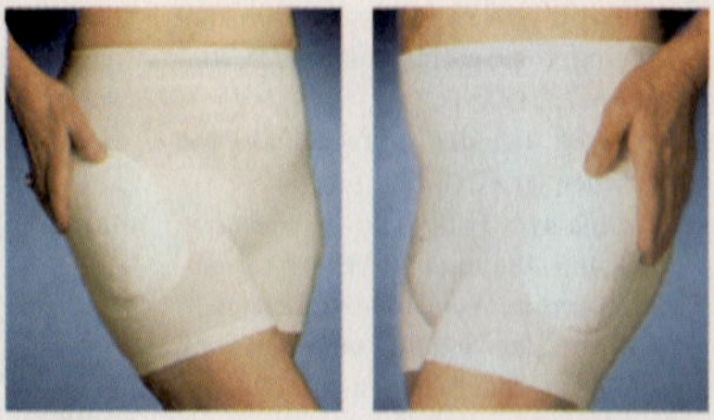

Abb. 7.133: Der Hüftprotektor Safehip® mindert beim Sturz das Risiko einer Hüftfraktur. In eine Baumwollhose sind auf beiden Seiten körpergerecht geformte Schalen zum Schutz des Trochanter major eingenäht. Sie funktionieren wie ein Sturzhelm, indem sie die Stoßbelastung auf das umliegende Weichteilgewebe verteilen, so dass die Gefahr einer Fraktur reduziert wird. [U118]

Schutz vor Stürzen

Folgende Maßnahmen bieten Schutz vor Stürzen und sturzbedingten Verletzungen:

- Patienten bei der Krankenhausaufnahme die Räumlichkeiten zeigen und insbesondere auf Stufen hinweisen
- Klingel und Lichtschalter in Reichweite gehbehinderter Patienten anbringen (auch beim Essen am Tisch oder beim Waschen am Waschbecken), so dass sich der Patient jederzeit bei Wünschen, Problemen und Schwierigkeiten melden kann, ohne aufstehen zu müssen. Werden extra lange Klingelschnüre verwendet, darauf achten, dass sie für Mitpatienten und Besucher keine Stolperfallen darstellen
- Veränderungen im Patientenzimmer, z.B. durch zusätzliche Geräte, morgens vornehmen. So hat der Patient Zeit, sich bis zur Nacht auf die veränderte Umgebung einzustellen
- Reaktionen auf Arzneimitteleinnahme überwachen, Schlafmittel nicht zu spät verabreichen
- In Duschen oder Badewannen rutschfeste Matten verwenden
- Während des Mobilisierens Patienten gut sitzende und rutschfeste Hausschuhe tragen lassen
- Auf eine ausreichende und nicht blendende Beleuchtung in der Umgebung des Patienten achten
- Immer die z.B. an Betten oder Rollstühlen befindlichen *Bremsen feststellen* und Fußstützen an Rollstühlen nach unten klappen; beim Aufstehen Fußstützen wegklappen, damit der Patient nicht mit dem Rollstuhl vornüberkippt
- Darauf achten, dass die Patienten ihre Brille und ihr Hörgerät tragen und Hilfestellung bei ihrer Reinigung geben
- Beim Führen des Patienten auf langen Fluren die Wege durch das Bereitstellen eines Stuhls optisch verkürzen und den Kranken zwischendurch ausruhen lassen

Parameter	4 Punkte	3 Punkte	2 Punkte	1 Punkt
Alter		+ 80	70 – 79	60 – 69
Mentaler Zustand	Zeitweise verwirrt/desorientiert	–	Verwirrt/desorientiert	–
Ausscheidung	Harn- und stuhlinkontinent	Kontinent, braucht jedoch Hilfe	–	Blasenverweilkatheter/Enterostoma
Stürze in der Vorgeschichte	Bereits mehr als dreimal gestürzt	–	Bereits ein- oder zweimal gestürzt	–
Aktivitäten	Beschränkt auf Bett und Stuhl	Aufstehen aus Bett mit Hilfe	–	Benutzt selbständig Bad und Toilette
Gang und Gleichgewicht	Ungleichmäßig/instabil, kann im Stehen und Gehen kaum die Balance halten	Orthostatische Störung/ Kreislaufprobleme beim Aufstehen und Gehen	Gehbehinderung/evtl. mit Gehhilfe oder Assistenz	–
Arzneimittel, die in den letzten 7 Tagen eingenommen wurden, sowie zukünftig geplante Arzneimittelgabe	Drei oder mehr Arzneimittel	Zwei Arzneimittel	Ein Arzneimittel	–
Alkohol (auch Melissengeist, Pepsinwein o.Ä.)	Regelmäßig	–	Gelegentlich	–

Tab. 7.132: Skala zur Einschätzung des Sturzrisikos bei älteren Menschen. Bei einer Gesamtpunktzahl unter vier Punkten besteht ein geringes Sturzrisiko. Ein hohes Sturzrisiko hat der Patient bei 5 – 10 Punkten, ein sehr hohes bei einer Gesamtpunktzahl von 11 – 24 (nach Abington Memorial Hospital Department of Nursing, Pensylvania, USA 1998)

- Regelmäßige Bewegungsübungen zum Training von Schritt- und Standfestigkeit (☞ 7.5.10)
- Anleitung bei der Verwendung von Gehhilfen (☞ 7.5.8.5)
- Regelmäßige Fußpflege veranlassen, um schmerzhaften und bewegungseinschränkenden Wunden vorzubeugen
- Passform der Schuhe und Kleidung prüfen, ggf. ändern lassen (z.B. von den Angehörigen)
- Inkontinenzhilfsmittel (☞ 7.8.7) individuell anpassen, z.B rutschen zu weite Windelhosen herunter und behindern so das Laufen.

Besondere Aufmerksamkeit erforderlich

Ein besonderes Problem stellt die **Höhe des Krankenhausbettes** dar, die von den Pflegenden für eine rückenschonende Arbeitsweise (☞ 7.5.11) immer wieder anders eingestellt wird und meist nicht der vom Patienten gewohnten Höhe entspricht. Stehen die Patienten nachts auf, stürzen sie leicht, da sie die Höhe des Bettes durch den häufigen Höhenwechsel falsch einschätzen oder sich in ihrem Bett zuhause wähnen. Damit dies nicht passiert, stellen die Pflegenden das Bett nach Beendigung ihrer Arbeit immer auf ungefähr die gleiche Höhe ein. Bei erhöhter Sturzgefahr bitten die Pflegenden den Patienten, vor dem Aufstehen zu klingeln, damit sie ihm behilflich sein können.

Ein weiteres Problem ist die **tageszeitliche** und **örtliche Sturzhäufigkeit** um die Übergabezeit am Mittag. Die häufigsten Sturzorte sind der Tagesraum und das Patientenzimmer. Als Grund nimmt man an, dass die plötzlich eintretende Ruhe nach den morgendlichen Aktivitäten eine vermehrte innere Unruhe des Kranken auslöst, die dazu führt, dass er versucht, ohne fremde Hilfe aufzustehen. Eine amerikanische Studie konnte nachweisen, dass Stürze durch Anwesenheit der Pflegenden im Krankenzimmer während der Mittagszeit verringert werden konnten.

Schutz beim Stürzen

Stürze haben bisweilen lebensbedrohliche Folgen und sind trotz aller Vorsichtsmaßnahmen nie ganz zu auszuschließen. Aus diesem Grund wurden Hilfsmittel entwickelt, welche die Sturzfolgen so gering wie möglich halten sollen. Vielfach bewährt haben sich **Sturzhelme,** die insbesondere bei Epilepsiekranken eingesetzt werden. Sturzhelme werden vom Fachhandel individuell angepasst.

Des weiteren sind seit einiger Zeit so genannte **Hüftprotektoren** zur Vermeidung von Oberschenkelhalsfrakturen im Handel (☞ Abb. 7.133).

7.5.7 Kinästhetik (Grundlagen)

Kinästhetik (griech. *kinesis* = Bewegung, *aisthesis* = Empfindung): Bewegungslehre, die sich mit der Empfindung und dem Ablauf der natürlichen menschlichen Bewegung beschäftigt. Die Handlungs- und Bewegungsfähigkeiten der Pflegenden werden geschult, damit sie bewegungs- und wahrnehmungsbeeinträchtigte Patienten anleiten können, eigene Ressourcen wahrzunehmen und gezielt einzusetzen.

Grundlagen der Kinästhetik bilden:

- Die *Verhaltenskybernetik* (Wissenschaft von der Steuerung und Regelung komplexer Systeme)
- Die humanistische Psychologie
- Elemente des modernen Tanzes.

Das Handlungskonzept **Kinästhetik in der Pflege** entwickelten Mitte der 80er-Jahre *Frank Hatch* und *Lenny Maietta.* Frank Hatch ist Philosoph und Tänzer, Lenny Maietta Philosophin und Psychologin mit dem Schwerpunkt Körpertherapie. Sie machten zusammen mit *Suzanne Schmidt*, einer Krankenschwester aus der Schweiz, die Kinästhetik für den deutschsprachigen Raum zugänglich.

Literaturtipps

Hatch, Frank; Maietta, Lenny Schmidt, Suzanne: Kinästhetik. 4. Aufl., DBfK-Verlag, Eschborn, 1996

Hatch, Frank; Maietta, Lenny: Kinästhetik. Gesundheitsentwicklung und menschliche Funktionen. 1. Aufl., Ullstein Medical, Wiesbaden, 1999

Kinästhetik-Kurse

Bei der Kinästhetik handelt es sich nicht allein um das Erlernen bestimmter Techniken. Vielmehr ist viel Kreativität und Flexibilität erforderlich, um das Konzept immer wieder neu an den jeweiligen Patienten anzupassen. Hierzu dienen Bewegung, Berührung, Bewegungsempfindung und eine „Sprache", mit denen die Pflegenden den Patienten anleiten und motivieren.

In Grund- und Aufbaukursen können Pflegende und Therapeuten das kinästhetische Konzept erlernen, um es effektiv zur Pflege bewegungseingeschränkter Patienten einzusetzen. In diesen Kursen geht es um das Erkennen und Erlernen von natürlichen und vielfältigen Bewegungsmustern (*Kontaktadressen* ☞ unten).

Kontaktadressen

Institut für Kinästhetik IfK AG, Marktplatz 9, 79539 Lörrach, Tel.: 0 76 21/23 49, www.kinaesthetik.com

Institut für Kinästhetik IfK AG, Aathalstrasse 84, CH-8610 Uster, Tel.: 0 62/19 94 43 25

7.5.7.1 Ziele der Kinästhetik

Die **Ziele** der Kinästhetik sind:

- Das Bewegen und Aktivieren des Patienten angst- und stressfrei zu gestalten
- Bewegung gemeinsam mit dem Patienten durchzuführen
- Ressourcen des Patienten zu erkennen und einzusetzen
- Eine Beziehung zum Patienten zu entwickeln
- Bewegungsabläufe so physiologisch und kräfteschonend wie möglich zu gestalten
- Die Gesundheit des Patienten derart zu fördern, dass er ein möglichst selbstbestimmtes Leben führen kann
- Gesundheitsprophylaxe der Pflegenden durch die Vermeidung von unphysiologischem Heben und Tragen.

7.5.7.2 Konzepte der Kinästhetik

Das *Bewegungs- und Berührungskonzept* der Kinästhetik führt zwangsläufig dazu, dass sich Pflegekraft und Patient nahe kommen. Daher ist es notwendig, dass beide Seiten für sich klären, wie viel Nähe sie geben und aushalten können. Wenn diese Nähe von einer Seite nicht erwünscht ist, wird dies respektiert.

In der Kinästhetik wurde ein Denkmodell entwickelt, um die Grundlagen der menschlichen Bewegung besser zu verstehen. Sechs kinästhetische Konzepte sind die Basis, um die menschliche Bewegung und Interaktion zu beschreiben. Die **Konzepte der Kinästhetik** sind:

- Interaktion
- Funktionale Anatomie
- Menschliche Bewegung
- Anstrengung als Kommunikationsmittel

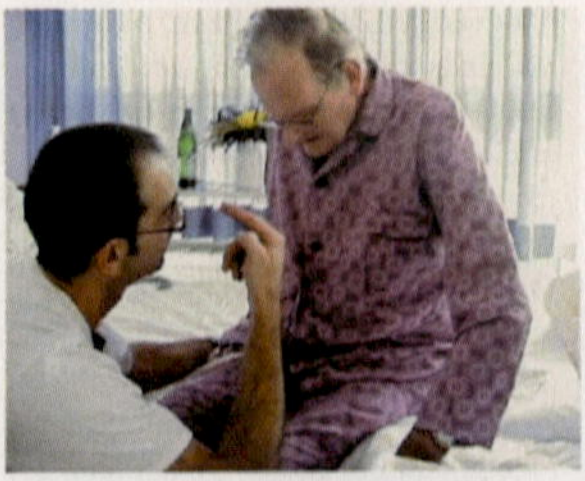

Abb. 7.134: Die Pflegekraft verdeutlicht dem Patienten, wie er selbst in mehreren kleinen Schritten *(schrittweise Interaktion)* mit wenig Anstrengung den Weg zum Stuhl schaffen kann. [O166]

- Menschliche Funktionen
- Gestaltung der Umgebung.

Konzept der Interaktion

Kinästhetik ist ein Konzept, die **Interaktion** *(Wechselbeziehung)* zwischen Patient und Pflegekraft bewusst zu gestalten. Dabei geht es vor allem darum, sich die Zeit zu nehmen, individuelle Ressourcen des Patienten zu erkennen und bei der Bewegungsanleitung gezielt einzusetzen. Zur Interaktion zählen die *Sinne*, die *Bewegungselemente* und die *Interaktionsformen* (☞ unten).

Sinne

Bei der Interaktion leiten die Pflegenden den Patienten zu einer Bewegung unter Zuhilfenahme der unterschiedlichen **Sinne** an. Eine besondere Rolle spielt dabei die Qualität einer **Berührung** *(taktile Interaktion)*, die den direkten Kontakt zu einer Person ermöglicht. Die Berührung wird nicht nur mit den Fingern, sondern mit der ganzen Hand ausgeführt. Sie soll eindeutig sein, um Sicherheit zu vermitteln. Die Pflegenden berühren den Patienten ruhig und abwartend, um ihm Eigenaktivitäten zu ermöglichen.

Der **Sehsinn** ermöglicht das Erfassen einer Bewegung im Raum. Bei der *visuellen Interaktion* beobachtet der Patient eine Bewegungsform bei der Pflegekraft, um sie dann besser erlernen zu können. Zugleich sieht die Pflegekraft, wie sich der Patient bewegen möchte.

Das **Ohr** ermöglicht die Aufnahme von akustischen Informationen. Die **Sprache** vermittelt Informationen auch über eine größere Distanz hinweg.

Mit dem **kinästhetischen Sinnsystem** werden räumliche, zeitliche und anstrengungsbezogene Aspekte der Bewegung erfasst. Auch spürt der Mensch damit Eigenbewegungen von Muskeln, Gelenken und Gewicht in seinem Körper.

Bewegungselemente

Jede Interaktion beinhaltet die drei Bewegungselemente **Zeit, Raum** und **Kraftaufwand,** die sich wechselseitig beeinflussen. Wenn z.B. eine Pflegekraft einem sehr passiven Patienten beim Aufstehen helfen möchte, muss sie mehr Anstrengung aufwenden, als wenn dieser aktiv mithilft.

Um bei Patienten individuelle Bewegungsunterschiede erkennen sowie die passende Geschwindigkeit, den entsprechenden Bewegungsraum und richtigen Kraftaufwand bei einer Tätigkeit besser finden zu können, unterscheidet man die bereits genannten Bewegungselemente:

- **Zeit.**
  - Geschwindigkeit der Bewegung (schnell, langsam)
  - Dauer
  - Folge der Bewegung (gleichzeitig, nacheinander)
- **Raum.**
  - Ort der Bewegung
  - Richtung der Bewegung im Raum (vorwärts, rückwärts, rechts, links, aufwärts, abwärts, Drehrichtung wie einwärts – auswärts)
  - Ausmaß der Bewegung im Raum (eng, weit, groß, klein, hoch, tief)
  - Die Stellung im Raum (sitzen, liegen, stehen)
  - Die Entfernung der Bewegung
  - Eigenschaften der Umgebung (z.B. rutschig, holprig)
- **Kraftaufwand.**
  - Qualität der Kraft wie Druck oder Zug, die effektiv und kräftesparend eingesetzt werden sollen (im Idealfall baut der Patient bei einer Bewegung diese Kräfte selbständig auf)
  - Quantität der Kraft, also ob viel oder wenig Kraft ausgeübt werden muss
  - Ort und Richtung, auf die sich der Kraftaufwand bezieht.

Interaktionsformen

Nach den individuellen Fähigkeiten eines Patienten richtet sich die jeweilige Interaktionsform:

- Bei der **einseitigen Interaktion** ist der Kranke relativ selbständig, ihm genügt eine einmalige Information, um die Bewegung ausführen zu können.
- Bei der **schrittweisen Interaktion** sind viele kleine Schritte und Handlungsanweisungen erforderlich, wobei die Pflegekraft Ideen und Aktivitäten des Patienten bei der Bewegungsform berücksichtigt (☞ Abb. 7.134).
- Andere Patienten benötigen eine **gleichzeitig-gemeinsame Interaktionsform,** in der der taktile Informationsaustausch zwischen Patient und Pflegekraft nicht unterbrochen wird.

Interaktion bedeutet, einen *gemeinsamen* Weg für eine Bewegungsform zu finden. Die Pflegenden beziehen immer Ideen und Aktivitäten des Patienten in die jeweilige Methode ein.

Konzept der Funktionalen Anatomie

In diesem Konzept der Kinästhetik geht es um die anatomischen Grundlagen für eine Bewegung.

Knochen und Muskeln

Knochen und Muskeln stellen eine Funktionseinheit dar:

- Die **Knochen** als stabilisierende, feste Struktur des menschlichen Körpers stützen passiv das Körpergewicht. Sie sind im menschlichen Körper die gewichttragenden harten Anteile. Durch

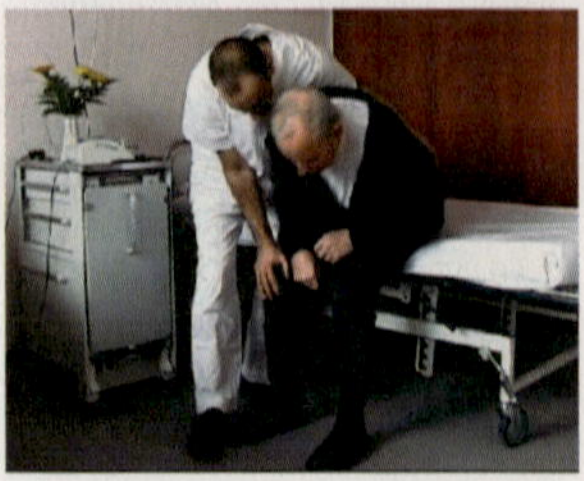

Abb. 7.135: Die Pflegekraft macht dem Patienten vor dem Aufstehen durch Druckausübung auf die Knie deutlich, dass er sein Gewicht auf die Füße verlagern kann. [O166]

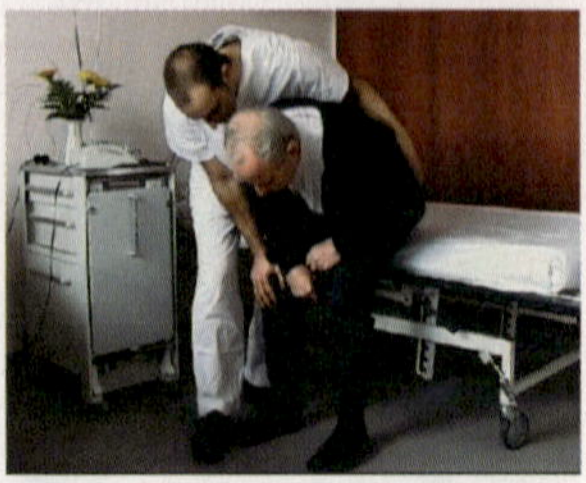

Abb. 7.136: Zum Aufstehen verlagert der Patient sein Gewicht auf die Füße und wird dabei vom Pfleger durch Druck auf das Knie und im unteren Rückenbereich unterstützt. [O166]

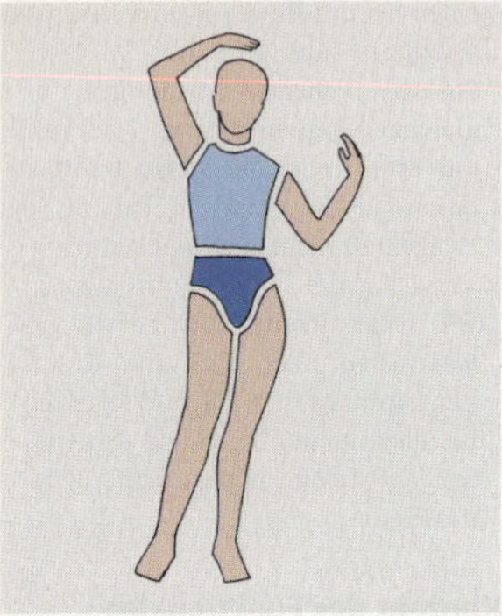

Abb. 7.137: Die Kinästhetik teilt den Körper in sieben Massen und sechs Zwischenräume ein (☞ Text). [A400-L215]

den Gebrauch der knöchernen Struktur kann bei einer Bewegung die Muskelarbeit deutlich verringert werden

- Die **Muskeln** als weiche, flexible Struktur des Körpers haben die Aufgabe, die Knochen aktiv und koordiniert zu bewegen oder in eine bestimmte Position zueinander zu bringen.

Ziel des Konzeptes der Funktionalen Anatomie ist es, Muskeln und Knochen bei einer Bewegung ihren Eigenschaften entsprechend zu gebrauchen. Daraus resultiert das kinästhetische Prinzip: *„Körpergewicht möglichst über knöcherne Strukturen führen und nicht tragen!"*

Beispielsweise nutzen die Pflegenden die knöcherne Struktur ihrer Unterarme, um den Patienten beim Hochrutschen im Bett über sie gleiten zu lassen (☞ 7.5.8.1).

Massen und Zwischenräume

In der Kinästhetik wird der menschliche Körper in *feste, stabile Massen* und *instabile, bewegliche Zwischenräume* eingeteilt.

Die sieben **Massen** sind Kopf, Brustkorb, Becken, Arme und Beine. An ihnen sind viele knöcherne Strukturen zu finden.

An den **Zwischenräumen** befinden sich dagegen viele muskuläre Strukturen. Die Zwischenräume sind die sechs zwischen den Massen liegenden Teile Hals, Taille, Schultergelenke und Hüftgelenke (☞ Abb. 7.137). Sie verbinden die Massen untereinander und ermöglichen eine ausbalancierte Bewegung in unterschiedliche Richtungen.

Überträgt man dieses **Massen-Zwischenraum-Modell** auf die Praxis, erleichtert es die Arbeit der Pflegenden erheblich. Häufig neigen sie nämlich dazu, den Patienten im Ganzen zu bewegen, anstatt sein Körpergewicht in Teilen, also „Masse für Masse", zu verlagern. Beim schrittweisen Bewegen einer Körpermasse nach der anderen kann der Patient auch eigene Ressourcen einsetzen, was für die Pflegenden weniger Anstrengung bedeutet.

Die Einteilung in Massen und Zwischenräume hilft, die Bewegung zu fördern, eindeutige Signale zu setzen und dem Patienten bei einer Bewegung eine Orientierung zu geben:

- **Bewegung fördern.** Kontakt mit den Massen fördert Bewegung, Kontakt mit den Zwischenräumen hingegen hemmt Bewegung und die Eigenaktivität des Patienten.

Die Massen fassen, die Zwischenräume spielen lassen.

- **Eindeutige Signale setzen.** Nur durch die eindeutige Berührung an den Massen lässt sich eine gezielte Bewegung erreichen. Kontakt an den Zwischenräumen vermittelt diffuse Signale und blockiert die Beweglichkeit.
- **Orientierung geben.** Die Orientierung hilft dem Patienten, Bewegungen zu verstehen und sie so besser ausführen zu können. Die Orientierung muss bei Patient und Pflegekraft gleich sein, um ein gemeinsames Ziel erreichen zu können. Man unterscheidet zwischen räumlicher und körperlicher Orientierung. Beispielsweise hat ein Patient vor dem Aufstehen zunächst die *räumliche Orientierung*, sich nach oben zu bewegen. Damit er aufstehen kann, gibt ihm die Pflegekraft die *körperliche Orientierung* nach unten, indem sie ihm durch Druckausübung auf das Knie verdeutlicht, dass er sein Körpergewicht zum Aufstehen auf die Füße verlagern muss (☞ Abb. 7.135 und 7.136).

Konzept der Menschlichen Bewegung

Haltungs- und Transportbewegungen

Bewegungsabläufe setzen sich aus einer Kombination von **Haltungs-** (Bewegungen in nur eine Richtung, z.B. Beugen und Strecken) und **Transportbewegungen** (Bewegungen in mehrere Richtungen, z.B. Drehen) zusammen. Die Haltungsbewegungen sorgen für die Aufrechterhaltung des Körpers und regulieren die Stabilität und das Gleichgewicht. Die Transportbewegungen bewirken dagegen Veränderungen der einzelnen Körperteile, z.B. die Bewegung einer Extremität wie das Drehen des Unterarmes.

Spiralförmiges Aufstehen [K183]

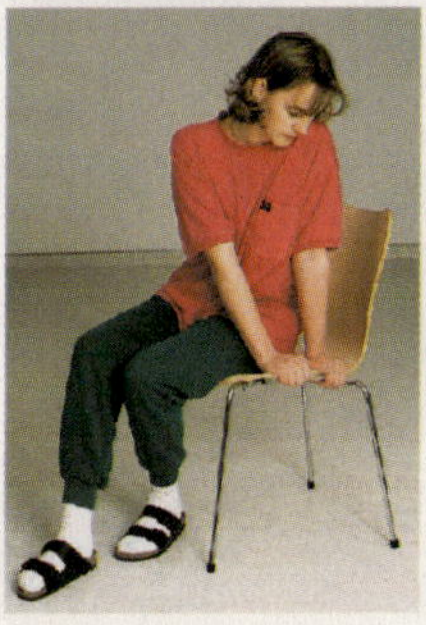

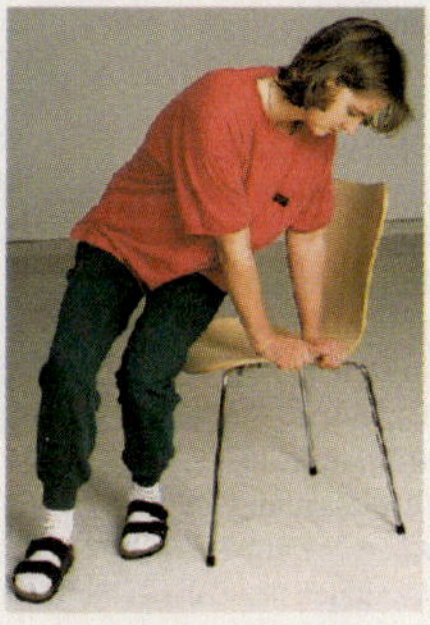

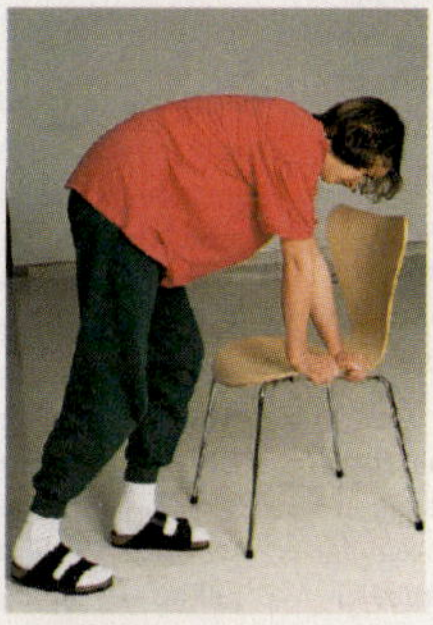

Abb. 7.138 (links): Die Patientin stützt sich mit beiden Händen seitlich am Stuhl ab und bringt ihre Beine in Schrittstellung.

Abb. 7.139 (Mitte): Zum spiralförmigen Aufstehen drückt sich die Patientin mit den Armen nach oben und hebt ihr Becken von der Sitzfläche in einer Drehbewegung ab.

Abb. 7.140 (rechts): Die Patientin hat sich um ihre eigene Körperachse gedreht und kann sich nun langsam aufrichten. So lange wie möglich hält sie sich noch am Stuhl fest.

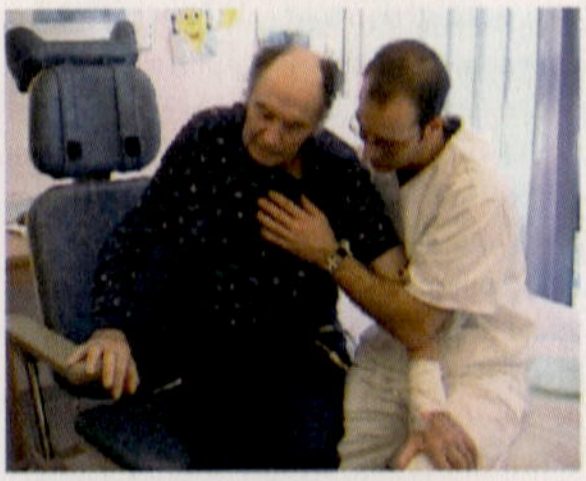

Abb. 7.141: Dieser Patient braucht die kontinuierliche Unterstützung der Pflegekraft, um selbst Druck und Zug im Körper aufbauen zu können. So gelangt er vom Bett in einen Stuhl. [O166]

Spiral- und Parallelbewegungen

Die Kinästhetik nutzt die Bewegungsmöglichkeit der Zwischenräume, damit Bewegungen:
- Mit geringem Kraftaufwand möglich sind
- Jederzeit kontrollier- und umkehrbar sind
- Fließend sind.

Spiralbewegungen sind Drehbewegungen um zwei Bewegungsachsen, die einen geringeren Kraftaufwand, jedoch mehr Platz als parallele Bewegungsmuster beanspruchen. **Parallelbewegungen** haben dagegen nur eine Bewegungsachse, d.h. es handelt sich hier um Beuge- und Streckbewegungen. Sie sind anstrengender als Spiralbewegungen. Darum eignen sich letztere besonders für geschwächte Patienten, die während dieser Bewegungsform auch eine bessere Kontrolle über ihren Körper haben (☞ Abb. 7.138 – 7.140).

Konzept der Anstrengung als Kommunikationsmittel

Dieses kinästhetische Konzept ermöglicht, Anstrengungen der Pflegekraft so zu reduzieren bzw. zu dosieren, dass der Patient eigene Ressourcen und Bewegungsfähigkeiten einsetzen kann. Anstrengung wird hier also nicht als negativer Aspekt betrachtet, sondern es geht um die Frage, wie sie als sinnvolles Instrument in der Interaktion zwischen Pflegekraft und Patient genutzt werden kann.

Die zwei Anstrengungsformen sind **Zug** und **Druck.** Bei Zug läuft das Gewicht der Beteiligten vom Kontaktpunkt weg, bei Druck auf den Kontaktpunkt zu. Um Druck auszuüben, eignen sich besonders die Massen Brustkorb und Becken, um Zug anzuwenden, die Arme. Dieses Wissen ermöglicht Pflegekraft und Patient ein gezieltes Einsetzen ihrer Anstrengungen bei einer Bewegungsaktion, z.B. beim Transfer eines Patienten vom Bett in einen Stuhl (☞ Abb. 7.141).

Konzept der Menschlichen Funktionen

Im Konzept der Menschlichen Funktion unterscheidet man die **einfache Funktion** (Grundposition) und die **komplexe Funktion** (Bewegung am Ort und Fortbewegung).

Einfache Funktion

Im Laufe einer natürlichen Bewegung durchläuft der Mensch unterschiedliche **Grundpositionen** (☞ Abb. 7.142):
- Rückenlage
- Ellenbogen-Bauch-Lage
- Sitzen
- Vierfüßlerstand
- Einbein-Kniestand
- Einbeinstand
- Zweibeinstand.

Kleinkinder lernen, sich mit Hilfe der Grundpositionen gegen die Schwerkraft zu behaupten, um vom Liegen ins Stehen zu kommen. Auch Kranke müssen z.B. nach einem Schlaganfall das Aufstehen wieder neu erlernen. Hilft eine Pflegekraft einem Patienten, aus einer liegenden Position heraus aufzustehen, wird die in dieser Bewegung dazwischen liegende Grundposition „Sitzen" zum Ausruhen genutzt.

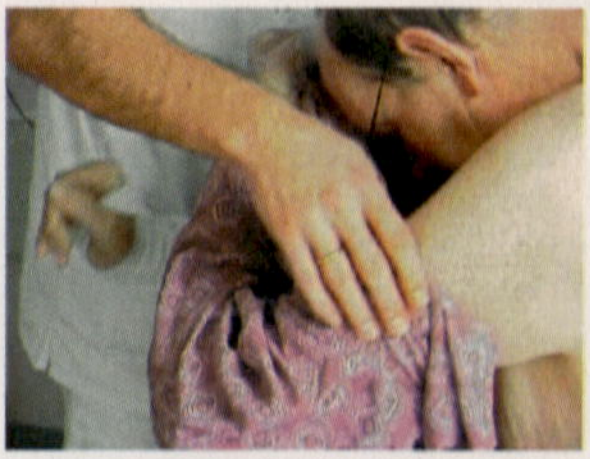

Abb. 7.143: Die Pflegekraft unterstützt den Patienten beim Anziehen so, dass er eigene Ressourcen einsetzen und viele Bewegungen selbst durchführen kann. [O166]

Komplexe Funktion

Fortbewegungen und Bewegungen am Ort sollten mit so wenig Anstrengung wie möglich ablaufen. In der Praxis vollziehen die Pflegenden daher **komplexe Funktionen** nach, die in einer natürlichen, fließenden Bewegung ablaufen. Diese Erkenntnisse übertragen sie dann auf die vom Patienten neu oder wieder zu erlernenden Bewegungen.

Eine **Fortbewegung** wie z.B. das Gehen wird dadurch ermöglicht, dass mehrere Bewegungen gleichzeitig ablaufen: Das Körpergewicht wird auf ein Bein verlagert, dann macht das entlastete Bein einen Schritt, worauf das Körpergewicht zurückverlagert wird. Beim Gehen überlagern sich also zwei Bewegungsformen, die Gewichtsverlagerung und die Vorwärtsbewegung, die – zusammengenommen – die fließende Fortbewegung darstellen. Dieses Prinzip wird auf eine kin-

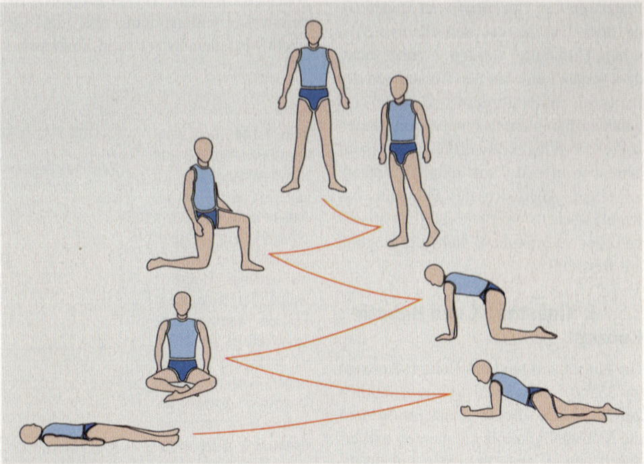

Abb. 7.142: Die sieben Grundpositionen. [A400]

ästhetische Bewegungsform übertragen, z.B. bei der „gehenden" Fortbewegung im Bett (☞ auch Abb. 7.145):

- Das Körpergewicht wird z.B. durch eine Seitwärtsdrehung verlagert
- Die Bewegung erfolgt mit dem entlasteten Körperteil
- Anschließend wird das Körpergewicht zurück auf einen neuen Ort verlagert.

Bewegungen am Ort sind z.B. Essen und Trinken, An- und Auskleiden oder Ruhen und Schlafen. Auch bei diesen Aktivitäten kann der Patient so unterstützt werden, dass er viele Bewegungen selbst ausführen kann.

Plötzliche Gewichtsverlagerungen und ruckartige Bewegungen widersprechen dem körperschonenden Prinzip der Kinästhetik und machen eine fließende Bewegung unmöglich. Die Pflegenden vermeiden bei ihren Handlungen daher solche schädlichen Bewegungen und nehmen sich bei der Anleitung des Patienten Zeit, damit er Bewegungen in Ruhe ausführen kann.

Konzept der Umgebungsgestaltung

Die Pflegenden gestalten die Umgebung eines Patienten derart, dass eine Bewegung so sicher und so einfach wie möglich wird und die vorhandenen Ressourcen des Kranken einbezogen werden können. Hilfsmittel dazu sind z.B. spezielle Trinkgefäße, die der bewegungseingeschränkte Patient besser greifen und zum Mund führen kann. Auch erleichtert das Platzieren von Hockern in der Badewanne oder Dusche das selbständige Waschen. Hilfsmittel werden so ausgesucht, dass sie die individuellen Ressourcen des Patienten weiter fördern und seine vorhandene Fähigkeiten unterstützen. Auch sollte die Pflegekraft örtliche Gegebenheiten so effektiv wie möglich nutzen, z.B. beim Aufstehen des Patienten das Krankenbett so weit wie möglich absenken oder einen Stuhl so dicht wie möglich ans Bett stellen.

7.5.7.3 Kinästhetik und Bobath-Konzept

Die Kinästhetik und das Bobath-Konzept (☞ 35.5.6) orientieren sich ganzheitlich am Menschen. Beide Konzepte fördern die Selbständigkeit des Patienten und ermöglichen so, dass er seinen Lebensalltag besser bewältigen kann.

Das **Bobath-Konzept** ist primär für Patienten mit Halbseitenlähmung entwickelt, kann jedoch bei allen Formen von lähmungsbedingten Bewegungsstörungen (z.B. Tetraparese nach Schädelhirntrauma) angewandt werden. Ziel ist die Normalisierung des Muskeltonus, insbesondere der Vorbeugung oder Verringerung von Spastizität. Die Bewegungsanbahnung orientiert sich an der normalen Bewegung, was bedeutet, dass beide Körperhälften in den Bewegungsablauf integriert werden.

Das **Kinästhetik-Konzept** orientiert sich an den Bewegungen des gesunden Menschen, wobei die Pflegekraft darüber entscheidet, wie sich dieses Konzept bei der jeweiligen Erkrankung eines Patienten anwenden lässt.

Beide Konzepte schließen sich nicht gegenseitig aus und können bei der Pflege bewegungs- und wahrnehmungseingeschränkter Menschen miteinander kombiniert werden.

Literaturtipp

Posse, Stephan: Bobath – Kinästhetik: Konzepte für die Pflege. In: Die Schwester/Der Pfleger 6/00, S. 492 – 495

7.5.7.4 Kinästhetik und Rückenschule

Kinästhetik ist ein kräfteschonendes und sehr physiologisches Konzept und beugt daher möglichen Rückenproblemen wie Bandscheibenschäden vor.

Die Pflegekraft beugt ihren Rücken zwar, was den „Regeln" rückengerechter Arbeitsweise widerspricht, aber das Gewicht wird niemals getragen, sondern nur verschoben bzw. verlagert, langsam über knöcherne Strukturen geführt und an die Unterstützungsflächen abgegeben. Somit steht Kinästhetik nicht im Widerspruch zur Rückenschule, in der Pflegende unter der Anleitung von Physiotherapeuten eine schonende Körperhaltung lernen und einüben. Das Einbeziehen der Kinästhetik ist hier sinnvoll, weil diese Methode den Rücken der Pflegekraft weit weniger belastet als herkömmliche Pflegetechniken. Durch die Kinästhetik erfahren Pflegende ihre eigenen Bewegungsmöglichkeiten und können sie verbessern.

7.5.8 Mobilisation

Mobilisation (*mobilisare* = etwas in Bewegung bringen): Maßnahmen zur Aktivierung und Bewegungsförderung von Patienten.

Die **Mobilisation** des Patienten erfordert von den Pflegenden viel Geduld, da die Ressourcen des Patienten anfangs oft sehr gering sind und ihr Aufbau einer gewissen Zeit bedarf. Oft sind die Patienten auch mit sich selbst unzufrieden, erwarten schneller Fortschritte und aus Ungeduld vom Pflegepersonal, dass es ihnen viele Dinge abnimmt. Da die *aktivierende Pflege* (☞ auch 1.6.3) für den Patienten auf Dauer aber hilfreicher ist – was dem Patienten gegenüber nicht immer leicht zu erklären ist –, sie auf lange Sicht sogar Zeit sparen hilft (☞ Abb. 7.144) und das Selbstwertgefühl des Patienten hebt, mobilisieren die Pflegenden den Patienten regelmäßig und lassen sich auch bei Zeitdruck nicht davon abhalten.

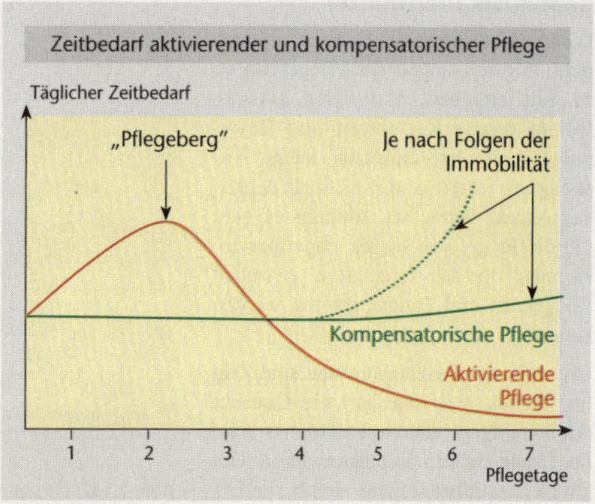

Abb. 7.144: Der tägliche Zeitbedarf bei der aktivierenden Pflege ist zunächst hoch. Ist der Patient jedoch über dem (Pflege-)„Berg", spart dies langfristig mehr Zeit als anfangs investiert wurde. Der Zeitaufwand bei der kompensatorischen Pflege (☞ 2.5.5) ist anfänglich zwar geringer, steigt jedoch langfristig gesehen an, wenn Folgen der Immobilität wie z.B. Dekubitus oder Thrombose eingetreten sind. [A400]

Die frühzeitige und regelmäßige Mobilisation dient:
- Der Dekubitus-, Kontrakturen-, Pneumonie-, Obstipations- und Thromboseprophylaxe
- Der Appetitanregung und einem gesunden Schlaf
- Der Minderung des Krankheitsgefühls
- Dem Selbstwertgefühl und der Eigenständigkeit des Patienten.

Vorbereitung

Vor der Mobilisation achten die Pflegenden darauf, dass die Patienten optimal vorbereitet sind:
- Bei Bedarf Puls und Blutdruck kontrollieren
- Bei der Erstmobilisation Patienten zuerst auf die Bettkante setzen und zur Kreislaufanregung die Füße kreisen lassen
- Katheter, Infusionen, Sonden u.Ä. so sichern, dass sie den geplanten Bewegungsablauf nicht behindern
- Hausschuhe, Bademantel etc. bereitlegen und anziehen
- Ablauf mit dem Patienten besprechen, bei Bedarf die Mobilisationsmethode demonstrieren.

Grundprinzipien der Mobilisation

Bewegungen planen. Um die Mobilisation koordiniert und gezielt durchführen zu können, klärt die Pflegekraft mit dem Patienten vorher ab, auf welcher Bettseite er aufstehen möchte (sollte ggf. der Situation nach der Entlassung entsprechen) und in welche Richtung er sich bewegen möchte. Vorab macht sie sich selbst die Bewegungsfähigkeiten der Ressourcen des Kranken bewusst.

Information geben. Vor der Mobilisation bespricht die Pflegekraft mit dem Patienten die Maßnahme und demonstriert ihm bei Bedarf den Bewegungsablauf. Zugleich bezieht sie Anregungen des Patienten in die Mobilisation mit ein.

Eindeutige Bewegungsimpulse setzen und nachspüren. Die Pflegekraft setzt eindeutige Bewegungsimpulse und spürt nach, ob der Patient die Bewegung mitmachen kann. Möchte die Pflegekraft beispielsweise den Patienten dabei unterstützen, sich auf die Seite zu drehen, übt sie durch die Berührung mit der ganzen Handfläche am Oberarm Druck oder Zug aus und wartet kurz, ob der Patient diese Bewegung aufgreift.

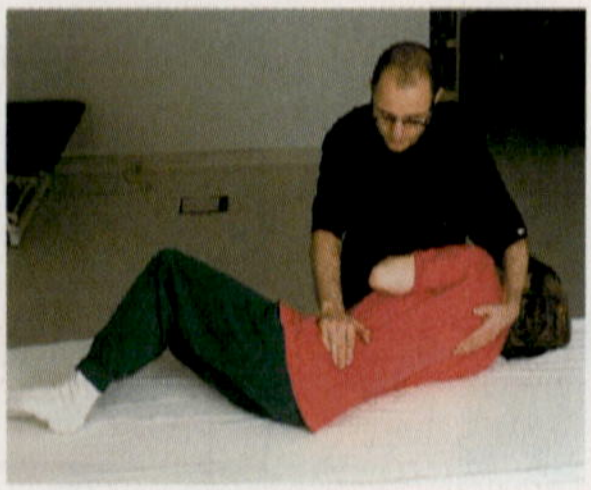

Abb. 7.145: „Gehendes" Bewegen zum Kopfende (Durchführung ☞ Text). [K183]

Ressourcen und Fähigkeiten des Patienten einbeziehen. Die Pflegekraft bietet dem Patienten so viel Hilfe wie nötig an, lässt ihn aber zugleich eigene Vorstellungen und Fähigkeiten einbringen, so weit diese den Genesungsprozess positiv unterstützen.

Physiologische und kräftesparende Mobilisationstechniken nutzen. Die Pflegekraft setzt bei der interaktiven Bewegung ihre körperlichen Fähigkeiten bewusst ein; dabei achtet sie darauf, dass sie und der Patient sich nicht übermäßig stark belasten.

Für Sicherheit des Patienten sorgen. Dazu:
- Keine Ringe oder sonstigen Schmuck tragen, mit denen die Haut des Patienten verletzt werden könnte (Unfallverhütungsvorschrift)
- Den Patienten nicht mit frisch eingecremten Händen unterstützen, weil sie beim Festhalten des Patienten abrutschen können
- *Die Bremsen sichern* z.B. am Bett, Rollstuhl oder Toilettenstuhl
- Schuhe mit rutschfester Sohle anziehen, damit der Patient nicht wegrutscht.

ATL „Für Sicherheit sorgen" ☞ *7.1*

7.5.8.1 Mobilisation im Bett unter kinästhetischen Gesichtspunkten

Spezielle Bewegungsübungen zur Stimulation der Atmung ☞ *7.2.5 – 7.2.7*
Mobilisation nach Schlaganfall ☞ *35.5.6*

Vor allen Maßnahmen, die am liegenden Patienten durchgeführt werden, bringen die Pflegenden die Liegefläche des Bettes zunächst auf ihre Beckenhöhe.

Patienten im Bett zum Kopfende bewegen

Um den liegenden oder sitzenden Patienten zum Kopfende des Bettes zu bewegen, gibt es verschiedene kinästhetische Vorgehensweisen:
- Durch Gewichtsverlagerung nach rechts und links („gehende" Variante)
- Durch Gewichtsverlagerung nach oben („gleitende" Variante)
- Durch Gewichtsverlagerung nach rechts und links („gehende" Variante) zu zweit
- Durch Bewegen des Patienten in Etappen
- Durch Bewegen des Patienten mit dem Patientenaufrichter
- Durch Bewegen des Patienten mit einem Hilfstuch
- Durch Gewichtsverlagerung nach rechts und links im Sitzen („Gehendes" Hochbewegen)
- Durch den Australian Lift.

„Gehendes" Bewegen zum Kopfende

Bei dieser Variante führen die Schultern und das Gesäß des Patienten ähnliche Bewegungen aus wie die Beine beim Laufen. Der Patient verlagert sein Körpergewicht abwechselnd nach rechts und links, wobei er seine entlastete Körperseite einen „Schritt" im Bett in Richtung des Kopfendes bewegt (☞ Abb. 7.112). Um den Patienten entsprechend anleiten zu können, macht sich die Pflegekraft zunächst selbst mit dieser Bewegungsform vertraut. Hat sie diese verinnerlicht, übt sie sie mit dem Patienten ein, bis er sie ohne ihre Unterstützung beherrscht. Dann gibt die Pflegekraft nur noch Bewegungsimpulse.

Vorbereitung und Ausgangsposition. Das Kopfende steht möglichst tief, um

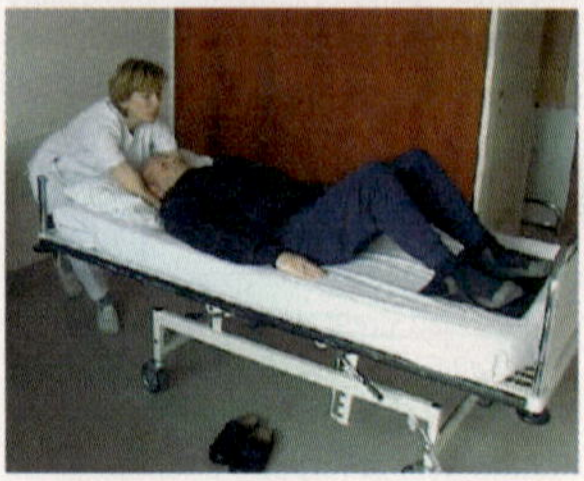

Abb. 7.146: „Gleitende" Bewegung zum Kopfende. Der Patient drückt sich mit Hilfe der Beine in Richtung Kopfende und gleitet auf den Unterarmen der Pflegekraft nach oben. [O166]

„Gehende" Bewegung zum Kopfende zu zweit [K183]

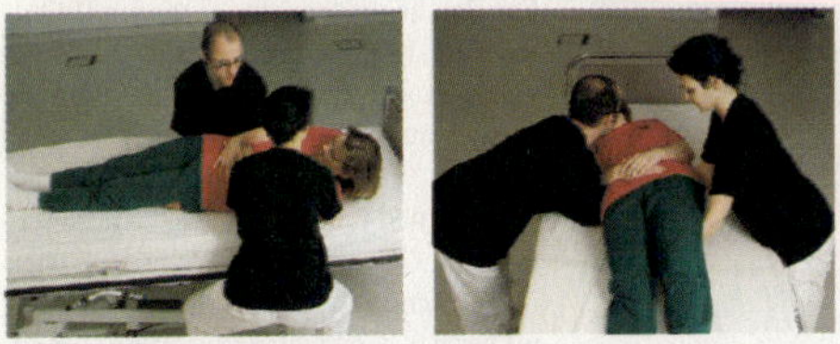

Abb. 7.147 und 7.148: Beim Bewegen der Patientin zum Kopfende achten die Pflegenden auf eine rückengerechte Arbeitsweise: Sie gehen möglichst weit in die Knie und stützen sich mit den Ellbogen auf der Matratze auf (links). Dann verlagern die Pflegenden das Gewicht der Patientin abwechselnd auf die linke und rechte Seite (rechts). Dabei bewegt die Pflegekraft die Patientin nach oben, deren Unterarme gerade weniger belastet sind (☞ Text).

Patienten in Etappen zum Kopfende bewegen [K183]

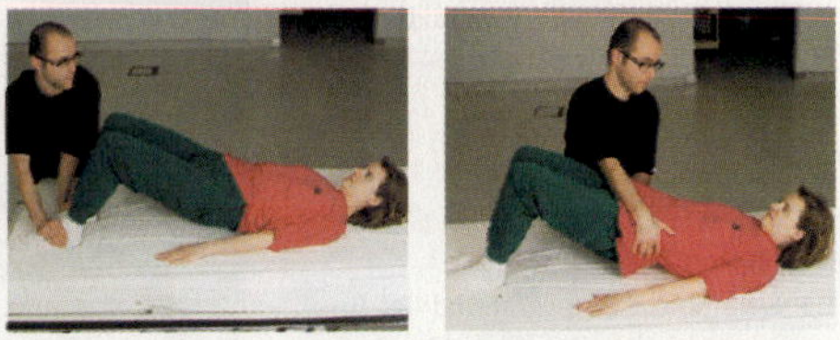

Abb. 7.149 und 7.150: Während die Pflegekraft die Füße auf die Matratze drückt, hebt die Patientin ihr Gesäß leicht an und stößt sich mit den Beinen ab (links). Für diese Bewegung ist allerdings ein hoher Kraftaufwand erforderlich. Ist der Patient dafür zu schwach, unterstützt eine zweite Pflegekraft das Heben des Beckens (rechts).

dem Patienten das Rutschen in Richtung des Kopfendes zu erleichtern. Der Patient liegt auf dem Rücken und winkelt die Beine leicht an. Die Pflegekraft steht etwas oberhalb seines Beckens seitlich neben dem Bett.

Durchführung. Um Anregungen des Patienten in die Bewegung einzubeziehen, informiert ihn die Pflegekraft zunächst über die Vorgehensweise.

Dann bittet sie den Patienten, sich etwas auf die rechte Seite zu drehen. Anschließend fasst sie ihn mit der einen Hand unterhalb seines linken Schulterblattes so an, dass sie ihn nicht nur mit den Fingern, sondern mit der gesamten Handfläche berührt (die Berührung am beweglichen Schultergelenk unterlässt sie, weil sie hier nur einen diffusen Bewegungsimpuls setzen und Schmerzen verursachen würde). Die Pflegekraft zieht jetzt den Oberkörper des Patienten schräg in Richtung Kopfende zu sich hin. Gleichzeitig drückt sie mit der anderen Hand gegen das Becken des Patienten, so dass sich die freiliegende Körperhälfte durch die Dreh-Beuge-Bewegung in Richtung Kopfende bewegt. Um die Bewegung nach oben zu unterstützen, bittet die Pflegekraft den Patienten, sich zusätzlich mit den Füßen auf der Liegefläche abzudrücken (Abb. 7.145).

Der gesamte Vorgang wiederholt sich nun auf der anderen Körperseite des Patienten. Dazu dreht er sich etwas auf die linke Seite, und die Pflegekraft übt Druck unterhalb des rechten Schulterblattes aus und zieht mit der anderen Hand am Becken des Patienten. Dabei kommt es wieder zu einer Dreh-Beuge-Bewegung der freiliegenden Körperhälfte und einer Bewegung in Richtung Kopfende. Dieses Bewegungsmuster wird so lange wiederholt, bis der Patient nah genug am Kopfende liegt.

Der Vorteil bei dieser „gehenden" Bewegungsart ist, dass der Patient durch Gewichtsverlagerung von einer Körperseite auf die andere ohne viel Anstrengung seine „Massen" (☞ 7.5.8) selbständig in Richtung Kopfende bewegt. Er kann dabei eigene Bewegungsressourcen einsetzen. Der Kraftaufwand der Pflegekraft ist bei dieser Vorgehensweise gering, und der Patient kann diesem Bewegungsablauf leicht folgen.

Der Nachteil ist, dass es relativ lange dauern kann, bis eine Pflegekraft oder ein Patient diese Bewegungsform verinnerlicht hat und sie zügig abläuft.

„Gleitendes" Bewegen zum Kopfende

Die „gleitende" Bewegung durch Gewichtsverlagerung nach oben ist eine weitere kinästhetische Variante zum zügigen Bewegen des Patienten in Richtung Kopfende. Sie eignet sich vor allem bei Wirbelsäulenerkrankungen und nach Operationen des Beckens oder der Hüftgelenke.

Vorbereitung und Ausgangsposition. Der Patient liegt mit angewinkelten Beinen in Rückenlage. Eine rutschfeste Unterlage (z.B. ein Gummituch) unter seinen Füßen bietet ihm zusätzlichen Halt. Die Pflegekraft steht am Kopfende des Bettes. Sie greift vom Kopfende her unter den Brustkorb des Patienten, so dass das Gewicht des Patienten auf ihren Unterarmen ruht (☞ Abb. 7.146).

Durchführung. Die Pflegekraft bittet den Patienten, sein Becken anzuheben und sich nach oben zu schieben. Sein Gewicht ruht dabei auf ihren Unterarmen und Händen, die als „Rutschunterlage" dienen. Wenn sich der Patient nach oben abdrückt, zieht ihn die Pflegekraft nicht, sondern folgt seiner Bewegung.

> Die „gleitende" Bewegung des Patienten zum Kopfende durch Gewichtsverlagerung nach oben ist nur dann mit wenig Anstrengung verbunden, wenn der Patient in der Lage ist, sich selbst mit den Füßen abzudrücken. Dabei achtet die Pflegekraft darauf, dass sie den Patienten nicht *hebt* oder *zieht*, sondern dass er im Bett auf ihren Armen nach oben *gleitet*. Dazu nimmt sie eine stabile Position am Kopfende des Bettes ein und wartet, bevor sie selbst aktiv wird, zuerst auf Aktionen des Patienten.
> Eine „gehende" Bewegungsform ist einer gleitenden vorzuziehen, wobei immer die individuellen Ressourcen des Patienten berücksichtigt werden.

„Gehendes" Bewegen zum Kopfende zu zweit

Die Mobilisation eines Patienten darf der körperlichen Gesundheit der Pflegenden nicht schaden. Daher kann es je nach Kraft und Beweglichkeit der Pflegekraft und der Situation des Patienten sinnvoll sein, eine Bewegung mit zwei Pflegenden durchzuführen (☞ Abb. 7.147 und 7.148). Dies ist vor allem bei Patienten angebracht, die in ihren Bewegungen stark eingeschränkt sind.

Vorbereitung und Ausgangsposition. Der Patient liegt flach auf dem Rücken. Die Arme kreuzt er über seinem Körper. Die beiden Pflegekräfte stehen sich an den Bettseiten versetzt gegenüber. Ein höhenverstellbares Bett pumpen sie so nach oben, dass sie sich mit den Ellbogen darauf abstützen können. Sie schieben ihre Unterarme unter den Patienten; die eine greift unter Schulter und Steiß, die andere unter Becken und Oberschenkel.

Durchführung. Im Prinzip werden hier die gleichen Bewegungen ausgeführt wie bei der „gehenden" Bewegung zum Kopfende mit einer Pflegekraft (☞ oben). Allerdings dreht sich der Patient nicht selbst, sondern die beiden Pflegekräfte verlagern sein Gewicht auf ihren Unterarmen abwechselnd von der einen auf die andere Seite. Dabei bewegt diejenige Pflegekraft, deren Unterarme gerade weniger belastet sind, den Patienten im Bett ein Stück nach oben. Die zweite Pflegekraft folgt dieser Bewegung.

„Gehendes" Hochbewegen im Sitzen [K183]

Abb. 7.154 (links): Fortbewegung im Bett nach oben durch Verlagerung des Gewichts abwechselnd auf die rechte …

Abb. 7.155 (rechts): … und linke Gesäßhälfte.

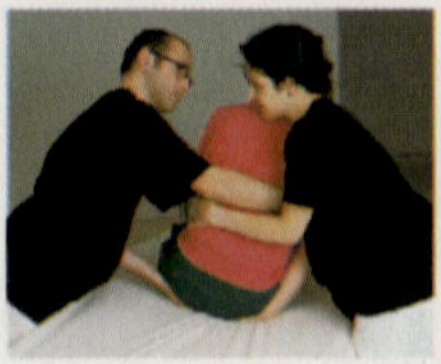

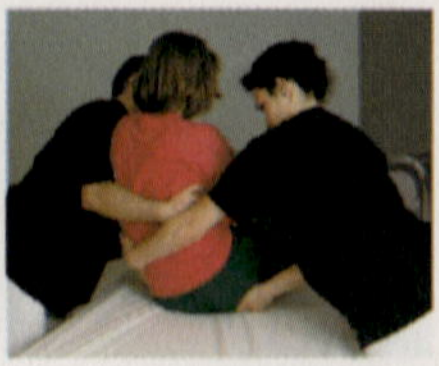

Bewegen des Patienten in Etappen zum Kopfende

Bei dieser Variante im Bett stößt sich der Patient mit seinen Füßen auf der Matratze ab und gleitet so in Richtung Kopfende.

Vorbereitung und Ausgangsposition. Der Patient liegt auf dem Rücken, die Beine hat er angewinkelt und leicht gegrätscht aufgestellt. Sein Kopf ist nach vorne geneigt, die Arme liegen parallel neben seinem Körper. Die Pflegekraft steht am Fußende des Bettes.

Durchführung. Die Pflegekraft bittet den Patienten, beide Füße und seine neben dem Körper aufliegenden Unterarme fest in die Matratze zu drücken, das Gesäß leicht anzuheben und sich kräftig mit den Beinen abzustoßen. Um ein Wegrutschen der Füße zu verhindern, drückt die Pflegekraft auf die Fußrücken (☞ Abb. 7.149). Bei der Bewegung achtet sie darauf, dass sich der Patient den Kopf nicht anstößt. Sollte der Patient zu schwach sein, sein Becken alleine hochzuheben, unterstützt ihn dort eine weitere Pflegekraft (☞ Abb. 7.150).

Der Nachteil bei dieser Fortbewegungsart ist, dass der Patient relativ viel Kraft aufwenden muss. Außerdem kann seine Haut im Steißbereich durch Scherkräfte und Reibung geschädigt werden.

Bewegen des Patienten mit Patientenhaltegriff

Im Bewegungsablauf entspricht dies der Bewegung in Etappen. Der Patient nimmt jedoch, anstatt die Unterarme auf die Matratze zu stützen, den Patientenhaltegriff (Patientenaufrichter) zu Hilfe, was die Bewegung zwar erleichtert, aber mehr Kraft erfordert und die Schultern belastet. Auch erhöht sich dadurch die Spannung der Bauchmuskeln, was z.B. nach einer Operation in diesem Bereich zu vermehrten Schmerzen führt.

! Vorsicht

Die Verwendung des Patientenhaltegriffes ist bei Patienten mit einem Schlaganfall kontraindiziert, weil durch die große Anstrengung eine Spastik begünstigt wird (☞ 35.5.6). Auch nach Operationen am offenen Thorax darf dieses Hilfsmittel nicht benutzt werden.

Bewegen des Patienten mit einem Tuch

Vorbereitung und Ausgangsposition. Das Tuch (z.B. ein Laken) wird bereits in das Bett eingebracht, während der Patient im OP ist; behelfsweise kann auch das Bettlaken verwendet werden.

Der Patient liegt flach auf dem Rücken. Die beiden Pflegekräfte stehen sich etwas oberhalb der Bettmitte gegenüber.

Durchführung. Der Bewegungsablauf ähnelt der „gehenden" Bewegung zum Kopfende zu zweit (☞ oben). Anstatt unter den Patienten zu greifen, nehmen die Pflegekräfte aber das Tuch, um den Patienten zu bewegen (☞ Abb. 7.151 – 7.152).

Alternativ fassen beide Pflegekräfte das Hilfstuch nah am Körper des Patienten. Falls der Patient dazu in der Lage ist, beugt er seinen Kopf nach vorne auf die Brust. Dann ziehen die Pflegenden das Tuch mit dem darauf liegenden Patienten gleichzeitig straff und bewegen es zum Kopfende. Kann der Patient seinen Kopf nicht nach vorne beugen, fasst eine Pflegekraft das Laken am Kopfende, die andere am Fußende an und bewegen den Patienten auf diese Weise gemeinsam nach oben.

Mit Hilfstuch arbeiten [K183]

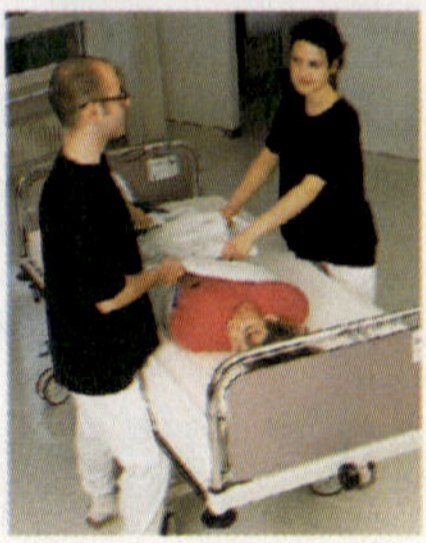

Abb. 7.151: Um die Patientin im Bett zu bewegen, legen die Pflegenden ihr zunächst ein Tuch unter Gesäß/Oberkörper. Dann fasst eine der Pflegekräfte das Tuchende auf der gegenüberliegenden Seite, zieht es über den Körper der Patientin hinweg zu sich herüber und breitet die Arme etwas aus. Dann fasst die andere Pflegekraft die gegenüberliegende Seite des Tuches und zieht sie zwischen den Armen des anderen Pflegenden zu sich herüber. Anschließend bewegen sie die Patientin mit Hilfe des Tuches in die gewünschte Richtung.

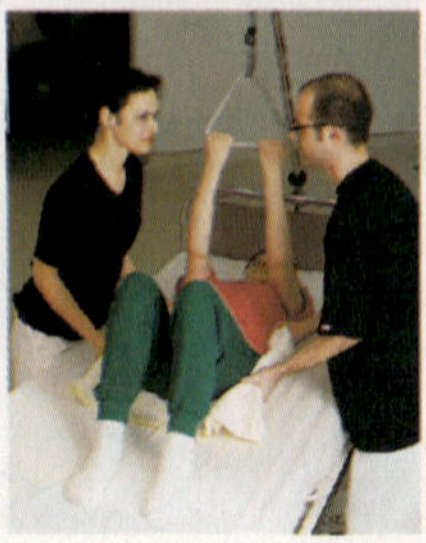

Abb. 7.152: Bewegen eines Patienten mit Hilfstuch zum Kopfende, wenn er seinen Kopf zur Brust beugen und sich am Patientenhaltegriff festhalten kann. [K183]

Australian Lift [K183]

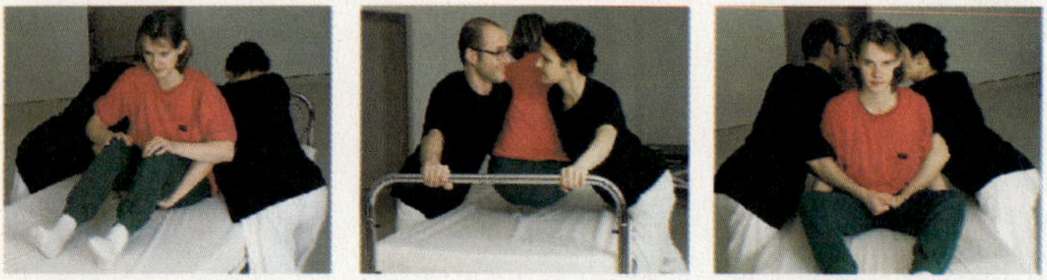

Abb. 7.156 (links): Ausgangsposition vom Fußende des Bettes aus gesehen.

Abb. 7.157 (Mitte): Die Patientin „schwebt" in Richtung Kopfende.

Abb. 7.158 (rechts): Die Pflegenden demonstrieren den Hakengriff (☞ auch Abb. 7.156), den sie vor dem Anheben der Patientin unter ihren Oberschenkeln gebildet haben.

Patienten sitzend im Bett bewegen

„Gehendes" Hochbewegen im Sitzen

Vorbereitung und Ausgangsposition. Die Pflegekraft steht seitlich hinter dem sitzenden Patienten und schiebt ihre Handflächen von hinten her unter seine Sitzbeinhöcker.

Durchführung. Während sich der Patient abwechselnd nach links und rechts neigt, zieht die Pflegekraft die jeweils gewichtsentlastete Körperhälfte Richtung Kopfende. Dies fällt leichter, wenn der Patient dabei seinen Oberkörper nach vorne neigt.

Diese Fortbewegungsart im Sitzen eignet sich gut für eine „dosierte" Hilfestellung: Ist der Patient so mobil, dass er wenig Hilfestellung benötigt, gibt die Pflegekraft mit ihren Handflächen an den Sitzbeinhöckern lediglich einen Bewegungsimpuls. Reicht dieser nicht aus, übt sie mehr Druck aus, um die Bewegungen zur Seite zu fördern und den Patienten durch Ziehen an dem jeweils entlasteten Sitzbeinhöcker zum Kopfende zu bewegen.

Bei Patienten, die durch Schwäche oder Immobilität leicht auf die Seite kippen, ist eine zweite Pflegekraft erforderlich (☞ Abb. 7.154 und 7.155). Beide Pflegekräfte stehen sich hinter dem sitzenden Patienten gegenüber und schieben jeweils eine Hand von hinten her unter seine Sitzbeinhöcker. Mit dem anderen Arm umfassen sie den Oberkörper des Patienten und unterstützen ihn dabei, sich durch Hin- und Herbewegen von einem Sitzbeinhöcker auf den anderen im Bett nach oben zu bewegen.

Australian Lift

Der **Australian Lift** (☞ 7.156 – 7.158) ist eine Technik, bei der zwei Pflegekräfte den sitzenden Patienten im Bett nach oben tragen. Diese Methode eignet sich auch zum Transfer des Patienten z.B. aus dem Bett in einen Stuhl.

Zur Durchführung des Australian Lift nimmt der Patient im Bett eine sitzende Ausgangsposition mit leicht angestellten Beinen und etwas nach vorne geneigtem Oberkörper ein (☞ Abb. 7.156). Die Pflegenden stehen jeweils rechts und links neben dem Bett mit dem Gesicht zum Kopfteil, greifen mit einem Arm unter die Oberschenkel des Patienten und verhaken ihre Hände dort miteinander (☞ Abb. 7.134). Dann beugen sie ihre Schultern in Richtung des Patienten, so dass sie seinen Rücken mit den Schultern stützen können und heben ihn zeitgleich mit einem Schritt in Richtung Kopfende hoch. Mit der jeweils freien Hand halten sie sich während dessen am oberen Haltegriff des Bettes fest oder stützen sich auf der Matratze ab.

Einen Patienten zum Kopfende zu tragen, ist für ihn und die Pflegenden nicht ungefährlich. Der Rücken der Pflegekraft wird dabei sehr belastet und die Haut des Kranken kann durch Schleifen auf der Matratze geschädigt werden. Im Sinne des Gesundheitsschutzes sind Hilfsmittel wie ein Patientenlifter oder ein Hilfstuch (☞ oben) beim Bewegen des Patienten im Bett nach oben vorzuziehen. Grundsätzlich sollten Pflegende einen Patienten nur in Ausnahmesituationen (z.B. ein Notfall) tragen.

Zur Seite bewegen in Etappen [K183]

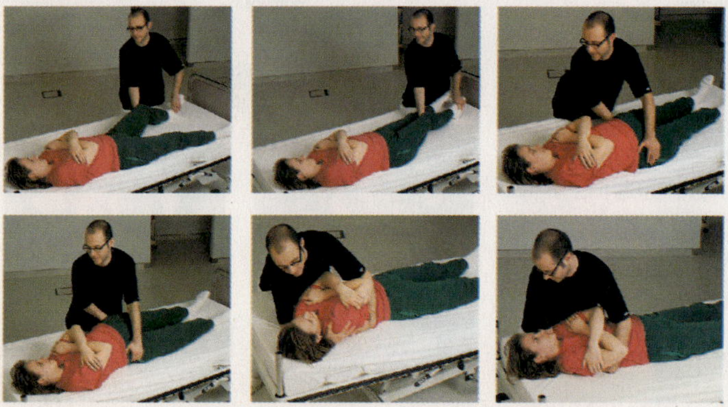

Abb. 7.159 – 7.164: Beim Bewegen einer liegenden Patientin an die Bettseite nach kinästhetischen Gesichtspunkten wird nicht der Körper im Ganzen bewegt, sondern ein Körperteil nach dem anderen („Masse für Masse"). Dabei befolgt die Pflegekraft keine bestimmte Reihenfolge, z.B. erst den Oberkörper bewegen und dann die Beine, sondern sie richtet sich nach den Wünschen und Bedürfnissen des Patienten.

Patienten kinästhetisch aufsetzen [K183]

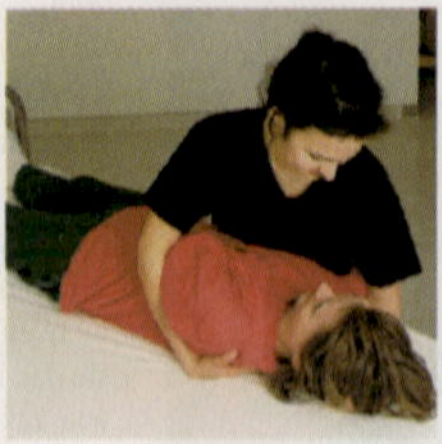

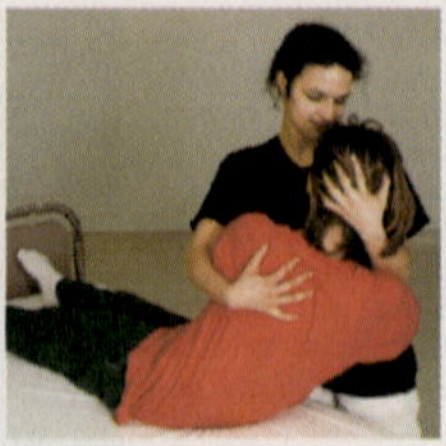

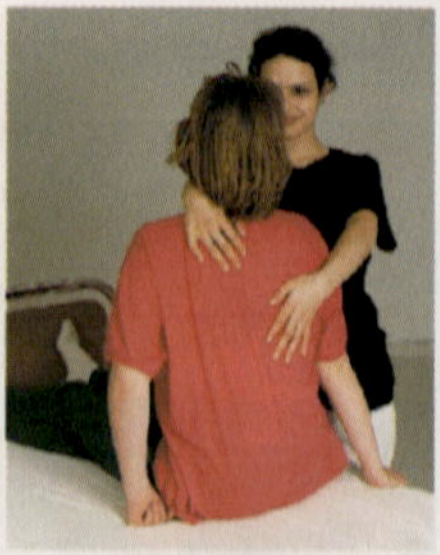

Abb. 7.165 (links): Ausgangsposition. Die Pflegekraft hält mit einer Hand den Kopf der Patientin, die andere Hand schiebt sie unter das Schulterblatt ...

Abb. 7.166 (Mitte): Dann zieht sie den Oberkörper der Patientin zu sich heran ...

Abb. 7.167 (rechts): ... und richtet sie auf (☞ auch Text). Bis zum Schluss hält sie die Patientin gut fest.

Patienten im Bett an die Seite bewegen

Bei dieser Mobilisationsmethode unterstützt die Pflegekraft den Patienten, seine *Massen* (☞ 7.5.8) in Etappen an die Bettseite zu bewegen.

Der Patient liegt auf dem Rücken, seine Arme sind über dem Thorax gekreuzt. Die Pflegekraft befindet sich auf derjenigen Seite des Bettes, zu welcher sich der Kranke hin bewegen soll.

Nach dem kinästhetischen Konzept der Funktionalen Anatomie (☞ 7.5.7.2) fordert die Pflegekraft den Patienten auf, nicht den ganzen Körper, sondern einzelne „Massen" an die Bettseite zu verlagern (☞ Abb. 7.159 – 7.164). Dabei lässt sie ihn kein bestimmtes Schema verfolgen (z.B. erst die Beine bewegen, dann das Becken etc.), sondern überlässt ihm den Ablauf der Bewegung unter kinästhethischen Gesichtspunkten.

7.5.8.2 Aufsetzen und Aufstehen unter kinästhetischen Gesichtspunkten

Für eine physiologisch korrekte Sitzposition ist es wichtig, dass sich Bettknick und Hüftgelenk an derselben Stelle befinden.

Auswirkungen einer unphysiologischen Beugung des Oberkörpers
☞ 7.3.4 Physiologischer Bettknick

Aufsetzen mit der Strickleiter [K183]

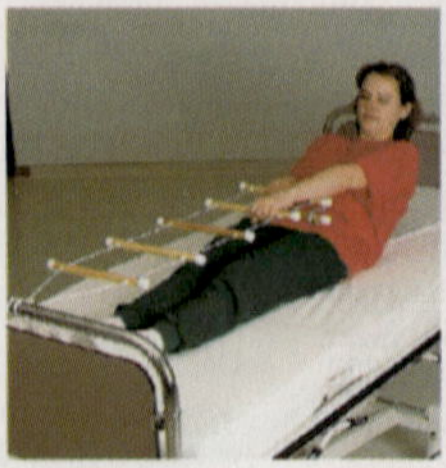

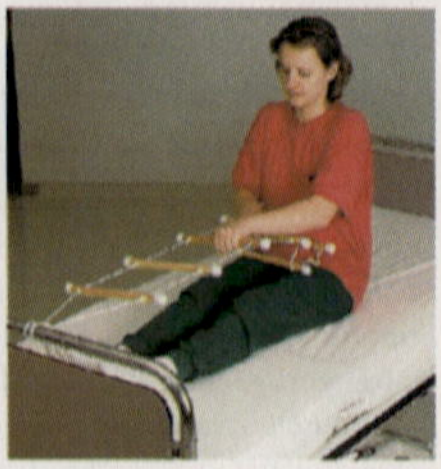

Abb. 7.168 (links): Zum Aufsetzen greift die Patientin eine Strickleitersprosse nach der anderen und zieht sich so langsam im Bett hoch.

Abb. 7.169 (rechts): Die Patientin hat nun fast die oberste Sprosse erreicht und sitzt aufrecht im Bett.

Patienten kinästhetisch aufsetzen

Vorbereitung und Ausgangsposition. Die Pflegekraft steht in Schrittstellung in Thoraxhöhe des liegenden Patienten seitlich neben dem hoch gestellten Bett und beugt ihren Oberkörper zum Patienten hin. Der Patient umfasst sie mit beiden Armen (☞ Abb. 7.166). Ausnahmen stellen frisch operierte Patienten nach abdominellen Eingriffen dar. Diese legen ihre Hände auf die Wunde statt auf den Rücken der Pflegekraft, um durch Gegendruck die Schmerzen so gering wie möglich zu halten.

Durchführung. Die Pflegekraft greift mit der einen Hand unter den leicht nach vorn gebeugten Kopf und stützt diesen, mit der anderen Hand unter Schulter und Thorax des Patienten. Dies gibt dem Patienten während des folgenden Bewegungsablaufs ein Gefühl von Sicherheit und ermöglicht eine gute Führung. Dann zieht sie den Oberkörper des Patienten zu sich heran (☞ Abb. 7.167) und macht einen Schritt in Richtung Fußende. Dabei bleibt ihr Rücken gestreckt, was eine Bandscheibenschädigung verhindert.

> Die Pflegenden lassen den Patienten das Aufsetzen im Bett schon vor der Operation erlernen, weil er zu diesem Zeitpunkt noch aufnahmefähiger ist als nach der Narkose.

Patienten mit Strickleiter oder Bettband aufsetzen

Vorbereitung und Ausgangsposition. Die Pflegekraft erklärt dem Patienten die Vorgehensweise, knotet dann die Strick-

Patienten an die Bettkante setzen [O166]

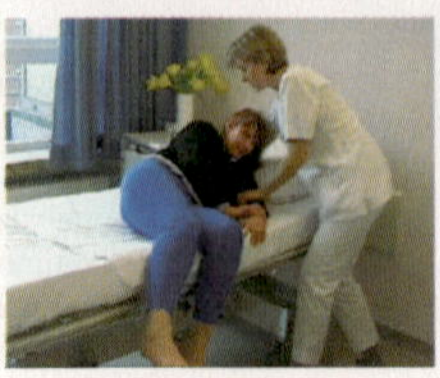

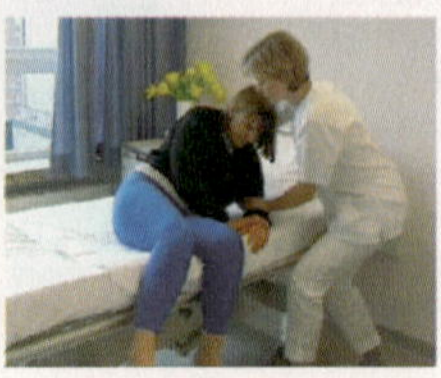

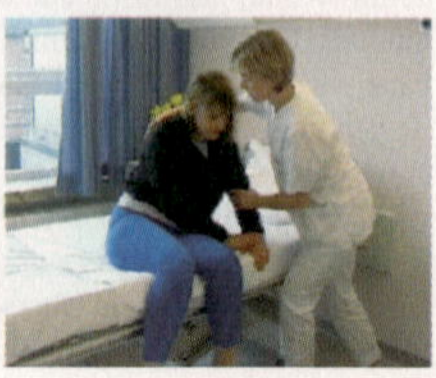

Abb. 7.170 (links): Zum Aufsetzen legt sich die Patientin zunächst auf die Seite und schiebt beide Beine nacheinander aus dem Bett.
Abb. 7.171 (Mitte): Dann drückt sich die Patientin mit ihrem – hier linken – Unterarm und der rechten Hand ab und verlagert ihr Körpergewicht in Richtung Becken. Die Pflegekraft unterstützt sie dabei.
Abb. 7.172 (rechts): Die Patientin sitzt nun an der Bettkante.

Über die Bauchlage aufstehen [K183]

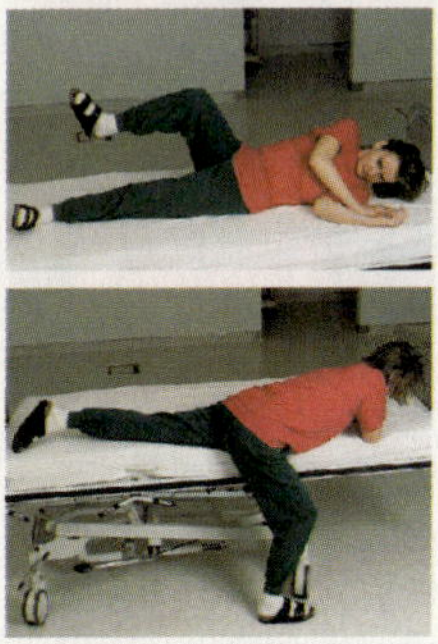

Abb. 7.173 – 175: Links: Die Patientin liegt leicht zur Seite gedreht und hebt das weiter oben liegende Bein an. Dann dreht sie sich auf den Bauch und stellt ihr Bein seitlich neben das Bett. Rechts: Steht das Bein sicher auf dem Boden (Schuh bereitstellen), schwingt die Patientin das andere Bein aus dem Bett, während sie gleichzeitig den Oberkörper aufrichtet.

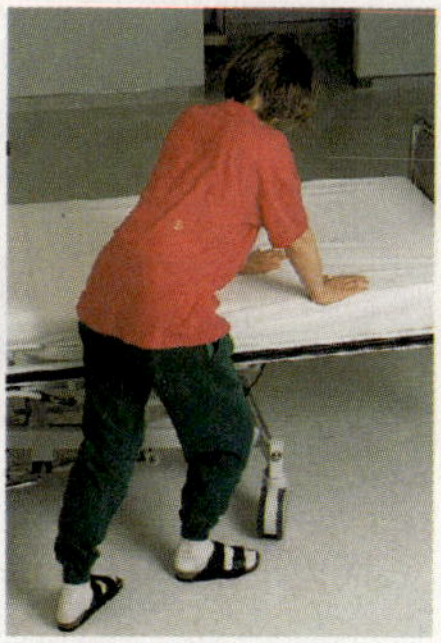

leiter (oder ein Band) an das Fußende des Bettes, und gibt sie dem Patienten in die Hand.

Durchführung. Der Patient greift Sprosse für Sprosse und zieht sich langsam hoch (☞ Abb. 7.168 – 7.169). Ist er nicht kräftig genug, unterstützt ihn die Pflegekraft durch „Schieben" unterhalb der Schulterblätter.

> **! Vorsicht**
> Kontraindiziert ist das Aufsetzen mit der Strickleiter oder dem Bettband bei Patienten mit einem Schlaganfall, weil eine einseitige Anstrengung eine Spastik noch verstärkt (☞ 35.5).

Patienten an die Bettkante setzen

Zum **Aufsetzen an die Bettkante** hilft die Pflegekraft dem Patienten zunächst, sich so auf die Seite zu drehen, dass zwischen ihm und der Bettkante noch Platz ist zum Abstützen der Arme (☞ Abb. 7.170). Anschließend bittet sie ihn, seine Beine nacheinander aus dem Bett zu schieben und sich gleichzeitig mit dem unten liegenden Unterarm und der flach aufgelegten Hand des anderen Armes auf der Matratze abzustützen (☞ Abb. 7.171). Die Pflegekraft selbst steht in Schrittstellung am Kopfende des Bettes. Ihre eine Hand liegt auf dem Rücken des Patienten, mit der anderen Hand drückt sie den unten liegenden Arm auf die Matratze. Sie hebt den Patienten nicht an, sondern signalisiert ihm durch Druck auf Rücken und Arm, dass er sein Körpergewicht über die Arme und Oberschenkel in Richtung Becken verlagern muss. Tut er dies, unterstützt sie ihn dabei, eine spiralige Bewegung hin zum Sitzen durchzuführen.

> Das *en bloc Aufsetzen*, bei dem eine Pflegekraft den Patienten „als Ganzes" (franz.: **en bloc**) in einem Schwung aus einer liegenden Position heraus an die Bettkante setzt, wird mittlerweile sehr kritisch betrachtet, weil diese Bewegungsform sowohl für die Pflegekraft als auch für den Patienten sehr anstrengend und sogar schädlich sein kann (z.B. können erhebliche Rückenprobleme auftreten).

Über die Bauchlage aufstehen

Über die Bauchlage aufstehen sollte nur von denjenigen Patienten angewendet werden, welche diese Methode als angenehm empfinden (☞ Abb. 7.173 – 7.175).

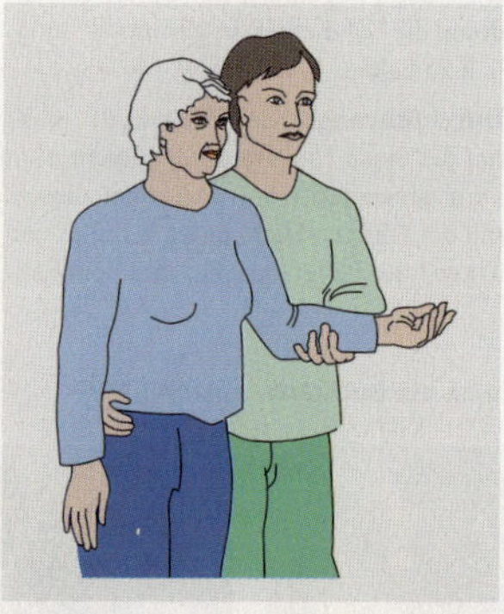

Abb. 7.176: Beim Führen eines Patienten sollte die Pflegekraft seinen Bewegungsspielraum und seine Bewegungsfreiheit nicht einschränken. [L109]

Sie ist Kindern abgeschaut, die häufig über die Bauchlage aus dem Bett „krabbeln".

7.5.8.3 Gehen

Patienten führen

Beim **Führen** eines Patienten achten die Pflegenden darauf, seinen Bewegungsspielraum und seine Bewegungsfreiheit nicht einzuschränken. Deshalb vermeiden sie das Unterfassen der Achselhöhlen sowie das Umfassen der Schultern, welche die physiologische Armschwingung zur Gleichgewichtsstabilisation behindern. Durch das Fassen an Thorax, Becken oder Arm geben die Pflegenden dem Patienten hingegen Halt beim Gehen.

Zum Führen eines Patienten befinden sich Schulter und Becken der Pflegekraft immer etwas hinter dem Becken und der Schulter des Kranken. Die Pflegekraft stützt ihn mit der Hand entweder an seinem rückwärtigen Thorax in Höhe des unteren Rippenbogens oder an seinem Becken. Mit der anderen Hand greift sie sein Handgelenk. Durch Signale am Handgelenk, etwa wie leichten Druck, gibt sie die Bewegungsrichtung an. Dabei achtet sie darauf, das Handgelenk des Patienten in seiner Bewegung nicht zu blockieren.

Was tun, wenn der Patient zu stürzen droht?

Es ist meist wenig sinnvoll, einen stürzenden Patienten am Oberkörper festhalten zu wollen. Besser ist es, den Patienten *kontrolliert* fallen zu lassen, d.h. ihn vorsichtig zu Boden sinken zu lassen.

Stürzt ein Patient, geht die Pflegekraft schnell hinter ihm in die Hocke, umfasst mit einem Arm seinen Thorax und versucht, ihn über ihren Oberschenkel relativ gefahrlos zu Boden gleiten zu lassen. Der Kopf des Kranken kommt dabei auf dem Oberschenkel der Pflegekraft zum Liegen und wird auf diese Weise davor bewahrt, hart auf den Boden aufzuschlagen.

7.5.8.4 Hilfsmittel zur Mobilisation

Es gibt eine Fülle von **Hilfsmitteln**, um die Mobilisation sowohl für den Patienten als auch für die Pflegenden zu erleichtern – und manchmal überhaupt erst zu ermöglichen. Die Entscheidung für ein bestimmtes Hilfsmittel wird nach verschiedenen Kriterien getroffen. Es soll unter anderem:

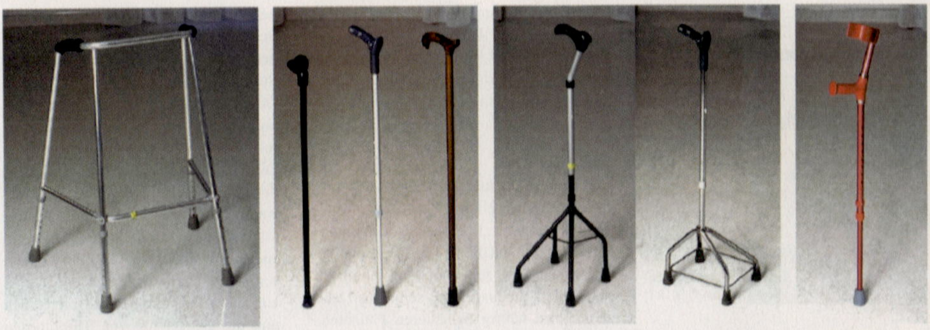

Abb. 7.177 – 7.181 (von links nach rechts): Gehbock, drei verschiedene Gehstöcke, zwei Vier-Punkt-Gehstützen mit unterschiedlichem Schwerpunkt, Unterarmgehstütze. [K183]

- Sicherheit bieten
- Selbständigkeit fördern
- Einfach zu bedienen sein
- Dem Zustand des Patienten angepasst sein.

Ein Gehwagen sollte z.B. leicht rollen und über eine sichere Bremse verfügen. Um eine Gewöhnung an das Hilfsmittel zu vermeiden, was letztlich die weitere Genesung des Patienten blockiert, ist der Einsatz von Hilfsmitteln regelmäßig zu überprüfen. Bei fortschreitender Genesung ermutigen die Pflegenden den Patienten in Absprache mit dem Arzt und den Physiotherapeuten, beim Gehen nach und nach auf das gewohnte Hilfsmittel zu verzichten.

Für die Mobilisationshilfen gilt – wie für alle medizinisch-technischen Geräte – das Medizinproduktegesetz (☞ 1.7.2).

Gehhilfen

Gehhilfen werden bei Patienten eingesetzt, die ihre Beine z.B. nach einer Fraktur nicht belasten dürfen oder unsicher gehen, etwa im Alter oder nach einer Lähmung. Es gibt eine Vielzahl unterschiedlicher Gehhilfen, von einfachen Gehstöcken über Vierfuß- und Unterarmgehstützen bis hin zu starren, fahrbaren und beweglichen Gehstellen.

Gehhilfen werden der jeweiligen Körpergröße des Patienten angepasst. Bei ihrer Benutzung hält der Patient sein Becken gerade und sein Gang sollte aufrecht und entspannt sein. Häufig eingesetzte Gehhilfen sind:

- Gehbock
- Gehstützen, Gehstöcke
- Eulenburg-Gehwagen
- Rollator
- Deltarad.

Gehbock

Den **Gehbock** *(Gehgestell)* gibt es als starre oder bewegliche Ausführung. Sein Gebrauch erfordert ausreichend Kraft in den Armen, um die Gehhilfe voranzustellen und sich zu stützen. Außerdem muss der Patient den Bewegungsablauf koordinieren können.

Die *starre Ausführung* eignet sich für unsichere Patienten. Der Patient stellt den Gehbock ein Stück voran und geht dann, auf ihn gestützt, die entsprechende Strecke nach vorn.

Bei der *beweglichen (Reziprokal-)Gehhilfe,* deren Gestell über Gelenke miteinander verbunden ist, wird abwechselnd die eine oder andere Seite vorgeschoben. Dies ermöglicht einen versetzten, wechselseitigen (reziproken) Gang. Der Bewegungsablauf ist physiologischer als beim starren Gehbock.

Gehstützen, Gehstöcke

Voraussetzung für den Einsatz der zahlreichen **Gehstützen** und **Gehstöcke** ist, dass die Patienten zu ihrem Gebrauch angelernt werden. Sowohl an Gehstützen als auch am Gehstock muss die Qualität der rutschhemmenden Gummikappe am unteren Ende in Intervallen überprüft werden. Relativ sicher ist der Einsatz eines *Vier-Punkt-Gehstocks,* da aufgrund der vier Aufstützpunkte eine gute Standsicherheit gewährleistet ist. Ein seitliches Wegkippen des Stockes ist nicht möglich. Nachteilig ist, dass solche Stöcke schwerer und im Gebrauch umständlicher sind als ein einfacher Gehstock.

Unterarmgehstützen werden vor allem in Orthopädie und Chirurgie angewendet. Ihr Vorteil ist die flexible Nutzbarkeit für alle Formen der Be- und Entlastung (Entlastung, Teil- oder Vollbelastung ☞ 26.5.3), je nach therapeutischer Zielsetzung und Belastungsfähigkeit des Patienten. Voraussetzung für ihren Gebrauch ist das Vorhandensein der Gleichgewichts- und Koordinationsfähigkeit sowie ausreichende Stabilität des Rumpfes und Kraft in den Armen. Die entspre-

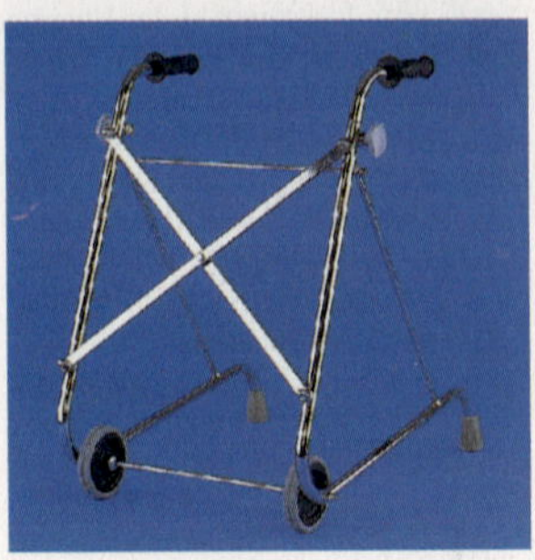

Abb. 7.182: Zusammenklappbarer Rollator. [V098]

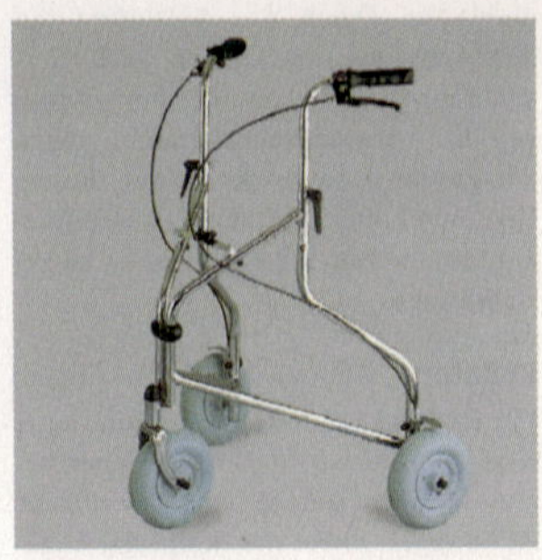

Abb. 7.183: Zusammenklappbares Delta-Gehrad. [V098]

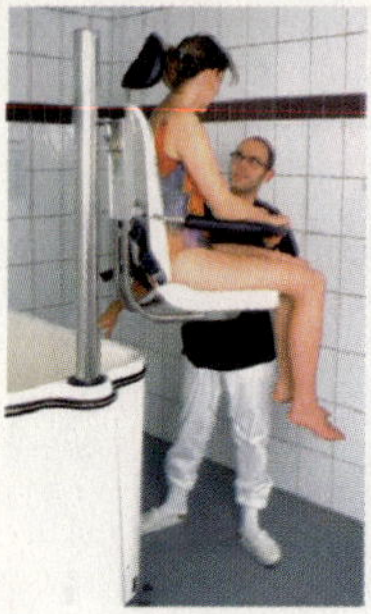

Abb. 7.184: Patientenlifter, hier fest in die Badewanne integriert. [K183]

chende Gangschulung mit Unterarmgehstützen sowie die exakte Einstellung dieser Gehhilfe fällt in den Kompetenzbereich der Physiotherapeuten.

Die Pflegenden achten aber ebenfalls mit darauf, dass der Handgriff auf Höhe des Handgelenkes (Handknöchel) eingestellt ist und sich die Unterarmstütze ca. 3 – 4 Fingerbreit unter dem Ellbogen befindet.

Eulenburg-Gehwagen

Der **Eulenburg-Gehwagen** dient der Unterstützung des Gehens für alle Be- und Entlastungsstufen (z.B. Totalentlastung, Voll-/Teilbelastung, unbelasteter Fußsohlendruck) und wird bei älteren, gangunsicheren Patienten eingesetzt. Er vermittelt dem Patienten ein relativ hohes Sicherheitsgefühl, schränkt aber andererseits seine Selbständigkeit deutlich ein. Beim Gehen hält sich der Patient mit beiden Händen am Gestell fest und schiebt es mit jedem Schritt vor sich her. Bei diesem Gehwagen wird der Patient zusätzlich unter den Armen durch ein Achselpolster gehalten. Er benötigt jedoch viel Kraft in Armen und Schultergürtel, um sich darin zu halten und die Beine vorwärts zu bewegen. Dabei besteht die Gefahr, den Schultergürtel zu überlasten. Durch das Aufstützen auf den Achselpolstern können auch Nervenläsionen und Durchblutungsstörungen der Arme entstehen. Darum sollten die Patienten beim Gehen mit diesem Hilfsmittel öfter eine kurze Pause einlegen, um die Durchblutung wieder zu gewährleisten.

Rollator

Der **Rollator** ist ein *Gehwagen* und setzt Kraft zum Stützen, Stehen und Gehen voraus. Die Fähigkeit, die Arme koordiniert zu bewegen sowie das Körpergleichgewicht zu halten, muss nicht unbedingt voll ausgeprägt sein. Rollatoren finden häufig Anwendung bei Patienten, denen das Gehen mit Unterarmstützen nicht möglich ist. Der Rollator ist einfach zu schieben und ermöglicht aufgrund der Gummikappen am fixen Teil ein sicheres Abstützen.

Delta-Gehrad

Das **Delta-Gehrad** ist ein Gehwagen mit drei aus Sicherheitsgründen vorzugsweise vier Rädern. Bei seinem Gebrauch muss der Patient fähig sein, selbständig zu stehen und seine Gangunsicherheit sollte nicht zu ausgeprägt sein. Das Deltarad wird häufig bei älteren Patienten eingesetzt. Bei seiner Handhabung achten die Pflegenden darauf, dass sich das Gerät leicht schieben lässt und die Bremsen leicht zu bedienen sind.

Rollstuhl

Der **Rollstuhl** ist mehr als eine reine Mobilisationshilfe, denn er eröffnet dem gehbehinderten Patienten ein hohes Maß an Fortbewegungsmöglichkeit und erlaubt ihm dadurch die Teilnahme am gesellschaftlichen Leben. Das Angewiesensein auf einen Rollstuhl bedeutet für einen Menschen jedoch auch immer einen Einschnitt in das bisherige Leben.

Je nach dem persönlichen Bedarf, dem Verwendungseinsatz, der Art der Körperbehinderung oder Einschränkung, dem Körpergewicht und dem Alter des Patienten stehen die unterschiedlichsten Ausführungen zur Verfügung, z.B. Aktiv-/Sportrollstühle, Standardrollstühle (Faltrollstuhl), Elektrorollstühle, Rollstühle mit mechanischem Handantrieb, Kinderrollstühle oder Rollstühle mit Sondersteuerungsantrieb (z.B. Kinn- oder Fußsteuerung).

Spezielle Sonderformen sind z.B. der Schiebewagen (häufig für den Patiententransport in Kliniken genutzt), der Dusch- oder Toilettenstuhl. Im Umgang mit Patienten, die einen Rollstuhl nutzen, sind folgende Punkte zu beachten:

- Ein Mensch, der im Rollstuhl sitzt, verfügt über einen anderen Blickwinkel als eine stehende Person. Darum achten die Pflegenden darauf, dass sie sich z.B. bei einem Gespräch auf gleicher Höhe mit dem Patienten befinden, so dass er nicht zu ihnen hinaufblicken muss
- Die Fußstützen eines Rollstuhles befinden sich in einigen Zentimeter Entfernung vom Fußboden und müssen vor dem Aufstehen des Patienten unbedingt hochgeklappt werden. Bei vielen Modellen kommt es sonst aufgrund der Schwerpunktverlagerung zum Vornüberkippen des Stuhles und somit zum Sturz des Patienten
- Der Rollstuhl sollte eine stabile und gerade Rückenlehne haben, um eine aufrechte Sitzposition zu ermöglichen
- Die Sitzfläche sollte so breit sein, dass der Patient ausreichend Platz und Bewegungsfreiheit hat. Zur Dekubitusprophylaxe legen die Pflegenden ein spezielles Sitzkissen, z.B. ein Gelkissen, unter den Patienten
- Um das Abschnüren von Blutgefäßen und die Entstehung von Thrombosen zu verhindern, sitzt der Patient mit der gesamten Länge der Oberschenkel auf der Sitzfläche.

Patientenlifter

Der Einsatz eines **Patientenlifters** ***(Patientenheber)*** reduziert den Kräfteaufwand beim Umsetzen und Umlagern von immobilen oder bewegungsreduzierten Patienten. Die Pflegenden müssen den Kranken nicht heben oder tragen und beugen daher Rückenschäden vor (rückengerechte Arbeitsweise ☞ 7.5.11).

Um das Gerät fachgerecht anwenden zu können, machen sich die Pflegenden zunächst mit seinen technischen Funktionen vertraut. Dazu lesen die Pflegenden die dem Gerät beiliegende Gebrauchsanweisung gründlich durch und lassen sich von Kollegen einweisen. Erst wenn sie sich im Umgang mit dem Gerät wirklich sicher fühlen, verwenden sie es selbständig bei der Pflege von Patienten. Zusätzlich achten sie darauf, ständig die vom Hersteller vorgeschriebenen technischen Wartungsintervalle sowie die hygienischen Wartungsanweisungen einzuhalten.

Es gibt eine Vielzahl von Geräten. Vom **Konstruktionsaufbau** her verfügen alle jedoch über folgende Bestandteile:

- Hebearm
- Drehbügel oder Triangel
- Gurtsysteme (zweiteilig als Rücken- und Sitzgurt, oder mehrteilig mit Kopf- und Beingurt)
- Tragetücher oder Spezialgurte (z.B. Toilettengurt) sowie verstell- und arretierbare Fahrrahmen.

Einsatzmöglichkeiten eines Patientenlifters sind:

- Anheben und Umlagern des Patienten, z.B. beim Betten machen
- Umsetzen des Patienten auf Stuhl, Sessel oder Toilette

- Transfer des Patienten, z.B. in die Badewanne
- Wiegen des Patienten auf Patientenliftern mit integrierter Waage.

Vor Gebrauch des Patientenlifters informieren die Pflegenden den Patienten genau über Zweck und Funktion des Gerätes. Sie achten darauf, dass sämtliche Gurt- oder Tragesysteme angelegt und sicher befestigt sind. Bei einem Transfer, z.B. vom Krankenzimmer ins Bad, fahren sie das Gerät so, dass der Patient in Fahrtrichtung blickt. Lagern die Pflegenden einen Kranken nur kurzfristig um, können während des kurzen Aufenthalts auf der anderen Liegefläche die Gurte unter dem Patienten belassen werden. Ansonsten werden sie entfernt.

7.5.9 Transfer

Transfer in die Badewanne ☞ Abb. 7.82 – 7.86

7.5.9.1 Transfer von Bett zu Bett

Um einen Patienten von einem Bett in ein anderes (oder auf eine andere Liegefläche) umzulagern, gibt es mehrere Möglichkeiten:

- Patienten kinästhetisch „Masse für Masse" umlagern
- Kinästhetisch mit einem Hilfstuch arbeiten
- Kinästhetisch mit einem Rollbrett arbeiten
- Patienten zu dritt (notfalls zu zweit) tragen
- Patientenlifter einsetzen (☞ 7.5.9).

Patienten kinästhetisch „Masse für Masse" umlagern

Um den Patienten entsprechend des Konzeptes der Funktionalen Anatomie (☞ 7.5.7.2) „Masse für Masse" umzulagern, werden zwei Betten Seite an Seite nebeneinander gestellt. Beide Liegeflächen werden auf gleiche Höhe gebracht. Die Pflegenden vergewissern sich, dass die Bremsen der Betten festgestellt sind. Der Patient bewegt nun die „Massen" Kopf, Brustkorb, Becken, Arme und Beine nacheinander seitwärts auf die neue Liegefläche. Ist er in seiner Bewegung eingeschränkt, unterstützen ihn ein bis zwei Pflegekräfte bei diesem Vorgang (☞ Abb. 7.159 – 7.164).

Patienten kinästhetisch mit Hilfstuch umlagern

Vorbereitung und Ausgangsposition. Beide Betten stehen nebeneinander auf gleichem Niveau in Beckenhöhe der Pflegenden. Unter den Körper des Patienten ist ein Hilfstuch eingelegt (z.B. ein Bettlaken). Je eine Pflegekraft steht am Fuß- und Kopfende der Betten. Wenn möglich steht noch eine dritte Pflegekraft dicht an der Seite des freien Bettes auf Höhe der Beckenlinie des Patienten. Der Patient liegt flach auf dem Rücken. Die Bettdecke ist entfernt.

Durchführung. Die an Kopf- und Fußende stehenden Pflegenden halten das Hilfstuch möglichst nah am Patienten. Zum Umlagern ziehen sie das Tuch straff und bewegen den Patienten damit zum neuen Bett. Befindet er sich nahe genug bei der dritten Pflegekraft, hilft sie von der Seite aus mit, den Kranken hinüber zu ziehen.

Patienten kinästhetisch mit Rollbrett umlagern

Für den Transfer von Bett zu Bett mit dem Rollbrett stellen die Pflegenden zwei Krankenbetten nebeneinander. Der Patient liegt in Rückenlage und kreuzt seine Arme über dem Brustkorb. Die eine Pflegekraft dreht ihn etwas zu sich auf die Seite, damit die andere Pflegekraft das Rollbrett unter den Patienten schieben kann. Im Zurückrollen gelangt er auf das Brett und wird damit langsam auf das andere Bett hinüber gerollt (☞ Abb. 7.185 – 7.187).

Dieser Transfer verläuft fast ohne Anstrengung, wenn die Pflegenden darauf achten, dass die Bewegung so langsam durchgeführt wird, dass der Patient sie nachvollziehen kann.

Patienten tragen

Das Tragen eines Patienten kann bei unsachgemäßer Vorgehensweise sowohl für die Pflegenden als auch für den Patienten gefährlich sein. Die Pflegenden könnten stürzen oder sich beim Anheben des Kranken eine Bandscheibenverletzung zuziehen. Lässt es sich aber wegen räumlicher Enge oder wegen des Zustandes des Patienten nicht vermeiden, den Patienten zu tragen, achten die Pflegenden auf eine rückengerechte Arbeitsweise (☞ 7.5.11) und auf die korrekten Grifftechniken (☞ unten). Weiterhin denken sie immer daran, nur solche Lasten zu heben, die ihr Körper auch sicher bewältigen kann. Um Rückenschäden zu vermeiden, tragen sie das Gewicht des Patienten so körpernah wie möglich.

> Das Tragen eines Patienten ist nur in absoluten Ausnahmefällen (z.B. ein Notfall) angezeigt, da es im Widerspruch zur aktivierenden Pflege (☞ Abb. 7.144) steht und es die Pflegenden und den Patienten einem hohen Verletzungsrisiko aussetzt.

Grifftechniken

Wenn die Pflegenden die richtige Technik wählen, fällt es ihnen leichter, das Gewicht des Patienten zu tragen. Bei der Anwendung von **Grifftechniken** wird ihnen allerdings viel Kraft in Hand und Fingern abverlangt. Bei schlechter Grifftechnik müssen sie zusätzlich zur Patientenlast viel Kraft aufwenden, um den Griff zu halten.

Transfer mit dem Rollbrett von Bett zu Bett [0166]

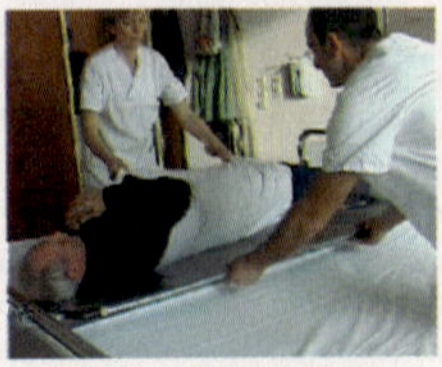

Abb. 7.185 (links): Die eine Pflegekraft dreht den Patienten, der auf einem Laken liegt, vorsichtig zu sich, während die andere Pflegekraft ihm das Rollbrett unterschiebt.

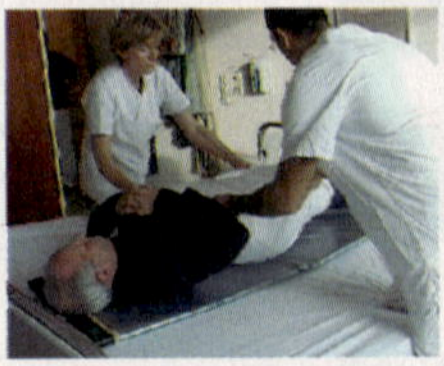

Abb. 7.186 (Mitte): Die Pflegekraft lässt den Patienten langsam zurückrollen, bis er mit dem Rücken auf dem Rollbrett liegt.

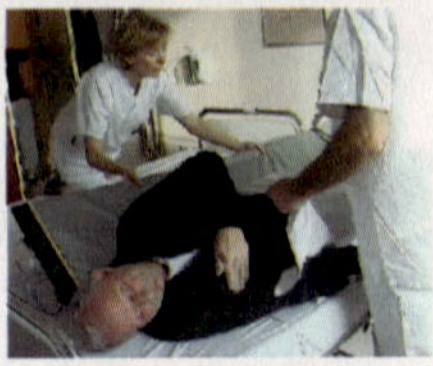

Abb. 7.187 (rechts): Beide Pflegende rollen den Kranken auf dem Rollbrett langsam auf das andere Bett und drehen ihn hier vorsichtig auf die Seite, damit das Rollbrett wieder entfernt werden kann.

Beim **Hakengriff** krümmt die Pflegekraft die Finger (☞ Abb. 7.188), mit denen sie sich dann in die Hand der anderen Pflegekraft einhakt.

Der **Handgelenkgriff** ist eine stabile, starre Verbindung, weil die Hände der Pflegenden den jeweils anderen Unterarm fassen (☞ Abb. 7.189). Dadurch wird das Handgelenk in seinem Bewegungsradius blockiert.

! Vorsicht

Eingecremte Hände sind beim Tragen des Patienten gefährlich, weil sie leicht abrutschen. Ebenso vermeiden die Pflegenden lange Fingernägel, weil sie damit insbesondere beim Hakengriff ihre Kollegin verletzen könnten.

Patienten von Bett zu Bett tragen

Zum Transfer von Bett zu Bett legt sich der Patient auf die Seite. Das Bett wird so hoch wie möglich gestellt. Drei Pflegekräfte gehen in die Hocke und greifen unter den Kranken (☞ Abb. 7.191). Diejenige Pflegekraft, welche sich am Kopfende des Bettes befindet, gibt das Zeichen zum Anheben („1, 2, 3"). Auf „3" heben die Pflegenden den Patienten dann aus der Hocke heraus hoch. Dazu schöpfen sie die Kraft nicht aus dem Rücken, sondern aus dem Strecken der Beine.

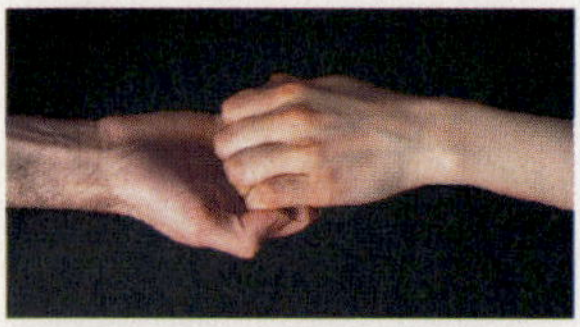

Abb. 7.188: Beim Hakengriff verhaken sich die Finger der Pflegenden ineinander, der Handrücken bleibt dabei flach. [K183]

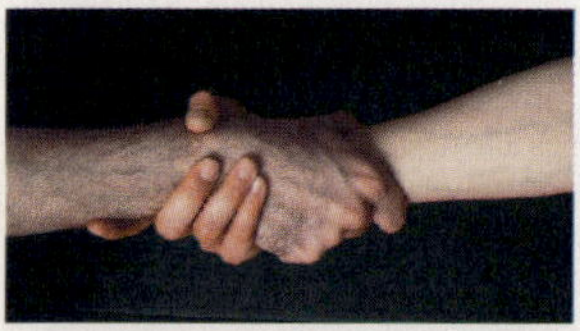

Abb. 7.189: Beim Handgelenkgriff umfassen sich die Hände der Pflegenden. [K183]

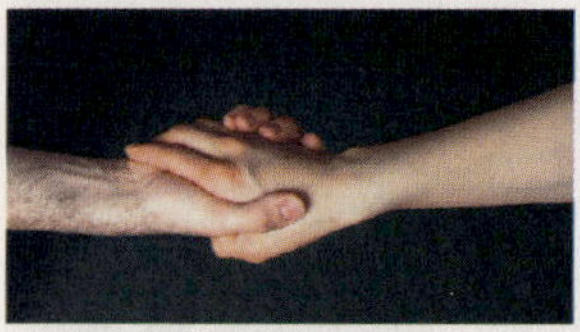

Abb. 7.190: Die Pflegenden können sich auch unter dem Patienten die Hand geben. Dazu verständigen sie sich vorher, wer mit der Handfläche nach oben bzw. nach unten unter den Patienten fasst. [K183]

Die Pflegenden tragen ihn nun seitwärts zum neuen Bett, das sich oberhalb des alten Bettes befindet. Dort gehen sie wieder in die Hocke und legen den Patienten vorsichtig ab.

Das Gewicht des Patienten ist am leichtesten zu tragen, wenn es so nah wie möglich am Körper getragen wird (☞ 7.192)

Literaturtipp

Duyfjes, J., et al.: Heben – Tragen – Mobilisieren. Ullstein Medical, Wiesbaden, 1997

7.5.9.2 Transfer von Bett zu Stuhl

Die hier beschriebenen Möglichkeiten des Transfers vom Bett zum Stuhl können leicht auf ähnliche Situationen übertragen werden, etwa den Transfer:

- Vom Stuhl in den Roll- oder Toilettenstuhl
- Vom Stuhl zurück ins Bett.

Nicht immer ist es erforderlich, den Patienten erst in den Stand zu bringen, was sowohl für die Pflegekraft als auch für den Patienten anstrengend ist. Nur wenn Stuhl und Bett unterschiedlich hoch sind, kann ein Aufstehen nötig sein.

Transfer mit einem Stuhl

Vorbereitung und Ausgangsposition. Den (Roll-)Stuhl nah neben das Bett stellen und gegen Wegrutschen oder Wegrollen sichern. Arm- und Fußstützen entfernen, sofern sie beim Transfer stören.

Durchführung. Der Patient sitzt am Bettrand, seine Füße stehen fest in Schrittstellung auf dem Boden, das dem Stuhl nähere Bein steht etwas weiter vorn. Die Pflegekraft befindet sich ebenfalls in Schrittstellung direkt vor dem Patienten. Sie stellt ein Bein zwischen die Knie des Patienten und das andere stuhlnähere Bein in offener Schrittstellung rückwärts. An der stuhlnäheren Seite greift sie mit ihrem Arm unter der Achsel des Patienten hindurch und umfasst unterhalb des Schulterblattes seinen Thorax. Mit ihrer anderen Hand fasst sie die andere Körperseite des Patienten tiefer, etwa auf Höhe der Beckenlinie/Gesäßhälfte. Über deutlichen Körperkontakt folgt anschließend der Impuls zur Transfer-Bewegung. Die Pflegekraft neigt dazu ihren Körper leicht nach hinten, um zu erreichen, dass ihre Beckenlinie mit der des Patienten auf einer Ebene liegt. Der Oberkörper des Patienten bewegt sich zugleich etwas nach vorne.

Die Pflegekraft bewegt sich nun mit dem Patienten rückwärts, wobei sein Oberkörper in leicht gebeugter Stellung weiter nach vorne gelangt (Körperschwerpunktverlagerung) und er schließlich von der Sitzfläche abhebt. Die Pflegekraft leitet nun die gemeinsame Drehbewegung in Richtung des Stuhles oder Rollstuhles ein. Unter Aufrechterhaltung der Körperspannung dreht sie sich und den Patienten zum Stuhl hin. Wenn sich der Patient mit seinem Gesäß über der Sitzfläche des Stuhles befindet, setzt sie ihn sanft ab.

Transfer mit zwei Stühlen

Diese Form des Transfers vom Bett zum Stuhl ist vor allem für Patienten geeignet, die neben ihrer Bewegungseinschränkung zusätzlich unter Gleichgewichtsstörungen leiden.

Vorbereitung. Der Patient sitzt am Bettrand und setzt seine Füße fest und sicher in Schrittstellung auf den Boden. Ein Stuhl steht neben ihm am Kopfende des Bettes, so dass er eine Armlehne bzw. die Sitzfläche beim Vorbeugen erreichen kann. Ein zweiter Stuhl, auf dem der Patient nach dem Transfer sitzen wird, steht nahe dem Fußende. Der Abstand dieses Stuhls zum Bett entspricht etwa der Sitztiefe, die Sitzfläche ist dem Patienten zugewandt.

Die Pflegekraft steht auf der Seite des Patienten, auf der sich auch der Stuhl zum Sitzen befindet. Ihre eine Hand liegt mit deutlichem Druck auf dem von ihr abgewandten Knie. Mit der anderen Hand fasst sie an das ihr zugewandte Becken. Der Patient hält sich entweder an der Armlehne, Sitzfläche des sich am Kopfende befindlichen Stuhles fest oder hält seine Arme weit nach vorne gestreckt, um sich ggf. während des Vorbeugens daran festhalten zu können.

Durchführung. Aus der oben geschilderten Position heraus beginnen Patient und Pflegekraft gemeinsam die Bewegung zum Stuhl. Dazu verlagert der Patient sein Körpergewicht nach vorne;

Patienten von Bett zu Bett tragen [K183]

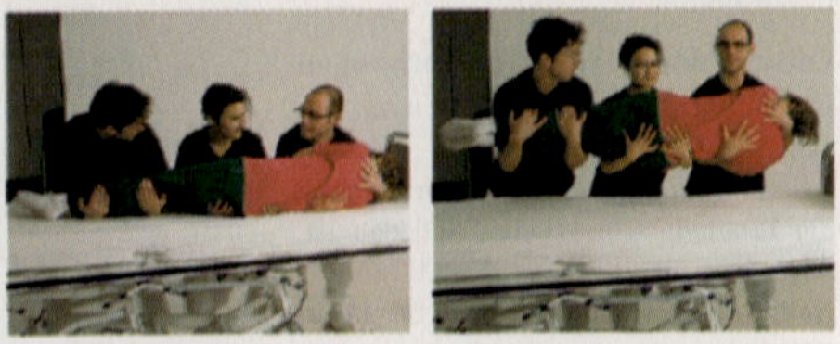

Abb. 7.191 – 7.192: Die Pflegenden greifen mit ihren Armen unter den auf der Seite liegenden Patienten. Trägt man ihn körpernah, ist das Gewicht des Patienten leichter zu tragen.

gleichzeitig neigt sich die Pflegekraft leicht nach hinten. Gemeinsam drehen sich Pflegekraft und Patient hin zum („Sitz“-)Stuhl. Befindet sich das Gesäß des Patienten über der Sitzfläche, ändert die Pflegekraft die Griffposition ihrer Hände: Sie fasst nun mit ihren Händen an das rechte und linke Becken des Patienten und setzt ihn behutsam ab.

7.5.10 Bewegungsübungen

Voraussetzungen für ein optimales Zusammenspiel des Bewegungs- und Stützapparates ist das regelmäßige Bewegungstraining. Insbesondere Gelenke und Knochen bedürfen einer guten Band- und Muskelführung, um effektiv zu funktionieren. Längere Bettlägerigkeit oder eine Verletzung gepaart mit Inaktivität und Immobilität stört dieses ausbalancierte Zusammenspiel. Sinn und Zweck von Bewegungsübungen im Bett sind, Sekundärproblemen durch Bewegungseinschränkungen wie Kontrakturen, Thrombosen und geistigem Abbau vorzubeugen.

Die Bewegungstherapie fällt in den Kompetenzbereich der Physiotherapeuten. Aufgabe der Pflegenden ist jedoch, teamorientiert mit ihnen zusammenzuarbeiten sowie dem Patienten anleitend und unterstützend zur Verfügung zu stehen. Bei vielen pflegerischen Interaktionen entstehen Möglichkeiten für die Integration von Bewegungsübungen, z.B. bei der Körperpflege.

Bei Bewegungsübungen sind eine sorgfältige Instruktion sowie die realistische Einschätzung der aktuellen Belastbarkeit des Patienten Grundvoraussetzungen.

Abhängig vom Grad der Selbständigkeit und der Aktivität des Patienten unterscheidet man:

- Passive Bewegungsübungen
- Assistive Bewegungsübungen
- Aktive Bewegungsübungen
- Resistive Bewegungsübungen.

Passive Bewegungsübungen

Passive Bewegungsübungen werden am Patienten ohne dessen aktive Mitarbeit ausgeführt. Bei ihrer Anwendung werden sämtliche Bewegungsmöglichkeiten des menschlichen Körpers genutzt, wobei keine Muskelaktivitäten ausgelöst werden.

Passive Bewegungsübungen werden bei bewusstlosen, komatösen, gelähmten oder im Allgemeinzustand sehr reduzierten Patienten angewendet. Eine weitere Indikation ist die Anbahnung aktiver Bewegungsmuster nach längerer Ruhigstellung oder Verletzung.

Passive Bewegungsübungen dienen dem Erhalt eines funktionstüchtigen Bewegungsapparats sowie der Anregung und Stabilisierung von Kreislauf-, Atem- und Gehirnfunktionen. Über passive Schüttelbewegungen oder Streichungen können aber auch eine Lockerung und Entspannung des Gewebes und der Muskulatur erreicht werden. Bei passiven Bewegungsübungen an den Extremitäten fixiert eine Pflegekraft das oberhalb liegende Gelenk, während das untere von der Physiotherapeutin durchbewegt wird.

Assistive Bewegungsübungen

Bei **assistiven Bewegungsübungen** hilft der Patient aktiv bei der Durchführung mit, die Pflegekraft führt und unterstützt. Diese Form der Bewegungsübung geht meist fließend in die aktive Form über.

Aktive Bewegungsübungen

Aktive Bewegungsübungen kann der Patient selbständig ohne fremdes Zutun ausführen. Sie dienen neben dem Erhalt eines intakten und funktionstüchtigen Bewegungsapparates vor allem der Steigerung der Muskelkraft, der Anregung und Stabilisierung der Herz- und Kreislauftätigkeit, der Verbesserung der Atemfunktion, der Verbesserung des venösen Rückstromes (Gefäßtraining) und einer intensiveren Durchblutung von Haut und Gewebe. Unterschieden werden:

- **Isotone Übungen.** Die Spannung des Muskels bleibt gleich, er ändert aber seine Länge
- **Isometrische Übungen.** Die Länge des Muskels bleibt gleich, es ändert sich aber seine Spannung.

Möglichkeiten aktiver Bewegungsübungen im Rahmen pflegerischer Tätigkeiten sind z.B. selbständige Lageveränderungen im Bett, Aufrichten des Oberkörpers, Hochhalten, Strecken, Beugen, Kreisen, Pendeln von Gliedmaßen, Spreizen, Strecken oder Einkrallen von Fingern und Zehen, Betätigen des Bettfahrrades, Betätigen der Bewegungsschiene und Atemübungen.

Resistive Bewegungsübungen

Bei **resistiven Bewegungsübungen** wird die Bewegung gegen einen tatsächlichen oder gedachten Widerstand ausgeführt. Diese Form dient in erster Linie der Normalisierung des Muskeltonus und der Muskelkräftigung. Spannungsübungen gegen einen manuellen Widerstand haben z.B. den Vorteil, dass sie ohne allzu große Herz- und Kreislaufbelastung anwendbar sind. Resistive Übungen sind jedoch bei Patienten mit erhöhter Spastizitätsneigung kontraindiziert (z.B. bei Schlaganfall, Multipler Sklerose).

7.5.11 Rückengerechte Arbeitsweise

„Das Kreuz mit dem Kreuz“

In der Pflege bedeutet „Sich bewegen“ nicht nur, Patienten in ihrer Bewegung zu fördern und zu unterstützen, sondern auch, sich als Pflegekraft ergonomisch, also physiologisch, zu bewegen.

> Die eigene Gesundheit zu erhalten und Kräfte zu schonen ist genauso wichtig, wie den Patienten zu aktivieren.

Der Bewegungsapparat einer Pflegekraft ist in zahlreichen Situationen Belastungen ausgesetzt, z.B.:

- Beim Umgang mit bettlägerigen, immobilen, desorientierten und adipösen Patienten
- Bei räumlicher Enge in den Krankenzimmern
- Beim Fehlen geeigneter Materialien und Hilfsmittel, die das Heben und Tragen von Patienten erleichtern

- Zeitdruck und „Arbeitsspitzen", die Pflegende davon abhalten, einen Helfer hinzuzuziehen
- Mangelnde Entspannungsmöglichkeit und Entspannungsfähigkeit.

Hauptursache: Dysbalance

Vielfach schleichen sich falsche Bewegungsmuster im Berufsalltag ein. Es kommt einerseits zur Über- und Fehlbeanspruchung bestimmter Muskel- und Skelettbereiche und andererseits zum Verkümmern anderer, wichtiger Muskelpartien *(Dysbalance).* Das Resultat sind erworbene Rückenschäden oder Störungen des komplexen Systems Wirbelsäule. Zur beruflich bedingten Belastung kommt oft Mangel an Bewegung oder die Einseitigkeit von Bewegungsabläufen in der Freizeit hinzu.

Neben der Fehlbelastung spielen eine genetische Disposition sowie angeborene oder erworbene Fehlstellungen von Wirbelsäule und Gelenken eine Rolle. Manchmal äußern sich auch psychische Störungen in einer Verspannung der Wirbelsäule, die ebenfalls zu Rückenschmerzen führen können und die von belastungsbedingten Schmerzen nicht zu unterscheiden sind.

Entscheidend: Frühzeitig vorbeugen

Die hohe Zahl von Pflegekräften mit Rücken-, Wirbelsäulen-, oder Gelenkschmerzen macht deutlich, wie wichtig die Prophylaxe möglicher Schäden ist. Auch hier gilt: Vorbeugen ist besser als Heilen oder Umschulen wegen Berufsunfähigkeit.

Vorbeugend wirken:

- Die Wirbelsäule physiologisch (axial) belasten
- Hilfsmittel wie Patientenlifter (☞ Abb. 7.184) oder Rollbrett einsetzen
- Patientenressourcen ausschöpfen
- Eindeutige Bewegungsimpulse setzen (☞ 7.5.8)
- Entspannungstechniken einüben
- Ausgleichssport betreiben
- Rückenschule besuchen.

Das komplexe System „Rücken"

Um besser verstehen zu können, welche Bewegungen dem Rücken besonders schaden, ist das Wissen über die Funktionsweise des Systems aus knöcherner Wirbelsäule und stabilisierender Muskulatur hilfreich. Kenntnisse über das komplexe System Rücken helfen, unumgängliche Belastungen so physiologisch wie möglich zu gestalten.

Die Wirbelsäule (☞ Abb. 7.193) als das *zentrale Achsenorgan* des menschlichen Körpers ermöglicht aufgrund des Zusammenspiels von Knochen (Wirbelkörper und Wirbelbogen), Gelenken (Wirbelbogengelenke), Bandscheiben und Wirbelsäulenstützgeweben wie Bändern (passive Haltestrukturen) und Muskeln (aktive Haltestrukturen) größtmögliche *Stabilität* (Statik) und *Mobilität* (Dynamik) sowie passiven *Schutz:*

- Bewegungen wie Beugung, Streckung, Seitneigung, Rotation werden möglich
- Über die knöchernen Anteile kann Gewicht getragen und Druck an die Unterstützungsfläche/Boden abgegeben werden
- Das Rückenmark wird im Wirbelkanal passiv geschützt.

Gegliedert ist die Wirbelsäule in vier große Abschnitte (☞ auch 26.11.1):

- *Halswirbelsäule* mit 7 Halswirbelkörpern (HWK)
- *Brustwirbelsäule* mit 12 Brustwirbelkörpern (BWK)
- *Lendenwirbelsäule* mit 5 Lendenwirbelkörpern (LWK)
- *Kreuzbein/Steißbein* mit 5 verschmolzenen Kreuzbein-Wirbelkörpern sowie den 4 Steißbein-Wirbelkörpern.

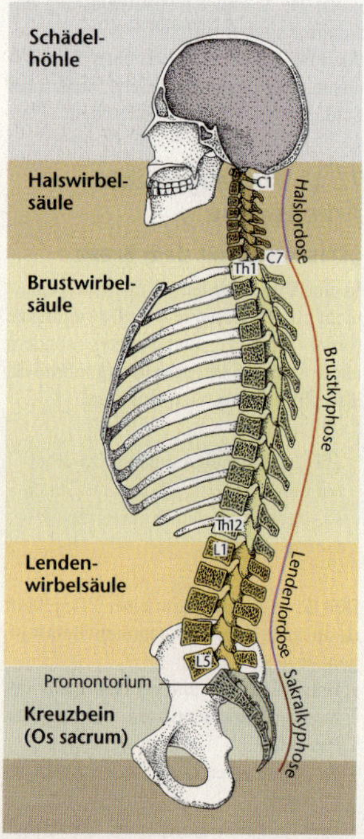

Abb. 7.193: Die Abschnitte der Wirbelsäule. [A400-190]

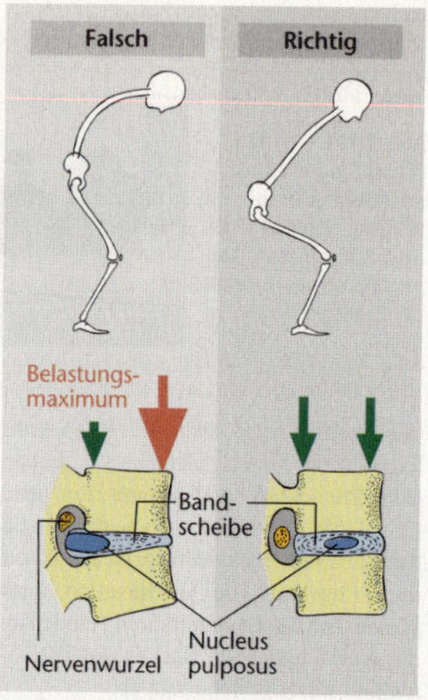

Abb. 7.194: Die Bandscheiben der Wirbelsäule sind nur bei gerader Rückenhaltung richtig belastet. [A400-190]

Die Wirbel des Kreuz- und des Steißbeins sind jeweils zu einem kompakten Knochen verbacken und gegeneinander *nicht* frei beweglich. Die *Beweglichkeit der Wirbelsäule* resultiert aus der kettenförmigen Aneinanderreihung der übrigen 24 gegeneinander *frei beweglichen* Wirbel. Diese bilden untereinander echte Gelenke mit 23 Zwischenwirbelscheiben *(Bandscheiben).* Sie stellen eine knorpelhafte, elastische Verbindung zwischen den einzelnen Wirbelkörpern her. Ihre Höhe nimmt vom Kopf bis zum Steiß zu: von etwa 3 mm in der Halswirbelsäule bis zu 9 mm in der Lendenwirbelsäule. Die Bandscheiben sind entsprechend der Wirbelsäulenkrümmung keilförmig ausgebildet, besitzen einen Faserring und einen Gallertkern im Innern. Ihre Aufgabe ist es, Belastungen abzufedern und Druck auszugleichen.

Der Druck, dem die Bandscheibe standhalten muss, ist abhängig von Haltung (Sitzen, Stehen, Liegen, Bücken) und Bewegung (Anheben, Tragen, Ziehen, Drücken).

Nicht nur die Bandscheiben, die als Polster dienen, federn Belastungen ab: Die Wirbelsäule ist von der Seite betrachtet mehrfach gekrümmt. Die *Doppel-S-Form* der Wirbelsäule ermöglicht eine gleichmäßige, axiale Belastung in allen

Wirbelsäulenabschnitten und eine hohe Stabilität.

Das *Becken* hat maßgeblichen Einfluss auf die Wirbelsäulenstatik, weil das Körpergewicht über das Becken an die Beine weitergegeben wird. Daher verdient die *Beckenstellung* (Beckenaufrichtung und Beckenkippung nach vorne) bei einer Bewegung besondere Beachtung.

Die Stabilität der Wirbelsäule wird letztlich aber durch ein kräftiges *Muskelkorsett* erreicht, denn ohne Muskulatur ist weder *aktive Bewegung* noch *Stabilisation* möglich.

Eine gut trainierte Muskulatur *reduziert die Haltearbeit der Bänder* und bietet insofern *Schutz vor einer Überlastung* der Bandscheiben, Bandstrukturen und der kleinen Wirbelbogengelenke.

Das Zusammenwirken von axialer, gleichmäßiger Belastung der Wirbelsäule und einer gut trainierten Muskulatur dient der Schonung von Knochen, Bandscheiben, Bänder und Gelenken und beugt Schäden vor.

Prinzipien rückenschonender Arbeitsweise

Damit Pflegende nicht zu Pflegefällen werden: **Rückenschonend arbeiten.**

Bei der Beachtung der Prinzipien rückenschonender Arbeitsweise passen sich die Pflegenden an die jeweilige Situation an:
- Standfläche und Standstabilität vergrößern
- Physiologisch korrekte Sitzhaltung einnehmen
- Umfeld organisieren
- Patientenressourcen nutzen
- Korrekt heben, tragen, bücken
- Entlastung und Entspannung suchen.

Standfläche und Standstabilität vergrößern

- Günstig ist eine leichte Grätschstellung der Beine mit leicht gebeugten Knien oder leichter Schritt-Grätschstellung. Aus diesen Positionen heraus sind Körperschwerpunktverlagerung, Haltungsausgleich und Haltungskorrektur leicht möglich; die Eigenbeweglichkeit bleibt – bei guter Standqualität – gewährleistet
- Die leicht gebeugten Knie sollen nach Möglichkeit in einer Linie mit den Füßen stehen (Fuß- und Kniegelenke stehen übereinander, sog. *Beinachse*)
- Der maximale Kniewinkel bei Belastung (z.B. Anheben von Lasten) sollte nicht kleiner sein als 90° (sonst extreme Gelenkbelastung).

Physiologisch korrekte Sitzhaltung einnehmen

Eine physiologisch korrekte Sitzposition ist erreicht wenn:
- Die Oberschenkel auf der gesamten Sitzfläche aufliegen, leicht nach vorne (kniewärts) abfallen (Bürostuhl entsprechend einstellen) und hüftbreit gespreizt sind
- Der Kniewinkel ca. 100° beträgt
- Die Füße in hüftbreitem Abstand (40 – 50 cm) mit ganzer Fußsohle am Boden stehen; Zehen und Knie stehen dabei „übereinander", die Unterschenkel stehen senkrecht
- Das Becken bei aufrechter Wirbelsäule leicht nach vorne gekippt ist
- Das Sternum nach vorne angehoben ist
- Das Gewicht auf den *Sitzbeinhöckern* liegt
- Bei *nicht* höhenverstellbarem Schreibtisch die Sitzhöhe so gewählt wurde, dass die Unterarme (Ellbogenwinkel 90°) eine waagrechte Linie zur Schreibfläche bilden.

Schädlich sind dagegen:
- Zu gerade Rückenlehne (LWS-Lordose soll unterstützt werden)
- Beckenkippung nach hinten
- Übereinander geschlagene Beine
- Kombinierte „Bück-Drehbewegungen", um z.B. Formulare aus tiefer liegenden Schubkästen zu holen.

Beim **Sitzen** und **Stehen** an die Schwerpunktverlagerung im Körper denken:
- Beim Aufstehen wird das Körpergewicht über die Oberschenkel getragen; dies ist auch wichtig bei der Patientenmobilisation aus dem Stuhl oder Sessel (☞ 7.5.9)
- Beim Aufstehen und beim Vorbeugen des Oberkörpers Rücken gerade halten und Kopf entspannt vorsinken lassen, anstatt HWS zu überstrecken
- Nicht statisch, sondern dynamisch sitzen (☞ Abb. 7.195 – 7.196)
- Sich zur Haltungskorrektur das Bild einer Marionette vorstellen, die mit je einer Schnur an Scheitel und Sternum senkrecht nach oben gezogen wird
- Spiegelflächen zur Kontrolle der eigenen Körperhaltung nutzen.

Umfeld organisieren

- Sich genügend Raum zur Bewegung schaffen (Platz schaffen)
- Geeignetes, bequemes Schuhwerk tragen: keine schmalen Schuhe, keine hohen Absätze; auf Rutschfestigkeit, Fersenriemen und guten Halt achten.

Arbeitshöhe anpassen

- Hydraulisch verstellbare Bett- und Liegeflächen bis auf Hüfthöhe hochpumpen, bei unterschiedlich großen Pflegenden ist die Körpergröße der „kleineren" Pflegekraft maßgebend
- Lässt sich die Arbeitshöhe nicht beeinflussen, nicht mit Rundrücken arbeiten! Der Rücken bleibt gerade, stattdessen im Knie-, Hüft- und Fußgelenk beugen. Bei Arbeiten in *niedriger Höhe* empfiehlt sich der *Ein- Bein-Kniestand:* Die Pflegekraft kniet mit einem Bein, das andere Bein ist aufgestellt.

Patientenressourcen nutzen

Pflegeprozess ☞ 2.3

Damit der Patient so viel wie möglich mithelfen kann, erklärt ihm die Pflegekraft zunächst den Ablauf geplanter Bewegungen und motiviert ihn zur Mithilfe. Während der Handlungsabläufe, z.B. bei der Mobilisation, führt die Pflegende den

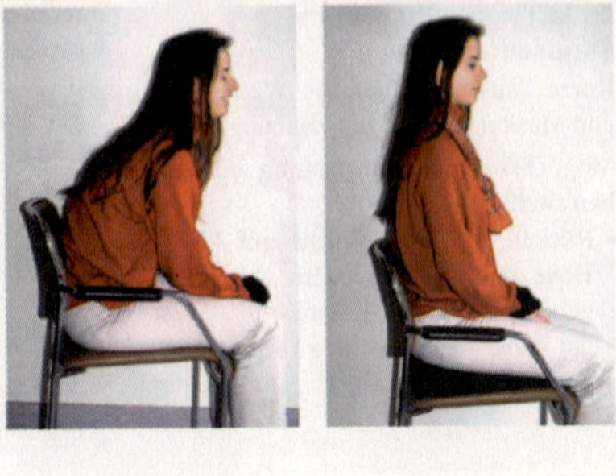

Abb. 7.195 – 7.196: Auf dem linken Bild sitzt die Patientin physiologisch nicht korrekt, weil sie ihren Körper nach vorne beugt und die Wirbelsäule dadurch zu sehr gekrümmt ist. Rechts hingegen ist die Sitzposition richtig, denn die Patientin sitzt gerade und aufrecht an die Rückenlehne des Stuhls gelehnt und ihr Becken befindet sich im hinteren Sitzbereich, wodurch auch die Oberschenkel auf der gesamten Sitzfläche aufliegen. [M141]

Patienten gezielt und vermeidet Heben oder Tragen (☞ 7.5.7). Auch passt sie sich dem Tempo und den Bewegungen des Patienten an.

Heben, Tragen und Bücken

Heben, Tragen, Bücken in Kombination mit einer Rotationsbewegung schaffen enormen Belastungsdruck auf die Bandscheiben, wodurch ein Prolaps begünstigt wird. Die Pflegenden behalten daher eine gerade, achsengerechte Stellung der Wirbelsäule auch bei Anstrengung möglichst bei und vermeiden eine Rotation (Drehbewegung) bei Belastung.

Bei großer Anstrengung atmen sie bewusst weiter, vermeiden also eine Pressatmung, um so Kraft zu sparenWenn der Patient nicht mithelfen kann, tragen die Pflegenden sein Gewicht so nah wie möglich am Körper.

Kraft x Kraftarm = Last x Lastarm

Das bedeutet: Je größer der Abstand der Last vom Körper ist, desto größer wird der Hebelarm und damit die auf den Körper bzw. Rücken einwirkende Kraft.

Deshalb: Kann der Patient nicht mithelfen, tragen die Pflegenden sein Gewicht so nah wie möglich am Körper.

Ruckartige Bewegungen vergrößern die Belastung der Wirbelsäule unnötig. Daher führen die Pflegenden das Auf- und Absetzen von Lasten (z.B. Infusionskartons, Patientenkoffer, Getränkekasten) nicht mit plötzlichem Schwung durch, sondern gehen statt dessen in die Knie bzw. in den Ein-Bein-Kniestand. Das Heben oder Absetzen von Gegenständen führen sie mit geradem und nicht mit gebeugtem Rücken aus. Bei schweren Lasten (Männer maximal 50 kg Lastgewicht, Frauen maximal 20 kg) holen sich die Pflegenden Hilfe oder setzen Hilfsmittel wie eine Sackkarre ein.

Entlastungshaltungen im Berufsalltag

Kurze Pausen ermöglichen Wirbelsäule und Muskulatur eine Entspannung.

Möglichkeiten zur **Entlastung im Stehen** sind:

- Rücken zur Wand, Arme auf LWS-Höhe im Rücken kreuzen, mit leicht gebeugten Beinen hüftbreit gerade an die Wand angelehnt stehen
- Mit Gesicht zur Wand stellen und mit über dem Kopf gekreuzten Armen kurzzeitig anlehnen
- Mit ganzem Rücken an die Wand lehnen, Beine in leichter Grätschstellung, Knie leicht gebeugt
- Zwischen Stand- und Spielbein wechseln (mehrmals hintereinander Gewichtsverlagerung von einem Bein auf das andere)
- Möglichkeit nutzen, sich mit den Knien abzustützen (z.B. beim Richten von Arzneimitteln am Schrank), wenn *keine* Belastung wie etwa Heben oder Transfer erfolgt.

Möglichkeiten zur **Entlastung im Sitzen** sind:

- Öfter aufstehen oder Sitzposition verändern
- Kutschersitz-Haltung einnehmen (☞ 7.2.6); Oberkörper mit gestreckter Halswirbelsäule leicht nach vorne neigen, Unterarme auf Oberschenkel ablegen
- Verkehrt herum auf den Stuhl setzen. Die Stuhllehne fungiert dabei als Armstütze oder Auflagefläche für den Kopf
- Mit den Ellbogen am Tisch aufstützen, den Kopf in die Händflächen legen und den Rücken strecken („lang machen").

Weitere Ausgleichs- und Entspannungsmöglichkeiten – speziell für den Alltag – sind:

- Nutzen klinikinterner Möglichkeiten von Supervisions-/Balintgruppen
- Sport und Ausgleichsgymnastik
- Erlernen und Einüben von Entspannungstechniken und/oder „Körpertherapien": z.B. Autogenes Training, Progressive Muskelrelaxation, Feldenkrais („Bewusstheit durch Bewegung"), Rückenschule, Tai-chi.

Ein zentraler Aspekt rückengerechter Arbeitsweise ist, dass die Pflegenden Eigenverantwortung für sich selbst übernehmen, um ihre Gesundheit und Leistungsfähigkeit zu erhalten. Bei jeder Pflegehandlung sollten sie sich daher immer ihrer eigenen Bewegungskapazitäten bewusst sein.

Um die tägliche berufliche Belastung bewältigen zu können, ist es nicht nur für die Pflegenden wichtig, die Freizeit erholsam und abwechslungsreich zu gestalten. Beispielsweise sorgt das Nutzen von Ausgleichs- und Entspannungskursen, die von vielen Volkshochschulen und Sportvereinen angeboten werden, für Ausgleich und beugt Gesundheitsproblemen wie Rückenschäden vor.

7.5.12 Netz

Bewegungsmangel zieht Komplikationen nach sich und ist Hauptursache vieler Erkrankungen. Daher ist die Mobilisation eines Patienten eine der wichtigsten Maßnahmen der Pflegenden und wird auch bei Zeitdruck regelmäßig durchgeführt.

Die ATL „Sich bewegen" steht in engem Zusammenhang mit anderen Aktivitäten des täglichen Lebens: Konsequente Bewegung fördert den Appetit (ATL Essen und Trinken), das Einschlafen (ATL Wach sein und schlafen) und die Darmtätigkeit (ATL Ausscheiden).

Sich bewegen und Atmen

Bewegungsmangel erhöht das Risiko, dass sich in den Beinvenen kleine Blutgerinnsel bilden (☞ 19.8.3). Wenn der Patient zudem noch wenig trinkt, weil er nicht mehr alleine zur Toilette gehen kann und die Pflegekraft nicht so oft bemühen will, kommt zum Bewegungsnoch der Flüssigkeitsmangel hinzu: Das Thromboserisiko steigt erheblich.

Sich bewegen und Kommunizieren

Bewegungsmangel im Krankenhaus stört die ungestörte Kommunikation. Kann der Patient sein Bett oder sein Zimmer nicht verlassen, ist ihm damit oft auch die Möglichkeit genommen, ohne Zuhörer mit seinen Angehörigen zu reden.

Sich bewegen und Sinn finden

Regelmäßiges Bewegungstraining dient dazu, körperlichen Einschränkungen entgegenzuwirken und dem Patienten ein selbständiges Leben zu ermöglichen. Beispielsweise kann bei einer plötzlichen Querschnittslähmung Bewegungstherapie einem Menschen helfen, eine Lebenskrise zu bewältigen.

Bewegungstherapie wird auch zur Behandlung psychischer Erkrankungen eingesetzt, z.B. um Aggressionen abzubauen (☞ 10.13.5).

7.6 ATL „Essen und Trinken"

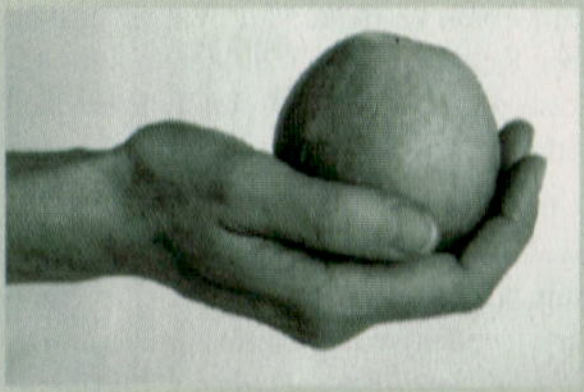

7.6.1 „Essen und Trinken" ist mehr als „Nahrung aufnehmen"

In der ATL **„Essen und Trinken"** werden die Funktionen Ernährung und Stoffwechsel sowie Kostformen und Diäten im Krankenhaus erörtert. Weiterhin beschäftigt sich dieses Kapitel mit den unterschiedlichen Ernährungsweisen und dem Ernährungsverhalten, das bei Menschen durch bestimmte Krankheiten schwer beeinträchtigt sein kann. In diesem Zusammenhang werden auch Probleme wie Schluckstörungen, Aspiration und Dehydratation näher erläutert. Darüber hinaus spielt die Beobachtung der Körpergröße und des Körpergewichts eine wichtige Rolle.

Das Sprichwort „Essen und Trinken hält Leib und Seele zusammen" veranschaulicht, dass es hier nicht nur darum geht, den Körper mit Energie und Baustoffen zu versorgen. Essen ist mit *Genuss* verbunden – wer freut sich nicht auf einen geschmackvoll gedeckten Tisch? Zusätzlich hat Essen eine *soziale Komponente:* Mahlzeiten bieten die Möglichkeit des geselligen Zusammenseins.

Wie, wann und was gegessen wird, ist von gesellschaftlichen und religiösen Bräuchen abhängig. Muslime und Juden dürfen zum Beispiel kein Schweinefleisch essen, weil das Schwein als unreines Tier gilt. Manche Religionen haben festgelegte Fastenzeiten wie den Fastenmonat Ramadan im Islam oder die Fastenzeit im Christentum von Aschermittwoch bis Ostersamstag.

Die Nahrungsaufnahme ist vom Angebot der Nahrungsmittel abhängig. Im Gegensatz zu den Ländern der sog. Dritten Welt besteht in den Industrienationen ein Überangebot an Nahrungsmitteln, die meist ganzjährig verfügbar sind. Trotz dieses Überangebotes, das eine abwechslungsreiche und bedarfsgerechte Ernährung ermöglichen würde, sorgen ein ungesunder Speiseplan und unregelmäßige Essgewohnheiten nicht selten für Gesundheitsprobleme, z.B.:

- **Mangel an Ballaststoffen** entsteht durch unregelmäßige Ernährung und fehlendes Wissen um die Bedeutung gesunder Ernährung. Besonders junge Menschen oder Singles ernähren sich mit *Fastfood* oder Konserven mit zu viel Salz, zu viel Fett, zu vielen Kalorien
- **Vitaminmangelzustände.** Vor allem viele ältere Menschen ernähren sich zu einseitig, z.B. mit Dosensuppe und Fertigpüree als Dauergast auf dem Speisezettel
- Schwere **psychosomatische Essstörungen** wie Bulimie und Anorexia nervosa (☞ 23.8.2, 23.8.3) nehmen an Häufigkeit stark zu. Dies hängt u.a. mit dem Idealbild des schönen, d.h. *schlanken* Menschen zusammen, das in unserer westlichen Industriegesellschaft nach wie vor bestimmend ist.

Gesunde, bewusste Ernährung setzt Kenntnisse über Stoffwechsel und physiologische Abläufe der Verdauung voraus. Dieses Wissen hilft, um aus dem reichhaltigen Nahrungsangebot richtig, d.h. dem persönlichen Bedarf entsprechend, auswählen zu können, ohne der Werbung der Nahrungsmittelindustrie zu erliegen. Dabei darf sich der Mensch nicht nur auf seinen Hunger, Durst oder Appetit verlassen.

Kontaktadresse

Deutsches Institut für Ernährungsmedizin und Diätetik (D.I.E.T.)
Weiherstraße 5, 91484 Sugenheim
www.diet-aachen.de

7.6.2 Ernährung und Stoffwechsel

Hunger, Appetit und Durst

Hunger ist das physiologische Verlangen des Menschen nach Nahrung, um den Energiebedarf des Körpers zu sichern. Er entsteht u.a. durch das Absinken des Blutzuckerspiegels. Nach der Nahrungsaufnahme vermittelt die Dehnung der Magenwand und das Ansteigen der Glukosekonzentration im Blut ein Sättigungsgefühl.

Heißhunger tritt nach länger dauernder Nahrungskarenz auf, in der Schwangerschaft und der Stillzeit sowie bei bestimmten Stoffwechselerkrankungen wie Diabetes mellitus. *Unstillbarer* Hunger, vor allem nach „Süßem", betrachten Psychologen als Ersatzbefriedigung für mangelnde Zuwendung und Anerkennung. Die Folge davon ist der sog. „Kummerspeck".

Appetit ist die *Lust* zu essen. Er wird durch optische Sinnesreize („das Auge isst mit"), Gerüche, die Umgebung, persönliche Abneigungen und Vorlieben sowie durch die Stimmungslage („mir ist der Appetit vergangen") bestimmt. Appetit kann unabhängig vom Hunger auftreten und Hunger unabhängig vom Appetit.

Physiologisch *gesteigert* ist der Appetit in der Rekonvaleszenz *(Genesung)*, in Wachstumsphasen und in der Schwangerschaft.

Durst ist das Bedürfnis des Menschen nach Flüssigkeit zur Regulation des Wasserhaushalts im Organismus. Er ist abhängig von der körperlichen Tätigkeit, der Ernährung (z.B. Gewürz- und Salzgehalt), der Luftfeuchtigkeit und der Außentemperatur. Durst wird durch Reizung bestimmter Rezeptoren im Zwischenhirn ausgelöst.

Ein *erhöhter Bedarf* an Wasser besteht bei Krankheiten mit größerem Flüssigkeitsverlust, etwa Durchfall, Erbrechen oder Fieber.

Über mehrere Tage andauernder, *vermehrter Durst* weist auf eine Erkrankung mit erhöhtem *renalen* (durch die Niere erfolgenden) Wasserverlust hin (z.B. *Diabetes mellitus, Diabetes insipidus* ☞ 23.6, 23.10).

Ein *vermindertes Durstgefühl* tritt bei Bewusstseinsstörungen und oft im Alter auf.

Energiegewinn durch Nahrung

Energieliefernde Stoffwechselprozesse (**Abbaustoffwechsel,** *Katabolismus*) sind für den Organismus lebenswichtig. Nur mit ihrer Hilfe kann er in ausreichendem Umfang die Struktur seiner Zellen aufbauen (**Aufbaustoffwechsel** oder *Anabolismus*) und aufrechterhalten.

Die dafür benötigten Substanzen führt sich der Mensch in Form der **Nahrungsmittel** zu, deren Energiegehalt in den chemischen Bindungen der **Nährstoffe Fett, Eiweiß** und **Kohlenhydrate** gespeichert ist.

√ Der Energiegehalt von Nahrungsmitteln wird in der Einheit (Kilo-) Kalorie ausgedrückt.

1 Kilokalorie *(kcal)* entspricht der Energie, die man braucht, um 1 l Wasser von 14 auf 15 °C zu erwärmen.

Als neuere, internationale Einheit ist das **(Kilo-)Joule** *(kJ)* eingeführt worden; 1 kcal entspricht 4,185 kJ.

Neben ausreichenden Nährstoffen und einem genügenden Wasserangebot sind auch **Vitamine, Mineralstoffe** *(Mengen- und Spurenelemente)* und **Ballaststoffe** für die Gesundheit unerlässlich (☞ unten).

Komplexe Stoffwechselvorgänge ermöglichen es dem Körper, Bestandteile der Nahrung umzubauen *(zu metabolisieren)*. So speichert er z.B. ein Überangebot an Kohlenhydraten als Fett und kann aus dieser Reserve wieder Glukose gewinnen.

Einige Nahrungsbestandteile kann der Organismus jedoch nicht selbst herstellen, obwohl er sie dringend benötigt; sie heißen dann *essentiell*.

Essentielle Nahrungsbestandteile: Lebensnotwendige Nahrungsbestandteile, die dem Körper zugeführt werden müssen, da er sie nicht selbst herstellen kann.
Am bedeutendsten sind *essentielle Aminosäuren, essentielle Fettsäuren* oder die *Vitamine*.

Energiebedarf

Als Faustregel gilt, dass für den nicht schwer körperlich arbeitenden Menschen eine Zufuhr von **2 500 kcal pro Tag** ausreicht, um das Energiegleichgewicht zu halten. Bei ganztägiger Schwerstarbeit oder Sportarten mit sehr hohem Kraftaufwand werden jedoch über 4 000 kcal pro Tag benötigt.

Richtwerte für den Energiebedarf werden in *Kalorientabellen* angegeben. Diese sollten neben dem Körpergewicht das Lebensalter, das Geschlecht und besondere Lebensumstände wie Schwangerschaft, Stillperiode und den Grad der körperlichen Arbeit berücksichtigen. Ein einfaches Beispiel gibt Tab. 7.197. Viele Menschen essen (wesentlich) mehr, als in solchen Tabellen angegeben ist. Trotzdem werden manche dieser Personen nicht dick, da ihr Körper die Nahrung anders verwertet: Er kann die Extra-Kalorien nur schlecht in Fettpölsterchen umwandeln und produziert statt dessen mehr Abwärme. Auch im Erhaltungsbedarf unterscheiden sich Menschen viel mehr als es solche Tabellen vermuten lassen: Manche sitzen täglich acht Stunden ruhig und konzentriert im Büro, andere dagegen haben zwar auch einen Arbeitsplatz im Büro, sind aber motorisch viel unruhiger, laufen häufig herum und sind auch in ihrer Freizeit agiler – dies alles zieht einen höheren Energiebedarf nach sich. Für den älteren Menschen ist ein geringerer Energiebedarf zu berücksichtigen, wobei der Bedarf an Eiweiß eher steigt, während der Bedarf an Fetten und Kohlenhydraten sinkt.

Tätigkeit (Bsp.)	Mann (70 kg) kcal/Tag [kJ/Tag]	Frau (60 kg) kcal/Tag [kJ/Tag]
Leichte Tätigkeit (Büro)	2 500 [10 400]	2 100 [8 800]
Mittelschwere Tätigkeit (Krankenschwester)	3 000 [12 500]	2 600 [10 800]
Schwerarbeit (Bauarbeiter)	3 600 [1 500]	3 500 [15 000]
Schwerstarbeit (Ausdauer-, Leistungssport)	Bis weit über 4 000 [17 000]	Bis weit über 4 000 [17 000]
Letztes Drittel der Schwangerschaft (bei leichter Tätigkeit)		2 500 [10 400]
Stillen (bei leichter Tätigkeit)		2 800 [11 700]

Tab. 7.197: Energiebedarf von Mann und Frau unter verschiedenen Bedingungen. [A400]

Energiegehalt der Nährstoffe

Aus Fett, Eiweiß und Kohlenhydraten gewinnt der Mensch unterschiedliche Mengen Energie: Pro aufgenommenes Gramm Kohlenhydrate und Eiweiß sind dies je 4,1 kcal (17,2 kJ), pro Gramm Fett 9,3 kcal (38,9 kJ).

Diese Zahlen bezeichnen den vom Menschen verwertbaren Energiegehalt; der tatsächliche Energiegehalt ist höher, weil wir vor allem Eiweiße nur unvollständig verwerten können (☞ 7.6.2).

Bei einer kalorisch ausreichenden Ernährung sollte ein Gleichgewicht zwischen Kalorienzufuhr und -verbrauch bestehen. Aber auch das **Verhältnis der Nährstoffe** zueinander ist von Bedeutung. Als besonders günstig hat sich folgende Ernährungszusammensetzung in Gewichtsanteilen erwiesen: 55 – 60 % der Kalorien in Form von Kohlenhydraten, 30 % als Fette und 10 – 15 % als Eiweiße. Umgerechnet auf absolute Zahlen in Gramm ergibt sich damit für den „Durchschnittsmann" mit 70 kg Körpergewicht ein täglicher Bedarf an Kohlenhydraten von ca. 350 g, an Eiweiß und Fett von jeweils etwa 80 g. *Tatsächlich* aber nimmt der Durchschnittsmann vor allem zu viel Fett auf, 130 g statt 80 g täglich.

Nun isst der Mensch die Nährstoffe ja nicht in Form von reinen Fetten, Eiweißen oder Kohlenhydraten, sondern er nimmt sie in den verschiedenen Nahrungsmitteln, also Milch, Eiern, Kartoffeln, Obst oder Gemüse *gemischt* zu sich. Die Anteile der drei Grundnährstoffe in den einzelnen Nahrungsmitteln können bei Bedarf speziellen Tabellen entnommen werden.

Dies ist bei strenger *Reduktionsdiät* und auch für Diabetiker von Bedeutung, nicht aber für den Gesunden, solange die Nahrung abwechslungsreich und ernährungsphysiologisch sinnvoll zusammengestellt ist. Hierbei ist auch auf eine ausreichende Versorgung mit Vitaminen, Spurenelementen und Ballaststoffen zu achten.

Energetische Bedeutung des Alkohols

Viele Diätanläufe scheitern, weil alkoholische Getränke in den aufgestellten Kostplänen nicht berücksichtigt werden.

1 Gramm Alkohol (= 1,27 ml) liefert 7,1 kcal Energie. Diese Menge wird meist unterschätzt: Trinkt man beispielsweise zu einer ansonsten ausgewogenen Ernährung jeden Abend zusätzlich eine Flasche Bier (0,5 l, Alkoholgehalt 5 %), so ergibt sich am Jahresende eine Erhöhung des Körpergewichts um rund *9 kg.*

Kohlenhydrate

Kohlenhydrate sind für das Leben auf diesem Planeten von zentraler Bedeutung. Sie werden von den grünen Pflanzen im Rahmen der **Photosynthese** aus Kohlendioxid und Wasser mit Hilfe von Sonnenlicht in gigantischen Mengen gebildet. Die *Sonnenenergie* wird hierbei als *chemische Energie* in den Kohlenhydraten gespeichert und ist in dieser Form für jedes Lebewesen nutzbar.

Kohlenhydrate kommen vorwiegend in pflanzlicher Nahrung vor, etwa in Getreideprodukten, Kartoffeln oder Hülsenfrüchten, sind aber auch in tierischen Produkten wie Milcherzeugnissen enthalten.

Kohlenhydrate sind aus Kohlenstoff, Wasserstoff und Sauerstoff zusammengesetzt. Im menschlichen Organismus spielen sie als schnell verfügbare Energiequelle die größte Rolle. Alle Kohlenhydrate bestehen aus einer variablen Anzahl von **Zuckermolekülen.** Entsprechend der Anzahl der Zuckermoleküle unterscheidet man:

- Monosaccaride
- Disaccharide
- Polysaccharide.

Monosaccharide sind einfache Zuckermoleküle. Der wichtigste *Einfachzucker* ist die **Glukose** *(Traubenzucker, Dextrose).* Glukose kann von den meisten Zellen zur Energiegewinnung herangezogen werden. Andere sehr häufig vorkommende Monosaccharide sind die **Fruktose** *(Fruchtzucker)* und die **Galaktose.**

Verbinden sich zwei Einfachzucker miteinander, so entsteht ein *Zweifachzucker* **(Disaccharid). Saccharose** *(Rohr- oder Rübenzucker)* wird dabei aus Glukose und Fruktose gebildet, **Laktose** *(Milchzucker)* aus Glukose und Galaktose.

Manche Disaccharide reagieren durch Verknüpfung mit weiteren Einfachzuckern zu **Polysacchariden** *(Vielfachzucker)* weiter, wobei riesige Moleküle entstehen. Ein Beispiel dafür ist die **Stärke** *(Amylose):* Sie ist die pflanzliche Speicherform der durch Photosynthese aufgebauten Glukose. Kartoffeln, Mais und Weizen enthalten sehr viel Stärke.

Der menschliche Körper spaltet fast jedes Di- oder Polysaccharid wieder zu Glukose, dem Hauptenergielieferanten der Zelle. Dies geschieht im Darm und in der Leber. Die Glukosemoleküle werden ebenso wie andere Monosaccharide ans Blut abgegeben und gelangen über den kapillären Flüssigkeitsstrom in das Gewebe. Die Zelle nimmt die Glukosemoleküle mit Hilfe des Hormons **Insulin** (☞ 23.1.5) auf. Im Zellinneren wird die Glukose unter Sauerstoffverbrauch „verbrannt" *(oxidiert).* Kleinere Mengen von Glukose werden auch für den Baustoffwechsel benötigt, z.B. als Bestandteil des Bindegewebes oder verschiedener Sekrete.

Bedeutung der unterschiedlichen Kohlenhydrate für die Ernährung

Die Natur stellt Kohlenhydrate überwiegend in Form von Polysacchariden bereit, vor allem in Getreide und Kartoffeln. Auf dieses seit Hunderttausenden von Jahren bestehende Nahrungsangebot ist der Körper am besten eingestellt: Die langkettigen Kohlenhydrate werden im Körper relativ langsam bis zur Glukose abgebaut. Dadurch werden nur schrittweise Glukosemoleküle ins Blut abgegeben, und der Körper muss nicht – wie bei einem plötzlichen Glukoseüberangebot durch zuckerhaltige Nahrungsmittel – mit einem Insulinstoß reagieren. Dadurch steigt der Blutzuckerspiegel weder zu schnell an, noch sinkt er in der Folge zu schnell ab. Dies ist gut für den Betreffenden: Das Sättigungsgefühl hält länger an, und auch die Konzentrationsfähigkeit bleibt lange erhalten.

Viel ungünstiger sind die Mono- und Disaccharide, die nicht nur bei Kindern in Form von Zuckern und Süßspeisen sowie gesüßten Getränken einen immer größeren Teil der Nahrungsenergieträger ausmachen: Rasch gespalten und resorbiert führen sie zu einem Überangebot an Glukose im Blut. Der Blutzuckerspiegel übersteigt seinen oberen Normalwert, so dass der Körper verstärkt Insulin ausschüttet. In der Folge – etwa 30 – 60 Minuten nach der (Zwischen-)Mahlzeit – sinkt der Blutzuckerspiegel wieder stark ab. Ein erneutes Hungergefühl sowie nachlassende Konzentration sind die Folge.

Obwohl der Kaloriengehalt von kurzkettigen Kohlenhydraten, also Mono- und Disacchariden, derselbe ist wie von Polysacchariden, verleiten die kurzkettigen Kohlenhydrate zu übermäßigem Verzehr, weil sich nach kurzer Zeit bereits wieder Hunger bemerkbar macht. Bei Übergewicht ist es möglich, ohne Diät eine Gewichtsreduktion zu erzielen, indem konsequent auf Zucker in Lebensmitteln verzichtet wird.

Ballaststoffe

Ballaststoffe *(Schlacken)* sind unverdauliche, meist aus Pflanzen stammende Verbindungen, die für die Verdauung unerlässlich sind.

Ballaststoffe (z.B. *Zellulose, Pektin* und *Lignin*) sind unverdauliche Nahrungsbestandteile. Als Polysaccharide zählen sie zu den Kohlenhydraten, sie können aber im Darm nur in geringen Mengen aufge-

100 g enthalten	Eiweiß [g]	Fett [g]	Kohlenhydrate [g]	Wasser [%]	Energiegehalt [kcal/100 g]
Hühnerfleisch	20	12	Spuren	68	200
Milch	3,4	3,4	4,7	88	65
Vollkornbrot	7,8	1,1	46	42	231
Nudeln	14	2,4	69	13	362
Äpfel	0,4	–	14	84	59
Blumenkohl	2,5	–	4	91	27
Sojabohnen	37	24	32	7	435
Schokolade	7	22	65	2	500
Bier	0,5	–	4,8	90	45

Tab. 7.198: Nährstoff-, Wasser- und Energiegehalt typischer Nahrungsmittel. [A400]

spalten und resorbiert werden. Daher tragen sie zwar nicht zur Energieversorgung bei, binden durch ihr Quellvermögen aber Wasser. So führen sie zu einer besseren Darmfüllung sowie einer Anregung von Darmbewegung und -entleerung *(Obstipationsprophylaxe ☞ 7.8.5).* Außerdem verringert eine ausreichende Ballaststoffzufuhr das Risiko, an Dickdarmdivertikulose (☞ 21.6.7) oder Fettstoffwechselstörungen (☞ 23.8.4) zu erkranken.

Als Mindestmenge an Ballaststoffen werden 30 – 40 g täglich in Form von Vollkornprodukten, Kartoffeln, Gemüse oder Obst empfohlen. Wegen ihres Quellvermögens benötigen sie eine ausreichende Zufuhr an Flüssigkeit, sonst wirken auch sie eher stopfend.

✓ Kohlenhydrate in Form von Vollkorn- und Getreideprodukten, Hülsenfrüchten und Gemüse bevorzugen. Sie enthalten Ballaststoffe sowie Vitamine und Mineralstoffe.

Eiweiße

Eiweiße *(Proteine)* sind große Moleküle, die aus einzelnen **Aminosäuren** aufgebaut sind. Der Körper benötigt Aminosäuren vorwiegend als Bausteine für Enzyme, Hormone, Antikörper, Bindegewebe und Muskelfasern. Es gibt 20 verschiedene Aminosäuren, von denen acht für den Körper *essentiell* sind, d.h. er kann sie nicht selber synthetisieren, sondern muss sie mit der Nahrung zu sich nehmen.

Tierisches und pflanzliches Eiweiß enthalten unterschiedliche Anteile der einzelnen Aminosäuren. Stimmen die Aminosäuren im Nahrungseiweiß genau mit denen des Körpereiweißes überein, so kann das Nahrungseiweiß sehr gut vom Menschen verwertet werden: die **biologische Wertigkeit** ist hoch.

Tierisches Eiweiß hat eine höhere biologische Wertigkeit als pflanzliches. Nimmt der Mensch tierisches und pflanzliches Eiweiß im Verhältnis 30 : 70 % auf, ist der Körper gut mit allen *essentiellen* Aminosäuren versorgt. Dabei decken nicht nur Fleisch und Wurst den Bedarf an tierischem Eiweiß, sondern auch Milchprodukte und Eier.

Die Zufuhr von Eiweiß wird kontrolliert bei schweren Nieren- und Lebererkrankungen wie chronische Niereninsuffizienz (☞ 31.6.9), Enzephalopathie bei Leberzirrhose (☞ 22.4.6) und bei Gicht (☞ 23.9).

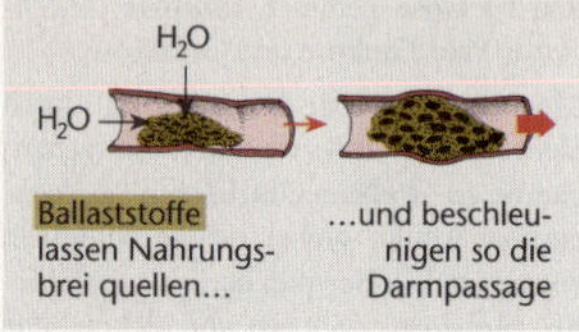

Abb. 7.199: Ballaststoffe. Unverdauliche pflanzliche Fasern enthalten Kohlenhydrate, die vom menschlichen Körper nicht gespalten werden können. Sie binden Wasser, lassen den Nahrungsbrei aufquellen und regen dadurch die Darmperistaltik an. [A400-190]

✓ Eiweiße
- Pflanzliche Eiweißquellen: Hülsenfrüchte wie Bohnen oder Erbsen, Kartoffeln
- Tierische Eiweißquellen: Fleisch, Fisch, Milch, Quark, Eier
- Erhöhter Bedarf: Wachstumsphase, Schwangerschaft, Stillzeit, Alter.

Fette

Fette *(Lipide)* enthalten Energie in konzentrierter Form: Ihr Energiegehalt ist mit 9,3 kcal/g doppelt so hoch wie der von Kohlenhydraten und Eiweißen. Die größte Gruppe der Fette sind **Triglyzeride** *(Neutralfette).* Sie sind aus **Fettsäuren** und **Glycerin** aufgebaut, die der Körper zu körpereigenen Lipiden umbaut.

Im Fettgewebe gespeichert dienen Fette als:
- Organschutz, z.B. als Fettpolster um die Nieren
- Energiereserve
- Wärme-Isolation.

Für die Körperzellen haben Triglyzeride eine wichtige Funktion beim Aufbau von *Zellmembranen.*

Unerlässlich sind Fette für die Zufuhr und Resorption einiger **fettlöslicher Vitamine.** Als Träger von Aroma- und Geschmackstoffen kommt ihnen eine weitere Bedeutung zu.

Auch das Sättigungsgefühl hängt mit dem Fettgehalt der Nahrung zusammen. Ein völliger Verzicht auf Fett führt also nicht zur erwünschten Gewichtsreduktion, wenn der Betroffene ständig kleine Zwischenmahlzeiten einschiebt, weil er nicht richtig satt ist.

Nach ihrem natürlichen Vorkommen unterscheidet man *tierische* und *pflanzliche Fette*. Tierische Fette sind beispielsweise in Sahne, Butter und Schweineschmalz enthalten, pflanzliche Fette in Oliven- und Sonnenblumenkernöl, Kokosfett sowie Weizenkeimöl.

Zu beachten ist der Anteil an sog. **versteckten Fetten:** Dies ist der verborgene, nicht sichtbare Fettgehalt in Nahrungsmitteln, z.B. enthalten Fleisch- und Wurstwaren 5 – 45 %, Nüsse 10 – 60 % und Käse bis zu 60 % verstecktes Fett.

Zu den Lipiden gehören neben den Glyzeriden weitere hoch energiereiche Stoffe. Die wichtigsten davon sind das Cholesterin und die sog. Phospholipide.

Cholesterin

Cholesterin ist eine für den Organismus unerlässliche Substanz, die der Körper einerseits selbst produziert, andererseits über tierische Nahrungsmittel aufnimmt. In Pflanzen kommt Cholesterin nicht vor. Cholesterin ist:
- Wichtiger Bestandteil der Zellmembranen
- Grundstoff, aus dem viele Hormone hergestellt werden (sog. Steroidhormone, zu denen alle Geschlechtshormone wie Testosteron und Östrogen zählen, ☞ 31.1.3, 32.1.2)
- Vorläufer der Gallensäuren (☞ 22.5.1).

Idealerweise besteht ein Gleichgewicht zwischen dem aufgenommenen oder selbst produzierten Cholesterin und dem für die genannten Aufbauvorgänge benötigten Cholesterin. Funktioniert diese Regulation nicht, steigen die Cholesterinwerte im Blut. Dies ist mit einem hohen Risiko für die Entstehung arteriosklerotischer Gefäßveränderungen („Gefäßverkalkung" ☞ 19.6.1) verbunden. Sie erhöhen das Risiko, an einem Herzinfarkt oder Schlaganfall zu erkranken.

Phospholipide

Phospholipide besitzen große Bedeutung beim Aufbau der Zellmembran. Der bekannteste Vertreter der Lipide ist das *Lecitin.*

Ein Überangebot von Fett in der Nahrung speichert der Körper in Form von Fettpolstern. Die Folge ist Übergewicht.

✓ Fette
- Energiegehalt: 1 g Fett liefert 9,3 kcal (38,9 kJ)
- Täglicher Bedarf: 25 – 30 % der Gesamtkalorien
- Wichtig, um Bedarf an essentiellen Fettsäuren und fettlöslichen Vitaminen zu decken, deshalb auch bei Diäten auf eine geringe tägliche Fettzufuhr achten.

Vitamine und Mineralstoffe

Vitamine

Vitamine sind komplexe, lebensnotwendige organische Verbindungen, die der Körper nicht oder nur in unzureichender Menge selbst herstellen kann und die deshalb mit der Nahrung zugeführt werden müssen. Vitamine dienen dem Körper nicht als Energieträger oder Baustoff, sondern sind *Wirkstoffe* in vielen Stoffwechselvorgängen, wobei sie biochemische Reaktionen unterstützen. Vitamine kommen hauptsächlich in Getreideprodukten, in Fleisch und Fisch sowie in Obst (☞ Abb. 7.201) und Gemüse vor. Der Vitamingehalt der Lebensmittel wird von der Bearbeitung beeinflusst: Viele Vitamine sind hitzeempfindlich.

Aufgrund ihrer Löslichkeit unterscheidet man *wasserlösliche* und *fettlösliche* Vitamine (☞ unten). Tab. 7.200 gibt eine kurze Übersicht über die Vitamine und ihr Vorkommen in Nahrungsmitteln.

Wasserlösliche Vitamine scheidet der Körper über den Urin aus. Da er sie nicht speichern kann, treten bei fehlender Zufuhr relativ rasch Mangelerscheinungen auf, zum Beispiel bei Vitamin C und der Vitamin-B-Gruppe.

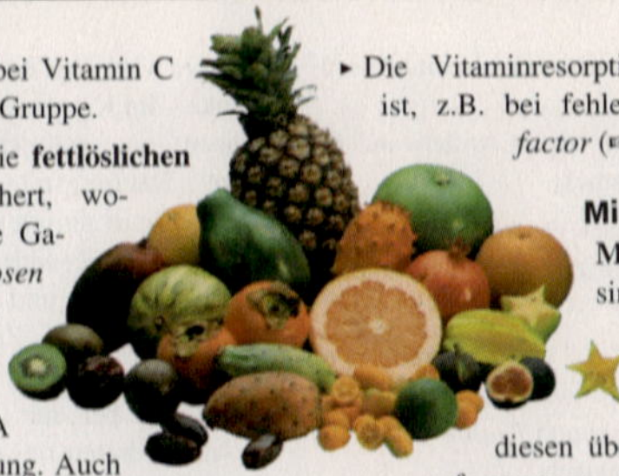

Dagegen werden die **fettlöslichen Vitamine** gespeichert, wodurch extrem hohe Gaben *Hypervitaminosen* verursachen können (☞ 23.8.5). Dies ist vor allem bei den Vitaminen A und D von Bedeutung. Auch werden fettlösliche Vitamine nur dann resorbiert, wenn genügend Galle zur Verfügung steht und die Fettresorption funktioniert. Resorptionsstörungen treten z.B. bei einer Malassimilation (☞ 21.6.3) auf.

In den Industriestaaten enthalten die Speisen ausreichende Mengen von allen Vitaminen. Zusätzliche Vitamingaben sind nur erforderlich, wenn:

- Die Vitaminzufuhr ungenügend ist, z.B. bei einseitiger oder nicht ausreichender Ernährung (häufig bei nicht ausreichend versorgten alleinstehenden Patienten)
- Der Vitaminbedarf erhöht ist, z.B. während der Schwangerschaft und Stillzeit, bei Erkrankungen
- Die Vitaminresorption vermindert ist, z.B. bei fehlendem *Intrinsic factor* (☞ 21.5.1).

Mineralstoffe

Mineralstoffe sind keine Kalorienträger, werden aber zusammen mit diesen über die Nahrung aufgenommen. Sie sind für die Aufrechterhaltung des *Inneren Milieus* und die regelrechte Zusammensetzung des Bluts wichtig. Sie werden auch für den Aufbau von Enzymen, Gewebe und Knochen sowie für alle Stoffwechselvorgänge benötigt. Je nach ihrem Gehalt im Körper werden zwei Gruppen von Mineralstoffen unterschieden:

- Mengenelemente
- Spurenelemente.

Mengenelemente werden in vergleichsweise großen Mengen (im Bereich Milligramm bis Gramm) in Form von Salzen mit der täglichen Nahrung aufgenommen. Entsprechend werden sie auch in größeren Mengen (bis über 1 kg beim Kalzium) im Körper gespeichert. Zu den Mengenelementen zählen **Natrium, Kalium, Kalzium, Chlor, Phosphor, Schwefel** und **Magnesium.** Für die Ernährung des Menschen sind zwei Mengenelemente von besonderer Bedeutung:

- **Kalzium.** Eine Unterversorgung entsteht, wenn entweder der Kalziumbedarf erhöht ist (z.B. Schwangerschaft, Säuglingsalter) oder zu wenig kalziumreiche Lebensmittel gegessen werden (z.B. Milch und Milchprodukte, Fisch, Blatt- und Wurzelgemüse ☞ 31.11.4)
- **Natrium-Chlorid** (kurz *NaCl*): *Kochsalz* wird in den Industriestaaten zu viel aufgenommen; der tägliche Speiseplan enthält im Durchschnitt das 3 – 5fache der erforderlichen Menge von 3 g. Bei genetisch vorbelasteten Menschen kann dies die Entstehung eines erhöhten Blutdrucks begünstigen.

Spurenelemente werden nur in Kleinstmengen („Spuren") von wenigen Millionstel bis Tausendstel Gramm (1 µg – 5 mg) in der täglichen Nahrung benötigt. Zu den *essentiellen* Spurenelementen gehören:

- *Eisen* als Bestandteil des Blutfarbstoffs Hämoglobin
- *Kobalt* als Bestandteil von Vitamin B_{12}
- *Chrom, Kupfer, Mangan, Molybdän, Selen und Zink,* die in Zell-Enzymen enthalten sind

Vitamin	Funktion	Vorkommen	Tagesbedarf
Vitamin A (Retinol)	Einfluss auf den Sehvorgang, Eiweißstoffwechsel	Gemüse, Innereien, Fischöl, Milch	1,0 – 1,5 mg
Vitamin D (Calciferol)	Knochenbildung, Aufnahme von Kalzium und Phosphaten	Fisch, Eier *	0,05 mg
Vitamin E (Tokopherol)	Schutz der Nahrungs- und Körperfette	Fette, Öle	15 mg (geschätzt)
Vitamin K	Förderung der Blutgerinnung	Gemüse *	1 mg
Vitamin B_1 (Thiamin)	Einfluss auf Abbau der Kohlenhydrate, Herzfunktion und Nerventätigkeit	Getreide, Fleisch	1 – 2 mg
Vitamin B_2 (Riboflavin)	Einfluss auf den gesamten Stoffwechsel und die Hormonproduktion	Milchprodukte	1,5 – 2 mg
Niazin	Zentrale Stellung im Stoffwechsel, Leberfunktion	Nüsse, Innereien, Milchprodukte *	15 – 20 mg
Vitamin B_6 (Pyridoxin)	Einfluss auf den Stoffwechsel	Getreide, Gemüse, Innereien	2 mg
Vitamin B_{12} (Cobalamin)	Bildung der roten Blutkörperchen, Einfluss auf den Eiweißstoffwechsel	Fleisch, Innereien	5 – 10 µg
Folsäure	Aufbau von Nukleinsäuren und roten Blutkörperchen	Gemüse, Obst *	0,1 mg (geschätzt)
Pantothensäure	Zentrale Stellung im Stoffwechsel	Milch, Fleisch, Fisch, Eier	10 mg
Biotin (Viamin H)	Beteiligung am Abbau von Aminosäuren sowie am Aufbau von Fettsäuren, Glukose und bestimmten Proteinen	In geringen Konzentrationen in Sojabohnen, Nüssen, Fisch, Leber	100 µg
Vitamin C (Ascorbinsäure)	Beteiligung am Aufbau von Bindegewebe, Hormonen und Wundheilung	Kartoffeln, Gemüse, Obst	75 mg

* Erhebliche Anteile werden auch im Körper selbst gebildet

Tab. 7.200: Kleine Vitamin-Kunde. Gelb unterlegt = fettlösliche Vitamine; blau unterlegt = wasserlösliche Vitamine. Vitamin-Mangel-Erkrankungen *(Hypovitaminosen)* ☞ Tab. 23.60.

- *Jod* für den Aufbau der Schilddrüsenhormone
- *Fluor* für einen harten, widerstandsfähigen Zahnschmelz.

Ein Mangel dieser essentiellen Spurenelemente kann zu Schäden führen (☞ 23.8.6).

Andere in der Natur vorkommende Spurenelemente, *Antimon, Arsen, Blei, Cadmium, Quecksilber* und *Thallium,* sind für den Menschen toxisch.

Wasser

Die Zellen unseres Körpers bestehen zu rund 60 % aus Wasser **(intrazelluläres Wasser).** Die Flüssigkeit, welche die Zellen umgibt **(extrazelluläres Wasser),** enthält über 90 % Wasser.

Folglich spielen sich im Organismus alle chemischen Reaktionen und damit alle Lebensvorgänge in einem **wässrigen Milieu** ab.

Wasser ist ein ausgezeichnetes **Lösungsmittel.** Lebenswichtige Substanzen wie Sauerstoff- oder Wasserstoffmoleküle erreichen über das extrazelluläre Wasser alle Zellen des Körpers. Bei allen chemischen Reaktionen im menschlichen Körper ermöglicht das Wasser den beteiligten Molekülen überhaupt erst die Annäherung aneinander. Daneben hat das Wasser noch weitere Funktionen im Organismus:

- Wasser *isoliert* – es nimmt Wärme nur relativ langsam auf und gibt sie nur langsam wieder ab
- Wasser ist ein Hauptbestandteil von Schleimstoffen und dient dadurch als *Schmiermittel.*

Wasserein- und -ausfuhr

Wasser ist lebensnotwendig. Daher achten die Pflegenden bei Wasserverlust, z.B. durch Durchfall, Erbrechen oder Fieber, auf eine ausreichende Flüssigkeitszufuhr.

Größerer Wasserentzug stört die Stoffwechselbedingungen in allen Zellen; Leistungsabfall, Konzentrationsschwierigkeiten bis hin zu Koma und Tod durch Verdursten sind die Folge.

Wann immer Patienten nicht selbst in der Lage sind, ein Gleichgewicht zwischen Wasserein- und -ausfuhr zu halten, wird die Flüssigkeitsein- und -ausfuhr von den Pflegenden protokolliert und bilanziert (☞ 7.8.2).

Wasser wird dem Körper direkt über Getränke – im Krankenhaus auch über Infusionen – und indirekt über wasserhaltige feste Nahrungsmittel zugeführt. Im Durchschnitt nimmt ein nicht körperlich arbeitender Gesunder 1,5 Liter täglich durch Getränke und 600 ml durch feste Nahrung zu sich. Zu diesen 2,1 Litern kommen noch 400 ml *Oxidationswasser* hinzu, die bei der „Verbrennung“ von Kohlenhydraten frei werden ($C_6H_{12}O_6$ + $6O_2 = 6CO_2 + 6\ H_2O$).

Der durchschnittliche Gesamtwasserbedarf am Tag hängt mit dem Lebensalter zusammen (☞ Tab. 7.202). Jugendliche bis zu 19 Jahren haben beispielsweise einen höheren Wasserbedarf als ältere Menschen.

Eine nicht ausreichende Wasserzufuhr schädigt den Organismus auf vielfache Weise, z.B.:

- Das Blut dickt ein und neigt zur Gerinnung (Thrombosegefahr)
- Die Urinproduktion nimmt ab, das Auftreten von Harnwegsinfekten sowie Steinen in den ableitenden Harnwegen wird begünstigt.

Abhängig von der Flüssigkeitszufuhr scheidet der Gesunde über den Urin täglich etwa 1,5 l, über den Stuhl 200 ml, über die Haut (Schwitzen) 300 ml und über die befeuchtete Ausatemluft 500 ml Wasser **(Perspiratio insensibilis)** aus.

Literaturtipps

Seib, Ulrike: Arbeitsbuch Ernährung und Diätetik für Pflege- und Gesundheitsfachberufe. 2. Aufl., Urban & Fischer, München, 1999

Van Kaathoven, N.; Gundlach, N. et al.: Die Ernährung Gesunder und Kranker. Hans Huber, Göttingen, 1995

Getränke

Fast ohne Einschränkungen können **Mineralwasser,** möglichst mit niedrigem Natriumgehalt (☞ 7.6.2), **frisch gepresste Obstsäfte** und **Tees** empfohlen werden. Ausnahmen sind schwarzer Tee, der bei vielen Menschen Schlafprobleme begünstigt, und zuckerhaltige Getränke, die z.B. für Diabetiker nicht geeignet sind.

Milch ist eher ein Nahrungsmittel als ein Getränk: 0,5 l Milch decken bereits über 1/6 des Kalorienbedarfes einer nicht körperlich arbeitenden Frau. Positiv ist der hohe Kalziumgehalt der Milch, weshalb insbesondere ältere, nicht übergewichtige Menschen zum Milchtrinken motiviert werden sollten. Für Patienten mit Sekretstau in den Atemwegen ist Milch jedoch nicht geeignet, da sie zu einer zumindest subjektiv empfundenen Verschleimung führt.

Alter	Gesamtwasserbedarf/Tag
Säuglinge	ca. 1 000 ml
Kinder (bis 10 Jahre)	ca. 1 000 – 2 000 ml
Jugendliche (bis 19 Jahre)	ca. 2 700 ml
Erwachsene (bis 55 Jahre)	ca. 2 500 ml
Ältere Menschen	ca. 1 500 – 2 000 ml

Tab. 7.202: Durchschnittlicher Gesamtwasserbedarf in verschiedenen Lebensaltern.

Kaffee in größeren Mengen erhöht Puls und Blutdruck und hat eine harntreibende Wirkung, die außer bei Herz- und Nierenerkrankungen medizinisch eher gewünscht ist. Weil dem Körper mit dem Wasser jedoch auch Elektrolyte entzogen werden, empfiehlt es sich, nicht mehr als 5 kleine Tassen täglich zu trinken. Da es keine Hinweise darauf gibt, dass der Verzicht auf Kaffee bei Hochdruckkranken den erhöhten Blutdruck wieder normalisieren hilft, wird auch bei kardiologischen Risikopatienten – außer auf Anordnung – Kaffee nicht untersagt.

Für mehr als 50 % der Erwachsenen sind **alkoholhaltige Getränke,** insbesondere Bier, ein erheblicher Wasserträger (jährlicher Durchschnittsverbrauch in Deutschland 143 l Bier pro Kopf). Viele Menschen sind „Gewohnheitstrinker“ (Alkoholkrankheit ☞ 36.6.2) und entwickeln im Krankenhaus bisweilen erhebliche Energien zur Beschaffung von Bier und Wein. Ob dies toleriert werden darf, ist im Einzelfall mit dem Arzt zu besprechen.

7.6.3 Gesunde Ernährung, Ernährungsberatung

Jeder ins Krankenhaus aufgenommene Patient bringt seine über Jahrzehnte gewachsenen **Ernährungsgewohnheiten** mit. Er erwartet kaum, längere Vorträge über eine optimale „vollwertige“, auf Dauer kalorienreduzierte oder altersoptimierte Ernährung zu hören. Auch dass er auf Sahnetorte, Pommes frites, Bier und Pralinen verzichten soll, wird ihm nur allzu bekannt vorkommen. Die Entscheidung, seine Ernährungsgewohnheiten umzustellen, muss in erster Linie vom

Patienten selbst gefällt werden. Man kann ihn in dieser Hinsicht *beraten*, jedoch nicht überreden.

Scheitern herkömmlicher Ernährungsvorschriften

Das Dilemma der traditionellen Ernährungsberatung ist, dass mit mehr oder (meistens) weniger Erfolg versucht wird, alle Menschen auf ein wissenschaftliches Ideal hin zu erziehen. Diese Ideale lauten etwa:

- Nur 30 % der Kalorien sollten aus Fett stammen
- Lebensmittel sollten möglichst naturbelassen gegessen werden
- Heißgerichte sollten fettlos in beschichteten Pfannen gebraten werden
- Vollkornbrot oder -reis sind erlaubt, Weißbrot oder geschälter Reis dagegen „verboten"
- Statt mit Salz sollte mit Kräutern gewürzt werden
- Zucker ist möglichst ganz zu vermeiden
- Fertiggerichte sollten, da meist übermäßig gesalzt und gesüßt, ganz gemieden werden
- Der Alkoholkonsum sollte auf ein Minimum (z.B. 0,25 l Bier bzw. 0,1 l Wein täglich) reduziert werden.

Hinzu kommen dann noch spezielle Diätvorschriften für viele hunderttausend Menschen mit Vorerkrankungen, von Diabetes mellitus über Lebererkrankungen bis hin zu Neurodermitis (☞ 30.6.1).

Die weit überwiegende Mehrzahl der Menschen ernährt sich jedoch **nicht** nach diesen Grundsätzen. Selbst beim Krankenhauspersonal dürften weniger als 10 % auch nur die wichtigeren der oben genannten Regeln einhalten. Die Gründe sind:

- Die meisten Betroffenen empfinden eine so weitreichende Reglementierung ihrer Ernährungsgewohnheiten als Bevormundung und als empfindliche Einbuße an Lebensqualität und -freude
- Viele der oben genannten Regeln scheinen nur für eine Minderheit der Betroffenen Gültigkeit zu haben. Höchstens 25 % der Menschen reagieren bei erhöhtem Kochsalzkonsum mit einer Steigerung des Blutdrucks, für die große Mehrheit ist eine gesteigerte Menge des Natrium-Chlorid-Verbrauches dagegen gesundheitlich bedeutungslos
- Zahlreiche der genannten Regeln sind kaum einzuhalten. Prüfungen haben ergeben, dass der Fettgehalt von Lebensmitteln in Wirklichkeit um bis zu 50 % von dem in Standardnährwerttabellen angegebenen Durchschnittswerten abweicht
- Der heutige Lebensstil mit langen Abwesenheiten von Zuhause und häufiger Fremdverpflegung erschwert die Einhaltung von Ernährungsregeln außerordentlich.

Prinzipien moderner Ernährungsberatung

Bei der modernen Ernährungsberatung ist entscheidend, welche der existierenden Ernährungsregeln für die individuellen Patientenbedürfnisse, für seine Krankheit, seine Risikofaktoren und seine persönliche Lebensqualität zu beachten sind.

Beispiele für individuell abgestimmte Ernährungsregeln sind:

- Die Fettreduktion ist bei deutlichem Übergewicht unerlässlich
- Bei langfristiger Gewichtsreduktion wird auf einen hohen Vitamingehalt der Nahrungsmittel geachtet, was insbesondere der Verzehr naturbelassener Kost wie Salate oder frisches Gemüse ermöglicht
- Hypertoniker halten Maß mit Kochsalz
- Allergiker meiden diejenigen Nahrungsmittel, welche die Beschwerden verschlimmern (z.B. Nüsse, Schokolade, Rotwein)
- Stillende Mütter meiden Nahrungsmittel, die beim gestillten Säugling zu Hautproblemen oder Blähungen führen, beispielsweise scharfe Gewürze und Kohl).

Gewichtsreduktion

Übergewicht als Gesundheitsrisiko

Bei einem Übergewicht von mindestens 20 % über dem Normalgewicht nach Broca (☞ 7.6.10) nimmt die Gefahr von Herz-Kreislauf-Erkrankungen wie Schlaganfall und Herzinfarkt stark zu. Schäden betreffen aber nicht nur die Gefäße, sondern auch den chronisch überbeanspruchten Bewegungsapparat (z.B. erhöhtes Arthroserisiko ☞ 26.10), so dass die Lebenserwartung und die Lebensqualität der Betroffenen deutlich abnehmen. Der Normalisierung des Gewichts und eines pathologisch veränderten Fettstoffwechsels kommt deshalb größte Bedeutung zu.

Abspecken allein reicht nicht

Übergewicht wird langfristig und langsam reduziert. Ärzte empfehlen eine mehrmonatige *„Abspeckphase"*, in der z.B. mit einer Diät von 1 000 kcal täglich das Körpergewicht um ca. 0,5 kg pro Woche absinkt. Anschließend versuchen die Betroffenen, dieses Gewicht durch ihre mittlerweile optimierten *Ernährungsgewohnheiten* beizubehalten.

Kurzfristige „Gewaltkuren" schaden dagegen mehr als sie nutzen. Die Erfolge rascher Gewichtsabnahme während einer Extrem-Diät werden meist durch eine ebenso rasch folgende Gewichtszunahme zunichte gemacht, da die alten Ernährungsgewohnheiten nicht abgelegt wurden.

Manchen Patienten fällt das Abnehmen leichter, wenn sie dies mit Hilfe einer Selbsthilfegruppe tun, z.B. mit „Weight Watchers".

Kontaktadresse

Weight Watchers (Deutschland), Postfach 10 54 44, 40044 Düsseldorf, Tel.: 02 11/9 68 60, http://www.weightwatchers.com/international/germany

Sonderdiäten

Sonderdiäten zur Normalisierung des Körpergewichts sind wissenschaftlich fragwürdig und ohne medizinische Begleitung möglicherweise sogar schädlich. Dies gilt etwa für die *Trennkost nach Hayer, Milch-Semmel-Diät nach Mayr,* „Managerdiät" (fleisch- und salatreich) und viele andere Methoden.

Auch von längeren Fastentouren über Perioden von 5 bis 30 Tagen wird aus ernährungswissenschaftlicher Sicht abgeraten: Im Hinblick auf Lebenserwartung und Krankheitsrisiko ist es sogar besser, konstant übergewichtig zu sein, als nur wenige Monate das Normalgewicht zu halten und dann wieder „anzusetzen".

Tipps zur Gewichtsreduzierung

Anstelle rabiaten Fastens normalisiert eine langfristige Lebensumstellung das Gewicht. Die wichtigsten Bausteine hierfür sind:

- Körperliches Training und vielseitige Lebensweise
- Bewusstes Essen und Kauen: Wer schlingt, isst mehr und bleibt unbefriedigt

- Deutlich weniger Fett und Eiweiß als es die traditionelle deutsche Küche vorsieht: Völker mit fettarmer Küche wie die Japaner haben die höchste Lebenserwartung
- Weniger hochverfeinerte Nahrungsmittel, die oft stark salz- oder zuckerhaltig sowie „konzentriert" sind (hoher Kaloriengehalt pro Gewichtseinheit)
- Mehr frische und naturbelassene Nahrungsmittel mit ausreichenden Vitamin- und Ballaststoffanteilen.

Fasten

! Vorsicht

Da bei einer Fastenkur der Harnsäurespiegel im Blut ansteigt, sollte sie bei Gicht nicht durchgeführt werden. Bei längerem Fasten ist die laborchemische Untersuchung von Blutwerten (z.B. Harnsäure, Elektrolyte) angezeigt.

Auch wenn Wissenschaftler dem Fasten eher skeptisch gegenüber stehen, können Fastenperioden heilende Wirkungen ausüben: Schließlich sind *Essen* und *Nicht-essen* genauso wie Wachen und Schlafen zwei Pole, die zum Rhythmus des Lebens gehören. So halten wir (außer bei Nachtarbeit) gewohnheitsmäßig eine nächtliche Fastenzeit von 8 – 12 Stunden ein. Unser Lebensgefühl sagt dabei, dass diese nächtliche Fastenzeit gesund und wichtig ist: In der englischen Bezeichnung für Frühstück ist solche Ernährungsweisheit versteckt: „breakfast" heißt übersetzt „Fasten (unter)brechen".

Fasten und Krankheit

Eine physiologische Fastenperiode stellt sich auch bei den meisten akuten Krankheiten ein: Das fiebernde Kind lehnt die Nahrung ab, bei der Wintergrippe und erst recht bei Durchfallerkrankungen möchten wir am liebsten tagelang nichts essen. Kranke tun also instinktiv das (kurzfristig) Richtige: Sie fasten. Durch den Verzicht auf Nahrungszufuhr von außen kann der Organismus seine ganze Energie für die Wiederherstellung der gestörten Organfunktionen heranziehen. Indem er fastet, spart der Organismus rund 30 % des gesamten Energieaufwandes – er verzichtet sozusagen auf „Verdauungsarbeiten" und nutzt die frei werdende Energie für die „Heilarbeit".

Der Mensch ist aber im Gegensatz zu vielen Tieren nicht in der Lage, über längere Zeit auf Essen und Trinken zu verzichten.

Auch kann die Umstellung auf den **Hungerstoffwechsel** insbesondere bei Risikopatienten zu Herz-Kreislauf-Komplikationen führen. **Heilfastenkuren** bedeuten deshalb in aller Regel keinen totalen Kalorienverzicht, sondern eine bewusste und zeitlich begrenzte Einschränkung der Lebensmittel auf wenige ernährungsphysiologische Energie- und Flüssigkeitsträger, z.B. auf Obstsäfte. Viele Menschen, nicht nur chronisch Kranke, fühlen sich dabei erleichtert, frischer und sogar leistungsfähiger („Entschlackungseffekt").

Medizinisch gesehen kann es bei vielen chronischen Erkrankungen zu einer Besserung des Befundes kommen. Dies gilt insbesondere für rheumatologische (☞ Kapitel 25) und autoimmunogene (☞ 29.5) Erkrankungen.

Fastenkuren können auch helfen, Probleme im Magen-Darm-Trakt zu sanieren: Bakterielle Fehlbesiedlungen des Darmes werden beispielsweise immer häufiger als Auslöser von Ermüdung, Erschöpfung und unspezifischen Magen-Darm-Beschwerden genannt.

Fasten bedeutet einen therapeutischen Eingriff wie Arzneimittelgabe oder Physikalische Therapie. Sie bedarf im Krankenhaus immer der ärztlichen Anordnung und Kontrolle. Generell gilt: Wer nicht fasten *will,* wird entsprechende Verordnungen auch zu umgehen wissen. Hier können die Pflegenden entscheidende Überzeugungsarbeit leisten.

7.6.4 Kostformen und Diäten im Krankenhaus

Während die Prinzipien moderner Ernährungsberatung Krankheiten vorbeugen, können bei vorhandenen Erkrankungen bestimmte **Kostformen** und **Diäten** angezeigt sein, um eine Heilung zu beschleunigen oder überhaupt herbeizuführen.

Kost

Kost: Die von einem Gesunden bewusst und auf Dauer ausgesuchte Form der Ernährung. Im Gegensatz zu *Diätvorschriften* Ernährungsregeln, die Menschen z.B. aus religiösen, weltanschaulichen oder gesundheitlichen Motiven *freiwillig* einhalten. Im klinischen Alltag werden die Begriffe Kost, Ernährung und Diät oft gleichbedeutend verwendet.

Bei der **vegetarischen Kost** unterscheidet man:

- *Ovo-lakto-vegetabile Kost.* Enthält tierische Produkte wie Milch, Milchprodukte und Eier, jedoch kein Fleisch und keinen Fisch
- *Lakto-vegetabile Kost.* Verzicht auf Eier, Fisch und Fleisch
- *Streng vegetabile Kost (vegane Kost).* Keinerlei Tierprodukte wie Milch, Honig, Eier, Fleisch.

Diät

Diät: Krankenkost, Ernährung:
- Die an eine bestimmte Erkrankung angepasst ist
- Bei der bestimmte Nahrungsanteile vermindert oder weggelassen werden, z.B. Salz bei Hypertonie
- Bei der bestimmte Nährstoffe vermehrt verzehrt werden, z.B. Eiweiß bei Kachexie.

Diätformen unterscheidet man nach der Dauer:

- *Kurzfristige* über wenige Tage, z.B. postoperativer Nahrungsaufbau
- *Längerfristige* über mehrere Wochen oder Monate, z.B. Reduktionsdiät bei Übergewicht
- *Lebenslange* Diät, z.B. Diabetesdiät (☞ 23.6.9).

Kurzfristige Diäten bereiten dem Patienten normalerweise keine Probleme, da der Zeitraum überschaubar ist. Bei längerfristigen oder lebenslangen Diäten sind die Motivation und das Verständnis des Patienten zwingend erforderlich. Die **Ernährungsberatung** durch eine Diätassistentin ist hier von großer Bedeutung. Sie informiert Patienten und Angehörige über die Diät und deren Richtlinien, stellt Informationsmaterial zur Verfügung und berät, wie sich der Patient zu Hause verhalten soll. Das Pflegenden fungieren hier als Vermittler und unterstützen den Patienten in der Lernphase.

Auswahl bestimmter Diät- und Kostformen

Im Krankenhaus stehen verschiedene Kost- und Diätformen zur Verfügung (☞ Tab. 7.203). Innerhalb der Pflegeanamnese bei der Aufnahme des Patienten informieren ihn die Pflegenden über das vorhandene Angebot. Falls keine ärztliche Anordung für eine bestimmte Diät vorliegt, kann sich der Patient seinen Speiseplan selbst auswählen.

Erhält der Patient eine bestimmte Diät bzw. Kostform, muss dies nicht zwangsläufig für den ganzen Krankenhausaufenthalt gelten. Die Kostform sollte dem Zustand und den Wünschen des Patienten angepasst sein und nicht dem Appetit oder dem Zustand am Aufnahmetag.

Bei vielen Erkrankungen im Magen-Darmbereich (z.B. Ulkuskrankheit ☞ 21.5.3) wird heute keine standardisierte Diät mehr verabreicht, sondern der Patient probiert selbst aus, welche Nahrungsmittel er verträgt und welche nicht. Um die eigenen Erfahrungen zu sammeln und dann auszuwerten, kann er ein *Ernährungstagebuch* führen und darin notieren, welches Essen er verträgt und welches nicht. Auch für Patienten mit Fieber gibt es bestimmte Empfehlungen der Ernährung (☞ 7.7.4).

Alten und kranken Menschen ist die angebotene Vollkost im Krankenhaus oft zu salzig oder scharf; sie bevorzugen deshalb Schonkost. Dies ist aber keine Grundregel für die tägliche Ernährung aller älteren Patienten: Möglicherweise ziehen sie z.B. am Sonntag den „Gänsebraten" als Vollkostgericht dem Schonkostgericht vor.

Patientenberatung

Neben den Diätassistenten beraten auch die Pflegenden die Patienten über die im Krankenhaus angebotenen Diät- und Kostformen. Bei längeren Krankenhausaufenthalten reden sie häufig mit den Kranken und den Angehörigen, um individuelle Ernährungswünsche zu erfahren.

Getränke

Als Getränke stehen verschiedene Tees, Mineralwasser und Kaffee zur Auswahl. Manche Krankenhäuser bieten kostenlos Mineralwasser an, weitere Getränke wie Obst- und Gemüsesäfte müssen von den Angehörigen mitgebracht oder an Getränkeautomaten gekauft werden.

Das gängige Getränk im Krankenhaus ist Tee, da es einfach zuzubereiten ist. Einige Menschen bevorzugen jedoch ein anderes Getränk, weil sie mit Tee spontan Krankheit assoziieren. Neben den bekannten Teesorten wie Pfefferminz-, Kamille-, Hagebutten- und Schwarztee, die viele auch zu Hause haben, gibt es noch ein Reihe weniger bekannter Sorten mit heilenden und durstlöschenden Eigenschaften, die dazu noch gut schmecken, z.B. Salbei- oder Melissentee.

Bei der **Zubereitung** von Kräuter- und Schwarztees ist darauf zu achten, dass das Wasser für den Aufguss sprudelnd kocht, da sonst die Wirk- und Aromastoffe nicht gelöst werden.

Tees zählen zu den Arzneimitteln *(Drogen, pflanzliche Arzneimittel)*, weshalb man sie kritisch und nicht unkontrolliert anwenden sollte (☞ Tab. 10.111).

Trinknahrungen

Bei Appetitlosigkeit, Kau- und Schluckstörungen, Kachexie oder nach Operationen im Hals-Rachenbereich bieten die Pflegenden den Patienten neben passierter und pürierter Kost auch hochkalorische Trinknahrungen an. Im Handel gibt es verschiedene Produkte, die in Geschmacksrichtung und Zusammensetzung (z.B. ballaststoff- oder eiweißreich) variieren.

Kost- und Diätform	Merkmal	Indikationen
Vollkost	▸ Normale Kost mit normalem Kaloriengehalt	▸ Patient, der alles essen darf, z.B. Patient nach Operationen außerhalb des Magen-Darmbereichs
Pürierte Kost	▸ Alle festen Speisen sind püriert; abends wird Brei angeboten	▸ Patienten mit eingeschränktem Kauvermögen, z.B. nach Hals-, Nasen-, Zahn-, Mund- und Kieferoperationen (☞ 34.2.5)
Schonkost	▸ Leicht verdaulich ▸ Nicht blähend ▸ Zubereitung ohne Backen, Braten und scharfes Würzen ▸ Fettarm ▸ Evtl. ballaststoffarm	▸ Verdauungsstörungen ▸ Nahrungsaufbau nach bestimmten Operationen ▸ Erkrankungen im Magen-Darm-Bereich
Wunschkost	▸ Kost nach Wünschen des Patienten	▸ Schwerkranke, z.B. tumorkranke Patienten
Energiedefinierte Kost (Reduktionskost/-diät)	▸ Reduzierter Kaloriengehalt ▸ Individuelle Festlegung des Kaloriengehaltes	▸ Adipositas ▸ Gewichtsreduktion auf Wunsch des Patienten bzw. ärztlich verordnet
Kalorienreiche Kost	▸ Kalorienreich und hochwertig	▸ Patienten mit Untergewicht ▸ Kachektische Patienten ▸ Tumorkranke
Aufbaukost	▸ Kost wird nach festem Schema aufgebaut: 1. Schluckweise Tee 2. Tee und Zwieback 3. Schleimsuppe 4. Passierte Kost 5. Schonkost 6. Steigerung je nach Verträglichkeit	▸ Operationen im Magen-Darmbereich ▸ Nach sehr langer Nahrungskarenz
Eiweiß- und elektrolytdefinierte Diäten, z.B. natriumarme Kost	▸ Kochsalz ist z.B. reduziert bis aufgehoben ▸ Eiweißgehalt ist z.B. reduziert	▸ Hypertonie ▸ Ödeme ▸ Einige Nierenerkrankungen, z.B. chronische Niereninsuffizienz (☞ 31.6.9) ▸ Einige Lebererkrankungen, z.B. Enzephalopathie bei Leberzirrhose (☞ 22.4.6)
Diabetesdiät	▸ Individuelle Anpassung der Kohlenhydratzufuhr (☞ 23.6.9)	▸ Diabetes mellitus (☞ 23.6)
Fettarme Diät	▸ Fettarm	▸ Fettstoffwechselstörungen, z.B. erhöhter Cholesterinspiegel im Blut (☞ 23.8.4)
Purinarme Diät	▸ Wenig Fleisch und Fisch ▸ Keine Hülsenfrüchte, Spinat und Pilze ▸ Wenig Kaffee	▸ Hyperurikämie (☞ 23.9)
Sterile, keimarme Kost/Diät	▸ Kein frisches Obst, Gemüse (wegen der Keimbesiedelung) ▸ Nur Gekochtes	▸ Schwer abwehrgeschwächte Patienten, z.B. nach Transplantationen ▸ HIV-Infizierte

Tab. 7.203: Im Krankenhaus angebotene Diäten und Kostformen.

7.6.5 Beobachtung der Ernährung

Ernährungsverhalten des Patienten

Die Pflegenden erfahren im Aufnahmegespräch die Gewohnheiten des Patienten bezüglich seines **Ernährungsverhaltens:**

- Auswahl und Zubereitung der Nahrungsmittel (Fastfood oder Vollwertkost)
- Verteilung der Mahlzeiten über den Tag
- Umstände der Nahrungsaufnahme (z.B. 15-Minuten-Kantine).

Während des Krankenhausaufenthalts ändern sich meistens Hunger, Durst und Appetit, wohingegen bestimmte Vorlieben und Abneigungen konstant bleiben. Die Beobachtung des Ernährungsverhalten ist deshalb ein kontinuierlicher Prozess während des gesamten Krankenhausaufenthalts. Dabei erfragen die Pflegenden regelmäßig Hunger, Appetit und Durst des Patienten.

Beobachtung des Ernährungsverhaltens

Die Beobachtung des Ernährungsverhaltens gibt häufig Hinweise auf die aktuelle physische und psychische Situation eines Menschen. Darum achten die Pflegenden auf folgende Kriterien:

- Wie isst/trinkt der Patient? Mit Widerwillen oder Appetit?
- Was isst/trinkt er? Welche Lieblingsspeisen, Abneigungen hat er?
- Wann isst/trinkt er? Regelmäßigkeit, Häufigkeit?
- Wie viel isst/trinkt er? Kleine, große Portionen, viel, wenig?

Menschen mit **Appetitlosigkeit** *(Inappetenz)* sitzen vor ihrem Teller, stochern darin herum und essen fast nichts; selbst die Lieblingsspeisen bleiben liegen. Appetitlosigkeit begleitet die meisten Krankheiten sowie Bestrahlungs- und Chemotherapien und tritt auch nach größeren Operationen auf. Weitere Ursachen können Stress, eine fremde Umgebung und ungewohnte Kostformen sein. Gerade im Krankenhaus summieren sich die genannten Faktoren.

Bei Appetitlosigkeit berücksichtigen die Pflegenden die Wünsche des Patienten. Sie zwingen ihn nicht zum Essen.

Ein neu aufgetretener **Widerwille** gegen bestimmte Nahrungsmittel kann Hinweis auf eine organische Ursache sein. Beispielsweise deutet eine Abneigung gegen Fleisch womöglich auf eine bösartige Tumorerkrankung hin.

Beim Einsammeln der Essenstabletts sieht man, was und wie viel der Patient gegessen hat. Die Frage „Hat es Ihnen geschmeckt?“ ist hier keine Floskel, sondern die Antwort kann wertvolle Informationen auf Krankheit und Krankheitsverlauf geben. Stationshilfen, die das Abräumen des Essgeschirrs in vielen Krankenhäusern übernehmen, sollten auf die Wichtigkeit dieser Informationen hingewiesen werden, damit sie weitergegeben werden.

Ernährungszustand des Patienten

Ernährungszustand *(EZ):* Verhältnis von Körpergewicht zur Körpergröße.

Die Pflegenden achten nicht nur darauf, **was** der Patient täglich isst und trinkt (Momentaufnahme), sondern beachten auch seinen **Ernährungszustand,** also das Ergebnis seines längerfristigen Ernährungsverhaltens.

Ein *guter Ernährungszustand* ist (fast) gleichbedeutend mit einem normalen Körpergewicht. Der Begriff *schlechter Ernährungszustand* wird im klinischen Sprachgebrauch nur bei untergewichtigen Patienten verwendet.

Neben dem Ernährungszustand wird (meist in Arztbriefen oder Anamnesebögen) der **Allgemeinzustand** des Patienten beurteilt. Der Allgemeinzustand entspricht dem aktuellen Gesundheitszustand. Demnach kann ein Patient in *gutem Ernährungszustand*, aber in *schlechtem Allgemeinzustand* sein, wenn er zum Beispiel akute Luftnot oder hohes Fieber hat.

7.6.6 Essen und Trinken im Krankenhaus

Die Nahrungsaufnahme des Patienten im Krankenhaus unterscheidet sich erheblich von seinen Gewohnheiten zu Hause:

- Die Essenszeiten sind festgelegt und entsprechen den Gewohnheiten des Patienten ebenso wenig wie die Zubereitung und Zusammenstellung der Nahrung
- Tischnachbarn, Umgebung und gegebenenfalls Esshaltung (z.B. im Bett) sind fremd.

Für den Patienten bedeuten diese Änderungen seiner Essgewohnheiten die Umstellung seines Lebensrhythmus und die Einschränkung seiner Selbstbestimmung.

Die Pflegenden können vieles tun, damit es dem Patienten im Krankenhaus besser schmeckt:

- Zimmer vor dem Essen lüften
- Patienten bequem hinsetzen (lassen)
- Appetitlosen Patienten eher kleine als große Portionen bestellen
- Auf warmes Essen achten, ggf. in Mikrowellengerät aufwärmen
- *Ruhige* Atmosphäre schaffen und Störungen durch Diagnostik, Verbandswechsel, Visiten und Kurzbesuche vermeiden
- Geburtstage und Feiertage durch besondere Gestaltung des Tabletts hervorheben.

Die Pflegenden beraten die Patienten und ggf. Angehörigen hinsichtlich ihrer Ernährung, z.B. bei Obstipation (☞ 7.8.5), Übergewicht (☞ 23.8.1) und in der Schwangerschaft (☞ 12.2.2).

Neben der Unterstützung der Patienten, die essen und trinken dürfen/sollen, kümmern sich die Pflegenden auch um Kranke, die nicht essen:

- *Dürfen*, weil sie z.B. vor einer Operation oder Untersuchung nüchtern bleiben müssen (Nahrungskarenz)
- *Wollen,* weil sie z.B. keinen Appetit haben (Ablehnen von Nahrung)
- *Können,* weil sie z.B. die Bewegungen beim Essen (z.B. schneiden, Hand zum Mund führen) nicht ausführen können oder nicht in der Lage sind zu schlucken (Störungen bei der Nahrungsaufnahme).

7.6.6.1 Der Patient darf nicht essen und trinken

Es gibt viele Gründe, weshalb Patienten nicht essen und trinken dürfen, am häufigsten, weil eine Operation oder Untersuchung ansteht (☞ auch Tab. 7.204).

Nüchterne Patienten leiden oft unter starkem Durst und Hunger: Lippen, Zunge und Mund sind trocken, der Magen knurrt. Sie sind deswegen häufig unleidlich und ungeduldig. Darum informieren die Pflegenden den Patienten immer über den Grund und die Dauer der Nahrungskarenz, damit er diesen Zustand besser aushalten kann.

7.6.6.2 Der Patient möchte nicht essen und trinken

Der Patient hat immer einen Grund, warum er Nahrung ablehnt. Pflegende versuchen diesen herauszufinden, um entsprechend handeln zu können. Gerade bei diesem Problem ist es oft ratsam, die Angehörigen mit einbezuziehen. Sie können wertvolle Hinweise auf Gewohnheiten und Lieblingsspeisen des Patienten geben. Manchmal isst der Patient auch eher in Anwesenheit seiner Familie. Im Folgenden werden häufige Ursachen des Ablehnens von Nahrung und geeignete pflegerische Maßnahmen aufgeführt.

Der Patient hat keinen Appetit

Bei genereller Appetitlosigkeit ergreifen die Pflegenden folgende Maßnahmen:

- Kleine Portionen richten; große Portionen wirken nicht bezwingbar
- Auf appetitliche Zubereitung achten
- Lieblingsspeisen herausfinden und anbieten; sich darüber bei Angehörigen informieren bzw. sie von ihnen mitbringen lassen
- Wunschkost bestellen
- Mehr „einfache“ Speisen wie Grießbrei, Joghurt, Brühe anbieten
- Appetit anregen durch saure Speisen (Äpfel, Zitrusfrüchte, Sauermilch) oder durch Suppen auf Boullionbasis
- Nach ärztlicher Absprache z.B. Pepsinwein oder ein Glas Bier anbieten (wirken appetitanregend, enthalten aber Alkohol)
- Angehörige bitten, beim Essen dabei zu sein.

Das Essen schmeckt dem Patienten nicht

Wenn dem Patienten das Krankenhausessen nicht schmeckt, versuchen die Pflegenden zunächst seine Wünsche herauszufinden und seinen Speiseplan entsprechend auf Wunschkost umzustellen. Falls sich danach das Essverhalten des Patienten nicht ändert, bitten die Pflegenden die Angehörigen, gewohntes Essen oder Lieblingsspeisen von zu Hause mitzubringen.

Der Patient klagt über Sodbrennen

Bei Sodbrennen achten die Pflegenden darauf:

- Keine säurehaltigen und -lockenden Nahrungsmittel wie Zitrusfrüchte, Kaffee und Süßspeisen zu reichen
- Nach ärztlicher Absprache Antazida (☞ 21.5.3) 2 – 3 Stunden nach den Mahlzeiten zu geben
- Joghurt anzubieten, der die Säure aufgrund seines Eiweißgehalts puffert
- Mehrere, kleine Mahlzeiten anzubieten.

Der Patienten klagt über Aufstoßen, Blähungen und Völlegefühl

- Auf blähende Nahrungsmittel (z.B. Zwiebeln, Kohl) und kohlensäurehaltige Getränke verzichten
- Langsam essen und gut kauen
- Wärmflasche oder feuchte Wärme anwenden
- Einreibung mit Kümmel-Anis-Salbe durchführen
- Entblähende Tees trinken, etwa Fenchel-Kümmel-Anis-Tee
- Anstatt drei große lieber mehrere kleine Mahlzeiten zu sich nehmen
- Zu den Mahlzeiten wenig trinken
- Patient zum Bewegen auffordern und ihm ggf. ein Darmrohr zum Entblähen einlegen

Pflege bei Obstipation ☞ 7.8.5 und 21.2.7

Dem Patienten ist übel

Ist dem Patienten übel, versuchen die Pflegenden zunächst die Ursache dafür abzuklären und benachrichtigen den Arzt. Weitere Maßnahmen sind:

- Den Patienten ruhig und tief durchatmen lassen
- Evtl. nach Absprache mit dem Arzt Nahrungskarenz einhalten lassen oder nur Tee und Zwieback geben
- Unbekömmliche Mahlzeiten weglassen.

7.6.6.3 Der Patient kann nicht essen und trinken

Schluckstörungen ☞ 7.6.8

Ursache dafür, dass der Patient nicht essen oder trinken kann, sind entweder Störungen der zum Essen und Trinken notwendigen Bewegungsabläufe, der Schutzreflexe (Schlucken, Husten) oder des Bewusstseins. Im Umgang mit solchen Patienten ist Geduld und Einfühlungsvermögen gefordert. Oft kann der Kranke seine Einschränkungen und die damit einhergehende Abhängigkeit von anderen Menschen nicht akzeptieren. Bei der Betreuung dieser Patienten achten die Pflegenden insbesondere darauf, vorhandene Fähigkeiten (Ressourcen) des Patienten zu fördern und aufrechtzuerhalten.

Patienten mit unsicheren, ungezielten Bewegungen

Unsichere und ungezielte Bewegungen, welche die Nahrungsaufnahme erheblich erschweren, treten z.B. bei Morbus Parkinson (☞ 35.9.1) oder nach einem Schlaganfall (☞ 35.5) auf. Die Pflegenden beachten bei der Pflege solcher Patienten Folgendes:

- Essen übersichtlich richten; Brotscheiben lassen sich besser greifen als kleine Stückchen
- Patienten Zeit lassen, nie drängen
- Den Patient so viel wie möglich alleine verrichten lassen, z.B. greifen, Arm heben
- Hilfsmittel individuell einsetzen (☞ 7.6.6.5)
- Angehörige anleiten und mit einbeziehen.

Patienten mit Schluckstörungen

Bei Patienten mit Schluckstörungen (☞ 7.6.8):

- Zuerst Schluckversuch
- Beobachtung von Speichelfluss aus dem Mund bzw. Schlucken von Speichel
- Evtl. Schluck-Training (☞ 7.6.8)
- Aspirationsprophylaxe (☞ 7.6.7)
- Ess- und Trinktraining
- Anleitung von Angehörigen diesbezüglich.

Nahrungs- und Flüssigkeitskarenz	Hinweise/ Pflegetipps
Vor oder nach einer Untersuchung	▸ Nüchterne Pat. zuerst zur Untersuchung schicken ▸ Frühstück/Mittagessen aufheben ▸ Mundpflege (☞ 7.4.4) meist erlaubt
Am OP-Tag	▸ Nur Mundspülen mit klarem Wasser ▸ Keine Zitronenstäbchen oder Kaugummi (☞ 11.1.2)
Nach abdominellen Operationen oder bei Magen-Darmerkrankungen, z.B. M. Crohn und Pankreatitis (☞ 21.6.5 und 22.6.2), um den Darm oder ggf. die Nähte zu entlasten	▸ Dem Patienten häufig Mundpflege anbieten (mit Tee, verdünntem Zitronensaft) ▸ Soor- und Parotitisprophylaxe (☞ 7.4.5) ▸ Ggf. parenterale Ernährung (☞ 10.3.3)

Tab. 7.204: Die Pflegenden können einem Patienten, der nicht essen und trinken darf, die Situation erleichtern.

Bewegungseinschränkung durch Lagerungen

Eine Bewegungseinschränkung des Patienten durch bestimmte Lagerungen, z.B. die Flachlagerung bei Wirbelsäulenverletzungen, beeinträchtigt die Nahrungsaufnahme eines Patienten erheblich. Die Pflegenden ergreifen hier folgende Maßnahmen:

- Möglichst den Kopf erhöht lagern (Arztanordnung beachten)
- Teller in Reichweite auf Brustkorb oder Ausziehtisch stellen
- Spiegel am Patientenaufrichter als Hilfsmittel einsetzen, damit der Patient sieht, was er isst
- Hilfsmittel einsetzen, z.B. gebogene Strohhalme (☞ unten).

Patienten mit eingeschränktem Sehvermögen

Ist die Sehkraft eines Patienten eingeschränkt oder ist er blind, berücksichtigen die Pflegenden seine individuellen Gewohnheiten, z.B. wo er sein Glas normalerweise hinstellt oder wohin er sein Essbesteck auf das Tablett legt, damit er es jederzeit problemlos finden kann. Weiterhin geben sie ihm exakte Information über die Anordnung des Tellers, Bestecks und der Trinkgefäße (☞ auch 7.9.3.4).

Patienten mit schlecht sitzenden, schmerzenden oder fehlenden Zahnprothesen

- Mund sorgfältig inspizieren (☞ 7.4.4)
- Evtl. Zahnarzttermin organisieren
- Prothese immer tragen lassen, damit sich der Kiefer nicht verformt
- Klären, wo die Prothese überhaupt ist: Noch daheim? Auf einer anderen Station? Oder im Nachtkästchen?
- Nach dem Essen Mund ausspülen bzw. Prothese reinigen (☞ 7.4.4.1)
- Bei schlechtem Sitz evtl. Haftcreme oder -pulver anwenden; wenn der Patient ein solches Präparat auch zu Hause benutzt, Angehörige bitten, es mitzubringen.

7.6.6.4 Hilfestellung beim Essen und Trinken

Lagerung des Patienten in Sitzposition

Jeder gesunde Mensch setzt sich zum Essen und Trinken hin, weil eine aufrechte Körperhaltung den physiologischen Transportweg der Nahrung durch die Speiseröhre unterstützt und ein Verschlucken verhindert. Entsprechend helfen die Pflegenden dem Patienten dabei, diese Essposition einzunehmen.

Im Bett fällt aufrechtes Sitzen wesentlich schwerer als im Stuhl oder Sessel. Schon aus diesem Grund sollten alle Patienten zum Essen aufstehen, wenn keine Bettruhe angeordnet wurde, ganz abgesehen von Krümeln und Essensresten, die sich vielleicht sonst im Bett befinden.

Wenn der Patient nicht mobil ist, sollte er im Bett so aufrecht wie möglich sitzen:

- Dem Patienten zuerst helfen, kopfwärts zu rutschen (Mobilisation ☞ 7.5.8)
- Das Kopfteil so hochstellen, dass der Patient aufrecht sitzt; Knick des Oberkörpers muss im Hüftbereich sein, nicht im Brustbereich (☞ Abb. 7.63)
- Evtl. an die Füße ein Kissen zum Abstützen legen, damit der Patient sicher sitzt und nicht herunterrutscht
- Den Kopf so unterstützen, dass er leicht nach vorne geneigt ist.

Unterstützung beim Essen

Essen richten

Den Ausziehtisch des Nachtkästchens stellen die Pflegenden auf die Höhe ein, dass der Patient seine Arme aufstützen kann und einen guten Überblick hat. Rechtshändern stellen sie Glas und Messer auf die rechte Seite, Linkshändern umgekehrt. Niedriges Geschirr steht vorne und hohes Geschirr hinten, damit die Gegenstände nicht umgeworfen werden. Gegebenenfalls helfen die Pflegenden dem Patienten beim Öffnen von Marmeladendöschen, beim Brotrichten oder Fleischschneiden und bieten ihm dazu Ess- und Trinkhilfen (☞ 7.6.6.5) an.

Essen reichen

> Beim Essenreichen respektieren Pflegende das Schamgefühl des Patienten:
> - Wenn sie ihm kein „Esslatz“ oder „Lätzchen“ anbieten, sondern eine Serviette
> - Wenn sie bewusst den Ausdruck „Füttern“ vermeiden. Diese wird nur im Zusammenhang mit Säuglingen und Tieren verwendet.

Für das **Essenreichen** nehmen sich die Pflegenden Zeit und haben Geduld. Bett und Bekleidung des Patienten schützen sie mit einer Serviette.

Die Pflegenden sitzen zum Essenreichen auf einem Stuhl neben dem Patientenbett bzw. am Tisch neben dem Patienten, so

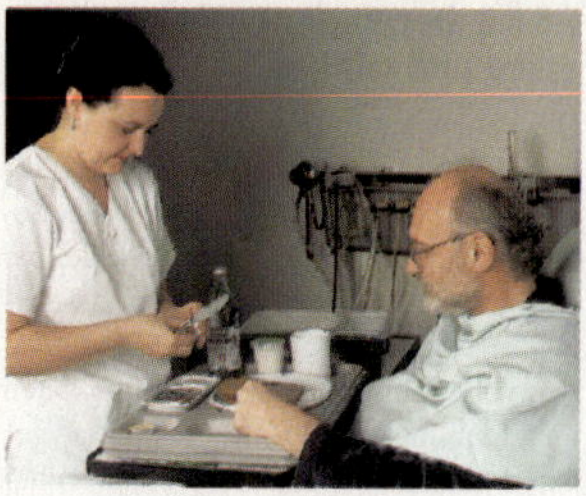

Abb. 7.205: Die Pflegekraft gibt nur so viel Hilfestellung wie nötig, wodurch die Ressourcen und die Selbständigkeit des Patienten gefördert werden. [K183]

dass sie sich auf gleicher Höhe mit dem Hilfebedürftigen befinden und nicht auf ihn herabsehen. Der Teller steht in Sichtweite des Kranken, und die Portionen richten die Pflegenden nach seinem Wunsch. Der Patient bestimmt Geschwindigkeit und Reihenfolge der Mahlzeit. Die Pflegenden halten nicht schon den nächsten Bissen vor seinen Lippen bereit, sondern warten, bis er fertig gekaut und heruntergeschluckt hat.

> Beim Essenreichen gibt der Patient selbst an, wie schnell er isst: Die Hand des Patienten liegt auf der Hand der Pflegekraft und bestimmt durch ein vorher vereinbartes Zeichen (z.B. durch Druck) das Tempo.

> **Literaturtipp**
> Borker, Siegfried: Essenreichen in der Pflege: Eine empirische Studie. Ullstein Mosby, Berlin, Wiesbaden, 1996

Unterstützung beim Trinken

Zum Trinken bieten sich spezielle Tassen oder Gläser aus dem Fachhandel an. Bei heißen Getränken kontrolliert die Pflegekraft zuerst die Temperatur an der Innenseite ihres Armes. Der Patient befindet sich in Oberkörperhochlage und die Pflegekraft unterstützt mit einer Hand von hinten seinen Kopf. Sie gibt ihm schluckweise Flüssigkeit und wartet, bis er sie hinuntergeschluckt hat.

7.6.6.5 Hilfsmittel zum Essen und Trinken

> Viele Patienten können nicht selbständig essen. Für die Pflegenden ist es oft leichter und schneller, ihnen

das Essen mit dem Löffel zu reichen, anstatt sie beim Anrichten der Speisen und beim Essen zu unterstützen. Dies fördert jedoch weder die Selbständigkeit noch die vorhandenen Ressourcen des Patienten. **Ess- und Trinkhilfen** (☞ unten) werden deshalb so ausgewählt, dass sie die gesunden Anteile des Patienten fördern und zugleich seine Selbständigkeit erhalten.

Ess- und Trinkhilfen ermöglichen dem Patienten eine selbständigere Nahrungs- und Flüssigkeitsaufnahme. Bei der Auswahl des Hilfsmittels sind der Wunsch des Patienten und seine Ressourcen entscheidend. Vorwiegend kommen Ess- und Trinkhilfen auf rheumatologischen und neurologischen Stationen zum Einsatz, z.B. bei Patienten mit Amputationen, Lähmungen und Verletzungen.

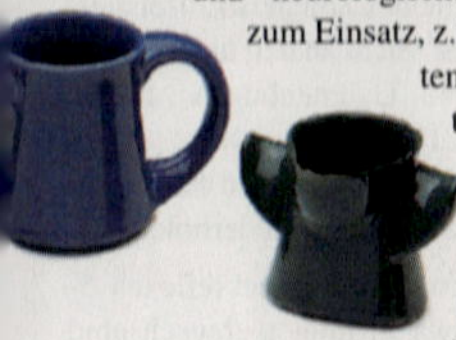

Hilfsmittel (☞ auch Tab. 7.207) erleichtern dem Patienten das Essen und Trinken und fördern seine Selbständigkeit, z.B.:
- Aufsteckbare Griffvorrichtungen für Becher und Gläser
- Trinkröhrchen
- Spezielle Trinkbecher, z.B. mit zwei Henkeln.

Nach einer Mahlzeit gönnen die Pflegenden dem Patienten ein paar Minuten Ruhe, da Essen und Trinken kranke Menschen oft anstrengt. Erst nach der Ruhepause bieten die Pflegenden dem Patienten an, die Hände zu waschen, die Zahnprothese bzw. die Zähne zu reinigen und den Mund auszuspülen.

7.6.7 Aspiration und Aspirationsprophylaxe

Aspiration

Aspiration (lat. *aspirare* = anhauchen): Ansaugen von Gasen oder Flüssigkeit (z.B. Blut in eine Spritze aspirieren). Hier im Sinne des Eindringens von Fremdkörpern oder Flüssigkeiten in die Atemwege während der Inspiration.

Viele Patienten, die Hilfestellung beim Essen oder Trinken brauchen, sind verwirrt, sehr schwach oder haben eine Schluckstörung. Bei all diesen Patienten besteht **Aspirationsgefahr.**

Nahrung oder Fremdkörper können in die Atemwege gelangen:
- Bei reduzierter Zungenbeweglichkeit
- Bei verzögertem oder fehlendem Schluckvorgang
- Beim Kauen oder Sprechen
- Beim Essen
- Durch Erbrechen
- Durch *Regurgitation* (Zurückströmen von Magensaft in die Mundhöhle).

Fremdkörper, die in die Atemwege gelangt sind, lösen den **Hustenreflex** aus, wodurch sie oft sofort wieder nach außen befördert werden. Gelingt das Aushusten nicht, können größere Brocken die Luftröhre verlegen: Der Patient bekommt keine Luft und droht zu ersticken.

Kleinere Teile, die bis in die Lunge gelangen, schädigen das Gewebe, welches mit einer Entzündung reagiert. Die Folge ist eine **Pneumonie** *(Lungenentzündung)*, in diesem Fall eine **Aspirationspneumonie** (☞ 20.13). Gerade bei alten und kranken Menschen kann diese Erkrankung einen schweren Verlauf nehmen, oft mit tödlichem Ausgang.

Besonders gefährlich ist es, wenn *Erbrochenes* aspiriert wird, da die Nahrung dann schon mit den Verdauungsenzymen und der Salzsäure des Magens durchsetzt ist, was die Bronchialschleimhaut sehr stark angreift: sie wird regelrecht angedaut.

Hilfsmittel	Funktion
Teller mit erhöhtem Rand bzw. Telleraufsatz	Verhindert, dass Speisen über den Tellerrand geschoben werden
Einhandbesteck bzw. Besteckhalter	Ermöglicht Essen mit nur einer Hand (vgl. Abb. 25.6 und 25.7)
Klammergabel	Die Gabel wird mit Hilfe einer Klammer am Tellerrand befestigt und fixiert somit das Schneidegut, z.B. die Wurst
Eierbecher mit Saugfuß	Verhindert das Wegrutschen des Bechers
Matte	Verhindern das Verrutschen des Tellers
Schneidehilfen	Ermöglichen das Schneiden, z.B. von Brot mit einer Hand

Tab. 7.207: Esshilfen erleichtern dem Patienten das selbständige Essen.

! Vorsicht

Die Aspirationsgefahr wird oft unterschätzt. Aspirationspneumonie und Ersticken können lebensbedrohliche Folgen einer verfrühten Nahrungsaufnahme sein! Gefährdet sind insbesondere:
- Patienten, die länger nichts gegessen haben oder intubiert waren
- Patienten mit neurologischen Erkrankungen, z.B. Schlaganfall (☞ 35.5), Myastenia gravis (☞ 35.15.1)
- Verwirrte, alte Patienten
- Patienten, die oft erbrechen.

Sie benötigen Unterstützung bei der *Aspirationsprophylaxe.*

Aspirationsprophylaxe

Aspirationsprophylaxe: Maßnahmen, um ein „Verschlucken" von Nahrung oder anderen Fremdkörpern in die Luftröhre zu vermeiden.

Die **Aspirationsprophylaxe** umfasst:
- *Oberkörperhochlagerung* zum Essen und bei jedem Schluck, den der Patient trinkt, außerdem nach dem Essen für mindestens 20 – 30 Minuten (gleichzeitige Refluxprophylaxe ☞ 21.4.2)
- *Anwesenheit der Pflegenden,* wenn der Patient isst und trinkt
- *Zeit geben* zum Essen und Trinken
- *Bereitstellung eines Absauggeräts,* um **vor** dem Essen Sekret aus dem Mund des Patienten entfernen zu können und **nach** dem Essen evtl. Speisereste abzusaugen, was ein nachträgliches Aspirieren verhindert
- *Mundhygiene nach dem Essen,* um Essensreste zu entfernen.

Pflegerische Maßnahmen nach einer Aspiration

Kräftiges Klopfen auf den Rücken zwischen die Schulterblätter unterstützt den Patienten beim Aushusten. Ist dies nicht erfolgreich, soll er mit vorgebeugten Oberkörper nochmals kräftig husten, und so versuchen, den „verschluckten" Bissen herauszuwürgen. Gelingt dies nicht, wird das Aspirierte abgesaugt. In jedem Fall ist der Arzt über die Aspiration zu informieren.

Als *letzte* Möglichkeit, die aber für den Patienten erhebliche Schäden nach sich ziehen kann (Zwerchfellruptur, Magenwandverletzungen), wird der **Heimlich-Handgriff** angewendet (☞ 17.11).

7.6.8 Schlucken und Schlucktraining

Physiologie des Schluckvorgangs

Die Behandlung von Schluckstörungen fällt in den Aufgabenbereich der *Logopädie*. Die Pflegenden unterstützen diese Therapie und sollten deshalb Grundlagen und Behandlungsmöglichkeiten kennen.

Der gesunde Mensch kaut und schluckt, ohne den komplexen Schluckvorgang wahrzunehmen, der *willentlich* und *reflektorisch* abläuft.

Willentlich wird der Bissen gekaut, dabei mit Speichel vermischt und aufgeweicht, wodurch er schluckfähig wird. Die Zunge formt den Bissen und schiebt ihn nach hinten in den Rachen. Der *reflektorische* Vorgang, der Schluckreflex, wird ausgelöst, wenn der Nahrungsbrei die Gaumenbögen berührt: Das Gaumensegel hebt sich, die obere Rachenmuskulatur zieht sich zusammen und dichtet den Nasen-Rachenraum ab. Jetzt kontrahiert sich die Mundbodenmuskulatur, dadurch schiebt sich der Kehlkopf-Eingang nach oben und verschließt sich, so dass keine Nahrung in die Trachea gelangt. Gleichzeitig zieht sich die untere Rachenmuskulatur wellenförmig zusammen, und die Nahrung gelangt in die Speiseröhre, durch die sie weiter zum Magen transportiert wird.

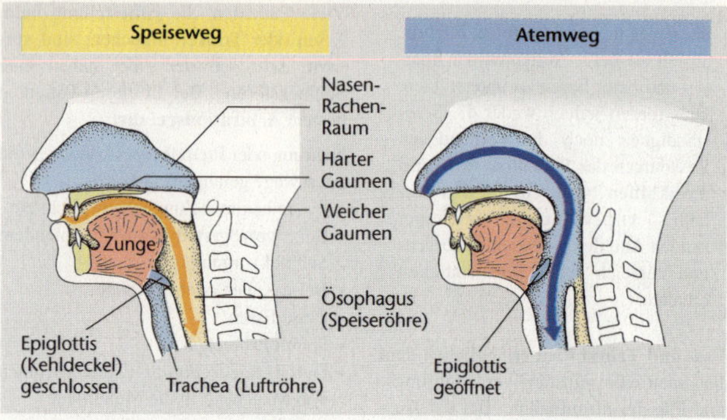

Abb. 7.208: Kreuzung von Speise- und Atemwegen im Rachen. [A400-190]

Schluckstörungen

! Vorsicht

Anzeichen für eine Schluckstörung sind:

- Fließen von Speichel oder Essensresten aus dem Mund
- Bildung von Speichelseen
- Ansammlung von Speiseresten in Mund oder Backentaschen
- Primitive Saug-, Schluck- und Beißreflexe
- Häufiges Verschlucken, Husten und Würgen
- Ausbleiben von Husten und Würgen.

Gurgelnde Laute beim Schlucken, Schwierigkeiten beim Atmen und eine heisere oder raue Stimme können eine Schluckstörung begleiten.

Schluckstörungen oder ein Ausfall des Schluckvorgangs treten bei folgenden Krankheitsbildern auf:

- Schlaganfall (☞ 35.5)
- Nach längerer Beatmung (☞ 38.4.2).
- Neurologische Krankheiten wie Multiple Sklerose (☞ 35.8.8), M. Parkinson (☞ 35.9.1)
- Entzündungen wie Mundbodenabszesse, Angina tonsillaris (☞ 34.7.1)
- Verletzungen, z.B. Frakturen oder Operationen im Mund-, Kiefer-, Zahn- und HNO-Bereich
- Tumoren und Schwellungen, verschluckte, festsitzende Fremdkörper
- Schädigung der Mund- und Ösophagusschleimhaut durch Verätzungen, Verbrühungen oder Strahlentherapie.

Überprüfung und Stimulation der Reflexe

Vermuten Logopäden oder Pflegende eine Schluckstörung bei einem Patienten, überprüfen sie *vor* der Nahrungsaufnahme, ob Husten- und Schluckreflex intakt sind.

Ein Patient darf nur bei intakten Schutzreflexen essen oder trinken, da sonst die Gefahr einer Aspiration (☞ 7.6.7) besteht, die unabsehbare Folgen bis hin zum Erstickungstod nach sich ziehen kann.

Überprüfung und Stimulation des Schluckreflexes

Der **Schluckreflex** wird geprüft, indem man Zeige- und Ringfinger leicht auf den Kehlkopf legt, den Patienten zum Schlucken auffordert bzw. den Schluckreflex stimuliert (☞ unten) und dabei fühlt, wie sich der Kehlkopf bewegt.

Der Schluckreflex kann über eine mechanische und thermische Reizung des vorderen Gaumens stimuliert und trainiert werden:

- Zahnspiegel oder Löffelstiel für etwa 10 Sekunden in Eiswasser tauchen
- Die Rückseite des Spiegels/Löffelstiels 5- bis 10-mal leicht an den unteren Teil des vorderen Gaumenbogens tippen (☞ Abb. 7.210)
- Spiegel/Löffelstiel erneut in Eiswasser tauchen und Vorgang wiederholen.

Die Stimulation des Schluckreflexes 5-mal täglich etwa 5 Minuten abwechselnd an jeder Gaumenseite durchführen.

Es kann einige Tage, aber auch Wochen dauern, bis der Schluckreflex wieder intakt ist.

Überprüfung und Stimulation des Hustenreflexes

Um herauszufinden, ob ein Patient noch über einen ausreichenden Hustenreflex verfügt, fordern die Pflegenden ihn zum Husten auf oder beobachten ihn auf spontane Hustenreflexe hin.

Ein verminderter **Hustenreflex** kann trainiert werden. Hierzu stellt sich die Pflegekraft hinter den sitzenden Patienten und legt ihm beide Hände auf die Schultern. Der Patient atmet auf „Hhhh" aus. Währenddessen übt die Pflegekraft einen kurzen leichten Druck auf die Schultern aus, wodurch das „H" unterbrochen wird. Nun soll der Patient im gleichen Moment, indem er den Druck auf seinen Schultern spürt, ein „K" sprechen. Das „K" spricht er immer weiter hinten im Hals, bis er hustet. Jeder einzelne Schritt wird mehrere Male wiederholt, bis der Patient ihn beherrscht.

Schlucktraining

Sind Husten- und Schluckreflex intakt, beginnt das eigentliche **Schlucktraining** (☞ auch Tab. 7.209). Es findet z.B. nach einem Schlaganfall Anwendung, um dem Patienten die Selbständigkeit wiederzugeben und eine normale Nahrungsaufnahme zu ermöglichen. Der Patient muss dabei wach und kooperativ sein.

Vorbereitung. Hat der Patient eine Zahnprothese, setzt er sie vorher ein. Die Körperhaltung beim Schlucktraining entspricht der Esshaltung im Sitzen. Der Patient neigt den Kopf leicht nach vorne, damit sich die Zunge im vorderen Mundbereich befindet. So bleibt der später während des Schlucktrainings eingenommene Nahrungsbissen in der Mitte des vorderen Teils der Zunge liegen und gleitet nicht zu schnell ungekaut den Rachen hinunter.

Schlucktraining mit *dickflüssiger* Kost beginnen, da die Konsistenz dickflüssiger Speisen einen Druck auf die Gaumenbögen ausübt, wodurch der Schluckreflex ausgelöst wird. Je nach Geschmack des Patienten eignen sich püriertes Gemüse, Kartoffelbrei, Quark oder Pudding.

Flüssigkeiten sind zum Schlucktraining ungeeignet, da sie ohne Reizwirkung auf die Gaumenbögen in den Rachen fließen.

Bei der **Auswahl der Speisen** zum Schlucktraining ist zu beachten:

- Säurehaltige Speisen regen die Speichelproduktion stark an
- Milchig-breiige Speisen führen bei manchen Patienten zu einer subjektiv empfundenen Verschleimung; dann ist u.U. die Wahl anderer Speisen angezeigt
- Eine Mischung aus flüssigen und halbfesten Speisen erhöht die Gefahr des Verschluckens wegen der verschiedenen Schluckeigenschaften.

Durchführung. Für das Schlucktraining ist ein Löffel mittlerer Größe ohne scharfe Kanten geeignet:

- Einen halb vollen Löffel mit dickflüssiger Kost waagerecht in den geöffneten Mund schieben, dabei das vordere Zungendrittel herunterdrücken, damit die Zunge den Löffel nicht wegstößt
- Hat der Patient den Bissen erfolgreich hinunterschluckt, erneut einen halb vollen Löffel mit Speise in den Mund schieben
- Macht dem Patienten das Schlucken der dickflüssigen Kost keine Probleme mehr, langsame Umstellung auf feste Kost vornehmen.

! Vorsicht

Wenn der Patient zu husten und würgen beginnt, das Schlucktraining sofort unterbrechen.

Trinktraining

Die Pflegenden beginnen **Trinkversuche** mit *dickflüssigen* Getränken (☞ Abb. 7.211) wie Buttermilch oder Cremesuppen, weil sie einen stärkeren Reiz auf die Gaumenbögen ausüben und die Fließgeschwindigkeit verlangsamt wird. Patienten können den Schluckvorgang so besser kontrollieren.

Bei ängstlichen Menschen oder bei Patienten mit erheblicher Aspirationsgefahr verabreichen die Pflegenden die Flüssigkeit mit einer Pipette oder einem getränkten Wattestäbchen. Schluckt der Kranke ohne Schwierigkeit, kann er einen Strohhalm als Hilfsmittel benutzen. Die Patienten trinken damit leichter als aus einem Becher. Bei Trinkübungen mit dem Becher füllen ihn die Pflegenden nur bis zur Hälfte und setzen ihn auf der Unterlippe an. Der Becherrand darf nicht an die Zähne stoßen, da sonst der Beißreflex ausgelöst wird. Die Pflegenden bieten dem Patienten immer nur einen kleinen Schluck zu trinken an und legen nach jedem Schluck eine kurze Pause ein.

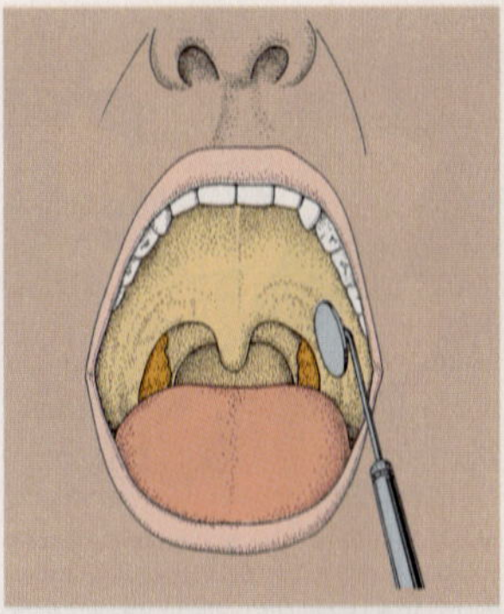

Abb. 7.210: Stimulation des Schluckreflexes. [A400-190]

Störungen	Symptomatik	Trainingsmöglichkeiten
Mundschlussstörung (Fazialisparese)	▸ Speichelfluss ▸ Unsymmetrisches Gesicht ▸ Gespitzte Lippen ▸ Ungenügender Lippenschluss	▸ Mund von außen vom Jochbeinbogen zum Mundwinkel ausstreichen ▸ Lippen lecken lassen ▸ Mund spitzen lassen ▸ Gegenstände mit dem Mund festhalten oder ansaugen und wieder lockern lassen
Komplette Gaumensegellähmung	▸ Flüssigkeitsaustritt aus einem Nasenloch ▸ Entweichen von Luft nach Aufblasen der Wangen ▸ Erschwertes Saugen	▸ Eisstäbchen lecken lassen ▸ Zunge zurückrollen lassen ▸ Wangen aufblasen lassen ▸ An Apfelstücken im feuchten Gazesäckchen saugen lassen ▸ Gaumensegel stimulieren (☞ 7.6.8 Stimulation des Schluckreflexes)
Koordinationsstörung	▸ Hustenreiz ▸ Verzögerter oder zu früh ausgelöster Schluckreflex ▸ Aspirationsgefahr besonders bei breiiger und dünnbreiiger Nahrungsaufnahme	▸ Feste Speisen verabreichen ▸ Schluckreflex stimulieren ▸ Richtige Kopfhaltung trainieren
Motilitätsstörung (Dysarthrie) der Zunge	▸ Reste in den Wangentaschen ▸ Essen bleibt auf der Zunge liegen ▸ Vorstoßen der Nahrung ▸ Sensibilitätsstörungen ▸ Parästhesien (Missempfindungen wie Taubheit oder Kribbeln) ▸ Zungenbewegung von z.B. links nach rechts, jedoch kann die Zunge nicht nach hinten oder mittig gerollt bzw. nach oben/unten gedrückt werden ▸ Unklare Artikulation	▸ Zungenbewegungen trainieren: Zunge nach hinten, nach oben, unten und von links nach rechts rollen lassen ▸ Kältereiz, z.B. Eisstäbchen lecken lassen ▸ An Erbsen o. Ä. im Gazesäckchen saugen lassen ▸ Zahnreihen abtasten ▸ Wangentaschen leerräumen ▸ Zunge bürsten (lassen); dabei immer von aktiver zur passiven Seite stimulieren

Tab. 7.209: Schluckstörungen und Möglichkeiten der Unterstützung der Patienten (nach C. Bienstein. In: Nydahl/Bartoszek: Basale Stimulation. Urban & Fischer, 2000, modifiziert durch Herausgeber).

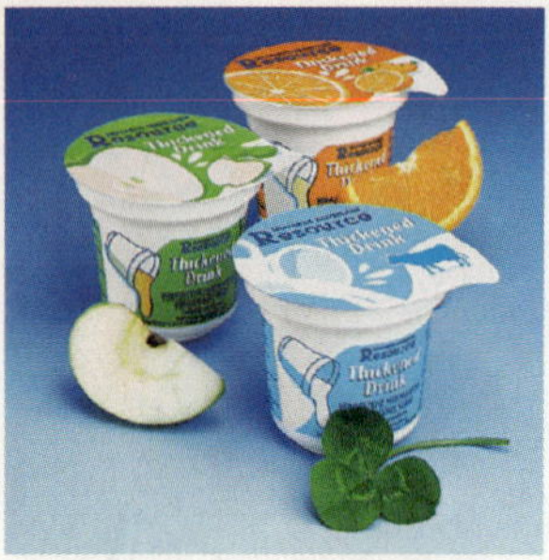

Abb. 7.211: Trinkfertige dickflüssige Getränke in verschiedenen Geschmacksrichtungen für Patienten mit Schluckstörungen. Durch eine stark angedickte, honigartige oder eine mäßig angedickte, nektarartige Konsistenz fließt die Flüssigkeit langsamer durch die Kehle, wodurch dem Patienten das Schlucken erleichtert wird. [V130]

Beim Schlucktraining:
- Dem Patienten Zeit lassen und nie drängen
- Den Patienten nach dem Essen noch etwa eine halbe Stunde aufrecht sitzen lassen, um eine Aspiration zu vermeiden.

Therapie des Fascio-Oralen Traktes (FOTT)

Die auf dem Bobath-Konzept basierende **Therapie des Fascio-Oralen-Traktes** nach Coombes (1996) wird zur Rehabilitation hirngeschädigter Patienten eingesetzt. Die FOTT umfasst die Funktionen *Nahrungsaufnahme, Mundhygiene, nonverbale Kommunikation* und *Sprechen*. Im therapeutischem Team arbeiten Pflegende, FOTT-Therapeuten und Logopäden daran, dem Patienten verloren gegangene Funktionen schrittweise wieder einzuüben.

Die im Rahmen der FOTT praktizierte **fascio-orale Stimulation** im Mund und Gesicht (☞ 35.5.6) wenden Pflegende und Therapeuten auch bei komatösen Patienten an. Dazu massieren sie – am besten vor dem Essen – mit dem kleinen Finger, über den ein angefeuchteter Fingerling gestülpt ist, das Zahnfleisch, die Wangentaschen und die Zunge. Wichtig ist, nach jeder Behandlung eine Pause einzulegen, um dem Patienten Zeit zu geben, auf die Stimulation zu reagieren.

Damit Patienten ihr Gesicht z.B. bei einer Fazialisparese wieder spüren können, berühren sie es unter entsprechender Führung der FOTT-Therapeuten zuerst mit ihren eigenen Händen. Im nächsten Schritt massieren die Therapeuten langsam und mit sanftem Druck die Gesichtsmuskeln des Patienten, wobei sie nach Möglichkeit gleichzeitig die Hand des Kranken an ihr eigenes Gesicht führen. Ziel der fascio-oralen Stimulation ist, dass sich der Patient an verloren gegangene Gesichts-, Zungen- und Gaumenbewegungen erinnert und diese wieder neu erlernt.

Literaturtipps

Schalch, Friedel: Schluckstörungen und Gesichtslähmung. 5. Aufl., Urban & Fischer, München, 1999

Böhme, Gerhard (Hrsg.): Sprach-, Sprech-, Stimm- und Schluckstörungen. 2 Bd., 2. Aufl., Gustav Fischer, Stuttgart, 1998

Bartolome, G. et al.: Schluckstörungen. Diagnostik und Therapie. Urban & Fischer, München, 1999

7.6.9 Dehydratation und Dehydratationsprophylaxe

Dehydratation

Dehydratation *(Hypohydration):* Wasserverlust im extrazellulären Raum, ggf. verbunden mit einer Volumenveränderung des Intravasal- und Intrazellulärraumes (☞ auch 31.11.2.

Im Gegensatz zur Dehydratation bezeichnet die **Hypovolämie** eine Verminderung der Flüssigkeit im Intravasalraum *(Raum innerhalb der Gefäße),* z.B. bei starkem Blutverlust.

Eine **Dehydratation** gilt als häufigstes Gefährdungsmoment für alte Menschen. Etwa 7 % aller älteren Patienten sind bei ihrer Aufnahme ins Krankenhaus dehydriert und jeder fünfte alte Mensch, der mit einer Dehydratation in die Klinik eingewiesen wird, verstirbt innerhalb der nächsten 30 Tage.

Ursachen

Eine Dehydratation entsteht sowohl durch zu geringe Flüssigkeitsaufnahme als auch durch erhöhte Flüssigkeitsausfuhr.

Die Ursache bei älteren Patienten ist nicht selten eine Kombination aus beidem: Der Patient trinkt zu wenig, scheidet aber gleichzeitig – z.B. durch Abführmittelgebrauch – große Mengen Wasser aus. Das anfänglich geringe Flüssigkeitsdefizit nimmt – vom Patienten und seinen Angehörigen über lange Zeit unbemerkt – stetig zu, bis der Patient schließlich dekompensiert.

Wie es bei älteren Menschen zu einem solch erheblichen Flüssigkeitsdefizit ohne entsprechende Gegenregulation durch vermehrtes Trinken kommen kann, ist noch unklar. Wahrscheinlich ist das Bewusstwerden des Durstes, also das *Durstempfinden,* durch noch unbekannte Mechanismen gestört. Der Flüssigkeitsbedarf beträgt bei normaler Ausscheidung etwa 1,5 – 2 Liter/Tag.

Symptome

Stehende Hautfalten können ein Anzeichen für eine Dehydratation sein. Hierbei handelt es sich aber um ein eher unsicheres Zeichen, da sie bei alten Menschen auch ohne Dehydratation auftreten und bei jüngeren adipösen Menschen trotz bestehender Dehydratation fehlen können.

Folgende Symptome machen sofortige ärztliche oder pflegerische Interventionen nötig:
- Durst
- Verminderter Hautturgor *(Spannungszustand)* auf der Stirn oder dem Brustbein
- Trockene Mundschleimhaut mit Schluckstörungen
- Trockene Zunge mit Belägen und Rissen, Sprachstörungen und Schleimhautläsionen
- Zunehmende Lethargie, Veränderung der gewohnten geistigen Aktivität oder Verwirrtheit, vor allem bei gleichzeitig bestehenden Elektrolytstörungen
- Verminderte Urinausscheidung, Urin stark konzentriert
- Gewichtsverlust
- Obstipation
- Schneller Puls, niedriger Blutdruck
- Durch den Wassermangel wird das Blut „dicker", wodurch die Thrombosegefahr steigt.

Risikofaktoren

Um einer Dehydratation vorzubeugen, ist es wichtig, die Risikofaktoren zu kennen:
- Verringertes Durstempfinden, z.B. bei alten und verwirrten Menschen
- Immobilität, z.B. kann der Patient das Getränk nicht erreichen bzw. das Glas nicht greifen oder halten
- Schluckstörungen
- Harninkontinenz; der Patient trinkt in der irrtümlichen Annahme weniger,

den unwillkürlichen Harnabgang dadurch vermeiden zu können
- Diuretika- oder Abführmitteleinnahme; Ausscheiden von sehr viel Flüssigkeit
- Flüssigkeitseinschränkung (ärztlich angeordnet)
- Starkes Schwitzen
- Infekte mit hohem Fieber
- Bewusstseinsstörungen, Apathie, Depression, Desorientiertheit
- Schlecht eingestellter Diabetes mellitus
- Schmerzen (Trinken ist zu anstrengend)
- Labiler Flüssigkeitshaushalt, z.B. bei Kindern (☞ 13.4.2).

Notfall: Dehydratation

Sofort den Arzt unterrichten bei:
- Plötzlich auftretender oder zunehmender Verwirrtheit
- Muskelschwäche, Muskelkrämpfen
- Bewusstseinseintrübung/Somnolenz
- Schwindel, Gleichgewichtsstörungen
- Tachykardie
- Eingesunkenen Augäpfeln.

Pflegerische Maßnahmen und Dehydratationsprophylaxe

Dehydratationsprophylaxe:
Maßnahmen, um pathogenen Wasserverlusten (☞ oben) vorzubeugen, z.B.
- Dehydratationsrisiko der Patienten einschätzen
- Vorbeugende Maßnahmen planen
- Entsprechend handeln
- Maßnahmen auswerten: Waren sie erfolgreich oder nicht?

Flüssigkeitszufuhr

Sowohl zur Dehydratationsprophylaxe als auch bei bestehender Dehydratation achten die Pflegenden auf eine ausreichende **Flüssigkeitszufuhr.** Während in schweren Fällen eine Infusionstherapie angezeigt ist, kann in leichteren Fällen das Flüssigkeitsdefizit durch ausreichendes Trinken behoben werden:
- Lieblingsgetränk erfragen (wenn der Kranke selbst nicht antworten kann, Angehörige fragen)
- Getränk in ein für den Patienten passendes Trinkgefäß füllen und griffbereit stellen; Patienten immer wieder zum Trinken ermuntern
- Trinkgefäß von zu Hause mitbringen lassen, da Patienten das Trinken mit dem gewohnten Becher oft leichter fällt
- Gefäße nicht bis zum Rand füllen
- „Flaschenbatterien" auf dem Patiententisch vermeiden, da sie eher abschrecken
- Regelmäßig Trinken anbieten, beim Trinken Zeit lassen
- Als Animateur auftreten, z.B. mittrinken, für Geselligkeit sorgen
- Bei isotoner und hypotoner Dehydratation (☞ 31.11.2) eher salzhaltige Getränke (z.B. Brühe), bei hypertoner Dehydratation wegen des Natriumüberschusses Tee oder Wasser anbieten
- Bei schwachen Patienten Strohhalm anbieten.

Vorsicht

Die vermehrte Flüssigkeitszufuhr kann bei älteren Menschen eine bis dahin gerade noch kompensierte Herzschwäche entgleisen lassen. Deshalb achten die Pflegenden auf die Zeichen einer Herzinsuffizienz (☞ 18.6), insbesondere auf Dyspnoe.

Die „klassischen" Schnabelbecher nicht mehr verwenden, da sie das Krankheitsgefühl des Patienten eher verstärken und die Rehabilitation eines Patienten behindern. So muss der Mund beim Trinken aus dem Schnabelbecher gespitzt und der Kopf in den Nacken gelegt werden, wodurch sich eine Position ergibt, die das Schlucken nahezu unmöglich macht. Hinzu kommt, dass die Flüssigkeit im Schuss einfließt und die Menge kaum gesteuert werden kann. Auch die Temperatur des Getränkes ist erst identifizierbar, wenn es bereits im Mund ist (Verbrennungsgefahr).

Flüssigkeitsbilanz

Die Pflegenden führen bei Patienten mit (drohender) Dehydratation eine **Flüssigkeitsbilanz** (☞ 7.8.2) durch. Kaffee, schwarzer sowie grüner Tee haben ausschwemmende Wirkung. Deshalb bieten die Pflegenden den Patienten hierzu immer ein Glas Wasser an.

7.6.10 Beobachtung von Größe und Gewicht

Wie viel soll der Mensch wiegen?

In den sechziger Jahren postulierten Medien und Mediziner ein **Normal**- und **Idealgewicht,** die nach der Broca-Formel berechnet wurden:

Broca-Formel:
Normalgewicht [kg] = Körpergröße [cm] – 100

Das Idealgewicht wird errechnet, indem vom Normalgewicht bei Männern 10 % und bei Frauen 15 % abgezogen werden.

Eine präzisere Methode, das normale, gesunde Gewicht zu definieren, ist der **Body-Mass-Index** *(BMI, Körpermassen-Index, Quetelet-Index).*

Body-Mass-Index

BMI [kg/m²] = Gewicht [kg]/(Größe [m] x Größe [m])

Beispiel: Bei einer Körpergröße von 165 cm und einem Gewicht von 60 kg lautet die Formel:
60 : (1,65 x 1,65) = 22,05.

Der betreffende Mensch ist normalgewichtig (☞ Abb. 7.213).

Wenn sich der Mensch sklavisch an diese Vorgaben hält und sich über jedes „Gramm zu viel" ärgert, ist das genauso ungesund wie ein bisschen zu viel oder zu wenig. Auch um weitere Einflussfaktoren wie Alter und Körperbau zu berücksichtigen und um „Gewichtsstress" zu vermeiden, wird dem Betroffenen ein Rahmen (**Wohlfühlgewicht**) vorgegeben, innerhalb dessen sich sein Gewicht bewegen darf.

Körpergewicht

Warum wird der Patient gewogen?

Das Wissen um das exakte **Körpergewicht** (kurz *KG*) des Patienten ist wichtig z.B. für die genaue *Dosierung* vieler Arzneimittel wie Narkotika, Antibiotika oder

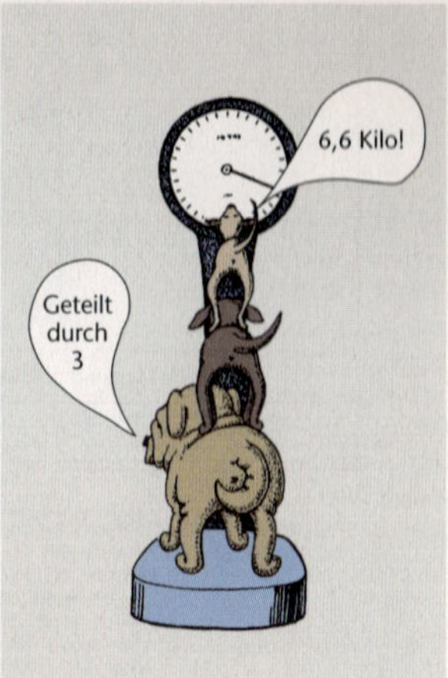

Abb. 7.212: Das ideale Körpergewicht nach Broca. [A400-190]

Schmerzmittel. Bei Tumorkranken, Diabetikern, Patienten mit Reduktionskost, Essstörungen und Frischoperierten kontrolliert man regelmäßig (je nach Indikation täglich bis wöchentlich) den Ernährungszustand über das Körpergewicht. Bei Patienten mit Ödemen wird der Erfolg einer antiödematösen Therapie anhand des Körpergewichts festgestellt.

Wie wird der Patienten gewogen?

Fast jeder Patient wird unmittelbar nach der Krankenhausaufnahme gewogen, um einen Ausgangswert zu haben. Bei Verlaufskontrollen ist es wichtig, dass die Werte vergleichbar sind.

Für eine exakte Beurteilung des Körpergewichtes müssen die Messbedingungen immer gleich sein:
- Immer die gleiche Waage
- Immer zur gleichen Tageszeit, z.B. morgens nüchtern
- Immer die gleiche Kleidung (möglichst wenig)
- Immer vorher die Harnblase entleeren lassen.

Womit wird der Patient gewogen?

Zum Wiegen des Patienten im Krankenhaus stehen folgende Waagen zur Verfügung:
- Die **Stehwaage,** auf der der Patient ohne Schuhe frei steht
- Die **Sitzwaage** als fahrbarer und arretierbarer Stuhl mit einem Gewichtsbalken (☞ Abb. 7.214)
- Die **Bettwaage** als fahrbares Bettuntergestell mit integrierter Waage.

Mit welcher Waage der Patient gewogen wird, ist von seinem Zustand abhängig. Kriterien dabei sind, ob er sicher stehen kann, sitzen darf oder liegen muss.

Die *Sitzwaage* wird wie folgt vorbereitet:
- Funktion der Waage prüfen
- Letzte Eichung beachten
- Rollen arretieren, damit die Waage nicht wegrutscht
- Waage justieren
- Sitzfläche und -lehne mit einem Tuch abdecken.

Der Patient sitzt mit dem Gesäß möglichst weit hinten; die Füße stehen ohne Schuhe auf dem Trittbrett.

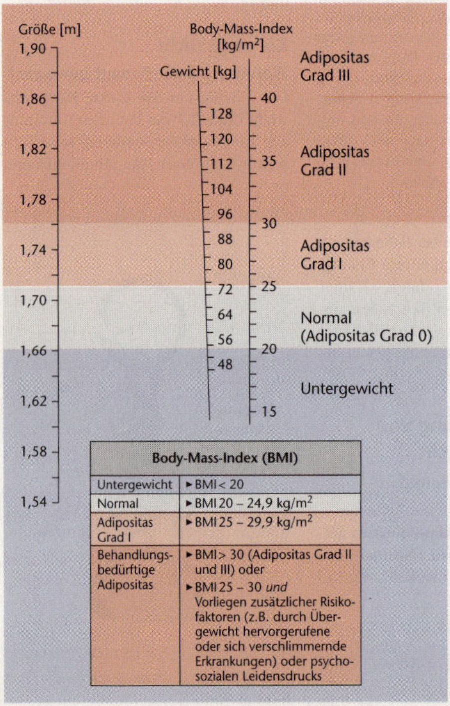

Body-Mass-Index (BMI)	
Untergewicht	▸ BMI < 20
Normal	▸ BMI 20 – 24,9 kg/m²
Adipositas Grad I	▸ BMI 25 – 29,9 kg/m²
Behandlungsbedürftige Adipositas	▸ BMI > 30 (Adipositas Grad II und III) oder ▸ BMI 25 – 30 *und* Vorliegen zusätzlicher Risikofaktoren (z.B. durch Übergewicht hervorgerufene oder sich verschlimmernde Erkrankungen) oder psychosozialen Leidensdrucks

Abb. 7.213: Nomogramm zum Body-Mass-Index. Zieht man eine Linie zwischen Körpergröße und Gewicht, so ergibt der Schnittpunkt dieser Linie mit der Skala in der Mitte den Body-Mass-Index. [A400]

Unter- und Übergewicht

Untergewicht

Von **Untergewicht** spricht man, wenn das Körpergewicht das Idealgewicht nach Broca um 10 – 25 % unterschreitet oder der Body-Mass-Index bei 15 – 19 liegt. Dieser reduzierte Ernährungszustand ist gekennzeichnet durch:
- Fehlende Fettpolster
- Tiefliegende Augen (fehlendes Fettpolster hinter dem Augapfel)
- Dünne Extremitäten, feingliedrige Finger
- Stärker hervortretende Knochen im Gesicht, am Becken, an der Wirbelsäule und an den Rippen.

Die Haut wirkt schlaff. Der Patient klagt über Leistungsminderung, Müdig- und Mattigkeit. Ursachen sind beispielsweise akute oder chronische Erkrankungen, Hyperthyreose, falsche Essgewohnheiten, Anorexie (☞ 23.8.2) oder Desorientiertheit mit gestörtem Essverhalten.

Kachexie

Zeichen der **Kachexie** *(Auszehrung, hochgradige Abmagerung, „Kräfteverfall")* sind die eingefallene Wangenhaut, die reduzierte Hautspannung und starker Kräfteabbau. Diese Erscheinung ist oft bei Magersüchtigen, Tumorkranken, Alkoholkranken oder sehr betagten Menschen zu beobachten. Das Körpergewicht liegt unter 75 % des Idealgewichts bzw. der BMI ist kleiner als 15.

Übergewicht und Adipositas

Die Einteilung von Übergewicht und Adipositas ist nicht einheitlich:
- Bei einer Orientierung am Normalgewicht nach Broca spricht man von **Übergewicht,** wenn das Körpergewicht 10 – 20 % über dem Normalgewicht liegt. Liegt das Körpergewicht mehr als 20 % über dem Normalgewicht, handelt es sich um eine **Adipositas** (*Fettsucht*, „Fettleibigkeit").
- Bei einer Orientierung am *BMI* erfolgt eine Einteilung in vier „Gewichtsklassen". **Normalgewicht** *(Adipositas Grad 0)* liegt vor bei einem BMI von 20 – 24,9, **Übergewicht** *(Adipositas Grad I)* bei einem BMI von 25 – 29,9, **Adipositas** *(Adipositas Grad II)* bei einem BMI von 30 – 39,9 und **Adipositas per magna** *(Adipositas Grad III)* bei einem BMI von über 40. Sicher behandlungsbedürftig sind Adipositas und Adipositas per magna (☞ auch Abb. 7.213).

Ursache von Übergewicht ist meist eine Fehl- oder Überernährung, häufig in Verbindung mit mangelnder Bewegung. Auch eine genetische Disposition trägt zur Entstehung von Adipositas bei. Hormonelle oder stoffwechselbedingte Ursachen, z.B. eine Funktionsstörungen der Hypophyse, sind selten (< 5 % der Fälle). Übergewicht begünstigt Fettstoffwechselstörungen, Hypertonie und Diabetes mellitus (☞ Kapitel 23).

> Rasche Gewichtsschwankungen von mehreren Kilogramm innerhalb weniger Tage sind in der Regel durch Störungen des Wasserhaushalts und nicht durch Veränderungen des Körperfetts bedingt.

Körpergröße

Die **Körpergröße** gibt bei Kindern Auskunft über den Stand ihrer körperlichen Entwicklung. *Somatogramme* sind nach Alter und Geschlecht differenzierte Tabellen und geben Informationen z.B. über die Wachstumsgeschwindigkeit (☞ Abb. 13.34).

Ermittlung der Körpergröße

Die **Ermittlung der Körpergröße** erfolgt meist nur einmal bei der Aufnahme des Patienten, wenn Pflegende den Patienten wiegen.

Meistens ist die hierzu notwendige Messlatte an der Wand oder an einer Waage befestigt. Der Patient stellt sich barfuß in gerader Haltung mit dem Rücken zur Latte. Die Pflegenden legen den Maßstabschenkel leicht auf den Kopf des Patienten. Wenn er von der Wand wegtritt, lesen sie die Körpergröße von der Messlatte ab und dokumentieren sie.

Abweichungen von der normalen Körpergröße

Die Körpergröße eines Menschen hängt von zahlreichen Faktoren ab, z.B. von genetischen Einflüssen oder der Ernährung während des Wachstums. Entsprechend schwankt die „normale" Körpergröße innerhalb der Bevölkerung.

Als krankhaft wird eine Körpergröße unterhalb des **3. Perzentils** (*3-Perzentil, 3 %-Perzentil,* **Perzentil** = Hundertstelwert) oder oberhalb des 97. Perzentils angesehen. 3. Perzentil bedeutet bezogen auf die Körpergröße, dass 3 % der Bevölkerung kleiner und 97 % größer sind. 94 % der Bevölkerung haben also eine „normale, gesunde" Körpergröße, jeweils 3 % der Bevölkerung zählen zu den krankhaft kleinen und krankhaft großen Menschen.

Ursachen für Abweichungen der Körpergröße sind oft hormonelle Störungen, angeborene Anomalien des Skeletts oder des Stoffwechsels.

Vielfach werden auch die Begriffe **Minderwuchs, Zwergwuchs, Hochwuchs** und **Riesenwuchs** benutzt. Sie werden aber nicht einheitlich gebraucht und sind daher nicht verlässlich.

Sehr große oder sehr kleine Menschen werden von ihren Mitbürgern oftmals nicht akzeptiert und sind in ihrem Alltag benachteiligt, z.B. durch zu niedrige Türdurchgänge oder zu hohe Regale. Sehr große Menschen haben oft Beschwerden im Wirbelsäulenbereich.

> Ist das Krankenbett zu kurz, nehmen Pflegende das Fußbrett heraus und schieben es als Verlängerung unter die Matratze des Fußendes.
> Ist der Patient sehr klein, legen sie ein Bettkasten ans Fußende, damit der Patient bei hochgestelltem Oberteil nicht ständig herunterrutscht.

Körperoberfläche

Aus Körpergröße und Gewicht lässt sich die **Körperoberfläche** (kurz *KOF* oder *KO*) berechnen. Die KO ist eine wichtige Bezugsgröße zur Abschätzung des Kalorien- oder Flüssigkeitsbedarfs, z.B. nach Verbrennungen. Sie liefert auch ein genaueres Maß für die Dosierung bestimmter Arzneimittel (z.B. Zytostatika) als das Körpergewicht oder die Körpergröße alleine. Die KO eines 9-jährigen Kindes beträgt z.B. ca. 1 m², die des „Durchschnittsmannes" ca. 1,73 m².

Ermittlung der Körperoberfläche

Die Körperoberfläche lässt sich nach einer Formel errechnen, die der Naturwissenschaftler D. Dubois aufstellte.

7.6.11 Netz

Besonders eng hängen die drei ATL „Essen und Trinken", „Körpertemperatur regulieren" und „Ausscheiden" zusammen, die physiologisch gesehen für die Stoffwechselfunktionen Aufnahme, Verwertung und Ausscheiden von Stoffen stehen:

- Ballaststoffreiche Kost sorgt für regelmäßigen Stuhlgang (ATL Ausscheiden)
- Reichlich zu trinken beugt einer Infektion der Harnwege vor oder erleichtert deren Behandlung
- Ausreichende Zufuhr aller wichtiger Nährstoffe garantiert die Aufrechterhaltung lebenswichtiger Funktionen (☞ ATL Atmen)
- Ausreichende Flüssigkeitszufuhr beugt einer Thrombose vor, da die Strömungseigenschaften des Blutes günstig beeinflusst werden (☞ 7.2.15).

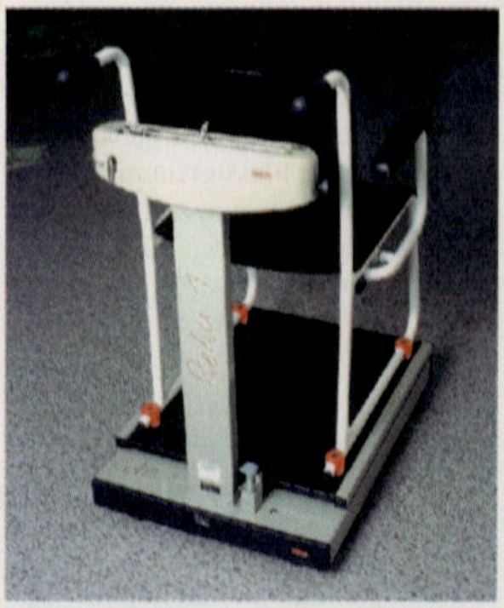

Abb. 7.214: Mechanische Sitzwaage. [K183]

Essen und Trinken
Sich bewegen

Immobile Patienten sind nicht mehr so einsam, wenn die Pflegenden ihnen dazu verhelfen, die Mahlzeiten mit anderen Patienten an einem gemeinsamen Tisch einzunehmen. Deswegen sollten nach Möglichkeit alle Patienten *außerhalb* des Bettes essen.

> Das Essen ist eine Gelegenheit, vorwiegend bettlägerige Patienten zu mobilisieren. Hierzu den Patienten *vor* dem Essenausteilen helfen, sich an den Tisch zu setzen.

Essen und Trinken
Körpertemperatur regulieren

Bei erhöhter Temperatur steigt der Flüssigkeitsbedarf stark an. Auch wenn der

> **Formel zur Errechnung der Körperoberfläche**
>
> $$KO\ [m^2] = \frac{\text{Körpergröße}^{0{,}725}\ [cm] \times \text{Körpergewicht}^{0{,}425}\ [kg] \times 71{,}84\ [m^2/kg \times cm]}{10000}$$

Patient nicht schwitzt, verliert er bei erhöhter Temperatur über Haut und Atmung trotzdem mehr Wasser. Bei Patienten mit Fieber achten Pflegende daher auf ausreichende Flüssigkeitszufuhr, wobei sie Tees und Mineralwasser konzentrierten Fruchtsäften oder Milch vorziehen.

Essen und Trinken
Kommunizieren

In Gemeinschaft schmeckt es einfach besser, man kann sich nebenher unterhalten und sich näher kommen. In manchen Einrichtungen (z.B. in der Behindertenbetreuung oder der Psychiatrie) essen Pflegende und Patienten gemeinsam.

Essen und Trinken
Wach sein und schlafen

Die Hauptmahlzeiten teilen den Tag ein und sind eine willkommene Abwechslung. Essen und Trinken sind ebenso wie Wachsein und Schlafen Tätigkeiten, die den Ablauf und den Rhythmus eines Tages strukturieren und bestimmen.

7.7 ATL „Körpertemperatur regulieren"

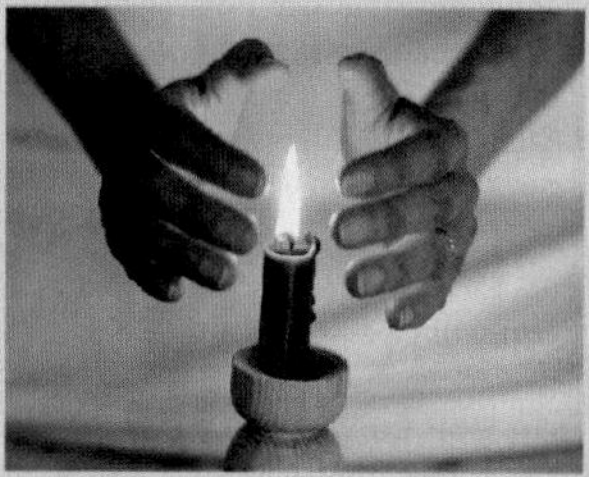

Die ATL **„Körpertemperatur regulieren"** beinhaltet die Funktion der Temperaturregulation (☞ 7.7.1) und steht in enger Beziehung zu den Stoffwechselvorgängen im menschlichen Körper. Zugleich bezieht sich diese ATL auch auf nicht messbare Größen wie menschliche Zuwendung, Wärme und Geborgenheit.

Mit der Formulierung **„Körpertemperatur regulieren"** assoziiert man zunächst einen eher technischen Vorgang. Das Wortpaar „Wärme und Geborgenheit" erinnert jedoch daran, dass hier auch Gefühle eine Rolle spielen.

Kalte Füße, die beim Einschlafen stören, ein ungemütlich kalter Raum, eine kühle, abweisende Geste, allen gemeinsam ist: Es fehlt Wärme. Einmal hilft eine Wärmflasche, ein andermal *menschliche Wärme,* also Zuwendung.

Diese ATL umfasst weiterhin den gesamten Stoffwechsel und seine Steuerung im menschliche Körper. Stoffwechselvorgänge und Körpertemperatur bedingen sich gegenseitig, weil die wichtigsten Wärmequellen des Menschen die Muskelkontraktionen und der Leber-Stoffwechsel sind. Gleichzeitig können Stoffwechselvorgänge nur bei einer Körpertemperatur von über 36 °C regelrecht ablaufen. Ein Absinken der Körpertemperatur führt zum Nachlassen der Stoffwechselaktivität. Beim Erfrieren bricht der Stoffwechsel eines Menschen völlig zusammen. Somit gehört es zu den lebenserhaltenden Leistungen und Aktivitäten des menschlichen Organismus, seinen Stoffwechsel zu steuern und seine Temperatur in engen Grenzen zu regulieren.

7.7.1 Physiologie des Wärmehaushalts und der Temperaturregulation

Der menschliche Organismus hält die Körpertemperatur konstant, indem er *Wärmebildung* und *Wärmeabgabe* im Gleichgewicht hält. Der Sollwert der Körpertemperatur wird vom **Wärmeregulationszentrum** des *Hypothalamus,* einem Teil des Zwischenhirns (☞ Abb. 7.215), festgelegt. **Thermorezeptoren** messen die Temperatur im Körperinneren, der Haut und im Rückenmark. Diese Informationen werden über Nervenfasern zum Hypothalamus weitergeleitet. Dort wird der Ist-Wert mit dem Soll-Wert der Körpertemperatur verglichen. Bei Abweichungen ändert das Wärmeregulationszentrum die Wärmebildung oder Wärmeabgabe, um die Körpertemperatur im Normbereich zu halten.

Das Tragen oder Ablegen von Kleidungsstücken unterstützt die Regulationsmechanismen der Körpertemperatur.

Wärmebildung

✓ Die Möglichkeiten der Wärmeproduktion für den erwachsenen menschlichen Körper sind:
- Stoffwechsel
- Muskelarbeit.

Körperwärme entsteht durch Stoffwechselvorgänge, vor allem in der Leber, und durch Muskelkontraktionen (Muskelarbeit). In Ruhe wird etwas mehr als die Hälfte der Wärme in der Leber gebildet. Bei erhöhtem Wärmebedarf wird der *Muskeltonus* (Spannungszustand der Muskeln) erhöht. Reicht dies nicht aus, versucht der Körper, durch unwillkürliche Muskelkontraktionen (Kältezittern oder Zähneklappern) Wärme zu erzeugen.

Bei Tieren mit einem dichten Fell erfüllt die **Gänsehaut** die Funktion, Wärmeverluste durch isolierende Luftpolster zu minimieren. Beim Menschen hat sich die Behaarung am ganzen Körper im Laufe der Evolution zurückgebildet, nicht jedoch der Gänsehaut-Reflex: Die kleinen Haarbalgmuskeln, die bei Pelztieren die Haare aufrichten, sind von dieser Schutzfunktion übrig geblieben, erfüllen beim Menschen aber nur noch die Funktion einer gewissen Wärmeproduktion.

Wärmeabgabe

Die Wärmeabgabe erfolgt zu etwa 90 % über die Haut. Dabei ist das Verhältnis zwischen Körperoberfläche und Körpermasse entscheidend. Bei einer im Vergleich zur Körpermasse großen Körperoberfläche (z.B. beim Säugling) geht Wärme schnell verloren. Auch über die Atmung und durch die Ausscheidung von Stuhl und Urin verliert der Körper Wärme.

✓ Mit Hilfe vier verschiedener Mechanismen kann der Körper Wärme abgeben (verlieren):
- Durch **Verdunsten** von Hautfeuchtigkeit (Schwitzen erzeugt *Verdunstungskälte)*
- Durch **Wärmeabstrahlung.** Ähnlich wie ein Heizradiator strahlt der Körper Wärme in die Umgebung ab
- Durch **Konvektion** (*convehire* = mitfahren). Die Luftschicht, die unmittelbar mit der Haut Kontakt hat, wird von der Haut erwärmt. Wird sie z.B. bei Bewegung oder Zugluft weggeblasen, geht die Wärme verloren
- Durch **Konduktion** *(Wärmeleitung)* Wärmeaustausch zwischen in Kontakt stehenden unterschiedlich temperierten Körperschichten.

Die Mechanismen zur Wärmeabgabe kommen zum Tragen, wenn z.B. durch körperliche Arbeit mehr Wärme entsteht als gebraucht wird. Um überschüssige Wärme über die Haut abgeben zu können, werden die Hautgefäße weitgestellt *(Vasodilatation);* um Wärmeverluste zu minimieren, werden sie verengt *(Vasokonstriktion).*

Körperkern- und Körperschalentemperatur

Die Temperatur ist nicht in allen Körperschichten gleich. Als **Kerntemperatur** wird die Temperatur im Körperinnern (z.B. Herz, Nieren, ZNS) bezeichnet. Sie schwankt physiologisch in engen Grenzen und beträgt etwa 37 °C (36,5 – 37,4 °C), der individuelle Normwert kann aber gering davon abweichen. Die **Schalentemperatur** an Haut und Gliedmaßen ist niedriger und liegt je nach Region zwischen 28 °C und 33 °C. Sie wird von der Durchblutung und der Außentemperatur beeinflusst und schwankt aus diesem Grund stärker als die Kerntemperatur. An sehr heißen Tagen oder beim Schwitzen kann die Schalentemperatur sogar höher sein als die Kerntemperatur.

Schwankungen der Körpertemperatur

Die Körpertemperatur schwankt im Laufe des Tages durch unterschiedliche Stoffwechselaktivitäten um wenige Zehntel Grad. Sie ist morgens zwischen 5 und 6 Uhr am niedrigsten (Zeit der niedrigsten Stoffwechselaktivität) und zwischen 17 und 18 Uhr am höchsten. Zusätzlich schwankt die Körpertemperatur bei Frauen während des Menstruationszyklus aufgrund der hormonellen Veränderungen. Sie steigt 1 – 2 Tage nach dem Eisprung um etwa 0,5 °C an (☞ Abb. 32.103).

7.7.2 Messung der Körpertemperatur

Die Körpertemperatur wird durch *Messen* bestimmt und damit objektiviert. Angaben des Patienten, er fühle sich fiebrig, oder Beobachtungen der Pflegenden (warme Haut, Hautrötung) sind kein Ersatz für exaktes Messen. Manche Erkrankungen können nur erkannt werden, wenn verlässliche Temperaturwerte vorliegen. Beispielsweise führen beginnende Infektionen nicht selten zu einer (zu-

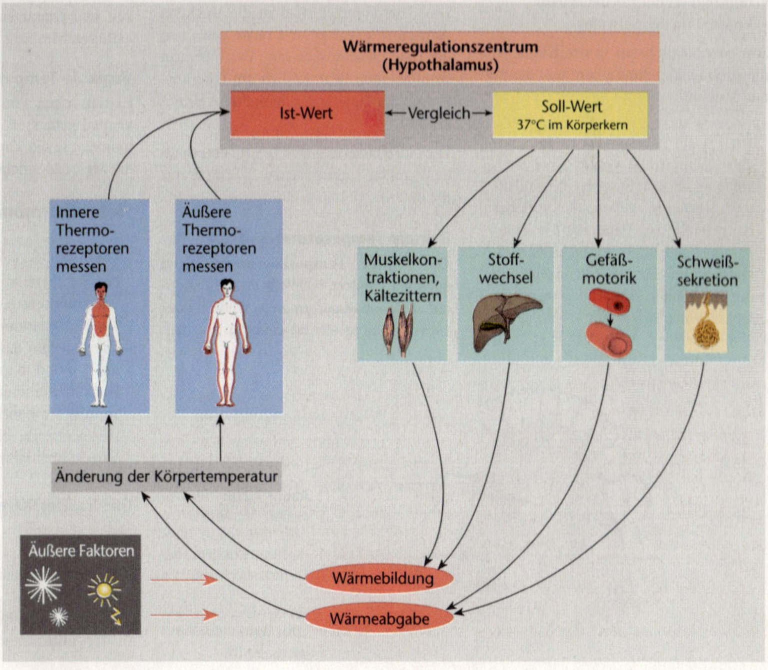

Abb. 7.215: Regelkreis der Körpertemperatur. Rezeptoren in der Körperschale und im Körperkern messen die Körpertemperatur und übermitteln sie an den Hypothalamus im Zwischenhirn, wo der Ist-Wert mit dem Soll-Wert verglichen wird. Von dort wird über Wärmebildung, Veränderung der Durchblutung, Schweißsekretion und sinnvolles Verhalten (z.B. Jacke anziehen) die notwendige Temperaturanpassung eingeleitet.

nächst geringen) Temperaturerhöhung, bevor der Patient Symptome verspürt.

Die Beobachtung der Körpertemperatur ist folglich keine Routinetätigkeit, sondern sie liefert wichtige Informationen, von denen rechtzeitiges Erkennen und Behandeln abhängt.

Exakte Temperaturwerte sind wichtig:
- Zur Beurteilung eines Krankheitsverlaufes
- Zur Wirksamkeitskontrolle von Arzneimitteln, z.B. nach der Einnahme von Antibiotika (☞ Pharma-Info 28.24)
- Zur Überwachung der Wundheilung (☞ 11.4.2).

Zur Temperaturmessung geeignete Körperstellen

Die Körpertemperatur kann an folgenden *Körperstellen (-höhlen)* gemessen werden:
- **Sublingual** (unter der Zunge), **oral** (im Mund)
- **Axillar** (in der Achselhöhle)
- **Rektal** (im Mastdarm)
- Am äußeren **Gehörgang** (☞ Infrarot-Thermometer)
- **Inguinal** (in der Leistenbeuge)
- **Vaginal** (in der Scheide).

Am gebräuchlichsten in der Klinik sind die sublinguale, die axillare und die rektale Messung.

Da nur Messungen an der gleichen Körperstelle vergleichbar sind, sollte es für jede Station eine eindeutige Regelung geben, an welcher Körperstelle bei Patienten die Temperatur kontrolliert wird. Bei Abweichungen im Einzelfall kennzeichnen die Pflegenden diese Messwerte im Dokumentationssystem.

Sublinguale Temperaturmessung

Die **sublinguale Temperaturmessung** wird heute in vielen Kliniken bevorzugt. Das Thermometer wird dabei unter die Zunge gelegt, die Lippen sind während der gesamten Messzeit geschlossen. Diese Methode wird bei unruhigen, verwirrten Patienten oder Kindern nicht angewendet, weil sie das Thermometer zerbeißen könnten. Bei Atemnot, Hustenreiz oder Gesichtslähmungen kommt die sublinguale Messung ebenfalls nicht in Frage, da solche Patienten die Lippen nicht geschlossen halten können und der stets feuchte Mundraum durch Verdunstungskälte auskühlt. Heiße oder kalte Getränke sollten nicht unmittelbar vor der Messung getrunken werden, weil sie das Messergebnis verfälschen können.

Der Wert der sublingualen Temperatur liegt 0,3 – 0,5 °C unter der rektal gemessenen Körpertemperatur (☞ unten).

Axillare Temperaturmessung

Die **axillare Temperaturmessung** ist problemlos und für den Patienten nicht unangenehm. Er sollte allerdings kooperativ sein und die lange Messdauer einhalten. Bei zu kurzer Messung oder Verdunstungskälte durch starken Achselschweiß können Messfehler entstehen. Das Thermometer wird in die trockene Achselhöhle gelegt und muss ganz von der Haut umschlossen sein. Der Oberarm des Patienten liegt seitlich am Oberkörper an, der Unterarm ruht auf dem Brustkorb.

Die Normalwerte liegen 0,5 °C unterhalb der rektal gemessenen Temperatur (☞ unten).

Rektale Temperaturmessung

Die **rektale Temperaturmessung** ist auch bei Kindern oder unruhigen Patienten anwendbar, sofern diese während der Messung nicht alleine gelassen werden. Diese Methode stellt aber einen Eingriff in die Intimsphäre des Patienten dar und ist hygienisch bedenklich, weil die Gefahr der Verschleppung von Darmbakterien droht. Bei rektaler Messung sind Werte zwischen 36,5 und 37,4 °C normal.

Das Thermometer wird in eine Schutzhülle gesteckt, die an der Spitze angefeuchtet ist, um sie gleitfähig zu machen. Dann wird das Thermometer vorsichtig unter leichtem Drehen in den After eingeführt und dort für die Messdauer belassen. Die Pflegenden achten darauf, den Patienten nicht zu verletzen (vor allem bei Hämorrhoiden). Verwirrte Patienten und Kinder beaufsichtigen sie während des Messens.

! Vorsicht

Es gibt Patienten, bei denen **keine rektalen Maßnahmen** durchgeführt werden dürfen, z.B. nach Operationen der Hämorrhoiden und des Enddarmes oder bei hoher Blutungsneigung. In diesem Fall wählen die Pflegenden andere Messmethoden.

Inguinale Temperaturmessung

Hier wird das Thermometer in die trockene Leistenbeuge eingelegt. Die Genauigkeit und Dauer entspricht etwa der der axillaren Messung.

Vaginale Temperaturmessung

Extrem selten wird die Körpertemperatur vaginal gemessen: hierzu wird das Thermometer in die Vagina eingeführt und für die Messdauer belassen.

Fieberthermometer

Auf den meisten Stationen wird die Temperatur mit **elektronischen Thermometern** (☞ Abb. 7.218) oder **Digitalthermometern** gemessen. Diese zeigen das Ende der Messung optisch und akustisch an. **Quecksilberthermometer** (☞ Abb. 7.217) werden nicht mehr oft eingesetzt, da sie leicht zerbrechen und dann giftige Quecksilberdämpfe freisetzen.

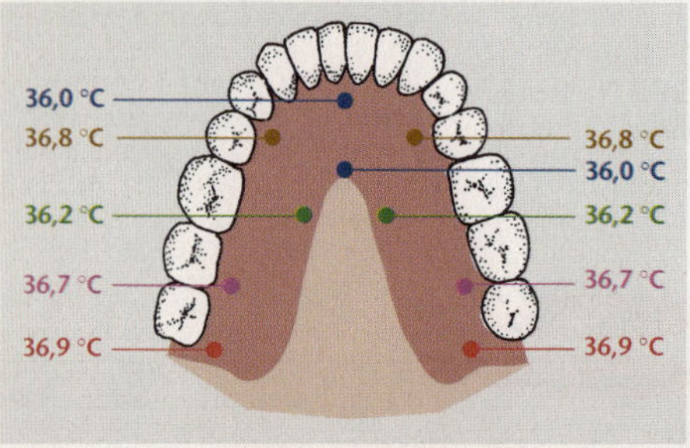

Abb. 7.216: Wärmepunkte im Mund. Die Abb. verdeutlicht, dass exaktes Einlegen des Thermometers unter die Zunge bei der sublingualen Messung für verlässliche Werte unverzichtbar ist. [A400]

Quecksilberthermometer

! Vorsicht

Ist ein Quecksilberthermometer zerbrochen:
- Die Quecksilberkügelchen sorgfältig einsammeln; dabei nicht mit der

Hand anfassen, sondern mit einem Blatt Papier oder mit Handbesen und Schaufel aufnehmen
- In ein luftdicht verschließbares Gefäß geben
- In die Apotheke bringen.

In manchen Krankenhäusern stehen spezielle Entsorgungssets zur Verfügung. Diese schützen vor giftigen Quecksilberdämpfen.

Das **Quecksilberthermometer** besteht aus einer Glashülle, einer Skala, die in Zehntelgrade von 35 – 42 °C eingeteilt ist, und einer luftleeren Kapillarröhre mit einem Quecksilberdepot. Bei Erwärmung dehnt sich das Quecksilber aus und steigt aus dem Depot in der Kapillarröhre nach oben. Beim Abkühlen reißt der Quecksilberfaden an der Engstelle der Kapillare ab und bleibt auf der maximalen Temperatur stehen. Daher handelt es sich beim Quecksilberthermometer um ein so genanntes *Maximalthermometer*. Vor einer erneuten Messung wird das Quecksilber durch „Herunterschlagen" ins Depot zurückgebracht.

Während die elektronischen und digitalen Thermometer das Ende der Messung optisch und akustisch anzeigen, muss bei den Quecksilberthermometern abhängig vom Messort unterschiedlich lange gemessen werden.

Messzeiten bei der Anwendung von Quecksilberthermometern:

Sublingual:	5 Min.
Axillar:	8 – 10 Min.
Inguinal:	8 – 10 Min.
Rektal:	2 – 3 Min.
Vaginal:	2 – 3 Min.

Digitale Thermometer

Das (batteriebetriebene) **Digitalthermometer** (☞ Abb. 7.217 rechts) besitzt einen Ein-Ausschalter und eine digitale Temperaturanzeige. Der Temperatursensor befindet sich an der Thermometerspitze. Vor der Messung wird zunächst der Einschalter gedrückt. Ein kurzer Signalton zeigt die Betriebsbereitschaft an. Zur optischen Kontrolle erscheinen für etwa 3 Sekunden alle Digitalsegmente im Sichtfeld gleichzeitig. Wird diese Taste weiterhin gedrückt, wird der letzte gemessene Wert angezeigt. Nach dem Loslassen der Taste blinkt die Maßeinheit „°C" auf, und für etwa 2 Sekunden wird ein Testwert von 42 °C angezeigt (erscheint dieser Wert nicht, ist das Gerät defekt). Jetzt ist das Thermometer messbereit und kann eingeführt werden.

Nach 60 – 90 Sekunden signalisiert das Gerät optisch und akustisch, dass die Messung beendet ist. Der Wert kann sofort abgelesen werden.

Digitalthermometer müssen nur alle drei Tage desinfiziert werden, wenn sie beim Patienten verbleiben und trocken gelagert werden.

Nach Gebrauch (ebenso wie bei Quecksilberthermometern):
- Sofern verwendet, Schutzhüllen entsorgen
- Schmutz abwischen
- Thermometer in Desinfektionslösung einlegen (nach Desinfektionsplan).

Elektronische Thermometer

Schnell und unkompliziert kann die Körpertemperatur mit **elektronischen Thermometern** ermittelt werden; sie zeigen bereits nach wenigen Sekunden den Messwert an.

Handlungskette am Beispiel des IVAC®-Thermometers (☞ Abb. 7.218):
- Funktion des Gerätes prüfen
- Messfühler entsprechend Messort auswählen (roter Messfühler rektale, blauer Messfühler sublinguale Messung)
- Thermometer vom Ladegerät abnehmen und um den Hals hängen
- Beim Patienten Messfühler aus dem Gerät nehmen (Anzeige im Sichtfeld: 34 °C) und in die Schutzhülle hineindrücken
- Messfühler einführen lassen oder am Messort platzieren
- Während der Messzeit z.B. Puls fühlen.

Nach Erreichen der Endtemperatur ertönt ein akustisches Signal, und ein rotes Lämpchen leuchtet neben der Temperaturanzeige auf. Dann:
- Messfühler entfernen und Schutzhülle abwerfen, z.B. in eine Nierenschale
- Messfühler in die vorgesehene Öffnung am Gerät schieben
- Wert dokumentieren
- Bei weiteren Patienten Temperatur messen oder das Gerät auf das Ladegerät setzen, so dass die rote Kontrolllampe leuchtet.

Infrarot-Ohrthermometer

Das gut durchblutete Trommelfell hat dieselbe Temperatur wie der Körperkern. Infrarot-Ohrthermometer wie zum Beispiel Core-Check® (☞ Abb. 7.219) ermöglichen bei korrekter Handhabung schnelle und relativ genaue Messungen: 1 – 3 Sekunden, nachdem das Messgerät an den äußeren Gehörgang gehalten wurde, wird die Temperatur angezeigt.

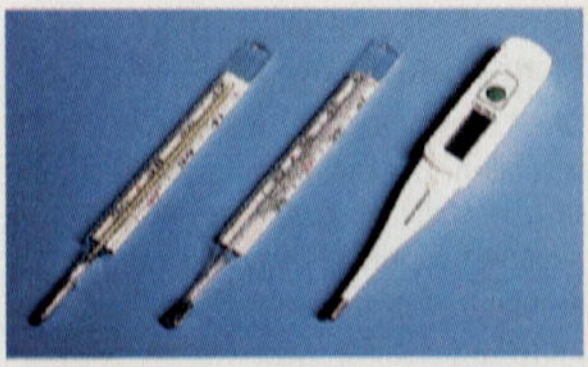

Abb. 7.217: Quecksilberthermometer (links mit stabförmiger Spitze für die axillare und in der Mitte mit dickerer Spitze für die sublinguale Messung) und Digitalthermometer (rechts). [K183]

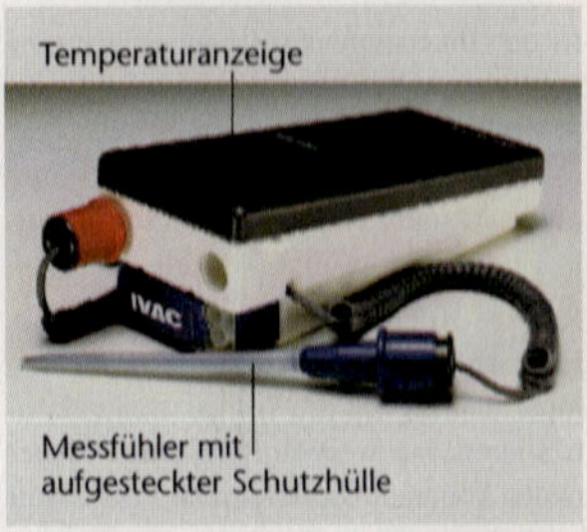

Abb. 7.218: Elektronisches Fieberthermometer von IVAC. [V179]

Messen mit dem Infrarot-Ohrthermometer:
- Thermometer an der Basis (Ladegerät) entnehmen
- Ohrmessung einstellen („Mode"-Knopf drücken)
- Einmal-Messhülle auf den Messkonus setzen
- Ohrmuschel etwas schräg nach hinten ziehen, damit der Gehörgang gestreckt wird, so dass die Spitze des Messfühlers beim Aufsetzen direkt auf das Trommelfell gerichtet ist. Dann Messfühler an den Gehörgang ansetzen, so dass der Ohrkanal abgedichtet wird
- Messung starten durch Drücken des „Scan"-Knopfes
- Messwert ablesen, wenn ein dreifacher Piepston das Ende des Messvorgangs anzeigt
- Messhülle abwerfen („Ejekt"-Taste drücken)
- Gerät zurück an die Basis bringen.

Nach jeweils 40 Messungen muss das Gerät wieder in der Wandhalterung „aktiviert" werden (Diebstahlsicherung); alle 8 000 Messungen wird das akkubetriebene Gerät aufgeladen.

Häufigkeit der Temperaturkontrollen

Die Temperatur wird meistens nach der Aufnahme des Patienten in die Klinik bestimmt. Oft wünscht der behandelnde Arzt, dass mindestens einmal täglich nachgemessen wird. Häufigere Temperaturmessungen sind angebracht:

- Bei einer rektalen Temperatur > 37,5 °C
- Vor und nach Operationen
- Bei Infektionskrankheiten und während einer Antibiotikatherapie.

In der Intensivmedizin kann sogar eine kontinuierliche Temperaturkontrolle erforderlich werden. Dann wird z.B. eine rektal eingeführte Temperatursonde mit einem Monitor verbunden, der die aktuelle Temperatur anzeigt (☞ Abb. 38.12).

Routine-Kontrollen kosten sehr viel Zeit. Es macht keinen Sinn, bei allen Patienten mehrmals täglich die Temperatur zu kontrollieren, nur weil einige wenige Fieber haben könnten. Die erfahrene Pflegekraft weiß, bei welchen Erkrankungen Temperaturkontrollen nötig sind und achtet auf Anzeichen einer erhöhten Temperatur (☞ unten).

Dokumentation in der Temperaturkurve

Im Dokumentationssystem sind Ausdrücke wie „Fieber messen" und „Fieberkurve" zu ungenau, weil nicht jeder Patient Fieber hat, dessen Temperatur überwacht wird. Daher ist die Bezeichnung „Temperaturkurve" genauer.

Die Messergebnisse werden sofort nach dem Messen mit einem blauen Stift in das

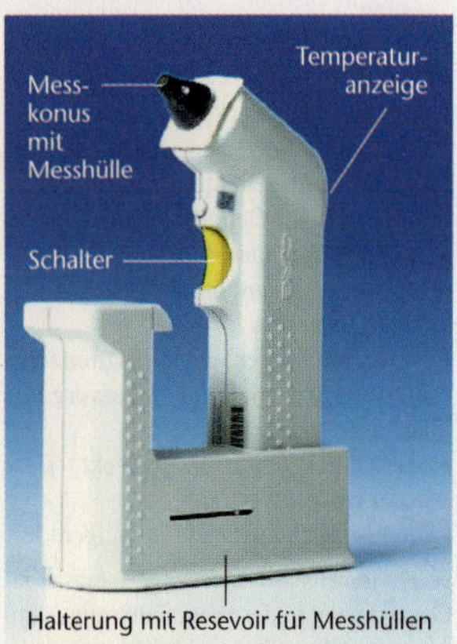

Abb. 7.219: Infrarot-Ohrthermometer ermöglichen schnelle Messungen. [V179]

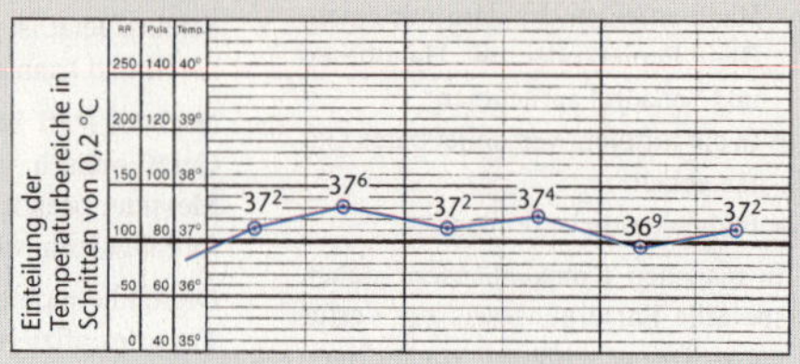

Abb. 7.220: Temperaturkurve. Hier ein Beispiel mit der Möglichkeit, den mit der Temperatur korrelierenden Puls und den Blutdruck einzutragen.

Dokumentationssystem eingetragen (☞ 2.6). Die Werte werden nur dann miteinander verbunden, wenn sie mit derselben Messmethode ermittelt wurden. Abweichungen von der auf einer Station üblichen Messmethode werden deutlich gekennzeichnet.

> Beim Messen der Körpertemperatur beachten:
> - 30 Minuten vorher keine Wärme- oder Kälteanwendungen
> - Messungen nicht nach Aufregung oder Anstrengungen durchführen
> - Messungen am besten bei liegenden Patienten durchführen
> - Funktion des Thermometers überprüfen
> - Messungen in das Dokumentationssystem eintragen
> - Bei starken Abweichungen von der normalen Körpertemperatur den Arzt verständigen.

7.7.3 Fieber

> **Fieber:** Erhöhung der *Körperkerntemperatur* auf über 38,0 °C aufgrund einer Sollwerterhöhung des Temperaturzentrums im Zwischenhirn.

Fieber entsteht meist durch die Einwirkung von **Pyrogenen** *(fiebererzeugende Stoffe)*. **Exogene Pyrogene** sind z.B. von Bakterien produzierte Toxine und Bestandteile von Viren oder Pilzen. **Endogene Pyrogene** entstehen innerhalb des Körpers und sind z.B. Abbauprodukte körpereigener Eiweiße und die bei Entzündungen vom Körper freigesetzten Prostaglandine (☞ 8.3.2). Gelangen Pyrogene in die Blutbahn, verursachen sie Fieber.

Fieber ist Teil der Abwehrreaktion des Organismus und bei Entzündungen durchaus sinnvoll: Abwehrvorgänge kommen bei erhöhter Temperatur schneller in Gang, und manche Erreger können sich nicht mehr so schnell vermehren.

Fieber muss von der **Hyperthermie** (☞ 37.10.1) unterschieden werden. Hier ist der Sollwert im Temperaturzentrum normal, der Körper hat nur keine (ausreichende) Möglichkeit, die überschüssige Wärme abzugeben. Folge ist die Überwärmung des Körpers durch Hitzestau.

Beurteilung der Fieberhöhe

> Je nach Temperatur werden bei rektaler Messung verschiedene **Fieberhöhen** unterschieden:
> - 36,3 °C – 37,4 °C: Normaltemperatur
> - 37,5 °C – 38,0 °C: Subfebrile Temperatur
> - 38,1 °C – 38,5 °C: Leichtes Fieber
> - 38,6 °C – 39,0 °C: Mäßiges Fieber
> - 39,1 °C – 39,9 °C: Hohes Fieber
> - 40,0 °C – 42,0 °C: Sehr hohes Fieber.

Ab einer Temperatur von ca. 42,6 °C beginnt die Eiweißgerinnung im menschlichen Körper, sie ist mit dem Leben unvereinbar.

Temperaturen unter 36,3 °C werden als *Untertemperaturen* bezeichnet, Temperaturen unter 29,0 °C sind kritisch, und bei Temperaturen unter ca. 25,0 °C tritt der Tod ein.

Erkrankungen mit Fieber

Zahlreiche Erkrankungen gehen mit Fieber einher, etwa Tumoren (z.B. maligne Lymphome ☞ 24.8), Bindegewebserkrankungen (z.B. im akuten Schub einer rheumatoiden Arthritis ☞ 25.5.1) oder Arzneimittelunverträglichkeit.

Die Fieberhöhe korreliert nicht immer mit der Schwere der Erkrankung. Dies gilt insbesondere für alte Menschen und Säuglinge, die selbst bei schweren Infektionen nur mäßiges oder gar kein Fieber haben können.

Nach der Ursache des Fiebers werden unterschieden:

- Fieber bei Infektionserkrankungen
- Resorptionsfieber
- Zentrales Fieber
- Durstfieber.

Fieber bei Infektionserkrankungen

Bei **Infektionserkrankungen** sind für die Temperaturerhöhung Toxine verantwortlich, die durch den Stoffwechsel der Krankheitserreger oder deren Abbau entstehen. Ein typisches Beispiel hierfür ist das *septische Fieber:* Wenn die Toxine in die Blutbahn gelangen, reagiert der Körper mit Schüttelfrost und septischen Temperaturen bis 40 °C (☞ auch 28.4).

Resorptionsfieber

Resorptionsfieber *(aseptisches Fieber)* entsteht durch den Abbau von Gewebetrümmern im Organismus nach größeren Verletzungen oder Verbrennungen, bei Blutergüssen oder nach größeren Operationen. Wenige Tage später gelangen pyrogene Abbauprodukte der abgestorbenen Zellen in die Blutbahn. Typisch für das Resorptionsfieber sind der Zeitpunkt (2 – 3 Tage nach Trauma oder OP) und die Fieberhöhe, die selten über 38,5 °C liegt.

Zentrales Fieber

Infolge von Schädel-Hirn-Verletzungen (☞ 31.14.1) kann das Temperaturzentrum selbst gestört sein. **Zentrales Fieber** steigt meist über 40 °C, und fiebersenkende Arzneimittel greifen oft nicht.

Durstfieber

Vor allem bei Säuglingen kommt es infolge von Flüssigkeitsmangel zum Ansteigen der Körpertemperatur **(Durstfieber).** Anzeichen sind z.B. verringerter Hautturgor und eventuell Bewusstseinseintrübung (*Dehydratation* ☞ 7.6.9).

Symptome bei Fieber

Fieberhafte Erkrankungen sind von **Symptomen** begleitet wie:

- Mattigkeit, Abgeschlagenheit
- Ausgeprägtes Krankheitsgefühl
- Kopf- und Gliederschmerzen (v.a. bei Virusinfektionen)
- Wahrnehmungsstörungen, Überempfindlichkeit gegenüber Licht und Geräuschen
- Heiße, stark gerötete Haut, glasige Augen bei hohem Fieber
- Bei sehr hohem Fieber psychische Störungen wie Fieberträume oder sogar *Fieberdelir.*

Als physiologische Folgen der Temperaturerhöhung und der allgemein gesteigerten Stoffwechselaktivität sind Puls und Atmung beschleunigt.

Das Beobachten dieser Begleiterscheinungen kann ein exaktes Messen der Temperatur nicht ersetzen. Bei weiter steigendem Fieber oder großem Flüssigkeitsverlust, z.B. bei fieberhaftem Durchfall, kann es vor allem bei Kindern dazu kommen, dass die Durchblutung der Gliedmaßen abnimmt: Arme und Beine sind blass und kalt, obwohl die Körpertemperatur über 40 °C liegt *(Zentralisation).*

Fiebertypen

Die normale Körpertemperatur schwankt im Tagesverlauf etwa um 0,5 °C um den Normalwert. Auch das Fieber kann im Tagesverlauf unterschiedlich steigen und fallen. Je nachdem, wie stark und in welchem Zeitraum das Fieber schwankt, werden verschiedene Fiebertypen unterschieden:

- **Kontinuierliches** (gleichbleibendes) **Fieber:** Die Tagesschwankungen der Körpertemperatur sind gering und betragen nicht mehr als ca. 1 °C. Die Temperatur liegt bei etwa 38 – 39 °C, z.B. bei Pneumonie (☞ 20.5.3) und Scharlach (☞ 34.7.1)
- **Remittierendes Fieber:** Das Fieber schwankt um maximal 1,5 °C, wobei die normale Körpertemperatur nicht wieder erreicht wird, z.B. bei Pyelonephritis (☞ 31.6.3) und Tuberkulose (☞ 20.5.4)
- **Intermittierendes Fieber** (lat. inter = dazwischen). Im Tagesverlauf hat der Patient zwischendurch immer wieder normale Temperaturwerte, was typisch ist für eine *Sepsis.* Der Fieberanstieg ist häufig von einem Schüttelfrost begleitet

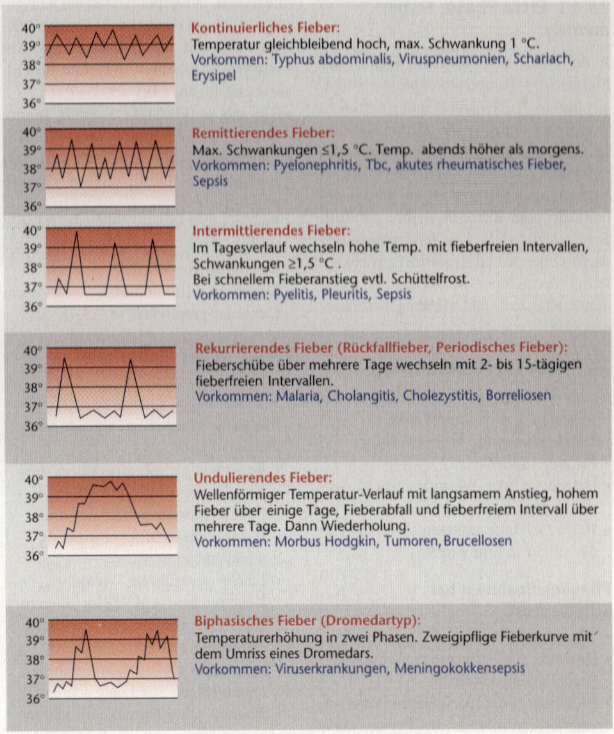

Abb. 7.221: Häufige Fiebertypen. Diese klassischen Fieberverläufe werden durch die frühzeitige Gabe von Antibiotika (☞ Pharma-Info 28.24) oder fiebersenkenden Arzneimitteln (Antipyretika) verändert. [A400]

- **Rekurrierendes Fieber** (*Rückfallfieber, Wechselfieber, periodisches Fieber*). Es besteht ein Wechsel zwischen Fieberanfällen und fieberfreien Tagen. Dieses Fieber ist charakteristisch für Malaria (☞ 28.8.1)
- **Undulierendes** *(wellenförmiges)* **Fieber.** Die Temperaturkurve mehrerer Tage entspricht einer Welle. Der Temperaturanstieg erfolgt langsam. Danach besteht für einige Tage hohes Fieber. Es folgt ein langsamer Fieberabfall mit einigen fieberfreien Tagen und wiederum ein langsamer Fieberanstieg usw. Dieser Fiebertyp tritt beispielsweise bei Morbus Hodgkin (☞ 24.8.1) auf
- **Biphasisches Fieber** *(„Dromedartyp“)*: Die Fieberkurve ist zweigipflig und typisch für Virusinfektionen, z.B. bei Masern (☞ 13.14.2) und Hepatitis (☞ 22.4.2).

7.7.4 Fieberphasen und Pflege bei Fieber

7.7.4.1 Erste Phase: Fieberanstieg

In der **Phase des Fieberanstiegs** ist der Sollwert im Temperaturzentrum erhöht. *Verstärkte Muskelarbeit* und *Stoffwechselaktivität* steigern die *Wärmebildung*. Je tiefer die aktuelle Körpertemperatur unter dem nach oben verstellten Sollwert liegt, desto intensiver ist die Muskelarbeit, die vom *Kältezittern* bis hin zum *Schüttelfrost* reicht. Um den erhöhten Bedarf an Energie und Sauerstoff zu decken, leistet der Körper Schwerstarbeit, wodurch Kreislauf und Atmung beschleunigt sind.

Pflege im Fieberanstieg

Um den Körper zu entlasten, führen die Pflegenden von außen Wärme zu oder verhindern unnötige Wärmeverluste:

- Patienten zudecken
- Heizdecke oder Wärmflaschen einsetzen
- Heiße Getränke anbieten, wenn der Patient nicht zu sehr zittert.

Pflegemaßnahmen bei Schüttelfrost

- Wärme zuführen
- Patienten vor Verletzungen schützen
- Beim Patienten bleiben
- Blutdruck- oder Temperaturkontrollen unterlassen, solange der Patient stark zittert
- Den Arzt informieren; eventuell werden Blutkulturen abgenommen (☞ 28.3.5).

Ende des Fieberanstiegs

Kennzeichen dafür, dass der Körper die neue Solltemperatur erreicht hat, sind:

- Der Patient friert nicht mehr
- Er hört auf zu zittern
- Die Haut fühlt sich warm an.

Jetzt werden die Wärmequellen entfernt, der Patient wird nur noch leicht zugedeckt.

7.7.4.2 Zweite Phase: Fieberhöhe

In der **Phase der Fieberhöhe** bleibt die *Wärmebildung* und damit die Stoffwechselaktivität auf erhöhtem Niveau: Puls und Atmung sind beschleunigt und der Kalorienbedarf ist erhöht.

Je wärmer der Körper ist, desto mehr Flüssigkeit verliert der Patient über die Haut und die Atmung. Bei fieberhaften Infekten, die mit Durchfall oder Erbrechen einhergehen, kann es sehr schnell zu lebensbedrohlichen *Flüssigkeitsverlusten* kommen. Der Patient ist so geschwächt, dass er von selbst Bettruhe einhält. Appetitlosigkeit, ausgeprägtes Krankheitsgefühl, Flüssigkeitsverlust, Immobilität, Schwitzen und die Belastung des Abwehrsystems erhöhen die Gefahr für Folgeerkrankungen, z.B.:

- Thrombose (Flüssigkeitsverlust, Immobilität, Thromboseprophylaxe ☞ 7.2.15)
- Obstipation (Flüssigkeitsverlust, Immobilität, Obstipationsprophylaxe ☞ 7.8.5)
- Pneumonie (Abwehrschwäche, Immobilität, Flüssigkeitsverlust, Pneumonieprophylaxe ☞ 7.2.4)
- Dekubitus (Immobilität, Schwitzen, Dekubitusprophylaxe ☞ 7.5.4).

Pflege in der Fieberhöhe

Bei länger andauerndem Fieber führen die Pflegenden folgende Maßnahmen durch:

- Regelmäßige Temperatur- und Kreislaufkontrollen durchführen
- Flüssigkeitshaushalt bilanzieren
- Flüssigkeitsverluste ersetzen, Getränke anbieten
- Leicht verdauliche, vitaminreiche Kost reichen, z.B. Obst, Joghurt oder Quarkspeisen, Zwischenmahlzeiten
- Wegen der Obstipationsgefahr auf regelmäßigen Stuhlgang achten
- Zimmer ruhig halten, evtl. abdunkeln
- Prophylaxen je nach Gefährdung durchführen (☞ oben).

Fieber ist ein Symptom, keine eigenständige Erkrankung. Es ist für den Kranken zwar unangenehm, dennoch schadet es eher, mäßiges Fieber zu senken, weil die körpereigenen Abwehrmechanismen bei erhöhter Körpertemperatur besser funktionieren. Mit erfolgreicher Behandlung der Grunderkrankung geht das Fieber von selbst zurück.

Nur hohes Fieber sowie mäßiges Fieber bei Risikopatienten müssen gesenkt werden, um Kreislaufkomplikationen oder Fieberkrämpfe zu verhüten. Risikopatienten sind z.B. Patienten mit hochgradiger Herzinsuffizienz und Kleinkinder mit bekannten Fieberkrämpfen.

Fiebersenken durch Wadenwickel

Die Pflegenden wenden **Wadenwickel** bei Temperaturen von über 39 °C an, um das Fieber zu senken. Diese Maßnahme ist jedoch bei gleichzeitigen Durchblutungsstörungen der Extremitäten mit kalten Füßen *(Zentralisation)* kontraindiziert.

Benötigtes Material:

- Gummituch oder andere wasserfeste Unterlage
- 1 Stecklaken
- 2 Handtücher
- Eine Schüssel mit kühlem Wasser.

Für Wadenwickel sollte ca. 30 – 35 °C kühles Wasser ohne Eis und alkoholische Zusätze verwendet werden. Kälteres Wasser könnte zu einer Vasokonstriktion der Blutgefäße führen und somit die gewünschte Wärmeabgabe be- oder sogar verhindern; Alkohol trocknet die Haut aus.

Durchführung:

- Bettdecke bis zu den Knien hochschlagen oder Patienten nur mit einem Laken zudecken
- Gummituch und Stecklaken als Nässeschutz unter den Beinen einspannen
- Handtuchbreite den Unterschenkeln des Patienten anpassen; das Handtuch sollte ca. 30 cm breit sein, so dass sie die Unterschenkel vom Knöchel bis unterhalb des Knies bedecken
- Handtücher mit kühlem Wasser anfeuchten und auswringen
- Wickel faltenfrei und locker, jedoch nicht zu locker anlegen, damit eine gute Wärmeleitung möglich ist
- Patienten nur mit einem Laken abdecken, um Verdunstung zu ermöglichen
- Wadenwickel nach 10 – 15 Minuten wechseln, damit keine Wärmepackung entsteht

- Wickel nicht mehr als 3- bis 4-mal hintereinander wechseln, da es sonst zum zu starken Wärmeentzug kommt und der Kreislauf belastet wird; die maximale Temperatursenkung sollte nicht mehr als 1 – 1,5 °C betragen.

Weitere physikalische Maßnahmen

- Kühle (nicht eiskalte) Getränke wie Mineralwasser anbieten, eventuell auch Tees mit fiebersenkender Wirkung verabreichen (z.B. Lindenblütentee)
- Leichte Decke und Bekleidung, Raumtemperatur auf 17 – 19 °C absenken, das Zimmer lüften, aber Zugluft vermeiden
- Fiebersenkende Körperwaschungen durchführen. Die Wassertemperatur beträgt ca. 10 °C unter der Körpertemperatur des Patienten. Als Zusatz eignet sich z.B. ein Liter Pfefferminztee auf 5 Liter Wasser verdünnt. Der Patient wird mit gut ausgewrungenem Waschlappen gegen die Haarwuchsrichtung gewaschen. Anschließend lässt man die Feuchtigkeit kurz an der Luft trocknen. Um den Kranken vor Zugluft zu schützen, bedeckt ihn die Pflegekraft mit einer leichten Decke oder Laken. Die Füße des Patienten sollten warm sein, z.B. durch Socken.

! Vorsicht bei Wärmeentzug

Wärmeentzug belastet den Kreislauf; darum überwachen die Pflegenden bei fiebersenkenden Maßnahmen immer Blutdruck, Puls, Temperatur und Hautfarbe des Patienten. Wenn der Patient zu frieren beginnt, erneut schüttelt, sich unwohl fühlt oder Kreislaufstörungen hat, unterbrechen sie alle physikalischen Maßnahmen zur Fiebersenkung.

Fiebersenkung durch Arzneimittel

Die wichtigsten Arzneimittel zur Fiebersenkung *(Antipyretika)* sind Paracetamol (z.B. ben-u-ron® ☞ Pharma-Info 16.5) und Azetylsalizylsäure (z.B Aspirin® ☞ Pharma- Info 16.5). Beide Substanzen werden meist gut vertragen und lindern gleichzeitig Begleiterscheinungen wie Kopf- und Gliederschmerzen, die oft bei Infekten auftreten. Azetylsalizylsäure sollte aber Patienten mit Magenschwüren, Allergikern oder Kindern unter 10 Jahren nicht verabreicht werden.

Ein weiteres fiebersenkendes Arzneimittel ist Metamizol (Novalgin®). Wird es über längere Zeit verabreicht, sind jedoch Blutbildkontrollen angezeigt, weil Metamizol Nebenwirkungen wie eine hämolytische Anämie hervorrufen kann.

7.7.4.3 Dritte Phase: Fieberabfall

Beim **Fieberabfall** sinkt der Sollwert z.B. durch das Abklingen einer Infektion wieder ab. Dem gesunkenen Sollwert steht nun der hohe Istwert gegenüber, was zu einer verstärkten *Wärmeabgabe* im Organismus führt. Es gibt zwei verschiedene Wege, auf denen der Patient eine normale Temperatur erreicht:

- Ein langsamer Fieberabfall innerhalb mehrerer Tage **(Lysis)**, der in der Regel gut vertragen wird
- Ein rascher Temperaturabfall innerhalb weniger Stunden **(Krisis)**, der mit Schweißausbrüchen und hoher Kreislaufbelastung (Kollapsgefahr) einhergeht.

Notfall

Eine **Krisis** (kritisches Entfiebern) ist ein Notfall! Es kann zu allgemeinem Kreislaufversagen kommen (Schock ☞ 38.5.1).

Pflege im Fieberabfall

Starkes Schwitzen fördert die Entstehung von Dekubitus und Intertrigo. Daher führen die Pflegenden die Dekubitusprophylaxe (☞ 7.5.4) und Intertrigoprophylaxe (☞ 7.7.5) sorgfältig durch. Sie wechseln Kleidung und Bettwäsche des Patienten, sobald sie feucht sind (ggf. auch mehrfach am Tag).

In der Phase des Temperaturrückgangs ist eine anhaltende Überwachung erforderlich. Um einen *lytischen Fieberabfall* von einem *kritischen Fieberabfall* unterscheiden zu können, messen die Pflegenden regelmäßig Puls, Blutdruck und Körpertemperatur des Patienten.

Nach dem Fieberabfall ist der Kranke meist erschöpft und möchte schlafen. Entsprechend werden Pflegetätigkeiten und ggf. auch Besuche verschoben, damit der Kranke die notwendige Ruhe zur weiteren Genesung findet.

Mit zunehmender Besserung können dem Patienten wieder mehr Aktivitäten zugemutet werden, die Hilfestellung bei den ATL kann langsam reduziert werden. Besondere Vorsicht ist jedoch bei der Mobilisation geboten: Die Patienten haben infolge der Anstrengung und des Flüssigkeitsverlustes eine Neigung zu kollabieren.

7.7.5 Beobachtung des Schweißes

Zusammensetzung des Schweißes

Schweiß: Sekret der Schweißdrüsen in der Haut, besteht zu 99 % aus Wasser. Weitere Bestandteile sind Kochsalz, Harnstoff, Immunglobuline, flüchtige Fettsäuren und Cholesterin.

Schweiß ist eine dünnflüssige, klare, farblose, sauer reagierende Flüssigkeit mit salzigem Geschmack und wird von den ekkrinen Schweißdrüsen der Haut abgesondert. Lediglich der Lippenrand, das Nagelbett, die Eichel, die Klitoris, die kleinen Schamlippen und das Trommelfell haben keine Schweißdrüsen. Besonders dicht nebeneinander liegen die Schweißdrüsen in der Handfläche und den Fußsohlen. Die Absonderung des Schweißes wird durch das vegetative Nervensystem gesteuert. Frischer Schweiß ist geruchsneutral.

Funktionen des Schweißes

Aufgaben der Schweißsekretion sind:

- Die Körpertemperatur über die Verdunstungskälte zu regulieren (☞ 7.7.1)
- Den Säureschutzmantel der Haut zu erhalten
- Stoffwechselendprodukte auszuscheiden.

Veränderungen der Schweißsekretion

Bei körperlicher Anstrengung oder erhöhten Außentemperaturen steigert sich die Schweißproduktion erheblich, um die *Wärmeabgabe* zu erhöhen. Daneben gibt es aber auch pathologische Veränderungen der Schweißsekretion (☞ Tab. 7.222).

Notfall

Kalter, klebriger Schweiß ist immer ein Zeichen für eine akute, bedrohliche Erkrankung. Deswegen sofort den Kreislaufzustand kontrollieren und den Arzt informieren.

Pflegemaßnahmen bei stark schwitzenden Patienten

Ist der Wasseranteil des Schweißes verdunstet, bleiben die darin gelösten Bestandteile auf der Haut zurück: die Haut fühlt sich klebrig an. Stark schwitzende Patienten empfinden daher kühle Abwaschungen als angenehm.

Bei der **schweißreduzierenden Ganzkörperwaschung** sollte die Wassertemperatur lauwarm sein und unter der Körpertemperatur des Patienten liegen. Als Zusatz eignet sich 1 Liter Salbeitee, der auf ca. 5 Liter Wasser verdünnt wird. Die Pflegekraft wäscht den Patienten mit gut ausgewrungenem Waschlappen gegen die Haarwuchsrichtung. Danach trocknet sie den Kranken gut ab und deckt ihn mit einer leichten Decke oder einem Laken zu. Bei stark schwitzenden Patienten besteht eine erhöhte Erkältungsgefahr. Aus diesem Grund wird der Patient vor Zugluft geschützt.

Um Intertrigo zu verhindern, achtet die Pflegekraft darauf, dass sie den Patienten vor allem unter den Brüsten und in den Leisten gut abtrocknet und evtl. ein Leinenläppchen einlegt *(Intertrigoprophylaxe)*, das den Schweiß aufsaugt. Da die Dekubitusgefahr an den gefährdeten Stellen bei stark schwitzenden Patienten zusätzlich erhöht ist, sind die Maßnahmen zur Dekubitusprophylaxe besonders wichtig (☞ 7.5.4).

Das Verdunsten des Schweißes verursacht Verdunstungskälte, die für den Patienten unangenehm sein kann. Deswegen trocknet die Pflegekraft den Schweiß immer wieder ab bzw. legt dem selbständigen Patienten feuchte Waschlappen zum Abtupfen bereit.

Körpergeruch entsteht, wenn die physiologischerweise auf der Haut vorhandenen Bakterien *(Hautflora)* die Bestandteile des Schweißes zersetzen. Dem kann schon durch regelmäßiges Duschen vorgebeugt werden. Desodorierende Seifen oder Deoroller unterstützen diese Wirkung. Auch eine Körperwaschung mit Essig (3 Esslöffel auf 5 Liter Wasser) beugt einer Geruchsentwicklung vor.

Beim Schwitzen verliert der Körper Flüssigkeit und Elektrolyte. Daher bieten die Pflegenden dem Patienten reichlich Flüssigkeit an und reichen evtl. kochsalzreiche Kost.

Dokumentation

Da die Schweißmenge nicht in Millilitern angegeben werden kann, beschreiben die Pflegenden, wie stark Kleidung und Bettwäsche durchnässt sind. Ausgeprägtes Schwitzen wird in der Flüssigkeitsbilanz berücksichtigt.

7.7.6 Netz

Da die ATL „Körpertemperatur regulieren" stellvertretend für alle Stoffwechselfunktionen steht, besteht hier auch ein enger Bezug zu den ATL „Atmen", „Essen und Trinken" und „Ausscheiden". Diese Aktivitäten garantieren gemeinsam die Konstanz des *Inneren Milieus.*

Körpertemperatur regulieren – Sich waschen und kleiden

Die Pflege von Patienten mit Fieber stellt den Zusammenhang zu der ATL „Sich waschen und kleiden" her:

- Kühle Waschungen wirken fiebersenkend
- Schwitzende Patienten brauchen öfters frische Wäsche.

Körpertemperatur regulieren – Sich bewegen

Wärme entsteht in erster Linie durch den Zellstoffwechsel und durch die Tätigkeit der Skelettmuskeln bei der Bewegung. Das Temperaturregulationszentrum im Hypothalamus reguliert die Wärmeabgabe durch eine gesteigerte Hautdurchblutung und die Absonderung von Schweiß.

Name	Definition	Beispiele für physiologische Ursachen	Beispiele für pathologische Ursachen
Hyperhidrosis	▸ Vermehrte Schweißsekretion ▸ Allgemeines Schwitzen ▸ Lokal begrenztes Schwitzen (z.B. Handinnenflächen)	▸ Hitze ▸ Angst ▸ Adipositas ▸ Anlagebedingt ▸ Hohe Außentemperaturen	▸ Fieberabfall (warm und grobperlig) ▸ Ohnmacht, Schock (kalt, klebrig, kleinperlig) ▸ Endokrinologische Erkrankungen (z.B. Schilddrüsenüberfunktion) ▸ Neurologische Erkrankungen (z.B. Schlaganfall)
Hemihyperhidrosis	▸ Vermehrte Schweißproduktion einer Körperseite	–	▸ Gelähmte Seite bei Hemiplegie ▸ Enzephalitis
Hypohidrosis	▸ Verminderte Schweißproduktion	–	▸ Hochgradiger Flüssigkeitsverlust ▸ Hauterkrankungen mit Schädigung der Schweißdrüsenausführungsgänge ▸ Arzneimittel (z.B. Atropin, Zytostatika) ▸ Endokrinologische Erkrankungen (z.B. Nebennierenrindenunterfunktion ☞ 23.7.2) ▸ Neurologische Erkrankungen (z.B. Polyneuropathie ☞ 35.10.1)
Anhidrosis	▸ Fehlende Schweißproduktion	–	▸ Erbkrankheit ▸ Verbrennungen
Bromhidrose	▸ Übelriechender Schweiß (Bakterien zersetzen Schweißbestandteile)	▸ Schlecht belüftete Körperstellen ▸ Nahrungsmittel (z.B. Knoblauch)	▸ Urinös: Nierenerkrankungen ▸ Fruchtähnlich: Stoffwechselerkrankungen ▸ Säuerlich: Lungenerkrankungen
Nachtschweiß	▸ Besonders nachts auftretender Schweiß	–	▸ Störungen im Hormonhaushalt ▸ Tuberkulose

Tab. 7.222: Pathologische Veränderungen der Schweißsekretion.

7.8 ATL „Ausscheiden"

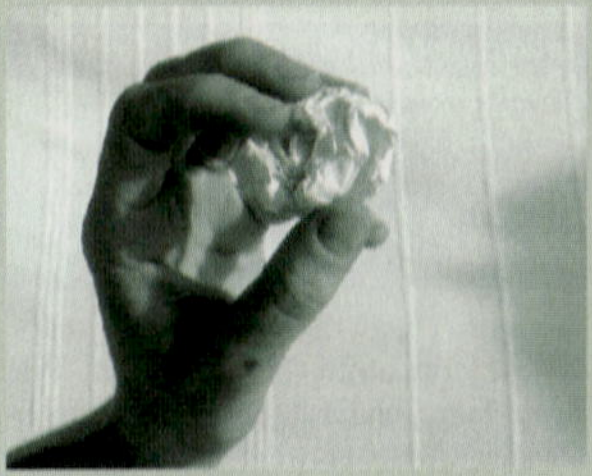

Bei der ATL **„Ausscheiden"** geht es um die Beseitigung unverwertbarer oder schädlicher Stoffe aus dem menschlichen Organismus. Als Sonderform zählt auch das Erbrechen zu den Ausscheidungen. Hierbei handelt es sich um einen Schutzreflex, mit dem z.B. Unverdauliches und Schadstoffe wieder „ausgeschieden" werden.

Die ATL „Ausscheidung" ist abhängig von Ernährung und Stoffwechsel und steht daher in enger Beziehung zu der ATL „Essen und Trinken", welche die Aufnahme von Nahrung und daraus folgenden Energiegewinn umfasst, und der ATL „Körpertemperatur regulieren", die den Stoffwechsel und Funktionen wie *Wärmebildung* und *Wärmabgabe* beinhaltet.

Der menschliche Organismus scheidet unverwertbare und schädliche Stoffe wieder aus, die:

- Mit der Nahrung aufgenommen wurden, z.B. Wasser und Ballaststoffe
- Beim Stoffwechsel entstanden sind, z.B. Harnstoff und Kreatinin.

Das Absondern von Schweiß dient nicht primär der Ausscheidung: Wasser und Salz werden über die Niere ausgeschieden. Das Schwitzen ist die Folge einer gesteigerten Wärmebildung z.B. durch Muskelarbeit (☞ 7.5.2), aber niemals bedingt durch eine gesteigerte Zufuhr von Wasser oder Salz (☞ 7.7.5).

Ausscheiden und Schamgefühl

Jeder Mensch lernt im Laufe der ersten Lebensjahre:

- Seine Ausscheidungen zu kontrollieren
- Hygienisch damit umzugehen
- Wohlerzogen darüber zu schweigen.

Dieses Schweigen hält auch dann noch an, wenn Menschen durch Krankheit oder Behinderung auf Hilfe bei den Ausscheidungen angewiesen sind. Bereits dadurch, dass im Krankenzimmer Mitpatienten oder Pflegende anwesend sind, kann es zu Störungen kommen: Trotz normaler Funktion der Blase können manche Kranke einfach kein Wasser lassen.

Zur gesunden Ausscheidung gehören:

- Ausscheidung ausreichender Mengen von Stuhl und Urin durch **Defäkation** (*Stuhlentleerung* ☞ 7.8.3) bzw. **Miktion** (*Blasenentleerung* ☞ 7.8.1)
- Normale Eigenschaften der Ausscheidung wie Menge, Farbe, Geruch, Beimengungen, pH-Wert
- Kontrolle über die Ausscheidung **(Kontinenz).**

Zur Krankenbeobachtung gehört darüber hinaus auch, ob:

- Die Blase vollständig entleert wird
- Urin und Stuhlgang gehalten werden können
- Schmerzen bei Miktion oder Defäkation auftreten
- Die Beschaffenheit von Urin und Stuhl auf Krankheiten hinweisen.

7.8.1 Physiologie der Blasenentleerung

Zusammensetzung des Urins

Der normale Urin besteht zu 95 % aus Wasser. Weitere Bestandteile sind Harnstoff, Harnsäure, Kreatinin, organische und anorganische Salze (z.B. Kalksalze, Kochsalz, Phosphate), organische Säuren (z.B. Zitronen-, Oxalsäure), Farbstoffe (Urobilinogen, *Urochrome* = natürliche gelbe Harnfarbstoffe), Hormone und wasserlösliche Vitamine.

Normalwerte des Urins:

- **Menge pro Tag** 1,5 – 2 Liter
- **Menge pro Miktion** 200 – 400 ml
- **pH-Wert** ca. 5 – 6
- **Farbe** hell- bis dunkelgelb
- **Geruch** unauffällig
- Keine **Beimengungen.**

Steuerung der Blasenentleerung

Miktion *(Blasenentleerung, Wasser lassen):* Willkürliche, schmerzlose Entleerung von ca. 200 – 400 ml Urin im Strahl.

Urin-Kontinenz: Fähigkeit, die Blase willkürlich zu entleeren und den Urin bis zu diesem Zeitpunkt halten zu können.

Voraussetzungen für normale Urin-Kontinenz und Miktion sind:

- Intakter Blasenschließmuskel (☞ 31.1.2)
- Funktionsfähiger Harnblasenmuskel
- Durchgängige Harnröhre
- Weiterleitung der Nervenimpulse von der Blase zum Gehirn und zurück.

Die menschliche Harnblase hat ein maximales Fassungsvermögen von ca. 800 ml. Das Bedürfnis, die Blase entleeren zu müssen, entsteht jedoch schon bei einer wesentlich geringeren Menge: Wenn sich in der Harnblase bereits etwa 200 – 250 ml Urin angesammelt haben, öffnet sich der Blasenhals, und der Mensch verspürt bereits ein – noch leicht zu unterdrückendes – Bedürfnis, Wasser zu lassen. Dieses Gefühl entsteht durch eine „Meldung", die die Dehnungsrezeptoren in der Blasenwand an das Gehirn senden. Auf dieses Signal reagiert der Gesunde mit einer automatischen Hemmung: Der quergestreifte Blasenschließmuskel verhindert eine vorzeitige Entleerung. Erst wenn sich dieser öffnet, kann der Urin durch die Harnröhre abfließen. Zur vollständigen Entleerung zieht sich die Blasenmuskulatur zusammen. Die Kontraktion der Bauch- und Beckenbodenmuskulatur unterstützt den Druck, so dass der Urin „im Strahl" abfließen kann.

Die Miktion kann nicht getrennt von der dabei entleerten Urinmenge betrachtet werden. Es gehört zur normalen Miktion beim Erwachsenen, dass etwa 200 –

Lebensalter	Menge pro Entleerung	Häufigkeit
Neugeborenes	5 – 10 ml	8 – 10-mal pro Tag
Säugling	15 – 30 ml	15 – 20-mal pro Tag
Kind	150 ml	6-mal pro Tag
Erwachsener	200 – 400 ml	4 – 6-mal pro Tag

Tab. 7.223: Miktionshäufigkeit und -menge in unterschiedlichen Lebensaltern.

400 ml Urin ausgeschieden werden. Wie sich Menge und Häufigkeit mit zunehmenden Alter entwickeln, zeigt Tab. 7.223.

7.8.2 Beobachtung des Urins

Die **Beobachtung des Urins** liefert wichtige Informationen über verschiedene Funktionen des Körpers, nicht nur die der Niere und Harnwege. Beispielsweise kann die Harnmenge Hinweise auf bestimmte Krankheiten geben, z.B. auf einen Schock. Um die stündlich produzierte Harnmenge präzise beobachten zu können, wird bei manchen Patienten ein transurethraler Blasendauerkatheter gelegt (☞ 31.2.2). Dann gehört die Beobachtung der Urinausscheidung neben Puls, Blutdruck und Atmung zur Überwachung der Vitalfunktionen.

Störungen der Urinproduktion	
Polyurie	> 3 000 ml/24 Std. (☞ 31.3.2)
Oligurie	100 – 500 ml/24 Std. (☞ 31.3.1)
Anurie	< 100 ml/24 Std. (☞ 31.3.1)
Miktionsstörungen	
Restharnbildung	Blase kann nicht *vollständig* entleert werden (☞ 31.3.5)
Harnverhalt	Unfähigkeit, die gefüllte Blase zu entleeren (☞ 31.3.6)
Pollakisurie	Häufiges Wasserlassen kleiner Mengen (☞ 31.3.3)
Enuresis (nocturna)	(Nächtliches) Einnässen (☞ 13.16.1)
Algurie	Schmerzhaftes Wasserlassen (☞ 31.3.4)
Dysurie	Schmerzhaftes und/oder erschwertes Wasserlassen (☞ 31.3.4)
Störungen des Miktionszeitpunktes	
Nykturie	Vermehrtes nächtliches Wasserlassen (☞ 31.3.3)
Pathologische Veränderungen des Urins	
Hämaturie	Pathologische Ausscheidung von roten Blutkörperchen (☞ 31.3.9)
Leukozyturie	Pathologische Ausscheidung von weißen Blutkörperchen (☞ 31.3.10)
Pyurie	*Eiterharn* (☞ 31.3.10)
Bakteriurie	Vorhandensein von Bakterien (☞ 31.3.12)
Proteinurie	Pathologische Ausscheidung von Eiweiß (☞ 31.3.11)

Tab. 7.224: Abweichungen von der physiologischen Urinmenge und Anzahl der Miktionen sowie pathologische Veränderungen der Urinausscheidung.

✓ Die normale Urinmenge beträgt 1,5 – 2 Liter pro Tag und hängt ab von:
- Der Flüssigkeitszufuhr durch Trinken und Infusionen sowie dem Wassergehalt fester Nahrungsmittel
- Unmerklichen Flüssigkeitsverlusten *(Perspiratio insensibilis)* über Haut und Atmung sowie spürbare Flüssigkeitsverluste *(Perspiratio sensibilis)* durch Schwitzen
- Der Funktionsfähigkeit der Niere, die wiederum abhängig ist z.B. vom Blutdruck und von Hormonen (z.B. Adiuretin, Aldosteron).

Störungen der Urinproduktion und Miktion

Hauptbeschwerden und Leitbefunde in der Nephrologie und Urologie ☞ 31.3

Störungen der Urinproduktion (Menge) und **Miktion** (z.B. Häufigkeit, Schmerzen) zeigt Tab. 7.224. Ursachen sind zum einen die veränderte Urinproduktion der Nieren, zum anderen eine gestörte Blasenentleerung.

Um die Störungen der Urinproduktion und Miktion differenzieren zu können, dokumentieren die Pflegenden bei Bedarf Zeitpunkt und Menge jeder einzelnen Miktion.

Methoden der Uringewinnung

Urin wird zur Untersuchung in saubere Behälter, für bakteriologische Untersuchungen in sterile Gefäße aufgefangen und ins Labor weitergeleitet. Um Urin zu gewinnen, stehen folgende Möglichkeiten zur Verfügung:
- Spontanurin
  - Mittelstrahlurin
  - (Konzentrierter) Morgenurin
- Sammelurin
- Katheterurin.

Spontanurin

Spontanurin ist der nach sorgfältiger Reinigung des äußeren Genitale – bei Männern mit zurückgestreifter Vorhaut – spontan gelassene Urin in ein sauberes oder steriles Gefäß. Für die meisten Untersuchungen genügt diese Form der Uringewinnung.

Vor der Gewinnung von Spontanurin Intimpflege (☞ 7.4.3.1) durchführen (lassen) und nur bei geplanter bakteriologischer Untersuchung das äußere Genitale desinfizieren.

Mittelstrahlurin. Bei der Untersuchung des Mittelstrahlurins wird nur die mittlere Harnportion aufgefangen: Der Patient lässt ein wenig Urin in die Toilette und unterbricht dann den Harnstrahl. Die folgenden 20 – 40 ml Urin werden in einem Gefäß aufgefangen. Danach entleert der Patient den restlichen Urin in die Toilette.

(Konzentrierter) Morgenurin. Für bestimmte Untersuchungen, z.B. Schwangerschaftstests, wird (konzentrierter) Morgenurin verwendet. Als **Morgenurin** wird der Urin der ersten morgendlichen Blasenentleerung bezeichnet. Bei einem **konzentrierten Morgenurin** hat der Patient vor dem morgendlichen Wasserlassen 12 Stunden nichts getrunken.

Sammelurin

Um festzustellen, ob ein bestimmter Stoff überhaupt im Urin enthalten ist, genügt eine einfache Urinprobe (qualitative Bestimmung). Soll aber die genaue Menge eines Stoffes ermittelt werden (quantitative Bestimmung), wird der Urin 24 Stunden lang gesammelt.

Sammelurin
- Den Patienten über Zweck und Dauer dieser Maßnahme informieren
- Ausreichend großes Sammelgefäß (etwa 2 Liter) richten und beschriften
- Möglichst morgens beginnen, damit am folgenden Tag die Urinprobe in der morgendlichen Laborroutine bearbeitet werden kann
- Vor Beginn den Patienten die Blase entleeren lassen, Urin verwerfen, Uhrzeit notieren

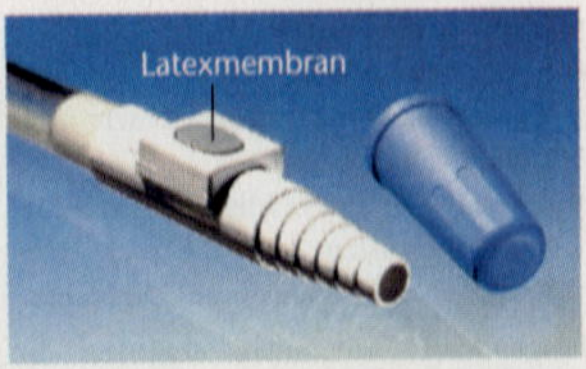

Abb. 7.225: Die Entnahme von Urin ist aus der Latexmembran der Urinableitung möglich, ohne den Katheter von der Ableitung zu trennen. [U140]

- Alle folgenden Urinportionen in das Sammelgefäß entleeren
- Nach 24 Std. nochmals den Patienten die Blase entleeren lassen, diesen Urin in das Sammelgefäß geben
- Bei mobilen Patienten Sammelgefäß in die Patiententoilette stellen
- Bei bettlägerigen Patienten Sammelgefäß im Pflegearbeitsraum aufbewahren und die Urinflasche oder das Steckbecken dort hineinleeren
- Bei Patienten mit Blasendauerkatheter Urinbeutel direkt in das Sammelgefäß entleeren
- Je nach Untersuchung ein Konservierungsmittel zusetzen
- Vor der Entnahme einer Laborprobe Sammelurin umrühren, um eine gleichmäßige Verteilung der Bestandteile zu erreichen.

Katheterurin

Bei liegendem Dauerkatheter wird Urin mit einer Spritze und einer Kanüle entnommen (Abb. 7.225). Evtl. wird der Katheter vorher für höchstens 10 Minuten abgeklemmt.

Beobachtung der Urinqualität

Unter **Urinqualität** versteht man im engeren Sinn die Farbe und den Geruch von Urin, im weiteren Sinn auch den ph-Wert, das Spezifische Gewicht oder die Keimbesiedelung des Urins (z.B. steriler/kontaminierter Urin).

Urinfarbe

Normalerweise ist die Farbe des Urins **hell- bis dunkelgelb;** mit zunehmender Trinkmenge wird die Urinfarbe heller und klarer.

Physiologische Abweichungen. Durch farbstoffhaltige Nahrungsmittel oder Arzneimittel kann sich die Urinfarbe ändern (☞ Tab. 7.226). Bei längerem Stehenlassen wird der Urin trübe.

Pathologische Abweichungen. Die häufigsten Farbveränderungen, die als Folge von Krankheiten auftreten (☞ auch Tab. 7.226), werden verursacht durch:

- Blutungen der Niere oder der ableitenden Harnwege (☞ 31.3.9)
- Ausscheidung von Hämoglobin oder Bilirubin infolge Erkrankungen der Leber oder Hämolyse (☞ 22.4.6, 24.5.6)
- Infektionen des Urogenitaltraktes, z.B. Pyelonephritis (☞ 31.6.3).

Uringeruch

Urin riecht normalerweise nicht streng. Der typische **Uringeruch** kommt von der gelösten Harnsäure und Spuren von Ammoniak. Bei längerem Stehenlassen bildet sich mehr Ammoniak, der Urin riecht schärfer.

Übelriechender Urin weist meist auf eine bakterielle Infektion der Harnwege hin. Die Bakterien zersetzen die im Urin enthaltenen Stoffe, und der Geruch verändert sich. Wenn sich Ketonkörper darin befinden, riecht der Urin säuerlich (etwa wie Äpfel). Ketonkörper entstehen bei Stoffwechselstörungen, z.B. beim Diabetes mellitus (☞ 23.6). Bei zerfallenden Tumoren der Blase riecht der Urin übel und faulig.

Wichtige Untersuchungen

Streifen-Schnelltests

Streifen-Schnelltests für Urin sind wegen ihrer einfachen Handhabung und schnellen Ergebnisse im stationären und ambulanten Bereich zur orientierenden Untersuchung des Urins weit verbreitet.

Durchführung und Details zum Streifen-Schnelltest ☞ 31.4.3

Urin-pH-Wert

Der normale **pH-Wert des Urins** gibt den Gehalt an gelösten Säuren an. Physiologische Schwankungen hängen von der Ernährung ab:

- Kohlenhydratreiche Kost erhöht den pH-Wert, der Urin wird alkalisch
- Eiweißreiche Kost senkt den pH-Wert, der Urin wird sauer.

Der normale pH-Wert des Urins liegt bei 5 – 6. Während sich bei alkalischem Urin seltener Harnsäure-Steine bilden, ist bei saurem Urin die Gefahr eines Harnwegsinfektes geringer, weil sich aufgrund des sauren Milieus krankheitserregende Keime weniger leicht vermehren können.

Spezifisches Gewicht

Das **spezifische Gewicht** des Urins gibt an, wie viel Gramm gelöste Stoffe in einem Liter Urin enthalten sind. Beim Gesunden schwankt das spezifische Gewicht mit der Trinkmenge.

Messung des spezifischen Gewichtes ☞ 31.4.3

Urinkultur

Bei Verdacht auf eine Harnwegsinfektion wird aus steril aufgefangenem Mittelstrahlurin oder Katheterurin eine Urinkultur zur Keimzahlbestimmung, Keimdifferenzierung und Resistenztestung auf Antibiotika angelegt (☞ 31.4.3). Dazu werden fertig vorbereitete Eintauchnährböden (z.B. Uricult®) benutzt.

Beobachtung der Urinproduktion

Wichtigstes Instrument zur Beobachtung der **Urinproduktion** ist die Flüssigkeitsbilanzierung.

Abweichungen der Urinfarbe ohne Krankheitswert	
Rotbraun, braungrün bis schwarz	Rote Bete, Bärentraubenblättertee, Sulfonamide
Zitronengelb	Senna, Rhabarber
Orangengelb	Vitamintabletten
Pathologische Abweichungen der Urinfarbe	
Rötlich bis fleischfarben, trüb	**Makrohämaturie** *(Blut im Urin)*, z.B. durch Nierensteine (☞ 31.6.12) oder Tumoren im Urogenitaltrakt wie Harnblasenkarzinom (☞ 31.5.3) oder Nierentumor (☞ 31.6.10) **Mikrohämaturie:** Blutbeimengung kann nur im Labor ermittelt werden
Rötlich bis schwärzlich, ohne Trübung	**Hämoglobinurie:** Roter Blutfarbstoff wird bei Transfusionszwischenfällen (☞ 24.5.6) oder Hämolyse (☞ 24.5.6) über den Urin ausgeschieden
Bierbraun bis grünlich schwarz mit gelbem Schüttelschaum	**Bilirubinurie:** Durch Beimengung von Bilirubin, z.B. bei Hepatitis (☞ 22.4.2) und Leberzirrhose (☞ 22.4.6)
Schlierig, flockige Trübung	**Pyurie** *(Eiterharn)*: Beimengung von Granulozyten bei eitrig-entzündlichen Erkrankungen des Urogenitalsystems, z.B. Pyelonephritis (☞ 31.6.3)

Tab. 7.226 Physiologische und pathologische Veränderungen der Urinfarbe.

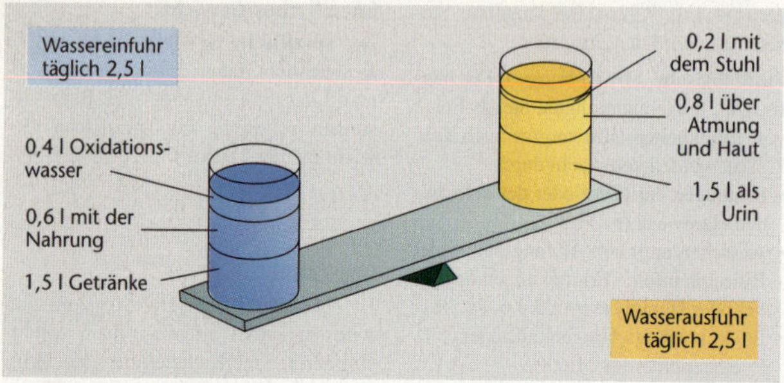

Abb. 7.227: Tägliche Wasserein- und -ausfuhr. Beide betragen jeweils ca. 2500 ml und müssen im Gleichgewicht zueinander stehen. [A400]

Flüssigkeitsbilanzierung

Flüssigkeitsbilanzierung: Erfassen aller Flüssigkeiten, die in einem festgesetzten Zeitraum (24 Std., evtl. auch 12 Std.):
- Dem Körper oral, parenteral oder per Magensonde zugeführt werden **(Einfuhr),** z.B. Getränke, Infusionen
- Vom Körper ausgeschieden werden **(Ausfuhr),** z.B. Urin, Stuhl, Wundsekret, Erbrochenes, Schweiß, Blutungen, Punktate, Abfluss über Sonden.

Die Differenz von Ein- und Ausfuhr lässt sich einteilen in:
- **Positive Bilanz.** Einfuhr übersteigt Ausfuhr, z.B. bei Nierenversagen
- **Ausgeglichene Bilanz.** Einfuhr entspricht Ausfuhr
- **Negative Bilanz.** Ausfuhr übersteigt Einfuhr, z.B. bei Diuretikagabe.

Eine Flüssigkeitsbilanz ist z.B. angezeigt:
- Bei parenteral ernährten Patienten
- Bei Patienten mit Ernährungssonde
- Bei Patienten mit Herz- und/oder Nierenerkrankungen
- Bei Patienten mit Ödemen
- Nach (größeren) Operationen.

Durchführung der Flüssigkeitsbilanz:
- Bilanzblatt (mit Namen und Datum) vorbereiten
- Patienten, Mitarbeiter und Angehörige informieren, z.B. das Steckbecken, die Urinflasche und den Nachtstuhl mit Namen und „Sammelurin" beschriften
- Zu Beginn Patienten die Blase entleeren lassen, Urin verwerfen oder zum Vortag mitrechnen, ebenso andere Sekrete aus Drainagen o. Ä.
- Ab jetzt Ein- und Ausfuhr aufschreiben (☞ Tab. 7.227)
- Tassen und Gläser immer ganz füllen bzw. immer die auf dem Nachttisch stehende volle Teekanne oder Mineralwasserflasche berechnen und aufschreiben, sofern sie vom Patienten leergetrunken werden
- Flüssigkeiten in ml aufschreiben
- Am Ende des Bilanzzeitraumes Patienten Blase entleeren lassen, Urin mitberechnen, und Bilanz in das Dokumentationssystem übertragen.

Nicht messbare Größen werden bei der Flüssigkeitsbilanz meist geschätzt, das sind:
- Flüssigkeitsverluste durch Schwitzen, über die Atemluft und die Haut
- Zusätzliche Verluste bei Fieber (Faustregel: 500 ml pro 1 °C Temperaturerhöhung)
- Versteckte Zufuhr aus Oxidationswasser, das bei der „Verbrennung" von Kohlenhydraten entsteht (☞ 7.6.2).

Werden bei einer vollständigen Bilanzierung nur die messbaren Größen berücksichtigt, entspricht eine positive Bilanz von bis zu 200 ml einem ausgewogenen Flüssigkeitshaushalt, da die nicht messbaren Verluste größer sind als die Zufuhr durch das Oxidationswasser (☞ Tab. 7.228).

Die Bilanzierung hat nur Aussagekraft, wenn sie gewissenhaft durchgeführt wird. Fehlerquellen sind beispielsweise:
- Schlechte Mitarbeit des Patienten oder der Angehörigen, z.B. werden Getränke nicht angegeben oder notiert
- Inkontinente Patienten
- Stark schwitzende Patienten, deren Flüssigkeitsverlust nur schwer geschätzt werden kann
- Fehlende Berücksichtigung von Flüssigkeitsverlusten durch Fieber bzw. Verlusten über Sonden und Drainagen.

Folgende Informationen ergänzen die Aussagekraft der Flüssigkeitsbilanz:
- Täglich ermitteltes Körpergewicht
- ZVD (☞ 18.2.2)
- Spannungszustand der Haut.

7.8.3 Physiologie des Stuhlgangs

Stuhlgang *(Stuhl, Kot, Faeces, Fäzes)* ist das Endprodukt der Verdauung bzw. der eingedickte und durch Bakterien zersetzte, unverdauliche Rest des Nahrungsbreis. Stuhlgang besteht zu etwa 75 % aus Wasser. Weitere Bestandteile sind:
- Unverdaute, teilweise zersetzte Nahrungsmittelbestandteile (hauptsächlich Zellulose)
- Abgestoßene Epithelien der Darmschleimhaut
- Schleim
- Bakterien
- Gallenfarbstoffe, z.B. Sterkobilin.

Die normale, braune Farbe des Stuhlgangs kommt vom darin enthaltenen **Sterkobilin,** einem Abbauprodukt des Gallenfarbstoffes Bilirubin. Die physiologisch im Darm vorhandenen **Bakterien** stellen ein großes hygienisches Problem dar: Gelangen sie in andere Körperregionen oder Organe, können sie dort Entzündungen hervorrufen.

Mit dem Stuhlgang geht dem Körper relativ viel **Wasser** verloren. Bei zu geringer Flüssigkeitszufuhr oder großen Verlusten (z.B. durch Schwitzen) wird dem Stuhl noch mehr Wasser entzogen, er dickt ein, und es kommt leicht zur **Obstipation** (*Verstopfung* ☞ 21.2.7).

7.8.4 Beobachtung des Stuhlgangs

Stuhluntersuchungen ☞ 21.3.2

Normalwerte für den Stuhlgang vorzugeben ist insofern schwierig, als die **Stuhleigenschaften** stark von der Ernährung abhängen. Die Ernährung kann (im Gegensatz zu Trinkmenge und Urin) nicht exakt quantifiziert werden. Daher gelten folgende Anhaltspunkte:
- **Menge.** 100 – 500 g täglich
- **Häufigkeit.** 3- bis 4-mal wöchentlich bis 1- bis 2-mal täglich

- **Konsistenz.** Weiche bis feste, homogene Masse
- **Farbe.** Hell- bis dunkelbraun
- **Geruch.** Nicht besonders übelriechend.

Die Stuhlgewohnheiten sind von Mensch zu Mensch sehr unterschiedlich. Eine Veränderung der Stuhlgewohnheiten unter sonst gleichen Lebensbedingungen kann Zeichen einer Erkrankung sein.

Stuhlmenge

Die **normale Stuhlmenge** schwankt zwischen 100 und 500 g täglich. Sie ist u.a. von den aufgenommenen Ballaststoffen (☞ 7.6.2) abhängig und kann bei Ernährung mit Vollkornprodukten bis zu 1 000 g betragen.

Geringe Stuhlmengen (< 100 g/Tag) sind beim Fasten oder bei ballaststoffarmer Ernährung physiologisch. Bei normaler Ernährung weisen sie auf eine Obstipation hin.

Große Stuhlmengen, die nicht auf die Ernährung zurückgeführt werden können, sprechen für eine ungenügende Aufnahme der Nahrungsbestandteile aus dem Darm. In Frage kommen:

- *Maldigestion* (☞ 21.6.3), z.B. bei chronischer Pankreatitis (☞ 22.6.3)
- *Malabsorption* (☞ 21.6.3), z.B. als Folge von Darmresektionen (☞ Abb. 21.99) oder chronischen Entzündungen des Darmes (☞ 21.6.5).

Stuhlgangfrequenz

Viele Menschen gehen immer zur gleichen Tageszeit auf die Toilette. Im Durchschnitt kann abhängig von der Ernährung ein Rhythmus von zweimal täglich bis alle zwei Tage als normal gelten.

Diarrhoe *(Durchfall):* Häufige Darmentleerungen, meistens von flüssig-schleimigem Stuhlgang (☞ 21.2.6).

Obstipation *(Verstopfung):* Seltene Darmentleerungen, in der Regel von sehr festem Stuhlgang (☞ 21.2.7).

Stuhlkonsistenz

Der Stuhlgang ist normalerweise eine homogene, breiig-feste Masse. Bei eiweißreicher Ernährung ist er fester, bei kohlenhydratreicher Ernährung weicher.

Krankheitstypische Veränderungen der Konsistenz sind:

- **Dünnflüssig-schleimig** bei Durchfall
- **Dünnflüssig-schaumig** bei *Gärungsdyspepsie* (Verdauungsstörung, bei der unverdaute Kohlenhydrate durch Darmbakterien vergoren werden)
- **Fest, hart** bei Obstipation
- **Extrem eingedickt, hart** bei Kotstein
- **Erbsenbreiähnlich** bei Typhus abdominalis (☞ 28.5.7)
- **Reiswasserähnlich** bei Cholera (☞ 28.5.11)
- **Himbeergeleeartig,** z.B. bei Amöbenruhr (☞ 28.5.6)
- **Blutig-schleimig, eitrig** bei Colitis ulcerosa (☞ 21.6.5), Morbus Crohn (☞ 21.6.5)
- **Voluminös, salbenartig-glänzend** bei Fettstuhl *(Steatorrhoe),* Störung der Fettverdauung als Folge einer chronischen Pankreatitis (☞ 22.6.3)
- **Bleistiftförmig** bei Verengungen *(Stenosen)* im Bereich des Enddarmes
- **Schafkotähnlich** (sehr feste, bis ca. 3 cm große Stuhlbrocken) bei Verengungen in den oberen Darmabschnitten.

Stuhlfarbe

Die normale Stuhlfarbe (hell- bis dunkelbraun) wird durch Sterkobilin verursacht, das aus dem Gallenfarbstoff (Bilirubin) gebildet wird.

Um Farbveränderungen beurteilen zu können, erfragt die Pflegekraft zunächst die Ernährung der letzten Tage. Farbveränderungen sind nur dann besorgniserregend, wenn Ernährung oder Arzneimittel als Ursache ausgeschlossen werden.

Farbveränderungen durch Nahrungsmittel. Ernährungsbedingt können folgende Farbveränderungen auftreten:

- **Braunschwarz.** Viel Fleisch, Blaubeeren, Rotwein
- **Grünbraun.** Chlorophyllhaltige Kost (grünes Gemüse, Salat, Spinat)
- **Rotbraun.** Rote Bete
- **Gelbbraun.** Viel Milchprodukte, Eier, stärkehaltige Kost.

Farbveränderungen durch Arzneimittel. Einige Medikamente verändern die Stuhlfarbe, z.B.:

- **Schwarz.** Kohle, Eisenpräparate
- **Weiß.** Röntgenkontrastmittel.

Krankheitstypische Farbveränderungen. Erkrankungen der Verdauungsorgane gehen manchmal mit typischen Veränderungen der Stuhlfarbe einher:

- **Grau-lehmfarben** *(acholischer Stuhl).* Fehlendes Sterkobilin bei Gallensteinen (☞ 22.5.2), Pankreastumoren (☞ 22.6.4), Hepatitis (☞ 22.4.2)
- **Hellbraun, gelb.** Durchfall
- **Rotbraun marmoriert.** Blutungen im unteren Dickdarm
- **Rotbraun bis dunkelrot.** Blutungen im oberen Dickdarm
- **Hellrote Blutauflagerung.** Blutung aus Hämorrhoiden (☞ 21.7.2), Fissuren (☞ 21.7.6) oder Dickdarmpolypen (☞ 21.6.9)
- **Schwarz** *(Melaena, Teerstuhl).* Blutungen im oberen Verdauungstrakt, z.B. Ösophagusvarizenblutung (☞ 22.4.6)
- **Grünlich, flüssig.** Salmonellose (Durchfallerkrankung durch Salmonellen ☞ 28.5.6).

Farbveränderungen bei Säuglingen.

- **Grün-schwarz.** Mekonium (erster Stuhlgang eines Neugeborenen)
- **Goldgelb.** Muttermilchstuhl bei Säuglingen.

Stuhlgeruch

Normalerweise riecht der Stuhl nicht besonders unangenehm. Der normale Stuhlgeruch ist bedingt durch *Skatol,* einem Abbauprodukt unverdaulicher Eiweiße und Aminosäuren. Blähende Speisen und eiweißreiche Kost (viel Fleisch) können den Stuhlgeruch verschlimmern. Weitere, typische Veränderungen:

- **Jauchig, faulig.** *Fäulnisdyspepsie* (Verdauungsstörung, bei der Eiweiße unverdaut in den Dickdarm gelangen und dort durch die Darmbakterien zersetzt werden)

	Bilanz messbarer Größen		Tatsächliche Bilanz	
	Zufuhr	Verlust	Zufuhr	Verlust
Flüssigkeitszufuhr	+ 1900 ml		+ 1900 ml	
Oxidationswasser			+ 400 ml	
Urin, Drainagen, Stuhl		– 1400 ml		– 1400 ml
Verluste über Haut und Atmung				– 900 ml
Bilanz	+ 500 ml		Ausgeglichen	

Tab. 7.228: Bilanz messbarer Größen im Vergleich zur tatsächlichen Bilanz anhand eines Beispiels.

- **Faulig stinkend,** z.B. Rektumkarzinom (☞ 21.6.10)
- **Säuerlich stechend.** *Gärungsdyspepsie* (Verdauungsstörung, bei der Kohlenhydrate unverdaut in den Dickdarm gelangen und dort durch die Darmbakterien vergoren werden).

Beimengungen

Neben seinen physiologischen Bestandteilen kann Stuhl krankheitsbedingt folgende Beimengungen enthalten:

- **Schleim** bei Reizkolon (☞ 21.6.8) oder Tumoren
- **Blut-, Schleim-, Eiterauflagerungen** bei Colitis ulcerosa, Morbus Crohn (☞ 21.6.5)
- **Blutauflagerungen** bei Tumoren, Entzündungen, Hämorrhoiden
- **Unverdaute Nahrung** bei Verdauungsstörungen, ungenügendem Kauen.

Parasiten

Parasiten *(Schmarotzer)* leben auf Kosten anderer Lebewesen. Parasiten des Magen-Darm-Traktes sind z.B.:

- **Madenwürmer** (*Oxyuren* ☞ 28.9.3)
- **Spulwürmer** (*Askariden* ☞ 28.9.3)
- **Rinder-** oder **Schweinebandwürmer** (☞ 28.9.1).

7.8.5 Obstipation und Obstipationsprophylaxe

Obstipation *(Verstopfung):* Erschwerte, verzögerte Darmentleerung. Oft verbunden mit hartem Stuhl und schmerzhafter Stuhlentleerung.

Obstipation ist keine Krankheit, sondern ein Symptom: Tritt eine Obstipation bei gleich bleibenden Lebensgewohnheiten auf, kann dies auf eine Darmerkrankung hinweisen. Obstipation kann auch als Begleitsymptom psychischer Erkrankungen auftreten, z.B. bei Depression (☞ 36.5.1).

Bei manchen Menschen reagiert die Verdauung empfindlich: Veränderungen im Tagesablauf und der Ernährung (z.B. im Urlaub) können bereits zur Obstipation führen.

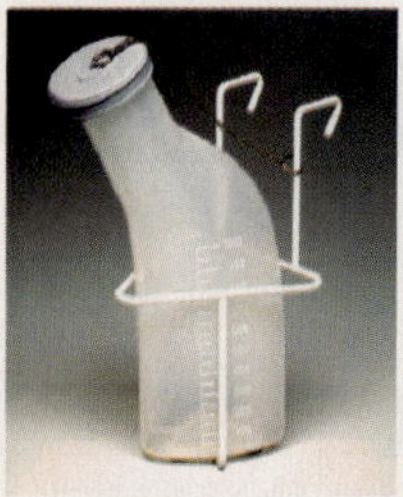

Abb. 7.229: Urinflasche für den Mann mit Skala, Deckel und Halterung. [K183]

Faktoren, die im Krankenhaus am häufigsten zu einer Obstipation führen, sind:

- Kostumstellung
- Ungewohnte Essenszeiten
- Mangel an Bewegung
- Ekel oder Scham, auf Hilfe bei der Ausscheidung angewiesen zu sein.

Regelmäßig Stuhlgang zu haben ist nicht nur für das Wohlbefinden wichtig. Aus einer unbehandelten Obstipation kann unter Umständen ein **Ileus** (*Darmverschluss* ☞ 21.6.2) entstehen.

Ursachen

Eine Reihe von Faktoren verursachen Obstipation:

- **Bewegungsmangel.** Bewegung regt die Darmperistaltik an, immobile Patienten sind daher obstipationsgefährdet
- **Falsche Ernährung.** Manche Patienten freuen sich auf frische Brötchen, vergessen aber, dass diese ebenso stopfend wirken wie viele typische Krankenhausmitbringsel, etwa Bananen, Schokolade oder Pralinen
- **Psychische Ursachen.** Scham, seine „Geschäfte" in einem Mehrbettzimmer in Anwesenheit der Mitpatienten verrichten zu müssen, führt bei manchem Patienten dazu, den Stuhldrang zu unterdrücken. Der Stuhl bleibt länger im Darm, er wird mehr und mehr eingedickt: Obstipation ist die Folge
- **Nebenwirkung von Arzneimitteln.** Manche Arzneimittel, z.B. Opiate, wirken hemmend auf die Darmtätigkeit
- **Operationen an den Bauchorganen.** Generell ist das Obstipationsrisiko nach allen Operationen erhöht, bei denen die Bauchdecke eröffnet wurde. Bei endoskopischer Operationstechnik (☞ 10.7.3) ist das Risiko eher gering
- **Störungen im Flüssigkeitshaushalt.** Bei Flüssigkeitsmangel entzieht der Körper dem Nahrungsbrei im Dickdarm mehr Wasser als sonst: der Stuhl dickt ein. Eine ungenügende Trinkmenge oder hohe Flüssigkeitsverluste durch Fieber oder Erbrechen können somit zur Obstipation führen
- **Störungen im Elektrolythaushalt.** Jede Nerven- und Muskelarbeit, so auch die Peristaltik, setzt ein bestimmtes Natrium-Kalium-Verhältnis zwischen Zelle und Interstitium und damit einen intakten Elektrolythaushalt voraus. Bei Störungen des Elektrolythaushaltes wird der Transport des Stuhls im Darm verzögert. Störungen treten auf bei Behandlung mit Diuretika (☞ Pharma-Info 31.68), bei Dialysepatienten (☞ 31.2.6) und anderen Patienten mit Nierenfunktionsstörungen.

Maßnahmen der Obstipationsprophylaxe

Obstipationsprophylaxe: Maßnahmen, um einer Verstopfung vorzubeugen. Dazu gehören:

- Die Gefahr einer Obstipation einzuschätzen
- Geeignete vorbeugende Maßnahmen zu planen
- Entsprechend zu handeln und den Erfolg auszuwerten.

Methoden der Wahl, die Verdauungstätigkeit zu fördern, sind:

- Ausreichend trinken, mindestens 2 l pro Tag
- Frühzeitig und viel bewegen (Mobilisation ☞ 7.5.8)
- Ballaststoffreich essen (☞ 7.6.2)
- Stopfende Nahrungsmittel meiden, etwa Schokolade, Bananen, Weißbrot oder Kuchen
- Verdauungsfördernde Nahrungsmittel bevorzugen, z.B. Joghurt, Vollkornprodukte, Salate, Gemüse, Sauerkraut oder Dörrobst
- Tagesrhythmus beibehalten, dadurch stellt sich auch der Stuhldrang zur gewohnten Zeit ein (Darmtraining)
- Darm massieren, um die Peristaltik anzuregen. Bei der Körperpflege oder bei Einreibungen kann die Bauchdecke abwärts in Richtung des Kolon-Verlaufes massiert werden.

Die prophylaktische Gabe von Abführmitteln ist wenig sinnvoll, wenn die Ursache der Obstipation beseitigt werden kann (☞ Pharma-Info 21.54).

Bei bestehender Obstipation kann mit den aufgelisteten Maßnahmen oft nichts mehr erreicht werden. Hier muss der Darm mit einem Klysma oder Einlauf entleert werden (☞ 21.1.6).

Die Obstipationsprophylaxe ist erfolgreich, wenn der Patient mindestens jeden zweiten Tag weichen Stuhlgang hat.

Literaturtipp

Müller-Lissner, S.: Patienten mit Obstipation, Heilberufe 8/99, S. 26 – 28

7.8.6 Ausscheidungsgefäße

Urinflasche

Meistens werden **Urinflaschen** nur bei Männern eingesetzt (☞ Abb. 7.229), es gibt aber auch Urinflaschen für Frauen. Folgende Faktoren beachten die Pflegenden im Umgang mit Urinflaschen:

- Für die Urinflasche eine Halterung mit Deckel am Bett befestigen
- Urinflaschen nicht dauernd angelegt lassen, weil dies einerseits durch die feuchte Wärme Infektionen begünstigt, andererseits eine Inkontinenz anbahnen kann: Das Gefühl, jederzeit Urin lassen zu können, stärkt nicht gerade die Motivation, die Kontinenz zu trainieren
- Urinflaschen bei Bedarf leeren, mindestens vor dem Essen und abends.

Steckbecken

Ein **Steckbecken** *(Bettpfanne, Bettschüssel, Schieber, „Topf")* wird bei der Stuhl- und Urinausscheidung bettlägeriger Patientinnen bzw. Stuhlausscheidung bettlägeriger Patienten eingesetzt.

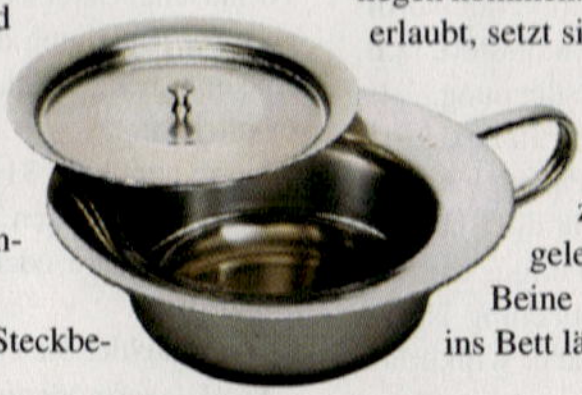

Verwendung des Steckbeckens:

- Um das unangenehm kalte Steckbecken anzuwärmen, es vorher mit warmem Wasser ausspülen
- Den Patienten nur soweit wie nötig aufdecken
- Die Aufforderungen über zweckmäßige Bewegungen des Patienten erfolgen schrittweise und gezielt
- Der Patient stellt die Beine an und hebt das Gesäß hoch
- Das Steckbecken wird von der gesunden Seite untergeschoben. Dies ist besonders wichtig bei Patienten mit Oberschenkelhalsfrakturen und künstlichen Hüftgelenken (☞ Abb. 26.49). Die einzige Ausnahme ist der Schlaganfallpatient. Bei ihm wird das Steckbecken von der stärker betroffenen Seite eingeschoben, um ihm diese wieder bewusst zu machen. Wenn die Patienten das Becken nicht alleine anheben können, stützt die Pflegekraft sie im Lendenwirbel-Bereich
- Richtige Platzierung kontrollieren, damit kein Urin ins Bett fließt.

Alternative für Patienten, die ihr Becken nicht anheben können (☞ Abb. 7.234 – 7.235):

- Patienten zur Seite drehen
- Steckbecken mit einer Hand halten
- Patienten mit der anderen Hand auf Steckbecken zurückdrehen.

Das Kreuzbein des Patienten sollte auf dem breiten Rand des Steckbeckens zu liegen kommen. Wenn die Erkrankung es erlaubt, setzt sich der Patient auf, da die Ausscheidung im Sitzen leichter möglich ist. Bei Männern wird gleichzeitig die Urinflasche angelegt, Frauen sollten ihre Beine strecken, da sonst Urin ins Bett läuft.

Entfernen des Steckbeckens

- Handschuhe zum Selbstschutz anziehen
- Patienten auf die Seite drehen (lassen) und dabei Steckbecken am Griff waagrecht halten, um zu verhindern, dass Urin oder Stuhl ins Bett läuft
- Steckbecken entfernen
- Bei Frauen das äußere Genitale, bei Männern die Harnröhrenöffnung mit Zellstoff oder Toilettenpapier säubern (lassen)

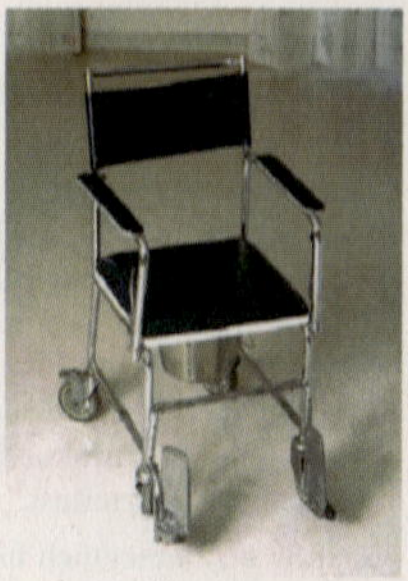

Abb. 7.236: Toilettenstuhl. [K183]

- Bei starker Verschmutzung Waschlappen, Wasser und Seife benutzen
- Zellstoff nach Gebrauch auf den Steckbeckenrand legen und später in den Müll entsorgen
- Steckbecken in der Spüle entleeren und desinfizieren.

> Das Steckbecken aus hygienischen Gründen nicht auf Boden oder Nachttisch stellen.

Toilettenstuhl

Ein **Toilettenstuhl** ist sinnvoll bei Patienten, die zwar aufstehen, aber nicht gehen können. Vor allem ältere Patienten können vom Toilettenstuhl leichter aufstehen als vom niedrigeren WC.

Benutzung des Toilettenstuhls:

- Vor dem Transfer auf den Toilettenstuhl Bremsen feststellen
- Sitzplatte entfernen und Steckbecken oder Toiletteneimer einschieben
- Patienten auf Toilettenstuhl helfen
- Toilettenstuhl ins WC fahren: Dies hat den Vorteil, dass dem Schamgefühl des Patienten Rechnung getragen wird und dass die Mitpatienten nicht durch Gerüche belästigt werden.

Unterschieben des Steckbeckens von unten [K183]

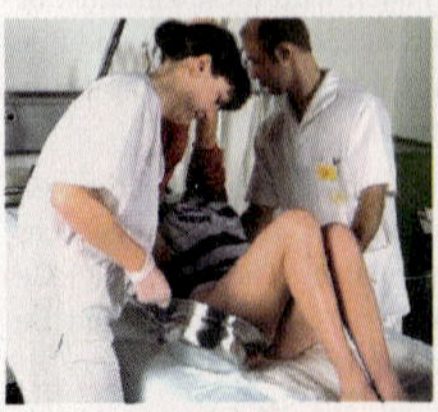

Abb. 7.232: Die Patientin hält sich am Patientenhaltegriff fest, die Pflegenden unterstützen am Kreuzbein das Anheben des Beckens.

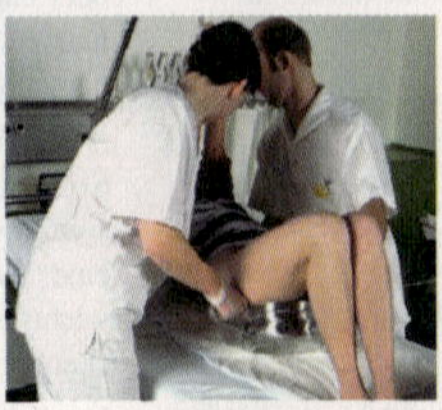

Abb. 7.233: Wenn das Becken der Patientin angehoben ist, Steckbecken flach unterschieben.

Unterschieben des Steckbeckens von der Seite [K183]

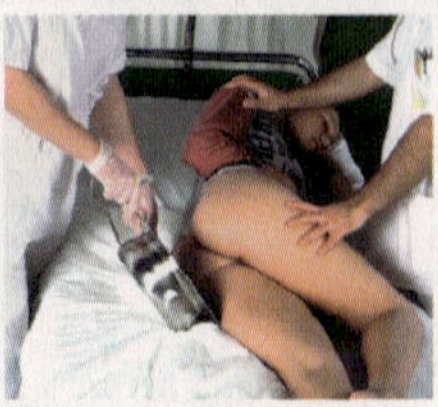

Abb. 7.234: Patientin zu zweit auf die Seite drehen, Steckbecken in Position halten.

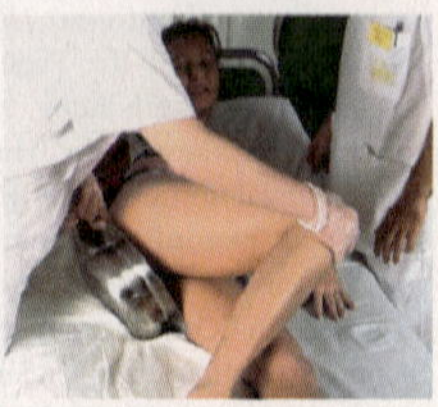

Abb. 7.235: Steckbecken an das Gesäß halten und Patientin zurückdrehen.

7.8.7 Inkontinenz

7.8.7.1 Harninkontinenz

Harninkontinenz: Unwillkürlicher Urinabgang. Unterteilt in:
- **Relative Harninkontinenz,** bei der es nur unter bestimmten Umständen, z.B. beim Husten, zum ungewollten Urinabgang kommt
- **Absolute Harninkontinenz** mit ständigem Urinverlust.

Frauen sind wesentlich häufiger betroffen als Männer. Es wird geschätzt, dass bis zu 50 % aller Frauen zumindest zeitweise in ihrem Leben an einer Inkontinenz leiden.

Harninkontinenz kommt bei alten Menschen sehr häufig vor und belastet sie oft so stark, dass sie sich kaum noch in Gesellschaft wagen. Eine sorgfältige Anamnese kann bereits Hinweise auf die genaue Form und die Ursache der Harninkontinenz geben.

Kontaktadresse

Gesellschaft für Inkontinenzhilfe e.V. (GIH). Friedrich-Ebert-Str. 124, 34119 Kassel, Tel.: 05 61/78 06 04, www.gih.de

Krankheitsentstehung, Einteilung und Symptome

Harnblase und Blasenschließmuskulatur bilden eine funktionelle Einheit (☞ auch 31.1.2), die bei der Harninkontinenz gestört ist. Je nach Ursache der Störung werden unterschieden:
- Stressinkontinenz
- Urgeinkontinenz
- Reflexinkontinenz
- Überlaufinkontinenz
- Extraurethrale Inkontinenz.

Stressinkontinenz

Bei der **Stressinkontinenz** *(Belastungsinkontinenz)* verliert der Patient bei abdomineller Druckerhöhung z.B. durch körperliche Anstrengung, Husten oder Pressen unwillkürlich Urin. Blasensensibilität und -motorik sind normal. Meist sind Frauen über 50 Jahre betroffen. Die Ursachen sind Östrogenmangel nach der Menopause mit nachfolgender Atrophie des Urogenitaltraktes und der Beckenbodenmuskulatur oder eine Beckenbodenschwäche nach Geburten bzw. Beckenoperationen. Bei Männern ist die Stressinkontinenz selten und dann oft Folge einer Prostataoperation.

Urgeinkontinenz

Bei der **Urgeinkontinenz** *(Dranginkontinenz, ungehemmte Blase)* verspürt der Patient schon bei geringer Blasenfüllung plötzlich einen so starken, zwanghaften Harndrang *(imperativer Harndrang)*, dass er ein Einnässen nicht mehr verhindern kann. Ursache sind meist Störungen der Nervenstrukturen, die zu einem Ungleichgewicht zwischen stimulierenden und hemmenden Impulsen führen, z.B. bei Multipler Sklerose (☞ 35.8.8) oder Rückenmarksschädigungen. Auch Blasenentzündungen oder Steinleiden können zur Urgeinkontinenz führen.

Reflexinkontinenz

Bei der **Reflexinkontinenz** *(neurogene Inkontinenz, neurogene Blase)* ist die Verbindung zwischen dem Gehirn und den für die Blasenfunktion verantwortlichen Rückenmarkszentren gestört, z.B. bei einer Querschnittslähmung. Es kommt zu einer abnormen Reflexaktivität im Rückenmark. Der Patient hat überhaupt kein Gefühl mehr für die Blasenregion und damit für den Füllungszustand der Blase. Die Blasenentleerung ist nur noch reflektorisch, nicht aber willkürlich möglich.

Überlaufinkontinenz

Bei Verengung des Blasenausgangs, etwa bei Prostatavergrößerung, oder bei Schädigung des Rückenmarks auf Höhe oder unterhalb des für die Blasenentleerung verantwortlichen Reflexzentrums weitet sich die Blase aus und kann sich nicht mehr zusammenziehen. Bei maximaler Füllung „läuft die Blase über", und es entsteht die **Überlaufinkontinenz.** Auch Arzneimittel (z.B. Spasmolytika, Antidepressiva) sowie eine Spinalanästhesie (bewirkt eine Parasympathikusblockade im Becken) können zur Harnretention bis hin zur Überlaufinkontinenz führen.

Grad I	Urinabgang nur in aufrechter Haltung bei starkem Husten, Niesen oder Lachen
Grad II	Urinabgang in aufrechter Haltung bereits bei leichter körperlicher Anstrengung (Treppensteigen, Laufen, Tragen)
Grad III	Urinabgang auch im Stehen oder Liegen

Tab. 7.237: Schweregradeinteilung bei der Stressinkontinenz

Extraurethrale Inkontinenz

Bei der **extraurethralen Inkontinenz** fließt der Urin nicht nur über die Harnröhre nach außen ab, sondern zusätzlich z.B. über *Harnleiter-* oder *Harnblasenfisteln* in die Vagina, den Darm oder an die Hautoberfläche. Bei einer Blasen-Darm-Fistel berichtet der Patient über Luftblasen im Urin beim Wasserlassen **(Pneumaturie).** Vielfach bestehen gehäufte Harnwegsinfektionen.

Diagnostik und Differentialdiagnose

Meist ermöglicht schon die Anamnese die Zuordnung der Inkontinenz zu einer der definierten Formen (Frage nach genauen Begleitumständen der Inkontinenz, Geburten und Verletzungen). Bei der körperlichen Untersuchung fallen z.B. eine Prostatavergrößerung oder neurologische Ausfälle auf.

Technische Untersuchungen dienen der genauen Einteilung der Inkontinenz, um eine ursachengerechte Behandlung zu ermöglichen:
- Urodynamik (☞ 31.4.8). Typische Veränderungen liegen z.B. bei Verengung der Harnröhre oder bei Stressinkontinenz vor
- Sonographie. Sie erfasst nicht nur eine Prostatavergrößerung, sondern ermöglicht auch eine nichtinvasive Restharnbestimmung oder einen Fistelnachweis
- Zystoskopie. Sie dient dem Ausschluss von Tumoren und der Beurteilung des Schließmuskels
- Weitere Untersuchungen in Abhängigkeit von der (mutmaßlichen) Grunderkrankung sind z.B. das CT des Kopfes oder des Rückenmarks bei Verdacht auf Multiple Sklerose.

Behandlungsstrategie

Ist eine Ursache der Inkontinenz feststellbar, etwa ein Harnwegsinfekt (☞ 31.5.2), eine Prostatavergrößerung (☞ 31.7.2) oder eine Fistel, wird diese zunächst behandelt. Die weiteren Therapie- und Pflegemaßnahmen richten sich nach der Inkontinenzform.

Stressinkontinenz. Bei einer *Stressinkontinenz Grad I – II* erfolgt zunächst eine konservative Therapie mit Gewichtsreduktion bei Adipositas und Beckenbodengymnastik (☞ 32.2.4).

Der bei Frauen über 50 Jahren meist vorliegende Östrogenmangel wird durch vaginale Einlagen von Östrogenzäpfchen (z.B. Ovestin® Ovula) oder orale Gaben

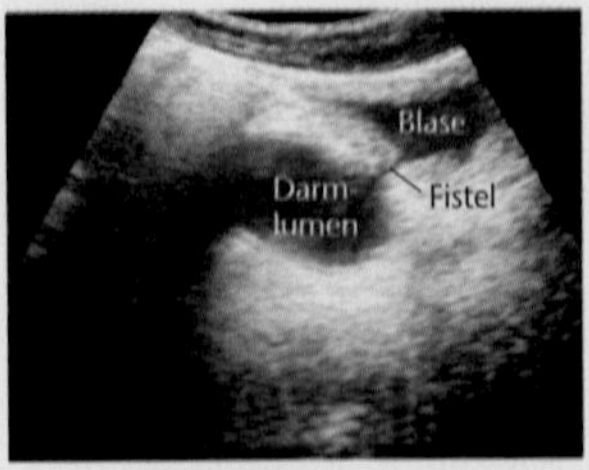

Abb. 7.238: Sonographischer Nachweis einer Blasen-Darm-Fistel. [T196]

von Hormonpräparaten, z.B. Presomen® comp., behoben. Wurde eine Schließmuskelschwäche festgestellt, kann die medikamentöse Stimulation der glatten Muskulatur z.B. mit Etilefrin (etwa in Effortil®, nicht bei Hypertonie) oder die Elektrostimulation des Beckenbodens helfen. Bei Erfolglosigkeit, bei *Stressinkontinenz Grad II – III* sowie bei gleichzeitiger Gebärmuttersenkung kommen unterschiedliche Operationen in Betracht, die zum Teil mit einer Gebärmutterentfernung (*Hysterektomie* ☞ 32.8.2) kombiniert werden.

Auch bei Männern sind verschiedene Operationen möglich. Beispielsweise kann es nach einer Prostatektomie in seltenen Fällen zu einer Verletzung des Harnröhrensphinkters mit nachfolgender Inkontinenz kommen. In solchen Fällen kann die chirurgische Implantation eines künstlichen Sphinkters angezeigt sein; diese Maßnahme wird allerdings wegen Gefahren wie Abstoßungsreaktionen auf das implantierte Gerät sorgfältig abgewogen.

Hilfsmittel, welche die Harnröhre bei Inkontinenz mechanisch verschließen, behandeln nicht die Ursache der Störung und stellen daher nicht die erste Wahl bei der Behandlung von Stressinkontinenz dar. Sie werden nur eingesetzt, wenn andere Mittel für den Betroffenen nicht in Frage kommen.

Urgeinkontinenz. Bei einer *Urgeinkontinenz* kann in leichten Fällen eine Änderung der Trink- und Miktionsgewohnheiten helfen, z.B. Trinken alle 2 – 3 Stunden mit regelmäßigem Toilettengang ca. 30 Min. später. Prinzipiell soll der Patient häufig die Toilette aufsuchen, bevor überhaupt Harndrang besteht. Ansonsten steht die medikamentöse Therapie im Vordergrund. Der „Beruhigung" der Blase dienen krampflösende Schmerzmittel (*Spasmoanalgetika*, z.B. N-Butylscopolamin, etwa in Buscopan®) oder direkte Muskelrelaxantien, z.B. Propiverin, etwa in Mictonorm®. Auch am Zentralnervensystem angreifende Arzneimittel sind wirksam, z.B. trizyklische Antidepressiva, etwa Tofranil® (☞ Pharma-Info 36.29). Bei Versagen kann (selten) eine Operation helfen.

Reflexinkontinenz. Bei einer *Reflexinkontinenz* ist meist eine intermittierende Einmalkatheterisierung erforderlich. Die zusätzliche Gabe krampflösender Arzneimittel soll dem Patienten helfen, zwischen den Einmalkatheterisierungen kontinent zu bleiben.

Überlaufinkontinenz. Bei der *Überlaufinkontinenz* müssen zunächst Verengungen des Blasenausgangs oder der Harnröhre therapiert werden. Die medikamentöse Therapie hängt von der Ursache ab: Zur Verminderung des Tonus und damit des Widerstandes in der Harnröhre werden α-Blocker (z.B. Phentolamin, etwa in Regitin®, oder Phenoxybenzamin, etwa Dibenzyran®) gegeben, zur Entspannung des M. sphinkter externus z.B. Baclofen (etwa Lioresal®). Zur Stimulation der für die Harnentleerung zuständigen Muskeln (Detrusor vesicae) kommt eine medikamentöse Therapie mit Cholinergika (etwa Carbachol z.B. in Doryl® oder Distigminbromid z.B. in Ubretid®) oder eine elektrische Stimulation (transurethral oder über implantierten Schrittmacher) in Frage. Zusätzlich muss aber oft noch intermittierend katheterisiert werden, v.a. bei Querschnittsgelähmten.
Dauerkatheter sind zu vermeiden, da die Gefahr chronischer Harnwegsinfekte sehr hoch ist. Nach Möglichkeit sollte der Patient die Einmalkatheterisierung (☞ 31.2.2) selbst erlernen. In Extremfällen sind operative Maßnahmen bis zur künstlichen Harnableitung (Conduit oder Neoblase ☞ Tab. 31.58) notwendig.

Extraurethrale Inkontinenz. Bei der *extraurethralen Inkontinenz* werden bestehende Fisteln operativ verschlossen bzw. fehlmündende Harnleiter neu eingepflanzt.

Pflege bei Harninkontinenz

Patientenberatung

Die Pflegenden stehen Patienten, die unter einer Harninkontinenz leiden, jederzeit beratend zu Verfügung. Aufklärung hilft dem Patienten, um:

- Seine normale Blasenfunktion besser zu verstehen
- Formen und Symptome von Inkontinenz kennen zu lernen sowie deren Komplikationen und Diagnostik
- Therapiemöglichkeiten bei der jeweiligen Inkontinenzform kennen zu lernen, z.B. konservative Behandlung mit Arzneimitteln oder operative Methoden
- Sich mit verschiedenen Vorlagen oder Kondom-Urinalen auszukennen
- Die richtige Hautpflege durchzuführen
- Beckenbodengymnastik zu beherrschen
- Toilettentraining durchzuführen (Trinkmengen und Zeiten des Toilettenganges aufeinander abstimmen, den Patienten in regelmäßigen Abständen und rechtzeitig auf die Toilette zu begleiten).

Sorgfältige physikalische und physiotherapeutische Maßnahmen vermögen eine Harninkontinenz oft so weit zu bessern, dass eine medikamentöse oder gar operative Behandlung unnötig wird. Besondere Maßnahmen bei den verschiedenen Inkontinenzformen sind:

- **Stressinkontinenz.** Insbesondere bei leichten Formen älterer Frauen führt konsequente *Beckenbodengymnastik* (Schulung durch Physiotherapeuten) zur Besserung (☞ 32.2.4)
- **Urgeinkontinenz.** In leichten Fällen kann eine Änderung der Trink- und Miktionsgewohnheiten helfen. So sollte der Betroffene alle 2 – 3 Stunden trinken und 30 Minuten später auf die Toilette gehen, auch wenn er keinen Harndrang verspürt. Alternativ kann er zweistündlich am Tag und zweimal in der Nacht die Toilette aufsuchen. Bei anhaltendem Erfolg über 10 Tage können die Intervalle langsam um jeweils 15 Minuten gesteigert werden
- **Reflexinkontinenz.** Meist ist die intermittierende Einmalkatheterisierung ☞ 31.2.2) erforderlich. Die Häufigkeit von Harnwegsinfektionen ist bei dieser Methode wesentlich geringer als bei der Verwendung von Blasenverweilkathetern
- **Überlaufinkontinenz.** Dauerkatheter sind zu vermeiden; sie entlasten zwar das Personal, erhöhen aber die Gefahr chronischer Harnwegsinfekte. Stellt sich heraus, dass die Überlaufinkonti-

nenz nicht beseitigt werden kann, sollte der Patient die intermittierende Selbstkatheterisierung erlernen (☞ 31.2.2).

! Vorsicht: Patienten mit einer Inkontinenz trinken (zu) wenig

Viele inkontinente Patienten reduzieren mehr oder minder bewusst ihre Trinkmenge, um so den psychisch belastenden Harnabgang zu „reduzieren". Auch Diuretika werden aus dem gleichen Grund nicht eingenommen.

Als Konsequenz droht nicht nur eine Dehydratation (☞ 7.6.9), sondern der Urin wird auch stärker konzentriert. Dadurch häufen sich Hautprobleme im Genitalbereich, und die Neigung zu Harnwegsinfekten nimmt zu.

Harninkontinenzversorgung

Ältere Menschen sollten die Toilette schnell erreichen können. In manchen Fällen ist Inkontinenz nämlich allein dadurch bedingt, dass der Betroffene zwar den Harndrang verspürt, die Toilette aber nicht schnell genug erreichen kann.

Lässt sich die Harninkontinenz durch alle genannten Maßnahmen nicht beheben, ist eine der Inkontinenz und Bewegungsfähigkeit angepasste, individuell zugeschnittene **Inkontinenzversorgung** wichtig.

Einlagen. Bei leichter Harninkontinenz und vorhandener Bewegungsfähigkeit reichen in der Regel *kleine Einlagen* aus. Für eine ausgeprägte Harninkontinenz stehen hochsaugfähige *große Einlagen* zur Verfügung (☞ Abb. 7.239). Sie können in eine elastische *Netzhose* eingelegt werden, die nach Gebrauch oder Verschmutzung entsorgt wird. Viele Betroffene können die Einlage selbständig wechseln.

Vaginalkonen. Bei Stressinkontinenz sind *Vaginalkonen* (☞ Abb. 7.241) eine nützliche Ergänzung zur Beckenbodengymnastik. Nach Einführen in die Scheide lösen sie dort zunächst die Empfindung aus, als ob sie gleich wieder herausgleiten würden. Dieses Gefühl veranlasst die Beckenbodenmuskulatur zu einer Kontraktion, die das Verlieren des Konus verhindert. Die Vaginalkonen gibt es in unterschiedlichen Gewichtsklassen. Die Patientin sollte den leichtesten Konus ca. 10 – 15 Minuten auch unter Belastung wie Husten, Lachen und Umhergehen in der Scheide halten können, um dann mit dem nächst schwereren Konus die Übung fortzusetzen. Das Halten der unterschiedlich schweren Konen in der Scheide kräftigt die Beckenbodenmuskulatur, was Funktionsstörungen der Blase entgegenwirkt. Das Training sollte mehrmals täglich durchgeführt werden. Nach Gebrauch werden die Konen mit einem Desinfektionsmittel gereinigt und gut mit Wasser abgespült.

Tampons. *Vaginaltampons* bieten Frauen einen Schutz bei leichten Inkontinenzproblemen, indem sie durch ihre Größe das Lumen der sich neben der Vagina befindlichen Harnröhre zudrücken. Sie sind deutlich größer als Tampons, die normalerweise bei der Menstruation verwendet werden. Da ihr dauerhafter Einsatz allerdings zur Trockenheit und Wundsein in der Scheide führt, bietet der Handel spezielle Inkontinenztampons aus Schaumstoff an, die bei täglicher Verwendung weniger austrocknend wirken.

Inkontinenzhosen. *Inkontinenzhosen* sollten richtig passen, da sie sonst herunterrutschen und den Patienten beim Laufen behindern (☞ Sturzprophylaxe 7.5.6). Auch müssen sie regelmäßig gewechselt werden, weil Feuchtigkeit die Haut aufweicht und schädigen kann. Inkontinenzhosen werden mit Bedacht gewählt, da sie die Selbstpflegefähigkeiten des Patienten meist verkümmern lassen. Der Kranke kann weder selbständig die Toilette bzw. den Toilettenstuhl benutzen noch alleine die Inkontinenzhose wechseln. Ggf. ist eine kombinierte Lösung (tagsüber Einlage/nachts Inkontinenzhose) anzustreben. Der Handel bietet ein breites Sortiment von *offenen und geschlossenen Inkontinenzsystemen* (☞ Abb. 7.240).

Kondom-Urinal. Die Harninkontinenzversorgung von Männern kann in vielen Fällen durch das Tragen von *Kondom-Urinalen* verbessert werden. Das Kondom-Urinal stellt der Handel in verschiedenen Größen und Ausführungen zur Verfügung. Es muss gut angepasst sein und bequem sitzen. Der Patient oder die Pflegekraft streift es über den Penis und befestigt es am Penisansatz mit einem speziellen Hautkleber oder einem Klebeband. Der Urin fließt in einen am Urinal befestigten Beutel ab. Besonders bewährt haben sich Kondom-Urinale mit Urinbeuteln, die am Bein des Patienten fixiert werden können (☞ Abb. 7.242).

Kondom-Urinale eignen sich nicht für Männer mit sehr kleinem oder retrahier-

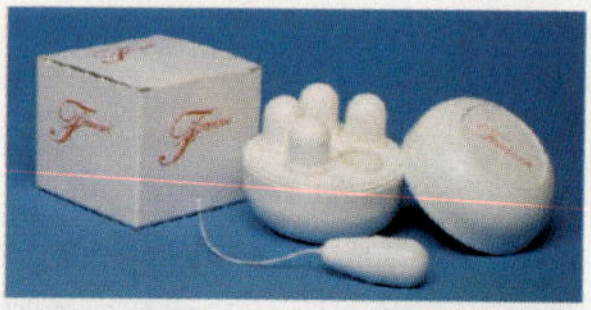

Abb. 7.241 Das Femcon®-Set von Tomed besteht aus fünf tamponförmigen Vaginalkonen gleicher Größe, aber unterschiedlichem Gewicht. Der Vaginalkonus wird so in der Scheide positioniert, dass die Frau spürt, dass sie ihn mit ihrer Beckenbodenmuskulatur festhalten muss. Erst nach einigem Üben kann die Patientin den Konus ca. 15 Minuten in der Scheide halten. Regelmäßige Anwendung mit unterschiedlich schweren Konen bewirkt eine Kräftigung der Beckenbodenmuskulatur und kann so einer Harninkontinenz entgegenwirken. [V096]

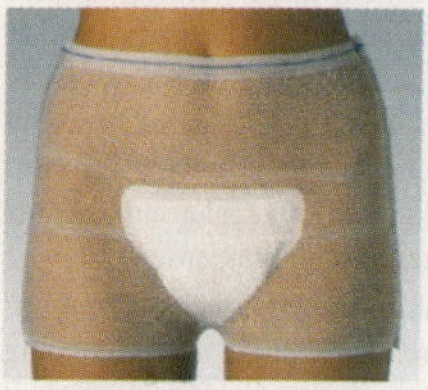

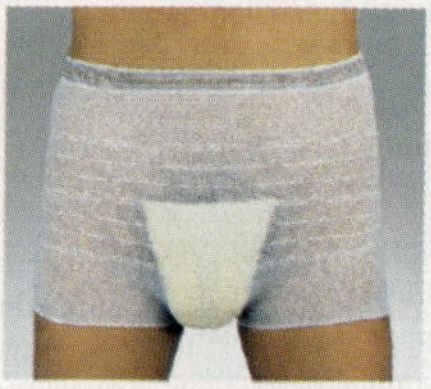

Abb. 7.239: Einlagen für den Wäscheschutz von Patienten mit leichter Inkontinenz gibt es für die Frau und den Mann. [V220]

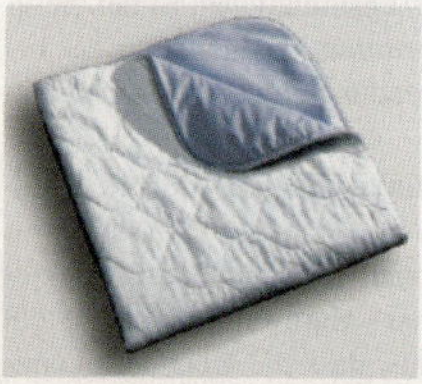

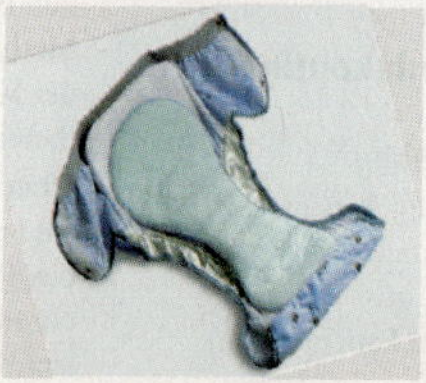

Abb. 7.240: Offene und geschlossene Inkontinenzsysteme. Links: Die weiche Safetex®-Unterlage ist atmungsaktiv und ersetzt die Gummiunterlage und das Stecklaken. Rechts: Das Material des Slip VARIO® ist atmungsaktiv und flüssigkeitsundurchlässig. Eine spezielle Einlage saugt Flüssigkeiten von innen auf. [V097]

tem Penis, weil sie nicht befestigt werden können.

Neben den Kondom-Urinalen gibt es auch für Frauen spezielle *Urin-Auffangsysteme*. Sie haben einen weichen Kunststoffeinsatz, der zur Fixierung in die Scheide eingeführt wird und den abgehenden Urin am Ende der Harnröhre abfängt. Ein daran befestigter Abflussschlauch leitet den Urin in einen Sammelbeutel. Das Auffangsystem muss individuell angepasst werden und ist für viele Frauen eine Alternative zu den Inkontinenzeinlagen.

Blasenkatheter. Bei manchen Patienten ist eine externe Urinableitung durch einen transurethralen (☞ 31.2.2) oder suprapubischen *Blasenverweilkatheter* (☞ 31.2.3) unvermeidbar. Vor allem der transurethrale Katheter kann allerdings keine Dauerlösung darstellen.

Katheterpflege ☞ 31.2.2 – 31.2.5

Toilettentraining

Beim **Toilettentraining** wird ein Patient, der z.B. unter einer Stress- oder Urgeinkontinenz leidet, dazu animiert, in regelmäßigen Abständen seine Blase auf der Toilette vollständig zu entleeren. Ziel ist, die Blase wieder an eine größere Füllungskapazität zu gewöhnen und die Abstände zwischen den einzelnen Blasenentleerungen auf ein normales Maß zu reduzieren. Beim Toilettentraining sollte der Patient ca. 3 Liter über den ganzen Tag verteilt trinken und danach versuchen, den Urin für eine gewisse Zeit zu halten. Die Intervalle zwischen den einzelnen Toilettengängen verlängert er schrittweise. Hält er zu Beginn des Trainings den Urin nur 1 – 2 Stunden, kann er durch konsequentes Training erreichen, dass die Blase wieder 3 – 4 Stunden ohne Entleerung auskommt. Dieser Prozess erfordert jedoch viel Geduld und kann mehrere Wochen, sogar Monate dauern. Ziel ist eine regelmäßige Blasenentleerung ca. 4 mal täglich. In einem *Miktionsprotokoll* werden die Ausscheidungen protokolliert.

Miktionsprotokoll

Das Führen eines **Miktionsprotokolls** unterstützt das Toilettentraining. Darin werden z.B. Menge und Häufigkeit der einzelnen Blasenentleerungen, der Zeitpunkt des Harndrangs nach Aufnahme von Flüssigkeit sowie die Trinkmenge notiert. Im Klinikalltag kommen unterschiedliche Miktionsprotokolle zur Anwendung, die entweder vom Patienten selbst oder von den Pflegenden zur Dokumentation genutzt werden. Darin kann auch eine auftretende Inkontinenz vermerkt werden sowie Bemerkungen z.B. über Durchfeuchtung der Einlagen oder der Kleidung.

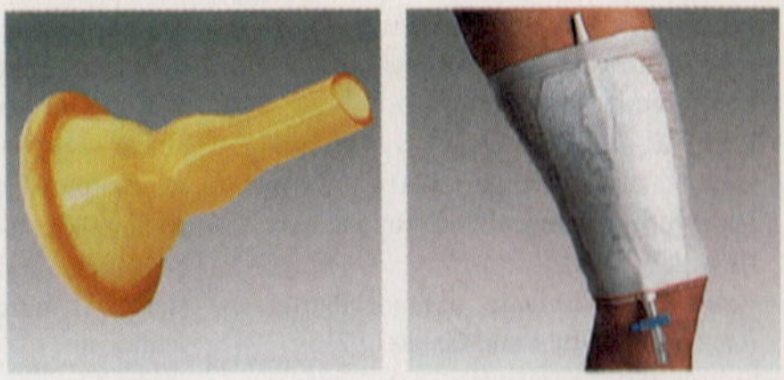

Abb. 7.242: Selbsthaftendes Kondom-Urinal. Der Urin fließt über einen Schlauch in den dazugehörigen Urinauffangbeutel mit elastischer Fixiermanschette (rechts), die eine Befestigung am Ober- oder am Unterschenkel ermöglicht. [V220]

Hautpflege

Allgemeine Hautpflege ☞ 7.4.2

> Inkontinenz kann schnell zu Hautirritationen führen, die auch das Entstehen eines Dekubitus begünstigen. Entscheidend für die Hautpflege sind daher die regelmäßige, d.h. *rechtzeitige Kontrolle* der Inkontinenzhilfen und deren *Wechsel*, wenn sie nass sind. Auch wenn die Werbung vielleicht anderes suggerieren möchte („Auch wenn sie nass sind, sind sie schön trocken!"): Eine nasse Inkontinenzhilfe ist für den Patienten unangenehm und begünstigt Hautschäden.

Längerer Kontakt der Haut mit Urin und Stuhl führt zu Hautirritationen wie Rötung oder Brennen. Neben einer Kontaktdermatitis kann auch leicht eine Pilzinfektion entstehen. Darum waschen die Pflegenden einen Patienten, der sich nicht selbst versorgen kann, nach jedem Kontakt mit Urin mit warmem Wasser. Besondere Aufmerksamkeit widmen sie dabei den Hautfalten im Anal- und Genitalbereich, weil sich hier besonders leicht Abschürfungen, Risse und Infektionen bilden. Bei starker Kontamination geeignete Reinigungsmittel sind milde, ph-neutrale und rückfettende Seifen sowie Wasser-in-Öl-Präparate. Nach dem Waschen wird die Haut gründlich abgetrocknet, da feuchte und aufgeweichte Haut für Schädigungen noch anfälliger ist. Das Eincremen erfolgt vor allem bei trockener Haut. Salben oder Cremes dürfen aber weder zu fettig sein noch zu dick aufgetragen werden, damit die Hautporen nicht verschlossen werden.

Soziale Folgen der Inkontinenz

Inkontinenz kann leicht zur (Selbst-)Isolation führen. Aus Schamgefühl trauen sich manche Menschen nicht mehr in die Öffentlichkeit, weil sie Angst vor peinlichen Situationen wie Uringeruch oder durchnässte Kleidung haben. Auch gehen sie keine Partnerschaften mehr ein, weil sie Angst vor einer sexuellen Beziehung haben.

Die Sexualität von Menschen mit einer Inkontinenz setzt eine hohe Vertrauensbasis zwischen den Partnern voraus, damit die mit der Inkontinenz verbundenen Probleme besprochen werden können. Pflegekräfte können helfen, indem sie aufmerksam zuhören, Probleme bei Bedarf ansprechen und Lösungsmöglichkeiten aufzeigen, z.B. das Optimieren der Inkontinenzversorgung oder Miktionstraining, um inkontinenzfreie Zeiten zu schaffen.

> Die **Harninkontinenz** ist ein häufiges Problem älterer Menschen mit vielfältigen Ursachen (☞ 14.3.5). Folge sind nicht nur drohende (Selbst-)Isolation, sondern auch medizinische Probleme wie gehäufte Harnwegsinfekte (☞ 31.5.2).

7.8.7.2 Stuhlinkontinenz

> **Stuhlinkontinenz** *(Darminkontinenz, anorektale Inkontinenz, Incontinentia alvi):* Unfähigkeit, den Stuhl willkürlich zurückzuhalten.

Normalerweise wird der After außerhalb der *Defäkation* durch einen komplizierten Schließmuskelapparat, das sog. *Kontinenzorgan*, verschlossen. Zahlreiche Faktoren (☞ Abb. 7.243) können das komplexe Zusammenspiel der verschiedenen Muskeln aber stören und damit zur **Stuhlinkontinenz** führen, die für den Betroffenen noch ungleich belastender ist als die Harninkontinenz. Drei Schweregrade der Stuhlinkontinenz werden unterschieden:

- **Grad 1.** *Gelegentlich* geringe Verschmutzung der Unterwäsche oder unkontrollierter Gasabgang
- **Grad 2.** *Häufige* Wäscheverschmutzung oder unkontrollierter Abgang von Darmgasen, gelegentlich Abgang von flüssigem Stuhl
- **Grad 3.** *Vollständig* unkontrollierter Abgang von Stuhl und Gasen.

Die **Stuhlinkontinenz** tritt häufig im fortgeschrittenen Stadium von Demenzkranken auf, ist sonst jedoch eher selten.

Behandlungsstrategie

Die Therapie der Stuhlinkontinenz ist ursachenabhängig. Dabei gelangen sowohl konservative (z.B. eine Arzneimitteltherapie bei einer chronischen Darmentzündung) als auch operative Verfahren (z.B. Tumorabtragung) zur Anwendung.

Pflege bei Stuhlinkontinenz

- Darmtraining durchführen: Der Patient sollte sich täglich zu einem festgelegten Zeitpunkt (z.B. nach dem Frühstück oder nach dem Mittagessen) auf die Toilette setzen, auch wenn er keinen direkten Stuhldrang verspürt. Auf diese Weise wird der Darm trainiert, sich zu einem regelmäßigen und vorhersehbaren Zeitpunkt zu entleeren
- Analregion nach jedem Stuhlgang gründlich reinigen und gut trocknen. Haut z.B. durch Multilind® Heilpaste schützen
- Hilfsmittel verwenden, z.B. Inkontinenzvorlagen oder -slips, Einmalunterlagen im Bett, Steckbecken
- Halterungen und Aufstehhilfen in den Toiletten anbringen und dem Patienten Gehhilfen bereitstellen, damit er bei Stuhldrang möglichst schnell die Toilette erreichen kann
- Optimale Rahmenbedingungen schaffen, z.B. für saubere Toiletten sorgen, Schamgefühl des Patienten berücksichtigen (Sichtschutz anbringen), Ängste durch Aufklärung entgegenwirken, den Patienten positiv motivieren
- Krankengymnastik zur Kräftigung des Schließmuskels und Beckenbodengymnastik durchführen lassen, z.B. durch mehrmals tägliches willkürliches Zusammenkneifen der Schließmuskulatur, evtl. Reizstromtherapie oder Einsatz von Analtampons (☞ Abb. 7.244)
- Hautpflege durchführen wie bei Harninkontinenz (☞ oben), hautpflegende Öltücher zum Abwischen benutzen.

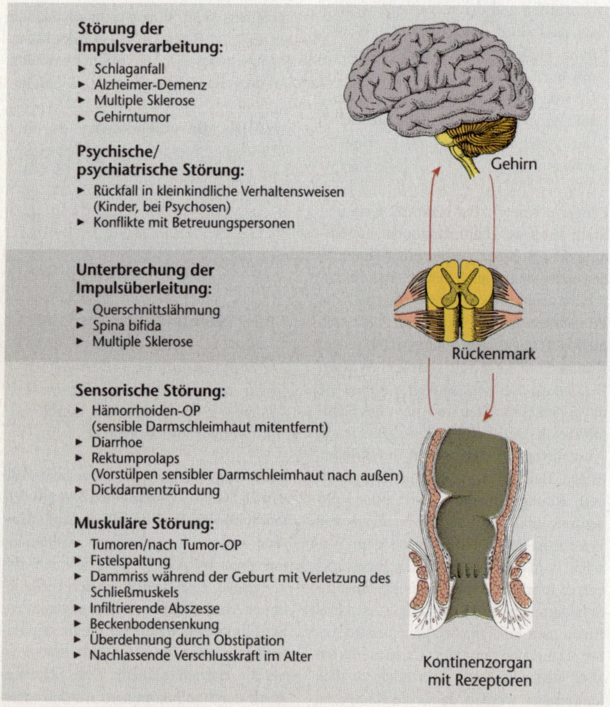

Abb. 7.243: Ursachen der Stuhlinkontinenz. [A400-190]

Literaturtipps

Norton, Christine: Praxishandbuch – Pflege bei Inkontinenz. Urban & Fischer, München, 1999

Sowinski, C.: Pflege – eine intime, grenzüberschreitende Dienstleistung. In: Gero Care 5/96, Kuratorium Deutsche Altershilfe

7.8.8 Erbrechen

Erbrechen *(Emesis, Vomitus):* Schutzreflex, der Magen- und Darminhalt entgegen der normalen Peristaltik entleert.

Erbrechen ist keine Krankheit, sondern ein Symptom und zählt zu den *Hauptbeschwerden* bei Magen-Darm-Erkrankungen. Ausgelöst wird der Brechvorgang (☞ auch Abb. 7.245) vom *Brechzentrum* des Gehirns in der *Medulla oblongata* (verlängertes Rückenmark). Man unterscheidet das zerebrale und das reflektorische Erbrechen.

Zerebrales Erbrechen einsteht durch direkte Reizung des Brechzentrums bei:

- Erkrankungen des Gehirns, z.B. Hirntumoren, Hirnhautentzündung *(Meningitis)*, Migräne, Gehirnerschütterung
- Zentral toxisch wirkenden Substanzen, z.B. Arzneimittel (Digitalis, Narkotika, Zytostatika) oder Alkohol.

Reflektorisches Erbrechen entsteht durch indirekte Reizung des Brechzentrums über das vegetative Nervensystem bei:

- Erkrankungen des Magen-Darm-Traktes, z.B. Magenschleimhautentzündung *(Gastritis)*, Verengung des Magenausgangs *(Pylorusstenose)*, Gallensteinleiden
- Überdehnung des Magens durch übermäßiges Essen
- Reizung der Rachenschleimhaut, z.B. beim Einführen einer Sonde oder durch willkürliches Reizen (z.B. mit dem Finger) am Zäpfchen im hinteren Rachenraum
- Drehschwindel oder Reizung des Gleichgewichtsorgans (Reisekrankheit)

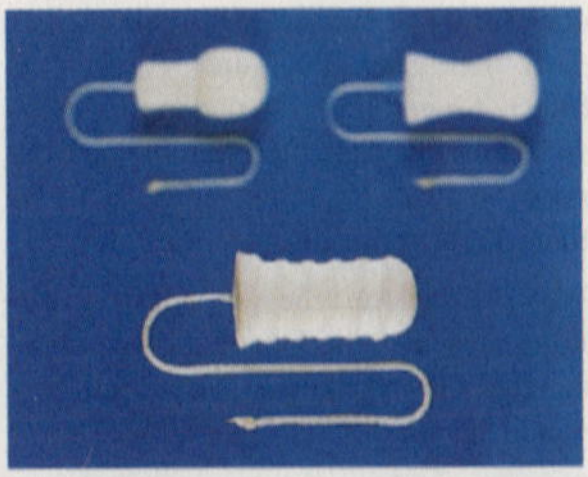

Abb. 7.244: Als eine wirksame Hilfe bei Stuhlinkontinenz haben sich Analtampons bewährt, die der Handel in verschiedenen Formen und Größen bereithält. Der Tampon wird mit einem Applikator in den Darmkanal eingeführt und quillt dort auf. Mit einem Rückholfaden, der mittels eines Heftpflasters am Gesäß fixiert wird, kann der Tampon wieder entfernt werden. [V107]

- Starken psychischen Eindrücken, z.B. ekelhaften Gerüchen, Schreck, Schock, großer Angst.

Vorgang des Erbrechens

Die Reizung des Brechzentrums zeigt sich zunächst durch Ekel, Übelkeit, Blässe, Schweißausbruch, vermehrten Speichelfluss und Bradykardie. Dann ziehen sich Bauchmuskulatur und Zwerchfell unwillkürlich zusammen. Die oberen Magenanteile und der Ösophagussphinkter erschlaffen, so dass der Mageninhalt durch den Mund entleert wird.

! Vorsicht

Anhaltendes Erbrechen führt zu Flüssigkeits- und Elektrolytverlusten. Während bei Kindern eine Dehydratation (☞ 31.11.2) die Hauptgefahr darstellt, drohen bei älteren Menschen vor allem Herzrhythmusstörungen (☞ 18.7), die schlimmstenfalls zum Herzstillstand führen können.

Beobachtung des Erbrechens

Um einen Hinweis auf die Ursache des Erbrechen zu erhalten, werden *Zeitpunkt, Häufigkeit* und *Begleitsymptome* beobachtet:

- *Nüchternerbrechen* tritt vor allem in der Schwangerschaft (☞ 12.1.3) oder bei chronischem Alkoholabusus auf
- Erbrechen *nach jeder Nahrungsaufnahme* ist z.B. bei einer akuten Gastritis zu beobachten
- Erbrechen nur nach Einnahme von *Arzneimitteln* oder bestimmten *Nahrungsmitteln* spricht eher für eine Unverträglichkeit
- Erbrechen nach *Zytostatikatherapie* oder *Strahlentherapie* ist unabhängig von der Nahrungsaufnahme und therapeutisch schwer zu beeinflussen (☞ 24.5.1)
- Erbrechen kann auch bei starken, *krampfartigen Schmerzen (Koliken)* auftreten, zum Beispiel bei einer akuten Pankreatitis (☞ 22.6.2) oder einer Nierenkolik
- Reflektorischem Erbrechen geht in der Regel eine Übelkeit voraus, zentrales Erbrechen hingegen kommt plötzlich und schwallartig
- Bei zusätzlichem Durchfall liegt meist eine Darminfektion vor.

Beobachtung des Erbrochenen

Farbe, **Geruch** und **Beschaffenheit** des Erbrochenen sowie evtl. **Beimengungen** können auf das zugrunde liegende Krankheitsbild hinweisen:

- *Unverdaute Nahrungsreste* bei Aussackungen der Speiseröhre (Divertikel ☞ 21.4.5), Verengung des Mageneingangs, nach Verzehr verdorbener Nahrungsmittel oder zu hastigem Essen
- *Angedaute, säuerlich riechende Nahrungsmittel* bei Störungen der Magenentleerung (etwa bei Tumoren oder Pylorusstenose ☞ 13.11.2, 21.5.4)
- *Schleimbeimengungen* bei Gastritis
- *Grünlich gallige Verfärbung* bei Abflusshindernissen unterhalb der Mündung des Gallenganges in das Duodenum, bei nüchternem Magen oder lang anhaltendem Erbrechen mit leerem Magen
- *Frisches, hellrotes Blut* bei einer Blutung aus den oberen Abschnitten des Magen-Darm-Traktes *(obere Gastrointestinalblutung)*, z.B. bei Ösophagusvarizenblutung
- *Braun-schwarze Färbung (Kaffeesatzerbrechen)* bei Beimengungen von geronnenem Blut, z.B. bei Ulkus-Blutung oder Magenkarzinom *(Hämatemesis ☞ 21.2.5)*
- Koterbrechen *(Miserere)* bei Ileus (☞ 21.6.2).

Pflege bei Erbrechen

- Den Patienten aufrecht sitzen lassen, um die gefährliche Aspiration (☞ 7.6.7) zu vermeiden; ist dies nicht möglich oder ist der Patient bewusstlos, ihn auf die Seite lagern
- Gegebenenfalls beengende Kleidungsstücke sowie Zahnprothesen entfernen
- Nierenschale und Zellstoff reichen, Bett und Kleidung abdecken
- Ruhig durchatmen lassen, evtl. Fenster öffnen
- Kopf des Patienten halten, mit der flachen Hand leicht auf evtl. vorhandene Operationswunden drücken, um die Schmerzen zu lindern

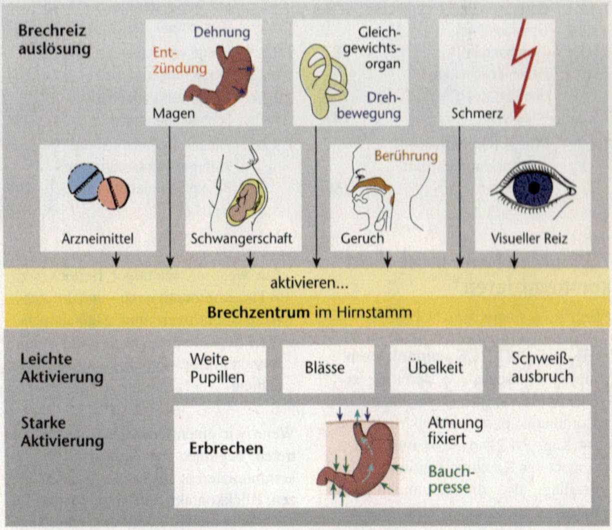

Abb. 7.245: Pathophysiologische Steuerung des Erbrechens. [A400]

- Erbrochenes nach Möglichkeit in einer Nierenschale auffangen, bei Auffälligkeiten aufheben und dem Arzt zeigen
- Nach dem Erbrechen Mundpflege (☞ 7.5.5) anbieten, um den unangenehmen Geschmack zu beseitigen, und Zähne putzen (lassen), da Magensäure die Zähne angreift
- Gesicht (kalt) abwaschen
- Beschmutze Kleidung und Bettwäsche wechseln
- Patienten bis zur Rücksprache mit dem Arzt nüchtern lassen, jedoch Vorsicht bei Diabetikern (Gefahr der Unterzuckerung)
- Erbrechen dokumentieren (Uhrzeit, Menge, Art, Aussehen, Geruch, Häufigkeit).

Literaturtipps

Hawthorn, Jan: Übelkeit und Erbrechen. Ullstein Medical, Wiesbaden, 1998

Huchzermeyer, Hans: Erbrechen. Ein interdisziplinäres Problem. Thieme Verlag, Stuttgart, 1997

7.8.9 Netz

Ausscheiden
Essen und Trinken

Zwischen der ATL „Ausscheiden" und der ATL „Essen und trinken" besteht ein physiologisch begründeter, enger Zusammenhang:

- Urin- und Stuhlmenge sind direkt von der zugeführten Flüssigkeits- und Ballaststoffmenge abhängig
- Bei Veränderungen der Urin- und Stuhlfarbe muss zunächst überprüft werden, ob diese Veränderungen etwa auf die Ernährung oder bestimmte Arzneimittel zurückzuführen sind (☞ auch Tab. 7.192, 7.9.2.1).

Ausscheiden
Sich als Frau oder Mann fühlen und verhalten

Regelmäßig Stuhlgang zu haben, fördert das Wohlbefinden des Einzelnen und kann bei Problemen zu erheblichen Einschränkungen der Lebensqualität führen.

Unbewusst können auch Pflegende viele Patienten in dieser Haltung bestärken, indem sie die Patienten mehrmals täglich nach Stuhlgang, Puls und Temperatur fragen. So gesehen verwundert es wenig, wenn manche Patienten „Stuhlgangneurosen" entwickeln und ständig nach Abführmitteln verlangen.

Weniger das Ausscheiden selbst als die *Kontinenz,* also die Fähigkeit, Ausscheidungen zurückzuhalten, wirkt sich entscheidend auf das Selbstwertgefühl aus.

Betroffene fühlen sich in ihrem Lebensgefühl beeinträchtigt, wenn sie die Kontrolle über Stuhl- oder Urinausscheidung verloren haben. Darum ist es Aufgabe der Pflegenden, die Patienten über Möglichkeiten der Inkontinenzversorgung zu informieren.

Außer Blasenkatheter und „Windel", die immer das letzte Mittel der Wahl sein sollten, gibt es inzwischen vielfältige Hilfsmittel, um Inkontinenz und ihre Folgen wirksam zu bekämpfen, so dass die Betroffenen nicht zwangsläufig sozial isoliert sind.

7.9 ATL „Kommunizieren"

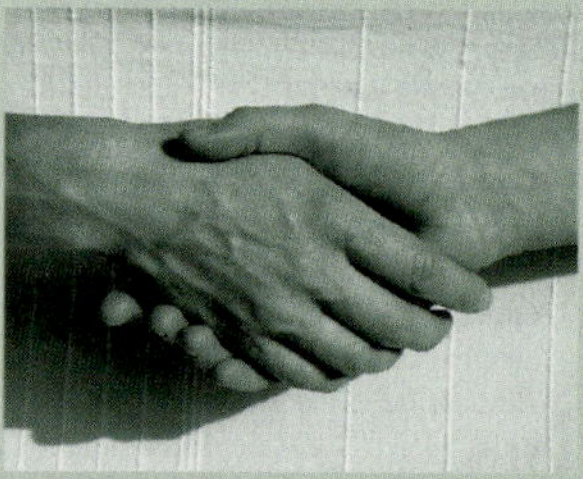

7.9.1 „Man kann nicht nicht kommunizieren"

Pflege als kommunikativer Prozess ☞ 3.4

Die ATL **„Kommunizieren"** umfasst verschiedene Bereiche: zunächst einmal die ganz alltägliche Kommunikation zwischen Menschen (☞ Kap. 3.4.2), darüber hinaus den Aspekt der Kommunikation im Pflegealltag, also die Kommunikation mit den Patienten und ihren Angehörigen wie auch die der Mitarbeiter.

Ein weiterer, wichtiger Bereich der ATL „Kommunizieren" sind die Verhaltensrichtlinien und Maßnahmen, die Pflegende im Umgang mit kommunikationsgestörten Patienten beachten.

Wenn wir einem Menschen gegenübertreten, beginnen wir bereits mit ihm zu kommunizieren, sei es durch einen kurzen Blickkontakt, ein freundliches Lächeln oder die Wahrnehmung eines angenehmen Duftes. Kommunikation ist nicht an die Sprache gebunden; immer wenn sich Menschen begegnen, findet sie statt. Darum hat der Kommunikationsforscher Paul Watzlawick auch die bekannte These aufgestellt: „Man kann nicht *nicht* kommunizieren".

Kommunikationsmodell nach Watzlawick ☞ 3.4.3

7.9.2 Kommunikation im Pflegealltag

Im Pflegealltag findet ständig Kommunikation statt. Informationen werden im

Pflegeteam und mit anderen Mitgliedern des therapeutischen Teams ausgetauscht. Die Arbeit am und mit dem Patienten ist voll kommunikativer Elemente: Informationen über die Pflegehandlungen, das Wahrnehmen von Reaktionen darauf oder etwa das Gespräch mit den Angehörigen. Nicht zuletzt ist jedes Formular, z.B. ein „Röntgenschein", und jedes Blatt im Dokumentationssystem Zeichen betriebsinterner Kommunikation.

Meistens geht es in der Klinik um Kommunikation auf der Sachebene, z.B. bei der Übergabe oder der Visite, wenn es um die Weitergabe von Fakten geht. Gefühle scheinen fehl am Platz zu sein. Dennoch sollte der Humor im Krankenhaus, sofern er angebracht ist, nicht zu kurz kommen.

Humor im Krankenhaus

Krankheit ist eine ernste Angelegenheit. Aber eine entspannte Atmosphäre, in der auch gelacht werden darf, kann wesentlich zur Genesung beitragen.

Auch für die Pflegenden ist Lachen ein „Ventil" für aufgestaute Frustrationen oder Arbeitsüberlastung. Wichtig dabei ist aber, dass *mit* den Patienten und nicht *über* sie gelacht wird. Wie bei Arzneimitteln gilt auch beim Lachen: „Die Dosis macht das Gift."

Nicht jeder Patient findet Späße witzig, nicht in jeder Situation sind sie angebracht. Im richtigen Moment wirkt Humor jedoch Wunder.

7.9.2.1 Gespräche im Pflegeprozess

Im Rahmen des Pflegeprozesses (☞ 2.3) gibt es einige zentrale Gesprächssituationen. Sie können für einen speziellen Abschnitt im Pflegeprozess typisch sein, etwa das Aufnahmegespräch im Stadium der Informationssammlung, können aber auch zu verschiedenen Zeitpunkten stattfinden, wie die Pflegevisite (☞ 7.9.2.4) oder das Gespräch zur Patientenentlastung (☞ unten).

Pflegende sprechen mit den Patienten häufig nur „zwischen Tür und Angel". Tatsächlicher, manchmal aber auch nur vorgetäuschter Zeitmangel verleitet sie dazu, Gespräche mit Patienten zu führen, während sie andere Tätigkeiten verrichten (z.B. Betten machen).

Zu einem sinnvollen Gespräch kann es dabei aber kaum kommen, da sich die Pflegenden dabei nicht auf sämtliche Signale konzentrieren können.

Um ein Gespräch gelingen zu lassen, muss sich die Pflegekraft dem Patienten ganz widmen können und auf ihn als ganze Person eingehen. Das benötigt vor allem Zeit. Einige zentrale Gesprächssituationen werden im folgenden kurz beschrieben.

Aufnahmegespräch

Informationssammlung ☞ 2.3.1

Wann? Anlass für das Aufnahmegespräch ist die Aufnahme eines Menschen ins Krankenhaus, auf die Station. Das Gespräch sollte möglichst bald nach der Aufnahme erfolgen, auf jeden Fall aber zeitlich so gelegt werden, dass man sich genügend Zeit dafür nehmen kann.

Wozu? Das Erstgespräch dient der Kontaktaufnahme zwischen Pflegekraft und Patient. Ziel ist es, für die Pflege des Patienten Informationen zu gewinnen bzw. ihm auch Informationen zu geben.

Die neue Umgebung und die fremden Menschen im Krankenhaus stellen für die meisten Patienten ein Problem dar. Diejenige Pflegekraft, welche das Aufnahmegespräch führt, ist die Erste, die ihm diese Umgebung vertrauter machen kann. Sie wird zur ersten Vertrauensperson des Patienten.

Der Patient wird über den Tagesablauf auf der Station und über die Räumlichkeiten informiert. Patienten, die mit ihm das Zimmer teilen, werden vorgestellt, eventuell die Namen von Stationsleitung und Stationsarzt genannt.

Ziele des Aufnahmegesprächs

Information gewinnen über:
- Pflegebedürftigkeit des Patienten
- Gewohnheiten und Wünsche des Patienten
- Benötigte Hilfsmittel.

Information geben über:
- Räumlichkeiten der Station
- Tagesablauf, z.B. Essenszeiten
- Namen der zuständigen Ärzte und Pflegenden.

Wer? Im Idealfall führt die Pflegekraft das Aufnahmegespräch, die für die Pflege des Patienten während seines Aufenthalts hauptsächlich verantwortlich ist. Vielfach wird die Führung des Gesprächs jedoch an andere Pflegende weitergegeben, es sollten aber immer diejenigen sein, welche später an der Pflege des Patienten beteiligt sind.

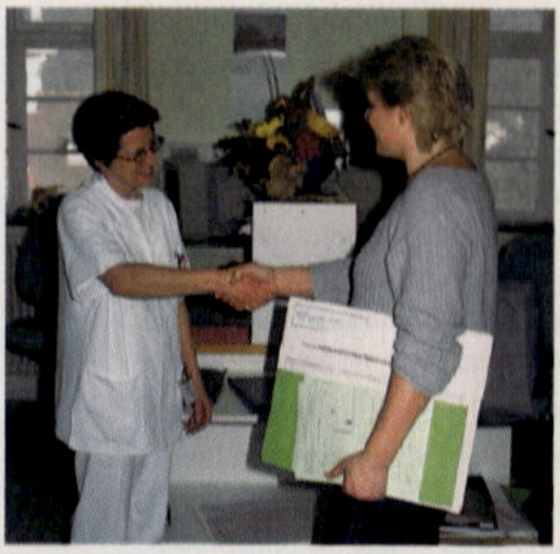

Abb. 7.245a: Die Aufnahme ins Krankenhaus z.B. zur Operation ist für die meisten Menschen eine beängstigende Ausnahmesituation. Die Pflegekraft, die den Patienten zum ersten Mal auf Station freundlich und aufmerksam begrüßt, macht ihm die fremde Umgebung vertrauter und hilft, Ängste abzubauen. [M161]

Wo? Das Gespräch findet mit dem Patienten alleine und nicht in einem vollen Patientenzimmer statt. Es ist empfehlenswert, einen ruhigen Raum zu wählen, damit die Intimsphäre des Patienten gewahrt bleibt.

Wie?
- Vorstellung der Pflegekraft mit Namen und Funktion auf der Station
- Kurze Gesprächseinleitung, z.B. mit einem Gespräch über „neutrale" Dinge, etwa über das Wetter
- Eingehen auf die Wünsche des Patienten
- Führen des eigentlichen Aufnahmegesprächs nach standardisierter Vorlage (sog. Stammblatt).

Die erste Phase des Gesprächs dient dazu, Nähe zwischen Pflegekraft und dem Patienten zu schaffen, die Distanz zu überwinden. Indem das „Menschliche" im Vordergrund steht, kann sich die Gesprächsatmosphäre insgesamt auflockern. Dieser Gesprächsteil kann jedoch nicht beliebig ausgedehnt werden, nach kurzer Zeit sollte die Pflegekraft „zur Sache" kommen. Möchte der Patient seine Wünsche oder Probleme direkt und ohne einleitende Worte mitteilen, wird der erste Gesprächsteil übersprungen.

Damit sich der Patient nicht ausgefragt vorkommt, fügt die Pflegekraft kurze, motivierende Zwischenbemerkungen ein, etwa: „Um auf Ihre Gewohnheiten und Wünsche eingehen zu können, bräuchten wir bitte ein paar Angaben".

Anschließend erklärt die Pflegekraft die Räumlichkeiten und den Tagesablauf der Station, z.B. die Essenszeiten. Der Name der Stationsleitung und der verantwortlichen Pflegekraft (z.B. bei der Gruppenpflege ☞ 2.2.2) werden ebenfalls genannt. Darüber hinaus kündigt sie das Anamnesegespräch mit dem Arzt an und nennt auch dessen Namen. Bei medizinischen Fragen des Patienten kann die Pflegekraft auf das nachfolgende Gespräch mit dem Arzt verweisen.

Blutdruckmessen und Pulszählen werden meist ebenfalls während des Aufnahmegesprächs durchgeführt, erfolgen aber erst gegen Ende des Gesprächs.

Vorgehen beim Aufnahmegespräch
- Sich Zeit nehmen
- Ruhige, lockere Gesprächsatmosphäre schaffen
- Fragen – Zuhören(!) – Dokumentieren.

Informationsgespräch

Wann? Das Informationsgespräch findet immer dann statt, wenn der Patient ein Informationsdefizit hat und Aufklärung wünscht. Bei speziellen medizinischen Fragen verweist die Pflegekraft auf den behandelnden Arzt. Auch führt sie ein Informationsgespräch, wenn bei dem Betroffenen z.B. eine Untersuchung oder eine andere Maßnahme ansteht, etwa wenn der Patient wegen einer OP am nächsten Tag nüchtern bleiben muss.

Wozu? Informationsmangel verunsichert den Patienten. Zu spüren, dass er gut informiert wird, steigert sein Sicherheitsgefühl. Bei guter Information willigt der Patient leichter in schmerzhafte Untersuchungen oder Operationen ein, und durch sein positives Gefühl wird auch der Heilungsverlauf beschleunigt.

Ziele des Informationsgesprächs
- Informationsdefizite abbauen
- Steigerung des Sicherheitsgefühls des Patienten.

Wer? Medizinische Informationen werden vom Arzt gegeben. Fragen über das Verhalten vor Operationen oder Untersuchungen („Warum muss ich nüchtern bleiben?") können auch von der Pflegekraft beantwortet werden. Voraussetzung für ein Informieren des Patienten ist natürlich, dass sie selbst gut informiert ist.

Wo? Bei einem Informationsgespräch ist der Gesprächsort nicht von entscheidender Bedeutung, meistens führt die Pflegekraft es im Patientenzimmer.

Wie?
- Informationen der Situation des Patienten anpassen, z.B. vor einer Operation die Ängste des Patienten wahrnehmen und auf sie eingehen
- Keine Fremdwörter und unbekannten Fachausdrücke verwenden
- Nachfragen, ob der Patient die Information verstanden hat
- Fachlich und sachlich korrekt informieren.

Gespräch zur Patientenentlastung

Wann? Der Patient tritt an die Pflegekraft heran und will sich von seinen Problemen entlasten, sucht ihre Hilfe und Nähe. Selten äußert der Patient sein Hilfebedürfnis direkt, daher ist es wichtig, auf seine nonverbalen Signale (☞ 3.4.2) zu achten.

Wozu? Der Patient will sich entweder entlasten oder sucht konkrete Hilfestellung für ein Problem.

Wer? Auch hier gilt, dass jede Pflegekraft zum Ansprechpartner werden kann.

Wo? Die Gesprächsatmosphäre sollte entspannt sein, ein ruhiger Raum ist für ein entlastendes Gespräch unbedingt notwendig.

Wie? Die Pflegekraft bringt dem Patienten und seinen Problemen Interesse entgegen und denkt sich in ihn „hinein", damit er das Gefühl hat, vorbehaltlos angenommen zu sein.

Vorgehen beim Gespräch zur Patientenentlastung
- Dem Patienten Interesse entgegenbringen
- Zuhören
- Nachsprechen
- Gefühle ansprechen
- Ich-Botschaften senden.

Bei einem entlastenden Gespräch steht nicht fachliches Wissen im Vordergrund, sondern die Pflegekraft als Mensch, an deren Schulter sich der Patient lehnen kann:
- **Zuhören.** Die Pflegekraft signalisiert dem Patienten nonverbal, dass sie zuhört, dass sie sich ganz auf das Gesprächsthema und den Gesprächspartner konzentriert. Eventuell können die nonverbalen Signale auch bekräftigt werden: „Ja, ich verstehe" oder „Sprechen sie weiter". Pausen, die der Patient macht, werden nicht unterbrochen. So kann der Patient überlegen, was er noch sagen will, hat vielleicht sogar Ideen für eine Lösung. Diese Ideen können von der Pflegekraft dann vorsichtig verstärkt werden, wenn sie das Problem wirklich lösen können
- **Nachsprechen.** Wenn die Pflegekraft Gesprächsinhalte des Patienten wiederholt, hört er seine eigene Aussage noch einmal. Dadurch kann er sich besser auf das konzentrieren, was er sagen will, kann daran anknüpfen und behält „den roten Faden", das Thema des Gesprächs bei. Er versteht dadurch sich selbst und seine Gedankengänge besser
- **Nennen von Gefühlen.** Wenn ein Patient dazu neigt, auf die Sachebene auszuweichen und die Pflegekraft den Eindruck gewinnt, dass das Gespräch nicht den tatsächlichen Beweggrund des Patienten trifft, hilft es, vermutete Gefühle konkret anzusprechen. Beklagt sich ein Patient beispielsweise auf der Sachebene, dass er zu jeder Mahlzeit vier Tabletten erhält, kann die Pflegekraft das Gespräch wieder zurück auf die Gefühlsebene leiten, indem sie z.B. antwortet: „Sie können gerne bei der Visite mit dem Arzt sprechen, wofür sie diese Arzneimittel nehmen, aber ich kann verstehen, dass sie sich wegen der möglichen Nebenwirkungen Sorgen machen."
- **Ich-Botschaften senden.** Für den Patienten ist es wichtig zu wissen, was sein Gesprächspartner denkt. Im obigen Beispiel ist z.B. eine *Ich-Botschaft* der Pflegekraft beschrieben. Ein Beispiel für eine – wenig hilfreiche – *Du-Botschaft* in der gleichen Situation wäre folgende Aussage: „Sie machen sich zu viele Sorgen und regen sich nur unnötig auf, das ist schlecht für ihren Blutdruck."

Beratungsgespräch

Patientenschulung und -beratung ☞ *7.9.2.3*

Wann? Bedarf nach einem Beratungsgespräch hat der Patient, wenn er vor einer Entscheidung steht, mit der er sich alleine überfordert fühlt, z.B. wenn er neue Hilfsmittel wie eine Beinprothese oder ein Hörgerät benötigt.

Wozu? Das beratende Gespräch dient dazu, dem Patienten bei einer Entscheidung zu helfen. Beispielsweise berät die Pflegekraft den Patienten über seine zukünftige Selbstpflege (☞ 2.5.5 und 7.9.2.2) oder spricht mit ihm über die Möglichkeit, eine Selbsthilfegruppe aufzusuchen. Beratung über Hilfsmittel und eine gesunde Lebensführung, stellen weitere Möglichkeiten des beratenden Gesprächs dar. Wichtig ist, dass der Patient schließlich die Entscheidung trifft und nicht die Pflegekraft.

Ziel des Beratungsgesprächs ist es, dem Patienten bei einer Entscheidung zu helfen und nicht, sie ihm abzunehmen.

Wer? Grundsätzlich kann jede Pflegekraft ein beratendes Gespräch führen, es sei denn, es handelt sich um medizinische Fragen. Bei vielen Gebieten verweist sie jedoch an Experten, z.B. bei der Diabetesschulung.

Wo? Für ein Beratungsgespräch empfiehlt es sich, einen ruhigen Raum aufzusuchen, da die besprochenen Themen meist sehr persönlich sind.

Wie? Auch ein Beratungsgespräch nimmt Zeit in Anspruch. Bei hohem Arbeitsanfall kann die Pflegekraft die Fragen des Patienten häufig nicht ausführlich beantworten. Dann ist es in aller Regel besser, dem Patienten einen Zeitpunkt zu nennen, an dem sie sich für ihn Zeit nehmen kann, als ein unvollständiges Gespräch zu führen.

Bei einer Beratung achtet die Pflegekraft darauf, den Patienten nicht „überzuberaten". Der Patient sollte angeregt werden, selbst über Lösungsmöglichkeiten nachzudenken, zum Beispiel bei der Wahl von Hilfsmitteln. „Patentlösungen" anzubieten ist wenig sinnvoll, da es solche nicht gibt.

Es ist besser, dass die Pflegekraft zugibt, etwas nicht zu wissen, als falsche Informationen zu geben. Sie kann entweder zusagen, dass sie die Information später geben wird, oder sie verweist den Patienten an eine andere Person, z.B. an einen Fachexperten. Die Beratung soll sachlich verlaufen, der Patient muss jedoch vermittelt bekommen, dass man an der Beantwortung seiner Frage interessiert ist.

Wenn der Patient den Eindruck hat, dass man ihm nicht positiv gegenübersteht, werden auch die vermittelten Sachinhalte abgewertet (☞ 3.4.4).

Bei älteren, vergesslichen Menschen ist es hilfreich, ggf. die Angehörigen hinzuzuziehen.

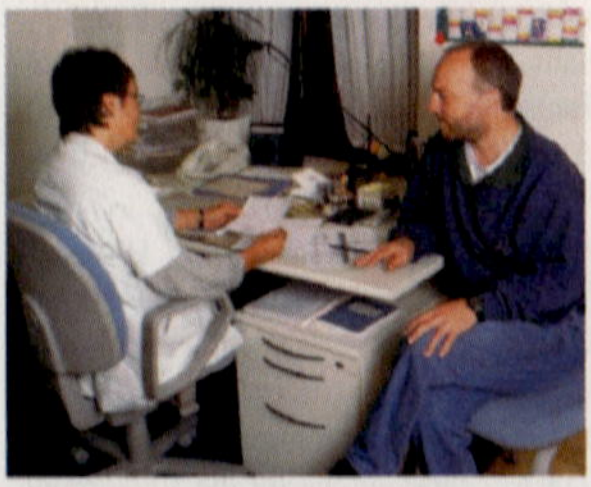

Abb. 7.245b: Beim Beratungsgespräch unterstützt die Pflegekraft den Patienten, Entscheidungen zu fällen. Da es hier meist um sehr persönliche Angelegenheiten des Betroffenen geht, empfiehlt es sich, einen ruhigen und ungestörten Raum aufzusuchen. [K183]

Vorgehen beim beratenden Gespräch
- Einen Zeitpunkt wählen, an dem Patient und Pflegekraft Zeit haben
- Die Beratung dem Wissensstand und den Bedürfnissen des Patienten anpassen
- Keine fertigen Lösungen präsentieren
- Dem Patienten beim Suchen nach Lösungen helfen.

Krisengespräch

Konfliktmanagement ☞ *3.6*

Wann? Zu einem Krisengespräch kann es kommen, wenn der Patient existenzbedrohende Nachrichten erhält, z.B. die Diagnose Krebs. Auch wenn der Arzt mit diesen Patienten meist sehr ausführliche Gespräche führt, können Probleme niemals ganz ausgeräumt werden. Bei diesen Patienten besteht dauernder Gesprächsbedarf, der zu manchen Zeitpunkten aus ihnen „herausbricht".

Wozu? In diesen Fällen kann das Problem mit *einem* Gespräch nicht gelöst werden. Dem Patienten hilft es jedoch, sich auszusprechen, seine Probleme in Worte zu fassen. Im Idealfall führen *mehrere* Krisengespräche schließlich dazu, dass der Patient seine Krankheit annehmen kann, er besser schläft und sich aktiv auf eine neue Therapie vorbereitet.

Wer? Jede Pflegekraft kann den Patienten in Krisengesprächen begleiten.

Wo? Für ein Krisengespräch ist eine gute Gesprächsatmosphäre in einem ruhigen Raum Voraussetzung.

Wie? Bei einem Krisengespräch gehen Pflegende ebenso vor wie bei einem helfenden Gespräch, wobei der Schwerpunkt noch mehr auf dem Zuhören liegt. Die Pflegekraft gibt den Gefühlen des Patienten Raum. Wenn er zu weinen beginnt, lässt sie ihn weinen. Dabei ist es kein Fehler, wenn die Pflegekraft selbst Betroffenheit zeigt und evtl. mitweint.

Die eigene Hilflosigkeit führt oft zur Frustration der Pflegekraft. Wichtig ist, dass sie dem Patienten immer wieder versichert, dass er sich an sie wenden kann. Begleitung und Zuhören sind für ihn wichtige Hilfen.

Vorgehen bei einem Krisengespräch
- Zuhören, zuhören, zuhören
- Gefühle zulassen und annehmen.

Entlassungsgespräch

Überleitungspflege ☞ *5.6*

Wann? Handelt es sich um Patienten, deren Entlassungstermin bereits bei der Aufnahme feststand, z.B. nach geplanten Operationen, fallen nur wenig Entlassungsvorbereitungen an. Den genauen Entlassungstermin teilt der Arzt den Patienten in der Regel 1 – 2 Tage vorher mit und klärt sie dann auch über weitere Maßnahmen auf, z.B. wann die Patienten ihren Hausarzt aufsuchen oder wie sie ihre Tabletten weiter einnehmen sollen. Haben die Patienten darüber hinaus Fragen an die Pflegenden, stehen diese jederzeit zur Verfügung; oft fallen den Patienten die Fragen auch erst am Entlassungstag ein.

Handelt es sich um eine Verlegung in ein Alten- oder Pflegeheim, schalten die Pflegenden den Sozialdienst des Hauses oder die Überleitungspflegenden ein, die auf Wunsch auch die häusliche Pflege – ggf. auch durch einen ambulanten Pflegedienst – organisieren (☞ 5.6). In diesem Fall beginnen die Entlassungsvorbereitungen unmittelbar nach Einschaltung der Überleitungspflegenden, oft sogar schon unmittelbar nach der Aufnahme des Patienten, wenn klar ist, daß der Patient nach seiner Entlassung Hilfe brauchen wird.

Wozu? Das Entlassungsgespräch dient dazu, dem Patienten die notwendigen Informationen und Papiere für seine Entlassung oder Verlegung mitzugeben. Dabei überprüfen die Pflegenden nochmals, ob er in Bezug auf seine bestehenden Gesundheits- bzw. Pflegeproblemen ausreichend angeleitet ist, so dass er und seine Angehörigen nach der Krankenhausentlassung gut zurecht kommen. Ist es erforderlich, erhält er auch Kontaktadressen zu ambulanten Einrichtungen oder Selbsthilfegruppen. Außerdem hat der Patient noch einmal die Gelegenheit, der Pflegekraft seine noch bestehenden Ängste und Sorgen mitzuteilen.

Wer? Im Idealfall führt diejenige Pflegekraft das Entlassungsgespräch, welche für den Patienten während seines Klinikaufenthalts hauptsächlich verantwortlich war, bzw. die für seine Entlassung zuständige Überleitungspflegekraft. Auskünfte, die seine weiterführende medizinische Versorgung betreffen, erhält der Patient vom Arzt.

Wo? Das Entlassungsgespräch findet in der Regel im Patientenzimmer statt.

Wie? Die Pflegekraft erkundigt sich, ob der Patient mit den notwendigen Informationen und Unterlagen versorgt ist. Dabei klärt sie erneut ab, ob der Patient:

- Zur eigenständigen Durchführung notwendiger selbstpflegerischer Maßnahmen in der Lage ist, zum Beispiel Stomaversorgung oder Injektion einer Insulinspritze
- Genügend Arzneimittel hat, gegebenenfalls ist hier eine Rücksprache mit dem behandelnden Arzt notwendig
- Aufgeklärt ist über evtl. Ernährungsvorschriften oder Diäten
- In der Lage ist, seinen Koffer selbst zu packen oder dabei Hilfe benötigt
- Seine Wertsachen an sich genommen hat
- Auf Selbstkosten, Telefon- und TV-Gebühren hingewiesen ist
- Seine vom Arzt ausgefüllten und unterschriebenen Entlassungspapiere hat
- Abgeholt wird oder ein Taxi benötigt; manche Patienten sind durch die Einnahme von Arzneimitteln wie Psychopharmaka fahruntüchtig und müssen evtl. (nochmals) darauf hingewiesen werden.

7.9.2.2 Gespräche mit Angehörigen

Das beratende Gespräch

Patientenschulung und -beratung
☞ *7.9.2.3*

Wann? Zu Gesprächen mit Angehörigen kann es zu verschiedenen Zeitpunkten kommen. Bei manchen Patienten wird schon das Aufnahmegespräch mit Hilfe der Angehörigen geführt, um eine zufriedenstellende Pflegeanamnese zu erhalten. Stellt sich die Frage, ob ein Patient nach der Entlassung aus dem Krankenhaus ins Altenheim oder zurück nach Hause soll, stehen die Pflegenden dem Angehörigen bei der Entscheidung beratend zur Seite.

Wozu? Die Pflegekraft kann Hilfestellung leisten, da sie über den tatsächlichen Pflegebedarf des Patienten Bescheid weiß.

Wer? Im Idealfall führt das Gespräch mit den Angehörigen die für die Versorgung des Patienten hauptverantwortliche Pflegekraft, der Patient ist in der Regel ebenfalls dabei.

Wo? Für das beratende Gespräch empfiehlt sich ein ruhiger Raum, manchmal muss es jedoch am Patientenbett stattfinden.

Wie? Es gelten dieselben Richtlinien wie beim beratenden Gespräch mit dem Patienten. Da mehrere Personen anwesend sind, werden oft mehrere Ideen für Lösungen vorgebracht. Die Pflegekraft bringt positive Vorschläge und Ideen ein, an die keiner der Angehörigen denkt, die aber problemlösend sein können. So informiert die Pflegekraft beispielsweise über ambulante Pflegedienste bei der Entlassung eines Pflegebedürftigen nach Hause. Aber auch hier gilt: Entscheiden *lassen*, nicht selbst entscheiden oder die Angehörigen in eine bestimmte Richtung drängen.

Das begleitende Gespräch

Wann? In Krisensituationen sprechen Pflegende oft mit Angehörigen, zum Beispiel in der Sterbebegleitung (☞ auch 15.4).

Wozu? Hier gilt wie beim Krisengespräch mit dem Patienten (☞ oben), dass das Problem im Moment nicht lösbar ist. Die Angehörigen werden in ihrem Schmerz begleitet, dann können sie die Krise leichter annehmen und den Verlust eines geliebten Menschen schließlich verkraften.

Wer? Das begleitenden Gespräch führt die für den Patienten hauptsächlich verantwortliche Pflegekraft.

Wo? Begleitende Gespräche finden keinesfalls am Patientenbett statt, hierfür muss unbedingt ein ruhiger Raum gewählt werden.

Wie? Wie auch beim Krisengespräch mit dem Patienten ist Zuhören und Zulassen von Gefühlen wichtig. Die Pflegekraft zeigt den Angehörigen, dass sie an ihrem Schmerz teilnimmt und sie versteht.

Literaturtipps

Backs, S., Lenz R.: Kommunikation und Pflege. Eine Untersuchung von Aufnahmegesprächen in der Pflegepraxis. Ullstein Medical, Wiesbaden, 1998

Benz, C.: Ambulant vor Stationär. Edition Marhold, Berlin, 1999

Sachweh, S.: „Schätzle hinsetze". Kommunikation in der Altenpflege. Lang, Frankfurt/M., 1999

7.9.2.3 Patientenschulung und -beratung

Patientenschulung und -beratung

Die **Patientenschulung und -beratung** *(Patientenedukation)* dient dazu, Patienten zur Selbstpflege zu befähigen und ihnen Autonomie, Würde und Selbstkontrolle im Alltag zurückzugeben; die Bemühungen können sich auch an die Angehörigen richten. Neben der Vermittlung von Wissen ist auch die Motivation und emotionale Unterstützung wichtig. Die Betroffenen und ihre Angehörigen sollen Gelegenheit haben, ihre Probleme und Erfahrungen mitzuteilen.

Leider ist es noch immer nicht selbstverständlich, dass Patienten über das Management ihrer schlecht heilenden Wunde, über Umgang mit Schmerzen oder Atemnot, über Bewegungsstrategien, Arzneimitteleinnahme oder Komplikationen durch die Ernährung mit Sondenkost umfassend aufgeklärt werden. Manche Menschen haben jahrelange Leidenserfahrungen hinter sich, bevor sie eine gute Beratung erhalten – dies trifft besonders auf tabuisierte Themen zu wie z.B. die Inkontinenz (☞ 7.8.7).

Im Gegensatz zu anderen Ländern ist die **Patientenschulung und -beratung** in Deutschland noch nicht fest etabliert, findet jedoch insbesondere durch die Diabetesschulung (☞ 23.6.10) und die Stomatherapie (☞ 21.1.7) immer weitere Verbreitung. Vor allem im Bereich der ambulanten Pflege (☞ 5.2.2) existieren unterschiedliche Konzepte zur Schulung und Beratung von Patienten und ihren Angehörigen.

Krankenschwestern und -pfleger sind für die Patientenschulung und -beratung besonders geeignet, da sie meist gut über den Zustand des Patienten informiert sind und ein Gespür für den Umgang mit den Betroffenen und ihrer Familie haben. Darum nimmt die Beratungskompetenz der Pflegenden in vielen Pflegetheorien (☞ 2.5) großen Raum ein.

In anderen Ländern, etwa in den USA, existieren zum Thema Patientenschulung und -beratung in der Pflege eigene Zeitschriften, eine Vielzahl an Büchern, Forschungsprogrammen und Instituten. Vielfach widmen sich ganze Teams in Krankenhäusern der Information, Schulung und Beratung von Patienten und deren Auswertung für Forschungszwecke. In Deutschland gibt es mittlerweile im Bereich der Pflegepädagogik und der Pflegewissenschaft spezielle Fortbildungen, um Pflegende mit den Aufgaben der Patientenschulung und -beratung vertraut zu machen.

Vision: Patientenschulung und -beratung zukünftig fester Bestandteil der stationären und ambulanten Pflege

In der Klinik führen die Pflegenden bereits viele beratende und schulende Aktivitäten durch, oft allerdings eher unbewusst, z.B. wenn sie einem Patienten beim Verbandswechsel ihr Vorgehen detailliert erklären. Patientenschulung und -beratung sollten jedoch nicht zufällig erfolgen, sondern zukünftig fest in den Pflegeprozess und im Pflegedokumentationssystem integriert sein. Dazu ist es sinnvoll, die häufigsten Krankheiten, Einschränkungen oder Operationen auf den unterschiedlichen Stationen zu erfassen und hierfür jeweils einen Katalog von nützlichen Informationen zu erarbeiten.

Alle Aktivitäten der Patientenschulung und -beratung sollten in der Zukunft fester Bestandteil des Pflegeprozesses sein und im Team mit Ärzten und Therapeuten besprochen werden. Dabei sollte ein Austausch im Pflegeteam über die dringendsten Wissensdefizite der Patienten erfolgen. Darüber hinaus ist es sinnvoll, im Pflegedokumentationssystem mindestens eine Spalte für die Patientenschulung und -beratung vorzusehen.

Lernbedarf und Lernbereitschaft einschätzen, Lernziele festlegen

Um den Lernbedarf und die Lernbereitschaft des Patienten einschätzen zu können und aus dieser Einschätzung heraus Lernziele festzulegen, führt die Pflegeperson im Rahmen des Pflegeprozesses (☞ 2.3) mit dem Betroffenen und ggf. seinen Angehörigen ein Gespräch. Dabei kann sie feststellen, was die Betroffenen bereits über ihre Erkrankung und die damit verbundenen Probleme wissen und welche Informationsdefizite noch vorhanden sind. In den USA gibt es dazu bereits spezielle Fragebögen (☞ Tab. 7.246), die in Zukunft wohl auch in Deutschland Anwendung finden werden.

Die Patientenschulung und -beratung erfolgt in drei Schritten:

- Einschätzung des Lernbedarfs
- Einschätzung der Lernbereitschaft
- Festlegung von Lernzielen.

Einschätzung des Lernbedarfs. Um den Lernbedarf einschätzen zu können, stellt die Pflegende gezielt Fragen zu dem Wissen des Betroffenen und seiner Angehörigen. Dazu fragt sie den Patienten, ob er weiß:

- Mit welchen Symptomen seine Erkrankung einhergeht
- Welche Behandlungsmöglichkeiten es gibt, z.B. die Gabe von Arzneimitteln einschließlich ihrer Wirkungen und Nebenwirkungen
- Welche Selbstpflegemaßnahmen möglich sind, z.B. das Führen eines Tagebuchs über die Selbstpflegemaßnahmen
- Welche Komplikationen durch die Erkrankung entstehen können und welche Maßnahmen möglich sind, um diese zu verhindern.

Einschätzung der Lernbereitschaft. Hierzu fragt die Pflegende den Patienten und ggf. seine Angehörigen zunächst, welche Anliegen und Fragen sie haben. Um herauszufinden, wie hoch die Lernbereitschaft des Patienten ist, beobachtet sie ihn während des Gesprächs z.B. in Bezug auf:

- Seine Aufmerksamkeit, z.B. Interesse oder Langeweile
- Seinen Fragebedarf
- Seine Gefühlsregungen
- Evtl. kognitive Einschränkungen.

Festlegung von Lernzielen. Hier unterscheidet man zwischen *kognitiven Lernzielen* (Wissen), *psychomotorischen Lernzielen* (Handlungen) und *affektiven Lernzielen* (Gefühle).

Ein **kognitives Lernziel** ist beispielsweise das Wissen über den Zusammenhang zwischen Ernährung und Blutzuckerspiegel bei Diabetes (☞ 23.6), ein **psychomotorisches Lernziel** der Umgang mit einem Rollator (☞ 7.5.8.5) oder mit einer Injektion (☞ 10.4.).

Screening-Test für das Wissen über Schwangerschaftsdiabetes

In diesem Test finden Sie Fragen über Schwangerschaftsdiabetes. Ihre Antworten werden uns dabei helfen, Ihr Wissen über Diabetes festzustellen und für die bestmögliche Pflege während Ihrer Schwangerschaft zu sorgen. Bei vielen Fragen sind mehrere Antworten möglich, kreisen Sie deshalb lieber „Ich weiß nicht" ein, als zu raten. Wenn Sie die Fragen nach bestem Wissen beantworten, werden wir in der Lage sein, Sie während Ihrer Schwangerschaft am effektivsten zu beraten.

Welche der folgenden Empfindungen können bei einer Veränderung des Blutzuckerspiegels auftreten? (Kreisen Sie alles ein, was passieren könnte, nicht nur das, was Ihnen passiert ist)

A. Benommenheit
B. Verschwommenes Gesichtsfeld
C. Nervosität oder Zittrigkeit
D. Gefühllosigkeit
E. Schwitzen
F. Ich weiß nicht

Wenn Sie Sport treiben wollen (z.B. Joggen, Schwimmen), was sollten Sie dann in ihrer täglichen Diabeteskontrolle verändern? (Alle zutreffenden Fragen einkreisen)

A. Insulin reduzieren
B. Die Zeit für den Sport sorgfältig planen
C. Den Kohlenhydratanteil im Essen erhöhen (z.B. Obst, Brot)
D. Den Eiweißanteil im Essen erhöhen (z.B. Fleisch, Käse)
E. Ich weiß nicht

Der Spiegel des glycosylierten Hämoglobins (Hb A_{1c}) wird in der Schwangerschaft ca. einmal im Monat getestet. Warum wird dieser Test gemacht?

A. Dient zur Kontrolle der Blutzuckereinstellung in den letzten Wochen
B. Dient zur Bestimmung der Eisenwerte im Blut
C. Dient zur Messung der Effektivität der Diät bei der Kontrolle des Blutzuckers
D. Ich weiß nicht

Der normale Blutzuckerbereich in der Schwangerschaft liegt bei:

A. 40 – 150 mg/dl
B. 60 – 120 mg/dl
C. 100 – 200 mg/dl
D. Ich weiß nicht

...

Tab. 7.246: Um herauszufinden, welches Wissen ein Patient über seine Erkrankung hat, ist der Einsatz von Fragebögen sinnvoll. Hier ein Auszug aus einem in den USA eingesetzten Screening-Test für das Wissen über Schwangerschaftsdiabetes (nach A. Spirito: Diabetes Care 13: 712–718, 1990).

Bringen die Pflegenden einen Patienten mit neu angelegtem künstlichen Darmausgang emotional in die Lage, sich diesen anzusehen, was ein wichtiger Schritt für seine zukünftige Selbstversorgung ist, handelt es sich um ein **affektives Lernziel.**

Ziele für die Entlassung planen

Bis zu seiner Entlassung sollte der Patient so angeleitet worden sein, dass er nach der Entlassung aus der Klinik gemeinsam mit seinen Angehörigen seine Selbstpflege übernehmen kann und über die wichtigsten Versorgungsaspekte informiert ist. Dabei sollte der Patient z.B.:

- Ein größeres Wissen über seine Krankheit und Maßnahmen zur Förderung des Heilungsprozesses haben
- Sicher im Umgang mit Arzneimitteln sein
- Sicher im Umgang mit Geräten und Versorgungsmaterialien sein und wissen, wo er diese beschaffen kann
- Über Ernährungsweisen informiert sein, die im Zusammenhang mit seiner Krankheit stehen
- Über mögliche Wechselwirkungen zwischen Arzneimitteln und Nahrungsmitteln informiert sein
- Informationen über die pflegerische Versorgung zu Hause haben, von wem er diese erhalten bzw. wo er den Zugang zu kommunalen Versorgungsmöglichkeiten finden kann (*Überleitungspflege* ☞ 5.6).

Ein Problem der Patientenschulung und -beratung ist, dass viele Betroffene und ihre Familien sich im Umgang mit der Krankheit nicht genug zutrauen und ihr eigenes Selbstpflegevermögen als nicht ausreichend einschätzen. Dies erschwert ihnen ein selbstbestimmtes Leben in privater Umgebung erheblich. Nicht selten ist eine solche Einstellung auch bei chronisch Kranken zu finden. Die Pflegenden gehen daher auf diese Patienten besonders ein und versuchen, sie durch kompetente Schulung und Beratung in ihrem Selbstbewusstsein zu stärken.

Vision: Patientenschulung und -beratung als zukünftiges Berufsfeld in der Pflege

Indem die Pflegenden die Patienten und Angehörigen beraten und schulen, geben sie Kompetenzen ab, benötigen dafür jedoch gleichzeitig neue, nämlich pädagogische Kompetenzen. Dies führt zu einer Rollenänderung der Pflegenden, denen sich dadurch ein neues Aufgabengebiet erschließt.

Fachkenntnisse aus Pädagogik und Psychologie praktisch anwenden

Die Pflegenden müssen sich für die neuen Aufgaben zusätzliche **Fachkenntnisse** aneignen: Neben Expertenwissen in einzelnen Bereichen der Pflege sind für die Patientenschulung und -beratung auch pädagogische und psychologische Fachkenntnisse nötig.

So ist es z.B. für den Lernerfolg wichtig, für die Schulung und Beratung den geeigneten Zeitpunkt zu wählen, weil der Betroffene motiviert sein muss und seine seelische Verfassung die Aufnahme neuen Wissens zulassen sollte. Außerdem integrieren die Pflegenden vorhandenes Wissen, manuelle und geistige Ressourcen sowie Interessen des Betroffenen in die Patientenschulung und -beratung und berücksichtigen das soziale und familiäre Umfeld des Patienten in Hinsicht auf die spätere Selbstpflege zu Hause.

Des Weiteren beachten die Pflegenden die Prinzipien der Lernpsychologie, z.B.:

- Bei der Vermittlung von Wissen an Bekanntes anknüpfen
- Die Sinne des Patienten durch ein Überangebot von Informationen nicht überfordern
- Den Patienten aktiv an der Schulung teilnehmen lassen, wodurch er die Informationen besser behalten kann
- Keine Ängste aufkommen lassen, weil sie das Aufnehmen und Behalten von Inhalten behindern
- Falsche Informationen korrigieren
- Gelerntes wiederholen; Informationen, die Priorität haben, dabei hervorheben
- Praktische Übungsmöglichkeiten zur Verfügung stellen
- Familiäres und soziales Netzwerk für eine positive Verstärkung nutzen.

Informationsmaterialien bereitstellen

Die **Bereitstellung von Informationsmaterialien** in den einzelnen Abteilungen ist eine unterstützende Maßnahme bei der Patientenschulung und -beratung. Dabei handelt es sich um kostenlose Broschüren, die von Selbsthilfegruppen, Krankenkassen, Interessengruppen und Stiftungen (z.B. Krebshilfe, Bundeszentrale für gesundheitliche Aufklärung) oder von der Industrie bezogen werden und auf der Station ausgelegt werden können. Zuvor sollten die Materialien allerdings gesichtet und auf ihre Qualität und ihren Inhalt hin geprüft werden. Auch müssen sie mit dem Beratungskonzept in der jeweiligen Klinik übereinstimmen.

Vielfach fehlt aber auch geeignetes Material. Hier empfiehlt sich die Entwicklung eigener Faltblätter oder Broschüren. Dabei sollten Grundsätze der Textgestaltung wie Laienverständlichkeit beachtet werden. Natürlich sollten die Inhalte stimmen und wissenschaftlich fundiert sein. Günstig ist daher die Abstimmung mit anderen beteiligten Berufsgruppen, z.B. mit Ärzten oder Physiotherapeuten.

Medizinische Laien benötigen einfach und verständlich aufbereitetes Informationsmaterial, am besten mit Fotos oder Zeichnungen. Bestimmte Zielgruppen werden gesondert bedacht: Etwa für Kinder oder ausländische, schlecht oder nicht Deutsch sprechende Patienten sollten spezielle Broschüren entwickelt werden, z.B. in den gängigsten Fremdsprachen oder mit bunten, kindgerechten Abbildungen.

Schulungen anbieten

Es gibt bereits eine Reihe von **Schulungsprogrammen** für bestimmte Patientengruppen, z.B. mit Asthma, Bluthochdruck oder Diabetes, die sich bewährt haben und in ihren Auswirkungen gut untersucht sind. Einige größere Kliniken bieten Schulungen in den unterschiedlichen Bereichen an. Diese Gruppenschulungen sind ein wichtiges (zukünftiges) Aufgabengebiet der Pflegenden. Sie entwickeln dazu Programme für bestimmte Fragestellungen, z.B. kinästhetisches Bewegen (☞ 7.5.7), Umgang mit Schmerzpatienten (☞ 16.1), basal stimulierende Körperpflege (☞ 7.4.3.1), Sturzprophylaxe (☞ 7.5.6) oder Obstipationsprophylaxe (7.8.5).

Mikroschulungen sind kurze, an einen bis zwei Adressaten gerichtete Schulungen, in denen jeweils eine bestimmte Verhaltensweise oder Technik unterrichtet wird. Als Inhalte eignen sich Maßnahmen wie subkutane Selbstinjektion (☞ 23.6.6), Anziehen von Kompressionsstrümpfen (☞ 7.2.15), Umgang mit Dosier-Aerosolen (☞ 20.6.1) oder Gabe von Sondenkost (☞ 10.3.2).

Zukünftig sollten die vielen unterschiedlichen Schulungen standardisiert werden. So wird einerseits die Auswertung ihrer Wirksamkeit möglich und andererseits steht jedem Berater ein einheitliches, schriftlich fixiertes Konzept zur Verfügung, in dem der Schulungsablauf festgelegt ist.

Informationszentren für Patienten nutzen

Mittlerweile gibt es Zentren, in denen Patienten die Möglichkeit haben, sich mit Hilfe einer Bibliothek und Mediothek umfassend zu informieren. Nach dem Vorbild eines „Patient-Learning-Center" in einer Klinik in Boston (USA) wurde 1999 auch in Deutschland ein erstes Patienteninformationscenter (PIC) eingerichtet (☞ 7.247).

Auch die Information mittels „neuer Medien" wie das Internet wird in Zukunft immer selbstverständlicher werden; schon jetzt ist das Angebot spezifischer „Web-Sites" und Foren kaum übersehbar. Fachleute beklagen weniger den Mangel an Informationen, als vielmehr den „Dschungel" an Mitteilungen. Hier ist es für die Betroffenen wichtig, unseriöse Angebote und Mitteilungen zu erkennen. Fachliche Beratung durch eine Pflegeperson in einem Informationszentrum kann dann die entscheidende Hilfestellung bieten.

Bei jeder Erkrankung und besonders bei chronischem Leiden gibt es eine Phase, in der der Patient ein verstärktes Informationsbedürfnis hat und besonders lernbereit ist. In einigen Jahren wird es noch viel selbstverständlicher sein, dass Betroffene sich über Gesundheit, Krankheit und Selbstpflege mehr informieren. Dieses Feld der Patientenschulung und -beratung ist daher ein wichtiger Entwicklungsbereich in der Pflege.

Literaturtipps

Abt-Zegelin, A.: Neue Aufgabe für die Pflege. Patientenedukation. In: Die Schwester/Der Pfleger 1/2000, 56 – 59

Canobbio, M. H.: Praxishandbuch Patientenschulung und -beratung. Ullstein Medical, Wiesbaden, 1998

Klug-Redman, B.: Patientenschulung und -beratung. Ullstein Mosby, Wiesbaden, 1997

Petermann, F.: Patientenschulung und Patientenberatung. Hogrefe, Göttingen, 1997

Richter, B.: Welche Vorteile bringt die Patientenschulung bei Asthma-Patienten? In: Krankenpflege-Journal 30, 1992, 338 – 344

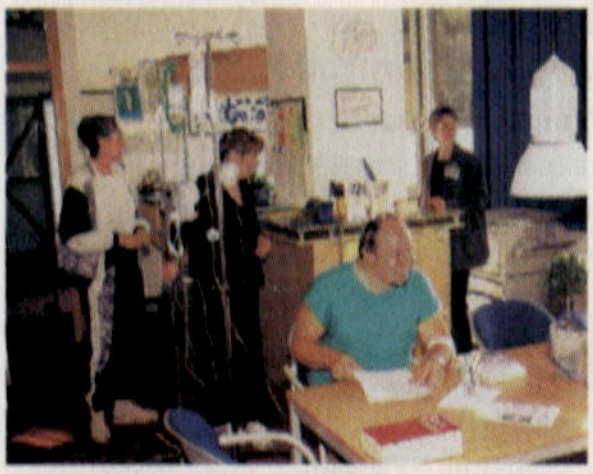

Abb. 7.247: Patienteninformationscenter (PIC) im Kreiskrankenhaus Lüdenscheid. Das Konzept dafür erarbeitete eine Arbeitsgruppe aus Pflegenden, Pflegestudenten und Managern an der Universität Witten-Herdecke. Bei der Aufbereitung des Informationsmaterials spielten Laienverständlichkeit, Aktualität und ein ansprechendes Layout eine wichtige Rolle. Für die Weiterentwicklung des Patienteninformationszentrums ist ein klinikinterner Mitarbeiterkreis verantwortlich. Eine Pflegeperson ist zuständig für die Schulung und Beratung der Patienten. [M206]

7.9.2.4 Pflegevisite

Pflegevisite: Regelmäßig stattfindende Gespräche zwischen Pflegenden *und* Patienten über den Pflegeverlauf. Teilnehmer sind die Pflegenden, die den Patienten betreuen, sowie ggf. weitere Personen wie Vorgesetze (Stationsleitung, Pflegedienstleitung), Physio- oder Ergotherapeuten.

Die **Pflegevisite** findet am Patientenbett statt. Die für den Patienten zuständige Pflegekraft stellt den Patienten den übrigen Teilnehmern der Visite vor. Gemeinsam erörtern sie die pflegerischen Probleme und diskutieren die Zweckmäßigkeit der geplanten Pflege (einschließlich der Eignung der Standards). Der Patient wird von Beginn an in die Visite miteinbezogen und zu den einzelnen Punkten (z.B. über weitere Pflegeprobleme oder den Erfolg von Pflegemaßnahmen) befragt.

Ziele der Pflegevisite

Ziele der Pflegevisite sind z.B.:

- Die Pflegeintensität zu erfassen
- Die Einstufung in Pflegestufen vorzunehmen
- Pflegerische Fragen abzuklären, z.B. die Wirksamkeit von Pflegemaßnahmen
- Evaluation der Schritte des Pflegeprozesses (Ressourcen, Ziele, Maßnahmen ☞ Pflegeprozess 2.3)
- Die Qualität der Pflege zu sichern.

Pflegevisiten helfen, das Verhältnis zwischen Pflegekraft und Patient im Sinne eines patienten- und ressourcenorientierten Pflegeverständnisses neu zu gestalten: Der Patient wird vom eher passiven Pflegeempfänger zum aktiv Beteiligten.

Notwendige Rahmenbedingungen

Um die Ziele der Pflegevisite erreichen zu können, sind eine Reihe von Rahmenbedingungen notwendig:

- Arbeitsorganisation in Form von Bereichspflege oder Zimmerpflege (☞ 2.2.2)
- Pflegedokumentation (☞ 2.6)
- Feste Termine für die Pflegevisite, Einbindung in den Tagesablauf
- Mindestbesetzung der Station mit Pflegekräften
- Motivation und Bereitschaft der Mitarbeiter.

Um rechtliche Probleme insbesondere mit der Schweigepflicht (☞ 36.1.1) auszuschließen, informieren die Pflegenden die Patienten bereits beim Aufnahmegespräch über die Pflegevisite und klären sein Einverständnis ab. Sowohl sein Einverständnis als auch ggf. seine Ablehnung werden dokumentiert.

Ablauf und Struktur

Ein verbindlicher Ablauf der Pflegevisite hat sich als organisatorisch günstig und effektiv im Verhältnis Zeitaufwand zu Nutzen erwiesen. Die Pflegevisite wird strukturiert in:

- Vorgespräch
- Visite am Bett
- Nachbesprechung.

Im **Vorgespräch** werden die zu klärenden Fragen gesammelt und daraus zielgerichtete Fragestellungen abgeleitet, die mit dem Patienten besprochen werden sollen, z.B. „Warum wurden die vereinbarten Ziele im Inkontinenztraining noch nicht erreicht?"

Hier wird auch festgelegt oder in Erinnerung gerufen, welche Themen nicht angesprochen werden sollen, z.B. die Gabe eines Placebos (☞ 10.2.1) oder die Diagnose bei einem Krebspatienten, der darüber noch nicht aufgeklärt ist.

Während der **Visite am Bett** findet ein konstruktiver Austausch von Informationen statt. Die für den Patienten zuständi-

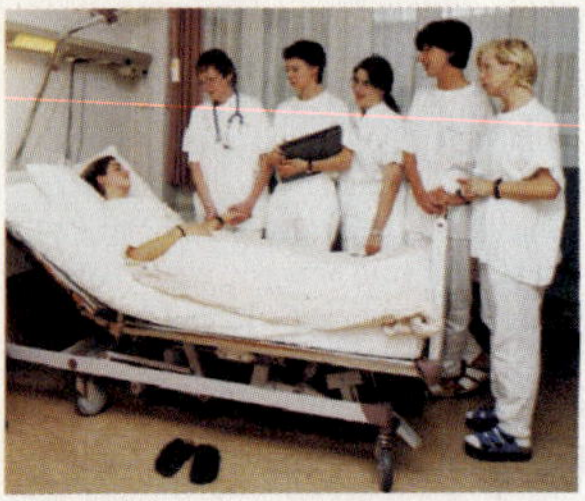

Abb. 7.248: Bei der Pflegevisite am Krankenbett erörtert das für den Patienten verantwortliche Pflegeteam pflegerische Probleme und diskutiert den Einsatz und das Ergebnis von Pflegemaßnahmen. Dabei beziehen die Pflegenden den Patienten in das Gespräch ein und erkundigen sich nach seinen Wünschen und Erwartungen. Der Ablauf und insbesondere die Konsequenzen, die sich aus der Pflegevisite ergeben, erfasst eine Pflegekraft im Dokumentationssystem. [K169]

ge Pflegekraft leitet das Gespräch. Es gelten die Regeln der Kommunikation (☞ 3.5):

- Sprache und Inhalte orientieren sich am Patienten
- Ziel und Wünsche des Patienten werden einbezogen und mit den Zielen und Erwartungen der Pflegenden in Deckung gebracht, so dass gemeinsame Ziele bestehen
- Störungen werden vermieden, kein „Kommen und Gehen".

Die **Nachbesprechung** dient der Ergebnissicherung. Der Ablauf der Pflegevisite wird reflektiert und dokumentiert. Dies gilt insbesondere für die Konsequenzen, die sich aus der Pflegevisite ergeben, wie etwa:

- Die Umstellung von Pflegeplänen
- Ein veränderter Einsatz von Pflegehilfsmitteln
- Die Information und Beteiligung anderer Berufsgruppen wie die der Physiotherapeuten oder Ärzte.

Die Pflegevisite grenzt sich von der **Übergabe** am Krankenbett ab. Zwar wird auch hier der Patient direkt einbezogen, aber Schwerpunkt der Übergabe am Krankenbett ist (nur) die Weitergabe der aktuellen Entwicklungen und Informationen wie Untersuchungen oder Therapieänderungen von den Pflegenden der Frühschicht an die Spätschicht und den Patienten. Auch hier ist das Einverständnis des Patienten Voraussetzung!

Pflegevisite zur Qualitätskontrolle

Nimmt die Stationsleitung oder Pflegedienstleitung an der Pflegevisite teil, kann sie:

- Sich vom Pflegeverständnis und Kommunikationsverhalten der Mitarbeiter überzeugen
- Die Führung der Pflegedokumentation überprüfen
- Sich einen Überblick über den Einsatz an Pflegehilfsmitteln und -materialen verschaffen
- Konstruktive Kritik üben und Hilfestellung geben
- Die Pflegeintensität und die besonderen Belastungen einer Pflegegruppe oder Abteilung erfassen.

Im Sinne der von *Donabedian* gegebenen Definition von Pflegequalität (☞ 2.7.1) dient die Pflegevisite dazu:

- Die Strukturqualität zu erfassen (durch Bewertung der Organisation)
- Die Prozessqualität zu reflektieren (durch Bewertung des Pflegeverlaufs)
- Die Ergebnisqualität festzustellen (durch Bewertung der durchgeführten Pflegemaßnahmen).

Ausblick

Die Erwartungen an die Pflegevisite gehen über die Qualitätssicherung hinaus. Die Pflegenden erwarten sich von regelmäßigen Pflegevisiten eine Signalwirkung im Sinne einer Professionalisierung ihres Berufs:

- Pflege geschieht mit Sachverstand, ist begründet und dem Patienten angemessen
- Pflege erfordert Entscheidungen, die nicht einfach und schnell zu treffen sind, sondern eine komplexe Abstimmung zwischen den Zielen der Pflege und den Wünschen und Möglichkeiten des Patienten erfordert
- Pflege ist Kommunikations- und Beziehungsarbeit mit dem Patienten und nicht nur die Summe aller ausgeführter Pflegehandlungen
- Pflegekräfte sind selbst in der Lage, die Qualität der pflegerischen Versorgung zu sichern.

Literaturtipps

Hergenhahn, G.: Pflegevisite – eine empirische Begriffsdefinition. In: Pflege aktuell 10/94, 607 – 609

Olzynski, K.; Rößlein-Göb, C.: Pflegevisite – ein Schlagwort und seine Umsetzung in die Praxis. In: Krankenpflege Journal 5/99, 162 – 165

7.9.3 Pflege von Patienten mit Kommunikationsstörungen

Kommunikation ist unmöglich oder gestört, wenn:

- Der „Sender" nicht senden kann, z.B. durch Sprach- und Sprechstörungen, Lähmungen oder Bewusstseinsstörungen
- Der „Empfänger" nicht empfangen kann, z.B. bei Schwerhörigkeit, Taubheit oder Blindheit
- Der „Empfänger" etwas anders versteht als der Sender aussagen wollte, z.B. ein Missverständnis bei unverstandener Ironie.

Häufiges Problem im Pflegealltag sind Störungen der *verbalen* Kommunikation. Störungen können hier auf allen drei Ebenen (☞ Abb. 3.19) auftreten. Die wichtigsten verbalen Kommunikationsstörungen sind die *Aphasie* (☞ 7.9.3.1 und 35.3.6) und die *Dysarthrie* (☞ 7.9.3.2)

7.9.3.1 Pflege von Patienten mit Sprachstörungen (Aphasie)

Aphasie: Sprachstörung nach abgeschlossener Sprachentwicklung bei intakten Sprechwerkzeugen, d.h. ungestörter Motorik. Ursächlich bedingt durch eine Schädigung des Gehirns, z.B. durch einen Schlaganfall (*Apoplex* ☞ 35.5), einen Tumor der linken Gehirnhälfte oder ein Schädel-Hirn-Trauma (☞ 35.14.1).

Einteilung der Aphasien ☞ 35.3.6

Die Produktion von Sprache ist bei Patienten mit einer Aphasie oft erheblich eingeschränkt, auch das Sprachverständnis und die Fähigkeit zu schreiben können gestört sein. Der Patient „fabuliert" evtl., er verwendet falsche Worte, stellt Laute und Silben um oder spricht im „Telegrammstil".

Der Betroffene ist also fast aller verbalen Ausdrucksmöglichkeiten beraubt, wodurch man seine Nachrichten kaum verstehen kann. Einige Patienten werden zornig, andere schweigen lieber, als dass sie sich bei ihren Mitmenschen „lächerlich" machen.

Der Umgang mit diesen Patienten ist deshalb nicht leicht. Zum einen versteht man ihre Nachrichten nicht oder nicht richtig, zum anderen verstehen auch die Patienten die an sie gehenden Signale nicht oder falsch. Da oft auch ihre Schreibfähigkeit beeinträchtigt ist, ist die Kommunikation mit ihnen erheblich eingeschränkt. Auch die Kongruenz zwischen dem, was der Patient eigentlich meint und verbal ausdrückt, ist stark gestört. Der Patient greift beispielsweise zum Glas und sagt „Gurke".

Eine intensive logopädische Therapie erzielt bei diesen Patienten oft gute Erfolge. Bis dahin stehen den Pflegenden Hilfsmittel zur nonverbalen Kommunikation zur Verfügung.

Hilfsmittel für Patienten mit Sprachstörungen

Die **Sprechtafel** ist ein Karton, auf dem Zahlen, Wörter und Symbole abgebildet sind. Daneben befinden sich leere Felder, die mit selbstklebenden Zeichen nach den individuellen Bedürfnissen des Patienten gestaltet werden können. Er kann auf die entsprechenden Felder zeigen und damit seinen Wunsch oder seine Frage verdeutlichen. Außerdem kann die Pflegekraft zur Verdeutlichung ihrer gesprochenen Frage die Tafel benutzen.

Das **Kommunikationsbuch** enthält auf der linken Seite Begriffe als Zeichnungen und auf der rechten das dazugehörige Wort, ähnlich den Bilderbüchern für Kleinkinder oder zum Erlernen erster Begriffe einer Fremdsprache. Das Kommunikationsbuch fördert neben der situationsbedingten Kommunikation auch das erneute Einüben des Lesens. Der Patient sieht Bild und Begriff wieder im richtigen Zusammenhang.

Umgang mit sprachgestörten Patienten

Patienten mit Sprachstörungen müssen vorrangig das Gefühl haben, ernst genommen zu werden. Daher sind geduldiges Zuhören und die Ermunterung zum Sprechen besonders wichtig für eine erfolgreiche Kommunikation.

Damit die Pflegenden wissen, auf welche Fähigkeiten sie aufbauen können und wo die Schwächen des Patienten liegen, ist die Kenntnis über die genaue Diagnose der Sprachstörung notwendig.

Bei der Pflege von Patienten mit Sprachstörungen beachten Pflegende, dass sie:

- Die Patienten nicht in ein Einzelzimmer legen. Wenn niemand mit ihnen spricht, können sie das Sprechen auch nicht neu erlernen. Mitpatienten sind auf die Sprachstörung aufmerksam zu machen, damit sie das nötige Verständnis aufbringen können
- Den Patienten Zeit lassen zum Verstehen, Worte suchen und Aussprechen. Sie verlieren die Lust am spontanen Sprechen, wenn ihnen immer ins Wort gefallen wird und ihre Sätze ergänzt werden. Patienten mit Wortfindungsstörungen brauchen Zeit, um den Begriff in ihrem Gedächtnis abzurufen
- Die Patienten immer wieder zum Sprechen ermuntern. Sie können z.B. Wochentage aufzählen oder kleine Begebenheiten aus ihrem Leben erzählen. Dadurch wird das spontane, flüssige und sinnvolle Reden gefördert
- Bilder aus dem Alltagsleben zeigen und benennen lassen. Damit werden Wortneuschöpfungen abgebaut und vergessene Begriffe wieder in Erinnerung gerufen
- Wortreihen im Wechsel Patient – Pflegekraft bilden lassen, z.B. Auto – Autotür – Türschloss – Schlosshof – Hofhund usw. Auf diese Weise erlernen die Patienten Begriffe und Wortzusammenhänge neu
- Einfache, aber grammatikalisch richtige Sätze benutzen, nicht in Telegrammstil oder Kindersprache sprechen. Die Patienten sollen lernen, wieder in sinnvollen Sätzen zu sprechen, die grammatikalisch richtig und verständlich sind
- Fragen stellen, die mit „Ja" oder „Nein" zu beantworten sind. Die Patienten müssen sich nur auf eine Aussage konzentrieren, bei schweren Sprachstörungen kann die Frage durch eine Geste beantwortet werden.

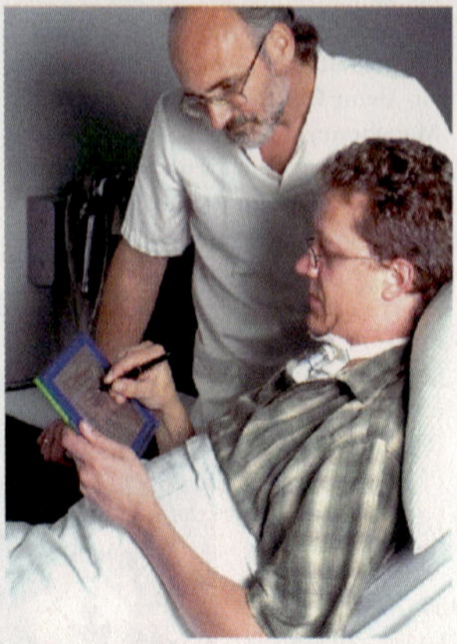

Abb. 7.249: Mit einer stets greifbaren Schreibtafel kann der Patient sich verständlich machen, wenn die Zeichensprache nicht ausreicht. [K183]

Literaturtipps

Helmbold, A.; Fuest, K. et al.: Aphasie: Der mühsame Weg zurück ins eigene Leben. In: Pflege 5/98, S. 268 – 274

Abt-Zegelin, A.: Sprache und Pflege. Ullstein Mosby, Berlin, 1997

7.9.3.2 Pflege von Patienten mit Sprechstörungen (Dysarthrie)

Dysarthrie: Zentralnervös bedingte Sprechstörung mit Schädigung der zum Sprechen notwendigen nervalen Strukturen.

Die **Dysarthrie** kann z.B. als Folge einer Multiplen Sklerose (☞ 35.8.8) entstehen. Für das Stottern, einer besonderen Form der Dysarthrie, können auch psychische Faktoren die Ursache sein.

Anders als bei den Aphasien (☞ 7.9.3.1) ist das Sprachverständnis dieser Menschen intakt, das heißt, der Patient versteht, was der andere sagt. Er kann aber seine „gedachten" Worte nicht oder zumindest nicht verständlich aussprechen. Auch bei diesen Menschen ist oft zu beobachten, dass sie lieber nicht sprechen, als sich durch ihre mangelhafte Artikulation womöglich bloßzustellen.

Die Kommunikation mit diesen Patienten erfordert viel Geduld. Da sie aber zumindest das von anderen Gesagte verstehen, kommt es seltener zu Missverständnissen als bei Patienten mit Aphasien. Außerdem ist die Schreibfähigkeit von Patienten mit einer Dysarthrie weitgehend erhalten, was wiederum die Kommunikationsmöglichkeiten verbessert.

Da die Betroffenen bei Artikulationsversuchen oft „um Worte ringen", greifen sie manchmal zu einer verstärkten Gestik. Sonst ist die Konvergenz zwischen nonverbalen und verbalen Signalen weitgehend vorhanden. Auch bei diesen Patienten kann eine logopädische Behandlung hilfreich sein. Beim Stottern steht eine psychologische Therapie im Vordergrund.

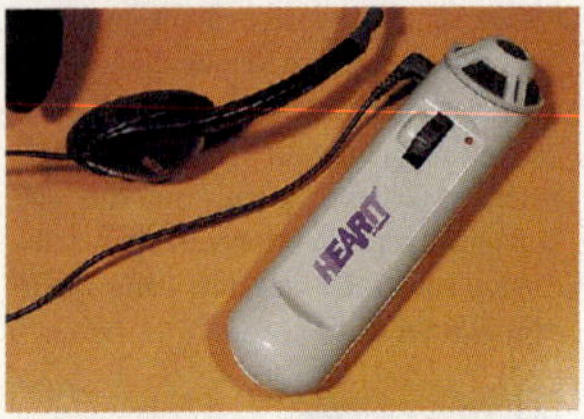

Abb. 7.250: Der Hörverstärker „Hearit" erleichtert die Kommunikation zwischen Patient und Pflegekraft, weil sie während des Gesprächs ihre Stimme nicht erhöhen muss. Der Patient kann das Gerät in der Hand halten oder auf den Tisch legen und über einen Kopfhörer die verstärkte Stimme der Pflegekraft hören. [U235]

Patienten nach Operationen am Kehlkopf können u.U. ebenfalls als sprechgestört gelten. Eine normale Tonbildung ist ihnen nicht möglich. Sie können jedoch mit Stimmprothesen oder einer Ersatzsprache *(Speiseröhrensprache)* sprechen. Wenn dies nicht möglich ist, helfen Sprechapparate.

Hilfsmittel für Patienten mit Sprechstörungen

Alltalk ist ein elektronisches Hilfsmittel, das mit einer künstlichen, digitalisierten Stimme ausgestattet ist, die mit den verschiedensten Software-Programmen geladen werden kann. Zum Einsatz kommt Alltalk bei Dysarthrien oder Operationen am Kehlkopf.

Unter **Communicator** versteht man eine Schreibmaschine in Kleinstformat, die am Unterarm oder um den Hals getragen wird. Der Sprechbehinderte tippt seine Botschaften auf einen Papierstreifen, den er seinem Gegenüber geben kann. Auch Spastiker können dieses Gerät benützen, da die Tasten weit auseinander angeordnet sind. Eine neuere Version arbeitet nicht mehr mit Papierband, sondern mit einem Display.

Als Übergangslösung können auch die **Sprechtafel** (☞ 7.9.3.2) und die **Schreibtafel** (☞ Abb. 7.249) herangezogen werden.

Umgang mit sprechgestörten Patienten

Bei den Patienten mit Sprechstörungen sind Geduld und genaues Zuhören wichtig. Wenn die Pflegekraft ein Gespräch beginnt, muss sie sich darüber klar sein, dass es viel Zeit erfordern kann.

Im Umgang mit sprechgestörten Patienten beachten die Pflegenden weiterhin, dass:

- *Eine gut sitzende Zahnprothese* das Sprechen und damit die Verständlichkeit des Patienten unterstützt. Die Prothese sollte daher tagsüber immer getragen werden
- Sie die Patienten zum *Schreiben* und *Lesen* animieren
- Sie den Patienten *Zeit lassen*, ihre Worte auszusprechen.

7.9.3.3 Pflege von Patienten mit Hörstörungen

Patienten mit Taubblindheit ☞ 7.9.3.4

Der Umgang mit Schwerhörigen und Gehörlosen ist oft nicht leicht. Nicht selten sind sie ihren Mitmenschen misstrauisch gegenüber, weil sie fürchten, dass ihnen Informationen entgehen, und oft haben sie die Erfahrung gemacht, dass Mitmenschen keine Rücksicht auf ihre Behinderung nehmen. Hinzu kommt, dass sich viele Schwerhörige in der fremden Krankenhausumgebung und unter fremden Menschen unsicher fühlen; sie haben Angst, nicht alles richtig zu verstehen und daher Fehler zu machen.

Umgang mit Schwerhörigen

Folgende Maßnahmen helfen schwerhörigen Patienten:

- Alle Teammitglieder werden über die Schwerhörigkeit des Patienten informiert, damit sie ihm adäquat begegnen können. Hilfreich ist auch ein entsprechender Eintrag in der Patientenakte oder auf Untersuchungsanforderungen
- In jedem Gespräch mit dem Schwerhörigen achtet die Pflegekraft darauf, dass ihr Gesicht für ihn gut sichtbar ist. Dies gilt auch in der Nacht; hier macht die Pflegekraft ggf. das Licht im Zimmer an. Beim Gespräch achtet sie darauf, Mundbewegungen z.B. durch Kaugummi-Kauen nicht zu „verfälschen". Auch sollte sie nicht ihre Hand beim Sprechen vor den Mund legen, weil der Patient dann nicht von den Lippen ablesen kann. Sind weitere Personen anwesend, darf beim Schwerhörigen nicht das Gefühl entstehen, dass über ihn geredet wird oder dass er „etwas verpasst"
- In jedem Gespräch vermeidet die Pflegekraft zu schnell gesprochene und verschachtelte Sätze, da diese – ebenso wie Fremdwörter – erfahrungsgemäß schlecht zu verstehen sind. Außerdem achtet sie auf eine deutliche Aussprache und auf eine angemessene Lautstärke: Ein in normaler Lautstärke geführtes Gespräch kann nicht nur zu leise sein, sondern je nach Art der Behinderung auch verzerrt gehört werden. Da diese Verzerrung durch Schreien eher noch verstärkt wird, schadet es mehr als dass es nützt. Mittlerweile gibt es Hilfsmittel (☞ Abb. 7.256), die dem Schwerhörigen helfen, eine in normaler Lautstärke sprechende Person besser zu verstehen
- Zu Beginn eines Gesprächs signalisiert die Pflegekraft dem Schwerhörigen, dass sie sich mit ihm unterhalten möchte und teilt ihm das Thema der Unterhaltung mit. Außerdem bittet sie ihn, das Gespräch ohne Scheu sofort zu unterbrechen, wenn etwas nicht zu verstehen war
- Vor Aufenthalten in dunklen Räumen, z.B. bei einer Ultraschalluntersuchung, können mit dem Patienten bestimmte Zeichen zur Verständigung ausgemacht werden. Sind die Patienten misstrauisch oder ängstlich, kann ihnen bereits eine genaue Erklärung zum Vorgehen während der Untersuchung und zu den technischen Geräten eine Hilfe sein
- Je nach Behinderung des Patienten hält die Pflegekraft zusätzlich zu seinem Hörgerät andere Kommunikationsmittel bereit, z.B. Papier und Schreibzeug

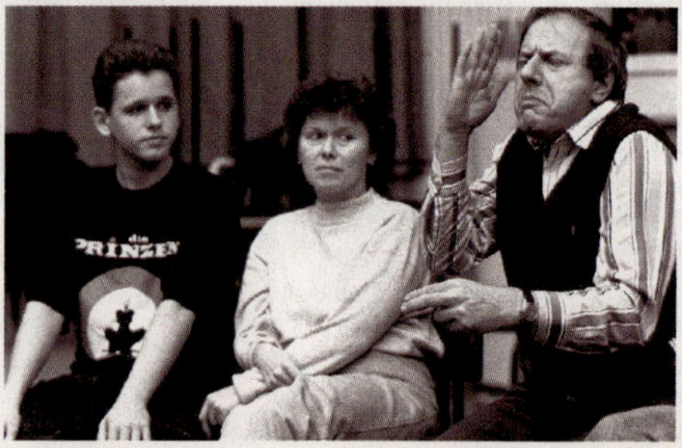

Abb. 7.251: Eine Gruppe von Gehörlosen bei einer engagierten Unterhaltung in der Gebärdensprache. [K303]

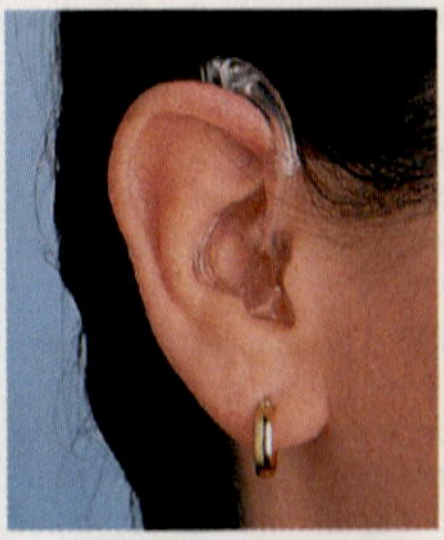

Abb. 7.252: HdO-Gerät mit platziertem Ohrpassstück. [V137]

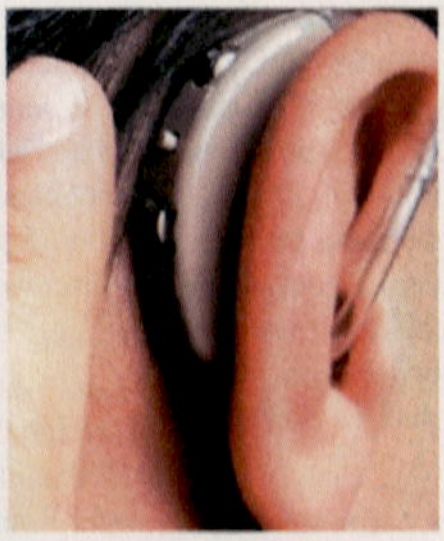

Abb. 7.253: Position des HdO-Gerätes hinter dem Ohr. [V137]

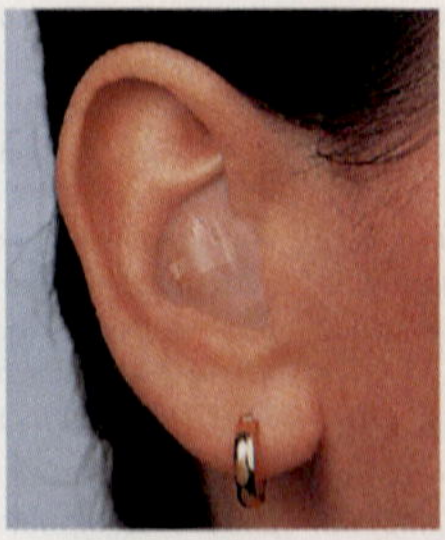

Abb. 7.254: IO-Gerät mit Bedienelementen am Gerät. [V137]

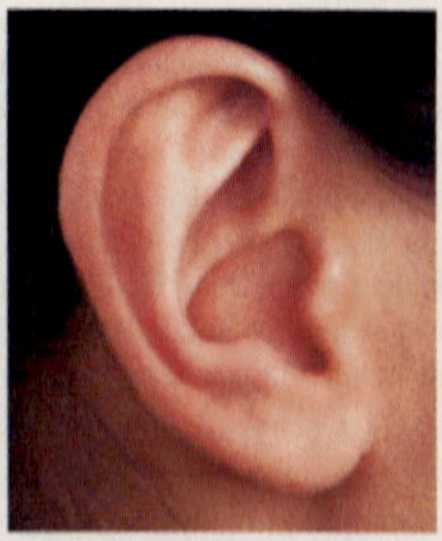

Abb. 7.255: Vollautomatisches IO-Gerät. Durch Farbanpassung an die Haut ist das Gerät völlig unauffällig. [V216]

- Wichtig ist ein enger Kontakt zu den Angehörigen; über sie kann die Pflegekraft mögliche Informationsdefizite, die trotz aller Bemühungen noch bestehen können, ausgleichen.

Umgang mit Gehörlosen

Gehörlose Patienten können auch mit Hörgeräten allenfalls begrenzt Umweltgeräusche wahrnehmen, ein Sprachverständnis ist nicht zu erreichen. Viele Gehörlose können aber vom Mund des Sprechenden ablesen, wenn dieser langsam, deutlich und möglichst hochdeutsch spricht.

Im Gegensatz zur landläufigen Meinung können Gehörlose prinzipiell sprechen. Taubheit bedeutet also – entsprechende Schulung vorausgesetzt – nicht zwangsläufig Taubstummheit. Der Patient hört aber seine eigene Sprache nicht und kann sie daher nicht kontrollieren und korrigieren. Deshalb ist die Sprache eines Gehörlosen oft schwer verständlich.

Gehörlose verständigen sich untereinander meist mit der Gebärdensprache. Da die Krankenhausmitarbeiter die Gebärdensprache in der Regel nicht beherrschen, schreiben sie alles Nötige auf.

Hilfsmittel für Patienten mit Hörstörungen: Hörgeräte

Hörgeräte verstärken die Schallwellen, so dass der Schwerhörige Sprache wieder versteht.

Grundsätzlich besteht jedes Hörgerät aus *Mikrophon, Verstärker* und *Hörer.*

> Obwohl das Hörgerät ein Hilfsmittel vergleichbar mit einer Brille ist, schämen sich viele Schwerhörige ihrer Behinderung und ihres Hörgerätes und benutzen es möglichst selten oder nie. Ältere Patienten fürchten zudem, mit dem Hörgerät und seiner Technik nicht zurechtzukommen. Daher ist es notwendig, dem Patient seine Scheu zu nehmen und ihm klar zu machen, dass er durch das Hörgerät eine höhere Lebensqualität und mehr Sicherheit im Alltag gewinnen kann. Hörgeräte können auch in Brillenbügeln hinter dem Ohr oder in der Ohrmuschel „versteckt" oder als großer Ohrschmuck „getarnt" werden. Auch knallig-bunte, bewusst auffällige Hörgeräte sind im Handel.

Häufige Bauformen von Hörgeräten

Am gebräuchlichsten sind **Hinter-dem-Ohr-Geräte** *(HdO-Geräte).* Dabei sitzt das Hörgerät halbmondförmig hinter der Ohrmuschel und ist durch einen Verbindungsschlauch mit dem *Ohrpassstück* im äußeren Gehörgang verbunden. Dieses schließt den Gehörgang nach außen dicht ab und muss daher individuell angefertigt werden.

Hörbrillen entsprechen Hinter-dem-Ohr-Geräten, wobei das Hörgerät in den Brillenbügel integriert ist.

Im-Ohr-Geräte *(IO-Geräte)* sind so klein, dass sie in die Ohrmuschel oder in den knorpeligen Anteil des äußeren Gehörganges passen.

Taschengeräte sind heute nur noch selten angebracht, etwa bei Schwerbehinderten, die mit den kleineren Geräten nicht zurechtkommen. Da jede Bauform typische Vor- und Nachteile hat, müssen HNO-Arzt, Hörgeräteakustiker und Patient gemeinsam überlegen, was überhaupt möglich und was für den einzelnen Patienten am sinnvollsten ist.

Bedienung eines Hörgerätes

Die richtige Bedienung eines Hörgerätes beginnt mit dem korrekten Einsetzen des Ohrpassstückes, denn wenn es nicht dicht abschließt, kann das Hörgerät nicht richtig funktionieren (☞ auch Abb. 7.252).

Zum Anlegen des Hörgerätes sitzt der Patient am besten an einem Tisch vor einem

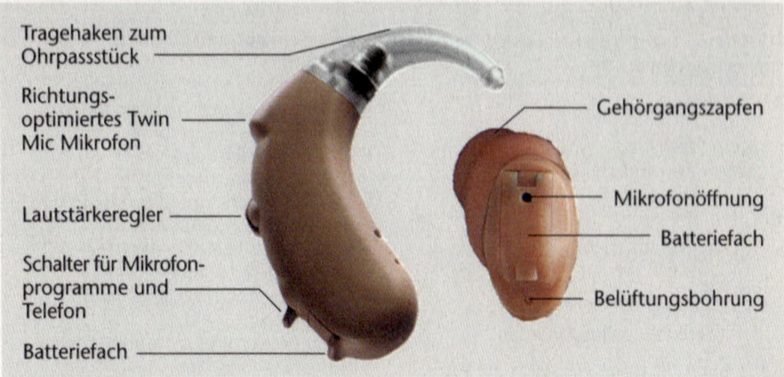

Abb. 7.256: HdO-Gerät (links) ohne das zugehörige Ohrpassstück und individuell angefertigtes IO-Gerät (rechts). [V137]

aufgestelltem Spiegel. Das Aufstützen der Ellbogen erleichtert das ruhige und sichere Führen seiner Hände. Das Hörgerät sollte ausgeschaltet oder zumindest auf minimale Lautstärke gestellt sein, damit es nicht pfeift. Wichtig ist, dass der Patient beim Üben Geduld mit sich hat und sich durch anfängliche Fehlversuche nicht unter Druck gesetzt fühlt.

Wenn das Ohrpassstück richtig sitzt, fasst der Patient das Hinter-dem-Ohr-Gerät am unteren Ende an und legt es von oben hinter das Ohr. Dabei achtet er darauf, dass der Schallschlauch bei einer Drehung nicht geknickt wird, weil er sonst nichts hören kann. Danach schaltet er das Hörgerät ein, indem er den Betriebsschalter ertastet und je nach Gerätetyp von der Position „0“ oder „-“, auf „M“ oder „+“ stellt. Dann stellt er durch Drehen am Lautstärkeregler die Lautstärke so ein, dass ihm die eigene Stimme angenehm erscheint und nicht hallt.

Zum Herausnehmen des Hörgerätes reduziert er zuerst die Lautstärke, damit es nicht pfeift. Dann schaltet er das Gerät aus und zieht das Ohrpassstück vorsichtig aus dem Ohr.

Wird das Hörgerät längere Zeit nicht benutzt, werden die Batterien herausgenommen, ansonsten sollte der Betroffene immer eine Ersatzbatterie oder ein Ladegerät zur Hand zu haben. Das Ohrpassstück wird gelegentlich mit speziellen Reinigungsmitteln (z.B. O-Purgat® Reinigungstabletten) gesäubert und das Hörgerät regelmäßig in einem eigens dafür vorgesehenen „Trockenbeutel“ entfeuchtet. In Nassräumen, bei Röntgen- oder Strahlenbehandlungen darf es nicht getragen werden.

Insbesondere bei älteren Menschen kann es Monate dauern, bis sie sich an das Hörgerät gewöhnt haben und mit ihm zurechtkommen. Auch aus diesem Grunde ist es sinnvoll, frühzeitig mit dem Hörgerätetraining zu beginnen und nicht erst dann, wenn die Kommunikationsfähigkeit des Patienten schon hochgradig eingeschränkt ist.

7.9.3.4 Pflege von Patienten mit Sehbehinderungen

Unter Sehbehinderung versteht man sämtliche Störungen des Sehvermögens, meist hervorgerufen durch eine Schädigung des optischen Systems: den Augen. Deutlich seltener sind Störungen im zentralen Nervensystem, wo die Sinneseindrücke ausgewertet und bewusst werden.

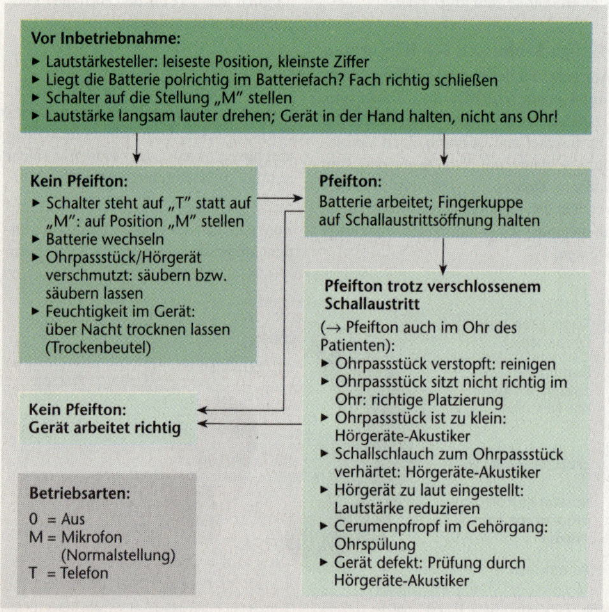

Abb. 7.257: Schema zur Funktionsprüfung eines Hörgerätes. [A400]

Bei der so genannten **Seelenblindheit** sind die Augen und Sehnerven völlig intakt; dennoch sind die Betroffenen blind, da optische Sinneseindrücke aufgrund einer Schädigung des zentralen Nervensystems (Sehzentrum) nicht richtig ausgewertet werden.

Leichte Sehbehinderungen, etwa die Kurz- oder Weitsichtigkeit, werden in unserer Gesellschaft eher akzeptiert als Hörbehinderungen. Sie sind mit Brillen oder Kontaktlinsen relativ leicht zu beheben, und die Betroffenen führen ein normales Leben.

Bei schweren Sehbehinderungen und Blindheit verlieren die Betroffenen jedoch den wichtigsten ihrer Sinne fast völlig. Jung erblindete Menschen finden sich in ihrer *gewohnten* Umgebung zurecht, bei Älteren ist dies oft schwieriger. In ihrer Wohnung, wo alles seinen festen Platz hat, sind sie meist völlig selbständig. Wenn sie diese verlassen müssen, helfen Blindenstock oder Blindenhund.

Ein Krankenhausaufenthalt führt zwangsläufig dazu, dass sich Blinde in einer neuen Umgebung zurechtfinden müssen. Plötzlich sind sie von Fremden abhängig, sie finden sich in den Räumlichkeiten nicht zurecht und kennen die Menschen nicht, die sie betreuen.

Die Pflegenden sind daher gefordert, stark Sehbehinderten zu einer möglichst großen Selbständigkeit und damit zu einer Lebensqualität im Krankenhaus zu verhelfen. Wenn es auch für manche etwas Überwindung kostet, ist es dennoch eine freundliche Geste, sich von einem blinden Patienten das Gesicht abtasten zu lassen, damit er sich eine Vorstellung davon machen kann, wer ihn pflegt.

Für die Kommunikation mit schwer Sehbehinderten ist es wichtig, sich bewusst zu machen, dass sie die nonverbalen Teile eines Gespräches nicht bemerken. Außerdem klingt der alltägliche Gruß „auf Wiedersehen“, wenn man ihn Blinden gegenüber ausspricht, nicht besonders aufmerksam.

Hilfsmittel für Sehbehinderte

Einige Sehbehinderungen sind mit Operationstechniken wie Laserbehandlung und Hornhautverpflanzung heilbar (☞ Kapitel 33). Meist aber werden Hilfsmittel verwendet.

Das wichtigste Hilfsmittel für einen Menschen mit Seheinschränkungen ist die **Brille.** Sie sollte immer sauber geputzt sein und griffbereit liegen. Im Krankenhaus kennzeichnen sie die Pflegenden ggf. mit dem Namen des Besitzers, z.B. bei verwirrten Patienten. Auch bei schweren Sehstörungen kann eine Brille noch hilfreich sein.

Kontaktlinsen liegen unmittelbar auf der Hornhaut auf, sie sind unauffällig und oft weniger hinderlich als eine Brille, verlangen aber sorgfältige und regelmäßige Pflege (☞ 33.2.4). Ältere Menschen können damit meistens nicht mehr gut umgehen.

Die **Braille-** oder *Punkte-Schrift* ermöglicht Blinden das Lesen. Sie wurde von *Louis Braille* Mitte des 19. Jahrhunderts erfunden. Innerhalb eines Grundsystems von sechs Punkten sind die erhabenen Punkte bei verschiedenen Buchstaben unterschiedlich angeordnet (☞ Abb. 7.258). Es gibt Bücher und Zeitungen in dieser Schrift, sie ist auch auf Geldscheinen und Arzneimittelverpackungen zu finden.

Zusatzgeräte für die Schreibmaschine oder den Computer wandeln das Getippte in die Brailleschrift um oder machen es hörbar, so dass der Blinde seinen Text korrigieren kann.

Hörbibliotheken verfügen über Bücher und Zeitschriften auf Band. Mit speziellen **Vorlesegeräten** lassen sich schriftliche Texte akustisch umwandeln. **Elektronische Orientierungshilfen** („elektronischer Blindenstock“) können ebenfalls zur Erhöhung der Lebensqualität beitragen.

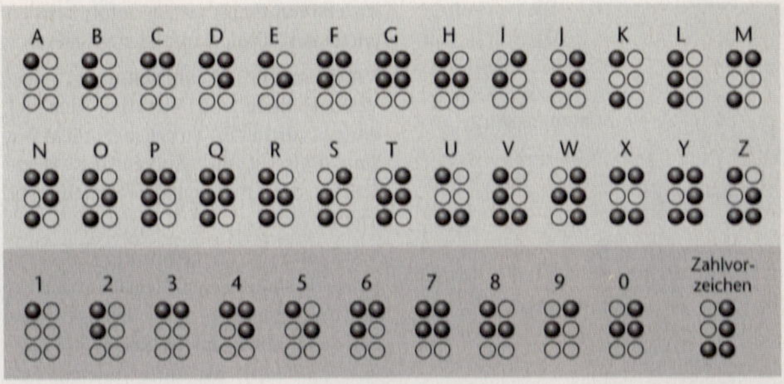

Abb. 7.258: Die internationale Blindenschrift **(Brailleschrift)** kann durch Abtasten der erhabenen, hier schwarz dargestellten Punkte gelesen werden. Um Ziffern von Buchstaben zu unterscheiden, wird vor einer Zahl ein Zahlenvorzeichen gesetzt.

Umgang mit stark Sehbehinderten

Pflege bei Augenerkrankungen ☞ 33.2

Folgende Punkte sind beim Umgang und in der Kommunikation mit stark Sehbehinderten und Blinden hilfreich:

- Die Patienten werden stets mit ihrem Namen angeredet
- Auch der Gesprächspartner nennt jedes Mal seinen Namen
- Die Patienten werden nie ohne vorherige Ansprache angefasst
- Das Betreten und Verlassen eines Zimmers wird immer angekündigt, ebenso jede Tätigkeit darin
- Das Nachtkästchen wird nicht umgeräumt, damit alles an seinem festen Platz bleibt
- Eine genaue Beschreibung der Station und des Zimmers hilft dem Patienten, sich zurechtzufinden
- Wenn der Patient (zu einer Untersuchung) geführt werden muss, den Arm anbieten, nicht an der Hand oder am Arm nehmen
- Beim Treppensteigen dem Patienten die erste und die letzte Stufe ankündigen und – wenn nötig – seine Hand ans Geländer führen
- Beim Anbieten eines Sitzplatzes wird die Hand des Sehbehinderten auf die Arm-/Rückenlehne gelegt, so dass er sich alleine orientieren kann
- Beim Essen ist es sinnvoll, die Anordnung der Speisen zu beschreiben und dem Patienten seine Hände zum Besteck und Trinkglas zu führen
- Gläser und Tassen werden nicht ganz gefüllt; eventuell kann der Patient das Einschenken sogar selbst übernehmen
- Private Post oder amtliche Schreiben werden selbstverständlich nur auf Wunsch des Patienten geöffnet. Zuerst ist der Absender zu nennen, damit der Patient entscheiden kann, wer den Inhalt vorlesen soll. Über den Inhalt unterliegt der Vorlesende der Schweigepflicht.

Patienten mit Taubblindheit

Die Kommunikation mit taubblinden Patienten ist sehr schwierig, da die meisten von ihnen weder das Gesprochene hören noch Gebärden oder Lippenbewegungen ablesen können.

Bei entsprechender Schulung können diese Menschen jedoch ein Tastalphabet erlernen, bei dem die einzelnen Buchstaben durch Drücken, Streichen und Betupfen von Handinnenfläche und Finger des Betroffenen geschrieben werden. Diesen Vorgang nennt man **Lormen**, nach dem Erfinder des Tastalphabets *Hironymus Lorm*.

7.9.3.5 Pflege von Patienten mit Wahrnehmungsstörungen: Basale Stimulation

Basale Stimulation: Handlungskonzept zur Förderung und Aktivierung schwerstbeeinträchtigter Menschen mit Bewegungs-, Kommunikations- und Wahrnehmungsstörungen.

Basale Stimulation heißt, dass die Pflegenden dem Patienten einfache, aber grundlegende Angebote zur Anregung geben, die ihm helfen, seinen Körper und seine Umwelt neu zu erspüren und zu erfahren.

Die **Basale Stimulation** ist ein von Andreas Fröhlich entwickeltes Konzept zur Früh- und Wahrnehmungsförderung von behinderten Kindern und Jugendlichen. Pädagogische, psychologische, medizinische, insbesondere aber auch pflegerische Elemente wurden in dieses Konzept integriert, um einen möglichst ganzheitlichen Ansatz zu gewährleisten. Anfang der 80er Jahre übertrugen Andreas Fröhlich und Christel Bienstein das Konzept der Basalen Stimulation auf die Pflege. Dabei erzielten sie erstaunliche Erfolge vor allem bei komatösen und „apallischen“ Menschen (*Apallisches Syndrom* ☞ 35.12.3).

Wahrnehmung

Zusammenspiel von Wahrnehmung, Bewegung und Kommunikation

Die **menschliche Wahrnehmung** ist auf einen ununterbrochenen Austausch von eigenen Aktivitäten und der Aufnahme von Reizen aus der Umwelt oder aus dem eigenen Körper angelegt. Wahrnehmung

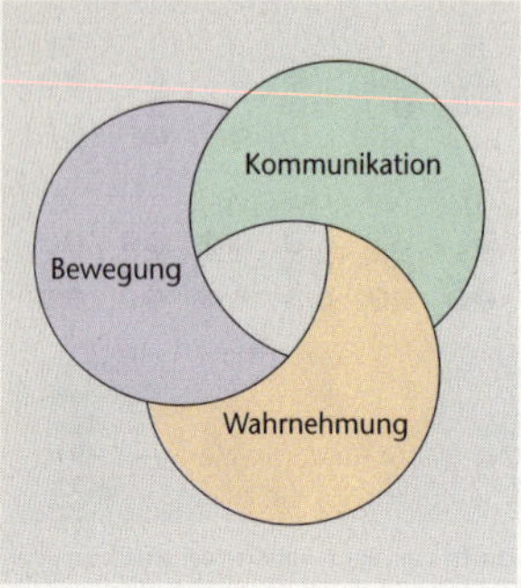

Abb. 7.259: Zusammenspiel von Wahrnehmung, Bewegung und Kommunikation. [A400]

im Sinne der Verarbeitung von Reizen kann nur dann ohne Störungen gelingen, wenn der Betroffene in der Lage ist, seine Wahrnehmungsaktivitäten zu steuern. Diese sind zunächst motorischer Art wie beispielsweise Befühlen mit den Händen, Augenbewegungen zum visuellen Abtasten, Hinhören und Lauschen, und „Schnüffeln" zum Erkunden von Gerüchen. Über diese Reizaufnahmen und ihre Verarbeitung verschafft sich der Mensch ein Bild von seiner Umwelt, aber auch von sich selbst in dieser Umwelt. Bewegungen hängen somit eng mit der Kommunikation und der Wahrnehmung (☞ Abb. 7.259) zusammen. Wahrnehmung ist nur durch Bewegung möglich und Kommunikation baut auf der Wahrnehmung auf.

Wahrnehmungsbereiche

Die Möglichkeiten unserer Wahrnehmung sind während der embryonalen Entwicklung angelegt worden und umfassen zunächst drei grundlegende Bereiche: die **somatische,** die **vestibuläre** und die **vibratorische Wahrnehmung.** Die Pränatalforschung hat gezeigt, dass das ungeborene Kind möglicherweise bereits von der Konzeption an, mit Sicherheit aber im vierten Schwangerschaftsmonat, über diese drei elementaren Wahrnehmungsbereiche verfügt. Die Basale Stimulation knüpft an diese Grundlagen an.

Somatische Wahrnehmung. Die somatische Wahrnehmung ermöglicht die Fähigkeit zur ganzkörperlichen Wahrnehmung. Durch sie erlebt der Mensch Empfindungen von der Körperoberfläche *(Oberflächensensibilität)* und aus dem Körperinneren *(Tiefensensibilität).* Über Rezeptoren empfindet er Informationen wie Druck, Temperatur oder Schmerz.

Vibratorische Wahrnehmung. Die Wahrnehmung von Vibration geht auf vorgeburtliche Erfahrungen zurück wie zum Beispiel das Spüren des Herzschlags, der Atmung und des Laufens der Mutter.

Vestibuläre Wahrnehmung. Die vestibuläre Wahrnehmung dient in erster Linie der Steuerung des Gleichgewichts und der Orientierung im Raum. Der *Nervus vestibularis* hat unter anderem wesentlichen Einfluss auf die Augenbewegung, weshalb die vestibuläre Wahrnehmung in engem Zusammenhang mit der Verarbeitung visueller Eindrücke steht.

Neben den drei elementaren Wahrnehmungsbereichen erfolgt die menschliche Wahrnehmung noch über weitere fünf Sinne, die ebenfalls bereits in der embryonalen Entwicklung angelegt wurden:

- **Orale** und **olfaktorische Wahrnehmung** wie Schmecken und Riechen
- **Auditive Wahrnehmung,** die z.B. das Aufnehmen von Stimmen und Geräuschen ermöglicht
- **Taktil-haptische Wahrnehmung;** aktive Funktionen wie Greifen und Tasten ermöglichen dem Menschen, seine Umwelt zu identifizieren und zu begreifen. Auch kann er passiv Berührungen spüren
- **Visuelle Wahrnehmung,** z.B. das Erkennen von Farben, Bewegungen, Entfernungen, Kontrasten und dreidimensionalen Bildern.

Wahrnehmungsstörungen

Durch Krankheit kann sich die Bewegung eines Menschen auf rein lebenserhaltende Funktionen wie Herzschlag, Atmung und Peristaltik reduzieren. Schwere **Wahrnehmungsstörungen** treten z.B. nach einem Schlaganfall auf und äußern sich u.a. in zeitlich-räumlicher Desorientierung, Demenz und Verwirrtheit bis hin zu einem Zustand, der von Außenstehenden als Bewusstlosigkeit bezeichnet wird, auch wenn sich der Patient selbst stets bewusst ist, scheint er auch noch so weit entfernt.

Störungen wirken sich entweder generalisiert oder isoliert auf einen Wahrnehmungsbereich aus, z.B. auf das Sehen. Immer handelt es sich jedoch primär um Wahrnehmungsstörungen durch mangelndes Informationsangebot oder durch Probleme der Verarbeitung.

Habituation und Autostimulation

Bei reduzierten oder fehlenden Wahrnehmungs-, Bewegungs- und Kommunikationsmöglichkeiten drohen Beziehungsverlust und Isolation des Menschen. Insbesondere die Bewegungsarmut führt durch Fehlen von ständig neuen Reizen zu einer Orientierungslosigkeit: der Mensch verliert sich selbst in seiner Umgebung.

Patienten mit Wahrnehmungsstörungen sind häufig nicht mehr in der Lage, über gezielte, koordinierte Eigenaktivität das notwendige Maß an differenzierten Informationen über ihren Körper und ihre Umwelt zu erhalten. Sie geraten in Gefahr, auch die letzten Reste ihrer Orientierung zu verlieren, weil sie durch den reduzierten Informationsfluss in einem homogenen (gleichbleibenden) Feld leben. Die Folge ist die so genannte **Habituation:** Durch zunehmende Gewöhnung an den reduzierten Informationsfluss entstehen Missempfindungen, die zu Orientierungslosigkeit und Identitätskrisen führen können.

In diesem Zusammenhang schätzt man auch stereotype Verhaltensweisen bei verwirrten Patienten neu ein: Weil sie nicht mehr genügend Informationen von der Außenwelt erhalten, versuchen sie durch **Autostimulationen** wie Nesteln an der Bettdecke, Zähneknirschen, Brummen, Schaukeln, Reiben und Kratzen an der eigenen Haut, ihrem Wahrnehmungssystem selbst Reize zuzuführen.

Habituation und Desorientierung zwingen den Patienten förmlich dazu, sein eigenes Wahrnehmungssystem durch Autostimulationen aufrechtzuerhalten. Seine Verhaltensauffälligkeiten werden von der Umwelt jedoch oft fehlinterpretiert, wodurch die Isolation des Patienten noch verstärkt wird und seine Kommunikationsfähigkeit weiter zurückgeht. In schweren Fällen ist er scheinbar völlig teilnahmslos und wird daher leider oft nicht mehr angesprochen.

Basale Stimulation als Kommunikationsform in der Pflege

Die Basale Stimulation in der Pflege wird als **Kommunikationsform** verstanden, die Patient und Pflegende gemeinsam gestalten. Die Kommunikation beruht dabei auf klaren „Signalen", die die Pflegeperson u.a. durch eindeutige Berührungen vermittelt. Zugleich fließen individuelle Wünsche, Bedürfnisse und Ideen des Patienten in den Pflegeprozess ein.

Kommunikation mit nach außen hin bewusstlos wirkenden Patienten

Bewusstseinstörungen ☞ *7.3.5*
Pflege des beatmeten Patienten ☞ *38.4.2*
Pflege von Patienten mit Verletzungen des knöchernen Schädels oder des Gehirns ☞ *35.14.1*

Kommunikation mit nach außen hin bewusstlos wirkenden Menschen ist schwierig, da die Pflegenden kaum eine Rückmeldung über das bekommen, was diese Menschen hören oder fühlen. Dennoch ist es wichtig, dass die Pflegenden normal mit ihnen sprechen und sie über jede bevorstehende Pflegehandlung informieren.

Zur Kommunikation mit sog. Bewusstlosen ist die Basale Stimulation besonders förderlich. Eine Grundannahme in der Basalen Stimulation ist, dass es eine komplette Bewusstlosigkeit nicht gibt, dass es allerdings sehr schwer ist, Zugangswege zu den Betroffenen zu finden. Diese Annahme hat sich inzwischen auch bestätigt. So haben Betroffene nach ihrem „Erwachen" über das Hören von Stimmen und das Wahrnehmen von Bewegungen berichtet. Darum warten die Pflegenden nicht ab, bis der Bewusstlose von sich aus erwacht, sondern fördern seine Reaktionsfähigkeit durch gezielte Stimulation (Basal stimulierende Pflege ☞ unten), um ihn sanft aus seinem Zustand „herauszulocken".

Auch Patienten, die auf einer Intensivstation liegen, sind in ihrer Wahrnehmung und ihrer Bewegung oft schwer beeinträchtigt. Ihr Gesichtsfeld ist eingeschränkt, und sie können sich nicht verständigen, ihre Hände nicht als Werkzeuge gebrauchen, ihre Umwelt nicht verändern und nicht einmal eine Lageveränderung herbei führen. Hinzu kommen Eindrücke, die sie als bedrohlich empfinden, z.B. das unbekannte Geräusch eines Beatmungsgerätes.

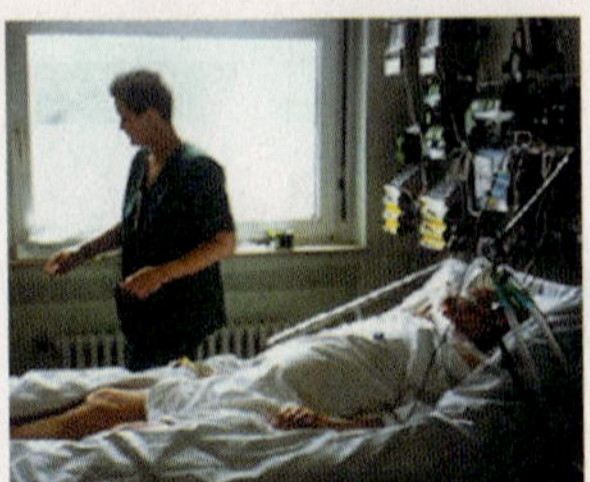

Abb. 7.260: Ein beatmeter Patient auf der Intensivstation kann viele Dinge um sich herum wahrnehmen, z.B. Stimmen, das Piepsen der Geräte, Bewegungen oder Berührungen. [M205]

> Beim Umgang mit nach außen hin bewusslos wirkenden Menschen vermeiden die Pflegenden negative Schmerzreize wie Kneifen oder lautes Rufen. Diese **Reizüberflutungen** erschrecken die Betroffenen und bewirken ihren weiteren „Rückzug". Außerdem könnte eine **taktile Abwehr** ausgelöst werden, die sich z.B. in Spasmen oder schlagenden Bewegungen äußert.

Anwendungsbereiche der Basalen Stimulation

Die basal stimulierende Pflege wird bei solchen Patienten angewendet, die Störungen in ihrer Wahrnehmung, Kommunikation und Bewegung aufweisen. Dies sind neben Frühgeborenen (☞ 13.7.8) z.B. Menschen, die:

- Bewusstseinsgestört sind
- Schlafstörungen haben
- Im Sterben liegen
- Atemwegserkrankungen haben
- Immobil und desorientiert sind
- Dement sind, z.B. bei Morbus Alzheimer
- Lähmungen haben, z.B. eine Hemiplegie (☞ 35.5.2).

Anamnese

Bei der Basalen Stimulation wird jede pflegerische Maßnahme auf die individuellen Bedürfnisse des Betroffenen abgestimmt. Dabei nimmt sich die Pflegeperson viel Zeit und Ruhe; hastiges Arbeiten verwirrt den Patienten und wirkt sich auf seinen Zustand eher negativ aus.

Die Basale Stimulation richtet sich an alle Sinne des Patienten. Welcher Zugang gewählt wird, hängt auch von seinem biographischen Hintergrund ab. Darum führt die Pflegeperson vor Beginn der Behandlung eine umfassende **Anamnese** durch. Sie erkundigt sich bei Angehörigen und Freunden nach Interessen und Vorlieben des Patienten, z.B. welche Berührungen oder Musik er bevorzugt. Diese Vorlieben werden dann bei der basal stimulierenden Pflege berücksichtigt.

Basal stimulierende Pflegemaßnahmen

Es gibt vielfältige Anwendungsmöglichkeiten der basal stimulierenden Pflege, die in jede Pflegehandlung integriert werden können. Dabei gehen die Pflegenden behutsam vor und überfordern den Patienten nicht, weil dies nur zu Stressreaktionen führen würde. Vielmehr sollen Aufmerksamkeit und Neugier des Betroffenen wieder geweckt werden. Er muss keine Vorleistungen erbringen, um von diesen basalen Angeboten profitieren zu können.

> Bei der Basalen Stimulation sorgt ein ständig verändertes Informationsangebot für ein „heterogenes", abwechslungsreiches Umfeld. Daher wird die Umgebung des Patienten so gestaltet, dass er wieder Lust bekommt, sich selbst und seine Umwelt neu zu entdecken.

Bei der Basalen Stimulation gibt es folgende stimulierende Angebote, die sich auf die verschiedenen Wahrnehmungsbereiche (☞ oben) beziehen:

- Somatische Stimulation
- Vibratorische Stimulation
- Vestibuläre Stimulation
- Olfaktorische Stimulation
- Orale Stimulation
- Auditive Stimulation
- Taktil-haptische Stimulation
- Visuelle Stimulation.

> Bei der Basalen Stimulation konzentrieren sich die Pflegenden auf bestimmte Bereiche und überfordern den Patienten nicht, weil ansonsten die Gefahr einer Überstimulation besteht. Hier gilt das Prinzip: „Weniger" ist oft „mehr".

Somatische Stimulation

Die **somatische Stimulation** (Soma *griechisch*: Körper) fördert den wichtigsten Wahrnehmungsbereich des Menschen, denn es werden ihm eindeutige Informationen über seinen Körper und damit über sich selbst vermittelt.

Der gesamte Körper ist ein Wahrnehmungsorgan. Die Haut grenzt den Menschen gegen die Umwelt ab, ermöglicht aber gleichzeitig unmittelbare Kontakte. Haut und Muskelkörper gestalten ganz wesentlich die Vorstellung von uns selbst. Jeder Mensch hat sein eigenes **Körperbild,** d.h. das Bewusstsein über seine Körperformen, das aber jeweils unterschiedlich ausdifferenziert ist. Lange Bewegungslosigkeit, hohe Spastizität oder auch ein schlaffer Muskeltonus verhindern, dass der Körper klare Informationen erhält und vermittelt. Daher lagern die Pflegenden Patienten, die in ihrer Wahrnehmung schwer beeinträchtigt sind, nicht auf einer sehr weichen Matratze, weil sie dort erst recht nicht mehr in der Lage sind, ihre Körperformen zu spüren und so ihr Körperbild ganz verlieren. Insbesondere die Superweichlagerung (☞ 38.2.2) über längere Zeit lässt die Grenzen des eigenen Körpers verschwimmen (☞ Abb. 35.24).

Der Mensch erfährt seinen Körper primär durch **Berührung.** In diesem Zusammenhang erhält die Berührung der Pflegeperson einen neuen, wichtigen Stellenwert. Berührungen sollten variabel in Dauer, Ort und Qualität sein. Sie sollten informativ, d.h. eindeutig sein, sowie mit konstantem Druck, mit flach aufgelegter Hand und mit Ruhe ausgeübt werden. Bei der Basalen Stimulation geht die Berührung stets von der Körpermitte aus, weil sich im Kopf- und Rumpfbereich die Wahrnehmung konzentriert. Die Berührung beginnt am Körperzentrum und erstreckt sich von dort aus in die Peripherie, wo die Anregung an den Händen und Füßen endet. Sie erfolgt stets symmetrisch auf beiden Körperseiten.

Die somatische Stimulation wird intensiver, wenn die Pflegenden Materialien wie Frotteetücher oder raue Waschlappen einbeziehen, die das Empfinden für den eigenen Körper stärker hervorheben. Die Berührung von Haut zu Haut ermöglicht dagegen den zwischenmenschlichen Kontakt. Daher vermeiden die Pflegenden nach Möglichkeit das Tragen von Handschuhen.

Somatische Stimulationen können in viele Pflegetätigkeiten ohne zusätzlichen Aufwand integriert werden. Beispielsweise sind beim Umlagern des Patienten Massagen oder Einreiben möglich, die ihm durch umfassende, streichende Berührungen eine neue Körpererfahrung und Identität vermitteln. Neben der Stimulation mit warmer Luft, z.B. durch föhnen, ist die somatische Stimulation mit Wasser bis hin zum Bad besonders wirksam. In diesem Zusammenhang erhält die Ganzkörperwäsche eine neue Bedeutung. Sie dient nicht allein der Reinigung, sondern erfüllt vielfältige therapeutische Ziele (*Basal stimulierende Körperwaschung* ☞ 7.4.3.1).

Aus der Basalen Stimulation wurde auch die atemstimulierende Einreibung (ASE ☞ 7.2.7) entwickelt, die sich zur Pneumonieprophylaxe, zur Beruhigung und

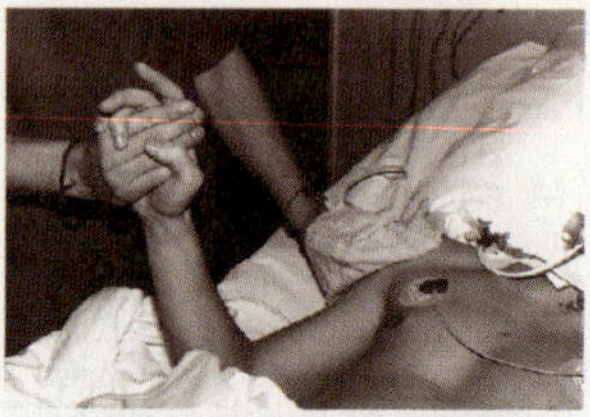

Abb. 7.261: Der Haut-zu-Haut Kontakt ermöglicht dem in seiner Wahrnehmung beeinträchtigten Patienten, Kontakt mit der Umwelt aufzunehmen. Durch Berührung mit einem Waschlappen erhält er Informationen über seinen Körper und dessen Grenzen, und damit auch über die eigene Identität. [M205]

Schlafförderung sowie zur Entwöhnung vom Beatmungsgerät bewährt hat.

Die Berührung von Haut und Körper wirkt emotional anregend und stabilisierend. Es ist eine Form systematischer, sich gleichmäßig wiederholender Zuwendung, die Nähe, Aufmerksamkeit und eine gewisse Ausschließlichkeit der Beziehung signalisiert. Darüber hinaus wird der Patient durch eine verbesserte Selbstwahrnehmung zur gezielteren Eigenbewegung angeregt.

Vibratorische Stimulation

Weil sich die somatische Stimulation im Wesentlichen auf Haut und Muskeln bezieht, wird die innere Struktur des Körpers nicht erreicht. Hier fehlt noch das Gefühl der „Kohärenz“, des inneren Zusammenhalts. Der Einsatz der **vibratorischen Stimulation** in Längsrichtung des Körpers erzeugt ein intensives Gefühl für die tragenden Körperteile und die Gelenke. Ziel der vibratorischen Stimulation ist somit die Erfahrung der Körpertiefe, der Körperfülle und der inneren Stabilität.

Beim Sitzen oder Liegen führen länger anhaltende, unveränderte Positionen durch Immobilität zu *Habituation* (☞ oben) und zu einem Verlust an Selbstwahrnehmung. Um die Aufmerksamkeit und Wahrnehmung des Patienten zu fördern, verwenden die Pflegenden für den Rumpf und die Extremitäten spezielle vibratorische Geräte, für die Rasur beim Mann elektrische Rasierer und zur Mundpflege elektrische Zahnbürsten. Hält die Pflegeperson das vibratorische Gerät mit leichtem Druck z.B. an die Ferse des Patienten, spürt dieser sein gesamtes Bein durch Weiterleitung des Reizes über die Röhrenknochen. Diese Erfahrung macht auch der gesunde Mensch: Wenn er geht, läuft, springt, sich bückt oder streckt, erfährt er sich selbst durch den Widerstand des Körpers gegen den Boden.

Auch das Vibrieren am Thorax mit dem Vibraxgerät zur Schleimlösung in den Bronchien (☞ 7.2.8) fördert die Körperwahrnehmung. Für eine gezielte Stimulation ist dieser Reiz aber zu großflächig und unspezifisch. Hier bieten sich punktuelle Vibrationen z.B. am Thorax an, die dem Patienten seine Atmung bewusst machen (☞ Abb. 7.262).

Während Vibrationen am Muskel eher lokale Empfindungen auslösen, werden Vibrationen am Knochen, z.B. an der Ferse oder am Ellbogen, im Skelett weitergeleitet und sind tiefer im Körperinnern zu spüren.

Die vibratorische Stimulation kann insbesondere am Thorax und am Kopf auch die Schwingungswahrnehmung zum Hören vorbereiten *(auditive Perzeption).*

Darüber hinaus wenden die Pflegenden die vibratorische Stimulation vor der Mobilisation von Patienten an, die längere

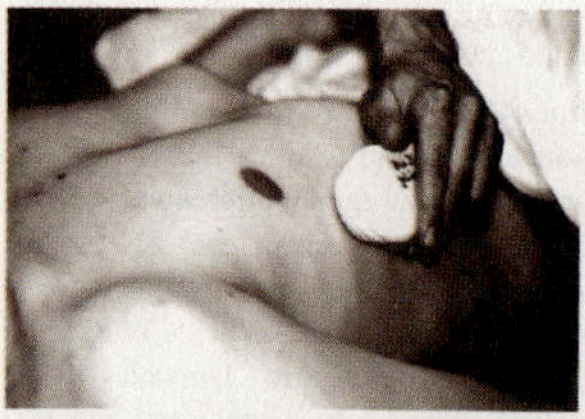

Abb. 7.262: Durch punktuelle Vibrationen am Thorax wird dem Patienten seine eigene Atmung bewusst. [M205]

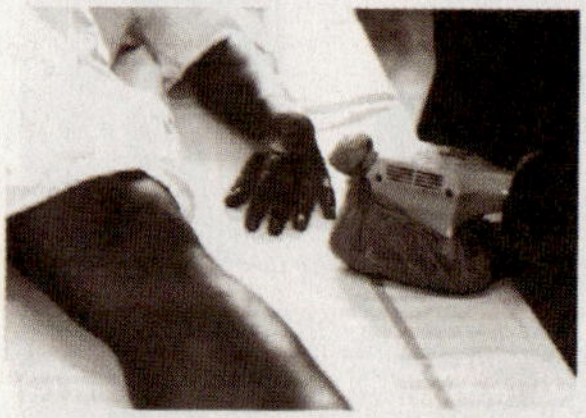

Abb. 7.263: Vibrationen auf der Matratze breiten sich aus und lassen den Patienten seine aufliegenden Hautpartien spüren. Die Vibration kann ein belebendes „Kribbeln“ auslösen, die vor dem Aufstehen eine anregende Wirkung auf den Kranken ausübt. [M205]

Zeit bettlägerig waren (☞ Abb. 7.263). Gerade zur Vorbereitung zum Aufstehen bietet sich die Stimulation der Ferse an, wobei der Reiz über die Knochen in Richtung Unterschenkel weitergeleitet wird. Auf diese Weise baut der Patient eine Sensibilität gegenüber seinen Füßen und Beinen auf und motorischen Impulsen wird der Weg gebahnt.

Vestibuläre Stimulation

In der Basalen Stimulation geht man davon aus, dass Immobilität und langes Liegen häufig dazu führen, dass Patienten regredieren, d.h., auf eine frühere Entwicklungsstufe zurückversetzt werden. Dabei handelt es sich um eine weit zurückgreifende Regression, nämlich um das Leben in der Horizontalen, wie wir es als Säugling gewohnt waren. Neben der visuellen Perspektive (das Sehen des Raumes) verändert sich das Empfinden der Wirkung von Schwerkraft auf den Körper.

Durch die **vestibuläre Stimulation** (*Vestibulum* = Gleichgewichtsorgan im Innenohr) wird es möglich, Patienten Informationen über Lage und Bewegung ihres Körpers im Raum zu vermitteln. Dies steht in engstem Zusammenhang mit der Informationsverarbeitung visueller Eindrücke. Die vestibuläre Stimulation wirkt haltungsstabilisierend und tonusnormalisierend. Sie fördert das Gleichgewicht, die Orientierung im Raum und die Wahrnehmung von Beweglichkeit. Äußere Zeichen weisen darauf hin, dass sich darüber hinaus ein intensives Wohlbefinden einstellt; während einer vestibulären Stimulation beobachtet man bei vielen Patienten erstmals ein entspanntes Lächeln.

Patienten genießen behutsame Schaukelbewegungen vergleichbar mit dem tröstenden und beruhigenden Wiegen eines Kindes, wenn sich eine Pflegeperson hinter sie setzt, um sie leicht hin und her zu wiegen (☞ Abb. 7.264). Auch das regelmäßige Umlagern eines Patienten vermittelt vestibuläre Informationen. Zusätzlich wird er so wacher und kooperativer.

Leichtere Patienten schaukeln die Pflegenden sanft mit dem angehobenen Bettlaken, bei schwereren Personen bietet sich ein Patientenlifter (☞ 7.5.8.5) an.

Auch das Aufrichten eines Patienten im Bett kann die Pflegeperson mit vestibulärer Stimulation einleiten, indem sie seinen Kopf in beide Hände nimmt und vorsichtig von einer Seite auf die andere bewegt (☞ Abb.7.265).

Die somatische, vibratorische und vestibuläre Stimulation sind die drei grundlegenden Anregungsangebote der Basalen Stimulation. Sie vermitteln Ruhe, Sicherheit und Geborgenheit. Allein mit der Arbeit in diesen drei elementaren Bereichen kann die Wahrnehmung, die Körpererfahrung und die Identität schwer beeinträchtigter Menschen wesentlich gefördert werden.

Weitere Angebote der Basalen Stimulation richten sich an die fünf Sinne, also Riechen, Schmecken, Hören, Tasten/Fühlen und Sehen.

Olfaktorische Stimulation

Bei schwer beeinträchtigten bis hin zu komatösen Patienten ist die Geruchswahrnehmung in den meisten Fällen noch erhalten. Sie findet in einem entwicklungsgeschichtlich sehr frühen Bereich des Gehirns statt. Geruchsinformationen sind daher für den ansonsten mehr visuell oder auditiv orientierten Menschen von elementarer Bedeutung.

Im alltäglichen Leben spielen vier grundlegende Gerüche eine wesentliche Rolle, nämlich der *Nahrungs-*, *Natur-*, *Heimat-* und *Menschengeruch.* Meist verbinden sich spezielle Erinnerungen mit diesen Gerüchen, z.B. eine frisch gemähte Wiese erinnert an das Haus der Großeltern oder ein bestimmter Duft an einen geliebten Menschen.

Die Situation im Krankenhaus ist für Patienten gerade in Hinsicht auf das Riechen außerordentlich verwirrend. Hier gibt es keine vertrauten Gerüche, vielmehr ist der Patient mit einer großen Zahl unbekannter Geruchseindrücke konfrontiert. Diese erlebt er oft in Verbindung mit Schmerzen, Unwohlsein, Desorientierung oder Ausgeliefertsein. Hinzu kommen häufig intensivmedizinische Interventionen wie Intubation, eingelegte Ernährungssonde durch die Nase, die Geruchsinformationen weiter einschränken.

Die *Heimatgerüche* vermisst der Patient besonders. Das Krankenbett, die darin befindliche Wäsche und das Zimmer vermitteln keine Vertrautheit. Daher ist es sinnvoll, dass der Lebenspartner z.B. ein Kopfkissen aus dem Ehebett oder auch ein getragenes Wäschestück mitbringt. Dies legen die Pflegenden dem Patienten möglichst nah beim Kopfkissen ins Bett, um „Heimatgefühle" hervorzurufen. Hier sollten hygienische Bedenken hinter den Bedürfnissen des Patienten zurückstehen.

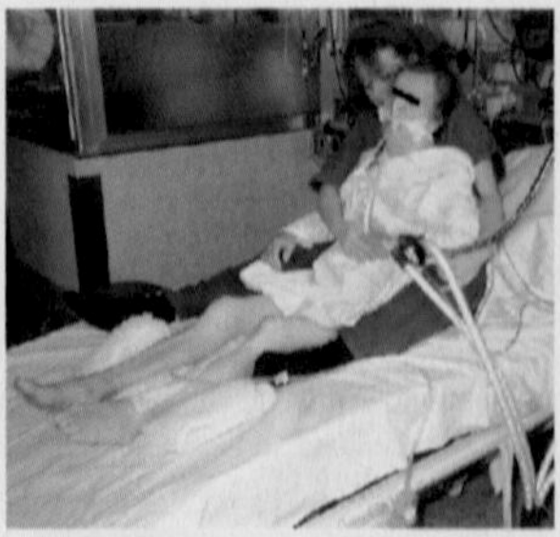

Abb. 7.264: Der Patient erfährt eine vestibuläre Stimulation, indem ihn die Pflegekraft im Bett leicht hin und her wiegt. [M239]

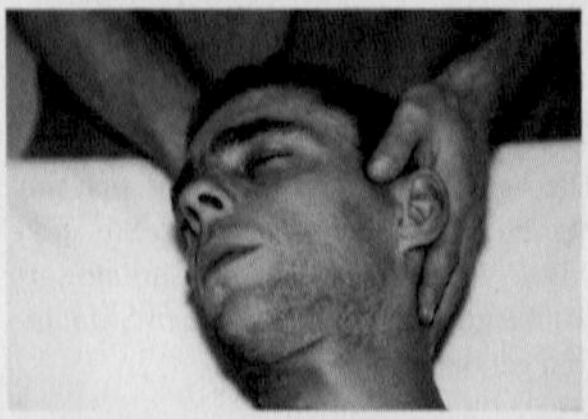

Abb. 7.265: Das behutsame Bewegen des Kopfes von einer auf die andere Seite bereitet den liegenden Patienten auf das Aufsetzen vor. [M205]

Die Vermittlung von *Nahrungsgerüchen* ist besonders wichtig für Patienten, die mit einer Magensonde ernährt werden, weil Essen nicht nur der Nahrungsaufnahme, sondern auch dem Schmecken und dem Genuss dient. Daher ist es sinnvoll, dass die Pflegenden die Sondenkostgabe mit einer geruchlichen Anregung vorbereiten. Dies können z.B. appetitliche Düfte von Gewürzen wie Zimt, Anis oder Thymian sein. Manchmal beobachtet man bei Patienten Schmatzbewegungen, die einen Hinweis darauf geben, dass durch das Anbieten von Gerüchen angenehme, appetitanregende Assoziationen ausgelöst werden.

Menschengerüche sind für Patienten, die sich nicht über Sehen und Hören orientieren können, eine wichtige Hilfe, Personen wieder zu erkennen. Aus diesem Grund kann die für den Patienten hauptsächlich verantwortliche Pflegeperson ihren eigenen Duft mit ihrem Parfüm noch unterstreichen. Überdies ist es sinnvoll, zur Körperpflege des Patienten die ihm von zu Hause her vertrauten Produkte einzusetzen.

Viele Patienten sind nicht in der Lage, gezielt zu „schnüffeln". Daher ist es notwendig, Gerüche so anzubieten, dass sie leicht aufgenommen werden können. Es hat wenig Sinn, einem bewusstlosen Patienten ein Aromafläschchen unter die Nase zu halten, weil er hierzu tief einatmen müsste. Daher wedelt die Pflegeperson mit dem Fläschchen unter seiner Nase hin und her, wodurch sich die Moleküle verteilen und so leichter errochen werden können.

Gerüche dürfen nicht überdosiert werden; auch ein angenehmer Duft kann zu intensiv sein und dann als störend oder sogar Ekel erregend empfunden werden.

Orale Stimulation

Die **orale Stimulation** bezieht sich auf den hochsensiblen Mundraum. Sie kann z.B. in Verbindung mit der Nahrungsaufnahme gut mit der geruchlichen Stimulation gekoppelt werden.

Im Mund kann es zu einer sensorischen Verarmung kommen, insbesondere bei Sondenernährung oder Verabreichung von passierter Kost. In dieser Hinsicht wurde die übliche Mundpflege (☞ 7.4.4) neu überdacht. Ziel ist, dass der Patient damit positive Gefühle verbindet. Daher leitet die Pflegeperson die Mundpflege ein, indem sie zum Öffnen des Mundes die Lippen des Patienten mit einer wohlschmeckenden Flüssigkeit bestreicht. Je nach den Bedürfnissen des Kranken bieten sich hierzu z.B. Spargelsaft, Bouillon, Gewürzgurkensud oder Coca-Cola an. Sogar bei komatösen Patienten wurde durch solche orale Stimulationen eine erhöhte Mundaktivität wie Schmatzen und Kauen bis hin zu verbesserten Schluckreflexen beobachtet.

Anstatt mit einem Instrument führt die Pflegeperson bei der Basalen Stimulation die Mundpflege vorsichtig mit dem geschützten Kleinfinger durch (☞ Abb. 7.100). In die angefeuchteten Mullkompressen kann sie für den Patienten angenehme Geschmacksrichtungen für kurze Zeit in den Mund einbringen (☞ Tab. 7.267). Geeignet sind auch gekühlte Saftstäbchen, mit denen die Pflegeperson vorsichtig über die Zunge des Patienten streicht.

Auditive Stimulation

Die **auditive Stimulation** durch Töne, Klänge, Geräusche oder Stimmen ist ein weiterer wichtiger Bereich in der Basalen Stimulation. Viele Patienten, die scheinbar nicht ansprechbar sind, reagieren auf vertraute Geräusche.

Ungünstig ist ein auditives Umfeld, bei dem ungefiltert eine Fülle von Geräuschen, Klängen und Stimmen auf den Patienten einwirken. Er versinkt dann meist in einem „auditiven Rauschen", weil er einzelne Geräusche nicht mehr differenzieren kann. Es ist besser, wechselnde, aber ganz klare und eindeutige Stimulationen anzubieten. Angehörige können z.B. Tonkassetten mit vertrauten Stimmen oder Lieblingsmusik mitbringen oder eine Geschichte vorlesen.

In der Pflege bedeutet schon die Ansprache und Information des Patienten eine akustische Anregung. Dabei achten die Pflegenden auf Verständlichkeit und Eindeutigkeit ihrer Informationen, die sie evtl. mit Berührungen unterstützen.

Taktil-haptische Stimulation

Der Mensch „begreift" seine Umwelt förmlich mit den Händen. Auch diese Informationen gehen bei Inaktivität verloren. Es gibt viele Möglichkeiten, den Patienten Objekte, die sich in Form, Größe und Oberflächenbeschaffenheit unterscheiden, in die Hand zu geben. Dies können z.B. Gegenstände wie eine Zahnbürste, eine Wärmflasche oder eine Tasse sein oder Dinge aus beruflichem oder privatem Umfeld des Patienten. Geeignet sind auch Naturobjekte, etwa ein Schwamm, ein Wollknäuel oder ein Stein. Die Pflegenden legen vorsichtig die Hände des Patienten um diese Gegenstände und vermitteln ihm so Tasteindrücke. Auch können Angehörige ein „Tastbrett" (☞ Abb. 7.268) mit vertrauten Materialien zusammenstellen.

Visuelle Stimulation

Beim langen Liegen ist der Blick zur Decke eintönig, monoton und sinnlos. Nur wenig Ereignisse finden im Blickfeld des Patienten statt, die horizontale Lage ermöglicht meist nicht das Fixieren von subjektiv bedeutsamen Gegenständen, Bildern oder Ereignissen. Gehörtes und Gesehenes fügen sich nicht zusammen, der Patient wird förmlich in eine visuelle Bewusstlosigkeit hineingedrängt.

Daher prüfen die Pflegenden das Patientenzimmer aus der Perspektive des Kranken und rücken klar strukturierte, einfache und trotzdem visuell anregende Objekte in sein Blickfeld. Weil sich die Sehfähigkeit ursprünglich über die Hell-Dunkel-Wahrnehmung entwickelt, sollten die Bilder große, gut erkennbare Motive aufweisen. Geeignet sind auch Fotos von vertrauten Menschen, die die Pflegeperson oder ein Angehöriger aufhängt oder dem Patienten zeigt. Ebenso ist es förderlich, wenn die Pflegenden den Patienten im Bett aufsetzen oder im Rollstuhl in eine andere Umgebung fahren, z.B. in den Aufenthaltsraum. Dies findet allerdings nur dann statt, wenn es der Zustand des Patienten erlaubt.

Basale Stimulation als Bereicherung für die Pflege

Die Basale Stimulation ermöglicht schwer beeinträchtigten Patienten eine Strukturierungshilfe in Bezug auf den eigenen Körper und zur Umwelt. Hierbei bedienen sich die Pflegenden der elementarsten Wahrnehmungsmöglichkeiten des Patienten, die zumindest in Spuren nach wie vor erhalten sind, auch wenn scheinbar kaum mehr Zeichen von Bewusstsein vorliegen. Besondere Bedeutung gewinnt die Schaffung eines Kontrastes von Wahrnehmbarem, Bedeutungsvollem und weniger Wichtigem. Dies erfolgt durch Berührungen, aber auch durch Gerüche, Stimmen oder Klänge.

Basale Stimulation gibt vielen Pflegetätigkeiten einen neuen Sinn. Die Pflegen-

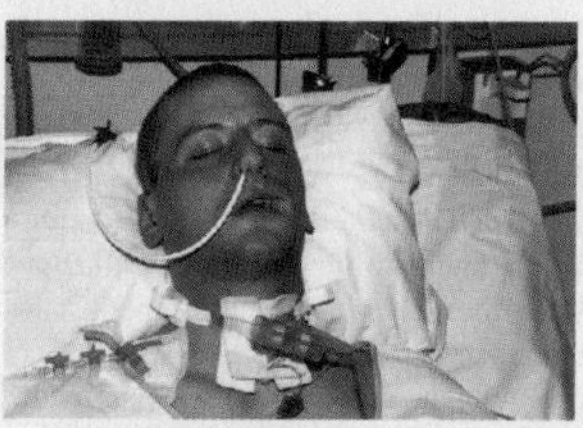

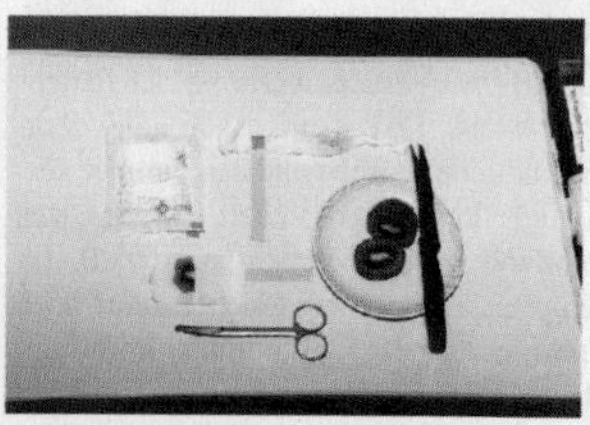

Abb. 7.266 – 7.267: Vor der Gabe von Sondenkost wickeln die Pflegenden z.B. Obst in Gazesäckchen ein und stimulieren damit im Mundbereich des Patienten. Vertraute Geschmacksrichtungen wecken auch bei Bewusstlosen angenehme Empfindungen. [M205]

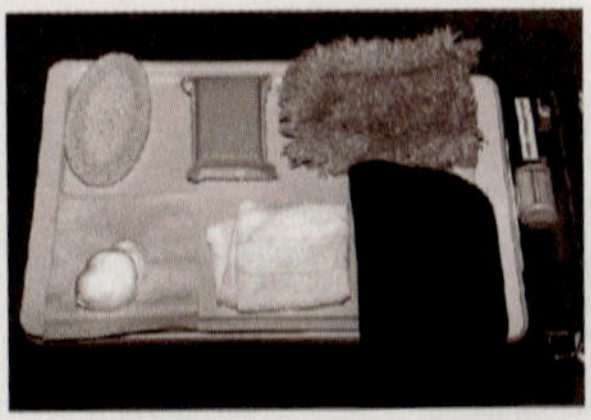

Abb. 7.268: Ein „Tastbrett" mit unterschiedlichen Gegenständen wie Schwämme, Handtuch, Rasierschaum, Waschlappen und Gummiunterlage macht dem Patienten die tägliche Körperwäsche wieder vertraut. [M205]

den gestalten Alltag und Umfeld der betroffenen Patienten und wollen im Sinne der psychosomatischen Einheit auch die Seele des Patienten erreichen. Sie geben Signale, die aktivieren oder einfach nur Sicherheit spenden.

Eine Bereicherung durch die basal stimulierende Pflege kann nur durch den Abschied von festgefahrenen, rein hygiene-orientierten Prinzipien erreicht werden. Intuition, Kreativität, Geduld und die Bereitschaft zur engen Zusammenarbeit mit den Angehörigen sind neben der Akzeptanz des Patienten Voraussetzungen für diesen Ansatz.

Die einzelnen Maßnahmen und Reaktionen auf die Basale Stimulation halten die Pflegenden fortlaufend in der Pflegedokumentation fest.

Literaturtipps

Ayres, Jean A.: Bausteine der kindlichen Entwicklung. 3., korr. Aufl., Springer Verlag, Berlin, Heidelberg, 1998 (2000)

Bienstein, Christel; Fröhlich, Andreas (Hrsg.): Bewusstlos. Verlag selbstbestimmtes Leben, Düsseldorf, 1995

Bienstein, Christel; Zegelin, Angelika: Handbuch Pflege. Verlag selbstbestimmtes Leben, Düsseldorf, 1994

Nydahl, Peter; Bartoszek, Gabriele: Basale Stimulation. 3. Aufl., Urban & Fischer, München, 2000

Schwörer, Christa: Der apallische Patient. 3. Aufl., Urban & Fischer, München, 1995

Pantke, Karl-Heinz: Locked-in. Gefangen im eigenen Körper. Mabuse-Verlag, Frankfurt/Main, 1999

7.9.3.6 Pflege von Patienten mit anderen Störungen der Kommunikation

Kommunikationsfallen ☞ *3.5*

Kommunikation mit dementen Patienten

Die Kommunikation mit dementen Patienten (☞ auch 14.5) ist problematisch, weil sie in ihrer eigenen inneren Welt leben, die mit der Realität nicht mehr übereinstimmt. Für die Betroffenen selbst ist diese Welt jedoch die reale, in der *sie* sich zurechtfinden, Schwierigkeiten damit haben *andere* wie die Pflegenden oder Angehörige.

Eine Möglichkeit des Zugangs zu dieser anderen Realität bietet die **Validation** (Details ☞ 14.5.3). Sie beruht auf dem Prinzip, verwirrten Menschen ihre eigene Welt zu belassen und ihnen dabei mit Verständnis und Wertschätzung zu begegnen, anstatt sie – mit noch so gut gemeinten Handlungen – aus ihrer Welt herausholen zu wollen und damit erst recht zu verwirren.

Kommunikation mit ausländischen Patienten

Kulturelle und religiöse Bedürfnisse nach der Krankenhausaufnahme ☞ *3.1.4 und 3.1.5*

Patienten, die kaum oder gar kein Deutsch verstehen, stellen eine hohe Anforderung an die Pflegenden dar. Um den Patienten Maßnahmen zu erklären, müssen sie oft „mit Händen und Füßen" reden. Schon einfache Handlungen führen bei solchen Patienten häufig zu Angst, da sie ihnen nicht ausreichend erklärt werden können. Auch der Kranke selbst kann kaum detaillierte Informationen über seinen Körper und sein Befinden geben. Die Folge sind oft Missverständnisse.

Große Krankenhäuser setzen daher vermehrt *Dolmetscher* ein. Bewährt haben sich auch spezielle *medizinische Wörterbücher,* in denen ganze Fragen, Erklärungen und Diagnosen in Deutsch und der jeweiligen Fremdsprache zu finden sind. Fremdsprachige Aufklärungs- und Einwilligungsbögen für Untersuchungen und Operationen sind vielerorts verfügbar.

Die Pflegenden reden mit einem ausländischen Patienten nicht im Telegrammstil oder in einer vereinfachten „Kindersprache". Zum einen wird er dadurch diskriminiert, zum anderen kann er so die deutsche Sprache kaum erlernen. Im Umgang mit ausländischen Patienten gebrauchen die Pflegenden daher kurze, aber vollständige und grammatikalisch einwandfreie Sätze, möglichst dialektfrei.

7.9.4 Netz

Die ATL „Kommunizieren" konzentriert sich auf den sozialen Umgang mit anderen Menschen und ist auf das Leben in einer Gemeinschaft angelegt. Weil aber in sämtlichen Aktivitäten des täglichen Lebens Beziehungen und Verbindungen der Menschen untereinander eine wichtige Rolle spielen, lassen sich leicht Verbindungen zwischen ihnen herstellen. Nach dem Motto „Gemeinsam geht vieles leichter" gibt es z.B. eine Verknüpfung zwischen der ATL „Kommunizieren" und der:

- ATL „Essen und Trinken"; in Gemeinschaft schmeckt es besser
- ATL „Sich bewegen"; die Bereitschaft, gymnastische Übungen zu machen, ist in Gemeinschaft größer, und es macht mit anderen zusammen auch mehr Spaß.

Kommunizieren und Sinn finden

Auch bei der ATL „Sinn finden" kann Gemeinschaft hilfreich sein: Beispielsweise bekommt eine schwer kranke Patientin mit Leukämie Besuch von einer Patientin, die Jahre nach erfolgreicher Therapie ein gesundes Kind zur Welt brachte.

In einem Querschnittszentrum ist es üblich, neu aufgenommene Patienten zu anderen aufs Zimmer zu legen, die schon länger behandelt wurden und mobiler sind. So finden die „Fortgeschrittenen" Sinn in der Aufgabe, für ihre Zimmerkollegen Kleinigkeiten zu erledigen und dienen gleichzeitig als Vorbild und Ansporn für den „Anfänger".

Kommunizieren und Wach sein und schlafen

In der Kommunikation mit „Bewusstlosen" (☞ 7.9.3.5) achtet die Pflegekraft darauf, den Patienten normal anzusprechen und über alle Maßnahmen zu informieren, obwohl er scheinbar nichts versteht.

Zahlreiche Berichte von Patienten, die nach längerer, tiefer Bewusstlosigkeit wieder erwacht sind, belegen, dass „Bewusstlose" durchaus Geräusche und Gespräche wahrnehmen können. Diese Erkenntnis spielt auch bei der Basalen Stimulation (☞ 7.9.3.5) eine wichtige Rolle.

7.10 ATL „Sich als Frau oder Mann fühlen und verhalten"

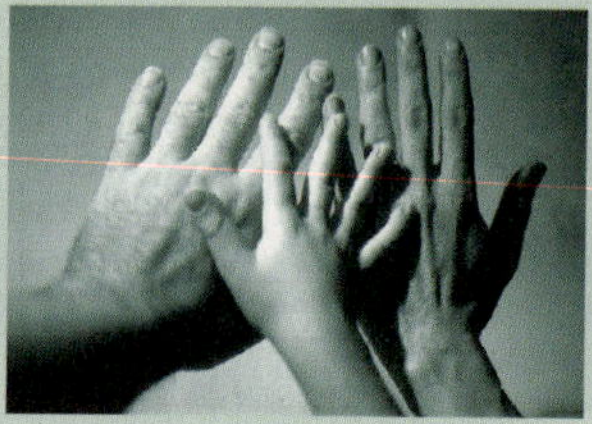

7.10.1 Sich als Mensch fühlen

Die ATL **„Sich als Frau oder Mann fühlen und verhalten"** befasst sich zunächst mit dem biologischen und sozialen Geschlecht und der Sexualität in unserer Gesellschaft. *Liliane Juchli* (☞ 2.5.4) hat die Bezeichnung dieser ATL noch auf „Kind, Frau, Mann sein" erweitert. Weil es hier jedoch vor allem um den einzelnen Menschen in seinem jeweiligen sozialen Kontext geht, wäre als Bezeichnung dieser ATL auch angebracht: „Sich als Mensch fühlen". Dies umfasst dann auch das **Selbstbewusstsein** (sich seiner selbst bewusst sein) und die **Selbstwahrnehmung** (sich selbst fühlen, wahrnehmen) des Menschen.

Sich als *Frau* oder *Mann* zu fühlen, ist *ein* Aspekt des Selbstbewusstseins und der Selbstwahrnehmung des Menschen. Wie aber nimmt er sich mit all seinen Persönlichkeitsanteilen selbst wahr? Eine Möglichkeit, etwas über sich selbst zu erfahren, besteht darin, auf die Reaktionen anderer Menschen zu achten.

✓ Der Mensch erlebt sich selbst u.a. im Spiegel der Reaktionen anderer Menschen.

Ergänzend zum Spiegel der Reaktionen anderer, nimmt sich jeder Mensch selbst wahr. Inwieweit seine Eigenwahrnehmung mit der Fremdwahrnehmung übereinstimmt, ist sicher von Mensch zu Mensch und von Situation zu Situation unterschiedlich. Man geht jedoch davon aus, dass jeder Mensch sich selbst am besten kennt, seine Stärken, Schwächen, Vorlieben und Abneigungen, seine Leistungfähigkeit und Grenzen. Er hat sozusagen Erfahrungen mit sich selbst gesammelt, die er reflektieren und aus denen er für sich Konsequenzen ableiten kann. Fremdwahrnehmungen wiederum sind geprägt von der jeweiligen Person bzw. der Lage, in der sie sich befindet. Außerdem von den Erwartungen, die diese Person an den anderen hat (☞ auch 7.1.1).

7.10.2 Biologisches und soziales Geschlecht

Zwischen Mann und Frau gibt es auf der einen Seite rein biologische Unterschiede in den Erbanlagen und den Geschlechtsmerkmalen. Auf der anderen Seite unterscheiden sie sich in Gesellschaft, Familie und Beruf durch unterschiedliche Rollen, die sie dort ausfüllen (müssen). Das *soziale Geschlecht* definiert sich über die jeweilige Rolle, die der Mensch in der sozialen Gemeinschaft einnimmt und über die jeweiligen Erwartungen, die mit den Rollen „Frau" und „Mann" verknüpft sind.

Im englisch sprachigen Raum ermöglicht bereits die Sprache eine Unterscheidung zwischen biologischem und sozialem Geschlecht, weil es hier zwei unterschiedliche Bezeichnungen gibt: *gender* für das soziale Geschlecht und *sex* für das biologische Geschlecht.

Die biologische Geschlechterdifferenz: „Der kleine Unterschied"

Biologisches Geschlecht: Biologischer Unterschied zwischen Individuen derselben Art durch das Vorhandensein von weiblichen und männlichen Keimdrüsen und Geschlechtszellen.

Männer und Frauen weisen vom Moment der Zeugung an biologische Differenzen auf. Die Zellen des männlichen Körpers enthalten ein X- und ein Y-Chromosom, während die Zellen des weiblichen Körpers zwei X-Chromosomen enthalten. Da auf beiden Chromosomen eine Vielzahl von Genen liegt, gibt es im biologischen Sinn zwei verschiedene Erscheinungsformen (biologisch: *Phänotypus)* von menschlichen Organismen: das weibliche und das männliche Geschlecht. Unterschiede zwischen Mann und Frau lassen sich jedoch nicht nur biologisch erklären, sondern können auch auf unterschiedliche Erziehung oder gesellschaftliche Einflüsse zurückgeführt werden.

Die soziale Geschlechterdifferenz: Unterschiedliche Erwartungen der Gesellschaft an Mann und Frau

Soziales Geschlecht und soziale Rolle

Soziales Geschlecht: Konstituiert sich durch die unterschiedlichen Erwartungen der Gesellschaft an einen Menschen (z.B. an sein Verhalten), der in dieser Gesellschaft eine bestimmte Position oder Rolle einnimmt.

Traditionelle Schwestern-Rolle ☞ *3.2.1*
Rolle des Patienten ☞ *3.1.2*

In der Soziologie wird Geschlecht in erster Linie als **soziale Konstruktion** verstanden. Dies bedeutet, dass nicht allein biologische Unterschiede das Geschlecht eines Menschen prägen, sondern die Differenz zwischen den Geschlechtern in der Gesellschaft u.a. durch unterschiedliche Rollenerwartungen konstruiert wird. In der Soziologie gibt es Rollentheorien, die die alltägliche Wirklichkeit mit einer Theaterinszenierung vergleichen. Wie auf einer Bühne verkörpert der Mensch auch im alltäglichen Leben unterschiedliche Rollen. Dies sind z.B. die **Rollen in der Familie:** die der Mutter, des Vaters, der Tochter oder des Sohnes. Auch im Berufsleben hat der Mensch seine Rolle, etwa die des Vorgesetzen oder die des Angestellten. Kinder haben z.B. in der Schule ihre jeweiligen Rollen, etwa die des Organisators, des Klassensprechers, manchmal auch die des Klassenclowns.

Im alltäglichen Leben hat der Mensch nicht nur eine Rolle, sondern immer mehrere, und diese auf unterschiedlichen Bühnen: So kann z.B. ein Mann im Beruf Abteilungsleiter, in der Familie Vater und im Kegelklub Vorstandsmitglied sein.

Neben den unterschiedlichen Rollen, die der Mensch im gesellschaftlichen Leben einnimmt, gibt es auch **die Rolle der Frau** oder **die Rolle des Mannes,** soziologisch ausgedrückt: die **Geschlechterrolle.** Obwohl in den letzten Jahrzehnten in den Rollenerwartungen an Mann und Frau ein Umdenken stattgefunden hat, z.B. dass es nicht mehr alleinige Aufgabe der Frau ist, die Familie und den Haushalt zu versorgen, während der Mann seinen Beruf ausübt, ist hier noch viel Denkarbeit zu leisten, die eine Gleichberechtigung der Geschlechter ermöglicht.

Literaturtipps

Goffman, Erving: Wir alle spielen Theater. Selbstdarstellungen im Alltag. Piper Verlag, München, 1998

Bilden, Helga: Geschlechterverhältnis und Individualität im gesellschaftlichen Umbruch. In: Keupp, Heiner; Bilden, Helga: Verunsicherungen. Das Subjekt im gesellschaftlichen Wandel. Hogrefe Verlag, Göttingen, 1989, S. 19 – 46

Gleichberechtigung und Emanzipation

Vor dem Gesetz sind Mann und Frau gleich: Nach Artikel 3 (3) des Grundgesetzes darf niemand „wegen seines Geschlechts" benachteiligt oder bevorzugt werden. Frauen und Männer sind formal gleichbe*rechtigt*, haben also die gleichen Rechte, wobei das Grundgesetz nur festlegt, wie der *Staat* die Mitbürgerinnen und Mitbürger behandeln soll. Wie die Menschen miteinander umgehen, kann nicht ausschließlich durch Gesetze geregelt werden.

Nach wie vor werden Frauen in unserer Gesellschaft benachteiligt. Immer noch erhalten sie bei gleicher Arbeit weniger Lohn als ihre männlichen Kollegen. Hier würde eine **Gleichbehandlung** mehr Gerechtigkeit bringen.

In manchen Fällen ist es sogar gerechter, Frauen zu bevorzugen: Bei vielen Stellenausschreibungen wird ein abgeschlossenes Studium und mehrjährige Berufserfahrung gefordert, zusätzlich sollte die Bewerberin/der Bewerber nicht älter als 30 Jahre sein. Solche – zwar formal für Mann und Frau gleiche – Voraussetzungen benachteiligen Frauen, weil sie bei Erfüllung ihres Kinderwunsches (durch die sog. Familienphase) Studienabschluss *und* Berufserfahrung erst später erreichen, oder sie – falls der Wunsch nach dieser Stelle überwiegt – gleichsam gezwungen wären, auf Kinder zu verzichten.

Im Pflegebereich ist der Anteil der Krankenpfleger gegenüber den Krankenschwestern relativ gering, doch sind die männlichen Berufskollegen in den Führungspositionen überproportional vertreten: So arbeiten beispielsweise in einem kleineren Krankenhaus mit etwa 140 Stellen 15 Krankenpfleger und 125 Krankenschwestern. Ca. 50 % der Krankenpfleger, aber nur 15 % der Krankenschwestern sind in einer Leitungsfunktion (einschl. Stellvertretung) tätig.

Bei der Emanzipation geht es nicht darum, die beiden Geschlechter aneinander anzugleichen, sondern darum, dass Frauen ein größtmögliches **Selbstbestimmungsrecht** erhalten, etwa durch die Unterstützung der Berufstätigkeit von Müttern durch:

- Vergrößertes Angebot an Teilzeitarbeitsplätzen für Frauen *und* Männer
- Flexible Arbeitszeiten
- Flächen- und bedarfsdeckendes Angebot an Kindergärten und Kindertagesstätten
- Anrechnung der „Familienphase" auf Renten und Aufstiegsmöglichkeiten.

Das Ziel der Emanzipation kann nur erreicht werden, wenn sich die nach wie vor männlich dominierte Gesellschaft in ihrem Denken weiterentwickelt, bis beide Geschlechter ein Höchstmaß an **Selbstbestimmung** erreicht haben.

Als Mann oder Frau die eigene **Ich-Identität** zu finden heißt, zwischen dem Annehmen und Erfüllen der Erwartungen und der Auseinandersetzung mit ihnen eine eigene Position zu beziehen. Wie immer sich Mann und Frau entscheiden, sie leben in einer Kultur, die ihr eigenes, historisch gewachsenes und durch viele Traditionen und Ansichten gefestigtes Bild von Mann und Frau hat, das sie nur schwer ablegen können.

✓ *Gesundes* „Sich als Mensch fühlen" in körperlicher, psychischer und sozialer Hinsicht bedeutet:

- Um die eigene, unverwechselbare Identität zu wissen
- Im Einklang mit sich selbst zu stehen, sich zu akzeptieren, wie man ist
- Die Rolle in der Gesellschaft anzunehmen oder die Konflikte auszuhalten, die aus der Ablehnung dieser Rolle entstehen.

7.10.3 Veränderung des Selbstbildes durch Krankheit

Der Umgang mit Kranken ist häufig nicht einfach, insbesondere dann nicht, wenn eine Erkrankung das Selbstbild des Betroffenen schwer erschüttert; er reagiert dann oft verzweifelt und aggressiv. Können die Pflegenden nachvollziehen, wie sich das Selbstbewusstsein und die Selbstwahrnehmung eines Menschen durch Krankheit verändern, können sie auf ein solches Verhalten angemessen und souverän reagieren.

Krankheiten rufen oft Krisensituationen hervor, die Einfluss auf das Verhalten und das **Selbstbild** eines Menschen haben können. Der Patient erlebt, wie er auf Schmerzen, Fieber oder andere Krankheitszeichen reagiert und wie er mit schlechten Nachrichten, z.B. notwendigen Operationen oder fraglichen Heilungsaussichten, fertig wird.

Im Zuge der Veränderung des gewohnten Selbstbildes können Patienten unsicher oder aggressiv reagieren. Da es sich hier um ganz normale „Krisensymptome" handelt, reagieren die Pflegenden auf diese Aggressionen adäquat und nehmen sie nicht persönlich (☞ 7.12.6).

In besonderem Maß gilt dies für Erkrankungen oder Behinderungen, die im direkten Zusammenhang mit der Geschlechterrolle stehen. Beispiele für solche Erkrankungen sind nicht nur entstellende Operationen an den Geschlechtsorganen oder Behandlungsmethoden, die zum Verlust der Zeugungsfähigkeit führen. Auch bei einer schmerzhaften Arthrose des Hüftgelenks oder nach einem Herzinfarkt haben die Betroffenen Angst, die Erwartungen als (Sexual-)Partner nicht mehr erfüllen zu können. In diesem Fall sind die Pflegenden besonders gefordert, den Patienten auf dem Weg zur Akzeptanz seiner Krankheit zu begleiten.

Entlastendes Gespräch ☞ *7.9.2.1*

Frau und Mann im Krankenhaus

Viele Frauen leiden bei einem Krankenhausaufenthalt unter der Angst, dass die

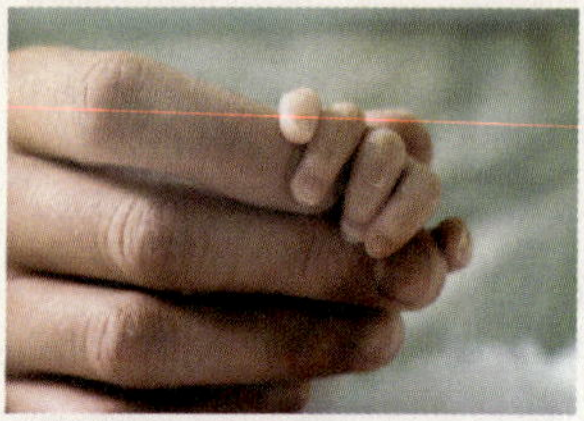

Abb. 7.269: In den ersten Lebensmonaten haben Gefühle wie Liebe, Fürsorge und Geborgenheit absoluten Vorrang. [J666]

Kinder, der Mann und der Haushalt nicht versorgt sind. Sie sehen sich mit den Erwartungen der Familie und auch mit dem eigenen Anspruch konfrontiert, unmittelbar nach der Entlassung aus dem Krankenhaus, obwohl noch nicht ganz gesund, wieder alle Aufgaben im Haushalt übernehmen zu müssen. Sind sie nicht berufstätig, sondern arbeiten zu Hause, können sie sich i.d.R. auch nicht „arbeitsunfähig schreiben" lassen; ggf. können sie aber eine Haushaltshilfe beantragen.

Vor allem auf reinen Männer- oder Frauenstationen begegnen die Pflegenden Vorurteilen und Klischees, wie der „typische Mann" oder die „typische Frau" angeblich auf Krankheit reagiert, z.B.:

- „Frauen denken an sich selbst zuletzt"
- „Ältere Männer sind pflegeleichte Patienten, weil sie es ja gewohnt sind, sich von Frauen bedienen (verwöhnen) zu lassen"
- „Männer mittleren Alters, die durch die Erkrankung in ihren Männlichkeitsattributen (stark, leistungsfähig, attraktiv) eingeschränkt sind, reagieren besonders wehleidig und aggressiv".

> Krankheit betrifft den ganzen Menschen in allen Lebensbezügen, nicht nur – aber eben auch – die Geschlechterrolle und die Sexualität.

7.10.4 Sexualität

Empfängnisverhütung ☞ *32.14*

Was ist Sexualität?

Der Begriff **Sexualität** hat unterschiedliche Bedeutungen, je nachdem ob er von Biologen, Medizinern und Psychologen oder umgangssprachlich gebraucht wird. Das Spektrum reicht von sexuellen Handlungen und erotischen Gefühlen über Fortpflanzung und Sexualtrieb bis hin zum Bedürfnis nach Liebe, Geborgenheit und persönlicher Erfüllung.

Sexualität ist nicht nur das Erleben und Ausleben sexueller Wünsche, sondern wirkt vor allem als Motor, der Menschen aufeinander zugehen und einen Partner, also Nähe, Geborgenheit und Bindung suchen lässt. In diesem umfassenden Sinne ist Sexualität nicht auf bestimmte Lebensphasen beschränkt, sondern beeinflusst menschliches Verhalten von der Geburt bis zum Tod.

Entwicklung der Sexualität

Beim **Säugling** in den ersten Lebens*monaten* haben die Bedürfnisse nach Geborgenheit, Wärme und Nahrung absoluten Vorrang. In den ersten Lebens*jahren* entdeckt das **Kind** nach und nach seinen Körper, lernt seine Geschlechtsteile und die Empfindungen bei deren Berührung kennen. In die gleiche Lebensphase fällt auch die Abgrenzung vom anderen Geschlecht und eine erste Auseinandersetzung mit gesellschaftlichen Tabus, die von Kindern erlernt werden, z.B. nicht nackt herumzulaufen oder nach Geschlechtern getrennte Toiletten zu benutzen. Eltern haben eine nicht zu unterschätzende Vorbildfunktion. Für die heranwachsenden Kinder stellen sie gleichsam die Prototypen des Mannes und der Frau dar. Kinder lernen an ihren Eltern, ob es überhaupt erstrebenswert ist, eine Frau oder ein Mann zu werden, d.h. die typischen Erwartungen der Gesellschaft an diese Rollen zu erfüllen.

Die **Pubertät** beginnt mit körperlichen Veränderungen, einem letzten körperlichen Wachstumsschub, der Körper wird schlacksig, bevor sich mit dem Stimmbruch bzw. der Brustentwicklung die sekundären Geschlechtsmerkmale (☞ 31.1.3, 32.1.1) entwickeln.

Hormonell bedingt verändert sich jetzt auch die „Interessenlage": Aus gleichgeschlechtlichen Gruppen heraus wendet sich die Aufmerksamkeit gegengeschlechtlichen Partnern zu, wobei in der Regel zwischen dem 15. und 17. Lebensjahr die ersten länger dauernden Beziehungen entstehen.

Mit dem 19. (Frauen) bzw. 23. (Männer) Lebensjahr sind die körperlichen Wachstumsvorgänge vollständig abgeschlossen. Die Fähigkeit, Kinder zu zeugen bzw. bekommen zu können, wird aber viel früher (bei Frauen etwa mit 14 und bei Männern mit 16 Jahren) erreicht, wobei sich dieser Zeitpunkt in den letzten 100 Jahren etwa drei Jahre „nach vorne" verschoben hat.

Demgegenüber wird das soziale Erwachsensein, also die finanzielle und berufliche Selbständigkeit, in den Industrienationen immer später erreicht.

In der Pubertät verändert sich aber nicht nur der Körper. Die Jugendlichen entwickeln sich in dieser Zeit in psychischer und sozialer Hinsicht; sie lernen, einen eigenen Lebensstil zu finden und sich von der jetzt als zunehmend einengend empfundenen Geborgenheit des Elternhauses abzulösen.

> ✓ Die Entwicklung vom Säugling bis zum Erwachsenen ist nicht nur eine körperliche Entwicklung primärer und sekundärer Geschlechtsmerkmale bis zur Fortpflanzungsreife, sondern auch eine Persönlichkeitsentwicklung, ein Hineinwachsen in die Rolle des Mannes und der Frau.

Das **Erwachsenenalter** kennzeichnet der Aufbau und Erhalt partnerschaftlicher Beziehungen oder die Gründung einer Familie. Sexualität kann hier als ein die Partnerschaft stabilisierendes Element wirken, auf der anderen Seite ist missglückte Sexualität auch *Symptom* von Spannungen in der Partnerschaft und – nicht zuletzt – eine häufige *Ursache* für Partnerschaftskonflikte.

In der Zeit des **Klimakteriums** der Frau (etwa ab dem 40. – 44. Lebensjahr) nimmt zwar die Fähigkeit zur Fortpflanzung ab, körperliche und seelische Aspekte der Sexualität bleiben aber bis ins hohe Alter erhalten (☞ 32.15).

Sexualität im Alter

> ✓ „Ältere Menschen wurden noch nie über ihre sexuellen Aktivitäten befragt, weil jeder annahm, sie hätten keine; und jeder nahm an, dass sie keine hätten, weil man sie nie danach gefragt hat" (Max Comfort, amerikanischer Sexualforscher).

Sexualität ist auch noch im Alter wichtig (☞ 14.2.2): Bindung, Geborgenheit und Zärtlichkeit stimulieren Lebensaktivität und Lebenswillen und dürfen daher älteren Menschen nicht vorenthalten werden. Allmählich setzt hier ein Umdenken ein: So wird z.B. die strikte Geschlechtertrennung in Altenheimen nach und nach aufgehoben.

Ältere Menschen sind keine asexuellen Wesen, sie verdienen den gleichen Respekt vor ihrer Sexualität und ihrer Intimsphäre wie jüngere. Dies ist in der Praxis jedoch nicht immer der Fall: Beispielsweise wird bei der Entscheidung, ob Patienten von gleichgeschlechtlichen Pflegenden gewaschen werden, oft nach dem Alter der jeweiligen Person vorgegangen. Dabei werden jüngere Patienten häufiger von gleichgeschlechtlichen Pflegenden gewaschen als ältere. Warum eigentlich?

Literaturtipps

Kerres, A., Falk, J.: Sexualität ist kein Privileg der Jugend. In: Pflege Zeitschrift 9/95, S. 549 – 554

Kolle, Oswald: Die Liebe altert nicht. Econ, München, 1997

Sexualverhalten in der Gesellschaft

Das Sexualverhalten ist kein durch Hormone geregelter, schematisch ablaufender Vorgang, vielmehr spielen die eigene sexuelle Entwicklung (☞ oben), sexuelle Erfahrungen und gesellschaftliche Normen eine wesentliche Rolle. Kultur, Moral und Religion sowie gesetzliche Regelungen haben Einfluss auf das sexuelle Verhalten des Menschen.

Beispiele für solche *Gesetze* im Strafgesetzbuch sind

- Verbot sexueller Beziehungen mit Minderjährigen
- Verbot der sexuellen Nötigung und Vergewaltigung
- Verbot der Zuhälterei
- Verbot des Exhibitionismus.

Die Gesellschaft hat bestimmte Erwartungen, wie sich Mann oder Frau entsprechend ihrer *Geschlechterrolle* (☞ 7.10.2) zu verhalten haben. Ein Verhalten, das nicht diesen Erwartungen entspricht, löst entsprechende Reaktionen aus, die von bemitleidendem „Verständnis" bis zum offenen Anfeinden reichen (Gleichberechtigung ☞ 7.10.2).

Auch die in einer Gesellschaft vorherrschenden Religionen üben einen Einfluss auf das Sexualverhalten aus, z.B. Verbot (bestimmter) Verhütungsmittel durch die katholische Kirche oder Kleidungsvorschriften des Islam (z.B. der *Tschador*, der Schleier islamischer Frauen).

Nicht zuletzt hat die eigene Persönlichkeit entscheidenden Einfluss auf das Sexualverhalten. Die Fähigkeit, offen auf andere zuzugehen, sowie die Bejahung der eigenen Geschlechtlichkeit sind Voraussetzungen dafür, ob ein Mensch zur Partnerschaft und Sexualität fähig ist.

Die meisten Menschen bevorzugen als Lebenspartner einen in etwa gleichaltrigen Menschen des anderen Geschlechts. Sie streben also eine **heterosexuelle Beziehung** an (hetero = entgegengesetzt).

Homosexualität und Bisexualität

Homosexualität (*homos* = gleich): Bevorzugung *gleichgeschlechtlicher* Sexualpartner.

Bisexualität: Bestehende Neigung zu Partnern beiderlei Geschlechts.

Lesbisch bezeichnet eine Beziehung zwischen Frauen, *schwul* eine Beziehung zwischen Männern.

Nur in wenigen Staaten können **Homosexuelle** eine offizielle, der Ehe ähnliche Beziehung eingehen, die Ausdruck der Liebe zweier Menschen ist und auch eine rechtliche Absicherung der Partner darstellt. Homosexualität widerspricht den gängigen Konventionen; gleichgeschlechtliche Beziehungen stoßen daher oft auf Unverständnis und Befremden.

Manche Sexualforscher gehen davon aus, dass der Mensch von vornherein bisexuell angelegt ist. Nur die Einschränkung von Sexualität auf die Fortpflanzung würde ein „Verdammen" gleichgeschlechtlicher Beziehungen rechtfertigen.

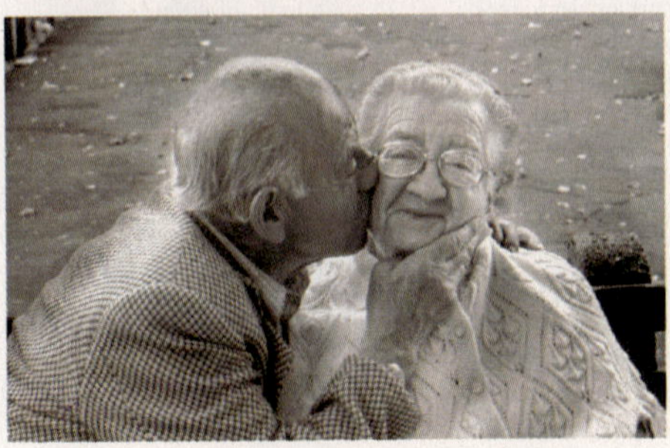

Abb. 7.270: Liebe und Sexualität spielen auch im Alter eine wichtige Rolle. [J520-228]

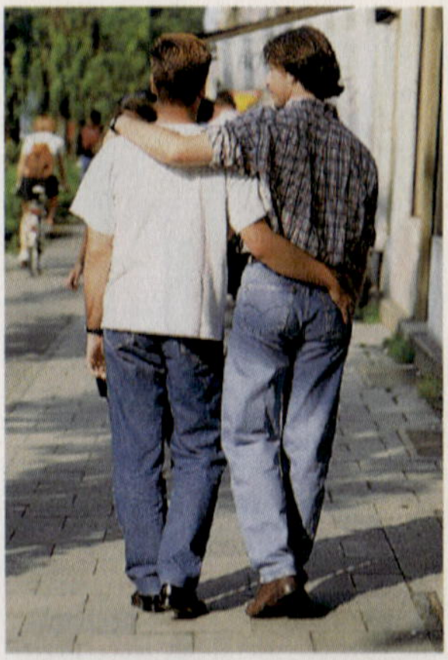

Abb. 7.271: Homosexuelle Paare finden immer mehr Akzeptanz in der Öffentlichkeit, weshalb sie sich freier zu ihrer Beziehung bekennen und sich nicht mehr verstecken müssen. [K103]

✓ Wer Sexualität als Lebensäußerung, als Bedürfnis nach Geborgenheit und Zuwendung begreift, kann nicht bestimmen wollen, wer mit wem Geborgenheit erlebt oder Zärtlichkeit austauscht.

Transsexualität

Transsexualität: Innere Überzeugung, dass die äußeren Geschlechtsmerkmale falsch sind, verbunden mit dem Wunsch, dem anderen Geschlecht anzugehören.

Transsexuelle können sich mit ihrem biologischen Geschlecht nicht identifizieren und bemühen sich, z.B. durch Übernahme von Kleidung des anderen Geschlechts *(Transvestitismus)* Ausdrucksformen und Verhalten der gewünschten Identität zu entsprechen. Häufig streben die Betroffenen auch eine operative Geschlechtsumwandlung an, bei der der Körper an die Wunschidentität angepasst wird.

„Geglückte" Sexualität und Sexualhygiene

Erste Erfahrungen prägen

Im Laufe der Pubertät freuen sich die Jugendlichen über die Erfahrung, begehrenswert zu sein. Dabei steht insbesondere bei Mädchen nicht der Wunsch nach genitaler Sexualität im Vordergrund, son-

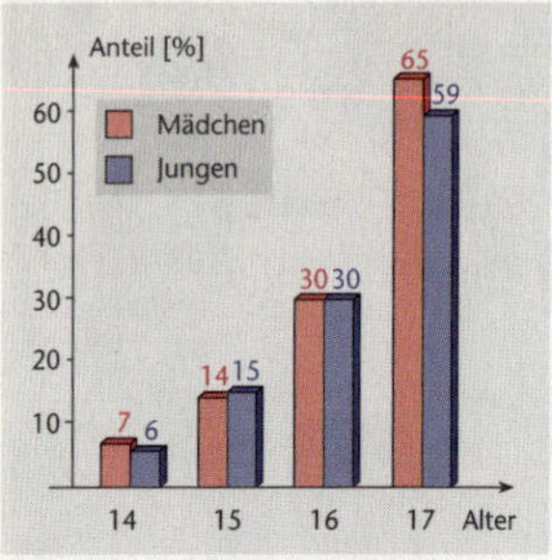

Abb. 7.272: Ergebnisse einer Emnid-Umfrage zum Sexualverhalten bei Jugendlichen in Deutschland: Mit 17 Jahren haben die meisten schon Geschlechtsverkehr erlebt.

dern vielmehr der Erhalt einer Beziehung. In einer Untersuchung von *Hiersche* (1994) gaben 70 % der befragten Mädchen als Motivation für den ersten Geschlechtsverkehr an, dass sie ihren Freund nicht verlieren wollten. Sie fühlten sich dabei unsicher und „noch nicht reif". Manchmal begleiten auch Ängste „das erste Mal", so dass von Glück und Geborgenheit keine Rede sein kann.

Pseudowissenschaftliche Rubriken der Jugendzeitschriften suggerieren durch erfundene Zuschriften, dass es bereits für 12- bis 14-jährige Jugendliche normal und beglückend sei, erste Erfahrungen im Geschlechtsverkehr zu haben. Nicht alle Jugendliche können sich dieser massiven Beeinflussung entziehen und lassen sich zu eigentlich ungewollten Sexualkontakten verleiten.

Somit ist es kein Wunder, wenn bei (wissenschaftlichen) Umfragen die Mehrzahl der Jugendlichen ihre sexuellen Erfahrungen als wenig aufregend und unbefriedigend angeben.

Auf der Suche nach dem Glück

Viele Untersuchungen über das Sexualverhalten haben ergeben, dass zwar die **Monogamie** *(Einehe)* bei uns gesellschaftskonform ist, aber keineswegs von allen Mitgliedern dieser Gesellschaft praktiziert wird. Etwa 40 % der verheirateten Männer und 25 % der verheirateten Frauen haben Erfahrungen mit außerehelichem Geschlechtsverkehr. Rechnet man dazu, dass 35 % der Ehen geschieden werden und 20 % der Menschen erst gar nicht heiraten, entpuppt sich die (lebenslange) Monogamie als gesellschaftliche Idealvorstellung, die bei weitem nicht von allen gelebt wird.

Glückliche Sexualität

Glückliche Sexualität setzt voraus:

- Die eigene Identität und die Identität des Partners akzeptieren
- Nähe und Gemeinsamkeit schenken und annehmen
- Lust erleben und Lust auf Leben spüren
- Sich fortzupflanzen oder Fortpflanzung zu verhüten.

Insofern ist geglückte Sexualität mehr als Spaß am Sex, wenn auch manche Menschen dies verwechseln: Sie suchen in immer neuen Liebesspielen letztlich doch nur Zärtlichkeit, Geborgenheit und Glück.

Sexualität und Pflege

Nähe und Berührung

Pflegen heißt berühren und sich berühren lassen, bedeutet nah, aber nicht distanzlos zu sein. Eine Berührung oder eine tröstende Geste, etwa bei der Körperpflege, können manchmal missverstanden werden. Es verlangt viel Fingerspitzengefühl, die feinen Nuancen verschiedener „Berührungen" zu beachten und die fast unmerklichen Unterschiede zwischen Zärtlichkeit und Hilfestellung zu erkennen.

Vier Stufen des zwischenmenschlichen Abstands

Menschen, die sich frei bewegen können, halten Abstand. Wie nah Menschen z.B. einen Partner an sich heranlassen, hängt von der Beziehung zwischen beiden ab. Man unterscheidet vier Stufen zwischenmenschlichen Abstands:

- **Intim.** Direkter Kontakt bis etwa 15 – 50 cm bedeutet die engste Stufe zwischenmenschlichen Abstands, z.B. beim Kind oder Partner
- **Persönlich.** 50 – 75 cm: So nah lässt man einen guten Freund an sich herankommen
- **Gesellschaftlich.** 1 – 3,5 m: Dies ist der „übliche Abstand", z.B. auf Partys, in Büros oder Sitzungen, auf der Liegewiese im Schwimmbad
- **Öffentlich.** Mindestens 3,5 m: Diesen Abstand versucht man in der Regel in Straßen, öffentlichen Verkehrsmitteln oder Kaufhäusern einzuhalten, weil die vielen Menschen als bedrückend empfunden werden.

Abstand zwischen Pflegekraft und Patient

Obwohl die Pflegenden in der Regel nicht in enger, freundschaftlicher Beziehung zu den Patienten stehen, müssen sie doch tagtäglich sogar die Stufe zum intimen Abstand überschreiten. Außerhalb des Krankenhauses würde ein Mensch diese Nähe als Zudringlichkeit empfinden. Viele Pflegemaßnahmen machen es jedoch unbedingt erforderlich, dass Pflegende dem Patienten körperlich näher kommen.

Wenn z.B. eine Schwester einem männlichen Patienten aufgrund seiner Pflegebedürftigkeit näher kommt, als dies ihrer Beziehung entspricht, stellen sich meist unangenehme Gefühle ein, die u.a. auf die Erziehung oder gesellschaftliche Normen zurückzuführen sind. Manche Patienten schämen sich, wenn sie nackt sind, fühlen sich ausgeliefert und bloßgestellt; einige Pflegekräfte empfinden sogar Ekel vor dem entblößten Körper oder schämen sich, wenn sie bei der Körperpflege Patienten im Intimbereich berühren müssen. Um solche alltäglichen Situationen souverän zu meistern, sollten die Pflegenden eine unverkrampfte Haltung entwickeln und eventuelle Probleme im Kollegenkreis offen ansprechen.

Auch wenn viele Patienten situationsbezogen bereit sind, sich etwa für eine Untersuchung zu entkleiden, sich zur Körperpflege auch im Intimbereich berühren zu lassen und dabei das Gefühl der Nacktheit zu erdulden, so erfordert es doch psychische Kraft von ihnen, dies auszuhalten. Vor diesem Hintergrund wird eine Pflegekraft auf die eine oder andere gereizte Bemerkung des Patienten gelassener reagieren, wenn sie weiß, dass er damit nur seine eigene Unsicherheit überspielt.

Diskretion wahren

Aus ganz natürlichen Gründen kann es bei der praktischen Pflege zu problematischen Situationen kommen, die eine diskrete Reaktion der Pflegekraft erfordern.

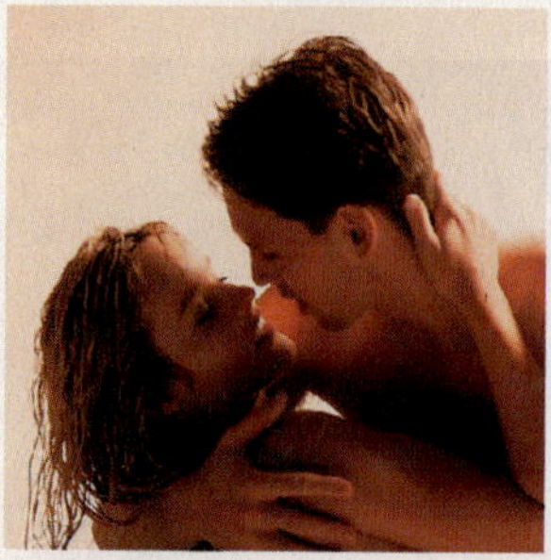

Abb. 7.273: Glückliches Paar. [J660]

Berührungen im Intimbereich setzen ein hohes Maß an Feingefühl voraus. Für die Patienten, aber auch für das Personal, ist es hilfreich, wenn dies durch Personen des eigenen Geschlechts geschieht. Da auf den Stationen in der Regel mehr Krankenschwestern als -pfleger arbeiten, wird es aber nicht ausbleiben, dass männliche Patienten von Frauen versorgt werden. In jedem Fall sollte die Tätigkeit angekündigt und dann genau und sicher durchgeführt werden (z.B. die Vorhaut beim Waschen zurückschieben). Solche Pflegehandlungen können bei männlichen Patienten **Erektionen** auslösen. Am besten ist es, hier ruhig zu reagieren, ggf. den Patienten sensibel darauf anzusprechen oder die Pflegehandlung zu unterbrechen und zu einem späteren Zeitpunkt fortzusetzen.

Manche Patienten zeigen aber auch offensichtlich ihre Erregung und lassen sich bewusst von der Krankenschwester bei der Intimpflege stimulieren bis hin zur Erektion. Hier stößt das „Berücksichtigen der Bedürfnisse des Patienten" an seine Grenzen. Die Krankenschwester sollte den Patienten mit Bestimmtheit in seine Schranken verweisen. Hat sie keinen Erfolg und wiederholt sich die Situation auch bei Kolleginnen, sind der Arzt und die Verwaltung zu verständigen: der Patient kann dann zwangsweise entlassen werden.

Angehörige auf Station: Gerade in einer Ausnahmesituation, wie eine Krankheit sie darstellt, ist der Mensch auf Zuwendung auch körperlicher Art angewiesen. Oft werden die Besucher – Ehe- oder Lebenspartner eingeschlossen – jedoch angehalten, sich auf Stühle zu setzen, die meterweit vom Bett entfernt sind, was eine trostspendende Zuwendung und ein intimes Gespräch unmöglich macht. Es gibt natürlich Ausnahmen, etwa eine ansteckende Krankheit, wo Angehörige zu ihrem Selbstschutz Abstand zum Kranken wahren müssen, ansonsten unterstützen die Pflegenden aber die Bedürfnisse nach Nähe und achten darauf, dass sie sich bei Besuch diskret zurückhalten und – falls es Zeitplanung und Gesundheitszustand des Patienten erlauben – pflegerische Maßnahmen auf einen späteren Zeitpunkt verschieben.

Masturbation: Die sexuelle Lust schweigt auch im Krankenhaus nicht. So kann es vorkommen und ist durchaus ein natürlicher Vorgang, dass Patienten onanieren. Besonders Pflegende im Nachtdienst werden damit konfrontiert. Wenn keine Mitpatienten dadurch gestört werden, spricht nichts dagegen, Masturbation zu tolerieren, d.h. das entsprechende Zimmer eine Zeit lang nicht zu betreten. Geschieht die Selbstbefriedigung jedoch in einer sicht- und hörbaren Weise, muss der/die Kranke nachdrücklich darauf hingewiesen werden, dass dies aus Taktgefühl den Mitpatienten gegenüber nicht zulässig ist.

Anzügliche Bemerkungen und obszöne Witze stellen einen Missbrauch der Persönlichkeit dar. Sie können sowohl vom Patienten als auch vom Personal ausgehen und verletzen den Gegenüber schwer. Solche Bemerkungen zu bagatellisieren oder darüber hinwegzuhören, ermuntert den anderen nur zum Weitermachen. Die Pflegekraft sollte den Patienten daher ausdrücklich zurechtweisen und sich auch selbst streng davor hüten, in solch eine Tonart zu verfallen.

Intimsphäre wahren

Der gesamte Lebensraum eines Patienten reduziert sich im Krankenhaus (besonders bei Immobilität) auf die zwei Quadratmeter Bettfläche und den Nachttisch: Sie sind Ess-, Wohn- und Schlafzimmer, Bad und Toilette. Und nicht einmal dort ist der Patient vor ungebetenen „Gästen" sicher (☞ 7.3.6).

Einige Verhaltensweisen präzisieren das Schlagwort „Intimsphäre wahren":

- Deutlich anklopfen, bevor das Patientenzimmer betreten wird
- Überlegen, ob nicht mehrere Tätigkeiten auf einmal im Zimmer verrichtet werden können, um allzu häufige Störungen zu vermeiden
- Die Bettdecke nie ohne Vorankündigung wegreißen
- Bei der Körperpflege im Zimmer für Sichtschutz sorgen (Paravent) oder sich als Pflegekraft so zum Kranken stellen, dass der eigene Körper als Blickschutz dient
- Bei der Ganzkörperwäsche nur kleine Körperbereiche aufdecken bzw. Kleidung ausziehen und aufgedeckte Körperteile so schnell wie möglich wieder bedecken (☞ 7.4.3.1)
- Vor jedem nötigen Griff in Nachtkästchen oder Schrank des Patienten diesen vorher um Erlaubnis fragen
- Auf dem Nachtkästchen nichts umräumen oder wegwerfen, ohne vorher zu fragen
- Bei sehr persönlichen Gesprächen den Kranken in einen gesonderten Raum führen oder Mitpatienten aus dem Zimmer bitten
- Verlässt der Kranke sein Zimmer, ihm Morgenmantel und Hausschuhe bereitlegen, besonders wenn er ein Flügelnachthemd trägt
- Bei den Geschlechtsteilen von Penis oder Scheide/Vagina sprechen, keine Ausdrücke aus der Umgangssprache benutzen
- Bei der Mundpflege oder beim Essenreichen beachten, dass auch der Mund zu den intimen Körperbereichen gehört.

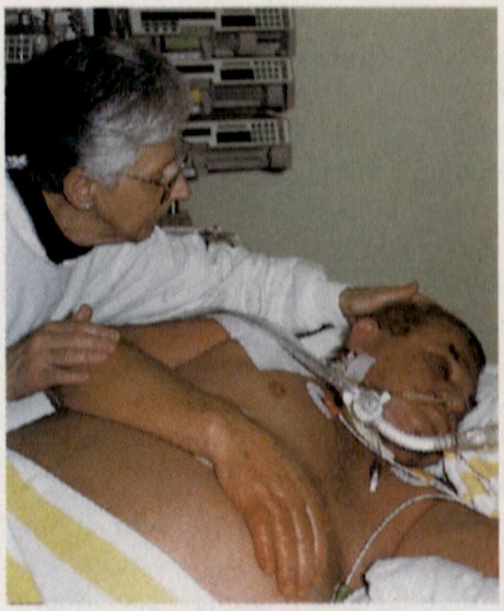

Abb. 7.274: Zuwendung und eine liebevolle Berührung ist für den Genesungsprozess enorm wichtig. [M161]

Alle Verhaltensweisen haben gemeinsam, dass sie geprägt sind vom Respekt vor der Persönlichkeit des Patienten.

Übertriebene Distanz kann hingegen unangemessen sein: Trägt eine Pflegekraft z.B. bei der Pflege eines Patienten bei jeder ihrer Handlungen grundsätzlich Handschuhe, kann dies der Kranke als Ekel gegenüber seiner Person empfinden. Darum wägen die Pflegenden das Tragen von Handschuhen immer wieder neu ab und klären den Patienten ggf. über die Gründe dieser Maßnahme auf. Es gibt auch Pflegehandlungen, bei denen möglichst keine Handschuhe getragen werden sollten, z.B. bei der Atemstimulierenden Einreibung (☞ 7.2.7).

7.10.5 Netz

Die Bezeichnung der ATL „Sich als Frau oder Mann fühlen und verhalten" verleitet leicht dazu, zunächst nur an die Sexualität zu denken und daran, welche Krankheiten oder Behinderungen die Sexualität beeinträchtigen könnten. Daher unterstreicht die hier gewählte Formulierung „Sich als Mensch fühlen" (☞ 7.10.1) mehr als die Bezeichnung von *Roper* oder *Juchli* „Sich als Mann, Frau oder Kind fühlen und verhalten", dass Frau oder Mann sein in der Gesellschaft in erster Linie bedeutet, als *Mensch* akzeptiert und anerkannt zu sein. „Sich als vollwertiger Mensch fühlen" ist außerdem untrennbar mit allen anderen Aktivitäten des täglichen Lebens verknüpft.

Sich als Mann oder Frau fühlen
Sich bewegen

Schmerzhafte Erkrankungen des Bewegungsapparates (z.B. *Coxarthrose* ☞ 26.10.2) können viel häufiger Ursache gestörter Sexualität sein als man vermutet. Auch Folgen entstellender Operationen (z.B. Entfernung der Brust ☞ 32.6.2) können zu Problemen in der Sexualität führen. Bei der Betreuung solcher Patienten bedenken dies die Pflegenden und achten auf einen sensiblen Umgang mit den Betroffenen.

Sich als Mann oder Frau fühlen
Sinn finden

Für jeden Mensch ist es wichtig, in der Gesellschaft seinen unverwechselbaren Platz einzunehmen, wodurch er sich in seiner Existenzberechtigung gestärkt fühlt. Diesen Platz zu finden bedeutet, sich mit den Erwartungen anderer und den eigenen Vorstellungen auseinander zu setzen. Dies heißt auch, als Frau oder Mann einen Sinn in seiner Existenz zu finden, etwa:

- Mit einem Partner eine Lebensgemeinschaft zu gründen
- Kinder großzuziehen
- Sich gegenseitig zu helfen und zu unterstützen, z.B. bei Krankheit.

Literaturtipp

Tillmann, Klaus-Jürgen: Jugend weiblich, Jugend männlich. Sozialisation, Geschlecht, Identität. Leske und Budrich, Leverkusen, 1992

7.11 ATL „Sich beschäftigen"

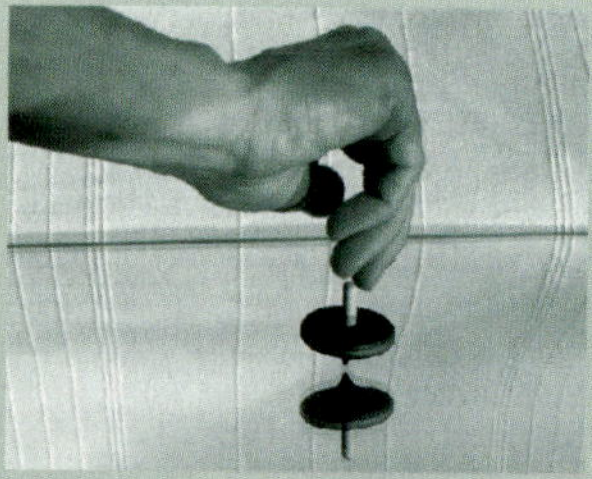

Die ATL **„Sich beschäftigen"** findet sich in den neueren Werken von *Nancy Roper*, die die Grundbedürfnisse des Menschen in *Lebensaktivitäten (LA)* unterteilt hat, unter der LA „Arbeiten und Spielen". Mit „Spielen" ist hier das Gegenteil von „Arbeiten" gemeint. Arbeit wird eher mit „Pflicht" assoziiert, Spielen mit „Spannung" und „Spaß". *Schwester Liliane Juchli* bezeichnet diese Aktivität als ATL „Raum und Zeit gestalten – arbeiten und spielen".

Die ATL „Sich beschäftigen" beinhaltet die Aufrechterhaltung des Gleichgewichts zwischen Aktivität und Passivität, Arbeit und Muße, Anspannung und Entspannung sowie die Beziehung des Menschen zur Umwelt. Es stehen sich zwei antagonistische Kräfte gegenüber: Der Trieb zur Tätigkeit und der Trieb zum Müßiggang. Für das Wohlergehen des Menschen ist das harmonische Wechselspiel dieser Gegensätze unumgänglich. Ist der Rhythmus zwischen Aktivität und Erholung gestört, können Krankheiten die Folge sein. Somit muss jeder Mensch zur Erhaltung seiner Gesundheit einen eigenen Lebensrhythmus bzw. Lebensstil finden (☞ auch 7.3).

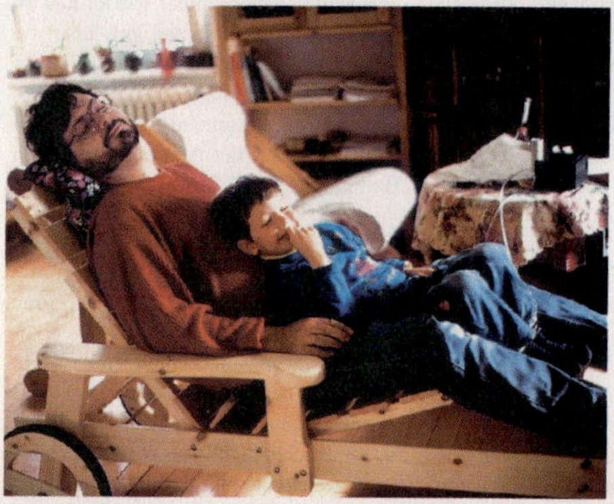

Abb. 7.275: Die ATL „Sich beschäftigen" beinhaltet die Aufrechterhaltung des Gleichgewichts zwischen Muße und Arbeit. [M141]

7.11.1 Arbeit und Freizeit im Wandel der Zeit

Die beruflichen und privaten Beschäftigungen haben sich in den letzten 40 Jahren in drei Schritten verändert:

Leben, um zu arbeiten

Während der ersten Phase nach dem 2. Weltkrieg waren die Menschen pessimistisch, ob sich der neugewonnene Wohlstand halten würde. Ihre Werteordnung blieb konservativ und traditionell. Sie war geprägt von Opferbereitschaft, Fleiß, harter Arbeit und Sparen. Freizeit diente ausschließlich der Erholung von der Arbeit.

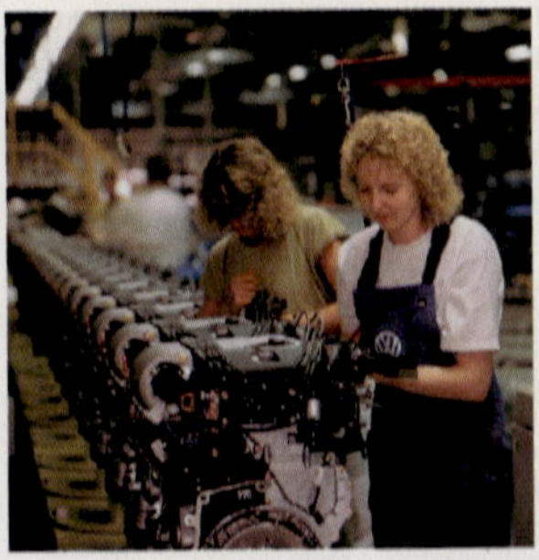

Abb. 7.276: Arbeit unter manchmal harten körperlichen Bedingungen. [J660]

Arbeiten, um zu leben

Die zweite Phase setzte in Deutschland Anfang der achtziger Jahre ein. Die Skepsis der Menschen wich dem Optimismus, und sie genossen die Freiheit, ihr Leben individuell gestalten zu können. Die neue Werteordnung war vom Streben nach Selbstverwirklichung (v.a. in der Freizeit) geprägt, und die Freizeit bekam einen eigenen Stellenwert. Im Mittelpunkt der Freizeit standen Freundschaften, der Kontakt zur Natur und künstlerische Kreativität. Arbeit galt als Feind der Selbstverwirklichung.

Selbstverwirklichung durch Arbeit

In der dritten, heute aktuellen Phase soll die Arbeit Quelle der persönlichen Befriedigung sein. Sie stellt oft keinen *eigenen* Wert mehr dar, sondern dient Zwecken wie Status (Prestige, Image) und Geld und ist zum Symbol einer gelungenen Selbstverwirklichung geworden. Der Wunsch nach sozialer Anerkennung im Beruf, nach sozialen Kontakten und einer Gruppenzugehörigkeit, nach Kommunikation und Verantwortung erfüllt sich nicht immer, so dass sich die Beschäftigten in ihrer Freizeit Glück und Zufriedenheit erhoffen. Die Folge ist eine oftmals leistungs- und arbeitsorientiert gestaltete Freizeit-Beschäftigung, die zwar keine Erholung vom beruflichen Alltag zulässt, dafür aber ein positives Selbstwertgefühl vermittelt. Gut beobachten lässt sich das z.B. an Tennisspielern, die anfangs nur aus Freude Tennis spielen, dann jedoch vom Ehrgeiz gepackt werden und immer häufiger auf den Tennisplatz gehen, um beispielsweise „an ihrem Aufschlag zu arbeiten" und „Matches zu gewinnen". Irgendwann steht dann nicht mehr die Spielfreude, sondern die Leistung (und über die Leistung die soziale Anerkennung) im Mittelpunkt; der Freizeitspaß artet in Arbeit aus.

Freizeitverhalten

Freizeit: Nach *G.K. Chesterton* zwei Phänomene: Die Fähigkeit, etwas zu tun, und die Freiheit, nichts zu tun.

Zur Fähigkeit, etwas zu tun, gehören:

- Leistungs- und arbeitsbezogene Tätigkeiten
- Entspannende Vergnügungen.

Zur Freiheit, nichts zu tun, gehört der Müßiggang.

Fast 95 % der Menschen gehen in ihrer Freizeit leistungs- und arbeitsbezogenen Tätigkeiten nach, z.B. Sport, Gartenarbeit oder „Herumwerkeln" im Haus. Fast ebenso viele genießen in ihrer freien Zeit Konzerte, besuchen Theateraufführungen oder gehen Einkaufen. Alle diese Tätigkeiten tun zwar der Psyche gut, sind aber ebenso wie die berufliche Tätigkeit ziel- und zweckorientiert und befriedigen letztendlich nicht das elementare Bedürfnis nach Erholung. Wirklich erholen können sich die meisten Menschen nur, wenn sie faulenzen und „relaxen" können, dazu evtl. noch gute Musik hören, ein entspannendes Buch lesen (keine Fach- oder Sachbücher), sich Tagträumen hingeben oder wenn sie sich in der freien Natur aufhalten.

Für die heutige Freizeitgesellschaft scheint es keinen größeren Stress zu geben als den, nichts zu tun. Unterschwellig wird gefordert, ständig aktiv zu sein und seine Zeit „sinnvoll" zu verbringen. Dabei geht es weniger um Entspannung oder Muße als vielmehr darum, das Maximum an Leistungsfähigkeit aus den täglichen 24 Stunden herauszuholen.

Wird die freie Zeit genauso gemanagt wie Arbeitszeit, droht als Folge *Freizeitstress*. Deswegen ist es gut, sich rechtzeitig aus diesem Teufelskreis lösen und „die Seele mal wieder baumeln lassen".

7.11.2 Der durch seine Beschäftigung krank gewordene Mensch

Burnout-Erscheinungen ☞ *3.3.1*

Für das gesundheitliche Wohlergehen des Menschen ist das harmonische Wechselspiel zwischen Tätigkeit und Müßiggang unumgänglich. Während früher die berufliche Arbeit gleichgesetzt werden konnte mit Tätigkeit im Sinne von Aktivität und die außerberufliche Tätigkeit mit Freizeit im Sinne von Ruhe, Muße haben, ist diese Zuordnung heutzutage nicht mehr ohne weiteres möglich. Muße/Müßiggang (= schöpferische Untätigkeit, die der eigenen Regeneration dient) wird allzu oft mit Faulheit gleichgesetzt. Wer in der heutigen Zeit „in" sein möchte, wird zumindest offensichtliche Muße vermeiden und stattdessen andauernde Aktivitäten vorweisen: Überaktivität prägt den heutigen Lebensstil. So wandelt sich das „tagaktive" Wesen Mensch

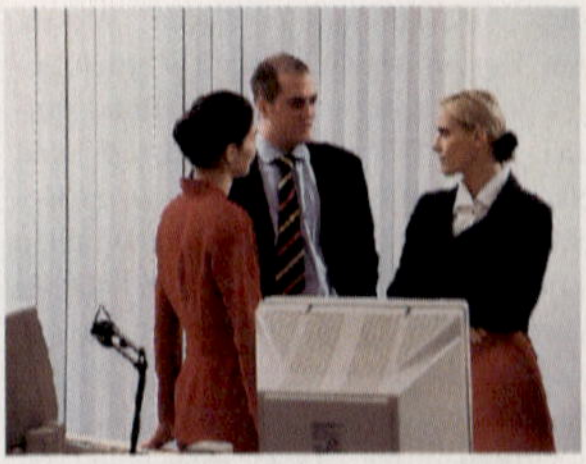

Abb. 7.277: Arbeit als Mittel zum Zweck: Sie stellt oft nicht mehr den Wert an sich dar, sondern dient Zwecken wie Prestige und einer bestimmten Gruppenzugehörigkeit. [J660]

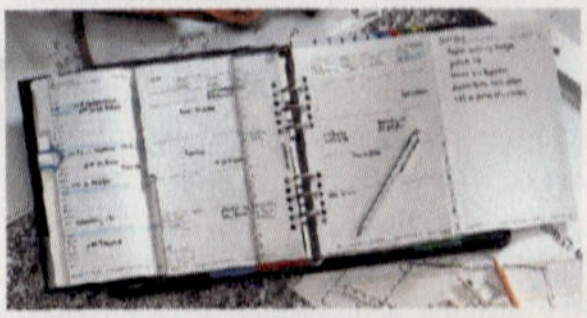

Abb. 7.278: Freie Zeit wird genauso gemanagt wie Arbeitszeit, die Folge ist Freizeitstress. [J660]

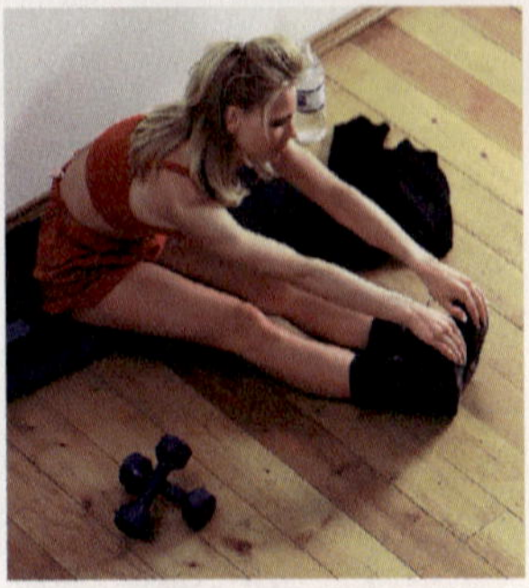

Abb. 7.279: Wer in der heutigen Zeit „in" sein möchte, wird darum bemüht sein, zumindest „offensichtliche" Muße zu vermeiden und stattdessen andauernde Aktivitäten vorzuweisen. [J666]

zum „rund-um-die-Uhr-tätigen" Wesen. Auf Kosten der Gesundheit werden gegen den natürlichen Körperrhythmus immer mehr Dinge in den Abend- und Nachtstunden erledigt. Die sozialen Bedürfnisse werden in die Zeit zwischen Arbeit und Schlafen verlagert und mit der Bezeichnung „Freizeit" versehen, obwohl es sich dabei keineswegs um freie Zeit handelt, die der Entspannung und Erholung dient (☞ 7.11.3). Eine Folge davon ist Stress (☞ unten), der neben den „Managerkrankheiten" wie dem Herzinfarkt und der Erschöpfungsdepression zum allgemeinen Adaptationssyndrom (☞ unten), zum Burnout-Syndrom (☞ 3.3.1) und zum chronischen Müdigkeitssyndrom (☞ unten) beitragen kann. Diese Syndrome nehmen auch unter den Pflegenden immer mehr zu.

Stress

Der Begriff **Stress** wurde 1950 vom Mediziner *Hans Selye* aus dem Gebiet der Materialprüfung, z.B. von Metallen und Glas, in die Biologie eingeführt und bedeutet so viel wie Anspannung, Verzerrung, Verbiegung. In der Biologie wird als Stress bezeichnet, was den Organismus psychisch und physisch unter Druck setzt: Krankheit, Schmerzen, Belastungen, Ärger, Anstrengungen, Anspannungen, Angst, Lärm, Hetze, zu hohe Erwartungshaltungen.

Wird Stress als schädlich und unangenehm empfunden, spricht man von **Disstress,** wird er als positiv erlebt, von **Eustress.** Mit Eustress wird die Anspannung und Erregung aufgebaut, die für die Bewältigung schwieriger Arbeiten notwendig ist. Disstress hingegen führt je nach Dauer und Intensität zu körperlichen und psychischen Krankheitssymptomen.

Was passiert bei Stress im Organismus?

Über den Stressreiz werden das vegetative Nervensystem, insbesondere der Sympathikus, und die Hypophyse gereizt. Die Sympathikuserregung führt zu einer Ausschüttung der Hormone Adrenalin und Noradrenalin aus dem Nebennierenmark ins Blut (☞ 23.1.4). Die Hypophyse produziert ACTH (☞ 23.1.1), das insbesondere zu einer vermehrten Glukokortikoidausschüttung der Nebennierenrinde führt.

Die Hormone gelangen über das Blut in den Körper und führen zu:

- Erhöhung von Blutdruck, Puls und Herzminutenvolumen
- Stärkerer Muskeldurchblutung
- Schnelleren Muskelreaktionen
- Mobilisierung von Fettreserven und Zucker
- Gesteigerter Blutgerinnung. Gleichzeitig werden Eingeweide und Haut schlechter durchblutet, die Sexualfunktionen gehemmt und die Synapsen im Gehirn blockiert (Denkblockade).

Stress ist keine Modeerscheinung, es gibt ihn schon seit Jahrtausenden. Während es sich ursprünglich jedoch um einen kurzen Alarmzustand handelte (kurze Anspannungsphase, lange Erholungsphase), dem man durch den Einsatz von Energie, also Flucht oder Kampf, begegnen konnte, handelt es sich heutzutage eher um einen Daueralarm. Anders als in „primitiven" Kulturen müssen in der Zivilisation Wut- und Fluchtimpulse kontrolliert werden. Die Folgen dieser Kontrolle von Gefühlsäußerungen sind psychosomatische Erkrankungen wie Bluthochdruck, Muskelverspannungen und Immunschwächen.

Stressreize haben einen akkumulierenden Effekt: Geringe Reize können bei fortgesetzter Einwirkung zur gleichen Endreaktion führen wie eine große Belastung bei kurzer Einwirkung.

Was hilft bei Stress?

Die Vermeidung und der Abbau von Stress sind wichtige Maßnahmen, um gesund zu bleiben. Durch Entspannung und Meditation wird der „Daueralarm" unterbrochen. Frustrationserlebnisse werden durch Kreativität (z.B. gestaltende Kunst, Schreiben, gedankliches Umdeuten), Aussprache, Vertrautheit und Zärtlichkeit oder körperliche Bewegung sowie Betätigung neutralisiert.

Mit dem Begriff „Stress" wird in der heutigen Zeit meist etwas Negatives verbunden. Dabei wird übersehen, dass Stress einem Warnsignal gleichkommt, das den Menschen auf seinen Zustand aufmerksam machen soll, bevor größere (körperliche) Schäden einsetzen. Fühlt sich der Mensch gestresst, sollte er die Chance ergreifen, seinen Lebensstil zu korrigieren.

Allgemeines Adaptationssyndrom

Allgemeines Adaptationssyndrom (*allgemeines Anpassungssyndrom,* kurz *AAS*): Krankheitsbild, das auf einer Anpassung (Adaptation) des Organismus an lang andauernde Einwirkung schädlicher *Stressoren* (stressauslösende Faktoren) beruht.

Das **allgemeine Anpassungssyndrom** verläuft nach Hans Selye in drei Phasen (☞ auch Abb. 7.280):

- **Alarmphase:** Anfänglich wird eine *Schockreaktion* ausgelöst, die durch Hypothermie, Blutdruckabfall und Abnahme des Muskeltonus gekennzeichnet ist. Dann setzt die *Gegenschockphase* mit erhöhter Adrenalinausschüttung ein, welche die in der Schockphase aufgetretenen Symptome ins Gegenteil verkehrt. Ein äußerst starker Stressreiz kann im Ausnahmefall nun sogar innerhalb der ersten Stunde zum Tod führen
- **Widerstandsphase:** Der Organismus hat sich den auslösenden Stressoren an-

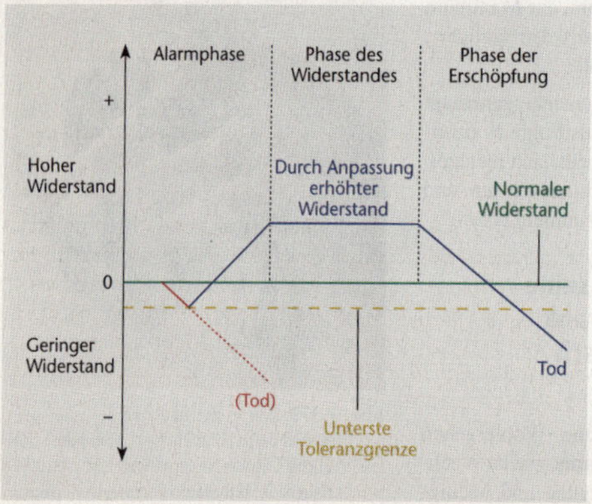

Abb. 7.280: Die Phasen des Allgemeinen Adaptationssyndroms. [E149]

gepasst, und die Veränderungen der Alarmphase bilden sich zurück. Die Widerstandskraft des Körpers gegen den Stressor ist nun erhöht

- **Erschöpfungsphase:** Sie folgt, wenn der Stressreiz nicht aufhört und die Ausgleichsmöglichkeiten des Organismus erlahmen. Die in der Alarmreaktion aufgetretenen Symptome stellen sich wieder ein. Erfolgt keine Hilfe, stirbt der Betroffene.

Literaturtipp

Vester, Frederic: Phänomen Streß. München, dtv, 1998

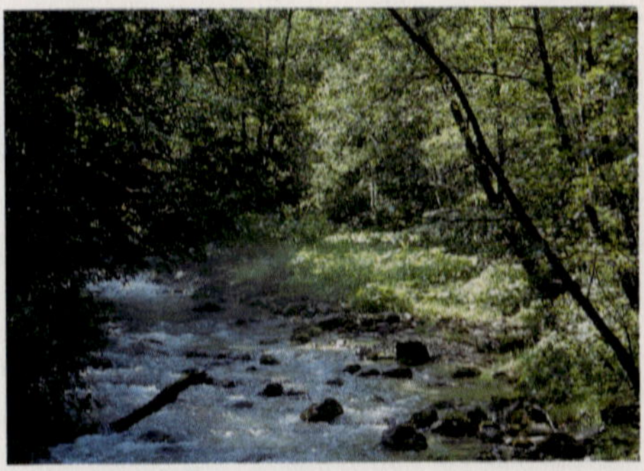

Abb. 7.281: Mal richtig ausspannen. [J660]

Chronisches Müdigkeitssyndrom

Chronisches Müdigkeitssyndrom (kurz *CMS*, oder *Chronic Fatigue Syndrome*, kurz *CFS*, oder *Chronisches Müdigkeits-Immundysfunktionssyndrom*, kurz *CMIDS*, oder *Myalgische Enzephalomyelitis*, kurz *ME*): Über mindestens sechs Monate bestehende geistige und körperliche Erschöpfung ohne Besserungstendenz. Dabei tritt eine Leistungsminderung von mindestens 50 % auf. Bevor die Diagnose CMS gestellt wird, müssen Krankheitsbilder mit ähnlicher Symptomatik ausgeschlossen sein.

Im Rhythmus von Aktivität und Erholung kann Müdigkeit als ein angenehmer Zustand empfunden werden, nicht jedoch beim **Chronischen Müdigkeitssyndrom.** Hier handelt es sich um eine quälende, leidvolle Müdigkeit, die sich zu einem Problem unserer Zeit entwickelt.

Viele Betriebs- und Autounfälle gehen vermutlich ebenso auf das Konto des CMS wie schwere Schlafstörungen und Erschöpfungszustände. Das CMS wird zwar vermutlich durch das Human-Herpes-Virus 6 ausgelöst, könnte bei einem gesunden Lebensstil jedoch nicht das Ausmaß von Symptomen erreichen, wie es tatsächlich der Fall ist. Die Erkrankung ist Folge eines Lebensstils, der den Menschen überfordert. Das Arbeitsleben vieler ist von Leistungsdruck, Terminhetze und Konkurrenz geprägt. Arbeitszeitverkürzung und längerer Urlaub mindern zwar diesen Disstress, doch wird die gewonnene Zeit nicht für die Erholung verwendet, sondern für die „Verberuflichung der gesamten Lebensführung" (K.H. Bolte). Da die Zeit förmlich davonläuft, hat der Mensch gelernt, die biologischen Signale des Körpers zu ignorieren oder sie zu überspielen: Kaffee und Tee werden als Wachmacher, Medikamente und Alkohol als „Entspanner" eingesetzt. Ein natürlicher Schlaf-Wach-Rhythmus mit gesundem, erholsamem Schlaf (☞ 7.3.1) ist nicht mehr möglich, der fatale Kreislauf endet in chronischer Müdigkeit.

Unsere moderne Zeit mit einem Leistungs- und Erwartungsdruck in fast allen Lebensbereichen ist schon für einen „ausgeschlafenen" Menschen schwer genug zu bewältigen, wie viel schwerer ist es dann erst für einen chronisch müden Menschen. Irgendwann reagiert die Psyche unbewusst auf diese Überforderungen, indem sie in lähmende Müdigkeit, im Extremfall sogar in Melancholie und Depression verfällt. Es handelt sich bei dieser Erkrankung also um eine zeittypische psychosomatische Reaktion des Menschen auf die heutige Zivilisation.

Betroffen sind alle Alters- und Bevölkerungsgruppen, Frauen allerdings weit häufiger als Männer.

Als weitere Ursachen für das CMS gelten erbliche Immunstörungen und immunschwächende Substanzen (Umweltgifte, Arzneimittel, z.B. Antibiotika). Typische Begleiterkrankungen sind Mykosen (☞ 28.7), Dermatosen (☞ Kapitel 30), multiple Allergien (☞ 29.4) sowie Vitamin- und Mineralmangelzustände (☞ 23.8.5). Eine allgemein anerkannte Behandlung gibt es bisher nicht. Die Therapie beruht zum einen auf einer symptomatischen Behandlung, zum anderen auf der Unterstützung des Immunsystems. Das Vermeiden von Stress wäre wünschenswert, ist jedoch nur selten realisierbar.

7.11.3 Arbeits- und Freizeithygiene

Jeder Mensch findet mit zunehmendem Alter seinen eigenen Lebensstil sowie seinen persönlichen, individuell auf ihn zugeschnittenen Arbeits- und Freizeitrhythmus.

Während seiner beruflichen Arbeitszeit kann er oftmals nicht selbst über seine Arbeitseinteilung bestimmen, doch sollten trotzdem einige Dinge berücksichtigt werden:

- **Langzeitunterbrechungen** der beruflichen Arbeit sollten mindestens einmal im Jahr für eine Dauer von 3 – 4 Wochen erfolgen. In diesen Wochen sollte sich der Mensch schwerpunktmäßig nur mit den Dingen beschäftigen, die seiner Erholung dienen (☞ 7.11.1). Diese Zeit benötigt der Körper zur länger andauernden Regeneration
- **Kurzzeitunterbrechungen** dienen der laufenden Regeneration. Hierunter fallen die arbeitsfreie Zeit zwischen Arbeitsende und nächstem Arbeitsbeginn (laut gesetzlicher Arbeitszeitverordnung mindestens 11 Stunden), der „Feierabend" oder das freie Wochenende. Das Ausmaß der Erholung ist abhängig von der Freizeitgestaltung. Natürlich muss in der außerberuflichen Zeit vielen notwendigen Tätigkeiten wie Körperpflege, Hausarbeit, Einkaufen und Schlafen nachgegangen werden, doch sollte daneben nicht vergessen werden, sich einen Ausgleich zur beruflichen Tätigkeit zu schaffen. Wer also während seiner Arbeitszeit viel sitzt, dem wäre anzuraten, sich außerberuflich Bewegung zu verschaffen; wer beruflich ständig mit Krankheit und Tod konfrontiert wird, sollte nach Möglichkeit in seiner freien Zeit Abstand davon gewinnen

- Während der Arbeitszeit (bis zu 60 Stunden in der Woche für Krankenpflegepersonal) sollten die in der Arbeitszeitverordnung festgelegten **Arbeits-** und **Pausenzeiten** eingehalten werden. So darf die Dauer von 8 Stunden Arbeit am Tag nicht überschritten werden; eine Verlängerung bis zu 10 Stunden ist durch Tarifvertrag allerdings möglich. Männlichen Arbeitnehmern ist bei einer Arbeitszeit von mehr als 6 Stunden mindestens eine halbe Stunde Ruhezeit zu gewähren, Frauen steht die erste Pause schon nach 4,5 Stunden zu. Besondere Regelungen gelten u.a. für werdende und stillende Mütter sowie für Jugendliche.

Gegenstand der Arbeitshygiene ist neben der Arbeitszeitregelung auch noch das Erkennen gesundheitsschädlicher Arbeitsstoffe und Arbeitsverfahren sowie deren Vermeidung. Es gehören also die Unfallverhütungsvorschriften genauso dazu wie das Erforschen der Zusammenhänge zwischen Arbeitsbedingungen und Gesundheit/Krankheit am Arbeitsplatz.

Arbeitslosigkeit

Einer beruflichen Tätigkeit nachgehen zu können ist heutzutage keine Selbstverständlichkeit mehr. Viele Menschen sind von **Arbeitslosigkeit** bedroht bzw. bereits betroffen. Wie der Einzelne die Arbeitslosigkeit bewältigt, hängt von folgenden Faktoren ab:

- Von der Einstellung zur Arbeit, der Bewertung der eigenen Arbeitslosigkeit und der persönlichen Verletzlichkeit: Diente die Arbeit der eigenen Zufriedenheit (☞ 7.11.2) oder war sie wegen Mobbings (☞ 3.3.3), Langeweile oder Stress eine Last, so dass der Verlust der Arbeit (vorübergehend) als Erleichterung empfunden wird? Meint man, nur ein Berufstätiger sei ein „vollwertiger" Mensch, und Arbeitslose seien Menschen 2. Klasse?
- Von der sozialen Unterstützung: Wird man z.B. von seiner Familie unterstützt, oder wird man als Versager abgestempelt?
- Von der Rolle in der Familie: Ist die Familie vom Verdienst abhängig? Bedeutet die Arbeitslosigkeit einen Statusverlust?
- Vom Alter und der Berufserfahrung: Z.B. als Berufsanfänger, der seinen Platz in der Gesellschaft vielleicht noch nicht endgültig gefunden hat und dessen Sozialisation daher gefährdet ist?

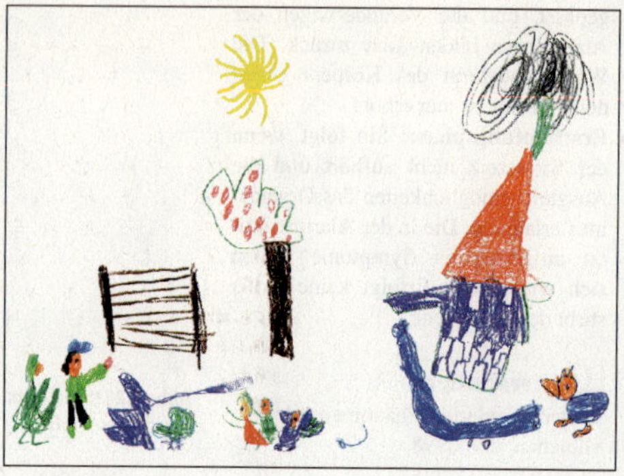

Abb. 7.282: Patienten freuen sich oft über Bilder ihrer (Enkel-)Kinder, die an die Wand gehängt werden können und dem Krankenhauszimmer eine „persönliche Note" verleihen. [O351]

Viele Arbeitslose durchlaufen während der Arbeitslosigkeit vier Phasen: *Schock, Optimismus, Pessimismus* und *Anpassung*. Es können psychische Störungen auftreten, z.B. Angst, Unzufriedenheit, Hoffnungslosigkeit, Resignation, Antriebsschwäche und Hilflosigkeit. Die Anfälligkeit für Krankheiten ist deutlich erhöht.

Folgende psychosozialen Bedürfnisse können nicht mehr befriedigt werden:

- **Berufliche Kompetenz**: Wer zur beruflichen Passivität verurteilt ist, kann keine neuen Berufserfahrungen sammeln und sich folglich nicht weiterqualifizieren
- **Zeitstrukturierung:** Die berufliche Tätigkeit gibt einen bestimmten Tagesablauf vor. Arbeitslose müssen ihren Tag selbst strukturieren und sich Gedanken über einen sinnvollen Zeitvertreib machen. Das ist häufig sehr schwer, da wegen der finanziellen Unsicherheit auch auf manche (kostspielige) Hobbys verzichtet werden muss
- **Soziale Kontakte:** Durch die Berufstätigkeit ergeben sich soziale Kontakte, die bei Arbeitslosigkeit meist nicht weiter aufrecht erhalten werden. Es droht die soziale Isolation
- **Soziale Anerkennung:** Zum einen wird ein Berufstätiger von der Allgemeinheit anerkannt, weil er etwas sinnvolles für die Gesellschaft tut. Zum anderen ist Arbeit ein Symbol der gelungenen Selbstverwirklichung, die oft als umso „gelungener" empfunden wird, je höher die soziale Anerkennung ausfällt. „Gelungen" ist aber nicht immer mit „erfolgreich" gleichzusetzen, sondern kann auch heißen, seine Kreativität ausleben zu dürfen
- **Persönliche Identität:** Einen Beruf ausüben zu können, fördert das Selbstwertgefühl („Ich *bin* jemand"). Außerdem verleiht in unserer Gesellschaft oft mehr der Beruf und weniger der Name einem Menschen eine Identität. Nicht umsonst werden sich fremde Menschen meist mit Namen und Beruf vorgestellt.

7.11.4 „Sich beschäftigen" im Krankenhaus

Kranksein und Sinnverlust

Arbeit und konzentrierte Anstrengung können für ein Glücksgefühl, eine „Leistungseuphorie" sorgen, bei der chemische Botenstoffe *(Endorphine, körpereigene Opioide)* im Gehirn freigesetzt werden. Ebbt dieser Leistungsrausch ab, z.B. durch das Unvermögen zur Konzentration, oder ist er aufgrund einer krankheitsbedingten Untätigkeit nicht mehr herbeiführbar, kann eine innere Leere entstehen.

Krankheit bedeutet sehr häufig, sich in seinen Aktivitäten einschränken bzw. sich neue Beschäftigungsfelder suchen zu müssen, weil die Krankheit bisherige Beschäftigungen für einige Zeit oder auch auf Dauer unmöglich macht. Bis der kranke Mensch aber so weit ist, dass er seine früheren Aktivitäten wieder aufnehmen oder sich nach neuen Beschäftigungsmöglichkeiten umsehen kann, weil er sich mit seiner neuen Situation abgefunden hat, muss er erst einmal verschiedene Phasen wie Nicht-wahrhaben-Wollen, Auflehnung und Aggression sowie Depression durchlaufen.

Nicht arbeiten zu können, kann eine Sinn- und Lebenskrise auslösen. Schließlich ist die Arbeit ein wichtiger Teil der Identität des Menschen, die seinen Lebensrhythmus geprägt und ihm Befriedigung gegeben, ihn evtl. sogar berauscht hat, und die Quelle für soziale Beziehungen gewesen ist. Der beruflich Selbständige macht sich Sorgen um sein Geschäft, dem Arbeitssüchtigen fehlt das Glücksgefühl, das ihn bei seiner Arbeit überkommt, der kranke Arbeitnehmer lebt in der Angst, seinen Arbeitsplatz u.U. für immer zu verlieren und dann als Schwerbehinderter, als Arbeitsloser oder als (Früh-)Rentner dazustehen. Der kranke Mensch steht womöglich vor dem Zusammenbruch seiner bisherigen Welt. Dasselbe gilt zum größten Teil auch für seine Freizeitaktivitäten. Für Frauen, deren Lebenssinn darin bestand, sich für die Familie aufzuopfern, ist das Akzeptieren von Krankheit ebenso schwierig wie für einen Berufstätigen. Eine Hausfrau, die krank im Bett liegt, plagt vielleicht ungerechtfertigt das schlechte Gewissen, und sie macht sich Sorgen, was denn nun die anderen von ihr denken. Auch die Familienangehörigen haben oftmals wenig Verständnis für eine kranke Hausfrau. Solange sie nicht ins Krankenhaus muss, kann sie doch wenigstens noch das eine oder andere für ihre Familie tun.

In den meisten Krankenhäusern wird der ATL „Sich beschäftigen" nur eine geringe Bedeutung beigemessen; in der Regel setzen die Pflegenden ihr Wissen um die beruflichen und außerberuflichen Aktivitäten nur dann ein, wenn es um die Aufnahme sozialer Kommunikation geht. Das sollte sich ändern.

Informationssammlung

Die Aktivitäten des Menschen verändern sich in den verschiedenen Lebensabschnitten. Um der Individualität des Patienten in der ATL „Sich beschäftigen" gerecht werden zu können, benötigt das Krankenpflegepersonal möglichst viele Informationen über die individuellen Arbeits- und Freizeitgewohnheiten des Patienten. Diese sollten im Aufnahmegespräch (☞ 7.9.2.1) erfragt werden. In der Praxis sieht es allerdings eher so aus, dass diese anfängliche **Informationssammlung** ziemlich inkomplett ist und während des stationären Aufenthalts mit zunehmender Vertrautheit zwischen dem Patienten und der/dem Pflegenden immer wieder aktualisiert werden muss.

Folgende Informationen sollten vorliegen:

- Wie sehen die beruflichen/außerberuflichen Gewohnheiten des Patienten aus (Lieblingsbeschäftigung, Abneigungen gegen bestimmte Tätigkeiten)?
- Wie sieht sein bisheriger Arbeits- und Freizeitrhythmus aus?
- Wo geht der Patient seinen Freizeit- und Arbeitsgewohnheiten nach?
- Mit wem arbeitet der Patient zusammen bzw. mit wem verbringt er seine freie Zeit?
- Gibt es Faktoren, die den Patienten in seinen beruflichen/außerberuflichen Tätigkeiten beeinträchtigen, z.B. Einschränkungen in seiner Beweglichkeit, Verlust eines Sinnesorganes
- Welche Einstellung hat er seiner Arbeit, seiner freien Zeit gegenüber?
- Hat der Patient z.Zt. Probleme in seinem beruflichen Umfeld oder könnten sich aus seiner momentanen Situation Probleme für seine Arbeit oder Freizeit ergeben?

Die wichtigsten Informationen, z.B. was der Patient selbständig tun kann und was nicht, werden im Dokumentationssystem schriftlich festgehalten.

Nach der Bestimmung von Zielen werden die Pflegemaßnahmen entsprechend den Umständen und verfügbaren Mitteln unter Berücksichtigung der Ressourcen des Patienten ausgewählt (☞ 2.3.2). Wichtig ist jedoch, die Maßnahmen nicht nur festzulegen und durchzuführen, sondern sie auch auf ihre Wirksamkeit hin zu überprüfen, auf Rückmeldungen des Patienten sowie anderer Berufsgruppen zu reagieren und die Maßnahmen entsprechend zu revidieren bzw. zu beenden, wenn sie nicht mehr erforderlich sind (keine Routinepflege!).

Veränderung der Umgebung

Die wenigsten Menschen halten sich über Tage in einem Raum auf, in dem sie nicht nur wohnen, sondern auch schlafen. Die Monotonie der Umgebung zu durchbrechen, kann für Langzeitlieger sehr hilfreich sein. Möglich ist das durch mitgebrachte Dinge von Angehörigen, z.B. selbstgemalte Bilder von (Enkel-)Kindern, die an der dem Bett gegenüberliegenden Wand angebracht werden können (☞ Abb. 7.282), bei Kindern durch Stofftiere oder durch Mobile, die am Bett befestigt werden, oder auch durch Blumenschmuck. Der Kreativität sind kaum Grenzen gesetzt. Für Patienten, die aufstehen und das Zimmer verlassen dürfen, bieten sich gemütlich gestaltete Aufenthaltsräume, ein gepflegter Garten, evtl. im Eingangsbereich liegende kleine Läden und Restaurant-Cafes sowie u.U. sogar wechselnde Kunstausstellungen in den vielen Fluren und Gängen an.

Veränderung der Gewohnheiten

Der Arbeits- und Freizeitrhythmus prägt unsere Alltagsstruktur. Der Zeitpunkt des Aufstehens wird in der Regel von unserer beruflichen Tätigkeit bestimmt, der Zeitpunkt des Schlafengehens von beruflichen und/oder außerberuflichen Tätigkeiten. Aus praktischen Gründen kann auf diese Gewohnheiten in den Krankenhäusern kaum Rücksicht genommen werden. Die Patienten haben meist auch Verständnis dafür, wenn sie über die Gepflogenheiten auf der Station und ihre Zusammenhänge informiert sind. Haben Patienten Gewohnheiten entwickelt, auf die im Krankenhaus eingegangen werden kann, sollte das auch getan werden, denn je kürzer die Unterbrechung dieser Gewohnheiten, desto leichter die Rehabilitation.

> Auf die Gewohnheiten des Patienten einzugehen, erleichtert die Rehabilitation.

Diese Gewohnheiten können sich auf bestimmte „Rituale" in der Körperpflege oder der Nahrungsaufnahme beziehen, aber auch auf bestimmte Tätigkeiten in der Freizeit (im Krankenhaus in der „freien" Zeit zwischen Pflege- und Behandlungsabläufen). Dazu können das Lesen der Tageszeitung, das Telefonieren oder das Anschauen bestimmter Fernsehsendungen bzw. das Hören von Radiosendungen gehören. Letztere sollten im Mehrbettzimmer immer nur mit Kopfhö-

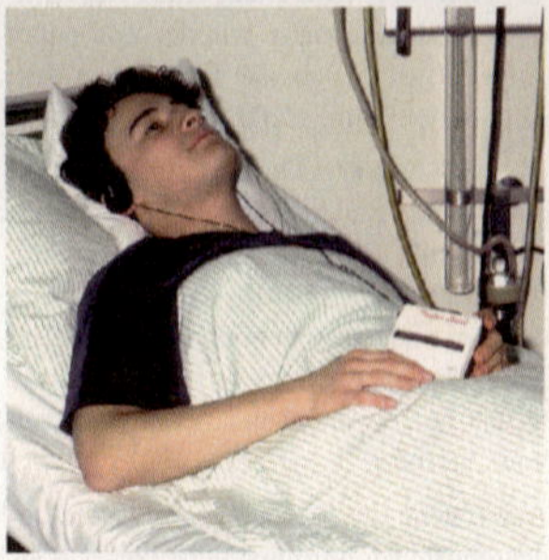

Abb. 7.283: Hat der Patient Gewohnheiten entwickelt, auf die im Krankenhaus eingegangen werden kann, sollte ihm das ermöglicht werden. Zu den lieb gewordenen Gewohnheiten des Patienten kann auch das Hören von Kassetten gehören. [K183]

rer erfolgen, es sei denn, dass alle Patienten im Zimmer die Sendungen sehen/hören wollen.

Schön ist es, wenn der Patient auch im Krankenhaus Momente der Zufriedenheit erleben kann (☞ Abb. 7.283). So gibt es unter der Voraussetzung, dass es weder der Gesundheit schadet noch die Behandlung stört, keinen Grund, der gegen das Arbeiten im Krankenhaus spricht: Lehrer können Schulaufgaben korrigieren, Schüler und Studenten lernen, Mütter ihren Kindern bei den Schulaufgaben helfen. Aufgabe des Pflegepersonals kann sein, Patienten zu diesen Arbeiten zu ermutigen oder aber auch, diese in ihrer Arbeit zu bremsen; für einige Patienten kann es durchaus richtig sein, einmal „nichts" zu tun und sich Zeit zum Nachdenken zu nehmen. Hier ist das fachliche Urteil der Krankenschwester oder des Arztes gefragt.

Es ist allgemein bekannt, dass eine erfüllte, sinnvoll ausgenutzte Zeit wesentlich schneller vergeht als eine Zeit voller Leere und Langeweile. Neben den allgemeinen Aktivitäten wie Lesen, Handarbeiten, Basteln, Spielen, Gespräche führen, zu denen die Patienten gelegentlich erst aufgefordert werden müssen, gibt es noch andere Beschäftigungsmöglichkeiten im Krankenhaus, die gleichzeitig auch therapeutische Ziele verfolgen (☞ 10.10, 10.11 und 10.12: Ergotherapie, Kunst- und Gestaltungstherapie, Musiktherapie, Tanztherapie, Biblio- und Poesietherapie, Gelotherapie, Rehabilitation). Viele Patienten freuen sich zudem über musikalische Darbietungen oder Theateraufführungen im Haus. Dafür können zwar oft „Profis" gewonnen werden, doch ist die Freude bei den Patienten häufig noch größer, wenn sie „ihre" Schwester, „ihren" Pfleger oder „ihren" Stationsarzt auf der Bühne entdecken. Auch wenn das Einstudieren etwas Arbeit macht und freie Zeit „geopfert" werden muss, können die Beteiligten davon profitieren: Nicht nur, dass sie selbst Glücksgefühle mit Ausschüttung körpereigener Opioide erleben können, auch die Kommunikation zwischen den Berufsgruppen und Kollegen wird verbessert. Außerdem genießen die Patienten die Unterhaltung.

7.12 ATL „Sinn finden"

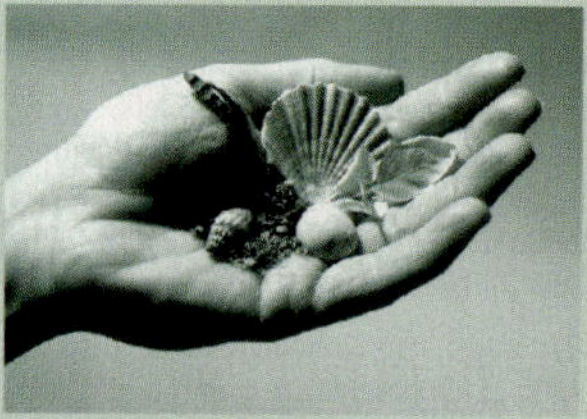

Jeder Mensch fragt sich wohl mindestens einmal in seinem Leben: „Warum lebe ich eigentlich?" Die Sinnfrage als Suche nach dem Selbstverständnis und nach dem Zweck und Ziel des eigenen Seins taucht vor allem in Grenzsituationen des Lebens auf. Dies sind Lebensphasen des Leidens, des herannahenden Sterbens oder schwerer Krankheit. Auch existentielle Verlusterlebnisse wie der Tod naher Angehöriger rücken die Frage nach dem Sinn in den Mittelpunkt.

So heißt diese ATL bei Liliane Juchli auch „Sinn finden im Werden – Sein – Vergehen". Sie bezieht also das Sinn finden ganz eng auf die Krisen des werdenden und vergehenden Lebens. Und Nancy Roper verdichtet diese Lebensaktivität noch weiter und spricht einfach von „Sterben".

Auch wenn die Sterbebegleitung die bedeutendste Berührungsfläche dieser ATL mit dem Pflegeberuf ist (ihr ist an anderer Stelle dieses Lehrbuches ein eigenes Kapitel gewidmet ☞ Kapitel 15), prägt die Frage nach dem Sinn an vielen Stellen die pflegerische Tätigkeit.

7.12.1 Zunächst: Was ist Sinn?

Sinn: Durch zahlreiche Bedeutungen gekennzeichneter Begriff. Abgesehen von der physiologischen Bedeutung als *Fähigkeit zur Wahrnehmung* (z.B. Tastsinn) lassen sich die Sinnbegriffe auf zwei Grunddimensionen beziehen:
- Sinn als **Sinnhaftigkeit** („Sinn haben"): Etwas – ein Lebewesen, eine Operation, eine Insulininjektion (☞ 23.6.6), eine Unterrichtseinheit ist sinnvoll, wenn sie einem Ziel dient oder einen Zweck erfüllt
- Sinn als **Selbstverständnis** („Sinn finden"): Das Leben, die Existenz eines Menschen ist sinnvoll, wenn sie für sich selbst in einem grundlegenden Sinn verstanden werden kann.

Während die erste Sinndimension von außen zugewiesen werden kann, erfordert die zweitgenannte Sinndimension intensives Nachdenken über sich selbst *(Selbstreflexion).*

Sinn *finden* erfordert also Selbstreflexion. Daraus darf aber nicht gefolgert werden, dass nur das Leben solcher Menschen sinnvoll sei, die zu dieser Art von Selbstreflexion fähig sind – nach dem Verständnis unserer Kultur etwa hat jeder Mensch allein durch seine Existenz eine (Menschen-)Würde, und sein Leben ist deshalb sinnvoll.

Im (pflegerischen) Alltag gibt es immer wieder Situationen, in denen die Sinnfrage im Raum steht: Etwa, wenn der 68-jährige Diabetiker den Sinn seiner intensiven Diabetestherapie anzweifelt und fragt: „Was hat dieses Leben mit der ganzen Spritzerei für mich für einen Sinn – sterbe ich doch lieber fünf Jahre früher und habe bis dahin erheblich mehr davon?". Dem medizinischen Masochismus wird der höhere Lebensgenuss gegenübergestellt.

Fragen, in denen bisher etablierte Lebenskonzepte hinterfragt werden, sind Patienten oft unangenehm oder lästig. „Warum lasst ihr mich nicht in Ruhe meine Zigaretten rauchen?" Der Patient sollte sich autonom für eine Therapie oder für eine Einschränkung im Lebensstil entscheiden und diese Entscheidung nach seinen Überlegungen treffen können. Hier gilt es, nicht vorschnell das offensichtlich Richtige aufzunötigen.

Die Sinnfrage in Religion, Philosophie und Ethik

Ethik in der Pflege ☞ 1.6
Ethisch entscheiden und handeln ☞ Kapitel 4

Im Grenzbereich zwischen Leben und Tod, aber auch zwischen menschenwürdigem und möglicherweise nicht mehr menschenwürdigem Leben ist die Sinnfrage nicht nur ein Grundproblem des Individuums, sondern zugleich – und dies seit vielen tausend Jahren – eine der Grundfragen von Religion, Philosophie und Ethik:

- Die **Religion** sucht Antworten auf die Fragen: Warum hat mich ein Gott geschaffen, welchen Sinn sollen Krankheit und Leid, Altwerden und Sterbenmüssen haben?
- Die **Philosophie** sucht Antworten auf die Fragen: Warum suchen Menschen überhaupt so etwas wie Sinn und welche Kriterien („Grundmechanismen") ziehen sie dabei bewusst oder unbewusst heran, um ihr eigenes Tun als sinnvoll zu erleben?
- Die **Ethik** sucht Antworten auf die Frage: Welche Sinnkriterien sind für das menschliche Zusammenleben wichtig und welche sind eher problematisch (☞ z.B. Kosten-Nutzen-Betrachtung ☞ 4.7).

Auch in der **Ökologie** gibt es so etwas wie eine Sinnfrage: In Analogie zur menschlichen Existenz wird hier der Sinn der Natur und die Notwendigkeit, ihre Vielfalt zu erhalten oder das einzelne Tier artgerecht zu halten und nicht zu quälen, untersucht. Diese Frage hat auch in der Medizin praktische Bedeutung, wenn z.B. argumentiert werden soll, warum eine bestimmte Säugetierart vor möglicherweise schmerzerzeugenden Experimenten bewahrt werden soll.

7.12.2 Die ergebnislose Sinnfrage

Es sind viele Situationen vorstellbar, in denen ein Mensch das eigene Leben als sinnlos empfindet und die Sinnfrage für sich verneint, z.B.:

- Ein unheilbar Tumorkranker mit starken Schmerzen
- Ein Kriegs- oder politischer Gefangener in auswegloser Situation.

Hat dieser Mensch dann das Recht, sein als sinnlos empfundenes Leben zu beenden? Nicht wenige Menschen in unserer Kultur bejahen diese Frage inzwischen; vor hundert Jahren war dies noch anders – die Selbsttötung galt als „unmoralische" Art zu sterben.

Wenn das Leben sinnlos ist, darf es dann „beendet" werden?

Schwierig ist die Frage zu beantworten, ob Angehörige medizinischer Berufe die Pflicht zu helfen haben, wenn ein Mensch in auswegloser Situation danach verlangt, sein „sinnloses" Leben zu beenden und sein Leiden nicht zu verlängern. Die meisten Health professionals lassen Sterbehilfe nur dann zu, wenn sie das Weglassen von medizinischen Hilfen darstellt *(passive Sterbehilfe). Aktive Sterbehilfe* hingegen, bei der der Tod gezielt herbeigeführt wird, wird eher abgelehnt und nicht selten in die Nähe der *Euthanasie im Nationalsozialismus* (bewusstes Töten von angeblich „minderwertigem" Leben, z.B. von Behinderten) gerückt. In der Praxis hat sich ein Vorgehen bewährt, das den Wunsch des Patienten nach einem „Sterben dürfen" zwar ernst nimmt, sich aber eher darauf konzentriert, es dem Patienten unter den gegebenen Umständen so gut wie möglich gehen zu lassen, z.B. durch Gabe von Medikamenten zur völligen Schmerzfreiheit, auch wenn dadurch ein vorzeitiges Sterben möglich ist. Wer gelernt hat, nachzudenken, wie er selbst in Würde sterben möchte, wird auch eher die Lösung finden, die dem Patienten gerecht wird.

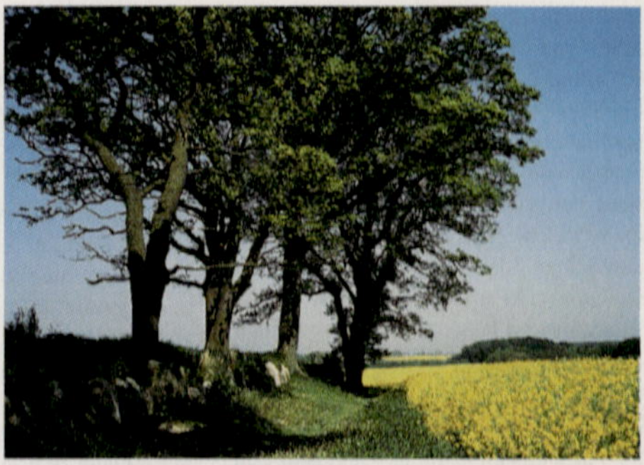

Abb. 7.284: Jeder Mensch fragt sich einmal oder öfter in seinem Leben, wohin ihn sein Lebensweg wohl führen wird. Gilt es, ein vorbestimmtes Ziel zu erreichen, oder kann man sich seine Ziele selbst stecken? [J660]

Aktive und passive Sterbehilfe ☞ 15.3.2 und 4.4

7.12.3 Woher kommt der Sinn?

✓ In unserer heutigen „westlichen" Kultur ist ein Verständnis für den Einzelnen, was den Sinn „seines" Lebens ausmacht, nicht mehr vorgegeben, sondern muss reflektiert, überdacht, überprüft und in der Auseinandersetzung mit den Mitmenschen und der Umwelt angepasst, verändert und erweitert werden.

Auch wenn das „Sinn finden müssen" als Grundeigenschaft des Menschen gelten darf, war der Prozess dieser „Sinnsuche" in früheren Kulturen bis hinein in die Neuzeit insofern viel stärker vorstrukturiert, als dass praktisch alle Menschen den ihren Kulturkreis bestimmenden Grundsätzen religiöser Offenbarung folgten.

Dies sei am Beispiel des Christentums erläutert: Die jüdisch-christliche Tradition definiert den Menschen als Ebenbild Gottes. Hieraus ergeben sich gesellschaftliche und moralische Autoritäten und Traditionen, die auch für Leid, Tod, Sterben, Armut und Elend plausible Erklärungen liefern (☞ auch 15.2). Diese Erklärungsmuster wurden lange Zeit nicht ernsthaft in Frage gestellt. Dies änderte sich in der Zeit der Aufklärung, als der Glaube an hergebrachte Erklärungsmuster zumindest von einer Meinungselite als „selbstverschuldete Unmündigkeit" kritisiert wurde. Überlieferte Autoritäten wurden zwar noch akzeptiert, aber es begann sich schon vor 200 Jahren ein Nebeneinander verschiedener „Sinnlieferanten" (Religionen, Philosophien) zu bilden.

Heutzutage haben religiöse, philosophische und gesellschaftliche Grundanschauungen stark an Autorität und Verbindlichkeit verloren. Sie erscheinen nur noch als beliebige Stimme in einem Orchester von „Sinnstiftern". Entsprechend wird von einer „Sinnindustrie" gesprochen, welche etwa in Gestalt von modernen Sekten oder (Psycho-)Therapieschulen die Orientierungslosigkeit vieler Menschen zu beheben sucht – oft unter kommerzieller Ausbeutung.

Als Pflegender (wie als Arzt oder Psychotherapeut) ist es wichtig anzuerkennen, dass es Kranken heute viel schwerer fällt als früher, ihr Leben als sinnvoll zu bejahen. Wenn schon im gesunden Zustand die Antwort auf die Sinnfrage nicht leicht fällt, wie viel schwerer ist das Suchen nach Lösungen dann erst, wenn das Nachdenken z.B. durch Schmerzen gestört ist?

Es gilt trotzdem, auch den Kranken dabei zu unterstützen, sein Wesen zu erfahren, seine Bestimmung festzulegen und seinen Sinn zu suchen. Dieses Suchen ist immer abhängig von seinen individuellen Möglichkeiten innerhalb seiner Lebensentwicklung.

Chronische Krankheiten oder nahendes Sterben haben diese „Palette" an Lebensmöglichkeiten bereits reduziert, schränken die mögliche Lebensentwicklung ein und entziehen so den bis dahin bewusst oder unbewusst vorhandenen Sinnkonzepten oft die Grundlage.

Dieser Prozess wird in aller Regel *krisenhaft* durchlaufen, das heißt in mehreren Phasen, die sich verschieden äußern. Möglich sind z.B.:

- Aggressives Verhalten gegen die Pflegenden („Ihr macht mich hier kaputt") oder gegen sich selbst
- Verleugnende Äußerungen („Mir fehlt doch gar nichts, eigentlich kann ich doch wieder nach Hause")
- Verzweifelte Momente („Wenn ich wirklich diese Krankheit habe, will ich nicht mehr leben").

Aufgabe der Pflegenden ist es deshalb, diese Symptome einer Sinnfindung und Neuorientierung als solche zu erkennen und Aggressionen nicht auf sich zu beziehen, sondern Äußerungen des Patienten zu verstärken, in denen er seine „Lebensvisionen" mit seiner vorhandenen Lebensentwicklungsmöglichkeit wieder in Einklang zu bringen versucht.

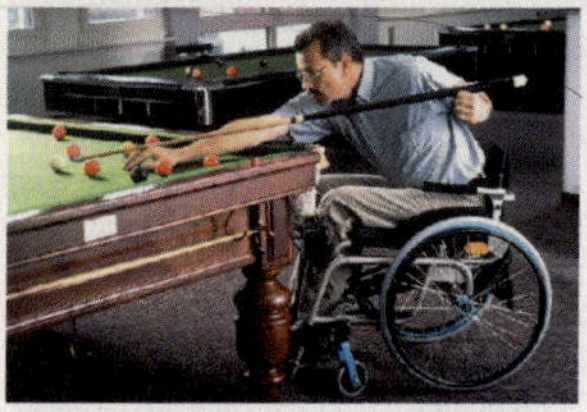

Abb. 7.285: Das Suchen nach Sinn ist immer abhängig von den eigenen individuellen Möglichkeiten innerhalb der Lebensentwicklung. Und auch eine Behinderung muss kein Hinderungsgrund sein, seinem Leben einen Sinn zu geben, besonders wenn man die vielen Hilfen, personelle wie technische, die in unserer Zeit zur Verfügung stehen, anzunehmen und zu nützen weiß. [V305]

7.12.4 Sinnkonzepte

Pflegende sind also häufig gefragt, Menschen in ihrer Sinndiskussion zur Seite zu stehen. Es liegt nahe und ist dennoch nicht unproblematisch, das eigene Sinnkonzept zur Nachahmung zu empfehlen: Der Lebenslustige wird betonen, wie schön doch jeder Tag mit Sonnenschein sei, der Lebenskluge meint, dass jede Situation im Leben eines Menschen sinnträchtig sei, die Christin die Suche nach Gott als Schlüssel zum Lebenssinn betonen.

Diese Ratschläge können den Kranken ein Stück weiterbringen – sie können aber auch fruchtlos bleiben, und niemals können sie die eigene, schmerzhafte Neuorientierung ersetzen. Im schlimmsten Fall werden die Ratsuchenden in einem Gefühl der Bevormundung zurückgelassen.

Um professionell helfen zu können, sollte sich jeder Pflegende aber zunächst der eigenen Position bewusst werden: Wo stehe ich eigentlich? Welche Sinnkonzepte lebe ich (bewusst oder unbewusst)? Was möchte ich weitergeben?

Dieses Nachdenken wird erleichtert durch die Diskussion der drei Sinnkonzepte, nämlich des *Bedeutungs-*, *Emotions-* und *Inhaltskonzepts.*

Bedeutungskonzept

Das **Bedeutungskonzept** *(Bedeutungskriterium)* sagt: Sinnvoll ist, was für die Entwicklung des Einzelnen bedeutend, also wichtig ist. Sinnhaft ist entsprechend all das, was die **individuelle Entfaltung** ermöglicht oder erweitert.

Emotionskonzept

Das **Emotionskonzept** sagt: Sinn ergibt sich aus dem von einer Aktivität ausgehenden Spaß oder Glücksgefühl. Beide erzeugen **positive Lebensgefühle,** wodurch das eigene Leben in einem positiven, sinnhaften Licht erscheint. So bedeutend Spaß und Glück als Sinnstifter im Alltag sind, so problemhaft ist der oft indirekt formulierte Anspruch, das ganze Leben, der ganze Körper, die ganze Familiengeschichte müsse Spaß bringen.

Inhaltskonzept

Das **Inhaltskonzept** sagt: Der Sinn bezieht sich aus den vom Einzelnen verinnerlichten Werten („Inhalte"). Diese Inhalte können sein:

- Materiell, z.B. Besitz
- Politisch, z.B. Kommunismus
- Sozial, z.B. große „gesunde" Familie
- Ethnisch, z.B. Stärkung der eigenen Volksgruppe
- Religiös, z.B. Missionsauftrag.

Alles Handeln, was die eigenen Werte zu verwirklichen hilft, wird als sinnvoll erlebt.

Das Inhaltskonzept ist das einzige Sinnkonzept, das die eigenen Bedürfnisse überschreitet *(transzendiert).*

Vor- und Nachteile der drei Sinnkonzepte

Es wurde schon deutlich, dass keines der drei Konzepte allein die menschliche Sehnsucht nach Sinn und dessen Erfüllung, auch nach Glück, vollständig ermöglichen kann. Zudem weist jedes der drei Konzepte unterschiedliche Grenzen auf, wenn chronische Krankheiten oder andere Schicksalsschläge eine Neudefinierung des Sinnkonzeptes erfordern:

Das *Bedeutungskonzept* macht es notwendig, jeder Krankheit eine sinnvolle „Funktion", eine im umfassenden Sinn der Existenz mitzubringende Eigenschaft zuzuweisen. Manchen Menschen fällt dies leicht, sie sagen etwa:

- „Endlich habe ich Zeit für meine Bücher" oder
- „Durch meinen Infarkt habe ich endlich realisiert, dass Beruf und Karriere nicht alles ist" oder
- „Seitdem ich so oft Migräneattacken habe, lebe und ernähre ich mich viel gesünder und fühle mich insgesamt fast wohler als vorher".

Allerdings gelingt dies nicht allen Menschen, und bei *progredienten* (also immer weiter bis zum Tod voranschreitenden) Erkrankungen fällt es besonders schwer.

Das *Emotionskonzept* droht in Zeiten von Krankheit, Existenzkrisen und nahendem Tod zu versagen: Dem Prozess des Älterwerdens können an Spaß und Glück orientierte Menschen kaum etwas abgewinnen, das Leben erscheint nur in einer Umgebung von Wohlstand und Gesundheit attraktiv.

Das *Inhaltskonzept* hilft dem Einzelnen, Krisen durchzustehen, weil sein eigenes Ich ja gar nicht im Zentrum des Bemühens um den Lebenssinn steht. Beispielhaft seien die vielen (christlichen) Märtyrer genannt, welche noch aus dem Gefängnis oder sogar der Todeszelle heraus durch ihre Schriften der Verbreitung ihres Glaubens dienten. Auch viele Kranke greifen gerne zurück auf frühere (religiöse) Inhalte, wenn ihr Leben keine Freude mehr für sie bereit hält. Dies kann allerdings nur dann gut funktionieren, wenn sich der Betroffene schon in früheren Jahren und Jahrzehnten mit diesen Werten intensiv auseinander gesetzt hat und in der Folge eine starke Identifikation entstanden ist.

√ **Stärken der Sinnkonzepte**

- Das **Bedeutungskonzept** ermöglicht es im Idealfall, (fast) alle Erlebnisse, auch die krisenhaften, als Chance zur eigenen Weiterentwicklung und Reifung anzusehen und zu nutzen: Jede Situation im Leben ist sinnträchtig
- Das **Emotionskonzept** lässt den „Gefühlshaushalt" und die jedem Menschen innewohnende Sehnsucht nach Glück nie außer Sicht
- Das **Inhaltskonzept** ermöglicht Sinn über die eigene Existenz hinaus, indem es das „Kreisen um das goldene Kalb des eigenen Ichs" transzendiert.

7.12.5 Wann und wie wird Sinn erfahren?

Aus diesen drei Sinnkonzepten lassen sich weitere Folgerungen ableiten, wann ein Leben als sinnvoll erlebt wird.

Ein Leben ist sinnvoll, wenn es darin Ziele gibt

Sinnkonzepte erfordern, dass sich der Einzelne Ziele setzt, die es zu erreichen gilt, wobei man unterscheidet:

- Von außen vorgegebene *(extrinsische) Ziele* wie die Weiterverbreitung einer Idee (z.B. sich für die Hospizbewegung einzusetzen)
- Selbst definierte *(intrinsische) Ziele*, die das Individuum nicht frei von seiner Umgebung, aber doch weitgehend selbständig für sich vorgibt, z.B. die Firma des früh verstorbenen Vaters wieder zur alten Blüte zu führen oder das kranke behinderte Kind optimal zu versorgen.

(Chronische) Krankheiten erzeugen oft Sinnkrisen, weil sie bisher verfolgte Ziele unerreichbar machen: der Hausarzt aus Leidenschaft muss nach seinem Herzinfarkt seinen Beruf aufgeben, der pensionierte Hobbygärtner fürchtet nach dem Schlaganfall, die einzige gemeinsame Ebene mit seiner Frau, den gemeinsamen Garten, verloren zu haben.

Ein Leben ist sinnvoll, wenn es von Werten geprägt ist

Ziele zu finden ist am leichtesten auf dem Fundament fester Wertvorstellungen. Wer schon als Kind davon geträumt hat, bedrohte Tiere zu schützen und dies bei den eigenen Eltern bereits mitverfolgt hat, wird sein Berufsziel, für den Naturschutz zu arbeiten, mit völlig anderem Engagement verfolgen als jemand, dem dies vom Arbeitsamt empfohlen wurde.

√ **Lebenskrisen** (*Live events* ☞ 7.12.6) ziehen oft Sinnkrisen nach sich, wenn es nicht mehr möglich ist, den bisher gültigen Wertvorstellungen entsprechend zu leben, z.B. wenn im Fall des Partnerverlustes der Glaube an die zentrale Funktion der eigenen Familie als Lebenssinn zerstört wurde.

Ein Leben ist sinnvoll, wenn es selbst bestimmt werden kann

Einer Person, die das Gefühl hat, ihre Lebenszusammenhänge nicht nur zu verstehen, sondern das eigene Geschick auch in wesentlichen Teilen selbst lenken zu können, fällt es leichter, einen Sinn auch in denjenigen Ereignissen zu sehen, die zunächst einmal unerwünscht sind und von der äußeren Welt oder dem Voranschreiten des eigenen Alterungsprozesses vorgegeben werden.

Fehlt dieses Gefühl der **Selbstbestimmung** *(Autonomie)*, werden krisenhafte Ereignisse als Bedrohung empfunden.

Übertragen auf die Situation im Krankenhaus kann das so aussehen, dass einem Patienten vor dem Frühstück nur gesagt wird, dass er noch nicht essen darf, ihm aber nicht erklärt wird, warum dies so ist, dass nämlich in Kürze eine Nüchtern-Blutzuckerkontrolle ansteht. In dieser Situation erscheint dem Patienten die Anordnung „nicht essen" als wenig sinnvoll, und er fühlt sich vom Krankenpflegepersonal bevormundet. Kommt nun noch ein unerfahrener Arzt an das Bett des Kranken und muss zwei oder gar dreimal stechen, um die gewünschte Blutmenge zu erhalten, wird der Krankenhausaufenthalt schnell in Frage gestellt, und Aggressionen gegen das Pflegepersonal, die Ärzte oder die eigene Person des Kranken können die Folge sein.

Viel besser ist es, dem Patient ein Gefühl der Selbstbestimmung zu vermitteln. Dem Patienten wird morgens berichtet, dass er heute nüchtern bleiben muss, damit ein Diabetes mellitus durch eine Nüchtern-Blutuntersuchung ausgeschlossen werden kann. Da der Patient ja das Beste für sich möchte und außerdem schnell aus dem Krankenhaus wieder heraus will, entscheidet er von sich aus, die „Regeln" für eine Nüchtern-BZ-Kontrolle einzuhalten, und isst nichts.

Natürlich kann das Krankenhaus mit seinen vielen eng ineinander greifenden Arbeitsabläufen keine volle Autonomie des Patienten zulassen, dennoch könnten Sinnkrisen gemildert werden, wenn dem Patienten das maximale Maß an Selbstbestimmung zuerkannt wird. Hierzu ist das aktive Engagement aller Berufsgruppen erforderlich.

Unveränderlich ist jedoch, dass chronische Krankheiten fast immer Sinnkrisen auch deshalb nach sich ziehen, weil sie mit einem Verlust an Autonomie einhergehen und der Betroffene mehr oder minder von der Hilfe Dritter abhängig wird.

Ein Leben ist sinnvoll, wenn der Mensch das Gefühl hat, wertvoll und wichtig zu sein

Aus Leistungen, aus der Zugehörigkeit zu einer gesellschaftlich anerkannten Gruppe, aus dem Gefühl der Überlegenheit heraus entwickelt sich das *positive Selbstwertgefühl* (☞ 7.11.1). Dabei geht es nicht unbedingt darum, einen möglichst hohen Status zu erreichen, so dass man möglichst besser dasteht als andere Personen(-gruppen). Ein Kranker kann im Vierbettzimmer ein positives Selbstwertgefühl empfinden, wenn er z.B. einen Notfall durch beherztes Eingreifen verhindert oder einen Streit zwischen zwei anderen Patienten geschlichtet hat. Das Selbstwertgefühl kann auf gesunde Art und Weise dadurch gesteigert werden, dass (Dienst-)Leistungen erbracht und Erfolge erzielt werden oder anderen ermöglicht werden. Das Gefühl, wertvoll und wichtig zu sein, ist aber keine stati-

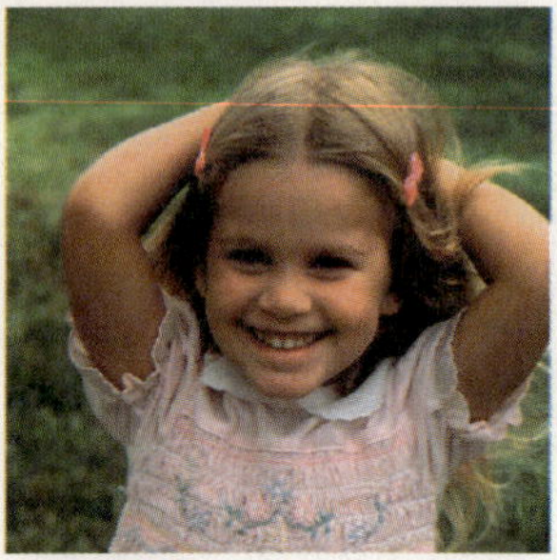

Abb. 7.286: Kinder wirken auf Erwachsene u.a. deshalb so fröhlich und unbeschwert, weil sie sich keine Sorgen um ihre Zukunft oder ihren sozialen Status machen und – zumindest in geordneten Familienverhältnissen – das Gefühl haben, für ihre Eltern das Wertvollste und Wichtigste zu sein. [V226]

sche Größe, sondern es muss immer wieder neu daran „gearbeitet" werden.

Hauptwege zum Sinn

Der chronisch kranke oder leidende Mensch steht vor der Aufgabe, sich in Bezug auf den Sinn seines Lebens wieder neu zu orientieren. Entsprechend den drei vorgestellten Sinnkonzepten gibt es nach Viktor Frankl, dem Begründer der **Logotherapie** *(Sinnlehre)*, drei „Hauptwege" zum Sinn:

- Innerhalb des *Bedeutungskonzepts:* Hinnehmen, was nicht zu ändern ist, oder positiv ausgedrückt: Annehmen, was ist. Ereignisse im Leben können erst dann eine positive Bedeutung in der eigenen Existenz bekommen, wenn sie akzeptiert werden. Viele Ereignisse sind nicht zu ändern, etwa eine eigene unheilbare Krankheit oder der Tod eines geliebten Menschen. Was aber geändert werden kann, ist die persönliche Einstellung des Betroffenen zu diesen Ereignissen: Akzeptiert er zum Beispiel seinen Verkehrsunfall mit bleibender Einschränkung in seiner Mobilität, fällt ihm nicht nur der Umgang damit leichter, sondern er kann ungeahnte Kräfte mobilisieren und damit seine Einschränkungen so gering wie möglich halten. Als weiteres Beispiel können die HIV-positiven Menschen oder deren Angehörige genannt werden, die den Sinn der Erkrankung in einer Sensibilisierung für das Leid anderer sehen, denen sie (noch) helfen können
- Innerhalb des *Emotionskonzepts:* Erleben statt Konsumieren. Vielleicht der leichteste Weg zum Sinn ist bewusst zu erleben und wahrzunehmen, was die Umwelt und das tägliche Leben an Schönem und Spannendem bietet. Sicherlich kann man sich Spaß oder Glücksgefühle nicht selbst per Rezeptblock verordnen: Wer sich selbst, seine Mitmenschen und seine Umgebung, etwa den eigenen Garten oder auch die eigenen Enkel, bewusst erlebt, kann aber lernen, jeden Tag als Geschenk zu begreifen und so zu einer positiven Lebenseinstellung kommen
- Innerhalb des *Inhaltskonzepts:* Ein Werk schaffen. Ein weiterer Weg zum Sinn ist, sich einer Aufgabe ganz hinzugeben. Dieses Werk ist idealerweise Ausdruck der Werte und Inhalte, von denen der Betroffene persönlich überzeugt ist. Aber auch wenn ein solches Inhaltskonzept nicht zur Verfügung steht, kann ein Einzelner etwa ein großes Mosaik bauen oder ein altes Auto restaurieren und dies mit Freude, völliger Hingabe und Kreativität fertig bringen.

Zeissler, U.: Mit Leib und Seele. In: Altenpflege 4/99, S. 23 – 26

Frankl, V.: Der Wille zum Sinn. Piper, München, 1997

Frankl, Viktor E.: Der Mensch vor der Frage nach dem Sinn. Eine Auswahl aus dem Gesamtwerk. Piper, München, 1985

7.12.6 Krankheit als (Sinn-)Krise

Krise: Schwierige Situation als Folge einer von innen (z.B. Pubertät oder Krankheit) oder außen (z.B. Unfall oder materieller Verlust) eintretenden Veränderung, die eine Anpassung an die neue Situation erfordert. Man unterscheidet *entwicklungsbedingte* (sozusagen normale) Krisen und *akzidentielle* (unvorhersehbare) *Krisen.*

Entwicklungsbedingte Krisen

Entwicklungsbedingte Krisen gehören zum normalen Entwicklungsprozess. Die Pubertät ist die erste bewusst erlebte entwicklungsbedingte Krise. Berufswahl, Loslösung vom Elternhaus, Partnerwahl und Ehe sowie Vater- oder Mutterschaft sind weitere entwicklungsbedingte Krisen. Der Verlust der Eltern, der Tod des Lebensgefährten und schließlich das eigene Sterben sind die Krisen des höheren Lebensalters.

Akzidentielle Krisen

Akzidentielle Krisen (*Akzidenz* = das Geschehene, das Zufällige) treffen den Menschen unerwartet. Hierzu gehören Arbeitslosigkeit, Krankheit, Verlassenwerden durch den Partner, Unfall und kriminelle Handlungen vom Diebstahl bis hin zu Vergewaltigung. Welche Bedeutung die verschiedenen Lebensereignisse auf den Einzelnen haben, hat die so genannte **Life-Event-Forschung** *(Lebensereignisforschung)* untersucht. Es ist dabei gelungen, die Belastung, die von einzelnen *Lebenskrisen* **(Life Events)** ausgeht, in einem Belastungspunktwert festzuhalten (☞ Tab. 7.287). Ist dieser Punktwert hoch, bedeutet das, dass der Mensch das Ereignis im Allgemeinen schlecht bewältigen kann und dass mit wesentlichen gesundheitlichen und seelischen Störungen zu rechnen ist. Dies gilt insbesondere dann, wenn noch weitere belastende Ereignisse dazukommen. Ein

	Lebensereignis	Durchschnittswert
1	Tod des Ehepartners	100
2	Scheidung	73
3	Trennung vom Ehepartner	65
4	Zwangsaufenthalt im Gefängnis oder in anderen Institutionen	63
5	Tod eines nahen Verwandten	63
6	Schwere körperliche Verletzung oder Krankheit	53
7	Heirat	50
8	Kündigung durch den Arbeitgeber	47
10	Pensionierung	45
18	Wechsel zu anderer Arbeit	36
25	Herausragende persönliche Leistung	28
30	Schwierigkeiten mit dem Vorgesetzten	23
31	Größere Veränderungen in Arbeitsbedingungen	20
32	Wohnortwechsel	20
42	Weihnachten	12

Tab. 7.287: Durchschnittsbelastungs-Punktwerte einiger Lebenskrisen. (Aus: Holmes, Th., Rahe, R.: Holmes-Rahe Social Readjustment Rating Scale. Journal of Psychosomatic Research, 1967, 2. In Cooper, 1981, S. 113 – 114).

Beispiel: Nach dem Tod des Ehemannes erleidet die zurückgebliebene Witwe einen Schlaganfall, den sie als Witwe – also in einer Lebenskrise – wesentlich schlechter bewältigt als in einer stabilen Lebenssituation.

Dieser Zusammenhang ist in vielen Studien belegt worden: So ist die Anzahl von Sterbefällen bei frisch Verwitweten in den ersten beiden Jahren nach dem Tod des Partners doppelt so hoch wie in einer vergleichbaren Altersgruppe mit noch vorhandenem Lebenspartner.

Aber auch Krankheit an sich bedeutet ein wesentliches „Life Event": Wie die Tab. 7.287 zeigt ist der Durchschnittswert von 53 Punkten bei Krankheiten relativ hoch. Dies ist nicht erstaunlich, wenn man bedenkt, dass ernstere Erkrankungen die meisten Aktivitäten des täglichen Lebens behindern und eine (zumindest vorübergehende) vollständige Neuorientierung erzwingen.

Hilfen in der (Sinn-)Krise

Pflegende sind oft mit Krisen konfrontiert, beispielsweise wenn der Patient Schmerzen und eingeschränkte Lebensperspektiven ertragen muss und sich dem Krankenhaus und dem medizinischen Apparat ausgeliefert fühlt. Während die Ärzte angesichts dieser Krisenerlebnisse von Patienten zahlreiche Möglichkeiten haben, ihre Zuständigkeit für emotionale Probleme zu begrenzen und sich entsprechenden Ansprüchen zu entziehen, können die Pflegenden dies nicht. So entsteht bei ihnen oftmals der Eindruck, dass gerade die am schwersten zu beantwortenden Fragen an sie gerichtet werden.

In solchen Situationen wird die große Bedeutung einer **funktionierenden Teamstruktur** deutlich. Angesichts schwerer existenzieller Krisen eines Krankenhauspatienten sind Einzelpersonen überfordert. Ärzte, Pflegende und – falls erreichbar – Klinikseelsorger, Sozialarbeiter oder Psychologe müssen kooperieren, um dem Patienten beizustehen. Den Pflegenden, die den Patienten zeitlich und räumlich am nächsten sind, kommen dabei wichtige **Managementfunktionen** zu. Das heißt, dass sie erst einmal die Einsicht entwickeln müssen, dass sie nicht als Einzelpersonen für alle emotionalen Krisen zuständig sind. Vielmehr müssen sie, sobald sie eine solche Krise erkennen, die vorhandenen Angebote mit dem Patienten besprechen und im Team einen Plan erarbeiten, wer sich in diesem Zusammenhang um welche Aspekte der Problemsituation kümmert.

Es wirkt vielleicht paradox, einer Berufsgruppe mit relativ wenig Macht in der Krankenhaushierarchie Managementaufgaben zuzuordnen. Aber in einem modernen Konzept als Dienstleistungsunternehmen sind alle Berufsgruppen einem gemeinsamen Ziel untergeordnet, nämlich für die Patienten eine optimale Betreuung zu sichern. Wer diese Aufgabe erkennt und sich an ihr orientiert, kann seine Ziele grundsätzlich allen anderen – auch den formal in der Hierarchie über ihm angesiedelten – Mitarbeitern vermitteln und sie auch durchsetzen.

> Angesichts eines psychisch verunsicherten Patienten besteht kein Zweifel daran, dass die Qualität der Versorgung nur dann gesichert ist, wenn sich der Patient nicht vernachlässigt und alleingelassen fühlt (☞ auch 7.1.1). Wer die Gefahr einer solchen Fehlentwicklung wahrnimmt, ist verpflichtet, das Seine zu tun, um sie in günstige Bahnen zu lenken.

Erster Schritt: Krisenakzeptanz

Die Orientierung einer Klinik an einer Dienstleistungsaufgabe widerspricht nicht selten den manchmal notwendigen, oft aber überflüssigen Kontrollfunktionen, die in der medizinischen Tradition verwurzelt sind: Im Bett zu liegen, zu bestimmten Zeiten zu essen und zu schlafen wird im Krankenhausbetrieb oft auch dann geregelt, wenn die Patienten gar keine solche Regelung brauchen. Dies führt dazu, dass die Krankenhausmitarbeiter – und durch die Nähe zum Patienten insbesondere die Pflegenden – versucht sind, Patienten auch in ihren Krisen zu kontrollieren und ihnen ggf. das Recht auf Ängste und Unsicherheiten abzusprechen. Merken sie jedoch, dass sie die Krise nicht so schnell beseitigen können wie z.B. Schmerzen oder Schlaflosigkeit durch Gabe eines entsprechenden Medikaments und in die Auseinandersetzung des Kranken mit seinen Problemen hineingezogen werden, fühlen sie sich meist hilflos. Die Folge ist oft ein Verharmlosen der Krise oder ein unüberlegtes Handeln aufgrund des Drucks, etwas tun zu müssen – und sei es das Falsche.

Der erste Schritt für ein gutes Krisenmanagement ist die **Annahme der Krise.**

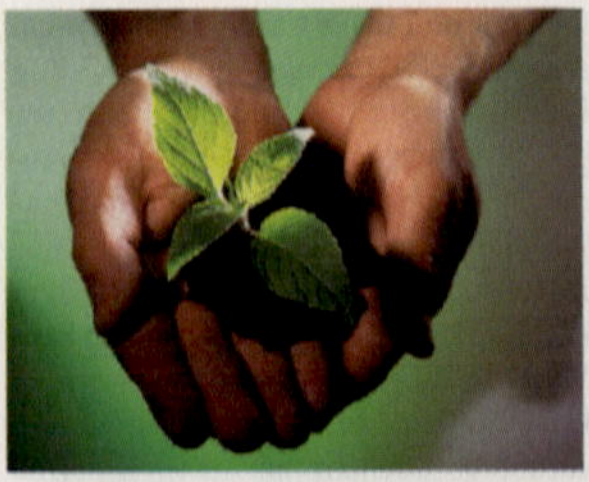

Abb. 7.288: Selbst kleinste Fortschritte lassen das kleine Pflänzchen „Zuversicht" weiter wachsen und ermutigen den Patienten auf seinem oftmals schweren Weg. [J660]

Dabei ist allen Mitgliedern im Team klar, dass

- Es Krisen gibt und auch geben darf
- Viele Krisen keine schnellen Lösungen zulassen
- Es wichtig ist, in der Krise bei dem Patienten zu bleiben, sich mit ihm die Krise einzugestehen und dem Handlungsdruck standzuhalten, etwas zu tun, um die Spannung nicht ertragen zu müssen, z.B. weil sich noch keine Lösung abzeichnet.

> **Notfall**
> Die in der somatischen Medizin übliche Orientierung am Notfall bereitet medizinische Berufe schlecht auf psychische Krisen vor. Im somatischen Notfall muss sofort gehandelt werden, um den Patienten zu retten. In psychischen Notsituationen ist das weder möglich noch nötig; erfolgt es dennoch, dient es oft einer Abwehr, einem Nicht-Wahrhaben-Wollen der Krise, und nicht einem angemessenen professionellen Umgang.

Ein Alltagsbeispiel für blinden Aktionismus bei einem psychischen Notfall ist die Mutter, die ihrem weinenden Kind eine Ohrfeige gibt mit der Begründung, „damit du endlich weißt, warum du heulst". Die Mutter kann nicht ertragen, dass sie nicht weiß, warum das Kind weint, und dass ihr keine angemessene Hilfe einfällt. Diese Ratlosigkeit und Verunsicherung macht sie so wütend, dass sie durch ihre unbedachte Aktion die Krise verschlimmert, auch wenn sie durch ihre Drohungen das Kind dazu bringen kann, nicht mehr zu weinen.

Ähnlich wäre es, wenn eine Pflegende angesichts von Selbstmordgedanken einer Patientin dieser sagt, sie solle solche

Reden lassen, sonst würde sie in eine geschlossene Abteilung verlegt. Richtig wäre es, wenn die Pflegende sich sogleich mit einem Arzt über diese Äußerungen bespricht und dann mit ihm entscheidet, ob tatsächlich unmittelbare Suizidgefahr besteht. Das ist bei weitem nicht bei allen Suizidwünschen der Fall. Wenn deutlich ist, dass der Suizidwunsch keine unmittelbare Selbstmordabsicht ausdrückt, sondern nur eine seelische Krise, wäre es nun aber ebenfalls unprofessionell, ihn zu bagatellisieren. Jetzt hat das Team Zeit, z.B. einen Seelsorger oder einen Psychologen hinzuzuziehen und weitere Lösungen zu entwickeln.

Die professionelle Haltung angesichts einer Krise ist weder kalt-distanziert noch hektisch-verbietend, sondern forschend und zugewandt. Der Helfer zeigt durchaus, dass er überrascht ist und angesichts der schwierigen Situation nicht sofort weiß, was getan werden kann. Aber er vermittelt durch seine Haltung auch, dass er überzeugt ist, zusammen mit dem Klinikteam so viel Hilfsmöglichkeiten entwickeln zu können wie sie notwendig sind.

Zweiter Schritt: Zeit und Raum gewinnen

Helfer, die angesichts einer Krise sofort eine Lösung haben oder aber deren Unlösbarkeit deklarieren („sterben müssen wir alle einmal"), ahnen in der Regel nicht, welchen Größenwahn sie hier zeigen. Angesichts der heute enorm vielfältigen Angebote professioneller Hilfe ist es fast nie möglich, sofort zu entscheiden, ob eine Krise lösbar oder unlösbar, eine Situation hoffnungslos oder aussichtsreich ist.

Professionelle Arbeit bedeutet angesichts der Krise vor allem, so viel Zeit und Raum zu gewinnen, dass die Lösungssuche zusammen mit den Patienten angetreten und die Vielfältigkeit der Angebote auch tatsächlich wahrgenommen werden kann.

Die menschliche Grundhaltung der Pflegenden angesichts seelischer Krisen ergibt sich aus der professionellen Aufgabe. Es geht nicht darum, sich selbst zu beweisen und angesichts der Bedrohung, die von der Nähe zu einem psychisch schwer belasteten Menschen ausgeht, die eigene Berufsrolle demonstrativ zu übersteigern. Ein Signal dafür sind überflüssige Sätze, die nur unterstreichen, was ohnehin bekannt ist, wie z.B. „Ich als Facharzt", oder „nach bestem medizinischen Wissen", wo doch jeder weiß, dass im Krankenhaus Fachleute nach dem Stand des medizinischen Wissens arbeiten. Es geht auch nicht darum, die Tatsache zu verschleiern, dass die berufliche Aufgabe eine andere ist als die einer Mutter, Tochter, Schwester oder Partnerin.

Menschliches Mitgefühl trägt berufliches Handeln in allen helfenden Berufen, aber Mitleiden, welches zur beruflichen – d.h. überlegten und gesteuerten – Handlung unfähig macht, ist ein Zeichen von Unprofessionalität und eher ein Unrecht an den Leidenden als ein Zeichen besonderen Engagements.

Dritter Schritt: Krisen als Chancen sehen

Krisen wären keine Krisen, wenn sie nicht die professionelle Sicherheit der beteiligten Helfer immer wieder auch überfordern würden. Nicht die einzelne unprofessionelle Aktion vom übereilten Ratschlag bis zur Überbetonung der eigenen Kompetenz oder schließlich zum Tränenausbruch angesichts einer „hoffnungslosen" Situation gefährden den professionellen Umgang mit Krisen, sondern die mangelnde Bereitschaft, über die Grenzen und die Entwicklungsmöglichkeiten der eigenen beruflichen Fähigkeiten nachzudenken und aus ihnen zu lernen.

Ein professionelles Team, das Fehler intern offen diskutiert und sie nach außen vorsichtig in den Dialog mit den Patienten einbezieht, wirkt nicht nur glaubwürdiger, sondern es herrscht dort auch ein viel angenehmeres Arbeitsklima als in einer Hierarchie, in der sich alle ängstlich hinter der Illusion verbergen, alle anderen würden Fehler machen, nur sie selber nicht. Wo ein Selbstverständnis der Klinik als Dienstleistungsunternehmen und als lernende Institution die starren beruflichen Rollen und die in diesen gespeicherte defensive Haltung gegenüber einem echten Teamwork aufbrechen kann, werden die Krisen der Patienten zu Chancen, eigene Kompetenzen zu entwickeln.

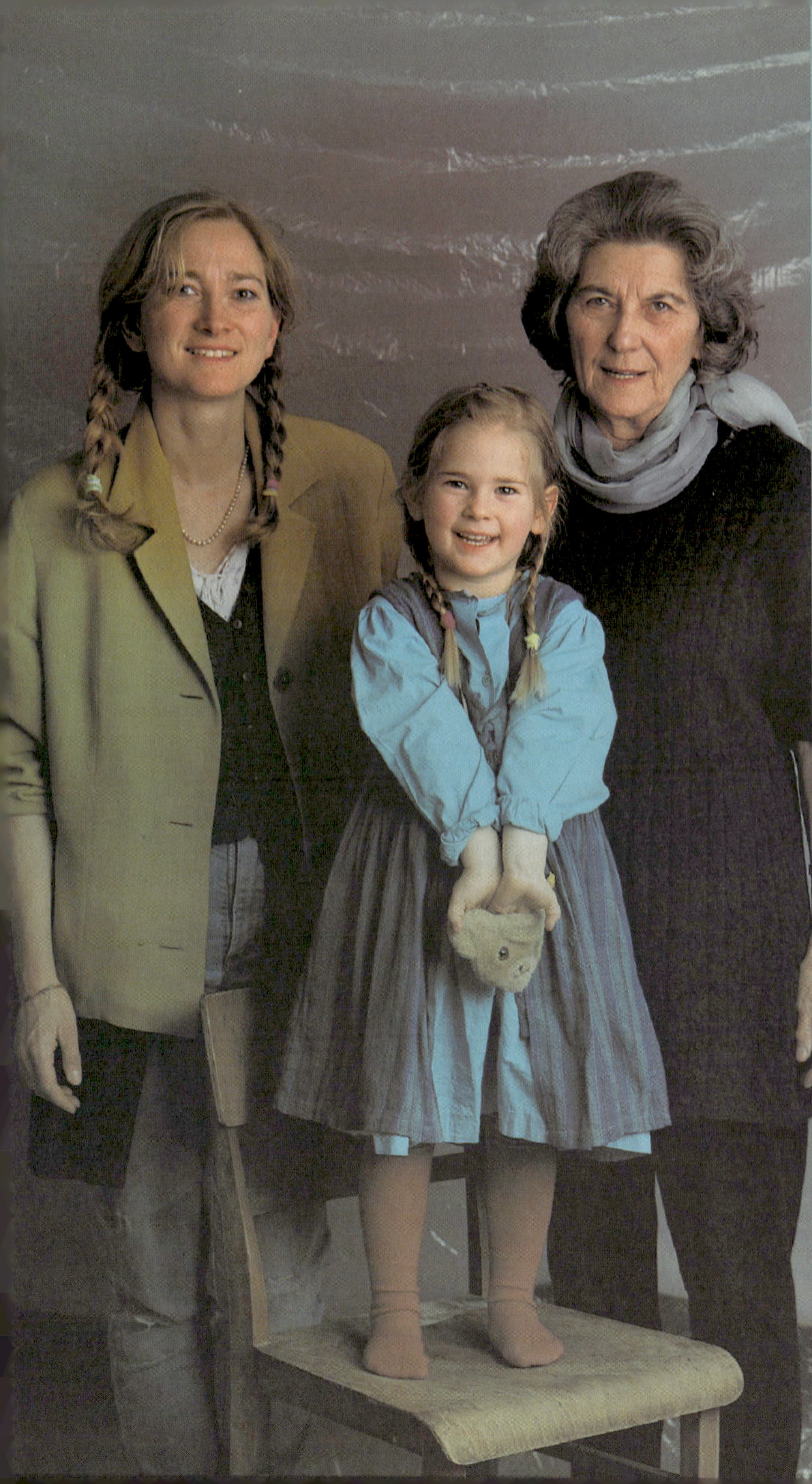

8

Allgemeine Krankheitslehre

8 Allgemeine Krankheitslehre

Das medizinische Fachgebiet

Pathologie: *Krankheitslehre.* Befasst sich mit den abnormen und krankhaften Vorgängen im menschlichen Körper, insbesondere der **Ätiologie** *(Ursache)* von Krankheiten, ihrer **Pathogenese** *(Entstehung und Entwicklung),* den durch die Erkrankung bedingten organischen Veränderungen **(pathologische Anatomie, Histopathologie)** und deren Folgen für die Funktion des Organismus **(Pathophysiologie).** Gleichnamiges medizinisches Fachgebiet.

Begriff der Gesundheit ☞ 1.2 und 1.3

Die **Krankheitslehre** ist im klinischen Alltag immer präsent: Aus dem Wissen beispielsweise, wie ein Dekubitus (☞ 7.5.4) entsteht, leiten sich die pflegerischen Maßnahmen zu seiner Verhütung ab (*Dekubitusprophylaxe* ☞ 7.5.4). Auch für das Verständnis zahlreicher ärztlicher Therapien wie etwa die Antibiotikagabe bei einer bakteriell bedingten Infektion ist ein Grundwissen, warum und wie Krankheiten entstehen, unabdingbar.

8.1 Krankheitsursachen

Äußere und innere Krankheitsursachen

Gesundheit ist von zwei Seiten bedroht: Von *außen* durch physikalische (Hitze, Kälte), chemische (akute oder schleichende Vergiftung), mikrobiologische (Bakterien, Pilze, Viren) und soziale (Hungersnot, Kriege) Einwirkungen; von *innen* sowohl durch genetisch bedingte Krankheiten bzw. die erbliche Disposition (Veranlagung, Bereitschaft) zu Krankheiten als auch durch erworbene Krankheitsdispositionen sowie das natürliche Altern mit Schwinden der körperlichen und psychischen Leistungskraft.

Details zu äußeren und inneren Krankheitsursachen ☞ 8.1.1 – 8.1.3

Organische und psychische Krankheitsursachen

Ein weiteres häufig gebildetes Gegensatzpaar stellt den **organischen** *(somatischen, körperlichen)* **Krankheitsursachen** wie etwa Bakterien oder einer Verletzung die **psychischen** *(seelischen)* **Krankheitsursachen** gegenüber. Heute gehen die meisten Mediziner von der Vorstellung aus, dass zwischen den Polen der rein organisch und der rein psychisch bedingten Erkrankungen ein weites Spektrum von Erkrankungen liegt, bei denen organische und psychische Komponenten miteinander verwoben sind.

Psychiatrie, Psychosomatik ☞ Kapitel 36
Psychoneuroimmunologie ☞ 7.1

8.1.1 Äußere Krankheitsursachen

Äußere *(exogene)* **Krankheitsursachen** sind von den Lebensbedingungen, der „Umwelt", abhängig. Deshalb lassen sie sich zumindest prinzipiell verringern, sie sind **beeinflussbar.**

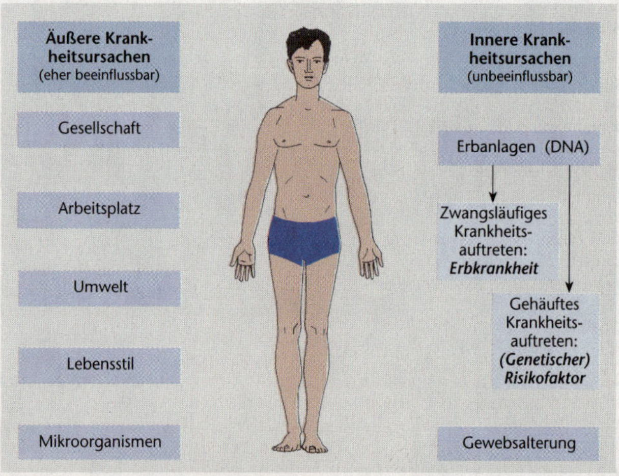

Abb. 8.1: Innere und äußere Krankheitsursachen. [A400]

Äußere Krankheitsursachen sind etwa:
- Verletzungen (☞ auch Kapitel 27)
- Sauerstoffmangel
- Stromeinwirkung (☞ 17.8)
- Strahlung (☞ auch 30.10.2)
- Zu hohe oder zu niedrige Umgebungstemperatur (☞ 17.7, 38.5.2)
- Chemische Noxen, z.B. bei Vergiftungen (☞ 17.5, 38.5.3) oder Verätzungen (☞ 17.6, 33.2.2)
- Unzureichende Nahrungsaufnahme
- (Krank machende) Mikroorganismen (☞ unten und Kap. 28).

Eine andere Einteilung äußerer Krankheitsursachen blickt nicht auf die einzelne Person, sondern stellt die Krankheitsursachen in einen größeren gesellschaftlichen Kontext, um ihre Beeinflussbarkeit zu betonen. Dazu gehören z.B. soziale, zivilisationsbedingte und iatrogene Krankheitsursachen sowie verschiedenste Mikroorganismen.

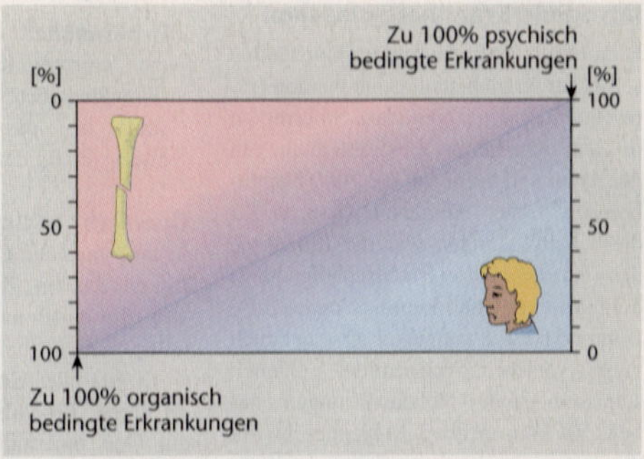

Abb. 8.2: Zwischen den (nach heutigem Kenntnisstand) rein organischen und rein psychisch bedingten Erkrankungen liegt ein weites Spektrum von Erkrankungen, bei denen beide Komponenten eine Rolle spielen und sich die Gewichtung beider kontinuierlich verschiebt. Eine gleichartige Graphik ist auch für das Gegensatzpaar äußere – innere Krankheitsursachen möglich (☞ 8.1).

Soziale Krankheitsursachen

Das Problem **sozialer Krankheitsursachen** ist wahrscheinlich so alt wie die Menschheit selbst: Nahezu alle menschlichen Kulturen haben einen Zusammenhang hergestellt zwischen Armut einerseits und Mangelernährung sowie fehlenden finanziellen Mitteln zur Schaffung hygienischer Verhältnisse oder Inanspruchnahme medizinischer Systeme andererseits.

Auch heute noch ist das Problem weit von einer Lösung entfernt: In den Slums der Entwicklungsländer verelenden (und erkranken) Millionen von Menschen unter dem Druck rasch wachsender städtischer Ballungsräume.

Nach modernem Verständnis sind für die **soziale Gesundheit** neben ausreichenden finanziellen Mitteln die Einbindung des Individuums in ein Geflecht nachbarschaftlicher Beziehungen, die Verfügbarkeit von Wohnung und Arbeitsplatz sowie die Einbettung in eine feste, kleine Bezugsgruppe (etwa die Familie) erforderlich. Fehlen eine oder mehrere dieser Voraussetzungen, so sind Krankheiten zwar nicht notwendige, aber häufige Folge.

Zivilisationsbedingte Krankheitsursachen

Durch die moderne Zivilisation sind einerseits viele äußere Bedrohungen der Gesundheit weitgehend beseitigt worden. So gelang es:
- Sich durch Kleidung und Heizung vor Kälte zu schützen
- Durch Hochertragslandwirtschaft und aufwendige Vorratshaltung Nahrungsmittel in früher undenkbarer Vielfalt ganzjährig verfügbar zu machen, so dass Vitamin- und Eiweißmangelzustände in den Industrieländern selten geworden sind
- Durch ein aufwendiges System sozialer Sicherung diejenigen, die von Krankheiten oder anderen Schicksalsschlägen getroffen werden, vor dem Verhungern oder vor der Ausgrenzung aus der Gesellschaft zu bewahren.

Andererseits jedoch sind durch den modernen Lebensstil neue Bedrohungen aufgetreten: Der Straßenverkehr fordert in Deutschland über 11000 Tote und weit über 200000 Verletzte jährlich. Viele Menschen werden durch Lärm am Arbeitsplatz krank oder schwerhörig. Strahlenbelastungen, z.B. durch Unfälle in Kernkraftwerken, gehören zu den ständigen Gefahren.

Umweltmedizin

In der **Umweltmedizin** *(Umwelthygiene)* werden die Auswirkungen der *Umweltbedingungen* auf die Gesundheit untersucht. Sie hat derzeit folgende Schwerpunkte:
- **Nahrungsmittel.** Viele Nahrungsmittel sind mit *Fremdstoffen* belastet, die der Gesundheit schaden können. Zu diesen Fremdstoffen zählen beispielsweise *Schadstoffe,* die aus Ackerböden oder Gewässern in unsere Nahrung gelangen, z.B. Pflanzenschutzmittel und Schwermetalle, und *Lebensmittelzusatzstoffe,* die in Form von Farbstoffen und Konservierungsmitteln unserer Nahrung zugesetzt werden
- **Außenluft.** Die Schadstoffbelastung der Luft hat vor allem während der 50er- und 60er-Jahre in den Innenstädten gesundheitsgefährdende Ausmaße erreicht. Durch Umstellung auf umweltfreundlichere Heizungen und Abgaskatalysatoren hat sich der Schadstoffausstoß mittlerweile verringert
- **Innenraumluft.** In geschlossenen Räumen hat die Belastung des Menschen durch Schadstoffe in der Atemluft dagegen zugenommen. Die größte einzelne Innenraum-Schadstoffquelle ist dabei in Deutschland Zigarettenrauch
- **Lärm.** Umfragen in der Bevölkerung zufolge ist für viele der Lärm das Umweltproblem Nr. 1: Die Zahl von Lärmarbeitsplätzen ist trotz vieler Schutzvorkehrungen weiterhin sehr hoch. Noch schwerer wiegen jedoch die Lärmbelästigungen auf der Straße durch die enorme Ausweitung des motorisierten Verkehrs.

Mikroorganismen

Die *Angst vor Infektionen* (☞ Kapitel 28) prägt die Menschheit seit Jahrtausenden. Nur für eine kurze Zeit nach Einführung des Penicillins glaubte man, mit Hilfe von Antibiotika die Geißeln der Menschheit wie Tuberkulose, Cholera und Malaria endgültig besiegen zu können.

Dieses Ziel ist jedoch wieder in weite Ferne gerückt:
- Viele Erreger sind gegen herkömmliche Antibiotika *resistent* (widerstandsfähig, „*immun*") geworden
- In vielen Regionen der Erde sind wirksame Arzneimittel nicht finanzierbar, so dass Menschen z.B. an einfach zu behandelnden Wurmkrankheiten sterben müssen
- Das Beispiel der HIV-Infektionen (AIDS ☞ 29.3) und BSE-Infektionen (☞ 35.8.9) zeigt, wie rasch und weltweit bedrohend sich auch zu Beginn des 21. Jahrhunderts neue Krankheitserreger verbreiten können.

Iatrogene Krankheitsursachen

Die Medizin kann unter Umständen selbst zur Krankheitsursache werden *(iatrogene Krankheitsursache)*. So erregten in den 60er-Jahren Fehlentwicklungen der Arme und Beine bei ca. 2000 Neugeborenen großes Aufsehen. Ursache für diese Fehlbildungen war die Einnahme des *teratogenen* (fruchtschädigenden) Schlafmittels Thalidomid *(Contergan®)* während der Schwangerschaft. Aber auch viele andere Arzneimittel können schwerwiegende Nebenwirkungen haben. So können etwa Magengeschwüre durch die Einnahme von Schmerzmitteln auftreten.

8.1.2 Innere Krankheitsursachen

Den äußeren Krankheitsursachen werden die **inneren** *(endogenen)* **Krankheitsursachen** gegenübergestellt. Sie sind **unbeeinflussbar.**

Genetisch bedingte Erkrankungen

Genetisch bedingte Erkrankung: Durch Veränderung des Erbmaterials **DNA** *(Desoxyribonukleinsäure, DNS)* verursachte Erkrankung. Kann an spätere Generationen weitervererbt werden, weshalb die Kenntnis des *Vererbungsmechanismus* außerordentlich wichtig ist.

Erbkrankheit: Erkrankung, bei der die ererbte Krankheitsdisposition (Krankheitsbereitschaft ☞ unten) so stark ist, dass die Erkrankung zwangsläufig daraus folgt.

Genetisch bedingten Erkrankungen liegen entweder **Chromosomenaberrationen** (d.h. ein „Zuviel" oder „Zuwenig" von Chromosomen oder Chromosomenteilen, etwa bei der Trisomie 21 ☞ 13.7.1) oder **Genmutationen** zugrunde. Diese Erbänderungen betreffen nur ein Gen innerhalb eines Chromosoms und führen häufig zur Synthese funktionsgeschädigter Proteine, oft mit der Folge einer Stoffwechselerkrankung. Die häufigste auf einer Genmutation beruhende Erbkrankheit in Deutschland ist die *Mukoviszidose* mit Produktion eines abnorm zähen Sekrets vor allem in Lunge und Bauchspeicheldrüse (☞ 13.10.4).

Bei durch Genmutationen bedingten Erbkrankheiten ist die „Stärke" der verschiedenen **Allele** *(einander entsprechende Gene von Mutter bzw. Vater)* von großer Bedeutung:

- Ist die Genwirkung des einen Allels stärker als die des anderen, bezeichnet man das stärkere Allel als **dominant.** Es überdeckt die Wirkung des schwächeren, **rezessiven** Allels. Bei dominant vererbten Erkrankungen reicht bereits *ein* „falsches" Gen zur Ausbildung der Erkrankung aus, bei rezessiv vererbten Krankheiten müssen *beide* Allele die fehlerhafte Information tragen
- Sind die beiden Allele gleichwertig und treten beide Merkmale *nebeneinander* in Erscheinung, spricht man von **Kodominanz.** Beispielsweise sind die Blutgruppenmerkmale A und B kodominant; sie gelangen bei der Blutgruppe AB beide zur Ausprägung. Beim **intermediären Erbgang** zeigen sich zwei gleichwertige Merkmale durch Ausbildung einer Mischform. Gleichwertigkeit verschiedener Allele ist bei Erbkrankheiten selten
- Ein besonderes Bild ergibt sich bei Merkmalen, die nicht von Genen der **Autosomen** („normale", bei Männern und Frauen doppelt vorhandene Chromosomen), sondern von Genen des **X-Chromosoms** kodiert werden. Dominanz und Rezessivität spielen hier nur bei Frauen eine Rolle. Bei Männern (die ja nur ein X-Chromosom haben) kommen solche Gene auf jeden Fall zur Ausprägung. Eine **X-chromosomal vererbte Krankheit** ist beispielsweise die Bluterkrankheit (☞ 24.9.1).

Die Kenntnis dieser verschiedenen Erbgänge ist für die Diagnose und (humangenetischen) Beratung bei Erbkrankheiten von enormer Bedeutung.

Humangenetik, humangenetische Beratung ☞ 4.6

Allerdings sind die Verhältnisse nicht immer so einfach wie oben und in Abb. 8.3 dargestellt: Beispielsweise brechen manche dominant vererbten Krankheiten trotz Vorhandensein eines fehlerhaften Gens nicht immer oder nicht immer in gleicher Stärke aus – man spricht hier von

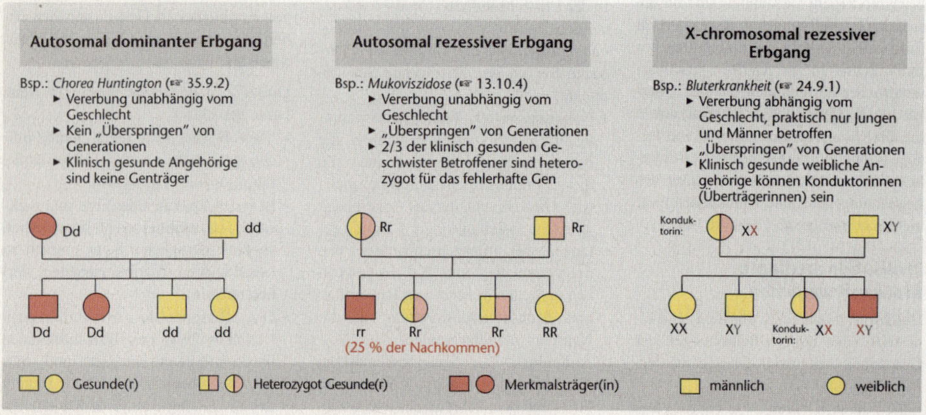

Abb. 8.3: Wichtige Erbgänge bei Erbkrankheiten. [A400]

unvollständiger **Penetranz** bzw. schwankender **Expressivität.** Bei einer **polygenen Vererbung** sind Fehlbildungen oder Erkrankungen durch das Zusammenwirken mehrerer Gene bedingt.

Multifaktorielle Vererbung ☞ *8.1.3*

Krankheitsdisposition

Krankheitsdisposition (Disposition = Veranlagung, Vorherbestimmung; *Krankheitsbereitschaft*): Anfälligkeit für bestimmte Erkrankungen bei Einschränkung oder Überforderung der Anpassungsfähigkeit des Körpers.

Manche Menschen oder Gruppen von Menschen sind besonders anfällig für bestimmte Erkrankungen – man spricht von **Krankheitsdisposition.** Beispiele sind:

- **Geschlechtsdisposition.** Männer erkranken z.B. neunmal häufiger an Gicht (☞ 23.9) als Frauen
- **Altersdisposition.** Z.B. erkranken Kinder zehnmal häufiger an Erkältungskrankheiten als Erwachsene
- **Disposition infolge ethnischer Zugehörigkeit.** Manche Krankheiten kommen fast nur bei Schwarzen vor (z.B. die Sichelzellenanämie ☞ 24.6.4), andere Krankheiten (z.B. bestimmte Hauterkrankungen) fast nur bei Weißen.

Angeborene Krankheitsdispositionen

Ebenso wie die Haarfarbe eines Menschen wird auch seine Disposition zu bestimmten Erkrankungen genetisch (mit-) bestimmt („die Krankheit liegt in der Familie"). Die genetische Disposition bildet gewissermaßen den Boden, auf dem schädigende Einflüsse ihre Wirkung entfalten können.

Erworbene Krankheitsdispositionen

Den *ererbten* Krankheitsdispositionen stehen die **erworbenen Krankheitsdispositionen** gegenüber: Wer sich nicht genug bewegt und seinen Kreislauf nicht trainiert, ist für häufige Erkältungskrankheiten in der kalten Jahreszeit *disponiert* (anfällig). Wer an einem Tumor oder an Tuberkulose erkrankt, zieht sich auch wesentlich leichter eine Zweiterkrankung zu, z.B. eine Bronchitis. Medizinisch ausgedrückt: Eine **Primärerkrankung** disponiert zu einer **Sekundärerkrankung.**

Steht die Sekundärerkrankung in einem engen zeitlichen oder ursächlichen Zusammenhang mit der Primärerkrankung, heißt sie **Komplikation** der Primärerkrankung. Gefürchtete Komplikation der tiefen Beinvenenthrombose (☞ 19.8.3) beispielsweise ist die Ablösung eines Thrombusanteils mit Entstehung einer Lungenembolie (☞ 20.10.1).

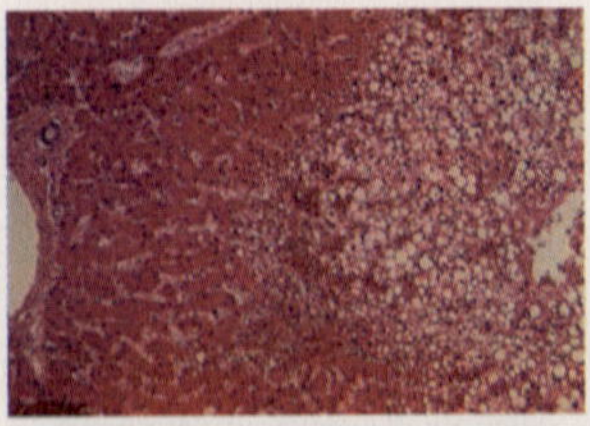

Abb. 8.4: Läppchenzentrale Leberverfettung. Am linken Bildrand sind ein unverändertes Portalfeld und die normale Leberstruktur sichtbar. Am rechten Bildrand in Nähe der Zentralvene hingegen ist eine deutliche Leberzellverfettung sichtbar. [S006]

Altern

Das natürliche Altern als weitere innere Krankheitsursache wird wegen seiner großen und weiter zunehmenden Bedeutung in Kapitel 14 detailliert dargestellt.

8.1.3 Multifaktorielle Krankheitsentstehung

Bei der Entstehung vieler Krankheiten wirken *viele* Faktoren (im engeren Sinne: *mehrere* Gene *und* äußere Einflüsse) zusammen – der Mediziner spricht von **multifaktorieller Krankheitsentstehung.** In den meisten Fällen bleibt die genaue Gewichtung innerer und äußerer Einflüsse dabei unklar.

Trifft beispielsweise eine erbliche Bereitschaft zur „Gefäßverkalkung" (*Arteriosklerose* ☞ 19.6.1) und damit zur Herzkranzgefäßverengung zusammen mit falscher Lebensweise, Rauchen und Übergewicht, ist das Ergebnis oft ein früh eintretender Herzinfarkt (☞ 18.5.2).

Auch zahlreiche **Fehlbildungen** wie etwa die angeborene Hüftdysplasie (☞ 26.13.2), Klumpfüße (☞ 26.13.14) oder Lippen-Kiefer-Gaumenspalten (☞ 13.7.1) sind nach heutigem Kenntnisstand multifaktoriell bedingt.

8.2 Zell- und Gewebsschäden

Viele Erkrankungen sind durch charakteristische **Zell-** und **Gewebsschädigungsmuster** der betroffenen Organe bzw. Gewebe gekennzeichnet. Diese typischen Schädigungsmuster treten unter Einwirkung der unterschiedlichsten **Noxen** (lat. *Noxe*, schädlicher Einfluss, krankheitserregende Ursache) prinzipiell immer wieder gleichartig auf und bestimmen den Ablauf zahlloser Krankheiten. Einige zentrale Begriffe der *morphologischen* (d.h. der mit dem bloßen Auge oder mikroskopisch sichtbare Strukturen betreffenden) Krankheitslehre, die die Grundlage zum Verständnis vieler Befunde in der Klinik bilden, sollen deshalb hier in Bezug auf die jeweils gestörten Funktionen dargestellt werden.

8.2.1 Krankhafte Ablagerungen von Substanzen

Abnorme Ansammlungen von Substanzen kommen bei den unterschiedlichsten Erkrankungen und in verschiedenen Zellstrukturen vor, z.B. im Zytoplasma, den Lysosomen oder dem Zellkern. Es können vielerlei Substanzen abgelagert werden, vor allem Fette, Eiweiße, Glykogen (Speicherform der Glukose), Schwermetalle (Eisen, Kupfer u.a.) und der Gallenfarbstoff Bilirubin (*Ikterus* ☞ 22.2.1).

Intrazelluläre Ablagerungen sind grundsätzlich rückbildungsfähig. Sie können in gewissem Ausmaß von den Zellen toleriert werden. Bei massiver Zellüberladung mit angesammeltem Material werden jedoch oftmals auch bisher ungestörte Funktionen in Mitleidenschaft gezogen, was zum Zelltod führen kann.

Verfettung

Verfettung: Im Lichtmikroskop sichtbare Ablagerung von Fettsubstanzen in Zellen, die normalerweise kein oder nur wenig Fett enthalten.

Von den inneren Organen zeigt die *Leber* am häufigsten eine **Verfettung.** Sie kann ganz verschiedene Ursachen haben

- *Sauerstoffmangel* mit gestörter „Fettverbrennung" in den Mitochondrien *(hypoxische Verfettung)*
- *Toxische Wirkungen* z.B. des Äthylalkohols infolge der dadurch bedingten Stoffwechselveränderungen der Leberzellen
- *Vermehrtes Fettangebot* an die Leber
  - Durch gesteigerte Auflösung der Fettgewebsdepots *(Lipolyse)* beim Diabetes mellitus (☞ 23.6)
  - Mit der *Nahrung:* In diesem Fall stellt die Leberzellverfettung nicht

den Ausdruck einer Zellschädigung dar, sondern vielmehr eine Anpassungsreaktion.

Kalkablagerungen

Manche Substanzen, die normalerweise chemisch gelöst im Organismus vorkommen, fallen unter bestimmten Bedingungen als Salze im Gewebe aus. Sie werden intrazellulär und/oder extrazellulär abgelagert und können u.U. ihrerseits zu Funktionsstörungen führen.

Sehr häufig sind **Kalkablagerungen:**

- Normal ist die Einlagerung von Kalksalzen in die Knochen insbesondere während des Wachstums oder der Heilung von Knochenbrüchen
- Außerhalb der Knochen fallen Kalziumkarbonat oder Kalziumphosphat vornehmlich in nekrotischen oder vermindert vitalen Bezirken aus, z.B. in tuberkulösen Nekrosen oder ernährungsgestörten Tumoranteilen. Hierher gehört auch die klassische Arterienverkalkung im Rahmen der Arteriosklerose (☞ 19.6.1). Auch in abgelagerten Zell- und Gewebsprodukten sammelt sich nicht selten Kalk an, etwa in eingedickten Drüsensekreten (Steinbildung)
- Eine Erhöhung des Blutkalziumspiegels (*Hyperkalzämie* ☞ 31.11.4) z.B. infolge von Stoffwechselstörungen, führt in verschiedenen, sonst unveränderten Geweben zu Kalkniederschlägen.

Alle Kalkablagerungen, die eine bestimmte Größe überschreiten, sind auf Röntgenaufnahmen erkennbar und können in der Krankheitsdiagnostik hilfreich sein: So deuten beispielsweise gruppierte kleine Kalkeinlagerungen *(Mikroverkalkungen)* des Brustdrüsengewebes auf das Vorliegen eines Mammakarzinoms (☞ 32.6.2) hin. Kalkeinlagerungen der Lungen sind oft Zeichen einer abgelaufenen Tuberkulose (☞ 20.5.4).

Harnsäureablagerungen ☞ 23.9

8.2.2 Nekrose

Nekrose: Morphologische Veränderungen durch Absterben von Zellen oder Zellverbänden im lebenden Organismus *(intravital).*

Zur Bildung von **Nekrosen** als gemeinsamem Endstadium aller Zellschäden kommt es immer dann, wenn ein schädigender Einfluss die Anpassungsfähigkeit der Zellen übersteigt. Die wichtigsten Ursachen solcher Zelluntergänge sind:

- Sauerstoffmangel, meist infolge von Durchblutungsstörungen (Beispiel: Herzinfarkt)
- Physikalische Schädigungen wie Strahleneinwirkung, Verbrennungen oder Erfrierungen
- Giftstoffe (Beispiel: Lebernekrosen durch Knollenblätterpilzvergiftung)
- Infektionen und Infektabwehr (Beispiel: Abszess ☞ 8.3.5)
- Mechanische Verletzungen (☞ 27.4.1).

Im weiteren Verlauf kommt es zu Reaktionen des umgebenden vitalen Gewebes, die sich bei größeren Nekrosen in die Phasen der *Abgrenzung* (durch entzündlichen Randsaum mit zahlreichen Granulozyten), *Abräumung* (durch Phagozyten = Fresszellen ☞ 29.1.3) und *Reparatur* (durch Regeneration des betroffenen Gewebes oder Narbenbildung) gliedern.

Es gibt verschiedene Nekroseformen:

- **Koagulationsnekrosen** sind gekennzeichnet durch *Koagulation* (Gerinnung, Ausflockung) der Zellproteine. Sie finden sich daher in eiweißreichen Geweben, z.B. Herz, Niere und Milz, insbesondere nach Unterbrechung der Blutzufuhr, d.h. nach *ischämischen Infarkten.* Mit bloßem Auge sieht man sie als feste, meist gelblich gefärbte Herde. Später kommt es zur Schrumpfung der Infarktbezirke und Umwandlung in *feste bindegewebige Narben.*
  Meist als Sonderform der Koagulationsnekrose klassifiziert wird die **Gangrän,** die durch *Ischämie* (Minderversorgung mit Blut) bedingte Nekrose (☞ auch 19.3.5). Die **trockene Gangrän** ist ein blauschwarzer bis schwarzer, scharf abgegrenzter und geschrumpfter Gewebedefekt, der wie mumifiziert aussieht (☞ Abb. 19.24). Das Gewebe ist trocken und hart. Besiedeln Bakterien die Nekrose (vorzugsweise Anaerobier ☞ 28.5.1), so zersetzen diese das abgestorbene Gewebe. Es kommt zum Bild der **feuchten Gangrän** mit matschig-schmierigem Aussehen und übel-fauligem Geruch der Wunde
- **Kolliquationsnekrosen** hingegen sind geprägt durch die Verflüssigung *(Kolliquation)* des abgestorbenen Gewebes. Sie entstehen z.B. in eiweißarmem, fettreichen Gewebe wie dem Gehirn; als Endzustand bleiben hier flüssigkeitsgefüllte Hohlräume ohne Epithelauskleidung *(Pseudozysten)* zurück.

Von den Nekrosen zu unterscheiden ist die **Apoptose,** der *programmierte* und von der Zelle selbst eingeleitete *Zelltod,* der z.B. bei Wachstum und Regeneration, Gewebealterung, aber auch bei vielen chronischen Erkrankungen oder während einer Tumorbehandlung mit Zytostatika (☞ 24.5.1) vorkommt.

8.2.3 Atrophie und Hypertrophie

Atrophie: Rückbildung von Organen, Funktionsgeweben oder Zellen mit Verkleinerung der Zellen und/oder Verminderung der Zellzahl.

Hypertrophie *(einfache Hypertrophie):* Vergrößerung von Geweben oder Organen durch Zunahme des Zellvolumens bei gleichbleibender Zellzahl.

Hyperplasie *(nummerische Hypertrophie):* Vergrößerung von Geweben oder Organen durch Zunahme der Zellzahl bei gleich bleibender Zellgröße.

Atrophie und **Hypertrophie** sind Anpassungsreaktionen des Organismus auf veränderte Anforderungen:

- Eine **Atrophie** ist sehr häufig durch lang anhaltende *Inaktivität* bedingt, z.B. wird durch länger dauernde Bettruhe das primär gesunde Herz kleiner und weniger leistungsfähig
- Eine **Hypertrophie** hingegen ist auf *vermehrte Leistungsanforderung* zurückzuführen. Beispielsweise vergrößert sich das Herz unter vermehrter Belastung.

Atrophie und Hypertrophie können sowohl physiologisch als auch pathologisch sein: Die mäßige Herzhypertrophie eines Leistungssportlers ist als normal anzusehen. Die teils extreme Herzhypertrophie aufgrund eines lang anhaltenden Bluthochdrucks oder eines Herzklappenfehlers ist hingegen ein krankhafter Vorgang, der das Herz langfristig überfordert.

8.2.4 Ödem

Ödem *(Wassersucht, Hydrops):* Flüssigkeitsvermehrung im interstitiellen (d.h. zwischen den Zellen gelegenen) Raum. Von außen oft als nicht gerötete, schmerzlose Schwellung sichtbar.

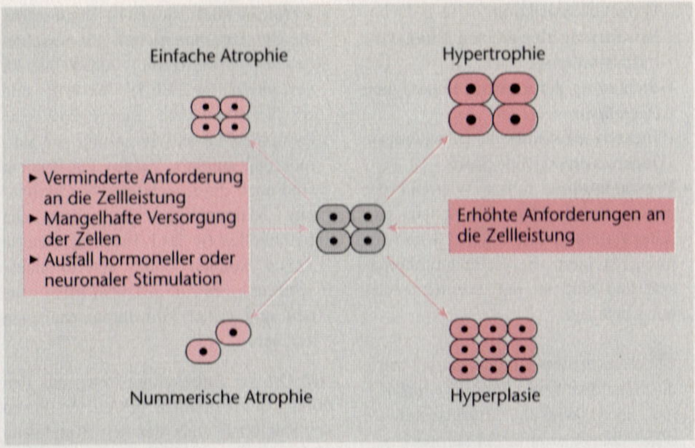

Abb. 8.5: Atrophie, Hypertrophie und Hyperplasie als Anpassungsreaktionen des Organismus auf veränderte Beanspruchung.

Alle **Ödeme** kommen durch gesteigerten Austritt von Blutflüssigkeit aus den Blutgefäßen bzw. verminderten Rückfluss in die Gefäße zustande.

Da Ödeme zu den Störungen des Wasserhaushalts zählen, werden sie in 31.11.1 detailliert dargestellt.

Lungenödem ☞ 18.6.3

8.2.5 Erguss

Erguss: Flüssigkeitsvermehrung in einem vorgebildeten Hohlraum, z.B. im Pleuraspalt (*Pleuraerguss* ☞ 20.11.2) oder in einem Gelenkspalt (*Gelenkerguss* ☞ 27.3.3).

Ergüsse in vorgebildeten Körperhöhlen entwickeln sich am häufigsten bei:

- *Blutstauungen.* So kommt es bei Herzinsuffizienz nicht selten zu Pleuraergüssen, bei Pfortaderhochdruck zur Bildung von Aszites (☞ 22.2.2). Die Ergussflüssigkeit ist in diesen Fällen klar und eiweißarm; man nennt sie **Transsudat**
- *Entzündungen.* Die Erhöhung der Gefäßdurchlässigkeit lässt dabei mit der Blutflüssigkeit auch Serumproteine austreten, und es wandern Entzündungszellen in die Ergussflüssigkeit, die als **Exsudat** (☞ 8.3.5) bezeichnet wird
- *Tumorwachstum* in der Wandung der Höhle. Man findet dann im Erguss mikroskopisch meist Tumorzellen, oft auch Erythrozyten **(hämorrhagischer Erguss).**

8.2.6 Fibrose

Fibrose: Erhöhung des Anteils an kollagenem Bindegewebe in einem Gewebe.

Beruht meist auf einer Mehrproduktion von Kollagenfasern (und auch Grundsubstanz) durch aktivierte Bindegewebszellen *(Fibroblasten)* und bewirkt eine Verhärtung *(Sklerose)* und Elastizitätsabnahme des betroffenen Gewebes.

Die wichtigsten Ursachen einer **Fibrose** bestehen in:

- *(Chronischen) Entzündungen.* Dabei können sowohl Infektionen wie z.B. chronische Tuberkulosen (☞ 20.5.4) als auch immunologische Erkrankungen wie die (primäre) rheumatoide Arthritis (☞ 25.5.1) zu ausgedehnten Fibrosen der befallenen Organe führen
- *Nekrosen* von Funktionsgeweben *(Parenchym)*, bei denen eine komplette Regeneration nicht möglich ist
  - Kleine verstreute Nekrosen werden meist durch **gitterartige Faservermehrung** ersetzt, z.B. am Herzmuskel und an der Leber. Eine solche Leberfibrose kann zur Zerstörung der Läppchenarchitektur der Leber und zur Entwicklung einer *Leberzirrhose* (☞ 22.4.6) führen
  - Größere zusammenhängende Nekrosen, z.B. ein Herzinfarkt oder eine Quetschwunde der Haut, hinterlassen kompakte bindegewebige Narben
- Auch *nichtentzündliche Ödeme,* z.B. durch Blutstauung, können zur Faservermehrung führen. So zeigen beispielsweise lange bestehende, stauungsbedingte Unterschenkelödeme eine deutliche Tendenz zur Verhärtung. Die im Rahmen einer Arteriosklerose entstehende Intimafibrose (☞ 19.6.1) ist Folge von Intimaödemen und kleinen Gefäßwandnekrosen.

Fibrosen bleiben auch nach Beseitigung ihrer Ursachen meist bestehen. Im Vergleich zum intakten Gewebe sind sie immer funktionell minderwertig.

Während allerdings die Narbenbildung zum Ersatz von Gewebsdefekten oft befriedigende Ergebnisse mit Wiedergewinnung der Stabilität liefert (Defektheilung ☞ 27.4.2), können insbesondere entzündliche und stauungsbedingte Fibrosen ihrerseits zu schweren Funktionsstörungen führen, indem sie beispielsweise die Beweglichkeit eines Gelenks, die Dehnungsfähigkeit der Lungen oder die Durchgängigkeit eines Gefäßes beeinträchtigen.

8.3 Entzündung

8.3.1 Einführung

Entzündung *(Entzündungsreaktion):* Universale Reaktion des Organismus auf Zell- und Gewebsschäden. Dient der *Eingrenzung* einer Gefahr, also dem Schutz des übrigen Körpers vor einer Ausbreitung der Noxe, und der *Entfernung* des schädigenden Stoffes aus dem Körper, d.h. dem Abbau der Schadstoffe, der Vernichtung von infektiösen Erregern oder der Abräumung von Nekrosen.

Auslöser der Entzündungsreaktion

Auslöser einer Entzündung können beispielsweise sein:

- Gewebszerstörung mit Entstehung von *Gewebstrümmern*
- Infektiöse Erreger (Bakterien ☞ 28.5, Viren ☞ 28.6, Pilze ☞ 28.7) und ihre *Toxine* (Giftstoffe)
- Fremdkörper (z.B. ein Dorn), Chemikalien
- In Ausnahmefällen auch körpereigenes Gewebe, das als „Autoaggressor“ wirkt (☞ 29.5).

Kardinalsymptome

Die entzündliche Reaktion geht mit *körperlichen Beschwerden* **(Symptomen)** einher. Man beobachtet fast immer – wenn auch unterschiedlich ausgeprägt – folgende fünf **Kardinalsymptome** (☞ Abb. 8.6):

- Schmerz *(Dolor)*
- Rötung *(Rubor)*
- Schwellung (*Tumor* im lat. Wortsinn)
- Überwärmung *(Calor)*
- Funktionsstörung *(Functio laesa)*.

Lokale und generalisierte Entzündungen

Sepsis ☞ 28.4 und 38.5.1

Manche Entzündungsformen sind **lokal** auf einen Körperteil begrenzt (z.B. eine leichte Entzündung nach Schnittverletzung am Finger), andere greifen auf mehrere Gewebe über oder **generalisieren** sogar, das heißt sie beziehen den gesamten Körper mit ein. Dabei können sich die Entzündungserreger auf verschiedenen Wegen ausbreiten:

- Kontinuierlich im Gewebe
- Kanalikulär, d.h. über ein Hohlraumsystem wie z.B. den Bronchialbaum oder die Harnwege
- Lymphogen durch die Lymphgefäße
- Hämatogen durch die Blutgefäße
- Neurogen entlang der Nerven (selten, z.B. beim Tollwut-Virus).

Das Ausmaß der Entzündung ist abhängig von der Aggressivität der schädigenden Noxe einerseits und der Wirksamkeit der Abwehrreaktion andererseits (☞ 8.3.2 und 29.1.3).

8.3.2 Reaktionen im Entzündungsgebiet

In geschädigten Körperteilen werden **Mediatoren** *(Vermittler, Botenstoffe)* freigesetzt bzw. aktiviert, die die einzelnen Abläufe der Entzündungsreaktion steuern. Zu diesen Mediatoren gehören das Histamin, die Prostaglandine, verschiedene Zytokine, aber auch vorwiegend im Blutplasma wirksame Substanzen wie Komplementfaktoren (☞ 29.1.3) und C-reaktives-Protein (CRP ☞ 28.3.7 und 39.19):

- **Histamin** spielt insbesondere bei allergischen Entzündungsreaktionen (☞ 29.4.1) eine wesentliche Rolle. Zu seinen wichtigsten Wirkungen gehören:
  - Bronchokonstriktion
  - Erweiterung der kleinen Blutgefäße mit Hautrötung
  - Steigerung der Gefäßdurchlässigkeit *(Gefäßpermeabilität)*
  - Juckreiz (Histamin ist der wichtigste Juckreiz erzeugende Stoff)
- **Prostaglandine** führen während der akuten Entzündungsreaktion zur Gefäßerweiterung mit lokaler Überwärmung, steigern die Gefäßdurchlässigkeit und sind an der Schmerzentstehung beteiligt.

Verschiedene Schmerzmittel wie die Salizylate (z.B. Aspirin®) entfalten ihre Wirkung hauptsächlich durch eine Hemmung der körpereigenen Prostaglandinproduktion (☞ 16.4.4).

- **Zytokine** sind chemische Botenstoffe, die die Zusammenarbeit der verschiedenen Abwehrzellen untereinander vermitteln (☞ 29.1.3). Wichtig sind beispielsweise die *Interleukine,* die Lymphozyten aktivieren und zur Vermehrung anregen. Relativ gut bekannt sind auch die *Interferone:* Sie aktivieren Makrophagen und natürliche Killerzellen (☞ 29.1.3); virusinfizierte Zellen können durch Interferonausschüttung gesunde Nachbarzellen warnen und deren Abwehrmechanismen anregen.

Am Ort der Entzündung treten aus den durch Mediatorstoffe geweiteten Poren der Kapillaren und Venolen Blutplasma und Leukozyten aus. Diese **Exsudation** *(Ausschwitzung)* führt zur entzündlichen Gewebsschwellung (*Ödem* ☞ 8.2.4 und

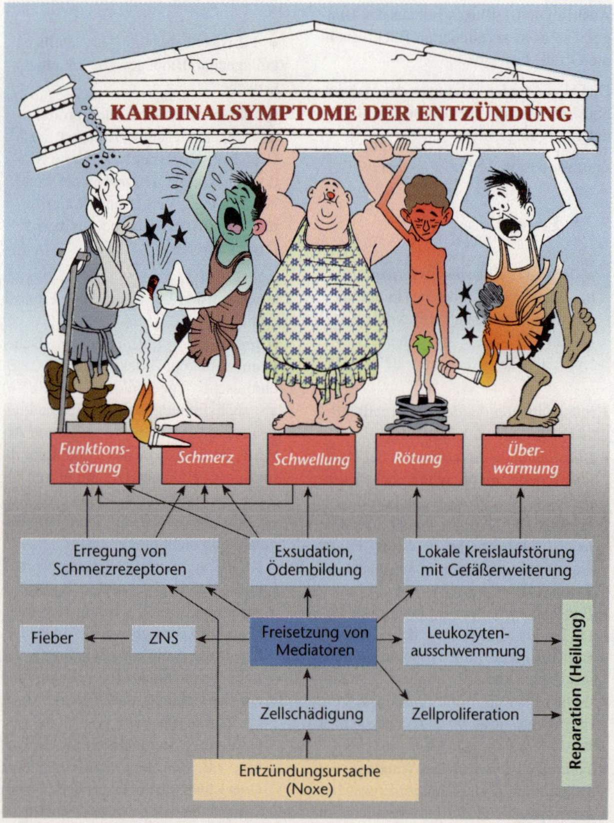

Abb. 8.6: Die Kardinalsymptome der Entzündung und der Ablauf der Entzündungsreaktion bis zur Entstehung der Kardinalsymptome. [A400]

Abb. 8.8). *Leukozyten* (weiße Blutkörperchen ☞ 24.1.2) und ortsständige *Phagozyten* (Fresszellen ☞ 29.1.3) versuchen nun, die schädliche Noxe (z.B. Bakterien) zu vernichten. Sie bilden einen begrenzenden Saum um die Gefahrenquelle und zerstören infizierte oder geschädigte Gewebsanteile. Aus den Trümmern abgestorbenen Gewebes entsteht oftmals durch Enzyme der Leukozyten flüssiger **Eiter** (Erweichungsnekrose ☞ 8.2.2).

8.3.3 Mitreaktionen des Gesamtorganismus

Auch bei einer primär lokalen Entzündung reagiert häufig der gesamte Organismus:

- Durch Mediatoren kommt es nicht nur zur Ansammlung von *Leukozyten* im Entzündungsgebiet, sondern auch zu ihrer Zunahme im zirkulierenden Blut **(Leukozytose)**
- Noch bevor *Gammaglobuline* als spezifische Antikörper zur Verfügung stehen (☞ 29.1.1), wird die Synthese der **Akute-Phase-Proteine** wie z.B. des **C-reaktiven-Proteins** (*CRP* ☞ 39.19) angekurbelt. Das CRP verbindet sich mit Schadstoffen zu Komplexen und aktiviert das Komplementsystem, Leukozyten und Thrombozyten
- Leukozyten und Prostaglandine rufen eine **Fieberreaktion** des Gesamtorganismus hervor (☞ 7.7.3) und beeinflussen die *Schmerzempfindung* (☞ 16.2)
- *Fieber erzeugende Substanzen* **(Pyrogene)** führen zur Fieberbildung, indem sie das thermoregulatorische Zentrum im ZNS aktivieren und zur Sollwerterhöhung der Körperkerntemperatur (☞ 7.7.1) veranlassen
- Interleukine lösen im ZNS die *Verminderung des Appetits* und die *Erhöhung des Schlafbedürfnisses* aus
- Gefäßerweiterung und Plasmaaustritt werden durch zahlreiche Entzündungsmediatoren verursacht und können zum allgemeinen **Blutdruckabfall** führen, im Extremfall bis hin zum Kreislaufschock (☞ 38.5.1).

8.3.4 Heilungsprozess

Der **Heilungsprozess** setzt bereits früh ein: Durch die Gewebsverletzung wird das Gerinnungssystem aktiviert, so dass sich kleine Blutgefäße in der Nachbarschaft des Defekts verschließen (☞ 24.1.4). Dadurch stirbt zwar weiteres umliegendes Gewebe ab, gleichzeitig wird aber Platz für die „großflächige" Reparatur geschaffen. Dieser Untergang vieler Zellen im Entzündungsgebiet ist das notwendige Übel, damit die Reparations- und Heilungsprozesse in Gang kommen. Bereits nach 12 – 36 Stunden kommt es zu einer gesteigerten Vermehrung von **Fibroblasten** *(Bindegewebsgrundzellen)*. Sie bilden Kollagenfasern und Bindegewebsgrundsubstanz, in die neue Blutgefäße einsprossen.

Nach 3 – 4 Tagen bildet sich ein vorläufiges, gefäßreiches, „schwammiges" Bindegewebe, das **Granulationsgewebe,** das später von Zellen des üblicherweise an dieser Stelle lokalisierten Gewebes wieder durchbaut wird. Sind durch die Entzündung jedoch größere Gewebsareale zerstört worden, entsteht eine funktionell minderwertige **Narbe** (☞ 27.4.2).

8.3.5 Einteilung von Entzündungen

Entzündungsformen

Obwohl bei den meisten Entzündungen tatsächlich alle oben genannten Reaktionen auftreten, überwiegt meist eine der genannten Erscheinungen (z.B. Plasmaaustritt oder Eiterbildung). Es ist deshalb sinnvoll, verschiedene Entzündungstypen zu unterscheiden.

Seröse Entzündung

Seröse Entzündungen zeichnen sich durch die Ansammlung einer großen Menge eiweißreicher Flüssigkeit aus. Die im Entzündungsbereich austretende Flüssigkeit **(Exsudat)** entspricht ungefähr der Zusammensetzung des Blutplasmas. Zu den *serösen Entzündungen* gehört z.B. die Quaddelbildung der Haut (umschriebene Gewebsschwellung) nach Brennnesselkontakt oder Insektenstich. An den Schleimhäuten gibt es die *serös-schleimige Entzündung*, wie sie jeder z.B. von der Anfangsphase des Schnupfens kennt. Seröse Entzündungen heilen in der Regel folgenlos ab.

Eitrige Entzündung

Wie erwähnt, gehen Entzündungen oft mit einer ausgedehnten Einwanderung von Leukozyten ins Entzündungsgebiet einher, die „nach getaner Arbeit" zusammen mit Trümmern anderer Zellen und Gewebsresten häufig als Eiter aus dem Körper ausgestoßen werden (**eitrige Entzündung,** *pyogene Entzündung*). Solche Entzündungen werden vor allem durch Eiter erregende *(pyogene)* Bakterien wie z.B. Streptokokken oder Staphylokokken (☞ 28.5.3 und 28.5.4) hervorgerufen.

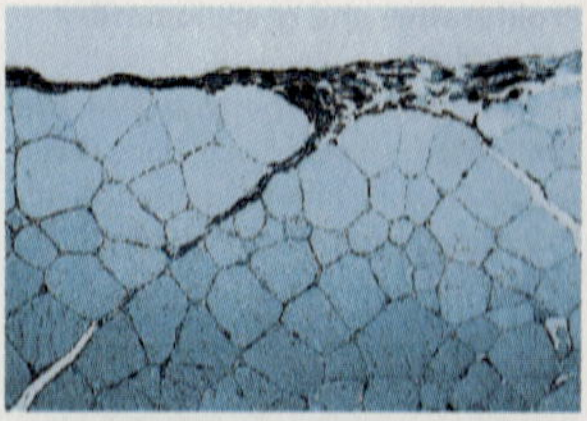

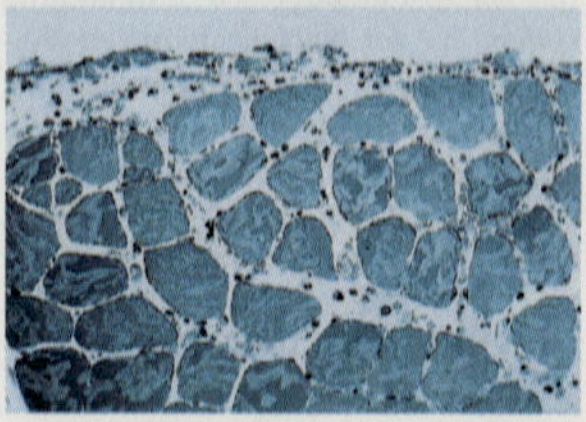

Abb. 8.7 – 8.8: Bei jeder lokalen Entzündung kommt es zur Gewebeschwellung durch den Austritt von Blutplasma ins Gewebe (Ödem). Die histologischen Bilder zeigen den Schnitt durch einen Skelettmuskel. Oben: Normalbefund. Unten: Nach Reizung der Muskeloberfläche hat sich ein entzündliches Ödem gebildet, das die quer angeschnittenen Muskelfasern auseinander spreizt. Im geweiteten interstitiellen Raum sammelt sich ein entzündliches Exsudat. [M136]

Zu den Sonderformen der eitrigen Entzündung gehören der Abszess, die Phlegmone und das Empyem.

Abszess *(Eiterbeule):* Eiteransammlung in einem durch Einschmelzung abgestorbenen Gewebes entstandenen Hohlraum. Am häufigsten durch Staphylokokken bedingt.

Phlegmone: Flächenhafte, eitrige Entzündung *ohne* Abkapselung des Entzündungsherdes und deshalb meist bedrohlicher als ein Abszess. Ausgelöst in der Regel durch Streptokokken.

Empyem: Eiteransammlung in einem *vorgebildeten* Hohlraum, etwa im Pleuraspalt oder in der Kieferhöhle.

Ulzerative Entzündung

Bei **ulzerativen** *(geschwürigen)* **Entzündungen** entsteht ein tiefer reichender Haut-, Schleimhaut- oder Gefäßinnenwanddefekt, das **Ulkus** *(Geschwür)*. Beispielsweise führen entzündliche Dickdarmerkrankungen, etwa die Colitis ulcerosa (☞ 21.6.5), zu ausgedehnten Gewebsdefekten der Dickdarmwand.

Proliferative und granulomatöse Entzündung

Bei **proliferativen** *(produktiven)* **Entzündungen** steht die Neubildung **(Proliferation)** von Fibroblastenzellen, die Bindegewebe produzieren, im Vordergrund. Es bildet sich faserreiches Bindegewebe, das zu Funktionseinschränkungen führt (Fibrose ☞ 8.2.6).

Bei der **granulomatösen Entzündung** kommt es zur knötchenförmigen Ansammlung von Entzündungszellen und Bindegewebe in Form von **Granulomen.** Beispiele sind die Granulome bei der Tuberkulose (☞ 20.5.4) und beim Morbus Crohn (☞ 21.6.5).

Einteilung nach dem zeitlichen Verlauf

Entzündungen können auch nach ihrem zeitlichen Verlauf eingeteilt werden:

- **Perakute Entzündungen** führen in kürzester Zeit zu schwersten Erkrankungen und sind auch heute noch oft tödlich
- **Akute Entzündungen** treten verhältnismäßig schnell ein, heilen aber oftmals auch wieder rasch
- **Subakute Entzündungen** beginnen allmählich, ihr Verlauf ist unterschiedlich
- **Chronische Entzündungen** nehmen einen lang anhaltenden Verlauf. Sie können
  - Sich aus einer akuten Entzündung entwickeln. Eine Chronifizierung tritt meist dann ein, wenn der Organismus zwar nicht an der Entzündungsursache zugrunde geht, sie jedoch auch nicht beseitigen kann – dies ist z.B. häufig bei der Tuberkulose der Fall (☞ 20.5.4)
  - Primär chronisch sein, wie z.B. die *rheumatoide Arthritis* (☞ 25.5.1), die typischerweise schleichend beginnt, sich langsam verschlimmert und oft lebenslang andauert.

8.4 Tumoren

Tumor (lat. *Schwellung*): Im engeren Sinne *Geschwulst* **(Neoplasie),** d.h. pathologische Zellansammlung, die durch überschießendes, ungehemmtes Wachstum körpereigener Zellen entsteht, wobei die Zellen unterschiedlich stark verändert *(atypisch)* sind.

Im weiteren Sinne *jede lokalisierte Schwellung*, z.B. im Rahmen einer Entzündung.

Tumoren werden nach ihrem biologischen Verhalten eingeteilt in:

- **Benigne** *(gutartige)* **Tumoren,** die verdrängend wachsen und das Leben des Erkrankten nur bei ungünstiger Lokalisation bedrohen
- **Maligne** *(bösartige)* **Tumoren** *(„Krebs“)*, die invasiv und destruierend wachsen und unbehandelt in der Regel zum Tod des Erkrankten führen
- **Semimaligne** *(„halb bösartige“)* **Tumoren,** die eine Zwischenstellung einnehmen, da sie am Entstehungsort invasiv und destruierend wachsen, aber in der Regel nicht metastasieren.

Präkanzerose („Vorkrebs“): Vorstadium eines Karzinoms. *Fakultative Präkanzerosen* entarten nur gelegentlich und meist nach langer Krankheitsdauer, *obligate Präkanzerosen* sehr häufig und oft innerhalb weniger Jahre.

Carcinoma in situ (kurz *Cis, präinvasives Karzinom, Oberflächenkarzinom):* Karzinom, das die Basalmembran noch nicht durchbrochen hat (☞ Abb. 9.32), also ein maligner Tumor im Frühstadium.

Außerdem werden sowohl gut- als auch bösartige Tumoren nach ihrem *Ursprungsgewebe* eingeteilt und benannt. Beispielsweise wird ein aus Drüsenepithel hervorgegangener gutartiger Tumor als *Adenom*, ein bösartiger gleicher Herkunft als *Adenokarzinom* bezeichnet.

Ca. 45 % der Deutschen bekommen im Laufe ihres Lebens einen bösartigen Tumor, ca. 25 % versterben daran. Gutartige Tumoren führen dagegen nur selten zum Tode.

Schlüsselfrage: Gutartig oder bösartig?

Benigne Tumoren wachsen langsam und verdrängen dabei das umliegende Gewebe. Die Zellteilungsrate ist eher niedrig, das Tumorgewebe unterscheidet sich vom Ursprungsgewebe oft nur wenig. Die Geschwulst schiebt zwar das umgebende Gewebe zur Seite, wächst aber nicht in dieses hinein – das Wachstum ist also **expansiv,** *verdrängend* (☞ Abb. 8.10).

Im Gegensatz dazu zeichnen sich **maligne Tumoren** durch meist schnelles Wachstum mit hoher Zellteilungsrate aus. Sie wachsen **invasiv** und **destruierend,** das heißt sie halten sich nicht an Gewebsgrenzen, sondern brechen in Organe und Gefäße ein und zerstören dabei das ortsständige Gewebe. Außerdem bilden maligne Tumoren früher oder später Tochtergeschwülste **(Metastasen)** an entfernten Stellen des Organismus, sie *metastasieren.*

Eigenschaft	Benigne Tumoren	Maligne Tumoren
Größenzunahme	Meist langsam	Meist rasch
Abgrenzung zum Nachbargewebe	Meist scharf abgrenzbar („abgekapselt“)	Unscharf oder nicht abgrenzbar, ohne „Rücksicht“ auf Organgrenzen
Verschieblichkeit zur Umgebung	Gut verschieblich	Oft unverschieblich, mit Nachbargeweben verbacken
Funktionelle Leistungen (z.B. Sekretion)	Oft erhalten	Meist ausgefallen
Histologie	▸ Gewebe und einzelne Zellen reif und differenziert ▸ Wenige und typische Mitosen (Zellteilungen) ▸ Expansives Wachstum	▸ Gewebe und einzelne Zellen unreif und undifferenziert, Anaplasie („Entartung“) ▸ Zahlreiche und pathologische Mitosen ▸ Infiltrierendes und invasives Wachstum mit Zerstörung der Nachbargewebe
Metastasierung	Nein	Ja (☞ Text)
Auswirkungen auf den Gesamtorganismus	Außer lokalen Wirkungen nur gering	Zumindest in fortgeschrittenen Stadien stark: Tumorkachexie (Auszehrung), Anämie, evtl. paraneoplastische Syndrome (☞ 20.8.2)
Prognose	Nur selten bedrohlich	Ohne Behandlung fast immer tödlich

Tab. 8.9: Unterscheidungsmerkmale gutartiger und bösartiger Tumoren.

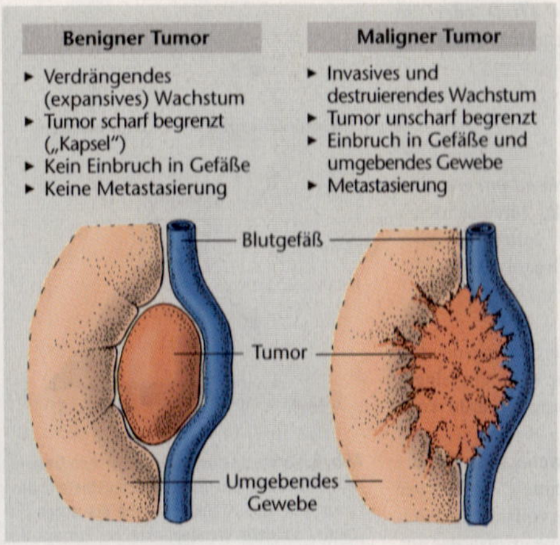

Abb. 8.10: Expansives und invasives Wachstum im Vergleich. Gutartige Tumoren verdrängen durch ihr Wachstum meist das umliegende Gewebe *(expansives Wachstum).* Bösartige Tumoren brechen in das Nachbargewebe ein und durchsetzen es *(invasives Wachstum);* sie können zusätzlich verdrängend wachsen. [A400-190]

Maligne Tumoren sind im Regelfall lebensbedrohlich, gutartige Tumoren nur dann, wenn sie aufgrund ihrer Lokalisation benachbarte lebenswichtige Strukturen durch Druck (zer-)stören (z.B. im Gehirn).

Die Entscheidung, ob ein Tumor gut- oder bösartig ist, kann oft nur der Pathologe nach der *histologischen* (feingeweblichen) *Untersuchung* einer Gewebsprobe **(Biopsie)** oder des entfernten Tumors treffen. Diese Beurteilung entscheidet meist zwischen einer radikal-verstümmelnden chirurgischen Therapie bei malignen Tumoren und einer eher schonend-organerhaltenden Behandlung bei benignen Tumoren.

Schnellschnittuntersuchung ☞ *9.5.7.*

Tumorursachen und Tumorentstehung

Die Tumorentstehung verläuft in Stufen:

- In der **Initiierungsphase** erfolgt die eigentliche Geschwulstanlage, das heißt die unumkehrbare Umwandlung einer Körperzelle in eine Krebszelle durch Änderung der genetischen Information im Zellkern. Nach heutigem Kenntnisstand führen z.B. ionisierende Strahlung, Chemikalien oder **Onkoviren** zu DNA-Veränderungen in kritischen (vornehmlich an der Wachstumsregulation der Zelle beteiligten) Bereichen, den **Tumorgenen** *(Krebsgenen)*, wobei mehrere Gruppen von Tumorgenen unterschieden werden (z.B. **Onkogene, Tumorsuppressorgene**). Veränderungen der Tumorgene können auch ererbt sein und führen zu einer erheblichen Risikoerhöhung für den Betroffenen (familiäre Disposition, z.B. beim familiären Brustkrebs ☞ 32.6.2)
- In der manchmal Jahre dauernden **Promotionsphase** wachsen die entarteten Zellen schneller als die gesunden Zellen, dies wird aber erst gegen Ende der Promotionsphase makroskopisch sichtbar. **Promotoren** können diese Phase wesentlich beschleunigen
- In der **Progressionsphase** wird der Tumor klinisch manifest.

Die Tumorentstehung ist in Wirklichkeit noch viel komplexer, sie wird beispielsweise auch durch zelleigene DNA-Reparaturmechanismen und die körpereigene Immunabwehr beeinflusst. Zudem wachsen manche Tumoren hormonabhängig, d.h. Hormone sind zwar nicht die Ursache des Tumors, können sein Wachstum aber fördern oder hemmen.

Risikofaktoren

Tumor-Risikofaktoren: Diejenigen ungünstigen Einflussgrößen, die die Auftretenswahrscheinlichkeit einer bestimmten Geschwulst deutlich erhöhen.

Um **Risikofaktoren** definieren zu können, werden meist verschiedene Bevölkerungsgruppen miteinander verglichen, die sich möglichst nur in einem Merkmal (etwa Raucher und Nichtraucher oder Tankwart und Nicht-Tankwart) unterscheiden. Über mehrere solcher über viele Jahre durchgeführten Untersuchungen fanden Wissenschaftler z.B. heraus, dass das Zigarettenrauchen nicht nur ein Risikofaktor für das Bronchialkarzinom, sondern auch für viele weitere Tumoren dar-

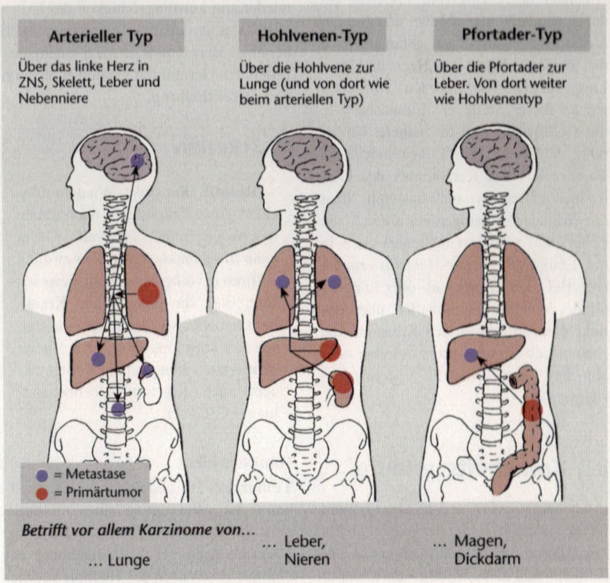

Abb. 8.11: Die häufigsten hämatogenen Metastasierungswege von malignen Tumoren. [A400]

stellt, z.B. das Kehlkopfkarzinom, und dass selbst das Passivrauchen (Mitrauchen) das Tumorrisiko erhöht.

Metastasierung maligner Tumoren

Die meisten bösartigen Tumoren bilden *Tochtergeschwülste* (**Metastasen**) durch Verschleppung von Tumorzellen.

Lymphogene Metastasierung

Bei der **lymphogenen Metastasierung** gelangen Tumorzellen mit der Lymphe in Lymphknoten und größere Lymphbahnen (☞ Abb. 24.6) und schließlich über die obere Hohlvene in das Blutsystem. Verstopfen Karzinomzellen die Lichtung der Lymphgefäße und breiten sie sich dann innerhalb der erweiterten Lymphgefäße kontinuierlich weiter aus, spricht man von einer **Lymphangiosis carcinomatosa.**

Hämatogene Metastasierung

Bei der **hämatogenen Metastasierung** (☞ Abb. 8.11) dringen Tumorzellen mit der Zerstörung der Gefäßwand in Blutgefäße ein, werden mit dem Blut weitertransportiert und bleiben meist im nächsten anschließenden Kapillargebiet hängen. Dort heften sie sich an die Endothelzellen der Kapillarwand. Tumorzellen aus Leber, Niere oder Schilddrüse beispielsweise werden über die untere oder obere Hohlvene ins Herz gespült (deshalb der Name *Hohlvenen-Metastasierungstyp*) und gelangen nach der Passage durch das Herz in kleine Lungengefäße. Gelingt den Tumorzellen an dieser Stelle ein Einwachsen in die Gefäßwand und die nähere Umgebung, bildet sich eine Lungenmetastase. Tumorzellen aus Karzinomen des Gastrointestinaltraktes metastasieren über die Pfortader hämatogen vor allem in die Leber, und von dort (seltener) auch in die Lunge *(Pfortader-Metastasierungstyp)*. Bei einem Bronchial- oder Lungentumor gelangen Tumorzellen über das linke Herz in den großen Kreislauf und siedeln sich am häufigsten in Leber oder Knochen an *(arterieller Metastasierungstyp)*.

8.5 Krankheitsverläufe

Unabhängig von einer bestimmten Krankheitsursache und der speziellen Erkrankungsart reagiert der Körper auf lange Sicht recht gleichförmig – entweder er überwindet die Erkrankung *(Heilung)*, geht an ihr zugrunde *(Tod)* oder die Krankheit besteht in begrenztem Umfang fort *(Chronifizierung)*.

8.5.1 Heilung

Heilung *(Restitutio ad integrum)*: Wiederherstellung des unversehrten Zustandes, d.h. der vollen Anpassungsfähigkeit des Organismus nach dem Ablauf einer Krankheit.

- Die krank machende Störungsursache (z.B. das Bakterium oder ein eingedrungener Fremdkörper) wurde vollständig entfernt
- Das geschädigte Gewebe, z.B. die verletzten Hautabschnitte bei einer Schnittwunde, wurde vollständig durch gleichwertiges Gewebe ersetzt, das aus dem Wundgebiet nachgewachsen ist.

8.5.2 Defektheilung

Defektheilung: Zurückbleiben eines Defekts nach größeren Verletzungen oder schweren Infektionen, z.B. Ausbildung einer Narbe.

Muss nach einem Unfall beispielsweise ein Bein amputiert werden, so ist ein Nachwachsen nicht mehr möglich. Die Haut um die Amputationslinie heilt zwar wieder, die Leistungsfähigkeit der Extremität ist aber dauerhaft gemindert. Auch bei einer Herzschwäche nach einem ausgedehnten Herzinfarkt handelt es sich um eine **Defektheilung.**

8.5.3 Rezidiv

Rezidiv *(Rückfall)*: Wiederaufflackern einer Erkrankung nach einem beschwerdefreien Intervall. Dabei kann die Krankheit vor dem zweiten Auftreten völlig ausgeheilt gewesen sein, oder die eigentlichen Krankheitsursachen wurden nicht beseitigt, sondern nur maskiert, z.B. beim „kurierten" allergischen Kontaktekzem nach Kortison-Salbenbehandlung (☞ 30.9.1).

Tumorrezidive

Tumorrezidive sind nach scheinbar vollkommener Beseitigung eines Primärtumors zu beobachten. Sie treten meist 1 – 10 Jahre nach der Erstbehandlung auf und sind durch nach der Therapie verbliebene Tumorzellen bedingt.

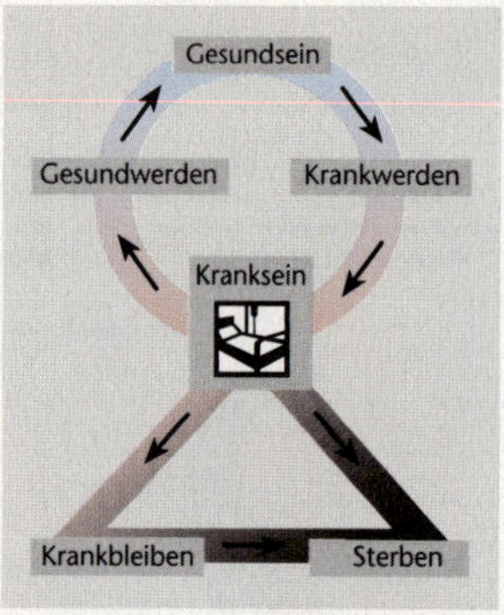

Abb. 8.12: Wechselbeziehung zwischen Gesundheit und Krankheit: Die Pfeile illustrieren, dass Gesundsein und Kranksein keine statischen Zustände, sondern Wendepunkte im Prozess des Krank- oder Gesundwerdens darstellen. [A400]

8.5.4 Chronifizierung

Heilt eine Krankheit nicht aus oder kann die Krankheitsursache nicht beseitigt werden, kommt es zur **Chronifizierung** (wörtlich: „schleichender Verlauf von langer Dauer").

Chronisch-kontinuierliche Erkrankungen sind solche, die auf einem bestimmten Krankheitsniveau verharren. Beispiel hierfür ist die *Nagelmykose*, einem Pilzbefall des Nagels (☞ 30.8.2), die zwar nicht stört, (unbehandelt) aber auch kaum jemals ausheilt.

Beim chronischen Asthma bronchiale (☞ 20.6.1) hingegen kommt es nicht ständig, sondern *immer wieder* – **chronisch-rezidivierend** – zu extrem angsteinflößenden Atemnotanfällen.

Dekompensation und Progredienz

Chronische Defekte können wie bei der *kompensierten Herzinsuffizienz* mit noch erhaltener Leistungsfähigkeit im alltäglichen Leben funktionell ausgeglichen **(kompensiert)** oder wie bei der Herzinsuffizienz mit (deutlich) reduzierter Leistungsfähigkeit **dekompensiert** sein.

Viele chronische Erkrankungen entwickeln durch sich selbstverstärkende Mechanismen eine Eigendynamik und werden zunehmend schlimmer, der Mediziner spricht von **chronischer Progerenz.** Die rheumatoide Arthritis und die meisten übrigen rheumatischen Systemerkrankungen (☞ 25.5.1) z.B. sind chronisch progrediente Erkrankungen.

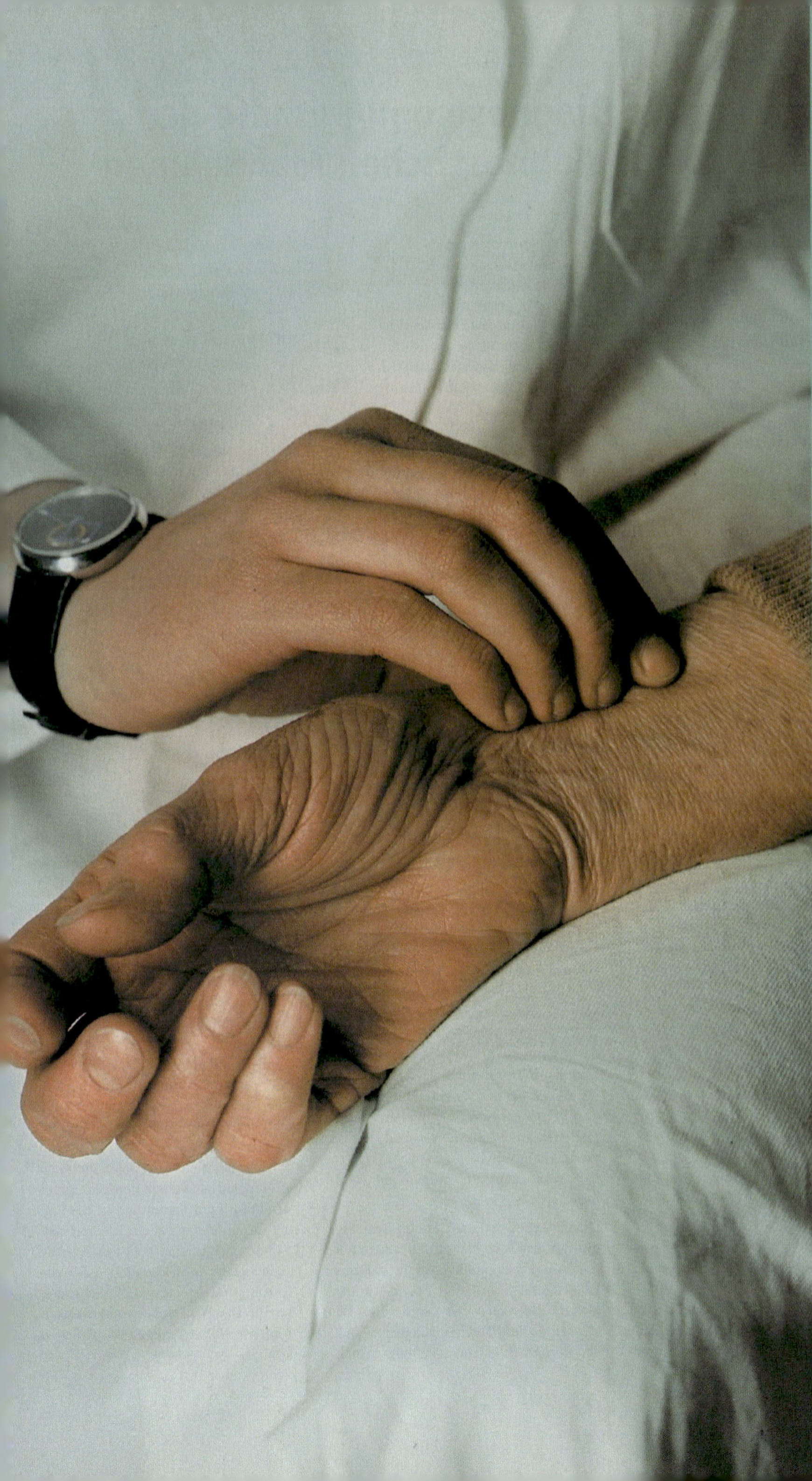

9 Der Weg zur Diagnose und Mithilfe der Pflegenden bei diagnostischen Maßnahmen

9 Der Weg zur Diagnose und Mithilfe der Pflegenden bei diagnostischen Maßnahmen

☞ Querverweise

Pflegediagnose ☞ 2.3.8
Pflegeanamnese ☞ 2.3.1

9.1 Diagnoseprozess und Diagnosestrategien

Pflegediagnose ☞ 2.3.2

Ärztliche Diagnose (Diagnose = „unterscheidende Beurteilung", „Erkenntnis"):

- Das *Erkennen* einer Krankheit. Dies setzt das Sammeln, Vergleichen und Bewerten von diagnostischen Informationen voraus)
- Das *Benennen* der Erkrankung innerhalb eines Systems von Krankheitsnamen **(Nosologie).**

Differentialdiagnose: Andere Diagnose bzw. Erkrankung, die von der (vermuteten) Diagnose bzw. Erkrankung durch geeignete diagnostische Maßnahmen abgegrenzt werden muss.

Die **ärztliche Diagnose** ist Grundlage der Therapieplanung. Für erste, dringend erforderliche Behandlungs- und Pflegemaßnahmen wird eine **Verdachtsdiagnose** *(Arbeitsdiagnose)* gestellt, die dann im Rahmen des weiteren Diagnoseprozesses bestätigt **(endgültige Diagnose)** oder verworfen wird.

Diagnoseprozess und Diagnosestrategien

Die (ärztliche) Diagnose ist also entscheidende Voraussetzung, um dem Patienten helfen zu können. Ehe sie jedoch gestellt werden kann, bedarf es des **Diagnoseprozesses**, in dem es letztendlich auch um das Sammeln vieler Informationen geht *(Informationsprozess):* Der Patient schildert dem Arzt seine Beschwerden in der *Anamnese.* Diese Informationen zusammen mit denen aus der *körperlichen Untersuchung* des Patienten führen zu einer *Verdachtsdiagnose.* Weitere Informationen aus *nicht-invasiver* und – falls dies nicht ausreicht – *invasiver Diagnostik* führen dann zur *endgültigen Diagnose.*

Diagnoseprozess und **Diagnosestrategie,** d.h. der Weg, der zur Diagnose führen soll (einschließlich der technischen Untersuchungen), sind nicht immer gleich. Beispielsweise sind die Beschwerden des Patienten und die Befunde der körperlichen Untersuchung manchmal so typisch, dass sofort eine Diagnose gestellt werden kann. Dies ist z.B. bei einigen „klassischen" Infektionskrankheiten der Fall. Befindet sich die Erkrankung aber noch in einem uncharakteristischen Frühstadium, sind zur Diagnose oft weitere Untersuchungen notwendig.

Sind zur Diagnosefindung sehr aufwendige und für den Patienten unangenehme, schmerzhafte oder komplikationsreiche Untersuchungen erforderlich, stellt sich die Frage, ob und wann eine sichere Diagnose mit allen zur Verfügung stehenden Mitteln erzwungen werden muss oder ob dem Patienten nicht zunächst mit einer Verdachtsdiagnose als Arbeitshypothese geholfen werden kann.

Dies wird bei jedem Patienten neu entschieden:

- Besteht bei einem Patienten in gutem Allgemeinzustand der Verdacht auf einen bösartigen Tumor und ist der Patient zu einschneidenden Therapiemaßnahmen bereit, sind belastende Untersuchungen, im Extremfall z.B. eine Bauchoperation (☞ 9.8.2), angezeigt, um die Diagnose sichern und die nachfolgende Behandlung exakt planen zu können

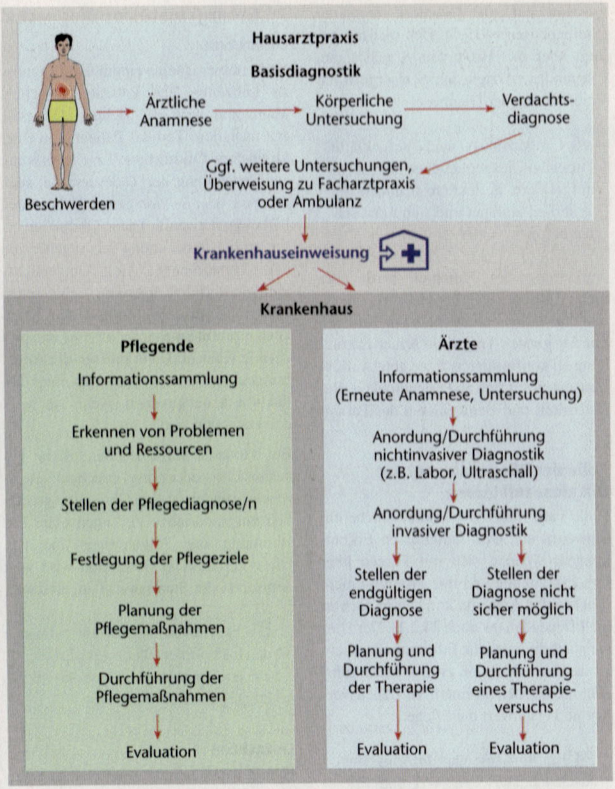

Abb. 9.1: Der Informationsprozess bis zur endgültigen Diagnose beginnt mit der Basisdiagnostik. Bei bedrohlichen Gesundheitsstörungen führt er zur Krankenhauseinweisung. Dort wird die Einweisungsdiagnose durch weitere, auch invasive Diagnoseschritte bestätigt oder korrigiert.
Der Pflegeprozess wird in Kap. 2 detailliert beschrieben. [A400]

- Es wäre fatal, in der irrtümlichen Annahme eines bösartigen Tumors Körperteile unnötig zu amputieren oder den Patienten einer nebenwirkungsreichen Chemotherapie mit evtl. Spätschäden auszusetzen – hier gebietet die ärztliche Sorgfaltspflicht eine definitive diagnostische Klärung
- Besteht bei einem alten Patienten mit einer schweren Herz- und Lungenerkrankung und damit einer sehr kurzen Lebenserwartung ein Tumorverdacht, wird der Arzt nach Rücksprache mit dem Patienten und/oder den Angehörigen in aller Regel von invasiven diagnostischen Maßnahmen absehen
- Bei Bagatellinfektionen eines ansonsten Gesunden, die erfahrungsgemäß nicht mit Komplikationen behaftet sind (z.B. Schnupfen oder akute Bronchitis), ist eine Erregeridentifizierung nicht nötig. Dagegen muss bei einer schweren Infektion oder einer Infektion abwehrgeschwächter Patienten unbedingt eine Erregeridentifizierung versucht werden
- In Notfallsituationen ist eine genaue Diagnostik häufig nicht möglich und oft auch nicht nötig. Vordringlich ist, das Leben des Patienten durch Stabilisierung der Vitalfunktionen zu retten (☞ 17.3.5)
- Bei *psychosomatischen,* d.h. psychisch (mit-)verursachten Erkrankungen (☞ Kap. 36), können neben der „psychischen" Diagnostik (z.B. eine psychiatrische Konsiliaruntersuchung) zum Ausschluss organischer Erkrankungen belastende oder aufwendige „somatische" (körperliche) Untersuchungen erforderlich sein. Hierbei besteht die Gefahr, dass sich der Patient durch die zahlreichen technischen Untersuchungen, etwa wiederholte EKGs bei psychisch bedingten „Herzanfällen", auf eine organische Ursache seiner Beschwerden fixiert.

Die fünf Gebote der Angemessenheit

Diagnostische Maßnahmen müssen den fünf Geboten der Angemessenheit genügen:

- **Aufklärung:** Der Patient muss angemessen über den zu erwartenden Erkenntnisgewinn durch die Untersuchung *informiert* und *aufgeklärt* worden sein (☞ unten). Dies kann bei Maßnahmen der Basisdiagnostik entfallen
- **Zustimmung:** Der Patient muss im Interesse seiner Gesundung der Diagnostik *zustimmen.* Bei (wenig belastenden) Maßnahmen der Basisdiagnostik wird dies durch die Tatsache des Arztbesuches als gegeben vorausgesetzt
- **Nutzen:** Der *Informationsgewinn* muss in angemessenem Verhältnis zu den Risiken und möglichen Komplikationen der Untersuchung stehen. Dies ist z.B. problematisch, wenn einem Allergiker für die Untersuchung ein Kontrastmittel intravenös gespritzt werden muss
- **Therapeutische Konsequenz:** Der Informationsgewinn muss angemessen zu einer korrekten Therapie beitragen bzw. eine unnötige Therapie verhindern
- **Preis:** Die Kosten müssen in angemessenem Rahmen zum Nutzen für den Kranken stehen. Dies ist beispielsweise für die Knochendichtemessung bei Verdacht auf Osteoporose umstritten (☞ 26.8.1). Kosten-Nutzen-Erwägungen bewegen sich immer auch im Spannungsfeld zwischen Individual- und Allgemeininteressen und sind deshalb zunehmend Gegenstand gesundheitspolitischer Diskussionen und Entscheidungen.

Würden diese fünf Kriterien immer beachtet, verstummten viele kritische Stimmen um „übertechnisierte" und unnötige Diagnostik. Dies kann in der Hektik des Klinikalltags jedoch sehr schwierig sein. Zudem verlangt angemessene Diagnostik auch ein gehöriges Maß an Berufserfahrung. Ärztliche Berufsanfänger benötigen zur Diagnosefindung weit mehr diagnostische Maßnahmen als erfahrene Ärzte.

Rolle der Pflegenden im ärztlichen Diagnoseprozess

Die Bedeutung der Pflegenden im ärztlichen Diagnoseprozess liegt u.a. darin, den „Informationsfluss" zu gewährleisten. Hierzu gehören z.B. das Organisieren technischer Untersuchungen, die Vor- und Nachsorge diagnostischer Maßnahmen und die Betreuung des Patienten vor, während und nach der Untersuchung. Nicht weniger wichtig sind das Weiterleiten von Äußerungen des Patienten, von Ergebnissen gezielter Beobachtungen oder das Mitteilen persönlicher Eindrücke. Hier kommt zum Tragen, dass die Pflegenden mehr Zeit mit dem Patienten verbringen als der Arzt. Vergleichen und Bewerten der diagnostisch relevanten Informationen, also gewissermaßen die „Weiterverarbeitung", liegen dagegen eher in der Hand des Arztes.

Diagnoseaufklärung

Aufklärung vor therapeutischen Maßnahmen ☞ 10.7.1

Der Arzt ist verpflichtet, den Patienten über die (Verdachts-)Diagnose und die Behandlungsmöglichkeiten der Erkrankung aufzuklären. Diese ärztliche Aufgabe ist *nicht* an die Pflegenden delegierbar. Bei Kindern, die noch nicht über das nötige Verständnis verfügen, müssen die Sorgeberechtigten, also im Regelfall die Eltern, aufgeklärt werden (☞ auch Kapitel 13).

Bei Patienten mit Bagatellerkrankungen oder ernsten, aber heilbaren Leiden bereitet die **Diagnoseaufklärung** meist keine oder nur wenig Probleme. Dagegen gibt es Stimmen, die die Aufklärungspflicht bei Patienten mit möglicherweise oder sicher unheilbaren Erkrankungen einschränken möchten. Dies widerspricht aber dem grundsätzlichen Recht des Patienten auf Mitteilung der Diagnose. Der Arzt darf allerdings wesentliche Informationen verschweigen, wenn er gesundheitliche Verschlechterungen aufgrund der Aufklärung erwartet, z.B. durch Eröffnung einer Krebsdiagnose bei einem suizidgefährdeten Patienten. Manchmal bedrängen die Angehörigen den Arzt, dem Patienten nicht oder „nicht die ganze" Wahrheit zu sagen. Dies geschieht oft aus Angst vor der Auseinandersetzung mit dem Patienten und der eigenen Vergänglichkeit. Untersuchungen haben gezeigt, dass Schwerkranke oder Sterbende zunächst mit einem Schock und starken Gefühlen der Angst, Depression oder Aggression auf die Diagnose reagieren (Sterbephasen ☞ 15.2). Den meisten gelingt aber mit Hilfe von Angehörigen, Pflegenden, Ärzten und Seelsorgern die Verarbeitung der Diagnose.

> Längerfristig sind aufgeklärte Patienten ausgeglichener als nicht aufgeklärte, da letztere dennoch die Wahrheit erahnen und sich nicht selten betrogen fühlen.

Aufklärung des Patienten heißt aber nicht, „mit der Tür ins Haus zu fallen" und den Patienten innerhalb von Minuten mit der ganzen Tragweite seiner Erkrankung zu konfrontieren. Eine gute Aufklärung orientiert sich an Persönlichkeit, Belastbarkeit und Bedürfnissen des Patienten.

Rolle der Pflegenden bei der Diagnoseaufklärung

Viele Patienten, insbesondere solche mit schweren und evtl. unheilbaren Erkrankungen, wenden sich mit Fragen über ihre Erkrankung und ihre Prognose nicht (nur) an den Arzt, sondern häufig auch an die Pflegenden (☞ auch 24.2.1). Der Hinweis auf die ärztliche Informationspflicht ist in dieser Situation zwar korrekt, führt aber nicht selten zu einem Vertrauensverlust und erschwert die Pflege.

> Ein fortlaufender Informationsaustausch zwischen Arzt und Pflegenden ist für alle Beteiligten von Vorteil:
> - Sind die Pflegenden über den Aufklärungsstand des Patienten informiert, z.B. durch Teilnahme an Aufklärungsgesprächen und nachfolgender Dokumentation, dürfen sie dem Patienten weitere Erläuterungen zu den Aufklärungsinhalten geben und können so besser auf seine Bedürfnisse eingehen
> - Teilen die Pflegenden dem Arzt mit, wie der Patient nach Weggang des Arztes auf die Diagnoseaufklärung reagiert und wie er sie bisher verarbeitet hat, kann der Arzt die ggf. erforderlichen weiteren Aufklärungsschritte besser planen
> - Durch den wechselseitigen Austausch entsteht eine gemeinsame Basis für Gespräche zwischen allen Beteiligten und eine Atmosphäre des Vertrauens, in der sich der Patient mit seinen oft quälenden Fragen nicht alleine gelassen fühlt.

Grenzgebiete der Diagnostik

Obduktion

Nicht immer ist eine eindeutige Diagnose zu Lebzeiten des Patienten möglich. Manchmal wird die richtige Diagnose erst nach dem Tod des Patienten in einer **klinischen Obduktion** (Leichenöffnung zur Feststellung der Todesursache, auch *Autopsie* oder *Sektion* genannt) durch den Pathologen gestellt. Diese Obduktion erfordert die Zustimmung der Angehörigen des Verstorbenen. Bei Universitätskliniken und den ihnen angeschlossenen Lehrkrankenhäusern enthält der Krankenhausaufnahmeantrag oft eine entsprechende Klausel. Dann müssen die Angehörigen des Toten von sich aus einer Obduktion widersprechen, wenn sie nicht einverstanden sind.

Bei Verdacht auf eine unnatürliche Todesursache oder aus seuchenhygienischen Gründen ist eine Obduktion gesetzlich vorgeschrieben und auch ohne Zustimmung der Angehörigen möglich. Diese gerichtliche Obduktion wird vom Amtsarzt oder Staatsanwalt angeordnet.

> Die **Würde** des Patienten muss auch nach seinem Tode gewahrt bleiben. Hierzu gehört ein respektvoller Umgang mit dem Toten.

Gutachten

Häufig werden Ärzte von Versicherungsträgern oder Gerichten zur Anfertigung eines Gutachtens aufgefordert, etwa bei Rentenanträgen oder Schmerzensgeldprozessen. Voraussetzung ist die Entbindung des Arztes von seiner ärztlichen Schweigepflicht. Bei gesetzlichen Sozialversicherungen ist diese gesetzlich geregelt, bei Privatversicherungen enthalten die Versicherungsbedingungen meist eine entsprechende Klausel. Ansonsten ist eine schriftliche Erklärung des Patienten erforderlich. Das Gutachten beruht in der Regel auf Akteneinsicht und einer gründlichen körperlichen Untersuchung, evtl. ergänzt durch technische Untersuchungen. Je nach Form des Gutachtens werden *Formulargutachten* und *frei formulierte Gutachten* unterschieden. Unabhängig von der Form sollte das Gutachten allgemein verständlich sein. Der Arzt muss das Gutachten nach bestem „Wissen und Gewissen" erstellen. Wichtig ist dabei die sorgfältige Trennung von Patientenaussagen, sicheren Befunden, Verdachtsdiagnosen und Vermutungen. Der Arzt ist lediglich als Sachverständiger hinzugezogen, die Entscheidung trifft der Versicherungsträger oder das Gericht.

9.2 Ärztliche Anamnese

Anamnese („Erinnerung"): Vorgeschichte des Patienten.

Pflegeanamnese ☞ *2.3.1*

Wenn möglich, sollte die **ärztliche Anamnese** als **Eigenanamnese** erhoben werden. Dabei schildert der Patient persönlich seine Beschwerden und antwortet auf die Fragen des Untersuchers aus seiner Erinnerung heraus. Bei der **Fremdanamnese** werden die Auskünfte über den Patienten und den Krankheitsverlauf von Dritten (z.B. Eltern, Arbeitskollegen, Augenzeugen) gegeben. Eigen- und Fremdanamnese schließen einander nicht aus. Während bei Säuglingen oder Bewusstlosen nur eine Fremdanamnese möglich ist, ergänzen sich z.B. bei Patienten mit psychischen Störungen Eigen- und Fremdanamnese.

Eine Anamnese kann entweder im direkten Gespräch zwischen Arzt und Patient oder über Fragebögen erhoben werden.

Die Fragebögen werden nach dem Ausfüllen mit dem Arzt besprochen. Ein Beispiel hierfür ist der Anästhesiefragebogen vor dem anästhesiologischen Aufklärungsgespräch (☞ 11.1.1, 37.7.1). Der Vorteil dieser Form der Anamneseerhebung besteht neben der Zeitersparnis in der Verminderung des Risikos, Fragen zu vergessen. Der Nachteil ist, dass bei Fragebögen, die der Patient selbst ausfüllt, Informationen durch Verhalten und körperlichen Ausdruck, etwa kurzes Zögern oder Erröten vor Beantworten einer Frage, verloren gehen.

Die *Aufnahmeanamnese* im Krankenhaus wird meist im persönlichen Gespräch zwischen Patient und Untersucher erhoben. Zu Beginn des Gesprächs stellt sich der Untersucher dem Patienten namentlich vor und erläutert kurz das weitere Vorgehen. Im Idealfall sind Untersucher und Patient während der Anamneseerhebung ungestört. Zuhörer sind nur mit Einverständnis des Patienten erlaubt.

Die Ergebnisse von Anamnese und nachfolgender körperlicher Untersuchung (☞ 9.3) dokumentiert der Untersucher auf speziellen Bögen oder mit Hilfe computergestützter Systeme.

Jetzige Anamnese

Die **jetzige** *(aktuelle)* **Anamnese** beginnt nach der Erhebung **identifizierender Daten** (z.B. Name, Vorname, Geburtsdatum) mit den **aktuellen Beschwerden,** die zur Krankenhausaufnahme geführt haben. Dabei erfragt der Untersucher gezielt:

- *Lokalisation, Art und Stärke der Beschwerden*: Bauchschmerzen etwa können scharf begrenzt oder im ganzen Bauch auftreten, dumpfen, krampfartigen oder reißenden Charakter haben, gerade so spürbar oder vernichtend und alles beherrschend sein
- *Zeitliche Entwicklung der Beschwerden*: Sind die Beschwerden plötzlich oder langsam entstanden, ständig da oder zwischendurch immer mal wieder weg? Bei Unfällen wird der genaue Unfallhergang erfragt, da Lokalisation und Art der Gewalteinwirkung erste Rückschlüsse auf die Verletzung des Patienten erlauben
- *Auslösende, verstärkende oder lindernde Faktoren der Beschwerden*: Werden beispielsweise Rückenschmerzen durch bestimmte Bewegungen ausgelöst oder verstärken sie sich bei Husten oder Niesen?
- *Begleiterscheinungen der Beschwerden*: Ein Patient mit „Schwindelanfällen" wird z.B. gefragt, ob er gleichzeitig unter Übelkeit und Erbrechen leidet oder ob ihm während der Attacken schwarz vor Augen wird
- *Bisherige Behandlungsmaßnahmen*: Das Wissen um Erfolg oder Misserfolg einzelner Maßnahmen erleichtert die Diagnosestellung. Verschwinden z.B. Schmerzen im Brustkorb prompt auf Gabe von Nitro-Spray (☞ Pharma-Info 18.31), besteht der dringende Verdacht auf eine koronare Herzkrankheit (**Diagnose ex iuvantibus** = Diagnose aufgrund der heilenden Mittel, d.h. aufgrund eines Therapieerfolgs oder -misserfolgs).

Evtl. folgen Fragen nach Auslandsaufenthalten, Tierkontakten oder beruflichen Belastungen.

Als Nächstes wird die **vegetative Anamnese** erhoben, in der nach den wichtigsten Körperfunktionen des Patienten gefragt wird (z.B. Appetit, Durst, Stuhlgang, Wasserlassen, Schwitzen, Schlafverhalten). Bösartige Erkrankungen führen z.B. oft zu einer Gewichtsabnahme, während Patienten mit chronischen Entzündungen häufig über hartnäckigen Nachtschweiß klagen. Viele Veränderungen der Körperfunktionen werden vom Patienten nicht bemerkt. Daher müssen sie explizit erfragt werden.

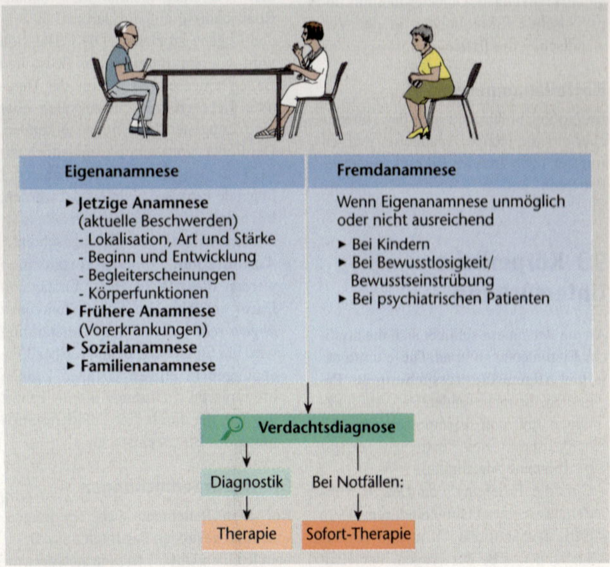

Abb. 9.2: Die Elemente der Eigenanamnese und Fremdanamnese. [A400]

Unbedingt ist die **aktuelle Medikation** des Patienten zu notieren und nach früheren Allergien zu fragen.

Frühere Anamnese

Es folgt die Erfragung der *Vorerkrankungen* **(frühere Anamnese)** des Patienten. Sinnvoller als nach früheren ernsthaften Erkrankungen zu fragen, ist meist die Frage nach Operationen und Krankenhausaufenthalten, da sich der Patient an diese in aller Regel erinnert.

Sozial- und Familienanamnese

Die **soziale Anamnese** ist z.B. bei Pflegebedürftigen zur Abschätzung der Versorgungslage wichtig. Gefragt wird nach den nächsten Angehörigen oder anderen Bezugspersonen, nach den Wohnverhältnissen und dem erlernten und ausgeübten Beruf des Patienten.

Weiterhin dient sie der Erkennung von Infektionsrisiken für das Krankenhauspersonal, beispielsweise wenn ein Patient drogenabhängig ist und sich mit anderen Drogenkonsumenten das Injektionsbesteck geteilt hat (erhöhte HIV- und Hepatitisgefahr).

Da viele Erkrankungen zumindest erblich mitverursacht sind, ist meist auch eine **Familienanamnese** erforderlich. Der Untersucher fragt insbesondere nach Herz-Kreislauf-Erkrankungen, bösartigen Erkrankungen, Diabetes mellitus und psychischen Erkrankungen in der Verwandtschaft des Patienten.

Notfallanamnese

Im Notfall beschränkt sich der Untersucher auf die jetzige Anamnese, evtl. erfragt er noch frühere Erkrankungen des Patienten.

9.3 Körperliche Untersuchung

An die Anamnese schließt sich die ärztliche Erstuntersuchung an. Diese umfasst:

- Eine **Allgemeinuntersuchung** des Patienten, die insbesondere die Vitalfunktionen und den allgemeinen Gesundheitszustand des Patienten erfasst (☞ folgende Abschnitte)
- Ggf. die Erhebung von **Lokalbefunden,** etwa einer Hautveränderung
- Evtl. fachärztliche (Konsiliar-)Untersuchungen z.B. der Augen, der Haut oder des Nervensystems.

Die erhobenen Befunde werden während oder nach der Untersuchung schriftlich dokumentiert.

Für eine gründliche Allgemeinuntersuchung sollten Arzt, eine evtl. assistierende Pflegekraft und Patient ungestört sein. Der Raum muss so warm sein, dass der (teil-)entkleidete Patient nicht friert. Das Schamgefühl des Patienten ist zu respektieren, z.B. durch Anbringen eines Sichtschutzes, Abdecken nicht untersuchter Körperregionen oder direktes Ansprechen der Ängste des Patienten.

Jede Untersuchung beinhaltet folgende Grundelemente:

- **Inspektion:** Bereits das *Betrachten* des Patienten kann wertvolle Hinweise auf die Erkrankung geben. So ist die Haut bei Patienten mit Lebererkrankungen oft gelblich verfärbt, und bei rheumatischen Erkrankungen oder Knochenbrüchen fallen typische Fehlstellungen auf (☞ 25.2.2, 27.6.2)
- **Palpation:** Beispiele für die *Tastuntersuchung* sind das Prüfen der Hauttemperatur bei Verdacht auf eine Entzündung, das Fühlen des Pulses sowie das Abtasten innerer Organe (z.B. der Leber) von außen durch die Bauchdecke
- **Perkussion** *(Klopfuntersuchung):* Bei der Perkussion wird die Körperoberfläche des Patienten *beklopft,* um aus den Verschiedenheiten des Schalls Rückschlüsse auf die darunter liegenden Organe zu ziehen. Die Perkussion wird v.a. im Bereich von Brust und Bauch eingesetzt, z.B. um die Herz- oder Lebergrenzen festzustellen oder eine Lungenerkrankung zu erkennen. Der Perkussionsschall reicht jedoch nur ca. 5 cm in die Tiefe. Daher können tief liegende Prozesse nicht erfasst werden. Bei adipösen (fettleibigen) Patienten ist die Beurteilbarkeit stark eingeschränkt
- **Auskultation:** Bei der Auskultation werden die z.B. in Herz, Lunge und Darm entstehenden Schallphänomene *abgehorcht.* Zur Schallverstärkung wird ein Stethoskop benutzt. Über Verengungen in großen Gefäßen können oft typische *Stenosegeräusche* gehört werden, die durch die veränderte Strömung des Blutes entstehen.

Routineuntersuchungen

Bei allen Patienten, auch bei jungen, scheinbar gesunden Patienten mit z.B. einem leichten Unfall, werden stets folgende Organe orientierend untersucht:

- Mundhöhle und Rachen des Patienten werden betrachtet. Die Schilddrüse wird abgetastet
- Herz und Lungen werden abgehorcht
- Der Blutdruck wird an beiden Armen gemessen
- Alle Pulse werden beiderseits getastet
- Das Abdomen wird auf Druckschmerz oder Resistenzen abgetastet. Bei Patienten über 40 Jahren erfolgt stets eine rektale Untersuchung (☞ 21.3.1)
- Bei den Bewegungen des Patienten achtet der Untersucher auf Form und Beweglichkeit von Wirbelsäule und Extremitäten
- Die Prüfung des Nervensystems erfolgt während der ganzen Untersuchung durch Beobachtung der Sprache, der Bewegungen sowie der Koordination des Patienten. Die Prüfung der wichtigsten Reflexe und Pupillen schließt die Untersuchung des Nervensystems ab.

9.4 Funktionsdiagnostik

Funktionsdiagnostik: Systematische Prüfung der spezifischen Leistungen eines Organs oder Organsystems unter möglichst standardisierten Bedingungen, meist mit technischen Hilfsmitteln.

Aus den Beschwerden des Patienten und der allgemeinen körperlichen Untersuchung kann oft nicht ausreichend auf die Funktion eines Organs oder Organsystems geschlossen werden. So fördert evtl. auch ein normal großes Herz, dessen Herztöne im Stethoskop unauffällig klingen, nur ungenügend Blut. Außerdem sind die Angaben des Patienten immer subjektiv.

Daher ist oft eine **Funktionsdiagnostik** *(Funktionsprüfungen, Funktionsuntersuchungen)* zur Objektivierung und Differenzierung der Störung angezeigt. Vielfach ist hierzu die Kooperation des Patienten erforderlich, was die Bedeutung angemessener Aufklärung und Motivation unterstreicht. Besonders bei Kindern und nicht deutsch-sprechenden Patienten sind diesbezüglich erhöhte Anstrengungen notwendig.

9.4.1 Klinische Funktionsprüfungen

Manchmal sind die Grenzen zwischen einer gründlichen Allgemeinuntersuchung und einfacher Funktionsdiagnostik fließend. Beispielsweise achtet der Arzt bei jeder Allgemeinuntersuchung auf Bewegungseinschränkungen des Patienten. Im klinischen Sprachgebrauch wird dies häufig als „orientierende Prüfung/Beurteilung" bezeichnet. Von einer **Funktionsprüfung** im engeren Sinne spricht man aber erst, wenn die spezifischen Leistungen eines Organs oder Organsystems *systematisch* untersucht und dokumentiert werden.

Für **klinische Funktionsprüfungen** sind keine oder nur einfache technische Hilfsmittel notwendig.

Beispielsweise handelt es sich um eine klinische Funktionsprüfung, wenn die Gelenkbeweglichkeit genau ermittelt wird (☞ 26.4.1). Zur Funktionsprüfung in der Inneren Medizin zählt der *Schellong-Test*, bei dem mit Hilfe eines Blutdruck-Messgerätes die Blutdruckregulation des Patienten bei längerem Stehen geprüft wird (☞ 19.5.3).

9.4.2 Laboruntersuchungen zur Funktionsdiagnostik

Oft sind Funktionsuntersuchungen mit Laboruntersuchungen verknüpft, etwa wenn Hormonausschüttungen oder Hormonwirkungen nach entsprechender *Stimulation* (Anregung) oder *Suppression* (Unterdrückung) erfasst werden. Diese **Laboruntersuchungen zur Funktionsdiagnostik** erfordern häufig die Gewinnung mehrerer Proben in definierter zeitlicher Abfolge.

Beispiele für Laboruntersuchungen zur Funktionsdiagnostik sind hormonelle Stimulationstests für die Schilddrüse, bei denen die Regelkreise im Schilddrüsenhormonhaushalt geprüft werden (☞ 23.4.1), der Dexamethason-Test bei einer Nebennierenrindenüberfunktion (☞ 23.7.1) oder der orale Glukosetoleranztest bei Verdacht auf Diabetes mellitus (☞ 23.6.2).

9.4.3 Messung elektrischer Phänomene

Viele Vorgänge im menschlichen Körper gehen mit *elektrischen Phänomenen* einher, die mit Hilfe empfindlicher Geräte registriert und diagnostisch genutzt werden können.

Beispielsweise zieht bei jedem Herzschlag eine Erregungswelle mit elektrischen Ladungsverschiebungen über das Herz. Diese Spannungen bzw. die dadurch ausgelösten winzigen elektrischen Ströme können über die Körperoberfläche des Patienten abgeleitet und registriert werden (*Elektrokardiogramm*, kurz **EKG** ☞ 18.4.4). Mit Hilfe des EKGs kann oft der Ursprungsort einer Herzrhythmusstörung bestimmt werden.

Werden die elektrischen Potentialschwankungen der Großhirnrinde des Gehirns registriert, handelt es sich um ein *Elektroenzephalogramm*, kurz EEG. Eine Sonderform des EEGs stellt die Ableitung der evozierten Potentiale, z.B. der *akustisch evozierten Potentiale* (AEP), dar (☞ 35.4.9). Dabei wird die Antwort des Gehirns auf wiederholte Laute registriert und mit Hilfe eines Computers ausgewertet. Durch diese Methoden lassen sich beispielsweise Hörstörungen objektivieren.

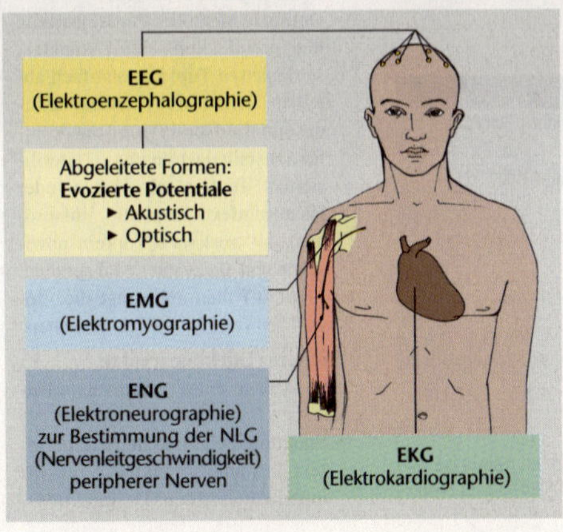

Abb. 9.3: Elektrische Ströme lassen sich an vielen Stellen des Körpers messen. Klinisch bedeutsam sind das EKG und in der Neurologie das EEG einschließlich der evozierten Potentiale, das EMG und die Messung der NLG. [A400]

9.4.4 Gefäßdruckmessungen mit Kathetern

Unersetzlicher Bestandteil der kardiologischen Diagnostik sind Herzkatheter-Untersuchungen (☞ 18.4.11), bei denen ein dünner Katheter über die Blutbahn bis ins Herz vorgeschoben wird, um die Druckverhältnisse im Herzen, Kammer-, Schlag- und/oder Herzminutenvolumen zu messen. Dadurch wird z.B. bei Herzfehlern eine gezielte Behandlung möglich.

Weitere **Katheteruntersuchungen** ermöglichen Druckmessungen in der Speiseröhre (☞ 21.3.5), in den Harnwegen (☞ 31.4.8) und in der Schädelhöhle (☞ 35.4.11).

9.4.5 Funktionsdiagnostik mit bildgebenden Verfahren

Funktionsuntersuchungen können auch mit Hilfe bildgebender Verfahren durchgeführt werden:

- Sonographiegeräte dienen einer Beurteilung z.B. der Funktionsfähigkeit der Herzklappen (☞ 18.4.8)
- Die Funktion der Muskulatur beider Herzkammern kann nach Gabe eines Röntgenkontrastmittels (☞ 9.6.3) auf Video aufgenommen und dann in Zeitlupe wiedergegeben und analysiert werden
- Die Nierenausscheidungsleistung *(Clearance)* von zuvor injizierten isotopenhaltigen („radioaktiven") Testsubstanzen lässt sich seitengetrennt mit Hilfe einer sog. *γ-Kamera* dokumentieren (☞ 9.6.6). Dies ist in vergleichbarer Weise auch für die Jodaufnahme radioaktiv markierter Jodmoleküle der Schilddrüse möglich (☞ 9.6.6 und 23.4.1).

Lungenfunktionsdiagnostik ☞ 20.4.3

9.5 Labordiagnostik

Labordiagnostik: Untersuchungen von Körperflüssigkeiten oder selten auch Körpergeweben des Patienten im Labor auf ihre Zusammensetzung hin.

Die Grenzen zu anderen diagnostischen Methoden sind fließend. So ist beispielsweise die Überprüfung des Hormonhaushaltes durch wiederholte Blutuntersuchungen sowohl der Funktions- als auch der Labordiagnostik zuzuordnen.

Drei Regeln, um aussagekräftige Labordaten zu erhalten

- **Vorbereitung:** Die Zuverlässigkeit der Labordiagnostik hängt in hohem Maße von der sorgfältigen Vorbereitung des Patienten (z.B. Nüchternlassen des Patienten) und der Probengewinnung (beispielsweise korrekte Hautdesinfektion) ab
- **Transport:** Vor allem bei Spezialuntersuchungen sind häufig besondere Transportbedingungen erforderlich wie etwa ein Versand in speziellen Nährmedien, lichtgeschützten Behältern, kalt auf Eis oder warm mit Brutschrankzwischenlagerung. Eine Nichtbeachtung dieser Vorschriften führt zu falschen Ergebnissen und damit falschen therapeutischen Konsequenzen
- **Identifikation:** Nicht unterschätzt werden darf die Verwechslungsgefahr von Probenmaterial. Deshalb sind Probengefäße frühzeitig (*vor* Probenentnahme) vollständig zu beschriften, am besten mit gedruckten Etiketten.

Jede Laboruntersuchung kann einem bestimmten *Untersuchungsmedium* (Blut, Urin, Eiter) und einer bestimmten *Untersuchungsmethode* (z.B. klinisch-chemisch, bakteriologisch) zugeordnet werden.

Prinzipiell können alle physiologischen und pathologischen Körperflüssigkeiten des Patienten auf ihre Bestandteile hin untersucht werden.

9.5.1 Untersuchungsmedium Blut

Laboruntersuchungen des Blutes ☞ *9.5.4, 9.5.6*

Am häufigsten wird das Blut des Patienten untersucht, da zahlreiche Erkrankungen die Zusammensetzung des Blutes verändern. Zudem ist sowohl die *venöse* als auch die *kapillare* Blutentnahme für die meisten Patienten schmerzarm. Einzig die *arterielle* Blutentnahme (☞ 20.4.4), die insbesondere bei der Überprüfung des Säure-Basen-Haushaltes (☞ 31.1.5) Bedeutung hat, ist für den Patienten unangenehm und mit Risiken behaftet.

Einflussgrößen bei Blutuntersuchungen

Zahlreiche Blutwerte hängen von verschiedenen Einflussgrößen ab. Einige davon, z.B. Alter, Geschlecht, bestehende Erkrankungen und evtl. auch Arzneimittel, können nicht beseitigt werden. Sie müssen auf der Laboranforderung dokumentiert werden, damit die Untersuchungsresultate richtig bewertet werden können.

Andere Einflussgrößen sind jedoch *veränderlich* und können ausgeschlossen werden, etwa eine vorherige Nahrungsaufnahme, längeres Stehen oder körperliche Belastung (☞ Tab. 9.4).

Standard für die geplante Blutabnahme

Um Störfaktoren zu minimieren und eine möglichst große Vergleichbarkeit von Blutuntersuchungen zu erreichen, wurde folgender Standard für die planbare Blutentnahme entwickelt:

- Morgens zwischen 7:00 und 9:00 Uhr
- Aus der Vene
- Am nüchternen Patienten (auch vor der Arzneimitteleinnahme)
- Ohne körperliche Anstrengung in den letzten drei Stunden
- Nach vorherigem Liegen über 15 – 30 Minuten.

Einflussfaktor	... kann Messwerte verfälschen von
Nahrungsaufnahme	Blutzucker, Bluteiweißen, Blutfetten (v.a. Triglyzeriden), Harnsäure, Phosphor, Kalium, Kalzium, einigen Leberwerten
Stehbelastung (Hämokonzentration)	Blutzellen, Bluteiweißen, Blutfetten, Kalzium, Noradrenalin, Aldosteron, Renin
Körperliche Anstrengung	☞ Stehbelastung, zusätzlich nach mehreren Stunden Muskelenzymen (CK, LDH, ASAT = GOT)
Tageszeit	Maximum morgens: Kortisol, Adrenalin, Noradrenalin
	Maximum nachmittags: Eisen
	Maximum nachts: Aldosteron, Parathormon, Renin, Wachstumshormon
Langes Stauen (Hämolyse)	☞ Stehbelastung, zusätzlich Kalium, ASAT = GOT, ALAT = GPT, LDH

Tab. 9.4: Die wichtigsten veränderlichen Einflussgrößen bei der Blutuntersuchung. Als **Hämolyse** wird die Zerstörung der roten Blutkörperchen mit Austritt des Hämoglobins (☞ 24.6.4) und anderer Erythrozytenbestandteile bezeichnet. [A400]

Unerlässlich bei jeder Blutentnahme ist die korrekte Hautdesinfektion (☞ nachfolgende Kästen).

Hygienische Händedesinfektion ☞ *6.4.2*

Stufenschema zur Hautdesinfektion

Der Gesetzgeber schreibt vor allen Injektionen und Punktionen eine Hautdesinfektion durch Abreiben der Haut mit Desinfektionsmittel vor.

Die Durchführung der Hautdesinfektion wird dem Infektionsrisiko des Eingriffs angepasst. Die Meinungen, welche Maßnahmen bei welcher Punktion im Detail erforderlich sind, sind jedoch auch unter Experten geteilt, so dass sich die Pflegenden in allen Fällen über die hausinternen Richtlinien informieren sollten. Als Richtlinie kann gelten:

Geringes Infektionsrisiko:
Intra-, subkutane, intramuskuläre und intravenöse Injektionen und Blutentnahmen
- Gebräuchliche Methode: Hautdesinfektionsmittel (z.B. Dibromol® farblos) auftragen (Spray oder getränkte Tupfer). Die Einwirkzeit von 15 – 30 Sek. einhalten (Herstellerangaben beachten)
- Optimale Methode: Punktionsstelle mit desinfektionsmittelgetränkten, sterilisierten Tupfern mehrfach abreiben. Alternativ Hautdesinfektionsmittel aufsprühen und mit desinfektionsmittelgetränkten, sterilisierten Tupfern abwischen oder Hautdesinfektionsmittel aufsprühen, mit trockenen Tupfern abwischen und ein zweites Mal sprühen. In allen Fällen unbedingt die Einwirkzeit von 15 – 30 Sek. einhalten.

Mittleres Infektionsrisiko:
Z.B. Anlage eines Venenverweilkatheters
- Punktionsstelle mit sterilen, desinfektionsmittelgetränkten Tupfern mehrfach abreiben. Desinfektions-

mittel 30 Sek. einwirken lassen, dann erneut auftragen und wieder Einwirkzeit abwarten.

Hohes Infektionsrisiko:

Z.B. Punktionen von Körperhöhlen

- Haut reinigen, ggf. enthaaren und entfetten. Desinfektionsmittel zweimal auftragen und jeweils 2,5 Min. einwirken lassen. Nur sterile Tupfer verwenden. Für den Arzt sterile Handschuhe und evtl. Mundschutz richten.

Gelenkpunktionen erfordern noch strengere Vorsichtsmaßnahmen.

Tipps zur Hautdesinfektion

- *Sterilisierte (einfache) Tupfer* werden nach der Herstellung sterilisiert und auf Rollen zum Einsetzen in die entsprechenden Spender geliefert. Sie sind nach Anbruch nicht mehr steril, jedoch nach Ansicht des Gesetzgebers für Eingriffe mit geringerem Infektionsrisiko ausreichend. *Sterile Tupfer* werden einzeln oder zu 2 – 6 Stück steril verpackt oder in Steriltrommeln bis kurz vor Gebrauch steril gelagert
- Die erforderliche Einwirkzeit von 30 Sek. entspricht ungefähr der Zeit, die die vom Desinfektionsmittel feuchte Haut zum Trocknen braucht
- Für die Hautdesinfektion sollten nur Hautdesinfektionsmittel, keine Händedesinfektionsmittel (z.B. Sterilium®) benutzt werden. Letztere enthalten rückfettende Substanzen, die z.B. das Haften von Pflastern verhindern
- In den meisten Krankenhäusern werden Hautdesinfektionsmittel auf alkoholischer Basis verwendet. Bei Blutentnahmen zu Alkoholbestimmung dürfen diese aber auf keinen Fall verwendet werden, da sie das Ergebnis verfälschen. In der Regel erfolgen diese Blutentnahmen mit speziellen Sets, die auch ein geeignetes Desinfektionsmittel enthalten.

Kapillare Blutentnahme

Im Gegensatz zur venösen Blutentnahme wird die **kapillare Blutentnahme** meist von Pflegenden oder medizinisch-technischen Assistentinnen durchgeführt. Indikationen sind die schnelle Blutzuckerbestimmung (*BZ-Stix* ☞ 23.6.3) und die Blutgasanalyse (☞ 20.4.4). Im ambulanten Bereich sind auch die Hb-Bestimmung und die Leukozytenzählung aus dem Kapillarblut weit verbreitet.

Als Abnahmeorte empfehlen sich beim Erwachsenen die *seitlichen* Fingerkuppen – dort beeinträchtigt der Stich das Tasten nicht – oder die Ohrläppchen. Die kapillare Blutentnahme ist ein Eingriff in die körperliche Unversehrtheit des Patienten und bedarf seiner Erlaubnis.

Vorbereitung

- Patienten informieren
- Vorgesehene Entnahmestelle vor einer Blutgasanalyse mit durchblutungsfördernder Salbe (z.B. Finalgon®) einreiben. Dadurch wird die Durchblutung der Kapillaren so stark gesteigert, dass Sauerstoff- und Kohlendioxidgehalt fast dem des arteriellen Blutes entsprechen *(arterialisiertes Kapillarblut)*. Vor einer Blutzucker- oder Hb-Bestimmung ist dies meist nicht erforderlich (Patienten evtl. kurz vorher die Finger in warmes Wasser tauchen lassen)
- Materialien bereitlegen: Hände- und Hautdesinfektionsmittel, Tupfer, (Einweg-)Lanzetten, je nach Untersuchung Teststreifen (z.B. für Blutzuckerbestimmung), Kapillare (z.B. für die BGA oder Hb-Bestimmung) oder Objektträger (für eine Leukozytenzählung), evtl. unsterile Handschuhe zum Eigenschutz (☞ Abb. 9.5).

Durchführung und Nachsorge

- Patienten hinlegen oder -setzen (lassen)
- Ggf. aufgetragene Salbe gründlich abwischen
- Vorgesehene Einstichstelle desinfizieren, Einwirkzeit abwarten
- Hände desinfizieren, unsterile Handschuhe anziehen
- Durch Druck auf Ohrläppchen oder Finger Haut spannen. Nicht kneten, da dies die Erythrozyten schädigen und das Ergebnis verfälschen kann
- Lanzette mit der ganzen Spitze zügig einstechen (☞ Abb. 9.6) und gleich wieder zurückziehen. Das vorsichtige und zögernde Einstechen vieler Anfänger ist schmerzhafter als ein zügiges Vorgehen und oft nicht erfolgreich
- Ersten Bluttropfen mit einem Tupfer abwischen (☞ Abb. 9.7)
- Kapillare an den möglichst großen Bluttropfen halten (☞ Abb. 9.8, Blut wird automatisch hineingezogen, wichtig ist *luftfreies* Ansaugen) bzw. Bluttropfen auf Objektträger oder Teststreifen tropfen lassen. Bei der Entnahme nicht durch Quetschen „nachhelfen", da dies zu falschen Ergebnissen führt
- Vor einer evtl. zweiten Abnahme erneut Einstichstelle abwischen
- Nach der Blutentnahme Punktionsstelle komprimieren (lassen) und Blutprobe nach Vorschrift weiterverarbeiten

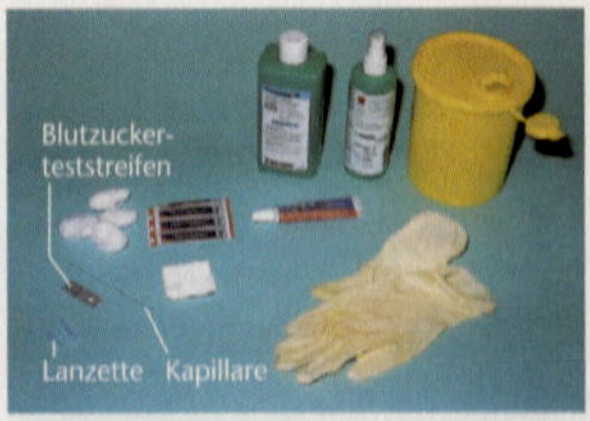

Abb. 9.5: Benötigte Materialien zur kapillaren Blutentnahme. [M161]

Kapillare Blutentnahme am Ohrläppchen [M161]

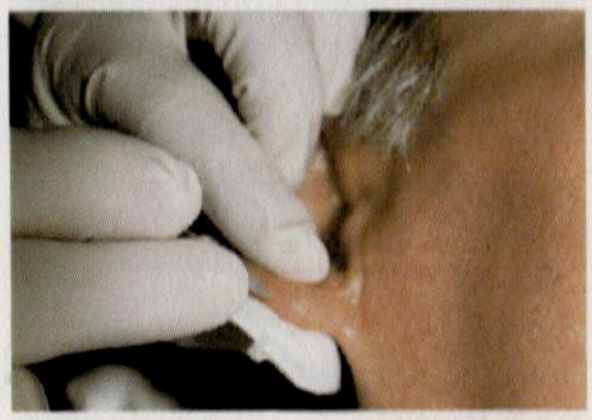

Abb. 9.6: Die Lanzette wird zügig eingestochen.

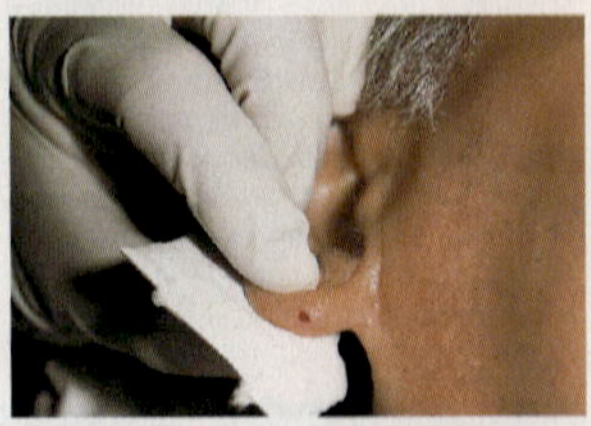

Abb. 9.7: Der erste Bluttropfen wird abgewischt.

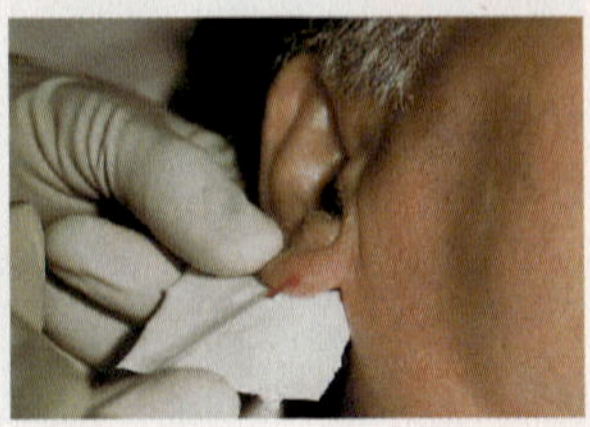

Abb. 9.8: Der nächste Tropfen saugt sich durch Adhäsionskräfte in die Glaskapillare und kann zur Diagnostik ins Labor gegeben werden.

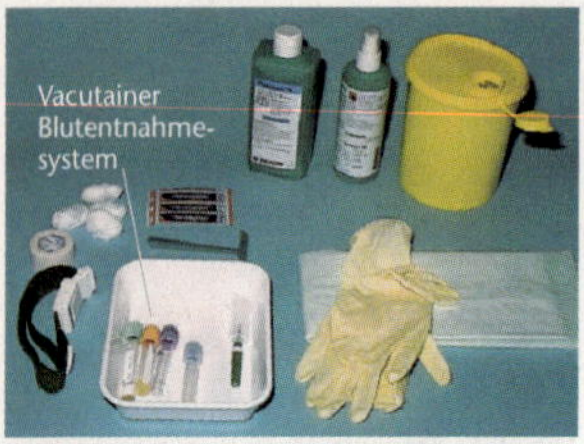

Abb. 9.9: Korrekt gerichtete Materialien für die venöse Blutentnahme. [M161]

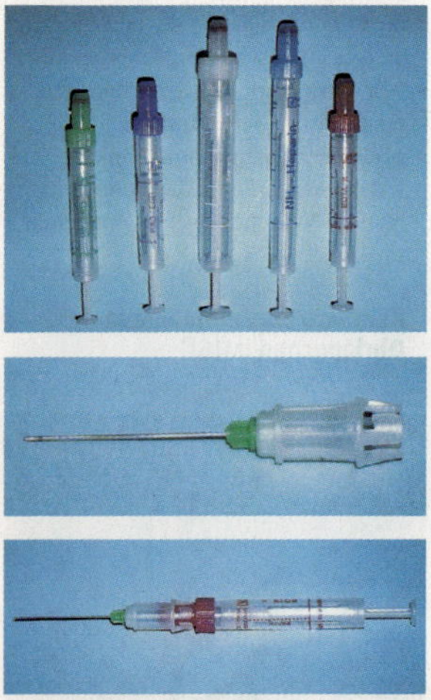

Abb. 9.10 – 9.12: Sarstedt-Monovetten®-System: Ein Blutstoppmechanismus zur Verhinderung eines Blutrückflusses beim Röhrchenwechsel ist in Kanülenkopf und Spritzenkonus integriert. Durch Zurückziehen des Kolbens wird dosiert Blut angesaugt. Alternativ wird vor Aufstecken des Röhrchens der Kolben bis zum Einrasten zurückgezogen, und das Röhrchen füllt sich dann von selbst. Nach der Blutentnahme wird die Kolbenstange komplett zurückgezogen und an der Sollbruchstelle abgebrochen oder abgedreht. [M161]

- Materialien entsorgen (Vorsicht bei der kontaminierten, spitzen Lanzette).

Venöse Blutentnahme

Die **venöse Blutentnahme** ist die technisch einfachste und häufigste Punktion.

Vorbereitung der Materialien

- Laboranmeldeformulare rechtzeitig ausfüllen, vom anordnenden Arzt unterschreiben lassen (wenn im Hause üblich) und zum Labor schicken. Neben der gewünschten Untersuchung müssen auf dem Laboranforderungsschein oft auch die Diagnose bzw. Verdachtsdiagnose und die Arzneimitteleinnahme vermerkt werden
- Spezielle Blutprobenröhrchen für die verschiedenen Untersuchungen richten
- Röhrchen mit Patientenetikett bekleben: Darauf sind genannt Name, Vorname, Geburtsdatum des Patienten, Station, Zimmer, ggf. Infektionsverdacht. Die Angabe, ob es sich um eine infizierte Probe handelt oder der Verdacht auf eine Infektion besteht (z.B. Hepatitis B, HIV), ist in den meisten Häusern zum Schutz des Laborpersonals üblich. Die Krankheitsbezeichnung sollte jedoch nicht offen und für jedermann lesbar vermerkt werden, um Missbrauch zu vermeiden
- Alle Materialien zur Venenpunktion (☞ 9.9) auf Spritzentablett oder Nierenschale bereitlegen
- Ggf. Transportbehälter für den Transport zum Labor besorgen.

Verschiedene Entnahmesysteme

Günstig sind Entnahmesysteme, die gleichzeitig aus Punktionseinheit und Probenröhrchen bestehen (z.B. Vacutainer®-System, Sarstedt-Monovetten®-System). Sie ermöglichen die Entnahme mehrerer Blutproben bei einmaliger Venenpunktion und vermindern das Risiko für Arzt und Pflegende, mit (evtl. infektiösem) Patientenblut in Berührung zu kommen. Vorteilhaft ist auch, dass die Röhrchen bereits mit den für die jeweiligen Untersuchungen notwendigen Trennmitteln oder Gerinnungshemmern versehen sind. Die früher üblichen (Einmal-)Spritzen mit separaten Kanülen werden nur noch selten verwandt.

Bei schwierigen Venenverhältnissen bevorzugen viele einen *Butterfly* (☞ Abb. 9.15), der über einen Adapter an die Probenröhrchen angeschlossen werden kann.

Die Verschlusskappen der Probenröhrchen sind für die jeweiligen Untersuchungen farblich unterschiedlich gekennzeichnet (☞ Tab. 9.16).

Durchführung und Nachsorge

- Vene punktieren (☞ unten und Abb. 9.19 – 9.20) und Blut abnehmen. Röhrchen, die Gerinnungshemmer enthalten, genau bis zur Markierung füllen und durch mehrfaches, vorsichtiges Kippen gründlich vermischen
- Stauschlauch öffnen, Nadel entfernen und Punktionsstelle noch mehrere Minuten komprimieren (lassen). Dabei im Gegensatz zur früher geübten Praxis nach Punktion in der Ellenbeuge Arm *gestreckt* lassen und möglichst hochlagern. Dies vermindert die Hämatombildung, da beim Ausstrecken des Armes nach vorherigem Anbeugen (aber auch bei intensiven Bewegungen) die durch die Punktion verletzten Gewebe sonst erneut voneinander gelöst und so Blutungen hervorgerufen würden
- Punktionsstelle versorgen (in der Regel reicht ein Pflaster) und ggf. weiter beobachten. Bildet sich ein Hämatom, die-

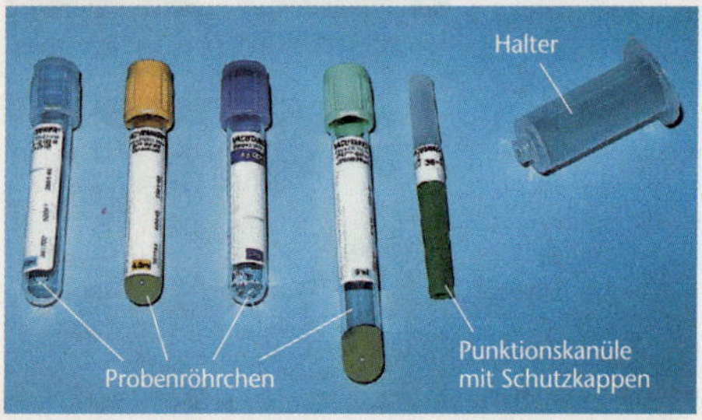

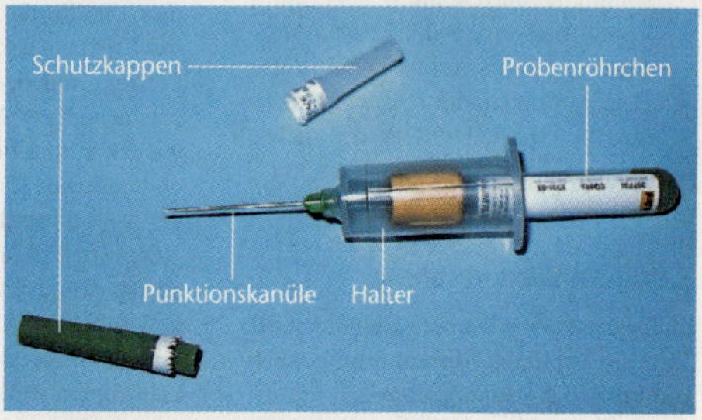

Abb. 9.13 – 9.14: Das Vacutainer®-System besteht aus der Punktionseinheit mit Halter und aufschraubbarer Kanüle sowie Vakuum-Blutprobenröhrchen. Erst nach der Venenpunktion wird der Stopfen des Röhrchens durch Druck durchstoßen und das Blut in das Röhrchen gesaugt. Wird das Probenröhrchen abgezogen, stoppt der Blutfluss, und ein zweites Röhrchen kann ohne Kontaminationsgefahr aufgesteckt werden. [M161]

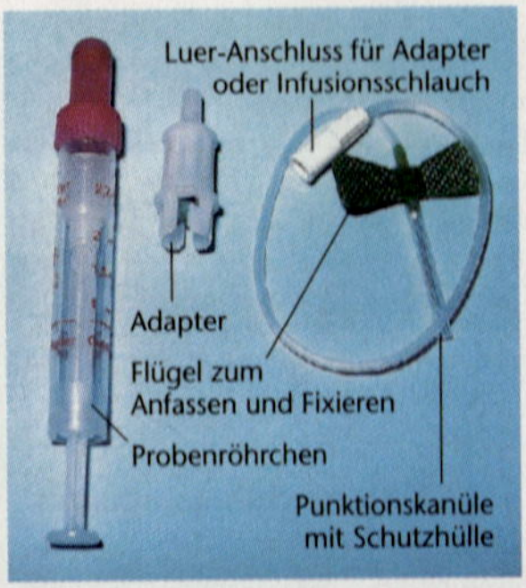

Abb. 9.15: Butterfly-Besteck mit Adapter und Monovette®. [M161]

ses später z.B. mit heparinhaltiger Salbe behandeln

- Nach der Blutentnahme Angaben auf dem Laborformular mit denen auf den Blutproben vergleichen, um Verwechslungen zu vermeiden
- Mit Blut verschmierte Röhrchen reinigen (Handschuhe anziehen), mit geeignetem Desinfektionsmittel desinfizieren und neu beschriften
- Alle benutzten Materialien entsorgen, Nierenschale bzw. Spritzentablett desinfizieren
- Blutproben nicht unnötig lange auf der Station stehen lassen, sondern für einen baldigen Transport ins Labor sorgen.

Befundauswertung

- Vom Labor eingehende Befunde werden dem Arzt zur Begutachtung vorgelegt und dann im Dokumentationssystem abgeheftet (Befundetiketten in „Kurve" kleben, Computerausdruck einheften). Übertragung durch Abschreiben sollte wegen der Gefahr von Übertragungsfehlern vermieden werden
- Der Patient hat ein Recht darauf, vom Arzt über die Ergebnisse der Blutuntersuchung informiert zu werden. Ggf. erinnern ihn die Pflegenden daran, z.B. bei der Visite
- Das Wissen um pathologische Blutbefunde, z.B. um Störungen des Kalium- oder Kalziumstoffwechsels (☞ 31.11.3 bzw. 31.11.4) oder eine hochgradige Anämie (☞ 24.6.1), ist nicht nur wichtig für den Arzt, sondern auch für die Pflegenden (ggf. Gesprächsthema zwischen Pflegenden und Patient, Notwendigkeit einer Diät, zusätzlicher Prophylaxen oder Beobachtungen?).

Venenpunktion

Indikationen für eine **Venenpunktion** sind Blutentnahmen zur Diagnostik (☞ oben), zur Blutspende oder zum Aderlass, die Injektion von Arzneimitteln (☞ 10.4.5) oder das Legen einer Venenverweilkanüle (☞ 10.5.3).

In aller Regel wird eine Ellenbeugen-, Unterarminnenseiten- oder Handrückenvene punktiert (☞ Abb. 9.22 – 29). Dabei hängt die Wahl der Vene auch von der Erkrankung des Patienten ab. Bei leichten Erkrankungen kann die „beste" Vene, also meist eine der Ellenbeugenvenen, punktiert werden. Da über die (mediale) Ellenbeugenvene jedoch auch ein ZVK (☞ 10.5.4) vorgeschoben werden kann, sollte sie bei Schwerkranken für evtl. Notfälle geschont werden. Beim Patienten mit Nierenfunktionsstörungen sind die Unterarmvenen tabu, da sie für eine spätere Shuntanlage gebraucht werden könnten (☞ 31.2.6). In diesem Fall wird auf die Handrückenvenen ausgewichen.

Materialien zur Venenpunktion

- Spritzentablett oder Nierenschale
- Staubinde, flüssigkeitsdichte Unterlage, ggf. Unterarmpolster oder – bei desorientierten Patienten – Unterarmschiene
- Alles zur Hände- und Hautdesinfektion
- Ggf. alles zur Lokalanästhesie (nur bei großlumigen Kanülen): 1-ml-Spritze, dünne Kanüle (Nr. 16, 18), Lokalanästhetikum (z.B. Scandicain®, Novocain®)
- Unsterile Einmalhandschuhe zum Eigenschutz
- Punktionskanülen und Spritzen. Um die Blutkörperchen nicht zu schädigen, großlumige Kanülen bevorzugen (Nummer 2 oder 1). Günstig sind geschlossene Systeme, die ein Nachfließen des Blutes auch beim Wechseln der Blutröhrchen verhindern (☞ Abb. 9.10 – 9.14). Bei Entnahme großer Blutmengen (z.B. Aderlass oder Blutspende) großlumigere Kanülen verwenden (☞ Abb. 9.21). Blutspendeeinheiten sind meist schon mit einer geeigneten Punktionskanüle bestückt (☞ Abb. 9.18)
- Je ein Abwurfgefäß für Abfall und Kanülen
- Wundschnellverband
- Zur *Blutspende* (auch Eigenblutspende) werden Blutkonservenflaschen oder, heute bevorzugt, Plastikbeutel (☞ Abb. 9.18) verwendet. Sie enthalten einen Stabilisator zur Haltbarkeitssteigerung des Blutes (☞ 24.5.6). Für *Aderlässe* können auch Vakuumflaschen eingesetzt werden, wenn das Blut schnell entnommen werden soll. Das Blut kann dann aber nicht weiterverwendet werden.

Tipps zur Venenpunktion

- Sich nicht unter Zeitdruck setzen (lassen). In Ruhe geeignete Vene suchen (*abtasten*, nicht nur schauen), auch mehrfach und an beiden Armen. Stauung zwischendurch lösen

Untersuchung	Sarstedt-Monovetten®	Vacutainer®	Zusätze
Blutbild	Rot	Violett	K^+-EDTA
Serum			
Klinische Chemie	Braun	Pink, rot, gelb, beige, braun	Ohne oder mit Trenngel
Klinische Chemie, Serologie, Blutgruppe	Farblos		Kunststoffkügelchen
Blutgruppe		Blassgrün	ACD-Lösung
Plasma			
Klinische Chemie	Orange	Grün	Li^+-Heparin auf Kunststoffkügelchen/Trenngel
Gerinnung	Hellgrün	Blau	Na^+-Zitrat 1 : 10
BSG	Lila	Schwarz	Na^+-Zitrat 1 : 5
Glukose	Gelb	Grau	Na^+-Fluorid
Blutgase	Orange	Farblos	Li^+-Heparin

Tab. 9.16: Farbkodierung und Zusätze der gängigen Blutentnahmesysteme für die häufigsten Untersuchungen (Herstellerangaben). Außerdem sind weitere Röhrchen für Spezialuntersuchungen erhältlich. Abkürzungen: K^+-EDTA = Kalium-Ethylendiamintetraacetat, ACD = spezieller Zusatz, Li^+ = Lithium, Na^+ = Natrium, $NH4^+$ = Ammonium. [A400]

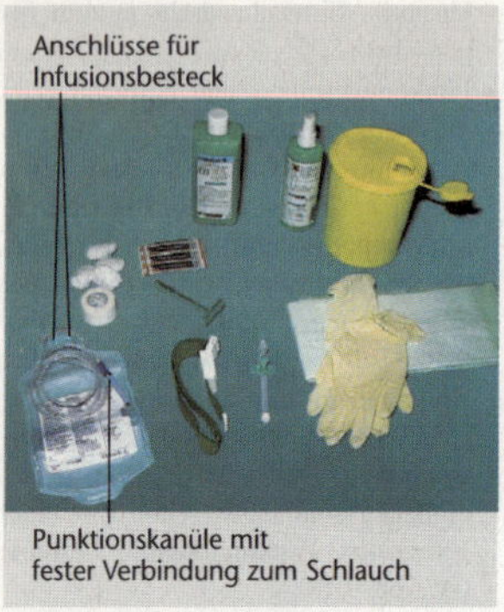

Abb. 9.17: Set für einen Aderlass. Der hier verwendete Beutel hat einen Schlauch mit integrierter Punktionskanüle. [M161]

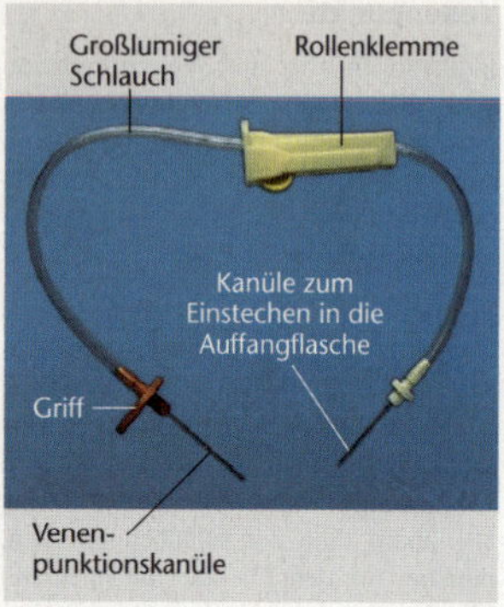

Abb. 9.21: Spezielles System zum Aderlass mit je einer großlumigen Kanüle zur Venenpunktion und zur Überleitung in die Auffangflasche. [D200]

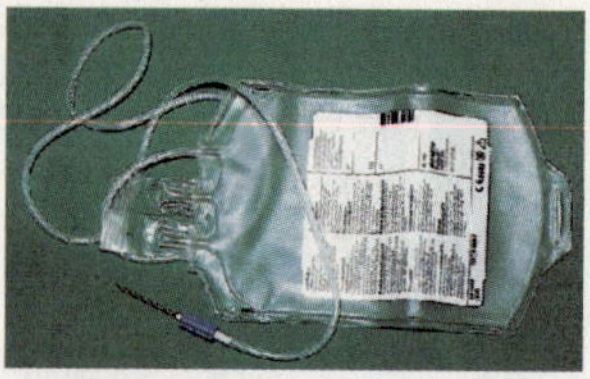

Abb. 9.18: Blutspendeeinheit mit integrierter Punktionskanüle. [M161]

- Statt Stauschlauch Blutdruckmanschette benutzen. Blutdruck messen, dann zwischen diastolischen und systolischen Blutdruckwert aufpumpen (nicht höher, da ansonsten auch der arterielle Blutzufluss unterbrochen wird)
- Bei schlechten Venenverhältnissen vor der Punktion feucht-warme Wickel oder Heizkissen auflegen, Punktionsstelle beklopfen oder Nitro-Spray auf die Haut sprühen (erweitert die Venen)
- Bei „Rollvenen" Y-förmigen Zusammenfluss wählen
- Nach Abnahme einer größeren Menge Blut (z.B. bei Blutspende oder Aderlass) für Bettruhe (ca. 30 Min.) sorgen und den Kreislauf überwachen (Puls, RR).

Vorbereitung des Patienten und Durchführung der Venenpunktion

Die Durchführung der Venenpunktion ist Aufgabe des Arztes. Er kann sie aber an speziell weitergebildete Pflegende (z.B. auf Intensivstationen) delegieren:

- Patienten informieren
- Patienten hinlegen oder hinsetzen (lassen) und störende Kleidung entfernen (Ärmel hochkrempeln reicht oft nicht aus)
- Punktionsort mit Unterarmpolster unterstützen. Bei desorientierten Patienten ggf. den Arm auf einer Schiene fixieren
- Wasserdichte Unterlage unterlegen
- Für ausreichend Licht sorgen. Ruhige Atmosphäre schaffen (ggf. Besucher hinausbitten)
- Hände desinfizieren
- Vene punktieren (☞ Abb. 9.22 – 9.29): Haut desinfizieren, Staubinde proximal der Punktionsstelle anlegen (arterieller Puls muss noch tastbar sein), Vene palpieren, Haut erneut desinfizieren, Vene im flachen Winkel punktieren (☞ Abb. 9.19 – 9.20) und erforderliche Probenröhrchen nacheinander aufstecken.

Nachsorge ☞ oben bei venöser Blutentnahme

Direkte und indirekte Venenpunktion [K183]

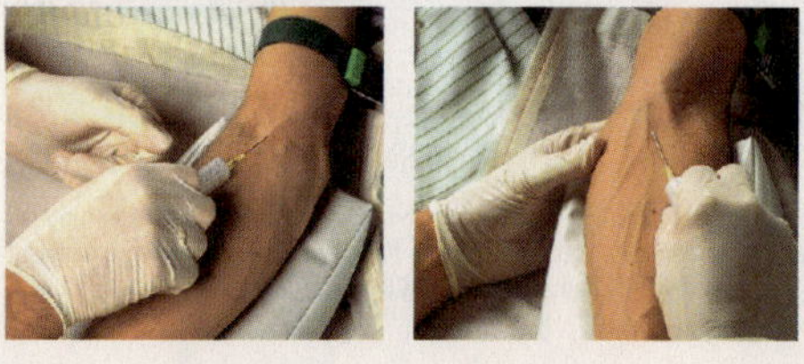

Abb. 9.19 – 9.20: Bei der direkten Venenpunktion (links) droht die Vene wegzugleiten oder sie wird versehentlich durchstochen. Daher bevorzugen viele die indirekte Venenpunktion (rechts): Es wird neben der Vene in die Haut eingestochen und erst dann die Vene punktiert.

9.5.2 Untersuchungsmedium Urin

Fast ebenso häufig wie das Blut wird der Urin des Patienten untersucht. Die Urinuntersuchung erlaubt v.a. bei Erkrankungen der Harn- und Geschlechtsorgane sowie des Hormonhaushaltes Rückschlüsse auf die Krankheitsursache.

Die Pflegenden sind entscheidend an der Probengewinnung beteiligt:

- Meist ist **Spontanurin** (☞ 7.8.2) für die Untersuchung ausreichend. Am häufigsten wird dabei der **Mittelstrahlurin** (☞ 7.8.2) untersucht
- Manchmal muss zur Uringewinnung die Harnblase *katheterisiert* oder *punktiert* werden. Dann ist die Uringewinnung für den Patienten belastend und auch nicht risikofrei (Infektion, Schleimhautverletzungen). Während die **Blasenkatheterisierung** (transurethrale Harnableitung ☞ 31.2.2) meist von den Pflegenden durchgeführt wird, ist die **suprapubische Blasenpunktion** (☞ 31.2.3) eine ärztliche Aufgabe
- Für bestimmte Untersuchungen ist es erforderlich, den Urin über einen bestimmten Zeitraum zu sammeln (**Sammelurin** ☞ 7.8.2).

In einigen Häusern, insbesondere im Ambulanzbereich sowie nachts und am Wochenende, führen die Pflegenden einige Urinuntersuchungen selbständig durch, insbesondere *Streifenschnelltests* und *Urinkulturen* (☞ 7.8.2).

9.5.3 Andere Untersuchungsmedien

Stuhl wird insgesamt seltener untersucht als Blut oder Urin. Die *Untersuchung auf Blut im Stuhl* ist mit einem einfachen Schnelltest (z.B. Hämoccult® ☞ 21.3.2) möglich. Die mikrobiologische Stuhldiagnostik, v.a. bei Verdacht auf Wurmerkrankungen und bei salmonellenverdächtigen Durchfällen, sowie die *klinisch-chemische Stuhldiagnostik* (bei

Magen-Darm-Erkrankungen mit Malabsorption) erfordern den Versand von 2 – 5 ml Stuhl in einem Plastikröhrchen. Viele Patienten können den Probenbehälter selbst füllen.

Der **Liquor cerebrospinalis** *(Nervenwasser)* wird in erster Linie bei Erkrankungen des Zentralnervensystems untersucht (☞ 35.4.2), z.B. bei Verdacht auf Meningitis (☞ 35.8.1).

Krankhafte Körperflüssigkeiten sind z.B. Wundsekrete, Eiteransammlungen, ein Gelenkerguss (☞ 27.3.3), Pleuraerguss (☞ 20.11.2) oder Aszites (☞ 22.2.2). Die Untersuchung dieser Flüssigkeiten erlaubt in aller Regel Rückschlüsse auf die Ursache der Erkrankung und kann diagnostisch entscheidend sein, z.B. wenn im Sekret Tumorzellen oder andere normalerweise nicht vorkommende Substanzen gefunden werden. Die Punktion eines eitrigen Gelenkergusses ermöglicht bei bakteriellen Infektionen meist einen präzisen Erregernachweis.

9.5.4 Klinisch-chemische Untersuchungen

Klinisch-chemische Untersuchungen sind die häufigsten „Routineblutuntersuchungen" im Krankenhaus.

Elektrolyte

Die Untersuchung der **Elektrolyte** (*Mineralstoffe* ☞ 31.11.2 – 31.11.5) Natrium, Kalium, Kalzium, Chlorid, Magnesium und Phosphat deckt in erster Linie Störungen des Wasser- und Elektrolythaushaltes sowie Nierenerkrankungen auf. Aber auch bei hormonellen Erkrankungen werden die Serumelektrolyte oft in typischer Weise verändert.

Enzyme

In der **Enzymdiagnostik** wird die Aktivität der Enzyme im Blut bestimmt. **Enzyme** sind Körpereiweiße, die bestimmte chemische Reaktionen beschleunigen und so den geordneten Zellstoffwechsel gewährleisten. Gehen bei einer Organschädigung Zellen zugrunde, treten die Enzyme dieser Zellen vermehrt in den Blutkreislauf über und können im Blut nachgewiesen werden. Je nach Enzym reichen auch schon Schädigungen der Zell*membran* zum vermehrten Enzymübertritt aus.

Durchführung der venösen Blutentnahme [K183]

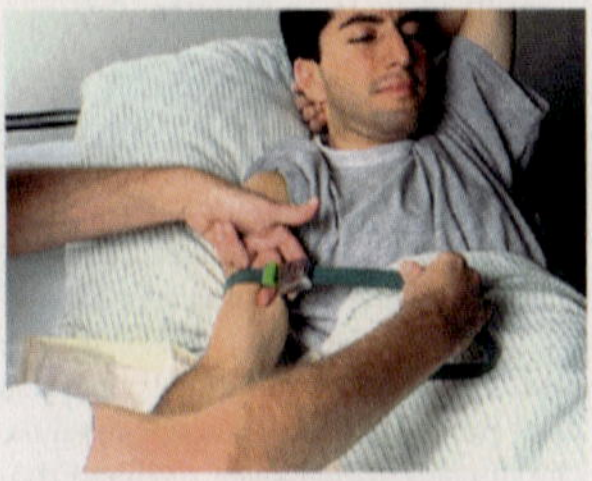

Abb. 9.22: Möglichen Punktionsort desinfizieren, Staubinde anlegen und durch Einlegen eines Fingers das Einklemmen von Haut vermeiden.

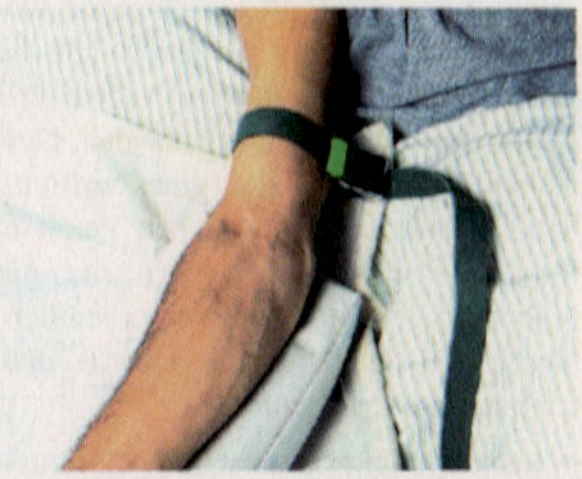

Abb. 9.23: Arm auf Polster lagern und Vene auswählen. Hier stehen mehrere gut sichtbare Venen zur Verfügung.

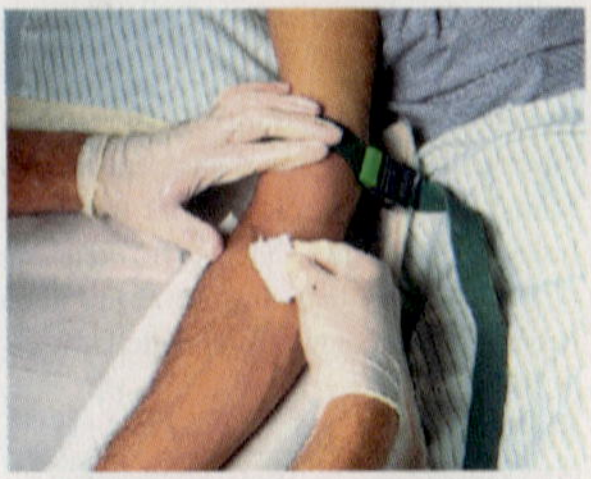

Abb. 9.24: Erneut Punktionsstelle desinfizieren.

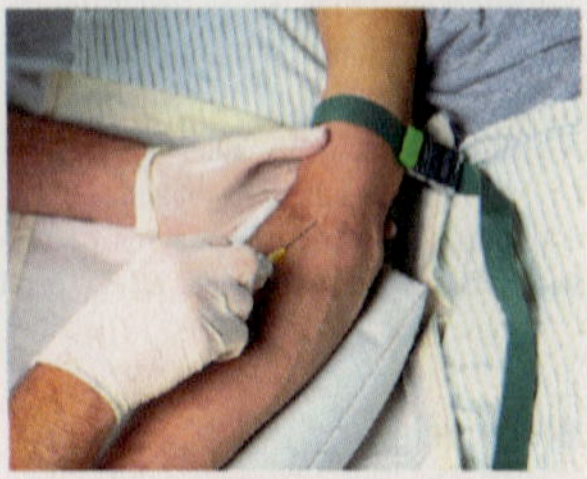

Abb. 9.25: Vene punktieren (Punktionstechnik ☞ 9.19 – 9.20).

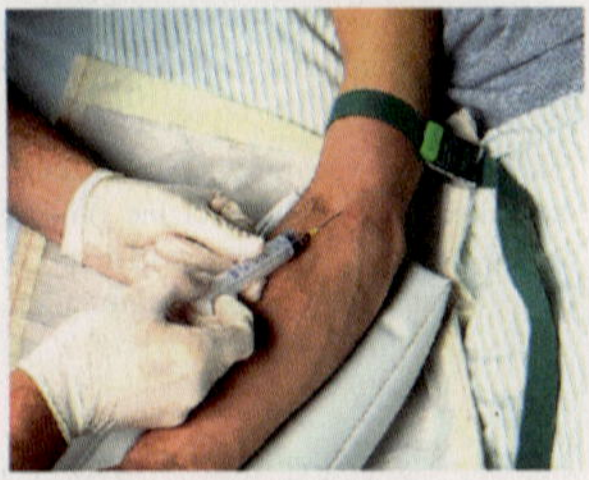

Abb. 9.26: Nach Umgreifen (dabei Nadel nicht bewegen) Blut entnehmen.

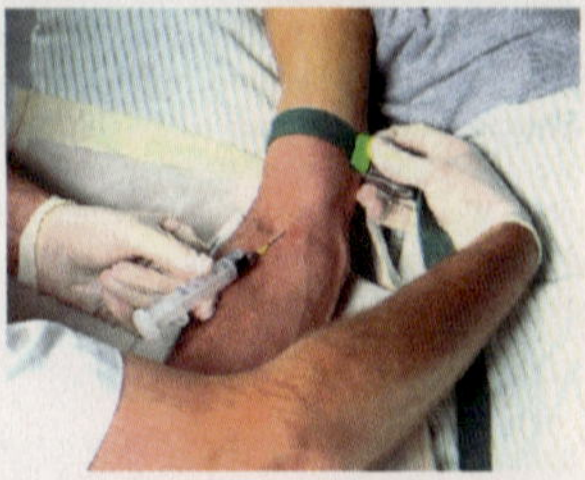

Abb. 9.27: Staubinde lösen, dann erst Nadel herausziehen.

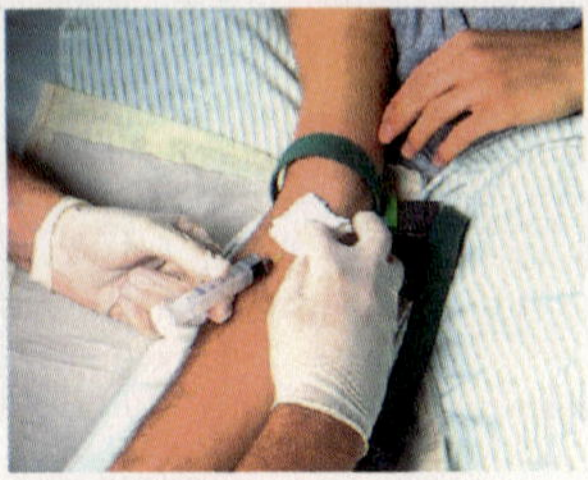

Abb. 9.28: Tupfer auf die Punktionsstelle legen, jedoch erst aufdrücken, wenn die Nadel entfernt ist.

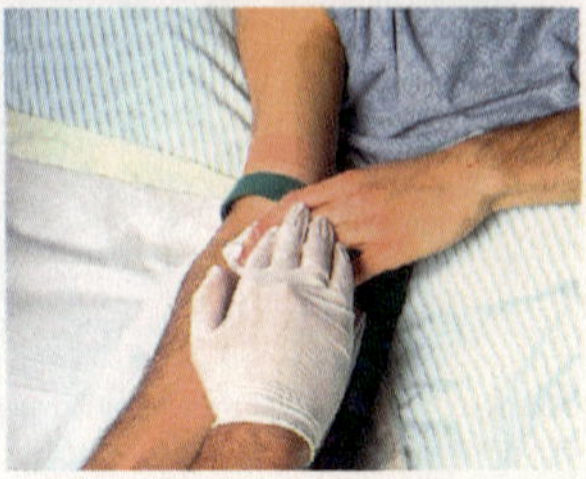

Abb. 9.29: Patienten noch 2 – 3 Minuten Tupfer auf die Punktionsstelle pressen lassen.

Die genaue *Enzymverteilung* **(Enzymmuster)** ist von Organ zu Organ sehr unterschiedlich **(Organspezifität).** Insbesondere existieren oft verschiedene **Isoenzyme,** die zwar die gleiche chemische Reaktion fördern, sich aber in ihrer physikalischen Struktur unterscheiden. Deshalb führt die Schädigung eines bestimmten Organs zu einer typischen Veränderung des Blutenzymmusters, die der Laborarzt oft mit hoher Wahrscheinlichkeit einem bestimmten Organ, z.B. dem Herzen, zuordnen kann:

- Lebererkrankungen (☞ 22.4) führen v.a. zu einer Erhöhung der Enzyme Alanin-Aminotransferase (kurz ALAT, oder auch Glutamat-Pyruvat-Transaminase, GPT) und der Aspartat Aminotransferase (kurz ASAT, auch Glutamat-Oxalazetat-Transaminase, kurz GOT, genannt)
- Herzerkrankungen, allen voran der Herzinfarkt (☞ 18.5.2), ziehen eine Erhöhung des Muskelenzyms Kreatin(phospho)kinase (**CK,** *CPK*) nach sich.

Bluteiweiße

Der flüssige Anteil des Blutes, das **Blutplasma** (☞ Abb. 24.1), besteht zu ca. 8 % aus Eiweißen *(Proteinen).* Diese **Plasmaproteine** sind ein Gemisch aus ungefähr 100 verschiedenen Proteinen und können mit Hilfe der **Serum-Eiweißelektrophorese** in fünf Gruppen aufgeschlüsselt werden. Dabei werden die unterschiedlichen Wanderungsgeschwindigkeiten der Eiweiße in einem elektrischen Feld zu ihrer Auftrennung ausgenützt.

Folgende *Eiweißfraktionen* lassen sich unterscheiden:

- *Albumine,* sie sind mengenmäßig mit ca. 40 g/l am bedeutsamsten
- α_1-*Globulin*
- α_2-*Globulin*
- β-*Globulin*
- γ-*Globulin.*

Bei zahlreichen Erkrankungen sind die Bluteiweiße *quantitativ* und/oder *qualitativ* verändert. So führen beispielsweise akute Entzündungen oder Operationen zu einer Erhöhung der α_1- und α_2-Globuline, chronische Entzündungen zu einer Erhöhung der γ-Globulinfraktion. Beim *Plasmozytom,* einer bösartigen Erkrankung (☞ 24.8.3), wird dagegen ein abnormes Protein gebildet, das sich als spitze Zacke in der Serum-Eiweißelektrophorese zeigt (☞ Abb. 24.46).

Ein vermindertes Gesamteiweiß ist meist durch einen Albuminmangel, z.B. bei Mangelernährung oder hohen Eiweißverlusten über die Niere (*Proteinurie* ☞ 31.3.11), bedingt. In schweren Fällen haben die Patienten ausgeprägte Ödeme.

Blutfette

Die Hauptfette im Blut **(Serumlipide)** sind das **Cholesterin** und die **Triglyzeride** *(Neutralfette).* Da diese als Fette im wässrigen Medium Blut nicht löslich sind, werden sie an Eiweiße **(Apolipoproteine)** gebunden und als **Lipoproteine** transportiert.

Eine krankhafte *Verminderung* einzelner oder mehrerer Apolipoproteine (und in der Folge auch Lipoproteine) ist selten. Dagegen sind **Hyperlipoproteinämien,** d.h. *Erhöhungen* der *Blutfette* (☞ 23.8.4), sehr häufig. Sie sind an der Entstehung von Arteriosklerose (☞ 19.6.1) und Herzinfarkt (☞ 18.5.2) beteiligt.

Neben der quantitativen Bestimmung der Triglyzeride und des Gesamtcholesterins ist in der **Lipoprotein-Elektrophorese** auch eine qualitative Bestimmung möglich, d.h. eine Aufgliederung der Lipoproteine, die der Eiweißelektrophorese vergleichbar ist. Dadurch können u.a. HDL-Cholesterin („gutes Cholesterin") und LDL-Cholesterin („schlechtes", die Arteriosklerose förderndes Cholesterin) unterschieden werden.

Blutgerinnung und Gerinnungstests
☞ 24.1.4, 24.4.5

Hormone

Das Blut transportiert die in den verschiedenen Hormondrüsen (☞ Abb. 23.2) gebildeten **Hormone** zu ihren Zielorganen. Aus dem Hormonspiegel im Blut (bestimmbare Hormone ☞ Tab. 23.10) sind daher Rückschlüsse auf den Hormonhaushalt möglich.

Aufgrund der sehr niedrigen Hormonkonzentrationen von oft nur wenigen Nanomol pro Liter Blut (nmol/l = 10^{-9} mol/l) erfordert die genaue Spiegelermittlung aufwendige Immun(o)assays. Dabei wird der Blutprobe des Patienten ein Testreagenz zugesetzt, das Antikörper (☞ 29.1.1) gegen das zu bestimmende Hormon enthält. Die entstehenden *Antigen-Antikörper-Komplexe* werden durch verschiedene Methoden nachgewiesen:

- Teilweise können die Komplexe direkt *photometrisch* bestimmt werden. Bei

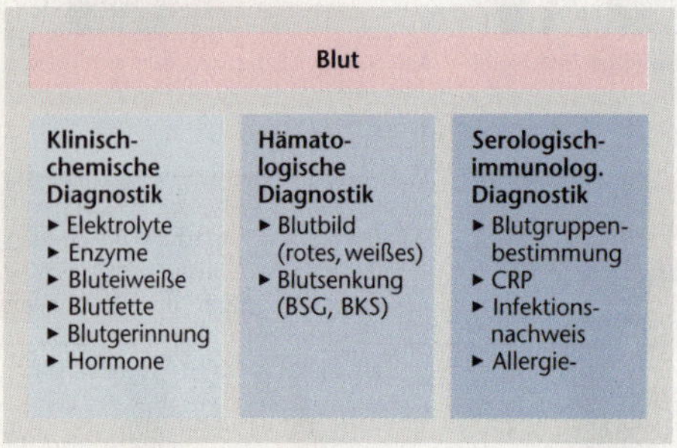

Abb. 9.30: Die gebräuchlichen Bluntuntersuchungen lassen sich in drei Gruppen einteilen. [A400]

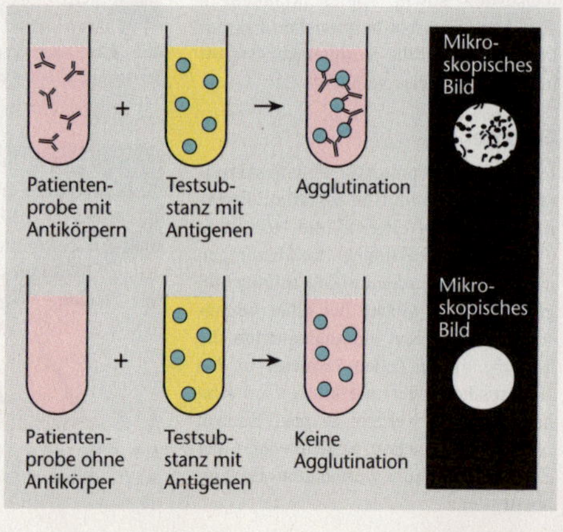

Abb. 9.31 (rechts): Schematische Darstellung eines Antikörpernachweises durch Agglutination (Verklumpungsreaktion). [A400]

der *Photometrie* wird die Probe mit einem Lichtstrahl „durchleuchtet". Je höher die Hormonkonzentration der Probe ist, desto stärker ändert sich die Intensität des ausfallenden Lichtes im Vergleich zu einer Probe, die lediglich das Lösungsmittel enthält

- Oft ist es aber nötig, die Komplexe vor der Photometrie an Farbstoffe zu koppeln, die bei Bestrahlung mit Licht einer bestimmten Wellenlänge *fluoreszieren* (aufleuchten). Je stärker die Fluoreszenz, desto höher die Hormonkonzentration. Alternativ können auch Enzyme eingesetzt werden, die Farbstoffreaktionen in Gang setzen
- Beim *Radio-Immunassay* (kurz **RIA**) oder *Radio-Immuno-Sorbent-Test* (kurz **RIST**) werden die Antikörper gegen das Hormon radioaktiv markiert und die Hormonkonzentrationen durch Bestimmung der Strahlungsintensität gemessen.

9.5.5 Hämatologische Untersuchungen

Die wichtigsten **hämatologischen Untersuchungen** sind die *Blutkörperchensenkungsgeschwindigkeit* (kurz **BSG** oder *BKS*) sowie das **Blutbild** (kurz *BB*), d.h. die Auszählung und Differenzierung der zellulären Blutbestandteile. Sie werden ihrer großen Bedeutung wegen in 24.4.2 bzw. 24.4.3 detailliert abgehandelt.

9.5.6 Serologisch-immunologische Untersuchungen

Serologisch-immunologische Untersuchungen nutzen Antigen-Antikörper-Reaktionen (☞ Abb. 9.31) zum Nachweis von Infektionskrankheiten, Allergien, Autoimmunerkrankungen und zur Blutgruppenbestimmung (☞ 24.4.4).

Der Versuchsansatz wird in aller Regel so gewählt, dass es zu einer sichtbaren Reaktion wie z.B. einer **Agglutination** (Verklumpung) des Blutes kommt, sofern das Blut des Patienten die nachzuweisenden Antigene oder Antikörper enthält.

Bei einer *quantitativen* Antikörperbestimmung gibt der Titer die höchste Verdünnung einer Verdünnungsreihe an, bei der das Patientenblut noch positiv reagiert, d.h. beispielsweise sichtbar agglutiniert. Bei einem Antikörper-Titer von 1 : 8 ist der Antikörpergehalt der Probe also höher als bei einem Antikörper-Titer von 1 : 2.

9.5.7 Untersuchungsmethoden in der Pathologie

Fachgebiet der Pathologie ☞ Kapitel 8

Makroskopische und mikroskopische Pathologie

Die pathologischen Untersuchungsverfahren gliedern sich in **makroskopische** und **mikroskopische Verfahren.**

Große Tradition haben die makroskopischen Verfahren und hier insbesondere die Obduktion Verstorbener (☞ 9.1).

Für die Diagnostik zu Lebzeiten haben jedoch die **mikroskopischen Verfahren,** bei denen das Präparat mit Hilfe eines Mikroskops vergrößert wird, eine weit größere Bedeutung, vor allem bei der Tumordiagnostik.

Mikroskopische Verfahren der Pathologie

Zytodiagnostik

Untersucht der Pathologe lediglich aus dem Zellverband herausgelöste (Einzel-)Zellen, handelt es sich um **Zytodiagnostik** oder *zytologische Untersuchungen.*

Diese Zellen können z.B. gewonnen werden durch:

- *Punktion* (☞ 9.8.1), z.B. Feinnadelbiopsie der Schilddrüse bei unklaren „Knoten" (☞ 23.4.1)
- *Abstrichentnahme* von Schleimhautoberflächen, z.B. bei der gynäkologischen Früherkennungsuntersuchung (☞ 32.9.1)
- Gewinnung von *Körpersekreten* (etwa Urin, Sputum) oder Körperhöhlenflüssigkeiten (etwa Liquor), die abgeschilferte Zellen von angrenzenden Oberflächen enthalten, z.B. Urinzytologie bei Blasentumoren
- „Abbürsten" oberflächlicher Zellen *(Abrasionszytologie)*, z.B. bei V.a. Lungenkrebs (☞ 20.8.2).

Histologische Untersuchung

Bei vielen Fragestellungen reicht die Untersuchung von Einzelzellen jedoch nicht aus. Zur Beurteilung der Gewebestruktur ist die **histologische Untersuchung** eines kleinen Gewebestückes erforderlich, das z.B. durch eine Stanzbiopsie, aber auch intraoperativ gewonnen werden kann.

So untersucht der Pathologe bei bestimmten Tumoren wie z.B. bei Verdacht auf Brustkrebs den Tumor noch während der Operation. Nach makroskopischer Betrachtung des Tumors fertigt er einen Schnellschnitt an und beurteilt den Tumor unter dem Mikroskop auf die Kriterien der Gut- oder Bösartigkeit. Der weitere Operationsverlauf, besonders die Größe des Eingriffs, hängt vom Urteil des Pathologen ab. Nach der Operation wird das Tumorgewebe nochmals sorgfältig aufgearbeitet und abermals unter dem Mikroskop begutachtet.

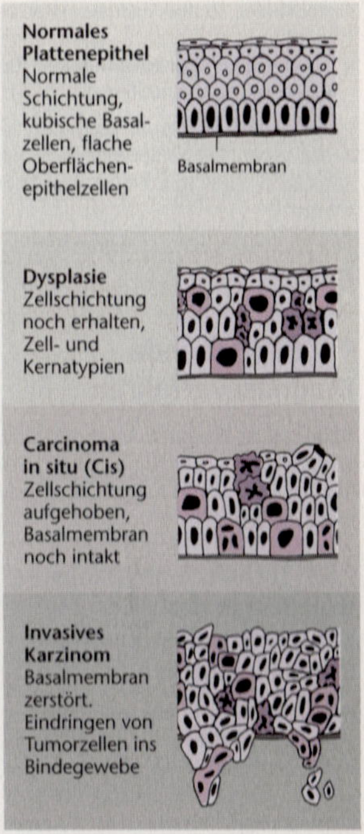

Abb. 9.32: Zwischen gutartigen (oben) und bösartigen (unten) Tumoren zu unterscheiden ist oft nicht leicht. [A400-215]

Histochemie

Viele Fragen können durch die mikroskopische Untersuchung eines mit konventionellen („normalen") Farbstoffen angefärbten Präparates nicht zuverlässig beantwortet werden. In der **Histochemie** werden bestimmte, chemisch definierte Zellbestandteile (z.B. Kohlenhydrate) durch enzymatische oder chemische Reaktionen identifiziert und verändert und durch eine anschließende Farbstoffreaktion dargestellt.

Beispiele hierfür sind:

- Die **PAS-Reaktion** mit *Perjodsäure-Schiff-Reagenz* zur Anfärbung glyko-

genhaltiger Zellbestandteile (Rotfärbung)
- Die **Berliner-Blau-Reaktion** zum Eisen-Nachweis (Blaufärbung).

Wie Gewebe, so können auch einzelne Zellen sowohl konventionell als auch mit histochemischen Reaktionen angefärbt werden.

Mikrobiologische Diagnostik ☞ *28.3.3 – 28.3.6*

9.6 Bildgebende Diagnoseverfahren

Bildgebende Diagnoseverfahren, allen voran Röntgen- und Ultraschalldiagnostik, sind heute aus der Medizin nicht mehr wegzudenken.

9.6.1 Technisch-physikalische Grundlagen der Röntgendiagnostik und des Strahlenschutzes

Die **Röntgenstrahlung,** eine hochenergetische elektromagnetische Strahlung, wurde 1895 von *Wilhelm Conrad Röntgen* entdeckt. Die Eigenschaft der Röntgenstrahlung, verschiedene Körpergewebe in unterschiedlichem Maß zu durchdringen, wurde bald diagnostisch ausgenutzt.

Heute ist die **Diagnostische Radiologie** ein eigenständiges medizinisches Fachgebiet. Radiologische Methoden sind z.B. in der Traumatologie (☞ 27.3.2) oder in der Diagnostik von Lungenerkrankungen (☞ 20.4) von überragender Bedeutung.

Zwei große Gruppen der diagnostischen Röntgenverfahren werden unterschieden:
- Bei **konventionellen Röntgenverfahren** wird das entstehende Bild direkt auf einem Bildschirm betrachtet oder auf einem Röntgenfilm sichtbar gemacht. Beispiele hierfür sind z.B. die Röntgenleeraufnahme der Lunge oder eines Knochens sowie die Kontrastmitteldarstellung des Darms
- Bei **digitalen Röntgenverfahren** wie der Computertomographie werden die Absorptionsunterschiede mit speziellen Geräten gemessen und in Computern weiterverarbeitet, bevor sie auf dem Bildschirm erscheinen.

Röntgenstrahlen werden außer zu diagnostischen auch zu therapeutischen Zwecken eingesetzt (Strahlentherapie ☞ 10.6).

Technisch-physikalische Grundlagen

Als Strahlenquelle dient eine **Röntgenröhre.** Dabei bestimmt die Röhrenspannung den Energiegehalt der Strahlung. Energiereiche, „harte" Strahlung (physikalisch gesprochen solche mit kurzer Wellenlänge) dringt tiefer in das Gewebe ein als relativ energiearme, „weiche" Strahlung (mit längeren Wellenlängen). Ausgehend von einem möglichst kleinen Brennfleck verlassen die Röntgenstrahlen den **Röntgenapparat.** Zwischen Röntgenröhre und **Röntgenfilm** oder **Röntgenschirm** steht der Patient, dessen Gewebe die Röntgenstrahlen in unterschiedlichen Ausmaß abschwächen *(absorbieren).* Der Strahlenanteil, der den Körper durchdrungen hat, also nicht absorbiert worden ist, wird auf einem Röntgenfilm sichtbar gemacht (☞ Abb. 9.35). Röntgendichte Gewebe wie Knochen haben einen hohen Absorptionsanteil, d.h. sie lassen nur wenig Strahlung durch. Der Röntgenfilm wird also nur gering geschwärzt und erscheint im Negativ hell.

Die Röntgendiagnostik wurde anfangs geradezu euphorisch begrüßt. Die Euphorie ging so weit, dass in manchen Schuhgeschäften die Kinderfüße geröntgt wurden, um die passende Schuhgröße zu bestimmen. Die Apparate standen ohne jegliche Abschirmung in den Läden. Mit der Zeit erkannte man jedoch, dass die im Körper absorbierte Strahlung auch biologische Wirkungen auf die Körperzellen hat und die Gewebe schädigt (☞ 24.5.2). Daher wurde dem **Strahlenschutz** von Patient und Personal immer größere Aufmerksamkeit geschenkt.

Die moderne Röntgendiagnostik bewegt sich im Spannungsfeld zwischen:
- Möglichst hoher diagnostischer Aussagekraft
- Strahlenschutzanforderungen zum Schutze des Patienten und des medizinisch-technischen Personals.

Strahlenschutz

Zwei Hauptprinzipien des praktischen Strahlenschutzes sind *Abschirmung* der Strahlung und *Abstandhalten:*
- Strahlenschutzkleidung aus Blei sowie dicke Betonschichten in Gebäuden absorbieren einen großen Teil der Strahlung. Muss während Operationen geröntgt werden, trägt das Personal stets Bleischürzen, sofern ein Verlassen des Raumes für die Zeitdauer der Röntgenaufnahmen nicht möglich ist. Zum Strahlenschutz des Patienten stehen Bleiabdeckungen für die Keimdrüsenregion zur Verfügung. Ein vollständiger Schutz der Keimdrüsen vor der Strahlung ist jedoch wegen der **Streustrahlung** nicht zu erreichen (☞ Abb. 9.33 und 9.34)
- Die Strahlungsintensität nimmt mit zunehmendem Abstand von der Strahlenquelle ab. Als Faustregel gilt, dass bei doppeltem Abstand die Strahlung nur noch ein Viertel so stark ist.

Die **Röntgenverordnung** von 1987 dient dem Strahlenschutz von Personen, die im Beruf radioaktiver Strahlung ausgesetzt sind: Die Bereiche, in denen es zu einer Gefährdung des Personals durch radioaktive Stoffe (*Nuklearmedizin* ☞ 9.6.6) oder Röntgenstrahlen kommen kann, müssen gekennzeichnet werden. In der Reihenfolge abnehmender Gefährdung werden **Sperrbereich, Kontrollbereich** und **Überwachungsbereich** unterschieden:
- Im Kontrollbereich dürfen Mitarbeiter erst nach gründlicher ärztlicher Untersuchung und nach Belehrung über Ge-

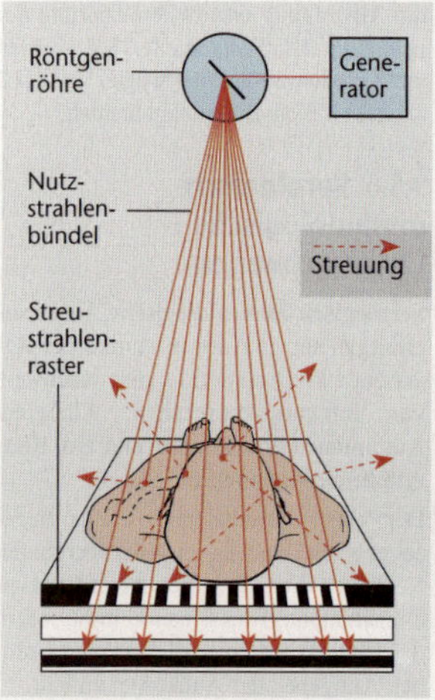

Abb. 9.33: Streustrahlung. Die Streustrahlung entsteht im Körper des Patienten. Durch Wechselwirkung mit den Geweben ändert die Primärstrahlung ihre Richtung und wird oft energieärmer. So werden auch Körperregionen, die außerhalb des Nutzstrahlenbündels liegen, strahlenbelastet. Ein Streustrahlenraster verhindert, dass die Qualität der Röntgenaufnahme durch die Streustrahlung zu stark beeinträchtigt wird. [A400-215]

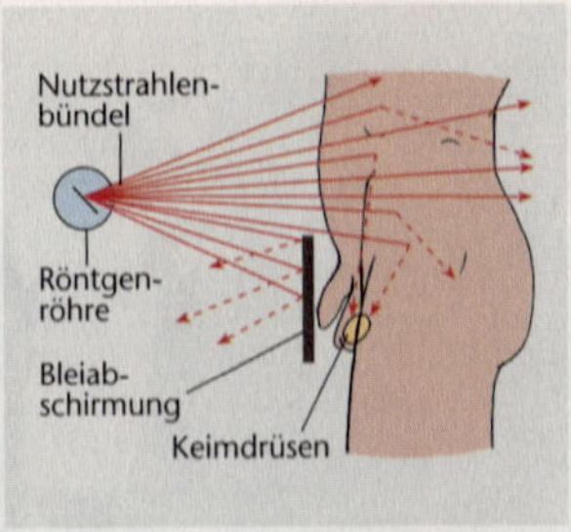

Abb. 9.34: Keimdrüsenschutz durch Bleiabschirmung. Die Strahlen des Nutzstrahlenbündels, die direkt auf die Keimdrüsen treffen würden, werden durch die Abschirmung abgefangen. Einige Strahlen werden jedoch innerhalb des Körpers abgelenkt und können die Keimdrüsen erreichen. [A400-215]

fährdung und Strahlenschutz arbeiten. Die Untersuchung muss jährlich, die Belehrung halbjährlich wiederholt werden
- Bestimmte Personengruppen, darunter auch Jugendliche unter 18 Jahren und Schwangere, dürfen überhaupt nicht im Kontrollbereich arbeiten. Jugendliche zwischen 16 und 18 Jahren dürfen sich aber unter ständiger Aufsicht eines Fachkundigen zu Ausbildungszwecken im Kontrollbereich aufhalten, wenn dies zur Erreichung des Ausbildungszieles unbedingt erforderlich ist
- Alle beruflich strahlenexponierten Mitarbeiter müssen eine Plakette tragen, die durch zunehmende Schwärzung eines photographischen Films die aufsummierte **Personendosis** der Strahlung misst. Ein Überschreiten der zulässigen Höchstdosis ist meldepflichtig.

Bei Beachtung der Röntgenverordnung ist heutzutage kein messbares (zusätzliches) Tumorrisiko gegeben.

9.6.2 Konventionelle Röntgenleeraufnahmen

Bei den **konventionellen Röntgenleeraufnahmen** resultieren die Helligkeitsunterschiede im Röntgenbild allein aus der unterschiedlichen Absorption der Röntgenstrahlen durch die Gewebe. Ein typisches Anwendungsgebiet der Röntgenleeraufnahmen in der Inneren Medizin ist beispielsweise die Röntgenleeraufnahme des Thorax (☞ 20.4.2), in der Traumatologie die Röntgenleeraufnahme eines möglicherweise gebrochenen Knochens (☞ 27.3.2).

Die **Tomographie** *(Schichtaufnahme)* bildet einzelne Schichten des Gewebes scharf ab, während die darüber und darunter liegenden Schichten durch eine spezielle Aufnahmetechnik verwaschen dargestellt werden. Liegen im Untersuchungsgebiet mehrere Strukturen dicht zusammen, kann so die Detailerkennbarkeit deutlich verbessert werden.

Durchleuchtungen (kurz *DL*) erlauben durch „kontinuierliches Röntgen" die Beobachtung funktioneller Abläufe, beispielsweise die Bewegungen von Magen und Darm nach einem Bariumbreischluck (☞ 21.3.3) oder Gefäßdarstellungen mit Kontrastmittel (Angiographie ☞ 19.4.4). Trotz moderner Bildverstärkungstechniken ist die Strahlenbelastung durch die lange Expositionszeit relativ hoch. Daher ist die Indikation zur Durchleuchtung eng zu stellen. Bei manchen Fragestellungen, z.B. bei Herzkatheter-Untersuchungen oder Schrittmacherimplantationen, ist die Durchleuchtung allerdings unbedingt erforderlich. Da Durchleuchtungen nie so ein scharfes Bild ergeben wie konventionelle Röntgenfilmaufnahmen, sind sie z.B. zur Diagnose von Knochenbrüchen ungeeignet.

Pflege bei konventionellen Röntgenaufnahmen

Bei konventionellen Röntgenaufnahmen haben die Pflegenden folgende Aufgaben:
- Untersuchung anmelden. Müssen Diabetiker wegen einer Röntgenaufnahme nüchtern bleiben, möglichst frühen Termin vereinbaren und Mitarbeiter der Röntgenabteilung informieren, damit der Patient vorgezogen wird. Insulin erst nach der Untersuchung spritzen, um Unterzuckerungen bei unvorhersehbaren Verzögerungen zu vermeiden
- Mobilen Patienten den Weg zur Röntgenabteilung erklären und alle notwendigen Unterlagen mitgeben (z.B. Patientenkurve, Etiketten). Bei mobilen Patienten sind vor und nach einer Röntgenleeraufnahme meistens keine besonderen pflegerischen Maßnahmen erforderlich. Vor einer Abdomenleeraufnahme muss der Patient allerdings nüchtern bleiben und es kann zur Verminderung von Darmgasüberlagerungen die Gabe entblähender Substanzen (z.B. Sab simplex®) angezeigt sein.
- Bei hilfsbedürftigen Patienten
  - Transport organisieren
  - Röntgendichte Gegenstände (Uhren, Schmuck) und ggf. störende Verbände, Pflaster und Schienen entfernen. Kleidung so wählen, dass sie im Bereich des zu untersuchenden Körperteils leicht entfernt werden kann
  - Infusions- und Schlauchsysteme sichern

Schwerkranke beim Transport und während der Untersuchung begleiten (ggf. in Reanimationsbereitschaft).

Röntgen auf der Station

Wird eine Röntgenuntersuchung auf der Station durchgeführt, werden zusätzliche Vorbereitungen getroffen:
- Das Untersuchungszimmer wird für das Röntgen hergerichtet. Im Notfall kann auch im Patientenzimmer geröntgt werden. Mitpatienten müssen für die Dauer der Röntgenaufnahme das Zimmer verlassen bzw. verlegt werden
- Die Untersuchungsliege (das Bett) muss von allen Seiten gut zugängig sein
- Es muss Platz für die fahrbare Röntgenapparatur geschaffen werden
- Bei Immobilität des Patienten hilft ihm eine Pflegekraft z.B. beim Drehen oder Aufrichten.

Röntgenpass

Jeder Patient sollte von der Röntgenabteilung einen **Röntgenpass** erhalten,

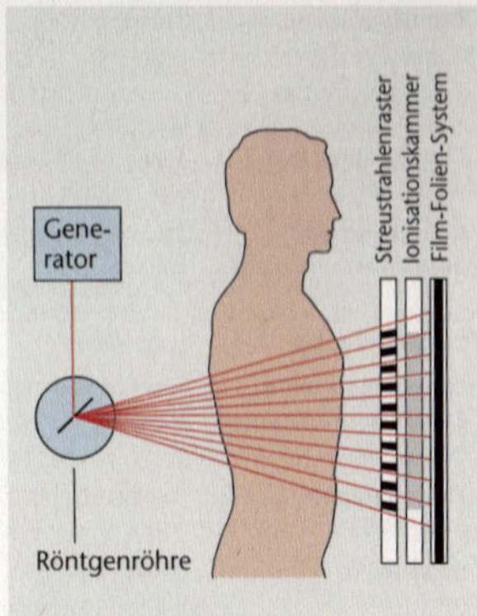

Abb. 9.35: Schematische Darstellung der Bildentstehung bei konventionellen Röntgenverfahren. [A400-215]

bzw. ein bereits vorhandener sollte ergänzt werden. Dieser ermöglicht nicht nur eine Kontrolle über die Strahlenbelastung, sondern erleichtert nachbehandelnden Ärzten auch das Auffinden von Kontrollaufnahmen. Außerdem erspart er dem Patienten oft „Doppelaufnahmen" mit unnötiger Strahlenbelastung und dem Gesundheitssystem weitere Kosten.

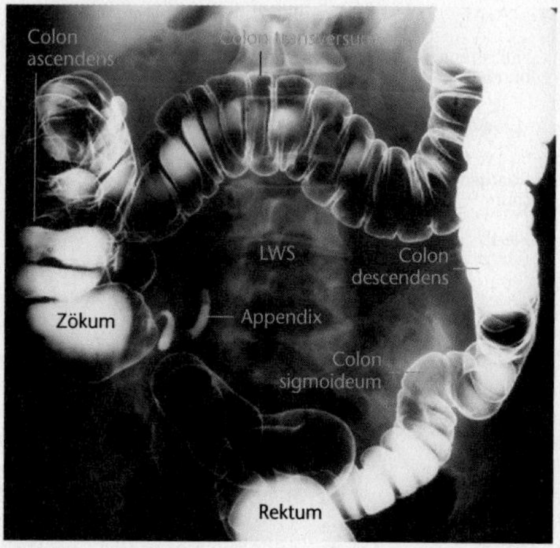

Abb. 9.37: Doppelkontrastaufnahme des Kolons. Durch nacheinander eingesetzte positive und negative Kontrastmittel resultiert ein dünner Beschlag der Schleimhaut mit dem positiven Kontrastmittel. So stellen sich auch kleine pathologische Veränderungen gut dar, die bei einer Prallfüllung mit positivem Kontrastmittel oft übersehen werden. Diese Aufnahme zeigt einen Normalbefund. [B117]

9.6.3 Röntgenverfahren mit Kontrastmittel

Oft reichen bei Röntgenleeraufnahmen die natürlichen Dichteunterschiede der Gewebe nicht zur zuverlässigen Differenzierung der verschiedenen Organe und Strukturen aus. Dann können **Röntgenkontrastmittel** durch Kontrastverstärkung eine bessere Darstellung ermöglichen:

- **Positive Röntgenkontrastmittel** wie Jod oder Barium absorbieren die Röntgenstrahlen besonders stark und erscheinen daher im Röntgenbild hell. Sie werden v.a. im Bereich des Magen-Darm- und Urogenitaltraktes (*Magen-Darm-Passage, Kolonkontrasteinlauf* ☞ 21.3.3, *Urographie* ☞ 31.4.6) sowie zur Darstellung der Gefäße (*Angiographien* ☞ 19.4.5) verwendet
- **Negative Röntgenkontrastmittel,** z.B. Luft oder CO_2, haben eine sehr niedrige Dichte und erscheinen im Röntgenbild dunkel. Sie verbessern die Darstellung z.B. des Peritonealraumes und bei Doppelkontrastmethoden (☞ Abb. 9.37).

Je nach Art der Zubereitung und der Fragestellung werden die Röntgenkontrastmittel geschluckt, durch Sonden oder mittels Einlauf in den Magen-Darm-Trakt eingebracht oder in Hohlräume oder Gefäße injiziert. Dabei besteht immer die Gefahr einer **Kontrastmittelallergie** (☞ unten). Weitere Komplikationen sind durch die Art der Untersuchung bedingt. So kann sich nach einer arteriellen Gefäßpunktion ein Thrombus in der Arterie bilden und zu Durchblutungsstörungen führen, im schlimmsten Fall zum Gefäßverschluss.

Über diese Komplikationsmöglichkeiten muss der Patient deshalb vor der Untersuchung vom Arzt aufgeklärt werden und schriftlich sein Einverständnis zur Untersuchung geben.

Untersuchung	Indikation (Bsp.)	Besonderheiten in der Pflege
Arteriographie (☞ 19.4.4), **Koronarangiographie** (☞ 18.4.11)	Arterielle Durchblutungsstörungen	Vor der Untersuchung Gerinnungsstatus und Kreatininwert im Blut bestimmen, Punktionsstelle rasieren. Nach der Untersuchung 24 Std. Bettruhe mit Druckverband für wenige Std. einhalten lassen, periphere Pulse und Haut der punktierten Extremität kontrollieren, Vitalzeichen überprüfen. Auf Nachblutungen und Infektionszeichen achten. Ausreichende Flüssigkeitszufuhr sicherstellen
Bronchographie	Bronchiektasen	Nach der Untersuchung Nahrungs- und Nikotinkarenz für ca. 6 Std. einhalten lassen. Expektorantien (☞ Pharma-Info 20.47) nach Anordnung geben, reichlich Flüssigkeit zur Sekretolyse trinken lassen. Patienten beim Abhusten unterstützen. Kontrollröntgenaufnahmen des Thorax für den Folgetag einplanen
Cholegraphie incl. PTC (☞ 22.3.2)	Steine in Gallenblase und -wegen	Vor der Untersuchung Gerinnungsstatus und Bilirubin im Blut bestimmen. Nach der Untersuchung 24 Std. Bettruhe einhalten lassen, Vitalzeichen kontrollieren
Kolonkontrastaufnahme (☞ 21.3.3)	Tumoren, Divertikel, Polypen	Patienten vor der Untersuchung oral abführen und Reinigungseinlauf durchführen, auf Arztanordnung Atropin oder Spasmolytika i.m. injizieren. Nach der Untersuchung Patienten auf Veränderungen des Abdomens und Blut im Stuhl beobachten
Lymphographie	Lymphödem	☞ Arteriographie
Ösophagographie, Magen-Darm-Passage (☞ 21.3.3)	Funktionsstörung, Tumoren	Vor der Untersuchung auf Arztanforderung Spasmolytika (z.B. Buscopan® i.m.) verabreichen. Nach der Untersuchung bei Patienten mit Obstipationsneigung abführende Maßnahmen ergreifen, da der Bariumbrei obstipierend wirkt
Phlebographie (☞ 19.4.5)	Thrombose	☞ Arteriographie
Urographie (☞ 31.4.6)	Nierensteine, Harnleiterstenosen, Tumoren	Vor der Untersuchung Kreatininwert im Blut bestimmen (☞ 31.4.4), abführende Maßnahmen durchführen. Nach der Untersuchung Patienten zum Trinken und zu häufigem Toilettengang anhalten

Tab. 9.36: Besondere Pflegemaßnahmen bei den wichtigsten Röntgenuntersuchungen mit Kontrastmittel. Grundregeln: Patienten nüchtern lassen, Arzneimittel erst nach Arztrücksprache geben. Besondere Vorschriften des Hauses beachten. [A400]

Kontrastmittelallergie und andere Risiken

! Vorsicht
Bei jeder, v.a. der intravenösen und intraarteriellen Gabe von Kontrastmittel droht eine möglicherweise lebensbedrohliche **Kontrastmittelallergie,** die sich meist als *Sofortreaktion* (☞ 29.4.1) bis hin zum *anaphylaktischen Schock* (☞ 38.5.1) zeigt.

Insgesamt liegt die Häufigkeit allergischer Reaktionen unter 0,01 %. Höher ist das Risiko bei Personen mit vorangegangenen Kontrastmittelzwischenfällen, Allergikern und Patienten mit chronisch obstruktiven Atemwegserkrankungen (☞ 20.6). Bei diesen Patienten ist die Indikation für eine Kontrastmitteluntersuchung besonders eng zu stellen. Ist eine Kontrastmittelgabe unbedingt erforderlich, kann das Risiko durch die Verwendung sog. *nichtionischer Kontrastmittel* und eine medikamentöse Vorbehandlung mit H_1- und H_2-Rezeptoren-Blockern (z.B. Fenistil® und Tagamet® ☞ Pharma-Infos 29.28 und 21.75) sowie Glukokortikoiden (☞ Pharma-Info 23.51) verringert werden.

Alle Kontrastmitteluntersuchungen setzen eine sorgfältige Anamneseerhebung (Risikofaktoren?) und eine angemessene Aufklärung durch den Arzt sowie eine schriftliche Einverständniserklärung des Patienten voraus.

Weitere Kontrastmittelrisiken

Weitere Risiken einer Kontrastmitteluntersuchung sind:

- Die Auslösung einer *thyreotoxischen Krise* (☞ 23.4.3) durch jodhaltige Kontrastmittel bei vorbestehender – nicht bekannter – Schilddrüsenüberfunktion
- Ein *akutes Nierenversagen* (☞ 31.6.8) bei Patienten mit eingeschränkter Nierenfunktion.

Daher werden rechtzeitig vor einer geplanten Kontrastmitteluntersuchung die Schilddrüsenhormonspiegel und der Kreatininwert im Blut bestimmt.

Pflege bei Kontrastmitteluntersuchungen

- Patienten zur Untersuchung nüchtern lassen, da bei Zwischenfällen die Gefahr einer Aspiration besteht und evtl. eine Intubation erforderlich wird. Lose Zahnprothesen entfernen. Venösen Zugang legen (lassen)
- Patienten während und bis 15 Minuten nach der Untersuchung auf die Symptome einer Kontrastmittelunverträglichkeit beobachten. Bei leichten Zwischenfällen sind dies Hitzegefühl, Juckreiz, Niesen, Hautausschlag (v.a. Urtikaria ☞ 30.9.2), Übelkeit und Brechreiz. In ausgeprägteren Fällen treten Unruhe des Patienten, Schwindel, Fieber und spastischer Husten hinzu. In schweren Fällen hat der Patient Luftnot durch Verengung der Atemwege und Kehlkopfschwellung. Nach Blutdruckabfall und Bewusstseinsverlust kann der Patient an Kreislaufversagen sterben. Daher Äußerungen des Patienten wie „mir wird so komisch" unbedingt ernst nehmen. Kontrastmittelzufuhr stoppen und sofort den Arzt benachrichtigen
- Vor jeder Kontrastmitteluntersuchung sicherstellen, dass Sauerstoffgerät sowie Notfallkoffer bzw. -wagen mit Reanimationsbesteck und Notfallmedikamenten (Glukokortikoide, Theophylline, Antihistaminika) bereitstehen, damit bei Zwischenfällen eine sofortige Behandlung möglich ist
- Nach der Untersuchung auf ausreichendes Trinken des Patienten (Arztrücksprache bei Herzinsuffizienz) achten, da dies die Gefahr einer Nierenschädigung verringert.

Interventionelle Radiologie ☞ 10.7.4

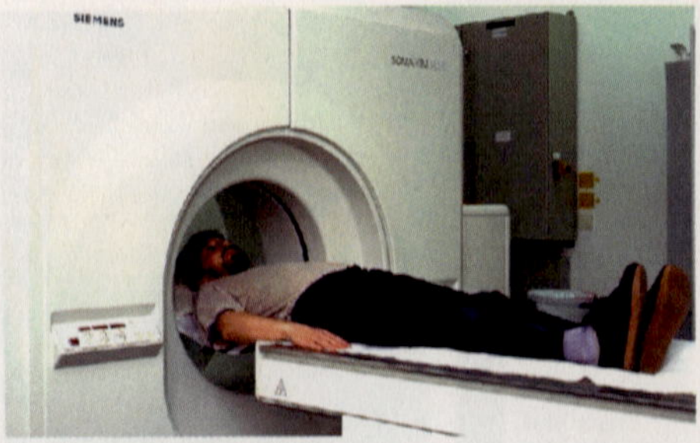

Abb. 9.38: Anfertigung eines CTs. Der Patient liegt auf einem Tisch, der schrittweise vorgeschoben wird. So können nacheinander viele CT-Bilder der gewünschten Körperregion angefertigt werden. Hier entsteht gerade ein CT von Kopf und Hals des Patienten. [K183]

9.6.4 Computertomographie

Computertomographie *(CT):* Röntgenverfahren, das ermöglicht, den Körper schichtweise zu röntgen. Ein Computer erstellt dann Querschnittsbilder des Körpers (☞ Abb. 9.39). Durch die Gabe von Kontrastmittel oft aussagekräftiger.

Arbeitsweise eines Computertomographen ☞ Abb. 9.38 und 9.39

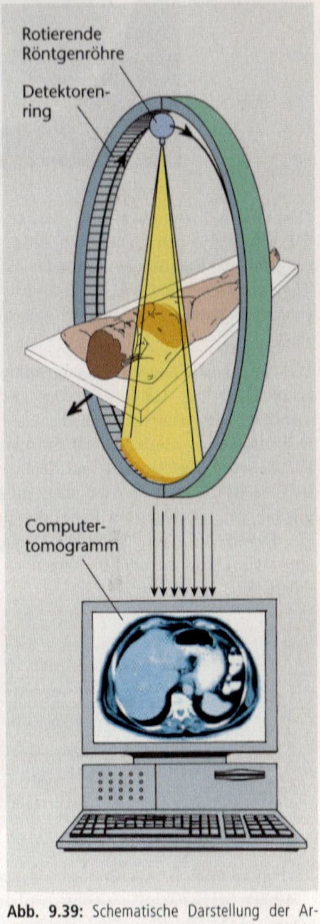

Abb. 9.39: Schematische Darstellung der Arbeitsweise eines Computertomographen. Bei jeder Rotation der Röntgenröhre entsteht ein Schnittbild des Körpers. Nach Vorschieben des Tisches wird die jeweils nächste Körperschicht geröntgt. Die entsprechenden Bilder erscheinen auf einem Monitor und können dann auf Röntgenfilme übertragen und am Leuchtkasten betrachtet werden. Weiterentwicklungen dieses Grundprinzips für spezielle Fragestellungen sind **Spiral-CT** und **hochauflösende CT.** [A400-215]

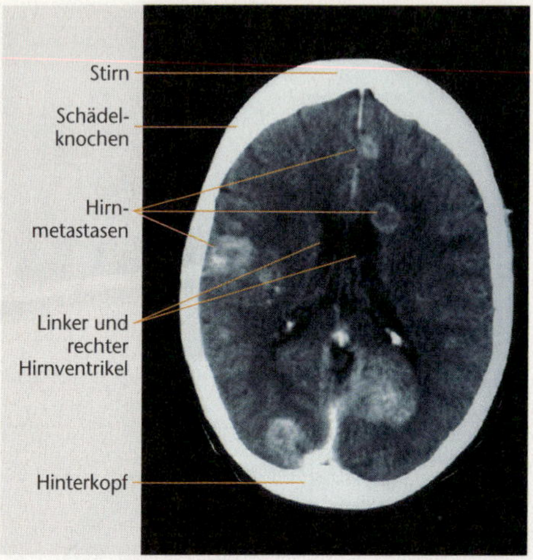

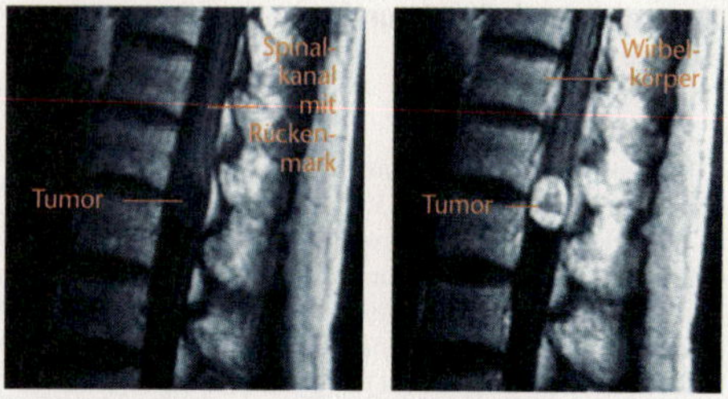

Abb. 9.43 – 9.44 (oben): Seitliche Kernspintomographiebilder der unteren Brust- und oberen Lendenwirbelsäule.
Links ohne, rechts mit Kontrastmittel. Im Spinalkanal erkennt man auf beiden Bildern einen rundlichen Tumor, der so groß ist, dass er das Rückenmark abdrückt und Querschnittsymptome verursacht. In seinen Konturen wird er rechts durch das Kontrastmittel nochmals viel deutlicher sichtbar. [T170]

Abb. 9.40 (links): Kraniale Computertomographie (CCT) mit Kontrastmittel. Mehrere Metastasen eines malignen Tumors sind über das gesamte Hirngewebe verteilt. [T170]

Das **Thorax-, Abdomen-** oder **Becken-CT** wird v.a. zur diagnostischen Abklärung unklarer Raumforderungen (d.h. bei Tumorverdacht) und zur Metastasensuche bei bekanntem Tumorleiden eingesetzt.

Die **kraniale Computertomographie** (kurz *CCT*) des Gehirns ist aus der neurologischen Diagnostik nicht mehr wegzudenken. Bei Tumorverdacht, Schädel-Hirn-Verletzungen und Schlaganfällen ist die kraniale Computertomographie von unschätzbarer Hilfe, da sie die überlagerungsfreie Darstellung von entarteten Geweben und Blutungen ermöglicht.

Pflege bei Computertomographie

Die Computertomographie ist für den Patienten wenig belastend. Ängste des Patienten vor „der Technik" können meistens durch ausführliche Erklärungen oder ein Gespräch mit einem Mitpatienten, der die Untersuchung bereits hinter sich hat, abgebaut werden. Manche Patienten empfinden die räumliche Enge während der Untersuchung als unangenehm.

Computertomographische Aufnahmen ohne Kontrastmittel erfordern keine besonderen pflegerischen Maßnahmen. Wie bei konventionellen Röntgenuntersuchungen auch legt der Patient alle metallhaltigen Gegenstände (z.B. Schmuck, Prothesen, Haarspangen) vor Untersuchungsbeginn ab. Unterwäsche und Nachthemd kann er anbehalten. Da der Patient während der Untersuchungszeit ruhig liegen muss, kann bei unruhigen Patienten und bei Kindern eine medikamentöse Beruhigung, z.B. mit Oxazepam (etwa in Adumbran®), oder eine Kurznarkose notwendig sein.

Bei computertomographischen Aufnahmen mit Kontrastmittel gelten für die Pflegenden die gleichen Richtlinien wie bei konventionellen Röntgenverfahren mit Kontrastmittel (☞ 9.6.3).

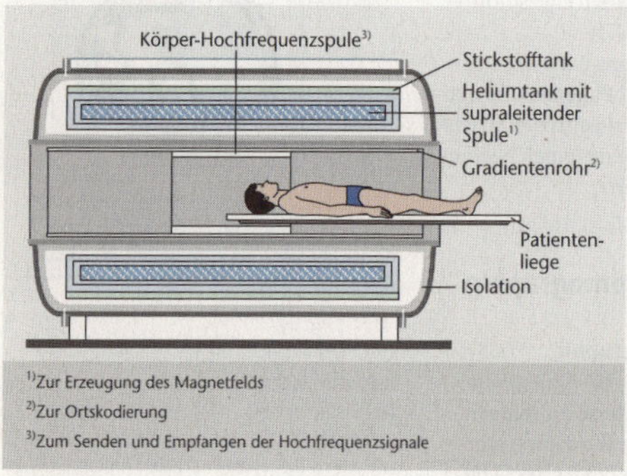

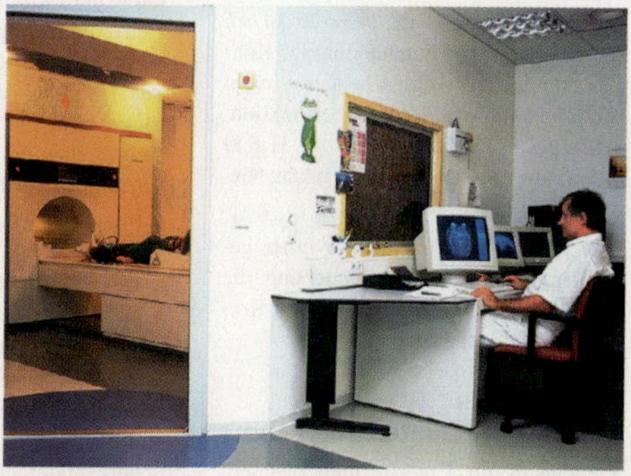

Abb. 9.41: Arbeitsweise eines Kernspintomographen. In einem starken Magnetfeld werden die Wasserstoffkerne (Protonen) in den Geweben des Patienten ausgerichtet. Durch kurze Hochfrequenzimpulse wird diese Ausrichtung dann gestört. Bei der Rückkehr in ihren ursprünglichen Zustand senden die Wasserstoffkerne ihrerseits elektromagnetische Wellen aus, die durch Sensoren registriert werden. Ähnlich wie beim CT erstellt ein Computer das eigentliche Bild in Scheibenform („Schichten"). Gesunde und kranke Gewebe unterscheiden sich in ihrer Protonendichte und deren chemischen Bindungen. [S008]

Abb. 9.42 (oben): Anfertigung eines Kernspintomogramms. Auf dem Monitor kann der Arzt die Bilder während der Untersuchung ansehen und bei Bedarf detailliertere Aufnahmen veranlassen. [K183]

9.6.5 Kernspintomographie

Kernspintomographie (kurz *KST*, auch *Kernspinresonanztomographie, Kernspin, Magnetresonanztomographie*, kurz MRT, sowie *NMR* von *nuclear magnetic resonance*): Bildgebendes Verfahren, das im Gegensatz zur Computertomographie ohne ionisierende Strahlung auskommt und ebenfalls eine schichtweise Darstellung des Körpers ermöglicht.

Arbeitsweise eines Kernspintomographen ☞ Abb. 9.41 und 9.42

Die **Kernspintomographie** wird insbesondere bei Untersuchungen des ZNS als Ergänzung zur Computertomographie eingesetzt und eignet sich z.B. sehr gut zur Darstellung kleiner Multiple-Sklerose-Herde (☞ 35.8.8). Die Kernspintomographie darf aber nicht bei Patienten mit Metall im Körper (z.B. Hüftprothesen) und Herzschrittmachern eingesetzt werden, da es sonst zu Verbrennungen durch Metallerhitzung und Funktionsstörungen des Herzschrittmachers kommt.

Pflege bei Kernspintomographie

Eine besondere Vorbereitung oder Nachsorge des Patienten (z.B. Nahrungskarenz) ist bei Kernspintomtographien nicht nötig. Bei Kernspintomographien mit Kontrastmitteln beachten die Pflegenden trotz der sehr guten Verträglichkeit dieser Kontrastmittel die gleichen Vorsichtsmaßnahmen wie bei anderen Röntgenverfahren mit Kontrastmittel.

9.6.6 Nuklearmedizinische Untersuchungsverfahren

Nuklearmedizin: Medizinisches Fachgebiet, das sich mit dem Einsatz von radioaktiven Substanzen und kernphysikalischen Verfahren im Rahmen diagnostischer Maßnahmen sowie der therapeutischen Anwendung radioaktiver Substanzen (☞ 10.6) befasst.

Radionuklide *(Radioisotope)* sind radioaktive Isotope eines chemischen Elements, die instabil sind und sich nach statistischen Gesetzmäßigkeiten wieder in stabile (nicht radioaktive) Isotope umwandeln. Bei dieser Umwandlung senden sie Strahlen aus, die mit entsprechenden Geräten registriert und bildlich dargestellt werden können **(Szintigraphie).** Die gesamte Nuklearmedizin beruht darauf, dass der Körper des Menschen die radioaktiven Isotope eines Elements genauso aufnimmt und verarbeitet wie die nicht radioaktiven. Dies erlaubt einen Einblick in Stoffwechselvorgänge, ohne dass die untersuchten Organe in ihrer Funktion beeinträchtigt werden.

Welches **Radiopharmakon,** d.h. welche radioaktiv markierte Substanz, gewählt und wie sie dem Patienten gegeben wird, hängt vom zu untersuchenden Organ ab:

- Für den Patienten ist es in aller Regel am angenehmsten, wenn das Radiopharmakon geschluckt werden kann, z.B. das ^{123}J-Natriumjodid in der Schilddrüsendiagnostik (☞ 23.4.1)
- Meist müssen die Substanzen aber intravenös gespritzt werden, z.B. bei der Skelettszintigraphie (☞ 26.4.2), der Nierendiagnostik (☞ Abb. 9.45 und 31.5.7) oder bei der Lungenperfusionsszintigraphie (☞ 20.4.2). Bei der *Leukozytenszintigraphie* zur Lokalisation unklarer Entzündungen werden dem Patienten weiße Blutkörperchen mit einer Blutprobe entnommen, radioaktiv markiert und dann intravenös zurückgespritzt. Die Leukozyten wandern dann entsprechend ihrer physiologischen Funktion zum Entzündungsherd

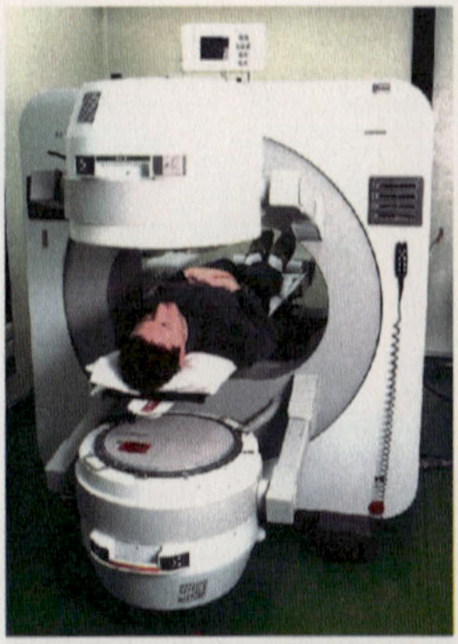

Abb. 9.46: Kamera zur Erstellung eines Schilddrüsenszintigramms. Nach der Injektion von ^{131}J-Natriumjodid hat sich die Strahlung in der Schilddrüse angereichert und wird von der γ-Kamera registriert. [K183]

- Bei manchen Lungenfunktionsuntersuchungen atmet der Patient ein radioaktives Edelgas ein
- Seltener sind die intraarterielle, intramuskuläre oder subkutane Injektion sowie das Einbringen in den Liquorraum oder in Körperhöhlen.

Das Radiopharmakon verteilt sich nach der Aufnahme im Körper des Patienten.

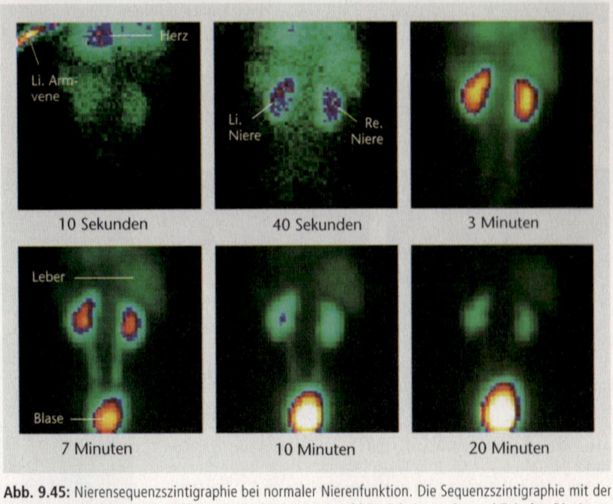

Abb. 9.45: Nierensequenzszintigraphie bei normaler Nierenfunktion. Die Sequenzszintigraphie mit der γ-Kamera stellt durch eine Bildfolge die Radioaktivität in Abhängigkeit von Ort und Zeit dar. Die Angaben entsprechen der nach der Injektion des Isotops vergangenen Zeitdauer. Nach 40 Sek. kann die Nierendurchblutung beurteilt werden *(Perfusionsphase)*, nach 3 Min. die Verteilung im Nierengewebe *(Parenchymphase)* und danach die Ausscheidungsfunktion der Nieren *(Ausscheidungsphase)*. [T165]

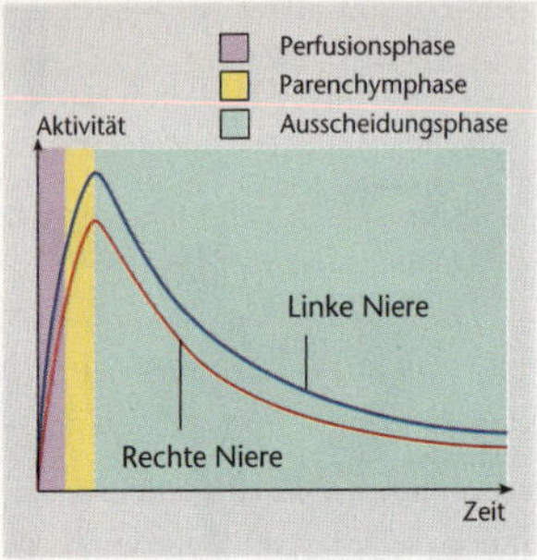

Abb. 9.47: Normalbefund eines Radioisotopennephrogramms. Nach Injektion von ^{131}J stellt sich die Nierenfunktion in Abhängigkeit von der Zeit dar. Auch hier lassen sich drei Phasen unterscheiden (☞ Abb. 9.45). Der Kurvenverlauf ist in allen Phasen regelrecht und für beide Nieren gleich. [T165]

Die von den Radionukliden ausgehende Strahlung wird mit speziellen Messgeräten (γ-Kamera ☞ Abb. 9.46) registriert. Die Strahlung kann sowohl in Abhängigkeit von der Lokalisation als auch von der Zeit (☞ Abb. 9.47) oder beidem (☞ Abb. 9.45) gemessen werden.

Auch in der Nuklearmedizin besteht eine Strahlenbelastung für Patient und Personal.

- Die Strahlenbelastung für den Patienten wird durch die Auswahl kurzlebiger Radionuklide, deren Träger zudem rasch ausgeschieden wird, verringert
- Bei Schwangeren sind nuklearmedizinische Untersuchungen nur bei vitaler Indikation zulässig
- Wichtig ist extrem sorgfältiges Arbeiten beim Umgang mit Radionukliden. Das Essen, Trinken, Rauchen und Schminken ist bei der Arbeit verboten, um eine Aufnahme radioaktiver Stoffe über Magen-Darm-Trakt oder Haut zu vermeiden
- Für Pflegende, Mitpatienten und Besucher (auch Schwangere) auf der *Pflegestation* besteht keine Gefahr, da die vom Patienten abgegebene Strahlendosis bei *diagnostischen* Verfahren sehr gering ist.

! Vorsicht, vor Szintigramm zu beachten:

- Eine laufende Behandlung mit Schilddrüsenhormonen, Jodid oder Thyreostatika beibehalten, da das Ziel der Untersuchung darin besteht, eine Aussage über die Schilddrüsenfunktion während der Therapie zu erhalten. Zudem liefert die quantitative Messung der Nuklidanreicherung in der Schilddrüse während einer Therapie mit Schilddrüsenhormonen wichtige Informationen über den aktuellen Zustand des Schilddrüsenregelkreises
- Keine jodhaltigen Kontrastmittel vor der Schilddrüsenszintigraphie geben, da sie extrem hohe Jodmengen enthalten, die die Anreicherung des Radionuklids in der Schilddrüse verhindern. Das Szintigramm wäre dann nicht beurteilbar. Daher erfolgen Untersuchungen mit jodhaltigen Kontrastmitteln (z.B. Urographie, Angiographie, CT) *nach* einer Schilddrüsenszintigraphie
- Mindestens drei Tage *vor* der Nierenszintigraphie keine Kontrastmitteluntersuchungen durchführen, da Kontrastmittel meist über die Nieren ausgeschieden werden und somit zu Überlagerungen führen würden.

Pflege und Patienteninformation

- Metallhaltige Gegenstände werden abgelegt, da Metalle die Strahlung absorbieren
- Kurz vor der Untersuchung entleert der Patient die Blase
- Zur Beschleunigung der Ausscheidung der Radiopharmaka über die Nieren soll der Patient bereits vor der Untersuchung ca. 1 l Flüssigkeit trinken und auch danach noch für mindestens einen Tag vermehrt trinken sowie die Blase oft entleeren. Kindern wird ebenfalls reichlich Flüssigkeit angeboten und sie sollten oft gewickelt werden, damit der „strahlende" Harn nicht zu lange in der Windel und damit in der Nähe der Keimdrüsen bleibt.

Lungenszintigraphie ☞ 20.4.2
Schilddrüsenszintigraphie ☞ 23.4.1

9.6.7 Sonographie und Doppler-Sonographie

Sonographie *(Ultraschalldiagnostik):* Verschiedene bildgebende Verfahren, die darauf beruhen, dass Ultraschall durch menschliche Gewebe teils reflektiert, teils absorbiert

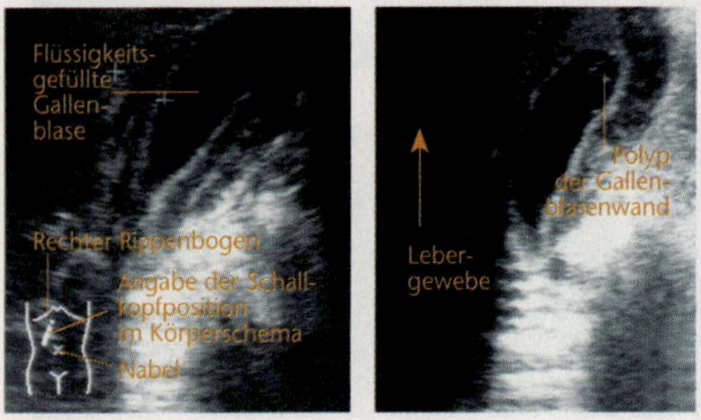

Abb. 9.48 (oben): Ultraschallbilder eines *Gallenblasenpolypen* (gutartiger Tumor der Gallenblasenwand). Im linken Schnittbild ist der Polyp nicht zu erkennen. Er stellt sich jedoch nach leichter Veränderung der Schallkopfposition dar. [T170]

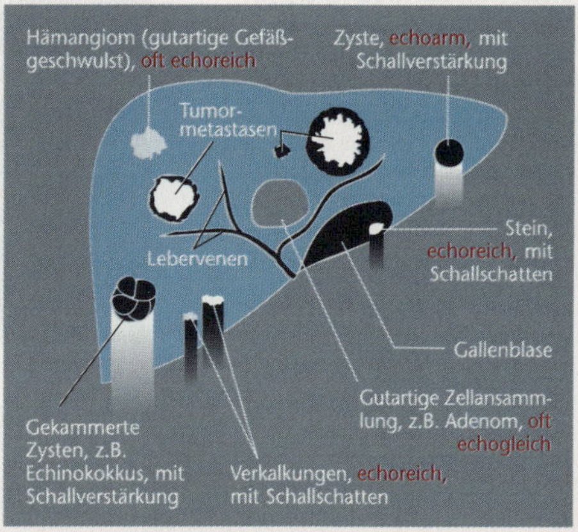

Abb. 9.49 (rechts): Schematische Darstellung typischer Ultraschallbefunde, hier in der Leber (echoarm = schwarz, echogleich = wie Lebergewebe, echoreich = hell). [A400-190]

und teils gestreut wird und dann mit Hilfe spezieller Sensoren und Geräte als Bild darstellbar ist.

Ultraschall: Mechanische Schwingungen mit einer Frequenz oberhalb der menschlichen Hörgrenze von ca. 20 kHz (1 kHz = 1 Kilohertz = 1 000 Schwingungen pro Sekunde).

Die **Ultraschallwellen** werden von einem speziellen Schallgeber **(Schallkopf)** produziert und *impulsförmig* oder als *Dauerschall* ausgesendet. Ein abwaschbares Gel dient als Kontaktmedium zwischen Schallkopf und Körperoberfläche des Patienten, um Luftbrücken zu vermeiden. Die von den Geweben reflektierten Schwingungen („Echos") werden dann durch den gleichen Schallkopf wieder aufgefangen. Eine aufwendige elektronische Weiterverarbeitung im Gerät liefert schließlich das Ultraschallbild.

Bei einer **Sonographie** entsteht keine Strahlenbelastung. Deshalb können auch Schwangere nach heutigen Erkenntnissen ohne Bedenken und beliebig oft untersucht werden.

Da die Bilder mit wenigen Ausnahmen sofort zur Verfügung stehen, gehört die Sonographie bei vielen Notfällen zu den ersten diagnostischen Maßnahmen. Die Sonographie ist schmerzlos, allerdings bei Verwendung von Spezialschallköpfen zum Einführen in Ösophagus, Vagina oder Rektum für viele Patienten – natürlich – dennoch unangenehm.

Verschiedene Sonographieverfahren

A-Bild-Methode

Die **A-Bild-Methode** *(A-Scan, Amplituden-Scan)* ermöglicht eine *eindimensionale* Darstellung verschieden tiefer Gewebeschichten. Eine Darstellung von Bewegungen ist nicht möglich.

Die A-Bild-Methode wird heute nur noch selten angewendet, z.B. zur vorgeburtlichen Bestimmung der kindlichen Kopfmaße.

B-Bild-Methode

Beim **B-Bild-Verfahren** *(B-Scan, Brightness-Scan, Helligkeits-Scan)* entsteht das typische *zweidimensionale* Schnittbild, das jeder Laie mit der Ultraschalldiagnostik gleichsetzt. Bei sehr kurzen Bildaufbauzeiten (*schneller B-Scan*, **Realtime-Scan**) können Bewegungsabläufe direkt beobachtet werden.

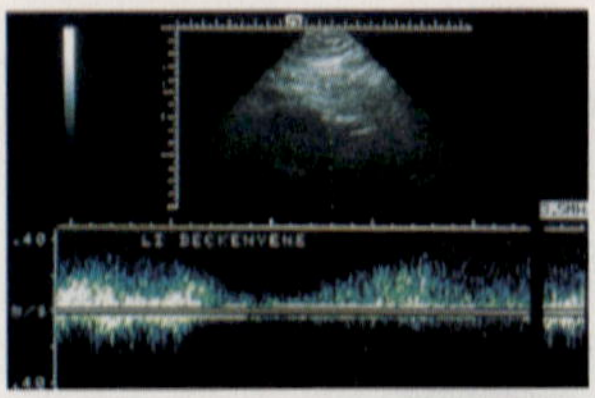

Abb. 9.49a: Duplex-Sonographie der linken Beckenvene. Oben: B-Bild. Unten: Das Dopplersignal zeigt eine normale atemabhängige Strömung (bei Inspiration vermindert, bei Exspiration erhöht). [M180]

Anwendungsbereiche des B-Bild-Verfahrens sind die Suche nach Erkrankungen und Tumoren im gesamten Abdomen sowie die Kontrolluntersuchungen des Feten in der Schwangerschaft.

Time-Motion-Verfahren

Das **Time-Motion-Verfahren** *(M-Scan)* ist die eindimensionale Form des B-Bild-Verfahrens und wird insbesondere in der *Echokardiographie* (Ultraschalluntersuchung des Herzens ☞ 18.4.8) zur Darstellung von Bewegungen eingesetzt, z.B. der Herzklappen.

Doppler-Verfahren

Bei **konventionellen Doppler-Verfahren** sendet der Schallkopf kontinuierlich (*continuous-wave-Methode*, **cw-Methode**) oder schnell hintereinander (*pulsed-wave-Methode*, **pw-Methode**) Ultraschallwellen aus. Treffen diese auf eine sich bewegende Grenzfläche, z.B. die Membran eines Blutkörperchens, werden die Ultraschallwellen mit veränderter Frequenz zurückgeworfen (reflektiert), wobei die Frequenzänderung unter anderem von der Strömungsgeschwindigkeit abhängt. Die Darstellung erfolgt als Ton oder als Fläche ober- und unterhalb einer Nulllinie.

In Kardiologie (Lehre von den Herzerkrankungen ☞ Kapitel 18) und Angiologie (Lehre von den Gefäßkrankheiten ☞ Kapitel 19) dient der Doppler-Ultraschall der Beurteilung der Strömungsverhältnisse im Herzen bzw. in Arterien oder Venen. Bei Schwangeren können die Herztöne des Kindes mit dem Doppler-Ultraschall überwacht werden.

Die **Farb-Doppler-Darstellung** *(farbkodierter Doppler)* zeigt Geschwindigkeit und Richtung des Blutstromes in verschiedenen Farben an: Rot bedeutet Fluss in Richtung auf den Schallkopf, blau bedeutet Fluss vom Schallkopf weg. Helle Farbtöne zeigen eine schnelle, dunkle eine langsame Strömung. Die Darstellung ist sowohl ein- als auch zweidimensional möglich. Damit erlaubt die Farb-Doppler-Darstellung z.B. Aussagen über die Schwere von angeborenen oder erworbenen Herzfehlern.

Duplex-Sonographie

Die **Duplex-Sonographie** kombiniert das B-Bild-Ultraschall-Verfahren zur Darstellung von Gefäßstenosen und -ablagerungen mit dem Dopplerultraschall zur Darstellung der Strömungsgeschwindigkeit des Blutes.

Eine Farbkodierung neuester Geräte erlaubt mittlerweile auch die *direkte* Darstellung der Strömungsrichtung und Turbulenzen (**Farb-Duplex-Sonographie,** *farbkodierte Doppler-Sonographie*).

Die Indikationen der Duplex-Sonographie entsprechen weitgehend denen der Doppler-Sonographie.

Pflege bei Sonographien

Pflegemaßnahmen hängen von dem zu untersuchenden Organ ab:

- Darmgasüberlagerungen erschweren die Beurteilung der Bauchorgane und machen sie in Extremfällen unmöglich. Daher dürfen am Vortag einer geplanten Ultraschalluntersuchung des Abdomens keine blähenden Speisen wie z.B. Kohl oder Hülsenfrüchte gegeben werden. Je nach Untersuchungszeitpunkt werden am Vortag oder am Untersuchungstag entblähende Arzneimittel (z.B. Sab simplex®) verabreicht. Zur Untersuchung bleibt der Patient nüchtern (Zeitdauer der Nahrungskarenz nach Anordnung)
- Vor einer Oberbauchsonographie bleibt der Patient ebenfalls nüchtern, da sich durch Nahrungsaufnahme die zu-

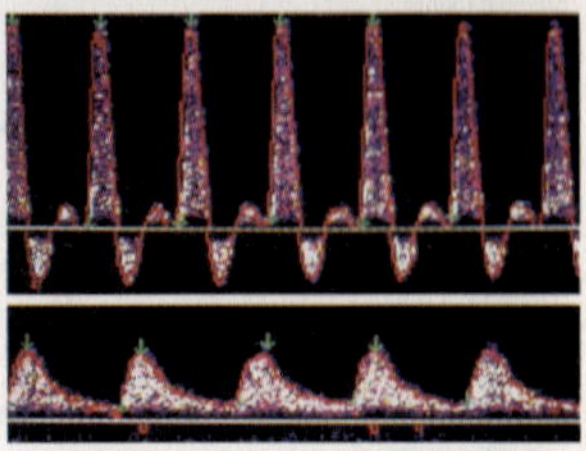

Abb. 9.49b: Darstellung der Strömungsgeschwindigkeit durch Doppler-Sonographie: Farbkodierte Spektrumanalyse der A. femoralis superior. Oben Normalbefund, unten mit einem pathologischen Strömungssignal bei vorgeschaltetem Strombahnhindernis. [M180]

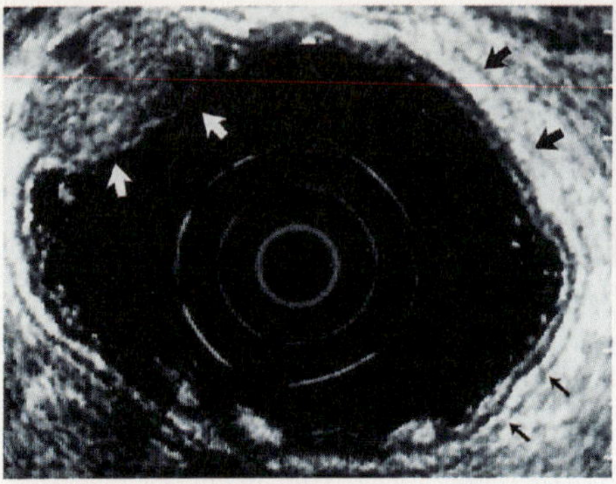

Abb. 9.50: Endosonographisches Bild eines gutartigen Magentumors, in diesem Fall eines *Leiomyoms*. Die Magenwand (schwarze Pfeile) verdickt sich an der Stelle des Tumors (weiße Pfeile) zu einer kugeligen Raumforderung mit homogener Echostruktur. [E179-168]

vor gefüllte Gallenblase entleeren würde und somit kaum beurteilbar wäre

- Ultraschalluntersuchungen werden *vor* Röntgenkontrastdarstellungen eingeplant, da auch das Kontrastmittel Barium, das insbesondere zur Darstellung des Magen-Darm-Trakts verwendet wird, die Darstellung behindert
- Manche Organe können besser durch Flüssigkeit als „Schallfenster" betrachtet werden. Patienten vor Untersuchungen der Beckenregion, insbesondere der Harnblase und der weiblichen Geschlechtsorgane, sollten deshalb vor einer abdominalen Sonographie reichlich trinken und den Toilettengang aufschieben, damit die Harnblase gefüllt ist. Bei einer vaginalen Ultraschalluntersuchung der Unterbauchorgane muss die Harnblase jedoch leer sein
- Eine besondere Nachsorge ist nicht erforderlich. Viele Patienten empfinden es als angenehm, wenn ihnen nach der Untersuchung beim Abwischen des Gels geholfen wird und sie sich waschen können, um das (meist reichlich aufgetragene) Kontaktgel vollständig zu entfernen.

Sonderformen der Sonographie

Endosonographie

Die **Endosonographie** kombiniert Sonographie und Endoskopie (☞ 9.7): Sonographiert wird nicht von der Körperoberfläche des Patienten aus, sondern der Arzt führt den an einem speziellen Endoskop befestigten Schallkopf in Körperöffnungen des Patienten ein. So kann der Arzt z.B. von einem im Ösophagus gelegenen Schallkopf aus Teile des Herzens besser einsehen (*transösophageale Echokardiographie* ☞ 18.4.8) oder bei Tumoren des Magen-Darm-Traktes von einem tumornah gelegenen Schallkopf aus die Ausdehnung des Tumors besser abschätzen (☞ 21.3.3, 22.3.2).

Die Pflege des Patienten umfaßt die für den endoskopischen Eingriff notwendigen Maßnahmen.

Interventionelle Sonographie

Die diagnostische **interventionelle Sonographie** ist mit einem diagnostischen Eingriff, in erster Linie einer Punktion, verbunden. Die erforderlichen Pflegemaßnahmen hängen von der Art des Eingriffs ab (☞ auch 9.8.1).

Intraoperative Sonographie

Bei der **intraoperativen Sonographie** *(intraoperativer Ultraschall,* kurz *IOUS)* führt der Chirurg die Sonographie im Operationsgebiet durch, also z.B. im eröffneten Abdomen.

9.7 Endoskopische Untersuchungen

Endoskopische Untersuchung: Direkte Betrachtung von Körperhohlräumen oder Hohlorganen mittels spezieller, röhrenförmiger Instrumente **(Endoskope),** die über optische Systeme mit Beleuchtung verfügen.

Diagnostische Endoskopien werden heutzutage in nahezu allen Fachdisziplinen durchgeführt (☞ Tab. 9.54). Bei entsprechenden Befunden ist eine Erweiterung zur **therapeutischen Endoskopie** möglich; z.B. können kleinere Dickdarmpolypen entfernt (☞ 21.6.9) oder die Papilla Vateri im Duodenum erweitert (☞ 22.3.2) werden.

Die Endoskopie ist keine risikofreie Untersuchung. Hauptkomplikationen sind Blutungen (v.a. nach Entnahme von Gewebeproben), Infektionen oder Perforati-

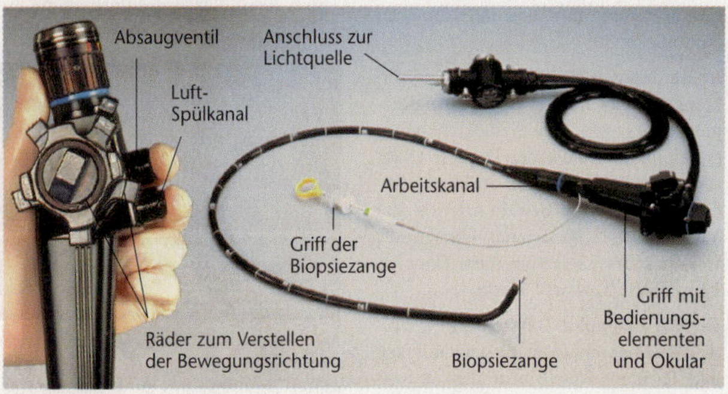

Abb. 9.51 (links): Bedienungsteil eines Endoskops. [K183]
Abb. 9.52 (rechts): Endoskop mit in den Arbeitskanal eingeschobener Biopsiezange. [V218]

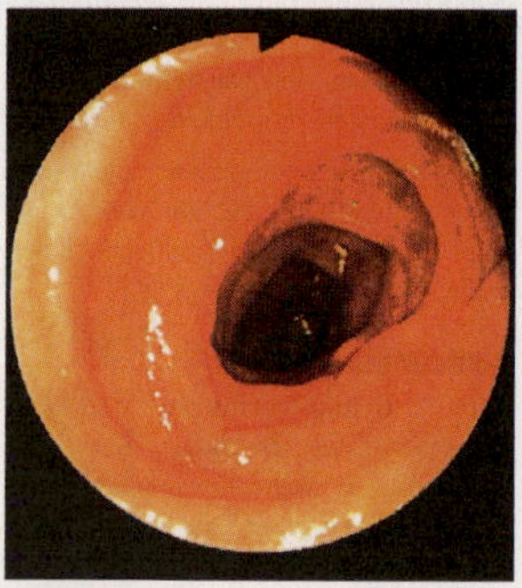

Abb. 9.53: Endoskopisches Bild eines gesunden Jejunumabschnittes (oberer Dünndarmabschnitt) mit den typischen ringförmigen Falten. [E119]

onen, weshalb der Patient vor der Untersuchung vom Arzt aufgeklärt werden und eine Einverständniserklärung unterzeichnen muss. Grundsätzlich ist die Gefahr von Komplikationen bei diagnostischen Endoskopien geringer als bei therapeutischen Eingriffen.

Manche Endoskopien werden im OP durchgeführt, z.B. die diagnostische Laparoskopie oder die Arthroskopie, andere in speziell dafür eingerichteten Funktionsabteilungen, z.B. die Gastro- oder Rektoskopie. Dort wird der Patient während der Untersuchung von speziell dafür ausgebildeten Pflegenden betreut. Die Vorbereitung und Nachsorge des Patienten übernehmen die Pflegenden der Station.

Minimal-invasive Chirurgie ☞ *10.7.3*

Vorbereitungen auf Station

- Aufklärungsmaterial und Formulare zur Einverständniserklärung bereithalten
- Praktisch bei jeder Endoskopie wird eine Gewebeprobe (Biopsie) entnommen. Deshalb vorher Gerinnungsstatus überprüfen (Quick, PTZ, PTT, Thrombozytenzahl), evtl. Blutgruppe bestimmen und Erythrozytenkonzentrate kreuzen lassen (Arztanordnung)

Endoskopiewerkzeuge

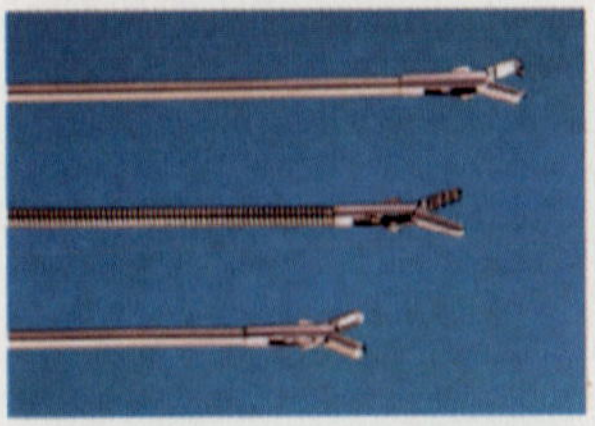

Abb. 9.55: Biopsiezangen mit verschieden geformten Branchen zur Entnahme von Gewebeproben. [V221]

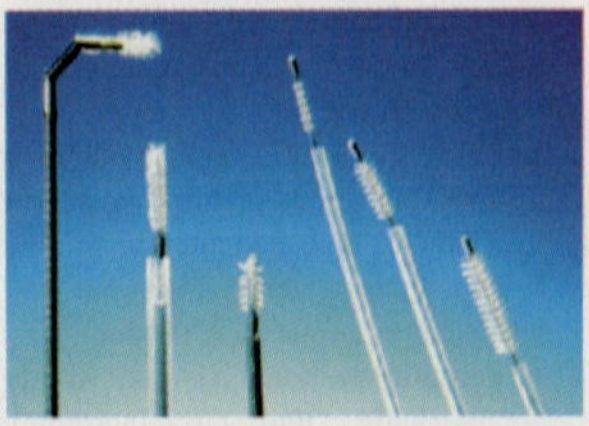

Abb. 9.56: Zytologiebürsten zur Entnahme von Zellmaterial von Schleimhautoberflächen (Abrasionszytologie), z.B. Bronchialepithel. [V218]

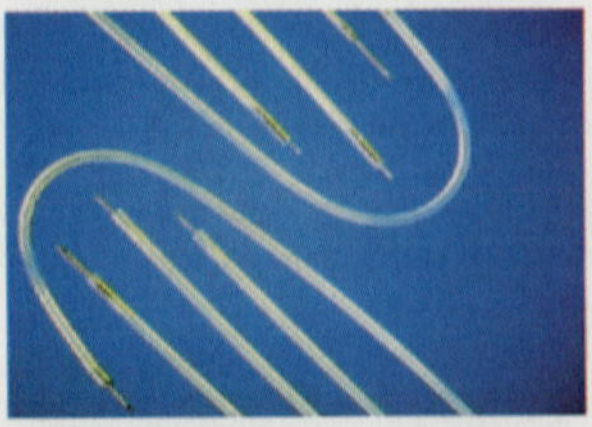

Abb. 9.57: Injektionsnadeln zur Injektion von blutstillender Flüssigkeit, z.B. bei blutendem Magengeschwür. [V214]

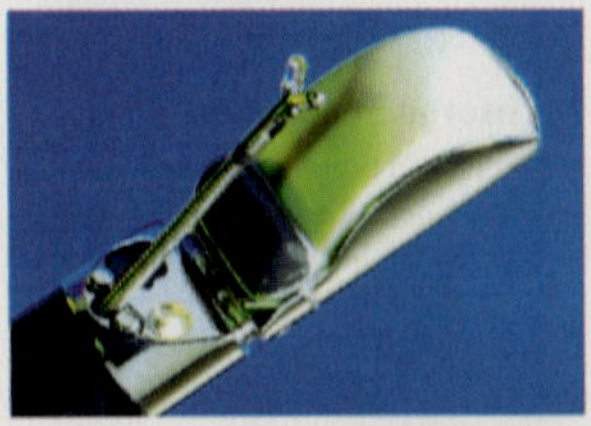

Abb. 9.58: Schallkopf für endoskopische Ultraschalluntersuchungen (Endosonographie). Unter Ultraschallkontrolle kann z.B. die Tiefenausdehnung eines verdächtigen Gewebebezirks bestimmt und eine entsprechende Gewebeprobe mit der Biopsiezange entnommen werden. [V175]

Untersuchung	Indikation (Bsp.)	Besonderheiten in der Pflege
Arthroskopie (☞ 27.3.4)	▸ Unklare Gelenkbeschwerden	Vor der Untersuchung Patienten wie zu einer kleinen Operation vorbereiten. Nach der Untersuchung Gelenk kühlen und hochlagern (bzw. nach Arztanordnung lagern). Patienten auf Nachblutung und Infektionszeichen beobachten
Bronchoskopie (☞ 20.4.5)	▸ Bronchialkarzinom	Patienten nach der Untersuchung auf Atembeschwerden und Blutungen aus den Atemwegen beobachten
Gastroskopie/ERCP (☞ 21.3.4 bzw. 22.3.2)	▸ Cholestase ▸ Magengeschwür, -karzinom	Vor der Untersuchung evtl. Entschäumer geben (z.B. Endo-Paractol®). Nach der Untersuchung besonders auf Veränderungen des Abdomens achten (z.B. Spannung), nach einer ERCP auf Arztanordnung Amylase im Blut kontrollieren lassen (☞ 22.3.2, 39.7)
Koloskopie (☞ 21.3.4)	▸ Kolontumoren	☞ Rektoskopie. Zusätzlich nach der Untersuchung auf Zeichen einer Darmperforation (☞ 21.3.4) achten
Laparoskopie (*Bauchspiegelung* ☞ 10.7.3)	▸ Leberprozesse ▸ Gynäkologische Erkrankungen	Vorbereitungen wie bei kleinem operativen Eingriff. Nach der Untersuchung 4 – 6 Std. flach auf dem Rücken lagern, nach Biopsien Punktionsstelle durch Sandsack komprimieren. Für 6 Std. Nahrungskarenz einhalten lassen. Vitalzeichen (auch Temperatur) kontrollieren, auf Nachblutungen achten. Bei Bedarf Analgetika nach Arztanordnung verabreichen
Mediastinoskopie (☞ 20.4.5)	▸ Mediastinaltumoren ▸ Hiluslymphknotenveränderungen	Vor der Untersuchung Patienten wie zu einer kleinen Operation vorbereiten. Nach der Untersuchung Patienten mit leicht erhöhtem Oberkörper lagern. Nahrungskarenz über ca. 6 Std. einhalten lassen. Patienten besonders auf Atemnot, Heiserkeit, Nachblutungen und Infektionszeichen beobachten
Rektoskopie (☞ 21.3.4)	▸ Rektumtumoren	Vor der Untersuchung Abführmaßnahmen nach Vorschriften des Hauses durchführen. Nach der Untersuchung auf Blut im Stuhl achten
Thorakoskopie (☞ 20.4.5)	▸ Unklarer Pleuratumor ▸ Thoraxwandnaher Lungentumor	Vor der Untersuchung Patienten wie zu einer kleinen Operation vorbereiten. Nach der Untersuchung Patienten insbesondere auf Atemnot, Heiserkeit, Blutungen und Infektionszeichen beobachten. Pflege bei Pleuradrainage ☞ 20.2.2
Zystoskopie (☞ 31.4.9)	▸ Blasentumoren	Vor der Untersuchung Dauerkatheter entfernen. Nach der Untersuchung darauf achten, ob der Patient spontan Wasser lassen kann und Urin auf Blut beobachten

Tab. 9.54: Übersicht über besondere Pflegemaßnahmen bei den wichtigsten endoskopischen Untersuchungen. [A400]

- Vor einer Laparoskopie und allen therapeutischen Eingriffen venösen Zugang legen (lassen)
- Prämedikation je nach Anordnung verabreichen (v.a. bei Endoskopien in Allgemeinnarkose)
- Patienten zur Untersuchung nüchtern lassen (Mahlzeit aufheben). Kurz vor der Untersuchung Patienten bitten, die Toilette aufzusuchen und herausnehmbare Zahnprothesen zu entfernen
- Weitere Vorbereitungen je nach Art der Untersuchung und Arztanordnung durchführen, z.B. Abführen vor endoskopischen Darmuntersuchungen und Hautrasur vor perkutanen Endoskopien (Laparoskopie, Mediastinoskopie, Arthroskopie).

Nachsorge auf Station

- Patienten in Empfang nehmen, sich dabei von den Pflegenden der Endoskopieabteilung oder des Aufwachraumes nach dem Untersuchungsverlauf bzw. den therapeutischen Maßnahmen, nach evtl. verabreichten Beruhigungsmitteln und beim Patienten nach seinem Befinden erkundigen
- Patienten Bettruhe nach Arztanordnung einhalten lassen
- Vitalzeichen und Allgemeinbefinden (Schmerzen, Übelkeit) überwachen. Nach Endoskopien des Magen-Darm-Traktes besonders auf Veränderungen des Abdomens wie z.B. zunehmende Spannung der Bauchdecke oder anale Blutungen achten (☞ auch Tab. 9.54)
- Ggf. Punktionsstelle (Verband) auf Nachblutungen oder Entzündungszeichen kontrollieren
- Nach Narkose (z.B. bei Laparoskopie) und/oder Anästhesie des Rachenraumes darauf achten, dass der Patient für mehrere Stunden nichts isst und trinkt (Dauer nach Arztanordnung).

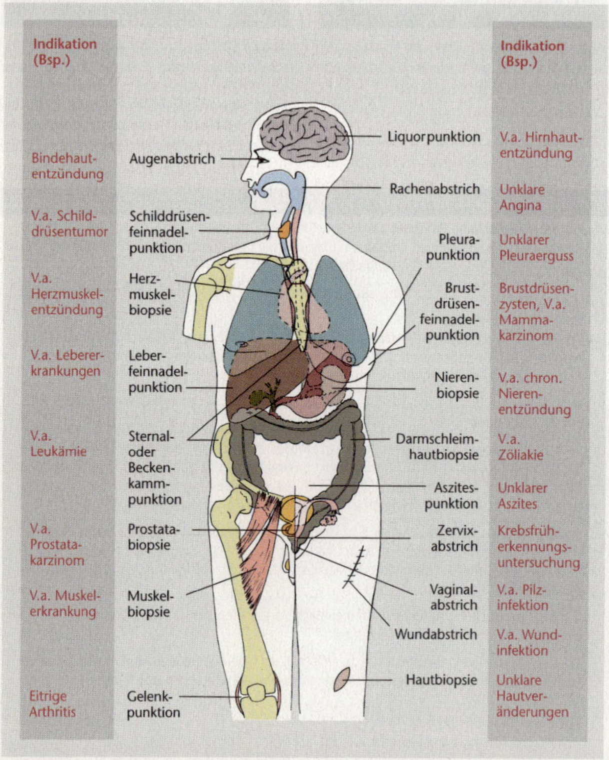

Abb. 9.59: Die häufigsten Punktionen, Biopsien und Abstriche. Weitere Punktionen und Biopsien sind im Rahmen endoskopischer Untersuchungen (☞ 9.7) möglich. [A400-215]

9.8 Weitere invasive Diagnoseverfahren

9.8.1 Punktionen und Biopsien

Punktion: Einstechen mit spezieller Nadel in Gefäße, Körperhohlräume oder Organe, um physiologische oder pathologische Körperflüssigkeiten oder Gewebe zu entnehmen (z.B. Schilddrüsenpunktion oder venöse Blutentnahme).

Viele Punktionen dienen nicht nur diagnostischen, sondern (gleichzeitig) auch therapeutischen Zwecken, z.B. der Entlastung von einem Pleuraerguss (☞ 20.11.2) oder Aszites (☞ 22.2.2), der Spülung von Körperhöhlen oder dem Einbringen von Arzneimitteln.

Biopsie: Entnahme einer Gewebeprobe am lebenden Patienten. Dabei können aus dem Gewebeverband herausgelöste Zellen (z.B. Aspirationsbiopsie) oder Gewebestücke entnommen werden (z.B. Magen- oder Darmbiopsien bei Endoskopien).

Komplikationen

Bei jeder Punktion und Biopsie sind Komplikationen möglich, insbesondere eine Blutung, Perforation oder Infektion.

Grundsätzlich sind oberflächliche Eingriffe mit weniger Gefahren behaftet als tiefer reichende Punktionen und Biopsien wie die Nieren- oder Leberbiopsie. Solche Eingriffe sollten möglichst unter endoskopischer, röntgenologischer oder sonographischer Kontrolle erfolgen, um Organverletzungen zu vermeiden.

Die pflegerischen Anforderungen sind sehr verschieden und werden in den entsprechenden Kapiteln abgehandelt.

9.8.2 Laparotomie und andere offene Operationen

Manchmal kann die Erkrankung des Patienten trotz aller nicht-invasiven oder wenig belastenden invasiven Diagnoseverfahren nicht zweifelsfrei aufgeklärt werden. Häufig lässt sich beispielsweise nicht feststellen, ob ein Tumor gut- oder bösartig ist. Dann ist eine **Laparotomie,** d.h. eine Eröffnung des Bauchraumes, oder eine andere **offene Operation** erforderlich. Manchmal dient eine solche

Operation allein der Diagnose, etwa der Bestimmung der Ausdehnung eines bösartigen Tumors *(Staging)*, oder der Beurteilung des Therapieerfolgs, z.B. *Second-look-Operation* nach Behandlung eines Eierstocktumors. Meist aber erfolgt in der gleichen Sitzung auch die Therapie, z.B. die Entfernung des Tumors.

Die Vorbereitung des Patienten zu dem Eingriff hängt von der Verdachtsdiagnose ab und entspricht derjenigen für die größere Operation. Auch die Aufklärung durch den Arzt berücksichtigt die Komplikationsmöglichkeiten bei der größtmöglichen Operation.

9.9 Diagnoseklassifikationen und Diagnoseschlüssel

Diagnoseschlüssel: Klassifikations- (= Einordnungs-) System für Krankheiten.

In den letzten Jahrzehnten wurden die Diagnosemethoden und Therapieverfahren zunehmend verfeinert. Durch die zunehmende Mobilität der Menschen müssen immer öfter Krankenakten aus weit entfernten Orten angefordert werden. Ärzte möchten auf internationalen Kongressen die verschiedenen Therapiemethoden miteinander vergleichen. Auch die Risikoabschätzung bestimmter Technologien für die Bevölkerung erfordert zuverlässige und einheitliche Diagnosestatistiken. Um diesen gesteigerten Kommunikationsbedürfnissen zu genügen, aber auch zur Leistungserfassung im Bereich der Krankenhäuser im Rahmen der Gesundheitsstrukturgesetze, wurden nationale und internationale Diagnoseschlüssel geschaffen. Die wichtigsten Diagnoseschlüssel sind der **ICD-Schlüssel** und das **TNM-System.** Für medizinische Eingriffe, insbesondere Operationen, existieren weitere Schlüssel, z.B. **ICPM-GE** *(International Classification of Procedures in Medicine, Genon Edition).*

Ein Patientenklassifikationssystem, das vor allem wirtschaftlichen Zwecken dient, ist das System der *Diagnosis Related Groups* **(DRGs)**. Es soll in Deutschland ab 2003 zur Vergütung im Krankenhausbereich eingesetzt werden und wird daher in Kapitel 2 dargestellt.

Internationale Pflegeklassifikationen ☞ *2.4*

9.9.1 ICD-Diagnosestatistik

Die *Internationale Klassifikation der Krankheiten* (engl. *International Classification of Diseases, Injuries and Causes of Death*, kurz **ICD**) ist seit 1968 für die Bundesrepublik Deutschland verbindliches Schlüsselverzeichnis der Krankheiten, Verletzungen und Todesursachen. Sie wird regelmäßig von der Weltgesundheitsorganisation (WHO) überarbeitet. Zurzeit wird die zehnte Version (ICD 10) verwandt.

Die Diagnoseschlüssel bestehen aus bis zu sechs Zahlen und Buchstaben. In den Krankenhäusern müssen die Ärzte sowohl die Haupt- als auch die Nebendiagnosen eines Patienten mit Hilfe eines ICD-basierten Schlüssels kodieren. Hierzu liegen auf den Stationen entsprechende Verzeichnisse aus.

Beispiele für die Kodierung sind:

- Akuter transmuraler Vorderwandinfarkt: I21.0
- Hirninfarkt durch nicht näher bezeichneten Verschluss oder Stenose der extrakraniellen Arterien: I63.2
- Salmonellenenteritis: A02.0
- Akute Virushepatitis A ohne Coma hepaticum: B15.9

Problematisch am ICD sind die fehlende Eindeutigkeit (bestimmte Diagnosen, z.B. Herzrhythmusstörungen, lassen sich unterschiedlich kodieren) sowie die fehlende Präzision (z.B. bei Tumoren).

Für die Mund-, Zahn- und Kieferheilkunde sowie die Onkologie wurde der ICD den Erfordernissen des Fachgebiets angepasst.

9.9.2 TNM-System

Das **TNM-System** ist eine von der *Union internationale contre le Cancer* (kurz **UICC**) erarbeitete Stadieneinteilung bösartiger Tumoren nach einheitlichen, nachvollziehbaren Zuordnungskriterien.

Da Stadium und Verlauf von Tumoren genau beschrieben werden können, erleichtert es die ärztliche Kommunikation. Allerdings können vor allem hämatologische Erkrankungen, z.B. die *Non-Hodgkin-* und *Hodgkin-Tumoren*, nicht befriedigend erfasst werden, so dass für diese bösartigen Erkrankungen andere Stadieneinteilungen bestehen (z.B. „Kieler Klassifikation" ☞ 24.8.2).

Die Kernpunkte des TNM-Systems sind:

- **T** für Tumor: Ausdehnung des Primärtumors
- **N** für Nodulus: Fehlen oder Vorhandensein regionärer Lymphknotenmetastasen
- **M** für Metastasen: Fehlen oder Vorhandensein von Fernmetastasen.

Das Wissen über die Tumorausdehnung hängt immer auch von der Wahl der diagnostischen Methode ab. Bei unauffälligem klinischen Untersuchungsbefund können spezielle technische Untersuchungen wie beispielsweise Ultraschall oder Endoskopie krankhafte Befunde ergeben; ebenso mag erst die histologische Aufarbeitung eines Lymphknotens win-

T	Primärtumor
Tis	Nichtinvasives Karzinom (Carcinoma in situ)
T0	Keine Anhaltspunkte für Primärtumor
T1, T2, T3, T4	Zunehmende Größe und Ausdehnung des Primärtumors
TX	Mindesterfordernisse zur Erfassung des Primärtumors nicht erfüllt
N	**Regionale Lymphknoten**
N0	Keine Anhaltspunkte für regionale Lymphknotenbeteiligung
N1, N2, N3	Zunehmender Befall regionaler Lymphknoten
N4	Befall nichtregionaler Lymphknoten
NX	Mindesterfordernisse zur Erfassung von Lymphknotenbeteiligung nicht erfüllt
M	**Metastasen**
M0	Keine Anhaltspunkte für Fernmetastasen
M1	Fernmetastasen vorhanden
MX	Mindesterfordernisse zur Erfassung von Fernmetastasen nicht erfüllt
G	**Histopathologisches Grading**
G1, G2, G3	Gut, mäßig, schlecht differenziert (je höher die Gradzahl, desto weniger ähnelt der Tumor dem Ursprungsgewebe und desto bösartiger ist er)
G4	Undifferenziert
GX	Differenzierungsgrad kann nicht bestimmt werden

Tab. 9.60: Das TNM-System (☞ oben) zur Stadieneinteilung von Tumoren nach der UICC (Internationale Union gegen Krebs). [A400]

zige Tumormetastasen nachweisen, wenn der entnommene Lymphknoten mit bloßem Auge betrachtet unauffällig war.

Daher wurden zusätzliche Kürzel in das TNM-System mit aufgenommen, deren Benutzung aber nicht zwingend vorgeschrieben ist:

- **TNM/pTNM:** Klinische/postoperative (= p) histopathologische Klassifikation
- **Präfix y:** Mit anderer Therapieform vorbehandelt
- **Präfix r:** Rezidive (z.B. rTNM/rpTNM)
- **C-Faktor** (C = certainty): Zuverlässigkeit des verwendeten diagnostischen Verfahrens; von C1 (klinische Untersuchung) bis C5 (Autopsie). Beispielsweise T3C2, N2C1, pM0C2.

9.10 Alternative diagnostische Verfahren

Die angewandten Diagnoseverfahren sind immer abhängig von der Krankheitsauffassung und den Heilmethoden, die der Untersucher (und der Patient) einzusetzen gedenkt.

Die bisher aufgeführten Diagnoseprinzipien beruhen auf den Grundlagen der **Schulmedizin.** In der **naturheilkundlichen Diagnostik** stehen oft Methoden im Vordergrund, die eine Störung des Gleichgewichts verschiedener Kräfte im Patienten selbst oder zwischen Patient und Umwelt nachweisen sollen.

Häufig wird dieses Ungleichgewicht durch sehr sorgfältige Anamneseerhebungen diagnostiziert, so etwa in der Homöopathie und der traditionellen chinesischen Medizin.

Hinzu treten Diagnoseverfahren, bei welchen der Untersucher die Störungen durch direkte körperliche Wahrnehmung feststellt (z.B. „Irisdiagnostik").

Es werden aber auch technische Untersuchungen zu Hilfe genommen. So werden bei der Elektroakupunktur ebenso elektrische Phänomene gemessen wie bei EKG und EEG, die Deutung ist jedoch eine ganz andere.

Naturheilkundliche Therapien
☞ *10.14*

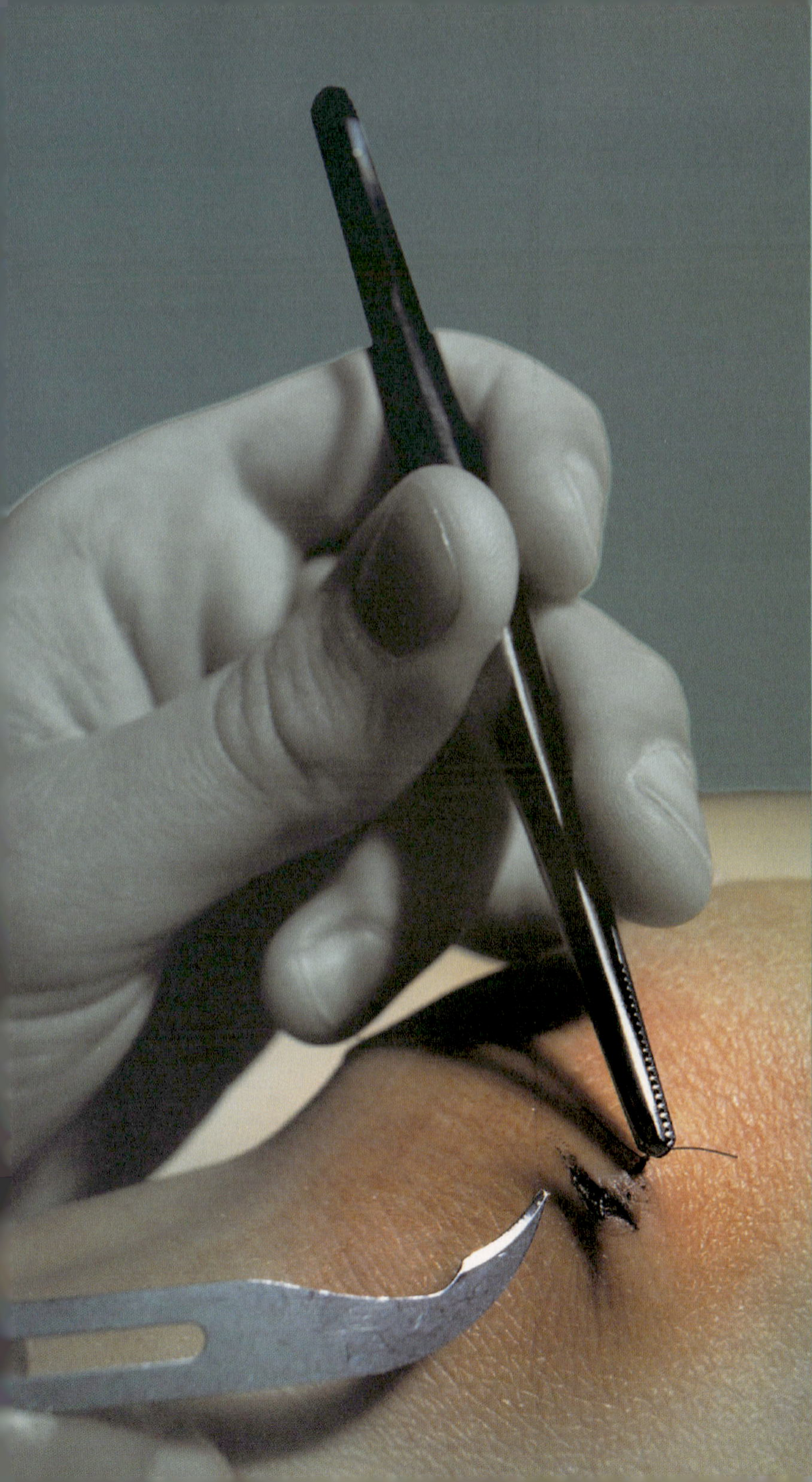

10 Heilmethoden und Aufgaben der Pflegenden bei der Therapie

10 Heilmethoden und Aufgaben der Pflegenden bei der Therapie

10.1 Therapeutische Strategien

Therapie (griech. therapeia = Dienst, Pflege, Heilung): Krankenbehandlung und -heilung.

An einer erfolgreichen **Therapie** wirken – von Bagatellfällen abgesehen – immer mehrere medizinische Berufe mit. Die ärztliche Behandlung ist also nur ein Teilaspekt der Therapie. Massagen, bewegungstherapeutische Übungen und umfassende Pflege des Kranken, die sowohl die körperlichen Belange des Patienten als auch seine psychischen Bedürfnisse nach menschlicher Wärme und Sicherheit erfüllt, sind für eine erfolgreiche Behandlung unverzichtbar (☞ 1.2.3).

Rehabilitation ☞ 10.11

Indikationsstellung

Voraussetzung jeder Therapie ist das Vorliegen einer (Verdachts-)Diagnose (☞ 9.1). Überlegungen zu Art, Schwere, voraussichtlichem Verlauf und drohenden Komplikationen der vorliegenden Erkrankung führen dann zur **Indikationsstellung:** Eine **Indikation** *(Heilanzeige)* ist gegeben, wenn eine bestimmte (diagnostische oder) therapeutische Maßnahme notwendig ist.

Eine **absolute Indikation** liegt vor, wenn die Behandlung zwingend erforderlich ist, z.B. die Operation bei akuter Appendizitis (☞ 21.6.6). Ein Sonderfall der absoluten Indikation ist die **vitale Indikation,** bei der das Leben des Patienten gefährdet ist. Hier *muss* auch ohne Einwilligung des Patienten, etwa bei Bewusstlosigkeit infolge eines schweren Unfalls, oder gegen den Willen des Patienten, z.B. bei Selbsttötungsgefahr, therapiert werden (☞ unten).

Eine **relative Behandlungsindikation** ist gegeben, wenn nur eine bedingte Gefährdung des Patienten besteht oder ein Heilverfahren nur bedingt, z.B. nur in der Hälfte der Fälle, Erfolg verspricht. Dann müssen die Nebenwirkungen der jeweiligen Therapie und evtl. weitere Therapieformen sorgfältig abgewogen werden.

Wahl der geeigneten Therapieform

Oft stehen für eine Erkrankung mehrere **Therapieformen** *(Therapieverfahren, Behandlungsmöglichkeiten)* zur Verfügung. So können manche Knochenbrüche (Frakturen) sowohl durch eine Operation als auch durch eine konservative Therapie behandelt werden, z.B. Schienung der Fraktur und Ruhigstellen der Gelenke durch einen Gips.

Maßgeblich für die Wahl der Therapieform sind die möglichen Nebenwirkungen, die Behandlungsdauer und die Einschränkungen, welche die Therapie vom Patienten erfordert. Liegen **Kontraindikationen** *(Gegenanzeigen)* vor, darf die jeweilige Behandlung nur mit besonderer Vorsicht (**relative Kontraindikation**) oder gar nicht (**absolute Kontraindikation**) angewandt werden.

Die verschiedenen Therapieformen können nach zahlreichen Kriterien unterschieden werden:

- Ist die Heilung des Patienten das Therapieziel, spricht man von einer **kurativen Therapie.** Ist eine Heilung nicht möglich, soll eine **palliative Therapie** die verbleibende Lebenszeit des Patienten verlängern und seine Lebensqualität in dieser Zeit optimieren
- Je nachdem, wie weit die körperliche Unversehrtheit des Patienten erhalten bleibt, spricht man von einer **nicht-invasiven** *(konservativen)* oder **invasiven Therapie** (☞ 10.7)
- **Spezifische Maßnahmen** sind speziell auf die vorliegende Erkrankung zugeschnitten, z.B. Operationen oder die Gabe eines Antibiotikums, das gezielt gegen einen bestimmten Erreger wirkt. **Allgemeinmaßnahmen** schaffen günstige Bedingungen für die Heilung und stärken den Organismus und seine Abwehrkräfte. Wichtige Allgemeinmaßnahmen in der Pflege sind beispielsweise das Überwachen der verordneten Bettruhe, Vermeiden von Lärm, psychische Begleitung des Patienten und Schaffen einer freundlichen Atmosphäre. Eine strenge Trennung von spezifischen und Allgemeinmaßnahmen ist dabei nicht immer möglich
- Die **kausale** Behandlung richtet sich gegen die Krankheitsursache (z.B. eine Zahnsanierung). **Symptomatische** Behandlungsformen bekämpfen dagegen lediglich die Krankheitszeichen *(Symptome).* So wirken beispielsweise Schmerztabletten symptomatisch gegen Zahnschmerzen.

Der **Therapiefortschritt** wird in Abhängigkeit von Erkrankung und Patient regelmäßig kontrolliert. Führt die Behandlung nicht zum gewünschten Erfolg, werden sowohl Therapie als auch Diagnose neu überdacht. **Therapieversagen** kann viele Gründe haben, von denen die oft angeschuldigte *mangelnde Mitarbeit* des Patienten bei Therapiemaßnahmen (**Non-Compliance**) nur einer ist.

> Parallel zur ärztlichen Therapieplanung mit der Frage nach Indikation und Kontraindikation ärztlicher oder ärztlich angeordneter therapeutischer Maßnahmen planen die Pflegenden nach dem Stellen der Pflegediagnose geeignete Pflegemaßnahmen. Meinungsaustausch zwischen Pflegenden und Arzt verhindert dabei, dass verschiedene Maßnahmen einander zuwiderlaufen. So ergänzen sich ärztliche Therapie und Pflege im Interesse einer umfassenden Behandlung des Patienten.

Rechtliche Grundlagen einer Behandlung

Diagnoseaufklärung ☞ 9.1
Einwilligung zur OP ☞ 10.7.1

Die Entscheidungsbefugnis über die Behandlung liegt *immer* beim Patienten selbst und nicht beim Arzt. Aufgabe des Arztes ist es, den Patienten zu beraten und ihm eine Entscheidung zu ermöglichen, indem er ihm alle notwendigen Informationen zur Verfügung stellt.

Nur in folgenden Ausnahmefällen darf ohne Einwilligung des Patienten behandelt werden:

- Bei *Selbst-* oder *Fremdgefährdung*, etwa wenn ein psychisch Kranker droht, sich und/oder andere umzubringen
- Bei *Bewusstlosigkeit* in Akutsituationen (*Geschäftsführung ohne Auftrag*, § 680 Bürgerliches Gesetzbuch), etwa wenn ein bewusstloses Unfallopfer dringend operiert werden muss. Dann wird dem Bewusstlosen als „mutmaßlicher Wille" der Wunsch zu überleben unterstellt. Dies gilt auch für Patienten nach Suizidversuchen (Suizid = Selbsttötung ☞ 36.12)
- Bei *Kindern* (älteren Kindern ist jedoch ein angemessenes Mitspracherecht einzuräumen). Generell muss bei Kindern die Einwilligung der Sorgeberechtigten, also in der Regel der Eltern, eingeholt werden (☞ 10.7.1). Verweigern diese die Zustimmung zur Behandlung und kann eine Entscheidung des Vormundschaftsgerichts aufgrund der Dringlichkeit der Situation nicht abgewartet werden, darf der Arzt die Behandlung vornehmen
- Bei älteren oder psychisch kranken Menschen in (rechtlicher) *Betreuung*, also bei Personen, die als unfähig gelten, wohl überlegte Entscheidungen zu treffen. Vergleichbar der Situation bei Kindern ist dann der Betreuer des Kranken zustimmungspflichtig.

In allen übrigen Fällen muss der Arzt den Patienten umfassend über die Behandlung aufklären und sein Einverständnis einholen. Inhalte dieser **Behandlungsaufklärung** sind:

- Art, Wirkung, Verlauf und mögliche Komplikationen der vorgesehenen Behandlung (**Risikoaufklärung,** *Selbstbestimmungsaufklärung, Eingriffsaufklärung*) sowie ggf. andere in Betracht kommende Therapieformen
- Erforderliche Verhaltensweisen des Patienten, um den Erfolg der Behandlung sicherzustellen oder Gefahren für den Patienten oder Mitmenschen zu vermeiden, z.B. Ruhigstellung eines operierten Beines, kein Lenken von Fahrzeugen während einer Arzneimitteleinnahme.

Sonderfall: Therapiestudien

Sonderfall einer Therapie ist die Behandlung im Rahmen von **Therapiestudien,** etwa zur Arzneimittelzulassung (jedes Arzneimittel muss, bevor es in den Handel kommt, verschiedene Testphasen durchlaufen) oder wissenschaftlichen Kontrollstudien zur kritischen Überprüfung von Therapieverfahren. Dabei soll festgestellt werden, ob ein neues Behandlungsverfahren wirksam bzw. wirksamer als die bisher etablierten Therapieverfahren ist. Das zu erprobende Arzneimittel wird meist mit einem *Scheinmedikament* (**Placebo**

☞ 10.2.1) oder einer Standardtherapie verglichen. Der Patient muss zuvor nach umfassender Aufklärung seine schriftliche Zustimmung zu der Behandlung gegeben haben.

10.2 Arzneimitteltherapie

Bereits in grauer Vorzeit war den Menschen die lindernde Wirkung bestimmter Kräuter bekannt. Pflanzenkundige sammelten diese Heilpflanzen, um daraus Tinkturen, Arzneitees, Heilpulver oder Umschläge zu bereiten. Heute hat die **Arzneimitteltherapie** *(Pharmakotherapie)* die Grenzen des Pflanzenreichs längst überschritten und verwendet tierische, menschliche, halbsynthetische und synthetische Substanzen, um daraus über 100 000 – in Deutschland zugelassene – Wirkstoffzubereitungen zu produzieren.

10.2.1 Definition eines Arzneimittels

Arzneimittel (*Medikament, Pharmakon,* engl. drug): Jeder Stoff und jedes Stoffgemisch zu diagnostischen Zwecken oder zur Verhütung oder Behandlung von Erkrankungen.

Ein **Arzneimittel** besteht mit Ausnahme des Placebos (☞ unten) aus einem oder mehreren **Wirkstoffen** sowie **Hilfsstoffen.** Wirkstoffe können nicht nur chemische Elemente oder Verbindungen sein, sondern auch Pflanzen oder Pflanzenteile sowie Bestandteile oder Stoffwechselprodukte von Tieren, Bakterien oder Viren. Die Hilfsstoffe dienen beispielsweise der Konservierung des Arzneimittels oder verändern die Resorption der Wirksubstanz.

Das **Placebo** *(Plazebo, Scheinmedikament)* enthält keine Wirkstoffe. Es besteht meist aus Milchzucker und sieht „echten" Tabletten täuschend ähnlich. Eine Placebo-Injektion ist z.B. durch Einspritzen von Kochsalzlösung (NaCl 0,9 %) möglich. Placebos werden bei kontrollierten klinischen Studien im Rahmen der Arzneimittelprüfung gegeben oder bei psychischer Fixierung eines Patienten auf eine „Tablette", wenn diese medizinisch nicht notwendig ist. Ob das Placebo „wirkt", hängt u.a. von der Art der Grunderkrankung und der Persönlichkeit des Patienten – und des Verabreichers – ab. Allein der Glaube an die Wirkung und das Vertrauen in den Arzt können zu einer Besserung der Beschwerden führen, was als **Placebo-Effekt** bezeichnet wird.

Die Gabe von Placebos im klinischen Alltag ist umstritten. Auf jeden Fall bedarf ein Placebo wie ein „richtiges" Arzneimittel der ärztlichen Verordnung.

Während **Arzneirezepturen** einzeln in der Apotheke hergestellt werden, handelt es sich bei **Fertigarzneimitteln** *(Arzneimittelspezialitäten, Arzneimittelpräparaten)* um industriell hergestellte Fertigarzneimittel. Diese machen heute den größten Teil der verordneten Arzneimittel aus.

Als **Drogen** wurden ursprünglich heilmittelhaltige, getrocknete Pflanzen oder Pflanzenteile bezeichnet. Heute umfasst der Begriff in aller Regel Arzneimittel, die zu *Abhängigkeit* (Sucht ☞ 36.6) führen können, die sog. *Rauschdrogen* und Alkohol.

10.2.2 Arzneimittelgesetz

Den Umgang mit Arzneimitteln regelt das **Arzneimittelgesetz** (kurz *AMG*). Es enthält Vorschriften über die Herstellung, Zulassung, Kontrolle, Verschreibung und Abgabe von Arzneimitteln sowie die Produkthaftung des Herstellers.

Im Alltag sind vor allem die Vorschriften über die Verschreibung und Abgabe der Arzneimittel von Bedeutung:

- **Freiverkäufliche Arzneimittel,** z.B. Mund- und Rachendesinfektionsmittel, bestimmte pflanzliche Tees und Tabletten oder Mineralstoffpräparate, sind nicht nur in Apotheken, sondern auch in Drogerien und (zum Teil) Supermärkten erhältlich. Sie können von jedermann ohne Kontrollen gekauft werden
- **Apothekenpflichtige Arzneimittel** dürfen nur in Apotheken verkauft werden, unterliegen aber ansonsten keinen Abgabekontrollen. Sie sind die typischen Arzneimittel zur Selbstmedikation (scheinbar) leichter Erkrankungen. Charakteristische Beispiele sind Schmerzmittel wie Azetylsalizylsäure und Paracetamol (☞ Pharma-Info 16.5 und 25.16), Abführmittel (☞ Pharma-Info 21.54) oder Baldrianpräparate zur Beruhigung. Dieser freie Zugang bedeutet aber nicht, dass die Mittel „harmlos" sind. Insbesondere bei längerer Anwendung können ernste Schäden auftreten, z.B. Nierenfunktionsstörungen bei langjähriger Schmerzmitteleinnahme (☞ 31.6.9)
- **Verschreibungspflichtige** *(rezeptpflichtige)* **Arzneimittel,** z.B. Antibiotika, werden vom Apotheker nur auf Vorlage einer schriftlichen ärztlichen Verordnung (eines *Rezepts*) abgegeben, da diese Arzneimittel bei unkontrollierter Einnahme zu Schäden führen können oder nicht selten missbräuchlich verwendet werden
- **Verschreibungsfähige Betäubungsmittel** wie beispielsweise Morphium oder Buprenorphin (Temgesic® ☞ Tab. 10.10) werden nur auf ein besonderes **Betäubungsmittelrezept** (☞ 10.2.12) und nur bis zu einer bestimmten Maximalmenge abgegeben.

10.2.3 Arzneimittelnamen

Drei Namen für ein Arzneimittel

Jedes Arzneimittel hat in der Regel drei Namen:

- Den **chemischen Namen:** Die genaue chemische Bezeichnung der Substanz, z.B. 2-Acetoxybenzoesäure, ist in erster Linie für den Apotheker und den Chemiker interessant
- Den **internationalen Freinamen** *(INN, generic name):* Der Freiname, im oben genannten Beispiel Azetylsalizylsäure, geht dem Geübten bereits leicht von der Zunge und entspricht meist der chemischen Kurzbezeichnung der Substanz
- Den **Handelsnamen** *(Präparatenamen):* Unter dieser Bezeichnung wird das Arzneimittel vom jeweiligen Hersteller vertrieben. Der Handelsname ist auf Dauer, die Zusammensetzung des Arzneimittels patentrechtlich für 20 Jahre ab Anmeldung geschützt. Danach kann jede andere Firma das Arzneimittel „kopieren" und unter eigenem Handelsnamen in den Handel bringen. Diese *Nachahmerpräparate* heißen auch **Generika.** Der Handelsname ist durch ein ® (**R**egistered trade mark = eingetragenes Warenzeichen) gekennzeichnet. Beispiele für Handelsnamen sind Aspirin® oder ASS ratiopharm®.

Namenszusätze

Viele Präparate tragen **Namenszusätze,** die auf besondere Eigenschaften des Arzneimittels hinweisen:

- *Zahlen* geben häufig den Wirkstoffgehalt pro Tablette oder Ampulle an. So enthält etwa eine Tablette Aspirin® 100 100 mg Azetylsalizylsäure, eine Tablette Aspirin® 300 dagegen 300 mg
- Die Zusätze *mite* (z.B. Lanitop® mite) oder *minor* (z.B. Digimerck® minor) weisen auf eine geringere Dosis, der Zusatz *forte* (z.B. Eusaprim® forte) auf eine höhere Dosis verglichen mit dem zuerst auf dem Markt erschienenen Präparat hin
- *Depot* (z.B. Fluanxol® Depot) oder *retard* (z.B. Isoket® retard) bedeuten meist eine verzögerte und/oder verlängerte Wirkung der Präparate, z.B. durch einen magensaftresistenten Überzug bei Tabletten
- Präparate mit dem Zusatz *Mono* enthalten meistens nur einen Wirkstoff (z.B. Codicaps® Mono). Dagegen stellen Präparate mit den Zusätzen *compositum* (kurz *comp.*, z.B. Paracetamol comp.® Stada) oder *plus* (z.B. Buscopan® plus) meist eine Kombination mehrerer Wirksubstanzen dar.

! Vorsicht

- Verlass ist auf die Namenszusätze nicht
- Viele Arzneimittel sind entsprechend ihrer Zusammensetzung mit *und* ohne Namenszusätze(n) erhältlich. Um Verwechslungen zu vermeiden, bemühen sich die Hersteller um ein anderes Aussehen der Verpackung und der Tabletten. Dies gelingt aber nicht immer.

Beim Richten der Arzneimittel ist also die schriftliche Anordnung des Arzneimittels sorgfältig zu lesen und die Verpackung – und ggf. auch die Tablette – auf die Anordnung hin zu prüfen.

10.2.4 Pharmakokinetik und Pharmakodynamik

Die Lehre von den Wechselwirkungen zwischen Arzneistoffen und Organismus wird als **Pharmakologie** *(Arzneimittelkunde)* bezeichnet. Die Pharmakologie wird unterteilt in:

- **Pharmakokinetik,** das heißt die Lehre von der *Resorption* (Aufnahme), Verteilung, *Biotransformation* (Verstoffwechselung) und *Elimination* (Ausscheidung) des Arzneistoffes im Körper („was macht der Körper mit der Substanz?" ☞ auch Abb. 10.1)
- **Pharmakodynamik,** die sich mit den – erwünschten und unerwünschten – Wirkungen eines Arzneistoffes auf den Organismus befasst („was macht die Substanz mit dem Körper?").

Diese Vorgänge laufen nicht bei jedem Patienten gleich ab und werden z.B. durch Alter, Erkrankungen oder andere Arzneimittel beeinflusst. Insbesondere bei alten Menschen, Leber- und Nierenkranken kann die Ausscheidung des Arzneimittels so beeinträchtigt sein, dass sich die Substanz im Körper anreichert **(kumuliert).** Bei einem Arzneimittel mit geringer therapeutischer Breite (☞ unten) entwickeln diese Patienten bei „Normaldosierung" innerhalb kurzer Zeit Vergiftungserscheinungen (☞ auch 14.4.2 und Abb. 14.14).

Therapeutische Breite: Dosisunterschied zwischen der zur Erzielung der therapeutischen Wirkung erforderlichen Dosis und derjenigen, die gefährliche Überdosierungserscheinungen nach sich zieht.

- Große therapeutische Breite = „sicheres" Arzneimittel
- Geringe therapeutische Breite = relativ risikoreiches Arzneimittel mit ggf. erhöhtem Überwachungsbedarf des Patienten bezüglich möglicher Nebenwirkungen.

10.2.5 Arzneimittelnebenwirkungen

Bei jeder Arzneimitteltherapie können *unerwünschte Arzneimittelwirkungen,* meist kurz **Nebenwirkungen** genannt, auftreten. Diese sind oft subjektiv störend, aber harmlos. Gelegentlich führen sie aber zu ernsten Organschäden, z.B. zum Gehörverlust oder zur Einschränkung der Blutzellbildung, oder zu einer Wirkungsverminderung des Arzneimittels, etwa, wenn das Arzneimittel Erbrechen auslöst und dann gar nicht oder nicht mehr in der gewünschten Menge aus dem Magen-Darm-Trakt resorbiert wird.

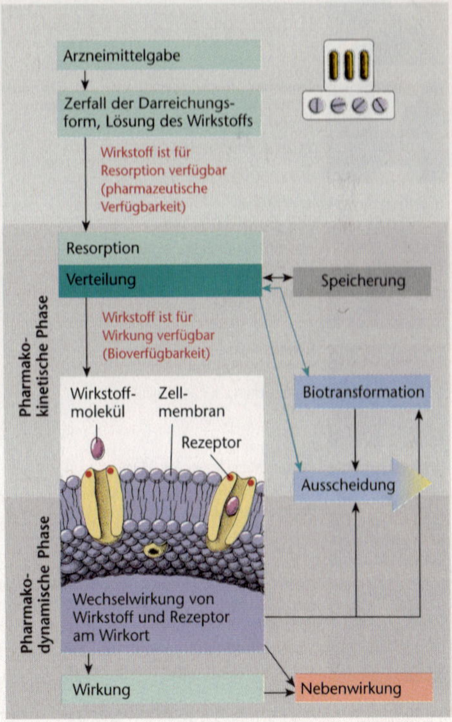

Abb. 10.1: Arzneimittelgabe, Pharmakokinetik und Pharmakodynamik eines Arzneimittels. [A400]

	Arzneimittelform, Applikationsform	Besonderes
Gasförmige Arzneimittelformen		
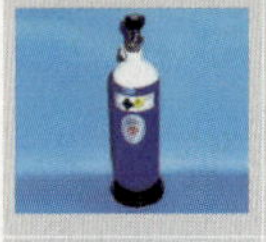	**Gase:** „Reine" Gase Verabreichung: Pulmonal	Bsp.: ▸ Narkosegase ▸ Sauerstoffgabe bei Atemstörungen ▸ Lachgas zur Schmerzbekämpfung Verwendet werden dürfen nur sog. **medizinische Gase** höchster Reinheit
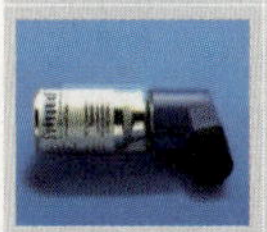	**Aerosole:** „Schweben" fester oder flüssiger (Wirkstoff)Teilchen (Durchmesser 0,5 – 5 µm) in einem Gas, meist Luft Verabreichung: Pulmonal	Z.B. Dosieraerosole oder Pulverinhalate zur Asthmatherapie
Flüssige Arzneimittelformen		
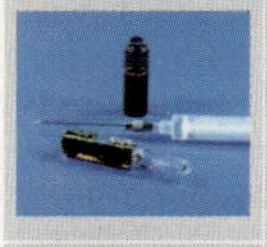	**Lösung:** Fester Wirkstoff, vollständig gelöst in einem geeigneten Lösungsmittel (z.B. Wasser, Alkohol) Verabreichung: Kutan, oral, parenteral	Lateinisch: Solutio, Abk. Sol.; auch Ausgangsmaterial zur Herstellung von Inhalaten
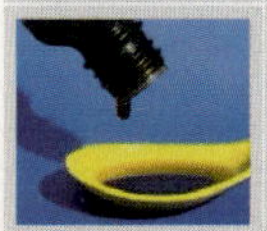	**Tinktur:** Alkoholischer Auszug aus pflanzlichen oder tierischen Stoffen Verabreichung: Kutan, oral	Lateinisch: Tinctura, Abk. Tinc.
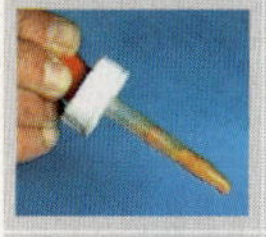	**Suspension:** Aufschwemmung eines festen Wirkstoffes in einer Flüssigkeit Verabreichung: Kutan, oral	Teilchen „schweben" in der Flüssigkeit. Vor Gebrauch schütteln! Auch Ausgangsmaterial zur Herstellung von Inhalaten
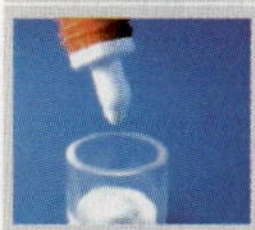	**Emulsion:** Mischung (feinste Verteilung) zweier nicht ineinander löslicher Flüssigkeiten Verabreichung: Kutan	Z.B. Öl-in-Wasser- und Wasser-in-Öl-Emulsion
Halbfeste Arzneimittelformen		
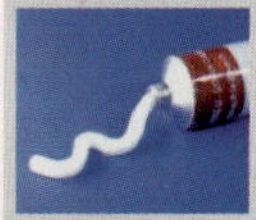	**Salbe:** Wirkstoff eingebettet in streichfähige Grundmasse, meist auf Fettbasis Verabreichung: Kutan	Lat.: Unguentum, Abk. Ungt.
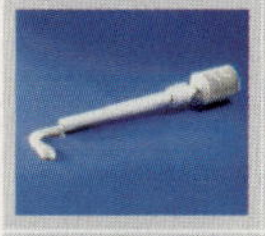	**Creme:** Weiche „Salbe" mit hohem Wassergehalt Verabreichung: Kutan, vaginal	
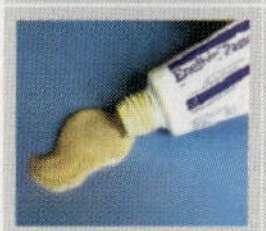	**Paste:** Relativ feste „Salbe" mit hohem Pulveranteil Verabreichung: Kutan	
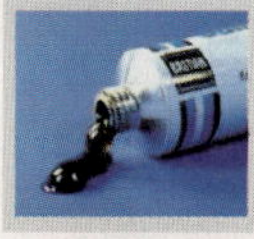	**Gel:** Wirkstoff eingebettet in wasserlösliche Grundmasse mit Quellstoffen und Geliermitteln Verabreichung: Kutan	Trocknet auf der Haut, wirkt kühlend

Tab. 10.2: Überblick über gasförmige, flüssige und halbfeste Arzneimittelformen. [Quelle ☞ Tab. 10.3]

Inwieweit Nebenwirkungen toleriert werden (müssen), hängt auch von der Grunderkrankung des Patienten ab. Während man ein Präparat gegen leichte Befindlichkeitsstörungen beim Auftreten von Nebenwirkungen meistens absetzt, müssen bei lebensbedrohlichen Erkrankungen, etwa bei schweren Infektionen oder Tumorleiden, auch ernste Nebenwirkungen in Kauf genommen werden.

Die Nebenwirkungen eines Arzneimittels sind aus der *Packungsbeilage* (Beipackzettel) ersichtlich. Aus juristischen Gründen sind hier aber auch sehr seltene und wenig praxisrelevante Nebenwirkungen vermerkt, so dass es sich empfiehlt, zusammen mit erfahrenen Pflegenden und Ärzten für die am meisten verordneten Arzneimittel auf Station einen eigenen „Nebenwirkungszettel" mit den häufigsten Nebenwirkungen zu erstellen.

Unabhängig von diesen *substanzspezifischen* Nebenwirkungen kann der Patient auf jedes Arzneimittel mit einer *Allergie* (☞ 29.4) reagieren, und zwar nicht nur gegen den Wirkstoff selbst, sondern auch gegen die in der jeweiligen Zubereitung enthaltenen Hilfsstoffe. Glücklicherweise zeigen sich die meisten Allergien durch relativ harmlose Erscheinungen, z.B. durch Hautausschläge. Es kann aber auch zu einer allergischen Sofortreaktion bis hin zum anaphylaktischen Schock kommen (☞ 38.5.1, 29.4.1), v.a. bei parenteraler Gabe eines Arzneimittels.

Die Pflegenden beobachten jeden Patienten mit einer Arzneimitteltherapie sorgfältig auf das Auftreten von Nebenwirkungen. Treten „neue" Befindlichkeitsstörungen auf, werden diese nicht kritiklos auf die Grunderkrankung zurückgeführt, sondern stets auf einen Zusammenhang mit der Arzneitherapie überprüft (Arzt informieren).

10.2.6 Formen der Arzneimitteltherapie

Prinzipiell werden zwei **Formen der Arzneimitteltherapie** unterschieden:

- Bei der **lokalen** *(örtlichen)* **Arzneimitteltherapie** ist das Ziel eine *örtlich begrenzte* Wirkung (*ohne* Wirkung auf den Gesamtorganismus). Typisches Beispiel ist das Auftragen einer Creme auf die Haut bei einer Pilzinfektion
- Bei der **systemischen Arzneimitteltherapie** gelangt das Arzneimittel in

die Blutbahn und damit in den gesamten Organismus. Typisches Beispiel ist das Schlucken eines Antibiotikumpräparates bei einer Harnwegsinfektion.

Diese strenge Trennung ist jedoch eine Idealvorstellung, die nicht immer zutrifft. So werden bei vielen Arzneimitteln zur Lokaltherapie geringe Mengen des Wirkstoffs z.B. über die Haut resorbiert und gelangen dann in die Lymph- und Blutbahn. Meist lassen sich diese Mengen aber vernachlässigen, so dass dennoch von einer Lokaltherapie gesprochen werden kann. In einigen Fällen ist die Resorption aber so groß, dass systemische (Neben-)Wirkungen auftreten, beispielsweise bei der Injektion von Glukokortikoiden in mehrere große Gelenke gleichzeitig.

10.2.7 Arzneimittelformen

Viele Arzneimittel sind in verschiedenen **Arzneimittelformen** *(Zubereitungen, Darreichungsformen)* erhältlich, z.B. als Tablette zum Schlucken, als Granulat zum Auflösen oder als Injektionslösung zur parenteralen Gabe (☞ Tab. 10.2 und 10.3). Verträgt ein Patient eine bestimmte Arzneimittelform nicht, wird überlegt, ob dies auf die Wirksubstanz oder die Zusatz- oder Hilfsstoffe zurückzuführen ist. Beim Anordnen des Arzneimittels gibt der Arzt die Arzneimittelform stets mit an.

10.2.8 Applikationsformen

Welche **Applikationsform** *(Applikation, Verabreichungsform)* gewählt wird, d.h. wie das Arzneimittel verabreicht wird, ist abhängig von:

- Der *Art* des Arzneistoffes, insbesondere seiner Resorptionsfähigkeit. Viele Stoffe, z.B. Insulin und andere Eiweiße, werden bei oraler Gabe durch die Verdauungsenzyme des Magen-Darm-Traktes zerstört. Wird bei diesen Substanzen eine systemische Wirkung gewünscht, kommen nur parenterale Applikationen (☞ unten) in Betracht
- Dem gewünschten *Wirkort* des Arzneimittels (lokal oder systemisch), *Wirkungseintritt* und *Wirkdauer*. So sind beispielsweise viele Antirheumatika (☞ Pharma-Info 25.16) sowohl als Salbe zur lokalen als auch als Tablette zur systemischen Therapie erhältlich. Parenteral verabreichte Arzneimittel wirken meistens schneller als oral eingenommene Präparate

	Arzneimittelform, Applikationsform	Besonderes
Feste Arzneimittelformen		
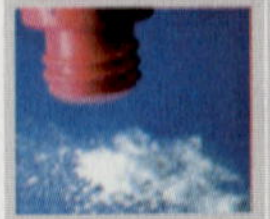	**Pulver:** Sehr fein zerkleinerte, feste Substanzen Verabreichung: Meist lokal zum Auftragen auf die Haut (Puder). Seltener oral, dann in der Regel in Flüssigkeit gelöst	Eingeschränkte Haltbarkeit, da Pulver durch die Luftfeuchtigkeit verklumpt (zieht Wasser an). Dosierung ungenau, falls nicht in Beutelchen verpackt. Ausgangsmaterial z.B. für Lösungen zur oralen Gabe
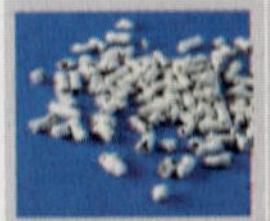	**Granulat:** Grobkörnig zerkleinerte, feste Substanzen Verabreichung: Meist oral mit Flüssigkeit	Dosierung ungenau, falls nicht in Beutelchen verpackt
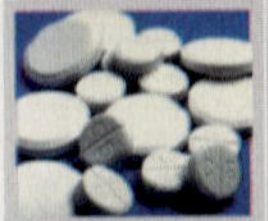	**Tablette:** Festgepresstes Pulver in meist runder Form Verabreichung: Oral	Genaue Dosierung, vielfach Teilen an Kerbung möglich. Oft schlecht zu schlucken
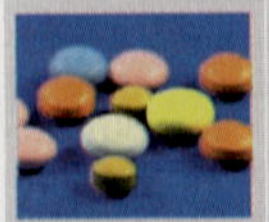	**Dragee** *(Lacktablette):* Tablette mit zusätzlichem Überzug (meist Zuckerguss), ggf. mit säurefestem Überzug, damit sie sich erst im Dünndarm auflöst Verabreichung: Oral	Genaue Dosierung, gut zu schlucken, geschmacksneutral. Umhüllung ist auch ein Schutz, z.B. vor Luftfeuchtigkeit. Nicht teilbar
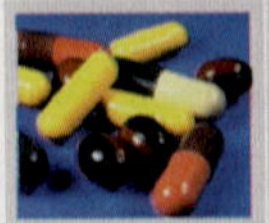	**Kapsel:** Feste oder flüssige Arzneisubstanz in einer im Magen-Darm-Kanal löslichen Hülle auf Stärke- oder Gelatinebasis Verabreichung: Meist oral. Zerbeißkapseln nicht schlucken, sondern zerbeißen	Umhüllung verändert sich mit der Zeit (wird je nach Material klebrig oder spröde). Pulverhaltige Kapseln können auch Ausgangsmaterial zur Herstellung von Inhalaten sein. Nicht teilbar, Öffnen oft möglich
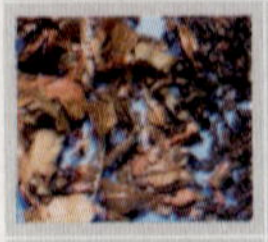	**Tee:** Getrocknete (zerkleinerte) Pflanzenteile Verabreichung: V.a. oral nach Zubereitung eines Aufgusses mit kochend heißem Wasser	Ausführliche Darstellung ☞ 10.14.6
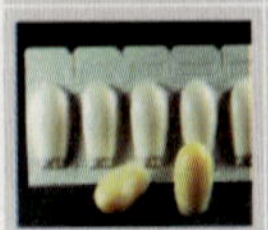	**Zäpfchen:** Einbettung des Wirkstoffs in eine Fett-Grundlage, die bei Körpertemperatur schmilzt Verabreichung: Meist rektal. Bei Vaginalzäpfchen vaginal	Lat.: Suppositorium, Abk. Supp. Effektiv verfügbare Wirkstoffmenge variiert aufgrund stark schwankender Resorption erheblich
Sonderformen (Bsp.)		
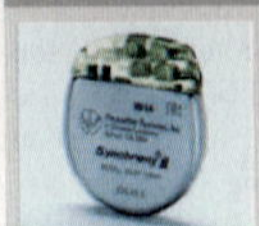	**Implantate:** Dauerhaft in Körperhöhlen oder Organe eingebrachte (implantierte) Fremdmaterialien Verabreichung: Operative Einbringung	Bsp.: Herzschrittmacher (☞ 18.7.5) Plastikkügelchen, aus denen Antibiotika diffundieren (z.B. PMMA-Ketten ☞ 26.6.1), eingesetzt bei Knocheninfektionen Osteosynthesematerial bei Knochenbrüchen (☞ 27.6.4)
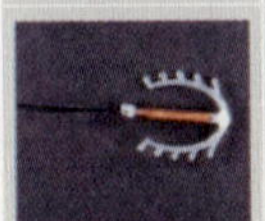	**Intrauterinpessare** (IUP, Spirale): In den Uterus eingelegte Gebilde aus Kunststoff und Kupfer; z.T. mit kontinuierlicher Hormonfreigabe aus einem Reservoir Verabreichung: Intrauterin (in der Gebärmutterhöhle)	

Tab. 10.3: Überblick über feste Arzneimittelformen und Sonderformen. [A400, Fotos: E134, K155, K183, V137]

- *Zustand* und *Wunsch* des Patienten. Die meisten Patienten bevorzugen Tabletten, Dragees oder Kapseln. Ein Patient mit starker Übelkeit aber wünscht vielleicht ein Zäpfchen oder eine Spritze.

Erfolgt die Arzneimittelgabe wie etwa beim Schlucken einer Tablette über den Magen-Darm-Trakt, spricht man auch von einer **enteralen Applikationsform** (griech. enteral = auf den Darm bezogen). Wird hingegen der Magen-Darm-Trakt umgangen, z.B. bei einer Injektion, handelt es sich um eine **parenterale Applikationsform** (parenteral = am Darm vorbei, unter Umgehung des Darms).

Die gebräuchlichsten Applikationsformen zeigt Tab. 10.4. Wichtig ist, sich stets vor Augen zu halten, dass die Applikationsform keine Aussage darüber macht, ob das Arzneimittel lokal oder systemisch wirkt. Beispielsweise kann eine auf die Haut aufgetragene, d.h. lokal applizierte Salbe, sowohl lokal – etwa gegen eine Pilzinfektion – als auch systemisch – Nitratsalbe gegen Angina pectoris – wirken. Umgekehrt haben die meisten oral eingenommenen Arzneimittel zwar Auswirkungen auf den Gesamtorganismus, doch gibt es auch einige, die nicht aus dem Darm aufgenommen werden und daher eine Lokaltherapie der Darmschleimhaut und/oder der Darmlichtung darstellen (z.B. Nystatin oral gegen Pilzinfektionen des Darms).

Applikationsform	Definition
Bukkal	In die Wangentasche des Mundhöhlenvorhofs
Intraarteriell	In eine Arterie (durch Injektion)
Intrakardial	In das Herz (durch Injektion)
Intrakutan	In die Haut (durch Injektion)
Intramuskulär	In den Muskel (durch Injektion)
Intrathekal	In den Liquorraum (durch Injektion)
Intravenös	In eine Vene (durch Injektion)
Kutan	Auf die Haut (z.B. Salben oder Cremes)
(Per)Oral	Durch den Mund (z.B. Schlucken einer Tablette)
Pulmonal	In die tieferen Atemwege (z.B. Inhalate)
Rektal	In den Mastdarm (Rektum), z.B. Zäpfchen
Subkutan	Unter die Haut (durch Injektion)
Sublingual	Unter die Zunge

Tab. 10.4: Die gebräuchlichsten Applikationsformen von Arzneimitteln in der Übersicht.

10.2.9 Bestellung, Lagerung und Entsorgung von Arzneimitteln

! Vorsicht

Arzneimittel sind potentiell gefährlich. Nur durch sorgfältigen Umgang mit Arzneimitteln kann sichergestellt werden, dass sie nicht in unbefugte Hände geraten oder ein Patient z.B. durch falsche Dosierung Schaden nimmt.

Bestellung von Arzneimitteln

Der Bestellmodus ist von Klinik zu Klinik unterschiedlich, jedoch werden alle Arzneimittel *schriftlich* in der Krankenhaus-Apotheke bestellt. Die benötigten Arzneimittel werden von den Pflegenden aufgelistet und die fertige Bestellung vom (Stations-)Arzt unmittelbar hinter der letzten von ihm geprüften Bestellung unterzeichnet. Sollen Arzneimittel bestellt werden, die die Krankenhaus-Apotheke nicht führt, bedarf es einer Begründung durch den verordnenden Arzt. Ob ein Arzneimittel in der Krankenhaus-Apotheke geführt wird, entscheidet eine *Arzneimittelkommission*, die sich in der Regel aus Apothekern und Ärzten des Krankenhauses zusammensetzt.

Die Bestellmenge wird dem jeweiligen Bedarf angepasst. Der Vorrat auf Station sollte nicht länger als 3 – 14 Tage reichen, damit der Arzneimittelschrank nicht unübersichtlich wird und Arzneimittel nicht verfallen. Zytostatika (spezielle Arzneimittel zur Krebsbehandlung ☞ 24.5.1) werden nicht auf Vorrat, sondern nur im Bedarfsfall bestellt. Die Lieferung der Arzneimittel erfolgt meist am Folgetag der Bestellung in einem verschlossenen Container. Beim Auspacken ist der beiliegende Lieferschein mit der Anforderung und dem Inhalt des Containers zu vergleichen.

Lagerung von Arzneimitteln

! Vorsicht

Arzneimitteldiebstähle sind leider häufig. Wichtigste Vorsichtsmaßnahme: Arzneimittelschrank immer abschließen.

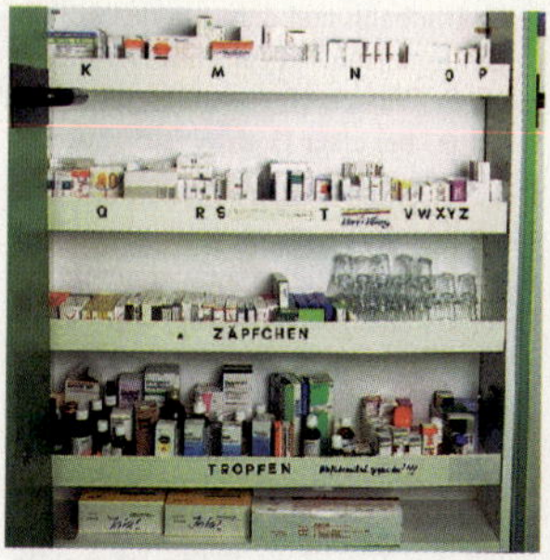

Abb. 10.5: Korrekt geordneter Arzneimittelschrank. [K183]

Arzneimittel werden in einem *abschließbaren* Schrank gelagert, der immer abgeschlossen sein muss, damit Unbefugte nicht an die Arzneimittel gelangen können. Wird eine Pflegekraft beim Richten der Arzneimittel weggerufen, darf sie den Schrank nicht unbeaufsichtigt offen stehen lassen, sondern muss eine andere Pflegekraft oder einen anwesenden Arzt mit der Überwachung beauftragen oder den Schrank einschließlich der gerichteten Arzneimittel verschließen.

Meist werden Arzneimittel zur oralen Applikation, Ampullen für die parenterale Anwendung und Zäpfchen im Schrank getrennt gelagert, wobei innerhalb dieser Gruppen alphabetisch sortiert wird. Arzneimittel mit späterem Verfallsdatum werden *hinter* die mit baldigem Verfallsdatum einsortiert. Angebrochene Packungen werden gekennzeichnet und zuerst verbraucht.

Der Arzneimittelschrank wird einmal monatlich gereinigt und dabei auf verfallene Arzneimittel kontrolliert. Mindestens zweimal im Jahr kommt ein Krankenhausapotheker auf die Stationen, um die adäquate Lagerung der Arzneimittel zu kontrollieren und diesbezüglich Hinweise zu geben. Arzneimittel, die nicht mehr benötigt werden oder kurz vor dem Verfallsdatum stehen, werden an die Apotheke zurückgegeben.

Die Lagerungstemperatur für ein Arzneimittel ist aus der Packungsbeilage und/oder der Arzneimittelverpackung ersichtlich:

- Die meisten Arzneimittel (inkl. Suppositorien) können bei Zimmertemperatur, d.h. bei 15 – 25 °C, aufbewahrt werden
- Einige Arzneimittel, z.B. viele Impfstoffe, müssen im Kühlschrank bei 2 –

8 °C lagern. In diesem Kühlschrank dürfen nur Arzneimittel und keine Nahrungsmittel aufgehoben werden. Notwendig sind engmaschige Temperaturkontrollen und regelmäßiges Abtauen

- Wenige Arzneimittel (z.B. Fresh Frozen Plasma ☞ 24.5.6) bedürfen der Tiefkühlung. Diese Arzneimittel werden aber nicht auf der Station, sondern zentral in der Krankenhausapotheke verwahrt und bei Bedarf abgegeben
- Feuergefährliche Stoffe wie Alkohol oder Äther dürfen nicht in der Nähe von Heizungen gelagert werden und müssen vor Sonne geschützt werden (Explosionsgefahr). Sie werden in verschließbaren, bruchsicheren Behältern mit besonderer Kennzeichnung (Flammensymbol) aufgehoben
- Einige Arzneimittel müssen vor Licht geschützt werden. Deshalb wird z.B. Wasserstoffsuperoxid in dunklen Glasflaschen gelagert und werden lichtempfindliche Infusionslösungen, z.B. Aminosäurelösungen, nicht aus dem Karton entfernt.

! Vorsicht

Um Verwechslungen zu vermeiden, dürfen Arzneimittel nie in andere Gefäße umgefüllt werden. Aus dem gleichen Grund bleiben Packungsbeilage und Lasche der Verpackung (mit Verfallsdatum und Chargennummer) stets mit dem Arzneimittel in der Originalverpackung.

Haltbarkeit von Arzneimitteln

Die meisten Arzneimittel sind zwar lange, aber nicht unbegrenzt haltbar. Deshalb ist heute auf allen Packungen das Verfallsdatum aufgedruckt, das aber nur für originalverschlossene Arzneimittel gilt.

Arzneimittel aus geöffneten Originalpackungen, die aus ihrer Folie herausgeholt oder sogar schon weiterverarbeitet worden sind, z.B. Antibiotikalösungen aus Pulver und Lösungsmittel, halten sich nicht so lange. Die Haltbarkeit bereits zubereiteter Antibiotikalösungen ist der Packungsbeilage zu entnehmen.

Verfallene Arzneimittel fallen häufig durch folgende Veränderungen auf:

- Verfärbungen des gesamten Arzneimittels und/oder lokale Farbveränderungen, etwa Flecken auf Tabletten
- Konsistenzveränderungen, etwa nicht aufschüttelbare Suspensionen (fester Bodensatz mit flüssigem Überstand), aufgeplatzte Oberflächen bei Dragees oder verklebte Kapseln
- Ungewöhnliche Beimengungen in sonst klaren Flüssigkeiten, etwa Trübungen oder Flocken in Infusionslösungen
- Geruchsveränderungen, etwa bei ranzigen Salben.

Hat die Pflegekraft Zweifel, ob das Arzneimittel noch in Ordnung ist, fragt sie den zuständigen Apotheker oder gibt das Arzneimittel zur Kontrolle in die Apotheke.

Entsorgung von Arzneimitteln

Nicht benötigte Arzneimittel werden in die Apotheke zurückgeschickt, damit sie – beispielsweise auf anderen Stationen – vor Ablauf des Verfallsdatums weiterverwendet werden können. Arzneimittel, die trotzdem verfallen oder etwa beim Richten auf den Boden gefallen sind, werden in speziellen Behältnissen aufbewahrt und an die Krankenhausapotheke zurückgegeben. Wegen der Missbrauchs- und Intoxikationsgefahr gehören sie auf keinen Fall in die „normale" Mülltonne oder in den Ausguss. Sonderregelungen gelten für Zytostatika (☞ 24.5.1) und radioaktive Stoffe.

10.2.10 Zubereiten und Richten von Arzneimitteln

Der Arzt verordnet Arzneimittel schriftlich mit folgenden Angaben:

- Personalien des Patienten, falls nicht in ein Dokumentationssystem, sondern in ein Verordnungsbuch geschrieben wird
- Arzneimittel mit Arzneimittelform und Konzentration
- Dosierung
- Zeitpunkt der Verabreichung
- Evtl. zeitliche Befristung der Gabe.

Gerichtet werden die Arzneimittel im Krankenhaus in aller Regel von den Pflegenden. Nur in wenigen Häusern werden die Arzneimittel für jeden einzelnen Patienten bereits in der Krankenhausapotheke dosiert.

Wann und wie genau die Arzneimittel gerichtet werden, ist von Station zu Station unterschiedlich. Häufig werden sie am Nachmittag oder während der Nachtwache für den nächsten Tag gestellt. Entweder erhält der Patient seinen gesamten Tagesbedarf in einem *Dispenser* (☞ Abb. 10.6), oder die Tabletten werden für alle Patienten in Medikamentenbecher gerichtet und auf ein Tablett gestellt (je ein Tablett für morgens, mittags, abends und spätabends oder verschiedenfarbige Medikamentenbecher, z.B. rot für morgens, gelb für mittags, blau für abends auf einem Tablett) und kurz vor oder zu den Mahlzeiten ausgeteilt *(Einzeldosissystem)*. Auf dem Medikamententablett oder den Dispensern muss der vollständige Name des Patienten mit der Zimmernummer stehen, da einige Namen sehr häufig und somit Verwechslungen möglich sind.

Tropfen werden nicht vorgerichtet, sondern zunächst ein leerer Medikamentenbecher auf den Platz gestellt, der erst unmittelbar vor Verabreichung mit den Tropfen und etwas Wasser gefüllt wird. Auch Arzneimittel zur parenteralen Verabreichung, z.B. Antibiotikainfusionen, werden unmittelbar vor der Verabreichung zubereitet.

Arzneimittel sollten zu einer möglichst ruhigen Zeit und an einem möglichst ruhigen Ort gerichtet werden, da sich die Pflegekraft konzentrieren muss, um folgenschwere „Flüchtigkeitsfehler" zu ver-

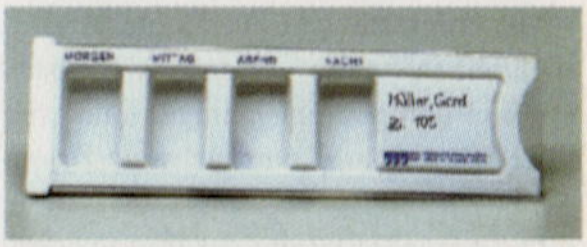

Abb. 10.6: Dispenser zur Verteilung von Arzneimitteln. Die Schale enthält den gesamten Tagesbedarf an Tabletten für jeweils einen Patienten. [K183]

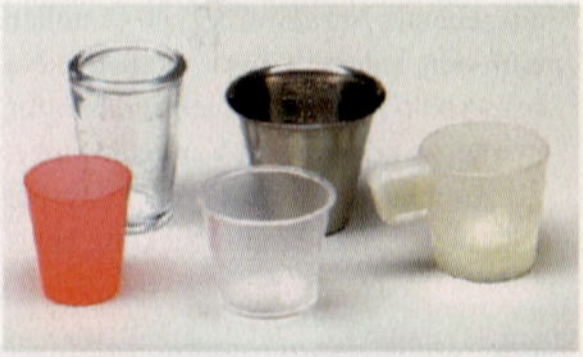

Abb. 10.7: Verschiedene Medikamentenbecher aus Kunststoff, Metall oder Glas für Tropfen, Saft oder Tabletten. [K183]

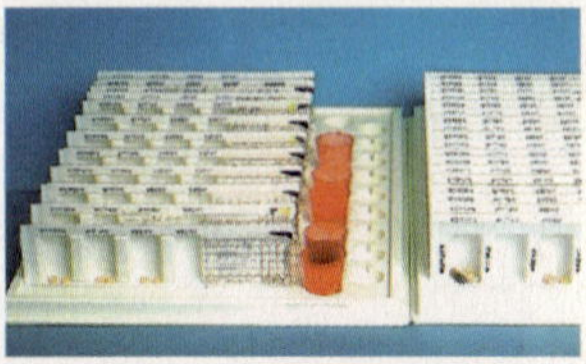

Abb. 10.8: Stationstablett mit den Dispensern für die Patienten. Jeweils zwei Mulden pro Patient können Medikamentenbecher für Tropfen oder Saft aufnehmen. [K183]

meiden. Wünschenswert ist deshalb die Anwesenheit einer weiteren Pflegekraft zur Entgegennahme von Telefonaten und zur Betreuung von Patienten.

Grundregeln für das Richten von Arzneimitteln sind:

- Vor jedem Umgang mit Arzneimitteln Hände waschen
- Die Arzneimittel stets aus der bereits angebrochenen Packung oder aus der Packung mit dem kürzesten Verfallsdatum nehmen, so dass die ältesten Arzneimittel zuerst verbraucht werden
- Das Arzneimittel dreimal auf seine Richtigkeit überprüfen: beim Herausholen aus dem Schrank, bei der Entnahme der Tablette und beim Wegstellen
- Die Arzneimittel auf Aussehen, z.B. Ausflockungen in sonst klaren Lösungen oder Farbveränderungen sowie auf Geruch kontrollieren
- Eingeschweißte Arzneimittel möglichst in ihrer Folie lassen, damit eine nochmalige Kontrolle vor dem Verabreichen möglich ist
- Die Arzneimittel nicht mit der Hand berühren
- Verschmutzte oder verklebte Arzneimittelbehältnisse vor dem Zurückstellen in den Schrank reinigen oder verwerfen, um ein Keimwachstum zu verhindern
- Die Arzneimittel mit der Packungsbeilage und der Lasche, auf der Chargennummer und Verfallsdatum angegeben sind, an ihren ursprünglichen Platz zurückstellen und fehlende oder in Kürze ausgehende Arzneimittel neu bestellen. Um sich jederzeit über mögliche Nebenwirkungen des Arzneimittels informieren zu können und Verwechslungen auszuschließen, wird die Packungsbeilage in der Arzneimittelpackung belassen, bis die letzte Tablette aufgebraucht ist
- Nach dem Richten der Arzneimittel das Tablett bis zum Austeilen in den Arzneimittelschrank stellen und abschließen, damit Unbefugte keinen Zugriff haben.

Substanz	Handelsname (Bsp.)
Morphium und Morphinderivate	Dilaudid®, Morphin Merck 10/-20®, MSI 10/-20 Mundipharma®, MSR 10/-20/-30 Mundipharma®, MST 10/-30/-60/-100 Mundipharma®, MST Continus® long 60
Buprenorphin	Temgesic®
Pentazocin	Fortral®
Pethidin	Dolantin®
Piritramid	Dipidolor®

Tab. 10.10: Überblick über wichtige Betäubungsmittel (weitere Infos ☞ auch 16.4.5).

Beim Arzneimittelrichten „5-R-Regel" beachten

- **R**ichtiger Patient
- **R**ichtiges Arzneimittel
- **R**ichtige Dosierung oder Konzentration
- **R**ichtige Applikationsart
- **R**ichtiger Zeitpunkt.

10.2.11 Verabreichung von Arzneimitteln

Verabreichung von Arzneimitteln bei Kindern ☞ 13.3.5
Verabreichung von Arzneimitteln bei psychiatrischen Patienten ☞ 36.1.12

Beim Austeilen der Arzneimittel weisen die Pflegenden den Patienten ggf. auf Besonderheiten der Arzneimitteleinnahme (z.B. eine Stunde vor der Mahlzeit, nicht mit Milch) oder Umstellungen seiner Medikation hin. Die meisten Patienten nehmen ihre Arzneimittel dann selbständig ein. Ist eine zuverlässige Arzneimitteleinnahme durch den Patienten nicht gewährleistet (Kinder, verwirrte und suizidale Patienten, einige Patienten mit psychiatrischen Erkrankungen), bleibt die Pflegekraft während der Tabletteneinnahme beim Patienten.

Ist keine Flüssigkeitseinschränkung angeordnet, sollten Tabletten mit viel Flüssigkeit eingenommen werden, da sie dann besser rutschen und für den Magen verträglicher sind. Hierzu sind alle Getränke außer Alkohol geeignet. Weitere, nur das spezielle Präparat betreffende Einschränkungen sind auf der Packungsbeilage vermerkt. Beispielsweise dürfen Tetrazykline nicht zusammen mit Milch(-produkten) eingenommen werden, da das Kalzium der Milch die Resorption behindert.

Beim Abräumen des Essenstabletts achten die Pflegenden darauf, ob der Patient die Tabletten genommen hat. Möchte ein Patient seine Arzneimittel nicht nehmen, so wird der Arzt verständigt, der Patient aber auf keinen Fall zum Einnehmen der Arzneimittel gezwungen.

Bei Patienten, die schlecht schlucken können oder eine Ernährungssonde haben, wird vor der Arzneimittelverabreichung geklärt, ob Kapseln geöffnet und Tabletten zermörsert werden dürfen. Das Öffnen einer Kapsel mit magensaftresistenter Umhüllung kann beispielsweise zu erheblichen Resorptions- und Wirkungsveränderungen führen.

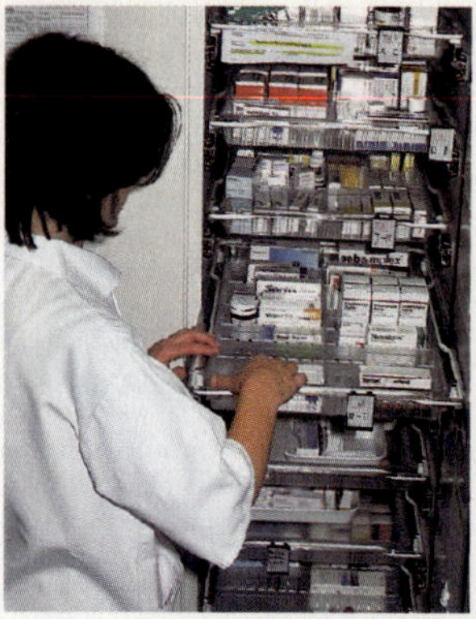

Abb. 10.9: Das Richten der Arzneimittel auf Station erfordert Konzentration und geduldiges Kontrollieren. Die Pflegende sollte nicht z.B. durch Telefonklingeln gestört werden, da Tablettenverwechslungen die Patienten gefährden. [M161]

! Vorsicht

Bei Fehlern in der Arzneimittelgabe muss *sofort* der Arzt verständigt werden, damit der Schaden für den Patienten möglichst gering bleibt. Aus Angst und Scham zu schweigen, in der Hoffnung, „dass nichts passiert", ist unverantwortlich.

10.2.12 Besonderheiten im Umgang mit Betäubungsmitteln

Betäubungsmittel *(BtM):* Bewusstseins- und stimmungsverändernde Substanzen, die zu Abhängigkeit (Sucht ☞ 36.6) führen können. In der Medizin vor allem zur Bekämpfung schwerer Schmerzzustände eingesetzt.

Betäubungsmittel dürfen nur verabreicht werden, wenn andere Substanzen, die nicht zu den Betäubungsmitteln gerechnet werden, keine ausreichende Wirkung erzielen. Betäubungsmittel werden vor allem bei sehr starken Schmerzen, insbesondere tumorbedingten Schmerzen, eingesetzt (☞ Tab. 10.10, 16.4.5, 24.5.5).

Um zu verhindern, dass Unbefugte Zugang zu Betäubungsmitteln erlangen, wurden in der **Betäubungsmittel-Verschreibungsverordnung** *(BtMVV)* und im **Betäubungsmittelgesetz** *(BtMG)* strenge Vorschriften im Umgang mit Betäubungsmitteln festgelegt:

- Die Verordnung von Betäubungsmitteln ist nur auf dreiteiligen amtlichen Formularen möglich, dem **Betäubungsmittelrezept** *(BtM-Rezept)*. Teil I und II wird der Apotheke vorgelegt, Teil III bleibt beim verordnenden Arzt. Für die BtM-Anforderung im Krankenhaus gibt es spezielle *Betäubungsmittel-Anforderungsscheine* (☞ Abb. 10.12). Die verordnenden Ärzte und ihre Rezepte werden vom Bundesinstitut für Arzneimittel und Medizinprodukte genau registriert
- Alle Arzneimittel, die unter das Betäubungsmittelgesetz fallen, müssen getrennt von den übrigen Arzneimitteln unter *ständigem* Verschluss aufbewahrt werden. In der Praxis sieht das so aus, dass die stationsüblichen Arzneimittelschränke ein separates, zusätzlich abschließbares Fach für Betäubungsmittel haben. Die Schichtleitung trägt den Schlüssel für dieses Fach stets bei sich und ist für seine sichere Aufbewahrung verantwortlich
- In diesem Extrafach befindet sich auch das **Betäubungsmittelbuch,** dessen Seiten fortlaufend nummeriert sind, bzw. die **Betäubungsmittelkarten** (☞ Abb. 10.11). Dort sind alle auf der Station vorrätigen Betäubungsmittel verzeichnet (Bezeichnung, Darreichungsform, Menge). Ändert sich der Bestand durch Lieferung aus der Apotheke oder durch Abgabe von Betäubungsmitteln an einen Patienten, wird das Betäubungsmittelbuch aktualisiert. Alle entnommenen Betäubungsmittel werden mit Datum, Uhrzeit, vollständigem Patientennamen, Art und Menge des entnommenen Betäubungsmittels, verordnendem Arzt sowie oft auch entnehmender und verabreichender Pflegekraft dokumentiert. Auch zu Bruch gegangene Ampullen werden protokolliert (möglichst mit Zeugen, um falschen Verdächtigungen vorzubeugen). Bei Schreibfehlern wird das falsch geschriebene Wort *einmal* durchgestrichen. Auf keinen Fall dürfen Seiten herausgerissen oder Korrekturen vorgenommen werden, die das Geschriebene völlig unkenntlich machen (z.B. durch Tipp-Ex®)

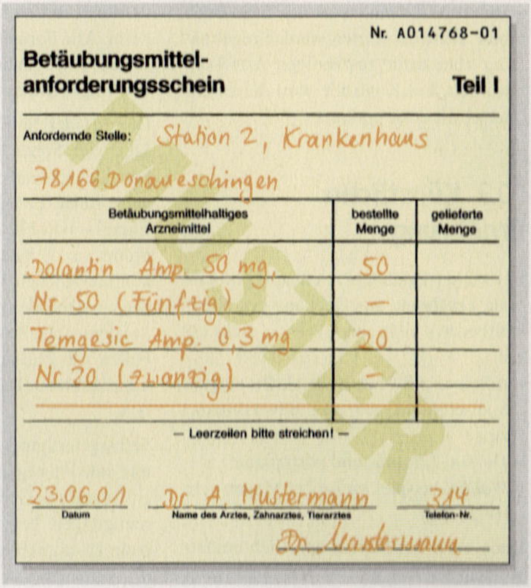

Abb. 10.12: Betäubungsmittelanforderungsschein. Er ist nur für die Verwendung im Krankenhaus gedacht und nicht für die BtM-Verordnung in Arztpraxen. Die Spalte „gelieferte Menge" wird von der Apotheke ausgefüllt. [W188]

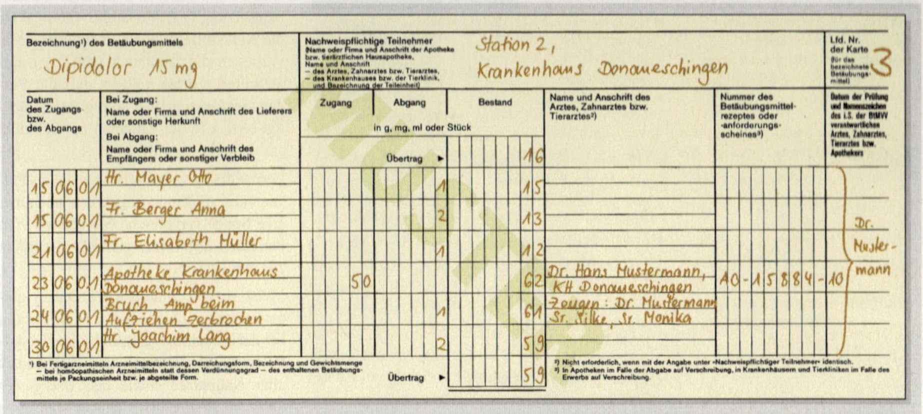

Abb. 10.11: BtM-Karte, in die alle aus der Apotheke gelieferten und auf der Station verabreichten oder verworfenen BtM eingetragen werden. Die Betäubungsmittel-Verschreibungsverordnung sieht vor, dass der Name des verschreibenden Arztes dokumentiert wird und dass BtM-Zugänge mit der Nummer des Betäubungsmittelanforderungsscheines zu versehen sind. [W188]

- Der BtM-Bestand und das BtM-Buch bzw. die BtM-Karten werden regelmäßig vom dafür zuständigen Arzt kontrolliert. Die Kontrolle wird durch Unterschrift dokumentiert.

10.3 Künstliche Ernährung

Bei vielen Patienten reicht die normale orale Ernährung zur Deckung des Nährstoffbedarfs nicht aus, weil sie nicht essen:

- *Können*, z.B. bei Schlucklähmungen, Speiseröhrenkrebs oder Bewusstlosigkeit
- *Dürfen*, z.B. prä- und postoperativ
- *Wollen*, beispielsweise bei Magersucht (☞ 23.8.2).

Dann muss der Patient künstlich ernährt werden. Hierbei gibt es prinzipiell zwei Möglichkeiten: die *künstliche enterale Ernährung* über eine im oberen Magen-Darm-Trakt gelegene Sonde (☞ 10.3.2) und die *parenterale Ernährung* über venöse Zugänge (☞ 10.3.4).

10.3.1 Künstliche enterale Ernährung

Grundprinzipien

Bei der **künstlichen enteralen Ernährung** erhält der Patient über eine Sonde spezielle Nährstoffzubereitungen **(Sondenkost)** in den Magen oder den Dünndarm. Alle Formen der Sondenernährung setzen eine gewisse Funktionsfähigkeit des Magen-Darm-Traktes voraus.

Die Art der Sondenkost hängt von der Lage der Sonde und der Grunderkrankung des Patienten ab und wird vom Arzt angeordnet. Er legt auch die Nährstoff-, Energie- und Flüssigkeitsmenge fest und ordnet an, ob eine Ernährungspumpe zur kontinuierlichen Verabreichung verwendet werden oder ob der Patient mehrere Sondenmahlzeiten erhalten soll. In allen Fällen ist Flüssigkeitsergänzung durch ungezuckerten Tee oder Wasser erforderlich.

Selbstgefertigte Sondenkost, d.h. pürierte und mit Flüssigkeit verdünnte Vollkost, ist wegen der Gefahr bakterieller Verunreinigungen heute in der Regel nicht mehr zu empfehlen.

Komplikationen

Die künstliche enterale Ernährung ist im Vergleich zur parenteralen Ernährung mit deutlich weniger Komplikationen behaftet: Zum Beispiel ist kein venöser Zugang als möglicher Ausgangspunkt einer Infektion nötig, es entwickelt sich – je nach Kost – keine Darmatrophie, und die physiologische Darmflora bleibt weitgehend erhalten. Problemfrei ist die künstliche enterale Ernährung aber nicht:

- Bei zu schneller Gabe der Sondenkost können Magen-Darm-Störungen mit Erbrechen, Durchfällen und abdominellen Schmerzen auftreten. Dann wird zunächst überlegt, ob die Sondenkost vielleicht zu kalt war, die Einzelportionen zu groß waren oder die Menge zu schnell gesteigert wurde. Die Rücksprache mit dem Arzt klärt, ob eine *osmotische Diarrhoe* vorliegen könnte, bei der die Sondenkost im Darm osmotisch Wasser anzieht. Auch an die Möglichkeit einer *infektiösen Diarrhoe* sollte immer gedacht werden
- Insbesondere bei Sondenkost mit niedermolekularen Kohlenhydraten sind Hyperglykämien möglich, wenn Mono-, Di- und Oligosaccharide zu rasch verstoffwechselt werden
- Die Sonde kann z.B. zu Reizungen der Nase und des Rachens, zu einer Refluxösophagitis (☞ 21.4.2) oder zu Druckgeschwüren führen.

Zur Vermeidung von Komplikationen sind eine sorgfältige Krankenbeobachtung (Zeichen einer Dehydratation, Ödeme), Flüssigkeitsbilanzierung, Gewichtskontrollen, BZ-Tagesprofile, Blutkontrollen (Kreatinin, Elektrolyte, Leberwerte etc.) sowie die richtige Auswahl der Sondennahrung und des Sondentyps (Arztanordnung) notwendig.

	Nährstoffdefinierte Formeldiät (NDD)	Chemisch definierte Elementardiät (CDD)	Oligopeptiddiät
Kurzcharakterisierung	▸ Hochmolekulare Nährstoffe ▸ (Fast) plasma-isoton	▸ Niedermolekulare Nährstoffe, die nicht mehr aufgespalten, sondern nur noch resorbiert werden müssen ▸ Plasma-hyperton	▸ Wie CDD, jedoch Oligopeptide (= kurze Aminosäureketten) statt einzelner Aminosäuren ▸ Nur gering plasma-hyperton
Vorteile	▸ Trinkbar ▸ Mikroflora und Darmfunktionen kaum verändert ▸ Seltener (osmotische) Durchfälle als unter CDD ▸ Preiswert	▸ Erfordern kaum Verdauungsleistung vom Darm, daher auch bei Darmerkrankungen einsetzbar ▸ Minimale Stuhlmenge	▸ Besserer Geschmack als CDD ▸ Seltener (osmotische) Durchfälle und Darmatrophie als unter CDD
Nachteile	▸ Erfordert (fast) volle Verdauungsleistung vom Darm	▸ Schlechter Geschmack ▸ Unphysiologisch, rasche Umstellung auf Normalkost nicht möglich ▸ Bei Langzeitanwendung evtl. Dünndarmatrophie, Übelkeit, Erbrechen und Durchfälle ▸ Teuer	▸ Teuer

Tab. 10.13: Vergleich der drei Standardformen künstlicher enteraler Ernährung (Sondenkost). [A400]

Arten der Sondenkost

Nährstoffdefinierte Formeldiäten

Industriell hergestellte **nährstoffdefinierte Formeldiäten** (kurz *NDD*, von lat. *formula* = Regel) enthalten die verschiedenen Nährstoffe in *definierter* Zusammensetzung (z.B. Fresubin® flüssig). Da die Nährstoffe in hochmolekularer Form vorliegen und damit noch vom Darm aufgespalten werden müssen, darf die Verdauungsfunktion nur wenig beeinträchtigt sein, z.B. bei Patienten mit Schluckstörungen.

Formeldiäten werden flüssig oder als Pulver zum Anrühren angeboten und über eine Sonde verabreicht. Sie können vom Patienten aber auch getrunken werden, z.B. bei Kaustörungen.

Meist sind hochmolekulare Diäten glutenfrei und vollbilanziert, d.h. sie decken bei der Einnahme der durch den Hersteller angegebenen Menge den Tagesbedarf aller Nährstoffe sowie den Energiebedarf. Hochmolekulare Diäten sind auch für die besonderen Bedürfnisse von Diabetes-, Leber- oder Nierenkranken erhältlich.

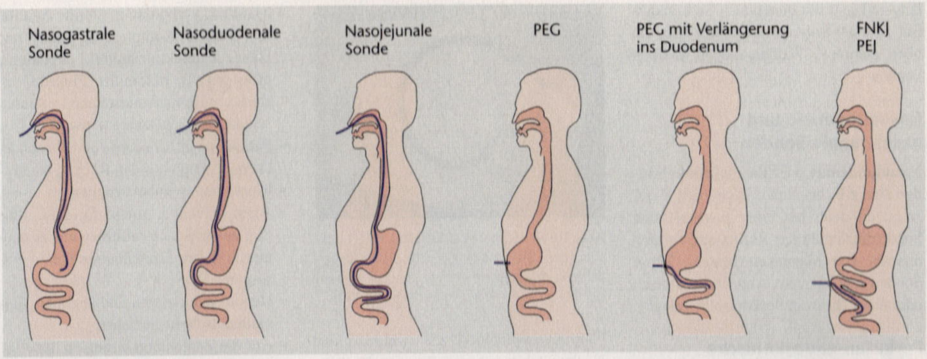

Abb. 10.15: Die verschiedenen Sondenlagen bei den unterschiedlichen Verfahren der künstlichen enteralen Ernährung (☞ unten). [A400-215]

Niedermolekulare chemisch definierte Elementardiäten

Als *Astronautenkost* werden **niedermolekulare chemisch definierte Elementardiäten** (kurz *CDD*) bezeichnet (z.B. Survimed® instant, Precitene® MCT 50). Die Nährstoffe sind bereits in (nahezu) resorptionsfähige Bestandteile (Aminosäuren, Mono-, Di- und Oligosaccharide, essentielle Fettsäuren, Elektrolyte, Vitamine, Spurenelemente) aufgespalten und erfordern kaum Verdauungsleistungen vom Darm. Unter einer solchen Diät nimmt die Stuhlmenge des Patienten stark ab, nicht aber der Bakteriengehalt des Stuhls. Der Stuhl besteht bei dieser Ernährung vorwiegend aus abgestoßenem Darmepithel und kann selbst Stenosen meist noch passieren. Diese Diäten werden beispielsweise Patienten mit entzündlichen Darmerkrankungen (☞ 21.6.5), Darmtumoren oder -fisteln, nach Darmoperationen, bei Mukoviszidose (☞ 13.10.4) oder Polytrauma gegeben.

Elementardiäten haben wegen der enthaltenen Aminosäuren einen unangenehmen Geschmack, der auch durch Zugabe von Aromastoffen nicht verdeckt werden kann. Aus diesem Grund lehnen viele Patienten diese Diät über einen längeren Zeitraum hinweg ab.

Oligopeptiddiäten

Oligopeptiddiäten (z.B. Survimed® OPD) stehen den chemisch definierten Elementardiäten sehr nahe, enthalten jedoch statt freier Aminosäuren Oligopeptide, d.h. kurze Aminosäureketten (3 Aminosäuren), die vom Darm oft besser aufgenommen werden als Aminosäuren. Oligopeptiddiäten schmecken besser als niedermolekulare chemisch definierte Elementardiäten und führen seltener zu Durchfällen.

Sondentyp	Indikation	Indikationsbeispiel
Nasogastrale Sonde	Voraussichtlich kurze Dauer der künstlichen enteralen Ernährung, wenn keine erhöhte Aspirationsgefahr besteht	Bei entzündlichen Darmerkrankungen, appetitlosen und kachektischen Patienten, z.B. nach Chemo- oder Strahlentherapie
Nasoduodenale und nasojejunale Sonde	Voraussichtlich kurze Dauer der künstlichen enteralen Ernährung bei erhöhter Aspirationsgefahr, z.B. durch Reflux von Mageninhalt oder bei Magenentleerungsstörungen	Patienten mit eingeschränktem Bewusstsein, z.B. nach Schlaganfall (Anfangsphase) oder Schädel-Hirn-Trauma
Perkutan-endoskopische Gastrostomie (PEG)	Länger dauernde künstliche enterale Ernährung, wenn keine erhöhte Aspirationsgefahr besteht und keine offene Bauchoperation geplant ist. Mit Verlängerung ins Duodenum auch geeignet für Patienten mit erhöhter Aspirationsgefahr	Patienten mit Ösophagustumoren oder länger dauernden Schluckstörungen, z.B. bei neurologischen Erkrankungen
Perkutan-endoskopische Jejunostomie (PEJ)	Länger dauernde künstliche enterale Ernährung bei erhöhter Aspirationsgefahr, wenn keine offene Bauchoperation geplant ist. Implantation nicht überall möglich	Patienten mit länger dauernder Schluckunfähigkeit bei gleichzeitiger Bewusstseinstrübung oder verminderten Schutzreflexen
Feinnadel-katheter-jejunostomie (FNKJ)	Länger dauernde künstliche enterale Ernährung bei erhöhter Aspirationsgefahr, wenn der Katheter während einer ohnehin geplanten Operation gelegt werden kann	Tumorpatienten mit großen Resektionen (z.B. Ösophagusentfernung)

Tab. 10.14: Die gebräuchlichen Sondentypen zur künstlichen enteralen Ernährung. [A400]

10.3.2 Sonden zur enteralen Ernährung

Welche Sonde am besten geeignet ist, hängt vor allem von Grunderkrankung und Zustand des Patienten ab. Einen Überblick gibt Tab. 10.14.

Nasogastrale Sonden

Legen einer nasogastralen Sonde ☞ 21.1.2, Abb. 21.8 – 21.14
Pflege bei liegender Sonde ☞ 21.1.2
Wechseln der Sonde ☞ 21.1.2

Am bekanntesten sind **nasogastrale Sonden,** oft einfach *Magensonden* genannt. Zur künstlichen enteralen Ernährung werden ca. 75 cm lange Sonden aus Polyurethan oder Silikonkautschuk mit einem Durchmesser von 8 bis 16 Ch verwendet. Welches Material gewählt wird, hängt von der voraussichtlichen Verweildauer ab: PVC-Sonden enthalten einen Weichmacher, der sich nach ungefähr einer Woche auflöst und die Sonde zu einem starren Schlauch werden lässt. Für eine längere Liegezeit bieten sich Silikonkautschuk- oder Polyurethan-Sonden an, die über mehrere Wochen liegen bleiben können.

Nasoduodenale und nasojejunale Sonden

Nasoduodenale oder **nasojejunale Sonden** sind z.B. bei Bewusstlosigkeit angezeigt, da dann bei einer nasogastralen Sonde die Gefahr des Reflux und der Aspiration von Magensaft besteht. Diese Sonden werden vom Arzt endoskopisch oder unter Bildwandlerkontrolle gelegt.

Perkutan-endoskopische Gastrostomie

Für die Langzeitbehandlung setzt sich immer mehr die *perkutan-endoskopische Gastrostomie* (kurz **PEG**) durch, bei der eine äußere Magenfistel geschaffen wird (*äußere Fistel* = Verbindung zwischen Körperhöhle und Körperoberfläche). Durch ein Verlängerungsstück kann die Sonde bis ins Duodenum verlängert werden, etwa bei Bewusstseinsstörungen mit erhöhter Aspirationsgefahr. Alternativ wird in einigen Kliniken das Jejunum direkt punktiert und eine *perkutan-endoskopische Jejunostomie* (kurz **PEJ**) durchgeführt. Beide Eingriffe bedürfen der Aufklärung und schriftlichen Einverständniserklärung des Patienten.

Von Vorteil ist die Möglichkeit der oralen Nahrungsaufnahme und des Schlucktrainings trotz liegender Sonde. Viele Patienten bevorzugen die kontinuierliche Nahrungsapplikation z.B. während der Nachtstunden, da sie die Sonde dann tagsüber von der Pumpe abstöpseln können und mobiler sind. Da die Sonde unter der Kleidung verborgen ist, fühlen sich die Patienten im Alltag wohler als mit einer nasalen Sonde.

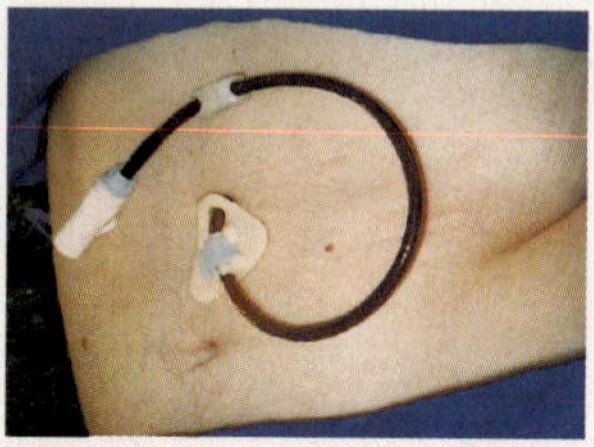

Abb. 10.17: PEG bei einer Patientin mit Schluckstörungen. Die Sonde kann nach der Sondenernährung abgestöpselt werden und lässt sich unsichtbar unter der Kleidung verbergen. [K112]

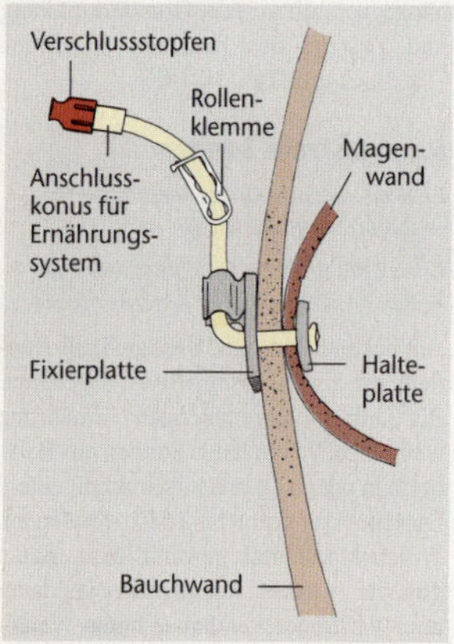

Abb. 10.16: Fixierung der PEG an Magenwand und Bauchdecke (die Rollenklemme ist nicht zwingend notwendig). [A400-215]

Legen einer PEG

Während einer Gastroskopie (☞ 9.7, 21.3.4) wird der Magen in Lokalanästhesie *perkutan,* d.h. von außen durch die Bauchdecke hindurch, punktiert. Meist wird dann über die Punktionskanüle ein Faden eingeführt, mit dem Endoskop durch den Ösophagus zurückgezogen und zum Mund des Patienten hinausgeführt. Vor dem Mund wird die Ernährungssonde an diesen Faden geknüpft und dann in den Magen und durch Magenwand und Bauchdecke durchgezogen. Eine Platte innen an der Magenwand und entsprechende Haltevorrichtungen außen an der Bauchdecke gewährleisten einen sicheren Sitz der Sonde (☞ Abb. 10.16). Der Patient muss vor und nach dem Eingriff Nahrungskarenz einhalten (Dauer nach ärztlicher Anordnung).

Komplikationen

Die Hauptkomplikationen sind lokale Wundinfektionen, Eindringen von Luft in den Peritonealraum und *Peritonitis* (☞ 21.8.2). Bei Fehlpunktionen kann eine offene Operation erforderlich werden. Kontraindikationen für die Anlage einer PEG sind z.B. Peritonitis, M. Crohn (Gefahr der Fistelbildung ☞ 21.6.5) oder Blutgerinnungsstörungen, für die einer PEJ Voroperationen im Oberbauch.

Verbandswechsel bei PEG

Der Verband wird in regelmäßigen Abständen *aseptisch* gewechselt, anfangs mindestens jeden zweiten Tag, ab der zweiten Woche ein- bis zweimal wöchentlich:

- Material vorbereiten: sterile Schlitz- und andere Kompressen, Haut- und Händedesinfektionsmittel, Fixationspflaster (z.B. Fixomull), Pinzette, unsterile Einmalhandschuhe, Mundschutz, Verbandschere, Abwurf
- Patienten informieren und bauchdeckenentspannt auf den Rücken lagern
- Einmalhandschuhe anziehen
- Alten Verband vorsichtig und ohne Zug an der Sonde entfernen und zusammen mit den Einmalhandschuhen entsorgen
- Hände desinfizieren und abermals Einmalhandschuhe anziehen
- Auf die Zahlenmarkierung an der Austrittsstelle der Sonde achten
- Klemmbügel an der Fixierplatte durch Hochziehen öffnen und Sonde aus dem Führungskanal nehmen. Dann die Fixierplatte lösen und zurückziehen, um die Haut um die Sondeneintrittsstelle herum desinfizieren zu können
- Ober- und Unterseite der Fixierplatte sowie Sondenschlauch mit dem Hautdesinfektionsmittel desinfizieren und reinigen
- Schlitzkompresse mit Hilfe der Pinzette zwischen Fixierplatte und Wundbereich legen
- Sonde mit Hilfe der Zahlenmarkierung in die vorherige Position bringen (leicht anziehen), dann die Fixierplatte auf die Schlitzkompresse schieben, Sonde in den Führungskanal der Fixierplatte einlegen und Klemmbügel schließen
- Fixierplatte und Sonde mit einer Kompresse abdecken (Kompresse nur an einer Ecke berühren) und z.B. mit Fixomull® sichern
- Sonden, die gerade nicht zur Ernährung benötigt werden, auf der Schlitzkompresse aufrollen und mit einer Kompresse abgedeckt fixieren
- Material entsorgen, Hände erneut desinfizieren
- Verbandswechsel und Zustand der Wunde dokumentieren.

Nach Abschluss der Wundheilung darf der Patient duschen und baden. Der feuchte Verband muss danach aber gewechselt werden.

Feinnadelkatheter-Jejunostomie und andere operative Verfahren

Bis vor kurzem haben die Chirurgen im Rahmen einer ohnehin notwendigen **Laparotomie** *(Eröffnung der Bauchhöhle)* als Palliativmaßnahme z.B. beim inoperablen Ösophaguskarzinom (☞ 21.4.7) meist eine äußere Magenfistel **(Gastrostomie)** angelegt, z.B. die *Witzel-* oder *Kader-Fistel,* und die Ernährungssonde dort eingenäht. Heute bevorzugen sie eine Darmfistel **(Jejunostomie),** und hier vor allem die komplikationsärmere *Feinnadelkatheter-Jejunostomie*, kurz **FNKJ,** die sich aber noch nicht in allen Häusern durchgesetzt hat.

Die operative Anlage einer Ernährungssonde erfordert eine präoperative Vorbereitung und postoperative Wundversorgung wie andere Bauchoperationen auch. Ansonsten sind die Sonden und ihre Pflege mit einer PEG-Sonde zu vergleichen.

Heute gibt es moderne Kathetersysteme, die zu dem übrigen Sondenzubehör kompatibel sind und sich einfach wieder entfernen lassen. In der Regel bleibt die Sonde als Palliativmaßnahme aber lebenslang liegen.

10.3.3 Verabreichung von Sondenkost

Grundprinzipien

Die künstliche enterale Ernährung wird stets langsam aufgebaut. Begonnen wird z.B. bei einer nasogastralen Sonde mit 6 x 50 ml täglich. Dann kann auf bis zu 12 x 250 ml täglich gesteigert werden. Optimal sind 6 – 8 Sondenmahlzeiten täglich zu je maximal 300 ml. Menge, Häufigkeit und Zusammensetzung der Sondenkost werden ärztlich angeordnet.

Die Mahlzeitenhäufigkeit bzw. Nahrungsmenge darf immer erst gesteigert werden, wenn die vorangegangene Menge über mindestens 24 Stunden gut vertragen wurde. Bei Unverträglichkeitsreaktionen (z.B. Erbrechen, Durchfall) wird die Nahrungsmenge wieder auf die zuletzt vertragene Menge reduziert. Unter Umständen muss das Produkt gewechselt werden.

Bei einer nasogastralen Sonde oder PEG kann die Sondennahrung portionsweise als *Bolus* mit der Spritze oder mit einem speziellen Sondenbesteck (maximal 100 ml in 5 – 10 Minuten), *halbkontinuierlich* unter Ausnutzung der Schwerkraft (100 ml in ca. 10 – 15 Minuten) oder *kontinuierlich* mit Hilfe einer Pumpe (ca. 100 ml pro Stunde) gegeben werden.

Eine langsame Zufuhr wird prinzipiell besser vertragen, auf der anderen Seite ist aber eine kontinuierliche Zufuhr unphysiologisch, da der Magen nie leer, aber auch nie gefüllt ist. Pumpen der neueren Generation (z.B. Frentamat®) ermöglichen die Sondenernährung wahlweise als Dauertropf oder als Bolus.

Bei Sonden, deren Spitze im Dünndarm liegt, muss die Sondenkost kontinuierlich über eine Ernährungspumpe (☞ Abb. 10.20 und 10.27) gegeben werden, da die physiologische Speicherfunktion des Magens fehlt.

Verabreichung der Sondenkost bei nasogastraler Sonde oder PEG

- Material bereitstellen: Zellstoff, alles für die Mundpflege (☞ 7.4.4), Sondenkost, 50- bzw. 100-ml-Spritze oder eine Flasche bzw. ein Beutel mit Überleitungsgerät, Materialien zur Lagekontrolle der Sonde (☞ 21.1.2), Tee oder Wasser zum Nachspülen, eine Verschlusskappe zum Abstöpseln, evtl. fein zermörserte Arzneimittel, evtl. Ernährungspumpe
- Sondenkost nach Herstellerangaben richten, z.B. Flasche gut schütteln, Pulver anrühren oder im Wasserbad auf ca. 30 °C erwärmen (bei Erwärmung über 46 °C werden die Eiweiße zerstört)
- Patienten informieren und ihn eine zur Nahrungsaufnahme bequeme Lage einnehmen lassen, möglichst eine sitzende Position (bewusstlose Patienten möglichst halbsitzend)
- Mundpflege durchführen (mindestens dreimal täglich)
- Sondenverschlusskappe entfernen
- Lage der Sonde überprüfen (☞ 21.1.2)
- Nahrungstransport der letzten Mahlzeit durch Aspiration aus dem Magen kontrollieren. Lassen sich mehr als 100 ml ansaugen, weist dies auf eine Magenentleerungsstörung hin (Arzt informieren und weiteres Vorgehen besprechen)
- Wachem Patienten eine Serviette umhängen (lassen)
- Sondenkost unmittelbar vor der Gabe nochmals auf Temperatur und Aussehen überprüfen
- Nahrung verabreichen, dabei Luftzutritt vermeiden (da der Patient sonst Blähungen bekommt):
  - Bei Bolusgabe mit Spritze Sondenkost in Spritze aufziehen und *langsam* in die Sonde einspritzen. Patienten ständig beobachten. Nachteile dieser Methode sind der hohe Zeitaufwand und die Gefahr bakterieller Verunreinigungen
  - Bei Schwerkraftinfusion Infusion mit speziellem Sondenbesteck anschließen und Tropfgeschwindigkeit so einstellen, dass die Verabreichung der Portion ca. 15 – 20 Minuten dauert. Geschwindigkeit mehrfach kontrollieren
  - Bei Benutzung einer Pumpe Sondenkostflasche bzw. Sondenkostbeutel mit dem Überleitsystem verbinden, das Überleitsystem luftfrei füllen und in die Ernährungspumpe einlegen. Dann das System an die Sonde anschließen, die angeordnete Flussrate einstellen und die Pumpe anstellen
- Mit Wasser bzw. Tee (Fenchel- oder Kamillentee) 10 – 50 ml nachspülen, um Verstopfen der Sonde zu verhindern und Fäulnis- und Gärungsprozessen vorzubeugen
- Sonde mit Verschlusskappe schließen
- Zur Aspirationsprophylaxe Patienten für mindestens 30 Minuten in Oberkörperhochlagerung belassen und Patienten auf Unverträglichkeitsreaktionen beobachten
- Fixation der Sonde überprüfen
- Material aufräumen und Maßnahme dokumentieren.

Je nach Grunderkrankung darf der Patient auch bei liegender nasogastraler Sonde Flüssigkeit trinken. Vielen Patienten fällt das aber sehr schwer, da sie die Sonde beim Schlucken stört.

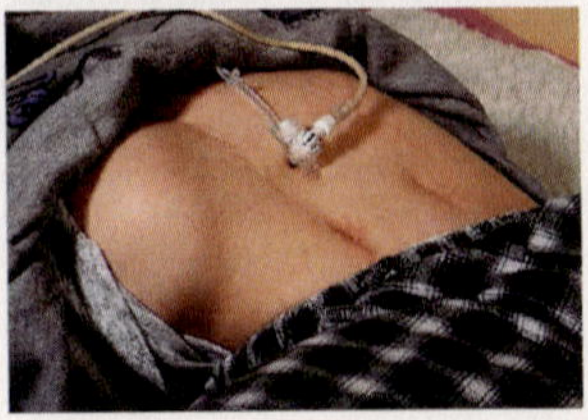
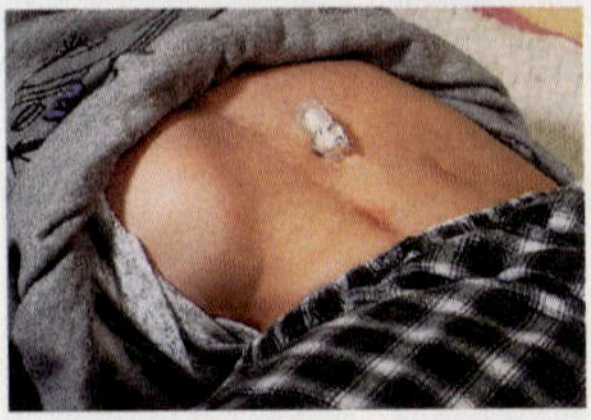

Abb. 10.18 – 10.19: Freka®-Button. Als Alternative zur PEG gibt es seit wenigen Jahren Buttons. Ein Button bietet die gleichen Möglichkeiten für eine enterale Langzeiternährung wie eine PEG, bedeutet aber für den Patienten ein noch höheres Maß an Selbständigkeit. Patienten mit Buttons können problemlos baden, duschen oder Sport treiben. Auch ein Verbandswechsel ist nicht nötig. [U222]

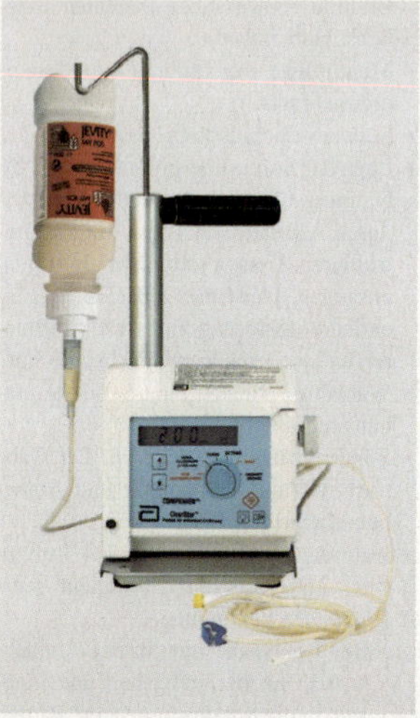

Abb. 10.20: Ernährungspumpe mit angeschlossenem Spezialüberleitungsgerät für Flaschen-Sondenkost. Die Flussrate wird in ml pro Stunde eingestellt. Nach Verabreichung der eingegebenen Gesamtmenge schaltet sich die Pumpe ab und gibt ein akustisches Signal. [U142]

Bei Sondenkostverabreichung beachten

- Arzneimittel zum richtigen Zeitpunkt geben: vor, mit oder nach der Sondenkost. Wegen der Verstopfungsgefahr mit Tee nachspülen
- Zum Spülen nicht geeignet sind gesüßte Tees (Verklebungsgefahr), Obstsäfte und Früchtetees (Gefahr des Ausflockens von Nahrungsbestandteilen wegen der Säuren)
- Das Überleitungsgerät wird wegen der Infektionsgefahr alle 24 Stunden ausgewechselt
- Angebrochene Sondenkost möglichst schnell verbrauchen und nicht über längere Zeit offen stehen lassen: Gefahr der bakteriellen Kontamination mit infektiöser Diarrhoe des zumeist geschwächten und anfälligen Patienten
- Beim Öffnen einer Flasche und eines Sondensystems darauf achten dass diese zusammenpassen (jeder Hersteller hat sein eigenes Sondensystem, das mit denen anderer Hersteller evtl. nicht kompatibel ist).

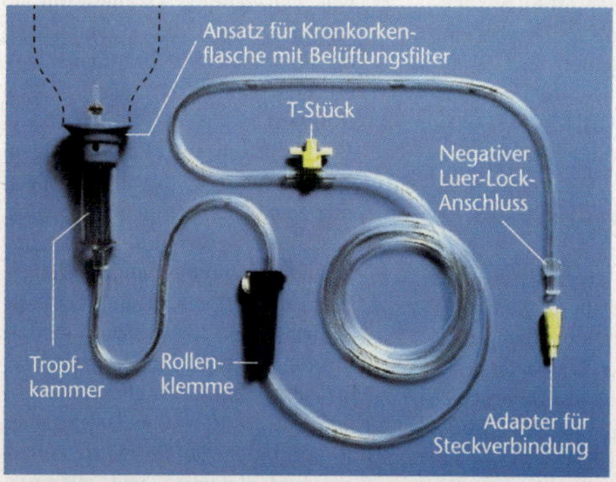

Abb. 10.21: System zur Sondenernährung per Schwerkraft aus einer Kronkorkenflasche. [U222]

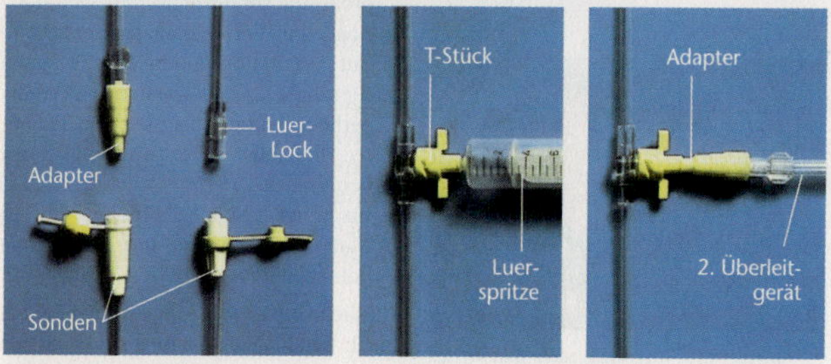

Abb. 10.22 – 10.24: Verbindungen von Überleitgeräten zur Sonde und am T-Stück. V.l.n.r.: Steckverbindung vom Überleitgerät zur Sonde, Luer-Lock-Anschluss vom Überleitgerät zur Sonde, T-Stück für Anschluss einer Luer-Spritze und für Überleitgeräte mit Steckverbindungen. [U222]

Besonderheiten bei im Dünndarm liegender Sondenspitze

Liegt die Sondenspitze im Duodenum, z.B. bei nasoduodenalen Sonden oder PEG mit Verlängerung ins Duodenum, oder im Jejunum wie bei nasojejunalen Sonden, PEJ oder FNKJ, kann die korrekte Lage der Sonde nicht wie bei einer gastral liegenden Sonde mittels Lufteinspritzen geprüft werden. Deshalb beobachten die Pflegenden solche Patienten auf Zeichen einer Sondendislokation, z.B. Regurgation (Zurücklaufen) oder Erbrechen von Sondenkost. Bei Verdacht auf eine Sondendislokation stoppen sie die Sondenkostzufuhr und benachrichtigen den Arzt.

Literaturtipps

Kalde, Sigrid; Kolbig, Norbert; Vogt, Michael: Enterale Ernährung. Indikationen, Sondierungstechniken, Diätetik, Pflege. Urban & Fischer Verlag, München, 1999

Eich, Angela: Enterale Ernährung. Sondenernährung in der Pflegepraxis. Ullstein Medical, Wiesbaden, 1998

10.3.4 Parenterale Ernährung

Ist über eine enterale Sonde keine ausreichende Ernährung möglich, wird eine intravenöse, **parenterale Ernährung** (*griech.* para = neben und enteron = Darm) erforderlich. Unterschieden werden die **inkomplette parenterale Ernährung,** bei der der Patient noch einen Teil der Nahrung über den Darm aufnimmt, und die **totale** *(komplette)* **parenterale Ernährung** (kurz *TPE*), bei der der Darm völlig umgangen wird.

Die Wahl des venösen Zugangs hängt von Ernährungszustand und Stoffwechsellage des Patienten sowie der voraussichtichen Dauer der parenteralen Ernährung ab:

- Kann der Patient voraussichtlich nach 2 – 3 Tagen wieder essen, werden Flüssigkeit, Elektrolyte und Kohlenhydrate über einen *periphervenösen Zugang* ersetzt (☞ 10.5.3). Die Gabe von Aminosäuren und Fetten ist bei kurzer Dauer und bei gutem Ernährungszustand nicht erforderlich
- Bei (länger dauernder) totaler parenteraler Ernährung ist eine Bedarfsdeckung nur mit höherosmolaren Infusionslösungen möglich, die über einen

zentralvenösen Katheter gegeben werden müssen (☞ 10.5.4).

Stufenschema der parenteralen Ernährung

Stufe 1: Flüssigkeitszufuhr mit geringer Kaloriengabe

Nach kleinen Operationen oder bei leichten Vergiftungen mit einer voraussichtlichen Nahrungskarenz von weniger als 48 Stunden reicht es aus, Flüssigkeit und Kohlenhydrate (vorzugsweise Glukose) über einen periphervenösen Zugang zu ersetzen.

Meist werden fertige Vollelektrolytlösungen, z.T. mit 5 % Glukosezusatz (z.B. Ringer-Lösung, Sterofundin G 5), gewählt. Für einen 70 kg schweren Patienten ohne vorbestehenden Flüssigkeitsmangel oder -überschuss können 2 000 ml – gleichmäßig verteilt über 24 Stunden – als Anhaltspunkt dienen. Die Kalorienzufuhr ist dabei gering (hypokalorische Ernährung). Selbst bei 5 % Glukosezusatz in allen Infusionsflaschen bekommt der Patient nur 400 kcal täglich.

Stufe 2: Periphervenöse Basisernährung

Bereits bei einer Nahrungskarenz von 2 – 3 Tagen oder leicht kataboler (= abbauender) Stoffwechsellage braucht der Patient mehr Kalorien und zusätzlich Aminosäuren. Eine Fettzufuhr ist nur bei Patienten in schlechtem Ernährungszustand erforderlich.

Vielfach können fertige Kombinationslösungen, z.B. AKE® 1 100 mit Glucose, gegeben werden. 3 000 ml, die dem Bedarf eines 70 kg schweren Patienten entsprechen, enthalten knapp 1 100 kcal (= 4 500 kJ). Auch diese Lösungen können über einen periphervenösen Zugang einlaufen und werden gleichmäßig über den Tag verteilt. Bei zu schneller Infusion besteht die Gefahr, dass die Nährstoffe nicht rasch genug verwertet werden können und ungenutzt ausgeschieden werden.

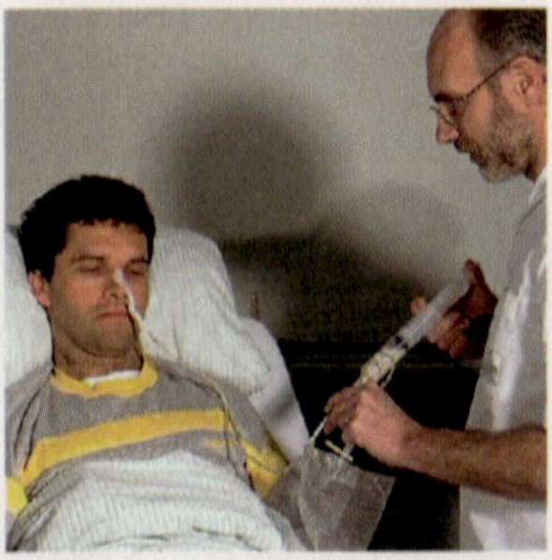

Abb. 10.26: Verabreichung von Sondenkost mit einer Spritze. Während des Spritzens den Patienten beobachten. [K183]

Stufe 3: Bilanzierte vollständige parenterale Ernährung

Bei einer Nahrungskarenz von mehr als einer halben Woche und/oder bei sehr schlechtem Ernährungszustand muss der Patient über einen ZVK (☞ 10.5.4) vollständig parenteral ernährt werden. Auch hierfür sind Komplettlösungen (z.B. Aminomix®, AKE® 3 000) im Handel. Häufig, z.B. bei Leber- oder Nierenfunktionsstörungen, ist aber eine *individuelle* Zusammensetzung erforderlich (☞ 10.5.1). Dann werden Aminosäurelösungen (7,5 – 15 %ig), Kohlenhydratlösungen (20 – 50 %ig), Fettemulsionen (10 – 20 %ig) sowie Elektrolytlösungen abhängig von Bilanz und Elektrolytkontrollen nach dem Baukastenprinzip kombiniert.

Bei einer länger dauernden parenteralen Ernährung müssen auch Vitamine (z.B. 1 Amp. Multibionta® täglich als Infusionszugabe unter Lichtschutz oder täglich Vitamin-B-Komplex und Vitamin C und zusätzlich 1 Amp. ADEK® i.m. pro Woche), Folsäure, Eisen und andere Spurenelemente ersetzt werden.

Während der gesamten Zeitdauer der parenteralen Ernährung sind engmaschige Blutkontrollen (BZ, Elektrolyte, Laktat, Nierenwerte, Blutfette) erforderlich.

> **✓ Täglicher Wasserbedarf**
>
> | | |
> |---|---|
> | Basaler Bedarf | 30 ml/kg KG |
> | Mittlerer Bedarf | 50 ml/kg KG |
> | Hoher Bedarf | 100 – 150 ml/kg KG |
>
> **Faustregel bei normaler Nierenfunktion:**
>
> Perspiration (500 – 800 ml)
> + Diurese des Vortages
> + Verluste über Sonden und Drainagen
> + 500 ml je Grad Körpertemperatur über 37 °C.
>
> Genaue Flüssigkeitsbilanzierung ggf. durch ZVD (normal 2 – 12 cm H_2O).

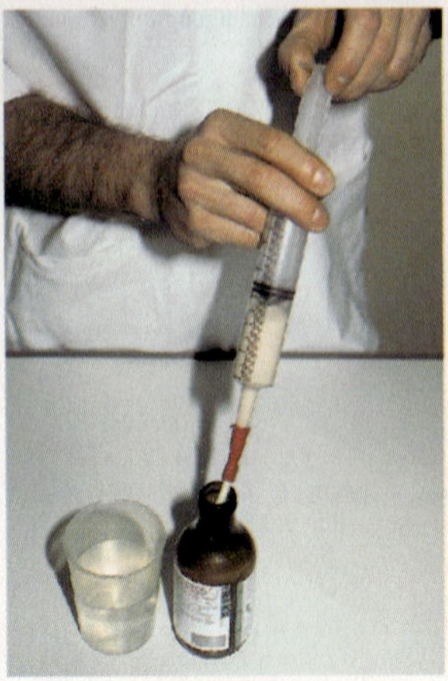

Abb. 10.25 (links): Die vorgesehene Menge an Sondennahrung wird aus der Flasche aufgezogen. Zum Nachspülen steht Wasser oder Tee bereit. [M161]

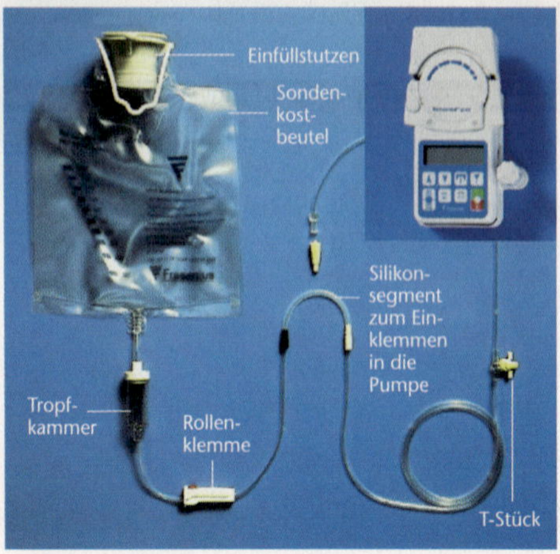

Abb. 10.27 (rechts): Beutelsystem für die Sondomat®-Ernährungspumpe (☞ Ausschnittsfoto). In den Beutel können fertige Sondennahrungen und Flüssigkeiten wie z.B. Tee eingefüllt werden. [U222, K183]

Pflege bei parenteraler Ernährung

Bei allen Formen der parenteralen Ernährung besteht die Aufgabe der Pflege in:

- Fachgerechter Zubereitung der Infusionen und ihrer Überwachung (☞ 10.5.2)
- Pflege des venösen Zugangs und der Infusionsleitungen (☞ 10.5.5)
- Krankenbeobachtung, z.B. Beschaffenheit von Haut und Schleimhäuten (☞ 10.5.5)
- Soor- und Parotitisprophylaxe (☞ 7.4.5)
- Flüssigkeitsbilanzierung (☞ 7.8.2).

Bei Beendigung der parenteralen Ernährung erfolgt der orale Kostaufbau langsam über 2 – 8 Tage, bei Magen-Darm-Erkrankungen wesentlich langsamer: Beispielsweise wird mit Tee begonnen und das Nahrungsangebot über flüssige Kost, Milchsuppe, Brei und leichte Kost bis hin zur Vollkost gesteigert.

10.4 Injektionen

10.4.1 Überblick

Injektion: *Einspritzen* von sterilen Arzneimitteln in den Körper mit einer Spritze und einer Hohlnadel. Das Volumen einer Injektion beträgt 0,1 – 20 ml. Im Gegensatz zur *Infusion* (☞ 10.5) wird das Arzneimittel innerhalb von Sekunden bis zu wenigen Minuten verabreicht.

Da eine **Injektion** einen Eingriff in die körperliche Unversehrtheit darstellt, ist der Patient über die Maßnahme aufzuklären. Ordnet der Arzt eine Injektion an, können die Pflegenden grundsätzlich davon ausgehen, dass er den Patienten in ausreichender Weise aufgeklärt hat. Verweigert der Patient eine Injektion, darf trotz vorhergehenden Einverständnisses nicht gegen seinen Willen gehandelt werden.

Alle Injektionen müssen vom Arzt *verordnet* werden. Die *Durchführung* kann jedoch bei einem Teil der Injektionen an die Pflegenden *delegiert* werden (delegieren = abordnen, Amt einem anderen übertragen), die dann auch für Durchführungsfehler haftbar sind. Der Arzt hat dabei die Pflicht, sich zuvor von der Eignung der Pflegekraft zu überzeugen.

Für die subkutane (s.c.) und intramuskuläre (i.m.) Injektion erwerben Pflegende durch ihre dreijährige Ausbildung Handlungskompetenz (Durchführungskompetenz). Auf ärztliche Anordnung übernehmen sie die Durchführung dieser Injektionen eigenverantwortlich. Kennt die Pflegekraft das zu injizierende Arzneimittel, dessen Wirkungen oder Nebenwirkungen nicht, so muss sie sich zunächst darüber informieren. Kann sie die fehlende Information nicht einholen, muss sie die Injektion ablehnen. Die Pflegekraft kann die Durchführung der Injektion auch ablehnen, wenn ihr die Durchführung im Einzelfall zu gefährlich erscheint, z.B. eine i.m.-Injektion bei einem kachektischen Patienten.

Andere Injektionen, insbesondere intravenöse Injektionen, dürfen vom Arzt nur an Pflegende mit spezieller Weiterbildung (z.B. Anästhesie-, Intensivpflege) delegiert werden. Eine dritte Gruppe von Injektionen, etwa die intraarterielle Injektion, wird ohne Ausnahme nur vom Arzt durchgeführt.

Arten von Injektionen

Die verschiedenen Injektionsarten werden durch das Gewebe bezeichnet, in das injiziert wird (☞ Tab. 10.28 und Abb. 10.29).

Vorteile von Injektionen

Vorteile von Injektionen sind:

- *Schneller Wirkungseintritt.* Innerhalb von Sekunden bei der i.v.- und i.a.-Injektion, innerhalb von 10 – 15 Minuten bei der i.m.-Injektion (bei öligen Injektionslösungen allerdings verzögert) und innerhalb von 20 – 30 Minuten bei der s.c.-Injektion
- *(Praktisch) kein Wirkstoffverlust.* Durch die parenterale Verabreichung können die unkalkulierbaren Wirkstoffverluste vermieden werden, die bei der oralen Gabe infolge Resorptionsstörungen oder Inaktivierung durch Verdauungsenzyme auftreten
- *Lokale Wirkung.* Beispielsweise können mit der intraartikulären Injektion Arzneimittel direkt an den Ort des Geschehens gebracht werden
- *Exakte Dosierbarkeit.* Während z.B. bei Tabletten oder Dragees ein Zerteilen schwer oder gar nicht möglich ist, kann von einer Injektionslösung jede beliebige Menge entnommen werden
- *Steuerung des Wirkungseintritts und der Wirkungsdauer.* Durch die Auswahl von Injektionsart und Injektionslösung (z.B. Depotpräparate) können Wirkungsbeginn und Wirkdauer beeinflusst werden
- *Vermeiden von Magen-Darm-Beschwerden.* Durch die Umgehung des Magen-Darm-Traktes wird die bei oraler Applikation häufig beobachtete Schleimhautschädigung vermieden.

Injektionsart	Gewebe/Struktur
Intrakutan (kurz **i.c.**)	Oberhaut = Epidermis (äußerste Hautschicht)
Subkutan (kurz **s.c.**)	Unterhaut = Subkutis (Schicht unterhalb der Epidermis und der Lederhaut = Korium)
Intramuskulär (kurz **i.m.**)	Muskel
Intravenös (kurz **i.v.**)	Vene
Intraarteriell (kurz **i.a.**)	Arterie
Intrakardial	Herzmuskel
Intraartikulär	Gelenk
Intrathekal	Liquorraum

Tab. 10.28: Verschiedene Injektionsarten. [A400]

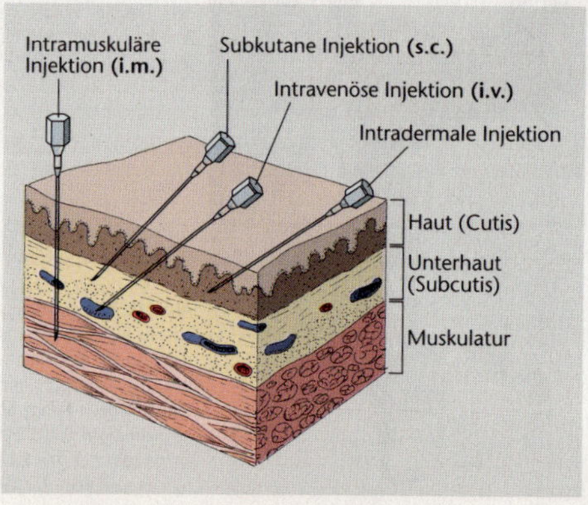

Abb. 10.29 (rechts): Die häufigsten Injektionen sind die subkutane, die intramuskuläre und die intravenöse Injektion. [A400-190]

Sind die Beschwerden (z.B. Übelkeit) allerdings Folge der *systemischen* Wirkung des Arzneimittels, können sie auch durch eine parenterale Gabe nicht verhindert werden
- *Unabhängigkeit von den Ressourcen des Patienten.* Eine parenterale Arzneimittelgabe ist auch möglich bei bewusstlosen Patienten, Patienten mit Schluckstörungen oder desorientierten, verwirrten Patienten.

Komplikationen von Injektionen

Komplikationen von Injektionen ergeben sich aus – meist systemischen – Unverträglichkeitsreaktionen und/oder einer falschen Injektionstechnik.

Unverträglichkeitsreaktionen

Unverträglichkeitsreaktionen, z.B. allergische Reaktionen, zeigen sich vor allem durch Hautrötung, Juckreiz oder Hautausschlag, Kopf-, Gelenk- und Gliederschmerzen, Unruhe, Angst, Übelkeit, Erbrechen, Temperaturanstieg, Hitzewallungen, Atemnot sowie Kreislaufstörungen bis hin zum Schock. Diese Reaktionen können prinzipiell nach *jeder* Arzneimittelgabe auftreten, sind aber nach parenteraler Gabe ausgeprägter und setzen schneller, oft ohne Vorboten, ein.

Folgen einer falschen Injektionstechnik

Folgen einer falschen Injektionstechnik sind vor allem:
- *Schmerzen* durch Applikationsfehler, z.B. wenn bei adipösen Patienten aus einer beabsichtigten i.m.-Injektion bei Verwendung einer zu kurzen Kanüle eine s.c.-Injektion mit evtl. Resorptionsverlängerung wird, wenn bei kachektischen Patienten und zu langer Kanüle statt einer s.c.-Injektion eine i.m.-Injektion vorgenommen wird, oder durch paravenöse statt venöse Injektion, wenn die Vene beim Punktieren nicht getroffen wird und die Injektionslösung so in das umliegende Gewebe gelangt. Schmerzen aber auch durch zögerliches Einstechen der Kanüle oder zu schnelles Injizieren
- *Blutungen ins Gewebe* (Hämatome), z.B. verursacht durch das Durchstechen der Gefäßwände
- *Nervenverletzungen,* besonders bei der Verabreichung einer i.m.-Injektion am falschen Injektionsort
- *Gefäßschädigungen* bis zum Gefäßverschluss und *Gewebeschädigung* bis zur Nekrose und Amputation wegen Unverträglichkeit des Gewebes gegenüber dem eingespritzten Arzneimittel, z.B. durch irrtümliche i.a.-Injektion (statt i.v.-Injektion), oder wenn das Arzneimittel bei fehlerhafter i.m.-Injektion (ohne Aspiration) in eine Arterie gelangt *(Nicolau-Syndrom)*
- *Lokale und/oder generalisierte Infektionen* durch fehlerhafte Hautdesinfektion, Verwendung unsauberer Materialien oder unhygienisches Arbeiten, z.B. bei der Vorbereitung der Injektion.

10.4.2 Vorbereitung einer Injektion

Führt eine examinierte Pflegekraft eine Injektion auf Anordnung des Arztes durch oder beauftragt sie einen Schüler damit, ist sie für die ordnungsgemäße Durchführung verantwortlich und deshalb auch haftbar. Folgende Anforderungen werden an sie gestellt:
- Die Pflegekraft wurde vom Arzt mit der Durchführung beauftragt
- Die Pflegekraft kennt Indikationen und Kontraindikationen, Wirkungen und mögliche Nebenwirkungen des Arzneimittels
- Die Pflegekraft beherrscht die geforderte Injektionstechnik
- Sie vergewissert sich, dass keine Gründe vorliegen, die eine Durchführung der Verordnung verbieten oder in Frage stellen. Hier sind insbesondere eine zwischenzeitliche Verschlechterung des Allgemeinzustandes des Patienten, die Verweigerung der Injektion durch den Patienten oder Unverträglichkeitsreaktionen nach einer früheren Injektion dieses Arzneimittels zu nennen.

Vorbereitung des Patienten

- Der Patient ist vom Arzt angemessen über die geplante Injektion zu informieren, vor allem über den Sinn der Injektion, über Injektionsart, Nebenwirkungen, Komplikationen sowie mögliche „normale" Empfindungsstörungen während der Injektion, z.B. Schmerzen, Herzklopfen, Hitzegefühl, Übelkeit, ungewöhnlicher Geschmack. Vor jeder Injektion vergewissert sich die Pflegekraft, dass der Patient aufgeklärt wurde und mit der Injektion einverstanden ist
- Die Pflegekraft weist den Patienten auf notwendige oder sinnvolle Verhaltensregeln hin, z.B. das Einhalten von (kurzzeitiger) Bettruhe.

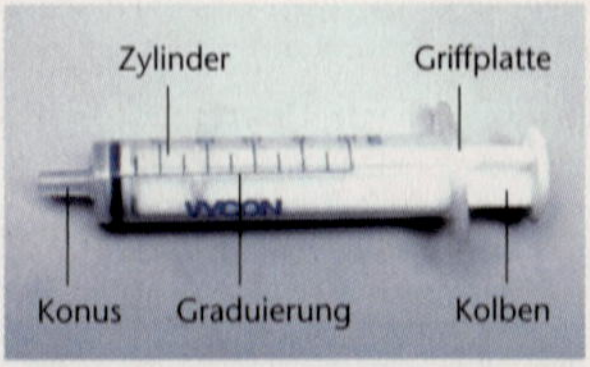

Abb. 10.30: Kunststoff-Einwegspritze nach Luer mit Beschriftung der Einzelteile. [K183]

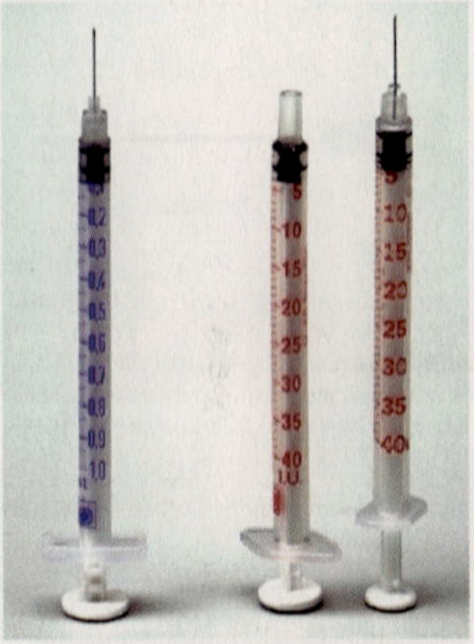

Abb. 10.31: Tuberkulinspritze (links) und Insulinspritzen (Mitte und rechts) fassen 1 ml. Die Skala der Tuberkulinspritze ist in 1/100 ml aufgeteilt (1 Teilstrich entspricht 0,01 ml). Insulinspritzen haben ein Volumen von 1 ml oder 2 ml. Ihre Skala ist in Internationale Einheiten (kurz IE) eingeteilt, wobei 1 ml 40 IE entspricht. Sie werden auch mit fest integrierter Kanüle geliefert (rechts). [K183]

Spritzen und Kanülen zur Injektion

Injektionsspritzen

Es gibt Injektionsspritzen zum einmaligen und zum mehrmaligen Gebrauch. Heute überwiegen steril verpackte **Einmalspritzen** aus Kunststoff mit einem Volumen von 1, 2, 5, 10 und 20 ml. Die **Standardspritze** besteht aus zwei Teilen, dem **Kolben** und dem **Zylinder** (☞ Abb. 10.30).

Die **Insulinspritze** ist als 1-ml-Spritze für 40 IE mit und ohne integrierte Kanüle und als 2-ml-Spritze für 80 IE erhältlich. Die **Tuberkulinspritze** zu 1 ml weist einen Skalenwert von 0,01 ml auf. Durch die Spezialgraduierung kann die Injektionslösung exakt dosiert werden (☞ Abb. 10.31).

Spritzen zum mehrmaligen Gebrauch bestehen aus einem Glaszylinder mit ei-

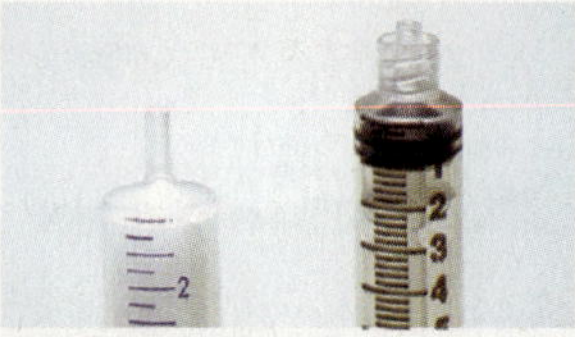

Abb. 10.32: Links 10-ml-Spritze mit exzentrischem Konus und Luer-Steckansatz, rechts 10-ml-Spritze mit zentralem Konus und Luer-Lock-Ansatz. [K183]

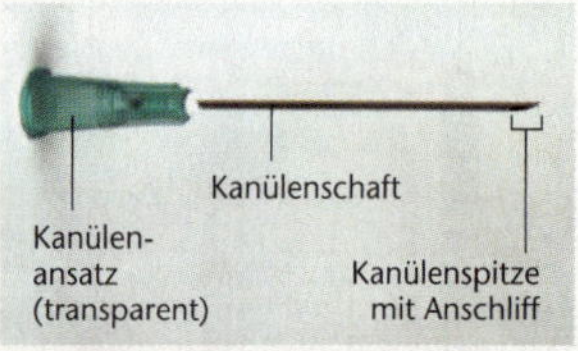

Abb. 10.33: Einmal-Injektionskanüle. Der Kanülenansatz ist transparent, damit ein etwaiger Bluteintritt bei Aspiration rasch sichtbar wird. [K183]

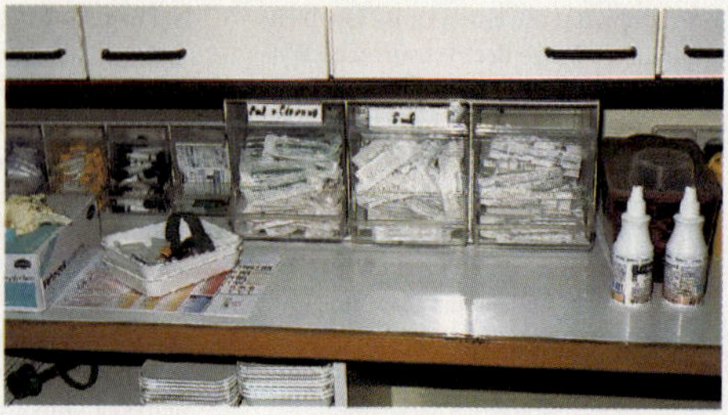

Abb. 10.34: Arbeitsfläche mit griffbereiten Materialien für die Vorbereitung einer Injektion. In den durchsichtigen Schütten befinden sich Kanülen und Spritzen verschiedener Größen sowie zusätzliche Utensilien wie Röhrchen zur Blutentnahme und Dreiwegehähne. [M161]

nem Konus und einem Kolben aus Metall oder Glas.

Der **Konus** kann unterschiedlich geformt sein (☞ Abb. 10.32). Am gebräuchlichsten sind der *Luer-Steckansatz* mit einer großen Kontaktfläche, so dass die Kanüle nach dem Aufstecken gut sitzt, und der *Luer-Lock-Ansatz*, der aufgeschraubt wird. Bei Spritzen ab 5 ml kann der Steckansatz auch exzentrisch sitzen.

Injektionskanülen

Zur Injektion werden im Stationsalltag ausschließlich Einwegkanülen in genormten Größen verwendet (☞ Abb. 10.33). Sterile, einzeln verpackte Einmalkanülen sind mit unterschiedlichem Außendurchmesser und verschiedener Länge erhältlich und können aufgrund ihrer Farbmarkierung leicht voneinander unterschieden werden (☞ Tab. 10.35).

Vorbereitung der Materialien und Aufziehen des Arzneimittels

Vorbereitung der Materialien

Zuerst sorgt die Pflegekraft für hygienische Arbeitsbedingungen, indem sie Arbeitsfläche, Spritzentablett und ihre Hände desinfiziert.

Anschließend bereitet sie alle Materialien vor, damit sie das Arzneimittel ohne Unterbrechung aufziehen und so die Kontaminationsgefahr verringern kann:

- Arzneimittel
- Sterilisierte Tupfer (☞ 9.5.1, Tipps zur Hautdesinfektion)
- Ggf. Ampullensäge
- Ggf. Hautdesinfektionsmittel
- Aufziehkanülen
- Injektionskanülen
- Spritzen
- Ggf. Belüftungskanülen mit Bakterienfilter für Stechampullen (statt Aufziehkanüle)
- Spritzentablett
- Abwurfgefäß für Glas und Kanülen
- Abwurfgefäß für sonstigen Abfall (Papier, Tupfer, Spritzen).

Erforderlich sind folgende Kontrollen (☞ 10.2.10):

- Stimmen die Angaben auf dem Etikett des Arzneimittels mit den Anordnungen des Arztes überein?
- Wurde das Arzneimittel korrekt gelagert, z.B. im Kühlschrank?
- Ist das Verfallsdatum noch nicht überschritten?
- Ist die Ampulle unbeschädigt und ungeöffnet, oder liegt das erste Anstechen einer Stechampulle weniger als 24 Stunden zurück?
- Ist das Arzneimittel in Farbe und Konsistenz unverändert?

Injektionslösungen werden in unterschiedliche Ampullen abgefüllt (☞ Abb. 10.36). Das Aufziehen hängt von der Art der Ampulle ab.

Farbkodierung von Einmalkanülen													
Größe (nach Pravaz)	20	–	18	–	17	16	14	12	2	–	1	–	–
Gauge	27		26		24	23	23	22	21		20		19
Farbe	grau		braun		lila	blau	violett	schwarz	grün		gelb		weiß
Außendurchmesser [mm]	0,40	0,40-0,42	0,45		0,55	0,66	0,60-0,65	0,70	0,80		0,90		1,10
Länge [mm]	20	12-16	25	12	25	25	30-32	30-32	40	50-60	40	70	30
Verwendung	Insulin, s.c.		Insulin, s.c.		s.c.	s.c.	s.c., i.m.[1]	s.c., i.m.[1]	i.v., i.m.[2]	i.m.[3]	i.v., i.m.[4]	tief i.m.	Aufziehkanüle, Blutentn.

[1] Oberschenkel [2] Oberschenkel; Gesäß bei Untergewichtigen und großen Kindern [3] Gesäß bei Normal- bis Übergewichtigen [4] Für dickflüssige Lösungen

Tab. 10.35: Die verschiedenen Einmalkanülen und ihre Verwendungszwecke. Gauge [G] = spezielles Eichmaß. [A400]

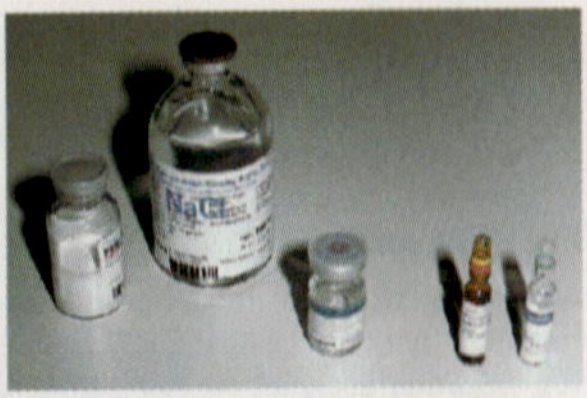

Abb. 10.36: Verschiedene Ampullen. [M161]

Aufziehen aus der Glasampulle

Beim Aufziehen aus *Glasampullen* gilt:

- Ggf. die Injektionslösung aus dem Ampullenkopf in die Ampulle zurückbefördern, z.B. durch Beklopfen des Ampullenkopfes oder eine Bewegung ähnlich der beim Herunterschlagen eines Quecksilberthermometers aus dem Handgelenk heraus
- Bei Ampullen ohne Sollbruchstelle den Ampullenhals mit 2 – 3 Sägebewegungen der Ampullensäge ansägen. Bei *Brechampullen,* die eine Sollbruchstelle am Ampullenhals haben und am Ampullenhals durch einen weißen Ring oder am Ampullenkopf durch einen Punkt gekennzeichnet sind, entfällt dies
- Die Ampulle in die Hand nehmen und – zur Vermeidung von Schnittverletzungen – einen unsterilen Tupfer mit dem Zeigefinger hinter den Ampullenhals klemmen (☞ Abb. 10.38)
- Den Ampullenhals mit einer ruckartigen Bewegung abbrechen
- Die Injektionslösung mit einer Spritze und der Aufziehkanüle *restlos* aufziehen, dabei die Ampulle schräg halten und die Kanüle mit dem Schliff so drehen, dass auch der letzte Tropfen aufgezogen werden kann (☞ Abb. 10.37). Günstig ist eine möglichst kleinlumige Aufziehkanüle; so lässt sich verhindern, dass kleinste Glaspartikel der Ampulle, die trotz größter Vorsicht in die Lösung gelangen können, mit aufgezogen werden
- Die Aufziehkanüle abziehen und sofort in den dafür vorgesehenen Abwurfbehälter entsorgen, ohne den Kanülenschutz noch einmal aufzustecken (d.h. ohne sog. *recapping*)
- Die Luft aus der Spritze entfernen. Dazu den Konus nach oben halten. Durch leichtes Beklopfen des Spritzenzylinders sammeln sich die Luftblasen am Konus und können ohne gleichzeitiges Austreten von Injektionslösung herausgespritzt werden
- Injektionskanüle aufsetzen, Kanülenschutz nicht abziehen
- Die Spritze, die leere Ampulle und ggf. ein Kärtchen mit dem Namen des Patienten auf das Spritzentablett legen
- Das Spritzentablett mit sterilisierten Tupfern, Haut- und Händedesinfektionsmittel, Abwurf für Kanülen und ggf. Wundschnellverband ausstatten.

Aufziehen aus Stechampullen

Aus *Stechampullen* (Inhalt 1 – 200 ml) werden Arzneimittel wie folgt entnommen:

- Den Metall- bzw. Plastikverschluss entfernen
- Die Gummikappe desinfizieren (Einwirkzeit beachten)
- Vor dem Einstechen der Aufziehkanüle die Menge Luft aufziehen, die der Stechampulle an Injektionslösung entnommen werden soll, und diese anschließend zur Vermeidung eines Unterdrucks in die Ampulle einbringen. In aller Regel kann die Luft nur unvollständig eingespritzt werden, da sie zunächst zu einem Überdruck führt. Zum Abbau des Überdrucks dann so viel Injektionslösung aus der mit dem Gummistopfen schräg nach unten gehaltenen Ampulle entnehmen, bis wieder ein Unterdruck in der Ampulle erreicht ist. Dann restliche Luft einspritzen und Restmenge an Injektionslösung aufziehen
- Bei der Entnahme von Teilmengen eine Belüftungskanüle (Mini-Spike®) verwenden, die eine hygienische Entnahme von Injektionslösung ermöglicht und durch die das Einspritzen von Luft in die Ampulle überflüssig wird
- Bei Entnahme des kompletten Ampulleninhaltes und Verwendung einer Aufziehkanüle diese entfernen und adäquat entsorgen (☞ oben)
- Die Spritze entlüften (☞ oben) und ggf. zu viel aufgezogenes Arzneimittel vorsichtig herausspritzen
- Die Injektionskanüle aufsetzen (Kanülenschutz belassen) und, wenn überhaupt nötig, erst unmittelbar vor der Injektion im Patientenzimmer entlüften
- Die Spritze, die leere Stechampulle und zur sicheren Identifizierung ein Kärtchen mit dem Namen des Patienten auf ein Spritzentablett legen.

Eine nur teilweise entleerte Stechampulle wird mit Datum und Uhrzeit der ersten Entnahme beschriftet und zum baldigen Verbrauch in den Arzneimittelschrank oder ggf. in den Kühlschrank (+ 4 bis + 7 °C) gestellt.

Abbrechen des Ampullenhalses [K183]

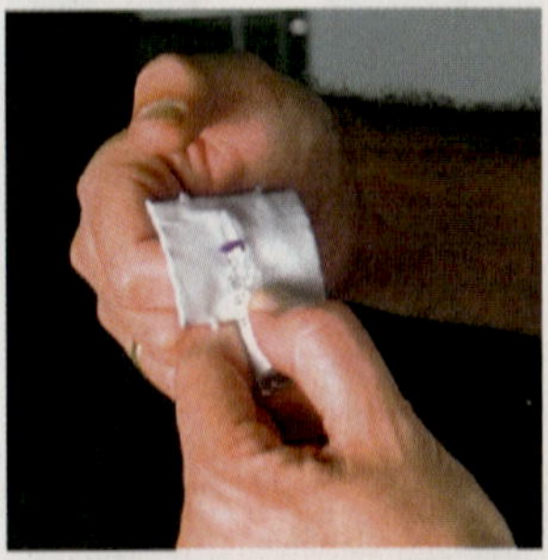

Abb. 10.37: Tupfer mit dem Zeigefinger hinter den Ampullenhals klemmen.

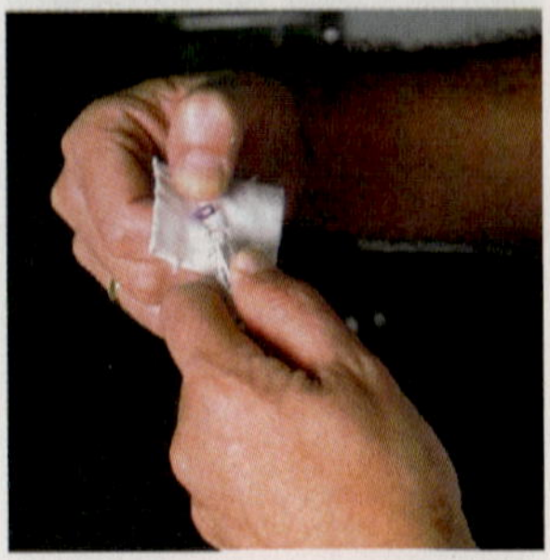

Abb. 10.38: Ampullenkopf mit dem Zeigefinger als Hebel abbrechen.

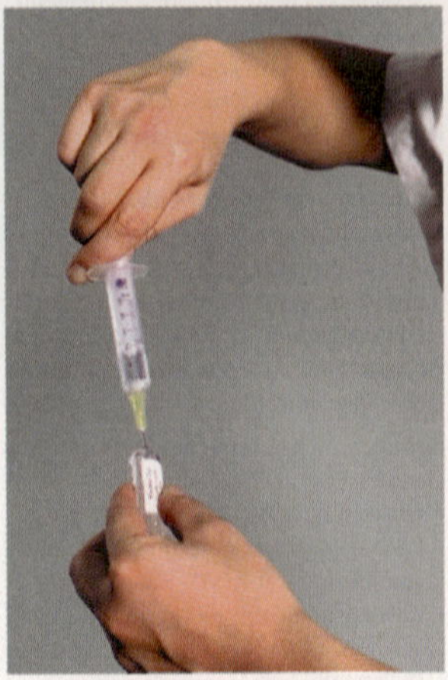

Abb. 10.39: Aufziehen aus der Glasampulle. Die Kanülenspitze sitzt dem Boden der Ampulle auf. Der Zeigefinger bietet ein Widerlager an der Spritzengriffplatte; Daumen und Mittelfinger ziehen den Spritzenkolben zurück. [K183]

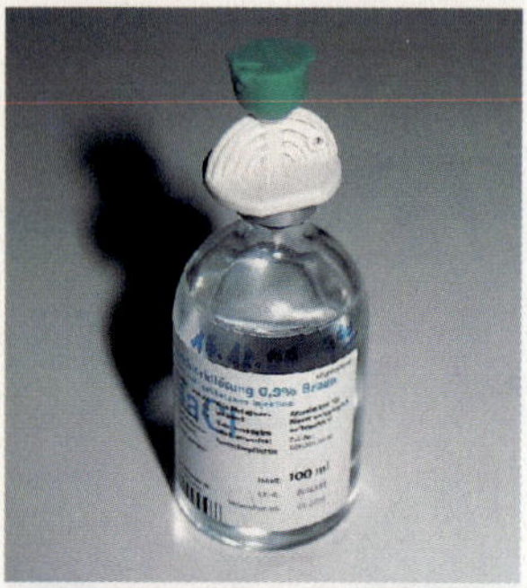

Abb. 10.40: Stechampulle mit Belüftungskanüle (Mini-Spike®). [M161]

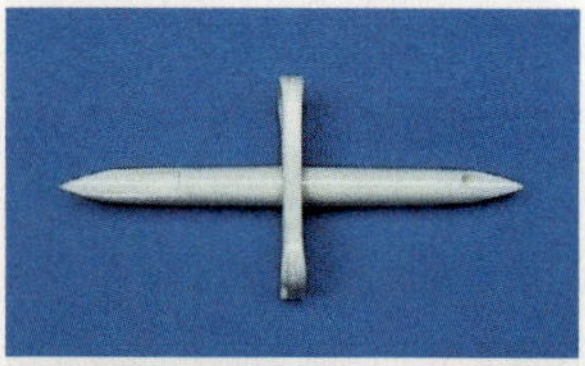

Abb. 10.41: Überleitungskanüle mit abgezogenen Schutzkappen. [K183]

Für die *i.v.-Injektion* werden zusätzlich bereitgelegt:
- Unsterile Einmalhandschuhe (Eigenschutz)
- Staubinde
- Flüssigkeitsdichte Unterlage
- Ggf. Unterarmpolster, ggf. Unterarmschiene bei desorientierten Patienten.

Für die *i.a.-Injektion* zusätzlich:
- 2 – 4 sterile Mullkompressen
- Pflasterstreifen, Druckverband
- Evtl. Sandsack, Einmalrasierer.

Auflösen von Trockensubstanzen

Trockensubstanzen müssen vor der Injektion vollständig aufgelöst werden. Dabei dürfen zum Auflösen nur die mitgelieferten oder die auf der Ampulle bzw. dem Beipackzettel angegebenen Lösungsmittel verwendet werden.

Befinden sich Lösungsmittel und Trockensubstanz in Glasampullen:
- Glasampullen öffnen (☞ oben)
- Lösungsmittel aus der Glasampulle aufziehen (☞ oben)
- Lösungsmittel mit nur geringem Druck auf die Trockensubstanz spritzen (Schaumbildung vermeiden)
- Abwarten, bis sich die Trockensubstanz restlos aufgelöst hat, nicht mit der Kanüle rühren oder die Ampulle schütteln.

Bei Stechampullen:
- Den Metall- bzw. Plastikverschluss entfernen
- Die Gummikappe desinfizieren (Einwirkzeit beachten)
- Eine Überleitungskanüle in die Stechampulle mit dem Lösungsmittel einstechen (☞ Abb. 10.41)
- Die Stechampulle mit der Trockensubstanz auf das zweite Ende der Überleitungskanüle aufstecken
- Das gesamte Lösungsmittel überleiten (☞ Abb. 10.42)
- Die vollständige Auflösung der Trockensubstanz abwarten; das Auflösen der Trockensubstanz kann durch vorsichtiges Rollen der Stechampulle zwischen den Handflächen beschleunigt werden.

Einige Arzneimittel werden in sog. *Zweikammerspritzen* angeboten, in die Trockensubstanz und Lösungsmittel getrennt eingebracht wurden. Durch Betätigung eines speziellen Mechanismus, der aus der Packungsbeilage ersichtlich ist, werden Trockensubstanz und Lösungsmittel gemischt. Auch hier wird vor der Injektion das vollständige Auflösen der Trockensubstanz abgewartet.

! Vorsicht
- Eine unbeschriftete Spritze oder eine Spritze, neben der keine leere Ampulle steht und über deren Inhalt keine Gewissheit herrscht, muss verworfen werden
- Die Aufziehkanüle wird nach Gebrauch wegen der Verletzungs- und Infektionsgefahr nicht in ihre Schutzhülle zurückgesteckt, sondern in den Kanülenabwurfbehälter entsorgt.

10.4.3 Durchführung der subkutanen Injektion

Subkutane Injektion (kurz *s.c.-Injektion*): Einspritzen der Injektionslösung in die Unterhaut (*Subkutis* ☞ Abb. 10.29).

Geeignet für eine **subkutane Injektion** sind alle isotonischen, wässrigen Lösungen wie z.B. Insulin (☞ 23.6.6) und Heparin. Kontraindikationen für subkutane Injektionen sind Störungen der Hautdurchblutung, Entzündungen, Ödeme oder Hauterkrankungen im Injektionsgebiet sowie Schockzustände, da Haut und Muskulatur dann nur unzureichend durchblutet werden, so dass injizierte Arzneimittel nicht (vollständig) resorbiert werden und das Gewebe schädigen können.

Injektionsorte

Alle Körperregionen mit ausgeprägtem Unterhaut(fett)gewebe sind zur subkutanen Injektion geeignet (☞ Abb. 10.46). Bevorzugt werden:
- Die Bauchdecke links und rechts sowie unterhalb und oberhalb des Bauchnabels
- Die seitlichen und vorderen Flächen beider Oberschenkel
- Die seitlichen Flächen beider Oberarme.

Material und Vorbereitung

Als Injektionskanüle eignen sich Kanülen mit einem geringen Außendurchmesser (☞ Tab. 10.35). Die Länge der Kanüle hängt vom Körperbau des Patienten und dem Injektionswinkel ab. Beispielsweise ist die braune Kanüle mit einer Länge von 25 mm bei einer senkrechten s.c.-Injektion eines adipösen Patienten der mit 12 mm Länge vorzuziehen.

Durchführung

- Hände desinfizieren
- Hautdesinfektion durchführen, Einwirkzeit abwarten (in der Klinik wegen Problemkeimen üblich, zuhause oder in der ambulanten Pflege nicht nötig)

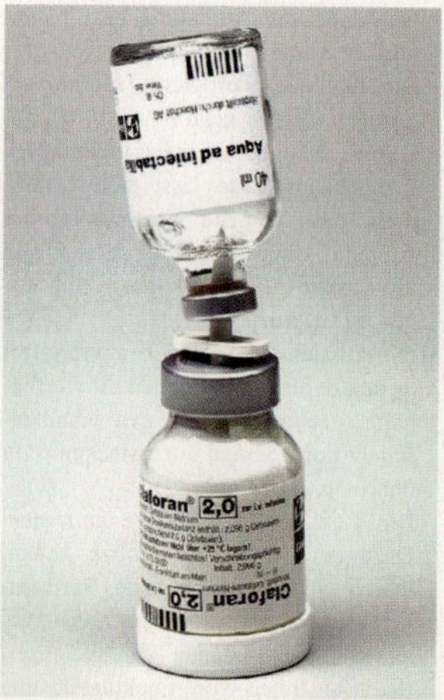

Abb. 10.42: Überleitungskanüle mit aufgesteckten Stechampullen während der Überleitung. [K183]

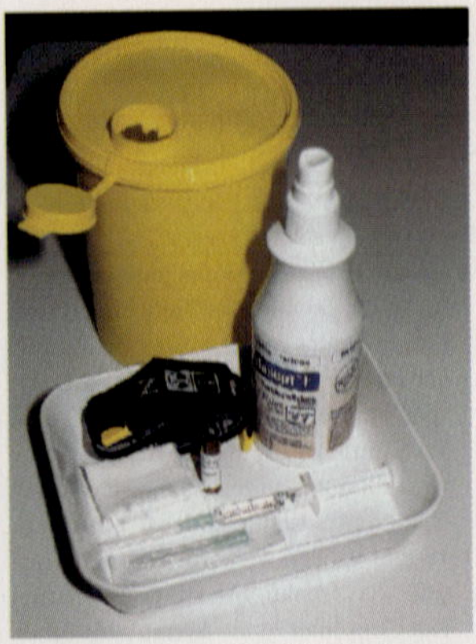

Abb. 10.43: Gerichtetes Spritzentablett mit aufgezogener Spritze, leerer Ampulle des aufgezogenen Arzneimittels, Hautdesinfektionsmittel, Ersatz-Injektions-Kanüle, sterilisierten Tupfern und Kanülenabwurfgefäß. [M161]

- Mit Daumen und Zeigefinger eine Hautfalte abheben
- Zügig in die Hautfalte einstechen. Am sichersten zur Injektion in die Subkutis sind 12-mm-Kanülen, bei normgewichtigen Patienten mit senkrechtem, bei kachektischen Patienten mit spitzem Einstichwinkel. Bei der Wahl längerer Kanülen wird schräg im Winkel von ca. 30 – 45° eingestochen
- Arzneimittel langsam injizieren (ca. 2 ml/Min.)
- Kanüle zügig entfernen, Hautfalte loslassen und Einstichstelle mit einem trockenen Tupfer komprimieren
- Kanüle in Kanülenabwurf entsorgen.

Die Frage, ob vor einer s.c.-Injektion aspiriert werden soll, lässt sich nicht grundsätzlich beantworten. Während bei der Injektion von Heparin wegen der möglichen Hämatombildung von der Aspiration Abstand zu nehmen ist, sind bei der Injektion anderer Arzneimittel, z.B. Analgetika, die Angaben der Hersteller zu beachten.

Subkutane Injektionen müssen häufig mehrmals täglich und über längere Zeiträume verabreicht werden, insbesondere bei der Insulin-Therapie eines Diabetikers. Um Schäden der Haut und des subkutanen Gewebes zu vermeiden, wird die Einstichstelle bei jeder Injektion systematisch gewechselt (sog. Spritzenkalender ☞ z.B. Abb. 23.37).

Nachsorge

- Einstichstelle auf Infektionszeichen und Hämatome kontrollieren
- Ggf. auf Injektionsregion heparinhaltige Salbe auftragen, um Hämatomen und oberflächlichen Thrombosen vorzubeugen bzw. diese zu behandeln (Arztanordnung, da die Resorption des Arzneimittels beschleunigt wird).

10.4.4 Durchführung der intramuskulären Injektion

Intramuskuläre Injektion (kurz *i.m.-Injektion*): Arzneimittelgabe in einen Skelettmuskel. Arzneimittelaufnahme ist schneller als bei subkutaner, aber langsamer als bei intravenöser Arzneimittelgabe.

Für bestimmte Arzneimittel (z.B. Imap® Injektionssuspension), vor allem Depotpräparate, ist die intramuskuläre Injektion ausdrücklich vorgeschrieben. Auch einige Impfungen werden i.m. verabreicht (z.B. gegen Tetanus ☞ 28.5.15, FSME ☞ 35.8.4, Hepatitis B ☞ 22.4.2, oder Haemophilus influenzae Typ B ☞ 28.5.12).

Die Kontraindikationen entsprechen denen der Subkutaninjektion. Zusätzliche Kontraindikationen sind eine erhöhte Blutungsneigung (auch künstlich durch Antikoagulanzientherapie ☞ 19.7), eine evtl. bevorstehende Lyse-Therapie und der Verdacht auf Herzinfarkt, da eine i.m.-Injektion die Enzymdiagnostik verfälscht (☞ 18.5.2).

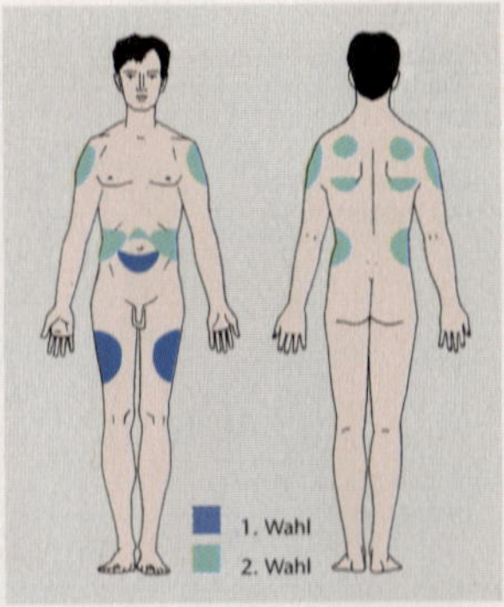

Abb. 10.46: Injektionsorte der ersten und zweiten Wahl für subkutane Injektionen. [A400-215]

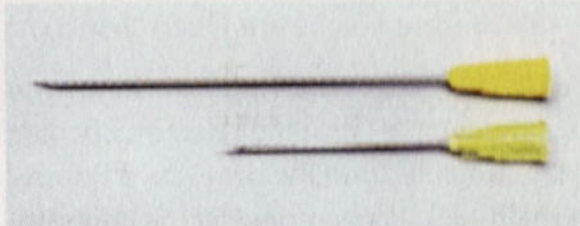

Abb. 10.47: Lange und normale Kanüle der Größe 1 zur i.m.-Injektion bei adipösen und normalgewichtigen Patienten. [K183]

Injektionsorte

Von Pflegenden bevorzugte Injektionsorte für die i.m.-Injektion sind:

- Der M. gluteus medius und M. gluteus minimus zwischen Spina iliaca anterior superior (vorderer oberer Darmbeinstachel), Crista iliaca (Darmbeinkamm) und Trochanter maior (großer Rollhügel, Knochenvorsprung am Oberschenkelknochen)

Durchführung der subkutanen Injektion [M161]

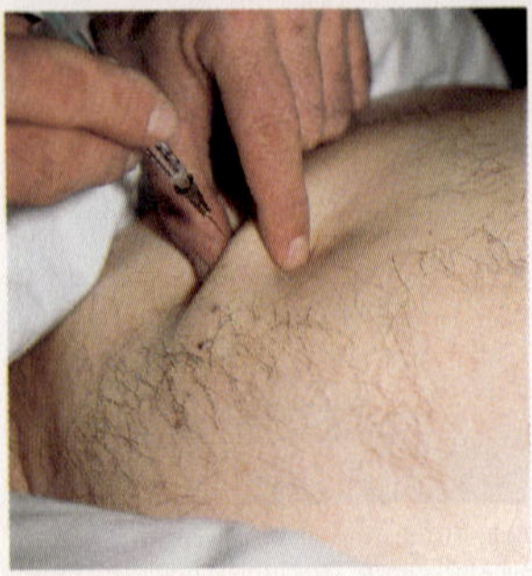

Abb. 10.44: Mit Daumen und Zeigefinger eine Hautfalte abheben.

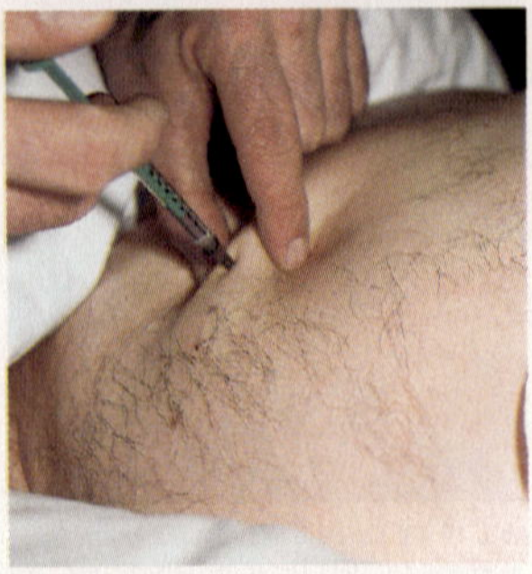

Abb. 10.45: Senkrecht einstechen (nicht aspirieren), umgreifen und dann injizieren.

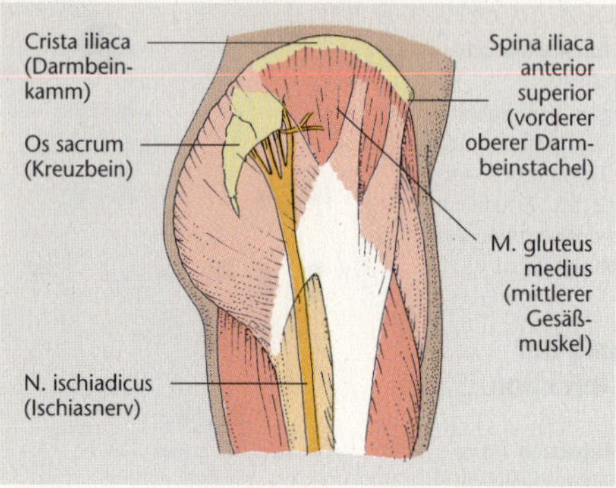

Abb. 10.48: Die großen Nerven und Gefäße in der Gesäßregion und Orientierungshilfen zum Auffinden der Injektionspunkte. Die Abb. zeigt die hohe Verletzungsgefahr des N. ischiadicus bei nicht fachgerechter i.m.-Injektion in die Gesäßmuskulatur. [A400-190]

- Der M. vastus lateralis zwischen Trochanter maior und Patella, also die laterale, äußere Fläche am Oberschenkel.

Ärzte bevorzugen für Impfzwecke wegen der leichteren Zugänglichkeit oft den M. deltoideus am Oberarm (ca. 5 cm unterhalb des Akromions/der Schulterhöhe). Wegen der geringen Muskelmasse dürfen hier jedoch keine öligen Injektionslösungen oder Mengen über 2 ml injiziert werden.

Bestimmung der Injektionsorte ☞ unten

Materialien und Vorbereitung

Die Länge der Injektionskanüle hängt von Alter und Körpergewicht des Patienten ab.

Da im klinischen Alltag vielfach zu kurze Kanülen benutzt werden, wird empfohlen, vor einer i.m.-Injektion das Körpergewicht zu ermitteln (geeignete Injektionskanülen ☞ auch Tab. 10.35).

Für die i.m.-Injektion (☞ unten) sollte der Patient möglichst liegen. Plötzliche Bewegungen im Stehen bewirken unter Umständen Scherkräfte im Muskel, so dass die Injektionskanüle am Übergang zwischen Kanülenschaft und -konus abbrechen kann.

Wird die Injektion ausnahmsweise im Stehen durchgeführt, so verlagert der Patient das Gewicht auf die Gegenseite und entspannt das Bein auf der Injektionsseite so gut wie möglich.

Durchführung

- Patienten informieren
- Patienten vor Blicken schützen
- Injektionsort sorgfältig lokalisieren (☞ unten)
- Hände desinfizieren
- Haut desinfizieren: z.B. Hautdesinfektionsmittel aufsprühen, mit sterilisierten Tupfern abwischen und ein zweites Mal sprühen, anschließend Einwirkzeit von ca. 30 Sekunden einhalten (☞ Kasten in 9.5.1, optimale Methode). Die i.m.-Injektion ist die Injektion mit der höchsten Infektionsgefahr (Spritzenabszess)
- Injektionskanüle zügig und *senkrecht* bis in die gewünschte Tiefe einstechen. Ein zaghaftes, stückweises Einstechen der Injektionskanüle löst eine Abwehrspannung im Muskel aus, der Patient hat Schmerzen, und das Muskelgewebe wird übermäßig geschädigt. Zwischen Haut und Kanülenkonus einen ca. 10 mm großen Sicherheitsabstand lassen, da Injektionskanülen zwischen Kanülenschaft und -konus abbrechen können und der Schaft bei ausreichendem Sicherheitsabstand noch von Hand herausgezogen werden kann
- Nach dem Einstich *aspirieren,* d.h. die Spritze in der Position halten und den Spritzenstempel leicht zurückziehen
- Wird Blut aspiriert, Injektion mit neuer Kanüle an einer anderen Stelle durchführen; sonst besteht die Gefahr, dass das Arzneimittel in die Blutbahn gelangt (irrtümliche i.v.- oder i.a.-Injektion). Ist das Arzneimittel stark mit Blut vermischt, muss es verworfen und neu aufgezogen werden
- Wurde bei der Injektion der Knochen getroffen, Kanüle 1 – 2 cm zurückziehen, so dass die Kanülenspitze sicher im Muskel liegt
- Das Arzneimittel *langsam* injizieren (ca. 2 ml/Min.), damit sich die Lösung schmerzlos im Muskelgewebe verteilt
- Nach beendeter Injektion die Kanüle rasch zurückziehen
- Injektionsort mit einem Tupfer komprimieren
- Kanüle direkt im Anschluss in Kanülenabwurf entsorgen.

Ventroglutäale Injektion nach von Hochstetter [M161]

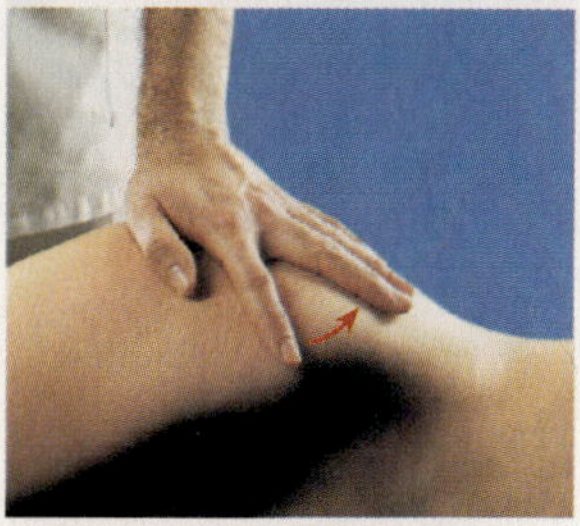

Abb. 10.49: Patientin liegt auf der linken Seite, die Pflegekraft steht hinter ihr. Ertasten der knöchernen Anhaltspunkte und Drehung der Hand um ca. 2 cm. (☞ Text)

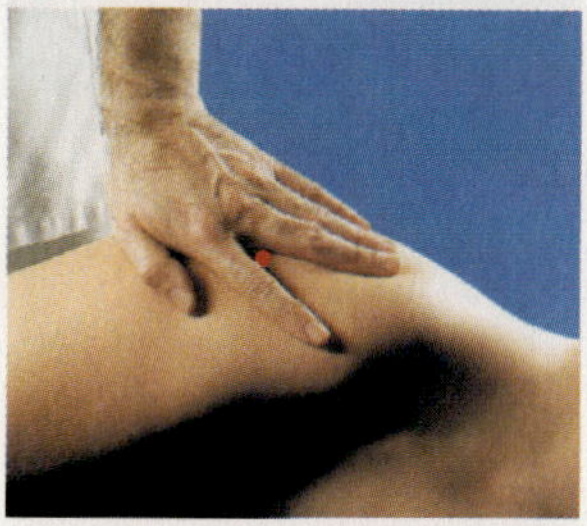

Abb. 10.50: Ermittelte Injektionsstelle (hier rot gekennzeichnet).

Lokalisation des Injektionsortes

Die früher weit verbreitete i.m.-Injektion in den M. gluteus maximus mit Hilfe der Quadrantenmethode gilt heute als überholt. Sie bietet ungenügende Anhaltspunkte zur sicheren Injektion, so dass eher als bei anderen Methoden große Gefäße oder der N. ischiadicus verletzt werden können. Stattdessen sollte eine der folgenden Methoden zur Lokalisation des Injektionsortes gewählt werden:

Injektion nach von Hochstetter

Mit der **ventroglutäalen Methode nach von Hochstetter** kann der Injektionspunkt am M. gluteus medius zuverlässig bestimmt werden. Sie ist für die i.m.-Injektion beim Erwachsenen die sicherste Methode.

Der sichere Injektionspunkt nach von Hochstetter liegt in einem gedachten Dreieck zwischen Spina iliaca anterior superior (vorderer oberer Darmbeinstachel), Crista iliaca (Darmbeinkamm) und Trochanter maior (großer Rollhügel). Tab. 10.51 zeigt das Vorgehen Schritt für Schritt.

Injektion nach der Crista-Methode

Eine zweite Methode, den sicheren Injektionspunkt am M. gluteus medius zu bestimmen, ist die **Crista-Methode** *(ventroglutäale Injektion nach Sachtleben).* Sie wird bevorzugt bei Säuglingen und Kindern angewandt, bei denen der Muskel mit der Methode nach von Hochstetter nicht lokalisierbar ist.

Der sichere Injektionspunkt liegt auf einer gedachten Linie zwischen Crista iliaca und Trochanter maior (Details ☞ unten):

- Der Patient liegt entspannt auf der Seite und hat die Knie leicht angewinkelt
- Beim Rechtshänder liegt der Kopf des Patienten rechts, beim Linkshänder links
- Der Rechtshänder legt den Zeigefinger der rechten Hand, der Linkshänder den Zeigefinger der linken Hand parallel der Crista iliaca zwischen Spina iliaca anterior superior und dem höchsten Punkt der Crista iliaca (im klinischen Sprachgebrauch gelegentlich auch als *Eminentia cristae iliacae* bezeichnet) an
- Der Injektionsort liegt beim Erwachsenen drei Querfinger, beim Kleinkind zwei Querfinger und beim Säugling einen Querfinger unterhalb des Zeigefingers in Richtung Trochanter maior: Steht die Pflegekraft vor dem Patienten, liegt der Injektionsort unterhalb des *proximalen* Drittels des Zeigefingers, steht sie hinter dem Patienten, unterhalb des *distalen* Drittels des Zeigefingers (allerdings abhängig von der Länge des Zeigefingers und dem Körperbau des Patienten ☞ Abb. 10.52 und 10.53)
- Die Pflegekraft desinfiziert die Injektionsstelle unterhalb der Querfinger und führt die Injektion durch. Wird die abmessende Hand vor dem Einstich entfernt, wird der Injektionsort mit dem Daumennagel oder Tupferreibungen (Haut rötet sich) bzw. mit gefärbten Desinfektionsmittel markiert
- Der Einstich erfolgt in Richtung Bauchnabel und soll tief hineingehen
- Nach beendeter Injektion die Kanüle rasch zurückziehen
- Injektionsort mit einem Tupfer komprimieren
- Kanüle direkt im Anschluss in Kanülenabwurf entsorgen.

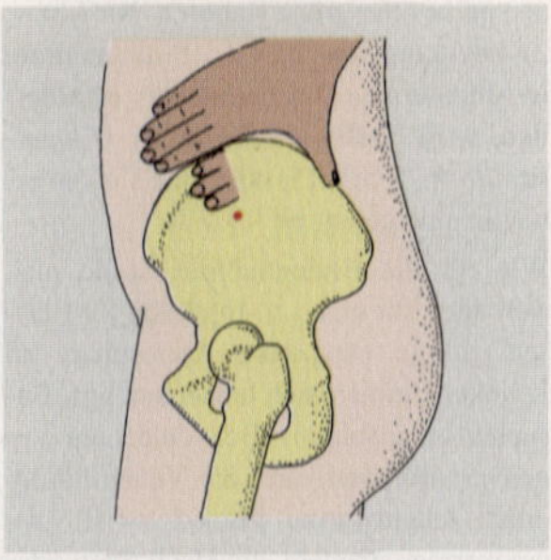

Abb. 10.52: Auffinden der Injektionsstelle nach der Crista-Methode. Hier steht die Pflegekraft hinter dem Patienten. [A400-190]

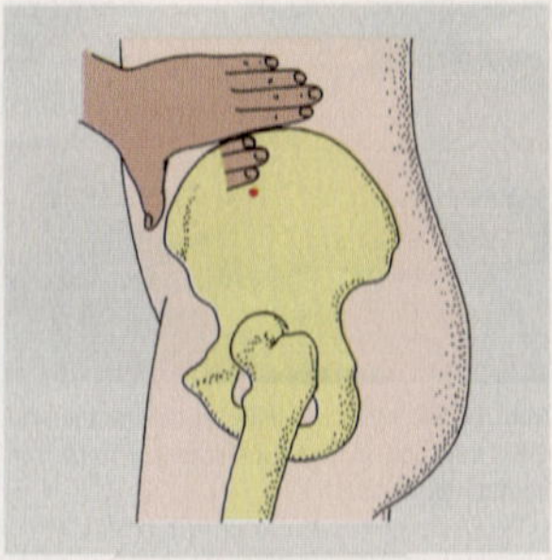

Abb. 10.53: Auffinden der Injektionsstelle nach der Crista-Methode. Hier steht die Pflegekraft vor dem Patienten. [A400-190]

Durchführung der ventroglutäalen Injektion nach von Hochstetter	
Patient liegt auf der linken Seite	Patient liegt auf der rechten Seite
Der Patient liegt entspannt auf der Seite und zieht die Knie leicht an. Bei Verbrennungen, Wirbelsäulenerkrankungen oder -verletzungen sowie anderen Erkrankungen, bei denen sich der Patient nicht drehen kann oder darf, ist die ventroglutäale Injektion auch in Rückenlage möglich	
Die Pflegekraft steht hinter dem Patienten	
Beim Rechtshänder ertastet der Zeigefinger der linken Hand, beim Linkshänder der Mittelfinger der rechten Hand die Spina iliaca anterior superior und bleibt dort liegen	Beim Rechtshänder ertastet der Mittelfinger der linken Hand, beim Linkshänder der Zeigefinger der rechten Hand die Spina iliaca anterior superior und bleibt dort liegen
Beim Rechtshänder gleitet der Mittelfinger der linken Hand, beim Linkshänder der Zeigefinger der rechten Hand etwa 7 cm entlang der Crista iliaca	Beim Rechtshänder gleitet der Zeigefinger der linken Hand, beim Linkshänder der Mittelfinger der rechten Hand etwa 7 cm entlang der Crista iliaca
Die Hand wird so gedreht, dass der eine Finger auf der Spina iliaca anterior superior liegen bleibt und der andere Finger vom höchsten Punkt der Crista iliaca um ca. 2 cm nach unten rutscht, so dass der Handteller in Richtung Trochanter maior liegt	
Die Spitze des Dreiecks zwischen Zeige- und Mittelfinger ist der Injektionsort. Die Pflegekraft desinfiziert die Haut in diesem Dreieck und führt dann die Injektion durch. Nimmt sie die Hand vor der Injektion weg, kann sie den Injektionsort mit Daumennagel oder Tupferreibungen (Haut rötet sich) bzw. mit gefärbten Desinfektionsmittel markieren	

Tab. 10.51: Schritt-für-Schritt-Vorgehen bei der ventroglutäalen Injektion nach von Hochstetter.

Intramuskuläre Injektion in den Oberschenkel

Als Alternative zur ventroglutäalen Injektion, z.B. bei Verletzungen oder Verbrennungen im Bereich des M. gluteus medius, kann *senkrecht* – ebenfalls nach der Beschreibung von v. Hochstetter – in den Oberschenkelmuskel (M. vastus lateralis des M. quadriceps femoris) injiziert werden (☞ Abb. 10.54).

Der Injektionsort liegt im mittleren Drittel einer gedachten Linie zwischen Trochanter maior und Patella (Kniescheibe):

- Patienten in eine entspannte Rückenlage bringen
- Das zur Injektion vorgesehene Bein leicht innenrotieren
- Trochanter maior ertasten und eine gedachte Linie zwischen Trochanter maior und Patella ziehen
- Im mittleren Drittel dieser Linie liegt der Injektionspunkt. Injektionspunkt mit Daumennagel oder Tupferreibungen (Haut rötet sich) bzw. mit gefärbten Desinfektionsmittel markieren. Eine Handbreit unterhalb des Trochanters und eine Handbreit oberhalb des Knies darf nicht injiziert werden.

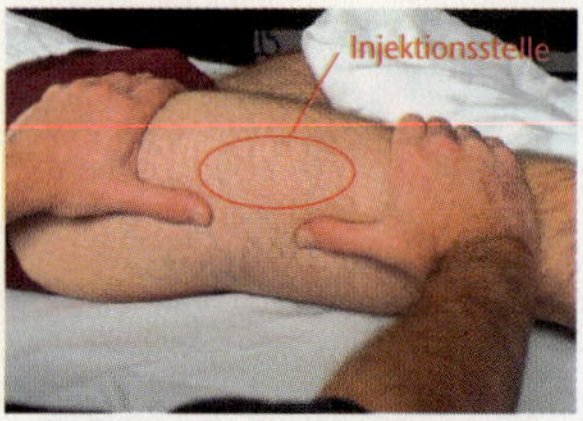

Abb. 10.54: Injektionsstelle bei der intramuskulären Injektion in den Oberschenkel nach von Hochstetter. [K183]

Injektion nach Lanz und Wachsmuth

Die **i.m.-Injektion nach Lanz-Wachsmuth** ist auch eine Injektion in den M. gluteus medius. Der Patient liegt mit leicht angewinkelten Beinen auf der linken Seite, die Pflegekraft steht hinter ihm. Zeigefinger und abgewinkelter Daumen ihrer rechten Hand liegen auf dem vorderen oberen Darmbeinstachel bzw. dem hinteren oberen Darmbeinstachel. Daumen und Zeigefinger bilden die untere, nahezu gerade Begrenzung des Injektionsfeldes. Die linke Handkante liegt auf dem Beckenkamm. Zwischen beiden Händen entsteht so ein flacher Halbmond, in dessen vorderes und mittleres Drittel injiziert werden kann. Liegt der Patient auf der rechten Seite, liegt die rechte Hand der Pflegekraft dem Beckenkamm auf und linker Ziegefinger und linker Daumen ertasten den vorderen bzw. hinteren oberen Darmbeinstachel.

10.4.5 Durchführung der intravenösen Injektion

Intravenöse Injektion (kurz *i.v.-Injektion*): Arzneimittelgabe direkt in eine Vene. Wird gewählt, wenn eine schnelle Wirkung des Arzneimittels erforderlich ist, Kontraindikationen für andere Injektionsarten bestehen oder keine andere Verabreichungsform für das Arzneimittel erlaubt ist.

Die Injektionsorte entsprechen den Venenpunktionsstellen der Blutentnahme. Im Gegensatz zur Blutentnahme werden aber zuerst distale Injektionsorte gewählt, um z.B. bei Durchstechen des Gefäßes nach proximal ausweichen zu können.

Venenpunktion und i.v.-Injektion sind Aufgabe des Arztes oder weitergebildeter Pflegenden, etwa Fachpflegekräfte in der Intensivpflege, Anästhesie und Dialyse.

Material und Vorbereitung

Länge und Dicke der Injektionskanüle hängen von den individuellen Vorlieben des injizierenden Arztes ab. Meist werden gelbe oder grüne Kanülen (Nr. 1 bzw. 2) bevorzugt (☞ 10.4.2). Sind mehrere i.v.-Injektionen nacheinander erforderlich, wird häufig ein **Butterfly** (*Flügelkanüle* ☞ Abb. 9.15) oder eine Venenverweilkanüle gelegt (☞ 10.5.3).

Wie für die Blutentnahme, sollte man sich auch für eine i.v.-Injektion Zeit lassen (ruhige, entspannte Atmosphäre im Krankenzimmer, sich hinsetzen, ggf. Besucher hinausbitten). Bei schlechten Venenverhältnissen kann die Venenfüllung durch feuchtwarme Wickel (☞ 10.9.4), ein warmes Armbad, ein Heizkissen oder einfaches Herabhängenlassen des Armes für ein paar Minuten verbessert werden. Weitere Möglichkeiten sind, nach dem Anlegen der Staubinde oder unmittelbar vor der Injektion die ausgewählte Vene zu beklopfen, die Venen von distal zur Punktionsstelle hin auszustreichen oder den Patienten „pumpen", d.h. mehrmals die Hand zur Faust ballen, zu lassen. Diese Maßnahmen, die den Druck in den Venen erhöhen, dürfen vor Blutabnahmen nicht durchgeführt werden (Hämolysegefahr).

Durchführung

- Staubinde proximal der vorgesehenen Injektionsstelle anlegen (arterielle Pulse müssen noch tastbar sein)
- Vene ertasten und Haut desinfizieren (☞ 9.5.1)
- Hände desinfizieren, Einmalhandschuhe anziehen
- Vene punktieren (☞ 9.5.1) und Lage durch Blutaspiration kontrollieren
- Staubinde lösen und Arzneimittel langsam injizieren (ca. 1 – 3 ml/Min.), falls keine andere Anordnung besteht. Zwischendurch immer wieder aspirieren, um Dislokation der Nadel auszuschließen
- Trockenen Tupfer auflegen, Nadel herausziehen und Punktionsstelle für mehrere Minuten komprimieren (lassen). Arm dabei möglichst heben und *nicht* beugen.

10.4.6 Pflegerische Maßnahmen nach einer Injektion

Die Entsorgung der gebrauchten Materialien ist Aufgabe des Injizierenden. Dies gilt besonders für die gebrauchten Kanülen, um Verletzungen anderer Mitarbeiter zu vermeiden. Injektionsstelle bzw. Verband werden auf Nachblutungen und Infektionszeichen beobachtet.

Komplikationen und Nebenwirkungen rechtzeitig erkennen

Die engmaschige Krankenbeobachtung dient der Erfassung von Nebenwirkungen oder Komplikationen aufgrund der Arzneimittelgabe:

- Hämatome und Paravasate (para = neben, vas = Gefäß) werden gekühlt (Kühlelemente, Alkoholumschläge) und später mit Heparinsalbe behandelt. Außerdem wird der Arzt informiert
- Sind gefäßschädigende Arzneimittel (z.B. Zytostatika ☞ 24.5.1) nicht in die Vene, sondern in das umliegende Gewebe gelaufen, klagt der Patient über Schmerzen oder besteht ein Verdacht auf Nervenschädigungen (z.B. Lähmungen, Empfindungsstörungen) oder eine irrtümliche i.a.-Injektion (Durchblutungsstörungen distal der Injektionsstelle), wird der Arzt sofort benachrichtigt. Weitere Maßnahmen erfolgen auf Anordnung
- Auch bei allergischen Reaktionen ist der Arzt sofort zu benachrichtigen, da sich zunächst harmlos erscheinende Beschwerden rasch verstärken können (Arzneimittel ☞ 29.4.3 und 38.5.1).

Auch bei der Injektion von Arzneimitteln gilt die „5-R-Regel"

- **R**ichtiger Patient
- **R**ichtiges Arzneimittel
- **R**ichtige Dosierung oder Konzentration
- **R**ichtige Applikationsart
- **R**ichtiger Zeitpunkt.

10.5 Infusionen

Infusion: Langsames, meist tropfenweises Einfließen größerer (arzneimittelhaltiger) Flüssigkeitsmengen in den Körper.

Unter einer Infusion versteht man im klinischen Sprachgebrauch die **intravenöse Infusion** *(in eine Vene hinein)*. **Intraarterielle Infusionen** werden nur selten, z.B. in der Angiologie bei arteriellen Durchblutungsstörungen, eingesetzt (☞ 19.6.2). Die früher durchaus verbreitete **subkutane Infusion,** z.B. in das Unterhautgewebe des Bauches oder der Oberschenkel, ist heute im Krankenhaus kaum noch üblich und auch im ambulanten Bereich insgesamt selten. **Intraossäre Infusionen** *(in einen Röhrenknochen hinein,* z.B. in die Tibia) werden v.a. im Notfall und hier vorwiegend bei Kindern durchgeführt (☞ 13.11.5, Abb. 13.73).

Das Ziel jeder Infusionstherapie ist die Erhaltung oder Wiederherstellung der **Homöostase,** d.h. des Gleichgewichts des Inneren Milieus des Organismus:

- Normale intra- und extrazelluläre Flüssigkeitsvolumina mit normaler Osmolarität (☞ 31.11.2)
- Physiologische Elektrolytkonzentrationen (☞ 31.11.2 – 13.11.5)
- Intakter Säure-Basen-Haushalt (☞ 31.12)
- Ausreichende Nährstoffzufuhr (☞ auch 10.3.4).

Weitere Ziele sind:

- Arzneimittelverabreichung
- *Osmotherapie* (Ausschwemmen von Ödemen)
- Das Offenhalten von Gefäßen.

Die Infusionstherapie ist Aufgabe des Arztes. Er kann die Vorbereitung, praktische Durchführung und Überwachung aber an Pflegende mit entsprechender Handlungskompetenz delegieren.

Von Pflegenden kann *Durchführungsverantwortung* übernommen werden für:

- Vorbereiten von Infusionslösungen
- Zumischen von Arzneimitteln zur Infusionslösung
- Auswechseln von Infusionslösungen bei bestehendem venösen Zugang
- Auswechseln der Zu- und Überleitungssysteme
- Überwachung und Steuerung des Infusionsablaufs.

Durch Weiterbildung können Pflegende Durchführungskompetenz erwerben für:

- Das Anlegen von Infusionen
- Die Injektion von Arzneimitteln in die Zuspritzvorrichtung der Infusionszuleitung oder der Venenverweilkanüle.

Arten von Infusionen

Unterschieden werden:

- Je nach Art der punktierten Vene *periphervenöse Infusionen* (☞ 10.5.3) und *zentralvenöse Infusionen* (☞ 10.5.4)
- Je nach Zeitdauer der Infusion *Dauer-* und *Kurzinfusionen.*

Dauerinfusionen laufen meist über mehrere Stunden, oft auch ununterbrochen 24 Stunden am Tag, etwa zur parenteralen Ernährung. Von einer **Kurz(zeit)infusion** spricht man, wenn die Infusionslösung in höchstens drei Stunden, oft in 15 – 30 Minuten gegeben wird. Ihr Gesamtvolumen beträgt meist 50 – 100 ml. Insbesondere Antibiotika, Zytostatika, Kontrastmittel und Schmerzmittel werden häufig als Kurzinfusion verabreicht. Die Vorbereitung entspricht der anderer Infusionen. Infusionen werden erst unmittelbar vor Gebrauch gerichtet.

10.5.1 Infusionslösungen

Osmose: Übergang des Lösungsmittels (z.B. Wasser) einer Lösung in eine stärker konzentrierte Lösung durch eine semipermeable (halbdurchlässige) Membran, die für das Lösungsmittel (Wasser), nicht jedoch für den gelösten Stoff (z.B. Bluteiweiße) durchlässig ist. Sonderfall der *Diffusion.*

Osmolarität: Maß für die Stärke (griech. osmo = Schub, Stoß) des Lösungsmittelübergangs bei der Osmose. Definiert als Menge der gelösten Teilchen pro *Liter* Lösungsmittel (osmol/l).

Osmolalität: Ebenfalls Maß für die Stärke des Lösungsmittelübergangs bei der Osmose, jedoch definiert als Menge der gelösten Teilchen pro *Kilogramm* Lösungsmittel (osmol/kg).

Die **Osmolarität** ist wichtig für die praktische Arbeit mit Infusionslösungen:

- **Isotone Infusionslösungen** entsprechen in ihrer Osmolarität (nicht in ihrer Zusammensetzung) dem Blutplasma, d.h. die Osmolarität liegt um 300 mosmol/l
- **Hypotone Infusionslösungen** haben eine Osmolarität unter 270 mosmol/l, **hypertone Infusionslösungen** eine von über 310 mosmol/l. Diese Lösungen können die Venenwände und Erythrozyten schädigen (Erythrozyten „saugen" in hypotoner Lösung Wasser auf, bis sie platzen, in hypertoner Lösung geben sie Wasser ab und schrumpfen). Infusionslösungen mit einer Osmolarität > 800 mosmol/l müssen über einen zentralvenösen Katheter gegeben werden (☞ Angaben auf der Infusionsflasche). Beim Austritt aus dem Katheter werden sie durch die im Vergleich zur peripheren Vene große Blutmenge rasch verdünnt und schädigen Venenwände und Erythrozyten deshalb nicht.

Alle Infusionslösungen müssen ebenso wie die Injektionslösungen *steril* (keimfrei) und *pyrogenfrei,* d.h. frei von fiebererzeugenden Substanzen, sein.

Infusionslösungen zur Elektrolytzufuhr

Hauptindikationen der **Lösungen zur Elektrolytzufuhr** sind notwendige Korrekturen im Wasser- und Elektrolythaushalt.

Vollelektrolytlösungen haben einen Natriumgehalt von über 120 mmol/l und werden mit oder ohne Kohlenhydratzusatz angeboten (z.B. Jonosteril®, Sterofundin®, Ringerlösung). Mit abnehmender Natriumkonzentration werden **Zweidrittel-, Halb-** und **Eindrittelelektrolytlösungen** unterschieden. Für Patienten mit einer Hyperkaliämie (☞ 31.11.3), etwa im Rahmen von Nierenfunktionsstörungen, stehen auch **kaliumfreie Elektrolytlösungen,** z.T. mit geringem Kohlenhydratzusatz, zur Verfügung. Außerdem gibt es spezielle **Elektrolytlösungen zur Korrektur von Störungen des Säure-Basen-Haushaltes** (z.B. Natriumhydrogencarbonat 4,2 %/8,4 % Braun® oder Trometamol comp. Berlin-Chemie® bei Azidose ☞ 31.12.1), **Lösungen zum Ersatz von bestimmten Elektrolyten** (z.B. Kalium, etwa Inzolen® HK, Sterofundin® K) und **Elektrolytkonzentrate** zum Zumischen zu anderen Infusionslösungen.

Auch wenn Elektrolytlösungen eine gewisse Menge an Kohlenhydraten enthalten, ist diese für eine ausreichende Energie- und Nährstoffzufuhr zu gering.

Infusionslösungen zur Energiezufuhr

Den zahlenmäßig größten Anteil an den Infusionslösungen zur Energiezufuhr nehmen die **Kohlenhydratlösungen** in unterschiedlicher Konzentration ein, für die bei hochprozentigen, hypertonen Lösungen ein ZVK erforderlich ist. Sie werden in Form von Zucker (Glukose = Dextrose) und Zuckeralkohol (Xylitol) zugeführt und evtl. mit einem Elektrolytzusatz versehen.

Am häufigsten wird *Glukose* eingesetzt. Niedrig konzentrierte Kohlenhydratlösungen (z.B. Glukose 5 %) eignen sich neben der Nährstoffzufuhr auch zum Ausgleich eines Wasserdefizits, da der

Körper den Zucker rasch verstoffwechselt und somit das „reine“ Wasser übrigbleibt. 5 %ige Glukoselösungen werden oft auch als Träger für andere Infusionskonzentrate oder Arzneimittel gewählt.

Der Körper kann Glukose aber nicht unbegrenzt verarbeiten. Dann kann in gewissem Maße auf den Zuckeraustauschstoff *Xylitol* ausgewichen werden, da dieser (zunächst) insulinunabhängig verwertet wird.

Die Zuckeraustauschstoffe *Fruktose* (= Lävulose) und *Sorbitol* werden heute nicht mehr in Infusionen zur Energiezufuhr verwendet, da es in der Vergangenheit bei bis dahin nicht bekannter **Fruktoseintoleranz** des Patienten zu teils schweren Zwischenfällen gekommen ist (Hypoglykämie trotz Kohlenhydratzufuhr, Bewusstseinsstörungen und Schock mit Azidose bis hin zum tödlichen Leber- und Nierenversagen). Sorbitolinfusionen werden aber noch zur Osmotherapie verwendet.

Ebenfalls zu den Energie zuführenden Lösungen zählen die **Fettlösungen,** die zur parenteralen Ernährung eingesetzt werden. Meist handelt es sich um 10–20 %ige Fettemulsionen auf Sojaölbasis.

Aminosäurelösungen

Aminosäurelösungen sollen dem Organismus nach Operationen oder Verletzungen sowie bei mehrtägiger Nahrungskarenz Eiweißbausteine liefern, um den Abbau von körpereigenem Eiweiß zu verlangsamen und die (anabolen) Heilungsprozesse zu unterstützen. Sie sind mit und ohne Kohlenhydrate bzw. Elektrolyte erhältlich. Für Leber- und Nierenkranke gibt es speziell angepasste Aminosäurelösungen (z.B. Aminofusin® 5 % Hepar, Nephrotect®).

Wichtig ist eine gleichzeitige Kohlenhydratzufuhr, da der Körper die Aminosäuren sonst zur Energiegewinnung abbaut. Hierzu kann entweder eine Kombinationslösung mit Kohlenhydraten gewählt werden (z.B. Aminofusin® forte N, Aminomel® 8/10 X-E, Aminomix®) oder eine kohlenhydratfreie und evtl. auch elektrolytfreie Aminosäurelösung (z.B. Aminosteril® KE 10 % kohlenhydratfrei, Intrafusin® 10 %), die durch parallel laufende Infusionen ergänzt wird.

Kombinationslösungen zur parenteralen Ernährung

Kombinationslösungen zur parenteralen Ernährung (z.B. AKE® 1 100 mit Glucose, Aminomix® 1, 2, 5) enthalten Aminosäuren, Kohlenhydrate und Elektrolyte und sollen die Infusionsplanung bei parenteral ernährten Patienten erleichtern.

! Vorsicht

Doppelkammerbeutel mit Aminosäuren und Glukose (z.B. Aminomix®) werden erst unmittelbar vor Gebrauch durch Öffnen eines Ventilmechanismus gemischt. Nicht vergessen, da der Patient sonst nur einen Teil der Lösung bekommt.

Lösungen zur Osmotherapie

Lösungen zur Osmotherapie, meist Mannitol-Lösung 10–20 % (z.B. Osmofundin® 10 %, Osmosteril® 20 %), sind stark hyperton und „binden“ daher Wasser. Zu Beginn der Behandlung sorgen sie durch ihre osmotische Wirkung dafür, dass Flüssigkeit aus dem Interstitium

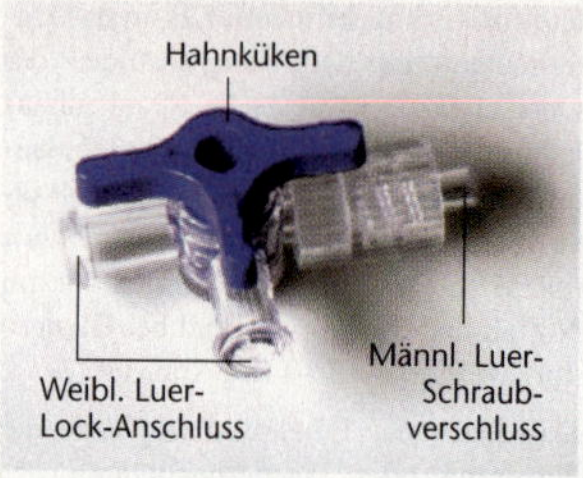

Abb. 10.56: Dreiwegehahn. [K183]

(wieder) in den Blutkreislauf gelangt. Später wirken sie direkt im Glomerulumfiltrat der Niere, vermindern dort die Wasserrückresorption und steigern so die Urinausscheidung.

Lösungen zur Osmotherapie werden zur Ausschwemmung von Ödemen, zur Prophylaxe und Behandlung eines Hirnödems, zur forcierten Diurese bei Vergiftungen mit nierengängigen Stoffen und im (beginnenden) akuten Nierenversagen (☞ 31.6.8) eingesetzt.

Lösungen zum Volumenersatz und bei Mikrozirkulationsstörungen

Zu den Lösungen zum Volumenersatz und/oder zur Therapie von Mikrozirkulationsstörungen zählen die künstlichen **Volumenersatzmittel** Dextran, Gelatine, Hydroxyaethylstärke, Albumin und Ringer-Laktat. Sie werden insbesondere im hypovolämischen Schock, etwa bei akuten Blutverlusten, eingesetzt. Manche dieser Plasmaersatzstoffe verbessern auch die Mikrozirkulation und werden daher bei Durchblutungsstörungen zur Durchblutungsverbesserung gegeben. Bei allen Plasmaersatzmitteln ist mit anaphylaktischen und anaphylaktoiden Nebenwirkungen zu rechnen.

Dextrane sind verzweigte Ketten aus Glukosemolekülen, also Polysaccharide. *Niedermolekulare Dextranlösungen* mit einem Molekulargewicht um 40 000 (z.B. Longasteril® 40 kochsalzhaltig, Rheomacrodex 10 %) werden häufig zur Verbesserung der Mikrozirkulation eingesetzt. Höhermolekulare Dextranlösungen (Molekulargewicht ca. 60 000–75 000, z.B. Dextran-Lösung 60®, Longasteril® 70 mit Elektrolyten, Macrodex 6 %) dienen dagegen dem primären Volumenersatz. Bei beiden Dextranen besteht eine relativ hohe Allergiegefahr. Einem anaphylaktischen Schock kann – sofern genügend Zeit ist – durch intravenöse Gabe von

Handelsnamen (Bsp.)	Kurzcharakterisierung, Besonderheiten
Kohlenhydratlösungen	
Glukoselösungen 5 %, 10 %, 20 %, 40 %, 50 %, 70 % Xylitol-Lösungen 5 %, 10 %	▸ Auch als KH-Kombination sowie mit Elektrolyten erhältlich ▸ Je nach Konzentration ZVK erforderlich ▸ Maximale Tagesdosis und Infusionsgeschwindigkeit beachten (☞ Infusionsflasche und Beipackzettel)
Fettlösungen	
Intralipid® 10 Novum, Intralipid 20®, Lipofundin® 10 %, 20 %	▸ Kontinuierlich periphervenös oder im Seitschluss eines ZVK (Fette können über periphere Venen zugeführt werden, da sie wasserunlöslich und damit osmotisch unwirksam sind und nicht zu Venenreizung führen) ▸ Gleichzeitig zu KH- und/oder AS-Lösung geben, nicht mit anderen Substanzen wie Elektrolytlösungen mischen ▸ Zu Beginn langsam infundieren, dann steigern ▸ Unverträglichkeitsreaktionen möglich, z.B. Fieber, Schüttelfrost

KH = Kohlenhydrate, AS = Aminosäuren. 1g KH enthält 4,1 kcal (17 kJ), 1 g Eiweiß 4,1 kcal (17 kJ), 1 g Fett 9,3 kcal (40kJ).

Tab. 10.55: Infusionslösungen zur Energiezufuhr (Auszug). [A400]

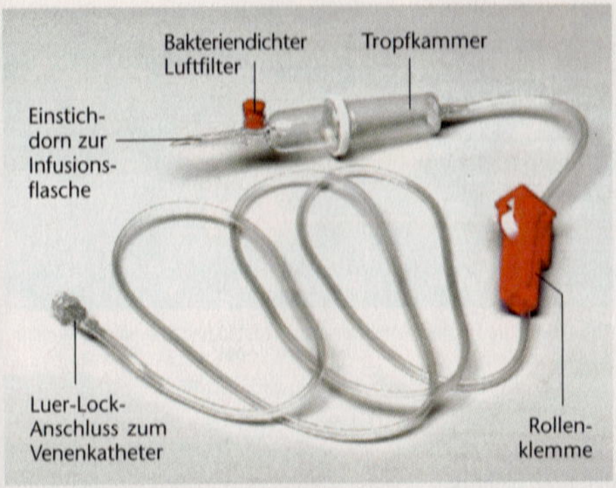

Abb. 10.57: Infusionsbesteck. [K183]

Promit®, das die Antikörper abfängt, vorgebeugt werden. Dextrane werden hauptsächlich über die Nieren ausgeschieden. Pflegerisch wichtig ist die sorgfältige Patientenbeobachtung wegen der erwähnten Allergiegefahr und des Risikos einer akuten Volumenüberlastung.

Hydroxyaethylstärke (kurz *HAES*) besteht aus hochverzweigten Stärkemolekülen. Die Fertigpräparate (z.B. HAES-steril® 3 %, 6 %, 10 %, Plasmasteril®, Haemofusin®) sind mit einem mittleren Molekulargewicht von ca. 40 000, 200 000 und 450 000 erhältlich. Je höher das Molekulargewicht ist, desto länger bleiben die Moleküle volumenwirksam im Gefäßsystem. Zusammen mit einem Aderlass dienen Hydroxyaethylstärken der *Hämodilution* (Blutverdünnung) und damit der Durchblutungsverbesserung.

Weitere Infusionslösungen

Weitere Infusionslösungen enthalten z.B. Serumabkömmlinge (etwa Albumin). Auch im Rahmen *diagnostischer Maßnahmen* werden Infusionslösungen eingesetzt, z.B. Kontrastmittelinfusionen.

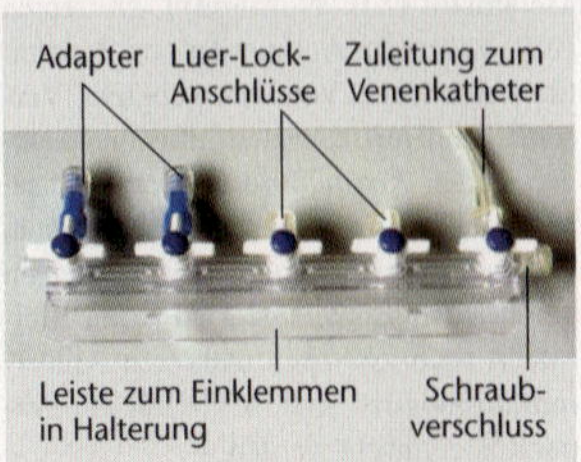

Abb. 10.58: Hahnbank. Mehrere Dreiwegehähne sind fest miteinander verbunden und ermöglichen die gleichzeitige Verabreichung verschiedener Infusionen und/oder Arzneimittel. [K183]

10.5.2 Vorbereitung einer Infusion

Die Überlegungen vor der Vorbereitung einer Infusion durch eine Pflegekraft und die Aufklärung des Patienten vor Beginn einer Infusionstherapie entsprechen denen vor einer Injektion (☞ 10.4.2). Zusätzlich ist auf korrekte Angaben bezüglich der Dosierung, der Infusionsabfolge, der Einlaufgeschwindigkeit (Tropfen/Min. oder ml/Std.), der Applikationsart (über peripheren Zugang, zentralen Venenkatheter oder Infusionspumpe) und eventueller Zusatzarzneimittel (☞ unten) zu achten.

> Infusionen dürfen erst kurz vor ihrer Gabe gerichtet werden, damit evtl. eingebrachte Erreger keine Zeit zur Vermehrung haben.

Infusionsbehälter

Von der Industrie werden drei Behältertypen angeboten:

- Glasflaschen
- Kunststoffflaschen
- Kunststoffbeutel.

Die Behältergrößen reichen von 50 ml über 100 ml, 250 ml und 500 ml bis zu 1 000 ml. Für die Mischung von Infusionslösungen auf Station stehen *Mixbeutel* (z.B. Freka® Mix) in verschiedenen Größen von 150 ml – 3 000 ml zur Verfügung.

Infusionszubehör

Infusionssysteme *(-geräte, -bestecke)* stellen die Verbindung zwischen Infusionsflasche und Kanüle her (☞ Abb. 10.57).

An weiterem Zubehör sind erhältlich:

- Dreiwegehahn und Hahnbank (☞ Abb. 10.56 und Abb. 10.58)

Patientennahe Mehrfachverbindungen [K183]

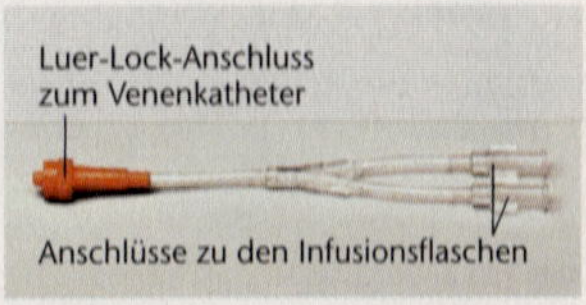

Abb. 10.59: Das Y-Stück wird patientennah zwischen Infusionsbesteck und Venenkatheter angebracht.

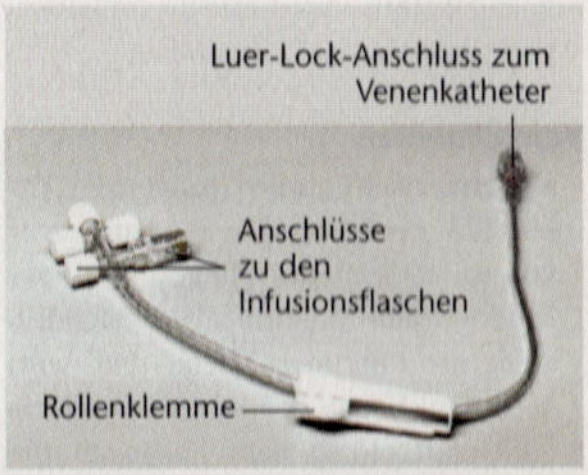

Abb. 10.60: „Tannenbaum", an den bis zu fünf Infusionsbestecke angeschlossen werden können.

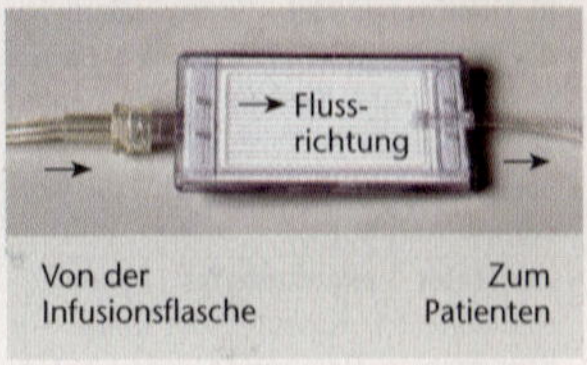

Abb. 10.61: Der Bakterienfilter ermöglicht die Verwendung eines Infusionssystems über 2 – 4 Tage ohne erhöhtes Risiko einer bakteriellen Infektion. Sollte Blut aus dem Venenkatheter in den Filter geflossen sein, ist dieser sofort mit NaCl 0,9 % durchzuspülen und kann dann weiterverwendet werden.

- Bakterienfilter (☞ Abb. 10.61 und 10.62) für ZVK
- Mehrfachverbindungsstücke für Simultaninfusionen (☞ Abb. 10.59 und 10.60)
- Verschlusskappen mit und ohne Mandrin z.B. zum Offenhalten von Kanülen bei nichtlaufender Infusion (☞ Abb. 10.63) oder zum Verschluss eines Dreiwegehahns
- Infusionspumpen und Infusionsspritzenpumpen (☞ Abb. 10.84 – 10.86) zur Sicherstellung einer konstanten Einlaufgeschwindigkeit.

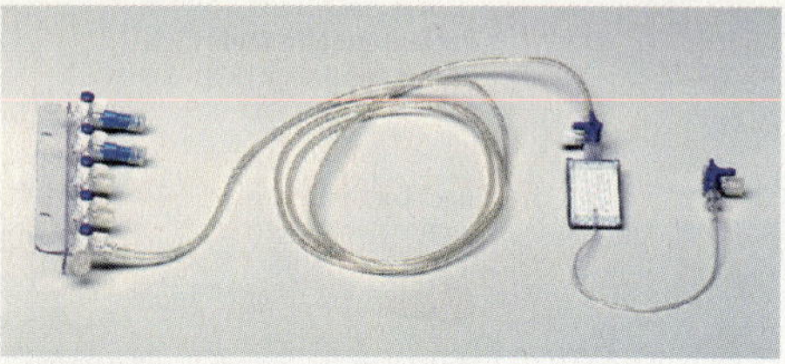

Abb. 10.62: Infusionssystem mit Hahnbank, Zuleitung, Dreiwegehahn (z.B. zum Zuspritzen von Arzneimitteln), Bakterienfilter und patientennahem Dreiwegehahn. [K183]

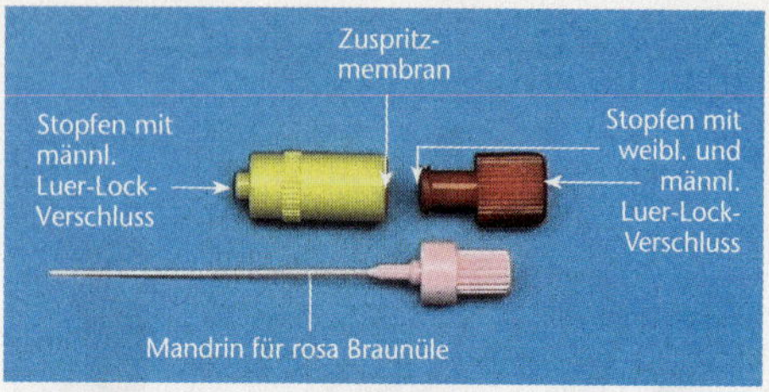

Abb. 10.63: IN-Stopfen, Kombiverschlussstopfen und Braunülen®-Mandrin. [K183]

- Spezielle Infusionsgeräte für Infusionspumpen oder -spritzenpumpen.

Venenkanülen

- **Venenverweilkanüle** *(Braunüle®, Venüle®, Viggo®):* Kanüle aus Kunststoff von ca. 19 – 50 mm Länge mit eingelegtem Stahl-Mandrin. Der Mandrin dient als Führungsschiene und wird nach dem Legen der Venenverweilkanüle entfernt, so dass nur noch die Kunststoffhülle in der Vene liegen bleibt (☞ Abb. 10.64 und 10.66 und 10.5.3)
- **Butterfly-Kanüle:** Silikonbeschichtete Dünnwandnadel, die vor allem bei der Punktion dünner, feiner Venen angewendet wird. Sie ist nicht als Venenverweilkanüle geeignet, sondern muss nach beendeter Infusion entfernt werden (☞ Abb. 9.15)
- **Zentraler Venenkatheter** *(Venenverweilkatheter):* Katheter, der direkt vor dem rechten Herzvorhof mündet. Geeignet zur Langzeitinfusionstherapie (> 3 Tage) und zur Verabreichung hochmolekularer Lösungen (☞ Abb. 10.76 – 10.82 und 10.5.4).

Venenzugänge zur Infusionstherapie

- Periphervenöse Kanülen werden in die Venen der Ellenbeuge, des Unterarms, des Hand- und (selten) Fußrückens sowie bei Säuglingen des Kopfes eingebracht (☞ 10.5.3)
- Zentralvenöse Katheter werden von der V. subclavia oder der V. jugularis bzw. den Venen der Ellenbeuge (V. basilica oder V. cephalica) vorgeschoben (☞ 10.5.4).

Vorbereitung der Infusionslösungen und Systeme

Als Erstes werden alle benötigten Materialien bereitgelegt:

- Verordnete Infusionsflasche mit Aufhängevorrichtung, falls diese nicht bereits an der Infusionsflasche vorhanden ist
- Steriles Infusionsbesteck (☞ Abb. 10.57)
- Desinfektionsmittel
- Infusionsständer, sofern am Bett keine Infusionshalterung existiert
- Ggf. einen Bakterienfilter
- Ggf. Mehrfachverbindungen und Dreiwegehähne
- Ggf. verordnete Arzneimittel zum Zumischen.

Es folgt das Richten der Infusion, welches die folgenden Arbeitsschritte umfasst:

- Infusionsflasche/-beutel auf Unversehrtheit, Verfallsdatum, Trübung, Kristallisierung oder Ausflockung kontrollieren
- Ggf. Aufhängevorrichtung an der Infusionsflasche anbringen
- Arbeitsfläche desinfizieren und eine hygienische Händedesinfektion durchführen
- Verschlussabdeckung der Infusionsflasche entfernen und Einstichstelle desinfizieren (Einwirkzeit beachten)
- Infusionsleitung auspacken, Durchflussregler und Belüftungsventil/Bakterienfilter schließen. Bei nicht geschlossenem Ventil kann dieses feucht und damit unbrauchbar werden
- Dorn der Infusionsleitung in die *stehende* Flasche bzw. den schräg gehaltenen Beutel stechen
- Infusionsflasche/-beutel aufhängen
- Tropfkammer durch Komprimieren und Loslassen zu 2/3 füllen
- Belüftungsventil öffnen
- Durchflussregler langsam öffnen, Infusionsleitung blasenfrei füllen und Durchflussregler wieder schließen. Bei Plastikbeuteln bleibt der Belüftungsfilter geschlossen.

! Vorsicht

Wegen der Gefahr einer Kontamination dürfen zur Belüftung keine Kanülen in Infusionsbeutel gestochen werden. Der Druckausgleich stellt sich durch das Zusammenziehen der Plastikbeutel her.

Zumischen von Arzneimitteln

Häufig müssen Arzneimittel zur Infusion zugemischt werden. Nicht jede Infusionslösung ist aber als **Trägerlösung** geeignet.

Gut geeignet sind z.B.:

- Physiologische Kochsalzlösung (NaCl 0,9 %)
- Glukose 5 – 10 %
- Standardlösungen (Glukose und NaCl gemischt)
- Elektrolytlösungen mit niedriger Konzentration.

Nicht geeignete Trägerlösungen sind beispielsweise:

- Hoch konzentrierte Lösungen
- Aminosäuren- und Fettlösungen (außer für fettlösliche Vitamine)
- Blut- und Blutbestandteile.

Wegen eventueller Unverträglichkeit von Trägerlösung und Arzneimittel ist beispielsweise bei Furosemid (z.B. Lasix®), Metamizol (z.B. Novalgin®), Diazepam (z.B. Valium®), Antibiotika und Zytostatika besondere Vorsicht geboten. Verschiedene Hersteller von Infusionslösungen geben *Kompatibilitätslisten* heraus, in denen nachgeschlagen werden kann, welche Arzneimittel und Trägerlösungen gefahrlos mischbar sind. Da Inkompatibilitäten auch zwischen mehreren Arzneimitteln möglich sind, sollte nur *ein* Präparat zugemischt werden:

- Hände desinfizieren
- Den Verschlussstopfen des Infusionsbehältnisses desinfizieren (Einwirkzeit beachten)

- Das verordnete Arzneimittel unmittelbar vor dem Richten und Anlegen der Infusion aufziehen (☞ 10.4.2)
- Die Injektionskanüle an der markierten Stelle des Verschlussstopfens bei stehender Flasche bzw. schräg gehaltenem Beutel einstechen und das Arzneimittel vorsichtig einspritzen (Schaumbildung vermeiden)
- Um beim Einspritzen größerer Arzneimittelvolumina (> 5 ml) einen Überdruck in der Glasinfusionsflasche zu vermeiden: Einspritzen unterbrechen, Luft aus der Infusionsflasche in die Injektionsspritze aspirieren, dann eine weitere Teilmenge einspritzen und diesen Vorgang ggf. wiederholen, bis das gesamte Arzneimittel eingespritzt ist (☞ Stechampulle)
- Die Infusionslösung zur gleichmäßigen Durchmischung mehrmals vorsichtig kippen (nicht schütteln) und auf Ausflockung, Kristallisierung und Trübung hin kontrollieren. Tritt nach der Arzneimittelzugabe eine ungewöhnliche Veränderung der Infusionslösung auf, darf sie nicht infundiert werden
- Zugemischte Arzneimittel mit vollständigem Namen (keine Abkürzung), Menge und Konzentration auf der Infusionsflasche vermerken (evtl. Aufklebeetikett verwenden).

! Vorsicht

- Die Arzneimittel zumischen, solange der Dorn der Infusionsleitung noch nicht in die Infusionsflasche eingestochen ist
- Lichtempfindliche Arzneimittel (z.B. Vitamine) unbedingt durch einen lichtundurchlässigen Überzug über der Infusionsflasche und durch eine lichtdichte Infusionsleitung schützen.

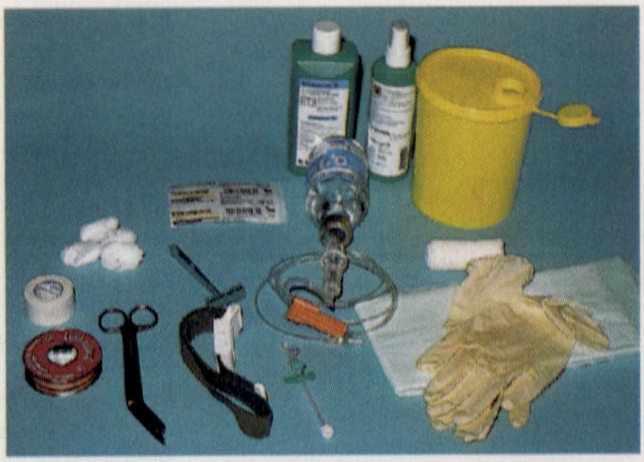

Abb. 10.65: Set für das Legen eines peripheren venösen Zugangs, hier mit bereits gerichteter Infusion. [M161]

10.5.3 Periphervenöse Infusion und periphervenöser Zugang

Periphervenöse Infusionen werden über kleinere, oberflächliche Venen appliziert. Hauptindikationen sind Kurzinfusionen (☞ unten) und die (meist kurzzeitige) Infusionstherapie mit *isotonen* Lösungen.

Voraussetzung für eine periphervenöse Infusion ist ein **periphervenöser Zugang.** Heute werden in der Regel einzeln steril verpackte Venenverweilkanülen (z.B. Braunüle® ☞ Abb. 10.64 – 10.66) verwendet. Da die Stahlinnennadel nach der Venenpunktion entfernt wird und nur die Kunststoffkanüle in der Vene bleibt, ist die Gefahr gering, dass die Kanüle während der (mehrtägigen) Liegezeit das Gefäß perforiert.

Nur bei Kurzinfusionen oder Einzelinfusionen, die lediglich kurze Zeit laufen, ist eine Butterfly-Kanüle (☞ Abb. 9.15) sinnvoll, da die scharf geschliffene Hohlnadel aus Stahl das Gefäß bereits bei geringfügigen Bewegungen des Patienten perforieren kann.

Materialien für das Legen eines periphervenösen Zugangs

- Flüssigkeitsdichte Unterlage als Bettschutz
- Unsterile Handschuhe für den Eigenschutz
- Ggf. Materialien für die Hautrasur (Einmalrasierer)
- Händedesinfektionsmittel
- Hautdesinfektionsmittel
- Stauschlauch
- Sterilisierte Tupfer (☞ 9.5.1 Tipps zur Hautdesinfektion)
- Venenverweilkanülen verschiedener Größe oder alternativ eine Butterfly-Kanüle mit kurzer Anschlussleitung
- Bei Verweilkanülen mit großem Lumen je nach Gepflogenheiten des Hauses alles zur Lokalanästhesie
- Materialien für die Fixierung und den Schutz des Venenzugangs: hautfreundliches Heftpflaster, Folienverband, sterile Kompressen (☞ Abb. 10.68 – 10.75)
- Abwurfgefäß
- Sterile Verschlusskappe mit oder ohne Mandrin

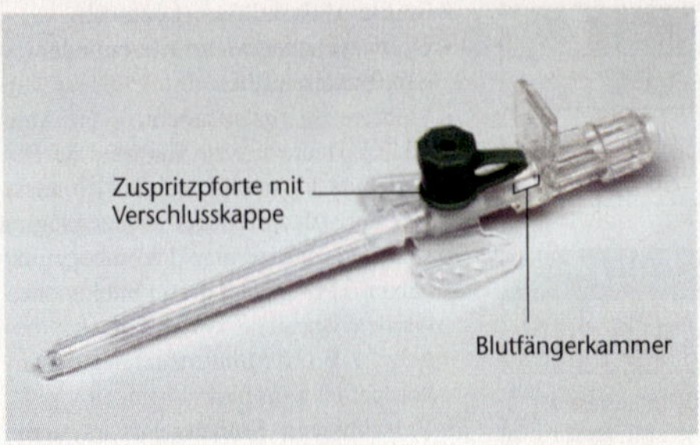

Abb. 10.64: Venenverweilkanüle, hier Braunüle® in zusammengesetztem Zustand. [K183]

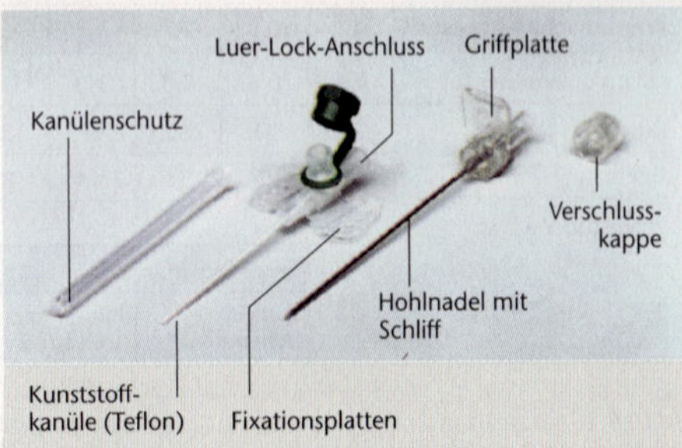

Abb. 10.66: Braunüle®, zerlegt in ihre Einzelteile. [K183]

- 5 ml NaCl 0,9 % zum „Durchspülen" oder Infusion zum sofortigen Anschließen
- Evtl. Lagerungskissen.

Durchführung

Ein periphervenöser Zugang wird vom Arzt gelegt. Die Aufgabe der Pflegenden besteht im Richten der benötigten Materialien sowie – selten – in der Betreuung des Patienten oder der Assistenz des Arztes:

- Patienten informieren und ihm vorher noch einen Toilettengang ermöglichen
- Patienten in eine entspannte, für die Venenpunktion geeignete Lage bringen (meist Rückenlage)
- Störende Bekleidung ausziehen. Meistens reicht es nicht, nur den Ärmel des Nachthemdes hochzuschieben
- Bei Bedarf Haut im Bereich der vorgesehenen Punktionsstelle rasieren
- Ggf. Lokalanästhesie setzen (Arzt)
- Ggf. die Venenfüllung verbessern (☞ Venenpunktion, 9.5.1)
- Ängstliche Patienten z.B. durch ein Gespräch ablenken
- Eigentliche Venenpunktion durchführen (Arzt): Hände desinfizieren, Einmalhandschuhe anziehen, Vene stauen (distaler Puls bleibt tastbar). Punktionsstelle wählen und desinfizieren. Haut mit der passiven Hand spannen und fixieren. Mit der Verweilkanüle Haut rasch im Winkel von 45° durchstechen, dann Vene flach punktieren (*indirekte Venenpunktion* ☞ Abb. 9.20). Wenn Blut am transparenten Kanülenansatz erscheint, Venenverweilkanüle ein kurzes Stück ins Venenlumen vorschieben, Punktionsnadel zurückziehen, aber nicht ganz herausziehen, und *gleichzeitig* Plastikkanüle vorschieben. Stauschlauch lösen. Nadel entfernen, dabei die Vene auf der Höhe der Kanülenspitze abdrücken
- Venenverweilkanüle mit NaCl 0,9 % durchspülen und mit Mandrin verschließen oder – evtl. nach Zwischenschalten eines Dreiwegehahns – Infusion anschließen und korrekte Tropfgeschwindigkeit einstellen. Kanüle fixieren (☞ Abb. 10.68 – 10.75)
- Auf Veränderungen im Bereich der Punktionsstelle achten (Hämatom? Paravasat?) und Patienten erst verlassen, wenn sicher ist, dass die Lösung korrekt einfließt
- Gebrauchte Materialien entsorgen.

10.5.4 Zentraler Venenkatheter und zentralvenöse Infusion

Zentralvenöse Infusionen werden mit Hilfe eines *zentralen Venenkatheters* (kurz **ZVK,** auch *Kavakatheter, Venenkatheter*) direkt in die großen, klappenlosen Venen unmittelbar vor dem rechten Herzen geleitet. Ein ZVK ist für Langzeitinfusionen, Massen- und Druckinfusionen, hypertone Infusionslösungen (☞ 10.5.1), Infusionen mit gefäßwandreizenden Arzneimitteln (z.B. Zytostatika), eine länger dauernde parenterale Ernährung und zur Messung des zentralvenösen Druckes (kurz **ZVD** ☞ 18.2.2) erforderlich.

Venenzugänge beim zentralen Venenkatheter

Ein zentraler Venenkatheter kann vorgeschoben werden:

- Auf kurzem Weg („von zentral") über die V. subclavia, die V. jugularis externa oder – heute bevorzugt – über die V. jugularis interna (Länge des Katheters: 30 cm)
- Mit einem langen Venenkatheter über eine periphere Vene, vorzugsweise die V. basilica oder V. cephalica (Länge des Katheters: 70 cm).

Auch wenn ein Venenkatheter von peripher gelegt wird, handelt es sich um einen zentralen Venenkatheter, da seine Spitze unmittelbar vor dem rechten Herzen mündet (im Gegensatz zur peripheren Verweilkanüle = periphervenöser Zugang).

Materialien für das Legen eines ZVK

- Händedesinfektionsmittel
- Hautdesinfektionsmittel
- Lokalanästhetikum (z.B. 1 %iges Lidocain®), 10-ml-Spritze und dünne Kanüle (z.B. Nr. 18)
- Ggf. alles zur Hautrasur
- 10-ml-Spritze mit NaCl 0,9 % zum Durchspülen des Katheters
- Sterile Tupfer
- Sterile Lanzette oder ein spitzes Skalpell
- Zwei Abwurfgefäße: eins für scharfe und spitze Gegenstände und eins für sonstigen Abfall
- Flüssigkeitsdichte Unterlage
- Sterile Handschuhe, steriler Kittel, Haube, Mundschutz
- Sterile Abdecktücher (Lochtuch)
- Dreiwegehähne/Mehrfachverbindungen, Bakterienfilter
- Mehrere Venenkatheter (☞ Abb. 10.76). Heute werden Katheter aus Polyurethan bevorzugt, da sie besonders flexibel (dadurch gut venengängig) sind und eine geringe Thrombogenität haben. Für besondere Indikationen werden spezielle Venenkatheter benutzt, z.B. *Multilumenkatheter* bei inkompatiblen Infusionslösungen
- Verschiedene Kathetereinführsysteme (je nach Art des Hauses und vom Arzt bevorzugter Technik), z.B. Stahlaußen-

Farbkodierung von Verweilkanülen							
Größenangabe [Gauge]	24 G	22 G	20 G	18 G	17 G	16 G	14 G
Farbe	Gelb	Blau	Rosa	Grün	Weiß	Grau	Orangebraun
Außendurchmesser [mm]	0,7	0,9	1,1	1,3	1,5	1,7	2,1
Innendurchmesser [mm]	0,4	0,6	0,8	1,0	1,1	1,3	1,7
Durchfluss [ml/min]	22	35	60	95	125	195	330
Strichlänge [mm]	19	25	33	33/45	45	50	50
Verwendung	Kinder						
		Erwachsene					
		Dünne Venen		Infusionen, Transfusion		Notfälle, Schnellinfusionen	

Tab. 10.67: Größe und Durchflussrate verschiedener Venenverweilkanülen (die Durchflussrate gilt für NaCl 0,9 %). Bei der Transfusion von Blut ist die Durchflussrate etwa 1/3 niedriger. Bei Notfällen mit hohem Infusions-/Transfusionsbedarf wird die größtmögliche Kanüle gewählt. Größenbezeichnung und Farbkodierung gemäß ISO-Standard (International Organisation for Standardization). [A400]

kanüle (Bard-I-Cath.®, Stericath Vygon®, Splitcat®), Kunststoffaußenkanüle (Cavafix®, Vygon flex®, Frekatheter-Puran®) oder Seldinger-Technik mittels Führungsdraht/Mandrin (Certofix®, Leader Cathpur®, Secalon Seldy®, Alpha pur®, Cava fix Certo SD®). In den meisten Häusern werden steril verpackte Einmalpunktionssets verwendet, die alles Notwendige für die jeweilige Punktionstechnik enthalten

- Ggf. Nahtmaterial und Nadelhalter zur Fixierung des Venenkatheters, außerdem sterile Kompressen und Heftpflaster oder Folienverband
- Vorbereitete Infusion.

Durchführung

Zentrale Venenkatheter werden vom Arzt gelegt, meistens unter Monitorkontrolle auf der Intensivstation oder präoperativ im Anästhesieeinleitungsraum. Aufgabe der Pflegenden sind die Betreuung des Patienten und die Assistenz des Arztes:

- Patienten informieren und ihm vorher noch die Möglichkeit zum Toilettengang geben
- Störende Bekleidung des Patienten entfernen und ihm ggf. ein OP-Hemd anziehen
- Ängstliche Patienten z.B. durch ein Gespräch ablenken. Im Extremfall verordnet der Arzt eine Prämedikation mit Schmerz- und/oder Beruhigungsmitteln
- Haut des Patienten im Bereich der vorgesehenen Punktionsstelle rasieren
- Patienten lagern:
  - Für einen über die V. jugularis oder V. subclavia vorgeschobenen ZVK das Bett bzw. die Untersuchungsliege in Arbeitshöhe hochfahren, eine Kopftieflage von ca. 15° zur besseren Venenfüllung und Vermeidung von Luftembolien einstellen, das Kopfkissen entfernen und eine flüssigkeitsdichte Unterlage unter Kopf und Schulter legen. Den Kopf des Patienten zur Gegenseite drehen (lassen)
  - Für einen über die V. basilica oder V. cephalica vorgeschobenen ZVK eine flüssigkeitsdichte Unterlage unter den Arm legen und Arm ggf. auf Lagerungskissen lagern
- Mundschutz anlegen und hygienische Händedesinfektion durchführen (Pflegende)
- Venenkatheter legen (Arzt): Händedesinfektion durchführen, Haut großzügig desinfizieren (☞ 9.5.1). Sterile Handschuhe und Kleidung anziehen, sterile

Fixieren einer Venenverweilkanüle mit speziellem Pflaster [K183]

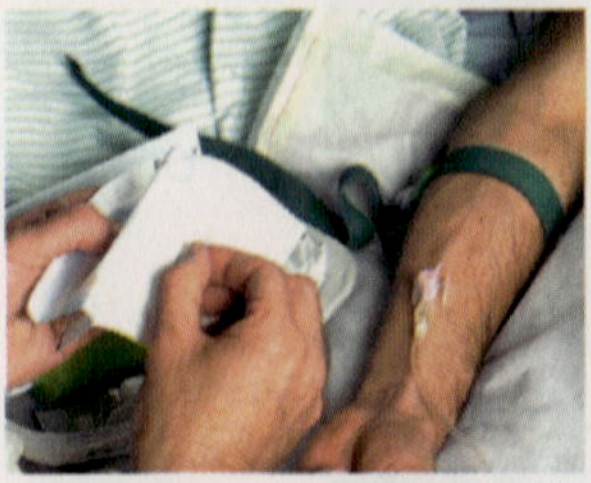

Abb. 10.68: Pflaster der Verpackung entnehmen und Vliesrechteck am Rand fassen.

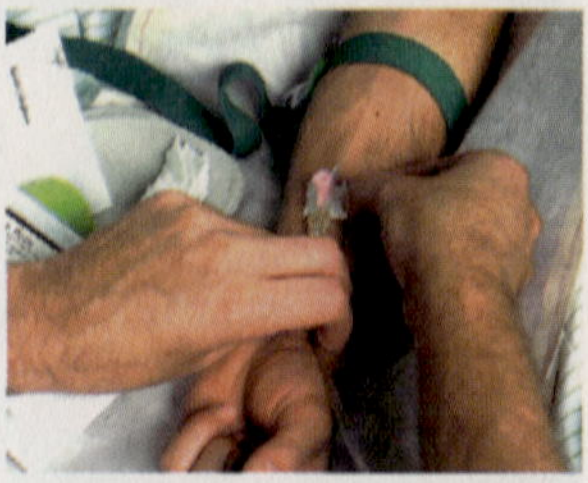

Abb. 10.69: Vliesrechteck unter die Kanülenflügel legen.

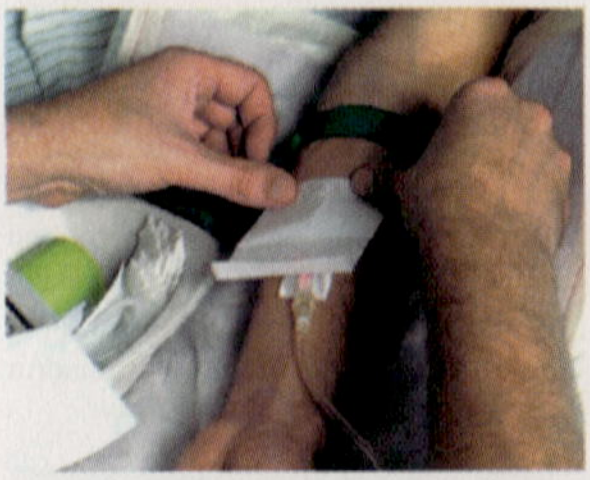

Abb. 10.70: Papier vom ungeschlitzten Rand des Pflasters ca. 1,5 cm abziehen und Pflaster so aufkleben, dass der Beginn des Schlitzes an der Zuspritzpforte der Kanüle liegt.

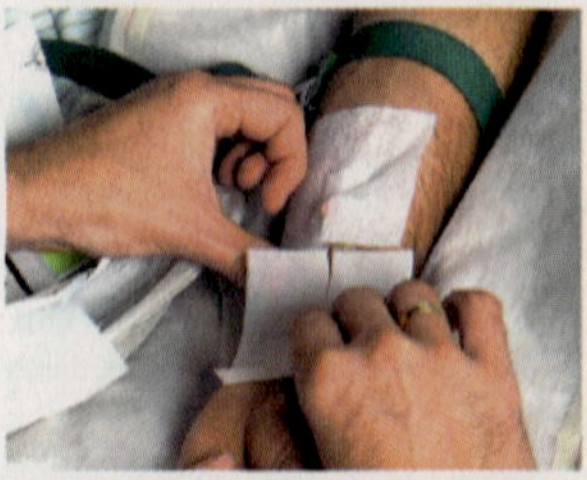

Abb. 10.71: Papier weiter abziehen, Pflaster dabei weiter aufkleben, zunächst einen Flügel ...

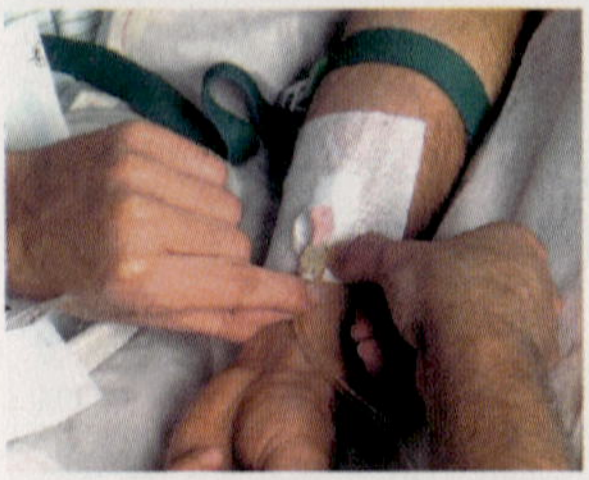

Abb. 10.72: ... dann zweiten Pflasterflügel auf der Haut festkleben. Kanülenende und Infusionsschlauch werden nicht vom Pflaster erfasst.

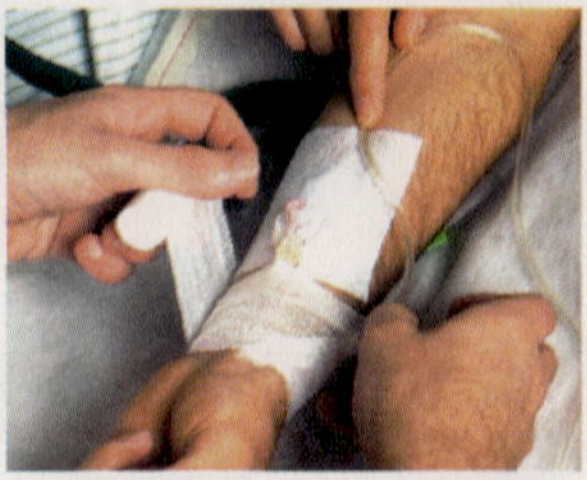

Abb. 10.73: Infusionsschlauch in Schlaufe legen (evtl. auch zwischen Daumen und Zeigefinger des Patienten) und mit einer Mullbinde umwickeln.

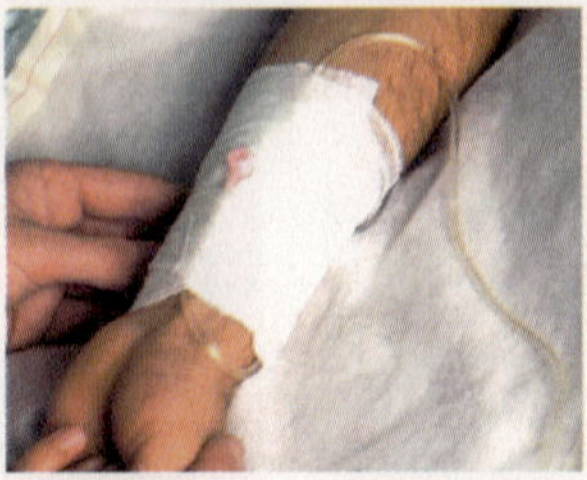

Abb. 10.74: Der Mullverband fixiert Kanüle und Infusionsschlauch bei Bewegungen. Die Zuspritzpforte frei lassen, damit eine Arzneimittelinjektion – auch schnell – möglich ist.

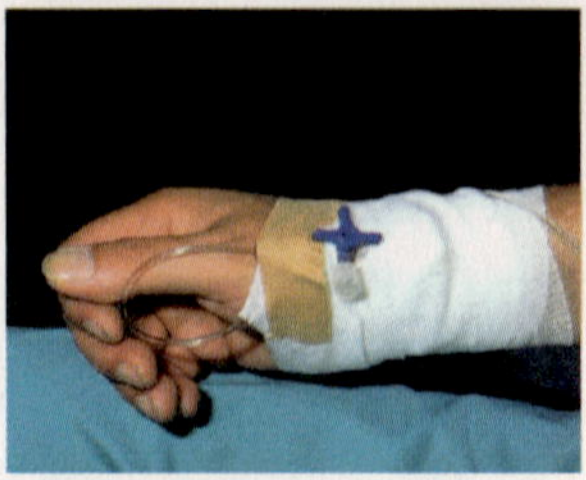

Abb. 10.75: Wurde ein Dreiwegehahn angeschlossen, so sollte dieser als Zuspritz- und Anschlussmöglichkeit frei bleiben. Die Schlaufe der Infusionsleitung kann auch um den Daumen herumgeführt werden.

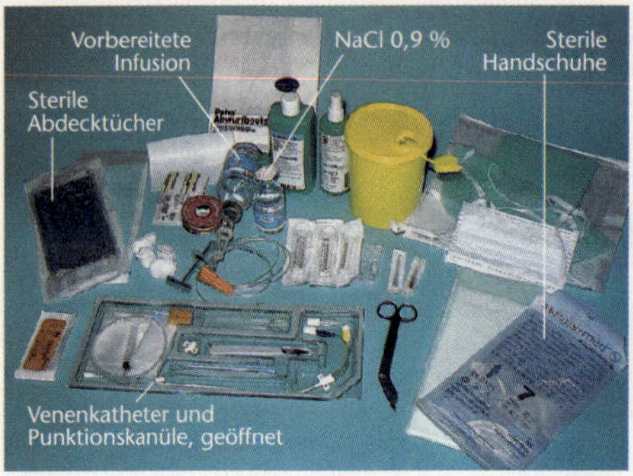

Abb. 10.76: Set zum Legen eines zentralen Venenkatheters. [M161]

Abdecktücher auslegen. Lokalanästhetikum spritzen, Punktionsort erneut desinfizieren. Evtl. kleinen Hautschnitt setzen, Vene punktieren und gewählten Katheter über die Punktionskanüle in die Vene vorschieben. Punktionskanüle entfernen. Bei der **Seldinger-Technik** wird zuerst ein Führungsdraht durch die Vene vorgeschoben, über den dann der Venenkatheter eingebracht wird. Der Führungsdraht wird anschließend wieder entfernt (☞ Abb. 10.83). Katheter auf Durchgängigkeit überprüfen und fixieren, evtl. mit einer Hautnaht. Bei Kathetern mit inliegendem Mandrin (☞ Abb. 10.78) wird der Mandrin erst nach der Röntgenkontrolle entfernt, eine Durchgängigkeitskontrolle ist hier also nicht möglich

- Punktionsstelle reinigen, desinfizieren und verbinden.

Nachsorge

Nach dem Legen des ZVK wird der Patient von Desinfektionsmittel und Blut gesäubert, angezogen und bequem gelagert. Anschließend wird eine Röntgenaufnahme zur Lagekontrolle und zum Ausschluss eines Pneumothorax angefertigt. Erst danach darf der ZVK benutzt und die Infusion angehängt werden.

Komplikationen

Das Legen eines ZVK ist heute eine Routinemaßnahme und in der Hand des Geübten komplikationsarm, aber nicht komplikationsfrei. Häufigste Komplikationen aller Zugangswege sind:

- Hämatome
- Pneumothorax (☞ 20.9)
- Irrtümliche *arterielle* Punktion mit Gefahr des *Hämatothorax* (Ansammlung von Blut im Pleuraraum ☞ 20.11.2) oder eines *Dissektionsaneurysmas* (☞ 19.6.8). Die Erstmaßnahmen bestehen in der sofortigen Entfernung der Kanüle sowie evtl. einem Druckverband für mindestens fünf Minuten und dem Auflegen eines Eisbeutels
- Luftembolie
- Bei linksseitiger Punktion Verletzung des Ductus thoracicus mit *Chylothorax* (Ansammlung der fetthaltigen Lymphe des Ductus thoracicus im Pleuraraum ☞ 20.11.2)
- Verletzungen des *Plexus brachialis* (den Arm versorgendes Nervengeflecht in der Halsregion)
- Katheterfehllage mit Herzrhythmusstörungen bei zu weitem Vorschieben des

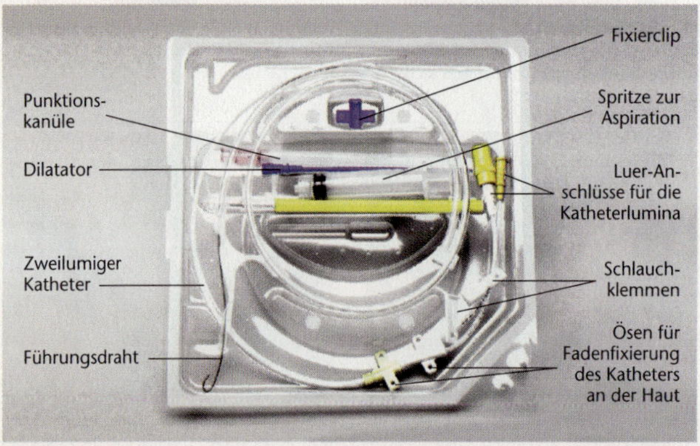

Abb. 10.77: Fertigset mit zweilumigem Venenkatheter. [K183]

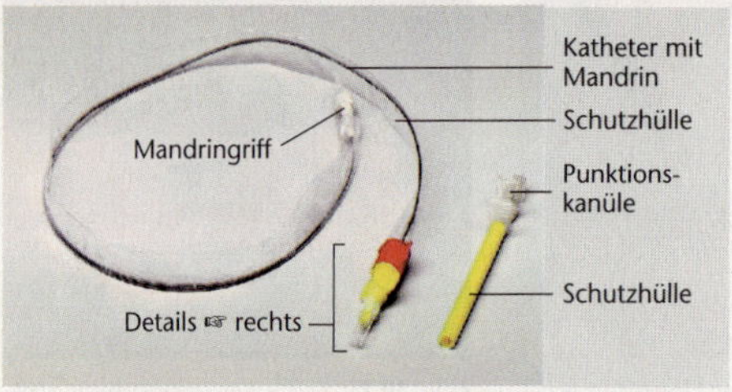

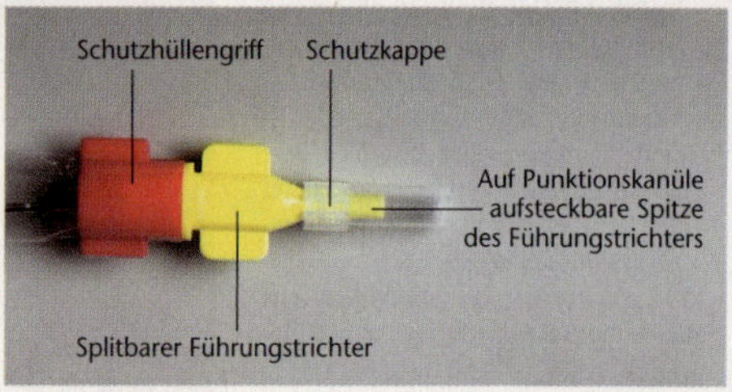

Abb. 10.78 – 10.79: Jugulariskatheter (Fa. Braun) mit Punktionskanüle. Nach Entfernen der Schutzkappe wird der gelbe Führungstrichter auf die Punktionskanüle aufgesteckt und der Katheter durch Anfassen an der Schutzhülle vorgeschoben, wobei Zurückziehen und erneutes Vorschieben möglich ist. Nach Abziehen der Schutzhülle mit dem roten Anfasser kann der gelbe Trichter gesplittet und entfernt werden. Der röntgendichte Mandrin verbleibt bis zur röntgenologischen Lagekontrolle des ZVK im Katheter. [K183]

Katheters beim Legen oder bei Armbewegungen, durch die sich ein von peripher gelegter ZVK bis zu 7 cm, ein von zentral gelegter ZVK um 1 – 5 cm nach zentral bewegen kann

- Infektionen, vor allem mit Staphylokokken (ca. 7 – 16 % der Patienten ☞ 28.5.3)
- Thrombose der Vene (ca. 4 – 10 % der Patienten).

10.5.5 Pflegemaßnahmen während Infusionstherapie

Gewährleistung der verordneten Infusionsabläufe

Während der Infusionstherapie ist es Aufgabe der Pflegenden, die verordneten Infusionsabläufe sicherzustellen und zu überwachen:

- Die auf dem Infusionsplan vorgegebene Reihenfolge der Infusionen darf nicht ohne vorherige Absprache mit dem Arzt geändert werden
- Durch die richtige Einstellung der Tropfgeschwindigkeit wird die verordnete Einflussdauer gewährleistet (☞ Kasten).

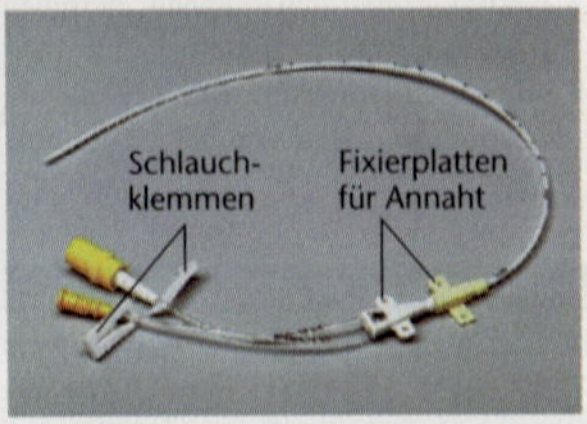

Abb. 10.80: Zweilumiger Subklavia-Katheter. [K183]

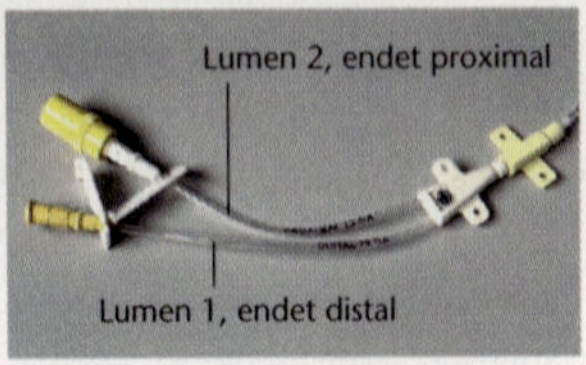

Abb. 10.81: Zweilumiger Subklaviakatheter, Detail des extrakorporalen Endes. [K183]

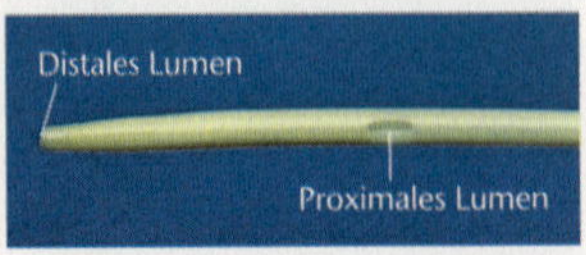

Abb. 10.82: Detail des intrakorporalen Endes des zweilumigen Subklaviakatheters aus Abb. 10.80. [K183]

Häufig reicht es aus, die errechnete Tropfenzahl in etwa über die Rollenklemme am Infusionssystem einzustellen. Ist aber eine exakte Einhaltung der Einflussrate nötig, z.B. bei hochwirksamen Arzneimitteln wie z.B. Heparin oder Dopamin, werden elektronisch gesteuerte Infusions(spritzen) pumpen eingesetzt (☞ Abb. 10.84 – 10.86). Diese werden nur von solchen Pflegenden benutzt oder überwacht, die eine Einweisung gemäß der Medizinprodukte-Betreiber-Verordnung erhalten haben und als benutzungsberechtigte Personen in das Gerätebegleitbuch eingetragen wurden. Liegt die Einweisung und/oder letzte Handhabung längere Zeit zurück, werden die Kenntnisse durch eine erneute Einweisung oder Lesen der Geräteanleitung aufgefrischt. Die Bedienung der Infusionspumpen unterscheidet sich von Fabrikat zu Fabrikat.

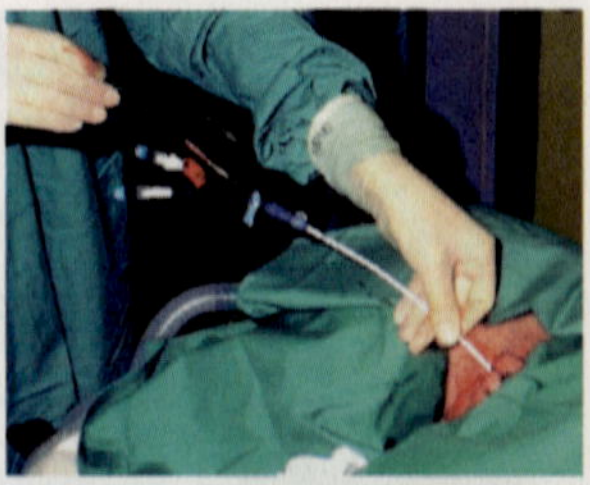

Abb. 10.83: Vorschieben eines mehrlumigen Katheters in die rechte V. jugularis interna über eine Seldinger-Drahtspirale. Das Gesicht des Patienten ist mit einem sterilen Tuch abgedeckt. [K183]

Eine parallele Infusion von Lösungen mittels Schwerkraft und Infusomat und/oder Perfusor über denselben venösen Zugang wird nach Möglichkeit vermieden, da u.U. die durch Druck infundierte

Berechnung der Infusionsgeschwindigkeit

Grundlage aller Berechnungen: **1 ml entspricht 20 Tropfen**
1 Tropfen/Min. = 3 ml/Std.

Häufig werden die Gesamtmenge der Infusionen und die Infusionsdauer angeordnet. Dann lässt sich die notwendige Tropfenzahl pro Minute bzw. die Infusionsmenge in ml/Std. folgendermaßen errechnen:

$$\frac{\text{Infusionsmenge in ml x 20 Tropfen/ml}}{\text{Infusionsdauer in Std. x 60 Min./Std.}} = \frac{\text{Gesamttropfenzahl}}{\text{Infusionsdauer in Min.}} = \frac{\text{Tropfen}}{\text{Min.}}$$

Beispiel: 500 ml Infusionslösung sollen in 12 Stunden durchlaufen.

$$\frac{\text{500 x 20 Tropfen/ml}}{\text{12 x 60 Min./Std.}} = \frac{\text{10 000 Tropfen}}{\text{720 Min.}} = \frac{\text{13,88 Tropfen}}{\text{Min.}}$$

$$\frac{\text{60 Sek./Min.}}{\text{13,88 Tropfen/Min.}} = \text{4,32 Sek./Tropfen}$$

→ Ungefähr alle 4 Sek. muss 1 Tropfen fallen

Manchmal werden aber auch die Tropfenzahl pro Minute und die Gesamtinfusionsmenge verordnet, und die Pflegekraft möchte zur Zeitabschätzung und Infusionsplanung wissen, wann die Infusion beendet sein wird:

$$\frac{\text{Infusionsmenge in ml x 20 Tropfen/ml}}{\text{Tropfenzahl/Min. x 60 Min./Std.}} = \text{Einlaufzeit in Std.}$$

$$\frac{\text{Infusionsmenge in ml x 20 Tropfen/ml}}{\text{Tropfenzahl/Min.}} = \text{Einlaufzeit in Min.}$$

Beispiel: Eine Kurzinfusion mit einem Gesamtvolumen von 100 ml soll mit einer Tropfenzahl von 30 Tropfen pro Minute einlaufen.

$$\frac{\text{100 ml x 20 Tropfen/ml}}{\text{30 Tropfen/Min. x 60 Min./Std.}} = \frac{2000}{1800} = \text{1,1 Std.}$$

$$\frac{\text{100 ml x 20 Tropfen/ml}}{\text{30 Tropfen/Min.}} = \frac{2000}{30} = \text{66,6 Min.}$$

→ Die Infusion läuft etwas länger als eine Stunde.

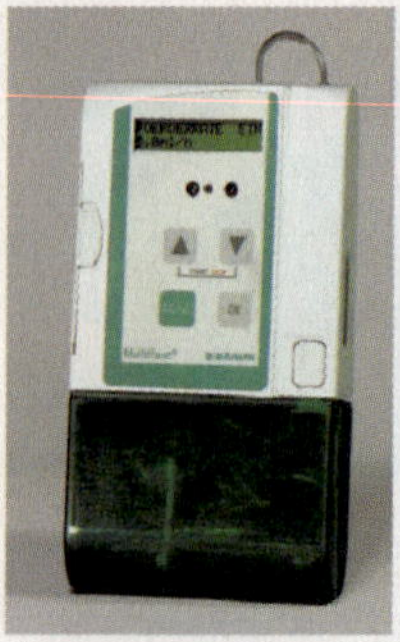

Abb. 10.84: Multifuse®. Digitale Infusionspumpe im Taschenformat, vor allem geeignet für mobile Patienten. [U223]

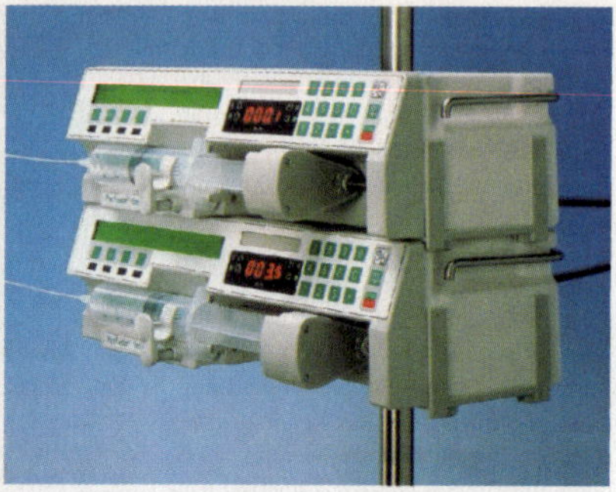

Abb. 10.86: Perfusor® fm. Stapelbare Infusionsspritzenpumpen mit digitaler Einstellung der Perfusionsgeschwindigkeit, des Sollvolumens und des Perfusionsdruckes. [U223]

Lösung in die Infusionslösung gedrückt wird, die durch Schwerkraft infundiert wird, oder es zu einer unerwünschten und gefährlichen Bolusgabe kommen kann. Möglich ist eine parallele Infusion nur, wenn die Schwerkraftinfusion mit einem Infusionssystem mit Rückschlagventil versehen ist.

Pflege bei peripherer Verweilkanüle und liegendem ZVK

Dem Pflegepersonal obliegt die Pflege des Venenkatheters und der Infusionszuleitungen. Grundregeln zur Vermeidung von Komplikationen, insbesondere lokaler oder systemischer Infektionen, sind:

- Vor jeder Manipulation an einer Verweilkanüle oder am Venenkatheter sowie an den Verbindungsstellen eine hygienische Händedesinfektion durchführen
- *Zentrale Venenkatheter* nicht abstöpseln, da dann die Gefahr der Thrombenbildung im Katheterlumen und ihrer Einschwemmung in die Blutbahn bei erneuter Infusion besteht. Das Infusionsprogramm so berechnen, dass es über 24 Stunden läuft
- Um eine Thrombosierung des Kanülenlumens zu vermeiden, *periphere Venenverweilkanülen* nach Einlaufen der Infusion mit NaCl 0,9 % oder 0,1 – 0,2 ml Heparin (je nach Arztanordnung) durchspülen und mit einem sterilen Verschluss *(Luer-Lock)* ohne Mandrin abstöpseln. Alternativ eine Verschlusskappe mit Mandrin verwenden. Dabei darauf achten, dass die Verschlusskappe mit der gleichen Größenbezeichnung und Farbmarkierung versehen ist wie die Verweilkanüle, da bei Verwendung zu langer Mandrins die Vene geschädigt wird und zu kurze Mandrins das Verstopfen der Kanüle nicht verhindern
- Vor Mobilisation des Patienten sichergehen, dass Verbindungsstücke, Dreiwegehahn und/oder Infusionen fest miteinander verschraubt sind
- Verstopfte Venenzugänge nicht freispritzen, da hierdurch im Kanülenlumen haftende Blutgerinnsel in die Blutbahn gespritzt werden können. Stattdessen den Arzt informieren und seine Anordnung abwarten
- Bakterienfilter patientennah zwischen Dreiwegehahn unmittelbar im Anschluss an den Venenkatheter und einen weiteren Dreiwegehahn oder eine

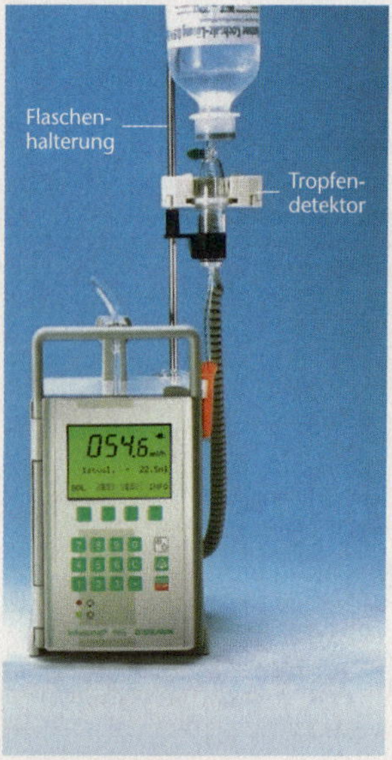

Abb. 10.85 (links): Infusomat® fmS. Digitale Infusionspumpe mit Tropfendetektor und Sollwerteinstellung des Gesamtvolumens. [U223]

Tab. 10.87 (rechts): Vergleichstabelle von zu verabreichender Infusionsmenge, vorgesehener Infusionsdauer und entsprechender Einstellung am Durchflussregler oder der Infusions(spritzen)pumpe in ml/Std. bzw. Tropfen/Min. [A400]

Einstellungs-Beispiele			
Menge	**Infusionszeit**	**ml/Stunde**	**Tropfen/Min.**
50 ml	1/2 Std.	100 ml/Std.	33 Tr./Min.
100 ml	1/2 Std.	200 ml/Std.	67 Tr./Min.
250 ml	1/2 Std.	500 ml/Std.	167 Tr./Min.
250 ml	1 Std.	250 ml/Std.	83 Tr./Min
500 ml	1 Std.	500 ml/Std.	167 Tr./Min.
500 ml	2 Std.	250 ml/Std.	83 Tr./Min.
500 ml	3 Std.	166 ml/Std.	55 Tr./Min.
500 ml	6 Std.	84 ml/Std.	28 Tr./Min.
500 ml	9 Std.	55 ml/Std.	19 Tr./Min.
500 ml	12 Std.	42 ml/Std.	14 Tr./Min.
500 ml	18 Std.	28 ml/Std.	9 Tr./Min.
500 ml	24 Std.	21 ml/Std.	7 Tr./Min.
1 000 ml	3 Std.	333 ml/Std.	111 Tr./Min.
1 000 ml	6 Std.	166 ml/Std.	56 Tr./Min.
1 000 ml	12 Std.	84 ml/Std.	28 Tr./Min.
1 000 ml	18 Std.	55 ml/Std.	19 Tr./Min.
1 000 ml	24 Std.	42 ml/Std.	14 Tr./Min.
1 500 ml	12 Std.	126 ml/Std.	42 Tr./Min.
1 500 ml	24 Std.	64 ml/Std.	21 Tr./Min.
2 000 ml	12 Std.	166 ml/Std.	56 Tr./Min.
2 000 ml	24 Std.	84 ml/Std.	28 Tr./Min.

Mehrfachverbindung mit anschließender Infusionszuleitung anbringen (☞ Abb. 10.61). Die zwei Dreiwegehähne ermöglichen das Zuspritzen von Arzneimitteln zum einen über den Bakterienfilter, zum anderen ohne ihn (manche Arzneimittel, beispielsweise Claforan®, oder einige Vitamine dürfen nicht über einen Bakterienfilter gegeben werden). Den Filter entsprechend der Herstellerangabe alle 24 – 72 Stunden wechseln
- Die Infusionszuleitungen mit allen Verbindungsstücken, Dreiwegehähnen usw. alle 24 – 48 Stunden erneuern (bei der Verwendung eines Bakterienfilters alle 24 – 72 Stunden)
- Infusionen wechseln, wenn die Infusionsflasche leer ist, der Spiegel in der Tropfkammer aber noch besteht. Ist dieser Zeitpunkt verpasst worden, muss eine neue Infusionsleitung entlüftet und angeschlossen werden
- Zum Wechsel des Infusionssystems eines zentralen Venenkatheters Dreiwegehahn zudrehen bzw. Katheter abklemmen, um einer Luftembolie oder Blutungen aus dem ZVK vorzubeugen
- Mobile Patienten zum richtigen Umgang mit Infusionen und Infusionsständer anleiten. Die Patienten sollten sich frühzeitig melden, wenn die Infusionsflasche leer wird, bei ihren Bewegungen Zug auf den Venenkatheter vermeiden, die Infusionsflasche nie unter Kopfniveau absenken und bei der Verwendung mobiler Infusionspumpen mit Batteriebetrieb die wichtigsten Regeln zur Handhabung des Geräts kennen und wissen, wann sie sich bei den Pflegenden melden müssen.

Pflege der Punktionsstelle und Verbandswechsel

Die Pflege der Punktionsstelle und der fachgerechte Verbandswechsel beugen Infektionen vor:
- Der erste Verband kann bei reizloser Einstichstelle drei Tage belassen werden
- Ist der Verband durchfeuchtet, klagt der Patient über Schmerzen im Bereich der Einstichstelle oder hat er unklare Temperaturerhöhungen oder andere Entzündungszeichen, wird der Verband entfernt und die Einstichstelle inspiziert.
  Nach Arztanordnung wird z.B. bei Infektionsverdacht der venöse Zugang gezogen, die Katheterspitze zur Keim- und Resistenzbestimmung ins Labor geschickt und die Einstichstelle mit desinfizierenden und antibakteriellen Arzneimitteln versorgt. Bei Paravasaten und/oder Venenentzündungen kann der geschwollene Bezirk zusätzlich mit heparinhaltigen Salben behandelt werden
- Nach dem ersten Verbandswechsel wird der Verband bei Bedarf, mindestens aber alle zwei Tage, gewechselt. Bei transparenten Folienverbänden, z.B. Comfeel®, können die Intervalle größer sein, da die Einstichstelle permanent beobachtet werden kann.

Richtlinien für den Verbandswechsel bei komplikationslosem Venenzugang sind:
- Patienten informieren
- Platz im Krankenzimmer schaffen oder das Untersuchungszimmer bzw. das Verbandszimmer der Station nutzen
- Den Patienten in eine entspannte und gleichzeitig geeignete Lage bringen
- Die Arbeitsfläche desinfizieren
- Alle Materialien zurechtlegen
- Hygienische Händedesinfektion durchführen
- Einmalhandschuhe anziehen, den alten Verband abnehmen und zusammen mit den Handschuhen in einen Abwurfbehälter oder eine Abwurftüte, z.B. Steripak®, entsorgen
- Die Einstichstelle und die Umgebung inspizieren (Entzündungszeichen, z.B. druckschmerzhafte Schwellung an der Einstichstelle oder im Venenverlauf? Paravasat? Hautmazerationen durch Auslaufen von Infusionslösung an der Einstichstelle? Allergische Hautreaktionen auf Heftpflaster oder Folienverband?)
- Die Einstichstelle und das umgebende Hautgebiet desinfizieren (von der Einstichstelle nach außen) und bestehende Verkrustungen mit sterilem Watteträger entfernen, dabei die Lage des Venenzugangs nicht verändern
- Frische sterile Verbandmaterialien auflegen und mit Heftpflaster fixieren bzw. Folienverband aufkleben
- Nach dem Verbandswechsel ungehindertes Einfließen der Infusionslösung überprüfen.

Krankenbeobachtung und Dokumentation

- Allgemeinzustand des Patienten: Körpergewicht, Durst- und Hungergefühl, Hautturgor, Ödeme, Schleimhautbeschaffenheit, Unverträglichkeitsreaktionen
- Zustand der Einstichstelle (☞ unten)
- Vitalzeichen, insbesondere RR, Puls, Temperatur (Temperaturerhöhung als Frühzeichen einer Infektion), Atmung (Pneumo-, Hämatothorax, Pleuraerguss durch Infektion?)
- Bei ZVK: ZVD (☞ 18.2.2)
- Bei größeren Infusionsprogrammen tägliche Flüssigkeitsbilanzierung und Blutuntersuchungen nach ärztlicher Anordnung.

Verband und Fixierung eines ZVKs

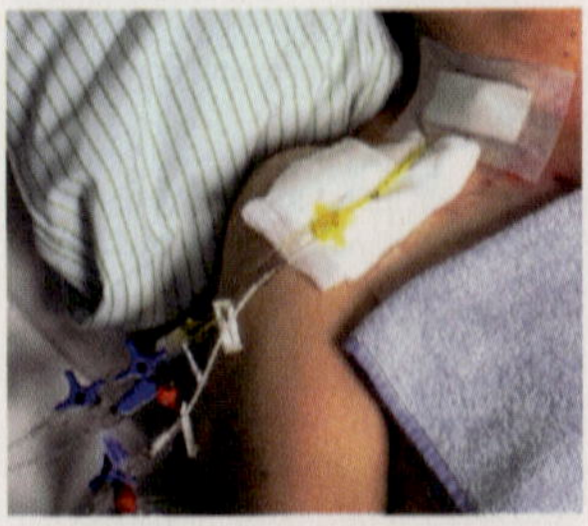

Abb. 10.88: Jugulariskatheter mit Pflaster, Kompresse und Klebeband. [K183]

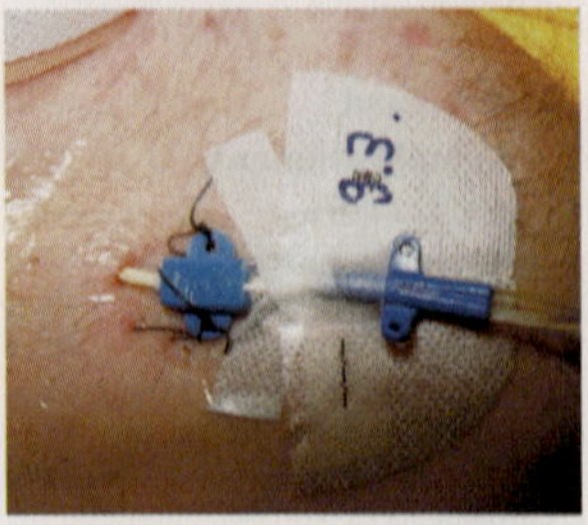

Abb. 10.89: Subklaviakatheter mit Klebefolie. [M161]

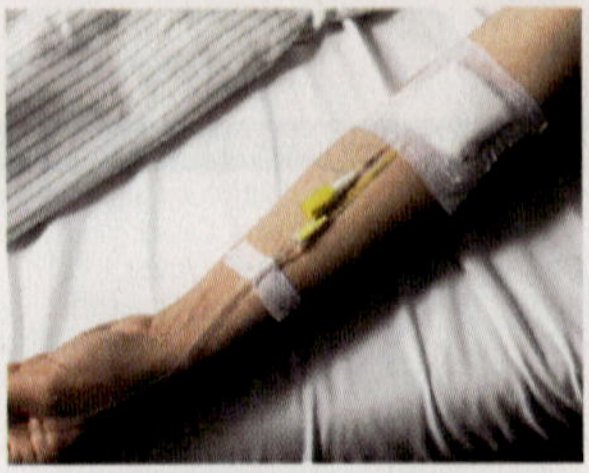

Abb. 10.90: Von peripher gelegter ZVK mit Klebeverband und Pflasterstreifen. [K183]

Zusätzliche Dokumentation:
- Alle Infusionen mit genauer Bezeichnung, Menge, ggf. Zumischungen, eingestellter Tropfenzahl, Einlaufbeginn und Einlaufende
- Alle Abweichungen und Unterbrechungen im Infusionsprogramm
- Alle Komplikationen (Art der Komplikation, Erstmaßnahmen, durchgeführte Arztanordnungen)
- Alle durchgeführten Pflegemaßnahmen, z.B. Wechsel der Infusionssysteme, Verbandswechsel am Venenzugang oder Korrekturen der Tropfgeschwindigkeit
- Alle von der Norm abweichenden Beobachtungen.

Gefahren und Komplikationen

Eine Infusionstherapie ist immer mit Risiken für den Patienten verbunden. Hinzu kommt, dass viele Patienten infolge ihrer Grunderkrankung anfälliger gegenüber Infektionen sind. Als Risiken von Infektionen sind insbesondere zu nennen:
- Allergische Reaktionen
- Luftembolie
- Blutverlust
- Thrombophlebitis
- Sepsis.

10.6 Strahlentherapie

Strahlentherapie *(Bestrahlungstherapie):* Im klinisch-medizinischen Sprachgebrauch Nutzung *ionisierender Strahlung* zu therapeutischen Zwecken (**Strahlentherapie** *im engeren Sinne, radiologische Strahlentherapie, Radiotherapie*). Gleichnamiges medizinisches Fachgebiet.

Strahlentherapie im weiteren Sinne die Nutzung *elektromagnetischer Wellen* zu Behandlungszwecken. Hierzu gehören neben der radiologischen Strahlentherapie auch die Lasertherapie, die Mikrowellen- und Infrarotbestrahlungen sowie die Lichttherapie.

Anwendungen der Strahlentherapie im weiteren Sinne ☞ *10.9*
Lasertherapie ☞ *10.6.2*
UV-Strahlentherapie beim Neugeborenenikterus ☞ *13.7.5*

10.6.1 (Radiologische) Strahlentherapie

Pflege bei Strahlentherapie ☞ *24.5.2*

Grundlagen

Ionisierende Strahlung ist so energiereich, dass sie andere Moleküle *ionisieren* kann, d.h. die Elektronenzahl eines neutralen Moleküls wird durch Abspalten oder Hinzufügen eines oder mehrerer Elektronen verändert. Bei diesen Ionisierungsvorgängen wird Energie frei und von der durchstrahlten Materie zu einem Teil aufgenommen *(absorbiert)*. Dadurch kommt es im menschlichen Körper zu einer Reihe **biologischer Strahlenwirkungen,** insbesondere DNA-Schäden und Störungen aller anderen Zellfunktionen bis hin zum Zelltod. Am Arbeitsplatz oder bei diagnostischen Röntgenaufnahmen sind diese Auswirkungen der Strahlung unerwünscht (☞ 9.6.1), bei der Strahlentherapie dagegen wird diese Wirkung zu Behandlungszwecken ausgenutzt, vor allem um Tumorzellen abzutöten. Grundsätzlich reagieren schnell wachsende, stoffwechselaktive Gewebe mit guter Durchblutung besonders sensibel auf die Bestrahlung.

Bestrahlungstechniken

Mehrere Bestrahlungstechniken stehen zur Verfügung:
- Bei der **perkutanen Strahlentherapie** wird der krankhafte Prozess von außen durch die intakte Haut hindurch bestrahlt. Eingesetzt wird vor allem hochenergetische Photonen- (= ultraharte Röntgenstrahlung oder Cobalt-60-

Komplikation	Beobachtungskriterien	(Sofort-)Maßnahmen
Allergische Reaktionen (☞ 29.4.1)	▸ Hautrötung, Juckreiz, Hautausschlag ▸ Kopf-, Gelenk- und Gliederschmerzen ▸ Unruhe, Angst ▸ Übelkeit, Erbrechen ▸ Temperaturanstieg, Hitzewallungen ▸ Atemnot ▸ Schockzeichen (☞ 38.5.1)	▸ Infusion sofort abstellen, Venenzugang belassen ▸ Unverzüglich Arzt rufen (lassen) ▸ Beim Patienten bleiben, ihn beobachten und beruhigen ▸ Kreislaufsituation einschätzen (Beobachtung von RR, Puls, Gesichtsfarbe, Schweiß, Äußerungen des Patienten), Patienten evtl. in Schocklage bringen ▸ Atemsituation einschätzen (Atemgeräusche, Zyanose, Einsatz der Atemhilfsmuskulatur, Äußerungen des Patienten), ggf. Oberkörper erhöht lagern, Sauerstoff auf Arztanordnung verabreichen (☞ 20.2.1)
Luftembolie	▸ Plötzlicher, stechender Schmerz im Brustkorb ▸ Atemnot, Zyanose ▸ Tachykardie, Hypotonie, Schock	▸ Verbindung zwischen Infusionssystem und Venenkatheter/Venenverweilkanüle unterbrechen („dekonnektieren"), den venösen Zugang verschließen ▸ Arzt rufen (lassen) ▸ Patienten in Kopftieflage bringen ▸ Beim Patienten bleiben, ihn beobachten und beruhigen ▸ Kreislauf und Atmung beurteilen ☞ Allergie
Blutverlust	▸ Austritt größerer Blutmengen aus dem venösen Zugang (z.B. bei Ablösen im Schlaf) ▸ Umfangreiche Hämatome im Hals- und Thoraxbereich (bei ZVK)	▸ Dekonnektierten Zugang verschließen oder Infusion mit neuem Infusionssystem wieder anhängen ▸ Kreislauf kontrollieren ▸ Arzt sofort informieren und Anordnungen abwarten
Thrombophlebitis (☞ 19.8.2)	▸ Entzündungszeichen im Venenverlauf ▸ Schmerzäußerungen des Patienten	▸ Beim ZVK Arzt informieren und Anordnungen abwarten ▸ Periphere Verweilkanüle entfernen, evtl. Alkoholumschläge machen oder heparinhaltige Salben auftragen, Arzt informieren, wenn nötig, neuen peripheren Zugang legen lassen
Sepsis (☞ 28.4)	▸ Plötzlich auftretendes, hohes Fieber, oft mit Schüttelfrost ▸ „Verfall" des Patienten	▸ Arzt sofort informieren ▸ Blutkultur vorbereiten (☞ 28.3.5) ▸ Weitere Anordnungen abwarten, z.B. ZVK entfernen und Katheterspitze zur mikrobiologischen Untersuchung einschicken

Tab. 10.91: Die Hauptrisiken von Infusionen, Beobachtungskriterien und Erstmaßnahmen. [A400]

Gammastrahlung) oder Elektronenstrahlung

- Als **Kontaktbestrahlung** werden solche Methoden bezeichnet, bei denen Strahlenquelle und Tumor direkten Kontakt zueinander haben. Bei der **intrakavitären Bestrahlung** werden radioaktive Substanzen in Körperhöhlen (z.B. in die Gebärmutter eingelegte Kunststoffschläuche mit Caesiumkügelchen befüllt) oder erkrankungsbedingte Hohlräume eingebracht. Bei der **interstitiellen Strahlentherapie** wird der Tumor, z.B. ein Mundbodenkarzinom, mit dem radioaktiven Material förmlich gespickt. Bei beiden Methoden werden Stoffe verwendet, die Strahlung von nur geringer Reichweite abgeben, um die umliegenden gesunden Gewebe zu schonen
- In der Nuklearmedizin wird durch die Gabe **offener Radionuklide** (☞ 9.6.6) bestrahlt. Bekanntestes Beispiel ist hier die Radiojodtherapie (☞ 23.4.6).

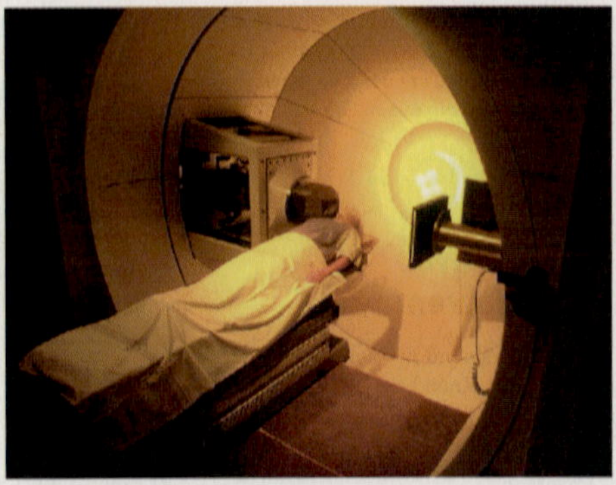

Abb. 10.92: Bestrahlung eines Patienten mit einem Gehirntumor in einem Protonenbeschleuniger („Zyklotron"). Durch ein Magnetfeld werden die Ionen bei jedem Umlauf auf spiralförmigen Bahnen beschleunigt. Die dabei entstehende hohe Energie wird zur Strahlentherapie genutzt. [J510-214]

Indikationen der Strahlentherapie

Aufgrund vieler *Langzeitwirkungen*, u.a. Häufung von Organtumoren und Leukämien, wird die Indikation zur Strahlenbehandlung *gutartiger* Erkrankungen heute sehr eng gestellt. Beispiel ist die „Schmerzbestrahlung" bei schweren Arthrosen älterer Patienten (☞ 26.10.1).

Überwiegend werden bösartige Tumoren strahlentherapeutisch behandelt, oft vor oder nach einer operativen Maßnahme oder einer Chemotherapie.

Ziel der **kurativen Strahlentherapie** ist die Vernichtung der Tumorzellen bei möglichst geringer Schädigung des (umliegenden) gesunden Gewebes. Zwar sind insbesondere schnell wachsende Tumoren wegen ihrer guten Durchblutung und ihres damit verbundenen erhöhten Stoffwechsels erheblich strahlensensibler als gesundes Gewebe, doch schließt dies Nebenwirkungen auf das gesunde Gewebe nicht aus. Zudem kann eine schlechte Gefäßversorgung im Tumor zu Sauerstoffmangel und damit zu verminderter Strahlenempfindlichkeit führen. Daher wurden mehrere Techniken entwickelt, die eine größtmögliche Schonung des gesunden Gewebes bewirken sollen:

- Die zur Tumorvernichtung erforderliche Strahlendosis (ca. 40 – 50 Gray = 4000 – 5000 rad) wird in vielen kleinen Dosen und zeitlich verzögert appliziert, d.h. **fraktioniert** und **protrahiert.** Das gesunde Gewebe erholt sich besser als das Tumorgewebe und wird daher nicht so stark geschädigt
- Es wird nicht eine Strahlenquelle in starrer Position eingesetzt, die immer das *gleiche* gesunde Gewebe bestrahlt, sondern die Strahlenquelle bestrahlt den Tumor in einer Sitzung nacheinander aus verschiedenen Richtungen **(Mehrfeld-Bestrahlung),** oder die Strahlenquelle bewegt sich während der Bestrahlung um den Tumor herum (z.B. **Pendelbestrahlung**). So kann die Bestrahlung des gesunden Gewebes reduziert werden.

Die **palliative Strahlentherapie** dient der Beschwerdelinderung des Patienten, z.B. bei schmerzenden Knochenmetastasen oder Atemnot infolge eines inoperablen Bronchialkarzinoms (☞ 20.8.2).

Nebenwirkungen und Komplikationen der Strahlentherapie ☞ 24.5.2

10.6.2 Lasertherapie

Laser: **L**ight **A**mplification by **S**timulated **E**mission of **R**adiation (= Lichtverstärkung durch stimulierte Emission von Strahlung). Bezeichnet fast paralleles Licht einer Wellenlänge (monochromatisch), gleicher Phasendifferenz (kohärent) und hoher Energiedichte.

Lasertherapie: Behandlung mit Laserstrahlen.

Grundlagen

So genannte **Lasermaterialien** haben die Eigenschaft, durch Energiezufuhr von außen auf ein höheres Energieniveau zu wechseln und bei weiterer Energiezufuhr unter Aussendung *monochromatischen, kohärenten Lichts* wieder in ihren Grundzustand zurückzukehren. Monochromatisches Licht bezeichnet Licht *gleicher Wellenlänge* (das „normale" Licht ist immer ein Gemisch vieler Wellenlängen), kohärent bedeutet eine *gleich bleibende Phasendifferenz* der Wellen. Durch geeignete technische Tricks wird das entstandene Licht verstärkt und verlässt schließlich als fast paralleles, monochromatisches, kohärentes Lichtstrahlenbündel hoher Energiedichte die Apparatur. Die Wellenlänge des Lichtstrahlenbündels und damit letztlich auch die Anwendungsmöglichkeiten, z.B. oberflächliche oder tiefe Koagulation, Schneiden, Verdampfen, hängen vom verwendeten Lasermaterial ab, weshalb man z.B. auch von **CO_2-Laser, Argonlaser, Krypton-Laser** oder **Neodym-YAG-Laser** spricht.

Indikationen

Laserstrahlen werden in zahlreichen medizinischen Fachgebieten bereits genutzt, z.B.:

- In der Chirurgie zum Schneiden und zur Blutstillung
- In der Augenheilkunde (☞ Kapitel 33) zur Behandlung von Netzhauterkrankungen
- In der Dermatologie (☞ Kapitel 30) zum Entfernen von Hautveränderungen
- In verschiedenen Disziplinen zur Tumorbehandlung, z.B. Behandlung von Lebermetastasen, Offenhalten der Ösophaguslichtung bei stenosierendem Ösophaguskarzinom.

In anderen Fachgebieten befinden sich die Laseranwendungen noch in der Entwicklung, etwa in der Behandlung von Prostataerkrankungen oder der Wiedereröffnung arteriosklerotisch verengter Gefäße. Die genauen Indikationen einer Lasertherapie werden bei der jeweiligen Erkrankung in den einzelnen Organkapiteln aufgeführt.

Laserakupunktur ☞ *10.14.2*

10.7 Invasive Heilverfahren

Stellt sich während der Diagnostik oder im weiteren Krankheitsverlauf heraus, dass eine *konservative Behandlung* (konservativ = bewahrend, hier: wenig eingreifend, z.B. Arzneimitteltherapie) allein nicht ausreicht, gelangen oft **invasive Heilverfahren** zur Anwendung.

Invasive Heilverfahren: Heilverfahren, die die körperliche Integrität des Patienten verletzen. Meist:

Operation (kurz *OP*): Chirurgischer Eingriff zu diagnostischen (☞ 9.8.2) oder therapeutischen Zwecken.

Je nach Dringlichkeit einer Operation wird zwischen **Notfalloperation, dringlicher nicht geplanter Operation, bedingt dringlicher geplanter Operation** und **nicht dringlicher geplanter Operation** *(Wahleingriff, Elektiveingriff)* unterschieden. Von der Dringlichkeit einer Operation hängt ab, wie viel Zeit für OP-Planung und Vorbereitung des Patienten bleibt (z.B. Ausgleich eines Volumendefizits, Korrektur einer Störung des Elektrolythaushalts).

Transplantation ☞ *10.8*

10.7.1 Einwilligung zur Operation

Eine Operation stellt vom rechtlichen Standpunkt aus betrachtet eine *Körperverletzung* dar. Sie ist nur rechtmäßig, wenn eine *Indikation* vorliegt *und* der Patient seine (rechtswirksame) *Einwilligung* gegeben hat (Ausnahme: Notfalloperation).

Indikation

Allgemeine Überlegungen zur Indikationsstellung ☞ *10.1*

Der Eingriff muss medizinisch angezeigt *(indiziert)* sein. Dies ist etwa bei einer akuten Appendizitis der Fall (☞ 21.6.6). Dagegen darf der Arzt einem Patienten z.B. nicht eine schmerzhafte Hammerzehe amputieren, wenn es medizinisch nicht notwendig ist, auch wenn der Patient dies von ihm verlangt.

Einwilligung

Vor einer Operation müssen sowohl der Operateur als auch der Anästhesist eine schriftliche Einverständniserklärung des Patienten einholen. Voraussetzung für die (rechtswirksame) **Einwilligung** des Patienten in eine Operation ist ein vorausgegangenes **Aufklärungsgespräch,** in dem bestimmte Punkte angesprochen werden müssen (☞ auch 10.1 und Tab. 10.94). Die Aufklärung muss dem Bildungsstand, dem Informationsbedürfnis und ggf. dem Beruf des Patienten Rechnung tragen und schriftlich festgehalten werden.

Beispielsweise hat eine Operation der Hand und ihre möglichen Nebenwirkungen wie eine leicht veränderte Beweglichkeit eines Fingers für einen Berufspianisten andere Dimensionen als für einen Dachdecker. Von Fall zu Fall kann das Informationsbedürfnis und damit das Ausmaß der Aufklärung variieren.

Bei größeren Eingriffen dürfen Aufklärungsgespräch und OP-Einverständniserklärung nicht erst am Operationstag erfolgen. Ebenso kann eine Einverständniserklärung nach Einnahme der Arzneimittel zur Prämedikation oder bei einem sedierten Patienten rechtlich angefochten werden. Gerade bei Wahleingriffen kann das Aufklärungsgespräch bereits bei der ambulanten Vorstellung geführt werden. Der Patient hat dann genügend Zeit, evtl. noch offene Fragen zu klären und seine Entscheidung zu überdenken. Ansonsten findet das Aufklärungsgespräch spätestens am Vortag der Operation statt.

Eine Ausnahme von dieser Regelung sind Notfalloperationen. Bei einer lebensbedrohlichen Situation darf auf eine Aufklärung und Einwilligung des – evtl. bewusstlosen – Patienten verzichtet werden (☞ auch 10.1). Hier wird davon ausgegangen, dass der Patient dem Eingriff zustimmen würde, falls er dazu in der Lage wäre (**mutmaßliche Einwilligung,** *übergesetzlicher rechtfertigender Notstand*).

Bei Kindern unter 14 Jahren oder Patienten in rechtlicher Betreuung bedarf es der Einwilligung der Eltern bzw. des Betreuers. Bei größeren Eingriffen im Kindesalter empfiehlt es sich, *beide* Elternteile zu einem Aufklärungsgespräch zu bitten. Jugendliche zwischen 14 (– 16) und 18 Jahren können selbst einwilligen, wenn sie fähig sind, die Bedeutung und die Folgen des Eingriffs und der Narkose abzuwägen. Im Zweifelsfall lässt man Eltern *und* Patient unterschreiben. Verweigern die Eltern eine lebensnotwendige Maßnahme bei ihrem Kind, so kann beim Vormundschaftsgericht ein Betreuer bestellt werden, der stellvertretend die Einwilligung erteilt. Bleibt hierfür nicht mehr genügend Zeit, darf der Arzt den Eingriff vornehmen.

Kann der Patient kein Deutsch, wird mit Einverständnis des Patienten ein Dolmetscher zur Aufklärung herangezogen. Hier kann beispielsweise ein Kollege aushelfen, der die fremde Sprache beherrscht.

Eine weitere Besonderheit stellen mündige Patienten dar, die jedoch körperlich

Art der Operation	Definition	Beispiele
Notfalloperation	Sofortige Operation als einzige Möglichkeit, das Leben des Patienten oder einen rasch auftretenden Dauerschaden zu verhindern. Raschestmögliche Durchführung der Operation nach minimaler Vorbereitungszeit (Minuten)	Gefäßruptur, Milzruptur, rasch zunehmende Querschnittlähmung, schneller intrakranieller Druckanstieg nach Schädel-Hirn-Trauma
Dringliche nicht geplante Operation	Operation als einzige Möglichkeit, das Leben des Patienten oder Dauerschäden zu verhindern. Vorbereitungszeit Stunden	Eingeklemmter Leistenbruch, akute Appendizitis
Bedingt dringliche geplante Operation	Operation als wichtigste Therapie, um Folgeschäden zu verhindern. Vorbereitungszeit wenige Tage	Gewebeprobeentnahme bei Verdacht auf bösartigen Tumor, langsam entstandenes subdurales Hämatom
Nicht dringliche geplante Operation	Häufigster Fall: Operation als prophylaktische Maßnahme, um Folgeschäden zu verhindern, oder kosmetische Operation. Optimale Vorbereitungszeit von Wochen bis Monaten	Implantation einer Hüftgelenk-Totalendoprothese bei Arthrose, Korrektur einer Gelenkfehlstellung

Tab. 10.93: Beispiele für Operationsindikationen (Einteilung nach Dringlichkeit).

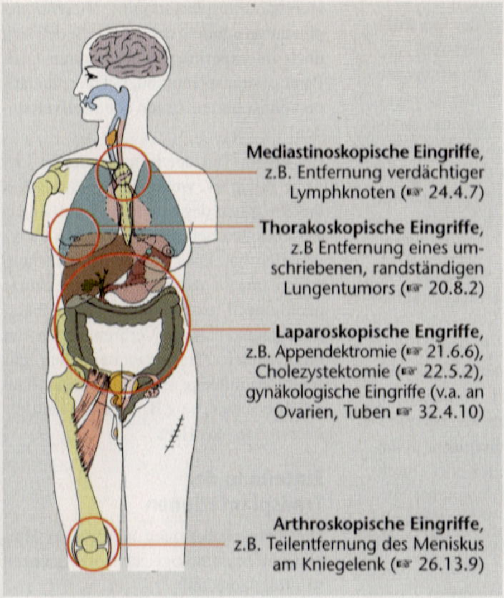

Abb. 10.95: Die wichtigsten endoskopischen Operationen. Noch nicht zu den Routineverfahren gehören beispielsweise endoskopische Herz- und Gehirnoperationen. Nicht aufgeführt sind die endoskopischen Therapien, bei denen das Endoskop über natürliche Köröffnungen eingeführt wird (hierzu ☞ 9.7 und Organkapitel). [A400-215]

nicht in der Lage sind zu unterschreiben. Typische Beispiele sind alte Patienten mit einem starken Tremor oder Patienten mit einer Verletzung im Bereich der oberen Extremität oder der Schreibhand. Hier erfolgen Aufklärung und Einwilligung unter Zeugen, deren Namen und Adressen anschließend im Dokumentationssystem festgehalten werden.

Jeder invasive Eingriff ist eine Ausnahmesituation für den Patienten und seine Angehörigen. Das Krankenhauspersonal, das täglich mit Operationen in Berührung kommt, mag vor allem kleinere Eingriffe als „Routine“ ansehen, beim Patienten ist das nie der Fall. Der Patient braucht vor dem Eingriff Unterstützung und Ermunterung, um dieser für ihn bedrohlichen Situation begegnen zu können.

10.7.2 Offene Operationen

Bei **offenen Operationen,** für viele die „Operation“ schlechthin, wird der Körper des Patienten großflächig eröffnet, um an das erkrankte Organ zu gelangen. Heute sind die meisten Operationen (noch?) offene Operationen. Vorteile einer offenen Operation sind der meist gute Überblick über die erkrankten Organe und die Möglichkeit, den Eingriff bei Komplikationen, unerwartet großer Ausdehnung der Erkrankung oder bei neuen, überraschenden Befunden, die in keinem Zusammenhang mit der Operationsindikation stehen, zu erweitern. Nachteilig ist unter anderem die höhere Belastung für den Patienten wie Schmerzen, ggf. längere Bettlägerigkeit durch meist größere Wundflächen und Narben.

10.7.3 Minimal-invasive Chirurgie

Bei der **minimal-invasiven Chirurgie** (kurz *MIC*, auch *endoskopische Operationen* genannt) kann auf eine breite Eröffnung der erkrankten Körperregion oder der Körperhöhle – zumindest zunächst – verzichtet werden. Stattdessen führt der Operateur ein Endoskop ein, durch das er das zu operierende Organ ansehen und in einigen Fällen auch operieren kann, z.B. bei einer laparoskopischen Tubensterilisation. Meist reicht dem Arzt ein einziger Zugang aber nicht aus. Dann legt er für die Instrumente gesonderte Zugänge (beispielsweise legt der Chirurg bei der laparoskopischen Cholezystektomie vier Zugänge ☞ auch Abb. 10.96, 22.5.2).

Vorteil der minimal-invasiven Chirurgie ist, dass sie für den Patienten schonender und weniger schmerzhaft ist, dass er oft schneller aus dem Krankenhaus entlassen werden kann (schnellere Rekonvaleszenz) und dass die sichtbaren Narben nur klein sind. Ein großer Nachteil sind die eingeschränkten Operationsmöglichkeiten. Treten z.B. überraschend Komplikationen auf, muss der endoskopische Eingriff abgebrochen und zu einer offenen Operation übergegangen werden. Ob eine endoskopische Operation kürzer oder länger dauert als ein konventioneller Eingriff, hängt von der Art des Eingriffs ab.

Aufklärungspflicht des Operateurs	Aufklärungspflicht des Anästhesisten (☞ auch 37.7.1)
▸ Art und Umfang des Eingriffs ▸ Allgemeine OP-Risiken, z.B. Wundinfektion, Läsion eines Hautnerven, Nachblutungen ▸ Spezifische OP-Risiken, z.B. Anastomoseninsuffizienz bei Darmnähten, Verletzungen des Samenstranges bei Leistenbruchoperationen, Pseudarthrosenbildung bei der Behandlung von Knochenbrüchen ▸ Evtl. Zusatzeingriffe, z.B. bei unvorhergesehener Ausweitung der Operation, etwa Bruch des Oberschenkelknochens bei Implantation einer Hüft-Totalendoprothese ▸ Evtl. notwendige Implantation von Fremdgewebe, z.B. Fremdknochen aus der Knochenbank bei Versteifungsoperationen der Wirbelsäule ▸ Evtl. Risikoerhöhung durch vorhandene individuelle Risiken, z.B. erhöhte Thrombosegefahr bei Einnahme der „Pille“ oder bei vorausgegangener Beinvenenthrombose ▸ Nachbehandlung, z.B. Nahrungskarenz, längere Zeit der Entlastung, weitere OP zur Metallentfernung ▸ Alternativmethoden ▸ Beantwortung von Fragen des Patienten	▸ Darstellung möglicher Anästhesiearten unter Betonung der für den Patienten am geeignetsten erscheinenden (☞ 37.8, 37.9) ▸ Typische Risiken dieser Verfahren ▸ Präoperative Flüssigkeits-, Nahrungs- und Nikotinkarenz ▸ Prämedikation ▸ Postoperative Betreuung in Aufwachraum oder Intensivstation ▸ Evtl. Nachbeatmung ▸ Evtl. Möglichkeiten der Schmerztherapie ▸ Evtl. Gabe von „Fremdblut“, besonders die damit verbundenen Infektionsrisiken (Hepatitis, HIV). Probleme sind hier zu erwarten bei Patienten, die der Glaubensgemeinschaft der „Zeugen Jehovas“ angehören, da diese eine Bluttransfusion strikt ablehnen ▸ Beantwortung von Fragen des Patienten

Tab. 10.94: Inhalte des Aufklärungsgespräches von Operateur und Anästhesist.

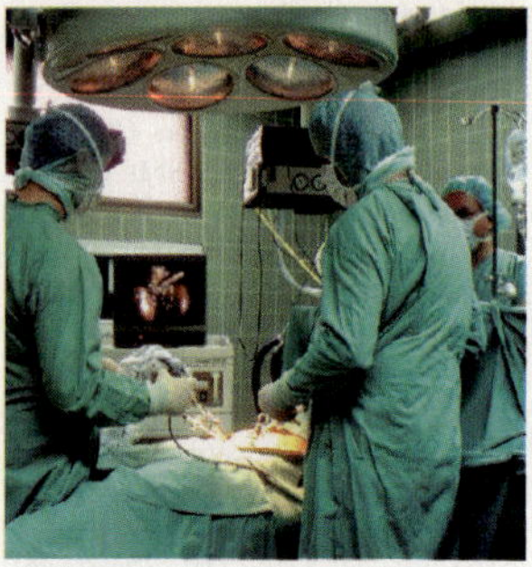

Abb. 10.96: Setting einer laparoskopischen Cholezystektomie. Die Instrumente werden durch Stichkanäle in der Bauchdecke in den Bauchraum eingebracht und unter Sichtkontrolle auf dem Videoschirm bedient. [K150]

10.7.4 Interventionelle radiologische Therapie

Interventionelle radiologische Therapie: Behandlung einer Erkrankung von außen mit Punktionsnadeln oder mit Instrumenten, die über einen Katheter vorgeschoben werden, unter Zuhilfenahme radiologischer Methoden (z.B. der Kontrastmittelgabe) und/oder unter röntgenologischer Kontrolle. Eine Operation im engeren Sinne findet nicht statt.

Hauptanwendungsgebiete **interventioneller radiologischer Therapien** sind z.B. die Wiedereröffnung bzw. Erweiterung von Gefäßen (z.B. Ballondilatation von Herzkranzgefäßen ☞ 18.5.1, Einlage von Gefäßprothesen ☞ 19.6.2), Punktionen unter radiologischer Kontrolle (z.B. bei Tumoren) oder eine intraarterielle Chemotherapie (z.B. bei bösartigen Lebertumoren).

Interventionelle radiologische Therapien sind nicht risikolos. Sie erfordern eine sorgfältige Vorbereitung des Patienten, die auch mögliche Komplikationen mit der Notwendigkeit einer Operation in Narkose berücksichtigt, sowie eine gewissenhafte Nachsorge. Beide Aufgaben werden zu großen Teilen durch die Pflegenden geleistet.

Vorbereitung und Nachsorge

- Patienten zum Eingriff nüchtern lassen, da bei Komplikationen evtl. eine (Intubations-)Narkose notwendig wird
- Die Hautregion, in der punktiert werden wird, vorher rasieren
- Gerinnungs- und Kreatininwerte vorher bestimmen lassen. Bei (versehentlicher) Arterienpunktion ist die Gefahr von Blutungskomplikationen hoch, wenn Gerinnungsstörungen vorliegen. Der Kreatininwert wird v.a. bei Kontrastmittelgaben benötigt
- Nach dem Eingriff Patienten mindestens einen Tag Bettruhe einhalten lassen
- Vitalzeichen des Patienten und punktierte Extremität oder Körperregion engmaschig kontrollieren, um Komplikationen wie beispielsweise verzögerte allergische Reaktionen, Nachblutungen oder Durchblutungsstörungen möglichst früh zu erkennen. Die Punktionsstelle wird meist mit einem Sandsack komprimiert, um das Risiko einer Nachblutung zu vermindern
- Nach Gabe nierengängiger Kontrastmittel Patienten zu reichlichem Trinken anhalten, um die Kontrastmittelausscheidung zu beschleunigen.

10.8 Transplantationen

Transplantation: Übertragung von Organen, Geweben oder Zellen entweder auf ein anderes Individuum oder eine andere Körperstelle des gleichen Individuums.

In der Regel ist eine **Transplantation** mit einer Operation verbunden. Ausnahmen stellen Transfusionen und Knochenmarktransplantationen dar (☞ Kapitel 24).

Bei Organtransplantationen stellt meist der Internist den Patienten einem Chirurgen in einem Transplantationszentrum vor, der über die Indikation zur Transplantation entscheidet. Die notwendige Vorbereitung und die spätere Nachsorge nach dem Eingriff, insbesondere die Steuerung der immunsuppressiven Therapie, liegen in der Hand des Internisten, während die Transplantation selbst und die unmittelbar postoperative Betreuung von Chirurgen übernommen wird.

Manche Transplantationen sind seit langem fester Bestandteil der therapeutischen Möglichkeiten (Bluttransfusion, Hornhauttransplantation, Nierentransplantation), andere dagegen befinden sich noch im experimentellen Stadium (z.B. Pankreastransplantation, Transplantation von isolierten Zellen oder Zellverbänden).

Bei einem Teil der transplantierten Gewebe reicht es, wenn sie für kurze Zeit die Aufgaben des zerstörten Empfängergewebes übernehmen, bis dieses sich regeneriert hat. Dies ist z.B. bei Knochentransplantaten als vorübergehende Stütze nach einer Fraktur oder bei Fremdhauttransplantaten nach Verbrennungen der Fall. Andere Transplantate sollen das funktionsunfähige Empfängerorgan dauerhaft ersetzen, so z.B. die Hornhaut, die Nieren oder das Herz.

Einteilung der Transplantationen

Die Transplantationen werden im Hinblick auf immunologische Konsequenzen wie folgt eingeteilt:

- Bei der **autogenen Transplantation** *(autologen Transplantation)* wird das Gewebe von einer Körperstelle auf eine andere Körperstelle des gleichen Individuums übertragen. Bekanntestes Beispiel sind Hauttransplationen nach Verbrennungen (☞ 38.5.2). Bei diesen Transplantationen gibt es keine Abstoßungsreaktion, da nur körpereigenes Gewebe übertragen wird
- Von einer **syngenen Transplantation** (*isogene* oder *isologe Transplantation*) spricht man bei einer Transplantation zwischen eineiigen Zwillingen, also genetisch identischen Individuen. Auch hier findet keine Abstoßungsreaktion statt
- Die **allogene Transplantation** (*homogene* oder *homologe Transplantation*) ist die häufigste Transplantation. Spender und Empfänger sind zwei genetisch verschiedene Personen, gehören aber der gleichen Art an. Sie sind meist nicht miteinander verwandt. In der Regel werden Organe Verstorbener übertragen, nur selten sind Lebendspenden möglich bzw. ethisch zu verantworten (☞ unten). Fast immer ist zur Verhinderung von Abstoßungsreaktionen die dauerhafte Einnahme von Arzneimitteln mit ausgeprägten Nebenwirkungen notwendig
- Selten ist die **xenogene Transplantation** (*heterogene* oder *heterologe Transplantation*), bei der Tierorgane übertragen werden. Da neben ethischen Problemen und in ihrem genauen Ausmaß

bisher unbekannten Infektionsrisiken auch enorme Abstoßungsprobleme bestehen, werden Tierorgane vor allem mit dem Ziel übertragen, die Zeit bis zur Transplantation eines menschlichen Organs zu überbrücken, wenn die Organfunktion nicht mit technischen Mitteln aufrechterhalten werden kann.

Immunologische Komplikationen

Grundlagen ☞ *29.1*

Die Prognose einer Transplantation wird entscheidend von den **Immunreaktionen** bestimmt.

In der Regel bekämpft der Organismus des Empfängers das Spendergewebe. Dieser Typ der Abstoßung heißt **Host-versus-graft-Reaktion** (kurz *HVGR*, engl. host = Wirt, versus = gegen, graft = Pfropf, hier Transplantat). Eine Ausnahme ist die Knochenmarktransplantation (☞ 24.5.7), bei der sich immunkompetente Zellen des Spenders gegen den Empfänger richten (**Graft-versus-host-Reaktion,** kurz *GVHR*). Die Transplantation von Geweben mit wenig Blut- und Lymphgefäßen wie etwa der Hornhaut bietet die wenigsten Probleme.

MHC-Antigene

Ursache für die Immunreaktionen sind Unterschiede in den **MHC-Antigenen** (MHC = ***m****ajor* ***h****istocompatibility* ***c****omplex* = *Haupt-Gewebeverträglichkeits-Komplex,* auch *Histokompatibilitätsantigene* genannt) zwischen Spender- und Empfängergeweben. Dies sind hochspezifische, also von Mensch zu Mensch unterschiedliche Gewebsantigene, die auf fast allen Zellen vorkommen, genetisch bestimmt sind und während des ganzen Lebens konstant bleiben. Da die MHC-Antigene zuerst auf Leukozyten entdeckt wurden, werden sie auch als **HLA-Antigene** bezeichnet (für ***h****uman* ***l****eukocyte* ***a****ntigen = menschliches Leukozyten-Antigen*).

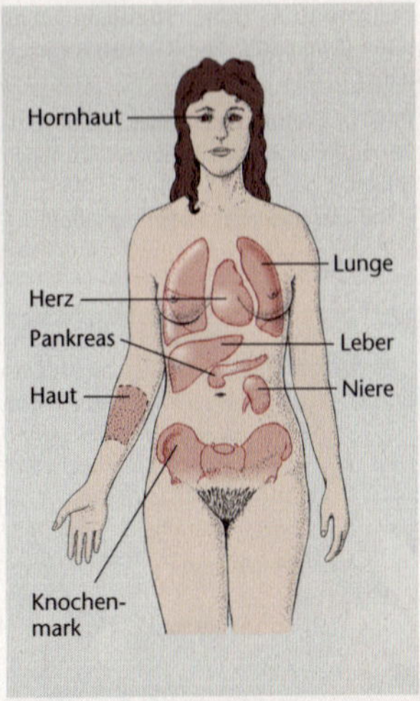

Abb. 10.97: Organtransplantationen, die zurzeit medizinisch möglich sind. [A400-190]

Vor jeder Transplantation erfolgt nicht nur eine Blutgruppenbestimmung (die Blutgruppen von Spender und Empfänger müssen miteinander kompatibel sein) sondern auch eine **Gewebetypisierung** (*HLA-Typisierung,* d.h. Bestimmung der MHC-Antigene) von Spender und Empfänger, damit diesbezüglich möglichst ähnliche Gewebe zusammengebracht werden. Außerdem kann die Verträglichkeit von Spenderlymphozyten und Empfängerserum im Labor getestet werden **(Cross-match).**

Zwar verbessern sich die Chancen einer erfolgreichen Transplantation erheblich durch eine weitgehende Übereinstimmung der Histokompatibilitätsantigene von Spender und Empfänger, doch kann das Ausmaß drohender Abstoßungsreaktionen mit heutigen Methoden noch nicht zuverlässig vorhergesagt werden. Abstoßungsprobleme sind immer noch die Regel.

Immunsuppression

Die Abwehr des Patienten wird vor und nach der Transplantation durch eine medikamentöse **Immunsuppression** unterdrückt. Eingesetzt werden insbesondere Glukokortikoide (z.B. Decortin ☞ Pharma-Info 23.51), Azathioprin (z.B. Imurek®) und Ciclosporin (Sandimmun ☞ Pharma-Info 29.29). Der Stellenwert neuerer Präparate wie etwa Tacrolimus (Prograf®), Mycophenolatmofetil (Cellcept®) und Antikörperpräparaten kann noch nicht abschließend beurteilt werden.

Akute Abstoßungsreaktionen können oft durch eine (zeitweilige) Dosiserhöhung der Immunsuppressiva beherrscht werden. Dagegen schreiten **chronische Abstoßungsreaktionen** meist immer weiter fort und führen – wenn auch oft erst nach Jahren – zu einem Funktionsverlust des transplantierten Organs.

Jeder transplantierte Patient muss immer wieder darauf hingewiesen werden, dass das Weglassen seiner nach einiger Zeit oft verhassten „Tabletten" sein Fremdorgan – und damit (meist) sein Leben – akut gefährdet!

Weitere Risiken von Transplantationen

Der Empfänger ist aber nicht nur durch Abstoßungsreaktionen gefährdet:

- Bei jeder Transplantation können auch Krankheitserreger (Zytomegalie-Viren ☞ 28.6.4; HI-Viren ☞ 29.3.1; Hepatitis-Viren ☞ 22.4.2) und Tumorzellen übertragen werden
- Durch die Immunsuppression nach der Transplantation steigt außerdem die Infektgefährdung des Patienten
- Langfristig ist das Malignomrisiko erhöht, da die Abwehr körpereigener Tumorzellen beeinträchtigt wird
- Hinzu kommen die spezifischen Nebenwirkungen der jeweiligen Arzneimittel wie z.B. Nierenschäden unter Ciclosporinbehandlung.

Ethische Probleme

Die Transplantationsmedizin gehört seit ihrer Existenz zu den meistdiskutierten ethischen Problemen innerhalb der Medizin (☞ 4.5).

Problematisch ist besonders die **Lebendspende,** bei der einem lebenden Menschen ein Organ entnommen wird. Wird beispielsweise dem Spender eine Niere entnommen *(explantiert),* setzt das voraus, dass die andere funktionstüchtig ist und bleibt. Daher werden in den deutschsprachigen Ländern Spenden Lebender nur bei sich sehr nahe stehenden Personen und unentgeltlich akzeptiert, beispielsweise die Nierenspende einer Mutter für ihr Kind.

Weniger kontrovers erscheint in unserem Kulturkreis die Transplantation von Organen Verstorbener. Viele Menschen haben jedoch Angst davor, dass für sie nicht alles Menschenmögliche zur Erhaltung ihres Lebens getan wird, wenn sie als „potentielle Organspender" zwischen Leben und Tod stehen. Diese Angst ist aber in Mitteleuropa ebenso unbegründet wie die Angst, dass vor dem tatsächlichen Eintritt des (Hirn-)Todes ein Organ entnommen wird.

Feststellung des Hirntodes

Nach heutigem Kenntnisstand ist ein Mensch tot, wenn die zentralnervösen Funktionen *unwiderruflich* ausgefallen sind (**dissoziierter Hirntod** ☞ 15.6). Eine Wiederbelebung ist dann nicht mehr möglich. Zur Feststellung des Hirntodes sind genaue Kriterien festgelegt. So müssen zwei untersuchende Ärzte, die nichts mit der Transplantation zu tun haben und von denen wenigstens einer über langjährige Erfahrung in der Intensivmedizin verfügt, unabhängig voneinander den Hirntod feststellen und dokumentieren. Darüber hinaus sind Wartezeiten und/oder technische Untersuchungen erforderlich.

Das Konzept des Hirntodes ist nicht unumstritten. Kritiker sehen im hirntoten Patienten zwar einen (unwiderbringlich) *Sterbenden*, aber nicht einen *Toten*.

Für eine Organentnahme muss neben der Feststellung des Hirntodes die schriftliche Einwilligung des Verstorbenen, am einfachsten in Form eines Organspenderausweises, oder eines nahen Angehörigen vorliegen. Diese *erweiterte Zustimmungslösung* (☞ Tab. 4.6) ist in Deutschland durch ein **Organspendegesetz** (gültig seit dem 1.12.1997) bundesweit festgeschrieben worden.

Aus ethischer Sicht vollkommen abwegig und sogar verbrecherisch sind der Organhandel und die Beschaffung von Organen z.B. aus der „Dritten Welt“ oder von entführten Kindern.

Leben vor und nach der Transplantation

Aber auch für die Empfänger ist eine Transplantation nicht unproblematisch. Viele potentielle Empfänger haben psychische Probleme. Manche fragen sich, ob das fremde Organ sie verändern wird, andere haben ein schlechtes Gewissen und schämen sich, dass sie geradezu auf den Tod eines anderen Menschen hoffen, da nur dann für sie eine Überlebenschance besteht. Fast alle ertragen das lange Hoffen und Bangen nur schwer, vor allem wenn kein technischer Organersatz möglich ist und die Kräfte immer mehr schwinden.

Auch nach der Transplantation bestehen oft körperliche Probleme, und der Patient muss ausgeklügelte Arzneimittelschemata und ärztliche Kontrollen genau einhalten.

Die Frage, „wie lange das Organ wohl halten wird“, bestimmt das Denken des Patienten. In diesen Krisen hilft nur eine einfühlsame psychische Betreuung von Patient und Angehörigen durch Pflegende, Ärzte, Seelsorger und psychologische Dienste.

Leider stehen heute immer noch zu wenig Spenderorgane zur Verfügung. In der letzten Zeit hat die Bereitschaft der Bevölkerung zur Organspende sogar deutlich abgenommen. Um sicherzustellen, dass Spender bzw. Empfänger *überregional* gesucht und zusammengebracht werden, sowie eine gerechte Zuteilung zu ermöglichen, wurden internationale Koordinationszentren errichtet, z.B. *Eurotransplant* in den Niederlanden.

10.9 Physikalische Therapie

10.9.1 Begriffsbestimmung und Berufsbilder

Physikalische Therapie *(Physiotherapie):* Aktivierung der Heilkräfte des Körpers durch physikalische Faktoren wie Wärme und Kälte, Licht, Wasser, mechanische Energie, dynamische Kräfte und Elektrizität. Dabei sollen sowohl kurzfristige Reaktionen auf die Reize provoziert als auch langfristige Regulationsvorgänge (z.B. Normalisierung einer gestörten Durchblutung, Steigerung der Abwehr) in Gang gesetzt werden. Medizinische Zusatzbezeichnung.

Berufsbilder in der physikalischen Therapie

Die physikalische Therapie wird heute von Physiotherapeuten und Masseuren/medizinischen Bademeistern ausgeübt:

- Nur von Physiotherapeuten ausgeübt werden die Bewegungs- und Atemtherapie, spezielle Techniken der „klassischen Krankengymnastik“ (z.B. die Bobath-Methode, die Manuelle Therapie oder die Propriozeptive Neuromuskuläre Faszilitation), die Traktion der Wirbelsäule, die Gangschulung und die Hilfsmittelanpassung (letztere erfolgt aber zum Teil auch durch Ergotherapeuten ☞ 10.10)
- Dagegen werden die klassische Massage, die manuelle Lymphdrainage, die Reflexzonentherapie, die Gruppengymnastik (auch im Wasser) oder die Unterwasserdruckstrahlmassage meist von Masseuren/medizinischen Bademeistern durchgeführt
- Elektro- und Hydrotherapie werden sowohl von Physiotherapeuten als auch von Masseuren/medizinischen Bademeistern angewendet.

10.9.2 Physiotherapeutische Methoden

Hauptziel der **Physiotherapie** (früher auch als *Krankengymnastik* bezeichnet) ist es, Patienten mit einer Bewegungsstörung durch den gezielten Einsatz aktiver und passiver Techniken bei der (Wieder-)Erlangung physiologischer Bewegungsmuster zu helfen. Außerdem spielt die Physiotherapie eine große Rolle bei der Vermeidung von Komplikationen, z.B. Pneumonie- oder Kontrakturprophylaxe bei Bettlägerigkeit, und in der Präventivmedizin, z.B. Kreislauftraining oder Gymnastik zur Geburtsvorbereitung.

Passive Techniken erfordern keine aktive Muskelarbeit des Patienten. Zu ihnen zählen:

- Die verschiedenen Lagerungsarten

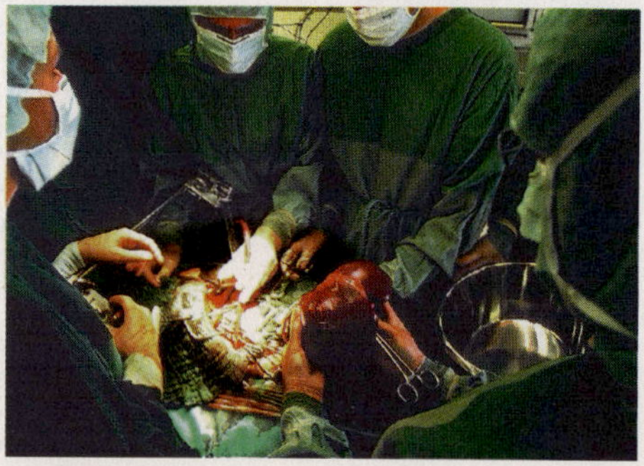

Abb. 10.98: Lebertransplantation. Hier wurde die kranke Leber des Patienten schon entfernt. „Seine“ neue, gesunde Leber wird nun eingesetzt und soll ihm, abgesehen von den Wirkungen der Immunsuppression, ein weitgehend normales Leben ermöglichen. [J500-201]

- Das „Durchbewegen", bei dem die Gelenke vom Therapeuten ohne eigene Aktivität des Patienten bewegt werden
- Die *Traktion*, bei der der Therapeut die Gelenke und Gelenkflächen des Patienten durch manuellen Zug an den Gelenken entlastet.

Dagegen leistet der Patient bei den **aktiven Bewegungsübungen** selbst Muskelarbeit:

- Beim *unterstützten Bewegen* übernimmt der Therapeut den größten Teil des Gewichts des Rumpfes oder der entsprechenden Extremität
- Beim *freien Bewegen* bewegt der Patient die Gliedmaße gegen die Schwerkraft
- Beim *resistiven Bewegen* (Bewegen gegen Widerstand) setzt der Therapeut der Bewegung des Patienten Widerstand entgegen, z.B. seine eigene Muskelkraft, entsprechende Geräte oder andere physikalische Widerstände, etwa den Strömungswiderstand von Wasser
- Beim *Halten* soll der Patient die nach der Bewegung erreichte Stellung gegen die Schwerkraft oder gegen einen Widerstand halten.

Rolle der Pflegenden in der Physiotherapie

Bei zahlreichen physiotherapeutischen Konzepten reichen die Übungszeiten mit den Physiotherapeuten nicht aus, um eine optimale Wirkung zu erzielen. Das Therapiekonzept muss z.B. durch geeignete Lagerung des Patienten in Ruhezeiten oder durch individuell abgestimmte Hilfestellungen, etwa beim Gang zum Tisch, in den pflegerischen Alltag integriert werden (☞ auch Bobath-Konzept in 35.6.6). Dadurch wird der Patient gewissermaßen 24 Stunden am Tag behandelt.

Stärkung der Motivation des Patienten

Viele Patienten sollen nach entsprechender Anleitung durch die Physiotherapeuten mehrfach am Tag selbständig üben, was oft anstrengend und unbequem ist. Dann motivieren die Pflegenden den Patienten z.B. durch Loben der bereits erreichten Fortschritte, die Übungen trotzdem fortzuführen. Ein ständiger Dialog zwischen Pflegenden, Ärzten und Physiotherapeuten stellt sicher, dass die Belastung des Patienten während der Physiotherapie stets seiner individuellen Belastbarkeit entspricht.

Lagerung

Für die **Lagerung** des Patienten sind überwiegend die Pflegenden verantwortlich. Die korrekte Lagerung des Patienten dient nicht nur dem unmittelbaren Wohlbefinden des Patienten („bequem liegen"), sondern ist häufig Bestandteil der Behandlung (etwa die Hochlagerung einer Extremität zur Förderung des venösen Abflusses) und hilft, Komplikationen zu vermeiden, z.B. Lagerung im Rahmen der Dekubitusprophylaxe. In der täglichen Arbeit sind insbesondere die in Tab. 10.100 aufgeführten Lagerungstechniken von Bedeutung.

Atemtherapie

Die **Atemtherapie** in der Pflege beugt insbesondere durch Anhalten zur bewussten Atmung und/oder Erhöhung des Atemwiderstandes Pneumonien und Atelektasen (☞ 7.2.4) vor. Atemtherapie kann aber auch zur (bewussten) Entspannung eingesetzt werden (☞ 10.13.1).

Neben der „apparativen" Atemtherapie mit Hilfe von Atemtrainern oder Totraumvergrößerern (☞ 7.2.5) gibt es verschiedene manuelle Techniken, die der Patient teils alleine, teils mit einem Therapeuten durchführt. Hierzu gehören:

- Variationen der Einatmung, z.B. schnüffelnd, gähnend, besonders tief
- Verschiedene Arten der Ausatmung auf Buchstaben oder Silben oder mit der sog. „Lippenbremse" (☞ 7.2.5)
- Atemerleichternde Ausgangsstellungen und Lagerungen (☞ 7.2.6)
- Manuelle Kontakte und Griffe, die die Atembewegung lenken.

Handling

Unter **Handling** versteht man den Umgang mit dem Patienten nach einem speziellen Therapiekonzept beispielsweise beim Essen, Waschen oder Betten. Hier sind besonders folgende Konzepte zu nennen:

- Die **Kinästhetik** *(Lehre von den Bewegungsempfindungen)*, aus der das *systematische* Einsetzen der Bewegungswahrnehmung in die Arbeit mit dem Patienten resultiert (☞ 7.5.7)
- Die **Basale Stimulation** zur gezielten Wahrnehmungsförderung *aller* Sinne (also nicht nur bezogen auf die Wahrnehmung von Bewegung oder Lage, sondern auch Förderung des Hörens, Sehens, Riechens, Fühlens und Schmeckens ☞ 7.9.3)
- Das **Bobath-Konzept,** das in der Inneren Medizin vor allem bei der Pflege halbseitengelähmter Patienten von Bedeutung ist (☞ 35.5.6).

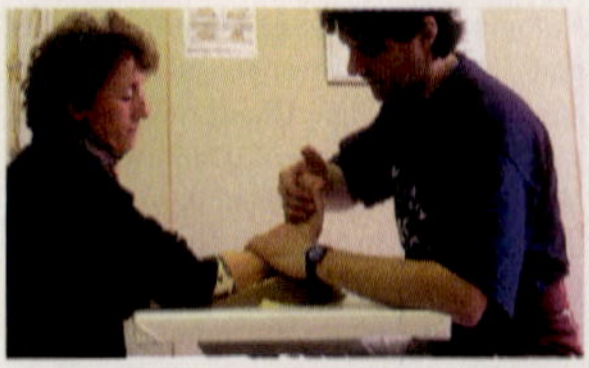

Abb. 10.99: Die passive und aktive Physiotherapie ist unerlässlich, um nach Verletzungen und Operationen die Gelenkbeweglichkeit und die volle Muskelkraft wiederherzustellen. [K199]

Spezielle Techniken der „klassischen Physiotherapie"

Von den „klassischen Techniken" der Physiotherapie, die in speziellen Ausbildungskursen erlernt werden, sind folgende von besonderer Bedeutung:

Bobath-Konzept ☞ 35.5.6

Atemtherapie nach Schaarschuch-Haase

Die **Atemtherapie nach Schaarschuch-Haase** kann als Entspannungstherapie unter besonderer Berücksichtigung der Atmung beschrieben werden. Der Patient lernt, seine Atmung bewusst zu spüren, und zwar nicht nur in Ruhe, sondern auch in Dehnlagen (☞ 7.2.6) oder mit Verstärkung der Körperempfindung durch *Packegriffe*, bei denen der Therapeut großflächig Hautfalten vom Thorax abhebt. Die Entspannung kann besonders durch *Anhebeproben*, bei denen der Therapeut einen Arm oder ein Bein des Übenden anhebt, geschult werden. Nach der jeweiligen Übung vergleicht der Patient die unterschiedlichen Empfindungen für die beübte und die nicht beübte Seite.

Manuelle Therapie

In der **Manuellen Therapie** werden Störungen der Gelenkbeweglichkeit an den Extremitäten oder der Wirbelsäule erkannt und behandelt. Nach einer gründlichen Beweglichkeitsprüfung werden die Gelenkflächen des gestörten Gelenks mit Hilfe spezieller Techniken voneinander entfernt und gegeneinander bewegt.

Die Manuelle Therapie wird beispielsweise bei Patienten mit einer chronischen Polyarthritis (☞ 25.5.1) zur Schmerzlinderung und Mobilisierung angewandt.

PNF

Bei der *Propriozeptiven Neuromuskulären Faszilitation* (kurz **PNF**) sollen physiologische Bewegungsabläufe gebahnt und abnorme Bewegungsmuster gehemmt werden. Die Übungen können sowohl im Liegen zum „Durchbewegen" als auch in verschiedenen Ausgangsstellungen zur Muskelkräftigung erfolgen. Der Therapeut führt die Bewegungen in ganz bestimmten, komplexen Bewegungsmustern *(pattern)* durch, die oft an Spiralen erinnern. Dabei führt er die Bewegung oder übt Widerstand dagegen aus.

Gangschulung

Durch die **Gangschulung** soll der Patient ein möglichst physiologisches Gangbild (wieder-)erlangen. Es werden nicht nur bestehende Erkrankungen gebessert, sondern auch Folgen abnormer Bewegungsabläufe verhindert (z.B. schmerzhafte Muskelverspannungen). Der Patient lernt den richtigen Gebrauch von Hilfsmitteln wie Gehwagen, Unterarmstützen oder Prothesen. Angezeigt ist eine Gangschulung nicht nur bei bleibenden Bewegungsbehinderungen, z.B. zum Einüben der richtigen Bewegung des Körpers und Belastung der Beine bei Hemiparese, sondern auch bei kurzzeitigen Einschränkungen, z.B. zum Erlernen der Teilbelastung eines Beines nach einer Hüft-OP.

10.9.3 Massagetherapie

Bei **Massagen** werden Druck- und Zugreize gesetzt, um Spannungszustand und

Lagerungsart	Durchführung	Wann anwenden
Flachlagerung/ Rückenlage 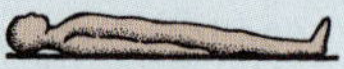	▸ Bett flach stellen ▸ Nur kleines Nackenkissen benutzen ▸ Fußstütze verwenden ▸ Evtl. kleine Knierolle unterlegen	▸ Schädelverletzungen ▸ Rückenoperationen ▸ Wirbelsäulen- oder Beckenfrakturen
Rückenlage mit Knierolle 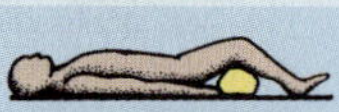	▸ ☞ Flachlagerung ▸ Knierolle nur kurzzeitig anwenden (Kontrakturgefahr)	▸ Zur Entspannung der Bauchmuskeln bei Bauchschmerzen ▸ Bauchverletzungen
Oberkörper-hochlagerung 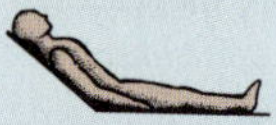	▸ Kopfteil des Bettes erhöhen (Gesäß sollte an der Abknickstelle des Bettes sein) ▸ Knierolle oder „Knieknick" benutzen	▸ Zur Atemerleichterung ▸ Zum Essen und Trinken ▸ Herz- und Lungenerkrankungen
Schocklage (ca. 15°-Kopf-tieflagerung) 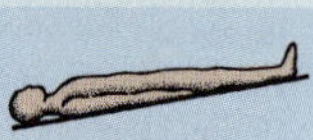	▸ Ganzes Bett schräg stellen (Kopf tief)	▸ Hypovolämischer Schock ▸ Akute Blutungen ▸ Kreislaufversagen ▸ Legen eines ZVKs
Beintief-lagerung/ schiefe Ebene 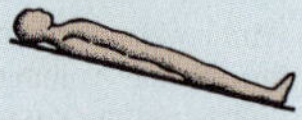	▸ Ganzes Bett schräg stellen ▸ Fußstütze verwenden ▸ Evtl. Knierolle oder „Knieknick" benutzen	▸ Arterielle Durchblutungsstörungen ▸ Nach Gefäßoperationen im arteriellen System
Beinhoch-lagerung 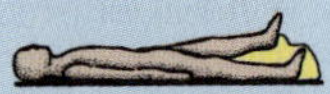	▸ Ganzes Bett schräg stellen ▸ Alternativ erkrankte Extremität auf einer Schiene lagern ▸ Weiche Fußstütze benutzen	▸ Zur Förderung des venösen Rückflusses ▸ Nach Venenoperationen ▸ Venenentzündungen
Bauchlagerung 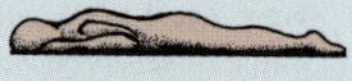	▸ Bett flach stellen ▸ Kleines Kopfkissen unterlegen ▸ Fußkissen benutzen (zur Entlastung der Zehen)	▸ Entlastungslage (z.B. bei Dekubitus) ▸ Korrekturlage, z.B. bei Kontraktur ▸ ARDS (☞ 20.12)
Stabile Seitenlage 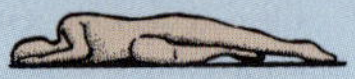	▸ Bett flach stellen ▸ Patienten auf dem Rücken lagern, einen Arm des Patienten unter die Hüfte legen, Knie der gleichen Seite beugen, Patienten an Schulter und Hüfte der anderen Seite fassen und zu sich drehen. Den unten liegenden Patientenarm nach hinten ziehen. Kopf überstrecken, Gesicht in Richtung Boden wenden und Finger unter Wange schieben	▸ Bewusstlosigkeit (zum Freihalten der Atemwege) ▸ Erbrechen (zur Verhinderung von Aspiration)
90°-Seitenlage 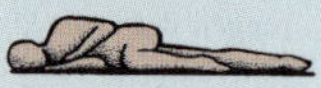	▸ Bett flach oder leicht erhöht stellen ▸ Evtl. Stützkissen unterlegen (Nacken, Rücken, Extremitäten, Füße)	▸ Hemiplegie (☞ 35.3.3) ▸ Nach Lungenoperationen ▸ Ungeeignet zur Dekubitusprophylaxe, da die Trochantergegend hohem Druck ausgesetzt wird
30°-Seitenlage 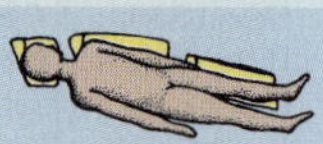	▸ Bett flach oder leicht erhöht stellen ▸ Flaches Kissen unter Rumpf und ein Bein legen ▸ Alternativ Matratze auf einer Seite in ganzer Länge mit Kissen unterlegen	▸ Dekubitusprophylaxe und -therapie ▸ Zum Essen und Trinken bei Dekubiti im Sakralbereich
	▸ Wichtig: Unten liegende Schulter nach vorne ziehen. Kissen zwischen die Knie legen	
135°-Seitenlage 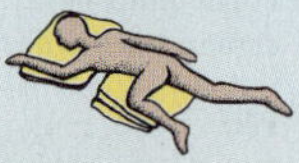	▸ Zweites Kissen neben Rumpf des Patienten legen und ihn „daraufrollen"	▸ Zum Verbandswechsel im Rücken- und Sakralbereich, wenn keine zweite Pflegekraft vorhanden ist ▸ ARDS (☞ 20.12)

Tab. 10.100: Übersicht über die verschiedenen Lagerungsarten. [A300]

Durchblutung von Haut und Muskulatur, aber auch die inneren Organe zu beeinflussen. Es gibt verschiedene Massagetechniken mit unterschiedlicher Wirkungsweise:

- Bei der **klassischen Massage** wird mit Hilfe spezieller Massagegriffe ein direkter manueller Druck auf die Muskulatur ausgeübt
- Bei der **Lymphdrainage (nach Vodder)** sollen oberflächliche Griffe entlang der Lymphbahnen den Abtransport der Lymphe verbessern (☞ auch 24.1.6)
- Bei der **Bindegewebsmassage** werden durch Reizgriffe im subkutanen Bindegewebe über Reflexbögen die inneren Organe beeinflusst
- Bei der **Kolonbehandlung** sollen kreisende Bewegungen an bestimmten Punkten des Dickdarmes Einfluss auf die Bauchorgane ausüben
- Bei der **Unterwassermassage** wird der Patient während eines Wannenbades mit Hilfe eines Wasserdruckstrahles massiert (☞ Abb. 10.101)
- In ihrer (Langzeit-)Wirkung umstritten ist die **Fußreflexzonenmassage,** die in erster Linie von naturheilkundlich orientierten Therapeuten praktiziert wird. Alle Organe des Körpers sollen auf der Fußsohle in gesetzmäßiger Anordnung repräsentiert sein, so dass eine gezielte Beeinflussung bestimmter Organe über eine Massage der entsprechenden Fußreflexzone möglich ist.

10.9.4 Hydrotherapie

Hydrotherapie: Systematische Anwendung von Wasser zu Behandlungszwecken.

Anwendungsformen der **Hydrotherapie** sind:

- **Waschungen** mit kaltem oder warmem Wasser
- **Güsse,** bei denen ein Wasserstrahl die Haut weich umspült
- **Wickel** (☞ unten)
- **Packungen** (Wickel, die mehr als die Hälfte des Körpers einhüllen)
- **Teil-** oder **Ganzkörperbäder,** evtl. mit Zusatz von Pflanzenauszügen, Kohlensäure oder Luftsprudel oder in Kombination mit elektrischen oder mechanischen Reizen.

Wickel

Für die Pflegenden bedeutsam sind v.a. **Wickel,** da diese auch auf Station durchgeführt werden, insbesondere bei Fieber und lokalen Entzündungen. Am bekanntesten sind Wadenwickel zur Fiebersenkung (☞ 7.7.4). Wickel werden meist kalt appliziert.

Grundregeln beim Anlegen eines Wickels

- *Benötigte Materialien:* Ein Leinentuch, ein weiteres Leinen- oder Baumwolltuch, ein Flanell- oder Wolltuch (nicht bei kalten Wickeln), eine Gummiunterlage, Wasser, Alkohol, Quark oder Kräuter je nach Anordnung, Eiswürfel zur Kühlung, Sicherheitsnadeln, Decke
- *Vorbereitung:* Patienten informieren, Materialien bereitlegen, Eiswasser herstellen, ggf. Wasser erhitzen
- *Durchführung:* Patienten entspannt lagern. Wickel in zwei oder drei Lagen applizieren. Für die innere Lage ein Leinentuch mit kaltem Wasser gut anfeuchten und fest, aber nicht einschnürend um die indizierte Stelle wickeln. Dann ein weiteres Leinen- oder Baumwolltuch darumwickeln und mit einem Flanell- oder Wolltuch abdecken. Patienten in eine Decke eingehüllt ruhen lassen. Die Wickeldauer beträgt meist 45 – 60 Minuten
- *Nachsorge:* Patienten gut abfrottieren und ankleiden. Für Bettruhe sorgen und regelmäßig den Kreislauf kontrollieren.

10.9.5 Thermotherapie

Thermotherapie: Therapeutische Anwendung von Wärmeenergie. Man unterscheidet **Kältetherapie** *(Kryotherapie, Wärmeentzug)* und **Wärmetherapie** *(Thermotherapie im engeren Sinne, Wärmezufuhr).*

Kältetherapie

Die **Kältetherapie** wird meist *lokal* angewendet. Sie wirkt antiödematös, entzündungs- und schmerzhemmend, temperatursenkend und über eine Gefäßerweiterung (nach anfänglicher Vasokonstriktion) auch durchblutungsfördernd. Applikationsformen sind:

- Der **Kryopack,** eine vorgefertigte, plastikummantelte Silikatkompresse, die auch kalt gut verformbar ist und mehrfach verwendet werden kann
- Die **Kryomanschette,** eine von Eiswasser durchflossene Manschette
- Der **Eisbeutel,** eine mit Eiswürfeln und etwas Wasser gefüllte Plastiktüte oder Gummiflasche

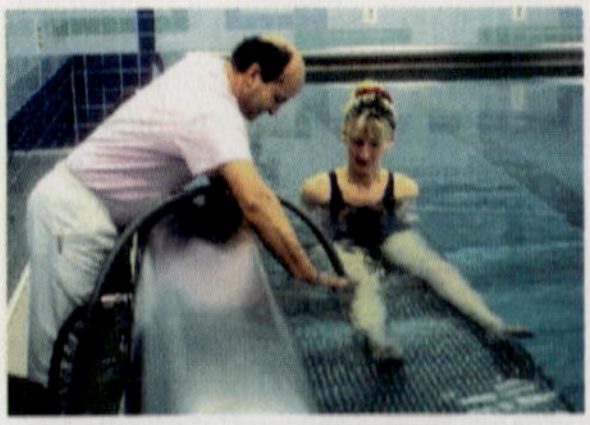

Abb. 10.101: Unterwassermassage im Schwimmbecken einer Klinik. [K199]

- Die **Frottierhandtuchtechnik** mit einem eiskalten Frottierhandtuch, das in Salzwasser getaucht und bei -15 °C eingefroren wurde
- Die **Eismassage** oder **Eisabreibung** mit Eiswürfeln
- Das **Eistauchbad,** bei dem die zu behandelnde Extremität in Eiswasser (zwei Teile Wasser und ein Teil Eis) eingetaucht wird.

Wärmetherapie

Durch eine **Wärmetherapie** können die oberen Gewebeschichten (bis etwa 3 cm ab Hautoberfläche) erwärmt werden (tiefere Strukturen erreicht die Elektrotherapie ☞ 10.9.6). Die Wärme ruft eine verbesserte Durchblutung, Stoffwechselsteigerung, Entspannung der Muskulatur und Hemmung der Schmerzempfindung hervor.

Hauptanwendungsformen der Wärmetherapie sind:

- Die **heiße Rolle** aus fest zusammengerollten, mit (fast) kochendem Wasser durchtränkten Frotteetüchern
- **Feucht-heiße Kompressen** und **Kataplasmen** (☞ unten)
- **Peloide** (☞ unten)
- Warme Bäder
- Die Infrarotbestrahlung und der Lichtbogen.

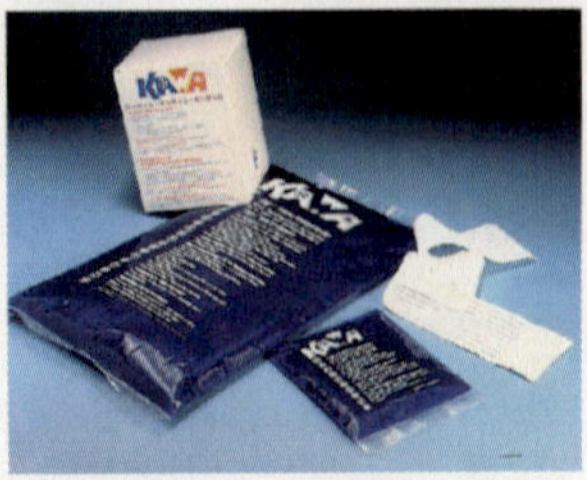

Abb: 10.102: Kryopack-Silikatkompressen sind für verschiedene Körperregionen in unterschiedlichen Größen erhältlich. [V212]

Feucht-heiße Kompressen und Kataplasmen

Feucht-heiße Kompressen *(nasse Umschläge)* bzw. **Kataplasmen** *(feucht-heiße Breiumschläge)* haben eine bessere Tiefenwirkung als trockene Wärme. Kataplasmen werden wie folgt verabreicht:

- *Material:* Kataplasma (gebrauchsfertige Paste), Leinentuch, Mullauflage, Spatel, Wasserbad, ggf. elastische Binde
- *Vorbereitung:* Patienten informieren, Kataplasma-Paste im Wasserbad auf 45 °C erhitzen
- *Durchführung:* Erhitztes Kataplasma fingerdick auf das Leinentuch auftragen, mit Mullauflage abdecken, auf die entsprechende Körperregion auflegen und ggf. mit elastischer Binde fixieren. Kurz nach dem Auflegen des Kataplasmas und bei Beschwerden des Patienten Leinentuch kurz anheben und Haut kontrollieren (Verbrennungszeichen?). Behandlungsdauer bis zu 24 Stunden
- *Nachsorge:* Kataplasma entsorgen, Haut reinigen, ggf. pudern oder einfetten.

Peloide

Als **Peloide** werden *Moor* (Torf), *Schlamm* (z.B. *Fango*) oder *Heilerden* bezeichnet. Sie werden zu Packungen und Bädern verwendet. Insbesondere industriell vorgefertigte Peloid-Kompressen, die vor dem Auftragen nur noch im Wasserbad oder in einem Spezialofen erhitzt werden, werden oft auch auf Station verabreicht.

> **Literaturtipps**
>
> Sonn, Annegret: Pflegethema. Wickel und Auflagen. Georg Thieme Verlag, Stuttgart, 1998
>
> Paesler, Ursula: Pflege zum Einwickeln. 2. Aufl., Urban & Fischer Verlag, München, 1998
>
> Assmann, Christa: Pflegeleitfaden Alternative und komplementäre Methoden. Urban & Fischer Verlag, 1999

10.9.6 Elektrotherapie

> **Elektrotherapie:** Einsatz von Strom zu therapeutischen Zwecken. Ziel ist meist eine Durchblutungsförderung und Schmerzlinderung.

Die **Elektrotherapie** wird in der Regel in den Funktionsabteilungen der Krankenhäuser durchgeführt. Die Pflegenden achten darauf, dass vor der Untersuchung Metallgegenstände (z.B. Uhr, Schmuck, Haarnadeln) aus dem bestrahlten Bereich entfernt werden müssen.

Eine spezielle Methode der Schmerzbehandlung (☞ 16.4.9) ist die *transkutane elektrische Nervenstimulation,* kurz **TENS.** Sie wird z.B. bei Neuralgien oder Tumorschmerzen angewandt, wenn die Schmerzursache nicht beseitigt werden kann. Der Patient reguliert Stromstärke und Frequenz selbst und kann die Behandlung mit Hilfe eines batteriegetriebenen Taschengeräts zu Hause weiterführen.

10.9.7 Lichttherapie

> **Lichttherapie** *(Phototherapie):* Nutzung des Sonnenlichtes im infraroten (IR), im sichtbaren und im ultravioletten (UV) Bereich zu therapeutischen Zwecken.

Licht steigert das allgemeine Wohlbefinden und reguliert zahlreiche Stoffwechselvorgänge. Allerdings hat der UV-Anteil des (Sonnen-)Lichts auch nachteilige Wirkungen auf die Haut. Daher ist bei einer Lichttherapie immer der Hauttyp des Patienten zu berücksichtigen.

Die **Infrarot-Therapie** mit *Infrarotstrahlern (Solluxlampen)* kann auch der Thermotherapie zugeordnet werden (☞ oben), da es sich bei der IR-Strahlung um eine Wärmestrahlung handelt. Wichtig bei der Durchführung ist, dass Metallgegenstände aus dem Bestrahlungsgebiet entfernt werden und der Patient während der Bestrahlung eine Schutzbrille trägt.

Aufgrund der Nebenwirkungen der UV-Strahlung ist heute praktisch nur noch die **UV-A-Bestrahlung** (UV-A ist der langwelligste Anteil des UV-Lichts) zur Behandlung der **Psoriasis** (*Schuppenflechte* ☞ 30.7) von Bedeutung. Wird eine UV-Therapie auf Station durchgeführt, so ist auf einen korrekten Abstand zwischen Patient und Höhensonne, auf das Tragen einer Schutzbrille und auf eine sorgfältige Hautpflege nach der Bestrahlung zu achten.

> **Literaturtipp**
>
> Kolster, Bernard; Ebelt-Paprotny, Giesela: Leitfaden Physiotherapie. 3. Aufl., Urban & Fischer Verlag, München, 1998

10.10 Ergotherapie

> **Ergotherapie:** *Beschäftigungs-* und *Arbeitstherapie* (von griech. ergon = Tätigkeit, Aufgabe, Werk).

Ziel der **Ergotherapie** ist die Förderung der Selbständigkeit des Patienten in allen Aspekten menschlichen Daseins. **Beschäftigungs-** und **Arbeitstherapie** lassen sich dabei nur schlecht voneinander trennen, da sie ineinander übergehen und sich ergänzen. Der Patient soll lernen, die aus seiner Krankheit oder Behinderung resultierenden Einschränkungen zu akzeptieren, zu kompensieren und mit ihnen zu leben.

Durchgeführt wird die Ergotherapie von speziell dafür ausgebildeten *Ergotherapeuten,* die vorwiegend in psychiatrischen und Rehabilitationskliniken und weniger in Akutkrankenhäusern beschäftigt werden. Die Ergotherapie bedarf wie andere Therapiemethoden der ärztlichen Verordnung. Behandelt werden sowohl Erwachsene als auch Kinder und körperlich Kranke ebenso wie psychisch beeinträchtigte Patienten. Je nach Fähigkeiten und Bedürfnissen des Patienten sind sowohl Einzel- als auch Gruppentherapien möglich.

In der Ergotherapie unterscheidet man das funktionelle, das Selbsthilfe- und das berufsorientierte Training.

Funktionelles Training und Selbsthilfetraining

Das **funktionelle Training** dient der funktionsorientierten Gelenkmobilisation, dem Gelenkschutz, der Steigerung von Muskelkraft, Beweglichkeit, Koordinationsfähigkeit und Sensibilität sowie einem evtl. notwendigen Wechsel der Handdominanz (Links-/Rechtshändigkeit).

Das **Selbsthilfetraining** soll dem Patienten ermöglichen, seinen alltäglichen Bedürfnissen wieder selbständig nachkommen zu können. Hierbei wird in erster Linie das funktionelle Training um Übungen zur Durchführung alltäglicher Verrichtungen (z.B. Waschen, Anziehen, Essen) erweitert. Evtl. werden auch Hilfsmittel eingesetzt, z.B. bei den Übungen zum selbständigen Essen und Trinken Trinkbecher mit extra breitem Fuß und großem Griff bzw. Henkel, Teller mit erhöhtem Rand oder spezielles Essbesteck. Für die Küchenarbeit sind spezielle Schälmesser, Fixierbretter, auf denen z.B. Brot geschnitten werden kann, Küchenreiben und andere Hilfen im Handel erhältlich. Beim Waschen und Kleiden helfen beispielsweise Bürsten mit verstellbaren Griffen, die gut in deformierten Händen liegen. Das Anziehen von Strümpfen oder Schuhen wird durch spezielle An- und Auszieher, das Zuknöpfen von Kleidungsstücken durch Knopfverschluss-Schließer erleichtert (☞ Abb. 25.2 – 25.7).

Berufsorientiertes Training

Beim **berufsorientierten Training** werden gezielt Fähigkeiten trainiert, die am Arbeitsplatz des Patienten von Bedeutung sind, beispielsweise Konzentrationsfähigkeit, Pünktlichkeit und richtiges Verhalten in Konfliktsituationen und bei Misserfolgen. Fähigkeiten wie angemessenes Arbeitstempo oder Erbringen einer guten Arbeitsqualität lassen sich durch handwerkliche und kreative Tätigkeiten wie Töpfern, Basteln, Seidenmalerei und Handarbeiten erproben. Die bei dieser Arbeit erfahrenen Erfolgserlebnisse steigern das Selbstwertgefühl des Patienten und erhöhen so seine Motivation. Berufsorientiertes Training kann auch eine psychologische Betreuung umfassen.

Bei Patienten, die vorher berufstätig waren, muss der Arbeitsplatz evtl. der Krankheit bzw. Behinderung angepasst werden. Sollte das nicht möglich sein, oder stellt sich bei einer Belastungserprobung heraus, dass der Patient den Anforderungen nicht (mehr) gewachsen ist, ist eine Umschulung zu erwägen. Auf jeden Fall sollten die sozialen und beruflichen Perspektiven des Patienten geklärt werden, um ihm eine Neuorientierung zu ermöglichen.

Aufgabe der Pflegenden in der Ergotherapie

Den Pflegenden kommt bei der Ergotherapie die Aufgabe zu:

- Den Patienten auf seine Belastbarkeit, seine Fähigkeiten und Stärken, sein Verhalten und seine Beziehung zu anderen Menschen zu beobachten
- Falschen Ehrgeiz zu bremsen bzw. in die richtigen Bahnen zu lenken
- Dem Patienten Mut zu machen, ihn zu trösten, ihn aber auch einmal „wach zu rütteln"
- Mühsam Erlerntes, wie z.B. das Essen mit Hilfsmitteln, in den Stationsalltag zu integrieren
- Jede vorgesehene Maßnahme *mit* dem Patienten abzusprechen.

Darüber hinaus versuchen die Pflegenden in (kleineren) Häusern ohne ergotherapeutische Abteilungen, Ideen der Ergotherapie im Stationsalltag zu verwirklichen, z.B. indem sie dem Patienten sinnvolle Beschäftigungen ermöglichen.

10.11 Rehabilitation

Rehabilitation (lat. *rehabilitare* = wieder tauglich machen): Medizinische, berufliche und soziale Maßnahmen, die den Menschen mit einer angeborenen oder erworbenen Behinderung fördern oder seine Fähigkeiten wiederherstellen bzw. bei drohendem Verlust erhalten sollen.

Die **medizinische Rehabilitation** umfasst alle ärztlichen bzw. ärztlich verordneten Maßnahmen zur Rehabilitation wie z.B. Operationen, orthopädische Hilfsmittel, Arznei- und Verbandmittel, Physiotherapie, Kunst- und Kreativtherapie, Ergotherapie, Belastungserprobung oder Anschlussheilbehandlungen.

Die **berufliche Rehabilitation** soll die Eingliederung des Behinderten in das Berufsleben ermöglichen. Hier sind etwa Berufsfindungsmaßnahmen, Ausbildungs- oder Umschulungsmaßnahmen, Hilfen zur Erlangung oder Erhaltung des Arbeitsplatzes oder Arbeitserprobung zu nennen.

In der **sozialen Rehabilitation** steht die psychische, familiäre, gesellschaftliche und wirtschaftliche Eingliederung des Patienten im Vordergrund. Hierzu gehören z.B. die Förderungsmaßnahmen geistig und/oder körperlich kranker Kinder in speziell dafür eingerichteten Kindergärten und Schulen, Hilfen zur Ausübung einer angemessenen Tätigkeit, wenn die berufliche Rehabilitation nicht möglich ist, Hilfen zur Verbesserung der Wohnungssituation (z.B. bauliche Veränderungen) oder Maßnahmen zur Ermöglichung und Erleichterung der Verständigung mit der Umwelt.

Aus den genannten Beispielen wird deutlich, dass medizinische, berufliche und soziale Rehabilitation kaum voneinander zu trennen sind. Beispielsweise ist die berufliche Rehabilitation eng mit der sozialen Wiedereingliederung verbunden, da der Patient an seinem Arbeitsplatz auch private Kontakte knüpft und Anerkennung erfährt, die sein Selbstvertrauen steigert und zu privaten Unternehmungen (Theater-, Kinobesuch) ermutigt.

Träger der Rehabilitationsmaßnahmen sind:

- Die gesetzlichen Kranken-, Unfall- und Rentenversicherungen
- Die Bundesanstalt für Arbeit
- Die Sozialhilfeträger
- Die Kriegsopferversorgung und -fürsorge.

Beitrag der Pflegenden zur Rehabilitation

Die Rehabilitationsmaßnahmen beginnen schon im Krankenhaus mit der *aktivierenden Pflege*, damit der Betroffene zum Zeitpunkt der Entlassung bereits über ein gewisses Maß an Selbständigkeit verfügt. Bei vielen Patienten stehen zunächst die selbständige Körperpflege und die Fähigkeit, alleine zu essen und sich ohne Hilfe fortbewegen zu können, im Vordergrund. Eine ansprechende Umgebung und das Eingehen auf individuelle Gewohnheiten des Patienten fördern die Mitarbeit des Patienten.

Meist ist es am besten für den Patienten, wenn er sofort im Anschluss an den Krankenhausaufenthalt in eine Rehabilitationsklinik aufgenommen werden kann. In den Rehabilitationskliniken bildet die Wiedereingliederung des Kranken in das Alltagsleben den Schwerpunkt. Die Förderung der Selbständigkeit und anderer Fähigkeiten kann hier sehr intensiv erfolgen.

Kann der Patient nach seiner Krankenhausentlassung wegen der oft langen Wartezeiten nicht direkt in eine Rehabilitationsklinik oder lehnt er dies ab, müssen schon im Krankenhaus Maßnahmen getroffen werden, die dem Patienten die Reintegration in sein häusliches Umfeld erleichtern, z.B. frühzeitige Kontaktaufnahme und Absprache mit der zuständigen Sozialstation.

Ist nach der Krankenhausentlassung eine Heimunterbringung erforderlich, sollte der soziale Dienst nach Absprache mit dem betreuenden Arzt und den Angehörigen frühzeitig hinzugezogen werden, damit er sich um einen Heimplatz bemühen kann, was oft sehr schwierig ist.

Selbsthilfegruppen

In **Selbsthilfegruppen** finden sich Menschen zusammen, die unter bestimmten chronischen Krankheiten bzw. Behinderungen leiden und die Gesprächsmöglichkeit mit anderen Betroffenen suchen.

Selbsthilfegruppen erleichtern insbesondere die soziale Rehabilitation. Neben dem Erfahrungsaustausch werden in der Regel auch Betreuung und Beratung angeboten.

Inzwischen haben sich auch schon die ersten Selbsthilfegruppen für Angehörige kranker Menschen gebildet, so z.B. die Selbsthilfegruppen der *Co-Alkoholiker* oder die Selbsthilfegruppen für *Angehörige von Demenzkranken.*

Die einzelnen Selbsthilfegruppen können sich auf Landes- und Bundesebene zu Selbsthilfeverbänden zusammenschließen. Ihr Ziel ist es, durch die Interessenvertretung auch auf politischer Ebene Verbesserungen für die Kranken und Behinderten zu erwirken und Öffentlichkeitsarbeit zu leisten.

10.12 Psychotherapie

10.12.1 Begriffsbestimmung und Überblick

Psychologie: Wissenschaft von den normalen „seelischen" Vorgängen im Menschen, d.h. seinem Empfinden, Denken und Verhalten.

Psychotherapie: Systematische Behandlung von Patienten mit aus der Psychologie entwickelten Verfahren, also mit Therapiemethoden, die sich vor allem der Gespräche, der Rollenspiele, verschiedener Entspannungs- und suggestiver Techniken sowie der Einübung neuer Verhaltensweisen als therapeutischer Mittel bedienen.

Die **Psychotherapie** gelangt in erster Linie bei psychischen oder psychosomatischen Störungen zur Anwendung (Näheres ☞ Kapitel 36). Es können aber auch primär körperlich bedingte Erkrankungen positiv beeinflusst werden, indem die Psychotherapie beispielsweise dem Patienten bei der Verarbeitung seiner chronischen Erkrankung hilft.

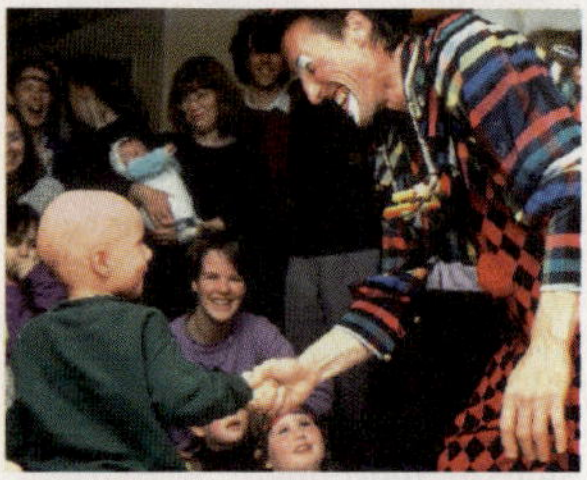

Abb. 10.103: Bei einem Flurfest der Kinderstation in der anthroposophischen Klinik Witten/Herdecke bringt ein als Clown verkleideter Vater die kleinen Patienten und ihre Besucher zum Lachen und lässt die Krankheiten vergessen. Eine besondere Form der Psychotherapie. [J510-160]

Ursprünglich war die Psychotherapie als Einzeltherapie angelegt. Heute gibt es zusätzlich viele Verfahren der Gruppen-, Familien- und Paartherapie.

Psychotherapie bedeutet nicht, dass ein Therapeut die Probleme des Patienten löst. Die Rolle des Psychotherapeuten kann eher mit der eines Spiegels verglichen werden, in dem der Patient sich selbst neu findet und so sein gestörtes Gleichgewicht (wieder-)erlangt. Die meisten Psychotherapieformen sehen den Patienten nicht als *Behandelten,* sondern als *Handelnden.*

Die psychotherapeutischen Methoden sind zahlreich und vielfältig. Unterteilt werden können sie beispielsweise:

- Nach dem *Therapieansatz,* also je nachdem, ob der zugrunde liegende Konflikt aufgedeckt werden soll *(aufdeckende Verfahren)* oder die Verhaltensänderung im Vordergrund steht (*übende Verfahren* ☞ 10.13)
- Nach den *eingesetzten Mitteln* wie beispielsweise dem Gespräch (☞ 10.12.3) oder der Musik (☞ 10.12.5)
- Nach den *beteiligten Personen* (z.B. Familientherapie, Paartherapie).

Die konkrete Indikationsstellung, d.h. die Beurteilung, welches Verfahren am ehesten Erfolg verspricht, kann nur ein erfahrener Therapeut leisten. Es müssen dabei auch das örtliche Therapieangebot und die teils erheblichen Wartezeiten bei vielen Therapeuten berücksichtigt werden. Immer ist für den Erfolg einer Psychotherapie die Mitarbeit des Patienten, das *Arbeitsbündnis* zwischen Patient und therapeutischem Team, maßgeblich.

Verbreitete Psychotherapieformen sind:

- Psychoanalyse (☞ 10.12.2)
- Gesprächs(psycho)therapie (☞ 10.12.3)
- Verhaltenstherapie (☞ 10.12.4)
- Kunst- und Kreativtherapie (☞ 10.12.5)
- Familien- und Paartherapie
- Atemtherapie (☞ 10.13.1).

Tab. 10.104 versucht eine zusammenfassende Beurteilung der häufigsten Psychotherapiemethoden.

10.12.2 Psychoanalyse

Begründer der **Psychoanalyse** ist *Sigmund Freud* (1856 – 1939). Nach seiner Auffassung entstehen psychische Störungen durch unverarbeitete Konflikte zwischen Bewusstem und Unbewusstem bzw. den Instanzen **Es** (Triebe), **Über-Ich** (Gewissen) und **Ich** (Bewusstsein). Das Ich ist die Instanz, die den Kontakt zur Realität herstellt und zwischen den Ansprüchen des Es, des Über-Ichs und der Realität vermittelt (☞ Abb. 36.23):

- Bei der **klassischen,** *großen* **Psychoanalyse** über zwei und mehr Jahre liegt der Patient auf einer Couch, an deren Kopfende der Therapeut sitzt. Der Patient teilt dem Therapeuten in freien Gedankensprüngen alle seine Gedanken und Empfindungen mit, egal ob sie ihm wichtig oder unwichtig erscheinen. Die Rolle des Therapeuten ist eher passiv. Ziel ist, dass frühere Konflikte des Patienten auf den Therapeuten übertragen *(Übertragung)* und im weiteren Verlauf der Behandlung gelöst werden
- Die **psychoanalytisch orientierte Psychotherapie** und die **psychoanalytische Kurzzeittherapie** stellen mehr die aktuellen Probleme des Patienten in den Mittelpunkt und dauern ca. 6 – 12 Monate
- Eine weitere Modifikation sind analytisch orientierte Gruppenpsychotherapien.

10.12.3 Klientenzentrierte Gesprächspsychotherapie

Bei der **klientenzentrierten Gesprächspsychotherapie,** die 1942 von *Carl Rogers* begründet wurde, soll der Therapeut die Gefühle und Widersprüche bezüglich der unmittelbaren Erfassungswelt und der Wahrnehmungen des Patienten (hier als Klienten bezeichnet) in Worte fassen, indem er das vom Klienten Gesagte, einem Spiegel gleich, wiederholt und *verdeutlicht,* ohne aber zu *deuten.* Dadurch lernt der Klient, seine Gefühle wahrzunehmen und zu erkennen und kann sie anschließend näher beleuchten.

Heute existieren gerade im deutschsprachigen Raum zahlreiche Modifikationen, die z.T. erheblich von der klientenzentrierten Gesprächspsychotherapie und auch voneinander abweichen. Insbesondere bezeichnet **Gesprächs(psycho)therapie** oft auch beratende psychotherapeutische Gespräche, die den Patienten *stützen* sollen. Diese kann – soweit es die äußeren Umstände zulassen – auch der Stationsarzt auf Station durchführen, um so z.B. in Lebenskrisen Beistand zu leisten.

10.12.4 Verhaltenstherapie

Die **Verhaltenstherapie** (kurz *VT*) wendet die Lerntheorien zur Behandlung psychischer Störungen an. Der Patient soll nicht in langer, aufwühlender Behandlung den Konflikt für seine Störung erkennen und bearbeiten, sondern seine Störung gewissermaßen „verlernen", ebenso wie er zuvor sein Fehlverhalten gelernt hat, und stattdessen bestimmte Bewältigungsstrategien erlernen, um sein Leben zu meistern. Bei der Verhaltenstherapie sollen also störende Verhaltensweisen abgebaut und *gleichzeitig* alternative Verhaltensweisen erlernt werden.

Am bekanntesten ist die **systematische Desensibilisierung** (kurz *SD*), die bevorzugt bei **Phobien,** d.h. unangemessenen Ängsten angesichts bestimmter Situationen, angewandt wird (☞ 36.8.1). Der Patient soll sich zunächst entspannen und wird dann im Entspannungszustand mit dem Angst auslösenden Objekt konfrontiert. Der Patient mit einer Spinnenphobie soll sich z.B. eine Spinne vorstellen. Die Angstreize werden zunehmend gesteigert, bis der Patient auch angesichts einer lebenden Spinne noch entspannt ist und keine Angst zeigt.

Bei der **operanten Konditionierung** werden erwünschte Verhaltensweisen systematisch belohnt. So kann etwa die selbständige Durchführung der Körperpflege mit etwas größeren Freiheiten im Stationsalltag belohnt werden. Vorteilhaft ist, dass diese Methode auch noch bei psychisch Schwerkranken angewendet werden kann, z.B. bei Kranken mit *Schizophrenie* (Spaltungsirresein ☞ 36.4.1).

Verhaltenstherapien – obwohl von vielen im Therapieansatz als unzureichend kritisiert, weil sie nach Ansicht der Psychoanalytiker die zugrunde liegenden Konflikte nicht aufdecken und lösen – haben sich in vielen Nachuntersuchungen als wirksamste psychotherapeutische Verfahren herausgestellt.

Bezeichnung	Kurzcharakterisierung	Indikationen	Aufwand/Dauer	Note
Klassische Psychoanalyse *(Langzeitpsychoanalyse, große Psychoanalyse)*	Aufdeckendes Verfahren, bei dem der Patient entspannt auf einer Couch liegt und dem Therapeuten erzählt, was ihn bewegt (☞ 10.12.2)	Geeignet für intelligente, sprachgewandte, eher stabile Patienten, z.B. mit Neurosen. Nicht geeignet für akut und/oder schwer Erkrankte oder zur raschen Problemlösung	Sehr hoch (ca. 300 – 400 Std. in 2 Jahren)	3 – 4
Psychoanalytische Kurzzeittherapie	Aufdeckendes Verfahren, bei dem Patient und Therapeut (übereck) sitzen. Konzentration auf die Bearbeitung aktueller Probleme (☞ 10.12.2)	Geeignet für intelligente, sprachgewandte Patienten, z.B. zur Problembearbeitung oder bei Neurosen. Nicht geeignet für schwer Erkrankte	Mäßig (ca. 20 – 100 Std. in bis zu 1 Jahr)	2 – 3
Analytisch orientierte Gruppenpsychotherapie (6 – 8 Patienten)	Aufdeckendes Verfahren, das im Wesentlichen der Einzel-Psychoanalyse entspricht. Bezieht jedoch mehr als diese die zwischenmenschlichen Beziehungen mit ein (☞ 10.12.2)	Geeignet für intelligente, sprachgewandte Patienten, z.B. zur Problembearbeitung oder bei Neurosen. Nicht geeignet für schwer Erkrankte	Mäßig (ca. 20 – 100 Std. in bis zu 1 Jahr)	2 – 3
Klientenzentrierte Gesprächspsychotherapie	Einsichtsorientiertes Verfahren, bei dem der Patient über sein Erleben und Verhalten spricht und der Therapeut das Gesagte wiederholt und präzisiert, um die Selbsterfahrung des Patienten anzuregen (☞ 10.12.3)	Geeignet für Beratung und Krisenintervention bei sprachgewandten Patienten. Weniger geeignet bei „psychiatrischen" Krankheiten (☞ Kapitel 36)	Mäßig (ca. 5 – 50 Std.)	2
Verhaltenstherapie	Zahlreiche verhaltensorientierte Verfahren, bei denen der Patient sein (Verhaltens)Problem verlernen und ein günstigeres Alternativverhalten erlernen soll (☞ 10.12.4)	Geeignet für zahlreiche akute Probleme, z.B. Essstörungen, Angsterkrankungen. Auch bei schwer Erkrankten möglich	Mäßig (10 – 40 Std.)	1
Kunst- und Gestaltungstherapie, Musiktherapie	Verschiedene Verfahren, bei denen der Patient seine Probleme künstlerisch zum Ausdruck bringen und so Zugang zu ihnen erlangen soll. Zum Teil gekoppelt mit sprachorientierten Verfahren (☞ 10.12.5)	Geeignet für Patienten, die sich schlecht verbal-ausdrücken können und nur schwer Zugang zu ihrem Innern finden. Auch geeignet bei schweren Störungen	Mäßig	3 – 4
Autogenes Training	Übendes Verfahren zur Selbstentspannung (☞ 10.13.2)	Z.B. Schlafstörungen, Migräne, Spannungskopfschmerz, Verspannungen, Schmerzerkrankungen.	Mäßig. Tägliches Üben erforderlich	3
Progressive Muskelrelaxation nach Jacobsen	Übendes Verfahren zur Entspannung mit Wechsel von Muskelanspannung und -entspannung (☞ 10.13.3)	Im Wesentlichen wie autogenes Training, jedoch leichter und schneller zu erlernen	Mäßig. Tägliches Üben erforderlich	2
Meditation	In-sich-selbst-Versinken, das in enger Beziehung zu Religion und Weltanschauung steht und als dessen Begleiteffekt eine körperliche Entspannung auftritt (☞ 10.13.4)	Nicht geeignet für sehr körperbetonte oder motorisch unruhige Patienten	Hoch	3 – 4
Paartherapie Familientherapie	Verschiedene Verfahren, die alle darauf basieren, dass zwar nur ein Familienmitglied sichtbar erkrankt, jedoch das Beziehungsgefüge insgesamt gestört ist	Partnerprobleme V.a. Eltern-Kind-Probleme	Mäßig	2

Tab. 10.104: Die wichtigsten geeigneten Psychotherapie-Verfahren mit einer Beurteilung gemäß dem Schulnotensystem von 1 (sehr gut) bis 4 (ausreichend). Zu beachten ist, dass nicht nur die Erfolgsquote, sondern z.B. auch der Aufwand oder die Indikationsbreite in die Beurteilung mit einfließt.

10.12.5 Kunst- und Gestaltungstherapie

Kunst- und Gestaltungstherapie

Die **Kunst- und Gestaltungstherapie** *(Kunst- und Kreativtherapie)* umfasst im weiteren Sinne alle Therapieformen, die künstlerische Medien (Tanz, Musik, Kunst, Poesie) als zentrales Mittel einsetzen. Im engeren Sinne werden darunter die Therapieformen verstanden, die mit *bildnerischen* Medien (Farbe, Ton, Stein etc.) arbeiten.

Als Wiege der Kunst- und Gestaltungstherapie gilt die USA. Es hat sich aber auch in Deutschland eine Tradition entwickelt, die das bildnerische Gestalten in ihre Therapie einbezieht, ohne dass es allerdings eine einheitliche Theorie oder Schule gäbe. Als Konzeption liegt „die heilende Wirkung der Kunst" als solche zugrunde. Zunehmend gelangt man auch zu der Annahme, dass krank macht, was nicht ausgedrückt werden kann. In diesem Fall hat der künstlerische *Ausdruck* an sich heilende Wirkung. Mittels Symbolbildung kann sich Unbewusstes verständlich machen. Die Fähigkeit, sich in einem künstlerischen Medium auszudrücken, kann sich positiv auf die Lebensqualität und die Entwicklungsmöglichkeiten des Patienten auswirken. So können durch künstlerische Tätigkeiten das Ich gestärkt, Angst reduziert, die Entwicklung des Selbstgefühls gefördert und Selbstheilungskräfte entwickelt werden.

Musiktherapie

Die **Musiktherapie** ist in diesem Zusammenhang als *Musikpsychotherapie* zu verstehen und nicht als heil- oder sonderpädagogische Methode.

Der Musiktherapie liegt das Menschenbild zugrunde, dass es sich beim Menschen nicht um ein isoliertes Individuum handelt, sondern um ein Individuum, das aufs Engste mit seiner Umwelt verbunden ist und daraus seine Identität und Persönlichkeit entwickelt. Die Musiktherapie verfügt über eine Vielzahl von Behandlungsmethoden und -techniken. So gehört das Musikhören ebenso zur Musiktherapie wie das Spielen von Musikinstrumenten. Die Musiktherapie wird stets in Verbindung mit Bewegung, Malen, Poesie oder Rollenspiel angewandt. Sie kann dazu dienen, Unbewusstes durch spielerisches Tun bewusst zu machen, Erleben zu aktivieren, Gefühle auszudrücken und zu benennen sowie Verhaltensweisen zu verdeutlichen. Ebenso kann sie in einer Gruppe Entfremdungsprozessen entgegenwirken und bei der Entwicklung der Begegnungs- und Beziehungsfähigkeit helfen.

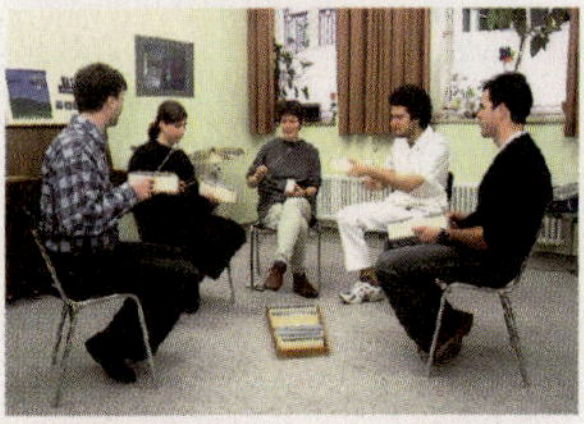

Abb. 10.106: Musiktherapie als spezielle Psychotherapie. [K183]

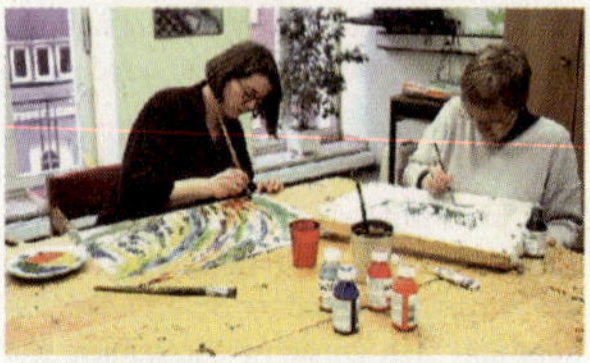

Abb. 10.105: Die Maltherapie kann helfen, verborgene Empfindungen zu entdecken, auszudrücken und zu verarbeiten. [K183]

Literaturtipp

Neander, Klaus-Dieter (Hrsg.): Musik und Pflege. Urban & Fischer Verlag, München, 1999

Tanztherapie

Die **Tanztherapie** beruht auf der Annahme, dass Körper, Seele und Geist eine Einheit bilden, der Mensch also von der körperlichen, der gefühlsmäßigen und der geistigen Ebene her beeinflusst werden kann. Die Therapieform geht davon aus, dass es in jedem Menschen gesunde und kranke Anteile gibt. Bei der Tanztherapie soll nun nicht der kranke Anteil betont, sondern die gesunde Seite gefördert und gestärkt werden, so dass das Selbstvertrauen des Patienten gekräftigt und die Basis für eine Konfliktbearbeitung geschaffen wird. Der Patient kann sich über das Medium Tanz erfahren und ausdrücken. Tanz wird als elementare Körper- und Symbolsprache und als Kommunikations- und Interaktionsmöglichkeit verstanden.

Tanztherapie kann als Einzel- oder Gruppentherapie durchgeführt werden, wobei es auch hier die unterschiedlichsten Methoden gibt.

10.13 Übende Verfahren

Der Mensch und seine Verhaltensweisen haben sich in Jahrtausenden an die Bedingungen des Lebens auf der Erde angepasst. Diese Lebensbedingungen haben sich in den letzten 100 Jahren, d.h. innerhalb eines entwicklungsgeschichtlich äußerst kurzen Zeitraums, radikal geändert. Reizüberflutung und Entscheidungskonflikte stellen an die menschliche Anpassungsfähigkeit manchmal unüberschaubare Anforderungen. Die Beanspruchung im Arbeitsprozess hat sich stark von der körperlichen zur geistigen Tätigkeit verschoben. Vor allem aber ist der natürliche Wechsel von Spannung und Entspannung bei vielen Menschen einer *Daueranspannung*, einer chronischen Stressbelastung, gewichen. Diese wirkt sich langfristig negativ auf das körperliche und seelische Befinden des Betroffenen aus.

Übende Verfahren *(Entspannungstechniken)* versuchen, durch bewusstes Erleben sowie übendes, aktives „Entlasten" des Nervensystems, z.T. auch durch Aktivieren des Bewegungsapparates, Körper und Psyche zu einem neuen Gleichgewicht zu verhelfen.

Indikationen für übende Verfahren

Spannungskopfschmerzen, Magen- und Darmkrämpfe, Herzdruck, funktionelle Durchfälle, Rückenverspannungen, Konzentrations- und Schlafstörungen sind oft Folge einer chronischen Stressbelastung des Organismus.

Ob das Erlernen einer Entspannungstechnik empfehlenswert ist und welche Methode am besten geeignet ist, hängt nicht nur von der Erkrankung, sondern auch von der Persönlichkeit des Patienten ab. So können sich viele Patienten nur sehr schwer in meditative Techniken einfinden. Diesen Patienten ist mit körperbetonten Verfahren oft besser gedient.

Bei *chronisch Kranken* wirkt auch die (primär körperliche) Krankheit selbst als Stressfaktor. Der Aufenthalt im Krankenhaus oder die Situation als ambulanter Dialysepatient kann *zusätzlich* zu oben genannten *psychovegetativen Spannungszuständen* führen. Diese Patienten profitieren von übenden Verfahren, weil sie ihnen helfen, über den Weg der Entspannung besser mit ihrer Erkrankung umzugehen.

10.13.1 Atemtherapie

Als **Atemtherapie** bezeichnet man zum einen bestimmte krankengymnastische Übungen und apparative Hilfen, um bei Lungenerkrankungen die Atmung zu optimieren (☞ 7.2.5). Atemtherapie bezeichnet aber auch eine Form der Psychotherapie, bei der durch bewusstes Atmen harmonische und disharmonische Spannungszustände wahrgenommen, Störungen ausgeglichen und gesunde Kräfte des Atmenden gestützt werden sollen. Atemtherapie in diesem Sinne ist ein Weg zur Selbsterfahrung und Persönlichkeitsbildung und kann sowohl in Einzel- als auch in Gruppenarbeit durchgeführt werden (eine ausgefeilte Methode ist z.B. die *Psycho-physische Atemtherapie nach Middendorf*). Sie hat sich besonders bei psychosomatischen Störungen, psychovegetativen Spannungs- und Erschöpfungszuständen sowie Migräne als erfolgreich erwiesen.

10.13.2 Autogenes Training

Das **autogene Training** ist ein übendes Verfahren zur *konzentrativen Selbstentspannung*. Seine Ursprünge gehen auf die Erforschung der *Hypnose* zurück, ein Sonderzustand zwischen Wachsein und Schlafen, der vor allem durch Bewusstseinsveränderung, muskuläre Entspannung, Wahrnehmungseinengung, Ruhetonus der vegetativen Funktionen (Atem- und Herzfrequenz, Blutdruck, Verdauungsorgane) und hohe (Fremd-)Suggestibilität gekennzeichnet ist.

Therapeutische Ziele

Das autogene Training hat folgende therapeutische Ziele:

- Erholung und Entspannung
- Selbstruhigstellung durch „Resonanzdämpfung" der Effekte, z.B. „Loslassen" von Angst auslösenden Erinnerungen, Stressoren belasten nicht mehr so
- Bessere Funktion der unwillkürlichen Körperfunktionen (Atmung, Herz- und Kreislauffunktionen)
- Körperliche und geistige Leistungssteigerung
- Positive Schmerzbeeinflussung.

Durchführung

Das autogene Training erfordert wie alle übenden Verfahren die innere Bereitschaft des Patienten und regelmäßiges Üben. Der Patient soll lernen, sich mit Hilfe der Konzentration auf kurze, prägnante Übungsformeln zu entspannen. Der Übungsaufbau in der Grundstufe verläuft dabei über sechs Stufen:

- Schwereübung: „Der rechte Arm ist schwer"
- Wärmeübung: „Der rechte Arm strömt warm"
- Herzübung: „Das Herz schlägt ganz ruhig"
- Atemübung: „Die Atmung ist ganz ruhig"
- Sonnengeflechtsübung: „Der Bauch strömt ganz warm"
- Stirnkühleübung: „Die Stirn ist angenehm kühl".

„Konzentration" bedeutet hier nicht die gespannte Konzentration des Alltags, sondern eher ein Versenken in sich selbst.

Die Rücknahme der Entspannung erfolgt über Anspannen der Arme, tiefes Atmen und Öffnen der Augen.

Der Patient wiederholt die Übungen 2- bis 3-mal täglich über 3 – 20 Min. Zumindest für den Anfang sind ein ruhiger, angenehm temperierter Raum, bequeme Kleidung und geschlossene Augen günstig.

10.13.3 Progressive Muskelrelaxation nach Jacobsen

Das **progressive Muskelrelaxationstraining** (auch *Tiefenmuskelentspannung* = *TME* genannt) versucht, dem Patienten den Gegensatz zwischen den beiden Polen muskulärer Spannung und muskulärer Entspannung bewusst zu machen, damit sich anschließend das Gefühl einer tiefen muskulären Entspannung auf den ganzen Körper ausbreitet.

Der Patient lernt, jeweils verschiedene Muskelgruppen im Wechsel maximal zu kontrahieren und möglichst vollständig zu entspannen. Der Therapeut unterstützt und führt den Patienten, indem er in wiederkehrenden, gleichbleibenden Formeln Anweisungen gibt. Das progressive Muskelrelaxationstraining kann wesentlich schneller erlernt werden als das autogene Training.

10.13.4 Entspannung durch meditative Techniken

Besonders im asiatischen Kulturkreis ist die **Meditation** seit Jahrtausenden bekannt. Unterstützt durch bestimmte, häufig wiederholte Übungen soll sich der Mensch selbst erfahren. Einige dieser Meditationstechniken fanden in den letzten Jahrzehnten auch in unserem Kulturkreis Verbreitung:

- **Qi Gong,** eine heilgymnastisch-meditative Technik der traditionellen chinesischen Medizin (☞ 10.14.2)
- **Yoga,** ein in der indischen Kultur seit Jahrtausenden verwurzeltes Selbsterfahrungssystem mit ebenfalls starken gymnastischen Elementen.

Bei der Übertragung auf den westlichen Kulturkreis ging allerdings das dahinterstehende Gedankengebäude zu großen Teilen verloren, so dass im Wesentlichen körper- und atembetonte Entspannungsübungen übrig blieben.

10.13.5 Entspannung durch Sport und bewegungsorientierte Therapieformen

Jeder kennt das Gefühl: Nach gut dosiertem Lauftraining, nach einem Saunabesuch oder auch nach einer längeren Wanderung sind Arme und Beine schwer und warm, der ganze Körper angenehm durchblutet, und man fühlt sich so richtig wohl, freudig gestimmt und entspannt.

Physiotherapeutische Übungen und bewegungsorientierte Therapieformen eignen sich ebenfalls als Entspannungstherapie, v.a für motorisch unruhige Patienten.

Bewegungstherapie

Die **Bewegungstherapie** kann auch den physikalischen Therapiemethoden zugerechnet werden und umfasst die *Physiotherapie* (☞ 10.9.2) sowie Ausdauer- und Krafttraining oder qualifiziert betreutes Training für Patienten mit koronarer Herzkrankheit, arterieller Verschlusskrankheit oder Diabetes mellitus. Auch in der Psychotherapie gibt es Bewegungstherapien, bei denen die Selbstwahrnehmung verbessert werden soll.

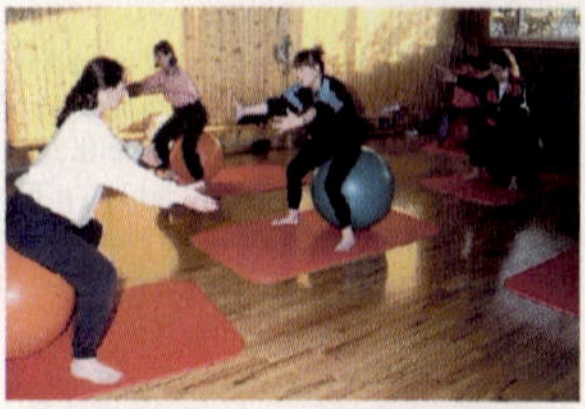

Abb. 10.107: Sporttherapie als körperliches Training hat stets auch positive Wirkung auf die Seele und kann zur Entspannung beitragen. [K183]

10.14 Naturheilverfahren und Homöopathie

Fußreflexzonenmassage ☞ *10.9.3*

10.14.1 Einführung

Naturheilkunde: Behandlung von Krankheiten durch Anregung der *selbstregulativen Kräfte* im Patienten. Medizinische Zusatzbezeichnung **Naturheilverfahren.**

Oft gelangen in der **Naturheilkunde** Mittel aus der Natur wie etwa Luft, Licht, Pflanzenextrakte oder Wasser zur Anwendung. Die meisten Vertreter der Naturheilkunde bezeichnen sich selbst auch als *Ganzheitsmediziner,* da sie für sich in Anspruch nehmen, nicht nur ein Organ zu betrachten, sondern den ganzen Patienten in den Mittelpunkt zu stellen und die Erkrankung auch in ihrem sozialen Umfeld zu sehen.

Manche Methoden der Naturheilkunde werden auch von der Schulmedizin angewendet oder zumindest akzeptiert, z.B. die *Akupunktur* oder Teilbereiche der *Neuraltherapie.* Andere dagegen stehen im Widerspruch zu schulmedizinischen Ansätzen (z.B. *Homöopathie*) und/oder sind selbst unter Naturheilkundlern umstritten (z.B. *Edelsteintherapie*). Hieraus erklärt sich auch die Bezeichnung *alternative Medizin,* die oft gleichbedeutend mit dem Begriff „Naturheilkunde" gebraucht wird. Die Wirksamkeit der Mehrzahl der naturheilkundlichen Verfahren konnte bis heute nicht mit wissenschaftlichen Methoden bewiesen werden. Andererseits gibt es auch in die Schulmedizin integrierte Bereiche wie z.B. bäderheilkundliche (balneologische) Verfahren, für die ein solcher Wirksamkeitsnachweis bisher aussteht.

Naturheilkunde – die Alternative zur Schulmedizin?

Viele Patienten setzen „Naturheilkunde" mit „natürlich, sanft und ohne Nebenwirkungen" gleich. Dies ist so pauschal nicht zutreffend. Auch in der Naturheilkunde wird z.B. mit Giftpflanzen oder mit giftigem Ozongas behandelt, und es werden Nebenwirkungen in Kauf genommen.

Irrig ist auch die Vorstellung, die Naturheilkunde sei technikfrei. Es gibt sogar Verfahren der Naturheilkunde wie etwa die *Elektroneuralpunktur* oder die *Bioresonanztherapie,* in denen die Apparatediagnostik und -therapie im Vordergrund stehen.

Weit auseinander gehen die Urteile über die (Langzeit-)Wirksamkeit naturheilkundlicher Methoden. Auch wenn eines Tages größere Therapiestudien präzise Aussagen diesbezüglich erlauben mögen, besteht doch bei vielen Beteiligten insofern Einigkeit, dass naturheilkundliche Verfahren:

- Besser geeignet für chronische, mäßig schwere Erkrankungen (z.B. Rückenschmerzen) als für akute Erkrankungen sind (z.B. Knochenbrüche oder akuter Herzinfarkt ☞ 18.5.2)
- Besser geeignet für beginnende als für weit fortgeschrittene Erkrankungen sind, was sich dadurch erklären lässt, dass die selbstregulierenden Kräfte in Anfangsstadien noch eher stimuliert werden können als z.B. bei einem durch die Krankheit bereits geschwächten Patienten.

Schulmedizin und Naturheilkunde sollten zum Wohl des Patienten miteinander verbunden werden. Die Grenzen zwischen ihnen sind fließend, z.B. bei physikalischen Therapiemethoden und bei Entspannungstechniken.

Unverzichtbar: Mitarbeit

Viele Naturheilverfahren verlangen vom Patienten aktive Mitarbeit und Umstellung bisheriger Lebensgewohnheiten, zu der nicht jeder bereit ist. Hierin ähneln sie vielen neuen schulmedizinischen Empfehlungen etwa im Bereich der Präventivmedizin, die genau in dieselbe Richtung zielen, nämlich unbequeme Änderungen des Lebensstiles, z.B. der Ernährung.

Literaturtipp

Augustin, Matthias; Schmiedel, Volker: Praxisleitfaden Naturheilverfahren. 3. Aufl., Urban & Fischer Verlag, München, 1999

10.14.2 Akupunktur und TCM

Die **Akupunktur** (lat. pungere = stechen) hat ihren Ursprung in der *traditionellen chinesischen Medizin* (kurz **TCM**), einem der ältesten und anspruchvollsten Heilsysteme menschlicher Kulturen. Die TCM umfasst neben der Akupunktur noch viele andere Methoden wie etwa heilgymnastisch-meditative Verfahren (z.B. *Qi Gong*).

Die Akupunktur ist eine *Reflextherapie.* Nadeln unterschiedlicher Länge und unterschiedlichen Durchmessers werden in genau festgelegte Hautpunkte gestochen, die spontan oder auf Druck schmerzhaft sind. Heute werden wegen der Infektionsgefahr zumeist sterile Einmal-Stahlnadeln eingesetzt. Die durch die Nadeln gesetzten Reize beeinflussen auf Nervenleitungswegen die inneren Organe.

Da sich die wenigsten europäischen Ärzte mit dem komplizierten Gedankengebäude vertraut machen wollen, das der chinesischen Medizin zugrunde liegt, wurden Modifikationen entwickelt, die den westlichen Diagnosebegriffen angepasst und in der Anwendung einfacher sind (z.B. die *Wiener Schule nach Bischko*).

Am bekanntesten ist die **Körperakupunktur,** bei der über 300 Akupunkturpunkte auf insgesamt 22 **Meridianen** über den ganzen Körper verteilt liegen. Meridiane sind gedachte Längslinien auf dem menschlichen Körper und entsprechen nach den Vorstellungen der TCM Kanälen, durch die die Lebensenergie fließt. Bei der **Ohrakupunktur** (*Auriculo-Therapie* ☞ Abb. 16.10) liegen alle Akupunkturpunkte auf der Ohrmuschel, auf der sämtliche Organe des menschlichen Körpers repräsentiert sein sollen. Bei der **Laser-Akupunktur** wird die Nadel durch einen Laserstrahl ersetzt. Bei der **Akupressur** werden die gleichen Punkte verwendet wie in der Akupunktur, die Reizung aber erfolgt durch Druck oder Massage.

Angewendet wird die Akupunktur insbesondere bei funktionellen Störungen und chronischen Schmerzen. Voraussetzung für die Wirkung ist das Vorhandensein ausreichender Selbstheilungskräfte. Daher ist eine Akupunktur z.B. bei Auszehrung des Patienten und bei Tumorerkrankungen kontraindiziert.

10.14.3 Ernährungstherapie

Vielen Erkrankungen in unserer Gesellschaft wird durch den *Risikofaktor* „falsche Ernährung" der Weg bereitet. Diesen Erkrankungen kann durch eine ausgewogene Ernährung vorgebeugt werden, die zudem Voraussetzung für die Wirksamkeit anderer naturheilkundlicher Methoden ist. Viele Krankheiten können sogar allein durch Umstellung der Ernährung behandelt werden.

Die **Ernährungstherapie** an sich ist keine alternativmedizinische Schule, da viele ihrer Prinzipien von der modernen Präventivmedizin und der Inneren Medizin voll akzeptiert werden. Es ist aber das Verdienst vieler aus damaliger Sicht „alternativer" Ärzte wie Bircher und Bruker, bereits in den 40er-Jahren auf die Bedeutung gesunder Ernährung hingewiesen zu haben.

Etliche der aktuellen Ernährungs- und Diättheorien wie etwa die verschiedenen *Trennkostformen* oder ordnungstherapeutische Aspekte der Ernährung (☞ unten) sind aber mit der schulmedizinischen Ernährungsmedizin unvereinbar. Auch einige Hypothesen der Gründer der Ernährungstherapien, etwa die totale Ablehnung von Zucker und H-Milch durch Bruker, sind inzwischen widerlegt.

Vollwertkost

„Gesunde Ernährung", „Vollwertkost" und „Bionahrung" sind Begriffe, die jeder kennt, unter denen aber auch (fast) jeder etwas anderes versteht. **Vollwertkost** als *Ernährungstherapie* beinhaltet nicht nur, dass der Nährstoffbedarf des Menschen gedeckt wird (☞ 7.6.2). Vielmehr besitzen die verschiedenen Lebensmittel – im Gegensatz zu *verarbeiteten* Nahrungsmitteln – auch eine „Ordnungskraft", die in der bloßen Angabe von Kalorien oder prozentualen Nährstoffanteilen nicht zum Ausdruck kommt. Vollwertkost, so verstanden, umfasst auch den weitestmöglichen Verzicht auf Zusatzstoffe sowie ökologische Aspekte.

Praktisches Vorgehen bei der Ernährungsumstellung

- Die Umstellung langjährig falscher Essgewohnheiten erfordert ein hohes Maß an Disziplin vom Patienten
- Die erfolgreiche Umstellung von der üblichen Zivilisationskost auf eine gesunde Ernährung mit hohem Rohkostanteil sollte *langsam* und *schrittweise* erfolgen
- Erfahrungsgemäß ist die Ernährungsumstellung nur von Dauer, wenn der Patient diese wirklich möchte und die Kost *individuell* angepasst ist
- Häufiges Problem bei der Umstellung sind Blähungen. Gründliches Kauen und der Verzicht auf Zucker helfen oft.

10.14.4 Homöopathie

Die **Homöopathie** wurde von *Samuel Hahnemann* (1755 – 1843) begründet. Homöopathie bedeutet wörtlich übersetzt „ähnliche Krankheit". Damit weist der Name bereits auf die *Ähnlichkeitsregel* als einen Hauptlehrsatz der Homöopathie hin: „Wähle, um sanft, schnell, gewiss und dauerhaft zu heilen, in jedem Krankheitsfall eine Arznei, welche ein ähnliches Leiden auslösen kann als sie heilen soll." Ein weiteres Grundprinzip der Homöopathie ist die **Potenzierung** *(Dynamisation)*, d.h. das systematische Verdünnen und Verschütteln bzw. Verreiben der Grundsubstanz.

Für die Wahl eines geeigneten Mittels ist in der **klassischen Homöopathie** nicht allein das Krankheitssymptom maßgeblich, sondern vor allem die *Konstitution* des Patienten, also der Mensch in seiner Gesamtheit. Dies bedeutet auf der einen Seite, dass zwei Kopfschmerzpatienten aufgrund ihrer verschiedenen Konstitution völlig unterschiedliche Mittel erhalten können, auf der anderen Seite aber auch, dass ein Patient mit Gallenkoliken das gleiche Mittel bekommen kann wie einer mit chronischen Rückenschmerzen, wenn sie zum Zeitpunkt der Diagnose die gleiche Konstitution besitzen.

Die Homöopathie findet insbesondere Anwendung bei allen Krankheiten, die der Selbstregulation des Organismus zugänglich sind, vor allem aber funktionellen Erkrankungen (z.B. Colon irritabile), psychosomatischen Erkrankungen (z.B. Migräne) und psychischen Erkrankungen (z.B. Neurosen). Bei organisch manifesten Erkrankungen (z.B. Arthrose) kann zwar nicht der Organschaden behoben, die Symptomatik aber gelindert werden.

Die Homöopathie wird von der Schulmedizin nicht anerkannt.

10.14.5 Neuraltherapie

In der **Neuraltherapie** werden Lokalanästhetika, selten auch pflanzliche oder bakterielle Reizstoffe, meist in oberflächliche Gewebeschichten injiziert. Neuraltherapie nur mit Lokalanästhesie gleichzusetzen wäre allerdings falsch, denn primär soll sie krankheitsverursachende Störfelder im Körper des Patienten ausschalten. So behandelte der Entdecker der Neuraltherapie, *Ferdinand Huneke*, die Schulterschmerzen einer Patientin erfolglos mit der konventionellen Injektion von Lokalanästhetika. Im Laufe der Behandlung trat eine Reizung einer alten Narbe am Unterschenkel auf. Als Huneke diese infiltrierte, verschwanden schlagartig die Schulterbeschwerden **(Sekundenphänomen).** Jede chronische Erkrankung kann nach Huneke störfeldbedingt sein, und jede Stelle des Körpers kann zum Störfeld werden.

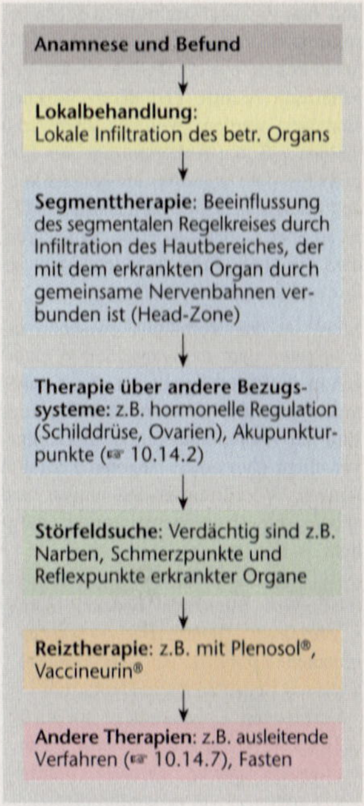
Anamnese und Befund
Lokalbehandlung: Lokale Infiltration des betr. Organs
Segmenttherapie: Beeinflussung des segmentalen Regelkreises durch Infiltration des Hautbereiches, der mit dem erkrankten Organ durch gemeinsame Nervenbahnen verbunden ist (Head-Zone)
Therapie über andere Bezugssysteme: z.B. hormonelle Regulation (Schilddrüse, Ovarien), Akupunkturpunkte (☞ 10.14.2)
Störfeldsuche: Verdächtig sind z.B. Narben, Schmerzpunkte und Reflexpunkte erkrankter Organe
Reiztherapie: z.B. mit Plenosol®, Vaccineurin®
Andere Therapien: z.B. ausleitende Verfahren (☞ 10.14.7), Fasten

Abb. 10.108: Ablauf des diagnostisch-therapeutischen Vorgehens bei der Neuraltherapie. [A400]

Die Indikationen für die Neuraltherapie sind breit und reichen von funktionellen Erkrankungen über zahlreiche akute Schmerz- und Entzündungszustände bis zu hormonellen Störungen (zum diagnostisch-therapeutischen Vorgehen ☞ Abb. 10.108). Kontraindikationen sind z.B. schwere Infektions- oder Immunerkrankungen. Bei Tumorleiden kann die Neuraltherapie als Palliativtherapie eingesetzt werden. Bei unsachgemäßer Anwendung oder Injektionen in Unkenntnis tiefer liegender anatomischer Strukturen sind schwere Schädigungen möglich.

10.14.6 Phytotherapie

Phytotherapie: Behandlung von Krankheiten mit Pflanzen, Pflanzenteilen oder Pflanzeninhaltsstoffen.

Seit Jahrtausenden sammeln die Menschen Heilkräuter, die sie dann entsprechend der Überlieferung ihrer Vorfahren und ihrer eigenen Erfahrungen gegen bestimmte Erkrankungen einsetzen. Bis heute konnte nur ein Teil der bekannten Pflanzenwirkstoffe und deren Wirkung analysiert werden. Weltweit angewandt werden z.B. die Abkömmlinge des Fingerhutes (lat. *Digitalis*) als herzstärkendes Arzneimittel (☞ Pharma-Info 18.42). Es ist aber immer wieder zu beobachten, dass die ganze Pflanze anders wirkt als ihre isolierten Inhaltsstoffe.

Meist ist das Verhältnis zwischen erwünschten und unerwünschten Wirkungen in der Phytotherapie gut, d.h. die therapeutische Breite ist groß. Allerdings sind bei Anwendung durch Unkundige, vor allem über einen längeren Zeitraum hinweg, Vergiftungserscheinungen und andere schwere Nebenwirkungen möglich.

> „Rein pflanzlich" bedeutet nicht „harmlos": Beispielsweise werden manche pflanzlichen Abführmittel mit der Entstehung von Darmkrebs in Verbindung gebracht (☞ auch 21.6.10). Auch sind Allergien gegen Pflanzenpräparate genauso häufig wie gegen andere Arzneimittel.

Viele Arzneipflanzen werden nur einmal jährlich, zur Zeit ihres höchsten Wirkstoffgehaltes, geerntet. Ein geringer Teil der Arzneipflanzen wird frisch verarbeitet, in Flaschen gefüllt und haltbar gemacht. Der größere Teil aber wird zerkleinert, getrocknet und zu einem späteren Zeitpunkt zubereitet. An Zubereitungsformen werden unterschieden:

Ätherisches Öl	Anwendungsgebiet
Lavendelöl	▸ Angstzustände, depressive Verstimmung ▸ Geschlossene Weichteilverletzungen, z.B. Prellung ▸ Nervosität, innere Unruhe ▸ Schlafstörungen ▸ Schmerzen
Minzöl	▸ Fieber ▸ Unkonzentriertheit, nachlassende Gedächtnisleistung ▸ Verdauungsstörungen z.B. bei Meteorismus, Übelkeit, Erbrechen
Orangenöl	▸ Angstzustände, depressive Verstimmung ▸ Fieber ▸ Nervosität, innere Unruhe
Rosmarinöl	▸ Nachlassende Gedächtnisleistung, Antriebsschwäche ▸ Kreislaufbeschwerden ▸ Rheumatische Beschwerden
Zitronenöl	▸ Depressive Verstimmung ▸ Fieber

Tab.1.110: Mögliche Anwendungsgebiete verschiedener ätherischer Öle.

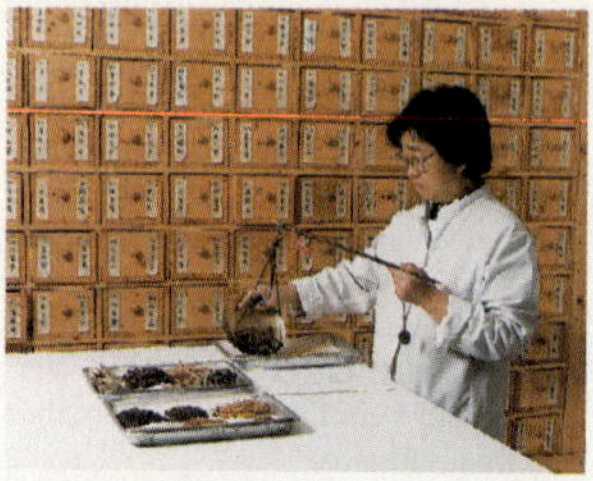

Abb. 10.109: Chinesische Ärzte und Apotheker besitzen schon seit Jahrtausenden ein großes Wissen in der Phytotherapie. [E161]

- **Dekokt:** Abkochung mit Wasser, meist bei harten Pflanzenteilen (z.B. Wurzeln, Rinden)
- **Destillat** („Geist"): Konzentrierter Extrakt aus Drogen mit flüchtigen Wirkstoffen, durch Wasserdampfdestillation gewonnen
- **Elixier:** Tinktur mit Weingeist, evtl. mit Zusätzen (z.B. Extrakten, ätherischen Ölen)
- **Extrakt:** Konzentrierter Pflanzenauszug mit wässrigen, alkoholischen oder ätherischen Lösungsmitteln. Je nach Einengungsgrad unterscheidet man **Fluidextrakt, Spissumextrakt** (konzentriert) und **Trockenextrakt** (stark konzentriert)
- **Infus:** Aufguss mit kochendem Wasser, meist bei zarten Pflanzenteilen (z.B. Blüten, Blätter, Samen)
- **Mazeration:** Kaltwasserauszug, meist bei schleimhaltigen Drogen sowie Baldrian
- **Spezies (Teegemisch):** Mischung zerkleinerter oder ganzer Pflanzenteile. Zubereitung meist als Infus, je nach verwendeter Droge, aber auch aus Dekokt oder Mazeration. Ein Teerezept sollte genaue Angaben über Bestandteile, Zubereitungsform, Dosierung und Dauer der Anwendung enthalten
- **Tinktur:** Dünnflüssiger Drogenauszug, entspricht einer länger dauernden Mazeration mit Ethanol, Extraktionsverhältnis 1 : 5 bis 1 : 10.

Misteltherapie

Bekannt geworden ist die Misteltherapie, z.B. mit Iscador®, wobei ihr Wirksamkeitsnachweis aus schulmedizinischer Sicht noch aussteht. Tatsache jedoch ist, dass viele Patienten während der Misteltherapie eine Verbesserung der Lebensqualität angeben. Daher sollte eine *begleitende* Misteltherapie auf Wunsch einem Tumorkranken nicht vorenthalten werden.

10.14.7 Aromatherapie

> **Aromatherapie:** Verwendung von natürlichen Duftstoffen (meist in Form von ätherischen Ölen) zu therapeutischen Zwecken.

Seit rund 15 Jahren ist die **Aromatherapie** als innovative Heilmethode im Gespräch, zuerst vorwiegend in esoterischen Kreisen, seit neuerem auch in der Medizin, Kranken- und Altenpflege sowie in der Geburtshilfe.

Während in Frankreich die orale Gabe ätherischer Öle im Vordergrund steht **(Phyto-Aromatherapie)** und nur von Medizinern verabreicht werden darf, werden die ätherischen Öle in England äußerlich angewandt (z.B. einmassiert) und können auch von Pflegenden verwendet werden. In Deutschland werden ätherische Öle derzeit am häufigsten zur Raumaromatisierung, als Zusatz im Waschwasser bei der Körperpflege, bei Massagen, Wickeln und Auflagen verwendet.

Handelt es sich um eine *pflegerische* Maßnahme (z.B. um die Verwendung der ätherischen Öle bei der Körperpflege), wird vor der Anwendung die Zustimmung des Patienten zu dieser Pflegemaßnahme eingeholt (bei Raumaromatisierung auch die der Mitpatienten), eine Geruchsprobe durchgeführt (empfindet der Patient den Geruch als angenehm oder unangenehm?), ggf. eine Alternative überlegt und ein Allergietest durchgeführt (Auftragen einer geringen Menge Öl in der Ellenbogenbeuge des Patienten und abwarten, ob Hautreaktionen auftreten). Handelt es sich um eine *therapeutische* Maßnahme (z.B. um die Anwendung ätherischer Öle bei Inhalation oder Wickeln) muss sie ärztlich angeordnet werden.

Während und nach der Anwendung wird der Patient auf körperliche Reaktionen, psychisches Befinden und Gefühlsreaktionen beobachtet und um ein feed-back gebeten.

Kontaktadresse

Fragen zur Aromatherapie beantwortet der Verein zur Förderung, zum Schutz und zur Verbreitung der Aromatherapie und -pflege Forum Essenzia e.V.:

Forum-Essenzia e.V.,
Meier-Helmbrecht-Str. 4,
81377 München,
Tel.: 089/7145391,
E-Mail:Forum-Essenzia@t-online.de, www.forum-essenzia.de

Literaturtipps

Aßmann, Christa: Pflegeleitfaden Alternative und komplementäre Methoden. Urban & Fischer Verlag, München, 1999

Schnaubelt, Kurt: Ganzheitliche Aromatherapie, Gustav Fischer Verlag, München, 1997

10.14.8 Ausleitende Verfahren

Ausleitende Verfahren haben ihren Ursprung in der **Humoralpathologie** *(Säftelehre)* der Antike, die Krankheiten als Ausdruck einer falschen Zusammensetzung des Blutes und der übrigen Körpersäfte ansah. Eiter oder Auswurf seien Mittel des Körpers zur gesteigerten Ausscheidung bestimmter Säfte und damit zur Wiederherstellung des gestörten Gleichgewichts *(Homoiostase)*. Wenn der Körper dies nicht aus eigenem Antrieb schaffe, müsse man ihm durch Herstellung einer künstlichen Ableitmöglichkeit helfen. Den ausleitenden Verfahren zuzurechnen sind:

- Die verschiedenen Aderlasstherapien
- Die Blutegelbehandlung
- Das blutige und unblutige Schröpfen (☞ Abb. 10.112).

Bei diesen Verfahren wird dem Körper Blut entzogen.

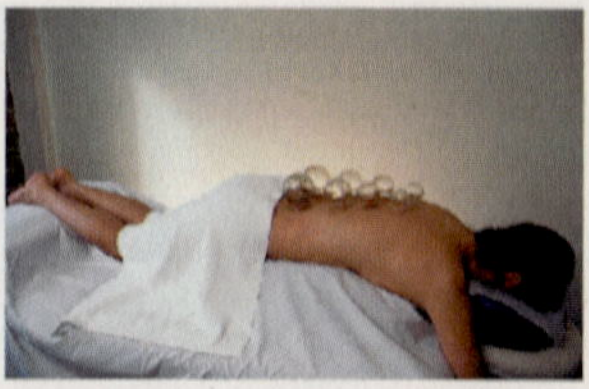

Abb. 10.112: Durch Erhitzen der Luft in den Schröpfgläsern dehnt diese sich aus. Werden die Gläser auf die Haut aufgesetzt, kühlt sich die Luft wieder ab und zieht sich zusammen. Das so entstehende Vakuum bewirkt ein Ansaugen der Haut, hier im Rückenbereich. [J666]

Obwohl die Humoralpathologie als Wissenschaft heute überholt ist, kann beispielsweise Schröpfen durchaus wirksam sein, da es als unspezifischer Reiz auf das Immunsystem wirkt. Über Haut-Eingeweide-Reflexe werden innere Organe beeinflusst.

Pflanze	Indikation	Wirkungsweise	Fertigpräparat (Bsp.)/Anwendung/Besonderes
Anis	▸ Infektionen der oberen Atemwege ▸ Blähungen ▸ Krampfartige Magen-Darm-Beschwerden	▸ Fördert das Abhusten von Sekret/Schleim ▸ Schwach krampflösend ▸ Antibakteriell	Bronchoforton® Kps. Tee: zur Förderung der Schleimlösung morgens und/oder abends vor dem Schlafengehen 1 Tasse Tee aus 1 – 2 TL voll gequetschtem Anis. Bei Magen-Darm-Beschwerden mehrmals 1 EL Tee
Baldrianwurzel	▸ Nervosität ▸ Einschlafstörungen ▸ Krampfartige Magen-Darm-Schmerzen	▸ Beruhigend ▸ Die Schlafbereitschaft fördernd	Valdispert® Tee: 2 – 3x täglich und vor dem Schlafengehen 1 Tasse Tee aus 1 TL (3 – 5 g) Baldrianwurzel
Bärentraubenblätter	▸ Harnwegsinfekte	▸ Antibakteriell	Cephanephrin® N Tee: 3 – 4x täglich 1 Tasse Tee aus 1 knappem TL (ca. 2 g) Bärentraubenblätterpulver Cave: bei längerer Anwendung evtl. Leberschäden
Brennnesselkraut	▸ Dysurie	▸ Leicht harntreibend	Bazoton® Tee: 3 – 4x tägl.1Tasse Tee aus 3 – 4 TL (ca. 4 g) Brennnesselkraut
Efeublätter	▸ Infektionen der oberen Atemwege	▸ Fördert das Abhusten von Sekret/Schleim ▸ Krampflösend	Bronchoforton® Saft Nicht zur Teezubereitung geeignet! (Schleim-)Hautreizend!
Eibisch	▸ Schleimhautentzündungen des Mund-Rachen-Raumes, der oberen Luftwege und des Magen-Darm-Traktes	▸ Reizlindernd ▸ Steigert die Phagozytose (☞ 29.1.3) ▸ Hemmt die Aktivität der Schleimhaut beim Schleimtransport	Bronchitussin® N Tee aus Eibischblättern: mehrmals täglich 1 Tasse aus 1 TL Blättern Tee aus Eibischwurzeln (Kaltauszug): 1 EL (15 g) mit 150 ml kaltem Wasser ansetzen, unter häufigem Umrühren 1 1/2 Std. ziehen lassen und durch ein Teesieb geben. Mehrmals täglich 1 Tasse davon trinken (bei Bedarf vor dem Trinken erwärmen)
Eukalyptusblätter	▸ Bronchitis	▸ Fördert den Sekrettransport und das Abhusten von Schleim ▸ Schwach krampflösend	Bronchoforton® Kps. Tee: 3x täglich 1 Tasse Tee aus 1/2 TL (ca. 2 – 3 g) Eukalyptusblättern
Fenchel	▸ Blähungen ▸ Krampfartige Magen-Darm-Schmerzen ▸ Verschleimte Atemwege	▸ Fördert den Sekrettransport ▸ Antiseptisch ▸ Entblähend (karminativ)	Hustentee Stada® N, Carminativum Babynos® Blähungstropfen Tee: 2 – 4x täglich 1 Tasse Tee aus 1 – 3 TL Fenchel zwischen den Mahlzeiten trinken
Holunderblüten	▸ Fieberhafte Erkältungskrankheiten	▸ Schweißtreibend ▸ Vermehrt die Bronchialsekretion	Fugacid Grippetee® Tee: mehrmals täglich (vor allem in der 2. Tageshälfte) 1 – 2 Tassen Tee aus 2 TL (3 – 4 g) Holunderblüten so heiß wie möglich trinken
Hopfen	▸ Schlafstörungen ▸ Unruhe, Angstzustände	▸ Beruhigend ▸ Schlaffördernd	Euvegal® Drg. N Tee: 2 – 3x täglich und vor dem Schlafengehen 1 Tasse Tee aus 2 TL Hopfen trinken

Tab. 10.111: Übersicht über einige Heilpflanzen zur inneren Anwendung. In den genannten Fertigarzneien ist die betreffende Pflanze als wesentlicher Wirkstoff enthalten. [A400, O216]

Pflanze	Indikation	Wirkungsweise	Fertigpräparat (Bsp.)/Anwendung/Besonderes
Isländisch Moos	▸ Atemwegsinfekte ▸ Appetitlosigkeit	▸ Reizlindernd ▸ Schwach antiseptisch	Isla-Moos®-Pastillen Tee: mehrmals täglich 1 Tasse Tee aus 1 – 2 TL (2 – 4 g) Isländisch Moos trinken Bei Appetitlosigkeit Kaltauszug: 1 – 2 TL mit 150 ml kaltem Wasser ansetzen, 30 Min. unter häufigem Umrühren ziehen lassen und durch ein Teesieb geben. 1 Tasse davon vor dem Essen trinken
Johanniskraut	▸ Psychovegetative Stör. ▸ Depressive Verstimm. ▸ Angst, Nervosität	▸ Mild antidepressiv	Esbericum® Kps. Tee: morgens und abends 1 – 2 Tassen Tee aus 1 – 2 TL Johanniskraut. Für nachhaltige Wirkung mehrere Wochen bis Monate anwenden
Kamillenblüten	▸ Magen-Darm-Entzündungen, -Krämpfe ▸ Zahnfleisch- und Schleimhautentzündungen in der Mundhöhle	▸ Entzündungshemmend ▸ Krampflösend ▸ Wundheilungsfördernd ▸ Antibakteriell	Magen-Tee Stada®, Kamillosan® Tee: bei Erkrankungen im Magen-Darm-Bereich 3 – 4x täglich 1 Tasse Tee aus 1 EL Kamillenblüten warm zwischen den Mahlzeiten trinken. Bei Entzündungen im Mund- und Rachen-Raum mit dem Tee mehrmals täglich spülen oder gurgeln
Koriander	▸ Völlegefühl ▸ Blähungen ▸ Krampfartige Magen-Darm-Störungen	▸ Krampflösend ▸ Entblähend ▸ Antibakteriell ▸ Fungizid	Carminat® Tee: mehrmals täglich 1 Tasse Tee aus 2 TL Koriander warm zwischen den Mahlzeiten trinken
Kümmel	▸ Völlegefühl, Blähungen ▸ Leichte, krampfartige Magen-Darm-Störung	▸ Krampflösend ▸ Antiseptisch	Carminativum Hetterich® N Tee: 2 – 4x täglich 1 Tasse Tee aus 1 – 2 TL Kümmel warm zwischen den Mahlzeiten trinken
Kürbissamen	▸ Dysurie ▸ Prostatahyperplasie (Anwendung erfolgt über Monate)	▸ Verbessert die Miktion trotz vergrößerter Prostata (genaue Wirkungsweise bisher ungeklärt)	Granufink® Granulat Teezubereitung nicht möglich, es können aber 1 – 2 EL (15 – 30 g) gemahlene oder zerhackte Kürbissamen mit Flüssigkeit eingenommen werden (harte Schale vorher entfernen)
Lindenblüten	▸ Hustenreiz bei Infekten der Atemwege ▸ Erkältungen	▸ Lindert Hustenreiz ▸ Schweißtreibend	Grippe-Tee Stada® N Tee: mehrmals täglich (vor allem in der 2. Tageshälfte) 1 – 2 Tassen Tee aus 1 – 2 TL (2 – 4 g) Lindenblüten pro Tasse heiß trinken
Maiglöckchenkraut	▸ Leichte Herzinsuffizienz ▸ Chron. Cor pulmonale	▸ Verbessert Leistung des Herzmuskels ▸ Stärkt die Venenwände ▸ Harntreibend, fördert Natrium- und Kalium-Ausscheidung	Cor-Vel® N Nicht zur Teezubereitung geeignet!
Mariendistelfrüchte	▸ Verdauungsbeschwerden bei Leberschädigung ▸ Chron. Leberentzünd., Leberzirrhose	▸ Regt die Regeneration der Leber an ▸ Stimuliert die Neubildung von Leberzellen	Hepa-Merz® Sil, Legalon® Tee: 3 – 4x täglich 1 Tasse Tee aus 1 TL (3 – 5 g) zerstoßenen Mariendistelfrüchten 1/2 Stunde vor den Mahlzeiten trinken (so lange, bis die Beschwerden abgeklungen sind)
Pfefferminzblätter	▸ Krampfartige Beschwerden des Magen-Darms, der Gallenblase und -wege	▸ Krampflösend ▸ Regt die Sekretion von Gallensäuren an (choleretisch) ▸ Entblähend	Gastricard® N, Japanisches Heilpflanzenöl Tee: 3 – 4x täglich 1 Tasse Tee aus 1 EL Pfefferminzblättern warm zwischen den Mahlzeiten trinken
Rosskastaniensamen	▸ Chronisch-venöse Insuffizienz (☞ 19.8.5) ▸ Varikosis (☞ 19.8.1) ▸ Weichteilschwellungen nach OP/Trauma	▸ Stärkt die Venen und Venenwände ▸ Hemmt den Austritt von Flüssigkeit und Zellen aus den Blut- und Lymphgefäßen	Venostasin® Nicht zur Teezubereitung geeignet!
Sägepalmen früchte	▸ Miktionsbeschwerden bei Prostatahyperplasie	▸ Hemmt die Wirkung der Androgene an der Prostata	Prostagutt® mono Tee: 1 Tasse Tee mit 1 TL Sägepalmenfrüchten zubereiten
Sennesblätter/ -früchte	▸ Obstipation ▸ Zur leichten Darmentleerung z.B. bei Analfissuren, nach OP ▸ Zur Darmreinigung, z.B. vor OP	▸ Abführend (Wirkung tritt erst nach 6 – 10 Stunden ein, da der „abführende" Bestandteil erst im Dickdarm wirksam wird)	X-Prep®, Agioloax® Tee: morgens und/oder abends vor dem Schlafengehen 1 Tasse Tee aus 1/2 – 1 TL einnehmen. Früchte wirken milder als Blätter. Tee nur einige Tage einnehmen
Spitzwegerichkraut	▸ Infekte der oberen Atemwege ▸ Mund- und Rachenschleimhautentzünd.	▸ Reizlindernd ▸ Antibakteriell ▸ Wundheilend und schmerzlindernd	Spitzwegerich-Hustensaft®, Broncholind® Hustensaft Tee: mehrmals täglich 1 Tasse Tee aus 2 TL (ca. 3 g) Spitzwegerichkraut langsam trinken
Weißdorn blätter mit Blüten	▸ Leichte Herzinsuffizienz ▸ Druck- und Beklemmungsgefühl in der Herzgegend	▸ Stärkt Leistung des Herzmuskels ▸ Bewirkt eine Zunahme der Koronar- und Myokarddurchblutung	Crataegutt® Tbl. Tee: 2 – 3x täglich 1 Tasse Tee aus 2 TL Weißdornblättern trinken

Tab. 10.111 (Fortsetzung): Übersicht über einige Heilpflanzen zur inneren Anwendung. In den genannten Fertigarzneien ist die betreffende Pflanze als wesentlicher Wirkstoff enthalten. [A400, O216]

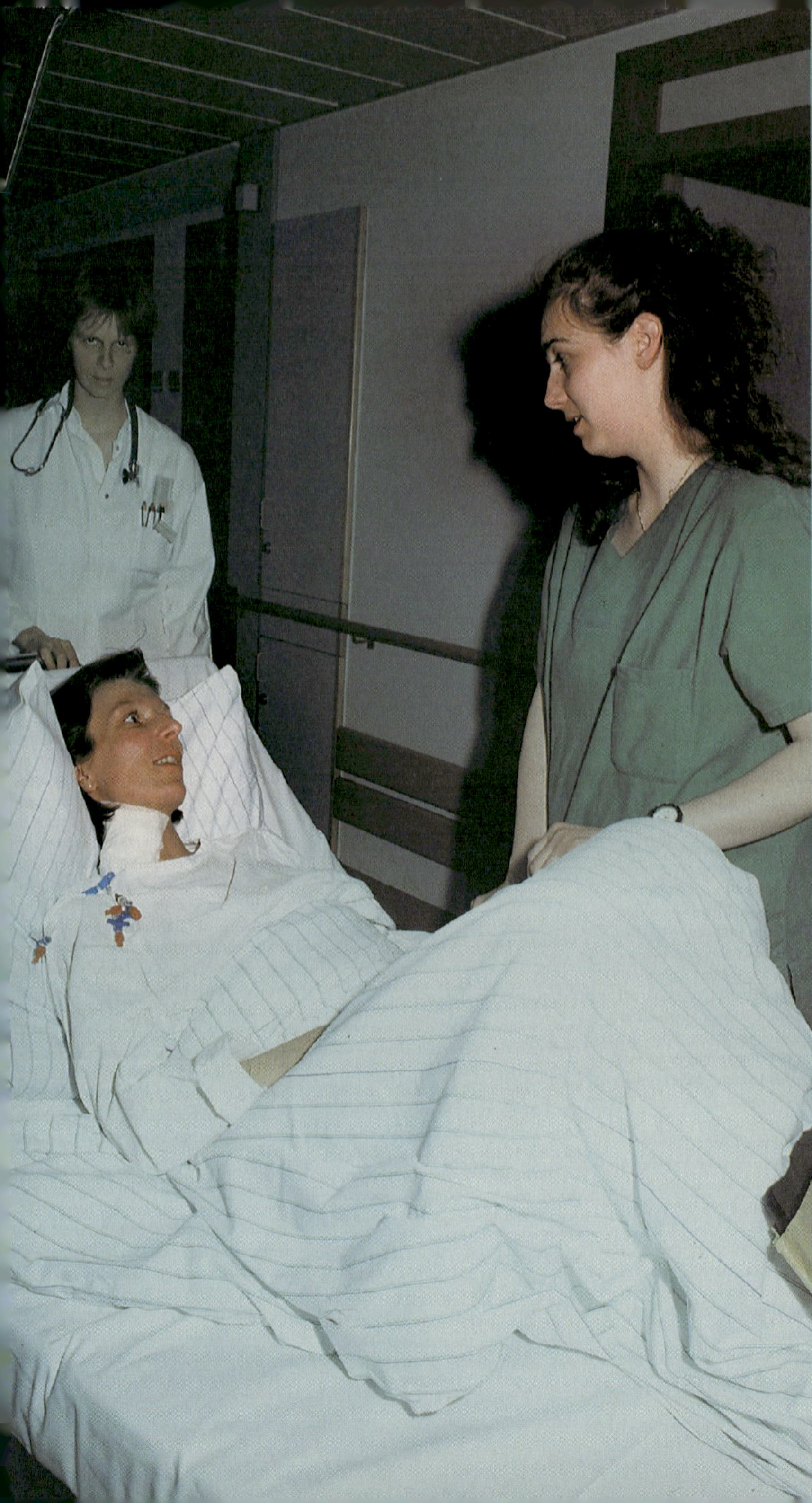

11 Allgemeine Pflege vor, während und nach Operationen

11 Allgemeine Pflege vor, während und nach Operationen

11.1 Vorbereitung operativer Eingriffe

11.1.1 Prästationäre Phase

Bei einem *geplanten Eingriff* wird die **Indikation** zur Operation (☞ 10.1.1) meist im Rahmen einer ambulanten Vorstellung des Patienten gestellt. Wie viele Tage *vor* der Operation der Patient aufgenommen werden muss, hängt von den notwendigen Vorbereitungen ab. Bei kleineren Operationen reicht es in der Regel aus, wenn der Patient am Vortag der Operation ins Krankenhaus kommt, bei größeren Eingriffen oder herabgesetzter Operationsfähigkeit (☞ unten) wird der Patient wegen erweiterter diagnostischer Maßnahmen meist einige Tage vorher aufgenommen.

> Ziel der prästationären Phase ist die optimale Vorbereitung des Patienten auf seine Operation, um das Operationsrisiko so gering wie möglich zu halten.

Im Idealfall beginnt die präoperative Vorbereitung des Patienten bereits mit der Indikationsstellung. Folgende Maßnahmen werden eingeleitet:

- Beurteilung der OP- und Anästhesiefähigkeit des Patienten
- OP- und Anästhesie-Aufklärung
- Ggf. optimale Einstellung internistischer Begleiterkrankungen
- Ggf. Gewichtsreduktion
- Ggf. Sanierung der Hautverhältnisse im Operationsgebiet
- Ggf. Einleitung fremdblutvermeidender Maßnahmen, z.B. Eigenblutspende
- Ggf. Ausräumung organisatorischer Schwierigkeiten, z.B. Anforderung einer Kostenträgerzusage bei unklaren Versicherungsverhältnissen.

> **Ambulante Operationen**
> Ausgewählte Eingriffe können unter bestimmten Voraussetzungen als **ambulante Operationen** durchgeführt werden. Dann erfolgt sowohl die Vorbereitung als auch die Nachsorge des Patienten komplett ambulant. Lediglich unmittelbar nach der Operation wird der Patient solange in der Klinik überwacht, bis die Vitalzeichen für mindestens eine Stunde stabil und alle Anästhesiewirkungen abgeklungen sind. Bei komplikationslosem Verlauf wird der Patient dann meist am Nachmittag nach Hause entlassen und für den ersten postoperativen Tag zur ambulanten Kontrolle einbestellt.

OP- und Anästhesiefähigkeit

Wenn bei einer ambulanten Vorstellung des Patienten die OP-Indikation gestellt worden ist, sollte möglichst schnell die Frage der OP- und Anästhesiefähigkeit geklärt werden. Dies ist vor allem bei Patienten mit bekannten Risikofaktoren wichtig (z.B. chronischer Bronchitis, Niereninsuffizienz), da Zusatzuntersuchungen und Konsile dann bereits vor der stationären Aufnahme durchgeführt werden können. Dadurch verkürzt sich die präoperative Liegezeit des Patienten. Dies spart nicht nur Zeit und Kosten, sondern senkt auch das Infektionsrisiko des Patienten, da das Risiko einer nosokomialen Infektion (☞ 28.1.1) mit zunehmender Dauer des präoperativen Aufenthaltes durch die Besiedelung von Haut und Schleimhäuten mit pathogenen Krankenhauskeimen steigt.

Das OP- und Anästhesierisiko eines Patienten hängt nicht nur von seiner Erkrankung und dem geplanten Eingriff ab, sondern auch von – evtl. bisher unbemerkten – Risikofaktoren des Patienten, z.B. internistischen Begleiterkrankungen. Um die OP- und Anästhesiefähigkeit eines Patienten einschätzen zu können, muss der Arzt sich daher über den aktuellen Gesundheitszustand des Patienten informieren. Dazu dienen neben der Anamneseerhebung und körperlichen Untersuchung die präoperativen Routinediagnostik sowie ggf. Zusatzuntersuchungen. In den meisten Häusern gibt es Standards bezüglich der präoperativen Routine- und Zusatzdiagnostik. Diese sind aber nicht einheitlich. Ein Beispiel zeigt Tab. 11.1.

Oft führt der Hausarzt des Patienten die präoperativ notwendigen Untersuchungen (teilweise) durch, und der Patient bringt die Befunde dann am Aufnahmetag mit in die Klinik. Parallel dazu führt der Anästhesist evtl. vor der stationären Aufnahme ein *ambulantes anästhesiologisches Aufklärungsgespräch (Prämedikationsvisiste* ☞ 37.71) mit dem Patienten.

OP- und Anästhesieaufklärung

Einwilligung zur OP ☞ *10.7.1*

Gerade bei geplanten Eingriffen stellt der Gesetzgeber hohe Anforderungen an die **OP- und Anästhesieaufklärung** (☞ 10.7.1).

Meist finden die Aufklärungsgespräche erst nach der stationären Aufnahme statt. Der Patient erhält die Aufklärungsbögen für Anästhesie und Operation kurz nach der stationären Aufnahme von den Pflegenden, und sowohl der Chirurg als auch der Anästhesist suchen ihn später zum Gespräch auf (Inhalte ☞ 10.7.1). Willigt der Patient danach in die besprochene Operation bzw. das Anästhesieverfahren ein, unterzeichnet er die *Einwilligungserklärung* (☞ Abb. 11.2).

Insbesondere bei ambulanten Operationen werden dem Patienten die Aufklärungsbögen bereits bei der Indikationsstellung mitgegeben, und es wird ein weiterer ambulanter Termin zur Kontrolluntersuchung und zu den Gesprächen mit dem Chirurgen und mit dem Anästhesisten vereinbart.

In Belegabteilungen wird häufig eine „Mischform" der oben aufgeführten Verfahren praktiziert: Kontrolluntersuchung und Operationsaufklärung erfolgen wenige Tage vor der stationären Aufnahme ambulant in der Praxis des Operateurs, das Gespräch mit dem Anästhesisten hingegen zu Beginn des stationären Aufenthaltes.

> Die Aufklärung muss rechtzeitig vor dem Eingriff erfolgen, damit dem Patienten eine angemessene Zeit bleibt, in der er seine Entscheidung noch einmal überdenken kann (☞ 10.7.1).

Bei unmündigen Patienten dürfen geplante Eingriffe nur durchgeführt werden, wenn Einverständniserklärungen des Betreuers vorliegen. Diese werden i.d.R. in der Zeit zwischen der Indikationsstellung und der stationären Aufnahme eingeholt.

Internistische Begleiterkrankungen

Zahlreiche **internistische (Begleit-)Erkrankungen** vergrößern das Risiko perioperativer Komplikationen (perioperativ = den Zeitraum kurz vor, während und nach der Operation betreffend). Zahlenmäßig spielen in unserer Gesellschaft die Hypertonie (☞ 19.5.1), der Diabetes mellitus (☞ 23.6) und chronische Atemwegserkrankungen (z.B. chronische Bronchitis ☞ 20.6.2) die Hauptrolle. Eine optimale „Einstellung" dieser Erkrankungen ist meist auch ambulant möglich, verkürzt den Krankenhausaufenthalt erheblich und senkt das Operations- und Anästhesierisiko.

Medikamente

Ein besonderes Problem stellt das *Absetzen von Medikamenten* dar. Bestimmte Medikamente müssen rechtzeitig vor einer geplanten Operation ab- oder umgesetzt werden, etwa Medikamente aus der Gruppe der Cumarine (z.B. Marcumar®) und Thrombozytenaggregationshemmer (z.B. ASS®). Beim *anästhesiologischen Gespräch* (☞ 37.7.1), das meist erst am Vortag der Operation stattfindet, ist es hierfür zu spät.

Ob es notwendig ist, dass Frauen, die orale Kontrazeptiva („Pille") einnehmen, diese absetzen, wird kontrovers diskutiert. Bekannt ist, dass bei Einnahme oraler Kontrazeptiva das Thrombose- und Embolierisiko erhöht ist. Bei länger dauernden Eingriffen (über 30 Min.), Beeinträchtigung der Extremitätendurchblutung durch eine Blutsperre oder Blutleere (☞ 11.3.2) oder Bettruhe über den Operationstag hinaus stellt das rechtzeitige Absetzen oraler Kontrazeptiva einen Beitrag zur Risikominimierung dar.

Schwangerschaft

Vor der stationären Aufnahme zu einer geplanten Operation sollte bei Frauen eine **Schwangerschaft** sicher ausgeschlossen sein, um eine Fruchtschädigung durch Medikamente oder Röntgenstrahlen zu vermeiden. In der Regel wird in den Aufklärungs- und Einverständnisbögen zur OP und Anästhesie, welche die Patientin ausfüllen und unterzeichnen muss, nach einer bestehenden Schwangerschaft gefragt. Ansonsten muss sich der Arzt ausdrücklich danach erkundigen und die Antwort der Patientin dokumentieren.

Gewichtsreduktion

Insbesondere vor Gelenkoperationen sollten übergewichtige Patienten ihr Gewicht reduzieren, da das Übergewicht die ohnehin schon beeinträchtigten Gelenke weiter belastet. Die letzten zwei Wochen vor der Operation sollte sich aber auch der übergewichtige Patient normal ernähren, d.h. eine ausgewogene Mischkost zu sich nehmen, damit der Organismus zur Operation in einem ausgeglichenen Stoffwechselzustand ist.

Hautverhältnisse im Operationsgebiet

Infektiöse **Hauterkrankungen im Operationsgebiet,** z.B. eitrige Infektionen (etwa Furunkel ☞ 30.8.1) oder Hautpilzerkrankungen, erhöhen das Risiko von Wundinfektionen erheblich (bei geplanten Eingriffen in unvertretbarem Maße). Sie müssen daher rechtzeitig vor geplanten Eingriffen behandelt werden.

Präoperative Routinediagnostik	Häufige präoperative Zusatzuntersuchungen
▸ Blutbild ▸ Blutgruppe (ab mittelgroßen Eingriffen) ▸ Elektrolyte: mindestens Na^+, K^+, Ca^{2+} ▸ Nierenwerte: Kreatinin, Harnstoff ▸ Leberwerte: GOT, GPT, γ-GT ▸ Gesamteiweiß ▸ Glukose im Serum ▸ Gerinnungsparameter: Quick, PTT, Thrombozytenzahl ▸ BSG, CRP ▸ EKG ▸ Röntgen-Thorax bei Patienten ab 40 Jahren	▸ Schilddrüsenwerte ▸ Weitere Gerinnungsparameter, z.B. Fibrinogen, TZ, AT III ▸ Medikamentenspiegel (z.B. Antiepileptika) ▸ Hepatitis-Serologie, HIV-Test ▸ Blutgasanalyse ▸ Lungenfunktionsprüfung

Tab. 11.1: Präoperative Routinediagnostik und häufige präoperative Zusatzuntersuchungen. Da sich die präoperativ geforderten Untersuchungen je nach Klinik und geplantem Eingriff unterscheiden, sind immer die haus- und stationsinternen Richtlinien sowie gesonderte Arztanordnungen zu beachten.

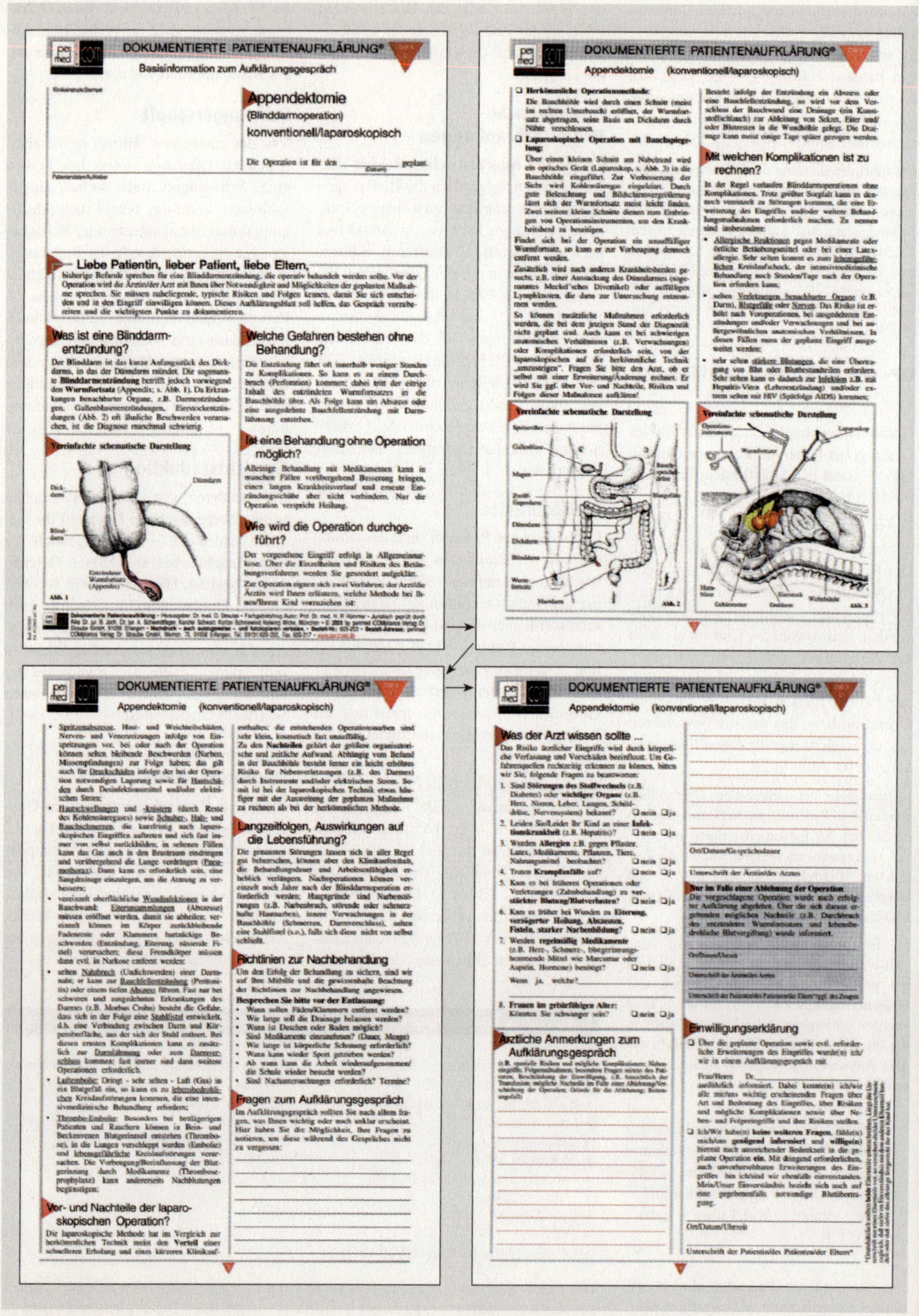
DOKUMENTIERTE PATIENTENAUFKLÄRUNG®

Basisinformation zum Aufklärungsgespräch

Appendektomie (Blinddarmoperation) konventionell/laparoskopisch

Die Operation ist für den ________ geplant.

Liebe Patientin, lieber Patient, liebe Eltern,

Was ist eine Blinddarmentzündung?

Welche Gefahren bestehen ohne Behandlung?

Ist eine Behandlung ohne Operation möglich?

Wie wird die Operation durchgeführt?

Vereinfachte schematische Darstellung

Appendektomie (konventionell/laparoskopisch)

Herkömmliche Operationsmethode:

Laparoskopische Operation mit Bauchspiegelung:

Mit welchen Komplikationen ist zu rechnen?

Vereinfachte schematische Darstellung

Vor- und Nachteile der laparoskopischen Operation?

Langzeitfolgen, Auswirkungen auf die Lebensführung?

Richtlinien zur Nachbehandlung

Fragen zum Aufklärungsgespräch

Was der Arzt wissen sollte ...

Ärztliche Anmerkungen zum Aufklärungsgespräch

Nur im Falle einer Ablehnung der Operation

Einwilligungserklärung

Abb. 11.2: Dokumentierte Patientenaufklärung aus dem perimed COMpliance Aufklärungssystem, in diesem Fall eine Appendektomie. [E114]

Maßnahmen zur Vermeidung von Fremdblutgaben

Viele Patienten stehen einer Fremdblutgabe äußerst skeptisch gegenüber, da wiederholt Blutkonserven mit Hepatitis- oder HI-Viren verseucht waren (☞ 24.5.6). Zwar ist das Risiko, sich über eine Bluttransfusion mit Hepatitis- oder HI-Viren zu infizieren, inzwischen sehr gering, völlig ausgeschlossen ist es aber nach wie vor nicht. Deshalb *muss* der Arzt den Patienten vor geplanten Operationen mit zu erwartendem Blutbedarf (d.h. einem Blutverlust über 1000 ml) über die Möglichkeiten zur Vermeidung von Fremdbluttransfusionen aufklären.

Besonders wichtig sind fremdblutvermeidende Verfahren für Patienten die eine Fremdblutgabe ablehnen, z.B. Zeugen Jehovas.

Leider sind die angebotenen Möglichkeiten häufig teurer als der Einsatz von Fremdblut.

Eigenblutspende

Bei der **Eigenblutspende** wird dem Patienten, beginnend 4 – 5 Wochen vor der Operation, wöchentlich bis zehntägig Blut entnommen, das ihm während oder nach der Operation bei Bedarf retransfundiert wird. Pro Entnahmetermin werden ca. 450 – 500 ml Blut abgezogen, was einem Verlust von ca. 210 – 250 mg Eisen entspricht. Zur Unterstützung der Blutregeneration erhält der Patient zwischen den Entnahmeterminen Eisenpräparate, z.B. Eryfer® 100 mg täglich.

Das abgenommene Vollblut wird getrennt in **Eigenerythrozytenkonzentrate** *(autologes Erythrozytenkonzentrat, AEK)* und **Eigenplasmapräparate** *(EPL)*, die sofort tiefgefroren werden, um die Blutgerinnungsaktivität zu erhalten. Fehlt die dafür notwendige technische Ausstattung, kann das abgenommene Vollblut bei + 4 °C (Blutkühlschrank) für maximal 35 Tage gelagert werden.

Kontraindikationen für die Eigenblutspende sind:

- Schwere Erkrankungen des Herz-Kreislauf-Systems oder der Atemwege
- Anämie mit einem Hämatokrit unter 34 % (☞ 24.6.1)
- Gerinnungsstörungen
- Akute Infektionskrankheiten
- Bösartige Tumorerkrankungen.

Bei einer koronaren Herzerkrankung (☞ 18.5.1), einer kompensierten (☞ 18.6) Herzinsuffizienz, leichteren Einschränkungen der Atmung, Schwangerschaft und höherem Lebensalter muss im Einzelfall entschieden werden, ob die Eigenblutspende oder die Fremdblutgabe ein höheres Risiko für den Patienten darstellt.

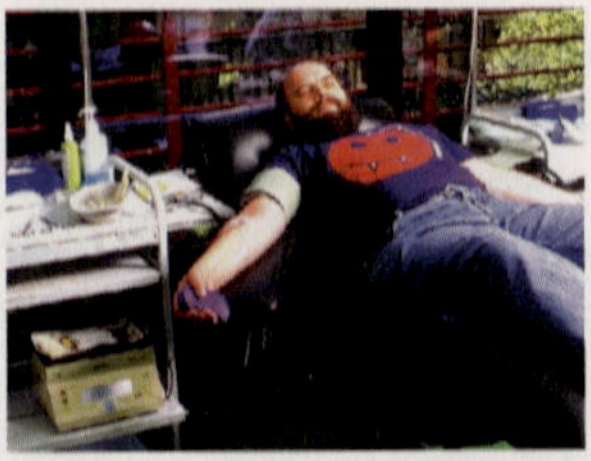

Abb. 11.3: Patient bei der Eigenblutspende. [K183]

Da die Eigenblutentnahme einen Eingriff in die Integrität des Körpers bedeutet, muss der Patient über Vor- und Nachteile des Verfahrens, insbesondere Verunreinigung, Verwechslungsgefahr und mögliche Transport- und Lagerungsmängel aufgeklärt und die Aufklärung wie bei anderen Eingriffen dokumentiert werden.

Die Durchführung des Eigenblutprogrammes erfordert einen hohen Koordinationsaufwand aller Beteiligten (Patient, Operateur, Anästhesist, ggf. Transfusionsmediziner). Mit Abnahme des ersten Eigenbluts „läuft die Uhr", da die Verfallszeiten der Konzentrate unbedingt eingehalten werden müssen (Verfallszeit von Vollblut fünf Wochen, von Eigenerythrozytenkonzentraten sieben Wochen).

Akute präoperative Hämodilution

Bei der **akuten präoperativen Hämodilution** werden dem Patienten unmittelbar vor der Operation 1 – 2 Konservenbeutel Blut entnommen. Der Volumenverlust wird durch *Plasmaexpander* (☞ 10.5.1) ausgeglichen. Der Patient verliert während der Operation also verdünntes, erythrozytenarmes Blut. Eine Verschlechterung der Sauerstoffversorgung durch die geringfügige Verdünnung des Blutes ist nicht zu befürchten. Vielmehr verringert die Blutverdünnung die Thrombosegefahr und verbessert die Organdurchblutung .

Noch während oder unmittelbar nach der Operation erhält der Patient sein Eigenblut retransfundiert. Die Indikationen und Kontraindikationen entsprechen denen der Eigenblutspende.

Maschinelle Autotransfusion

Bei der **maschinellen Autotransfusion** wird das während der Operation abgesaugte Blut aufgefangen, in einem speziellen Gerät (**Cellsaver** ☞ Abb. 11.4) aufbereitet und innerhalb von 6 – 8 Stunden retransfundiert. Typische Einsatzgebiete sind Operationen bei Patienten, bei denen eine Eigenblutspende nicht möglich ist, Eingriffe mit erhöhtem Blutverlust, z.B. Wirbelsäulenoperationen, Implantation einer Hüft- oder Knieendoprothese und Leberoperationen, oder Notfalleingriffe mit starker Blutung, z.B. nach Stichverletzung großer Gefäße.

Bei Tumoreingriffen, akuten Entzündungen im Wundgebiet oder einer Sepsis darf der Cellsaver wegen einer möglichen Streuung von Tumorzellen bzw. Keimen nicht eingesetzt werden.

Retransfusion von Drainageblut

Verschiedene Hersteller bieten Systeme an, die an Wunddrainagen angeschlossen werden können. In den Auffanggefäßen dieser Systeme sammelt sich das Drainageblut, welches dann in den ersten

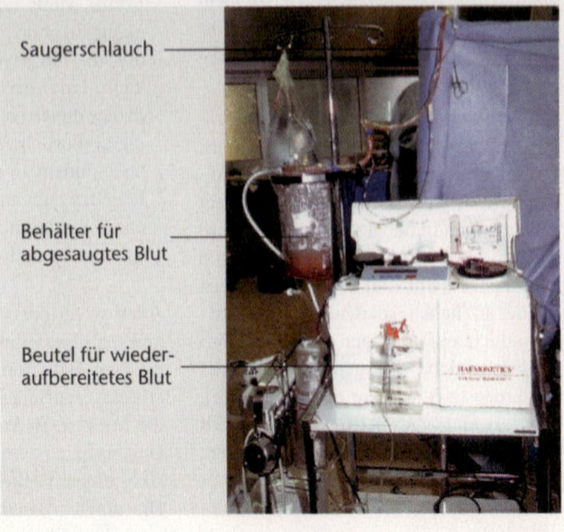

Abb. 11.4: Im Cellsaver wird das während der Operation abgesaugte Blut filtriert und gewaschen. Danach kann es dem Patienten retransfundiert werden. [M120]

6 Stunden nach dem Eingriff über – meist bereits in das System integrierte – spezielle Blutfilter retransfundiert werden kann.

11.1.2 Stationäre Phase

Alle Maßnahmen der präoperativen Pflege dienen der optimalen Vorbereitung des Patienten auf die bevorstehende Operation. Einige, beispielsweise das präoperative Einüben von Atem-, Abhust- oder Aufstehtechniken, sollen dem Patienten die unmittelbar *postoperative* Phase erleichtern und Komplikationen verhüten helfen. Immer aber bieten sie den Pflegenden die Möglichkeit, Kontakt zum Patienten aufzunehmen und eine vertrauensvolle Atmosphäre zu schaffen, die für den anschließenden Heilungs- und Genesungsprozess von großer Bedeutung ist.

Stationäre Aufnahme eines Patienten ☞ 7.9.2

Erstgespräch

So früh wie möglich erfolgt zwischen dem Patienten und der ihn betreuenden Pflegenden das **Erstgespräch** (☞ 7.9.2), das Ausgangspunkt einer vertrauensvollen Zusammenarbeit sein kann, wenn die Pflegende alle Äußerungen des Patienten ernst nimmt und sensibel auf seine Signale reagiert. Möchte der Patient über seine Ängste sprechen, geht sie darauf ein (psychische Betreuung ☞ unten), möchte der Patient nicht so viel reden, respektiert sie diesen Wunsch. Wird in dem Gespräch deutlich, dass der Patient über den bevorstehenden Eingriff nicht ausreichend informiert ist, obwohl er vom Arzt bereits aufgeklärt wurde, weist sie den Stationsarzt darauf hin.

Ein weiterer Bestandteil des Erstgespräches sind Fragen nach Allergien wie z.B. Pflasterunverträglichkeit und dem aktuellen Befinden des Patienten. Zwar fragt auch der Arzt in der ärztlichen Anamnese danach, doch findet das Erstgespräch zwischen Patient und Pflegenden meist *vor* der ärztlichen Anamnese statt, so dass Befindlichkeitsstörungen oder Erkrankungen, welche den geplanten Eingriff gefährden (z.B. Infekte der Atemwege), eher erkannt und dem Arzt mitgeteilt werden können. Dieser entscheidet dann, ob der Eingriff wie geplant stattfindet oder ob er verschoben wird. So können dem Patienten unangenehme Operationsvorbereitungen erspart werden.

Nach dem Erstgespräch erfassen die Pflegenden die Körpermaße (Körpergröße und -gewicht) und Vitalzeichen (Puls, Blutdruck, Temperatur) des Patienten und dokumentieren sie. Die Krankenunterlagen werden auf ihre Vollständigkeit hin überprüft und noch erforderliche präoperative Untersuchungen vorbereitet (☞ Tab. 11.1). Müssen Blutkonserven bereitgestellt werden, organisieren das in der Regel ebenfalls die Pflegenden (auf Arztanordnung).

Bei Operationen an den unteren Extremitäten, bei denen eine postoperative Mobilisation lediglich mit Unterarmgehstützen erlaubt ist (z.B. zementfreie Hüft-Totalendoprothese ☞ 26.10.2), wird meist bereits präoperativ eine Gehschulung durch Physiotherapeuten veranlasst. Die Zeit zwischen stationärer Aufnahme und Operation kann außerdem zum Training für postoperativ benötigte Fähigkeiten genutzt werden, z.B. für Atemübungen oder das Erlernen von Muskelanspannungsübungen zur Thromboseprophylaxe.

Bei der Zimmerbelegung berücksichtigen die Pflegenden die Kontamination der Wunden. Beispielsweise dürfen Patienten mit aseptischen Wunden, z.B. Patienten *vor* oder *nach* Knochenoperationen, nicht zu Patienten mit infizierten Wunden oder nach Bauchoperationen mit Eröffnung von Hohlorganen (z.B. Magen, Gallenblase, Darm) gelegt werden.

Psychische Betreuung

Jede Operation, auch ein kleiner Eingriff (oft als „banale Routine" abgetan), stellt für den Patienten eine beängstigende Ausnahmesituation dar, die ihn psychisch stark belasten kann. Gute perioperative Pflege bedeutet daher nicht nur die Sorge um die körperlichen Belange des Patienten, sondern immer auch die Begleitung des Patienten in seiner individuellen Situation über den gesamten stationären Aufenthalt.

Auch wenn der Patient die Notwendigkeit der Operation einsieht und sich von ihr eine Besserung seiner Beschwerden erhofft, empfindet er die Operation oder die Narkose als konkrete Bedrohung (im Gegensatz zu dem schlecht fassbaren Risiko, einen Verkehrsunfall zu erleiden). Die innere Auseinandersetzung mit seinen Gefühlen und das Aussprechen seiner Ängste können dem Patienten oft schon helfen, mit der Situation fertig zu werden. Beim Konkretisieren der Ängste wird dem Patienten bewusst, wovor er wirklich Angst hat (z.B. aus der Narkose nicht mehr aufzuwachen), und die Pflegenden können adäquat darauf eingehen. Im Vordergrund steht dabei oft die Angst vor postoperativen Schmerzen. Hier kann der Patient durch die Erklärung beruhigt werden, dass diese Schmerzen sich durch Schmerzmittel gut beherrschen lassen und er sich bei Schmerzen frühzeitig melden kann.

Besonders unangenehm ist es für den Patienten, wenn seine Operation verschoben werden muss, z.B. wegen einer zusätzlichen Notfalloperation. Überreaktionen des Patienten in dieser Situation sind nicht persönlich gemeint, sondern Ausdruck seiner psychischen Belastung. Entsprechend sensibel sollten die Pflegenden auf Unmut oder gar Aggressionen reagieren.

Körperreinigung

Falls organisatorisch möglich, sollte der Patient am Morgen des Operationstages duschen (sonst am Vorabend). Auch der Nabel muss gründlich gereinigt werden. Vor Eingriffen an den Extremitäten ist auf eine sorgfältige Nagelpflege und Reinigung insbesondere der Zwischenfinger- bzw. -zehenräume zu achten. Weniger mobile Patienten brauchen hierbei die Unterstützung der Pflegenden. Nach der Körperreinigung zieht der Patient frische Wäsche an.

Make-up und Nagellack werden entfernt, da sie eine zuverlässige Beurteilung von Hautfarbe und Durchblutung des Nagelbettes unmöglich machen.

ATL Sich waschen und kleiden ☞ 7.4

Vorbereitung des Operationsfeldes

Haare im Bereich des Operationsfeldes werden in der Regel entfernt, da sie als Keimträger Wundinfektionen begünstigen. Dabei wird ein ausreichender „Sicherheitsabstand" eingehalten, damit eine eventuell notwendige Erweiterung des Hautschnitts möglich und die Haut im Bereich des späteren Wundverbands und der Drainagen frei von Haaren ist. Bei der Rasur ist darauf zu achten, dass die Haut des Patienten nicht verletzt wird. Kleine Hautläsionen (*Mikroläsionen*) stellen nämlich durch die austretende

Körperflüssigkeit einen guten Nährboden für Bakterien dar. Außerdem entfällt an diesen Stellen die Schutzfunktion der Haut (☞ 30.1). Mikroläsionen können jedoch bei jeder Rasur auftreten (das ist auch der Grund, warum manche Ärzte eine Rasur ablehnen und die Haare im Operationsgebiet nur mit einer Schere kürzen lassen). Die Rasur sollte möglichst kurz vor der Operation erfolgen, um die Keimbesiedelung so gering wie möglich zu halten. In vielen Häusern erfolgt sie deshalb nicht auf der Station, sondern unmittelbar vor dem Eingriff im OP-Trakt.

Die Haare können durch Nass- oder Trockenrasur oder – bei geringer Behaarung – mit einer Enthaarungscreme entfernt werden. Der Vorteil der Creme besteht darin, dass keine Mikroläsionen entstehen. Nachteilig ist, dass sie nicht an Schleimhäuten angewendet werden darf und allergische Reaktionen auslösen kann. Aus diesem Grund sollte etwas Creme am Vortag der Operation auf eine Hautstelle außerhalb des OP-Bezirks aufgetragen werden, um zu testen, ob der Patient auf die Creme allergisch reagiert.

Während der Rasur besteht nochmals die Möglichkeit, die Haut im Operationsgebiet zu inspizieren. Bei Besonderheiten, z.B. einer nicht durch die Rasur verursachten Rötung, einem „Eiterpickel" oder einem Insektenstich, wird sofort der Arzt informiert, weil die Operation ggf. abgesetzt werden muss – auch wenn dies für alle Beteiligten belastend ist. Bei Wahleingriffen stellen Infektionsherde im OP-Gebiet ein nicht zu vertretendes Risiko dar.

! Vorsicht

Bei Operationen im Gesicht werden die Augenbrauen nicht rasiert, da sie nur sehr schlecht nachwachsen!

Nahrungskarenz

Ist ein Patient bei der Narkoseeinleitung nicht nüchtern und erbricht, können Magensaft und Speisereste in die Luftwege gelangen (**Aspiration** ☞ 7.6.7 und 20.13). Eine Beatmung ist dann erschwert oder gar unmöglich, und nicht wenige Patienten bekommen eine schwere Lungenentzündung (**Aspirationspneumonie** ☞ 20.13).

Um dies zu vermeiden darf der Patient 6 (– 8) Stunden vor Einleitung der Anästhesie (außer bei Infiltrationsanästhesie kleiner Areale ☞ 37.9.5) nicht essen, nicht trinken, nicht rauchen und auch kein Kaugummi kauen (regt die Magensaftproduktion an). Im Stationsalltag gilt, dass der Patient am Vorabend der Operation leichte Kost erhält, nach der Abendmahlzeit nicht mehr essen und ab ca. 22.00 Uhr bis zur Operation auch nicht mehr trinken soll. Vor Eingriffen am Magen-Darm-Trakt dauert die präoperative Nahrungskarenz aufgrund der notwendigen Darmvorbereitung länger (☞ unten). Bei Patienten in schlechtem Allgemeinzustand ordnet der Arzt häufig eine intravenöse Flüssigkeitszufuhr an (☞ 10.3.4).

Eine orale Prämedikation (☞ 37.7.2) widerspricht dem Nüchternheitsgebot nicht!

In *Notfällen* (z.B. beim Polytrauma ☞ 11.1.4) kann die Nahrungskarenz nicht eingehalten werden. Hier muss trotz der Aspirationsgefahr eine Narkose eingeleitet werden. Der Anästhesist wendet dann ein spezielles Verfahren an *(Crash-Einleitung, Ileuseinleitung* ☞ 37.11.1), um eine Aspiration zu verhindern.

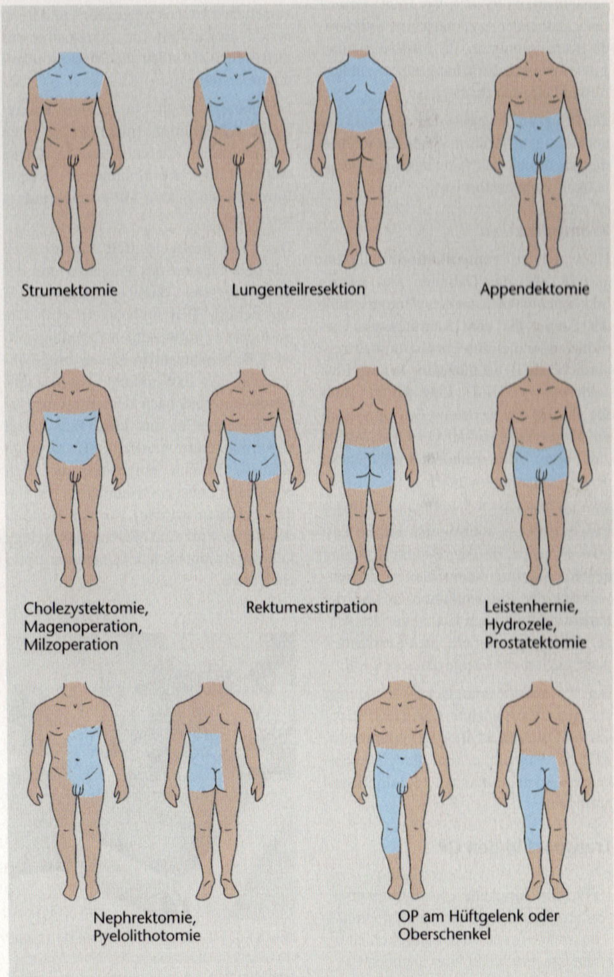

Abb. 11.5: Rasurpläne bei verschiedenen Operationen. [A300-157]

Darmvorbereitung

Orthograde Darmspülung ☞ *21.1.5; Reinigungseinlauf und Klysma* ☞ *21.1.6*

Bei Eingriffen außerhalb des Magen-Darm-Traktes genügt in der Regel die Entleerung des Rektums, z.B. mittels eines Klysmas oder Suppositoriums am Vorabend der Operation, um eine intraoperative Darmentleerung zu verhindern. Vor abdominellen Eingriffen, z.B. an Magen, Leber oder Nieren, ist ein hoher Reinigungseinlauf erforderlich (ggf. in Kombination mit oralen Abführmitteln), um die Operationsbedingungen zu verbessern (ein voller Darm verdrängt die benachbarten Organe). Vor Darmoperationen ordnet der Arzt meist eine orthograde Darmspülung an, da das Risiko einer Infektion nach Eröffnung eines stuhlgefüllten Darmes sehr hoch ist.

Die Pflegenden wählen den Zeitpunkt der notwendigen Abführmaßnahmen so, dass die Nachtruhe des Patienten nach Möglichkeit nicht gestört ist.

Prämedikation

Hauptziel der **Prämedikation** ist die *Anxiolyse,* also das Dämpfen von Angst- und Spannungszuständen. Hierzu erhält der Patient die vom Anästhesisten verordneten Arzneimittel, meist oral zu verabreichende Benzodiazepine in zwei Einzeldosen (☞ 37.7.2). Eine davon erhält der Patient am Vorabend der Operation, die andere kurz vor der Operation (meist „auf Abruf", d.h. nachdem der Patient in den OP abgerufen wurde).

Vor der Gabe der Prämedikation wird der Patient gebeten, noch einmal auf die Toilette zu gehen, da eine Beeinträchtigung der Kreislaufregulation häufige Nebenwirkung der Prämedikation ist und der Patient deshalb nach Einnahme der Arzneimittel wegen der erhöhten Kollapsneigung nicht mehr alleine aufstehen soll.

Bei der anästhesiologischen Visite legt der Anästhesist auch fest, wie bei Patienten mit Dauermedikation zu verfahren ist, z.B. bei Einnahme von blutzuckersenkenden Arzneimitteln oder Schilddrüsenhormonen.

Transport in den OP

Alle Tätigkeiten am Operationstag ruhig und ohne Hektik ausführen, da sich Unruhe und Fahrigkeit auf den ohnehin schon angespannten Patienten übertragen.

Falls möglich, wird der Patient von einer ihm vertrauten Pflegekraft in den OP gebracht. Vor dem Transport werden Zahnprothesen, Brillen, Kontaktlinsen, Hörgeräte und Schmuck abgelegt. Bei Patienten, die ohne Hilfsmittel extrem schlecht sehen oder hören und damit das Geschehen um sich herum nicht mehr verfolgen können, kann dies alternativ auch erst nach dem Einschleusen in den OP erfolgen. Dann sorgen die Pflegenden dafür, dass die Hilfmittel nach dem Einschleusen bzw. der Narkoseeinleitung zurück auf die Station gebracht und sicher aufbewahrt werden. Wertgegenstände werden in einen mit dem Namen des Patienten versehenen Umschlag gegeben und in einem Tresor aufbewahrt (Maßnahme aus juristischen Gründen im Pflegeprotokoll dokumentieren).

Der Patient erhält ein frisches Klinikhemd, AT-Strümpfe (nicht bei Patienten mit arteriellen Durchblutungsstörungen ☞ 19.6.2) und eine Kopfhaube, die beim Einschleusen in den OP-Bereich aufgesetzt wird.

Das frisch bezogene Bett wird deutlich mit dem Namen des Patienten und der Station versehen, damit er postoperativ in das richtige Bett umgelagert wird. Die postoperativ notwendigen Lagerungsmittel, z.B. Schaumstoffschienen zur Hochlagerung der Extremitäten, werden mitgenommen und nach dem Einschleusen des Patienten in das leere Bett gelegt (Lochstabgeräte werden i.d.R. nicht im Schleusenbereich eingebaut, das Bett muss dafür meist noch einmal auf die Station gefahren werden). An das Kopfteil des Bettes wird eine Nierenschale gelegt, falls der Patient nach der Operation erbrechen muss.

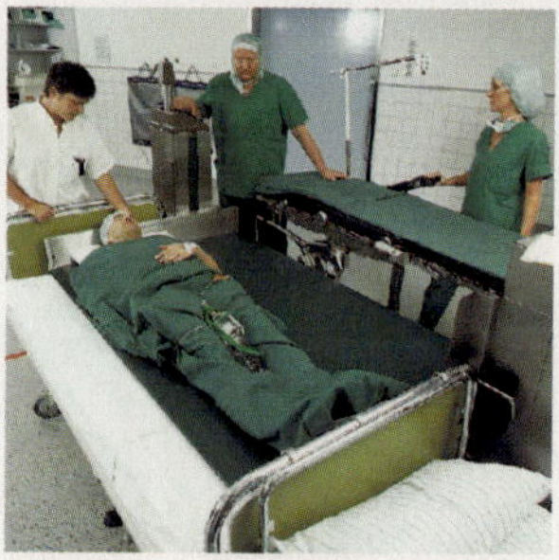

Abb. 11.6: Patientenschleuse mit Umbettanlage. Mit Hilfe der Umbettanlage wird der Patient schonend vom Bett auf den Operationstisch umgelagert. [V141]

Folgende Unterlagen werden mit in den OP gegeben:
- Aktuelle Krankenakte mit Patientenkurve, Laborwerten und Untersuchungsbefunden
- Ggf. Krankenunterlagen früherer Klinikaufenthalte
- Einverständniserklärungen für Operation und Anästhesie
- Anästhesieprotokoll
- Röntgenaufnahmen
- Patientenetiketten.

Die Pflegenden bringen den Patienten zur OP-Schleuse, stellen ihn dort der zuständigen Pflegekraft aus dem OP vor und übergeben die mitgebrachten Unterlagen. In den meisten Kliniken ist in der Schleuse eine Umbettanlage eingebaut, mit welcher der Patient vom Bett auf den Operationstisch umgelagert wird. Dazu schieben die Pflegenden das Patientenbett dicht an die Umbettanlage heran, stellen das Kopfteil flach und die Betthöhe auf das Niveau der Umbettplatte ein. Nach dem Umlagern verabschieden die Pflegenden sich vom Patienten und stellen das Bett in dem dafür vorgesehenen Bereich vor der Patientenausschleuse (meist räumlich getrennt von der Patienteneinschleuse) ab.

11.1.3 Perioperative Thrombose- und Embolieprophylaxe

Thrombose ☞ *19.8.3; Thromboseprophylaxe* ☞ *7.2.15; Lungenembolie* ☞ *20.10.1*

Ohne ausreichende Prophylaxe erleiden ca. 50 % aller operierten Erwachsenen eine tiefe Bein- oder Beckenvenenthrombose, die bei einem Ablösen des Thrombus zu einer (tödlichen) Lungenembolie führen kann.

Da Beinvenenthrombosen zu 80 – 90 % *während* der Operation entstehen, wird mit der Thromboseprophylaxe spätestens am Morgen des OP-Tages begonnen. Ein besonders hohes Risiko besteht bei unfallchirurgischen und orthopädischen Eingriffen im Becken- und Hüftbereich sowie an den unteren Extremitäten (z.B. bei Osteosynthesen ☞ 27.6.4, Protheseninplantationen und Bandoperationen am Kniegelenk).

Risikofaktoren des Patienten sind (☞ auch 7.2.15, 19.6.1):
- Höheres Alter
- Immobilisierung

- Übergewicht
- Rauchen
- Einnahme oraler Kontrazeptiva („Pille“)
- Infektionskrankheiten
- Herzerkrankungen
- Varikosis (Krampfadern ☞ 19.8.1)
- Vorausgegangene Thrombosen
- Gerinnungsstörungen mit erhöhter Gerinnungsneigung.

Low dose-Heparinisierung

Heparine ☞ Pharma-Info 19.49

Die **Low dose-Heparinisierung** *(prophylaktische Heparinisierung)* ist die wirksamste (Einzel-)Maßnahme zur Thromboseprophylaxe. Sie wird bei nahezu allen Patienten spätestens am Morgen des Operationstages begonnen und erst bei voller Mobilisierung des Patienten beendet. Von der Low dose-Heparinisierung wird abgesehen, wenn:

- Kontraindikationen vorliegen oder
- Die Operation nicht länger als 30 Minuten dauert und die Patienten nicht älter als 40 Jahre sind, keine zusätzlichen Risikofaktoren aufweisen und nach der Operation schnell mobilisiert werden können.

Der Patient erhält je nach Medikament ein- bis dreimal täglich eine subkutane Heparininjektion *außerhalb* des Lymphabflussgebiets des Operationsbereichs. Beispielsweise erfolgen die Injektionen nach einer *linksseitigen* Leistenbruchoperation in den *rechten* Unterbauch oder *rechten* Oberschenkel (☞ 10.4.3). Dadurch soll eine Blutungsgefahr durch eine höhere lokale Konzentration des gerinnungshemmenden Medikaments vermieden werden. Laborkontrollen sind bis auf eine wöchentliche Bestimmung der Thrombozytenzahl nicht erforderlich.

> Viele Patienten sehen die (sehr häufigen) blauen Flecke der Haut um den Injektionsort herum als Folge einer falschen Injektionstechnik an. Hier hilft der Hinweis, dass die Flecken durch die stärkere Gerinnungshemmung (und dadurch erhöhte Blutungsneigung) am Injektionsort bedingt sind und von alleine wieder weggehen werden.

Physikalische Maßnahmen

Die physikalischen Maßnahmen zur Thromboseprophylaxe (☞ 7.2.15) sind nur in Verbindung mit einer adäquaten medikamentösen Prophylaxe zu sehen und können diese nicht ersetzen.

> Wichtigster Bestandteil der physikalischen Thromboseprophylaxe ist die Frühmobilisation des Patienten. Möglichst noch am Operationstag sollte der Patient erstmalig aufstehen.

Patienten mit Cumarintherapie

Cumarine ☞ Pharma-Info 19.50

Patienten nach durchgemachter tiefer Bein- oder Beckenvenenthrombose und Patienten mit einer künstlichen Herzklappe oder einem Vorhofflimmern des Herzens sind in der Regel mit einem gerinnungshemmenden Arzneimittel aus der Substanzgruppe der Cumarine (z.B. Marcumar® ☞ Pharma-Info 19.50) eingestellt, das die Blutgerinnung deutlich herabsetzt. Würde man solche Patienten ohne vorherige Umstellung der Therapie operieren, wären teils lebensbedrohliche Blutungen die Folge. Aus diesem Grund müssen Patienten mit Cumarintherapie vor einer geplanten Operation auf eine Thromboseprophylaxe mit Heparin umgestellt werden (Heparin lässt sich sehr schnell durch das Antihämorrhagikum Protamin inaktivieren). Die Gerinnungsparameter werden anfangs mindestens einmal täglich kontrolliert (z.B. Quick, PTT und bei ausgedehnten Eingriffen ggf. auch AT III ☞ 39.10, 39.58, 39.62).

Bei dringlichen Operationen von Marcumar-Patienten kann versucht werden, die Blutgerinnungsbereitschaft mit Vitamin K-Präparaten, z.B. Konakion®, anzuheben. Da es jedoch bis zum Einsetzen der Wirkung mindestens 6 – 12 Stunden und bis zur Normalisierung der Gerinnung 2 – 3 Tage dauert, müssen in Notfällen Gerinnungspräparate (z.B. PPSB ☞ 24.5.6) gegeben werden.

11.1.4 Vorgehen bei Polytrauma

> **Polytrauma** *(Mehrfachverletzung):* Gleichzeitig entstandene Verletzung mehrerer Organe oder Organsysteme, wobei eine der Verletzungen oder die Kombination der Verletzungen lebensbedrohlich ist.

Häufigste Ursache von **Polytraumen** sind Verkehrsunfälle. Meist muss zumindest ein Teil der Verletzungen sofort operiert werden (☞ Operative Phase), jedoch

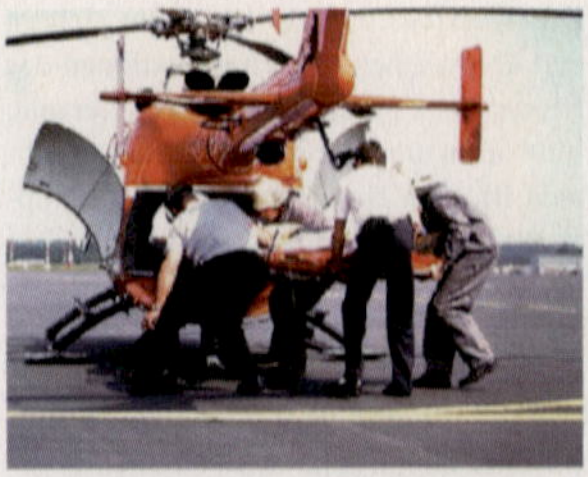

Abb. 11.7: Bei Polytraumen sind die Maßnahmen der ersten Stunde entscheidend für das Überleben und den weiteren Krankheitsverlauf. Vorteile des Rettungshubschraubers sind die hohe Einsatzschnelligkeit bei größerem Einsatzradius und der schnelle, schonende Transport auch in entfernt gelegene Spezialkliniken, z.B. bei Verbrennungen oder Schädel-Hirn-Traumen. [O133]

gibt es auch Polytraumen, bei denen eine Operation nicht unmittelbar angezeigt ist, z.B. eine Rippenserienfraktur mit gleichzeitigen schweren Verbrennungen.

Die Versorgung eines Polytraumatisierten läuft nach einem Stufenplan mit genauer Aufgabenteilung ab. Wichtig ist dabei vor allem die erste Stunde unmittelbar nach dem Unfallgeschehen: In dieser Zeit müssen die richtigen diagnostischen und therapeutischen Maßnahmen einsetzen, z.B. Reanimation (☞ 17.3) und Schockbehandlung (☞ 38.5.1). Fehler oder Unterlassungen in dieser Zeit können zu irreversiblen Schäden führen.

Reanimationsphase

> **Zeit:** Erste Stunde („Goldene Stunde“)
> **Ziel:** Stabilisierung der Vitalfunktionen.

Die Maßnahmen der ersten Stunde sind entscheidend für das Überleben und den weiteren Krankheitsverlauf. Der Verletzte wird am Unfallort fachgerecht versorgt, z.B. erhält er Infusionen und wird ggf. intubiert, gebrochene Extremitäten werden ruhig gestellt und offene Wunden steril abgedeckt.

Im Krankenhaus legt der verantwortliche Chirurg nach der Erstuntersuchung die diagnostische Reihenfolge fest und entscheidet, ob Ärzte anderer Fachrichtungen hinzugezogen werden müssen. Möglichst zeitgleich überprüft ein weiterer Chirurg mittels Sonographie des Abdomens und ggf. des Thorax, ob freie Flüssigkeit als Hinweis auf eine Blutung oder Organperforation vorliegt.

Der Anästhesist und sein Team sichern und überwachen die Vitalfunktionen des Patienten, z.B. durch Infusionstherapie, Intubation und Beatmung, und entnehmen Blut zur Bestimmung der Blutgruppe und weiterer wichtiger Laborparameter. Reicht die Gabe von Plasmaexpandern (☞ 10.5.1) nicht aus, wird bei sehr starker Blutung evtl. *Universalspenderblut* der Blutgruppe 0 oder ungekreuztes Blut der Blutgruppe des Patienten gegeben (☞ 24.4.4).

Dieser Teil der klinischen Maßnahmen darf höchstens 15 – 20 Minuten dauern. In dieser Situation ist daher ein gut eingearbeitetes Team, bestehend aus Pflegenden, Ärzten und MTA, von unschätzbarem Wert. Bei allen Maßnahmen (z.B. Entkleiden des Patienten, Legen von Blasenkathetern, Vorbereiten von Punktionen) achten die Pflegenden darauf, unnötige Zeitverluste zu vermeiden.

Befindet sich der Verletzte in einem stabilen Zustand, schließt sich die Röntgendiagnostik an, die beim Bewusstlosen mehrere definierte Standardaufnahmen umfasst und entsprechend der Extremitätenverletzungen ergänzt wird.

Bei mutmaßlichem oder gesichertem Schädel-Hirn-Trauma wird je nach Schwere der übrigen Verletzungen und je nach neurologischem Zustand entweder direkt nach Erstdiagnostik und -therapie oder nach Durchführung der Röntgendiagnostik oder den Maßnahmen der Akutchirurgie (☞ unten) eine Computertomographie angeschlossen.

Muss so schnell wie möglich operiert werden, damit der Patient eine Überlebenschance hat, gelten die allgemeinen Regeln der OP-Vorbereitung nur sehr eingeschränkt. So werden vor der OP nur die unbedingt notwendigen diagnostischen Maßnahmen ergriffen (Notfalldiagnostik). Auf eine längerdauernde OP-Vorbereitung (z.B. sechs Stunden abwarten, bis der Patient nüchtern ist) wird ebenso verzichtet wie auf die ausführliche Aufklärung und (schriftliche) Einwilligung des Patienten (☞ 10.7.1). Meist ist der Patient hierzu auch gar nicht in der Lage, da er oft schon vom Notarzt intubiert und beatmet wurde.

Operative Phase

Erste operative Phase

Ziel: Versorgung lebensbedrohlicher Verletzungen, um den Zustand des Patienten zu stabilisieren und möglichst günstige Voraussetzungen für eine spätere Versorgung, z.B. von geschlossenen Frakturen, zu schaffen.

In kritischen Situationen muss der Patient ohne weitere Diagnostik notfallmäßig in der **ersten operativen Phase** operiert werden *(Akutchirurgie)*.

Folgende Verletzungen werden typischerweise in dieser Phase operiert:

- *Schädel-Hirn-Traumen*, die z.B. infolge einer Einblutung (etwa bei epiduralem Hämatom ☞ 35.6.2) zu einem erhöhten Hirndruck geführt haben mit Kreislaufversagen und Atemstillstand
- *Verletzungen, die mit starkem Blutverlust einhergehen*, z.B. Organverletzungen (Leber, Milz, Niere), Gefäßverletzungen, Beckenfrakturen
- *Verletzungen, bei denen irreversible neurologische Schäden auftreten können*, z.B. Wirbelsäulenverletzungen mit neurologischen Ausfällen
- *Verletzungen, bei denen irreversible Schäden durch die erhöhte Infektionsgefahr drohen*, z.B. offene Gelenkverletzungen und Frakturen (Gefahr einer Osteomyelitis ☞ 26.6.1). Zur vorübergehenden Stabilisierung der Fraktur wird häufig ein *Fixateur externe* (☞ Abb. 27.1) verwendet, der später durch eine Osteosynthese (☞ 27.6.4) ersetzt werden kann. Bei sehr schweren Extremitätenverletzungen mit ausgedehnten Weichteilzerstörungen ist wegen der akuten Lebensgefahr gelegentlich eine Amputation einer zeitaufwändigen und wenig aussichtsreichen Rekonstruktion vorzuziehen
- *Verletzungen im Gesicht, die mit starker Schwellung einhergehen*, z.B. Kiefer- und Gesichtsschädelverletzungen sowie *Augenverletzungen*. Diese werden aber nur dann sofort operiert, wenn keine dringlicheren Operationen anstehen bzw. sich der Patient nach den lebensrettenden Operationen noch in einem operationsfähigen Zustand befindet.

Zweite operative Phase

Hat sich der Zustand des Patienten stabilisiert, folgt die **zweite operative Phase,** in der weitere Operationen zur Versorgung der nicht lebensbedrohlichen Verletzungen vorgenommen werden, z.B.:

- Versorgung geschlossener Frakturen
- Ersatz des Fixateur externe durch eine Osteosynthese (☞ 27.6.4)
- Gelenkrekonstruktionen
- Weichteilplastiken
- Abtragen von Nekrosen
- Ausräumen von Infektionsherden oder Hämatomen.

Postaggressionsphase

Zeit: Stunden bis 10 Tage nach dem Unfall bzw. der ersten operativen Phase

Ziel: Stabilisierung insbesondere von Kreislauf und Atmung des Patienten, aber auch von allen infolge des Traumas und der Operationen gestörten Körperfunktionen.

Phase	Dauer	Ort	Maßnahmen
Reanimationsphase	Minuten bis Stunden	Unfallstelle, Notarztwagen, Rettungshubschrauber, Notfallaufnahme, Röntgenabteilung	(Notfall-)Diagnostik und Therapie sowie Schaffung der Voraussetzungen zur OP
Erste operative Phase	Stunden	Operationsabteilung	Versorgung akut lebensbedrohlicher Verletzungen und/oder Verletzungen, die mit irreversiblen Schäden einhergehen (☞ Text)
Erste Postaggressionsphase	Stunden bis Tage	Intensivstation	Schaffung der Voraussetzungen zu weiteren optimierenden OPs sowie (intensiv-)pflegerische Maßnahmen.
Zweite operative Phase	Stunden	Operationsabteilung	Versorgung von nicht akut lebensbedrohlichen Verletzungen, deren Komplikationen aber lebensbedrohlich werden können, und/oder Versorgung von Verletzungen mit aufgeschobener Dringlichkeit (☞ Text)
Zweite Postaggressionsphase	Stunden bis Tage	Intensivstation	Endgültige Stabilisierung aller Funktionen, (intensiv-)pflegerische Maßnahmen
Heilungsphase	Wochen	Intensivstation, Allgemeinstation	(Intensive) pflegerische Einleitung der Rehabilitationsmaßnahmen

Tab. 11.8: Versorgung eines Polytraumatisierten. [A150]

Als **Postaggressionssyndrom** werden Allgemeinveränderungen des Organismus bezeichnet, die Folge einer Schädigung von Körpergeweben („Aggression“) durch Verletzungen oder Operation sind. Das Ausmaß der Veränderungen hängt vom Ausmaß der Schädigung ab. Im Vordergrund stehen:

- Katabole („abbauende“) Stoffwechsellage mit Fett-, Eiweiß- und Glykogenabbau
- Veränderungen des Säure-Basen- und Elektrolythaushalts (Azidose, Störungen des Na^+-K^+-Stoffwechsels), Wasserretention
- Glukoseverwertungsstörung mit Blutzuckeranstieg
- Fieber (bis 38,5 °C ohne Schüttelfrost über 2 – 5 Tage)
- Blutgerinnungsstörungen
- Organfunktionsstörungen infolge Minderdurchblutung des betreffenden Organs (v.a. akutes Nierenversagen ☞ 31.6.8, ARDS ☞ 20.12).

Heilungsphase

Ziel: Weitere Stabilisierung und Erholung des Patienten.

In dieser Phase wird der Patient anfangs noch auf der Intensivstation, später dann auf der Allgemeinstation gepflegt, und die notwendigen Rehabilitationsmaßnahmen werden eingeleitet. Die Heilungsphase beinhaltet beispielsweise:

- Entwöhnung vom Beatmungsgerät
- Enteraler Kostaufbau
- Mobilisation
- Beginn rehabilitativer Maßnahmen (z.B. Sprachtraining durch Logopäden).

Bereits eingeleitete prophylaktische Maßnahmen, z.B. zur Dekubitus- oder Kontrakturenprophylaxe, werden solange sie notwendig sind fortgeführt.

11.2 Aufbau einer Operationsabteilung

11.2.1 Bauliche Anforderungen

Um Operationen optimal durchführen zu können, müssen bestimmte **bauliche Anforderungen** erfüllt sein. Ziele der Bauplanung sind:

- Hohe Sicherheit für den Patienten (z.B. größtmögliche Keimarmut durch abwaschbare Flächen und geeignete Belüftungsanlagen)
- Geringe Gefährdung des Personals (Arbeitsplatzsicherheit)
- Optimaler Arbeitsablauf (z.B. kurze Material- und Personalwegeführung). Eine wichtige Rolle spielt hierbei nicht nur die Gestaltung des OP-Traktes, sondern auch dessen Anbindung an die externen „Zulieferer“ und „Abnehmer“, z.B. Labor, Aufwachraum, Aufzüge zu den Bettenstationen (*Schnittstellenproblematik*).

Nichtsteriler und steriler Bereich

Grundsätzlich unterscheidet man beim Aufbau eines Operationstraktes einen **nichtsterilen** und einen **sterilen Bereich** *(unreiner – reiner Bereich).* Der Begriff „steril“ ist dabei insofern irreführend, als dass die „sterilen“ Räume im Gegensatz z.B. zu sterilen Instrumenten nicht *keimfrei*, sondern nur *keimarm* sind.

Nichtsteriler Bereich

Der nichtsterile Bereich umfasst die Umkleidekabinen für weibliches und männliches OP-Personal **(Sterilschleuse)** sowie die **Patientenschleuse,** in welcher der Patient vom Bett auf einen OP-Tisch gelagert wird (bzw. umgekehrt). Auf diese Weise wird eine Kontamination des sterilen Bereichs mit Keimen, die z.B. an den Rädern des Bettes haften, minimiert.

Steriler Bereich

Im sterilen Bereich liegen die eigentlichen **OP-Säle**, die dazugehörigen **Räume zur Anästhesieeinleitung**, die **Waschräume** zur Händedesinfektion sowie verschiedene **Nebenräume** zur Lagerung von Instrumentensets und weiteren Geräten (z.B. Operationsmikroskop, Extensionstisch, Kameratürme für endoskopische Operationen). Ebenfalls im sterilen Bereich liegt der **Aufenthaltsraum** für das OP-Personal. Dieser Raum ist der einzige Ort im sterilen Bereich, in dem der Mundschutz abgenommen werden darf.

Zentralsterilisationseinheit

In den meisten Krankenhäusern gibt es eine **Zentralsterilisationseinheit**, die alle Operationssäle, Ambulanzen und Bettenstationen mit Sterilgut versorgt. Ihr „unreiner“ Bereich ist in der Regel über eine Verbindungstür oder ein Verbindungsfenster mit der unsterilen, ihr „reiner“ Bereich mit der sterilen Seite der Operationsabteilung verbunden. Ein weiterer Zugang zum „unreinen“ Bereich ermöglicht das Anliefern von Sterilgut aus den Bettenstationen oder den Ambulanzen, ohne den eigentlichen OP-Trakt betreten zu müssen. Auf der „unreinen“ Seite wird das gebrauchte Sterilgut gereinigt und dann in die Sterilisationsanlage eingebracht, auf der „reinen“ Seite kann es nach Ende des jeweiligen Sterilisationsvorganges entnommen werden.

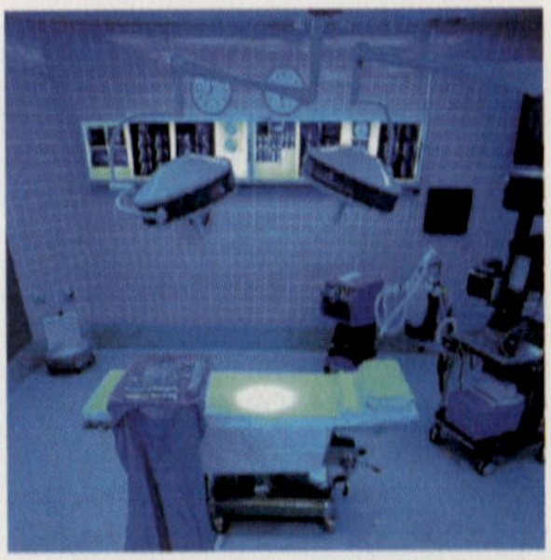

Abb. 11.9: Die Räume im sterilen OP-Bereich sind nach strengen Vorschriften gebaut, z.B. mit abwaschbaren Wänden, speziellen Klimaanlagen, OP-Lampen und nicht zu öffnenden Fenstern. [J520-207]

11.2.2 An einer Operation beteiligte Personen

Ein reibungsloser Operationsablauf und ein gutes Arbeitsklima sind nur gewährleistet, wenn sich jeder Mitarbeiter (Pflegende, Ärzte, Hilfspersonal) als Teil eines Teams fühlt, seine eigenen Aufgaben sicher beherrscht und einen (groben) Überblick über den Ablauf der Operation hat. So kann das Team auch unvorhergesehene Zwischenfälle und Notoperationen sicher bewältigen.

Die OP-Teammitglieder müssen stets hochkonzentriert bei der Sache sein, da

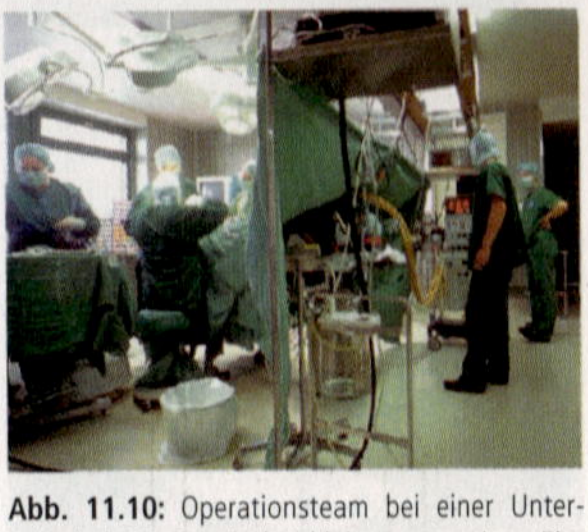

Abb. 11.10: Operationsteam bei einer Unterschenkel-OP. Bereits bei kleinen operativen Eingriffen arbeiten mehrere Mitarbeiter auf engem Raum zusammen. Ein hohes Maß an Fachkompetenz und Disziplin ist erforderlich, damit die Operation reibungslos und risikoarm abläuft. [K150]

schon die kleinste Unachtsamkeit zu einem erhöhten Operationsrisiko, einer Verzögerung im Zeitplan oder zum Absetzen einer OP führen kann. Entsprechend hoch ist auch die psychische Belastung des OP-Personals.

OP-Plan

Das OP-Planungsteam legt im **OP-Plan** für den folgenden OP-Tag fest, welche Operationen in welcher Reihenfolge und in welchem OP-Saal vorgenommen werden. Idealerweise sind die leitenden Mitarbeiter der Chirurgie, Anästhesie und Pflege an der Erstellung des OP-Plans beteiligt, um eine exakte und realistische Planung zu gewährleisten und absehbare Engpässe zu vermeiden. Anhand des OP-Plans teilt jeder Verantwortliche aus den Bereichen Chirurgie, Anästhesie und Pflege seine Mitarbeiter den jeweiligen Operationen („OP-Tischen") zu, wobei der jeweilige Kenntnisstand und die momentane Personalsituation berücksichtigt werden.

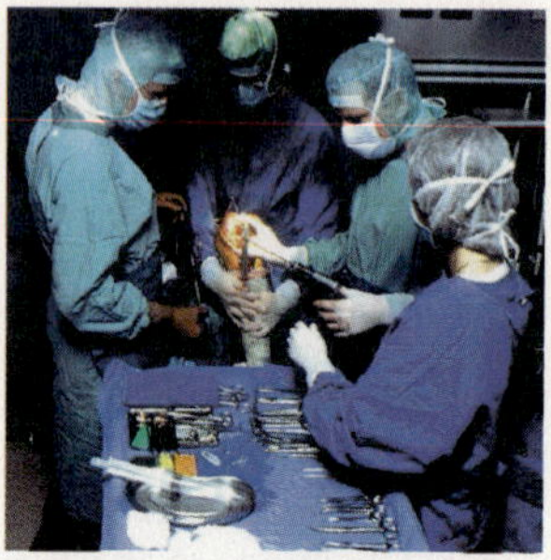

Abb. 11.15: Eine Instrumentierschwester bei der Arbeit. [K150]

Instrumentierschwester

Die **Instrumentierschwester** (*Instrumentenschwester, OP-Schwester*) trifft alle Vorbereitungen für die Operation und richtet die dafür benötigten Instrumente und Geräte. Sie ist außerdem verantwortlich für das Einhalten der Sterilität und der Antisepsis (☞ 6.3.1). Während der Operation reicht sie dem Operateur die gewünschten Instrumente und nimmt sie auch wieder entgegen. Dadurch behält sie den Überblick über die Anordnung der Instrumente auf ihrem Instrumentiertisch und kann im Bedarfsfall rasch und zielgerichtet darauf zugreifen. Da sie den Operationsablauf kennt, kann sie oft vorausschauend handeln und damit wesentlich zum reibungslosen Operationsablauf beitragen.

Außerdem zählt sie die Tupfer, Bauchtücher, Kompressen und Instrumente, die während der Operation verwendet werden, und kontrolliert deren Vollständigkeit am Ende der Operation. Nach der Operation leitet sie die Reinigung der gebrauchten Instrumente und Resterilisierung der Instrumentensiebe in die Wege.

Instrumentierschwestern sind meist ausgebildete Krankenschwestern, die entweder umfassend in die Arbeit im OP und das Instrumentieren eingewiesen wurden oder eine zweijährige berufsbegleitende *Fachweiterbildung für den Operationsdienst* absolviert haben. Alternativ wird das Instrumentieren von *operationstechnischen Assistentinnen* (kurz **OTA**, auch *technische Operationsassistentin*, kurz **TOA**) übernommen, die in einer dreijährigen Ausbildung (ohne vorhergehende Krankenpflegeausbildung) die für die Tätigkeit im OP und insbesondere das Instrumentieren notwendigen Kenntnisse erworben haben.

„Springer" und andere Helfer

Der Instrumentierschwester zur Seite steht der sog. *Beidienst* oder „**Springer**". Er erfüllt Aufgaben, welche die steril eingekleidete Intrumentierschwester nicht wahrnehmen kann, z.B. Anreichen des Sterilguts zur Vorbereitung des Instrumentiertisches, Herbeiholen zusätzlich benötigter Instrumente, Bedienung des Röntgen-Bildverstärkers oder Abrufen des nächsten Patienten von der Station.

OP-Personal hilft auch mit beim Ein- und Ausschleusen, bei der Lagerung oder dem Transport des Patienten innerhalb des OPs. In orthopädischen oder unfallchirurgischen Abteilungen fällt meist auch das Anlegen postoperativer Liegeschalen oder Gipsverbände in den Aufgabenbereich des OP-Personals.

Operateur und Assistenten

Der **hauptverantwortliche Operateur** bestimmt die OP-Strategie und den Ablauf der Operation. Ein **erster Assistent** unterstützt ihn durch konstruktive Mitarbeit, z.B. durch Blutstillung, Knüpfen der

Instrumentensterilisation [K199]

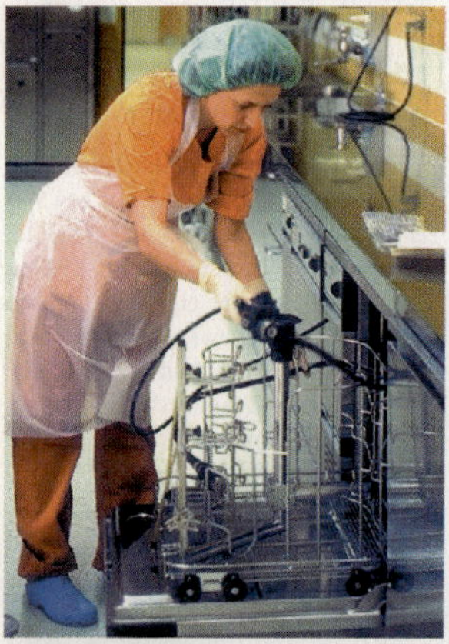

Abb. 11.11: Die gebrauchten Instrumente (in diesem Fall ein Endoskop) werden zunächst in einer Spülmaschine gereinigt, …

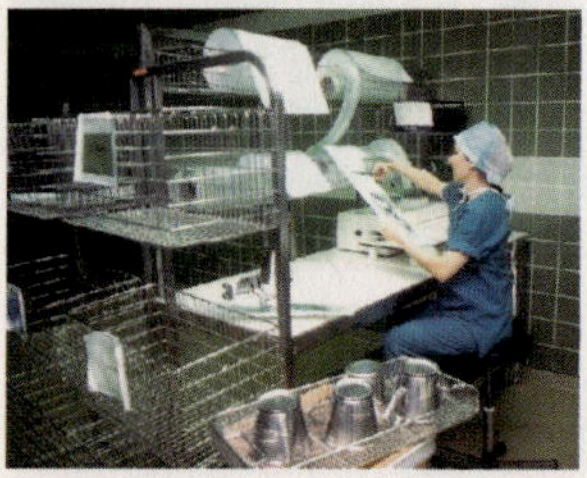

Abb. 11.12: … dann in Folien verpackt …

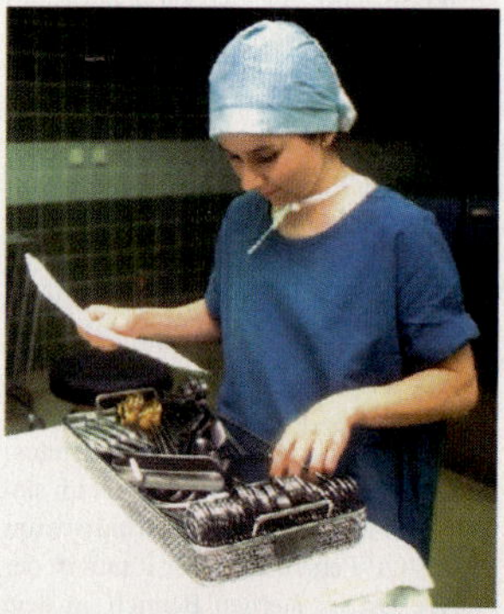

Abb. 11.13: … oder in das Instrumentensieb gelegt …

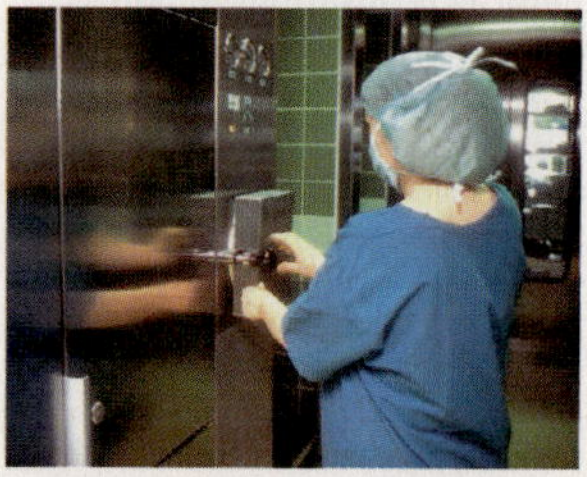

Abb. 11.14: … und in den Sterilisator gegeben.

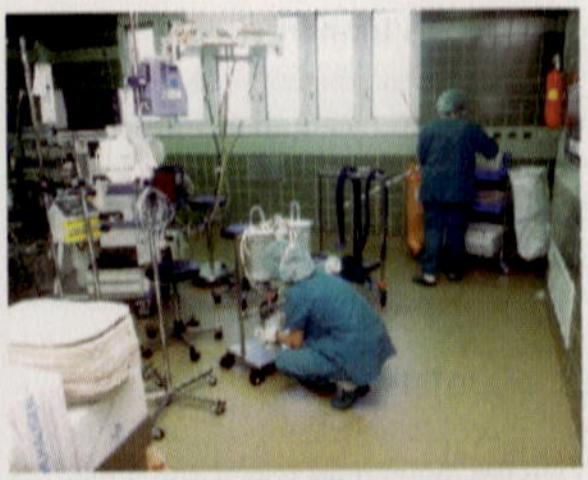

Abb. 11.16: Zur Reinigung des Operationssaales sind bestimmte Verfahren vorgeschrieben (Wischdesinfektion ☞ 6.5.2), und die Reinigungskräfte müssen OP-Kleidung anlegen. [K199]

Fäden, Gewebeschutz oder Mithilfe bei der Frakturreposition. Bei vielen Operationen wird noch ein **zweiter** oder **dritter Assistent** benötigt, der mit Hilfe von Wundhaken das OP-Feld übersichtlich darstellt.

Anästhesist und Anästhesie-Schwester

Anästhesieologie und Anästhesiepflege ☞ Kap. 37

Am Kopfende des Patienten hinter der sterilen Abdeckung sorgt der **Anästhesist**, unterstützt von der ihm zugeordneten **Anästhesie-Schwester**, für die Aufrechterhaltung der Anästhesie und die Überwachung der Vitalzeichen.

Reinigungspersonal

Zwischen den einzelnen Operationen und am Ende des OP-Programms wird der Operationssaal vom **Reinigungspersonal** gereinigt und desinfiziert. Welche Maßnahmen dabei im Einzelnen notwendig sind, ist in detaillierten Reinigungs- und Desinfektionsplänen festgelegt, die von der zuständigen Hygienefachkraft anhand der geltenden Hygienevorschriften erstellt werden. Die Hygienefachkraft überwacht zusammen mit dem für die Hygiene im OP zuständigen Arzt die Einhaltung der Hygienevorschriften, z.B. durch regelmäßige Abstrichentnahme.

11.2.3 Verhalten im OP

Einschleusen

Der sterile OP-Bereich darf nicht in Straßenkleidung oder „normaler" Berufskleidung betreten werden. Beim **Einschleusen** in den OP entkleidet sich das OP-Personal im unsterilen Bereich der Personalschleuse bis auf die Unterwäsche, führt eine hygienische Händedesinfektion durch und zieht im sterilen Bereich der Schleuse spezielle OP-Wäsche und OP-Schuhe an. Die Haare werden unter einer Kopfhaube verborgen, Nase und Mund zusätzlich durch einen Mundschutz bedeckt. Nach ca. zwei Stunden wird der Mundschutz gewechselt, da er durch die Atemluft feucht und damit für Keime passierbar geworden ist. Die OP-Kleidung wird gewechselt, sobald sie durchgeschwitzt oder verschmutzt ist.

Die Umkleide stellt eine *Einbahnstraße* vom nichtsterilen in den sterilen Bereich dar. Nur so kann die Keimeinschleppung in den OP minimiert werden. Hat man den sterilen OP-Bereich verlassen, z.B. um ein Gespräch mit einem Patientenangehörigen zu führen, *muss* man sich neu einschleusen.

Chirurgische Händedesinfektion

Nach der *hygienischen Händedesinfektion* beim Einschleusen sind zwar die sog. *Anflugkeime* auf den Händen (d.h. die Keime, die sich z.B. nach einem Patientenkontakt vorübergehend dort befinden) weitgehend vernichtet, doch reicht dies für die hygienischen Belange einer Operation nicht aus. Hände und Unterarme müssen vor einer Operation nochmals gesondert gewaschen und desinfiziert werden **(chirurgische Händedesinfektion)**, um die Keime der hauteigenen physiologischen Keimflora *(residente Keimflora)* abzutöten. Damit soll das Risiko einer Übertragung von pathogenen Keimen reduziert werden.

Auch die chirurgische Händedesinfektion tötet nicht alle Keime auf der Haut ab. Die Hände und Unterarme sind danach nur *keimarm*, aber nicht *keimfrei* (steril). Aus diesem Grund werden nach der chirurgischen Händedesinfektion sterile OP-Handschuhe angezogen.

Vorbereitung

Um ein Durchnässen der OP-Kleidung zu vermeiden, wird in manchen Krankenhäusern eine wasserdichte Schürze angezogen, die nach dem Waschen von einem Helfer abgenommen wird. Vor dem eigentlichen Waschvorgang sollten sich Ärzte und Instrumentierschwestern vergewissern, dass ihre Fingernägel sauber und kurz sind (für den Bedarfsfall befinden sich in jedem Waschraum Nagelsets).

Teil 1: Waschen

Hände und Unterarme werden mit Seifenlösung ca. zwei Minuten gewaschen, die Fingernägel und evtl. die Handinnenflächen mit sterilen Bürsten gereinigt. Dabei sind die Hände und Unterarme immer nach oben gerichtet, damit das ablaufende Waschwasser die gewaschenen Hautareale nicht erneut kontaminiert (☞ Abb. 11.17). Wasserhähne, Seifen- und Desinfektionsmittelspender sind mit Sensoren oder speziellen, mit dem Ellenbogen zu bedienenden Griffen versehen, damit die gereinigten Hände und Unterarme sauber bleiben. Das früher geübte „Schrubben" der Haut im Bereich des Handrückens und des Unterarms mit Bürsten ist heute obsolet. Die Haut wird dadurch gereizt, und es entstehen kleinste Hautverletzungen, die das Wachstum von (pathogenen) Bakterien begünstigen.

Teil 2: Hautdesinfektion

Nach dem Abtrocknen der Hände und Unterarme (in vielen Häusern gibt es hierzu sterile Stoffhandtücher) werden diese über einen Zeitraum von fünf Minuten mit einer Hautdesinfektionslösung eingerieben. Es sollten mindestens zwei Einreibevorgänge mit jeweils ca. 5 ml Desinfektionslösung durchgeführt werden. Dabei empfiehlt es sich, beide Male an den Händen zu beginnen und mit der zweiten Desinfektion etwas unterhalb (distal) der ersten aufzuhören, um nicht versehentlich in den „unsterilen Bereich" zu gelangen.

Auch bei der Hautdesinfektion sind Hände und Unterarme nach oben gerichtet,

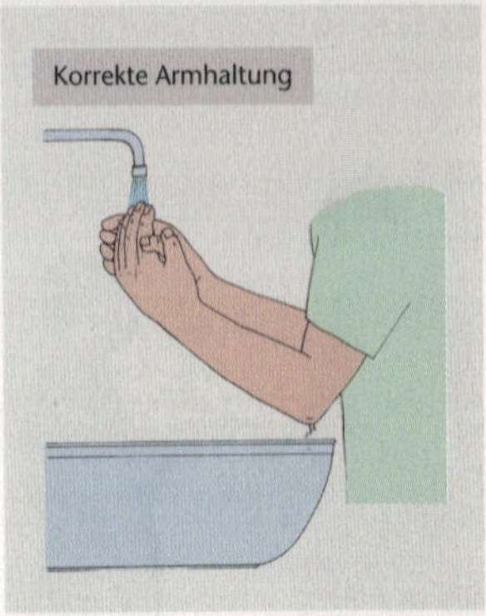

Abb. 11.17: Korrekte Armhaltung beim präoperativen Waschen und Desinfizieren von Händen und Unterarmen. [A400-215]

um zu verhindern, dass Desinfektionslösung aus dem unsterilen Ellenbogen-Oberarm-Bereich zur Hand läuft und diese Region erneut kontaminiert (☞ Abb. 11.17). Nach der chirurgischen Händedesinfektion darf nichts mehr mit den Händen berührt werden.

Einkleiden in sterile OP-Kleidung

Nach der chirurgischen Händedesinfektion betreten die Operateure den OP-Saal und werden dort von der Instrumentierschwester eingekleidet (☞ Abb. 11.18 – 11.22).

Anziehen der Handschuhe

Nur die Instrumentierschwester muss die sterilen Handschuhe nach dem Schema der Abb. 11.24 – 11.29 anziehen, dem Operateur werden sie von der Instrumentierschwester angezogen.

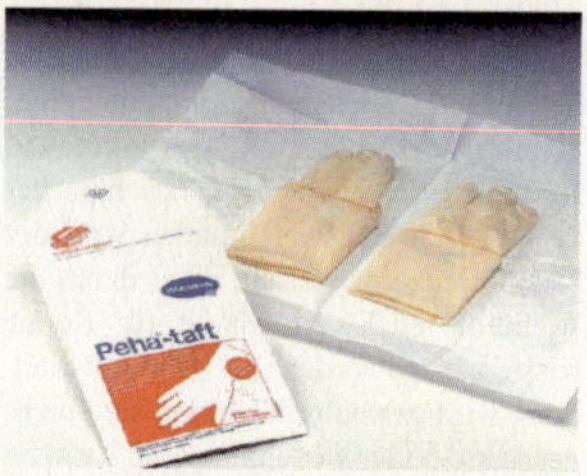

Abb. 11.23: Die sterilen OP-Handschuhe (auf die passende Größe achten) befinden sich in einer sterilen Verpackung und sind im handgelenknahen Bereich einige Zentimeter nach außen gestülpt. [V220]

Allgemeine Verhaltensregeln

Richtiges Verhalten im OP bewahrt die Keimarmut und schützt den Patienten so vor Infektionen.

„Unnötiges Umhergehen"

Um eine Kontamination des OP-Feldes oder der Instrumente zu vermeiden, sollte im Operationssaal auf einen ökonomischen Bewegungsablauf geachtet und unnötiges Umhergehen bzw. Türöffnen vermieden werden.

„Kaffeeklatsch"

Es gibt Untersuchungen, wonach die Zahl der Wundinfektionen durch häufige Gespräche im OP ansteigt. Außerdem werden die beteiligten Personen von ihrer Hauptaufgabe, dem Operieren oder Instrumentieren, abgelenkt. Deshalb werden während der Operation nur unbedingt notwendige Gespräche geführt.

Unerwartet septischer Patient

Operationen an keimfreien Organen werden als **aseptische Operationen** bezeichnet (z.B. operative Stabilisierung ge-

OP-Kittel anziehen [M161]

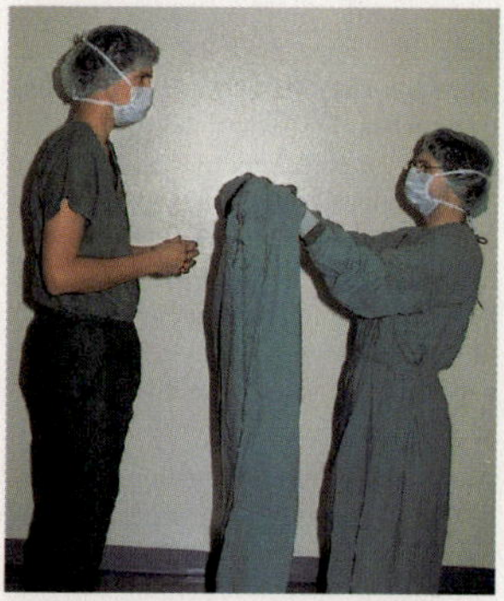

Abb. 11.18: Der Operateur schlüpft mit den Armen in den vom Instrumentierpfleger aufgefalteten, sterilen Kittel.

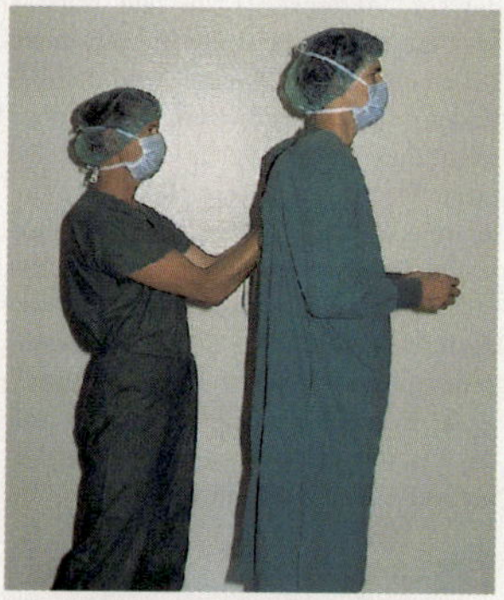

Abb. 11.19: Der „Springer" schließt die Schlaufen des Kittels am Rücken.

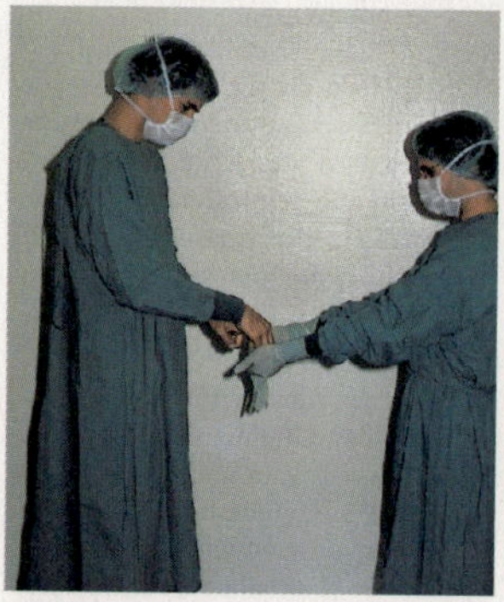

Abb. 11.20: Dann zieht der Operateur mit Assistenz des Instrumentierpflegers sterile Handschuhe an.

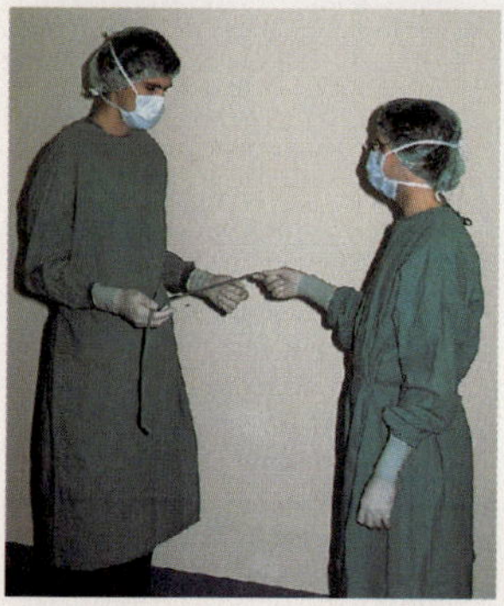

Abb. 11.21 (links): Anschließend wird der Rückenteil des Kittels vollständig geschlossen: Der Operateur hält ein Band des Gürtels fest, reicht das andere einer bereits steril eingekleideten Person und dreht sich dann einmal um die eigene Körperachse, so dass das Rückenteil des Kittels um ihn herumgewickelt wird. Anschließend verknotet er die Bänder.

Abb.11.22 (rechts): Der Operateur ist nach Anziehen des OP-Kittels und der OP-Handschuhe (fast) „rundherum steril".

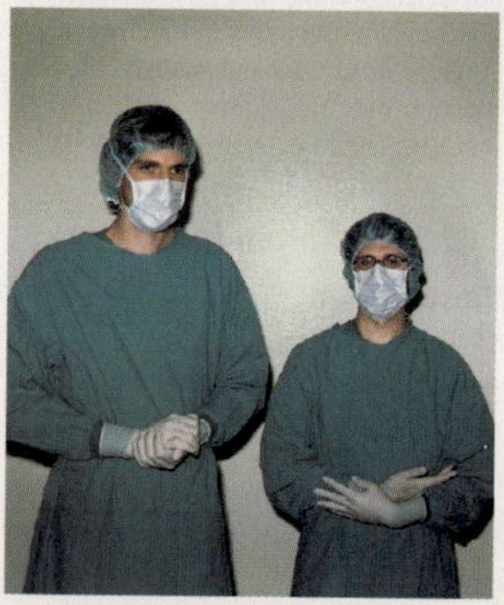

schlossener Frakturen). Dagegen werden bei **septischen Operationen**, z.B. bei Abszesseröffnungen, (Eiter-)Bakterien freigesetzt.

Um die Infektionsgefahr für die Patienten möglichst gering zu halten, gibt es getrennte OP-Bereiche für aseptische und septische Operationen. Sollte bei einer aseptischen Operation einmal unerwartet ein Eiterherd eröffnet werden, muss eine Keimübertragung auf nachfolgend operierte Patienten vermieden werden. In diesem Fall müssen spezielle Regelungen am Ende der Operation befolgt werden, um eine Keimausbreitung zu vermeiden, z.B. Überziehen eines Kittels und Plastiküberzieher für die OP-Schuhe noch im OP-Saal, um eine Kontamination des Wegs zur Umkleide- bzw. Patientenschleuse zu verhindern. Der OP-Saal kann erst nach entsprechenden Desinfektionsmaßmahmen für weitere aseptische OPs genutzt werden.

Gipsen im OP

Gipse werden wegen der damit verbundenen Staubbelästigung möglichst in einem speziellen *Gipsraum* angelegt. Zum Schutz der OP-Kleidung werden abwaschbare Schürzen getragen. Während der Anlage eines Gipses kann die Narkose weitergeführt werden.

Personen, die sich „unsteril" machen

Sollte eine der im OP-Saal befindlichen Personen bemerken, dass ein am OP-Tisch Stehender sich selbst oder einen sterilen Gegenstand versehentlich unsteril gemacht hat, muss er dies sofort mitteilen. Typisches Beispiel ist das Berühren der sterilen Lampengriffe mit dem Kopfschutz.

„Nicht benötigte Hände"

Haben Operateur oder Assistenten während einer Operationsphase eine oder beide Hände „frei", legen sie diese an den eigenen Oberkörper oder auf die Abdeckung. Dadurch bleiben OP-Übersicht und Sterilität gewahrt.

Niemals stützen Operateur oder Assistenten sich am Körper des Patienten ab, da hierdurch vermeidbare Druckschäden wie beispielsweise Hämatome oder Nervenläsionen entstehen können.

„Neulinge" im OP

Wenn einem „Gast" oder neuem Mitarbeiter die Abläufe in einem OP-Bereich nicht bekannt sind, sollte ein erfahrener Mitarbeiter den „Gast" oder neuen Mitarbeiter vorstellen und ihm behilflich sein. So fällt dem Unerfahrenen die Orientierung leichter, und es besteht nicht die Gefahr, dass er aus Unkenntnis z.B. einen Instrumentiertisch oder den bereits steril abgedeckten Röntgen-Bildverstärker unsteril macht.

OP-Handschuhe anziehen [M161]

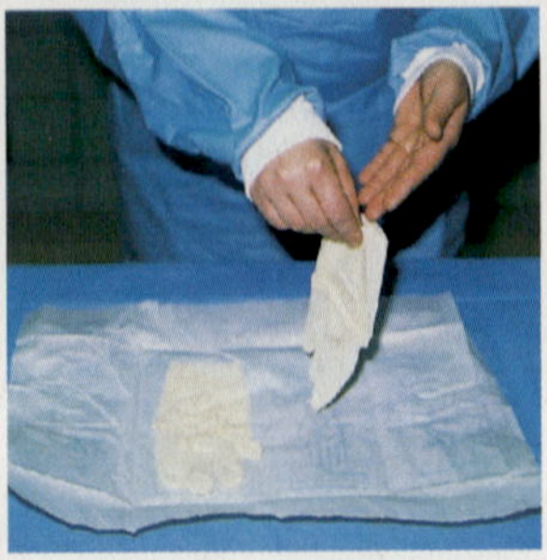

Abb. 11.24: Der Pfleger fasst den Handschuh am umgestülpten Bereich (der später am Handgelenk anliegen, also unsteril sein wird), …

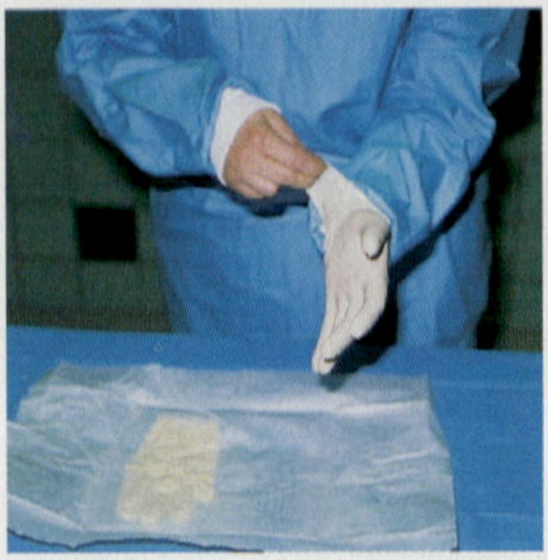

Abb. 11.25: … schlüpft mit der anderen Hand hinein …

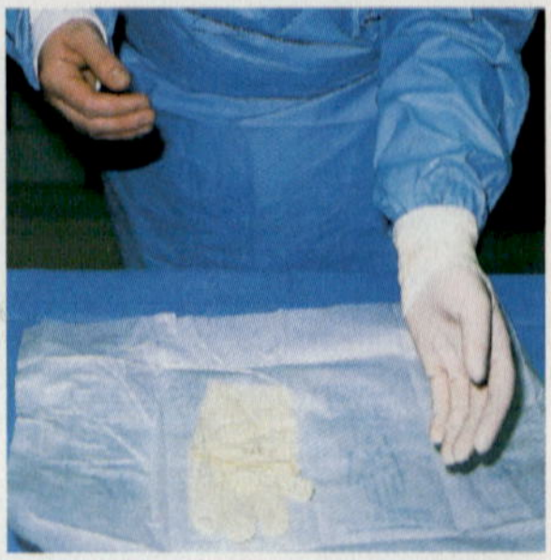

Abb. 11.26: … und zieht ihn knapp über den Kittelbund am Arm (Handschuh bleibt umgestülpt).

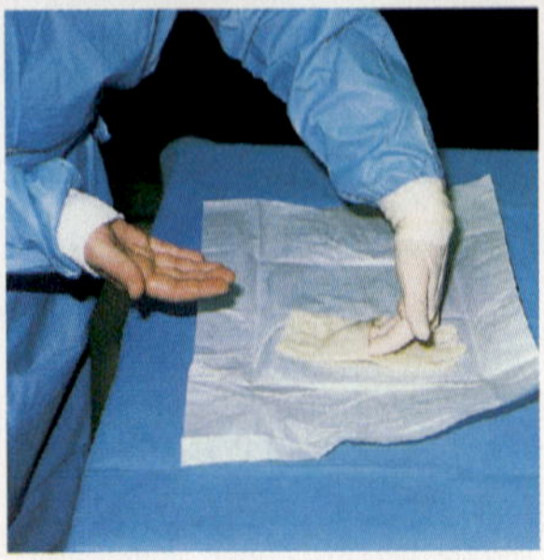

Abb. 11.27: Dann fasst er mit der behandschuhten, sterilen Hand unter die Umstülpung des anderen Handschuhs (berührt also nur den später sterilen Teil) …

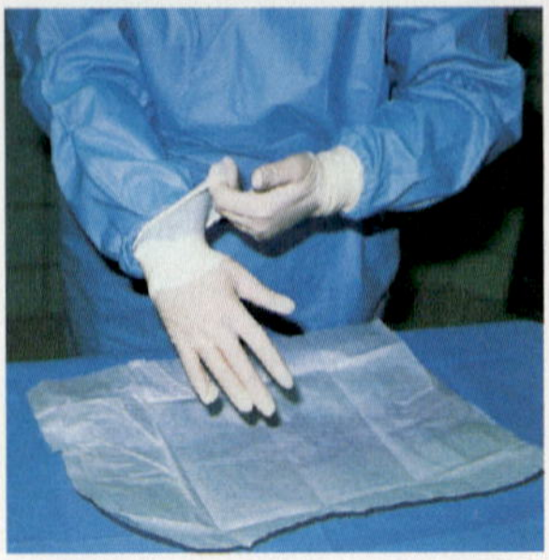

Abb. 11.28: … fährt mit der zweiten Hand hinein und zieht den Rand des Handschuhs mit der behandschuhten Hand über den Kittelbund am Arm.

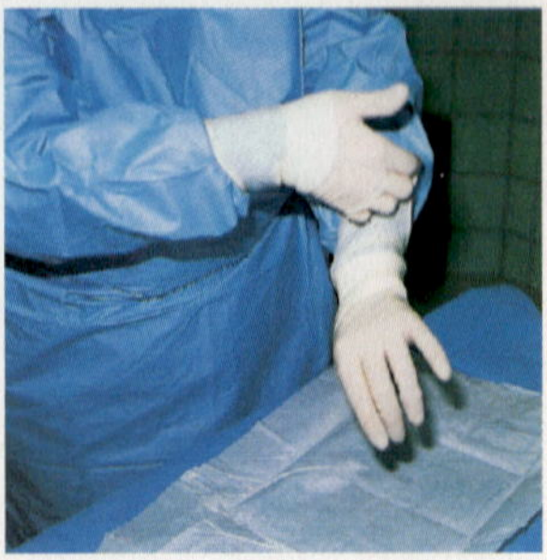

Abb. 11.29: Zuletzt greift er unter die Umschlagfalte des zuerst angezogenen Handschuhs und zieht den Rand des Handschuhs richtig über den Kittelbund.

11.3 Ablauf einer größeren Operation

11.3.1 Vorbereitungen im Operationstrakt

Anästhesie-Team

Nach dem Einschleusen wird der Patient auf einen fahrbaren OP-Tisch gelagert und in den Anästhesieeinleitungsraum (☞ 37.7.3) gebracht. Dort leitet das Anästhesie-Team die *Allgemeinanästhesie* (☞ 37.8) ein oder wendet ein geeignetes Verfahren zur *Regionalanästhesie* an (☞ 37.9). Außerdem trifft es ggf. weitere Vorbereitungen am Patienten, z.B. Legen einer zusätzlichen großlumigen Venenverweilkanüle, eines zentralen Venenkatheters (☞ 10.5.4), eines arteriellen Katheters zur kontinuierlichen Blutdruckmessung oder einer Rektalsonde zur kontinuierlichen Temperaturmessung.

Instrumentierschwester

Operateur

Im OP-Saal richtet die Instrumentierschwester Instrumentensiebe, Instrumententische, OP-Kittel und -handschuhe und Abdeckmaterial. Springer besorgen zusätzliche Geräte, z.B. einen Röntgenbildverstärker. Der Operateur kümmert sich um das Aufhängen der relevanten Röntgen-, CT- oder Kernspintomographiebilder sowie evtl. seiner OP-Planungsskizze.

11.3.2 Lagerung und Vorbereitung des Patienten

Lagerung

Nachdem der Patient narkotisiert ist bzw. das Regionalanästhesieverfahren durchgeführt wurde, wird der Patient in den Operationssaal gefahren und entsprechend der geplanten Operation gelagert.

Verantwortlich für die korrekte **Lagerung** ist der Operateur, der v.a. bei komplizierten Lagerungen, z.B. Bauch- oder sitzende Lagerung, zugegen sein sollte. Für die Lagerung des Kopfes und des Infusionsarmes ist dagegen bei den meisten Eingriffen der Anästhesist zuständig. Die präoperative Lagerung sollte mit großer Sorgfalt durchgeführt werden, da eine intraoperative Umlagerung oft schwierig ist und das Risiko in sich birgt, dass der sterile Bereich kontaminiert wird.

Ziele der Lagerung

Die korrekte Lagerung des Patienten schafft optimale Bedingungen für:

- Den Zugang des Operateurs zum Operationsgebiet
- Die Überwachung der Anästhesie durch Anästhesisten und Anästhesieschwester
- Die Vermeidung lagerungsbedingter Folgeschäden (z.B. Druckstellen, Nervenläsionen).

Lagerung		Indikation
Rückenlage	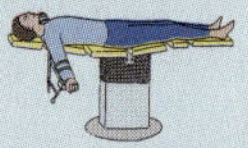	Abdominelle Eingriffe (z.B. Darmresektionen, Gallenblasenoperationen, Appendektomie), Versorgung von Frakturen des Oberschenkelknochens, Implantation einer Hüft-TEP, Handoperationen
Bauchlage	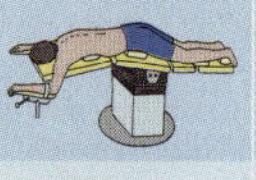	Skolioseoperationen, Bandscheibenoperationen, Schwenklappen-Operation zur Deckung von Hautdefekten bei einem Dekubitus
Seitenlage	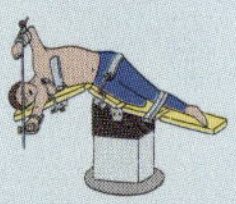	Thoraxchirurgische Eingriffe (z.B. Lungenteilentfernung), Implantation einer Hüft-TEP (wird in Deutschland aber meist in Rückenlage vorgenommen), Ausräumung von Metastasen im Bereich der unteren Wirbelsäule und Versteifungsoperationen der Wirbelsäule
Steinschnittlage	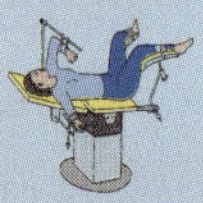	Chirurgische Behandlung von Perianalabszessen, Hämorrhoiden-Operationen, transanale Entfernung von Rektumtumoren, vaginale Entfernung der Gebärmutter, Abrasio
Oberkörperhochlage	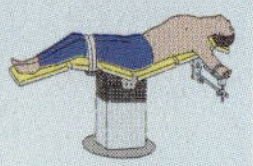	Versorgung einer Humeruskopffraktur (Oberarmkopffraktur), Schilddrüsenoperation
Lagerung auf dem Extensionstisch	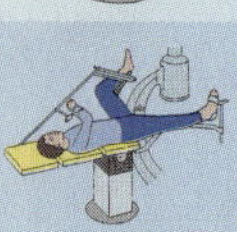	Versorgung von Frakturen (leichtere Reposition der Fraktur und Halten des Repositionsergebnisses möglich)
Sitzende Position	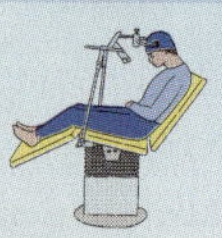	Neurochirurgische Eingriffe (z.B. Entfernung eines Hirntumors oder Hämatomausräumung)

Tab. 11.30: Verschiedene intraoperative Lagerungsarten und typische in dieser Lagerung durchgeführte Operationen. [A300-157]

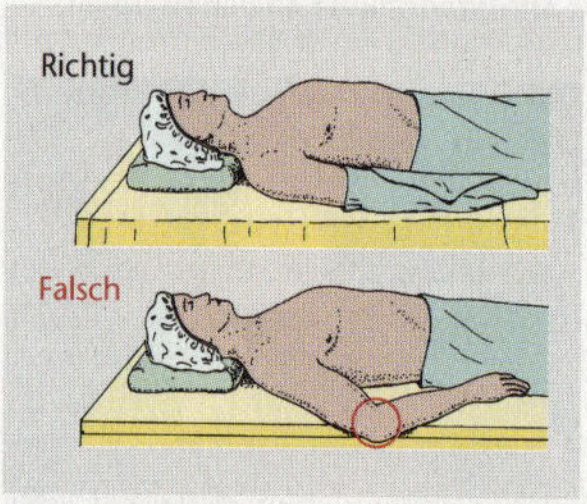

Abb. 11.31: Prophylaxe von Kompressionsschäden des N. ulnaris bei angelegtem Arm durch korrekte Lagerung. [A300-190]

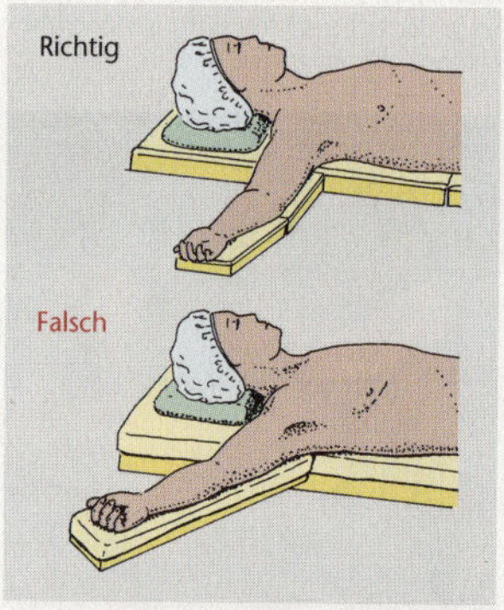

Abb. 11.32: Bei Auslagerung des Armes darf der Arm nicht über 90° abduziert werden, um eine Zerrung des Plexus brachialis zu vermeiden [A300-190]

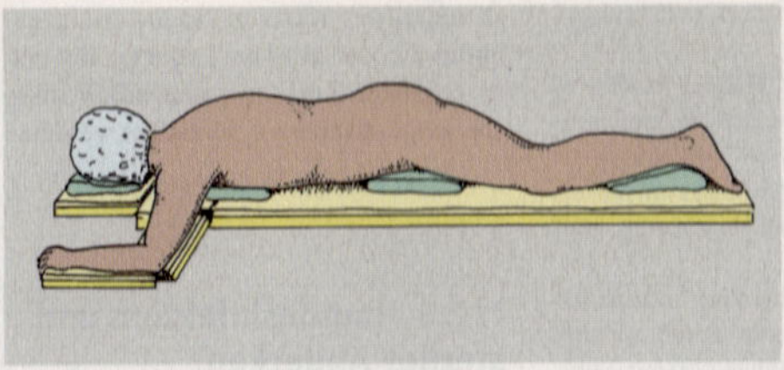

Abb. 11.33: In Bauchlage dürfen Bauch (schränkt Atmung ein), Knie und Zehen (Dekubitusgefahr) nicht aufliegen. Der N. ulnaris wird durch korrekte Armlagerung geschont. Die Augäpfel müssen frei liegen. [A300-190]

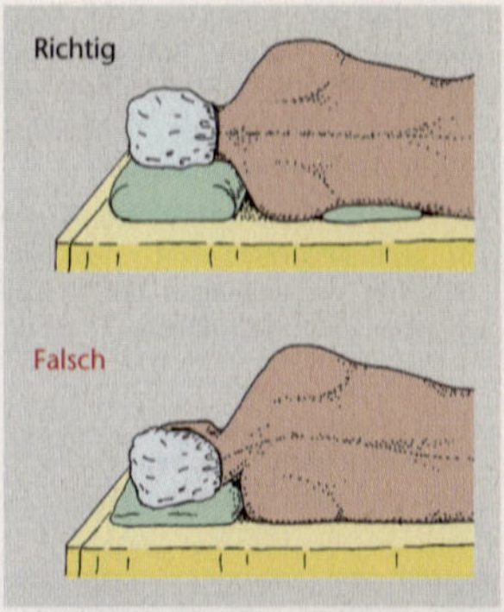

Abb. 11.34: In Seitenlage muss der Kopf ausreichend gestützt werden. [A300-190]

Wichtigste Lagerungen

Die wichtigsten Lagerungen und ihre typischen Indikationen fasst Tab. 11.30 zusammen. Je nach den Erfordernissen der Operation werden die genannten Lagerungen modifiziert, z.B. kann für eine Gallenblasenoperation das Abdomen überstreckt werden, indem in normaler Rückenlage die Beine leicht abgesenkt werden. Gelegentlich ist eine intraoperative Umlagerung des Patienten nötig.

Prophylaxe von Lagerungsschäden

Eine unsachgemäße Lagerung kann nicht nur den Zugang zum Operationsfeld erschweren, sondern durch zu starken Druck und/oder Zug auch irreversible Folgeschäden an Haut und Nerven verursachen. Daher gelten für die Lagerung folgende Grundsätze:

- Druckempfindliche Körperregionen, z.B. Schienbeinkanten, Wadenbeinköpfchen (Nähe zum N. peroneus) und Ellenbogen (Nähe zum N. ulnaris) gesondert polstern
- Extremitäten gegen Herabfallen sichern, z.B. ausgelagerten Arm auf dem am OP-Tisch angebrachten Armbänkchen
- Überstreckung der Gelenke vermeiden
- Darauf achten, dass die Beine nicht über den OP-Tisch hinausragen und nicht überkreuzt sind (Gefahr von Druckstellen im Bereich der Achillessehnen oder des Kniegelenks)
- Arme nicht über 90° abspreizen (Gefahr der Plexus brachialis-Zerrung). Dies gilt besonders bei der *Über-Kopf-Lagerung* mit hochgebundenem Arm
- Bei Patienten in schlechtem Allgemeinzustand und bei längeren Operationen Kreuzbein gesondert unterpolstern (Dekubitusgefahr durch die lagebedingte Ischämie). In Seitenlage immer ein ausreichendes Polster zwischen die Knie legen.

In **Bauchlage** des Patienten ist zusätzlich darauf zu achten, dass die Augäpfel frei liegen, da sonst Sehstörungen bis hin zur Erblindung drohen. Während der OP muss die Hornhaut der meist nur zum Teil geschlossenen Augen vor Austrocknung geschützt werden, z.B. durch in beide Augen eingebrachte Augensalbe.

Hochfrequenzgeräte

Hochfrequenzgeräte *(HF-Geräte, Diathermiegeräte, Elektrokauter)* dienen der Blutstillung *(Elektrokoagulation)* oder dem elektrischen Schneiden. Entsprechend ihrer Einstellung arbeiten sie bipolar oder monopolar. Bei der **bipolaren Anwendung** bildet die eine der beiden Branchenspitzen des ansonsten isolierten bipolaren Instrumentes die aktive Elektrode, die andere Branchenspitze die neutrale Elektrode. Üblicherweise handelt es sich bei dem bipolaren Instrument um eine bipolare Pinzette, zwischen deren Branchenspitzen der Strom fließt, wenn der mit dem HF-Gerät verbundene Fußschalter betätigt wird. Bei der häufigeren **monopolaren Anwendung** muss eine **Neutralelektrode** als zweiter Pol angelegt werden. Anders als bei bipolarer Anwendung fließt der Strom nicht bei Betätigung eines Fußschalters, sondern auf Knopfdruck (ein Knopf zum Koagulieren, ein Knopf zum Schneiden).

Anlegen der Neutralelektrode

Die Hauptgefahr der HF-Geräte besteht in Verbrennungen bei unsachgemäßem Anlegen der Neutralelektrode. Um Verbrennungen zu vermeiden, wird die Neutralelektrode so angebracht, dass:

- Sie sich so nah wie möglich am Operationsfeld befindet, damit der Strom möglichst schnell wieder abfließen kann und keine Kriechströme entstehen (Gefahr einer großflächigen Verbrennung)
- Sie mit ihrer ganzen Fläche aufliegt, damit es zu einem großflächigen Stromfluss kommt (Gefahr von Verbrennungen durch zu kleine Auflagefläche der Elektrode). Deswegen wird die Haut bei sehr starker Behaarung rasiert, und es wird darauf geachtet, dass keine Flüssigkeit zwischen Haut und Elektrode gelangen kann

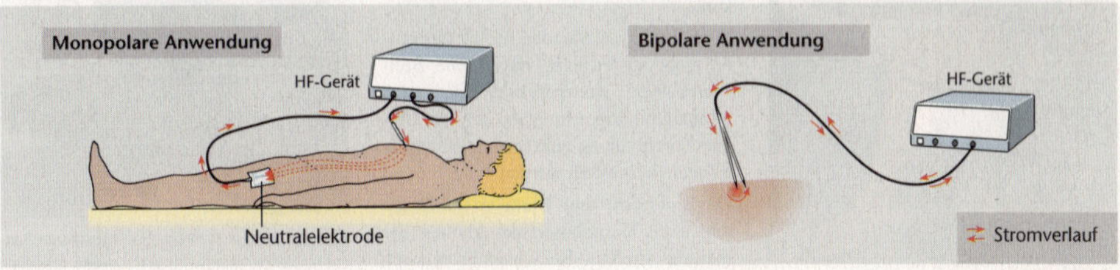

Abb. 11.35: Stromfluss bei HF-Geräten. [A400-157]

- Zwischen aktiver und neutraler Elektrode keine weitere Stromableitung möglich ist, z.B. über Metallteile des OP-Tisches (Gefahr von Verbrennungen an der Stromaustrittsstelle)
- Das Kabel der Neutralelektrode den Körper des Patienten nicht berührt (Gefahr von Verbrennungen bei kleinen Defekten der Kabelisolierung).

Anlegen einer Oberschenkelblutleere nach Esmarch [M120]

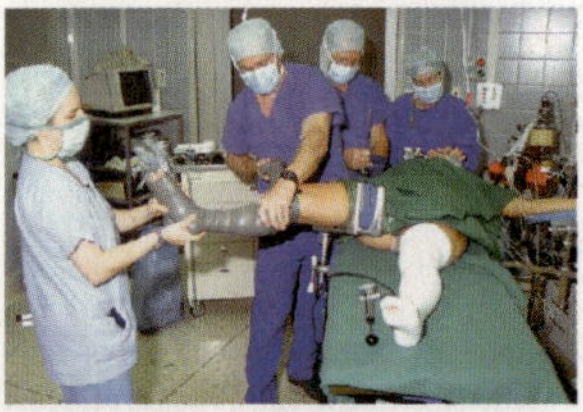

Abb. 11.36: Auswickeln des Beines mit einer breiten elastischen Gummibinde von distal …

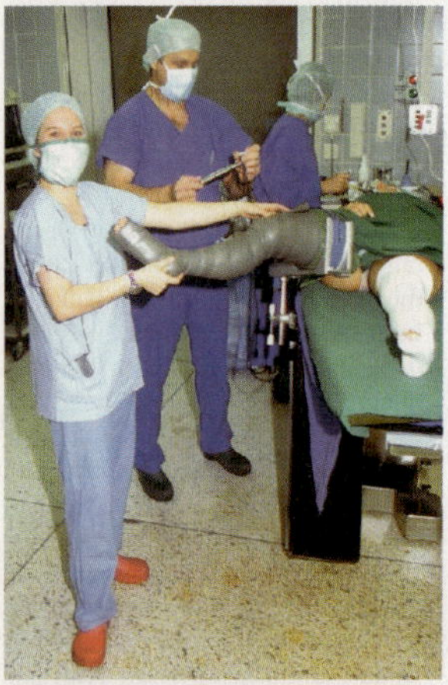

Abb. 11.37: … nach proximal.

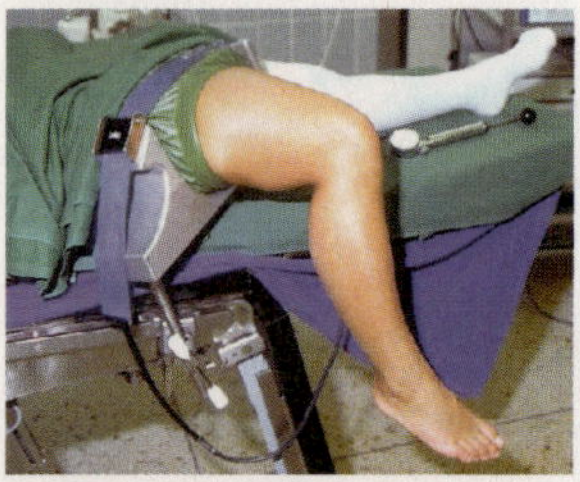

Abb. 11.38: Fertig angelegte Blutleere.

Neutralelektroden sind in zwei Ausführungen erhältlich:

- Als **Einmalelektrode.** Hierbei handelt es sich um eine 0,2 mm dicke Schaumgummiplatte mit Kontaktkleber. Von Vorteil ist die gute, großflächige Haftung auch bei unebenen Körperregionen. Nachteilig sind die hohen Kosten
- Als **Mehrwegelektrode.** Dies ist eine 0,6 mm starke, stromleitende, flexible Platte, die mit einem Gummiband fixiert wird. Dem Vorteil nur einmaliger Anschaffungskosten stehen als Nachteile gegenüber, dass ein guter Kontakt zur Körperoberfläche schwerer herzustellen ist und Flüssigkeit leichter zwischen Haut und Elektrode eindringen kann.

Blutsperre und Blutleere

Zur Verbesserung der Übersicht im OP-Gebiet und zur Minimierung von Blutverlusten wird bei Operationen im Bereich der Extremitäten häufig eine *Blutsperre* oder eine *Blutleere nach Esmarch* verwendet. Zunächst wird eine aufblasbare Druckmanschette am Oberarm bzw. Oberschenkel ohne Hautfaltenbildung angelegt (Gefahr von Hautnekrosen durch den Manschettendruck) – sie wird aber noch nicht aufgepumpt. Für die **Blutsperre**, die v.a. bei Operationen am Bein oder am Fuß Anwendung findet, wird die Extremität anschließend für 1 – 3 Min. hochgehalten, ehe die Manschette aufgeblasen wird (venöses Blut fließt aufgrund der Schwerkraftverhältnisse besser ab, arterielles Blut schlechter zu). Für die **Blutleere nach Esmarch** wird stattdessen die Extremität mit einer breiten elastischen Gummibinde von distal nach proximal ausgewickelt, bevor die Druckmanschette mit Hilfe eines Gerätes beim Erwachsenen am Oberschenkel auf ca. 400 mmHg und am Oberarm auf ca. 300 mmHg aufgepumpt wird. Danach wird die Gummibinde wieder abgewickelt (Abb. 11.36 – 11.38).

Blutsperre und Blutleere sollten nicht länger als zwei Stunden aufrechterhalten werden, da es sonst zu Nervenläsionen oder anderen Gewebeschäden kommen kann.

Sind diese zwei Stunden für die Operation nicht ausreichend, muss ohne Blutsperre/-leere weiteroperiert oder nach zwanzigminütiger Freigabe der Extremitätendurchblutung eine erneute Blutsperre/-leere hergestellt werden.

Da Blutsperre und Blutleere nach Esmarch das Thromboserisiko erhöhen (die meisten tiefen Beinvenenthrombosen entstehen bereits intraoperativ), sollte bei Patienten mit vorangegangenen Beinvenenthrombosen oder bei Patienten mit entsprechenden Risikofaktoren, z.B. Varikosis, möglichst darauf verzichtet werden.

Intravenöse Regionalanästhesie in Blutleere ☞ 37.9.5

11.3.3 Hautdesinfektion und steriles Abdecken

Nach der Lagerung wird die Haut im Operationsgebiet großflächig desinfiziert. In der Regel wird dies vom Operateur oder einem Assistenten vorgenommen. Zunächst wird die Haut mit farblosem Alkohol entfettet und anschließend ein- bis zweimal mit einer gefärbten Desinfektionslösung bepinselt. Durch die Farbe kann genau beurteilt werden, ob die Haut vollständig mit der Desinfektionslösung bedeckt ist.

! Vorsicht

Bei Verwendung einer Blutsperre oder einer Blutleere muss die Manschette sorgfältig gegenüber dem OP-Feld abgedichtet werden (Manschette mit einem Gummivliestuch unterlegen und nach distal mit OP-Klebestreifen abkleben). Ansonsten würde Desinfektionslösung zwischen Haut und Druckmanschette rinnen, was bei hohem Manschettendruck und monopolarem HF-Geräteeinsatz zu Kriechströmen und dadurch zu ausgedehnter Blasenbildung der Haut mit schlecht heilenden Wunden und Narben führen kann.

Nach Abwarten der Einwirkzeit wird der Patient mit Ausnahme des OP-Feldes und

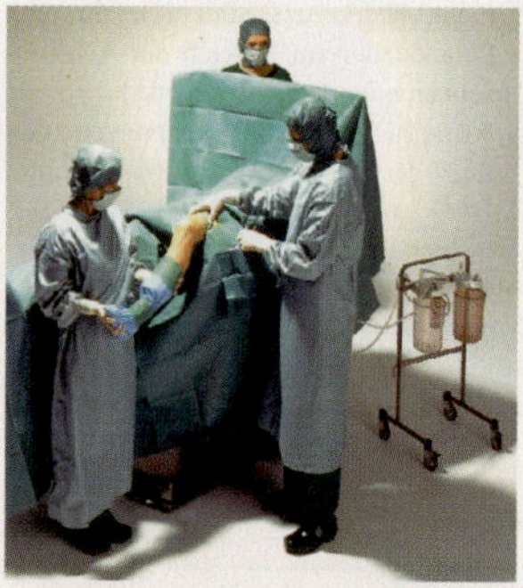

Abb. 11.39: Zur Arthroskopie vorbereitete Patientin. Die Extremität wurde mit einem speziellen Abdeckset frei beweglich abgedeckt. [V220]

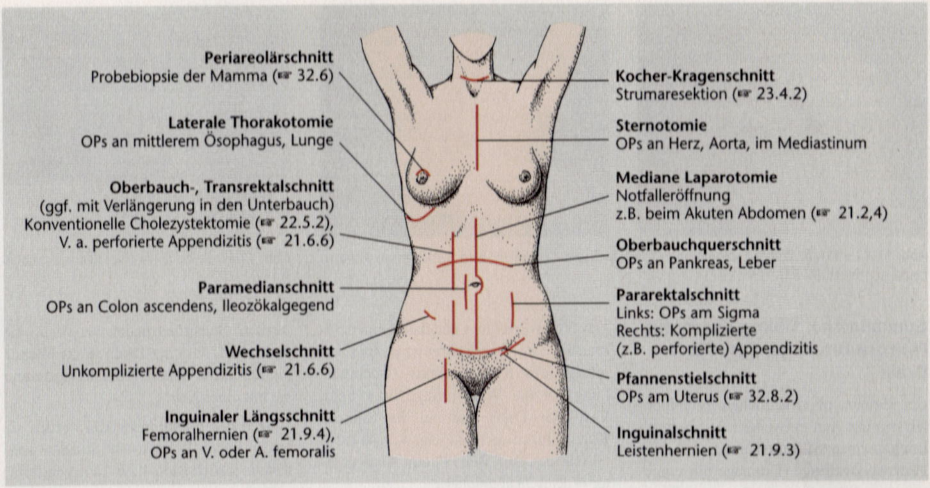

Abb. 11.40: Häufige OP-Schnittführungen und Beispiele typischer Operationen. [A300-190]

des Kopfbereiches nach einem standardisierten Schema mit sterilen Tüchern abgedeckt (Ausnahme: Bei Eingriffen an Kopf oder Hals wird auch der Kopfbereich abgedeckt) . Dies trägt wesentlich zur aseptischen Operationstechnik bei. Die Extremitäten werden je nach den Erfordernissen der Operation frei beweglich abgedeckt, z.B. zur Reposition bei Frakturen oder zur Beurteilung der Achsenverhältnisse.

Als Letztes werden der Schlauch des Saugers und das Diathermiegerät angeschlossen, die sterilen OP-Lampengriffe angebracht und das Licht auf das OP-Feld ausgerichtet.

11.3.4 Hautschnitt und Präparation des Operationsgebietes

Entsprechend der geplanten Operation setzt der Operateur zunächst den **Hautschnitt**. Anschließend präpariert er das Unterhautfettgewebe bis auf die Muskelfaszie und durchtrennt diese. Danach wird die Muskulatur je nach Lokalisation durchtrennt oder zur Seite gehalten. Manchmal müssen zur Präparation des OP-Feldes auch Muskelansätze oder Knochenvorsprünge durchtrennt werden. Der ganze Präparationsvorgang erfordert genaue Kenntnis der topographischen Anatomie, um eine versehentliche Gefäß- oder Nervenläsion zu vermeiden. Zur Präparation gibt es zahlreiche chirurgische Instrumente, viele sind nach ihrem Erfinder benannt (z.B. *Langenbeck-*, *Hohmann-* oder *Roux-*Haken).

11.3.5 Durchführung der speziellen Operationstechnik

Nachdem das OP-Feld präpariert und die zur Durchführung nötigen Organe, Knochen oder Gelenke dargestellt wurden, erfolgt die eigentliche **spezielle Operationstechnik**, z.B. die Entfernung der Gallenblase, eine Leberteilresektion oder die Entfernung eines arthrotischen Gelenkes und Implantation eines Gelenkersatzes (Endoprothese). Näheres dazu findet sich in den einzelnen Organkapiteln.

Zusatzeingriffe

Bestimmte Operationen erfordern **Zusatzeingriffe,** z.B. die Entnahme von körpereigenem *(autologem)* Knochenmaterial über einen zweiten Hautschnitt am Beckenkamm oder einen Hautschnitt im Bereich der Wade zur Durchtrennung des Wadenbeins bei Umstellungsoperationen am Kniegelenk. Diese Zusatzoperationen sind meist schon vor Beginn der Operation absehbar und mit dem Patienten besprochen.

Erweiterung des Eingriffs

Manchmal wird der Operateur aber auch intraoperativ von neuen oder unerwartet schweren Befunden überrascht (z.B. von einem ausgedehnteren Tumorbefall als zunächst angenommen), oder es treten Komplikationen ein (z.B. eine starke Blutung). Dann muss der Eingriff ausgeweitet werden, z.B. werden größere Darmabschnitte als geplant entfernt oder der Hautschnitt wird zur besseren Darstellung der blutenden Arterie erweitert.

11.3.6 Wunddrainagen

T-Drainage ☞ *22.5.2*

Vor dem Verschluss einer OP-Wunde werden in der Regel ein oder mehrere **Drainagen** (engl.: to drain = ableiten, trockenlegen) zur Ableitung von Wundsekret in die Wundhöhle oder andere eröffnete Hohlräume eingebracht. Dies beugt Infektionen vor, da Wundsekret einen optimalen Nährboden für Bakterien darstellt. Bekommt ein Patient mehrere Drainagen, so werden diese beschriftet, damit bei Auffälligkeiten auf die Lokalisation geschlossen werden kann.

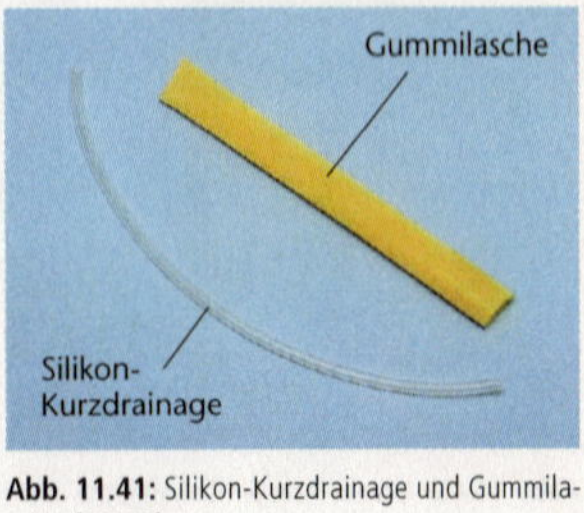

Abb. 11.41: Silikon-Kurzdrainage und Gummilasche. [M120]

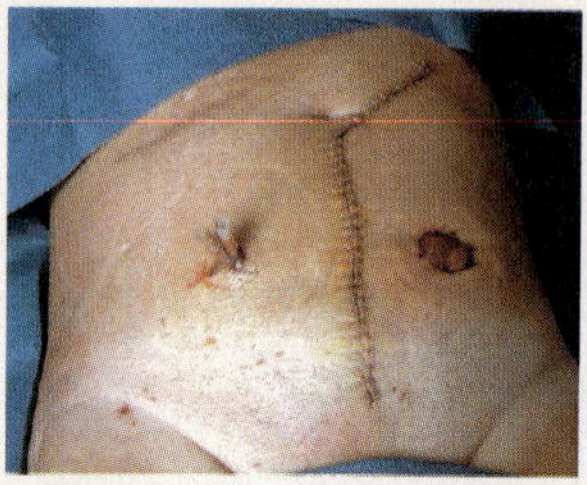

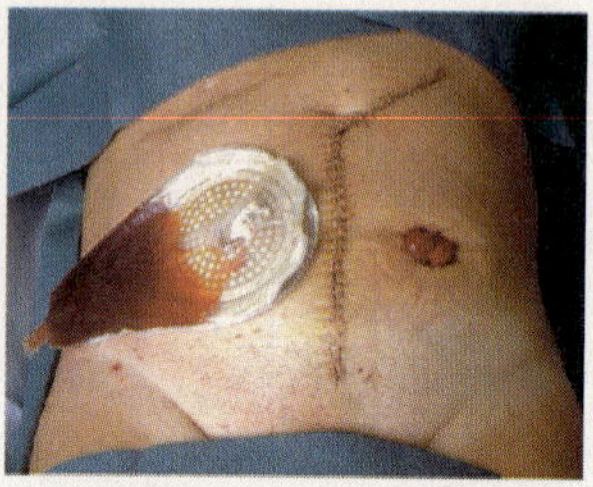

Abb. 11.42 – 11.43: Wundversorgung mit Easy-Flow-Drain. Das Sekret wird hier in einen Adhäsivbeutel abgeleitet. [K183]

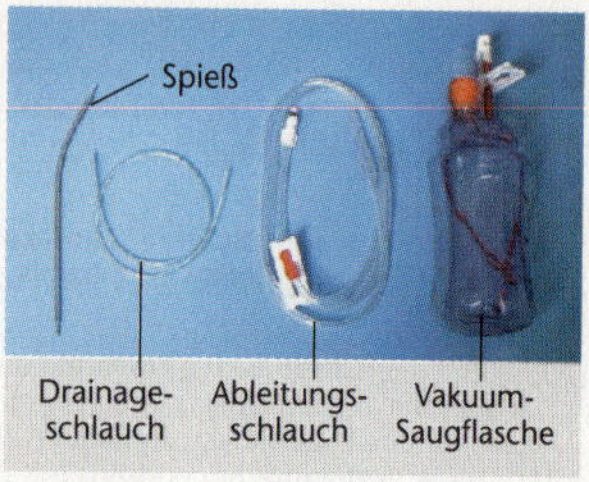

Abb. 11.47: Bestandteile einer Redon-Drainage. [K183]

Gummilasche, Silikon-Kurzdrain, Penrose-Drainage, Easy-Flow-Drain

Bei kleinen, oberflächlichen Wundhöhlen legt der Arzt entweder eine **Gummilasche**, einen **Silikon-Kurzdrain**, eine **Penrose-Drainage** (Drainage mit eingezogenem Gazestreifen) oder einen **Easy-Flow-Drain** (außen geriffeltes Kunststoffrohr mit geringem Innendurchmesser) ein. Diese verhindern einen vorzeitigen Wundverschluss und damit einen Sekretstau. Das Wundsekret wird ohne Sog infolge des Kapillareffekts (Dochtwirkung) in die Wundauflage oder beim Easy-Flow-Drain und bei der Silikon-Kurzdrainage auch in einen Adhäsivbeutel (ähnlich dem Beutel beim Anus praeter ☞ 21.1.7) abgeleitet.

Gummilaschen, Silikon-Kurzdrainagen, Penrose-Drainagen und Easy-Flow-Drains werden i.d.R. lediglich mit einer sterilen Sicherheitsnadel versehen, die verhindert, dass der Drain in die Wunde hineinrutscht. Selten fixiert der Operateur sie mit einer Naht.

Wegen des Infektionsrisikos werden sie in der Regel nach 24 – 48 Stunden, spätestens jedoch nach 4 – 6 Tagen entfernt.

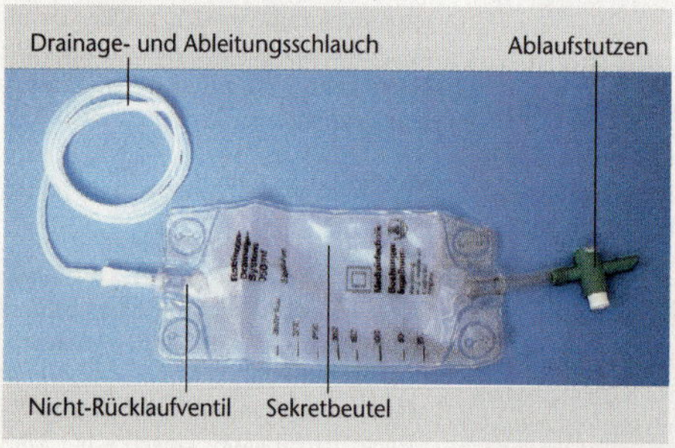

Abb. 11.44: Bei der Robinson-Drainage ist der Drainage- und Ableitungsschlauch fest mit dem Beutel verbunden. Der Beutel kann daher nicht gewechselt, sondern nur entleert werden. [K183]

Robinson-Drainage

Bei der **Robinson-Drainage** handelt es sich um ein geschlossenes Wunddrainagesystem, bei dem der Beutel fest mit der Drainage verbunden ist und nicht gewechselt, sondern lediglich über einen Ablaufstutzen entleert werden kann. Die Robinson-Drainage wird intraabdominal eingelegt und arbeitet ohne Sog. Der Operateur legt das Drainagerohr am tiefsten Punkt der Wundhöhle bzw. des Operationsgebietes ein (hier sammelt sich das Wundsekret) und leitet es nach Möglichkeit unterhalb davon aus.

Redon-Saugdrainagen

Eine **Redon-Saugdrainage** (benannt nach dem französischen Chirurgen *Redon*) besteht aus zwei Teilen:

- Einem *Schlauch*, dessen eines Ende Löcher zur Aufnahme des Sekretes aufweist und in der Wunde bleibt, und dessen anderes Ende intraoperativ mit einem Spieß durch die Haut geleitet und mit einer Vakuum-Saugflasche verbunden wird. Damit der Schlauch nicht versehentlich herausgerissen werden kann, wird er mit Pflaster oder einer Annaht fixiert
- Einer *Vakuum-Saugflasche*. Diese ist mit einer Klemme versehen, die erst nach dem Wundverschluss geöffnet werden darf, damit sich das Vakuum nicht ausgleicht. Ist das Vakuum der Flasche erschöpft, etwa weil sie mit Wundsekret vollgelaufen ist, muss sie unter sterilen Kautelen gewechselt werden (☞ 11.4.7).

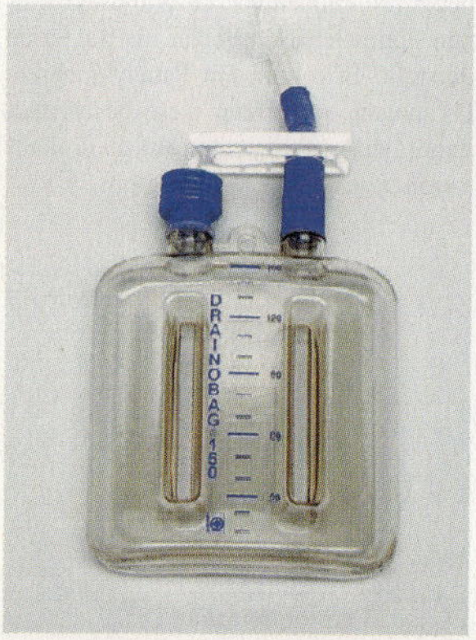

Abb. 11.45: Einmal-Vakuum-Saugflasche klein (150 ml). [K183]

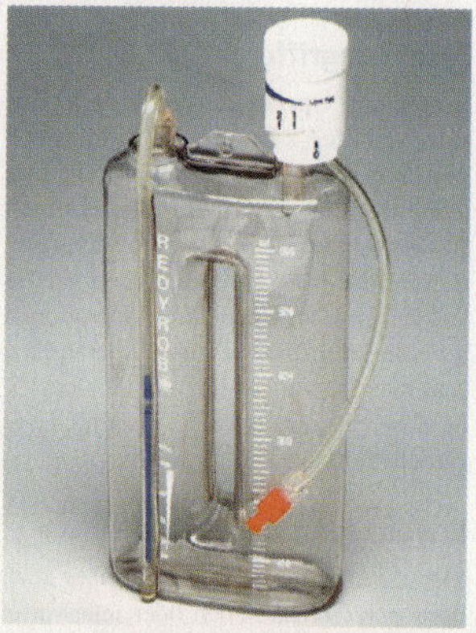

Abb. 11.46: Einmal-Vakuum-Saugflasche groß (600 ml) mit regulierbarem Sog. [K183]

Redon-Drainagen liegen meist im Gelenk (**intraartikulär**), unter der Muskelfaszie (**subfaszial**) oder im Unterhautfettgewebe (**subkutan**). Durch den Sog werden die Wundflächen zusammengezogen, wodurch ein schnelleres Verkleben und Zusammenwachsen möglich ist. In Abhängigkeit von der Wundsekretion werden sie nach 48 – 72 Stunden entfernt.

Saug-Spüldrainage

Eine **Saug-Spüldrainage** (Details ☞ 26.6.1 und Abb. 26.38) dient der *kontinuierlichen* Spülung von infizierten Wundhöhlen, z.B. eines infizierten Gelenkes. Über ein bis zwei zuführende Drainageschläuche wird die Wundhöhle mit Ringer®-Lösung (ggf. mit Antibiotikazusatz) gespült, über zwei weitere Drainagen mit größerem Lumen fließen Spülflüssigkeit samt Wundsekret wieder ab. Dadurch wird die Wundhöhle mechanisch gereinigt und die Keimkonzentration gesenkt. Wie lange gespült wird, ist von Haus zu Haus unterschiedlich; häufig wird die Drainage für 5 – 8 Tage belassen. Dann werden zunächst die zuführenden, nach vollständiger Sekretentleerung 1 – 2 Tage später die abführenden Drainageschläuche gezogen.

Umgang mit Drainagen ☞ 11.4.7

11.3.7 Wundverschluss und Verband

Nach der Operation wird die Wunde schichtweise verschlossen (z.B. Muskel → Faszie → Subkutis → Haut). Hierbei werden die durchtrennten Strukturen möglichst genau wieder adaptiert. Dies soll zum einen die physiologische Funktion der Gewebe (weitgehend) wiederherstellen, zum anderen Wundhöhlen vermeiden, die mit Blut und Gewebeflüssigkeit voll laufen und einen Infektionsherd darstellen würden. Nach Abschluss der Hautnaht werden eingelegte Redondrainagen durch Lösen der Klemmen unter Sog gesetzt.

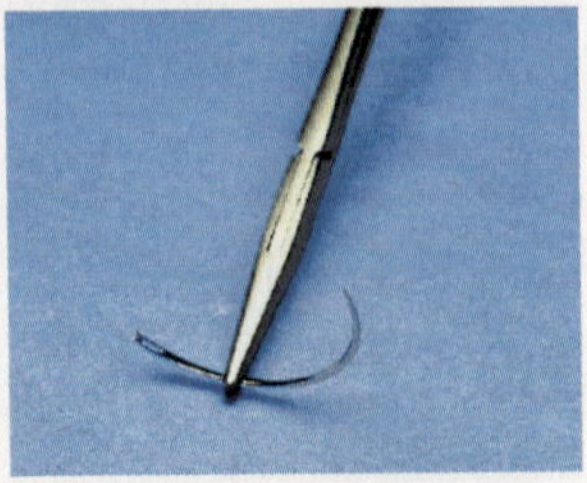

Abb. 11.48: Nadelhalter und Nadel mit Nadelöhr. [K183]

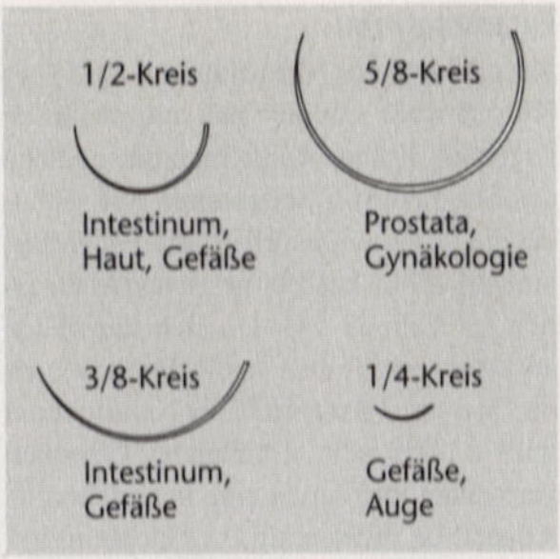

Abb. 11.49: Verschiedene chirurgische Nadeln und typische Einsatzgebiete. [A300-190]

Chirurgische Nadeln

Chirurgische Nadeln sind in der Regel kreisförmig gebogen. Sie sind in verschiedenen Größen und Krümmungsradien erhältlich, um den unterschiedlichen Geweben und ihren Erfordernissen gerecht zu werden (☞ Abb. 11.49). Gerade Nadeln sind Spezialindikationen vorbehalten.

Abhängig von Profil und Schliff der Nadelspitze unterscheidet man:

- **Scharfe Nadeln** mit dreieckigem Schliff, die das Gewebe durchschneiden und sich dadurch leichter durchdrehen lassen. Sie werden zur Naht derber Gewebe benutzt, z.B. von Narben, Periost oder Faszien
- **Runde Nadeln** mit konisch verlaufenen Nadelspitzen zur Naht von empfindlichen Geweben, z.B. Darm, Peritoneum, Muskulatur, Nerven oder Haut. Bei diesen wird das Gewebe nicht zerschnitten, sondern verdrängt und dadurch weniger traumatisiert.

Ein zweites Unterscheidungskriterium besteht darin, ob die Nadel ein Nadelöhr hat oder nicht:

- Bei den in der Anschaffung kostengünstigen **Nadeln mit Nadelöhr** muss die Instrumentierschwester oder der Operateur den Faden vor dem Nähen einfädeln, was Zeit kostet und den Faden beschädigen kann. Außerdem kann das Gewebe durch den gedoppelten Faden am Nadelöhr traumatisiert werden
- Bei **atraumatischen Nadeln** ist der Faden mit der Nadel verschweißt. Dadurch trägt der Faden im Übergangsbereich zwischen Nadel und Faden nicht auf, der Stichkanal ist kleiner und das Gewebe wird weniger traumatisiert. Nachteilig ist der höhere Preis. Haupteinsatzgebiet sind Hautnähte.

Nahtmaterial

Nahtmaterial dient nicht nur dem Wundverschluss, sondern z.B. auch der

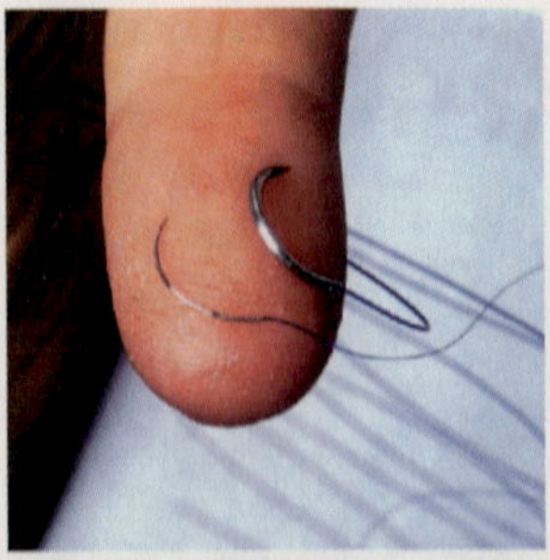

Abb. 11.50: Atraumatisches Nahtmaterial verschiedener Größen. [K183]

Unterbindung *(Ligatur)* blutender Gefäße oder der Annaht von Drainageschläuchen. Als Nahtmaterial werden neben Fäden auch Implantate verwendet, z.B. **Clips** aus Edelstahl, Titan oder PDS® (Polydioxanon), *Stifte* **(Pins)** aus PDS® für kleinere Osteosynthesen (☞ 27.6.4), **Netze/Kissen** aus Polypropylen zur Deckung von Fasziendefekten oder **Bänder/Kordeln** aus PDS® als Bandersatz.

Am gebräuchlichsten sind jedoch **Fäden**. Sie werden nach Fadenstärke, Fadenmaterial und Fadenaufbau/Verarbeitung unterschieden.

Fadenstärke

Im klinischen Alltag konkurrieren derzeit zwei Maßeinheiten:

- **USP-Einteilung** *(United States Pharmacopeia)*. Diese Einteilung ist willkürlich gewählt worden. Es besteht kein Zusammenhang zwischen dem Fadendurchmesser in mm und der Nummerierung. Für jedes Material (☞ Tab. 11.54) wurde ein Standardfaden festgelegt. Sein Durchmesser variiert von Material zu Material: Der Vicryl-Standardfaden hat z.B. einen anderen Fadendurchmesser als der Prolene-Standardfaden. Bei der USP-Einteilung hat der festgelegte „Standardfaden" die Stärke 1. Dickere Fäden werden mit einem Vielfachen davon bezeichnet. Beispielsweise bedeutet Vicryl 2, dass dieser Faden doppelt so stark ist wie der Vicryl-Standardfaden. Bei dünneren Fäden erhält der Teilungsfaktor eine zusätzliche 0. Ein Prolene 4-0-Faden ist also nur ein Viertel so dick wie der Prolene-Standardfaden
- **EP-Einteilung** *(Europäische Pharmakopoe)*. Bei dieser Einteilung werden die Fadenstärken in 0,1 mm-Schritten (engl. *metric = metrisch*) angegeben. „Standardfaden" mit der Nummer 1 ist ein Faden mit der Fadenstärke 0,1 mm. In der metrischen Klassifikation hat ein Faden der Stärke 8 also einen Fadendurchmesser von 0,8 mm.

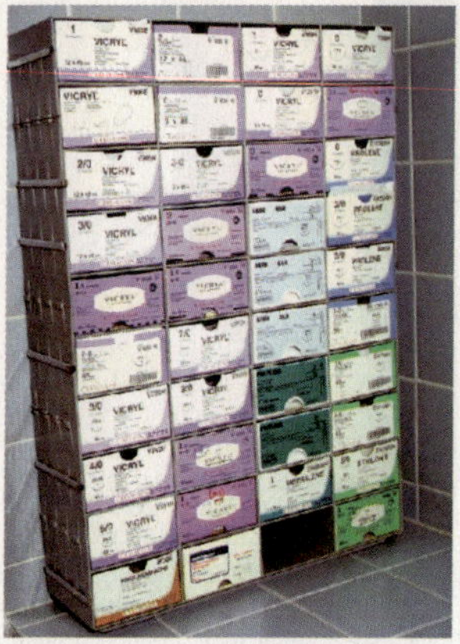

Abb. 11.51: Übersichtliches Aufbewahren von verschiedenen Fäden. [M120]

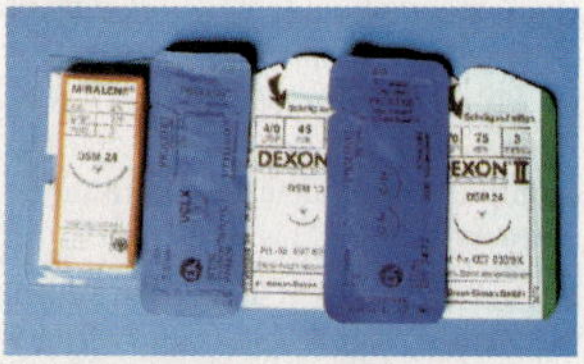

Abb. 11.52: Im Klinikalltag wird zur Angabe der Fadenstärke meist noch die klassische USP-Einteilung benutzt. Auf den Verpackungen sind aber beide Einteilungen vermerkt. [K183]

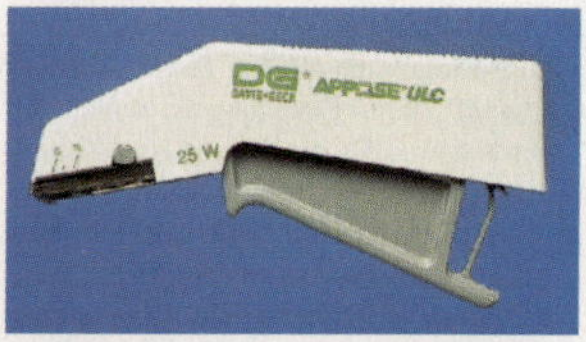

Abb. 11.53: Klammerapparat zum Verschluss einer Wunde. [K183]

Resorbierbar	
Handelsname	**Material**
Catgut®	Kollagen
PDS®	Polydioxanon
Vicryl®	Glycolid/Lactid
Dexon®	Glycolid/Lactid
Nicht resorbierbar	
Handelsname	**Material**
Ethilon®	Polyamid
Prolene®	Polypropylen
Supramid®	Polyamid
Ethibond®	Polyester
Mersilene®	Polyester

Tab. 11.54: Beispiele für Nahtmaterialien.

Fadenmaterial

Resorbierbares Nahtmaterial wird vom Körper nach einiger Zeit emzymatisch abgebaut. Früher stellte man diese Fäden aus Därmen von Säugetieren her. Heutzutage bestehen resorbierbare Fäden fast ausschließlich aus synthetischen Materialien (☞ Tab. 11.54). Da sich die Fäden auflösen, verbleiben keine Fremdkörper im Gewebe. Resorbierbares Nahtmaterial wird v.a. bei schnell heilenden Geweben verwendet, bei denen eine lang dauernde Adaptation nicht nötig ist. Haupteinsatzgebiet sind Nähte von Schleimhäuten, Organen, Muskelgewebe und Muskelfaszien.

Nicht resorbierbares Nahtmaterial kann nicht enzymatisch abgebaut werden: Es verbleibt im Körper oder muss entfernt werden. Die synthetisch hergestellten Fäden haben eine hervorragende Reißfestigkeit bei minimaler Fremdkörperreaktion des Gewebes. Nicht resorbierbares Nahtmaterial kommt überall da zum Einsatz, wo es auf eine sichere und dauerhafte Verbindung ankommt (Sehnen- und Gefäßnähte, Gefäßligaturen). Es wird auch für Hautnähte verwendet.

Fadenaufbau, Verarbeitung

Monofile Fäden (z.B. Prolene®) sind „aus einem Stück" hergestellt. Sie haben eine glatte Oberfläche und gleiten gut im Gewebe.

Geflochtene Fäden (z.B. Dexon®, Vicryl®, Mersilene® und Seide) bestehen aus mehreren Einzelfädchen. Sie sind geschmeidiger als monofile Fäden, und ihre Knoten sitzen besser. Ihre Oberfläche ist rau („Sägewirkung" im Gewebe). Ihr großer Nachteil ist ihre Dochtwirkung (Kapillareffekt), wodurch Infektionsausbreitung und Fistelbildung gefördert werden.

Pseudomonofile Fäden (z.B. Suturamid®) bestehen ebenfalls aus mehreren Einzelfasern, die jedoch mit einem Überzug versehen sind, der den Fäden einen monofilen Charakter verleiht. Auf diese Weise werden die Vorteile monofiler und geflochtener Fäden bei Minimierung der Nachteile verbunden.

Hautnähte

Für **Hautnähte** werden am häufigsten nichtresorbierbare Fäden verwendet.

- Bei **Einzelknopfnähten** wird der Faden nach jedem Stich aus der Haut ausgeleitet und geknüpft
- Bei einer **Intrakutannaht** wird die Haut so adaptiert, dass der Faden nicht bei jedem Stich aus der Haut ausgestochen werden muss. Lediglich die beiden Fadenenden werden aus der Haut ausgeleitet und links und rechts von der Wunde verknotet oder anderweitig fixiert, um die Naht zu sichern. Die Intrakutannaht sollte immer dann angewandt werden, wenn ein spannungsfreier Wundverschluss erzielt werden kann, da das kosmetische Ergebnis im Vergleich zu Einzelknopfnähten deutlich besser ist (kein „Reißverschluss").

Müssen lange OP-Wunden verschlossen werden, legt der Arzt alternativ eine **Klammernaht** (☞ Abb. 11.57) an. Dazu benutzt er einen sog. *Klammerapparat,* der einzelne Metallklammern so in das Gewebe eindrückt, dass die Wunde fest verschlossen wird.

Nach der Hautnaht wird die OP-Region von Blut- und Sekretresten gesäubert, und die Wundränder werden nochmals desinfiziert. Anschließend wird die Wunde einschließlich der mit Schlitzkompressen umgebenen Austrittstellen der Wunddrainagen mit sterilen Kompressen oder anderem sterilem Verbandmaterial abgedeckt. Manche Operateure legen zusätzlich eine salbenhaltige Gaze auf die Wunde, um ein Ankleben des Verbandes zu

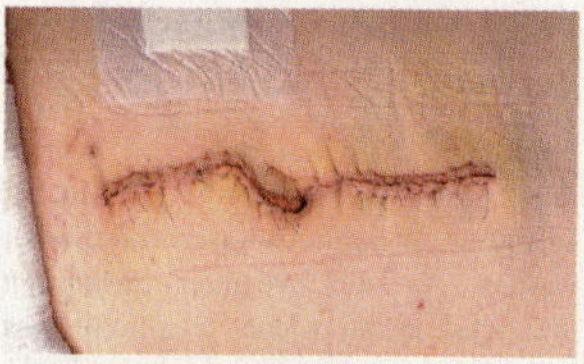

Abb. 11.55: Mit Einzelknopfnähten verschlossene Laparatomie. [K183]

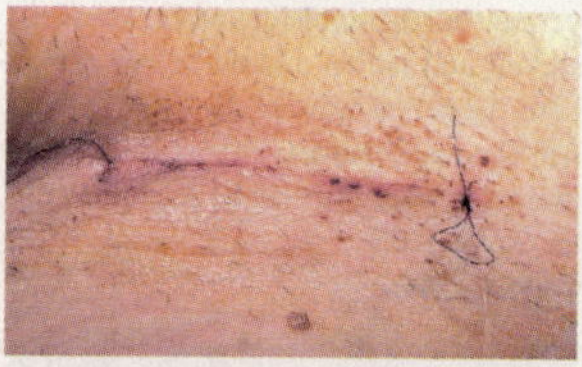

Abb. 11.56: Intrakutannaht. [T128]

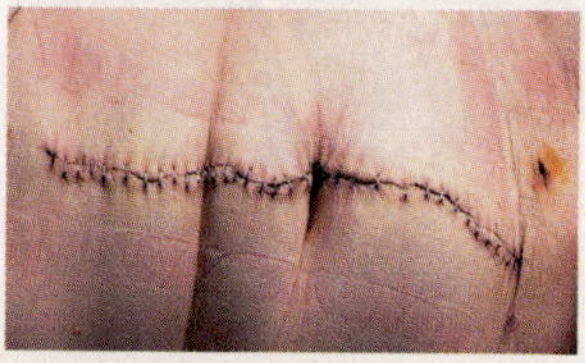

Abb. 11.57: Geklammerte Naht einer Laparotomie. [K183]

verhindern. Das Verbandmaterial wird dann meist mit elastischem Klebeverband fixiert. Dabei darf das Vlies nicht gespannt werden, da dies zu schlecht heilenden, infektionsgefährdeten *Spannungsblasen* führen kann.

Anschließend wird das Abdeckmaterial entfernt und der Patient wegen der Auskühlungsgefahr sofort mit warmen Tüchern zugedeckt. Bei Operationen im Bereich der Extremitäten kann jetzt entweder ein Kompressionsverband oder z.B. ein Gipsverband angelegt werden.

11.3.8 Überwachung der Anästhesie

Anästhesiologie und Anästhesiepflege ☞ *Kap. 37*

Der Anästhesist und die Pflegenden der Anästhesie überwachen und dokumentieren während der gesamten Operation die Anästhesie und die Vitalfunktionen des Patienten (☞ 37.6.3). Je nach Blutverlust verabreichen sie Erythrozytenkonzentrate und Gerinnungspräparate (☞ 24.5.6). Besondere Aufmerksamkeit ist z.B. in Situationen wie dem Einbringen von Knochenzement (Palacos®), dem Abklemmen großer Blutgefäße oder dem Öffnen der Blutleere erforderlich, da es hierbei zu Kreislaufreaktionen kommen kann.

Gegen Ende der Operation beginnt die Anästhesieausleitung (☞ 37.8.3). Bei stabilen Herz-Kreislaufverhältnissen und guter Spontanatmung wird der Patient noch im OP extubiert.

Nach längeren Operationen oder bei kritischem Allgemeinzustand wird der Patient nicht sofort extubiert, sondern erst noch für eine gewisse Zeit auf der Intensivstation oder im Aufwachraum nachbeatmet (*Intensivpflege* ☞ 38.5.4).

In Begleitung des Anästhesisten wird der Patient aus dem Operationssaal in die Patientenausschleuse gefahren, dort in ein – möglichst vorgewärmtes – Bett umgelagert und in den Aufwachraum bzw. zur Intensivstation gebracht.

11.3.9 Aufwachraum

Betreuung nach der Narkose ☞ *37. 12*

Im Aufwachraum wird der Patient unter kontinuierlichem Monitoring so lange überwacht, bis alle Narkosewirkungen abgeklungen sind. Treten *operationsbedingte* Komplikationen auf, wird der Operateur gerufen.

11.4 Postoperative Pflege

11.4.1 Übernahme des Patienten aus dem Aufwachraum

Nach kleinen oder mittelgroßen Operationen können die meisten Patienten nach 1 – 2 Stunden vom Aufwachraum auf die Bettenstation verlegt werden. Die *Voraussetzungen für die Verlegung* des Patienten sind in 37.12 beschrieben. Sind die Voraussetzungen erfüllt, werden die Pflegenden der Station telefonisch gebeten, den Patienten abzuholen.

Vorbereitungen auf Station

Bevor der Patient abgeholt wird, sollte sein Zimmer vorbereitet werden, damit er ohne Verzögerung in einer ruhigen und entspannten Atmosphäre versorgt werden kann. Dies gibt dem Patienten das Gefühl, gut betreut zu sein, während Hektik durch Herbeiholen verschiedener Utensilien eher ein Gefühl der Unsicherheit auslöst. Zu diesen Vorbereitungen gehören:

- Ggf. Patientenzimmer vorwärmen
- Bettenplatz richten (z.B. Platz für neues Bett schaffen, bei Platzmangel ggf. Nacht- oder Rollstühle aus dem Zimmer fahren, Besucher aus dem Zimmer bitten, überprüfen, ob Patientenklingel vorhanden ist und ob sie funktioniert)
- Lagerungshilfsmittel bereitlegen (falls nicht schon in den OP bzw. in den Aufwachraum mitgegeben)
- Blutdruckapparat, Stethoskop und Überwachungsprotokoll bereitlegen
- Voraussichtlich benötigte Pflegeutensilien vorbereiten (Nierenschalen, Zellstoff, Urinflasche, Steckbecken, Zubehör für Mund- und Nasenpflege)
- Sauerstoffgerät, Beatmungsbeutel, Absauggerät und anderes Notfallzubehör bereithalten
- Ggf. ZVD-Set, Infusionspumpen, Perfusoren oder Materialien für Blutabnahme vorbereiten.

Abholen vom Aufwachraum

Der Patient darf nur von einer examinierten Pflegekraft abgeholt werden, da sich sein Zustand während des Transports akut verschlechtern kann. Um in dieser Situation jemanden bei sich zu haben, der ärztliche Hilfe herbeiholen kann, sollte sich die examinierte Pflegekraft nach Möglichkeit von einer zweiten Pflegenden begleiten lassen. Außerdem schiebt sich das Krankenbett zu zweit einfacher, und die Fahrt verläuft für den Patienten somit ungestörter.

Die **Übergabe** des Patienten von den Pflegenden im Aufwachraum an die Pflegenden der Allgemeinstation beinhaltet (☞ 37.12):

- Name und Alter des Patienten zur Identitätsüberprüfung
- Hauptdiagnose und Nebenerkrankungen des Patienten
- Art und Verlauf der durchgeführten OP
- Art und Verlauf der Anästhesie
- Infusionen, Drainagen und Katheter des Patienten
- Verlauf der Aufwachphase (z.B. Vitalparameter, bei Diabetikern Blutzuckerwerte, subjektive Beschwerden wie Übelkeit)
- Durchgeführte Therapie- und Pflegemaßnahmen (z.B. Druckverbände, Schmerztherapie, Transfusionen, Einmalkatheterisierung oder Sauerstoffgabe)
- Verordnete Nachbehandlung und Kontrollen (z.B. Lagerung, Schmerzmedikation, Antibiotikagabe, Röntgenkontrollen).

Die Pflegenden überprüfen die in den OP mitgegebenen Patientenunterlagen auf ihre Vollständigkeit und achten auf das Vorhandensein des OP- und Anästhesieprotokolls sowie auf die schriftlich angeordneten postoperativen Maßnahmen.

Danach begrüßen sie den Patienten und informieren ihn (nochmals) über die Rückverlegung. Dann decken sie ihn gut zu, damit er während des Transports nicht auskühlt und seine Intimsphäre gewahrt bleibt, und sichern Infusionsflaschen, Drainagen und Urinableitung gegen Herunterfallen und versehentliches Herausziehen.

Während des Transports sprechen die Pflegenden mit dem Patienten und beobachten ihn sorgfältig. In manchen Kliniken ist es üblich, während des Transports einen Beatmungsbeutel für den Notfall bereitzuhalten. Ist der Patient wohlbehalten in seinem Zimmer angekommen, bringen die Pflegenden die Patientenklingel so am Bett an, dass der Patient sie sehen und gut erreichen kann.

11.4.2 Postoperative Überwachung auf der Station

In den ersten Stunden auf der Station wird der Zustand des Patienten halbstündlich, später (bei stabilem Kreislauf) ein- bis zweistündlich kontrolliert. Alle ermittelten Befunde werden mit Angabe der Uhrzeit auf einem Überwachungsprotokoll dokumentiert (☞ Abb. 11.58).

Postoperative Verordnungen (z.B. spezielle Lagerungen, Antibiotikagabe, Röntgenkontrollaufnahmen) müssen schriftlich vom Arzt angeordnet werden. Die Pflegenden sorgen für die Durchführung und dokumentieren eventuelle Patientenreaktionen.

Folgende Parameter werden postoperativ überwacht:

- **Bewusstsein:** Ansprechbarkeit, Orientiertheit und ggf. Pupillenreaktionen beurteilen (☞ 35.3.9)
- **Schmerzen:** Lokalisation, Art und Intensität der Schmerzen erfragen. Bedarfsmedikation anordnen lassen (☞ 11.4.6)
- **Atmung:** Auf Atemrhythmus, -tiefe und -frequenz, Zyanose und Blässe achten (☞ 7.2.2)
- **Herz- und Kreislauffunktion:** Puls, Blutdruck, ggf. ZVD (Häufigkeit der Messung nach Arztanordnung) überprüfen
- **Körpertemperatur:** Temperatur je nach Arztanordnung, Zustand des Patienten und letztem gemessenen Wert kontrollieren. Anfangs besteht die Gefahr der Auskühlung, später ist Resorptionsfieber bis 38,5 °C normal (☞ 7.7.3)
- **Urinausscheidung:** Bei liegendem Dauerkatheter auf ungehinderten Abfluss achten und Ausscheidungsmenge regelmäßig kontrollieren (Zeitabstände abhängig von Operation, Zustand des Patienten und eventuellen Vorerkrankungen). Ein Patient ohne Dauerkatheter sollte spätestens acht Stunden postoperativ Spontanurin gelassen haben
- **Venöse Zugänge** ☞ 10.5.3, 10.5.4, **Infusionsprogramm** ☞ 10.5.1 und ggf. **Bluttransfusionen** ☞ 24.5.6
- **Wundverband, postoperativer Gipsverband:** Bei leicht durchgeblutetem Verband mit einem Stift Umriss des durchgebluteten Bereiches markieren und Uhrzeit dokumentieren. Bei stark durchgeblutetem Verband Arzt informieren und ggf. Druckverband anlegen. Vor allem nach Eingriffen an den Extremitäten auf Einschnüren des Verbands, Blässe oder zyanotische Verfärbung der Finger oder Zehen achten. Durchblutung, Sensibilität und aktive Beweglichkeit der Extremität überprüfen
- **Drainagen:** Art, Lage, Funktion und Fixation der Drainage (☞ 11.4.7) kontrollieren. Menge und Beschaffenheit des Drainagensekrets beobachten und bei raschem Vollaufen der Drainagen insbesondere mit blutigem Sekret frühzeitig den Operateur informieren
- **Laborkontrollen:** z.B. BB, BZ, Elektrolyte, Gerinnungsstatus, Blutgasanalyse (☞ 20.4.4) nach Arztanordnung organisieren.

Bei (neu aufgetretenen) Unregelmäßigkeiten informieren die Pflegenden unverzüglich den Dienst habenden Arzt oder den Operateur, und dokumentieren dies ebenfalls im Überwachungsprotokoll.

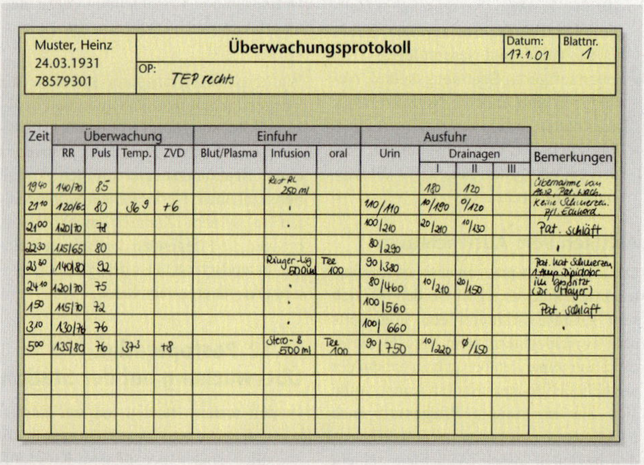

Muster, Heinz
24.03.1931
78579301

Überwachungsprotokoll — Datum: 17.1.01 — Blattnr. 1

OP: TEP rechts

Zeit	Überwachung				Einfuhr			Ausfuhr				Bemerkungen
	RR	Puls	Temp.	ZVD	Blut/Plasma	Infusion	oral	Urin	Drainagen I	Drainagen II	Drainagen III	
19^{40}	140/70	85				Rest RL 250 ml			180	120		Übernahme von AWR, Pat. wach.
21^{10}	120/65	80	36^{9}	+6		'		110/110	10/190	0/120		Keine Schmerzen. Pfl. Eckhard.
21^{00}	120/70	78				·		100/210	20/210	10/130		Pat. schläft
22^{30}	115/65	80						80/290				'
23^{30}	140/80	92				Ringer-Lsg 500 ml	Tee 100	90/380				Pat. hat Schmerzen, 1 Amp. Dipidolor i.m. gespritzt (Dr. Mayer)
24^{10}	120/70	75				·		80/460	10/210	20/150		
1^{50}	115/70	72				·		100/560				Pat. schläft
3^{10}	130/70	76				·		100/660				·
5^{00}	135/80	76	37^{3}	+8		Stero-8 500 ml	Tee 100	90/750	10/220	Ø/150		

Abb. 11.58: Postoperatives Überwachungsprotokoll. [M161]

Immer wieder fragen Patienten oder Angehörige die Pflegenden nach dem Verlauf der Operation. Die Beantwortung dieser Frage ist jedoch – wie andere Aufklärungsgespräche – Aufgabe des Arztes. Deswegen verweisen die Pflegenden in dieser Situation auf den Arzt (Arzt ggf. benachrichtigen).

11.4.3 Postoperative Beschwerden und Komplikationen

Bei fast allen Patienten treten postoperativ mehr oder minder starke Beschwerden auf, z.B. Schmerzen oder Übelkeit. Da die Patienten aber nicht immer zwischen „normalen" Beschwerden und ernsthaften Komplikationen unterscheiden können, werden sie von den Pflegenden nicht nur nach ihrem Befinden gefragt, sondern auch sorgfältig auf pathologische Veränderungen beobachtet. Bei Komplikationen benachrichtigen die Pflegenden den Arzt.

11.4.4 Postoperative Lagerung und (Früh-) Mobilisation

Lagerung

In den ersten Stunden nach der Operation wird der Patient in der Regel auf dem Rücken mit leicht erhöhtem Oberkörper gelagert. Bei Eingriffen an den Extremitäten wird das betroffene Bein oder der Arm gemäß den Anweisungen des Operateurs gelagert. Dabei achten die Pflegenden auf die Prophylaxe von Nervenkompressionen, z.B. des N. peroneus im Bereich des Fibulaköpfchens (Wadenbeinköpfchens), und Druckulzera, etwa an den Fersen oder am Steiß, sowie die korrekte Stellung der operierten Extremität.

(Früh-)Mobilisation

Allgemeines zur Mobilisation ☞ 7.5.8

Die **postoperative (Früh-)Mobilisation** ist eine wesentliche Maßnahme zur Vermeidung postoperativer Komplikationen (z.B. Pneumonie, Dekubitus, Thrombose, Kontraktur, Obstipation). Je nach ärztlich genehmigter Belastung und Größe des Eingriffs wird der Patient meist am OP-Tag oder am ersten postoperativen Tag mobilisiert. Dabei darf er aber nicht überfordert werden.

Komplikationen/ Beschwerden	Symptome	Mögliche Ursachen	Erstmaßnahmen
Aspiration ☞ 7.6.7, 20.13			
Fieber ☞ 7.8.3			
Harnverhalt ☞ auch 31.3.6 *Richtlinie:* Erster Spontanurin postoperativ nach spätestens acht Stunden	▸ Unruhe ▸ Tachykardie, Hypertonie ▸ Unterbauchschmerz, evtl. Harndrang, tastbare Verhärtung im Unterbauch	▸ Meist Restwirkung rückenmarksnaher Regionalanästhesien (☞ 37.9.3), aber auch nach Allgemeinanästhesie ▸ Reflektorische Miktionshemmung (Hemmungen, wenn jemand „daneben steht") ▸ Schwellung im OP-Gebiet bei Eingriffen im Genitalbereich	▸ Wenn Aufstehen erlaubt ist bei guten Kreislaufverhältnissen Nachtstuhl oder Toilette benutzen lassen (Patienten beim ersten Aufstehen nicht alleine lassen) ▸ Bei Bettruhe Patienten zum Wasserlassen im Bett aufrichten (Kopfteil hochstellen) und ihn falls möglich alleine lassen, Mitpatienten evtl. aus dem Zimmer bitten ▸ Wasser am Waschbecken laufen oder Patienten Hände in warmes Wasser halten lassen (wirkt oft „bahnend") ▸ Auf Arztanordnung Parasympatholytikum verabreichen, z.B. Doryl®. Bei Erfolglosigkeit (einmal-)katheterisieren
Herzinsuffizienz durch Volumenüberlastung ☞ auch 18.6.2 Erhöhtes Risiko bei älteren Patienten	▸ Dyspnoe, Rasselgeräusche ▸ Tachykardie, Blutdruckabfall bei erhöhtem ZVD und verminderter Urinausscheidung ▸ Grau-fahle Haut	▸ Meist Kombination verschiedener Faktoren wie lange Narkose, Überangebot an Flüssigkeit und Minderperfusion bei bis dahin kompensierter Herzschwäche	▸ Arzt informieren, evtl. Sauerstoff geben (Arztanordnung) ▸ Herzbettlagerung (☞ 18.2.1) ▸ Flüssigkeitsbilanz erstellen, Flüssigkeitszufuhr einschränken ▸ Nach Arztanordnung Medikamente verabreichen, z.B. Diuretika ▸ Kreislauf engmaschig überwachen
Hypertonie ☞ auch 19.5.1	▸ Bei Patienten mit vorbestehender Hypertonie oft symptomlos ▸ Ansonsten vor allem bei sehr hohen Werten Kopfschmerzen, Schwindel, Übelkeit oder verschwommenes Sehen	▸ Schmerzen, Angst, Atemnot ▸ Volle Harnblase ▸ Zu große Infusionsmenge ▸ Vorbestehender Hypertonus (in der Regel präoperativ erfasst)	▸ Auslösende Ursache suchen und beseitigen, z.B. Harnblase entleeren (lassen), Schmerzen lindern ▸ Blutdrucksenkende Medikamente nach Arztanordnung geben (Achtung: RR nicht zu schnell senken, da Gefahr einer Durchblutungsstörung im Gehirn) ▸ Blutdruck engmaschig kontrollieren ▸ Flüssigkeitsbilanz erstellen
Laryngospasmus (*Stimmritzenkrampf*, bei Erwachsenen sehr selten) ☞ auch 37.8.3	▸ Inspiratorischer Stridor, Dyspnoe, Zyanose, Angst, Tachykardie ▸ Im Extremfall Herz-Kreislauf-Stillstand	▸ Reizung der Rachen- oder Kehlkopfschleimhaut , z.B. durch Sekret, Blut oder Erbrochenes, aber auch durch den Endotrachealtubus, v.a. während der In- oder Extubation (☞ 37.8.3) ▸ Chirurgische Eingriffe im Rachen oder am Kehlkopf	▸ Ruhe vermitteln, Schmerzreize vermeiden (z.B. keine schmerzhafte Umlagerung) ▸ Auslösende Reize beseitigen, z.B. Guedel- oder Wendltubus herausnehmen, Atemwege ggf. vorsichtig absaugen ▸ Atemwege frei halten (Esmarch-Handgriff ☞ 17.3.1) ▸ Sauerstoff geben (Arztanordnung) ▸ Ggf. Intubation vorbereiten ▸ Ggf. Verlegung auf die Intensivstation organisieren ▸ Notfalls reanimieren (☞ 17.3).
Lungenembolie ☞ 20.10.1			
Magen-Darm-Atonie ☞ auch 21.6.2	▸ Völlegefühl, häufiges Aufstoßen, evtl. Reflux von Mageninhalt (Aspirationsgefahr), Übelkeit, Erbrechen ▸ Gespanntes, schmerzhaftes, aufgeblähtes Abdomen ▸ Spärliche oder fehlende Darmgeräusche	▸ Reflektorisch durch mechanische Manipulation am Darm während der Operation ▸ Intraabdominelle Hämatome oder Infektionen (z.B. Abszesse oder Peritonitis) ▸ Eiweißmangel, Mikrozirkulationsstörungen	▸ Magensonde und Darmrohr legen (Arztanordnung) ▸ Abführmittel, Klysmen oder Einläufe verabreichen (Arztanordnung) ▸ Auf Arztanordnung Sympatholytika oder Parasympathomimetika zur Anregung der Darmtätigkeit geben ▸ Nahrungskarenz bis Magen-Darm-Funktion wieder einsetzt
Respiratorische Insuffizienz ☞ auch 20.1	▸ Dyspnoe und Tachypnoe (ohne Dyspnoe z.B. bei Hypoventilation durch Überhang atemdepressiver Narkotika) ▸ Zyanose, Unruhe, Schwitzen, evtl. Schnarchen ▸ Zunächst Tachykardie, später Bradykardie ▸ Bewusstseinsstörungen (Verwirrtheit, später Eintrübung bis zum Koma)	▸ Verlegung der Atemwege (Zunge, Schleim, Sekret, Fremdkörper) ▸ Narkotikaüberhang (Opiate, Relaxantien) ▸ Vorbestehende Lungenerkrankungen ▸ Schmerzen, zu straffe Verbände am Thorax oder Oberbauch ▸ Zwerchfellhochstand bei postoperativer Magen-Darm-Atonie ▸ Pneumonie	▸ Patient auf dem Rücken mit erhöhtem Oberkörper lagern und zum tiefen Durchatmen anhalten ▸ Sekret mobilisieren, z.B. durch Abhusten (dabei Wunde ggf. mit Händen komprimieren, um Schmerzen zu vermeiden) ▸ Bei Schmerzen Analgetika aus der Bedarfmedikation verabreichen, zu straffe Verbände lockern ▸ Ggf. Atemwege durch Absaugen, Guedel- oder Wendltubus (☞ 7.8.1) frei machen und frei halten ▸ Sauerstoff auf Arztanordnung geben ▸ Blutentnahme zur BGA vorbereiten (☞ 20.4.4) ▸ Beatmungsbeutel bereithalten, bei zunehmender Ateminsuffizienz Intubation und Verlegung auf Intensivstation vorbereiten
Schluckauf (*Singultus*): Gefahr der Nahtinsuffizienz bei Darmanastomosen und OP-Nähten	▸ Wiederholt hörbare Inspirationen mit nachfolgendem geräuschvollen Verschluss der Stimmritze	▸ Reizung des Zwerchfells (häufig nach Eingriffen im Oberbauch) oder des Nervus phrenicus ▸ Sehr selten Erkrankungen des Gehirns	▸ Patienten Luft anhalten und – falls erlaubt – etwas trinken lassen ▸ Patienten ablenken, z.B. durch Gespräche ▸ Bei anhaltendem Singultus Medikamente nach ärztlicher Anordnung verabreichen

Tab. 11.59: Häufige postoperative Beschwerden und Komplikationen sowie pflegerische Erstmaßnahmen. (Fortsetzung ☞ nächste Seite)

Komplikationen/ Beschwerden	Symptome	Mögliche Ursachen	Erstmaßnahmen
Schmerzen ☞ 16.2			
Übelkeit und Erbrechen ☞ 21.2.1			
Verwirrtheit (*Durchgangs-syndrom*) ☞ auch 14.3.4	▸ Verwirrtheit, Desorientiertheit (☞ 36.2.2), Unruhe ▸ Sinnlose, teils aggressive und selbstgefährdende Handlungen ▸ Meist bei älteren Patienten auftretend	▸ Oft vorbestehende Zerebralsklerose (☞ 19.6.1), die durch die OP (vorübergehend) verstärkt wird, z.B. durch intraoperativen Blutdruckabfall, Flüssigkeitsmangel oder Elektrolytstörungen ▸ Wichtige Differentialdiagnosen: – Entzug bei Arzneimittel- oder Alkoholabhängigkeit – Sauerstoffmangel	▸ Kontakt zu nahe stehenden Personen herstellen, vertraute Gegenstände (z.B. persönliche Kleidung, Bilder) in Sichtweite stellen ▸ Blutdruck kontrollieren (normalhoch halten) ▸ Blutentnahme zur BGA vorbereiten (☞ 20.4.4), ggf. Sauerstoff verabreichen (Arztanordnung) ▸ Katheter und Drainagen gegen Herausziehen sichern ▸ Auf ärztliche Anordnung Arzneimittel verabreichen und/oder Patient zum Eigenschutz fixieren ▸ Bei Selbstgefährdung Sitzwache anfordern ▸ Bei Medikamenten- oder Alkoholentzug Patienten ggf. auf die Intensivstation verlegen ▸ Basale Stimulation einsetzen (z.B. beruhigende Wäsche)
Volumenmangel ☞ auch 31.11.2	▸ Tachykardie, Blutdruckabfall, erniedrigter ZVD ▸ Rückgang der Urinausscheidung	▸ Unzureichende Flüssigkeitszufuhr (z.B. zu geringe Infusionsmenge während und nach der OP) ▸ Größere Blut- und Flüssigkeitsverluste (z.B. bei Erbrechen)	▸ Nach auslösender Ursache suchen (z.B. OP-Verband auf Nachblutung kontrollieren) ▸ Vitalzeichen und ZVD kontrollieren ▸ Patienten nicht alleine aufstehen lassen ▸ Infusionen nach Arztanordnung geben ▸ Auf ausreichende Flüssigkeitzufuhr achten ▸ Flüssigkeitsbilanz erstellen

Tab. 11.59 (Fortsetzung): Häufige postoperative Beschwerden und Komplikationen sowie pflegerische Erstmaßnahmen.

Bei der Mobilisation achten die Pflegenden auf Folgendes:

- Vor der Mobilisation Katheter, Drainagen und Sonden gegen Herabfallen und versehentliches Herausziehen sichern
- Sind bei der Mobilisation aufgrund der Operation starke Schmerzen zu erwarten und/oder hat der Patient bei vorangegangenen Mobilisationsversuchen über starke Schmerzen geklagt, Arzt um die Anordnung geeigneter Schmerzmittel bitten und diese rechtzeitig vor der Mobilisation verabreichen. Nach der Schmerzmittelgabe vermehrt auf den Kreislauf achten, da viele Schmerzmittel kreislaufbelastend sind
- Den Patienten schrittweise mobilisieren: Zuerst Kreislauftrainig im Bett, ihn dann an der Bettkante sitzen lassen. Geht das ohne (Kreislauf-)Probleme, ihn aufstehen und zuletzt gehen lassen
- Blutdruck vor und nach, Puls und Atmung auch während der Mobilisation kontrollieren, um Kreislaufregulationsstörungen rechtzeitig zu erkennen
- Eine Dehnung der Wunden vermeiden.

Bei Patienten, die nicht sofort mobilisiert werden dürfen, z.B. nach Wirbelsäulen- oder Beckenoperationen, ordnet der Arzt ab dem ersten postoperativen Tag Krankengymnastik zum Durchbewegen der nicht operierten Extremitäten und zum Erlernen isometrischer Anspannungsübungen an. Diese Übungen führen die Patienten nach vorheriger Anleitung mehrmals am Tag selbständig durch. Da die Übungen jedoch häufig vergessen oder wegen mancher Unannehmlichkeit unterlassen werden, erinnern die Pflegenden die Patienten immer wieder daran oder helfen ihnen bei der Durchführung. Weitere Maßnahmen der Dekubitus-, Pneumonie-, Thrombose- und Kontrakturenprophylaxe sind in Kapitel 7 dargestellt.

11.4.5 Postoperativer Kostaufbau

Kostaufbau ☞ *7.6.4*

Der **postoperative Kostaufbau** wird von Krankenhaus zu Krankenhaus unterschiedlich gehandhabt. Meist gibt es hausinterne Standards, die je nach Allgemeinzustand und Darmfunktion des Patienten modifiziert werden. Während der Nahrungs- und Flüssigkeitskarenz geben die Pflegenden dem Patienten die Möglichkeit, die Mundschleimhaut feucht zu halten (Mund ausspülen, „Zitronenstäbchen") und die Lippen einzucremen.

Wann der operierte Patient essen und trinken darf, entscheidet meist der Anästhesist. In der Regel ist dies bei *Operationen außerhalb des Abdomens in Allgemeinanästhesie* nach (4 –) 6 Stunden der Fall. Würde der Patient vorher essen oder trinken, wäre die Gefahr des Erbrechens mit Aspiration groß. Ist dem Patienten übel oder musste er bereits erbrechen, sollte mit dem ersten Trinken noch länger gewartet werden. Nach sechs Stunden darf der Patient in manchen Häusern bereits leichte Kost oder Vollkost zu sich nehmen. In anderen Häusern erhält er lediglich Tee oder Wasser (ohne Kohlensäure) und nur bei sehr gutem Zustand zusätzlich Zwieback oder Haferbrei. Ab dem ersten postoperativen Tag bekommt der Patient in nahezu allen Kliniken Vollkost.

Nach Regionalanästhesien, z.B. Spinal- oder Periduralanästhesien, darf der Frischoperierte bereits nach zwei Stunden trinken und leicht verdauliche Nahrung zu sich nehmen, sofern sein Allgemeinzustand stabil ist.

Bei *großen Operationen außerhalb des Abdomens (z.B. Herz-OP)* bzw. *abdominellen Eingriffen ohne Eröffnung des Magen-Darm-Traktes* (z.B. Cholezystektomie) bleibt der Patient am Abend des Operationstages nüchtern oder darf lediglich etwas Tee trinken. Liegt eine Magensonde, wird diese erst entfernt, wenn der Patient Flüssigkeit gut verträgt. Am ersten postoperativen Tag erhält der Patient nur Tee, Wasser, andere klare Flüssigkeiten oder gelegentlich auch etwas Haferbrei. Nach dem Abführen am zweiten oder dritten postoperativen Tag wird die Nahrung weiter aufgebaut (Bouillon, Suppe, Weißbrot/Zwieback, Kartoffelbrei mit heller Soße), bis der Patient wieder seine gewohnte Nahrung zu sich nehmen kann (leichte Kost, Vollkost).

Nach *Operationen mit Eröffnung des Magen-Darm-Traktes* dauert die postoperative Nahrungs- und Flüssigkeitskarenz länger (z.B. 5 – 7 Tage nach einer Rektumresektion), um die Nähte zu entlasten. Daher werden diese Patienten zunächst meist parenteral ernährt. Im Anschluss daran wird mit dem Kostaufbau ähnlich dem oben genannten Schema begonnen.

11.4.6 Postoperative Schmerzbehandlung

Pflege von Schmerzpatienten ☞ 16.1

Ursachen postoperativer Schmerzen

Treten die Schmerzen unmittelbar postoperativ auf, handelt es sich am häufigsten um **Wundschmerzen,** die durch die intraoperative Gewebeverletzung bedingt sind. Sie klingen in der Regel nach drei Tagen deutlich ab und werden durch geeignete Schmerzmittel und unterstützende pflegerische Maßnahmen behandelt (☞ unten).

Vom Wundschmerz differenziert werden müssen Schmerzen durch:
- Zu straffe Verbände oder enge Gipse
- Falsche oder einseitige Lagerung
- Blähungen
- Harnverhalt.

In diesen Fällen besteht die Behandlung in der Beseitigung der Ursache. Ein Schmerzmittel würde das klinische Bild nur verschleiern und den Patienten evtl. sogar gefährden (Schmerz als Alarmsignal, z.B. bei Minderdurchblutung oder Nervenschädigung durch zu eng sitzenden Gips).

Schmerzen, die erst Tage nach der Operation beginnen, weisen oft auf Komplikationen hin, z.B. Schmerzen im Wundgebiet auf eine Wundinfektion oder Rückenschmerzen auf eine Nierenbeckenentzündung.

Nicht alle Patienten wenden sich an die Pflegenden oder Ärzte, wenn sie Schmerzen haben. Viele halten postoperative Schmerzen für „normal" und unabwendbar, andere möchten nicht zugeben, dass sie Schmerzen haben („ein Indianer kennt keinen Schmerz"), wollen nicht als überempfindlich gelten oder haben Angst vor einer Schmerzmittelabhängigkeit. Daher fragen die Pflegenden Patienten, die nicht klagen und sich nicht „melden", regelmäßig nach Schmerzen. Meist wissen die Pflegenden auch aufgrund ihrer Erfahrung, welche Operationen postoperativ besonders schmerzhaft sind, und bieten den Patienten von sich aus Schmerzmittel aus der Bedarfsmedikation an.

Kinder klagen häufig über Bauchschmerzen – auch bei OPs an den Extremitäten! Nicht selten gehen Schmerzen auch mit Symptomen wie Tachykardie, Blutdruckerhöhung, Unruhe oder Schwitzen einher. Daran sollten die Pflegenden immer denken, wenn sie bei einem Patienten beispielsweise einen stark erhöhten Blutdruck messen oder starkes Schwitzen beobachten. Aber Vorsicht – alle genannten Symptome können auch andere Ursachen haben.

Postoperative Schmerztherapie

Allgemeine Grundsätze der Schmerztherapie ☞ 16.1

Kein Patient sollte nach einer Operation mehr leiden als nötig. Das von Patient zu Patient unterschiedliche Schmerzempfinden darf nicht dazu führen, dass dem „empfindlicheren" Patienten Schmerzmittel vorenthalten werden, weil andere Patienten die gleichen Schmerzen aushalten können.

Eine ausreichende Schmerztherapie ist aber nicht nur aus ethischen Gründen geboten, sondern hilft auch, Komplikationen zu verhüten:
- Mit Abnahme der Schmerzen sinkt der Sympathikotonus, und Tachykardie und Hypertonus bessern sich
- Patienten mit Schmerzen atmen oft flach (Schonatmung). Eine Schmerzlinderung ermöglicht tiefes Durchatmen und beugt so einer Pneumonie vor
- Schmerzen vermindern die Kooperationsfähigkeit des Patienten bei anderen aktiven Maßnahmen, z.B. bei der Mobilisation. Ohne Schmerzen kann der Patient viel besser an seiner Genesung mitarbeiten.

Systemische medikamentöse Schmerztherapie

Prinzipiell gelten in der medikamentösen Schmerztherapie nach Operationen die in Kapitel 16 dargestellten Grundsätze. Im praktischen Alltag hat sich postoperativ folgendes Vorgehen bewährt:

Gegen Ende der Operation verhindert der Anästhesist z.B. durch Nachspritzen eines Lokalanästhetikums in einen liegenden PDA-Katheter (☞ 37.9.3) oder rektale Gabe eines Schmerzzäpfchens, dass der Patient beim Abklingen der Narkose mit starken Schmerzen aufwacht. Hat der Patient dennoch im Aufwachraum starke Schmerzen, werden dort meist Opioid-Analgetika i.v. gespritzt. Diese wirken sowohl analgetisch als auch sedierend (☞ 16.4.5). Nach einem Initialbolus empfiehlt sich die weitere Verabreichung der Analgetika nach Bedarf.

Opioid-Analgetika können insbesondere bei zu rascher intravenöser Gabe oder Überdosierung zu einer Atemdepression führen. Zudem fällt nach Linderung der Schmerzen die atemstimulierende Wirkung des Schmerzes weg. Da eine kontinuierliche Überwachung des Patienten auf der Allgemeinstation nicht möglich ist, erfolgt die Schmerztherapie hier oral, rektal, i.m. oder in einigen Häusern auch als langsam laufende (Kurz-)Infusion. Folgendes Stufenschema ist üblich:
- Bei mäßigen Schmerzen werden Nicht-Opioid-Analgetika (☞ 16.4.4) eingesetzt, die nicht nur analgetisch, sondern auch antiphlogistisch (abschwellend) und antipyretisch (fiebersenkend) wirken.
  Dabei bevorzugen viele Chirurgen Paracetamol (z.B. ben-u-ron®). Auch nichtsteroidale Antirheumatika (z.B. Voltaren® ☞ Pharma-Info 25.16) sowie Metamizol (z.B. Novalgin® als Tablette oder in langsam laufender Infusion) sind geeignet. Nichtsteroidale Antirheumatika können aber insbesondere bei entsprechend disponierten Patienten zu Magenbeschwerden führen, und Metamizol kann eine toxische Knochenmarkschädigung verursachen (selten). Vorteil dieser Substanzen ist, dass es zu keiner Atemdepression kommt
- Gerade in den ersten drei postoperativen Tagen reichen die oben genannten Medikamente häufig nicht aus. Dann wird ein schwächeres Opioid-Analgetikum (☞ 16.4.5) zusätzlich oder als Monotherapie gegeben. Gebräuchlichste Substanzen sind hier Tilidin (in Kombination mit Naloxon in Valoron® N) und Tramadol (z.B. 20 – 40 Tropfen Tramal® alle 4 – 6 Std. oder 1 Amp. Tramal® à 1ml in 100 ml NaCl als Kurzinfusion, deren Tropfenzahl je nach Schmerzintensität eingestellt werden kann)
- Sind die Schmerzen auch mit dieser Medikation nicht zu beherrschen, werden stärkere Opioid-Analgetika gegeben, die der Betäubungsmittelverschreibungsverordnung unterliegen (☞ 10.2.12 und 16.4.5), z.B. Dipidolor®, Dolantin®, Temgesic® oder MST®.

Häufig verordnet der Arzt die Schmerzmittel in Form einer *Basismedikation*, die zu festgesetzten Zeiten verabreicht wird, und einer zusätzlichen *Bedarfsmedikation* für zwischenzeitlich auftretende Schmerzen. Neben der Gabe von Schmerzmitteln sind manchmal *Co-Analgetika* (☞ 16.4.6), z.B. Sedativa, zur Schmerzlinderung sinnvoll.

Nicht-Opioid-Analgetika ☞ 16.4.4
Opioid-Analgetika ☞ 16.4.5
Patient controlled analgesia (PCA) ☞ 16.4.7

Lokale medikamentöse Schmerztherapie

Neben der systemischen Schmerztherapie stehen eine Reihe von Regionalanästhesieverfahren zur postoperativen Schmerztherapie zur Verfügung, z.B. PDA-Katheter (☞ 16.4.8, 37.9.3), periphere Nervenblockaden (☞ 37.9.4) oder intrapleurale Arzneimittelapplikation (nach Thorakotomie).

Ergänzende Maßnahmen

Nach vielen Operationen können auch physikalische Maßnahmen die Schmerzen entscheidend verbessern, z.B. die Hochlagerung und Ruhigstellung operierter Extremitäten oder die Auflage von Eisbeuteln zur Abschwellung. Nach abdominellen Eingriffen empfinden viele Patienten eine bauchdeckenentspannende Lagerung als schmerzlindernd.

11.4.7 Umgang mit Drainagen

Funktionsweise von Drainagen ☞ 11.3.6

Umgang mit Redon-Drainagen

Nach der Übernahme des Patienten aus dem OP und nach jedem Betten und Lagern überprüfen die Pflegenden:

- Die Festigkeit der Steckverbindungen zwischen Ableitungsschlauch und Redonflasche
- Die Klemmen (sie müssen offen sein)
- Die Sogstärke
- Die Lage und Durchgängigkeit des Ableitungsschlauches (ist er abgeknickt oder verdreht?, liegt er unter dem Rumpf oder einer Extremität und kann daher zu Druckstellen führen?)
- Das Sekret (Menge, Farbe, Konsistenz, Beimengungen)
- Die sichere Befestigung der Flasche am Bett
- Die Beschriftung (z.B. I, II, III) bei mehreren Drainagen.

Mindestens einmal täglich, bei Bedarf (z.B. rasch nachlaufendem Wundsekret) auch öfter, wird die Sekretmenge abgelesen und auf der Redonflasche (Aufkleber) und/oder im Dokumentationssystem protokolliert.

Verbandswechsel

Die Drainageaustrittsstellen werden nach dem Entfernen des alten Verbandes unter sterilen Bedingungen mit NaCl oder Ringer®-Lösung gereinigt (z.B. um Blutkrusten zu entfernen) und auf Infektionszeichen kontrolliert. Anschließend werden sie desinfiziert und mit einer Schlitzkompresse umlegt (das Unterlegen des Drainageschlauches beugt Druckstellen vor). Bei der Verwendung von Klebeverbänden, z.B. Fixomull®, wird der Drainageschlauch nicht mit festgeklebt, damit er beim Verbandswechsel nicht versehentlich herausgerissen wird oder dem Patienten durch Zug an der Annaht Schmerzen bereitet. Durch die Fixation des Verbandes darf der Ableitungsschlauch nicht abgeknickt werden.

Wechsel der Redonflasche

Die Flasche wird ausgewechselt, wenn sie voll oder das Vakuum erschöpft ist (☞ Abb. 11.61). Beim Flaschenwechsel werden die Regeln der Asepsis (☞ 6.3.1) eingehalten:

- Hygienische Händedesinfektion
- Neue Redonflasche auf Beschädigungen und Intaktheit des Vakuums prüfen, dabei darauf achten, dass der Ansatz des Ableitungsschlauches steril bleibt. Vakuumflasche nicht auf dem Boden abstellen. Ggf. Einmalunterlage unterlegen
- Ableitungsschlauch flaschennah abklemmen
- Handschuhe zum Eigenschutz anziehen
- Schlauchende sprühdesinfizieren (z.B. mit Dibromol®), ohne dass Desinfektionsmittel in das Lumen gelangt, dabei die Schlauchenden nicht berühren
- Alte Redonflasche abnehmen
- Sofort neue Redonflasche aufstecken
- Klemme an neuer Redonflasche öffnen
- Klemme am Ableitungsschlauch langsam öffnen („frischer“ Sog kann schmerzen)
- Sekretabfluss beobachten
- Aufkleber zur Bilanzierung des Drainagesekrets von der alten auf die neue Redonflasche kleben (falls hausintern keine anderen Regeln gelten)
- Alte Redonflasche ungeöffnet *mit* Inhalt entsorgen
- Flaschenwechsel dokumentieren.

Da es sich um ein geschlossenes System handelt, gilt das Sekret als nicht kontaminiert und ist geeignet für mikrobiologische Untersuchungen.

Entfernen der Redon-Drainage

Bis auf wenige Ausnahmen bleiben Redon-Drainagen 48 – 72 Stunden liegen, da sie dann in der Regel nur noch minimal Sekret fördern und durch längeres Belassen die Gefahr einer aufsteigenden Infektion wächst. Eine Ausnahme stellen z.B. im Gelenk liegende Redon-Drainagen dar, die in vielen Krankenhäusern wegen des Risikos einer Gelenkinfektion bereits am ersten postoperativen Tag gezogen werden, sofern die Fördermenge gering ist.

Das Entfernen der Drainagen ist häufig schmerzhaft, und viele Patienten haben

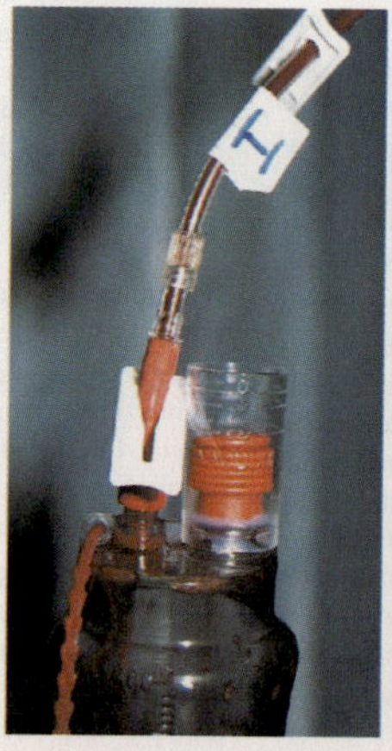

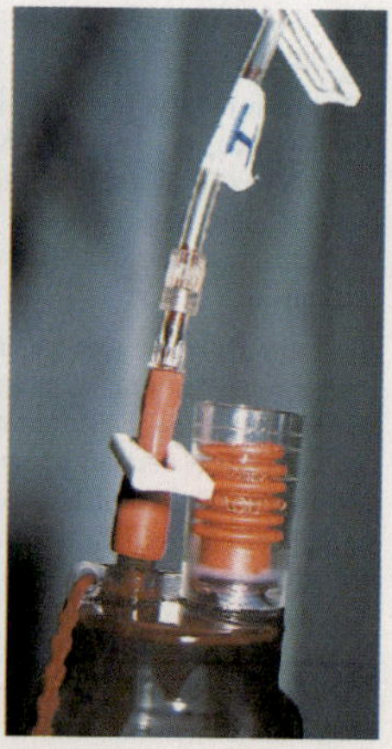

Abb. 11.60 – 11.61: An der zusammengepressten „Gummi-Ziehharmonika" ist erkennbar, dass in der Redonflasche ausreichend Vakuum enthalten ist (links). Ist die „Gummi-Ziehharmonika" entfaltet (rechts), muss die Redonflasche gewechselt werden. [M161]

große Angst davor. Der Patient sollte darüber informiert werden, dass dieser Schmerz nur kurz anhält. Bemerkungen wie „es tut schon nicht weh" sind unangebracht. Ggf. erhält der Patient rechtzeitig vorher ein Schmerzmittel.

Vor dem Ziehen der Drainage wird der Wundverband entfernt und die Wundregion desinfiziert. Nach Lösen der Fixation fasst der Arzt mit der einen Hand den Ableitungsschlauch einige Zentimeter oberhalb der Austrittsstelle, mit der anderen Hand hält er eine sterile Kompresse zum Abdecken und Auffangen von Wundsekret. Dann fordert er den Patienten auf, tief ein- und auszuatmen. Während des Ausatmens wird der Ableitungsschlauch zügig, aber nicht ruckartig, gezogen. Schmerzhaft ist meist nur der Moment, in dem sich die verklebte Drainage löst. Restflüssigkeit wird beim Ziehen mobilisiert und durch den noch bestehenden Sog mit entfernt. Nach dem Entfernen der Drainage werden die Drainageaustrittsstellen mit einem sterilen selbstklebenden Wundverband, z.B. Cosmopor®, abgedeckt sowie Datum, Zeitpunkt der Drainageentfernung und Sekretmenge dokumentiert.

Bei Verdacht auf eine Wundinfektion (z.B. trübes Sekret, Eiterentleerung aus der Drainageaustrittstelle, übler Geruch) wird das Schlauchende mit einer sterilen Pinzette gefasst, in ein Gefäß zur bakteriologischen Untersuchung eingetaucht und anschließend mit einer sterilen Schere abgeschnitten. Dabei wird darauf geachtet, dass das Schlauchende oder der Gefäßrand nicht kontaminiert werden, da dies zu der Fehldiagnose *Wundinfektion* führen könnte.

Häufige Probleme und „Zwischenfälle"

Sollte eine Drainage bereits am ersten postoperativen Tag keine Flüssigkeit mehr fördern, sind oft die Löcher des Redonschlauches durch Wundsekret verklebt. Dann hilft es, den Ableitungsschlauch etwas zu drehen oder ihn ein wenig herauszuziehen (Arzt). Auf keinen Fall darf er in den Körper zurückgeschoben werden: Die Drainageaustrittsstelle gilt als potentiell infiziert, und durch das Zurückschieben würde man Keime ins Körperinnere verschleppen, was zu einer Wundinfektion führen kann. Aus dem gleichen Grund sollten Drainagen auch nicht angespült werden. Geschieht dies ausnahmsweise auf ärztliche Anordnung, ist streng auf aseptisches Vorgehen zu achten.

Wurde eine Drainage aus Versehen entfernt, z.B. durch einen verwirrten Patienten oder Hängenbleiben beim Transport des Patienten, muss der Verband sofort auf Durchbluten untersucht und ggf. ein Druckverband angelegt werden.

Umgang mit Robinson-Drainagen

Auch bei der Robinson-Drainage darf der Ableitungsschlauch nicht abgeknickt sein. Das Wundsekret wird täglich auf Farbe, Geruch, Konsistenz und Beimengungen kontrolliert und die aus dem Beutel abgelassene Menge dokumentiert. Da dieses Drainagesystem im Gegensatz zur Redondrainage jedoch ohne Sog arbeitet, ist darauf zu achten, dass der Ableitungsschlauch nicht durchhängt („Affenschaukel") und der Sekretauffangbeutel unterhalb des Wundniveaus hängt (ansonsten unerwünschter Sekretreflux). Der Verbandswechsel entspricht dem bei der Redon-Drainage. Fließt nur noch wenig Sekret ab, wird die Robinson-Drainage gezogen (☞ Entfernen der Redon-Drainage) und in den Müll entsorgt (vorher Beutel leeren).

Umgang mit Gummilaschen, Silikon-Kurzdrains, Penrose-Drainagen und Easy-Flow-Drains

Diese Drainagen werden in der Regel zur Ableitung von Sekreten aus infizierten Wunden sowie Weichteilinfekten (Abszess, Phlegmone) nach operativer Spaltung eingelegt. Das Kürzen und Entfernen der Drainagen ist ebenso Aufgabe des Arztes wie das Einlegen.

Kürzen der Drainage

Bei fortschreitender Wundheilung (wenig Sekret, Wachsen von Granulationsgewebe) kürzt der Arzt die Drainagen unter aseptischen Bedingungen. Um sie aus dem Wundgrund zu lösen, dreht er sie zunächst vorsichtig, zieht sie dann 1 – 2 cm heraus, kürzt sie mit einer sterilen Schere und befestigt eine neue sterile Sicherheitsnadel an der Drainage. Anschließend legt er einen neuen Verband an.

Verbandswechsel

Der Verband, in den das Wundsekret abfließt, wird je nach Bedarf, oft mehrmals am Tag, von den Pflegenden unter aseptischen Bedingungen gewechselt:

- Handschuhe anziehen, da Verband potentiell infektiös ist

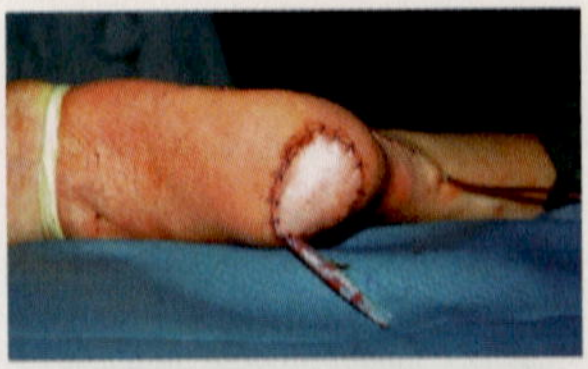

Abb. 11.62: Hauttransplantationswunde mit eingelegtem Easy-Flow-Drain. Im Hintergrund der Schlauch einer Redon-Drainage. [T129]

- Verband entfernen, Sekretmenge abschätzen und Geruch, Farbe und Konsistenz des Sekrets beobachten sowie Drainageaustrittstellen auf Entzündungszeichen kontrollieren, und Verband zusammen mit den Handschuhen in einen Abwurfbeutel, z.B. Steripak®, entsorgen
- Die Lage von Drains oder Laschen kontrollieren und ggf. vom Arzt korrigieren lassen: Sie sollen das Hautniveau etwa 2 – 3 cm überragen und sind knapp über der Haut mit einer Sicherheitsnadel versehen, damit sie nicht in die Wunde hineinrutschen
- Handschuhe anziehen
- Die Wundumgebung von außen nach innen desinfizieren
- Die Haut ggf. durch Zinksalbe oder Anlegen einer Hautschutzplatte vor dem Sekret schützen. Hat sich die Austrittsstelle entzündet, sie nach Arztrücksprache mit einer Polyvidon-Salbe, z.B. Betaisodona®-Salbe, behandeln (Salbenreste bei nächstem Verbandswechsel vollständig entfernen, da diese einen optimalen Nährboden für Erreger darstellen)
- Beim Anlegen des neuen Verbandes zunächst eine Schlitzkompresse um Drain bzw. Lasche legen (unterhalb der Sicherheitsnadel, um Druckstellen vorzubeugen). Dann das Drain- bzw. Laschenende mit Saugkompressen abdecken, ohne dabei Druck auszuüben. Bei sehr starker Sekretion die Kleidung des Patienten mit einer Einmalunterlage schützen.

Wird das Wundsekret in einen Adhäsivbeutel abgeleitet, z.B. bei Easy-flow-Drainagen (☞ Abb. 11.43), den Beutel mindestens einmal täglich und zusätzlich nach Bedarf (z.B. bei Undichtigkeit) wechseln. Dabei die Drainageaustrittstelle wie oben beschrieben versorgen. Ggf. einen Beutel mit Hautschutzplatte verwenden, z.B. bei Entzündungen im Bereich der Drainagesaustrittstelle.

11.4.8 Verbandswechsel bei operativen Wunden

Primäre und sekundäre Wundheilung ☞ *27.4.2*

Ziel der Wundbehandlung ist die *primäre Wundheilung*. Verbände werden postoperativ deshalb standardisiert unter strenger Einhaltung aseptischer Grundsätze gewechselt, damit es nicht zu einer nosokomialen Wundinfektion (☞ 6.2.2) mit nachfolgender *sekundärer Wundheilung* kommt.

In vielen Kliniken ist eine tägliche Verbandvisite üblich, bei der die Pflegenden zusammen mit dem Stationsarzt die Wundverbände wechseln. Ist dies nicht möglich, sollte zumindest der erste Verbandswechsel zusammen mit dem Arzt erfolgen.

Vorbereitende Maßnahmen

Bei jedem Verbandswechsel kann die Wunde mit Keimen in Berührung kommen und sekundär infiziert werden. Eine gute Organisation des Verbandswechsels und sorgfältige Vorbereitungen vermindern die Infektionsgefahr.

Sterile Verbandmaterialien
▸ Einmalhandschuhe
▸ Einzeln verpackte Kompressen unterschiedlicher Größen
▸ Schlitzkompressen, Kugeltupfer („Pflaumen")
▸ Salbenhaltige Wundgaze
▸ Pflaster, z.B. Fixomull® oder Cutiplast®
▸ Watteträger
▸ Einmalabdecktücher
▸ Pinzette, Schere
▸ Klemme, Verbandschere
▸ Fadenmesser, Skalpell, Klammerentferner
▸ Knopfkanüle
▸ Kochsalzlösung
Unsterile Verbandmaterialien
▸ Pflaster, Verbandschere
▸ Schutzkleidung
▸ Einmalhandschuhe
▸ Desinfektionsspray, Händedesinfektionsmittel
▸ Äther oder Benzin
▸ Häufig verwendete Salben oder Lösungen
▸ Nierenschalen
▸ Abwurf für Einmalmaterial, z.B. Steripak®
▸ Abwurf für gebrauchte resterilisierbare Instrumente
▸ Evtl. Mundschutz, Kopfhaube

Tab. 11.63: Auswahl häufig benötigter steriler und unsteriler Verbandmaterialien

Verbandwagen

Für das Verbinden benutzen viele Stationen einen **Verbandwagen**, häufig gibt es auch getrennte Verbandwägen für aseptische und septische Wunden. Alternativ werden die benötigten Verbandmaterialien vor jedem Verbandswechsel aus dem Verbandwagen entnommen und auf einem Tablett gerichtet (so braucht der Verbandwagen nur in Ausnahmefällen, z.B. bei sehr materialträchtigen Verbandswechseln, ins Patientenzimmer gefahren werden, und er kann von mehreren gleichzeitig benutzt werden). Auf keinen Fall darf ein Verbandwagen, der nur für aseptische Verbände verwendet wird, zu Patienten mit septischen Wunden gefahren werden.

Nach jeder Benutzung werden die Flächen des Verbandwagens gereinigt und desinfiziert, alle Materialien aufgefüllt und die gebrauchten Instrumente zur Sterilisation gegeben.

Reihenfolge der Verbände

Bei der Verbandvisite sollte folgende Reihenfolge eingehalten werden, um die Gefahr der Keimverschleppung zu minimieren:

- **Aseptische Wunden** (d.h. durch einen aseptischen Eingriff entstandene Wunden, die keine Entzündungszeichen aufweisen), z.B. nach Osteosynthesen, werden zuerst verbunden
- Dann folgen **bedingt aseptische Wunden** (d.h. Wunden, die aufgrund des OP-Gebietes mit Eröffnung keimhaltiger Höhlen infektionsgefährdet sind), z.B. nach Magenresektion
- Danach werden **kontaminierte Wunden** verbunden (d.h. Wunden, bei denen von einer Keimbesiedelung auszugehen ist). Dazu gehören alle offen behandelten Wunden, Verbrennungswunden und Drainageaustrittsstellen
- **Septische Wunden** (d.h. infizierte Wunden, die die klassischen Entzündungszeichen zeigen), z.B. eröffnete Eiterherde (Abszessinzision) oder wieder eröffnete OP-Wunden bei einer Wundinfektion, werden als letzte versorgt.

Vorbereitungen im Patientenzimmer

Vor dem Verbandswechsel werden Fenster und Türen geschlossen und Besucher aus dem Zimmer gebeten. Während des Verbandswechsels dürfen keine Reinigungsarbeiten im Zimmer durchgeführt oder Nachbarpatienten gebettet werden. Zur Wahrung der Intimsphäre und aus hygienischen Gründen sind „Zuschauer" unerwünscht.

Die Wunde sollte erst unmittelbar vor dem Verbandswechsel geöffnet werden und nicht, wie oft bei einer Chefvisite üblich, lange vorher den Keimen in der Luft ausgesetzt werden.

Die Wunde nie mit bloßen Händen berühren (häufigste Form der Keimübertragung im Krankenhaus).

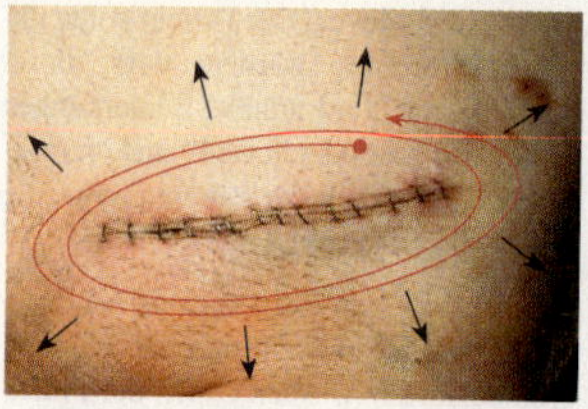

Abb. 11.64: Aseptische Wunden benötigen normalerweise keine Desinfektion. Es besteht eher die Gefahr, durch die Manipulation die frische Wunde wieder aufzureißen und so eine Eintrittspforte für Erreger zu schaffen. Wo aber die Desinfektion noch üblich ist, muss auf jeden Fall die Richtung **von innen nach außen** beachtet werden. [X211]

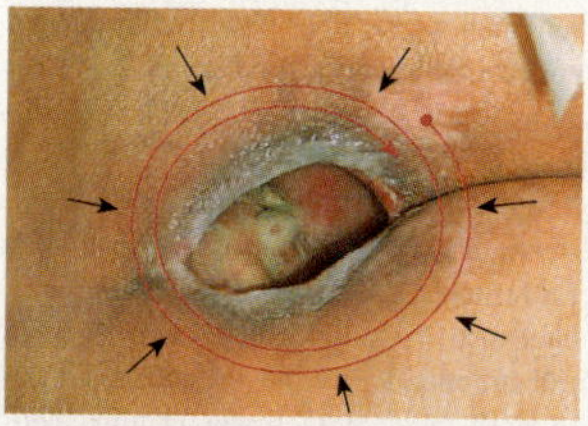

Abb. 11.65: Kontaminierte und septische Wunden werden **von außen nach innen** gereinigt und desinfiziert. [V220]

Verbandswechsel bei (bedingt) aseptischen Wunden

Der erste Verbandswechsel findet bei (bedingt) aseptischen Wunden nicht vor dem dritten postoperativen Tag statt. Er besteht aus folgenden Arbeitsschritten, die je nach individueller Situation des Patienten und Lokalisation der OP-Wunde modifiziert werden:

- Patienten über Zweck und Notwendigkeit der Maßnahmen sowie – vor allem beim ersten Verbandswechsel – über die Vorgehensweise informieren
- Hat der Patient Angst oder handelt es sich um einen bekanntermaßen schmerzhaften Verbandswechsel, Patienten ca. 30 Min. vorher ein Schmerz-

mittel anbieten. Wenn noch nicht geschehen, Patienten vor dem Verbandswechsel nach Allergien fragen (z.B. Pflasterallergie) und Antwort in der Patientenkurve dokumentieren

- Materialien auf einem Tablett richten oder Verbandwagen ins Patientenzimmer fahren
- Patienten so lagern, dass das Wundgebiet zugänglich ist und er schmerzfrei liegt
- Arbeitsfläche gut erreichbar positionieren (ausgezogener Nachttisch des Patienten bei Verwendung eines Tabletts oder Auszug/freie Fläche des Verbandwagens)
- Materialien auf der Arbeitsfläche übersichtlich und handlich anordnen. Abfallbeutel so platzieren, dass gebrauchte Materialien abgeworfen werden können, ohne den Abfallbeutel festhalten zu müssen. Prinzipiell Material, das Kontakt mit dem Patienten oder seinem Bett hatte, niemals wieder zurück auf den Verbandwagen legen, sondern es in den Abwurfbeutel oder die Instrumentenschale entsorgen. Müll nicht im Bett oder auf dem Verbandwagen „zwischenlagern", sondern sofort entsorgen
- Hygienische Händedesinfektion durchführen
- Unsterile Einmalhandschuhe anziehen, bei großflächigen Wunden zusätzlich Mundschutz anlegen und Kopfhaube aufsetzen
- Verpackungen der Materialien zur Entfernung des Verbandes und zur Reinigung der Wunde öffnen (z.B. sterile Pinzette, Kugeltupfer, Watteträger)
- Verbandfixierung und Verband bis auf wundabdeckende Kompresse abnehmen und sofort in den Abwurf entsorgen
- Wundabdeckende Kompresse vorsichtig mit einer Pinzette entfernen. Ist das nicht möglich, angeklebte Wundauflage mit NaCl 0,9 % lösen und dann entfernen. Kompresse zusammen mit den Einmalhandschuhen in den Müll entsorgen

! Vorsicht
Aufgerissene Wundränder stellen Infektionspforten dar.

- Wunde auf Rötung, Schwellung, Adaptation der Wundränder, Sekretion, *Serom* (Ansammlung von Wundsektret unter der Operationsnaht), Hämatom, Fisteln und Geruch inspizieren. Bei Infektionsverdacht Arzt informieren und ggf. Wundabstrich entnehmen
- Wunde **von innen nach außen** reinigen, z.B. mit in Ringer®-Lösung getränkten Watteträgern. Je nach hausinternen Standards bzw. Arztanordnungen Wunde desinfizieren, z.B. mit in Hautdesinfektionsmittel getränkten Watteträgern von innen nach außen wischen oder sprühdesinfizieren, z.B. mit Dibromol®-Spray. Dazu sterile Handschuhe anziehen, wenn ein direkter Wundkontakt nicht auszuschließen ist (☞ Abb. 11.64)
- Ggf. Redondrainagen oder Fäden entfernen (☞ 11.4.9)
- Wundabdeckende Auflage mit sterilen Handschuhen oder steriler Pinzette auflegen
- Sterile Kompressen und Fixierung oder steriles Pflaster aufbringen, evtl. Datum und Uhrzeit auf Verband notieren
- Patienten bequem lagern
- Patientenzimmer aufräumen (ggf. auch lüften) und alle Materialien entsprechend entsorgen
- Hygienische Händedesinfektion durchführen und Maßnahmen dokumentieren.

Während des Verbandswechsels darf die Wunde nur mit sterilen Handschuhen oder sterilen Instumenten in Berührung kommen *(Non-Touch-Technik).*

Verbandswechsel bei kontaminierten und septischen Wunden

Die Durchführung des Verbandswechsels bei kontaminierten und septischen Wunden entspricht in vielen Punkten dem Verbandswechsel bei aseptischen Wunden. Abweichend gilt:

- Bei septischen Wunden vor dem Betreten des Patientenzimmers Schutzkittel anziehen
- Wunde **von außen nach innen** reinigen und desinfizieren, um eine Keimverschleppung zu vermeiden
- Ärztlich angeordnete Medikamente einbringen oder Spülungen vornehmen
- Kontaminierte Flächen im Patientenzimmer desinfizieren.

Wundauflagen

Die Wahl der Wundauflage hängt vom Stadium der Wundheilung ab.

- *Geschlossene, trockene Wunden* bleiben offen. Nur mechanisch stark beanspruchte Stellen werden mit einer Kompresse, einem sterilen Pflaster oder einer Folie abgedeckt
- Offene Wunden, die mit Granulationsgewebe bedeckt sind und epithelisieren, werden mit einer nicht verklebenden Wundauflage, z.B. Primamed®- oder Mepithel®-Folien, bedeckt. Trockene Kompressen würden mit dem

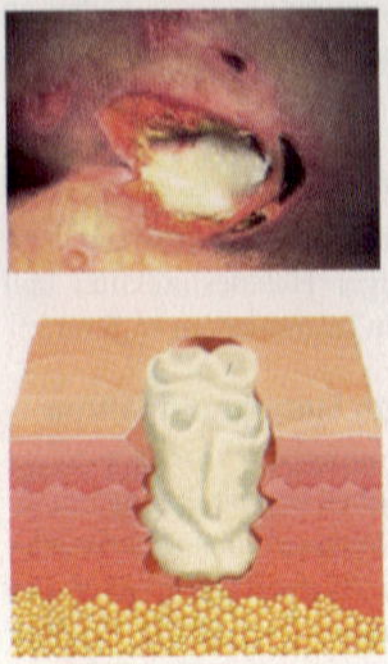

Abb. 11.66 – 11.67: Tiefe, zerklüftete Wunden können mit Alginattamponaden, z.B. Sorbalgon®, austamponiert werden. Die Fasern nehmen das Wundsekret auf, quellen dadurch, füllen die Wunde aus und halten sie feucht. Wirkungsweise und Handhabung von Alginaten ☞ 19.3.4. [V220]

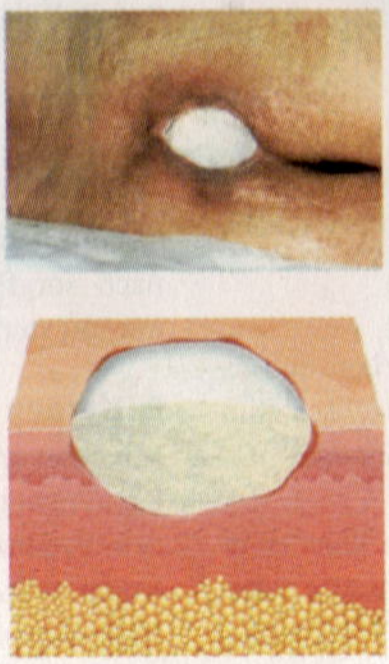

Abb. 11.68 – 11.69: Für die Austamponierung weniger stark zerklüfteter Wunden kann z.B. die mehrschichtige, kissenförmige Wundauflage TenderWet® verwendet werden. Die Wundauflage wird vor der Anwendung mit Ringer®-Lösung getränkt, die im Austausch mit keimbelastetem Wundsekret an die Wunde abgegeben wird und sie feucht hält. [V220]

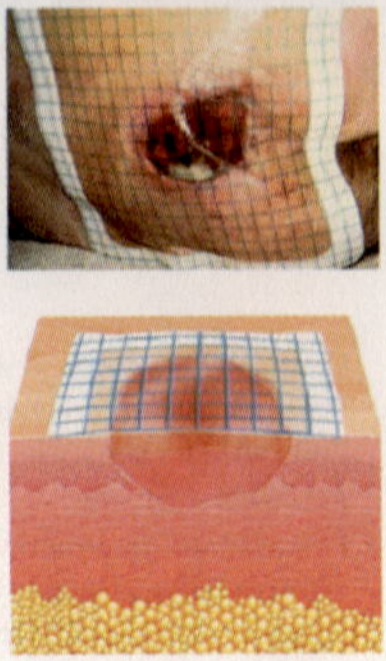

Abb. 11.70 – 11.71: Hydrogele, z.B. Hydrosorb®, sind durchsichtige, stark wasserhaltige und kühlende Wundauflagen, die Wunden lange vor dem Austrocknen bewahren. Wirkungsweise und Handhabung der Hydrogele ☞ 19.3.4. [V220]

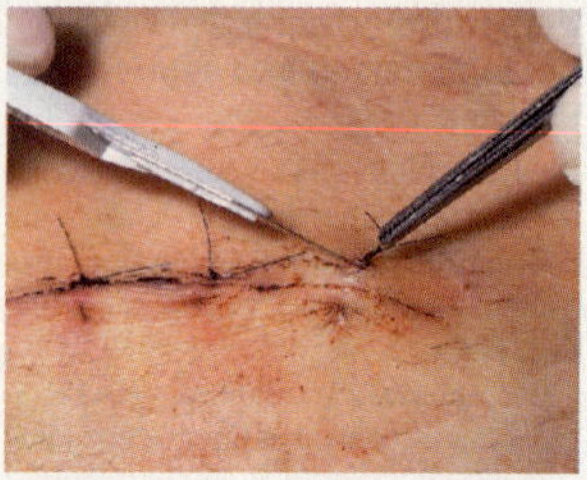

Abb. 11.72: Entfernen von Einzelknopfnähten mit Pinzette und Skalpell. [K183]

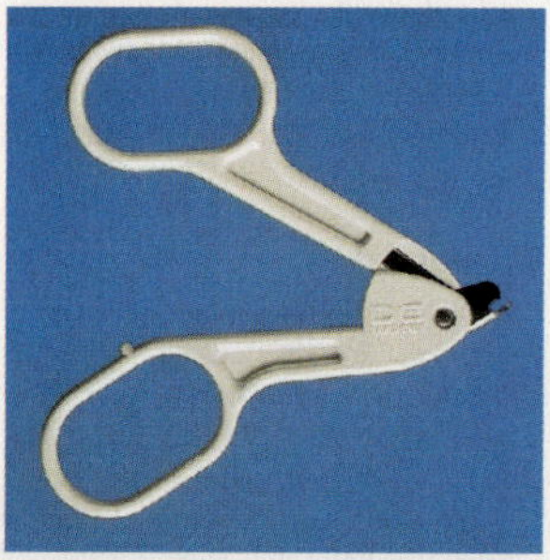

Abb. 11.73: Klammerentfernungsgerät. [K183]

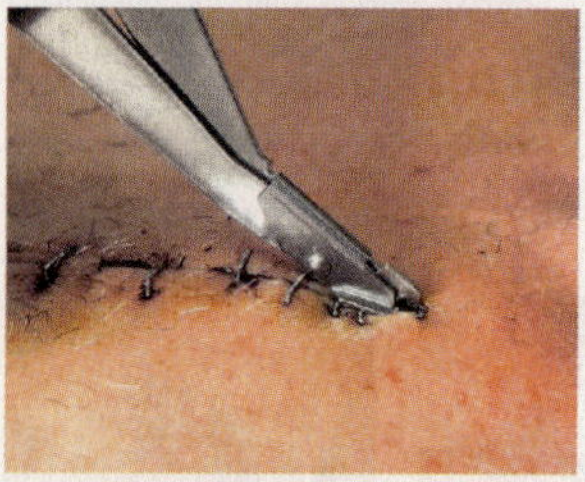

Abb. 11.74: Entfernung von Hautklammern mit Klammerentfernungsgerät. [K183]

Granulationsgewebe verkleben und es beim nächsten Verbandswechsel zum Teil wieder abreißen *(Zellstripping, Epithelial-stripping)*

- *Infizierte und sezernierende Wunden* in der exsudativen Heilungsphase werden mit besonders saugfähigen Wundauflagen bedeckt bzw. austamponiert und gegen Austrocknen und Auskühlen geschützt. Dies garantiert das bestmögliche Milieu für die körpereigenen Zellen der Wundsäuberung und -heilung. Solche Wundauflagen sind beispielsweise spezielle *Feuchtverbände* (z.B. TenderWet® ☞ Abb. 11.68 – 11.69), *Hydrogele* (☞ 19.3.4 und Abb. 11.70 – 11.71), *Hydrokolloide* (z.B. Varihesive® oder Comfeel® ☞ 19.3.4) oder *Alginate* (☞ 19.3.4 und Abb. 11.66 – 11.67).

11.4.9 Entfernung von Nahtmaterial

Zeitpunkt

Die Liegedauer der Nahtmaterialien hängt im Wesentlichen von der Lokalisation der Hautnaht ab. Nahtmaterialien in gut durchbluteten Hautpartien können beispielsweise früher als durchschnittlich entfernt werden, Intrakutannähte sollten länger belassen werden. Steht die Naht unter Spannung, werden die Fäden ebenfalls länger als normal belassen. Abhängig vom Lokalbefund kann ein Teil der Fäden auch früher oder später entfernt werden:

- An Rumpf und Extremitäten werden die Hautnähte meist am 12. – 14. Tag entfernt
- Im Gesicht und bei Kindern kann dies bereits nach 4 – 7 Tagen erfolgen
- Am Hals kann ein Teil der Fäden ab dem 4. postoperativen Tag entfernt werden.

Durchführung

Grundsätzlich wird Nahtmaterial erst nach sorgfältiger Hautdesinfektion und nur mit sterilen Instrumenten entfernt.

Entfernen von Einzelknopfnähten

Mit einer anatomischen Pinzette wird der Knoten angehoben und der Faden mit einem Fadenziehmesser, einer Schere oder einem spitzen Skalpell *dicht über der Haut* abgeschnitten (☞ Abb. 11.72). Auf diese Weise wird verhindert, dass das kontaminierte, über der Haut gelegene Fadenende durch den Stichkanal gezogen wird und eine Entzündung verursachen kann.

Problematisch ist das Entfernen der Nähte, falls die Ein- und Ausstiche vom Chirurgen zu dicht gesetzt wurden, da die Knoten durch das postoperative Wundödem oft tief in die Haut gezogen werden. Hier empfiehlt es sich, mit einigen leicht entfernbaren Knoten zu beginnen bzw. bei sehr problematischer Entfernung den Dienst habenden Chirurgen zu benachrichtigen. In seltenen Fällen muss vor einer solchen Fadenentfernung ein Schmerzmittel gegeben werden. Bei kleinen Kindern kann es sinnvoll sein, die Fäden in einer Kurznarkose zu entfernen.

Entfernen von Intrakutannähten

Nach der Hautdesinfektion wird *einer* der beiden Knoten dicht über der Haut abgeschnitten (auf keinen Fall dürfen bei der Entfernung der Intrakutannaht beide Knoten abgeschnitten werden). Dann wird der Faden am anderen Ende vorsichtig und mit zunehmender Spannung herausgezogen (nicht ruckartig!). Hilfreich ist es, das gezogene Fadenende um eine Pinzette zu wickeln, damit es nicht zu lang wird. Der Faden kann sonst überdehnt werden und abreißen.

Entfernen von Hautklammern

Zum Entfernen von Hautklammern werden Klammerentfernungsgeräte verwendet (☞ Abb. 11.73). Durch Zusammendrücken der Zangen dieses Geräts werden die Hautklammern aufgebogen und lassen sich ohne Hautschädigung schmerzfrei entfernen.

Nachsorge

Nach Entfernung der Fäden wird die Wundregion nochmals desinfiziert und nach dem Abtrocken mit einem Pflaster bedeckt. Am nächsten Tag darf der Patient das Pflaster entfernen und duschen. Dann sind die Stichkanäle durch kleine Fibrinpfröpfe verschlossen, und es besteht keine Infektionsgefahr mehr.

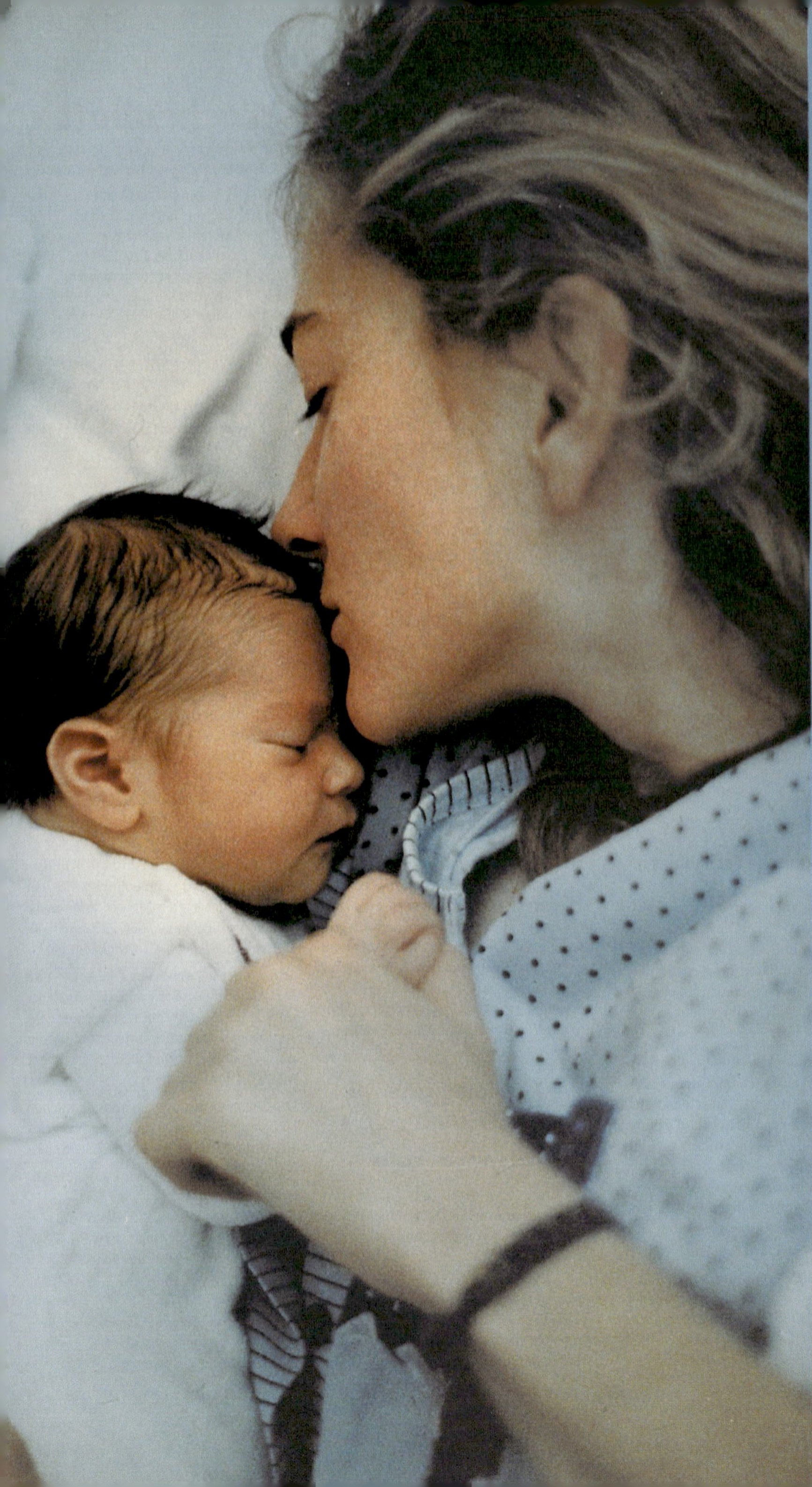

12

Schwangerschaft, Geburt und Wochenbett

12 Schwangerschaft, Geburt und Wochenbett

Das medizinische Fachgebiet

Geburtshilfe: Teilgebiet der Frauenheilkunde (☞ auch Kapitel 32), das sich mit der Betreuung der schwangeren und gebärenden Frau sowie der Wöchnerin befasst und notwendige operative Eingriffe einschließt.

In der Geburtshilfe arbeiten die *Gynäkologen* eng mit den **Hebammen** zusammen. Diese dürfen in Deutschland auch alleine Schwangere betreuen, Geburten leiten sowie die Wöchnerinnen und ihre Neugeborenen versorgen, doch müssen sie für einige in der Schwangerschaft vorgesehenen Untersuchungen (z.B. Labordiagnostik, Sonographie) sowie bei allen Komplikationen einen Arzt hinzuziehen.

Eine optimale Versorgung von Mutter und Kind ist nur durch die Zusammenarbeit mit Angehörigen anderer Fachdisziplinen möglich. Beispielsweise wird oft für die optimale Schmerzbekämpfung unter der Geburt ein *Anästhesist* (☞ 37.9.3, 37.9.4) hinzugezogen, und während einer Problemgeburt ist ein *Kinderarzt* (☞ 13.7) anwesend, um das gefährdete Neugeborene sofort versorgen zu können. Während des Klinikaufenthaltes kümmern sich neben der Mutter vorwiegend *Kinderkrankenschwestern* um die Versorgung des Neugeborenen.

12.1 Physiologische Schwangerschaft

12.1.1 Schwangerschaftsdauer

Die durchschnittliche Dauer einer physiologischen **Schwangerschaft** *(Gravidität)* beträgt:

- 266 Tage (= 38 Wochen = 9 1/2 Mondmonate) ab dem Tag der Befruchtung
- 280 Tage (= 40 Wochen = 10 Mondmonate) ab dem ersten Tag der letzten Menstruation.

Die zweite Zählweise ist die in Kliniken und Arztpraxen gebräuchliche, da der Zeitpunkt der letzten Menstruation meist erfragt werden kann, der Zeitpunkt der Befruchtung jedoch oft unbekannt ist.

Je nach der verwendeten Zählweise wird die Angabe der Schwangerschaftsdauer in Wochen mit dem Zusatz **p.c.** (*post conceptionem* = nach der Befruchtung) oder **p.m.** (*post menstruationem* = nach der Menstruation) versehen.

Die Berechnung des voraussichtlichen Geburtstermins ist anhand der **Naegele-Regel** möglich (☞ Kasten nächste Seite).

Die Schwangerschaft wird in drei Abschnitte aufgeteilt:

- **Erstes Trimenon** *(Frühschwangerschaft):* 1. – 3. Monat bzw. 1. – 13. Schwangerschaftwoche (kurz *SSW*)
- **Zweites Trimenon:** 4. – 6. Monat bzw. 14. – 26. SSW
- **Drittes Trimenon** *(Spätschwangerschaft):* 7. Monat bzw. 27. SSW bis zur Geburt.

Naegele-Regel

Entbindungstermin = Datum des 1. Tages der letzten Menstruation
+ 7 Tage – 3 Monate + 1 Jahr +/– x
x = Abweichung vom 28-tägigen Zyklus in Tagen

Beispiel: War der 1. November 2000 der 1. Tag der letzten Regelblutung und hatte die Frau eine durchschnittliche Zyklusdauer von 30 Tagen, so ist der voraussichtliche Entbindungstermin:

1. November 2000 + 7 Tage	=	8. November 2000
8. November 2000 – 3 Monate	=	8. August 2000
8. August 2000 + 1 Jahr	=	8. August 2001
8. August 2001 + 2 Tage	=	**10. August 2001**

Die meisten Kinder werden aber nicht genau am errechneten Tag, sondern innerhalb des Zeitraums von zehn Tagen vor bis zehn Tagen nach dem errechneten Termin geboren.

12.1.2 Entwicklung des Kindes und der Plazenta

Entwicklung des Kindes im ersten Trimenon

Zygote: Befruchtete Eizelle.

Embryo: Frucht vom Stadium der Zygote bis zum Abschluss der **Organogenese** *(Organbildung)* am Ende der 8. SSW p.c. (= 10. SSW p.m.).

Bereits wenige Stunden, nachdem sich die Kerne von Ei- und Samenzelle zur **Zygote** vereinigt haben, beginnen die ersten Zellteilungen, die *Furchungsteilungen.* Am 4. Tag nach der Befruchtung ist ein hohler Zellball entstanden, die **Blastozyste,** die sich am 5. – 6. Tag an das *Endometrium* (Gebärmutterschleimhaut ☞ 32.1.1) anlagert. In der Blastozyste ist eine Verdickung erkennbar, welche die eigentliche Embryonalanlage enthält und **Embryoblast** genannt wird. Die Zellwand der umgebenden Blase, der **Trophoblast,** dient nach der Einnistung **(Nidation)** der Ernährung des Embryos. Das im Trophoblasten gebildete Schwangerschaftshormon *Choriongonadotropin* **(HCG)** erhält in den ersten Schwangerschaftswochen die Funktion des Gelbkörpers und verhindert so die Abstoßung der oberen Endometriumschicht, es kommt also nicht zur Menstruation.

In den Folgetagen und -wochen differenzieren sich die Gewebe außerordentlich rasch. In den ersten acht Wochen werden alle lebenswichtigen Organe angelegt. Während dieser **Organogenese** rufen z.B. (virale) Infektionen, viele Arzneimittel oder Röntgenstrahlen schwere Fehlbildungen hervor, etwa das (fast) völlige Fehlen von Armen, Beinen oder auch des Gehirns (☞ Tab. 12.12, Tab. 13.52 und Tab. 13.53).

Da sich die einzelnen Organe während bestimmter Zeiten besonders schnell entwickeln, ist für die Fehlbildung insbesondere der *Zeitpunkt* und weniger die *Art* der Schädigung entscheidend (☞ auch 12.5.1).

Zwillinge

Zu einem sehr frühen Zeitpunkt in der Schwangerschaft können sich die Tochterzellen der Zygote völlig trennen und unabhängig voneinander zu zwei genetisch identischen Einzelpersonen entwickeln – zu **eineiigen Zwillingen.** Etwa doppelt so häufig sind jedoch **zweieiige Zwillinge.** Sie entstehen, wenn in den Ovarien der Frau zur gleichen Zeit zwei Eizellen springen und von zwei verschiedenen Samenzellen befruchtet werden. Zweieiige Zwillinge sind sich daher nicht ähnlicher als Geschwister unterschiedlichen Alters.

Etwa jede 85. Geburt ist eine Zwillingsgeburt. Drillinge sind mit einer Häufigkeit von 1 : 7000 Geburten bereits sehr selten, Mehrlingsgeburten mit noch mehr Kindern wiederum entsprechend seltener.

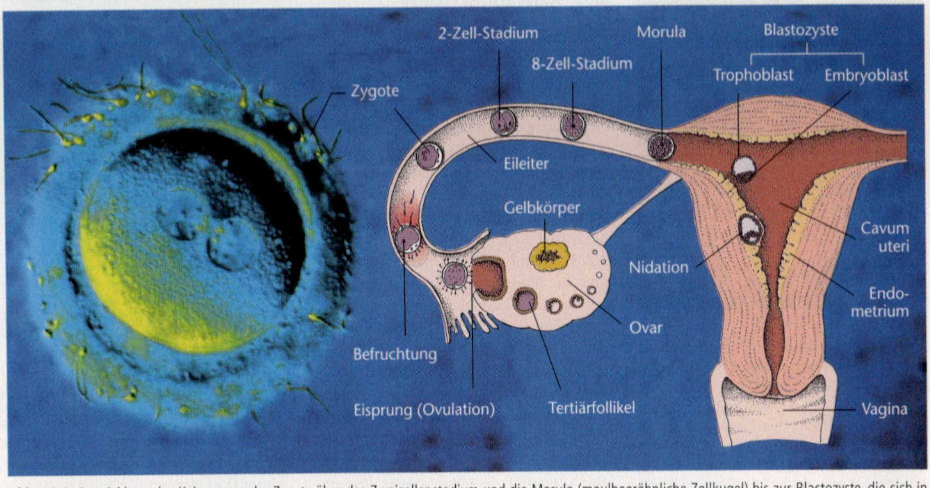

Abb. 12.1: Entwicklung des Keimes von der Zygote über das Zweizellenstadium und die Morula (maulbeerähnliche Zellkugel) bis zur Blastozyste, die sich in das Endometrium (Gebärmutterschleimhaut) einnistet. [J520-233, A400-190]

Wesentlich häufiger allerdings sind Mehrlingsschwangerschaften nach hormonellen Sterilitätstherapien (☞ 32.13).

Entwicklung des Kindes im zweiten und dritten Trimenon

Fetus *(Fet, Foetus):* Ungeborenes nach Abschluss der Organogenese, d.h. ab der 9. SSW p.c. bzw. der 11. SSW p.m. bis zum Ende der Schwangerschaft.

Im **zweiten und dritten Trimenon** stehen das Wachstum des Kindes und die Feindifferenzierung der Gewebe im Vordergrund. Die Organe reifen aus und nehmen ihre Funktion auf. Das Ungeborene „übt" immer mehr für das Leben in der Außenwelt: Es bewegt sich, trinkt Fruchtwasser, lässt Urin, schläft und hat manchmal Schluckauf.

Entwicklung der Plazenta

Durch Differenzierungsvorgänge entsteht aus dem Trophoblasten die **Plazenta** *(Mutterkuchen),* die aus kindlichen und mütterlichen Anteilen besteht und durch die **Nabelschnur** mit dem Kind verbunden ist. Sie ermöglicht einen Stoffaustausch zwischen Mutter und Kind und gewährleistet die Ernährung und Atmung des Ungeborenen.

Außerdem werden in der Plazenta schwangerschaftserhaltende Hormone produziert. Mit zunehmender Funktion der Plazenta bildet sich der Gelbkörper (☞ 32.1.2) zurück, der bis dahin durch Progesteronproduktion die Schwangerschaft (mit-)aufrechterhalten hat. Bei der Geburt ist die Plazenta ein scheibenförmiges Organ von etwa 18 cm Durchmesser, 2 cm Dicke und 500 g Gewicht.

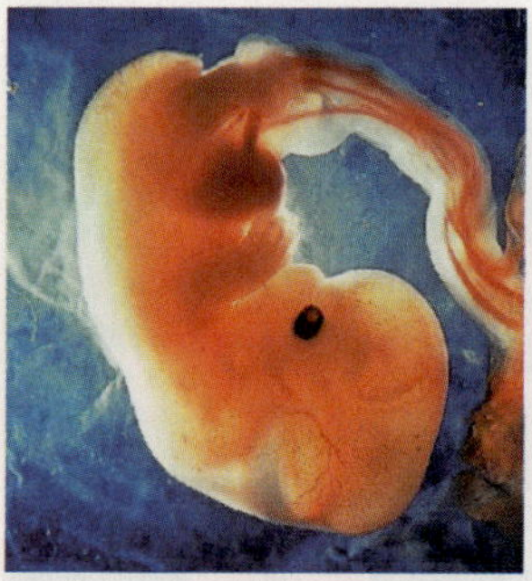

Abb. 12.2: Embryo in der 9. SSW. Bereits zu einem Zeitpunkt, zu dem manche werdende Mutter noch nicht einmal bemerkt hat, dass sie schwanger ist, sind viele Organsysteme des Embryos schon angelegt. Auf der Abb. sind Arme, Beine und Augen deutlich sichtbar. Das Herz schlägt bereits und scheint als dunkelroter Fleck (als Vorwölbung am „Bauch") durch die durchsichtige Haut des Embryos. Auch Hirnströme sind bereits registrierbar. [E107]

Mütterliches und kindliches Blut werden während der gesamten Schwangerschaft durch eine dünne Gewebeschicht in den Zotten getrennt. Diese **Plazentaschranke** stellt die immunologische Barriere zwischen kindlichem („fremdem") und mütterlichem („eigenem") Organismus dar. Während z.B. Sauerstoff, Kohlendioxid und Elektrolyte ungehindert zum Kind gelangen können, werden viele große Moleküle und auch Blutkörperchen zurückgehalten. Nur dadurch können die beiden immunologisch verschiedenen Individuen Mutter und Kind (z.B. mit unterschiedlichen Blutgruppen ☞ 12.5.1 und 24.4.4) ohne Abstoßungsreaktionen in engstem Kontakt miteinander leben.

Arzneimittel und manche Erreger durchdringen Plazentaschranke

Zahlreiche Arzneimittel und manche Mikroorganismen (insbesondere Viren) können die Plazentaschranke überwinden und zu kindlichen Schäden führen (☞ 13.7.1, 13.14.5).

12.1.3 Veränderungen des mütterlichen Organismus in der Schwangerschaft

Die Schwangere im ersten Trimenon

Im **ersten Trimenon** ist den meisten Frauen äußerlich noch nichts von der Schwangerschaft anzumerken. Manche Frauen bekommen jedoch durch die hormonelle Umstellung ein volleres Gesicht. Gleichzeitig setzen oft die typischen Beschwerden einer Frühschwangerschaft ein: Müdigkeit, Spannen der Brüste, Geruchsempfindlichkeit, Übelkeit und Erbrechen. Viele Frauen müssen sich auch erst an den Gedanken gewöhnen, (wieder) Mutter zu werden. Sie fragen sich, ob sie den Anforderungen der Mutterschaft gewachsen sein werden und wie sie die völlige Umstellung ihres täglichen Lebens verkraften werden. Soziale Probleme, etwa Partnerschaftskonflikte oder absehbare finanzielle Schwierigkeiten durch Wegfall eines Verdienstes, können die Gefühle der Frau völlig bestimmen.

Hauptprobleme im ersten Trimenon sind:

- Schwangerschaftserbrechen (☞ 12.5.4)
- Extrauteringravidität (☞ 12.5.2)
- Frühe Fehlgeburten (Abort ☞ 12.5.5).

Die Schwangere im zweiten Trimenon

Das **zweite Trimenon** ist insgesamt weniger mit Komplikationen behaftet, und die werdende Mutter fühlt sich meist recht wohl.

Folgende Veränderungen sind am mütterlichen Organismus zu beobachten:

- Um ausreichend Sauerstoff zum Kind transportieren zu können, nimmt das Blutvolumen um 1 – 1,5 l zu. Da die Hämoglobinbildung nicht im gleichen Maße steigt, wird das Blut verdünnt, und es kommt zur so genannten „physiologischen Schwangerschaftsanämie" mit einer Abnahme des Hb auf ca. 12 g/dl. Gleichzeitig steigt das Herzminutenvolumen (☞ 18.1) bei unverändertem Blutdruck an
- Der Tonus der gesamten glatten Muskulatur nimmt ab. Hierdurch werden Obstipation (verminderte Kolonperistaltik), Harnwegsinfekte (Ureteratonie und Neigung zur Restharnbildung), Varizen (☞ 19.8.1) und Hämorrhoiden (☞ 21.7.2) begünstigt. Dabei spielen aber auch mechanische Faktoren (z.B. Erschwerung des venösen Rückflusses durch den größer werdenden Uterus) eine Rolle.

Die körperlichen Veränderungen werden nun auch äußerlich erkennbar. Die Brüste werden voller, der Bauch wächst. Hautpigmentierungen treten insbesondere an den Brustwarzen und in der Mittellinie des Bauches auf. Dunkle Flecken im Gesicht werden **Chloasma gravidarum** genannt und bleiben manchmal auch nach der Geburt bestehen. Infolge der hormonellen Veränderungen und der starken Hautdehnung durch die Zunahme des Leibesumfanges entstehen bei einem Teil der Frauen *Schwangerschaftsstreifen* (**Striae** ☞ auch 30.12.14).

Eine Gewichtszunahme von 1,5 kg pro Monat ist jetzt normal.

Die Gesamtzunahme von ca. 11 kg bis zum Ende der Schwangerschaft verteilt sich im Durchschnitt wie folgt:

- Kind: 3,5 kg

- Fruchtwasser: 0,8 kg
- Plazenta: 0,5 kg
- Uterus: 1,2 kg
- Wasseranreicherung: 2,5 kg
- Fettanreicherung: 2,5 kg.

Hauptprobleme im zweiten Trimenon sind:
- Späte Fehlgeburten (Abort ☞ 12.5.5)
- Frühgeburten (☞ 12.5.6).

Die Schwangere im dritten Trimenon

Das **dritte Trimenon** ist für die werdende Mutter oft beschwerlich. Viele Frauen haben Sodbrennen, und der dicke Bauch stört nicht nur beim Arbeiten, sondern häufig auch beim Schlafen, Sitzen und Laufen. Die Leistungsfähigkeit der Frau ist vermindert, ihre Unfallgefährdung erhöht.

Sehr viele Hochschwangere leiden an einem **Vena-cava-Kompressionssyndrom** *(Vena-cava-Syndrom, Rückenlage-Schock-Syndrom):* Der Uterus drückt besonders in Rückenlage auf die untere Hohlvene (V. cava inferior), und das Herzminutenvolumen nimmt infolge des verminderten venösen Rückstroms zum Herzen ab. Der Frau ist schwindelig (bis zur Ohnmacht), und sie wird blass und schwitzt. Legt sich die Mutter direkt bei Symptombeginn auf die linke Seite, bilden sich die Erscheinungen praktisch sofort zurück, und das Kind wird nicht geschädigt.

Um der Frau die in den letzten Schwangerschaftswochen notwendige Schonung zu ermöglichen, hat der Gesetzgeber ihr die Möglichkeit gegeben, sechs Wochen vor dem errechneten Geburtstermin in den **Mutterschutz** zu gehen. Während dieser Zeit ist die Schwangere von der Erwerbstätigkeit völlig befreit.

Die meisten Frauen empfinden die Spätschwangerschaft trotz mancher Beschwerlichkeiten als schön, da sie die Kindsbewegungen spüren und sich immer mehr eine Beziehung zu dem Ungeborenen aufbaut.

Hauptprobleme im dritten Trimenon sind:
- Spätgestose (schwangerschaftsinduzierter Hochdruck ☞ 12.5.4)
- Frühgeburt (☞ 12.5.6)
- Plazenta-Komplikationen (☞ 12.5.3).

12.1.4 Schwangerschaftszeichen

Sichere Schwangerschaftszeichen gehen vom Kind aus. Dazu zählen:
- Sonographischer Nachweis von Fruchtblase und Dottersackstrukturen (ab 5. SSW)
- Sonographischer Nachweis der Herzaktionen (ab 7. SSW).
- Tasten von Kindsteilen (ab etwa 18. SSW)
- Fühlen von Kindsbewegungen durch Hebamme oder Arzt (ab 20. SSW)
- Hören von fetalen Herztönen (Zeitraum sehr variabel je nach Untersuchungsmethode).

Zu den wichtigsten frühen **wahrscheinlichen Schwangerschaftszeichen** zählt neben dem *Ausbleiben der Menstruation* der *HCG-Nachweis*, der durch freiverkäufliche Schwangerschaftstests meist ab dem ersten Tag nach Ausbleiben der Menstruation gelingt. Da es jedoch – wenn auch selten – HCG-produzierende Tumoren gibt (☞ 12.5.3), ist der HCG-Nachweis kein sicheres Schwangerschaftszeichen.

Viele Gynäkologen sind dazu übergegangen, eine Frau, die eine Schwangerschaft vermutet, bei der Erstvorstellung routinemäßig (vaginal-)sonographisch zu untersuchen. Hierdurch kann nicht nur die Schwangerschaft bestätigt oder ausgeschlossen, sondern auch eine eventuelle Extrauteringravidität (☞ 12.5.2) frühestmöglich diagnostiziert werden.

12.2 Betreuung der Schwangeren

12.2.1 Untersuchungen

Pränataldiagnostik ☞ 12.3

Im Rahmen der **Schwangerschaftsvorsorge** werden Frauen mit unkompliziertem Schwangerschaftsverlauf in den ersten vier Monaten alle vier Wochen, in den folgenden drei Monaten alle drei Wochen, in den nächsten zwei Monaten alle zwei Wochen und im letzten, zehnten Monat, jede Woche untersucht. Die Befunde werden in den **Mutterpass** eingetragen, den die Frau nach Feststellung der ersten Schwangerschaft von Arzt oder Hebamme erhält. Bei einer **Risikoschwangerschaft** mit erhöhter Gefährdung für Mutter und/oder Kind werden zusätzliche Untersuchungen durch den Arzt durchgeführt.

Die Untersuchungen umfassen:
- *Anamnese,* dabei bei der Erstvorstellung Errechnen des vorraussichtlichen Geburtstermins nach der **Naegele-Regel** (☞ 12.1.1), ausführliche allgemeine und gynäkologische Anamnese
- Feststellung des Körpergewichts
- *Blutdruckmessung,* da ein erhöhter oder zu niedriger Blutdruck Mutter und Kind gefährdet (☞ 12.5.4)
- *Körperliche Untersuchung* mit Inspektion (Varizen? Ödeme?), Kontrolle des Fundusstandes der Gebärmutter und *vaginaler Untersuchung* (☞ 32.4.3) zur frühzeitigen Erkennung von Infektionen des weiblichen Genitales (☞ 32.7.1 und 32.12.1) und zur Kontrolle von Portio und Muttermund (vorzeitige Öffnung des Muttermundes als Zeichen einer drohenden Frühgeburt?)
- *Urinuntersuchung* mit Teststreifen zur Erfassung eines Harnwegsinfektes (Gefahr einer Pyelonephritis ☞ 31.6.3, und einer Frühgeburt), einer Proteinurie (Spätgestose? ☞ 12.5.4) und einer erhöhten Glukose-Ausscheidung (Schwangerschaftsdiabetes ☞ 23.6 und Tab. 7.246)
- In regelmäßigen Abständen *Hb-Bestimmung* im mütterlichen Blut, da eine Anämie bei Schwangeren sehr häufig ist (☞ 12.1.3) und eine hochgradige Anämie das Kind gefährdet. Dann ist die Gabe von Eisenpräparaten angezeigt
- *Serologische Untersuchungen* (☞ 28.3.7). Insbesondere in der Frühschwangerschaft Titer auf Lues, Röteln, Toxoplasmose sowie ggf. HIV (☞ 29.3) und in der Spätschwangerschaft auf Hepatitis B. Außerdem Blutgruppenbestimmung (☞ 24.4.4) zu Beginn der Schwangerschaft sowie Antikörpersuchtests (☞ 24.4.4), um Blutgruppenunverträglichkeiten frühzeitig zu erkennen
- Untersuchung eines Zervixabstrichs auf Chlamydien-Antigene.

Sonographie

Zusätzlich sind mindestens drei **Sonographien** vorgesehen, die nur ein Arzt vornehmen darf:
- In der 9. – 12. SSW zur Feststellung der Schwangerschaft, Abschätzung des Entbindungstermins und Erkennung von Mehrlingsschwangerschaften. Außerdem achtet der Untersucher auf eine abnorm dicke Nackenfalte des Embry-

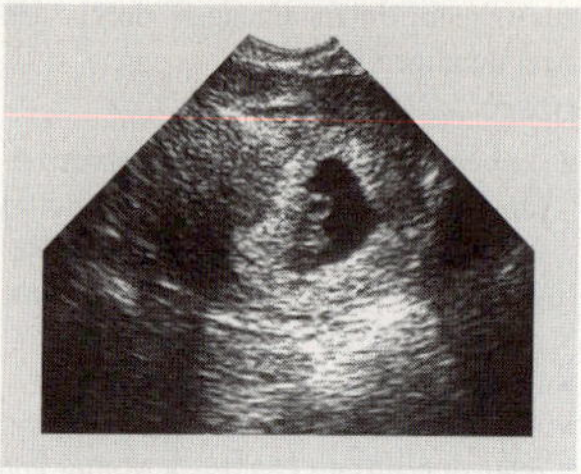

Abb. 12.3: Sonographiebild des Embryos im Uterus in der achten Schwangerschaftswoche. [O144]

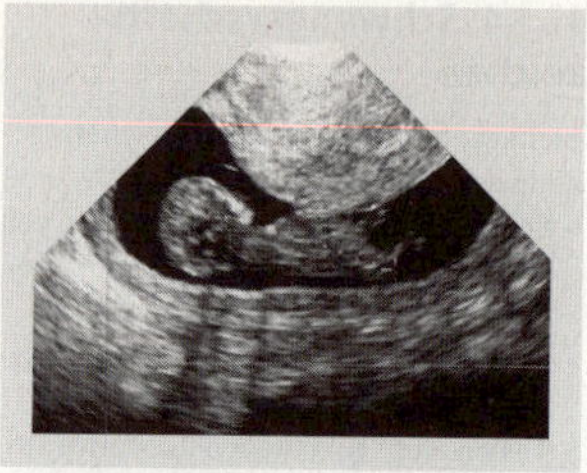

Abb. 12.4: Sonographiebild des Feten im Uterus in der elften Schwangerschaftswoche. [O177]

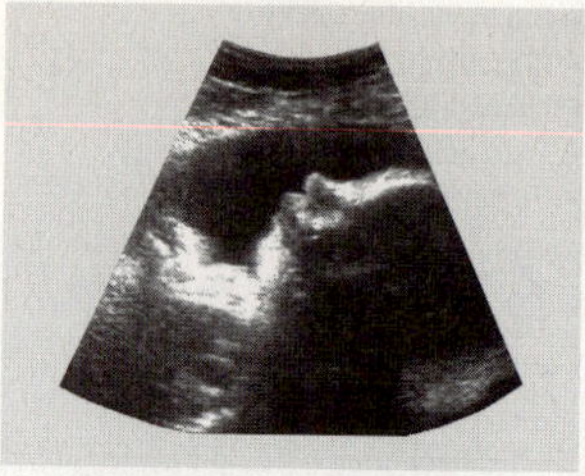

Abb. 12.5: Sonographiebild des Feten (Kopf und Oberkörper) in der 34. Schwangerschaftswoche. [O145]

os, die bei einem Down-Symdrom gehäuft zu beobachten ist

- In der 19. – 22. SSW zum Nachweis des kindlichen Wachstums, zum Screening auf kindliche Fehlbildungen und auf Veränderungen der Plazenta
- In der 30. – 32. SSW zur Beurteilung der Plazenta, des kindlichen Wachstums und der Fruchtwassermenge. Beispielsweise können Fehlbildungen der kindlichen Nieren mit verringerter Urinproduktion zu einem **Oligohydramnion** (zu wenig Fruchtwasser) führen, Schluckstörungen und Speiseröhrenverschluss dagegen zu einem **Polyhydramnion** (zu viel Fruchtwasser).

Außerdem erlaubt die Sonographie auch, die Lebenszeichen des Kindes (Herztöne, Bewegungen) in wenigen Sekunden zu überprüfen.

Eine besondere Vorbereitung ist nur vor der transabdominalen Sonographie in der Frühschwangerschaft erforderlich. Die Frau soll in diesen Fällen ca. eine Stunde vor der Untersuchung reichlich trinken und nicht zur Toilette gehen, damit die Harnblase gefüllt ist.

12.2.2 Beratung der Schwangeren

Schwangerschaft, Geburt und Mutterschaft sind einschneidende Ereignisse im Leben einer Frau. Nicht wenige Frauen fühlen sich mit der damit verbundenen psychischen Umstellung und Verantwortung überfordert oder sehen sich großen sozialen Problemen (z.B. finanziellen Schwierigkeiten) gegenüber. Daher steht bei der Betreuung von Schwangeren immer auch die psychische Begleitung der Frau im Vordergrund.

Insbesondere Frauen, die ihr erstes Kind erwarten, sind oft unsicher, was sie sich und dem Ungeborenen während der Schwangerschaft zumuten dürfen.

Als Faustregel kann gelten, dass eine „gesunde und Maß haltende" Lebensweise mit ausgewogener Ernährung und regelmäßigem Lebensrhythmus das Beste für Mutter und Kind ist. Die Schwangere sollte sich nicht bis an die Grenzen ihrer Leistungsfähigkeit belasten, es gibt aber auf der anderen Seite nur wenige Sachen, die verboten sind.

Ernährung

Die **Ernährung** sollte den erhöhten Vitamin- und Mineralstoffbedarf einer Schwangeren berücksichtigen. Zur Deckung des Jodbedarfs sind zwei Fischmahlzeiten pro Woche und die Verwendung von jodiertem Salz empfehlenswert. Täglich Milch und Käse sorgen für ausreichend Kalzium. Ballaststoffreiche Kost mit viel frischem Obst und Gemüse sowie Vollkornprodukten kann der in der Schwangerschaft häufigen Obstipation vorbeugen.

Die Flüssigkeitszufuhr soll täglich mindestens 1,5 – 2 l betragen, da dies auch die Gefahr von Harnwegsinfekten vermindert. Geeignet sind vor allem Mineralwässer und ungesüßte Kräuter- und Früchtetees.

Vitaminpräparate, insbesondere Vitamin-A-Präparate, sollten nur nach Rücksprache mit dem Arzt genommen werden, da zu viel Vitamin A fruchtschädigend wirken kann.

Das in der Spätschwangerschaft häufige Sodbrennen bessert sich oft, wenn die Schwangere von drei großen auf 5 – 6 kleine Mahlzeiten umsteigt.

Empfohlen wird außerdem die tägliche Einnahme von 200 µg Jodid (Deutschland ist ein Jodmangelgebiet ☞ 23.4.2) und 0,4 mg Folsäure (in der Frühschwangerschaft, senkt die Häufigkeit eines Neuralrohrdefekts ☞ 13.17.1).

Eine vegetarische Ernährung mit Milch, Milchprodukten und Eiern ist bei sorgfältiger Auswahl der übrigen Lebensmittel möglich. Die Gefahr einer Eisenmangelanämie ist aber erhöht.

Wegen der Gefahr einer Toxoplasmoseinfektion (☞ 28.8.2) sollten Schwangere auf den Verzehr von rohem Hackfleisch verzichten und bei der Zubereitung von Hackfleischgerichten die allgemeinen Hygieneregeln streng beachten.

Dagegen ist der Kalorienbedarf in der Schwangerschaft nur gering erhöht. Das notwendige „Mehr" von ca. 300 kcal täglich wird schon durch eine Scheibe Vollkornbrot mit Belag oder eine Portion Müsli mit Obst erreicht. Andererseits sind Abmagerungskuren in Schwangerschaft und Stillzeit zu vermeiden, da die Gefahr einer kindlichen Unterversorgung besteht und die Schadstoffbelastung des Kindes durch die Mobilisierung von im Fett gespeicherten Schadstoffen steigen kann.

Der Ratschlag, eine Schwangere müsse für zwei, also doppelt, essen, ist Unsinn. Sinnvoll ist dagegen eine Umstellung der Ernährung auf eine ausgewogene Mischkost mit reichlich Früchten und Vollkornprodukten, um den Bedarf des Kindes zu decken. Trotzdem muss sich die gesunde Schwangere nicht kasteien, wenn sie den in der Frühschwangerschaft sprichwörtlichen Heißhunger etwa auf eine saure Gurke mit Honig verspürt. Solchem Heißhunger kann sie – in Maßen – durchaus nachgeben.

Genussmittel

Kaffee, schwarzer Tee und Colagetränke enthalten **Koffein** und sollten nur in geringen Mengen getrunken werden. Mehr als 3 (– 5) Tassen täglich sollten es nicht sein. Bei Colagetränken ist zusätzlich der Kaloriengehalt zu berücksichtigen.

Alkohol führt ab ca. 60 g Alkohol/Woche (entspricht ca. 100 ml Wein/Tag oder 200 ml Bier/Tag) zu einer typischen Alkoholembryo- und -fetopathie (☞ 13.7.1 und Tab. 13.52) und steigert die Fehl- und Frühgeburtsrate. In Deutschland werden jährlich 2 500 Kinder mit alkoholbedingten Schäden geboren. Die Befürchtung vieler Frauen, dass die Drinks der letzten Party (als die Frau bereits schwanger war, dies aber noch nicht wusste) dem Kind geschadet haben könnten, ist unbegründet. In diesem frühen Schwangerschaftsstadium gilt noch das „Alles-oder-nichts-Prinzip“: Entweder entwickelt sich das Kind normal, oder gar nicht.

Im Interesse ihres Kindes sollte die Frau unbedingt mit dem **Rauchen** aufhören und den Aufenthalt in rauchgeschwängerten Räumen meiden. Der Zusammenhang zwischen Tabakkonsum und einer erhöhten Fehlgeburtenrate ist deutlich. Durch jeden Zigarettenzug verengen sich die Gefäße, die zur Plazenta ziehen und das Kind mit Sauerstoff versorgen. Raucherinnen gebären deshalb häufig untergewichtige Kinder, die zudem besonders anfällig für Atemwegserkrankungen sind.

Ein besonderes Problem sind Schwangerschaften bei **Drogenabhängigkeit** der Mutter. Da ein Entzug während der Schwangerschaft ein sehr hohes Risiko darstellt, wird bei Abhängigkeit von Opiat-Drogen (z.B. Heroin) in der Regel zur Methadonsubstitution geraten.

Hautpflege

In der Schwangerschaft wird die Haut der Frau oft schöner. Kleine Fältchen oder Unregelmäßigkeiten verschwinden durch die Wassereinlagerung, und eine Akne kann sich bessern. Durch die Veränderungen des Hormonhaushalts und die starke Hautdehnung im Bauchbereich wird die Haut aber auch belastet. Bürstenmassagen, kalte Güsse und leichte Knet- und Zupfmassagen der Bauchhaut mit einem geeigneten Körperöl können den gefürchteten **Schwangerschaftsstreifen** (*Striae* ☞ 30.12.14) vorbeugen oder sie zumindest mildern. Um die Mamillen auf die Beanspruchung beim Stillen vorzubereiten, sollten sie nach dem Waschen kräftig nachfrottiert werden.

Arzneimittel

> Viele Arzneimittel gehen mit dem Blut auf das Ungeborene über und können es schädigen, nur wenige Arzneimittel sind nach heutigem Kenntnisstand für das Kind unbedenklich.

Daher sollte eine Schwangere keine Arzneimittel eigenmächtig einnehmen und bei Arztbesuchen stets auf ihre Schwangerschaft hinweisen. Ebenso gefährlich kann aber auch das Unterlassen einer notwendigen Behandlung sein. So sind unbehandelte Infektionen häufig Ursache von Fehl- und Frühgeburten oder kindlichen Schädigungen.

Beruf

Das **Mutterschutzgesetz** schränkt die Berufstätigkeit Schwangerer dort ein, wo Mutter und/oder Kind durch die Berufstätigkeit gefährdet würden. So dürfen Schwangere z.B. nicht mit gesundheitsgefährdenden Stoffen (etwa Zytostatika) oder in der Nähe ionisierender Strahlung (etwa zur Strahlendiagnostik und -therapie) arbeiten. Sie dürfen keine schweren Lasten heben und müssen Gelegenheit zu regelmäßigen Ruhepausen haben. Nacht- und Feiertagsarbeit sowie Überstunden sind nicht zulässig (mit Ausnahmen). In

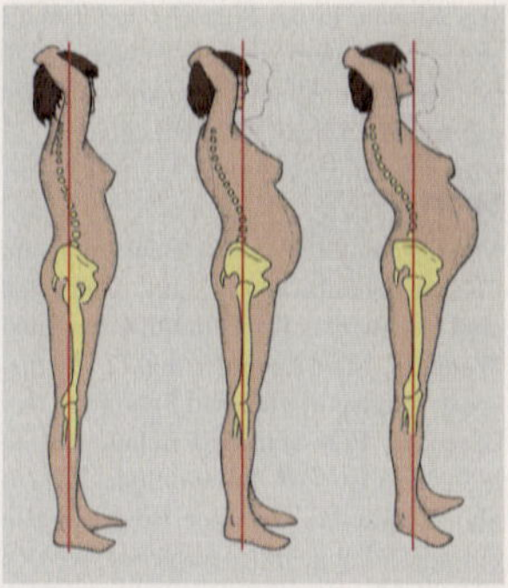

Abb. 12.7: Der Schwerpunkt des Körpers einer Schwangeren verlagert sich mit zunehmendem Leibesumfang nach vorn. Diese Veränderungen führen zu erhöhter Beanspruchung der Wirbelsäule, der Muskeln und Bänder. [A300-157]

den letzten sechs Wochen vor und den ersten acht Wochen nach der Entbindung (bei Frühgeburten und Mehrlingen zwölf Wochen) ist die Frau völlig von der Erwerbstätigkeit befreit.

Sexualität

Bei einer normal verlaufenden Schwangerschaft bestehen keine Bedenken gegen Geschlechtsverkehr. Treten jedoch Komplikationen wie vaginale Blutungen, eine tiefsitzende Plazenta (☞ 12.5.3) oder eine vorzeitige Öffnung des Muttermundes (☞ 12.5.6) auf oder hatte die Frau bereits mehrere Fehlgeburten, wird der Arzt da-

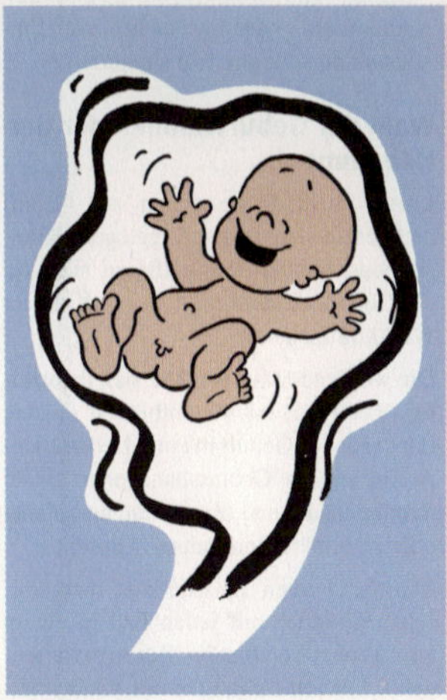

Mami ist die allerbeste!

Natürlich ist die Mami die allerbeste, schon weil sie meine Mami ist, aber alles was recht ist, einfach ist es nicht mit ihr. Neuerdings hat sie sich in den Kopf gesetzt, mich auf die sonderbarste Weise herumzuschwenken. Ich muss mich an sie anklammern und weiß oft nicht mehr, wo oben und wo unten ist. Gymnastik für werdende Mütter nennt sie das. Hockt sich plötzlich auf alle viere und macht ein Hohlkreuz, rollt sich auf den Rücken und lässt die Beine kreisen und solches Zeug. Manchmal wird mir ganz schwindlig. Manchmal macht es aber auch einen Riesenspaß. Zum Beispiel, wenn sie auf allen vieren rumkriecht und ihr Hinterteil von rechts nach links schwenkt, dann muss ich einfach lachen; das ist nämlich wie auf einer Schaukel und kitzelt mich am Bauch. Da, jetzt macht sie es schon wieder! Hihi! Hihi!

Abb. 12.6: Schwangerschaftsgymnastik hat nicht nur Auswirkungen auf die werdende Mutter ... [E108] von abraten. In der Spätschwangerschaft sollte der Bauch der Schwangeren auch bei der körperlichen Liebe keinem allzu großen Druck ausgesetzt werden.

Sport

Mindestens 20 Minuten Bewegung am Tag tun der Schwangeren gut. Am besten sind Schwimmen, Fahrradfahren und Wandern. Nicht geeignet sind Leistungssport, Kraftsportarten und Sportarten, bei denen die Frau starken Erschütterungen ausgesetzt ist (z.B. Reiten, Squash, Tennis). Sportarten, die ohne Begleitung in einsamer Umgebung ausgeübt werden (Waldlauf) oder nicht spontan unterbrochen werden können (Bergsteigen), sind ebenfalls ungünstig.

Reisen

Prinzipiell ist bei einer gesunden Schwangeren nichts gegen Reisen einzuwenden. Am günstigsten ist für einen geplanten Urlaub das verhältnismäßig stabile zweite Schwangerschaftsdrittel. Als Verkehrsmittel am geeignetsten sind die Bahn und das Flugzeug (bis vier Wochen vor der Entbindung), wohingegen längere Autofahrten wegen des ununterbrochenen Sitzens zu vermeiden sind. Reisen mit starkem Milieu- und Klimawechsel, in Länder mit schlechter medizinischen Versorgung, in die Tropen oder ins Gebirge über 2 500 m Höhe sollte die Schwangere jedoch im Interesse ihres Kindes auf später verschieben.

Impfungen

Während *passive* Impfungen (☞ 29.2.1) in der Schwangerschaft erlaubt sind, ist bei *aktiven* Impfungen, v.a. Lebendimpfungen (☞ 29.2.2), Vorsicht geboten. Nach sorgfältiger Nutzen-Risiko-Abwägung (Exposition, Gefährlichkeit des Erregers) wird jedoch auch in der Schwangerschaft geimpft.

12.2.3 Vorbereitung auf die Geburt

Geburtsvorbereitungskurse

Ab der 25. – 31. SSW sollte die Schwangere einen **Geburtsvorbereitungskurs** *(Schwangerschaftskurs)* besuchen.

Seit dem 1.10.1993 darf einer gesunden Schwangeren kein Kassen-Rezept zur Geburtsvorbereitung mehr ausgestellt werden. Die Rezeptierung erfolgt nur noch auf Privatrezept. Eine Kostenübernahme oder zumindest Teilerstattung durch die Krankenkasse ist jedoch in der Regel nachträglich möglich.

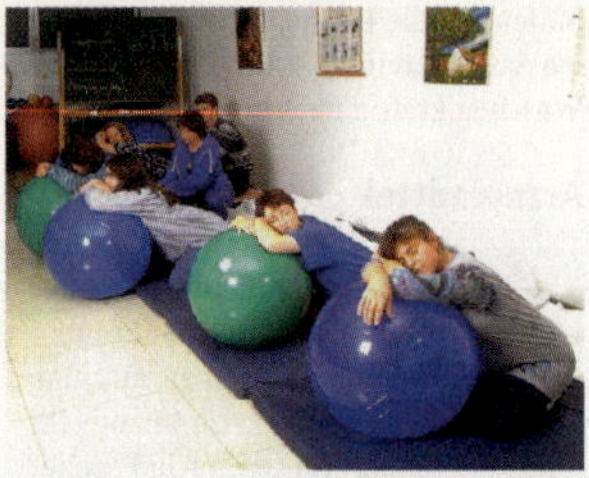

Abb. 12.8: Schwangerschaftsgymnastik, hier Entspannungsübungen mit dem Pezzi-Ball. [K183]

Die Gestaltung der Kurse (eher konventionell oder mit Musik aufgelockert, mit Yoga, mit oder ohne Partner) ist unterschiedlich. Die Kurse sollten jedoch immer folgende Komponenten enthalten:

- **Stärkung des Selbstvertrauens der Schwangeren.** Der Abbau bestehender Informationsdefizite und die Vermittlung von Verhaltensweisen, wie sich die werdende Mutter während der Geburt selbst helfen kann, tragen entscheidend zum Angstabbau vor der Geburt bei
- **Schwangerschaftsgymnastik** mit
- **Atemübungen.** Vor allem das Wahrnehmen und Erlernen einer vertieften Bauchatmung ist wichtig. Daneben werden Übungen zur richtigen Technik der Brustatmung und v.a. auch der Schlüsselbeinatmung, dem *Hecheln,* durchgeführt (☞ 12.8.2)
- **Entspannungsübungen.** Hier werden wehenerleichternde und geburtsfördernde Körperhaltungen ausprobiert. Außerdem wird versucht, die Entspannungsfähigkeit zu steigern.

Wahl der Geburtsklinik oder der Hebamme

Immer mehr Paare gehen zur Geburt nicht einfach in das nächstgelegene Krankenhaus, sondern beschäftigen sich vor der Geburt mit der Frage, wo ihr Kind zur Welt kommen soll.

Die werdende Mutter sollte sich rechtzeitig überlegen, wo sie entbinden möchte (Hausgeburt, Geburt in einer Hebammenpraxis, einem Geburtshaus oder einem Krankenhaus) und ob sie eine ambulante oder stationäre Entbindung wünscht.

Manche Frauen müssen aus medizinischen Gründen auf jeden Fall in einem Krankenhaus entbinden. Bei zu erwartenden schweren Störungen des Kindes (etwa bei sehr frühen Frühgeburten oder schwerer Blutgruppenunverträglichkeit) wird die Schwangere in ein **Perinatalzentrum** eingewiesen (als **Perinatalperiode** wird die Zeit vom Ende der 29. SSW bis zum 7. Lebenstag des Kindes bezeichnet), in dem Mutter und Kind maximal betreut werden können.

Vorbereitungen der Schwangeren auf den Klinikaufenthalt

Im 8. Monat sollte die Schwangere ihren Klinikkoffer packen. Er enthält neben den Waschutensilien und der allgemein üblichen Patientenkleidung (Nachthemd, Bademantel) Stillbüstenhalter (zwei Nummern größer als bisher), Babywäsche und -bekleidung für den Entlassungstag und wichtige Papiere wie Personalausweis, Mutterpass und Familienstammbuch oder Heiratsurkunde (bei Unverheirateten Geburtsurkunde).

12.3 Pränatale Diagnostik

Pränatale *(vorgeburtliche)* **Diagnostik:** Alle Untersuchungen, die an der Schwangeren oder dem Ungeborenen durchgeführt werden mit dem Ziel, (schwere) angeborene Erkrankungen des Ungeborenen *vor* der Geburt zu diagnostizieren.

Pränatale Diagnostik wird von vielen Schwangeren gleichgesetzt mit Fruchtwasseruntersuchung. Dies ist jedoch nicht korrekt – bereits die Screening-Ultraschalluntersuchungen gehören zur pränatalen Diagnostik.

Eine weitergehende, gezielte **pränatale Diagnostik** wird meist aus folgenden Gründen durchgeführt:

- Höheres Alter der Schwangeren. Die Wahrscheinlichkeit, dass das Ungeborene ein Down-Syndrom (☞ 13.7.1) hat, wächst mit steigendem Alter der Mutter, z.B. von 0,15 % bei einer 31-jährigen Frau über 1 % mit 38 Jahren auf 9 % bei 46 Jahren
- Vorherige Geburt eines (erb-)kranken Kindes
- Vorkommen einer erblichen Erkrankung in der Familie eines Elternteils. Zurzeit sind etwa 4 000 vererbbare Erkrankungen bekannt, von denen höchstens 5 – 10 % während der Schwangerschaft erkannt werden können
- (Eventuelles) Einwirken einer schädigenden Substanz, insbesondere während der Frühschwangerschaft

- Allgemeine Angst der werdenden Eltern vor einem behinderten Kind.

Eine Garantie für ein gesundes Kind kann auch die pränatale Diagnostik nicht geben. Alle Methoden erfassen immer nur einen kleinen Bereich aller möglichen Schädigungen und sind zudem mit einem gewissen Risiko falsch-negativer Ergebnisse behaftet.

Hinzu kommt, dass bei *invasiven* Verfahren der pränatalen Diagnostik wie der Amniozentese das Ungeborene durch die Untersuchung selbst gefährdet wird. Es besteht also für die Eltern stets das Risiko, durch die Diagnostik ein gesundes Kind zu verlieren.

Pränatale Diagnostik sollte nur dann durchgeführt werden, wenn das Risiko einer Fehlgeburt durch die pränatale Diagnostik geringer ist als das Risiko, ein behindertes Kind zu bekommen.

Ethische Aspekte

Während sich die einen über jeden Erfolg der Humangenetiker freuen, z.B. wenn ein vererbbarer Schaden erstmalig vor der Geburt diagnostiziert werden kann, haben die anderen ethische Bedenken (☞ auch 4.3.3): Da die genetischen Störungen zwar festgestellt, aber nur selten therapiert werden können, ist in der Regel der Schwangerschaftsabbruch Folge eines diagnostizierten Schadens.

Wann ist die pränatale Diagnostik sinnvoll?

Da eine vorgeburtliche *Therapie* heute nur selten möglich ist, ist die pränatale Diagnostik nur sinnvoll, wenn die Frau im Fall einer schweren Schädigung des Kindes zu einem *Schwangerschaftsabbruch* bereit ist.

Wann ist ein Leben lebenswert?

Darf ein Kind z.B. abgetrieben werden, weil es ein Down-Syndrom haben oder nach einigen Lebens*jahrzehnten* eine Chorea Huntington (neurologische Erkrankung mit geistigem und körperlichem Zerfall ☞ 35.9.2, 4.6.2) entwickeln wird? Und wer hat das Recht, über Leben und Tod zu entscheiden – die Eltern, der Arzt, die Krankenkasse, der Staat?

Bis heute sind die Meinungen, ab welchem statistischen Risiko oder ab welcher Schwere der zu erwartenden Behinderung eine Abtreibung zu rechtfertigen oder gar zu empfehlen ist, sowohl unter dem medizinischen Personal als unter betroffenen Paaren oder Eltern geteilt.

Noch umstrittener: Präimplantationsdiagnostik

Noch größer sind die ethischen Bedenken bezüglich der **Präimplantationsdiagnostik** (kurz *PGD* von engl. *preimplantation genetic diagnosis*). Dabei werden nach einer **in-vitro-Fertilisation** („Reagenzglasbefruchtung" ☞ 32.13) einzelne Zellen des Embryos entnommen und z.B. auf Chromosomenschäden oder Stoffwechseldefekte untersucht. Nur wenn der Embryo gesund ist, wird er in die Gebärmutter implantiert.

In Deutschland ist die Präimplantationsdiagnostik zurzeit gemäß dem **Embryonenschutzgesetz** (noch?) verboten, in einigen Nachbarländern (Großbritannien, Belgien, Niederlande) aber erlaubt.

Psychologische Betreuung der werdenden Eltern

Manchen Paaren fällt die Entscheidung für die pränatale Diagnostik relativ leicht. Sie verdrängen die ganze Problematik oft und hoffen, dass schon „nichts sein wird". Ergibt die Untersuchung dann eine schwere Schädigung des Kindes, kann das Paar mit der Entscheidung für oder gegen eine Abtreibung völlig überfordert sein und ohne angemessene Betreuung in eine schwere Krise geraten.

Wegen der Tragweite der zu treffenden Entscheidung (pränatale Diagnostik: ja oder nein, Abtreibung: ja oder nein, Leben mit einem behinderten Kind: ja oder nein) gehört zur pränatalen Diagnostik immer mindestens ein Beratungsgespräch mit dem Arzt.

12.3.1 AFP-Bestimmung und Tripeldiagnostik

Für Mutter und Kind am wenigsten belastend sind Untersuchungen des Bluts der Schwangeren. Hier sind v.a. die Bestimmung des AFP und die Tripeldiagnostik zu nennen.

AFP

AFP (*α-Fetoprotein*) ist ein Eiweiß, das fast nur in der fetalen Leber produziert wird. Es gelangt mit dem Urin des Ungeborenen ins Fruchtwasser und über die Plazenta ins Blut der Mutter.

Bei **Neuralrohrdefekten** (☞ 13.17.1), **Anenzephalus** (☞ Tab. 13.53) oder **Verschlussstörungen der kindlichen Bauchdecke** ist der AFP-Spiegel in Fruchtwasser und mütterlichem Blut erhöht, bei einem **Down-Syndrom** (☞ 13.7.1) dagegen erniedrigt.

Der günstigste Zeitpunkt zur Blutabnahme hierfür ist die 16. – 18. SSW.

Tripeldiagnostik

Tripeldiagnostik bezeichnet die Bestimmung von AFP, HCG und E_3 (*Östriol*, wird u.a. in der fetalen Nebennierenrinde und in der Plazenta produziert) im Blut der Mutter. Ein Computer berechnet aus den Untersuchungsergebnissen bei Angabe von Alter und Gewicht der Schwangeren sowie der genauen Schwangerschaftsdauer das *statistische* Risiko, dass das Kind unter einem Down-Syndrom leidet.

Die Untersuchung ist wegen hoher Kosten und falsch positiver Ergebnisse umstritten.

Auffällige Untersuchungsergebnisse bei den Untersuchungen im Blut der Schwangeren sind immer nur Hinweis, nicht aber Beweis für eine kindliche Schädigung. Daher erfordern sie eine weitergehende Abklärung, z.B. durch eine Amniozentese (☞ 12.3.3).

12.3.2 Sonographie

Moderne Sonographiegeräte vermögen in der Hand eines geübten Untersuchers nicht nur grobe Fehlbildungen wie etwa das Fehlen von Armen oder Beinen, sondern auch kleinere, aber trotzdem bedeutsame Auffälligkeiten nachzuweisen, z.B. Herzfehler oder abnorm verdicktes Nackengewebe (häufig bei Kindern mit einem Down-Syndrom ☞ 13.7.1). Daher ist bei allen Schwangeren eine Sonographieuntersuchung zur Erkennung kindlicher Fehlbildungen um die 19. SSW vorgesehen.

Die weitere Diagnostik richtet sich nach der Art des Befundes (z.B. Amniozentese mit Chromosomen-Analyse kindlicher Zellen bei Verdacht auf Down-Syndrom). Auch bei Verdacht auf erbliche oder vorgeburtlich erworbene Erkrankungen mit schweren Skelettanomalien ist die Sonographie Mittel der Wahl.

12.3.3 Amniozentese und Chorionzottenbiopsie

Mit Hilfe vor allem der *Amniozentese* und *Chorionzottenbiopsie* (☞ unten) können kindliche Zellen zur **Erbgutanalyse** gewonnen werden. Durch diese kann festgestellt werden:

- Ob beim Kind Chromosomen überzählig sind oder fehlen
- Ob Chromosomenstücke fehlen oder auf andere Chromosomen verlagert sind, was durch Verlust von Erbsubstanz ebenfalls zu Fehlbildungen und geistiger Retardierung führen kann
- Welches Geschlecht das Kind hat. Dies spielt insbesondere bei Verdacht auf geschlechtsgebundene Krankheiten eine Rolle, für die es heute noch keine Möglichkeit der pränatalen Diagnostik gibt.

Außerdem können heute ca. 50 Stoffwechselkrankheiten vor der Geburt diagnostiziert werden, darunter auch die *Mukoviszidose*, die bei uns häufigste angeborene Stoffwechselerkrankung (☞ 13.10.4).

Die Routine-Auswertung der Erbgutanalyse in einem genetischen Labor dauert etwa drei Wochen. Während dieser Zeit ist die psychische Belastung für die Eltern sehr groß.

Durch die **Fluoreszenz-in-situ-Hybridisierung** (FISH), bei der unkultivierte Fruchtwasserzellen untersucht werden, liegt das Ergebnis für numerische Chromosomenaberrationen (☞ Tab. 12.12) bereits nach 24 Stunden vor, sie kann jedoch die konventionellen Chromosomenanalysen nicht ersetzen.

Amniozentese

Amniozentese *(Amnionpunktion, Fruchtwasserpunktion)*: Meist transabdominale Punktion der Amnionhöhle zur klinisch-chemischen Fruchtwasserdiagnostik oder Gewinnung kindlicher Zellen für die Erbgutanalyse.

Je nach Zeitpunkt der Durchführung werden unterschieden:

- **Frühamniozentese** im ersten Trimenon zur Gewinnung kindlicher Zellen, die sich aber bisher nicht bewährt hat
- **Standard-Amniozentese** im zweiten Trimenon zur Gewinnung von kindlichen Zellen aus dem Fruchtwasser
- **Spätamniozentese** in der zweiten Schwangerschaftshälfte zur Bestimmung von Bilirubin im Fruchtwasser bei Unverträglichkeit im Rhesus-Blutgruppensystem und zur Beurteilung der Lungenreife bei drohender Frühgeburt (☞ 12.5.6), v.a. über den Lecithinspiegel im Fruchtwasser.

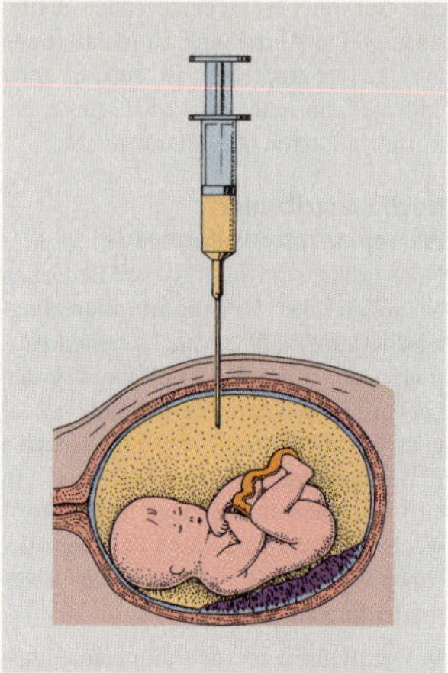

Abb. 12.9: Lage der Punktionsnadel bei der Amniozentese. Viele Frauen fürchten, dass sich das Kind während der Punktion an der Nadel verletzen könnte, jedoch zieht sich das Kind in der Regel in eine „Ecke" des Uterus zurück, wo es sich ganz still verhält. [A400-190]

Die **Amniozentese** zur Gewinnung kindlicher Zellen wird am besten in der 15. – 17. SSW durchgeführt, weil zu diesem Zeitpunkt mit 200 ml genügend Fruchtwasser zur Verfügung steht, die Zelldichte im Fruchtwasser ausreichend hoch ist und die Untersuchungsergebnisse so früh vorliegen, dass ein Schwangerschaftsabbruch noch möglich ist (☞ 12.4).

Unter Sonographiekontrolle wird eine Nadel durch die mütterliche Bauchdecke in die Fruchtwasserhöhle geführt, aus der 10 – 20 ml Fruchtwasser entnommen werden (☞ Abb. 12.9 und Abb. 12.10). Gelingt der erste Versuch zur Fruchtwasserpunktion nicht, kann der Arzt es ein zweites Mal probieren. Ein dritter Versuch sollte wegen der erhöhten Abortgefahr nur in Ausnahmefällen erfolgen.

Nach der Punktion wird das versandfertige Fruchtwasser zusammen mit den Begleitpapieren in ein genetisches Labor geschickt.

Eine Garantie, dass die Amniozentese komplikationsfrei verläuft, kann kein Arzt geben. Die Komplikationen reichen von (Schmier-)Blutungen über leichten Fruchtwasserabgang bis hin zum Abort. Studien belegen, dass die Abortrate nach Amniozentesen um 1,0 % höher ist als in Kontrollgruppen ohne Eingriff. Ein weiterer Nachteil ist der relativ späte Zeitpunkt des u.U. folgenden Schwangerschaftsabbruchs.

Pflege

- Meist vereinbaren die Pflegenden den Untersuchungstermin mit der Schwangeren
- Sie informieren die Frau über den Ablauf der Untersuchung und schicken sie nach dem Gespräch mit dem Arzt, der die Amniozentese durchführt, zur Toilette
- Während der Untersuchung assistieren sie dem Arzt und beruhigen ggf. die Patientin
- Nach der Untersuchung sind sie der Frau beim Wegwischen des Sonographie-Gels und des Hautdesinfektionsmittels behilflich und machen das gewonnene Material versandfertig
- Bei Rh-negativen Schwangeren verabreichen sie vor oder nach der Amniozentese Rhesogam® i.m. auf Arztanordnung (Rh-Prophylaxe ☞ 12.5.1), da durch die Amniozentese kindliche Zellen in den Blutkreislauf der Mutter gelangen und eine Immunisierung herbeiführen können
- Nach der Amniozentese sollte die Frau für zwei Stunden ruhen
- Für den Folgetag planen die Pflegenden eine Ultraschalluntersuchung zur Kontrolle des kindlichen Befindens ein.

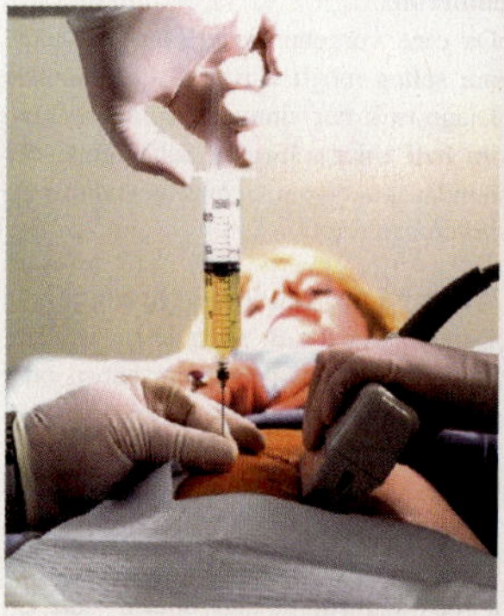

Abb. 12.10: Amniozentese. Der Arzt zieht unter Ultraschallkontrolle mit einer Spritze Fruchtwasser ab. Die in ihm enthaltenen kindlichen Zellen werden dann auf Chromosomenschäden untersucht. [J640]

Chorionzottenbiopsie

Chorionzottenbiopsie (kurz *CVS* von *Chorion Villus Sampling*): Gewinnung von Chorionzotten (d.h. von kindlichem Gewebe aus der Plazenta) in der Frühschwangerschaft zur pränatalen Diagnostik.

Der Vorteil der **Chorionzottenbiopsie** liegt darin, dass sie sehr früh in der Schwangerschaft durchgeführt werden kann, so dass im Fall einer Erkrankung des Kindes ein früherer und damit für die Frau komplikationsärmerer und weniger belastender Schwangerschaftsabbruch möglich ist.

Nachteilig sind die im Vergleich zur Amniozentese höhere Komplikationsgefahr (die Fehlgeburtsrate ist gegenüber der Amniozentese nochmals um ca. 1 % erhöht), die größeren Schmerzen während des Eingriffs und die möglichen Fehlerquellen, z.B. dass mütterliches statt fetales Gewebe gewonnen wurde und deshalb Interpretationsschwierigkeiten auftreten. In Ausnahmefällen muss daher zusätzlich später eine Amniozentese durchgeführt werden.

Transzervikale Chorionzottenbiopsie

Die **transzervikale Chorionzottenbiopsie** wird zwischen der 8. und 12. SSW p.m. durchgeführt. Ein vaginaler Abstrich eine Woche vor dem Eingriff weist evtl. vorhandene Bakterien nach, die zu einer aufsteigenden Infektion führen könnten. Dann muss vor dem Eingriff die antibiotische Behandlung stehen. Unmittelbar vor dem Eingriff sollte die Frau viel trinken, damit die Harnblase gefüllt und sonographisch gut lokalisierbar ist. Nach der Desinfektion der Vagina führt der Arzt unter sonographischer Sicht einen Katheter mit aufgesetzter Spritze in den Zervikalkanal ein und punktiert die Plazenta. Dann saugt er Gewebe aus dem *Chorion* (kindlicher Anteil der Plazenta), die *Chorionzotten*, ab (☞ Abb. 12.11). Die Zellen werden in einem genetischen Labor untersucht.

Transabdominale Chorionzottenbiopsie

Es besteht auch die Möglichkeit der **transabdominalen Chorionzottenbiopsie,** die vergleichbar einer Amniozentese durchgeführt wird.

In der Regel entscheidet der Arzt anhand der individuellen Uterus- und Plazentagegebenheiten, ob die Chorionzottenbiopsie transzervikal oder transabdominal durchgeführt wird.

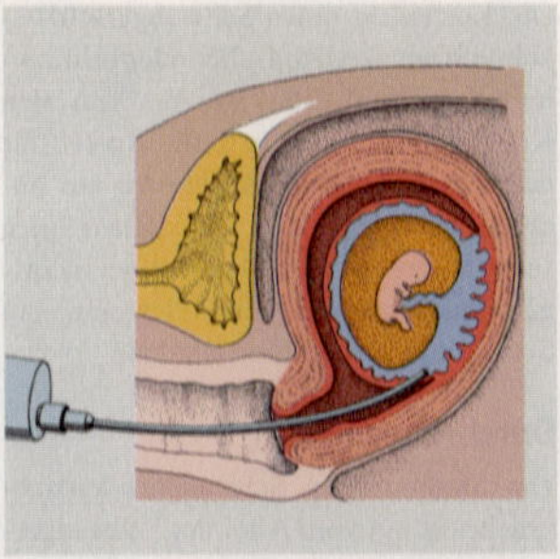

Abb. 12.11: Transzervikale Chorionzottenbiopsie. [A400-190]

Pflege

☞ *Pflege bei Amniozentese*

- Die Harnblase der Patientin muss gefüllt sein. Ist sie noch nicht voll genug, bieten die Pflegenden der Frau etwas zu trinken an
- Nach dem Eingriff sollte die Schwangere ca. 2 Std. Bettruhe einhalten
- Die Schwangere sollte sich über mehrere Tage schonen und nach einer Woche eine Kontroll-Sonographie machen lassen.

12.3.4 Nabelschnurpunktion

Bei der **diagnostischen Nabelschnurpunktion** wird mit einer dünnen Nadel unter sonographischer Sicht durch die mütterliche Bauchwand hindurch kindliches Blut aus der Nabelvene entnommen. Die Nabelschnurpunktion wird vorwiegend bei Verdacht auf Blutgruppenunverträglichkeit (Bestimmung der Blutgruppe, des Hb und des Bilirubinspiegels des Feten) sowie bei Verdacht auf Infektionskrankheiten des Fetus, z.B. Röteln oder Toxoplasmose (☞ 28.8.2), angewendet. Jedoch darf nicht die geringste Kontamination mit mütterlichem Blut vorliegen, da sonst die Antikörper der Mutter, z.B. gegen Röteln, als Ausdruck einer kindlichen Infektion fehlinterpretiert werden können.

Die **therapeutische Nabelschnurpunktion** dient z.B. der pränatalen Bluttransfusion bei schwerer Blutgruppenunverträglichkeit (☞ 12.5.1) oder der Injektion eines Allgemeinanästhetikums zur Vollnarkose des Feten vor intrauterinen Eingriffen.

Die Nabelschnurpunktion kann ambulant durchgeführt und während der Schwangerschaft mehrmals wiederholt werden. Die Komplikationsrate ist nicht so hoch wie bei der Fetoskopie, jedoch ist die Abortrate um 1 – 2 % erhöht.

12.3.5 Fetoskopie

Bei der **Fetoskopie** wird das Kind mit Hilfe eines Endoskops direkt betrachtet. Am besten geeignet ist der Zeitraum der 17. – 20. SSW, da es dann genügend Fruchtwasser gibt und das Kind noch nicht zu groß ist, um es durch das Endoskop ansehen zu können. Nach Sonographie und Injektion eines Lokalanästhetikums wird ein Hautschnitt angelegt, durch den das 2 – 3 mm dicke Endoskop mit Hilfe eines Trokars eingeführt wird.

Fetoskopien zur reinen Betrachtung des Kindes sind im Zeitalter von Sonographiegeräten mit ausgezeichneter Bildqualität kaum noch indiziert. Hauptindikationen der Fetoskopie sind daher die Entnahme von fetalen Leber- und Hautproben unter Sicht.

Außerdem werden Fetoskopien gelegentlich zur fetalen Therapie durchgeführt, etwa zur pränatalen Bluttransfusion, wenn eine Nabelschnurpunktion nicht möglich ist.

Komplikationen der Fetoskopie sind Verletzungen der Plazenta und der Amnionhöhle, Verletzung des Uterus mit Blutung in die Amnionhöhle, Spontanaborte und Frühgeburten.

12.4 Schwangerschaftsabbruch

Ethik ☞ *4.3.2*

Eine Elternschaft verändert das Leben von Mutter und Vater einschneidend. Daher erwägen nicht wenige Paare bei einer ungewollten Schwangerschaft einen **Schwangerschaftsabbruch** (*Abtreibung, Abruptio,* fälschlich auch *Interruptio = Schwangerschaftsunterbrechung* genannt). Aber auch bei einer gewollten Schwangerschaft kann es Situationen geben, die ein Fortsetzen der Schwangerschaft als nicht ratsam erscheinen lassen, z.B. eine Röteln-Infektion der Mutter in den ersten 17 SSW (Rötelnembryopathie ☞ 13.14.5).

Rechtlicher Rahmen

In Deutschland gilt seit Ende 1995 eine **eingeschränkte Fristenregelung.** Nach StGB § 218f ist der „mit Einwilligung der

Schwangeren von einem Arzt vorgenommene Schwangerschaftsabbruch nicht rechtswidrig, wenn der Abbruch der Schwangerschaft [...] angezeigt ist, um eine Gefahr für das Leben oder die Gefahr einer schwerwiegenden Beeinträchtigung des körperlichen oder seelischen Gesundheitszustandes der Schwangeren abzuwenden, und die Gefahr nicht auf eine andere für sie zumutbare Weise abgewendet werden kann." Diese Voraussetzung gilt auch als erfüllt, wenn die Schwangerschaft Folge eines Notzuchtdeliktes ist. Der Schwangerschaftsabbruch auf Verlangen der Schwangeren ist rechtswidrig, aber straffrei, wenn die Schwangere sich mindestens drei Tage vor dem Eingriff durch eine anerkannte Beratungsstelle hat beraten lassen, der Abbruch durch einen Arzt vorgenommen wird und seit der Empfängnis nicht mehr als 12 Wochen (d.h. seit der letzten Menstruation nicht mehr als 14 Wochen) vergangen sind.

Für die Praxis bedeutet dies:

- Ein Abbruch aus **medizinischer Indikation** ist jederzeit während der Schwangerschaft möglich, wenn Gesundheit oder Leben der Schwangeren gefährdet sind, etwa bei einer (neu diagnostizierten) bösartigen Erkrankung. In dieser Indikation ist auch die frühere *embryopathische (kindliche) Indikation* bei schweren Fehlbildungen des Ungeborenen (z.B. einem Down-Syndrom ☞ 13.7.1) enthalten: Es wird dann von einer so erheblichen psychischen Beeinträchtigung der Schwangeren ausgegangen, dass eine medizinische Indikation gestellt werden kann. Hier ist allerdings eine mittelbare zeitliche Befristung durch die Lebensfähigkeit des Feten gegeben
- Ein Abbruch aus **kriminologischer Indikation** (d.h. die Schwangerschaft ist Folge eines Notzuchtdelikts) ist bis zur 12. Schwangerschaftswoche p.c. möglich. Die kriminologische Indikation kann nur von einem Amtsarzt festgestellt werden
- Die frühere *psycho-soziale Indikation* (Unvereinbarkeit der Mutterschaft mit der sozialen Situation der Frau), die ca. 80 – 90 % aller Schwangerschaftsabbrüchen zugrundelag, entfällt ebenfalls. Sie ist von der oben dargestellten Fristenregelung mit Beratungspflicht abgelöst worden. Diese Schwangerschaftsabbrüche bedürfen also nicht mehr der Indikationsstellung durch eine dritte Person.

Die Kosten für einen Schwangerschaftsabbruch aus medizinischer oder kriminologischer Indikation werden von den Krankenkassen getragen, die Kosten für einen Schwangerschaftsabbruch aus anderen Gründen muss die Schwangere selbst tragen. Sie können aber bei niedrigen Einkommen teilweise oder ganz vom Sozialamt übernommen werden.

Durchführung

Die Methode des Schwangerschaftsabbruches hängt vom Alter der Schwangerschaft ab, wobei die Gefahr von Komplikationen umso größer ist, je weiter die Schwangerschaft fortgeschritten ist.

Bei einem Schwangerschaftsabbruch vor der 12. SSW wird der Gebärmutterhals mit Metallstiften (**Hegar-Stiften** ☞ Abrasio, 32.4.11) so weit aufgedehnt, dass eine stumpfe Kürette oder eine Saugkürette (**Absaug-Methode**) eingeführt werden kann. Der Eingriff wird üblicherweise in Vollnarkose durchgeführt.

Bei einem Schwangerschaftsabbruch nach der 12. SSW wird z.B. mit Prostaglandinen eine geburtsähnliche Fruchtausstoßung eingeleitet. Auf jeden Fall ist dann wie nach einer spontanen Fehlgeburt eine (Nach-)Abrasio erforderlich, um sicherzustellen, dass keine Gewebereste in der Gebärmutter zurückgeblieben sind (☞ 12.5.5). Bei einem Schwangerschaftsabbruch nach der 16. SSW muss zusätzlich der Milcheinschuss medikamentös z.B. mit Bromocriptin (etwa in Pravidel®) unterdrückt werden.

Alle Frauen erhalten postoperativ zur Förderung der Uteruskontraktion Oxytocin (z.B. in Orasthin®) i.v.

Der Schwangerschaftsabbruch mit dem Antigestagen **Mifeproston** (Mifegyne®) mit nachfolgender lokaler Prostaglandingabe zur Ausstoßung des abgestorbenen Embryos konnte sich in Deutschland aus mehreren Gründen (z.B. sehr enges Zeitfenster) bisher nicht durchsetzen.

Pflege nach Schwangerschaftsabbruch

Pflege bei Abrasio ☞ 32.4.11
Pflege bei gynäkologischen Operationen ☞ 32.2.5

Frauen, die sich aus psychischen oder sozialen Gründen gegen das Austragen des Kindes entschieden haben, konfrontieren

Störungstyp (Zeitpunkt der Störung)	Biologische Vorgänge zum Zeitpunkt der Störung	Resultierende Entwicklungsstörungen
Gametopathie (Vor der Befruchtung)	Bildung der männlichen und weiblichen Geschlechtszellen (Samen- bzw. Eizellen)	Strukturelle oder numerische (= zahlenmäßige) **Chromosomenaberrationen,** z.B. Down-Syndrom (☞ 13.7.1). Meist Keimtod (unbemerkt oder Frühabort), bei Überleben in der Regel mit komplexen und typischen Fehlbildungsmustern einhergehend (☞ auch Tab. 13.52)
Blastopathie (0. – 18. Tag nach der Befruchtung)	Erste Teilungen der Zygote, Entwicklung der Blastozyste, Differenzierung in Embryo- und Trophoblast	Meist **Keimtod** mit Frühabort (☞ 12.5.5), selten Doppelmissbildungen (z.B. doppelter Steiß), sehr selten **siamesische Zwillinge** (= unvollständig getrennte Zwillinge)
Embryopathie (18. Tag – 8. SSW p.c. = 10. SSW p.m.)	Bildung der Organe und Organsysteme, Organdifferenzierung. Anschluss an den mütterlichen Kreislauf, Ausdifferenzierung der Plazenta	**Einzelmissbildungen,** z.B. Fehlbildungen des ZNS, Spina bifida (☞ 13.17.1), Herz- und Gefäßanomalien (☞ 13.9), Lippen-Kiefer-Gaumenspalte (☞ Tab. 13.53). Hohes Risiko kindlicher Schäden bei mütterlichen Virusinfektionen (z.B. Röteln-Embryopathie ☞ 13.14.5), durch Arznei- oder Genussmittel (z.B. Alkoholembryopathie ☞ 13.7.1) oder Strahlenschäden. Art der Fehlbildung abhängig vom Zeitpunkt der Schädigung
Fetopathie (ab 9. SSW p.c. = 11. SSW p.m.)	Abschluss der Organdifferenzierung, Wachstum und Ausreifung	Vor allem **Ausreifungsstörungen** mit funktionellen Defekten. Zahlenmäßig am bedeutsamsten: Infektionen, z.B. Zytomegalie (☞ 28.6.4), Toxoplasmose (☞ 28.8.2)

Tab. 12.12: Pränatale Entwicklungsstörungen in verschiedenen Entwicklungsstadien des Kindes. In Anlehnung an die verschiedenen vorgeburtlichen Entwicklungsstadien unterscheidet man vier Störungstypen, die mit jeweils „typischen" Fehlbildungen einhergehen. Die Nennung einer Substanz in nur einer Phase bedeutet nicht, dass sie während der übrigen Phasen ungefährlich ist. Beispielsweise sind bei dem in der Regel länger andauernden Alkoholabusus embryo- und fetopathische Schäden kaum voneinander zu trennen. [A400]

die Pflegenden unter Umständen stark mit eigenen moralischen oder religiösen Einstellungen. Hinzu tritt die psychische Verfassung der Frau, die beeinflusst wird von Schuldgefühlen, der Situation der Verheimlichung, Partnerschaftskonflikten und/oder Angst vor Verurteilung. Für die Pflege gilt daher:

- Die persönliche Einstellung der Frau akzeptieren, ihr Verhalten auf keinen Fall verurteilen. Ist dies einer Pflegenden nicht möglich, sollte sie andere Patientinnen auf der Station betreuen oder um ihre Versetzung bitten, da die Frau ihre Einstellung auch dann spürt, wenn sie diese zu verheimlichen sucht. Außerdem würde es die Pflegende selbst zu sehr belasten
- Bei Erhebung der Pflegeanamnese unbedingt den Eindruck eines Verhörs vermeiden
- Bei rh-negativen Frauen Rhesus-Prophylaxe durchführen (auf Arztanordnung ☞ 12.5.1)
- Falls gewünscht, Patientin über Methoden der Empfängnisverhütung beraten bzw. eine Beratung organisieren. Bei Abbruch wegen schwerer Fehlbildung des Ungeborenen evtl. genetische Beratung anmelden. Gynäkologische Nachuntersuchung für vier Wochen später einplanen
- Patientin erklären, dass Vollbäder und Geschlechtsverkehr erst erlaubt sind, wenn die vaginale Blutung völlig aufgehört hat (nach ca. 10 – 12 Tagen)
- In allen Phasen der Betreuung gesprächsbereit sein (auf Wunsch der Frau auch unter Einbeziehung des Partners), jedoch auch das Nicht-Reden-Wollen akzeptieren
- Unabhängig von der Ursache des Schwangerschaftsabbruchs stets mit einer Trauerreaktion der Frau rechnen. Diese setzt oft bereits im Krankenhaus ein, kann aber auch noch Wochen später auftreten.

12.5 Pathologische Schwangerschaft

12.5.1 Pränatale Schädigung des Kindes

Zahlreiche Faktoren können das Ungeborene schädigen. Welche Folgen schädigende Einflüsse für das Ungeborene haben, ist dabei v.a. vom Zeitpunkt der Einwirkung abhängig. Einen Überblick über die verschiedenen Störungstypen gibt Tab. 12.12.

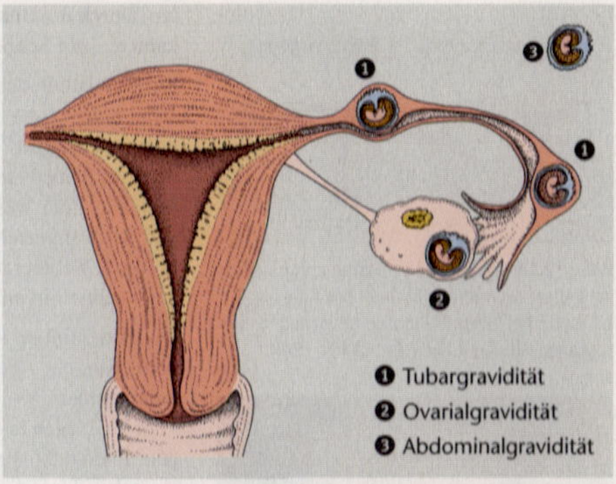

Abb. 12.13: Mögliche Lokalisationen einer Extrauteringravidität. Am häufigsten sind Tubargraviditäten (Eileiterschwangerschaften). [A400-190]

Manche Schäden sind so schwerwiegend oder auffällig, dass sie sofort nach der Geburt erkannt werden. Diese Schäden werden in Kap. 13.7.1 behandelt. Andere dagegen machen – wenn überhaupt – erst im späteren Leben Beschwerden. Sie werden in den jeweiligen Organkapiteln (kurz) erläutert.

Blutgruppenunverträglichkeit

Bei **Blutgruppenunverträglichkeiten** (☞ 24.4.4) zwischen Mutter und Kind kann das Ungeborene durch die Antikörper der Mutter geschädigt werden. Daher wird in der Frühschwangerschaft ein *Antikörpersuchtest* gegen die häufigsten Blutgruppenantigene im mütterlichen Blut durchgeführt. Bei negativem Testergebnis wird der Test in der 25. – 33. SSW wiederholt (☞ auch 12.2.1).

Rhesus-Antikörper

Am häufigsten sind **Rh-Antikörper,** die gebildet werden, wenn z.B. durch Transfusion, Fehlgeburt oder Geburt Rh-positives Blut in den Kreislauf einer rh-negativen Frau gelangt. In nachfolgenden Schwangerschaften mit einem Rh-positiven Kind führen die Antikörper bereits intrauterin zum Abbau der kindlichen Blutkörperchen. Anämie, Gelbsucht und Ödeme des Ungeborenen können in schweren Fällen zum Tod des Kindes führen (**Morbus haemolyticus fetalis et neonatorum**) und machen deshalb eine intensive Überwachung des Kindes durch Sonographie und Bilirubinbestimmung im Fruchtwasser notwendig.

Durch i.m.-Injektion von Antikörpern gegen den Rhesusfaktor D (*Anti-D-Immunglobulin*, z.B. Partobulin® oder Rhesogam®) in den ersten 72 Stunden nach dem Kontakt mit dem Rh-positiven Blut wird die Antikörperbildung bei der Mutter und damit die Erkrankung der Kinder späterer Schwangerschaften verhindert (**Rhesusprophylaxe**, *Anti-D-Prophylaxe*). Rh-negative Schwangere erhalten zwischen der 29. und 31. SSW routinemäßig eine Rhesusprophylaxe.

Weitere Blutgruppenunverträglichkeiten

Auch die übrigen Blutgruppenmerkmale können Ursache einer Antikörperbildung in der Schwangerschaft sein, so z.B. das **ABO-System** (☞ 24.4.4). Hierbei sind *vorgeburtliche* Schädigungen des Kindes aber sehr selten, da sich die Merkmale des ABO-Systems erst nach der Geburt voll ausbilden. *Nach* der Geburt ist das Kind durch Hämolyse mit nachfolgendem Anstieg des Bilirubinspiegels im Blut gefährdet. Im Unterschied zu einer Rhesus-Unverträglichkeit kann eine **ABO-Unverträglichkeit** bereits während der ersten Schwangerschaft entstehen.

12.5.2 Extrauteringravidität

Extrauteringravidität *(EU, EUG, ektope Gravidität):* Einnisten der befruchteten Eizelle außerhalb des Uterus. In ca. 99 % der Fälle als **Tubargravidität** *(Eileiterschwangerschaft)*, selten als **Ovarialgravidität** *(Eierstockschwangerschaft)* oder **Abdominalgravidität** *(Bauchhöhlenschwangerschaft, Peritonealgravidität)* mit Einnistung des Eis in das Peritoneum. Häufigkeit ca. 1 – 2 % aller Schwangerschaften.

Krankheitsentstehung

Die genaue Ursache für die Fehleinnistung des befruchteten Eies bleibt in der Regel unklar. Oft bestehen begünstigende Faktoren, z.B. vorangegangene Adnexitiden (☞ 32.7.1), die zu Verklebungen

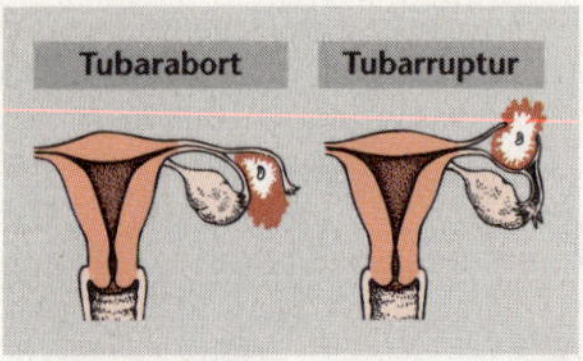

Abb. 12.14: Tubarabort bei Extrauteringravidität im weiten, ovarnahen Abschnitt der Tube und Tubarruptur bei Extrauteringravidität im engen, uterusnahen Abschnitt der Tube. [A400-190]

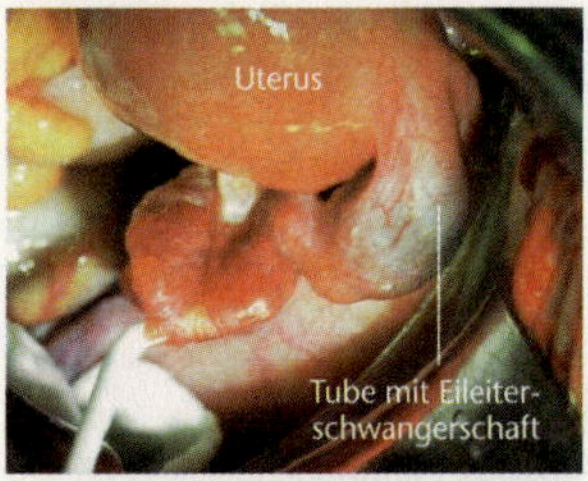

Abb. 12.15: OP-Situs einer Extrauteringravidität im engen, uterusnahen Abschnitt der Tube. Erkennbar sind der vergrößerte, gut durchblutete Uterus und das linke hyperämisierte Tubenende. Der uterusnahe Tubenabschnitt ist verdickt und schimmert weißlich-livide. [T194]

und gestörter Beweglichkeit der Tube führen, eine Sterilitätsbehandlung, frühere Extrauteringraviditäten, eine Endometriose (☞ 32.11) oder das Tragen eines Intrauterinpessars (☞ 32.14.2).

Symptome und Untersuchungsbefund

Die Symptome einer Tubargravidität hängen davon ab, ob sich die Eizelle im relativ weiten, ovarnahen oder im engen, uterusnahen Eileiterteil eingenistet hat.

Bei Einnistung im weiten Abschnitt der Tube hat die Frucht zunächst Platz zum Wachsen. Die Periode bleibt aus, der Schwangerschaftstest wird positiv, die Frau verspürt Brustspannen und Übelkeit. Ungefähr zwei Wochen nach Ausbleiben der Menstruation (ca. 6.–7. SSW) stirbt der Keim durch Mangelernährung ab, der Hormonspiegel sinkt, es kommt zu einer vaginalen Blutung und meist zu einem **Tubarabort** (Ausstoßung der Frucht in die Bauchhöhle). Die Frau verspürt zunehmende, wehen- bis krampfartige, einseitig betonte oder einseitige Unterbauchschmerzen. Eine **Tubarruptur** (Platzen der Tube) mit plötzlichem Einsetzen der Schmerzen ist selten. Durch die Blutung in die Bauchhöhle kann es zum Schock kommen.

Bei Einnistung des Keimes im engen Abschnitt der Tube sind die Beschwerden ungleich heftiger. Da nur wenig Platz ist, kann die Tube bereits ab der 5. SSW platzen. Die Frau weiß oft noch nichts von der Schwangerschaft. Sie hat plötzlich heftigste Schmerzen im Unterbauch und gerät schnell in einen Blutungsschock.

Die Patientinnen kommen häufig mit einem Akuten Abdomen (☞ 21.2.4) ins Krankenhaus, wo sie in der Regel zuerst vom Chirurgen und dann vom Gynäkologen untersucht werden. Bei der gynäkologischen Untersuchung ist die verdickte Tube tastbar. Der Uterus ist weich und aufgelockert, aber meist nicht so groß, wie es der Schwangerschaftsdauer entspräche. Manchmal besteht eine Blutung aus der Zervix. Der Unterbauch der Patientin ist stark druckschmerzhaft.

Nistet sich die befruchtete Eizelle im Eierstock ein, kommt es meist ebenfalls zum Bild eines Akuten Abdomens in der 6–7. SSW. Bei einer Abdominalgravidität sind die Symptome uncharakteristisch, da (zunächst) genügend Raum vorhanden ist. In aller Regel stirbt die Frucht aber nach einer gewissen Zeit infolge Ernährungsstörungen ab.

Diagnostik und Behandlungsstrategie

Der Schwangerschaftstest im Blut ist positiv, die vaginale Sonographie zeigt die Verdickung der Tube oder Flüssigkeit im Douglas-Raum bei leerer Gebärmutterhöhle. In der Regel erfolgt dann die Laparoskopie, welche die Diagnose sichert und gleichzeitig die Entfernung der Frucht unter Erhalt der betroffenen Tube ermöglicht. In Spätstadien oder im Schock erfolgt eine Laparatomie, häufig mit Entfernung der gesamten Tube. In frühen Stadien kann bei nur gering erhöhtem HCG auch das Zytostatikum Methotrexat gegeben werden.

> Da die Symptome einer Extrauteringravidität vor allem denen einer Appendizitis (☞ 21.6.6), einer Nierenbeckenentzündung (☞ 31.6.3) oder einer Adnexitis (☞ 32.7.1) täuschend ähneln können, fragt der Arzt bei Bauchschmerzen einer Frau im gebärfähigen Alter zum Ausschluss einer Extrauteringravidität stets nach dem Zeitpunkt der letzten Regelblutung und veranlasst ggf. einen Schwangerschaftstest.

Pflege bei Extrauteringravidität

Allgemeine perioperative Pflege ☞ Kapitel 11

Pflege bei gynäkologischen Operationen ☞ 32.2.5

Pflege bei Laparoskopie ☞ Tab. 9.54, 22.3.5 und 32.4.10

Um die psychische Belastung der Frau durch den Anblick gesunder Neugeborener und glücklicher Wöchnerinnen nicht noch zu vergrößern, werden Frauen mit dem Verdacht auf eine Extrauteringravidität auf einer gynäkologischen (nicht geburtshilflichen) Station betreut. Die Patientinnen können bei Aufnahme schwer krank, aber auch nur leicht beeinträchtigt sein. Stets ist jedoch damit zu rechnen, dass sich sehr schnell ein akut lebensbedrohlicher Zustand entwickelt:

- Bis zur Operation regelmäßig die Vitalzeichen kontrollieren und auf Zeichen eines Akuten Abdomens (☞ 21.2.4) achten (der Arzt nimmt zusätzlich bis zu zweimal täglich Blut zur Hb-Kontrolle ab)
- Die Blutgruppe der Mutter bestimmen und zwei Erythrozytenkonzentrate bereitstellen lassen
- Die Patientin nüchtern lassen. Die Flüssigkeitszufuhr wird vom Arzt über Infusionen sichergestellt, wenn die Diagnose unklar ist und es bis zur vermutlichen Operation noch länger dauert
- Patientin bei gesicherter Diagnose zur Laparoskopie oder Laparotomie vorbereiten (ärztliche Anordnung)
- Psychische Lage der Patientin berücksichtigen. Da es sich meist um junge Frauen handelt, verläuft die postoperative Phase in der Regel komplikationslos. Nicht unterschätzt werden darf aber die psychische Belastung der Frau, v.a. wenn es sich bei der Extrauteringravidität um die erste Schwangerschaft oder um eine Schwangerschaft mit Hilfe der *Reproduktionsmedizin* („Fortpflanzungsmedizin" ☞ auch 32.13) handelte oder wenn bereits die zweite Tube entfernt werden musste. Fragen bezüglich der Chance auf weitere Schwangerschaften sollten realistisch beantwortet werden, von Pflegenden allerdings erst nach Aufklärung der Patientin durch den Arzt. Ist die Patientin noch nicht aufgeklärt, zur Beantwortung der Fragen Arzt hinzuziehen. Geht es der Frau psychisch schlecht, ist es manchmal sinnvoll, soziale Dienste oder den Krankenhausseelsorger einzuschalten.

Prognose

Die Prognose ist bei rechtzeitiger Diagnosestellung gut. Allerdings ist das Risiko einer Extrauteringravidität nach einer eileitererhaltenden Operation bei einer erneuten Schwangerschaft auf ca. 10–20 % erhöht. Die meisten Patientinnen nehmen dies jedoch im Vergleich zum Verlust der Tube in Kauf.

12.5.3 Veränderungen des Trophoblasten und der Plazenta

Blasenmole und Chorionkarzinom

Blasenmole: Blasenartige Degeneration der Plazentazotten im ersten Schwangerschaftsdrittel. Die Embryonalanlage geht entweder sekundär zugrunde oder war nie entwicklungsfähig.

Bei der gynäkologischen Untersuchung ist der Uterus für die Schwangerschaftsdauer zu groß, und es sind keine kindlichen Herztöne nachweisbar. Die Diagnose wird durch Sonographie (typisches **Schneegestöberbild**) und HCG-Bestimmung im mütterlichen Blut (erhöhte Werte) gestellt. Die Therapie besteht in der medikamentösen Austreibung (☞ 12.4) mit nachfolgender vorsichtiger Abrasio (☞ 32.4.11). In Extremfällen ist wegen starker Blutungen eine Hysterektomie (Gebärmutterentfernung) notwendig.

Aus der Blasenmole (auch aus Resten, die im Uterus verblieben sind) kann sich das sehr bösartige **Chorionkarzinom** *(Chorionepitheliom)* entwickeln, das frühzeitig auf dem Blutweg metastasiert (besonders in Lunge, Leber, Knochen, ZNS). Mit einer Chemotherapie (☞ 24.5.1) können dennoch fast alle Frauen geheilt werden.

Plazentainsuffizienz

Plazentainsuffizienz: Unfähigkeit der Plazenta, einen ausreichenden Stoffaustausch zwischen Mutter und Kind zu gewährleisten.

Krankheitsentstehung

Die Ursachen für die Plazentainsuffizienz sind vielfältig. Besonders häufig betroffen sind Frauen mit Diabetes mellitus, Nierenerkrankungen, Spätgestosen (☞ 12.5.4) oder Mehrlingsschwangerschaften sowie Raucherinnen. Eine Plazentainsuffizienz kann auch bei Überschreitung des Geburtstermins auftreten, da die Plazentafunktion mit zunehmender Schwangerschaftsdauer abnimmt.

Symptome und Befund

Bei einer **chronischen Plazentainsuffizienz** bleibt das Ungeborene im Wachstum zurück, manchmal ist auch die Fruchtwassermenge vermindert. Unter zusätzlichen Belastungen, z.B. der Geburt, ist die Gefahr einer akuten (Sauerstoff-)Mangelsituation bis hin zum Kindstod erhöht. Eine **akute Plazentainsuffizienz** kann aber nicht nur auf dem Boden einer chronischen Plazentainsuffizienz entstehen, sondern beispielsweise auch durch eine vorzeitige Plazentalösung (☞ unten) bedingt sein.

Diagnostik

Ein wichtiger Funktionstest bei Verdacht auf eine Plazentainsuffizienz ist der **Oxytocin-Belastungstest** (kurz *OBT*, auch *Stresstest*), bei dem der Schwangeren über eine langsam laufende Infusionspumpe niedrig dosiert Oxytocin (☞ Pharma-Info 12.20) verabreicht wird. Bei einer Plazentainsuffizienz kommt es unter den durch das Oxytocin hervorgerufenen Wehen zu einer Herztonverlangsamung im CTG (späte Dezeleration ☞ 12.6.2). Bei CTG-Veränderungen bereits in Ruhe darf der Test nicht durchgeführt werden.

Behandlungsstrategie

Die Therapie ist abhängig von der Ursache der Plazentainsuffizienz. Wichtig sind das Einhalten von Bettruhe, die Behandlung von mütterlichen Grunderkrankungen sowie die engmaschige Überwachung des Kindes durch CTG, Dopplersonographie und abdominale Sonographie. Ob das Kind stärker durch die anhaltende Plazentainsuffizienz oder durch eine Frühgeburt gefährdet ist, muss im Einzelfall entschieden werden.

Placenta praevia

Placenta praevia: Atypische Plazentalokalisation im unteren Anteil des Uterus (Formen ☞ Abb. 12.16).

Krankheitsentstehung

Eine **Placenta praevia** tritt gehäuft nach früherer Schädigung der Gebärmutterschleimhaut (z.B. durch Entzündungen oder Abrasio ☞ 32.4.11), bei Mehr- oder Vielgebärenden und bei schnell aufeinander folgenden Schwangerschaften auf.

Symptome und Untersuchungsbefund

Leitsymptom der Placenta praevia ist eine *schmerzlose* Blutung ohne Blasensprung (☞ 12.8.1) im letzten Schwangerschaftsdrittel oder während der Geburt. Das Blut ist zumeist mütterlichen Ursprungs. Nur bei den seltenen Zottenabrissen verliert auch das Ungeborene Blut. Bei einer starken Blutung verschlechtert sich das Allgemeinbefinden der Schwangeren entsprechend der äußerlich sichtbaren Blutung (Vorsicht! Gefahr des hämorrhagischen Schocks ☞ 38.5.1).

Durch Zunahme der sonographischen Untersuchungen in den letzten Jahren wird die Placenta praevia immer häufiger

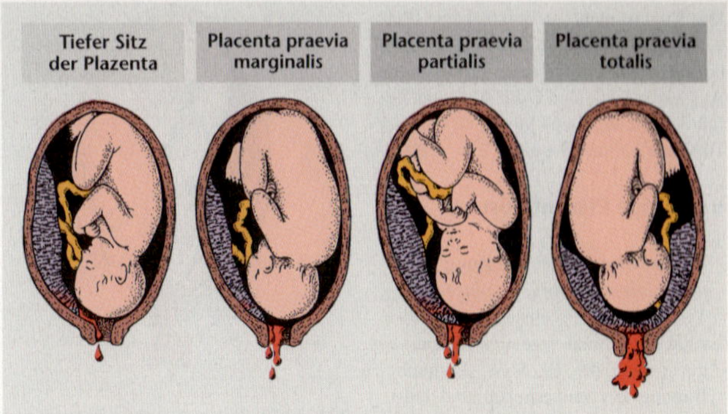

Abb. 12.16: Tiefer Sitz der Plazenta und Formen der Placenta praevia. Die Gefahr einer lebensbedrohlichen Blutung besteht bei allen Formen. [A400-190]

bei Routineuntersuchungen diagnostiziert, bevor die Schwangere Beschwerden hat.

Diagnostik

Die Diagnosesicherung erfolgt durch Sonographie und vorsichtige Spekulumuntersuchung. Keine vaginalen Tastuntersuchungen!

Behandlungsstrategie

Bei noch unreifem Kind und leichter Blutung kann unter engmaschiger Kontrolle von Vitalzeichen, Blutbild, CTG, Sonographie und Dopplersonopgraphie eine Wehenhemmung (Tokolyse ☞ 12.5.6) versucht werden. Gleichzeitig werden Glukokortikoide zur Lungenschnellreifung (☞ 12.5.6) gegeben.

Bei reifem Kind und/oder starker Blutung wird eine zügige Entbindung angestrebt. Bei einer **Placenta praevia totalis** (☞ Abb. 12.16) muss immer ein Kaiserschnitt (☞ 12.10.4) durchgeführt werden, bei einer **Placenta praevia marginalis** oder nur geringer **Placenta praevia partialis** ist ein vaginaler Entbindungsversuch möglich.

Pflege

Pflege bei Tokolyse ☞ 12.5.6
Maßnahmen bei Schock ☞ 38.5.1

- Engmaschige Kontrollen von Mutter (RR, Puls, Temperatur) und Kind (CTG), Blutuntersuchungen nach Arztanordnung
- Absolute Bettruhe, bevorzugt (Links-) Seitenlage zur besseren Versorgung des Kindes
- Hilfestellung bei der Körperpflege
- Notwendige Prophylaxen ☞ 7.1.2.

Prognose

Das Kind ist nicht nur durch eigene Blutverluste, sondern auch durch eine Plazentainsuffizienz infolge einer verminderten Austauschfläche durch die Ablösung gefährdet. Die kindliche Mortalität liegt um 10 %, die mütterliche unter 1 %.

Vorzeitige Plazentalösung

Vorzeitige Plazentalösung *(Ablatio placentae, Abruptio placentae):* Teilweise oder vollständige Ablösung der normal sitzenden Plazenta, meist nach der 29. SSW. Dadurch Blutung aus mütterlichen und teilweise auch aus kindlichen Gefäßen im Bereich der Haftfläche.

Krankheitsentstehung

Als Ursachen der **vorzeitigen Plazentalösung** werden Spätgestosen (☞ 12.5.4), plötzliche intrauterine Druckentlastungen (z.B. nach der Geburt des ersten Zwillings) oder – selten – Traumen (Sturz, Unfall) angenommen. Häufig bleibt die Ursache unklar.

Symptome, Befund und Diagnostik

Da es bei einer vorzeitigen Plazentalösung zunächst zwischen Uterus und Plazenta blutet (Ausbildung eines *retroplazentaren* Hämatoms), geht es der Mutter wesentlich schlechter als aufgrund der sichtbaren Blutung anzunehmen wäre. Oft besteht ein Schock. Außerdem gibt die Schwangere starke Unterbauchschmerzen an.

Bei der Untersuchung ist der Uterus hart und druckempfindlich. Die Diagnose wird sonographisch gesichert.

Der Verbrauch von Gerinnungsfaktoren in dem retroplazentaren Hämatom kann zu einer lebensbedrohlichen Gerinnungsstörung bei der Mutter führen (*DIC* ☞ 24.9.2).

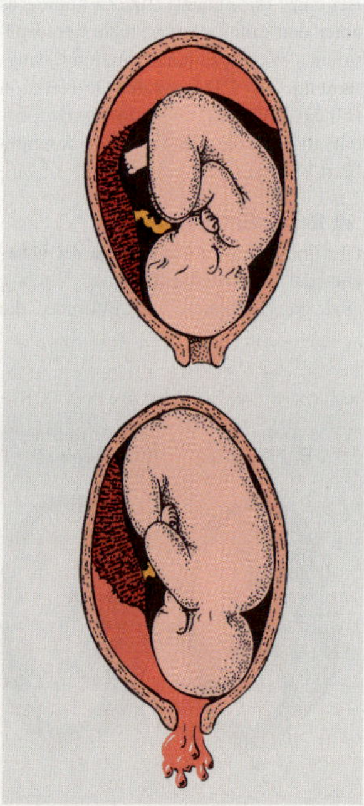

Abb. 12.17: Vorzeitige partielle Plazentalösung ohne und mit Blutung aus dem Muttermund. [A300-190]

Behandlungsstrategie

Nur bei einer kleinen, sonographisch diagnostizierten vorzeitigen Plazentalösung kann unter engmaschigen Kontrollen des mütterlichen und kindlichen Befindens abgewartet werden. Ansonsten ist, falls das Kind noch lebt, ein sofortiger Kaiserschnitt erforderlich. Bei bereits abgestorbenem Feten sollte eine vaginale Entbindung angestrebt werden, um die Mutter nicht noch zusätzlich durch eine Operation zu belasten.

Bei unreifem Kind und nur kleiner partieller Lösung (Sonographiebefund) ist bei Wohlbefinden von Mutter und Kind ein Abwarten vertretbar. Die Behandlung entspricht dann derjenigen bei einer Placenta praevia (☞ oben).

Pflege

- Intensivüberwachung mit Kontrolle der Vitalzeichen von Mutter und Kind, Kontrolle der Nierenfunktion, der Gerinnung und des Säure-Basen-Haushalts bei der Mutter
- Legen eines venösen Zugang für eine evtl. Volumensubstitution. Evtl. Blutgruppenbestimmung bei der Mutter
- Bei Gabe von Erythrozytenkonzentraten und/oder Gerinnungsfaktoren sorgfältige Beobachtung der Patientin auf Unverträglichkeitsreaktionen.

Prognose

Die kindliche Mortalität ist bei einer vollständigen vorzeitigen Plazentalösung mit 80 % sehr hoch. Die mütterliche Sterblichkeit liegt bei ca. 0,5 %.

12.5.4 Gestosen

Gestose: Erkrankung der Schwangeren, die *ursächlich* durch die Schwangerschaft bedingt ist. Nach dem Zeitpunkt ihres Auftretens unterteilt in **Früh-** und **Spätgestosen.** Hauptvertreter *Hyperemesis gravidarum* und *schwangerschaftsinduzierte Hypertonie.*

Von den schwangerschaftsinduzierten Gestosen abzugrenzen sind die Dekompensation bereits vorgeschädigter Organe infolge der schwangerschaftsbedingten Mehrbelastung und das zufällige (zeitliche) Zusammentreffen von Schwangerschaft und Erkrankung.

Hyperemesis gravidarum

Hyperemesis gravidarum: Übermäßiges Schwangerschaftserbrechen im ersten Trimenon mit erhöhter Gefährdung von Mutter und Kind. Häufige Frühgestose. Abzugrenzen von der (leichten) morgendlichen Übelkeit mit Erbrechen **(Emesis gravidarum),** die geradezu typisch für die Frühschwangerschaft ist (ca. 30 % aller Schwangeren) und spätestens in der 16. SSW von selbst aufhört.

Krankheitsentstehung

Die genaue Entstehung der **Hyperemesis gravidarum** ist noch unklar. Sicher spielen hormonelle Faktoren eine Rolle, da es z.B. bei Mehrlingsschwangerschaften oder einer Blasenmole (☞ 12.5.3) mit ihrem erhöhten HCG-Spiegel häufiger zu einer Hyperemesis kommt. Auf der anderen Seite wird das Erbrechen durch psychische Belastungen verstärkt (ungeplantes Kind, ungeeigneter Partner, erwartete Probleme mit dem Beruf durch das Kind, finanzielle Sorgen).

Symptome, Befund und Diagnostik

Bei der Hyperemesis kann es ab der 6. SSW zu unstillbarem Erbrechen unabhängig von der Nahrungsaufnahme kommen. Die Frau nimmt an Gewicht ab. Der Flüssigkeitsmangel führt zu deutlichen Kreislaufsymptomen (Tachykardie, Hypotonie) und evtl. auch zu Fieber („Durstfieber").

In Extremfällen treten Leberschäden mit Ikterus auf (☞ 22.2.1), oder die Schwangere wird als Zeichen einer ZNS-Beteiligung benommen und verwirrt.

Die Diagnose ergibt sich aus der Anamnese. Blutuntersuchungen (Kalium, Ketonkörper, Nieren- und Leberwerte ☞ 39.41, 39.44, 39.3, 39.9, 39.33) können erforderlich sein, um das Ausmaß der Gefährdung für Mutter und Kind abzuschätzen und beispielsweise eine Hepatitis (☞ 22.4.2) als Ursache auszuschließen. Eine sonographische Untersuchung ermöglicht die Abgrenzung von der Blasenmole.

Behandlungsstrategie

Vorrangig ist der Ausgleich des Flüssigkeits- und Elektrolythaushalts durch Infusionen. Anfangs ist meist eine vollständige parenterale Ernährung angezeigt. Eine medikamentöse Behandlung der Übelkeit, evtl. unterstützt durch eine Sedierung, erfolgt nur wenn unbedingt nötig. Dann müssen für Schwangere geeignete Arzneimittel ausgewählt werden, z.B. Dimenhydrinat (etwa in Vomex A®). Bei psychischen Störungen kann eine Psychotherapie angezeigt sein.

Pflege

Die Pflege einer Schwangeren mit Hyperemesis gravidarum ist nicht immer leicht und erfordert viel Geduld. Im Vordergrund der Pflege steht die Sorge um das psychische Wohlbefinden der Frau. Dabei ist es wichtig herauszufinden, welches die auslösenden Momente für das Erbrechen sind. Verstärkt sich das Erbrechen z.B. nach dem Besuch eines Verwandten oder Bekannten, sollte ein Besuchsverbot ausgesprochen werden. Regt sich die Patientin (mehrfach) über Telefonate und Radio- oder Fernsehsendungen auf, werden diese Geräte bis auf Weiteres entfernt. Macht sich die Frau wegen der Beschwerden Sorgen um das Kind, kann diese Angst durch den Hinweis gemindert werden, dass sie sich ja nun in ärztlicher Behandlung befinde und auf das Wohlergehen des Ungeborenen geachtet werde. Manche Frauen können sich nicht damit abfinden, im Krankenhaus liegen zu müssen. Dann kann eine Beurlaubung oder eine ambulante Versorgung die bessere Lösung sein. Ist die Frau in sozialen oder finanziellen Nöten, sollte der Sozialarbeiter des Hauses hinzugezogen werden, der z.B. den Kontakt zu Frauenhäusern oder den Schuldenberatungsstellen herstellen kann.

Da die Schwangere häufig schon erbricht, wenn sie nur eine Nierenschale oder Zellstoff sieht, sollten diese Utensilien nicht in Sichtweite (aber in Reichweite) der Frau aufbewahrt werden. Das Erbrechen kann so häufig sein, dass die Frau schon wieder spucken muss und klingelt, bevor die Krankenschwester die mit Erbrochenem gefüllte Nierenschale entsorgt hat.

Ernährung: Am Anfang erhält die Patientin nur Tee, Milch, Zwieback und trockenes Gebäck, alles in kleinen Portionen. Verträgt sie diese Anfangsdiät gut, wird die weitere Kost nach Arztanordnung langsam aufgebaut, z.B. mit Obst, Säften, Quark und Fleisch in der nächsten Stufe. Fette und stark gewürzte Speisen werden meist schlecht vertragen. Sinnvoll ist es, die Frau z.B. am Vormittag (und nicht am Vortag) zu fragen, was sie mittags essen möchte, und es dann in der Küche zu bestellen oder es vom Partner mitbringen zu lassen.

Körperpflege: Bei Schwäche und Benommenheit ist die Patientin auf Hilfe angewiesen. Wegen der Mundtrockenheit durch die Exsikkose ist v.a. auch auf die Mundpflege zu achten.

Krankenbeobachtung: Blutdruck und Puls werden mehrfach, die Körpertemperatur einmal täglich kontrolliert. Zweimal wöchentlich wird die Patientin gewogen. Die Flüssigkeitsbilanzierung (☞ 7.8.2) erfolgt täglich.

Pflege bei ZVK ☞ 10.5.5

Schwangerschaftsinduzierte Hypertonie

Schwangerschaftsinduzierte Hypertonie (kurz *SIH*, auch *schwangerschaftsinduzierter Bluthochdruck*, früher *EPH-Gestose*, *Schwangerschaftsnephropathie*, *Schwangerschaftstoxikose*): Spätgestose mit den Hauptsymptomen Hypertonie, Ödemen und Proteinurie. Erhöhte Gefährdung für Mutter und Kind. Mit einer Häufigkeit von 4 – 5 % aller Schwangeren eine der häufigsten Schwangerschaftskomplikationen überhaupt. Risikogruppen sind Erstgebärende und Frauen mit Mehrlingsschwangerschaften, Diabetes mellitus oder Nierenerkrankungen.

Krankheitsentstehung

Die genaue Ursache der **schwangerschaftsinduzierten Hypertonie** ist bis heute unklar. Diskutiert wird heute vor allem eine gestörte Endothelfunktion mit der Folge pathologischer Veränderungen im Prostaglandinstoffwechsel (☞ 16.4.4) und im Renin-Angiotensin-Aldosteron-System (☞ Abb. 19.5).

Es resultiert eine Vasokonstriktion mit Blutdrucksteigerung und Durchblutungsminderung der Organe, wobei praktisch alle Organe betroffen sein können. Auch die Plazenta wird durch die Gefäßengstellung mangeldurchblutet, wodurch das Kind im Extremfall absterben kann.

Symptome und Untersuchungsbefund

Die Hauptsymptome der Erkrankung sind entsprechend der früheren Bezeichnung *EPH-Gestose* (**E**dema, dt. Ödem, **P**roteinurie, **H**ypertonie):

- Hypertonie: Blutdruck über 140/90 mmHg (bedrohlich ist ein Blutdruck von über 160/100 mmHg)
- Proteinurie: Eiweißausscheidung im 24-Std.-Sammelurin > 0,3 g/l
- *Generalisierte* Ödeme und eine abnorme Gewichtszunahme von über 500 g/Woche durch die Wassereinlagerung (nicht zu verwechseln mit *peripheren* Ödemen in den Beinen, die auch bei gesunden Schwangeren auftreten).

Im Frühstadium der Erkrankung ist lediglich der Blutdruck erhöht, was von der Schwangeren selbst ebenso wie die Eiweißausscheidung selten bemerkt wird. Daher sind regelmäßige Blutdruckkontrollen und Urinuntersuchungen im Rahmen der Schwangerenbetreuung besonders wichtig.

Deutliche Beschwerden hat die Schwangere erst im Stadium der **Präeklampsie,** wenn durch Beeinträchtigung der Gefäßregulation im ZNS Schwindel, Ohrensausen, Kopfschmerzen, Augenflimmern, Sehstörungen (z.B. Doppelsehen), Übelkeit, Erbrechen oder eine Reflexsteigerung (☞ 35.4.1) auftreten.

Ein Notfall und für Mutter und Kind lebensgefährlich ist die schwerste Verlaufsform, die **Eklampsie,** bei der es zu tonisch-klonischen Krämpfen (☞ 35.7.1) und Bewusstlosigkeit kommt.

Die Nomenklatur ist hier aber nicht einheitlich: Eine alleinige, nach der 20. SSW auftretende und nach der Geburt wieder verschwindende Hypertonie heißt auch *Schwangerschaftshypertonie* oder *Gestationshypertonie,* während die *leichte Präeklampsie* die Schwangerschaftshypertonie mit Proteinurie bezeichnet und die *schwere Präeklampsie* durch zusätzliches Auftreten deutlicher Organsymptome (z.B. des ZNS) gekennzeichnet ist.

Komplikationen der schwangerschaftsinduzierten Hypertonie sind vorzeitige Plazentalösung (☞ 12.5.3), Nierenversagen, neurologische Spätschäden nach einem *Status eclampticus* (= längere Zeit andauernder, nicht zu unterbrechender eklamptischer Anfall) sowie teils massive postoperative Blutungen nach einer Kaiserschnittentbindung.

Eine Sonderform der schwangerschaftsinduzierten Hypertonie ist das **HELLP-Syndrom,** das mit **H**ämolyse, **e**rhöhten **L**eberwerten und Thrombozytopenie (engl. **l**ow **p**latelets) einhergeht und auf eine durch Gefäßspasmen bedingte Leberschädigung zurückzuführen ist.

Diagnostik und Differentialdiagnose

Die Diagnose ergibt sich aus dem *erstmaligen* Auftreten von Hypertonie und Proteinurie im letzten Trimenon.

Die technischen Untersuchungen dienen insbesondere der Verlaufskontrolle und der Risikoabschätzung für Mutter und Kind:

- Blutuntersuchung: Routinelabor einschließlich Blutbild (wegen möglicher Anämie und Thrombozytopenie), Nierenwerten (als Komplikation Nierenversagen möglich), Leberwerten und Gerinnungsstatus (HELLP-Syndrom)
- Urinuntersuchung (Eiweißausscheidung)
- Dreimal täglich CTG (☞ 12.6.2), um eine kindliche Gefährdung zu erfassen
- Doppler-Sonographie zur Beurteilung der Plazentadurchblutung und damit der Versorgung des Kindes
- Transabdominale Sonographie mit Wachstumsbeurteilung des Kindes, da zurückbleibendes Wachstum ein Warnzeichen ist.

Bei der **Pfropfgestose** lagert sich die Eklampsiesymptomatik auf eine bereits bestehende Hypertonie, einen Diabetes mellitus oder eine chronische Nierenschädigung auf. Die Symptome setzen in der Regel *vor* der 20. SSW ein. Auch eine Erstmanifestation anderer Hypertonieformen oder einer *genuinen Epilepsie* (☞ 35.7.2) ist in der Schwangerschaft möglich.

Behandlungsstrategie

Die Behandlung umfasst:

- Blutdrucksenkende Arzneimittel, v.a. α-Methyl-Dopa, etwa in Presinol®, oder Dihydralazin, etwa in Nepresol®. In leichteren Fällen auch β-Blocker, z.B. Beloc®
- Magnesium (meist intravenös) zur Minderung der Krampfbereitschaft
- Ggf. Sedierung, z.B. mit Diazepam (in Valium®).

Die ursächliche Behandlung bestünde in der Beendigung der Schwangerschaft. Dies ist jedoch wegen der in der Regel noch bestehenden Unreife des Kindes nicht immer sofort möglich. Es muss abgewogen werden, ob das Kind stärker durch die Minderdurchblutung oder durch eine Frühgeburt gefährdet ist, und wie hoch das Risiko für die Mutter ist.

Die Art der Entbindung (vaginal oder Kaiserschnitt) hängt von der Schwangerschaftsdauer und der Zahl der vorangegangenen Geburten ab. Bei Erstgebärenden oder sehr unreifen Kindern ist das Risiko für das Kind in der Regel bei einem Kaiserschnitt geringer, während bei Mehrgebärenden oft eine vaginale Geburt weniger belastend ist. Bei einer Eklampsie muss die Entbindung aber sofort erfolgen, meist durch Kaiserschnitt.

Allgemeine Pflege bei SIH

Bei der Pflege von Patientinnen mit einer schwangerschaftsinduzierten Hypertonie ist neben einer sorgfältigen Krankenbeobachtung auch ein möglichst günstiges Umfeld wichtig. Ruhige Atmosphäre, vertrauensvoller Kontakt zu den Pflegenden und, auf Wunsch der Frau, Miteinbeziehen des Partners in die Pflege tragen wesentlich zur Stabilisierung des Zustandes von Mutter und Kind bei. Die Patientin ist in einer psychischen Ausnahmesituation. Sie weiß, dass Ruhe für sie und das Kind am besten ist, kann jedoch nicht verhindern, dass ihre Gedanken immer wieder um das (gefährdete) Kind kreisen. Sie muss über ihre Ängste sprechen können und braucht die Zuwendung und den Kontakt zu ihr wichtigen Personen.

> Die Patientin sollte vom Arzt über die Warnsymptome aufgeklärt werden, bei denen sie sich sofort melden soll: Kopf- und Oberbauchschmerzen, Ohrensausen, Schwindel, Erbrechen, Sehstörungen und Abnahme der Urinmenge.

Stets sollte ein gerichtetes Notfalltablett mit Arzneimitteln nach ärztlicher Anordnung und Intubationsbesteck bereitgehalten werden.

Pflege bei leichter SIH

- Relative Bettruhe und körperliche Schonung, um den Blutdruck zu senken und die Plazentadurchblutung zu verbessern
- Eiweiß- und ballaststoffreiche Kost
- Ruhe (ggf. Einzelzimmer, Besuchereinschränkung)
- Regelmäßige Vitalzeichen- und Körpergewichtkontrollen.

Pflege bei Präeklampsie

- Absolute Bettruhe
- Bevorzugt Linksseitenlagerung zur Verbesserung der Plazentadurchblutung
- Reizabschirmung (Lärm und grelles Licht vermeiden, Einzelzimmer). Das Patientenzimmer leise betreten, jedoch

aufpassen, dass sich die Frau beim Ansprechen nicht erschrickt (jeder Reiz kann eine Eklampsie auslösen)
- Engmaschige Vitalzeichenkontrolle
- Kontrolle des Augenhintergrundes (Hypertoniebedingte Veränderungen? ☞ 19.5.1)
- Tägliche Gewichts- und Ödemkontrolle
- Flüssigkeitsbilanzierung, ggf. mit Blasenkatheter und ZVK. Die Ausscheidung sollte 30 ml/Std. nicht unter-, der ZVD 6 – 8 cm H_2O nicht überschreiten
- Bestimmung von Blut und Eiweiß im Urin
- Alle Prophylaxen (☞ 7.1.2)
- Übernahme der Körperpflege
- Eiweiß- und ballaststoffreiche Kost
- Ausreichend Flüssigkeit, um die Ausscheidung harnpflichtiger Substanzen wie Kreatinin oder Harnsäure zu ermöglichen.

Pflege bei Eklampsie

Pflege bei Bewusstlosigkeit ☞ 38.3.1
Pflege bei zerebralem Krampfanfall ☞ 35.7.1 und 35.7.2

Prognose

In leichten Fällen ist die Prognose gut. In schweren Fällen oder bei Eklampsie verschlechtert sie sich erheblich. Die Müttersterblichkeit liegt bereits bei nur einem eklamptischen Anfall bei 5 %. Die perinatale Sterblichkeit beträgt je nach Schwere der Gestose bis zu 30 %.

6 – 12 Wochen nach der Entbindung wird die Patientin vom Arzt noch einmal einbestellt, um sie auf weiter bestehende Schädigungen zu untersuchen.

12.5.5 Abort

Abort *(Fehlgeburt):* Vorzeitige Ausstoßung des Embryos oder Fetus bei einem Gewicht von unter 500 g *und* Fehlen aller Lebenszeichen. Nach dem Zeitpunkt unterteilt in **Frühaborte** bis zur 16. SSW und **Spätaborte** (☞ unten) nach der 16. SSW. Auf 100 ausgetragene Schwangerschaften kommen ca. 10 – 15 Fehlgeburten.

Zur Abgrenzung: Bei einer **Totgeburt** liegt das Gewicht des Kindes über 500 g, es hat jedoch unmittelbar nach der Geburt weder das Herz geschlagen noch die Nabelschnur pulsiert noch hat die natürliche Lungenatmung eingesetzt. Hat auch nur eines dieser Lebenszeichen vorgelegen, so handelt es sich unabhängig vom Gewicht um eine **Lebendgeburt.**

Krankheitsentstehung

Bei **Frühaborten** ist häufig der Embryo z.B. infolge von Chromosomenstörungen nicht entwicklungsfähig (☞ Tab. 12.12).

Bei **Spätaborten** treten mütterliche Ursachen wie etwa Uterusmyome oder eine vorzeitige Öffnung des Muttermundes (**Zervixinsuffizienz,** häufig nach Konisation) in den Vordergrund.

Mütterliche Infektionen (insbesondere auch der Harnwege) können zu jedem Zeitpunkt der Schwangerschaft zu einer Fehl- oder Frühgeburt (☞ 12.5.6) führen. Oft bleibt die Ursache des Aborts unklar.

Symptome und Untersuchungsbefund

Die Frau bemerkt die drohende oder beginnende Fehlgeburt meist durch eine *schmerzlose* vaginale Blutung. Im weiteren Verlauf wird die Blutung stärker, und es treten wehenartige, ziehende Unterbauchschmerzen hinzu. Spätaborte bei Zervixinsuffizienz beginnen meist mit dem Sprung der Fruchtblase ohne Wehen oder Blutungen. Fieber und eitriger Fluor weisen auf einen **febrilen Abort** mit Gebärmutterinfektion hin. Gelangt infektiöses Material in die mütterliche Blutbahn, entwickelt sich der infektiöse, febrile Abort zum **septischen Abort**, bei dem zusätzlich Kreislaufsymptome, ggf. mit ZNS-Beteiligung (Bewusstseinstrübung, Unruhe), bestehen.

Bei der körperlichen Untersuchung ist der Uterus gemäß der Schwangerschaftsdauer vergrößert. Ausnahme ist die *verhaltene Fehlgeburt* **(Missed abortion),** bei der die abgestorbene Frucht nicht ausgestoßen wird, sondern unter Umständen über Wochen in der Gebärmutter ver-

Abortus imminens *(drohende Fehlgeburt)*	**Abortus incipiens** *(beginnende, unabwendbare Fehlgeburt)*	**Abortus incompletus** *(unvollständige Fehlgeburt)*	**Abortus completus** *(vollständige Fehlgeburt)*	**Missed abortion** *(verhaltene Fehlgeburt, nicht ausgestoßene Fehlgeburt)*
Symptome ▸ Leichte Blutung oder Wehen ▸ Muttermund ist geschlossen ▸ Embryo lebt	**Symptome** ▸ Stärkere Blutungen und Wehen ▸ Muttermund öffnet sich ▸ Schwangerschaft irreversibel gestört	**Symptome** ▸ (Starke) Blutung und/oder Wehen ▸ Muttermund ist offen oder wieder geschlossen ▸ Uterus ist nicht völlig entleert	**Symptome** ▸ Keine Blutung, evtl. etwas blutiger Fluor ▸ Keine Wehen ▸ Muttermund ist meist wieder geschlossen	**Symptome** ▸ Keine Blutung, keine Wehen ▸ Muttermund ist geschlossen ▸ Kein Wachstum des Uterus ▸ Embryo abgestorben
Befund	**Befund**	**Befund**	**Befund**	**Befund**

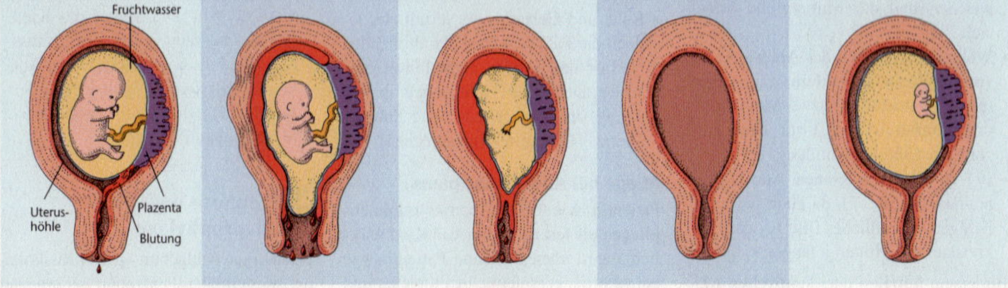

Abb. 12.18: Frühabortstadien und evtl. vorhandene Symptome. [A400-190]

bleibt. Die Gebärmutter ist hier kleiner als erwartet.

Diagnostik und Differentialdiagnose

Hauptziel der Diagnostik ist es, bei zweifelhaftem Untersuchungsbefund festzustellen, ob der Embryo noch lebt und daher ein Versuch gerechtfertigt ist, die Schwangerschaft zu erhalten. Heute geschieht dies mit Hilfe der Sonographie, welche die Herzaktionen und Bewegungen des Embryos darstellt. Außerdem kann eine Verlaufskontrolle des HCG-Spiegels im Blut angezeigt sein, da dieser nach Absterben der Frucht sinkt.

Behandlungsstrategie

Bei einem **Abortus imminens,** d.h. einer drohenden Fehlgeburt mit (noch) lebendem Embryo, ist die Behandlung konservativ mit dem Ziel, die Schwangerschaft aufrechtzuerhalten:

- Absolute Bettruhe, erst nach Aufhören der Blutung langsame Mobilisation
- Wehenhemmung durch Magnesium, z.B. Magnesium Verla®, oder nach der 16. SSW durch Tokolytika (☞ Pharma-Info 12.20)
- Regelmäßige Sonographie- und HCG-Kontrollen.

Steht fest, dass der Embryo/Fetus abgestorben ist, muss sichergestellt werden, dass der Uterus völlig entleert wird, da Gewebereste u.a. zu Infektionen, Blutungen und Polypen führen können. Ob die Gebärmutterentleerung nach einer spontanen Fehlgeburt vollständig ist **(Abortus completus)** oder ob Reste zurückgeblieben sind **(Abortus incompletus),** kann klinisch nicht festgestellt werden.

Bei **Frühabort** daher stets:

- Abrasio (☞ 32.4.11). Bei nicht ausreichend geöffnetem Muttermund können 4 – 6 Stunden vor dem Eingriff Prostaglandine zur *Zervixreifung* verabreicht werden. Hierdurch wird die Zervix weicher, und der Muttermund öffnet sich
- Während oder nach der Abrasio Gabe von Oxytocin oder Methylergometrin (etwa Syntocinon® bzw. Methergin® ☞ Pharma-Info 12.20) zur Unterstützung der Uterusrückbildung
- Bei rh-negativen Frauen Anti-D-Prophylaxe (☞ 12.5.1), da auch bei einer Fehlgeburt kindliches Blut in den Blutkreislauf der Mutter gelangen kann.

Bei einem **febrilen** oder **septischen Abort** sind zusätzlich die intravenöse Antibiotikagabe sowie die Verhütung bzw. Behandlung des drohenden Schocks und der Gerinnungsstörungen erforderlich.

Eine Besonderheit stellt der **Spätabort** dar, bei dem der Fetus schon zu groß ist, um ausgeschabt zu werden. Er muss, wie auch eine Totgeburt bei intrauterinem Fruchttod, geboren werden. Zur Geburtseinleitung des nicht wehenbereiten Uterus werden Prostaglandine, z.B. Nalador®, i.v. und/oder lokal am Gebärmuttermund verabreicht. Wegen der Nebenwirkungen muss die Gebärende dabei engmaschig überwacht werden (Vitalzeichen, Flüssigkeitsbilanzierung, Infusionstherapie). Auf Wunsch erhält die Patientin vom Arzt Analgetika und/oder Sedativa.

Pflege

Pflege nach Abrasio ☞ *32.4.11*
Pflege bei gynäkologischen Operationen ☞ *32.2.5*

Sowohl bei einer drohenden als auch bei einer unabwendbaren Fehlgeburt befindet sich die Frau in einer Krisensituation, die von der Sorge um das Ungeborene bzw. von der Trauer um das verlorene Kind bestimmt ist. Daher ist die psychische Begleitung wesentlicher Bestandteil der Pflege. Um eine Konfrontation der „trauernden Frau“ mit den meist glücklichen Wöchnerinnen zu vermeiden, wird die Patientin auf einer gynäkologischen Station betreut (es sei denn, sie möchte auf der Entbindungsstation liegen).

Pflege bei Abortus imminens

- Patientin absolute Bettruhe einhalten lassen. Sie entsprechend bei der Körperpflege unterstützen und alle notwendigen Prophylaxen durchführen (☞ 7.1.2)
- Regelmäßig Vitalzeichen kontrollieren, um Schocksymptome oder Infektionszeichen rechtzeitig zu erfassen. Patientin auf vaginale Blutungen beobachten
- Ruhe und Gelassenheit vermitteln, jedoch die Patientin über den drohenden Verlust des Kindes nicht hinwegtäuschen. Dem Paar Gelegenheit geben, bereits im Krankenhaus ohne Zuhörer über das Geschehene zu sprechen.

Pflege bei Abortus incipiens

Patientin wie beim Abortus imminens pflegen bis feststeht, dass das Kind wirklich abgestorben ist. Dann Patientin wie bei Abortus completus, incompletus und missed abortion betreuen.

Pflege bei Abortus completus, incompletus und missed abortion

- Regelmäßig Vitalzeichen und Blutung kontrollieren
- Patientin zur Abrasio vorbereiten (☞ 32.4.11)
- Gesprächsbereit sein. Die Trauerarbeit um ein verlorenes Kind braucht Zeit. Manchmal kann es sinnvoll sein, einen Geistlichen hinzuzuziehen
- Kontakte vermitteln. In einigen Städten gibt es auch Selbsthilfegruppen, an die sich die Betroffenen wenden können. Bei der Entlassung ist die Frau häufig noch nicht in der Lage, Interesse an Elterninitiativen und Selbsthilfegruppen zu entwickeln. Man sollte ihr aber entsprechende Adressen mitgeben, damit sie zu einem späteren Zeitpunkt Kontakt mit diesen aufnehmen kann.

Pflege bei Spätabort

- Engmaschig Vitalzeichen kontrollieren, Flüssigkeitsbilanz erstellen
- Bezüglich des Entlassungstermins Wünsche der Frau berücksichtigen. Häufig möchten die Frauen schon kurz nach der Entbindung aus dem Krankenhaus entlassen werden, um das ganze Geschehen in Ruhe verarbeiten zu können. Dem Wunsch sollte wenn irgend möglich entsprochen und eine ambulante Nachsorge durch eine Hebamme organisiert werden.

Extremsituation: Gebären des toten Kindes

Für die Mutter stellt das Gebären ihres toten Kindes einen nahezu übermenschlichen Akt dar. Entsprechend dürfen Tränen und Gefühlsausbrüche nicht unterbunden werden.

Nach heutigem Kenntnisstand gelingt die Trauerarbeit am besten, wenn die Mutter ihr Kind nach der Geburt anschauen und berühren darf. Möchte die Mutter das Kind erst später sehen, sollte auch dies ermöglicht werden. Will eine Mutter das Kind jedoch überhaupt nicht sehen, muss dies ebenfalls akzeptiert werden. Auf keinen Fall darf die Mutter unter der Begründung, dies sei für sie das Beste, gezwungen werden.

Prognose und Rezidivprophylaxe

Nach einer Fehlgeburt ist das Risiko einer wiederholten Fehlgeburt bei erneuter Schwangerschaft auf ca. 25 % erhöht. Die

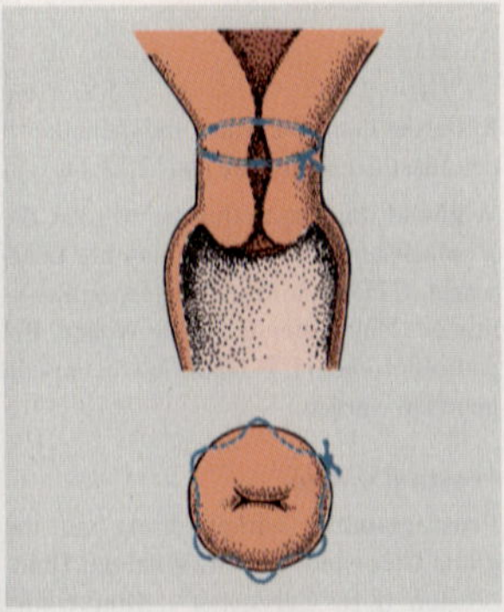

Abb. 12.19: Prinzip der Cerclage nach McDonald. Der nicht resorbierbare Faden wird im Zickzack durch die Zervixmuskulatur geführt und verknotet (Tabaksbeutelnaht). [A300-190]

Wiederholungsgefahr hängt auch von der Ursache ab. Ist eine vorzeitige Öffnung des Muttermundes **(Zervixinsuffizienz)** Ursache der Fehlgeburt, so kann bei einer erneuten Schwangerschaft eine **Cerclage** (frz. *Umschlingung* ☞ Abb. 12.19) durchgeführt werden. Dabei wird der Zervikalkanal durch Umschlingung der Zervix mit einem nicht resorbierbaren Faden verschlossen, der rechtzeitig vor der Geburt wieder entfernt wird.

Bei drei oder mehr Fehlgeburten **(habitueller Abort)** ist eine gründliche Ursachensuche empfehlenswert, da dann organische Ursachen wie Gebärmuttererkrankungen oder genetische Schädigungen der Eltern vorliegen können.

12.5.6 Frühgeburt

Frühgeburt: Geburt vor Vollendung der 37. SSW. In Deutschland ca. 7 % aller Geburten. Im Vergleich zu früher wesentlich verbesserte Prognose für das Kind, für sehr kleine Neugeborene unter 750 g Geburtsgewicht jedoch nach wie vor zweifelhaft (☞ 13.7.8).

Früher wurde eine Frühgeburt als eine Geburt nach der 28., aber vor Vollendung der 37. SSW definiert. Durch moderne intensivmedizinische Möglichkeiten liegt die Grenze der Lebensfähigkeit heute schon bei einer Schwangerschaftsdauer von ca. 24 SSW, so dass diese Definition überholt ist.

Small-for-date-Neugeborenes ☞ 13.6.2

Krankheitsentstehung

Die Ursachen für eine Frühgeburt sind zahlreich: Vorzeitige Öffnung des Muttermundes *(Zervixinsuffizienz)*, Uterusfehlbildungen oder -myome, schwangerschaftsinduzierte Hypertonie (☞ 12.5.4), vorangegangene Fehl- oder Frühgeburten, lokale oder allgemeine Infektionen oder Überforderung der Mutter.

Auch Mehrlinge werden meist zu früh geboren, sind aber im Vergleich zu Einlingen reifer.

Symptome und Untersuchungsbefund

Die Schwangere erkennt eine *drohende* Frühgeburt am vorzeitigen Einsetzen von Wehen, die sich auch als uncharakteristische Rückenschmerzen äußern können. Häufig bemerkt sie aber auch gar nichts, und der Arzt stellt die vorzeitige Öffnung des Muttermundes bei einer Kontrolluntersuchung fest.

Ein viel zu früher Sprung der Fruchtblase mit Abgang von Fruchtwasser (**vorzeitiger Blasensprung** ☞ 12.8.1) ist bereits Zeichen einer *beginnenden* Frühgeburt.

Bei der gynäkologischen Untersuchung sind insbesondere die Beurteilung des Muttermundes (geöffnet oder geschlossen?), der Zervixlänge (lang oder bereits verkürzt?) und der Zervixkonsistenz (weich oder noch hart?) wichtig.

Diagnostik und Differentialdiagnose

Ziel der technischen Untersuchungen ist es, die Ursache der drohenden Frühgeburt herauszufinden und die Gefährdung des Kindes einzuschätzen:

- CTG (☞ 12.6.2), um Häufigkeit, Stärke und Dauer der Wehen sowie Reaktion des Kindes auf die Wehen (abnormes Absinken der Herzfrequenz?) aufzuzeigen
- Sonographie zur Ursachensuche (Myom? Blasensprung?) und zur Abschätzung des kindlichen Gewichts
- Bestimmung der Entzündungsparameter im Blut zur Erfassung einer mütterlichen Infektion
- Urinstatus und Vaginalabstrich, da auch Harnwegsinfekte und vaginale Infektionen Ursache einer drohenden Frühgeburt sein können
- Messung des vaginalen pH-Wertes mit Teststäbchen als einfache und schnelle Methode zur Infektionsdiagnostik, da der pH-Wert der Vagina bei Infektionen oder einem Blasensprung in den alkalischen Bereich ansteigt.

Behandlungsstrategie

Geschätztes Gewicht des Kindes unter 2 500 g

Bei einem geschätzten **Gewicht des Kindes unter 2 500 g** ist das Risiko durch die Unreife meist größer als das durch die mütterliche Grunderkrankung. Daher sind auch invasive Maßnahmen zur Verlängerung der Schwangerschaft gerechtfertigt:

- Bei *Zervixinsuffizienz* ist bis zur 29. SSW eine *Cerclage* (☞ 12.5.5 und Abb. 12.19) möglich
- Bei *anhaltender Wehentätigkeit* ist die **Tokolyse** (medikamentöse Wehenhemmung ☞ Pharma-Info 12.20) durch Magnesium und/oder intravenöse Gabe von β-Sympathikomimetika, z.B. Partusisten®, erforderlich. Oft werden zusätzlich Sedativa gegeben, z.B. Diazepam (etwa Valium® oder Diazepam-ratiopharm®)
- Bei einem *vorzeitigen Blasensprung* ist das Risiko einer aufsteigenden Infektion sehr groß. Die so entstandene Infektion von Eihäuten, Eihöhle, Plazenta und evtl. auch Fetus wird als **Amnioninfektionssyndrom** (kurz *AIS*) bezeichnet. Die Entzündungsparameter der Mutter (Temperatur, Leukos, CRP, Blutbild) werden engmaschig kontrolliert. Die kindliche Lungenreifung kann insbesondere durch Gabe von Glukokortikoiden unter Intensivüberwachung von Mutter und Kind beschleunigt werden. Am schnellsten, d.h. nach frühestens 24 Stunden, wirkt dabei Betamethason (Celestan®) i.m. Wesentlich langsamer wirkt Ambroxol (z.B. Mucolsolvan® über fünf Tage als Infusion). Meist lässt sich die Geburt nur für wenige Tage aufschieben. Bei Infektionszeichen (z.B. Temperaturanstieg der Mutter, Anstieg der fetalen Herzfrequenz) muss die Geburt trotz der Unreife des Kindes eingeleitet werden.

Geschätztes Gewicht des Kindes über 2 500 g

Bei einem geschätzten **Gewicht des Kindes über 2 500 g** ist in der Regel keine eingreifende Behandlung mehr erforderlich.

Wichtig ist in allen Fällen eine Kontrolle des kindlichen Befindens durch CTG, Sonographie und Dopplersonographie (☞ 9.6.7) der Nabelschnurgefäße. Bei kindlicher Gefährdung wird die Geburt eingeleitet.

Pharma-Info 12.20: Uterusmittel

Dosierung von Tokolytika bei intravenöser Zufuhr mit Infusionspumpe

Fenoterol (Partusisten®): 460 ml Trägerlsg. (Ringerlsg.) + 4 Amp. à 10 ml mit je 0,5 mg Partusisten® = 2 mg in 500 ml Lsg. = 4 µg/ml			Ritodrin (Pre-par®): 480 ml Trägerlsg. (Ringerlsg.) + 4 Amp. à 5 ml mit je 50 mg Pre-par® = 200 mg in 500 ml Lsg. = 400 µg/ml		
µg/Min.	**Trpf./Min.**	**ml/Std.**	**µg/Min.**	**Trpf./Min.**	**ml/Std.**
1	5	15	60	3	9
2	10	30	100	5	15
3	15	45	200	10	30
4	20	60	300	15	45
–	–	–	400	20	60

Arzneimittel, bei denen die Wirkung auf die Uterusmuskulatur *im Vordergrund* ihres therapeutischen Einsatzes steht, heißen **Uterusmittel.**

Tokolytika

Bei vorzeitiger Wehentätigkeit, Operationen am schwangeren Uterus sowie mütterlicher und/oder kindlicher Gefährdung durch die Wehen können **Tokolytika** *(Wehenhemmer)* gegeben werden. Diese führen über Angriff an den β_2-Rezeptoren des Uterus zur Erschlaffung der glatten Uterusmuskulatur und damit zur Wehenhemmung.

Ihre Nebenwirkungen, insbesondere Tachykardien, ergeben sich v.a. aus der Wirkung von β-Sympathomimetika an anderen Organen (☞ Pharma-Info 20.41).

Zur Anwendung gelangen:

- Fenoterol (z.B. Partusisten®)
- Ritodrin (Pre-par®).

Pflege

- Während der i.v.-Tokolyse Patientin engmaschig überwachen, da Wehenhemmer zum Anstieg der Herzfrequenz führen. Weitere Nebenwirkungen sind Herzrhythmusstörungen, Blutdruckabfall, Wassereinlagerung, Unruhe und (Hand-)Tremor
- Besonders bei gleichzeitiger Glukokortikoidgabe Atmung beobachten und Pneumonieprophylaxe durchführen (erhöhte Gefahr eines Lungenödems). Bei Atemstörungen Arzt benachrichtigen.

Wehenfördernde Substanzen

Wehenfördernde Substanzen steigern die Kontraktionsbereitschaft des schwangeren Uterus. Je nach Anwendung werden sie unterteilt in:

- **Wehenmittel** zur Geburtseinleitung oder bei Wehenschwäche unter der Geburt
- **Kontraktionsmittel** zur Einleitung eines Schwangerschaftsabbruchs, zur Förderung der Plazentaablösung nach der Geburt, zur Blutungsstillung nach Plazentaausstoßung, zur Förderung der Uterusrückbildung im Wochenbett, beim Kaiserschnitt nach Herausholen des Kindes oder nach einer Abrasio.

Oxytocin

Oxytocin-Belastungstest ☞ 12.5.3

Das Hypophysenhinterlappenhormon **Oxytocin** löst physiologischerweise die Geburtswehen aus und vermittelt die Milchentleerung beim Stillen.

Therapeutisch wird Oxytocin (z.B. Orasthin®, Syntocinon®) i.v. zur Geburtseinleitung oder bei Wehenschwäche sowie i.v. oder i.m. zur Förderung der Plazentaentwicklung oder bei Uterusatonie nach der Geburt (☞ 12.10.3) eingesetzt. Sprüht man 2 – 3 Minuten vor dem Stillen eine Spray-Dosis in die Nasenhöhle, fördert es den Milchfluss und dient damit der Mastitisprophylaxe (☞ 12.13.1).

Während der Oxytoxingabe werden die Vitalzeichen der Frau engmaschig überwacht. CTG-Kontrollen zeigen die Reaktion des Ungeborenen auf die Wehen. Bei pathologischem CTG darf Oxytocin nicht gegeben werden.

Prostaglandine

Prostaglandine wirken direkt auf die glatte Uterusmuskulatur. Während Dinoproston (z.B. Cerviprost®, Minprostin® E_2) unter intensiver Überwachung von Mutter und Kind auch lokal an der Zervix oder (selten) i.v. zur Zervixerweichung und Geburtseinleitung eingesetzt wird, dürfen andere Prostaglandine (z.B. Cergem®, Nalador®) nur zur Einleitung eines Schwangerschaftsabbruchs im zweiten Trimenon (☞ 12.4), zur Geburtseinleitung bei intrauterinem Fruchttod oder bei atonischen Blutungen in der Nachgeburtsphase eingesetzt werden.

Secale-Alkaloide

Secale-Alkaloide (*Mutterkorn-Alkaloide,* z.B. Methylergometrin, etwa in Methergin®) wirken ebenfalls direkt auf die glatte Uterusmuskulatur. In der Gynäkologie werden sie zur Förderung der Plazentalösung nach der Geburt des Kindes, bei Uterusatonie, bei einer verzögerten Uterusrückbildung im Wochenbett oder nach einem Kaiserschnitt oder einer Abrasio gegeben. Häufigste Nebenwirkungen sind Übelkeit bei i.v. Gabe, Unterleibsschmerzen, Schweißausbrüche, Schwindel oder Kopfschmerzen.

Überwachungsmaßnahmen während i.v.-Tokolyse mit β-Sympathomimetika*

Vor der Therapie	Während der Therapie								
	1 Std.	**2 Std.**	**4 Std.**	**6 Std.**	**12 Std.**	**24 Std.**	**2. Tag**	**3. Tag**	**> 3 Tage**
Klinische Untersuchung	Täglich bzw. in Abhängigkeit von der klinischen Situation								Bei Beschwerden
CTG	2 x täglich über 30 Min.								Auf Anordnung
Puls/RR	+	+	+	+	+	+	2 x täglich		
EKG	Vor Beginn der Therapie, innerhalb des 1. – 3. Tages und bei Auftreten kardialer Symptome								Wöchentl.
Temp.	2 x täglich								
Gewicht	Empfehlenswert (Wasserretention?)								
Fl.bilanz	+	+	+	+	+	+	+	Auf Anordnung	
Elektrolyte				+					

* Nach den Empfehlungen der Deutschen Gesellschaft für perinatale Medizin 1989

Pflege

CTG ☞ *12.6.2*
Pflege bei Tokolyse
☞ *Pharma-Info 12.20*

- Schwangere strenge Bettruhe einhalten lassen und sie je nach Arztanordnung in leichter Kopftieflage oder mit erhöhtem Oberkörper lagern. Patientin bei der Körperpflege und ggf. der Nahrungsaufnahme unterstützen und alle notwendigen Prophylaxen, z.B. Thromboseprophylaxe, durchführen
- Für weichen Stuhlgang sorgen, um Pressen beim Stuhlgang zu vermeiden. Erlaubt sind beispielsweise Quellmittel oder Lactulose (☞ 7.8.5)
- Schwangere vor unnötigen Reizen, z.B. vor Lärm oder grellem Licht, abschirmen. Insgesamt eine ruhige Atmosphäre schaffen und keine Hektik aufkommen lassen. Patientenzimmer und insbesondere unmittelbare Umgebung der Patientin so gemütlich wie möglich gestalten, da die Frauen nicht selten längere Zeit im Bett liegen müssen. Üblicherweise benötigte Gegenstände wenn irgend möglich in Reichweite der Frau platzieren
- Freundlich und gesprächsbereit sein, um Spannungen und Ängste der Schwangeren zu mindern. Konfliktthemen wie etwa Rollen- oder Zukunftsängste dabei nicht meiden, falls der Gesprächswunsch von der Patientin ausgeht. Offene Gespräche wirken oft entlastend
- Bei vorzeitigem Blasensprung:
  - Regelmäßige Temperaturkontrollen, um eine Infektion möglichst frühzeitig zu erfassen
  - Nach jeder Ausscheidung Genitalspülung (☞ 32.2.2) wegen des erhöhten Infektionsrisikos.

12.6 Untersuchungen vor oder während der Geburt

Mit fortschreitender Schwangerschaft rückt das Kind immer mehr in den Mittelpunkt der gynäkologischen Untersuchung.

12.6.1 Fundusstand des Uterus und Lage des Kindes

Um den Verlauf der Schwangerschaft zu kontrollieren und um den Geburtsverlauf abschätzen zu können, bestimmt der Arzt:

Typische Fundusstände:		Symphysen-Fundus-Abstand [cm]
40. SW:	2 QF unterhalb des Rippenbogens	34
36. SSW:	Am Rippenbogen (höchster Stand)	36
32. SSW:	Mitte zwischen Nabel und Xiphoid	29
28. SSW:	3 QF oberhalb des Nabels	26
24. SSW:	Am Nabel	22
20. SSW:	3 QF unterhalb des Nabels	17
16. SSW:	2 QF über der Symphyse	6
12. SSW:	Obere Symphysenkante	0

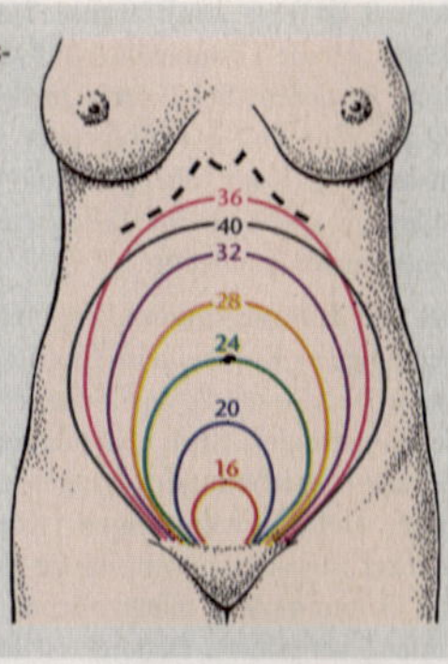

Abb. 12.21: Fundusstände des Uterus im Verlauf der Schwangerschaft (QF = Querfinger). Nach der 37. SSW senkt sich der Uterus wieder etwas ab. [A400-190]

- Den **Fundusstand** des Uterus
- In der Spätschwangerschaft die **Lage** und die **Einstellung** des Kindes, die **Stellung** des kindlichen Rückens und die **Haltung** des Kopfes.

Fundusstand

Fundusstand des Uterus: Höhe des oberen Gebärmutterrandes (☞ Abb. 12.21).

Die Bestimmung des **Fundusstandes des Uterus** dient der Größenbestimmung des Uterus. Der Fundusstand steht bei einer physiologischen Schwangerschaft zwar in enger Beziehung zur Kindsgröße (und diente daher früher zur Abschätzung des kindlichen Wachstums). Da jedoch auch andere Faktoren, z.B. Fruchtwassermenge und Lage des Kindes, die Höhe des Fundusstandes beeinflussen, wird die Größe des Kindes heute durch die Sonographie bestimmt.

Lage

Lage: Verhältnis der Längsachse des Kindes zur Längsachse des Uterus.

Unterschieden werden (☞ Abb. 12.22):

- **Längslage** (ca. 99 % aller Geburten), wobei hier noch einmal zwischen der normalen *Schädellage* (ca. 96 % aller Geburten) und der pathologischen *Beckenendlage* (ca. 3 % aller Geburten) differenziert wird
- **Querlage**
- **Schräglage** (oft auch als Sonderform der Querlage klassifiziert).

Haltung

Haltung: Beziehung der Kindsteile zueinander, insbesondere Beziehung zwischen kindlichem Kopf und kindlichem Rumpf.

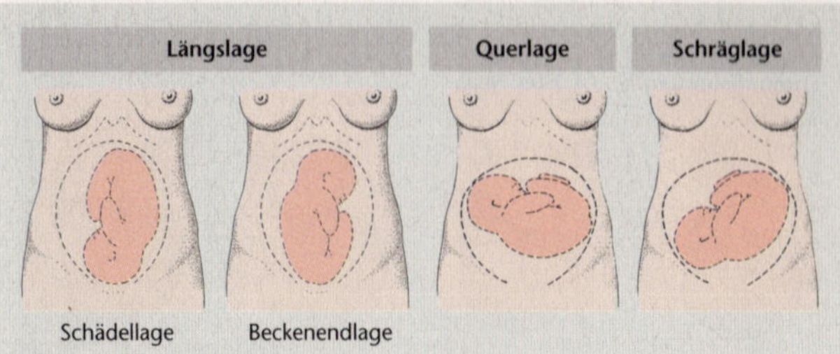

Abb. 12.22: Lageangaben des Kindes im Uterus. Längs-, Quer- und Schräglage beziehen sich nur auf die Längsachse des Kindes, unabhängig davon, in welche Richtung der Kopf zeigt; Schädel- und Beckenendlage beziehen sich auf die Poleinstellung, d.h. den Körperteil des Kindes, der dem Geburtskanal am nächsten ist. [A400-190]

Normal ist eine **indifferente Haltung** (Kopf „gerade“, Fontanellen auf gleicher Höhe zu tasten) bei Eintritt in den Beckeneingang mit nachfolgender **Flexionshaltung** (Kopf gebeugt, kleine Fontanellen zu tasten) beim Tiefertreten des Kindes unter der Geburt.

Bei den **Haltungsanomalien** bleibt die Beugung des Kopfes beim Eintritt in das kleine Becken aus, so dass Scheitel **(Vorderhauptslage),** Stirn **(Stirnlage)** oder Gesicht **(Gesichtslage)** vorangehen. Jede dieser **Deflexionshaltungen** (Kopf gestreckt) ist pathologisch, da sie den für den Geburtsverlauf maßgeblichen Kopfumfang vergrößert. Dadurch ist der Geburtsverlauf verzögert und das Risiko für das Kind erhöht. Bei Stirn- und Gesichtslage ist in der Regel ein Kaiserschnitt notwendig.

Poleinstellung

Poleinstellung: Bezeichnung des vorangehenden Kindsteils.

Bei der **Poleinstellung** werden die **Schädellage** und die **Beckenendlage** unterschieden.

In Zusammenhang mit der Haltung des kindlichen Kopfes werden bei den **Schädellagen** die **Hinterhauptslage** *(HHL),* die **Vorderhaupts-, Stirn-** und **Gesichtslage** unterschieden (☞ Abb. 12.23).

Differenzierung der Beckenendlagen ☞ Abb. 12.76

Einstellung

Einstellung: Beziehung des vorangehenden Kindsteils zum Geburtskanal.

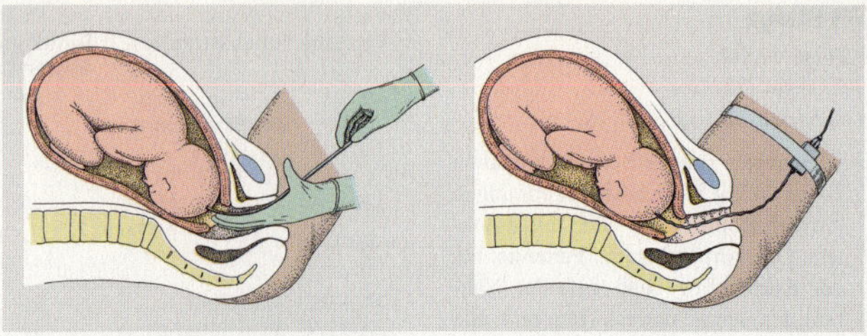

Abb. 12.24 – 12.25: Befestigung einer CTG-Kopfschwarten-Schraubelektrode: Während der vaginalen Untersuchung wird die Schraubelektrode über eine Einführhülse 2 mm in die kindliche Kopfhaut eingedreht (nicht im Fontanellenbereich). Anschließend wird das Elektrodenende an der Beinplatte und Erdungselektrode befestigt (☞ 18.4.4). [A400-190]

Physiologisch ist der **hohe Querstand,** d.h. der Kopf des Kindes steht quer im Beckeneingang. Danach dreht sich der Kopf des Kindes (☞ Abb. 12.41) und steht kurz vor dem Beckenausgang gerade bzw. längs **(tiefer Geradstand).**

Bei **Einstellungsanomalien** hat sich der kindliche Kopf nicht dem Geburtskanal angepasst.

Beim **hohen Geradstand** steht der Kopf des Kindes gerade (längs) im Beckeneingang, beim **tiefen Querstand** steht der Kopf des Kindes vor dem längsovalen Beckenausgang quer.

Stellung

Stellung: Stellung des kindlichen Rückens in Längslage innerhalb des Uterus.

Bei der **I. Stellung** zeigt der Rücken nach links, bei der **II. Stellung** nach rechts (Merkspruch: **R**ücken **r**echts = **z**weimal „R“ = **Z**weite Stellung).

Liest die Frau also in ihrem Mutterpass den Eintrag „I. HHL“, bedeutet das „I.“ die Stellung des kindlichen Rückens, das „HHL“ den vorangehenden Teil des Kindes. In diesem Fall liegt also eine Hinterhauptslage vor, wobei der Rücken des Kindes nach links zeigt. Alle Deflektionshaltungen (☞ oben) bedingen auch eine **Stellungsanomalie,** der kindliche Rücken steht nach hinten.

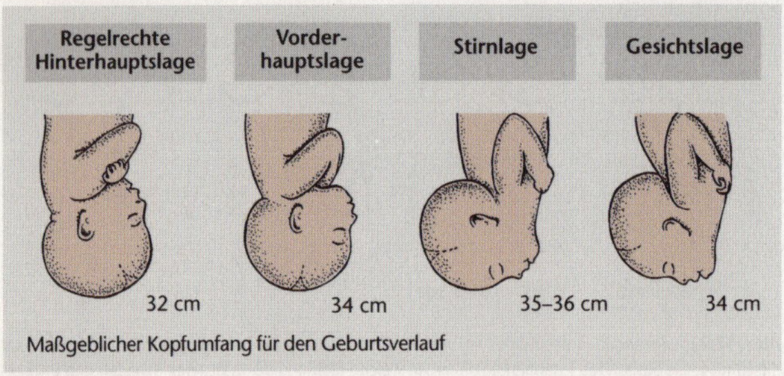

Abb. 12.23: Regelrechte Hinterhauptslage und die verschiedenen Deflektionshaltungen des kindlichen Kopfes. [A300-190]

12.6.2 Kardiotokographie

Kardiotokographie (*Cardiotokographie,* kurz **CTG**): Kontinuierliche Aufzeichnung von kindlichen Herztönen und Wehentätigkeit. Wird zur Überwachung des kindlichen Befindens in der Spätschwangerschaft und unter der Geburt sowie zur Objektivierung der Wehentätigkeit eingesetzt.

Die *Wehentätigkeit* wird über einen mechanischen Druckabnehmer *(Tokographie-Aufnehmer, Wehen-Transducer)* auf der Bauchdecke der Mutter registriert. Um die *Signale des Kindes* zu gewinnen, gibt es folgende Möglichkeiten:

- **Ultraschallkardiographie:** Vom Gerät werden Ultraschallwellen ausgesandt, welche von Herz, Aorta oder Nabelschnur reflektiert werden (☞ 9.6.7, Doppler-Sonographie). Der Schallkopf enthält in der Regel aber auch Mikrophone, um die Geräusche des Kindes (z.B. Herztöne) hörbar machen zu können, so dass die früher weit verbreitete **Phonokardiographie** heute nur noch eine untergeordnete Rolle spielt. Die *Herzton-Transducer* werden wie die Wehen-Transducer auf die Bauchdecke der Mutter aufgesetzt
- **Direktes fetales EKG** *(interne Kardiographie):* Nach dem Blasensprung wird eine **Kopfschwartenelektrode** (kurz *KSE*) zur Potentialableitung am Kopf des Kindes befestigt (☞ Abb. 12.24 – 12.25).

Anlegen eines CTG

- Papiervorrat des Geräts überprüfen. CTG-Streifen mit Namen, Vornamen und Geburtsdatum der Schwangeren, errechnetem Geburtstermin, derzeitiger Medikation sowie aktuellem Datum und Uhrzeit beschriften
- Patientin evtl. zur Vermeidung einer V.-cava-Kompression (☞ 12.1.3) auf die (linke) Seite legen lassen
- Kindslage und -stellung bestimmen, da die kindliche Herzhinterwand für die Erfassung der Herztöne am günstigsten ist und von daher festgestellt werden muss, wo sich der Rücken des Kindes befindet. Den Schallkopf dann dort anbringen, wo die Herztöne mit einem Holzstethoskop am besten zu hören sind
- Tokographie-Aufnehmer mit einem elastischen Gurt (Gummi- oder Textilgurt) über dem Gebärmutterfundus befestigen
- Herzton-Transducer (Schallkopf) mit Sonographiegel vorbereiten und mit Gurt fixieren
- Aufzeichnung kontrollieren, bei guter Aufzeichnung Papiervorschub einstellen (1 cm/Min.) und CTG über mindestens 30 Min. registrieren lassen, falls keine anders lautende Anordnung besteht
- Jede Lageveränderung und jede an der Frau durchgeführte Maßnahme (z.B. gynäkologische Untersuchungen oder die Einnahme von Arzneimitteln) auf dem CTG dokumentieren.

In immer mehr Kliniken können die gewonnenen Daten auch auf Fernmonitore übertragen werden **(Telemetrie).** Dies ermöglicht z.B. eine zentrale Überwachung mehrerer Schwangerer gleichzeitig vom Hebammenstützpunkt aus und gibt der Gebärenden mehr Bewegungsfreiheit, ohne die Sicherheit des Kindes zu gefährden.

Auswertung eines CTG

Ein CTG wird nach folgendem Grundmuster ausgewertet:

Baseline

Baseline *(Niveau, Basalfrequenz):* Mittelwert der fetalen Herzfrequenz über 5 – 10 Minuten Normal 120 – 150 Schläge/Minute (☞ Abb. 12.29).

Ursachen einer kindlichen Tachykardie sind insbesondere Stress, Infektionen oder Arzneimittel (z.B. β-Sympathomimetika). Physiologisch ist eine Tachykardie bei Bewegungen des Kindes.

Eine Bradykardie tritt etwa beim V.-cava-Kompressionssyndrom auf.

Eine Hypoxie des Kindes kann sich sowohl in einer Tachykardie als auch in einer Bradykardie äußern.

Oszillationsfrequenz

Oszillation: Wehenunabhängige, kurzfristige Schwankungen der kindlichen Herzschlagfrequenz.

Floating-line: (Gedachte) Linie, die den Mittelwert der Oszillation anzeigt. Im Gegensatz zur Baseline *geschwungene* Linie (☞ Abb. 12.29).

Nulldurchgang: Kreuzungspunkt von kindlicher Herzfrequenzkurve und Floating-line.

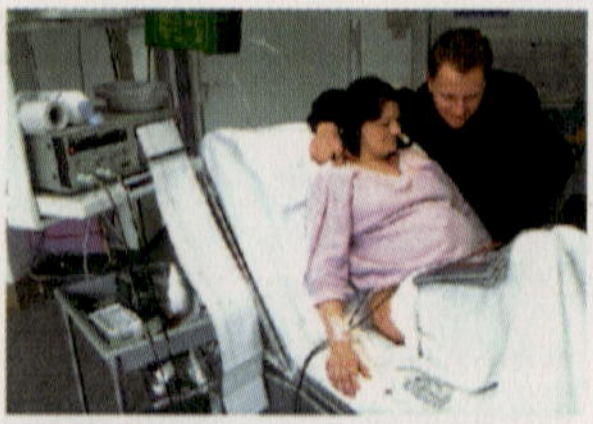

Abb. 12.27: CTG-Gerät mit Ausdruck der Kardiotokographiekurve auf Papier. [K206]

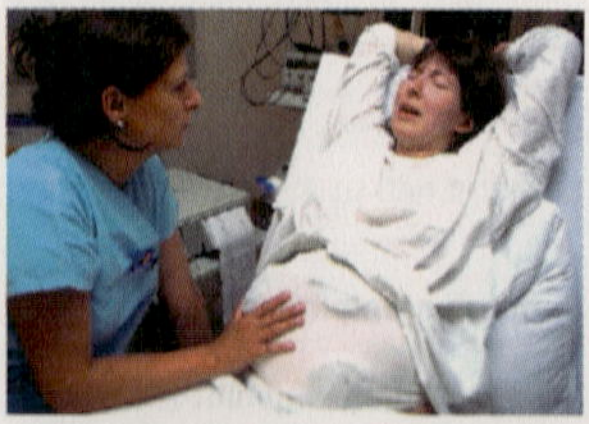

Abb. 12.28: Gebärende in einer Wehenpause. Die CTG-Transducer sind mit Hilfe eines weichen Mullschlauchs am Bauch befestigt. Die Hebamme beruhigt die werdende Mutter und hilft ihr, in der Wehenpause zu entspannen. [K206]

Die **Oszillationsfrequenz** gibt an, wie häufig sich die Herzfrequenz des Kindes in einer Minute verändert. Sie wird über die Anzahl der Nulldurchgänge oder der Gipfelpunkte pro Minute berechnet (☞ Abb. 12.29). Normal sind mehr als sechs Nulldurchgänge (oder halb so viele Gipfelpunkte) pro Minute.

Bei Sauerstoffmangel kann das Herz des Kindes ganz gleichförmig schlagen, d.h. die Zahl der Nulldurchgänge sinkt im Extremfall bis auf null ab.

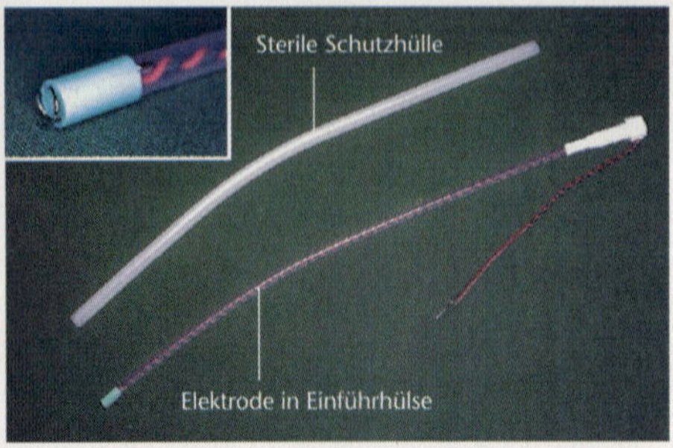

Abb. 12.26: CTG-Kopfschwarten-Schraubelektrode in der Einführhülse und mit steriler Schutzhülle. Wenn die Elektrode in der Kopfschwarte fixiert ist, wird die Einführhülse abgezogen und die Elektrode mit dem CTG-Gerät verbunden. Bildausschnitt: Elektrodenspitze in der Einführhülse. [T192]

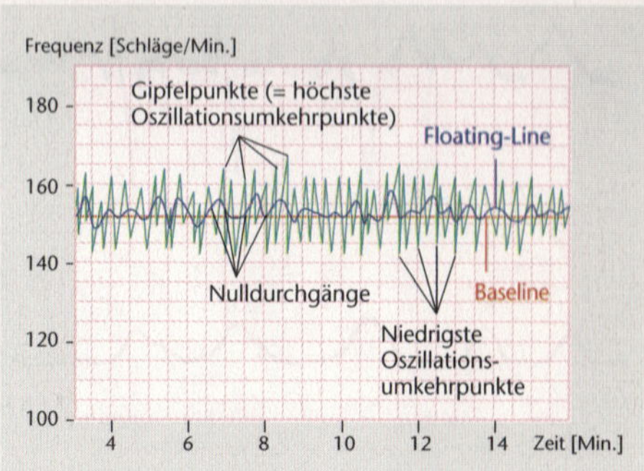

Abb. 12.29: CTG mit Bezeichnung von Baseline, Floating-line, Nulldurchgängen und Gipfelpunkten. [A400]

Punkte	0	1	2
Baseline [Schläge/Min.]	< 100, > 180	100 – 120, 150 – 180	120 – 150
Oszillationsamplitude [Schläge/Min.]	< 5	5 – 10, > 25	10 – 25
Nulldurchgänge [Anzahl/Min.]	< 2	2 – 6	> 6
Akzelerationen	Keine	Periodisch	Sporadisch
Dezelerationen	Späte, variable mit ungünstigen Zusatzkriterien*	Variable	Keine, sporadische DIP 0

Beurteilung:
- 8 – 10 Punkte: Kein Anhalt für fetale Gefährdung
- 5 – 7 Punkte: Warnsignal
- ≤ 4 Punkte: Bedrohliche fetale Gefährdung

* Ungünstige CTG-Zusatzkriterien: Z.B. flacher Wiederanstieg der Herzfrequenz, Nicht-Erreichen der ursprünglichen Basalfrequenz

Tab. 12.30: FIGO-Score zur Beurteilung des CTG. [A300]

Oszillationsamplitude

Oszillationsamplitude *(Oszillationstyp, Bandbreite, Amplitude):* Differenz zwischen höchster und niedrigster Herzfrequenz des Kindes (also zwischen höchstem und niedrigstem Oszillationsumkehrpunkt). Normal 10 – 25 Schläge pro Minute.

Eine zu geringe *(eingeengte)* Oszillationsamplitude kann Zeichen eines Sauerstoffmangels sein. Oft schläft das Ungeborene aber auch nur. Dann kann man versuchen, es durch Klopfen auf den Bauch der Schwangeren oder durch Lärmreize zu wecken.

Als Ursache einer zu großen Amplitude kommen Nabelschnurkomplikationen in Frage.

Akzelerationen und Dezelerationen

Akzeleration: Beschleunigung der kindlichen Herzfrequenz, die bis zu 10 Minuten andauern kann.

Sporadische Akzelerationen sind beispielsweise bei kindlichen Bewegungen zu beobachten. *Periodische* Akzelerationen treten mit jeder Wehe auf (☞ Abb. 12.31).

Fehlende Akzelerationen können sowohl ein Warnzeichen als auch Ausdruck eines schlafenden Kindes sein.

Dezeleration: Kurzzeitige Verlangsamung der kindlichen Herzfrequenz.

Für die Prognose entscheidend ist dabei der Typ des Frequenzabfalls:

- Als **Dip I** *(Frühdezeleration, Einer-Dip)* wird ein Abfall der kindlichen Herzfrequenz *zeitgleich* zur Wehe bezeichnet, der Ausdruck einer Vagusreizung durch Druck auf den kindlichen Kopf ist, etwa während einer Wehe oder beim Eintritt des Kopfes in das mütterliche Becken. Frühdezelerationen sind in der Regel harmlos, müssen aber kontrolliert werden
- **Dip II** *(Spätdezeleration, Zweier-Dip)* sind länger anhaltende Frequenzabfälle *nach* dem Höhepunkt der Wehe und in der Regel Zeichen eines kindlichen Sauerstoffmangels
- **Variable Dezelerationen** (Dip I und II gemischt) ebenso wie gehäufte **Dip 0** (*Spike,* Frequenzabfall von weniger als 30 Sekunden Dauer unabhängig von den Wehen) sind häufig bei Nabelschnurkomplikationen zu beobachten.

Mit Hilfe des **FIGO-Scores** (☞ Tab. 12.30) wird das CTG-Ergebnis objektiviert. Für die genau definierten Kriterien werden, ähnlich dem Apgar-Schema (☞ 12.9), jeweils 0 – 2 Punkte vergeben.

12.6.3 Amnioskopie

Amnioskopie *(Fruchtwasserspiegelung):* Betrachtung des Fruchtwassers durch die intakten Eihäute hindurch. Durchführung in der Spätschwangerschaft oder unter der Geburt, v.a. bei Verdacht auf Sauerstoffmangel des Ungeborenen.

Voraussetzung für eine **Amnioskopie** ist, dass der Muttermund zumindest für einen

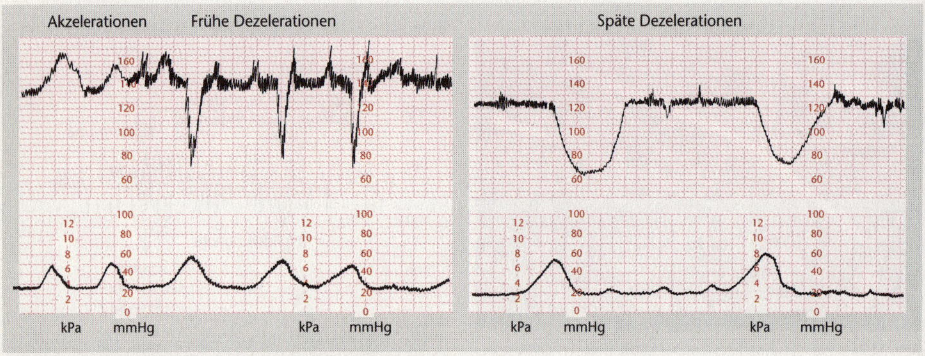

Abb. 12.31: Akzelerationen und Dezelerationen im CTG. Die obere Kurve stellt die kindliche Herzfrequenz dar, die untere Kurve parallel dazu den Verlauf und die Stärke der Wehen. Die kindliche Herzfrequenz liegt etwa bei 140 (links) bzw. 120 Schlägen/Min. (rechts) und schwankt physiologisch um ungefähr 10 Schläge/Min. [A400]

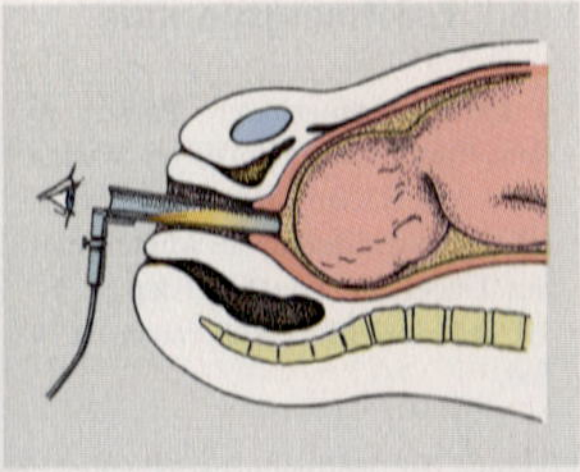

Abb. 12.32: Amnioskopie zur Fruchtwasserbeurteilung. [A400-190]

Finger des Untersuchers durchgängig ist. Das sterilisierte *Amnioskop* wird durch Vagina und Zervix eingeführt und das Fruchtwasser unter Beleuchtung betrachtet:

- Das Fruchtwasser ist normalerweise klar oder milchig. **Vernixflocken** *(Käseschmiereflocken)* sind Zeichen eines reifen Kindes. Bei fehlenden Vernixflocken besteht der Verdacht auf eine Übertragung
- Eine grüne Verfärbung ist durch **Mekonium** *(Kindspech)* bedingt und gibt damit einen Hinweis auf einen Sauerstoffmangel des Ungeborenen, da es bei intrauterinem Sauerstoffmangel häufig seinen ersten Stuhl absetzt
- Eine gelbliche Verfärbung tritt bei erhöhtem Bilirubinspiegel auf, z.B. bei Rhesusunverträglichkeit
- Rotbraunes oder fleischfarbenes Fruchtwasser ist nach intrauterinem Kindstod zu beobachten.

Das Risiko der Untersuchung besteht in der Auslösung vorzeitiger Wehen oder eines Blasensprungs.

12.6.4 Mikroblutuntersuchung

Mikroblutuntersuchung (kurz *MBU*, auch *Fetalblutuntersuchung*, kurz *FBU*): Blutentnahme unter der Geburt aus der Kopfhaut des Kindes zur Blutgasanalyse und pH-Wert-Bestimmung. Indiziert zur Abschätzung der Gefährdung des Kindes bei zweifelhaftem CTG.

Voraussetzungen für die **Mikroblutuntersuchung** sind, dass der Blasensprung stattgefunden hat und der Muttermund ausreichend eröffnet ist. Normal ist ein pH > 7,3. Als kritische Grenze gilt ein pH von 7,25 in der Eröffnungsphase und ein pH von 7,2 in der Austreibungsperiode. Bei weiterem pH-Abfall ist eine operative Geburtsbeendigung erforderlich.

12.7 Geburtsmechanismen

12.7.1 Wehen

Treibende Geburtskraft sind v.a. die **Wehen.** Dieses sind (schmerzhafte) Kontraktionen der Gebärmuttermuskulatur insbesondere während der letzten Wochen der Schwangerschaft und während der Geburt, die das Kind nach unten drücken, den Muttermund öffnen und die Weichteile des Beckens dehnen.

Schwangerschaftswehen

Schwangerschaftswehen sind unregelmäßige, schmerzlose Uteruskontraktionen, die von der Schwangeren als Verhärtung empfunden werden und gegen Ende

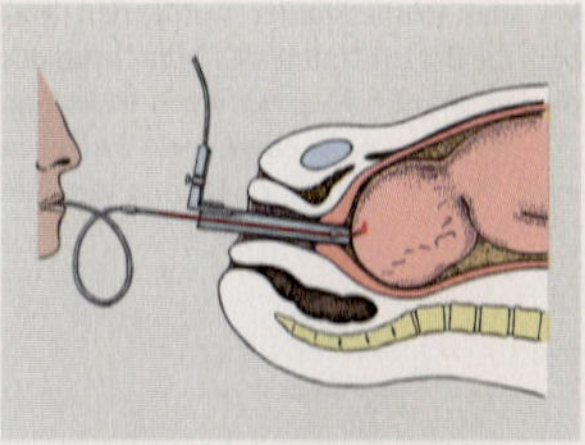

Abb. 12.35: Technik der Mikroblutuntersuchung. Durch ein Amnioskop hindurch wird mit einer kleinen Klinge die Kopfhaut des Kindes angeritzt und dannn durch eine Kapillare Blut aspiriert. [A400-190]

der Schwangerschaft an Häufigkeit zunehmen.

Senkwehen

Senkwehen sind unregelmäßige Wehen während der letzten vier Schwangerschaftswochen, die das Kind tiefertreten lassen und seinen Kopf fest in den mütterlichen Beckeneingang drücken. Sie können leicht schmerzhaft und krampfartig sein und sind manchmal nur schwer von beginnenden Geburtswehen zu unterscheiden.

Vorwehen

Viele Schwangere bemerken die nahende Geburt an noch unregelmäßigen, aber in ihrer Intensität zunehmenden **Vorwehen** in den letzten Tagen vor der Geburt.

Eröffnungs-, Austreibungs- und Presswehen

Die eigentliche Geburt beginnt mit den **Eröffnungswehen**, regelmäßigen, stär-

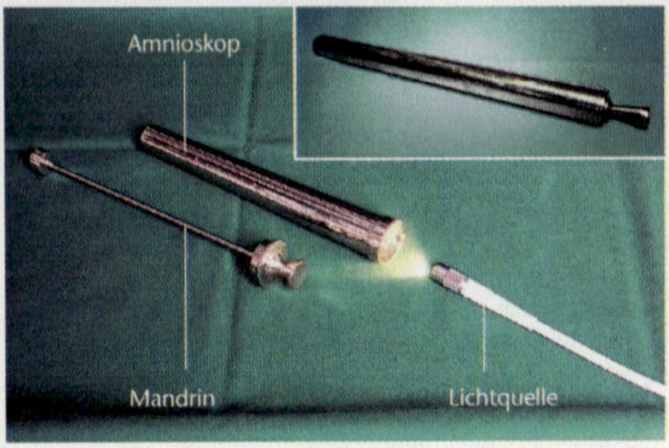

Abb. 12.33 – 12.34: Das Amnioskop besteht ähnlich einem Rektoskop (☞ Abb. 21.58) aus einer an beiden Enden offenen Hülse und einem am distalen Ende abgerundeten Mandrin, der nach dem Einführen in den Zervikalkanal entfernt wird. Wird die Lichtquelle angeschlossen, so kann der Untersucher nun das Fruchtwasser beurteilen. [T193, K183]

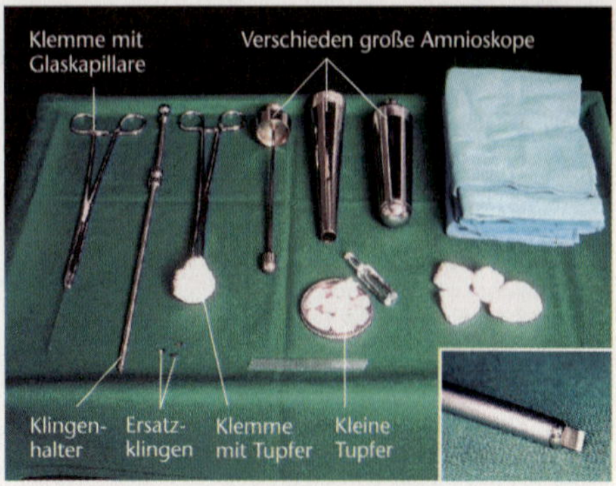

Abb. 12.36 – 12.37: Materialset zur Mikroblutuntersuchung, Bildausschnitt: Spitze des Klingenhalters mit eingespannter Klinge. [K183, T192]

ker und schmerzhafter werdenden Wehen, die der Eröffnung des Muttermundes dienen (☞ 12.8.1). Eine Wehe dauert ca. 20 – 60 Sek. Die **Wehenpause** zwischen zwei Wehen beträgt zu Beginn der Geburt ungefähr 5 – 10 Min. und nimmt im Laufe der Geburt stetig ab. Nach vollständiger Muttermunderöffnung wird das Kind durch **Austreibungs-** und **Presswehen** geboren (Presswehen = aktiv durch die Bauchpresse unterstützte Austreibungswehen).

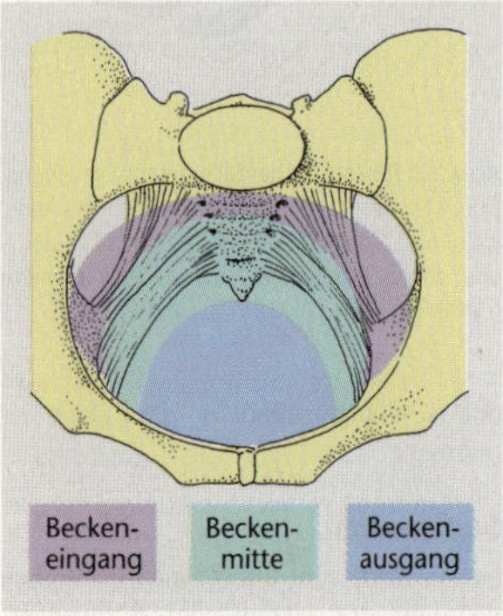

Abb. 12.38: Querschnittsform der drei Durchmesser des Geburtskanals: Beckeneingang (queroval), Beckenmitte (kreisförmig) und Beckenausgang (längsoval). [A400-190]

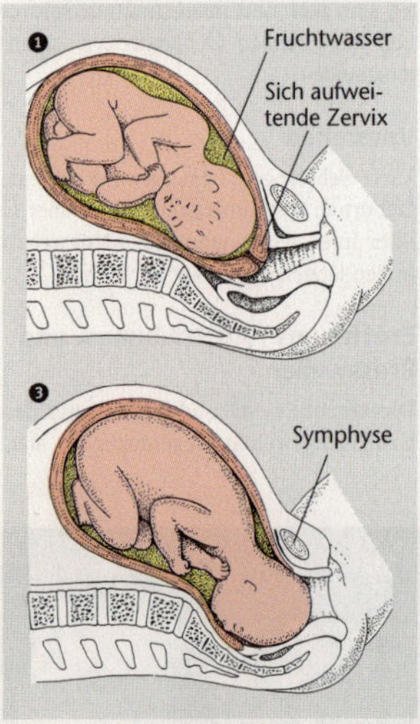

Abb. 12.39: Aufdehnung des Gebärmutterhalses während der Eröffnungsperiode. Das Fortschreiten der Geburt erkennt man am „Verstreichen" (d.h. Kürzerwerden) der Zervix und am Weiterwerden des Muttermundes. Das Kind tritt mit dem Kopf in den Geburtskanal ein. Das untere Bild zeigt den Beginn der Austreibungsperiode (☞ 12.8.2). Die Nummerierung korrespondiert in den Abb. 12.39, 12.40 – 12.45 und 12.53, d.h. gleiche Nummern bezeichnen jeweils gleiche Phasen. Ist also eine Phase des Geburtsablaufes in einer Abb. nicht dargestellt, fehlt auch die entsprechende Nummer. [A400-190]

Nachgeburts-, Nachwehen

Nachgeburtswehen führen zur Lösung und Abstoßung der Plazenta nach der Geburt des Kindes. **Nachwehen** im Wochenbett dienen der Rückbildung des Uterus.

12.7.2 Geburtskanal

Um das Licht der Welt zu erblicken, muss das Kind das *knöcherne Becken* der Mutter und einen *Weichteilkanal* aus unteren Anteilen des Uterus, der Vagina, der Vulva und der Beckenbodenmuskulatur passieren. Diese Strukturen werden zusammenfassend als **Geburtskanal** bezeichnet. Folgende Besonderheiten zeichnen den Geburtskanal aus (☞ Abb. 12.38):

- Der **Beckeneingang** ist *queroval*
- Die **Beckenmitte** ist nahezu *kreisförmig*
- Der **Beckenausgang** ist *längsoval*.

Die engste Stelle ist dabei mit ca. 11 cm die **Conjugata vera obstetrica** zwischen dem am weitesten ins kleine Becken vorspringenden Punkt der Symphyse und dem *Promontorium* (nach vorne in das Becken ragender Knochenvorsprung am Übergang zwischen Lendenwirbelsäule und Kreuzbein).

Den **Durchtritt des Kindes durch den Geburtskanal** bei vorderer Hinterhauptslage (ca. 92 % aller Geburten) zeigen die Abb. 12.40 – 12.45.

12.8 Physiologische Geburt

Physiologische Geburt *(normale Geburt, regelhafte Geburt):* Spontane Entbindung der Schwangeren von einem reifen, normalgewichtigen Kind aus vorderer Hinterhauptslage (☞ Abb. 12.23) nach einer Schwangerschaftsdauer von 38 – 42 Wochen. Ca. 80 % aller Geburten.

Der Geburtsverlauf wird unterteilt in:

- Eröffnungsperiode (☞ 12.8.1)
- Austreibungsperiode (☞ 12.8.2)
- Nachgeburtsperiode (☞ 12.8.3).

12.8.1 Eröffnungsperiode

Eröffnungsperiode: Phase ab dem Einsetzen regelmäßiger Wehen *oder* dem Blasensprung bis zur vollständigen Eröffnung des Muttermundes. Dauer bei Erstgebärenden ca. 7 – 10 Std., bei Mehrgebärenden ca. 4 Std.

Während der Eröffnungsperiode wird der kindliche Kopf tiefer in das Becken gedrängt und passt sich durch Drehen und Beugen der Beckenhöhle an (☞ 12.7.2). Unterer Uterusabschnitt, Zervix und Muttermund werden bis zur Kopfdurchlässigkeit (d.h. auf ca. 10 – 12 cm Durchmesser) gedehnt.

Blasensprung

Am Ende der Eröffnungsperiode wölbt sich die Fruchtblase in den erweiterten Zervikalkanal vor (**Vorblase**) und platzt bei ca. zwei Drittel aller Geburten. Man spricht von einem **rechtzeitigen Blasensprung**.

Ab dem Zeitpunkt des Blasensprungs befindet sich die Schwangere *unter der Geburt*, auch wenn noch keine Wehen eingesetzt haben. Bei noch hoch stehendem kindlichen Kopf besteht die Gefahr eines Nabelschnurvorfalls (☞ 12.10.1). Ist unklar, ob bereits ein Blasensprung stattgefunden hat, kann neben der Sonographie (nur noch wenig oder kein Fruchtwasser mehr in der Fruchthöhle) auch ein Streifen Lackmuspapier Aufschluss geben: Dieser wird auf einer Vorlage vor die Vulva gelegt und nach 30 Min. wieder entfernt. Blaufärbung (durch das neutrale bis alkalische Fruchtwasser) weist auf einen Blasensprung hin.

Geburtsvorbereitung durch die Hebamme

Üblicherweise sucht die Gebärende in der Eröffnungsperiode, wenn die Wehen regelmäßig alle 5 – 10 Min. kommen, das Krankenhaus auf. Hat die Aufnahmeuntersuchung durch Hebamme und Arzt einen Normalbefund ergeben, folgen weitere Maßnahmen zur Geburtsvorbereitung:

- Hatte die Schwangere innerhalb der letzten 24 Stunden keinen Stuhlgang, Unterstützung der **Darmentleerung** mit einem Klistier, da ein voller Darm den Eintritt des Kopfes in das Becken erschwert

- **Vollbad/Dusche.** Zur Behandlung von Wehenschmerzen kann die Schwangere ein entspannendes Vollbad nehmen, dabei achten die Pflegenden oder Hebammen auf mögliche Kreislaufprobleme
- **Rasur** der Schambehaarung. Bei vaginaler Entbindung ist ein Kürzen der Schambehaarung nicht notwendig. Ist ein Dammschnitt geplant, wird der Dammbereich rasiert (hausinterne Richtlinien beachten). Vor einem Kaiserschnitt (☞ 12.10.4) werden alle Schamhaare entfernt
- **Nahrungskarenz.** Die Notwendigkeit einer routinemäßigen Nahrungskarenz (wegen eventueller Komplikationen und damit verbundener Narkosenotwendigkeit) wird zunehmend angezweifelt und dementsprechend unterschiedlich gehandhabt. Maßgeblich sind die hausinternen Richtlinien
- Im weiteren Verlauf der Eröffnungsperiode Kontrolle von Puls stündlich, Blutdruck zweistündlich und Temperatur vierstündlich (nach Blasensprung stündlich). Beurteilung des Geburtsfortschritts (Muttermundweite, Position des Kindes) durch wiederholte vaginale Untersuchungen.

Vorzeitiger Blasensprung	Blasensprung vor Beginn der Eröffnungsperiode mit der Gefahr einer aufsteigenden Infektion (☞ 12.5.5)
Frühzeitiger Blasensprung	Blasensprung während der Eröffnungsperiode
Rechtzeitiger Blasensprung	Blasensprung am Ende der Eröffnungsperiode
Verspäteter Blasensprung	Blasensprung nach vollständiger Eröffnung des Muttermundes
Hoher Blasensprung	Blasensprung oberhalb des Muttermundes unter Erhalt der Vorblase
Zweizeitiger Blasensprung *(doppelter Blasensprung)*	Springen der Vorblase nach vorangegangenem hohen Blasensprung
Falscher Blasensprung	Kein Blasensprung, sondern Ruptur des *Chorion* (*Zottenhaut*, mittlere Eihaut) bei Erhalt des *Amnion* (innerste Eihaut). Flüssigkeitsmenge maximal 30 ml

Tab. 12.46: Rechtzeitiger Blasensprung und Abweichungen vom rechtzeitigen Blasensprung. [A300]

Schmerzlinderung und psychische Begleitung

Insbesondere Erstgebärende empfinden die Eröffnungsperiode als qualvoll lang. Im Vergleich zu Mehrgebärenden sind bei ihnen sowohl die (geburtsfördernden) Wehen stärker als auch die (geburtshemmenden) Gewebewiderstände höher, und der Muttermund öffnet sich trotz kräftiger Wehen nur langsam. Viele Frauen haben Angst vor den Schmerzen während der Geburt und davor, „zu versagen" oder „es nicht zu schaffen".

Möglichst früh bespricht der Arzt mit der Gebärenden, welche Möglichkeiten der Schmerzlinderung in Betracht kommen. In der Eröffnungsphase werden häufig **Spasmolytika**, z.B. Buscopan®, gegeben, die den Teufelskreis „Spasmen – Angst – Schmerz" durchbrechen helfen. Auch **Opioide** sind möglich (am gebräuchlichsten ist hier Pethidin, z.B. Dolantin®). Sie führen aber u.U. zu einer Atemdepression und zu einer Sedierung von Mutter *und* Kind.

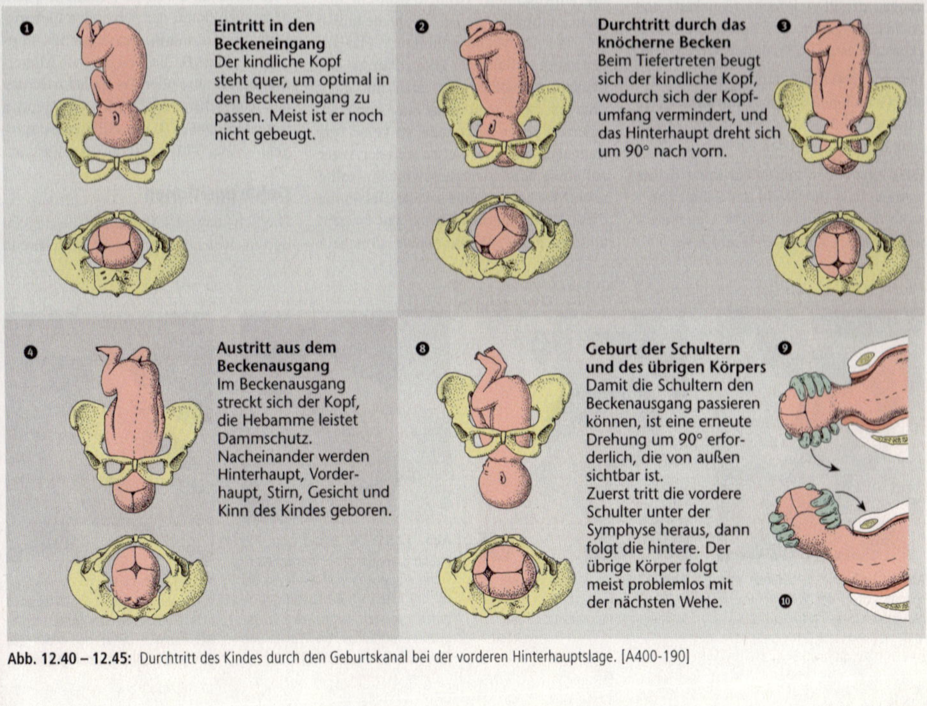

Abb. 12.40 – 12.45: Durchtritt des Kindes durch den Geburtskanal bei der vorderen Hinterhauptslage. [A400-190]

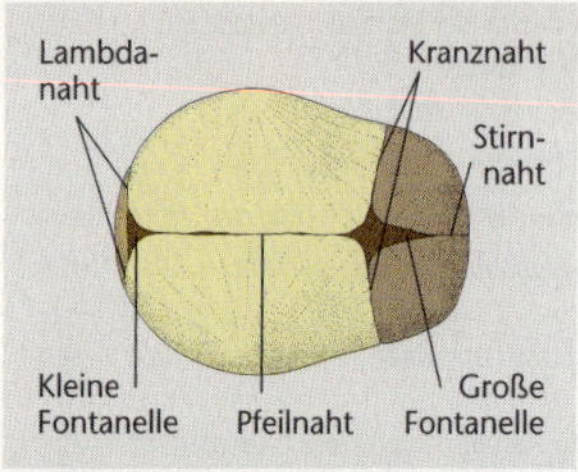

Abb. 12.47: Kleine und große Fontanelle des kindlichen Kopfes unterscheiden sich in Größe und Form. Die sie verbindende Knochennaht heißt Pfeilnaht. Arzt und Hebamme ertasten während der Geburt die Lage der Fontanelle(n) und können daraus schließen, wie der kindliche Kopf im Geburtskanal liegt. [A400-190]

Die **Periduralanästhesie** (*PDA* ☞ 37.9.3) bietet die Möglichkeit einer effektiven Analgesie ohne Sedierung. Sie ist z.B. angezeigt bei einem verzögerten Geburtsverlauf, bei der vaginalen Geburt aus Beckenendlage bei einer Erstgebärenden oder auf Wunsch der Patientin bei starkem Geburtsschmerz. Wirkt die PDA noch während der Austreibungsphase, verspürt die Schwangere den Pressdrang manchmal nicht richtig, so dass sich die Geburt verzögert. Weitere unerwünschte Wirkungen der PDA können Kreislauf- und Atemstörungen, Kopfschmerzen und Rückenschmerzen im Punktionsbereich sein.

Beherrscht die Hebamme oder der ärztliche Geburtshelfer die **Akupunktur,** so kann diese ebenfalls zur Schmerzlinderung eingesetzt werden (☞ Abb. 12.48).

Der Gebärenden gegenüber muss betont werden, dass ihre Wahl der Schmerztherapie der jeweiligen Situation angepasst werden kann. Denn der Wunsch nach einer „natürlichen" Geburt führt bei vielen (Erst-)Gebärenden zunächst zur Ablehnung schmerzlindernder Maßnahmen. Während der Geburt bereut ein Teil der Frauen diese Entscheidung, sie trauen sich dann aber oft nicht, ihre Haltung zu korrigieren.

Schmerzlindernd wirken nicht nur Arzneimittel, sondern auch **entspannungsfördernde Atemtechniken.** Viele Gebärende haben während der Schwangerschaft einen Geburtsvorbereitungskurs (☞ 12.2.3) besucht, der durch den Abbau von Informationsdefiziten, durch gymnastische Übungen und die Vermittlung schmerzlindernder Atemtechniken verhindern soll, dass die Gebärenden in einen Teufelskreis aus Angst, Verspannung und Schmerzen geraten, der im Extremfall zu einem Geburtsstillstand ohne anatomische Ursache führen kann. In der Eröffnungsphase soll die Gebärende zu Beginn einer Wehe langsam durch die Nase in den Bauch hinein ein- und durch den Mund wieder ausatmen. Dieses Atmen wird wiederholt, bis die Wehe vorüber ist.

Die Anwesenheit vertrauter Personen, meist des (Ehe-)Partners empfinden die meisten Gebärenden als sehr hilfreich. Voraussetzung ist, dass die Gebärende die Anwesenheit wirklich wünscht und nicht „mitmacht, weil es halt heute üblich ist, dass der Mann mitkommt". Hat auf der anderen Seite der (Ehe-)Partner Bedenken, so sollte man auch ihn nicht drängen, oder man sollte ihm anbieten, jederzeit gehen zu können. Ist keine vertraute Person dabei – etwa weil der Vater auf ältere Kinder aufpassen muss – sollte nach Möglichkeit eine zweite Hebamme diese Rolle übernehmen so gut es geht und der Frau z.B. die Hände streicheln

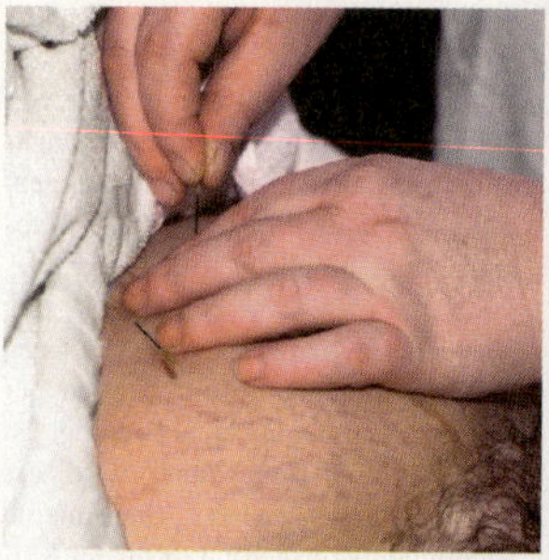

Abb. 12.48: Die Akupunktur als Alternative oder zur Ergänzung der medikamentösen Schmerztherapie unter der Geburt. [K206]

und ihr während einer Wehe beim Aufrichten des Oberkörpers behilflich sein.

Geht es Mutter und Kind gut und hat die Schwangere (noch) keine Schmerzmittel erhalten, kann und soll sie sich während der Eröffnungsphase entsprechend ihren Wünsche bewegen. Den meisten Frauen hilft es, umherzulaufen und „auf den Beinen" zu sein. Außerdem beschleunigt die aufrechte Haltung die Eröffnung des Muttermundes, weil das Kind darauf drückt.

Viele Gebärende (v.a. Erstgebärende) sind nicht nur durch die Schmerzen, sondern auch durch den fehlenden Geburtsfortschritt zermürbt. Daher sollten Fortschritte wie z.B. die weitgehende Muttermunderöffnung oder das Sichtbarwerden des kindlichen Kopfes der Gebärenden mitgeteilt und evtl. mit Hilfe eines Spiegels vor der Vulva demonstriert werden.

Gebärpositionen

Die Schwangere sollte selbst entscheiden dürfen, welche Position(en) sie während

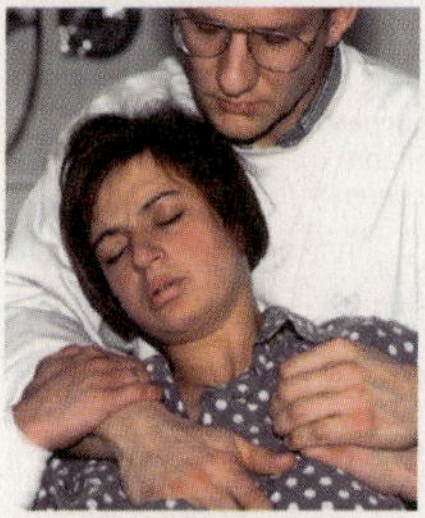

Abb. 12.49: Die Gebärende entspannt sich in der Wehenpause in den Armen ihres Partners. [K206]

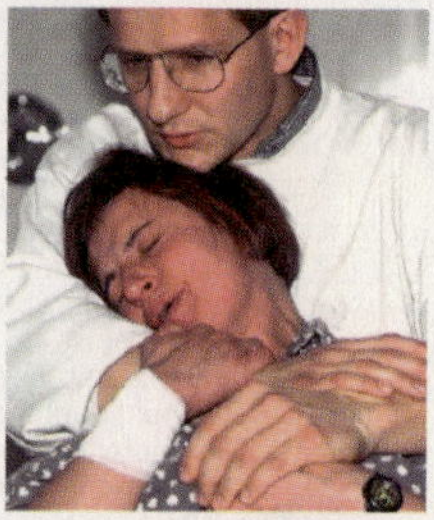

Abb. 12.50: In der Wehe kann sie sich an ihm festklammern und den Schmerz mit ihm teilen. [K206]

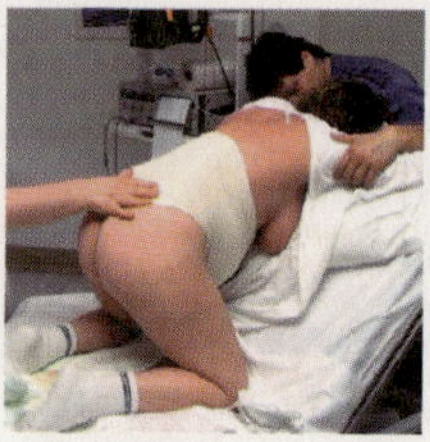

Abb. 12.51: Die Schwangere hat auf dem Kreißbett die Vierfüßlerposition eingenommen, damit sie bei der nächsten Wehe besser „nach unten" pressen kann. Das CTG registriert fortlaufend die Wehen und die kindlichen Herztöne. [K206]

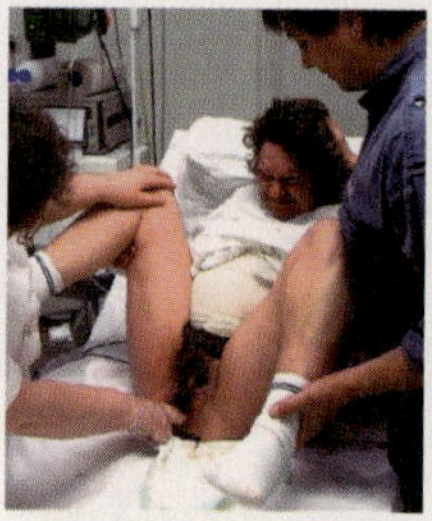

Abb. 12.52: Zu Beginn der Austreibungsperiode presst die Gebärende in Rückenlage bei der Wehe mit. Die Hebamme ertastet den Kopf des Kindes im Geburtskanal. [K206]

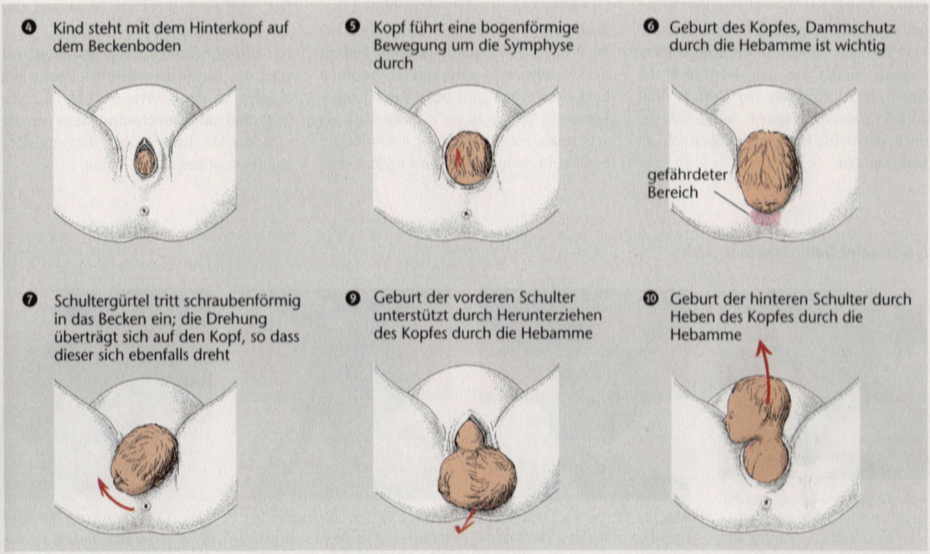

Abb. 12.53: Die letzten Stadien der normal verlaufenden Austreibungsphase. Die Unterstützung des letzten Stadiums, das Heben des Kopfes, gab dem Beruf der Hebamme seinen Namen. [A400-190]

der Geburt einnehmen möchte. Die „klassische" Rückenlage im Kreißbett ist ergonomisch ungünstig, da z.B. die Schwerkraft nicht genutzt wird, um das Kind durch den Geburtskanal zu bringen; die Schwangere muss dies alleine durch ihre Muskelarbeit leisten.

Zunehmend stehen der Schwangeren mehrere Hilfsmittel zur Verfügung: Das *Bett* ermöglicht die Rückenlage und die Vierfüßlerposition (☞ Abb.12.51) und bietet bei einer langwierigen Geburt die beste Entspannungsmöglichkeit in der Wehenpause. Geräte für die mehr sitzende Position sind z.B. der *Gebärstuhl* (☞ Abb.12.56), dessen Sitzfläche vorne einen halbrunden Ausschnitt hat, der *Gebärhocker* und das *Geburtsrad*, in dem eine Sitzfläche elastisch aufgehängt ist und das durch Gewichtsverlagerung Positionsänderungen ermöglicht. An der Decke aufgehängte *Haltebänder* dienen zum Festhalten in einer stehenden oder hockenden Position, bei der die Schwerkraft die größte Wirkung entfalten kann.Wegen ihrer entspannenden und schmerzlindernden Wirkung immer häufiger gewünscht wird die *Wassergeburt*.

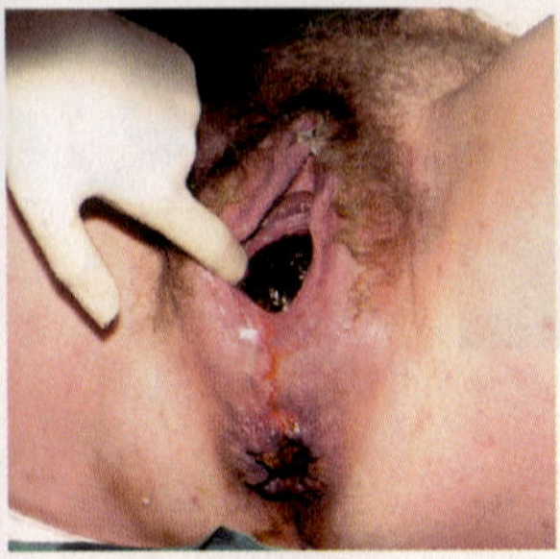

Abb. 12.54: Einschneiden des kindlichen Kopfes. Die Hebamme unterstützt vorsichtig das Zurückgleiten der Zervix am Kopf des Kindes vorbei. [K206]

12.8.2 Austreibungsperiode

Erstversorgung des Neugeborenen *☞ 12.9*

Austreibungsperiode: Phase von der vollständigen Muttermunderöffnung bis zur Geburt des Kindes. Dauer bei Erstgebärenden bis zu 2 Std., bei Mehrgebärenden 30 – 60 Min.

Pressperiode: Letzte Phase der Austreibungsperiode. Dauer bei Erstgebärenden ca. 30 Min., bei Mehrgebärenden meist wesentlich weniger.

Mit der vollständigen Muttermunderöffnung beginnt der Durchtritt des kindlichen Kopfes durch das Becken (☞ Abb. 12.53), und sowohl Wehenintensität als auch -häufigkeit nehmen stark zu (bis zu fünf Wehen innerhalb von 10 Min.). Mit dem Tiefertreten des kindlichen Kopfes verspürt die Gebärende einen starken Pressdrang. Sie darf jedoch erst mitpressen, wenn der Muttermund vollständig eröffnet, die Fruchtblase gesprungen und der Kopf des Kindes mit vertikaler Pfeilnaht auf Höhe des Beckenbodens zu tasten ist. Ist dies noch nicht der Fall, soll sie die Wehe „veratmen" („hecheln"), d.h. schnell und flach durch den Mund atmen und den Kopf dabei zurücklegen.

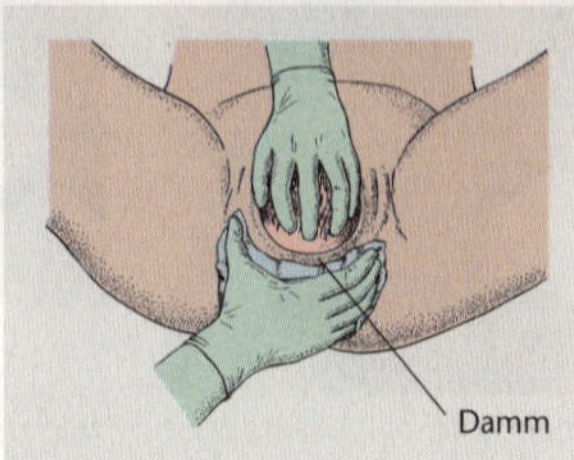

Abb. 12.55: Dammschutz. Die linke Hand der Hebamme führt den Kopf mit leichtem Gegendruck, die rechte Hand schützt ab dem Durchschneiden des kindlichen Kopfes den Damm. [A400-190]

Unter Anleitung der Hebamme beugt und spreizt die Gebärende die Beine und fasst mit den Händen in die Kniekehlen. Danach nimmt sie den Kopf auf die Brust, atmet ein, hält die Luft an und „drückt dann nach unten", ohne sich jedoch dabei im Beckenbodenbereich zu verkrampfen.

Die Möglichkeit, aktiv mitzuhelfen, bedeutet für die Frau meist eine große Erleichterung. Sie spürt, dass die Geburt bald vorüber sein wird und ist mit ihren Gedanken schon ganz beim Kind. Umgekehrt empfinden es viele Gebärende als sehr unangenehm, wenn sie einem bestehenden Pressdrang nicht nachgeben dürfen, weil noch nicht alle Voraussetzungen erfüllt sind.

Als **Einschneiden** des Kopfes bezeichnet man das Sichtbarwerden des kindlichen Kopfes in der Vulva (☞ Abb. 12.54). Während des **Durchschneidens** streckt sich der kindliche Kopf, Stirn und Gesicht erscheinen in der Vulva.

Normaler Geburtsablauf [K206]

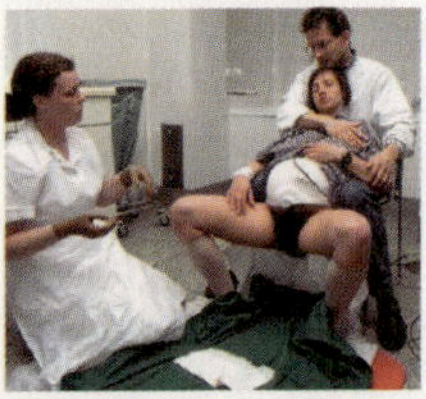

Abb. 12.56: Diese Schwangere entbindet in sitzender Position auf einem Gebärstuhl. Ihr Partner sitzt hinter ihr und kann sie bei den Wehen und in den Wehenpausen gut unterstützen.

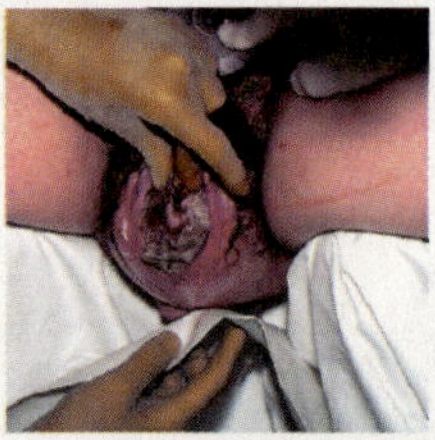

Abb. 12.57: Der Kopf des Kindes beim Durchschneiden. Die Hebamme ertastet die gerade stehende Pfeilnaht (☞ 12.47).

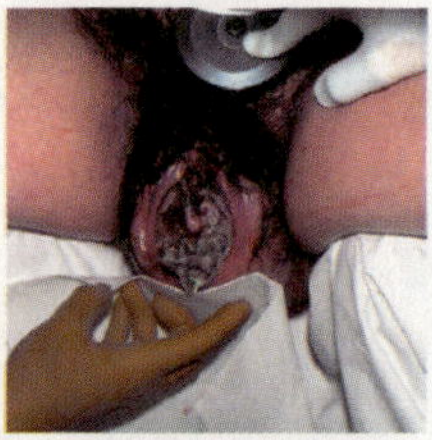

Abb. 12.58: Zur Überwachung der kindlichen Herztöne hält der zweite Geburtshelfer den Herztontransducer in die Nähe des kindlichen Thorax. Die Hebamme hält sich bereit zum Dammschutz

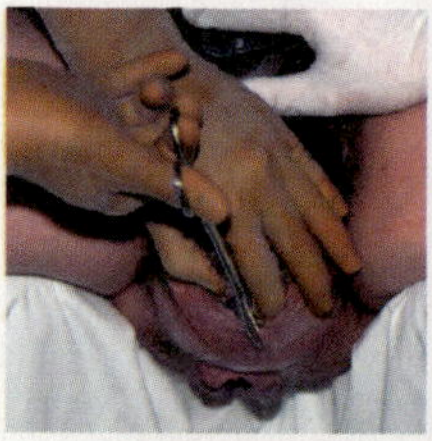

Abb. 12.59: Nach der nächsten Wehe ist die Entscheidung zur mediolateralen Episiotomie (Dammschnitt ☞ 12.10.4) gefallen.

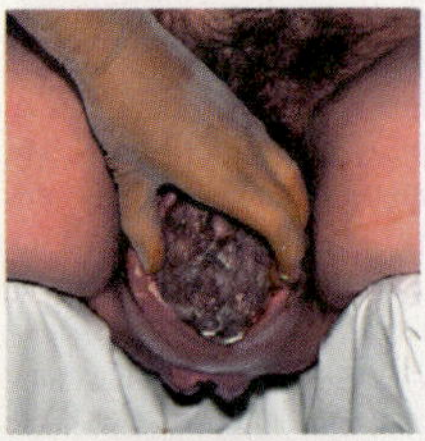

Abb. 12.60: Bei der nächsten Wehe tritt der Kopf weiter hervor. Der Anus der Gebärenden klafft weit, da die Weichteile im Beckenboden dem kindlichen Kopf weichen müssen.

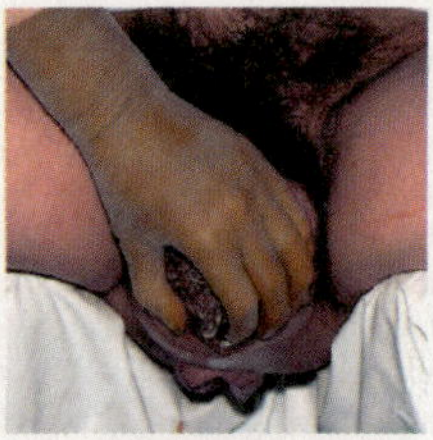

Abb. 12.61: Die Hebamme reguliert durch leichten Gegendruck das Hervorgleiten des Kopfes.

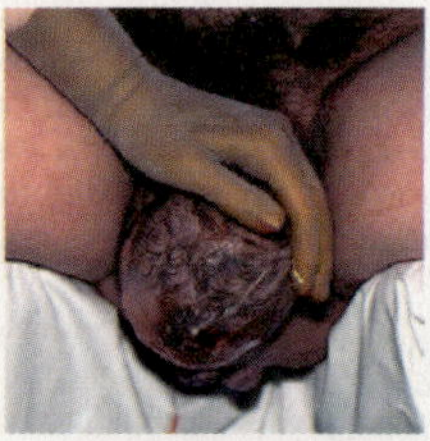

Abb. 12.62: Das Gesicht ist geboren, Kopf und Schultern drehen sich um 90°, damit die Schultern geboren werden können.

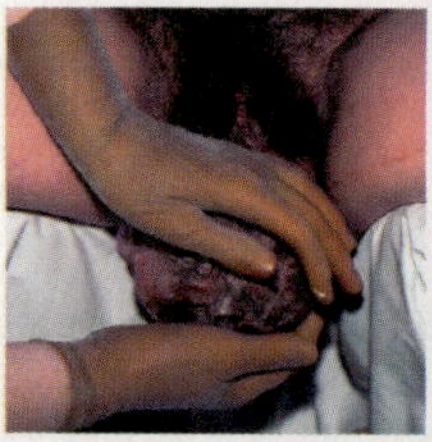

Abb. 12.63: Die Hebamme fasst den Kopf, der zur Seite blickt, und führt ihn nach unten, damit die vordere Schulter unter der Symphyse hervorgleiten kann.

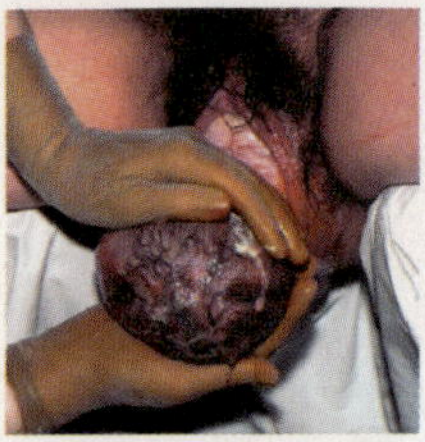

Abb. 12.64: Die vordere Schulter ist an der Symphyse vorbeigeglitten und steckt nur noch in der Vulva. Die Hebamme führt in der nächsten Wehe zur Geburt der hinteren Schulter den Kopf nach oben.

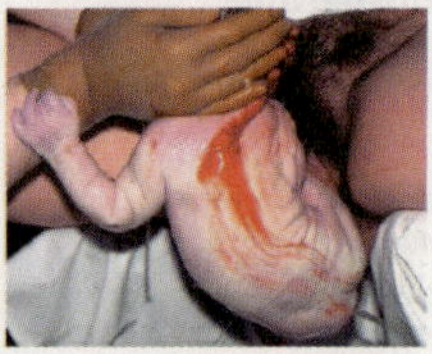

Abb. 12.65: Ist die zweite Schulter geboren, folgt oft der restliche Körper in einer Wehe nach.

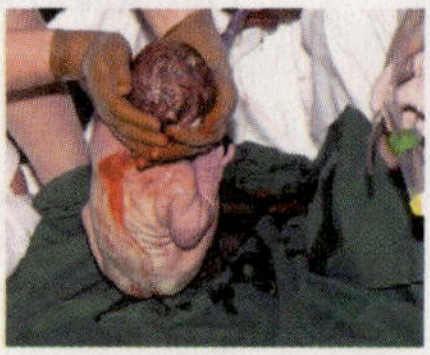

Abb. 12.66: Dem Neugeborenen werden, falls notwendig, Mund und Nase abgesaugt (☞ 12.9).

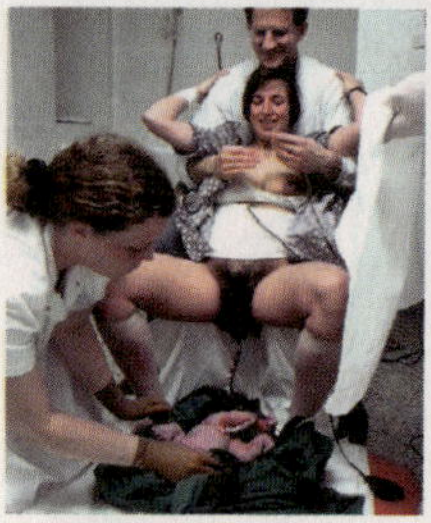

Abb. 12.67: Das Neugeborene wird zu Füßen der Mutter abgenabelt (☞ 12.9) und ihr dann zur ersten Kontaktaufnahme nach der Geburt gegeben.

Schmerzlinderung

Zur Ausschaltung des Dehnungsschmerzes und zur Relaxation der Beckenbodenmuskulatur kann in der Austreibungsphase ein **Pudendusblock** *(Pudendusanästhesie)*, d.h. eine Leitungsanästhesie (☞ 37.9.4) des N. pudendus, gesetzt werden. Dadurch werden das untere Vaginaldrittel, die Vulva und der Damm analgesiert. Von Vorteil ist, dass die Gebärende weiter den Pressdrang verspürt.

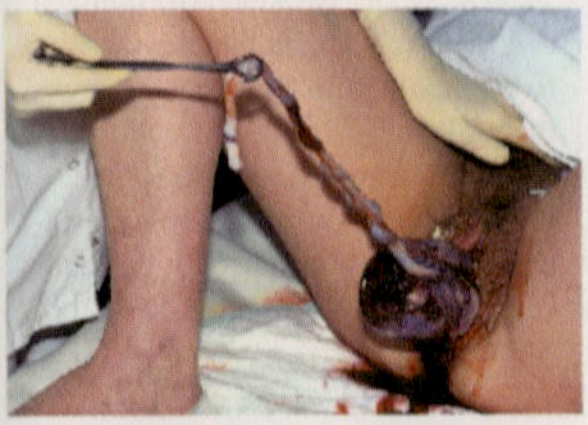

Abb. 12.68: Die Geburt der Plazenta wird von der Hebamme unterstützt durch leichten Zug an der Nabelschnur und gleichzeitigen Druck von außen auf den Uterus in Richtung Vulva. [K206]

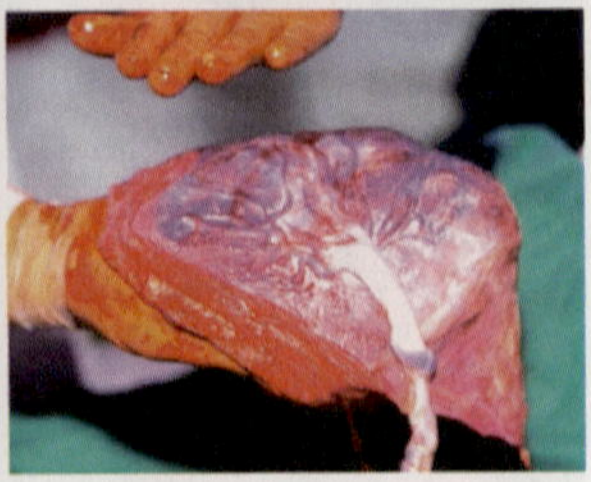

Abb. 12.69: Die Plazenta wird sowohl von der kindlichen Seite (hier im Bild) als auch von der mütterlichen Seite genau auf Vollständigkeit geprüft. [K206]

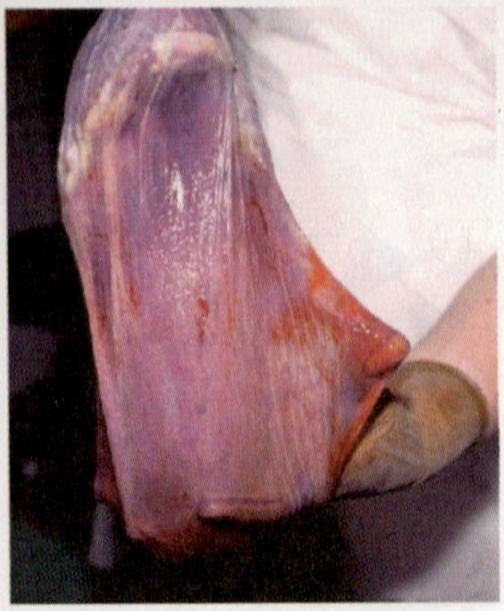

Abb. 12.70: Ebenso werden die Eihäute, für 10 Monate Umhüllung des jetzt Geborenen, untersucht. [K206]

Dammschutz

Um ein schonendes und langsames Herausgleiten des kindlichen Kopfes zu ermöglichen und um zu verhindern, dass mütterliches Gewebe zwischen Vagina und Anus **(Damm)** reißt, schützt die Hebamme den Damm (**Dammschutz** ☞ Abb. 12.55). Reicht dies nicht aus, wird eine *Episiotomie* (Dammschnitt ☞ 12.10.4) durchgeführt. Sobald der kindliche Kopf durchschneidet, soll die Gebärende nicht mehr pressen, sondern den Pressdrang „veratmen" (☞ oben).

12.8.3 Nachgeburtsperiode und Postplazentarperiode

Nachgeburtsperiode: Phase vom Abnabeln des Kindes bis zur Ausstoßung der Plazenta. Dauer bis zu 1 Std.

Postplazentarperiode: Umfasst die ersten zwei Stunden nach Ausstoßung der Plazenta und ist Beginn des *Wochenbetts*. Wegen der relativ hohen Komplikationsgefahr werden die Wöchnerinnen in dieser Zeit engmaschig von den Hebammen im Kreißsaal überwacht.

Wenige Minuten nach der Geburt des Kindes setzen die Nachgeburtswehen ein. Sie verkleinern den Uterus und damit die Plazentahaftfläche. Dadurch bildet sich ein *retroplazentares Hämatom*, und die Plazenta wird ausgestoßen.

Zur Beschleunigung der Plazentalösung und zur Verringerung des Blutverlustes wird in vielen Kliniken kurz nach der Geburt des Kindes Oxytocin (z.B. Orasthin® ☞ Pharma-Info 12.20) i.v. gespritzt.

Hebamme und/oder Arzt kontrollieren die ausgestoßene Plazenta und die Eihäute auf Vollständigkeit (☞ Abb. 12.69 und 12.70). Plazentareste im Uterus können zu Infektionen und Blutungen im Wochenbett führen, selten zu polypartigen Wucherungen oder – sehr selten – zum *Chorionkarzinom* (☞ 12.5.3). Nach Ausstoßung der Plazenta wird oft Methylergometrin (z.B. Methergin®) zur Unterstützung der Uteruskontraktion und zur Verhütung von Nachblutungen verabreicht.

Nach Geburt der Plazenta werden eventuelle Geburtsverletzungen und/oder der Dammschnitt versorgt. Der Mutter wird beim Säubern und Umziehen geholfen, und sie wird je nach Wunsch in flacher Rückenlage oder halbsitzend nach Fritsch (☞ Abb. 12.72) gelagert. Nach 15 – 30 Minuten wird sie aufgefordert, sich im Bett zu bewegen. Ist die Frau thrombosegefährdet, stehen die Hebammen mit ihr bereits im Kreißsaal kurz auf.

Optimal ist es, wenn sich Mutter und Kind in einem separaten Zimmer erholen und näher kennen lernen können und auch der Vater dabei sein kann. Treten während dieser Zeit keine Komplikationen wie z.B. Nachblutungen auf, werden Mutter und Kind nach ca. zwei Stunden auf die Wöchnerinnenstation verlegt.

Beurteilungskriterium	Bewertung		
	0 Punkte	1 Punkt	2 Punkte
Atembewegungen	Keine (Apnoe)	Flach, unregelmäßig, Schnappatmung	Regelmäßige Atmung, kräftiges Schreien
Puls	Nicht wahrnehmbar	< 100/Min.	> 100/Min.
Grundtonus (Muskeltonus, Aktivität)	Schlaffer Tonus, keine Bewegungen	Geringer Tonus, wenig Bewegungen	Guter Tonus, aktive Bewegungen
Aussehen (Hautfarbe)	Blau (zyanotisch), weiß/blass	Stamm rosa, Extremitäten blau	Vollständig rosa
Reflexerregbarkeit (Reaktion auf Hautreiz oder Absaugen)	Keine Reaktion	Grimassieren, geringe Reaktion	Schreien, Husten, Niesen, abwehrende Reaktion

Beurteilung anhand der Gesamtpunktzahl:
7 – 10 unauffällig; 4 – 6 mäßige Depression; < 4 schwere Depression, akute Gefährdung

Tab. 12.71: Apgar-Schema. Das von der Anästhesistin Virginia Apgar entwickelte Punkte-Schema dient der Zustandsbeurteilung von Neugeborenen unmittelbar nach der Geburt. Zur Gedächtnisstütze werden die Beurteilungskriterien so formuliert, dass ihre Anfangsbuchstaben ebenfalls das Wort „Apgar" ergeben (hier die meistgebräuchlichsten Bezeichnungen).

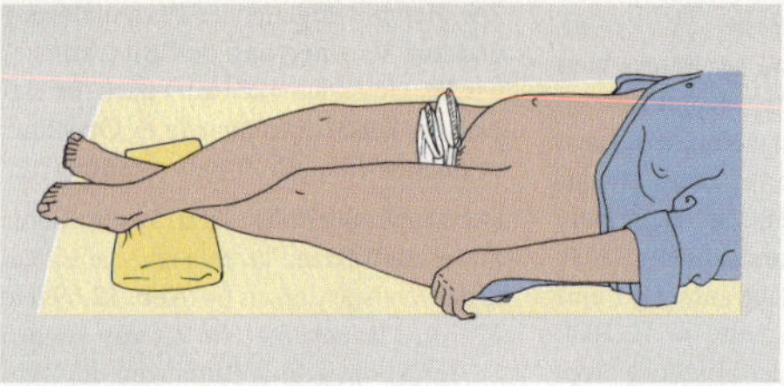

Abb. 12.72: Lagerung nach Fritsch. Die Beine sind gestreckt, die Unterschenkel übereinander geschlagen. Eine Vorlage liegt vor der Vulva, ihr hinterer Teil wird unter das Gesäß geschoben. Eine abnorm starke Blutung kann sofort erkannt werden. [A400-215]

12.9 Erstversorgung des Neugeborenen

Das gesunde Neugeborene beginnt direkt nach der Geburt zu atmen und meist auch zu schreien. Es wird dann wie folgt versorgt:

- Röchelt das Kind oder hat es viel Schleim oder Fruchtwasser in Mund, Nase oder Rachen, saugt die Hebamme oder der Arzt Mund, Nase und Rachenraum des Kindes mit einem sterilen Absaugkatheter ab, um eine Aspiration von Schleim und Fruchtwasser zu verhindern. Dies kann auf dem Bauch der Mutter geschehen (☞ Abb. 12.74)
- In der Regel wird das Neugeborene 1–2 Minuten nach der Geburt abgenabelt. Dabei wird die erste Nabelklemme ca. 10 cm, die zweite Klemme ca. 13 cm vom Nabel des Kindes entfernt gesetzt und die Nabelschnur zwischen beiden Klemmen mit der Nabelschere durchtrennt. In vielen Häusern darf dies der Vater tun. Das endgültige Abnabeln erfolgt bei der späteren Nabelversorgung
- Der Arzt entnimmt zur pH-Bestimmung Blut aus der Nabelschnurarterie. Außerdem bestimmt er eine, fünf und zehn Minuten nach der Geburt den **Apgar-Wert** (☞ Tab. 12.71). Alle Werte dienen der Beurteilung des kindlichen Zustandes unmittelbar nach der Geburt

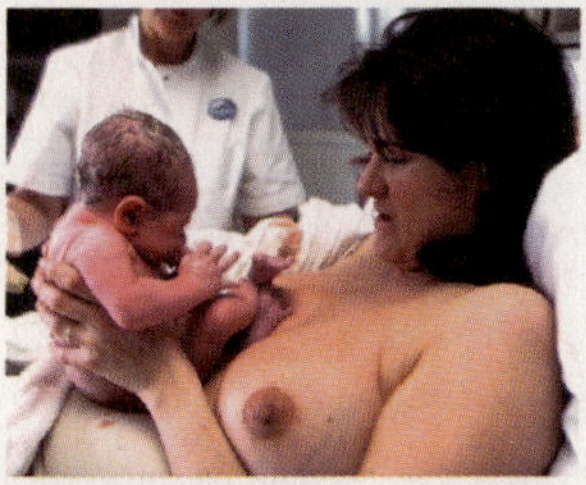

Abb. 12.73: Die erste intensive Kontaktaufnahme zwischen Mutter und Kind Haut an Haut. [K206]

- Der ärztliche Geburtshelfer horcht Herz und Lungen ab (☞ Abb. 13.50)
- Danach wird das Kind provisorisch in warme Tücher gehüllt und der Mutter auf den Bauch gelegt. Dort hört es die vertrauten Herztöne der Mutter und beruhigt sich meist bald. Während dieser Kennenlern- und Erholungsphase sollte es auch erstmalig an die Brust angelegt werden
- Nach einer angemessenen Zeitspanne wird das Kind von der Hebamme übernommen, gemessen (Körperlänge und Kopfumfang), gewogen (☞ Abb. 12.75) und gebadet. Der Nabel wird endgültig versorgt (☞ 13.2.1, hausinterne Richtlinien beachten) und das Baby mit einem Armband gekennzeichnet und angezogen. Zur Prophylaxe einer Vitamin-K-Mangelblutung erhält es Vitamin-K-Tropfen. Besteht bei der Mutter (der Verdacht auf) eine Gonokokkeninfektion, wird zur Prophylaxe einer eitrigen Bindehautentündung (*Gonoblennorrhö* ☞ 30.11.1) in jedes Auge ein Tropfen 1 %ige Silbernitrat-Lösung geträufelt **(Credé-Prophylaxe).** Die Durchführung dieser Prophylaxe ist nicht mehr gesetzlich vorgeschrieben
- Entweder wird das Kind dann ein zweites Mal der Mutter gegeben oder in Nähe der Mutter oder auch im Neugeborenenzimmer in sein Bettchen gelegt
- Im Laufe der ersten 24 Lebensstunden nimmt ein Kinderarzt die Neugeborenen-Erstuntersuchung (U1 ☞ 13.4.4) vor.

Bei nicht wenigen Kindern besteht eine Diskrepanz zwischen dem errechneten und dem tatsächlichen Geburtstermin. Andere werden zwar am errechneten Termin geboren, scheinen aber noch nicht oder schon zu reif. Bei diesen Kindern sowie allen Neugeborenen mit einem Geburtsgewicht unter 2 500 g wird das **Gestationsalter** *(Tragzeit)* des Neugeborenen geschätzt, das der Schwangerschaftsdauer in Wochen p.m. entspricht. Für definierte Kriterien (z.B. Hautbeschaffenheit, Ohrform, Lanugobehaarung, Fußsohlenfurchung) werden Punkte vergeben. Die Gesamtpunktzahl steht in direkter Beziehung zum geschätzten Gestationsalter.

Weitere Pflege des Neugeborenen ☞ *12.12.4, 13.2.1*

12.10 Pathologische Geburt

Dystokie: Gestörter Geburtsverlauf. Bedingt durch *mechanische Ursachen* (z.B. Beckenverformungen der Mutter, Lageanomalien) oder *funktionelle Störungen* (z.B. **Wehendystokie** bei Wehenschwäche oder zu hoher Grundspannung der Gebärmutter, **Zervixdystokie** bei unzureichender Eröffnung des Muttermundes).

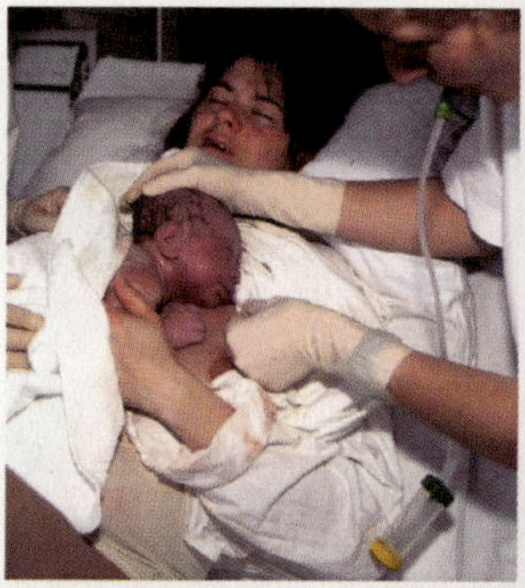

Abb. 12.74: Dieses Neugeborene wurde unmittelbar nach der Geburt in ein Tuch gepackt und der Mutter auf den Bauch gelegt. Die Hebamme saugt mit einem speziellen Absaugset Schleim und Fruchtwasserreste aus Mund, Rachen und Nase. Anschließend erfolgt die Abnabelung. [K206]

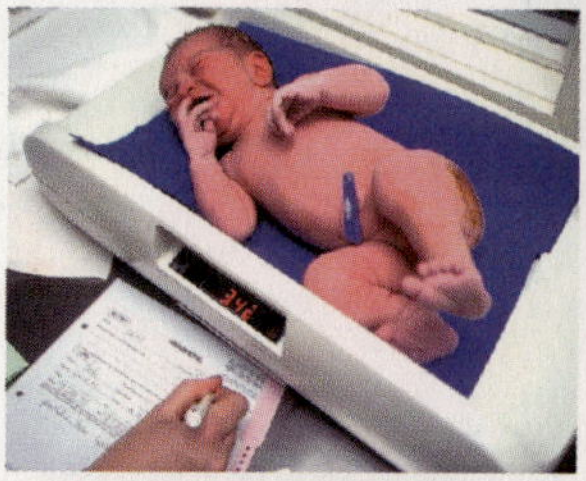

Abb. 12.75: Das frisch gebadete Neugeborene wird nun gemessen und gewogen. Die braunen Flecken an der linken Pobacke sind Mekoniumreste, die sehr klebrig sind und erst mit dem nächsten Bad abgehen werden. [K206]

Je nach Ursache des gestörten Geburtsverlaufes und Ausmaß der Gefährdung für Mutter und Kind kann zunächst abgewartet werden.

Oft reichen konservative Maßnahmen aus, bei Wehenschwäche etwa die Wehenstimulation durch ein warmes Bad oder eine Wärmflasche, die intravaginale Prostaglandinapplikation (z.B. Prepidil®-Gel, sog. *Priming*) und die CTG-überwachte Oxytocininfusion ☞ Pharma-Info 12.20).

In dringenden Fällen muss die Geburt jedoch innerhalb weniger Minuten operativ beendet werden.

Geburt eines toten oder todkranken Kindes

Trotz aller medizinischen Fortschritte passiert es auch heute noch, dass ein Kind vor oder kurz nach der Geburt verstirbt.

Unabhängig davon, ob dies schon vor der Geburt bekannt ist (etwa bei Fehlbildungen) oder sehr plötzlich kommt, bedeutet dies für die Frau und auch ihren Partner eine fundamentale Krise; die Geburt des toten Kindes wird oft als quälend und sinnlos empfunden.

Pflegende, Hebammen und Ärzte können das betroffene Paar durch folgendes Verhalten in ihrer Trauerarbeit unterstützen (☞ auch 12.5.5): Sie behandeln das Kind mit Respekt und Würde (nabeln es z.B. ab, ziehen es an und legen es in eine Decke) und ermutigen die Mutter bzw. die Eltern, das Kind anzuschauen und auch zu berühren. In vielen Kliniken werden ganz bewusst Fotos oder ein Fußabdruck von dem Kind angefertigt, damit die Eltern das verstorbene Kind als ihr Kind *annehmen*, sich von ihm *verabschieden* und sich später an es *erinnern* können. Die Pflegenden akzeptieren die *Trauerreaktionen* der Eltern und vermitteln zu einem geeigneten Zeitpunkt Adressen von *Selbsthilfegruppen*.

12.10.1 Lageanomalien

Lageanomalie *(kindliche Fehllage):* Abweichung von der normalen Schädellage des Feten. Häufigkeit von **Beckenendlagen** ca. 3 – 5 %, von **Querlagen** ca. 0,7 % aller Geburten.

Krankheitsentstehung

Meist bleibt die Ursache der **Lageanomalie** unklar. Risikofaktoren sind Beckenanomalien der Mutter oder Fehlbildungen des Kindes, die beide eine zeitgerechte Drehung des Kindes erschweren. Auch bei Frühgeburten und Mehrlingen treten Lageanomalien gehäuft auf.

Symptome, Untersuchungsbefund und Diagnostik

Der Mutter fällt evtl. auf, dass „das Kind so weit unten strampelt". Bei der gynäkologischen Untersuchung ist der Kopf unter dem Rippenbogen oder seitlich tastbar. Heute ist eine sichere Diagnosestellung durch die Sonographie problemlos möglich.

Risiken der Lageanomalien

Das Risiko der *Beckenendlagen* besteht darin, dass Füße und Steiß den Geburtskanal nicht so weit dehnen, dass der (größere) Kopf schnell nachfolgen kann. Ab einem bestimmten Zeitpunkt drückt der Kopf die Nabelschnur zusammen, die ja mit dem Nabel des Kindes vorangeht, aber noch nach oben Verbindung zur Plazenta hat, so dass die Sauerstoffversorgung des Kindes beeinträchtigt ist und die Geburt auf jeden Fall innerhalb der nächsten Minuten beendet werden muss. Wegen der unzureichenden Vordehnung der Geburtswege sind dabei v.a. Kopf, Wirbelsäule und Hals des Kindes erhöhten mechanischen Belastungen ausgesetzt. Bei der *Querlage* ist eine vaginale Geburt überhaupt nicht möglich.

In beiden Fällen ist das Risiko eines **Nabelschnurvorfalls** beim Blasensprung erhöht, da der Kopf die Muttermundöffnung nicht abdichtet. Der Kopf oder andere Körperteile des Kindes klemmen dann die Nabelschnur mit den lebenswichtigen Blutgefäßen ab, und es kommt zu einem lebensbedrohlichen Sauerstoffmangel des Kindes.

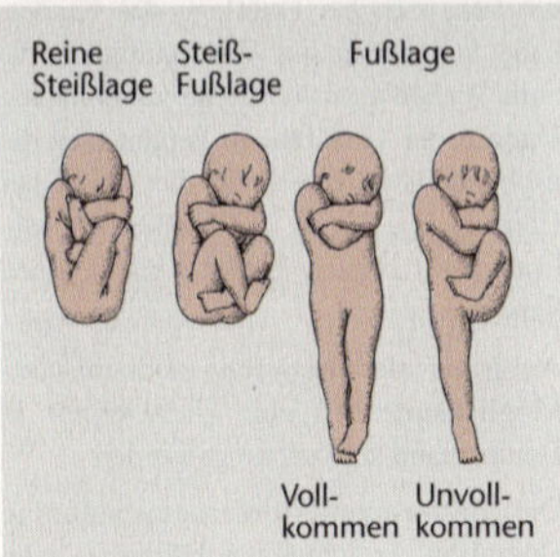

Abb. 12.76: Beckenendlagen. Am häufigsten ist die reine Steißlage. [A300-190]

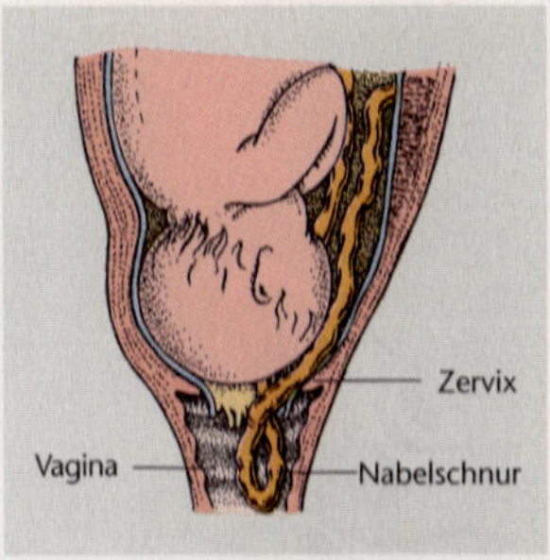

Abb. 12.77: Bei jeder 200. Geburt kommt es zu einem Nabelschnurvorfall. Die Gefahr ist besonders groß, wenn die Fruchtblase platzt, bevor der Kopf in das kleine Becken eingetreten ist. [A400-190]

Behandlungsstrategie

Liegt das Kind einer Erstgebärenden in Beckenendlage, wird meistens ein Kaiserschnitt (*Sectio caesarea* ☞ 12.10.4) durchgeführt, da das Risiko für das Kind hierbei geringer ist als bei einer vaginalen Geburt. Unter bestimmten Voraussetzungen (geschätztes Gewicht des Kindes 2 500 – 3 500 g, keine reine Fußlage, kein vorzeitiger Blasensprung, unauffällige Beckenaustastung, evtl. PDA) kann bei Einverständnis der Schwangeren eine vaginale Entbindung versucht werden. Bei einer Frau, die bereits Kinder geboren hat, sind die Geburtswege weicher, so dass (häufig) eine vaginale Geburt möglich ist. Durch spezielle Handgriffe unterstützt der Arzt die Geburt des Kindes. Sobald Komplikationen auftreten, wird ein Kaiserschnitt durchgeführt. Bei einer Querlage ist stets ein Kaiserschnitt erforderlich. Bis dahin sind eine medikamentöse Wehenhemmung und Beckenhochlagerung der Gebärenden erforderlich. Bei einem Nabelschnurvorfall muss sofort ein Kaiserschnitt durchgeführt werden, um das Leben des Kindes zu retten.

Pflege bei Sectio caesarea ☞ *12.10.4*

! Vorsicht

Wegen des erhöhten Risikos für das Kind muss bei jeder Beckenendlage der Baby-Notfallkoffer bereitstehen!

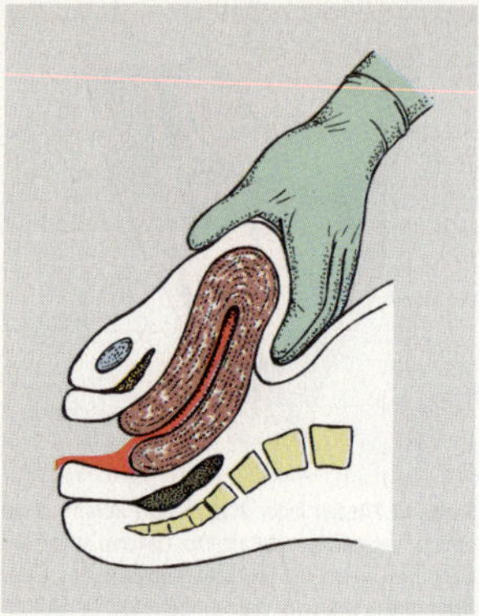

Abb. 12.78 (links): Credé-Handgriff. Der Uterus wird mit einer Hand umfasst (Daumen auf der Vorderseite, die übrigen Finger auf der Hinterseite) und komprimiert. [A300-190]

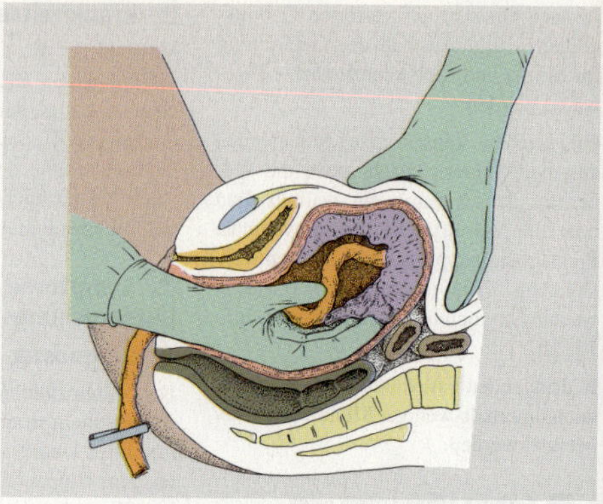

Abb. 12.79 (rechts): Manuelle Lösung der Plazenta. Anschließend wird vorsichtig eine Abrasio vorgenommen. [A400-190]

Nach der Geburt müssen sowohl die Mutter auch als das Kind auf Geburtsverletzungen untersucht und während der ersten Tage sorgfältig beobachtet werden.

12.10.2 Mütterliche Geburtsverletzungen

Dammriss

Die häufigsten mütterlichen Geburtsverletzungen sind **Dammrisse,** genauer *Scheidendammrisse,* die durch Überdehnung des Dammes entstehen.

Je nach Schwere der Verletzung werden drei Grade unterschieden:

- **Grad I:** Hauteinriss des Introitus, der Vagina und des Dammes ohne Verletzung der Dammuskulatur
- **Grad II:** Riss der Dammuskulatur bis zum äußeren Schließmuskel des Darmes heran, der Schließmuskel selbst bleibt aber intakt
- **Grad III:** Dammriss mit Verletzung des Schließmuskels und manchmal auch der Rektumschleimhaut. Das Einreißen der Rektumschleimhaut wird gelegentlich auch als Dammriss *Grad IV* bezeichnet.

Die medizinische Versorgung bei Dammrissen Grad I und II besteht in einer Dammnaht (☞ 12.10.4).

Bei einem Dammriss Grad III muss der äußere Schließmuskel sorgfältig rekonstruiert werden, um eine spätere Stuhlinkontinenz zu vermeiden.

Pflege

Die Pflege bei Dammrissen I. und II. Grades entspricht der Pflege bei Episiotomie (☞ 12.10.4).

Bei Dammrissen III. und IV. Grades muss beispielsweise mit Laxanzien für weichen Stuhlgang gesorgt werden (☞ 7.9.2). Dabei dürfen keine Einläufe oder Suppositorien gegeben werden. Rektale Untersuchungen sind ebenfalls nicht erlaubt.

Zervixriss

Gelegentlich können stark blutende **Zervixrisse** auftreten, die sorgfältig genäht werden müssen. Sie entstehen z.B. bei Zangenentbindungen (☞ 12.10.4) oder wenn sich der Muttermund noch nicht ganz geöffnet hat, die Gebärende aber schon presst.

Uterusruptur

Für Mutter und Kind sehr gefährlich ist die **Uterusruptur,** d.h. das Zerreißen der Gebärmutter.

Häufig handelt es sich um ein schmerzloses Aufplatzen der Narbe nach vorangegangenen Uterusoperationen.

Jedoch kann auch ein intakter Uterus rupturieren, z.B. bei Querlage des Kindes. Eine Steigerung der Wehentätigkeit bis zum Wehensturm und eine zunehmende Unruhe der Gebärenden zeigen hier die drohende Uterusruptur an. Nach erfolgter Uterusruptur hören die Wehen auf, die Frau gerät binnen kurzer Zeit in einen Schock.

Aufgrund der besseren medizinischen Möglichkeiten ist eine Uterusruptur in Deutschland sehr selten geworden.

Die Uterusruptur erfordert eine sofortige Operation. In günstigen Fällen ist eine Uterusübernähung möglich, ansonsten muss der Uterus entfernt werden.

12.10.3 Plazentalösungsstörung und Uterusatonie

Plazentalösungsstörung

Plazentalösungsstörung: Gestörte Ablösung der Plazenta von der Uteruswand nach der Geburt des Kindes. Kann mit und ohne stärkere Blutung einhergehen. Entweder funktionell (bei Wehenschwäche nach der Geburt, bei überfüllter Harnblase) oder durch zu tiefes Einwachsen der Plazentazotten in die Uteruswand.

Zunächst wird versucht, nichtinvasiv eine Plazentalösung herbeizuführen:

- Harnblase entleeren, Uterus leicht massieren, um eine Wehe „anzureiben", Eisblase auflegen
- Kontraktionsmittel injizieren (z.B. Methergin® oder Syntocinon® i.m. oder i.v.)
- Credé-Handgriff durchführen (☞ Abb. 12.78.

Bleiben diese Maßnahmen erfolglos, wird die Plazenta – in der Regel unter Kurznarkose – manuell gelöst und vorsichtig eine Abrasio (☞ 32.4.11) vorgenommen. Ist die Plazenta in das Myometrium hineingewachsen (sehr selten), muss meist der Uterus entfernt werden.

Uterusatonie

Uterusatonie: Unzureichende Kontraktion der Gebärmutter nach Ausstoßung der Plazenta. Zeigt sich meist durch massive vaginale Blutungen (> 500 ml), manchmal auch

durch den kontinuierlichen Abgang kleinerer Blutmengen bei Einblutung in die Gebärmutterhöhle (hoher Fundusstand).
Atonische Nachblutungen können nicht nur in der Nachgeburtsperiode auftreten, sondern auch noch zu Beginn des Wochenbetts.

Ursachen einer **Uterusatonie** sind Kontraktionsschwäche und/oder Überdehnung des Myometriums z.B. nach einer Zwillingsschwangerschaft, operative Geburtsbeendigung oder Uterus myomatosus (☞ 32.8.2).

Bei massiven Blutungen wird zunächst versucht, den Uterus während einer Nachwehe „auszudrücken" und mit der flachen Hand vom Fundus her komprimiert zu halten, damit die Gebärmutterhöhle nicht wieder vollblutet (☞ Abb. 12.78). Gleichzeitig wird manuell oder medikamentös versucht, neue Kontraktionen anzuregen.

Blutet die Frau weiterhin stark, werden Infusionen mit Oxytocin (z.B. Orasthin®), Methergin-Oxytocin (z.B. Syntometrin®) oder Prostaglandinen (z.B. Prostaglandin E2 = Dinoproston = Minprostin®E_2; Prostaglandin $F_2\alpha$ = Dinoproston = Minprostin®$F_2\alpha$) angehängt. Helfen auch diese nicht, muss die Gebärmutterhöhle tamponiert werden. In seltenen Fällen bleibt als letzte Möglichkeit nur die Entfernung des Uterus. Gleichzeitig müssen eine Schocktherapie durchgeführt und andere Ursachen einer Nachblutung ausgeschlossen werden (☞ Kasten).

Nachblutungen in der Nachgeburtsperiode

In der Nachgeburtsperiode ist die häufigste Komplikation überhaupt eine zu starke Nachblutung.

Folgende Ursachen kommen in Betracht:

- *Plazentalösungsstörung* oder *unvollständige Plazentaausstoßung*. Daher kontrollieren Arzt oder Hebamme die ausgestoßene Plazenta immer auf Vollständigkeit
- *Uterusatonie*. Deshalb wird durch Tasten von außen geprüft, ob der Uterus abnorm groß oder zu schlaff ist
- *Mütterliche Geburtsverletzungen*. Zur Diagnose von Geburtsverletzungen wird die Patientin auf einen Scheiden- oder Zervixriss untersucht
- *Gerinnungsstörungen*. Gerinnungsstörungen sind zwar eher selten, aber stets gefährlich. Nach Ausschluss der oben genannten Ursachen erfolgt daher bei Nachblutungen eine Gerinnungsdiagnostik (Thrombos, Quick, PTT, Fibrinogen, Fibrinogenspaltprodukte).

12.10.4 Geburtshilfliche Operationen

Episiotomie

Die häufigste geburtshilfliche Operation ist die **Episiotomie** (*Dammschnitt*, im Umgangston auch kurz *Epi* ☞ Abb. 12.80 – 12.83).

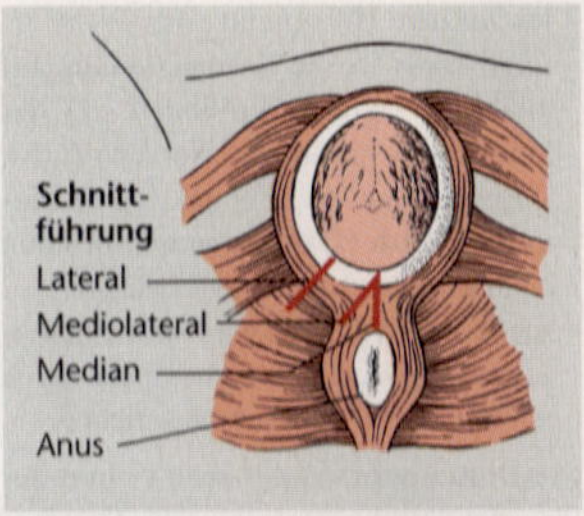

Abb. 12.84: Schnittführungen der Episiotomie (Dammschnitt), um einen Dammriss während der Austreibungsphase zu verhindern. Am häufigsten wird die mediolaterale Schnittführung durchgeführt; bei der medianen ist die Gefahr des Einrisses des analen Sphinkters am größten (☞ 12.10.2). [A400-190]

Eine Episiotonie wird in der Pressperiode durchgeführt, wenn ein Einreißen des Dammes (Blasswerden der Dammhaut) absehbar ist, die Pressperiode bei bedenklichem CTG verkürzt oder bei vaginal-operativen Entbindungen Raum gewonnen werden muss.

Dabei wird der Damm mit einer speziellen Episiotomieschere gespalten. Die drei möglichen Schnittführungen der Episiotomie zeigt Abb. 12.84. Welche Technik angewandt wird, entscheidet der Arzt in Abhängigkeit von der Indikation der Episiotomie.

Das Vorgehen bei Episiotomie ohne PDA oder Pudendusblock ist von Haus zu Haus unterschiedlich:

- In vielen Häusern wird sie ohne Lokalanästhesie vorgenommen, wenn der Schnitt beim Durchschneiden des Kop-

Episiotomie [K206]

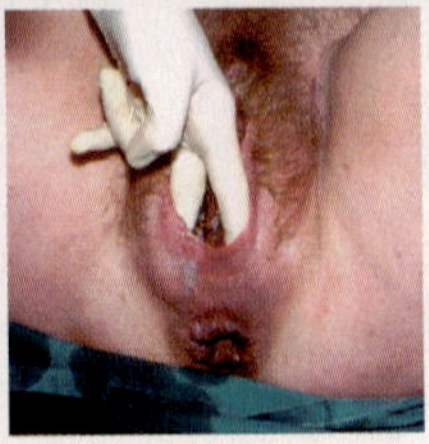

Abb. 12.80: Nach der Indikationsstellung zur Episiotomie schiebt die Hebamme oder der ärztliche Geburtshelfer in der Wehenpause zwei Finger zwischen kindlichen Kopf und Dammhaut.

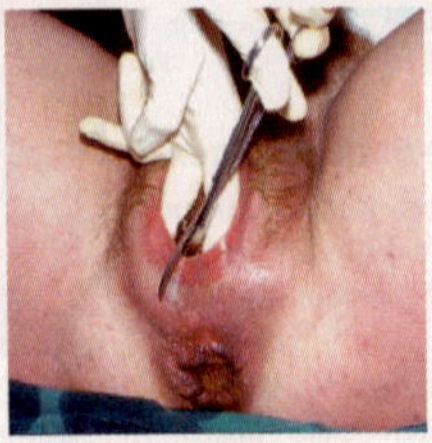

Abb. 12.81: Die Schere wird zur mediolateralen Episiotomie angesetzt, hier im Bereich der Episiotomienarbe einer vorangegangenen Geburt.

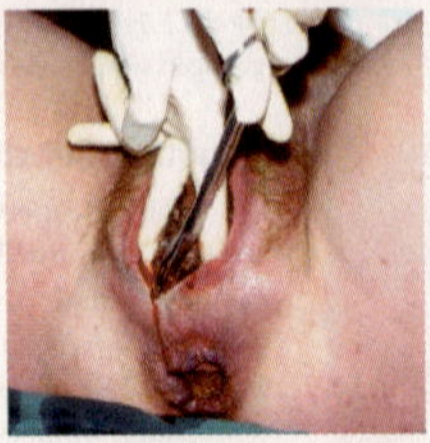

Abb. 12.82: Durch den Schnitt hat der kindliche Kopf mehr Platz auf seinem Weg nach draußen, und einem Dammriss (☞ 12.10.2) ist vorgebeugt.

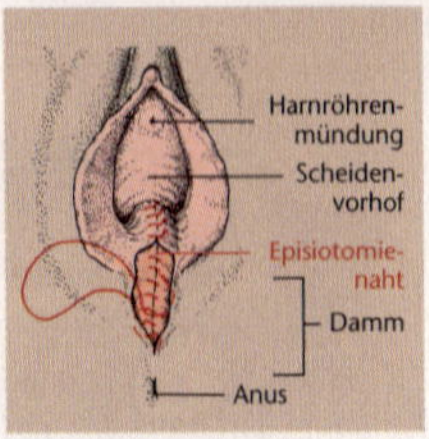

Abb. 12.83: Bei der Dammnaht werden zunächst die Ränder der Scheidenwunde genäht, dann folgen tiefe Nähte im subkutanen und Muskel-Gewebe, anschließend die Naht der Haut. [A400-190]

fes auf dem Höhepunkt einer Wehe erfolgt. Dann ist die Schmerzleitung auf natürliche Weise vermindert, da der kindliche Kopf auf die Nerven drückt. Zu jedem anderen Zeitpunkt der Episiotomie wird der Damm durch Infiltration eines Lokalanästhetikums betäubt
- An anderen Häusern wird stets eine Lokalanästhesie gesetzt, die meist auch noch für die Dammnaht ausreicht.

Die **Dammnaht** erfolgt nach Geburt der Plazenta. Nach einer rektalen Untersuchung der Frau zum Ausschluss von Darmverletzungen werden die Vaginalschleimhaut, die tieferen Dammschichten und die Haut in getrennten Schichten wieder verschlossen.

Pflege nach Episiotomie

- In den ersten zwei Tagen nach der Geburt Genitalspülungen (☞ 32.2.2) vornehmen, ab dem dritten Tag kurze Sitzbäder (☞ 32.2.3). Bei den Sitzbädern darauf achten, dass die Brust nicht mit dem Badewasser in Berührung kommt
- Die Dammnaht täglich auf Zeichen einer Infektion, eines Hämatoms oder einer verzögerten Wundheilung inspizieren. Bei Dehiszenzen (Auseinanderweichen der Wundränder) Arzt informieren und Patientin nüchtern lassen, da evtl. eine Sekundärnaht (☞ 27.4.4) erforderlich ist
- Auf die Naht evtl. mehrmals am Tag Salbentupfer auflegen, z.B. mit einer Wund-Heilsalbe wie Bepanthen® oder einer anästhesierenden Salbe wie Actovegin® oder Xylocaingel®
- In Absprache mit dem Arzt trockene Wärme anwenden (z.B. Sollux-Lampe ☞ 10.9.7). Während der Behandlung eine Einmalunterlage zum Auffangen der Lochien (Wochenfluss ☞ 12.12.1) unterlegen
- Beim Sitzen weiches Kissen unterlegen, da es für die Wöchnerin in der ersten Woche nach der Geburt sehr unangenehm ist, auf der Naht zu sitzen
- Bei stärkeren Schmerzen Analgetika nach Arztanordnung geben, beispielsweise Ibuprofen.

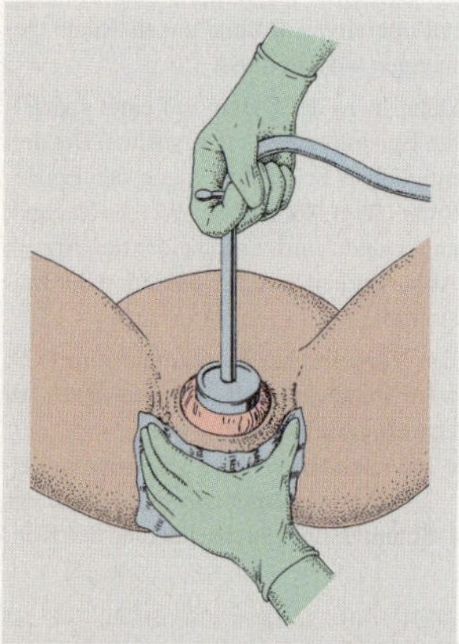

Abb. 12.85: Vakuumextraktion bei Schädellage. Die rechte Hand zieht wehensynchron am Extraktor, während die linke den Damm schützt. [A400-190]

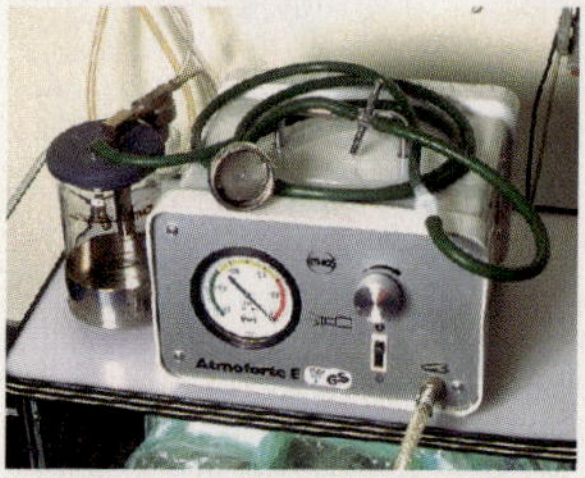

Abb. 12.86: Zum Vakuumextraktor gehören eine Saugglocke, ein Schlauchsystem mit integriertem Handgrifff und eine Vakuumpumpe. [K183]

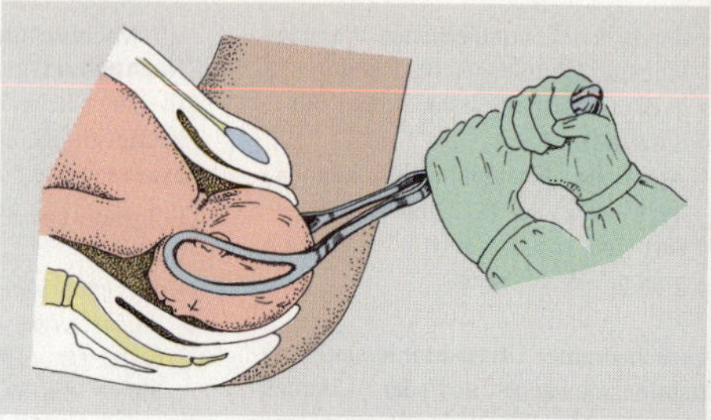

Abb. 12.87: Während der folgenden Wehe wird das Kind mit der ohne Kraftanwendung geschlossenen Zange aus dem Geburtskanal gezogen. [A400-190]

Ob eine Fadenentfernung notwendig ist, hängt vom verwendeten Fadenmaterial ab. Heute werden meist resorbierbare Fäden (☞ 11.3.7) benutzt, so dass die Fäden nicht gezogen werden müssen.

Vaginal-operative Entbindungen

Als **vaginal-operative Entbindungen** werden **Vakuum-Extraktion** *(Saugglocken-Entbindung)* und **Forzeps-Entbindung** *(Zangenentbindung,* von lat. forceps = Zange) bezeichnet. Sie sind v.a. notwendig, wenn es während der Austreibungsperiode zu einem Geburtsstillstand oder einem Sauerstoffmangel des Kindes kommt.

Bei der Vakuum-Extraktion wird eine Saugglocke auf den kindlichen Kopf aufgesetzt und nach Erzeugung eines Unterdrucks das Kind mit der Wehe vorsichtig herausgezogen. Bei der Forzeps-Entbindung wird eine spezielle Zange um den Kopf des Kindes gelegt und ohne Kraftanwendung geschlossen. Die Entwicklung des Kindes erfolgt ebenfalls mit der Wehe. In beiden Fällen muss eine Episiotomie gemacht und die Mutter anschließend sorgfältig auf Verletzungen (☞ 12.10.2) untersucht werden.

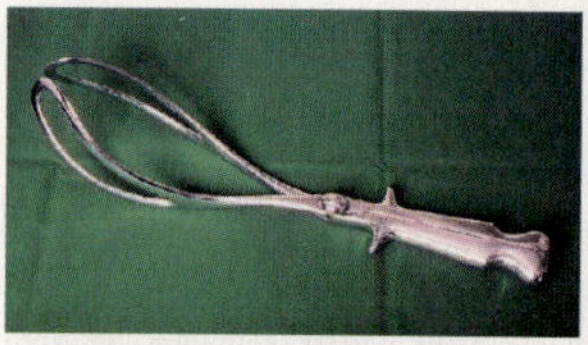

Abb. 12.88: Geburtszange. [K183]

Nach der Geburt besteht ein erhöhtes Risiko der **Uterusatonie** (☞ 12.10.3). Prophylaktisch können Arzneimittel gegeben werden, welche die Uteruskontraktionen unterstützen (z.B. Syntocinon® oder Syntometrin®).

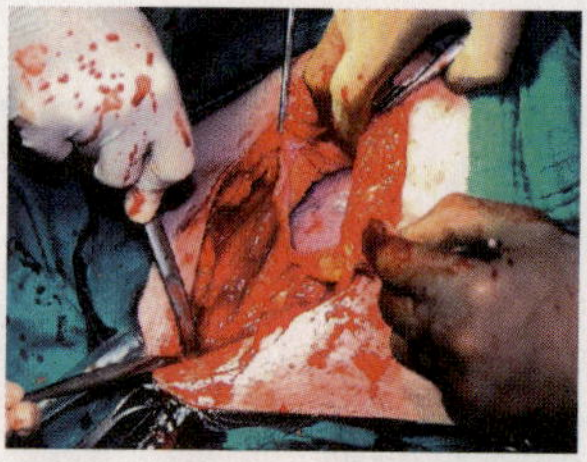

Abb. 12.89: Sectio caesarea. Eröffnung der verschiedenen Schichten bis zum Uterus. Der Hautschnitt erfolgte quer in der Schamhaargrenze (Pfannenstielschnitt ☞ Abb. 11.40). Durch die Spreizung wurde er zu einer Raute erweitert, und nach Durchtrennung der Faszie zwischen beiden Mm. recti abdominis wurde das Peritoneum eröffnet. Darunter glänzt bläulich der Uterus. [K206]

Pflege nach vaginal-operativer Entbindung

- Die Patientin wird auf Blutungen oder eine verzögerte Rückbildung des Uterus kontrolliert (☞ 12.12.1, Abb. 12.98, Kontrolle des Fundusstandes im Wochenbett)
- Das Kind wird sowohl nach einer Vakuum-Extraktion als auch nach einer Zangenentbindung sorgfältig beobachtet. Nach einer Vakuumextraktion hat das Kind dort, wo die Saugglocke ansetzte, eine entsprechend geformte **Kopfgeschwulst** (☞ 13.7.4), die nach der Geburt rasch verschwindet.

Sectio caesarea

Eine **Sectio caesarea** (kurz *Sectio, Kaiserschnitt, Schnittentbindung*) ist indiziert, wenn die Geburt aufgrund mütterlicher oder kindlicher Gefährdung schnell beendet werden muss, eine vaginal-operative Geburt aber noch nicht möglich ist, weil das Kind noch nicht tief genug in den Geburtskanal eingetreten ist. Außerdem wird eine **elektive** *(geplante)* **Sectio** vorgenommen, wenn eine vaginale Geburt für Mutter oder Kind ein unverantwortlich hohes Risiko bedeuten würde.

Je nach Wunsch der Schwangeren und Dringlichkeit des Eingriffs ist die Sectio caesarea unter Vollnarkose oder mit Periduralanästhesie möglich (bei Notfall immer Vollnarkose). Nach Eröffnung der Bauchdecken durch einen Schnitt in der Schamhaargrenze und Eröffnung der Gebärmutter wird das Kind entwickelt, abgenabelt, abgesaugt und an die Hebamme weitergegeben. Anschließend werden alle durchtrennten Schichten der mütterlichen Bauchwunde sorgfältig wieder verschlossen.

Pflege bei Sectio caesarea

Allgemeine perioperative Pflege ☞ 11.4
Pflege bei gynäkologischen Operationen ☞ 32.2.5

- Vor der Sectio Blasendauerkatheter legen
- Nach der Sectio Patientin wie bei abdominaler Hysterektomie pflegen (☞ 32.8.2). Zusätzlich Lochien kontrollieren (☞ 12.12.1)
- Kind möglichst bald an die Brust anlegen
- Bei rh-negativer Mutter und Rh-positivem Kind notwendige Rhesus-Prophylaxe durchführen (Arztanordnung)
- Blasenkatheter am ersten Tag ziehen.

Nach einer Sectio ist die Mutter geschwächt. Die Pflegenden unterstützen sie in ihrem Wunsch nach Kontakt zu ihrem Kind, achten aber gleichzeitig darauf, dass sich die Frau nicht überfordert, da Überlastung und Erschöpfung weder ihr noch dem Kind nützen würden: Sie helfen ihr bei der Versorgung ihres Kindes (ohne sie jedoch zu übergehen), beziehen den Vater des Kindes dabei möglichst ein und ermöglichen der Frau ausreichende (und ungestörte) Ruhepausen.

Sectio caesarea (Kaiserschnitt) [K206]

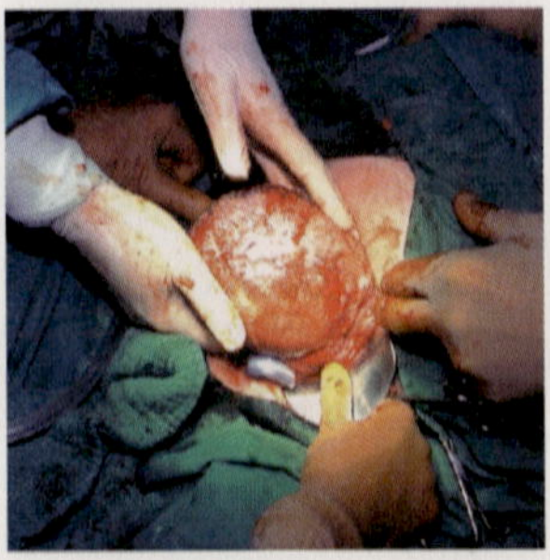

Abb. 12.90: Nach Eröffnung des Uterus fasst der Geburtshelfer den Kopf und zieht ihn aus der Uterushöhle heraus.

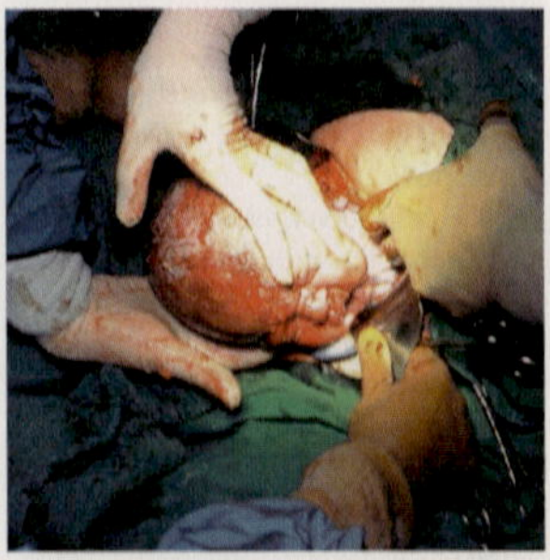

Abb. 12.91: Durch Seitneigung des Kopfes wird die Entwicklung der ersten Schulter eingeleitet, …

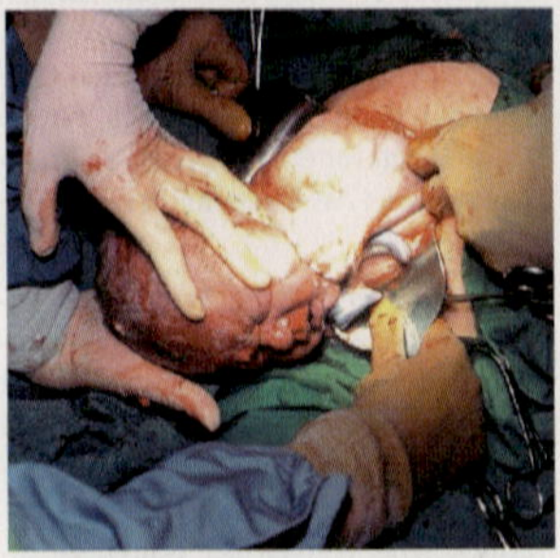

Abb. 12.92: …, die jetzt geboren ist.

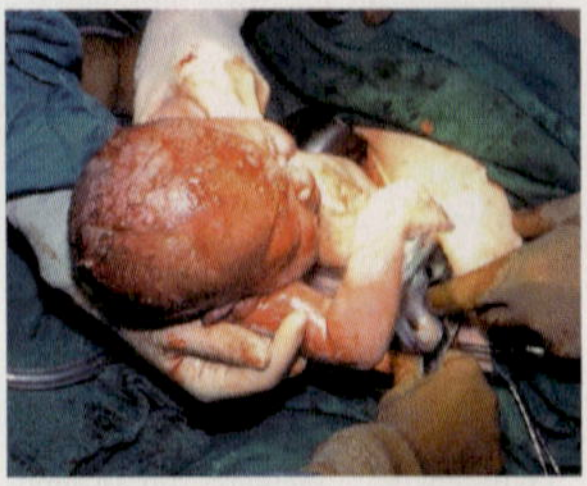

Abb. 12.93: Kopf, Arme und Oberkörper sind schon geboren.

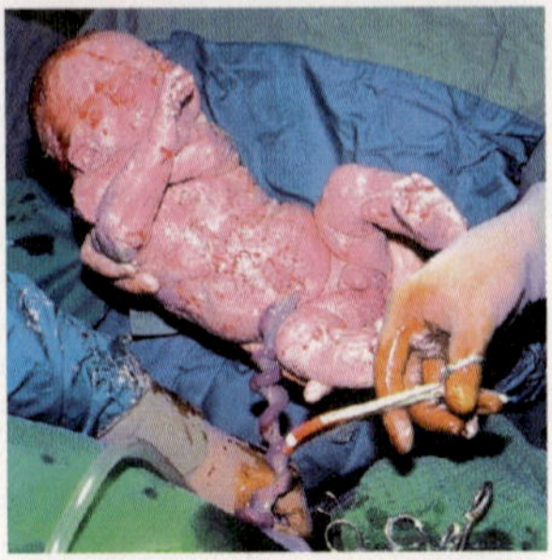

Abb. 12.94: Der Neugeborene wird sogleich abgenabelt.

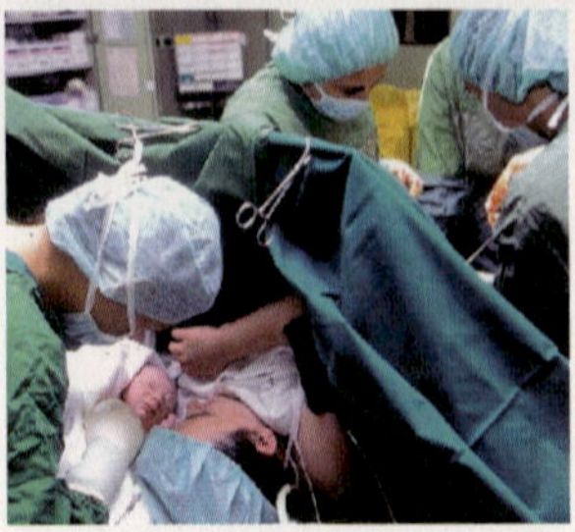

Abb. 12.95: Dann werden Uterus und Bauchdecken der Mutter schichtweise verschlossen. Bei Durchführung der Sectio unter PDA (☞ 37.9.3) können Mutter und Kind bereits jetzt erstmalig Kontakt aufnehmen.

12.11 Übernahme der Wöchnerin aus dem Kreißsaal

Bei unauffälligem Verlauf der Postplazentarperiode können Mutter und Kind nach ca. 2 Std. den Kreißsaalbereich verlassen.

Übergabegespräch

Im Übergabegespräch informieren sich die Pflegenden der Entbindungsstation über:

- Name und Alter der Frau
- Anzahl vorheriger Geburten
- Verlauf der Geburt und der Postplazentarperiode
- Höhe des Blutverlustes
- Art der Schmerzlinderung (PDA? Pudendusblock?)
- Verabreichung von Arzneimitteln (Ja/nein? Welche?)
- Durchführung einer Episiotomie (Ja/nein?)
- Ermittelte Werte bei Vitalzeichenkontrolle
- Psychischen Zustand der Wöchnerin
- Erstes Aufstehen (Ja/nein? Wann? Komplikationen?)
- Erste Mahlzeit (Ab wann darf die Frau essen?)
- Geschlecht des Kindes
- Blasenentleerung (Ja/nein? Spontan oder nach Katheterisierung? Wann? Wie viel?)
- Gesundheitszustand des Kindes (musste es in eine externe Kinderklinik oder auf die Intensivstation verlegt werden?)
- Geschlecht des Kindes
- Beziehung zwischen Mutter und Kind (Wunschkind? Freigabe zur Adoption?)
- Besteht Stillwunsch?
- Geplante Maßnahmen für Mutter oder Kind (z.B. Sterilisation der Mutter, orthopädisches Konsil beim Kind?)
- Bezugsperson (Partner? Freund? Eltern?)

Ankunft der Wöchnerin auf der Station

Patientenaufnahme ☞ *3.1.1*

Zuerst gratulieren die Pflegenden der Mutter zur Geburt ihres Kindes. Dies wird angesichts der Stationsroutine nicht selten vergessen. Dann wird die Frau in ihr Zimmer gefahren und den Mitpatientinnen vorgestellt. Nun sollte sie sich von den Geburtsanstrengungen erholen können.

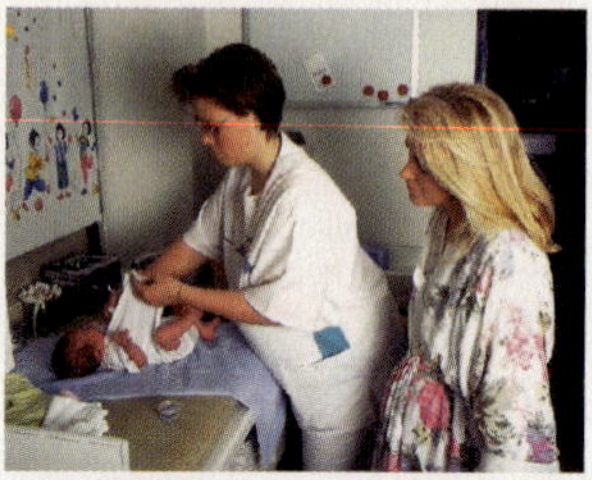

Abb. 12.96: Während des Krankenhausaufenthalts wird die junge Mutter auch in der Säuglingspflege angeleitet. Nur auf den ausdrücklichen Wunsch der Mutter hin übernimmt die Kinderkrankenschwester jedoch das Wickeln und Anziehen des Kindes wie auf diesem Bild. In der Regel steht sie neben Mutter und Kind und gibt Anregungen. [K183]

Geht es der Wöchnerin so gut, dass sie ihr Kind versorgen kann, fragt man sie nach ihren Wünschen bezüglich der Unterbringung des Kindes (☞ unten).

Unterbringung von Mutter und Kind

Beim **Rooming-in** ist das Neugeborene weite Teile des Tages (und in manchen Kliniken auch in der Nacht) bei der Mutter. Durch den engen Kontakt lernen sich Mutter und Kind besser kennen, und v.a. Erstgebärende gewinnen durch den Umgang mit dem Baby Sicherheit für zu Hause. Auch für eine zufriedene Stillbeziehung bietet das Rooming-in ideale Bedingungen.

Auf der anderen Seite kann das Rooming-in für die Wöchnerin auch sehr anstrengend sein. Sind beispielsweise drei oder mehr Mütter und Kinder in einem Zimmer untergebracht, kann der Geräuschpegel durch Besucher und das unvermeidliche Weinen der Babys so ansteigen, dass die für Mutter und Kind notwendige Ruhe nicht mehr gewährleistet ist. Ein Schild an der Tür „Bitte nicht stören – Mutter und Kind schlafen" kann zumindest etwas Abhilfe schaffen. Oft ist es auch sinnvoll, dass die Mutter das Kind einige Stunden tags und vor allem nachts auf der Säuglingsstation betreuen lassen kann, um Schlaf nachzuholen („Teilzeit- oder Tages-Rooming-in"). Ideal ist das „offene" Rooming-in, bei dem die Frau jederzeit die Möglichkeit hat, ihr Kind im Neugeborenenzimmer abzugeben.

In vielen Kliniken ist es üblich, dass das Neugeborene zunächst für einige Stunden im Neugeborenenzimmer beobachtet wird. Je nach Befinden von Mutter und Kind sollte entschieden werden, wo das Neugeborene die erste Nacht verbringt.

Die **Versorgung des Kindes** wird in der Regel von den *Kinderkrankenschwestern* der Säuglingsstation übernommen. Dennoch müssen auch Hebammen und Pflegende der Entbindungsstation mit Neugeborenen umgehen können (☞ 13.6.2), da sich die Neugeborenen oft im Zimmer der Mutter aufhalten und sich die Mutter mit Fragen an die ihr vertrauten Pflegepersonen der Entbindungsstation wendet.

Hygienemaßnahmen auf der Entbindungsstation

- Ganze Station peinlich sauber halten
- Zimmerpflege durchführen, um die Gefahr der Keimverschleppung durch die Pflegenden zu reduzieren
- Keine Infektionskranken auf der Station pflegen. Patientinnen mit entsprechenden Erkrankungen verlegen
- Wegen der in Erde allgegenwärtigen Tetanuserreger und Schimmelpilze keine Topfpflanzen auf der Station erlauben
- Abfalleimer mit Fußbedienung in der Nasszelle für benutzte Vorlagen, bei Rooming-in auch im Patientenzimmer für gebrauchte Windeln bereitstellen und mehrmals täglich leeren
- Wöchnerin über den hygienischen Umgang mit Vorlagen informieren
- Besucher nicht auf den Betten sitzen lassen (Mütter legen ihre Kinder oft dort ab). Dementsprechend für eine ausreichende Zahl von Stühlen sorgen
- Kinder nicht an solche Stellen im Bett legen, wo sie mit Lochien in Kontakt kommen können, also z.B. nicht auf die Innenseite der Bettdecke oder den sog. Durchzieher
- Für saubere Bettwäsche sorgen. Die Betten aber nicht während der Still- und Abpumpzeiten richten
- Vor jedem Kontakt mit dem Kind oder vor jeder Berührung der Brust Hände desinfizieren.

12.12 Physiologisches Wochenbett

Wochenbett *(Puerperium, Kindbett)*: Zeit unmittelbar nach Ausstoßung der Plazenta bis zur Involution (Rückbildung) aller Schwangerschaftsveränderungen. Dauer etwa 6 – 8 Wochen.

12.12.1 Veränderungen des mütterlichen Organismus

Lochien

Nach Ablösung der Plazenta besteht im cavum uteri eine große Wunde, die unter Einwanderung von Leukozyten abheilt. Zellreste, Wundsekret, Leukozyten und Blutgerinnsel werden mit Hilfe der **Lochien** *(Wochenfluss)* nach außen abtransportiert.

Die Farbe der Lochien verändert sich in den ersten drei Wochen (☞ Abb. 12.97), und die Lochienmenge (insgesamt 400 – 1 200 ml) nimmt ständig ab. Nach 4 – 6 Wochen versiegen sie. Gleichzeitig fangen die Ovarien langsam mit der Östrogenproduktion an, so dass sich das Endometrium wieder aufbaut und die Wunde nach 6 – 8 Wochen verschlossen ist.

> Lochien dürfen nicht mit Blutungen verwechselt werden. Lochien sind physiologisch, Blutungen pathologisch (Komplikation!).

Bei Vaginal- und Dammwunden ist die Heilungstendenz trotz der Lochien gut. Selbst ausgedehnte Schnitte heilen meist ohne entzündliche Erscheinungen ab.

Pflege

Lochien sind primär nicht infektiös. Bereits nach 24 – 36 Stunden haben jedoch aus der Vulvaregion aufsteigende Keime die Gebärmutterhöhle besiedelt. Aufgrund des guten Abwehrsystems des Endometriums kommt es aber in der Regel nicht zu einer Entzündung des Uterus (☞ 12.13.4).

> Vorlagen häufig wechseln, da diese einen optimalen Nährboden für Keime darstellen und das Aufsteigen von Keimen begünstigen können.

Im Umgang mit Lochien ist zu beachten:

- Genitalbereich der Frau nur mit Handschuhen säubern
- Zum Entfernen der Vorlagen Handschuhe tragen
- Lochien auf Menge (Anzahl der Vorlagen), Farbe, Geruch und Beimengungen kontrollieren
- Gebrauchte Vorlagen und Handschuhe sofort in einen Hygienebeutel geben und diesen in den Hygieneeimer entsorgen (nicht „zwischenlagern")
- Nach dem Umgang mit Lochien erst Hände desinfizieren und dann waschen.

Uterusinvolution

In den Tagen und Wochen nach der Geburt bildet sich der Uterus rasch zurück **(Uterusinvolution).** Dies beruht auf dem verminderten Zellstoffwechsel nach Wegfall der hormonellen Stimulation durch die Plazentahormone und auf der verringerten Uterusdurchblutung durch die Nachwehen.

Pflege

Die Rückbildungsvorgänge werden von Arzt und Pflegepersonal regelmäßig überprüft. Da der Fundusstand (Veränderungen während der Schwangerschaft ☞ 12.6.1) auch abhängig ist von der Blasenfüllung, sollte die Frau vor der Funduskontrolle die Toilette aufsuchen. Um den Fundusstand zu kontrollieren, legt der Untersucher die Handkante in Bauchnabelhöhe senkrecht auf den Bauch der Wöchnerin und drückt die Hand leicht fußwärts. Der Uterus ist als deutlicher Widerstand tastbar (☞ Abb. 12.98). Wird die Hand dann so gekippt, dass die Handfläche dem Bauch aufliegt, kann der Abstand zwischen Uterusfundus und Nabel oder Uterusfundus und Symphyse direkt in Querfingern abgelesen werden.

Am 1. Tag nach der Entbindung (lat. *post partum,* kurz **p.p.**) ist der Fundus des Uterus einen Querfinger unterhalb des Nabels zu tasten, am 2. Tag zwei Querfinger und am 3. Tag drei Querfinger. Nach einer Woche kann der Fundus zwei Querfinger über der Symphyse ertastet werden, 10 Tage nach der Entbindung in Symphysenhöhe (☞ Abb. 12.97). Nach zwei Wochen kann der Fundus von abdominal nicht mehr getastet werden.

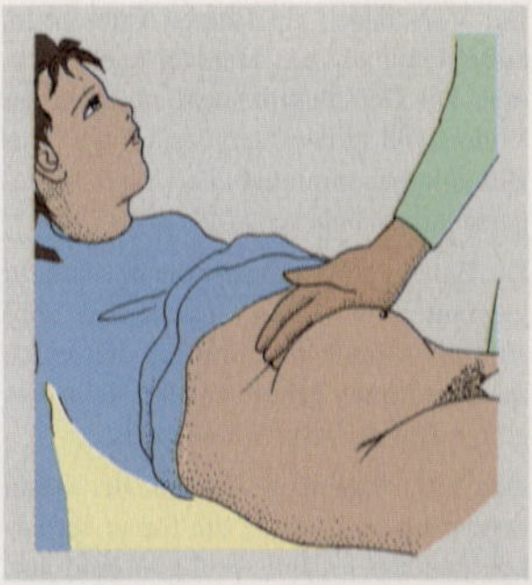

Abb. 12.98: Überprüfung des Fundusstandes. [A300-157]

Rückbildung sonstiger Schwangerschaftsveränderungen

Auch die übrigen Schwangerschaftsveränderungen bilden sich in den Tagen bis Monaten nach der Geburt in unterschiedlichem Tempo zurück.

Nach der Geburt kommt es über 48 – 72 Stunden zur sog. *Harnflut.* Die Wöchnerin scheidet bis zu 300 ml pro Stunde bzw. bis zu 4 l am Tag aus. Außerdem schwitzt sie sehr stark. Durch die Wasserausscheidung nimmt die Frau an Gewicht ab (zusammen mit der Uterusinvolution bis zu 5 kg innerhalb der ersten Woche zusätzlich zu den ca. 5 kg durch die Geburt selbst).

Der Tonus der glatten Muskulatur nimmt wieder zu. Bemerkbar macht sich das v.a. bei Blase und Darm. Der Darm hat nun wieder mehr Platz, und es bilden sich unter Umständen vermehrt Darmgase.

Die Durchblutung des Herzens nimmt ab, das Herzminutenvolumen (☞ 18.1) sinkt.

Wochen nach Entbindung	Lochien	Uterusgröße
1. Woche	Blutig (Lochia rubra/cruenta)	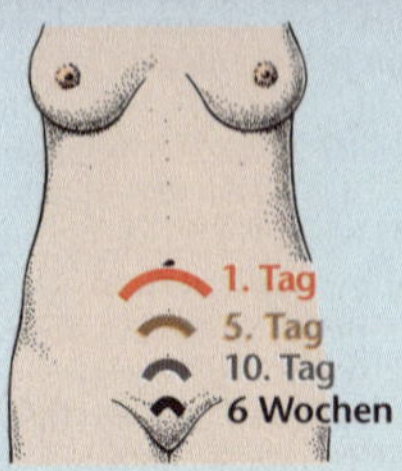
Ende der 1. Woche	Braun-rötlich (Lochia fusca)	
Ende der 2. Woche	Dunkel-gelb (Lochia flava)	
Ende der 3. Woche	Grau-weiß (Lochia alba)	
Ca. 4 – 6 Wochen	Versiegen der Lochien	

Tab. 12.97: Uterusrückbildung und Veränderung der Lochien. Die Uterusrückbildung wird täglich durch Tasten des Fundusstandes durch Pflegende oder Arzt kontrolliert. [A400]

Bei Vorschäden am Herzen kann es im äußersten Fall zum Herzversagen kommen. Die Gefäßlumina werden enger, der Widerstand in den Gefäßen größer. Das Blutvolumen nimmt ab, und die Schwangerschaftsanämie schwindet.

Die Bauch- und Beckenbodenmuskulatur gewinnt ihren Tonus zurück und wird straffer. Gerade bei Frauen, die schon mehrere Kinder geboren haben, kann dies einige Zeit in Anspruch nehmen.

Der alte Spannungszustand der Haut kehrt langsam zurück, die Striae vernarben und sehen dann weiß-glänzend aus. Pigmentveränderungen blassen langsam ab, können aber auch über Jahre bestehen bleiben.

12.12.2 Wochenbettpflege

Die gesunde Wöchnerin ist zwar nicht krank, aber oft erschöpft und bedarf der Unterstützung, da sie völlig neue Veränderungen ihres Körpers an sich erfährt und sich auf eine neue Rolle einstellen muss. Gespräch und Anleitung sind dabei ebenso wichtig wie pflegerische Tätigkeiten.

Überwachung der Vitalzeichen

Nach einer komplikationslosen Geburt genügt es, den Blutdruck einmal täglich zu messen. Bei besonderer Indikation wie z.B. verstärkter Blutung post partum, schwangerschaftsinduzierter Hypertonie (☞ 12.5.4) oder nach einem Kaiserschnitt wird der Blutdruck je nach ärztlicher Anordnung engmaschiger kontrolliert. Puls und Temperatur werden 1- bis 2-mal tägl. gemessen, in besonderen Fällen wie Fieber auch häufiger.

Kontrolle von Fundusstand und Lochien

Fundusstand und Lochien werden täglich kontrolliert.

Kontrolle von Brust und Laktation

Die Brust ist täglich zu inspizieren und zu palpieren, bei Problemen auch häufiger.

Blasenentleerung

Regelmäßige Blasenentleerung im Wochenbett ist sehr wichtig, da eine volle Blase die Uterusrückbildung behindern kann.

Viele Wöchnerinnen können schon im Kreißsaal und auch kurze Zeit später problemlos Wasser lassen. Der erste Spontanurin sollte nach ca. 6 Stunden abgegeben worden sein. Beim Wasserlassen darf die Patientin nicht unter Zeitdruck gesetzt werden. Die Wöchnerin soll den Unterleib und die Füße warm halten und auch ohne starken Harndrang regelmäßig die Toilette aufsuchen, wobei sie darauf hingewiesen werden sollte, dass in der ersten Woche die Harnproduktion erheblich gesteigert ist.

Störungen der Blasenentleerung (☞ 31.3.6) insbesondere in den ersten Tagen nach der Geburt entstehen manchmal dadurch, dass sich durch die Geburt ein Blasenhals- oder Harnröhrenödem entwickelt oder die versorgenden Nerven *reversivel* (vorübergehend) geschädigt sind. Kann die Frau auch nach Einnahme von Spasmolytika oder tonussteigernden Arzneimitteln kein Wasser lassen, muss einmalkatheterisiert werden, da es sonst zur Blasenüberdehnung mit Refluxgefahr und aufsteigender Infektion von Harnleiter und Niere kommt. Manchmal verordnet der Arzt einen handelsüblichen Nierentee.

Stuhlausscheidung

Die Darmfunktion kommt meistens am 2. oder 3. Wochenbetttag von selbst in Gang. Über die gesamte Dauer des stationären Aufenthalts sollte auf regelmäßige Darmentleerung und für weichen Stuhlgang gesorgt werden. Ggf. wird eine Kolonmassage durchgeführt (☞ 7.8.5) oder ein leichtes Abführmittel gegeben (Arztanordnung oder Bedarfsmedikation). Geeignet sind z.B. Quellmittel (Leinsamen und Weizenkleie), Laktulose, Glycerinzäpfchen oder Mikroklysmen. Leidet die Wöchnerin unter starken Blähungen, schaffen Fenchel- oder Kümmeltee oder das Legen eines Darmrohres (☞ 21.2.3) Erleichterung.

Allgemeinbefinden

Da die Frau relativ viel Blut verliert, kontrolliert der Arzt am zweiten oder dritten Tag nach der Geburt das Blutbild. Je nach Ergebnis wird er dann ein Eisenpräparat verschreiben. Da die meisten Eisenpräparate eine obstipierende Wirkung haben, kann man auch die Angehörigen bitten, weniger obstipierende Eisenpräparate (z.B. Floradix Kräuterblut®-S-Saft) aus dem Reformhaus mitzubringen.

Körperpflege

- Am ersten Tag p.p. Ganzkörperwäsche am Waschbecken durchführen (lassen). Ab dem 2. Tag p.p. kann die Frau bei guten Kreislaufverhältnissen duschen. Vollbäder sind aber nicht erlaubt, da eine Verunreinigung der Brust mit dem Lochialsekret wegen der Gefahr einer Brustinfektion oder Infektionen des Neugeborenen unbedingt zu vermeiden ist

	1. Tag p.p.	2. Tag p.p.	3. Tag p.p.	4 – 8. Tag p.p.
Temperatur, Puls, RR	1- bis 2-mal tägl. (bei Bedarf häufiger)			1-mal tägl.
Fundusstand (☞ 12.12.1)	3- bis 6-stdl. kontrollieren	1-mal tägl. kontrollieren		
Lochien (☞ 12.12.1)	3- bis 6-stdl. beobachten	1-mal tägl. beobachten		
Brust/ Laktation	Einmal am Tag nach dem Stillen Brust inspizieren und evtl. palpieren, bei Bedarf häufiger (fällt oft in den Aufgabenbereich der Kinderkrankenschwestern im Säuglingszimmer)			
Miktion (☞ auch Text)	Auf ersten Spontanurin spätestens 6 Std. p.p. achten	1-mal tägl. nachfragen (bei Problemen entsprechend häufiger)		
Defäkation	Auf erste Defäkation spätestens 48 Std. p.p. achten	1-mal tägl. nachfragen (bei abführenden Maßnahmen ggf. öfter). Ggf. abführende Maßnahmen durchführen (Arztanordnung und stationsinterne Richtlinien beachten)		
Psychischer Zustand	Bei jeder Begegnung auf depressive Verstimmung oder Wochenbettpsychose achten			
Blutgruppe der Mutter	Blutgruppe der Mutter im Mutterpass überprüfen. Bei rh-negativer Frau und Rh-positivem Kind innerhalb 24 Stunden p.p. Rh-Prophylaxe durchführen (☞ 12.5.1).			

Tab. 12.99: Maßnahmen zur Überwachung der Wöchnerin in der ersten Woche p.p. (kurz für **p**ost **par**tum = nach der Entbindung).

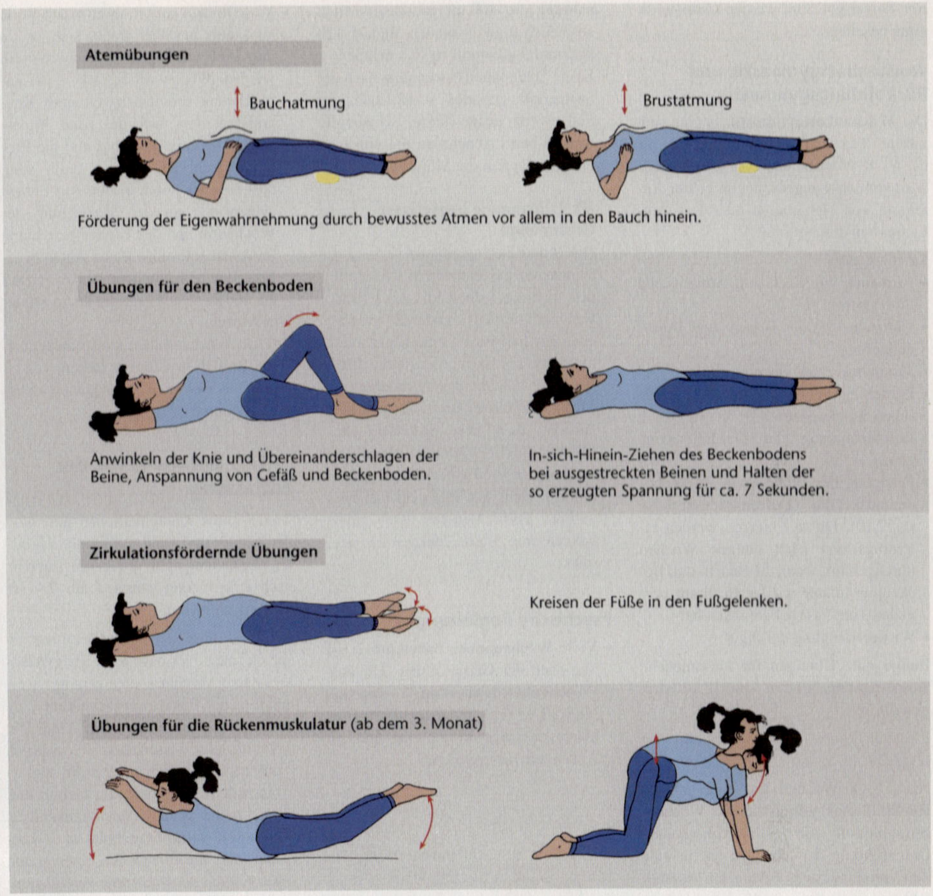

Abb. 12.100: Häufig empfohlene Übungen für die Rückbildungsgymnastik. Sie fördern die bewusste Wahrnehmung der Atmung und einen guten Kreislauf, kräftigen die stark gedehnten Bauchmuskeln und lockern die Rückenmuskulatur. Zu vermeiden sind Übungen, welche die Bauchmuskeln vor Festigung der Beckenbodens belasten, sowie Hüpf- und Springübungen. [A400-215]

- Getrennte Waschlappen und Handtücher für Brust und Genitalregion verwenden, Genitalregion zuletzt reinigen
- Genitalspülung (☞ 32.2.2) mehrfach täglich und nach jedem Toilettengang durchführen. Anfangs im Bett spülen, nach vollständiger Mobilisation über dem Bidet
- Patientin zu sorgfältigem Händewaschen und zur Händedesinfektion nach jedem Toilettengang sowie vor dem Stillen und jedem Kontakt mit ihrem Baby anhalten
- Brust einmal täglich mit Wasser ohne Seife waschen. Die Mutter soll einen gut sitzenden Still-BH tragen und die Stilleinlagen regelmäßig wechseln, um die Brüste trocken zu halten
- Wöchnerin darauf vorbereiten, dass es wahrscheinlich einige Wochen nach der Geburt zu vermehrtem Haarausfall kommen wird. Dieser ist durch die hormonelle Umstellung bedingt und bildet sich in der Folgezeit fast immer wieder zurück. Die Frau sollte während dieser Zeit mit der Haarpflege vorsichtig sein.

Frühmobilisation

Wegen der erhöhten Thrombosegefahr im Wochenbett sollte die Wöchnerin bereits 2 – 4 Stunden nach einer physiologischen Geburt aufstehen, nach Sectio, Mehrlings- oder Zangengeburten etwas später. Die Frühmobilisation dient gleichzeitig der Obstipations- und Pneumonieprophylaxe, ist gut für den Kreislauf und fördert das allgemeine Wohlbefinden der Frau. Manche Frauen haben anfangs wegen des Blutverlustes unter der Geburt und des starken Wasserverlustes durch die Harnflut teils erhebliche Kreislaufprobleme. Daher begleiten die Pflegenden die Wöchnerin so lange zur Toilette und helfen ihr bei der Körperpflege, bis sie kreislaufstabil ist.

Bei Eklampsie (☞ 12.5.4), Beckenringlockerung, tiefer Phlebitis oder Thrombose sowie nach PDA muss mit der Mobilisation länger gewartet werden (Arztanordnung beachten).

Wochenbettgymnastik und Rückbildungsgymnastik

Die **Wochenbettgymnastik** beginnt am zweiten Tag nach der Geburt und geht bis ca. 6 – 8 Wochen nach der Geburt. Sie wird vom Arzt angeordnet und unter Anleitung von Hebammen oder Krankengymnasten durchgeführt.

Sie dient zur:

- Anregung von Kreislauf, Atmung und Stoffwechsel
- Unterstützung der Blasen- und Darmentleerung
- Thromboseprophylaxe
- Förderung des physischen und psychischen Wohlergehens
- Beschleunigung der Involutionsvorgänge
- Festigung der Bauch- und Beckenbodenmuskulatur (Descensusprophylaxe ☞ 32.10). Diese Übungen werden allerdings erst nach einigen Wochen durchgeführt, wenn die Bauch- und Beckenmuskulatur wieder zu ihrem normalen Tonus zurückgefunden hat
- Wiedererlangung der Figur.

Einige gute Übungen für verschiedene Körperregionen sind in Abb. 12.100 dargestellt.

Übungen für die Beckenbodenmuskulatur ☞ 32.2.4

Nach 6 – 8 Wochen löst eine gezielte **Rückbildungsgymnastik** die Wochenbettgymnastik ab. Die konsequente Durchführung der Übungen ist für eine Zeit von mindestens 6 Monaten zu empfehlen.

Ernährung

- Bis zum ersten Abführen leichte Kost, dann Wunschkost.
  Stillende Frauen müssen selbst ausprobieren, was ihnen (und ihrem Baby) gut tut: Blähende Speisen (z.B. Rettich, Kraut, Hülsenfrüchte) und stopfende Speisen (z.B. Schokolade, Kakao) sind oft ungünstig, da diese beim Kind Blähungen und Obstipation hervorrufen können. Von Obst und Obstsäften, v.a., wenn sie viel Säure enthalten (z.B. Zitrusfrüchte), bekommen viele Kinder Durchfall und werden wund.
  Am günstigsten ist normale Mischkost (eiweiß-, ballaststoff-, vitamin- und mineralstoffreich).
  Stillende Frauen sollten nach Empfehlung der Deutschen Gesellschaft für Ernährung pro 100 ml gebildeter Milch zusätzlich zum normalen Bedarf 120 kcal und 5 g Eiweiß zu sich nehmen
- Keine Schlankheitskuren (erst nach der Stillperiode erlaubt ☞ 12.12.4): Im Fettgewebe gespeicherte Schadstoffe werden beim Abnehmen mit abgebaut und gelangen in die Muttermilch.

Trinkmenge beeinflusst Milchmenge

Die Mutter soll genügend (2,5 – 3 l) trinken, um ausreichend Milch zu bilden. Hat sie jedoch zu viel Milch, was häufiger in den ersten 2 – 6 Wochen der Fall ist, ist eine Einschränkung der Trinkmenge der einfachste Weg, die Milchmenge zu reduzieren. Manche Gynäkologen sind auch der Ansicht, dass Bier und Sekt die Milchproduktion günstig beeinflussen (andere raten von Alkohol generell ab). Ideal sind in jedem Fall ungesüßte Tees, Mineralwasser ohne Kohlensäure, Milch, Malzkaffee oder -bier.

Psychische Begleitung

- Viele Wöchnerinnen haben am 2. – 4. Tag nach der Geburt einen „Heultag" (**Wochenbettdepression,** *maternity blues*). Der Frau und ihrem Partner erklären, dass dies völlig normal und kein Anlass zur Besorgnis ist

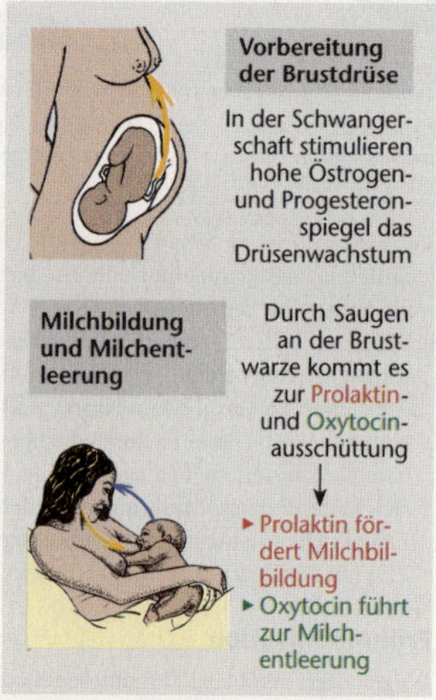

Abb. 12.101: Hormonelle Regulation von Brustdrüsenentwicklung, Milchbildung und Milchentleerung im Überblick. [A400-190].

- Viele Frauen sind in ihrer neuen Rolle als Mutter unsicher, fragen sich, ob sie den Anforderungen gewachsen sein werden. Wöchnerin bestärken; bei anfänglichen Problemen mit dem Kind erklären, dass auch das Kind Anpassungsschwierigkeiten hat und die Probleme nicht ein Zeichen dafür sind, dass sie alles falsch macht. Auf Fragen sollten alle an der Versorgung der Wöchnerin und des Kindes beteiligten Personen eine einheitliche Antwort geben, da unterschiedliche Antworten auf ein und dieselbe Frage die junge Mutter verwirren
- Viele Wöchnerinnen sind ruhebedürftig. Besuch in Grenzen halten, vor allem bei mehreren Patientinnen in einem Zimmer.

12.12.3 Beratung vor der Entlassung

Treten keine Komplikationen auf, werden Mutter und Kind nach einer vaginalen Entbindung meist am 3. – 5. Tag p.p., nach einer Sectio caesarea am 7. – 10. Tag p.p. entlassen.

In einem abschließenden Beratungsgespräch (meist vor oder nach der gynäkologischen Abschlussuntersuchung) werden folgende Punkte angeschnitten:

- *Nachsorge von Mutter und Kind.* Die Mutter sollte wissen, dass sie Anspruch auf häusliche Hebammenhilfe täglich bis zum 10. Tag nach der Geburt hat, auch wenn sie aus dem Krankenhaus entlassen wurde. Manchmal ist es sinnvoll, dass die Pflegenden einen ersten Termin mit der Hebamme vereinbaren
- *Hygiene.* Ein Kontakt des Neugeborenen mit Lochien muss weiterhin vermieden werden. Bis zum vollständigen Versiegen der Lochien darf die Frau nur duschen und nicht baden
- *Menstruation.* Die erste Menstruation ist bei nicht stillenden Wöchnerinnen nach 5 – 10 Wochen zu erwarten. Bei Stillenden ist eine Vorhersage nicht möglich
- *Geschlechtsverkehr.* Geschlechtsverkehr ist nach Versiegen des Wochenflussen, also nach ca. 6 Wochen, wieder erlaubt. Ausschlaggebend sollte die innere Bereitschaft von Seiten der Frau sein. Der Zeitpunkt hierfür ist individuell unterschiedlich. Die Wöchnerin muss aber unbedingt darauf hingewiesen werden, dass auch volles Stillen keinen sicheren Schutz vor einer Schwangerschaft bietet

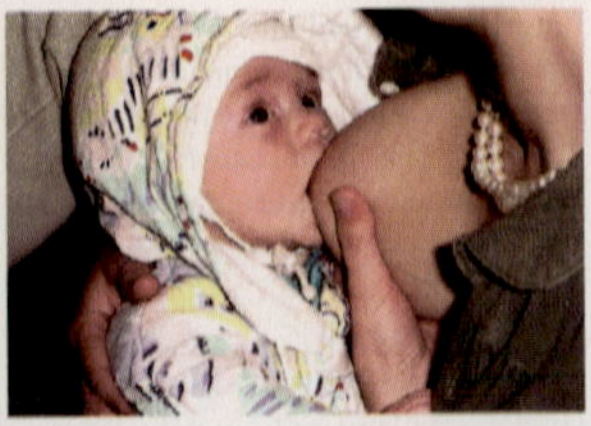

Abb. 12.102: Stillen ermöglicht nicht nur den intensivsten und zugleich natürlichsten Kontakt zwischen Mutter und Kind. Es ist auch die praktischste Art der Ernährung, z.B. auf Reisen. Zudem gibt es auch handfeste medizinische Vorteile. So enthält Muttermilch beispielsweise Abwehrstoffe, die den Säugling weniger anfällig für Infektionen machen. [O177]

- *Nächste gynäkologische Untersuchung.* Hat die Mutter keine besonderen Beschwerden, sollte sie sich nach 4 – 6 Wochen wieder beim niedergelassenen Gynäkologen vorstellen, bei Beschwerden (insbesondere Fieber, Unterbauchschmerzen, erneut blutige Lochien, Brustschmerzen oder -rötung) sofort
- *Weitere Schwangerschaften.* Nach einer normalen vaginalen Entbindung wird der Frau empfohlen, mit einer weiteren Schwangerschaft ein halbes Jahr zu warten, nach einer Sectio caesarea ein Jahr
- *Früherkennungsuntersuchungen des Kindes* (☞ 13.4.4). Die Mutter wird auf die U3 in der 4. – 6. Lebenswoche aufmerksam gemacht, für die sie einen Termin beim Kinderarzt braucht. Die U2 am 3. – 10. Lebenstag sowie die Screening-Untersuchungen im Blut des Neugeborenen werden im Krankenhaus durchgeführt.

12.12.4 Stillen

Physiologie des Stillens

Muttermilch *(Frauenmilch)* ist sowohl von der Nährstoffzusammensetzung als auch durch den Immunitätsschutz die beste Nahrung für das Neugeborene (☞ 13.1.1). Außerdem fördert das Stillen die Mutter-Kind-Beziehung. Der Stillförderung kommt daher in der Wochenpflege besonderes Gewicht zu.

In der Schwangerschaft nimmt das Brustdrüsengewebe (und damit die Brust) an Größe zu. Es findet jedoch noch keine nennenswerte Milchabsonderung statt.

Postpartal fallen nach der Ausstoßung der hormonproduzierenden Plazenta die Hormonspiegel im mütterlichen Blut stark ab, so dass zwei für das Stillen wesentliche Hormone ihre Wirkung entfalten können:

- **Prolaktin**, das die Milchbildung *(Laktogenese)* fördert
- **Oxytocin**, das die Milchentleerung *(Galaktokinese)* vermittelt.

Der **Milcheinschuss** erfolgt in der Regel am 2. – 4. Tag nach der Geburt. Die Brüste sind prall, spannen und schmerzen. Temperaturerhöhungen bis zu 38,0 °C für maximal zwei Tage sind als normal anzusehen.

Gegen die Beschwerden helfen Kühlen der Brust, häufiges Anlegen des Kindes und evtl. das Ausstreichen der überschüssigen Milch.

Technik des Stillens

- Möchte die Mutter stillen, sollte das Kind bereits in der ersten Stunde nach der Geburt angelegt werden. Dies ist meist auch nach einer Sectio caesarea möglich
- Das Stillen gelingt in der Regel am besten, wenn das Kind regelmäßig dann angelegt wird, wenn es „sich meldet" *(feeding on demand).* Im Interesse der mütterlichen Nachtruhe sollte aber auf eine Spätmahlzeit gegen 22 Uhr geachtet werden

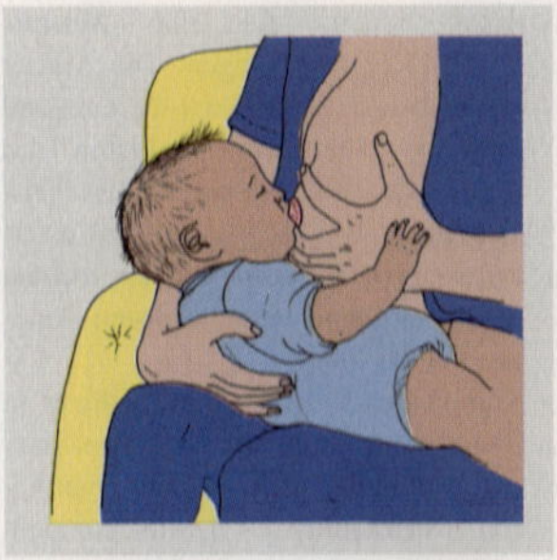

Abb. 12.104: Richtiges Anlegen des Kindes. Mit Zeige- und Mittelfinger der freien Hand die Brust vom Gesicht des Kindes zurückhalten, damit das Kind leichter einatmen und die Mamille besser fassen kann (darauf achten, dass das Kind Warze und Warzenvorhof mit dem Mund umfasst). [A400-215]

- Vor dem Stillen desinfiziert sich die Mutter die Hände (zuhause reicht das Waschen der Hände) und nimmt eine bequeme Haltung ein, in der sie es über die halbe Stunde des Stillens ohne Verspannungen und Rückenschmerzen aushält (☞ Abb. 12.103)
- Dann entfernt sie Stillvorlage und Tupfer von der Brust und legt das Kind an (☞ 12.104).
- Es empfiehlt sich, das Kind anfangs nur 5 Min. auf jeder Seite anzulegen und dann langsam auf 15 – 20 Min. pro Seite zu steigern. Länger als 20 Minuten/Seite sind ungünstig, da sich dann gehäuft *Brustwarzen-Rhagaden* (Ein-

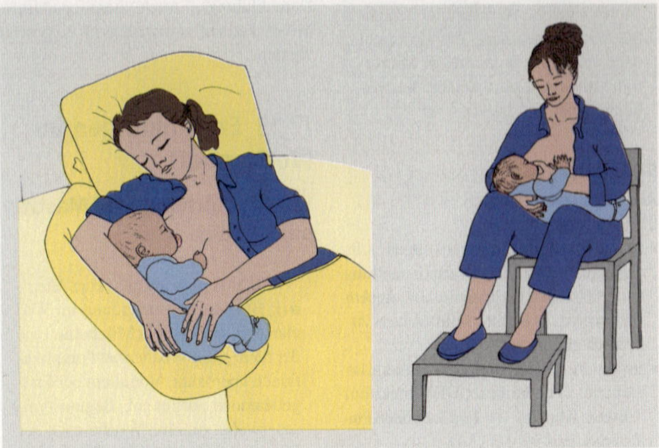

Abb. 12.103: Die günstigste Haltung beim Stillen im Liegen und im Sitzen. Der Ellenbogen der Mutter sollte stets entspannt aufliegen, damit es nicht zu Verspannungen im Nacken-Schulterbereich kommt. [A400-215]

risse) bilden, die eine Mastitis (☞ 12.13.1) begünstigen. Die Mutter sollte abwechselnd zuerst die eine und dann die andere Brust anbieten (das Kind trinkt an der zweiten Brust meist nicht mehr so viel). Also beispielsweise beim ersten Anlegen mit der rechten Brust beginnen, beim nächsten Anlegen mit der linken
- Kommt der Milchfluss nur schwer in Gang, steht Oxytocin als Nasenspray zur Verfügung (z.B. 1 Hub Syntocinon® Nasenspray 2 – 3 Min. vor dem Anlegen)
- Nach dem Stillen zieht die Mutter die Brustwarze nicht aus dem Mund des Kindes heraus (begünstigt Rhagadenbildung), sondern schiebt zuerst einen Finger in seinen Mundwinkel und löst das Kind von der Brust, wenn es am Finger saugt
- Nach dem Stillen lässt die Frau die Milchreste an der Brust trocknen und zieht erst dann wieder den Still-BH an. Bilden sich Rhagaden, kann ein Bepanthen®-Salbentupfer aufgelegt werden.

Das früher übliche Wiegen des Kindes vor und nach jeder Mahlzeit (☞ 13.1.1) ist bei gesunden Säuglingen allenfalls in den ersten Lebenstagen erforderlich und verunsichert ansonsten nur die Mutter, da Schwankungen in der Trinkmenge physiologisch sind.

Vor allem Erstgebärende haben anfangs Probleme beim Stillen und bedürfen der psychischen Unterstützung. Hierzu gehört auch Ruhe während der Stillzeiten.

> Während der Stillzeit sollte die Mutter keine Arzneimittel eigenmächtig einnehmen, da sie nicht weiß, wie viel davon in die Muttermilch übergeht und welche Auswirkungen dies auf das Kind hat.

Stillhindernisse

Absolute mütterliche Stillhindernisse

- Schwere Allgemeinerkrankungen, z.B. schlecht eingestellter Diabetes mellitus (☞ 23.6) oder Eklampsie. In diesem Fall würde das Stillen die Mutter zusätzlich gefährden
- Infektionskrankheiten, z.B. infektiöse Hepatitis, Tuberkulose, HIV-Infektion, schwere Mastitis (☞ 12.13.1) oder Puerperalsepsis (☞ 12.13.4)
- Medikamentöse Behandlung der Mutter, z.B. mit Zytostatika oder antituberkulösen Arzneimitteln.

> Atemwegsinfekte, bei denen die Mutter einen Atemschutz tragen kann, stellen ebenso wenig ein Stillhindernis dar wie chronische Erkrankungen ohne Beeinträchtigung des Allgemeinzustandes der Mutter.

Absolute kindliche Stillhindernisse

- Erkrankungen des Galaktosestoffwechsels *(Galaktosämie)* und einige andere Stoffwechselerkrankungen

Relative kindliche Stillhindernisse

- Trinkschwäche bei unreifen Kindern oder Säuglingen mit Herzfehlern, Pneumonie, Neuropathien
- Fehlbildungen, z.B. eine schwere Lippen-Kiefer-Gaumenspalte oder ein abnorm kleiner Unterkiefer
- Mundkrankheiten, z.B. Mundsoor oder Aphten.

Bei relativen Stillhindernissen sollte die Mutter die Milch abpumpen. Sie kann dem Baby dann beispielsweise über eine Sonde oder Flasche gefüttert werden. So bleiben dem Kind wenigstens einige Vorteile der Muttermilchernährung erhalten.

Abstillen

Möchte oder darf die Frau nicht stillen oder wurde das Kind tot geboren, wird in der Regel nach der Geburt Cabergolin (z.B. zwei Tabletten Dostinex®) gegeben. Zusätzlich soll sie die Brust kühlen und einen stramm sitzenden Still-BH tragen, der die Brust hebt (mindert die Durchblutung). Auch homöopathische Mittel können unterstützend eingesetzt werden.

12.13 Erkrankungen im Wochenbett

12.13.1 Milchstau und Mastitis puerperalis

> **Mastitis puerperalis** (kurz *Mastitis*): Brustdrüsenentzündung im Wochenbett. Neben dem **Milchstau** eine der häufigsten Wochenbettkomplikationen überhaupt. Vor allem bei Erstgebärenden auftretend. Beginn typischerweise gut eine Woche nach der Geburt, kann aber während der gesamten Stillzeit auftreten. In 75 % einseitig.

Ein **Milchstau** und eine **Mastitis puerperalis** sind schwer voneinander abzugrenzen, da die Symptome fast gleich und die Übergänge fließend sind. In 30 % der Fälle tritt eine Mastitis außerhalb des Wochenbettes auf (**Mastitis nonpuerperalis**).

Krankheitsentstehung

Ursachen des **Milchstaus** sind in der Regel:
- Ein gestörter Milchspendereflex mit Abflussbehinderung (begünstigt durch Stress)
- Eine mechanische Abflussbehinderung
- Mangelnde Entleerung der Brust beim Stillen.

Erreger der **Mastitis** sind Bakterien, meist *Staphylokokken.* Die Keime gelangen über kleine Einrisse *(Rhagaden)* in Brustwarze und Warzenvorhof in die Brust. Ursache ist entweder eine direkte Kontamination durch mangelnde Hygiene, z.B. die Berührung der Brust nach dem Umgang mit Lochien, oder eine Übertragung der Bakterien aus dem keimbesiedelten Nasenrachenraum von Mutter, Kind und/oder Krankenhauspersonal. Im lockeren Bindegewebe führen die Erreger rasch zu einer Entzündung. Auch ein Milchstau kann durch ungenügende Entleerung der Brust eine Mastitis begünstigen, da vorhandene Keime sich wie im „stehenden Gewässer" rasch vermehren können (Stauungsmastitis).

Symptome und Untersuchungsbefund

Die Symptome und der Untersuchungsbefund von Milchstau und Mastitis sind ähnlich:
- Schmerzhafte Schwellung der betroffenen Brustpartie mit Rötung und Überwärmung der Haut
- Häufig (hohes) Fieber und allgemeines Krankheitsgefühl mit Kopf und Gliederschmerzen (bei Mastitis immer vorhanden)
- Begleitend Schwellung der Achsellymphknoten
- Bei Mastitis in 4 – 12 % der Fälle Abszessbildung nach 1 – 3 Tagen.

Diagnostik und Differentialdiagnose

Die Diagnose erfolgt anhand des klinischen Bildes. Zusätzlich sind die Bestimmung der Entzündungszeichen im Blut und bei Verdacht auf Abszessbildung eine Sonographie notwendig.

Behandlungsstrategie bei Mastitis

Bei fortgeschrittener Mastitis und anhaltendem Fieber über 24 – 48 Stunden beginnt der Arzt mit einer Antibiotikatherapie (z.B. Flucloxacillin, etwa in Staphylex®). Bei beginnender Einschmelzung eines Abszesses werden zur Förderung der Abkapselung statt kühlender Maßnahmen Wärmeanwendungen eingesetzt. Nach Einschmelzung des Abszesses sind eine meist radiäre Inzision, eine Gegeninzision am tiefsten Punkt des Abszesses und das Einlegen einer Lasche zur Sekretableitung erforderlich. Zusätzlich werden entzündungshemmende Arzneimittel verabreicht, z.B. Diclofenac, etwa in Voltaren®, oder Bromelaine, etwa in Traumanase®. Selten werden Prolaktinhemmer in niedriger Dosierung gegeben (z.B. Pravidel®).

Pflege bei Milchstau und Mastitis

- In frühen Stadien der Erkrankung ausreichende Brustentleerung durch häufiges und korrektes Anlegen des Kindes oder Ausstreichen der Milch. Dies ist für die Wöchnerin meist sehr schmerzhaft, aber trotzdem die wirksamste Therapie. Wechselnde Stillpositionen unterstützen eine optimale Entleerung. Selten muss bei fortgeschrittener Mastitis die Milch abgepumpt und verworfen werden
- Bettruhe
- Ruhigstellung der Brust durch festen BH, Kühlung durch Quark- oder Alkoholumschläge und Eisbeutel
- Trinken von Pfefferminz-, Hibiskus- oder Salbeitee, um die Milchproduktion zu reduzieren
- Auf Arztanordnung Verabreichung von fiebersenkenden Mitteln
- Bei beginnender Einschmelzung Wärme (Rotlicht) zur Abszessreifung.

Mastitisprophylaxe

- Jeglichen Kontakt zwischen Brust und Lochien vermeiden
- Kind richtig anlegen und Brust sorgfältig pflegen (Pflege bei physiologischem Wochenbettverlauf ☞ 12.12.4)
- Rhagaden der Brustwarzen sofort behandeln, z.B. mit sparsam aufgetragener Bepanthen®-Salbe. Evtl. Stillhütchen benutzen lassen.

Prognose

Die Prognose einer Mastitis ist bei entsprechender Antibiotikagabe gut. Bei schlechter Abwehrlage der Mutter kann es allerdings zur Sepsis kommen.

Nach Abszessbildung und -drainage kann eine kosmetisch störende Narbe zurückbleiben. Chronische Entzündungen (meist ohne Fieber) und Fistelungen sind möglich.

Bei der Mastitis nonpuerperalis muss ein Mammakarzinom (☞ 32.6.2) ausgeschlossen werden.

12.13.2 Subinvolutio uteri

Subinvolutio uteri: Verzögerte Uterusrückbildung im Wochenbett, d.h. der Uterusfundus steht höher als es dem Wochenbettag entspricht.

Eine *asymptomatische Verzögerung* der Uterusrückbildung tritt insbesondere nach Mehrlingsschwangerschaften, nach einer Sectio caesarea oder bei Frauen auf, die schon mehrere Kinder geboren haben.

Die Wöchnerin hat keinerlei Beschwerden. Bei der routinemäßigen Funduskontrolle stellt der Untersucher fest, dass der Uterus höher steht als erwartet. Er ist aber weich und nicht druckschmerzhaft.

Therapeutisch werden Kontraktionsmittel (z.B. Methergin®) gegeben. Eine regelmäßige Blasen- und Darmentleerung und ausreichend Bewegung fördern die Uterusrückbildung.

Hat die Patientin zusätzlich zur Rückbildungsverzögerung Fieber, kommen ursächlich v.a. ein Lochialstau (☞ 12.13.3) und eine Gebärmutterentzündung (☞ 12.13.4) in Betracht. Tab. 12.105 zeigt die Differentialdiagnosen.

	Asymptomatische Verzögerung der Uterusrückbildung	Lochialstau	Endometritis	Endo-Myometritis
Uterus	Groß, weich, nicht druckschmerzhaft	Groß, weich, druckschmerzhaft	Groß, weich, druckschmerzhaft	Groß, weich, spontan und auf Druck schmerzhaft
Lochien	Normal	Reduziert oder fehlend	Vermehrt, übel riechend	Vermehrt, übel riechend
Vaginale Blutung	Keine	Keine	Gering	Stark
Fieber	Nein	38 – 40 °C	Ca. 38 °C	38 – 40 °C

Tab. 12.105: Klinische Differenzierung zwischen asymptomatischer Verzögerung der Uterusrückbildung, Lochialstau, Endometritis und Endo-Myometritis.

12.13.3 Lochialstau

Lochialstau *(Lochiometra):* Stauung der Lochien in der Uterushöhle.

Krankheitsentstehung

Ist der Muttermund im Wochenbett verschlossen (etwa infolge unzureichender Aufdehnung nach einer Sectio caesarea) oder durch Blutkoagel verlegt, können die Lochien nicht abfließen und sammeln sich in der Uterushöhle an.

Symptome, Befund und Diagnostik

Typischerweise bekommt die Patientin 1/2 – 1 Woche nach der Entbindung hohes Fieber. Der Uterus ist für den Wochenbett-Tag zu groß und stark druckschmerzhaft. Die Lochien sind (fast) versiegt. Bei der Spekulumuntersuchung zeigt sich ein (fast) geschlossener Muttermund. Sonographisch kann das gestaute Lochialsekret in der Uterushöhle dargestellt werden.

Behandlungsstrategie

Die Behandlung besteht in der Gabe von Spasmolytika und Kontraktionsmitteln. Manchmal ist eine instrumentelle Erweiterung des Muttermundes erforderlich, damit die Lochien abfließen können.

Pflege

Die Pflegenden achten auf eine regelmäßige Blasen- und Darmentleerung der Wöchnerin und ausreichend Bewegung durch Aufstehen und Rückbildungsgymnastik. Oft können durch Massage am Uterusfundus Wehen „angerieben" werden. Evtl. kann auch das Auflegen einer Eisblase helfen.

12.13.4 Endometritis und Myometritis

Endometritis: Entzündung der Uterusschleimhaut.

Myometritis: Entzündung der Uterusmuskulatur, fast immer mit gleichzeitiger Endometritis *(Endo-Myometritis)*.

Außerhalb des Wochenbettes sehr seltene Erkrankungen und dann meist auf Manipulationen am Uterus (z.B. Einlage eines Intrauterinpessars ☞ 32.14.2, oder krimineller Schwangerschaftsabbruch) mit aufsteigender bakterieller Infektion zurückzuführen.

Puerperalfieber *(Kindbettfieber, Wochenbettfieber):* Sammelbezeichnung für alle fieberhaften Erkrankungen im Wochenbett, die durch bakterielle Infektion der Geburtswunde bedingt sind.

Symptome und Untersuchungsbefund

Endometritis und **Myometritis** im Wochenbett zeigen sich durch:

- Verzögerte Rückbildung des Uterus mit Druckschmerz (*Funduskantenschmerz* ☞ Abb. 12.98)
- Übel riechende Lochien
- Allgemeinerscheinungen wie Fieber und Kopfschmerzen.

Die Gebärmutterentzündungen außerhalb des Wochenbettes führen die Patientin wegen Blutungsstörungen und Unterbauchschmerzen zum Arzt. Ist der Gebärmutterhals verklebt, können sich Eiter oder Blut in der Uterushöhle ansammeln (**Pyometra** bzw. **Hämatometra**).

Diagnostik und Differentialdiagnose

Bei der Blutuntersuchung sind die Entzündungsparameter (CRP, BSG, Leukozyten im BB) auffällig. Ein mikrobiologischer Abstrich zur Erregeridentifizierung sollte versucht werden.

Da bei einer Pyometra außerhalb des Wochenbettes auch ein Karzinom die Ursache sein kann, ist eine diagnostische Abrasio (☞ 32.4.11) nach Abklingen der akuten Entzündung angezeigt.

Behandlungsstrategie

Zunächst werden symptomatisch krampflösende Arzneimittel (z.B. Butylscopolamin, etwa in Buscopan®) gegeben. Bei fortschreitender Erkrankung, vor allem bei Auftreten von hohem Fieber sind die rasche Gabe von Antibiotika und die Erstellung eines Antibiogramms indiziert. Im Wochenbett sollten zusätzlich Arzneimittel gegeben werden, die den Uterus zur Kontraktion anregen (z.B. Oxytocin und Methylergometrin, etwa das Kombinationspräparat Syntometrin® oder das Einzelpräparat Methergin®). Zum Schleimhautaufbau empfiehlt sich eine Östrogensubstitution, z.B. durch Gabe einer Ampulle Progynon Depot® i.m.

Pflege bei Endometritis und Myometritis ☞ Pflege bei Adnexitis, 32.7.1

Prognose

Die Prognose ist insgesamt gut, doch besteht stets die Gefahr eines Aufsteigens der Entzündung in die Tuben (☞ 32.7.1).

Lebensgefährliche Komplikation einer Gebärmutterentzündung im Wochenbett ist die **Puerperalsepsis**, bei der die Erreger von der Gebärmutter aus in die Blutbahn gelangt sind. Dieses schwere, mit allen Zeichen der Sepsis (☞ 28.4) einhergehende Krankheitsbild erfordert auch heute, trotz Antibiotika und Gerinnungspräparaten, oft noch eine Entfernung des Uterus, um das Leben der Mutter zu retten.

12.13.5 Psychiatrische Erkrankungen nach der Entbindung

Im Gegensatz zur Wochenbettdepression handelt es sich bei der postpartalen Psychose und der postpartalen Neurose um „echte" psychiatrische Erkrankungen, die fachärztlicher Behandlung bedürfen. Beide können sich schon im Krankenhaus zeigen. Oft machen sie sich aber erst nach der Entlassung bemerkbar.

- Bei einer **postpartalen** *(puerperalen)* **Psychose** ist die Patientin unruhig und verwirrt. Weitere Leitsymptome sind starke Stimmungsschwankungen, Depressionen, Halluzinationen und evtl. Wahn (☞ 36.4.1). Die Suizidgefahr ist groß und das Kindstötungsrisiko erhöht
- Frauen mit einer **postpartalen Neurose** (☞ 36.7) sind weinerlich, außergewöhnlich müde und haben Angst, bei der Betreuung des Kindes zu versagen. Betroffen sind v.a. Erstgebärende. Suizidgefahr und Kindstötungsrisiko sind gering.

13

Pflege von Kindern

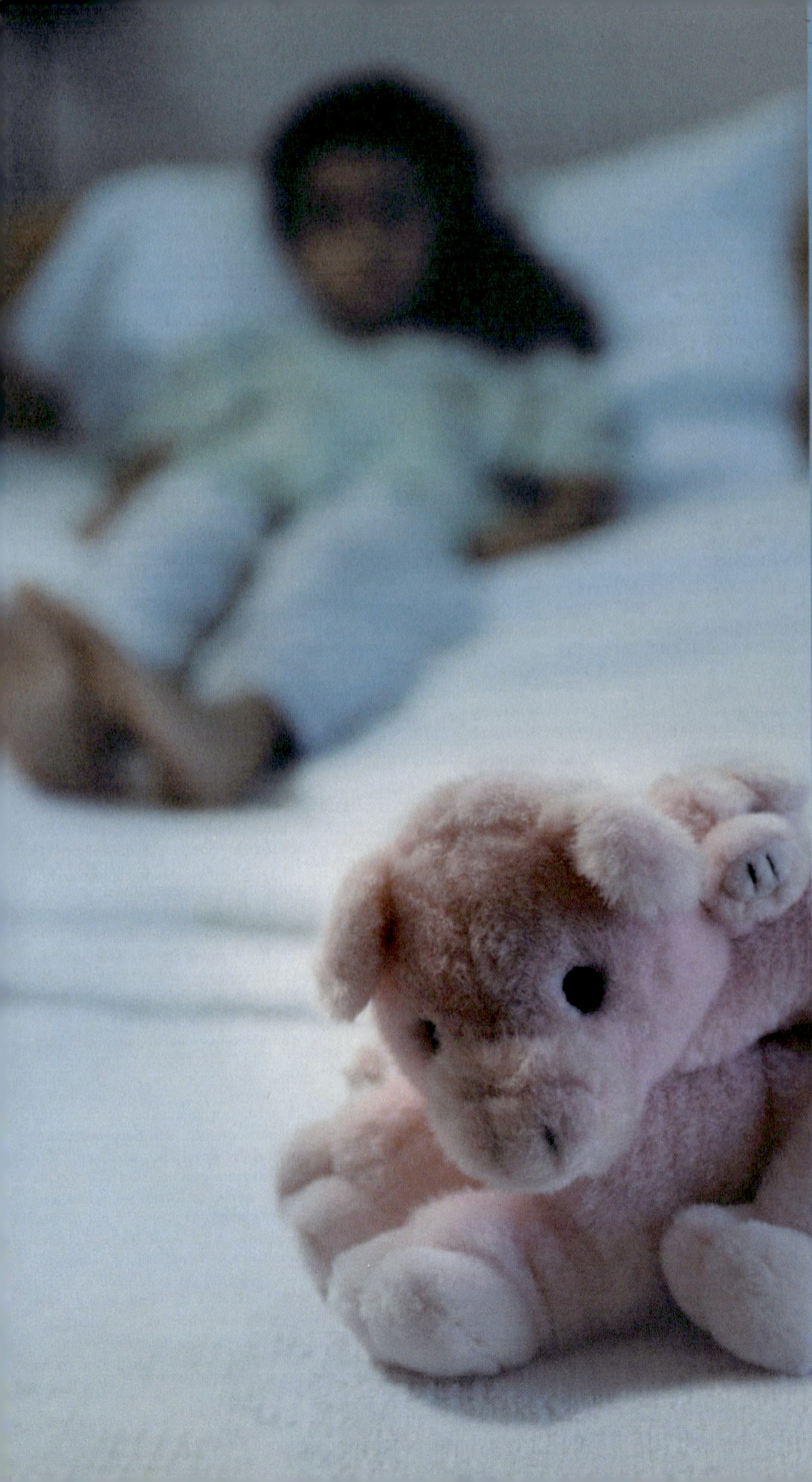

13 Pflege von Kindern

Das medizinische Fachgebiet

Pädiatrie: *Kinderheilkunde.* Befasst sich mit Prophylaxe, Diagnostik und Therapie von Erkrankungen des Kindes und des Jugendlichen. Im Rahmen ihres *präventiven Auftrags* beschäftigt sie sich aber nicht nur mit kranken und behinderten Kindern, sondern auch mit der Förderung des Kindes und seiner Entwicklungsinteressen in Gesellschaft, Schule, Familie und Sozialpolitik *(Sozialpädiatrie).*

Heute umfasst das Fachgebiet der Pädiatrie zwei Schwerpunkte mit zusätzlicher ärztlicher Weiterbildung: die **Neonatologie** *(Neugeborenenmedizin)* und die **Kinderkardiologie** (☞ 18.10).

Rechtliche Besonderheiten

Kinder können (noch) nicht für sich selbst sorgen, und es fällt ihnen noch schwerer als Erwachsenen zu entscheiden, was für sie gut oder schlecht ist. Sie brauchen jemanden, der solche Entscheidungen für sie trifft. Dieses **Sorgerecht** liegt bei den unmittelbar für das Kind Verantwortlichen, den **Sorgeberechtigten** (in der Regel also den Eltern). Die Sorgeberechtigten nehmen alle Rechte des unmündigen Kindes wahr. Das Sorgerecht beinhaltet aber nicht nur Rechte, sondern auch die Verpflichtung, Schaden von dem Kind abzuhalten. Kommen Eltern dieser Pflicht nicht nach (z.B. bei Misshandlung, Vernachlässigung oder Verweigerung einer akut lebensrettenden Behandlung), kann ihnen das Sorgerecht auf entsprechenden Antrag von einem

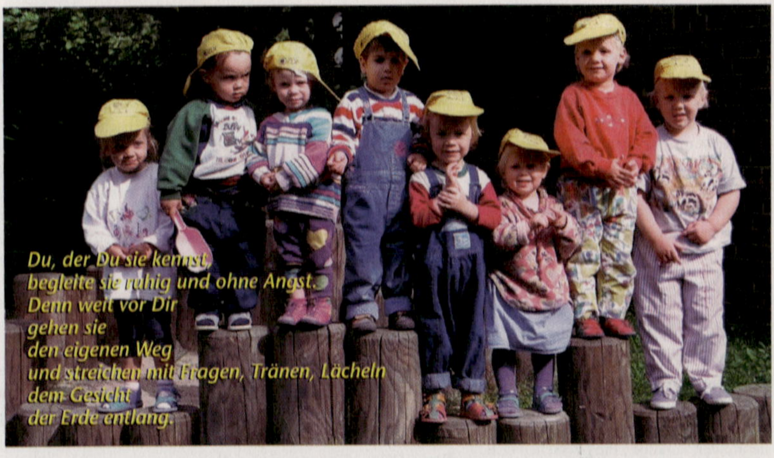
Du, der Du sie kennst,
begleite sie ruhig und ohne Angst.
Denn weit vor Dir
gehen sie
den eigenen Weg
und streichen mit Fragen, Tränen, Lächeln
dem Gesicht
der Erde entlang.

Abb. 13.1: Kinder sind Persönlichkeiten. [O140]

Richter kurzzeitig oder auf Dauer entzogen werden. In diesem Falle muss ein **Vormund** eingesetzt werden (☞ auch 10.1).

Jugendliche ab ca. 16 Jahre können in der Regel die Tragweite von Entscheidungen überblicken, sind also *einsichts-* und damit *einwilligungsfähig*. Dann ist bei krankheitsbezogenen Entscheidungen *ihr* Wille und nicht mehr der ihrer Eltern maßgeblich.

13.1 Ernährung des gesunden Kindes

13.1.1 Ernährung des Säuglings

Bezüglich der Ernährung des Säuglings gibt es viele Ansichten und Dogmen. So werden die deutschen Säuglinge z.B. mit diversen, angeblich altersgerechten Kunstmilchen (Pre-Anfangsnahrungen, 1-Anfangsnahrungen, Folgenahrungen) gefüttert, während der Säugling in Amerika mit nur einem Milchtyp genauso gut auszukommen scheint. Auch den oft mit Überzeugung geführten Diskussionen, welcher Brei in welchem Monat einzuführen oder wann genau abzustillen sei, fehlt bei näherer Betrachtung eine solide wissenschaftliche Basis. Daher sollte den Eltern und ihren Kindern ein gewisser, kulturell und durch das traditionelle Nahrungsangebot mitbeeinflusster Spielraum zugestanden werden. Die im Folgenden gemachten Angaben sind deshalb mehr als eine Auflistung von Konventionen denn als auf jedes Baby anzuwendende Richtlinien zu verstehen.

Heute empfehlen die Mediziner, den Säugling in den ersten 4 – 8 Lebensmonaten ausschließlich („voll") zu stillen *(natürliche Ernährung)*. Für diese erste Lebensphase ist **Muttermilch** *(Frauenmilch)* die optimale Nahrung. Als Ersatz, z.B. bei Stillhindernissen (☞ 12.12.4), und als Anschlussnahrung nach dem Stillen stehen industriell auf Kuhmilch- oder Sojaproteinbasis hergestellte Säuglingsmilchen zur Verfügung *(künstliche Ernährung)*. Nach dem 4. – 8. Lebensmonat wird allmählich Milchmahlzeit für Milchmahlzeit durch halbfeste oder feste Kost ersetzt.

Stillen

Stillen bietet zahlreiche Vorteile für Mutter und Kind:

- Muttermilch ist den Organleistungen des Säuglings angepasst
- Muttermilch deckt den hohen Wasserbedarf des Säuglings
- Muttermilch bietet einen natürlichen Infektionsschutz. Beispielsweise enthält Muttermilch, besonders die *Vormilch* der ersten Tage **(Kolostrum)**, reichlich Immunglobuline der Klasse IgA, welche die Darmschleimhaut auskleiden und Erreger abwehren
- Muttermilch verzögert oder verhindert Allergien. Bei der ausschließlichen Muttermilchernährung in den ersten Lebensmonaten kommt es seltener zu *Sensibilisierungen* (☞ 29.4) gegen Kuhmilcheiweiß, denn in den ersten Lebensmonaten können kleinste Eiweißmengen auch ungespalten die Darmwand durchdringen und bei entsprechend veranlagten Kindern durch eine Überstimulation des Immunsystems Allergien auslösen
- Muttermilch ist jederzeit in ausreichender Menge verfügbar und preiswert. Sie

Gehalt in 100 ml	Muttermilch	Kuh-Vollmilch	Industrielle Fertignahrung	
			„Pre"-Milchen	Andere Milchen
Energie [kcal (kJ)]	69 (288)	66 (276)	67 – 75 (286 – 314)	68 – 78 (284 – 326)
Protein [g]	0,9	3,3	1,4 – 1,8	Bis 2,7
Fett [g]	3,8	3,7	3,5 – 3,7	3,0 – 3,7
Kohlenhydrate [g]	7,0*	4,8*	7,2 – 8,3*	Bis 50 % d. Gesamtkalorien**
Mineralstoffe [g]	0,2	0,7	Bis 0,39	Bis 0,45

* Enthält nur Laktose; ** Enthält verschiedene Kohlenhydrate

Tab. 13.2: Im Vergleich zu Muttermilch ist Kuhmilch eiweiß- und mineralstoffreicher, aber milchzuckerärmer. Energie- und Fettgehalt sind etwa gleich. Die industriellen Fertignahrungen versuchen die Unterschiede mehr oder weniger auszugleichen.

ist optimal vorgewärmt und von guter hygienischer Qualität
- Stillen und die dadurch ausgelösten physiologischen Veränderungen (☞ 12.12.4) fördern bei der Mutter die Rückbildung des Uterus sowie die nachgeburtliche Regulation des Körpergewichtes
- Der mit dem Stillen verbundene Körperkontakt vertieft die Mutter-Kind-Beziehung; hierbei spielt die durch das Saugen an der Brust ausgelöste hormonelle Stimulation eine wichtige Rolle.

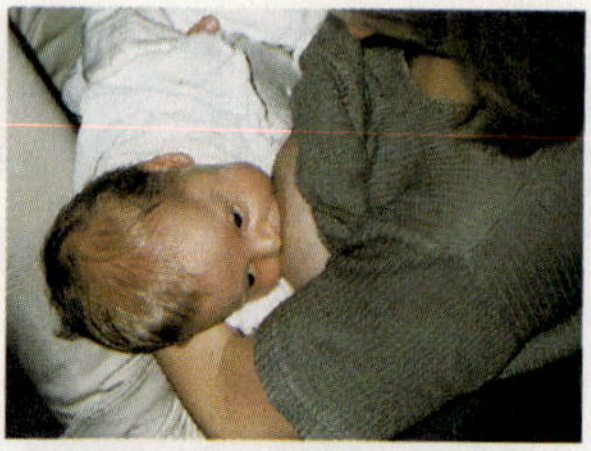

Abb. 13.3: Stillen ist nicht nur die gesündere Form der Säuglingsernährung, sondern vertieft auch die Mutter-Kind-Bindung. [O402]

Künstliche Säuglingsnahrung

Säuglingsanfangsnahrungen sind für das gesamte 1. Lebensjahr geeignet. Enthalten die Milchen Laktose (Milchzucker) als einziges Kohlenhydrat, so sind sie mit der Vorsilbe „Pre" versehen (z.B. Pre-Aptamil®, Pre Beba®). Dieser Nahrungstyp eignet sich vor allem für die Ernährung „nach Bedarf" (☞ unten), da kaum Gefahr der Überfütterung besteht. Der andere Typ der Anfangsmilch enthält zusätzlich weitere Kohlenhydrate, z.B. Rohrzucker, und erhält zur Kennzeichnung eine „1" (z.B. Aponti 1®, Hipp 1®). Für diese Milcharten hat der Säugling möglicherweise keine Appetitkontrolle, sie eignen sich deshalb nicht zur Fütterung nach Bedarf.

Folgenahrungen sind für die Zeit ab dem 4. – 8. Monat bis ins Kleinkindesalter vorgesehen. Zur Kennzeichnung sind diese Milcharten meist mit einer „2" versehen (z.B. Milumil 2®, Aponti 2®). Folgenahrungen zeichnen sich durch ihren höheren (damit kuhmilchähnlicheren) Proteingehalt aus; auch die Kohlenhydratkonzentration ist gegenüber den Säuglingsanfangsnahrungen erhöht.

Hypoallergene Säuglingsflaschennahrung *(HA-Nahrungen).* Durch Zerkleinerung bzw. Aufschlüsselung der Eiweiße sollen diese Milcharten vermindert antigen wirksam, d.h. weniger allergieauslösend, sein. Sie eignen sich zur Vorbeugung gegen Nahrungsmittelallergien bei Neugeborenen mit familiärem Risiko zur Atopie (z.B. wenn einer oder beide Elternteile an Heuschnupfen, Asthma oder Neurodermitis erkrankt sind ☞ 29.4.1). Die Wirksamkeit ist aber umstritten. Bei bereits eingetretenen Kuhmilchprotein-Allergien haben die HA-Nahrungen keinen Vorteil, da die enthaltenen Eiweißstoffe noch immer den Kuhmilcheiweißen ähneln und deshalb antigen wirksam sind. In diesem Falle muss auf höhergradig aufgeschlüsselte und deshalb bitter schmeckende Hydrolysat-Nahrung ausgewichen werden (z.B. Alfare® oder Pregomin®).

Säuglingsflaschennahrung auf Soja-Basis. Diese Milchen enthalten Soja- anstelle von Kuhmilchproteinen; zudem enthalten sie anstelle des Milchzuckers andere Zuckerarten (z.B. Dextrinmaltose). Sie werden vor allem zur Behandlung von Laktose-Unverträglichkeiten eingesetzt.

Zusätzlich gibt es **Sondernahrungen,** z.B. Frühgeborenennahrungen oder Spezialnahrungen für Kinder mit Stoffwechselerkrankungen.

Milch und Beikost

Nach dem 4. – 8. Lebensmonat reicht Muttermilch alleine nicht mehr aus. Der steigende Bedarf des Kindes an Energie, Kalzium, Spurenelementen und Vitaminen erfordert die zusätzliche Gabe von **Beikost.** Allmählich wird Milchmahlzeit für Milchmahlzeit durch Beikost ersetzt.

Die Abfolge der Beikost ist stark von Traditionen bestimmt. So werden hierzulande im 4. – 6. Monat oft zunächst Karottenbreie gefüttert und dann Kartoffeln und andere Gemüse zugesetzt, evtl. auch püriertes Fleisch. Im 6. – 8. Monat werden zusätzlich Milchbreie, teils mit Obstzusatz, dann ab dem 8. Monat auch Getreide-Obst-Breie eingeführt. In vielen anderen Ländern wie etwa den USA werden zunächst Reisbrei, dann Obst, dann Gemüse und erst im 8. – 10. Monat Fleisch angeboten.

Ab dem 10. Monat ist eine zunehmende Einbeziehung von Tischkost und allmähliche Umstellung auf drei Haupt- und zwei Zwischenmahlzeiten möglich. Eine Milchmenge von 400 ml pro Tag wird zur Deckung des Kalziumbedarfs beibehalten, wobei gegen Ende des ersten Lebensjahres auf Vollmilch übergegangen werden kann.

Wie viel füttern?

Säuglinge werden heute im Allgemeinen nach dem Prinzip der **Fütterung nach Bedarf** *(Ad-libitum-Fütterung, Self-demand-feeding)* gefüttert, d.h. das Kind bestimmt Zeitpunkt und Nahrungsmenge selbst. Dennoch müssen Pflegende und Ärzte die Milchmenge pro 24 Stunden kennen, die ein gesunder Säugling zum Gedeihen braucht. Nicht zuletzt wird aus organisatorischen Gründen in den meisten Geburts- und Kinderkliniken nach starrem Schema gefüttert, und hier ist ein nach dem Alter des Kindes berechnetes Angebot unerlässlich.

Der Tagesbedarf des Kindes beträgt:
- Am ersten Lebenstag 50 ml pro Kilogramm Körpergewicht. In der ersten Woche tägliche Steigerung um 20 ml pro Kilogramm: am 2. Lebenstag also 70 ml/kg, am 3. Tag 90 ml/kg, am 4. Tag 110 ml/kg, am 5. Tag 130 ml/kg, und am 6. Tag 150 ml/kg
- Danach bis zur Einführung der Beikost (etwa im 4. Monat) etwa 150 ml/kg (ausschließlich Mutter- oder Kunstmilch)
- Vom 4. – 12. Monat etwa 100 – 150 ml Flüssigkeit/kg pro Tag (nun aber auch zunehmend ungesüßten Tee und verdünnte Obstsäfte zusätzlich zur Milch).

Trinkt ein gestilltes Neugeborenes spontan mehr, so ist keine Einschränkung notwendig. Bei großer Hitze oder Fieber wird zusätzlich abgekochtes Wasser oder ungezuckerter Tee angeboten.

Das Kind soll im ersten Vierteljahr täglich 25 – 30 g, im zweiten Vierteljahr täglich 20 – 25 g zunehmen.

Das früher häufig geübte Wiegen nach jeder Mahlzeit auch bei gesunden Säuglingen terrorisiert Kind und Mutter. Ein Wiegen des Kindes bei den Vorsorgeuntersuchungen und sonstigen Arztterminen reicht in der Regel aus. Wenn ein gestillter Säugling allerdings ungenügend zunimmt, sollte die Trinkmenge durch eine *Stillprobe* überprüft werden. Dabei wird das Kind mit gleicher Kleidung (inkl. Windel) vor und nach jeder Mahlzeit gewogen, die Differenz ist die getrunkene Milchmenge.

Wie oft füttern?

Bei der Fütterung nach Bedarf stellt sich meist bereits ab der 3. Lebenswoche ein relativ fester Rhythmus mit 5 – 8, manchmal bis zu 12 Mahlzeiten am Tag ein (gestillte Kinder melden sich in der Regel häufiger zu Mahlzeiten als „Flaschenkinder"). Nach ca. drei Monaten „verschlafen" viele Kinder ihre Nachtmahlzeit.

Wird, wie in den meisten Krankenhäusern, nach einem starren Schema gefüttert, wird die Nahrung bis zur Einführung der Beikost auf 5 – 8 Mahlzeiten verteilt. Im späteren Säuglingsalter reduziert sich die tägliche Zahl der Mahlzeiten auf 5 – 6.

Häufigere kleine Mahlzeiten sind angezeigt bei ungenügender Milchproduktion und bei untergewichtigen Säuglingen.

Zusätze zur Ernährung

Sowohl bei Muttermilchernährung als auch bei Ernährung mit künstlichen Fertigmilchen erhält der Säugling ab der 2. Lebenswoche während des 1. Lebensjahres und im 2. Lebensjahr von September bis Mai täglich eine *Vitamin-D-Tablette* zur Rachitisprophylaxe (☞ 23.8.5). Zur Kariesprophylaxe wird die tägliche Gabe von Fluoridtabletten bis nach Verlust des letzten Milchzahnes empfohlen. Außerdem gibt der Kinderarzt im Rahmen der Vorsorgeuntersuchung mit 4 – 6 Wochen zur Blutungsprophylaxe *Vitamin K* (☞ 23.8.5) oral.

Füttern des Säuglings mit der Flasche

Stilltechnik ☞ 12.12.4

- Flaschen und Sauger müssen sauber sein und mindestens bis zum 4. Lebensmonat vor Gebrauch sterilisiert werden. Flaschen, Sauger und benötigtes Zubehör (z.B. Messbecher) werden mindestens einmal täglich fünf Minuten lang ausgekocht oder in einem Vaporisator (Dampfsterilisiergerät) behandelt
- Der Säugling sollte spontan erwacht sein (geweckte Babys sind oft noch schläfrig und trinken schlecht)
- Das Wasser zum Auflösen der Fertignahrung wird vor Gebrauch mindestens fünf Minuten lang abgekocht und dann auf 50 – 60 °C abgekühlt, damit im Milchpulver vorhandene hitzeempfindliche Vitamine nicht zerstört werden
- Die Fertignahrung wird genau nach den Anweisungen auf der Packung vor jeder Mahlzeit frisch zubereitet

Wegen der raschen Keimvermehrung (Milch ist ein idealer Nährboden) darf Milch nie in einer Thermosflasche warm gehalten werden!

- Zum Füttern sollte der Säugling in halbsitzender Position so im Arm gehalten werden, dass Blickkontakt zur fütternden Person möglich ist (☞ Abb. 13.4). Alternativ kann das Baby gegen die Oberschenkel der Fütternden gelehnt werden, die beide Füße auf einem Hocker abstützt. Das Hinlegen des Säuglings auf eine Unterlage mit abgestützter Flasche wird den emotionalen Bedürfnissen des Kindes nicht gerecht. Der Säugling muss die Flasche nicht leertrinken. Reste werden immer weggeworfen
- Wenn der Säugling eine Trinkpause einlegt, kann die fütternde Person ihn hochnehmen, so dass der Kopf des Kindes auf ihrer Schulter liegt. Durch leichtes Auf- und Abbewegen oder vorsichtiges Klopfen oder Reiben des Rückens wird das *Aufstoßen* erleichtert. Ein aktives Unterbrechen der Mahlzeit ist nur bei Kindern mit *Blähungsproblemen* erforderlich. Am Ende der Mahlzeit sollte der Säugling aber stets sein „Bäuerchen" machen
- Dann wird das Baby gewickelt und, falls möglich, im Bett zunächst auf die rechte Seite gelegt, um die Magenentleerung zu erleichtern. Zum Schlafen wird es umgelagert (☞ unten).

Fütterungsprobleme

Nahrungsverweigerung

Gesunde Säuglinge sind zu den Mahlzeiten in aller Regel hungrig. Verweigert ein Säugling mehr als eine Mahlzeit hintereinander oder trinkt er über mehrere Mahlzeiten schlecht, spricht man von **Nahrungsverweigerung.** Dies kann auf die unterschiedlichsten Erkrankungen (z.B. Infektionen) hinweisen und ist stets ernst zu nehmen.

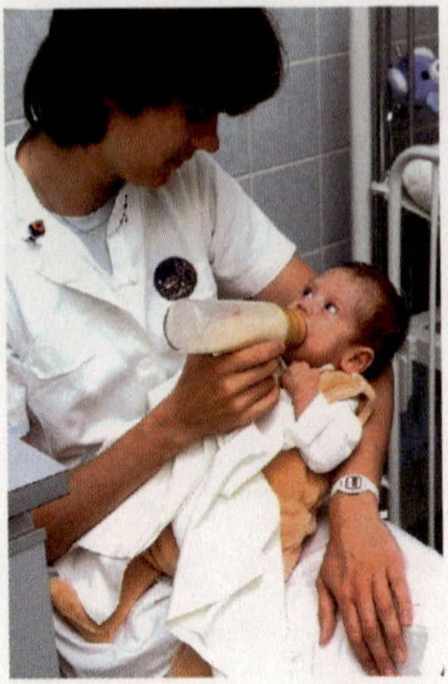

Abb. 13.4: Halbsitzende Fütterungsposition, die einen guten Blickkontakt zwischen fütternder Person und Säugling erlaubt. [J500-202]

„Spucken" und Erbrechen

„Speikinder sind Gedeihkinder" sagt der Volksmund und meint mit „Speien" das Herauslaufen kleiner Nahrungsmengen nach der Fütterung (oft beim Aufstoßen). Tatsächlich ist dieses Phänomen häufig und – solange die Kinder gedeihen – nicht beunruhigend. Echtes Erbrechen jedoch (größere Nahrungsmengen, oft im Schwall oder „Strahl") ist meist ein Krankheitszeichen und sollte bei wiederholtem Auftreten Anlass zur Untersuchung des Kindes geben.

13.1.2 Ernährung des älteren Kindes

Gegen Ende des ersten Lebensjahres kann das Baby langsam an die normale Familienkost und Mahlzeitenfolge gewöhnt werden. Den meisten Kleinkindern macht es Spaß, mit Eltern und evtl. Geschwistern am Tisch zu sitzen, Brothäppchen zu essen und Milch aus der Tasse zu trinken. Die Kost für das Kind sollte aber (fast) kein Salz enthalten und nur schwach gewürzt sein. Wird Salz verwendet, so sollte es jodiertes Haushaltssalz sein, da viele Regionen im deutschsprachigen Raum Jodmangelgebiete sind. Der Nährstoffbedarf wird durch die übliche mitteleuropäische Mischkost in aller Regel gedeckt.

Wichtige Ernährungsziele in dieser Phase sind die Verhinderung von Ernährungsschäden, insbesondere von Karies und Übergewicht (☞ 23.8.1).

Vegetarische Ernährung

Nicht wenige Eltern möchten ihr Kind „alternativ" ernähren. Eine ausgewogene fleischlose Ernährung bei Säuglingen und Kleinkindern ist möglich, sofern sie Milch und Eier **(Lakto-Ovo-Vegetarier)** oder zumindest Milch **(Lakto-Vegetarier)** enthält. Das Risiko eines Eisenmangels ist aber erhöht. Eine **vegane Ernährung** unter Verzicht auf alle tierische Produkte ist abzulehnen, da die Gefahr vielfältiger Mangelerscheinungen groß ist (gestillte Kinder von Veganern leiden z.B. nicht selten unter Vitamin-B_{12}-Mangel und haben daher ein erhöhtes Risiko für eine gestörte Gehirnentwicklung). Als Faustregel gilt: Je mehr Nahrungsmittel verboten sind, desto größer ist das Risiko einer Mangelernährung und desto sorgfältiger müssen die erlaubten Nahrungsmittel zusammengestellt werden.

„Appetitmangel" beim älteren Kind

Appetitmangel beim älteren Kind kann ein Zeichen für eine akute oder chronische Erkrankung sein. Sind Länge und Gewicht des Kindes normal, können die Eltern aber zumindest bezüglich einer *Gedeihstörung* (☞ 13.5.1) beruhigt werden. Häufig haben auch die Eltern übertriebene Vorstellungen von dem, was ihr Kind jenseits des Säuglingsalters „braucht".

13.2 Pflege gesunder Kinder

13.2.1 Pflege des Neugeborenen

Die Pflege des Neugeborenen entspricht im Wesentlichen der des älteren Säuglings mit „verschärften" Regeln zur Hygiene und zum Schutz vor Abkühlung und Austrocknung. Außerdem muss das Köpfchen des Kindes stets gestützt werden, da das Neugeborene noch keine Kopfkontrolle hat.

Tragen des Kindes [K303]

Abb. 13.8 (rechts): Tragen in Bauchlage. Eine Hand stützt den Oberkörper, die zweite greift von hinten zum Unterbauch.

Abb. 13.9 (ganz rechts): Tragen in aufrechter „Rückenlage" mit einer Hand. Ein Arm greift von außen den gegenüberliegenden Oberschenkel oder den Schritt des Kindes.

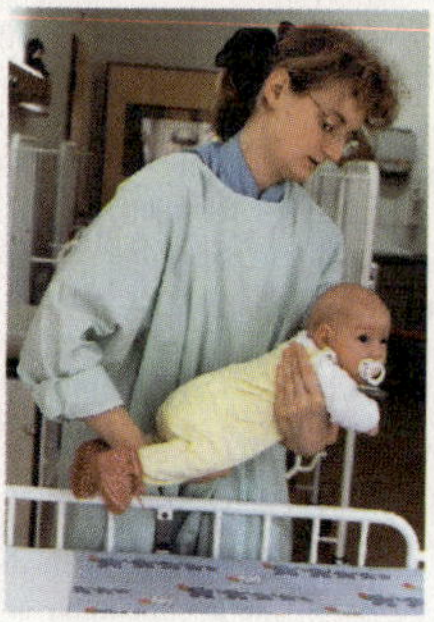

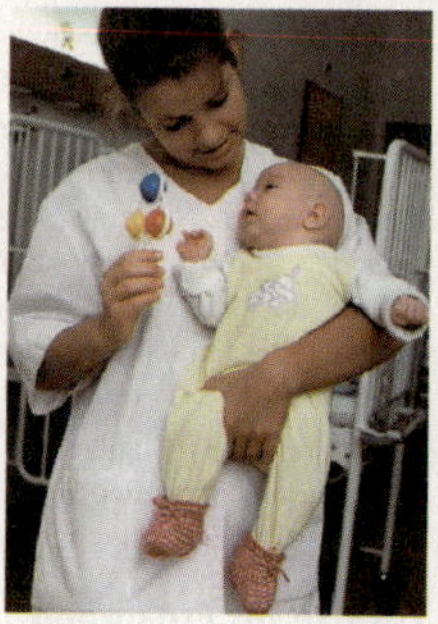

Nabelpflege

Eine Besonderheit der Neugeborenenpflege ist die **Nabelpflege**, die dem Infektionsschutz dient. Nach dem endgültigen *Abnabeln* (Abtrennen der Nabelschnur ☞ 12.9) steht noch ein 1 – 2 cm langer Nabelstumpf, der in den Folgetagen eintrocknet und nach 7 – 10 Tagen abfällt. Die dadurch entstehende kleine Wunde heilt rasch ab.

Bezüglich der korrekten Nabelpflege gibt es verschiedene Ansichten (hausinterne Richtlinien beachten). Heute wird in den meisten Häusern der *offenen Nabelpflege* der Vorzug gegeben. Nach vorheriger Händedesinfektion wird der Nabelstumpf bei jedem Wickeln mit einer sterilen Kompresse und einem geeigneten Desinfektionsmittel gereinigt. Auf Puder wird heute zunehmend verzichtet, da dieser bei unbedachtem Gebrauch in die Atemwege des Säuglings gelangen kann. Zum Schluss wird der Nabelstumpf mit einer weiteren Kompresse abgedeckt.

Die Neugeborenen werden heute in vielen Häusern auch gebadet, *bevor* der Stumpf abgefallen ist. Ansonsten werden sie einmal täglich gewaschen.

13.2.2 Pflege des Säuglings: Handling

Handling in der Säuglingspflege: Alle Pflegetätigkeiten so ausführen, dass die Bewegungsentwicklung des gesunden Säuglings gefördert wird.

Hochheben aus der Rückenlage [K303]

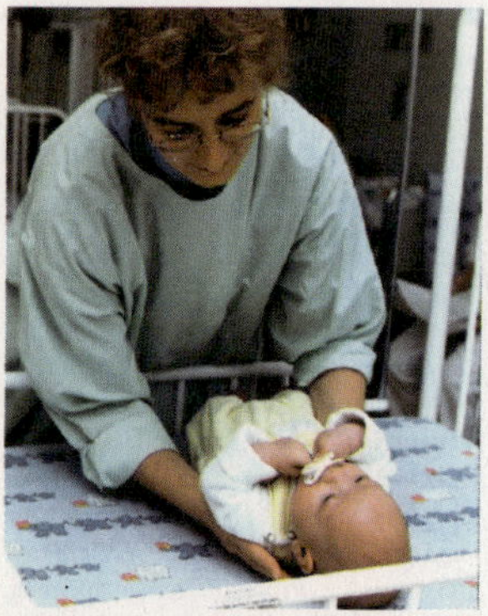

Abb. 13.5: Beide Schultergelenke des Kindes umgreifen (die abgespreizten Daumen liegen in der Achselhöhle des Kindes).

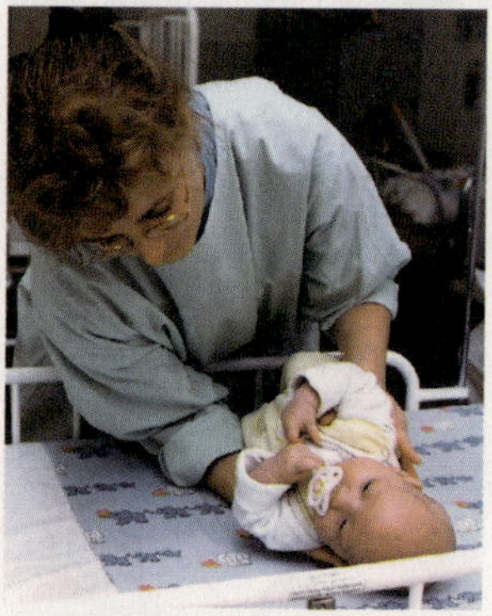

Abb. 13.6: Kind zur Seite drehen, dabei Kopf mit den ausgestreckten Fingern stützen.

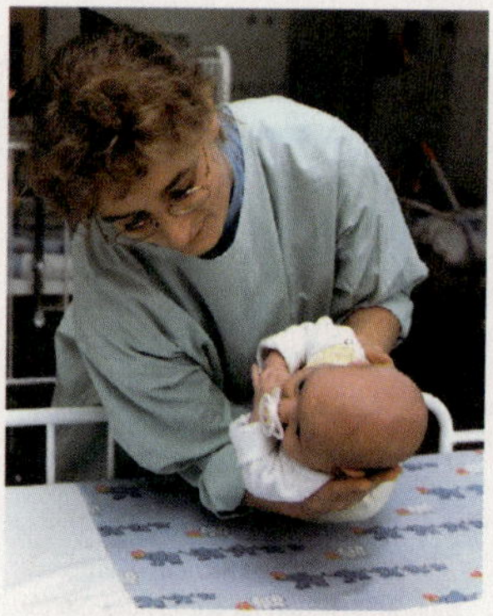

Abb. 13.7: Das mit dem Oberkörper auf dem Unterarm der Pflegeperson liegende Kind hochheben.

Tragen des Kindes [K303]

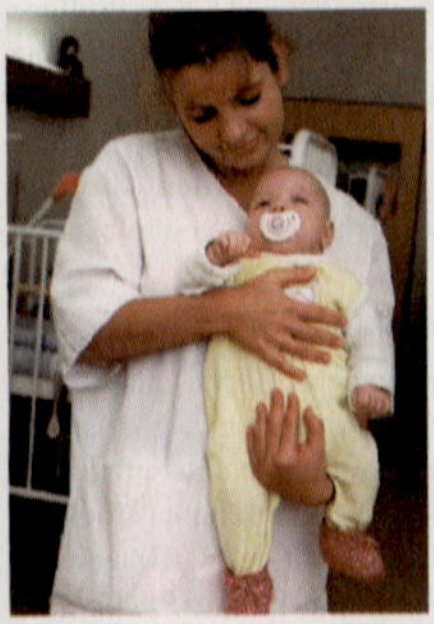

Abb. 13.10: Tragen in aufrechter „Rückenlage" mit zwei Händen. Eine Hand greift zwischen den Beinen hindurch zum Unterbauch, die zweite Hand hält die Brust des Kindes.

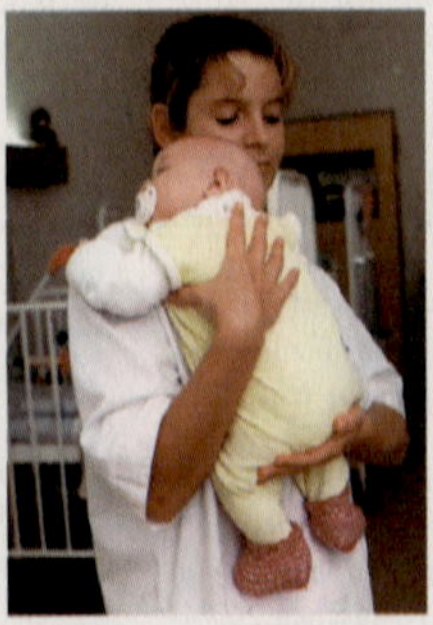

Abb. 13.11: Tragen an der Schulter in „Bauchlage".
Eine Hand unterstützt den Po, die zweite hält den Rücken und ggf. den Kopf.

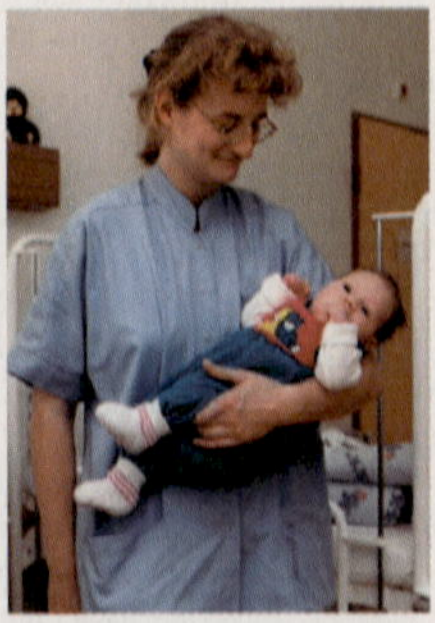

Abb. 13.12: Tragen in Rückenlage: Kind aus der Rückenlage hochheben (☞ oben), umgreifen und gegenüberliegenden Oberschenkel des Säuglings in lockerer Beugehaltung fixieren.

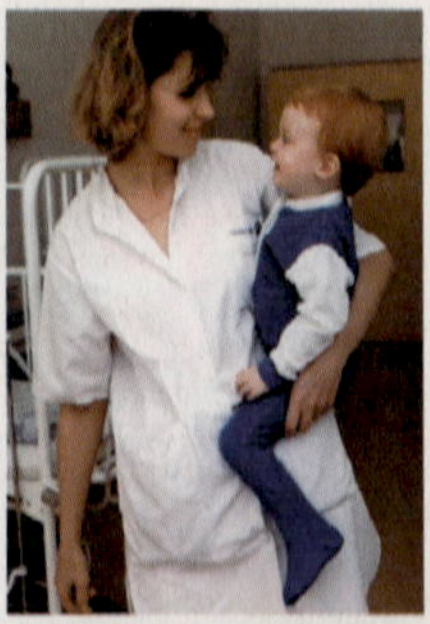

Abb. 13.13 (ganz rechts): Tragen auf der Hüfte. Das Kind sitzt auf der Hüfte der Trägerin ihr zugewandt, sie stützt mit dem Unterarm die Rückenpartie und hält es am Oberschenkel fest.

Es gibt unterschiedliche Varianten, wie ein Säugling getragen, gedreht oder hochgenommen werden kann. Die Abb. 13.5 – 13.20 zeigen einige empfehlenswerte Beispiele.

13.2.3 Pflege des Säuglings: Lagern und Betten

Lagern

Die Ansichten darüber, wie ein Baby richtig gelagert wird, haben sich in den letzten Jahren und Jahrzehnten immer wieder gewandelt. Bis vor kurzem war beispielsweise die Rückenlage wegen der dabei angeblich erhöhten Aspirationsgefahr als Schlafposition tabu; die Kinder sollten zum Aspirationsschutz und zur Förderung der motorischen Entwicklung vorzugsweise auf dem Bauch gelagert werden. Seitdem sich herausgestellt hat, dass die Bauchlage einen Risikofaktor für den Plötzlichen Kindstod darstellt (☞ 13.8), wird heute die Rücken- oder Seitenlage empfohlen. Es hat sich gezeigt, dass normal entwickelte Säuglinge in dieser Position weder aspirieren noch motorisch zurückbleiben. Folgende Empfehlungen scheinen ein praktikabler Kompromiss zu sein (☞ auch Tab. 13.14):

- Säuglinge in Rücken- oder Seitlage zum Schlafen legen. Säuglinge, die sich schon von der Seitlage in Bauchlage drehen können, möglichst auf dem Rücken lagern. Ältere Säuglinge, die sich bereits vom Rücken in die Bauchlage drehen können, bestimmen ihre Schlafposition selbst
- In Wachzeiten Rücken- und Bauchlage miteinander abwechseln. Die Rückenlage ermöglicht Blickkontakt und das Spiel mit den Händen, die Bauchlage fördert andere Komponenten der motorischen Entwicklung, z.B. die Kopfhebung.

Betten

Die Auswahl der jeweiligen Bettart richtet sich nach der Größe bzw. dem Entwicklungszustand und der Erkrankung des Kindes. Die wichtigsten Bettarten sind:

- **Inkubator** *(Brutkasten)* zur Unterbringung von Früh- und Risikogeborenen (☞ 13.7.8)
- **Wärmebett** zur Unterbringung von Säuglingen mit noch schwankender Körpertemperatur, z.B. Frühgeborene, die aus dem Inkubator ausgeschleust werden, sowie Säuglinge nach chirurgischen Eingriffen. Unter der eigentlichen Matratze befindet sich eine beheizbare Metallplatte, deren Temperatur reguliert werden kann
- „Normales" Säuglingsbett unterschiedlicher Größe (drei Größen für Neugeborene, für Säuglinge bis zu ca. sechs Monaten sowie für Säuglinge bis ca. einem Jahr)
- Gitterbetten für Kleinkinder, die bis zu ca. sechs Jahren verwendet werden können
- Jugend- und Erwachsenenbett
- Spezialbett, z.B. Herzbett mit absenkbarem Fußteil.

Lagerung	Vorteile	Nachteile	Durchführung	Indikation
Seitenlage	Aspirationsschutz. Rechtsseitenlage: Erleichterung der Magenentleerung	Rutschen oder Rollen des Säuglings in die Bauch- oder Rückenlage	Kind auf die Seite legen, unten liegenden Arm hervorholen. Handtuchrolle in den Rücken legen, um Rollen in die Rückenlage zu verhindern	Schlafposition, Rechtsseitenlage nach den Mahlzeiten
Rückenlage	Gute Blickmöglichkeiten für wache Kinder	Evtl. Abflachung des Hinterkopfes (vorübergehend)	Kind flach (ohne Kissen) auf dem Rücken lagern	Wachzeiten
Bauchlage	Aspirationsschutz	Risikofaktor für den Plötzlichen Kindstod	Kind flach (ohne Kissen) auf den Bauch legen, Arme unter dem Rumpf vorholen	Wachzeiten, z.Z. nicht als allgemeine Schlafposition empfohlen

Tab. 13.14: Vergleich verschiedener Lagerungsmöglichkeiten für Säuglinge.

13.2.4 Pflege des Säuglings: Waschen und Baden

Ganzkörperwaschung

Können Säuglinge z.B. wegen einer Infusion am Arm nicht gebadet werden, werden sie im Bett oder auf der Wickelfläche gewaschen. Die Pflegeziele entsprechen denen beim Erwachsenen (☞ 7.4.3).

Vorbereitung

- Raum vorbereiten: Fenster schließen, für eine angemessene Zimmertemperatur sorgen (evtl. Wärmelampe benutzen), Wickelfläche und evtl. Waschbecken desinfizieren
- Materialien bereitlegen: Waschschüssel bzw. Waschbecken, Waschlappen, Badetuch bzw. zwei Handtücher (je nach Größe des Kindes), Windeln, frische Kleidung, Pflegeartikel wie Öl, Bade-/Waschzusatz, Gesichts- und Wundschutzcreme, evtl. Babyshampoo, Tupfer, Wattestäbchen, Haarbürste
- Hygienemaßnahmen durchführen: Hände gründlich waschen und desinfizieren, je nach Gepflogenheiten des Hauses evtl. Pflegekittel tragen
- Wasser vorbereiten: Waschwasser einlassen und Wassertemperatur überprüfen (37 °C).

Durchführung

- Säugling auf das zusammengefaltete Badetuch legen, Beine und Gesäß entkleiden
- Gesäß z.B. mit Öl vorreinigen
- Ggf. Körpertemperatur kontrollieren (rektale Messung)
- Hände waschen und desinfizieren
- Oberkörper des Kindes entkleiden
- Körpergewicht bestimmen (im Krankenhaus sind tägliche Kontrollen üblich)
- Säugling wieder auf das gefaltete Badetuch legen
- Gesicht ohne Badezusatz waschen, dabei die Augen von außen nach innen reinigen. Dem Waschwasser ggf. danach sparsam Badezusatz hinzufügen
- Haare bei Bedarf mit einem Waschlappen reinigen
- Nacheinander Hals, Ohren, Hände, Arme, Achseln, Brust, Bauch, Rücken, Beine, Genitalbereich und Gesäß (von vorne nach hinten) waschen. Zwischendurch bereits gereinigte Körperteile trocknen
- Gesicht pflegen: Nase und Ohren kontrollieren und ggf. mit Tupfer bzw. Wattestäbchen reinigen (nur die Ohrmuschel, nicht in den Gehörgang eingehen). Gesicht sparsam eincremen, Haare kämmen
- Evtl. Genitalbereich mit Öl nachreinigen (Cremereste)
- Oberkörper des Säuglings bekleiden, Badetuch nach unten schieben, Windel unter das Gesäß legen und Badetuch entfernen
- Falls notwendig, nach entsprechender Händehygiene Nabelpflege (☞ 13.2.1) durchführen
- Gesäß sparsam eincremen, Windel verschließen und Kind anziehen (☞ 13.2.6)
- Während der ganzen Zeit Kind auf Zustand und Auffälligkeiten beobachten (z.B. Hautbeschaffenheit, Allgemeinbefinden).

Im Rahmen der täglichen Körperpflege sollten beim älteren Säugling regelmäßig auch die Finger- und Zehennägel kontrolliert und bei Bedarf gekürzt werden. Beim Neugeborenen schilfern die sehr feinen Nägel in der Regel von selbst ab.

Säuglingsbad

Die Pflegeziele beim Baden entsprechen denen der Ganzwaschung. Außerdem wird der Kreislauf durch ein Vollbad angeregt. Da das Bad die Haut austrocknet, sollte ein Baby nicht zu häufig gebadet werden. 1 – 2 Vollbäder pro Woche reichen völlig aus. Kinder mit Neurodermitis (☞ 30.6.1) sollten so wenig wie möglich gebadet werden.

Durchführung

Vorbereitungen ☞ Ganzwaschung

- Bis einschließlich Waschen des Gesichtes wie bei der Ganzwaschung vorgehen
- Kind dann in die Badewanne einbringen. Als Rechtshänder hierbei mit der linken Hand das Schultergelenk umfassen, wobei der Kopf des Babys auf dem Unterarm der Pflegeperson liegt
- Bei Bedarf Haarpflege wie oben beschrieben durchführen
- Nacheinander mit der rechten, freien Hand Hals, Ohren, Hände, Arme, Achseln, Brust und Bauch waschen
- Kind zum Waschen des Rückens auf den Bauch drehen. Dabei den Säugling immer zu sich hin drehen, niemals um-

Drehen von der Rücken- in die Bauchlage [K303]

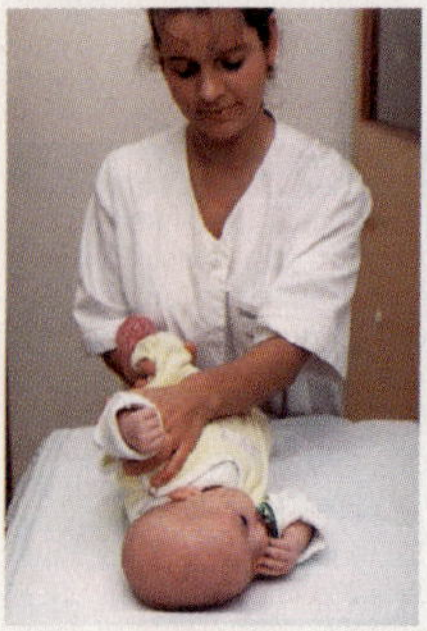

Abb. 13.15: Ein Bein strecken, Kind am gegenüberliegenden Oberschenkel und Schultergelenk festhalten.

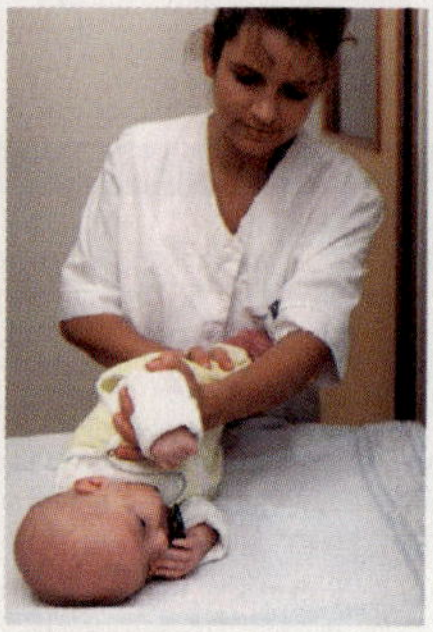

Abb. 13.16: In die Seitlage bringen.

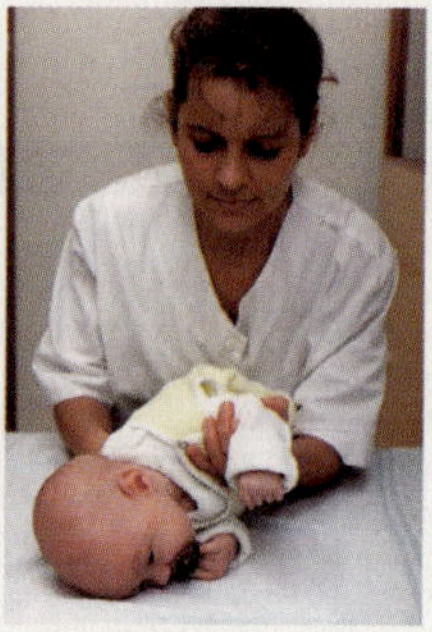

Abb. 13.17: Bein loslassen und die unten liegende Schulter greifen …

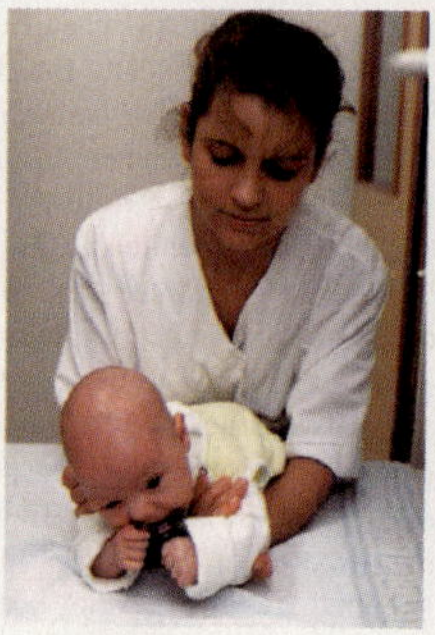

Abb. 13.18: … und hervorholen bis Bauchlage erreicht ist.

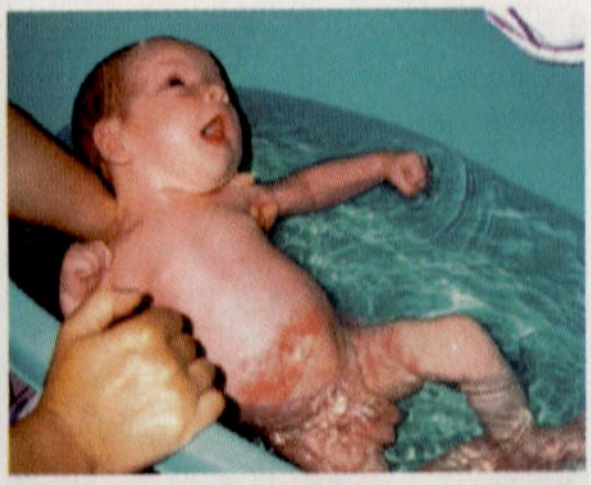

Abb. 13.21: Säuglingsbad. Der Kopf des Säuglings ruht auf dem Unterarm der Pflegeperson, ihre linke Hand greift in die Achselhöhle und hält das Kind sicher, wenn es sich bewegt. [X114]

gekehrt (Gefahr, dass das Kind ins Wasser rutscht). Das Kind liegt danach mit dem Oberkörper auf dem linken Unterarm der Pflegenden, der linke Arm des Säuglings zeigt über den Arm der Pflegenden. Darauf achten, dass das Gesicht des Kindes nicht in das Wasser eintaucht

- Säugling wieder zurückdrehen, dabei immer durch korrekten Griff in der Achselhöhle sichern
- Beine, Genitalbereich (von vorne nach hinten) und Gesäß waschen
- Kind aus der Wanne herausnehmen, auf das Badetuch legen, einwickeln und gründlich abtrocknen (auf die Hautfalten achten)
- Weiter wie bei der Ganzkörperwaschung vorgehen.

Falls therapeutische Bäder (Kamillen-, Kaliumpermanganatbad) angeordnet sind, ersetzen diese nicht das Reinigungsbad.

13.2.5 Pflege des Säuglings: Wickeln und Gesäßpflege

Es gibt keine feste Regel, wie häufig Säuglinge gewickelt werden sollten. Als Anhaltspunkt gilt, dass bei jeder Mahlzeit gewickelt wird, im Schnitt also 5- bis 8-mal täglich.

Ob ein Kind vor oder nach der Mahlzeit gewickelt wird, richtet sich z.B. danach, ob der Säugling sehr hungrig ist. Hungrige Kinder wird man erst füttern, es sei denn, ein Windelwechsel ist dringendst erforderlich („positiver Riechtest", „Auslaufen"). Kinder, die zum Spucken neigen, sollten vor dem Füttern gewickelt werden, da die Bewegungen beim Wickeln das Spucken begünstigen. Das Wickeln vor der Mahlzeit hat den Nachteil, dass häufig ein zweites Mal nach der Mahlzeit gewickelt werden muss, da die Nahrungsaufnahme die Darmperistaltik anregt und oft zu einer Stuhlentleerung unmittelbar nach dem Füttern führt.

Ein Kind mit Durchfall oder Hautproblemen im Windelbereich muss häufiger gewickelt werden.

In der Regel ist es nicht sinnvoll, ein schlafendes Kind allein zum Wickeln zu wecken.

Windelarten

Unterschieden werden:

- Handelsübliche **Einmalwindeln**, die in den verschiedensten Größen erhältlich sind
- **Stoffwindeln**, die aus unterschiedlichen Materialien hergestellt werden. *Baumwolle* ist sehr strapazierfähig und unempfindlich gegen Schweiß. Sie ist sehr fein und weich und eignet sich gut für allergische Kinder. Baumwolle muss bei hohen Temperaturen gewaschen werden. *Schafwolle* ist in ihren Eigenschaften der menschlichen Haut ähnlich; sie hält die Wärme gut, da Luft in ihren Kräuselungen eingeschlossen ist, und kann bis zu 40 % ihres Eigengewichts an Feuchtigkeit aufnehmen, ohne sich von außen nass anzufühlen oder zu kühlen. Auf Schafwolle siedeln sich nur wenige Keime an.

Wickeln

- Für eine angemessene Raumtemperatur sorgen, evtl. Wärmelampe einschalten
- Materialien zurechtlegen: Reinigungs- und Pflegematerialien, frische Windel und – sicherheitshalber – Ersatzkleidung
- Untere Körperpartie entkleiden
- Genitalbereich mit „sauberen" Teilen der alten Windel grob vorreinigen
- Schmutzwindel so zusammenlegen, dass das Kind auf sauberen Anteilen liegt. Ist das nicht möglich, Schmutzwindel entsorgen und saubere Unterlage unterlegen
- Windelregion und v.a. Hautfalten gründlich reinigen, z.B. mit einem feuchten Waschlappen, mit Tüchern und Öl oder fertigen Öl- oder Reinigungstüchern. Möglichst sparsam mit Öl oder getränkten Tüchern umgehen, um die Haut nicht unnötig zu belasten. Auf keinen Fall zu stark „rubbeln", da dies zu Hautreizungen führen kann. Bei Mädchen von der Scheide zum Anus hin reinigen, um einer Keimverschleppung vorzubeugen. Haut beobachten (Rötung?)
- Frische Windel unterlegen, Schmutzwindel entfernen, evtl. sparsam das Gesäß und die Hautfalten eincremen, Windel verschließen und Kind anziehen.

Tipps zum Wickeln

- Das Kind darf durch die Windelpackung nicht in seiner Bewegungsfreiheit eingeschränkt sein, d.h. die Kniekehlen bleiben auf jeden Fall frei
- Eine zu enge Windelpackung kann auch die Atmung beeinträchtigen
- Die Beinchen des Säuglings sollten leicht gespreizt sein, da dies die natürliche Entwicklung der Hüftgelenke fördert
- Das Kind darf nie unbeaufsichtigt auf dem Wickeltisch liegen (Gefahr des Hinunterfallens). Eine Hand der Pflegeperson ist immer am Kind

Drehen von der Bauch- in die Rückenlage [K303]

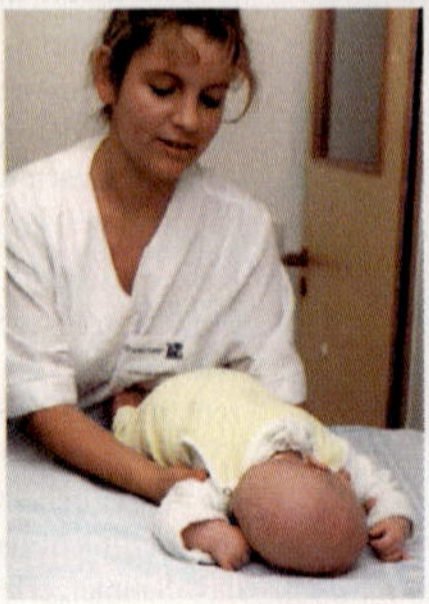

Abb. 13.19 (rechts): Arme nach vorne ausstrecken und Schultergelenke fassen.

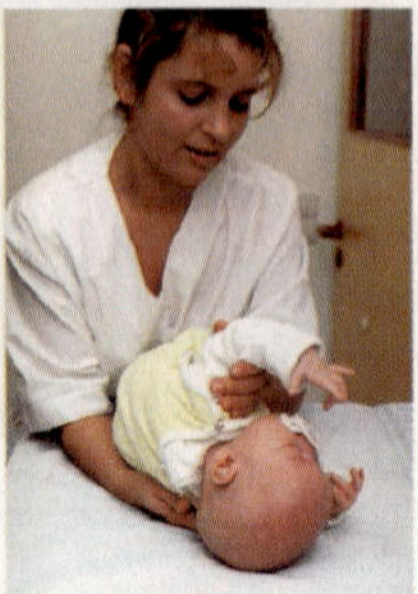

Abb. 13.20 (ganz rechts): Über die Seitlage in die Rückenlage drehen.

- Das Wickeln ist gut geeignet, um mit dem Säugling Kontakt aufzunehmen und ihm Zuwendung zu schenken.

Häufiges Problem: Wundsein

Fast alle Kinder im Windelalter werden ein oder mehrere Male „wund" (**Windeldermatitis**). In leichten Fällen ist die Haut nur gerötet, in schweren Fällen bestehen erosive und *ekzematöse* (☞ 30.6) Hautveränderungen.

Zur Entstehung tragen die Hautreizung durch Urin und Stuhl sowie Wärmestau und Luftabschluss („feuchte Kammer") durch die Windel bei. Manchmal besteht auch eine Besiedelung der Haut mit Candida albicans (**Windelsoor** ☞ 28.7.2) oder Bakterien.

Meist reicht es aus, das Kind häufiger zu wickeln. Dabei wird der Windelbereich vorsichtig saubergetupft (nicht reiben) und die Haut danach mit einer zinkhaltigen Creme nach Arztanordnung abgedeckt. Evtl. empfiehlt sich vorübergehend die Benutzung von Stoff- statt „Plastik"windeln. Außerdem sollte man das Kind öfter nackt liegen lassen. Ist dies nicht möglich, kann „offen" gewickelt werden, d.h. die Windel wird nur umgeschlagen. Zusätzliche Maßnahmen, etwa der Einsatz von Farbstofflösungen wie Pyoktanin oder antimykotischer Cremes, werden vom Arzt angeordnet.

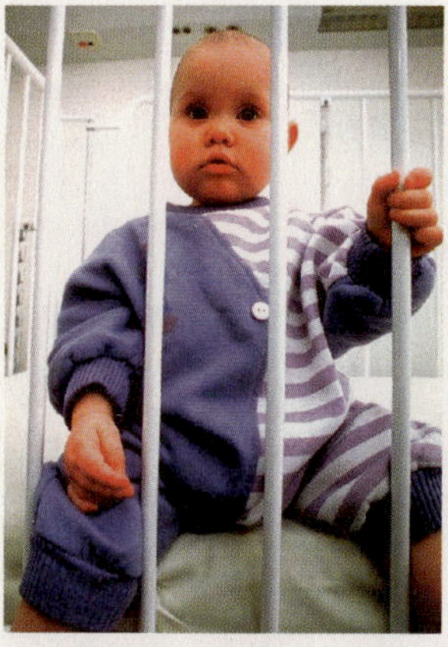

Abb. 13.22: Das kranke Kind im Krankenhaus muss sich mit seiner Krankheit auseinandersetzen und gleichzeitig auf viele der von zu Hause gewohnten Rituale verzichten. [K303]

13.2.6 Pflege des Säuglings: Anziehen

Säuglinge werden mehrfach am Tag an- und ausgezogen. Dabei gelten folgende Regeln:

- Vorher Raumtemperatur überprüfen, evtl. Wärmelampe anschalten und alle benötigten Kleidungsstücke bereitlegen
- Baby auf dem Wickeltisch oder einer anderen ebenen Fläche umziehen (dann muss man das Kind nicht ständig festhalten und hat beide Hände frei)
- Hals- und Ärmelöffnung immer vorher mit der eigenen Hand weiten und aufrollen. Nie an den zarten Fingern oder Zehen ziehen, sondern am distalen Unterarm oder Unterschenkel anfassen
- Beim Übereinanderschlagen z.B. von Erstlingshemden darauf achten, dass sich keine Falten bilden. Diese schädigen die empfindliche Neugeborenenhaut und können dem Kind Unbehagen bereiten.

13.2.7 Pflege des Klein- und Schulkindes

Bei der Pflege älterer Kinder sollte in der Pflege immer der Entwicklungsstand des Kindes berücksichtigt und der größeren Selbständigkeit der Kinder Rechnung getragen werden. Prinzipiell sollten die Pflegenden keine Tätigkeiten übernehmen, die das Kind schon selbst ausführen kann und zu denen es trotz der Erkrankung weiter in der Lage ist.

13.3 Pflege des kranken Kindes

13.3.1 Krankheit und Krankenhaus aus Sicht des Kindes

Reaktionen auf das Krank-Sein

Krankheit verunsichert sowohl Kinder als auch Erwachsene. Erwachsene leiden vor allem unter dem Gefühl, aus der Bahn des Alltags geworfen zu sein, ein kranker und damit eingeschränkter Mensch zu sein.

Kinder erleben Krankheit anders. Im Gegensatz zu Erwachsenen können sie kein *Wissen* gegen die Verunsicherung einsetzen. Auch die *Hoffnung* hilft den ganz Kleinen kaum weiter, da sie ein Verständnis für zeitliche Abläufe voraussetzt, das sie noch nicht haben. Dies gilt auch für das Schmerzerleben. Ein Erwachsener

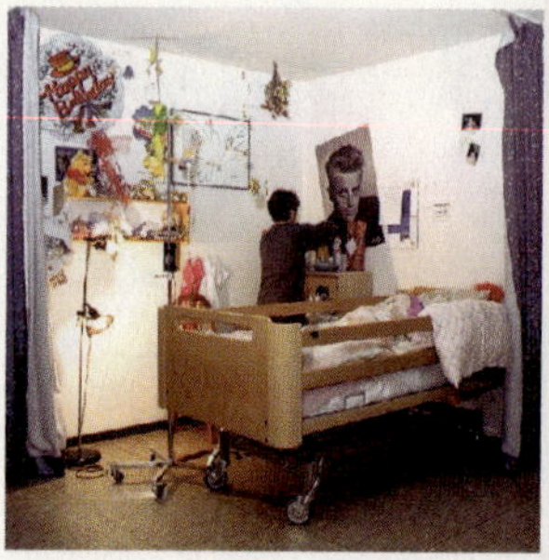

Abb. 13.23: Durch kinderfreundliche Gestaltung des Patientenzimmers mit Kuscheltieren und Bildern von zu Hause lässt sich eine dem Kind vertraute Umgebung schaffen. [K183]

weiß beispielsweise, dass eine Blutentnahme „nun mal eben sein muss". Für ein Kind ist sie eine undefinierbare Bedrohung. Kranke Kinder ziehen sich – noch stärker als Erwachsene – auf ihre Grundbedürfnisse zurück. Dieser Rückzug bedeutet oft einen „Rückschritt" zu früheren Entwicklungsstufen und wird deshalb auch als **Regression** (lat. „zurückschreiten") bezeichnet. Kranke Kinder erwarten Sicherheit primär von den Eltern und anderen nahen Bezugspersonen: Das kranke Kind braucht deshalb Vertrautheit und verlässliche Beziehungen.

Reaktionen auf das Krankenhaus

Muss ein Kind stationär behandelt werden, treten zur Reaktion auf das Kranksein weitere Probleme hinzu:

- Die Trennung von zu Hause bringt evtl. den Verlust der wichtigsten Bezugsperson (meist der Mutter) mit sich
- Der Verlust der gewohnten häuslichen Umgebung und damit täglicher Aktivitäten und Routinen trägt zur Verunsicherung bei
- Bei älteren Kindern kann der Verlust von Bindungen zu Altersgenossen schmerzlich sein
- Der Krankenhausaufenthalt bedeutet – besonders für Jugendliche – einen Verlust von gerade erworbener Unabhängigkeit.

Zusätzlich wird das Kind mit schmerzhaften Eingriffen, evtl. mit dem Tod, konfrontiert.

Umgang mit kranken Kindern

Kinder sehen sich in medizinischen Einrichtungen fremden Menschen und seltsamen Instrumenten gegenüber. Folgende Regeln (sie gelten auch für gesunde Kinder!) sollen eine tragfähige Kommunikation für die „Krisensituation Krankheit" schaffen:

Ruhige, freundliche Atmosphäre

Kinder reagieren sehr sensibel auf Hektik (z.B. trinken Säuglinge in hektischer Umgebung schlecht oder schreien mehr als sonst). Daher Hektik vermeiden, sich dem Kind langsam nähern und mit ruhiger Stimme sprechen. Kleine Kinder mit Schnullern, Spielzeug und ähnlichen Tricks spielerisch einbeziehen oder ablenken.

Konstante Bezugspersonen

Kinder werden durch zahlreiche verschiedene „Bezugspersonen" in raschem Wechsel irritiert. Daher gilt:

> Kranke Kinder stets im Bezugspflege-Modell (☞ 2.2.2, 36.1.3) betreuen.

Freundlicher Umgang mit den anwesenden Eltern

Kinder registrieren Differenzen und Streitigkeiten in ihrer Umgebung sehr genau. Unstimmigkeiten zwischen Pflegenden bzw. Ärzten und Eltern lassen das Kind zwischen zwei Fronten geraten und schüren Misstrauen. Wer sich dagegen mit Mama gut versteht, kann nicht der Schlimmste sein. Daher stets freundlich mit den Eltern umgehen und Diskussionen ohne das Kind z.B. im Stationszimmer führen.

Leider ist immer wieder zu beobachten, dass es zwischen Pflegenden (und Ärzten) einerseits und Eltern andererseits zu Kompetenzgerangel kommt. Beide sind ja für das Kind „zuständig". Oft können solche Probleme bereits im Anfangsstadium durch gute Kommunikation behoben werden. Also z.B. bei der Blutabnahme „mitleidende" Eltern durch das Verteilen kleiner Aufgaben ablenken und ihnen durch Thematisierung des Problems („auch wenn's wehtut, ist diese Untersuchung wichtig, weil...") zeigen, dass man ihre Lage sehr wohl versteht.

Ehrliche Kommunikation

Kinder brauchen verlässliche **Partner.** Nur wer die Wahrheit sagt, kann langfristig das Vertrauen des Kindes gewinnen und es wirklich begleiten. Es ist für ein Kind schon schwer genug zu verstehen, dass die Person, die gerade vertraulich mit ihm gespielt hat, im nächsten Moment mit einem beängstigendem Blutdruckmessgerät daherkommt oder einen bei der Blutabnahme gegen seinen Willen festhält. Kinder verzeihen keine Lügen. Daher niemals Dinge versprechen, die nicht zu halten sind („Das tut gar nicht weh"). Auch wenn es zunächst schwerer erscheint: Vor schmerzhaften oder unangenehmen Untersuchungen stets erklären, was passieren wird und wie das Kind evtl. dabei helfen kann.

Feste Regeln im Team

Kinder werden oft im „therapeutischen Team" aus Eltern, Pflegekräften, Physiotherapeuten, Psychologen, Erziehern, Lehrern etc. versorgt. Unbedingt **klare Absprachen** mit allen Beteiligten treffen, Aufgabenverteilung klären und ständige Kommunikation mit den Eltern pflegen, um das Kind nicht zu verwirren, andererseits aber auch ein Unterlaufen bestehender Regeln zu verhindern.

Klare Grenzen und Schutzbereiche

Kranke Kinder brauchen klar abgesteckte **Ruhephasen.** Dies erfordert eine zeitliche Abstimmung der Therapeuten untereinander und evtl. den Verzicht auf die eine oder andere Maßnahme. Sichere „Schutzräume" ermöglichen dem Kind die für die Genesung notwendigen Phasen der Entspannung und des Spiels. Unangenehme Maßnahmen auf keinen Fall im Spielzimmer durchführen.

Für Wärme sorgen

Vor allem bei Säuglingen sind warme Instrumente (Stethoskop möglichst mit Gummiring, in den Handflächen vorwärmen) und warme Hände wichtig. Beim Ausziehen möglichst nicht alle Kleidungsstücke auf einmal entfernen. Dies verhindert Auskühlung und Widerspruch des Kindes. Bei allen Pflegemaßnahmen am (halb-)nackten Säugling auf eine angemessene Raumtemperatur achten (Heizung aufdrehen, evtl. Wärmelampe anschalten). Verdunstung verhindern (z.B. Urin oder Desinfektionsmittel abtrocknen).

Möglichst kurzer Krankenhausaufenthalt

Kinder sollten möglichst zu Hause gepflegt und behandelt werden. Daher immer wieder nach Möglichkeiten suchen, wie der Krankenhausaufenthalt des Kindes verkürzt werden kann.

> **Kinder auf Erwachsenen-Stationen**
> Nicht in jedem Krankenhaus finden sich speziell für die Pflege kranker Kinder eingerichtete Zimmer; z.B. liegen auf Belegstationen häufig Kinder „mitten" unter Erwachsenen. Mit Phantasie und Liebe lassen sich meist auch hier kindgerechte Lösungen finden.

Spielen und sinnvolle Beschäftigung im Krankenhaus

Bei der Betreuung von Kindern im Krankenhaus gehört es auch zu den Aufgaben der Pflegeperson, mit dem Kind zu spielen, um es zu beschäftigen oder z.B. von leichteren Schmerzen oder Juckreiz ab-

Spiel	Erläuterung	Material
Fadenspiele	Verwandlungsspiel mit Fadenschlinge. Die mit Händen gebildeten Figuren werden durch Übernahme vom Mitspieler verändert	Bindfaden, etwa so lang wie der Spieler groß ist, Fadenschlinge knüpfen
Schattenspiele	Tiere oder andere Figuren mit Händen bilden	Lampe
Papierflieger	Aus Papier Flieger oder andere Figuren (Origami) falten	(Farbige) Papierbögen
Gedicht-/Liederspiele	Passende Bewegungen zum gesprochenen Gedicht/gesungenen Lied	Evtl. Liederbuch, besser auswendig gelernte Texte
Figurenzeichnen	Oben auf einen Papierstreifen einen Kopf zeichnen, so umknicken, dass nächster Spieler nur Halsansatz sehen kann. Er zeichnet Oberkörper und knickt Papier um, der nächste zeichnet die Beine usw.	Papier, Stift
Hand- und Fingerpuppen	Basteln und anschließend Theaterspielen	Papier, Stoffreste, Filz, alter Handschuh oder Socken, Knöpfe, Klebstoff, Nadel, Faden

Tab 13.24: Sinnvolle Spiele im Krankenhaus. Der Verein „Kind im Krankenhaus e.V." schlägt verschiedene Spiele und Beschäftigungsmöglichkeiten mit Kindern vor.

zulenken. Auch die Eltern sind oft für Hinweise dankbar, welches Spielzeug im Krankenhaus erlaubt und sinnvoll ist.

Bei der Auswahl geeigneter Spiele sind folgende Kriterien wichtig:
- Alter bzw. Entwicklungsstufe des Kindes (☞ 13.4): Ein gutes Spiel über- oder unterfordert das Kind nicht (beides wäre langweilig)
- Sicherheit: Kinder unter 3 Jahren können kleine Teile (Würfel, Spielfiguren, Puzzle) verschlucken oder sich mit der Bastelschere verletzen
- Hygiene: Ansteckende Krankheiten werden z.T. auch über Spielsachen übertragen
- Sinn: Mit Handpuppen oder Legosteinen zu spielen ist sinnvoller, als den ganzen Tag mit dem Game-Boy feindliche Monster abzuballern. Spiele, die eine Interaktion zwischen krankem Kind und Eltern fördern, bestärken das Kind in dem Gefühl, nicht alleine gelassen zu sein und ermöglichen ihm die *spielerische* Möglichkeit, sich mitzuteilen.

Es gibt auch Spiele, die ein Kind auf Abläufe im Krankenhaus und schmerzhafte Untersuchungen oder eine Operation spielerisch vorbereiten.

Gutes Spielen erfordert oft kein Spiel*zeug:* Ein Ratespiel, z.B. „Ich seh' etwas, was Du nicht siehst" erfordert nichts außer Phantasie; Gleiches gilt für die „Märchenstunde".

Kontaktadresse

Informationen zu geeignetem Spielzeug, nicht nur im Krankenhaus: „spiel gut" Arbeitsausschuss Kinderspiel ☞ **Spielzeug e.V.,** Heimstr. 13, 89073 Ulm, Tel. 07 31/6 56 53

Reaktionen der Abwehr

Die meisten Kinder zeigen nach frustrierenden, unangenehmen Ereignissen, sei es ein Krankenhausaufenthalt oder „nur" eine Blutentnahme, eine typische Abfolge psychischer Reaktionen. In diese emotionalen Reaktionen bezieht das Kind stets seine wichtigsten Bezugspersonen mit ein:
- **Protest.** Das Kind zeigt Angst und Aggression, z.B. durch Schreien, Weinen, Trotzreaktionen, Zornausbrüche (häufig auch gegen die Eltern, die ja in den Augen des Kindes in ihrer Schutzfunktion versagt haben)
- **Apathie.** Das Kind wendet sich ab, wird still
- **Depression und Resignation.** Das Kind zieht sich ganz in sich zurück, wehrt Gefühlsbeziehungen ab (verweigert sich z.B. tröstendem Zuspruch), weint nicht mehr, spielt nicht mehr. Die Extremform dieses Zustandes des äußersten Rückzugs wird als **Hospitalismus** bezeichnet und wird bei langem Krankenhausaufenthalt unter ungünstigen Bedingungen, aber auch in Heimen beobachtet
- **Regression.** Erworbene Fähigkeiten gehen wieder verloren. Ein Kind, das bereits die Kontrolle über die Ausscheidungen hatte, nässt oder kotet z.B. ein. Ein anderes Kind fällt wieder in die Baby-Sprache zurück („Hamm, hamm" statt: „Ich habe Hunger").

Jeder in der Pflege kranker Kinder Tätige bewegt sich zwischen zwei Polen:
- Auf der einen Seite steht das Bedürfnis des Kindes, wieder rasch und vollständig gesund zu werden. Hierzu sind oft unangenehme und verunsichernde – aber notwendige – medizinische Maßnahmen erforderlich
- Auf der anderen Seite steht das unmittelbare Verlangen des Kindes nach emotionaler Sicherheit und körperlicher Unversehrtheit (z.B. Schutz vor Schmerzen).

Diese beiden Bedürfnisse laufen einander im Krankenhausalltag ständig zuwider. Es ist eine der wichtigsten Aufgaben der Pflegenden, hier zu vermitteln und die verschiedenen Bedürfnisse des kranken Kindes sowie die medizinischen Abläufe im Krankenhaus so weit wie möglich in Einklang zu bringen.

13.3.2 Eltern kranker Kinder

Jeder Krankenhausaufenthalt eines Kindes ist auch eine emotionale Belastung für die Eltern bzw. ein Notfall für die Familie. Eltern brauchen professionelle Hilfe, um mit ihren Ängsten fertigzuwerden.

Noch vor ca. 20 Jahren wurden die Kinder bei einem notwendigen Krankenhausaufenthalt von den Eltern auf der Station „abgegeben". Die Eltern durften das Kind ein- bis zweimal wöchentlich besuchen und wurden ansonsten als Störfaktor angesehen. Sie traten erst wieder in Erscheinung, wenn das Kind entlassen wurde. Nach dem Empfinden und Erleben des Kindes wurde wenig gefragt.

Heute ist es anders. In dem Bestreben, die psychische Belastung für das Kind möglichst gering zu halten, wird der Kontakt zu den Eltern und anderen engen Bezugspersonen so weit wie möglich aufrechterhalten. Hierzu gehören nicht nur tägliche Besuchszeiten (oft rund um die Uhr), sondern häufig auch die Mitaufnahme eines Elternteils. Damit stehen die Pflegenden in einem zusätzlichen Spannungsfeld. Denn die Situation mit aufgenommener Eltern im Krankenhaus ist komplex und kompliziert; sie stehen oft vor einem „zerstörten Traum" (hatten sie sich nicht ein gesundes Baby gewünscht?); anstelle der vertrauten Umgebung leben sie nun ohne die schützende Hülle des Privatlebens („Gefühl wie eine geschälte Kartoffel"); anstatt ihr Kind schützen und behüten zu können, müssen sie hilflos zuschauen, wie ihr Kind Schmerzen erleidet; wo sie vorher die Experten im Leben ihres Kindes waren, sind es jetzt (fremde) Schwestern und Ärzte. Oft leiden Eltern an Schuldgefühlen („hätte ich ihm nur verboten, am Swimmingpool zu spielen") und sind zwischen den auseinander gerissenen Teilen der Familie (Partner, andere Kinder) hin- und hergerissen. Damit das Miteinander möglichst reibungsarm klappt, sollten sich alle Beteiligten an einige Regeln halten:

Vertrauen und gegenseitige Achtung

Bereits bei der Aufnahme des Kindes wird die Grundlage für eine vertrauensvolle Zusammenarbeit geschaffen. Die Eltern sind oft ängstlich bezüglich dessen, was ihr Kind erwartet. Die (vermuteten) Fragen und Sorgen der Eltern müssen ernst genommen werden, auch wenn die Eltern nicht alles in Worte fassen können. Eine ausführliche Erhebung der Pflegeanamnese mit Eingehen auf die individuellen Eigenschaften des Kindes (z.B. Ernährungsgewohnheiten, Einschlafrituale) verhindert nicht nur spätere Pflegeprobleme, sondern gibt den Eltern auch das Gefühl, dass ihr Kind als Einzelpersönlichkeit angesehen wird und es in den Händen der Pflegenden gut aufgehoben ist. Wo immer möglich sollte den Eltern Entscheidungsspielraum gelassen werden. Unabhängig von der Reaktion der Eltern sollte den Pflegenden kranker

– und nicht immer kooperierender und „pflegeleichter" – Kinder stets bewusst sein: Dies ist das Kind von Menschen, die es innigst lieben!

Ungewöhnliche Verhaltensweisen der Eltern sollten nicht gleich verurteilt werden (etwa Einschlafrituale wie Sich-zum-Kind-ins-Bett-Legen). Eltern haben ihr eigenes Verhalten und ihren eigenen Stil im Umgang mit ihren Kindern. Auch wenn man einige Ansichten nicht teilt, sollte man sie respektieren, solange sie den Pflegeablauf nicht massiv stören und die Gesundheit des Kindes nicht gefährden.

Miteinbeziehung der Eltern in die Pflege

Am günstigsten ist es, die Eltern in die Pflege des Kindes miteinzubeziehen. Möglichst sollte ein Elternteil mit aufgenommen werden. Die Familie kann so der Belastung dieser Zeit gemeinsam entgegentreten. Primäre Aufgabe der Eltern ist nicht die Entlastung der Pflegenden, sondern die Begleitung des Kindes.

Andererseits ist es den Eltern manchmal nicht möglich, das Kind während des gesamten Krankenhausaufenthaltes zu betreuen, z.B. wenn sie mehrere Kinder haben. Dann muss nach praktikablen Lösungen gesucht werden. Beispielsweise kann man einem Vierjährigen erklären, dass die Mama zwar jetzt gehen muss, aber ganz bestimmt wiederkommen wird und das Kind durch kürzere Abwesenheitsphasen auf längeres Weggehen vorbereiten. Auch sind übermüdete Eltern keine Hilfe für das Kind. Nach mehreren schlafarmen Nächten auf einer improvisierten Liege kann es durchaus sinnvoll sein, wenn die Eltern eine Nacht zu Hause schlafen. Evtl. kann abgesprochen werden sie anzurufen, falls größere Probleme auftreten.

Eine wichtige Aufgabe der Familie besteht – sofern möglich – in der Vorbereitung des Kindes auf den Krankenhausaufenthalt: Altersgemäße Information des Kindes (Handlungsabläufe, die bekannt sind, machen weniger Angst), vorbereitende Spiele (z.B. mit dem Arztkoffer), Erzählungen, Bücher, Malen. Empfehlenswert ist oft auch ein Vorab-Besuch im Krankenhaus zum Kennenlernen des Hauses und der Pflegenden.

> **Literaturtipp**
> Janosch: Ich mach dich gesund, sagte der Bär. Diogenes, Zürich, 1995.

Anforderungen an die Eltern

Auch die Eltern müssen sich an bestimmte Regeln halten, wenn das Zusammenleben klappen soll. Sie müssen die Kompetenz der Pflegenden und Ärzte in medizinischer Hinsicht respektieren, sich im Interesse der Gesundung des Kindes an bestehende Verbote und Anordnungen halten und sich auch darüber klar sein, dass die Pflegenden mehr als ein Kind zu betreuen haben und daher nicht immer sofort für sie da sein können. Und nicht zuletzt sollte auch deutlich werden, dass Aufgabe der Pflegenden die Pflege des Kindes, nicht der Eltern ist.

> Erfahrungsgemäß haben alle Eltern bei der ersten Krankenhausaufnahme die gleichen Probleme und Fragen. Diese sind z.T. ganz praktischer Art (wo kann ich mich waschen/wo etwas zu Essen besorgen?). Hier ist ein Elternmerkblatt hilfreich, in dem wichtige Anlaufstellen und praktische Regeln für den Alltag formuliert sind, aber auch die Ängste der Eltern um ihr Kind angesprochen werden.

13.3.3 Krankenbeobachtung und Monitoring

Krankenbeobachtung

Da Kleinkinder und Säuglinge kaum in der Lage sind, Beschwerden zu äußern, hat die Krankenbeobachtung in der Pflege kranker Kinder einen besonderen Stellenwert. Die Pflegenden achten bei allen Pflegetätigkeiten insbesondere auf Aktivität, Bewusstsein, Puls und Atmung des Kindes. Dabei ist es am günstigsten, wenn immer die gleiche Pflegeperson das Kind betreut, da sie am besten kleine Eigenheiten des Kindes von neu aufgetretenen Veränderungen unterscheiden kann. Beispielsweise reiben viele ältere Babys, wenn sie müde sind, nicht nur die Augen, sondern auch von hinten nach vorne über die Ohren. Tritt dies aber neu und nur einseitig auf, kann es ein Hinweis auf Ohrenschmerzen sein, z.B. durch eine Mittelohrentzündung.

Monitoring

Am häufigsten werden EKG-, Respirations/Apnoe- und Sauerstoffsättigungs-Monitore in der Kinderklinik eingesetzt. Mit ihrer Hilfe werden Herzaktion, Puls- und Atemfrequenz überwacht. Kleinere Geräte, die nur Herz- und Atemfrequenz oder nur die Atemfrequenz registrieren, werden auch in der häuslichen Überwachung verwendet.

Bei den meisten Monitoren genügen drei Elektroden, um Atmung und Herztätigkeit zu überwachen.

Ankleben der Elektroden und Monitoranschluss

- Gerät auf Funktionsfähigkeit überprüfen
- Ggf. Elektroden mit Elektroden-Gel versehen. Für Frühgeborene werden sehr weiche, hautfreundliche Klebeelektroden verwendet
- Schutzfolie von den Elektroden abziehen und an fettfreien, trockenen Hautstellen ankleben. Beispielsweise eine Elektrode im oberen Brustbeinbereich und zwei Elektroden rechts und links am unteren Rippenbogen in der mittleren Axilliarlinie (Säuglinge haben einen abdominellen Atemtyp, daher sind die Atembewegungen im unteren Thoraxbereich am kräftigsten und am besten registrierbar)
- Patientenkabel an die Elektroden anschließen
- Monitor anschalten

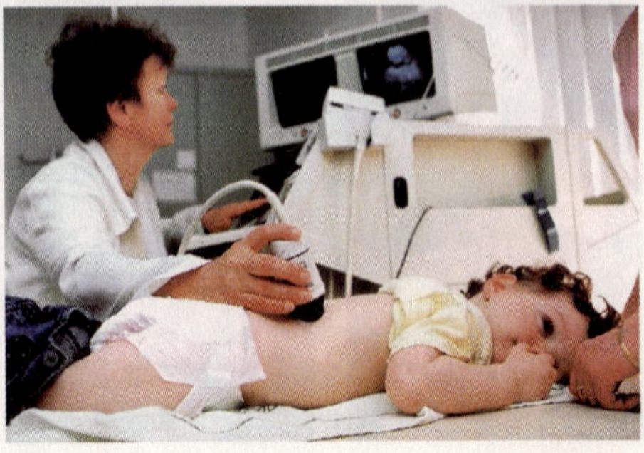

Abb. 13.25: Durch Abstimmen der Untersuchungsbedingungen auf die kindlichen Bedürfnisse lässt sich oft erreichen, dass das Kind die Untersuchung geduldig aushält. Hier kann durch Verwendung eines hochauflösenden Ultraschallgerätes auf das völlige Abdunkeln des Zimmers verzichtet werden, so dass das Kind seine Begleitperson sehen kann. [K303]

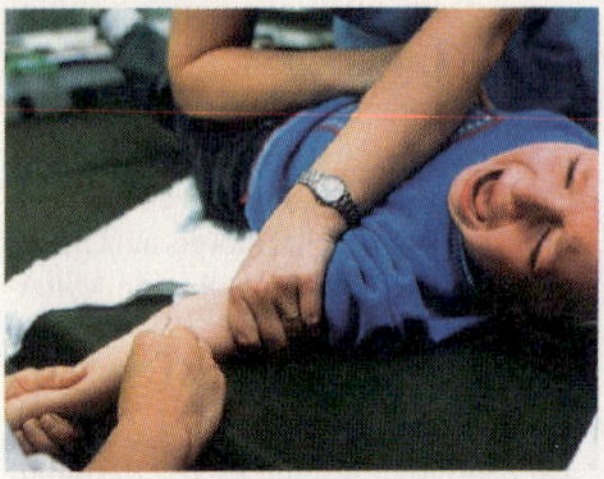

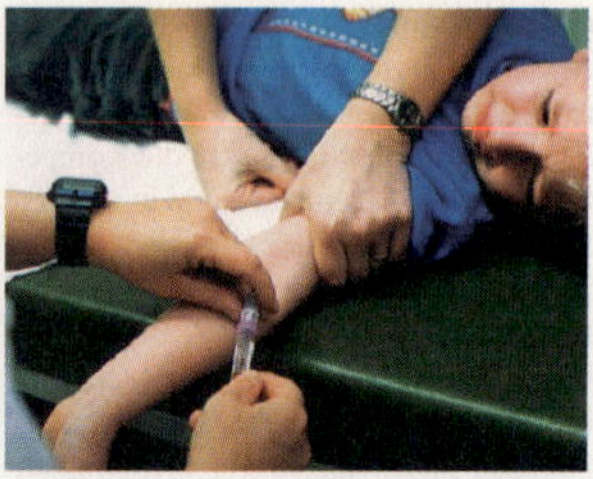

Abb. 13.26 – 13.27: Die Punktion der Armvene gelingt nur, indem das Kind an Armen und Beinen sicher fixiert wird (links). Sobald das Kind merkt, dass der Schmerz nachlässt, kann die Fixierung gelockert werden (rechts), die Hand der Pflegenden dient nur noch der Venenstauung. [K303]

- Alarmgrenzen individuell einstellen (je nach Alter und Zustand des Kindes bzw. Arztanordnung)
- Ableitung anwählen, Amplitudengrößen und Zeitableitgeschwindigkeit (in der Regel 50 mm/Sek.) regulieren
- Kontrollieren, ob Alarmsystem funktionstüchtig ist.

- Elektroden und Klebestellen werden regelmäßig gewechselt (z.B. einmal täglich im Rahmen der Körperpflege), um Hautschädigungen vorzubeugen
- Trotz des Monitorings wird das Kind sorgfältig beobachtet. Man darf sich keinesfalls nur auf die Monitoranzeige verlassen.

13.3.4 Mithilfe bei diagnostischen und therapeutischen Maßnahmen

Kinder sind in ihren Reaktionen auf Schmerzen oder unangenehme Empfindungen unberechenbar. Deshalb müssen sie zum **Schutz vor Verletzungen** bei allen diagnostischen und therapeutischen Maßnahmen gut festgehalten werden. Dies gilt auch bei Verwendung lokal betäubender Salben, Kältesprays, Stromapplikationen sowie bei Sedierung des Kindes. Eltern sind für diese Aufgabe selten geeignet, da sie das Leiden ihrer Kinder nur schwer ertragen und zudem nicht wissen, wie man ein Kind richtig fixiert. Außerdem entsteht ein Rollenkonflikt: Für das Kind hat die Mutter/der Vater die Rolle des Beschützers!

Grundregeln bei allen diagnostischen und therapeutischen Maßnahmen

- Jede anstehende Maßnahme wird dem Kind altersentsprechend erklärt
- Falls Eltern anwesend sind, werden diese ausdrücklich zu Zuspruch und Trost ermutigt
- Nach jedem Eingriff wird das Kind getröstet und möglichst auf den Arm genommen. Evtl. hilft auch eine kleine Belohnung (z.B. Anstecker nach Blutabnahme).

Ein Kind, das geschickt abgelenkt und gut gehalten wird, verspürt häufig nur den halben Schmerz.

13.3.5 Arzneimittelgabe

Die Arzneimittelverabreichung erfordert in der Kinderkrankenpflege Geduld. Ehrlichkeit ist auch hier unabdingbar. Beispielsweise sollte man den Kindern auf keinen Fall vormachen, dass das Arzneimittel gut schmeckt, wenn es in Wahrheit einen bitteren Beigeschmack hat. Bereits kleinen Kindern kann man außerdem Sinn und Zweck des Arzneimittels altersgerecht erklären. Ältere Kinder nehmen ihre Medizin selbständig unter Aufsicht ein. Verweigert das Kind die Arzneimittelgabe, wird der Arzt informiert.

In der Regel wird versucht, „kinderfreundliche" Formen eines Arzneimittels anzubieten. Ein Saft ist leicht zu schlucken und sieht meist hübsch aus (z.B. knallrosa). Auch Zäpfchen sind in der Regel gut geeignet.

Regeln zur Arzneimittelgabe bei Kindern

- Nichts Falsches versprechen („Die Spritze tut gar nicht weh")
- Einfach, kurz und kindgerecht erläutern, warum die Medizin wichtig ist
- Verständnis zeigen für die Sorgen und Ängste des Kindes („es ist in Ordnung, wenn du weinen musst")
- Rasch und entschlossen handeln, also keine langen Vorbereitungen vor den Augen des Kindes (z.B. Spritze außerhalb der Sichtweite des Kindes aufziehen)
- Dem Kind nicht die Wahl lassen, ob es das Arzneimittel „will" oder nicht: es ist für die Besserung wichtig und muss deshalb eingenommen werden
- Dem Kind dagegen sein Willen lassen, was Details der Arzneimittelgabe angeht, etwa mit welchem Fruchtsaft es das Arzneimittel nimmt oder welche Belohnung es danach gibt.

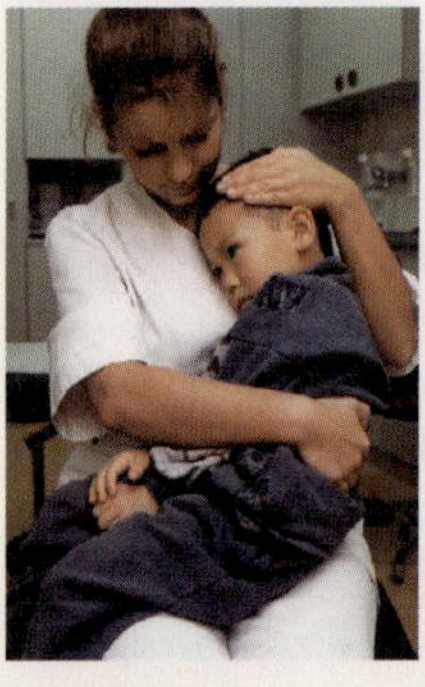

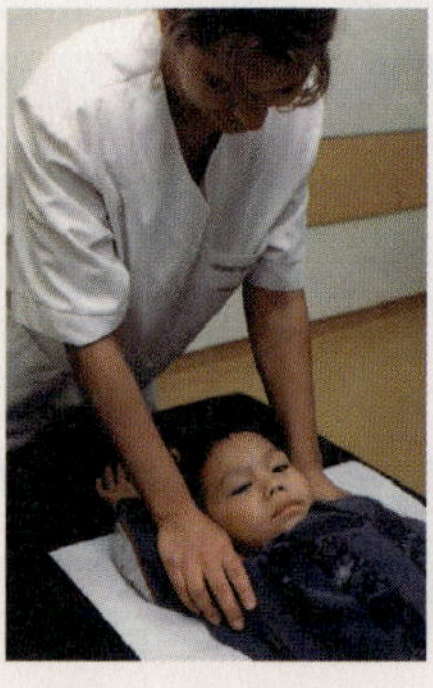

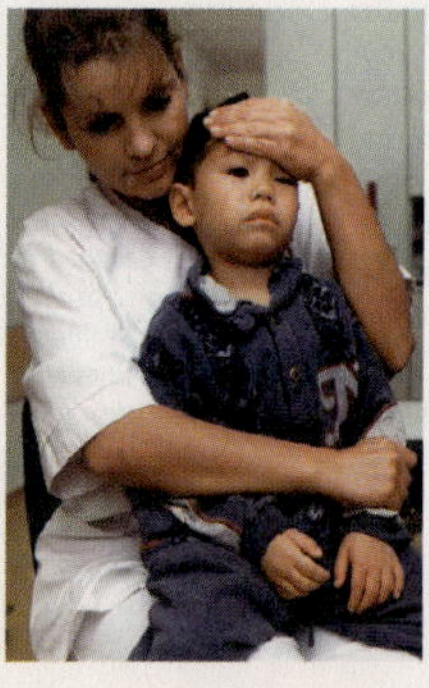

Abb. 13.28 (links): Halten eines Kindes bei der Ohrspiegelung. Arme und Kopf werden sicher fixiert, damit sich das Kind nicht durch Abwehrbewegungen verletzen kann. [K303]
Abb. 13.29 (Mitte): Halten eines liegenden Kindes bei der Racheninspektion. Durch Festhalten der dicht neben dem Kopf liegenden Arme wird gleichzeitig der Kopf fixiert. [K303]
Abb. 13.30 (rechts): Halten eines sitzenden Kindes bei der Racheninspektion. Durch Fixieren der Stirn kann das Kind den Kopf weder nach vorne oder hinten noch zur Seite drehen. Gleichzeitig werden die Arme sicher fixiert. [K303]

Verabreichung von Säften und Tropfen

- Das Arzneimittel niemals direkt in die Trink-Flasche geben. Zum einen könnte es durch die Nahrung verändert werden, zum anderen weiß man nicht, wie viel das Kind von dem Arzneimittel tatsächlich bekommen hat, wenn es einen Rest in der Flasche lässt
- Vielmehr das Arzneimittel immer mit einem Löffel, einem Medikamentenbecher oder einer Spritze eingeben
- Bittere Tropfen evtl. auf einem Stück Würfelzucker verabreichen oder mit einem Löffel Fruchtsaft oder -mus mischen. Hierfür werden möglichst wohlschmeckende, nicht unbedingt notwendige Flüssigkeiten gewählt. Manche Kinder lehnen z.B. ihre Milch längere Zeit ab, wenn sie einmal (unangenehm) anders geschmeckt hat.

Verabreichung von Tabletten

- Tablette auf einen Löffel geben und mit etwas Flüssigkeit auflösen
- Evtl. Tee oder Saft nachtrinken lassen.

Verabreichung von Zäpfchen

- Kind wie zum Fiebermessen lagern (auf den Rücken legen, Beinchen festhalten)
- Zäpfchen evtl. mit etwas Wasser gleitfähig machen
- Zäpfchen vorsichtig in den After einführen, bei Säuglingen und Kleinkindern Pobacken noch 1 – 2 Minuten zusammenhalten
- Bei älteren Kindern Schamgefühl berücksichtigen, evtl. das Zäpfchen selbst einführen lassen.

13.3.6 Pflege bei Fieber

Fieber (☞ 7.7.3) gehört zu den häufigsten Symptomen in der Pädiatrie. Meist ist es durch Infektionen bedingt.

Fieber kann Ausdruck sowohl einer leichten als auch einer schweren Erkrankung sein. Umgekehrt können schwere Erkrankungen bis hin zur Sepsis (☞ 28.4) gerade beim Säugling mit nur geringer Temperaturerhöhung einhergehen.

Die **Symptome** des Fiebers und die Fieberstadien entsprechen denen beim Erwachsenen. Allerdings sind viele fiebernde Kinder trotz des Fiebers in einem erstaunlich guten Allgemeinzustand. Bei

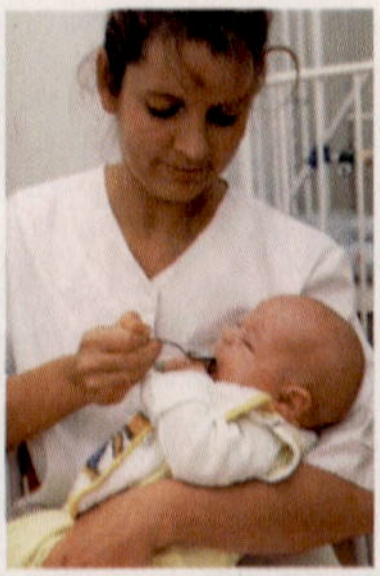

Abb. 13.31: Zur Arzneimittelgabe führt man den Löffel an die Lippen des Säuglings und lässt in dem Augenblick, wenn er zu saugen beginnt, die Flüssigkeit in den Mund hineinlaufen. [K303]

hohem Fieber sind die meisten Kinder aber schläfrig, wollen nicht essen oder trinken oder erbrechen sogar.

Komplikationen bei Fieber

Fieber wird Kindern v.a. aus zwei Gründen gefährlich:

- Je jünger ein Kind ist, desto labiler ist sein Flüssigkeitshaushalt (☞ 13.4.2). Bei Fieber besteht infolge der häufigen Trinkunlust und des erhöhten Wasserverlusts durch Schwitzen die Gefahr einer Exsikkose
- Entsprechend disponierte Kinder neigen im Fieberanstieg zu Fieberkrämpfen (☞ 13.17.2).

Fiebermessen bei Kindern

- Vor der Temperaturmessung sollte das Kind möglichst 30 (– 60) Minuten geruht haben, da körperliche Aktivität die Körpertemperatur stärker als bei Erwachsenen ansteigen lässt
- Bei Kindern unter ca. sieben Jahren wird in Deutschland die rektale Temperaturmessung bevorzugt (☞ 7.7.2). Ein Säugling oder Kleinkind wird hierzu mit gebeugten Beinchen auf den Rücken gelegt. Eine Hand der Pflegenden hält die Beinchen fest, die andere führt das Thermometer ein. Bei sehr unruhigen Kindern misst man zu zweit Fieber. Bei etwas älteren Kindern kann die rektale Messung wie bei Erwachsenen in Seitenlage erfolgen. Prinzipiell gilt, dass während der gesamten Messzeit eine Hand am Kind und die zweite am Thermometer bleibt. Auch Schläfen- oder Ohrthermometer (☞ 7.7.2) sind ausreichend zuverlässig. Beim Neugeborenen können Ohrthermometer allerdings aufgrund des oft noch im Ohrkanal vorhandenen Fruchtwassers falsche Ergebnisse liefern
- Bei älteren Schulkindern kann die Temperatur je nach Kooperationsfähigkeit auch axillar oder sublingual gemessen werden (☞ 7.7.2).

! Vorsicht
Bei Kindern mit erhöhter Blutungsneigung darf die Temperatur nicht rektal gemessen werden!

Fiebersenkende Maßnahmen bei Kindern

Da Fieber wahrscheinlich die Krankheitsabwehr unterstützt, sollte nicht jedes banale Fieber unterdrückt werden. Außerdem wird durch die Fiebersenkung nicht die Krankheit selbst, sondern nur eines ihrer Symptome bekämpft. Ist das Kind jedoch in seinem Allgemeinbefinden stark beeinträchtigt oder sind Fieberkrämpfe zu befürchten, ist eine Fiebersenkung angezeigt. Hier gelangen sowohl physikalische Maßnahmen (☞ 7.7.4) als auch Arzneimittel zur Anwendung.

Arzneimittel der ersten Wahl zur Fiebersenkung bei Kindern ist **Paracetamol**, z.B. in ben-u-ron®. Azetylsalizylsäure, z.B. in Aspirin®, sollte wegen der Gefahr eines *Reye-Syndroms* (akute, teils lebensbedrohliche Funktionsstörung von Leber und ZNS ☞ Pharma-Info 16.5) bei Kindern nicht gegeben werden.

Pflege fiebernder Kinder

Krankenbeobachtung
Obwohl dem Fieber meist harmlose Infekte zugrunde liegen, muss stets auf Anzeichen bedrohlicher Erkrankungen (z.B. Sepsis, Meningitis) geachtet werden. Die Krankenbeobachtung umfasst:

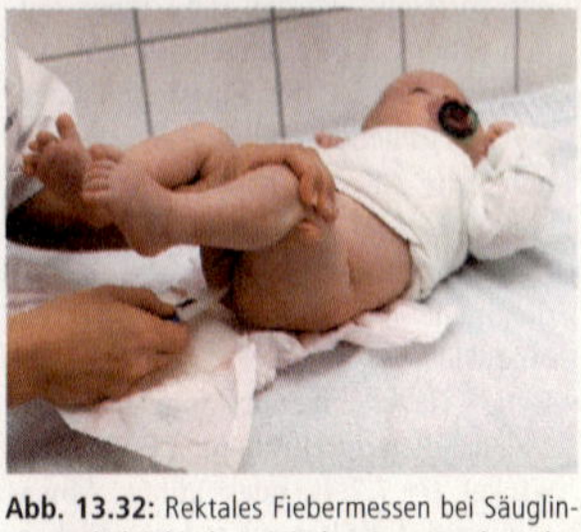

Abb. 13.32: Rektales Fiebermessen bei Säuglingen und Kleinkindern. Mit der einen Hand werden die Beine fixiert, mit der anderen wird das rektal eingeführte Thermometer festgehalten. [K303]

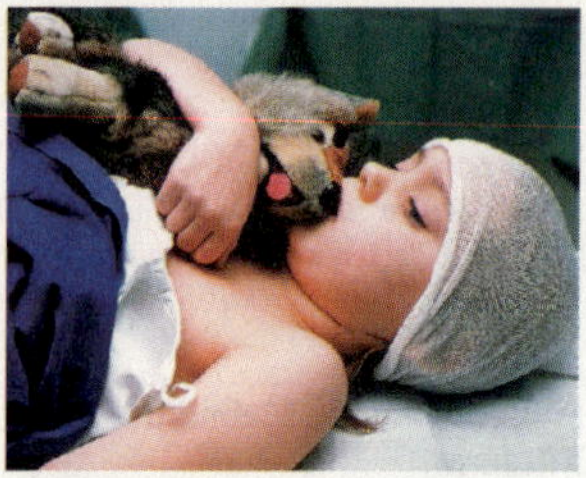

Abb. 13.33 (links): Wenn das geliebte Kuscheltier mit in den Anästhesievorbereitungsraum darf, sind die vielen Geräte und die verkleideten Menschen nicht mehr so bedrohlich. [K303]

Abb. 13.36 (rechts): Die Messung des Kopfumfangs erfolgt beim Säugling an der Stelle mit dem größten zu messenden Umfang um Stirn und Hinterhauptbein. [K303]

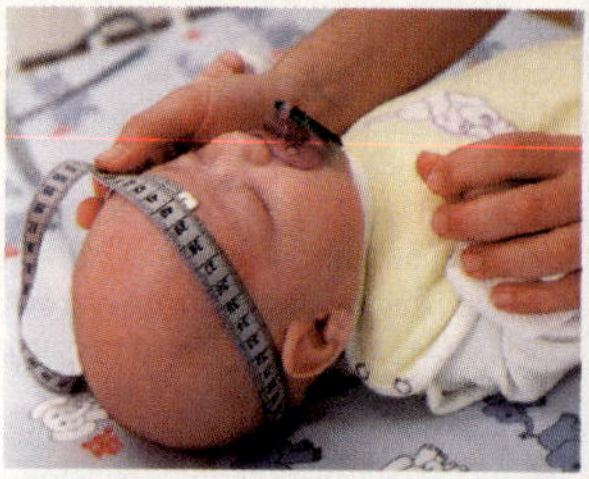

- Engmaschige Temperaturkontrollen
- Beachten des Allgemeinbefindens (Schmerzen, Haltung, Aktiviät, Aussehen)
- Überprüfen der Vitalzeichen (Bewusstsein, Atmung, Puls, RR), evtl. O_2-Sättigung
- Beobachten von Durst, Appetit, Übelkeit, Erbrechen
- Kontrolle der Ausscheidungen (ausreichende Urinausscheidung?). Evtl. Flüssigkeitsbilanzierung
- Achten auf Zeichen der Exsikkose (trockene Mundschleimhaut, keine Tränen beim Weinen, sinkende Urinproduktion)
- Betrachten der Haut (Hautfarbe, Ausschläge? Hautblutungen als Zeichen einer Sepsis?).

- Kind in möglichst ruhigem, abdunkelbarem Zimmer unterbringen. Den Raum gut lüften, aber Zugluft vermeiden
- Bettruhe einhalten lassen
- Leichte Kleidung anziehen und nur leicht zudecken
- Durchgeschwitzte Kleidung und Bettwäsche sofort wechseln
- Ausreichende Flüssigkeitszufuhr gewährleisten, da der Flüssigkeitsverlust hoch ist (pro °C Fieber und m^2 Körperoberfläche werden 0,5 l mehr täglich gebraucht). Je jünger das Kind ist, desto labiler ist der Flüssigkeitshaushalt. Zwischendurch z.B. Tee oder Saft anbieten. Älteren Kindern verdeutlichen, dass viel Trinken wichtig ist
- (Leichte) Wunschkost geben, es sei denn, die Grunderkrankung erfordert eine Diät
- Evtl. fiebersenkende physikalische Maßnahmen durchführen, z.B. Wadenwickel (☞ 7.7.4) oder kühle Abwaschungen (bei älteren Kindern). Fiebersenkende Arzneimittel auf Arztanordnung verabreichen.

13.3.7 Pflege bei Erbrechen

Spucken und Erbrechen treten bei Kindern relativ häufig auf (☞ 13.1.1). „Echtes" Erbrechen weist oft auf eine Krankheit hin, z.B. Magen-Darm-Infektionen, Nahrungsmittelunverträglichkeiten, Mittelohrentzündungen, Meningitis (Hirnhautentzündung) oder Stoffwechselerkrankungen.

Säuglinge werden durch Aufrichten, Hochnehmen oder Lagerung auf die Seite bzw. Drehen des Kopfes auf die Seite vor Aspiration geschützt.

Für manche (größeren) Kinder ist es eine Hilfe, wenn ihr Kopf beim Erbrechen gestützt wird. Das Kopfende des Bettes sollte hoch gestellt werden, damit das Kind eine halbsitzende oder sitzende Position einnimmt. Zudem werden Nierenschale(n) und Zellstofftücher angereicht.

Nach dem Erbrechen wird das Kind – gleich welchen Alters – frisch gemacht (Gesicht feucht abwischen) und evtl. Kleidung und Bettwäsche gewechselt. Bei größeren Kindern wird Erbrochenes möglichst schnell aus dem Zimmer entfernt, eine frische Nierenschale und Zellstoff bereitgestellt und das Zimmer gelüftet. Das Kind darf den Mund spülen und wird evtl. getröstet.

Auch nach dem Erbrechen muss das Kind gut beobachtet werden (Blässe, Schweißausbruch, Schwindel, Bauchschmerzen, Temperaturerhöhung, Durchfall).

13.3.8 Perioperative Pflege

Eine bevorstehende Operation bedeutet für Kind und Eltern eine große Belastung. Die Eltern haben Angst um ihr Kind, viele fühlen sich hilflos, weil sie ihrem Kind nicht helfen oder seine Situation nicht verändern können.

Säuglinge und Kleinkinder sollten, wenn irgend möglich, von einer engen Bezugsperson ins Krankenhaus begleitet werden. Nicht unbedingt erforderliche Eingriffe (z.B. die Entfernung eines großen Muttermals am Rumpf) werden möglichst bis ins späte Kindergarten- oder frühe Schulalter verschoben.

Körperliche Operationsvorbereitung

Die **körperliche Operationsvorbereitung** ist ähnlich der bei Erwachsenen (☞ 11.1.2):

- Routinemäßig werden Körpermaße des Kindes, Körpertemperatur, Kreislauf- und Atemverhältnisse, Blutbild, Elektrolyte, Nierenwerte, Gerinnungsfaktoren sowie evtl. Urinstatus, Blutgruppe und Kreuzprobe bestimmt. Bei Neugeborenen sind der Flüssigkeits-, Elektrolyt- und Säure-Basen-Haushalt besonders wichtig
- Die üblichen Vorbereitungen am Vortag der Operation umfassen ein Bad oder eine Ganzwaschung, ggf. eine Darmentleerung und bei größeren Kindern evtl. die Rasur des Operationsgebietes
- Das Kind muss Nahrungskarenz nach Anordnung einhalten. Diese wird bei Kindern möglichst kurz gehalten; als Richtwert kann das altersentsprechende Zeitintervall zwischen Hauptmahlzeiten dienen
- Auch Kinder erhalten in der Regel eine Prämedikation. Häufig werden Sedativa eingesetzt, um die Kinder zu beruhigen, den Schlaf zu fördern, die Angst zu vermindern und die Anästhesieeinleitung zu erleichtern
- Um ein schmerzfreies Legen einer Venenverweilkanüle zu ermöglichen, kann die voraussichtlich punktierte Hautregion präoperativ mit einer anästhesierenden Salbe eingerieben werden (Hautregion, Präparat und Zeitpunkt nach Arztanordnung).

Es sollte heute üblich sein, die Mutter oder eine andere Bezugsperson möglichst lange mit einzubeziehen. Gerade bei der Anästhesievorbereitung kann die Anwe-

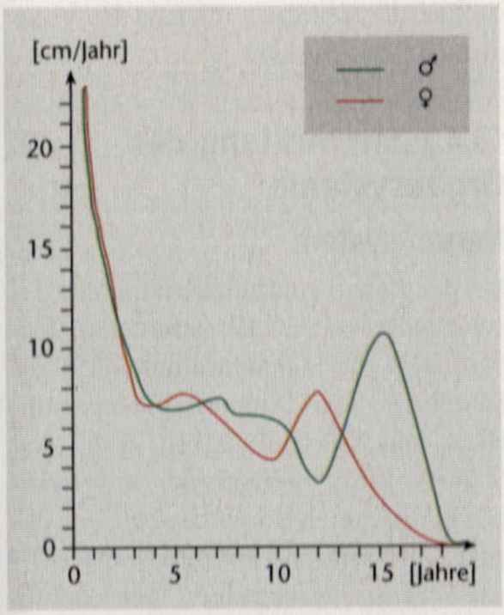

Abb. 13.34: Durchschnittliche Wachstumsgeschwindigkeit (Größenzunahme in cm/Jahr) bei Mädchen und Jungen. Nach dem Abfall der Wachstumsgeschwindigkeit im Kleinkindalter haben Mädchen einen zweiten Wachstumsschub mit 12, Jungen dagegen mit etwa 14 – 15 Jahren.

senheit eines Elternteils für den Anästhesisten hilfreich sein.

Postoperative Betreuung

Falls möglich, sollte das Kind bereits unmittelbar postoperativ im Aufwachraum von einem Elternteil mitbetreut werden. Die **postoperative Betreuung** (☞ auch 11.4) von Kindern umfasst:

- Kontinuierliche oder engmaschige Kontrolle der Vitalzeichen (Puls, RR, Atmung)
- Überwachung der Flüssigkeitszufuhr/Infusionstherapie und der Ausscheidung (v.a. des Urins)
- Beobachtung auf Erbrechen (zur Aspirationsprophylaxe Kind u.U. in Seitenlage bringen, Nierenschale, Tücher, Absauggerät bereitstellen)
- Schutz vor Wärmeverlust. Neugeborene und Säuglinge kühlen rasch aus und werden deshalb im Inkubator (☞ 13.7.8) oder im Wärmebettchen untergebracht
- Kontrolle des Bewusstseins. Manche Kinder, vor allem Kleinkinder, sind in der Aufwachphase nicht orientiert. Sie sollten dann möglichst in Ruhe (aber nicht alleine!) gelassen werden. Am besten ist es, wenn eine enge Bezugsperson am Bett sitzen kann.

13.4 Wachstum und Entwicklung des gesunden Kindes

13.4.1 Entwicklung von Länge, Gewicht und Körperproportionen

Länge und Gewicht

Die meisten Kinder sind bei der Geburt zwischen 46 und 54 cm lang (im Durchschnitt 50 cm) und wiegen zwischen 2,5 und 4,2 kg (Durchschnittsgewicht 3,4 kg). In den ersten vier Lebenstagen nimmt das Neugeborene durch den natürlichen Wasserverlust bis zu 10 % des Geburtsgewichts ab. Nach 8 – 14 Tagen haben gesunde Kinder ihr Geburtsgewicht wieder erreicht.

> **√ Faustregel für die Gewichtsentwicklung**
> Im Alter von fünf Monaten hat sich das Geburtsgewicht verdoppelt, mit einem Jahr verdreifacht, mit zweieinhalb Jahren vervierfacht, mit sechs Jahren versechsfacht und mit zehn Jahren verzehnfacht.

Nicht minder rasant verläuft die Längenzunahme. In keinem Lebensalter wächst das Kind schneller als in den ersten Lebensmonaten. Mit vier Jahren haben die meisten Kinder die Körperlänge verdoppelt, also die 100 cm meist überschritten. Danach verlangsamt sich das Körperwachstum, um sich erst wieder mit der Pubertät in einem zweiten Wachstumsschub zu beschleunigen.

Messung der Körperlänge

Die Körperlänge eines Säuglings wird mit Hilfe einer **Messmulde** bestimmt. Die Messmulde wird vor der Messung mit einem Stofftuch ausgekleidet und das Kind so hineingelegt, dass sein Scheitel mit dem fest stehenden Ende der Messmulde abschließt. Hierzu muss der Kopf des Kindes oft von der Pflegekraft an der Seite festgehalten werden. Da der Säug-

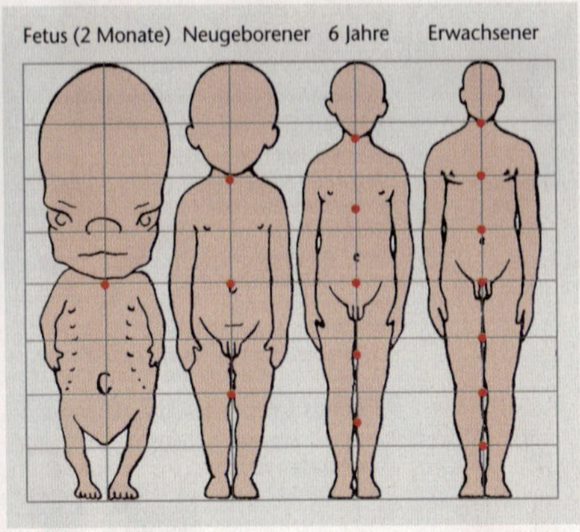

Abb. 13.35: Veränderung der Körperproportionen vom Fetus zum Erwachsenen nach Stratz.
Das Verhältnis vom Kopf zum Körper beträgt beim zwei Monate alten Fetus 1 : 2, beim Neugeborenen 1 : 4, beim Sechsjährigen 1 : 6 und beim Erwachsenen 1 : 8.

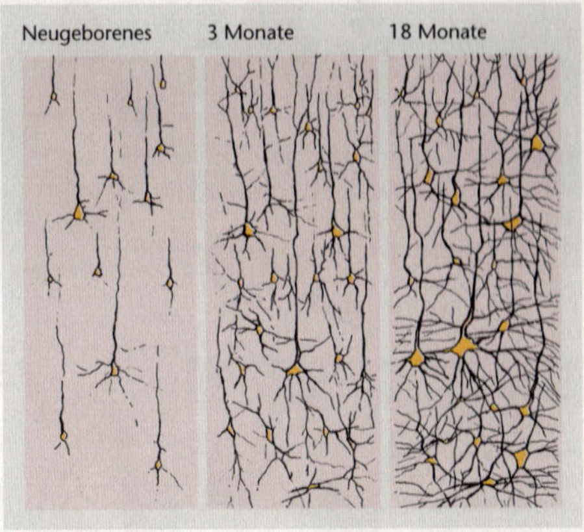

Abb. 13.37: Hirnreifung. Die Abb. zeigt das gleiche Gebiet der menschlichen Hirnrinde in drei Entwicklungsstadien. Während beim Neugeborenen (links) die Neurone weitgehend unverknüpft nebeneinander liegen, bilden sich mit zunehmendem Alter des Kindes (Mitte und rechts) unzählige Verbindungen zwischen den Nervenzellen aus (☞ Text folgende Seite. [A400-190]

ling von sich aus eine Beugehaltung einnimmt, werden die Knie des Säuglings durchgedrückt und mit der anderen Hand das quere, verschiebbare Fußbrettchen an die Fußsohle geschoben. Die Körperlänge kann dann an der seitlichen Graduierung abgelesen werden.

Beim älteren Kind, das schon ruhig auf der Stelle stehen kann, wird wie beim Erwachsenen eine an der Wand angebrachte Messleiste verwendet, die von oben auf den Kopf abgesenkt wird. Wichtig ist, dass das Kind durchgestreckt, aber nicht auf Zehenspitzen steht.

Messung des Körpergewichts

Besteht keine anders lautende Arztanordnung, wird das Körpergewicht in den meisten Kliniken bei Säuglingen einmal täglich (morgens vor der Körperpflege) und bei Klein- und Schulkindern ein- bis zweimal wöchentlich bestimmt. Zur Vergleichbarkeit der Messungen sollte das Kind immer zur gleichen Tageszeit gewogen werden, es sollte möglichst nüchtern sein und die Blase entleert haben (bei Säuglingen kaum erreichbar).

Körperproportionen und Kopfumfang

Der Kopfumfang weist bei gesunden Kindern eine erhebliche Streuung auf. Aufschlussreicher als Einzelmessungen sind deshalb Verlaufsbeobachtungen, die regelmäßig bei den Vorsorgeuntersuchungen dokumentiert werden.

Gemessen wird der Kopfumfang mit einem um obere Stirn und Hinterhauptbein gelegten Maßband. Angegeben wird der größte zu messende Umfang.

Körperoberfläche

Bezogen auf ihr Gewicht besitzen Säuglinge und Kleinkinder eine ca. 2- bis 3-mal größere **Körperoberfläche** *(KOF)* als Erwachsene. Durch die große Körperoberfläche sind Kinder zum einen besonders rasch durch Auskühlung und Flüssigkeitsverluste, z.B. bei der Phototherapie (☞ 13.7.5), bedroht. Zum anderen können auch kleinere Verbrennungen bei Säuglingen rasch bedrohlich werden, da es über die große Körperoberfläche schnell zu hohen Flüssigkeits- und Eiweißverlusten kommt (Gefahr des Volumenmangelschocks).

13.4.2 Entwicklung der Organsysteme

Nervensystem

Bei der Geburt sind zunächst nur die „lebensregulierenden" Hirnstrukturen, insbesondere die Stammhirnfunktionen zur Steuerung von Atmung, Temperatur, Herz- und Kreislauftätigkeit, Saug- und Schluckreflex, weitgehend ausgereift. Die komplexeren Körperbewegungen dagegen sind zunächst auf relativ ungerichtete „Massenbewegungen" beschränkt und stark von Reflexen mit Stammhirn-Beteiligung beeinflusst, den **Primitivreflexen**. Diese dienen vor allem dem Schutz und der Nahrungsaufnahme (☞ Tab. 13.38). Mit fortschreitender Entwicklung des Nervensystems verschwinden diese Reflexmuster und werden von **Stellreflexen** und **Gleichgewichtsreaktionen** abgelöst, mit denen der Körper den „Kampf mit der Schwerkraft" aufnehmen kann. Sie sind somit eine Vor-

Primitivreflexe des Neugeborenen

Schreitphänomen (4. Woche)

Hält man das Kind aufrecht am Rumpf, so dass seine Füße die Unterlage berühren, macht es Schreitbewegungen

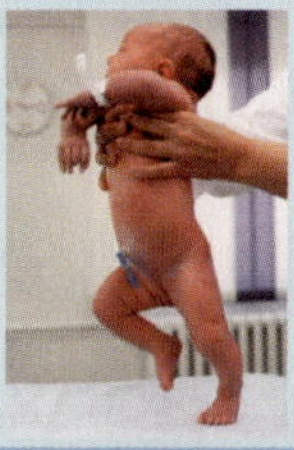

Saugreflex (3. Monat)

Legt man einen Finger zwischen die Lippen des Kindes, fängt es an, rhythmisch zu saugen

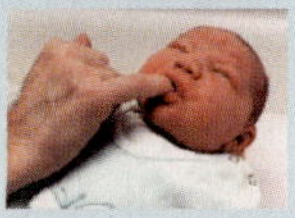

Oraler Suchreflex (*Rooting*, 4. – 6. Monat)

Streichelt man den Mundwinkelbereich des Säuglings, verzieht er den Mund und dreht den Kopf zur gestreichelten Seite

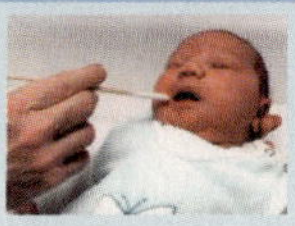

Umklammerungsreflex (*Moro-Reaktion*, 5. Monat)

Hält man das Kind in Rückenlage und lässt seinen Kopf plötzlich ein Stück nach unten fallen, ...

... abduziert und streckt es die Arme (Hände sind geöffnet) ...

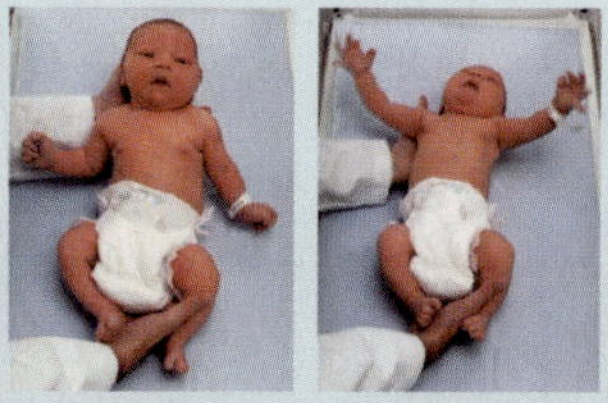

... und führt sie dann über der Brust zusammen. Schreckreaktion, auch z.B. bei lauten Geräuschen.

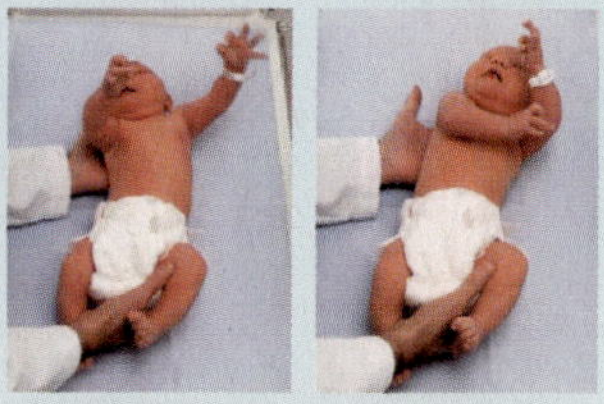

Handgreifreflex (*Tonischer Handreflex*, 5. Monat)

Legt man einen Finger quer in die Handinnenfläche des Kindes, ...

... greift es kräftig zu

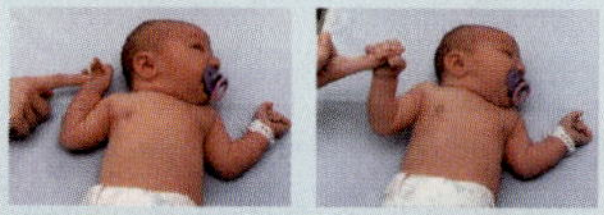

Asymmetrisch-tonischer Nackenreflex (5. Monat)

Dreht man den Kopf des auf dem Rücken liegenden Kindes aus der Mittelstellung zur Seite, streckt es Arm und Bein auf der Gesichtsseite und beugt die Extremitäten der Gegenseite („Fechterstellung")

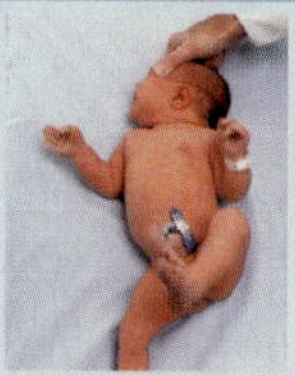

Fußgreifreflex (12. Monat)

Drückt man mit dem Daumen gegen die Fußballen, beugt das Kind alle Zehen

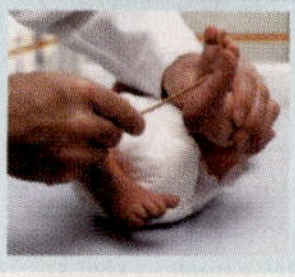

Tab. 13.38: Primitivreflexe des Neugeborenen (Auswahl). Alle „Primitivreflexe" sind bei der Geburt bereits vorhanden. Die Altersangaben entsprechen dem ungefähren Zeitpunkt des Verschwindens des jeweiligen Reflexes. [Fotos: K303]

aussetzung für die Entwicklung des aufrechten Ganges.

Bleiben die Primitivreflexe, z.B. bei einer frühkindlichen Hirnschädigung, bestehen, kann eine normale motorische Entwicklung nicht in Gang kommen. Die Folge ist eine *zerebrale Bewegungsstörung* (☞ 13.17.3). Ein Laufen-Lernen wäre z.B. bei erhaltenem Fußgreifreflex nicht möglich, da sich der Fuß bei Kontakt mit dem Boden zusammenkrallen würde.

Ausscheidungsfunktionen

Urin wird bereits im Mutterleib produziert und macht einen entscheidenden Anteil des Fruchtwasser aus. Nach einer bis zu 48 Stunden anhaltenden „Pinkelpause" unmittelbar nach der Geburt wird Urin zunächst 10- bis 20-mal pro Tag ausgeschieden. Erst mit 2,5 – 3 Jahren kann das Kind den Urin mehrere Stunden lang zurückhalten.

Der erste Stuhlgang **(Mekonium)** wird im Rahmen der postpartalen Anpassungsvorgänge abgegeben (☞ 13.6.1 und Abb. 12.75), spätestens nach 48 Stunden. Die danach bis zum 4. – 5. Lebenstag abgesetzten helleren Stühle werden als **Übergangsstühle** bezeichnet. Sie werden bei gestillten Kindern von goldgelben, leicht säuerlich riechenden **Muttermilchstühlen** abgelöst. Die Stuhlhäufigkeit schwankt insbesondere bei gestillten Kindern erheblich (von 10-mal täglich bis einmal alle 10 Tage).

Die „reife", d.h. vom Willen kontrollierte Ausscheidung von Stuhl und Urin beruht auf einem komplexen Zusammenspiel von Willkürmotorik und Reflexen. Als Regel beginnt die Sauberkeitserziehung mit 2 Jahren und führt meist in 6 Monaten – 2 Jahren zum Erfolg. Zuletzt verliert sich das nächtliche Einnässen.

Urinbeobachtung und Uringewinnung

Naturgemäß sind **Urinbeobachtung** und **Uringewinnung** vor allem beim Säugling erheblich schwieriger als beim älteren Kind oder Erwachsenen. Prinzipiell kann man von einer ausreichenden Urinproduktion ausgehen, wenn die Windel des Babys bei jedem Wickeln nass ist. Bei Durchfall kann es allerdings schwierig sein, zwischen Flüssigkeit aus Urin und Stuhl zu differenzieren.

Ist eine Urinuntersuchung nötig, wird die Urinprobe durch Katheterisierung, durch direkte Blasenpunktion oder mit Hilfe eines Klebebeutels gewonnen:

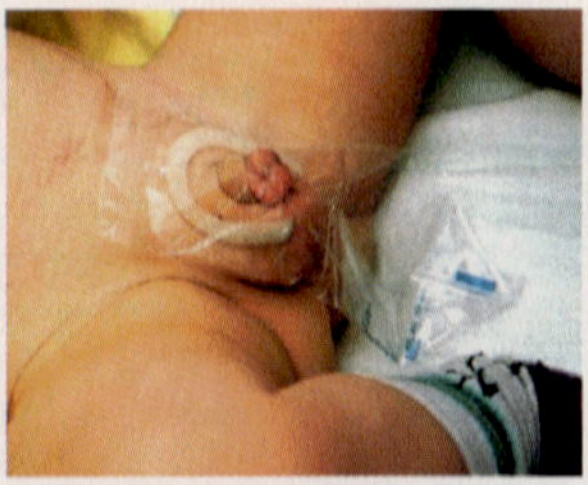

Abb. 13.39: Junge mit aufgeklebtem Beutel zur Uringewinnung. [K303]

- Dem Kind ca. 30 Minuten vor Aufkleben des Beutel z.B. Tee anbieten
- Das Baby mit gespreizten Beinchen auf den Rücken legen, so dass die Genitalregion gut zugänglich ist
- (Unsterile) Handschuhe anziehen. Äußere Genitalregion mit Wasser reinigen und abtrocknen
- Urinbeutel aufkleben. Dabei beim Mädchen zuerst im Dammbereich aufkleben und dann nach weiter vorne anlegen. Beim Jungen Penis in den Beutel platzieren
- Baby wickeln und anziehen. Reichlich Flüssigkeit anbieten, falls keine Kontraindikationen bestehen
- Alle 30 Minuten nachsehen, ob sich Urin im Beutel befindet. Dann Kind ausziehen und Beutel entfernen. Um Verunreinigungen zu vermeiden, der Klebefläche abgewandte Beutelspitze mit einer (sterilen) Schere aufschneiden und Urin in einen Probenbehälter ablaufen lassen.

Stuhlgewinnung

- Bei geformten Stühlen kann eine (möglichst frische) Stuhlprobe ohne weitere Vorbereitungen aus der Windel entnommen werden
- Bei wässrigen Stühlen, die zu großen Teilen von der Windel aufgesaugt werden, wird die Innenseite der Windel mit einem Stück Plastikfolie ausgelegt und das Kind dann gewickelt (Vorsicht – erhöhte „Auslaufgefahr"!)
- Nach dem Wickeln ist häufiges Kontrollieren notwendig, um die Kontamination des Stuhls mit Urin und die Verfälschung des Ergebnisses durch zu langen Zeitabstand bis zur Untersuchung zu vermeiden.

Flüssigkeitshaushalt

Bezogen auf das Körpergewicht haben Säuglinge einen viel höheren Flüssigkeitsbedarf als ältere Kinder und Erwachsene. Insbesondere Neugeborene sind auf eine regelmäßige Flüssigkeitszufuhr angewiesen.

Immunsystem

Gesunde Neugeborene haben reichlich Antikörper der Klasse IgG, die größtenteils noch von der Mutter stammen (**Leih-Immunität**, *Nestschutz*), d.h. sie verfügen über eine *passive Immunität* (☞ 29.2.1) gegenüber verschiedenen Erregern (z.B. Masern, Röteln, Mumps). Nach deren Abbau kommt es im Alter von 3 – 12 Monaten zu niedrigen Antikörperspiegeln im kindlichen Blut. Die Säuglinge sind ab diesem Alter anfälliger für Infektionen. Sie bilden nun durch Auseinandersetzung mit verschiedenen Erregern und Impfstoffen ihre eigene Immunität mit verstärkter körpereigener Produktion von Antikörpern aus.

Wegen der angeborenen Leih-Immunität sind aktive Schutzimpfungen, deren Wirkung auf einer Antikörperbildung im kindlichen Organismus beruht, erst ab dem 3. Lebensmonat sinnvoll (z.B. Diphtherie, Tetanus, Polio ☞ 29.2.2). Die im Blut des Kindes enthaltenen mütterlichen Antikörper könnten sonst evtl. den Impfstoff inaktivieren.

Wegen der noch nicht voll entwickelten Abwehr reagieren Neugeborene und junge Säuglinge auf Infektionen oft mit (scheinbar) leichten und oft unspezifischen Krankheitszeichen (oft kaum Fieber, lediglich „schlechtes Trinken" oder „komische" Hautfarbe). Der peinlich genauen Krankenbeobachtung und dem hygienegerechten Verhalten der Pflegenden kommt deshalb eine entscheidende Bedeutung zu.

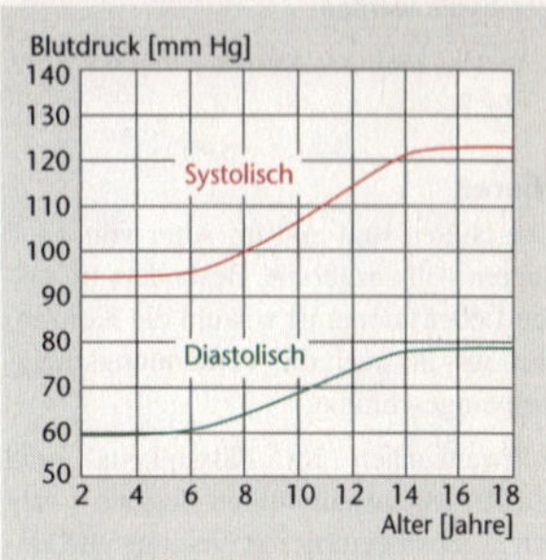

Abb. 13.40: Die durchschnittlichen systolischen und diastolischen Blutdruckwerte im Kindesalter.

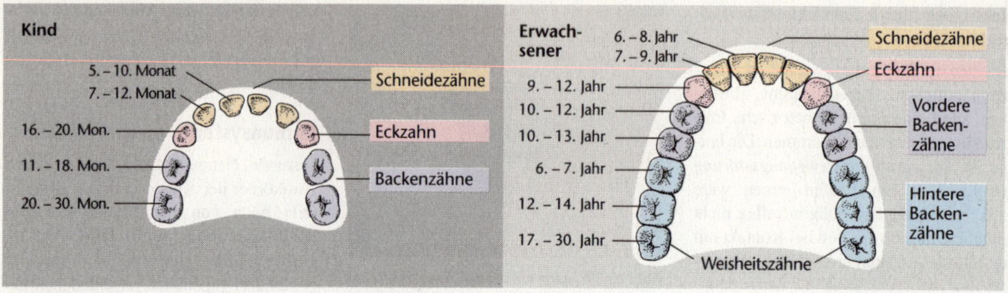

Abb. 13.41: Die Durchbruchszeiten der Zähne im Milch- und im Erwachsenengebiss. [A400-190]

Einzelne Organsysteme

Herz-Kreislauf-System

Die Herzfrequenz geht nach der Geburt im Laufe des ersten Lebensjahres kontinuierlich auf ca. 100/Min. zurück und nähert sich erst mit der Adoleszenz Erwachsenenwerten. Der Blutdruck nimmt dagegen kontinuierlich mit der Körpergröße zu (☞ Abb. 13.40).

Atmungssystem

Die Atemfrequenz ist im Kindesalter mit ca. 40 Atemzügen/Min. beim Neugeborenen und immer noch ca. 20/Min. beim Schulanfänger deutlich höher als beim Erwachsenen und erreicht ebenfalls erst mit der Adoleszenz Erwachsenenwerte. In den ersten Lebensjahren trägt vor allem das Zwerchfell zur Atembewegung bei *(Zwerchfellatmung)*, bei jedem Atemzug wölbt sich der Bauch durch das herabsinkende Zwerchfell vor (deshalb auch „Bauchatmung" genannt).

Die Atmung kann entweder an der Hebung des Brustkorbs – oder, da bei jungen Kindern die Bauchatmung vorherrscht – der des Bauches beobachtet werden (evtl. Hand auflegen). Sie kann aber auch mit dem über die Lungen aufgesetzten Stethoskop (auskultatorisch) gemessen werden.

Überwachung bei Atemstörungen ☞ 13.7.2

Nieren

Die Nieren sind erst im Alter von 1 – 2 Jahren voll ausgereift. Besonders im ersten Lebensmonat ist sowohl die Konzentrations- als auch die Verdünnungsfähigkeit eingeschränkt.

Schwankungen im Flüssigkeits- und Elektrolythaushalt führen deshalb leicht zur Überwässerung mit Neigung zu Ödemen, andererseits trocknet ein Säugling leicht aus (Exsikkose).

Leber

Während des gesamten Lebens fällt durch den ständigen Abbau des Hämoglobins *Bilirubin* an, das über die Leber mit der Gallenflüssigkeit ausgeschieden wird (☞ 22.2.1). Diese „Entgiftung" kommt erst nach der Geburt in Gang – im Mutterleib wird das Blut über die Plazenta und damit die mütterlichen Organe entgiftet. In den ersten Lebenstagen ist die Bilirubinausscheidung nur sehr eingeschränkt möglich. Das Bilirubin lagert sich in die Gewebe ein und führt bei etwa 50 % der Neugeborenen zur physiologischen Gelbsucht (*physiologischer Ikterus* ☞ 13.7.5).

Gebiss

Der erste Zahn erscheint durchschnittlich im 6. Lebensmonat. Mit 2,5 Jahren sind in der Regel alle 20 Milchzähne vorhanden. Für einen Teil der Kinder ist der Zahndurchbruch eine Leidenszeit: Das Zahnfleisch ist gerötet und geschwollen, und oft ist der Po wund. Die Kinder haben Schmerzen, sie sind unruhig, fiebern eventuell und schlafen schlecht.

Der Aufbau des bleibenden Gebisses mit seinen 32 Zähnen beginnt ab dem 6. Lebensjahr (☞ Abb. 13.41).

Karies

Zur Entwicklung von **Karies** *(Zahnfäule)* kommt es, wenn zwei Faktoren zusammenspielen:

- Besiedelung der Zähne mit besonderen Bakterienarten (v.a. *Streptococcus mutans*). Die schädigenden Bakterien nisten sich in sog. **Plaques** (= bakterielle Zahnbeläge) ein
- Einwirkung niedermolekularer Kohlenhydrate (z.B. Saccharose = Industriezucker, aber auch Glukose, Laktose und Fruktose) über einen längeren Zeitraum. Durch den bakteriellen Abbau des Zuckers entsteht *Milchsäure*, die den schützenden und extrem harten Überzug des Zahnes, den *Zahnschmelz*, auflöst.

Vorbeugend gegen Karies wirken:

- Regelmäßige Entfernung der Plaques durch korrektes Zähneputzen (☞ unten)
- Reduzierung des Zuckergehalts in der Nahrung. Bereits Zuckermengen von 150 – 500 mg (!) üben den vollen Säurestress auf die Zähne aus. Insbesondere muss die *dauernde* Einwirkung von zuckerhaltigen Nahrungsmitteln vermieden werden. Das ständige Nuckeln von gezuckerten Tees, Säften, aber auch Milch hat bei vielen Kindern zu schweren kariösen Milchzahnzerstörungen geführt *(Nursing-bottle-Syndrom)*
- Unterstützung der Zahnhärtung und damit der Abwehrkraft des Zahnes durch Zufuhr von Fluoriden.

Zahnpflege

- Die Zahnpflege muss bereits mit dem Durchbruch der ersten Milchzähne beginnen (empfohlen werden im ersten Lebensjahr Wattestäbchen). Wird Zahnpasta verwendet, muss eine spezielle Kinderzahnpasta benutzt und darauf geachtet werden, dass die Kinder möglichst wenig davon verschlucken
- Ein effektives eigenes Putzen gelingt frühestens ab dem 4. Lebensjahr (meist aber noch später). Vorher sollen die Kinder zwar möglichst selbst putzen (dies stärkt das Verantwortungsgefühl), die Zähne müssen jedoch anschließend von Erwachsenen nachgeputzt werden
- Geputzt werden sollte nach den Hauptmahlzeiten, mindestens jedoch zweimal täglich über mindestens drei Minuten (Sanduhr im Bad).

Entscheidend bei der Zahnpflege von Kindern ist das Vorbild von Eltern, Geschwistern und Erzieherinnen, aber auch des Pflegepersonals.

13.4.3 Motorische, sprachliche und soziale Entwicklung

Sowohl für Eltern als auch für Kinderärzte ist es nicht immer leicht zu entscheiden, ob das Verhalten eines Kindes altersgemäß ist. Hier hat es sich bewährt, den Entwicklungsstand in klaren Kategorien „einzufangen", den *Meilensteinen der Entwicklung* (☞ Abb. 13.43).

Die wichtigsten Entwicklungsabschnitte

Neugeborenenperiode:
1. – 28. Lebenstag
Säuglingsalter:
29. Lebenstag – 12. Lebensmonat
Kleinkind-/Vorschulalter:
2. – 6. Lebensjahr
Schulkindalter:
7. Lebensjahr – Pubertätsbeginn
Pubertät und Adoleszenz (*Reifungs-* und *Jugendlichenalter*): Entwicklungsperiode von der Entwicklung der sekundären Geschlechtsmerkmale bis zum Abschluss des Körperwachstums.

Neugeborenes (Saug-Kind)

Das Verhalten des Neugeborenen wird stark durch reflektorische Abläufe bestimmt. Ganz im Vordergrund der Wach-Aktivität steht das Saugen. Ansonsten schläft das Neugeborene bis zu 20 Stunden am Tag. Die Körperhaltung entspricht noch der räumlichen Enge im Mutterleib: Arme und Beine sind sowohl in Bauch- als auch in Rückenlage gebeugt, die Hände gefaustet. Das Neugeborene kann den Körperstamm nur wenig bewegen – wohl aber Arme und Beine. Es kann den Kopf zwar von der einen Seite zur anderen drehen, jedoch nicht länger „halten" (fehlende *Kopfkontrolle*). Sehen und Hören sind bereits weit entwickelt. Schon in der ersten Woche erkennt das Baby die einfachsten Gesichtszüge (horizontale Augen, senkrechte Nase, punktförmige Augen) und reagiert auf Glockenläuten oder ähnliche Geräusche.

Neugeborene zeigen früh Interesse am menschlichen Gesicht und beruhigen sich durch An-den-Körper-Nehmen. Das erste Lächeln tritt oft im Schlaf auf („Engelslächeln"). Etwa ab der 7. Woche entwickelt sich das *soziale Lächeln* als Antwort auf Zuwendung, das die Eltern-Kind-Beziehung vertieft.

3 Monate (Schau-Kind)

Das Baby von drei Monaten kann Kopf und Schultern 45 – 90° von der Unterlage heben und für längere Zeit halten *(Kopfkontrolle)*. Dabei stützt es sich typischerweise auf die Unterarme *(Unterarmstütz)*. Beim Hochziehen aus der Rückenlage hängt der Kopf nur noch geringfügig nach hinten.

Das Kind betrachtet zunehmend seine Umwelt. Es beobachtet die eigenen Hände, folgt bewegten Objekten von einer Seite zur anderen und reagiert sichtbar mit Begeisterungsstürmen („Freudenzappeln"), wenn etwas Angenehmes in Aussicht ist (z.B. die Flasche).

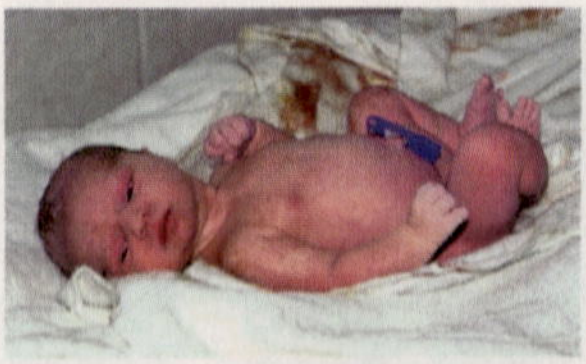

Abb. 13.42: Dieses wenige Minuten alte Neugeborene zeigt die typische Beugehaltung der Extremitäten, die Fäuste sind geballt. [K206]

Konsequenzen für die Krankenbeobachtung

Zeichen für eine gestörte Entwicklung sind gestreckte Gliedmaßen, ausgeprägte Schlaffheit, beständige Asymmetrie der Muskelgrundspannung oder der Bewegungen, fehlendes Fixieren/Folgen von Objekten mit den Augen, Augenzittern (Nystagmus), schwaches Saugen oder fehlendes Lächeln.

6 Monate (Greif-Kind)

Arme und Beine sind nun bereits seit längerem gestreckt. Dies zeigt die allmähliche motorische Vorbereitung auf den aufrechten Gang an. Das Baby stützt

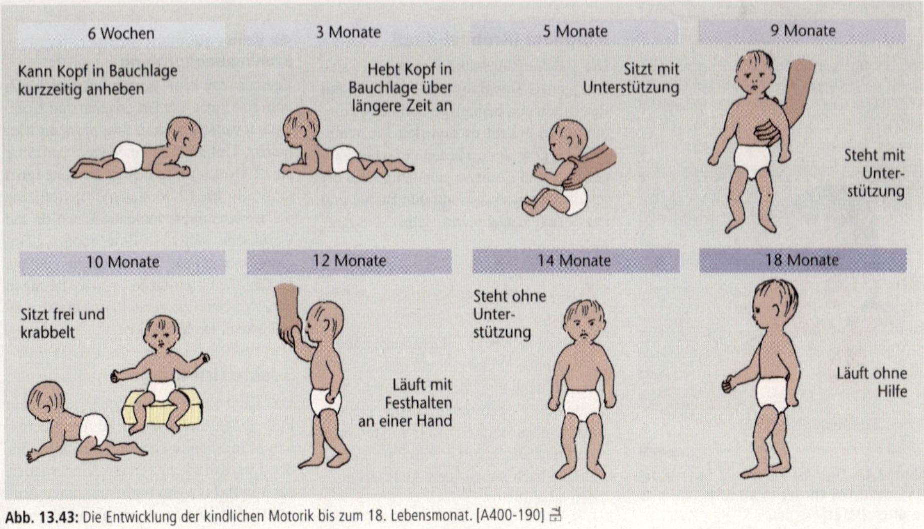

Abb. 13.43: Die Entwicklung der kindlichen Motorik bis zum 18. Lebensmonat. [A400-190]

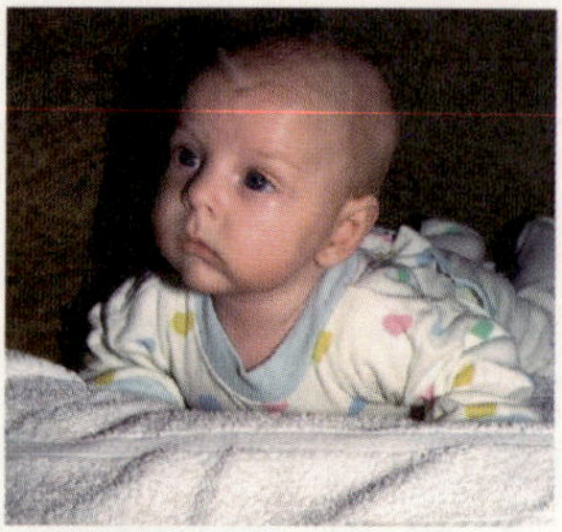

Abb. 13.44: Knapp zwei Monate alter Säugling im typischen Unterarmstütz. [M121]

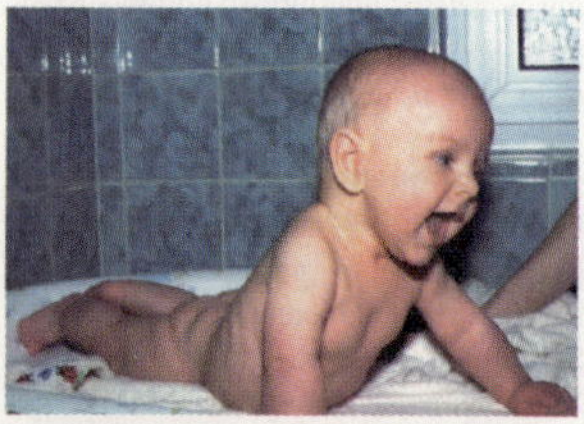

Abb. 13.45: Das gleiche Kind im Alter von sechs Monaten: Es stützt sich mit gestreckten Armen auf die geöffneten Hände. [M121]

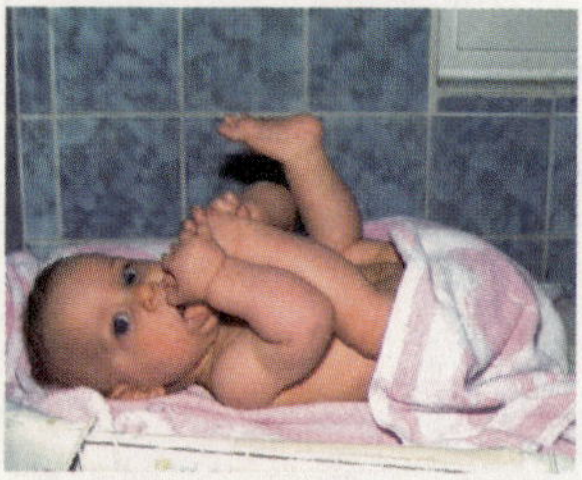

Abb. 13.46: Auch das Spiel mit den eigenen Füßen ist ein Meilenstein der motorischen Entwicklung. Dieser Junge ist etwa sieben Monate alt. [M121]

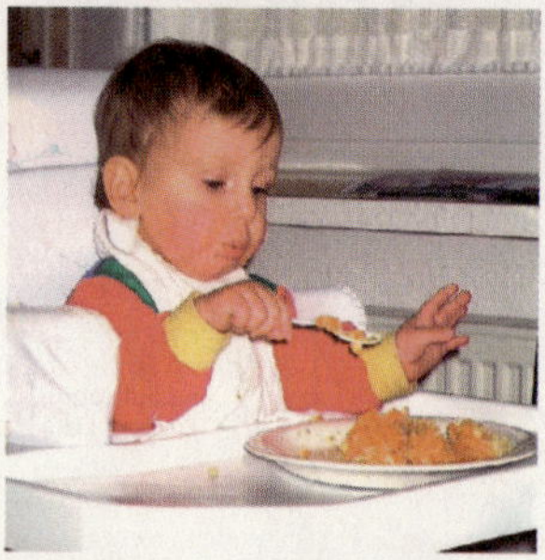

Abb. 13.47: Etwa mit einem Jahr beginnt das Kind, den Löffel erfolgreich als Esswerkzeug zu benutzen. [M121]

sich gerne in Bauchlage auf die geöffneten Hände, wobei Brust und Oberbauch von der Unterlage gehoben werden (☞ Abb. 13.45).

Der Säugling dreht sich ohne Hilfe vom Bauch auf den Rücken und umgekehrt. Er kann den Kopf jetzt in allen Positionen voll halten *(Kopfkontrolle)*. Er greift gezielt, wobei die Gegenstände zwischen allen Fingern und Handfläche gehalten werden (*palmares Greifen*, von palma, lat. = Handfläche).

Die Umwelt wird mit dem Tastsinn erforscht und auf Essbarkeit überprüft; alles (einschließlich der eigenen Zehen) verschwindet im Mund. Hören und Sehen sind weitgehend ausgereift. Nach einer Phase des äußerst freundlichen Verhaltens gegenüber Fremden kann nun bereits das *Fremdeln* beginnen, das Baby lässt sich nicht mehr ohne Protest von jedem auf den Arm nehmen oder streicheln. Es langweilt sich schnell, wenn es alleine gelassen wird (und fordert dann lautstark Beachtung).

Konsequenzen für die Krankenbeobachtung

Zeichen für eine gestörte Entwicklung im 3. – 6. Lebensmonat sind ausgeprägte Schlaffheit, mangelnder Gebrauch beider Hände, konstantes Schielen, mangelnde Hinwendung zu Geräuschquellen, geringe oder fehlende Reaktion auf Personen.

9 Monate (Krabbel-Kind)

Der Bewegungsraum erweitert sich schlagartig: Das Baby sitzt frei, steht mit Festhalten und beginnt zu krabbeln. Feinmotorisch erlernt es nun den *Pinzettengriff* (Gegenstände werden zwischen Zeigefinger und Daumen gehalten). Es wirft Spielzeug absichtlich auf den Boden und kann sich zunehmend selbst beschäftigen.

! Unerlässlich: Sicherheitsmaßnahmen

Insbesondere bei 6 – 12 Monate alten Säuglingen darauf achten, dass keine verschluckbaren oder spitzen, scharfkantigen Gegenstände in der Nähe des Kindes sind, Kind im Kindersitz stets gut anschnallen. Kind auf dem Wickeltisch nie aus den Augen/Händen lassen!

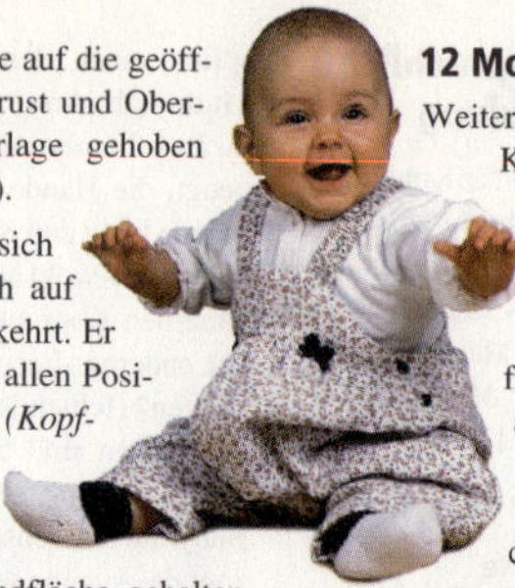

12 Monate (Geh-Kind)

Weitere Schranken fallen: Das Kind krabbelt viel (teils mit gestreckten Knien), läuft mit Festhalten an einer Erwachsenenhand und macht erste freie Gehversuche. Es ahmt gerne nach (winkt z.B.), versteht seinen Namen und einige einfache Begriffe und beginnt zu sprechen („Mama", „Papa"). Es isst Fingermahlzeiten selbständig und beginnt, mit dem Löffel zu essen, es liebt Gib-und-Nimm-Spiele und genießt es, im Mittelpunkt zu stehen.

2 Jahre (Trotz-Kind)

Die „lebenspraktischen" Fähigkeiten nehmen rasant zu. Das Kind steigt Treppen (zwei Füße pro Stufe) und kann rennen. Es isst „gut" mit dem Löffel und trinkt aus dem Becher. Das Kind befolgt einfache Anweisungen. Manche Kinder sind tagsüber sauber und trocken. Zweijährige brauchen Routinen und feste Rituale (z.B. beim Zu-Bett-Gehen). Ab dem 2. Lebensjahr konzentriert sich das Schlafbedürfnis auf die Nacht. Meist reicht ab dem 1. Geburtstag tagsüber der einmalige „Mittagschlaf".

Typisch für die Altersgruppe sind außerdem ausgeprägtes „Besitzdenken" (Kind teilt ungern) und die Erprobung des eigenen Willen mit voller Energie und großen Emotionen *(Trotzphase)*.

Konsequenzen für die Krankenbeobachtung

Zeichen für eine gestörte Entwicklung vom 6. Monat – 2. Lebensjahr sind Unfähigkeit zu sitzen (auffällig ab neun Monaten), Unfähigkeit zu Stehen (auffällig ab 12 Monaten), fehlender Pinzettengriff (auffällig ab 12 Monaten), Asymmetrie der Bewegungen, fehlende Reaktion auf Geräusche; zitternde Bewegungen (Tremor), mangelnde Koordination und die Unfähigkeit, einfache Aufforderungen oder Verbote zu verstehen (auffällig ab spätestens 18. Monat).

3 Jahre (Ich-Kind)

Das Kind kann sekundenlang auf einem Fuß stehen und Dreirad fahren. Rechts- bzw. Linkshändigkeit sind nun ausgebildet. Das Kind kennt einige Kinderlieder, zählt evtl. bis zehn und kann unter Aufsicht seine Hände waschen und abtrocknen. Es ist bei Tag sauber und trocken, gelegentlich auch während der Nacht. Es beginnt mit anderen Kindern zu spielen und fragt ständig „warum". In Denken und Verhalten ist das Kind stark auf sich selbst bezogen *(egozentrisch)* und strebt – teils recht aggressiv – nach Unabhängigkeit.

13.4.4 Vorsorgeprogramm bei gesunden Kindern

Große Bedeutung in der Pädiatrie hat die **Vorsorge** *(Prävention)*. Sie fußt derzeit vor allem auf zwei Säulen:

- Im Bereich der **prä- und perinatalen Vorsorge** auf den *Schwangerenuntersuchungen* (in deren Rahmen Risiken für das Kind diagnostiziert und behandelt werden, z.B. eine Streptokokkenbesiedlung des Geburtskanals) und der Betreuung aller Risikogeburten in speziellen *Perinatalzentren* mit enger Zusammenarbeit von Geburtshelfern und Pädiatern (☞ 12.5.6 und 12.10.4). Zur perinatalen Vorsorge gehört auch die Gabe von Vitamin K an alle Neugeborenen zur Prophylaxe von Hirnblutungen sowie die Gabe von antibiotischen Augentropfen zur Verhinderung einer eitrigen Bindehautentzündung z.B. durch Gonokokken (früher mit Silbernitrat-Tropfen durchgeführt und als *Credé-Prophylaxe* bezeichnet ☞ 12.9)
- Im Bereich der **postnatalen Vorsorge** auf den zehn *Kinder-Früherkennungsuntersuchungen* (die ersten neun bis zur Einschulung, die zehnte im 11. – 13. Lebensjahr), die in der Regel mit einer Beratung der Eltern über allgemeine Aspekte der Säuglings- und Kinderpflege und einer Impfberatung verbunden werden. Die U1 wird vom Geburtshelfer unmittelbar nach der Geburt, die U2 vom (Krankenhaus-)Pädiater am 3. – 10. Lebenstag und alle weiteren vom niedergelassenen Kinderarzt durchgeführt. Zu den im Rahmen der Früherkennung durchgeführten Vorsorgemaßnahmen gehört auch das Screening für Stoffwechseldefekte, der sog. Guthrie-Test (☞ 13.12.2).

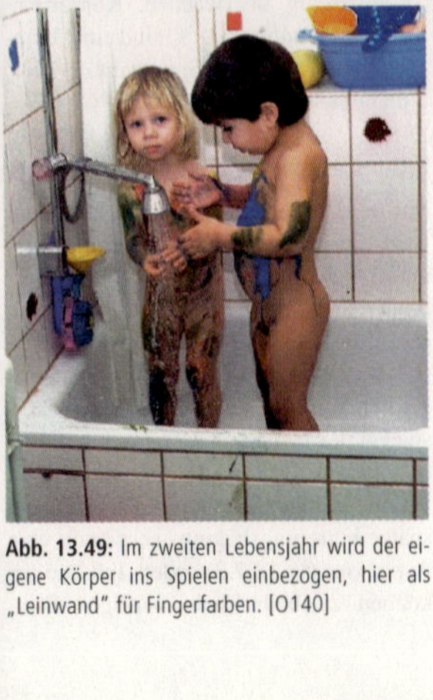

Abb. 13.49: Im zweiten Lebensjahr wird der eigene Körper ins Spielen einbezogen, hier als „Leinwand" für Fingerfarben. [O140]

13.5 Häufige Wachstums- und Entwicklungsstörungen

Die unterschiedlichsten Faktoren können Wachstum und Entwicklung eines Kindes stören. Insbesondere lang anhaltende schädigende Einflüsse, wie sie z.B. bei allen chronischen Erkrankungen gegeben sind, wirken sich negativ aus. Zu diesen Faktoren gehören auch angeborene Schädigungen, seien sie erblich oder vor der Geburt im Uterus erworben.

13.5.1 Gedeihstörungen

Wachstumsstörung: Abweichung von der normalen Größenentwicklung. Unterteilt in **Kleinwuchs** und **Hochwuchs.**

Gedeihstörung: Mangelhafte gesamt-körperliche Entwicklung, d.h. Beeinträchtigung des Gewichts- *und* des Längenwachstums. Typischerweise ist bei den Gedeihstörungen zunächst die Gewichtszunahme und erst später das Längenwachstum betroffen.

Ursachen von Gedeihstörungen sind:

- **Ungenügendes Nahrungsangebot** durch Armut oder elterliche Vernachlässigung. Neben unzureichendem *quantitativen* Nahrungsangebot kann auch die *qualitative* Fehlernährung für Gedeihstörungen verantwortlich sein, z.B. Vitaminmangel
- **Ungenügende Nahrungsaufnahme,** z.B. durch Nahrungsverweigerung, aber auch durch Passagehindernisse (z.B. bei *Pylorusstenose* ☞ 13.11.2)
- **Ungenügende Nahrungsverwertung,** z.B. durch Veränderungen der Dünndarmschleimhaut mit nachfolgender *Malabsorption* (☞ 21.6.3, z.B. bei Zöliakie) oder durch Mangel an Verdauungsenzymen mit verringerter Nahrungsaufschlüsselung (*Maldigestion* ☞ 21.6.3, z.B. bei Mukoviszidose)
- **Schwere chronische Erkrankungen,** z.B. chronisch entzündliche Erkrankungen (etwa rheumatische Erkrankungen), schwere Herzfehler oder Niereninsuffizienz
- **Stoffwechselstörungen** mit Fehlverwertung von Nahrungsbausteinen und **endokrinologische Störungen** (z.B. Diabetes mellitus).

Nach ihrem Schweregrad werden die Gedeihstörungen oft in **Dystrophie** (leichte bis mittelschwere Unterernährung) und **Atrophie** (*Marasmus*, schwere Form der Unterernährung) unterteilt. Beiden liegen die gleichen klinischen Zeichen in unterschiedlicher Ausprägung zugrunde, nämlich:

- Untergewicht mit reduziertem subkutanem Fettpolster
- Trockene, faltige Haut (dies führt selbst bei Säuglingen zu einem greisenhaften Gesicht und zu hängenden Hautfalten vor allem im Bereich des Gesäßes = *Tabaksbeutelgesäß*)
- Mangelhaft entwickelte Muskulatur
- Wachstumsverzögerung
- Evtl. Ödeme durch Proteinmangel, Blässe durch die oft begleitende Eisenmangelanämie.

Therapie und Prognose hängen von der Ursache der Gedeihstörung ab.

13.5.2 Störungen der psychischen Entwicklung und des Verhaltens

Während die körperlichen Reifungsschritte zu einem Großteil genetisch festgelegt sind (fast alle Kinder wachsen in ungefähr dem gleichen Tempo), sind die seelischen und sozialen Entwicklungsschritte viel stärker von individuellen Erfahrungen und Auseinandersetzungen mit der Umwelt geprägt. Entsprechend vielfältig sind die Störungen, die auf dem seelisch-geistigen Weg zum „Mensch-Sein" auftreten können.

Diese Störungen liegen oft im Schnittbereich zwischen körperlichen, seelischen und sozialen Lebensfunktionen: Oft zeigen sich seelische Fehlentwicklungen in körperlichen Problemen oder in einem auffälligen Verhalten in Familie, Kindergarten oder Schule. Man spricht entsprechend von **psychosomatischen Störungen** bzw. von **Verhaltensstörungen** (z.B. Störungen des Sozialverhaltens).

Umgekehrt münden auch viele körperliche Erkrankungen (z.B. hirnorganische Erkrankungen) in seelische Entwicklungsstörungen oder in Störungen des Verhaltens.

Psychosomatische Störungen

Psychosomatische Störungen können sich äußern in:

- Essstörungen, z.B. Adipositas, Essverweigerung, Anorexia nervosa/Bulimie (☞ 23.8.2 und 23.8.3)
- Schlafstörungen, z.B. von Dunkel- und Trennungsängsten geprägte Einschlafstörungen
- Ausscheidungsstörungen, z.B. Einnässen oder Einkoten (☞ 13.16.1), die bei manchen Kindern familiäre Konflikte andeuten und in einer Art Teufelskreis die Konfliktsituation weiter verstärken (insbesondere beim Einkoten wird das Kind oft in eine Sündenbockrolle gedrängt)
- Motorischen Störungen, z.B. **Tics**, d.h. unwillkürliche, „sinnlose" Muskelzuckungen wie etwa plötzliches Grimassieren, Redeflussstörungen (Stottern oder Poltern ☞ unten), *respiratorische Affektkrämpfe* („Wegbleiben", durch Frustration oder Zorn ausgelöster Erregungszustand mit Atemstillstand und dadurch ausgelöstem Krampfanfall mit kurzfristiger Bewusstlosigkeit).

Hyperkinetisches Syndrom

Hyperkinetisches Syndrom *Überaktivität mit Aufmerksamkeitsstörung*, engl. ***attention deficit with hyperactivity disorder***, kurz *ADHD*): Ätiologisch unklare Aufmerksamkeitsstörung, die mit (zielloser) Überaktivität und ständiger motorischer Unruhe des betroffenen Kindes einhergeht. Betrifft vor allem Jungen ab dem 4. Lebensjahr und stellt für Kind und Umwelt eine große Belastung dar.

Krankheitsentstehung

Das **hyperkinetische Syndrom** gehört zu den Verhaltensstörungen, inwieweit es organisch mitbedingt ist, ist umstritten. Betroffen sind bis zu 5 % der Kinder.

Symptome, Befund und Diagnostik

Die Kinder sind leicht ablenkbar, so dass sie wegen geringer Ausdauer und Konzentration trotz normaler Intelligenz oft Schwierigkeiten in Kindergarten und Schule haben. Oft besteht gleichzeitig eine verminderte Gefühlskontrolle, so dass die Umwelt unter Zornausbrüchen, Stimmungsschwankungen und impulsivem Verhalten zu leiden hat. Das hyperkinetische Syndrom ist nicht selten von Teilleistungsstörungen begleitet (☞ 13.17.5). Inwieweit die oft begleitende Aggressivität der Kinder Teil des Krankheitsbildes oder Folge der oft frustrierenden sozialen Interaktionen (z.B. Isolation, Schulverweise) ist, ist umstritten.

Behandlungsstrategie

Eine kausale Therapie ist nicht möglich. Zunächst ist die Information von Eltern, Schule oder Kindergarten über die Schwierigkeiten des Kindes wichtig, damit die erzieherischen Erwartungen zur Entlastung des Kindes verändert werden. Gleichzeitig wird ein heilpädagogisches und verhaltenstherapeutisches Training eingeleitet und das Kind bei Teilleistungsschwächen gezielt gefördert.

In schweren Fällen kann die psychomotorische Kontrolle möglicherweise durch Arzneimittel (z.B. Methylphenidat, etwa Ritalin®) verbessert werden. In den USA werden derzeit etwa zwei Millionen Kinder mit Ritalin® behandelt.

13.6 Gesunde Neugeborene

13.6.1 Postpartale Adaptation

Postpartale Adaptation *(postnatale Adaptation, postnatale Anpassung):* Gesamtheit der körperlichen Veränderungen beim Übergang von der Fremdversorgung durch die Plazenta auf die Eigenversorgung mit allen lebensnotwendigen Stoffen.

Atmung

Schon beim Durchtritt des Kindes durch das kleine Becken wird ein Teil des in der Lunge angesammelten Fruchtwassers aus der Lunge gepresst. Der erste Atemzug wird durch Kälte, Berühren des Kindes, den Anstieg der Kohlendioxidkonzentration und das Absinken der Sauerstoffkonzentration im Blut ausgelöst. Ein Kollabieren der frisch entfalteten Lungenbläschen (Alveolen) wird u.a. durch **Surfactant** verhindert, einem dünnen Lipoproteinfilm, der die Alveolen auskleidet und die Oberflächenspannung reduziert. Da dieser Film erst in den letzten Schwangerschaftswochen gebildet wird, sind unreife Frühgeborene durch Atemprobleme bedroht (☞ 13.7.8).

In den ersten Lebensstunden atmen viele Neugeborene noch unregelmäßig; in der ersten halben Lebensstunde können auch bei gesunden Neugeborenen Zeichen der Atemnot (**Dyspnoe** ☞ 13.7.2) beobachtet werden.

Regelung der Körpertemperatur

Das Neugeborene ist an die Temperaturverhältnisse im Mutterleib angepasst und kann der kalten Welt zunächst wenig entgegensetzen. Es ist von Untertemperatur (Hypothermie) bedroht.

- Aufgrund der großen Körperoberfläche (☞ 13.4.1) sind die Wärmeverluste sehr hoch. Ein Neugeborenes, das bei 23 °C Raumtemperatur ausgezogen wird, ist zu vergleichen mit einem nackten Erwachsenen bei 1 °C Außentemperatur
- Neugeborene können Wärme nicht durch Muskelzittern („Zähneklappern" des Erwachsenen), sondern nur durch die Verstoffwechslung besonderer Fettdepots *(braunes Fett)* erzeugen.

Für alle Pflegemaßnahmen an Neugeborenen und Säuglingen gilt daher:

- „Kältestress" unbedingt vermeiden, d.h. Neugeborene und Säuglinge nicht unnötig ausziehen, Bildung von Verdunstungskälte durch Abwischen von Urin oder Desinfektionsmittel verhindern, Räume aufheizen, Wärmelampe am Wickel-/Untersuchungsplatz anschalten
- Körpertemperatur bei Neugeborenen engmaschig überwachen. Körpertemperaturen unter 36,0 °C sind ein Alarmzeichen. Der obere Grenzwert der Normaltemperatur liegt bei 37,5 °C.

Energiestoffwechsel

Mit der Durchtrennung der Nabelschnur wird die Energiezufuhr von der Mutter unterbrochen. Der hohe Glukoseverbrauch der ersten Lebensstunden kann durch die „Reserven" des Neugeborenen (Glykogen und braunes Fett) nicht ausgeglichen werden, so dass der Blutzuckerspiegel des Neugeborenen rasch auf 40 – 60 mg/dl (= 2,22 – 3,33 mmol/l) absinkt. Schon geringe Störungen wie z.B. ein später Fütterungsbeginn, aber auch eine Asphyxie (☞ 13.7.3) oder Infektionen können zu bedrohlich niedrigen Blut-

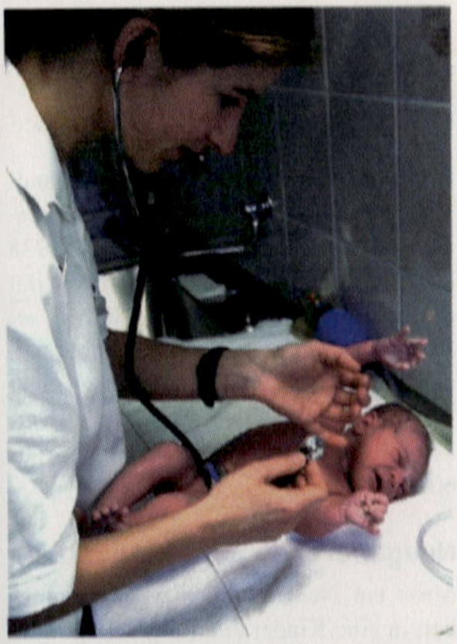

Abb. 13.50: Nachdem nach der Geburt Mutter und Kind den ersten Kontakt aufnehmen konnten und das Kind abgenabelt und gesäubert wurde, erfolgt die erste Vorsorgeuntersuchung, die U1 (☞ 13.4.4). [J680-001]

zuckerwerten unter 40 mg/dl (= 2,22 mmol/l) führen (**Neugeborenen-Hypoglykämie** ☞ 13.7.7).

Verdauungsapparat

Der erste Stuhlgang geht bei den meisten Neugeborenen innerhalb der ersten zwölf Stunden ab. Dieses **Mekonium** (*Kindspech* ☞ Abb. 12.75) ist eine zähe grünschwarze Masse, die unter anderem aus abgeschilferten Epithelzellen des Darms, Körperhärchen und eingedickter Galle besteht. Ist nach 48 Stunden noch kein Mekonium abgegangen, kann dies auf eine schwerwiegende Erkrankung hinweisen:

- Engstelle oder Verschluss im Darm- oder Anal-Bereich (☞ Tab. 13.53)
- Mangelnde Transportfähigkeit des Darms (z.B. bei Morbus Hirschsprung ☞ 13.11.1)
- Darmverschluss durch zu zähes Mekonium (Mekonium-Ileus bei Mukoviszidose ☞ 13.10.4).

Wird das Mekonium bereits intrauterin abgegeben (das Fruchtwasser ist dann grün), kann dies auf einen Sauerstoffmangel des Feten hinweisen (*intrauterine Asphyxie* ☞ 12.6.3). In diesem Falle besteht die Gefahr, dass mit den ersten Atemzügen Mekonium in die Lungen des Neugeborenen gelangt mit der Folge einer oft schwerwiegenden Aspirationspneumonie (**Mekonium-Aspirationssyndrom).**

13.6.2 Beobachtung und Untersuchung des Neugeborenen

Einteilung der Neugeborenen

Nach dem Gestationsalter

- *Termingeboren:* Geburt zwischen 38. und vollendeter 42. Woche
- *Frühgeboren:* Geburt vor Ende der 37. Woche
- *Übertragen:* Geburt nach vollendeter 42. Woche

Nach dem Geburtsgewicht

- Normalgewichtig: 2 500 – 4 200 g
- Untergewichtig: < 2 500 g
- Übergewichtig: > 4 200 g

Nach dem auf das Gestationsalter bezogene Geburtsgewicht

- *Eutroph:* Geburtsgewicht innerhalb des nach dem Gestationsalter zu erwartenden „Zielkorridors“
- *Hypotroph:* Geburtsgewicht für Gestationsalter zu niedrig
- *Hypertroph:* Geburtsgewicht für Gestationsalter zu hoch

Gestationsalter

Die fein abgestimmten Prozesse der Reifung im Mutterleib laufen in einem genetisch programmierten, zeitlich genau festgelegten Rahmen ab. Daher hängt die Erkrankungshäufigkeit im Neugeborenenalter stark von der *intrauterinen Entwicklungszeit* (**Gestationsalter**, *Tragezeit*) des Kindes ab:

- Als *reif* oder **termingerecht** wird ein Kind mit einem Gestationsalter von 260 bis 293 Tagen (vollendete 37. bis vollendete 42. SSW) bezeichnet. Diese Kinder haben den risikoärmsten Start ins Leben
- Dagegen sind **frühgeborene** (Gestationsalter < 37 Wochen ☞ 13.7.8) oder **übertragene** Neugeborene (Geburt in der 42. Schwangerschaftswoche oder noch später) komplikationsgefährdet.

Geburtsgewicht

Neben der Tragezeit ist das **Geburtsgewicht** ein wichtiges Maß für die Reife eines Neugeborenen. Das Normalgewicht beträgt 2 500 – 4 200 g.

Dabei ist zum einen der reine Gewichtswert von Interesse. Hier werden unterschieden:

- **Untergewichtige Säuglinge** (< 2 500 g, engl. *infants of low birth weight*, kurz *LBW*), wobei Frühgeborene noch in weitere „Untergewichts-Klassen“ eingeteilt werden
- Übergewichtige Säuglinge (> 4 200 g).

Noch aussagekräftiger ist jedoch das *auf die Tragezeit bezogene Geburtsgewicht*: Entspricht das Geburtsgewicht nicht dem nach der Tragezeit zu erwartenden Wert, muss von einem intrauterinen Mangelzustand oder einer kindlichen Erkrankung ausgegangen werden. Um **Mangelgeborene** erkennen zu können, vergleicht der Neonatologe anhand von tragzeitbezogenen Standardkurven, um wie viel Prozent ein Früh- oder Neugeborenes von seinem altersentsprechenden „Zielkorridor“ abweicht. Liegt das Gewicht z.B. unterhalb des altersbezogenen Zielkorridors, spricht er von einem *hypotrophen* (mangelentwickelten) Kind. Es werden unterschieden:

- **Eutrophe Neugeborene** (engl. *appropriate for gestational age*, *AGA*): Das Geburtsgewicht liegt im Zielkorridor, d.h. innerhalb der 10. – 90. Perzentile
- **Hypotrophe Neugeborene** (engl. *small for gestational age*, kurz *SGA*): Diese Kinder sind für ihr Gestationsalter zu leicht (Geburtsgewicht < 10. Perzentile). Ursachen der Hypotrophie sind z.B. intrauterine Infektionen und Fehlbildungen. Trotz des oft „normalen“ Geburtstermins werden hypotrophe Neugeborene wie Frühgeborene gepflegt
- **Hypertrophe Neugeborene** (engl. *large for gestational age*, kurz *LGA*): Die Kinder sind im Vergleich zum Gestationsalter zu schwer (Geburtsgewicht > 90. Perzentile). Hypertrophe Neugeborene werden z.B. von Müttern mit schlecht eingestelltem Diabetes geboren und sind trotz ihrer Übergröße unreif. Sie neigen zu Stoffwechselentgleisungen wie Hypoglykämie (☞ 13.7.7) und Tetanie.

Reife

Folgende Merkmale zeichnen das reife Neugeborene aus:

- Es hat eine rosige bis krebsrote Haut
- Ohr- und Nasenknorpel sind tastbar
- Bei Jungen sind die Hoden im Hodensack, bei Mädchen bedecken die großen Schamlippen die kleinen
- Die Fingernägel überragen die Fingerkuppe
- **Lanugobehaarung** (*Flaumhaar* des Feten) findet sich nur noch an Schultergürtel und Oberarmen
- Die Fußsohlenfalten verlaufen über die ganze Sohle

- Das Baby hat eine fette, grauweiße Schmiere auf der Haut (**Käseschmiere**, *Vernix caseosa* ☞ Abb. 13.51).

Allgemeinzustand

Gerade die Beurteilung des Allgemeinzustandes ist bei Säuglingen nicht einfach (ist dieses kleine Bündel gesund oder krank?). Die Krankenbeobachtung stützt sich hier auf zwei Säulen:

- Vitalzeichenkontrolle: Kenntnis der altersentsprechenden Normwerte für Atem- und Herzfrequenz sowie Blutdruck und Sauerstoffsättigung sind unerlässlich
- „Präsentation" des Neugeborenen. *Wie sieht das Menschlein aus?* Gute Zeichen sind: rosig, anstrengungslos, keine Einziehungen; schlechte Zeichen sind: blass, grau, schlaff, angestrengt. *Was macht das Menschlein?* Gute Zeichen sind: bewegt alle Glieder, sucht Nahrung (Rooting), saugt; schlechte Zeichen sind: stöhnt, bewegt sich nicht beim Umlagern, kein Saugen.

Harmlose Auffälligkeiten des Neugeborenen

Hauterscheinungen

Viele Neugeborenen zeigen harmlose Hauterscheinungen ohne Krankheitswert:

- **Hautschuppung.** In den ersten Tagen beginnt die Haut am ganzen Körper zu schuppen (meist feinschuppig, bisweilen auch in zentimetergroßen Fetzen)
- **Erythema toxicum.** Dies sind kleine, rasch aufschießende und wieder verschwindende gelblich-weiße Papeln mit rotem Hof vor allem am oberen Körperstamm
- **Milien.** Infolge einer Zystenbildung in Talg- und Schweißdrüsen entwickeln sich bei ca. 50 % der Neugeborenen kleine, weiße, talggefüllte Pünktchen vor allem im Bereich der Nase. Sie bilden sich in den ersten Lebenswochen von selbst zurück
- **Storchenbiss.** Als Storchenbiss bezeichnet der Volksmund hellrote Flecken im Nackenbereich. Sie sind auf die Erweiterung oberflächlicher Hautgefäße zurückzuführen und bilden sich bis zum Ende des ersten Lebensjahres zurück
- **Mongolenfleck.** Hierunter versteht man eine blaugraue Pigmentierung über dem Kreuzbein. Bei asiatischen Kindern ist sie fast regelmäßig vorhanden, bei mitteleuropäischen Kindern mit ca. 1 % selten

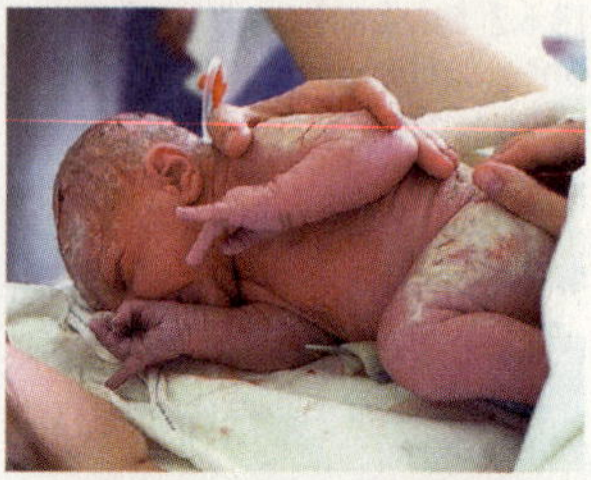

Abb. 13.51: Gerade geborenes Kind mit Käseschmiere am ganzen Körper. [M121]

- **Leichte Zyanose.** Hände und Füße können auch beim gesunden Neugeborenen in den ersten Tagen noch leicht bläulich sein.

Schwangerschaftsreaktionen des Neugeborenen

Nach der Geburt sind im Körper des Neugeborenen noch mütterliche Geschlechtshormone vorhanden, die erst allmählich abgebaut werden. Diese Hormone führen typischerweise zu:

- **Neugeborenenakne**, d.h. feinen Pusteln, die sich entzünden können
- Schwellung der Brustdrüsen, evtl. mit Absonderung einer milchartigen Flüssigkeit *(Hexenmilch)*
- Vaginalen Schleimabsonderungen oder Blutungen bei Mädchen.

Diese Phänomene beunruhigen zwar die Eltern, sind aber alle harmlos und gehen innerhalb von wenigen Wochen von selbst zurück.

Beurteilung der Vitalität (APGAR-Schema) ☞ *12.9.*

Risikokinder

Neben den vom normalen Termin (Frühgeborene und übertragene Neugeborene) und vom normalen Gewicht (hypotrophe und hypertrophe Neugeborene) abweichenden Säuglingen weisen auch andere Kinder ein erhöhtes Risiko für eine gestörte Entwicklung auf. Sie werden deshalb als **Risikokinder** bezeichnet und entsprechend sorgfältig überwacht bzw. behandelt:

- Mehrlinge
- Neugeborene nach Kaiserschnitt (☞ 12.10.4)
- Neugeborene nach vaginaler Entbindung aus Beckenendlage (☞ 12.10.1)
- Neugeborene von Müttern mit *Gestosen* (☞ 12.5.4)
- Neugeborene mit Geburtskomplikationen (z.B. Asphyxie).

13.7 Kranke und besonders gefährdete Neugeborene

Seit ca. 50 Jahren haben sich die Behandlungsergebnisse bei kranken Neugeborenen bedeutend verbessert: Während 1938 noch über 50 % der Neugeborenen mit einem Geburtsgewicht von 1 800 g verstarben, überlebten 1977 immerhin 50 % der Kinder mit einem Geburtsgewicht von 900 g und heute etwa 50 % der Kinder mit einem Geburtsgewicht von nur 600 g.

Neugeborene in der Kinderklinik

Muss ein Neugeborenes wegen Krankheit in eine Kinderabteilung verlegt oder als Frühgeborenes z.B. in einem Inkubator gepflegt werden, treten Gefühle der Verlassenheit, der Sorge und der Angst an die Stelle eines vertraulichen Kennenlernens.

Um die psychische Belastung für Mutter und Baby zu vermindern, gilt:

- Auch wenn die Mutter nur „Gast" auf der Neugeborenenabteilung ist (sie ist meist auf einer geburtshilflichen Station untergebracht), sollte sie weitgehend in den Pflegeprozess einbezogen werden
- Die versorgenden Ärzte sollten die Eltern kranker Kinder intensiv beraten und betreuen. Häufig beschränken sich leider gerade Visiten bei Eltern von „Problemkindern" auf das Nötigste, um unangenehmen Gesprächen und dem Gefühl, als professioneller Helfer versagt zu haben, auszuweichen
- Auch nach der Entlassung nach Hause besteht oft (gerade bei Frühgeborenen) ein im Vergleich zum gesunden Neugeborenen erhöhter Pflegebedarf. Alle entsprechenden Fähigkeiten müssen mit den Eltern auf Station eingeübt werden.

13.7.1 Fehlbildungen des Neugeborenen

Fehlbildung: Angeborene Anomalie mit funktioneller oder sozialer Bedeutung, die durch eine Störung in der pränatalen Entwicklung bedingt ist. Differenziert werden:

- **Agenesie:** Völliges Fehlen einer Organanlage infolge einer Störung der Embryonalentwicklung, z.B. Nierenagenesie (☞ Tab. 13.53).

- **Aplasie:** Das Organ ist zwar angelegt, jedoch nicht ausgebildet – es finden sich lediglich Fett- oder Bindegewebsreste. Bei paarig angelegten Organen (z.B. den Nieren) ist die Aplasie eines der beiden Organe relativ häufig.
- **Dysplasie:** Fehlentwicklung von Organen oder Geweben mit unzureichender Differenzierung und daher nicht ordnungsgemäßer Funktion.

Fehlbildungssyndrom *(Dysmorphiesyndrom):* Typische Kombination mehrerer Fehlbildungen, z.B. Down-Syndrom (☞ unten).

Rund 5 % aller Neugeborenen kommen mit einer **angeborenen** *(kongenitalen)* **Fehlbildung** zur Welt. Fehlbildungen können einzeln oder in Kombination auftreten und jedes Organ oder Organsystem betreffen.

Endogen („von innen") verursachte Fehlbildungen sind genetisch bedingt (z.B. die Fehlbildungen im Rahmen des *Down-Syndroms* ☞ unten). Bei den *exogenen* („von außen") Schädigungsfakoren sind vor allem mütterliche Infektionen während der Schwangerschaft, Arzneimittel, Chemikalien, Genussmittel (Alkohol!) und ionisierende Strahlung (☞ 10.6) zu nennen.

Endogen und exogen bedingte Fehlbildungen sind äußerlich oft nicht voneinander zu unterscheiden. In der Mehrzahl der Fälle bleibt die genaue Ursache der Fehlbildung unklar, und es ist von einem Zusammenspiel (größtenteils noch unbekannter) endogener und exogener Faktoren auszugehen.

Viele Fehlbildungen sind schon bei Neugeborenen äußerlich erkennbar (z.B. Lippen-Kiefer-Gaumen-Spalten) oder manifestieren sich kurz nach der Geburt (z.B. Speiseröhrenverschluss). Andere machen erst im Jugend- oder Erwachsenenalter Beschwerden.

Therapie und Prognose sind von Art und Schwere der Fehlbildung abhängig.

Syndrom	Klinische Kurzcharakterisierung
Genetisch bedingte Syndrome	
Down-Syndrom (*Trisomie 21* ☞ Text)	Typische Gesichts- und Extremitätendysmorphie, gehäuft Fehlbildungen innerer Organe, geistige Retardierung
Klinefelter-Syndrom (*Trisomie 47, XXY*)	Nur bei Knaben. Symptome gering und teils erst im Erwachsenenalter auftretend, daher oft späte Diagnose. Gesicht unauffällig, Hochwuchs, Hypogonadismus, Gynäkomastie, unterentwickelte Schambehaarung, Unfruchtbarkeit. IQ (niedrig-)normal, evtl. verspätete Entwicklung, Verhaltensauffälligkeiten
Turner-Syndrom (*Monosomie, XO*)	Nur bei Mädchen. Hand- und Fußrückenödeme beim Neugeborenen. Minderwuchs. Kurzer Hals mit *Pterygium colli* (Flügelfell), breiter Brustwarzenabstand, Abwinkelung der gestreckten Unterarme nach außen *(Cubita valga)*. Evtl. Fehlbildungen innerer Organe. Amenorrhoe, Infertilität. IQ meist normal
Exogen bedingte Syndrome	
Alkoholembryofetopathie (☞ Text)	Typische Auffälligkeiten v.a. des Gesichts. Gehäuft Fehlbildungen innerer Organe. Psychomotorische Entwicklungsverzögerung, Verhaltensauffälligkeiten
Diabetische Embryofetopathie	Gehäuft Fehlbildungen, v.a. des Herzens, des Lumbosakralbereiches und des Kolons. Neugeborene groß, aber unreif
Zytomegalie-embryo-/-fetopathie (☞ 28.6.4)	Bei leichten Formen psychomotorische Retardierung im Kleinkindalter, bei schweren Formen erhebliche ZNS-Schäden, intrazerebrale Verkalkungen, evtl. zerebrales Krampfleiden, Hörschäden
Rötelnembryopathie (☞ 13.14.5)	*Gregg-Syndrom:* Katarakt, Innenohrschwerhörigkeit oder -taubheit, Herzfehler. Oft Mikrozephalie und geistige Retardierung
Toxoplasmose-fetopathie (☞ 28.8.2)	Oft Früh- und/oder Mangelgeburt. Hydrozephalus, intrazerebrale Verkalkungen, *Chorioretinitis* (Ader-Netzhaut-Entzündung), Leber- und Milzvergrößerung, Ikterus, Entwicklungsstörungen
Varizellen-embryopathie (☞ 13.14.6)	ZNS-Schäden mit psychomotorischer Retardierung, Augendefekte, Unterentwicklung von Skelett und Muskeln, Hautschäden

Tab. 13.52: Die wichtigsten Fehlbildungssyndrome.

Eltern haben nicht selten Schwierigkeiten, ihr behindertes Kind anzunehmen. In dieser Situation bedarf es großen Einfühlungsvermögens, um Eltern und Kind zu helfen. Verharmlosen der Fehlbildung, um die Eltern „zu schonen", ist falsch.
Die Tabellen 13.52 und 13.53 fassen die wichtigsten Fehlbildungen bzw. Fehlbildungssyndrome zusammen, die sich bereits in der Neugeborenenperiode zeigen.

Down-Syndrom

Down-Syndrom *(Trisomie 21, Morbus Langdon-Down,* früher *Mongolismus):* Nummerische Chromosomenanomalie mit dreifachem Chromosom 21, einhergehend mit typischen Fehlbildungen und geistiger Retardierung. Häufigkeit 1 : 650 Lebendgeborene, damit häufigste Chromosomenanomalie.

Das dreifache Vorhandensein eines Autosoms oder das Fehlen eines Autosoms ist in der Regel nicht mit dem Leben vereinbar. Meist sterben die Embryonen schon in frühen Entwicklungsstadien ab. Lebensfähige Ausnahmen sind neben dem Down-Syndrom die wesentlich selteneren *Trisomie 13* **(Pätau-Syndrom)** und *Trisomie 18* **(Edwards-Syndrom).** Diese Kinder haben allerdings stets zahlreiche Fehlbildungen und sind psychomotorisch extrem retardiert. Sie sterben meist innerhalb der ersten Lebensmonate.

Krankheitsentstehung

Bei der überwiegenden Mehrzahl der Kinder ist das Chromosom 21 in *allen* Körperzellen dreimal vorhanden. Ursache ist eine fehlende Trennung der beiden Chromosomen 21 in der *Meiose* (Reduktionsteilung) meist bei der Mutter, so dass eine Keimzelle mit zwei Chromosomen 21 statt nur einem gebildet wird. Die Erkrankungshäufigkeit nimmt mit zunehmendem Alter der Mutter deutlich zu.

Symptome und Untersuchungsbefund

Die Kinder sind schon als Neugeborene an ihrem typischen Aussehen zu erkennen. Der Schädel ist kurz mit abgeflachtem Hinterkopf, das Gesicht flach. Die Augen stehen weit auseinander *(Hypertelorismus),* die Lidachsen verlaufen schräg nach seitlich oben *(mongoloide*

	Definition und klinisches Bild	Behandlung	Prognose
Anenzephalie	Schwerste Hirnfehlbildung mit Fehlen des Schädeldaches und wesentlicher Gehirnteile	Nicht möglich	Tod spätestens nach Tagen bis Wochen
Mikrozephalie	Zu kleiner Kopf, meist als Folge eines zu kleinen Gehirns	Symptomatisch	Ursachenabhängig, bezüglich der geistigen Entwicklung i.d.R. schlecht
Makrozephalie	Zu großer Kopf, teils familiär, teils Anzeichen eines Hydrozephalus, einer Stoffwechsel-, Gehirn- oder Knochenerkrankung	Symptomatisch	Ursachenabhängig
Hydrozephalus (*Wasserkopf* ☞ 35.12.2)	Erweiterung der Liquorräume im Gehirn bei unzureichendem Liquorabfluss, bei Babys mit einer Vergrößerung des Kopfes einhergehend	Meist Shuntimplantation und Ableitung des Liquors z.B. in den Bauchraum. Möglichst Beseitigung der Ursache	Ursachenabhängig, bei ausgeprägten Formen schlecht
Meningo- und Myelomeningozele	Spaltbildung der Wirbelsäule mit Vorwölbung der Hirnhäute bzw. Austreten von Hirnhäuten und Rückenmark	☞ 13.17.1	
Lippen-Kiefer-Gaumen-Spalte	Ein- oder beidseitige Spaltbildung im Bereich von Lippen, Kiefer, hartem oder weichem Gaumen. Von kleiner Lippenkerbe bis zum entstellenden „Wolfsrachen" reichend (☞ Abb. 13.54)	In 1. Lebenswoche Einlegen einer Gaumenplatte, operative Maßnahmen ab 3. – 6. Monat, später logopädische Therapie	Meist gut, jedoch oft mit geringen funktionellen Defekten (Sprache) einhergehend
Ösophagusatresie oder -fistel	Verschluss der Speiseröhre, meist mit Fistel zur Trachea. Klinisch Speichelfluss, Erbrechen, Husten und Zyanose beim Trinken	Sofortoperation	In der Regel gut
Dünndarmatresie	Verschluss des Dünndarms. Klinisch Ileus (je höher der Verschluss, desto früher)	Sofortoperation	In der Regel gut
Anal- oder Rektumatresie	Fehlen der Analöffnung oder des Rektums, oft mit Fistelbildung. Klinisch kein Mekoniumabgang	Sofortoperation	Bei hochgelegenen Atresien später oft Kontinenzprobleme
Gallenwegsatresie	Verschluss der intra- oder extrahepatischen Gallenwege. Klinisch länger dauernder Ikterus ab der 1. – 5. Lebenswoche, Stuhlentfärbung, dunkler Urin	Operation im 2. Lebensmonat, später evtl. Lebertransplantation	Trotz Therapie oft ungünstig
Herzfehler	Angeborene Fehlbildung des Herzens, der Herzklappen oder der herznahen Gefäße	☞ 13.9	
Zwerchfellhernie	Zwerchfellloch bis hin zum praktisch völligen Fehlen des Zwerchfells mit Verlagerung von Bauchorganen in den Thorax **(Enterothorax)** und mangelhafter Lungenentwicklung mit schwerer Atemstörung (☞ Abb. 13.55)	Reanimation, Zustandsstabilisierung, dann Operation	Bei schweren Defekten Letalität um 40 %
Nabelschnurbruch (*Omphalozele*)	Verlagerung von Bauchorganen in die Nabelschnur (☞ Abb. 13.56)	Baldmöglichst Operation	Meist gut
Gastroschisis	Herausquellen des Abdominalinhalts durch einen Bauchwanddefekt (☞ Abb. 13.57)	Baldmöglichst Operation	Meist gut
Nierenagenesie	Angeborenes Fehlen einer oder beider Nieren	Nicht möglich	Bei einseitigem Fehlen gut, bei beidseitigem letal
Hypospadie (☞ 31.9.1)	Mündung der Harnröhre nicht an der Spitze der Eichel, sondern an Sulcus, Penisschaft, Hodensack oder Damm	Operative Korrektur im 1. Lebensjahr	Meist gut
Blasenekstrophie (*Spaltblase* ☞ 31.5.1)	Defekt der vorderen Blasenwand und der Bauchwand; die Blasenschleimhaut liegt plattenartig frei	Mehrere Operationen, beginnend im Neugeborenenalter	Trotz Therapie in der Regel bleibende Defekte
Steißteratom	Teils sehr große, embryonale Mischgeschwulst im Steißbereich	Baldmöglichst Operation	Abhängig von Tumorhistologie, meist gut
Syndaktylie	Verwachsung von Zehen- oder Fingeranteilen	Evtl. Operation	Gut
Polydaktylie	Überzählige Finger oder Zehen	Operation im 2. Lebenshalbjahr	Gut
Hüftdysplasie/ -luxation (☞ 26.13.2)	Verknöcherungsstörung und Deformierung der Hüftpfanne, evtl. mit (Teil-)Verrenkung des Hüftkopfes (☞ Abb. 26.71)	☞ 26.13.2	
Klumpfuß (☞ 26.13.14)	Komplexe Fußfehlbildung, u.a. mit Einwärtskehrung der Fußsohle (☞ Abb. 26.83)	☞ 26.13.14	

Tab. 13.53: Häufige Fehlbildungen mit Manifestation im Neugeborenenalter.

Lidachsenstellung). Die Ohren sind klein. Die Zunge ist groß, der Mund steht oft offen. Die Hände der Kinder sind kurz und plump, und im Bereich der Zehen fällt ein großer Abstand zwischen der ersten und zweiten Zehe auf. Die Muskelspannung (Muskeltonus) ist erniedrigt.

Begleitend bestehen bei ca. 50 % der Kinder Fehlbildungen der inneren Organe, vor allem Herzfehler und Stenosen oder Verschlüsse im Bereich des Darms. Das Immunsystem ist gestört, was sich durch die erhöhte Infektanfälligkeit und Leukämierate zeigt.

Die geistige Entwicklung der Kinder ist erheblich gestört (IQ meist < 50) und das abstrakte Denken ist wenig entwickelt. Dabei sind die Betroffenen in der Regel freundlich und anschmiegsam.

Diagnostik

Besteht aufgrund des äußeren Erscheinungsbildes der Verdacht auf ein Down-Syndrom (oder eine andere Chromosomenanomalie), wird eine Chromosomenanalyse durch ein *humangenetisches Institut* eingeleitet.

Pränatale Diagnostik ☞ *12.3*

Behandlungsstrategie und Pflege

Eine kausale Behandlung der Erkrankung ist nicht möglich. Wesentlicher Bestandteil der symptomatischen Therapie ist die individuell angepasste Frühförderung des Kindes, z.B. in speziellen Tageskindergärten und Schulen. Den Eltern sollten unbedingt Adressen von Selbsthilfegruppen oder Elterninitiativen vermittelt werden.

Für die meisten Eltern sinnvoll ist eine genetische Beratung.

Prognose

Die Prognose ist abhängig von der Schwere der inneren Fehlbildungen und der Immunschwäche. Schätzungsweise 40 % der Erkrankten erreichen das 40. Lebensjahr.

Alkoholembryofetopathie

Alkoholembryofetopathie: Schädigung des Ungeborenen durch Alkoholkonsum der Mutter. Eine der häufigsten Ursachen angeborener geistiger Retardierung (ca. 2 500 Kinder/Jahr in Deutschland)!

Signifikanter Alkoholkonsum der Mutter während der Schwangerschaft führt nicht nur zu einer gesteigerten Fehlgeburtsrate, sondern auch zu teils erheblichen Schädigungen des Kindes.

Schwer betroffene Kinder sind bei der Geburt zu klein und zu leicht. Die Neugeborenen sind hypoton, und es bestehen in ca. 1/3 der Fälle Ess- und/oder Schluckstörungen. Äußerlich fallen die Kinder durch Mikrozephalie, kurze Lidspalten, schmales Lippenrot, verstrichenes *Philtrum* (Einbuchtung zwischen Nase und Oberlippe), kurzen Nasenrücken und ein fliehendes Kinn auf. Fehlbildungen innerer Organe, vor allem des Herzens, der Niere und der Genitalien, sind häufig. Die geistige Entwicklung der Kinder ist verzögert. An Verhaltensauffälligkeiten sind insbesondere Hyperaktivität, Aufmerksamkeits- und Konzentrationsstörungen zu nennen.

Keines der genannten Einzelsymptome ist für die Alkoholembryofetopathie spezifisch, sondern kann auch bei zahlreichen anderen Störungen und als Normvariante beobachtet werden.

13.7.2 Atemstörungen des Neugeborenen

Atemstörungen bei Neugeborenen können vielfältige Ursachen haben, am häufigsten treten sie bei Unreife, Surfactantmangel, Pneumonie und bei „nasser Lunge" (vorübergehende, gutartige Störung) auf. Atemstörungen beim Neugeborenen zeigen sich durch folgende Leitsymptome:

- **Apnoe** *(Atempause von über 15 Sekunden Dauer).* Sie weist in der Regel auf eine *zentrale Atemstörung* durch eine beeinträchtigte Atemsteuerung im ZNS hin
- **Dyspnoe** *(Atemnot):* Eine Dyspnoe tritt bei allen die Lunge selbst betreffenden Störungen auf. Sie geht meist einher mit einer *Tachypnoe* (zu schnelle Atmung, d.h. Atemfrequenz > 60/Min.), „Nasenflügeln" und Einziehungen während der Einatmung (z.B. zwischen den Rippen, unter dem Brustbein und über den Schlüsselbeinen). Am auffälligsten ist oft ein Stöhnen während der Ausatmung.

Überwachung bei Atemstörungen

Bei allen gefährdeten Kindern und bei Frühgeborenen unter einer Tragezeit von

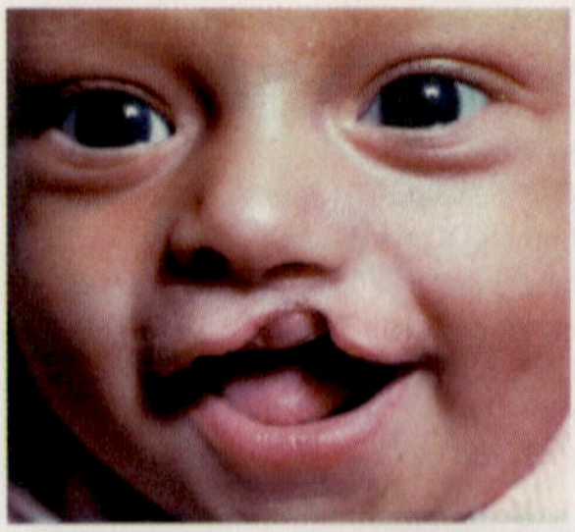

Abb. 13.54: Baby mit Lippen-Kiefer-Gaumen-Spalte. [T112]

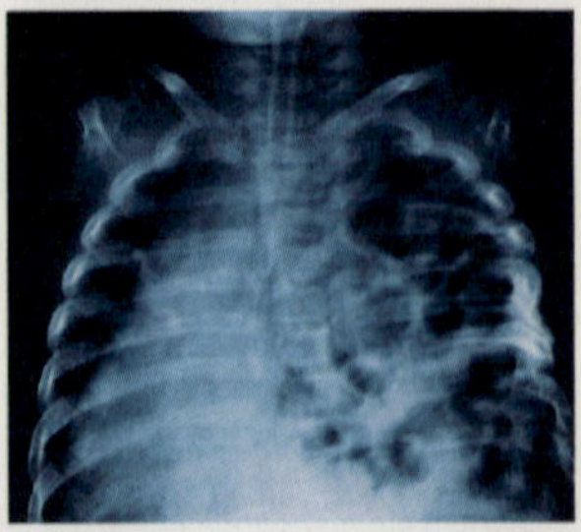

Abb. 13.55: Röntgenaufnahme des Thorax bei angeborener Zwerchfellhernie. Darmschlingen sind in den Thorax verlagert, das Herz ist erheblich nach rechts verdrängt. [T112]

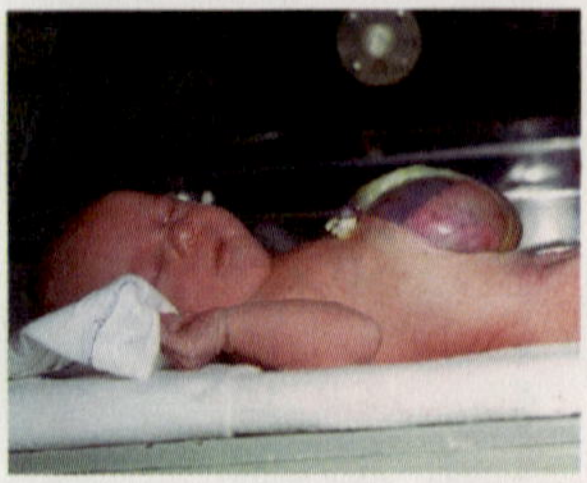

Abb. 13.56: Säugling mit großer Omphalozele (Nabelschnurbruch). [T112]

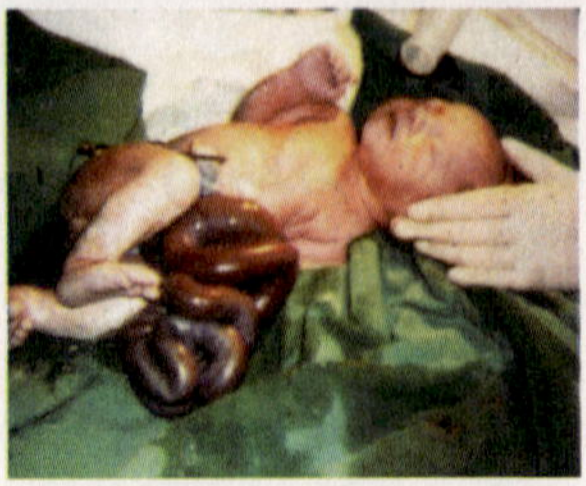

Abb. 13.57: Gastroschisis (griech. „Bauchspaltung"). Die Bauchwand hat sich nicht ganz verschlossen, und ein Teil des Darmes befindet sich außerhalb der Bauchhöhle. [T194]

34 Wochen werden Atemfrequenz, EKG und Pulsfrequenz kontinuierlich überwacht und der Blutdruck engmaschig gemessen.
Die Sauerstoffsättigung des Hämoglobins (S_aO_2) wird durch eine auf die Haut aufgebrachte Sonde gemessen *(Pulsoximetrie)*. Zudem werden regelmäßig arterielle Blutproben auf pH-Wert und Sauerstoff- bzw. Kohlendioxidpartialdrücke (pO_2 und pCO_2 ☞ 20.4.4) untersucht.

Apnoen

Ursache von **Apnoen** sind Störungen der zentralen, im Stammhirn lokalisierten Atemsteuerung durch Unreife, Sauerstoffmangel, Azidose oder Erkrankungen des Gehirns (z.B. Hirnblutung). Auch während der Geburt an die Mutter verabreichte Arzneimittel können beim Neugeborenen den Atemantrieb dämpfen. Bei termingeborenen Kindern sind Apnoen extrem selten.

Eine spezifische Therapie ist meist nicht erforderlich. Die Atmung kommt in der Regel von selbst wieder in Gang. Bei einem Abfall der Herzfrequenz muss die Atmung aber durch Wecken, Reiben der Fußsohlen und in schweren Fällen durch Maskenbeatmung stimuliert werden. Bestimmte Arzneimittel (Theophyllin, Koffein) unterstützen den Atemantrieb und werden bei Frühgeborenen eingesetzt.

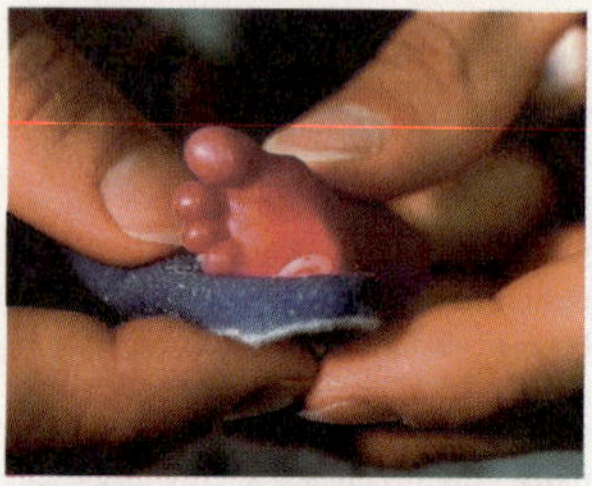

Abb. 13.60: Auf die Fußsohle geklebter Pulsoximeter zur Messung der Sauerstoffsättigung bei einem Frühgeborenen. [J680-001]

Surfactantmangel-Syndrom

Surfactantmangel-Syndrom (*Atemnotsyndrom, idiopathisches Atemnotsyndrom, Syndrom der hyalinen Membranen, Membrankrankheit, Respiratory Distress Syndrome,* kurz *RDS*): Schwere Atemstörung des unreifen Neugeborenen, die durch einen Mangel an Surfactant bedingt ist. Früher häufige Todesursache bei Frühgeborenen.

Krankheitsentstehung

Am Anfang der Schädigungskette steht der für unreife Kinder typische Mangel an Surfactant in den Alveolen (☞ 13.6.1). Dadurch können sich die Alveolen nicht entfalten oder gerade entfaltete Bläschen sinken wieder in sich zusammen.
Folgen sind unzureichende Sauerstoffaufnahme, die Störung der Lungendurchblutung durch die Verdichtung des Lungengewebes und die Bildung membranartiger Auskleidungen *(hyaline Membranen)* in den kleinsten Atemwegen, welche die Sauerstoffaufnahme weiter behindern.

Gefährdet sind insbesondere Frühgeborene unter einer Tragezeit von 32 Wochen und Kinder diabetischer Mütter.

Symptome, Befund und Diagnostik

Die Symptome sind zunächst unspezifisch und nicht von anderen Formen von Atemstörungen zu unterscheiden. Kurz nach der Geburt oder im Verlauf der ersten Lebensstunden treten Zeichen der Atemnot auf. Die Atemnot nimmt ohne Atemhilfen in den folgenden 24 Stunden zu, und früher starben viele Kinder dann im Sauerstoffmangel- bzw. Kreislaufschock (heute sehr selten). Die Diagnose

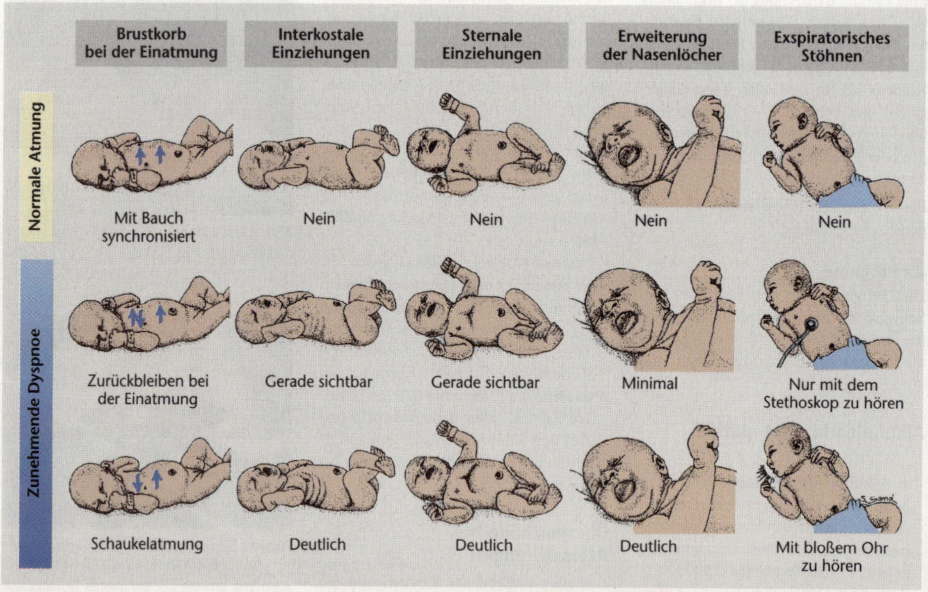

Abb. 13.58: Sichtbare und hörbare Dyspnoe-Zeichen beim Neugeborenen. Aus: The Lippincott Manual of Nursing Practise, 5th. Ed., 1991.

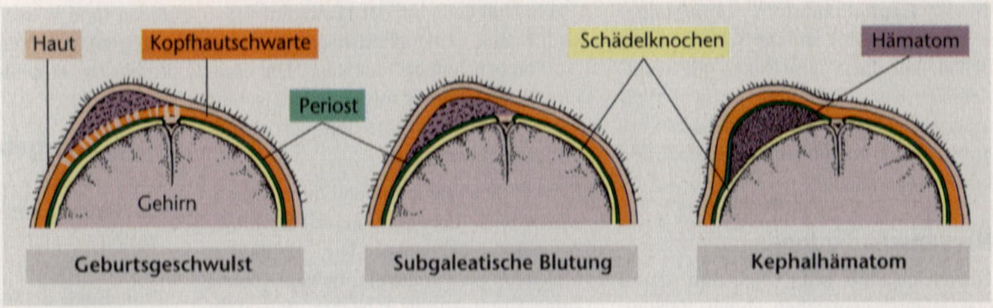

Abb. 13.59: Schematische Darstellung von Geburtsgeschwulst, subgaleatischer Blutung und Kephalhämatom im Vergleich. [A300-190]

wird durch eine Röntgenaufnahme des Thorax gesichert.

Behandlungsstrategie

Die Kinder müssen evtl. endotracheal intubiert (☞ 38.4) und künstlich beatmet werden. Eine Besserung bringt die Substitutionsbehandlung mit natürlichem Surfactant, der durch den Tubus *intratracheal* instilliert wird. Muss dennoch länger beatmet werden, kann sich durch die zusätzliche Schädigung der Lunge durch die zur Beatmung notwendigen Drücke und die oft nötigen hohen Sauerstoffkonzentrationen eine chronische Lungenkrankheit entwickeln, die **bronchopulmonale Dysplasie** (kurz *BPD*). Diese Kinder kommen zum Teil erst nach Monaten von der Beatmungsmaschine los und leiden oft bis ins Erwachsenenalter unter einer eingeschränkten Lungenfunktion.

13.7.3 Asphyxie

Asphyxie (griech. *Pulslosigkeit*): Umfassender Begriff für einen *Sauerstoffmangel mit all seinen Folgen.* In der Neonatologie Bezeichnung für einen *Depressionszustand des Neugeborenen* mit Atemstörung, Azidose, Kreislaufbeeinträchtigung und evtl. dadurch ausgelöster ZNS-Schädigung. Nach zeitlichem Verlauf unterscheidet man **intrauterine** (bereits im Mutterleib beginnende) und **postnatale Asphyxie**, zusammenfassend auch als **perinatale Asphyxie** bezeichnet. Häufigkeit ca. 0,5 % aller Neugeborenen und bis zu 10 % der Frühgeborenen. Ursache von 20 % aller Todesfälle bei Neugeborenen.

Postnatale Asphyxie

Krankheitsentstehung

Sauerstoffmangel nach der Geburt ist oft durch kindliche Erkrankungen bedingt, am häufigsten:

- Unreife, insbesondere der Lunge (v.a. bei Frühgeborenen)
- Atemstörungen anderer Ursache (z.B. Pneumonie)
- Infektion (Sepsis)
- Angeborene Herzfehler
- Hirnblutungen.

Symptome, Befund und Diagnostik

Beim Sauerstoffmangel des Neugeborenen fallen die fünf Kriterien des **Apgar-Indexes** (☞ 12.9) pathologisch aus:

- Atembewegungen: Aufhören der Spontanatmung (Apnoe)
- Puls: Abfall der Herzfrequenz (Bradykardie bis hin zur Pulslosigkeit, die der Asphyxie ursprünglich ihren Namen gab)
- Muskeltonus: Im Akutstadium muskuläre Hypotonie („schlaffes Kind")
- Aussehen (Hautfarbe): Zyanose als Zeichen der Hypoxie (früher auch als *blaue Asphyxie* bezeichnet) oder Blässe als Zeichen eines zusätzlichen Kreislaufschocks *(weiße Asphyxie)*
- Stimulierbarkeit (Reaktion auf Hautreize oder Absaugen): Keine Reaktionen auf äußere Reize.

Der Apgar-Index wird deshalb oft auch als *Asphyxie-Index* bezeichnet: ein Wert unter 7 zeigt eine drohende, ein Wert unter 4 eine erhebliche Asphyxie an.

Behandlungsstrategie

Die Therapie richtet sich nach dem Ausmaß des Sauerstoffmangels:

- Warm halten, da Kälte den Sauerstoffverbrauch steigert
- Kurzes Absaugen von Mund und Nase
- Bei geringgradiger Asphyxie Stimulierung der Atmung durch Reiben oder Beklopfen der Fußsohlen und Reiben des Rückens. Sauerstoffgabe über Schlauch oder Maske
- Bei höhergradiger Asphyxie (in der Regel mit Apnoe und Bradykardie verbunden) Beutel-Beatmung mit Sauerstoff
- Bei schwerster Asphyxie (neben Apnoe meist schon Asystolie) Reanimation durch Intubation und Beatmung, Herzmassage und Kreislaufstimulation durch Adrenalin (Gabe über den Tubus oder durch die Nabelvene).

13.7.4 Geburtsverletzungen

Geburtsverletzungen: Durch die Geburt bedingte Verletzungen des Neugeborenen. Meist harmlos, bisweilen jedoch bedrohlich.

Verletzungen am Schädel

Geburtsgeschwulst

Als **Geburtsgeschwulst** *(Caput succedaneum)* wird eine teigige, ödemartige und meist runde Schwellung am bei der Geburt vorangehenden Kopfteil bezeichnet. Sie ist durch eine Blut- und Lymphstauung der Kopfhaut bedingt und hält sich in ihrer Ausdehnung im Gegensatz zum unten beschriebenen Kephalhämatom deshalb *nicht* an die Grenzen der Schädelknochen (☞ Abb. 13.59). Die Geburtsgeschwulst verschwindet spontan innerhalb von 1 – 2 Tagen und bedarf keiner Behandlung.

Seltener wird eine Geburtsgeschwulst auch durch eine Blutung unter die Kopfhautschwarte (Galea) ausgelöst. Man spricht dann von *subgaleatischer Blutung.* Hier kann es zu teils erheblichen Blutverlusten mit Absinken des Blut-Hämatokrits kommen.

Kephalhämatom

Beim Durchtritt durch das knöcherne Becken kann es am kindlichen Schädel (häufig über den Scheitelbeinen) zu einer Abscherung der äußeren Knochenhaut *(Periost)* mit Zerreißung von Blutgefäßen und Blutung *unter* das Periost kommen. Da sich die Blutung von selbst tamponiert, sind große Blutverluste selten. Aus anatomischen Gründen kann sich dieses **Kephalhämatom** *(Kopfblutgeschwulst)* nur bis an die Grenze eines Schädelknochens ausdehnen, die resultierende Kopfschwellung ist also typischerweise durch die Schädelnähte begrenzt. Auch Kephalhämatome bedürfen keiner Behandlung.

Nervenschädigungen

Nervenschädigungen bis hin zum Nervenabriss entstehen durch Zerrung oder Quetschung, vor allem bei Zangengeburten, manchmal auch bei schwierigen Spontangeburten.

In der Regel bleibt der Nerv mit seinen bindegewebigen Hüllen intakt, und lediglich die darin verlaufenden Nervenausläufer werden durch Zug geschädigt. Leichte Schädigungen zeigen sich durch eine vorübergehende Funktionsstörung, die innerhalb weniger Tage verschwindet. Bei stärkeren Schädigungen gehen die Nervenausläufer jenseits der Verletzungstelle zugrunde, können sich aber bei intakten Nervenhüllen durch Aussprossung langsam regenerieren.

Plexusparesen

Die den Arm versorgenden Nervenfasern treten aus verschiedenen Segmenten der Halswirbelsäule aus und vereinigen sich neben der Wirbelsäule im *Armgeflecht* (**Plexus brachialis** ☞ Abb. 37.49), um sich dort neu zu ordnen und als einzelne Nerven weiter zum Arm zu ziehen.

Bei starkem Zug oder Quetschung am Hals während der Geburt kann der Plexus brachialis geschädigt werden (**Plexusparese**):

- **Obere Plexuslähmung** *(Erb-Lähmung).* Bei dieser häufigeren Lähmung werden vor allem die oberen Plexus-Anteile, die Schulterbereich und Oberarm versorgen, geschädigt. Der Arm des Kindes hängt schlaff herab, der Oberarm ist nach innen gedreht („Kellnerarm"). Die Hand kann teilweise bewegt werden, und der Handgreifreflex ist erhalten. Schmerzen scheinen die Kinder nicht zu haben. Bei der Pflege muss darauf geachtet werden, dass das Kind nicht auf dem geschädigten Arm liegt. Dieser wird deshalb am besten mit dem Hemd an den Körper gebunden
- **Untere Plexuslähmung** *(Klumpke-Lähmung):* Hier sind die unteren Plexusanteile betroffen, die vor allem die Muskeln des Unterarmes und der Hand versorgen. Die Hand- und Fingermuskeln sind gelähmt, der Handgreifreflex fällt aus. Charakteristisch ist eine „Pfötchenstellung" der Hand. Die untere Plexuslähmung tritt entweder isoliert oder in Kombination mit der oberen Plexuslähmung auf.

Bessert sich die Lähmung nicht rasch, wird vom 7. Lebenstag an mit Krankengymnastik begonnen. Die gelähmten Muskeln werden passiv bewegt, damit keine Kontrakturen entstehen und aktiv (elektrisch) stimuliert, damit sie nicht atrophisch werden.

Die Prognose ist gut. Im Alter von vier Monaten sind 90 % der Paresen überwunden.

Fazialisparese

Bei ungefähr jedem 100. Neugeborenen wird der N. facialis geschädigt (**Fazialisparese** ☞ 35.10.3). Betroffen sind vor allem die motorischen Anteile und damit die Muskeln von Mund, Auge und Mittelgesicht. Die Lähmung äußert sich durch Gesichtsasymmetrie beim Schreien (verzerrter Mund) und Herausfließen der Nahrung aus dem Mund, vor allem auf der kranken Seite. Die teilweise Lähmung der Lidmuskulatur führt zum unvollständigen Augenschluss. Durch Salbenbehandlung muss deshalb die Austrocknung der Hornhaut vermieden werden.

Meist kommt es zur Spontanheilung innerhalb weniger Tage.

Klavikula-Fraktur

Mit einer Häufigkeit von ca. 1 % ebenfalls recht häufig ist die **Klavikula-Fraktur** (*Schlüsselbein-Fraktur* ☞ 27.8.3).

Die Fraktur wird häufig gar nicht direkt nach der Geburt bemerkt. Oft weisen erst die Entwicklung eines Blutergusses oder noch später die Kallusbildung (☞ 27.6.5) mit dem dabei entstehenden Höcker über dem Schlüsselbein auf die Fraktur hin. Evtl. schonen die betroffenen Kinder den Arm und schreien bei der Umlagerung.

Eine spezielle Therapie ist in der Regel nicht erforderlich, die Fraktur heilt rasch und ohne Fehlstellungen aus.

Da die Kinder bei Berührung des Thorax auf der betroffenen Seite Schmerzen empfinden, werden sie vorsichtig und nicht auf die kranke Seite gelagert. Beim Anziehen und allen anderen Pflegemaßnahmen ist ebenfalls Vorsicht geboten. Beim Anziehen z.B. des Hemdes wird der Ärmel der kranken Seite zuerst angezogen (und beim Ausziehen zuletzt ausgezogen), um „Verdrehungen" des Brustkorbes zu vermeiden.

13.7.5 Neugeborenen-Ikterus

Neugeborenen-Ikterus *(Icterus neonatorum, Hyperbilirubinämie des Neugeborenen):* Gelbe Verfärbung von Haut, Schleimhäuten und Skleren durch Einlagerung von Bilirubin (Abbauprodukt des im roten Blutfarbstoff enthaltenen Hämoglobins). Bei sehr hohen Bilirubinkonzentrationen gefährlich durch Einlagerung von Bilirubin in die sich entwickelnden Kerngebiete des Gehirns (**Kernikterus**) mit daraus resultierenden irreversiblen Schädigungen.

Krankheitsentstehung und Einteilung

Ein gewisses Maß an Gelbfärbung tritt bei fast allen Neugeborenen auf und ist auf die Unreife der Leberfunktion zurückzuführen: Die für die Bilirubinausscheidung zuständigen Enzyme sind noch nicht voll funktionsfähig und können das natürlich anfallende Bilirubin deshalb nicht in die gallengängige, direkte Bilirubinform überführen. Diese „normale" Gelbsucht tritt in der Regel am 3.–10. Lebenstag auf und ist milde. Sie wird als **physiologischer Ikterus** bezeichnet. Gestillte Kinder haben in der Regel höhere Bilirubinwerte. Dies ist darauf zurückzuführen, dass die Darmtätigkeit gestillter Kinder anfänglich infolge des geringen Muttermilchvolumens in den ersten Tagen noch träge ist und das über die Galle ausgeschiedene Bilirubin deshalb in tieferen Darmabschnitten wieder in den Körper aufgenommen wird (*Still-Ikterus*, nicht zu verwechseln mit dem unten beschriebenen Muttermilch-Ikterus).

Ein Ikterus kann jedoch auch ein ernstzunehmendes Krankheitszeichen sein. Unterschieden werden:

- **Icterus gravis:** Stark ausgeprägter Ikterus, der in der Regel behandelt werden muss; z.B. bei schweren Erkrankungen des Neugeborenen wie Sepsis, aber auch bei vermehrtem Abbau von Hämoglobin bei Kindern mit Kephalhämatomen oder extrem hoher Hämoglobinkonzentration (Polyzythämie). Auch der Still-Ikterus kann so ausgeprägt sein, dass er eine Therapie erfordert

- **Icterus praecox:** Verfrüht, z.B. schon am ersten Lebenstag, auftretender Ikterus, in der Regel durch vermehrten Anfall von Bilirubin bei Hämolyse (etwa bei Blutgruppenunverträglichkeit ☞ 12.5.1)
- **Icterus prolongatus:** Länger als normal anhaltender Ikterus, z.B. bei einer Abflussstörung der Gallenflüssigkeit (etwa bei Gallengangsatresie). Eine andere typische, jedoch seltene Form des lange anhaltenden Ikterus ist der *Muttermilch-Ikterus* (nicht zu verwechseln mit dem oben beschriebenen Still-Ikterus); hier beeinträchtigt eine in der Muttermilch enthaltene Eiweißsubstanz die enzymatische Ausscheidung des Bilirubins in der Leber.

Symptome, Befund und Diagnostik

Das Kind erscheint „gelber als normal", und die „Gelbsucht" tritt nicht nur im Gesicht und oberen Körperstamm auf (wie beim physiologischen Ikterus), sondern auch über dem Bauch und der unteren Extremität. Mit ansteigendem Bilirubinspiegel werden viele Kinder apathisch und trinken schlecht. Die Diagnose wird durch eine Blutuntersuchung gestellt. Diese wird in Deutschland bei allen im Krankenhaus geborenen Kinder routinemäßig ein- oder mehrfach während der ersten Lebenstage durchgeführt.

Aufgrund dieses Screenings und der dadurch frühzeitig einsetzenden Therapie kommt es heute praktisch nicht mehr zu ikterusbedingten ZNS-Schädigungen *(Kernikterus).*

Behandlungsstrategie und Pflege

Ob eine und welche Therapie erforderlich ist, hängt vom Bilirubinwert sowie von Alter, Gewicht und Gesamtzustand des Kindes ab und kann anhand von Grenzwertkurven einfach abgelesen werden. Es gilt folgendes Stufenschema:

- **1. Stufe: Häufiges Füttern.** Ausreichende Milchzufuhr (z.B. durch häufigeres Stillen) führt zur Anregung der Darmperistaltik und damit zu einer besseren Ausscheidung des bereits in der Leber veränderten Bilirubins. Häufig bedarf es hierzu einiger Geduld, da die betroffenen Kinder eher schlecht trinken. In diesem Falle kann die Fütterung über eine Magensonde angezeigt sein (z.B. mit abgepumpter Muttermilch).

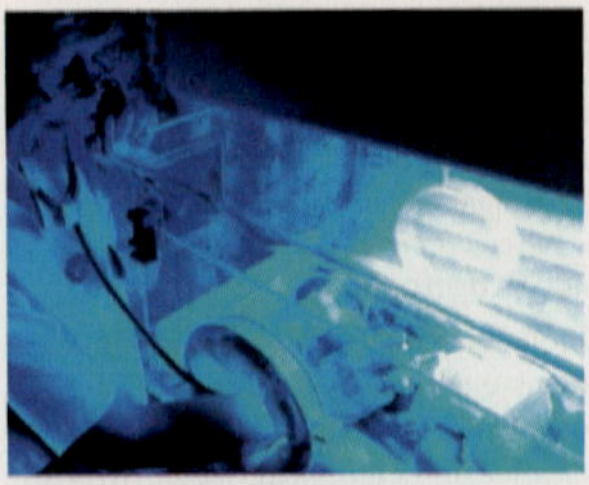

Abb. 13.61: Kind mit Neugeborenen-Ikterus im Brutkasten unter Phototherapie. [N312]

Intravenöse Flüssigkeitszufuhr ist in der Regel nicht hilfreich
- **2. Stufe: Phototherapie** (Pflege ☞ unten). Bestimmte Wellenlängen im blauen Bereich des Lichtes wandeln das in der Haut vorhandene indirekte (also noch nicht von der Leber veränderte) Bilirubin in wasserlösliche Formen um, die dann mit dem Urin ausgeschieden werden können. Ein – wenn auch geringer – phototherapeutischer Effekt ist schon durch das durch das Fenster scheinende Sonnenlicht gegeben. In der Klinik werden zur Phototherapie Leuchtröhren mit einem besonderen Lichtspektrum verwendet. Die Phototherapie bei ansonsten gesunden Neugeborenen kann auf der normalen Säuglingsstation durchgeführt werden. Durch bestimmte Lichtfilterdecken ist heute auch die Heimtherapie bei Neugeborenen-Ikterus möglich
- **3. Stufe: Austauschtransfusion.** Bei schweren Formen des Ikterus oder bei sehr schnellem Bilirubinanstieg (etwa bei Blutgruppenunverträglichkeiten) muss das Bilirubin schnell entfernt werden, um einen Kernikterus zu verhindern. Hierzu wird mehrfach Blut aus der Blutbahn abgezogen und durch blutgruppenverträgliches Fremdblut ersetzt.

Pflege bei Phototherapie

- Vor Beginn der Phototherapie für angemessene Raumtemperatur sorgen und Funktionsfähigkeit der Lampe überprüfen
- Kind bis auf die Windel entkleiden. Augen zum Schutz vor Netzhautschäden mit spezieller Schutzbrille abdecken. Die Schutzbrille darf die Nasenlöcher nicht zusammendrücken, da sonst Atemstörungen möglich sind. In schweren Fällen wird auch die Windel ausgezogen und durch eine Unterlage ersetzt.
- Kind während der Bestrahlung regelmäßig umlagern (ca. alle zwei Stunden)
- Bestrahlung zur Nahrungsaufnahme und bei Besuch der Eltern unterbrechen (außer in schweren Fällen)
- Bilirubinkontrollen wie angeordnet durchführen, da es unter Phototherapie schwierig ist, einen Ikterus einzuschätzen (die Kinder sehen unter dem Licht „röter" aus)
- Engmaschig Körpertemperatur kontrollieren (Gefahr der Hyperthermie)
- Ausreichende Flüssigkeitszufuhr durch häufiges Anlegen oder Füttern sicherstellen (zusätzliche Wasserverluste durch Verdunstung).

Krankenbeobachtung und Dokumentation bei Phototherapie
- Aktivität und Allgemeinzustand des Kindes (Apathie? Trinkschwäche?)
- Hautfarbe
- Urinproduktion
- Stuhlproduktion.

13.7.6 Krampfanfälle des Neugeborenen

Krampfanfälle des Neugeborenen *(Neugeborenenkrämpfe):* Zusammenfassende Bezeichnung für zerebrale Krampfanfälle (☞ 13.17.2, 35.7) beim Neugeborenen. Häufigkeit ca. 1 % aller Neugeborenen.

Krankheitsentstehung

Obwohl die Krampfanfälle des Neugeborenen im Gehirn entstehen, sind sie oft durch Krankheiten anderer Organsysteme bedingt, die z.B. durch Sauerstoff- oder Glukosemangel zur Einschränkung der Gehirnfunktion und damit zum Krampfanfall führen. Erkrankungen des Gehirns selbst oder genetisch bedingte Anfallserkrankungen sind beim Neugeborenen seltenere Ursachen.

Wichtige mit Krampfanfällen einhergehende Erkrankungen beim Neugeborenen sind:
- Unterzuckerung (Neugeborenen-Hypoglykämie ☞ 13.7.7)
- Kalziummangel im Blut (*Hypokalzämie* ☞ 31.11.4)
- ZNS-Infektionen (☞ 35.8.1 und 35.8.2)
- Hirnblutungen.

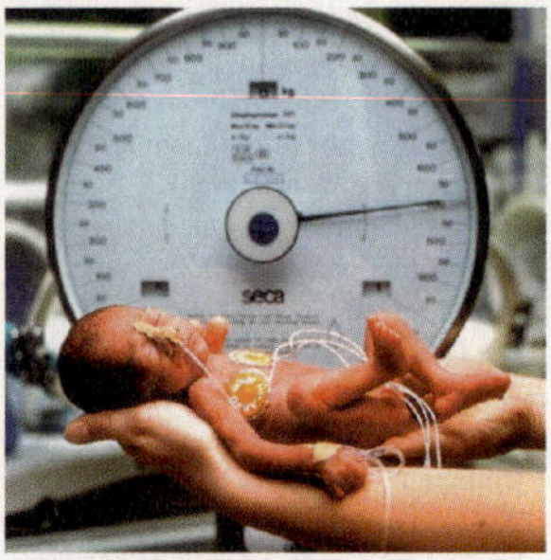

Abb. 13.62: Eine „Handvoll Mensch". Dieses Frühgeborene wiegt 10 Tage nach seiner Geburt 690 g. Es erhält Nahrung über eine Gastroduodenalsonde und Infusionen, Herzaktion und Atmung werden mit Elektroden überwacht, und es „wohnt" im wärmenden Inkubator. [J680-001]

Symptome und Befund

Aufgrund der Unreife des Gehirns können Krampfanfälle bei Neugeborenen zahlreiche Erscheinungsformen annehmen. Die wenigsten Formen erinnern an die in dem Begriff enthaltenen „Krämpfe" – ganz im Gegenteil: viele zerebrale Anfälle des Neugeborenen verlaufen als Atempausen (Apnoen) oder plötzliche Muskelschlaffheit, und sogar hinter normalen Alltagsphänomenen wie Saugen und Schmatzen können sich Krampfanfälle verbergen. Andere Formen verlaufen mit feinen Zuckungen der Augen, Hände oder Zehen oder auch mit konstanten Blickwendungen zu einer bestimmten Seite. Größere Zuckungen oder gar generalisierte tonisch-klonische Krämpfe (☞ 35.7.2) sind seltener.

Diagnostik und Therapie

Wegen der Uneinheitlichkeit der Symptome ist es nicht ganz einfach, Krampfanfälle bei Neugeborenen klinisch überhaupt zu erkennen. Auch das EEG ist oft nicht typisch verändert und kann den Verdacht nicht verlässlich bestätigen. Wichtig bei Verdachtsfällen ist deshalb der rasche Ausschluss von behandelbaren Ursachen, z.B. durch Bestimmung der Blutglukose und -elektrolyte, aber auch durch Lumbalpunktion (Ausschluss einer Meningitis oder Enzephalitis) und Schädelsonographie (Ausschluss einer Hirnblutung).

Bei unklarer Ursache wird blind Glukose gegeben, bei weiter bestehenden Krämpfen Kalzium intravenös. Ist auch dies erfolglos, wird mit antiepileptischen (krampfunterdrückenden) Arzneimitteln behandelt. Bei therapieresistenten Krämpfen wird Vitamin B_6 versucht, da dies bei einem Teil der Kinder aus noch nicht geklärten Gründen hilft (es liegt kein eigentlicher Vitaminmangel vor).

Prognose

Prognoseentscheidend ist die Grunderkrankung, nicht die Krämpfe. Ca. 50 % der Neugeborenen mit Krampfanfällen entwickeln sich normal. Ist das Krampfgeschehen Ausdruck einer zerebralen Schädigung (z.B. Hirnblutung, Meningitis, schwerer Sauerstoffmangel), ist die Prognose schlecht.

13.7.7 Neugeborenen-Hypoglykämie

Neugeborenen-Hypoglykämie: Mit klinischen Symptomen einhergehender Abfall des Blutzuckerspiegels eines Neugeborenen unter 25 – 45 mg/dl (je nach Gewicht und Lebenstag). Ein Blutzuckerspiegel unter 30 mg/dl tritt bei 5 % der Neugeborenen auf.

Die Neugeborenen fallen durch Lethargie, Muskelschlaffheit, Apnoen, aber auch durch Übererregbarkeit, Zittern und Krampfanfälle auf. Die Diagnose wird durch eine Blutzuckerbestimmung gestellt. Die Behandlung besteht in der Gabe von Glukose-Infusionen.

Da bei ausgeprägter Hypoglykämie (Krampfanfälle, Koma) die Gefahr bleibender Hirnschädigungen besteht, wird insbesondere bei Risikokindern (z.B. Früh- und Mangelgeborenen) regelmäßig der Blutzuckerspiegel kontrolliert und möglichst frühzeitig mit der Ernährung (ggf. auch intravenös) begonnen.

13.7.8 Frühgeborene

Frühgeborenes *(„Frühchen"):* Neugeborenes, das vor Vollendung der 37. Schwangerschaftswoche geboren wurde. Häufigkeit ca. 6 % aller Neugeborenen. Die Grenze der Überlebensfähigkeit von Frühgeborenen liegt derzeit bei etwa 500 g, entsprechend einem Gestationsalter von ca. 24 Schwangerschaftswochen.

Ursachen der Frühgeburtlichkeit ☞ *12.5.6*
Prophylaktische Maßnahmen vor der Geburt ☞ *12.6*

Äußere Zeichen des Frühgeborenen

Die äußeren Merkmale eines Frühgeborenen ergeben sich aus dem Fehlen der Reifezeichen (☞ 13.6.2). Insbesondere bei unklarer Schwangerschaftsdauer muss das Gestationsalter des Neugeborenen direkt nach der Geburt durch die klinische Reifebestimmung abgeschätzt werden. Hierzu stehen dem Arzt verschiedene Bewertungssysteme zur Verfügung (z.B. der *Ballard-Score*).

Geburtsgewicht von Frühgeborenen

Je kürzer die Schwangerschaftsdauer, desto leichter sind die Kinder. Etwa ein Sechstel der Frühgeborenen gehören zur Gruppe der stark untergewichtigen Säuglinge (Geburtsgewicht < 1 500 g ☞ 13.6.2).

Neben dem absoluten Geburtsgewicht ist vor allem die *relative Reife* des Frühgeborenen für die Prognose entscheidend. Der Neonatologe legt deshalb gleich nach der Geburt anhand von tragzeitbezoge-

Abb. 13.63: Einen Tag nach der Entbindung durch Kaiserschnitt nehmen Mutter und Tochter zum ersten Mal Kontakt auf. Das frühgeborene Mädchen wird beatmet. Ein Messfühler auf dem Bauch registriert die Atemexkursionen. Gut sichtbar: Der typische, erniedrigte Muskeltonus: Arme und Beine liegen schlaff zur Seite, weniger gebeugt als beim reifen Kind (☞ Abb 13.42). [J680-001]

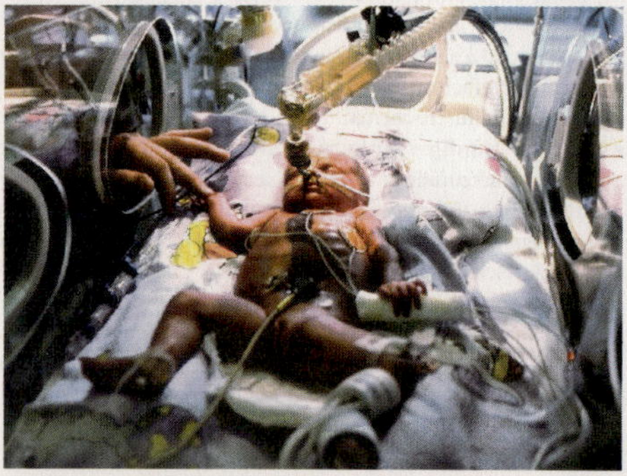

nen Gewichtskurven fest, ob das Frühgeborene für seine Tragezeit normalgewichtig (eutroph ☞ 13.6.2) oder untergewichtig (hypotroph ☞ 13.6.2) ist.

Unreife der Organe

Je früher das Kind geboren ist, desto unreifer sind seine Organe. Ab der 35. Schwangerschaftswoche kommen die meisten Organfunktionen in der Regel ohne größere Probleme und auf normale Weise in Gang. Extrem unreife Kinder vor der 32. Schwangerschaftswoche dagegen haben ein erhebliches Risiko für Komplikationen.

Durch Unreife der Organe bedingte Hauptprobleme des Frühgeborenen:
- Atempausen (Apnoen)
- Surfactantmangelsyndrom (☞ unten und 13.7.2)
- Gehirnschädigung im Rahmen der hypoxisch-ischämischen Enzephalopathie oder bei Hirnblutung (☞ unten)
- Frühgeborenenretinopathie (☞ unten)
- Hypoglykämie (☞ 13.7.7)
- Hyperbilirubinämie (Neugeborenen-Ikterus ☞ 13.7.5)
- Infektneigung mit hoher Sepsisgefahr
- Nekrotisierende Enterokolitis (☞ unten)
- Persistierende fetale Kreislaufverhältnisse, persistierender Ductus arteriosus Botalli (☞ unten)
- Auskühlung.

Atemstörungen

Durch die Unreife des Atemzentrums kann es zu einer unzulänglichen Atemsteuerung mit *Atempausen* (Apnoen ☞ 13.7.2) kommen. Diese gehen meist mit einer Bradykardie einher.

Durch die noch mangelhafte Auskleidung der Alveolen mit *Surfactant* (☞ 13.6.1) kollabieren die Alveolen leicht. Ca. 90 % der vor der 30. Schwangerschaftswoche Geborenen leiden an einem durch Surfactantmangel bedingtem Atemnotsyndrom (☞ 13.7.2).

Persistierender Ductus arteriosus Botalli

Der **Ductus arteriosus Botalli** ist einer der beiden physiologischen Kurzschlüsse zwischen Körper- und Lungenkreislauf des Fetus. Bei Frühgeborenen vor der 34. Schwangerschaftswoche verschließt sich der Ductus arteriosus Botalli nach der Geburt oft nicht oder nicht vollständig (**persistierender Ductus arteriosus**, kurz *PDA*, *offener Ductus Botalli*). Das Blut in dem dadurch nur unzureichend umgestellten Kreislauf fließt nun teilweise aus der Aorta, also dem Körperkreislauf, wieder zurück in den Lungenkreislauf (*Links-Rechts-Shunt* ☞ 13.9.1). Die vermehrte Blutfülle in den Lungen (**Lungenstauung**) erschwert die Sauerstoffaufnahme und verschlechtert die ohnehin schon kritische Sauerstoffversorgung. Außerdem muss das Herz wegen der Kurzschlussverbindung erhöhte Pumparbeit leisten, so dass bisweilen eine **Herzinsuffizienz** resultiert. Klinische Zeichen sind zunächst „springende" Pulse und deutlich auf der Brustwand sichtbare Pulsationen des Herzens sowie ein systolisches Herzgeräusch. Auch zeigt sich die schlechte Sauerstoffversorgung durch Apnoen oder schnelle und erschwerte Atmung. Bei einer Herzinsuffizienz treten eine Leberstauung und evtl. Ödeme hinzu. Verschließt sich ein höhergradig offener Ductus arteriosus nicht in wenigen Tagen spontan, so muss er medikamentös (durch die intravenöse Gabe von Indometacin) oder chirurgisch verschlossen werden.

Eine weitere Form der Kreislaufstörung beim Frügeborenen ist die *persistierende fetale Zirkulation*. Hier fällt der Blutdruck in den Lungengefäßen nach der Geburt nicht wie beim normalen Neugeborenen ab. Dies kann z.B. durch Asphyxie, Sepsis, Mekoniumaspiration oder Lungenunterentwicklung bedingt sein. Auch hier bleibt der Ductus Botalli offen, allerdings fließt das Blut aufgrund des hohen Blutdrucks in der Lungenstrombahn größtenteils vom Lungenkreislauf in den Körperkreislauf (Rechts-Links-Shunt); es kommt dadurch zur Sauerstoffuntersättigung mit Zyanose.

Gehirnschädigung

Die meisten bedrohlichen Krankheiten des Frühgeborenen (z.B. Atemstörungen, Sepsis, Schock, Hirnblutung) führen letztendlich zum Sauerstoffmangel *(Hypoxie)* und zur Minderdurchblutung bestimmter Gewebe *(Ischämie)*. Beide Faktoren können das diesbezüglich besonders empfindliche Gehirn nachhaltig schädigen. Der resultierende Schaden wird als **hypoxisch-ischämische Enzephalopathie** *(durch Sauerstoffmangel und Minderdurchblutung bedingter Gehirnschaden)* bezeichnet.

Einen Sonderfall der hypoxisch-ischämischen Enzephalopathie stellen **Hirnblutungen** dar. Die Blutgefäße des Frühgeborenen zerreißen leichter als die des reifen Neugeborenen, was durch einen Sauerstoffmangel noch verstärkt wird.

Der bei größeren Schädigungen resultierende Zelluntergang äußert sich zunächst in einer **Leukomalazie** („Erweichung" der weißen Substanz), insbesondere in der Umgebung der Seitenventrikel. Nach Resorption dieser Nekrosen verbleiben entweder bindegewebige Narben oder einzelne Zysten, bei großer Ausdehnung auch ein regelrecht durchlöchertes Hirngewebe **(Porenzephalie)**.

Klinisch macht sich eine Hirnschädigung nicht immer sofort bemerkbar. Insbesondere die *ersten Symptome* sind oft unspezifisch:
- Muskelhypotonie, Schläfrigkeit, Trinkschwäche
- Bei ausgeprägten Schäden (insbesondere nach Blutungen) Krampfanfälle, Apnoen, Temperaturschwankungen und Vorwölbung der vorderen Fontanelle
- Blutdruckabfall und plötzlicher Atemstillstand als Alarmzeichen.

Hirnblutungen können durch Sonographie früh erfasst werden, so dass Risikokinder routinemäßig und in regelmäßigen Abständen „geschallt" werden (da die Schädelnähte noch nicht verschlossen sind, stellen die Fontanellen „Fenster" für die Sonographie dar). Dagegen lassen sich die durch Sauerstoffmangel bedingten Nekrosen erst später nachweisen.

Bei schwerem Sauerstoffmangel, insbesondere jedoch bei ausgedehnten Blutungen, ist die Sterblichkeit trotz intensivmedizinischer Maßnahmen mit über 30 % hoch.

Die *Dauerfolgen* hängen sehr stark vom Ausmaß der ursächlichen Schädigung ab und sind in ihrer Ausprägung äußerst variabel. Da in den vorzugsweise geschädigten Gebieten in Nähe der Seitenventrikel vor allem motorische Bahnen verlaufen, treten typischerweise motorische Entwicklungsprobleme auf (*infantile Zerebralparese* ☞ 13.17.3). Nur bei schwersten Schädigungen resultieren eine psychomotorische Retardierung (☞ 13.17.4), Hydrozephalus (☞ 13.7.1), Krampfanfälle und eine Mikrozephalie (die geschädigten Hirnanteile nehmen nicht an der weiteren Entwicklung teil), so dass das Gehirn klein bleibt. Inwieweit Teilleistungsschwächen und Lernbehinderungen (z.B. Legasthenie) auf perinatale Hirnschädigungen zurückzuführen sind, ist umstritten, da diese auch bei in der Neugeborenenperiode unauffälligen Kindern beobachtet werden.

Frühgeborenenretinopathie

Im Gegensatz zur durch Sauerstoff*mangel* bedingten Gehirnschädigung liegt der **Frühgeborenenretinopathie** (Schädigung der Netzhaut des Frühgeborenen) ein Sauerstoff*überschuss* zugrunde, der durch die häufig notwendige längerfristige Beatmung bedingt ist. Betroffen sind 15 % der Frühgeborenen < 1 500 g, von denen wiederum10 % bleibende Sehstörungen bis hin zur Erblindung behalten.

Der erhöhte Sauerstoffpartialdruck im arteriellen Blut (> 100 mmHg) blockiert die Bildung neuer Blutgefäße in den beim Frühgeborenen noch nicht vollständig mit Blutgefäßen versorgten äußeren Anteilen der Netzhaut und führt zur Verengung der bereits vorhandenen Netzhautgefäße. Es kommt zum Sauerstoffmangel und reaktiv, beginnend in der Netzhautperipherie, einer überschießenden Bildung von kleinen Arterien, die auch in den Glaskörper einsprossen. Es bilden sich bindegewebige, für das Licht undurchdringbare Schwarten **(retrolentale Fibroplasie).** Die neu gebildeten Gefäße neigen außerdem zu Blutungen und das neu gebildete Gewebe zur Netzhautablösung mit Gefahr der Erblindung.

Zur Prävention werden beim Frühgeborenen die O_2-Werte im Blut kontinuierlich über auf die Haut aufgebrachte Sonden (transkutane Messung) überwacht. Häufige Augenuntersuchungen durch geschulte Augenärzte werden bei allen extrem unreifen Frühgeborenen durchgeführt. Deutet sich bei diesen Untersuchungen eine Netzhautablösung an, wird frühzeitig mit einer Lasertherapie begonnen (d.h. die Netzhaut wird durch punktuelle Laserapplikation wieder „angeheftet“ ☞ 33.11.1).

Nekrotisierende Enterokolitis

Bei der **nekrotisierenden Enterokolitis** *(NEC)* kommt es durch Minderdurchblutung und Infektion des Darmes bei gleichzeitiger oraler Ernährung zu einer Darmentzündung. Die Kinder vertragen keine Nahrung mehr, bekommen ein geblähtes, druckschmerzhaftes Abdomen und (blutige) Durchfälle. Die Darmgeräusche sind vermindert. In fortgeschrittenen Stadien treten Atmungs- und Kreislaufbeeinträchtigung, Schocksymptome, Azidose, Gerinnungsstörungen, Peritonitis (☞ 21.8.2) und evtl. Darmperforation hinzu.

Die Behandlung besteht in intravenöser Ernährung bei gleichzeitigem Stopp der oralen Nahrungszufuhr, Legen einer Magenablaufsonde, Antibiotikagabe und in schweren Fällen einer Operation mit Entfernung irreversibel geschädigter Darmabschnitte.

Behandlungsstrategie und Pflege

Frühgeborene < 2 000 g Geburtsgewicht werden in Deutschland raschestmöglich auf eine spezielle Frühgeborenenintensivstation verlegt.

Dort werden sie nicht in einem normalen Säuglingsbettchen, sondern in einem **Inkubator** *(Brutkasten)* gepflegt. Durch die durchsichtige Plexiglashaube können die Kinder gut beobachtet werden. Wärme- und Sauerstoffzufuhr werden an die Bedürfnisse des Frühgeborenen angepasst. Eine hohe Luftfeuchtigkeit verhindert das Austrocknen der Atemwege, und seitliche Durchgriffsöffnungen ermöglichen Pflegemaßnahmen, ohne das Kind aus dem Inkubator herauszunehmen. Die Vitalzeichen des Kindes werden ständig mit Hilfe eines Monitors überwacht.

Ernährung

Die **Ernährung des Frühgeborenen** ist eine Gratwanderung zwischen erhöhtem Nährstoffbedarf auf der einen Seite und der oft begrenzten Aufnahmefähigkeit auf der anderen Seite (geringes Magenvolumen, unzureichende Verdauungsfunktion).

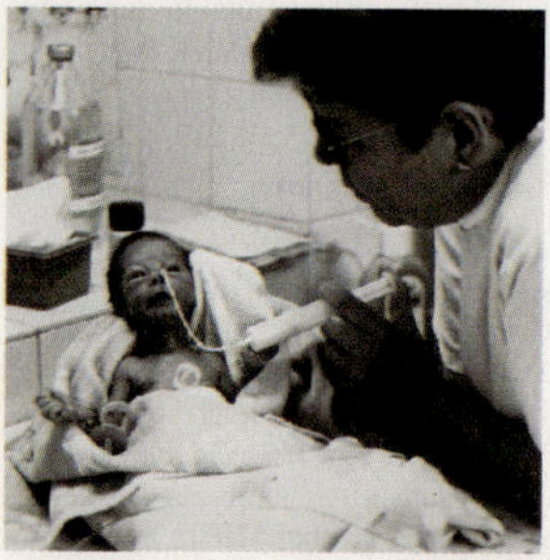

Abb. 13.64: Bis sich die Schluckfähigkeit ausgebildet hat, erhalten Frühgeborene ihre Nahrung über eine Ernährungssonde. [N328]

- Frühgeborene unter 30 – 32 Wochen Tragzeit werden zunächst ganz oder teilweise *parenteral* ernährt
- Die *enterale Ernährung* wird langsam und vorsichtig aufgebaut. Zunächst ist oft eine Magensonde erforderlich, da die kleinen Frühgeborenen nicht koordiniert schlucken können (Aspirationsgefahr). Erst ab der 32. – 34. Gestationswoche sind Saug- und Schluckreflexe so weit entwickelt, dass mit der *oralen* Ernährung angefangen werden kann. Ab diesem Stadium kann auch das Trinken an der Mutterbrust versucht und gefördert werden.
  Bei der enteralen Ernährung, ob über Sonde oder oral, muss stets die geringe Magenkapazität berücksichtigt werden, die je nach Gestationsalter unter 10 ml betragen kann! Bei sehr kleinen Frühgeborenen wird die Sondennahrung deshalb kontinuierlich über 24 Stunden „eingeträufelt“.

Die beste Nahrung ist auch für Frühgeborene die Muttermilch der eigenen Mutter. Sie wird besonders gut vertragen, muss allerdings bei Frühgeborenen unter 1 500 g mit Eiweiß, Kalorien, Kalzium und Phosphat angereichert werden – die bei reiner Muttermilchernährung zur Deckung des extrem hohen Nährstoffbedarfs erforderliche Milchmenge würde das Frühgeborene überfordern. Bei unzureichender Milchbildung der Mutter kann entweder auf gespendete Frauenmilch oder auf spezielle Frühgeborenen-Milchen ausgewichen werden.

Frühgeborene mit ihrem labilen Flüssigkeitshaushalt werden peinlich genau bilanziert (☞ 7.8.2). Hierzu gehört auch die Dokumentation von Blutverlusten – ein 750-g-Baby hat ein Blutvolumen von lediglich 50 – 60 ml, so dass sich z.B. Blutabnahmen schnell zu gefährlichen Verlusten addieren. Die Vitalzeichen (Puls, Atemfrequenz, Blutdruck) werden bis zu viertelstündlich kontrolliert. Die Umgebungstemperatur im Inkubator wird beständig an die Körpertemperatur des Frühgeborenen angepasst.

Beatmung

Extrem kleine Frühgeborene müssen nicht selten in den ersten Lebenstagen **künstlich beatmet** werden. Danach wird die Atemluft vielfach noch für eine gewisse Zeit über kleine Nasensonden mit Sauerstoff angereichert, um die oft noch unreife Lungenfunktion zu unterstützen.

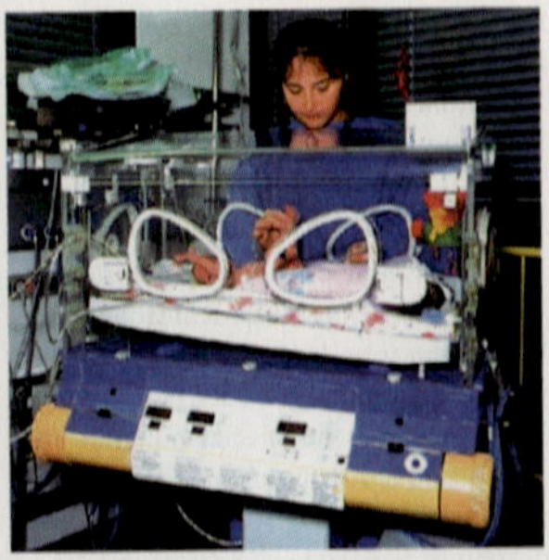

Abb. 13.65: Im Inkubator hat das Früh- oder Risikogeborene einen besonderen Schutzraum, da dort ein konstantes Milieu (z.B. Temperatur, Sauerstoffkonzentration) aufrecht erhalten werden kann. [O342]

Die Seele der „Frühchen"

Angesichts der Vielzahl körperlicher Komplikationen wurden lange Zeit die seelischen Probleme der Frühgeborenen und ihrer Eltern vernachlässigt. Erst die Beobachtung eines kolumbianischen Neonatologen Ende der siebziger Jahre brachte Bewegung in die technisierten Abläufe der Frühgeborenen„aufzucht". Der Kinderarzt hatte nämlich mangels Inkubatoren die frühgeborenen Kinder einfach ihren Müttern an den nackten Körper gebunden – die **„Känguru-Methode"** war erfunden. Und wider Erwarten stabilisierten sich viele Frühgeborene auch ohne Unterstützung durch Beatmungsmaschinen, Monitore und Arzneimittel. Entsprechend werden frühgeborene Kinder nun auch bei uns häufiger auf der Brust oder dem Bauch der Eltern „gekängurut", und die Eltern werden als Teil des *Fürsorge-Teams* an der Versorgung ihrer Kinder beteiligt und nicht mehr als störende Gäste angesehen. Auch sehr kleine und noch maschinell beatmete Frühgeborene können aus dem Inkubator herausgenommen werden, wenn sie stabil sind und gut überwacht werden. Die Frühchen müssen allerdings gut in Felle eingehüllt sein, um nicht auszukühlen. Studien haben gezeigt, dass auf den Mutterleib gelegte Frühgeborene weniger der gefürchteten Atempausen haben und insgesamt stabiler sind. Auch erwies sich die Angst vieler Ärzte als unberechtigt, dass die Mütter Infektionen auf ihre Kinder übertragen würden.

Auch den Eltern hilft die Nähe zu ihrem Baby, sich in der neuen Situation zurechtzufinden und eine Beziehung zu dem Winzling zu finden. Denn häufig leiden sie unter Schuld- und Versagensgefühlen, Enttäuschung und Trauer, die nur durch den praktischen Umgang mit dem neuen Lebewesen überwunden und in eine realistische, fördernde Beziehung gelenkt werden können.

Prognose Frühgeborener

Obwohl nur ca. 6 % der Neugeborenen zu früh geboren werden, machen sie den Hauptanteil der *Neugeborenensterblichkeit* aus. Hierfür sind nicht nur die durch die Unreife bedingten Anpassungsprobleme verantwortlich. Viele Frühgeborene sind zusätzlich durch eine vorbestehende Erkrankung (eigene Erkrankungen oder Erkrankungen der Mutter) geschädigt. Frühgeborene werden also bisweilen krank, weil sie zu früh und damit unreif geboren sind, sie sind aber manchmal auch zu früh geboren, eben weil sie (oder ihre Mutter) bereits vor der Geburt krank waren.

Ein schwieriges Thema stellt die **Langzeitprognose** Frühgeborener dar. Obwohl sich die meisten Frühgeborenen später praktisch normal entwickeln, haben gerade die extrem kleinen Frühgeborenen erhebliche Risiken für Spätschäden:

- Störungen der motorischen und geistigen Entwicklung
- Zerebrale Krampfanfälle, Seh- und Hörstörungen
- Ernährungsschwierigkeiten, Wachstumsverzögerungen
- Chronische Lungenerkrankungen.

Überleben – auf Kosten eines gesunden Lebens?

Der Neugeborenen- und insbesondere der Frühgeborenenmedizin wird immer wieder vorgeworfen, sie könne zwar ein Überleben extrem unreifer Kinder erreichen, bewerkstellige dies aber zum Preis schwerer Behinderungen und langfristiger Krankheiten der „geretteten" Kinder. Tatsächlich überleben heute zwar immerhin 50 % der Frühgeborenen von 600 – 750 g Geburtsgewicht, ein Drittel der Überlebenden hat jedoch mit bleibenden Behinderungen, vor allem im neurologischen Bereich, zu rechnen. Es gibt deshalb viele Perinatalmediziner, die fordern, nunmehr das Hauptaugenmerk auf die *Qualität* des Überlebens zu richten:

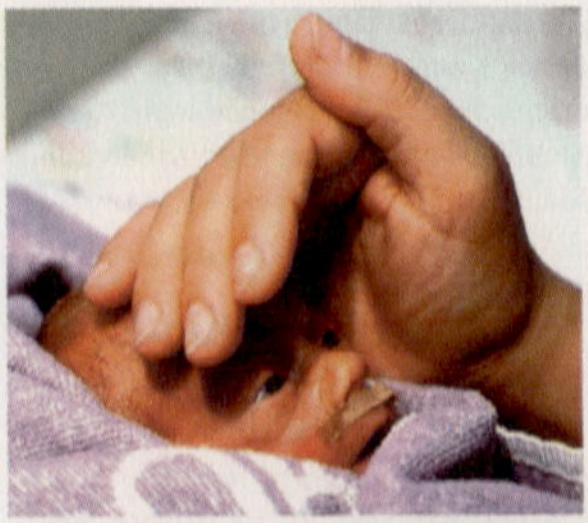

Abb. 13.67: Wird dieses Frühgeborene mit Spätschäden zu leben haben, oder hat die neonatologische Intensivmedizin ihm nur ihre guten Auswirkungen mit ins Leben gegeben? [J680-001]

„Der wissenschaftlich Tätige macht sich Fragen seiner Patienten zu Eigen und versucht diese zu beantworten. Was ist aber die derzeit entscheidende Frage unserer Neugeborenen? Ich meine, sie fordern von uns nicht nur das Überleben, sondern ein Überleben ohne Komplikationen, d.h. bei voller Gesundheit. Da aber die Krankheitshäufigkeit, insbesondere bei den sehr kleinen Frühgeborenen, weiterhin relativ hoch ist, halte ich derzeit und in

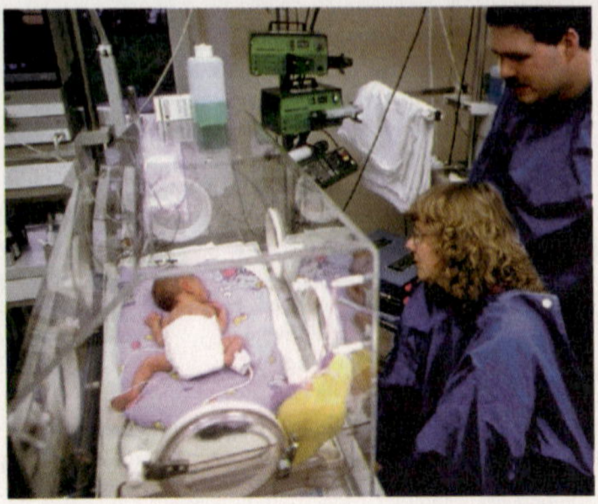

Abb. 13.66: Das Bild der Eltern, die ihr Kind nur durch die Inkubatorscheiben betrachten und die im Stationsbetrieb als Störfaktoren gesehen werden, ist auf Frühgeborenen-Intensivstationen seltener geworden. Sie werden, wo möglich, in die Pflege ihres Kindes einbezogen, und der Hautkontakt wird gezielt gefördert. [J680-001]

Zukunft Bemühungen um eine Reduktion dieser Krankheitshäufigkeit für das vordringliche Ziel der Neonatologie." (Prof. Stopfkuchen, Universitäts-Kinderklinik Mainz).

13.8 Plötzlicher Kindstod

Plötzlicher Kindstod (engl. *sudden infant death syndrome,* kurz **SIDS**, *Krippentod*): Plötzlicher, unerwarteter Tod eines Säuglings, ohne dass eine Todesursache feststellbar ist. Häufigkeit ca. 2/1 000 Lebendgeborene, damit bedeutendste Ursache der Säuglingssterblichkeit nach der Neugeborenenphase. Altersgipfel 2. – 4. Lebensmonat. Vor dem 1. und nach dem 9. Lebensmonat sehr selten.

Typischerweise finden die entsetzten Eltern beim **plötzlichen Kindstod** ihr Kind tot im Bett vor, nachdem es wenige Stunden zuvor noch völlig gesund erschien. Reanimationsmaßnahmen kommen fast immer zu spät. Auch die weitere postmortale Diagnostik einschließlich der unbedingt erforderlichen Obduktion enthüllt keine Grunderkrankung, die den Tod erklären würde (z.B. Sepsis, Meningitis oder Verlegung der Atemwege).

Die Ursache des plötzlichen Kindstodes ist nach wie vor ungeklärt. Es konnten folgende Risikofaktoren herausgefunden werden:

- Frühgeborene und untergewichtige Neugeborene
- Mehrlinge
- SIDS bei Geschwistern
- Niedriger sozioökonomischer Status
- Drogenabhängigkeit und Zigarettenrauchen der Mutter
- Bauchlage (☞ 13.2.3).

Als **akut lebensbedrohendes Ereignis** (*ALE*, engl. *acute life threatening event, ALTE*) wird ein akut lebensbedrohlicher Zustand mit Atemstillstand, Zyanose und/oder Bradykardie bezeichnet. Das Kind kann aber durch Reanimationsmaßnahmen noch gerettet werden oder erholt sich von selber. Nach einem solchen Ereignis ist das Risiko für ein tödliches Ereignis im Säuglingsalter erhöht. In unklaren Fällen wird deshalb nicht selten ein Heimmonitor verordnet (☞ unten).

Im Gegensatz zum SIDS kann beim akut lebensbedrohenden Ereignis oft ein auslösender Faktor nachgewiesen (und behandelt) werden, z.B. ein gastro-ösophagealer Reflux (☞ 13.11.3), die Aspiration von Mageninhalt, eine schwere Infektion (Pneumonie, Meningitis), ein Krampfanfall oder ein Herzfehler bzw. eine Herzrhythmusstörung.

Eine typische Reaktion der Eltern nach dem SIDS eines Kindes sind Selbstvorwürfe („Hätte ich doch öfter nach ihm geguckt!") und Schuldgefühle. Aufklärende Gespräche und die Vermittlung von Kontakten zu Selbsthilfegruppen können hier helfen. Bei nachfolgenden Geschwistern sollte eine Monitorüberwachung des Schlafes während des gesamten ersten Lebensjahres überlegt werden. Dies setzt aber voraus, dass die Eltern des Kindes die lebensrettenden Sofortmaßnahmen beherrschen und auch der psychischen Belastung gewachsen sind (die Monitorüberwachung entlastet nicht nur, sondern belastet auch, z.B. durch häufige Fehlalarme).

13.9 Kindliche Herzerkrankungen

Leitsymptome

Herzkranke Kinder können durch Zyanose (☞ 18.3.4), abnorme Herzgeräusche oder durch Herzinsuffizienz (☞ 18.6) auffallen.

Abweichend von der Herzinsuffizienz des Erwachsenen äußert sich die Herzinsuffizienz des Säuglings oft nur durch schnellen Herzschlag und beschleunigte Atmung sowie durch Gedeihstörung oder Belastungsunverträglichkeit: Die Säuglinge schwitzen schon bei geringer Belastung, also typischerweise bei ihrer wichtigsten Tätigkeit, dem Trinken. Typisch ist außerdem eine Lebervergrößerung (Hepatomegalie). Ödeme sind seltener. Häufigste Ursache einer kindlichen Herzinsuffizienz sind angeborene Herzfehler.

13.9.1 Angeborene Herzfehler

Angeborene Herzfehler *(kongenitale Herzfehler, kongenitale Herzvitien):* Angeborene Fehlbildungen des Herzens, der Herzklappen und/ oder der herznahen großen Gefäße.

Ungefähr 1 % aller Lebendgeborenen haben **angeborene Herzfehler**, die durch Störungen während der komplexen embryonalen Entwicklung hervorgerufen werden. Ursächlich spielen sowohl genetische als auch exogene Faktoren (z.B. Infektionen der Mutter während der Schwangerschaft) eine Rolle.

Pathophysiologie und Einteilung

Bei einem Teil der angeborenen Herzfehler fließt das Blut durch Kurzschlussverbindungen (engl. *shunts*) über normalerweise nicht angelegte oder bei gesunden Kindern bereits kurz nach der Geburt verschlossene „Abkürzungen" (z.B. Ductus arteriosus Botalli ☞ 13.7.8). Dabei durchmischen sich sauerstoffgesättigtes und sauerstoffarmes Blut in unterschiedlichem Ausmaß. Die Flussrichtung wird durch das Druckgefälle bestimmt, d.h. das Blut fließt von Kreislaufabschniten mit höheren Drücken zu Abschnitten mit niedrigen Drücken („Blut fließt bergab"). Andere Herzfehler schränken lediglich den ansonsten normal angelegten Blutfluss ein, z.B. durch Verengungen der Hauptschlagader oder durch Klappenfehler. Bei wieder anderen Herzfehlern ist die Herzanatomie völlig „falsch" angelegt (so dass etwa eine Lungenarterie aus der linken Herzkammer entspringt und die Aorta aus der rechten Herzkammer, wie etwa bei der *Transposition der großen Arterien*).

Je nach ihrer Auswirkung auf die Sauerstoffkonzentration des Körperkreislaufs unterscheidet man:

- **Zyanotische Herzfehler.** Führt der Herzfehler zum Zufluss von sauerstoffarmem Blut in das arterielle, sauerstoffreiche Blut des Körperkreislaufs, so vermindert sich dort die Sauerstoffsättigung – es kommt zur Zyanose. Da das sauerstoffarme („verbrauchte") Blut normalerweise ausschließlich von der rechten Herzkammer über die Pulmonalarterien ausgeworfen wird, spricht man bei solchen Herzfehlern auch von **Rechts-Links-Shunts.** Die Zumischung von verbrauchtem Blut in den Körperkreislauf kann dabei sowohl im Bereich des Herzens als auch im Bereich der Pulmonalarterien stattfinden.
- **Azyanotische** *(nicht-zyanotische)* **Herzfehler.** Hier kommt es entweder nicht zur Durchmischung von sauerstoffarmem und sauerstoffgesättigtem Blut (wie etwa bei „bloßen" Klappenfehlern), oder aber die Durchmischung verläuft so, dass sauerstoffgesättigtes Blut (also Blut aus der linken Herzhälfte oder der Aorta) in den Lungenkreislauf eingeschleust wird **(Links-Rechts-Shunt).** Es kommt dabei nicht

zu einem Sauerstoffabfall im Körperkreislauf und deshalb nicht zur Zyanose.

Der größte Teil der angeborenen Herzfehler ist heutzutage operabel, so dass die rechtzeitige Diagnosestellung lebensrettend sein kann.

Vorhofseptumdefekt

Beim **Vorhofseptumdefekt** (*Atriumseptumdefekt*, kurz *ASD*) hat sich die Scheidewand im Bereich der Vorhöfe nicht völlig verschlossen. Durch das Loch in der Vorhofwand strömt Blut vom kräftigeren linken Vorhof in den schwächeren und dehnbareren rechten Vorhof. Durch diesen *Links-Rechts-Shunt* wird langfristig der Lungenkreislauf überlastet. Es entsteht ein zunächst reversibler und später unumkehrbarer Hochdruck im Lungenkreislauf (**pulmonale Hypertonie** ☞ 20.10.2). Das rechte Herz muss nun gegen einen erhöhten Widerstand anpumpen. Folge ist eine Rechtsherzhypertrophie. Der Druck im rechten Herzen kann so stark ansteigen, dass sich die Shuntfließrichtung umkehrt: Das Blut fließt nun vom rechten in den linken Vorhof (**Shuntumkehr** zum Rechts-Links-Shunt, sog. *Eisenmenger-Reaktion*), und die linke Herzseite wird zunehmend belastet.

Der Krankheitsverlauf hängt von Größe und Lage des Defektes ab. Häufig treten erst im 2. und 3. Lebensjahrzehnt vermehrt bronchitische Infekte oder Pneumonien, Atemnot unter Belastung und allgemeine Leistungsminderung auf. Eine Zyanose kommt erst in Spätstadien der Erkrankung hinzu.

Die Diagnose wird durch Auskultation (Herzgeräusch), EKG, Röntgenaufnahme des Thorax, Echokardiographie und Herzkatheteruntersuchung gestellt.

Kleine Vorhofseptumdefekte verschließen sich in den ersten Lebensjahren oft von selbst. Bei einem großen Shuntvolumen muss der Defekt möglichst frühzeitig operativ verschlossen werden. Nach einer Shuntumkehr ist eine Operation nicht mehr möglich.

Ventrikelseptumdefekt

Bei einem **Ventrikelseptumdefekt** (kurz *VSD*) besteht ein Loch sehr unterschiedlicher Größe in der Scheidewand zwischen linkem und rechtem Ventrikel. Über 80 % der Ventrikelseptumdefekte liegen direkt unterhalb des Aortenabgangs. Oft bestehen weitere Fehlbildungen am Herzen (z.B. Vorhofdefekte, angeborene Herzklappenfehler).

Durch das Loch in der Kammerwand strömt Blut von der kräftigeren linken Kammer in die schwächere rechte Kammer. Wie beim Vorhofseptumdefekt entsteht durch die zusätzliche Druck- und Volumenbelastung eine Rechtsherzhypertrophie sowie eine Hypertonie der Pulmonalarterien.

Je nach Größe und Lage des Herzfehlers gedeihen die Kinder schlecht, haben wiederholt bronchitische Infekte und zeigen die Symptome einer Herzinsuffizienz. Die technischen Untersuchungen entsprechen denen bei einem Vorhofseptumdefekt. Die meisten Kinder werden wegen eines typischen Herzgeräusches diagnostiziert.

Größere Ventrikelseptumdefekte werden möglichst früh operativ verschlossen, bei kleineren kann zunächst abgewartet werden. Wie bei anderen anatomischen Defekten des Herzens kann es allerdings bei Einschwemmung von Bakterien in die Blutbahn (z.B. bei Operationen) zu einer Besiedelung der Herzinnenwand mit Bakterien kommen (*Endokarditis* ☞ 18.8.1). Deshalb werden bei allen operativen Eingriffen prophylaktisch Antibiotika verordnet *(Endokarditis-Prophylaxe)*.

13.10 Kindliche Atemwegserkrankungen

Leitsymptome

Leitsymptome kindlicher Atemwegserkrankungen sind wie beim Erwachsenen Atemnot (Dyspnoe ☞ 20.3.1), Husten (☞ 7.2.3) und pathologische Atemgeräusche (☞ 20.3.4). Allerdings gibt es einige Besonderheiten:

Defekt	Anatomie und Physiologie des Defekts	Klinik
Angeborene Herzfehler ohne Zyanose		
Vorhofseptumdefekt *(ASD)*	☞ Text	
Ventrikelseptumdefekt *(VSD)*	☞ Text	
Persistierender Ductus arteriosus *(PDA* ☞ 13.7.8)	Ausbleibender Verschluss des Ductus arteriosus Botalli → Blutfluss aus der Aorta zurück in die Lungenarterie (Regelfall)	Je nach Shuntgröße Entwicklungsverzögerung, Infekte. Später Shuntumkehr (Ausnahme)
Pulmonalstenose *(PS* ☞ auch 18.10)	Druckbelastung des rechten Herzens durch Verengung der Pulmonalklappe	Atemnot, Rechtsherzinsuffizienz
Aortenisthmusstenose *(ISTA)*	Einengung der Aorta vor oder nach dem Abgang des Ductus arteriosus Botalli	Je nach Typ sehr unterschiedlich, v.a. Hypertonie im Kopf-Arm-Bereich bei gleichzeitiger Abschwächung der Fußpulse, Zyanose der unteren Körperhälfte, Herzinsuffizienz
Aortenstenose *(AS* ☞ auch 18.10)	Druckbelastung des linken Herzens durch Einengung der Aortenklappe	Im Säuglingsalter Herzinsuffizienz, später Atemnot bei Belastung, Herzrhythmusstörungen, Synkopen (☞ 18.3.3), Angina-pectoris-Anfälle
Angeborene Herzfehler mit Zyanose		
Fallot-Tetralogie *(TOF)*	Pulmonalstenose + Ventrikelseptumdefekt + Nach rechts verlagerte und damit über dem Septumdefekt „reitende" Aorta + Hypertrophie der rechten Kammer	Zyanose, Gedeihstörung, Atemnot, hypoxämische Anfälle, evtl. mit Bewusstlosigkeit. Typische Hockstellung der Kinder zur Verbesserung der Sauerstoffversorgung
Transposition der großen Gefäße *(TGA)*	Ursprung der Aorta aus dem rechten, der Pulmonalarterie aus dem linken Ventrikel (nur lebensfähig bei gleichzeitigem Shunt, z.B. durch persistierenden Ductus)	Zyanose, Atemnot, Herzinsuffizienz

Tab. 13.68: Die häufigsten angeborenen Herzfehler. Die Therapie besteht in der Regel in der Endokarditisprophylaxe, ein oder mehreren Operationen sowie einer Behandlung der Herzinsuffizienz.

- Gerade beim Säugling sind die Zeichen einer Atemnot oft diskret und nicht mit denen beim Erwachsenen zu vergleichen. Ein Stöhnen bei der Atmung, Bewegungen der Nasenflügel mit der Ein- und Ausatmung („Nasenflügeln") oder Einziehungen am unteren Thoraxrand, an den Schlüsselbeingruben oder zwischen den Rippen können einzige sichtbare Zeichen einer Atemnot sein (☞ Abb. 13.58)
- Typische Hustenformen des Kindesalters sind der anfallsartige „Keuch"husten (☞ 13.10.1) sowie der bellende „Krupp"husten bei Entzündung des Kehlkopfes (☞ 13.10.3)
- Da die oberen Luftwege des Kindes sehr eng sind, führen bereits geringe zusätzliche Verengungen z.B. durch Schwellungen oder Sekretansammlung zu pathologischen Atemgeräuschen. Insbesondere das „Brodeln" bei (harmlosen) Infekten der oberen Luftwege beunruhigt die Eltern des Kindes oft sehr. Medizinisch bedeutsamer ist dagegen der *Stridor*, ein bei Verengungen der oberen Luftwege entstehendes, pfeifendes Geräusch bei der Einatmung.

13.10.1 Keuchhusten

Keuchhusten *(Pertussis, Stickhusten):* Bakteriell bedingte, insbesondere für Säuglinge lebensbedrohliche Allgemeinerkrankung, die mit typischen Hustenanfällen einhergeht. Auch heute noch relativ häufige Erkrankung, da der durch die Impfung erzielte Schutz vor allem im frühen Säuglings- und Erwachsenenalter unzuverlässig ist.

Krankheitsentstehung

Der Erreger des **Keuchhustens,** das Bakterium *Bordetella pertussis,* wird durch Tröpfcheninfektion übertragen.

Symptome, Befund und Diagnostik

Nach einer *Inkubationszeit* (☞ 28.1.3) von meist 1 – 2 Wochen beginnt die Erkrankung mit einem uncharakteristischen Vorstadium *(katarrhalisches Stadium),* das mit Schnupfen und Husten wie ein banaler Infekt aussieht und ca. 1 – 2 Wochen dauert. In dieser Zeit ist die Erkrankung aber am ansteckendsten. Erst dann folgt das charakteristische *konvulsive Stadium,* das bis zu zehn Wochen dauern kann. Die Hustenanfälle werden häufiger und schwerer. Kennzeichnend ist der stakkatoartige Husten mit 10 – 20 Hustenstößen rasch hintereinander, wobei die Kinder zyanotisch werden können. Am Ende würgen die Kinder oft glasigen Schleim aus oder erbrechen. Täglich können bis zu 50 Anfälle das Kind quälen, nachts häufiger als tags. Die Anfälle werden oft durch Essen, Trinken oder auch eine Racheninspektion ausgelöst.

Lebensbedrohlich ist der Keuchhusten für Säuglinge: Er äußert sich bei ihnen oft nicht in Husten, sondern in Atempausen, die bis zum Tode führen können. Jüngere Säuglinge mit Keuchhusten müssen daher evtl. stationär aufgenommen und mit einem Monitor überwacht werden (Herzfrequenz, Atmung).

Die Diagnose wird klinisch und evtl. durch einen Abstrich aus dem Nasenrachenraum gestellt.

Behandlungsstrategie

Da die Hustenanfälle durch von den Bakterien produzierte Toxine ausgelöst werden, bringt eine Antibiotikatherapie zu diesem Zeitpunkt keine Besserung mehr. Die Erreger werden zwar abgetötet, die Toxine wirken jedoch noch mindestens 2 – 3 Wochen weiter. Trotzdem wird möglichst frühzeitig antibiotisch behandelt (Erythromycin), um eine Verbreitung der Erreger zu verhindern und so insbesondere andere, hochgefährdete Säuglinge zu schützen. Bei Säuglingen, die Kontakt zu einem Keuchhusten-Kind hatten, ist eine prophylaktische Antibiotika-Gabe angezeigt.

Pflege

Hygienemaßnahmen und Isolierung bei Infektionskrankheiten ☞ 28.2, 6.3.2

Eine Keuchhustenerkrankung ist für Kind und Eltern beängstigend und erschöpfend, und beide bedürfen des Zuspruchs.

Probleme bereitet oft die Ernährung des Kindes, weil Essen einen Hustenanfall auslösen kann. Da nach einem Hustenanfall die „Hustenschwelle" für einige Zeit erhöht ist, sollte man dem Kind in dieser Phase etwas zu essen anbieten. Häufige kleine Mahlzeiten werden besser vertragen als wenige große. Die Speisen sollten gut zu schlucken sein. Ungeeignet ist „raue", krümelige Kost (z.B. Zwieback). Erbrechen Säuglinge ihre Mahlzeit, sollte nach 15 – 20 Minuten ein Nachfüttern versucht werden. Gerade wenn das Kind nicht viel essen kann, ist eine sorgfältige Mundpflege (☞ 7.4.4) wichtig.

Frischluftzufuhr wirkt sich in der Regel günstig aus.

Krankenbeobachtung und Dokumentation

- „Hustenprotokoll" (Uhrzeit)
- Zyanose, Apnoe
- Spucken zähen Schleims, Erbrechen.

13.10.2 Pseudokrupp

Pseudokrupp *(Laryngotracheobronchitis,* kurz *LTB, subglottische Laryngitis):* Meist viral bedingte Atemwegsentzündung mit Heiserkeit und typischem, „bellendem" Husten durch Schwellung der Kehlkopf-, Luftröhren- und Bronchialschleimhaut.

Als **(echter) Krupp** wird die heute seltene Kehlkopfentzündung im Rahmen einer Diphtherie (☞ 28.5.13) bezeichnet – alle übrigen Krankheitsbilder mit einer entzündlichen Schwellung von Kehlkopf und Luftröhre heißen zur Abgrenzung **Pseudokrupp** *(„scheinbarer Krupp").*

Symptome, Befund und Diagnostik

Typischerweise bekommt das Kind im Rahmen eines Infektes bellenden Husten und wird heiser (☞ auch Tab. 13.69). In schweren Fällen ist bei der Einatmung ein pfeifendes Geräusch zu hören *(inspiratorischer Stridor).* Die komplette Verlegung der Atemwege ist selten.

Behandlungsstrategie

Oft reichen einfache physikalische Maßnahmen (☞ Pflege) zur Behandlung aus. In schweren Fällen sind Inhalationen mit Adrenalin zur Erweiterung der Atemwege erforderlich. Auch die Gabe von Glukokortikoiden führt zur Abschwellung der entzündeten Schleimhaut (Wirkungseintritt nach 4 – 8 Stunden). Selten ist eine Intubation mit Beatmung nötig.

Pflege

Da sich der Pseudokrupp durch Aufregung verschlechtert, ist bei allen Tätigkeiten Hektik zu vermeiden (Eltern beruhigen!). Unangenehme Maßnahmen werden aufs Nötigste beschränkt und ggf. verschoben. Kalte, feuchte Luft reduziert die Schwellung. Entsprechend werden die Fenster geöffnet und die Badewanne gefüllt oder nasse Tücher ins Zimmer gehängt. Über diese Maßnahmen müssen auch die Eltern Bescheid wissen, da die meisten Eltern bei Atemwegsinfekten die Fenster geschlossen halten und die Heizung aufdrehen. Die Eltern sollten auf die hohe Rezidivgefahr hingewiesen werden (Pseudokrupp-Anfälle kehren häufig in der folgenden Nacht wieder).

13.10.3 Epiglottitis

Epiglottitis: Akute, lebensbedrohliche Entzündung des Kehldeckels (*Epiglottis* ☞ 34.1.3) und eines der gefürchtetsten Krankheitsbilder in der Pädiatrie überhaupt. Leitsymptome sind Schluckstörung und kloßige Sprache. In der Regel durch das Bakterium *Haemophilus influenzae Typ B* verursacht.

Durch Einführung der aktiven Impfung (HiB-Impfung) 1990 ist die **Epiglottitis** in Deutschland heute selten.

Symptome, Befund und Diagnostik

Typischerweise beginnt die Epiglottitis mit beeinträchtigtem Allgemeinbefinden, Fieber und Halsschmerzen. Innerhalb kurzer Zeit schwillt dann die Epiglottis ballonartig an, und das Kind bekommt eine „karchelnde" Atmung, häufig mit Stridor, eine kloßige Stimme („Heiße-Kartoffel-Stimme"), erhebliche Schluckbeschwerden und starken Speichelfluss. In späteren Krankheitsstadien haben die Kinder stärkste Atemnot.

! Vorsicht

Gerade bei (Klein-)Kindern ist eine Epiglottitis wegen der engen anatomischen Verhältnisse im Kehlkopfbereich sehr gefährlich und oft lebensbedrohlich. Bereits „harmlose" Maßnahmen wie eine Racheninspektion können eine komplette Verlegung der Atemwege provozieren.

Die rechtzeitige Unterscheidung von (harmloserem) Pseudokrupp und Epiglottitis ist von vitaler Bedeutung (☞ Tab. 13.69).

Behandlungsstrategie

Das Kind wird auf die Intensivstation gebracht. Eine eventuell erforderliche Intubation wird möglichst im Operationssaal in Gegenwart eines Anästhesisten und HNO-Arztes durchgeführt, da die verlegten Atemwege nicht selten eine Tracheotomie (☞ 38.4) erforderlich machen. Zusätzlich werden Antibiotika gegeben.

Wegen der Gefährlichkeit der Erkrankung wird heute die HiB-Impfung ab dem 3. Lebensmonat empfohlen.

Pflege

Kommt ein Kind mit Epiglottitis-Verdacht in die Klinik, muss sofort der Dienst habende Arzt gerufen und das Kind rasch, aber ohne Hektik, auf die Intensivstation (Pflege ☞ 38.4.2) verlegt werden. Das Kind soll dabei die Position seiner Wahl einnehmen.

13.10.4 Mukoviszidose

Mukoviszidose (*zystische Fibrose, cystische Fibrose*, kurz *CF*): Mit einem Vorkommen von ca. 1 : 2000 häufigste angeborene Stoffwechselerkrankung in Deutschland. Betrifft v.a. Lunge und Bauchspeicheldrüse.

Krankheitsentstehung

Ursache der **Mukoviszidose** ist ein autosomal-rezessiv verebter Gendefekt, der zur Fehlfunktion der Zellmembran verschiedener Oberflächen- und Drüsenzellen führt und als Folge zu einem gestörten Salzaustausch dieser Zellen. Die gebildeten Sekrete sind abnorm zähflüssig.

Symptome, Befund und Diagnostik

Im Vordergrund stehen oft die *Lungensymptome*. Der zähe Bronchialschleim erschwert die (Selbst-)Reinigung der Atemwege und ist ein guter Nährboden für Bakterien. Die betroffenen Kinder haben immer wieder schwere Atemwegsinfekte. Sie husten typischerweise reichlich zähes, bei Infektionen gelbgrünes Sekret aus. Nach Infekten brauchen sie lange Zeit, bis sie sich wieder einigermaßen erholt haben. Die Kinder entwickeln im Laufe der Zeit eine chronisch obstruktive Bronchitis sowie Bronchiektasen (☞ 20.14).

Die *Bauchspeicheldrüsenbeteiligung* äußert sich durch Verlegung der kleinen Pankreasgänge mit Einschränkung der Verdauungsleistung (**Pankreasinsuffizienz** mit massigen Fettstühlen). Bei ca. 10 % aller Erkrankten wird die Erkrankung schon im Neugeborenenalter durch einen **Mekoniumileus** manifest: Das abnorm zähe Mekonium verlegt die Darmlichtung und führt kurz nach der Geburt zum Ileus.

Sowohl die Lungenprobleme als auch die Verdauungsstörungen münden oft schon frühzeitig in eine **Gedeihstörung**, die Kinder sind klein und mager.

Die Diagnose wird durch den Nachweis eines erhöhten Chloridgehalts des Schweißes gesichert (**Schweißtest**). Der Test ist schmerzlos und ungefährlich. Um Verfälschungen zu vermeiden, sollte das

	Pseudokrupp	Epiglottitis
Allgemeinzustand	Befriedigend	Stark reduziert
Fieber	Nur leicht	Ca. 39 – 40 °C
Schluckstörung	Nein	Leitsymptom
Halsschwellung	Nein	Meist stark
Speichelfluss	Nein	Leitsymptom
Kloßige Stimme	Nein	Leitsymptom
Heiserkeit	Leitsymptom	Nein
Bellender Husten	Leitsymptom	Nein
Inspiratorischer Stridor	Bei schwereren Formen	Unterschiedlich
Position des Kindes	Unterschiedlich	Sitzend
Bevorzugtes Lebensalter	6 Mon. – 3 Jahre	2 – 6 Jahre
Jahreszeit	Gehäuft im Herbst	Ganzjährig
Rezidive	Häufig	Sehr selten

Tab. 13.69: Die wichtigsten Kriterien zur Differenzierung zwischen Pseudokrupp und Epiglottitis.

Kind vorher nicht geduscht und keinen schweißtreibenden Sport ausgeübt haben. Bei positivem Schweißtest wird der genaue Gendefekt mittels gentechnischer Untersuchung des Blutes oder von Mundschleimhautzellen bestimmt.

Behandlungsstrategie und Pflege

Eine ursächliche Behandlung der Erkrankung ist bis heute nicht möglich. Die Therapie muss sich also auf symptomatische Maßnahmen beschränken.

Die Lungensymptome werden durch Inhalationen, schleimlösende Präparate (z.B. DNAse = Dornase®) oder bronchienerweiternde Arzneimittel (inhalative *Sympathomimetika* ☞ Pharma-Info 20.41) sowie durch frühzeitige antibiotische Behandlung bei Infekten gebessert. Teilweise werden langfristig inhalierbare Antibiotika (z.B. Tobramycin oder Colistin) eingesetzt.

Ganz wesentlich für die Prognose ist eine konsequente Physiotherapie zur Sekretlösung. Im Säuglingsalter stehen Lagerungsdrainagen und Klopfmassagen, später die Sekretmobilisation durch gezielte Atemtechniken *(autogene Drainage)* und Vibrationsgeräte im Vordergrund. Letzter Ausweg ist in ausgewählten Fällen die Lungentransplantation.

Die Funktionsstörung des Pankreas und die Resorptionsstörung erfordern eine ausreichende Enzymsubstitution mit fett-, eiweiß- und kohlenhydratabbauenden Enzymen (z.B. mit Kreon® ☞ 22.6.3) und die zusätzliche Zufuhr fettlöslicher Vitamine. Die Kost sollte kalorienreich und ausgewogen sein.

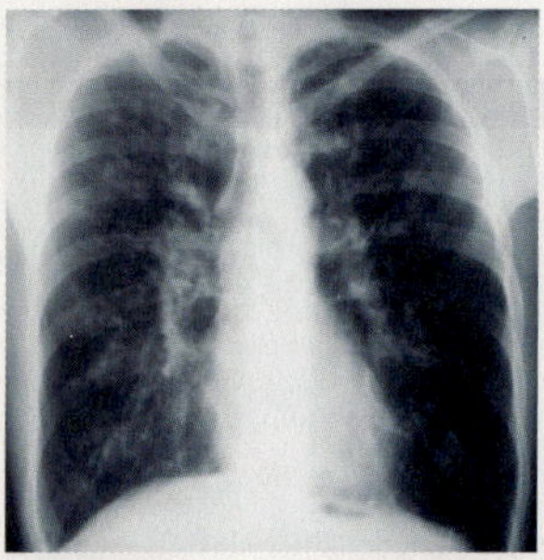

Abb. 13.70: Röntgenbild eines 22-jährigen Patienten mit Mukoviszidose. Die typischen Veränderungen nach seiner langjährigen Erkrankung sind die fassartige Thoraxform als Zeichen eines Lungenemphysems, Fleckschatten aufgrund chronischer Entzündungen und Bronchiektasen (☞ 20.14). [T197]

Prognose und Patienteninformation

Die durchschnittliche Lebenserwartung liegt heute bei etwa 30 Jahren.

Wie bei allen genetischen Erkrankungen sollten die Eltern über die Möglichkeiten der humangenetischen Beratung informiert werden.

> **Kontaktadresse**
> **Mukoviscidose e.V.,**
> Bendenweg 101, 53121 Bonn,
> Tel.: 02 28/98 78 00,
> www.mukoviscidose-ev.de

13.10.5 Bronchiolitis

> **Bronchiolitis:** Viral bedingte Entzündung der kleinen Luftwege bei Säuglingen, häufig mit Giemen einhergehend.

Krankheitsentstehung

Häufigstes verursachendes Virus ist das *Respiratory Syncytial Virus* (kurz **RSV**).

Symptome, Befund und Diagnostik

Die betroffenen Säuglinge fallen durch rasche Atmung, Dyspnoe (☞ Abb. 13.58), Husten und Giemen (☞ 20.3.4) auf. Säuglinge unter sechs Monaten können unter teilweise gefährlichen Atempausen (Apnoe ☞ 13.7.2) leiden.

Die Diagnose wird klinisch gestellt. Das auslösende Virus kann oft in den Nasen-Rachen-Sekreten nachgewiesen werden.

Behandlungsstrategie

Eine spezifische Therapie steht nicht zur Verfügung. Die Behandlung beschränkt sich im Bedarfsfall auf die Gabe von Sauerstoff, selten muss intravenös Flüssigkeit zugeführt werden. Bei manchen Patienten sind Inhalationen mit vernebelter Adrenalinlösung effektiv, Glukokortikoide sind nicht wirksam.

Pflege

Bei der Pflege ist für möglichst ungestörte Schlafzeiten zu sorgen, da die Kinder wegen ihrer „verstopften" Nase Einschlafschwierigkeiten haben. Vorsichtiges, nicht zu häufiges Absaugen der Nase kann Erleichterung bringen.

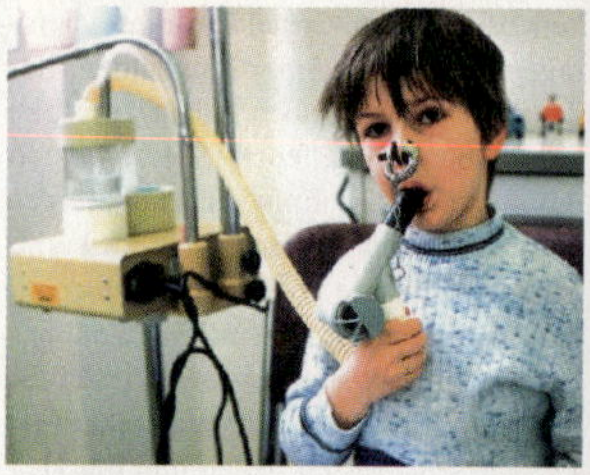

Abb. 13.71: Inhalationen mit schleimlösenden und/oder bronchienerweiternden Arzneimitteln gehören für Kinder mit Mukoviszidose oder anderen chronischen Atemwegserkrankungen wie z.B. Asthma bronchiale zum Alltag wie die Mahlzeiten. [K303]

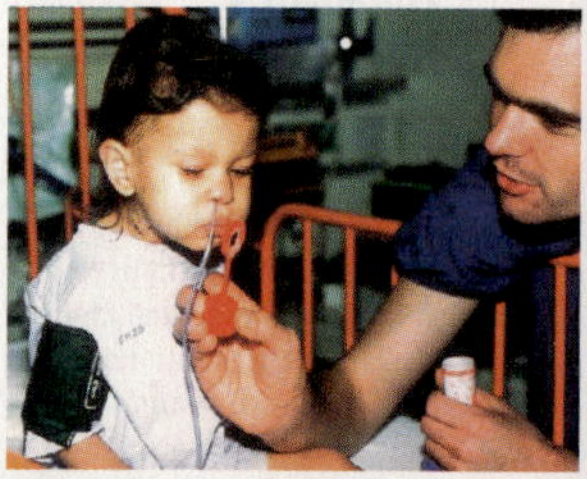

Abb. 13.72: Seifenblasen-Pusten als spielerische Form der Atemgymnastik. [N321]

Prophylaxe

Eine passive Impfung gegen RSV (monatliche Injektion von RSV-Immunglobulin während der Winterzeit) steht für Risikogruppen wie etwa ehemalige Frühgeborene mit Atemwegsproblemen zur Verfügung.

13.10.6 Kindliches Asthma

> **Asthma bronchiale** (☞ 20.6.1): Häufigste chronische Erkrankung des Kindes überhaupt.

Aus bisher ungeklärten Gründen steigt die Häufigkeit des kindlichen **Asthma bronchiale** seit den 70er-Jahren stetig an. Dies könnte einerseits mit der allergenreicheren Umwelt unter modernen Lebensbedingungen (häufiger Aufenthalt in geschlossenen Räumen, Verwendung von Teppichen und anderen „Staubmilbenfängern"), andererseits mit einer geringeren Exposition gegenüber Infektionen (kleinere Familien, bessere „Hygiene") zusammenhängen.

Etwa die Hälfte des kindlichen Asthmas, vor allem das im Säuglingsalter beginnende und durch Atemwegsinfekte ausgelöste Asthma, verliert sich im Laufe der Zeit wieder. Das nach dem Kleinkindalter einsetzende, durch bestimmte Allergene wie Hausstaubmilben, Tierhaarproteine oder Schimmelpilze ausgelöste Asthma bleibt jedoch in vielen Fällen bis ins Erwachsenenalter bestehen.

Die Therapie ist ähnlich der beim Erwachsenen. Stets werden die als Dosieraerosole gegebenen Arzneimittel mit einem vorgeschalteten Spacer verabreicht, da Kinder die Einatmung nicht mit dem Sprühstoß koordinieren können. Bei Säuglingen wird zusätzlich eine weiche Gesichtsmaske vorgeschaltet, da sie das Mundstück nicht im Mund halten können. Vor allem nach der Verwendung inhalierbarer Glukokortikoide sollte der Mund ausgespült werden, um die orale Aufnahme des Wirkstoffes möglichst gering zu halten.

13.11 Kindliche Erkrankungen des Magen-Darm-Traktes

Leitsymptome

Leitsymptome bei Erkrankungen des Magen-Darm-Traktes im Kindesalter sind Spucken und Erbrechen (☞ 13.1.1), Diarrhoe und Obstipation.

Zu beachten ist, dass die normale *Stuhlfrequenz* nicht nur von Kind zu Kind verschieden, sondern auch altersabhängig ist. Bei gestillten Säuglingen sind zehn Stühle pro Tag, aber auch ein Stuhl alle zehn Tage normal, sofern sich das Kind ansonsten wohlfühlt. Bei künstlich ernährten Kindern schwankt die Stuhlfrequenz zwischen ein- und sechsmal täglich. Ältere Kinder haben dreimal pro Tag bis einmal jeden zweiten Tag Stuhlgang.

Diarrhoe

Kindliche **Diarrhoen** sind verhältnismäßig häufig und meist infektiös bedingt (☞ 13.11.5). Seltener sind Nahrungsmittelunverträglichkeit oder Malabsorption (☞ 21.6.3) der Grund für durchfallartige Stühle.

Obstipation

Im Vergleich zur Diarrhoe ist eine echte **Obstipation** beim Säugling selten. Ein fehlender oder verzögerter Abgang des Mekoniums beim Neugeborenen kann auf Mukoviszidose, eine Fehlbildung des Magen-Darm-Traktes oder eine Störung der Nervenversorgung des Darmes (M. Hirschsprung ☞ 13.11.1) hinweisen.

Im Kleinkind- und Schulalter geht die Obstipation oft mit regelmäßigem Einkoten *(Enkopresis)* einher, da sich die aufgestauten Kotmassen bakteriell zersetzen und verflüssigen und dann um den harten Stuhl herum „auslaufen". Ursachen der *chronisch-habituellen* (nicht organisch bedingten) *Obstipation* des Klein- und Schulkindes sind eine zu geringe Flüssigkeitszufuhr, Bewegungsmangel oder psychische Störungen. Eine *organisch bedingte Obstipation* entsteht bei Analfissuren (☞ 21.7.6), Fehlbildungen des Rückenmarks (☞ 13.17.1) oder dem M. Hirschsprung. Auch Allgemeinerkrankungen (z.B. Hypothyreose, Elektrolytstörungen) oder Arzneimittel können zu einer Obstipation führen.

13.11.1 Morbus Hirschsprung

M. Hirschsprung *(Megakolon congenitum,* Megakolon = Riesendarm): Angeborene Enge im Bereich des Dickdarms mit Erweiterung des proximal der Engstelle gelegenen Darmabschnitts.

Krankheitsentstehung

Beim **M. Hirschsprung** sind bestimmte Nervenzellen innerhalb der Darmwand der betroffenen Kinder (meist im Enddarm) nicht angelegt. Dadurch kann der entsprechende Darmabschnitt nicht erschlaffen, ist also ständig enggestellt. Der Kot staut sich vor der Engstelle auf, so dass sich die Darmabschnitte proximal des *aganglionären Segments* (aganglionär = ohne Nervenzellen) enorm erweitern.

Symptome, Befund und Diagnostik

Die erkrankten Kinder fallen durch fehlenden Mekoniumabgang in den ersten 48 Lebensstunden und hartnäckige, bereits im Säuglingsalter beginnende Obstipation auf. Das Abdomen ist oft aufgetrieben. Evtl. treten Erbrechen und eine Gedeihstörung hinzu.

Gesichert wird die Diagnose durch histologische Untersuchung einer Darmschleimhautbiopsie, die das Fehlen der Nervenzellen zeigt.

Behandlungsstrategie

Die Behandlung besteht in der operativen Entfernung des verengten Darmabschnittes.

13.11.2 Pylorusstenose

Pylorusstenose *(Pylorushypertrophie, Magenpförtnerverengung):* Angeborene Verengung des Magenausgangs.

Betrifft zu 80 % Jungen, Manifestation im Neugeborenenalter typischerweise zwischen der 2. und 4. Lebenswoche.

Krankheitsentstehung

Die Ursache der **Pylorusstenose** ist bis heute unklar.

Die Muskulatur des Magenausgangs verdickt und verkrampft sich zunehmend, so dass selbst die flüssige Nahrung des Säuglings den Magenausgang kaum passieren kann.

Symptome, Befund und Diagnostik

Die Symptome setzen etwa in der dritten Lebenswoche ein. Nach den Mahlzeiten erbricht das Baby *im Strahl* oder *Bogen (spastisches Erbrechen).* Typischerweise ist das Kind nach dem Erbrechen gleich wieder hungrig, trinkt eine angebotene zweite Portion gierig und erbricht wieder. Durch die fehlende Nahrungs- und Flüssigkeitszufuhr verfallen die Kinder körperlich rasch (Exsikkose).

Die Verdickung des Pförtners kann oft vom Arzt getastet und heute durch Sonographie frühzeitig nachgewiesen werden.

Behandlungsstrategie

Eine konservative Behandlung mit kleinen, häufigen Mahlzeiten (12 – 24 Mahlzeiten täglich) ist langwierig und kommt nur in ganz leichten Fällen in Frage.

In der Regel müssen das Flüssigkeitsdefizit und die Elektrolytstörungen zunächst durch Infusionen ausgeglichen werden. Dann wird die Enge durch operative (zunehmend laparoskopisch durchgeführte) Spaltung der verdickten Pförtnermuskulatur dauerhaft beseitigt.

13.11.3 Gastroösophageale Refluxkrankheit

Gastroösophageale Refluxkrankheit (☞ 21.4.2): Rückfluss von (saurem) Mageninhalt in die Speiseröhre über das normale Maß hinaus mit häufigem Spucken nach den Mahlzeiten und bei älteren Kindern auch Sodbrennen als Leitsymptomen. Betroffen sind vor allem Säuglinge und neurologisch beeinträchtigte Kinder.

Krankheitsentstehung

Ein gewisses Maß an Zurücklaufen von Speisebrei aus dem Magen in die Speiseröhre ist insbesondere bei Säuglingen normal. Ist jedoch der Verschlussmechanismus zwischen Magen und Ösophagus so schlecht entwickelt, dass das Kind stärkere Beschwerden bekommt oder nicht gedeiht, spricht man von der **gastroösophagealen Refluxkrankheit.**

Symptome, Befund und Diagnostik

Leitsymptom ist das ständige Spucken nach den Mahlzeiten, das bei schwerer Ausprägung zu einer Ösophagusentzündung, Anämie sowie Gedeihstörungen führt. Durch Aspiration kann Mageninhalt in die Trachea gelangen und scheinbar unerklärlichen, chronischen Husten sowie Lungenentzündungen oder „Asthma" hervorrufen.

Die Diagnose wird durch die *Ösophagus-pH-Metrie* gesichert. Im Vergleich zu gesunden Kindern fällt der pH der Speiseröhre durch das Zurückfließen von Mageninhalt zu häufig und zu lange ab. Ebenso kann der Reflux durch die Gabe einer radioaktiv markierten Milchmahlzeit mit nachfolgender Messung der Strahlungsverteilung nachgewiesen werden (**Reflux-Szintigraphie).**

Behandlungsstrategie und Pflege

Die Therapie besteht in der häufigen Gabe kleiner Mahlzeiten, Oberkörperhochlagerung beim Schlafen und evtl. Eindickung der Säuglingsmilch. Medikamentös können die Funktion des unteren Ösophagussphinkters und die Magenentleerung z.B. durch Metoclopramid (z.B. Paspertin®) unterstützt werden. Säureunterdrückende Arzneimittel wie Cimetidin (z.B. Tagamet®) tragen zur Abheilung magensäurebedingter Schleimhautschädigungen der Speiseröhre bei. Meist verbessert sich die Schließfunktion des unteren Ösophagus von selbst, eine Operation ist nur selten erforderlich.

13.11.4 Zöliakie

Zöliakie: Kindliche Manifestationsform der Glutenunverträglichkeit (☞ 21.6.4).

Krankheitsentstehung

Die Zufuhr des in vielen Getreidearten enthaltenen Glutens führt bei den betroffenen Kindern aus noch ungeklärter Ursache zu einer *Atrophie der Dünndarmzotten* und damit zu einer Einschränkung der Verdauungs- und Resorptionsfunktion des Dünndarms.

Symptome, Befund und Diagnostik

Die Nahrung junger Säuglinge ist in der Regel glutenfrei. Typischerweise setzen die Symptome deshalb erst mit Beginn der Zufütterung um den 4. – 8. Lebensmonat ein. Die Kinder gedeihen nicht mehr richtig, haben keinen Appetit und evtl. Durchfall oder Erbrechen. Ihr Bauch ist auffällig vorgewölbt. Häufig sind die Kinder auch blass und übel gelaunt.

Diagnostisch kann eine Bestimmung der Antikörper gegen *Gliadin* (in Weizen und Roggen enthaltenes Getreideprotein, Bestandteil des Glutens) und *Endomysium* (Bindegewebe um jede einzelne Muskelfaser) entscheidende Hinweise bringen. Immer erforderlich ist jedoch die histologische Untersuchung einer Dünndarmbiopsie, die eine „flache", zottenlose Schleimhaut zeigt.

Behandlungsstrategie

Die Betroffenen müssen meist lebenslang eine glutenfreie Diät einhalten (Details und Ernährungsberatung ☞ 21.6.4).

13.11.5 Infektiöse Diarrhoe

Infektiöse Diarrhoe (☞ 28.5.6): Ansteckende Durchfallerkrankung. Häufigste Ursache in Deutschland bei Kindern sind Viren (z.B. Rota-Viren).

Meldepflicht bei Infektionskrankheiten ☞ 28.10

Symptome, Befund und Diagnostik

Leitsymptome der **infektiösen Diarrhoe** sind wie beim Erwachsenen Durchfälle, Übelkeit, Erbrechen, Bauchschmerzen und evtl. Fieber. Insbesondere bei Säuglingen und Kleinkindern entwickelt sich rasch eine Exsikkose durch die mit den Durchfällen verbundenen Wasserverluste – eine Gefahr, die von den Eltern vielfach unterschätzt wird. Die Schleimhäute des Kindes sind trocken, die Fontanelle eingesunken, die Urinausscheidung sinkt und die Kinder weinen „ohne Tränen". Im Spätstadium verstreichen die beim Zwicken der Haut entstehenden Hautfalten nicht mehr sofort, sondern bleiben stehen; es kommt dann auch rasch zu Kreislaufproblemen bis hin zum Schock.

Behandlungsstrategie

In der Behandlung vordringlich ist die **Rehydrierung,** d.h. Ausgleich der verlorenen Flüssigkeit und Wiederherstellung eines normalen Flüssigkeitshaushaltes.

Die Flüssigkeit wird insbesondere bei Erbrechen möglichst oft und in kleinen Mengen gegeben, z.B. alle fünf Minuten 1 – 2 Teelöffel. Von der früher üblichen längeren Nahrungskarenz, „Stillpausen" oder der Gabe sog. *Heilnahrungen* im

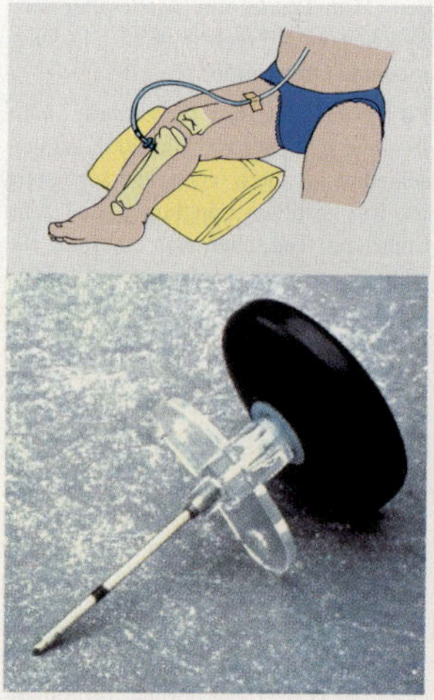

Abb. 13.73: Intraossäre Punktion der Tibia beim Säugling und Kleinkind mit einer Spezialnadel, die in das Knochenmark eingestanzt wird. Sie kommt bei Notfallsituationen zum Einsatz, und es können alle Notfallmedikamente und Infusionen darüber verabreicht werden. [A300-215, V217]

Anschluss an die Durchfallerkrankung ist man heute weitgehend abgekommen.

Wird die orale Rehydrierung richtig (und mit der nötigen Geduld!) durchgeführt, ist ein intravenöser Flüssigkeitsersatz nur selten nötig. Ist der Flüssigkeitsverlust schon so weit fortgeschritten, dass ein Volumenmangelschock vorliegt und keine Vene mehr punktiert werden kann, kann bei jüngeren Kindern die Flüssigkeit über eine Hohlnadel in das Knochenmark der Tibia (Schienbein) infundiert werden. Dieser *intraossäre* Zugangsweg ist bisweilen lebensrettend (☞ Abb. 13.73).

In der Regel hört die Erkrankung von selbst wieder auf. Antibiotika sind nur ganz selten indiziert. Arzneimittel zur Hemmung der Darmmotorik sollten bei Kindern nicht gegeben werden, da die Ausscheidung des infizierten Darminhalts den Heilungsverlauf beschleunigt.

Pflege

Hygienemaßnahmen und Isolierung bei Infektionskrankheiten ☞ *28.2, 6.3.2*
Pflege bei Gastroenteritis ☞ *28.5.6*

Säuglinge müssen besonders häufig gewickelt werden, um Hautreizungen im Windelbereich vorzubeugen.

13.12 Kindliche Erkrankungen des Stoffwechsels

13.12.1 Diabetes mellitus

Diabetes mellitus (☞ 23.6): Mit einem Vorkommen von 1 : 1000 häufigste Stoffwechselerkrankung im Kindesalter. Bei Kindern in der Regel als Diabetes mellitus Typ 1 auftretend.

Krankheitsentstehung

Der **Diabetes mellitus Typ 1** wird auf eine abnorme Immunreaktion zurückgeführt, welche die Insulin produzierenden B-Zellen der Bauchspeicheldrüse zerstört. Wahrscheinlich wird die Entgleisung des Immunsystems bei vorhandener genetischer Veranlagung durch bestimmte Virusinfektionen ausgelöst.

Symptome, Befund und Diagnostik

Für Kinder typisch ist die rasche Entwicklung des Krankheitsbildes mit einer Anamnese von unter vier Wochen. Im Vordergrund stehen eine gesteigerte Urinausscheidung (z.B. Einnässen bei vorher trockenen Kindern), starker Durst sowie Gewichtsverlust trotz häufig vermehrten Essens. Nicht selten entwickelt das Kind eine diabetische Ketoazidose (☞ 23.6.3), die zur Diagnosestellung führt.

Diagnostiziert wird die Erkrankung durch Messung des Blutzuckers. Die Messung der Ketone im Urin gibt einen Hinweis darauf, wie stark der Stoffwechsel bereits entgleist ist.

Behandlungsstrategie und Prognose

Die Therapie besteht in der lebenslangen Zufuhr von Insulin sowie einer an die Krankheit angepassten Diät und Lebensführung.

Die Prognose wird, wie bei vielen anderen chronischen Krankheiten, maßgeblich durch den psychosozialen Hintergrund des Kindes bestimmt. Eltern mit Einsichtsvermögen, Zeit und Verständnis für ihr Kind können diesem zu einer positiven Motivation und ausreichender Krankheitseinsicht verhelfen, die Grundvoraussetzungen für das Leben eines Diabetikers bzw. chronisch kranken Kindes sind.

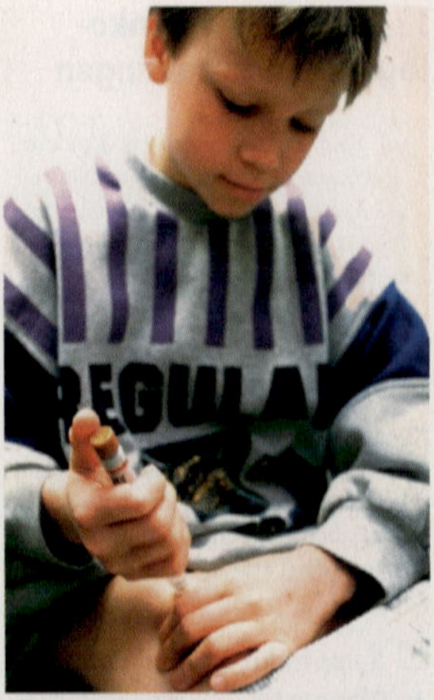

Abb. 13.74: Wenn der kindliche Diabetiker akzeptiert hat, dass einige Bereiche seines Lebens reglementierter sein müssen als bei anderen Kindern, kann er eigenverantwortlich mit seiner Krankheit umgehen. Dieser Junge injiziert „sein" Insulin selbständig. [K303]

13.12.2 Phenylketonurie

Phenylketonurie *(PKU)*: Autosomal rezessiv vererbte Störung des Aminosäurenstoffwechsels, die unbehandelt zu schwerer geistiger Behinderung führt. Häufigkeit ca. 1 : 8000.

Krankheitsentstehung

Infolge eines autosomal rezessiv vererbten Enzymdefekts (☞ 8.1.2) kann die Aminosäure Phenylalanin nicht zu Tyrosin umgewandelt werden, so dass sich Phenylalanin und seine Abbauprodukte im Blut anreichern und das Nervensystem schädigen.

Symptome, Befund und Diagnostik

Hauptsymptom der Erkrankung ist eine schwere geistige Behinderung (bei unbehandelten Kinder IQ < 30), oft verbunden mit zerebralen Krampfanfällen. Äußerlich fallen die Kinder durch eine verminderte Pigmentierung auf (blaue Augen, hellblondes Haar).

Heute wird der Verdacht auf eine Phenylketonurie meist aufgrund eines pathologischen **Guthrie-Tests** geäußert. Bei diesem Test wird im Rahmen der U2 am 4. – 7. Lebenstag entnommenes Blut auf ein Filterpapierblatt getropft und dieses Blatt auf einen mit speziellen Bakterien beimpften Nährboden gelegt. Ist der Phenylalaningehalt im Blut hoch, so wird das Wachstum dieser Bakterien sichtbar gehemmt (☞ 28.3.5). Die Diagnose wird dann durch verschiedene Blutuntersuchungen gesichert. Das Neugeborene ist zu diesem Zeitpunkt noch unauffällig.

Behandlungsstrategie

Die Behandlung besteht in einer zunächst phenylalaninfreien und später phenylalaninarmen Diät, die zur Deckung des Eiweißbedarfes durch spezielle bilanzierte Diäten angereichert werden muss (z.B. Milupa® PKU 1-Mix und PKU 1 – 3). Da auch ein „Zuwenig" schädlich ist (Phenylalanin ist eine essentielle, d.h. lebensnotwendige, Aminosäure), sind engmaschige Kontrollen des Phenylalaninspiegels im Blut notwendig. Die Diät kann in der Regel nach Abschluss der Entwicklung gelockert werden.

13.13 Kindliche onkologische Erkrankungen

Krebserkrankungen bei Kindern sind zwar insgesamt selten (Neuerkrankungsrate ca. 2000 Kinder pro Jahr in Deutschland), nehmen aber einen relativ hohen Anteil an den Todesursachen bei Kindern ein.

13.13.1 Leukämien

Akute **Leukämien** (Details ☞ 24.7.2), und zwar vorwiegend die akute lymphatische Leukämie (ALL), machen gut ein Drittel aller kindlichen Krebserkrankungen aus. Meist erkranken Kinder von 1 – 5 Jahren.

Symptome, Befund und Diagnostik

Die Symptome kindlicher Leukämien entsprechen denen beim Erwachsenen. Häufig werden die Kinder zum Arzt gebracht, weil sie seit einigen Wochen ständig müde und blass sind oder viele blaue Flecken haben, ohne hingefallen zu sein. Auch unerklärliche Fieberschübe und Knochenschmerzen können auf eine Leukämie hinweisen. Die Diagnose wird durch Knochenmarkpunktion gesichert.

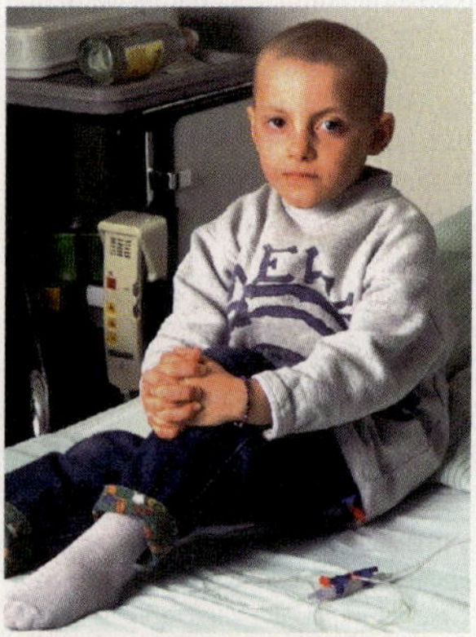

Abb. 13.75: Auch diese kleine Patientin hat nach der Chemotherapie ihre Haare verloren. Sie braucht die Unterstützung ihrer Familie und des betreuenden Krankenhauspersonals, um mit der Bedrohung ihres Lebens und der Einschränkung ihrer Lebensqualität fertig zu werden. Aber Kinder entwickeln auch oft eine erstaunliche Stärke, ihre Krankheit und den vielleicht nahenden Tod zu verarbeiten und anzunehmen. Viele Eltern berichten, ihr krankes Kind habe sie getröstet und nicht umgekehrt. [K183]

Behandlungsstrategie und Prognose

Hauptpfeiler der Behandlung ist wie beim Erwachsenen die Chemotherapie (Grundsätze ☞ 24.5.1). Dabei wird bei Kindern noch mehr als bei Erwachsenen versucht, die Dauer der stationären Aufenthalte zugunsten ambulanter Behandlungstermine zu verkürzen.

Die Prognose kindlicher Leukämien hat sich seit Einführung der Chemotherapie wesentlich verbessert. Heute überleben schätzungsweise 70 % der Kinder mit einer akuten lymphatischen Leukämie und ca. 50 % derjenigen mit einer akuten myeloischen Leukämie.

13.13.2 Wilms-Tumor

Wilms-Tumor *(Nephroblastom)*: Häufigster bösartiger Nierentumor bei Kindern, Erkrankungsalter meist 1 – 5 Jahre. Histologisch embryonale Mischgeschwulst aus unreifen Geweben verschiedener Keimblätter. Trotz hoher Malignität verhältnismäßig gute Prognose.

Häufig verursacht der **Wilms-Tumor** keine Beschwerden, und der Kinderarzt tastet bei einer Routineuntersuchung eine (schmerzlose) Schwellung im Bauch. Ansonsten sind die Erstsymptome eher unspezifisch (z.B. Abgeschlagenheit, Bauchschmerzen). Auch eine isolierte *Mikrohämaturie* (☞ 31.3.9) kann erstes Zeichen der Erkrankung sein.

Die Diagnostik umfasst Urin- und Blutuntersuchungen sowie verschiedene bildgebende Verfahren (meist Röntgenaufnahme des Thorax, Ultraschall und CT des Abdomens).

Erster Schritt der Behandlung ist meist eine Chemotherapie zur Verkleinerung der Tumormasse. Es folgen die operative Entfernung der erkrankten Niere und eine postoperative Chemotherapie, evtl. auch eine Strahlentherapie. Hierunter ist die Prognose mit einer 5-Jahres-Überlebensrate von ca. 80 % relativ gut.

13.13.3 Neuroblastom

Neuroblastom: Bösartiger Tumor des sympathischen Nervensystems, oft von der Nebenniere oder dem Grenzstrang ausgehend. Altersgipfel im Säuglings- und Kleinkindalter.

Meist fallen den Eltern der betroffenen Kinder zunächst unspezifische Allgemeinsymptome wie Müdigkeit, Schwäche oder Gewichtsverlust auf. Spezifische Symptome hängen von der Lokalisation des Tumors und bereits vorhandener Metastasen ab (z.B. Augensymptome bei Befall des Gehirns).

Da der vom autonomen Nervensystem ausgehende Tumor bestimmte Hormone (Katecholamine) bildet, sind die Katecholaminabbauprodukte in Serum und Sammelurin erhöht. Durch verschiedene bildgebende Verfahren werden der Tumor und eventuelle Metastasen lokalisiert.

Die Behandlung umfasst die operative Tumorentfernung, Chemotherapie und evtl. Strahlentherapie.

Die Prognose ist insbesondere bei Säuglingen mit lokalisiertem Befall gut; hier kommt es sogar zu spontanen Rückbildungen des Tumors. Ältere Kinder mit fortgeschrittenen Tumorstadien haben eine Überlebenschance unter 50 %.

13.13.4 Retinoblastom

Retinoblastom: Bösartiger Tumor der Netzhaut, zum Teil beidseits auftretend. Manifestation in den ersten drei Lebensjahren.

Manche **Retinoblastome** werden durch die Abklärung eines neu entstandenen Schielens bemerkt. Die meisten Tumoren werden aber erst diagnostiziert, wenn die Tumormasse hell in der Pupille schimmert und das Kind auf dem betroffenen Auge praktisch blind ist („blindes Katzenauge“). Therapeutisch ist dann nur noch eine Entfernung des Augapfels (Enukleation ☞ 33.2.5) möglich. Bei kleineren Tumoren kann oft das Auge und damit ein Sehrest erhalten werden.

Ein Teil der Retinoblastome, z.B. alle beidseitig auftretenden, ist erblich bedingt. Dann sind oft Untersuchungen weiterer Familienmitglieder (Geschwister!) und eine genetische Beratung erforderlich.

13.14 Kindliche Infektionserkrankungen

Hygienemaßnahmen und Isolierung bei Infektionskrankheiten ☞ *28.2, 6.3.2*
Meldepflicht bei Infektionen ☞ *28.10*
Pflege bei Fieber ☞ *13.3.6 und 7.7.4*
Poliomyelitis (Kinderlähmung) ☞ *35.8.5*

Infektionserkrankungen zählen zu den häufigsten kindlichen Erkrankungen überhaupt. Dies hängt auch damit zusammen, dass sich das Immunsystem des Kindes mit zahlreichen „neuen" Krankheitserregern seiner Umwelt auseinandersetzen muss, für die der Erwachsene aufgrund früherer Kontakte eine Immunität besitzt.

Viele Infektionen, darunter die sehr häufigen Atemwegsinfekte (☞ 20.5.1, 20.5.2), Hals- und Mittelohrentzündungen (☞ 34.5.2), verlaufen beim Kind ähnlich wie beim Erwachsenen. Andere, teils lebensbedrohliche Infektionen (z.B. Meningitis) zeigen sich vor allem beim jüngeren Kind nur durch uncharakteristische Symptome wie beispielsweise Fieber, Erbrechen und Apathie.

Eine Sonderstellung nehmen die sog. **Kinderkrankheiten** ein. Die Erreger waren früher weit verbreitet (endemisch) und hinterließen nach durchgemachter Erkrankung eine bleibende Immunität (☞ 29.1.4). Infolgedessen erkrankten praktisch nur (und praktisch alle) Kinder, während fast alle Erwachsenen nach einem früheren Kontakt immun waren (daher der Name „Kinderkrankheiten"). Heute sind viele Kinderkrankheiten durch Impfungen weitgehend zurückgedrängt. Zu den klassischen Kinderkrankheiten zählen Masern, Mumps, Röteln, Ringelröteln, Windpocken, Scharlach und Keuchhusten.

Erkrankung	Details ☞
Angina tonsillaris	34.7.1
Atemwegsinfekte	20.5.1, 20.5.2
Keuchhusten	13.10.1
Masern	13.14.2
Meningitis (Hirnhautentzündung)	35.8.1
Mittelohrentzündung	34.5.2
Mumps	13.14.3
Pneumonie (Lungenentzündung)	20.5.3
Pseudokrupp	13.10.2
Ringelröteln	13.14.4
Röteln	13.14.5
Scharlach	34.7.1
Windpocken (Varizellen)	13.14.6

Tab. 13.76: Die häufigsten Infektionskrankheiten bei Kindern.

13.14.1 Dreitagefieber

Dreitagefieber *(Exanthema subitum):* Akute, harmlose Viruserkrankung des Kleinkindalters. Erreger ist das Humane-Herpes-Virus Typ 6 (HHV 6).

Die Kinder – meist handelt es sich um Säuglinge oder Kleinkinder zwischen sechs Monaten und zwei Jahren – bekommen unvermittelt hohes Fieber. Ihr Allgemeinzustand ist dabei recht gut. Die Eltern sind oft ratlos, da das Kind keinerlei Organsymptome als Hinweis auf die zugrunde liegende Erkrankung zeigt.

Nach drei Tagen fällt das Fieber ebenso schnell wieder ab, wie es gekommen ist. Gleichzeitig erscheint ein feinfleckiger Ausschlag vor allem am Körperstamm, der von unerfahrenen Eltern manchmal übersehen wird, da er sehr diskret sein kann und vielfach nur wenige Stunden anhält.

Wegen des raschen Fieberanstiegs treten im Rahmen des Dreitagefiebers bei entsprechend disponierten Kindern häufig Fieberkrämpfe auf (☞ 13.17.2, 35.7.1).

13.14.2 Masern

Masern *(Morbilli):* Akute Virusinfektion mit typischen Vorläufersymptomen und charakteristischem Hautausschlag. In Deutschland durch Impfung im Kleinkindalter heute seltener und oft leichter verlaufend.

Hygienemaßnahmen und Isolierung bei Infektionskrankheiten ☞ 28.2, 6.3.2
Meldepflicht bei Infektionskrankheiten ☞ 28.10

Krankheitsentstehung

Das **Masern-Virus** wird durch Tröpfcheninfektion übertragen.

Symptome, Befund und Diagnostik

Nach einer Inkubationszeit von 10 – 12 Tagen treten typische Vorläufersymptome auf *(Prodromalstadium):* Das Kind bekommt mäßiges Fieber, Husten, Schnupfen und eine Bindehautentzündung mit Lichtscheu. Diagnostisch wegweisend sind zu diesem Zeitpunkt die **Koplik-Flecken**, kalkspritzerartige, weiße Flecken der Wangenschleimhaut gegenüber den Backenzähnen.

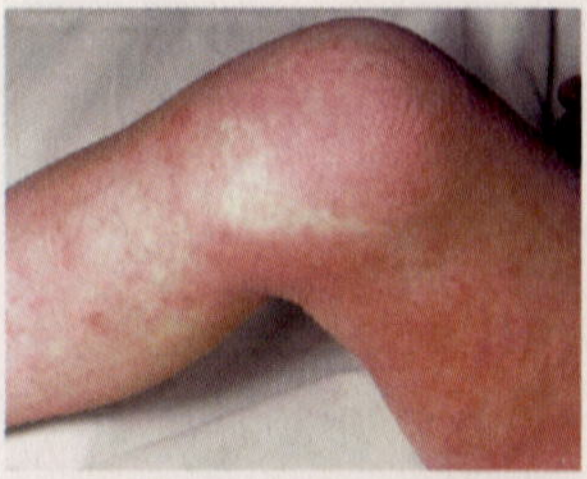

Abb. 13.77: Typisches Masernexanthem mit blassroten, konfluierenden Flecken. [M123]

Nach 3 – 5 Tagen fällt das Fieber für 1 – 2 Tage ab, bevor es erneut auf ca. 40 °C ansteigt und das typische Masernexanthem auftritt. Meist beginnt der Ausschlag hinter den Ohren und breitet sich von dort nach unten aus. Zunächst bilden sich kleine, rote Papeln, die dann zu unregelmäßig geformten, größeren Flecken oder flächigen Rötungen zusammenfließen (konfluieren). Nach ungefähr 3 – 4 Tagen klingen Fieber und Ausschlag wieder ab.

Die Diagnose wird in der Regel klinisch gestellt.

Komplikationen

Gefährlichste Akutkomplikation ist die **Masernenzephalitis** (Häufigkeit ca. 1 : 1000), die sich durch zerebrale Krampfanfälle, Bewusstseinsstörungen und neurologische Ausfälle zeigt und häufig Dauerfolgen hinterlässt.

Daneben tritt als weitere Komplikation nicht selten eine **Masernpneumonie** auf.

Behandlungsstrategie

Masern und Masernenzephalitits können nur symptomatisch behandelt werden.

Zur Vermeidung bleibender Behinderung nach Masernenzephalitits sollten alle Kleinkinder aktiv gegen Masern geimpft werden (☞ 29.2.2).

Pflege

Die betroffenen Kinder sind in ihrem Allgemeinbefinden stark beeinträchtigt, so dass sie von selbst Bettruhe einhalten. Die meisten bevorzugen aufgrund der Bindehautentzündung ein abgedunkeltes Zimmer.

Die Krankenbeobachtung dient der rechtzeitigen Erkennung von Komplikationen (beispielsweise Atemstörungen als Hinweis auf eine Pneumonie, Bewusstseinsstörungen als Zeichen einer Enzephalitis).

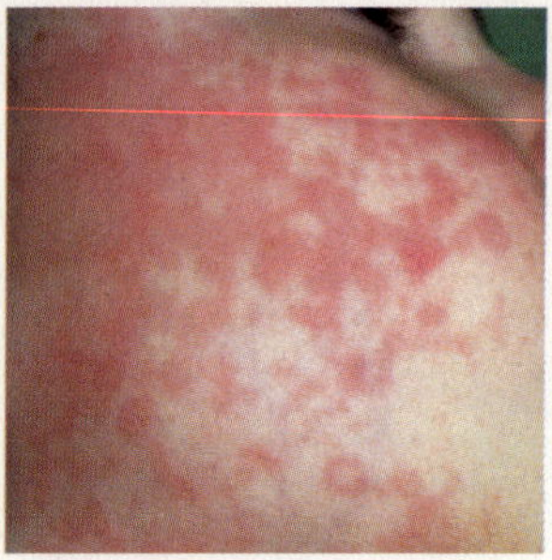

Abb. 13.78: Wange eines Jungen mit Ringelröteln. Das Exanthem ist blassrot und girlandenartig, am Hals auch in Ringelform. Typischerweise sind die Mund- und Kinnpartie ausgespart. [M123]

13.14.3 Mumps

Mumps *(Parotitis epidemica, Ziegenpeter, Wochentölpel, Bauernwetzel):* Akute, viral bedingte Allgemeinerkrankung mit kennzeichnender Schwellung der Ohrspeicheldrüse (in 75 % beidseits).

Symptome, Befund und Diagnostik

Nach einer Inkubationszeit von 2 – 3 Wochen fühlt sich das Kind müde und krank und bekommt Fieber. Dann schwellen die Ohrspeicheldrüsen schmerzhaft an („Hamsterbacken" ☞ Abb. 34.66). Nach ca. einer Woche gehen die Symptome von selbst wieder zurück.

Die Diagnose wird aufgrund der klinischen Untersuchung gestellt.

Komplikationen

Als Komplikationen sind vor allem zu nennen:

- **ZNS-Beteiligung** mit *Meningitis* oder teils irreversiblen *Hörschädigungen*
- **Hodenentzündung** mit der Gefahr bleibender Sterilität (☞ 31.10.2) bei Jungen nach der Pubertät
- **Begleitpankreatitis,** meist gutartig verlaufend.

Wegen dieser möglichen Komplikationen wird empfohlen, alle Kinder aktiv gegen Mumps zu impfen (☞ 29.2.2).

Behandlungsstrategie

Die Therapie bei Mumps ist rein symptomatisch.

Pflege

Hygienemaßnahmen und Isolierung bei Infektionskrankheiten ☞ 28.2, 6.3.2

Den erkrankten Kindern sollte Breikost angeboten werden, da das Essen schmerzhaft ist. Feuchte Umschläge (z.B. mit Enelbinpaste) werden oft als lindernd empfunden.

13.14.4 Ringelröteln

Ringelröteln *(Erythema infectiosum acutum):* Harmlose Virusinfektion mit nur geringen Allgemeinerscheinungen und typischem Hautausschlag. Erreger ist das Parvovirus B 19.

Die betroffenen Kinder haben evtl. leichtes Fieber. Vielfach beginnt die Erkrankung aber direkt mit dem typischen Exanthem: Als Erstes zeigt sich eine Rötung der Wangen, dann ein girlandenförmiger Hautausschlag an den Streckseiten der Extremitäten und am Rumpf, der ungefähr 10 – 14 Tage bestehen bleibt. In diesem Stadium kann auch eine Gelenkbeteiligung auftreten.

Die Erkrankung heilt spontan aus und ist in der Regel harmlos. Selten entwickelt sich eine Knochenmarkshemmung mit aplastischer Anämie.

Eine Infektion von Schwangeren kann zum Abort (Fehlgeburt) führen. Eine Prophylaxe durch Impfung ist bislang nicht möglich.

13.14.5 Röteln

Röteln *(Rubeola):* Für den Erkrankten in der Regel harmlose Virusinfektion mit kleinfleckigem Ausschlag.

Die Erkrankung hat dennoch große soziale Bedeutung durch schwere Schädigung des Ungeborenen bei Erkrankung einer Schwangeren.

Hygienemaßnahmen und Isolierung bei Infektionskrankheiten ☞ 28.2, 6.3.2

Meldepflicht bei Infektionskrankheiten ☞ 28.10

Symptome, Befund und Diagnostik

Etwa 14 – 16 Tage nach Ansteckung durch Tröpfcheninfektion kommt es zu einer leichten Erkrankung mit Schnupfen, etwas Fieber und einer typischen Schwellung der Hals- und Nackenlymphknoten.

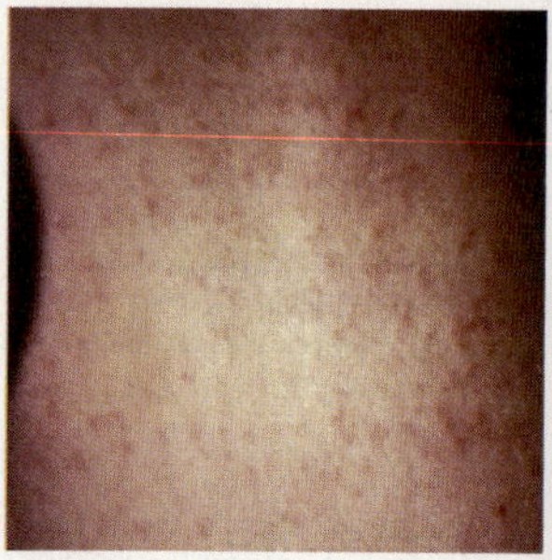

Abb. 13.79: Deutliches Rötelnexanthem am Rücken mit kleinen, nicht konfluierenden Flecken. [F113]

Gleichzeitig oder kurz danach breitet sich ein kleinfleckiger Hautausschlag vom Gesicht ausgehend über den ganzen Körper aus. Die etwa linsengroßen Fleckchen fließen im Gegensatz zu denen bei Masern nicht zusammen.

Behandlungsstrategie

Eine kausale Therapie ist nicht möglich, in der Regel aber auch nicht nötig, da die Erkrankung gerade bei Kindern beschwerdearm verläuft und kaum Komplikationen verursacht.

Rötelnembryopathie

Gefährlich ist das Rötelnvirus für das Ungeborene im Mutterleib: Eine frische Rötelninfektion der Schwangeren kann den Feten insbesondere in der Frühschwangerschaft (Risiko > 50 %!) schwer schädigen.

Typisch für diese **Rötelnembryopathie** *(Gregg-Syndrom)* sind Herzfehler, Augen- und Ohrenschäden, eine erhebliche geistige und motorische Entwicklungsstörung und Minderwuchs. Die Kinder sind nach der Geburt längere Zeit ansteckend. Eine kausale Behandlung ist nicht möglich.

Aus diesem Grunde wird die Röteln-Impfung heute für alle Kleinkinder empfohlen. Bei Mädchen ist eine zweite Impfung vor der Pubertät anzuraten, um eine sichere Immunität zu erzielen.

Zusätzlich wird das Blut aller Schwangeren auf Röteln-Antikörper untersucht, um gefährdete Frauen herauszufinden, bei denen eine Passivimpfung erforderlich werden kann.

13.14.6 Windpocken

Windpocken *(Varizellen, Wasserpocken):* Hochansteckende, virusbedingte Allgemeinerkrankung mit typischem Bläschenausschlag.

Krankheitsentstehung

Die **Windpocken** werden durch das **Varizella-Zoster-Virus** der Herpesgruppe (☞ 28.6.3) hervorgerufen. Es wird durch Tröpfcheninfektion übertragen, und die Viren können auf feinsten Tröpfchen oder Staubpartikeln weit fliegen (die Erkrankung wird praktisch mit dem Wind übertragen – daher der Name).

Symptome, Befund und Diagnostik

Nach einer Inkubationszeit von 2 – 3 Wochen bekommen die Kinder Fieber. Gleichzeitig treten kleine rötliche Papeln auf, die sich innerhalb eines Tages in juckende Bläschen mit erst klarem und später trübem Inhalt weiterentwickeln und von einem roten Hof umgeben sind. Die Bläschen trocknen unter Borkenbildung ein und heilen ohne Narbenbildung ab. Betroffen ist die gesamte Haut (d.h. auch im Bereich der Haare) und auch die Schleimhaut. In den ersten Erkrankungstagen schießen immer neue Bläschen auf, so dass ältere und frische Effloreszenzen nebeneinander zu beobachten sind („*Sternenhimmel*"). Die Diagnose wird klinisch gestellt.

Komplikationen

Die Krankheit heilt in der Regel komplikationslos aus, selten kann es jedoch zu einer **Varizellen-Enzephalitis,** einer **Varizellen-Pneumonie** oder schweren *subkutanen Staphylokokkeninfektionen* (nekrotisierende Fasziitis) kommen. Der Erreger kann im Körper verbleiben und im späteren Leben reaktiviert werden, was zum klinischen Bild der *Gürtelrose* (**Herpes zoster** ☞ 28.6.3) führt.

Kommen nicht immune Kinder mit an Gürtelrose Erkrankten in Kontakt, so können sie Windpocken entwickeln.

Auch die Windpockenerkrankung einer Schwangeren (nicht aber die Gürtelrose) kann zu einer Schädigung des Ungeborenen führen (☞ Tab. 13.52). Das Risiko ist aber sehr viel geringer als bei Röteln.

Behandlungsstrategie

Die symptomatische Behandlung soll in erster Linie den Juckreiz lindern (☞ Pflege). Nur bei immungeschwächten Kindern sind Immunglobuline und Virustatika (☞ 29.2.1) erforderlich.

Eine Impfung gegen Windpocken ist seit 1995 verfügbar.

Pflege bei Windpocken

Hygienemaßnahmen und Isolierung bei Infektionskrankheiten ☞ *28.2, 6.3.2*

Die meisten Kinder sind in ihrem Allgemeinbefinden nur wenig beeinträchtigt. Hauptpflegeproblem ist der Juckreiz, der die Kinder bisweilen sehr quält und zum Aufkratzen der Bläschen (mit nachfolgender Narbenbildung) führt. Hier hilft das regelmäßige Auftragen von Zinkschüttelmixturen (z.B. Tannosynth® Lotio). Besonders bei kleinen Kindern sollten die Fingernägel kurz geschnitten und nachts Handschuhe angezogen werden. Bei starkem Juckreiz werden auf Arztanordnung *Antihistaminika* (☞ Pharma-Info 29.28) verabreicht. Die Haare werden sehr vorsichtig gekämmt, um ein Aufkratzen der Bläschen auf der Kopfhaut zu vermeiden.

13.15 Kindliche Erkrankungen des Immunsystems

HIV-Infektion und AIDS ☞ *29.3*

13.15.1 Nahrungsmittelallergie

Nahrungsmittelallergie: Allergische Reaktion vom Sofort- oder verzögerten Typ (☞ 29.4.1) auf Nahrungsmittel. Häufige Allergie im Kindesalter (bei Erwachsenen selten). Oft Mehrfach-Sensibilisierung, d.h. Allergie gegen mehrere Nahrungsmittel.

Symptome und Untersuchungsbefund

In der Regel wird die pathologische Immunreaktion durch Verzehr der betreffenden Nahrungsmittel ausgelöst. Bisweilen reichen aber Hautkontakt oder die Inhalation von Dünsten aus.

Akute Verläufe mit Quaddelbildung an der Haut (Urtikaria), Erbrechen, Bauchkrämpfen und Durchfällen sind eher selten. Meist kommt es zu chronischen Erscheinungen:

- Verdauungsstörung mit zum Teil blutigen Durchfällen und Gedeihstörung
- *Neurodermitis* (☞ 30.6.1). Diese tritt gerade bei atopisch veranlagten Säuglingen sehr häufig auf, allerdings sind längst nicht alle Formen der Neurodermitis auf eine Nahrungsmittelallergie zurückzuführen.

Wichtigste Allergie im Kindesalter: Milcheiweißallergie

Mit einer Häufigkeit von 1 – 2 % bedeutsamste Nahrungsmittelallergie ist die **Milcheiweißallergie** – vielfach nicht ganz korrekt auch als *Kuhmilchproteinintoleranz* bezeichnet (einer Intoleranz liegt definitionsgemäß keine Immunreaktion zugrunde). Häufig ist sie mit einer Allergie gegen Sojaeiweiß vergesellschaftet. Die akute Verlaufsform geht bei Säuglingen mit Erbrechen und schweren, teils blutigen Durchfällen einher, die häufigere chronische Form zeigt sich als Verdauungsstörung (Malabsorption ☞ 21.6.3) mit Gedeihstörung und chronischen Durchfällen. Die Milcheiweißallergie wird durch Nahrungen mit hochaufgeschlüsseltem Eiweißanteil wie Alfare® oder Pregomin® behandelt.

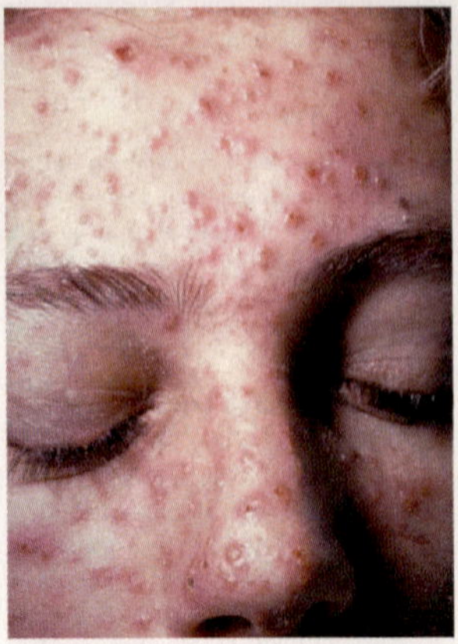

Abb. 13.80: Hautbefund eines Mädchens mit Windpocken. Typisch ist das Nebeneinander von Bläschen und Krusten. [F113]

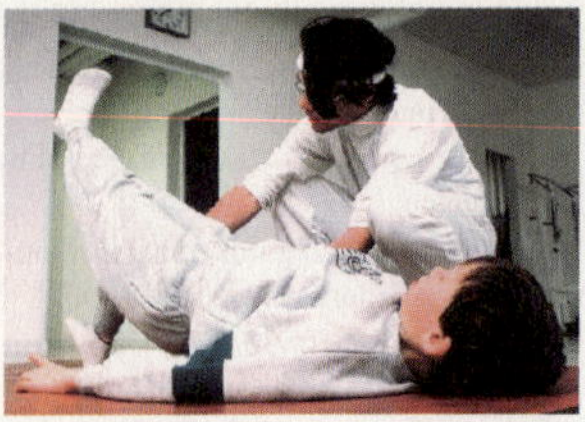

Abb. 13.81: Liegt dem Einnässen eine funktionelle Störung zugrunde, so kann z.B. das Training der Beckenbodenmuskulatur zur besseren Blasenkontrolle verhelfen. [K303]

Daneben werden häufig Allergien gegen Hühnerei, Fisch, Nüsse, Soja, Getreideprodukte und Hülsenfrüchte beobachtet.

Diagnostik

Bei entsprechenden Symptomen wird zunächst versucht, das auslösende Nahrungsmittel durch Befragen der Eltern zu identifizieren. Dies ist bei Säuglingen mit ihrem begrenzten Speiseplan meist einfach, kann bei älteren Kindern jedoch Schwierigkeiten bereiten, da viele industrielle Nahrungsmittel aus unübersehbaren Gemischen bestehen.

Als zweiter Schritt schließt sich deshalb oft ein *Pricktest* an (☞ 29.4.2). Danach kann versucht werden, den oder die vermuteten Auslöser im täglichen Speiseplan für einen Test-Zeitraum von z.B. vier Wochen strikt zu vermeiden *(Eliminationsdiät)*. Bessern sich die Beschwerden, so sollte das Nahrungsmittel auch längerfristig weggelassen werden. Häufig müssen sich die Eltern in langwierigen Versuch-und-Irrtum-Schritten an die auslösenden Nahrungsmittel herantasten.

Prognose

Eine in den ersten Lebensjahren auftretende Überempfindlichkeit gegen Milch- und Hühnereiweiß verliert sich in aller Regel, eine Allergie gegen Nüsse und Fisch dagegen bleibt meist lebenslang erhalten.

Vorbeugung durch Ernährung?

Ausschließlich gestillte Säuglinge leiden seltener unter Neurodermitis als Säuglinge, die mit Kunstmilch gefüttert werden. Risiko-Kinder (Kinder, bei denen ein Verwandter ersten Grades unter einer *Atopie* leidet) sollten daher 6 – 8 Monate lang *ausschließlich* gestillt werden. Schon eine einzige Flasche kuhmilchhaltiger Ersatznahrung kann bei entsprechend veranlagten Säuglingen eine Allergie auslösen. Kuhmilch, aber auch andere allergene Nahrungsmittel wie Eier, sollten zumindest im ersten Lebensjahr, bei Risikofaktoren evtl. auch noch im 2. Lebensjahr vermieden werden.

13.16 Kindliche Erkrankungen der Nieren und der Harnwege

13.16.1 Einnässen

Einnässen *(Enuresis):* Einnässen häufiger als einmal wöchentlich nach Vollendung des 4. Lebensjahres. Mit einem Vorkommen von ca. 20 % aller Fünfjährigen häufiges Problem. Keine eigenständige Erkrankung, sondern Symptom. Meist durch Reifungsverzögerung oder eine funktionelle Blasenkontrollstörung bedingt.

Eine sorgfältige Anamneseerhebung und das Achten auf Begleitsymptome geben wichtige Hinweise auf die Ursache des Einnässens:

- Die weitaus häufigste Ursache des primären nächtlichen Einnässens ist eine *Reifungsverzögerung* der Blasenfunktion. Jungen sind häufiger betroffen als Mädchen, und oft ergibt die Anamnese, dass es in der Familie schon häufiger Probleme mit dem (nächtlichen) Trockenwerden gab. Typischerweise sind die betroffenen Kinder nachts nur schwer weckbar. Teilweise ist bei diesen Kindern die Sekretion des antidiuretischen Hormons (☞ 31.1.4) verändert.
- Andere Ursachen sind selten. Pigmentstörungen oder eine atypische Behaarung im unteren Lendenwirbelsäulenbereich sowie Fußdeformitäten weisen auf einen bis dahin nicht diagnostizierten *Neuralrohrdefekt* (☞ 13.17.1) als Ursache des Einnässens hin. Eine gesteigerte Urinproduktion und nächtliches Trinken sind Hinweise auf einen *Diabetes mellitus* (☞ 13.12.1, 23.6) oder *Diabetes insipidus* (☞ 23.10). Bei *Harnwegsinfektionen* haben die Kinder zusätzlich oft Beschwerden beim Wasserlassen und gehen häufig (für kleine Portionen) zur Toilette. Andere Ursachen sind funktionelle Blasenentleerungsstörungen und Harnleiter- oder Harnröhrenfehlbildungen.

Psychische Komponenten wie z.B. falsches (in der Regel zu frühes und zu strenges) Sauberkeitstraining, Familienkonflikte, Überforderung oder „Regressionssituationen" (etwa die Geburt eines Geschwisterchens), können zum Einnässen beitragen.

Wegen der Vielzahl der in Frage kommenden Ursachen ist eine urologische Abklärung (Urinuntersuchung, Ultraschalluntersuchung, Blasenfunktionsdiagnostik) angezeigt.

Die Therapie richtet sich nach der zugrundeliegenden Ursache. Bei bloßer Reifungsverzögerung der Blasenfunktion haben sich z.B. durch das Einnässen aktivierte Alarmgeräte (etwa eine „Klingelmatratze") bewährt.

13.16.2 Harnwegsinfekte

Ungefähr 5 % aller Mädchen und 1 % aller Jungen haben als Kind mindestens einen Harnwegsinfekt (☞ 31.5.2).

Nur beim Neugeborenen kommt eine Keimbesiedelung über den Blutweg *(hämatogene Infektion)* vor. Ansonsten werden die Keime wie beim Erwachsenen über die Harnwege eingeschleppt *(aszendierende Infektion)*. Kinder mit vorgeschädigtem Harntrakt, etwa einem Rückfluss des Blasenurins in die Harnleiter (*vesikoureteraler Reflux* ☞ auch 31.6.1) oder Einengungen der Harnwege (z.B. bei Vorhautverengung oder Klappen in der Harnröhre) sind besonders gefährdet.

Die Symptome kindlicher Harnwegsinfektionen entsprechen im Wesentlichen denen beim Erwachsenen. Allerdings kann das Krankheitsbild gerade bei kleinen Kindern ganz unspezifisch sein: Hohes, scheinbar „grundloses" Fieber (oft mit Erbrechen) ist gelegentlich einziges Zeichen einer Nierenbeckenentzündung.

Die Diagnose erfolgt durch Urinuntersuchung mit -kultur. In den meisten Altersgruppen ist bereits beim ersten Harnwegsinfekt eine urologische Abklärung (z.B. durch Miktionszysturethrogramm ☞ 31.4.6) erforderlich, um Fehlbildungen der Harnwege zu diagnostizieren, bevor sie zu irreversiblen Schäden führen.

Harnwegsinfekte müssen auch bei Kindern antibiotisch behandelt werden.

Manchmal (z.B. bei gleichzeitig bestehendem vesikoureteralem Reflux ☞ 31.6.1) ist eine länger dauernde Reinfektionsprophylaxe mit (niedrig dosierten) Antibiotika nötig. Außerdem müssen begünstigende Grundleiden (z.B. Fehlbildungen der Harnwege) beseitigt werden.

Pflege bei Harnwegsinfekt ☞ *31.5.2*

13.17 Kindliche Erkrankungen des Nervensystems

13.17.1 Meningo- und Myelomeningozele

Meningo- und Myelomeningozele *(Spina bifida):* Angeborene Fehlbildung der Wirbelsäule und des Rückenmarks, meist im Lendenwirbelsäulen- oder Sakralbereich.

Der Fehlbildung liegt ein unvollständiger Verschluss der Wirbelsäule und des Neuralrohrs zugrunde. Bei der **Meningozele** wölben sich die Hirnhäute durch den Wirbelspalt vor, bei der **Myelomeningozele** neben Hirnhäuten auch das Rückenmark, welches an dieser Stelle geschädigt ist. In Extremfällen liegt das fehlgebildete Rückenmark völlig frei **(Rhachischisis).** Eine Minimalform ist die **Spina bifida occulta,** bei der lediglich ein Wirbelspalt vorhanden ist, das Rückenmark und seine Hüllen jedoch meist intakt sind.

Bei der *Spina bifida occulta* bestehen oft keine neurologischen Ausfälle. Häufig fällt die Hautpartie über dem Defekt durch Behaarung, einen Blutschwamm, eine Fettgeschwulst (Lipom) oder eine abnorme Einziehung auf. Beim Vorliegen dieser Zeichen veranlasst der Arzt eine Kernspinuntersuchung des Rückenmarkkanals, um ein „Festhängen" des Rückenmarks an Umgebungsstrukturen auszuschließen, was mit zunehmendem Längenwachstum zu neurologischen Problemen führen kann.

Bei den *Myelomeningozelen* bestehen unterschiedlich schwere neurologische Ausfälle wie z.B. Lähmungen der unteren Extremität, Fußdeformitäten, Sensibilitätsstörungen sowie Blasen- und Darmentleerungsstörungen.

Die *Behandlung* besteht in der neurochirurgischen Operation (bei Hautdefekten wegen der Infektionsgefahr bereits am ersten Lebenstag), Krankengymnastik sowie orthopädischer und urologischer Behandlung.

Die *Prognose* ist abhängig von der Höhe des Defekts (je höher, desto schlechter für den Funktionserhalt).

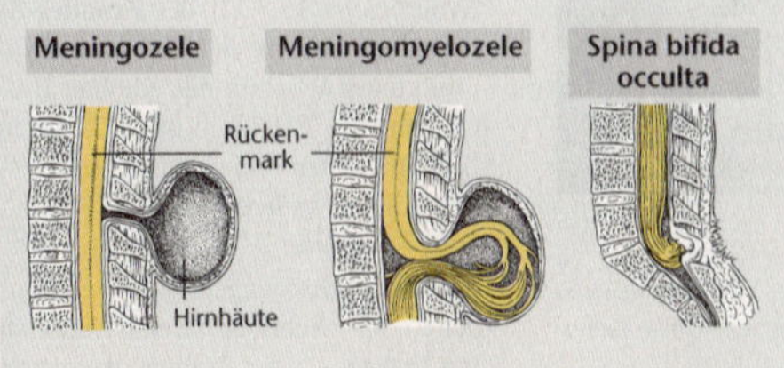

Abb. 13.82: Schematische Darstellung von Meningozele, Meningomyelozele und Spina bifida occulta. [A300-190]

13.17.2 Zerebrale Krampfanfälle

Anfallsformen ☞ *35.7.2*
Pflegerische Erstmaßnahmen bei Krampfanfällen ☞ *35.7.2*

Zerebrale Krampfanfälle (☞ 35.7) sind ein relativ häufiges Ereignis bei Kindern. Beispielsweise erleiden schätzungsweise 5% aller Kinder einen oder mehrere Fieberkrämpfe. Nicht jeder von den Eltern berichtete „Anfall" ist aber ein zerebraler Krampfanfall. So sind z.B. die zorn- oder frustationsbedingten **Affektkrämpfe** auf die mit dem „Emotionsausbruch" verbundene Atemstörung zurückzuführen (erst sekundär kommt es durch den Sauerstoffmangel des Gehirns zu krampfartigen Störungen).

Manche zerebralen Krampfanfälle sind Reaktionen auf eine Schädigung des Gehirns, z.B. durch Entzündungen des ZNS, Hirnblutungen, Narben infolge einer frühkindlichen Hirnschädigung oder Tumoren. Meist aber – z.B. bei den typischen Fieberkrämpfen und vielen Epilepsieformen – kann keine Veränderung des Gehirns festgestellt werden.

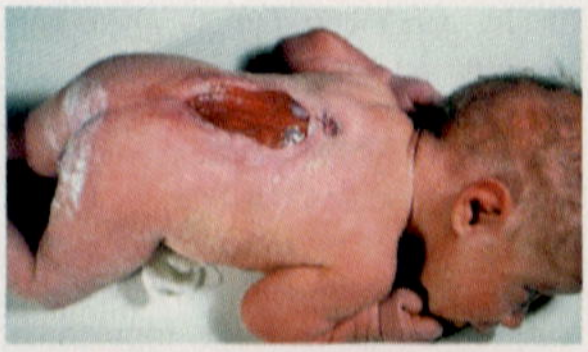

Abb. 13.83: Säugling mit thorakolumbaler Meningomyelozele. [T112]

Die zerebralen Krampfanfälle werden in zwei Gruppen eingeteilt: Epilepsien und Gelegenheitskrämpfe (☞ 35.7).

- **Epilepsien** *(Anfallsleiden):* Chronisch-rezidivierende, nicht fieberbedingte Krampfanfälle. Sie treten häufig als typische, altersgebundene Anfallsformen auf. Hier sind z.B. die **BNS-Krämpfe** des 1.–2. Lebensjahres zu nennen. Das Kind zuckt plötzlich mit dem ganzen Körper zusammen *(Blitz),* dann folgen eine Beugung des Kopfes *(Nick)* und eine langsame Beugung von Rumpf und Extremitäten, die an die indische Begrüßungsverbeugung erinnert *(Salaam).* Weitere spezifisch pädiatrische Anfallssyndrome sind die **myoklonisch-astatischen Anfälle** (1.–5. Lebensjahr, kurzes „Zusammensacken" des ganzen Körpers) und die **Pyknolepsie** (*Absencen* 5.–8. Lebensjahr, kurze Bewusstseinspausen)
- **Gelegenheitskrämpfe:** Im Rahmen akuter Erkrankungen auftretende Krampfanfälle. Zahlenmäßig am bedeutsamsten sind hier die *Fieberkrämpfe* (☞ unten). Seltenere Ursachen für Gelegenheitskrämpfe sind Blutungen, Tumoren oder Entzündungen des ZNS, Vergiftungen sowie Stoffwechselentgleisungen (z.B. Hypoglykämie).

Fieberkrämpfe

Fieberkrämpfe: Ursächlich ungeklärte Krampfanfälle bei Säuglingen oder Kleinkindern, die nur bei Fieber auftreten. Häufigkeit ca. 5% aller Kinder, Altersgipfel 1–4 Jahre.

Typischerweise bekommen die Kinder im Rahmen einer fieberhaften Infektion während des Fieberanstiegs einen tonisch-klonischen, generalisierten Krampfanfall (☞ 35.7.2).

Da auch eine Meningitis oder Enzephalitis mit Fieber und Krampfanfällen einhergehen kann, wird in Zweifelsfällen eine Lumbalpunktion durchgeführt (☞ 35.4.2).

Oft ist der Fieberkrampf schon vorbei, wenn das Kind dem Arzt vorgestellt wird. Ansonsten wird therapeutisch ein krampfunterdrückendes Arzneimittel gegeben. Die rektale Gabe (z.B. als Diazepam®-Rektiole) ist einfach und ausreichend schnell wirksam. Zusätzlich sind fiebersenkende Maßnahmen erforderlich.

Ungefähr ein Drittel der Kinder mit einem ersten Fieberkrampf bekommt bei späterem Fieber erneut einen Krampfanfall. Nur etwa 1 – 2 % der Kinder mit einem ersten Fieberkrampf leiden später an einer Epilepsie.

Elterninformation

Die Eltern müssen wissen, dass bei erneutem Fieber wieder ein Fieberkrampf auftreten kann und daher bei ihrem Kind auch mäßiges Fieber gesenkt werden sollte (☞ 13.3.6). Evtl. verordnet der Arzt krampfunterdrückende Zäpfchen oder Klistiere zur häuslichen Anwendung bei erneuten Krampfanfällen. Die prophylaktische Gabe krampfunterdrückender Arzneimittel bei Fieber ist umstritten.

13.17.3 Infantile Zerebralparese

Infantile Zerebralparese (kurz *CP*, *zerebrale Kinderlähmung*): Durch eine vor, während oder kurz nach der Geburt erlittene *(frühkindliche)* Hirnschädigung ausgelöstes Krankheitsbild mit spastischen Lähmungen und Koordinationsstörungen. Manchmal mit Intelligenzminderung und Epilepsie einhergehend.

Krankheitsentstehung

Die wichtigsten Ursachen einer **infantilen Zerebralparese** sind:

- *Während der Schwangerschaft:* intrauterine Infektionen (z.B. Röteln) und Plazentainsuffizienz
- *Während der Geburt:* Asphyxie (☞ 13.7.3) und Hirnblutung (☞ 13.7.8)
- *In der Neugeborenenzeit:* ZNS-Infektionen (Meningitis, Enzephalitis, ☞ 35.8.1, 35.8.2), Hirnblutung oder Kernikterus (☞ 13.7.5, heute selten).

Symptome, Befund und Diagnostik

Die betroffenen Säuglinge fallen zunächst durch Veränderungen des Muskeltonus und abnorme Reflexe (☞ 13.4.2) auf. Später (6. – 18. Lebensmonat) treten die typischen Lähmungen mit spastischer Muskeltonuserhöhung (*Spastik* ☞ 35.3.7) und gesteigerten Muskeleigenreflexen auf. Häufig bestehen zusätzlich sog. extrapyramidale Bewegungsstörungen (vor allem ausfahrende, unkoordinierte, z.T. schraubenartige Bewegungen) und eine Beeinträchtigung der Körperhaltungs- und Bewegungskontrolle. In schweren Fällen zeigt das Kind auch eine geistige Entwicklungsstörung, Krampfanfälle, Sehstörungen und Sprachentwicklungsstörungen.

Behandlungsstrategie und Pflege

Eine Heilung der Zerebralparese ist nicht möglich. Wohl aber sind bei vielen Kindern langsame Entwicklungsfortschritte zu erzielen.

Die Behandlung erfolgt vorrangig durch regelmäßige Krankengymnastik, im deutschen Sprachraum vor allem mit den Behandlungsmethoden nach *Bobath* (☞ auch 35.5.6) und *Vojta*. Bisweilen kann der erhöhte Muskeltonus medikamentös gesenkt werden (z.B. durch Baclofen).

Häufig werden stabilisierende und korrigierende orthopädische Maßnahmen erforderlich (Innenschuhe, Schienen, aber auch operative Eingriffe).

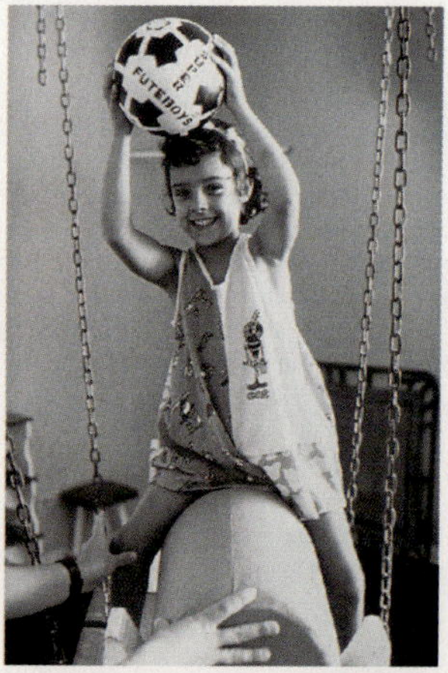

Abb. 13.84: Die Physiotherapie hat einen festen Platz bei der Behandlung der Zerebralparese. Ob sie bei weniger ausgeprägten Störungen des Nervensystems die Entwicklungsaussichten verbessert, ist umstritten. [N314]

13.17.4 Geistige Retardierung

Geistige Retardierung: Verzögerung bzw. Minderung der geistigen Fähigkeiten.

Meist durch umfassende Schädigung oder mangelhafte Entwicklung des Gehirns bedingt und deshalb oft zusammen mit einer motorischen Retardierung und einer Sprachentwicklungsverzögerung auftretend *(psychomotorische* bzw. *globale Retardierung)*.

Die *Entwicklungsverzögerung* **(Retardierung)** mit zwar nicht altersentsprechenden, aber doch kontinuierlichen Entwicklungsfortschritten muss abgegrenzt werden von der **Demenz**, bei der das Kind (bzw. der erwachsene Patient ☞ 14.5) bereits erworbene geistige Fähigkeiten wieder verliert.

Die intellektuellen Fähigkeiten werden durch den **Intelligenzquotienten** beschrieben, der durch verschiedene Testverfahren (z.B. *Hamburg-Wechsler-Intelligenztest für Kinder*) ermittelt werden kann. Dabei ist allerdings zu berücksichtigen, dass abstrakte Tests wenig über die Fähigkeiten eines Einzelnen aussagen, sich in seiner Umwelt zurechtzufinden. Dennoch ist eine grobe Einteilung der geistigen Behinderung z.B. zur Festlegung erreichbarer Förderungsziele sinnvoll (☞ Tab. 13.85).

Die **Ursachen** für eine gestörte Intelligenzentwicklung sind zahlreich. Leichte intellektuelle Behinderungen sind häufig auf in der Familie verankerte Faktoren zurückzuführen. Meist wirken dabei genetische Faktoren (niedrige Intelligenz der Eltern) *und* Umwelteinflüsse (z.B. geringeres Maß an Förderung, Alkoholkonsum während der Schwangerschaft) zusammen.

Schwerere Formen der geistigen Retardierung sind zurückzuführen auf folgende Ursachen:

- Chromosomenstörungen, z.B. Down-Syndrom (☞ 13.7.1) oder **Fragiles-X-Syndrom** (*Martin-Bell-Syndrom*, Syndrom unter anderem mit erhöhter Brüchigkeit des X-Chromosoms, äußeren Auffälligkeiten und geistiger Retardierung), sowie andere genetische Fehlbildungssyndrome
- Stoffwechselstörungen, z.B. unbehandelte Schilddrüsenunterfunktion (☞ 23.4.4) oder Phenylketonurie

(☞ 13.12.2), aber auch **neurometabolische Erkrankungen** (z.B. **Zellweger-Syndrom** mit multiplen Fehlbildungen und neurologischen Auffälligkeiten)

- Prä- und perinatale Schädigungen des ZNS, z.B. Alkoholkonsum der Mutter während der Schwangerschaft (☞ 13.7.1), Infektionen, Asphyxie oder Hirnblutung
- Postnatale Faktoren wie ZNS-Infektionen oder Schädel-Hirn-Trauma.

Zur *Ursachenklärung* und *Differentialdiagnose* sind oft technische Untersuchungen erforderlich (z.B. Blutuntersuchung, EEG, Chromosomenanalyse).

Eine ursächliche **Therapie** ist meist nicht möglich. Um eine höchstmögliche Selbständigkeit der Kinder zu erreichen, sollten diese in Familie und sonderpädagogischen Einrichtungen ihren Fähigkeiten gemäß gefördert werden. Ziel ist immer eine möglichst weitgehende Integration des behinderten Kindes in die „normale" (jedoch häufig in anderer Hinsicht behinderte) Gesellschaft.

13.17.5 Teilleistungsschwäche

Teilleistungsschwäche *(Teilleistungsstörung, spezifische Lernstörung, „Lernbehinderung"):* Spezifische Leistungsschwäche in Teilbereichen intellektueller Fähigkeiten bei insgesamt im Normbereich liegender Intelligenz. Fällt oft erst im Grundschulalter durch schlechte Schulleistungen auf.

Die wichtigsten Teilleistungsschwächen sind:

- Lese- und Rechtschreibeschwäche **(Legasthenie).** In einem Drittel der Fälle liegt gleichzeitig eine Verzögerung der Sprachentwicklung vor. Jungen sind dreimal häufiger als Mädchen betroffen
- Rechenschwäche (**Dyskalkulie**, sehr viel seltener).

Gelegentlich finden sich bei Kindern mit Teilleistungsschwächen auch neurologische Auffälligkeiten wie z.B. Überaktivität oder eine nicht voll entwickelte Körperhaltungs- und Bewegungskontrolle, die der Umwelt zum Teil als Ungeschicklichkeit auffällt.

Kinder mit einer Teilleistungsschwäche bedürfen zum einen einer gezielten Förderungs- und Übungsbehandlung zur weitestmöglichen Kompensation der Schwäche. Zum anderen müssen durch Beratung Fehlreaktionen der Umwelt und sekundäre Verhaltensstörungen des Kindes verhindert werden. Da Anerkennung in einer einseitig auf intellektuelle Leistungen ausgerichteten Umwelt für diese Kinder schwerer zu erlangen ist als für andere Kinder, sind sekundäre Störungen (mangelndes Selbstbewusstsein, Verhaltensstörungen) nicht selten.

13.18 Kindesmisshandlung

Kindesmisshandlung: *Aktive* körperliche oder sexuelle Misshandlung eines Kindes oder *passive* Schädigung eines Kindes durch Vernachlässigung, meist durch die Erziehungsberechtigten oder nahe Verwandte. In der Regel mit bleibenden psychischen Schäden des Kindes einhergehend. Opfer von Misshandlung und Vernachlässigung sind besonders Säuglinge und Kleinkinder.

Eine scharfe Definition der **Kindesmisshandlung** ist nicht einfach. Noch vor wenigen Jahrzehnten war beispielsweise die „körperliche Züchtigung" auch in Deutschland ein allgemein akzeptiertes Mittel der Erziehung. Die Definition der Kindesmisshandlung ist also immer auch abhängig vom sozialen Umfeld.

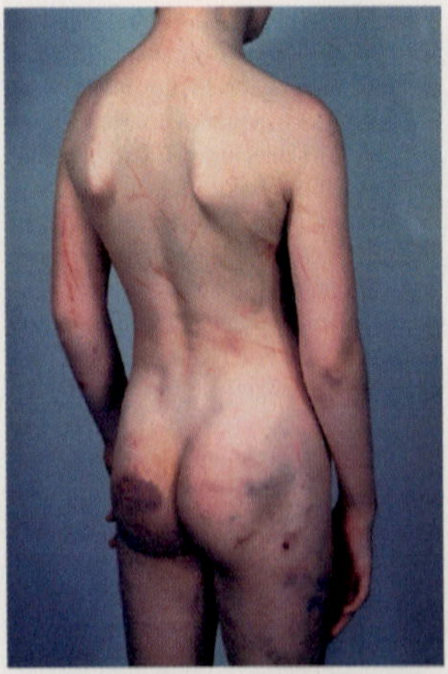

Abb. 13.86: Misshandeltes Kind. [T112]

In der Praxis hat sich folgende Definition bewährt: „Kindesmisshandlung und -vernachlässigung ist die körperliche oder seelische Verletzung oder Ausbeutung, die Gesundheit und Wohlergehen des Kindes einschränken oder gefährden". Diese Definition umfasst auch die Vernachlässigung oder Nicht-Durchführung einer medizinisch notwendigen Behandlung.

Die Häufigkeit von Kindesmisshandlungen ist nur schwer abschätzbar. Die meisten Misshandlungen spielen sich im häuslichen Umfeld des Kindes ab, und die Dunkelziffer ist hoch. In den USA werden pro Jahr etwa 2 500 Todesfälle durch Kindesmisshandlung berichtet; eine im Vergleich zu anderen „zivilisierten" Ländern exorbitant hohe Zahl, die die Bedeutung sozialer Faktoren beim Phänomen Kindesmisshandlung unterstreicht (☞ unten).

Ursachen und Auslöser

Für Außenstehende ist es schwer nachvollziehbar, dass hilflose und schutzbedürftige Kinder von ihren nächsten Bezugspersonen misshandelt werden. Die Erfahrung vieler „ganz normaler" Eltern zeigt allerdings, dass die Beziehungen zwischen Erwachsenen und Kindern nicht immer so stabil sind, wie wir es uns

Klassifikation	IQ	Erreichbares Entwicklungsalter	Förderungsmöglichkeiten
Leichte intellektuelle Behinderung	69 – 50	15 Jahre	Sonderschule für Lernbehinderte, Erwerb von Kulturtechniken (z.B. Lesen)
Mäßige intellektuelle Behinderung	49 – 35	6 Jahre	Sonderschule für praktisch Bildbare; kein bzw. nur begrenzter Erwerb von Kulturtechniken, aber praktisch bildbar; z.T. in Beschützender Werkstatt eingliederungsfähig
Schwere intellektuelle Behinderung	34 – 20		
Schwerste intellektuelle Behinderung	< 20	18 Monate	Lernen durch Versuch und Irrtum bzw. Imitation

Tab. 13.85: Klassifikation der geistigen Behinderung nach Remschmidt und Schmidt.

wünschen. Selbst Liebe kann „umkippen". Viele Eltern berichten z.B., dass sie „unter Stress" (Schlaflosigkeit, familiäre Sorgen, „angeknackstes" Selbstwertgefühl) schlechtere Eltern sind als sonst. Auch hat praktisch jedes Elternteil Erfahrungen mit affektbedingten Entgleisungen gegenüber Kindern, die in ruhigen Momenten bereut werden. Um daraus allerdings das „Verhaltensmuster Kindesmisshandlung" entstehen zu lassen, müssen einige Faktoren zusammenkommen:

- In den meisten Fällen von Kindesmisshandlung sind soziales und familiäres Umfeld nicht intakt. Armut, Arbeitslosigkeit, schlechte Wohnbedingungen, Beziehungsprobleme der Eltern und Beziehungsprobleme zum Kind („entfernte", reglementierende Beziehung) sind die häufigsten Probleme. Die Eltern fühlen sich überfordert, und das schwächste Glied der Kette, das Kind, wird zum „Ventil" für Ärger und Frustration
- Charakteristische Probleme von Misshandlern sind weiter ein niedriges Selbstwertgefühl, Depression sowie Alkohol- und Drogenmissbrauch. Viele Misshandler sind in früheren Zeiten selbst Opfer von Misshandlungen gewesen – sie haben nicht gelernt, Konflikte anders als durch Gewalt zu lösen
- Kindesmisshandlung hat auch einen kulturellen Hintergrund. Nicht nur im Fernsehen, sondern auch im täglichen Leben wird oft genug Gewalt verherrlicht und über Unrecht hinweggesehen.

Symptome

Vielfach werden die Kinder mit einer misshandlungsbedingten, schwereren Verletzung von den Eltern selbst in die Klinik gebracht. Der geschilderte Unfallhergang erklärt die Verletzungen aber nur unzureichend.

Folgende körperlichen Symptome sind dann Hinweise auf eine Kindesmisshandlung:

- Blutergüsse unterschiedlichen Alters (☞ Tab. 27.14) an verschiedenen, für Kinder „untypischen" Körperstellen, z.B. Gesicht oder oberem Rücken. Dagegen sind Hämatome am Schienbein meist normal
- Striemenförmige Hämatome oder solche, auf die genau eine Erwachsenenhand passt
- Bissspuren, Haarausrisse
- Abdrücke brennender Zigaretten
- Verbrühungen und Verbrennungen, insbesondere solche mit symmetrischer Verteilung (durch Eintauchen in heißes Wasser)
- Radiologischer Nachweis von (älteren) unbehandelten Frakturen
- Subdurale Blutungen (häufig durch „Schütteln" eines Säuglings)
- Gedeih- und Wachstumsstörungen.

Oft zeigen die Kinder Verhaltensstörungen. Am häufigsten sind verängstigtes oder überangepasstes Verhalten. Es gelingt Pflegenden und Ärzten nicht, „Kontakt" zu dem Kind herzustellen.

Vorgehen bei Kindesmisshandlung

Bei jedem Verdacht auf Misshandlung wird das Kind genauestens körperlich untersucht. Die Verletzungen werden fotografisch dokumentiert und die Erklärung der Eltern für den jeweiligen Befund schriftlich fixiert. Um Gefahr für das Kind abzuwenden, wird es zunächst stationär aufgenommen (evtl. unter einem anderen Vorwand). Die stationäre Aufnahme ermöglicht auch die erforderliche soziale und psychologische Begutachtung des Kindes. Oft schweigen die Kinder aus Angst vor Strafe (Geheimnisbruch).

Wenn sich der Verdacht auf Kindesmisshandlung erhärtet, spricht ein erfahrener Arzt die Eltern hierauf an. Das weitere Vorgehen muss individuell entschieden werden.

Trotz der ärztlichen Schweigepflicht müssen Maßnahmen zum Schutz des Kindes eingeleitet werden. Ist das Kind unkalkulierbaren Gefahren ausgesetzt, z.B. bei schweren und/oder chronischen Misshandlungen, müssen Jugendamt und Polizei bzw. Staatsanwaltschaft eingeschaltet werden.

Sexueller Missbrauch

Eine Sonderform der Kindesmisshandlung ist der **sexuelle Missbrauch**. Seine Häufigkeit ist noch schwerer einzuschätzen als die der Kindesmisshandlung.

Betroffen sind in 75 % der Fälle Mädchen. Meist gehört der Täter dem engeren Familienkreis an (Vater, Stiefvater, Onkel). Nicht selten weiß die Mutter des Mädchens von dem Missbrauch (oder ahnt ihn zumindest), schweigt aber aus Angst oder Abhängigkeit. Die familiären Verhältnisse sind häufig scheinbar intakt.

Sexueller Missbrauch hat viele Gesichter, vom erzwungenen Geschlechtsverkehr bis zum Betrachten von pornographischen Fotos oder Filmen oder Manipulationen am Genitale. Entsprechend reichen die körperlichen Befunde von völliger Unauffälligkeit über Scheidenentzündungen kleiner Mädchen bis hin zu schwersten Verletzungen im Genital- und Analbereich. Dominierend sind oft Verhaltensauffälligkeiten, z.B. Kontaktstörungen, Depressionen oder Nachlassen der Schulleistungen.

Auch beim Verdacht auf sexuellen Missbrauch empfiehlt sich die stationäre Aufnahme des Kindes mit nachfolgender (kinder-)gynäkologischer Untersuchung einschließlich Dokumentation der Befunde und Begutachtung durch Psychologin und/oder Sozialarbeiterin.

14 Pflege alter Menschen

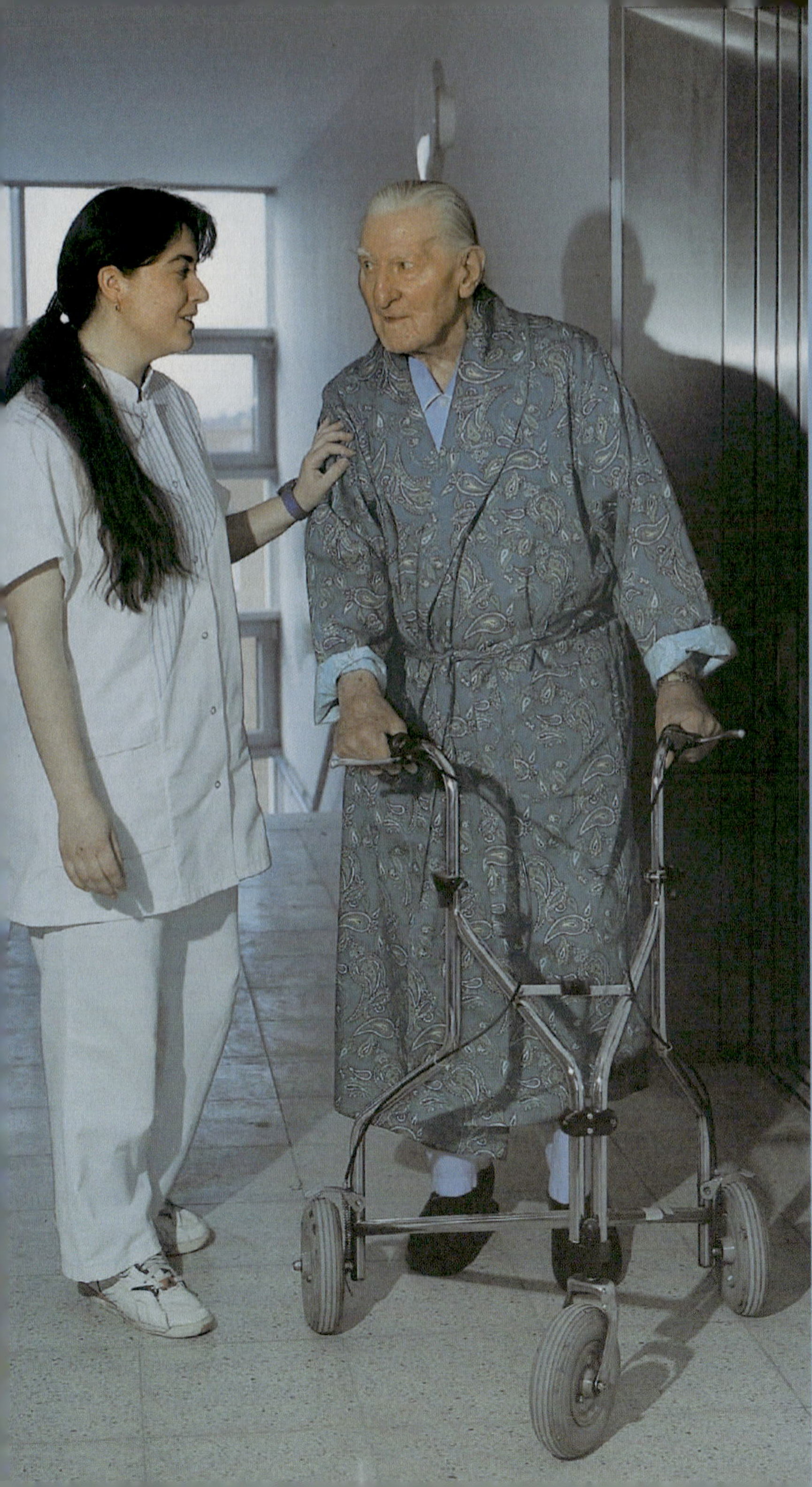

14 Pflege alter Menschen

Die medizinischen Fachgebiete

Gerontologie *(Alternsforschung):* Wissenschaft von den körperlichen, psychischen und sozialen Vorgängen des Alterns.

Geriatrie *(Altersheilkunde):* Lehre von den Krankheiten des alternden und des alten Menschen einschließlich Prävention, Behandlung und Rehabilitation; gewissermaßen der medizinische Zweig der Gerontologie. Im deutschen Sprachraum Grenzziehung zum geriatrischen Patienten relativ willkürlich ungefähr beim 70. Lebensjahr. Die Geriatrie berührt *alle* medizinischen Fachgebiete.

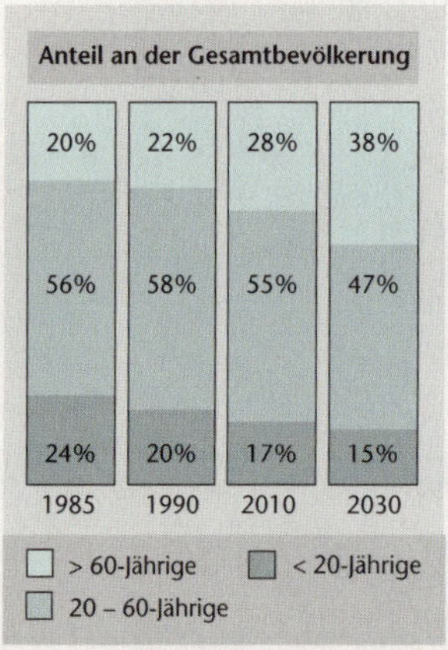

Abb. 14.1: Es wird geschätzt, dass im Zeitraum 1985 – 2030 der Anteil der Kinder und Jugendlichen stetig zurückgehen und sich der Anteil der über 60-Jährigen verdoppeln wird. [A400]

Gerontologie und **Geriatrie** nehmen an Bedeutung zu: Zu Beginn dieses Jahrhunderts waren nur 5 % der Deutschen über 65 Jahre alt. Heute sind es bereits mehr als 15 %, und ihr Anteil wird bis zum Jahre 2030 auf über 30 % ansteigen.

14.1 Veränderungen im Alter

Altern: Biologischer, psychischer und sozialer Prozess, der nicht erst in höherem Lebensalter beginnt, sondern *von Geburt an* unumkehrbar fortschreitet.

14.1.1 Alterstheorien

✓ Zahlreiche **Alterstheorien** wie etwa die **chronologische, biologische, psychologische** und **soziologische Alterstheorie** versuchen, den Alterungsprozess zu erklären. Bisher gibt es aber keine Alterstheorie, welche den Alterungsprozess in seiner Vielschichtigkeit umfassend und schlüssig zu begründen vermag.

Vor allem zwei Gruppen von Alterstheorien stehen zurzeit im Vordergrund:

- **Molekulare Alterstheorien.** Nach den molekularen Alterstheorien ist Altern ein genetisch festgelegtes Geschehen, welches durch äußere Faktoren lediglich beschleunigt wird. Molekulare Alterstheorien vermögen z.B. folgende Beobachtungen zu erklären:
  - Bei einigen Tierarten ist es gelungen, durch Eingriffe in die DNA die sonst recht konstante Lebenszeit von Versuchstieren deutlich zu verlängern. Beim Menschen liegt die genetisch festgelegte, maximale Lebenszeit nach heutigen Erkenntnissen bei ca. 120 Jahren
  - Es gibt eine seltene, rezessive Erbkrankheit, die **Progeria adultorum** *(Werner-Syndrom, Erwachsenenform der vorzeitigen Vergreisung)*, bei der die Patienten bereits ab dem 20. Lebensjahr beschleunigt altern und meistens vor dem 50. Lebensjahr an typischen „Alterskrankheiten" (z.B. Arteriosklerose ☞ 19.6.1) versterben. Auch bei der extrem seltenen **Progeria infantilis** *(Hutchinson-Gilford-Syndrom, greisenhafter Zwergwuchs)*, bei der die Kinder schon ab ungefähr dem zweiten Lebensjahr altern und meist vor dem 20. Lebensjahr an typischen „Alterskrankheiten" sterben, wird eine genetische Ursache diskutiert
- **Zelluläre Alterstheorien.** Die zellulären Alterstheorien sehen die Ursache des Alterungsprozesses in einer mit dem Lebensalter zunehmenden Schädigung der Zellen durch Gifte oder übermäßige Beanspruchung. Eine besondere Bedeutung wird den **freien Radikalen** zugemessen, die durch Oxidation zahlreiche Eiweiße und auch die DNA schädigen können.

✓ Auch wenn das Altern genetisch verankert ist, wird der Zeitpunkt des (spürbaren) Altwerdens von Lebensgeschichte und Lebensstil des Einzelnen entscheidend beeinflusst.

Viele Alterungsvorgänge, etwa der Haut oder der Lunge, werden durch zusätzliche Schädigungen, z.B. zu intensives Sonnenbaden oder Rauchen, beschleunigt, verstärkt und dadurch überhaupt *klinisch* manifest. Auf der anderen Seite lassen sich viele Funktionen (darunter die Gehirnleistung) bis ins hohe Alter trainieren und teilweise sogar steigern. Außerdem bedeutet Alter nicht nur einen Abbau, sondern in Teilbereichen auch einen Gewinn (z.B. an Erfahrung, an Verantwortungsgefühl), der Verluste durchaus kompensieren kann.

Trotz der Einzigartigkeit, wie der Einzelne den Alterungsprozess durchlebt, gibt es typische Alterungsverläufe (☞ Abb. 14.2).

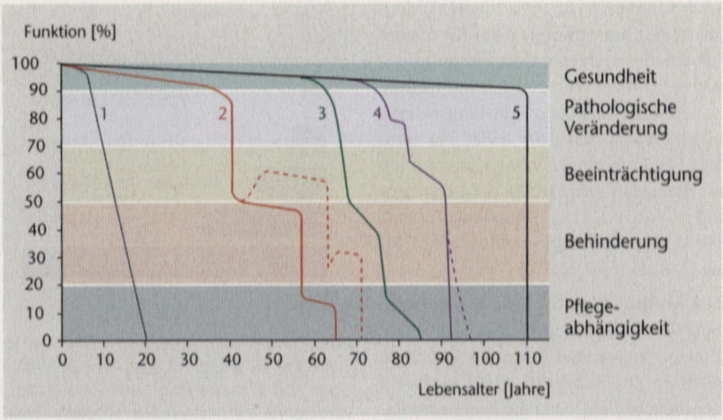

Abb. 14.2: Verschiedenartige Alterungsverläufe.
Linie 1: Stark beschleunigter Alterungsprozess ab dem 2. Lebensjahr bei Progeria infantilis.
Linie 2: Risikofaktoren (z.B. Bluthochdruck) führen zur schnelleren Alterung. Nach einem Akutereignis (z.B. Schlaganfall) können durch entsprechende Therapie Lebenserwartung und -qualität verbessert werden (gestrichelte Linie).
Linie 3: Rasche Funktionsbeeinträchtigung, wie sie für Demenzkranke (☞ 14.5) typisch ist. Auffallend ist die lange Phase der Behinderung und Pflegebedürftigkeit.
Linie 4: „Normales" Altern. Bis ins hohe Alter bestehen nur leichte Beeinträchtigungen. Die Phase von Behinderung und Pflegebedürftigkeit ist auf wenige Monate beschränkt (durch medizinische Therapien oft aber erheblich verlängert).
Linie 5: Idealtypischer Verlauf des Alterns („in hohem Alter auf der Parkbank friedlich entschlafen"). [A400]

14.1.2 Biographisches, biologisches und soziales Altern

Der Alterungsprozess und die Entwicklung chronischer Krankheiten unterliegen großen individuellen Schwankungen. Daher stellt man dem **biographischen** *(chronologischen)* **Altern,** also der am Kalender ablesbaren Alterung, das **biologische Altern** gegenüber.

> Das **biologische Alter** ist ein (Schätz-)Maß für die gegenwärtige gesundheitliche Situation und Belastbarkeit eines Menschen:
> - Ein biographisch 85-Jähriger, aber biologisch 75-Jähriger, ist überdurchschnittlich rüstig und wird eine große Operation mit höherer Wahrscheinlichkeit ohne gravierende Komplikationen überstehen als ein biographisch Gleichaltriger
> - Ein biographisch 71-Jähriger, aber biologisch 80-Jähriger, ist vorgealtert und sein Organismus weniger anpassungsfähig.

Das Altern wird darüber hinaus von der Gesellschaft, vom sozialen Umfeld und von der Familie geprägt. Diese Faktoren entscheiden mit, wie der Mensch sein Älterwerden erlebt und mitgestaltet.

Traditionelle Rollenerwartungen betonen die *Defizite* des alternden Menschen. Sie unterstützen ihn zwar, engen aber seinen Verhaltensradius immer weiter ein, so dass Fähigkeiten verloren gehen. Die viele Senioren belastende Vereinsamung hat den gleichen Effekt. Besonders kommunikative und soziale Fähigkeiten werden nicht mehr in Anspruch genommen, verkümmern und gehen schließlich verloren. Materielle Armut, wie sie z.B. bei Witwen immer noch vorkommt, verstärkt den Teufelskreis von Einengung, Isolation und sozialem Kompetenzverlust, da viele verbleibende soziale Kontaktmöglichkeiten (Einkaufen, Cafébesuche, Busreisen, Konzerte) Geld kosten und für manche dadurch nicht möglich sind. In diesem Sinn kann in Analogie zum biologischen Altern vom **sozialen Altern** gesprochen werden, womit insbesondere der Verlust sozialer Kompetenzen und Aktionsmöglichkeiten gemeint ist.

> **Pflege kann soziales Altern verzögern**
> Eine ungünstige soziale Umgebung beschleunigt das Altern. Pflegende können dem entgegenwirken, indem sie helfen, auch die sozialen Fähigkeiten des älteren Menschen wiederherzustellen.

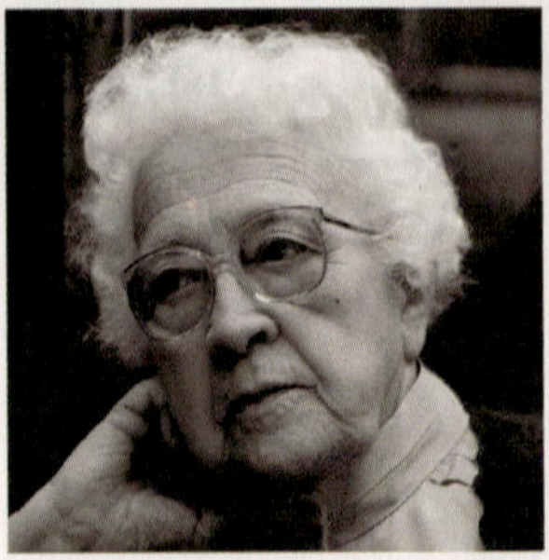

Abb. 14.3: Frau mit typischen Alterungszeichen: Hautfalten durch den Elastizitätsverlust und die Abnahme des Wassergehaltes der Haut, Brille wegen der Altersweitsicht und schneeweißes, dünnes Haar. [O161]

14.1.3 Alterungsprozess und moderne Medizin

Der Alterungsprozess bedroht zunächst die Unabhängigkeit und die Lebensqualität des Menschen, im Laufe seines Fortschreitens aber auch die Lebensfähigkeit des Gesamtorganismus. Die moderne Medizin und die heutige Pflege können die Lebensfähigkeit oft noch um Jahre erhalten, häufig allerdings um den Preis der Lebensqualität – man denke etwa an den chronisch gelähmten Patienten nach einem Schlaganfall (☞ 35.5) oder den dementen Patienten (☞ 14.5).

> Obwohl unsere heutige Medizin über ausgefeilte therapeutische Möglichkeiten verfügt, ist es ihr noch nicht gelungen, Menschen ein Sterben ohne Leiden zu ermöglichen.

14.2 Einführung in die Pflege alter Menschen

Problem Multimorbidität

> **Multimorbidität** *(Polymorbidität):* Gleichzeitiges Vorhandensein von mehreren Krankheiten. Besonders häufig bei älteren Patienten.

Charakteristisch für den älteren Menschen ist, dass infolge natürlicher oder krankhaft beschleunigter Alterungsvorgänge nicht nur *ein*, sondern *viele* Organe in ihrer Leistung oder Leistungsreserve eingeschränkt sind. So leidet ein typischer multimorbider Patient gleichzeitig an Herzinsuffizienz (☞ 18.6.1), Hypertonie (☞ 19.5.1), Niereninsuffizienz (☞ 31.6.9), Diabetes mellitus (☞ 23.6) und Arthrose (☞ 26.10).

Die **Multimorbidität** kann die Behandlung des Patienten erheblich erschweren. Einige Arzneimittel können z.B. nur in niedriger Dosierung oder überhaupt nicht gegeben werden, wenn die Nieren des Patienten nicht mehr ausreichend arbeiten; oder ein Arzneimittel bessert zwar die eine Erkrankung (z.B. die Hypertonie), verschlechtert aber eine andere (z.B. eine gleichzeitige arterielle Durchblutungsstörung). Eine eingeschränkte Lungenfunktion (☞ 20.1) kann eine wichtige Operation unmöglich machen. Wird ein multimorbider Patient operiert, ist das Risiko intra- und postoperativer Komplikationen (☞ 11.4.3) erhöht.

Die Multimorbidität führt dazu, dass ältere Menschen die medizinischen Versorgungssysteme wesentlich stärker in Anspruch nehmen (müssen) als junge Erwachsene: Viele ältere Menschen

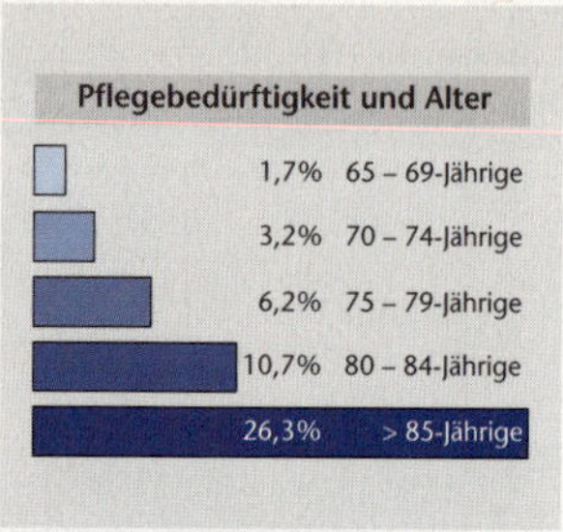

Abb. 14.5 Die Pflegebedürftigkeit im Alter ist stark altersabhängig. Vor allem die über 80-Jährigen sind pflegebedürftig. Daher sind Heimbewohner bei Aufnahme in Altenpflegeeinrichtungen typischerweise über 80 Jahre alt. [A400]

nehmen täglich mehr als ein Dutzend Tabletten ein, und ein operativer Eingriff erfordert einen längeren Krankenhausaufenthalt als eine vergleichbare Operation bei jüngeren Patienten.

14.2.1 Besonderheiten in der geriatrischen Pflege

Ebenso wie die Pflegestandards aus der „Erwachsenenkrankenpflege" nicht ungeprüft auf die Kinderkrankenpflege übertragen werden können, können sie nicht ohne weiteres auf die Pflege älterer Menschen übertragen werden, denn:

- Durch den zunehmenden Verlust körperlicher Reserven ist der alternde Mensch anfälliger für neue Krisen, und das Risiko für (Folge-)Erkrankungen steigt. Deshalb sind alle prophylaktischen Maßnahmen von großer Bedeutung
- Einschneidende Lebensereignisse (*life events* ☞ 7.12.6), z.B. Pensionierung, akute Erkrankungen, Verlust von nahen Angehörigen oder Immobilität häufen sich und führen wie die Auseinandersetzung mit dem nahenden Tod dazu, dass auch die psychische Belastbarkeit älterer Menschen sinkt
- Aufgrund verminderter Anpassungs- und Leistungsfähigkeit des älteren Organismus ist das Komplikationsrisiko bei vielen diagnostischen und therapeutischen Maßnahmen erhöht. Daher werden ältere Patienten besonders intensiv auf mögliche Komplikationen beobachtet
- Viele ältere Patienten leiden unter mehreren Krankheiten gleichzeitig (Multimorbidität). Daher ist es wichtig zu wissen, welche Wechselwirkungen zwischen den verschiedenen Erkrankungen und/oder Arzneimitteln bestehen
- Häufiges (Pflege-)Problem sind Verwirrtheitszustände (☞ 14.3.4). Sie können sowohl Ursache körperlich-medizinischer Probleme (z.B. Stürze) als auch deren Folge sein, z.B. akute Verwirrtheit als Nebenwirkung der Krankenhauseinweisung.

Pflegende von älteren Menschen brauchen besondere Kompetenz. Sie umfasst das Wissen um:

- Den physiologischen Alterungsprozess (☞ 14.1)
- Die vielschichtigen Probleme bei Erkrankungen im Alter (Problem der Multimorbidität)
- Psychische und soziale Einflüsse bei der Entstehung und Bewältigung von Krankheit und Behinderung im Alter
- Spezielle geriatrische Probleme, z.B. Immobilität, Stürze, Verwirrtheit (☞ 14.3)
- Besonderheiten diagnostischer und therapeutischer Maßnahmen bei älteren Menschen (☞ 14.4)
- Soziale und rechtliche Aspekte im Alter.

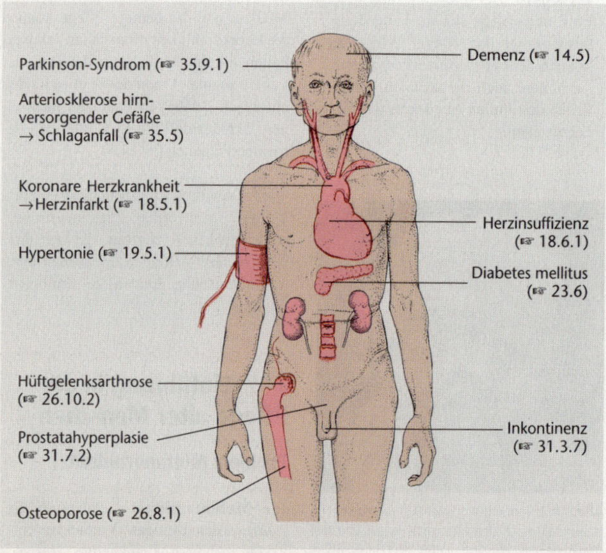

Abb. 14.4: Häufige medizinische Probleme des älteren Menschen, von denen oft mehrere gleichzeitig vorliegen (Multimorbidität). [A400-190]

14.2.2 Unterstützung bei den ATL

Kommunizieren

Kommunikation mit Demenzkranken ☞ *14.5.1*

Seh- und Hörstörungen

Umgang mit Schwerhörigen/Gehörlosen ☞ *7.9.3*

Umgang mit Sehbehinderten/Blinden ☞ *7.9.3*

Bei vielen alten Patienten sind besonders die Seh- und Hörfähigkeit vermindert. Erreichen die Informationen aus der Umwelt den Patienten nur lückenhaft, können unangemessenes Verhalten und Missverständnisse die Folge sein und die Pflege erschweren. Zudem sind insbesondere Schwerhörige ihren Mitmenschen gegenüber oft misstrauisch. Dieses Misstrauen darf nicht persönlich genommen werden, sondern ist durch den Teilverlust der *Warn-* und Sinnesfunktion Hören (mit-)bedingt. Im therapeutischen Team müssen alle über die Störung Bescheid wissen (Vermerk in den Patientenunterlagen und auf Konsilscheinen), damit sie dem Patienten angemessen begegnen können.

Bei **Patienten mit Seh- und Hörstörungen** ist die Gefahr der sozialen Isolation erhöht. Daher wird bereits beim geringsten Verdacht eine diagnostische Abklärung durch den Augen- oder HNO-Arzt eingeleitet. Therapieziel ist die ursächliche Beseitigung der Störung oder – wenn dies nicht möglich ist – die Anpassung geeigneter Hilfen (z.B. Brille, Hörgerät), um dem Patienten die Teilnahme am gesellschaftlichen Leben (wieder) zu ermöglichen.

Gedächtnis- und Konzentrationsstörungen

Informationsdefizite des Patienten können auch Folge von Störungen des Kurzzeitgedächtnisses, der Konzentration und der Auffassungsgabe sein. Hilfreich ist dann ein Merkblatt, auf dem der Patient alle nötigen Informationen nachlesen kann.

Sich bewegen

Durch körperliche Bewegungseinschränkung und Immobilität entstehen (Pflege-) Probleme, z.B. ist die Pneumonie-, Thrombose-, Dekubitus-, Kontrakturen- und Obstipationsgefahr erhöht. Deshalb beginnen die Pflegenden frühzeitig mit entsprechenden prophylaktischen Maßnahmen (☞ 7.1.2).

! Vorsicht: Kreislaufüberlastung bei Bewegungsübungen

Der Kreislauf älterer und immobiler Patienten ist oft labil. Daher werden vor dem Beginn körperlicher Bewegungsübungen Puls, Blutdruck und Atmung gemessen. Ein Pulsanstieg auf über 125 pro Minute oder eine Pulsbeschleunigung länger als fünf Minuten nach Belastungsende sind bei älteren Patienten unerwünscht.

- Da Schmerzen die Beweglichkeit stark beeinträchtigen, können Analgetika oder schmerzlindernde physikalische Maßnahmen (☞ 10.9) vor Bewegungsübungen und Pflegemaßnahmen angezeigt sein
- Bei allen Pflegemaßnahmen ist darauf zu achten, dass die natürlichen Bewegungsabläufe ebenso wie die Fähigkeiten und Eigenaktivitäten des älteren Patienten gefördert werden. Dem Patienten werden nicht alle Tätigkeiten abgenommen, auch wenn es schneller geht. Um die Interaktion zwischen Pflegekraft und Patient mit Bewegung und Berührung harmonisch und schonend zu gestalten, setzen immer mehr Pflegende kinästhetische Prinzipien ein (☞ 7.5.7)
- Viele ältere Menschen haben Angst zu stürzen, *fühlen* sich unsicher und vermeiden deshalb aktive Bewegung, z.B. selbständiges Aufstehen aus dem Bett. Hier hilft es, die Bewegungsabläufe gemeinsam so lange zu üben, bis der Patient seine Unsicherheit nach und nach verliert, z.B. das Aufstehen aus dem Bett
- Auch krankengymnastische (☞ 10.9.2) und ergotherapeutische (☞ 10.10) Maßnahmen bessern Beweglichkeit und Aktivität
- Spaziergänge, Seniorengymnastik, Schwimmen und Bewegungsübungen im Wasser sind besonders geeignet, die Beweglichkeit älterer Menschen zu erhalten und zu fördern. Weniger geeignet sind Sportarten mit hohem Verletzungsrisiko (z.B. Fußball, Reiten) oder solche, die schnelle Reaktionen erfordern
- Oft ermöglichen Hilfsmittel (z.B. Gehstock, Gehwagen, Rollstuhl ☞ 7.5.8) zumindest eine eingeschränkte Wiederherstellung der Beweglichkeit und Unabhängigkeit. Einige Betroffene schämen sich anfangs, auf diese Hilfsmittel angewiesen zu sein. Wichtig ist in dieser Phase, das Selbstbewusstsein des Betroffenen zu stärken, seine Scham ernst zu nehmen und ihm durch Unterstützung (z.B. Einweisung, aber auch Motivation) im Umgang mit dem Hilfsmittel (verlorene) Sicherheit wieder zu geben
- Die Umgebung des Patienten sollte so „bewegungsfreundlich" und sicher wie möglich sein, z.B. mit Haltemöglichkeiten an den Wänden und breiten Gängen (☞ 7.5.6).

Pflegeproblem	Häufigkeit [%]
Eingeschränkte körperliche Mobilität	80
Veränderungen beim Wohlbefinden: Schmerz	41
Veränderungen bei der Ernährung: unzureichende Nahrungszufuhr	41
Angst	30
Veränderungen beim Stuhlgang: Verstopfung	26
Veränderungen beim Urinieren	26
Hautprobleme	24
Negative Veränderungen beim Selbstbild	23
Schlafstörungen	22
Defizite bei der Selbstversorgung	22

Tab. 14.6: Oft treten bei älteren Patienten mehrere Pflegeprobleme gleichzeitig auf. Hallal ermittelte schon 1985 in einer Untersuchung durchschnittlich 5,06 Pflegeprobleme – hier die häufigsten. (Nach Corr u. Corr, 1992)

Ruhen und schlafen

Ältere Menschen haben ein anderes Schlafverhalten als jüngere, viele leiden unter Schlafstörungen (☞ 7.3.4).

Unabhängig davon lässt das Leistungsvermögen älterer Menschen nach, so dass sie hin und wieder eine Ruhepause (aber nicht unbedingt im Bett) benötigen. Wird die Organisation diagnostischer, therapeutischer und pflegerischer Maßnahmen darauf abgestimmt, also z.B. nicht vier Untersuchungen an einem Tag, wirkt sich das positiv auf die Erholung und den Heilungsprozess älterer Menschen aus.

Schlafhygiene und Schlafmittel (Hypnotika) ☞ *7.3.4*

Sich waschen und kleiden

Viele ältere Menschen haben bei der Körperpflege und beim Anziehen Schwierigkeiten und sind hierbei auf die Hilfe anderer angewiesen. Folgende Ursachen können verantwortlich sein:

- *Körperliche* Ursachen wie Schmerzen, Übergewicht, Bewegungseinschränkung und Tremor
- *Geistige* Ursachen wie akute oder chronische Verwirrtheit
- *Psychische* Ursachen wie Lebenskrisen oder Depressionen
- Eine ungünstig gestaltete *Umgebung*, etwa ein enges, nicht behindertengerechtes Badezimmer
- Ärztlich verordnete Bettruhe, z.B. nach einem diagnostischen Eingriff.

Die Körperpflege verfolgt verschiedene Ziele, z.B. körperliches Wohlbefinden, Aktivierung und Mobilisation, Verbesserung der Wahrnehmung und Orientierung, Entspannung und Schmerzlinderung.

Körperliches Wohlbefinden

Die meisten Menschen fühlen sich körperlich erst dann richtig wohl, wenn sie sich rundum sauber und gepflegt fühlen.

Hautpflege. Die Haut älterer Menschen verändert sich. Sie wird dünner, rau und schuppig, trocknet leichter aus und juckt oftmals. Elastizität und Belastbarkeit der Haut sind vermindert. Insgesamt ist die Haut empfindlicher, das Risiko einer Hautirritation erhöht und die Wundheilung verlangsamt. Begleiterkrankungen wie Diabetes mellitus oder Durchblutungsstörungen verschlechtern den Hautzustand zusätzlich. Bei Inkontinenz (☞ 7.8.7, 14.3.5) greifen Urin und Stuhl die Haut ebenso an wie die dadurch häufig notwendigen Waschungen.

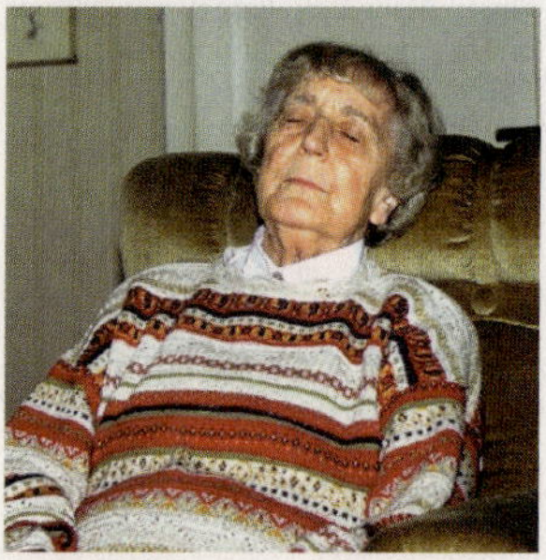

Abb. 14.7: Viele ältere Menschen machen tagsüber mehrere kurze „Nickerchen". [K183]

Die Pflege richtet sich nach der Beschaffenheit der jeweiligen Hautpartie. So ist die Haut an den Extremitäten meist trockener als an anderen Körperstellen (Pflege von trockener Haut ☞ 7.4.2).

Pflege technischer Hilfsmittel: Zahnprothesen, Brillen und Hörgeräte gleichen fehlende Körperfunktionen aus. Die Pflege dieser „Ersatzstücke", d.h. ihre Reinigung und Überprüfung der Funktionsfähigkeit, ist Teil der täglichen Körperpflege.

Reinigung von Hörgeräten ☞ 7.9.3
Reinigung von Zahnprothesen ☞ 7.4.4

> Zahnprothesen nicht für längere Zeit herausnehmen, da sich der Kiefer dann sehr schnell verformt.

Ein Mensch kann nur für ein gepflegtes Erscheinungsbild sorgen, wenn er ausreichend sieht. Deswegen sollen mitgebrachte Brillen nicht nur auf dem Nachtkästchen liegen, sondern auch getragen werden. Die Gläser der Brille werden je nach Verschmutzung, ggf. mehrmals am Tag, gereinigt.

> Können Sehbehinderte trotz Brille nicht mehr ausreichend sehen, unterstützen die Pflegenden sie in ihrem Bemühen um ein gepflegtes Aussehen.

Fußpflege: Die Fußpflege (☞ 7.4.6) wird beim alten Menschen besonders sorgfältig durchgeführt, da bei einigen Erkrankungen (z.B. Diabetes mellitus, Durchblutungsstörungen) nicht nur die Verletzungsgefahr erhöht ist, sondern selbst kleine Verletzungen schnell Komplikationen wie Infektionen nach sich ziehen.

Kleidung: Die gewohnte Alltagskleidung fördert nicht nur das körperliche Wohlbefinden des Patienten, sondern auch sein Gesundheits- und Selbstwertgefühl und dient zudem der Verwirrtheitsprophylaxe (☞ unten). Deshalb wird das Tragen von Nachtkleidung, insbesondere des „Flügelhemds", am Tag vermieden. Hilfreich ist die behindertengerechte Umgestaltung gewohnter Kleidungsstücke (☞ z.B. Abb. 25.4, 7.4.11). Bewegungseinschränkende Kleidungsstücke werden im Einvernehmen mit dem alten Menschen nicht genutzt, weil sie die Immobilität fördern und die Sturzgefahr erhöhen. Da ältere Menschen aus den verschiedensten Gründen sturzgefährdeter

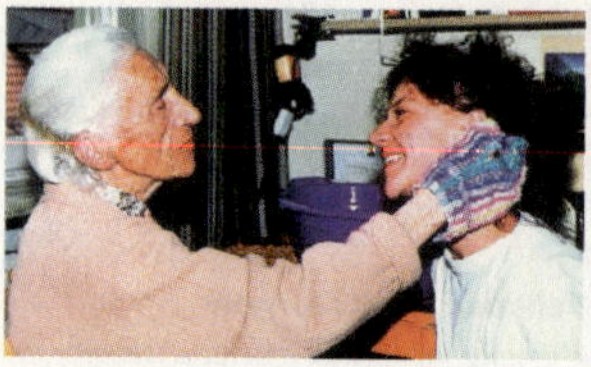

Abb. 14.8: Warum nicht einmal im Rollentausch herausfinden, wie es sich anfühlt, gewaschen zu werden? [N323]

sind als jüngere (☞ 14.3.3), sind vor allem beim Aufstehen festsitzende Schuhe wichtig.

Mobilisation und Rehabilitation

> Vorhandene Ressourcen, z.B. selbständiges Waschen und Ankleiden des Oberkörpers, erfassen und berücksichtigen.

- In die tägliche Körperpflege werden gezielte Bewegungsübungen integriert. Nach und nach können so verloren gegangene Fähigkeiten eingeübt werden, bis der ältere Mensch die mit ihm festgelegten Pflegeziele, etwa das selbständige Waschen des Oberkörpers, erreicht hat
- Zum Waschen oder Baden werden – dem Hauttyp angemessene – *aktivierende* Wasch- und Badezusätze verwendet, z.B. ätherische Öle und Kräuterextrakte aus Pfefferminze, Eukalyptus oder Rosmarin
- Ggf. wird der Kreislauf über Temperaturreize (kalt/warm) angeregt und damit aktiviert. Allerdings kann im Alter auch eine *paradoxe Wirkung* beobachtet werden: Die Haut erwärmt sich nach einem Kältereiz nicht, weil ein Gefäßspasmus ausgelöst wurde. Daher ist es wichtig, die Reaktionen älterer Menschen im Anschluss an den Kältereiz zu beobachten und ggf. auf diese Maßnahme zu verzichten
- Häufige Lagewechsel und eine frühzeitige Mobilisation fördern die Selbstwahrnehmung und dienen so einer Verwirrtheitsprophylaxe (☞ 14.3.4).

Verbesserte Wahrnehmung und Orientierung

Über die Haut, dem größten Sinnesorgan, werden von außen kommende Reize (Berührungen, Druck, Temperatur) wahrgenommen. Hat ein Patient verlernt, seine Haut als äußere Grenze des Körpers wahrzunehmen, z.B. weil er schon seit längerer Zeit auf einer Superweichmatratze liegt, können ihm die Berührungen während des Waschens zu einer neuen Körperwahrnehmung und zu einem neuen Körperbewusstsein verhelfen.

Zur Förderung der Sinneswahrnehmungen während der Körperpflege bietet das Konzept der Basalen Stimulation (☞ 7.9.3) mehrere Möglichkeiten an, sowohl prophylaktisch als auch therapeutisch zu pflegen, beispielsweise mit einem Wannenbad, bei dem der Patient zunächst das Wasser auf seiner Haut spürt und später das Handtuch beim Abrubbeln des Körpers, oder durch die Ganzkörperwäsche, bei der nicht die Reinigung, sondern die Berührung des Patienten im Mittelpunkt steht.

Zur Anregung des Tastsinns empfehlen sich für Hände und Füße Tastkissen. Bewährt haben sich Kirschkernsäckchen, mit Kastanien gefüllte Schüsseln und/oder Materialen des täglichen Gebrauchs.

Entspannung und Schmerzlinderung

Während der Körperpflege werden die Bedürfnisse und Gewohnheiten des Patienten berücksichtigt, da sich der Patient sonst vielleicht über das ungewohnte „Waschritual" ärgert, sich daher nicht entspannen kann und sich auch nicht wohlfühlt.

- In der Regel wünschen sich ältere Patienten eine warme Umgebung und bevorzugen warmes Waschwasser. Wärme trägt zur Entspannung bei und kann Schmerzen lindern

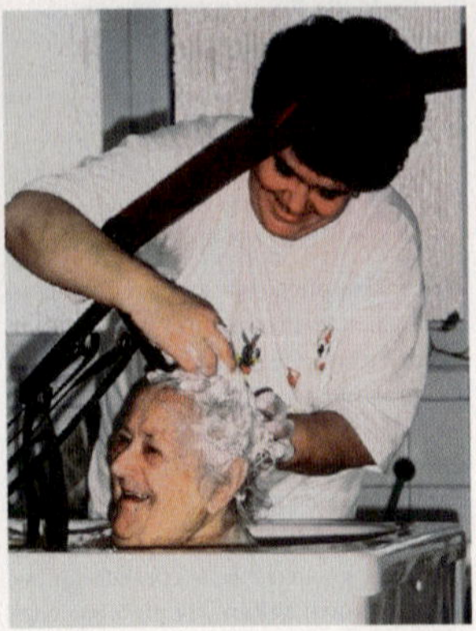

Abb. 14.9: Ein Wannenbad mit Kopfwäsche, gemischt mit humorvoller Unterhaltung, kann sich entspannend auswirken und Schmerzen vergessen lassen. [N320]

- Beruhigende ätherische Öle (z.B. Lavendel, Sandelholz) im Wasch- oder Badewasser oder für die anschließende Hautpflege fördern die Entspannung. Sandelholz und Lavendel eignen sich gleichzeitig auch zur Behandlung trockener Haut
- Die Waschbewegungen erfolgen zur Entspannung in Richtung des Haarwuchses (☞ 7.4.3).

Atmen

Ältere Menschen sind anfälliger für Erkrankungen der Atemwege als jüngere. Daher sind die Pneumonieprophylaxe (☞ 7.2.4) und ein angemessenes Raumklima von besonderer Bedeutung. Aufkeimende Infekte bedürfen einer raschen Behandlung durch Inhalationen, sekretlösende Arzneimittel und evtl. Antibiotika, da die Häufigkeit schwerer Komplikationen im Alter stark zunimmt.

Körpertemperatur regulieren

Die Fähigkeit zur Regulation der Körpertemperatur lässt bei älteren Menschen nach. Häufiges Frieren kommt ebenso vor wie ein eingeschränktes Kälteempfinden. Daher achten Pflegende darauf, dass der Patient z.B. bei Spaziergängen angemessen bekleidet ist. Die Angehörigen sollten nach der Entlassung häufiger die Wohnungstemperatur kontrollieren: Studien haben ergeben, dass eine latente Unterkühlung bei allein lebenden älteren Menschen häufig ist.

> **! Vorsicht** im Umgang mit künstlichen Wärmequellen (z.B. Heizkissen), da das Temperaturempfinden älterer Menschen herabgesetzt ist und es deshalb leicht zu Verbrennungen kommt.

Durch die Funktionsabnahme des Immunsystems reagieren ältere Menschen bei Infektionen seltener mit Fieber. So können akute Infekte, z.B. der Atemwege oder der Harnwege, lange Zeit unbemerkt bleiben. Daher wird der ältere Patienten aufmerksam auf andere Infektionszeichen hin beobachtet, z.B. auf Atemgeräusche, Husten, Auswurf, Urinveränderungen oder Schmerzen.

Essen und trinken

Nährstoffbedarf

Ältere Menschen benötigen rund 30 % weniger Kalorien als jüngere (☞ Abb. 14.10). Während der Bedarf z.B. an Eiweiß, Kalzium und anderen Mineralstoffen und Vitaminen unverändert ist, sinkt der Bedarf an Kohlenhydraten und Fetten im Alter um 35 – 40 %. Viele ältere Menschen berücksichtigen dies intuitiv. Einige, und hier insbesondere allein stehende ältere Männer, ernähren sich aber einseitig, so dass der Bedarf an Nährstoffen nicht gedeckt und gleichzeitig Übergewicht gefördert wird.

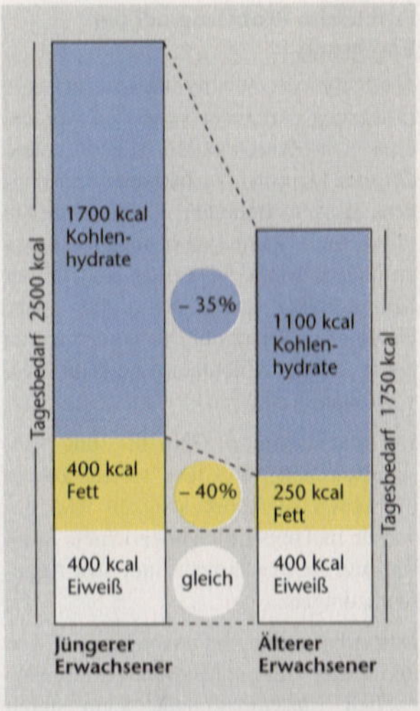

Abb. 14.10: Verschiebung des Nährstoff-, Mineralstoff- und Vitaminbedarfs des älteren Menschen (rechts) gegenüber dem jüngeren Erwachsenen (links). [A400]

Für ältere Menschen ist eine eiweißreiche, fettarme Mischkost am günstigsten. Ballaststoffe beugen einer Obstipation vor, Milch und Milchprodukte sorgen für ausreichend Kalzium. Bei Neigung zu einem erhöhten Blutdruck (Hypertonie ☞ 19.5.1) und zu Ödemen sollte Salz nur sparsam verwendet werden.

Wasserbedarf

Der ältere Mensch empfindet Durst meist nicht mehr so stark wie der jüngere. Er selbst bzw. seine Betreuer achten daher auf eine tägliche Trinkmenge von 1,5 – 2 l. Eine zu geringe Flüssigkeitszufuhr kann nicht nur eine Obstipation, sondern durch eine Dehydratation mit *Hyponatriämie* (Natriummangel ☞ 31.13.2) auch einen akuten Verwirrtheitszustand hervorrufen. Ausnahmen sind eine Herz- oder Niereninsuffizienz, wenn der Arzt eine Flüssigkeitsbeschränkung angeordnet hat.

Praktische Probleme bei der Ernährung

Trotz allen Bemühens um eine gesunde Ernährung darf nicht vergessen werden, dass jeder Mensch anders ist und isst und ein alter Mensch über Jahrzehnte entstandene Essgewohnheiten – auch wenn sie falsch sind – kaum von heute auf morgen zu ändern bereit ist. Daher sind immer Kompromisse nötig, denn eine starre Haltung auf Seiten der Pflegenden würde nur zu offener Ablehnung und Nahrungsverweigerung führen.

Der nachlassende Geruchs- und Geschmackssinn führt bei vielen älteren Menschen zu Appetitlosigkeit. Gut gewürzte und appetitlich angerichtete Speisen sind ein bewährtes Mittel, den Appetit anzuregen.

Das selbständige und unabhängige Essen und Trinken älterer Menschen mit funktionellen Einschränkungen kann durch zahlreiche Ess- und Trinkhilfen erhalten werden (☞ 25.1.3, 7.6.6).

Viele ältere Menschen haben Gebissprobleme, von geringen Einschränkungen, z.B. beim Kauen harter Speisen, bis zu starken Schmerzen, etwa durch Druckstellen infolge schlecht sitzender Prothesen. Sind die Probleme durch zahnärztliche Behandlung nicht zu bessern, bieten ihnen die Pflegenden passierte Kost an.

Ausscheiden

Bei der ATL Ausscheiden stehen zwei Probleme im Vordergrund:

- Obstipation (☞ 21.2.7): Aufgrund zahlreicher Faktoren, z.B. der Aufnahme eher ballaststoffarmer Kost infolge von Kauproblemen oder des Bewegungsmangels, neigen viele ältere Menschen zur Obstipation, so dass eine fortwährende Obstipationsprophylaxe erforderlich ist (☞ 7.8.5)
- Inkontinenz (☞ 7.8.7, 14.3.5).

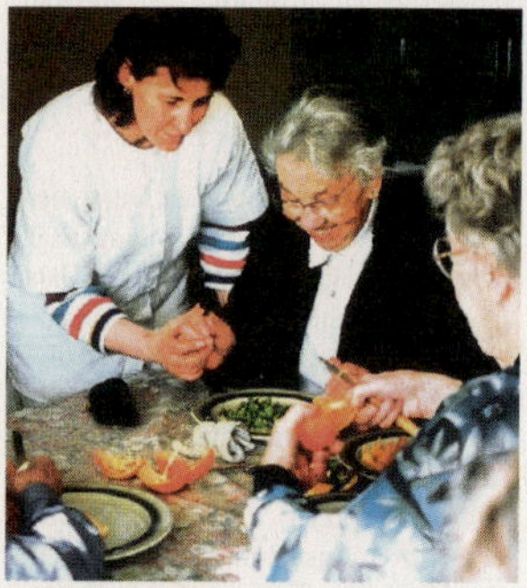

Abb. 14.11: In der Ernährung des älteren Menschen sind ausreichend frisches Obst und Gemüse von großer Bedeutung. [N340]

Für Sicherheit sorgen

Sichere Umgebung, sachgerechte Hilfsmittel

Die Sicherheit älterer Menschen wird vielfach durch Mobilitätsprobleme beeinträchtigt. Die Angst vor Stürzen (☞ 14.3.3) verstärkt oftmals die Immobilität. Neben regelmäßigem Bewegungstraining können vor allem eine sichere Umgebung und die Versorgung mit sachgerechten Hilfsmitteln die Angst mildern und dadurch die Mobilität fördern:

- Haltemöglichkeiten an den Wänden
- Rutschfeste Bodenbeläge
- Beseitigung von „Stolperfallen", z.B. eines Infusionständers
- Rutschfeste Matten im Badezimmer
- Gut angepasste Gehhilfen
- Eine der Bewegungseinschränkung und Körpergröße angepasste Betthöhe, ggf. Toilettenerhöhung
- Ausreichende Beleuchtung, leicht erreichbare Lichtschalter
- Ausreichend Sitzgelegenheiten, z.B. auf dem Weg zur Toilette
- Geeignete Kleidung (nicht zu lange Nachthemden oder Bademäntel), feste Schuhe
- Korrekt angepasste Brille
- Leichte Erreichbarkeit der Klingel und häufig benutzter Gegenstände.

Sicherheitsförderndes Verhalten der Pflegenden

Durch verlangsamte Reflexe, vermindertes Seh- und Hörvermögen und gehäufte Verwirrtheitszustände (☞ 14.3.4) sind ältere Patienten erhöht sturzgefährdet. Daher:

- Das Umfeld des Patienten nur behutsam verändern. Damit sich der Patient nach der Krankenhausaufnahme leichter im Krankenhaus zurechtfindet, sollte ihn nach Möglichkeit anfangs eine vertraute Person, z.B. ein Angehöriger, begleiten. Evtl. einige gewohnte Gegenstände von daheim mitbringen lassen
- Eine ruhige und freundliche Umgebung schaffen. Mit Diagnostik oder invasiven Maßnahmen möglichst erst nach der Eingewöhnung beginnen
- In den für den Patienten ungewohnten Räumlichkeiten Hinweistafeln und Schilder anbringen (lassen), die dem alten Menschen die Orientierung auf der Station und im Krankenhaus erleichtern (☞ Verwirrtheitsprophylaxe)
- Die Entlassung des Patienten gründlich vorbereiten. Zum Beispiel die Sozialarbeiterin des Hauses über die bevorstehende Entlassung informieren, falls der Patient in eine Rehabilitationseinrichtung oder in ein Seniorenheim entlassen oder falls eine Sozialstation in die ambulante Pflege eingebunden werden soll. Für die nachfolgenden Betreuer einen Pflegebericht erstellen (☞ 5.6.1).

Pflegeüberleitung und ambulante Pflege ☞ Kapitel 5

Sind aus Sicherheitsgründen Maßnahmen erforderlich, die die Autonomie und Unabhängigkeit des Patienten einschränken, sind zunächst die am geringsten einschränkenden Maßnahmen zu ergreifen, z.B. Schienung des Armes bei unruhigen Patienten während einer laufenden Infusion *vor* der Fixierung des Armes am Bett, oder Bettgitter *vor* der körperlichen Fixierung mit Bauchgurten sowie Hand- und Fußmanschetten im Bett.

> Bei der Fixierung handelt es sich nach § 239 StGB um eine Freiheitsberaubung, die nur bei Vorliegen eines Notstandes vorübergehend eingesetzt werden darf und vom zuständigen Arzt angeordnet und überwacht werden muss. Jede länger als 24 Stunden andauernde Fixierung ist von einem Vormundschaftsgericht und – sofern bestimmt – vom Betreuer des Patienten zu genehmigen.

Sich als Frau oder Mann fühlen und verhalten

Etablierte Rollenmuster können sich im Alter zum einen durch die Berentung, zum anderen durch Pflegebedürftigkeit oder auch den Tod des Ehepartners auflösen, wandeln oder verstärken.

Ältere Menschen wünschen sich ebenso Zärtlichkeit, Geborgenheit und Nähe zu einem Partner wie jüngere, auch wenn die Funktion der Geschlechtsorgane nachlässt. Daher wird älteren Menschen in stationären Einrichtungen die gleiche Privatsphäre und die gleiche Rückzugsmöglichkeit zugestanden wie jüngeren. Pflegende können z.B. körperlich immobilen Patienten helfen, für ein vertrautes Gespräch einen unbeobachteten Raum aufzusuchen oder ihnen einen Besuch in der Cafeteria ermöglichen. Das Bedürfnis nach Zuwendung, Nähe und Geborgenheit kann auch in den täglichen Pflegeverrichtungen berücksichtigt werden, z.B. durch Gespräche oder durch einfühlsame Körperkontakte (etwa tröstendes Berühren am Arm).

Sich beschäftigen und Sinn finden

Mit zunehmendem Alter leiden immer mehr Menschen an chronischen Erkrankungen. Auch wenn diese nicht oder nicht unmittelbar lebensbedrohlich sind (z.B. eine Arthrose ☞ 26.10), erinnern sie den Betroffenen durch immer wiederkehrende Beschwerden oder durch die Notwendigkeit einer regelmäßigen Tabletteneinnahme an sein Alter und damit an die eigene Gebrechlichkeit. Nicht wenige Patienten geraten dadurch in eine fundamentale Krise (☞ auch Kapitel 15). Dabei konzentrieren sie sich dann unter Umständen so sehr auf ihre Befindlichkeit, dass sich subjektiv wahrgenommene Beschwerdebilder und tatsächlich vorhandene Krankheiten zu einem kaum entwirrbaren Knäuel zusammenballen. Aufgabe des therapeutischen Teams ist es dann, dem Patienten andere Lebensinhalte nahe zu bringen, z.B. raten sie zu maßvollem Sport und zum Knüpfen neuer Kontakte.

Prinzip Hoffnung

Ein entscheidender Faktor der Lebensaktivität „Sinn finden" ist die **Hoffnung.** Ohne Hoffnung wird das Leben als sinnlos und leer empfunden. Hoffnung richtet sich an die Zukunft und wirkt bei Bewältigungsprozessen entlastend. Viele jüngere Menschen glauben jedoch, dass ältere Menschen nicht mehr hoffen können. Sie können sich nicht vorstellen, dass Hoffnung bei unheilbaren Krankheiten oder angesichts einer nur noch kurzen Lebenserwartung noch möglich ist. Hoffnung ist aber nicht gleichbedeutend mit „Hoffnung auf Heilung", sondern sie umfasst auch die Hoffnung, den Geburtsort noch einmal zu besuchen oder die Geburt des nächsten Enkels zu erleben.

Die Fähigkeit zu hoffen wird durch verschiedene Faktoren beeinflusst, z.B. individuelle Erfahrungen oder religiöse, kulturelle und gesellschaftliche Einflüsse. Insbesondere Vorurteile wie das, dass alte Menschen zwangsläufig keine Hoffnung mehr haben, wirken sich negativ auf die Hoffnungsfähigkeit des älteren Menschen aus. Es ist daher wichtig, die individuellen Einstellungen aller Teammitglieder, der Angehörigen und der alten Menschen selbst zu überprüfen und gegebenenfalls zu korrigieren. Positive Erfahrungen älterer Menschen bei der Bewältigung kritischer Lebensereignisse werden erfragt und in der Pflege berücksichtigt.

Umgang mit den Bedürfnissen und Gefühlen des Sterbenden ☞ 15.4.3

Keine unberechtigten Hoffnungen wecken!
Hoffnungen zu wecken, die unerfüllbar sind (z.B. auf Heilung bei weit fortgeschrittenem Tumorleiden), ist falsch, denn die zwangsläufig folgende Enttäuschung untergräbt das Vertrauen zwischen dem Patienten und seinen Betreuern und kann den körperlichen und psychischen Verfall beschleunigen.

14.3 Medizinisch-pflegerische Hauptprobleme des alten Patienten

Schlafstörungen ☞ 7.3.4
Schwindel ☞ 35.3.1
Tremor ☞ 35.3.4

14.3.1 Schwäche

(Plötzlich auftretende) **Schwächezustände** sind stets als Hinweis auf körperliche oder psychische Erkrankungen zu werten. Schwäche ist nie belanglos!

Eine neu auftretende oder sich verstärkende **Schwäche** ist im Alter oft erstes Symptom einer organischen Krankheit oder weist auf eine Verschlimmerung einer bereits bekannten (chronischen) Erkrankung hin. Folgende Erkrankungen sind bei älteren Menschen am häufigsten:

- Herzinsuffizienz (☞ 18.6.1)
- Pneumonie (☞ 20.5.3)
- Chronische Bronchitis (☞ 20.6.2)
- Diabetes mellitus (☞ 23.6)
- Dehydratation (☞ 31.11.2)
- Schilddrüsenfunktionsstörungen (☞ 23.4.2 – 23.4.4)
- Demenz (☞ 14.5)
- Depression (☞ 36.5.1)
- Anämie (☞ 24.6.1).

Das diagnostische und therapeutische Vorgehen richtet sich nach der zugrunde liegenden Ursache.

Schwäche bei Sterbenden ☞ 15.4.2

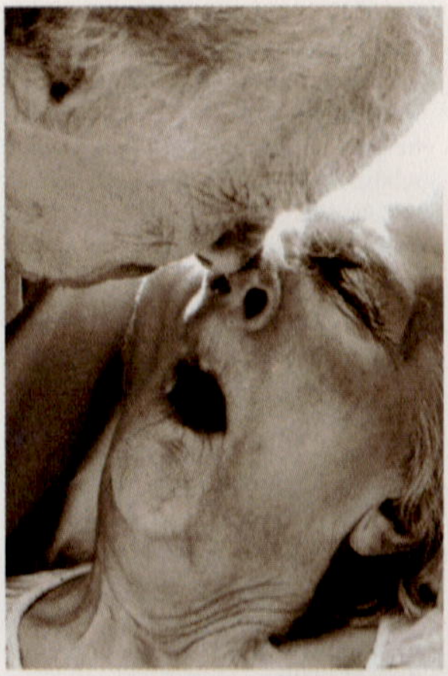

Abb. 14.12: Nach dem Abschiednehmen vom Partner, an dessen Seite man vielleicht 50 Jahre seines Lebens verbracht hat, bleibt oft eine Leere, die ein alter Mensch kaum wieder füllen kann. [N313]

14.3.2 Immobilität

Mobilität: Fähigkeit, sich in seiner Umgebung frei zu bewegen und die Aktivitäten des täglichen Lebens unabhängig auszuführen.

Immobilität: Unfähigkeit, sich frei zu bewegen. Zwischen beiden Polen existieren viele Stufen von **Bewegungseinschränkungen.**

Jede **Immobilität** bedroht die Unabhängigkeit und damit die *Autonomie* (Selbstbestimmung) älterer Menschen.

Es ist falsch, Immobilität mit der Unfähigkeit zu *gehen* gleichzusetzen. So kann z.B. ein Rollstuhlfahrer wesentlich mobiler sein als ein Fußgänger mit Gehhilfen, hingegen sich ein älterer Mensch, der plötzlich nicht mehr Auto fahren darf, trotz vorhandener Gehfähigkeit (zunächst) völlig immobil fühlen. Zum anderen können Bewegungseinschränkungen auch infolge psychischer Probleme (☞ unten) oder einer „behindernden" Umgebung auftreten.

Körperliche Ursachen für Immobilität

Die *körperlichen Ursachen* für Immobilität sind zahlreich:

- Zu den häufigsten Ursachen bei älteren Menschen gehören Veränderungen des Bewegungsapparates wie *Arthrose*

(☞ 26.10), *Osteoporose* (☞ 26.8.1) oder Frakturen im Hüftbereich. Diese Erkrankungen beeinträchtigen die Beweglichkeit direkt (z.B. durch Versteifungen) oder indirekt (z.B. durch schmerzbedingte Schonung). Vielfach bestehendes Übergewicht wirkt sich zusätzlich ungünstig aus
- Durch die vornübergeneigte Körperhaltung vieler alter Menschen wird der Körperschwerpunkt nach vorne verlagert, was eine latente Gangunsicherheit verstärkt
- Im neurologischen Bereich sind vor allem Störungen der Gehirndurchblutung (☞ 35.6), das *Parkinson-Syndrom* (☞ 35.9.1) sowie Gangunsicherheiten bei *Polyneuropathie* (☞ 35.10.1) zu nennen
- Auch eine Minderdurchblutung der Beine (*pAVK* ☞ 19.6.2) sowie ausgeprägte Beinödeme bei *Herzinsuffizienz* schränken die Beweglichkeit ein
- Schwere Herz- und Lungenerkrankungen (☞ Kapitel 18 und 20) vermindern die allgemeine Belastbarkeit des Patienten so sehr, dass er sich kaum noch bewegen kann
- Sehbehinderungen, z.B. durch ungeeignete Brillen, Linsentrübung (☞ 33.8) oder als Folge eines Diabetes mellitus, erschweren die Orientierung im Raum und führen zu einer erhöhten Gefährdung
- Immobilität kann auch *iatrogen*, d.h. durch ärztliche Maßnahmen, bedingt sein. An erster Stelle steht hier die Einnahme von Beruhigungsmitteln. Die von den Patienten zum abendlichen Einschlafen gewünschte Schlaftablette kann noch am Folgetag „nachhängen". Auch Antihypertonika (☞ Pharma-Info 19.33) können über zu niedrigen Blutdruck und Blutdruckregulationsstörungen zu Schwindel und Problemen beim Stehen und Gehen führen.

Psychische Ursachen für Immobilität

Psychische Veränderungen, die eine Immobilität nach sich ziehen können, sind allgemeine Unsicherheit, mangelndes Selbstvertrauen und Depressionen, bei denen der Patient das Interesse gegenüber der Umgebung verliert und sich selbst vernachlässigt. Auch die psychische Grundhaltung des Patienten („war schon immer bequem") und ein übertrieben besorgtes Verhalten von Familienangehörigen sind maßgebend dafür, wie schnell ein Kranker immobil wird.

Einfluss der Umgebung auf die Mobilität

Eine ungünstige Umgebung fördert die Immobilität ganz entscheidend, etwa:
- Wenn der Patient das Zimmer nicht verlassen kann, weil er den Gehwagen nicht über die Türschwelle heben kann
- Wenn eine zu tiefe Badewanne oder die zu hohe Stufe des Duscheinstiegs die selbständige Körperpflege des Patienten behindern
- Wenn Kleider mit Reißverschluss am Rücken das selbständige An- und Ausziehen unmöglich machen, weil der Patient diese nicht mehr alleine öffnen und schließen kann
- Wenn der Patient kaum oder gar nicht mehr an geselligen Veranstaltungen oder Theaterbesuchen teilnehmen kann, weil die Treppenstufen ein unüberwindbares Hindernis darstellen oder öffentliche Verkehrsmittel nicht benutzt werden können und Taxifahrten zu teuer sind.

Folgen der Immobilität

Folgen der Immobilität sind:
- Abhängigkeit und fehlende Autonomie
- Eine erhöhte Dekubitus-, Kontrakturen-, Thrombose-, Pneumonie-, Obstipations- und Sturzgefahr
- Ein (zwangsweises) Verzichten auf viele Freude bringende Beschäftigungen (z.B. Spazierengehen) und damit unter Umständen eine Sinnkrise. Die psychischen Reaktionen des Betroffenen reichen von aggressivem Verhalten gegenüber sich selbst oder anderen bis zu Passivität und einem Rückzug in kindliche Verhaltensmuster. Sehr häufig sind depressive Verstimmungen, die ihrerseits wieder die Immobilität fördern und das Entstehen eines Teufelskreises begünstigen.

Aus diesen Gründen wird unabhängig vom Alter des Patienten stets die Ursache der Immobilität gesucht und nach Möglichkeit auch behandelt. Ganz wichtig sind krankengymnastische Übungsprogramme und die aktivierende Pflege.

14.3.3 Stürze

Mit eingeschränkter Mobilität sind oft **Stürze** verbunden, die – abgesehen von den Verletzungsfolgen – die Unsicherheit und Immobilität des Patienten weiter verstärken und häufig die Einweisung in ein Krankenhaus oder den Umzug in ein Altenheim begründen.

> **! Vorsicht: Die ersten Tage sind die riskantesten**
> Im Krankenhaus ereignen sich die meisten Stürze in der ersten Woche nach der Aufnahme. Zu hohe oder zu niedrige Betten sowie übersteigbare Bettgitter erhöhen das Risiko.

Die Ursachen häufiger Stürze entsprechen im Wesentlichen denen der Immobilität. Darüber hinaus sind Schwindel (☞ 35.3.1), Synkopen (☞ 18.3.3), Blutdruckregulationsstörungen (☞ 19.5) und der Wechsel in eine ungewohnte Umgebung hervorzuheben. Entscheidende Hinweise auf die Ursache des Stürzens gibt die Anamnese (Stolpern? Schwarzwerden vor den Augen?).

> Stürze sind oft folgenschwer oder weisen auf einen schlechten Allgemeinzustand des Patienten hin: Von jenen älteren Menschen, die zu Hause stürzen und stationär aufgenommen werden, verstirbt die Hälfte innerhalb von 12 Monaten. Von jenen, die vom Heim aus ins Krankenhaus verlegt werden, ist die Hälfte bereits nach sechs Monaten verstorben.

Sturzprophylaxe ☞ *7.5.6*

14.3.4 Verwirrtheit

> **Verwirrtheit:** Bewusstseinsstörung mit komplexem Symptombild aus **Desorientiertheit** (Störung des normalen Selbst-, Raum- und Zeitempfindens ☞ 36.2.2), **Denkstörungen** (z.B. verlangsamtes Denken, Wahnvorstellungen ☞ 36.2.5) und **Gedächtnisstörungen** (☞ 36.2.4).

Leicht verwirrte Personen sind auf den ersten Blick unauffällig, können aber z.B. nicht das aktuelle Datum nennen. Schwer Erkrankte erkennen nicht einmal mehr die nächsten Angehörigen, laufen rast- und ziellos durch den Raum und zeigen ernste Störungen des Schlaf-Wach-Rhythmus mit nächtlicher Wachheit und langen Schlafperioden am Tag.

> Mit der Diagnose „Verwirrtheit" sollte vorsichtig umgegangen werden, denn nicht alle Patienten, die „nicht gehorchen", die sich nicht in den Krankenhausalltag einfügen oder

die in irgendeiner Form unangemessen reagieren, sind auch verwirrt. Beispielsweise kann die Ursache auch in einer Hörbehinderung liegen.

Für viele ältere Patienten, aber auch für ihre Angehörigen und die Pflegenden, ist Verwirrtheit ein zentrales Problem. Besonders belastend ist es, wenn die verwirrten Patienten, z.B. aus Angst oder Wahnvorstellungen, aggressiv werden und ihre Mitmenschen mit Gegenständen bedrohen oder wiederholt beleidigen.

Akute Verwirrtheit

Setzt eine Verwirrtheit *plötzlich* ein, spricht man von **akuter Verwirrtheit** *(akuter Verwirrtheitszustand, Delirium, Durchgangssyndrom).* Sie dauert oft nur Stunden oder Tage und wird meist durch ein Zusammenspiel *mehrerer* Faktoren hervorgerufen:

- *Medizinische Ursachen* wie Hormonstörungen oder Dehydratation, Störungen des Elektrolythaushalts (☞ 31.11.2), Sauerstoffmangel des Gehirns (☞ 35.6), Hypotonie, Herzschwäche oder Ateminsuffizienz, akute Infekte wie z.B. Atemwegs- oder Harnwegsinfekte oder Stoffwechselentgleisungen, z.B. bei Diabetes mellitus
- *Iatrogene Ursachen* wie z.B. Arzneimittelnebenwirkungen oder längere Narkosen
- *Vergiftungen,* insbesondere durch Alkohol oder Arzneimittel (☞ 17.5.1)
- *Soziale Ursachen* wie z.B. ein Ortswechsel (Umzug in ein Altersheim oder Einweisung in ein Krankenhaus) oder der Verlust enger Bezugspersonen (z.B. Tod des Ehepartners).

Diese Faktoren gilt es durch eine sorgfältige Anamnese (meist Fremdanamnese ☞ 9.2) sowie körperliche und technische Untersuchungen herauszufinden. Können die Ursachen beseitigt werden, verschwindet die akute Störung oft. Allerdings beruht ein großer Teil der akuten Verwirrtheitszustände auf einer bis dahin maskierten (unheilbaren) Demenz (☞ 14.5).

! Vorsicht: Akut verwirrte Menschen sind Notfallpatienten

Akute Verwirrtheitszustände sind Notfälle, die sorgfältiger Klärung, Überwachung und Betreuung bedürfen. Nahrungsverweigerung, Unfähigkeit zur Kooperation, Weglauftendenzen und aggressive Handlungen gefährden den Patienten. Sie begründen ggf. eine Zwangseinweisung und -behandlung.

Akute Verwirrtheit als Folge einer Krankenhauseinweisung

Vielen älteren Menschen bereitet die Einweisung in ein Krankenhaus große Probleme, für manche stellt sie sogar eine ernste Lebenskrise dar. Nicht wenige ältere Menschen sind kaum in der Lage, sich schnell an die neuen Bedingungen und vielen Eindrücke anzupassen. Als Reaktion auf die zur Einweisung führende Grundkrankheit *und* den Umgebungswechsel kann es dann zu einer Phase akuter Verwirrtheit kommen: Die Betroffenen irren umher, finden ihr Zimmer nicht und wissen oft nicht mehr, wo sie sind. Manche verlieren ihren Lebensmut, resignieren und/oder verweigern sich den Pflegenden oder Ärzten. Die Pflegenden können mit den geeigneten Maßnahmen einer **Verwirrtheitsprophylaxe** dazu beitragen, dass neu aufgenommene Patienten nicht die Orientierung verlieren.

Verwirrtheitsprophylaxe

Zeitliche Orientierungshilfen:

- Uhren in ausreichender Anzahl und Größe, die auch richtig gehen
- Kalender mit großen Zahlen in Zimmer, Flur oder Tagesraum, der täglich aktualisiert wird
- Beachten des Tag-Nacht-Rhythmus, bewusste Abendgestaltung, kein Waschen nachts
- Mahlzeiten als Orientierung, Abendessen nicht vor 18 Uhr (sonst verstehen es viele als Kaffeetrinken)
- Sprechen über das Wetter.

Örtliche Orientierungshilfen:

- Auf der Station eine Tafel anbringen, die den Ort oder den Stadtteil zeigt, ggf. Fotos der einzelnen Mitarbeiter sowie eine Übersicht „Heute im Dienst"
- Sich genügend Zeit nehmen, neu aufgenommene Patienten in die Örtlichkeiten einzuführen: persönlich ins Zimmer begleiten, das Zimmer zeigen und die Bettnachbarn vorstellen, die Toilette und den Tagesraum zeigen
- Toilettenräume eindeutig kennzeichnen durch WC, Herren/Damen, Herzchen
- Patientenzimmer besonders kennzeichnen, z.B. auf ein Bild neben der Zimmertür hinweisen
- Große Zahlen (Höhe mindestens 30 cm) an der Tür befestigen, am besten innen und außen, damit sich der Patient die Zahl beim Verlassen des Zimmers einprägen kann
- Das Bett besonders kennzeichnen, z.B. durch Kleidungsstücke
- Evtl. Pinnwand hinter dem Bett anbringen, an die unter anderem persönliche Fotos angebracht werden können
- Grundsätzlich beachten: je mehr dargestellt wird, desto größer sollte die Darstellung sein.

Persönliche Orientierungshilfen:

- Patienten stets mit dem Namen ansprechen, grundsätzlich mit Herr bzw. Frau, nicht duzen oder verniedlichen
- Vor Betreten des Zimmers stets anklopfen
- Von Angehörigen Fotos oder Ähnliches mitbringen lassen und an einem geeigneten Ort platzieren
- Die Möglichkeit geben, sich im Spiegel zu betrachten (besonders bei Bettlägerigen wichtig – am besten bei jedem Aufstehen)
- Ganzkörperspiegel einsetzen, sobald der Patient das Bett verlassen kann
- Persönliche Kleidung tragen und wenn möglich komplett anziehen lassen.

Situative Orientierungshilfen:

- Stets in allgemein verständlicher Sprache sprechen
- Nachfragen, ob das Gesagte auch verstanden wurde
- Auf Signale achten, die Unverständnis vermuten lassen
- Informationen wohldosiert geben, kein Überangebot; Unterscheidung in Wichtiges und weniger Wichtiges
- Scheinbar „Verrücktes" zulassen, solange es nicht schadet
- Geselligkeit fördern, ohne persönliche Grenzen zu überschreiten
- Privatheit und Schamgrenze achten, z.B. beim Waschen, beim Toilettengang oder der Inkontinenzversorgung
- Situationen nicht bagatellisieren.

Neben den verschiedenen Orientierungshilfen zählen zu den Maßnahmen der Verwirrtheitsprophylaxe Pflegemaßnahmen, die medizinische oder iatrogene Ursachen einer Verwirrtheit verhindern helfen, etwa eine Dehydratationsprophylaxe (☞ 7.6.9) oder die Überwachung der Arzneimitteltherapie (☞ 14.4.2).

Darüber hinaus sind jene Maßnahmen fester Bestandteil der Verwirrtheitsprophylaxe, die die Wahrnehmung des Patienten sichern und fördern. Dies beginnt damit, dass Brillen und Hörgeräte funktionstüchtig sind, regelmäßig überprüft

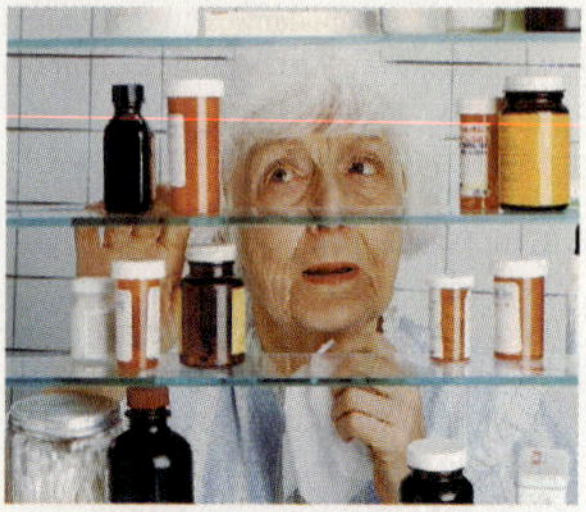

Abb. 14.13: Zum „Normalprogramm" vieler alter Menschen gehört die tägliche Einnahme verschiedener Arzneimittel. [J669]

und gereinigt werden (☞ 7.9.3). Weiter können Pflegende dem Patienten gezielt Reize setzen und dadurch dessen (Selbst-)Wahrnehmung fördern, etwa durch eine in die Körperpflege eingebundene Basale Stimulation (☞ 7.9.3), eine anregende Zubereitung der Speisen und eine geeignete Lagerung (☞ 7.6.6).

Chronische Verwirrtheit

Entsteht eine Verwirrtheit langsam und nimmt über Monate oder Jahre zu, spricht man von **chronischer Verwirrtheit.** Ursache ist fast immer eine Demenz (☞ 14.5), weshalb viele Autoren chronische Verwirrtheit mit Demenz gleichsetzen.

14.3.5 (Harn-)Inkontinenz

> Inkontinenz gehört nicht zu den normalen Alterungsvorgängen und darf daher nie als „altersbedingt" hingenommen werden.

Insbesondere bei älteren Patienten ist die **Harninkontinenz** eine häufige Erkrankung mit vielfältigen Ursachen (☞ 31.3.7), die jedoch aus Scham oft verschwiegen wird. Folgen der Inkontinenz sind nicht nur soziale Probleme, sondern auch medizinische Störungen, z.B. gehäufte Harnwegsinfekte.

Eine **Stuhlinkontinenz** tritt häufig im fortgeschrittenen Stadium einer Demenz auf, ist sonst jedoch eher selten.

Dem Pflegeproblem Inkontinenz können zahlreiche Erkrankungen zugrunde liegen. Eine eingehende Diagnostik ermöglicht oft eine kausale Therapie (☞ 7.8.7). Wegen ihrer großen Bedeutung für die Pflege wird die Inkontinenz in 7.8.7 fachübergreifend im Zusammenhang dargestellt.

14.4 Diagnostik und Therapie bei alten Menschen

14.4.1 Diagnostik bei alten Menschen

> Prinzipiell ist der Weg zur Diagnosefindung bei älteren Menschen der gleiche wie bei jüngeren. Allerdings wird bei stark eingeschränkter Lebenserwartung und/oder entsprechendem Willen des Patienten auf manche invasive Untersuchung verzichtet.

Die **Anamneseerhebung** erfordert bei älteren Patienten viel Zeit. Schwerhörige Patienten sollten ihr Hörgerät tragen. Mangelnde Konzentrationsfähigkeit des Kranken darf nicht zu Ungeduld verleiten. Es ist dann besser, sich zunächst auf die aktuelle Anamnese (☞ 9.2) zu beschränken und die frühere Anamnese später zu erheben oder einer alten Krankenakte zu entnehmen. Häufig muss die *Eigenanamnese* durch eine *Fremdanamnese* ergänzt werden.

Wichtige Inhalte der Anamnese sind der körperliche Zustand des Patienten *vor* der aktuellen Erkrankung (hat er sich noch selbst versorgt), die soziale Situation (wohnt er alleine oder bei Angehörigen) und die bisher eingenommenen Arzneimittel (am besten mitbringen lassen).

Technische Untersuchungen sollten bei einem älteren Patienten nur angeordnet werden, wenn sie für ihn zumutbar sind und angesichts der Gesamtsituation des Kranken Konsequenzen haben.

> **Angehörige bei der Aufklärung einbeziehen**
>
> Auch wenn insbesondere verwirrte ältere Patienten ärztlichen und pflegerischen Informationen und Aufklärungsgesprächen kaum zu folgen scheinen, ist bei ihnen genauso die Einwilligung zu invasiven Maßnahmen einzuholen wie bei anderen Patienten. Sind die Patienten einverstanden, werden ihre Angehörigen zum Aufklärungsgespräch hinzugezogen, damit sie dem Patienten später alles noch einmal erklären können. Bestehen begründete Zweifel an der Geschäftsfähigkeit des Patienten, muss der behandelnde Arzt ggf. einen Antrag beim Vormundschaftsgericht auf Genehmigung der Maßnahme stellen *(Betreuungsgesetz).*

14.4.2 Pharmakologische Therapie bei alten Menschen

Aufgrund ihrer höheren Erkrankungshäufigkeit und *Multimorbidität* nehmen alte Menschen durchschnittlich mehr Arzneimittel ein als jüngere, und zwar meist mehrere Präparate nebeneinander. Gleichzeitig reagieren Ältere nicht nur *quantitativ,* sondern auch *qualitativ* anders auf zahlreiche Arzneimittel, so dass sich die Probleme mit *Arzneimittelnebenwirkungen* und *Arzneimittelinteraktionen* (-wechselwirkungen) häufen.

> Gemäß einer Studie verbraucht ein Mensch 50 % seiner Lebensarzneimittelmenge in den letzten sechs Monaten seines Lebens.

Physiologische Einflüsse auf die Pharmakotherapie im Alter

Während beim gesunden Betagten die Resorption von Arzneimitteln aus dem Magen-

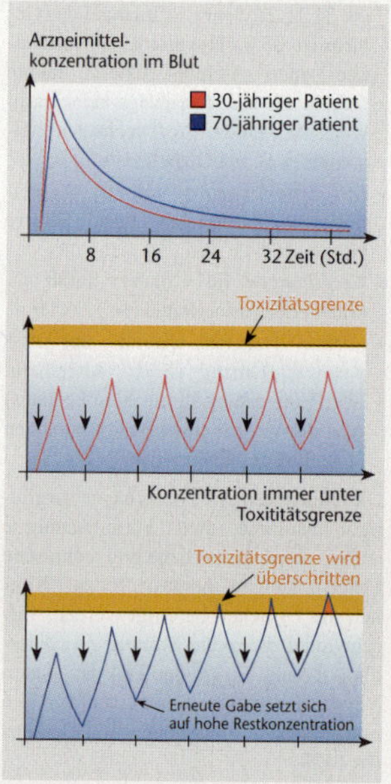

Abb. 14.14: Die verlängerte Ausscheidungszeit von Arzneimitteln bei älteren Menschen ist bei der einmaligen Gabe eines Arzneimittels unwichtig (oben). Gefährlich ist jedoch die Anreicherung des Arzneimittels, wenn regelmäßig Einzeldosen gegeben werden – beim jüngeren Menschen reicht das z.B. achtstündige Intervall, um die Substanz weitgehend abzubauen (Mitte), beim älteren jedoch nicht (unten). [A400]

Darm-Trakt nur bei wenigen Substanzen (z.B. Kalzium) beeinträchtigt ist, kann sie z.B. bei einer Rechtsherzinsuffizienz (☞ 18.6.1) durch den Blutrückstau in den Körperkreislauf vermindert sein.

Viele Arzneimittel werden im Blut an Eiweiße gebunden. Bei alten Menschen sind weniger Eiweiße vorhanden als bei jüngeren. Deswegen kann es bei gleichzeitiger Gabe von mehreren Arzneimitteln durch die „verschärfte" Konkurrenz um diese Eiweiße zu Wirkungserhöhungen kommen. Besonders typisch ist die Wirkungsverstärkung von „Blutzuckertabletten" wie Euglucon® mit nachfolgender Hypoglykämiegefahr (☞ 23.6.7).

Durch die Alterungsvorgänge der Nieren werden nierengängige Arzneimittel verzögert ausgeschieden. Bei diesen Arzneimitteln ist die Gefahr einer Anreicherung *(Kumulation)* mit entsprechenden Nebenwirkungen bis hin zur Arzneimittelvergiftung erhöht. Auch die Stoffwechseltätigkeit der Leber lässt nach. Dies ist jedoch insgesamt von geringerer Bedeutung.

Manche Arzneimittel, z.B. Beruhigungsmittel, wirken nicht nur *stärker*, sondern bei einigen alten Menschen auch *qualitativ* anders. Es kann durchaus sein, dass die Gabe eines Schlafmittels (z.B. einer Valium®-Tablette) nicht zum Einschlafen, sondern zu Erregungszuständen führt. Als Ursache dieser **paradoxen Wirkungen** werden vor allem Veränderungen des Rezeptorengefüges im Gehirn vermutet.

Praktische Konsequenz: Besondere Vorsicht

Durch einige praktische Vorsichtsmaßnahmen kann meist verhindert werden, dass Arzneimittel dem älteren Patienten mehr schaden als nützen:

- Den Patienten sorgfältig auf unerwünschte Nebenwirkungen beobachten, wenn Arzneimittel neu verordnet oder Dosierungen erhöht worden sind. Nach Möglichkeit immer nur ein Arzneimittel verändern, um den „Verursacher" der Nebenwirkungen besser feststellen zu können
- Ggf. das Blut des Patienten auf die Blutkonzentration der Arzneimittel, die sich laborchemisch im Blut bestimmen lassen, untersuchen (*drug monitoring*, wichtig z.B. bei Digitalistherapie ☞ Pharma-Info 18.42)
- Werden einem Patienten „Schlafmittel" oder andere das ZNS beeinflussende Präparate abends gegeben (z.B. gegen Erbrechen), den Patienten nachts nicht alleine aufstehen lassen, da die Sturzgefahr durch die Arzneimittelwirkung erheblich erhöht ist.

Faustregel für den Tagesplan
Am besten sind möglichst wenige Arzneimittel zu möglichst wenigen Tageszeiten.

14.5 Demenz

Demenz: Organisch bedingter, fortschreitender Verlust geistiger Fähigkeiten. Komplexes Symptombild eines *chronischen Verwirrtheitszustandes* (☞ 14.3.4) mit Gedächtnis-, Wahrnehmungs- und Denkstörungen (☞ 36.2.4, 36.2.5, 36.2.7), Desorientiertheit, Persönlichkeitsveränderungen (☞ 36.10) und in der Folge auch körperlichem Abbau. Betrifft vor allem Patienten nach dem 50. Lebensjahr. In Deutschland schätzungsweise 720000 – 850000 Betroffene mit mäßiger bis schwerer Demenz.

Auch wenn die Demenz in klarer Beziehung zum Alter steht (die Häufigkeit der Demenz nimmt mit steigendem Alter zu), ist sie dennoch keine „normale Alterserscheinung", sondern eine Erkrankung.

Ca. 50 – 60 % der Betroffenen leiden an einer *Alzheimer-Demenz* (☞ 14.5.1), der häufigsten Form der ursächlich ungeklärten **primär degenerativen Demenzen.** Von den **sekundären Demenzen,** d.h. solchen mit bekannter Grunderkrankung, ist in der geriatrischen Altersgruppe die *vaskuläre Demenz* (☞ 14.5.2) mit 15 – 20 % am häufigsten. Schätzungsweise 15 % der Demenzen älterer Menschen werden als Mischform der Alzheimer- und der vaskulären Demenz angesehen. Die Übrigen verteilen sich auf zahlreiche seltene Ursachen.

Typische Symptome einer Demenz

Intellektueller und kognitiver Bereich:
- Zerstreutheit, Konzentrationsstörung
- Störungen der Merkfähigkeit
- Räumliche und zeitliche Orientierungsstörungen mit Verlust des Tag-Nacht-Rhythmus
- Probleme in Sprachverständnis und sprachlichem Ausdruck.

Stimmung und Befindlichkeit:
- Interesselosigkeit
- Affektiver Rückzug (keine Gefühlsregungen mehr erkennbar)
- Ängstlichkeit
- Unruhe
- Stimmungslabilität
- Neigung zu diffuser Verstimmtheit.

Verhalten:
- Apathie
- Reizbarkeit und Aggressivität.

Körperliche Funktionen:
- Gangstörungen (kleinschrittiges Trippeln)
- Stuhl- und Harninkontinenz.

Schweregradeinteilung der Demenz

Leichte Demenz: Obwohl Arbeit und soziale Aktivitäten deutlich beeinträchtigt sind, bleibt die Fähigkeit erhalten, unabhängig zu leben (mit entsprechender persönlicher Hygiene und intaktem Urteilsvermögen)

Mittlere Demenz: Eine selbständige Lebensführung ist nur mit Schwierigkeiten möglich und ein gewisses Ausmaß an Aufsicht erforderlich

Schwere Demenz: Die Aktivitäten des täglichen Lebens sind weitgehend zusammenhanglos (z.B. Unfähigkeit, minimale persönliche Hygiene aufrechtzuerhalten, sinnlose Aktivitäten oder Apathie). Eine kontinuierliche Aufsicht ist notwendig.

14.5.1 Alzheimer-Demenz

Alzheimer-Demenz (*Demenz vom Alzheimer-Typ*, kurz *DAT*): Häufigste „primär degenerative" Demenz ungeklärter Ursache. Schätzungsweise 5 % der über 60-Jährigen und 20 % der über 80-Jährigen sind betroffen, Frauen häufiger als Männer.

Krankheitsentstehung

Die Krankheitsentstehung ist bis heute ungeklärt. Diskutiert werden vor allem genetische Faktoren und Störungen im Neurotransmitterhaushalt (vor allem im Azetylcholinstoffwechsel).

Typisch ist, dass das Gehirn der Patienten im Laufe der Erkrankung fortschreitend schrumpft *(Hirnatrophie)* und große, liquorgefüllte Hohlräume entstehen.

Symptome und Befund

Die Krankheit beginnt – zunächst kaum merklich – mit leichten Gedächtnisstörungen (Vergessen von Erledigungen oder Verabredungen), die der Kranke z.B. durch das Schreiben von „Merkzettelchen" auszugleichen versucht. Auch zunehmende Passivität und Stimmungslabilität sowie emotionaler Rückzug zählen zu den Frühzeichen der Erkrankung. Es folgen Orientierungsstörungen und recht früh Persönlichkeitsveränderungen mit Wutausbrüchen, Feindseligkeit gegenüber den Mitmenschen, Erregungs- und Unruhezuständen.

Im Endstadium ist der Patient völlig verwirrt. Er hört zwar, wenn man zu ihm spricht, versteht das Gesagte aber nicht. Seine nächsten Angehörigen erkennt er nicht mehr, er klammert sich wie ein Kind an einen Gegenstand (z.B. einen Teddybären) und ist sowohl stuhl- als auch harninkontinent.

Diagnostik und Differentialdiagnose

Die Diagnose einer Alzheimer-Demenz ist eine Ausschlussdiagnose.

Die körperliche Untersuchung ist in den Anfangsstadien der Erkrankung nur wenig ergiebig. Erst in fortgeschrittenen Krankheitsstadien sind diskrete neurologische Auffälligkeiten feststellbar.

Durch Blutuntersuchungen und bildgebende Verfahren (z.B. CCT ☞ 9.6.4) werden eine vaskuläre Demenz (☞ 14.5.2), Hirntumoren, chronische Hirnblutungen als Folge kleinerer Traumen, Arzneimittelnebenwirkungen oder ein früherer Alkoholismus als Ursache der Hirnleistungsschwäche ausgeschlossen. Eine psychiatrische Untersuchung dient dem Ausschluss von *Depressionen*, die eine Demenz vortäuschen können (**Pseudodemenz** ☞ auch 36.5.1), aber anders behandelt werden.

Behandlungsstrategie

Eine kausale Therapie ist nicht möglich. Die symptomatische Behandlung stützt sich auf drei Säulen:

- **Internistische Basistherapie** (☞ 14.5.2 Behandlungsstrategie bei vaskulärer Demenz)
- **Antidementiva** *(Nootropika, Neurotropika)* ☞ Pharma-Info 14.15
- Ggf. gezielter Einsatz von **Psychopharmaka.** Beispielsweise kann bei einem Verlust des Tag-Nacht-Rhythmus mit nächtlichem „Umherwandern" die Gabe von Promethazin (z.B. Atosil®), Pipamperon (Dipiperon®) oder evtl. auch Clomethiazol (Distraneurin®) angezeigt sein. Gegen Wahnvorstellungen hilft oft die (zeitlich befristete) Verabreichung z.B. von Haloperidol (z.B. Haldol®). Benzodiazepine (☞ auch Pharma-Info 36.41) sind hingegen bei Wahnvorstellungen und bei einem gestörten Tag-Nacht-Rhythmus wegen der Gefahr paradoxer Reaktionen (☞ 14.4.2) weniger geeignet.

Kontaktadresse

Deutsche Alzheimer Gesellschaft e.V., Kantstraße 152, 10623 Berlin, Tel.: 0 30/31 40 57 33, www.deutsche-alzheimer.de

Literaturtipps

Jürgs, Michael: Alzheimer. Spurensuche im Niemandsland. List Verlag, München, 1999

Funke, Alex: Mit einer Alzheimerkranken leben. Ein Erfahrungsbericht. Luther-Verlag, Bielefeld, 1998

Pflege von Demenzkranken ☞ 14.5.3

Prognose

Die Prognose der Erkrankung ist schlecht. Meist wird der Patient innerhalb weniger Jahre von der Fürsorge anderer abhängig und verstirbt dann nach weiteren 1 – 3 Jahren.

14.5.2 Vaskuläre Demenz

Vaskuläre Demenz: Sammelbezeichnung für solche Demenzen, die auf Gefäßerkrankungen zurückzuführen sind. Ist die Demenz durch viele kleine Schlaganfälle (☞ 35.5) bedingt und Spätfolge einer ausgeprägten *Arteriosklerose* der Hirngefäße (☞ 19.6.1), heißt sie auch **Multiinfarkt-Demenz.**

Symptome und Untersuchungsbefund

Typisch für die **vaskuläre Demenz** ist ein wechselhafter, oft auch schubweiser Verlauf (plötzliche Verschlechterung durch erneute Phasen der Mangeldurchblutung), wobei die Persönlichkeit des Patienten verhältnismäßig lange erhalten bleibt. Bei etwa jedem sechsten Betroffenen treten epileptische Anfälle auf.

Bei der körperlichen Untersuchung zeigen sich häufig neurologische Auffälligkeiten wie etwa Gangstörungen, Sensibilitätsstörungen oder Lähmungen.

Diagnostik und Differentialdiagnose ☞ 14.5.1

Behandlungsstrategie

Die Behandlung der vaskulären Demenz entspricht im Wesentlichen derjenigen

Pharma-Info 14.15: Antidementiva

Unter dem (nicht einheitlich verwendeten) Begriff **Antidementiva** *(Nootropika, Neurotropika)* werden chemisch und vom Wirkprinzip her völlig unterschiedliche Arzneimittel zur Verbesserung der Hirnleistung zusammengefasst.

Am häufigsten eingesetzt werden:

- Ginkgo-biloba-Präparate, die aus Extrakten des Fächerblattbaumes hergestellt werden
- Dihydroergotoxin (z.B. Circanol®)
- Nicergolin (z.B. duracebrol®)
- Piracetam (z.B. Nootroop® oder Normabrain®)
- Kalziumantagonisten wie etwa Cinnarizin (z.B. Cinnacet®) oder Nimodipin (z.B. Nimotop® ☞ Pharma-Info 19.36)
- Cholinesterasehemmer wie beispielsweise Donepezil (Aricept®), Tacrin (Cognex®), Rivastigmin (Exelon®) oder Galantamin (Reminyl®), die in den Azetylcholinhaushalt eingreifen (☞ Krankheitsentstehung in 14.5.1) und auf die sich zurzeit die Hoffnungen konzentrieren.

Keines der genannten Präparate vermag den Stillstand einer Demenz zu stoppen oder sie gar zu heilen. Realistisch ist ein Erhalt der zerebralen Funktionen und damit letztlich auch der Alltagskompetenzen für ca. 6 – 12 Monate sowie eine Verlangsamung der Krankheitsprogredienz, v.a. bei leichter bis mäßiger Demenz. Bei einem Teil der Patienten ist sogar eine (temporäre) Zustandsverbesserung zu beobachten. Da die zerebrale Leistungsfähigkeit der Betroffenen auch ohne medikamentöse Therapie fluktuiert, wird ein Präparat ein halbes Jahr gegeben und dann erst über Erfolg oder Fehlschlagen der Therapie geurteilt. Eine Kombinationstherapie kann versucht werden.

	Alzheimer-Demenz	Multiinfarkt-Demenz
Beginn	Unmerklich	Meist plötzlich
Verlauf	Sich langsam verschlechternd	Sich schubweise verschlechternd
Schlaganfälle	Meist keine	Häufig in der Vorgeschichte
Lähmungen/ Taubheitsgefühle	Fehlen normalerweise	Häufig vorhanden
EEG	Nur Allgemeinveränderungen	Umschriebene Veränderungen
CCT	Globale Hirnschrumpfung	Umschriebene Defekte

Tab. 14.16: Unterschiede zwischen Alzheimer- und vaskulärer Demenz. [A400]

der Alzheimer-Demenz. Allerdings hat die *internistische Basistherapie* größere Bedeutung: Die Therapie der zugrunde liegenden Gefäßerkrankung soll erneute Mangeldurchblutungen des Gehirns mit Verschlechterung der Hirnleistung vermeiden. Hierzu gehört die Behandlung einer Herzrhythmusstörung (☞ 18.7) und einer arteriellen Hypertonie (☞ 19.5.1). Dabei darf der Blutdruck nur langsam und mäßig gesenkt werden, um Hypotonien (vor allem *nächtliche* Blutdruckabfälle) und eine dadurch bedingte Minderdurchblutung des Gehirns zu vermeiden. Außerdem werden Arzneimittel zur Hemmung der Blutplättchenaggregation gegeben (z.B. niedrig dosiert Azetylsalizylsäure, etwa in Aspirin 100®). Marcumar® wird nur bei hoher Emboliegefahr und zuverlässiger Arzneimitteleinnahme mit regelmäßiger Gerinnungskontrolle gegeben, da die Patienten sonst zu sehr durch Blutungen gefährdet werden.

Zur internistischen Basistherapie zählen ferner:

- Die kritische Überprüfung aller Arzneimittel
- Die Gabe von Antiepileptika bei entsprechenden Anfällen
- Die medikamentöse Therapie der Harninkontinenz (welche jedoch in erster Linie durch Kontinenztraining zu behandeln ist).

Pflege von Demenzkranken ☞ *14.5.3*

Prognose

Die vaskuläre Demenz schreitet im Gegensatz zur Alzheimer-Demenz nicht zwangsläufig immer weiter fort.

14.5.3 Pflege von Demenzkranken

Die Demenz ist die häufigste Einzelursache von Pflegebedürftigkeit im Alter. Ca. 7 % der über 65-Jährigen und 30 % der über 80-Jährigen leiden an einer Demenz. Verbindliche „Rezepte" für den Umgang mit Demenzkranken gibt es nicht. Die Pflege des einzelnen Dementen wird individuell auf ihn abgestimmt. Allerdings gibt es Richtlinien, die den Umgang mit Dementen erleichtern und zu ihrem Wohlbefinden beitragen.

Grundsätzlich gilt für die Pflege eines Demenzkranken

- Wenige konstante Bezugspersonen
- Klare Anweisungen in einfachen, kurzen Sätzen geben, deutlich sprechen
- Wichtige Informationen bei Bedarf wiederholen. Geduldig sein, dem Patienten für seine Reaktion Zeit geben
- Bei „richtigem" Reagieren Patienten durch Worte, Berührung oder einem Lächeln loben, unangemessene oder „falsche" Reaktionen nicht kritisieren
- Einfache Regeln und feste Gewohnheiten etablieren
- Aktivitäten des Kranken fördern ohne ihn zu überfordern
- Bei nachlassendem Sprachverständnis versuchen, den Demenzkranken durch Mimik, Gesten und/ oder Berührungen zu erreichen und zu beruhigen.

Anfangs: Orientierungshilfen

Am Anfang einer Demenz steht die fortschreitende Beeinträchtigung des Kurzzeitgedächtnisses. Der Demenzkranke sucht (noch) nach Hinweisen zur Orientierung. Helfen können ihm dabei diejenigen Mittel und Maßnahmen, die auch der Prophylaxe von Verwirrtheit dienen (☞ 14.3.4), etwa gut sichtbare Uhren, Tür- und Namensschilder und ein fest strukturierter Tagesablauf.

Später: Validierendes Arbeiten

Spätere Stadien einer Demenz sind gekennzeichnet durch zunehmende Verwirrung und einen fortschreitenden Wirklichkeitsverlust, der sich oft durch verzweifeltes, abweisendes, aggressives Verhalten und/oder einen zunehmenden Rückzug des verwirrten Menschen in seine eigene Erlebniswelt zu erkennen gibt.

Viele Patienten leben „in der Vergangenheit" (deuten z.B. Pflegende als längst Verstorbene), „vergessen" immer mehr Alltagshandlungen (können sich z.B. nicht mehr anziehen), verstehen Aufforderungen nicht mehr und zeigen von außen sinnlos erscheinende Aktivitäten wie etwa ständiges Räumen.

In diesem Stadium kann der Patient Orientierungshilfen immer weniger verstehen, die Verständigung zwischen Patient und Pflegenden wird zunehmend schwieriger. Dies bedeutet nicht, dass Pflegende auf Orientierungshilfen nun verzichten, sie werden aber teilweise in anderer Form angeboten, und insgesamt geht ihre Bedeutung zurück.

Eine geeignete Methode, die Kommunikation zu verbessern bzw. neu entstehen zu lassen, ist **validierendes Arbeiten** nach *Naomi Feil.* Validieren bedeutet hier „annehmen" und „wertschätzen" (value = Wert). Hierfür ist es ganz wichtig, dass die Pflegenden die Biographie des Patienten kennen.

Ständiges „aus-dem-Zimmer-gehen-wollen" kann beispielsweise bedeuten, dass der Patient zur Arbeit gehen möchte, wie er es 40 Jahre lang getan hat, es kann aber auch Flucht bedeuten. Und „Hin-und-Her-Räumen" kann Ausdruck des Bemühens nach Ordnung, aber auch einer Suche nach der eigenen Identität sein. Die Pflegenden bemühen sich, die Gefühle und Motive des Patienten zu erspüren und zu akzeptieren. Sie können beispielsweise zu einem Kranken, der unruhig Blätterstapel auf dem Tisch von links nach rechts umstapelt und von dem sie wissen, dass er früher im Büro sehr auf Ordnung bedacht war, sagen, dass er ein sehr gewissenhafter Mensch ist, der seine Arbeit machen möchte. Vielleicht führt die Äußerung, dass er sich aber nun eine Pause verdient habe, sogar dazu, dass sich der Patient wirklich hinsetzt. Evtl. ist es auch möglich, dem Kranken durch „Beschäftigungen", die an Altbekanntes anknüpfen, Wertschätzung zu vermitteln. Der Versuch aber, den Betroffenen in die „Wirklichkeit" zurückzuholen, etwa durch den Hinweis, dass er doch alt sei und schon lange nicht mehr ins Büro gehe, ist zum Scheitern verurteilt und frustriert Pflegende wie Patient, denn die Wirklichkeit des Patienten entspricht nicht der der Pflegenden. Indem die Pflegenden sich auf die Ebene des Patienten begeben, also die eigene Wirklichkeit mit ihren Wertvorstellungen verlassen und sich dem Erleben des verwirrten Menschen öffnen, können sie eine Vertrauensbasis herstellen, die den Zugang zum chronisch verwirrten Menschen erleichtert und zu seinem Wohlbefinden beiträgt. Dies bedeutet gleichermaßen, dass Pflegende gegenüber dem verwirrten Menschen nicht in die Rolle eines Elternteils schlüpfen, der besser als der Betroffene selbst weiß, „was gut für ihn ist".

Auch die Reaktionen der Patienten auf ein und dieselbe Maßnahme können – je nach ihrer Biographie – sehr unterschiedlich sein. Ein frommer Mensch, der sich in der Kirche geborgen fühlte, wird auf Kirchenmusik wahrscheinlich ruhiger werden, hingegen kann sich die Unruhe bei einem anderen, der von der Umgebung zum sonntäglichen Kirchgang gezwungen wurde, durchaus noch steigern.

Validation ist:

- Das Erleben des Verwirrten respektieren, sich in dessen Realität einfühlen
- Die Gefühle des Verwirrten achten
- Die Aussagen und Mitteilungen des Verwirrten akzeptieren und ernst nehmen.

Validation kann so dazu beitragen, dass die Grundbedürfnisse des verwirrten alten Menschen nach Sicherheit, Geborgenheit und Wertschätzung befriedigt werden und ein weiterer Rückzug verhindert wird.

Literaturtipps

Feil, Naomi: Validation. Ein Weg zum Verständnis alter Menschen. Reinhardt Verlag, München, 1999

Schaller, Anita: Umgang mit chronisch verwirrten Menschen. Leitfaden und Ratgeber für die tägliche Praxis. Brigitte Kunz Verlag, Hagen, 1999

Ernährung und Ausscheidung

- Verwirrte vergessen oft zu trinken und zu essen, oder aber sie essen übermäßig viel. Deswegen achten die Pflegenden auf eine vernünftige und ausgewogene Ernährung
- Im fortgeschrittenen Krankheitsstadium ist auf Einhaltung der Hygieneregeln zu achten, zu denen nicht nur die Zahn- und Mundpflege sowie das Einhalten der Hygieneregeln nach dem Toilettenbesuch gehören, sondern im weiteren Sinne auch die regelmäßige Nahrungsaufnahme und der Schlaf
- Häufiges und sehr belastendes Problem sind Harn- und Stuhlinkontinenz. So setzt der Kranke ein- bis zweimal täglich Stuhl in Bett oder Kleidung ab, meist unmittelbar nach den Mahlzeiten. Zu diesem Zeitpunkt sorgen starke Kolonbewegungen für eine Füllung des Mastdarms, und der Patient kann den Stuhldrang nicht bremsen. Bei vielen Kranken können der Stuhlgang und das Wasserlassen dadurch „abgefangen" werden, dass man dem Betroffenen zu bestimmten Tageszeiten (z.B. morgens) ein heißes Getränk reicht, danach bequem auf einen Toilettenstuhl setzt und den Stuhlgang abwartet. Ansonsten ist der Einsatz von Inkontinenzhilfen (☞ 7.8.7) notwendig, die allerdings nicht alle Patienten tolerieren.

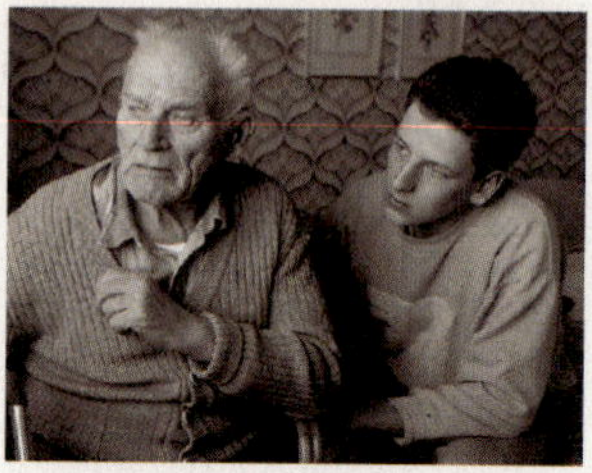

Abb. 14.17: Demente Patienten brauchen noch mehr als psychisch gesunde Menschen kontinuierliche Zuwendung von Pflegenden und Angehörigen, damit Lebensfreude und -orientierung wenigstens ein Stück weit erhalten bleiben. [K151]

Tagesgestaltung und Tag-Nacht-Rhythmus

- Günstig sind Beständigkeit und Routine im Tagesablauf des Patienten sowie eine strukturierte und verlässliche Umgebung. Sinnesüberforderungen (z.B. durch Gedränge mit Lärm oder große, weite Räume) wirken sich ungünstig aus
- Der Kranke sollte täglich leichte Gymnastik betreiben, z.B. Gehen (wenn möglich ein Spaziergang in der bekannten Umgebung)
- Bei Störungen des Schlaf-Wach-Rhythmus ist eine mäßige Stimulierung tagsüber zu empfehlen. Evtl. kann auch mit einer Tasse Kaffee oder medikamentös „nachgeholfen" werden. Nachts kann es helfen, das Krankenzimmer richtig abzudunkeln (verhindert oft nächtliches Umherwandern). Ist dies aus Sicherheitsgründen nicht vertretbar, ist „volles Licht" besser als „Schummerlicht", da letzteres Halluzinationen und Nachtaktivitäten erfahrungsgemäß fördert
- Am ehesten kann der Kranke durch solche Betätigungen, die er früher gern ausübte, aktiviert werden (etwa Handarbeiten). Dabei wird allerdings jede Überforderung des Patienten vermieden (nicht die Wertmaßstäbe Gesunder anwenden)
- Beruhigungsmittel werden nicht „routinemäßig" gegeben. Es kann aber angezeigt sein, bei Angstzuständen Neuroleptika (wenig sedierende Substanzen wie z.B. Haldol® oder Neurocil®) zu geben oder das abendliche Einschlafen z.B. mit einem vorwiegend sedierenden Neuroleptikum wie Atosil® zu fördern.

Angehörigenberatung und -betreuung

Meist ruht die Hauptlast der Betreuung in der Familie auf den Schultern *einer* Person (meist des Ehepartners, der Tochter oder Schwiegertochter), die oft selbst schon älter und auf Dauer der enormen Belastung nicht gewachsen ist. Daher werden frühzeitig Hilfen für die Angehörigen organisiert (z.B. ambulante Dienste), denn ständige Überforderung führt zu Unzufriedenheit, Hektik und Aggressionen und schadet dadurch auch dem Kranken. Helfen kann auch der Gedankenaustausch mit den Angehörigen anderer Betroffener *(Alzheimer-Gesellschaft).*

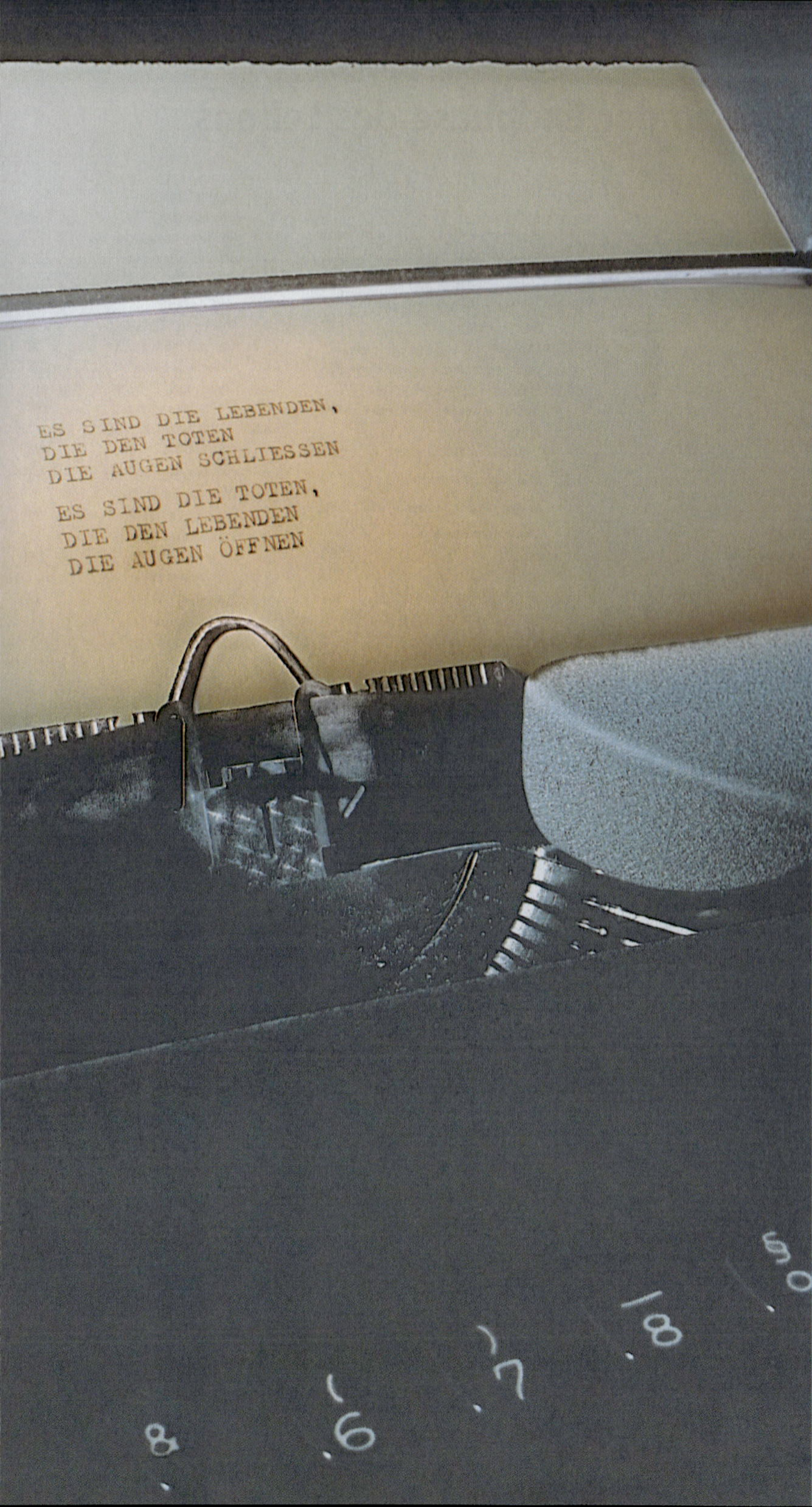

15 Pflege in der Endphase des Lebens

15 Pflege in der Endphase des Lebens

Spezielle Fachgebiete

Zwei Fachgebiete beschäftigen sich speziell mit der Situation Sterbender, die *Palliativmedizin* und die *Thanatologie*.

Palliativmedizin: Medizinisches Fachgebiet, das sich im Gegensatz zur kurativen Medizin nicht mit der Beseitigung einer Krankheit, sondern mit der Linderung der Beschwerden befasst.

Thanatologie: Wissenschaft, die sich mit den Problemen des Sterbens und des Todes befasst. Sie liefert eher Gedanken, Ideen und Theorien als gesicherte Ergebnisse. Interdisziplinäres Forschungsgebiet, auf dem Philosophen, Theologen, Psychologen, Ethnologen, Soziologen, Mediziner und Pflegewissenschaftler tätig sind.

Der Umgang mit Sterben und Tod ist in unserer Gesellschaft für viele Menschen schwierig geworden. Beides wird meist verdrängt und tabuisiert: Kranke und Sterbende werden häufig in Institutionen unter Ausschluss der Öffentlichkeit betreut. Nur eine kleine gesellschaftliche Gruppe, die der medizinischen Helfer, übernimmt dann die Verantwortung für ein humanes Sterben, an dem Familie, Seelsorger, Freunde und Nachbarn oft keinen Anteil mehr haben. Manche Historiker behaupten, dass der Tod zu keiner Zeit so vereinsamend, vernichtend und radikal erlebt wurde wie heute. Tatsächlich sind Krankenhäuser und Altenheime in unserer Gesellschaft die Orte, an denen die meisten Menschen (etwa 80 %) sterben.

Das Nahen des Todes ist die letzte Krise, die ein Mensch bewältigen muss. Den Betroffenen dabei zu helfen, stellt eine große Herausforderung an die Sterbebegleiter (☞ 15.9) dar, die sich auch immer wieder die Frage stellen müssen, welche Behandlung bei Menschen angebracht und angemessen ist, die in absehbarer Zeit sterben müssen.

15.1 Warum muss der Mensch sterben?

15.1.1 Biologische Grundlagen von Sterben und Tod

Zellen sterben, sobald ihre Fähigkeit, sich an Umwelteinflüsse und Schädigungen anzupassen, erlischt. Der Zelltod ist gekennzeichnet durch den irreversiblen Funktionsverlust der Zelle. Die Zellstrukturen lösen sich auf.

Der Übergang von lebender zu toter Zelle ist allerdings unscharf, der genaue Zeitpunkt kann nicht bestimmt werden. In vielzelligen Organismen kommt es laufend zum Untergang von Zellen. Diese

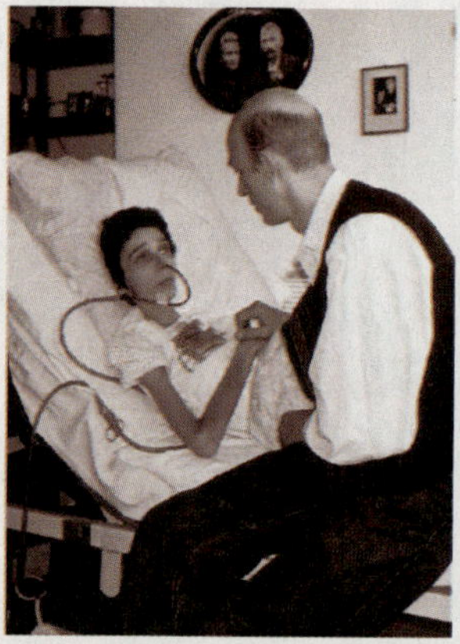

Abb. 15.1: Irgendwann kommt der Zeitpunkt, an dem jeder Abschied nehmen muss. Wem dann geliebte Menschen zur Seite stehen, der kann sich glücklich schätzen. [E111]

werden aber durch Wachstumsvorgänge erneuert. Zelltod und Zellerneuerung befinden sich in einem *dynamischen Gleichgewicht.* Erst Störungen dieses Gleichgewichtes führen zu Alterung und Tod. Ein vielzelliger Organismus stirbt, wenn es als Folge des Absterbens einzelner Zellen zum Untergang und Funktionsausfall ganzer Organe kommt und wenn dieser Funktionsausfall nicht durch andere Organe kompensiert werden kann.

Störungen im Wechselspiel von Zelltod und Zellerneuerung werden beispielsweise bewirkt durch:
- Infektionen
- Toxine (Gifte)
- Unausgewogene Ernährung und Mangelerscheinungen
- Mechanische Überlastungen, z.B. durch Hitze, Kälte, Druck
- Änderungen im Zusammenspiel der Organe (z.B. durch hormonelle Fehlsteuerungen).

√ Auch ohne Krankheitsprozesse kommt es zur **Seneszenz** *(Vergreisung, Alterung)* von Zellen und Organismen und schließlich zum Tod.

Darüber hinaus sind für den Eintritt des Todes aber auch seelische und soziale Einflüsse von Bedeutung. Bei manchen Völkern wurde das Phänomen eines *psychogenen Todes* beschrieben. Dabei sterben die Betroffenen nicht aufgrund einer medizinisch erfassbaren Krankheit, sondern z.B. als Folge eines Fluches.

In unserer Gesellschaft sterben Menschen oft unerwartet schnell nach dem Verlust ihres Lebenspartners. Trauer, Ängste und Niedergeschlagenheit können also das Leben verkürzen, während Hoffnung und Zuversicht das Leben auch von Schwerkranken verlängern oder erhalten können.

Wie alt kann der Mensch werden?

Der biologische Vorgang des Alterns begrenzt die Lebensspanne: Vermutlich kann der Mensch nicht älter als 120, vielleicht auch 130 Jahre werden – und auch das nur, wenn weder Krankheiten noch Unfälle sie verkürzen.

Die Hoffnung, dass die moderne Medizin das Altern und damit den Tod immer weiter herausschieben könnte, ist wissenschaftlich nicht begründet.

Wann ist der Mensch tot? ☞ *15.6*

15.1.2 Theorien des Alterns

Es gibt unterschiedliche Auffassungen, die die Alterung biologisch erklären.

Alterung und Tod werden beispielsweise als unvermeidliche Folge des **Verschleißes** von Zellen und Organen durch die Anforderungen des Lebens gesehen.

Eine andere Theorie besagt, dass es biologische Mechanismen gibt, die gezielt zum Untergang des Lebens führen – genauso, wie es biologische Mechanismen zur Entstehung von Leben gibt. Alterung und Tod wären nach dieser Ansicht in Zellen und Organismen fest **programmiert:** Diese tragen einen Mechanismus in sich, der ihnen eines Tages die eigene Auflösung „befiehlt".

Es gilt als wahrscheinlich, dass die Zellalterung Folge vieler Vorgänge ist, die im Wesentlichen genetisch festgelegt (☞ 14.1.1) und damit nicht veränderbar sind und auf verschiedene Weise ineinandergreifen. Diskutiert werden:
- Ein Nachlassen der Reparaturfähigkeit durch Störungen der genetischen Programme. Beschädigte Zellen werden nicht mehr zuverlässig repariert, und bei Zellteilungen entstehen fehlerhafte Tochterzellen. Dadurch steigt im Organismus langsam die Anzahl von Zellen, die ihre Funktion nicht mehr „perfekt" erfüllen können
- Eine genetisch begrenzte Anzahl der Verdoppelungsvorgänge von Zellen, d.h. eine unendliche Zellerneuerung ist nicht möglich. Dafür sprechen Beobachtungen von Zellkulturen, bei denen Zellen aus gesunden Organen nach einer bestimmten Anzahl von Vermehrungszyklen ihr Wachstum einstellen. Nur maligne entartete Zellen können sich grenzenlos vermehren
- Eine Begrenzung der Anzahl möglicher Stoffwechselvorgänge mit der Folge, dass Lebewesen mit hohem Grundumsatz eine kürzere Lebensspanne haben
- Die Wirkung **freier Radikale** *(aggressive Sauerstoffverbindungen):* Sie entstehen beim Stoffwechsel oder durch Strahleneinwirkung und schädigen – auf der Suche nach einem chemischen Reaktionspartner – Zellmembranen, Enzyme und Erbsubstanz. Die Schäden addieren sich im Lauf der Zeit und führen so zur Alterung von Zellen und zum Zelltod.

Manche Ärzte versuchen, die menschlichen Zellen vor Schäden durch freie Radikale zu schützen, indem sie ihren Patienten *antioxidative Substanzen* geben, z.B. die Vitamine E und C sowie das Provitamin A (β-Karotin). Diese Vitamine sind natürlicherweise v.a. auch in Gemüse und Pflanzenölen enthalten (☞ 7.6.2).

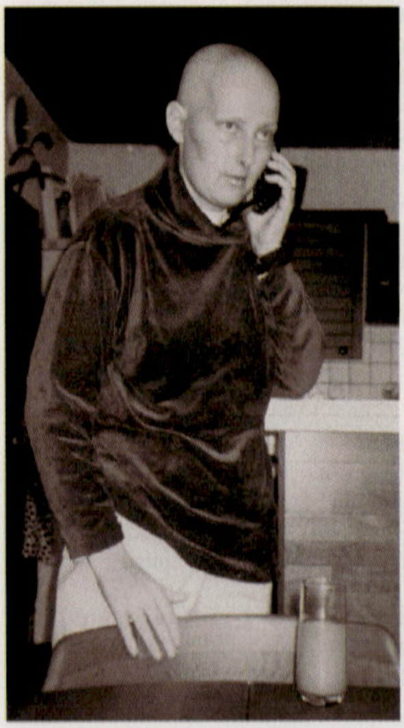

Abb. 15.2: Diese junge krebskranke Frau ist zwischen zwei Krankenhausaufenthalten nach Hause zurückgekehrt. [E111]

15.2 Der Weg zum Tod: Sterben

Sterbender (im medizinischen Sinn): Mensch, dessen Tod als Folge eines Unfalls, einer nicht behandelbaren Krankheit oder infolge hohen Alters in absehbare Nähe gerückt ist. Die unmittelbare Todesursache ist schon abzusehen, und der Tod wird nach ärztlicher Einschätzung innerhalb von Tagen bis Monaten eintreten.

Oder: Mensch, bei dem als Folge der Destruktion von Organen lebenswichtige Funktionen des Organismus so beeinträchtigt werden, dass sie mit dem Leben nicht mehr vereinbar sind.

Sterbender (aus psychologischer Sicht): „Mensch, der objektiv vom Tode bedroht ist *und* sich dieser Todesbedrohung so weit bewusst ist, dass sie sein Erleben und Verhalten bestimmt." *Joachim Wittkowski*

Die klassische *medizinische* Definition trifft nicht auf alle Patienten zu, bei deren Betreuung Sterbebegleitung notwendig wird.

Durch die moderne Medizin wächst die Gruppe der Patienten, die längere Zeit zwischen Leben und Tod schwebt, z.B. während der Behandlung auf einer Intensivstation oder während einer Chemotherapie. Daneben gibt es viele Menschen, die noch lange Zeit mit der Diagnose einer – zumindest zum jetzigen Zeitpunkt – unheilbaren Erkrankung leben, die vermutlich irgendwann einmal zum Tode führen wird, beispielsweise Patienten mit chronischen Leukämien oder HIV-Infizierte. Diese Patienten befinden sich noch im Vorfeld des eigentlichen Sterbeprozesses. Je nach Persönlichkeit beginnt aber schon jetzt die intensive psychische Auseinandersetzung mit dem drohenden Tod und damit auch das Bedürfnis nach angemessener Unterstützung.

Bedeutung des Todes für den einzelnen Menschen

Bedeutung des Todes in unterschiedlichen Glaubensrichtungen ☞ *15.4.4*

Es gibt keine religiösen oder mythischen Lehren, die für *alle* Menschen verbindlich sind. Jeder muss aus einer Vielzahl von **Möglichkeiten der Sinnfindung** das für ihn Richtige herausfinden (☞ 7.12.5). Auch der Tod ist immer stärker zum Problem des Einzelnen geworden: Jeder muss sich seine ganz persönliche Antwort auf das Sterben zurechtlegen und greift dabei sowohl auf sinnstiftende Angebote der jeweiligen Tradition als auch auf persönliche Strategien zurück.

Für Sterbende ist der **Tod als Lebensereignis** nahegerückt. Sie müssen sich nicht nur mit dem unaufhaltsamen Verlauf ihrer Erkrankung und dem drohenden Verfall ihres Körpers einschließlich der entsprechenden Beeinträchtigungen auseinandersetzen, sondern auch mit der Gewissheit, dass ihre Lebensspanne kurz und die verbleibende Zeit kostbar ist.

Nach psychoanalytischer Lehre (☞ 10.12.2) hängt die psychische Fähigkeit, den nahenden Tod möglichst angstfrei zu bewältigen, vom **Urvertrauen** ab. Urvertrauen entsteht durch liebende, zuverlässige und angstfreie Beziehungen zu anderen Menschen. Menschen, die solche Erfahrungen im Laufe ihres Lebens nicht gemacht haben, erfahren den Tod als drohende totale Vernichtung.

15.2.1 Sterbephasen nach Kübler-Ross

Sterbeforscher **(Thanatologen)** untersuchen, ob und wie sich sterbende Menschen mit dem Tod auseinandersetzen.

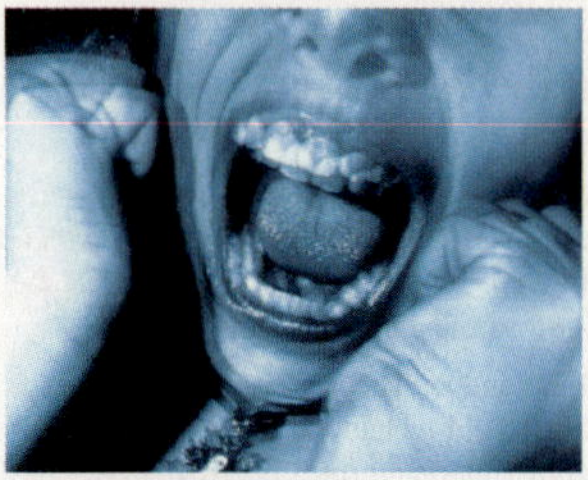

Abb. 15.3: In der Phase des Zorns kann der Sterbende von seinen Emotionen fortgerissen werden. Voller Verzweiflung schreit es aus ihm heraus „Warum ich?". [J640-002]

Oft wird dabei der Sterbeprozess als Entwicklung beschrieben, die bei verschiedenen Menschen ähnlich verläuft. Die so erkannten Muster führen zur Beschreibung von *Sterbestadien* oder **Sterbephasen.** Das bekannteste, aber auch umstrittene Konzept ist das Phasenmodell der Ärztin und Sterbeforscherin *Elisabeth Kübler-Ross.* In diesem sind die Erfahrungen von über 200 sterbenden Patienten aus den USA verarbeitet, mit denen sie gesprochen hat. Danach verläuft die psychische Verarbeitung des Sterbens bei allen Menschen, die ausreichend unterstützt werden, in fünf Phasen.

Phase 1: Nicht-Wahrhabenwollen und Isolierung

Der Betroffene kann seine schwere, unheilbare Erkrankung innerlich noch nicht anerkennen. Er fordert neue Untersuchungen, glaubt an Verwechslungen oder beschuldigt die behandelnden Ärzte der Unfähigkeit. Oft werden Verordnungen nicht eingehalten, da sie nach Einschätzung des Patienten auf einer „falschen" Grundlage erstellt sind.

Die Verleugnung mildert den Schock. So gewinnt der Kranke Zeit, Kraft zu sammeln, um mit der Wahrheit fertig zu werden.

Phase 2: Zorn

Hat der Betroffene die tödliche Krankheit als solche anerkannt, wird er zornig und eifersüchtig auf die anderen, die leben dürfen („Warum muss es mich treffen?"). Es kommt zu einer Flut negativ getönter Emotionen, die den Sterbenden mit sich fortreißen können. Dies äußert sich dann oft in „Kleinigkeiten" wie Unzufriedenheit mit dem Essen, dem Zimmer, den Mitpatienten, dem Pflegeteam und den Ärzten, in Sonderwünschen, aber auch in heftigen Streitigkeiten mit der Familie und aggressiven Beschuldigungen.

Phase 3: Verhandeln

In dieser – meist kurzen – Phase wird der bevorstehende Tod als unvermeidbar anerkannt. Weiteres Verdrängen oder Ausweichen ist nicht mehr möglich, „der Körper sagt die Wahrheit". Die Sterbenden versuchen durch „Verhandeln" einen Aufschub, also mehr Lebenszeit, zu erreichen. Sie feilschen mit den Ärzten (z.B. um andere Therapien) und mit dem Team (Versprechen, sich anzupassen, an Therapien teilzunehmen). Durch ihre Bereitwilligkeit, einen Einsatz zu bringen, werden sie manchmal zu „zahmen", pflegeleichten Patienten.

Aber auch das Schicksal oder Gott werden zu (Handels-)Partnern im Kampf des Sterbenden um ein „Stückchen mehr Leben". Gelübde werden geleistet, Verpflichtungen abgelegt. Dem Inhalt solcher Versprechungen liegen oft Schuldgefühle zugrunde: Der Sterbende gelobt, etwas zu tun, was er als wichtig erkannt, aber noch nicht geleistet hat. Die Patienten sind in dieser Phase sehr verletzlich.

Phase 4: Depression

Ein neues Stadium wird erreicht, wenn der Patient jede Hoffnung aufgibt und in ein Meer von Traurigkeit versinkt. Es handelt sich bei dieser Reaktion aber *nicht* um eine Depression im engeren Sinn, die medikamentös angegangen werden muss. Daher ist der Ausdruck *Phase der Traurigkeit* zutreffender.

Den Sterbenden überwältigt das Gefühl eines entsetzlichen Verlustes. Er bereut zurückliegende Versäumnisse und trauert um all das, was er verlieren wird: Partner, Kinder und Freunde. Probleme, die er nicht mehr lösen kann (z.B. finanzielle Sorgen der Familie), erwecken Kummer, und begangene Fehler rufen Schuldgefühle hervor.

In dieser Zeit ist es dem Sterbenden möglich, sich umfassend mit der Realität seines Todes auseinanderzusetzen. Er verfasst z.B. ein Testament oder bringt Geschäfte zum Abschluss. Möglicherweise ändert sich seine persönliche Lebensphilosophie. Manchmal können jahrelang verhärtete Positionen noch verlassen werden: Z.B. ist die Aussöhnung mit einem verfeindeten Bruder eine Erfahrung, die auch den Angehörigen den Abschied erleichtert.

Die Depression kann in eine Phase vorbereitender Trauer münden, mit der sich der Sterbende auf den nahen Tod vorbereitet. Er wird stiller und zieht sich zurück. Dieser Rückzug kann für die Angehörigen schmerzlich sein, ist aber ein Zeichen dafür, dass es dem Patienten gelingt, sich von seinen Bindungen zu lösen und die Dinge der Welt hinter sich zu lassen.

Phase 5: Zustimmung

Die letzte Phase ist gekennzeichnet von Zustimmung und ruhiger Erwartung des Endes. Der Sterbende hat seinen Frieden mit der Welt gefunden und akzeptiert den nahenden Tod, auch wenn oft noch eine schwache Hoffnung aufrechterhalten wird, doch nicht sterben zu müssen. Dieses Stadium ist fast frei von Gefühlen. Der Patient ist müde und schwach, schläft viel und möchte meist nicht gestört werden. Er verständigt sich oft nur noch mit Gesten oder wenigen Worten.

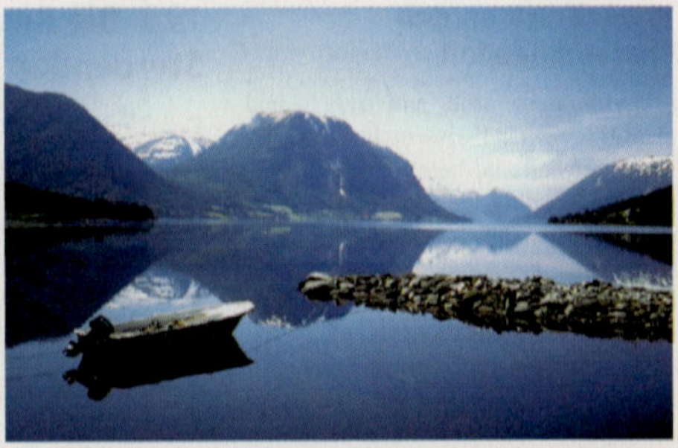

Abb. 15.5: In der Phase der Zustimmung wird der Sterbende innerlich ganz ruhig. Er hat seinen Frieden mit dieser Welt gefunden. [O131]

15.2.2 Weitere Phasenmodelle

Phasenmodell nach Zielinski

Der Krankenhausseelsorger *Helmut Reinhold Zielinski* bestätigt die Phasen, die Kübler-Ross beschrieben hat, kritisiert aber, dass die religiöse Entwicklung Sterbender nicht ausreichend berücksichtigt werde. Nach seiner Darstellung ist die letzte Phase nicht durch Rückzug und ruhige Erwartung, sondern durch den Wunsch der Sterbenden nach Gesprächen über den Sinn des Lebens und über das Leben nach dem Tod gekennzeichnet. Darum bezeichnet er sie als *religiöse* oder *metaphysische* (übersinnliche) *Phase*.

Phasenlehre nach Weisman

Der Psychiater *A. Weisman* beschreibt drei Phasen, die ein unheilbar Kranker in der Auseinandersetzung mit seinem nahenden Ende durchschreitet. In allen Stadien wird der baldige Tod gleichzeitig negiert (verleugnet) *und* akzeptiert (angenommen); je nach Phase überwiegt aber das eine oder das andere.

In der **ersten Phase** werden die ersten beunruhigenden Symptome wahrgenommen. Die Diagnose ist noch unbekannt, und der Betroffene neigt zur Selbsttäuschung. Oft verzögert er den notwendigen Arztbesuch.

Die **zweite Phase** beginnt mit der Diagnosemitteilung. Kennzeichnend für sie ist die meist stattfindende intensive medizinische Behandlung. Der Sterbende schwankt zwischen Negation und Akzeptanz. Dieses gleichzeitige Wissen und Nichtwissen bezeichnet Weisman als „middle knowledge".

Die **dritte Phase** beginnt, wenn ärztlicherseits die Versuche zur Heilung aufgegeben werden. Sie ist geprägt vom körperlichen Verfall und der stärker werdenden Erschöpfung des Sterbenden. Der Sterbende kann das eigene Sterben-müssen akzeptieren.

Phasenlehre nach Pattison

Auch *E. Mansell Pattison*, Psychiater sowie Verhaltens- und Sozialwissenschaftler, beschreibt im Sterbeprozess („living-dying interval") drei große Abschnitte:

- Erfährt der Betroffene die Diagnose einer lebensbedrohlichen Erkrankung, so kommt es zunächst zur *akuten Krise* mit panischer Angst und Verzweiflung
- Im zweiten Abschnitt („chronic living-dying phase") herrschen konkrete Ängste und Sorgen wie Angst vor Schmerzen, vor dem Unbekannten, vor Einsamkeit, vor dem Verlust der Familie und deren ungewisser Zukunft vor
- Der dritte Abschnitt ist gekennzeichnet durch psychische und physische Erschöpfung, zunehmendes Desinteresse an der Außenwelt und Rückzug auf sich selbst.

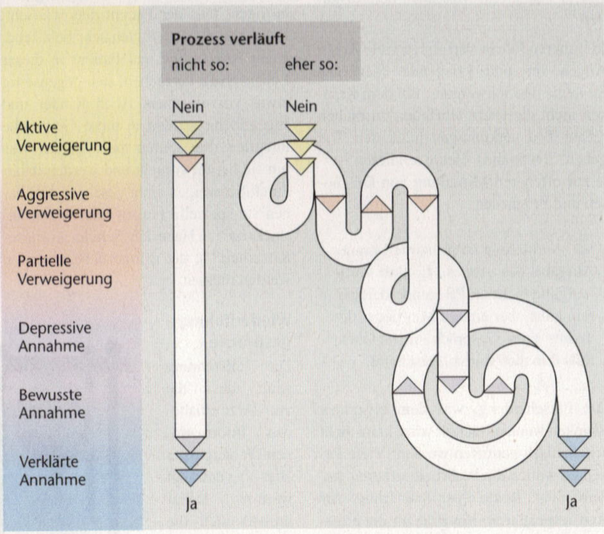

Abb. 15.4: Bei der inneren Verarbeitung gelangt der Sterbende nicht automatisch vom „Nein" zum „Ja". Der Weg des Sterbenden ähnelt eher einem kurvenreichen Pfad im Gebirge: Es geht mal aufwärts, dann wieder abwärts, und manchmal scheint sich der Wanderer im Kreis zu drehen. [E115]

15.2.3 Kritik an den Phasenmodellen

Phasenmodelle sind anschaulich und plausibel. Sie sind wissenschaftlich aber nicht gesichert und liefern keine immergültigen Regeln. Eigenarten des Sterbenden, seine persönliche Geschichte, seine Religiosität und Ähnliches werden darin nicht berücksichtigt. Folgt man den Phasenmodellen, durchlaufen alle Menschen einen ähnlichen, gleichartigen Sterbeprozess. Daneben gibt es auch anders lautende Theorien. Beispielsweise beschreibt der Arzt *A. Kruse* ganz verschiedene Verlaufsformen in der Auseinandersetzung mit dem Sterben, die von der Biographie des Sterbenden mit beeinflusst werden:

- Akzeptanz des Todes und gleichzeitige Suche nach den Möglichkeiten, die das Leben noch bietet
- Resignation und Verbitterung – das Leben wird nur noch als Last empfunden, der nahende Tod steht im Zentrum der Gedanken
- Linderung der Todesängste durch Erfahrung neuen Lebenssinns und durch die Überzeugung, noch wichtige Aufgaben im Leben zu haben
- Bemühung, den nahenden Tod nicht in das Zentrum des Erlebens treten zu lassen
- Durchschreiten von Phasen tiefer Depression zu einer Hinnahme des Todes.

Fazit

Das Sterben eines Menschen muss also individuell betrachtet werden. Modelle dienen nur dem grundlegenden Verständnis von Abläufen.

> ✓ Der Sterbeprozess verläuft nicht starr in der angegebenen Reihenfolge von „Phasen" oder „Stadien"; Sprünge, Schwankungen oder andere seelische Entwicklungen sind möglich. Die Annahme des nahenden Todes kann nicht als Norm für alle gesehen werden.

Sterbebegleiter dürfen keine „Soll-Entwicklung" erwarten, damit sie nicht mit Enttäuschung oder Ablehnung reagieren, falls diese sich nicht einstellt. Umgekehrt können sie jedoch Elemente aus der Phasenlehre nutzen, um die Sterbenden besser zu verstehen. Beispielsweise ist die Verleugnung der Diagnose oft ein Zeichen dafür, dass der Patient noch Zeit braucht, um der Wahrheit ins Gesicht zu sehen.

15.3 Die Rechte des Sterbenden

Der Umgang mit Sterbenden und die Rechte, die ihm eingeräumt werden, sind stark von der jeweiligen Zeit und Gesellschaft geprägt. Während es beispielsweise den Ärzten der Schule des Hippokrates nicht gestattet war, Sterbende zu behandeln, gehört die optimale medizinische Betreuung heutzutage zu den Rechten der Sterbenden. Weiterhin gehören dazu:

- Die **Aufklärung** über die Erkrankung (☞ 15.3.1)
- Nicht nur die umfassende medizinische, sondern auch die pflegerische, psychologische und seelsorgerische **Betreuung**
- Die **Mitbestimmung** bei medizinischen Maßnahmen, beispielsweise Behandlungsabbruch (☞ 15.3.2) oder Fortsetzung der Behandlung
- **Bestimmung** über den eigenen Körper auch nach dem Tod (z.B. Transplantationsmedizin, Obduktion, Beerdigungsmodalitäten).

15.3.1 Die Frage nach der Wahrheit: Aufklärung

Aufklärung des Patienten

Die Frage, ob und wie Menschen über tödliche Erkrankungen aufgeklärt werden sollen, wurde und wird noch heiß diskutiert.

In früheren Jahren verfolgten viele Ärzte, Angehörige und Pflegende eher eine Strategie des Schweigens, um dem Kranken nicht die letzte Hoffnung zu rauben („Den Tod verkündigen heißt den Tod geben", Hufeland). Heute tendieren Ärzte zur offeneren Mitteilung von Diagnosen und Prognosen.

> Aufklärung ist prinzipiell immer Aufgabe des Arztes. Er darf diese Aufgabe nicht an Pflegende delegieren, kann aber andere Mitglieder des Teams zum Gespräch hinzuziehen, falls ihm dies sinnvoll erscheint.

Die Entscheidung, was dem einzelnen Kranken wann mitgeteilt wird, kann nicht schematisch getroffen werden: Viele Patienten wollen die Wahrheit erfahren, andere nicht. Beide Positionen muss der Arzt respektieren. Ein Bild für die erforderliche einfühlsame Haltung gibt der Schweizer Schriftsteller *Max Frisch:* „Man soll dem Anderen die Wahrheit wie einen Mantel hinhalten, in den er hineinschlüpfen kann, und sie ihm nicht wie einen nassen Lappen um die Ohren schlagen."

> Um nicht versehentlich Informationen an den Patienten weiterzugeben, die der Arzt bewusst noch nicht mitgeteilt hat, müssen die Pflegenden immer darüber Bescheid wissen, welche Informationen ein Patient vom Arzt erhalten hat und welche (noch) nicht.

Entschließt sich der Arzt dazu, dem Patienten nicht die volle Wahrheit mitzuteilen, kann das für Pflegende zum Problem werden. Der Patient fragt sie, aber eine ehrliche Antwort ist nicht „erlaubt". In diesem Fall bleibt ihnen nichts anderes übrig, als die Fragen und den „Druck" des Patienten an den Arzt weiterzugeben, um so im Einzelfall eine neue Entscheidung zu erreichen.

> Viele Sterbenden wissen unabhängig von jeder Aufklärung, dass sie todkrank sind. Wurde der Patient einmal vom Arzt aufgeklärt, ist ein ehrlicherer und offenerer Umgang miteinander möglich.

Aufklärung der Angehörigen

Die Familie wird in die Aufklärung einbezogen, falls der Patient dies wünscht. Es ist für alle Beteiligten sehr belastend, wenn Angehörige und Patient in dieser Lebensphase versuchen, sich gegenseitig etwas vorzumachen. Auch Kinder und Jugendliche werden in diese Gespräche integriert. Sie spüren meist genau, was um sie herum vorgeht und werden daher durch Schweigen nicht geschont. Oft haben sie spezielle Fragen („Ist Krebs ansteckend?", „Habe ich Schuld an dieser Krankheit?"), die dringend beantworten werden müssen.

Wiederholungsgespräche

Die Erfahrung zeigt, dass die vom Arzt erhaltenen Informationen oft vergessen oder verdrängt werden. Daher müssen sich die Kontaktpersonen auf Veränderungen oder Lücken

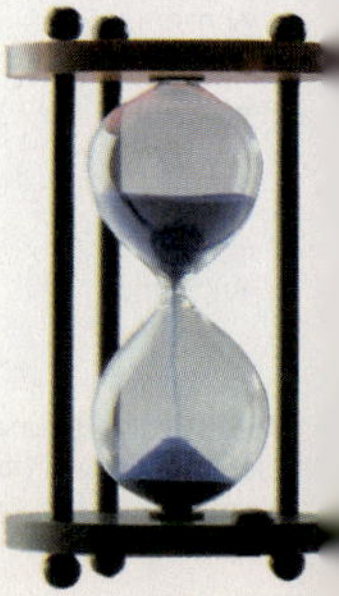

im Wissen der Patienten einstellen: Viele „aufgeklärte" Patienten kennen ihre Diagnose nicht (mehr). Hat ein Patient die ärztliche Aufklärung nicht verstanden oder komplett verdrängt, muss der Arzt ein weiteres Aufklärungsgespräch führen. Hat er allerdings das Wesentliche verstanden, können auch Pflegende einzelne Informationen weitergeben.

Da Pflegende zu den Kranken meist ein intensiveres Verhältnis haben als Ärzte, werden sie eher zu Partnern in der Auseinandersetzung mit der Wahrheit. Damit der Kranke nicht durch widersprüchliche Informationen verwirrt und belastet wird („Man kann diese Krankheit nicht heilen" – „Oh, es wird schon wieder werden! Geben Sie die Hoffnung nicht auf"), sollten sich die Aussagen des Arztes und des Pflegeteams ausnahmslos decken. Hierfür ist eine gute Kommunikation innerhalb des therapeutischen Teams wichtig.

15.3.2 Die Bitte um einen erleichterten Tod: Sterbehilfe

Fallbeispiel und juristischer Hintergrund ☞ *4.4*

Aus (pflege-)ethischer Sicht ☞ *1.6.3*

Passive Sterbehilfe

Passive Sterbehilfe: Verzicht auf lebensverlängernde Maßnahmen und/oder Einsatz von leidensmindernden Maßnahmen, selbst wenn diese das Leben verkürzen. Ihr Ziel ist es, Leiden zu mindern, wobei die Möglichkeit des vorzeitigen Todes in Kauf genommen wird.

Zu den **lebensverlängernden Maßnahmen** gehören z.B. die Beatmung, die Zufuhr von Sauerstoff und die künstliche Ernährung.

Zu den **leidensmindernden Maßnahmen** zählt z.B. die ausreichende medikamentöse Schmerzbekämpfung, selbst wenn dafür lebensgefährlich hohe Dosierungen notwendig sind.

Passive Sterbehilfe gilt als vertretbar, wenn das Hinausschieben des nicht mehr vermeidbaren Todes für den Patienten mit unzumutbarem Leiden verbunden ist. Allerdings ist dabei der erklärte Wille des Patienten bindend, mündlich oder in Form einer *Patientenverfügung* (☞ 15.3.3), in der der Patient beispielsweise festlegt, welche medizinischen Maßnahmen er sich noch wünscht, welche er ablehnt, oder ob er in ein Hospiz aufgenommen werden möchte.

Keine passive Sterbehilfe ohne Einwilligung des Patienten. Sein Wille ist bindend.

Ist ein Patient nicht mehr urteilsfähig, versucht das Team nach seinem „mutmaßlichen" Willen zu handeln. Dabei bezieht es auch frühere schriftliche Erklärungen des Sterbenden (z.B. die *Patientenverfügung*) und Aussagen ihm nahe stehender Menschen mit ein.

Aktive Sterbehilfe

Aktive Sterbehilfe *(Euthanasie,* griech. „guter Tod"): Gezielte Maßnahmen, die den Tod direkt herbeiführen. In Deutschland, Österreich und der Schweiz gesetzlich verboten (☞ 4.4).

In Deutschland setzen sich besonders die *Deutsche Hospizbewegung* (☞ 15.5) und die *Deutsche Gesellschaft für humanes Sterben* (DGHS) mit ethischen, politischen und organisatorischen Fragen der Sterbehilfe auseinander, in der Schweiz die *Vereinigung für humanes Sterben* (EXIT).

Kontaktadressen

Deutsche Hospiz Stiftung, Im Defdahl 5 – 10, 44141 Dortmund, www.hospize.de

Deutsche Gesellschaft für humanes Sterben, Lange Gasse 2 – 4, 86152 Augsburg, www.dghs.de

Pro- und Contra-Argumente

Maßnahmen der passiven Sterbehilfe werden gesellschaftlich weitgehend toleriert, aktive Sterbehilfe dagegen ist weiterhin heftig umstritten (☞ 4.1, 4.4).

Argumente pro

Die meisten Befürworter aktiver Sterbehilfe sind der Meinung, dass der Mensch das Recht haben sollte, über das Ende seines Lebens selbst zu bestimmen. Oft bringe nur der Tod das Ende von unerträglichem körperlichen und seelischen Leid. Sie verweisen auf die Grenzen der medizinischen Symptomlinderung und werfen ihren Gegnern vor, dass diese den Prozess des Sterbens durch eine rosa Brille betrachten und den Sterbenden in unerträglicher Weise bevormunden. Voraussetzung für aktive Sterbehilfe sei der Wunsch oder die Einwilligung des Sterbenden.

Argumente contra

Viele Gegner der aktiven Sterbehilfe betonen die Möglichkeit einer letzten menschlichen Entwicklung angesichts des Todes. Diese dürfe nicht durch gewaltsame Maßnahmen verhindert werden: Depression, Angst, Schmerz und Verzweiflung könnten überwunden werden.

Religiöse Menschen verweisen auch auf das göttliche Gebot „Du sollst nicht töten" und vertreten die Meinung, dass der Mensch die von Gott gesetzte Spanne des Lebens nicht abkürzen darf.

Ebenso wird auf die Verbrechen des Nationalsozialismus verwiesen: Im Dritten Reich wurden ungefähr 100 000 geistig behinderte Erwachsene und einige tausend Kinder mit Missbildungen umgebracht, da ihr Leben als „lebensunwert" eingestuft wurde. Gelänge es den heutigen Befürwortern der aktiven Sterbehilfe, diese zu legalisieren, bestünde auch heutzutage die Gefahr, dass die Indikation auf behinderte und alte Menschen ausgeweitet würde: Ihr Leben könnte dann von anderen als nicht mehr lebenswert klassifiziert werden. Schwerkranke könnten sich unter Druck gesetzt fühlen, ihr Leben frühzeitig zu beenden, um „der Gesellschaft" die Kosten für Pflege und medizinische Versorgung zu ersparen (50 % der Kosten durch medizinische Betreuung entstehen im letzten Lebensjahr), um ihre Angehörigen zu entlasten, um den potentiellen Erben nicht im Wege zu stehen oder um ihre Organe für Organtransplantationen zur Verfügung zu stellen. Dann könnte das Recht zur „Tötung auf Verlangen" in eine moralisch gebotene Pflicht umschlagen.

15.3.3 Der letzte Wille: Patientenverfügung und Testament

Die Patientenverfügung

Patientenverfügung (*Patientenbrief, living will,* fälschlicherweise *Patiententestament*): Schriftliche Anordnung, im Falle einer unheilbaren Erkrankung mit sicherer Todesprognose keine lebensverlängernde Maßnahmen anzuwenden, bzw. schriftliche Bestimmung eines Vertreters in medizinischen Angelegenheiten (**medizinische Patientenanwaltschaft,** *Vorsorgevollmacht*).

Für die Form einer **Patientenverfügung** gibt es keine rechtsverbindlichen Vorgaben. Es bedarf auch nicht der notariellen Beurkundung oder Gegenzeichnung durch andere Personen. Da eine Fälschung jedoch nicht ausgeschlossen werden kann, empfiehlt sich eine handgeschriebene Abfassung der Patientenverfügung mit Datum und Unterschrift, die jährlich bestätigt bzw. korrigiert und neu unterschrieben wird.

Da davon auszugehen ist, dass dem Betroffenen nicht alle Behandlungsmöglichkeiten bekannt sind, diese zudem ja auch weiterentwickelt werden, und sie sich auch von Mensch zu Mensch bei gleichem Krankheitsbild unterscheiden können, empfiehlt die Deutsche Hospiz Stiftung das Benennen einer Vertrauensperson **(medizinischer Patientenanwalt),** die die medizin-ethischen Vorstellungen des Kranken kennt. Diese wird im entsprechenden Fall vom Arzt über die notwendigen Behandlungsstrategien informiert und entscheidet dann über das weitere Vorgehen im Sinne des Patienten.

Das Testament

Manchmal möchte der Sterbende noch kurz vor seinem Tod ein **Testament** machen, in dem er z.B. festlegt, wie sein Vermögen unter seinen Verwandten und Bekannten verteilt werden soll.

Testamentformen

Ist noch genügend Zeit, raten ihm die Pflegenden zu einem **öffentlichen Testament,** das in Anwesenheit eines Notars errichtet wird (§ 2232 Bürgerliches Gesetzbuch, kurz BGB). Möchte der Patient dies nicht, besteht die Möglichkeit eines **eigenhändigen Testaments,** das vom Sterbenden handschriftlich geschrieben und unterschrieben sein muss (§ 2247 BGB). Dieses Testament kann von den Erben allerdings relativ erfolgreich angefochten werden.

Das **Nottestament** *(Dreizeugentestament)* ist zulässig, wenn sich die Person, die ein Testament machen möchte, an einem Ort befindet, der von einem Notar nicht aufgesucht werden kann (z.B. einer Isolierstation), und wenn sich diese Person in Todesgefahr befindet (§ 2250 BGB). Während der Testamenterrichtung müssen drei Zeugen anwesend sein, von denen einer den letzten Wunsch des Sterbenden schriftlich festhalten muss. Als Zeugen nicht anerkannt sind Ehepartner, Verwandte und Personen, die im Testament bedacht oder als Testamentsvollstrecker benannt werden. Das Nottestament wird ungültig, wenn der Sterbende nach drei Monaten noch lebt.

Testierfähigkeit

Mit Ausnahme von Personen mit krankhafter Störung der Geistestätigkeit (z.B. Demenz ☞ 14.5, endogener Psychose ☞ 36.3.2) oder mit Bewusstseinsstörung (z.B. unter Alkoholeinfluss) sind alle Menschen mit Vollendung des 16. Lebensjahres testierfähig (§ 2229 BGB).

15.4 Sterbebegleitung

Etwa 3 % der ins Krankenhaus aufgenommenen Patienten sterben dort. Pflegende werden also häufig mit Kranken konfrontiert, deren Prognose ungewiss oder infaust (lat: ungünstig, d.h. hier: zum Tode führend) ist. Sterbende wecken bei Ärzten und Pflegepersonal oft eigene tief verwurzelte Ängste, die einer angemessenen Versorgung im Weg stehen. Solchen Ängsten können sie begegnen, indem sie sich weder falschen Hoffnungen für den Patienten hingeben noch der Begegnung mit dem Patienten auswei-

Anlage 1
Vorsorgevollmacht
(Formulierungshilfe und Registrierungsdeckblatt zum handschriftlichen Text)

Sie können diesen Text abschreiben.

Sollte ich mich als **beauftragender Verfasser der Vorsorgevollmacht**

Vor- und Zuname: ____________________

Geburtsname: ____________________

Straße Nr.: __________ PLZ/Wohnort: __________

Telefonnummer: __________ Geburtsdatum: __________

nicht mehr selbst äußern können, so benenne ich hiermit gemäß §§ 1896 II; 1904 II BGB als **Medizinischen Patientenanwalt** (Bevollmächtigten)

Vor- und Zuname: ____________________

Geburtsname: ____________________

Straße Nr.: __________ PLZ/Wohnort: __________

Telefonnummer: __________ Geburtsdatum: __________

Diese Person bezeugt hiermit gleichzeitig meine Entscheidungsfähigkeit. Sie ist bevollmächtigt, mich in allen medizinischen Angelegenheiten gegenüber dem behandelnden Arzt zu vertreten. Ich entbinde dafür den Arzt von der Schweigepflicht dem Medizinischen Patientenanwalt gegenüber. Dieser hat zugesichert, sich dafür einzusetzen, daß im Fall meiner Entscheidungsunfähigkeit meine Wünsche und Wertvorstellungen respektiert werden.

Wenn Sie Ihren Medizinischen Patientenanwalt auch zur Vornahme einer Behandlungsbegrenzung oder für andere Grenzfälle ermächtigen wollen, muß dies und die Situation, für die Sie dies wünschen nach Rücksprache mit Ihrem Hausarzt schriftlich in der Vorausverfügung (Anlage 2) festgelegt werden.

Wenn Sie weitere Personen bevollmächtigen wollen, führen Sie diese auf dem Ergänzungsblatt auf und vergessen Sie nicht, dieses selbst zu unterschreiben und von den Medizinischen Patientenanwälten unterschreiben zu lassen.

____
Ort, Datum, Unterschrift des Medizinischen Patientenanwalts

____
Ort, Datum, Unterschrift des beauftragenden Verfassers

Abb. 15.7: Medizinische Patientenanwaltschaft *(Vorsorgevollmacht).* Diese sollte handschriftlich ausgefüllt werden, da sie dann nicht vom Anwalt bekundet werden muss (☞ Text). Damit sie Gültigkeit erlangt, ist sie auch von der Vertrauensperson, dem *medizinischem Patientenanwalt,* zu unterschreiben. [W222] chen, sondern stattdessen eine möglichst engagierte Sterbebegleitung ermöglichen.

Im Vordergrund der pflegerischen und medizinischen Betreuung Sterbender steht das Recht auf einen friedvollen, schmerzfreien und würdevollen Tod.

Die Lebensumstände des Sterbenden werden so gestaltet, dass sie möglichst angenehm sind. Dabei bestimmt der Sterbende, was „Annehmlichkeit" für ihn bedeutet.

Lebensverlängerung

Lebensverlängerung kann ein Ziel bei der Betreuung Sterbender sein, ist aber nicht Ziel um jeden Preis. Gewonnene Zeit ist dann sinnvoll, wenn der Patient sie selber planen und entsprechend nutzen kann, z.B. um noch schöne Tage und Wochen zu verbringen und anstehende Probleme zu bewältigen. Gerade weil seine Zukunft kurz und überschaubar geworden ist, sollte seine Zeit nicht von anderen verplant werden.

Therapeutische und pflegerische Maßnahmen werden nicht daran gemessen, ob sie den Zeitpunkt des Todes hinausschieben, sondern welche Lebensqualität sie dem Sterbenden noch ermöglichen. Jede Maßnahme wird auf ihre Notwendigkeit geprüft, um den Sterbenden nicht unnötig zu stören.

15.4.1 Rahmenbedingungen

Die Situation Sterbender ist sehr unterschiedlich. Der eine Patient befindet sich beispielsweise im Frühstadium einer unheilbaren Krankheit, von der er noch fast nichts bemerkt, der andere dagegen ist in jeder Beziehung auf die Hilfe der Pflegenden angewiesen. Daher ist Sterbebegleitung für jeden Patienten individuell zu gestalten.

Sterben als letzte Krise

Pflegende als „Krisenmanager" ☞ 7.12.6

Sterben ist wie die Geburt Teil des Lebens und als letzte Krise im menschlichen Leben anzusehen. Wie jede menschliche Krise kann die Auseinandersetzung mit dem nahenden Tod Anlass für eine (erneute) Sinnsuche und für eine innere Weiterentwicklung (Reifung) des Betroffenen sein.

In der Betreuung Sterbender darf das Bewusstsein des Todes nicht verdrängt werden. Es darf allerdings auch nicht zu hektischer Aktivität führen, denn es gibt kein „Programm" psychischer Entwicklung, das bis zum Eintritt des Todes „abgespult" werden müsste.

Kontinuität zwischen Sterbendem und Helfer

Bezugspflege ☞ 36.1.3

Sterbende sind oft von ihrer Umgebung abhängig. Damit zwischen Pflegenden und Sterbendem eine Vertrauensbasis entstehen kann, wird der Patient nach Möglichkeit immer von denselben Personen gepflegt, denn nur konstante Bezugspersonen haben die Chance, etwas von der Weltanschauung, von der Art, wie der Sterbende mit Problemen umgeht, von seinen Ängsten und Hoffnungen zu erfahren. Das ist aber die Voraussetzung dafür, den Sterbenden *wirklich* zu verstehen und entsprechend seinen Bedürfnissen zu pflegen.

Einbeziehung der Angehörigen bei der Sterbebegleitung

Zu den Aufgaben des Sterbebegleiters gehört auch das Verhindern des *„sozialen Todes"*, bei dem der Kontakt zwischen dem Sterbenden und seinen Freunden und Verwandten abbricht. Die Pflegenden unterstützen daher jede Begegnung zwischen dem Sterbenden und seinen Angehörigen, z.B. durch den Abbau restriktiver Besuchsregelungen, und haben auch für die Sorgen der Angehörigen ein offenes Ohr.

Die Angehörigen haben oft ein schlechtes Gewissen, dass sie den Sterbenden nicht daheim versorgen – selbst dann, wenn das aus räumlichen, menschlichen oder medizinischen Gründen gar nicht möglich wäre. Ihnen dieses schlechte Gewissen durch die Versicherung zu nehmen, dass der Sterbende professionelle Pflege braucht, kann den Angehörigen oft weiterhelfen. Gleichzeitig sollte aber auch betont werden, dass der Sterbende trotz der professionellen Pflege weiterhin auf die Unterstützung der Angehörigen angewiesen ist. Umgekehrt können Pflegende auch Unterstützung durch die Angehörigen erfahren, indem diese ihnen etwa beim Beziehungsaufbau zum Patienten helfen.

Bewältigung von Alltagsproblemen, die dem Sterbenden Sorgen bereiten

Häufig sorgt sich der Sterbende um die Zukunft seiner Familie, besonders um die finanzielle Absicherung. Gelegentlich möchte er noch seine Wohnung oder sein Auto verkaufen oder ein Testament machen (☞ 15.3.3). Je nachdem, welche Hilfe der Patient braucht, wird der Kontakt zum *Sozialdienst* hergestellt. Einige Patienten beruhigt es zum Beispiel, noch einmal alle ihre Dokumente zu sichten.

15.4.2 Maßnahmen bei körperlichen Beschwerden

Bei sterbenden Patienten treten häufig komplexe Probleme auf: Zum Fortschreiten der Grunderkrankung treten oft Infektionen und Beeinträchtigungen verschiedenster Organfunktionen. Die häufigsten Beschwerden sind:

- Schmerz (☞ unten, 16.2.4, 16.2.5, 24.5.5)
- Schwäche (☞ unten und 14.3.1)
- Appetitlosigkeit und Anorexie (☞ unten und 7.6.6)
- Obstipation (☞ 7.8.5 und 21.2.7)
- Übelkeit und Erbrechen (☞ unten und 7.8.8, 21.2.1)
- Schmerzender Mund und Schluckbeschwerden (☞ 7.6.6, 7.8.8, 21.2.2)
- Atemnot (☞ 7.2.12, 20.3.1)
- Husten (☞ 7.2.3, 20.3.3)
- Schlafstörungen (☞ unten und 7.3.4)
- Verwirrtheit (☞ 14.3.4).

Der Arzt bemüht sich auch beim Sterbenden, die Ursache der Beschwerden aufzuklären. Dabei belastet er den Patienten aber nicht durch aufwendige technische Maßnahmen, sondern stützt sich schwerpunktmäßig auf die körperliche Untersuchung und die Krankengeschichte. Manchmal gibt auch der Erfolg einer Maßnahme einen Hinweis auf die Ursache.

Die körperlichen Beschwerden zu lindern ist ein wesentlicher Bestandteil der Betreuung Sterbender. Jedoch dürfen die Behandlungsmaßnahmen den Sterbenden nicht stärker belasten als die Beschwerden selbst.

Schmerz

Fortgeschrittene Erkrankungen gehen oft mit starken **Schmerzen** einher, und viele Sterbende haben Angst vor einem schmerzhaften und qualvollen Tod.

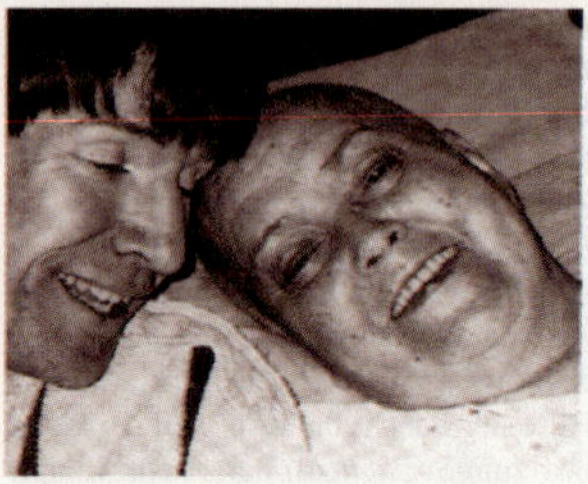

Abb. 15.8: Diese Patientin kann wegen ihrer Tumorerkrankung nicht mehr aufstehen. Hier ist sie zusammen mit ihrem Sohn zu sehen. Zwischen ihm und seiner kranken Mutter ist in den letzten Monaten eine große innere Nähe entstanden. [E111]

Schmerzen können in der Regel jedoch durch eine konsequente Schmerztherapie (☞ 16.4.1 und 16.4.2) ausgeschaltet oder zumindest auf ein erträgliches Maß reduziert werden.

Da tödliche Erkrankungen ihrem Wesen nach progredient sind, wird die Effektivität der Maßnahmen regelmäßig überprüft und z.B. die Dosis der Schmerzmittel entsprechend gesteigert.

Schwäche

Körperliche **Schwäche** bei Sterbenden hat meist viele verschiedene Ursachen, etwa eine Anämie plus Elekrolytstörungen plus beginnende Pneumonie. Entsprechend reicht die Bekämpfung einer (Teil-)Ursache nicht aus, und die Therapie muss an mehreren Punkten gleichzeitig ansetzen.

Ist die Ursache für die Schwäche nicht bekannt oder eine kausale Therapie dem Patienten nicht mehr zuzumuten, verspricht die Gabe eines *Glukokortikoids* (z.B. Prednisolon) als unspezifisches Behandlungsmittel Erfolg. Dieses steigert nicht nur das allgemeine Wohlbefinden, sondern meist auch den Appetit des Sterbenden.

Daneben stellen *Physiotherapie* und *aktivierende Pflege* die natürlichsten Behandlungsmöglichkeiten von Schwäche dar. Zusätzlich signalisiert ihre Anwendung dem Patienten, dass man ihm zutraut, aktiv zu bleiben, und dass man ihn nicht „aufgegeben" hat.

Letztlich ist ein Kräfteverlust bei Sterbenden aber auch durch beste Behandlung und Pflege nicht zu vermeiden. Diese Tatsache muss akzeptiert und der Tagesablauf des Patienten immer wieder den neuen Bedingungen angepasst werden: Es erfordert viel Kreativität, neue Beschäftigungen zu entdecken, die auch in diesem Stadium des Lebens noch Freude bereiten.

Appetitlosigkeit und Anorexie

Appetitlosigkeit und **Anorexie** werden manchmal durch Faktoren verursacht, die kausal oder symptomatisch behandelt werden können, z.B. Übelkeit und Obstipation. Ansonsten stellen *Glukokortikoide* wie Prednisolon (z.B. Decortin H®) oder Dexamethason (z.B. Fortecortin®) die einzige wirksame medikamentöse Behandlungsmöglichkeit dar.

Übelkeit und Erbrechen

Übelkeit und **Erbrechen** können durch viele Ursachen bedingt sein, unter anderem durch die Einnahme von Opioiden (☞ 16.4.5). Zwar sollte man nach Möglichkeit immer die auslösenden Medikamente absetzen, jedoch ist dies bei Opioiden selten möglich und in der Regel auch nicht notwendig, da die opioidinduzierte Übelkeit durch zusätzliche Gabe von *Antiemetika* (den Brechreiz unterdrückende Mittel) aus der Gruppe der Neuroleptika (z.B. Haloperidol) behoben werden kann. Erhält der Patient Prostaglandinsynthesehemmer gegen Schmerzen (z.B. Azetylsalizylsäure), sollte er sie zusammen mit den Mahlzeiten einnehmen.

Bei *psychogenem Erbrechen* bemüht man sich in erster Linie um Angstabbau durch Gespräche und Informationen. In schweren Fällen sind angstlösende Medikamente notwendig.

Schlafstörungen

Die körperlichen und seelischen Ursachen der Schlaflosigkeit bei Sterbenden sind vielfältig. Alle körperlichen Symptome können **Schlafstörungen** zur Folge haben, so dass ihre Behandlung auch den Schlaf verbessern kann.

Viele Kranke können nicht schlafen, weil sie befürchten, im Schlaf zu sterben. Vorsichtiges Nachfragen („Haben Sie vor irgendetwas Angst?" „Was beunruhigt Sie beim Einschlafen?") kann solche Ängste aufdecken, die dann durch Gespräche und evtl. Psychopharmaka verringert werden können.

Die Patienten nehmen natürlich auch die noch nicht geklärten Fragen und Probleme, die sich aus ihrer Erkrankung und aus dem Nahen des Todes ergeben, mit in die Nacht. Schlafstörungen sind daher verständlich und zu erwarten.

Können die Schlafstörungen auch durch die in 7.3.4 dargestellten Maßnahmen nicht ausreichend gebessert werden, eignen sich als medikamentöse Hilfe:

- Eine Verdoppelung der Opioiddosis bei opioidbehandelten Patienten zur Einschlafzeit
- Ein Beruhigungsmittel wie Diazepam (Valium®), Triazolam (Halcion®) oder Oxazepam (Adumbran®) oder bei älteren Patienten Chloralhydrat (Chloraldurat®) zur Nacht
- Ein dämpfendes Antidepressivum.

Pflege

> Jede pflegerische Handlung wird durch liebevolle Einfühlung bedeutungsvoll und hilft dem Pflegenden, dem Sterbenden nahezukommen.

Zusammen mit den Ärzten sorgen Pflegende für das größtmögliche körperliche Wohlbefinden des Sterbenden.

Sterbende leiden neben den oben genannten Symptomen oft auch unter Müdigkeit, die als Ausdruck schwindender Lebenskraft verstanden werden kann. Daher werden ausreichende Schlaf- und Ruhezeiten geplant und Störungen vermieden.

Weiterhin ist wegen der Austrocknung der Schleimhäute die Mundpflege besonders wichtig. Sie nimmt auch das Durstgefühl, falls ein Sterbender nicht mehr trinken kann. Eventuell muss die Zahnprothese entfernt werden, um Druckstellen zu vermeiden.

Bewegt ein Sterbender seine Lider nicht mehr, werden regelmäßig Augentropfen gegeben. Sterbende schwitzen häufig. Hier helfen Waschungen und Einreibungen mit erfrischenden Duftstoffen, die der Sterbende mag, z.B. mit Orangen- oder Lavendelextrakten. Dabei kann die Waschung auch symbolisch erlebt werden: Wasser ist Zeichen für körperliche und geistige Reinheit und für Neuanfang (Taufe).

> Die Beschwerden Sterbender zu lindern, fordert Kreativität und Engagement des gesamten therapeutischen Teams, denn die medikamentöse Therapie allein reicht für eine umfassende Sterbebegleitung nicht aus. Vielmehr müssen hier Medikation, psychosoziale Betreuung und die Suche nach alternativen Maßnahmen zusammenspielen.

15.4.3 Umgang mit den Bedürfnissen und Gefühlen des Sterbenden

Selbstbestimmung und Hilflosigkeit

Die Selbstbestimmung des Sterbenden ist so lange wie möglich aufrechtzuerhalten. Niemals darf der Sterbende entmündigt oder als „so gut wie tot" angesehen werden. Diese Gefahr besteht vor allem bei Sterbenden, die sich nicht mehr äußern können. Stets suchen die Pflegenden auch nach nonverbalen Mitteilungen, z.B. einem Herabziehen der Mundwinkel als Zeichen des Missfallens, „glänzenden Augen" als Zeichen der Freude oder einer Verkrampfung des ganzen Körpers als Zeichen von Schmerz, um adäquat darauf eingehen zu können.

Selbstbestimmung bedeutet auch, dass der Sterbende seine Eigenarten bewahren darf und Sonderwünsche akzeptiert werden. Hat sich der Sterbende Gedanken über die Gestaltung seiner letzten Stunden gemacht, sollte es eine Selbstverständlichkeit sein, auf diese Wünsche einzugehen, wenn die Zeit gekommen ist.

Sterbende haben ebenso wie andere Menschen das Bedürfnis, gepflegt zu erscheinen und werden daher auf Wunsch beim Frisieren oder Schminken unterstützt. Nach Möglichkeit tragen sie ihre eigene Bekleidung.

Wenn der Patient sich nicht als hilflos und seiner Umgebung ausgeliefert erlebt, bleibt sein Selbstwertgefühl erhalten. Dadurch wird er vor unkontrollierbarer Angst und Ohnmachtsgefühlen bewahrt, die zu Handlungsunfähigkeit und noch stärkerer Hilflosigkeit führen würden.

Was tun, wenn der Sterbende „nein" sagt?

Ein großes Problem entsteht, wenn sich die Maßnahmen zum Erreichen eines Pflegezieles (z.B. „Herr X. bekommt keinen Dekubitus") nicht mit den Wünschen des Patienten decken, der beispielsweise nicht auf der Seite gelagert werden möchte. Diese „Weglasswünsche" betreffen häufig die Nahrungs- oder Flüssigkeitszufuhr, die Körperpflege oder eben die Lagerung zur Dekubitusprophylaxe. Hier müssen die Pflegenden besonders sensibel sein und nach den Hintergründen für diese „Verweigerung" suchen: Möchte der Patient bald sterben und hat den Eindruck, dass die Maßnahmen sein Leben nur (unnötig) verlängern und lehnt sie deshalb ab? Hat er starke Schmerzen dabei und traut sich nicht, dies zu äußern? Versteht er nicht, welchem Zweck die Maßnahme dient? Möchte er, dass seine Angehörigen in die Pflege miteinbezogen werden, wenn dies noch nicht der Fall sein sollte?

Haben die Pflegenden den Hintergrund für die Verweigerung aufgespürt, werden sie entsprechend handeln: Den Patienten über den Sinn der Maßnahmen informieren (die nicht unbedingt der Lebensverlängerung, sondern auch/eher der Erhöhung der Lebensqualität dienen), ihn ggf. vorsichtiger umlagern und/oder ihm vorher ein Schmerzmittel verabreichen und seine Angehörigen ggf. in die Pflege miteinbeziehen. Verweigert der Patient die Maßnahmen trotzdem, schätzen die Pflegenden – je nach verweigerter Maßnahme in Zusammenarbeit mit den Ärzten – die Risiken des „Weglassens" ab. Nur wenn sicher ist, dass die Risiken sehr bedeutend sind, bemüht sich das Team, den Patienten doch noch von der Notwendigkeit der Maßnahme zu überzeugen.

Um auf die Hintergründe einer Verweigerung zu stoßen, ist neben dem Gespräch mit dem Patienten das Teamgespräch von besonderer Bedeutung, in dem jedes Teammitglied ein Teil des Mosaiks beitragen kann, das dann zu einem Ganzen zusammengefügt wird. Falsch wäre es, alle Patientenwünsche blind zu akzeptieren oder überhaupt nicht darauf einzugehen.

Angst

Sterbende leiden unter vielerlei Ängsten. Diese betreffen nicht nur die Ungewissheit einer zukünftigen Existenz oder Nicht-Existenz, sondern auch die konkreten Umstände des Sterbens. Viele haben insbesondere Angst vor Schmerzen oder vor dem Alleinsein.

Um die Ängste zu minimieren, sichert das Team dem Patienten zu, einerseits nichts zu tun, was der Patient nicht möchte, andererseits alle seine realisierbaren Wünsche zu erfüllen. Die Angst vor dem Alleinsein wird durchbrochen, wenn das Team versprechen kann, dass einer der Sterbebegleiter mit Sicherheit in der Sterbestunde beim Patienten sein wird.

Unglaube und Leugnen

Oft benötigen Patienten Tage oder Wochen, bis sie die Diagnose einer unheilbaren Erkrankung annehmen können (☞ 15.2.1). Dieser Prozess kann von außen nicht beschleunigt werden. Um dem Patienten zu helfen, bleibt das Team konstant in seinen Mitteilungen („...wie Ihnen der Arzt mitgeteilt hat.") und widersteht dem Druck des Patienten, ihm unbegründete Hoffnungen zu machen. Fragt ein Sterbender beispielsweise: „Denken Sie, dass ich bald wieder gesund werde?", so würde der Sterbebegleiter durch Antworten wie „Natürlich werden Sie wieder gesund" seine Glaubwürdigkeit in Frage stellen und den Patienten in seinem wachsenden Realitätsbewusstsein blockieren. Die direkte und wahre Antwort: „Nein, damit ist nicht zu rechnen" kann grausam wirken. Möchte man dies umgehen, sind verschlüsselte Antworten möglich, z.B. „Wir hoffen es sehr, aber wir machen uns Sorgen".

Wut und Aggression

Sind Sterbende wütend oder aggressiv, ist die Versuchung groß, diese Aggression mit Aggression zu beantworten: Zum einen, weil „es meist so aus dem Wald schallt, wie man hineinruft", zum anderen, weil es manchmal leichter ist, auf einen Patienten wütend zu sein, als seine Verzweiflung und die eigene Machtlosigkeit zu spüren. Ebenfalls mit Aggressionen zu reagieren, verschlechtert die Situation allerdings eher.

Wütende Patienten brauchen vorwurfsfreie Zuwendung und Aufmerksamkeit, damit sie wieder „leiser" werden und Zorn bewältigen können.

Die Gefühlsausbrüche des Patienten sollten nach Möglichkeit nicht persönlich genommen werden, da sie Ausdruck der Auseinandersetzung des Sterbenden mit dem nahenden Tod sind. Allerdings sind Pflegende auch nur Menschen und von daher verletzbar. Fühlen sie sich durch ei-

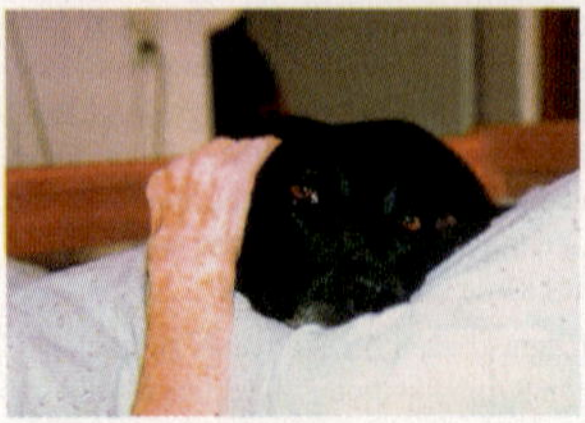

Abb. 15.9: Nach Möglichkeit gehen die Pflegenden auf Sonderwünsche der Sterbenden ein, z.B. wird eine Begegnung mit dem geliebten Haustier auf dem Klinikgelände arrangiert. [N308]

nen Patienten verletzt, kann ein klärendes Gespräch durchaus angezeigt sein.

Literaturtipp
Schuchardt, Erika: Warum gerade ich...? Leben lernen in Krisen, Leiden und Glaube. Schritte mit Betroffenen und Begleitenden. Vandenhoeck & Ruprecht, 2000

Verzweiflung

Die Verzweiflung Sterbender ruft vielfach auch im Sterbebegleiter Verzweiflung hervor: Was kann er einem Menschen, der sterben muss, noch an Trost geben? Ist Verzweiflung angesichts des Lebensendes nicht angemessen? Daher ist es wichtig, dass der Helfer die Gefühle des Patienten aushält und zuhört, wenn dieser sagt, wie schlecht es ihm geht.

Verzweiflung ist die Abwesenheit von Hoffnung. Die Leere, die durch den Verlust der Hoffnung entsteht, darf nicht mit falschen Versprechungen gefüllt werden. Deshalb muss der Sterbebegleiter nach Hoffnungen suchen, die für den Sterbenden realistisch sind. Dabei kann es sich z.B. um religiöse Erwartungen handeln, um die Hoffnung, dass der Sterbende nicht vergessen werden wird oder um die Hoffnung, im Sterben seine Würde nicht zu verlieren.

Raum- und Zeitgestaltung

Menschen rechnen mit der Zukunft. Das kommt beispielsweise in den Abschiedsformeln „Bis morgen" oder „Bis nächste Woche" zum Ausdruck. Für Sterbende ist die Zeit verändert: Sie sind sich ihrer Zukunft nicht mehr sicher. Umso wertvoller – weil plötzlich begrenzt und knapp – wird die gegenwärtige Zeit. Sterbende erfahren, dass Leben sich nicht in die Zukunft verschieben lässt.

Pflegende achten daher auf Wünsche, die der Patient an die Gestaltung seiner verbleibenden Zeit hat. Das bedeutet beispielsweise Rücksichtnahme auf den Körperrhythmus (Schlafgewohnheiten, Essenszeiten), Zulassen von freier, nicht verplanter Zeit oder vielleicht Schutz vor „Zeittötern" wie Fernseher oder Radio des Zimmernachbarn.

Uhren können für Sterbende zum wichtigen Symbol werden: Sie erleben, dass sie noch „in der Zeit" sind. Uhren sollten stets aufgezogen sein, denn eine stehen gebliebene Uhr kann den Sterbenden zutiefst erschrecken. Ständiges Ticken einer

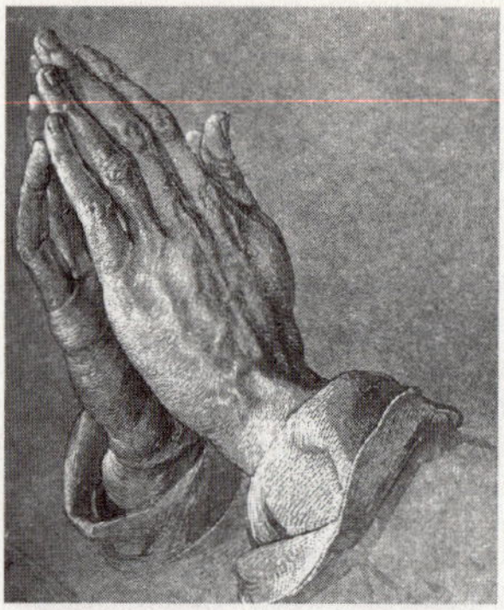

Abb. 15.10: Ist der Pflegende gläubig, kann er dem Sterbenden auch im stillen oder laut gesprochenen Gebet beistehen. Auf diesem Bild sind die „Betenden Hände" von Albrecht Dürer zu sehen. [J640]

Uhr kann den Sterbenden aber auch belasten, weil es ihn an das unaufhaltsame Vergehen seiner Lebenszeit erinnert. Dann wird die Uhr entfernt oder durch eine leisere ersetzt.

Das Krankenzimmer ist für den Sterbenden kein funktionaler Raum: Für ihn wird es das letzte Zuhause. Nach Möglichkeit sollte es durch persönliche Gegenstände, Bilder, Fotos, Krankenhausmobiliar oder eigene Möbelstücke, Bücher, Blumen oder Kerzen (dann jedoch Feuerschutzordnung beachten) zu einem vertrauten Ort werden. Die Atmosphäre sollte angenehm und auf keinen Fall museumsartig sein.

Verlegungen in ein anderes Zimmer oder auf eine andere Station werden vermieden oder sorgfältig vorbereitet. Da viele Menschen Angst haben, zum Sterben abgeschoben zu werden (beispielsweise ins Badezimmer), werden nach Möglichkeit die Mitpatienten aus dem Zimmer des Sterbenden verlegt und nicht umgekehrt.

Kommunikation

Zuhören

Auf viele Fragen haben auch die Sterbehelfer keine Antwort, doch können sie dem Sterbenden oft schon durch ihr Zuhören helfen: So kann der Sterbende beim Erzählen seiner Lebensgeschichte dieses Leben vielleicht besser annehmen, seine wertvollen Erfahrungen weitergeben und ein Bild von sich schaffen, das ihn einige Zeit überdauern wird. Auch Gefühle werden besser bewältigt, wenn sie ausgedrückt werden konnten.

Stiller Beistand

Sterbende ziehen sich oft in den letzten Lebenstagen von Gesprächen zurück. Manchmal sind sie auch zu kraftlos zum Reden. Deshalb muss die Kommunikation aber nicht abbrechen. Neben dem Gespräch gibt es andere Wege, sich miteinander zu verständigen und nahe zu kommen. Möglichkeiten in der täglichen Pflege sind Blickkontakte, Lächeln, Zeichensprache oder Körperkontakte.

Gerade Berührungen, beispielsweise zartes Halten oder Streicheln der Hand, können Sterbende noch sehr lange wahrnehmen.

15.4.4 Umgang mit den religiösen Bedürfnissen des Sterbenden

Zugehörigkeit zu einer Religionsgemeinschaft ☞ *3.1.5*
Religiöse Gebräuche bei der Versorgung von Toten ☞ *15.7.4*

Für den sterbenden Patienten kann es eine große Hilfe sein, wenn jemand seine religiösen Bedürfnisse erkennt und darauf eingeht. Das ist heute jedoch schwierig, da in unserer Gesellschaft Menschen verschiedenster Glaubensrichtungen leben. Die gleiche Religion kann für verschiedene Menschen sogar Unterschiedliches bedeuten: Der Eine ist strenggläubig, der Nächste liberal, der Dritte hat sich seine persönlichen Schwerpunkte ausgewählt.

In der Praxis heißt das: Der Blick auf das Verwaltungsformular, in dem die Religionszugehörigkeit vermerkt ist, reicht nicht aus, um eine Vorstellung von den religiösen Bedürfnissen des Sterbenden zu erhalten. Die Pflegenden müssen ihn behutsam ansprechen (z.B. „Sie haben angegeben, dass Sie evangelisch sind. Können wir Sie in Ihrer Religionsausübung irgendwie unterstützen?"), um seine persönlichen Einstellungen herauszufinden (z.B. „Eigentlich bedeutet mir die Kirche nichts mehr" oder „Ja, ich brauche ein Gespräch mit dem Pfarrer" oder „Mein Glaube ist meine Privatsache, in die sich niemand einmischen soll").

Die Religiosität des Patienten und seiner Familie ist wichtig für die angemessene spirituelle Sterbebegleitung. Daneben gibt es praktische Details, die Pflegende bei der Betreuung religiöser Patienten beachten sollten (☞ unten).

Welche religiöse Bedeutung hat der Tod für den Sterbenden?

Bedeutung des Todes für Juden

Das Judentum ist eine Religion, die das Leben hier auf dieser Erde sehr stark betont. Obwohl die Seele göttlich und damit unsterblich ist, sind die Annahmen über das, was nach dem Tod kommt, eher verschwommen. Viele Juden glauben aber an eine Auferstehung und ein Leben nach dem Tode.

Während im Christentum die Liebe Gottes zu den Menschen hervorgehoben wird, betonen die Juden die Gerechtigkeit Gottes. Das jüdische Religionsgesetz enthält eine Vielzahl von Weisungen, die alle Lebensbereiche betreffen. Bekannt sind beispielsweise die Speisevorschriften und die Schabbatruhe. Das Bewusstsein, den Regeln für das „rechte Verhalten" (Halacha) gemäß gelebt zu haben, kann gerade für orthodoxe sterbende Juden ein Trost sein (☞ 3.1.5).

Bedeutung des Todes für Christen

Nach christlichem Glauben hat der Mensch durch sein Fehlverhalten den Tod in die Welt gebracht und damit die Verbindung zu Gott gestört. Um die unterbrochene Verbindung wieder herzustellen, hat Gott, der die Menschen liebt, seinen Sohn Jesus Christus in die Welt geschickt, der durch seinen Opfertod das Böse der Menschheit auf sich nahm. Er besiegte den Tod und ist von den Toten auferstanden. Heute haben die Menschen die Möglichkeit, sich im Gebet an ihn zu wenden, sich von ihm ihre Schuld vergeben zu lassen und somit wieder mit Gott verbunden zu sein.

Das Sterben ist für den Christen die letzte Chance, sich auf das Leben nach dem Tod vorzubereiten. Es gibt aber auch Christen, die Krankheit und Sterbenmüssen – zumindest vorübergehend – als Strafe Gottes erleben und mit Wut oder Angst reagieren.

Nach christlichem Glauben werden alle Menschen nach ihrem Tod von Gott gerichtet, jedoch brauchen die Menschen, die sich an Gott gewandt haben, um sich ihre Schuld vergeben zu lassen, keine Angst davor zu haben.

Alle christlichen Religionen lehren ein Leben nach dem Tod. Die Vorstellung darüber sind allerdings unterschiedlich: Sie reichen von der Ansicht, dass die Seele in anderer Form in dieser Welt weiter existiert, bis zu konkreten, bildhaften Vorstellungen eines Himmels und einer Hölle.
In der katholischen, protestantischen und orthodoxen Theologie wird der Begriff *Hölle* nicht im Sinn einer kochenden Feuerstätte verstanden, sondern als der Ort, an den man gelangt, wenn man sich in letzter Endgültigkeit von Gott abwendet. Der *Himmel* hingegen ist der Ort, an dem man für immer in der Nähe Gottes ist.

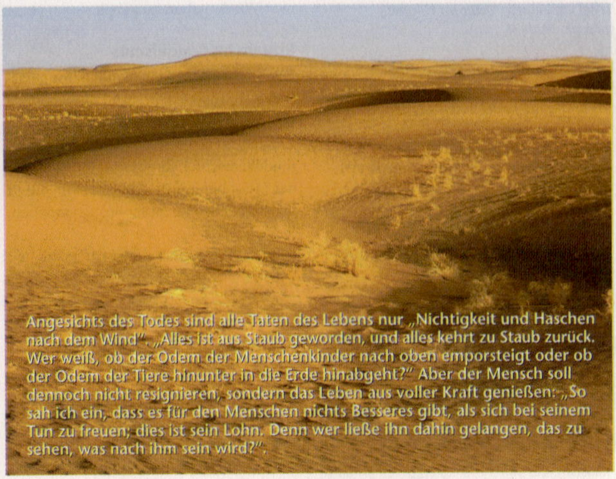
Angesichts des Todes sind alle Taten des Lebens nur „Nichtigkeit und Haschen nach dem Wind". „Alles ist aus Staub geworden, und alles kehrt zu Staub zurück. Wer weiß, ob der Odem der Menschenkinder nach oben emporsteigt oder ob der Odem der Tiere hinunter in die Erde hinabgeht?" Aber der Mensch soll dennoch nicht resignieren, sondern das Leben aus voller Kraft genießen: „So sah ich ein, dass es für den Menschen nichts Besseres gibt, als sich bei seinem Tun zu freuen; dies ist sein Lohn. Denn wer ließe ihn dahin gelangen, das zu sehen, was nach ihm sein wird?".

Abb. 15.11: Die eher skeptische Lebens- und Todesauffassung einiger Juden findet im Buch Prediger ihren Ausdruck. [Foto: J660]

Bedeutung des Todes für Muslime

Die muslimische Vorstellung vom Tod und vom Leben nach dem Tod unterscheidet sich im Prinzip kaum von der christlichen. Sterben zu müssen ist das Schicksal („Kismet") jedes Menschen. Im Tod kehrt der Mensch zu Gott zurück. Der Glaube an ein Leben nach dem Tod gehört zu den sechs Glaubensartikeln. Jeder Mensch muss in seinem Leben versuchen, das Gute zu tun, darf aber trotz seiner Verfehlungen im Weltgericht auf die Barmherzigkeit und Fürsorge Gottes hoffen.

Bedeutung des Todes für Hindus

Nach hinduistischer Weltanschauung soll das Leben in vier Abschnitte gegliedert werden: In die Zeit der Erziehung, die Zeit der Tätigkeit in dieser Welt, die Zeit der Ablösung von dieser Welt und das Warten auf die Befreiung durch den Tod.

Hindus glauben an eine Wiedergeburt und daran, dass ihr Handeln in dieser Welt auf ihr Schicksal im nächsten Leben Einfluss hat. Die *Lehre von der Wiedergeburt* **(Reinkarnation)** oder Seelenwanderung ist ein sehr alter Todesmythos, nach dem die Seele beim Tod des Körpers in ein anderes Wesen (Tier, Mensch oder Pflanze) übergeht. Sie findet sich als grundlegender Gedanke nicht nur im Hinduismus, sondern auch im Buddhismus und bei den Anthroposophen.

Bedeutung des Todes für Buddhisten

Auch Buddhisten glauben an einen Zyklus von Wiedergeburten. Alles, was sie in diesem Leben tun, wirkt sich im nächsten Leben aus. Glauben und leben sie nach den buddhistischen Lehren, so lernen sie in jedem Leben aus der Vergangenheit und nähern sich stufenweise dem Nirwana, einem Bewusstseinszustand völliger Freiheit und völligen Friedens. Viele Buddhisten können den bevorstehenden Tod als Teil des menschlichen Lebenszyklus mit großer Gelassenheit akzeptieren.

Religiöse Rituale angesichts des nahenden Todes

Rituale im Judentum

Der sterbende Jude spricht vor seinem Tod das Kol Nidre, ein Sündenbekenntnis, und segnet seine (Enkel-) Kinder, gemeinsam wird das Schma Israel (☞ unten, Gebete für Sterbende) gesprochen.

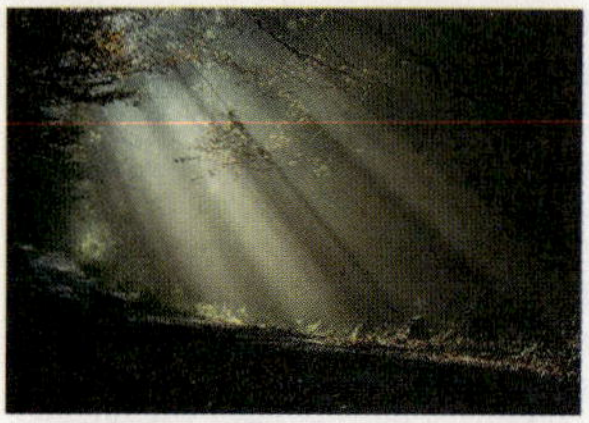

Abb. 15.12: Die christlichen Religionen betonen heute die Zuversicht und Hoffnung. Die Pflegenden können diese Elemente in Gesprächen mit sterbenden Christen betonen. („Sie dürfen auf Gott vertrauen. Er ist bei Ihnen"). [J660]

Rituale im Christentum

Die meisten christlichen Kirchen kennen die Praxis des *Abendmahls* (in der kath. Kirche „Kommunion" genannt), der *Krankensalbung* (früher in der katholischen Kirche „letzte Ölung" genannt) und des *Schuldbekenntnisses* (Beichte). Die Bedeutung dieser Elemente ist in den einzelnen Kirchen allerdings recht unterschiedlich. Oft möchten Sterbende diese noch einmal als Zeichen ihrer vergebenen Schuld (und damit der intakten Verbindung zu Gott) und als Zeichen ihrer Hoffnung auf die Auferstehung erleben.

Nottaufe

Ist ein ungetauftes Kind in Lebensgefahr, wird auf Wunsch der Eltern sofort ein Pfarrer gerufen, um es taufen zu lassen. Kann auf den Pfarrer nicht mehr gewartet werden, erfolgt durch einen anderen Gläubigen die Nottaufe. Katholiken taufen das Kind möglichst mit Weihwasser, das in Kreuzform über den Kopf des Kindes gegossen wird. Evangelikale segnen das Kind erst einmal mit dem Zeichen des Kreuzes über Stirn und Brust und begießen seinen Kopf dann dreimal hintereinander mit dem Taufwasser. Der Taufende spricht dazu folgende Worte: „Ich taufe dich im Namen des Vaters, des Sohnes und des Heiligen Geistes, ... (Name des Kindes), Amen." Anschließend wird dem Pfarrer die Nottaufe gemeldet, der sie dann ins Taufregister einträgt.

Für Christen ist das Kreuz – für Katholiken auch ein Kruzifix mit Darstellung des Körpers Jesu Christi – ein wichtiges Symbol, das sie eventuell in den Händen halten möchten. Katholiken wünschen vielleicht auch einen Rosenkranz, ein Marien- oder Heiligenbild. Für orthodoxe Christen ist eventuell eine Ikone (ein geweihtes Tafelbild) von besonderer Bedeutung.

Rituale im Islam

Der Sterbende möchte in Richtung Mekka, also nach Osten, blicken. Die Angehörigen übernehmen die religiöse Begleitung. Sie beten und lesen aus dem *Koran* vor, dabei wird auch immer wieder das Glaubensbekenntnis „Es gibt keinen Gott außer Allah, und Mohammed ist sein Prophet" gesprochen. Das sind auch die letzten Worte, die ein sterbender Muslim sprechen sollte.

Gibt es keine Angehörigen, die den Sterbenden begleiten, so dürfen auch andere gläubige Muslime diese Aufgaben übernehmen.

Rituale im Hinduismus

Hinduistische Praktiken variieren stark, daher suchen Pflegende immer das Gespräch mit der Familie und fragen sie nach den jeweiligen religiösen Bräuchen.

Für Hindus ist die körperliche Reinigung sehr wichtig, weil dadurch nicht nur der Körper, sondern auch die Seele gereinigt wird. Jedoch muss die Waschung unter fließendem Wasser erfolgen (kein Bad). Dem Sterbenden spricht man Worte aus den *Weden* („Heiliges Wissen", Aufzeichnung von Offenbarungen aus den Jahren 1300 – 500 v. Chr.) vor, um ihnen dadurch die Gewissheit einer angenehmen Wiedergeburt zu geben.

Rituale im Buddhismus

Der Sterbende soll einen möglichst gelassenen Bewusstseinszustand erreichen, da dies die Wiedergeburt positiv beeinflusst. Zu diesem Zweck werden ihm *Sutren* (buddhistische Lehren) vorgesungen, die den Geist beruhigen. Außerdem meditiert der sterbende Patient so viel wie möglich. Das *tibetanische Totenbuch* bereitet sterbende tibetanische Buddhisten auf den Übergang vom Tod zum neuen Leben vor.

Besuch eines Seelsorgers: Ja oder Nein

Sterbende **Juden** wünschen sich oft den Besuch eines – je nach Glaubensrichtung – orthodoxen, reformistischen oder liberalen Rabbis, **Christen** einen Geistlichen. Meist werden die Mitglieder einer christlichen Gemeinschaft (egal, ob ka-

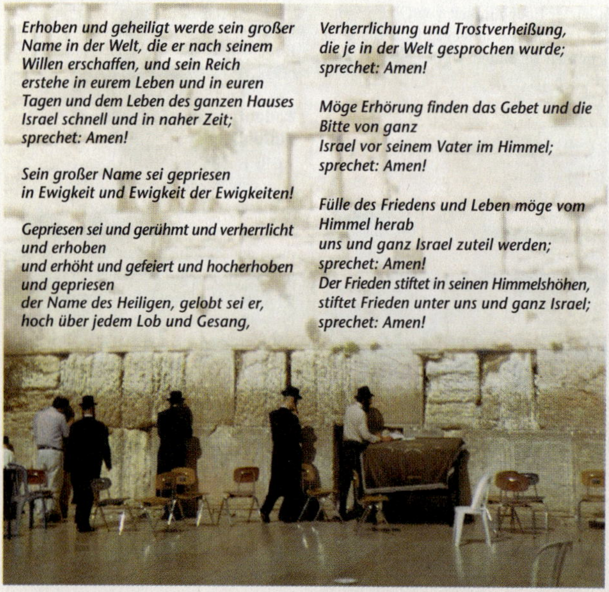

Abb. 15.13: Gebete für Sterbende im Judentum: Das Kaddisch, das sowohl vom Sterbenden als auch nach seinem Tod von den Hinterbliebenen gebetet wird. Auf dem Foto sind betende Juden vor der Klagemauer in Jerusalem zu sehen, einem Teil des alten jüdischen Tempels. [O137]

tholische oder evangelische Kirche, freikirchliche Gemeinde oder beispielsweise Neuapostolen) ohnehin regelmäßig von einem ihrer Seelsorger besucht. Wenn nicht, benachrichtigt das Pflegepersonal auf Wunsch des Patienten die entsprechende Gemeinschaft oder einen bestimmten Geistlichen. In manchen Krankenhäusern gibt es auch eigene Krankenhausseelsorger.

Im **Islam** und im **Buddhismus** ist der Besuch eines Seelsorgers nicht unbedingt notwendig. Trotzdem wünschen sich manche Muslime den Besuch eines *Imams* oder manche Buddhisten den Besuch einer buddhistischen Nonne oder eines buddhistischen Mönches. Zu **Hindus** kommt der *Pandit* (Hindu-Priester), um den Sterbenden beim Beten zu unterstützen und ihm zu helfen, seinen Tod in Gelassenheit hinzunehmen.

Gebete für Sterbende

Die **Juden** sprechen angesichts des nahenden Todes die erste Zeile eines Gebetes namens *Schma*: „Höre, Israel, der Herr, unser Gott, ist der einzige Gott" (manche Juden lassen es auch durch den Rabbi sprechen). Ein Trost für viele Sterbende ist auch das Wissen, dass nach ihrem Tod jemand das *Kaddisch*, ein spezielles Trauergebet (☞ Abb. 15.13), für sie sprechen wird.

Gebete und Gedanken für sterbende **Christen** finden sich in den jeweiligen Gesangbüchern und der Bibel, besonders in den Psalmen (☞ Abb. 15.14). Als Gebet in jeder Lebenssituation kann das „Vater unser" gesprochen werden.

Um Gott noch einmal ihre Ehrerbietung zu erweisen, beten **Muslime** die fünf vorgeschriebenen täglichen Gebete, das oben erwähnte Glaubensbekenntnis und manchmal auch ein persönliches, freies Gebet. Für Strenggläubige sind Übersetzungen des Korans (☞ Abb. 15.15) aus dem Arabischen in andere Sprachen nicht erlaubt, daher sollten Pflegende keine Texte aus Koranübersetzungen vorlesen, falls dies der Patient nicht ausdrücklich wünscht.

Auch Patienten, die keiner religiösen Gemeinschaft angehören oder die sich von ihrem Glauben distanziert haben, haben religiöse oder spirituelle Bedürfnisse: Beispielsweise glauben viele Menschen in unserer Gesellschaft unter dem Einfluss fernöstlicher Lehren an die Reinkarnation. Deshalb sollten auch ihre Einstellungen und Wünsche im Gespräch erfragt werden.

15.4.5 Fürsorge in den letzten Stunden

Rückt die Stunde des Abschiednehmens näher und sollte der Sterbende bisher in einem Mehrbettzimmer gelegen haben, wird er spätestens jetzt in ein Einzelzimmer verlegt. Bei der Gestaltung der letzten Stunden berücksichtigen die Pflegenden die Wünsche des Sterbenden, z.B. die Einhaltung religiöser Bräuche oder die Benachrichtigung der Angehörigen. Kommen diese, machen es die Pflegenden ihnen so angenehm wie möglich: Sitzmöglichkeiten werden bereitgestellt (nachts ggf. auch Liegestühle), Getränke gebracht und Gespräche angeboten. Außerdem wird den Angehörigen versichert, dass sie sich jederzeit an die Pflegenden wenden dürfen, wenn sie sich mit der Versorgung ihres Angehörigen überfordert fühlen oder ihnen bestimmte Tätigkeiten unangenehm sind.

Naht der Tod, werden die meisten Patienten schläfrig und sinken ins Koma. Da sie in dieser Phase nicht mehr husten können, kommt es zur Ansammlung von Bronchialsekret und dadurch zu lauten Rasselgeräuschen. Dieses sogenannte „Todesrasseln" kann medikamentös unterdrückt werden. Es ist nach heutigem Kenntnisstand zwar keine Belastung für den Sterbenden, quält aber die Angehörigen, die Angst haben, der Kranke müsse langsam ersticken.

Unruhige Patienten leiden oft an Schmerzen, überfüllter Blase oder vollem Rektum. Zur medikamentösen Behandlung der Schmerzen eignen sich Morphin (Linderung der Schmerzen und Sedation), Diazepam (Sedation, Kontrolle von Muskelzuckungen) oder ein anderes Beruhigungsmittel. Oft gelingt es auch, den Sterbenden zu beruhigen, indem man ihm die Hand hält und ihm leise, mit ruhiger Stimme zuspricht.

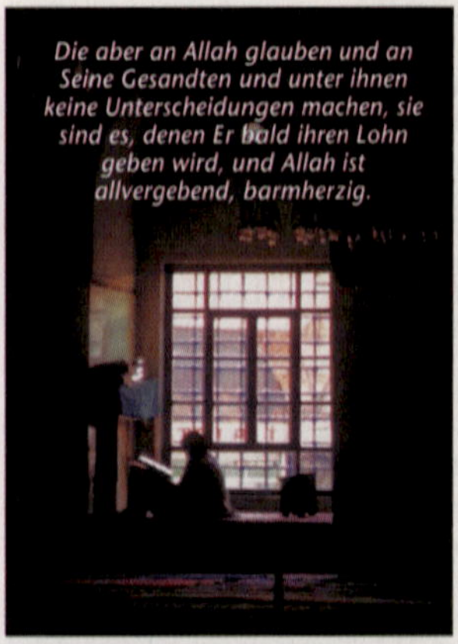

Abb. 15.15: Ein Gebet für Sterbende im Islam: der 153. Vers aus der 4. Sure des Korans. [O131]

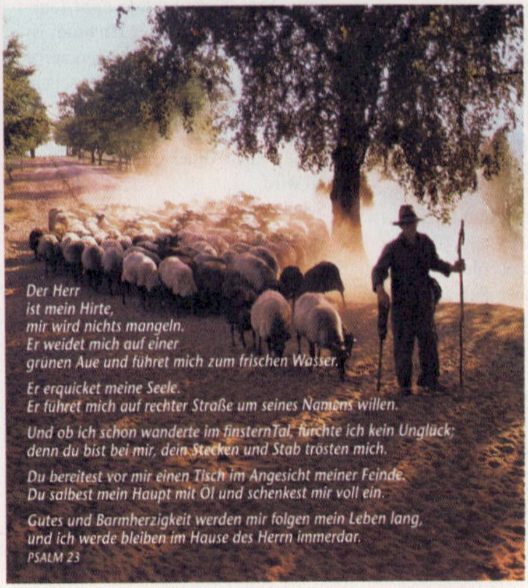

Abb. 15.14: Gebete für Sterbende im Christentum – der Psalm 23. [E177]

15.5 Die Hospizbewegung

Geschichte

Hospiz – ursprünglich Herberge für Reisende in der Frühzeit des Christentums und im Mittelalter – ist heute ein Symbol für die umfassende und ganzheitliche Begleitung eines unheilbar Kranken in der Endphase seines Lebens. Die moderne **Hospizbewegung** wurde von *Cicely Saunders* begonnen, die 1967 das St. Christopher's Hospice in London gründete, in welchem auch Forschungs- und Lehrtätigkeit stattfindet.

Die Hospizbewegung in Deutschland ist noch vergleichsweise jung. Das erste deutsche Hospiz wurde 1986 in Aachen gegründet; 1994 gab es bereits 11 Hospize, 23 Palliativstationen und einige hundert Hospizvereine und -initiativen, die bis heute vorwiegend von ehrenamtlichen Helfern getragen werden.

Zahlreiche der in diesem Kapitel dargestellten Erkenntnisse wurden durch die Hospizbewegung erarbeitet.

Ziele der Hospizbewegung

Hospiz steht in diesem Zusammenhang nicht zwingend für ein Gebäude, sondern gemeint ist, Sterbenden beizustehen; bevorzugt zuhause in ihrer gewohnten Umgebung. Zum Hospizkonzept gehören:

- Die optimale medizinische Linderung körperlicher Symptome, insbesondere die Schmerzbekämpfung
- Die ganzheitliche und liebevolle mitmenschliche Betreuung des Sterbenden *und* seiner Angehörigen; der Mensch und seine Lebensqualität stehen im Mittelpunkt
- Die Fürsorge durch ein interdisziplinäres Team aus professionellen (Pflegende, Ärzte, Diätassistenten, Psychotherapeuten, Physio- und Ergotherapeuten, Seelsorger und Sozialarbeiter) und freiwilligen Helfern
- Die Begleitung der Trauernden
- Die Aufnahme von Sterbenden ins Hospiz unabhängig von der Regelung der Kostenfrage
- Die Kooperation mit bestehenden Institutionen und Diensten – statt Konkurrenzkampf.

Ziel der Hospizbewegung ist, den Sterbenden ein menschenwürdiges Leben in der Gemeinschaft bis zuletzt zu ermöglichen. Besondere Bedeutung haben dabei die freiwilligen Helfer, die nicht als untergeordnete Hilfskräfte betrachtet, sondern als echte Partner geachtet werden.

Die *Sterbebegleitung* der Hospizbewegung distanziert sich von der *Sterbehilfe:* Wenn es gelingt, die quälenden Symptome der Krankheit zu lindern, ist die Frage nach Sterbehilfe nicht erforderlich.

Literaturtipps

Saunders, Cicely: Brücke in eine andere Welt. Was hinter der Hospizidee steht. Herder Verlag, Freiburg, 1999

Tausch-Flammer, Daniela; Bickel, Lis: Die letzten Tage. Leben und Sterben im Hospiz. Kreuz-Verlag, Stuttgart, 1999

Albrecht E. et al: Hospizpraxis. Ein Leitfaden für Menschen, die Sterbenden helfen wollen. Herder Verlag, Freiburg 1995

Einrichtungen, Organisationen und Fortbildungen

Ambulante Hospizdienste betreuen Sterbende in ihrer häuslichen Umgebung. **Stationäre Hospize,** bei denen auch eine *teilstationäre Pflege* (☞ 5.1.2) möglich ist, stehen in der Regel nicht unter ärztlicher Leitung, sondern werden von niedergelassenen Ärzten mitversorgt. Der Schwerpunkt liegt auf symptomorientierter Pflege. **Palliativstationen** sind dagegen immer an eine Klinik angeschlossen und verfügen auch über alle medizinischen Ressourcen dieser Klinik.

Allen Einrichtungen gemeinsam ist das Ziel, Kranken in einem weit fortgeschrittenen Stadium unheilbarer Krankheit größtmögliche Lebensqualität zu bieten.

Im Sinne der Hospizbewegung sind in Deutschland die Organisationen „Mit dem Sterben leben e.V." (OMEGA), „Internationale Gesellschaft für Sterbebegleitung und Lebensbeistand" (IGSL), „Bundesarbeitsgemeinschaft Hospiz zur Förderung von stationären Hospizen, ambulanten Hospizen und Palliativmedizin e.V." sowie die „Deutsche Gesellschaft für Palliativmedizin e.V." (DGP) tätig, die u.a. Fortbildungen für Sterbebegleiter anbieten. Spezielle Kurse über Palliativ- und Hospizpflege bietet z.B. die Dr. Mildred Scheel-Akademie der Universität Köln an.

Kontaktadressen

OMEGA e.V., Postfach 14 07, 34334 Hann. Münden, www.omega-eV.de

IGSL, Zeppelinstraße 6, 55411 Bingen, http://home.t-online.de/home/IGSL-hospiz

15.6 Wann ist der Mensch tot?

Den nahenden Tod erkennt man an der Veränderung der Vitalzeichen:

- Die Atmung wird unregelmäßig, schnappend und rasselnd
- Der Pulsschlag wird unregelmäßig und setzt gelegentlich aus
- Der Blutdruck fällt ab
- Die Temperatur fällt ab (Ausnahmen bilden v.a. infektiöse Erkrankungen)
- Die Haut ist kalt, blass und bläulich
- Das Bewusstsein schwindet.

Zum Schluss fallen die Grundfunktionen von Herz, Lunge und ZNS vollständig aus, der Mensch stirbt.

Während des Sterbevorgangs ist es oft schwierig, den genauen **Zeitpunkt des Todes** anzugeben, da einzelne Organfunktionen eine Zeit lang unabhängig voneinander weiterbestehen können (z.B. kann das Herz noch schlagen, obwohl die Atemtätigkeit schon erloschen ist). Die Bestimmung des Todeseintritts ist aber gleichzeitig sehr wichtig, denn im Zeitalter der modernen Medizin können sich praktische Konsequenzen daraus ergeben: Beim *Toten* darf der Arzt die Therapie abbrechen und evt. Organe entnehmen (Organtransplantation ☞ 4.5). Umgekehrt kann bei einem *Sterbenden* bis zu einem gewissen Zeitpunkt eine Reanimation sinnvoll sein.

✓ Der Zeitpunkt des Todes wird heute mit dem definitiven Ausfall aller zerebralen Funktionen gleichgesetzt. Dieser *irreversible Funktionsausfall* des Gehirns, der **Hirntod,** ist auch das wissenschaftlich anerkannte Kriterium für den Tod des Menschen.

Es gibt verschiedene Zustände, bei denen im klinischen Alltag von „Tod" gesprochen wird:

- Scheintod
- Klinischer Tod
- Dissoziierter Hirntod
- Biologischer Tod.

Scheintod

Scheintod *(Vita minima, Vita reducta):* Zustand, in dem Atmung und Herzschlag durch die klinische Untersuchung nicht mehr wahrnehmbar, aber im Gegensatz zum klinischen Tod (☞ unten) nicht erloschen sind. Eine spontane Erholung des Scheintoten ist noch möglich.

Der **Scheintod,** bei dem sich der Totgeglaubte während der Totenwache oder vor dem Begräbnis von der Totenbahre erhebt, spielt in Literatur und Phantasie eine viel bedeutendere Rolle als im medizinischen Alltag. Die zahlreichen Berichte über Scheintote weisen aber auf die Schwierigkeit einer zuverlässigen Todesdiagnostik hin. Irrtümer drohen besonders in Krisenzeiten, früher bei Seuchen oder heute bei Massenunfällen. Probleme bietet die sichere Todesfeststellung bei unterkühlten Patienten, bei Beinah-Ertrunkenen oder bei Patienten mit Vergiftungen.

Klinischer Tod

Klinischer Tod: Tritt bei Stillstand von Atmung und Kreislauf ein und ist durch die *unsicheren Todeszeichen* (☞ unten) gekennzeichnet.

Unsichere Todeszeichen sind:

- Verlust des Bewusstseins (Beobachten der Bewusstseinslage ☞ 7.4.3)
- Ausfall der Spontanatmung (Beobachtung der Atmung ☞ 7.3.2)
- Stillstand von Herzaktivität und Kreislauf (Beobachtung von Puls und RR ☞ 7.3.13 und 7.3.14)
- Fehlen von Hirnstammreflexen, z.B. des *Kornealreflexes* (kurz vor dem Berühren der Cornea kommt es nicht mehr zum Lidschluss), von physiologischen Reflexen der Extremitäten (Prüfung der Reflexe ☞ 35.4.1), von Reaktionen auf Schmerzreize im Trigeminusbereich (☞ 35.11.3) und auf akustische sowie visuelle Reize (lichtstarre, meist maximal weite Pupillen)
- Erschlaffung der Muskeln *(Muskelatonie).*

Nur wenn *alle* unsicheren Todeszeichen vorliegen, darf der Arzt die Diagnose „klinischer Tod" stellen.

Warum werden die unsicheren Todeszeichen als „unsicher" bezeichnet?

Durch intensive medizinische Maßnahmen können klinisch tote Menschen manchmal ins Leben zurückgeholt werden. Das Vorliegen aller unsicheren Todeszeichen beweist also nicht, dass der Mensch wirklich tot ist.

Da eine fehlende Sauerstoffversorgung des Gehirns nach wenigen Minuten zum irreversiblen Funktionsausfall führt, ist die Möglichkeit der Reanimation zeitlich begrenzt (☞ 17.3).

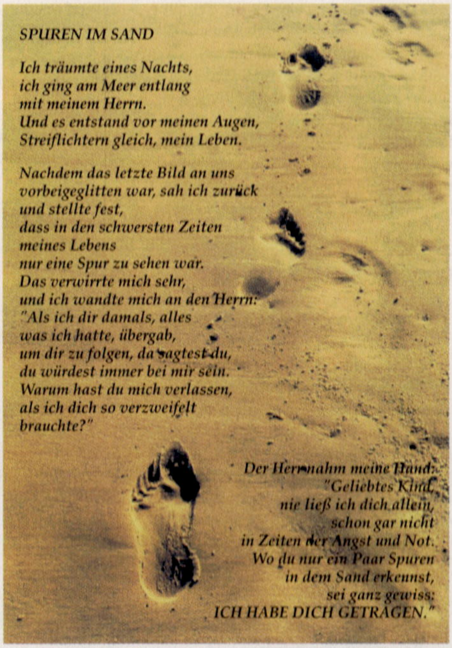
SPUREN IM SAND
Ich träumte eines Nachts,
ich ging am Meer entlang
mit meinem Herrn.
Und es entstand vor meinen Augen,
Streiflichtern gleich, mein Leben.
Nachdem das letzte Bild an uns
vorbeigeglitten war, sah ich zurück
und stellte fest,
dass in den schwersten Zeiten
meines Lebens
nur eine Spur zu sehen war.
Das verwirrte mich sehr,
und ich wandte mich an den Herrn:
"Als ich dir damals, alles
was ich hatte, übergab,
um dir zu folgen, da sagtest du,
du würdest immer bei mir sein.
Warum hast du mich verlassen,
als ich dich so verzweifelt
brauchte?"
Der Herr nahm meine Hand:
"Geliebtes Kind,
nie ließ ich dich allein,
schon gar nicht
in Zeiten der Angst und Not.
Wo du nur ein Paar Spuren
in dem Sand erkennst,
sei ganz gewiss:
ICH HABE DICH GETRAGEN."

Abb. 15.16: Spuren im Sand. Ein Gedicht von Margaret Fishback Powers, das schon vielen Menschen eine Hilfe in ihrer Einsamkeit und in Zeiten der Not war. [E177]

Reanimation

Durchführung einer Reanimation ☞ 17.3

Eine erfolgreiche **Reanimation** ermöglicht vielen Menschen das Weiterleben, ohne dass dabei unbedingt etwas von der bisherigen Lebensqualität eingebüßt werden muss: Ein 75-jähriger Patient erleidet zuhause einen Herzinfarkt, es kommt zum Herzstillstand. Beim Eintreffen des Notarztes liegen alle unsicheren Todeszeichen vor. Die direkt einsetzende Reanimation gelingt, während der anschließenden Behandlung erholt sich der Patient vollständig.

Ein reanimierter Patient kann aber auch Gehirnschädigungen erlitten haben, die zu einer dauerhaften Behinderung führen, z.B. zum apallischen Syndrom (☞ 35.12.3). Wieder andere Patienten „überleben" eine Reanimation und sterben später an einer unweigerlich zum Tode führenden Krankheit.

Im Grenzbereich zwischen Leben und Tod ist nicht jede technisch mögliche Reanimation sinnvoll. Das wird schon daran deutlich, dass rein theoretisch bei jedem sterbenden Patienten im Krankenhaus eine Reanimation durchgeführt werden könnte.

Eine Reanimation ist nicht sinnvoll, wenn absehbar ist, dass der reanimierte Mensch trotz Reanimation bald stirbt oder dass seine Lebensqualität – wie z.B. bei Apallikern – in außerordentlich hohem Maße darunter leidet.

Wer aber kann über den Sinn einer Reanimation entscheiden? Formal ist der Arzt verantwortlich, jedoch trifft er eine so schwerwiegende Entscheidung meist nicht gerne allein, denn woher soll er wissen, um welche Zeitspanne die Reanimation das Leben wirklich verlängert und ob diese Zeit vom Patienten als sinnvoll erlebt werden kann? Bei Patienten mit lebensbedrohlichen Krankheiten bindet er deshalb die Angehörigen, die Pflegenden und ggf. auch die Seelsorger in den Entscheidungsprozess ein, ob ggf. reanimiert werden soll oder nicht.

Soll ein Patient im Krankenhaus nicht reanimiert werden, muss der Arzt das mit Handzeichen ins Dokumentationssystem eintragen. Andernfalls sind die Pflegekräfte zur Reanimation verpflichtet.

In Notfallsituationen bleibt kaum Zeit für einen reflektierten Entscheidungsprozess. Außerdem stehen notwendige Informationen meist nicht zur Verfügung (Leidet der Patient unter lebensbedrohlichen Krankheiten? Wie steht er prinzipiell zur Reanimation?). Der Arzt muss daher davon ausgehen, dass ein Lebenswille besteht und mit Reanimationsmaßnahmen beginnen, es sei denn, es liegen sichere Todeszeichen (☞ unten) vor.

Dissoziierter Hirntod

Dissoziierter Hirntod: Definitiver Ausfall aller Gehirnfunktionen. Herzkreislauf- und Lungenfunktion sind dagegen durch intensivmedizinische Unterstützung noch erhalten.

Der Patient mit **dissoziierten Hirntod** ist bewusstlos und kann nicht spontan atmen. Es fehlen:

- Die Hirnstammreflexe (☞ auch unsichere Todeszeichen)
- Spontane motorische Aktionen.

Kreislaufreaktionen, Temperaturregulation und Rückenmarksreflexe können im Gegensatz zum klinisch Toten erhalten sein.

Der dissoziierte Hirntod muss von zwei Ärzten diagnostiziert werden. Die Diagnose stützt sich auf das klinische Bild und auf die Ableitung eines sogenannten **Nulllinien-EEG** über dreißig Minuten. Ein Nulllinien-EEG zeigt die völlige hirnelektrische Stille an und beweist so den Funktionsverlust des Gehirnes. Außerdem müssen Vergiftungen und Unterkühlungen ausgeschlossen werden, da es dabei zu einem *reversiblen* zerebralen Funktionsverlust kommen kann.

Die häufigsten Ursachen für den dissoziierten Hirntod sind:

- Schädel-Hirn-Traumen (☞ 35.14.1)
- Intrazerebrale Blutungen (☞ 35.5.1, 35.6.1 – 35.6.2)
- Herz-Kreislauf-Stillstand (☞ 17.2.3).

Der Nachweis eines dissoziierten Hirntodes erlaubt den Therapieabbruch. Er ist Voraussetzung für die Entnahme von Organen zur Transplantation (☞ 4.5).

Biologischer Tod

Biologischer Tod: Das Erlöschen *sämtlicher* Organfunktionen.

Der tote Organismus unterliegt zwangsläufig einer Reihe von Veränderungen, die als Kriterium für den *sicheren Eintritt* des Todes herangezogen werden können. Diese Veränderungen bezeichnet man als *sichere Todeszeichen* (der Tote kann mit Sicherheit nicht mehr wiederbelebt werden). **Sichere Todeszeichen** sind:

- Totenflecke
- Totenstarre
- Fäulnis- und Auflösungsprozesse.

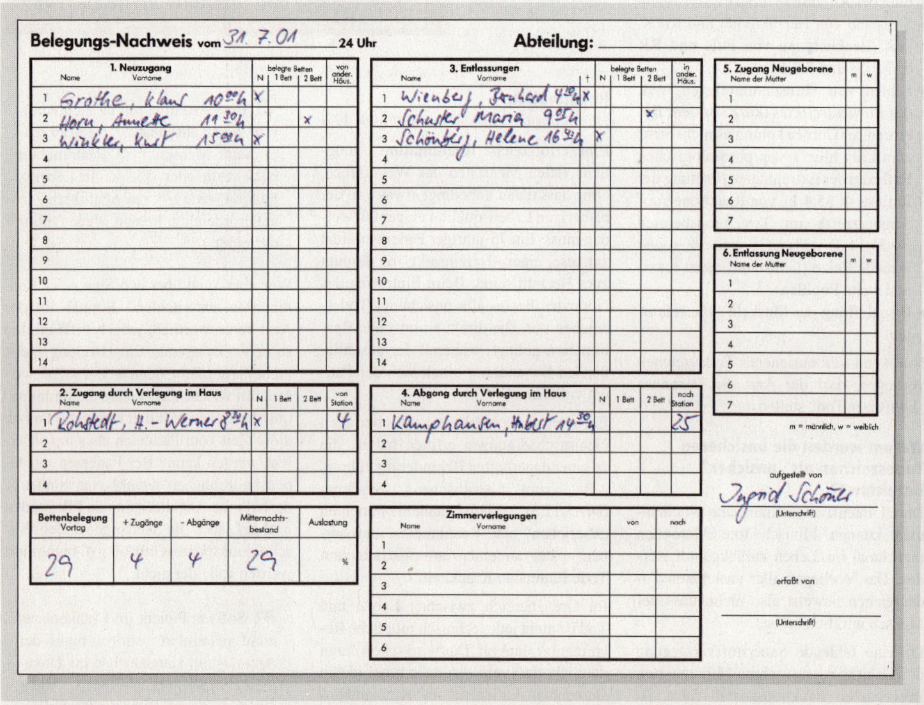

Belegungs-Nachweis vom 31. 7. 01 24 Uhr **Abteilung:**

1. Neuzugang Name Vorname	belegte Betten N	1 Bett	2 Bett	von ander. Häus.
1 Grothe, Klaus 10^{00} h	x			
2 Horn, Annette 11^{30} h			x	
3 Winkler, Kurt 15^{00} h	x			
4				
5				
6				
7				
8				
9				
10				
11				
12				
13				
14				

2. Zugang durch Verlegung im Haus Name Vorname	N	1 Bett	2 Bett	von Station
1 Rohstedt, H.-Werner 8^{30} h	x			4
2				
3				
4				

Bettenbelegung Vortag	+ Zugänge	- Abgänge	Mitternachtsbestand	Auslastung
29	4	4	29	%

3. Entlassungen Name Vorname	†	belegte Betten N	1 Bett	2 Bett	in ander. Häus.
1 Wienberg, Bernhard 4^{50} h	x				
2 Schuster, Maria 9^{05} h				x	
3 Schönberg, Helene 16^{45} h		x			
4					
5					
6					
7					
8					
9					
10					
11					
12					
13					
14					

4. Abgang durch Verlegung im Haus Name Vorname	N	1 Bett	2 Bett	nach Station
1 Kamphausen, Hubert 14^{30} h				25
2				
3				
4				

Zimmerverlegungen Name Vorname	von	nach
1		
2		
3		
4		
5		
6		

5. Zugang Neugeborene Name der Mutter	m	w
1		
2		
3		
4		
5		
6		
7		

6. Entlassung Neugeborene Name der Mutter	m	w
1		
2		
3		
4		
5		
6		
7		

m = männlich, w = weiblich

aufgestellt von Ingrid Schönler (Unterschrift)

erfaßt von (Unterschrift)

Abb. 15.17: Mitternachtsstatistik-Formular. Da es von Haus zu Haus Unterschiede bezüglich der Formalien gibt, sind immer auch die hausinternen Regelungen zu beachten.

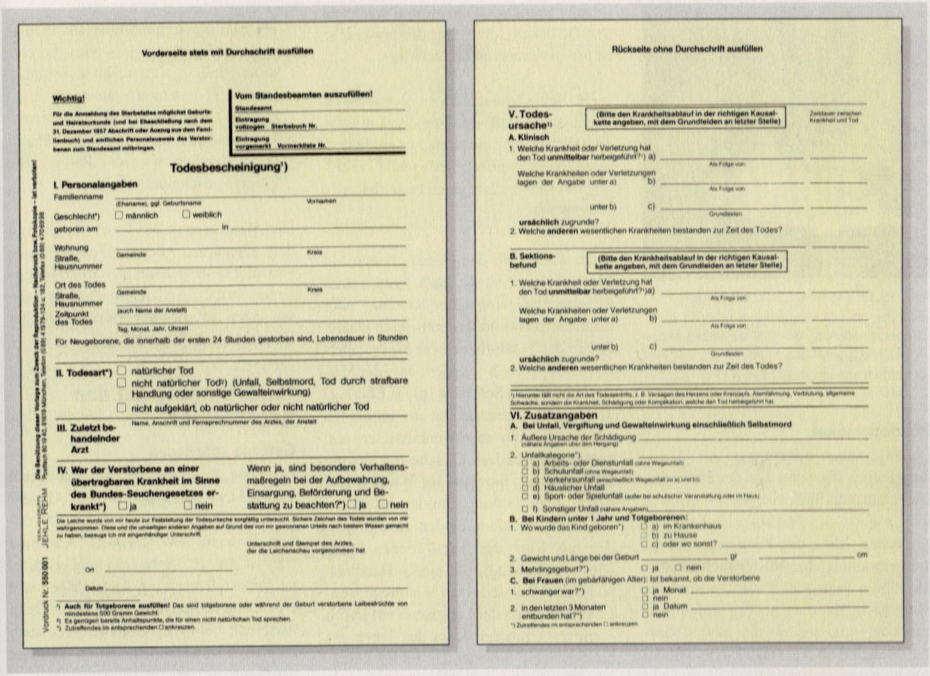

Vorderseite stets mit Durchschrift ausfüllen

Wichtig!

Für die Anmeldung des Sterbefalles möglichst Geburts- und Heiratsurkunde (und bei Eheschließung nach dem 31. Dezember 1957 Abschrift oder Auszug aus dem Familienbuch) und amtlichen Personalausweis des Verstorbenen zum Standesamt mitbringen.

Vom Standesbeamten auszufüllen!
Standesamt
Eintragung vollzogen Sterbebuch Nr.
Eintragung vorgemerkt Vormerkliste Nr.

Todesbescheinigung¹)

I. Personalangaben
Familienname (Ehename), ggf. Geburtsname — Vornamen
Geschlecht*) ☐ männlich ☐ weiblich
geboren am ___ in ___
Wohnung — Gemeinde — Kreis
Straße, Hausnummer
Ort des Todes — Gemeinde — Kreis
Straße, Hausnummer (auch Name der Anstalt)
Zeitpunkt des Todes — Tag, Monat, Jahr, Uhrzeit
Für Neugeborene, die innerhalb der ersten 24 Stunden gestorben sind, Lebensdauer in Stunden

II. Todesart*)
☐ natürlicher Tod
☐ nicht natürlicher Tod²) (Unfall, Selbstmord, Tod durch strafbare Handlung oder sonstige Gewalteinwirkung)
☐ nicht aufgeklärt, ob natürlicher oder nicht natürlicher Tod

III. Zuletzt behandelnder Arzt — Name, Anschrift und Fernsprechnummer des Arztes, der Anstalt

IV. War der Verstorbene an einer übertragbaren Krankheit im Sinne des Bundes-Seuchengesetzes erkrankt*) ☐ ja ☐ nein
Wenn ja, sind besondere Verhaltensmaßregeln bei der Aufbewahrung, Einsargung, Beförderung und Bestattung zu beachten?*) ☐ ja ☐ nein

Die Leiche wurde von mir heute zur Feststellung der Todesursache sorgfältig untersucht. Sichere Zeichen des Todes wurden von mir wahrgenommen. Diese und die umseitigen anderen Angaben auf Grund des von mir gewonnenen Urteils nach bestem Wissen gemacht zu haben, bezeuge ich mit eigenhändiger Unterschrift.

Ort ___
Datum ___ — Unterschrift und Stempel des Arztes, der die Leichenschau vorgenommen hat

¹) **Auch für Totgeborene ausfüllen!** Das sind totgeborene oder während der Geburt verstorbene Leibesfrüchte von mindestens 500 Gramm Gewicht.
²) Es genügen bereits Anhaltspunkte, die für einen nicht natürlichen Tod sprechen.
*) Zutreffendes im entsprechenden ☐ ankreuzen.

Vordruck Nr. 550 001 JEHLE REHM

Rückseite ohne Durchschrift ausfüllen

V. Todesursache¹) **(Bitte den Krankheitsablauf in der richtigen Kausalkette angeben, mit dem Grundleiden an letzter Stelle)** — Zeitdauer zwischen Krankheit und Tod
A. Klinisch
1. Welche Krankheit oder Verletzung hat den Tod **unmittelbar** herbeigeführt?¹) a) ___ Als Folge von:
   Welche Krankheiten oder Verletzungen lagen der Angabe unter a) b) ___ Als Folge von:
   unter b) c) ___ Grundleiden
   ursächlich zugrunde?
2. Welche **anderen** wesentlichen Krankheiten bestanden zur Zeit des Todes?

B. Sektionsbefund **(Bitte den Krankheitsablauf in der richtigen Kausalkette angeben, mit dem Grundleiden an letzter Stelle)**
1. Welche Krankheit oder Verletzung hat den Tod **unmittelbar** herbeigeführt?¹) a) ___ Als Folge von:
   Welche Krankheiten oder Verletzungen lagen der Angabe unter a) b) ___ Als Folge von:
   unter b) c) ___ Grundleiden
   ursächlich zugrunde?
2. Welche **anderen** wesentlichen Krankheiten bestanden zur Zeit des Todes?

¹) Hierunter fällt nicht die Art des Todeseintritts, z. B. Versagen des Herzens oder Kreislaufs, Atemlähmung, Verblutung, allgemeine Schwäche, sondern die Krankheit, Schädigung oder Komplikation, welche den Tod herbeigeführt hat.

VI. Zusatzangaben
A. Bei Unfall, Vergiftung und Gewalteinwirkung einschließlich Selbstmord
1. Äußere Ursache der Schädigung (nähere Angaben über den Hergang)
2. Unfallkategorie*)
   ☐ a) Arbeits- oder Dienstunfall (ohne Wegeunfall)
   ☐ b) Schulunfall (ohne Wegeunfall)
   ☐ c) Verkehrsunfall (einschließlich Wegeunfall zu a) und b))
   ☐ d) Häuslicher Unfall
   ☐ e) Sport- oder Spielunfall (außer bei schulischer Veranstaltung oder im Haus)
   ☐ f) Sonstiger Unfall (nähere Angaben)

B. Bei Kindern unter 1 Jahr und Totgeborenen:
1. Wo wurde das Kind geboren*) ☐ a) im Krankenhaus ☐ b) zu Hause ☐ c) oder wo sonst?
2. Gewicht und Länge bei der Geburt ___ gr ___ cm
3. Mehrlingsgeburt?*) ☐ ja ☐ nein

C. Bei Frauen (im gebärfähigen Alter): Ist bekannt, ob die Verstorbene
1. schwanger war?*) ☐ ja Monat ___ ☐ nein
2. in den letzten 3 Monaten entbunden hat?*) ☐ ja Datum ___ ☐ nein

*) Zutreffendes im entsprechenden ☐ ankreuzen.

Abb. 15.18: Todesbescheinigung, wie sie in Bayern verwendet wird (das Formular variiert von Bundesland zu Bundesland etwas). [E173]

Totenflecke

Erste (rotviolette) **Totenflecke** *(Leichenflecke, Livores)* treten nach 20 – 30 Minuten auf, stark ausgeprägt sind sie nach weiteren 30 – 90 Minuten. Sie entstehen durch Blut, das in die tiefer gelegenen Körperteile sickert *(Hypostase)* und zu Hautflecken führt. Zunächst blassen die Totenflecke noch durch Druck ab. Nach etwa 12 – 30 Stunden ist der rote Blutfarbstoff aus den zerfallenden Erythrozyten frei geworden und ins Gewebe gewandert, so dass die Totenflecke zusammenfließen (konfluieren) und nicht mehr wegdrückbar sind.

Totenstarre

Die **Totenstarre** *(Leichenstarre, Rigor mortis)* beginnt 4 – 12 Stunden nach dem Tod an den Unterkiefer-, Hals- und Nackenmuskeln und breitet sich von hier in die Peripherie aus. Ursache der Totenstarre sind ausbleibende Nervenimpulse, aufgebrauchte Energievorräte und eine Veränderung des Kalziumtransports innerhalb der Muskulatur (im Blut bleibt die Kalziumionenkonzentration konstant).

In Abhängigkeit von der Temperatur und anderen Außenbedingungen löst sich die muskuläre Erstarrung nach 1 – 6 Tagen wieder, wenn der Zersetzungsprozess in den Muskeln beginnt.

Weitere Todeszeichen

Weitere Todeszeichen sind der allmähliche *Abfall der Körpertemperatur*, die *Trübung der Hornhaut* und schließlich das Einsetzen von Fäulnis- und Auflösungsprozessen.

15.7 Maßnahmen nach Eintritt des Todes

Den Zeitpunkt des Todes erkennen die Pflegenden am Eintritt von Bewusstlosigkeit, Atemstillstand, Pulslosigkeit, fehlendem Blutdruck, an der schlaffen Muskulatur und dem Fehlen von Reflexantworten (☞ oben, sichere und unsichere Todeszeichen). Sie rufen dann sofort den Arzt, der den Tod feststellt und möglichst auch die Angehörigen benachrichtigt, sofern sie nicht bei dem Sterbenden waren.

15.7.1 Formalien

Arzt

Der Arzt ist verpflichtet, den Toten zu untersuchen und eine **Todesbescheinigung** *(Leichenschauschein)* auszufüllen. Dieses Dokument enthält (☞ auch Abb. 15.18):

- Personalien des Toten (ggf. Patientenetikette), Todeszeitpunkt, Todesart
- Ist der feststellende Arzt auch der ehemals behandelnde Arzt?
- Angaben über übertragbare Erkrankungen
- Angaben zur Todesursache und Zusatzangaben. Weiß der Arzt nicht, woran der Mensch gestorben ist, handelt es sich um eine *unklare Todesursache,* starb der Patient an Altersschwäche oder an einer schweren Krankheit, um eine *natürliche*. *Nicht natürlich* ist die Todesursache infolge von Gewalteinwirkung, Unfällen, Verletzung, Suizid oder Vergiftung.

Zusätzlich muss der Arzt im Krankenhaus die Todesmeldung für die Verwaltung und gegebenenfalls einen Schauschein für den Pathologen ausfüllen.

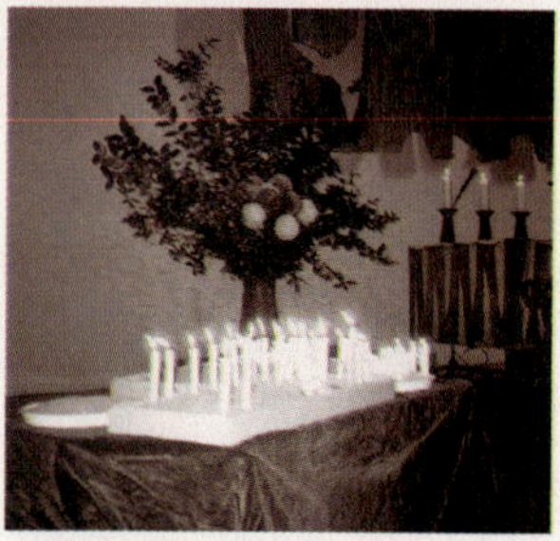

Abb. 15.19: Die Hinterbliebenen brauchen Zeit und Ruhe, um sich von dem Verstorbenen verabschieden zu können. Möchten sie Kerzen anzünden, sollte das unter Beachtung der Brandschutzvorschriften ermöglicht werden. [E111]

Pflegepersonal

Die Pflegenden informieren ihre Abteilungsleitung über den Tod des Patienten. Dies kann mündlich, aber auch schriftlich z.B. in Form des Nachtwachenberichtes geschehen. Muss das Pflegepersonal für die Verwaltung eine **Mitternachtsstatistik** führen (wie viel Patienten sind bis Mitternacht an diesem Tag aufgenommen oder entlassen worden bzw. gestorben ☞ auch Abb. 15.17), wird der Patient dort eingetragen. Ist die Verwaltung nicht besetzt, z.B. am Wochenende, benachrichtigen sie (oder der Arzt) das Beerdigungsinstitut, das den Verstorbenen abholt, sofern er nicht pathologisch untersucht werden soll.

15.7.2 Versorgung des Toten

Die Versorgung des Leichnams findet in Stille statt und bewahrt die Würde des Verstorbenen. Die Pflegenden richten ihn so, dass er einem friedlich Schlafenden ähnelt.

Zunächst schließen die Pflegenden die Augen des Patienten und entfernen dann alle Geräte und Therapiematerialien wie Absaugvorrichtungen, Katheter und Drainagen. Handelt es sich dabei jedoch um Materialien, die nur schwer zu entfernen sind oder bei deren Entfernung der Verstorbene entstellt bzw. der Gesamteindruck eines friedlich Entschlafenen gestört werden würde (z.B. Drainagen, aus deren Austrittsstelle massiv Sekret entweichen würde), werden sie liegen gelassen und im pathologischen Institut oder vom Beerdigungsunternehmen entfernt.

Da sich unmittelbar nach dem Tod Blase und Darm entleeren können, säubern die Pflegenden den Leichnam und wechseln das Bettlaken (eine Ganzkörperwäsche ist nur in Ausnahmefällen nötig).

> Beim Umlagern des Verstorbenen kann Luft mit einem seufzerähnlichen Laut aus den Lungen entweichen, worüber Pflegende und helfende Angehörige nicht selten erschrecken.

Dann ziehen sie dem Verstorbenen ein frisches Hemd an (je nach hausinterner Regelung patienteneigene Kleidung oder Einmalartikel) und frisieren seine Haare. Haben der Verstorbene oder die Angehörigen den Wunsch geäußert, dass der Verstorbene seinen Schmuck (meist Ehering) tragen soll, legen sie ihn an, ansonsten nehmen sie ihn ab, inventarisieren und verwahren ihn. Das Gleiche gilt für die Zahnprothese: Sie wird auf Wunsch eingesetzt oder entfernt. Um den Mund geschlossen zu halten, binden die Pflegenden das Kinn des Verstorbenen hoch. Dies geschieht z.B. mit einem Handtuch und einer Mullbinde oder mit einem Bettlaken, das – von der Längsseite aufgerollt – entweder um den Kopf des Toten gebunden wird und dessen Enden hinter dem Kopf als „Kopfstütze" auslaufen oder das so unter das Kinn gelegt wird, dass der Unterkiefer nicht herunterfällt. Da die Totenstarre im Bereich der Unterkiefermuskulatur beginnt, muss diese Maßnahme in den ersten Stunden nach Eintritt des Todes erfolgen.

Zum Schluss befestigen sie an einer der Großzehen des Toten die *Identifikationskarte* (z.B. Patientenetikette auf einer Plastikschlaufe), decken den Verstorbenen mit seiner Bettdecke zu, lagern den Oberkörper des Toten etwas hoch, um eine Blaufärbung des Gesichtes zu verhindern, und legen seine Hände auf der Bettdecke zusammen.

Die Angehörigen bekommen den Verstorbenen dann meist so zu sehen (es sei denn, sie wollten bei der Versorgung des Toten mithelfen). Haben sie ihn schon gesehen oder möchten sie ihn nicht (mehr) sehen, bedecken die Pflegenden nicht nur den Leichnam, sondern das ganze Bett mit einem frischen Leintuch.

Nach der Abschiednahme der Angehörigen wird der Leichnam ins pathologische Institut der Klinik gebracht (Schauschein mitgeben, infektiöse Tote kennzeichnen) oder vom Beerdigungsinstitut abgeholt.

> Ehe die Angehörigen das Zimmer des Toten betreten, wird dieses so aufgeräumt, dass nichts mehr auf einen „Todeskampf" hinweist: Im Zimmer steht nur das Bett mit dem Toten und das sonst übliche Inventar. Wenn möglich, wird der Raum mit Blumen geschmückt.

Die Wertsachen des Toten dürfen nur dem Ehepartner oder der Krankenhausverwaltung ausgehändigt werden (gegen Unterschrift!). Andere Angehörige müssen einen Erbschein vorweisen, der ihr Erbrecht amtlich beglaubigt.

15.7.3 Umgang mit den Angehörigen

Gefühle tolerieren

Die erste Reaktion der Hinterbliebenen schwankt zwischen ungläubiger Abwehr („Sagen Sie, dass es nicht wahr ist!"), tiefem Schmerz und gefasster Annahme („Es ist gut so"). Selbst ein lang erwarteter Todesfall kann die Angehörigen wie ein Schlag treffen. Der Schock kann zum Ausbruch heftigster Gefühle, aber auch zu eisiger Unnahbarkeit führen. Er leitet den Trauerprozess (☞ 15.8) ein.

> **Schuldzuweisung relativieren**
> Angehörige können im Zustand des Schocks unfair gegenüber den Pflegenden werden und ihnen in diesem Augenblick die Schuld für den Tod des geliebten Menschen geben, z.B. weil die Pflegekraft nicht ununterbrochen am Bett des Sterbenden gesessen und nicht bei jeder Äußerung des Kranken den Arzt gerufen hat. Diese Anschuldigungen dürfen nicht persönlich genommen werden; sie sind Folge des Schocks.

Zeit lassen

Während des Abschiednehmens benötigen die Hinterbliebenen Zeit und Stille. Zwar gibt es viele Angehörige, die ihren Verstorbenen nur kurz ansehen möchten, ehe sie sich den administrativen Aufgaben zuwenden, andere brauchen jedoch viel Zeit, um sich zu verabschieden. Sie sprechen mit dem geliebten Menschen, als ob er sie noch hören könnte. Inhalt des Gespräches können lieb gewordene Erinnerungen sein („Weißt Du noch damals, als wir uns kennen gelernt haben…"), ungeklärte Dinge, die noch zwischen dem Toten und dem Hinterbliebenen stehen, z.B. ein Streit, der noch nicht zu Ende ausgetragen war, Entschuldigungen, Anklagen („Wie kannst Du mir das antun, wo ich doch nun niemanden mehr habe, der sich um mich kümmert") oder Versprechen. Manche wollen den Verstorbenen auch noch einmal berühren: Sie streicheln sein Gesicht oder seine Hände. Dabei ist es völlig normal, dass Tränen fließen: Die Angehörigen brauchen sich deswegen keinesfalls zu schämen.

In einigen (v.a. anthroposophischen) Häusern ist es üblich, nach dem Tod eine Abschiedsfeier *im* Krankenhaus zu organisieren, an dem die Angehörigen und das ganze therapeutische Team vom Chefarzt bis zur Physiotherapeutin, dem sozialen Dienst und den Pflegenden teilnehmen. Während dieser Feier wird musiziert und in liebevoller Weise an den Verstorbenen gedacht. Das bringt die oft innerlich aufgewühlten Angehörigen zur Ruhe, und von vielen wird der anschließende Abtransport der Leiche in das pathologische Institut oder das Beerdigungsinstitut als nicht mehr so schlimm empfunden.

15.7.4 Religiöse Gebräuche bei der Versorgung von Toten

Judentum

Traditionellerweise legen die Juden ihren Verstorbenen eine Feder über den Mund und beobachten acht Minuten lang, ob die Atemtätigkeit endgültig ausgesetzt hat. Dann schließt der Sohn oder der nächste Verwandte die Augen des Toten. Seine Arme werden seitlich am Körper ausgestreckt und der Unterkiefer hochgebunden. Hat die Totenstarre eingesetzt, wird der Leichnam mit den Füßen zur Tür auf den Boden gelegt und mit einem Laken bedeckt, neben seinem Kopf brennt eine Kerze. Der Tote darf nicht alleine gelassen werden.

Der Leichnam orthodoxer Juden wird von der „Chevra kadisha" (Heilige Gesellschaft) abgeholt, die ihn durch eine rituelle Reinigung für die Erdbestattung vorbereitet. Die meisten nichtorthodoxen Juden werden ohne diese Tradition bestattet. Die Beerdigung findet möglichst rasch innerhalb eines Tages statt.

Christentum

Christliche Angehörige wünschen oft, dass die Hände des Toten wie zum Gebet über der Brust gefaltet werden. Eventuell wird ihm ein Kreuz oder ein Rosenkranz in die Hand gegeben. Bei unerwarteten Todesfällen informieren manche Christen den Seelsorger, damit er beim Toten ein Gebet sprechen kann.

Islam

Im Idealfall wird der Tote nur von Muslimen berührt. Andersgläubige sollten Handschuhe tragen, um eine „tatsächliche" Berührung zu vermeiden. Die Angehörigen schließen dem Toten Mund und Augen, strecken Arme und Beine seitlich am Körper aus, binden die Füße mit einem Faden an den Großzehen zusammen, drehen den Kopf so, dass der Verstorbene in Richtung Mekka „blickt", binden das Kinn hoch und hüllen ihn ungewaschen in ein Leintuch. Anschließend nehmen ihn die Angehörigen, wenn es möglich ist, nach Hause oder bringen ihn in die nächste Moschee, wo er gewaschen und in Baumwollkleider gehüllt wird. Die Arme des Toten werden über die Brust gelegt, ehe der Leichnam mit einem Leintuch bedeckt wird.

Nach diesen Handlungen liest die Familie Texte aus dem Koran vor und betet.

Muslime werden innerhalb von 24 Stunden erdbestattet. Geht es nach dem Willen der Muslime, verzichten sie auf einen Sarg und auf die Markierung des Grabes (Grabstein).

Hinduismus und Buddhismus

Die Rituale für Tod und Begräbnis variieren bei beiden Religionsgruppen stark. In der Regel darf der Tote auch von Anhängern anderer Religionen berührt werden. Buddhisten hüllen den Leichnam in ein Laken ein, das kein Emblem tragen darf, weil die Seele des Verstorbenen sonst am Verlassen des Körpers gehindert wird. Hindus legen ihre Toten auf den Boden, verbrennen Weihrauch, zünden Kerzen an oder verzichten auf all das (es gibt nichts, was für alle Hindus verpflichtend wäre).

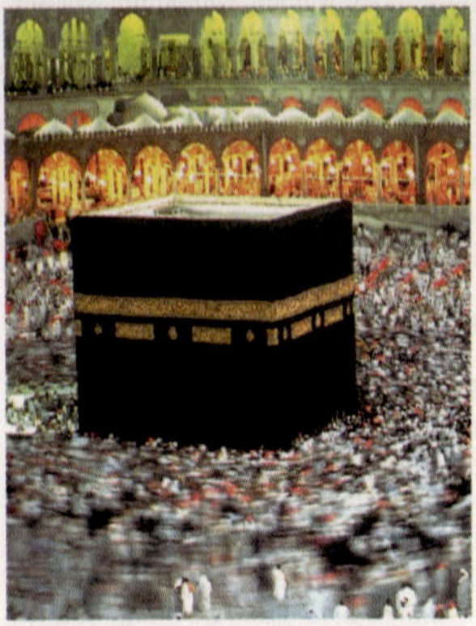

Abb. 15.20: Mekka, die heiligste Stätte des Islam. [J520-242]

Buddhisten und Hindus werden feuerbestattet.

15.8 Trauer: Abschied und Anfang

Trauer, Trauerprozess, Trauerarbeit

Trauer bezeichnet die Gefühle von heftigem Schmerz, von Verlassenheit, Zorn, Ungläubigkeit und Einsamkeit, die Hinterbliebene nach dem Verlust eines geliebten Menschen überfallen. Außerdem bezeichnet Trauer den **Prozess,** der dem Trauernden ermöglicht, sich in einer Welt neu zu orientieren, die nie mehr so sein wird wie sie einmal war (☞ 15.8.1). Die dafür notwendige psychische Leistung wird nach Sigmund Freud als **Trauerarbeit** bezeichnet (☞ 15.8.2). Meist dauert der Trauerprozess 1 – 2 Jahre.

Trauer ist normal und gesund. Wenn ein Mensch stirbt, „dürfen" die Weiterlebenden traurig sein. Selbst wenn der Tote nach dem Glauben der Angehörigen in ein besseres „Jenseits" eingegangen ist, wird sein Tod als schmerzlich erlebt.

✓ Trauer gilt weniger dem Schicksal des Toten als der verlorengegangenen Beziehung.

Trauerreaktionen

Bestimmte **Trauerreaktionen** finden sich in mehr oder weniger ausgeprägter Form bei den verschiedenen Völkern:

- Die Totenklagen aller Völker sind melodisch ähnlich (in unserer Kultur finden sich diese melodischen Elemente z.B. in Kirchenliedern)
- Die Körpersprache der Trauer (Weinen, Schluchzen, Umarmen und langsames Wiegen des Oberkörpers) wird überall verstanden
- Trauergemeinschaften beklagen in ritualisierter Form den Tod (in Deutschland z.B. in Form der Trauer- und Abschiedsgottesdienste oder der Totenmessen)
- Trauer wird durch bestimmte Kleidung zum Ausdruck gebracht (in unserer Gesellschaft schwarz)
- Trauernde schließen sich während der Trauerzeit (häufig ein Jahr) von bestimmten Ereignissen aus (z.B. Tanzvergnügen).

Solche Rituale erleichtern die Bewältigung der Trauerarbeit. Wie Trauer im

Einzelfall ausgedrückt wird, hängt allerdings stark von der umgebenden Kultur ab. Muslime beispielsweise sind der Ansicht, dass Trauernde laut weinen und klagen sollten, da dies den Schmerz lindert. Bei Beerdigungen stehen Getränke bereit, falls die Trauernden in Ohnmacht fallen, und danach werden die Angehörigen eine Woche lang besucht, um gemeinsam den Toten zu beklagen.

Trauer in unserer Gesellschaft

Unsere Gesellschaft verlangt von dem Trauernden, schnell wieder gefasst zu wirken und „Haltung" zu bewahren. Lauter und anhaltender Ausdruck von Schmerz wird als unpassend oder sogar peinlich erlebt. Das kommt auch in der Formulierung „in stiller Trauer" zum Ausdruck, die sich häufig in Todesanzeigen findet. Von Hinterbliebenen wird angenommen, dass sie sich zurückziehen wollen, um ungestört zu trauern, und ihrer Privatsphäre wird große Bedeutung zugemessen. Das kann dazu führen, dass Trauernde gesellschaftlich isoliert und einsam werden oder dass es ihnen unmöglich wird, ihrem Schmerz Ausdruck zu verleihen.

15.8.1 Phasen der Trauer

Wissenschaftler haben versucht, den Verlauf der Trauer in Modellen zu beschreiben. Die meisten dieser Modelle enthalten die Elemente **Schock, Trauerverhalten** (kulturell definiert), z.B. die Versorgung des Toten oder die Gestaltung der Bestattung, **Trauerbewältigung** und **Trauerabschluss** mit Neuorientierung. Als Beispiel wird unten das Phasenmodell des Psychologen *John Bowlby* vorgestellt.

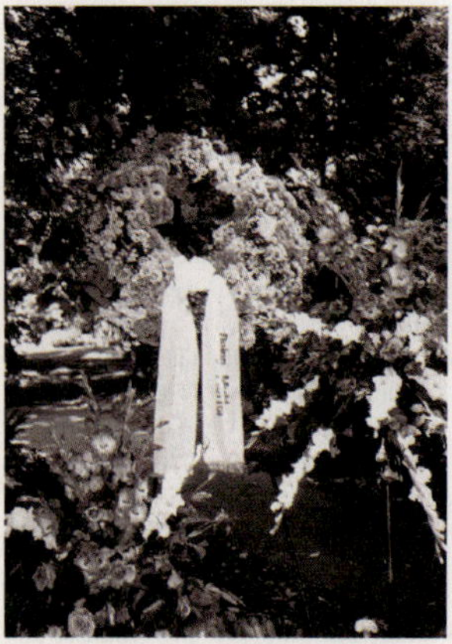

Abb. 15.22: Durch die vielen Sachprobleme unmittelbar nach dem Tod des geliebten Menschen finden viele Hinterbliebene zunächst einmal Beschäftigung und Halt. Kommen sie anschließend zur Ruhe, überfällt sie die Sehnsucht nach dem Verstorbenen. [E111]

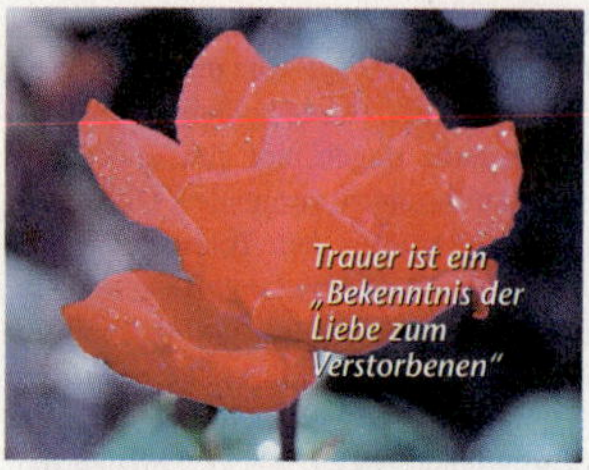

Abb. 15.21: Trauer als Bekenntnis der Liebe zum Verstorbenen (J.H. Smith). [J660]

Ebenso wie in den „Sterbemodellen" werden in den „Trauermodellen" die *Gemeinsamkeiten* der Trauernden betont. Vernachlässigt wird hingegen das Individuelle und Einzigartige jedes Menschen.

✓ Selbst wenn die Trauer eines Einzelnen einem Phasenmodell ähnelt, hat sie ihren persönlichen Charakter und verläuft nicht linear.

Phasen der Trauer nach Bowlby

Betäubung

In den ersten Minuten nach Empfang der Todesnachricht ist alles möglich: Schreien, Wutausbrüche, Weinen, körperliche Symptome wie Übelkeit oder Ohnmacht, Ungläubigkeit oder reglose „Versteinerung". Oft werden heftige Reaktionen schnell unter „Kontrolle" gebracht. Der Trauernde wendet sich den zahlreichen Sachproblemen zu, beispielsweise dem Arrangement der Beerdigung mit Wahl von Sarg, Grabstelle und Blumenschmuck, der Benachrichtigung der Bekannten, Behörden- und Versicherungsmeldungen, und findet dabei einen ersten Halt.

Sehnsucht

In dieser Phase begibt sich der Trauernde auf die Suche nach dem verlorenen Toten: Er sucht Plätze auf, die mit Erinnerungen an den Toten verknüpft sind, liest dessen Lieblingsbücher oder betrachtet stundenlang Erinnerungsstücke und Fotos. Die Unwiderruflichkeit des Todes dringt langsam ins Bewusstsein.

Linderung durch Vermeidung

Dem Schmerz dieser Erkenntnis versucht der Trauernde eine Zeit auszuweichen. Er leugnet den Tod, indem er beispielsweise gewohnte Gespräche mit dem Toten weiterführt, ihm den Tisch deckt oder sich weiterhin nach dessen Wünschen richtet. Schließlich bricht diese Abwehr zusammen, und der Trauernde ist seinem Elend ausgeliefert.

Desorganisation und Verzweiflung

Die oft lang anhaltende Zeit der Verzweiflung ist durch innere Kämpfe und große Niedergeschlagenheit gekennzeichnet. Das Weiterleben ohne den Toten scheint sinnlos, manchmal wird der eigene Tod herbeigesehnt. Vielleicht gelingt die Bewältigung des Alltags nicht mehr: Rechnungen bleiben unbezahlt, die Post wird nicht mehr geöffnet, der Trauernde kocht nicht und isst zu wenig.

Die starke seelische Belastung dieser Phase schwächt bei vielen die Widerstandskraft. Trauer wird so zu einem wichtigen gesundheitlichen Risikofaktor – so ist die Sterblichkeit von Witwen und Witwern 6 – 24 Monate nach dem Tod ihres Partners etwa doppelt so hoch wie bei nicht-trauernden Gleichaltrigen.

Meist lässt der Schmerz langsam nach. Es wird dem Trauernden möglich, sich neuen Zielen zuzuwenden.

Reorganisation und Bewältigung

Die Bereitschaft, ein neues Leben zu beginnen, äußert sich beispielsweise in einem Wohnungswechsel, in der Aufnahme einer Arbeit oder im Aufbau neuer Beziehungen. Die Erinnerungen an den Verstorbenen schmerzen nicht mehr so, und die mit ihm erlebte Zeit wird als Teil der eigenen Vergangenheit angenommen.

15.8.2 Traueraufgaben

Traueraufgaben nach Worden

Wie kann es dem Trauernden gelingen, sich durch Verzweiflung, Einsamkeit und Schmerz zu arbeiten und wieder froh zu werden? Der amerikanische Trauerbegleiter *J. William Worden* beschreibt vier Aufgaben, die der Trauernde bewältigen muss, damit er sich nach Ablauf einer gewissen Zeit ohne körperliche oder psychische Beschwerden der Zukunft zuwenden kann:

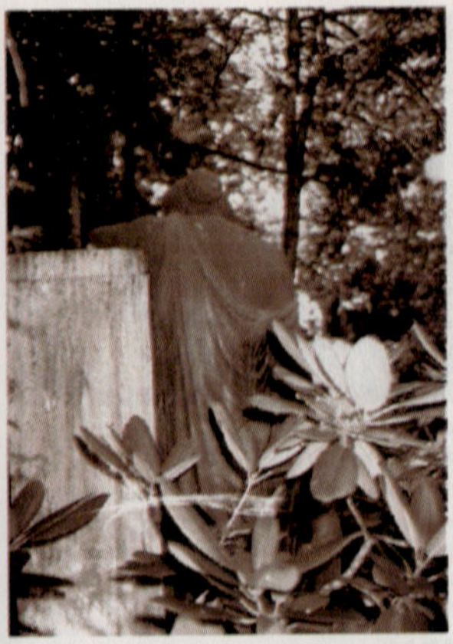

Abb. 15.23: In der Phase der Reorganisation und Bewältigung lernt der Hinterbliebene, mit dem Geschehenen zu leben und kommt innerlich zur Ruhe. [E111]

- **Den Verlust als Realität akzeptieren.** Der Trauernde sollte beispielsweise aufhören, den Tisch für den Verstorbenen mitzudecken
- **Den Trauerschmerz erleben.** Der Trauernde sollte z.B. den Gedanken an den Verstorbenen nicht verdrängen, sondern ihn zulassen und ggf. auch aussprechen. Auf keinen Fall sollte er seinen Schmerz in Alkohol ertränken
- **Sich in eine veränderte Umwelt einfügen.** Vielleicht muss der Hinterbliebene Aufgaben des Verstorbenen übernehmen, etwa das Kochen, die Versorgung der Kinder oder den Schriftverkehr
- Einen Teil der emotionalen **Energien,** die in die Beziehung zum Toten fließen, **anderweitig nutzen,** z.B. neue Beziehungen aufbauen oder Hobbys pflegen, die nichts mit dem Verstorbenen zu tun haben.

Bewältigung der Traueraufgaben

Trauer ist also schmerzlich und erschütternd, aber in der Regel keine Krankheit, die durch Psychopharmaka oder Psychotherapie behandelt werden müsste. Medikamente wirken sogar kontraproduktiv, indem sie Gefühle verschleiern, durch die sich der Trauernde hindurcharbeiten muss. Typische Symptome, die sich bei vielen Trauernden finden, sind Kraft-, Appetit- und Schlaflosigkeit, Atemprobleme, intensive Beschäftigung mit dem Bild des Verstorbenen, Schuldgefühle, Selbstbeschuldigungen, aggressive Reaktionen, Gefühle der Sinnlosigkeit und der Leere.

Nicht-Bewältigung der Traueraufgaben

Der Trauerprozess kann allerdings auch misslingen und der Trauernde in eine Dauerkrise geraten **(pathologische Trauer).** Hinweis dafür ist beispielsweise das völlige Ausbleiben von Trauer **(Trauervermeidung):** Der Hinterbliebene wirkt gefasst, spricht gefühllos vom Verstorbenen und vermittelt den Eindruck, seine Trauer „bestens im Griff" zu haben. Bei anderen Trauernden sind die oben beschriebenen Trauersymptome sehr intensiv und von langer Dauer oder sie werden von heftigen Schuldgefühlen begleitet. Dann ist fachliche, meist psychotherapeutische Hilfe notwendig.

Pathologische Trauer kann zu zahlreichen psychischen Störungen führen, z.B. zu reaktiven Depressionen (☞ Tab. 15.24 und 36.5.1), für die insbesondere das Gefühl typisch ist, nicht mehr traurig sein zu können (Gefühl der Gefühllosigkeit), zu Anpassungsstörungen (☞ 36.7), Suizidalität (☞ 36.12), Angstneurosen (☞ 36.8.1) oder Sucht (☞ 36.6). Oft treten auch psychosomatische Krankheitsbilder auf oder chronifizierte körperliche Beschwerden.

15.8.3 Hilfe für Trauernde

Die Gefühle des Trauernden werden stark von den letzten Ereignissen *vor* dem Tod beeinflusst. Als besonders belastend werden starke Schmerzen und auffallende körperliche Veränderungen des Sterbenden, Streit und das Gefühl des Überfordert- oder Alleingelassenseins empfunden. Darum ist eine gute Sterbebegleitung auch der erste Schritt zur Hilfe für Trauernde.

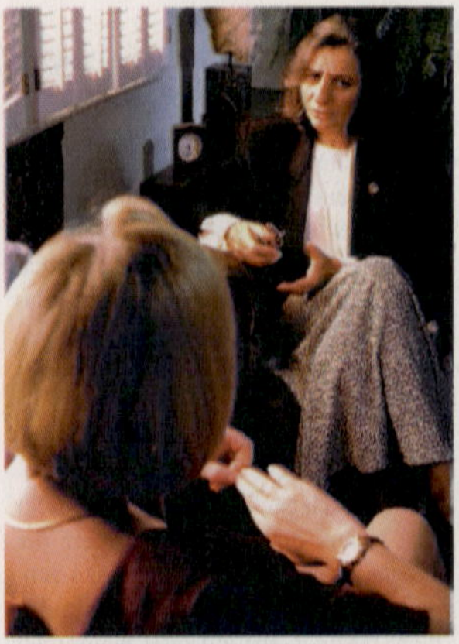

Abb. 15.25: Gerät der Trauernde in eine Dauerkrise, so ist psychotherapeutische Hilfe notwendig. [J520-239]

Hilfreich ist auch die *vorweggenommene* **(antizipatorische) Trauer,** die schon zu Lebzeiten des geliebten Menschen beginnt und die langsame Lösung der Bindung zwischen Sterbendem und Zurückbleibendem einleitet. Sie zeigt sich beispielsweise, wenn die Angehörigen über ihr Leben nach dem Tod des Sterbenden nachdenken.

Trauer	Depressive Reaktion
Universelle und spezifische mimische Ausdrucksmuster	Komplexe Mischung aus Angst, Bitterkeit, Ärger und Ekel
Hinterbliebener weckt Mitgefühl und Traurigkeit	Hinterbliebener weckt Distanziertheit, Ungeduld, Gereiztheit
Gute, kostbare Erinnerungen an Verstorbenen	Enttäuschende Erinnerungen oder Überschätzung des Verstorbenen
Intensive Beschäftigung mit Verstorbenem	Selbstbezogen, Beschäftigung mit eigenem Leiden oder Selbstmitleid
Dem Hinterbliebenen erscheint die Welt leer	Der Hinterbliebene erlebt sich selbst als leer und wertlos
Selbstvorwürfe (oft Scham) bezogen auf spezifische Versäumnisse	Selbstanklagen (Schuldgefühle) bzgl. Verfehlungen gegenüber Verstorbenem
Vorübergehend verminderte Befriedigung	Vermindertes Interesse an geschätzten Aktivitäten und Freunden, Hemmung (Antrieb, Konzentration, Entscheidung)
Zuversichtliche Zukunftsperspektive, Fähigkeit, Trost zu suchen	Hilflosigkeit, Hoffnungslosigkeit, Hinterbliebener ist untröstlich
Hinterbliebener empfindet Trauer subjektiv als „normalen" Zustand	Hinterbliebener fühlt sich „anders als sonst", „krank"

Tab. 15.24: Reaktionen nach dem Verlust eines geliebten Menschen. [E112]

Pflege

Folgende Möglichkeiten haben Pflegende, um Trauernde bei der Bewältigung der Traueraufgaben zu helfen:

- Sie ermutigen die Angehörigen, den Verstorbenen anzusehen und zu berühren, selbst wenn dieser nach einem Unfall stark entstellt ist. So wird die Realität des Todes deutlich erfahrbar („das Unbegreifliche begreifen")
- Sie lassen die Trauernden spüren (oder teilen ihm mit), dass sie ihre Gefühle ausdrücken dürfen, sei es nun durch Weinen, Wutausbrüche oder „jammerndes Klagen", und dass sie dafür Zeit haben. So wird der Schmerz der Trauer erfahrbar. Die Pflegenden achten darauf, dass sie auf den Trauernden nicht bestürzt, irritiert oder beunruhigt wirken und vermeiden Aufforderungen wie: „Versuchen Sie, sich zu fassen"
- Sie hören den Trauernden zu. Dabei verzichten sie auf Aufmunterungsversuche wie: „In einigen Tagen werden Sie sich schon etwas besser fühlen" und Alltagstrost wie „Die Zeit heilt alle Wunden". Der Aufbruch zu „neuen Ufern" (z.B. der Aufbau neuer Beziehungen) ist manchmal durch Schuldgefühle behindert. Eine Aussprache darüber erleichtert es dem Trauernden, sich und seine Bedürfnisse ernst zu nehmen und nicht als Beleidigung des Toten zu erleben
- Pflegende wissen um den Trauerprozess und lassen negative Gefühle nicht nur in den ersten Tagen, sondern auch noch Monate und Jahre nach dem Trauerfall zu. Haben sie den Eindruck, dass es sich um eine pathologische Trauer handelt, schalten sie den Arzt ein
- Pflegende sind sich der Tatsache bewusst, dass sie den zentralen Wunsch der Trauernden nach dem „Ungeschehen-machen-können" enttäuschen müssen. Sie halten diese Spannung aus und verzichten auf Ablenkung.

Hilfe für trauernde Kinder

Verwandte, Freunde, aber auch Ärzte und Pflegende versuchen oft, Kinder vor Schmerz und Trauer zu schützen. Sie werden von Kranken und Sterbenden fern gehalten, und der Kontakt mit dem Toten wird ihnen verwehrt. In ihrer Anwesenheit werden Gespräche über den Verstorbenen unterlassen. Die Trauer der Kinder kann dadurch aber nicht vermieden werden, denn der Todesfall verändert ihr Leben und bedeutet einen unwiederbringlichen Verlust.

Oft verlieren Kinder neben dem Toten auch ihr gewohntes Lebensumfeld: „Meine Eltern sind jetzt ganz anders. Seit mein Bruder weg ist, hab ich keinen mehr zum Spielen." „Wir müssen jetzt ohne den Papa bei der Oma wohnen." Kinder verleihen ihrem Schmerz oft nicht verbal, sondern in Zeichnungen oder Rollenspielen Ausdruck, beispielsweise durch Beerdigung von Puppen. Manchmal sind sie auch wütend auf den Verstorbenen, weil er sie verlassen hat.

Für die Unterstützung trauernder Kinder ist wichtig, dass ihrer Trauer aufmerksam zugehört und auf Ablenkungsmanöver und einfache Trostversuche verzichtet wird. Sie benötigen intensive Zuwendung der überlebenden Angehörigen.

15.8.4 Trauer nach frühem Verlust eines Kindes

Im Menschen ist das Gefühl tief verankert, dass Kinder ihre Eltern überleben sollten, dass ihnen die Zukunft gehört. Dieses Weltbild ist sehr mächtig.

Der **Tod eines Neugeborenen,** eine **Tot-** oder **Fehlgeburt** (☞ 12.5.5) ist ein einschneidendes Erlebnis, das betrauert werden muss. Je länger die Schwangerschaft gedauert hat, desto intensiver trauert die Frau erfahrungsgemäß um ihr Kind (wobei Ausnahmen immer möglich sind), denn mit fortschreitender Schwangerschaft hat sie eine immer engere Bindung zum Kind entwickelt. Durchschnittlich klingt die Trauerreaktion nach 1 – 2 Jahren ab. Oft wird vergessen, dass auch der Vater trauert. Nicht selten muss dieser schon wenige Tage nach dem Verlust wieder an seinem Arbeitsplatz sein und dort „reibungslos funktionieren".

Nach einem **Schwangerschaftsabbruch wegen Fehlbildung des Kindes** wird die Trauerarbeit erschwert, da zusätzlich zum Verlust noch Verständigungsprobleme, Tabus und andere Hemmnisse erschwerend hinzutreten. Die Betroffenen leiden unter Scham, Schuldgefühlen und Selbstwerteinbußen. Die Schuldgefühle „verbieten" Angehörigen das Trauern, wodurch eine Loslösung von dem verlorenen Kind fast nicht möglich ist. Viele Frauen sprechen noch nach mehreren Jahren vom „Töten" oder von „Mord" und werfen sich Egoismus und Bequemlichkeit vor. Viele der Betroffenen sprechen noch nicht einmal mit dem Partner über ihre Gefühle. Nicht selten kommt es dann zu einer Verschlechterung der Beziehung und zur sozialen Isolation.

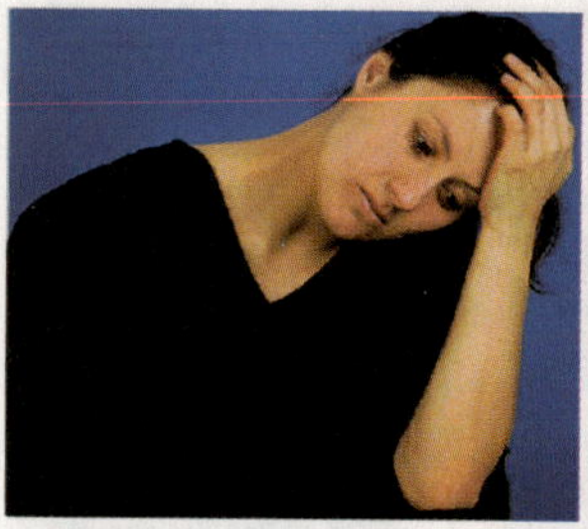

Abb. 15.26: Unabhängig davon, ob die Frau ihr Kind durch eine Fehl- oder Totgeburt verloren hat oder ob sie eine Schwangerschaftsunterbrechung aus medizinischer Indikation hat vornehmen lassen, immer ist die Trauer um das verlorene Kind sehr groß. [J660]

Pflege

Früher war es üblich, das verstorbene Neugeborene unmittelbar nach der Geburt wegzubringen, um die Eltern zu schonen. Aus Gesprächen mit Eltern und durch Untersuchungen wurde aber bekannt, dass für die Bewältigung des Schmerzes der Abschied vom Kind von großer Bedeutung ist.

Die Eltern sollten das Kind nach Möglichkeit sehen, berühren, in den Arm nehmen, verabschieden und beerdigen dürfen.

Schwere Missbildungen können die Pflegenden ggf. mit einem Tuch verhüllen. Meist ist das aber gar nicht notwendig. Das Kind wird angenommen, wie es ist, und von den Eltern als schön und liebenswert erlebt.

Den Eltern ist zu raten, ihr Kind in der Trauerzeit nicht zu idealisieren, um den Geschwistern nicht das Gefühl zu geben, minderwertiger zu sein als das tote Geschwisterchen. Außerdem würden sich die Eltern das Leben dadurch noch schwerer machen als es schon ist: Ehen sind nach dem Tod eines Kindes wegen der vielen Selbstvorwürfe und Schuldzuweisungen ohnehin in besonderem Maß gefährdet. Für viele Eltern ist der Kontakt zu einer Selbsthilfegruppe eine wichtige Unterstützung. Da sie aber unmittelbar nach dem Ereignis meist keine Kraft haben, um den Kontakt herzustellen, übernimmt das nach Möglichkeit die Sozialarbeiterin des Krankenhauses für sie. Möchten die Eltern dies nicht, gibt man ihnen die Adresse der nächsten Selbsthilfegruppe mit, damit sie sich bei Bedarf an diese wenden können.

15.8.5 Trauer nach Tod durch Suizid

Suizid (Selbsttötung) ☞ 36.12

Trauer nach dem Verlust eines Angehörigen oder Freundes durch einen Suizid stellt die Hinterbliebenen vor die quälende Frage nach Ursachen und eigener Schuld. Der Suizid löst tiefe Verunsicherung aus: „Bin ich schuld? Bin ich ein Unmensch? Habe ich ihn/ sie in den Tod getrieben? Hätte ich etwas merken können, merken müssen?" Neben der Suche nach persönlicher Schuld belastet die Unklarheit des „Warum": „Warum hat er/sie das nur getan?".

Der Wille zum Tod, der in einem Suizid zum Ausdruck kommt, bedeutet auch eine tiefe Kränkung: Der Verstorbene hat die Trauernden *absichtlich* verlassen.

Auch die soziale Umgebung der Trauernden reagiert auf den „unpassenden" Todesfall mit der Suche nach Schuldigen, wobei die Verantwortung für den Tod von Jugendlichen häufig den Eltern, für den Tod von Erwachsenen dem Lebenspartner zugewiesen wird. („Was die wohl mit dem Kind gemacht haben?" „Kein Wunder, da würde ich mich auch umbringen!"). Als Folge wird der Kontakt zu Verwandten, Freunden, Nachbarn und Kollegen abgebrochen, und es droht die soziale Isolation der Trauernden.

Schuld wird im Trauern zum zentralen Thema. Suizide werden daher oft tabuisiert, niemand soll darüber sprechen. Zur Bewältigung der Trauer gehört, die offen gebliebenen Fragen auszuhalten und die Freiheit des anderen auch in der bewussten Wahl des Todes anzuerkennen.

15.9 Der Sterbebegleiter

Forderungen des Klinikpersonals an sich selbst

In unserer Gesellschaft hat das Bild eines „natürlichen Todes" große Bedeutung. Der Tod ist nur „fair" als Tod durch Altersschwäche am Ende eines langen Lebens. Krankheiten oder Unfälle empfinden viele Menschen als ungerechtes Schicksal, das verhindert werden muss. Dieses Empfinden spielt für das Selbstverständnis der medizinischen Professionen, z.B. Pflegende und Ärzte, eine große Rolle: Sie möchten die ihnen anvertrauten Patienten beim Gesundwerden unterstützen und sie vor einem „unfairen, vorzeitigen Tod" bewahren. Daher werden diese Berufsgruppen besonders zu Beginn ihrer Arbeit mit Sterbenden manchmal von Schuldgefühlen geplagt und zweifeln an ihrer fachlichen Kompetenz.

Der Tod ist kein Zeichen ärztlichen oder pflegerischen Versagens.

Gesellschaftliche Forderungen an das Klinikpersonal

Weiterhin existieren gesellschaftliche Forderungen, die nur mit großer Anstrengung zu erfüllen sind.

- Das Sterben im Krankenhaus wird pauschal als unmenschlich charakterisiert: Angeblich wird der Sterbende zum Objekt einer technisierten, sterilen Welt. Pflegende und Ärzte müssen deshalb versuchen, die Umstände des Sterbens zu humanisieren
- Gleichzeitig wird aber auch erwartet, dass alle Möglichkeiten der modernen Medizin für den Kranken ausgenutzt werden. Das Dilemma, dass sich intensive Bemühungen um das Leben des Patienten und Gestaltung eines friedlichen Todes oft gegenseitig ausschließen, wird nicht gesehen, und individuelle Leistungen werden nicht entsprechend gewürdigt.

Strukturbedingte Schwierigkeiten

Zu den Schwierigkeiten, eine ideale Sterbebegleitung umzusetzen, gehören im Alltag:

- Personelle Unterbesetzung oder fehlende räumliche Ausstattung
- Angehörige, die die Pflegenden gerne in die Betreuung des Sterbenden einbeziehen möchten, tauchen oft gar nicht erst auf
- Mit Patienten aus anderen Kulturräumen gelingt manchmal nicht einmal die sprachliche Verständigung
- Oft bleibt zu wenig Zeit, sich in Ruhe um die Bedürfnisse des sterbenden Patienten zu kümmern.

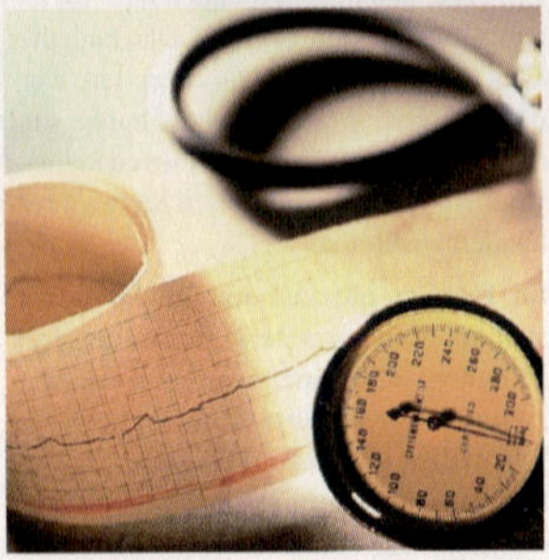

Abb. 15.27: Sterbebegleiter haben in unserer „Welt voller Werkzeuge" keine Instrumente zur Sterbebegleitung in der Hand. Weder Blutdruckgerät noch Stethoskop können dem Sterbenden helfen, sondern nur sie als Menschen mit ihrer Kreativität, ihren Erfahrungen und Kenntnissen sowie ihrer Fähigkeit zum Gespräch. [J550]

15.9.1 Was soll der Sterbebegleiter mitbringen?

Angesichts der vielen unheilbaren Krankheiten muss der Sterbebegleiter zunächst einmal lernen, seinen Blick auf das Mögliche zu richten, nämlich auf das, was dem Sterbenden das Sterben erleichtert, und auf das Unmögliche zu verzichten. Gelingt ihm das, verfügt er über viele Möglichkeiten, seinen Aufgaben als Sterbebegleiter gerecht zu werden.

Nach *Andreas Heller* (Theologe, Sozial- und Pflegewissenschaftler) gibt es einige Dimensionen, die für eine menschliche Begleitung Sterbender wichtig sind:

- Sterbebegleitung ist Teil des menschlichen Lebens. Auch wenn die Selbstverständlichkeit dafür abhanden gekommen ist, kann Sterbebegleitung erlernt werden
- Sterbende begleiten soll nur, wer sich mit seinem eigenen Leben und Tod, mit Verlust und Trauer auseinandergesetzt hat. Ohne Selbsterfahrung kann die Zuwendung zu anderen selten gelingen
- Sterbebegleiter sollen gütig im Umgang mit sich selbst sein, damit sie auch anderen gütig begegnen können
- Sterbebegleiter müssen offen sein für Begegnungen
- Sterbebegleiter sollen bereit sein, sich durch ihr Team, durch Supervision oder durch einen eigenen Seelsorger helfen zu lassen
- Sterbebegleiter sollen sich in ihrem jeweilige Gebiet – sei es als Pflegender, Arzt, Sozialarbeiter oder Seelsorger – sicher und kompetent fühlen und diese Sicherheit an den Sterbenden weitergeben können.

Je leichter es Pflegenden fällt, über Tod und Sterben nachzudenken, desto eher können sie sich für die Belange Sterbender einsetzen.

Für Pflegende ist es hilfreich, wenn sie selbst nur eine geringe Angst vor dem Sterben und vor dem Tod haben. Sie sind dann eher bereit, sich innerlich auf das Sterben des Patienten einzulassen.

Voraussetzung für echte „Begleitung" ist, sich innerlich auf das Sterben des Patienten einzulassen.

15.9.2 Was können Sterbebegleiter lernen?

Es besteht häufig ein Unterschied zwischen dem, was der Sterbebegleiter theoretisch als beste Sterbebegleitung erkannt hat, und dem, was er am Krankenbett zu tun imstande ist: Beispielsweise hat er gelernt, bei der Sterbebegleitung offen für die Bedürfnisse des Sterbenden zu sein, stattdessen weicht er dem Patienten aber aus. Darum hat das Lernen durch Erfahrung und unter Anleitung von Kollegen, die verstanden haben, die Theorie in die Praxis umzusetzen, große Bedeutung.

Um Angehörige frühzeitig informieren zu können und um überflüssige Pflegemaßnahmen zu vermeiden, z.B. Umlagern des Patienten wenige Minuten vor Eintritt des Todes, lernen die Pflegenden, den Zustand eines Sterbenden richtig einzuschätzen. Dazu benötigen sie großes Einfühlungsvermögen und ausreichende Erfahrung.

Einfühlsame Gesprächsführung

Gerade die einfühlsame Gesprächsführung kann mit zunehmender Erfahrung stetig verbessert werden. Dann werden auch folgende Fehler vermieden:

- **Leugnen:** „Das bilden Sie sich doch nur ein, natürlich werden Sie wieder gesund!"
- **Fatalisieren:** „Nun ja, wir müssen doch alle mal sterben."
- **Ausweichen:** „Also, Ihr Quickwert ist jetzt wieder ganz ausgezeichnet!"

Reflexion von Patientenreaktionen

Sterbebegleiter werden in ihrer Arbeit immer wieder mit Stimmungsschwankungen der Patienten konfrontiert. Sie lernen, diese nicht unreflektiert auf sich zu beziehen, sondern sie aus der Situation des Sterbenden zu verstehen.

Reflexion der eigenen Gefühle

Auch der Umgang mit den eigenen Gefühlen ist von Bedeutung.

Niemand verlangt von den Helfern, in jeder Lage „professionell unbeteiligt" zu wirken. Im Gegenteil: Sie dürfen ihre Gefühle ausdrücken, sofern sie den Sterbenden nicht belasten, denn kein Patient möchte in einer sterilen, gefühlskalten Umgebung sterben. Deshalb darf die Krankenschwester dem Sterbenden durchaus mitteilen, dass auch sie Angst vor den Schmerzen einer Krebserkrankung hat. Dadurch wird ihre Zusicherung, das Team würde alles tun, um dem Sterbenden Schmerzen zu ersparen, für den Patienten auch glaubwürdiger.

Alle pflegerische Handlungen nicht nur routiniert, sondern auch liebevoll ausführen.

15.9.3 Wie kann sich der Sterbebegleiter schützen?

Burn-out-Prophylaxe ☞ 3.3.1; Richtiges Arbeits- und Freizeitverhalten ☞ 7.11.3

Die häufige Konfrontation mit dem Tod kann zu chronischer Erschöpfung und Enttäuschung führen und den „inneren Ausstieg" aus der Aufgabe Sterbebegleitung vorbereiten. Es kann zu persönlichen Krisen kommen, die von Verstimmungen und Kommunikationsstörungen bis zu schwersten Depressionen reichen.

Daher ist es notwendig, dass auch den Bedürfnissen der Helfer Raum gegeben wird.

Verantwortung teilen

Sterbebegleitung ist keine Aufgabe, die durch hochspezialisierte „Profis" im Alleingang geleistet wird. Deshalb teilen Pflegende die Verantwortung mit Kollegen aus anderen Berufen (Ärzte, Sozialarbeiter, Seelsorger), mit der Familie, mit den Freunden des Sterbenden und mit anderen freiwilligen Helfern. Das bedeutet aber auch, dass Grenzen akzeptiert werden müssen: Medizinische Helfer sind nicht alleine zuständig und dürfen keineswegs über alle Lebensbereiche des Sterbenden bestimmen.

Im Team zu arbeiten ermöglicht zudem, sich auch mal von dem Sterbenden fern zu halten, wenn einem der Helfer danach zumute ist. Auf diese Weise schützt die Teamarbeit vor Gleichgültigkeit, die sich bei häufiger Konfrontation mit Sterbenden einstellen kann.

Sich ausruhen und besinnen

Damit sich der Einzelne oder auch das ganze Team zur Ruhe und Besinnung zurückziehen kann, müssen entsprechende „Ruhe-Räume" zur Verfügung stehen.

Kommunizieren

Je besser die Kommunikation zwischen allen Betroffenen ist, desto größer wird der Puffer gegen Angst und Stress. Die Pflegenden können sich im Team „fallenlassen", d.h. sie können ihre Gefühle wie Angst, Depression, Schuld und Aggression im Team aussprechen, und werden vom Team „aufgefangen". Hilfreich sind hierbei Balint-Gruppen oder Supervisionen (☞ 3.3.1).

Sich fortbilden

Durch Fortbildungen, z.B. Sterbeseminare, werden neue Erkenntnisse der Sterbeforschung vermittelt, die dann im Alltag umgesetzt werden können. Das Wissen kann dazu dienen, dem Patienten das Sterben zu erleichtern und dadurch selbst wieder mehr Freude an der Arbeit zu erlangen. Ein positiver „Nebeneffekt" ist der Austausch mit anderen Sterbehelfern, denen man eigene Erfahrungen mitteilen, von denen man aber auch viel lernen kann.

Vom Patienten lernen

Pflegende können in einer Beziehung viel lernen, in der der Patient nicht nur als Nehmender, sondern auch als Gebender erlebt wird. Beispielsweise kann der Sterbebegleiter von der Gelassenheit des Sterbenden lernen und sich diese zu Eigen machen.

Trauer zulassen

Häufig ruft der Tod des Patienten Trauer bei den Helfern hervor, insbesondere wenn er jung sterben musste und/oder die Beziehung längere Zeit wachsen konnte. Diese Trauer ist notwendig und richtig. Sie hilft, die Beziehung zum Verstorbenen zu bewältigen und die gewonnenen Erfahrungen an andere weiter zu geben.

Sterbebegleitung kann nicht wie ein Handwerk erlernt werden, sondern bedarf auch der Erfahrung. Die Sterbebegleiter bringen dabei die innere Bereitschaft mit, vom Patienten zu lernen und sich auf ihn einzulassen. Auch Sterbebegleiter stoßen irgendwann einmal an ihre Grenzen. Sie sollten dann nicht versuchen, alleine damit fertig zu werden, sondern sollten sich im entsprechenden Fall von Freunden, Kollegen und/oder Psychologen helfen lassen.

16

Pflege von Schmerzpatienten

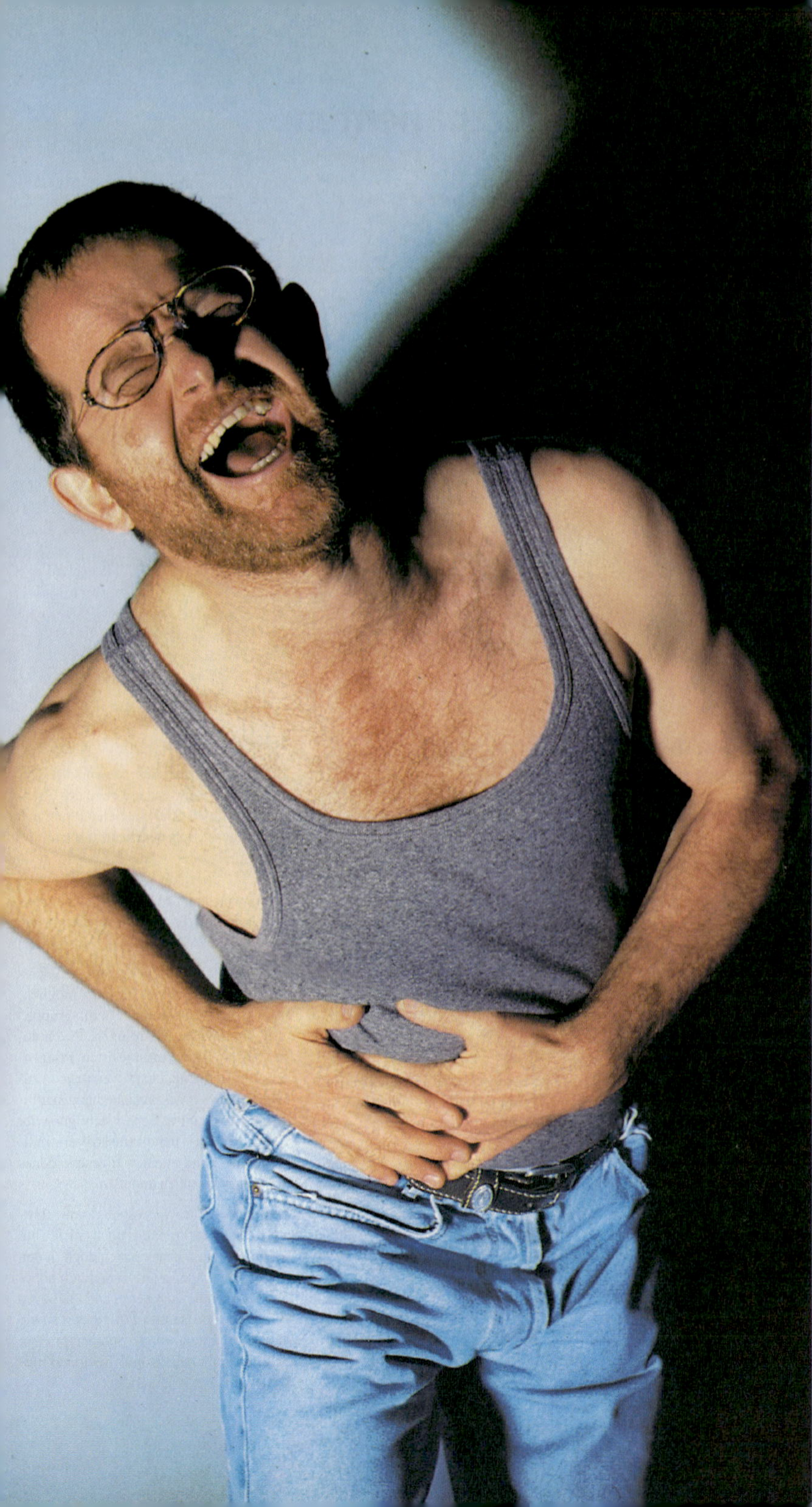

16 Pflege von Schmerzpatienten

16.1 Einführung in die Pflege von Schmerzpatienten

Schmerzen sind seit jeher Wegbegleiter des Menschen. Auf Schritt und Tritt begegnet der Schmerz allen, die im medizinischen Bereich tätig sind: Schmerzen führen zur Notaufnahme des Mannes mit einem Herzinfarkt oder nehmen der Frau mit einem Oberschenkelhalsbruch den Schlaf, Angst vor Schmerzen lässt die Blutentnahme beim Kind zum Drama werden.

Was ist Schmerz?

Obwohl Schmerz ein allgegenwärtiges Phänomen ist, entzieht er sich einfachen und eindeutigen Definitionen.

Zunächst lässt er sich – rein physiologisch – als *Sinneswahrnehmung* beschreiben: als Wahrnehmung, dass der Körper Schaden nimmt oder zu nehmen droht. Ist diese Wahrnehmung gestört, etwa nach einer Querschnittslähmung oder bei einer diabetischen Neuropathie, kann aus einer kleinen Hautverletzung eine bedrohliche Entzündung werden, weil die „banale" Wunde nicht bemerkt und daher nicht versorgt wurde.

> Schmerzen sind lebensnotwendige Alarmgeber zum Selbstschutz des Organismus.

Schmerz ist aber nicht nur eine reine Sinneswahrnehmung. Hinzu treten *emotionale* und *bewertende* Elemente, die den Schmerz z.B. als bedrohlich oder quälend, als bedeutend oder nebensächlich einordnen und den Umgang mit ihm bestimmen. Schmerz ist ein *psycho-physisches Erlebnis*, in das persönliche Schmerzerfahrungen und der soziale, ökonomische und kulturelle Hintergrund einfließen.

Daher ist Schmerz ein individuelles Ereignis, das nur bedingt mitteilbar ist. Die klinische Erfahrung zeigt außerdem, dass Schmerzen auch ohne eine (drohende) Gewebeschädigung auftreten können (☞ auch 16.2.3, 16.5).

> „Schmerz ist ein unangenehmes Sinnes- und Gefühlserlebnis, das mit aktueller oder potentieller [möglicher] Gewebeschädigung verknüpft ist oder mit Begriffen einer solchen Schädigung beschrieben wird." (Definition der *Internationalen Gesellschaft zum Studium des Schmerzes*)

Schmerzkranke

Manchmal werden Schmerzen so bedeutend, dass sie das ganze Leben des Kranken bestimmen. Ziel der Behandlung und Pflege dieser **Schmerzkranken** sind die Beseitigung oder – falls dies nicht möglich ist – zumindest die Linderung der Schmerzen und die emotionale Unterstützung durch Trost, Zuwendung und menschliche Wärme.

Eine optimale Betreuung von Schmerzkranken ist nur *interdisziplinär* möglich: Angehörige mehrerer Berufsgruppen (z.B. Internisten, Neurologen, Psychologen, Orthopäden, Anästhesisten, Pflegende, Physiotherapeuten) versuchen zunächst, die Schmerzursache herauszufinden, um dann unter Berücksichtigung der verschiedenen Therapieansätze ein individuell auf den Patienten zugeschnittenes Therapiekonzept zu erstellen.

Wenn auch die Versorgung von chronisch Schmerzkranken noch nicht befriedigend ist, so hat sie sich doch in den letzten Jahren unter anderem durch höheres Problembewusstsein und besseres Wissen der Ärzte und Pflegenden sowie die Einrichtung von Schmerzpraxen, Schmerzambulanzen und Schmerzkliniken erheblich verbessert.

Mit dem Schmerz konfrontiert sein

Die Konfrontation mit Schmerzen führt häufig zur Auseinandersetzung mit der eigenen Angst vor Schmerz, Krankheit und Tod. Daher ist ein neutraler Umgang mit den Schmerzen anderer nicht immer möglich. Die Haltung des Einzelnen wird immer beeinflusst von der eigenen Not und Hoffnung, Schwäche und Stärke sowie der Fähigkeit, Leid zu akzeptieren und dem Vermögen, es zu bekämpfen. Eigene Schmerzerfahrungen bilden den ersten Zugang zur Lebenswirklichkeit Schmerzkranker. Gleichzeitig stößt man an Grenzen: Schmerz ist nicht direkt erfassbar. So wie der Betroffene kann ein Außenstehender den Schmerz nicht erleben.

Grundregeln im Umgang mit Schmerzkranken

Unabhängig von der (mutmaßlichen) Ursache des Schmerzes gilt im Umgang mit Schmerzkranken:

- **Nur der Patient nimmt den Schmerz wahr.** Nur er weiß, wann, wo und in welcher Weise er Schmerzen hat. Alle seine Schmerzangaben sind ernst zu nehmen, auch wenn sie zunächst nicht nachvollziehbar sind
- **Schmerz bedroht.** Er bedroht die Integrität des Menschen und ist häufig begleitet von Angst und Depression. Es gilt, sich diesen Gefühlen zu stellen und den Patienten nicht allein zu lassen
- **Schmerz hat eine kulturelle Dimension.** Schmerz wird von Menschen aus unterschiedlichen gesellschaftlichen Gruppen verschieden erlebt und mitgeteilt. Dies wird besonders deutlich bei der Pflege von Schmerzpatienten aus anderen Kulturkreisen oder bei der Geburtsbegleitung. Wichtig ist, mit schmerzleidenden Patienten vorurteilslos umzugehen
- **Schmerz teilt etwas mit.** Die Schmerzmitteilung kann eine zielorientierte Funktion haben: Das schreiende Kind will vielleicht nicht in den Kindergarten, der Schmerzpatient im Krankenhaus möglicherweise ein ruhigeres Zimmer. Am besten ist es, den Patienten auf vermutete Wünsche anzusprechen.

Literaturtipp

McCaffery, Margo et al.: Schmerz. Ein Handbuch für die Pflegepraxis. Ullstein Mosby, Wiesbaden, 1997

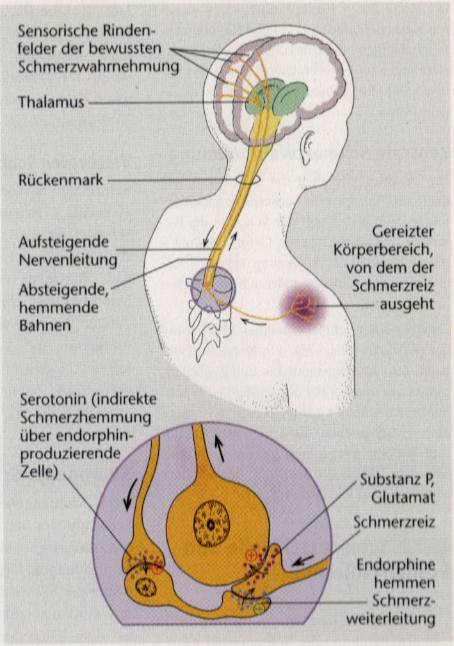

Abb. 16.1: Vom Schmerzreiz bis zur Schmerzwahrnehmung. Die Schmerzsignale werden über die Vorderseitenstrangbahn im Rückenmark und den Thalamus zur Großhirnrinde geleitet. Die Weiterleitung unterliegt hemmenden Einflüssen durch Neurone des absteigenden Hemmsystems (☞ unten stehende Detailzeichnung). [A400-190]

16.2 Physiologie und Psychologie des Schmerzes

16.2.1 Schmerzentstehung, Schmerzleitung und Schmerzverarbeitung

Schmerzrezeption

Als **Schmerzrezeptoren** dienen vor allem freie Nervenendigungen, die überall in der Haut, in Eingeweiden, Muskeln, Blutgefäßen und Gelenken vorkommen. Sie reagieren auf chemische Stoffe, die bei Gewebeschädigung durch zerstörte Zellen oder bei Entzündungsreaktionen durch beteiligte Gewebe freigesetzt werden (z.B. *Prostaglandine* oder *Histamin*). Welche Ursache der Gewebeschädigung zugrunde liegt, ist dabei *nicht* maßgeblich.

Schmerzrezeptoren zeigen keine **Adaptation** (Gewöhnung). Dies bedeutet, dass ein schmerzhafter Reiz auch nach längerer Zeit in gleicher Heftigkeit registriert wird; aus diesem Grunde findet auch keine automatische Gewöhnung an Schmerzen statt.

Schmerzleitung im Rückenmark

Das Schmerzsignal gelangt über periphere Nerven zunächst zum Rückenmark. Dort werden **Substanz P** und **Glutamat** als *Neurotransmitter* (Überträgerstoffe des Nervensystems) ausgeschüttet. Sie vermitteln die Weiterleitung des Schmerzsignals über die Nervenzellen des Rückenmarks. Die Erregung gelangt dann über die Vorderseitenstrangbahn des Rückenmarks zum Thalamus und von dort zur Großhirnrinde.

Schutzreflexe des Rückenmarks sorgen dafür, dass sich der Mensch der Ursache eines schmerzhaften Reizes entzieht, noch bevor er ihn bewusst wahrnimmt – so zuckt die Hand vor der Herdplatte zurück, bevor der Betroffene den Schmerz der Verbrennung spürt.

Der Körper verfügt auch über körpereigene Mechanismen zur Schmerzhemmung: Beim **absteigenden Hemmsystem** beispielsweise werden vom Gehirn aus über absteigende Bahnen, die **Serotonin** als Transmitter benutzen (ein Überträgerstoff mit histaminähnlicher Wirkung, der auch mit der Migräne in Zusammenhang gebracht wird), bestimmte Neurone im Rückenmark aktiviert. Diese schütten daraufhin **Endorphine** *(endogene Morphine)* aus, welche durch Unterdrückung der Wirkung von Substanz P die schmerzleitenden Synapsen hemmen. Auf dem gleichen Wirkmechanismus beruht auch die Schmerzhemmung durch **Enkephaline,** einer weiteren Neuropeptidgruppe. Solche Regulationsmöglichkeiten sind sinnvoll, damit Schmerzreize nicht zur Unterbrechung lebensnotwendiger Handlungsabläufe (z.B. Fluchtreaktionen) führen.

Zentrale Schmerzwahrnehmung

Im Großhirn erreichen die Schmerzsignale über den Thalamus die sensorischen Rindenfelder. Jetzt erst dringt der Schmerz ins Bewusstsein. Die begleitende Gefühlsqualität – Angst, Ekel, Panik, Aufregung, selten einmal auch Freude – wird aus anderen Kerngebieten „beigesteuert“.

Daneben führt Schmerz zu einer Aktivierung der *Formatio reticularis* (ein Nervenzellverband, der vom Hirnstamm bis zum Zwischenhirn reicht und bei der Steuerung des Wach-Schlaf-Rhythmus und der Bewusstseinslage eine entscheidende Rolle spielt). Darum schlafen Schmerzgeplagte meistens schlecht. Über den Hirnstamm verändert der Schmerz auch Kreislauf und Atmung.

16.2.2 Schmerzschwelle und Schmerztoleranz

Schmerzschwelle: Schwelle, oberhalb derer ein Schmerzreiz ins Bewusstsein dringt.

Schmerztoleranz: Die Fähigkeit, Schmerz zu ertragen.

Während die **Schmerzschwelle** bei allen Menschen ungefähr gleich ist, ist die **Schmerztoleranz** sehr unterschiedlich. Einige Menschen empfinden bereits geringe Schmerzreize als unerträglich, andere dagegen halten selbst starke Schmerzen aus. Chronische Schmerzen können die Schmerzschwelle absenken.

16.2.3 Schmerzformen

Somatischer Schmerz

Schäden an Haut, Muskeln, Knochen, Gelenken und Bindegewebe führen zum **somatischen Schmerz.** Dabei unterscheidet man den **Oberflächenschmerz,** der in der Haut entsteht, vom **Tiefenschmerz,** der von Muskeln, Gelenken, Knochen und Bindegewebe ausgeht.

Der Oberflächenschmerz wiederum hat zwei Anteile: Als Erstes empfindet man einen kurzen, hellen, scharfen, gut lokalisierbaren **1. Oberflächenschmerz.** Nach kurzer Pause folgt der **2. Oberflächenschmerz,** ein diffuser, dumpfer oder brennender Schmerz, der nur langsam abklingt.

Der 1. Oberflächenschmerz wird über markhaltige, der 2. Oberflächenschmerz über marklose Nervenfasern geleitet (☞ 35.1.1). Er entspricht neurophysiologisch dem Tiefenschmerz. Ein typischer Tiefenschmerz ist der Kopfschmerz.

Viszeraler Schmerz

Schmerzen aus den Eingeweiden heißen **viszerale Schmerzen** *(Eingeweideschmerzen).* Der viszerale Schmerz entsteht z.B. durch Dehnung von Hohlorganen, Spasmen von glatter Muskulatur, Durchblutungsstörungen oder Entzündungen. Er wird ebenfalls als dumpf beschrieben und kann sich als *Dauerschmerz* („Magenschmerzen“) oder als *periodisch wiederkehrender Schmerz,* z.B. bei Koliken (☞ 22.5.2, 31.6.12), äußern.

Neurogener Schmerz

Beim **neurogenen Schmerz** führen Schädigungen an Nerven zu quälenden, oft blitzartig einschießenden Schmerzempfindungen. Der Körper erkennt nicht, woher der Schmerz kommt: Die Schmerzen werden so empfunden, als kämen sie aus dem Körperteil, wo die *Nervenendigungen* liegen, obwohl die Schädigung *irgendwo* im Nervenverlauf lokalisiert ist. Man nennt diese Schmerzen auch **projizierte Schmerzen,** da sie quasi wie ein Dia in die Körperperipherie abgebildet werden. Am bekanntesten sind die ausstrahlenden, ziehenden Schmerzen im Bein bei Bandscheibenschäden im Lendenwirbelsäulenbereich (☞ 35.10.2) und die Neuralgien (☞ 35.11.3).

Psychogener Schmerz

Nicht jeder Schmerz hat seine Ursache in gereizten Schmerzrezeptoren. Es kann – insbesondere bei chronischen Schmerzbildern – auch eine *psychosomatische Störung* vorliegen. Die psychische Störung findet also in einer somatischen Erscheinung, einem Schmerz, ihren Ausdruck. Die Diagnose „psychogener Schmerz“ darf nicht leichtfertig gestellt werden. Immer ist ein sorgfältiger Ausschluss organischer Ursachen erforderlich. Primär organische, chronische Schmerzen, deren Ursache nicht rechtzeitig gefunden und behandelt wird, können *reaktiv* zu schweren psychischen Störungen führen. Bei psychischen Auffälligkeiten muss also stets bedacht werden, dass sie auch Folge des starken Leidensdruckes durch lang andauernde Schmerzen sein können.

16.2.4 Akuter und chronischer Schmerz

Akuter Schmerz

Der **akute Schmerz** ist ein Warnsignal des Körpers. Der Betroffene kann den akuten Schmerz in der Regel gut lokalisieren, wobei die Schmerzlokalisation oft dem Schädigungsort entspricht.

! Vorsicht

Der plötzlich auftretende Schmerz ist ein Alarmzeichen. Akute Schmerzereignisse deshalb nicht nur in der Krankenakte dokumentieren, sondern unverzüglich den Arzt informieren.

Wichtig ist bei akuten Schmerzen, die Ursache zu finden und diese gezielt zu behandeln.

Chronischer Schmerz

Von **chronischen Schmerzen** spricht man, wenn die Schmerzen über einen Zeitraum von mindestens sechs Monaten (fast) ständig vorhanden sind oder häufig wiederkehren. Die enge Beziehung zur fassbaren Gewebeschädigung, wie sie beim akuten Schmerz besteht, ist beim chronischen Schmerz meist nicht (mehr) vorhanden. Oft sind psychische und soziale Komponenten beteiligt.

Chronische Schmerzen sind nur schwer zu ertragen. Sie gehen einher mit Schlafstörungen, Depressivität, Erschöpfung und Gereiztheit. Die Therapie ist schwierig, zudem werden die vorhandenen Möglichkeiten oft nicht voll ausgeschöpft. Problempatienten sollten spezialisierten Zentren zugewiesen werden, möglichst bevor typische Schmerzfolgen wie Arzneimittelmissbrauch, **Polytoxikomanie** (Abhängigkeit von verschiedenen Suchtstoffen), häufige Arztwechsel, sinnlose Operationen und psychosoziale Probleme in Familie und Beruf eingetreten sind.

16.2.5 Psychische und kulturelle Einflüsse auf das Schmerzerleben

Psychische Einflüsse

Aus der psychologischen Forschung sind heute viele Einflüsse auf das bewusste Schmerzerlebnis bekannt. *Schmerzverstärkende Faktoren* sind z.B. Angst, Einsamkeit, Abhängigkeit, Sorgen oder Depressionen. Dagegen wirken ein Gefühl der Sicherheit, Zuwendung und Verständnis durch nahe stehende Menschen, Selbstbestimmung, Hoffnung, Freude (etwa nach einer Geburt) und Ablenkung *schmerzlindernd.* Wie Tab. 16.2 zeigt, kann die Kenntnis dieser psychologischen Einflussgrößen unmittelbar in die Pflege von Schmerzpatienten umgesetzt werden.

Fühlen sich die Patienten im Krankenhaus „wohl", soweit dies im Rahmen ihrer Erkrankung möglich ist, bewältigen sie den Schmerz besser.

Individuelles Schmerzkonzept

Auch die Einstellung des Einzelnen zu Schmerzen, das **individuelle Schmerzkonzept,** wirkt sich auf die Schmerzwahrnehmung und den Umgang mit Schmerzen aus.

Schmerz als Schulderlebnis. Patienten, die sich selbst die Schuld an den Schmerzen geben, nehmen den Schmerz meist sehr intensiv wahr.

Unverstandener Schmerz. Wenn der Schmerz dem Kranken völlig unerklärlich ist und schicksalhaft über ihn hereingebrochen zu sein scheint, eskaliert der Schmerz zur „Katastrophe". Die Patienten haben oft unmäßige Angst vor der Zukunft und entwickeln kaum Bewältigungsstrategien, weil ihnen das Verständnis für ihr Leiden fehlt.

Charakter und Schmerz. Ängstlichkeit, Neigung zu Panik, der Wunsch und die Fähigkeit, Unangenehmes zu verdrängen und vieles andere nehmen Einfluss auf den Umgang mit Schmerzen. Menschen, die Unangenehmes, z.B. eine mögliche Krankheit, nicht wahrhaben wollen, halten oft erhebliche Schmerzen aus. So werden selbst größere Tumoren, die „normalerweise" erhebliche Schmerzen auslösen würden, nicht „bemerkt".

Alter und Schmerz. Ältere Menschen reagieren später auf Schmerzreize. Manche Wissenschaftler gehen deshalb davon aus, dass bei ihnen das Schmerzwahrnehmungsvermögen vermindert ist. In der Praxis ist aber wohl wichtiger, dass viele alte Menschen Schmerzen als „logische" Folge des Alterns ansehen und sich besonders bei langsamer Zunahme der Schmerzintensität an die Einschränkung ihrer Lebensqualität gewöhnen. Häufig fällt es ihnen schwer, über ihre Befindlichkeit zu reden, oder sie nehmen an, Ärzte und Pflegende wüssten über ihre Schmerzen auch ohne Klagen Bescheid. Dabei kann Schmerz gerade im Alter über Einschränkungen der Mobilität zu Isolation, Vereinsamung und letztlich zu Pflegebedürftigkeit führen.

Viele ältere Menschen haben Schmerzen, teilen dies allerdings nicht mit. Die Pflegende fragen daher ältere Menschen routinemäßig nach möglichen Schmerzen.

Kinder und Schmerz. Schon Neugeborene empfinden Schmerzen, da die für die Schmerzempfindung notwendigen Strukturen bereits intrauterin angelegt werden. Säuglinge und Kleinkinder können ihre Schmerzen jedoch überhaupt nicht bzw. nur eingeschränkt äußern. Diese fehlende Ausdrucksmöglichkeit führt nicht selten dazu, dass Schmerzen bei Kindern nicht erkannt oder zumindest in ihrem Ausmaß unterschätzt werden und eine adäquate Behandlung somit ausbleibt. Hierzu tragen auch die Ängste mancher Ärzte vor Arzneimittelnebenwirkungen und ein fehlendes Problembewusstsein bei. Unzureichende Analgesie verändert die Schmerzverarbeitung des Kindes jedoch negativ.

Kulturelle Schmerzkonzepte

Die verschiedenen Kulturen haben ein unterschiedliches Verständnis vom Schmerz und vom „angemessenen Umgang" mit ihm. Da diese **kulturellen Schmerzkonzepte** die Entwicklung des individuellen Schmerzkonzeptes erheblich beeinflussen, hilft die Kenntnis der kulturellen Deutung von Schmerz, den einzelnen Kranken besser zu verstehen.

Ein in unserer Gesellschaft verbreitetes Konzept ist etwa, dass Jungen weniger empfindlich sind (und sein dürfen) als Mädchen. Schmerz offen zuzugeben, gilt häufig als Zeichen von Schwäche. Schmerzkonzepte können von Gesellschaftsschicht zu Gesellschaftsschicht unterschiedlich sein und einander widersprechen.

Zu den Schmerzkonzepten unserer medizinisch informierten Gesellschaft gehört auch, dass Schmerzen auf eine *körperliche* Krankheit hindeuten und die Verantwortung für ihre Beseitigung somit bei den Spezialisten des Medizinsystems liegt. Dieses Schmerzkonzept verdrängt die psychische Dimension des Schmerzes und bringt vor allem chronisch Schmerzkranke in Bedrängnis.

Ängste des Patienten	Pflegemaßnahmen
Angst vor Schmerzen	▸ Schmerzprotokoll/-tagebuch anlegen, um die schmerzauslösenden Faktoren herauszufinden (☞ 16.3.2) ▸ Patienten über prophylaktische Maßnahmen gegen den Schmerz informieren (z.B. Meiden von Schonhaltungen, die zu erneuten Schmerzen führen) ▸ (Medikamentöse) Schmerzprophylaxe durchführen
Angst, mit dem Schmerz allein gelassen zu werden	▸ Gesprächsbereit sein und sich Zeit für den Patienten und seine Bedürfnisse nehmen, Pflegemaßnahmen ohne Hektik ausführen ▸ Patienten nicht (lange) warten lassen, wenn er klingelt ▸ Ggf. nach Beschäftigungsmöglichkeiten suchen, die den Patienten vom Schmerz (und der Angst davor) ablenken
Angst, von medizinischer Versorgung abhängig zu werden	▸ Patienten auf Maßnahmen hinweisen, die er selbständig gegen die Schmerzen einsetzen kann (z.B. Entspannungsübungen, physikalische Maßnahmen) und ihn ggf. dazu anleiten ▸ Unabhängigkeit des Patienten fördern, z.B. durch selbstbestimmte Arzneimitteleinnahme (☞ 16.4.7, 24.5.5)
Angst, als „überempfindlich" zu gelten	▸ Äußerungen des Patienten ernst nehmen und ihn dies auch spüren lassen
Angst, nicht mehr als Individuum betrachtet zu werden	▸ Patienten ganzheitlich pflegen und nicht auf den Schmerzaspekt reduzieren, d.h. zu geeigneten Zeitpunkten z.B. auf seine privaten Interessen eingehen
Angst vor der Zukunft (Familie, Beruf)	▸ Familienangehörige aufklären (lassen), was die Schmerzen für den Patienten bedeuten und welche Auswirkungen sie auf die Persönlichkeit, das Familien- und Berufsleben haben können ▸ Ggf. Sozialarbeiter des Krankenhauses hinzuziehen, Rehabilitationsmaßnahmen einleiten oder häusliche Versorgung sicherstellen

Tab. 16.2: Die Pflegenden haben einen engen Kontakt zu den Patienten. Durch Zuwendung können sie zu einer Schmerzlinderung beitragen. [A400]

16.2.6 Schmerz und Sinn

Die *heutige* Medizin stößt bei der Frage, welchen Sinn Schmerz und Leiden im Leben der Menschen haben könnten, an ihre Grenze.

Philosophen weisen auf die Bereicherung der Menschen durch Schmerzerfahrung hin und sprechen davon, dass Schmerz Wandlungs- und Reifungsprozesse einleiten und unterstützen kann.

Auch die *Religionen* bemühen sich, den Sinn menschlichen Leides zu erklären. Nach dem traditionell christlichen Verständnis beispielsweise nimmt der Mensch durch persönliches Leid teil am erlösenden Leiden Jesu Christi. Jesus wiederum erscheint in den biblischen Erzählungen als Überwinder von Krankheit und Tod. Er heilt Kranke und erteilt seinen Nachfolgern den Auftrag zur Krankenheilung. Dieses traditionelle religiöse Verständnis ermöglicht gleichermaßen die *Annahme* von Schmerz und Krankheit wie auch den energischen *Kampf*, sie zu überwinden.

Fehlen allgemein akzeptierter Antworten

Viele Menschen sind heute allerdings nicht mehr in eine traditionelle Glaubensgemeinschaft eingebunden und finden in ihrem Leiden keinen Zugang zu dem Trost, den eine Religion ihnen anbieten könnte.

Im Krankenhaus werden Menschen verschiedener Weltanschauungen und Religionszugehörigkeiten behandelt. Sie alle sollten ihren (religiösen) Bedürfnissen nachkommen können und dabei Verständnis von Seiten der Ärzte und Pflegenden erfahren.

> Als Pflegender wird man immer wieder gefordert, den Menschen, dessen Schmerzen man nicht beseitigen, dessen Krankheit man nicht heilen kann, in seiner Not nicht allein zu lassen. Man muss dann zusammen mit dem Kranken versuchen, Antworten zu finden, die in unserer Gesellschaft allgemeinverbindlich nicht mehr existieren.
> Die eigene Religion oder Weltanschauung kann dabei eine Hilfe sein. Wichtig ist aber, dass man sich im Gespräch immer bemüht, das Weltverständnis des anderen zu erfahren: Sinn kann nicht von außen „übergestülpt" werden.

16.3 Klinik und Diagnostik des Schmerzes

16.3.1 Anamnese und körperliche Untersuchung

Schmerz ist einem Außenstehenden nicht direkt zugänglich und nicht messbar wie etwa Fieber. Der Untersucher ist auf die Angaben des Patienten angewiesen.

> Schmerz ist, was der Patient als Schmerz empfindet.

Schmerzanamnese

Erster diagnostischer Schritt ist die Erhebung der **Schmerzanamnese.** Erfragt werden:

- *Lokalisation des Schmerzes:* Streng lokalisiert (z.B. an Narben und Wunden), diffus (z.B. Gliederschmerzen bei Grippe), ausstrahlend (z.B. in den linken Arm bei Herzinfarkt)?
- *Art des Schmerzes:* Stechend (z.B. bei Pleurareizung), brennend (z.B. bei Hautabschürfungen), ziehend (z.B. bei Rückenschmerzen), klopfend (z.B. bei eitriger Entzündung), bohrend (z.B. bei einem Tumor), krampfartig (z.B. bei Nierenkolik), wehenartig (z.B. bei Menstruationsbeschwerden), beklemmend (z.B. bei Angina pectoris)?
- *Zeitpunkt und Auslöser des Schmerzes:* Nach dem Essen (z.B. bei einem Magengeschwür), nach Anstrengung (z.B. bei Herzerkrankungen), witterungsabhängig (z.B. bei Rheuma)?

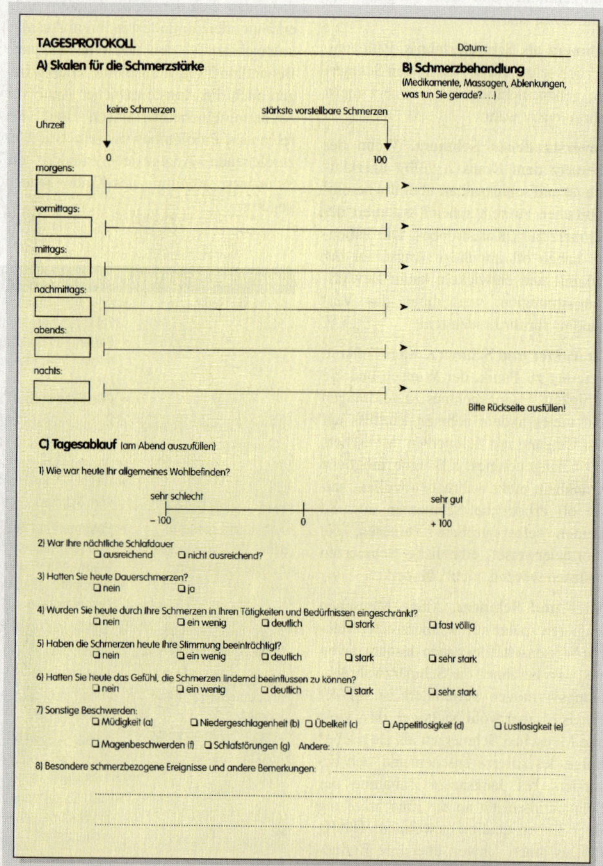
TAGESPROTOKOLL
Datum:
A) Skalen für die Schmerzstärke
Uhrzeit
keine Schmerzen
stärkste vorstellbare Schmerzen
0
100
morgens:
vormittags:
mittags:
nachmittags:
abends:
nachts:
B) Schmerzbehandlung
(Medikamente, Massagen, Ablenkungen, was tun Sie gerade? …)
Bitte Rückseite ausfüllen!
C) Tagesablauf (am Abend auszufüllen)
1) Wie war heute Ihr allgemeines Wohlbefinden?
sehr schlecht
sehr gut
– 100
0
+ 100
2) War Ihre nächtliche Schlafdauer
❑ ausreichend ❑ nicht ausreichend?
3) Hatten Sie heute Dauerschmerzen?
❑ nein ❑ ja
4) Wurden Sie heute durch Ihre Schmerzen in Ihren Tätigkeiten und Bedürfnissen eingeschränkt?
❑ nein ❑ ein wenig ❑ deutlich ❑ stark ❑ fast völlig
5) Haben die Schmerzen heute Ihre Stimmung beeinträchtigt?
❑ nein ❑ ein wenig ❑ deutlich ❑ stark ❑ sehr stark
6) Hatten Sie heute das Gefühl, die Schmerzen lindernd beeinflussen zu können?
❑ nein ❑ ein wenig ❑ deutlich ❑ stark ❑ sehr stark
7) Sonstige Beschwerden:
❑ Müdigkeit (a) ❑ Niedergeschlagenheit (b) ❑ Übelkeit (c) ❑ Appetitlosigkeit (d) ❑ Lustlosigkeit (e)
❑ Magenbeschwerden (f) ❑ Schlafstörungen (g) Andere: ……
8) Besondere schmerzbezogene Ereignisse und andere Bemerkungen: ……

Abb. 16.3: Tagesprotokoll aus dem Heidelberger Schmerztagebuch. [W187]

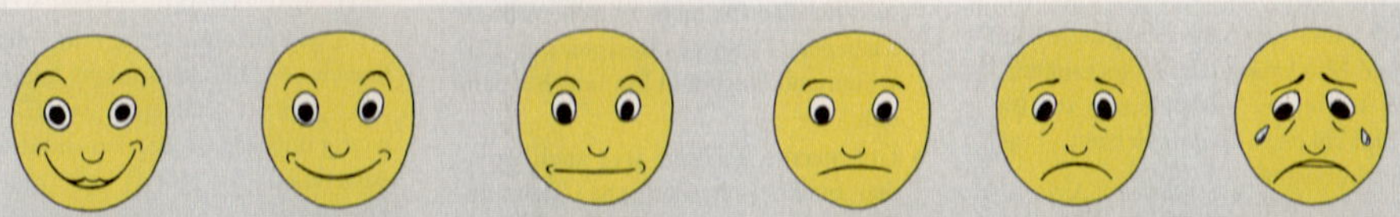
„Ich bin sehr froh, weil ich keine Schmerzen habe"
„Es tut nur ein wenig weh"
„Es tut ein bisschen mehr weh"
„Es tut noch mehr weh"
„Es tut ziemlich weh"
„Es tut so weh, wie ich mir nur vorstellen kann."

Abb. 16.4: Die Smiley-Skala (nach Wong/Baker) ermöglicht bereits Kleinkindern, ihren Schmerz einzuordnen. [A400-190]

- *Dauer des Schmerzes:* Konstant (z.B. bei einem Tumor), in Intervallen (z.B. bei Koliken)?
- *Stärke des Schmerzes* (Intensität ☞ auch 16.2.2): Erträglich, überwältigend, unerträglich?
- *Begleitsymptome:* Z.B. Schwellung und Rötung bei einer Entzündung?
- *Bisherige Therapie:* Erfolg, Nebenwirkungen?

Die *psychosoziale Anamnese* kann Probleme in Beruf oder Privatleben aufdecken. Die Reaktionen der Angehörigen und anderer wichtiger Bezugspersonen haben erheblichen Einfluss auf die Schmerzkrankheit. Auch die Stimmung des Patienten (hoffnungsvoll, verzweifelt, mutlos, ängstlich, wütend) und seine persönliche Einstellung zur Krankheit und den Schmerzen geben wertvolle Informationen.

Beobachtung des Schmerzpatienten

Während der Anamneseerhebung beobachtet der Untersucher den Patienten aufmerksam, da zwar nicht der Schmerz selbst, aber einige mit Schmerz assoziierte Erscheinungen der Beobachtung zugänglich sind.

Der Untersucher achtet auf Mimik, Gestik und Haltung des Patienten, z.B. schmerzverzerrtes Gesicht, gekrümmte Haltung oder Schonen bestimmter Gliedmaßen.

Häufig sind Schmerzen auch von sichtbaren vegetativen Reaktionen wie Schweißausbruch, Blässe, Tachykardie und Tachypnoe begleitet.

> Schmerzbeobachtung gelingt am besten im pflegerischen Alltag, in dem die Pflegenden dem Patienten in den verschiedensten Situationen nahe kommen. Beispielsweise schlafen Schmerzpatienten oft schlecht und essen wenig.

Körperliche Untersuchung

An die Erhebung der Anamnese schließt sich die körperliche Untersuchung an.

Sie umfasst neben einer gründlichen internistischen Untersuchung eine orientierende Untersuchung von Muskulatur und Bewegungsapparat und eine neurologische Untersuchung (einschließlich des vegetativen Nervensystems).

Weitere (Konsiliar-)Untersuchungen und technische Verfahren sind von der mutmaßlichen Ursache der Schmerzen abhängig.

16.3.2 Schmerzprotokoll und Schmerztagebuch

Eine präzise Schmerzbeschreibung gibt Hinweise auf mögliche Ursachen des Schmerzes und ist wesentlicher Teil der Therapieplanung. Daher ist die *Schmerzdokumentation* von großer Bedeutung.

Hilfestellung gibt ein *Schmerzprotokoll*, bei dem der Kranke mehrmals täglich seine Schmerzen anhand einer Schmerzskala schätzt, die meist von 0 – 10 oder 0 – 100 reicht, und diese Einschätzung zusammen mit besonderen Begebenheiten (schlechter Schlaf, körperliche Anstrengung, Ruhe) in einem **Schmerzprotokoll** dokumentiert (☞ Abb. 16.3).

Bei Patienten mit chronischen Schmerzen empfiehlt sich die Anlage eines **Schmerztagebuchs.** Es dient der Selbstbeobachtung und Verhaltensanalyse und soll die bewusste Wahrnehmung schulen, Zusammenhänge zwischen Alltagssituationen und Schmerz transparent machen und die Notwendigkeit und Wirkung der Medikation klären.

16.3.3 Schmerzdiagnostik bei Kindern

Bei Säuglingen und jungen Kleinkindern sind vermehrtes Weinen oder Unruhe nach Verletzungen sowie diagnostischen oder therapeutischen Maßnahmen als Zeichen von Schmerzen zu deuten.

Kleinkinder können meist recht früh sagen, *ob* es ihnen wehtut, allerdings sind ihre Angaben, *wo* der Schmerz sitzt, noch unzuverlässig.

Ab dem Kindergartenalter können viele Kinder mit Hilfe der so genannten **Smiley-Skala,** die mit Bildergesichtern statt mit Zahlen arbeitet, ihre Schmerzen verhältnismäßig gut einschätzen. Nachdem eine Pflegekraft oder ein Arzt dem Kind erklärt hat, was die verschiedenen Gesichter bedeuten, soll das Kind sein momentanes Befinden auf der Skala einordnen. Die Einstufung der Schmerzen durch das Kind ist zudem ein guter Anknüpfungspunkt für ein Gespräch über den Schmerz (Lokalisation, Art).

16.4 Therapie des Schmerzes

16.4.1 Allgemeine Grundsätze der Schmerztherapie

Vor Einleitung einer Schmerztherapie muss immer nach der Ursache der Schmerzen gesucht werden. Bei alten Menschen kann sich hinter der scheinbaren Arthrose eine Knochenmetastase, bei der Migränepatientin hinter dem Kopfschmerz ein Familienproblem verbergen. Auch Depressionen können zu schweren Schmerzsyndromen führen. Solche Probleme werden durch eine (symptomatische) Schmerztherapie nicht gelöst, sondern verschleppt und verschlimmert.

Organisatorisch kann die Qualität der Schmerztherapie verbessert werden durch die Einrichtung von Schmerzdiensten und das Vorliegen schriftlicher Richtlinien.

Ziele der Schmerztherapie sind eine Minderung der Schmerzintensität sowie eine Verbesserung von Befindlichkeit, Beweglichkeit und Schlafqualität.

Kurative und symptomatische Therapie

Zuerst wird versucht, die dem Schmerz zugrunde liegende Krankheit zu heilen (**kurative Therapie** ☞ auch 10.1). Gelingt dies nicht, so lassen sich dennoch oft durch *gezielte* Maßnahmen Schmerzen lindern oder beseitigen. Hierzu gehören zum Beispiel Bestrahlungen zur Tumorverkleinerung. Erst wenn diese gezielten Therapien nicht greifen oder zu aufwendig, riskant oder belastend werden, sind **symptomatische Schmerztherapien** angezeigt.

Diese theoretische Trennung zwischen kurativem und symptomatischem Vorgehen ist im klinischen Alltag oft unscharf. Häufig ermöglicht die Schmerzausschaltung erst eine ursächliche *(kausale)* Therapie oder ist Teil einer kausalen Therapie. Deutlich wird das beispielsweise bei muskulären Verspannungen, die oft Schonhaltungen zum Schutz vor schmerzhaften Bewegungen sind, gleichzeitig aber neue Schmerzen verursachen. Hier müssen Schmerzen und Verspannungen beseitigt werden, bevor durch Krankengymnastik oder Rückenschule die „eigentliche" Krankheit behandelt werden kann.

Ganzheitliche Schmerztherapie

Das Schmerzerleben wird durch die verschiedensten körperlichen und psychischen Faktoren beeinflusst (☞ 16.2.5).

Ganzheitliche Schmerztherapien setzen diese Faktoren gezielt zu therapeutischen Zwecken ein. Sie zeichnen sich dadurch aus, dass sie sich nicht nur *einer* Therapieform bedienen, z.B. nur Arzneimittelgabe oder nur Entspannungsübungen, sondern sich auf mehrere Säulen stützen:

- Beispielsweise erhält der Patient durch Schmerzbewältigungsstrategien Hilfe zur Selbsthilfe
- Durch Aktivitätstraining soll der verbliebene Spielraum ausgeweitet werden
- Die Einbeziehung von Angehörigen soll das soziale Umfeld so verbessern, dass die Familie nicht zwischen (übertriebener) Fürsorge, Resignation, Unwillen und Ungeduld hin und her pendelt
- Gleichzeitig gehören aber auch „konventionelle" physikalische Therapieformen (☞ 16.4.9) und Schmerzmittel (☞ 16.4.2) zur ganzheitlichen Schmerztherapie.

WHO-Stufenschema zur Schmerztherapie ☞ 24.5.5

16.4.2 Medikamentöse Schmerztherapie

Schmerzstillende Arzneimittel, die **Analgetika,** stehen bei Selbstmedikation und ärztlicher Verordnung an der Spitze des Arzneimittelverbrauchs: Zurzeit werden – mit steigender Tendenz – in Deutschland im Jahr schmerzstillende Substanzen für knapp 2 Milliarden DM verordnet.

Analgetika greifen sowohl in die Vorgänge der *Schmerzentstehung* als auch der *Schmerzwahrnehmung* ein. Nach ihrer Wirkungsweise werden sie in *Nicht-Opioid-Analgetika* und *Opioid-Analgetika* eingeteilt.

16.4.3 Missbrauchgefahr von Analgetika

In unserer Gesellschaft mit ihrem Ideal vom sportlichen, gesunden und stets leistungsfähigen Menschen greifen viele auch bei kleinen Unpässlichkeiten zur (rezeptfreien) Schmerztablette, um „keine Schwächen zu zeigen". Die Schmerzen werden meist rasch gelindert, ohne dass der Betroffene viel Zeit aufwenden oder unbequeme Veränderungen der Lebensgewohnheiten auf sich nehmen muss.

Besonders bei *Kombinationspräparaten,* die zusätzlich zum Analgetikum aufputschende (z.B. Koffein) oder beruhigende (beispielsweise Barbiturate) Substanzen enthalten, besteht die Gefahr eines **Arzneimittelmissbrauchs** bis hin zur **Arzneimittelabhängigkeit.** Die Kranken nehmen die Tabletten nicht mehr nur zur Schmerzlinderung, sondern brauchen sie, um „sich wohl zu fühlen", und erhoffen sich von ihnen die Lösung sozialer Probleme.

Das Risiko für Arzneimittelmissbrauch wird bei den starken Analgetika (Opioid-Analgetika ☞ 16.4.5) häufig überschätzt, bei den einfachen Analgetika (☞ 16.4.4) oft unterschätzt.

Schmerzmittelabhängigen Patienten drohen nicht nur die in Pharma-Info 16.5 genannten Nebenwirkungen, sondern es können auch wichtige Diagnosen verpasst und somit Therapiechancen nicht genutzt werden.

Außerdem können die Schmerzmittel selbst ein Schmerzsyndrom hervorrufen, vor allem den sog. **Analgetika-Kopfschmerz** (☞ 35.11.2), das der Patient mit immer höheren Dosen zu bekämpfen sucht, wodurch er – häufig unbemerkt – in einen Teufelskreis gerät.

Wegen dieser Gefahren werden Patienten mit Schmerzsyndromen möglichst früh zu ganzheitlichen Therapieformen und aktiver Mitarbeit am Heilungsprozess motiviert. Dies schließt eine *bewusste* Schmerzmittelgabe nicht aus.

16.4.4 Systemische medikamentöse Schmerztherapie: Nicht-Opioid-Analgetika

Nicht-Opioid-Analgetika *(Nichtopioide, kleine Analgetika):* Schmerzmittel unterschiedlicher chemischer Struktur, die hauptsächlich über eine Synthesehemmung der schmerzvermittelnden *Prostaglandine* in der Körperperipherie wirken. Besonders bei leichten bis mäßigen Schmerzen und zum Teil auch als Antirheumatika (☞ Pharma-Info 25.16) geeignet.

Zu den wichtigsten schmerzvermittelnden Substanzen im menschlichen Körper gehören die **Prostaglandine,** die im geschädigten Gewebe freigesetzt werden und Schmerzen, Fieber und Entzündungsreaktionen hervorrufen. Außerdem vermindern Prostaglandine die Sekretion der Magensäure, stimulieren die Schleimproduktion im Magen und regen die Uterusmuskulatur zu Wehen an.

Das Schlüsselenzym bei der Entstehung von Prostaglandinen ist die **Zykloox-**

Pharma-Info 16.5: Nicht-Opioid-Analgetika

Azetylsalizylsäure und Paracetamol: Die Klassiker

Azetylsalizylsäure *(Acetylsalicylsäure)*, kurz *ASS*, (z.B. Aspirin®, ASS-ratiopharm®) gehört zu den meistverkauften Arzneimitteln überhaupt.

Azetylsalizylsäure ist ein typischer Prostaglandinsynthesehemmer und vor allem für die Behandlung leichter bis mäßiger Schmerzen, z.B. Kopfschmerzen, geeignet. Ihre fiebersenkende Wirkung ist relativ gering.

Azetylsalizylsäure wirkt außerdem gerinnungshemmend, da sie die Entstehung von **Thromboxan A_2** in den Blutplättchen hemmt (Thromboxan A_2 fördert die Verklumpung der Thrombozyten und die Vasokonstriktion kleiner Blutgefäße). Therapeutisch wird dies bei der Gefahr arterieller Gefäßverschlüsse ausgenutzt, z.B. bei KHK (☞ 18.5.1) oder einem drohenden Schlaganfall bei Karotisstenose (☞ 35.5.1).

Hauptnebenwirkungen der Azetylsalizylsäure sind gastrointestinale Beschwerden und allergische Reaktionen (☞ Tabelle unten).

Bei Kindern kann im Anschluss an virale Infekte das zwar seltene, aber meist tödliche **Reye-Syndrom** mit akuten Leber- und Gehirnschädigungen auftreten. Wahrscheinlich erhöht Azetylsalizylsäure das Risiko eines Reye-Syndroms. Deshalb sollte Kindern vor der Pubertät Paracetamol gegeben werden.

Paracetamol (z.B. ben-u-ron®, Doloreduct®) wirkt schmerzlindernd und fiebersenkend, aber nur gering entzündungshemmend. Bei Kindern ist es das Mittel der Wahl gegen Schmerzen und Fieber. Auch bei Erwachsenen ist es zur Behandlung leichter und mittelschwerer Schmerzen gut geeignet.

Nebenwirkungen sind sehr selten. Beobachtet werden allergische Hautausschläge, Leber- und Nierenschäden. Da sich Paracetamol in hoher Dosis (ab 10 – 20 g) zum Suizid „eignet", sollte es suizidgefährdeten Patienten *nie* zur Selbstmedikation empfohlen werden.

Umstritten: Metamizol

Metamizol (*Novaminsulfon*, z.B. Novalgin®) ist ein gutes Analgetikum und Antipyretikum und wirkt außerdem *spasmolytisch* (krampflösend). Es wirkt besonders zuverlässig bei viszeralen Schmerzen (☞ 16.2.3), z.B. bei Nieren- oder Gallenkoliken. Metamizol geriet wegen des Risikos anaphylaktischer Schocks (☞ 38.5.1) und toxischer Knochenmarkschädigungen (☞ 24.7.4) in die Schlagzeilen. Vermutlich sind diese schweren Nebenwirkungen aber sehr selten.

Nichtsteroidale Antiphlogistika

☞ *auch Pharma-Info 25.16*

Die **nichtsteroidalen Antiphlogistika** (*nichtsteroidale Antirheumatika*, **NSAR**, so genannt, weil Kortikosteroide wie Decortin® ebenfalls stark entzündungshemmend wirken) sind vom chemischen Aufbau her verschiedenartig. Sie weisen alle das gleiche (Neben-)Wirkungsspektrum, allerdings mit unterschiedlicher Gewichtung, auf. Zu dieser Gruppe gehören z.B.:

Häufig verwendete Nicht-Opioid-Analgetika

Substanz (Bsp. Handelsname)	Indikationen; Dosierung in der Schmerztherapie (Einzeldosis)	Wirkdauer	Wichtigste Nebenwirkungen (NW) Kontraindikationen (KI)
Azetylsalizylsäure (ASS), z.B. Aspirin®, ASS-ratiopharm®	Kopf-, Zahn- und Gliederschmerzen, beginnende Tumorschmerzen, v.a. bei Knochenmetastasen, Fieber, entzündliche Erkrankungen (v.a. Rheuma), Thrombozytenaggregationshemmung 0,5 – 1 g oral, i.v.	4 Std.	**NW:** Gastrointestinale Beschwerden bis hin zur Ulkusbildung (→ nach den Mahlzeiten einnehmen, auf Oberbauchbeschwerden und Teerstuhl achten). Allergische Haut- und Blutbildveränderungen, Asthmaanfälle **KI:** Magen- und Duodenalgeschwüre, Asthma bronchiale, Blutgerinnungsstörungen (auch Antikoagulantientherapie), Kinder, Schwangerschaft
Paracetamol, z.B ben-u-ron®	In der Schmerztherapie im Wesentlichen wie Azetylsalizylsäure, Fieber 0,5 – 1 g oral, rektal	4 – 6 Std.	**NW** (insgesamt geringer als bei Azetylsalizylsäure): Gastrointestinale Beschwerden, Allergien. Bei Überdosierung Leber- und Nierenschäden **KI:** Schwere Leber- und Nierenfunktionsstörungen, Suizidgefahr
Nichtsteroidale Antiphlogistika (NSAR), etwa Diclofenac (z.B. Voltaren®), Ibuprofen (z.B. Imbun®)	Mäßige Schmerzen, beginnender Tumorschmerz, Menstruationsbeschwerden, rheumatische Entzündungen Diclofenac: 25 – 50 mg oral, rektal, i.m. Ibuprofen: 0,2 – 0,4 g oral, rektal; 0,4 g i.m.	4 – 8 Std.	**NW:** Gastrointestinale Beschwerden, Bronchialverengung bei disponierten Patienten, ZNS-Störungen (z.B. Kopfschmerz, Depressionen, Müdigkeit), Allergie **KI:** Magen- oder Duodenalgeschwüre, schwere Leber- und Nierenschäden, Blutgerinnungsstörungen, Schwangerschaft
Metamizol, z.B. Novalgin®	Schmerzen, insbesondere mit spastischer Komponente (z.B. Nierenkoliken), sowie Fieber, wenn andere Maßnahmen nicht ansprechen 0,5 – 1 g oral, rektal; 0,5 – 2,5 g i.m., i.v.	4 Std.	**NW:** Leichte gastrointest. Beschwerden, Allergie; sehr selten (tödliche) Agranulozytose. Wegen der Gefahr schwerer anaphylaktischer Reaktionen und eines Blutdruckabfalls v.a. bei Fieber langsame i.v.-Injektion (1 ml/Min.) verdünnt oder als Kurzinfusion. (Harmlose) Rotfärbung des Urins möglich
COX-2-Hemmer, etwa Rofecoxib (Vioxx®), Celecoxib (Celebrax®)	Leichte bis mittelstarke Schmerzen, Arthrose-Schmerzen, chronische Polyarthritis Rofecoxib: 12,5 (– 25) mg oral Celecoxib: 200 mg oral	12 – 24 Std.	**NW:** Allergien, Wasser- und Elektrolytretention (Ödeme), Oberbauchbeschwerden. Evtl. fetale Fehlbildungen, verminderte Fertilität und erhöhtes Thromboserisiko **KI:** Schwangerschaft, eingeschränkte Nierenfunktion (Cave: antihypertensive Arzneimittel)

genase. Sie wandelt die Fettsäure Arachidonsäure zu instabilen Vorformen der Prostaglandine um.

Die *Hauptwirkung* der klassischen Nicht-Opiod-Analgetika besteht in einer Hemmung dieses Enzyms, so dass die Prostaglandinsynthese vermindert ist. Dadurch wirken sie schmerzlindernd *(analgetisch)*, fiebersenkend *(antipyretisch)* und teilweise auch entzündungshemmend *(antiphlogistisch)*.

Die verminderte Prostaglandinsynthese verringert aber auch den Schutz der Magenschleimhaut, so dass Magengeschwüre und -blutungen begünstigt werden. Außerdem führen Prostaglandinsynthesehemmer oft zu einer Verschlechterung allergischer Erkrankungen wie Heuschnupfen oder Asthma.

Die verschiedenen klassischen Prostaglandinsynthesehemmer unterscheiden sich trotz prinzipiell gleicher Eigenschaften sowohl in ihrem Wirk- als auch in ihrem Nebenwirkungsprofil. So wirkt beispielsweise das eine Arzneimittel stärker fiebersenkend (z.B. Metamizol), das andere stärker entzündungshemmend (z.B. Azetylsalizylsäure). Daher hängt die Präparatwahl von der Indikation ab, und es ist durchaus sinnvoll, bei Nebenwirkungen ein anderes Präparat auszuprobieren.

COX-2-Hemmer ☞ Pharma-Info 16.5

16.4.5 Systemische medikamentöse Schmerztherapie: Opioid-Analgetika

Opioid-Analgetika *(opioide Analgetika)*: Vom klassischen Rauschmittel **Opium** abgeleitete, stark wirksame Schmerzmittel, die ihre Wirkung nach heutigem Kenntnisstand über die **Endorphinrezeptoren** *(Opiatrezeptoren)* des ZNS entfalten. Unterliegen der *Betäubungsmittelverschreibungsverordnung* und dem *Betäubungsmittelgesetz* (☞ 10.2.12).

Die Rohsubstanz *Opium* (griech.: Mohnsaft) ist seit über 6000 Jahren bekannt und war während vieler Jahrhunderte das wirksamste Schmerzmittel, das die Menschen kannten.

Wichtigster Bestandteil des Stoffgemisches Opium ist das **Morphin.** Morphin und die anderen Bestandteile des Opiums mit morphinartiger Wirkung werden in aller Regel als **Opiate** bezeichnet, halb- und vollsynthetische Schmerzmittel, die über die Endorphinrezeptoren des ZNS wirken, als **Opioide.**

Wirkprofil der Opioide

Alle Opiate und Opioide besitzen im Wesentlichen die gleichen Wirkungen:

- *Starke Schmerzstillung* (Analgesie)
- *Sedation.* Eine sedierende Wirkung ist vor allem bei Therapiebeginn zu beobachten und lässt meist nach einigen Tagen nach
- *Hemmung des Atemzentrums.* Die atemdepressive Wirkung der Opiate ist vor allem bei einer Überdosierung gefährlich. Da das Atemzentrum durch Schmerzen stimuliert wird, hat die atemdepressive Wirkung bei der Schmerztherapie klinisch oft nur geringe Bedeutung
- *Hemmung des Hustenreflexes.* Deshalb findet man oft Codein, ein schwach wirksames Opiat, in Hustensäften
- *Reizung des Brechzentrums im Stammhirn.* Übelkeit und Erbrechen sind zwei besonders unangenehme Nebenwirkungen zu Beginn einer Opioidtherapie
- *Tonuserhöhung der glatten Muskulatur des Magen-Darm-Traktes und der ableitenden Harnwege.* Klinisch wichtig sind insbesondere eine behandlungsbedürftige spastische Obstipation (☞ 21.2.7) und ein Harnverhalt
- *Einfluss auf die Stimmung.* Meist wirken Opioide euphorisierend (bei Schmerzpatienten oft nur entspannend), manchmal aber auch angstauslösend und niederschlagend. Der Einfluss auf die Stimmung ist bei intravenöser

Pharma-Info 16.5: Nicht-Opioid-Analgetika (Fortsetzung)

- Diclofenac, z.B. Voltaren®
- Ibuprofen, z.B. Anco®
- Naproxen, z.B. Proxen®
- Piroxicam, z.B. Felden®
- Indometacin, z.B. Amuno®
- Dexketoprofen, z.B. Sympal®.

Nichtsteroidale Antiphlogistika sind in den hohen Dosierungen, die gegen Entzündungen erforderlich sind, oft besser verträglich als Azetylsalizylsäure. Auf die entzündungshemmende Wirkung muss man im Gegensatz zur analgetischen aber einige Woche warten. Hierüber müssen die Patienten aufgeklärt werden, da viele das Arzneimittel sonst nach kurzer Zeit eigenmächtig absetzen.

COX-2-Hemmer – Super-Aspirine?

Seit einigen Jahren ist bekannt, dass das Enzym **Zyklooxygenase** in zwei verschiedenen Formen existiert: Während die *Zyklooxygenase 1* konstant in nahezu allen Zellen vorkommt, wird die *Zyklooxygenase 2* vorwiegend bei Stress und Entzündung gebildet.

Die klassischen Prostaglandinsynthesehemmer wie etwa Azetylsalizylsäure und die älteren nichtsteroidalen Antiphlogistika hemmen (wenn auch in etwas unterschiedlicher Ausprägung) beide Formen der Zykloolxygenase.

Neu entwickelte **COX-2-Hemmer** *(COX-2-Inhibitoren)* wie etwa Rofecoxib oder Celecoxib hemmen dagegen selektiv die Zyklooxygenase 2. COX-2-Hemmer wirken zwar nicht besser gegen Schmerzen und/oder Entzündung, führen aber seltener zu gefährlichen gastrointestinalen Nebenwirkungen und Nierenfunktionsstörungen, was insbesondere bei der Dauertherapie mit diesen Substanzen in der Rheumatologie (☞ 25.4.1) von Vorteil sein könnte.

Da Langzeiterfahrungen noch fehlen, kann die endgültige Stellung der COX-2-Hemmer (Anwendungsgebiete, Nebenwirkungsprofil) noch nicht abschließend beurteilt werden.

Sonderstellung: Flupirtin

Ebenfalls verhältnismäßig neu ist das Nicht-Opioid-Analgetikum Flupirtin (z.B. Katadolon®), das über Angriffspunkte im ZNS (jedoch nicht über Opioid-Rezeptoren) analgetisch und muskelentspannend wirkt. Daher sind Rückenschmerzen mit Muskelverspannungen eine der Hauptindikationen.

Wichtige Nebenwirkungen neben Magen-Darm-Beschwerden sind Müdigkeit und Leberschäden.

Zufuhr besonders intensiv, wodurch das Risiko einer Abhängigkeit steigt
- *Histaminfreisetzung* mit Juckreiz, Bronchialverengung und Gefäßweitstellung
- *Toleranzentwicklung*. Die Toleranzentwicklung gegenüber den Wirkungen und Nebenwirkungen der Opiate ist unterschiedlich. Die Toleranzentwicklung gegenüber der analgetischen Wirkung wird häufig überschätzt.

Morphin und seine Abkömmlinge eignen sich zur Bekämpfung starker Schmerzen, z.B. postoperativ, beim akuten Herzinfarkt, bei Tumorpatienten (☞ auch 24.5.5), aber auch bei schweren nicht tumorbedingten Schmerzzuständen.

Schwache und starke Opioide

Nach ihrer Wirkungsstärke werden **schwache** und **starke Opioide** unterschieden (☞ Pharma-Info 16.7). Die verschiedenen Opioide haben grundsätzlich den gleichen Wirkungsmechanismus und ein ähnliches Nebenwirkungsprofil. Es ist noch nicht gelungen, Opioidabkömmlinge zu entwickeln, welche die erwünschte analgetische, nicht aber die in der Regel unerwünschten Wirkungen wie Sedation, Obstipation und Übelkeit aufweisen.

Allerdings erreichen verschiedene Opioide in unterschiedlichem Maß ihren Hauptwirkungsort und werden unterschiedlich metabolisiert. Hinzu treten herstellungsbedingte Differenzen. Außerdem vertragen Patienten verschiedene Opioide unterschiedlich gut. Grund sind wahrscheinlich erbliche Differenzen bei den Opiatrezeptoren. Daher kann bei starken Nebenwirkungen der Wechsel auf ein anderes Opioid durchaus Erfolg bringen **(opioid rotation).** Eine Kombination verschiedener Opiate ist allerdings nicht sinnvoll.

Vorurteile gegenüber Opioiden

Zahlreiche *Vorurteile* behindern den vernünftigen Gebrauch von Opioiden: Opioide sind von einer Aura des Gefährlichen umgeben. Sie erinnern an Opiumhöhlen, Schmuggel und Drogenszene und gelten als Gifte (bezeichnender Sprachgebrauch: „Giftschrank, -buch“). Als Folge werden sie Schmerzpatienten vorenthalten, die somit bei Tumorerkrankungen oder nach Operationen unnötig Schmerzen erleiden müssen. Vor allem folgende Vorurteile sind bei Ärzten, Pflegenden und Angehörigen verbreitet:

> **Vorurteil 1**
> „Opioide machen süchtig und führen zu körperlichen und psychischen Schäden.“

Richtig ist, dass alle Opioide ein Abhängigkeitspotential besitzen. Die Gefahr *psychischer Abhängigkeit* ist jedoch bei Schmerzpatienten gering, wenn die Opioide nicht nach Bedarf, sondern regelmäßig nach Zeitplan gegeben werden (☞ 16.4.7, 24.5.5). Außerdem sollten retardierte, also länger wirksame, Opioide verwendet werden. Die wohl entstehende *physische Abhängigkeit* ist nur bei einem plötzlichen Absetzen des Arzneimittels relevant (langsam ausschleichen).

> **Vorurteil 2**
> „Opioide verursachen eine schwere Atemdepression und verkürzen das Leben.“

Da der Schmerz das Atemzentrum reizt und damit der Atemdepression durch Opiate entgegenwirkt, ist die atemdepressorische Wirkung in erster Linie bei gleichzeitiger Gabe weiterer atemdepressorischer Arzneimittel oder bei Opiatüberdosierung wichtig. Bei älteren Menschen muss die Therapie mit einer niedrigen Dosis begonnen werden.

> **Vorurteil 3**
> „Opioide sedieren und machen soziale Kontakte unmöglich.“

Eine Sedierung tritt insbesondere bei Therapiebeginn auf. Bei länger andauernder Opiatgabe – etwa bei Tumorpatienten – tritt sie in den Hintergrund. Richtig ist vielmehr, dass die Opiate durch die Schmerzfreiheit dem Patienten soziale Kontakte oft erst ermöglichen.

> **Vorurteil 4**
> „Die notwendigen Dosissteigerungen gehen durch Gewöhnung ins Unvertretbare.“

Richtig ist, dass im Laufe einer Opioidbehandlung eine Dosissteigerung notwendig werden kann. Aufgrund der Toleranzentwicklung auch gegenüber den Nebenwirkungen stellt eine schmerzbedingte Dosiserhöhung klinisch jedoch kein Problem dar.

> **Vorurteil 5**
> „Nach den Opioiden kommen keine Therapiereserven mehr.“

Richtig ist, dass Opioide zu den stärksten verfügbaren Schmerzmitteln gehören. Sie können jedoch durch weitere Therapiemethoden ergänzt werden.

> **Vorurteil 6**
> „Wer Opioide erhält, für den gibt es keine Hoffnung mehr, er wird bald sterben.“

Opioide werden nicht nur Tumorpatienten verabreicht, sondern sind gegen bestimmte starke Schmerzen unverzichtbar. Auch bei unheilbar Kranken bedeutet der Beginn einer Opioidbehandlung nicht das

	Kurzfristige Opioidtherapie	Langfristige Opioidtherapie
(Erwünschte) Wirkungen		
Analgesie	+++	++
Sedierung	++	(+)
Nebenwirkungen		
Atemdepression	+++	(+)
Obstipation	+	+++
Euphorie	+	(+)
Übelkeit, Erbrechen	+	(+)
Abhängigkeit:		
▸ Physisch	+	+++
▸ Psychisch	Nein	Fraglich
(+) = gering, + = mäßig, ++ = deutlich, +++ = stark		

Tab. 16.6: Überblick über Wirkungen und Nebenwirkungen bei kurz- und langfristiger Opioidtherapie. [A400]

nahe Ende, da die Therapie über lange Zeit möglich ist.

Vorurteil 7

„Die Opioid-Verschreibung ist wegen bürokratischer Hemmnisse praktisch unmöglich."

Opioidanalgetika unterliegen zwar besonderen Beschränkungen, um Missbrauch zu verhindern (☞ 10.2.12), doch darf das kein Grund sein, einem Schmerzkranken Opioide vorzuenthalten.

! Vorsicht

Zeichen der Opiatvergiftung

- Bewusstseinsstörungen bis hin zum Koma
- Zerebrale Krämpfe
- Zyanose durch zentrale Atemlähmung, Ansammlung von Bronchialsekret in den Atemwegen wegen Dämpfung des Hustenreflexes, toxisches Lungenödem bei Heroin
- Übelkeit, Erbrechen, Darmatonie
- Hypothermie
- Anfangs Pupillenverengung *(Miosis),* bei Sauerstoffmangel und Blutdruckabfall in fortgeschrittenen Stadien jedoch Pupillenerweiterung *(Mydriasis).*

Sollte es zu einer Opiatvergiftung gekommen sein, steht als Therapie das Antidot (Gegenmittel) **Naloxon** (Narcanti®) zur Verfügung, das in kurzen Abständen intravenös gespritzt wird. Eventuell ist eine Beatmung erforderlich (☞ auch 38.5.3).

Pflege

Obstipationsprophylaxe ☞ 7.8.5
Pflege bei Schlafstörungen ☞ 7.3.4
Pflege bei Übelkeit und Erbrechen ☞ 7.8.8

Bei der Pflege von Patienten mit Opioidmedikation ist zu beachten:

- Opioidwirkung genau überwachen, insbesondere zu Behandlungsbeginn und bei Dosiserhöhung
- Da Opioide bei chronischen Schmerzen nach einem genauen Zeitplan gegeben werden, auf regelmäßige Einnahme achten, falls notwendig Patienten nachts wecken
- Puls, Blutdruck und Atmung kontrollieren
- Blasenentleerung überwachen (Möglichkeit eines Harnverhaltes)
- Auf regelmäßigen Stuhlgang achten
- Ggf. Pneumonieprophylaxe durchführen (☞ 7.2.4)
- Bei Sedation, vor allem zu Beginn der Medikation; Patienten nicht allein aufstehen lassen
- Auf Anzeichen eines Missbrauchs bzw. auf das Sammeln von Arzneimitteln zu Suizidversuchen oder zur Weitergabe/Weiterverkauf an Bekannte achten
- Dem Patienten erklären, dass eine Zunahme der Medikation nicht automatisch eine Verschlechterung der Krankheit bedeutet.

Pharma-Info 16.7: Übersicht über die Opioid-Analgetika

Substanz (Bsp. Handelsname)	BTM*	Dosierung und Darreichungsform	Wirkdauer	Nebenwirkungen und Kontraindikationen
Schwache Opioide				Alle Substanzen **Nebenwirkungen:** ▸ Obstipation ▸ Atemdepression ▸ Übelkeit, Erbrechen ▸ Tonuserhöhung im Magen-Darm-Trakt und in den Harnwegen, Kontraktion des Sphinkter oddi (geringer bei Pethidin) ▸ Schwindel, Benommenheit ▸ Sedierung ▸ Mundtrockenheit **Kontraindikationen:** ▸ Störungen der Atmung ▸ Strengste Indikationsstellung in Schwangerschaft und Stillzeit und bei Alkoholkranken
Dihydrocodein retard (z.B. DHC 60/90/120 Mundipharma®)	Nein	60 – 120 mg oral	8 – 12 Std.	
Pentazocin (z.B. Fortral®)	Ja	25 – 50 oral, rektal; 30 mg i.m., i.v., s.c.	2 – 4 Std.	
Tilidin-Naloxon (z.B. Valoron® N)	Nein	50 – 100 mg oral	2 – 4 Std.	
Tramadol (z.B. Tramal®)	Nein	50 – 100 mg oral, rektal, s.c., i.m., i.v.	2 – 4 Std.	
Starke Opioide				
Buprenorphin (z.B. Temgesic®)	Ja	0,2 – 0,4 mg sublingual; 0,3 mg i.m., i.v.		
Fentanyl ▸ Fentanyl TTS (Durogesic®) ▸ Fentanyl in der Anästhesie ☞ 37.3.3	Ja	25 – 100 µg/Std. transdermal	72 Std.	
Morphin ▸ Nicht-retardiertes Morphin (z.B. Morphin Merck® 10/20, Sevredol® 10/20, MSR® 10/20/30) ▸ Retardiertes Morphin (z.B. MST 10/30/60/100/200 Mundipharma®, MST Continus® 30/60)	Ja Ja	Initial 10 – 30 mg s.c., i.m., oral, rektal; 5 – 10 mg i.v.; Dosierung bei Langzeitgabe teils erheblich höher	4 Std. 8 – 24 Std.	
Oxycodon (retardiert in Oxygesic®)	Ja	10 mg oral	8 – 12 Std.	
Pethidin (z.B. Dolantin®)	Ja	25 – 150 mg oral, s.c., i.m.; 25 – 100 mg i.v.	2 – 4 Std.	
Piritramid (z.B. Dipidolor®)	Ja	15 – 30 mg i.m.; 7,5 – 22,5 mg i.v.	4 – 8 Std.	

* BTM = Verordnung erfordert Betäubungsmittelrezept (☞ 2.2.12)

Patienten, die ständig starke Analgetika erhalten, werden sowohl durch die (Rest-)Schmerzen als auch durch die Behandlung selbst an ihre Krankheit erinnert und entwickeln oft ein Gefühl der Machtlosigkeit gegenüber der Krankheit oder Zorn auf die Gesunden in ihrer Umgebung. Ist den Pflegenden dies bewusst, lässt sich manche Reaktion der Kranken besser verstehen und darauf eingehen. Von großer Bedeutung ist dann das Gespräch der Pflegenden untereinander, damit die eigene Betroffenheit und Hilflosigkeit aufgefangen werden kann.

16.4.6 Systemische medikamentöse Schmerztherapie: Co-Analgetika und Begleitmedikamente

Co-Analgetika

Co-Analgetika *(Adjuvantien* = „helfende Substanzen"): In der medikamentösen Schmerztherapie unterstützend zu den Analgetika eingesetzte Substanzen, die z.B. durch Abschwellung eines Ödems oder Beeinflussung der Schmerzverarbeitung schmerzlindernd wirken.

Psychopharmaka

Psychopharmaka (Arzneimittel mit Einfluss auf die ZNS-Aktivität und auf psychische Funktionen ☞ auch 36.1.12) steigern die analgetische Potenz der klassischen Schmerzmittel, unterstützen die Schmerzverarbeitung und besitzen zum Teil eigene analgetische Effekte. Diese Wirkungen sind *unabhängig* von ihrem antipsychotischen Effekt. Es ist wichtig, dass der Patient über diesen Sachverhalt informiert wird – sonst fühlt er sich nicht ernst genommen, eventuell sogar zum psychisch Kranken „abgestempelt".

Antidepressiva (z.B. Amitriptylin, etwa in Saroten® ☞ auch Pharma-Info 36.29) mildern besonders Kopf- und Nervenschmerzen. Die Dosierung in der Schmerztherapie ist geringer als die bei Depressionen.

Neuroleptika (z.B. Haloperidol, etwa in Haldol® ☞ auch Pharma-Info 36.25) wirken bei nahezu allen Schmerzzuständen. Weil sie gegen Übelkeit und Erbrechen helfen, werden sie oft in Kombination mit Opioid-Analgetika gegeben.

Benzodiazepine (z.B. Diazepam, etwa in Valium® ☞ auch Pharma-Info 36.41) haben eine muskelentspannende Wirkung und sind daher bei Muskelschmerzen von Nutzen. Daneben ermöglichen sie dem Patienten einen besseren Nachtschlaf. Wegen der Suchtgefahr sollten sie aber vorsichtig eingesetzt werden. Schlafanstoßend wirken beispielsweise auch Antidepressiva.

Cannabinoide (Wirkstoffe aus der Hanfpflanze) wirken schmerzlindernd, sind aber insgesamt sehr umstritten und zur Therapie nicht zugelassen.

Weitere Co-Analgetika

Viele Schmerzzustände gehen mit entzündlichen Reaktionen (z.B. rheumatische Erkrankungen) oder Gewebeschwellungen (z.B. Ödem um einen Tumor) einher. In diesen Fällen lindern **Glukokortikoide** (☞ Pharma-Info 23.51) den Schmerz.

Weitere Co-Analgetika, die je nach Schmerzursache eingesetzt werden, sind **Kalzitonin** (z.B. Karil®) und **Biphosphonate** (z.B. Ostac®, Fosamax®) bei Knochenschmerzen, z.B. infolge von Osteoporose oder Tumormetastasen, sowie bei Nervenschmerzen **Antiepileptika** wie **Carbamazepin** und **Gabapentin** (z.B. Tegretal® bzw. Neurontin® ☞ Pharma-Info 35.61).

Begleitmedikamente

Neben Analgetika und Co-Analgetika sind häufig weitere **Begleitmedikamente** erforderlich, die in erster Linie die Nebenwirkungen der Analgetika mildern sollen. Am wichtigsten sind Laxantien gegen eine opioidbedingte Obstipation, Antiemetika gegen Übelkeit und Erbrechen oder Mittel zur Vorbeugung von Magengeschwüren bei Gabe von Prostaglandinsynthesehemmern.

Schöner Schein: Placebos

Auch Arzneimittel ohne Wirkstoff, so genannte *Scheinmedikamente* oder **Placebos** (☞ auch 10.2.1), haben bisweilen erstaunliche analgetische Effekte. Dies verführt manchmal dazu, gerade Patienten, deren Schmerzangaben man nicht so recht Glauben schenkt, ein Placebo zu „verpassen" und so zu „beweisen", dass ihre Schmerzen auf Einbildung beruhen.

Heute wird angenommen, dass Placebos über die Freisetzung von *Endorphinen* (☞ 16.2.1) im ZNS Schmerzen lindern *können.* Ihre Wirkung ist also durchaus physiologisch erklärbar und beweist keineswegs, dass die Patienten in Wirklichkeit keine Schmerzen haben.

Es ist nur sehr selten richtig, (Schmerz-)Patienten Placebos zu geben. Der Patient wird durch Placebogabe entmündigt, und das Vertrauensverhältnis zu ihm wird möglicherweise schwer gestört.

16.4.7 Grundsätze der systemischen medikamentösen Schmerztherapie

Schmerzen bedeuten für den Patienten einen Verlust an Lebensqualität. Starke Schmerzen bestimmen das ganze Leben des Patienten und können – vor allem wenn sie chronisch sind – den Patienten zum Suizid(versuch) treiben.

Ziel der Schmerztherapie ist nicht, dass der Patient lernt, seinen Schmerz heroisch zu ertragen, sondern dass er ein schmerzfreies oder zumindest schmerzarmes und selbstbestimmtes Leben führen kann. Wünscht ein Patient trotz seiner Schmerzen keine Schmerzmedikamente, akzeptieren Pflegende und Ärzte dies, gestalten aber den Umgang mit dem Kranken von Anfang an so, dass er seine Entscheidung jederzeit ohne Gesichtsverlust revidieren kann.

Therapie akuter Schmerzen

Postoperative Schmerztherapie ☞ 11.4.6

Akute Schmerzen treten z.B. bei schweren Erkrankungen wie einem Herzinfarkt, bei Verletzungen sowie als postoperativer Wundschmerz auf. Das therapeutische Ziel ist die schnelle Schmerzbeseitigung, auch um gefährliche vegetative Nebeneffekte des Schmerzes wie Blutdrucksteigerung zu vermeiden.

Meistens ist die Therapie nur einige Tage lang notwendig, bis die akute Krankheitsphase und damit der Schmerz vorüber ist.

Therapeutisch werden kurz wirksame Arzneimittel in Standarddosis und meist i.v. oder i.m. verabreicht. Ein i.v.-Bolus führt oft schon nach wenigen Minuten zur Schmerzstillung oder deutlichen Schmerzlinderung.

Die Pflegenden beobachten den Patienten auf Nebenwirkungen (Übelkeit, Atemdepression) und fragen ihn, ob die Medikation ausreicht. Da mit „Schmerzdurchbrüchen" zu rechnen ist, sollte der Arzt im Dokumentationssystem die Arzneimittel vermerken, die die Pflegenden im Bedarfsfall verabreichen dürfen, und angeben, nach welchem Zeitraum die Wiederholung der Schmerzmittelgabe möglich ist.

Je länger ein Patient akute Schmerzen erleidet, umso größer ist das Risiko, später chronische Schmerzen zu entwickeln, weil sich ein **neuronales Schmerzgedächtnis** ausprägt. Daher: Von Beginn an ausreichende Schmerztherapie anstreben.

Pumpengesteuerte on-demand-Analgesie (PCA)

Um eine optimale, dem unterschiedlichen Schmerzempfinden genau angepasste Schmerzmitteldosierung zu erreichen, wurden Pumpen zur parenteralen Gabe von Schmerzmitteln entwickelt, die die Patienten selbst bedienen können. Diese Verfahren bezeichnet man als *pumpengesteuerte on-demand-Analgesie* (**PCA** = ***p****atient* ***c****ontrolled* ***a****nalgesia, Patientenkontrollierte Analgesie*). Auf Knopfdruck kann der Patient eine vorprogrammierte Schmerzmitteldosis abrufen. Nach einer vom Arzt festgelegten „Sperrzeit" kann die nächste Dosis angefordert werden. Die Erfahrungen haben gezeigt, dass die Patienten keineswegs hemmungslos „zugreifen", sondern eher Arzneimittel eingespart werden. Die PCA wird sowohl bei akuten (insbesondere postoperativen) als auch bei chronischen Schmerzen eingesetzt. Kinder können ab dem 6. Lebensjahr mit einer PCA versorgt werden.

Therapie chronischer Schmerzen

Beim chronisch Schmerzkranken muss der Teufelskreis von Schmerz, Angst, Vereinsamung, Depression, Schlaflosigkeit, Erschöpfung und gesteigertem Schmerz durchbrochen werden. Ziel der Therapie ist Schmerzfreiheit, mindestens aber ein subjektiv erträgliches, niedriges Schmerzniveau.

Für die medikamentöse Therapie von (gezielt nicht angehbaren) Tumorschmerzen gibt es einen WHO-Stufenplan (☞ 24.5.5). Die Arzneimittel werden auf jeder Stufe ausdosiert, bei unzureichender Wirkung wird auf die nächste Stufe gewechselt. Prinzipiell ist die medikamentöse Therapie kontinuierlich und vorausschauend.

Während der WHO-Stufenplan früher für nicht-tumorbedingte chronische Schmerzen abgelehnt wurde, wird er heute zunehmend auch für die Therapie chronischer Schmerzen anderer Ursache verwendet. Bei manchen nichttumorbedingten chronischen Schmerzen weist die alleinige medikamentöse Schmerztherapie keine ausreichenden Erfolge auf. Problematisch sind außerdem die Nebenwirkungen, die bei Dauereinnahme von Arzneimitteln drohen. Daher werden vor und neben der medikamentösen Therapie alle therapeutischen Alternativen nicht-medikamentöser Art ausgeschöpft.

! Vorsicht

Jeder vergebliche Therapieversuch verstärkt die Chronifizierung der Schmerzen.

Entscheidung mit dem Patienten

Über die (medikamentöse) Schmerztherapie wird *zusammen mit dem Patienten* entschieden. Zur Ermittlung des individuellen Arzneimittelbedarfs und als Erfolgskontrolle der Therapie sollten alle chronisch Schmerzkranken ein Schmerztagebuch führen, dessen Angaben ernst zu nehmen sind.

Als Darreichungsform ist die *orale* Analgetikagabe meistens am günstigsten. Sie wird nicht nur von der Mehrzahl der Patienten bevorzugt, sondern vermindert auch die Abhängigkeit des Kranken von den Pflegenden und wirkt bei chronisch Schmerzkranken der Suchtgefahr eher entgegen.

Auch Zäpfchen (Suppositorien) werden von vielen Patienten toleriert, doch ist die Resorption insgesamt unsicherer als nach oraler Medikation.

Injektionen schaffen nicht nur Abhängigkeit, sondern führen auch zu stark schwankenden Blutspiegelwerten. Nach einem raschen Anfluten des Schmerzmittels mit hohem Blutspiegel, der zwar zu guter Schmerzlinderung führt, aber auch ein hohes Nebenwirkungsrisiko birgt, sinkt der Blutspiegel rasch ab, und die Schmerzen kommen wieder. Bei Infusionen werden solche Schwankungen zwar vermieden, doch ist der Patient in Mobilität und Unabhängigkeit stark eingeschränkt. Parenterale Verabreichungsformen sind daher vor allem für Patienten sinnvoll, die nicht schlucken können (z.B. bei Ösophaguskarzinom ☞ 21.4.7) oder starkes Erbrechen haben.

Eine wichtige Erweiterung der therapeutischen Möglichkeiten ist das Fentanyl-TTS (Fentanyl transdermales therapeutisches System). Das sind Membranpflaster, die das Opioid-Analgetikum Fentanyl über eine Steuermembran freisetzen, die Resorption erfolgt dann über die Haut. Die Dosierung lässt sich über vier verschiedene Pflastergrößen (10, 20, 30, 40 cm^2 entsprechend 25, 50, 75 und 100 µg/Std.) regeln. Die Nebenwirkungen entsprechen im Wesentlichen denen der anderen Opioid-Analgetika, die Obstipation ist allerdings geringer ausgeprägt, da ein Großteil des Wirkstoffs das ZNS erreicht. Wegen seiner langen Wirkdauer und schlechten Steuerbarkeit ist Fentanyl-TTS besonders geeignet zur Analgesie bei einem stabilen Schmerzsyndrom, nicht aber bei akuten Schmerzen. Die Bewertung der Dosierung ist erst nach 12 Stunden möglich, der Patient muss eine schnell wirksame Zusatzmedikation (Morphin) zur Verfügung haben. Das System eignet sich besonders bei Patienten mit Schluckstörungen oder gastrointestinalen Resorptionsstörungen, die sonst auf parenterale Therapien angewiesen wären.

Das Pflaster darf nur auf intakte Haut (bevorzugt Oberarme und Oberkörper) geklebt werden. Es muss nicht in der Nähe des Schmerzortes platziert werden, da das abgegebene Arzneimittel im ganzen Körper wirkt, und

	Akuter Schmerz	Chronischer Schmerz
Ziel	Therapie vorhandener Schmerzen	Schmerzprophylaxe, d.h. Verhinderung einer Schmerzwiederkehr
Wirkungsbeginn	Rasch	Eher langsam
Wirkdauer	Kurz	Möglichst lang
Applikationsweg	Bevorzugt i.v., i.m., s.c., spinal, peridural; ggf. rektal, oral	Oral, rektal, transdermal
Applikationsintervalle	Nach Bedarf	In festen Intervallen, bevor sich die Schmerzen wieder bemerkbar machen
Schmerzmittel als	Einzelmedikament	Kombinationstherapie
Begleittherapie	Nein	Ja
Therapiedauer	Stunden – Tage	Wochen – Jahre
Therapiekontrollintervall	Stündlich – täglich, Auslassversuche	Wöchentlich – monatlich

Tab. 16.8: Grundsätze der medikamentösen Therapie akuter und chronischer Schmerzen. [A400]

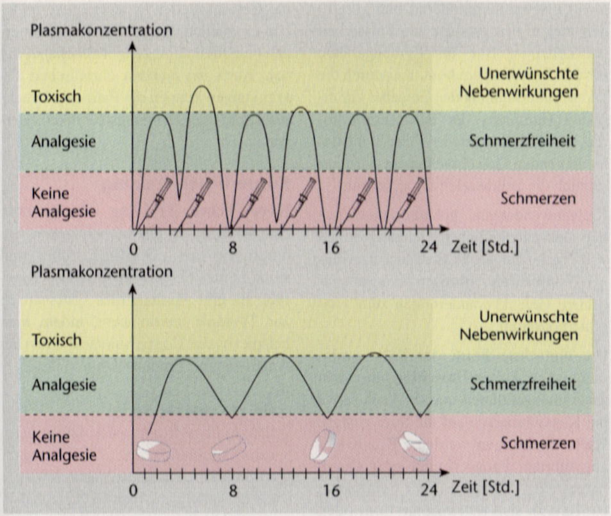

Abb. 16.9: Vergleich der Bedarfsmedikation von s.c.-Morphin (oben) mit der Schmerzprophylaxe (unten; orales Retard-Morphin). Bei der Bedarfsmedikation wird dem Patienten dann Morphin gespritzt, wenn er Schmerzen äußert. Der Patient ist abhängig von der Verabreichung der Spritze, muss Schmerzen aushalten und hat nur kurze schmerzfreie Intervalle. Bei der Schmerzprophylaxe nimmt der Patient in regelmäßigen Abständen Morphin oral, auch ohne dass er Schmerzen verspürt. Er ist anhaltend von Schmerzen befreit. Allerdings: Hat der Patient erst einmal Schmerzen, helfen ihm Injektionen viel schneller als Tabletten. Dies zeigt auch die Graphik: Oben steigt die Wirkstoffkonzentrationskurve nach Arzneimittelgabe viel steiler (d.h. schneller) an als unten. [A400]

darf auf keinen Fall zerschnitten werden, da es sonst zur Überdosierung des Arzneimittels kommen kann. Abgelöste Pflaster werden aus dem gleichen Grund nicht durch neue ersetzt, sondern von außen durch zusätzliche normale Pflasterstreifen fixiert. Da auch Wärme zu einer Resorptionsbeschleunigung führt, dürfen an der Pflasterstelle keine Wärmeanwendungen erfolgen. Die Okklusion der Haut führt häufig zu Erythemen unter dem Pflaster, die sich jedoch schnell zurückbilden. Um Hautschäden zu vermeiden, soll der Applikationsort des Pflasters regelmäßig gewechselt werden.

Wichtig ist eine Medikation *in regelmäßigen Zeitabständen.* Diese werden so gewählt, dass der Blutspiegel des Schmerzmittels immer im therapeutischen Bereich liegt und der Schmerz kontinuierlich unterdrückt wird. Bei MST-Tabletten (kurz für ***m****orphin-****s****lowrelea-sing* ***t****ablet*) beträgt das Dosierungsintervall 8 – 12 Stunden. Die Tabletten können also während der Wachzeit der Patienten eingenommen werden. Im Gegensatz dazu müssen Morphin-Tropfen alle vier Stunden eingenommen werden, und der Patient muss dafür nachts geweckt werden. Auch andere stark wirksame Opioide stehen mittlerweile als Retardform zur Verfügung, z.B. orales Hydromorphon (Palladon®) oder Oxycodon (Oxygesic®).

Der Patient wird angeleitet, die Arzneimittel selbständig in der vereinbarten Dosis und zum richtigen Zeitpunkt zu nehmen. Im Krankenhaus kann man ihm die nächste Schmerzmitteldosis zur Verwaltung anvertrauen.

! Vorsicht

Bedarfsmedikationen erfordern höhere Dosierungen, lassen den Patienten zum Bittsteller werden und steigern die Suchtgefahr.

16.4.8 Lokale medikamentöse Schmerztherapie: Lokalanästhetika

Lokalanästhetika: Substanzen, die *reversibel* (d.h. für eine bestimmte Zeit) und *lokal* (d.h. örtlich begrenzt) die Signalleitung durch die Nervenfasern hemmen und so zu Schmerzlinderung oder -freiheit führen (☞ 37.9.2).

Zur medikamentösen Schmerztherapie zählt nicht nur die systemische Gabe von Schmerzmitteln, sondern auch die lokale Anwendung von **Lokalanästhetika.** Die schmerzleitenden Fasern reagieren auf Lokalanästhetika besonders empfindlich. Daher fällt nach der Injektion zuerst die Schmerzempfindung aus und dann erst die Empfindung von Temperatur, Berührung und Druck. Bedeutendste Kontraindikation ist eine Allergie des Patienten gegen die Substanz.

Folgende Verfahren sind für die Therapie akuter oder chronischer Schmerzen wichtig (☞ auch 37.9.3 – 37.9.5):

- **Oberflächenanästhesie.** Die Nervenendigungen in der Haut oder Schleimhaut werden durch Auftragen des Lokalanästhetikums betäubt. Typisches Beispiel ist das Aufsprühen von Lidocain-Spray im Rachenbereich vor einer Endoskopie. Zur Oberflächenanästhesie bei Kindern, z.B. vor Blutentnahmen oder Impfungen, eignen sich Emla® Pflaster, bei denen eine Kombination von Lidocain und Prilocain als Creme aufgetragen und dann mit einem Okklusivpflaster abgedeckt werden. Hilfreich gegen die Angst ist neben der Anästhesie auch die „magische" Wirkung des Pflasters für Kinder
- **Infiltrationsanästhesie.** Das gewünschte Areal wird durch intradermale, subkutane oder intramuskuläre Injektion eines Lokalanästhetikums betäubt. Die Infiltrationsanästhesie wird beispielsweise bei kleineren chirurgischen Eingriffen angewendet
- **Periphere Nervenblockaden** *(Leitungsanästhesie):* Das Lokalanästhetikum wird möglichst nahe an periphere Nerven oder Nervengeflechte injiziert. Die Leitungsanästhesie wird bei chirurgischen Eingriffen, aber auch zur Therapie schwerer Nervenschmerzen genutzt
- **Zentrale Nervenblockaden** *(rückenmarknahe Anästhesien* ☞ 37.9.3): Bei der **Spinalanästhesie** wird das Lokalanästhetikum in den liquorhaltigen Subarachnoidalraum um das Rückenmark appliziert. Damit das Lokalanästhetikum nicht zum Hirnstamm aufsteigt und hier die lebenswichtigen Zentren lähmt, werden zum einen spezielle Lokalanästhetika-Lösungen genommen, zum anderen wird das Arzneimittel dem Patienten im Sitzen appliziert. Die Spinalanästhesie wird bei chirurgischen Eingriffen an den unteren Extremitäten, im Dammbereich,

im Unterbauch und in der Geburtshilfe verwendet.

Bei der **Periduralanästhesie** (**PDA,** *Epiduralanästhesie*) wird das Lokalanästhetikum in den Periduralraum des Rückenmarks injiziert und hemmt dort die Schmerzleitung in den Nervenwurzeln. Die Periduralanästhesie ist breiter anwendbar als die Spinalanästhesie und wird zunehmend auch zur Therapie chronischer Schmerzen eingesetzt. Bei starken chronischen Schmerzen kann ein Katheter in den Periduralraum gelegt werden, der eine kontinuierliche Arzneimittelgabe ermöglicht. Über einen solchen Katheter können auch Opioid-Analgetika verabreicht werden. Die Nebenwirkungen der periduralen Opiodtherapie, die auch bei ambulanten Patienten möglich ist, sind geringer als bei systemischer Gabe. Allerdings besteht die Gefahr einer ZNS-Infektion über den Katheter, so dass der Patient über den sterilen Umgang mit dem Katheter unterrichtet werden muss.

! Vorsicht

Bei Patienten mit Gerinnungsstörungen dürfen rückenmarknahe Anästhesien nicht eingesetzt werden.

16.4.9 Physikalische Therapien

Physikalische Therapien (☞ 10.9) durchbrechen den Kreislauf „Schmerz – Muskelverspannung – Durchblutungsstörung – Schmerz", indem sie den erhöhten Muskeltonus senken und die Durchblutung fördern. Die mit ihrer Anwendung verbundene menschliche Zuwendung ist zudem Balsam für wunde Seelen und unterstützt die psychische Schmerzverarbeitung. Viele physikalische Therapien werden von Pflegenden durchgeführt.

Berührung

Nur weniges wirkt so lindernd, wärmend und beruhigend wie die bewusste *Berührung mit der Hand.* Die Wirkung der Hautstimulation wird auch bei der **Vibrationstherapie** ausgenützt, die sich für die Behandlung von Amputations-, Nerven- und Muskelschmerzen eignet.

Kälte

Kälte (☞ 10.9.5) wirkt durch Hemmung entzündlicher Stoffwechselprozesse und Reduzierung der Freisetzung von Entzündungsmediatoren entzündungshemmend und schmerzlindernd und verhindert zudem den Austritt von Flüssigkeit und Zellen aus Blut- und Lymphgefäßen (☞ 8.3.2). Außerdem kommt es durch die lokale Unterkühlung des Gewebes zur direkten Hemmung der Schmerzrezeptoren. Beim Eindringen der Kälte in die tiefer liegenden Gewebsschichten wird zusätzlich die Schmerzleitung gehemmt.

Kälteanwendungen gehören besonders bei akut-entzündlichen Schmerzformen wie Verletzungen (z.B. Muskelzerrungen), aktivierten Arthrosen oder rheumatischen Gelenkveränderungen zum Therapieprogramm.

Die einfachste Form der Kälteanwendung ist ein **kalter Umschlag** mit einem zusammengefalteten, nassen Tuch (etwa bei Kopfschmerzen auf die Stirn gelegt). **Kalte Packungen** werden z.B. aus kalt angerührtem Fango, Lehm oder Quark hergestellt. Wird Eis eingesetzt (☞ 10.9.5), sind regelmäßige Kontrollen auf Kälteschäden (erstes Anzeichen: wächserne Blässe der Haut durch Gefäßkrampf) erforderlich. Eis und Kühlelemente dürfen nicht direkt auf die Haut gelegt werden. Vielmehr sollte immer ein Stück Stoff dazwischenliegen, z.B. ein Handtuch.

Wärme

Durch **Wärme** (☞ 10.9.5) erweitern sich die Gefäße und entspannt sich die Muskulatur. Indikationen für eine Wärmebehandlung sind z.B. chronische Gelenkerkrankungen, Koliken, muskuläre Verspannungen, Ischialgien und Kopfschmerzen. Bei akuten entzündlichen Veränderungen ist Wärmebehandlung kontraindiziert.

Feuchte Wärme lässt sich beispielsweise durch warme Teil- oder Vollbäder, Moor- oder Schlickbäder, heiße Umschläge oder Schlammpackungen applizieren, trockene durch eine Wärmflasche oder ein Heizkissen.

Massage

Die **klassische Massage** (☞ 10.9.3) unterstützt die allgemeine Entspannung und wird erfolgreich bei muskulären Verspannungen (z.B. bei Haltungsfehlern oder reflektorisch bei Erkrankungen) eingesetzt.

Bei akuten *Kopfschmerzen* finden sich oft Hautverspannungen im Gesicht, die sehr gut einer sanften Massage mit kreisenden Bewegungen zugänglich sind. Da das Gesicht für den Patienten gut erreichbar ist, stellen chronische Kopfschmerzen eine Indikation zur Selbstbehandlung dar. Auch bei anderen chronischen Erkrankungen können die Patienten Druckmassagen oder Dehnungstechniken erlernen.

Körperliches Training

Körperliches Training erzeugt über eine Aktivierung des körpereigenen Endorphinsystems positive Gefühle und stützt so das Selbstwert- und Lebensgefühl. Es gibt Ansätze, dies systematisch zur Therapie auszunutzen, indem man beispielsweise Kopfschmerzpatienten bei Anfallsbeginn Trimmrad fahren lässt.

„In eigener Sache"

Eine kräftige Rumpfmuskulatur trägt ganz wesentlich zur Vermeidung chronischer Rückenschmerzen bei, die bei häufiger Arbeit in Beugehaltung oft auftreten.

Mit Strom gegen den Schmerz

Bei zahlreichen Schmerzformen werden *elektrotherapeutische Verfahren* verwendet (☞ 10.9.6). **Niederfrequenter elektrischer Strom** verändert beim Durchfließen des Körpers vermutlich das Ionenmilieu an den Membranen, beeinflusst dadurch die Reizleitung in den sensiblen Nerven und wirkt so analgetisch. **Hochfrequenzstrom** wirkt in erster Linie durch die Erzeugung von Wärme.

Ein weiteres bedeutendes elektrotherapeutisches Verfahren ist die *transkutane elektrische Nervenstimulation,* kurz **TENS.** In dem schmerzenden Bereich werden Elektroden auf die Haut geklebt, die nicht-schmerzhafte Stromimpulse aus einem handtellergroßen Stimulationsgerät zum Patienten leiten. Selten werden die Elektroden auch dauerhaft implantiert. Die Wirkung der TENS wird – je nach Stromfrequenz – durch Hemmung der Schmerzübermittlung vor allem im Rückenmark und durch Ausschüttung von Endorphinen erklärt. Indikationen sind besonders lokale, neurogen oder muskulär bedingte Schmerzen wie Neuralgien oder Wirbelsäulensyndrome. TENS kann vom Patienten selbst angewendet werden und verbessert so dessen Unabhängigkeit.

Therapieresistente Nervenschmerzen und chronische Schmerzen z.B. bei AVK können auch mit Rückenmarksstimulation (**SCS** = *spinal cord stimulation*) behandelt werden. Dabei wird ein Elektroden-Empfängersystem in den Periduralraum eingebracht, dessen Stimulation zu einer angenehmen Parästhesie im schmerzenden Dermatom (von einer Spinalnervenwurzel sensibel versorgtes Hautgebiet) führt.

Für Patienten mit einem Herzschrittmacher sind TENS und SCS nicht geeignet.

Strahlentherapie

Ionisierende Strahlen haben in kleinen Einzeldosen ebenfalls eine analgetische und antiphlogistische Wirkung. Dies macht man sich vor allem bei der **Strahlentherapie** (☞ 10.6) arthrotischer Reizzustände zunutze. Die Veränderungen am Gelenk werden durch die Bestrahlung zwar nicht beeinflusst, aber es kommt oft zu einer Besserung oder zum Verschwinden der Schmerzen.

Wegen des *genetischen Risikos* durch Keimzellschädigung muss die Indikation bei Patienten im fortpflanzungsfähigen Alter sehr streng gestellt werden.

16.4.10 Chirurgische Therapien

Als Ultima Ratio kann bei schwersten therapieresistenten Schmerzen auch der Einsatz chirurgischer neurodestruktiver Verfahren erwogen werden.

Allerdings können Nervenschädigungen oder -durchtrennungen zu neuen neuropathischen Schmerzen oder Schmerzrezidiven führen und müssen daher sehr zurückhaltend zur Anwendung kommen.

16.4.11 „Alternative" Schmerztherapie

Zur Stellung alternativer Behandlungsverfahren ☞ auch 10.14.1

Akupunktur: Stich um Stich zur Schmerzfreiheit

Die Wirkung der **Akupunktur** (☞ 10.14.2) wird von *naturwissenschaftlich orientierten Forschern* durch Endorphinproduktion und eine Aktivierung zentraler schmerzhemmender Mechanismen erklärt. Nach *traditionellem (chinesischen) Verständnis* wirkt Akupunktur dagegen durch Harmonisierung der Lebensenergie, die ein ausgewogenes Zusammenspiel der Organe ermöglicht.

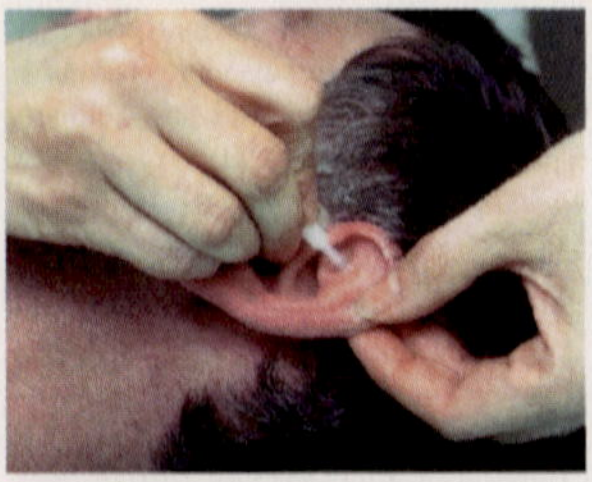

Abb. 16.10: Die Akupunktur kann bei nicht wenigen Erkrankungen die medikamentöse Schmerztherapie ergänzen oder gar ersetzen. [K199]

Es gibt mehrere Schulen, die unterschiedliche Akupunkte, verschiedene Stichtiefen (2 mm – 8 cm) und zum Teil widersprüchliche Behandlungskonzepte lehren. Meist wird eine Kombination von Punkten am Schmerzort mit fern liegenden Punkten gewählt.

Mit einer Erfolgsquote von 50 – 80 % ist die Akupunktur eine wichtige therapeutische Möglichkeit bei akuten Verspannungen des Bewegungsapparates. Sie wird auch bei Migräne, Kopfschmerzen und Neuralgien angewandt. Dabei sind die Erfolgsaussichten aber geringer. Ist nach 3 – 5 Sitzungen kein Erfolg eingetreten, ist die Behandlung wohl aussichtslos.

Homöopathie in der Schmerztherapie

Die **Homöopathie** (Grundprinzipien ☞ 10.14.4) ist bei vielen Patienten außerordentlich beliebt und auch erfolgreich.

Die Erfolge der Homöopathie werden häufig mit einem Placeboeffekt erklärt. Andere Wissenschaftler halten Homöopathie für eine besonders erfolgreiche Form der Psychotherapie, deren Wirksamkeit auf die Persönlichkeit und die Zuwendung des Therapeuten zurückzuführen sei. Auf jeden Fall sind homöopathische Behandlungen nur mit geringen Risiken behaftet und können besonders bei chronischen Schmerzerkrankungen eine wertvolle Zusatztherapie sein.

Apotheke der Natur: Phytotherapie

Die **Phytotherapie** (*Pflanzenheilkunde* ☞ 10.14.6) verwendet Pflanzen als Heilmittel.

Wissenschaftliche Untersuchungen konnten bei vielen Pflanzen deren Wirksamkeit bestätigen. Bei einigen ist sie wahrscheinlich, bei anderen beruht sie wohl auf Einbildung (und manche sind auch schädlich bzw. giftig).

Phytotherapeuten gehen davon aus, dass die Wirkung einer ganzen Pflanze mehr sein kann als die Wirkung der Summe ihrer Teile, so dass man nicht in jedem Fall den wirksamen Inhaltsstoff isolieren und dann als Tablette verabreichen kann. Daher werden meistens ganze Pflanzen oder Pflanzenteile getrocknet und als Teeaufguss verwendet.

Phytopharmaka, also industriell hergestellte Pflanzenextrakte, enthalten oft nur geringe Mengen der wirksamen pflanzlichen Inhaltsstoffe, und ihre Qualität kann von Hersteller zu Hersteller schwanken.

Phytotherapeutika sind häufig geeignete Alternativen oder Ergänzungen zur klassischen Schulmedizin.

Arnikablüten, Paprikafrüchte, Heublumen, Kiefernsprossen und *Guajakholz* eignen sich zur Schmerzbehandlung bei Erkrankungen des Bewegungsapparates. Sie werden häufig mit physikalischen Maßnahmen wie Wärmebehandlung kombiniert. *Teufelskralle* hilft bei Gelenkentzündungen. *Kamillenblüten* sind ein bekanntes Hausmittel bei Magenschmerzen und fördern als Badezusatz die Wundheilung. *Keuschlammfrüchte* helfen bei Regelschmerzen. Die Wirkung von Pfefferminzöl bei Kopfschmerz ist einer Analgetikagabe vergleichbar. *Baldrian, Hopfen* und *Melisse* beruhigen – z.B. vor einem gefürchteten Krankenhausaufenthalt oder vor einer Abschlussprüfung. *Johanniskraut* wirkt gegen Angst und Depressionen, die oft mit chronischen Schmerzen verbunden sind.

16.4.12 Psychologische Ansätze zur Schmerzbekämpfung

Wirksam: Musik

Studien konnten den schmerzlindernden Einfluss von Musik bei Krebskranken belegen. Sicher wird eine Organisation professioneller Therapien nur selten realisierbar sein. Dafür gibt es aber die einfache und doch wirkungsvolle Möglichkeit, Patienten nach ihrer Lieblingsmusik zu fragen und sie zum Hören zu motivieren, z.B. Angehörige bitten, einen Walkman® oder Kassettenrecorder mitzubringen.

Musiktherapie ☞ *10.12.5*

Literaturtipp

Neander, Klaus-Dieter (Hrsg.): Musik und Pflege. Urban & Fischer, München, 1999

Verschlimmernd: Angst

Eine wesentliche Rolle bei der Schmerzverarbeitung spielt die **Angst.** Drohende Operationen und Bestrahlungen lösen oft Horrorvisionen aus, jede Umstellung der Arzneimittel verbindet der Patient mit einem Fortschreiten der Krankheit. Verlust der Selbständigkeit und körperlicher Verfall gefährden die Integrität des Kranken.

Wichtig sind in dieser Situation gute Informationen, durch die sich die Angst häufig verringern lässt. Daher sind aufklärende, einfühlsame Gespräche von großer Bedeutung.

Basis für die Verarbeitung von Angst ist das Gespräch. Es ermöglicht den Kranken, sich Angst und Schmerz „von der Seele zu reden".

Keine Lösung: Schmerzakzeptanz

Akzeptanz des Schmerzes führt selten zu den erhofften Effekten wie Annahme der Erkrankung und aktiver Mitarbeit. Oft kommt es – je nach Primärpersönlichkeit des Patienten – zu Hoffnungslosigkeit, Hilflosigkeit oder zur Übernahme einer passiven *Opferrolle*.

So kann der Schmerz auch zur Bewältigungsstrategie werden, und der Betroffene wird im Lauf der Zeit auf ihn angewiesen: Der Schmerz liefert dann die Gesprächsthemen, den Grund für häusliche Entlastungen oder die Entschuldigung, warum Probleme nicht mehr bearbeitet werden.

Verhaltenstherapeutische Verfahren

Verhaltenstherapeutische Ansätze sind ein wesentlicher Baustein in der ganzheitlichen Schmerztherapie. Basis sind verschiedene Entspannungstechniken (☞ 10.13.2 – 10.13.5) wie das Autogene Training nach Schulz und die progressive Muskelrelaxation nach Jacobsen.

Schmerzbewältigungsverfahren bauen auf diesen Entspannungstechniken auf, der Patient soll mit ihrer Hilfe eine aktive Schmerzkontrolle und Schmerzregulation erarbeiten.

Zunächst wird er umfassend über die Pathophysiologie seiner Schmerzerkrankung informiert. Anschließend lernt der Patient in tiefer Entspannung seine Aufmerksamkeit vom Schmerzsyndrom weg auf schmerzlindernde Ereignisse oder Vorstellungen zu lenken.

So wird schrittweise eine kognitive Umstrukturierung, also eine Änderung gedanklicher Prozesse, erreicht, bei der ungünstige belastende Vorstellungen durch entlastende Gedanken ersetzt werden.

Beim **Biofeedback** werden automatisch ablaufende Prozesse wie z.B. Gefäßverengung über Sensoren gemessen, das Ergebnis wird dem Kranken über ein Signal (z.B. Töne) mitgeteilt. Dann wird es ihm möglich, bewusst Einfluss auf die normalerweise nicht wahrgenommenen physiologischen Prozesse zu nehmen.

Ein Beispiel ist ein computergestütztes Biofeedback-Programm, bei dem Migränepatienten lernen, die zu Beginn des Anfalls gesteigerte Durchblutung ihrer Schläfenarterien zu vermindern.

16.5 Häufige chronische Schmerzsyndrome

Obwohl viele Erkrankungen mit Schmerzen einhergehen können, gibt es einige Krankheitsbilder, bei denen die Schmerzbekämpfung besonders häufig in den Vordergrund tritt.

Tab. 16.11 gibt einen Überblick über die in diesem Buch behandelten Schmerzsyndrome.

Psychosomatisch bedingte Schmerzzustände

Wenn man sich die vielen Einflüsse verdeutlicht, die die Psyche auf das Schmerzerlebnis hat, kann man verstehen, dass es gelegentlich zu chronischen Schmerzen kommt, die ihren Ursprung nicht im Körper, sondern in der Psyche haben.

Typisch ist, dass die Schmerzen keiner bekannten Erkrankung oder anatomischen Struktur zugeordnet werden können, dass sie einfach „nicht passen wollen". Vielfach haben die Patienten bereits viele unangenehme Untersuchungen, (langfristig vergebliche) Behandlungsversuche und Arztwechsel („Koryphäenkiller-Syndrom") hinter sich. Die Kranken machen oft einen depressiven Eindruck und sind in ihrem täglichen Leben beeinträchtigt.

Die Behandlung psychosomatisch bedingter Schmerzzustände ist in der Regel schwierig und erfordert ein interdisziplinäres Vorgehen. Welche Form der Psychotherapie am ehesten angezeigt ist, muss im Einzelfall entschieden werden.

Erkrankung/ Schmerzsyndrom	Details ☞
Kopfschmerzerkrankungen	35.11.1, 35.11.2
Neuralgien, z.B. Trigeminusneuralgie	35.11.3
Phantom- und Stumpfschmerz	27.7
Psychosomatisch bedingte Schmerzzustände	16.5
Rückenschmerzen, Schmerzen bei Bandscheibenerkrankung	35.10.2
Schmerzen bei Arthrose	26.10.1
Schmerzen bei Herpes zoster	28.6.3
Schmerzen bei malignen Erkrankungen	24.5.5
Schmerzen bei Polyneuropathien	35.10.1
Schmerzen bei Rheuma	25.2.1

Tab. 16.11: Schmerzsyndrome und Erkrankungen, die mit chronischen Schmerzen einhergehen können.

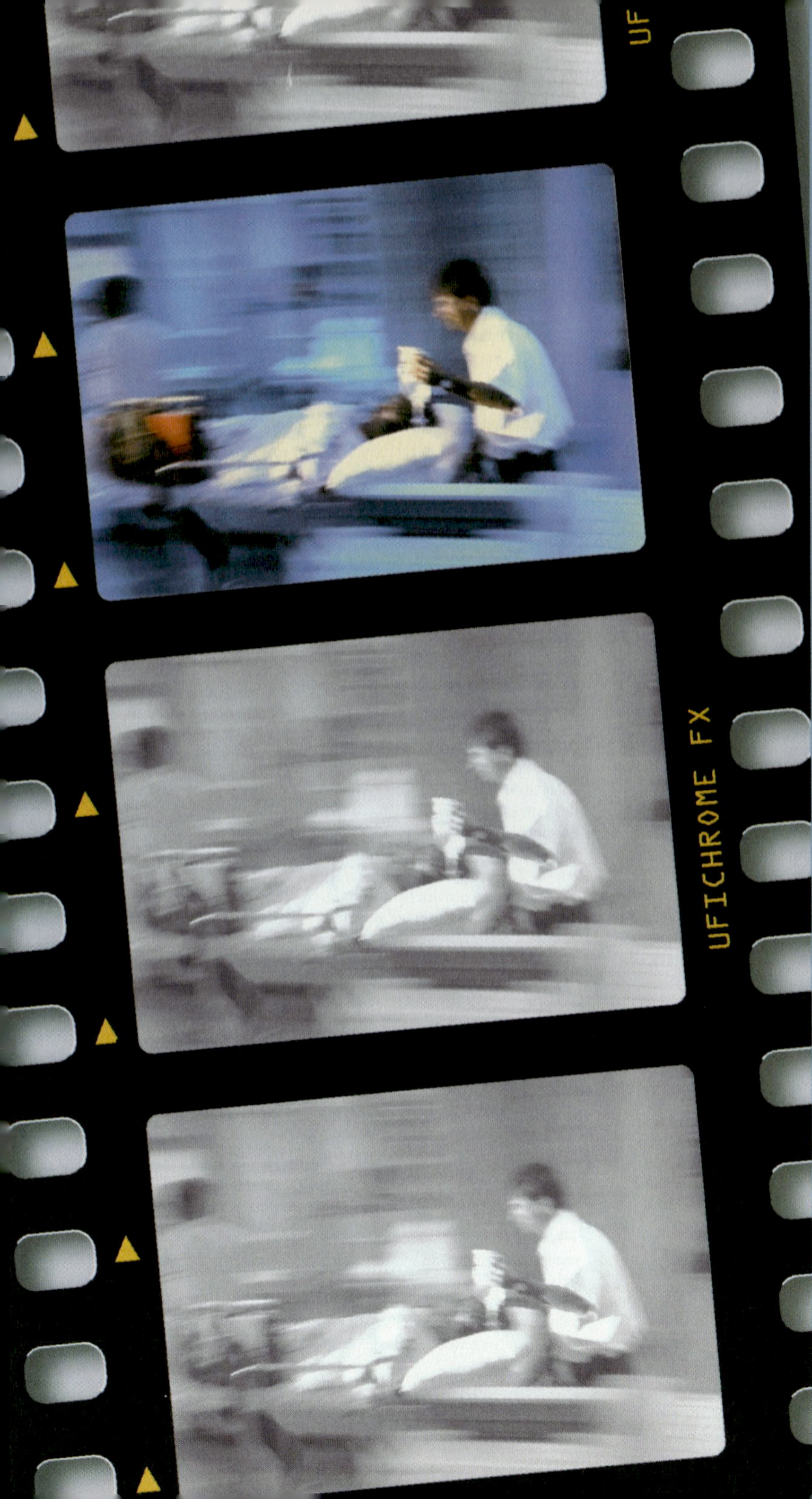

17 Pflege in Notfallsituationen

17 Pflege in Notfallsituationen

Medizinische Notfälle treten gehäuft dort auf, wo kranke Menschen behandelt werden. Prinzipiell kann es aber *überall* und *jederzeit* zu Notfällen kommen.

Notfälle führen oft in den Grenzbereich zwischen Leben und Tod. In Anbetracht des psychischen Druckes, unter dem die Erste Hilfe stattfindet, ist ein durch häufige Übung eingeschliffenes, *strukturiertes Vorgehen* unabdingbar. Weitere Grundvoraussetzung qualifizierter Hilfe ist die Kenntnis der vorhandenen Ausrüstung (z.B. Notfallwagen, Sauerstoffanschlüsse).

Auszubildende in der Pflege werden bei jedem neuen Stationseinsatz frühzeitig mit der Notfallausstattung der Station vertraut gemacht.

17.1 Was ist ein Notfall?

Notfall: Akut lebensbedrohlicher Zustand, bei dem die **Vitalfunktionen** (lebenswichtigen Körperfunktionen) des Patienten gestört sind oder eine solche Störung unmittelbar droht.

Einem Notfall können nicht nur Verletzungen, sondern auch eine plötzliche Krankheit (z.B. Herzinfarkt), die Verschlechterung vorbestehender Erkrankungen (z.B. Dekompensation einer Herzinsuffizienz) oder eine Vergiftung *(Intoxikation)* zugrunde liegen.

Häufige Symptome von Notfällen sind:

- **Störungen des Bewusstseins** (Ursachen ☞ 17.2.1)
- **Störungen der Herzaktion,** z.B. durch Herzinfarkt, Herzinsuffizienz, Blutungen in die Herzhöhle oder schwerwiegende Herzrhythmusstörungen
- **Störungen des Kreislaufs,** z.B. durch Blutverlust bei inneren Blutungen, aber auch als Folge eines Pumpversagens des Herzens
- **Störungen der Atmung,** z.B. durch Verlegung der Atemwege (Zurückfallen der Zunge beim Bewusstlosen, Aspiration, Insektenstich), bei Brustkorbverletzungen oder als Folge von Herz-Kreislauf-Störungen.

„Psychische Erste Hilfe"

Im Notfall, d.h. im Zustand der äußersten Hilflosigkeit, wird auch der Erwachsene quasi wieder zum Kleinkind. Psychische Stressreaktionen wie Angst und Panik können z.B. einen Schock verschlimmern und durch gesteigerten Sauerstoffverbrauch zum Versagen der Vitalfunktionen beitragen. Die Pflegekraft versucht daher, dem Patienten das Gefühl der Angst und des Alleinseins zu nehmen.

Beruhigung und Beistand sind auch dann unabdingbar, wenn der Patient so weit gestört ist, dass er keine Reaktionen mehr zeigt. Seine Wahrnehmung kann noch erhalten sein, auch wenn sein Reaktionsvermögen stark vermindert ist!

17.2 Prüfung der Vitalfunktionen

Liegt ein Notfall vor – z.B. bei einem gestürzten Patienten – verschafft sich die ersthelfende Pflegekraft zunächst einen Überblick über die lebenswichtigen Körperfunktionen des Patienten. Diese Prüfung der Vitalfunktionen geschieht durch:

- Prüfung des Bewusstseins (☞ 17.2.1)
- Prüfung der Atmung (☞ 17.2.2)
- Prüfung des Pulses und damit der Kreislaufsituation (☞ 17.2.3).

Die Prüfung der Vitalzeichen bildet die Entscheidungsbasis für die eventuell folgenden Wiederbelebungsmaßnahmen.

17.2.1 Prüfung des Bewusstseins

Bewusstlosigkeit: Schwere Bewusstseinsstörung, bei der der Mensch nicht ansprechbar ist (☞ 35.3.9). Der Bewusstlose hat die Fähigkeit der räumlichen und zeitlichen Orientierung verloren und reagiert weder auf Fragen zur Person (z.B. nach dem Namen) noch auf taktile Reize (z.B. leichtes Schütteln an der Schulter).

Reagiert ein angesprochener („Wie heißen Sie?"), offensichtlich bewusstloser Patient nicht, so sollte er direkt angefasst, z.B. leicht an den Schultern geschüttelt werden. Danach kann durch Umfassen des Unterkiefers ein zusätzlicher taktiler Reiz gesetzt werden. Erfolgt auch dann keine Reaktion, so ist der Patient bewusstlos.

Unklare Bewusstlosigkeit

Die Ursache der **Bewusstlosigkeit** ist in der Regel zunächst unklar. Einer Bewusstlosigkeit können zahlreiche Störungen innerhalb des Zentralnervensystems zugrunde liegen:

- Durchblutungsstörungen oder Blutungen des Gehirns (etwa beim Schlaganfall ☞ 35.5)
- Entzündungen des Gehirns oder der Hirnhäute (*Enzephalitis* oder *Meningitis* ☞ 35.8.1 und 35.8.2)
- Schädel-Hirn-Verletzung (etwa infolge eines Sturzes ☞ 35.14.1)
- Hirntumoren und Hirnmetastasen (☞ 35.13.1)
- Zerebrale Krampfanfälle (☞ 35.7.2).

Aber auch Störungen, die primär nicht im Gehirn liegen, können zu Bewusstlosigkeit führen, z.B.:

- Schwere Ateminsuffizienz
- Vergiftungen (etwa mit Alkohol oder Schlaftabletten ☞ 38.5.3)
- Stoffwechselentgleisungen, z.B. bei Funktionsstörungen der Leber, der Niere, der Schilddrüse und beim Diabetes mellitus
- Schock (☞ auch 38.5.1, z.B. bei Herzinfarkt ☞ 18.5.2).

Notfall

Die Frage, wann um Hilfe gerufen werden soll bzw. wann der Notruf getätigt werden soll, war lange Zeit umstritten, da dies unter Umständen bedeutet, dass der Patient eine Zeit lang allein gelassen werden muss. Wegen der überragenden Bedeutung technischer Hilfsmittel (z.B. Defibrillator) wird heute empfohlen, dass der Notruf beim Erwachsenen in der Regel schon nach Feststellung der Bewusstlosigkeit getätigt wird (Ausnahmen und Vorgehen bei Kindern ☞ 17.3.5).

17.2.2 Prüfung der Atmung

Zur **Prüfung der Atmung** wird der Kopf des Verunglückten nach hinten geneigt („überstreckt"); der Ersthelfer beugt dann seine Wange dicht über Mund und Nase des Verletzten und blickt gleichzeitig auf dessen Brustkorb. Die Atmung sollte mindestens 10 Sekunden lang geprüft werden.

Atemfunktion sehen, hören und fühlen

Atmet der Patient, so kann der Helfer dies *sehen* (Heben und Senken des Brustkorbes), *hören* (Atemgeräusche) und *fühlen* (Luftbewegung an seiner Wange).

Erweist sich die Atmung als ineffektiv („schnappend" oder fehlend), so stellt der Ersthelfer sicher, dass die Atemwege des Patienten für den Luftstrom frei sind. Bei Bewusstlosen verlegt z.B. häufig die Zunge aufgrund der allgemeinen Muskelerschlaffung den Rachenraum. Auch können Fremdkörper die Luftwege verlegen.

- Kopf weiterhin nach hinten gebeugt lassen (☞ Abb. 17.4 und 17.3.1), Kinn dabei leicht anheben (☞ Abb. 17.1)
- Mund öffnen und auf Fremdkörper, Erbrochenes oder Blut inspizieren. Bei *sichtbaren* Fremdkörpern diese mit dem durch ein Gazestück bedeckten Zeigefinger entfernen

17.2.3 Prüfung des Kreislaufs

Zur **Prüfung des Kreislaufs** eignet sich am besten die **Pulskontrolle.** Die Pflegekraft prüft den Puls beim bewusstlosen Patienten am günstigsten an der Halsschlagader (*A. carotis communis* ☞ Abb. 17.2), da beim Schock infolge des eingeschränkten Kreislaufs die Körperperipherie nur wenig durchblutet ist und der Puls am Handgelenk womöglich „fehlt". Sie tastet dabei mit den Fingerkuppen seitlich am Kehlkopf entlang und rutscht dann mit den Fingern in die seitliche Halsgrube. Der Puls wird etwa 10 Sekunden lang getastet. Bei kürzerer Prüfung des Pulses könnte ein langsamer, schwacher oder unregelmäßiger Puls evtl. übersehen werden. Während in früheren Richtlinien die Prüfung *beider* Halsschlagadern empfohlen wurde, wird eine *einseitige* Tastung des Karotispulses heute als ausreichend erachtet, da ein vorbestehender einseitiger und kompletter Verschluss der A. carotis selten ist.

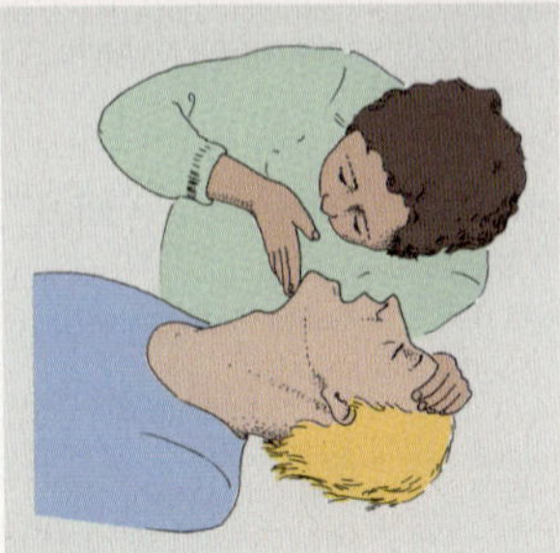

Abb. 17.1: Prüfung der Atemfunktion durch Sehen, Hören und Fühlen. [A400-190]

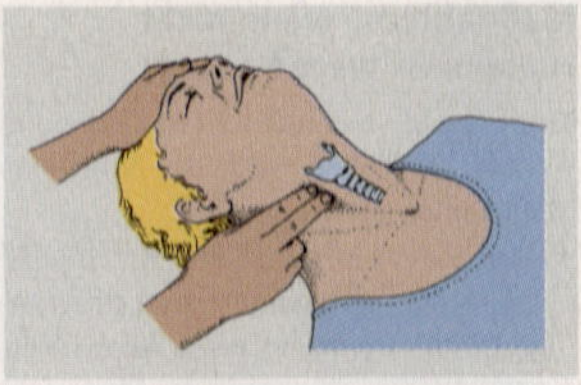

Abb. 17.2: Pulskontrolle an der Halsschlagader (A. carotis communis). [A400-190]

Ist ein Stethoskop zur Hand, wird der Herzschlag direkt über dem Herzen auskultiert.

Vorsicht beim Tasten der Halsschlagadern

Niemals sollten beide Halsschlagadern gleichzeitig getastet werden; die Zufuhr von Blut zum Gehirn wird dadurch evtl. eingeschränkt. Auch ein zu starkes Drücken auf die Halsschlagader ist gefährlich – es können bedrohliche Kreislaufreflexe ausgelöst werden, die im Extremfall zum Herzstillstand führen.

Pulskontrolle bei Kindern

Der kurze, „speckige" Hals des Säuglings (Kind < 1 Jahr) eignet sich nicht für eine Pulstastung an der Halsschlagader. Beim Säugling wird deshalb die Armarterie getastet (A. brachialis, tastbar an der Arminnenseite in der Mitte zwischen Ellenbogen und Schulter).

Bei älteren Kindern kann der Puls wie bei Erwachsenen an der Halsschlagader geprüft werden.

17.3 Vorgehen bei einem Notfall auf Station

Nach der Prüfung der Vitalfunktionen (☞ oben) löst im Krankenhaus jeder, der einen Patienten in bedrohlichem Zustand vorfindet, zunächst *Stationsalarm* aus bzw. verständigt weitere Helfer (etwa den *Stationsarzt*). Evtl. ist dies auch gleichzeitig möglich, z.B. durch Rufe.

Maßnahmen, wenn nicht reanimiert werden muss

Muss nicht reanimiert (wiederbelebt) werden, schließen sich die folgenden Maßnahmen an:

- Dem Patienten gegenüber beruhigend und sicher auftreten, das Bett evtl. umschieben (Sauerstoffanschluss, Vermeidung von Störungen der Mitpatienten)
- Arbeitskollegen und Arzt vom Dienst verständigen. Bei vitaler Bedrohung (Bewusstlosigkeit, Zyanose, massive Blutung) selbständig Notarzt über die Telefonnummer verständigen, bei externem Notdienst Pförtner verständigen (Haustür öffnen lassen)
- Infusionen vorbereiten (z.B. NaCl 0,9 %), Notfallkoffer mit Notfallmedikamenten bereitstellen oder Notfallwagen ins Krankenzimmer fahren (lassen)
- Bei Atemnot O_2-Gabe vorbereiten (Nasensonde) und evtl. selbständig durchführen (z.B. 6 l/Min.)
- Patienten bei Bewusstlosigkeit in stabiler Seitenlage lagern (☞ Abb. 10.100)
- Regelmäßig Vitalzeichen kontrollieren: RR, Puls, Bewusstseinslage (mindestens alle 5 Minuten bis Hilfe kommt). Patienten möglichst nicht alleine lassen
- Krankenblatt zur schnellen Information am Krankenbett bereitlegen
- Maßnahmen auf Protokollblatt dokumentieren.

Reanimation nach der ABCD-Regel

Die Buchstaben der **ABCD-Regel** stehen für das stufenweise Vorgehen bei der kardiopulmonalen Reanimation.

- **A:** Atemwege freimachen ☞ 17.3.1
- **B:** Beatmung ☞ 17.3.2
- **C:** Circulation – Kreislauf z.B. durch Herz(druck)massage stabilisieren ☞ 17.3.3
- **D:** Defibrillation: *Sobald als möglich* Defibrillation (☞ 17.3.4) durchführen. **Drugs** = Arzneimittel ☞ 17.3.4.

Bei jedem lebensbedrohlichen Notfall wird schrittweise nach diesem Schema vorgegangen, jedoch sind keineswegs immer alle Schritte zur Wiederherstellung der Vitalfunktionen erforderlich. So kann bisweilen allein schon die Freimachung der Atemwege den akuten Notfall beheben.

17.3.1 A = Atemwege freimachen

Nur wenn die Atemwege des Patienten frei sind, kann die Luft aus dem Mund-Rachen-Raum in die Lunge gelangen. Verlegte Atemwege müssen daher als Erstes freigemacht werden:

- Der Helfer entfernt alle *sichtbaren* Fremdkörper, z.B. Erbrochenes, aus dem Mund (Ausräumung mit dem Finger, bei Verfügbarkeit auch mit Kornzange und Tupfer, sonst durch Absaugen). Festsitzende Zahnprothesen werden belassen, lockere herausgenommen
- Beim Bewusstlosen sackt die Zunge oft nach hinten und verlegt die Atemwege. **Beugung des Kopfes nackenwärts** („Überstrecken des Kopfes“) und zusätzliches Anheben des Unterkiefers beseitigen das Hindernis (☞ Abb. 17.4). Die Beugung des Kopfes sollte am besten schon bei der Prüfung der Atmung durchgeführt werden
- Reichen diese Maßnahmen nicht aus, um eine Spontanatmung in Gang zu setzen, so wird der Unterkiefer durch einen speziellen Griff weit nach vorne geschoben (**Esmarch-Handgriff** ☞ Abb. 17.5).

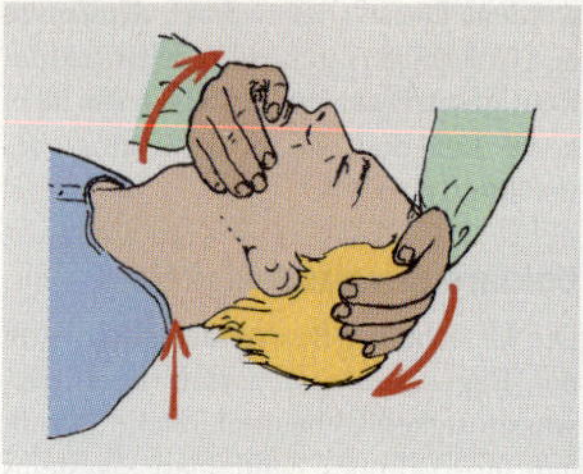

Abb. 17.4: Beugung des Halses nackenwärts („Überstrecken des Kopfes“) zur Schaffung freier Atemwege. [A400-190]

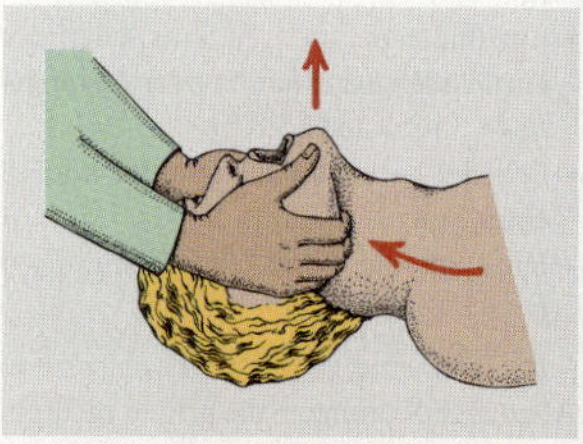

Abb. 17.5: Esmarch-Handgriff: Beide Hände fassen das Kinn des Verletzten und schieben den Unterkiefer so nach vorne, dass die untere Zahnreihe vor die obere kommt. Gleichzeitig muss der Hals des Patienten nackenwärts gebeugt („überstreckt“) sein. [A400-190]

! Vorsicht bei HWS-Verletzungen

Bei Verdacht auf eine Halswirbelsäulenverletzung darf der Kopf des Patienten weder überstreckt noch zur Seite gedreht werden. Eine (vorsichtige) Durchführung des Esmarch-Handgriffes ist in Mittelposition des Kopfes möglich. Am besten wird in dieser Situation ein zusätzlicher Helfer ausschließlich mit der Haltung des Kopfes in Mittellage betraut, da die verletzte Halswirbelsäule keineswegs durch Zug oder Drehung belastet werden darf.

17.3.2 B = Beatmung

Setzt nach Freimachen der Atemwege keine Spontanatmung ein (keine tastbaren Atembewegungen und hörbaren Atemgeräusche), wird der Puls kontrolliert (☞ 17.2.3) und danach mit der **Atemspende** begonnen. Die Luft sollte

		Ersthelfer	Arzt
A	**Atemwege freimachen**	▸ Evtl. mechanische Reinigung von Mund und Rachen ▸ Beugung des Kopfes nackenwärts („Überstrecken“ des Kopfes), evtl. Esmarch-Handgriff	▸ Gezieltes Absaugen mit Gerät ▸ Endotracheale Intubation
B	**Beatmung**	▸ Mund-zu-Nase-Beatmung oder Mund-zu-Mund-Beatmung	▸ Beutelbeatmung mit Maske ▸ Beutelbeatmung über Endotrachealtubus ▸ Maschinelle Beatmung
C	**Circulation** (Kreislauf) **herstellen**	▸ Herzdruckmassage	▸ Infusion (Volumenersatzmittel)
D	**Defibrillation, Drugs** (Arzneimittel)	▸ Bei entsprechender Ausbildung Defibrillation	▸ Defibrillation ▸ Gabe von Adrenalin, Lidocain, Atropin, Dopamin und anderer Notfallmedikamente

Tab. 17.3: Das ABCD der Wiederbelebung. [A400]

dabei langsam (z.B. über mindestens zwei Sekunden) eingeblasen werden, damit möglichst wenig Luft durch die Speiseröhre in den Magen gelangt. Auch sollte dem Patienten zwischen den Beatmungen genügend Zeit zur Ausatmung (z.B. 1 bis 2 Sekunden) gelassen werden. Während der Beatmung wird die Überstreckung des Kopfes aufrechterhalten und, falls erforderlich, der Esmarch-Handgriff angewendet (☞ 17.3.1). Bei Pulslosigkeit erfolgt die **kardiopulmonale Reanimation** (☞ 17.3.3).

Ist kein Beatmungsbeutel verfügbar, erfolgt die Atemspende durch **Mund-zu-Nase-Beatmung** oder durch **Mund-zu-Mund-Beatmung.** Letztere Technik wird vor allem dann angewandt, wenn die Nase verletzt oder beim Einblasen nicht durchlässig ist.

Ist eine Sauerstoffquelle verfügbar, kann der Helfer seine eigene Atemluft durch die Einatmung reinen Sauerstoffs mit Sauerstoff anreichern. In dieser Situation (z.B. im Krankenhaus) ist jedoch in der Regel auch eine Beutel-Masken-Beatmung möglich.

Wegen der Gefahr von Infektionen und wegen der besseren Wirksamkeit sollte die Beatmung möglichst mittels Maske und Beatmungsbeutel (z.B. Ambu®-Beutel) durchgeführt werden, zumindest jedoch eine Mundmaske oder andere Schutzvorrichtung verwendet werden, die teilweise in Krankenzimmern verfügbar gehalten werden.

Ist ein Arzt verfügbar, so kann dieser auch jetzt schon eine Intubation vornehmen (☞ 38.4). Diese sog. **Intubationsbeatmung** beugt auch der Aspiration (☞ 20.13) vor, kann diese jedoch keinesfalls sicher verhindern.

Mund-zu-Nase- und Mund-zu-Mund-Beatmung

Mund-zu-Nase-Beatmung

- Als Erstes beugt der Helfer den Kopf des Patienten nackenwärts
- Der Helfer verschließt den Mund durch Druck des Daumens auf die Unterlippe in Richtung Oberlippe. Ist der Mund nicht richtig verschlossen, kann die in die Nase eingeblasene Luft wieder entweichen. Ist der Mund verschlossen, bläst der Helfer seine Ausatemluft vorsichtig in die Nase des Patienten ein
- Nach zweimaliger Atemspende fühlt er den Puls an der Halsschlagader
- Danach setzt er die Beatmung nach seinem eigenen Atemrhythmus (entspricht ca. 15-mal pro Minute beim Erwachsenen) fort.

Mund-zu-Mund-Beatmung

Auch bei der Mund-zu-Mund-Beatmung ist die Beugung des Halses nackenwärts entscheidend. Diesmal muss jedoch die Nase verschlossen werden. Dies geschieht mit Daumen und Zeigefinger der auf der Stirn liegenden Hand. Der Helfer setzt seinen Mund fest um den Mund des Betroffenen herum auf. Gleichzeitig wird das Kinn nach oben gezogen, um die Atemwege freizuhalten. Durch den leicht geöffneten Mund bläst er nach seinem eigenen Atemrhythmus Luft ein.

Bei richtiger Beatmungstechnik hebt und senkt sich der Brustkorb des Beatmeten. Ist dies nicht der Fall, sind eventuell die Atemwege verlegt. Der Helfer kontrolliert dann sorgfältig Mund und Rachen, um sichtbare Fremdkörper entfernen zu können (☞ 17.3.1).

Beutel-Masken-Beatmung

Es hat sich in vielen Studien gezeigt, dass die Beatmung über Beutel und Maske genau so effizient sein kann wie die Intubationsbeatmung. Hierbei ist jedoch die korrekte Durchführung der Maskenbeatmung unerlässlich:

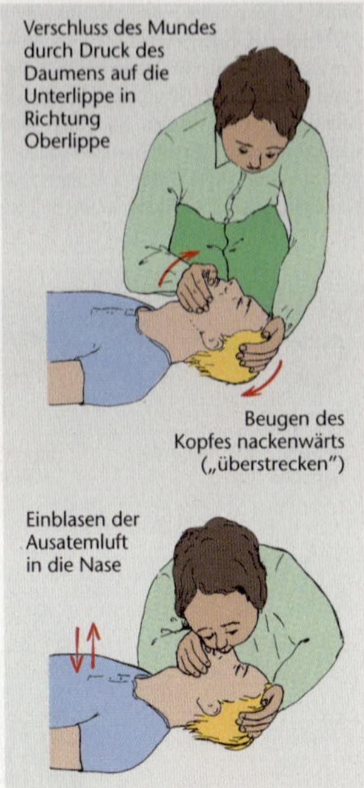

Abb. 17.6: Mund-zu-Nase-Beatmung. Das leichte Anheben des Brustkorbs ist ein sicheres Zeichen dafür, dass die eingeblasene Luft auch die Lunge erreicht. [A400-190]

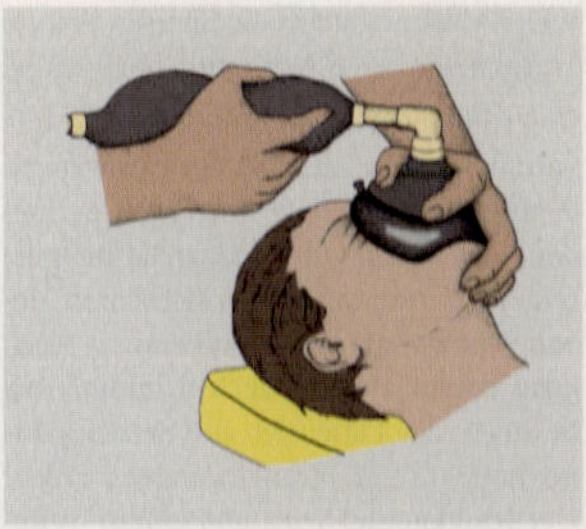

Abb. 17.7: Beutel-Masken-Beatmung mit C-Griff. [A300-190]

- Individuelle Auswahl der Maskengröße. Die Maske muss Nase und Mund dicht umschließen, sie darf Mundöffnung und Nase jedoch keinesfalls verlegen oder zusammenquetschen (☞ 37.8.1)
- Lagerung auf Kopfkissen mit leicht überstrecktem Kopf („Schnüffelstellung"), Kinder bis ca. drei Jahre jedoch ohne Überstreckung
- Fixation und „Hochziehen" des Unterkiefers mit 3. bis 5. Finger (bei Rechtshändern: der linken Hand), Aufsetzen der Maske, „C-Griff" mit Zeigefinger und Daumen (☞ Abb. 17.7)
- Bei Ermüdung oder bei ineffektiver Beatmung (die etwa durch eine mangelhafte Hebung des Brustkorbs oder durch ein hörbares Leck am Maskenrand erkennbar ist) kann eine zweite Person den Esmarch-Handgriff (☞ Abb. 17.5) anwenden; diese Person hält dann gleichzeitig die Maske über Mund und Nase des Patienten. Der erste Helfer hat nun beide Hände zur Bedienung des Atembeutels frei
- Atembeutel rhythmisch zusammenpressen und sich entfalten lassen.

Risiken der Beutel-Masken-Beatmung

Ein Teil der insufflierten (eingeblasenen) Luft gerät zwangsläufig über die Speiseröhre in den Magen und bläht diesen auf. Dies geschieht insbesondere bei ungeübten Helfern, die den Atembeutel zu schnell und mit zu hohem Druck zusammenpressen. Durch die ballonartige Magenfüllung wird:

- Das Zwerchfell nach oben gedrückt, was die Lungenausdehnung und damit die Atemfunktion behindert

- Der Mageninhalt in die Speiseröhre gepresst, was eine Aspiration begünstigt.

Das Risiko der Aspiration kann dadurch vermindert werden, dass der Beatmungsbeutel langsam (etwa über zwei Sekunden) zusammengedrückt wird. Eine ausreichende Atmung ist am sichtbaren Heben des Brustkorbs zu erkennen. Auch kann bei entsprechender Ausbildung bei bewusstlosen Patienten das **Sellick-Manöver** (☞ 37.11.1) angewendet werden: Der Ringknorpel wird von einem weiteren Helfer mit Daumen und Zeigefinger seitlich umfasst und nach posterior (hinten) gedrückt, wodurch der Ösophagus komprimiert wird.

Besonderheiten bei Säuglingen und Kleinkindern

Im Gegensatz zum Erwachsenen sind Notfallsituationen beim Kind meist *nicht* durch Herzversagen bedingt. Bei Kindern entstehen Notfallsituationen viel häufiger durch Störungen der Atemfunktion (etwa bei Fremdkörperaspiration) oder durch Störungen des Kreislaufs (etwa bei Exsikkose ☞ 13.11.5).

Die rasche Wiederherstellung der Atemfunktion hat also bei Kindern höchste Priorität. Deshalb wird bei Kindern unter acht Jahren zunächst auf die Pulskontrolle verzichtet und werden *sofort* nach Feststellung des Atemstillstands mindestens zwei *effektive* Atemspenden durchgeführt. Erst dann wird der Puls kontrolliert. Ist der Ersthelfer allein, beatmet er

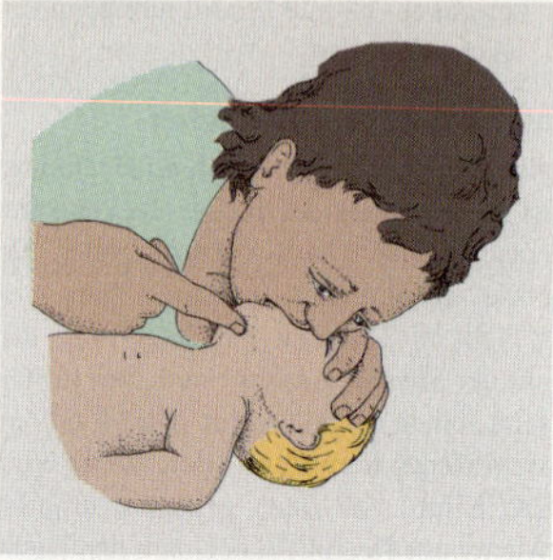

Abb. 17.8: Beatmung beim Säugling. [A400-190]

das Kind eine Minute lang, ehe er fachliche Hilfe herbeiruft (beim Erwachsenen wird sofort Hilfe herbeigerufen).

Prinzipiell entspricht die Atemspende bei Säuglingen und Kleinkindern derjenigen bei Erwachsenen. Allerdings wird der Kopf des Kindes nicht oder nur gering überstreckt, da die Atemwege sonst verlegt werden können, und der Helfer umschließt bei Säuglingen Mund *und* Nase des Kindes mit seinem Mund (☞ Abb. 17.8). Es werden 30 bis 40 Atemzüge/Minute gespendet, bei Kleinkindern 25/Minute. Leider sind die Empfehlungen zur Beatmungsfrequenz von Land zu Land verschieden – nach amerikanischen Richtlinien z.B. werden Säuglinge und Kinder mit der „Erwachsenenfrequenz" von 20 Atemzügen/Minute beatmet. Je kleiner das Kind ist, desto weniger Luft wird pro Atemzug eingeblasen (☞ Tab. 17.12).

Beenden der Beatmung

Die Beatmung muss so lange fortgeführt werden, bis sie entweder erfolgreich ist, d.h. der Patient wieder selber atmet, fachliche Hilfe eintrifft oder ein approbierter Arzt abbrechen lässt (☞ 17.3.5).

17.3.3 C = Herzdruckmassage

Wird bei der Prüfung des Kreislaufs Pulslosigkeit festgestellt oder fehlen eindeutige Zeichen einer Herzaktion (Einsetzen der Atmung, Husten oder Bewegungen als Antwort auf die Reanimationsbemühungen), so wird nach zweimaliger Atemspende mit der *Herzdruckmassage* (kurz **Herzmassage**) begonnen.

Da die Herzmassage immer gleichzeitig mit der Atemspende ablaufen muss, spricht man auch von **kardiopulmonaler Reanimation** *(Herz-Lungen-Wiederbelebung)*.

! Vorsicht
Unerlässlich: Harte Unterlage
Voraussetzung für erfolgreiche Herzmassage ist eine harte Unterlage (beispielsweise Fußboden, Bettbrett, Reanimationsbrett), da auf einer weichen Unterlage (z.B. Bett) die Kompressionsbewegungen des Helfers „verpuffen".

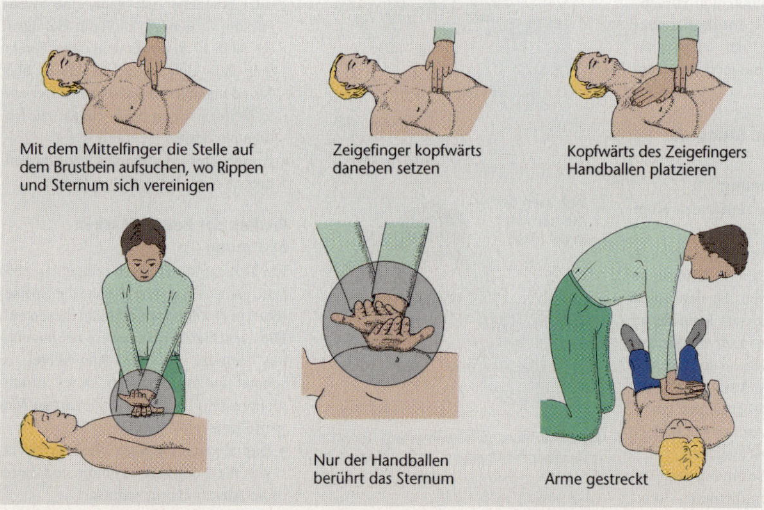

Abb. 17.9: Herzmassage. Der Druckpunkt liegt beim Erwachsenen im unteren Sternumdrittel. Er wird aufgesucht, indem der Mittelfinger die Stelle lokalisiert, wo sich Rippen und Brustbein vereinigen; kopfwärts wird nun der Zeigefinger daneben gesetzt und der Handballen wiederum kopfwärts darüber aufgesetzt. Die Finger dieser Hand sind nach oben gestreckt. Der andere Handballen legt sich auf den Handrücken der ersten Hand. Die Finger dieser Hand sind ebenfalls gestreckt. Wie der Ausschnitt zeigt, überträgt nur der Handballen den mit gestreckten Armen ausgeübten Druck. [A400-190]

Der Brustkorb des Notfallpatienten muss freigemacht werden, um den richtigen Druckpunkt für die Herzmassage aufzufinden (☞ Abb. 17.9).

Ist der Druckpunkt zu hoch angesetzt, so besteht die Gefahr einer Sternumfraktur, liegt er zu tief, können Leber und Milz geschädigt werden. Ein seitlich des Sternums angesetzter Druckpunkt kann zu Rippenbrüchen mit Verletzung der darunter liegenden Organe führen.

Korrekte Kompressionsfrequenz

Für eine erfolgreiche Herzmassage muss in einer Minute etwa 80-mal „gedrückt" werden. Da die Thoraxkompressionen beim nicht intubierten Patienten mit Atemspenden abgewechselt werden, ergibt sich eine Kompressions*frequenz* von 100 pro Minute.

Der Helfer muss dabei das Brustbein etwa 4 bis 5 cm tief eindrücken, was einige Kraft erfordert. Ebenso wesentlich ist es, dass er den Druck danach vollkommen lockert (allerdings ohne den Kontakt zum Körper zu verlieren!), damit das Herz sich abermals mit Blut füllen kann.

Herzmassage und Beatmung müssen immer im rhythmischen Wechsel erfolgen. Dabei wird grundsätzlich mit der Atemspende begonnen (☞ Abb. 17.11).

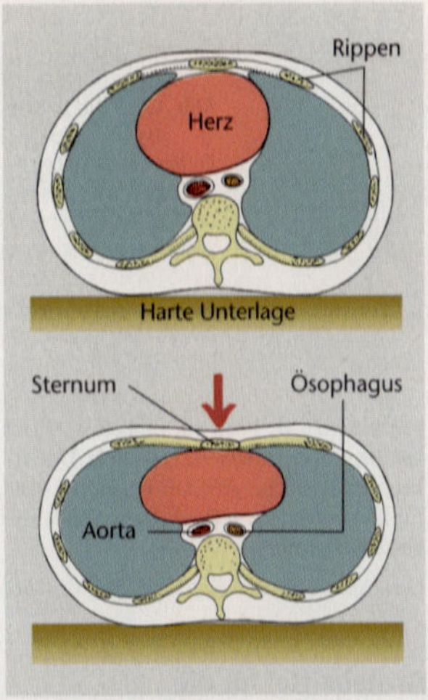

Abb. 17.10: Wirkung der Herzmassage. Schnitt durch den Brustkorb. [A400-190]

Ein-Helfer-Methode

Steht nur ein Helfer zur Verfügung, beginnt er die Reanimation mit zwei Beatmungen und führt anschließend 15 Brustkompressionen durch (Verhältnis 2:15). Danach wieder zweimal Atemspende und wieder 15 Kompressionen usw.

Da die **Ein-Helfer-Methode** sehr anstrengend ist, sollte möglichst schnell ein zweiter Helfer gefunden werden (z.B. durch Rufe) und zur Zwei-Helfer-Methode übergegangen werden.

Zwei-Helfer-Methode

Bei der **Zwei-Helfer-Methode** beatmet der eine Helfer und der andere führt die Herzmassage durch. Die beiden Helfer stimmen sich dabei so ab, dass auf jeweils einen Atemstoß fünf Herzmassagen folgen (Verhältnis 1:5). Beim *intubierten* Patienten wird die Herzmassage für die Beatmung nicht unterbrochen. Da die Herzmassage über längere Zeit sehr anstrengend ist, sollten sich die beiden Helfer abwechseln. Zur Effektivitätskontrolle kann der Beatmer während der Herzdruckmassage die erzeugten Pulswellen an der A. carotis fühlen.

Die geglückte Wiederbelebung erkennt der Helfer daran, dass der Puls am Hals tastbar wird und die Atmung wieder einsetzt. Daher wird der Puls an der A. carotis nach je vier Zyklen (oder einmal pro Minute) überprüft. Die Hautfarbe des Reanimierten sollte sich normalisieren und die Pupillen klein bleiben.

Besonderheiten der Herzdruckmassage bei Kindern

Auch bei der Herzdruckmassage muss das Vorgehen an die veränderten anatomischen Verhältnisse bei Säuglingen und Kleinkindern angepasst werden. Die Be-

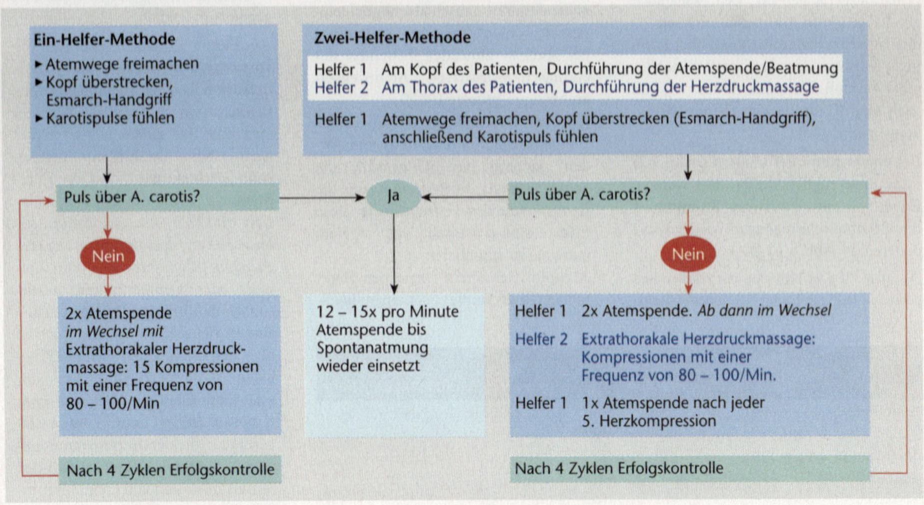

Abb. 17.11: Die kardiopulmonale Reanimation mit der Ein- bzw. Zwei-Helfer-Methode. [A400]

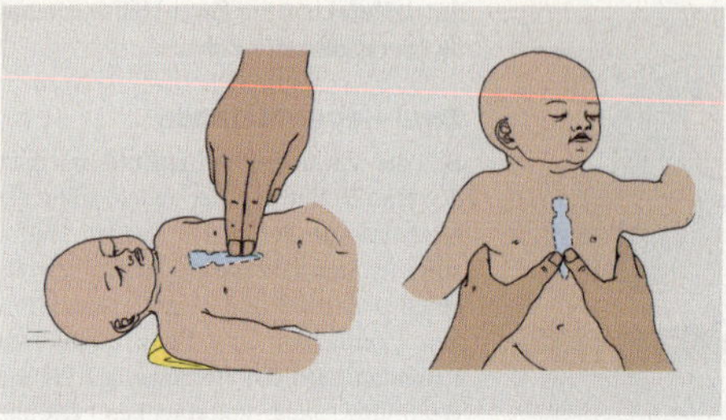

Abb. 17.13: Herzmassage beim Säugling. Rechts: Thoraxumfassende Technik (von professionellen Helfern bevorzugt, wenn mindestens zwei Helfer zur Verfügung stehen). Links: Zwei-Finger-Technik. [A300-215]

sonderheiten fassen Tab. 17.12 und Abb. 17.13 zusammen.

Bei Kindern und Säuglingen stets im Verhältnis 5 Brustkompressionen : 1 Beatmung reanimiert. Dies gilt grundsätzlich auch für die Ein-Helfer-Technik; die gegenwärtigen Richtlinien lassen hier jedoch auch ein Verhältnis von 15 Brustkompression zu 3 Beatmungen (15 : 3) zu.

Die Kompressionsfrequenz liegt auch bei Kindern bei 100 pro Minute für die Herzmassage, bei Säuglingen gilt diese Frequenz jedoch als Mindestwert, d.h. es kann auch etwas „schneller" reanimiert werden.

17.3.4 D = Defibrillation, Drugs

Defibrillation

So bald wie möglich wird der Herzrhythmus am Herzmonitor oder über das Defibrillationsgerät geprüft. Evtl. wird auch ein EKG (☞ 18.4.4) aufgezeichnet, da dies in vielen Fällen Auskunft über Form und Ursache des Kreislaufstillstandes gibt (Asystolie? Kammerflimmern?) und auch eine Kontrolle der Therapiebemühungen ermöglicht.

Bei einem Kammerflimmern (☞ 18.7.2) muss unverzüglich defibrilliert werden. Dabei soll ein elektrischer Stromschlag die Herzmuskelerregungen wieder koordinieren (☞ Abb. 17.14).

Da allein die Defibrillation das häufige und potentiell tödliche Kammerflimmern beseitigen kann, ist sie heute im zeitlichen Ablauf *vor* die Arzneimitteltherapie gerückt. Die früher gebräuchliche ABCDE-Regel (E stand für Elektrotherapie = Defibrillation) gilt also heute nicht mehr.

Durchführung der Defibrillation ☞ Abb. 17.14

Arzneimittel für die kardiopulmonale Reanimation

Um rasch Arzneimittel geben zu können, legt der Arzt einen venösen Zugang. Bestimmte Notfallmedikamente (z.B. Adrenalin, Lidocain, Atropin) können – mit NaCl 0,9 % verdünnt – auch direkt über den Beatmungstubus gegeben werden. Sie werden dann von der Bronchialschleimhaut resorbiert. Die wichtigsten Notfallmedikamente sind:

- **Sauerstoff:** Die Gabe von Sauerstoff wirkt dem bei einem Ausfall der Lungenfunktion typischen Sauerstoffmangel der Körpergewebe entgegen und kann die Überlebenszeit verlängern. O_2 sollte deshalb so rasch als möglich eingesetzt werden! Vorsicht ist allerdings bei spontan atmenden Patienten mit chronisch-obstruktiven Atemwegserkrankungen geboten (☞ 20.6)
- **Adrenalin:** Adrenalin stimuliert das sympathische Nervensystem und fördert dadurch die *Schlagkraft*, die *Schlagfrequenz*, die *Reizleitung* und die *Erregbarkeit* des Herzens. Alle diese Effekte sind erwünscht, um das Herz maximal zu stimulieren
- **Atropin:** Bei einem langsamen Herzschlag (Bradykardie) oder einem hochgradigen AV-Block (☞ 18.7.3) wird Atropin gegeben, das den dämpfenden Einfluss des Parasympathikus vermindert. Es steigert dadurch die Erregungsüberleitung vom Herzvorhof zur Herzkammer. Außerdem erhöht es die Fre-

Alter	Beatmungsfrequenz	Herzmassage		
		Technik	Frequenz	Kompressionstiefe
Säugling (< 1 J.)	Mind. 20/Min.	2 Finger oder thoraxumfassend	Mind. 100/Min.	2 – 3 cm
Kleinkind (1 – 8 J.)	20/Min.	Ballen/Hand	100/Min.	3 – 4 cm
Schulkind (> 8 J.)	Wie beim Erwachsenen			

Tab. 17.12: Beatmung und Herzmassage bei Kindern.

Bedeutung der Defibrillation

Das akute Herzversagen ist zumindest anfänglich in der Regel von einem Kammerflimmern (☞ 18.7.2), d.h. einem von den Herzkammern ausgehenden, unkoordinierten, raschen und ineffektiven Herzrhythmus begleitet. Die einzige erfolgreiche Therapie des Kammerflimmers besteht in der Defibrillation, d.h. der äußerlichen Gabe eines Stromimpulses, der den Herzmuskel für kurze Zeit elektrisch „stumm" werden lässt, so dass danach ein koordinierter, von den Vorhöfen ausgehender Herzrhythmus einsetzen kann. Fast jeder Erwachsene, der einen akuten, nicht durch einen Unfall bedingten Herzstillstand ohne (neurologische) Folgeschäden überlebt, verdankt dies einer rechtzeitigen Defibrillation. Die Wirksamkeit der Defibrillation ist jedoch stark zeitabhängig: Mit jeder Minute, die nach einem Herzstillstand verstreicht, sinkt die Wahrscheinlichkeit einer erfolgreichen Wiederbelebung um etwa 7 bis 10 %. Dies bedeutet, dass die Überlebenswahrscheinlichkeit nach 10 Minuten gegen Null tendiert.

Aus diesen Tatsachen leitet sich die **vorrangige Bedeutung der Defibrillation** bei der Reanimation des Erwachsenen ab. Praktisch bedeutet dies, dass bei einem Notfall *sofort* nach einem Defibrillator gerufen bzw. geschickt wird, dass der Herzrhythmus *sobald als möglich* analysiert wird (z.B. über das Defibrillationsgerät) und dass bei einem entsprechenden Rhythmus (Kammerflimmern oder Kammerflattern) *unverzüglich* defibrilliert wird. Inzwischen sind in vielen Kliniken, aber auch an manchen öffentlichen Plätzen (Flughäfen, Polizeistationen) automatische Defibrillatoren (*Automatischer Externer Defibrillator*, kurz **AED**) verfügbar, die den Herzrhythmus automatisch erkennen können und den Stromstoß dosiert und koordiniert abgeben.

quenz im Sinusknoten, macht das Herz aber auch für Herzrhythmusstörungen empfindlicher

- **Amiodaron und Lidocain:** Ergibt das EKG die Diagnose eines Kammerflimmerns oder Kammerflatterns, so werden Amiodaron und/oder Lidocain eingesetzt. Diese Arzneimittel gehören zur Gruppe der *Antiarrhythmika* (☞ Pharma-Info 18.53). Sie dämpfen die *Erregungsleitung* und die *Bildung von Extrasystolen* in der Herzkammer. Der Herzschlag normalisiert sich
- **Natriumbikarbonat 8,4 %:** Bei einem Herz-Kreislauf-Stillstand gerät der Patient zwangsläufig in eine metabolische Azidose. Da diese die Chancen einer erfolgreichen Reanimation senkt, wird bei einer länger dauernden Reanimation (≥ 20 Min.) Natriumbikarbonat 8,4 % intravenös infundiert.

17.3.5 Die Wiederbelebung im Gesamtablauf

Ablauf der Reanimation

Die einzelnen Komponenten der Wiederbelebung („ABCD") sind recht einfach zu verstehen, der Gesamtablauf einer lebensbedrohlichen Notfallsituation erscheint jedoch oft verwirrend, da Untersuchungsschritte (z.B. Prüfung des Bewusstseins), Krankenbeobachtung und Rettungsmaßnahmen ineinander greifen und die Maßnahmen zudem unter emotionalem Druck ablaufen.

Im Folgenden sei deshalb der Gesamtablauf einer Wiederbelebung systematisch zusammengefasst:

Bewusstsein prüfen: Als erster Schritt in einer vermuteten Notfallsituation wird das Bewusstsein geprüft (☞ 17.2.1).

Notruf: Bestätigt sich, dass der Patient bewusstlos ist, wird nach Hilfe gerufen. Die hinzugerufene Person aktiviert das Notfallsystem (z.B. Stationsalarm im Krankenhaus, telefonischer Notruf außerhalb des Krankenhauses).

Ist der Ersthelfer allein und steht ihm keine Notfallausrüstung (Defibrillator, Beatmungsbeutel) zur Verfügung, so hat nach neueren Richtlinien der Notruf *Vorrang* vor der eigentlichen Reanimation, d.h. die Aktivierung des Notfallsystems erfolgt *vor* der Herz-Lungen-Wiederbelebung („phone first"). Dies wird empfohlen, weil die meisten lebensbedrohlichen Situationen ohne technische Hilfsmittel, insbesondere Defibrillator, nicht zu beheben sind.

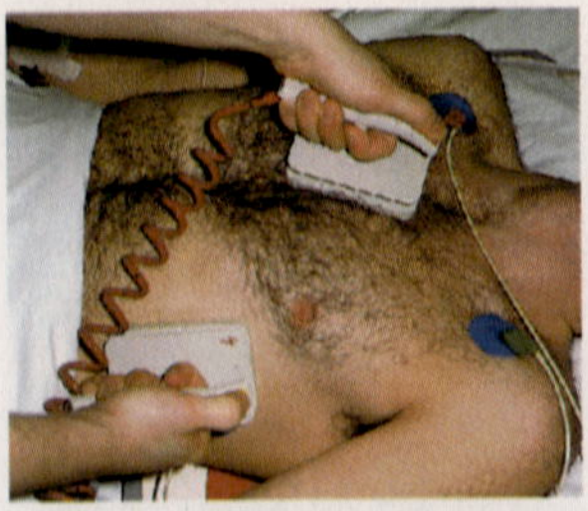

Abb. 17.14: Defibrillation eines Patienten mit Kammerflimmern. Um die Stromüberleitung an der Haut zu verbessern, bestreicht man die Elektroden zunächst mit Elektrodenpaste. Dann setzt man die Elektroden unter Druck unterhalb des rechten Schlüsselbeines und unterhalb der linken Brustwarze auf.
Man defibrilliert zunächst mit der Stärke 200 Joule, dann nochmals mit 200 Joule und dann mit 360 Joule. Spricht der Patient mit dieser Serie nicht auf die Therapie an, wird nach maximal einer Minute eine weitere Serie von 360 – 360 – 360 Joule appliziert und diese bei Bedarf wiederholt. Während der Defibrillation jede Berührung mit dem Patienten oder dem Bett vermeiden! [M161]

Eine Ausnahme von dieser Regel stellen Verletzte, Ertrinkungsopfer und Drogenintoxikierte dar, bei denen die sofortige Hilfe (in der Regel Beatmung) Vorrang vor dem Notruf hat. Letzterer wird dann so rasch wie möglich getätigt („phone fast"). Auch bei Kindern wird zunächst eine Minute lang reanimiert, da Notfälle in dieser Altersgruppe meistens durch ein Atmungsproblem bedingt sind.

Lagerung: Der Patient wird so gelagert, dass eine Hilfeleistung möglich ist, d.h. in Rückenlage auf harter Oberfläche. Wird eine Verletzung der Halswirbelsäule vermutet, wird die Umlagerung ohne Zug oder Drehung der Halswirbelsäule durchgeführt (zwei Helfer).

Danach wird mit den „eigentlichen" **ABCD-Maßnahmen** begonnen:

A: Kontrolle und Freimachen der Atemwege (☞ 17.3.1).

B: Setzt nach Freimachung der Atemwege keine Spontanatmung ein, so wird der Puls gefühlt (☞ 17.2.3) und dann sofort mit der Atemspende begonnen. Steht entsprechendes Fachpersonal zur Verfügung, wird der Patient intubiert (☞ 17.3.2).

C: Bei Pulslosigkeit wird zusätzlich mit der Herzmassage (Thoraxkompressionen) begonnen und diese im Wechsel mit der Atemspende fortgesetzt (☞ 17.3.3).

D: Sobald verfügbar wird ein Herz-Kreislauf-Monitor angelegt und bei entsprechendem Herzrhythmus (z.B. Herzflimmern) die Defibrillation begonnen (☞ 17.3.4). Ist entsprechendes Fachpersonal anwesend, so wird jetzt ein intravenöser Zugang gelegt und die je nach Situation erforderlichen Notfallmedikamente gegeben (☞ 17.3.4).

Abbruch der Reanimation

Der Abbruch der Reanimationsbemühungen kann grundsätzlich nur von einem approbierten Arzt angeordnet werden. Abbruch-Kriterien können sein:

- Länger als 30 Minuten nach Beginn einer ordnungsgemäß durchgeführten Reanimation bestehender zerebraler Kreislaufstillstand (weite, lichtstarre Pupillen, Bewusstlosigkeit, fehlende Spontanatmung). Ausnahme ist die Reanimation bei Unterkühlung oder Intoxikation, da hier die Überlebenszeit des Körpers länger ist
- Länger als 15 Minuten bestehende Zeichen des Herztodes im EKG (Asystolie).

Neue Richtlinien

Die Richtlinien zum Vorgehen bei lebensbedrohlichen Notfällen werden von multinationalen Verbänden wie etwa dem *International Liaison Committee on Resuscitation (ILCOR)* ausgearbeitet, dann von nationalen Verbänden wie der *Deutschen Ärztekammer* angepasst und von den Hilfsorganisationen (z.B. *Deutsches Rotes Kreuz*) umgesetzt und in Kursen gelehrt. Durch diesen „Dominoprozess" und durch die regelmäßigen, teilweise länderspezifischen Aktualisierungen entsteht ein verwirrendes Nebeneinander von alten, neuen, nationalen und internationalen Richtlinien, das die Vermittlung der Reanimationsgrundlagen erheblich erschwert. Beispielsweise orientieren sich nur 10 % der deutschen Notärzte an den Empfehlungen der *Deutschen Bundeärztekammer*, wohingegen etwa 50 % nach den Empfehlungen der *American Heart Association* reanimieren.

Im Jahre 2000 wurden von der ILCOR neue Richtlinien zur Reanimation ausgearbeitet, die teilweise schon von der von der American Heart Association übernommen wurden und in einem zurzeit nicht genau absehbaren Umfang auch in die anstehende Neufassung der deutschen Richtlinien einfließen werden. Im Folgenden die wichtigsten zu erwartenden Änderungen im Überblick:

- *Prüfung des Kreislaufs.* Zusätzlich zur Pulskontrolle wird zur Prüfung des Kreislaufs das „Beobachten auf Lebenszeichen" gefordert. Zu diesen gehören Atmung, Husten oder Bewegungen als Reaktion auf die Rettungsmaßnahmen. Bei der Reanimation durch Laien entfällt die Pulskontrolle ganz, da sie hier wenig verlässlich ist
- *Herzdruckmassage.* In Ausnahmefällen ist eine Herzdruckmassage ohne Beatmung erlaubt („Ekelbarriere" bei der Reanimation durch Laien)
- *Aufsuchen des Druckpunktes:* Der empfohlene Druckpunkt ist nun die „untere Hälfte des Brustbeins". Er wird ermittelt, indem der untere Rand des Brustkorbs mit zwei Fingern aufgesucht und so lange zur Mitte hin verfolgt wird, bis das untere Ende des Brustbeins tastbar ist. Der Handballen wird dann kopfwärts davon aufgesetzt
- *Verhältnis Atemspende – Herzdruckmassage:* Das Verhältnis von Beatmung zu Herzkompressionen beträgt nun sowohl bei der Ein- als auch bei der Zwei-Helfer-Methode 15 : 2. Bei Kindern unter acht Jahren und bei intubierten Erwachsenen wird weiter im Verhältnis 5 : 1 reanimiert
- *„Diagnostischer Block":* Zurzeit nicht absehbar ist, ob der „diagnostische Block" beibehalten wird oder nicht. Im Gegensatz zu allen anderen Ländern schließt sich in den bisherigen deutschen Richtlinien an die Feststellung einer fehlenden Atmung direkt die Prüfung des Kreislaufs an („diagnostischer Block"), während in den anderen Ländern zuerst mindestens zwei Atemspenden erfolgen sollen.

17.3.6 Notfallausstattung einer Normalstation

Die **Notfallausstattung einer Normalstation** muss an einem gut zugänglichen Platz aufbewahrt werden. Bewährt haben sich Notfallwagen, die sich im Bedarfsfall rasch in ein Krankenzimmer fahren lassen. Ihre Ausstattung muss regelmäßig von der dafür vorgesehenen Person überprüft werden und umfasst:

Arzneimittel und Infusionen

- **Sauerstoff:** Sauerstoff-Flaschen mit Anschlussmöglichkeiten für Beatmungsbeutel und Sauerstoffbrillen ermöglichen eine bessere Oxigenierung
- **Adrenalin** (z.B. Suprarenin®): Verbessert die Koronardurchblutung und die Herzkraft
- **Atropin:** Verbessert die Reizleitung des Herzens, wird bei Asystolie und pulsloser elektrischer Aktivität eingesetzt
- **Amiodaron, Lidocain:** Verlangsamen den Ionenaustausch durch die Zellmembran, wodurch die Bildung und Fortleitung von unkontrollierten Reizen gebremst wird (z.B. bei Herzkammerflattern, -flimmern)
- **Ringerlösung** oder eine andere Infusionslösung: Dient als Trägerlösung von Arzneimitteln, zum Volumenersatz und zum Freihalten der venösen Zugänge
- **Natriumbikarbonat 8,4 %:** Gleicht eine metabolischen Azidose aus, die Folge jedes Kreislaufstillstandes ist
- Hypnotika und Sedativa.

Materialien und Geräte

- Handschuhe
- Spritzen und Kanülen
- Materialien zum Legen eines venösen Zugangs
- Beatmungsbeutel, Gesichtsmasken
- Gegenstände zur Intubation
- Absauggerät mit sterilen Kathetern
- Defibrillator.

17.4 Suche nach Verletzungen

Verletzungen können sichtbar sein, sie können aber auch unter der Kleidung verborgen oder ganz verdeckt sein. So ist z.B. der geschlossene Schenkelhalsbruch (☞ 27.8.8) von außen oft nur an einer Fehlstellung des betroffenen Beins oder an einer Schwellung über dem Bruch zu erkennen. Bei der Suche nach Verletzungen muss deshalb der ganze Körper abgesucht und eventuell Kleidung entfernt werden (möglichst mit atraumatischer Schere).

17.5 Erste Hilfe bei Vergiftungen und Rauschzuständen

17.5.1 Allgemeines

Gift kann über die Verdauungswege, über die Atemwege, über die Blutbahn (z.B. durch i.v.-Injektion) oder über die Haut aufgenommen werden (**Intoxikation** ☞ 38.5.3). Auf allen vier Wegen gelangt die giftige Substanz in das Blut, so dass eine Schädigung des gesamten Organismus möglich ist.

Das „Gift" wird in Selbsttötungsabsicht, versehentlich oder aber bei einem Arbeitsunfall aufgenommen. Häufig sind Vergiftungen auch durch Überdosierung von Rausch- und Genussmitteln (z.B. Alkohol) bedingt.

Vergiftungserscheinungen

Folgende Symptome weisen auf eine akute Vergiftung hin (☞ 38.5.3):

- Zentralnervöse Störungen wie Erregung, Bewusstseinstrübung bis hin zum **Koma** (= tiefe Bewusstlosigkeit), Krämpfe, Lähmungen, Kopfschmerzen, Schwindel
- Psychische Störungen wie Aggressivität, Phantasieren, Depressionen
- Gastrointestinale Störungen wie Übelkeit, Erbrechen, Durchfall
- Atem- und Kreislaufstörungen wie Schock, Kreislaufstillstand, Atemlähmung, Pulsbeschleunigung oder -verlangsamung.

Hinzu treten lokale Schäden durch die toxische Substanz wie beispielsweise eine Speiseröhrenverätzung nach oraler Aufnahme von Säuren (☞ 17.6).

Die Kombination von Bewusstseinsstörungen und Erbrechen kann für den Vergifteten gefährlich werden: Durch die Bewusstlosigkeit und die gleichzeitige Verminderung der Schutzreflexe kann es zur *Aspiration* (☞ 7.6.7 und 20.13) von Erbrochenem kommen.

Durch die toxische (giftige) Wirkung der eingenommenen Substanzen drohen neben der *akuten Störung* der Vitalfunktionen oft auch *Spätschäden* beispielsweise der Leber, des Gehirns oder der Nieren.

Schweregrad einer Vergiftung

Die Schwere bzw. Bedrohlichkeit einer Vergiftung ist nicht immer leicht einzuschätzen, da manche Giftstoffe erst mit zeitlicher Verzögerung wirken (z.B. Ei-

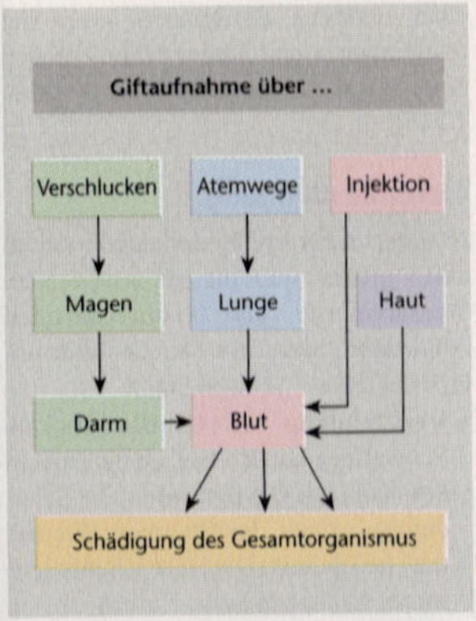

Abb. 17.15: Möglichkeiten der Giftaufnahme. [A400]

senvergiftung) oder nur schwer erkennbare, aber evtl. gefährliche Symptome verursachen (z.B. Herzrythmusstörungen). Bei Giftstoffen, welche das ZNS unterdrücken, kann evtl. die Komatiefe die Beurteilung des Vergiftungsgrades ermöglichen (zu den Schweregraden der Bewusstseinsstörung ☞ 35.3.9).

Behandlungsstrategie bei Vergiftungen

Bei Vergiftungen hat sich die **Elementartherapie** bewährt, welche mehrere Schritte umfasst (☞ Kasten).

Obwohl die Verringerung der Giftresorption unmittelbar einleuchtend ist, hat sich herausgestellt, dass dieser Schritt nicht nur schwer zu erreichen ist, sondern auch neue Gefahren für den Verunglückten heraufbeschwört. So sollte z.B. bei Patienten mit eingeschränkter Bewusstseinslage kein Erbrechen induziert werden, da diese wegen ausgefallener Schutzreflexe das Erbrochene aspirieren (☞ 20.13) könnten. Eine Magenspülung sollte bei bewusstseinsgetrübten Patienten aus dem gleichen Grund nur unter Intubationsbeatmung durchgeführt werden und ist leider bei den meisten Vergiftungen wenig effektiv.

Notfall: Elementartherapie bei Vergiftungen

- Sicherung der Vitalfunktionen nach der ABCD-Regel (☞ 17.3)
- Anruf bei der Giftinformationszentrale (Telefonnummern ☞ blauer Kasten)
- Diagnosesicherung (Sicherstellung von Material wie z.B. Tablettenresten, Gläsern, Flaschen, Urin oder Erbrochenem)
- Verringerung der Giftresorption durch *induziertes Erbrechen, Magenspülung* oder Gabe von *Absorbentien* wie Aktivkohle (☞ 38.5.3)
- Gabe von Antidoten, also Gegengiften (☞ 38.5.3)
- Beschleunigung der Giftausscheidung, z.B. durch Hämofiltration oder Hämodialyse (☞ 31.2.6), Blutaustauschtransfusion oder forcierte Diurese (☞ Pharma-Info 31.68)

Behandlung eines Vergifteten auf der Intensivstation ☞ 38.5.3

Anruf in der Giftinformationszentrale

Folgende Informationen bereithalten:
- Wie alt ist der Vergiftete (schätzungsweise)?
- Was wurde wahrscheinlich eingenommen? Evtl. gezielt nach Hinweisen suchen, z.B. Tablettenschachteln im Papierkorb
- Wie viel wurde maximal/minimal eingenommen?
- Wann ist die Einnahme wahrscheinlich erfolgt?
- Was ist bisher beobachtet worden?
- Was ist bisher unternommen worden?
- Welche Vorerkrankungen bestehen (z.B. Epilepsie oder Herzrhythmusstörungen)?

Notrufnummern von Giftinformationszentralen:

Berlin	0 30/1 92 40
Bonn	02 28/2 87 32 11
Erfurt	03 61/73 07 30
Freiburg	07 61/2 70 43 61
Göttingen	05 51/1 92 40
Mainz	0 61 31/1 92 40
München	0 89/1 92 40
Wien	(00 43) 1/4 06 43 43
Zürich	(00 41) 1/2 51 51 51

17.5.2 Alkoholvergiftung

Alkoholvergiftungen sind sehr häufig und können zum Tode führen, wenn sie nicht oder zu spät behandelt werden.

Der **Patient mit einer Alkoholvergiftung** ist an folgenden Zeichen zu erkennen:
- Bei mäßiger Vergiftung erhöhtes Selbstbewusstsein, das dann (bei weiterer Alkoholzufuhr) in eine hypnoseähnliche Bewusstseinstrübung bis hin zum narkotischen Stadium übergehen kann
- Störung der motorischen Koordination, Verschlechterung der Konzentrationsfähigkeit, verlangsamte Reaktionen, Gedächtnisverlust für die zurückliegenden Stunden
- Geruch nach Alkohol *(Alkoholfötor)*
- Erhöhte Wärmeabgabe durch Erweiterung der peripheren Gefäße (gerötetes Gesicht), häufig mit nachfolgender Unterkühlung
- Erbrechen, erhöhter Harnfluss (Polyurie, Folge der durch Alkohol gehemmten Sekretion des antidiuretischen Hormons ADH ☞ 23.1.1).

Die Behandlung alkoholvergifteter Patienten läuft folgendermaßen ab:
- Bei bewusstlosen Patienten evtl. Magenspülung nach Stabilisierung der Vitalfunktionen
- Bei drohender Atemlähmung Intubation und Beatmung
- Bei Volumenmangel Infusionstherapie mit einer glukosehaltigen Kochsalzlösung. Die Glukosezufuhr ist deshalb wichtig, weil Alkohol häufig Hypoglykämien auslöst (☞ 23.6.4)
- Bei Übererregung oder aggressivem Verhalten Haloperidol i.v. (z.B. in Haldol®).

Abgesehen von der sehr unterschiedlichen Alkoholtoleranz der Patienten (das klinische Stadium kann über den tatsächlichen Vergiftungsgrad des Organismus täuschen) bestehen bei Alkoholkranken oft gleichzeitig weitere Ursachen für ein Koma – v.a. Hypoglykämien (☞ 23.6.4), Mischintoxikationen (z.B. mit Tabletten oder injizierten Opioiden) und traumatisch bedingte Hirnblutungen. Entsprechend müssen die obigen Behandlungsstrategien modifiziert werden.

Besteht nicht nur eine akute Alkoholvergiftung, sondern zugleich eine Alkoholabhängigkeit, entwickeln sich innerhalb von Stunden die Symptome des Alkoholentzugsdelir (☞ 36.6.2).

17.5.3 Benzodiazepinvergiftung

Benzodiazepine wie Valium® und Adumbran® gehören zu den meistverordneten Arzneimitteln in der Allgemeinmedizin und der Psychiatrie. Sie werden nicht selten in Suizidabsicht überdosiert eingenommen.

Der Patient erscheint benommen, seine Muskeln sind schlaff und entspannt, er läuft – so weit noch möglich – ataktisch (also unkoordiniert, schlacksig). Bei starker Überdosierung treten Bewusstlosigkeit, Atemdepression und Blutdruckabfall hinzu.

Eine Magenspülung (☞ 38.5.3) ist aufgrund der langsamen Resorption noch sechs Stunden nach Einnahme sinnvoll. Als *Gegengift* (**Antidot**) steht der Benzodiazepinantagonist Flumazenil (Anexate®) zur Verfügung, der i.v. gegeben wird.

Die weiteren Maßnahmen bei Benzodiazepinvergiftung richten sich nach dem Zustand des Patienten.

17.5.4 Vergiftungen bei Kindern

Meist sind Kinder zwischen sechs Monaten und drei Jahren betroffen („Unvernünftige auf Entdeckungsreise").

Die am häufigsten eingenommenen Substanzen sind Haushaltschemikalien (z.B. Spülmittel) und Arzneimittel (z.B. Schmerzmittel). Besonders schwere Vergiftungen entstehen bei Einnahme eisenhaltiger Präparate, z.B. Multivitaminpräparate mit Eisenzusatz.

Bei Verdacht auf *Verätzungen* von Mund und Speiseröhre sollte das Kind möglichst rasch zur Verdünnung Wasser oder Milch trinken.

Die Erstmaßnahmen decken sich mit denen bei Erwachsenen.

17.6 Erste Hilfe bei Verätzungen

Verätzungen werden durch *Laugen* und *Säuren* hervorgerufen. Sie treten vor allem im Bereich des Mundes, der Speiseröhre und des Magens sowie an den Augen und auf der Haut auf.

Beim Trinken einer ätzenden Substanz kommt es zu heftigen Schmerzen und Speichelfluss. Die Schleimhäute sind durch Beläge, Verquellungen oder Blutungen verändert.

Als Erstmaßnahme wird dem Verunglückten etwa 200 ml Flüssigkeit, z.B. Leitungswasser oder Tee, in kleinen Schlucken zu trinken gegeben (nicht mehr, sonst Gefahr des Erbrechens).

! Vorsicht

Niemals – wie früher empfohlen wurde – den Betroffenen zum Erbrechen bringen! Dies würde die Schädigungen der Schleimhäute, insbesondere der Speiseröhre, nur verschlimmern.

Bei Verätzungen der Haut, z.B. durch Chemikalien, werden alle benetzten Kleider entfernt. Daraufhin muss der betroffene Bereich unter fließendem Wasser ausgiebig gespült werden. Ist kein Wasser vorhanden, wird der Schadstoff abgetupft. Dabei ist darauf zu achten, dass die Finger des Helfers den Ätzstoff nicht berühren und die Tupfer möglichst oft gewechselt werden.

17.7 Erste Hilfe bei Verbrennungen und Kälteschäden

17.7.1 Verbrennungen

Bei einer **Verbrennung** wird die Haut durch *Hitze-* oder *chemische Einwirkung* oder durch *elektrischen Strom* geschädigt. Bei Gewebeschädigung durch heiße Flüssigkeiten spricht man auch von *Verbrühung*.

Bei ausgedehnten Verbrennungen bleibt das Krankheitsgeschehen nicht auf die unmittelbar betroffenen Hautbereiche beschränkt. Durch die Wirkung von Eiweißzerfallsprodukten sowie durch Flüssigkeits- und Salzverluste kommt es zu schwersten Allgemein- und Organschädigungen, der **Verbrennungskrankheit** (☞ 38.5.2).

Entscheidend für den Verlauf und für die Prognose einer Verbrennung sind:

- Flächenausdehnung
- Tiefenausdehnung (Schweregrad)
- Alter des Patienten.

Flächenausdehnung

Je größer der verbrannte Hautanteil, desto bedrohlicher die Verbrennung. Sind mehr als 10 bis 15 % der Hautoberfläche betroffen, so droht ein Volumenmangelschock, da große Mengen an Körperwasser über die geschädigte Haut verloren gehen. Verbrennungen über 50 % der Körperoberfläche sind häufig tödlich.

Zur Abschätzung des verbrannten Hautanteils hat sich die **Neunerregel** bewährt: Beim Erwachsenen lässt sich die Körperoberfläche in elf „Neun-Prozent-Stückchen" aufteilen. Bei Kindern – und v.a. Säuglingen – mit ihrem relativ großen Kopf gelten modifizierte Regeln (☞ Abb. 17.16).

Tiefenausdehnung

Je tiefer der Verbrennungsdefekt reicht, desto größer sind die zu erwartenden Wasserverluste und toxinvermittelten Allgemeinschäden (☞ 38.5.2). Man unterscheidet drei Schweregrade:

- **Verbrennung 1. Grades:** Lokale Schwellung und Rötung, ähnlich einem Sonnenbrand (**Hyperämie).** Die Schädigung ist auf die Oberhaut (Epidermis) beschränkt. Die Haut schuppt später ab; es bleiben keine Narben
- **Verbrennung 2. Grades:** Zusätzliche Bildung von **Brandblasen** mit starken **Schmerzen**. Neben der Oberhaut (Epidermis) ist auch die Lederhaut (Korium) betroffen. Je nach Tiefenausdehnung erfolgt die Abheilung ohne oder mit Narbenbildung
- **Verbrennung 3. Grades:** Komplette Zerstörung (**Nekrose**) der Haut mit den Hautanhangsgebilden – sog. *Verkohlung*. Eine Selbstheilung ist nicht mehr möglich.
  Die schwere drittgradige Verbrennung kann auch Unterhaut, Knochen, Sehnen und Muskulatur betreffen und wird dann auch als **Verbrennung 4. Grades** bezeichnet.

Bei der Verbrennung 3. Grades werden die Hautanhangsgebilde (Haare, Schweißdrüsen) und die Schmerzrezeptoren der Haut zerstört. Je geringer die Schmerzangaben bei Verbrennungen, desto schwerer ist möglicherweise die Schädigung!

Erstmaßnahmen

Oft sieht die Verbrennung zunächst undramatisch aus: Blasen bilden sich erst nach einer gewissen Zeit, Gewebedefekte sind anfänglich noch schwer einzuschätzen, zum Teil sind Verbrennungen auch noch unter Kleidern verborgen. Alle Verbrennungen > 10 % der Körperoberfläche (bei Kindern > 5 %) müssen im Krankenhaus behandelt werden.

- Kleiderbrände sofort löschen. Hierzu die brennende Person, die aus Panik meist davonläuft, in jedem Fall aufhalten

- Brennende Person mit Wasser übergießen oder in Wasser eintauchen
- Steht kein Wasser zur Verfügung, die Flammen mit Tüchern ersticken oder den Brennenden in Wolldecken einhüllen oder auf dem Boden wälzen. Auch Feuerlöscher können eingesetzt werden; dabei aber nicht ins Gesicht spritzen
- Alle Verbrennungen nach dem Löschen rasch und nachhaltig kühlen. Hierzu die betroffenen Stellen mit kaltem Wasser (ca. 6 bis 12 °C) für 10 bis 20 Minuten übergießen. Auch Verbrühungen werden mit kaltem Wasser behandelt; die Kleider auch hier möglichst rasch entfernen, da sie die Kühlung behindern. Bei Verbrennungen der Extremitäten diese sofort für mindestens 15 Minuten in kaltes Wasser tauchen
- Brandwunden mit Verbandstuch abdecken. Steht kein Verbandstuch zur Verfügung, muss die Wunde unbedeckt bleiben. Keinesfalls irgendwelche Salben, Puder oder Sprays verwenden! Auch in die Haut eingebrannte Materialien wie z.B. Teer nicht entfernen. Brandblasen nicht öffnen
- Schockbekämpfung und evtl. kardiopulmonale Reanimation (☞ 17.3.3) beginnen.

! Vorsicht bei Inhalationsschäden

Insbesondere bei Explosionen oder Brand in geschlossenen Räumen sowie bei Brandmarkierungen im Gesicht an eine Lungenbeteiligung denken (Inhalationsschaden mit Schleimhautschwellung und Lungenödem). Die Schädigung des Respirationstrakts äußert sich durch Heiserkeit, Husten, Ruß im Sputum und Atemnot. Der Inhalationsschaden kann bis zum Lungenversagen führen.

17.7.2 Kälteschäden

Erfrierung: Lokale, meist auf die Haut beschränkte Kälteschädigung ohne Absinken der Körperkerntemperatur.

Unterkühlung *(Hypothermie)*: Absinken der Körperkerntemperatur unter 35 °C. Akute Lebensgefahr besteht bei Körpertemperaturen unter 27 – 30 °C.

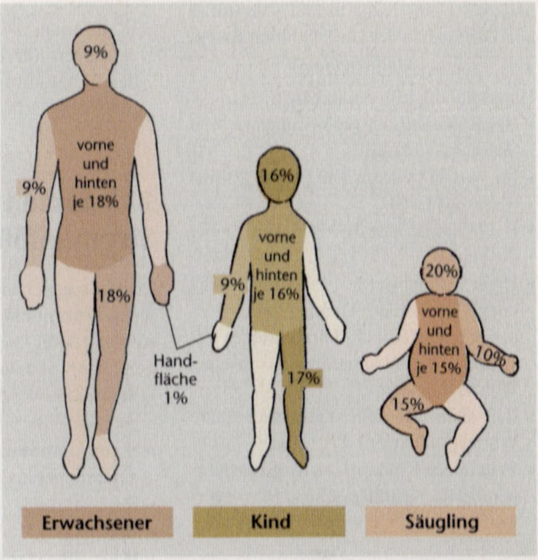

Abb. 17.16: Figurenschema zur Neunerregel und zur Abschätzung der verbrannten Körperoberfläche bei Kindern und Säuglingen. Faustregel: Der Handteller des Verletzten entspricht etwa 1 % seiner Körperoberfläche. [A300]

Erfrierung

Erfrierungen treten besonders an den Akren (Zehen, Finger, Ohrläppchen, Nasenspitze) auf.

Ähnlich wie bei Verbrennungen ist der Heilungsverlauf von der Tiefenausdehnung abhängig. Man unterscheidet drei Schweregrade. Wie bei der Verbrennung sind die Grade 1 und 2 auf Epidermis und Korium beschränkt und heilen zumeist folgenlos ab.

- **Erfrierung 1. Grades:** Verfärbung. Zunächst ist die Haut durch den kältebedingten Gefäßkrampf weiß, kalt und gefühllos. Später färbt sie sich blaurot und wird äußerst schmerzhaft
- **Erfrierung 2. Grades:** Blasenbildung und schwere Schwellungen *(Frostbeulen)*. Die Schmerzempfindlichkeit ist erhalten
- **Erfrierung 3. Grades:** Nekrose. Die gesamte Haut und evtl. tiefere Weichteilschichten sind durch die kältebedingte Minderdurchblutung zerstört und verfärben sich schwarzblau.

Erstmaßnahmen

Der betroffene Körperteil wird *langsam* erwärmt, z.B. im Wasserbad. Liegt eine schwere Erfrierung mit Unterkühlung einer Extremität vor, sollte keine Wärmeapplikation erfolgen, da hierdurch der Sauerstoffbedarf des geschädigten Gewebes rasch ansteigen würde – die wegen der Kälte eingeschränkte Durchblutung wäre nicht in der Lage den benötigten Sauerstoff „anzuliefern". In diesem Fall wird der gesamte Körper langsam erwärmt (Erwärmung von „innen nach außen" ☞ unten).

Die Hautschäden werden, ähnlich wie bei Verbrennungen, steril abgedeckt.

Bei allen Erfrierungen muss an eine gleichzeitig vorliegende Unterkühlung gedacht werden. Diese muss *vorrangig* behandelt werden.

Unterkühlung

Die **Unterkühlung** *(Hypothermie)* betrifft größere Körperregionen oder den gesamten Organismus.

Der Körper besitzt wirksame Gegenmaßnahmen, um sich vor Kälte zu schützen; er kann z.B. durch Muskelzittern die Wärmeproduktion steigern oder durch Engstellung der Hautgefäße die Wärmeverluste vermindern *(Zentralisierung)*. Versagen diese Kompensationsmechanismen, kommt es zum Absinken der Körperkerntemperatur (also der „Betriebstemperatur" der wichtigsten Organe) mit gefährlichen Folgen:

- Verlangsamung des Stoffwechsels mit resultierender Schläfrigkeit und Bewusstseinsveränderung
- Langsamerwerden des Herzschlags (Bradykardie)
- Nachlassen der Schmerzempfindung.

Bei etwa 27 °C sind die sichtbaren Lebensäußerungen so stark eingeschränkt, dass man vom **Scheintod** spricht (*Vita minima*, Koma, extrem verlangsamter Puls). Bei einem weiteren Absinken der Körpertemperatur tritt Kammerflimmern und später ein Herzstillstand (Asystolie) auf. Die Stadien der Unterkühlung sind in Tab. 17.17 zusammengefasst.

Unterkühlung tritt gehäuft auf:

- Bei Bewusstlosen (keine angemessene Wärmeproduktion)
- Im Wasser (Wasser leitet Kälte 20-mal besser als Luft)
- Bei Wind (rasche Wärmeverluste über die Haut)
- Unter Alkohol- und Arzneimittelwirkung (Hypnotika, Tranquilizer) – insbesondere Alkohol führt durch Weitstellung der Hautgefäße zu raschen Wärmeverlusten
- Bei alten Menschen (eingeschränkte Wärmeproduktion)
- Bei kleinen Kindern (relativ große Körperoberfläche mit raschen Wärmeverlusten).

Erstmaßnahmen

- Bei Kreislaufstillstand rasch kardiopulmonale Reanimation durchführen. Da der Herzschlag extrem verlangsamt sein kann, Puls bei der Erstuntersuchung über mindestens 30 Sekunden messen
- Weitere Kälteverluste verhindern. Nasse Kleider entfernen sowie den Unterkühlten gut bedeckt und windgeschützt (!) lagern. Falls verfügbar, den Betroffenen in einen warmen Raum bringen. Warmen Tee nur bei voll erhaltenem Bewusstsein anbieten
- Nur bei leichter Unterkühlung (Kerntemperatur > 30 °C) und erhaltener Herz-Kreislauf-Aktion äußere Erwärmungsmaßnahmen ergreifen, z.B. durch in Achselhöhlen, am Hals oder in der Leistengegend platzierte Wärmepackungen. Bei allen schweren Fällen von Unterkühlung drohen bei der aktiven Wiedererwärmung schwerwiegende Komplikationen, z.B. Herzkammerflimmern und Schock. Den Unterkühlten in diesem Fall möglichst schonend transportieren und nur unter ärztlicher Aufsicht aufwärmen!

Niemals die Extremitäten isoliert erwärmen (drohendes „Versacken" des Blutes mit nachfolgendem Volumenmangelschock).

Stadium	Körpertemperatur	Symptome
I	37 – 34 °C	Patient bewusstseinsklar, Muskelzittern, Schmerzen, RR und Puls erhöht, Haut blass und kalt
II	34 – 30 °C	Schläfrigkeit, Reflexe abgeschwächt, keine Schmerzen, RR und Puls erniedrigt, nach einem Tag Hautödem und -blasen
III	30 – 27 °C	Koma (Scheintod), Puls nicht tastbar, minimale Atmung, keine Reflexe, evtl. Herz-Kreislauf-Stillstand, Pupillenerweiterung, nach einer Woche Hautnekrosen

Tab. 17.17: Stadien der Unterkühlung.

17.8 Erste Hilfe bei Stromunfällen

Zu Stromverletzungen kann es kommen, wenn Strom durch den menschlichen Körper fließt. Das Ausmaß der Schädigung hängt ab von:

- **Stromart.** Wechselstrom ist gefährlicher als Gleichstrom
- **Stromspannung.** Hochspannung ist gefährlicher als Niederspannung
- Stromstärke
- Einwirkzeit
- **Hautwiderstand.** Feuchte Haut leitet Strom besser
- **Stromweg.** Stromfluss von Hand zu Hand ist gefährlicher als Stromfluss von Hand zu Fuß.

Der Strom führt entweder zur direkten **elektrischen Schädigung** (Störungen der Reizleitung im Körper) oder durch Umwandlung der Stromenergie in Hitze zur **thermischen Schädigung** (Verbrennung). Folgen sind:

- **Herzrhythmusstörungen** bis hin zum Herzstillstand. Herzrhythmusstörungen können sich noch Tage nach dem Stromunfall entwickeln!
- **Muskelverkrampfungen** (insbesondere bei Wechselstrom). Hierdurch ist das Opfer oft nicht in der Lage, die Stromquelle loszulassen, so dass es zur verlängerten Stromeinwirkung kommt. Plötzliche Muskelverkrampfungen können so stark sein, dass es zu Muskelrissen oder Knochenbrüchen kommt
- **Zentralnervöse Schädigungen:** Verwirrung, gestörte Atemregulation, Koma
- **Atemstillstand:** Durch Lähmung des Atemzentrums im Gehirn oder durch Muskelverkrampfungen der Atemmuskulatur
- **Verbrennungen:** Insbesondere an den Ein- und Austrittsstellen des Stroms kommt es zur Hitzeentwicklung mit entsprechenden **Strommarken** (☞ 17.7.1).

Erstmaßnahmen

Durch Kontakt zum Verletzten kann der Helfer in den Stromkreis geraten. Bei Unfällen mit elektrischem Strom hat die **Eigensicherung** deshalb höchste Priorität.

- Bei Haushaltsunfällen sofort die Stromzufuhr durch Herausziehen des Netzsteckers oder Ausschalten der Sicherung unterbrechen
- Bei Hochspannungsunfällen (Spannung > 1000 Volt, z.B. an Hochspannungsleitungen) grundsätzlich sofort den Notarzt verständigen und z.B. durch Anruf beim örtlichen Stromwerk dafür sorgen, dass der Strom schnellstmöglich abgeschaltet wird. Weitere Hilfe kann erst *nach* dem Eintreffen von Fachpersonal erfolgen
- Den Verunglückten in Ruhelage bringen und, wenn erforderlich, mit der Wiederbelebung beginnen
- Evtl. vorhandene Strommarken wie Verbrennungswunden keimfrei bedecken.

17.9 Erste Hilfe bei Ertrinken

Beim **Ertrinken** füllt sich die Lunge durch reflektorische Atembewegungen rasch mit Wasser, das die lebensnotwendige Atemluft verdrängt. Selten verhindert ein Krampf der Kehlkopfmuskulatur *(Laryngospasmus)* das Eindringen von Wasser **(trockenes Ertrinken).**

Ursachen des Ertrinkens sind fehlende Schwimmkenntnisse, Erschöpfung, Unterkühlung, aber auch Intoxikationen (oft Alkohol), Trauma (Sprung ins flache Wasser), seltener epileptische Anfälle oder Herzinfarkt.

Der Ertrunkene ist in der Regel bewusstlos und zyanotisch. Meist besteht Atemstillstand, selten ist noch eine Schnappatmung (☞ 7.2.2) zu beobachten. Anfänglich ist evtl. noch ein schneller Herzschlag vorhanden, der bei längerem Untertauchen langsamer wird und schwindet (Asystolie). Durch den Sauerstoffmangel kommt es nicht selten zu Krampfanfällen. Erbrechen ist wegen der großen verschluckten Wassermengen häufig. Typisch ist ein weißlicher bis blutiger Schaum vor Mund und Nase.

Erstmaßnahmen

- Opfer aus dem Wasser bergen. Das Opfer sollte bei der Bergung stets *horizontal* liegen, um eine weitere Einschränkung der Hirndurchblutung zu verhindern
- Bei Tauchverletzungen an das evtl. Vorliegen einer Wirbelsäulenverletzung denken. Der Kopf darf dann keinesfalls gebeugt oder gestreckt werden, und Kopf und Rumpf müssen stets en bloc bewegt werden
- Raschestmöglich Mund-zu-Mund-Beatmung durchführen
- Keinesfalls versuchen, „das Wasser aus der Lunge zu entfernen", etwa, wie früher üblich, indem das Opfer mit dem Kopf nach unten „ausgeschüttelt" wird. Das in der Lunge verbliebene Wasser wird ohne weitere Maßnahmen rasch in den Körper aufgenommen
- Heimlich-Manöver (☞ Abb. 17.18 und 17.19) nur anwenden, wenn eine Fremdkörperobstruktion der Atemwege vermutet wird
- Bei Pulslosigkeit kardiopulmonale Reanimation durchführen (☞ 17.3.3).

Meist besteht bei Ertrunkenen gleichzeitig eine Unterkühlung. Sie sind deshalb wie Unterkühlungsopfer zu versorgen (z.B. Schutz vor Wind, Entfernung nasser Kleider ☞ 17.7.2).

17.10 Erste Hilfe bei hirnorganischen Krampfanfällen

Notfall

Zeichen des hirnorganischen (z.B. epileptischen) Krampfanfalls:

- Plötzliches Hinfallen
- Zuckende Bewegungen oder Verkrampfungen
- Bewusstlosigkeit.

Ziel der Erstmaßnahmen ist die Vermeidung von Verletzungen während des Krampfs. Dazu werden Hindernisse wie beispielsweise Stühle weggeräumt. Muss der Krampfende unbedingt transportiert werden (z.B. von einer Treppe weg), so wird der Kopf von hinten gehalten und geführt. Die krampfenden Arme und Beine dürfen wegen der Verletzungs- und Frakturgefahr nicht festgehalten werden.

Die Injektion krampflösender Arzneimittel (z.B. Diazepam = Valium®) ist bei einem *einzelnen* Krampfanfall umstritten, bei *Krampfserien* oder langem, ununterbrochenem Krampfen *(Status epilepticus)* aber zwingend erforderlich (☞ auch 35.7.2). Bei schweren Atemstörungen mit Zyanose (☞ 18.3.4) muss intubiert und beatmet werden.

17.11 Erste Hilfe bei Verschlucken

Verschluckt sich eine Person, so gelangt der Fremdkörper, z.B. ein Fleischstück, entweder in die Speiseröhre oder in die Atemwege. Man spricht in letzterem Fall von **Aspiration** (☞ 20.13).

Die betroffene Person greift sich mit der Hand an den Hals und kann nicht mehr sprechen. Außerdem tritt oft ein starker Hustenreiz zusammen mit einem pfeifenden Atemgeräusch auf.

- Der Fremdkörper in der **Speiseröhre** löst Schluckbeschwerden und Schmerzen aus
- Der in die **Luftröhre** aspirierte Fremdkörper verursacht krampfhafte Atemversuche und bei mangelhafter Lungenbelüftung eine blaugraue Verfärbung der Haut (*Zyanose* ☞ 18.3.4).

Die Pflegekraft versucht, durch energische Schläge mit der flachen Hand zwischen die Schulterblätter Hustenstöße beim Betroffenen auszulösen. Dazu beugt sich der Verunglückte vornüber, so dass sein Oberkörper herunterhängt. Bleibt der Erfolg aus, so kann der **Heimlich-Handgriff** durchgeführt werden (☞ Abb. 17.18). Dieser ist allerdings nicht unumstritten, da es dabei zu inneren Verletzungen sowie zur Verlagerung eines vorher nur teilweise blockierenden Fremdkörpers mit vollständiger Atemwegverlegung kommen kann.

Beim Patienten mit erhaltenem Bewusstsein wird dieser Handgriff am stehenden Patienten ausgeführt (☞ Abb. 17.18).

Ist das Opfer bewusstlos, wird folgendermaßen vorgegangen:

- Notruf tätigen
- Mund des Patienten öffnen (☞ 17.2.2) und die oberen Atemwege inspizieren. Bei sichtbarem Fremdkörper diesen mit dem gebogenen Zeigefinger entfernen. Bei nicht sichtbarem Fremdkörper kann ein „blindes" Entfernen des Fremdkörpers mit dem Finger versucht werden

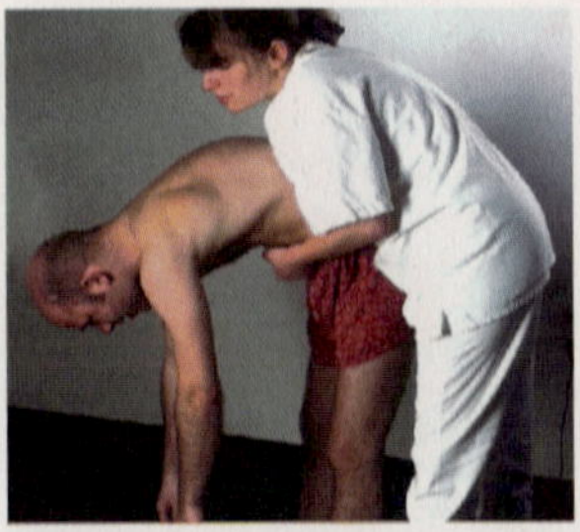

Abb. 17.18: Heimlich-Handgriff am stehenden Patienten: Die Helferin schlingt von hinten die Arme um die Taille des Patienten, dessen Arme, Kopf und Oberkörper herunterhängen. Sie platziert ihre Faust im epigastrischen Winkel des Patienten und umfasst sie mit der anderen Hand. Dann drückt sie die Faust mit Unterstützung der anderen Hand kräftig, notfalls mehrmals, in die Bauchdecke in Richtung Zwerchfell. [K183]

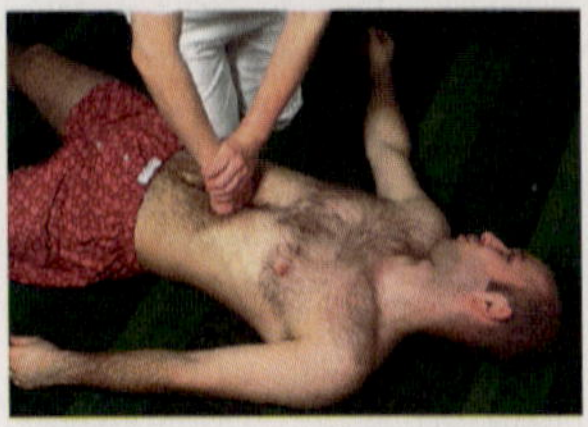

Abb. 17.19: Heimlich-Handgriff am liegenden Patienten: Der Patient liegt auf dem Rücken, die Helferin kniet in Hüfthöhe rittlings über oder neben ihm. Nun drückt die Helferin ihre Faust mit Unterstützung der anderen Hand in den epigastrischen Winkel (mit kräftigen und raschen Stößen in Richtung Zwerchfell). [K183]

- Bei Atemstillstand zwei Mund-zu-Mund-Beatmungen durchführen (vorher Atemwege freimachen ☞ 17.3.1)
- Bei Erfolglosigkeit der Beatmungen (keine Hebung des Thorax) modifiziertes Heimlich-Manöver am liegenden Patienten durchführen (☞ Abb. 17.19)
- Bei Erfolglosigkeit Sequenz wiederholen (Atemweg freimachen, zwei Beatmungen, Heimlich-Manöver), bis eine erfolgreiche Beatmung möglich ist.

Der Heimlich-Handgriff darf nie leichtfertig angewendet werden. Der Patient muss danach gründlich untersucht und weiter beobachtet werden.

Laien sollten bei Fremdkörperaspiration eines bewusstlosen Erwachsenen lediglich sichtbare Fremdkörper manuell entfernen und ansonsten die übliche Basisreanimation durchführen. Bei erhaltenem Bewusstsein kann auch der Laienhelfer ein „blindes" Entfernen des Fremdkör-

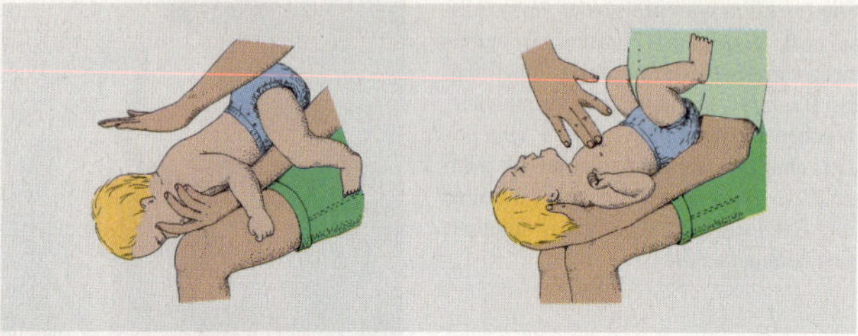

Abb. 17.20 – 17.21: Rückenschläge und Brustkompressionen beim Säugling mit Atemwegsobstruktion. [A400-190]

pers mit dem Finger versuchen und ein Heimlich-Manöver durchführen. Letzteres ist jedoch weiterhin umstritten.

Fremdkörperaspiration bei Kindern

Wegen ihrer „unvernünftigen“ Erforschung der Umwelt mit dem Mund kommt es gerade bei jüngeren Kindern leicht zur Verlegung der Atemwege durch „verschluckte“ Gegenstände. Betroffen sind fast immer Kinder unter fünf Jahren, zumeist Säuglinge. Am häufigsten werden Nahrungsmittel (Bonbons, Nüsse, Trauben), Spielsachen (besonders gefürchtet: Luftballons) oder andere kleine Gegenstände (z.B. Münzen) aspiriert.

Eine Verlegung der Atemwege äußert sich durch plötzliche Atemnot mit Husten, Würgen oder Pfeiftönen (*Stridor* oder *Giemen*).

Erstmaßnahmen

Bei Kindern jenseits des Säuglingsalters gelten dieselben Regeln wie bei der Aspiration im Erwachsenenalter – allerdings sollten keine Versuche des blinden „Herausfingerns“ des Fremdkörpers unternommen werden, da der Fremdkörper auf diese Weise noch tiefer in die Atemwege gedrückt werden könnte. Ist das Kind noch bei Bewusstsein, so sollte es diejenige Position einnehmen dürfen, die ihm am bequemsten ist.

Aspiration bei Säuglingen

Solange der Säugling noch hustet, weint und einigermaßen Luft bekommt, sollten *keinerlei spezifische Maßnahmen* ergriffen werden (kein Entfernen des Fremdkörpers versuchen!). Das Kind wird schnellstmöglich, möglichst von Fachpersonal, in die Klinik gebracht. Es sollte bequem und möglichst angstfrei gelagert sein, z.B. in den Armen der Mutter.

Sind die Atemwege dagegen komplett verlegt (schwere Atemnot, schwaches Schreien, ineffektives Husten, graue Hautfarbe), werden folgende Schritte unternommen:

- Säugling in Bauch- und Kopftieflage bringen. Fünf Rückenschläge zwischen die Schulterblätter geben
- Danach Kind umdrehen (immer noch in Kopftieflage ☞ Abb. 17.21): Fünf rasche Brustkompressionen ähnlich wie bei der Säuglingsreanimation durchführen, Kompression allerdings etwas langsamer
- Diese Schritte so lange wiederholen, bis der Fremdkörper ausgestoßen oder der Säugling bewusstlos wird.

Beim bewusstlosen Säugling:

- Atemwege öffnen (Kinn anheben, Nacken *leicht* überstrecken)
- Sichtbare Fremdkörper mit dem Finger entfernen
- Dreimal mit dem Mund beatmen (Technik ☞ 17.3.2). Erfolg kontrollieren (hebt sich Brustkorb?)
- Bei mangelndem Erfolg dreimalige Beatmung wiederholen
- Bei erfolgloser Beatmung: Fünf Rückenschläge und fünf Thoraxkompressionen wie oben beschrieben durchführen
- Dann erneut Atemwege freimachen, mit dem Mund beatmen, erneute Rückenschläge und Thoraxkompressionen usw.

17.12 Erste Hilfe bei Kanülenverletzung

Eine **Kanülenverletzung** führt zu kleineren, an sich meist harmlosen Schnitt- oder Stichwunden. Die eigentliche Gefahr einer Kanülenverletzung besteht darin, dass über eine gebrauchte Kanüle Infektionen übertragen werden können. Insbesondere drohen eine Übertragung von Hepatitis B (häufig ☞ 22.4.2) oder HIV (selten ☞ 29.3).

Folgende Maßnahmen sind angezeigt:

- Stichkanal zum Bluten bringen
- Gründlich desinfizieren (z.B. mit Betaseptic®)
- Mit Antiseptikum befeuchteten Wundverband anlegen
- Chirurgische Wundversorgung durchführen (lassen)
- Verletzung im Verbandbuch der Station dokumentieren und dem Betriebsarzt melden („Durchgangsarzt-Verfahren“ zum Nachweis für Arbeitsunfall).

Besteht der begründete Verdacht, dass das in der Nadel enthaltene Blut von einem mit Hepatitis-B-Virus oder HIV-infizierten Patienten stammt, so wird der Stations- oder Betriebsarzt die Gabe von Hepatitis-B-Immunglobulin bzw. eine Kurztherapie mit Zidovudin (Retrovir®) oder einer antiretroviral wirksamen Arzneimittelkombination (☞ 29.3.1) anordnen. Die Therapie soll die Vermehrung der HI-Viren hemmen. Eine Infektion ist damit aber nicht ausgeschlossen.

Stets ist sofort nach der Verletzung beim Betroffenen eine Blutuntersuchung zur Feststellung des Hepatitis-B- bzw. HIV-Antikörperstatus durchzuführen. Diese Untersuchung wird nach ca. 6 Wochen und nach 3 bis 6 Monaten wiederholt. Hierdurch kann später erkannt werden, ob eine eventuelle Infektion tatsächlich auf die Kanülenverletzung zurückzuführen ist. Ist der Antikörpertiter zunächst negativ bzw. (bei Hepatitis B) niedrig und steigt nach sechs Wochen an, so muss eine Infektion im Zusammenhang mit dem Nadelstich angenommen werden.

Kanülenverletzungen verhindern

Entscheidend ist die **Vorbeugung.** Deshalb:

- Gebrauchte Kanülen nicht in die Schutzkappen zurückstecken, denn beim Einführen wird häufig der Finger getroffen (häufigste Verletzungsursache!)
- Alle gebrauchten Kanülen sofort ohne Verpackungsmaterialien in den Kanülenwegwerfbehälter (Plastikkanister) werfen
- Gebrauchte Kanülen niemals im Patientenzimmer liegen lassen
- Beim Umgang mit möglicherweise ansteckenden Patienten Handschuhe tragen
- Jeder, der unmittelbar mit kranken Menschen arbeitet, sollte gegen Hepatitis B geimpft sein.

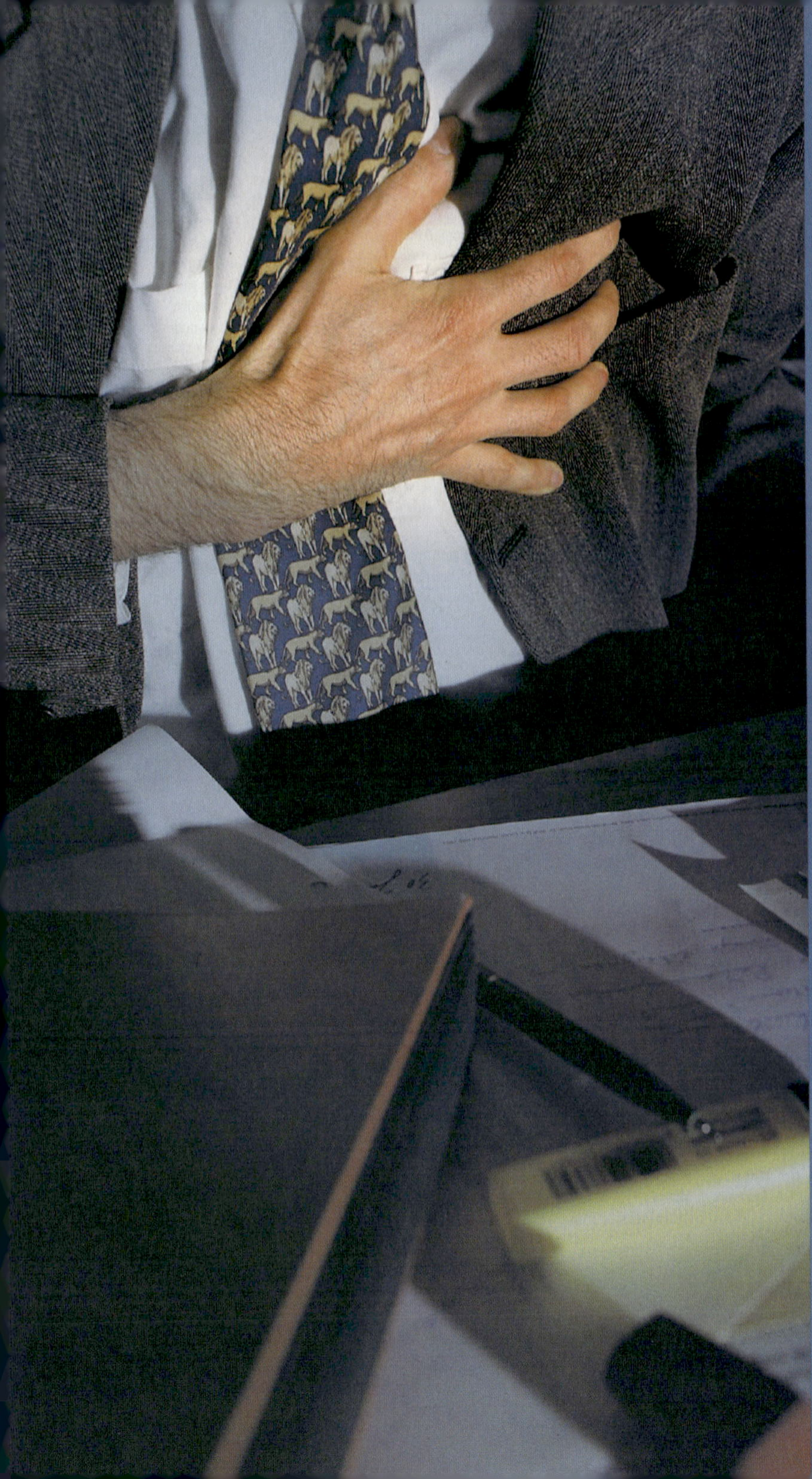

18 Pflege bei Herzerkrankungen

18 Pflege bei Herzerkrankungen

Die medizinischen Fachgebiete

Kardiologie: Teilgebiet der Inneren Medizin, das sich mit den Erkrankungen des Herzens und der herznahen Gefäße einschließlich der dabei angezeigten konservativen und katheterinterventionellen Therapien befasst. Erfordert eine Herzerkrankung einen chirurgischen Eingriff, so wird dieser – meist in spezialisierten Zentren – vom **Herzchirurgen** *(Kardiochirurgen)* durchgeführt.

18.1 Anatomie und Physiologie des Herzens

Das beim Menschen etwa faustgroße und ca. 300 g schwere **Herz** *(Cor)* ist die zentrale Pumpe des Kreislaufs. Blutgefäße und Herz bilden zusammen das *Herz-Kreislauf-System* **(kardiovaskuläres System).**

Aufbau des Herzens

Jedes der beiden Teilsysteme des Herzens (*linke* bzw. *rechte Herzhälfte*) hat zwei Innenräume:

- Einen kleinen, muskelschwachen **Vorhof** *(Atrium)*, der das Blut aus Körper oder Lunge „einsammelt"
- Eine **Kammer** *(Ventrikel)*, die das Blut aus dem Vorhof erhält und in den Lungen- oder Körperkreislauf presst.

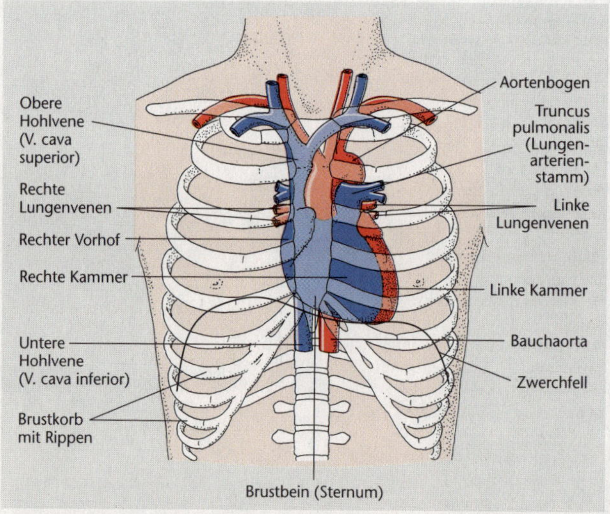

Abb. 18.1: Lage des Herzens im Mediastinum. Zwei Drittel befinden sich in der linken Thoraxhälfte, ein Drittel rechts. Das Herz grenzt hinten an Ösophagus und Aorta, vorne an die Hinterfläche des Sternums, links und rechts an die Lungen, und unten sitzt es dem Zwerchfell auf. [A400-190]

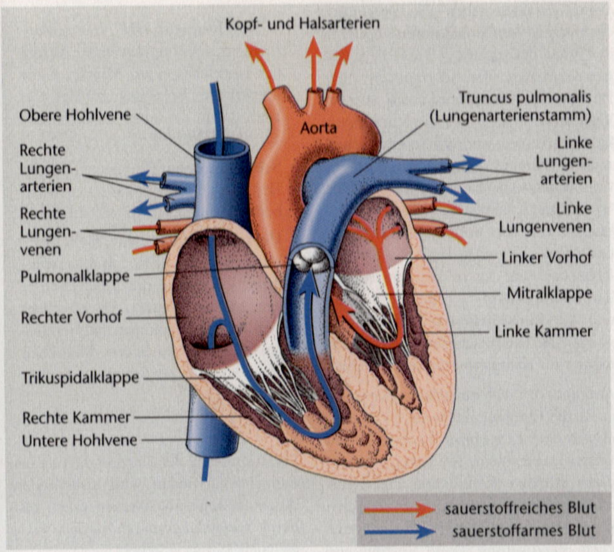

Abb. 18.2: Längsschnitt durch das Herz. Die Pfeile geben die Strömungsrichtung des Blutes an (blaue Pfeile = sauerstoffarmes Blut, rote Pfeile = sauerstoffreiches Blut). [A400-190]

Rechte und linke Herzhälfte werden durch die **Herzscheidewand** *(Septum cardiale)* voneinander getrennt. Unterschieden werden das **Vorhofseptum** zwischen den beiden Vorhöfen und das **Kammerseptum** zwischen linker und rechter Kammer.

Vor der Geburt ist diese Trennung der Herzhälften noch unvollständig – eine ovale Öffnung in der Scheidewand **(Foramen ovale)** verbindet rechten und linken Vorhof und erlaubt so die weitgehende „Umleitung" des für den späteren Lungenkreislauf vorgesehenen Blutes zurück in den Körperkreislauf (☞ 13.4.2).

Die Herzwand besteht aus drei Schichten, die einzeln oder zusammen erkranken können:

- Die *Herzinnenhaut,* das **Endokard,** kleidet den gesamten Innenraum des Herzens aus und überzieht die Herzklappen
- Die *Muskelschicht des Herzens,* das **Myokard,** ist die „arbeitende" Schicht des Herzens. Sie ist in den Vorhöfen dünn und in der linken Herzkammer am dicksten
- Die *Herzaußenhaut,* das **Epikard,** liegt dem Myokard dicht auf. Zusammen mit dem darüber liegenden zweischichtigen **Perikard** (eine seröse Schicht zum Herzen hin und eine derbe Bindegewebsschicht nach außen hin) bildet das Epikard den **Herzbeutel.** Zwischen Epikard und (serösem) Perikard befindet sich ein schmaler, mit wenig Flüssigkeit gefüllter Spalt, die *Herzbeutelhöhle* oder **Perikardhöhle.**

Die beiden Herzkammern haben je einen Eingang und einen Ausgang. Damit das Blut stets in die richtige Richtung fließt, sind spezielle Klappensysteme vorhanden:

- Zwischen Vorhöfen und Kammern liegen die segelartigen *Atrio-Ventrikular-Klappen* **(AV-Klappen).** Die Segelklappe zwischen linkem Vorhof und linker Kammer wird **Mitralklappe,** diejenige zwischen rechtem Vorhof und rechter Kammer **Trikuspidalklappe** genannt
- Zwischen den Kammern und den großen Arterien befinden sich *Taschenklappen* **(Aorten-** bzw. **Pulmonalklappe).**

Alle Klappen werden von einem Bindegewebsgerüst zusammengehalten, dem **Herzskelett,** welches gleichzeitig Vorhöfe und Kammern elektrisch gegeneinander isoliert.

Herzzyklus

Zu unterscheiden sind *Vorhof-* und *Kammerzyklus.* Kontrahiert sich die Vorhofmuskulatur, strömt Blut aus den Vorhöfen in die Kammern. Anschließend kontrahiert sich die Kammermuskulatur bei gleichzeitiger Erschlaffung der Vorhofmuskulatur. Dadurch wird das Blut aus den Kammern in den Lungen- und Körperkreislauf gepumpt, und die Vorhöfe füllen sich mit Blut aus den Hohl- bzw. den Lungenvenen. Durch die dann folgende Erschlaffung der Kammermuskulatur sowie durch elastische Rückstellkräfte erweitern sich die Kammern wieder und füllen sich in einer ersten Phase durch das entstandene Druckgefälle (anschaulich, aber nicht ganz korrekt auch als „Sog" bezeichnet) und dann in einer zweiten Phase durch die erneute Kontraktion der Vorhöfe mit Blut. Das Herz arbeitet also nicht nur als *Druck-,* sondern auch als *Saugpumpe.*

Die Kontraktionsphase der Herzhöhlen (= Anspannungs- und Austreibungsphase) nennt man **Systole.** Sie dauert gut 0,25 Sekunden. Die Erschlaffungsphase (= Entspannungs- und Füllungsphase) heißt **Diastole.** Ihre Dauer ist stark frequenzabhängig und liegt bei einer Herzfrequenz von 70 Schlägen/Minute bei ca. 0,55 Sekunden.

Erregungsbildung und Erregungsleitung

Die Impulse zur Kontraktion des Herzmuskels kommen aus dem Herzen selbst. Es besitzt ein *autonomes* (unabhängiges) **Erregungsbildungs-** und **Erregungsleitungssystem,** das aus spezialisierten *Herzmuskelzellen* besteht.

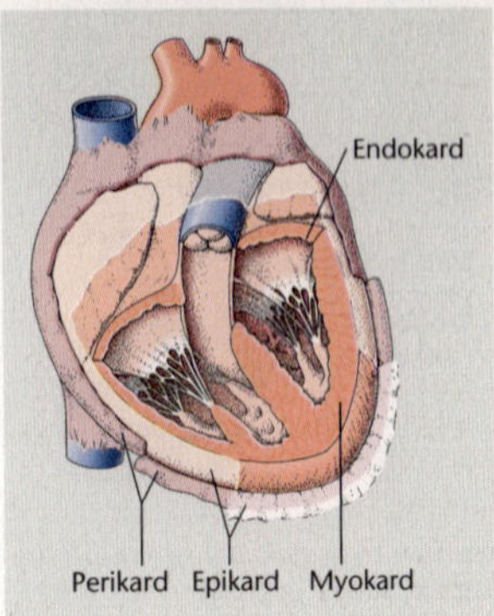

Abb. 18.3: Dreischichtiger Aufbau der Herzwand. Die Herzklappen bestehen aus einer doppelten Endokardschicht. [A400-190]

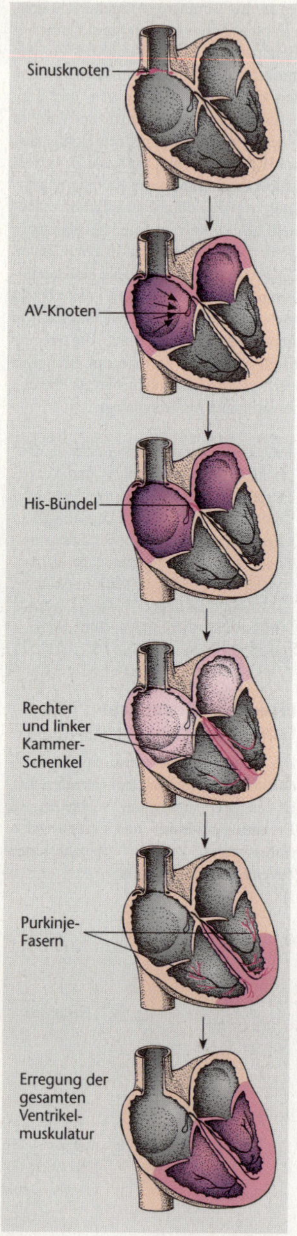

Abb. 18.4: Erregungsausbreitung im Herzen. Die violetten Flächen kennzeichnen die erregten (= kontrahierten) Myokardanteile. Zunächst kontrahiert sich die Vorhofmuskulatur, anschließend das Kammerseptum und dann die restliche Kammermuskulatur. [A400-190]

Beim Gesunden gehen alle Erregungen des Herzens vom **Sinusknoten** aus, der in der Wand des rechten Vorhofs liegt und gewissermaßen der *Schrittmacher* des Herzens ist. Vom Sinusknoten aus gelangt die Erregung über die Vorhofmuskulatur zu einem weiteren Schrittmacherzentrum, dem **AV-Knoten** *(Atrio-Ventrikular-**Knoten**)* nahe der Grenze zwischen Vorhof und Kammer. Er nimmt die Erregungen von der Vorhofmuskulatur auf und leitet sie weiter zum **His-Bündel.** Über das sehr kurze His-Bündel, die **Kammerschenkel** *(Tawaraschenkel)* und die **Purkinjefasern** (Endaufzweigungen der Tawaraschenkel) wird die Erregung zur Kammermuskulatur geleitet.

Aufgabe des Erregungsleitungssystems ist es, die Erregung mit *hoher Geschwindigkeit* über den ganzen Herzmuskel zu verteilen und so eine fast *zeitgleiche* und damit effektive Kontraktion aller Herzmuskelzellen zu ermöglichen. Lediglich im AV-Knoten erfährt die Erregung eine kurze Verzögerung. Diese Verzögerung ist notwendig, damit sich zuerst die Vorhöfe und dann die Kammern kontrahieren.

Regulation der Herzleistung

Unter Ruhebedingungen pumpt das Herz etwa 5 l Blut pro Minute in den Lungen- und Körperkreislauf. Unter Belastung kann das Herz seine Leistung durch Zunahme von *Herzfrequenz* und *Schlagvolumen* auf bis zu 25 l pro Minute steigern.

Herzfrequenz *(HF, Herzschlagfrequenz, Schlagfrequenz):* Anzahl der Herzschläge pro Minute. Ohne körperliche Belastung schlägt das Herz beim gesunden Erwachsenen ca. 70-mal/Minute.

Schlagvolumen: Blutmenge, die das Herz *bei jeder Kontraktion* auswirft; beim Erwachsenen 70 – 80 ml.

Herzminutenvolumen *(HMV, Herzzeitvolumen, HZV, Minutenvolumen):* Blutmenge, die das Herz *in einer Minute* ausstößt. Es errechnet sich aus Schlagvolumen mal Herzfrequenz. Beim gesunden Menschen ohne körperliche Belastung beträgt es 4,5 – 5 l.

Die Anpassung der Herztätigkeit an den momentanen Bedarf wird insbesondere durch das vegetative Nervensystem, also durch *Sympathikus* und *Parasympathikus* (☞ auch 35.1.4) gesteuert.

Dabei wirkt der Sympathikus durch Erhöhung der Schlagfrequenz **(positive Chronotropie),** Steigerung der Kontraktionskraft **(positive Inotropie)** und Beschleunigung der Erregungsleitung **(positive Dromotropie)** leistungsfördernd, der Parasympathikus eher leistungshemmend. Die Wirkung des Parasympathikus auf das Herz ist allerdings recht gering, da der N. vagus nur mit dem rechten Vorhof verbunden ist.

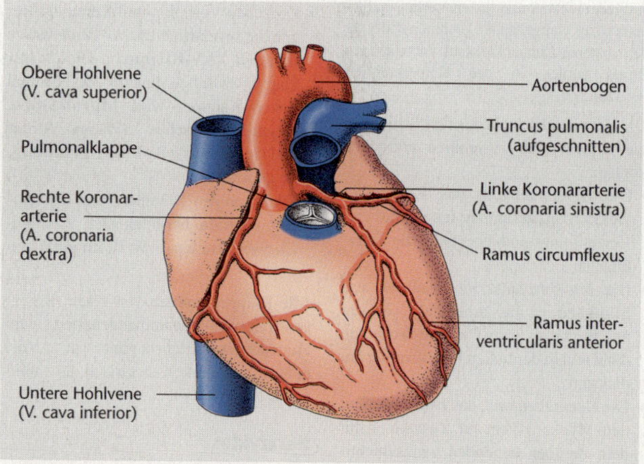

Abb. 18.5: Verlauf der Koronararterien. Die linke Koronararterie zieht zur Herzvorderseite, wo sie sich in einen vorderen Ast, den Ramus interventricularis anterior, und einen seitlichen Ast, den Ramus circumflexus, aufteilt. [A400-190]

Blutversorgung des Herzens

Das Herz wird über die **Koronararterien** *(Herzkranzgefäße)* mit Blut versorgt:

- Die **rechte Koronararterie** (*rechte Herzkranzarterie, A. coronaria dextra,* kurz *RCA*) versorgt bei den meisten Menschen den rechten Vorhof, die rechte Kammer, die Herzhinterwand und einen kleinen Teil der Kammerscheidewand
- Die **linke Koronararterie** *(linke Herzkranzarterie, A. coronaria sinistra)* teilt sich kurz nach ihrem Abgang aus der Aorta in zwei starke Äste (*Ramus circumflexus,* kurz *RCX,* und *Ramus interventricularis anterior,* kurz *RIVA*), die im Normalfall für die Durchblutung des linken Vorhofes, der linken Kammer und eines Großteils der Kammerscheidewand sorgen.

Der Blutabfluss des Herzmuskels erfolgt über die **Herzvenen,** die etwa parallel zu den Arterien verlaufen und in einer Sammelvene, dem **Sinus coronarius** *(Koronarsinus),* in den rechten Vorhof münden.

18.2 Pflege in der Kardiologie

Puls und Pulskontrolle ☞ 7.2.13

Oft wird der Herzkranke jäh aus seinem Leben mit all seinen Aktivitäten herausgerissen und braucht Zeit, sich in der für ihn neuen Situation als Patient zurechtzufinden. Um den Patienten so schnell wie möglich wieder in das Berufsleben und sein sonstiges Umfeld integrieren zu können, wird so früh wie möglich mit der *rehabilitativen Pflege* begonnen, d.h. bereits im Akutkrankenhaus und nicht erst in der Reha-Klinik. Eine rasche Kontaktaufnahme zu Selbsthilfegruppen, Koronarsportgruppen oder der *Deutschen Herzstiftung* ist vielen Patienten eine große Hilfe.

Kontaktadresse

Deutsche Herzstiftung e.V.,
Vogtstraße 50, 60322 Frankfurt/Main,
Tel.: 0 69/9 55 12 80,
www.herzstiftung.de

18.2.1 Unterstützung bei den ATL

Sich bewegen

In der Akutphase einer Herzerkrankung soll der Kranke ruhen und auf körperliche Anstrengung verzichten. Nach Abklingen der akuten Beschwerden entscheidet der Arzt in Abhängigkeit von Art und Schwere der Erkrankung, welche körperliche Belastung sich der Patient zumuten darf.

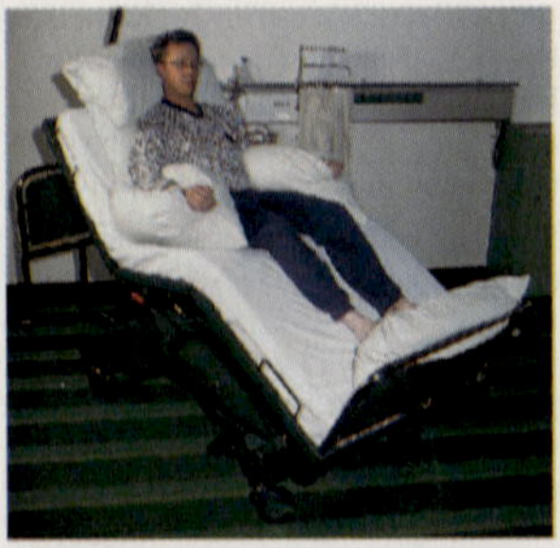

Abb. 18.6: Herzbettlage. Diese Lage mit Oberkörperhoch- und Beintieflagerung erleichtert die Atmung und entlastet das Herz. Sie kann in den Standard-Krankenbetten nicht durchgeführt werden. Dafür geeignet sind Sitzwagen oder Herzbetten mit nach unten verstellbarem Fußende. [K183]

Muss der Patient strenge Bettruhe einhalten, empfindet er meist die Oberkörperhochlagerung bis hin zur **Herzbettlage** (☞ Abb. 18.6) als angenehm, bei der er sowohl Füße als auch Hände abstützen kann. Je nach Zustand des Betroffenen sind Dekubitus-, Thrombose-, Pneumonie- und/oder Kontrakturenprophylaxe erforderlich.

Atmen

Herzkranke Patienten leiden oft unter *Atemnot*, wobei Atemzentrum und Atemwege primär nicht beeinträchtigt sind. Daher werden Herzkranke auf Atembeschwerden, z.B. unter Belastung, beobachtet. Atemunterstützende Maßnahmen (☞ 7.2.5) verschaffen dem Kranken oft Linderung.

Körpertemperatur regulieren

Bei entzündlichen Herzerkrankungen (☞ 18.8) wird die Körpertemperatur engmaschig überprüft, da sie rasch ansteigen und sehr hohe Werte erreichen kann. Zum Nachweis der Krankheitserreger werden während des Fieberanstiegs Blutkulturen (☞ 28.3.5) abgenommen.

Auch beim Myokardinfarkt ist eine Erhöhung der Körpertemperatur möglich. Sie muss aber nur dann gesenkt werden, wenn die mit der Temperaturerhöhung einhergehende Steigerung der Herzarbeit den Kranken gefährdet.

Essen und trinken

Viele Risikofaktoren für kardiovaskuläre Erkrankungen sind ernährungsabhängig (z.B. Übergewicht ☞ 23.8.1, Hyperlipoproteinämie ☞ 23.8.4, Nikotinabusus) und können durch eine Ernährungsumstellung positiv beeinflusst werden. Gemeinsam bemühen sich Ärzte, Pflegende und Diätassistenten, den Patienten von der Notwendigkeit einer Ernährungsumstellung zu überzeugen und informieren ihn über geeignete Nahrungsmittel und Zubereitungsarten.

Ausscheiden

Die bei Herzkranken oft erforderliche körperliche Schonung und eine evtl. notwendige Beschränkung der Trinkmenge begünstigen das Entstehen einer Obstipation. Diese ist für den Patienten nicht nur unangenehm, sondern unter Umständen auch gefährlich: Durch die Druckerhöhung im Abdomen während des obstipationsbedingten Pressens steigt der Widerstand in der Aorta, und das Herz muss mehr Kraft aufwenden, um das Blut aus der linken Kammer auszuwerfen. Die intrathorakale Druckerhöhung kann (zusätzliche) Atemnot auslösen.

Zur Erleichterung der Defäkation ist daher eine Obstipationsprophylaxe (☞ 7.8.5) durchzuführen. Bei bestehender Obstipation werden Abführmittel (*Laxantien* ☞ Pharma-Info 21.54), Klistiere oder Einläufe verabreicht. Da diese den Kreislauf belasten und einige Präparate Elektrolytverschiebungen bewirken können, werden sie nur auf Arztanordnung eingesetzt.

In den meisten Fällen ist eine Flüssigkeitsbilanzierung (☞ 7.8.2) notwendig, z.B. um bei einer Rechtsherzinsuffizienz das Ausmaß der Flüssigkeitseinlagerungen bestimmen zu können. Dies geschieht durch die Protokollierung der Ein- und Ausfuhrmenge und/oder durch tägliches Wiegen, bei schwerer Herzinsuffizienz sogar durch eine Katheterisierung und durch Messen der stündlichen Urinmenge.

Für Sicherheit sorgen

Akut Herzkranke müssen ggf. kontinuierlich überwacht werden, um plötzlich eintretende Veränderungen, etwa Herzrhythmusstörungen, rechtzeitig erkennen und behandeln zu können. Dazu wird der Patient in der Regel auf einer speziellen Überwachungs- oder Intensivstation an einen Überwachungsmonitor (☞ 38.3.2) angeschlossen. Manchen Patienten ist dies zwar lästig, doch sind sie oft gleichzeitig dankbar zu wissen, dass „jeder Herzschlag" überwacht wird.

Auch auf der Allgemeinstation achten die Pflegenden darauf, dass schwer herzkranke Patienten sich nicht alleingelassen fühlen. Weiterhin kontrollieren sie die Vitalzeichen des Patienten und nehmen die von ihm geäußerten Beschwerden ernst.

! Vorsicht

Auch wenn der Patient tagtäglich über dieselben Symptome klagt, ist er immer ernst zu nehmen, da die Beschwerden auf eine Verschlechterung hinweisen können.

Sich beschäftigen und Sinn finden

Herzkrank zu sein bedeutet für die meisten Betroffenen, sich in ihren Aktivitäten einschränken bzw. sich neue Beschäftigungsfelder suchen zu müssen. In dieser Zeit helfen die Pflegenden dem Patienten durch Anteilnahme und Gesprächsbereitschaft. Sie beziehen ihn aktiv in die Therapie- und Pflegemaßnahmen ein und treffen Entscheidungen *gemeinsam* mit ihm.

18.2.2 Messung des zentralen Venendrucks

Zentraler Venendruck (kurz *ZVD*): Blutdruck im intrathorakalen Hohlvenensystem. Maß für die Funktion des rechten Herzens und den Füllungszustand des venösen Systems.

Gemessen wird der ZVD in der *oberen Hohlvene* (V. cava superior) unmittelbar vor dem rechten Vorhof. Voraussetzung ist ein korrekt liegender zentraler Venenkatheter (☞ 10.5.4); korrekt bedeutet, dass die Spitze des Katheters unmittelbar vor dem rechten Vorhof liegt.

Hauptindikationen der ZVD-Messung sind die Überwachung der Herz-Kreislauf-Funktion von Schwerkranken, z.B. bei Schockgefahr, hochgradiger Herzinsuffizienz oder ausgedehnten Verbrennungen, und während einer Infusionstherapie.

Die ZVD-Messung gehört zu den Aufgaben der Pflegenden.

Der normale ZVD beträgt 2 – 12 cm H_2O bzw. 1,5 – 9 mmHg (Umrechnung: 1 mm Hg entspricht 1,32 cm H_2O; 1 cm H_2O entspricht 0,75 mmHg). Atemabhängig treten geringe Schwankungen auf.

Bei Hypovolämie (Volumenmangel) ist der ZVD erniedrigt, bei Hypervolämie, Herzinsuffizienz (vor allem Rechtsherzinsuffizienz ☞ 18.6), Lungenembolie (☞ 20.10.1), Einengung der Vena cava oder **Perikardtamponade** (*Herzbeuteltamponade,* Füllung des Herzbeutels mit Flüssigkeit) erhöht.

Durchführung der ZDV-Messung mit einer Wassersäule ☞ Tab. 18.8

Elektronische Messung des ZVD

Auf der Intensivstation wird der ZVD meist elektronisch über einen mit dem zentralen Venenkatheter verbundenen Druckwandler gemessen, der wiederum an den Überwachungsmonitor angeschlossenen ist (☞ 38.3.2 und Abb. 38.9). Die Maßeinheit ist dann mmHg. Angaben über Verwendung der benötigten Materialien und Durchführung der Messung werden von den jeweiligen Firmen herausgegeben.

Damit die Messung von den Pflegenden durchgeführt werden kann, müssen sie gemäß des Medizinproduktegesetzes (MPG) geschult werden.

Tipps zum richtigen ZVD-Messen

- Zur Infektionsprophylaxe wird das ZVD-Set zusammen mit der Kochsalzlösung im gleichen Intervall wie die übrigen Infusionssysteme gewechselt, also alle 24 – 48 Stunden
- Ein einzelner ZVD-Wert hat eher geringe Aussagekraft. Erst durch die Beurteilung im Vergleich mehrerer Werte kann eine Tendenz abgeschätzt werden
- Falsch hohe Werte können sich beispielsweise ergeben bei beatmeten Patienten, die während der Messung gegen den Respirator atmen (☞ 38.4.1), bei adipösen Patienten und bei Patienten mit Aszites wegen des erhöhten intrathorakalen Drucks. Eine Fehllage des Katheters führt ebenfalls zu falschen Messergebnissen
- Vor jeder ZVD-Messung wird der Patient in dieselbe Lage (möglichst flache Rückenlage) gebracht, der Nullpunkt überprüft und der Zeiger der Messleiste mit dem angezeichneten Nullpunkt abgestimmt, da die Ergebnisse sonst nicht vergleichbar sind. Abweichungen von der flachen Rückenlage ohne Kopfkissen werden immer dokumentiert
- Ist eine flache Rückenlage für den Patienten nicht möglich (beispielsweise wegen der bei Herzkranken dann häufigen Atemnot), kann auch in einer anderen Lage (immer die gleiche) gemessen werden. Es ist dann jedoch nur eine Verlaufsbeobachtung des ZVD (gleich bleibend, ansteigend oder absinkend) möglich
- Die laufenden Infusionen werden zur ZVD-Messung – wenn möglich – kurz unterbrochen. Unmittelbar nach der Messung werden die Infusionen fortgesetzt.

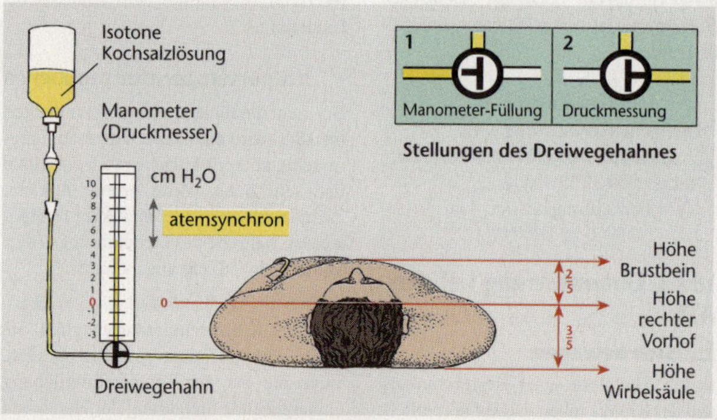

Abb. 18.7: Messprinzip der ZVD-Messung. [A400-190]

18.2.3 Pflege bei Herzoperationen

Die **Herzchirurgie** *(Kardiochirurgie)* ist ein relativ junges Teilgebiet der Medizin. Herzoperationen erfordern einen hohen personellen und technischen Aufwand und sind daher speziellen **Herzzentren** mit besonders geschultem Personal vorbehalten.

Geschlossene und offene Herzoperationen

Prinzipiell unterscheidet man geschlossene und offene Herzoperationen:

- Bei **geschlossenen Herzoperationen** *(Operationen am geschlossenen Herzen)* wird die Herztätigkeit während der Operation gar nicht oder nur für kurze Zeit unterbrochen. Der Kreislauf des Patienten wird nicht umgeleitet (☞ unten)
- Bei den meisten Herzoperationen handelt es sich um **offene Herzoperationen** *(Operationen am eröffneten Herzen),* die ein exaktes Operieren unter Sicht ermöglichen. Herztätigkeit und Kreislauf sind für längere Zeit unterbrochen, ihre Funktionen werden von Maschinen übernommen.

Durchführung der ZVD-Messung mit einer Wassersäule		
Benötigtes Material	▸ Händedesinfektionsmittel, Desinfektionsspray ▸ Thoraxschublehre mit eingebauter Wasserwaage (☞ Abb.18.9) oder Metermaß ▸ Wasserfester Markierungsstift	▸ ZVD-Set (z.B. Medifix®) mit Infusionssystem und Dreiwegehahn ▸ Infusionsständer und Messleiste (in cm H_2O graduiert) ▸ NaCl 0,9 % zur Infusion
Vorbereitungen	▸ Bereithängende NaCl-Infusion überprüfen, ggf. neue Infusion vorbereiten (☞ 10.5.2) ▸ Messleiste an den Infusionsständer klemmen (Nullpunkt etwa in Patientenniveau) ▸ Stopfen der Infusionsflasche desinfizieren, Einwirkzeit beachten ▸ Hände desinfizieren ▸ Sterile Verpackung des ZVD-Sets öffnen ▸ Dorn des Infusionssystems in die Infusionsflasche einstechen ▸ Rollenklemme des Infusionssystems schließen ▸ Infusionsflasche am Infusionsständer aufhängen ▸ Messschlauch mit Filterende nach oben in die dafür vorgesehenen Halterungen der Messleiste klemmen, dabei Verbindungsleitung zum Patienten nicht auf den Boden fallen lassen	▸ Luftfilter an der Tropfkammer schließen, Flüssigkeitsspiegel in der Tropfkammer schaffen ▸ Infusionssystem, Verbindungsleitung zum Patienten und Messschlauch durch Umschalten des Dreiwegehahns und Öffnen der Rollenklemme und des Luftfilters an der Tropfkammer luftleer machen (Messschlauch bis ungefähr zum Oberrand der Messleiste füllen, Bakterienfilter nicht benetzen). Rollenklemme schließen ▸ Dreiwegehahn in Richtung Infusion – Patient öffnen, in Richtung Patient – Messschlauch muss der Dreiwegehahn geschlossen sein ▸ Verbindungsleitung zum Patienten an der Rollenklemme festklemmen ▸ Patienten informieren, in flache Rückenlage bringen, Kopfkissen entfernen und Thoraxbereich aufdecken (kann der Patient nicht flach liegen, ggf. Nullpunkt modifizieren und dokumentieren)
Bestimmung des äußeren Nullpunktes (Der Nullpunkt entspricht der Höhe des rechten Vorhofes)	Mit Thoraxschublehre: ▸ Messpunkt ertasten: 3 – 4 Querfinger oberhalb des Processus xiphoideus (Schwertfortsatz des Brustbeins) ▸ Thoraxschublehre ansetzen und unteren Schenkel unter den Oberkörper des Patienten schieben ▸ Oberen Schenkel der Schublehre an vordere Thoraxwand anlegen und austarieren (☞ Abb.18.9) ▸ Stahlstift zwischen oberem und unterem Schenkel zeigt den Nullpunkt (Messpunkt) an ▸ Nullpunkt mit wasserfestem Stift markieren	Mit Maßband: ▸ Messpunkt ertasten: ☞ links ▸ Maßband in gleicher Höhe ansetzen und Abstand zwischen Thoraxoberseite und Matratze messen ▸ Gemessenen Abstand durch 5 teilen ▸ Der äußere Nullpunkt liegt zwischen den oberen 2/5 und den unteren 3/5 ▸ Nullpunkt mit wasserfestem Stift markieren
Messvorgang	▸ Zeiger an der Messleiste mit dem Nullpunkt auf gleiche Höhe bringen. Dazu die Messleiste am Infusionsständer verschieben oder das Bett in der Höhe verstellen (☞ Abb. 18.10) ▸ Verbindungsleitung des ZVD-Sets zum Patienten mit dem Dreiwegehahn des Venenkatheters verbinden ▸ Parallel laufende Infusionen unterbrechen (z.B. durch Schließen der Rollenklemme) ▸ Dreiwegehahn des Venenkatheters in Richtung Patient – ZVD-Set öffnen ▸ Rollenklemme kurz öffnen, um den Venenkatheter mit NaCl-Lösung durchzuspülen ▸ Rollenklemme schließen ▸ Dreiwegehahn des ZVD-Systems in Richtung Patient – Messleiste öffnen ▸ Flüssigkeitssäule im Messschenkel beobachten. Hat sie sich unter atemsynchronen Schwankungen um einen Messwert eingependelt, entspricht das obere Ende der Flüssigkeitssäule im Messschenkel dem ZVD-Wert (☞ Abb. 18.11)	▸ Dreiwegehahn des Venenkatheters zum ZVD-Set schließen und alle gestoppten Infusionen wieder laufen lassen ▸ Dreiwegehahn des ZVD-Systems wieder in Richtung Infusion – Messschenkel öffnen und diesen zur Wiederverwendung auffüllen ▸ Das ZVD-Set sollte zur Infektionsprophylaxe nach Möglichkeit am Dreiwegehahn des Venenkatheters angeschlossen bleiben. Ist dies nicht möglich, ZVD-Set vom Patienten abkoppeln und den Dreiwegehahn des Venenkatheters sowie das Systemende des ZVD-Sets mit sterilen Stöpseln verschließen. Verbindungsleitung zum Patienten unter Wahrung der Sterilität wieder an der Rollenklemme befestigen
Nachsorge	▸ Patienten bequem lagern ▸ ZVD-Wert und Besonderheiten der Messung (z.B. keine flache Rückenlage des Patienten) dokumentieren	▸ Materialien entsorgen

Tab. 18.8: ZVD-Messung. [A400]

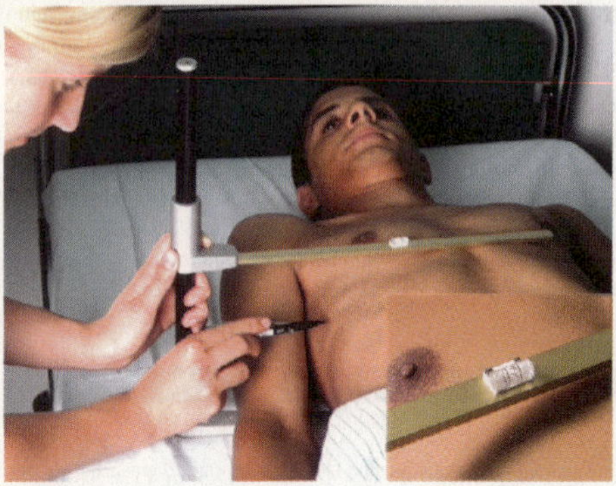

Abb. 18.9: Bestimmung des äußeren Nullpunktes mit der Thoraxschublehre.
Der untere Schenkel der Thoraxschublehre wird unter den Thorax des Patienten geschoben, der obere Schenkel auf die vordere Thoraxwand gesenkt. Befindet sich die Wasserwaage im Lot (Ausschnitt), so zeigt der Stahlstift auf den Messpunkt, der mit einem Stift markiert wird. [K183]

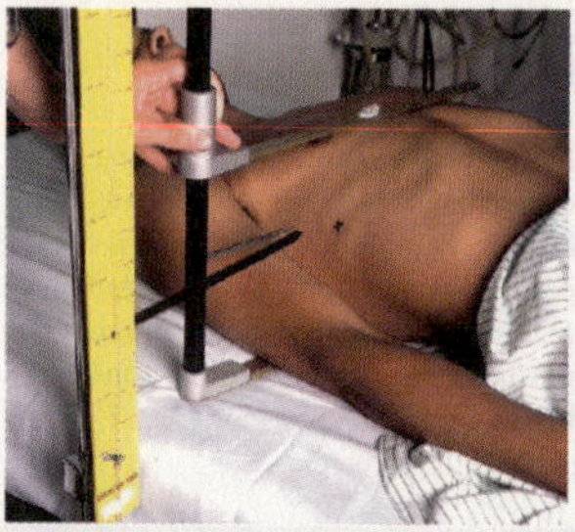

Abb. 18.10: Ausrichten des Zeigers der Messleiste auf den Nullpunkt. [K183]

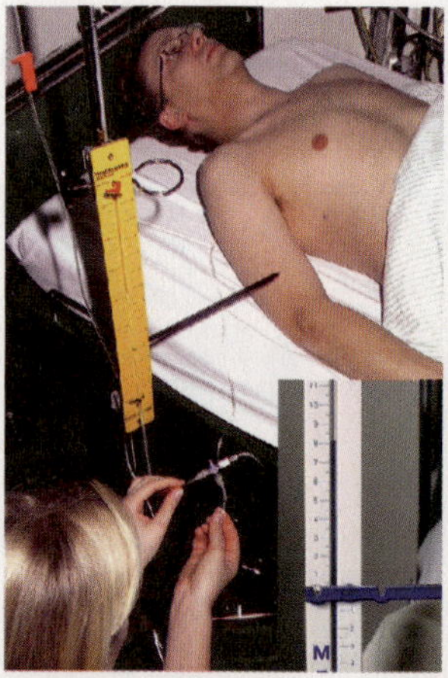

Abb. 18.11: Ablesen des Messwertes. Der Dreiwegehahn ist in Richtung Patient – Messschenkel geöffnet. Der Messwert lässt sich an der Oberkante des Flüssigkeitsspiegels ablesen. [K183]

Hauptindikationen offener Herzoperationen

Offene Herzoperationen werden vor allem zur Korrektur von Herzklappenfehlern (☞ 18.10) oder Fehlbildungen des Herzens (☞ 13.9), zur Anlage eines koronaren Bypasses bei KHK (☞ 18.5.1) oder zur Herztransplantation (☞ 10.8) durchgeführt.

Technische Voraussetzungen offener Herzoperationen

Bei normaler Körpertemperatur kann die Herztätigkeit für höchstens drei Minuten unterbrochen werden. Ansonsten kommt es zu irreversiblen Schäden am Gehirn und später auch am Herzen selbst (☞ auch unten, Hypothermie). Diese Zeit reicht für die überwiegende Mehrzahl der Herzoperationen nicht aus.

Einsatz von *extrakorporaler Zirkulation, Hypothermie* und *Kardioplegie* vermögen die zur Verfügung stehende Zeit zu verlängern.

Extrakorporale Zirkulation

Extrakorporale Zirkulation *(EKZ, extrakorporaler Kreislauf, EKK):* Mit dem Blutkreislauf verbundener künstlicher Blutkreislauf außerhalb des Körpers zur vorübergehenden Ausschaltung eines Kreislauf- oder Gefäßabschnittes. Meist als venoarterielle Umleitung mittels **Herz-Lungen-Maschine** bei teilweisem oder (meist) völligem Ausschalten von Herz und Lunge aus dem Körperkreislauf **(kardiopulmonaler Bypass),** aber auch Bestandteil extrakorporaler Blutreinigungsverfahren (☞ 31.2.6).

Die **extrakorporale Zirkulation** ist eine der Hauptvoraussetzungen der Herzchirurgie. Herz-, Kreislauf- und in der Regel auch Lungenfunktion des Patienten werden von einer Maschine, der **Herz-Lungen-Maschine** (kurz *HLM*) übernommen. Da das Blut an Herz und Lunge vorbeigeleitet wird, spricht man auch von einem *kardiopulmonalem Bypass.*

Das Blut wird aus der oberen und unteren Hohlvene oder – je nach Methode – dem rechten Vorhof über entsprechende Schlauchsysteme in die Herz-Lungen-Maschine umgeleitet, die folgende drei Bauteile enthält (☞ Abb. 18.12):

- Als Erstes fließt das Blut des Patienten durch den **Oxigenator** *(künstliche Lunge der Herz-Lungen-Maschine, Gasaustauscher),* wo es Sauerstoff aufnimmt und Kohlendioxid abgibt
- Danach passiert es eine **Rollerpumpe** *(künstliches Herz der Herz-Lungen-Maschine),* die das Blut vorantreibt
- Im **Wärme(aus)tauscher** wird das Blut je nach den Erfordernissen der Operation abgekühlt oder erwärmt, indem die Blutröhrchen nach dem Gegenstromprinzip von entsprechend temperiertem Wasser umflossen werden.

Danach wird das Blut entweder in die Aorta ascendens oder – seltener – in die A. femoralis oder A. iliaca des Patienten zurückgeleitet. Damit sich in der Maschine keine Gerinnsel bilden, wird die Blutgerinnung durch Heparin aufgehoben.

Die Mehrzahl der Herzoperationen, z.B. Bypass-Operationen (☞ 18.5.1), erfordert nicht nur die Umleitung des Körperkreislaufs, sondern auch eine längere Abklemmung der Koronararterien, die nur durch *myokardprotektive Maßnahmen* (protektiv = schützend) möglich ist. Dazu gehören die *Hypothermie* und die *Kardioplegie* (☞ unten).

Hypothermie

Mit sinkender Körpertemperatur nehmen Stoffwechselaktivität und Sauerstoffverbrauch des Organismus ab. Außerdem nimmt die Ischämietoleranz des Gehirns und des Herzens zu (**Ischämietoleranz =** Widerstandsfähigkeit von Geweben gegenüber einer Durchblutungsminderung oder -unterbrechung).

Daher werden Herzoperationen in einer **Hypothermie** *(Unterkühlung)* von 26 – 30 °C durchgeführt. Sie wird meist durch *Blutkühlung* in der Herz-Lungen-Maschine erzielt (*Wärmetauscher* ☞ oben).

Kardioplegie

Kardioplegie *(Herzlähmung)*: Künstlich herbeigeführter, reversibler Herzstillstand.

Viele Herzoperationen können nur am stillstehenden (und blutleeren) Herzen durchgeführt werden.

Die meistverwendete Methode, einen reversiblen Herzstillstand künstlich herbeizuführen, ist die **Perfusionskardioplegie** mit *kardioplegischer Lösung nach Bretschneider*. Dabei wird eine spezielle Spüllösung in die Koronararterien infundiert. Dies führt zum Herzstillstand in der Diastole und ermöglicht in Kombination mit der Hypothermie auch mehrstündige Operationen am stillstehenden, nicht durchbluteten Herzen.

Kurzer Abriss einer offenen Herz-OP

Vor der Operation füllt der Kardiotechniker die Herz-Lungen-Maschine mit Blut (nach vorheriger Eigenblutspende oder aus Blutkonserven) und volumenergänzenden Infusionen, da der angeschlossene extrakorporale Kreislauf das Kreislaufvolumen insgesamt erhöht und alle Systeme – wie bei einem Infusionssystem – luftleer sein müssen.

Nach der Eröffnung des Thorax, meist über eine mediane Längssternotomie, werden die abführenden und zuführenden Katheter mit den Hohlvenen bzw. der Aorta ascendens verbunden. Dann schaltet der Kardiotechniker die Maschine an, ohne sie jedoch „mit voller Kraft" laufen zu lassen, d.h. Herz und Rollerpumpe teilen sich die Pumparbeit. Das Blut fließt über den Wärmetauscher und wird abgekühlt. Liegt die Körpertemperatur des Patienten im gewünschten Bereich, klemmt der Operateur die Hohlvenen kurz vor ihrer Einmündung in den rechten Vorhof und die Aorta kurz nach Austritt aus der linken Kammer ab. Nun übernimmt die Herz-Lungen-Maschine die komplette Pumparbeit. Das Herz wird durch die kardioplegische Lösung zum Stillstand gebracht, und die eigentliche Operation beginnt.

Nach der Operation wird das Blut über den Wärmetauscher erwärmt. Ist die gewünschte Körpertemperatur erreicht, wird die Verbindung zwischen Herz und Kreislauf wiederhergestellt und die Herz-Lungen-Maschine zurück-, aber noch nicht abgeschaltet. Dann wird durch eine einmalige Defibrillation (☞ 17.3.4) das Reizleitungssystem stimuliert und das Herz für einige Minuten auf seine Funktionen hin beobachtet. Bei ausreichender Herzfunktion wird die Herz-Lungen-Maschine abgestellt. Oft werden gegen Ende der Operation *epikardiale* Herzschrittmacherelektroden (☞ 18.7.5) eingebracht (Elektroden liegen im Epikard) und durch die Haut ausgeleitet, an die postoperativ ein passagerer Herzschrittmacher zur Behandlung der gelegentlich auftretenden postoperativen Rhythmusstörungen angeschlossen wird.

Minimal-invasive Eingriffe in der Herzchirurgie

Bestimmte Eingriffe am Herzen, derzeit etwa 20 % aller Eingriffe an herzchirurgischen Zentren, können ohne großflächige Eröffnung des Brustkorbs als minmal-invasive Eingriffe durchgeführt werden.

Dabei werden im Wesentlichen zwei Operationsverfahren angewandt:

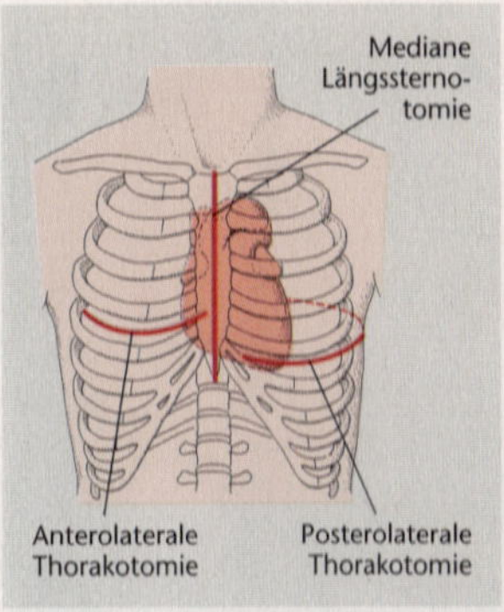

Abb. 18.14: Schnittführungen bei Eröffnung des Thorax. Häufigster Zugang bei Herzoperationen ist die **mediane Längssternotomie,** d.h. die Längsspaltung des Sternums in der Mittellinie. [A400-190]

- Eingriffe am schlagenden Herzen ohne Einsatz der Herz-Lungen-Maschine über einen seitlich zwischen den Rippen angelegten kleinen Schnitt (lediglich das Operationsgebiet wird mit speziellen Instrumenten ruhig gestellt). Diese Technik eignet sich insbesondere für Eingriffe an den Koronararterien. Auf diese Weise durchgeführte Bypass-Operationen heißen **MIDCAB-Operationen** *(**M**inimal-**i**nvasive **d**irekte **C**oronar**a**rterien-**B**ypassoperation)*
- Eingriffe mit Einsatz der Herz-Lungen-Maschine. Dabei wird die Herz-Lungen-Maschine entweder über Blutgefäße in der Leiste angeschlossen und die

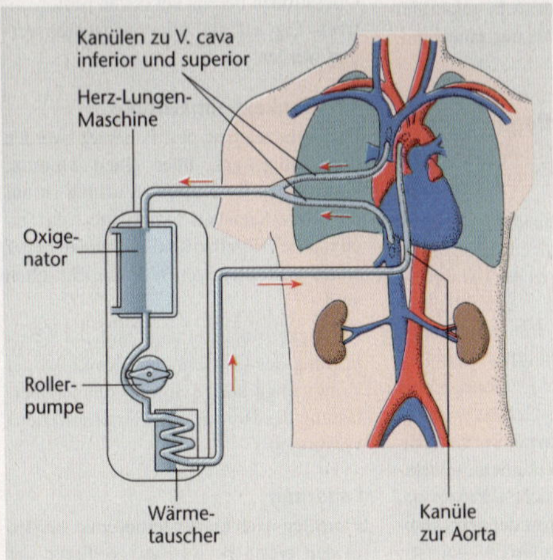

Abb. 18.12 (links): Funktionsprinzip einer Herz-Lungen-Maschine in der Schemazeichnung. Details ☞ Text. Die genaue Anordnung der Bauteile variiert je nach Bauart. [A400-190]

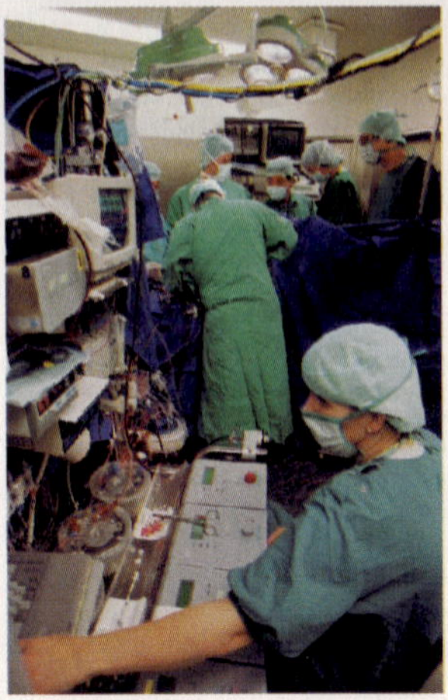

Abb. 18.13 (rechts): Herz-Lungen-Maschine während einer Herzoperation. Bedient und überwacht wird die Herz-Lungen-Maschine von speziell ausgebildeten **Kardiotechnikern,** hier einer Kardiotechnikerin. [T099]

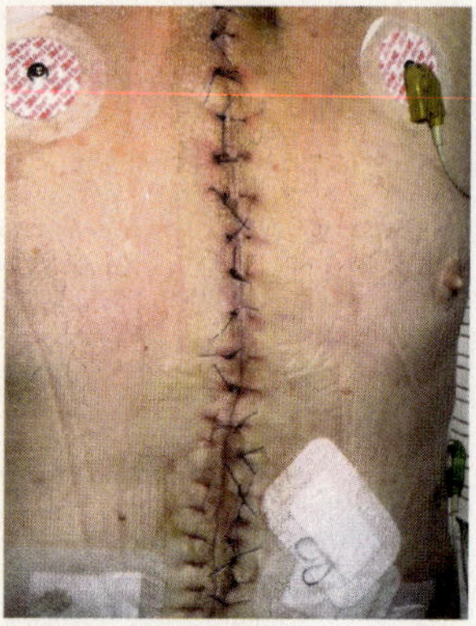

Abb. 18.15: Mit Einzelknopfnähten verschlossene Sternotomie. [K183]

Operation über einen kleinen seitlichen Schnitt am Brustkorb vorgenommen **(Port-Access-System)** oder das obere Drittel des Sternums durchtrennt **(Ministernotomie)** und darüber sowohl die Herz-Lungen-Maschine angeschlossen als auch die Operation vorgenommen.

Einige wenige große Zentren erproben bereits Robotersysteme.

Komplikationen

Allgemeine OP-Risiken ☞ 11.1.1

Hauptkomplikationen von Herzoperationen sind:

- Nachblutungen im Operationsgebiet
- (Generalisierte) Blutungen infolge Gerinnungsstörungen
- Atemstörungen bis hin zur Ateminsuffizienz
- Zerebrale Ausfälle bis hin zum zerebralen Insult (☞ 35.5), z.B. durch Luftembolie oder Kalkembolisation (nach Klappenoperationen)
- Herz-Kreislauf-Störungen bis hin zum Herzinfarkt und Kreislaufversagen
- Aseptische Lockerung oder Wundinfektionen am Sternum.

Intraaortale Ballonpumpe

Zur Unterstützung des Kreislaufs bei einer akuten intra- oder postoperativen Herzinsuffizienz, aber auch bei Herzversagen anderer Ursache (etwa kardiogenem Schock nach Herzinfarkt), kann eine **intraaortale Ballonpumpe** *(IABP)* eingesetzt werden. Ein Katheter mit einem aufblasbaren Gummiballon wird über die A. femoralis bis in die Aorta descendens vorgeschoben und mit einer Pumpe verbunden, die den Gummiballon des Katheters in der Diastole EKG-getriggert aufbläst. Durch die Druckerhöhung in der Diastole wird Blut aus der Aorta in die Koronargefäße zurückgepresst, die Koronargefäße werden besser durchblutet und damit die Herzfunktion verbessert. Beim Einsetzen der Systole ist der Gummiballon wieder leer, das Blut aus der Aorta gelangt in den Körperkreislauf.

In der (Intensiv-)Pflege eines Patienten mit IABP ist zu beachten:

- Die Patienten müssen strenge Bettruhe einhalten. Deshalb werden alle Prophylaxen durchgeführt
- Die Pflegenden schonen den Patienten. Sie führen nur die Maßnahmen durch, die unbedingt notwendig sind. So wird der Patient beispielsweise nur einmal täglich gebettet (ggf. Patientenlifter benutzen) und mit dem Betten die Hautpflege verbunden
- Der Katheter darf auf keinen Fall abknicken. Deshalb werden die Patienten auf dem Rücken gelagert, nach Rücksprache mit dem Arzt auch in 30°-Seitenlage. Um es dem Patienten bequemer zu machen, erhält er nach Möglichkeit ein Schaumstoff- oder Luftkissenbett (dient gleichzeitig der Dekubitusprophylaxe)
- Der Verbandswechsel erfolgt täglich. Die Einstichstelle wird auf Blutungen und Infektionen, die Beine auf periphere Embolien (☞ 19.6.3) hin beobachtet
- Der Kreislauf wird kontinuierlich über einen Monitor überwacht und die Ballonpumpe regelmäßig auf ihre Funktionsfähigkeit überprüft (z.B. reicht der Akku bei Stromausfall nur eine Stunde).

Präoperative Pflege

Allgemeine präoperative Pflege ☞ 11.1.2 und 11.1.3

- Die Pflegenden organisieren alle angeordneten Untersuchungen: EKG, Blutuntersuchungen (wegen der intraoperativen Hypothermie einschließlich Kälteantikörper), Röntgen-Thorax, Lungenfunktionsprüfungen, Echokardiographie (☞ 18.4.8), Sonographie der hirnversorgenden Gefäße (☞ 9.6.7 und 35.4.7) sowie invasive Untersuchungen (v.a. Herzkatheteruntersuchung). Bei entzündlichen Prozessen, z.B. bei einer Infektion der Herzklappen durch eine bakterielle Endokarditis (☞ 18.8.1), sind eine HNO- und zahnärztliche Konsiliaruntersuchung zur Fokussuche erforderlich
- Da die Lunge während des Einsatzes der Herz-Lungen-Maschine nicht belüftet wird, kommt der Pneumonieprophylaxe besondere Bedeutung zu. Pflegende und/oder Physiotherapeuten üben deshalb schon vor der Operation mit dem Patienten Atem- und Abhusttechniken ein und erinnern ihn gegebenenfalls immer wieder an die mindestens zweiwöchige Nikotinkarenz vor der Operation
- Die präoperative Körperpflege richtet sich nach dem Zustand des Patienten (☞ 11.1.2). Die Rasur erfolgt erst unmittelbar vor der Operation und umfasst den gesamten vorderen Rumpf vom Hals bis zu den Leisten einschließlich der Achsel- und Schambehaarung. Vor einer Bypass-Operation mit geplanter Entnahme von Beinvenen werden zusätzlich beide Beine enthaart.

Bei allen Pflegemaßnahmen berücksichtigen die Pflegenden die enorme psychische Belastung des Patienten. Die bevorstehende Operation am Herzen, einem lebenswichtigen Organ, löst vitale Ängste aus.

Postoperative Pflege

Allgemeine postoperative Pflege ☞ 11.4

Postoperativ wird der Patient zumindest in den ersten 24 Stunden auf der Intensivstation überwacht. Bei komplikationslosem Verlauf kann der Patient nach vielen Operationen bereits am ersten postoperativen Tag auf die Allgemeinstation verlegt werden.

Krankenbeobachtung

Die Vitalzeichen des Patienten werden regelmäßig, ggf. über einen Monitor, kontrolliert. Besonders zu achten ist auf die Herz-Kreislauf-Funktionen, da (tachykarde) Herzrhythmusstörungen in der ersten postoperativen Woche nicht selten sind.

Flüssigkeitsbilanzierung, tägliche Überprüfung des Gewichts und Kontrolle der Trinkmenge sollen einer Volumenüberlastung des Herzens mit Herzinsuffizienz vorbeugen.

Lagerung

Patienten nach einer Sternotomie werden in den ersten postoperativen Tagen auf dem Rücken mit leicht erhöhtem Oberkörper gelagert.

Wurde eine antero- oder posterolaterale (Mini-)Thorakotomie zur Herzoperation vorgenommen, werden die Patienten abwechselnd mit leicht erhöhtem Oberkörper auf dem Rücken oder der Seite gelagert.

Prophylaxen

Durch die intraoperative Unterbrechung der Lungenbelüftung (bei Einsatz der Herz-Lungen-Maschine) ist die Pneumoniegefahr, durch die Hypothermie und die mehrtägige Lagerung auf dem Rücken die Dekubitusgefahr besonders hoch. Alle notwendigen Prophylaxen werden daher sorgfältig durchgeführt.

Ernährung

Am OP-Tag und am 1. postoperativen Tag wird der Patient parenteral ernährt. Am 2. postoperativen Tag darf er flüssige Kost zu sich nehmen. Nach dem Abführen am 2. oder 3. postoperativen Tag erhält der Patient dann feste Nahrung.

Mobilisation

Die Mobilisation richtet sich nach dem Zustand des Patienten. Vielfach ist eine Frühmobilisation ab dem ersten postoperativen Tag möglich.

Ruckartige und asymmetrische Bewegungen des Oberkörpers sind nach einer Sternotomie zu vermeiden, ebenso ein starkes Dehnen des Thorax, z.B. beim Hochziehen am Bettbügel (daher auf Bettbügel verzichten).

Wunde, Wundversorgung

Die Naht und die Drainageaustrittsstellen werden täglich inspiziert und der Verband in den ersten Tagen täglich gewechselt. Wurde ein Pulmonaliskatheter gelegt (☞ 18.4.11), wird dieser ebenso wie die substernale und die Perikarddrainage (beide mit Sog) am 2. postoperativen Tag entfernt. Evtl. liegende Herzschrittmacherelektroden werden über die ausgeleiteten Schrittmacherdrähte nach 8 – 10 Tagen gezogen, die Wundfäden bzw. -klammern am 10. – 12. postoperativen Tag.

Verlegung

Nach Zustandstabilisierung wird der Patient bei komplikationslosem Verlauf nach ca. einer Woche in ein wohnortnäheres Krankenhaus oder eine Reha-Klinik verlegt.

18.3 Hauptbeschwerden und Leitbefunde in der Kardiologie

Atemnot (Dyspnoe) ☞ *20.3.1*

18.3.1 Thoraxschmerz („Herzschmerz")

„Herzschmerzen": Im allgemeinen Sprachgebrauch alle Schmerzen in der linken Thoraxhälfte *(linksthorakal)* oder hinter dem Sternum *(retrosternal).*

Die wichtigsten Krankheitsbilder, die sich in **Thoraxschmerzen** („Herzschmerzen") äußern können, sind:

- *Koronare Herzkrankheit* (kurz *KHK* ☞ 18.5.1)
  - Führt eine Verengung der Herzkranzgefäße zur Unterversorgung des Herzmuskels mit Sauerstoff, treten vor allem unter körperlicher und psychischer Belastung Schmerzen und Engegefühl in der Herzgegend *(Angina pectoris)* mit Atemnot auf. Typischerweise strahlen die Schmerzen in den linken Arm oder den Hals aus (☞ Abb. 18.30) und bessern sich auf Gabe von Nitraten (☞ Pharma-Info 18.31) oder bei körperlicher Ruhe
  - *Herzinfarkt* (☞ 18.5.2): Leitsymptom für den Herzinfarkt ist bei 2/3 aller Patienten das plötzliche Auftreten *heftigster* retrosternaler Schmerzen, häufig kombiniert mit Vernichtungsgefühl (Todesangst) und starker Unruhe. Die Schmerzen werden auch durch Ruhe oder Nitrat-Gabe nicht beseitigt
- *Entzündliche Herzerkrankungen* (insbesondere *Perikarditis* ☞ 18.8.3): Die Schmerzen sind hier meist atem- und lageabhängig. Der Patient atmet typischerweise flach und schnell und hat oft Fieber
- *Aortendissektion* (*disseziierendes Aortenaneurysma* ☞ 19.6.8): Mit dem Einreißen der Intima und dem Auffasern der Aortenwand treten akut heftige retrosternale Schmerzen auf, die oft zwischen die Schulterblätter ausstrahlen
- *Lungenembolie* (☞ 20.10.1): Sind größere Gefäße im Lungenkreislauf verschlossen, leidet der Patient unter atemabhängigen Brustschmerzen (meist inspiratorisch stärker werdend), Atemnot, Zyanose (☞ unten) und Schocksymptomatik
- *Pneumothorax* (☞ 20.9): Neben der Atemnot und den Brustschmerzen sind asymmetrische Atembewegungen und einseitig eingeschränkte oder fehlende Atemgeräusche richtungweisend
- *Erkrankungen des Magen-Darm-Traktes:* In den Thorax ausstrahlende Schmerzen sind möglich bei Entzündungen der Speiseröhre (*Ösophagitis* ☞ 21.4.2), Magenschleimhautentzündungen (*Gastritis* ☞ 21.5.2), Magen- und Zwölffingerdarmgeschwüren (*Ulcus ventriculi, Ulcus duodeni* ☞ 21.5.3) sowie *Gallenwegs-* und *Bauchspeicheldrüsenerkrankungen* (☞ 22.5, 22.6).

Insbesondere bei erstmaligem Auftreten der Schmerzen ist eine Klärung der Ursache ohne Hilfsmittel (EKG, Sonographie, Labor) kaum möglich.

Jeder akute „Herzschmerz" wird bis zum Beweis des Gegenteils als bedrohlich eingestuft.

Erstmaßnahmen bei akuten retrosternalen oder linksthorakalen Schmerzen

- Arzt benachrichtigen, weitere Pflegende verständigen
- Vitalzeichen kontrollieren
- Patienten beruhigen
- Patienten absolute Bettruhe einhalten lassen und jede körperliche Anstrengung untersagen
- Beengende Kleidungsstücke entfernen und Patienten nach Wunsch lagern, Fenster öffnen
- Auf Arztanordnung Sauerstoff geben (☞ 20.2.1)
- Bei einem systolischen Blutdruck von mindestens 100 mmHg zwei Hübe Nitroglycerin-Spray (z.B. Nitrolingual-Spray®) auf Arztanordnung verabreichen
- Vitalzeichen, Hautfarbe und Bewusstseinslage des Patienten weiter beobachten und dokumentieren
- Ggf. durch eine zweite Pflegekraft EKG (☞ 18.4.4) anmelden oder durchführen lassen, ggf. Materialien zur Blutabnahme (☞ 9.5.1) richten.

18.3.2 Herzklopfen, Herzrasen, Herzstolpern

Der Mensch verspürt seinen eigenen Herzschlag nur, wenn er bewusst darauf achtet oder wenn sich Rhythmus, Frequenz oder Qualität der Herzschläge auffallend verändern (☞ 7.2.13). Dies kann physiologisch sein, etwa bei körperlicher oder psychischer Belastung, aber auch auf eine Herzerkrankung hinweisen:

- Als **Herzklopfen** *(Palpitation)* bezeichnet man ganz allgemein das (unangenehme) Empfinden des eigenen Herzschlages
- Beim **Herzrasen** schlägt das Herz viel zu schnell. Die Zeit reicht für eine vollständige Füllung und Entleerung der Kammern nicht mehr aus und das Schlagvolumen verringert sich. Hält das Herzrasen länger an, wird dem Betroffenen schwindelig, evtl. wird er sogar bewusstlos (☞ 18.3.3)
- Mit dem Begriff **Herzstolpern** umschreiben die Betroffenen meist Extrasystolen (☞ 18.7.1).

Erstmaßnahmen bei Herzrasen und Herzstolpern

Die pflegerischen Erstmaßnahmen bei Herzrasen und Herzstolpern entsprechen denen bei unklaren Herzrhythmusstörungen (☞ 18.7):

- Arzt benachrichtigen (lassen), Patienten nicht alleine lassen
- Pulsfrequenz, -rhythmus, -qualität, Blutdruck, Hautfarbe und Bewusstseinslage beobachten und dokumentieren. EKG ableiten (lassen) und/oder Patienten an einen Monitor anschließen
- Körperliche Anstrengung untersagen
- Bei Atemnot atemunterstützende Maßnahmen (☞ 7.2.5) durchführen, auf Arztanordnung Sauerstoff verabreichen
- Bei drohendem Herz-Kreislauf-Stillstand (Puls extrem schwach, nicht zählbar oder > 180/Min.) Reanimation vorbereiten, ggf. unverzüglich reanimieren (☞ 17.3).

18.3.3 Synkopen

Synkope (griech.: plötzlicher Kräfteverlust): Plötzlich auftretender, kurz dauernder Bewusstseinsverlust infolge einer vorübergehenden Minderversorgung des Gehirns mit Sauerstoff oder Glukose.

Die häufigsten und zugleich harmlosesten Formen der Synkope sind die vasovagale und die orthostatische Synkope. Ihre Prognose ist meist gut, der Kreislauf normalisiert sich in der Regel innerhalb von Sekunden: Die **vasovagale Synkope** kann z.B. durch Schreck, Angst, Hysterie oder Aufregung hervorgerufen werden. Häufige Vorboten sind Übelkeit, Schwäche- oder Kältegefühl, Sehstörungen und Schwindel. Die **orthostatische Synkope** kommt vor allem bei jungen Frauen mit niedrigem Blutdruck nach längerem Stehen oder schnellem Aufstehen vor. Sie ist der vasovagalen Synkope sehr ähnlich.

Synkopen können auch Zeichen ernst zu nehmender Erkrankungen sein, beispielsweise:

- Kardiale Synkopen beim *Adams-Stokes-Anfall* (☞ 18.7.3) oder beim *Herzinfarkt* (☞ 18.5.2)
- Synkopen beim *Karotissinus-Syndrom* (☞ 18.7.4)
- Zerebro-vaskuläre Synkopen bei TIA (*transitorisch ischämische Attacke* ☞ 35.5.2)
- Synkopen durch Stoffwechselstörungen wie etwa Hypoglykämie (☞ 23.6.4).

Unabhängig von der Häufigkeit ihres Auftretens muss *jede* Synkope diagnostisch geklärt werden.

Erstmaßnahmen bei Synkopen

- Patienten sofort hinlegen
- Konnte der Betroffene nicht rechtzeitig hingelegt werden und ist gestürzt, ihn auf Verletzungen oder Folgeerkrankungen untersuchen (Kopfplatzwunde? Gehirnerschütterung?)
- Pulsfrequenz, Pulsrhythmus und Pulsqualität, Blutdruck, Hautfarbe und Bewusstseinslage überwachen und dokumentieren, nach Möglichkeit EKG ableiten
- Patienten nicht alleine lassen.

18.3.4 Zyanose

Zyanose: Bläulich-rote Verfärbung der Haut und/oder Schleimhäute durch verminderten Sauerstoffgehalt des Blutes. Besonders gut sichtbar im Bereich der Lippen und der Akren (Fingerspitzen, Zehenspitzen, Nasenspitze).

Häufiges Begleitsymptom einer **Zyanose** ist Atemnot. Patienten mit einer Zyanose leiden vielfach unter Kopfschmerzen, Müdigkeit und Konzentrationsschwäche, oft ist ihnen kalt.

Zwei häufige Formen der Zyanose werden unterschieden:

- **Zentrale Zyanose** *(pulmonale Zyanose):* Die arterielle O_2-Sättigung ist vermindert, d.h. das reduzierte Hämoglobin in den Arterien erhöht. Häufige Ursachen sind Lungenerkrankungen mit Behinderung des Gasaustausches oder Verlegungen der Lungenstrombahn, z.B. bei Lungenembolie. Auch Herzfehler, bei denen es über einen *Shunt* (Kurzschlussverbindung zwischen arteriellem und venösem Gefäßsystem ☞ 13.9) zu einer Vermischung von venösem (sauerstoffarmem) und arteriellem (sauerstoffreichem) Blut kommt, können eine zentrale Zyanose hervorrufen. Typisch ist, dass auch gut durchblutete Organe wie z.B. die Zunge zyanotisch sind
- **Periphere Zyanose:** Dem Blut wird im Gewebe vermehrt Sauerstoff entzogen (erhöhte Sauerstoffausschöpfung). Sie tritt bei Erkrankungen auf, die mit einer verlangsamten Blutzirkulation einhergehen (z.B. Herzinsuffizienz, Schock), sowie bei einem erhöhten Sauerstoffbedarf der Gewebe.

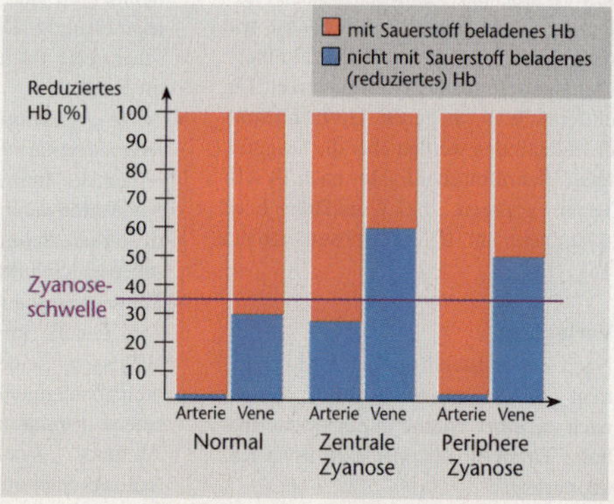

Abb. 18.16: Gehalt des Blutes an reduziertem Hb beim Gesunden und bei Zyanose. Eine Zyanose entsteht, wenn bei normalem Gesamt-Hb mehr als ein Drittel des Hämoglobins nicht mit Sauerstoff beladen ist. Bei Anämie ist die Zyanoseschwelle erhöht (d.h. eine Zyanose wird schwerer bemerkt), bei Polyglobulie erniedrigt, da eine Zyanose erst bei mindestens (30 –)50 g reduziertem Hb/l sichtbar wird. [A400]

Pflegerische Maßnahmen bei Zyanose

Die Pflegenden achten bei allen Pflegemaßnahmen auf eine (zunehmende) Zyanose. Am besten können Veränderungen der Haut und Schleimhäute während der Ganzkörperwäsche beurteilt werden. Da Patienten mit einer Zyanose häufig frieren, sorgen Pflegende für ausreichende Wärmezufuhr.

Atemunterstützende Maßnahmen ☞ *7.2.5 – 7.2.7*
Maßnahmen bei akuter Atemnot ☞ *7.2.12, 20.3.1*

18.4 Der Weg zur Diagnose in der Kardiologie

18.4.1 Anamnese

Fragen zur Vorgeschichte erstrecken sich nicht nur auf die Leitsymptome (☞ 18.3), sondern auch auf weitere Symptome wie:

- Atemnot
- Beinödeme oder Gewichtszunahme als Zeichen von Wassereinlagerungen, z.B. bei Herzinsuffizienz (☞ 18.6.1)
- Nachts vermehrtes Wasserlassen (*Nykturie*, z.B. bei Herzinsuffizienz)
- Verminderte Belastungsfähigkeit.

18.4.2 Körperliche Untersuchung

Gezielte Untersuchungen bei Verdacht auf Herzerkrankungen sind Inspektion und Palpation des Thorax, Auskultation von Herz und Lunge, Fühlen des Pulses (☞ 7.2.13) und Blutdruckmessung (☞ 7.2.14).

Inspektion und Palpation des Thorax

Der Brustkorb eines herzkranken Patienten ist äußerlich meist unauffällig.

Bei der *Palpation* des Thorax wird nach dem **Herzspitzenstoß** getastet. Er sollte dort liegen, wo eine von der linken Schlüsselbeinmitte nach unten gezogene Linie *(Medioklavikularlinie)* den 5. Zwischenrippenraum *(Interkostalraum)* kreuzt. Ist der Herzspitzenstoß weiter lateral oder über eine Breite von mehr als 2 cm zu spüren, ist das Herz möglicherweise krankhaft vergrößert.

Durch Abklopfen der Wirbelsäule und Palpation der prävertebralen Muskulatur und der Thoraxwand lassen sich Hinweise auf andere Ursachen der „Herzbeschwerden" finden, z.B. von der Wirbelsäule ausgehende Nervenreizungen, die zum Herzbereich ausstrahlen *(Interkostalneuralgie)*. Ein lokal auslösbarer Schmerz schließt eine Herzerkrankung in der Regel aus.

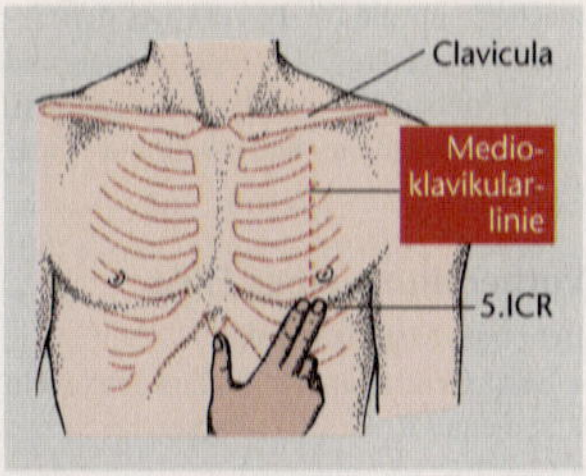

Abb. 18.17: Palpation des Herzspitzenstoßes. Beachte: Die erste tastbare Rippe unter der Clavicula ist die 2. Rippe, darunter liegt der 2. Interkostalraum. [A400-190]

Auskultation des Herzens

Physiologische Herztöne

Beim Erwachsenen lassen sich am gesunden Herzen *zwei* **Herztöne** auskultieren:

- Den **ersten Herzton** hört man in der Anspannungsphase der Kammern, deswegen heißt er auch *Anspannungston.* Er kommt durch den Schluss der Mitral- und Aortenklappe sowie die ruckartigen Kontraktionen des Kammermyokards zustande, durch die das Blut in den Kammern in Schwingungen gerät
- Der **zweite Herzton** entsteht durch das „Zuschlagen" der Aorten- und der Pulmonalklappe. Er kennzeichnet das Ende der Systole.

Bei Kindern lässt sich gelegentlich ein **dritter Herzton** während der Füllungsphase der Kammern (Diastole) auskultieren, der im Gegensatz zum dritten Herzton des älteren Erwachsenen ohne Krankheitswert ist.

Herzgeräusche

Sind noch weitere Geräusche zu hören, werden diese als **Herzgeräusche** bezeichnet. Sie können auch beim Gesunden vorkommen, sind jedoch oft krankhaft und weisen auf einen gestörten Blutfluss hin. Beispielsweise „zwängt" sich das Blut bei einer *Klappenstenose* (☞ 18.10) durch eine zu enge Öffnung. Dadurch entstehen Wirbel, die – ähnlich wie bei einer Flussenge – Geräusche erzeugen. Schließt eine Klappe nicht dicht, z.B. bei einer *Klappeninsuffizienz,* kommt es zum „Zurückschwappen" von Blut. Auch dies erzeugt abnorme Herzgeräusche.

Lässt sich ein Herzgeräusch während der Kammersystole auskultieren, handelt es sich um ein **Systolikum,** ist es während der Kammerdiastole zu hören, um ein **Diastolikum.**

Aufgrund der zeitlichen Zuordnung der Herzgeräusche kann der Arzt oft bereits den Verdacht auf einen bestimmten Herzklappenfehler äußern.

Nach ihrer Lautstärke werden die Herzgeräusche von 1/6 (sehr leises Herzgeräusch, das nur in einer Atempause hörbar ist) bis 6/6 (sehr lautes, ohne Stethoskop hörbares *Distanzgeräusch*) eingeteilt. Dabei ist die Lautstärke des Geräusches kein Maß für die Schwere der Herzerkrankung.

18.4.3 Phonokardiogramm

Das heute kaum noch durchgeführte **Phonokardiogramm** *(PKG, Herzschallschreibung)* objektiviert die subjektiv bei der Auskultation des Herzens gehörten Geräusche. Mit einem auf die Brustwand aufgesetzten Mikrophon und einem Verstärker werden die Herztöne und ggf. Herzgeräusche des Patienten registriert und auf einem Papierausdruck dokumentiert. Zur besseren Beurteilung wird gleichzeitig ein EKG abgeleitet.

18.4.4 Elektrokardiogramm (EKG)

Bei der Weiterleitung des elektrischen Impulses über das Herz (☞ 18.1 Erregungsbildung und -leitung) entsteht ein geringer Stromfluss, der sich über die Herzoberfläche hinaus bis auf die Körperoberfläche ausbreitet und sich an der Thoraxwand oder an Armen und Beinen messen lässt. Diese Stromflusskurve des Herzens heißt *Elektrokardiogramm* oder kurz **EKG.** Das EKG gibt zum einen Auskunft über den Herzrhythmus, zum anderen über den Erregungszustand des Myokards.

Wird in der Klinik von einem „EKG" gesprochen, so ist das von der Körperoberfläche abgeleitete **Oberflächen-EKG** gemeint. Am häufigsten ist das **Ruhe-EKG,** bei dem der Patient ruhig auf einer Liege oder im Bett liegt. Sonderformen sind das **Belastungs-EKG** und das **Langzeit-EKG** (☞ 18.4.5 und 18.4.6). Bei einem **Monitor-EKG** (☞ 38.3.2) wird das EKG zur Überwachung des Patienten kontinuierlich abgeleitet. Die Herzströme können auf dem Monitor sichtbar gemacht und auch ausgedruckt werden.

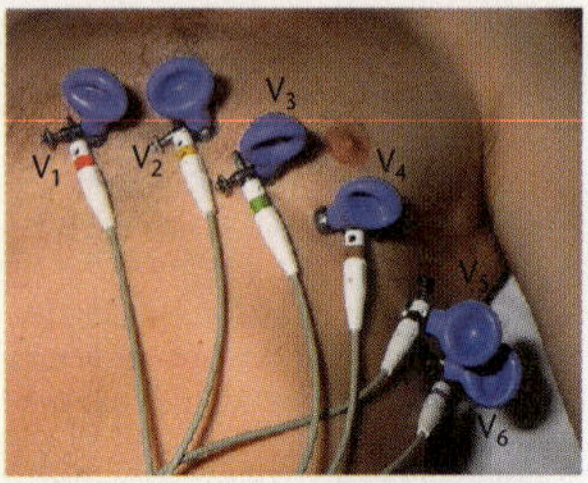

Abb. 18.18: Korrekt angelegte Brustwandableitungen mit Saugelektroden. [D200]

Bei besonderen Fragestellungen kann ein EKG unter entsprechenden räumlichen, apparativen und personellen Voraussetzungen auch von der Speiseröhre aus (**Ösophagus-EKG,** heute kaum noch durchgeführt) oder – nach Vorschieben eines Herzkatheters – von den Höhlen des rechten Herzens aus **(intrakardiales EKG)** registriert werden. Im Rahmen eines intrakardialen EKGs ist auch eine **elektrophysiologische Untersuchung** *(EPU)* zur Abklärung unklarer Synkopen (☞ 18.3.3) oder Herzrhythmusstörungen möglich. Komplikationen und pflegerische Maßnahmen der Untersuchung entsprechen im Wesentlichen denen anderer Herzkatheteruntersuchungen.

Indikationen für ein EKG

Ein EKG wird abgeleitet bei Verdacht auf Herzerkrankungen, zur Herzschrittmacherkontrolle (☞ 18.7.5), bei der Gesundheitsvorsorge, vor Operationen und als Monitor-EKG bei Notfall-Patienten, Intensiv-Patienten und während jeder Operation.

Vorbereitung eines EKGs

Benötigte Materialien sind:

- EKG-Gerät mit 10 Elektrodenkabeln und einer Rolle EKG-Papier
- Ggf. EKG-Monitor
- Klemm- oder Saugelektroden oder selbstklebende Einmal-Elektroden
- Elektroden-Gel für die Brustwandableitungen und Elektrodenpapier für die Extremitätenableitungen
- Ggf. Einmalrasierer für die Brustbehaarung.

Der Patient soll den Oberkörper, die Unterarme und die Unterschenkel frei machen. Seine Füße sollen Metallteile des Bettgestells nicht berühren, da es sonst zu Wechselstromsignalen und zu einer Störung der Impulsübertragung kommt.

Durchführung eines Standard-EKGs

Um standardisierte und damit auswertbare Ergebnisse zu erhalten, sind die Punkte zur Ableitung der Herzströme genau definiert. Auf diesen Punkten werden die Elektroden angebracht. Zur Steigerung der Leitfähigkeit werden bei Klemmelektroden feuchte Elektrodenpapierstreifen zwischengelegt, auf Saugelektroden wird Elektroden-Gel oder eine andere leitfähige Flüssigkeit aufgetragen. Selbstklebende Einmal-Elektroden enthalten das Gel unter der Folie. Haften alle Elektroden gut, werden sie mit den entsprechenden Elektrodenkabeln des Gerätes verbunden. Dann kann das Gerät eingeschaltet und die Herzstromkurve abgeleitet werden. Der *Elektrokardiograph* zeichnet die Ströme auf einem Streifen Papier auf. Es gibt unterschiedliche Ableitungssysteme. Die gebräuchlichsten sind die Extremitäten- und die Brustwandableitungen.

Extremitätenableitungen

Die Elektroden werden ca. 2 cm oberhalb der Fuß- bzw. Handgelenke angebracht und mit den Elektrodenkabeln des Gerätes verbunden. Der genaue Ort spielt hier im Gegensatz zu den Brustwandableitungen keine entscheidende Rolle. Wie die verschiedenfarbigen Kabel anzuschließen sind, zeigt Tab. 18.20, die verschiedenen Formen der Extremitätenableitungen Abb. 18.21 und 18.22.

Brustwandableitungen

Bei den **unipolaren Brustwandableitungen nach Wilson** werden die Elektroden an den unten genannten Punkten an-

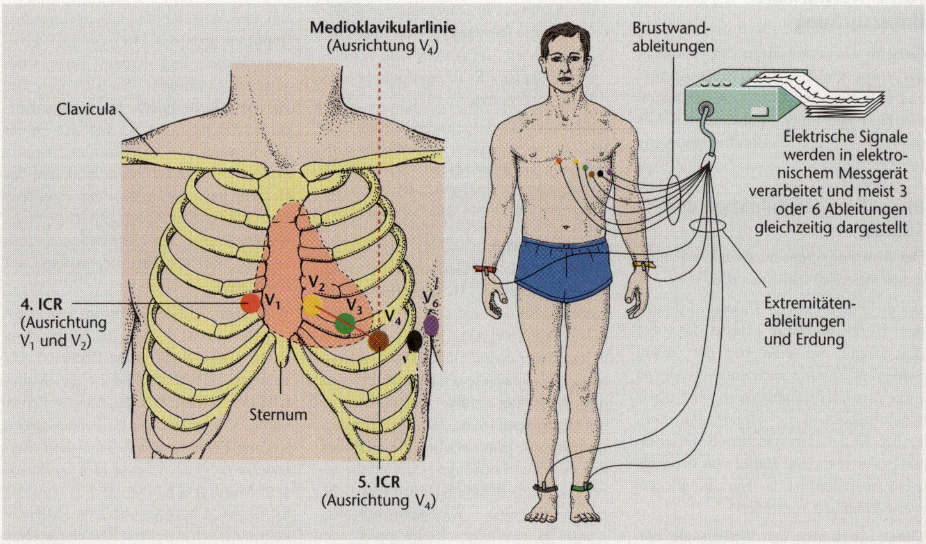

Abb. 18.19: Platzierung der EKG-Elektroden an der Brustwand und den Extremitäten. Man unterscheidet die 6 Brustwandableitungen V_1 bis V_6 von den 6 Extremitätenableitungen. Üblicherweise werden beide Verfahren gemeinsam durchgeführt. [A400]

Elektrode	Ableitungsort	Elektrodenfarbe
1. Elektrode	Rechter Arm	
2. Elektrode	Linker Arm	
3. Elektrode	Linkes Bein	
4. Elektrode (Erdung)	Rechtes Bein	
Merkregel für 1. – 3. Elektrode: Ampelfarben im Uhrzeigersinn, beginnend mit **r**ot beim **r**echten Arm		

Tab. 18.20: Farbvereinbarungen der Elektroden bei der bipolaren Extremitätenableitung nach Einthoven. [A400]

gebracht und mit den Elektrodenkabeln des Gerätes verbunden. Die Brustwandableitungen werden mit V_1 bis V_6 bezeichnet und folgendermaßen angelegt:

- V_1 = rechts parasternal (am Sternumrand) im 4. ICR (Interkostalraum)
- V_2 = links parasternal im 4. ICR
- V_3 = auf der 5. Rippe zwischen V_2 und V_4 (etwas oberhalb der Herzspitze)
- V_4 = in der linken Medioklavikularlinie (MCL) im 5. ICR links (Herzspitze, bei Patientinnen mit großen Brüsten wird die Elektrode unter der Brustfalte befestigt)
- V_5 = vordere Axillarlinie (am vorderen Rand der Achselhöhle) links in Höhe V_4
- V_6 = mittlere Axillarlinie links in Höhe V_4.

Der Patient darf sich während der Ableitung des EKGs nicht bewegen.

Nachsorge

- Qualität des EKGs beurteilen (Linien in der richtigen Position? Verwackelt? Pro Seite eine Eichzacke vorhanden? Wechselstromsignale bei Kontakt von Händen/Füßen des Patienten zum Metallbettrahmen?)
- Ableitungen entfernen, Patienten Tücher reichen und ihm ggf. beim Abwischen des Gels und beim Anziehen behilflich sein
- Auf dem EKG-Streifen Namen und Geburtsdatum des Patienten sowie Datum und Uhrzeit notieren, Ableitungsmodus kennzeichnen, Besonderheiten vermerken
- Durchführung des EKGs dokumentieren
- Saugelektroden reinigen und desinfizieren, Einmalelektroden entsorgen.

Auswertung des EKGs

Die beim Gesunden regelmäßig wiederkehrenden *Zacken, Wellen, Strecken* und *Komplexe* im EKG beziehen sich auf eine Einteilung von *Einthoven:* Die **P-Welle,** mit der der elektrische Herzzyklus beginnt, entspricht der *Vorhoferregung.* Die **PQ-Zeit,** die mit der P-Welle beginnt und mit Beginn des QRS-Komplexes aufhört, gibt die *atrioventrikuläre Überleitungszeit* an. Der **QRS-Komplex** entspricht der *Kammererregung,* die **T-Welle** der *Erregungsrückbildung* in der Kammer. Die Erregungsrückbildung in den Vorhöfen wird vom QRS-Komplex überlagert und ist daher nicht sichtbar. Die **Q-Zacke** zeigt die Erregung des Kammerseptums, die **R-Zacke** die Erregung des größten Anteils des Kammermyokards und die **S-Zacke** die Erregung der „letzten Ecke" des Myokards, der linken Kammer. Die **QT-Zeit** deckt die gesamte elektrische Kammersystole ab. Eine **U-Welle,** die am ehesten als Ausdruck der Erregungsrückbildung in den Purkinje-Fasern gedeutet wird, kommt nicht in jedem EKG vor.

Bei der Auswertung eines EKGs überprüft der Arzt, ob alle Zacken, Wellen, Komplexe und Strecken normal aussehen und ob ihre Dauer im Normbereich liegt (☞ auch Abb. 18.23).

18.4.5 Belastungs-EKG

Ein normales Ruhe-EKG schließt eine Herzerkrankung nicht aus. Es kann z.B. bei einer Verengung der Herzkranzgefäße (☞ 18.5.1) unauffällig sein, obwohl die Durchblutung des Herzens unter Anstrengung und erhöhtem Sauerstoffverbrauch stark vermindert ist.

Um die Verschlechterung der Durchblutungssituation des Herzens bei Belastung zu erkennen, muss ein **Belastungs-EKG** *(Ergometrie)* erfolgen. Beim Belastungs-EKG versucht der Arzt, durch eine genau definierte Belastung einen erhöhten Sauerstoffverbrauch und damit möglicherweise EKG-Veränderungen zu provozieren.

Indikationen für ein Belastungs-EKG

Ein Belastungs-EKG kann angezeigt sein zur:

- Diagnose und Verlaufskontrolle einer KHK (☞ 18.5.1) oder (belastungsabhängigen) Hypertonie (☞ 19.5.1)
- Beurteilung der körperlichen Leistungsfähigkeit Herzkranker, aber auch Gesunder
- Diagnose und Verlaufskontrolle belastungsabhängiger Herzrhythmusstörungen.

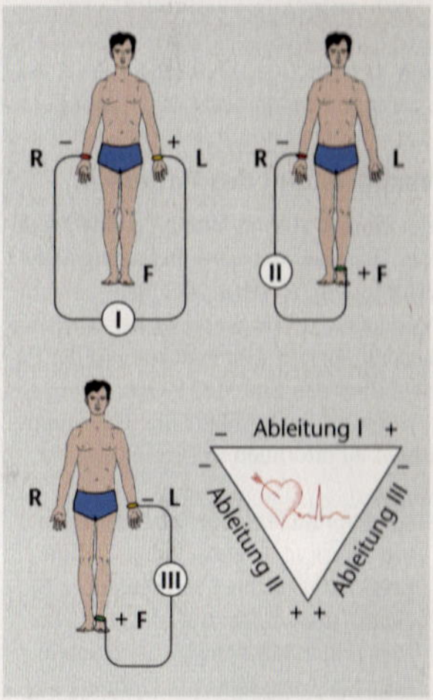

Abb. 18.21: Bei den **bipolaren Extremitätenableitungen nach Einthoven** wird jeweils die Spannungsdifferenz zwischen zwei Extremitäten registriert. Diese Ableitungen werden definitionsgemäß als Ableitungen I, II und III bezeichnet. [A400]

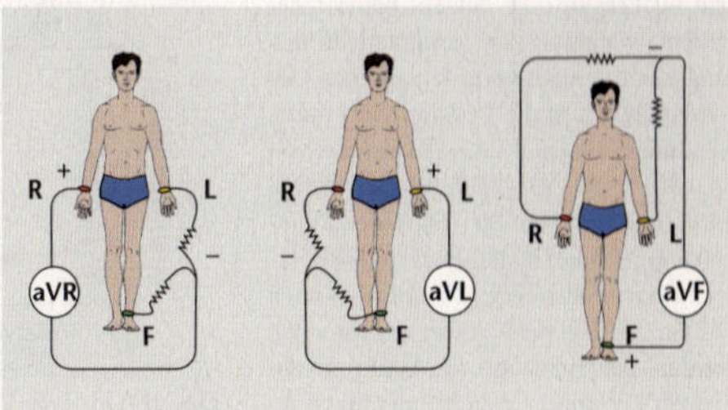

Abb. 18.22: Bei den **unipolaren Extremitätenableitungen nach Goldberger** wird die Spannungsdifferenz zwischen einer Extremität und einem „elektrischen Nullpunkt" gemessen (erreicht durch Zusammenschluss von zwei Elektroden). [A400]

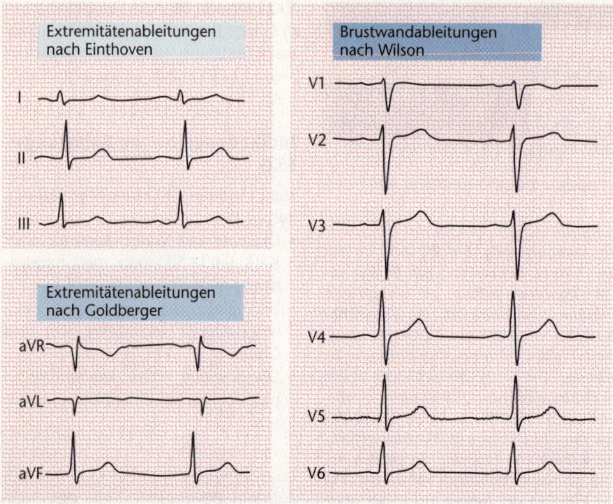

Abb. 18.23: Das Standard-EKG besteht aus den Standard-Ableitungen I, II, III, aVR, aVL, aVF und V_1 – V_6. Hier der Normalbefund einer 27-jährigen Frau. [B152]

Vorbereitung des Patienten

Bei einigen Arzneimitteln ist eine Medikationspause vor dem Belastungs-EKG erforderlich, sofern es sich nicht um eine Verlaufskontrolle während der Therapie handelt. Vor der Untersuchung ist der Patient über den Sinn der Vorbereitung sowie Zweck und Ablauf des Belastungs-EKGs zu informieren.

Unmittelbar vor jeder Ergometrie muss ein vollständiges Ruhe-EKG aufgezeichnet werden, um z.B. einen frischen Herzinfarkt oder eine Mangeldurchblutung auszuschließen. Nur wenn dieses in Ordnung ist, darf anschließend die Ergometrie erfolgen.

Durchführung eines Belastungs-EKGs

Weit verbreitet ist die **Fahrrad-Ergometrie** im Liegen oder Sitzen, bei der der Patient während der gesamten Belastungszeit mit einer vorgeschriebenen Geschwindigkeit in die Pedale treten muss. Begonnen wird mit einer Belastung von 25 – 50 Watt, die stufenweise erhöht wird, bis der Patient 80 – 90 % der altersabhängigen maximalen Herzfrequenz erreicht hat (Faustregel: 220 minus Alter). Die Ergometrie muss sofort abgebrochen werden bei Erschöpfung, stark zunehmender Dyspnoe, Erreichen der maximalen Herzfrequenz, Schwindel, Kopfschmerz, Zyanose, Angina pectoris, EKG-Veränderungen, die eine akute Schädigung des Herzens anzeigen, ausgeprägten Herzrhythmusstörungen, Blutdruck-Anstieg über 250/130 mmHg oder Blutdruckabfall.

Seltener wird die **Laufband-Ergometrie** eingesetzt, bei der der Patient auf einem Laufband geht oder läuft.

Material

- (Fahrrad-)Ergometer
- EKG-Gerät mit Elektrodenkabeln und EKG-Papier
- EKG-Monitor
- Saugelektroden
- Elektroden-Gel und/oder Elektrodenpapier
- Blutdruckmessgerät und Stethoskop
- Vorgefertigtes Formular zum Protokollieren.

! Vorsicht

Da bei jeder Ergometrie lebensbedrohliche Zwischenfälle auftreten können, müssen Notfallkoffer bzw. -wagen, Defibrillator und Sauerstoffgerät immer bereitstehen.

Das Belastungs-EKG darf nur in ständiger Anwesenheit eines Arztes durchgeführt werden.

Die Punkte zur Ableitung der Herzströme entsprechen im Prinzip denen des normalen Ruhe-EKGs. Damit der Patient aber beim Fahrradfahren nicht durch Kabel behindert wird, werden die Elektroden für die Extremitätenableitungen meist am Rumpf statt an Armen und Beinen fixiert.

Während der gesamten Belastung und 10 – 15 Minuten danach wird:

- Das EKG des Patienten (und damit auch seine Herzfrequenz) kontinuierlich aufgezeichnet
- In regelmäßigen Abständen (*ohne* Belastungsunterbrechung) ein EKG-Streifen ausgedruckt. Beschwerden des Patienten müssen zum entsprechenden Zeitpunkt auf dem EKG-Streifen vermerkt werden
- Der Blutdruck des Patienten engmaschig kontrolliert.

Nachsorge

Da auch nach Beendigung des Belastungs-EKGs Beschwerden auftreten können, ist der Zustand des Patienten weiter-

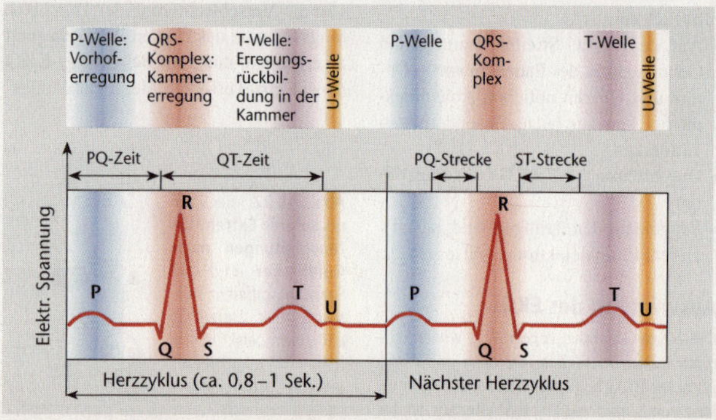

Abb. 18.24: Zacken, Wellen, Strecken und Komplexe im EKG (Ableitung II). [A400]

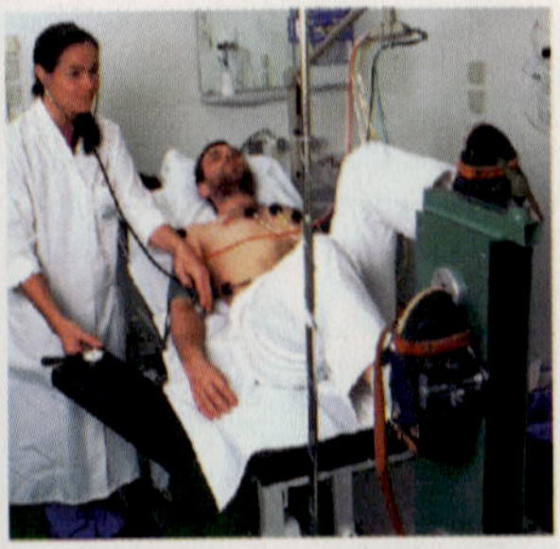

Abb. 18.25: Fahrrad-Ergometrie im Liegen. In festen Intervallen wird der Blutdruck des Patienten gemessen, ohne die Belastung zu unterbrechen. [K183]

hin regelmäßig zu kontrollieren. Ggf. muss noch einmal ein (Ruhe-)EKG angefertigt werden.

18.4.6 Langzeit-EKG

Häufig treten Herzrhythmusstörungen nur zeitweise auf und werden deshalb im Ruhe-EKG nicht erfasst. Dann ist es sinnvoll, die Herzströme in einem **Langzeit-EKG** über einen längeren Zeitraum abzuleiten, meist 24 Stunden. Da der Patient seinen gewohnten Tätigkeiten nachgehen soll, werden tragbare Langzeit-EKG-Rekorder verwendet, welche die Herzströme kontinuierlich ableiten und auf Kassetten oder Disketten aufzeichnen. Die Aufzeichnungen werden anschließend mit einem Computer ausgewertet.

Indikationen für ein Langzeit-EKG

Das Langzeit-EKG dient:

- Der Diagnose von Herzrhythmusstörungen
- Der Abklärung von Synkopen
- Der Überwachung einer antiarrhythmischen Therapie
- Der Schrittmacherkontrolle
- Bei entsprechenden Funktionen des Geräts der Diagnose stummer, d.h. vom Patienten nicht bemerkter Durchblutungsstörungen des Herzens.

Vorbereitung und Durchführung

Benötigt werden:

- Langzeit-EKG-Rekorder mit Befestigungsgurt, Ableitungen und Kassette/Diskette
- Klebeelektroden
- Einmalrasierer
- Alkohol zum Entfetten der Haut
- Pflaster.

An den Ableitungspunkten wird die Haut des Patienten mit Alkohol entfettet und die Klebeelektroden angebracht. Vor der sicheren Fixierung der Elektroden und Kabel (Kabel in Schleifen legen, damit ein geringer Zug durch Bewegungen des Patienten nicht gleich zum Abreißen der Elektrode führt) wird die EKG-Qualität geprüft. Erst dann wird der Rekorder eingeschaltet.

Der Patient soll sich während der Ableitzeit völlig normal verhalten. Er erhält einen Protokollbogen, auf dem er besondere Belastungen oder Beschwerden (z.B. Herzrasen, Schwindel) unter Angabe der Uhrzeit vermerkt. Bei manchen Geräten kann er über Knopfdruck eine entsprechende Markierung im EKG setzen.

18.4.7 Laboruntersuchungen

Generell aussagekräftige laborchemische Untersuchungsmethoden für Herzkrank-

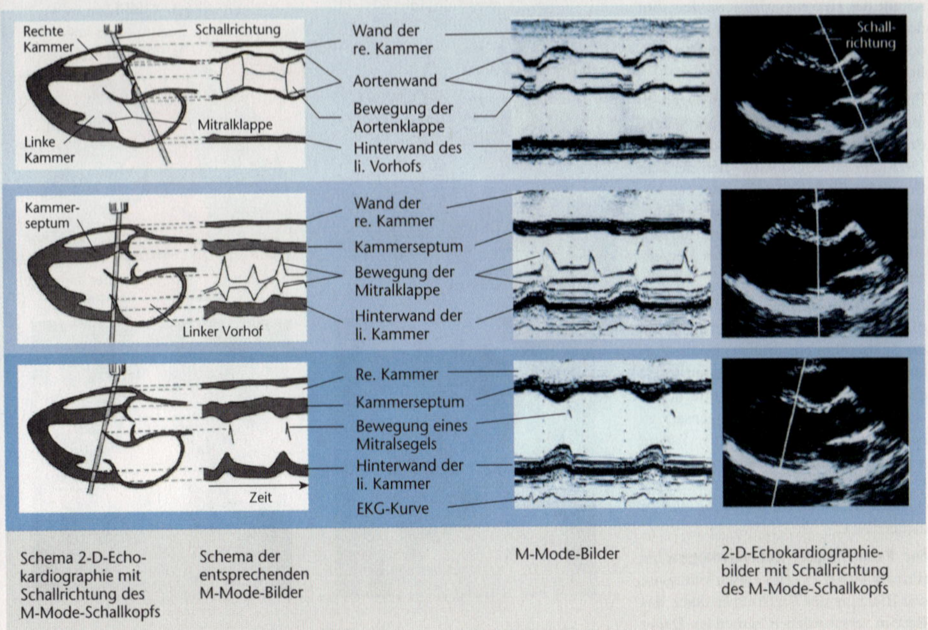

Abb. 18.26: Ein- und zweidimensionale Echokardiographie am Beispiel von drei verschiedenen Schnittebenen (Aortenklappe, Mitralklappe, rechte Kammer). Links jeweils schematisch, rechts die entsprechenden Bilder. Die 2-D-Echokardiographie wird unter M-Mode-Kontrolle durchgeführt (☞ Schallrichtung des M-Mode-Schallkopfes im 2-D-Bild). [E176]

heiten gibt es nicht. Ausnahme ist der Nachweis oder Ausschluss eines Herzinfarkts (Muskelenzymdiagnostik ☞ 18.5.2).

18.4.8 Echokardiographie

Grundlagen der Sonographie ☞ 9.6.7

Die **Echokardiographie** (kurz *Echo,* auch *Ultraschallkardiographie,* kurz *UKG*) hat sich zu einer der wichtigsten nichtinvasiven Untersuchungsmethoden in der Kardiologie entwickelt. Am häufigsten ist die **transthorakale Echokardiographie** *(TTE),* bei der ein Ultraschallkopf auf den Thorax aufgesetzt wird.

Bei der **eindimensionalen Echokardiographie** *(M-Mode-Echokardiographie)* wird ein Schallkopf benutzt, der die Schallwellen *punktuell* ausstrahlt. Im Ultraschallbild zu sehen sind Dicke und Bewegungsabläufe der Herzklappen, Herzhöhlen sowie Herzwände.

Für die **zweidimensionale Echokardiographie** *(2-D-Echokardiographie)* wird ein Schallkopf benötigt, der die Schallwellen *fächerförmig* über das Herz laufen lässt. Dadurch kann ein größerer Ausschnitt des Herzens erfasst werden. Auf dem Monitor sind Aufbau und Bewegung der Herzkammern und Herzklappen deutlich zu erkennen.

Eine neue Entwicklung ist die wegen ihres hohen Aufwandes noch sehr seltene **dreidimensionale Echokardiographie** *(3-D-Echokardiographie),* bei der ein Computer die Bilder nach einer (motorgesteuerten) zweidimensionalen Echokardiographie zusammensetzt, so dass eine räumliche Darstellung des Herzens möglich wird.

Bei der **transösophagealen Echokardiographie** *(TEE)* wird der Schallkopf in die Speiseröhre eingeführt, um die Vorhöfe, die Aorten- und Mitralklappe sowie die Anfangsabschnitte der Aorta besser beurteilen zu können. Im Gegensatz zu den obigen Verfahren muss der Patient nüchtern sein und eine Einverständniserklärung unterzeichnen. In den ersten zwei Stunden nach der Untersuchung darf er nichts essen.

Die **Farb-Doppler-Echokardiographie** (Prinzip ☞ 9.6.7) zeigt Geschwindigkeit und Richtung des Blutstromes durch das Herz in verschiedenen Farben an. Damit ermöglicht sie Aussagen über die Schwere von angeborenen oder erworbenen Herzfehlern.

18.4.9 Konventionelle radiologische Untersuchungen

Die röntgenologische Darstellung von Herz und Lunge (☞ 20.4.2) gehört neben dem EKG zu den unerlässlichen diagnostischen Maßnahmen bei Herz-Kreislauf-Erkrankungen. **Röntgen-Aufnahmen des Thorax** (kurz *Rö-Thorax*) ermöglichen Aussagen über Herzgröße und -form sowie über benachbarte Strukturen wie Ösophagus, Lunge, Mediastinum und Aorta.

Eine besondere Vorbereitung des Patienten ist nicht erforderlich.

18.4.10 Nuklearmedizinische Untersuchungen

Myokardszintigraphie

Die **Myokardszintigraphie** dient der bildhaften Darstellung von Myokardvitalität und (indirekt) Myokarddurchblutung. Abhängig von der eingesetzten radioaktiven Substanz kann dabei entweder lebendes (vitales) Myokard oder infarziertes Gewebe markiert werden.

Je nach verwendetem Radionuklid und Untersuchungsschema muss der Patient nüchtern bleiben (hausinterne Richtlinien beachten).

> Die Myokardszintigraphie weist relativ zuverlässig infarktbedrohte oder bereits geschädigte Herzmuskelbezirke nach.

Radionuklidventrikulographie

Bei der **Radionuklidventrikulographie** (kurz *RNV,* auch *Herzbinnenraumszintigraphie* genannt) wird ^{99m}Technetium intravenös im Bolus gegeben. Kommt dieser Bolus im linken Ventrikel an, wird eine Aufnahme angefertigt. Das Verteilungsmuster in der linken Herzkammer erlaubt Aussagen über die Auswurf- und Kontraktionsleistung der Herzmuskulatur.

Auch vor dieser Untersuchung muss der Patient nüchtern bleiben.

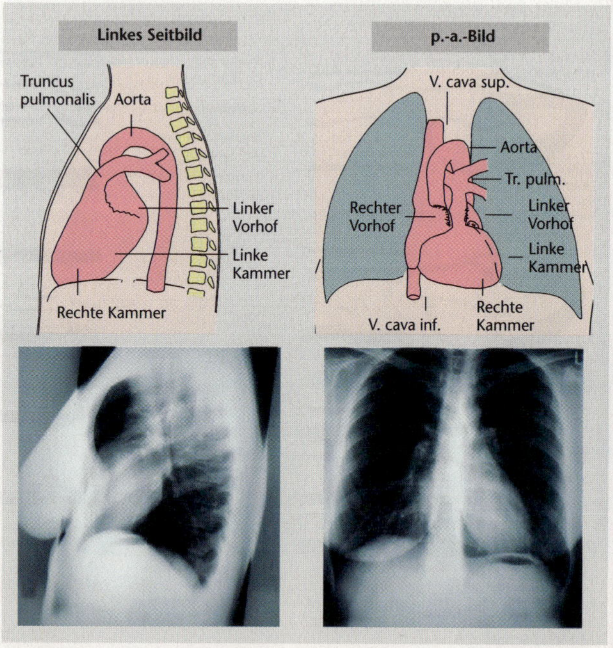

Abb. 18.27: Röntgenbild des Thorax von der Seite und von vorn (sog. p.a.-Bild = posterior-anterior-Bild). Die Herzform im Röntgenbild gibt Aufschluss über die Größe der einzelnen Herzabschnitte. Abweichungen von der Norm deuten auf eine Herzerkrankung, z.B. Herzinsuffizienz oder Klappenfehler, hin. Die normale Struktur der Lunge ist als feine Zeichnung sichtbar. [A300, O177]

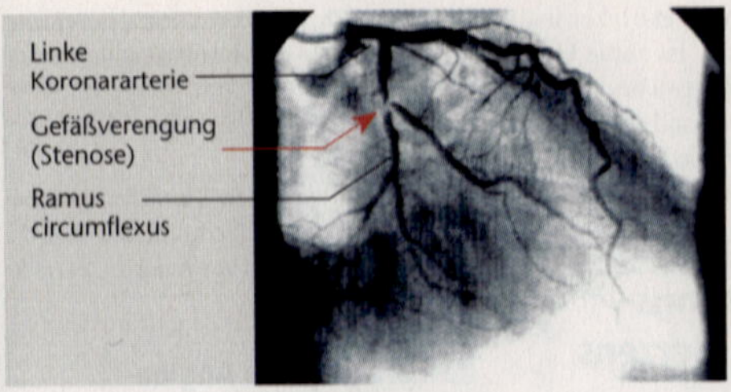

Abb. 18.29: Koronarangiographie eines Patienten mit schwerer koronarer Herzerkrankung. Man erkennt einen fast vollständigen Verschluss des Ramus circumflexus der linken Koronararterie (☞ auch Abb. 18.5). [X112]

18.4.11 Herzkatheterdiagnostik

Rechtsherzkatheteruntersuchung

Bei der **Rechtsherzkatheteruntersuchung** (oft kurz *Pulmonaliskatheter* genannt) werden mit einem speziellen Herzkatheter *(Einschwemm-Katheter, Vielzweckkatheter, Angiographiekatheter)* Messungen oder Kontrastmitteldarstellungen im *rechten Herzen* vorgenommen.

Nach Punktion einer Vene (V. basilica, V. jugularis interna, V. subclavia oder V. femoralis) wird der Katheter bis zum rechten Vorhof vorgeschoben und bei der sehr häufigen *Einschwemmkatheteruntersuchung* der an seinem Ende befindliche Ballon mit Luft gefüllt, so dass er über den rechten Vorhof und Ventrikel in eine Lungenarterie eingeschwemmt wird. Auf ihrem Weg durch das rechte Herz und bis zu ihrer Position in der Lungenarterie misst die Katheterspitze den Druck im rechtem Vorhof, in der rechten Kammer und in der A. pulmonalis; dieser entspricht bei geblocktem Ballon in etwa dem Druck im linken Vorhof. Der Ballon muss nach der Messung sofort wieder entblockt werden, da er sonst die A. pulmonalis verstopfen würde. Bei Verwendung spezieller Katheter *(Swan-Ganz-Katheter)* erlaubt die gleichzeitige Injektion von gekühltem NaCl 0,9 % die Bestimmung des Herzminutenvolumens.

Die Rechtsherzkatheteruntersuchung ist technisch einfacher als die Linksherzkatheteruntersuchung und wird auf vielen Intensivstationen zur Kreislaufüberwachung eingesetzt, z.B. beim Herzinfarkt. Der Pulmonaliskatheter hat mehrere Lumina und kann neben der Druckmessung gleichzeitig auch als normaler ZVK genutzt werden (☞ Abb. 38.13). Bei einer einmaligen Rechtsherzkatheteruntersuchung wird er nach Dokumentation der Messwerte wieder entfernt.

Die Untersuchung erfordert das (schriftliche) Einverständnis des Patienten.

Komplikationen der Rechtsherzkatheteruntersuchung

Komplikationen bei Legen eines ZVK ☞ 10.5.4

Spezielle Komplikationen der Rechtsherzkatheteruntersuchung sind Herzrhythmusstörungen, Perikardtamponade bei Perforation des Myokards und ein Pulmonalarterienverschluss, wenn der Ballon sich nicht mehr entblocken lässt.

Aufgaben der Pflegenden bei liegendem Rechtsherzkatheter

- Die Pflegenden wechseln den Verband täglich. Dabei achten sie darauf, dass keine klebenden Materialien (z.B. Pflaster oder Fixomull®) mit der Plastikumhüllung des Katheters in Berührung kommen, da die Hülle bei deren Entfernung einreißt und der Katheter dann unsteril wird
- Die Katheterzuleitungen werden übersichtlich angeordnet und fixiert
- Die Einstichstelle wird regelmäßig auf Entzündungszeichen kontrolliert
- Die Ärzte und/oder Pflegenden hören den Patienten regelmäßig ab, um Komplikationen wie einen Pneumothorax (☞ 20.9) frühzeitig zu erkennen
- Nach jeder Manipulation am Katheter (Verbandswechsel, Umlagerung des Patienten) kontrollieren die Pflegenden die Lage des Katheters über den Monitor und benachrichtigen bei Lageveränderungen sofort den Arzt.

Linksherzkatheteruntersuchung und Koronarangiographie

Bei der wesentlich invasiveren **Linksherzkatheteruntersuchung** wird der Katheter nach Punktion der A. femoralis in der Leiste *retrograd,* also entgegen dem Blutstrom, über die Aorta bis in die linke Herzkammer vorgeschoben. Dabei kann unter Röntgendurchleuchtung Kontrastmittel in die proximale Aorta, die linke Kammer oder die Koronararterien gespritzt werden **(Aorto-, Laevokardio-, Koronarangiographie),** um z.B. festzustellen, wie stark die Herzkranzgefäße bei einer koronaren Herzkrankheit (☞ 18.5.1) verengt sind oder welches Herzkranzgefäß bei einem Herzinfarkt (☞ 18.5.2) verschlossen wurde.

Für eine Linksherzkatheteruntersuchung bzw. Koronarangiographie muss der Patient vom Arzt aufgeklärt werden und schriftlich einwilligen.

Komplikationen der Linksherzkatheteruntersuchung

Die Komplikationen der Linksherzkatheteruntersuchung bestehen in:

- Kontrastmittelzwischenfällen (z.B. anaphylaktischer Schock ☞ 29.4.1 und 38.5.1)
- Herzrhythmusstörungen (z.B. Kammerflimmern)
- Infarkt bei Koronarangiographie

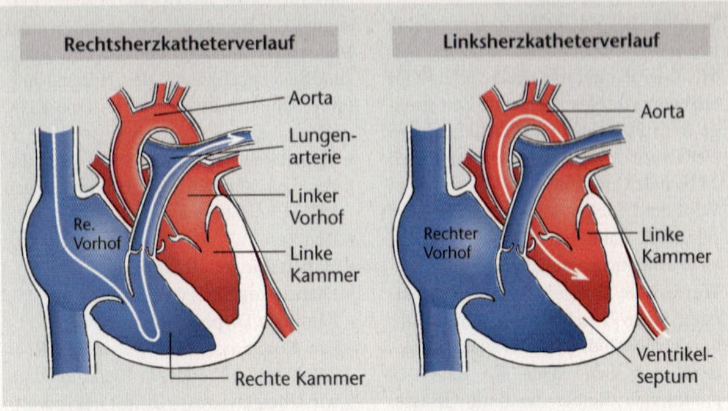

Abb. 18.28: Katheterverlauf bei Rechts- und Linksherzkatheteruntersuchung. [A400-190]

- Perikardtamponade bei Perforation des Myokards (☞ 18.5.2)
- Blutungen und Thrombosen im Bereich der Punktionsstelle mit der Gefahr arterieller Embolien.

Aufgaben der Pflegenden bei der Linksherzkatheteruntersuchung

Vor der Untersuchung:

- Blutgruppe bestimmen und Blutgerinnung kontrollieren lassen sowie Lungenfunktionsprüfung organisieren
- Patienten wegen möglicher Zwischenfälle mit nachfolgender Narkose nüchtern lassen (hausinterne Richtlinien beachten)
- Rechte Leistengegend des Patienten von Unterbauch bis Mitte Oberschenkel rasieren, gleichzeitig auf Hautveränderungen (z.B. Eiterpusteln) sowie Leisten- und Fußpulse achten
- Materialien für einen periphervenösen Zugang stellen (☞ 10.5.3)
- Patienten unmittelbar vor der Gabe des ärztlich verordneten Beruhigungsmittels (meist 10 mg Diazepam oral eine Stunde vor der Untersuchung) noch einmal die Toilette aufsuchen und ihn dann ein Flügelhemd anziehen lassen
- Patienten im Bett mit allen Patientenunterlagen (aktuelles EKG, Ergebnisse vorheriger Herzkatheteruntersuchungen, Einverständniserklärung, Kurve) in das Untersuchungszimmer bringen.

> Vor einer Linksherzkatheteruntersuchung die Fußpulse an beiden Füßen aufsuchen und die Palpationsstellen mit einem wasserfesten Stift markieren. So können sie nach der Untersuchung bei der (seitenvergleichenden) Fußpulskontrolle zuverlässig wieder gefunden werden.

Nach der Untersuchung:

- Werden die Vitalzeichen engmaschig überprüft
- Muss der Patient mit Druckverband für eine vom Arzt festzulegende Zeit strenge Bettruhe einhalten (Flachlagerung). Der Druckverband wird vom Arzt nach 24 Stunden entfernt
- Wird der Druckverband zunächst halbstündlich, dann stündlich auf Zeichen einer Blutung kontrolliert
- Werden die Fußpulse zur Früherkennung einer Durchblutungsstörung anfangs halbstündlich, dann stündlich getastet und dabei auch die Haut des punktierten Beines beurteilt (Blässe, Kälte?)
- Darf der Patient meist sofort trinken und essen (Arztanordnung). Ist keine Flüssigkeitsbeschränkung (etwa bei Herzinsuffizienz) angeordnet, soll der Patient reichlich trinken, um die Kontrastmittelausscheidung zu beschleunigen.

18.5 Durchblutungsstörungen des Herzens

18.5.1 Koronare Herzkrankheit

> **Koronare Herzkrankheit** (kurz **KHK**): Mangeldurchblutung *(Ischämie)* und dadurch Sauerstoffmangel *(Hypoxie)* des Herzmuskels durch Einengung oder Verschluss von Koronararterien.

Die **KHK** ist eine häufige Erkrankung. Schätzungsweise 5 – 10 % der männlichen Bevölkerung sind betroffen. Bei Frauen ist eine KHK vor der Menopause selten, danach steigt das Risiko aber rasch an.

> Die KHK kann sich äußern in:
> - Herzrhythmusstörungen (☞ 18.7)
> - Herzinsuffizienz (☞ 18.6)
> - Angina-pectoris-Anfällen (☞ unten)
> - Herzinfarkt (☞ 18.5.2)
> - **Plötzlichem Herztod** *(akutem Herztod, Sekundenherztod)*, d.h. plötzliches Herzversagen z.B. infolge Kammerflimmern, das ohne sofortige Reanimation zum Tod des Patienten führt.

Krankheitsentstehung

Ursache der KHK ist in der Regel eine fortschreitende arteriosklerotische Verengung der Herzkranzgefäße, die zu einer Minderdurchblutung und in der Folge zum Sauerstoffmangel des Herzmuskels führt. Hauptrisikofaktoren für eine KHK sind:

- Hypercholesterinämie (☞ 23.8.4), dabei insbesondere die Erhöhung des LDL-Cholesterins
- Rauchen
- Hypertonie (☞ 19.5.1)
- Diabetes mellitus (☞ 23.6)
- Familiäre Disposition
- Die Kombination der genannten Risikofaktoren mit anderen Risikofaktoren wie Übergewicht (☞ 23.8.1), Hyperurikämie und Gicht (☞ 23.9) sowie Stress.

Pathogenetisch diskutiert werden außerdem eine chronische Gefäßentzündung durch das Bakterium *Chlamydia pneumoniae* (☞ auch 28.5.19) und eine fehlgeleitete Immunreaktion.

Je nachdem, wie viele Herzkranzgefäße von der koronaren Herzkrankheit betroffen sind, spricht man von einer *1-, 2-* oder *3-Gefäß-Erkrankung.*

Leitsymptom Angina-pectoris-Anfälle

Führt die Verengung der Herzkranzgefäße zu einer Unterversorgung des Herzmuskels mit Sauerstoff, so bekommt der Patient typischerweise **Angina-pectoris-Anfälle.** Dabei handelt es sich um Sekunden bis Minuten anhaltende Schmerzen im Brustkorb, die mit Beklemmung und Engegefühl (Angina pectoris = Brustenge) einhergehen und vom Patienten als äußerst bedrohlich empfunden werden; viele Patienten haben sogar Todesangst. Meist strahlen die Schmerzen in den linken Arm aus, seltener in den Hals, den Oberbauch, den rechten Arm, den Unterkiefer oder den Oberkiefer (☞ Abb. 18.30).

Häufigste Auslöser der Schmerzanfälle sind körperliche oder psychische Belastungen. Auch Kälte oder schwere Mahlzeiten können einen Anfall provozieren.

Der Mediziner spricht von einer **stabilen Angina pectoris**, wenn der Schmerzcharakter der Anfälle immer gleich ist und die Beschwerden durch entsprechende Gegenmaßnahmen (körperliche Ruhe, Arzneimittel) nachlassen.

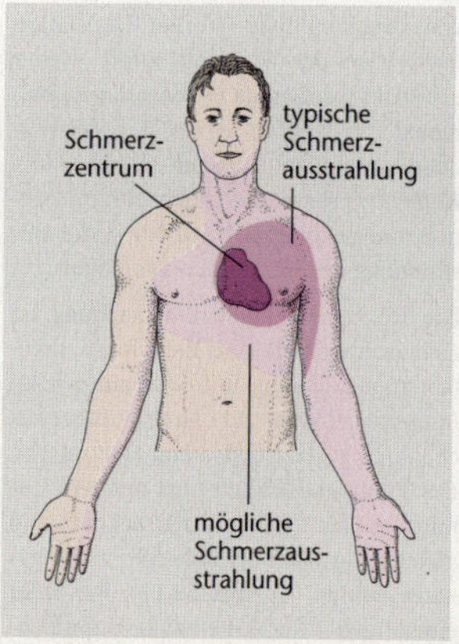

Abb. 18.30: Charakteristische Ausbreitung des Angina-pectoris-Schmerzes. [A400]

Eine **instabile Angina pectoris** liegt vor, wenn Anfallsdauer, Anfallshäufigkeit und Schmerzintensität rasch zunehmen und Arzneimittel von Mal zu Mal schlechter helfen *(Crescendo-Angina, Präinfarktangina).*

! Vorsicht
Eine instabile Angina pectoris bedeutet immer höchste Herzinfarktgefahr.

Diagnostik und Differentialdiagnose

Bei einem (schweren) Angina-pectoris-Anfall muss zuerst ein akuter Herzinfarkt (☞ 18.5.2) ausgeschlossen werden. Hierzu sind wiederholte Ruhe-EKGs und Blutentnahmen mit Bestimmung der Herzmuskelenzyme (☞ 18.5.2) sowie eine Echokardiographie notwendig. Wenn ein Infarktereignis sicher ausgeschlossen ist, folgen in aller Regel weitergehende kardiologische Untersuchungen wie z.B. Belastungs-EKG, Langzeit-EKG sowie Myokardszintigraphie und Echokardiographie bei Belastung. Heute wird außerdem bei den meisten Patienten eine Koronarangiographie durchgeführt.

Die Blutfette werden bestimmt, um abzuklären, ob eine Hypercholesterinämie als behandelbarer Risikofaktor vorliegt.

Behandlungsstrategie im akuten Angina-pectoris-Anfall

(☞ auch Pflege)

Ziel aller Maßnahmen ist es, die Sauerstoffversorgung des Herzens zu verbessern. Vorrangige Maßnahmen sind körperliche Ruhe, Vermeidung von Aufregung (Sedierung), medikamentöse Herzentlastung (Glyceroltrinitrat ☞ Pharma-Info 18.31) und Sauerstoffgabe.

Bei der instabilen Angina pectoris werden zusätzlich Azetylsalizylsäure oral oder i.v. und Heparin i.v. gegeben, um weiteres Thrombenwachstum in den Koronararterien (und damit einen Herzinfarkt) zu verhindern. Schmerzen werden ggf. mit Morphin bekämpft.

Langzeitbehandlung der KHK

Neben medikamentöser Langzeittherapie und/oder invasiven Eingriffen (☞ unten) ist es besonders wichtig, dass der Betroffene seinen Lebensstil auf die Erhaltung oder Wiederherstellung seiner Gesundheit ausrichtet. Hierzu zählen insbesondere das Aufgeben des Rauchens, die Reduktion von Übergewicht, eine Senkung erhöhter Cholesterinwerte (☞ 23.8.4), maßvolle sportliche Betätigung und Stressabbau.

Medikamentöse Langzeitbehandlung

Eine medikamentöse Langzeitbehandlung kann häufig die Beschwerden der Patienten bessern und einen Herzinfarkt verhindern:

- Nitrate (☞ Pharma-Info 18.31) haben auch in der Anfallsprophylaxe einen festen Platz. Alternativ oder tageszeitlich wechselnd kann auch Molsidomin (z.B. Corvaton®) gegeben werden
- Die Gabe von β-Blockern (z.B. Tenormin® ☞ Pharma-Info 19.33) senkt ebenfalls durch die Reduzierung des myokardialen O_2-Verbrauchs Anfallshäufigkeit und Anfallsschwere und beugt zudem Rhythmusstörungen vor
- Reichen Nitrate nicht aus, sind Kalziumantagonisten (☞ Pharma-Info 19.33), z.B. Adalat® oder Dilzem®, angezeigt, die direkt erweiternd auf die Herzkranzarterien wirken

Pharma-Info 18.31: Nitrate

Nitrate werden insbesondere bei der Koronaren Herzkrankheit eingesetzt. Sie sind sowohl zur Anfallsbehandlung („Kupierung") als auch zur Anfallsprophylaxe geeignet.

Die Wirkung der Nitrate beruht auf einer Entspannung der glatten Gefäßmuskulatur:

- Nitrate erweitern die venösen Kapazitätsgefäße *(venöses Pooling).* Dadurch wird der Blutrückstrom zum Herzen geringer, die *Vorlast* sinkt
- Nitrate dilatieren die peripheren Gefäße im arteriellen System. Dadurch sinkt der Widerstand, gegen den das Herz anpumpen muss, die *Nachlast*
- Es kommt zu einer direkten Erweiterung der Herzkranzgefäße.

Das erkrankte Herz muss insgesamt weniger Arbeit leisten und wird besser mit Sauerstoff versorgt.

Die hauptsächlich verwendeten Substanzen sind:

- Zur *Anfallsbehandlung* **Glyceroltrinitrat** (Nitroglycerin), z.B. Nitrolingual® oder Coro Nitro®, beides als Spray oder Zerbeißkapseln
- Zur *Anfallsprophylaxe* **Isosorbidmononitrat** (z.B. Ismo®, Mono-Mack®, Corangin®) oder **Isosorbiddinitrat,** kurz *ISDN* (z.B. Isoket®, ISDN-Stada®, Iso-Mack®).

Hauptnebenwirkung der Nitrate sind Kopfschmerzen („Nitratkopfschmerzen"), die aber häufig nach 2 – 3 Tagen wieder verschwinden. Weitere Nebenwirkungen sind Gesichtsröte und, vor allem bei höherer Dosierung, Blutdruckabfall bis hin zum Kollaps sowie als Gegenregulation der verminderten Auswurfleistung des Herzens ein Frequenzanstieg *(Reflextachykardie).*

Bei einem akuten Angina-pectoris-Anfall werden vorzugsweise Zerbeißkapseln und Dosiersprays verabreicht. Die Resorption des Wirkstoffes erfolgt über die Mundschleimhaut. Die Wirkung tritt bereits nach 1 – 5 Minuten ein und hält ca. eine halbe Stunde an. Werden die Kapseln ohne Aufbeißen geschluckt, kann die Wirkung erst nach Auflösung der Kapselhülle einsetzen, also zur Anfallsbehandlung viel zu spät.

Für die Dauerbehandlung werden Tabletten bevorzugt, deren Wirkung ungefähr 4 – 6 Stunden anhält. Problematisch ist, dass bei wiederholter Gabe von Nitraten bereits nach wenigen Tagen eine Gewöhnung eintritt und die Wirkung auf das Herz nachlässt. Eine nächtliche „Nitratpause" reicht zumeist wieder aus, um die Wirksamkeit wiederherzustellen (Dosierung z.B. Ismo® 20 retard 1-1-0). Bei anhaltendem Nitratkopfschmerz oder zur Überbrückung der nächtlichen „Nitratpause" kann Nitrat durch **Molsidomin** (z.B. Corvaton®) ersetzt werden, eine chemisch völlig andere Substanz, die ebenfalls über eine Gefäßerweiterung wirkt.

Bei Patienten beliebt sind *Nitratpflaster* und *-salben* (z.B. Nitroderm® TTS). Auch hier muss die nächtliche „Nitratpause" eingehalten werden, d.h. das Pflaster nach 12 Stunden (abends) abgezogen werden.

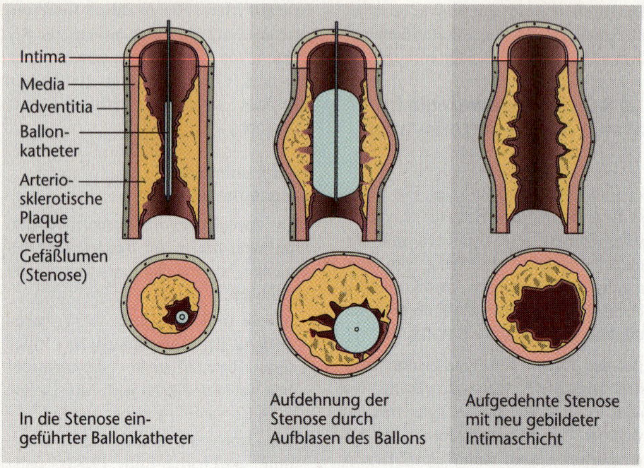

Abb. 18.32: Durchführung der perkutanen transluminalen (koronaren) Angioplastie. Nach Aufdehnung der Stenose wächst über die Plaquereste eine neue Intimaschicht. [L115]

- Niedrig dosierte Azetylsalizylsäure (z.B. Aspirin®100), bei Unverträglichkeit Ticlopidin (z.B. Tiklyd®) oder Clopidogrel (Iscover®, Plavix®), soll eine Thrombenbildung in den Herzkranzgefäßen mit nachfolgendem Herzinfarkt verhindern.

Therapie bei Bluthochdruck ☞ *19.5.1*

Perkutane transluminale koronare Angioplastie (PTCA) und Stents

Die ***p****erkutane* ***t****ransluminale* ***c****oronare (**c**oronare) **A**ngioplastie* (kurz **PTCA,** *koronare Ballondilatation*) ist die wichtigste *nichtoperative* invasive Behandlungsmethode der KHK.

Unter Röntgendurchleuchtung wird ein dünner Ballonkatheter in der Regel von der A. femoralis aus in das erkrankte Koronargefäß vorgeschoben, der Ballon in der Engstelle aufgeblasen (☞ Abb. 18.32) und dadurch die Stenose aufgedehnt. Die PTCA kann die Lebensqualität der Patienten deutlich verbessern, ein prognostischer Vorteil im Sinne einer Lebensverlängerung ist aber bisher nur für spezielle Indikationen gesichert. Die PTCA ist technisch relativ einfach und erfordert nur einen kurzen stationären Aufenthalt. Sie muss aber in der Nähe kardiochirurgischer Zentren durchgeführt werden, da Zwischenfälle während des Eingriffs eine notfallmäßige Bypass-OP (☞ unten) erfordern können. Die übrigen Komplikationen entsprechen denen der Koronarangiographie (☞ 18.4.11).

Nicht selten verengt sich das Gefäß nach der PTCA wieder. Um das Risiko einer solchen **Restenose** zu verringern, wird häufig im Rahmen der PTCA unmittelbar nach der Aufdehnung ein **Stent** implantiert. Dies sind Gefäßstützen aus Metall, die das Gefäß sowohl bei drohendem Verschluss in der Akutsituation stabilisieren als auch Restenosen verhindern sollen. Zur Vermeidung der früher häufigen Koronarthrombosen werden Azetylsalizylsäure und Ticlopidin gegeben.

Koronarchirurgie

Falls die Aufdehnung der Herzkranzstenose durch eine PTCA nicht gelingt oder nicht möglich ist, wird operativ eine „Umleitung“, ein **Bypass,** angelegt. Die verengten oder verschlossenen Koronararterien verbleiben im Körper:

- Beim *aorto-koronaren Venen-Bypass,* kurz **ACVB,** werden dem Patienten ein oder mehrere Venenstücke (meist aus der V. saphena magna) entnommen und zwischen dem herznahen Abschnitt der Aorta und den Koronararterien distal der Engstelle oder des Verschlusses eingesetzt (☞ Abb. 18.33)

> Wird ein Venenstück aus der V. saphena entnommen, können Stauungserscheinungen auftreten. Die Pflegenden informieren den Patienten, keinen Strumpf mit festem Bund zu tragen und das Bein häufig hochzulagern. Das Bein wird nur auf Arztanordnung gewickelt.

- Alternativ – etwa bei schwerem Krampfaderleiden – kann die hinter dem Brustbein verlaufende A. thoracica interna (früher *A. mammaria interna* genannt, engl. abgekürzt *IMA*) distal abgetrennt und hinter der Engstelle der Koronararterie neu eingepflanzt werden (**Mammaria-Bypass,** *Mammaria-koronarer-Bypass,* kurz *MCB, IMA-Bypass*).

Beide Operationen werden nur in kardiochirurgischen Zentren vorgenommen und erfordern meist den Einsatz einer Herz-Lungen-Maschine. Die Letalität einer Bypass-Operation liegt insgesamt bei unter 4 %.

Pflege bei KHK

Da die KHK die Vorstufe zum Herzinfarkt ist, ist alles zu unternehmen, damit kein Herzinfarkt eintritt.

> **Notfall: Erstmaßnahmen bei akuter Angina pectoris**
> - Über die Rufanlage Alarm auslösen. Patienten nicht alleine lassen, ihm das Gefühl von Ruhe und Geborgenheit vermitteln
> - Patienten ins Bett bringen, mit erhöhtem Oberkörper lagern
> - Beengende Kleidung entfernen
> - Vitalzeichen kontrollieren
> - Sauerstoff geben (Arztanordnung)
> - Bei einem systolischen Blutdruckwert über 100 mmHg 2 Hübe Nitro-Spray verabreichen
> - Evtl. EKG schreiben (lassen)
> - Je nach Zustand des Patienten und EKG-Befund Verlegung auf die Intensivstation vorbereiten.

Krankenbeobachtung im Angina-pectoris-Anfall

- Vitalzeichenkontrolle (Blutdruckabfall bei Nitro-Gabe? Herzrhythmusstörungen? Tachykardie?)
- Ggf. Monitoring mit kontinuierlicher Überprüfung von EKG, Blutdruck und Sauerstoffsättigung des Blutes
- Schmerz (Schmerzen führen zu einem erhöhten Sauerstoffbedarf, schon allein deswegen sollten sie medikamentös behandelt werden).

Weitere Aufgaben

- Patienten zunächst Bettruhe einhalten lassen und ihn anschließend nach Arztanordnung mobilisieren. Während der Zeit der Bettruhe bei den eingeschränkten ATL unterstützen und

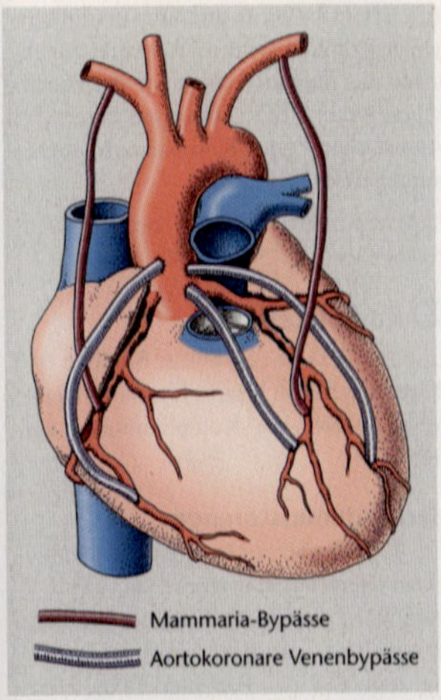

Abb. 18.33: Umgehung hochgradig verengter Koronararterien, hier durch drei aorto-koronare Venen-Bypässe (ACVB) und zwei Neueinpflanzungen der A. thoracica interna (Mammaria-Bypässe). [A400-190]

alle notwendigen Prophylaxen durchführen

- Obstipationsprophylaxe durchführen, um Pressen bei der Defäkation zu vermeiden (☞ 7.8.5)
- Patienten vor Kälte schützen, da diese einen Angina-pectoris-Anfall provozieren kann
- Ggf. Reduktionskost und/oder cholesterinarme Kost reichen. Blähende Speisen vermeiden, da der Zwerchfellhochstand bei Blähungen die Herzbeschwerden oft verstärkt. Mehrere kleine Mahlzeiten sind besser als wenige große, da große Mahlzeiten Angina-pectoris-Anfälle auslösen können
- Patienten immer wieder auf die Wichtigkeit absoluter Nikotinkarenz hinweisen und darauf achten, dass diese eingehalten wird
- Patienten in der Anwendung der Arzneimittel zur Bedarfsmedikation anleiten und ihm erklären, dass er diese Arzneimittel stets bei sich haben sollte
- Für Gespräche mit dem Patienten und seinen Angehörigen über die Erkrankung und die damit verbundenen Ängste offen sein
- Kontakte zu Selbsthilfegruppen ermöglichen.

Pflege bei Herzinsuffizienz ☞ 18.6.1
Pflege bei Herzoperationen ☞ 18.2.3
Pflege bei Herzrhythmusstörungen ☞ 18.7
Pflege bei Hypertonie ☞ 19.5.1
Pflege bei Dyspnoe ☞ 7.2.12, 20.3.1

Solange ein Herzinfarkt nicht ausgeschlossen ist: Pflege wie bei Herzinfarkt (☞ 18.5.2).

Kontaktadresse

Deutsche Gesellschaft für Prävention und Rehabilitation von Herz-Kreislauferkrankungen e.V.,
Friedrich-Ebert-Ring 38,
6068 Koblenz,
Tel.: 02 61/30 92 31, www.dgpr.de

Prognose

Die Langzeitprognose der KHK hängt entscheidend davon ab, ob es gelingt, das Fortschreiten der arteriosklerotischen Veränderungen der Herzkranzgefäße aufzuhalten.

18.5.2 Herzinfarkt

Herzinfarkt *(Myokardinfarkt):* Akute und schwerste Manifestation der KHK mit umschriebener *Nekrose* (Gewebsuntergang) des Herzmuskelgewebes infolge lang anhaltender *Ischämie* (Mangeldurchblutung).

Der **Herzinfarkt** ist eine der häufigsten Todesursachen in Deutschland. Ca. 13 % aller Männer und 8 % aller Frauen versterben daran. Herzrhythmusstörungen, Nachlassen der Pumpfunktion oder ein Riss in der Herzwand können die Folge sein und je nach Ausdehnung der Nekrose rasch zum Tod führen.

Die Letalität steigt, wenn schon frühere Herzinfarkte das Myokard geschädigt haben.

Krankheitsentstehung

Dem Herzinfarkt zugrunde liegt der Verschluss einer oder mehrerer Koronararterien oder ihrer Äste, meist infolge einer Thrombusbildung in arteriosklerotisch veränderten Gefäßabschnitten. Das distal des Verschlusses gelegene Myokard wird nicht mehr (ausreichend) mit Sauerstoff versorgt. Nach ungefähr 3 – 6 Std. hat sich eine irreversible Nekrose des betroffenen Muskelgewebes ausgebildet.

Die Nekrose kann alle Wandschichten erfassen (**transmuraler Herzinfarkt,** schlechtere Prognose) oder auf Teilschichten begrenzt bleiben (**nicht transmuraler Herzinfarkt,** bessere Prognose).

Infarkte betreffen meist den Ramus interventricularis anterior der linken Koronararterie (**Vorderwandinfarkt**). Bei einem **Hinterwandinfarkt** sind die rechte Koronararterie oder der Ramus circumflexus der linken Koronararterie verschlossen.

Infarkt-Symptome

- Bei 2/3 aller Patienten treten plötzlich heftige retrosternale Schmerzen auf, häufig mit starkem Engegefühl, Todesangst und Unruhe. Ca. 20 % der Patienten mit einem Herzinfarkt haben allerdings nur wenig oder gar keine Schmerzen *(stummer Herzinfarkt).* Häufig ist dies bei Diabetikern und älteren Menschen der Fall
- In ca. 60 % sind sich häufende Angina-pectoris-Anfälle Vorstadium des Herzinfarkts

Weitere Infarkt-Anzeichen sind:

- Anhaltender Brustschmerz, der in die Arme, den Bauch, zwischen die Schulterblätter oder in den Unterkiefer ausstrahlen kann

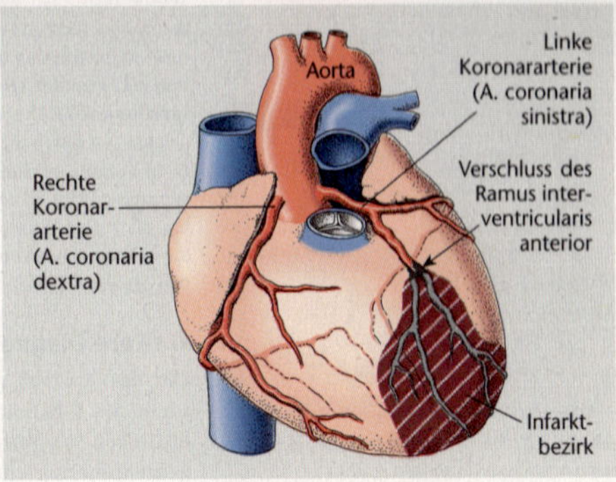

Abb. 18.34: Herzinfarkt. Durch Verschluss einer Koronararterie stirbt das von dieser Arterie versorgte Herzmuskelgewebe ab. [A400-190]

- Übelkeit, Erbrechen
- Blasse, fahl-graue Gesichtsfarbe und kalter Schweiß im Gesicht
- Durch die Todesangst bis zur Fremdheit verzerrter Gesichtsausdruck
- Dyspnoe, die zum Hinsetzen oder Hinlegen zwingt
- Plötzlicher Kreislaufzusammenbruch, ggf. mit Bewusstlosigkeit und kardiogenem Schock (☞ unten).

Diagnostik und Differentialdiagnose

Bei Vorliegen von zwei der drei folgenden Kriterien ist von einem Herzinfarkt auszugehen:
- Typisches Infarkt-EKG
- Typische klinische Symptome
- Typische Herzmuskelenzymerhöhung im Blut.

EKG-Diagnostik

Bei Verdacht auf einen Herzinfarkt muss sofort ein Ruhe-EKG abgeleitet werden, das bei ca. 80 % der Infarktpatienten infarkttypische Veränderungen zeigt (☞ Abb. 18.35). Gerade in der ersten Stunde kann das EKG jedoch noch unauffällig sein. Je nach Vorgehen der Klinik werden dann oft zusätzliche EKG-Ableitungen durchgeführt, die vor allem die Herzhinterwand beurteilen helfen.

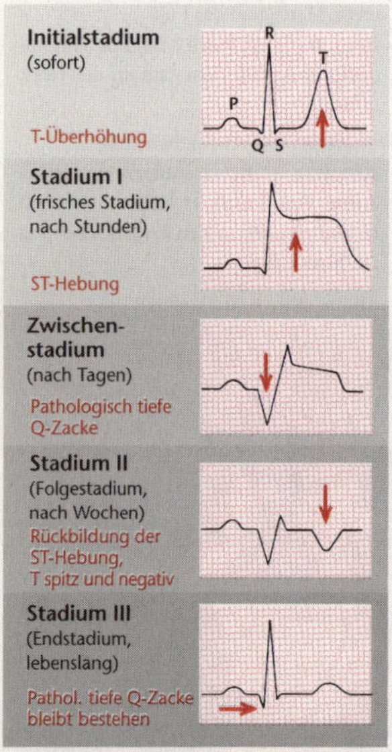

Abb. 18.35: Zeitlicher Verlauf typischer EKG-Veränderungen beim Herzinfarkt. [A400]

Labordiagnostik

Zweite Säule der Herzinfarktdiagnostik ist die Blutuntersuchung. Aus den geschädigten Herzmuskelzellen gelangen vermehrt Enzyme ins Blut und können dort in erhöhter Konzentration nachgewiesen werden. Während **Troponin T** und die Kreatinphosphokinase der Untergruppe MB (kurz **CK-MB**) herzmuskelspezifisch sind, kommen Gesamt-CK, GOT (neuere Bezeichnung: Aspartat-Aminotransferase, kurz ASAT), HBDH und Myoglobin (☞ Abb. 18.36) auch in anderen Organen vor, so dass ihre (alleinige) Erhöhung nicht beweisend für einen Herzinfarkt ist. Allerdings steigen die Werte erst nach einigen Stunden messbar an.

Sind sechs Stunden nach dem Schmerzereignis EKG und CK normal, ist ein Herzinfarkt unwahrscheinlich. Zum sicheren Infarktausschluss werden die Untersuchungen ca. 12 – 24 Stunden nach dem Schmerzereignis wiederholt.

! Vorsicht

Auch Muskelschädigungen durch Sturz oder eine i.m.-Injektion führen zum CK-Anstieg.

Verdacht auf akuten Herzinfarkt besteht bei:
- Gesamt-CK > 80 U/l
- Positivem Troponin-Schnelltest.

Beweisend für einen Herzinfarkt sind:
- CK-MB > 6 – 10 % einer erhöhten Gesamt-CK

Aufgrund der Verfügbarkeit des Troponin T als neuem Marker befindet sich die Definition des Herzinfarkts zurzeit im Umbruch. Wurde bisher nur zwischen einer instabilen Angina pectoris und einem Herzinfarkt differenziert, so tritt nun der „kleine Infarkt" oder **non-ST-segment elevation myocardial infarction** *(NSTEMI)* dazwischen, der gekennzeichnet ist durch die Symptome einer instabilen Angina pectoris, einen Troponin-Anstieg, aber keine ST-Anhebung im EKG. Dies hat auch therapeutische Konsequenzen, da diese Patienten besonders gefährdet sind, einen „großen" Herzinfarkt zu erleiden.

Weitere Diagnostik

Um das Ausmaß des Herzinfarkts und somit des funktionsgestörten Myokards feststellen zu können, führt der Arzt möglichst frühzeitig eine Echokardiographie durch (☞ 18.4.8). In größeren kardiologischen Kliniken wird mittlerweile zunehmend aus diagnostischen wie therapeutischen (Akut-PTCA) Gründen bereits im Akutstadium eine Koronarangiographie durchgeführt.

Differentialdiagnose des akuten Brustschmerzes ☞ 18.3.1

Komplikationen

Insbesondere in den ersten Stunden und Tagen nach dem Infarkt können folgende lebensbedrohliche Komplikationen auftreten:

Herzrhythmusstörungen

Ca. 80 % der Herzinfarktpatienten entwickeln Herzrhythmusstörungen. In 10 % kommt es sogar zum Kammerflimmern, das auch bei sofortiger Reanimation häufig zum Tod des Patienten führt. Herzrhythmusstörungen sind die häufigste Todesursache bis zum Eintreffen des Infarktpatienten auf der Intensivstation!

Linksherzinsuffizienz

Je größer die Nekrosen und damit die nicht-funktionellen Muskelanteile sind, desto eher kommt es zu einer (Links-) Herzschwäche mit Lungenstauung bis hin zum akuten Lungenödem (☞ 18.6.3).

Kardiogener Schock

Kardiogener Schock: Lebensbedrohliches Kreislaufversagen mit schwerem Sauerstoffmangel des Organismus, hervorgerufen durch ein primäres Herzversagen („Pumpversagen").

Bei ungefähr 15 % der Patienten pumpt das Herz nur noch so wenig Blut, dass ein **kardiogener Schock** entsteht (☞ auch 38.5.1, häufigste Todesursache bei Infarktpatienten *während* der Intensivbehandlung).

Symptome. Zeichen des kardiogenen Schocks sind:
- Symptome einer Herzinsuffizienz (z.B. „Brodeln" über der Lunge und Stauung der Halsvenen, Patient bekommt nur noch im Sitzen Luft ☞ 18.6.2)
- Tachykardie mit unregelmäßigem Puls, selten auch Bradykardie
- Systolischer Blutdruck ≤ 90 mmHg
- Veränderte Bewusstseinslage (Somnolenz, Koma), Unruhe, Angst
- Kaltschweißigkeit
- Fahle, blasse Haut, evtl. Zyanose
- Oligurie.

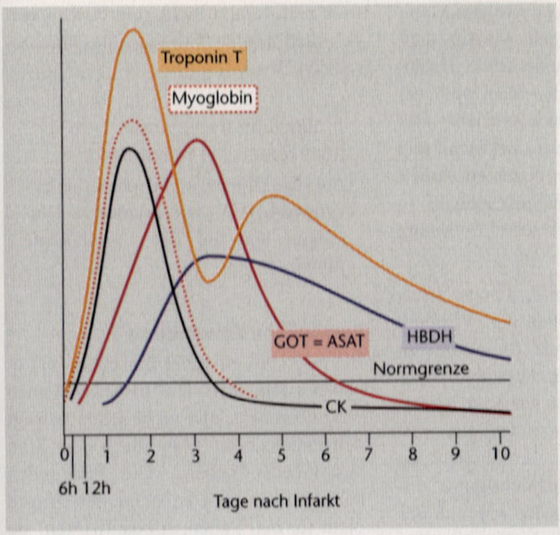

Abb. 18.36: Herzmuskelenzyme im Blut bei Herzinfarkt. [L157]

Herzwandaneurysma und Myokardruptur

Im Bereich der Nekrosen bilden sich bindegewebige Narben, die bei starker Belastung nach außen gedrückt werden können, so dass eine Aussackung der Herzwand (**Herzwandaneurysma**) entsteht. Ein Aneurysma schränkt nicht nur die Herzfunktion ein, sondern kann auch perforieren (platzen) oder zum Entstehungsort von Thromben werden.

Auch ohne Bildung eines Aneurysmas kann die Myokardnarbe reißen (**Myokardruptur**) und bei einer Herzwandruptur zur **Perikardtamponade** (Austritt von Blut aus dem Herzen in den kaum dehnbaren Herzbeutel) oder bei einer Septumperforation zu einem Links-Rechts-Shunt (☞ 13.9) mit Herzinsuffizienz führen.

Re-Infarkt

Gut 1/3 der Herzinfarktpatienten erleidet einen zweiten Infarkt mit insgesamt schlechter Prognose.

Behandlungsstrategie bei Herzinfarkt

Bei etwa 50 % der verstorbenen Herzinfarktpatienten ist der Tod innerhalb der ersten 15 Minuten nach dem Infarktereignis eingetreten. Diese 15 Minuten beeinflussen den Verlauf der Erkrankung also ganz wesentlich. Deswegen sollte jeder Patient mit Herzinfarktverdacht unter notärztlicher Transportbegleitung *unverzüglich* in ein Krankenhaus eingeliefert und dort intensivmedizinisch betreut werden.

Erstmaßnahmen bei Herzinfarkt

Bei den Erstmaßnahmen arbeiten Ärzte, Rettungssanitäter und Pflegende eng zusammen:

- Ggf. sofort reanimieren (☞ 17.3.1 – 17.3.5)
- Arzt benachrichtigen
- Patienten nicht alleine lassen, ihm das Gefühl von Ruhe und Geborgenheit vermitteln. Ist er ansprechbar, ihm alle Maßnahmen erklären
- Mit erhöhtem Oberkörper lagern
- Beengende Kleidung entfernen
- Vitalzeichen kontrollieren (nach Möglichkeit Monitoring)
- Sauerstoff geben (2 – 4 l/Min.)
- Bei systolischem Blutdruck > 110 mmHg 2 Hübe Nitroglycerin-Spray verabreichen, anschließend Nitroglycerin über Perfusor geben
- Venenzugang legen
- Schmerzen bekämpfen, um den Vernichtungsschmerz auszuschalten und den Sauerstoffverbrauch des Organismus zu senken. Mittel der Wahl ist Morphin, jedoch nie i.m., da dies die Laborwerte verfälscht und eine (relative) Kontraindikation für die Lysetherapie darstellt (☞ unten)
- Patienten sedieren (Mittel der Wahl: Diazepam, z.B. Valium®). Dadurch wird der Sauerstoffverbrauch des Organismus gesenkt, das ZNS gedämpft und die Empfänglichkeit für äußere Reize reduziert
- Bei fehlender Vormedikation 500 mg Azetylsalizylsäure i.v. verabreichen
- Heparin i.v. geben zur Vermeidung von (weiteren) Thrombosierungen in Herzkranz- und anderen Gefäßen
- Bei Schocksymptomatik evtl. die Katecholamine Dopamin (z.B. Dopamin Nattermann®) und/oder Dobutamin (z.B. Dobutrex®) über Perfusor zur Stärkung der Herzkraft des Patienten sowie zur Förderung der Nierendurchblutung verabreichen
- Bei Hypertonie medikamentös Blutdruck senken, evtl. Herzrhythmusstörungen regulieren
- Blutentnahme vorbereiten
- Patienten auf die Intensivstation verlegen (genaue Übergabe vom behandelnden Arzt), ggf. dort Lysetherapie durchführen.

Lysetherapie

Auf der Intensivstation werden die Erstmaßnahmen fortgesetzt. Außerdem kann dort eine **Lysetherapie** *(Thrombolyse)* durchgeführt werden. Zu unterscheiden sind die *lokale intrakoronare Lyse*, bei der den Thrombus auflösende Arzneimittel über einen Koronarkatheter direkt in die betroffene Koronararterie injiziert werden, und die *systemische Lyse* über einen peripher- oder zentralvenösen Zugang. Ziel ist, den Thrombus in der Koronararterie aufzulösen und so die Durchblutung wiederherzustellen. Häufig gelingt es hierdurch, das Infarktareal zu begrenzen.

Die am häufigsten verwendeten Substanzen sind Streptokinase, Urokinase und rt-PA (kurz für ***R****ecombinant* ***t****issue* ***p****lasminogen* ***a****ctivator*). Eine Lysetherapie ist aber nur in den ersten Stunden nach dem Infarkt Erfolg versprechend. Bei der Gabe von rt-PA ist eine *gleichzeitige* Vollheparinisierung erforderlich, bei Streptokinase- und Urokinase-Behandlung erst *nach* der Lysetherapie.

Die Lysetherapie ist für den Patienten nicht ungefährlich (Blutungen, Embolien, Herzrhythmusstörungen und Überempfindlichkeitsreaktionen). Absolute Kontraindikationen einer Lysetherapie sind frische i.m.-Injektionen, vor kurzem durchgeführte Operationen und Gerinnungsstörungen.

Weiterführende Maßnahmen

Meist wird spätestens nach der Akutphase eine Koronarangiographie durchgeführt, um festzustellen, ob das Risiko eines Re-Infarktes durch PTCA oder Bypass-Operation gesenkt werden kann.

Risikofaktoren, z.B. Hypercholesterinämie oder Hypertonie, müssen konsequent behandelt werden.

Die langfristige Therapie mit β-Blockern und 100 mg Azetylsalizylsäure täglich senkt das Risiko eines erneuten Infarkts. Die Gefahr einer Herzinsuffizienz kann durch die Einnahme von ACE-Hemmern (☞ Pharma-Info 19.33) verringert werden. Bei hohem Risiko einer Gerinnselbildung im Herzen wird der Patient antikoaguliert (☞ Pharma-Info 19.50).

Pflege des Infarktpatienten

Krankenbeobachtung und Überwachung

- Vitalzeichenkontrolle: Anfangs über den Monitor, dann je nach Zustand des Patienten, den verordneten Arzneimitteln und den gemessenen Werten alle 30 – 60 Minuten
- ZVD-Messung alle 4 – 12 Stunden
- Evtl. Messung des Füllungsdrucks der linken Kammer über einen Rechtsherzkatheter (☞ 18.4.11)
- Flüssigkeitsbilanzierung, anfangs stündlich
- Regelmäßige Temperaturkontrollen, da in der Postinfarktphase Temperaturerhöhungen auftreten können. Eine Fiebersenkung ist nur bei höheren Werten angezeigt, um den Sauerstoffbedarf des Organismus zu reduzieren
- Bewusstseinslage
- Schmerz
- Haut (Farbe, Schweißbildung)
- Psychisches Befinden.

Der Herzinfarktpatient wird in den ersten Tagen auf einer Intensivstation gepflegt.

Ernährung

Am ersten Tag bleibt der Patient in der Regel nüchtern. Nur auf Arztanordnung dürfen einige Schluck Wasser oder Tee, ggf. auch Zwieback oder Weißbrot gegeben werden. Danach wird die Ernährung langsam aufgebaut.

Mobilisation

In den ersten 24 Stunden muss der Patient Bettruhe einhalten. Danach erfolgt die Mobilisation nach Arztanordnung.

In vielen Kliniken existieren *Mobilisationspläne* (oft auch *Stufenpläne* genannt), die genau festlegen, was dem Patienten zugemutet werden darf. Ein Beispiel für einen Mobilisationsplan zeigt Tab. 18.37, es sind aber auch andere Pläne, etwa mit weniger Stufen, im Gebrauch. Die Entscheidung, wann die Belastung des Patienten „auf die nächste Stufe" gesteigert werden kann, fällt der Arzt. Er schätzt auch ein, ob von dem festgelegten Mobilisationsplan abgewichen werden darf. Beispielsweise kann eine frühe Benutzung des Toilettenstuhls – auch wenn der Stufenplan noch Bettruhe vorsieht – für manche Patienten weniger belastend sein als das Steckbecken zu benutzen. Arbeitet die Klinik nicht mit Stufenplänen, so ordnet der Arzt die erlaubte Belastung detailliert an.

Der *Belastungskontrolle* dienen Blutdruck- und Pulskontrollen vor, während, unmittelbar nach sowie drei Minuten nach der Belastung. Blutdruckabfall oder Herzrhythmusstörungen während der Belastung machen einen sofortigen Abbruch des Trainings, kontinuierliche Kontrollen und Benachrichtigung des Arztes erforderlich. Ist die während der Belastung angestiegene Herzfrequenz bis drei Minuten nach Belastungsende nicht deutlich zurückgegangen, so weist dies auf eine zu hohe Belastung und eine geringe Leistungsfähigkeit des kardiopulmonalen Systems hin. Der Patient sollte sich dann hinlegen, und Puls und Blutdruck werden weiter engmaschig kontrolliert. Bleibt der Puls deutlich erhöht, wird der Arzt hinzugezogen. Außerdem achten die Pflegenden bzw. Physiotherapeuten während und nach den Übungen auf Warnsymptome wie z.B. Blässe, Tachypnoe oder Schweißausbruch und fragen den Patienten mehrfach nach seinem Befinden (Schmerzen, Luftnot). Allerdings werden subjektiv empfundene Beschwerden vom Patienten oft verharmlost, um die Zeit der Bettruhe zu verkürzen.

> Durch selbständige Pulskontrollen vor, während und nach einer Belastung wird der Patient in seinen Genesungsprozess aktiv einbezogen und lernt, seine Belastbarkeit einzuschätzen.

Allgemeine Maßnahmen

Keine Aufregung: Besucher, Telefongespräche, Radio- und Fernsehsendungen können für den Patienten Aufregung bedeuten. Da Stress die Kreislaufsituation verschlechtert, können diesbezüglich Einschränkungen nötig sein.

Prophylaxen: Alle notwendigen Prophylaxen einschließlich der Obstipationsprophylaxe werden sorgfältig durchgeführt. Bei der Pneumonieprophylaxe ist auf das Abklatschen und Abklopfen zu verzichten. Der Patient sollte in den ersten Tagen nach dem Infarkt nicht zum Husten aufgefordert werden (Erhöhung des intrathorakalen Drucks).

> **! Vorsicht: Keine i.m.-Injektionen bei Herzinfarkt**
> I.m.-Injektionen verfälschen die Enzymwerte (CK) und können zu Blutungen während der Lysetherapie führen.

Persönliche Zuwendung

Ein Infarkt ist ein tiefer Einschnitt im Leben des Patienten. Das bisherige Leben wird überdacht, und nicht selten bewegt den Patienten die Frage nach dem Sinn des (Weiter-)Lebens. Die Pflegenden können zwar diese existentiellen Fragen nicht für den Patienten beantworten, sie können aber durch ihre Bereitschaft, dem Patienten zuzuhören und Denkanstöße zu geben, den Betroffenen bei der Verarbeitung unterstützen. Wichtig ist die Kontaktvermittlung zu Selbsthilfegruppen (☞ 18.2, 7.11 und 7.12).

Gesundheitsberatung

Gesundheitsberatung ☞ auch 18.2.1

Im Zentrum der Gesundheitsberatung bei Herzinfarkt steht das gemeinsame Erarbeiten eines neuen Lebensstils. Von großer Bedeutung ist, dass sich der Herzinfarktpatient bewusst wird, direkten Einfluss auf seine Heilung und Rehabilitation zu haben und damit mitverantwortlich für den weiteren Verlauf seiner Erkrankung zu sein. In der Veränderung des persönlichen Lebensstils kommt dem Ausschalten von Risikofaktoren Vorrang zu.

Der Patient erhält einen Herzpass oder Notfallausweis, auf dem sein Name mit Geburtsdatum und Adresse, die Diagnose, seine derzeit einzunehmenden Arzneimittel, sein behandelnder Arzt (mit Telefonnummer) und die Notarzt-Rufnummer festgehalten sind. Sollte der Patient einmal bewusstlos aufgefunden werden, so wissen Helfer, dass sie einen Herzinfarktpatienten vor sich haben und wie der Notarzt am leichtesten erreicht werden kann.

Prognose und Patienteninformation

Vor dem Eintreffen im Krankenhaus versterben ca. 15 % der Infarktpatienten, im Krankenhaus ca. 10 % und in den 12 Monaten danach weitere 10 %.

Die Prognose nach einem Herzinfarkt wird entscheidend mitbestimmt durch den Anteil noch funktionsfähigen Herzmuskelgewebes sowie das Fortbestehen von Risikofaktoren (Rauchen, Hypertonie, Fettstoffwechselstörungen, Übergewicht, Stress). Daher ist es ganz wichtig, den Patienten zur Änderung seiner bisherigen Lebensgewohnheiten zu motivieren. Dabei hilfreich ist eine *Anschlussheilbehandlung*, kurz **AHB,** in direktem Anschluss an den Krankenhausaufenthalt.

18.6 Herzinsuffizienz

Herzinsuffizienz *(Herzmuskelschwäche):* Unvermögen des Herzens, das zur Versorgung des Körpers erforderliche Blutvolumen zu fördern.

Die Herzinsuffizienz ist keine eigenständige Krankheit, sondern Folge bereits existierender Herz-Kreislauf-Erkrankungen. Dabei ist entweder die Auswurfleistung der linken Herzkammer (**Linksherzinsuffizienz**), der rechten Herzkammer (**Rechtsherzinsuffizienz**) oder des gesamten Herzens (**Globalinsuffizienz**) herabgesetzt.

Nach der Zeitdauer der Entwicklung der Herzinsuffizienz unterscheidet man die **akute Herzinsuffizienz** (☞ 18.6.2) von der **chronischen Herzinsuffizienz** (☞ 18.6.1).

Je nach Schwere wird außerdem zwischen einer kompensierten und einer de-

Stufe	Bewegung	Körperpflege	Essen und Trinken	Ausscheidung	Krankengymnastik (auf Arztanordnung)
1	Strenge Bettruhe in herzentlastender Oberkörperhoch-, Beintieflage	Übernahme der Körperpflege durch die Pflegenden	▸ Trinken mit Schnabelbecher oder Strohhalm ▸ Essen wird Patienten gereicht	▸ Benutzung von Urinflasche und/oder Steckbecken ▸ Ggf. Blasendauerkatheter	▸ Bewegungsübungen im Bett, z.B. Faustschluss oder Fußekreisen ▸ Atemübungen, z.B. tief einatmen und mit Lippenbremse (☞7.2.5) ausatmen ▸ Entspannungsübungen ▸ Thromboseproyhylaxe (☞7.2.15)
2	Strenge Bettruhe mit geringen Eigenaktivitäten	Selbständiges Waschen von Gesicht und Oberkörper (im Bett liegend)	▸ Langsamer Kostaufbau ▸ Mahlzeiten mundgerecht zubereitet		▸ Erweiterte Bewegungsübungen (Beuge- und Streckübungen) im Bett ▸ Atemübungen ▸ Entspannungsübungen
3	Sitzen am Bettrand zu Bewegungsübungen	Selbständiges Waschen (im Bett liegend) mit Unterstützung	Selbständige Nahrungsaufnahme		▸ Leichtere Bewegungsübungen am Bettrand sitzend ▸ Atemvertiefende Übungen, z.B. gezieltes Atmen mit taktilen Reizen (☞7.2.5). ▸ Vermeiden von Pressatmung (z.B. beim Stuhlgang) ▸ Entspannungsübungen
4	Selbständiges Aufsetzen im Bett	Selbständiges Waschen (im Bett sitzend) mit Unterstützung		Toilettenstuhl (neben dem Bett) in Begleitung einer Pflegekraft benutzen	
5	Selbständiges Sitzen am Bettrand	Selbständiges Waschen (am Bettrand sitzend) mit Unterstützung	Selbständiges Essen und Trinken am Bettrand sitzend		▸ Erweiterte Bewegungsübungen am Bettrand sowie Spannungsübungen der gesamten Körpermuskulatur (einschließlich Bauch- und Rückenmuskulatur) ▸ Erstes Aufstehen in Begleitung ▸ Vermeiden von Pressen
6	▸ Gelockerte Bettruhe ▸ Häufiges Sitzen am Bettrand	Selbständiges Waschen (am Bettrand sitzend)			▸ Erweiterung der aktiven Übungen in Dauer und Schnelligkeit ▸ Üben von Bewegungsabläufen: Hinsetzen, Aufstehen, Gehen, An- und Ausziehen, Bücken
7	▸ Gelockerte Bettruhe ▸ Selbständiges Aufstehen	Selbständiges Waschen am Waschbecken	Essen und Trinken am Tisch	Benutzung der Toilette in Begleitung einer Pflegekraft	▸ Erweiterung der aktiven Übungen ▸ Gehen auf der Station (in Begleitung)
8	▸ Ausreichende Bettruhe ▸ Selbständiges Aufstehen ▸ Verbringen von 2 Std./Tag außerhalb des Bettes	Selbständiges Waschen, Duschen nach Absprache mit Arzt erlaubt		Selbständige Benutzung der Toilette	▸ Gruppengymnastik im Sitzen ▸ Erstes Treppensteigen in Begleitung ▸ Gehen im Freien
9	▸ Ausruhen im Bett ▸ Sonst überwiegendes Aufstehen				▸ Gruppengymnastik im Stehen ▸ Selbständiges Treppensteigen
10	Nur noch Mittagsruhe im Bett				▸ Treppensteigen fortführen

Tab. 18.37: Beispiel für einen Mobilisationsplan nach Herzinfarkt (verändert nach dem Plan der kardiologischen Abteilung, Allgemeines Krankenhaus Celle).

kompensierten Herzinsuffizienz differenziert:

- Der Mediziner spricht von einer **kompensierten Herzinsuffizienz,** wenn die Pumpleistung des Herzens durch Gegenregulationen wie Herzmuskelhypertrophie (☞ 18.6.1), Steigerung der Herzfrequenz, Erhöhung des Gefäßtonus und Aktivierung des Renin-Angiotensin-Aldosteron-Mechanismus (☞ 19.1) so weit verbessert wird, dass ein ausreichendes Herzminutenvolumen gefördert werden kann
- Bei der **dekompensierten Herzinsuffizienz** reichen diese Mechanismen nicht mehr aus.

18.6.1 Chronische Herzinsuffizienz

Krankheitsentstehung

Am häufigsten beruht die **chronische Herzinsuffizienz** auf einer Hypertonie im kleinen oder großen Kreislauf (*chronische Rechtsherz-* bzw. *Linksherzinsuffizienz*), bei der das Herz gegen den erhöhten Druck anpumpen, die Kammer also mehr Leistung erbringen muss. Um diese Steigerung zu erreichen, verändern sich die Muskelfasern, sie werden länger und dicker. Es entwickelt sich eine **Herzmuskelhypertrophie** (☞ Abb. 18.38).

Hält die Mehrbelastung des Herzens länger an, ist das Herz überfordert, seine Auswurfleistung nimmt ab. Das nach jeder Systole im Herzen verbleibende Volumen erhöht sich, und die Herzkammern „leiern aus" **(Dilatation).** Oft besteht gleichzeitig eine KHK, die die Herzleistung zusätzlich begrenzt.

Symptome und Untersuchungsbefund

Die Symptome einer Herzinsuffizienz sind in erster Linie **Stauungszeichen** durch den Blutstau *vor* der geschwächten Kammer.

Bei der *Linksherzinsuffizienz* staut sich das Blut in den kleinen Kreislauf zurück. Hauptbeschwerden des Patienten sind Ruhe- und Belastungsdyspnoe bis zur Orthopnoe (☞ 20.3.1), Zyanose, Hustenreiz mit rostbraunem Sputum, Tachykardie und Herzrhythmusstörungen.

Bei der *Rechtsherzinsuffizienz* staut sich das Blut im Körperkreislauf. Sichtbare Zeichen sind lagerungsabhängige Ödeme **(Anasarka),** vor allem an Knöcheln und Unterschenkeln, Halsvenenstauung und Zyanose. Leber und Milz sind vergrößert tastbar. Durch den Rückstau in den Magenvenen leiden die Patienten unter Appetitlosigkeit und Übelkeit.

Die Nachtruhe des Patienten ist sowohl bei der Rechts- als auch bei der Linksherzinsuffizienz gestört, da er nachts mehrfach aufstehen muss, um Wasser zu lassen **(Nykturie):** Nachts ist das geschwächte Herz durch die Bettruhe entlastet, und die meist in ihrer Leistungsfähigkeit eingeschränkten Nieren werden besser durchblutet, so dass Ödeme leichter ausgeschwemmt werden können.

Diagnostik

Die Verdachtsdiagnose einer Herzinsuffizienz wird klinisch gestellt. Das EKG kann erste Hinweise auf die Grunderkrankung geben, z.B. auf unbemerkte Infarkte. Die Röntgenaufnahme des Thorax zeigt eine Herzvergrößerung und evtl. Zeichen einer Lungenstauung. Die Echokardiographie ermöglicht die Beurteilung von Größe und Funktion der Herzkammern und die Diagnose von Herzklappenfehlern. Ergänzend können Herzkatheteruntersuchung, Myokardszintigraphie, CT oder eine Herzmuskelbiopsie (z.B. bei Verdacht auf Kardiomyopathie) angezeigt sein.

Differentialdiagnostisch sind andere Ursachen der Ödeme auszuschließen, etwa Eiweißmangel oder Venenerkrankungen (☞ 31.11.1).

Insuff.-Stadium	Beschwerden
I	Keine Beschwerden bei normaler Belastung, aber Nachweis einer beginnenden Herzerkrankung durch (technische) Untersuchungen
II	Leichte Beschwerden bei normaler Belastung, mäßige Leistungsminderung
III	Erhebliche Leistungsminderung bei normaler Belastung
IV	Ruhedyspnoe

Tab. 18.39: Stadieneinteilung der Herzinsuffizienz (gemäß der New York Heart Association, kurz **NYHA**).

Behandlungsstrategie

Ziel der Therapie ist zunächst die Milderung der Symptome, dann möglichst die Beseitigung der Ursache der Herzinsuffizienz, z.B. durch eine Operation bei Herzklappenfehlern oder durch Arzneimittel bei Hypertonie.

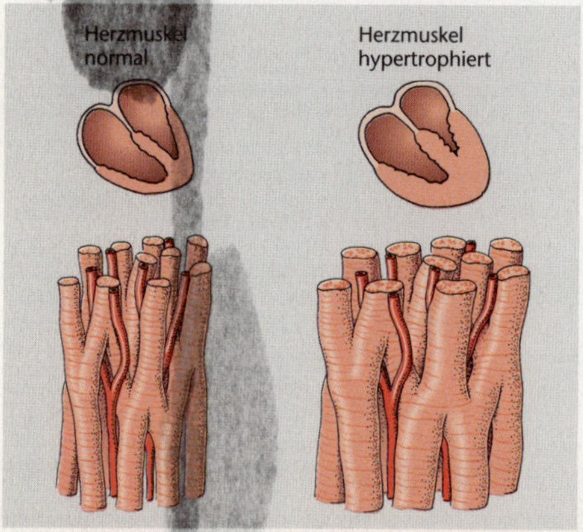

Abb. 18.38 (links): Hypertropher Herzmuskel im Vergleich zum normalen Herzen.
Das linke Bild zeigt die Ernährungssituation für ein normal schweres Herz. Bei der Herzmuskelhypertrophie werden die einzelnen Muskelfasern dicker. Ab einem sog. **kritischen Herzgewicht** von ca. 500 g kann das Innere der Herzmuskelfaser nicht mehr ausreichend ernährt werden, so dass Zellen absterben. Kritische Folge ist oft ein Herzinfarkt. [A400-190]

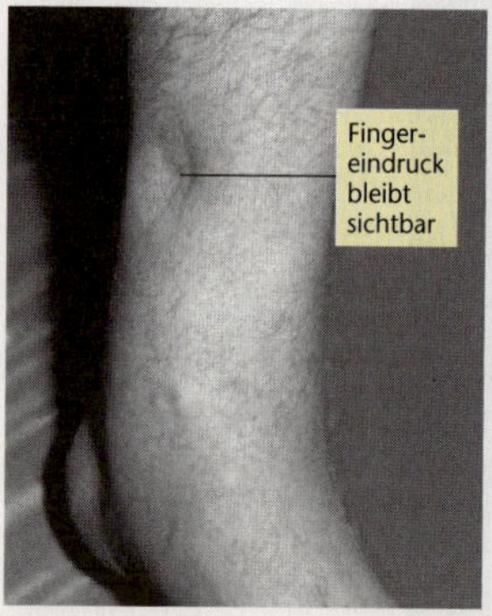

Abb. 18.40: Typisches Knöchelödem bei Herzinsuffizienz. [T127]

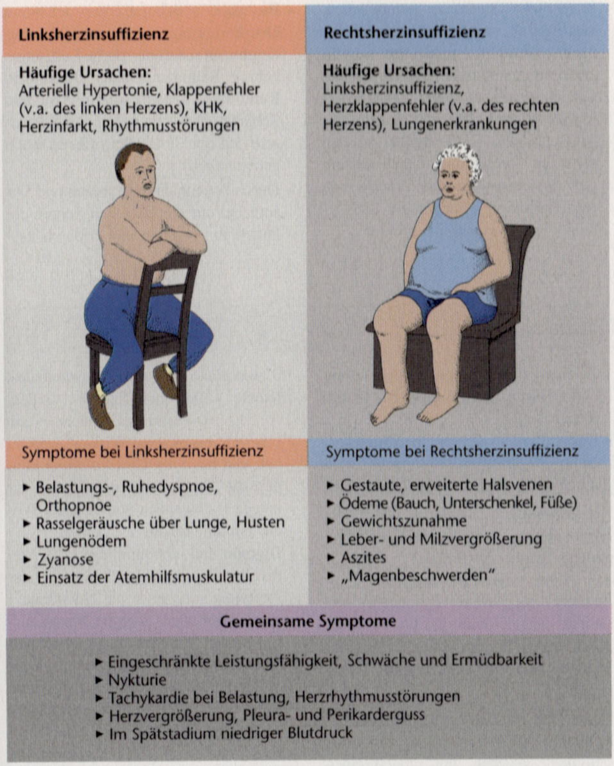

Abb. 18.41: Häufige Ursachen und unterschiedliche wie auch gemeinsame Symptome von Links- und Rechtsherzinsuffizienz. [A400]

Grundlage der Behandlung ist die dem Stadium der Erkrankung angepasste körperliche Schonung bis hin zur strengen Bettruhe.

Medikamentöse Therapie der Herzinsuffizienz

Die Herzinsuffizienz wird in erster Linie mit Arzneimitteln behandelt, wobei folgende Wirkstoffgruppen einzeln oder in Kombination eingesetzt werden:

- **ACE-Hemmer** (☞ Pharma-Info 19.33): ACE-Hemmer (z.B. Lopirin®, Pres®) wirken gefäßerweiternd und werden bei der Herzinsuffizienz oft zusammen mit Diuretika gegeben. Im Gegensatz zu früher werden ACE-Hemmer heute bereits bei einer leichten Herzinsuffizienz gegeben, da sich in Studien eine erhebliche Prognoseverbesserung gezeigt hat
- **Diuretika** (☞ Pharma-Info 31.68): Diuretika schwemmen die Ödeme aus und entlasten so durch Senkung der Vor- und Nachlast das geschwächte Herz
- **β-Blocker** (☞ Pharma-Info 19.33): Sie verhindern ein Herunterregulieren der Katecholaminrezeptoren am Herzmuskel, d.h. die Zahl der β-Rezeptoren am Herzmuskel und damit auch die Ansprechbarkeit des Herzens auf Katecholamine bleibt bestehen
- **Digitalisglykoside** (☞ Pharma-Info 18.42): Digitalisglykoside wirken kontraktionsverstärkend am Herzmuskel. Ihre Anwendung wird durch zahlreiche, auch schon in therapeutischer Dosierung auftretende Nebenwirkungen eingeschränkt
- **Nitrate** (☞ Pharma-Info 18.31): Nitrate erleichtern die Herzarbeit durch ihre gefäßerweiternde Wirkung
- **Phosphodiesterasehemmer** (z.B. Perfan®, Wincoram®) und **Katecholamine** (z.B. Dobutrex®, Dopamin) sind Substanzen, die – intravenös gegeben – auf Intensivstationen für kürzere Zeiträume überbrückend (etwa bis zu einer Herztransplantation) eingesetzt werden können, um die Schlagkraft zu verbessern. Bei längerer Behandlung kommt es zu einem weitgehenden Wirkungsverlust.

Herztransplantation

Kann eine dekompensierte Herzinsuffizienz weder durch medikamentöse noch durch chirurgische Maßnahmen wie z.B. eine Klappenoperation gebessert werden, wird bei Patienten unter 60 – 65 Jahren eine Herztransplantation erwogen. Zwar ist eine Herztransplantation auch heute noch ein riskanter Eingriff, doch hat sich in den letzten Jahren die 5-Jahres-Überlebensrate auf ca. 70 % erhöht.

Voraussetzung für eine Herztransplantation ist wie bei anderen Transplantationen auch, dass keine weiteren prognostisch ungünstigen Erkrankungen, z.B. eine Krebserkrankung, vorliegen. Da eine Herztransplantation immer eine psychische Belastung darstellt und regelmäßige ärztliche Kontrollen einschließlich invasiver Untersuchungen sowie eine zuverlässige Arzneimitteleinnahme zur Verhinderung von Abstoßungsreaktionen erfordert, sollten der Patient und möglichst auch seine Angehörigen psychisch stabil sein.

> Nach einer geglückten Herztransplantation ist der Patient nicht gesund im Sinne von geheilt, sondern weiterhin als chronisch krank zu betrachten. Viele Patienten bleiben berufsunfähig.

Pflege bei chronischer Herzinsuffizienz

Pflege bei Dyspnoe ☞ 7.2.12, 20.3.1
Pflege bei Zyanose ☞ 18.3.4
Unterstützung bei der Sekretentleerung ☞ 7.2.8 – 7.2.10

- Bei Appetitlosigkeit Wunschkost ermöglichen. Dabei auf niedrigen Kochsalzgehalt und – je nach Arztanordnung – Beschränkung der Trinkmenge achten, um die Entstehung von Ödemen nicht zu begünstigen. Erlaubte Trinkmenge möglichst gleichmäßig über den Tag verteilen, bei starkem Durst z.B. Eiswürfel zum Durstlöschen anbieten. Kaffee und Tee sind in geringen Mengen gestattet. Mehrere kleine, eiweißreiche Mahlzeiten sind üppigen Mahlzeiten vorzuziehen. Auf blähende, fett-

reiche und schwer verdauliche Nahrungsmittel sollte der Patient verzichten. Das Rauchen sollte der Patient unbedingt aufgeben
- Darmtätigkeit anregen, z.B. mit Laktulose oder Weizenkleie
- Lang andauernde Kälteeinwirkung vermeiden, da Kälte zu einer Verengung der peripheren Gefäße führt und damit den Widerstand erhöht, gegen den das Herz arbeiten muss
- Körperliche Schonung ermöglichen, evtl. Bettruhe (Arztanordnung), um den Sauerstoffbedarf zu reduzieren. Besteht keine strenge Bettruhe, darf der Kranke sich entsprechend seiner Leistungsfähigkeit belasten. Patienten je nach seiner Belastbarkeit und Mobilität bei den täglichen Verrichtungen unterstützen, ggf. die entsprechenden Prophylaxen (wie Thrombose-, Pneumonie- und Dekubitusprophylaxen) durchführen
- Patienten nötigenfalls mit erhöhtem Oberkörper lagern, optimale Schlafbedingungen schaffen (frische Luft, angenehme Raumtemperatur, Dunkelheit, Ruhe, keine schwere Mahlzeit vor dem Schlafengehen), da Atemnot und Nykturie den Schlaf des Betroffenen schon genug stören
- Durch Anteilnahme (Zuhören und Gespräche) auf die Nöte und Sorgen des Patienten eingehen und dadurch psy-

Pharma-Info 18.42: Digitalisglykoside

Digitalisglykoside *(Herzglykoside, herzwirksame Glykoside):*
- Steigern die Kontraktionskraft des Herzmuskels *(positive Inotropie)*
- Verlangsamen die Herzschlagfrequenz *(negative Chronotropie)*
- Verzögern die Erregungsleitung *(negative Dromotropie)*
- Steigern die Reizbildung *(positive Bathmotropie).*

Das geschwächte Herz kann mehr Blut auswerfen, d.h. es arbeitet ökonomischer, und alle peripheren Organe werden besser durchblutet. Die Digitalisglykoside unterscheiden sich vor allem hinsichtlich ihrer Resorption und Ausscheidung. Allen gemeinsam ist aber die *geringe therapeutische Breite,* d.h. das Auftreten ernster Nebenwirkungen bereits bei geringfügiger Überdosierung:
- *Übelkeit und Erbrechen* können bereits bei therapeutischen Dosierungen auftreten
- *Sehstörungen* (v.a. Farbensehen, Augenflimmern), Kopfschmerzen und Halluzinationen oder Verwirrtheit sind Zeichen einer Digitalisüberdosierung und zwingen zum Absetzen des Präparates
- Das Auftreten von (vor allem bradykarden) *Herzrhythmusstörungen* wird durch die Digitalistherapie begünstigt.

Nebenwirkungen treten vermehrt bei Hypokaliämie, Hyperkalzämie und Hypomagnesiämie (☞ 31.11.3 – 31.11.5) auf. Ältere Menschen reagieren empfindlicher als jüngere. Besondere Vorsicht ist bei gleichzeitiger Gabe von β-Blockern (☞ Pharma-Info 19.33) oder Theophyllinen (☞ Pharma-Info 20.41) angezeigt.

Meist wird zu Beginn der Digitalisbehandlung eine Mehrfachdosis zur „Aufsättigung" gegeben, um schnell einen wirksamen Digitalis-Spiegel im Blut und damit einen schnelleren Wirkungseintritt zu erzielen. Danach wird die Dosis auf die *Erhaltungsdosis* abgesenkt:
- **Digitoxin** (z.B. Digimerck®) wird am wenigsten über die Niere ausgeschieden. Deshalb wird es von vielen Ärzten bei älteren Patienten bevorzugt, da bei diesen praktisch immer eine zumindest latente Niereninsuffizienz vorliegt (☞ 31.6.9). Allerdings braucht es am längsten, bis es seine Wirkung erreicht hat, und bei einer Überdosierung klingen die Erscheinungen aufgrund der langen Halbwertzeit von ca. einer Woche nur langsam ab
- **Digoxin** und -abkömmlinge (z.B. Methyldigoxin, etwa in Lanitop®, oder Acetyldigoxin, etwa in Novodigal®) werden vor allem über die Nieren ausgeschieden. Ihre Wirkung tritt schneller ein und klingt auch rascher wieder ab als die des Digitoxins. Daher ist die Behandlung mit Digoxinpräparaten besser steuerbar, aber für Patienten mit Einschränkungen der Nierenfunktion wegen der Kumulationsgefahr (☞ 10.2.4) ungeeignet.

Zur Vermeidung einer *Digitalisintoxikation* dienen regelmäßige EKG-Kontrollen, Kontrolle von Serum-Kreatinin und -Kalium sowie des Digitalisspiegels im Blut.

Wirkstoff	Handelsname (Bsp.)	Wirkungseintritt nach i.v.-Gabe	Abklingdauer (Tage)	Ausscheidung v.a. über	Bemerkungen
Digoxin	Lanicor®, Lenoxin®	Rasch	1 – 2	Nieren	Gut steuerbar, bei eingeschränkter Nierenfunktion ungeeignet
β-Acetyldigoxin	Digotab®, Novodigal®	Rasch	1 – 2	Nieren	
β-Methyldigoxin	Lanitop®	Sehr rasch	1 – 2	Nieren	
Digitoxin	Digimerck®	Langsam	6 – 8	Leber, Nieren	Schlecht steuerbar, nicht bei Lebererkrankungen, bei Niereninsuffizienz Mittel der Wahl

Pflege bei Therapie mit Herzglykosiden

- Pulsfrequenz und -qualität (regelmäßig? Extrasystolen?) kontrollieren und dokumentieren
- Arzneimittelwirkung beobachten: Dyspnoe, Zyanose und Ödeme sollten zurückgehen
- Auf Nebenwirkungen achten: Allergische Reaktionen (Erythem? Urtikaria?), Störungen des ZNS und der Psyche (z.B. Alpträume, Verwirrtheit, Depressionen, Kopfschmerzen, Müdigkeit, Schlaflosigkeit), Störungen des Verdauungstraktes (Inappetenz, Übelkeit bis hin zum Erbrechen, Diarrhoe ☞ 7.9.5, 21.2.1und 21.2.6).

chisch stützen, insbesondere vor einer Herztransplantation.

Krankenbeobachtung bei chronischer Herzinsuffizienz

- Vitalzeichen
- ZVD (☞ 18.2.2)
- Flüssigkeitsbilanz (☞ 7.8.2)
- Körpergewicht
- Sputum (☞ 7.2.3)
- Haut.

Prognose und Patienteninformation

Die Prognose einer Herzinsuffizienz ist nur dann gut, wenn es *im Anfangsstadium* der Erkrankung gelingt, die Ursache der Erkrankung zu beseitigen. Aus diesem Grund sollten Patienten mit Hypertonie und KHK für die Mitarbeit bei der Behandlung und für einen gesunden Lebensstil gewonnen werden, auch wenn dies angesichts der noch geringen Beschwerden schwer fällt. Die Prognose von Patienten mit einer Herzinsuffizienz der Stadien III und IV ist schlecht. Etwa ein Drittel stirbt innerhalb eines Jahres.

18.6.2 Akute Herzinsuffizienz

Bei der **akuten Herzinsuffizienz** entwickelt sich durch plötzliche Ereignisse im Herzen selbst oder im Kreislaufsystem eine Druck- oder Volumenbelastung des Herzens, die dieses durch Kompensationsmechanismen wie Steigerung der Herzfrequenz und der Kontraktionskraft nicht ausgleichen kann.

Akute Linksherzinsuffizienz

Ursachen der **akuten Linksherzinsuffizienz** sind vor allem der Herzinfarkt (☞ 18.5.2) und die hypertensive Krise (☞ 19.5.2), aber auch der plötzliche Abriss von (Teilen der) Herzklappen. Folge ist ein akutes **Lungenödem** (☞ 18.6.3) oder der *kardiogene Schock* (☞ 18.5.2).

Akute Rechtsherzinsuffizienz

Zur **akuten Rechtsherzinsuffizienz** führen am häufigsten die Lungenembolie mit plötzlichem Druckanstieg im Lungenkreislauf (☞ 20.10.1) und der rasch auftretende Perikarderguss.

Aus der Unfähigkeit des Herzens, das erforderliche Blutvolumen zu transportieren, entwickeln sich:

- Ein Blutrückstau in den Körperkreislauf, der sich durch Halsvenenstauung und später auch periphere Ödeme zeigt
- Ein unzureichendes Blutangebot an die linke Kammer (und damit den Körperkreislauf), was zu Tachykardie, Blutdruckabfall und Schocksymptomatik führt.

18.6.3 Akutes Lungenödem

Akutes Lungenödem: Ansammlung von (seröser) Flüssigkeit im Lungeninterstitium oder den Lungenalveolen mit lebensbedrohlicher Atemstörung.

Krankheitsentstehung

Häufigste Ursache eines **Lungenödems** ist die akut dekompensierte Linksherzinsuffizienz, etwa im Rahmen eines Herzinfarktes oder einer Kardiomyopathie (☞ 18.9). Die Pumpschwäche des linken Herzens führt zu einem Blutrückstau im Lungenkreislauf. Weitere Ursachen eines Lungenödems sind Überwässerung oder Proteinmangel, Infekte, anaphylaktischer Schock oder toxische Reaktionen.

Symptome, Befund und Diagnostik

Zur Anfangsphase des Lungenödems gehören Dyspnoe, Husten und Atemnot *(Asthma cardiale)*. Die Atemnot nimmt im weiteren Verlauf rasch zu, und es sind ohne Stethoskop „brodelnde“ feuchte Rasselgeräusche hörbar *(Distanzrasseln)*. Der Kranke hustet schaumig-rotes Sputum ab, er ist zyanotisch, und die Herzfrequenz steigt bei sinkendem Blutdruck schnell an. Der Patient ist unruhig und hat Todesangst.

Die Diagnose eines Lungenödems wird klinisch gestellt. Das EKG kann Hinweise auf die Ursache geben, z.B. auf Herzrhythmusstörungen (☞ 18.7) oder einen Herzinfarkt (☞ 18.5.2). Eine Blutgasanalyse (☞ 20.4.4) hilft bei der Einschätzung der Prognose. Hat sich der Zustand des Patienten durch die Therapie stabilisiert, sind Röntgen des Thorax und eine Echokardiographie angezeigt.

Behandlungsstrategie

Beim Lungenödem ist der sofortige Behandlungsbeginn lebensrettend. Dabei arbeiten Ärzte und Pflegende Hand in Hand:

- In Herzbettlage lagern (☞ Abb. 18.6)
- Atemwege frei machen, ggf. Absaugen
- Sauerstoff (2 – 8 l/Min.) verabreichen (☞ 20.2.1)
- 2 Hübe Nitroglycerin sublingual geben, danach meist Fortsetzung der Behandlung mittels Perfusor
- Venösen Zugang legen
- 20 – 80 mg Furosemid (z.B. Lasix®) i.v. injizieren
- Evtl. zur Steigerung der Herzkraft Dobutamin und/oder Dopamin (etwa Dobutrex® bzw. Dopamin-Nattermann®) über Perfusor verabreichen
- Bei starker Unruhe niedrig dosiert Diazepam (etwa Diazepam-ratiopharm® oder Valium®) geben
- Bei ausbleibender Besserung der Atmung Patienten intubieren und beatmen.

Pflege bei Lungenödem

Krankenbeobachtung

- Vitalzeichen
- Haut: Zyanose? Blässe? Kaltschweißigkeit? Schweißausbrüche?
- Flüssigkeitsbilanz (☞ 7.8.2)
- ZVD (☞ 18.2.2)
- Sputum (☞ 7.2.3).

Weitere Maßnahmen

- Bettruhe einhalten lassen
- Blasendauerkatheter zur Flüssigkeitsbilanzierung legen (☞ 31.2.2), nachfolgend stündlich Ausscheidung dokumentieren
- In der Akutphase Patienten nüchtern lassen
- Nach der Akutphase auf Trinkmengenbeschränkung (Arztanordnung) achten. Ggf. Mundpflege sorgfältig durchführen
- Kochsalzarme Kost geben.

Pflege bei Dyspnoe ☞ 7.2.12, 20.3.1

18.7 Herzrhythmusstörungen

Herzrhythmusstörung: Störung der Herzfrequenz und/oder der Regelmäßigkeit des Herzschlags.

Tachykardie: Die Herzfrequenz liegt über 100 Schlägen/Minute bei Erwachsenen

Bradykardie: Die Herzfrequenz liegt unter 60 Schlägen/Minute bei Erwachsenen.

Arrhythmie: Das Herz schlägt, unabhängig von seiner Frequenz, unregelmäßig.

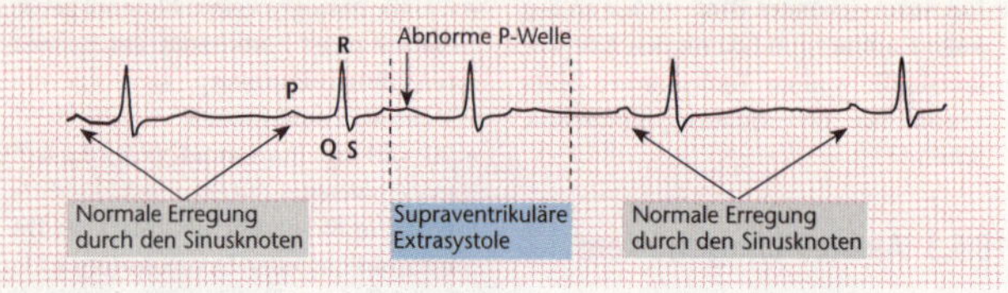

Abb. 18.43: EKG-Bild bei supraventrikulärer Extrasystolie. Jeder Kammererregung (QRS-Komplex) geht eine Vorhoferregung (P-Welle) voraus. Da die Erregungswelle der Extrasystole in den Vorhöfen einen anderen Weg nimmt als bei einer vom Sinusknoten ausgehenden Erregung, sieht die P-Welle der Extrasystole abnorm aus. Sie ist deformiert oder auch negativ. [B152]

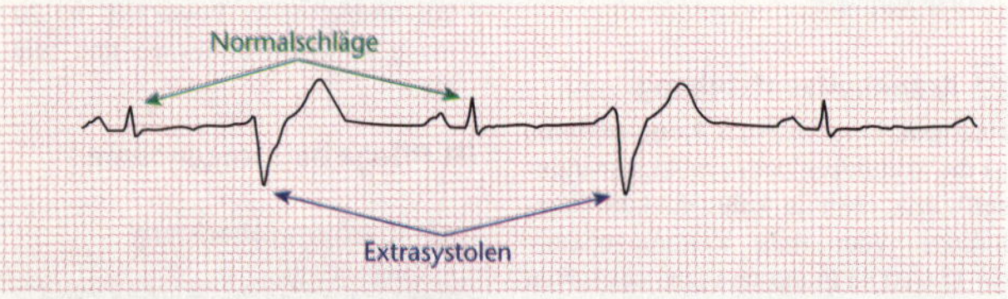

Abb. 18.44: EKG-Bild bei ventrikulärer Extrasystolie. Typisch ist, dass dem verbreiterten und deformierten QRS-Komplex keine P-Welle vorangeht. In diesem Fall folgt jedem Normalschlag eine Extrasystole (Bigeminus). [B152]

Tachyarrhythmie: Das Herz schlägt unregelmäßig und zu schnell.

Bradyarrhythmie: Das Herz schlägt unregelmäßig und zu langsam.

Die Diagnose wird in nahezu allen Fällen durch das EKG gesichert. Eine Klassifikation der Herzrhythmusstörungen erfolgt durch Ruhe-EKG mit langem Rhythmusstreifen, Langzeit-EKG und Belastungs-EKG. In schwierigen Fällen ist eine invasive elektrophysiologische Untersuchung (Details ☞ 18.4.4) erforderlich, in deren Rahmen auch eine Arzneimitteltestung möglich ist.

Klasse	Kurzcharakterisierung	EKG-Bild
0	Keine VES	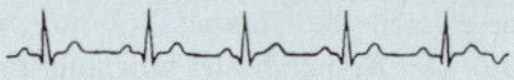
I	Weniger als 30 **monomorphe VES** (d.h. im EKG immer gleich aussehende und von gleicher Quelle ausgehende VES) pro Stunde	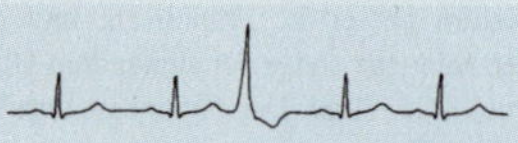
II	Mehr als 30 monomorphe VES pro Stunde	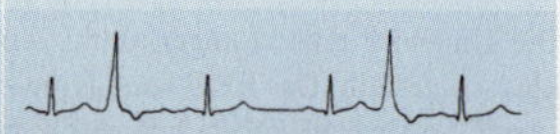
IIIa	**Polymorphe VES** = *multiforme VES*, d.h. im EKG unterschiedlich aussehende und in der Regel von mehreren Quellen ausgehende VES	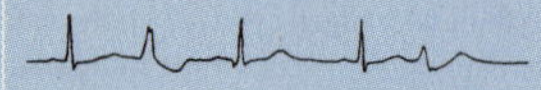
IIIb	**Bigeminus,** d.h. abwechselnd eine Normalaktion und eine VES	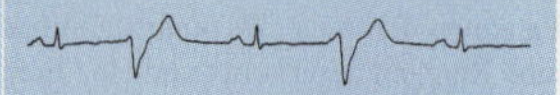
IVa	**Couplet,** d.h. zwei VES unmittelbar nacheinander	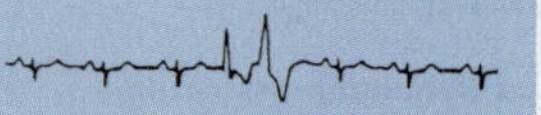
IVb	**Salve,** d.h. drei oder mehr VES unmittelbar nacheinander	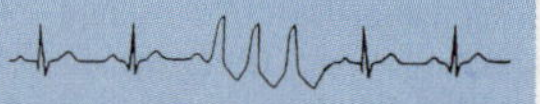
V	*R/T-VES* = **R-auf-T-Phänomen,** d.h. sehr frühzeitig nach einer Normalaktion einfallende VES mit hohem Risiko einer Kammertachykardie (☞ Text)	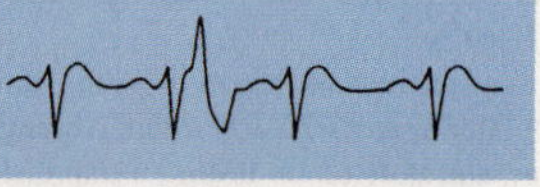

Tab. 18.44a: Lown-Klassifikation der ventrikulären Extrasystolen (VES).

18.7.1 Extrasystolen

Extrasystole (kurz *ES*): Außerhalb des regulären Grundrhythmus auftretender Herzschlag.

Extrasystolen können vorzeitig oder verspätet, einzeln oder gehäuft auftreten. Ist der Abstand zwischen einer (vorzeitig einfallenden) Extrasystole und der nächsten regulären Herzaktion größer als derjenige zwischen zwei normalen Herzaktionen, wird dies als **kompensatorische** (= ausgleichende) **Pause** bezeichnet.

Supraventrikuläre Extrasystolen

Eine **supraventrikuläre Extrasystole** (kurz *SVES*) hat ihr Erregungszentrum oberhalb des His-Bündels im Sinusknoten, AV-Knoten oder Vorhofmyokard. Sie kommt sowohl bei Gesunden als auch bei Herzkranken vor. Der Betroffene hat meist keine Beschwerden. Gelegentlich bemerkt er Herzklopfen, Herzjagen oder „Aussetzer".

Eine Behandlung ist nur bei gehäuftem Auftreten direkt hintereinander („in Salven") erforderlich, da dann Vorhofflattern oder Vorhofflimmern drohen. Arzneimittel der Wahl sind β-Blocker (☞ Pharma-Info 19.33).

Ventrikuläre Extrasystolen

Ventrikuläre Extrasystolen (kurz *VES*) können von allen Teilen des Kammermyokards oder dem His-Bündel ausgehen. Sie werden üblicherweise nach der **Lown-Klassifikation** (☞ Tab. 18.44a) eingeteilt.

Einzelne VES haben meist keinen Krankheitswert. Wiederholen sich die VES häufiger, liegt oft eine organische Herzkrankheit (z.B. KHK ☞ 18.5.1) vor, und lebensgefährliche ventrikuläre Tachykardien (☞ unten) können die Folge sein.

Dann müssen zum einen die Grunderkrankungen behandelt und zum anderen die VES mit Antiarrhythmika unterdrückt werden. Ggf. ist die Implantation eines automatischen Defibrillators (☞ unten) angezeigt.

18.7.2 Tachykarde Herzrhythmusstörungen

Tachykarde Herzrhythmusstörung: Herzrhythmusstörung mit einer Herzfrequenz über 100 Herzmuskelkontraktionen/Minute.

Bei Überschreiten einer bestimmten Herzfrequenz wird mit zunehmender Herzfrequenz immer weniger Blut in das Kreislaufsystem gepumpt, weil den Kammern nicht genügend Zeit zur Erschlaffung und Neufüllung verbleibt oder die Herzkontraktionen zu schwach und unkoordiniert sind.

Unterschieden werden:

- **Supraventrikuläre Tachykardien** (lat. supra: über; lat. ventriculus: Kammer), bei denen das Erregungsbildungszentrum in den Vorhöfen liegt
- **Ventrikuläre Tachykardien** *(Kammertachykardie)*, bei denen das Erregungsbildungszentrum in den Herzkammern liegt.

Notfall
Ventrikuläre Tachykardien sind für den Patienten *immer* lebensgefährlich!

Tab. 18.45 gibt eine Zusammenfassung der verschiedenen tachykarden Herzrhythmusstörungen, ihrer Ursachen, Symptome und Therapie.

Ventrikuläre Tachykardien

Ventrikuläre Tachykardie *(Kammertachykardie):* Tachykardie mit über 100 Kammerkontraktionen/Minute, wobei das Erregungsbildungszentrum in den Herzkammern liegt.

Jede **ventrikuläre Tachykardie** ist für den Patienten lebensbedrohlich und muss medikamentös oder durch elektrische **Defibrillation** (Verabreichung eines Gleichstromstoßes ohne EKG-Triggerung ☞ Abb. 17.14) behandelt werden. Danach soll eine Dauerbehandlung mit Antiarrhythmika erneute Tachykardien verhindern, manchmal muss ein interner Defibrillator (☞ unten) implantiert werden.

Kammerflattern und Kammerflimmern

Kammerflattern und **Kammerflimmern** zählen zu den ventrikulären Tachykardien. Die Kammerfrequenz beim Kammerflattern liegt bei 250 – 350 Kontraktionen/Minute, die des Kammerflimmerns bei mehr als 350 Kontraktionen/Minute.

Kammerflattern und Kammerflimmern entsprechen funktionell einem Herz-Kreislauf-Stillstand. In beiden Fällen muss sofort reanimiert

Erkrankung	Definition	Wichtige Ursachen/Symptome	Therapie
Supraventrikuläre Tachykardien			
Sinusknoten-tachykardie (☞ Abb. 18.46)	Vom Sinusknoten ausgehende Erregungen, F = 100 – 160/Min., Herzschlag meist regelmäßig	**U:** Körperliche/psychische Belastungen, Fieber, Hyperthyreose, Blutverlust, Anämie, Herzinsuffizienz, Koffein, Arzneimittel **S:** Beschleunigter Herzschlag	▸ Beseitigung der Ursache ▸ Symptomatische Gabe von β-Blockern (selten)
Paroxysmale supraventrikuläre Tachykardie (☞ Abb. 18.47)	Von den Vorhöfen ausgehende Erregungen, die alle auf die Kammern übergeleitet werden, F = 160 – 200/Min.	**U:** z.B. WPW-Syndrom ☞ Text **S:** Plötzliche Anfälle von Herzrasen, evtl. mit Schwindel und Bewusstlosigkeit	▸ Beruhigung ▸ Steigerung des Vagotonus (Trinken von kaltem Wasser, Karotisdruckversuch durch den Arzt) ▸ Verapamil (z.B. Isoptin®), Ajmalin (z.B. Gilurytmal®) oder β-Blocker
Vorhofflattern (☞ Abb. 18.48)	250 – 350 Vorhofkontraktionen/Min., i.d.R. Überleitung nur jeder 2. oder 3. zu den Kammern (2 : 1 bzw. 3 : 1-Überleitung), F = 125 – 150/Min.	**U:** Meist vorbestehende Herzerkrankungen **S:** Herzrasen, Schwäche, bei Überleitung aller Vorhofaktionen auf die Kammern akute Herzdekompensation mit Luftnot	▸ Digitalis ▸ Verapamil (z.B. Isoptin®) ▸ Hochfrequenz-Überstimulation der Vorhöfe über einen Schrittmacher oder Elektrokardioversion
Vorhofflimmern (☞ Abb. 18.49)	350 – 600 Vorhofkontraktionen/Min. mit unregelmäßiger Überleitung auf die Kammern	**U:** z.B. Überlastung des Vorhofs bei Klappenfehler **S:** Völlig unregelmäßiger Herzschlag **(absolute Arrhythmie).** Evtl. Bildung von Vorhofthromben mit Emboliegefahr im Körperkreislauf	▸ Versuch der Rhythmisierung (unter Antikoagulation): ▸ **Medikamentöse Kardioversion** durch verschiedene Antiarrhythmika ▸ **Elektrokardioversion:** EKG-getriggerter Gleichstromstoß in Kurznarkose ▸ Ansonsten medikamentöse frequenzkontrollierende Behandlung, Antikoagulation
Ventrikuläre Tachykardien			
Kammerflattern (☞ Abb. 18.51)	Kammerfrequenz 250 – 350/Min.	**U:** z.B. KHK, Herzinfarkt, Kardiomyopathie, Myokarditis **S:** (Funktioneller) Herz-Kreislauf-Stillstand mit akuter Lebensgefahr!	▸ Reanimation und Defibrillation ▸ Behandlung der Grunderkrankung ▸ Antiarrhythmika ▸ Evtl. Implantation eines AICD (☞ unten)
Kammerflimmern (☞ Abb. 18.51)	Kammerfrequenz > 350/Min.		

Tab. 18.45: Übersicht über die tachykarden Herzrhythmusstörungen.
F = Herzfrequenz (Kammerfrequenz), U = Ursachen, S = Symptome.

und defibrilliert werden (☞ Abb. 17.14), damit der Patient überhaupt eine Überlebenschance hat.

Langfristig muss die Grunderkrankung behandelt und eine antiarrhythmische Dauertherapie durchgeführt werden. Bei medikamentös nicht therapierbaren ventrikulären Tachykardien ist die Implantation eines **AICD** *(automatic implantable cardioverter defibrillator)* angezeigt, eines Herzschrittmachers, der Kammertachykardien erkennt und selbständig durch Abgabe von Elektroschocks behandelt.

18.7.3 Reizleitungsstörungen des Herzens

Reizleitungsstörungen des Herzens liegen dann vor, wenn die normale Erregung aus dem Sinusknoten nicht auf normalem Weg und in normaler Geschwindigkeit bis zum Myokard weitergeleitet wird.

Präexzitationssyndrome

Bei **Präexzitationssyndromen** wie z.B. dem **WPW-Syndrom** *(Wolff-Parkinson-White-Syndrom)* wird die Vorhoferregung nicht über den AV-Knoten geleitet, sondern über einen zusätzlichen, schnelleren Leitungsweg zwischen Vorhöfen und Kammern. Dies führt zu einer verfrühten Kammererregung.

Gefährdet wird der Patient durch die Möglichkeit „kreisender Erregungen" **(Reentry-Tachykardien),** einer Art elektrischem Kurzschluss mit vom Vorhof ausgehender paroxysmaler supraventrikulärer Tachykardie.

Das Herzrasen kann oft durch reflektorische Steigerung des Vagotonus (z.B. Karotisdruckversuch) beendet werden. Ansonsten müssen Antiarrhythmika, vorzugsweise Ajmalin (z.B. Gilurytmal®) i.v. gespritzt werden.

Gelegentlich ist im Anschluss an die akute Rhythmisierung eine medikamentöse Prophylaxe mit anderen Antiarrhythmika erforderlich.

Alternativ muss wegen der Nebenwirkungen der Langzeittherapie eine Durchtrennung des zusätzlichen Leitungswegs erwogen werden, die durch Anwendung von Hochfrequenzsströmen über einen Katheter möglich ist *(Katheterablation).*

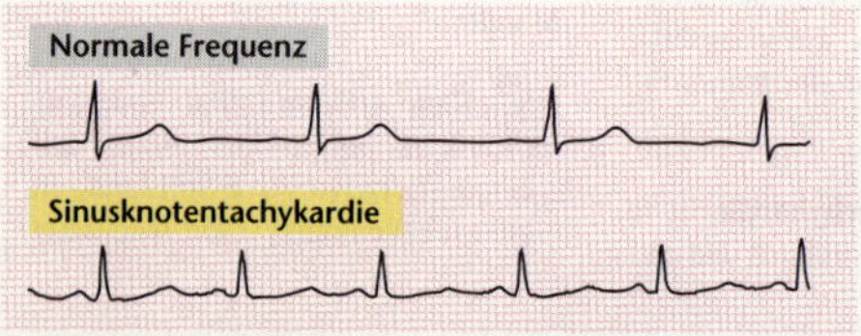

Abb. 18.46: EKG-Bild bei Sinusknotentachykardie (oben zum Vergleich bei normaler Herzfrequenz). Jedem P folgt ein normaler QRS-Komplex. [B152]

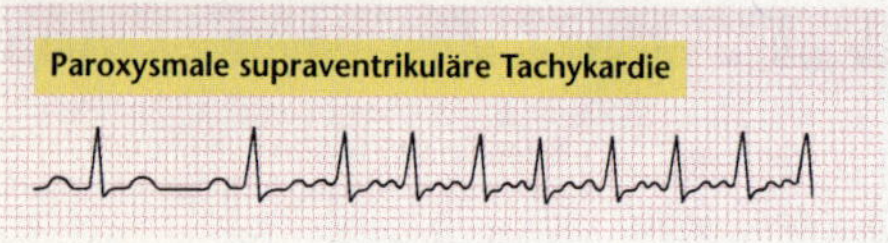

Abb. 18.47: EKG-Bild bei paroxysmaler supraventrikulärer Tachykardie (P-Wellen kaum erkennbar). [A300]

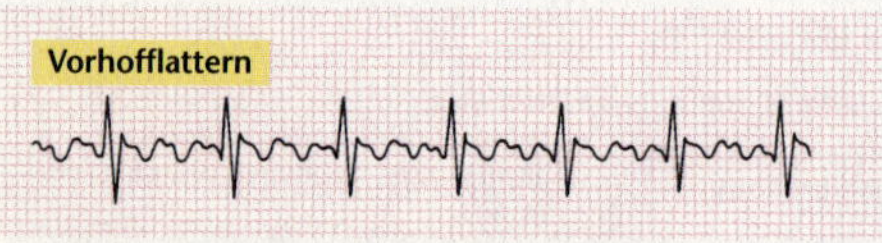

Abb. 18.48: EKG-Bild bei Vorhofflattern mit 3 : 1-Überleitung. Typisch sind die sägezahnförmigen Vorhofwellen. [A300]

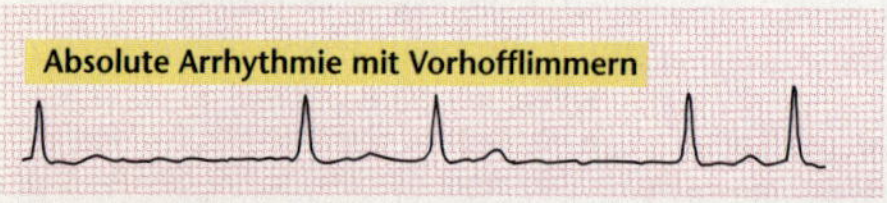

Abb. 18.49: EKG-Bild mit absoluter Arrhythmie bei Vorhofflimmern. [B152]

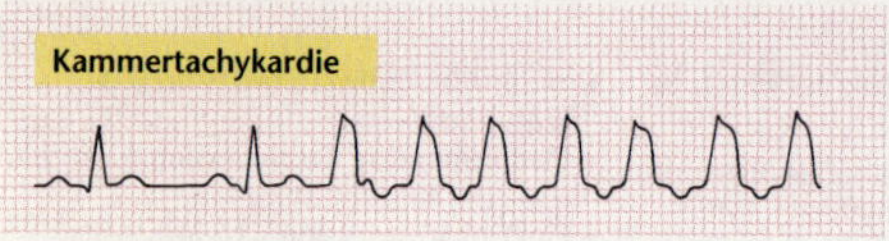

Abb. 18.50: EKG-Bild bei ventrikulärer Tachykardie. Die P-Wellen sind ohne Beziehung zu den verbreiterten Kammerkomplexen. [A300]

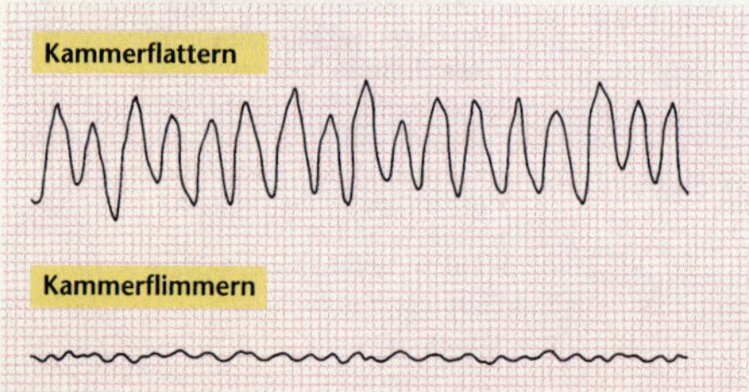

Abb. 18.51: Oben: EKG-Bild bei Kammerflattern mit haarnadelförmigen Kammerkomplexen. Unten: EKG-Bild bei Kammerflimmern mit nicht mehr voneinander trennbaren Kammerkomplexen. [A300]

Reizleitungsverzögerungen

SA-Block (Sinuatrialer Block)

Sinuatrialer Block (kurz **SA-Block**): Verzögerte oder unterbrochene Erregungsleitung vom Sinusknoten zur Vorhofmuskulatur.

Beim **sinuatrialen Block** ist die Erregungsleitung vom Sinusknoten zur Vorhofmuskulatur verzögert oder unterbrochen.

Bei einer unterbrochenen Erregungsleitung erreicht somit auch den AV-Knoten keine Erregung mehr, und dieser übernimmt nach einer gewissen Pause die Erregungsbildung (**Knotenrhythmus** mit einer Frequenz von 40 –60/Min.). Ist diese Pause zu lang, kann es zur Synkope (☞ 18.3.3) kommen.

AV-Block (Atrioventrikulärer Block)

Atrioventrikulärer Block (kurz **AV-Block**): Verzögerte oder unterbrochene Erregungsleitung von den Vorhöfen zu den Kammern.

- Beim **AV-Block I. Grades** ist die Überleitung verzögert, aber nicht aufgehoben. Im EKG ist die PQ-Zeit verlängert. Eine Behandlung ist meist nicht erforderlich

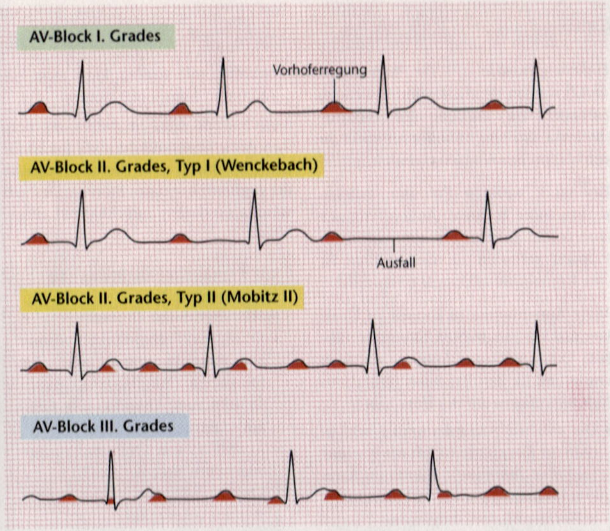

Abb. 18.52: EKG-Bilder bei den verschiedenen AV-Blöcken. [A400]

- Beim **AV-Block II. Grades** ist die Überleitung nicht nur verzögert, sondern intermittierend werden Vorhofaktionen nicht zu den Kammern übergeleitet:
  - Beim **Typ I** *(Mobitz I, Wenckebach-Periodik)* verzögert sich die Überleitung immer mehr, bis schließlich eine Überleitung ausfällt. Der Puls des Patienten ist unregelmäßig
  - Beim **Typ II** *(Mobitz II)* werden die Vorhoferregungen in einem bestimmten Rhythmus übergeleitet: Bei der 2 : 1-Überleitung nur jede zweite, bei der 3 : 1-Überleitung nur jede dritte usw. (☞ Abb. 18.52). Bei wechselndem Überleitungsverhältnis ist der Puls des Patienten unregelmäßig, sonst regelmäßig und eher bradykard

  Arzneimittel-Überdosierungen müssen als Ursache unbedingt ausgeschlossen werden. Eine (Herzschrittmacher-) Behandlung ist erforderlich, falls der Patient Symptome wie Synkopen oder Belastungsdyspnoe zeigt (meist bei Typ II)
- Beim **AV-Block III. Grades** ist die Überleitung der Vorhoferregung auf die Kammern aufgehoben, so dass Vorhöfe und Kammern unabhängig voneinander schlagen **(AV-Dissoziation).** Die Kammerfrequenz ist mit weniger als 40 Schlägen/Min. sehr niedrig, und es können sich Zeichen der Herzinsuffizienz entwickeln. Es besteht die Gefahr der zerebralen Durchblutungsminderung mit Synkopen **(Adams-Stokes-Anfall).** Daher muss der AV-Block III. Grades zunächst medikamentös (z.B. mit Atropin oder Orciprenalin) oder mit Hilfe eines passageren Schrittmachers, dann durch Einsetzen eines (permanenten) Schrittmachers behandelt werden (☞ 18.7.5).

Schenkelblockierungen

Schenkelblock *(intraventrikulärer Block, faszikulärer Block):* Verzögerte oder unterbrochene Reizleitung in rechtem und/oder linkem Kammerschenkel (**Rechtsschenkelblock,** kurz *RSB,* bzw. **Linksschenkelblock,** kurz *LSB*).

Schenkelblockierungen betreffen die Reizleitung innerhalb der Herzkammern.

Die Blockade *eines* Schenkels ist meist asymptomatisch, da die etwas verzögerte Erregung der betroffenen Kammer ohne hämodynamische Konsequenzen bleibt. Bei Blockade *beider* Schenkel muss das Kammermyokard selber die Erregung bilden. Die Kammereigenfrequenz von ≤ 40 Schlägen/Minute ist jedoch für eine ausreichende Blutversorgung des Organismus zu gering (☞ AV-Block III. Grades).

Die Therapie besteht dann in der Implantation eines Schrittmachers (☞ unten).

18.7.4 Bradykarde Herzrhythmusstörungen

Bradykarde Herzrhythmusstörung: Herzrhythmusstörung mit Herzfrequenz < 60 Kammerkontraktionen/Min.

AV-Block III. Grades, Schenkelblock ☞ 18.7.3

Sinusbradykardie

Bei **Sinusbradykardien** gehen die Erregungen vom Sinusknoten aus, die Herzfrequenz liegt unter 60 Kontraktionen/Min. Sinusbradykardien werden meist nur zufällig diagnostiziert, eine Behandlung ist in der Regel nicht erforderlich.

Sinusknoten-Syndrom

Als **Sinusknoten-Syndrom** (*Sick-Sinus-Syndrom,* kurz *SSS, Syndrom des kranken Sinusknotens,* kurz *SKS*) fasst man eine Reihe von Herzrhythmusstörungen durch gestörte Sinusknotenfunktion zusammen, oft im Rahmen einer KHK.

Das Sinusknoten-Syndrom zeigt sich vor allem durch anhaltende Sinusknotenbradykardie, Sinusknotenstillstand **(Sinusarrest)** oder einen Wechsel von brady- und tachykarden Herzrhythmusstörungen **(Bradykardie-Tachykardie-Syndrom)** mit entsprechenden Beschwerden des Patienten.

Die Behandlung besteht in einer Herzschrittmacherimplantation. Oft ist zusätzlich eine medikamentöse Therapie erforderlich.

Karotissinus-Syndrom

Beim **Karotissinus-Syndrom** *(hypersensitiver Karotissinus)* werden durch Druck auf den **Sinus caroticus** (Erweiterung an der Gabelung der A. carotis communis mit intravasalen Druckrezeptoren) reflektorisch eine Bradykardie bis hin zum Herzstillstand und eine Gefäßweitstellung ausgelöst. Typisch ist, dass die Patienten bei bestimmten Kopfbewegungen Schwindel angeben oder sogar bewusstlos werden.

Die Diagnose wird durch einen **Karotis-Druckversuch** gestellt. Dabei wird die Karotisgabelung vom Arzt unter EKG-

Pharma-Info 18.53: Antiarrhythmika

Unter dem Begriff **Antiarrhythmika** werden verschiedene Substanzgruppen zur medikamentösen Behandlung von Herzrhythmusstörungen zusammengefasst.

Insbesondere *tachykarde* Herzrhythmusstörungen, die trotz einer Behandlung der Grundkrankheit rezidivieren, werden mit Antiarrhythmika behandelt. Bei den meisten *bradykarden* Herzrhythmusstörungen ist dagegen die Implantation eines Schrittmachers (☞ 18.7.5) Therapie der Wahl.

Die Antiarrhythmika werden nach *Vaughan/Williams* je nach ihrem Wirkmechanismus in vier Klassen eingeteilt:

- **I A-C:** Na^+-Antagonisten mit unterschiedlicher Wirkung auf das Aktionspotential der Herzmuskelzellen: Chinidin, Disopyramid, Ajmalin
- **II:** β-Rezeptorenblocker
- **III:** K^+-Antagonisten: Amiodaron, Sotalol (mit gleichzeitiger β-Blockierung)
- **IV:** Ca^{2+}-Antagonisten.

Digitalisglykoside (☞ Pharma-Info 18.42) werden ebenfalls noch verwendet, besonders zur Therapie der Tachyarrhythmia absoluta, zählen aber nicht zu den klassischen Antiarrhythmika.

Bei nicht wenigen Patienten müssen nacheinander mehrere Antiarrhythmika ausprobiert werden, bis ein wirksames Präparat gefunden ist. Gelegentlich ist eine Kombinationstherapie erforderlich.

Viele Antiarrhythmika können zu Übelkeit und zentralnervösen Störungen führen. Darüber hinaus können sie auch ernste und für den Patienten gefährliche *Nebenwirkungen* auf das Herz haben:

- Die meisten Antiarrhythmika schwächen die Kontraktionskraft des Herzens *(negative Inotropie).* Hierdurch kann eine bis dahin gerade noch kompensierte Herzinsuffizienz entgleisen
- Alle Antiarrhythmika können selbst zu lebensbedrohlichen Herzrhythmusstörungen führen. Welche Patienten davon betroffen sein werden, kann nicht zuverlässig vorausgesagt werden.

Verschiedene Studien haben ergeben, dass Antiarrhythmika zwar oft das EKG-Bild verbessern, nicht aber die Prognose der zugrunde liegenden Störung. Deshalb werden sie derzeit zurückhaltend eingesetzt.

Krankenbeobachtung und Überwachung bei Antiarrhythmika-Therapie

- Erfolg der Therapie: Rückbildung der Rhythmusstörung und der Symptome (Pulsfrequenz, -qualität, Blutdruck, Dyspnoe, allg. Leistungsfähigkeit)?
- Auftreten von Nebenwirkungen oder neuen Beschwerden?
- Therapieinduzierte neue Herzrhythmusstörungen?
- Bei i.v.-Therapie mit Antiarrhythmika in jedem Fall EKG-Monitoring.

Substanz	Handelsname (Bsp.)	Bevorzugt bei Störungen*	Vorteile, spezifische Nebenwirkungen
Adenosin	Adrekar®	sv; zur Beendigung von AV-Knoten-Reentry-Tachykardien, Differentialtherapie sv/v Tachykardien	NW: Synkope!
Ajmalin	Gilurytmal®	Notfallmedikament der ersten Wahl, wenn die (tachykarde) Herzrhythmusstörung nicht genau klassifiziert werden kann	NW: Gastrointest. Beschwerden, Kopfschmerzen, Cholestase, Leberschädigung
Amiodaron	Cordarex®	Auf andere Antiarrhythmika nicht ansprechende lebensbedrohliche Herzrhythmusstörungen (v/sv)	Vorteil: keine negative Inotropie. NW: Hornhauttrübung, Schilddrüsenfunktionsstörungen, Photosensibilisierung, Lungenfibrose
β-Blocker, z.B. Metoprolol	Beloc®	sv, v	Vorteil: geringes Potential, selbst Herzrhythmusstörungen hervorzurufen. NW: Bronchokonstriktion, negative Inotropie, Bradykardie, Müdigkeit, Depression
Chinidin	Chinidin duriles®	Besonders wirksam zur Kardioversion von Vorhofflimmern	NW: Ventrikuläre Herzrhythmusstörungen bis hin zum Kammerflimmern, gastrointest. Beschwerden, Ohrensausen, Synkopen, Knochenmarkdepression, anticholinerge Nebenwirkungen
Disopyramid	Rhythmodul®	sv, v	NW: Gastrointest. Beschwerden, Müdigkeit, Cholestase, Mundtrockenheit, Miktionsstörung
Flecainid	Tambocor®	sv, v; gut geeignet zu medikamentösen Kardioversion von Vorhofflimmern	NW: Doppelsehen, Schwindel, Kopfschmerzen
Lidocain	Xylocain®	v; erste Wahl bei ventrikulären Herzrhythmusstörungen im Rahmen eines akuten Myokardinfarkts	NW: Benommenheit, Schwindel, zerebrale Krampfanfälle
Mexiletin	Mexitil®	v	NW: Hypotonie, gastrointest. Beschwerden, ZNS-Störungen
Propafenon	Rytmonorm®	sv, v	NW: Mundtrockenheit, Salzgeschmack, gastrointest. Beschwerden, Kopfschmerzen
Sotalol	Sotalex®	sv, v; besonders wirksam in der Rezidivprophylaxe von Vorhofflimmern	NW: Wie β-Blocker; ventrikuläre Tachykardien
Verapamil	Isoptin®	sv; auch zur Verlangsamung von schnell übergeleitetem Vorhofflattern	NW: Hypotonie, gastrointest. Beschwerden

* sv = supraventrikulär, v = ventrikulär; NW = Nebenwirkungen

Kontrolle und in Reanimationsbereitschaft massiert und die Herz-Kreislauf-Reaktionen des Patienten beobachtet.

Einzig wirksame Behandlung ist die Implantation eines Herzschrittmachers.

18.7.5 Herzschrittmachertherapie

Defibrillation bei tachykarden Herzrhythmusstörungen ☞ Abb. 17.14

Ein **künstlicher Herzschrittmacher** (kurz *Schrittmacher*, engl. *Pacemaker*) ist immer dann erforderlich, wenn das Herz des Patienten durch Erregungsbildungs- oder Erregungsleitungsstörungen so langsam schlägt, dass der Sauerstoffbedarf des Körpers nicht mehr gedeckt wird. Die kritische Herzfrequenz liegt bei ungefähr 40 Schlägen/Min. Herzschrittmacher stimulieren die Herzmuskulatur durch elektrische Impulse zur Kontraktion und führen so wieder zu einem regelmäßigen Herzschlag. Die häufigste Indikation für eine Schrittmacherimplantation ist ein höhergradiger AV-Block (☞ oben).

Temporäre Herzschrittmacher

Temporäre *(passagere)* **Herzschrittmacher** gelangen in Notfallsituationen zum Einsatz, etwa bei kurzzeitigen Bradykardien im Rahmen von Vergiftungen oder zur Überbrückung bis zur Implantation eines permanenten Herzschrittmachers. Die Elektroden werden über eine größere Vene eingeführt, der Impulsgeber liegt *außerhalb* des Körpers. Der Patient muss Bettruhe einhalten, um eine Dislokation (Verschiebung) der Sonde im rechten Ventrikel zu vermeiden.

In der Herzchirurgie werden temporäre Herzschrittmacher zur Behandlung von (meist vorübergehend auftretenden) postoperativen Rhythmusstörungen eingesetzt. Dabei werden die Elektroden nicht wie sonst üblich über eine Vene eingeführt, sondern noch während der Operation an der Herzwand befestigt und über die Brustwand ausgeleitet.

Permanente Herzschrittmacher

Ein **permanenter Herzschrittmacher** wird dem Patienten operativ implantiert. In Lokalanästhesie oder – selten – Vollnarkose wird das Schrittmacheraggregat subkutan meist im Bereich des rechten M. pectoralis major eingesetzt (☞ Abb. 18.55). Die Elektrode(n) für die Impulsübermittlung wird/werden über die V. subclavia und die V. cava superior in das rechte Herz vorgeschoben und dort verankert, je nach Schrittmachertyp mit nur einer Elektrode in Vorhof oder Kammer oder mit je einer Elektrode in beiden Herzhöhlen.

Noch im Operationssaal wird die Funktion des Schrittmachers überprüft und die für den Patienten geeignete Impulsfrequenz eingestellt.

Schrittmachertypen

Heute werden nur noch **Demand-Schrittmacher** *(Bedarfs-Schrittmacher)* gewählt, die das Herz nicht in regelmäßigen Abständen stimulieren, sondern die Eigenaktionen des Herzens registrieren und nur dann einen Impuls abgeben, wenn nach einer festgesetzten Zeit keine Eigenaktion erfolgt ist.

Außerdem lassen sich Vorhöfe und Kammern durch **Zweikammer-Schrittmacher** (☞ Abb. 18.54) zeitlich koordiniert anregen, damit die Vorhofaktionen zur Kammerfüllung beitragen kann.

Schrittmacher-Code

Welchen Schrittmachertyp man vor sich hat, ist am **Schrittmacher-Code** erkennbar, der aus drei bis fünf Buchstaben besteht (z.B. DDD):

- Der 1. Buchstabe gibt den Ort der Stimulation an (Vorhof, Kammer oder beides)

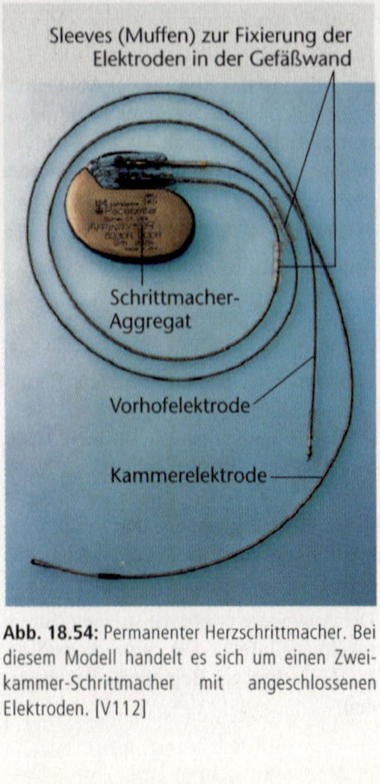

Abb. 18.54: Permanenter Herzschrittmacher. Bei diesem Modell handelt es sich um einen Zweikammer-Schrittmacher mit angeschlossenen Elektroden. [V112]

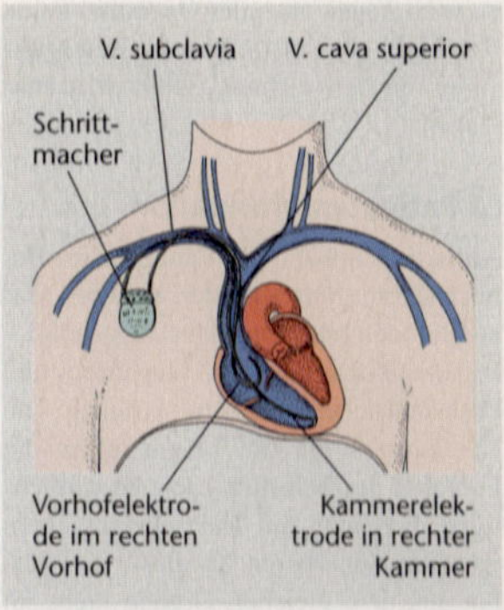

Abb. 18.55: Lage eines permanenten Herzschrittmachers im Körper. Die Elektroden liegen hier in der rechten Herzkammer und im rechten Vorhof. Das Schrittmacheraggregat wird in Lokalanästhesie oder Vollnarkose subkutan implantiert. [A400-190]

- Der 2. Buchstabe gibt den Ort der Wahrnehmung, d.h. der Reiz-Registrierung, an (Vorhof oder Kammer)
- Der 3. Buchstabe gibt die Arbeitsweise des Schrittmachers an, z.B. Hemmung des Schrittmachers bei Eigenaktionen.

Manche Schrittmachertypen verfügen über zusätzliche Funktionen:

- Der 4. Buchstabe informiert über die Programmierbarkeit des Schrittmachers, z.B. eine Frequenzanpassungsfunktion
- Der 5. Buchstabe gibt an, ob der Schrittmacher über eine Antitachykardiefunktion verfügt (☞ AICD in 18.7.2).

Schrittmacher-Fehlfunktion

Fehlfunktionen des Schrittmachers, z.B. Elektrodenbrüche, sind relativ selten, aber für den Patienten aufgrund der Grunderkrankung gefährlich.

Pflege bei Schrittmacher-Implantation

- Vor Schrittmacherimplantation achtstündige Nahrungs- und Flüssigkeitskarenz. Rasur von Hals, oberen Thorax (bis Mamillenhöhe), Schulter und Oberarm
- Postoperativ Montitorüberwachung und Beobachten der Wunde auf Blutungen
- Evtl. Bettruhe
- Regelmäßiger Verbandswechsel
- Information des Patienten, wegen der Gefahr der Sondendislokation in den

ersten Tagen nach der Operation keine heftigen oder anstrengenden Bewegungen mit der (rechten) Schulter zu machen.

Patienteninformation

Aufpassen müssen die Patienten im Bereich starker Magnetfelder, etwa bei Mobiltelefonen und – weniger ausgeprägt – Personenkontrollen am Flughafen und Diebstahlsicherungen am Ausgang von Kaufhäusern, da die Magnetfelder die Funktion des Schrittmachers beeinträchtigen. Patienten mit Herzschrittmachern oder implantierbaren Kardiovertern dürfen aus dem gleichen Grunde nicht im Kernspintomographen untersucht werden!

Regelmäßige ärztliche Kontrollen dienen der Funktionskontrolle des Schrittmachers.

18.8 Entzündliche Herzerkrankungen

Entzündliche Herzerkrankungen: Entzündung der Innenhaut **(Endokarditis),** der Muskelschicht **(Myokarditis),** der Außenhaut des Herzens **(Perikarditis)** oder aller Herzschichten **(Pankarditis).** Bedingt durch eine Vielzahl von Ursachen (Bakterien, Viren, Autoimmunphänomene, oft auch nicht erkennbar).

18.8.1 Endokarditis

Endokarditis: Entzündung der Herzinnenhaut *(Endokard)* mit drohender Zerstörung der Herzklappen.

Krankheitsentstehung

Bei einer **bakteriellen Endokarditis** besiedeln Bakterien, vor allem im Rahmen einer Sepsis, die Herzklappen und schädigen diese. Besonders gefährdet sind vorgeschädigte Herzklappen. Bei Immungeschwächten können auch Pilze zu einer Endokarditis führen.

Die früher häufigste Ursache für eine Endokarditis war das **rheumatische Fieber,** eine Folgekrankheit nach Infektionen mit Streptokokken (☞ 28.5.4). Die gegen die Streptokokken gebildeten Antikörper richten sich gegen strukturähnliche An-

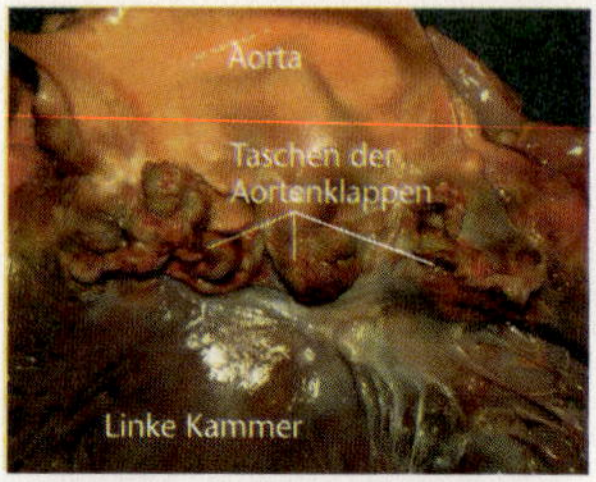

Abb. 18.56: Endokarditis der Aortenklappe mit ulzerativen (geschwürigen) Veränderungen am aufgeschnittenen linken Herzen. [T173]

teile des Endokards und können zu Veränderungen der Herzklappenränder mit Funktionsbeeinträchtigung führen **(Endocarditis verrucosa rheumatica).** Besonders häufig ist die Mitralklappe betroffen.

Symptome und Diagnostik

Eine *bakterielle Endokarditis* kann – je nach Erreger und Abwehrsituation des Patienten – hochakut, aber auch schleichend beginnen. Typische Symptome sind:

- Fieber
- Schwäche
- Gewichtsverlust
- Nachtschweiß
- Anämie
- Gelegentlich Herz- und Gelenkbeschwerden.

Hauptkomplikation der bakteriellen Endokarditis ist das Ablösen der Ablagerungen auf den Herzklappen mit nachfolgendem Einschwemmen in den Kreislauf. Es bilden sich Embolien in Gehirn, Nieren und anderen Organen („septische Metastasen").

Typisch für die Endocarditis rheumatica sind:

- Fieber
- Gelenkschmerzen (Polyarthritis der großen Gelenke mit starkem Berührungsschmerz)
- Hauterscheinungen (ringförmige Hautausschläge, kleine subkutane Knötchen)
- Allgemeine Schwäche und Krankheitsgefühl bei zunächst kaum vorhandenen Herzbeschwerden.

Die Anamnese ergibt meist einen (Streptokokken-)Infekt, z.B. eine Tonsillitis, 1 – 3 Wochen vor Beginn der Beschwerden.

Bei der Untersuchung ist häufig ein bis dahin noch nicht diagnostiziertes Herzgeräusch festzustellen. Zur Diagnosesicherung sind Blutuntersuchungen, EKG-Kontrollen und Echokardiographie notwendig.

Behandlungsstrategie

Die bakterielle Endokarditis erfordert eine sofortige Antibiotikatherapie, zunächst über mehrere Wochen intravenös, danach evtl. oral. Bei Komplikationen wie etwa einer Klappenzerstörung mit akuter Herzinsuffizienz oder einer Abszessbildung muss bereits im Akutstadium operiert werden.

Bei der rheumatischen Endokarditis wird zur Beseitigung des (chronischen) Streptokokkeninfekts Penicillin gegeben. Die rheumatischen Beschwerden werden mit Azetylsalizylsäure, evtl. auch mit Glukokortikoiden behandelt.

Pflege bei Endokarditis

- Patienten ggf. strenge Bettruhe einhalten lassen und für körperliche Schonung sorgen (Körperpflege teilweise oder ganz übernehmen, alle notwendigen Prophylaxen durchführen)
- Alles richten zur Abnahme von Blutkulturen (☞ 28.3.5). Arzt rechtzeitig über den Fieberanstieg informieren, da Blutkulturen möglichst zu Beginn des bakteriell bedingten Fieberanstiegs abgenommen werden sollten
- Richtlinien der Infektionsprophylaxe gewissenhaft beachten, insbesondere Venenverweilkanülen regelmäßig inspizieren und wechseln, da die Rezidivgefahr sehr groß ist (☞ Rezidivprophylaxe)
- Bei starkem Schwitzen häufig die Bettwäsche wechseln und frische Kleidung anziehen (lassen). Patienten ggf. vorher kühl abwaschen.

Krankenbeobachtung

- Vitalzeichen (evtl. Monitoring): Rhythmusstörungen? Dyspnoe?
- Temperaturkontrollen mehrmals täglich
- Haut/Schleimhaut: Anämie? Zyanose? Mikroembolien (kleine Knötchen an Fingern und Zehen?) Nachtschweiß?
- Herz-, Gelenkschmerzen
- Augen: Sehstörungen durch „septische Metastasen"
- Flüssigkeitsbilanzierung v.a. bei Herzinsuffizienz oder vermuteter Nierenschädigung bei bakterieller Endokarditis

- Körpergewicht: Flüssigkeitseinlagerungen aufgrund von Herzinsuffizienz oder Nierenschädigungen?

Pflege bei Antibiotikaeinnahme ☞ *28.5.2*
Pflege bei Fieber ☞ *7.7.4*
Pflege bei Herzinsuffizienz ☞ *18.6.1*

Prognose

Die Letalität der Endokarditis beträgt ca. 30 %. Bei Überlebenden bleiben häufig schwere Klappenschäden zurück, die einen herzchirurgischen Eingriff erforderlich machen.

Patienteninformation

Nach einem rheumatischen Fieber ist zur Vermeidung von Rezidiven eine langjährige Penicillin-Prophylaxe notwendig. Nach einer bakteriellen Endokarditis muss der Patient zwar nicht dauernd, wohl aber bei besonderen Risiken (z.B. Zahnsanierung, endoskopische Eingriffe, Operationen) vorbeugend Antibiotika erhalten **(Endokarditisprophylaxe),** da sonst ein gefährlicher Rückfall droht.

18.8.2 Myokarditis

Myokarditis: Akute oder chronische Entzündung der Muskelschicht des Herzens.

Krankheitsentstehung

Häufige Ursache einer **Myokarditis** sind Virusinfektionen. Sie kann aber auch bakteriell oder toxisch bedingt oder Folge einer Kollagenose (☞ 25.6) sein.

Symptome, Befund und Diagnostik

Die Beschwerden der Patienten sind sehr unterschiedlich und können manchmal völlig unspezifisch sein. Sie reichen von allgemeiner Schwäche, Leistungsminderung und Fieber über Atemnot, Herzschmerzen und Herzrhythmusstörungen bis hin zu allen Schweregraden einer Herzinsuffizienz.

Die Diagnose wird durch Blutuntersuchungen, EKG, Röntgen und Echokardiographie gestellt. Soll eine immunsuppressive oder virustatische Therapie durchgeführt werden, ist eine Herzmuskelbiopsie angezeigt.

Behandlungsstrategie

Therapiert wird meist symptomatisch (Bekämpfung von Herzinsuffizienz und Herzrhythmusstörungen). Bei schwerer Herzinsuffizienz ist eine Antikoagulation erforderlich. Der Nutzen einer immunsuppressiven Therapie ist noch Gegenstand kontrollierter Studien. Bei einer bakteriellen Myokarditis (die so gut wie nie isoliert, sondern meist in Verbindung mit einer Endokarditis oder Perikarditis auftritt) ist eine kausale Behandlung mit Antibiotika möglich.

18.8.3 Perikarditis

Perikarditis: Entzündung des Herzbeutels.

Krankheitsentstehung

Eine **Perikarditis** kann bedingt sein durch Bakterien, Viren, Autoimmunerkrankungen, Erkrankungen der Nachbarorgane (z.B. Herzinfarkt, Pleuritis) oder Stoffwechselentgleisungen, z.B. Urämie. In 70 % der Fälle bleibt die Ursache jedoch unklar *(idiopathische Perikarditis).*

Symptome, Befund und Diagnostik

Zu Beginn der Erkrankung (Stadium der **Perikarditis sicca** oder *fibrinosa*) klagt der Patient über allgemeine Schwäche, Atemnot, zunehmendes Beklemmungsgefühl im Liegen und einen retrosternalen, oft lage- und atemabhängigen Schmerz. Der Untersucher hört bei der Auskultation ein charakteristisches *Perikardreiben.* Häufig bildet sich im Folgestadium ein entzündlicher Erguss im Herzbeutel (**Pericarditis exsudativa** oder *feuchte Perikarditis*). Die Folge ist eine verminderte Auswurfleistung des Herzens und damit eine Herzinsuffizienz.

Die Diagnose stützt sich auf Auskultation (Perikardreiben), EKG, Röntgenbefund, Echokardiographie (Perikarderguss?) und Laboruntersuchungen. Manchmal ist eine **Perikardpunktion** erforderlich, die das Herz gleichzeitig vom Erguss entlastet. Gleichzeitig ist durch die zytologische und biochemische Untersuchung des Punktats die Ursache der Perikarditis zu diagnostizieren.

Behandlungsstrategie

Bettruhe, Schmerzbekämpfung, Entzündungshemmung und evtl. der gezielte Einsatz von Antibiotika oder Glukokortikoiden stehen im Vordergrund der therapeutischen Maßnahmen.

Die günstigste Prognose hat die idiopathische Perikarditis, die nach 4 – 6 Wochen meist folgenlos abheilt. Ansonsten hängt die Prognose ganz entscheidend von der Grunderkrankung ab. Bei häufigen Rezidiven mit Ergussbildung kann eine **Perikardfensterung** notwendig sein, um den Erguss abzuleiten und die Herzfunktion zu verbessern. Chronische Perikardergüsse können zu Kalkablagerungen und zu einem sog. **Panzerherz** führen, bei dem sich die Herzhöhlen kaum noch füllen können. Auch dann ist eine Operation erforderlich.

18.9 Kardiomyopathien

Kardiomyopathie: Herzmuskelerkrankung mit Funktionsstörung des Herzmuskels (☞ Abb. 18.38) und/oder Dilatation (Ausweitung) der Herzhöhlen, ohne dass andere Herz- oder Gefäßleiden (z.B. KHK, Bluthochdruck) zugrunde liegen.

Bis 1995 wurden **primäre Kardiomyopathien (dilatative, hypertrophe** und **restriktive Kardiomyopathie**) mit ungeklärter Entstehung von **sekundären** oder *spezifischen* **Herzmuskelerkrankungen** mit bekannter Ursache unterschieden.

In einer neuen Klassifikation von 1995 wurde die Differenzierung in dilatative, hypertrophe und restriktive Kardiomyopathie beibehalten, die Unterteilung in primäre Kardiomyopathien und sekundäre Herzmuskelerkrankung jedoch verlassen und der Kardiomyopathiebegriff auf *alle Herzmuskelerkrankungen* ausgedehnt. Kardiomyopathien mit bekannter Ursache (z.B. Stoffwechselerkrankung, Kollagenose) werden je nach ihrer Morphologie z.B. unter der dilatativen Kardiomyopathie mit behandelt und von einigen Autoren als **spezifische Kardiomyopathien** bezeichnet.

Zur Zeit sind beide Klassifikationen nebeneinander (und durcheinander) in Gebrauch.

Dilatative Kardiomyopathie

Die **dilatative** *(kongestive)* **Kardiomyopathie**, kurz *DCM* oder *CCM,* ist gekennzeichnet durch Kammererweiterung *(Ventrikeldilatation),* evtl. mangelnden Verschluss der AV-Klappe und eine eingeschränkte Pumpleistung.

Heute gehen die Wissenschaftler davon aus, dass ca. 40 % der Fälle viral oder autoimmun bedingt sind und bei bis zu 20 % eine familiäre Form vorliegt. Auch Alkohol kann zu einer dilatativen Kardiomyopathie führen. Bei nicht wenigen Patienten bleibt die Ursache aber nach wie vor unklar.

Symptomatische Patienten klagen über retrosternales Engegefühl, Herzstolpern und kurzzeitige Bewusstseinsstörungen (Synkopen) und zeigen Zeichen einer Links- und/oder Rechtsherzinsuffizienz.

Die Diagnose wird durch EKG, Röntgenaufnahme des Thorax, Echokardiographie, Herzkatheteruntersuchung und Endomyokardbiopsie gesichert.

Die Behandlung besteht hauptsächlich in der symptomatischen Therapie von Herzinsuffizienz und Herzrhythmusstörungen sowie evtl. einer Antikoagulation zur Prophylaxe von Vorhofthromben. Immunsuppressive oder virustatische Therapien werden zur Zeit geprüft. Bei Patienten, die aufgrund ihres Alters und ihres Allgemeinzustandes eine gute postoperative Prognose haben, muss eine Herztransplantation erwogen werden.

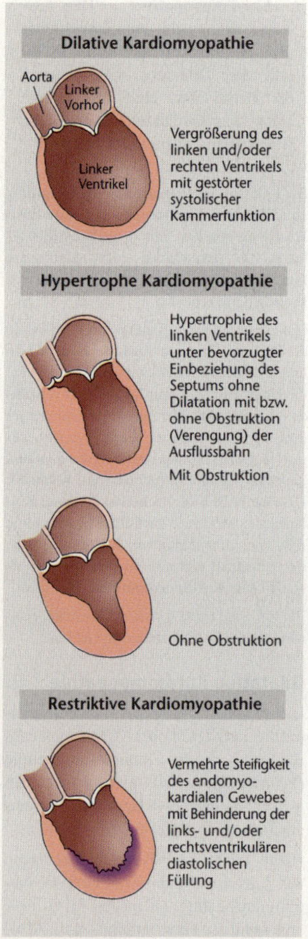

Abb. 18.57: Einteilung und Kurzcharakterisierung der Kardiomyopathien. [A400-190]

Hypertrophe Kardiomyopathien

Bei der **hypertrophen Kardiomyopathie** (kurz *HCM*) kommt es zu einer Herzmuskelverdickung, ohne dass hieraus eine Zunahme der Leistungsfähigkeit resultiert.

Die Herzmuskelverdickung ist nicht überall gleich stark. Man unterscheidet die **hypertroph-obstruktive Kardiomyopathie** (kurz *HOCM*), bei der eine Verdickung im Septumbereich die Ausflussbahn des Blutes in Richtung Aorta behindert, von der **hypertroph nicht-obstruktiven Kardiomyopathie** ohne diese Verengung.

Es handelt sich bei beiden Formen oft um ein erbliches Leiden mit veränderter Feinstruktur des Herzmuskels.

Leitsymptome beider Formen sind Atemnot bei Belastung, pektanginöse Beschwerden, Herzklopfen, Schwindel und Synkopen. Die Diagnose wird durch EKG, Echokardiographie und Herzkatheteruntersuchung gestellt.

Bei der medikamentösen Therapie gelangen vor allem β-Blocker und frequenzsenkende Kalziumantagonisten (Verapamil, z.B. Isoptin®) zur Anwendung. Evtl. kann die hypertrophe Muskulatur operativ abgetragen werden. Alternativ kann die gezielte katheter-interventionelle Verödung der den „Muskelwulst" versorgenden Herzkranzgefäße einen umschriebenen Infarkt herbeiführen und so das obstruierende Herzmuskelgewebe ausdünnen.

Generell soll sich der Patient körperlich schonen. Hauptkomplikation der hypertrophen Kardiomyopathie ist der plötzliche Herztod durch Rhythmusstörungen.

Da die hypertrophe Kardiomyopathie in ca. 50 % familiär auftritt, sollten die leiblichen Familienangehörigen des Patienten echokardiographisch untersucht werden.

Seltene Kardiomyopathien

In Mitteleuropa selten sind:

- Die **restriktive** oder *obliterative* **Kardiomyopathie** (kurz *RCM, OCM*), bei der die Kammerfüllung durch starre Ventrikelwände behindert ist

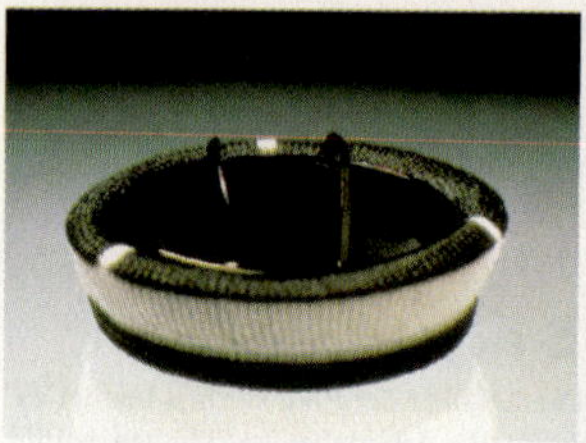

Abb. 18.58: Mechanische Herzklappenprothese, hier eine Doppelflügelprothese (CarboMedics®). [M162]

- Die **arrhythmogene rechtsventrikuläre Kardiomyopathie/Dysplasie** (kurz *ARVCM*), bei der die Muskulatur des rechten Herzens degeneriert und sich der rechte Ventrikel erweitert
- Nicht klassifizierbare Kardiomyopathien *(NKCM)*.

Pflege bei Kardiomyopathie

Pflege bei Herzinsuffizienz ☞ *18.6.1*

- Patienten engmaschig überwachen: Blutdruck, Puls, Atmung (Dyspnoe?), Allgemeinzustand, Flüssigkeitsbilanzierung, Ödeme, Körpergewicht
- Nach Arztanordnung Bettruhe einhalten lassen, ggf. in Herzbettlage (☞ Abb. 18.6), und dem Patienten bei der Körperpflege und der Nahrungsaufnahme helfen. Alle Prophylaxen durchführen. Patienten nach Arztanordnung mobilisieren
- Patienten darüber aufklären, dass ihm Nikotin, Alkohol und Übergewicht schaden
- Patienten ggf. für die anstehende Herztransplantation vorbereiten (v.a. psychisch).

18.10 Herzklappenfehler

(Angeborene) Herzfehler ☞ *13.9*

Herzklappenfehler: Krankhafte Veränderung und Funktionsstörung einer Herzklappe.

Herzklappenfehler können *angeboren* oder *erworben* sein:

- **Angeborene Herzklappenfehler** (☞ 13.9.1) treten isoliert oder in Kombination mit anderen Herzfehlern auf. Meist handelt es sich um Aorten- oder Pulmonalklappenstenosen
- **Erworbene Herzklappenfehler** sind in der Regel Folge einer Endokarditis (☞ 18.8.1). Am häufigsten ist die Mi-

tralklappe betroffen, am zweithäufigsten Mitral- und Aortenklappe kombiniert.

Klappenstenosen

Wenn sich die Segel bzw. die Taschen nicht weit genug öffnen, ist die Lichtung der Klappe zu eng. Man spricht dann von einer **Klappenstenose.** Bei einer Klappenstenose müssen die vorgeschalteten Herzabschnitte einen höheren Druck aufbringen, um das Blut durch die kleinere Öffnung zu pressen. Übersteigt dies die Leistungsfähigkeit des Herzens, entsteht eine Herzinsuffizienz.

Klappeninsuffizienzen

Wenn die Sehnenfäden oder die Papillarmuskeln (☞ Abb. 18.2) reißen oder Entzündungsprozesse Teile der Herzklappe „zerfressen", können die Segel nicht mehr „gehalten" werden: Die Klappe schließt nicht mehr dicht, ihre Ventilfunktion geht verloren, und bei jedem Herzschlag wird ein Teil des Blutes in die „stromaufwärts" liegende Kammer zurückgepresst. Folge dieser **Klappeninsuffizienzen** ist eine Herzinsuffizienz, da das hin- und herpendelnde Blut eine schließlich kaum mehr zu leistende Mehrarbeit erfordert.

Behandlungsstrategie

Die Behandlungsstrategie hängt von Art und Schwere des Klappenfehlers ab. Bei vielen Patienten ist nach einer gewissen Zeit der konservativen (medikamentösen) Therapie eine Operation unumgänglich. Bei **klappenerhaltenden Eingriffen** versucht der Chirurg, die Funktionsfähigkeit der Klappe z.B. durch Lösen von Verwachsungen wiederherzustellen *(Klappenrekonstruktion).* Insbesondere bei *kombinierten Klappenfehlern,* d.h. solchen mit Stenose- und Insuffizienzkomponenten, ist dies jedoch nicht möglich. Dann muss die funktionsunfähige Herzklappe ersetzt werden (**Klappenersatzoperation).** Als Klappenersatz können *mechanische Prothesen* aus Metall oder Kunststoff, *biologische Prothesen* (in der Regel aufwendig präparierte Schweineklappen) oder aus Spenderherzen gewonnene *menschliche Klappentransplantate (Homograft, Allograft)* verwendet werden.

Hauptnachteil der künstlichen Klappen ist die Notwendigkeit einer lebenslangen Antikoagulation (☞ 19.7), wesentlicher Minuspunkt der biologischen Klappen ihre mit ca. 10 Jahren recht kurze Haltbarkeit. Homografts sind länger haltbar als biologische Prothesen, eine Antikoagulation ist nicht notwendig. Allerdings können sie nur entnommen werden, wenn für das betreffende Spenderherz bei Eurotransplant (☞ 10.8) kein geeigneter Empfänger gefunden werden konnte. Homografts sind daher nicht unbegrenzt verfügbar.

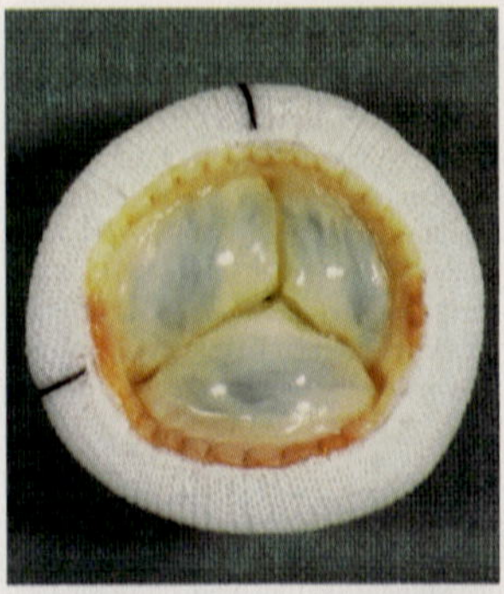

Abb. 18.60: Bioprothese. Die Schweineklappe wird konserviert und auf einen Rahmen aufgezogen. Der (helle) Gewebering dient zum Einnähen der Klappe. [T125]

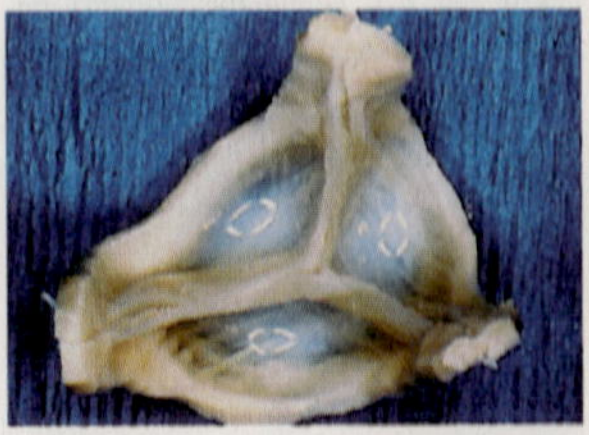

Abb. 18.61: Menschliche Herzklappe (Homograft). [T100]

In allen Fällen sind regelmäßige Nachsorgeuntersuchungen erforderlich.

	Mitralklappenstenose	Mitralklappeninsuffizienz	Aortenklappenstenose	Aortenklappeninsuffizienz
Symptome	▸ **Fazies mitralis** (Rötung beider Wangen = Mitralbäckchen bei gleichzeitiger Lippenzyanose) ▸ Atemnot, Husten, evtl. blutiges Sputum und Lungenödem ▸ Vorhofflimmern ▸ Später retrosternales Engegefühl, Zeichen der Rechtsherzinsuffizienz (☞ 18.6.1)	▸ Belastungsdyspnoe, Schwindel, Zeichen der Rechtsherzinsuffizienz (☞ 18.6.1) ▸ Bei akuter Insuffizienz (z.B. bei Myokardinfarkt) akute Herzinsuffizienz mit Lungenödem	Linksherzinsuffizienz (☞ 18.6.1), Schwindel und Synkopen v.a. bei Belastung, Angina pectoris	Linksherzinsuffizienz, Belastungsdyspnoe, Angina pectoris
Auskultationsbefund	Diastolisches Geräusch	Systolisches Geräusch	Systolisches Geräusch	Diastolisches Geräusch
Diagnosesicherung	EKG, Röntgenaufnahme des Thorax, Echokardiographie, Herzkatheteruntersuchung			
Therapie	▸ Zunächst Behandlung der Herzinsuffizienz und der Rhythmusstörung ▸ Bei absoluter Arrhythmie Antikoagulation ▸ In fortgeschrittenen Stadien interventionelle Erweiterung der Klappe **(Valvuloplastie)** oder Klappenersatz durch eine künstliche Herzklappe (**Mitralklappenersatz,** kurz MKE)	▸ Bei Mitralklappeninsuffizienz nach rheumatischem Fieber zunächst konservative Behandlung, später operative Herzklappenrekonstruktion oder operativer Klappenersatz ▸ Bei akuter Mitralklappeninsuffizienz z.B. nach Herzinfarkt Intensivtherapie und schnellstmögliche Operation	Rechtzeitiger operativer Klappenersatz (**Aortenklappenersatz,** kurz AKE)	

Tab. 18.59: Symptome, Diagnostik und Therapie der häufigsten erworbenen Herzklappenfehler. [A400]

Das Klicken der künstlichen Herzklappen wird anfangs oft als störend und beängstigend erlebt („Warten auf den nächsten Schlag"). Die Patienten dann ggf. tagsüber ablenken, ihnen nachts – auf Arztanordnung – eine Schlaftablette geben, damit sie schlafen können, sie über ihre Ängste sprechen lassen und sie nach Möglichkeit beruhigen.

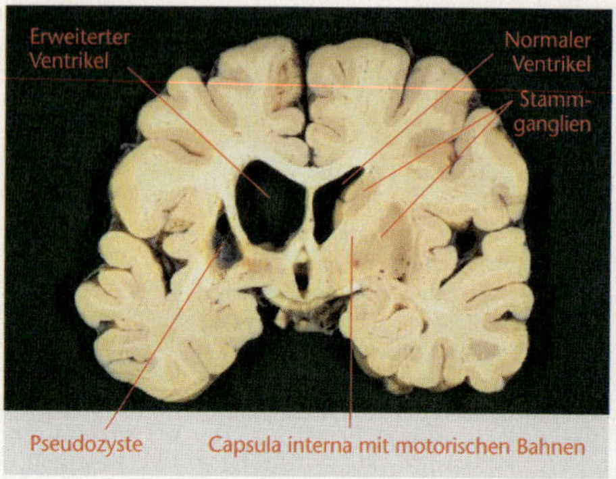

Abb. 18.62: Z.n. Hirnembolie bei Mitralstenose. Ein Vorhofthrombus hatte sich gelöst und zum Verschluss der Hirnarterie geführt, die Stammganglien und Capsula interna versorgt. Neben einer Pseudozyste erkennt man auch eine Erweiterung des Ventrikels infolge des Verlustes von Hirnsubstanz. [M207]

Mitralklappenprolaps

Beim **Mitralklappenprolaps** *(MKP)* ist die Mitralklappe im Verhältnis zur Öffnungsfläche zu groß angelegt. Dadurch wölbt sich das Mitralsegel während der Ventrikelsystole in den linken Vorhof vor. Der Mitralklappenprolaps ist relativ häufig (ca. 6 % aller Erwachsenen), bereitet in aller Regel aber keine Beschwerden und wird nur zufällig diagnostiziert.

Symptomatische Patienten klagen meist über Schwindel, Schwäche, Kollapsneigung und Angstgefühle oder über Angina-pectoris-ähnliche Beschwerden. Die Diagnose wird durch Auskultation (systolisches Herzgeräusch) und Echokardiographie gestellt. Eine Behandlung ist nur bei schweren Symptomen erforderlich. Nötig ist aber stets eine Endokarditisprophylaxe.

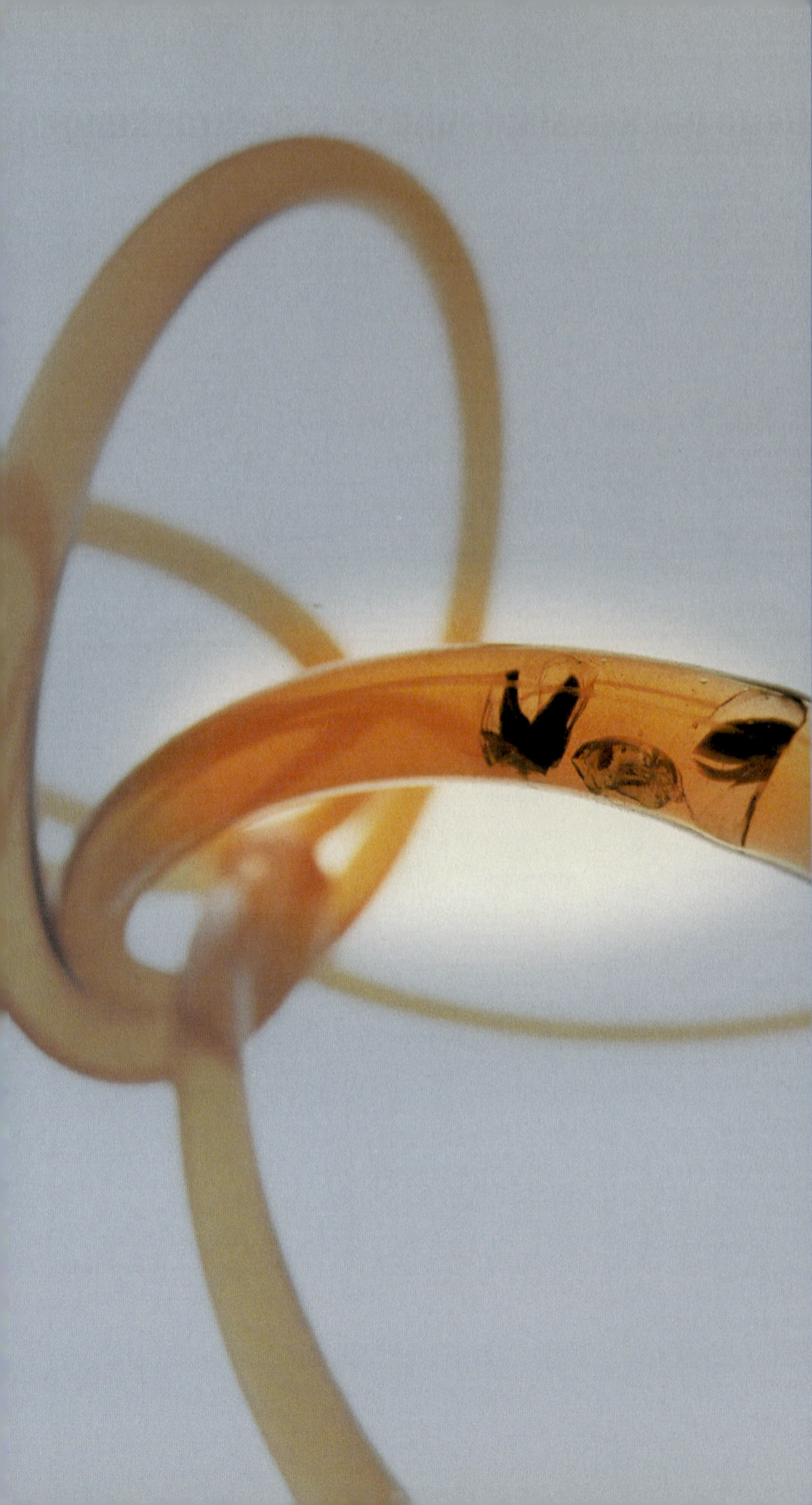

19

Pflege bei Kreislauf- und Gefäßerkrankungen

19 Pflege bei Kreislauf- und Gefäßerkrankungen

☞ **Querverweise**

Schock ☞ 38.5.1

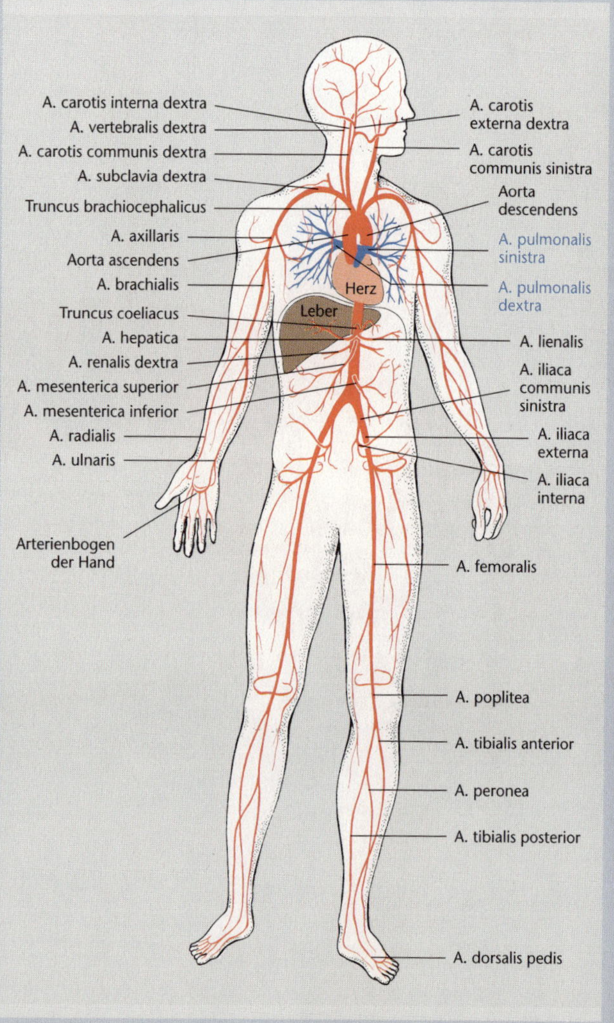

Abb. 19.1: Wichtige Arterien des Menschen. Die Lungenarterien (Aa. pulmonales) führen sauerstoffarmes Blut vom Herz zur Lunge. Die übrigen Arterien bringen sauerstoffreiches Blut zu den Organen. [A400-190]

Die medizinischen Fachgebiete

Angiologie: Teilgebiet der *Inneren Medizin*, das sich mit den Erkrankungen von Arterien, Kapillaren, Venen und Lymphgefäßen befasst. Hierin eingeschlossen sind Prophylaxe, Diagnostik, *konservative* Therapie, Indikationsstellung zu operativen und interventionellen Therapieverfahren und Rehabilitation des Patienten.

Gefäßchirurgie: Teilgebiet der *Chirurgie*. Die Gefäßchirurgie umfasst die Diagnostik und die *operative* Therapie von Gefäßerkrankungen einschließlich der Gefäßverletzungen und Gefäßfehlbildungen. Die weiteren Aufgaben sind die postoperative Nachsorge und die Rehabilitation des Patienten.

Häufig wird der erste Verdacht auf eine Gefäßerkrankung vom Hausarzt oder Internisten geäußert. Die genaue diagnostische Abklärung erfolgt in internistischen Krankenhausabteilungen; viele Patienten werden dann – evtl. nach internistischer und/oder neurologischer Vorbehandlung – zu einer Gefäßoperation in die (Gefäß-) Chirurgie verlegt.

19.1 Anatomie und Physiologie des Kreislaufsystems

Das *Herz-Kreislauf-* oder **kardiovaskuläre System** besteht aus zwei großen Abschnitten: dem **Körperkreislauf** *(großer Kreislauf)* und dem **Lungenkreislauf** *(kleiner Kreislauf)*. Eingeschaltet in den venösen Schenkel des Körperkreislaufs ist der **Pfortaderkreislauf.** Die **Pfortader** *(V. portae)* leitet das nährstoffreiche Blut aus den Verdauungsorganen zur Leber.

Arterien, Kapillaren und Venen

Arterien: Gefäße, in denen das Blut *vom Herzen weg* strömt. Im Körperkreislauf führen die Arterien sauerstoffreiches, hellrotes Blut, im Lungenkreislauf fließt in ihnen sauerstoffarmes, dunkelrotes Blut.

Kapillaren: Feine Blutgefäße, die – von wenigen Ausnahmen abgesehen – im ganzen Körper ein dichtes Netz zwischen Arterien und Venen bilden.

Venen: Gefäße, die das Blut *zum Herzen zurückleiten* und im Körperkreislauf sauerstoffarmes, dunkelrot gefärbtes Blut enthalten, während sie im Lungenkreislauf sauerstoffreiches, hellrot gefärbtes Blut transportieren.

Als **Arteriolen** werden die kleineren Arterien am Übergang zu den Kapillaren bezeichnet, als **Venolen** die vergleichbaren kleinen Venen. Einen Überblick über die größeren Arterien und Venen geben Abb. 19.1 und 19.2.

Die Venen enthalten *Taschenklappen*, die den Blutstrom nur *in Richtung* Herz ermöglichen. Unterstützt wird dieses Klappensystem durch die **Muskelpumpe:** Kontraktionen der umliegenden Skelettmuskulatur (z.B. beim Gehen) drücken

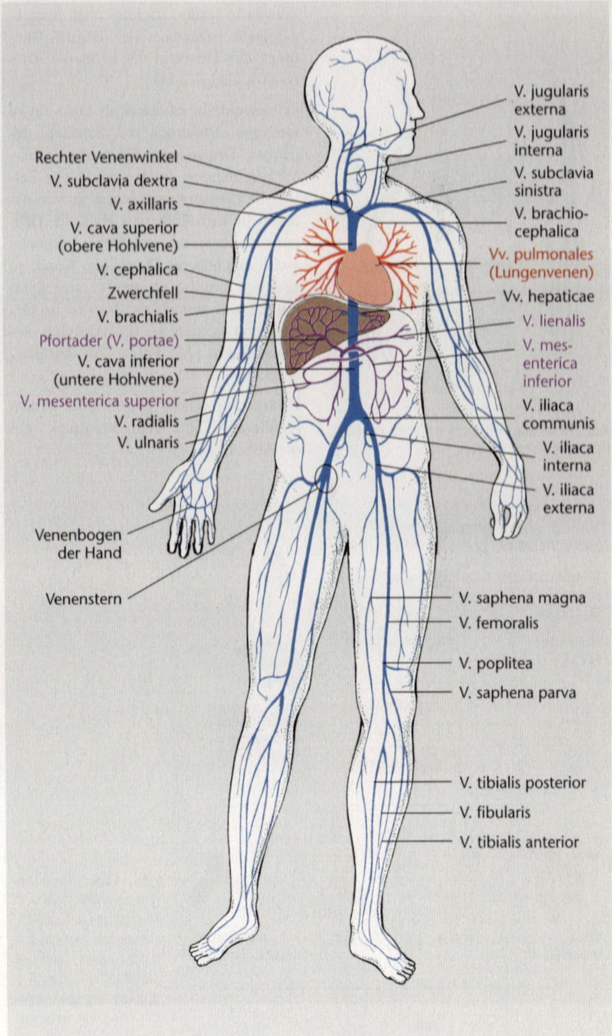

Abb. 19.2: Die wichtigsten Venen des Menschen in der Übersicht. Die Lungenvenen (Vv. pulmonales) führen sauerstoffreiches Blut von der Lunge zum Herzen. [A400-190]

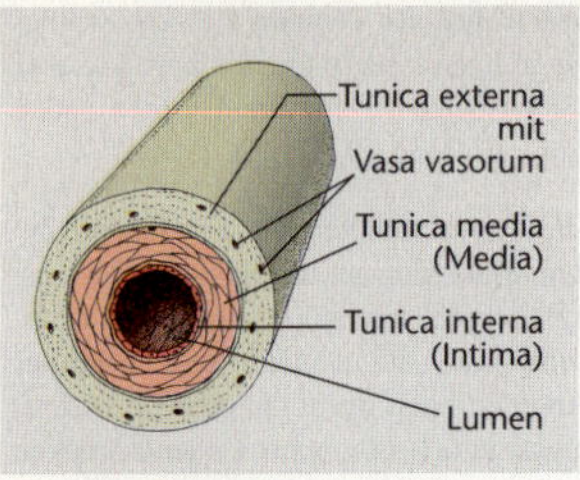

Abb. 19.3: Schichtaufbau der Arterien. [A400-190]

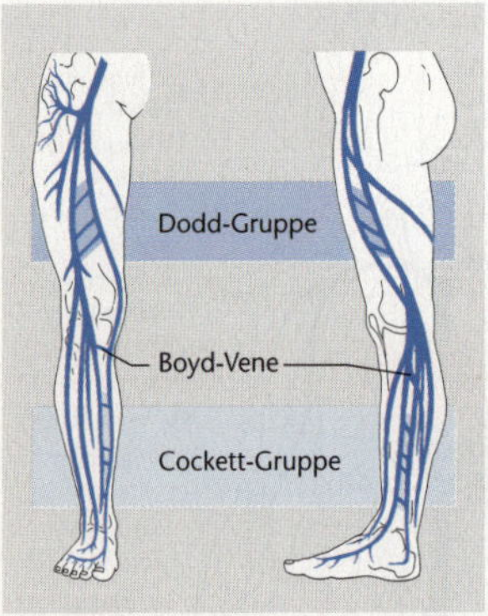

Abb. 19.4: Die wichtigsten Perforansvenen. [A400-215]

die Venen zusammen und pressen dadurch Blut zum Herzen hin.

Am Bein finden sich neben **tiefen Venen** und den unterhalb der Haut gelegenen **oberflächlichen Venen** noch **Perforansvenen,** die das Blut aus den oberflächlichen Venen in die tiefen Beinvenen leiten (☞ Abb. 19.4).

Blutdruck und Blutdruckregulation

Als **Blutdruck** wird ganz allgemein die Kraft bezeichnet, die das Blut auf die Gefäßwände ausübt. Im klinischen Sprachgebrauch bezeichnet der Begriff Blutdruck den Druck in den *größeren Arterien* (☞ auch 7.2.14).

Da sowohl ein zu hoher als auch ein zu niedriger Blutdruck zu Schäden des ganzen Organismus führt (☞ 19.5.1 – 19.5.3), messen druckempfindliche Zellen, die **Pressorezeptoren,** in großen Arterien in Brustkorb und Hals die Dehnung der Arterienwand. Dehnt beispielsweise ein höherer Druck die Wand, so hemmen Impulse aus den Pressorezeptoren das *vasomotorische Zentrum* im Gehirn und senken so die Aktivität des Sympathikus. Als Folge fällt der Blutdruck ab.

Zahlreiche weitere Regelkreise wirken regulierend auf den Blutdruck ein (☞ Abb. 19.5).

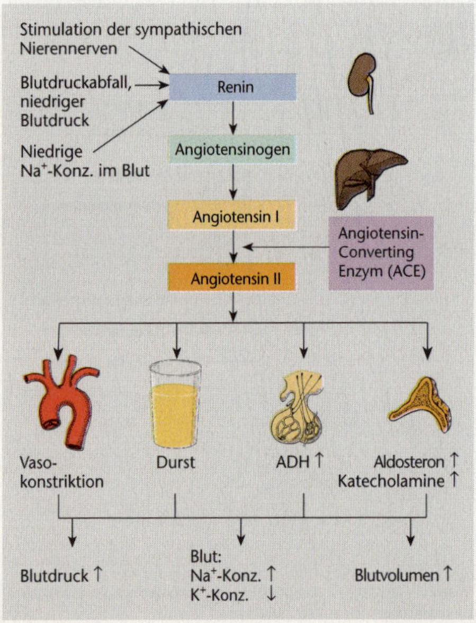

Abb. 19.5: Renin-Angiotensin-Aldosteron-Mechanismus. Eine Aktivierung des Systems z.B. durch einen niedrigen Blutdruck führt zum Blutdruckanstieg sowie einer Erhöhung des Serumnatriumspiegels und des Blutvolumens. [A400-190]

19.2 Pflege von Patienten mit Kreislauf- und Gefäßerkrankungen

Todesursache Nr. 1

Kreislauf- und Gefäßerkrankungen nehmen an Häufigkeit zu. Mit 54 % aller Todesursachen stellen sie inzwischen einen entscheidenden begrenzenden Faktor für die Lebenserwartung in den Industriestaaten dar. Außerdem schränken sie in fortgeschrittenen Stadien die Lebensqualität der Betroffenen erheblich ein.

In der Regel entwickeln sich Kreislauf- und Gefäßerkrankungen allmählich und nehmen einen chronischen Verlauf (z.B. die Arteriosklerose). Seltener handelt es sich um ein plötzlich einsetzendes Geschehen wie beispielsweise eine Venenentzündung oder eine akute Venenthrombose.

Mitverursacher: „Moderner" Lebensstil

Viele Gefäßerkrankungen werden durch eine ungesunde Lebensweise mit hohem Nikotin- und Alkoholkonsum, unausgewogener Ernährung, mangelnder Bewegung und/oder Stress begünstigt.

19.2.1 Pflegeziele und Gesundheitsberatung

Pflege bei Dekubitus ☞ *7.5.4*
Pflege bei Lyse ☞ *Pharma-Info 19.52*
Pflege bei Ulcus cruris ☞ *19.3.4*
Thromboseprophylaxe ☞ *7.2.15*

Voraussetzung für eine erfolgreiche Vorbeugung oder Behandlung von Kreislauf- und Gefäßerkrankungen ist eine ausführliche **Gesundheitsberatung,** die den Patienten zu einer gesunden Lebensführung motivieren soll.

Die **Pflegeziele** unterscheiden sich teilweise stark zwischen den einzelnen Gefäßpatientengruppen (☞ Tab. 19.8). Deshalb weist das einführende fett gedruckte Stichwort darauf hin, auf welche Patientengruppe die nachfolgend geschilderten Maßnahmen zutreffen. Weitere, detaillierte Pflegehinweise finden sich bei den Krankheitslehre-Texten.

Ernährung

Alle Kreislauf- und Gefäßerkrankungen. Alle Kreislauf- und Gefäßerkrankten sollten ein bestehendes Übergewicht abbauen, da Übergewicht einen Risikofaktor für Kreislauf- und Gefäßerkrankungen darstellt. Bei Diabetikern ist zur Prophylaxe von Spätkomplikationen an den Gefäßen (☞ 23.6.5) eine gute Einstellung des Blutzuckerspiegels durch eine entsprechende Diät (☞ 23.6.9) und/ oder eine medikamentöse Therapie anzustreben.

Venöse Erkrankungen. Einer Obstipation sollte durch reichlich Ballaststoffe, ausreichendes Trinken und Bewegung vorgebeugt werden, um den venösen Rückfluss im Becken durch eine Obstipation nicht zu erschweren (Obstipationsprophylaxe ☞ auch 7.8.5).

Hypertonie. Die Kost sollte cholesterin-, fett- sowie evtl. kochsalzarm sein, da Hyperlipidämie (☞ 23.8.4) ein wichtiger Risikofaktor der Arteriosklerose (☞ 19.6.1) ist und eine kochsalzreiche Ernährung zumindest bei einem Teil der Bevölkerung die Hypertonie (☞ 19.5.1) begünstigt.

Cholesterinarme Kost ☞ *23.8.4*
Kochsalzarme Kost ☞ *7.6.4*

Genussmittel

Hypotoniker und Venenkranke. *Alkohol* wirkt sich bei dieser Patientengruppe negativ aus, da er die Blutgefäße erweitert, so dass z.B. beim Stehen noch mehr Blut in den Venen „versackt" als üblich.

Rauchen begünstigt die Entwicklung und das Fortschreiten einer peripheren arteriellen Verschlusskrankheit (☞ 19.6.2) und die Manifestation weiterer arteriosklerosebedingter Erkrankungen, v.a. Schlaganfall und Herzinfarkt.

Stressbewältigung

Hypertonie. Hetze und Stress zu vermeiden ist besonders für Patienten mit Hypertonie wichtig (☞ 7.11.2 und 7.11.3).

Lagerung

Arteriell bedingte Krankheiten. Nach Möglichkeit sollte sich der Patient gelegentlich an den Bettrand setzen und die Beine herunterhängen lassen.

! Vorsicht

Bei Patienten mit *arteriell* bedingten Gefäßerkrankungen darf das betroffene Bein auf keinen Fall hochgelagert werden, da dies die Durchblutungsstörungen fördern würde. Das Bein wird vielmehr leicht abwärts gelagert.

Venös bedingte Krankheiten. Patienten mit venösen Gefäßkrankheiten werden mit leicht erhöhten Beinen gelagert.

Gleichzeitiges Bestehen arteriell und venös bedingter Krankheiten. Bei gleichzeitigem Vorliegen von arteriell und venös bedingten Gefäßerkrankungen ist eine Flachlagerung der Beine mit kurzen Einschüben einer Tieflagerung (keine Hochlagerung!) sinnvoll.

Körperliche Bewegung und Gefäßtraining

Alle Kreislauf- und Gefäßerkrankungen. Hervorzuheben ist vor allem das *Ausdauertraining*, das bei konsequenter Durchführung nach einiger Zeit zu einer

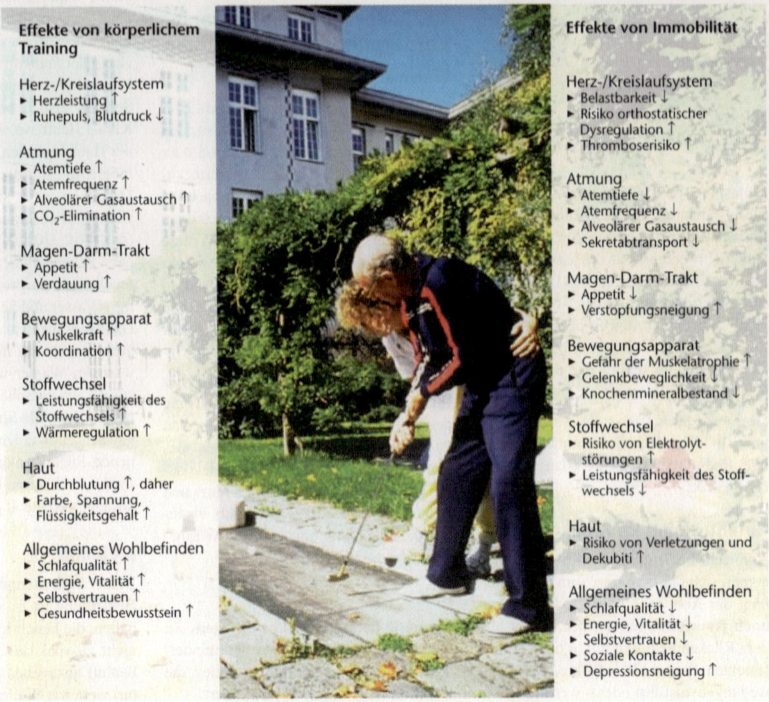

Abb. 19.6: Effekte von körperlichem Training und von Immobilität auf wichtige Funktionskreise des Organismus. Wie die Übersicht zeigt, droht bei Immobilität die Verschlechterung sehr vieler physiologischer, aber auch psycho-sozialer Lebensaktivitäten. ↑ bedeutet Erhöhung oder Verbesserung, ↓ Verminderung oder Verschlechterung der genannten Körperfunktion. [A400, K199]

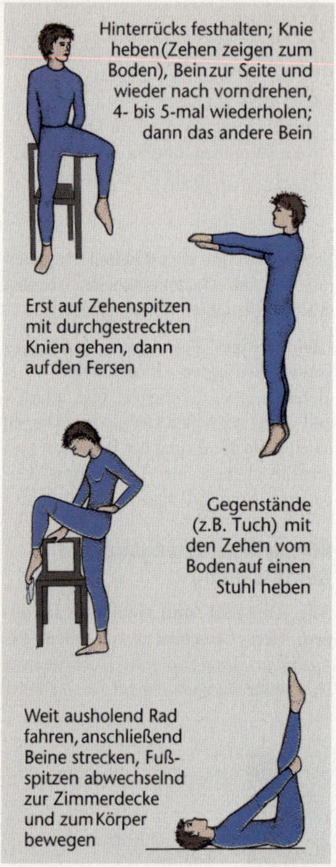

Abb. 19.7: Vier wichtige Übungen zum Gefäßtraining. [A400-157]

Entlastung des Herz-Kreislauf-Systems führt, indem der mit dem Blut herbeigeführte Sauerstoff besser ausgenutzt wird. Außerdem beeinflusst das Ausdauertraining die Fließeigenschaft des Blutes positiv, es wird dünnflüssiger, so dass sich nicht so leicht Thromben bilden können. Zusätzlich hilft Ausdauertraining, die Blutfettwerte zu senken und das Körpergewicht zu regulieren.

Geeignete Sportarten zum Ausdauertraining sind Wandern, Schwimmen, Dauerlauf, Radfahren, Tanzen, Skilanglauf und Gymnastik.

Gefäßtraining im Krankenhaus

Arteriell bedingte Krankheiten. Hier eignen sich die Übungen zum Gefäßtraining der Abb. 19.7 oder die **Rollübung nach Ratschow,** bei der der Patient auf dem Rücken liegt und mit in die Luft gestreckten Beinen 30 – 40 kreisende Bewegungen ausführt oder – wenn kreisende Bewegungen nicht möglich sind – den Vorfuß auf und ab bewegt. Anschließend setzt sich der Patient an den Bettrand und lässt die Beine herunterhängen, wodurch es zu einer stoßartigen Mehrdurchblutung der Beinarterien kommt. Die Strömungsgeschwindigkeit des Blutes nimmt zu, und die Umgehungskreisläufe erweitern sich. Patienten mit einer arteriellen Erkrankung der oberen Extremität können analoge Faustschlussübungen durchführen.

Patienten mit Venenerkrankungen sollten entweder liegen (insbesondere mit etwas hochgelagerten Beinen) oder gehen. Ungünstig sind längeres Sitzen, vor allem mit übereinander geschlagenen Beinen, und Stehen. Ist längeres Stehen einmal unvermeidlich, fördern „Gehen auf der Stelle“ oder zwischenzeitliches Anspannen der Beinmuskulatur (dies ist unauffällig in jeder Warteschlange möglich) den venösen Rückfluss.

„S-L-Faustregel“ für Venenkranke

S wie **S**tehen und **S**itzen ist schlecht – **L** wie **L**aufen und **L**iegen ist gut

19.2.2 Physikalische Therapie, Körperpflege und Bekleidung

Wärme

Arteriell bedingte Erkrankungen. Hier soll das erkrankte Bein mit Wollsocken, einer Wolldecke, Wattepackungen oder heißen Getränken (indirekte Wärmezufuhr) warm gehalten werden. Von *lokalen* Wärmeanwendungen wie Heizkissen und Wärmflaschen ist abzuraten, da diese nur die gesunden, nicht aber die erkrankten arteriellen Gefäße erweitern und so die Durchblutung in den ohnehin schon minderversorgten Bezirken noch mehr verschlechtern *(steal-Phänomen).*

Venös bedingte Erkrankungen. Hier führt die Wärme über die Erschlaffung der Gefäße zu einer Venenstauung und damit zu einer Bildung von Varizen. Gegen eine Wärmezufuhr mittels Heizkissen oder Infrarotlampe in der Kreuz- und Lendengegend ist dagegen nichts einzuwenden, denn von hier geht das Wärmegefühl in die Beine über.

Kälte

Arteriell bedingte Erkrankungen. Zu meiden ist Kälteexposition der minderdurchbluteten Körperteile, da dies die Durchblutung weiter verschlechtert.

Hypotoniker und Venenerkrankte. Empfehlenswert sind kalte Wasseranwendungen wie Knie- und Schenkelgüsse, Waschungen, Lehmwickel sowie Wasser- und Tautreten oder Schwimmen (Wassertemperatur 22 – 28 °C), die die Gefäße straffen und den Kreislauf in Schwung bringen. Sie dürfen jedoch nur bei warmem Körper und warmen Beinen durchgeführt werden. Bei kalten Beinen sind höchstens Wechselgüsse erlaubt (erst warm, dann kalt). Je kälter das Wasser ist, desto kürzer sollte die Anwendung sein.

Baden und Duschen

Venenkranke. Von warmen oder heißen Voll- und Fußbädern ist generell abzuraten. Abgesehen davon, dass die Haut davon nicht profitiert, erschlaffen die Gefäße und erweitern sich noch mehr. Günstiger ist zügiges Abduschen. Saunabäder sind aus dem gleichen Grund ungünstig.

Pediküre und Hautpflege

Sowohl bei **arteriellen** als auch bei **venösen Gefäßerkrankungen** heilen selbst kleine Wunden nur schlecht, und Infektionen breiten sich in dem minderdurchbluteten Gewebe schnell aus. Deswegen ist bei der *Pediküre* darauf zu achten, dass keine Verletzungen gesetzt werden (statt Scheren also lieber Feilen verwenden). Kleine Hautrisse, wie sie z.B. bei trockener Haut entstehen, stellen ebenfalls eine mögliche Eintrittspforte für Erreger dar. Daher ist eine sorgfältige Hautpflege wichtig. Häufig sind auch Pilzinfektionen (☞ 28.7.2, 30.8.2), vor allem zwischen den Zehen. Pilze bevorzugen warme, feuchte und aufgequollene Haut. Da warmes Wasser und Seife das Aufquellen der Haut begünstigen, sollten die Füße morgens und abends nur mit kaltem bis lauwarmem Wasser und ohne Reinigungszusatz abgewaschen und gut abgetrocknet werden. Die Strümpfe sollten täglich gewechselt werden. Eine bereits bestehende Pilzerkrankung wird mit *Antimykotika* (☞ Pharma-Info 28.42), z.B. Canesten®, behandelt.

Kleidung

Beide Patientengruppen. Aufgabe der Bekleidung ist es, den Körper warm zu halten, die Feuchtigkeit des Körpers aber nicht zu speichern, sondern an die Außenluft abzugeben. Hier bieten sich Naturfasern wie Wolle oder Seide an. Da die

Kleidung die Blutzirkulation nicht behindern darf, sind Strümpfe oder Unterwäsche mit einengenden Gummibändern nicht geeignet.

Arterielle Gefäßerkrankungen. Bei hochgradigen arteriellen Durchblutungsstörungen (☞ 19.6.2) sind – etwa zum Zweck der Thromboseprophylaxe – Kompressionsmaßnahmen durch Kompressionsstrümpfe („Gummistrümpfe") oder Druckverbände kontraindiziert, da sie die Durchblutung weiter verschlechtern.

! Vorsicht

Keine Kompressionsmaßmahmen bei hochgradigen arteriellen Durchblutungsstörungen.

Venöse Gefäßerkrankungen. Dagegen sollten Patienten mit Venenerkrankungen zumindest bei längerem Sitzen oder Stehen zur Förderung des venösen Rückflusses Kompressionsstrümpfe tragen. Da die Bauchatmung mitverantwortlich ist für den Blutabfluss aus den Beckenvenen, sind einengende Kleidungsstücke oder Gürtel ungünstig.

19.2.3 Perioperative Pflege bei Gefäßoperationen

Gefäßoperation: Im klinischen Sprachgebrauch Eingriff an den Blutgefäßen, also an Arterien und Venen, um den z.B. durch Gefäßverletzung, Gefäßverengung, Gefäßverschluss oder Gefäßaneurysma (Gefäßaussackung) gestörten Blutfluss so weit wie möglich wiederherzustellen und so drohende Folgeschäden durch schlechte Gewebsdurchblutung zu verhüten oder zu minimieren.

Präoperative Pflege

Allgemeine präoperative Pflege ☞ 11.1

Zimmerbelegung

Die Pflegenden berücksichtigen bei der Zimmerbelegung die Art der bevorstehenden Operation. Auf keinen Fall dürfen Patienten mit aseptischen Wunden, etwa nach einer Bypassoperation, im selben Zimmer untergebracht sein wie Patienten mit kontaminierten Wunden oder Wundinfektionen.

Pflege nach Amputationen ☞ 27.7

	Arteriosklerosebedingte arterielle Gefäßerkrankungen	Venöse Gefäßerkrankungen
Wichtigste Erkrankung	Periphere arterielle Verschlusskrankheit (☞ 19.6.2)	Chronisch-venöse Insuffizienz (☞ 19.8.5)
Wichtigstes Pflegeziel	Verbesserung der Gewebsdurchblutung	Verbesserung des venösen Blutrückflusses
Maßnahmen		
Ernährung	▸ Cholesterinarme Kost ▸ Bei Diabetikern gute Blutzuckereinstellung (Diät)	▸ Abbau von Übergewicht
Genussmittel	▸ Nikotinverzicht	▸ Alkoholverzicht
Stressbewältigung	▸ Stressabbau ▸ Entspannungstechniken	
Körperliche Bewegung	▸ Gehtraining ▸ Gefäßtraining	▸ Gefäßtraining
Physikalische Therapie	▸ Warmhalten der Beine, aber keine direkte Wärmeapplikation ▸ Tieflagerung der Beine	▸ Wechselduschen ▸ Kaltwasseranwendungen ▸ Hochlagerung der Beine (leicht gebeugt) ▸ Vermeiden von Stehen und Sitzen („S-L-Regel")
Kleidung	▸ Keine engen Schuhe ▸ Keine einschnürende Wäsche	▸ Keine dicken Strümpfe ▸ Tragen von Kompressionsstrümpfen ▸ Keine hohen Absätze ▸ Keine einschnürende Wäsche
Verhütung von Schäden	▸ Sorgfältige Hautpflege (trocken, sauber halten) ▸ Vorsicht beim Nägelschneiden (Feile benutzen) ▸ Kein Barfußgehen	

Tab. 19.8: Die wichtigsten Pflegeziele und -maßnahmen am Beispiel des jeweils häufigsten arteriellen und venösen Gefäßleidens: der peripheren arteriellen Verschlusskrankheit und der chronisch-venösen Insuffizienz. [A400]

Präoperative Diagnostik

An speziellen präoperativen Untersuchungen vor arteriell bedingten Gefäßoperationen sind die Doppler- oder Duplexsonographie (☞ 19.4.3), die Angiographie (☞ 19.4.4) und – z.B. bei einem Aneurysma (19.6.6) – die Computertomographie zu erwähnen.

Vor Venenoperationen kann eine Phlebographie (☞ 19.4.5) erforderlich sein.

Viele Gefäßoperationen gehen mit einem erheblichen Blutverlust einher. Daher müssen oft Blutkonserven (☞ 11.1.1, 24.5.6) bereitgehalten werden (Arztanordnung).

Ernährung

In der Regel ist eine Nahrungskarenz von 6 – 8 Stunden vor dem geplanten Eingriff an den Extremitäten ausreichend. Vor intraabdominellen Eingriffen, z.B. bei Bauchaortenaneurysma, beginnt der Kostabbau meist früher (hausinterne Standards beachten).

Darmentleerung

Wird die Operation in Spinalanästhesie (☞ 37.9.3) durchgeführt, sind keine abführenden Maßnahmen erforderlich. Bei Eingriffen in Allgemeinnarkose reicht meist ein Klysma aus.

Rasur

Die Rasur umfasst bei Extremitätenoperationen die ganze Extremität einschließlich der Achsel- bzw. Leisten- und Schambehaarung. Bei abdominellen Eingriffen wird von den Mamillen bis zur Mitte beider Oberschenkel rasiert, bei Eingriffen im Bereich der Leiste vom Nabel bis zur Oberschenkelmitte.

Vor Entnahme körpereigener Venen wird zusätzlich die vorgesehene Entnahmeregion enthaart, also typischerweise ein Bein.

! Vorsicht

Patienten mit schweren arteriellen Durchblutungsstörungen der Beine erhalten präoperativ *keine* Antithrombosestrümpfe, und ihre Beine dürfen auch nicht gewickelt werden, da beides die Durchblutungsstörung noch verstärken würde.

Bei leichteren arteriellen Durchblutungsstörungen der Beine (pAVK-Stadium I und II) nehmen die Pflegenden mit dem Arzt Rücksprache.

Pflege nach arteriell bedingten Operationen

Allgemeine postoperative Pflege ☞ 11.4

Krankenbeobachtung

Zu den allgemeinen Überwachungsmaßnahmen kommt die Kontrolle auf eventuelle Funktionseinschränkungen und Durchblutungsstörungen distal des Operationsgebietes hinzu. Die Pflegenden beobachten die Sensibilität, Beweglichkeit, Hautfarbe und -temperatur und fragen den Patienten nach Schmerzen. In vielen Kliniken ist es auch üblich, dass die Pflegenden postoperativ die Pulse der operierten Extremität kontrollieren (am Bein insbesondere die Fußpulse).

Da ein zu hoher Blutdruck (über 160 mmHg systolisch) die Gefäßnaht gefährdet, andererseits aber ein zu niedriger Blutdruck (unter 120 mmHg systolisch) einen erneuten Gefäßverschluss durch Thrombosierung (z.B. des Bypasses) verursachen kann, sind engmaschige Blutdruckkontrollen unerlässlich. Bei Risikopatienten legt der Arzt in der Regel einen oberen und unteren Grenzwert für den systolischen Blutdruck fest. Über- oder unterschreitet der Patient diese Werte, informieren die Pflegenden den Arzt bzw. ergreifen die für diesen Fall vom Arzt angeordneten Maßnahmen.

Postoperativ ist nach vielen Eingriffen eine Antikoagulation (☞ 19.7) erforderlich. Deshalb achten die Pflegenden verstärkt auf lokale oder generalisierte Blutungskomplikationen.

Nach intraabdominellen Eingriffen ist eine engmaschige Kontrolle der Urinausscheidung sowie eine Flüssigkeitsbilanzierung (☞ 7.8.2) erforderlich, um eine Störung der Nierenfunktion infolge der Beeinträchtigung der Nierengefäße rechtzeitig zu erkennen.

Lagerung

Nach Operationen an Arm- oder Beinarterien wird die betroffene Extremität leicht tief gelagert; eine zu starke Tieflagerung würde die Durchblutung verschlechtern, da sie die Entstehung eines Wundödems fördert. Um eine Durchblutungsminderung zu vermeiden, dürfen die Gefäße nicht abgeknickt gelagert werden. Für Eingriffe im Abdomen bedeutet dies eine leichte Oberkörperhochlagerung (30°) bei Flachlagerung der Beine, für einen knieüberschreitenden Eingriff eine geringe Kniebeugung von maximal 30° (damit die Naht nicht zu sehr unter Spannung steht, darf das Kniegelenk jedoch auch nicht ganz durchgestreckt werden). Druck auf das Operationsgebiet, z.B. durch die Bettdecke, ist zu vermeiden. Auf lokale Wärmzufuhr wird zugunsten von Wattepackungen oder warmen Decken verzichtet (☞ Gesundheitsberatung: physikalische Therapie, Körperpflege).

Mobilisation

In der Regel darf der Patient am 1. oder 2. postoperativen Tag mobilisiert werden. Bei der Mobilisation ist ebenfalls ein Abknicken der operierten Gefäße zu vermeiden. Beispielsweise sind nach arteriellen Gefäßoperationen im Bereich des Beckens und der Leiste Stehen, Liegen und Gehen erlaubt, hingegen ist auf längeres Sitzen wegen der Gefäßabknickung zu verzichten.

Wundbehandlung

Redon-Drainagen entfernt der Arzt bei komplikationslosem Verlauf am 2. oder 3. postoperativen Tag, Hautfäden nach Eingriffen am Hals nach 5 – 7 Tagen, Fäden nach abdominellen Eingriffen oder Eingriffen in der Leiste nach 8 – 10 Tagen und Fäden an den Extremitäten nach 10 – 12 Tagen (Ausnahme: Hautnähte über Gelenken und nach Amputationen werden oft länger belassen). Ansonsten erfolgt die übliche postoperative Wundkontrolle und -behandlung (☞ 11.4).

Prophylaxen

Besonders dekubitusgefährdet sind das Gesäß und – v.a. bei Patienten mit pAVK III und IV (☞ 19.6.2) – die Fersen. Der Dekubitusprophylaxe dienen regelmäßige Umlagerung, Weichlagerung und frühzeitige Mobilisation.
Zur Thromboseprophylaxe wird der Patient heparinisiert (meist Low-dose-Heparinisierung ☞ Pharma-Info 19.49). Eine Antikoagulation kann unter Umständen lebenslang erforderlich sein.

Pflege bei Antikoagulation und Lyse ☞ 19.7

Pflege nach venös bedingten Operationen

Allgemeine postoperative Pflege ☞ 11.4

Lagerung

Nach Operationen am venösen System werden die betroffenen Extremitäten leicht hoch gelagert, z.B. auf einer Keel-Schiene (☞ Abb. 19.9).

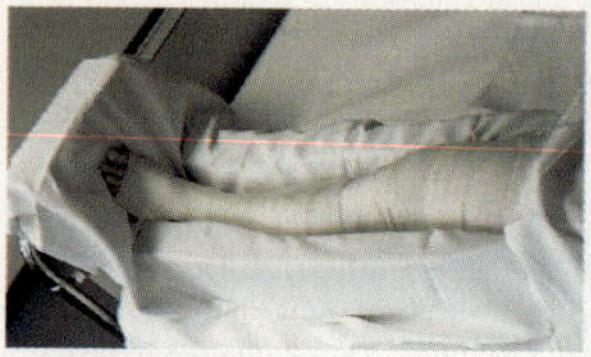

Abb. 19.9: Patientin nach einer Varizen-OP, deren Bein auf einer Keel-Schiene gelagert ist. [M161]

Mobilisation und Thromboseprophylaxe

Die Patienten werden noch am OP-Tag mobilisiert, wobei Patienten nach Venenoperationen prinzipiell nur mit Kompressionsverband oder -strümpfen aufstehen dürfen (Thromboseprophylaxe). Außerdem erhalten die Patienten meist Heparin subkutan.

Nach Operationen am venösen System sollte längeres Stehen und Sitzen vermieden werden, Liegen und Laufen wirken sich positiv aus.

(Medizinische) Kompressionsstrümpfe ☞ 19.8.1

> **! Vorsicht**
> Wegen der Gefahr einer Thrombose keine Mobilisation ohne Venenkompression.

Weitere Prophylaxen

Um den venösen Rückfluss im Becken nicht durch Stuhlverstopfung zu erschweren, werden Maßnahmen zur Obstipationsprophylaxe ergriffen (☞ 7.8.5).

19.3 Hauptbeschwerden bei Kreislauf- und Gefäßerkrankungen

19.3.1 Schmerzen

Schmerzen treten bei *unvollständigen* oder *vollständigen* Gefäßverschlüssen auf.

Bei einem arteriellen Verschluss werden die Schmerzen durch die Minderdurchblutung der betroffenen Organe bzw. Körperabschnitte ausgelöst, bei Verschlüssen von Venen durch die Stauung des Blutes und der Gewebeflüssigkeit.

Aufgrund der Lokalisation der befallenen Arterien kommt es besonders häufig zu **Beinschmerzen.**

Akute Beinschmerzen

- Beim klassischen Fall eines *Arterienverschlusses* am Bein hat der Patient starke Schmerzen in der betroffenen Extremität. Das Bein ist blass und kalt, die Fußpulse sind nicht mehr tastbar. Bei ausgedehnten Verschlüssen besteht außerdem eine Schocksymptomatik (☞ 38.5.1)
- Schmerzen durch *Venenverschlüsse* beginnen eher schleichend und sind in der Regel nicht so stark wie diejenigen bei arteriellen Verschlüssen. Insbesondere Schmerzen in der Wadenmuskulatur, die beim Auftreten zu- und bei Hochlagerung abnehmen, weisen auf eine tiefe Beinvenenthrombose hin. Eine Thrombophlebitis ist vor allem auf Druck schmerzhaft.

Notfall: Akuter Beinschmerz

Der akut einsetzende, heftige und nicht nachlassende Beinschmerz ist als Leitsymptom des kompletten Arterienverschlusses (☞ 19.6.3) ein Notfall.

Maßnahmen bei akuten Beinschmerzen

Plötzlich einsetzende oder sich verschlimmernde Beinschmerzen sind typisch für den akuten Verschluss einer Extremitätenarterie. Sie können aber auch bei venösen Verschlüssen auftreten.

Für die Pflegenden gilt:

- Arzt benachrichtigen
- Vitalzeichen kontrollieren
- Bei blasser, kalter Haut und Fehlen der Fußpulse (dringender Verdacht auf arteriellen Gefäßverschluss) betroffene Extremität *tief* lagern, Wattepackung anlegen und/oder Wollstrümpfe anziehen, Patienten Bettruhe einhalten lassen (Arztanordnung). Venösen Zugang für die Schmerztherapie und die intravenöse Heparinisierung vorbereiten. Evtl. OP- Vorbereitungen durchführen
- Bei livider, warmer Haut (wahrscheinlichste Ursache ist eine Thrombose) Bein *hoch* lagern (z.B. mit Keel-Schiene ☞ Abb. 19.9), Patienten Bettruhe einhalten lassen (auf Arztanordnung) und Materialien für venösen Zugang zur eventuell notwendigen intravenösen Heparinisierung vorbereiten. Ggf. OP-Vorbereitung treffen
- Bei akutem Gefäßverschluss an einer Extremität Dekubitusprophylaxe vor allem an der betroffenen Extremität durchführen
- Schmerzlokalisation und -intensität, Hautfarbe und Hautwärme, Bein- und Fußpulse, Beinumfang, Sensibilität und Motorik beobachten und dokumentieren. Je nach ärztlicher Anordnung Vitalzeichen weiter engmaschig kontrollieren.

Intermittierende Beinschmerzen

Intermittierende, d.h. wiederkehrende, **Beinschmerzen** treten charakteristischerweise während Belastung auf und verschwinden in Ruhe. Im Gegensatz zum akuten, nicht nachlassenden Schmerz zeigen sie zwar meist keinen Notfall an, sind aber ein wichtiges Alarmsignal.

Typisches Beispiel ist die **Claudicatio intermittens** *(intermittierendes Hinken),* auch „Schaufensterkrankheit" genannt: Patienten mit hochgradigen Stenosen (Verengungen) der Beinarterien können etwa 100 – 150 Meter gehen, bevor Schmerzen in den Beinen durch die wegen der Minderdurchblutung nicht ausreichend ausgeschiedenen Stoffwechselprodukte sie zum Ausruhen – Schaufenster gucken – zwingen. Durch das ruhige Stehen verbessert sich die Durchblutung, die Schmerzen lassen nach, und der Patient kann ein Stück weitergehen.

Stadien der peripheren arteriellen Verschlusskrankheit ☞ 19.6.2

19.3.2 Schwellung und Ödem

Die **akute Schwellung** einer Extremität ist Leitsymptom des *venösen* Verschlusses.

Im klinischen Alltag ist die **akute Beinschwellung** (innerhalb von Stunden bis Tagen) infolge einer tiefen Bein- oder Beckenvenenthrombose am häufigsten. Meist ist die Haut gleichzeitig verfärbt (Rötung, mäßige Zyanose) und überwärmt. Auf Druck gibt der Patient Schmerzen an (weitere Thrombosezeichen ☞ 19.8.3).

Andere Ursachen einer Beinschwellung sind:

- Varizen ohne tiefe Beinvenenthrombose (☞ 19.8.1)
- Lymphödeme (☞ 24.10.2)
- Rechtsherzinsuffizienz (☞ 18.6.1)
- Einseitige Verletzungen.

✓ Viele Menschen haben eine physiologische, meist geringe Beinumfangsdifferenz.

Messen des Umfangs einer Extremität

Bei Verdacht auf eine Thrombose, aber auch bei Gelenkerkrankungen müssen die Extremitätenumfänge, meist die Beinumfänge, gemessen werden:

- Messhöhe (z.B. Ober- und Unterkante des Maßbandes) am Patienten mit wasserfestem Stift markieren, damit immer auf gleicher Höhe gemessen wird. Dabei hausinterne Richtlinien beachten, z.B. bei Verdacht auf tiefe Beinvenenthrombose 15 cm oberhalb des Innenknöchels sowie 10 und 20 cm oberhalb der Kniescheibe oder des tastbaren Spaltes am Kniegelenk
- Stets im Seitenvergleich messen
- Maßband ohne Zug eng anlegen
- Messung stets in der gleichen Position des Patienten vornehmen.

19.3.3 Chronische Hautveränderungen und trophische Störungen

Sowohl arterielle als auch venöse Gefäßleiden führen in den betroffenen Körperabschnitten über einen herabgesetzten Zellstoffwechsel zu Störungen der Ernährung *(Trophik)* bis hin zu Zellnekrosen. Am ausgeprägtesten und augenfälligsten sind die **Veränderungen der Haut** mit den Schwerstformen **Ulkusbildung** (☞ 19.3.4) und **Gangrän** (☞ 19.3.5), da die Haut das relativ am schlechtesten versorgte Organ ist („letzte Wiese") und zudem in ständigem Kontakt zur Außenwelt steht.

19.3.4 Ulcus cruris

Ulcus cruris (*Unterschenkelulkus, Unterschenkelgeschwür,* umgangssprachlich auch *offenes Bein*): Hautdefekt am Unterschenkel, der mindestens bis in die Lederhaut reicht. Einzeln oder mehrfach auftretend, in 85 % venös bedingt **(Ulcus cruris venosum),** seltener arteriell verursacht **(Ulcus cruris arteriosum).** Kombinierte Formen **(Ulcus mixtum)** kommen vor.

Typische Hautveränderungen bei **Ulcus cruris** sind:

- Glänzende, dünne und leicht verletzbare Haut durch Elastizitätsverlust
- Braun-gelbe und/oder livide Hyperpigmentierung, besonders bei venösem Grundleiden
- Verletzungsbedingte *unregelmäßige*, kleine Narben infolge der schlechten Heilungstendenz
- Entzündliche Veränderungen bei bakterieller oder mykotischer Folgeinfektion
- Nagelveränderungen
- Harte, rote, schmerzhafte „Platten" kurz vor der Ulkusentwicklung.

Venös bedingtes Ulcus cruris

Das venös bedingte Ulcus cruris (**Ulcus cruris venosum**) bei *chronisch-venöser Insuffizienz* (CVI ☞ 19.8.5) ist bevorzugt am Innenknöchel und medialen Unterschenkel lokalisiert. Es ist münz- bis handtellergroß und kann bis auf die Faszie oder den Knochen reichen. Der Geschwürgrund ist in der Regel infolge einer bakteriellen Folgeinfektion schmierig-eitrig belegt, die Ulkusränder wulstig und verhärtet.

Arteriell bedingte Ulcera cruris

Das arteriell bedingte Ulcus cruris (**Ulcus cruris arteriosum**) ist meist Endzustand einer peripheren arteriellen Verschlusskrankheit (pAVK ☞ 19.6.2), selten Folge einer ausgeprägten Polyneuropathie (☞ 23.6.5, 35.11.1). Es sitzt vor allem an den Zehen und an Druckstellen (Zehen, Ferse). Fast immer sind Haut, Weichteile (Muskeln, Faszie, Sehnen) und auch der Knochen zerstört. Viele Diabetiker haben arteriell (mit-)bedingte Ulzera, die außer an Zehen und Fersen häufig auch tiefreichend unter den Mittelfußköpfchen sitzen (☞ 23.6.5).

Pflege bei Ulcus cruris venosum

Unterstützung des Blutstroms

Ein Ulcus cruris heilt nur ab, wenn die Ursache seiner Entstehung beseitigt wird, z.B. die Stauung bei venös bedingten Erkrankungen. In diesem Fall muss dem erhöhten Innendruck in den Gefäßen ein erhöhter Außendruck entgegengesetzt werden, indem ein Kompressionsverband angelegt wird. Statt Bettruhe einzuhalten, sollte der Patient mit dem Kompressionsverband viel herumlaufen, damit das gestaute Blut abgepumpt wird.

Wundversorgung

Zur **Wundreinigung** eignet sich Ringer-Lösung, mit der das Ulcus cruris entweder gespült oder mittels getränkter Kugeltupfer vorsichtig gesäubert wird.

Nekrosen und fibrinöse Beläge werden chirurgisch entfernt oder alternativ mit enzymati-

Beinumfangsmessung [K183]

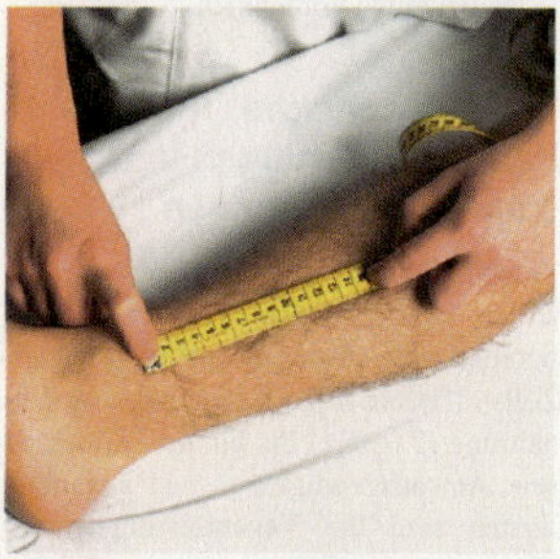

Abb. 19.10: Der erste Messpunkt für die Beinumfangsmessung liegt 15 cm oberhalb des Innenknöchels (hausinterne Richtlinien beachten).

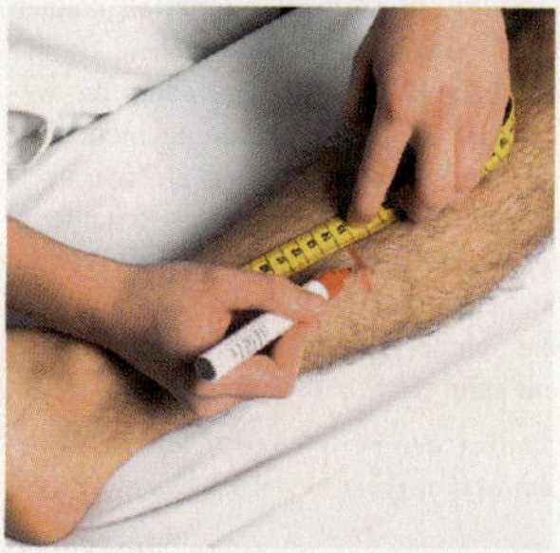

Abb. 19.11: Die Pflegekraft zeichnet eine Markierung am Messpunkt und eine weitere 1 cm oberhalb auf, damit bei folgenden Kontrollen stets auf gleicher Höhe gemessen wird.

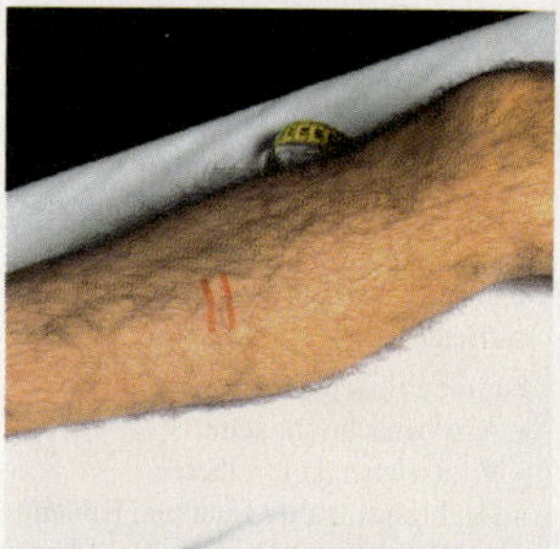

Abb. 19.12: Bei nur einer Markierung würden verschiedene Personen einmal oberhalb und einmal unterhalb der Markierung messen und unterschiedliche Messwerte erhalten.

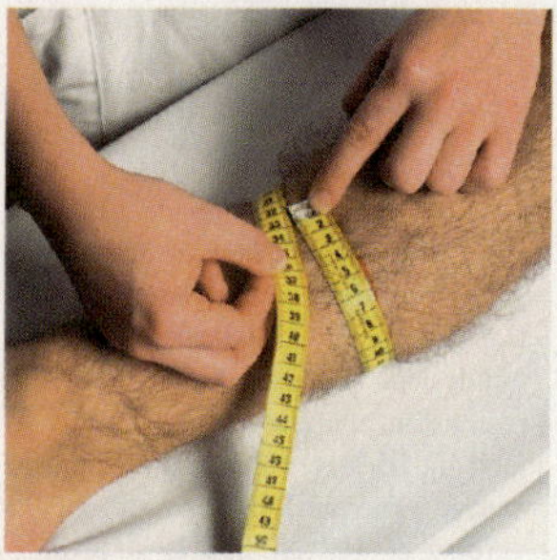

Abb. 19.13: Zwischen den beiden Markierungen wird das Maßband angelegt und der Umfang gemessen.

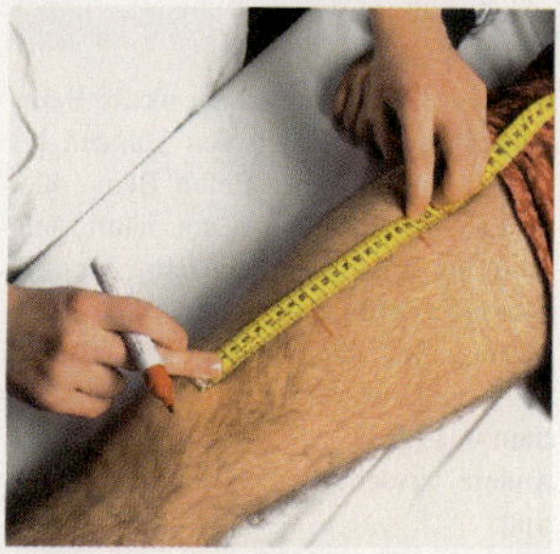

Abb. 19.14: In vergleichbarer Weise werden die Messpunkte 10 und 20 cm oberhalb der Kniescheibe ermittelt.

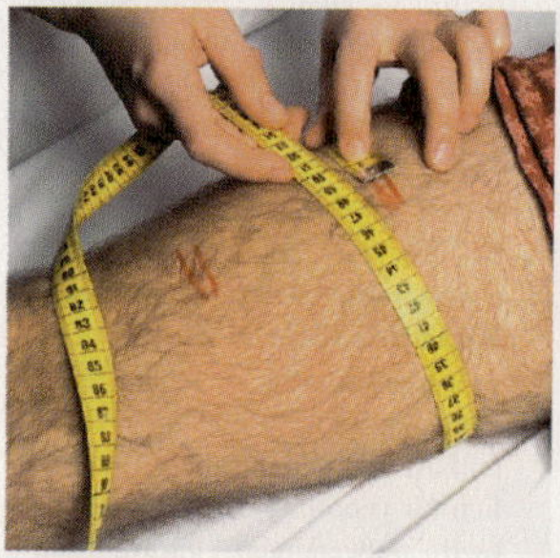

Abb. 19.15: Abschließend misst die Pflegekraft den Umfang an beiden Oberschenkelmesspunkten.

schen Wundreinigungsmitteln oder Hydrogelen gelöst. Bei Wundinfektionen kann eine systemische Antibiose (nach Antibiogramm ☞ 28.3.5) angezeigt sein, in Einzelfällen auch lokale Antiseptika.

Für den Wundverband stehen heute zahlreiche moderne **Wundauflagen** zur Verfügung. Sie sollen die Wunde vor dem Austrocknen schützen (feuchte Wundbehandlung) und werden entsprechend dem Heilungsstadium der Wunde ausgewählt. Zu den häufig verwendeten modernen Wundauflagen gehören:

- **Hydrokolloide** (z.B. Algoplaque®, Comfeel Plus®, Hydrocoll®, Suprasorb®, Tegasorb®). Diese bestehen aus einer Wasser abweisenden Oberfläche, unter der sich eine selbstklebende Schicht befindet, in die stark quellfähige Partikel (Pektine, Gelatine oder Zellulosederivat) eingearbeitet sind. Die Partikel nehmen Wundsekret auf und verwandeln sich dadurch in dickflüssiges Gel. So entstehen zunächst „Gel-Inseln", die sich abhängig von der Menge des Wundsekrets und der Saugleistung der Wundauflage unterschiedlich schnell zu einem Gelkissen verbinden. Dieses haftet dann nicht mehr auf der Wunde und bildet eine von außen sichtbare Blase. Erst wenn diese Blase den Rand der Wundauflage fast erreicht hat, ist ein Verbandswechsel nötig. Achtung: Das sich bildende Gel sieht zwar aus wie Eiter und riecht eventuell auch übel, ist aber kein Eiter. Hydrokolloide sind gut geeignet für Wunden mit starker Exsudation, jedoch nicht für infizierte Wunden
- **Alginate** (z.B. Algosorb®, Algosteril-Calcium-Alginat-Verband®, Sorbalgon®). Alginate werden als Kompressen oder Tamponaden (zum Austamponieren tiefer, nässender Wunden ☞ Abb. 11.66 – 11.67) angeboten und bestehen aus Calcium-Alginat-Fasern, einem aus Braunalgen gewonnenen Material. Alginate sind extrem saugfähig und nehmen nicht nur Wundflüssigkeit, sondern auch Keime auf und wandeln sich dabei in ein dickflüssiges Gel um. Alginate sind besonders für stark nässende und infizierte Wunden geeignet. Bei infizierten Wunden wird der Verband täglich gewechselt, ansonsten wenn die Wundauflage sichtbar vollgesogen *(erschöpft)* ist. Möglich ist auch eine kombinierte Anwendung von Alginaten (zum Austamponieren einer tiefen Wunde) und Hydrokolloidverbänden (zum Abdecken der Wunde)

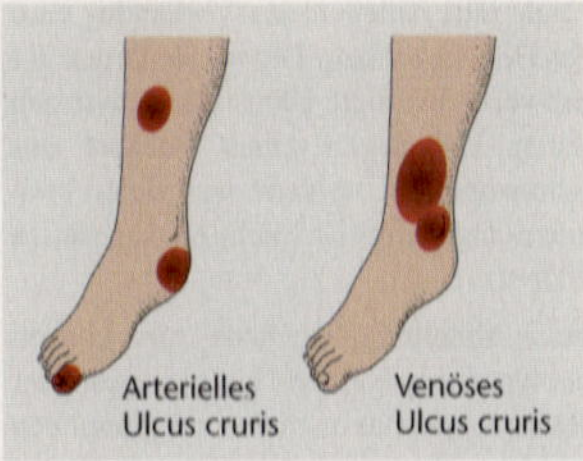

Abb. 19.16: Bevorzugte Lokalisationen arterieller und venöser Ulcera cruris. [A400-190]

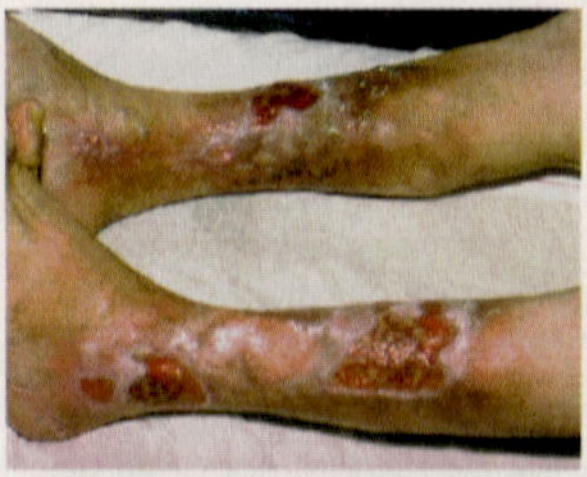

Abb. 19.17: Venöse Ulcera cruris mit typischen braun-gelben Verfärbungen der Haut. Die langsame Wundheilung mit Narbenbildung vom Wundrand her ist erkennbar. [T195]

- **Hydrogele** (z.B. Cutinova hydro®, Hydrosorb®). Hydrogel-Platten sind stark wasserhaltige, durchsichtige, kühlende Wundauflagen, die zwar Wundsekret binden können (Saugleistung variiert je nach Produkt), sich dabei aber *nicht* in Gel wandeln. Sobald die Aufnahmekapazität der Hydrogel-Platte erschöpft ist, löst sich der Verband. Hydrogel-Platten eignen sich besonders zur Abdeckung von sauberen, trockenen oder wenig nässenden Ulcera cruris. Hydrogele aus Tuben können Fibrinbeläge und Nekrosen aufweichen. Auch Kom-

	Venöses Ulcus cruris	Arterielles Ulcus cruris
Bevorzugte Lokalisation	Innenknöchel, medialer Unterschenkel	Druckstellen, z.B. Ferse, Zehen
Beobachtbare Veränderungen	Stauungsdermatose, evtl. Ödeme	Kühle Haut, evtl. livide verfärbt, Fußpulse meist fehlend
Schmerzen	Evtl. Spannungsgefühl	Ja

Tab. 19.18: Zuordnung eines Ulcus cruris nach klinischen Kriterien. Zum diabetischen Fuß ☞ 23.6.5.

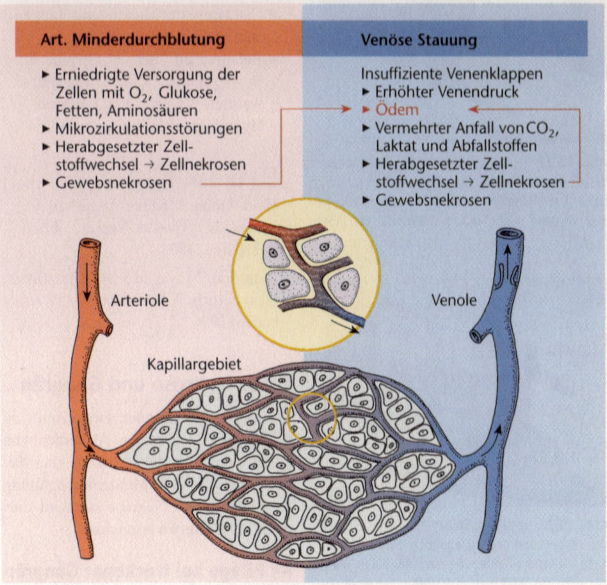

Abb. 19.19: Entstehungsmechanismus arterieller und venöser Ulcera cruris. Ein arterielles Ulkus kann durch die Ödembildung ein venöses Ulkus zur Folge haben. [A400-190]

binationspräparate aus Hydrogel und Alginat erfüllen diesen Zweck. Das auf die Wunde aufgebrachte Hydrogel aus der Tube muss mit einem zweiten Verband abgedeckt werden.

Sowohl die Beschaffenheit als auch die Handhabung moderner Wundauflagen können von Produkt zu Produkt stark variieren. Daher immer die Herstellerangaben im Beipackzettel beachten.

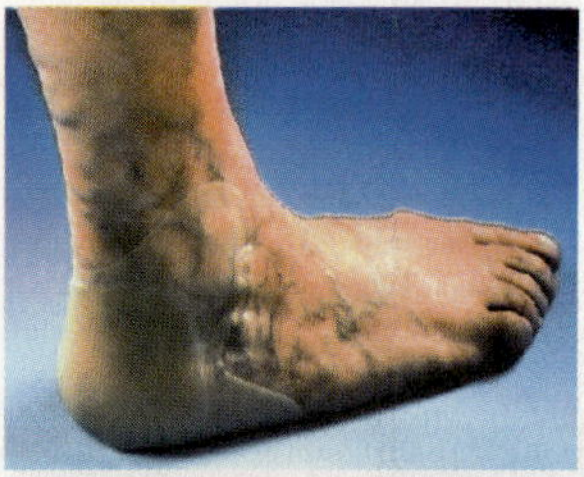

Abb. 19.20: Hydrokolloide Verbände können auch bei sonst schwer zu verbindenden Wunden genutzt werden. [V130]

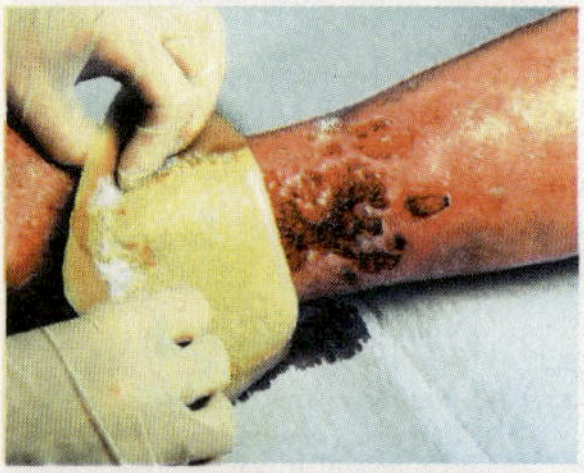

Abb. 19.21: Beim Abziehen eines hydrokolloiden Verbandes verbleibt aufgesaugtes Sekret im Verband. Das Wundbett wird nicht aufgerissen, da der Verband nicht mit der Wunde verklebt. [V130]

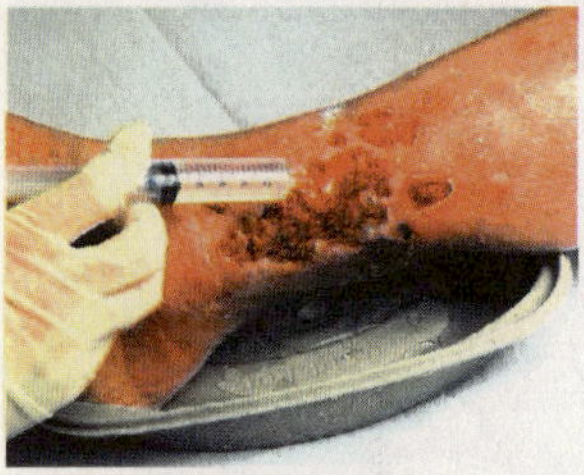

Abb. 19.22: Nach dem Spülen mit Ringer-Lösung und Abtrocknen der umliegenden Haut kann der neue Verband aufgelegt werden. Bei tiefen Wunden wird das Wundbett evtl. vorher mit einer zusätzlich resorbierenden Substanz, z.B. Puder oder Pasten aus Methylzellulose, aufgefüllt. [V130]

Nach dem Anlegen des Verbandes wird das Bein gewickelt. Der lokale Druck auf das venös bedingte Ulcus cruris lässt sich durch Unterlegen eines Polsters aus Schaumgummi steigern, was vielen Patienten angenehm ist (nicht bei arteriellen Ulzera).

Nach Abheilung des Ulcus cruris können bei instabilen Narben Hautplastiken oder Hauttransplantationen vorgenommen werden.

Hautpflege

Die Umgebung um das Ulcus cruris herum sollte mit Öl gereinigt und mit Bepanthen® oder Linola Fett® gepflegt, bei einer enzymatischen Wundreinigung (Varidase®, Fibrolan®, Iruxol®) zum Schutz zusätzlich mit einer Zinkpaste abgedeckt werden.

Allgemeinmaßnahmen

Ein intaktes Immunsystem und eine ausgewogene Ernährung (☞ 19.2.1) unterstützen die Ulkusheilung.

Patientenberatung

Was sollten Betroffene wissen/können?

- Zusammenhang zwischen Venenpumpe und Ulkus
- Bedeutung der dauerhaften Kompression
- „S-L-Regel": Laufen und Liegen statt Stehen und Sitzen
- Beherrschen der Fußgymnastik, Bevorzugung kalten gegenüber warmen Wassers an den Beinen
- Hygienische Verbandswechsel.

Literaturtipps

Haid, Helmut: Keine Angst vor Venenleiden. Gessler-Verlag, Friedrichshafen, 1998

Morrison, Moya; Mottatt, Christine: Ulcus cruris. Ullstein-Mosby, Wiesbaden, 1996

19.3.5 Nekrose und Gangrän

Kommt es im lebenden Organismus zu einem lokal begrenzten Absterben von Zellen oder Geweben, so liegt eine **Nekrose** vor. Ist eine Minderdurchblutung die Ursache der Nekrose, so wird dies meist als **Gangrän** bezeichnet.

Pflege bei trockener Gangrän

Die **trockene Gangrän** ist ein blauschwarzer bis schwarzer, scharf abge-

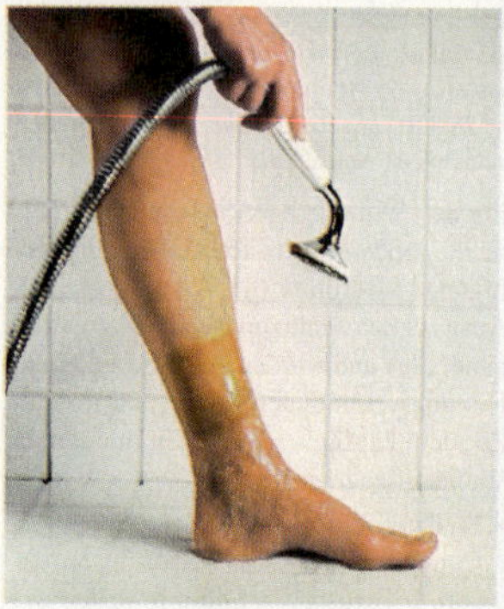

Abb. 19.23: Mit dem hydrokolloiden Verband kann z.B. geduscht werden, ohne dass besondere Vorsicht oder hinterher ein Verbandswechsel wegen Aufweichens nötig wären. [V130]

grenzter Gewebedefekt, der wie mumifiziert aussieht. Das Gewebe ist trocken und hart.

Die trockene Gangrän entsteht vor allem bei Patienten mit schwerer peripherer arterieller Verschlusskrankheit sowie bei Diabetikern nach kleineren Verletzungen (z.B. durch nicht fachgerechte Fußpflege) oder an Druckstellen (z.B. durch zu enge Schuhe), vorzugsweise im Bereich der Zehen und des Vorfußes.

Aufgabe der Pflegenden bei der trockenen Gangrän ist das Trockenhalten und

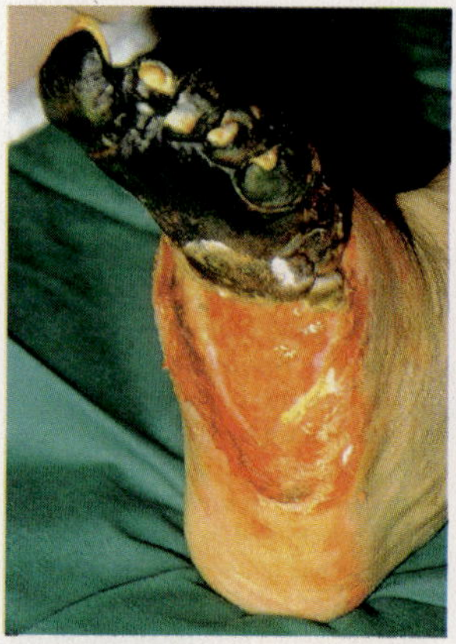

Abb. 19.24: Feuchte Gangrän des gesamten Vorfußes bei Arterienverschluss. Das Versorgungsgebiet der entsprechenden Arterie ist an der scharfen Abgrenzung des abgestorbenen schwarzen Bezirks zu sehen (Demarkation). Zusätzlich besteht ein großer Weichteildefekt der Fußsohle mit infektiösem Belag. [T195]

das Vermeiden von Infektionen. Gelingt dies, mumifiziert das Gewebe (zu Beginn meist ein Zeh), fällt ab und das darunter liegende granulierende Gewebe wird sichtbar.

Jede noch so kleine Gangrän bedarf der Information des Arztes und der (chirurgischen) Behandlung.

Pflege bei feuchter Gangrän

Besiedeln Bakterien die Nekrose (vorzugsweise Anaerobier ☞ 28.5.1), so zersetzen diese allmählich das abgestorbene Gewebe. Es kommt zum Bild der **feuchten Gangrän** mit matschig-schmierigem Aussehen und übel-fauligem Geruch der Wunde.

Eine feuchte Gangrän ist lebensbedrohlich für den Patienten – es droht eine Ausbreitung der Infektion, im Extremfall eine Sepsis (☞ 28.4).

Bei der feuchten Gangrän kann aus pflegerischer Sicht nicht viel getan werden. Sie wird trocken behandelt, meist wird nur ein lockerer Verband aus Mullbinden angelegt. Da die Bakterien den Organismus mit ihren Toxinen überschwemmen, wird therapeutisch eine systemische Antibiotikatherapie durchgeführt (☞ 28.5.2). Damit sich die Gangrän nicht weiter ausbreiten kann, sollte so früh wie möglich die Amputation erfolgen.

19.4 Der Weg zur Diagnose bei Kreislauf- und Gefäßerkrankungen

Blutdruckmessung ☞ 7.2.14

19.4.1 Anamnese und körperliche Untersuchung

Bei der **Anamneseerhebung** gibt die Darstellung von Art und Lokalisation der Schmerzen sowie früheren ähnlichen Schmerzereignissen erste Hinweise auf die Erkrankung.

Bei der **Inspektion** der Haut achtet der Arzt besonders auf Blässe oder Marmorierungen, Rötung und Zyanose, Hyperpigmentierungen, schlecht verheilte oder infizierte Wunden, Pilzinfektionen (☞ 28.7.2), Varizen und Ulzera.

Bei der **Palpation** hervorzuheben sind das Tasten der Pulse (immer im Seitenvergleich ☞ 7.2.13), das Abtasten von

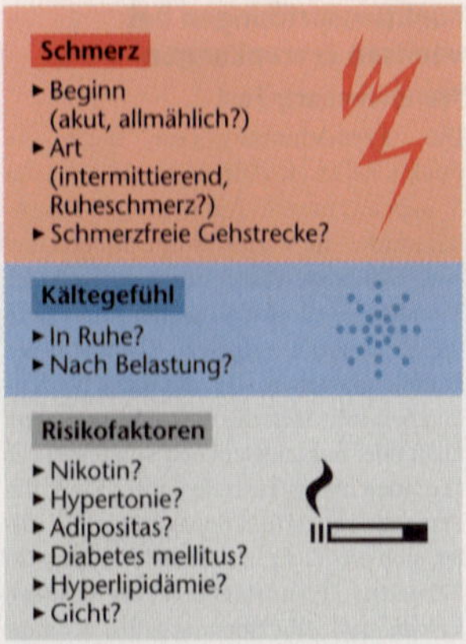

Abb. 19.25: Wichtige Fragen, die bei der „Gefäßanamnese" erste Hinweise auf die Erkrankungsursache geben können. [A400]

Varizen, die Suche nach Verhärtungen und die Prüfung von Schmerzzeichen bei Verdacht auf tiefe Beinvenenthrombose (☞ 19.8.3).

Hört der Arzt bei der **Auskultation** der größeren Gefäße reibende oder schabende Stenosegeräusche, weist dies auf Einengungen des Arterienlumens hin.

Viele Gefäßkrankheiten treten nicht *lokalisiert*, sondern *generalisiert* auf. Deshalb leiden zahlreiche Patienten mit einer arteriosklerotisch bedingten Einengung der hirnversorgenden Gefäße (☞ 35.5.1) auch an einer KHK (☞ 18.5.1) oder pAVK der Extremitätenarterien (☞ 19.6.2).

19.4.2 Klinische Funktionsprüfungen

Schellong-Test ☞ 19.5.3

Durch nicht-invasive Funktionsprüfungen kann der Schweregrad einer Gefäßerkrankung eingeschätzt werden.

Funktionsprüfungen bei arteriellen Erkrankungen

Gehtest

Der **Gehtest** dient der weiteren Differenzierung einer peripheren arteriellen Verschlusskrankheit (pAVK ☞ 19.6.2) im Stadium II, d.h. einer pAVK mit Belastungsschmerz. Der Patient geht unter standardisierten Bedingungen auf ebenem Boden oder einem Laufband. Die schmerzfreie und die maximal mögliche Gehstrecke werden in Metern, selten in Minuten gemessen.

Lagerungsprobe nach Ratschow

Bei der **Lagerungsprobe nach Ratschow** soll der Patient in Rückenlage die Beine senkrecht in die Höhe halten und mit den Füßen kreisen (ca. dreißigmal in ungefähr zwei Minuten). Bei arteriellen Verengungen oder Verschlüssen blasst die Haut an Fußrücken und Fußsohle dabei stark ab, und evtl. hat der Patient Schmerzen.

Dann setzt sich der Patient auf und lässt die Füße herabhängen. Während sich beim Gesunden die Haut nach maximal zehn Sekunden rötet und sich die Venen nach 15 – 20 Sekunden füllen, treten diese Reaktionen bei einer pAVK erst verzögert auf.

Test	Ausführung	Bewertung	
		Normal	Pathologisch
Gehtest	Zügiges Gehen, konstantes Tempo, ebener Boden	Unbegrenzte Gehstrecke ohne Beschwerden	Einschränkung der Gehstrecke durch Beinschmerzen
Lagerungsprobe nach Ratschow	Ca. 30-mal Fußrollen bei erhobenen Beinen	Keine oder nur geringe Blässe der Fußsohle	Deutliche und anhaltende Blässe der Füße, Schmerzen der Wadenmuskulatur
	Hinsetzen, Beine hängen lassen	Deutliche reaktive Hyperämie, Venenfüllung in 15 – 20 Sek.	Rötung und Venenfüllung deutlich verzögert
Faustschlussprobe	20- bis 30-mal Faustschluss bei erhobenen Armen und Kompression der Handgelenksarterien durch Untersucher	Sofortige Rötung nach Versuchsende	Weißbleiben der Hand oder verzögerte Rötung
Allen-Test	Ca. 10-mal Faustschluss bei Kompression der A. radialis oder A. ulnaris	Unveränderte Hautfarbe der Handfläche	Abblassen der Handfläche

Tab. 19.26: Klinische Funktionsprüfungen bei arteriellen Gefäßerkrankungen.

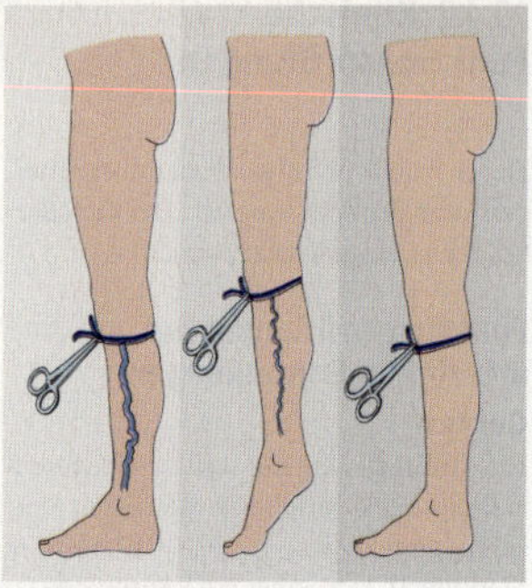

Abb. 19.27: Perthes-Test bei intakten Perforansvenen. [A400-215]

Faustschlussprobe

Die **Faustschlussprobe** testet die Durchblutung der oberen Extremität. Der Patient schließt die Hand mit erhobenem Arm 20- bis 30-mal kräftig zur Faust, während der hinter ihm stehende Untersucher die arterielle Blutzufuhr durch Handgelenkskompression unterbindet.

Beim Gesunden rötet sich die Haut an Handinnenfläche und Fingern unmittelbar nach Ende der Kompression, bei einer Durchblutungsstörung entweder nur verzögert oder gar nicht.

Allen-Test

Der **Allen-Test** prüft die Blutversorgung der Hand. Zum Nachweis von Durchblutungsstörungen der Hand komprimiert der Untersucher die A. radialis *oder* A. ulnaris am Handgelenk des Patienten, und der Patient schließt dabei ca. zehnmal die Faust. Wird die Handfläche weiß, so ist das nichtkomprimierte Gefäß verengt.

Funktionsprüfungen bei venösen Erkrankungen

Trendelenburg-Test

Der **Trendelenburg-Test** testet die Funktionsfähigkeit der Venenklappen der V. saphena magna. Am liegenden Patienten werden die Varizen ausgestrichen und eine Staubinde distal der Leiste an der Mündungsstelle der V. saphena magna in die V. femoralis angelegt. Dann soll der Patient aufstehen. Bei intakten Venenklappen füllt sich die V. saphena magna nicht oder nur langsam und von unten her (Trendelenburg-Test negativ). Sind die Perforansvenen funktionsunfähig, so füllen sich die Varizen innerhalb von ca. 20 Sekunden (Trendelenburg-Test positiv). Erst dann wird die Stauung gelöst. Kommt es danach zu einer raschen Füllung der V. saphena magna, ist deren Mündungsklappe in die V. femoralis insuffizient (Trendelenburg-Test doppelt positiv).

Perthes-Test

Mit dem **Perthes-Test** wird die Durchgängigkeit der tiefen Beinvenen bei Patienten mit einer Varikosis (☞ 19.8.1) geprüft. Am stehenden Patienten wird eine Staubinde oberhalb der Varizen angelegt. Entleeren sich die Venen nach Umhergehen (Betätigung der Muskelpumpe), so sind die tiefen Beinvenen durchgängig und die Perforansvenen funktionsfähig.

19.4.3 Doppler- und Duplex-Sonographie

Doppler-Sonographie

Doppler-Sonographien (Grundprinzipien ☞ 9.6.7) eignen sich:

- Zur Diagnose und Schweregradeinschätzung arterieller Stenosen sowohl der Extremitätenarterien als auch der großen hirnversorgenden Gefäße
- Zum Nachweis einer tiefen Arm- oder Beinvenenthrombose, eines postthrombotischen Syndroms oder Venenklappeninsuffizienzen.

Duplex-Sonographie

Die **Duplexsonographie** (Grundprinzipien ☞ 9.6.7) stellt eine Weiterentwicklung des Dopplerverfahrens dar und ist wie dieses nicht-invasiv und nebenwirkungsfrei. Insbesondere das Farbduplex ist aber der Doppler-Ultraschalluntersuchung bei der Diagnose von Gefäßerweiterungen, Aneurysmen, Ablagerungen in den Gefäßen, Thrombosen (auch Verlaufskontrolle bei Lysetherapie) und Shuntverschlüssen (☞ 31.2.6) überlegen.

Besondere Vorbereitungen oder Nachkontrollen des Patienten sind in aller Regel nicht erforderlich.

19.4.4 Angiographie: Arteriographie

Obwohl der Begriff **Angiographie** (kurz *Angio* ☞ 9.6.3) streng genommen die Darstellung aller Gefäße (also der Arterien *und* Venen) bezeichnet, wird er im klinischen Sprachgebrauch nur für die *Arteriendarstellung* benutzt. Korrekt wäre *Arteriographie* – im Gegensatz zur *Phlebographie.*

Üblicherweise wird bei der (arteriellen) Angiographie das Kontrastmittel über einen Katheter in den krankheitsverdächtigen Gefäßbezirk injiziert. Am häufigsten wird der Katheter über die A. femoralis eingebracht und unter Röntgenkontrolle nach proximal vorgeschoben. Man

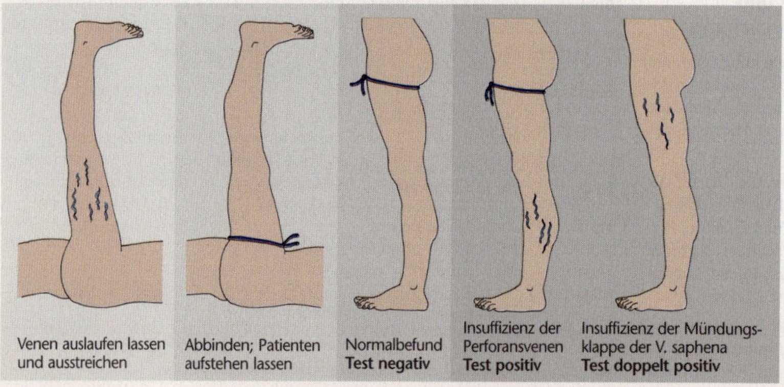

Abb. 19.28: Der Trendelenburg-Test ist eine einfache Methode, die Funktionsfähigkeit der Venenklappen der V. saphena magna zu prüfen. [A400-215]

spricht von **transfemoraler Katheterangiographie.** Sie ist insbesondere zur Vorbereitung einer Gefäßoperation notwendig.

Interventionelle Angiographie

Bei der Katheterangiographie lässt sich die Gefäßdarstellung mit therapeutischen Maßnahmen *(Interventionen)* verbinden:

- So können unter Röntgenkontrolle Stenosen gedehnt werden, indem ein am Katheter angebrachter Ballon aufgeblasen wird (*perkutane transluminale Angioplastie*, kurz **PTA** ☞ 19.6.2)
- Aufgedehnte Stenosen können mit einer über einen Spezialkatheter eingebrachten Gefäßstütze aus Metall *(Stent)* offen gehalten werden
- Eine *lokale Lyse* ist die Injektion Thromben auflösender Arzneimittel direkt an den Ort des Gefäßverschlusses (☞ 19.7 und Pharma-Info 19.52). Auf diese Weise können sehr hohe lokale Konzentrationen des Arzneimittels erreicht werden, die bei systemischer Gabe nicht möglich wären.

Die Angiographie ist eine invasive Methode, die mit Risiken für den Patienten verbunden ist. Die wichtigsten Komplikationen sind:

- (Nach-)Blutungen und Hämatome an der Punktionsstelle
- Infektionen
- Gefäßverletzungen, Thromboembolien
- Kontrastmittelunverträglichkeit bis hin zum anaphylaktischen Schock (☞ 38.5.1).

Pflege bei Angiographie ☞ 9.6.3

Digitale Subtraktionsangiographie

Die *digitale Subtraktionsangiographie*, kurz **DSA** (☞ 9.6.3), stellt eine technische Weiterentwicklung der konventionellen Arteriographie dar und bietet insbesondere in der Hirngefäßdarstellung große Vorteile.

Dabei werden *vor* und *nach* der Kontrastmittelapplikation Röntgenbilder erstellt und die Nativaufnahmen (nativ = „natürlich" = vor Kontrastmittelgabe) von den Kontrastmittel-Aufnahmen mit Hilfe eines Computers gewissermaßen subtrahiert (= abgezogen), so dass die Gefäße nahezu überlagerungsfrei von anderen Strukturen abgebildet werden.

Bei der i.v.-DSA wird das Kontrastmittel durch einfache Injektion in eine Armvene oder über einen Venenkatheter appliziert, bei der i.a.-DSA spritzt der Arzt das Kontrastmittel in eine Arterie.

Pflege ☞ 9.6.3

19.4.5 Phlebographie

Die **Phlebographie,** d.h. die Darstellung der Venen mit Röntgenkontrastmittel, ist nach wie vor die sicherste Methode zur Beurteilung der tiefen Venen, insbesondere auch zum Nachweis oder Ausschluss von Thrombosen.

Das Kontrastmittel wird in eine Fußrücken- oder Handvene injiziert und dann das venöse Abflussgebiet dargestellt.

Das Hauptrisiko der Phlebographie liegt in einer Kontrastmittelunverträglichkeit bzw. -allergie. Außerdem ist die Strahlenbelastung relativ hoch.

Pflege ☞ 9.6.3

> Bei schlechten Venenverhältnissen können ein vor dem Transport durchgeführter feuchtwarmer Umschlag, ein warmes Fußbad oder evtl. ein Heizkissen die Fußgefäße erweitern und so die Punktion in der Röntgenabteilung erleichtern.

19.5 Blutdruckregulationsstörungen

19.5.1 Hypertonie

> **Arterielle Hypertonie** *(Bluthochdruck):* Dauerhafte, nicht situationsabhängige Blutdruckerhöhung über 140/90 mmHg. Eine der häufigsten Erkrankungen überhaupt. Hat durch ihre Spätkomplikationen große soziale Bedeutung: etwa 25 % aller Todesfälle sind Folgen der Hypertonie.

Krankheitsentstehung

Ätiologisch werden die primäre Hypertonie und die sekundären Hypertonieformen unterschieden.

Bei der **primären** *(essentiellen)* **Hypertonie,** die über 90 % der Fälle ausmacht, ist die Ursache der Blutdruckregulationsstörung unbekannt. Vermutlich führen äußere Einflüsse (z.B. Stress, Übergewicht) bei entsprechend veranlagten Menschen zu einer Manifestation der Hypertonie.

Bei den **sekundären Hypertonieformen** (weniger als 10 % der Fälle) ist der Bluthochdruck Folge anderer Grunderkrankungen (☞ Abb. 19.30).

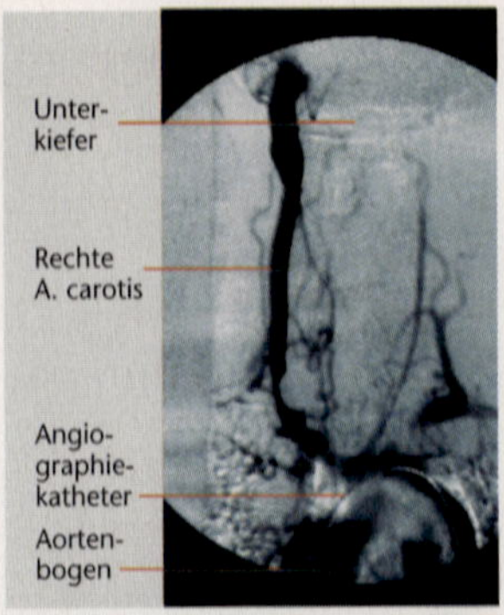

Abb. 19.29: Digitale Subtraktionsangiographie (DSA) des Aortenbogens und der von ihm abgehenden Gefäße. Die Patientin leidet an einem Takayasu-Syndrom (chronische Arterien-Entzündung mit Gefäßverschlüssen ☞ 25.6.6). Während sich z.B. die rechte A. carotis communis mit Kontrastmittel füllt, lässt sich die verschlossene linke A. carotis communis nicht darstellen. [T170]

Symptome, Befund und Einteilung

Die meisten Patienten mit essentieller Hypertonie haben überhaupt keine Beschwerden; die Blutdruckerhöhung wird nur zufällig diagnostiziert. Einige Patienten klagen über Kopfdruck oder Kopfschmerzen, Ohrensausen, Herzklopfen, Schwindel oder Schweißausbrüche, besonders bei Belastung.

Bei Patienten mit einer sekundären Hypertonie bestehen zusätzlich die Symptome der Grunderkrankung.

Bei der körperlichen Untersuchung sind die Blutdruckwerte erhöht. Ansonsten ist der körperliche Untersuchungsbefund bei der primären Hypertonie anfangs normal.

Die Schweregrade der Hypertonie nach den Richtlinien der WHO von 1999 zeigt Tab. 19.31.

Hier wurde zwar die Einteilung nach den evtl. Endorganschäden verlassen, sie ist jedoch nach wie vor im Gebrauch:

- **Stadium I:** Ohne Organveränderungen
- **Stadium II:** Organ*beteiligung:* Linksherzhypertrophie und/oder hypertoniebedingte Veränderungen der Netzhaut
- **Stadium III:** Hypertone Organ*schäden:* Herz (Linksherzinsuffizienz), Gehirn (z.B. Hirnblutung, hypertensive Enzephalopathie) und Auge (beispielsweise Netzhautblutungen).

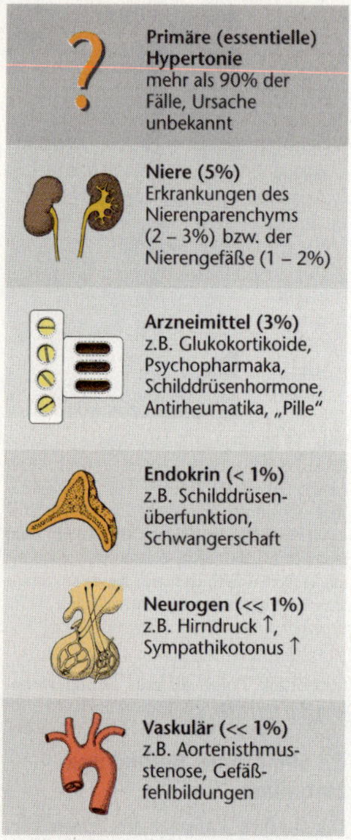

Abb. 19.30: Ursachen der Hypertonie und ihre Häufigkeit. Es dominieren die ursächlich nicht zuzuordnenden primären Hypertonien. [A400]

Spätkomplikationen

Je länger eine Hypertonie besteht und je höher der Blutdruck ist, desto größer ist die Gefahr von Endorganschäden. Folgende Organe sind besonders häufig betroffen:

- **Gefäße:** Der Bluthochdruck beschleunigt die Arterioskleroseentwicklung aller Arterien. Der Schweregrad dieser hypertoniebedingten Gefäßveränderungen ist gut durch die Betrachtung der Gefäße des Augenhintergrundes (Netzhaut-Spiegelung ☞ Abb. 33.29 – 33.31) zu beurteilen
- **Auge:** Die hypertoniebedingten Netzhautschäden reichen über Netzhautblutungen bis hin zur völligen Erblindung
- **Herz:** Da die linke Herzkammer gegen den erhöhten Widerstand im Körperkreislauf anpumpen muss, entwickelt sich eine Linksherzhypertrophie (☞ 18.6.1). Zusätzlich besteht häufig eine KHK durch eine Arteriosklerose der Herzkranzgefäße
- **Niere:** Bei langjähriger Hypertonie bildet sich auf dem Boden der erwähnten Gefäßveränderungen eine *arteriosklerotische Schrumpfniere* mit Niereninsuffizienz bis hin zum Nierenversagen (☞ 31.6.8) aus
- **Gehirn:** Wichtigste Komplikation des Hypertonus am Gehirn ist der Schlaganfall (durch arteriosklerotisch bedingte Minderdurchblutung des Gehirns oder Blutung in das Gehirn hinein ☞ 35.5.1).

Diagnostik

Die Diagnostik hat drei Ziele:

- Die Abgrenzung der verschiedenen Hypertonieformen
- Die Erfassung von Folgeschäden
- Die Diagnose weiterer kardiovaskulärer Risikofaktoren.

Das Basisprogramm wenig belastender Untersuchungen umfasst:

- Blutdruckmessungen: Während Patienten mit einer primären Hypertonie bei wiederholten Blutdruckmessungen *(RR-Tagesprofil, 24-Std.-Blutdruckmessung)* relativ konstante Blutdruckerhöhungen zeigen, sind z.B. für Kranke mit einem Phäochromozytom (☞ unten) krisenhafte Entgleisungen des Blutdrucks typisch

Unerlässlich ist die Messung des Blutdrucks zumindest einmal an *beiden* Armen *und* Beinen.

- Blutuntersuchungen: Schilddrüsenwerte, Elektrolyte, Kreatinin, Blutbild, Glukose, Blutfette, Harnsäure
- Urinuntersuchung (☞ 31.4.3)
- Röntgenaufnahme des Thorax, EKG und Echokardiographie (☞ 18.4.4 und 18.4.8) vor allem zur Erfassung hypertoniebedingter Herzschäden
- Augenärztliche Untersuchung mit Spiegelung des Augenhintergrundes zur Gefäßbeurteilung.

Zur weiterführenden Diagnostik bei Verdacht auf sekundäre Hypertonie gehören:

- Bildgebende Diagnostik
  - Ultraschall der Bauchorgane
  - Doppleruntersuchung (☞ 9.6.7) der Nierenarterien, Nierenszintigramm (☞ 31.4.7) und DSA (☞ 31.4.6)
  - Bei Verdacht auf Nebennierenveränderungen (z.B. das Adrenalin produzierende **Phäochromozytom**) Angiographie und CT

Patienten vor allen Untersuchungen nüchtern lassen, evtl. entblähen (z.B. 2 x 2 Tbl. Lefax® oder Sab simplex® Tropfen geben).

- Hormonanalysen, z.B.
  - Kortisolbestimmung im Blut, Dexamethasonkurztest (☞ 23.7.1)
  - Renin- und Aldosteronbestimmung im Blut
  - Untersuchung des 24-Stunden-Urins auf Katecholamine und Vanillinmandelsäure („VMS" = Abbauprodukt des Adrenalin).

	Systolischer RR	Diastolischer RR
Optimaler Wert	< 120 mmHg	< 80 mmHg
Normwert	< 130 mmHg	< 85 mmHg
Hochnormaler Wert	130 – 139 mmHg	85 – 89 mmHg
Hypertonie Grad 1 *(milde Hypertonie)*	140 – 159 mmHg	90 – 99 mmHg
Untergruppe: Grenzwerthypertonie	140 – 149 mmHg	90 – 94 mmHg
Hypertonie Grad 2 *(mittelschwere Hypertonie)*	160 – 179 mmHg	100 – 109 mmHg
Hypertonie Grad 3 *(schwere Hypertonie)*	≥ 180 mmHg	≥ 110 mmHg
Isolierte systolische Hypertonie	≥ 140 mmHg	< 90 mmHg
Untergruppe: Grenzwerthypertonie	140 – 149 mmHg	< 90 mmHg
Maligne Hypertonie		≥ 120 mmHg
	Schwere Netzhautschäden (Retinopathie Grad III – IV) und Niereninsuffizienz	
Hypertensive Krise	Krisenhafter RR-Anstieg, meist auf > 220/120 mmHg, mit lebensbedrohlichen neurologischen und/oder kardialen Symptomen	

Tab. 19.31: Schweregrade der Hypertonie nach den Richtlinien der WHO 1999. Die Einteilung gilt letztlich nur für eine unbehandelte Hypertonie. Fallen systolischer und diastolischer Blutdruck eines Patienten in unterschiedliche Kategorien (Schweregrade), gilt die höhere Einstufung.

Drei Tage vorher „VMS-Kost", z.B. keine Bananen, Zitrusfrüchte, Nüsse, Vanille, keinen Käse, schwarzen Tee und Kaffee. Arzneimittel auf Arztanordnung absetzen. 24-Stunden-Urin in dunklem Gefäß unter Zusatz von Salzsäure sammeln (☞ 39.75).

Behandlungsstrategie

Bei der sekundären Hypertonie wird möglichst die Grunderkrankung behandelt. Hier sind vor allem die Entfernung von Nebennierentumoren (☞ 23.7.1), die Aufdehnung oder Operation einer Nierenarterienstenose (☞ 31.6.2) und die Operation einer Aortenisthmusstenose (☞ 18.10) zu nennen.

Neben blutdruckregulierenden Allgemeinmaßnahmen (☞ Pflege und Patienteninformation) ist eine medikamentöse Therapie nötig bei der Mehrzahl der Patienten mit einer primären Hypertonie und den Patienten mit einer sekundären Hypertonie, die nicht operabel sind oder bei denen der Bluthochdruck auch nach der Behandlung der Grunderkrankung weiterbesteht.

Die medikamentöse Therapie richtet sich nach dem Schweregrad der Hypertonie. Etablierte Richtlinie für die essentielle Hypertonie ist heute das in Tab. 19.32 dargestellte Stufenschema der medikamentösen Bluthochdruck-Therapie, das je nach Begleiterkrankungen des Patienten modifiziert wird.

Das Medikamentenschema sollte möglichst einfach sein, da die Patientencompliance mit zunehmender Zahl der Tabletten abnimmt. Generell sind bei älteren Patienten Diuretika und Kalziumantagonisten, bei jüngeren dagegen β-Blocker oder ACE-Hemmer zu bevorzugen.

Pflege und Patienteninformation

Die Prognose der Erkrankung ist nur dann gut, wenn es gelingt, den erhöhten Blutdruck *dauerhaft* zu normalisieren.

Typischerweise hat der Hypertoniker keine Symptome durch die Erkrankung, aber vor allem zu Therapiebeginn Beschwerden durch die Nebenwirkungen der Arzneimittel (☞ Pharma-Info 19.33). Ein gutes Vertrauensverhältnis des Patienten zu Pflegenden und Ärzten trägt wesentlich dazu bei, dass er diese Nebenwirkungen anspricht. Sonst könnte es sogar sein, dass er die Tabletten „entsorgt".

- Bei vielen Patienten steht die Reduktion von Übergewicht (☞ 23.8.1) an erster Stelle. Nach Erreichen des Normalgewichtes kann versucht werden, die Medikation zu reduzieren
- Viele Patienten profitieren von einer regelmäßigen Blutdruckselbstkontrolle. Der Patient trägt die gemessenen Werte in ein Tagebuch ein und vermerkt in diesem auch Besonderheiten wie z.B. Sport
- Das Rauchen sollte der Patient unbedingt einstellen, den täglichen Alkoholkonsum auf maximal 20 – 30 g (Männer) bzw. 10 – 20 g (Frauen) reduzieren
- Zu empfehlen ist weiter ein mildes Ausdauertraining, z.B. durch schnelles Gehen oder Schwimmen
- Die Blutdruckreaktion des Organismus auf Salzaufnahme mit der Nahrung ist zwar unterschiedlich. Patienten mit Hypertonie profitieren nach heutigem Kenntnisstand aber auf jeden Fall von einer Einschränkung des Salzkonsums, da dies die Wirksamkeit insbesondere der Diuretika verbessert. Auch ein geringer Fettverzehr und reichlich Obst und Gemüse scheinen sich günstig auf den Blutdruck auszuwirken, ganz abgesehen davon, dass sie andere Risikofaktoren positiv beeinflussen
- Der Hypertoniker sollte, auch wenn er sich wohl fühlt, regelmäßig den Arzt aufsuchen, damit Spätkomplikationen und weitere Risikofaktoren für Gefäßerkrankungen möglichst frühzeitig diagnostiziert werden.

Stufenschema der medikamentösen Hypertoniebehandlung

Stufe 1: Monotherapie	Stufe 2: Zweierkombination	Stufe 3: Dreierkombination	Stufe 4: Viererkombination	Stufe 5: Minoxidil
Diuretikum oder β-Blocker oder ACE-Hemmer oder Kalziumantagonist	▸ Diuretikum plus ▸ β-Blocker oder Kalziumantagonist oder ACE-Hemmer **oder** ▸ Kalziumantagonist plus ▸ β-Blocker oder ACE-Hemmer	Zahlreiche Kombinationsmöglichkeiten, z.B. Diuretikum plus ACE-Hemmer plus Kalziumantagonist	Zahlreiche Kombinationsmöglichkeiten	Einsatz von Minoxidil zusammen mit anderen Arzneimitteln

Tab. 19.32: Stufenschema der medikamentösen Hypertonietherapie. Weitere Informationen zu den Arzneimitteln ☞ Pharma-Info 19.33.

19.5.2 Hypertensive Krise

Hypertensive Krise: Krisenhafte Entgleisung des Bluthochdrucks mit Blutdruckwerten über 220/120 mmHg. Notfall, der umgehender Behandlung bedarf. Es drohen v.a. Hirnblutungen (☞ 35.5.1), zerebrale Krampfanfälle (35.7.1) und eine akute Linksherzinsuffizienz (☞ 18.6.2).

Notfall: Hypertensive Krise

- Bei diastolischem Druck über 120 mmHg Arzt benachrichtigen
- Patienten beruhigen und Bettruhe einhalten lassen. Vitalzeichen engmaschig kontrollieren
- Nifedipin oder Nitrendipin auf Arztanordnung verabreichen, z.B. eine Adalat®-Kapsel zerbeißen und mit Inhalt schlucken lassen bzw. 1 ml Bayotensin®akut-Lösung oral geben. Bei Bedarf nach 30 Minuten wiederholen
- Bei Überwässerung oder (drohendem) Lungenödem 20 – 40 mg Furosemid (z.B. Lasix®) intravenös spritzen (Arzt) und 2 – 3 Hübe Glyceroltrinitrat (z.B. Nitrolingual®) sublingual geben
- Bei Erfolglosigkeit der bisherigen Maßnahmen Nitroperfusor vorbereiten (50 mg auf 50 ml NaCl 0,9 %, 1 – 6 ml/Std.)
- Bei Tachykardie (Herzfrequenz über 120/Min.) Clonidin (z.B. Catapresan®) i.m. oder i.v. spritzen (Arzt), bei Bradykardie (Herzfrequenz unter 60/Min.) Dihydralazin (z.B. Nepresol®). Frequenzneutral ist Urapidil (z.B. Ebrantil®).

Warnzeichen der **hypertensiven Krise** sind Kopfschmerzen, verschwommenes Sehen, Unruhe, Schwindel, Übelkeit sowie evtl. neurologische Störungen (z.B. Sprachstörungen ☞ 35.3.6) oder Angina pectoris.

Behandlungsziel ist zunächst eine Blutdrucksenkung auf Werte um 170/100 mmHg. Besonders bei älteren Menschen darf der Blutdruck nicht zu rasch gesenkt werden, um eine Minderdurchblutung des Gehirns zu vermeiden.

Nach Beseitigung der akuten Gefahr besteht die weitere Pflege in der regelmäßigen Kontrolle der Vitalzeichen, der Überwachung der medikamentösen Behandlung und der Mobilisation nach Anordnung.

19.5.3 Hypotonie

Hypotonie: Dauernde Blutdruckerniedrigung auf Werte unter 105/60 mmHg bei *gleichzeitigen Beschwerden* des Patienten durch die Minderdurchblutung der peripheren Organe. Ein Mensch, der sich bei hypotonen Blutdruckwerten wohl fühlt, ist nicht behandlungsbedürftig.

Orthostatische Dysregulation *(orthostatische Hypotonie):* Wiederkehrender Blutdruckabfall beim Wechsel vom Liegen zum Stehen. Durch die kurzzeitige Minderdurchblutung des Gehirns wird dem Patienten schummrig und schwarz vor Augen, er kann stürzen und ohnmächtig werden. Von der Hypotonie abzugrenzen, jedoch häufig mit dieser assoziiert. Bei älteren Patienten aber oft isoliert auftretend und dann meist durch eine allgemeine Gefäßsklerose oder Arzneimitteleinnahme bedingt.

Pharma-Info 19.33: Antihypertensiva

Antihypertensiva *(Antihypertonika)* senken einen krankhaft erhöhten Blutdruck. Dabei gelangen vor allem Diuretika zur Steigerung des Harnflusses (☞ Pharma-Info 31.68), β-Blocker, ACE-Hemmer und Kalziumantagonisten zur Anwendung. Regelmäßige Blutdruckmessungen dienen der Kontrolle des Therapieerfolges und der Dosisfindung.

Allen Substanzen gemeinsam sind folgende Nebenwirkungen:

- Eine (zu schnelle) Blutdrucksenkung kann insbesondere bei älteren Patienten die Gehirndurchblutung verschlechtern und zu Verwirrtheit, Lethargie und Antriebslosigkeit führen
- Vor allem zu Therapiebeginn sind Orthostase-Probleme (☞ 19.5.3) häufig. Wichtig ist, dass der Patient langsam aufsteht und vor dem Stehen erst auf der Bettkante sitzt
- Der Patient darf die Medikation nie eigenmächtig abbrechen: Es drohen ein überschießender Blutdruckanstieg *(Rebound-Effekt)* und Herzrhythmusstörungen
- Müdigkeit und Magen-Darm-Beschwerden treten meist nur zu Beginn der Behandlung auf.

β-Blocker

β-Blocker sind für junge Patienten und für Patienten mit einer gleichzeitigen KHK Mittel der Wahl. Sie zählen zu den **Sympatholytika** *(Sympathikolytika, Antisympathotonika),* hemmen also den Sympathikotonus und führen über eine Verminderung von Herzfrequenz und Herzkraft zu einer Senkung des Herzzeitvolumens und damit auch des Blutdrucks. Die Wirkung der β-Blocker auf den Blutdruck ist noch nicht in allen Einzelheiten geklärt.

Ein weiteres Anwendungsgebiet der β-Blocker ist die Koronare Herzkrankheit (☞ 18.5.1). Wegen ihrer atemwegsverengenden Wirkung sind β-Blocker beim Asthmatiker kontraindiziert.

Oft eingesetzte Substanzen sind:

- Atenolol, z.B. Tenormin®
- Metoprolol, z.B. Beloc®, Lopresor®
- Pindolol, z.B. Visken®
- Propranolol, z.B. Dociton®
- Carvedilol (z.B. Dilatrend®) mit zusätzlicher peripheren Blockade der α_1-Rezeptoren und daraus resultierender Gefäßerweiterung.

Pflege bei Therapie mit β-Blockern

- Insbesondere zu Beginn einer Behandlung mit β-Blockern häufig Puls kontrollieren, um starke Herzfrequenzabfälle frühzeitig zu erkennen
- Bei Diabetikern verschleiern β-Blocker die Zeichen einer Hypoglykämie (☞ 23.6.4). Daher Blutzucker häufiger überprüfen.

ACE-Hemmer und Angiotensin-II-Antagonisten

ACE-Hemmer hemmen das *Angiotensin converting enzyme,* so dass aus Angiotensin I nicht mehr Angiotensin II gebildet werden kann (☞ Abb. 19.5). Dadurch wird unter anderem der periphere Gefäßwiderstand vermindert und so der Blutdruck gesenkt und das Herz entlastet.

Nach heutigem Kenntnisstand haben ACE-Hemmer eine *organoprotektive* (Organ schützende und damit Prognose verbessernde) *Wirkung,* insbesondere auf Herz und Nieren. Daher sind sie in den letzten Jahren zu Antihypertensiva der ersten Wahl geworden, vor allem bei Patienten mit Diabetes mellitus und Herz- und Nierenerkrankungen.

Hauptvertreter sind:

- Captopril, z.B. Lopirin®, Tensobon®
- Enalapril, z.B. Pres®, Xanef ®
- Lisinopril, z.B. Acerbon®, Coric®.

Nebenwirkungen von ACE-Hemmern sind chronischer Reizhusten (in ca. 10 %), ein angioneurotisches Ödem (Quincke-Ödem ☞ 30.9.2), Blutbildstörungen (Abfall der weißen Blutkörperchen), Geschmacksstörungen, Obstipation und Hautausschläge.

Da ACE-Hemmer auch die Aldosteronsekretion hemmen, sollten sie wegen der Gefahr einer Hyperkaliämie (☞ 31.11.3) nicht mit kaliumsparenden Diuretika oder Kaliumpräparaten kombiniert werden.

Pflege bei Therapie mit ACE-Hemmern

- Wegen besonders starker Blutdrucksenkung nach der *ersten* Gabe anfangs Blutdruck engmaschig kontrollieren. Diuretika möglichst 1 – 2 Tage vorher absetzen, ansonsten zu Therapiebeginn Bettruhe einhalten lassen
- Auf Zeichen einer Hyperkaliämie, Sensibilitätsstörungen oder Obstipation achten.

Eine Weiterentwicklung sind die *Angiotensin-II-AT1-Rezeptor-Antagonisten* (kurz **Angiotensin-II-Antagonisten,** *AT-1-Blocker,* z.B. Losartan, in Lorzaar®), die Angiotensin II von seinem Typ-1-Rezeptor verdrängen. Angiotensin-II-AT1-Rezeptor-Antagonisten werden insgesamt ähnlich beurteilt werden wie die ACE-Hemmer, scheinen jedoch bisher besser verträglich.

Krankheitsentstehung

Ätiologisch werden folgende Hypotonieformen unterschieden:

- **Essentielle Hypotonie:** Bei der essentiellen Hypotonie hat die Hypotonie keine erkennbare Ursache
- **Symptomatische Hypotonien:** Sie sind Ausdruck einer Grunderkrankung, etwa einer Herzinsuffizienz (☞ 18.6.1) oder einer Hypovolämie, sowie Folge von Bettlägerigkeit oder Arzneimitteleinnahme.

Symptome, Befund und Diagnostik

Die Patienten klagen typischerweise über Abgeschlagenheit, Leistungs- und Konzentrationsschwäche sowie Schwindel mit Schwarzwerden vor den Augen, besonders beim Aufstehen oder längerem Stehen. (Kurze) Bewusstlosigkeiten sind möglich. Nicht selten sind auch depressive Verstimmungen, Frösteln, Blässe und Stiche oder Beklemmungsgefühl in der Herzgegend.

Bei der essentiellen Hypotonie handelt es sich sehr häufig um sehr schlanke Patientinnen mit einem ansonsten unauffälligem Untersuchungsbefund.

Bei den sekundären Hypotonieformen stehen die Befunde der Grunderkrankung im Vordergrund.

Die Diagnose wird durch mehrfache Blutdruckmessungen und durch einen Schellong-Test gestellt.

Pharma-Info 19.33: Antihypertensiva (Fortsetzung)

Kalziumantagonisten

Kalziumantagonisten *(Kalziumkanal-Blocker, kurz Ca^{2+}-Antagonisten)* erweitern die peripheren Blutgefäße und senken damit den Widerstand im Gefäßsystem und den Blutdruck. Außerdem verringern sie die Herzkraft und damit die Herzarbeit sowie den Sauerstoffverbrauch des Herzens, weshalb sie auch in der Behandlung der KHK einen festen Platz haben. Kalziumantagonisten gelangen eher bei älteren Patienten (evtl. mit gleichzeitiger KHK) zur Anwendung. In der Bluthochdrucktherapie werden (länger wirksame) Tabletten, Kapseln oder Dragees bevorzugt. Für die Behandlung akuter Blutdruckentgleisungen oder Angina-pectoris-Anfälle gibt es rasch wirksame Sublingual-Kapseln zum Zerbeißen oder Ampullen zur Injektion.

Auch Kalziumantagonisten haben in der Regel nur geringe Nebenwirkungen, vor allem Kopfschmerz, Hitzegefühl und Beinödeme sowie Magen-Darm-Beschwerden (Appetitlosigkeit, Übelkeit) und Herzrhythmusstörungen. Bei einer Herzinsuffizienz dürfen Kalziumantagonisten nur mit besonderer Vorsicht gegeben werden, da sie die Herzkraft weiter schwächen.

Häufig eingesetzte Substanzen sind:

- Nifedipin, z.B. Adalat®
- Nitrendipin, z.B. Bayotensin®
- Amlodipin, z.B. Norvasc®
- Diltiazem, z.B. Dilzem®
- Verapamil, z.B. Isoptin®.

Pflege bei Therapie mit Kalziumantagonisten

Wegen des relativ schnellen Wirkungseintritts sind häufige Blutdruckkontrollen angezeigt. Bei Gabe von Verapamil ist eine Obstipationsprophylaxe nötig, da das Präparat zu hartnäckiger Obstipation führen kann.

Weitere Antihypertensiva im Überblick

Substanz	Wirkmechanismus	Handelsname (Bsp.)	Nebenwirkungen, Besonderheiten und Pflege
Sympatholytika			
Clonidin	Zentrale Hemmung der Sympathikusaktivität	Catapresan®	Müdigkeit, Bradykardie, Blutdruckabfall im Stehen, Mundtrockenheit → häufige RR- und Pulskontrollen, sorgfältige Mundpflege. Potenzstörungen. Zu Beginn der Behandlung (insbesondere nach i.v.-Inj.) und bei plötzlichem Absetzen des Arzneimittels krisenhafte Blutdruckentgleisung möglich
Doxazocin	Periphere Blockade der α_1-Rezeptoren	Diblocin®	☞ Prazosin, jedoch besser verträglich
α-Methyldopa	Zentrale Hemmung der Sympathikusaktivität	Presinol®	Müdigkeit, Mundtrockenheit, Potenzstörungen. Bedeutung v.a. in der Hypertonietherapie Schwangerer
Moxonidin	Zentrale Hemmung der Sympathikusaktivität	Cynt®, Physiotens®	Nebenwirkungen wie Clonidin, jedoch insgesamt deutlich schwächer ausgeprägt
Prazosin	Periphere Blockade der α_1-Rezeptoren	Minipress®	Reflektorischer Anstieg der Herzfrequenz, Blutdruckabfall v.a. im Stehen (Kollapsgefahr) → häufige RR- und Pulskontrollen, einschleichende Dosierung zur Milderung dieser Nebenwirkungen
Urapidil	Hemmung der Sympathikusaktivität über zentralen und peripheren Angriff	Ebrantil®	Gut geeignet für die Behandlung hypertensiver Krisen, i.v.-Gabe möglich
Vasodilatatoren			
Dihydralazin	Vasodilatation durch direkte Wirkung auf die Gefäßmuskulatur	Nepresol®	Reflektorischer Herzfrequenzanstieg sowie Natrium- und Wasserretention, daher nicht für die Monotherapie empfohlen. Hauptnebenwirkungen Kopfschmerz, Schwitzen und Magen-Darm-Beschwerden, zur Linderung einschleichende Dosierung
Minoxidil	Vasodilatation durch direkte Wirkung auf die Gefäßmuskulatur	Lonolox®	Stark wirksamer Vasodilatator, der mit β-Blockern und Diuretika kombiniert wird. Wesentliche Zunahme der Körperbehaarung (auch im Gesicht und bei Frauen!). Gabe nur bei sonst nicht beherrschbarer Hypertonie

Die Substanzen dieser Tabelle sind speziellen Indikationen vorbehalten und in aller Regel nicht Arzneimittel der ersten Wahl bei der Einstellung einer arteriellen Hypertonie.

Durchführung eines Schellong-Tests

Der Patient soll unter Kontrolle von Puls und Ruheblutdruck ca. zehn Minuten ruhig auf dem Rücken liegen.

Dann steht er (rasch) auf und bleibt möglichst zehn Minuten lang stehen, ohne sich abzustützen. Während des Stehens werden jede Minute oder zumindest alle zwei Minuten Puls und Blutdruck gemessen und auf einem vorgefertigten Diagramm eingetragen. Nach zehn Minuten legt sich der Patient wieder hin, und Puls und Blutdruck werden so lange gemessen, bis die Ausgangswerte wieder erreicht sind.

Behandlungsstrategie

Notfall: Kollaps bei orthostatischer Hypotonie

Nicht selten kollabiert der Patient mit einer (orthostatischen) Hypotonie, z.B. bei einer längeren Stehbelastung. Pflegerische Erstmaßnahmen sind:

- Patienten hinlegen und Beine hoch lagern
- Arzt benachrichtigen
- Vitalzeichen kontrollieren
- Arzneimittel, z.B. Sympathomimetika, nach ärztlicher Anordnung geben
- Tipp: Bei Diabetikern und Alkoholikern kann auch eine Hypoglykämie vorliegen. BZ- Stix durchführen, falls Patient nicht prompt aufklart.

Die häufige essentielle Hypotonie bedarf nur in schweren Fällen einer medikamentösen Behandlung, z.B. mit Dihydroergotamin (z.B. Dihydergot®) oder Sympathomimetika (z.B. Effortil®). Vielmehr sollte der Arzt den Patienten über die Harmlosigkeit der Erkrankung aufklären und ihm eventuelle Ängste bezüglich der Prognose nehmen.

Bei symptomatischen Hypotonien wird wenn irgend möglich die ursächliche Erkrankung behandelt.

Pflege und Patienteninformation

Vielfach können einfache, nebenwirkungsfreie Maßnahmen insbesondere die essentielle Hypotonie und Orthostase-Probleme bessern oder beseitigen:

- Gefäßtraining durch Wechselduschen, Bürstenmassagen oder klimatische Reize (Vorsicht vor Saunagängen; die Wärme erweitert die Gefäße und kann zu einem Kollaps führen)
- Regelmäßige körperliche Betätigung
- Reichliches Trinken, sofern keine Kontraindikationen bestehen
- Kein abruptes Aufstehen aus dem Liegen, sondern zunächst Aufsetzen und z.B. Kreisen mit den Füßen oder Anziehen der Beine
- Bei längerem Stehen Wippen auf dem Zehenballen, Betätigung der Bauchpresse oder andere Muskelbetätigungen.

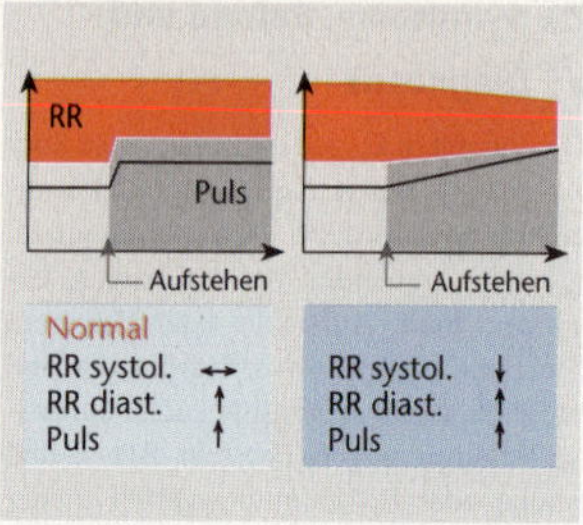

Abb. 19.34: Schellong-Test beim Gesunden (links) und möglicher Untersuchungsbefund bei orthostatischer Hypotonie (rechts). [A400]

Schock ☞ *38.5.1*

19.6 Erkrankungen der Arterien

Vaskulitiden (Gefäßentzündungen) ☞ *25.6.6*

19.6.1 Arteriosklerose: Atherosklerose

Arteriosklerose (umgangssprachlich *Arterienverkalkung*): Im weiteren Sinne Sammelbezeichnung für verschiedene chronische Arterienerkrankungen, die mit einer Verhärtung und Verdickung der Arterienwand einhergehen.
Im engeren Sinne (und in diesem Buch so benutzt) Synonym für die häufigste dieser Erkrankungen, die **Atherosklerose** mit vorherrschenden Intimaveränderungen der großen Arterien mit der Folge einer Einengung des Gefäßlumens und daraus resultierenden Durchblutungsstörungen. Die Atherosklerose ist in unserer Wohlstandsgesellschaft die häufigste Gefäßerkrankung überhaupt.

Krankheitsentstehung und Risikofaktoren

Krankheitsentstehung

Nach heutigem Kenntnisstand führt eine Schädigung der Intima zur Ausbildung eines Ödems und zur Anlagerung von Blutzellen und Lipiden **(Fettstreifen).** Die Zellen in der Gefäßwand proliferieren (wuchern), es bildet sich eine Fibrose mit fibrösen **arteriosklerotischen Plaques** (Plaque = plattenförmige Gewebeveränderung), Nekrosen und Verkalkungen aus. Durch Einreißen der Plaques entstehen Gefäßläsionen, an denen sich oft Thromben bilden, die das Gefäß teilweise oder vollständig verlegen und Ausgangspunkt von Embolien (☞ 19.6.3) sein können. Als weitere Faktoren werden eine genetische Disposition, die Thrombozyten und entzündliche Gefäßwandschädigungen (evtl. durch Chlamydien ☞ 18.5.1) diskutiert.

Risikofaktoren

Risikofaktoren für Arteriosklerose sind:

- Nikotinabusus
- Hypertonie (☞ 19.5.1)
- Fettstoffwechselstörungen (☞ 23.8.4)
- Diabetes mellitus (☞ 23.6)
- Gicht (☞ 23.9), Übergewicht und Bewegungsmangel.

Die weiblichen Geschlechtshormone üben eine Schutzfunktion aus; bis zur Menopause sind Frauen seltener betroffen als Männer.

Folgen der Arteriosklerose

Über arterielle Gefäßverengungen und -verschlüsse kommt es zu Durchblutungsstörungen bis hin zum Gewebsuntergang **(Infarkt)** in den nachgeschalteten Organen.

Je nach Lokalisation der Gefäßverengungen entwickeln sich folgende Krankheitsbilder:

- **Periphere arterielle Verschlusskrankheit** der Leisten- und Beinarterien (*pAVK* ☞ 19.6.2)
- **Akute arterielle Verschlüsse** v.a. von Bauch-, Leisten- und Beinarterien (☞ 19.6.3, 19.6.4)
- Vor allem im Bauch und im Gehirn **arteriosklerotische Aneurysmen,** die platzen und zu tödlichen Blutungen führen können (☞ 19.6.6 – 19.6.8, 35.5.1)
- **Zebrebrovaskuläre Insuffizienz** mit dem klinischen Bild des **Schlaganfalls**

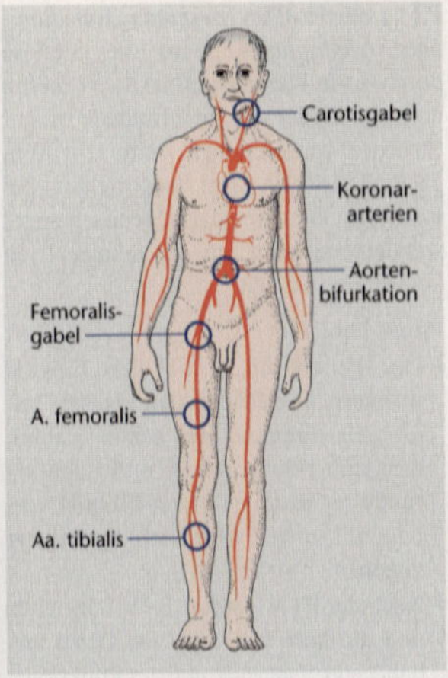

Abb. 19.35: Bevorzugte Lokalisationen der Arteriosklerose. [A400-190]

(☞ 35.5.1) oder der **Multiinfarkt-Demenz** (☞ 14.5.2)

- **Durchblutungsstörungen der Eingeweidearterien** (☞ 19.6.4)
- Koronare Herzkrankheit (*KHK* ☞ 18.5.1).

Ein Patient mit *einem* dieser Krankheitsbilder hat meist ein *generalisiertes* Gefäßleiden und leidet daher (früher oder später) sehr oft auch an den anderen genannten Erkrankungen.

Die Folgeerkrankungen der Arteriosklerose bilden nicht nur die Todesursache Nummer eins in den Industriestaaten, sondern schränken die Lebensqualität der betroffenen Patienten erheblich ein und haben enorme soziale und volkswirtschaftliche Bedeutung (etwa durch eine hohe Zahl von Frühberentungen).

19.6.2 Periphere arterielle Verschlusskrankheit (pAVK)

Periphere arterielle Verschlusskrankheit *(pAVK):* Chronische Verengungen und Verschlüsse der Extremitätenarterien, in > 90 % der unteren Extremität.

Krankheitsentstehung

Weitaus häufigste Ursache der pAVK ist die Arteriosklerose. Andere Ursachen, insbesondere Gefäßentzündungen, sind selten. Daher beschränken sich die folgenden Ausführungen auf die arteriosklerotisch bedingte pAVK.

Die Mehrzahl der Patienten sind langjährige Diabetiker und/oder Raucher; deshalb und wegen der Hauptlokalisation wird die pAVK häufig auch als *Raucherbein* bezeichnet.

Symptome und Untersuchungsbefund

Da fast immer die unteren Extremitäten betroffen sind, sucht der Patient den Arzt meist wegen Beinschmerzen auf. Typisch ist die **Claudicatio intermittens** (*intermittierendes Hinken* ☞ 19.3.1). Weitere Krankheitszeichen sind *belastungsabhängige* Schwäche der betroffenen Extremität, Kältegefühl und Gefühlsstörungen. Eine Verschlimmerung der Erkrankung wird durch das Auftreten dauernder **Ruheschmerzen** gekennzeichnet. Nekrosen und Ulzera können auftreten.

Einteilung der pAVK

Im klinischen Alltag hat sich eine Einteilung der pAVK nach *Lokalisation* und *Schweregrad* bewährt:

- Bei der Einteilung nach der Lokalisation werden bei der unteren Extremität eine pAVK vom **Becken-, Oberschenkel-** und **Unterschenkeltyp** unterschieden. Die Schmerzen des Patienten sind fast immer eine Etage tiefer als die befallene Arterie lokalisiert, also im Hüft-Oberschenkelbereich, im Unterschenkel (Wade) und im Fuß
- Für den Schweregrad der Erkrankung hat sich für die untere Extremität die **Stadieneinteilung nach Fontaine** etabliert (☞ Tab. 19.36).

Diagnostik und Differentialdiagnose

Die Diagnosestellung ist in der Regel durch einfache klinische Untersuchungen wie Tasten der Pulse, seitenvergleichende Blutdruckmessung an Armen *und* Beinen, Auskultation der Arterien, Überprüfung der schmerzfreien Gehstrecke, Lagerungsprobe nach Ratschow und andere klinische Funktionsprüfungen (☞ 19.4.2) möglich.

Doppler- und Duplex-Sonographie zeigen die genaue Lokalisation und das Ausmaß der Stenosen auf. Arteriographie und (Angio-)CT dienen der Planung rekanalisierender Maßnahmen.

Da häufig weitere Gefäßregionen von der Erkrankung betroffen sind, wird nach weiteren Manifestationen gesucht: In der Anamnese fragt der Arzt deshalb gezielt nach den Symptomen einer Angina pectoris (☞ 18.5.1) oder zerebraler Durchblutungsstörungen (☞ 35.5.1, 35.5.2).

Behandlungsstrategie

Konservative Therapie

Die Therapie der pAVK richtet sich nach Kompensationsgrad und Lokalisation des Verschlusses. Grundsätzlich gilt, dass unabhängig vom Stadium der pAVK Grunderkrankungen bzw. Risikofaktoren behandelt werden müssen (vor allem Nikotinkarenz, medikamentöse Einstellung einer Hypertonie, Senkung erhöhter Blutfette).

In den Stadien I und II ist das Vorgehen *konservativ* und umfasst folgende Maßnahmen:

- Am wichtigsten ist das **Gehtraining,** das zwar nicht die Gefäßverengung beseitigt, aber durch wiederholte Beanspruchung der Muskulatur *hinter* der Stenose zur Ausbildung von **Kollateralen** führt. Dies sind kleine („seitliche" = kollaterale) Arterien, die das gleiche Versorgungsgebiet wie die stenosierte Arterie erreichen und so einen Umgehungskreislauf um die Gefäßverengung bilden. Der Patient soll dabei 70 – 90 % der ausgetesteten Maximalgehstrecke zügig gehen – also fast bis zur Schmerzgrenze – dann anhalten und nach einer Pause weitergehen. Als Alternative kann er bestimmte fußgymnastische Übungen ausführen. Ein Weiterüben trotz Schmerz ist nicht sinnvoll, da dies zu Zellschädigungen und damit einer Abnahme der Trainierbarkeit führt. Das Gehtraining ist nur Erfolg versprechend, wenn der Patient über längere Zeit insgesamt *mindestens* 1 Std. pro Tag übt
- Die Gabe sog. **Rheologika** (z.B. Trental®), die die Durchblutung ver-

I	Keine Beschwerden, aber nachweisbare Veränderungen (Stenose, Verschluss)	
II	Claudicatio intermittens („Schaufensterkrankheit")	**IIa:** Schmerzfreie Gehstrecke > 200 m
		IIb: Schmerzfreie Gehstrecke < 200 m
		Kompliziertes Stadium II: nicht heilende Verletzung
III	Ruheschmerz in Horizontallage	
IV	Ruheschmerz, Nekrose/Gangrän/Ulkus	

Tab. 19.36: Stadieneinteilung der pAVK nach Fontaine.

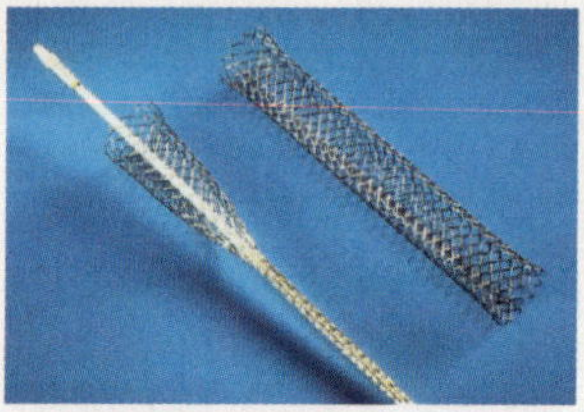

Abb. 19.37: Teilweise entfalteter (links) und ganz entfalteter (rechts) koronarer Wallstent mit Applikator. [U220]

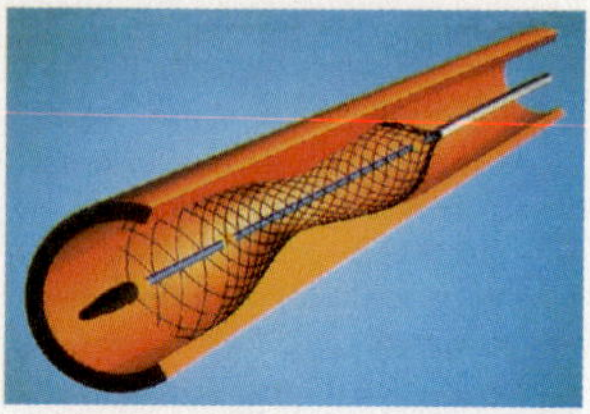

Abb. 19.38: Schemazeichnung eines fast ganz eingebrachten Wallstents. [U220]

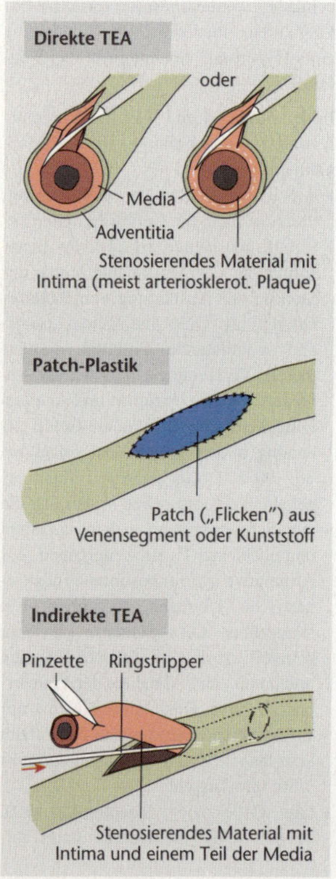

Abb. 19.39: Direkte und indirekte TEA.
Oben: Bei der direkten TEA wird die Arterie über der Stenose eröffnet und das stenosierende Material, evtl. unter Mitnahme eines Teils der Media (rechts), mit einem Spatel ausgeschält.
Mitte: Nach der direkten TEA folgt oft eine Patch-Plastik. Der Einschnitt in der Arterie wird mit einem Kunststoff- oder Venen „Flicken" (engl. = patch) so verschlossen, dass der Querschnitt des Gefäßes sich vergrößert und dadurch das Risiko eines abermaligen Verschlusses sinkt.
Unten: Bei der indirekten TEA wird das stenosierende Material von einer weiter entfernten Gefäßinzision aus durch Spezialinstrumente ausgeschält. [A400-115]

bessern sollen, ist zwar üblich, aber in ihrer Wirkung umstritten
- Bei hohem Hämatokrit wird ein Aderlass von 400 – 500 ml unter gleichzeitiger Infusion von Hydroxyäthylstärke 10 % durchgeführt (**isovolämische Hämodilution** = Blutverdünnung zur Verbesserung der Fließeigenschaften des Blutes bei gleich bleibendem Volumen), bis der Hämatokrit unter 38 % liegt. Bei der **hypervolämische Hämodilution** wird nur Hydroxyäthylstärke 10 % oder 6 % (z.B. HAES-steril®) oder niedermolekulare Dextranlösung infundiert
- Die Gabe von täglich 100 mg Azetylsalizylsäure soll die Thrombenbildung in den Arterien verhindern. Bei ASS-Unverträglichkeit können Tiklopidin (z.B. Tiklyd®) oder Clopidogrel (z.B. Plavix®) gegeben werden.

In den Stadien III und IV können bei Inoperabilität Prostaglandine intravenös oder intraarteriell zur Gefäßerweiterung verabreicht werden. Da hierbei starke Schmerzen in den minderdurchbluteten Extremitäten auftreten können, ist oft eine begleitende Schmerzmedikation erforderlich.

Rekanalisierende Maßnahmen: Interventionelle Verfahren

Die Stadien III und IV, evtl. bereits das Stadium IIb, erfordern in der Regel *rekanalisierende Maßnahmen.*

Lokale Lyse. Bei der **lokalen Lyse** werden Streptokinase, Urokinase oder Plasminogenaktivator (rt-PA) mit einem *arteriellen* Katheter direkt an den Thrombus gebracht, um diesen aufzulösen und so das Gefäß wieder zu öffnen.

Pflege bei lokaler Lyse:
- Die Pflege bei lokaler Lyse entspricht im Wesentlichen derjeninigen bei Angiographie
- Hinzu kommen Kontrollen der Blutgerinnung nach Arztanordnung.

PTA. Bei der **PTA** *(perkutane transluminale Angioplastie)* wird die Stenose durch einen kleinen, aufblasbaren Ballon aufgedehnt, der an einem Katheter bis zur Stenose vorgeschoben wird (☞ Abb. 18.32). Die PTA wird hauptsächlich bei isolierten, kurzstreckigen Stenosen angewendet und kann mit der lokalen Lyse kombiniert werden.

Pflege bei PTA:
- Der Patient bleibt für den Eingriff nüchtern. Die Pflegenden rasieren seine Leistenregion und achten darauf, dass alle Röntgenbilder und Laborbefunde rechtzeitig für den Eingriff vorliegen. Heparin wird nach Anordnung gegeben
- Nach der PTA werden die Vitalzeichen und die korrekte Lage von Druckverband und Sandsack auf der Punktionsstelle engmaschig kontrolliert. Der Patient wird heparinisiert oder erhält Azetylsalizylsäure. Die Pflegenden achten darauf, dass er für die verordnete Zeit Bettruhe einhält und flach liegt (keine Oberkörperhochlagerung), um eine Durchblutungsminderung durch Abknicken der Gefäße zu vermeiden. Beim Essen ist ein kippbares Bett günstig, mit dem eine schiefe Ebene gebildet werden kann.

PTCA, PTRA. Eine Ballondilatation im Bereich der Herzkranzarterien wird als *perkutane transluminale koronare Angioplastie* (kurz **PTCA** ☞ 18.5.1) bezeichnet, eine solche im Bereich der Nierenarterien als *perkutane transluminale renale Angioplastie,* kurz **PTRA.**

Stents. Stents (*innere Gefäßstützen* ☞ Abb. 19.37 und 19.38) können in einer Sitzung mit der PTA implantiert werden. Sie halten das Gefäß nach erfolgter Aufdehnung von innen offen.

Rekanalisierende Maßnahmen: Operative Verfahren

TEA *(Thrombendarteriektomie, Endarteriektomie, Intimektomie, Ausschälplastik):* Bei der TEA wird der Thrombus zusammen mit der krankhaft veränderten Gefäßinnenwand „ausgeschält" (☞ Abb. 19.39). Unterschieden werden:
- Die **direkte TEA** *(offene TEA),* bei der das Gefäß im Bereich des Verschlusses eröffnet wird. Das Gefäß wird danach entweder durch eine direkte Gefäßnaht oder – um die Gefahr eines erneuten Verschlusses zu minimieren – nach Erweiterung durch eine **Patch-Plastik** *(Erweiterungsplastik)* verschlossen

- Die **indirekte TEA** (*halboffene* oder *halbgeschlossene TEA*), bei der Spezialinstrumente (z.B. Ringstripper, Fogarty-Ballonkatheter) retrograd zur Stenose vorgeschoben werden und mit ihrer Hilfe der Thrombus entfernt wird.

Da die Gefahr einer erneuten Stenose- oder Verschlussbildung mit der Länge des operierten Gefäßabschnittes steigt, bleibt die TEA kurzen Stenosen vorbehalten.

Bypass-Operationen: Bei langstreckigen oder multiplen Stenosen sowie Stenosen im Bereich der Aorta oder aortennahen Arterien sind Bypass-Operationen (koronare Bypass-Operation ☞ 18.5.1) besser geeignet als die TEA. Dabei wird der verengte oder verschlossene Gefäßabschnitt durch Implantation einer Kunststoffprothese oder einer körpereigenen Vene umgangen. Das stenosierte Gefäß wird dabei nicht entfernt. Die Wahl des Materials hängt auch von der Lokalisation der zu überbrückenden Stenose ab: Im Bereich großer Arterien (untere Aorta, Beckenarterien) werden Kunststoffe bevorzugt, ansonsten körpereigene Venen, die nicht so schnell thrombosieren.

Entspricht der Verlauf des Bypasses in etwa dem des stenosierten Gefäßes, spricht man von einem **anatomischen Bypass.** Verläuft die Prothese hingegen völlig anders, handelt es sich um einen **extraanatomischen Bypass** (☞ Abb. 19.44). Extraanatomische Bypässe sind oft technisch einfacher und mit einem geringeren OP-Risiko behaftet als anatomische Bypässe, aber für die Blutströmung (und damit für das Langzeitergebnis) ungünstiger.

Aus der genauen Bezeichnung eines Bypasses wird deutlich, welche Gefäße miteinander verbunden wurden: ein *aortobifemoraler Bypass* beginnt an der Aorta und endet an beiden Femoralarterien, ein *femoropoplitealer Bypass* reicht von der A. femoralis bis zur A. poplitea.

Bei einem **Interponat** wird der verengte oder verschlossene Gefäßabschnitt entfernt und die Prothese End-zu-End mit den beiden Gefäßstümpfen anastomosiert.

Sympathektomie

Da der N. sympathicus eine Engstellung der Arterien bewirkt, kann seine Ausschaltung über eine Weitstellung der Gefäße die Durchblutung verbessern. Bei einer AVK der unteren Extremität werden die Ganglien im Lumbalbereich durch Alkoholinjektion (CT-gesteuert) verödet oder die Nerven operativ durchtrennt. Eine solche **Sympathektomie** ist nur angezeigt, wenn eine Amputation droht und keine anderen konservativen und/oder operativen Verfahren möglich bzw. Erfolg versprechend sind.

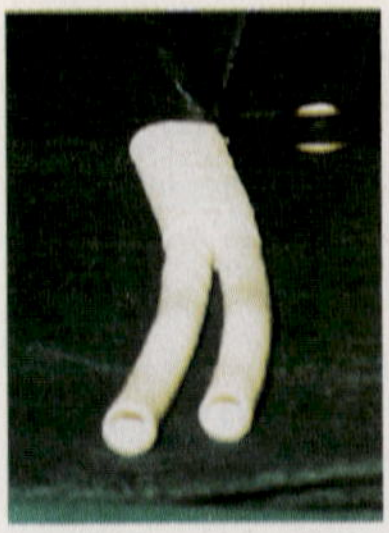

Abb. 19.40: Für den aorto-bifemoralen Bypass vorbereitete Bifurkationsprothese. [T195]

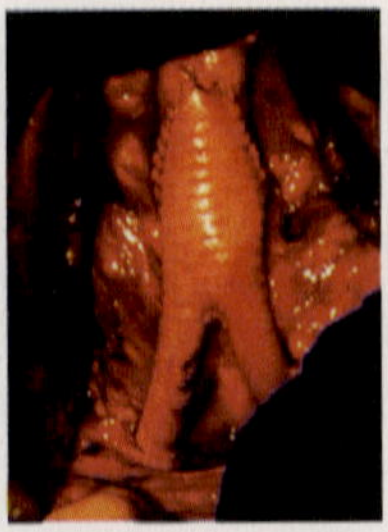

Abb. 19.41: Implantierte Bifurkationsprothese. [T195]

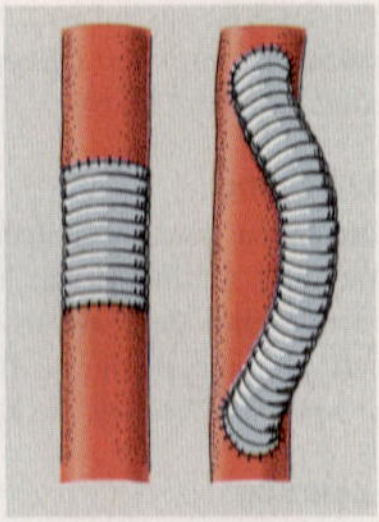

Abb. 19.42: Interponat (links) und Bypass (rechts). [A400-190]

Amputationen

Haben sich bereits Nekrosen entwickelt oder leidet der Patient unter nicht beherrschbaren Ruheschmerzen, ist die Amputation des betroffenen Extremitätenabschnittes oft unumgänglich. Die Amputationshöhe hängt von der Höhe des Gefäßverschlusses ab und muss sorgfältig überlegt werden: Wird zu wenig amputiert, besteht die Gefahr von Wundheilungsstörungen und oft tödlichen Wundinfektionen (die Patienten sind in der Regel schwer krank), wird höher als unbedingt notwendig amputiert, wird die Lebensqualität des Patienten unnötig beeinträchtigt und die prothetische Versorgung erschwert. Evtl. werden vor der Amputation noch rekanalisierende Maßnahmen durchgeführt, um die Amputation weiter distal vornehmen zu können.

Pflege nach Amputationen ☞ 27.7

Pflege

Pflegeziele bei Gefäßerkrankungen ☞ 19.2.1

Pflege nach Gefäßoperationen ☞ 19.2.3

Ernährung

Zur Ausschaltung von Risikofaktoren wird dem Patienten bei Übergewicht zu einer Reduktionskost und bei erhöhten Blutfettwerten zu einer fettarmen Diät geraten. Arzt oder Pflegende klären den Patienten über die negativen Auswirkun-

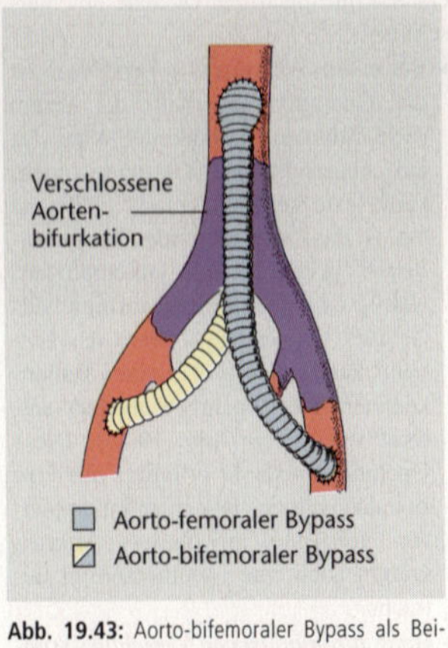

Abb. 19.43: Aorto-bifemoraler Bypass als Beispiel eines anatomischen Bypasses. Die Kunststoffprothese (hier eine Bifurkationsprothese) verläuft in unmittelbarer Nähe des stenosierten Gefäßes. [A300-190]

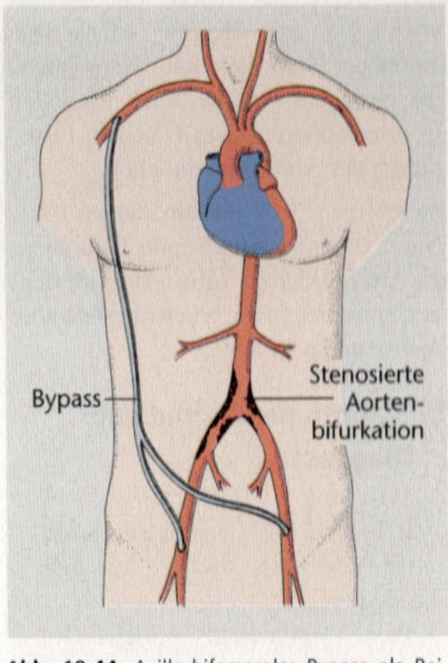

Abb. 19.44: Axillo-bifemoraler Bypass als Beispiel eines extraanatomischen Bypasses. Die Kunststoffprothese verläuft subkutan in Bauchdecke und Thoraxwand. [A400-190]

gen des Nikotins auf (☞ 19.2.1). Bei Diabetikern wird der Diabetes „stramm" eingestellt (☞ 23.6.6).

Bewegung

Der Patient wird zur Einhaltung des Gehtrainings motiviert, da hierdurch das Fortschreiten der Erkrankung verzögert und oft eine deutliche Besserung der Symptome erzielt werden kann (☞ oben).

Lagerung

Vor allem bei Ruheschmerzen hat sich folgende Wechsellagerung bewährt: Die Beine 10 – 15 Minuten flach im Bett ausstrecken, dann die Beine für kurze Zeit – warm eingepackt – auf einem etwas niedrigeren Hocker lagern. Ggf. mehrmals wiederholen.

19.6.3 Akuter Verschluss einer Extremitätenarterie

Akuter Verschluss einer Extremitätenarterie: Durch plötzliche Verlegung einer Arterie – meist der unteren Extremitäten – bedingter Durchblutungsstop mit akuter Gefährdung der abhängigen Organe bzw. Gewebe. Gefäßchirurgischer Notfall.

Krankheitsentstehung

Ca. 80 % der akuten arteriellen Verschlüsse sind Folge einer Embolie, am häufigsten aus dem linken Herzen, z.B. bei Vorhofflimmern (☞ 18.7.2), Herzinfarkt (☞ 18.5.2) oder Endokarditis (☞ 18.8.1). Im Herzen entstandene Thromben lösen sich und „verstopfen" eine periphere Arterie. Auch Embolien aus arteriosklerotischen Gefäßen, insbesondere der Aorta, sind möglich.

Die übrigen 20 % haben andere Ursachen, z.B. eine aufgepfropfte Thrombose bei Arteriosklerose (etwa Beinarterienverschluss bei zuvor bereits bestehender Stenose und pAVK).

Symptome, Befund und Diagnostik

Typisch für einen akuten arteriellen Verschluss sind die „6 englischen P's" :

- **Pain:** (plötzlich einsetzender) stärkster Schmerz
- **Paleness:** Blässe des betroffenen Körperteiles
- **Paraesthesia:** Gefühlsstörungen
- **Pulslessness:** Pulslosigkeit der Extremität
- **Paralysis:** Bewegungseinschränkungen oder -unfähigkeit
- **Prostration:** Schock.

Besonders bei einem thrombotischen Verschluss auf dem Boden einer Arteriosklerose können die Symptome aber langsam entstehen und evtl. einzelne Symptome fehlen, da sich vielfach ein Kollateralkreislauf ausgebildet hat, d.h. die Ischämie inkomplett ist.

Die Diagnose wird klinisch gestellt. Doppler-Ultraschall- und Duplexuntersuchung sichern die Lokalisation des Verschlusses. Eine Arteriographie erleichtert die OP-Planung. EKG, Röntgenaufnahme des Thorax und Echokardiographie erlauben die Feststellung bzw. den Ausschluss einer kardialen Emboliequelle. Eine vorbestehende AVK legt einen thrombotischen Verschluss nahe.

Behandlungsstrategie

Erstmaßnahmen bei einem arteriellen Gefäßverschluss sind:

- Sofortige Gabe von 5000 – 10000 IE Heparin i.v.
- Schmerzbekämpfung, meist mit Opiaten (z.B. Dolantin®)
- Hämodilutions-Infusionen, beispielsweise HAES-steril® (Vorsicht bei gleichzeitiger Herzinsuffizienz).

Die weitere Behandlung richtet sich in erster Linie nach der Ursache des Verschlusses:

- Bei einem *embolischen Verschluss* ist die Operation innerhalb der ersten sechs Stunden Methode der Wahl. Da das „eingeschleppte" Gerinnsel (noch) keine feste Verbindung zur Gefäßwand hat, ist die **Embolektomie** *(Thrombektomie)* in der Regel unkompliziert. Häufig ist keine direkte Eröffnung des Gefäßes notwendig, sondern der Embolus kann *indirekt* über einen Ballonkatheter (z.B. Fogarty-Katheter) entfernt werden (☞ Abb. 19.45). Diese Operationsmethode erfordert nur eine Lokalanästhesie. Bei einer inkompletten Ischämie peripherer Arterien kommt auch eine Lysetherapie in Betracht
- Beim *thrombotischen Verschluss* kommen je nach Thrombuslokalisation, Allgemeinzustand des Patienten und Erfahrungen der Klinik Lyse (☞ 19.6.2 und 19.7), TEA (☞ 19.6.2) oder Bypass-OP (☞ 19.6.2) in Frage.

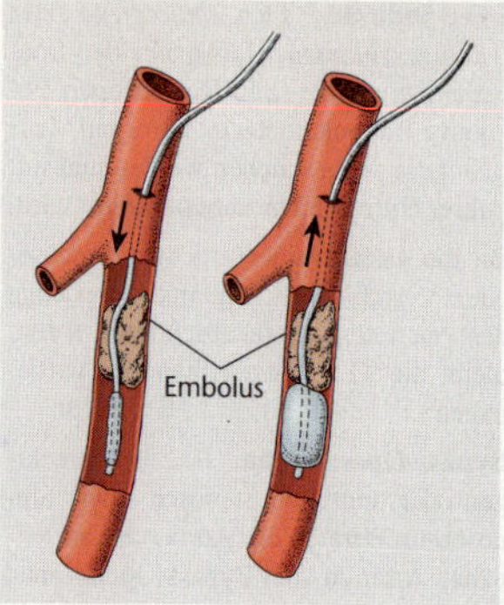

Abb. 19.45: Embolektomie mit einem Fogarty-Ballonkatheter.
Der Katheter wird nach Inzision in die Arterie eingeführt (links) und mit entblocktem Ballon durch den Embolus geschoben. Dann wird der Ballon geblockt und beim Herausziehen des Katheters der Embolus mit entfernt. [A400-190]

An die Operation schließt sich oft eine Langzeit-Antikoagulation (z.B. mit Cumarinderivaten ☞ Pharma-Info 19.50) oder eine Thrombozytenaggregationshemmung (z.B. mit Azetylsalizylsäure ☞ Pharma-Info 19.51) an.

Gelingt es nicht, die Durchblutung innerhalb weniger Stunden (bei einem kompletten Verschluss im Bereich der unteren Extremität sechs Stunden) wiederherzustellen, muss die Extremität amputiert werden, um das Leben des Patienten zu retten.

Pflege

Vor der Entscheidung über die endgültige Therapie soll der Patient nüchtern bleiben und strenge Bettruhe einhalten, wobei die betroffene Extremität tief gelagert und warm gehalten wird. Besonders geeignet ist hier ein Watteverband, der gleichzeitig der Dekubitusprophylaxe dient.

Pflege bei Lyse ☞ Pharma-Info 19.52
Perioperative Pflege bei Gefäßoperationen ☞ 19.2.3

! Vorsicht bei Arterienverschluss

- Keine i.m.-Injektionen, da diese eine Kontraindikation für eine evtl. Lyse darstellen können
- Keine AT-Strümpfe, keine einschnürenden Socken oder Verbände.

Prognose

Abgesehen von den seltenen und prognostisch viel günstiger verlaufenden Verschlüssen von Armarterien ist die Prognose ernst: Ca. ein Drittel versterben in der Akutphase, 7 % verlieren die betroffenen Gliedmaßen.

19.6.4 Durchblutungsstörungen der Eingeweidearterien

Akute arterielle Durchblutungsstörungen

Akute arterielle Durchblutungsstörungen des Darmes sind Folge eines *Verschlusses der Mesenterialarterie* **(Mesenterialinfarkt).**

Ursächlich liegen entweder eine Embolie aus dem linken Herzen oder arteriosklerotische Gefäßveränderungen mit nachfolgendem thrombotischen Verschluss oder arterio-arterieller Embolie zugrunde.

Symptome der akuten Ischämie sind zu Beginn starke Bauchschmerzen bis hin zum Vernichtungsschmerz und in schweren Fällen ein Schock. Nach einer „fatalen Pause" („fauler Friede") von ca. zwölf Stunden, in denen die Bauchschmerzen nachlassen, folgen ein paralytischer Ileus (☞ 21.6.2) und meist eine Peritonitis (☞ 21.8.2).

Die Diagnostik ist durch den meist reduzierten Zustand der überwiegend älteren Patienten schwierig. Bei der Blutuntersuchung zeigt sich eine Leukozytose. Die Abdomenleeraufnahme zum Nachweis eines Ileus ist noch am wenigsten belastend. Dagegen ist die Angiographie (☞ 19.4.4) zur Darstellung der Mesenterialgefäße *(Mesenterikographie)* ein invasives Verfahren mit hoher Belastung für den Patienten, aber neben der Doppler-Sonographie (☞ 19.4.3) die einzige Untersuchungsmethode, die die Thrombose direkt darstellt. Oft ist sogar eine Probelaparotomie (☞ 9.8.2) erforderlich.

Wird die Diagnose rechtzeitig gestellt (dies ist leider selten), besteht die Behandlung in der Entfernung des Thrombus bzw. Embolus. Sind bereits Darmnekrosen vorhanden, müssen die betroffenen Darmabschnitte reseziert werden. Nach der Operation wird der Patient auf einer Intensivstation betreut.

Die Prognose ist mit einer Letalität um 70 % ernst.

Chronische arterielle Durchblutungsstörungen

Bei **chronischen arteriellen Durchblutungsstörungen,** die am häufigsten bei älteren Patienten mit arteriosklerotischen Gefäßen auftreten, entsteht durch die langsam zunehmende Gefäßeinengung das Krankheitsbild der **Angina abdominalis** *(Angina intestinalis).*

Die Patienten klagen vor allem über Bauchschmerzen nach dem Essen, weil der Darm zur Verdauung vermehrt Blut und Sauerstoff benötigt, diese aber aufgrund der verengten Gefäße nicht ausreichend zur Verfügung gestellt werden können. Essensvermeidung (wegen der Schmerzen) und Malabsorptionssyndrom (☞ 21.6.3) aufgrund der Darmischämie führen zu Gewichtsverlust. Weitere Symptome sind Dauerschmerzen, Blut im Stuhl und Ileus (☞ 21.6.2).

Die Diagnostik entspricht der bei akuten peripheren Durchblutungsstörungen.

Therapeutisch wird die Blutversorgung des Darmes wenn irgend möglich operativ verbessert, z.B. durch Ballondilatation zur Weitung der Engstelle oder Umgehung der Engstelle mit einem Bypass. Mehrere kleine Mahlzeiten sind günstiger als wenige große, da für die Verdauung kleiner Mahlzeiten weniger Sauerstoff benötigt wird und die Beschwerden daher nach dem Essen geringer ausgeprägt auftreten.

19.6.5 Raynaud-Syndrom

Raynaud-Syndrom: Anfallsweise Minderdurchblutung der Finger, seltener auch der Zehen. Zu 80 % Frauen betreffend.

Das **primäre Raynaud-Syndrom** *(Morbus Raynaud)* ist funktionell bedingt, d.h. es ist keine organische Ursache für die vorübergehenden Spasmen der Gefäße zu finden. Bei den Anfällen werden die Finger der Patienten durch die Ischämie zunächst blass und kalt, dann zyanotisch und als Letztes folgt eine Rötung durch reaktive Mehrdurchblutung. Die Anfälle werden oft durch Kälte ausgelöst. Diese Art des Raynaud-Syndroms ist harmlos.

Das **sekundäre Raynaud-Syndrom** tritt hingegen im Rahmen bestimmter Grunderkrankungen auf, beispielsweise einer Sklerodermie (☞ 25.6.2), eines systemischen Lupus erythematodes (☞ 25.6.1), einer Arteriosklerose mit Gefäßverschlüssen an den Akren oder bei einigen Arzneimitteln. Die Anfälle treten öfter auf und dauern länger an, die Rotfärbung fehlt nicht selten. Durch die Ernährungsstörung entwickeln sich punktförmige Nekrosen an den Kuppen.

Die Therapie besteht bei den funktionellen Durchblutungsstörungen im Vermeiden von Kälte und Nässe sowie strikter Nikotinkarenz. Im akuten Anfall hilft Erwärmung der betroffenen Körperteile, z.B. durch Handschuhe, Wollsocken, hohe Raumtemperatur, Trinken warmer Flüssigkeiten oder vorsichtige direkte Wärmeanwendung.

Medikamentös werden Kalziumantagonisten (z.B. Adalat®), Nitrate (auch lokal als Salbe) und Guanethidn (ein Sympatholytikum, etwa in Ismelin®) eingesetzt. Die intraarterielle Gabe von Reserpin und die thorakale *Sympathektomie* (☞ 19.6.2) können in fortgeschrittenen Fällen des sekundären Raynaud-Syndroms die Beschwerden bessern.

19.6.6 Aneurysmen (Übersicht)

Aneurysma: Umschriebene Arterienausweitung, am häufigsten der Bauchaorta (☞ 19.6.7). Zurückzuführen auf angeborene (selten) oder erworbene (häufig) Gefäßveränderungen. Für den Patienten durch Blutungen und Durchblutungsstörungen gefährlich.

Zerebrale Aneurysmen ☞ *35.6.1*

Einteilung

Folgende Formen werden unterschieden (☞ Abb. 19.46):

- **Aneurysma verum** *(echtes Aneurysma):* Alle drei Schichten der Gefäßwand sind ausgesackt
- **Aneurysma spurium** *(falsches Aneurysma):* Nach Gefäßverletzungen tritt Blut aus und bildet ein Hämatom um das Gefäß. Dieses wird narbig umgebaut und bildet dann die Aneurysmawand
- **Aneurysma dissecans** *(disseziierendes Aneurysma* ☞ 19.6.8): Durch einen Riss in der Intima strömt Blut in die Gefäßwand (Media). Folge ist eine fortschreitende Aufsplitterung der Gefäßwand mit ständiger Vergrößerung des Aneurysmas. Evtl. strömt das Blut durch einen zweiten Intimariss in das ursprüngliche Gefäß zurück **(Reentry).**

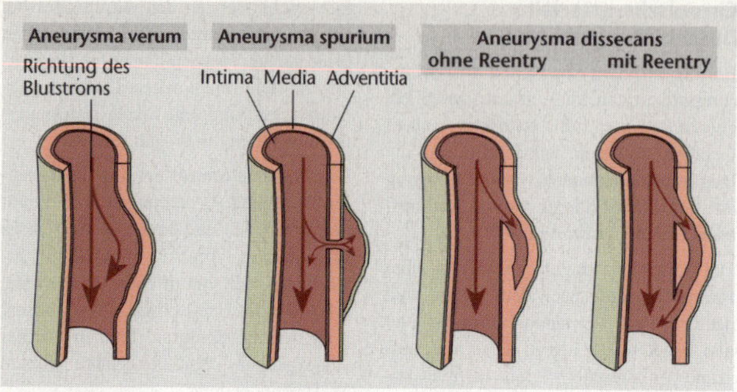

Abb. 19.46: Die drei häufigsten Aneurysmaformen. Beim Aneurysma dissecans strömt das Blut evtl. über einen zweiten Einriss ins Gefäß zurück. [L115]

Eine Sonderform ist das **arteriovenöse Aneurysma,** eine sackförmige **Fistel** (*Kurzschlussverbindung* ☞ 19.9) zwischen Arterie und Vene, die angeboren, traumatisch oder operativ bedingt sein kann.

Komplikationen

Jedes Aneurysma bedroht den Patienten vielfach:

- Durch **Ruptur** mit Blutaustritt in die Nachbarschaft: Die aufgeweitete Aneurysmawand ist nur noch dünn, so dass sie bei Blutdruckerhöhungen, etwa bei körperlicher Anstrengung, platzen kann und das Blut mit arteriellem Druck (!) in die Umgebung strömt. Bei einem Aortenaneurysma kann der Patienten innerhalb von zehn Minuten innerlich verbluten. Bei zerebralen Aneurysmen droht eine tödliche Einblutung ins Gehirn
- Durch **Größenzunahme** mit Verdrängung benachbarter Strukturen
- Durch **Thrombose:** Das Aneurysma verändert die Strömungsverhältnisse im Blut, weshalb die Thrombosegefahr in aneurysmatisch veränderten Gefäßabschnitten größer ist als in intakten Gefäßen
- Durch **arterielle Embolie** mit akutem Gefäßverschluss (☞ z.B. 19.6.3) infolge Verschleppung thrombotischen Materials in distal gelegene Arterien: Auch eine Thrombose, die das Aneurysma nur teilweise verlegt, gefährdet den Patienten, da sich Teile des Thrombus lösen und mit dem Blutstrom in kleinere Arterien verschleppt werden können, wo sie „stecken bleiben" und einen akuten Gefäßverschluss hervorrufen können *(arterio-arterielle Embolie).*

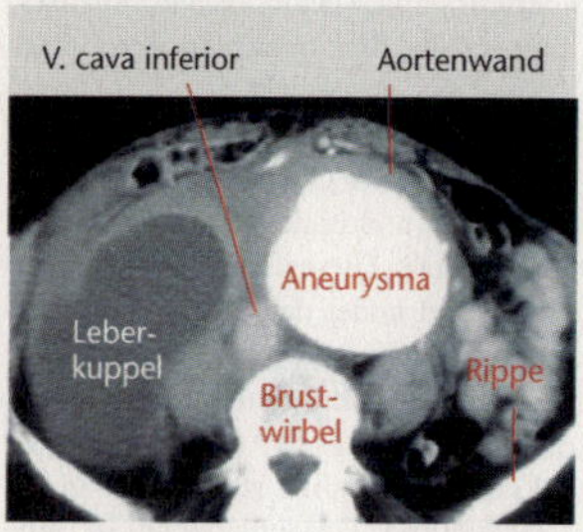

Abb. 19.47: Großes Aneurysma der Bauchaorta im CT. Normalerweise hat die Aorta hier etwa den gleichen Durchmesser wie die V. cava inferior. Die massive Gefäßaussackung des Patienten lässt sich durch die Bauchdecke als pulsierender Tumor tasten. [T170]

19.6.7 Bauchaortenaneurysma

Bauchaortenaneurysma *(BAA):* Aneurysma der Aorta zwischen Durchtritt durch das Zwerchfell und Aufgabelung der Aorta (ungefähr auf Höhe von LWK 4), am häufigsten unterhalb des Abgangs der Nierenarterien *(infrarenal).* Meist arteriosklerotisch bedingt mit einem Erkrankungsgipfel nach dem 50. Lebensjahr.

Symptome, Befund und Diagnostik

Viele Patienten mit einem Aortenaneurysma haben keine Beschwerden, und das Aneurysma wird nur zufällig, z.B. bei einer Ultraschalluntersuchung, diagnostiziert. Andere Patienten haben Rücken- und Bauchschmerzen.

Notfall: Bauchaortenaneurysmaruptur

Lebensbedrohliche Komplikation des Bauchaortenaneurysmas ist die Ruptur, die sich als „Akutes Abdomen" (☞ 21.2.4) mit starken Schmerzen und Schockzustand zeigt. Während die Rupturstelle bei der *gedeckten Perforation* z.B. durch Darmschlingen oder Mesenterium etwas abgedichtet wird, fließt das Blut bei der *freien Perforation* völlig ungehindert in die Bauchhöhle.

Erstmaßnahmen bei Verdacht auf Ruptur eines Bauchaortenaneurysmas:

- Arzt benachrichtigen (Notruf)
- Patienten Bettruhe einhalten und nüchtern lassen
- Vitalzeichen kontrollieren
- Ggf. Material zum Legen eines venösen Zugangs oder zur Intubation vorbereiten
- Ggf. Reanimation vorbereiten bzw. einleiten
- Auf Arztanordnung diagnostische Maßnahmen, Verlegung auf die Intensivstation oder Not-Operation vorbereiten.

Die Diagnose wird durch Ultraschalluntersuchung oder besser Duplexsonographie des Abdomens, (Kontrastmittel-)CT und evtl. Angiographie (insbesondere auch zur Operationsplanung) gesichert.

Behandlungsstrategie und Pflege

Bei kleinen Aneurysmen mit ausreichend dicker Wand, die dem Patienten keine Beschwerden bereiten, oder bei schweren Begleiterkrankungen und daher sehr hohem Operationsrisiko kann unter dreimonatlichen sonographischen Kontrollen (zunächst) abgewartet werden.

Ansonsten ist die Behandlung operativ mit Ersatz des aneurysmatragenden Aortenabschnitts durch ein Kunststoff-Interponat (☞ 19.6.2 und Abb. 19.42) oder Implantation eines kunststoffummantelten Aorten-Stents. Ein Stent ist aus technischen Gründen nur bei einem Teil der Aneurysmen möglich und wird zurzeit vor allem bei Patienten mit hohem Operationsrisiko eingesetzt.

Für die Pflege ist neben der allgemeinen OP-Vorbereitung wichtig:

- Aufklärung des Patienten, dass ein Blutdruckanstieg (z.B. beim Heben)

oder ruckartige Bewegungen zur Aneurysmaruptur führen können
- Obstipationsprophylaxe, da auch die Bauchpresse das Aneurysma zum Platzen bringen kann
- Häufige RR-Kontrollen und Überwachung einer evtl. antihypertensiven Medikation
- Ggf. Gewichtsreduktion zur Senkung des OP-Risikos.

Perioperative Pflege bei Gefäßoperationen ☞ 19.2.3

Bei Leistenaneurysma keine Gymnastik und kein Belastungs-EKG mit Fahrradergometer!

Prognose

Bei einer Ruptur des Bauchaortenaneurysmas versterben 70 % der Patienten noch vor Beginn der Notoperation. Von den Operierten versterben weitere zwei Drittel während oder nach der Operation. Nach einem Elektiveingriff (Letalität der offenen Operation ca. 5 %) liegt die 5-Jahres-Überlebensrate bei 70 %.

19.6.8 Disseziierende Aneurysmen

Krankheitsentstehung

Disseziierende Aneurysmen (☞ Abb. 19.46) beginnen am häufigsten in der thorakalen Aorta (meist im aufsteigenden Teil) und reichen in bis zu 50 % der Fälle bis zur Bauchaorta. Ihnen liegt meist eine Arteriosklerose zugrunde.

Weitere Ursachen sind Aortenentzündungen (z.B. bei der Syphilis) oder das

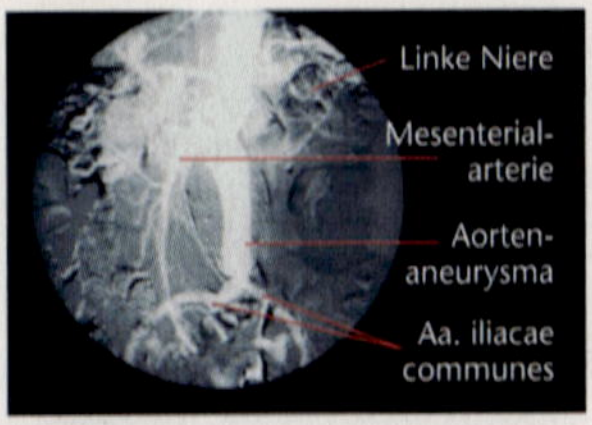

Abb. 19.48: Bauchaortenaneurysma in der DSA. Die gesamte Bauchaorta ist bis zu ihrer Gabelung in die Aa. iliacae communes (dort als Einschnürung zu sehen) etwa auf das Doppelte erweitert. [T170]

Marfan-Syndrom, eine erbliche Bindegewebserkrankung, die unter anderem mit einer angeborenen Gefäßwandschwäche einhergeht. Auch ärztliche Eingriffe, z.B. Katheteruntersuchungen, können zu einem disseziierenden Aneurysma führen.

Symptome, Befund und Diagnostik

Meist hat der Patient bei Einbruch des Blutes in die Gefäßwand stärkste Schmerzen, vor allem im Brustkorbbereich und zwischen den Schulterblättern. Die Abgänge der Aortenäste im Dissektionsbereich werden durch das Aneurysma komprimiert, so dass Durchblutungsstörungen, etwa ein Herzinfarkt, ein Schlaganfall, ein Nierenversagen oder Darmnekrosen die Folge sind. Die Ruptur eines disseziierenden Aneurysmas der thorakalen Aorta zeigt sich durch akute Thoraxschmerzen und rasch zunehmende Schocksymptomatik.

Diagnostik
☞ Bauchaortenaneurysma 19.6.7

Behandlungsstrategie und Pflege

Der Patient mit einem disseziierenden Aneurysma muss sofort absolute Bettruhe einhalten und seine Vitalzeichen werden engmaschig kontrolliert.

Das weitere Vorgehen (konservativ oder Einsetzen einer Gefäßprothese) hängt von Lokalisation und Größe des Aneurysmas sowie dem Zustand des Patienten ab.

Insbesondere wenn das Aneurysma im aufsteigenden Teil der Aorta oder am Aortenbogen lokalisiert ist, ist zum Eingriff der Einsatz der Herz-Lungen-Maschine erforderlich (☞ 18.2.3).

19.7 Antikoagulation und Lyse

Antikoagulation: Medikamentöse Gerinnungshemmung zur Vorbeugung der Entstehung von oder Verhinderung der Ausweitung bestehender Thrombosen.

Lysetherapie (Lyse = Auflösung): Medikamentöse Wiederauflösung sowohl arterieller als auch venöser Blutgerinnsel.

Aufgrund der großen Bedeutung beider Therapiemethoden werden die wichtigsten Arzneimittel in Pharma-Infos ausführlich behandelt.

Pharma-Info 19.49: Heparine

Heparin bildet im Blut einen Komplex mit Antithrombin III, der dann die Blutgerinnung an mehreren Stellen der Gerinnungskaskade (☞ Abb. 24.5) hemmt, vor allem aber die Umwandlung von Fibrinogen in Fibrin. In der therapeutischen Anwendung wird zwischen der niedrig dosierten prophylaktischen (Low-dose-) und der hochdosierten therapeutischen (High-dose-) Heparinisierung unterschieden.

Low-dose-Heparinisierung

Die *prophylaktische Heparinisierung* **(Low-dose-Heparinisierung)** dient der Vorbeugung venöser Thrombosen nach Operationen oder bei (überwiegend) bettlägerigen Patienten. Eine weitere Indikation ist die Embolieprophylaxe beispielsweise bei Vorhofflimmern oder Herzklappenerkrankungen, falls keine Cumarine gegeben werden dürfen. Kontraindikationen sind eine Heparinallergie oder ein heparininduzierter Thrombozytenabfall.

Bei **unfraktionierten Heparinen** (z.B. Liquemin®) müssen dreimal täglich 5 000 IE s.c. gespritzt werden (alternativ zweimal täglich 7 500 IE), bei Übergewicht des Patienten bis zu dreimal täglich 10 000 IE. **Niedermolekulare,** sog. *fraktionierte* **Heparine** (z.B. Fraxiparin®) erfordern dagegen nur eine Injektion täglich mit 2 500 – 5 000 IE.

Sowohl unfraktionierte als auch niedermolekulare Heparine sind als Injektionslösung zum Aufziehen und als Fertigspritze erhältlich. Kontrollen der Blutgerinnung sind nicht erforderlich, wohl aber der Thrombozytenzahl (☞ unten). Insgesamt ist die prophylaktische Heparinisierung nebenwirkungsarm. Das Heparin wird am günstigsten subkutan in die Bauchdecke oder den Oberschenkel gespritzt.

Pharma-Info 19.49: Heparine (Fortsetzung)

Die Low-dose-Heparinisierung ist die sicherste einzelne Vorbeugungsmaßnahme gegen Thrombosen bei Immobilisation. Sie ist deshalb bei allen Patienten indiziert, die weniger als sechs Stunden täglich das Bett verlassen.

High-dose-Heparinisierung

Die *therapeutische Heparinisierung* (**High-dose-Heparinisierung, Vollheparinisierung**) ist angezeigt z.B. bei thromboembolischen Erkrankungen (frische Venenthrombose, Lungenembolie), Herzinfarkt, Verbrauchskoagulopathie (☞ 24.9.2) oder extrakorporaler Zirkulation (Dialyse, Herz-Lungen-Maschine).

Kontraindikationen für eine Vollheparinisierung sind beispielsweise eine Heparinallergie, ein heparininduzierter Thrombozytenabfall, eine Operation innerhalb der letzten zehn Tage, frische Verletzungen, manifeste Blutungen, akute Magengeschwüre, eine schwere Hypertonie oder bestimmte Gehirnerkrankungen (etwa ein Schlaganfall vor weniger als sechs Monaten).

Überwiegend wird das Heparin intravenös, nur selten subkutan appliziert. Zu Beginn wird ein Bolus von 10000 IE unfraktioniertem Heparin (z.B. Liquemin®) gespritzt. Dann wird die Behandlung über eine Dauerinfusion mittels Perfusor fortgesetzt (z.B. 20000 IE unfraktioniertes Heparin auf 50 ml NaCl 0,9 % entsprechend 400 IE/ml). Die Wirkung setzt praktisch sofort ein. Therapieziel ist eine Verlängerung der PTT auf das 1,5- bis 2fache (alternativ – je nach Labor – der Thrombinzeit [TZ] auf das 2- bis 4fache) des Ausgangswertes. Daher müssen diese Gerinnungsparameter anfangs alle 4 – 8 Stunden und später 1- bis 2-mal täglich kontrolliert werden. Bei einer zu starken Hemmung der Blutgerinnung ist eine Therapiepause von 1 – 2 Stunden mit nachfolgender Dosisreduktion erforderlich. Bei Blutungen kann als Antidot Protamin (z.B. Protamin „Roche"®) langsam i.v. gegeben werden.

Die wichtigste Pflegeaufgabe ist das Achten auf Blutungen, z.B. bei der Ganzkörperwäsche auf Blutungen in die Haut oder Schleimhäute bzw. auf Blut im Stuhl.

Die Blutproben für die 8-, 12- oder 24-stündlichen Gerinnungskontrollen dürfen nicht aus der Extremität mit dem Heparinperfusor und erst recht nicht aus dem Zugang selbst entnommen werden. Nach der Blutabnahme wird die Punktionsstelle wegen der Gerinnungshemmung über mehrere Minuten komprimiert. Bei Schmerzen darf kein ASS (z.B. Aspirin®) gegeben werden, da dies die Blutungsgefahr weiter steigert.

Komplikation: Heparininduzierte Thrombopenie

Bei beiden Formen der Heparinbehandlung kann es nach wenigen Tagen bis zwei Wochen zu einem heparininduzierten Abfall der Blutplättchen (Thrombozytopenie ☞ 24.9) kommen. Während die Frühform eine gute Prognose hat, sinken die Thrombozyten bei der Spätform auf unter 100000/ml Blut (= 100/nl) ab, und die Letalität beträgt trotz sofortigen Absetzens bis zu 20 %. Weitere, z.T. sehr seltene Nebenwirkungen sind allergische Reaktionen, (reversibler) Haarausfall, Hautnekrosen, Anstieg der Leberwerte sowie bei länger andauernder Anwendung eine Osteoporose. Bei der Vollheparinisierung ist außerdem die Blutungsgefahr erheblich erhöht (schwere Blutungen bei 2 – 7 % der Patienten).

Pharma-Info 19.50: Cumarine

Wirkprinzip und Indikationen

Cumarine sind Vitamin-K-Antagonisten und hemmen die Synthese bestimmter Gerinnungsfaktoren in der Leber, indem sie das hierzu notwendige Vitamin K aus seiner Bindung verdrängen. Angezeigt sind sie ganz allgemein bei jeder *Langzeitkoagulation,* z.B. bei Vorhofflimmern oder Thromben in den Herzhöhlen, nach Herzklappenersatz, nach tiefen Bein- und Beckenvenenthrombosen (☞ 19.8.3) oder Lungenembolien (☞ 20.10.1).

Kontraindikationen

Kontraindikationen sind neben den Gegenanzeigen der Vollheparinisierung (☞ oben) eine Verbrauchskoagulopathie (☞ 24.9.2), schwere Leberschäden (☞ 22.4.6) mit Abfall des Quick-Wertes sowie Schwangerschaft (dann Ausweichen auf Heparin). Besondere Vorsicht ist außerdem bei solchen Patienten geboten, bei denen eine zuverlässige Tabletteneinnahme und regelmäßige Blutkontrollen nicht gewährleistet scheinen (z.B. verwirrte Patienten, Alkoholkranke), oder bei denen die Verletzungsgefahr hoch ist (z.B. nicht anfallsfreie Epileptiker).

Präparate und Dosierung

In Deutschland wird in erster Linie Phenprocoumon (z.B. Marcumar®) verwendet, in anderen Ländern ist Warfarin (Coumadin®) gebräuchlicher. Die Wirkung setzt erst nach einigen Tagen ein, da zu Beginn der Behandlung noch genügend funktionsfähige Gerinnungsfaktoren im Blut vorhanden sind. Am 1. Tag werden vier Tabletten Marcumar® zu je 3 mg (also insgesamt 12 mg Phenprocoumon), am 2. Tag drei Tabletten und am 3.Tag zwei Tabletten Marcumar® gegeben. Die weitere Dosierung richtet sich nach dem Quick-Wert (Zielbereich laborabhängig 20 – 25 %). Die Erhaltungsdosis liegt meist bei 1 – 2,5 Tabletten Marcumar® täglich.

Bei *Überdosierung* oder vor geplanten invasiven Eingriffen wird das Arzneimittel abgesetzt. Zusätzlich kann Vitamin K, z.B. 5 – 10 Tropfen Konakion®, oral gegeben werden. Die Wirkung setzt aber erst nach 6 – 12 Stunden ein, da die Gerinnungsfaktoren erst in der Leber synthetisiert werden müssen. Ist ein sofortiger Wirkungseintritt erforderlich, etwa bei schweren Blutungen oder einer Notfalloperation, muss PPSB i.v. (☞ Tab. 24.37) gegeben werden.

Nebenwirkungen der Cumarinbehandlung sind vor allem Blutungen, Allergien, **Marcumarnekrosen** (Hautnekrosen, meist in der ersten Woche der Cumarinbehandlung), Ikterus und Haarausfall.

Pharma-Info 19.50: Cumarine (Fortsetzung)

Für die Pflege von Patienten mit einer Marcumarbehandlung gelten folgende Richtlinien:

- Wegen der Blutungsgefahr sind i.m.-Injektionen kontraindiziert
- Der Patient muss sorgfältig auf Blutungen beobachtet und jede Blutung sofort dem Dienst habenden Arzt mitgeteilt werden
- Der Patient wird noch während des Krankenhausaufenthalts sorgfältig über die notwendigen Vorsichtsmaßnahmen bei Langzeitkoagulation informiert, denn ein gut aufgeklärter Patient ist in der Regel kooperativer und die Komplikationsgefahr ist geringer als bei einem unzureichend informierten Patienten.

Patienteninformation: Leben mit Marcumar

Da die Blutungsgefahr unter Langzeitkoagulation erhöht ist, sind besondere Schutzmaßnahmen nötig:

- Hierzu gehören der Verzicht auf Sportarten mit hohem Verletzungsrisiko, aber auch die Trockenrasur statt der Nassrasur. Fernreisen in Länder, wo Blutkonservengaben nicht gewährleistet oder risikoreich sind (☞ 24.5.6), sind abzulehnen
- Schwarzer Stuhl kann durch Blut im Stuhl bedingt sein und erfordert eine sofortige Vorstellung beim Arzt. Auch gehäufte „blaue Flecke" können auf eine zu starke Hemmung der Blutgerinnung hinweisen
- Bei jedem (neuen) Arztkontakt muss der Arzt über die Medikation mit Marcumar® informiert werden. Dies gilt insbesondere auch für Zahnarztbesuche. Umgekehrt sollte der Arzt, der die Marcumarbehandlung steuert, über alle weiteren Erkrankungen und Arzneimittel informiert werden, da evtl. Gerinnungskontrollen notwendig sind
- Der Patient erhält noch im Krankenhaus einen **Marcumar-Pass,** den er immer bei sich tragen sollte
- Der Patient soll seine Marcumar®-Tabletten immer zur gleichen Tageszeit nehmen. Hat er die Einnahme vergessen, darf er auf keinen Fall am Tag darauf die Dosis „nachholen", sondern Rücksprache mit seinem Arzt halten
- Da die Marcumarwirkung von dem Verhältnis zwischen Vitamin K und seinem Antagonisten Marcumar® abhängt, ist eine möglichst konstante Vitamin-K-Zufuhr wichtig. Dies bedeutet, die besonders Vitamin-K-haltigen grünen Gemüse und Salate sowie Kohl nur in Normalportionen zu verzehren. Eine besondere Diät ist aber nicht nötig
- Viele teils frei verkäufliche Arzneimittel beeinflussen die Wirkung des Marcumar®. Der Patient soll keine Arzneimittel eigenmächtig einnehmen, sondern auch bei scheinbar leichten Befindlichkeitsstörungen seinen behandelnden Arzt fragen, was er machen kann und worauf er zu achten hat
- Ganz wichtig sind auch die regelmäßigen Kontrollen der Blutgerinnung mit nachfolgender individueller Dosierung der Tabletten nach dem aktuell gemessenen Quick-Wert. In der Anfangszeit sind sie ca. zweimal pro Woche erforderlich, später wird das Intervall meist auf eine Kontrolle wöchentlich verlängert. Bei sehr stabilen Werten und zuverlässigen Patienten reichen Kontrollen alle zwei Wochen aus. Zunehmende Verbreitung findet die Selbstkontrolle der Gerinnung mit kleinen Testgeräten, die ohne Labor auskommen, vergleichbar der Blutzuckerselbstkontrolle des Diabetikers
- Die „Pille" ist – für immer – kontraindiziert, da sie ganz erheblich das Thromboserisiko erhöht.

Pharma-Info 19.51: Thrombozytenaggregationshemmer

Thrombozytenaggregationshemmer hemmen in *Arterien* die Zusammenballung von Thrombozyten mit nachfolgender Thrombusbildung. Sie sind z.B. bei einem akuten oder abgelaufenen Herzinfarkt (☞ 18.5.2), Angioplastie oder koronarer Bypass-Operation (☞ 18.5.1), pAVK (☞ 19.6.2), TIA oder Schlaganfall (☞ 35.5) angezeigt. Zur Prophylaxe venöser Thrombosen eignen sie sich bei alleiniger Gabe *nicht.*

Gebräuchlichstes Präparat ist die als Schmerzmittel lange bekannte **Azetylsalizylsäure** (kurz *ASS,* z.B. Aspirin®). Meist werden zur Thrombozytenaggregationshemmung 100 – 300 mg täglich empfohlen. Häufigste *Nebenwirkungen* sind Magen-Darm-Beschwerden bis hin zu Geschwüren oder Magen-Darm-Blutungen bei entsprechend Veranlagten, Allergien und Verengungen der Atemwege („ASS-Asthma" – deshalb Vorsicht bei Asthmatikern!).

Alternativpräparate sind Dipyramidol (z.B. Persantin®, in Kombination mit ASS in Asasantin®), Ticlopidin (z.B. Tyklit®) und Clopidogrel (Plavix®).

Pharma-Info 19.52: Fibrinolytika

Wirkprinzip und Indikationen

Fibrinolytika *(Thrombolytika)* aktivieren die *Fibrinolyse,* d.h. den Abbau von Fibrin. In der Medizin werden sie zur **Thrombolyse** (medikamentöse Auflösung eines Thrombus oder eines Embolus) vor allem bei einem Herzinfarkt (☞ 18.5.2), einer massiven Lungenembolie (☞ 20.10.1), einer tiefen Bein- oder Beckenvenenthrombose (☞ 19.8.3) oder einem akuten Arterienverschluss (☞ 19.6.2) eingesetzt.

Kontraindikationen

Wegen drohender unbeherrschbarer Blutungen darf eine Lyse nicht durchgeführt werden bei Störungen der Blutgerinnung, manifesten Blutungen, einigen entzündlichen Erkrankungen und Infektionen (Sepsis, Endokarditis, Pankreatitis), fortgeschrittenen Tumorleiden, Aneurysmen, nach einem Schlaganfall, kurz nach Operationen, größeren Verletzungen und bestimmten Punktionen.

19.8 Erkrankungen der Venen

19.8.1 Varikosis

Varizen *(Krampfadern):* Geschlängelte und erweiterte (oberflächliche) Venen, am häufigsten an den Beinen auftretend.

Varikosis *(Krampfaderleiden):* Ausgedehnte Varizen der Beine.

Jeder Dritte entwickelt im Laufe seines Lebens Varizen. Frauen erkranken vier mal häufiger als Männer.

Krankheitsentstehung

Der **primären** *(idiopathischen)* **Varikosis** liegt eine Venenwandschwäche oder eine Klappeninsuffizienz zugrunde. Fast immer besteht eine familiäre Disposition. Begünstigt wird die Varikosis z.B. durch stehende Tätigkeit, Übergewicht und Schwangerschaft.

Die **sekundäre Varikosis** entsteht als Folge anderer Venenerkrankungen (z.B. einer tiefen Beinvenenthrombose ☞ 19.8.3), die zu einer Abflussbehinderung im tiefen Venensystem oder Zerstörung der Venenklappen führen. Die oberflächlichen Venen müssen dann mehr Blut transportieren und werden langfristig überlastet.

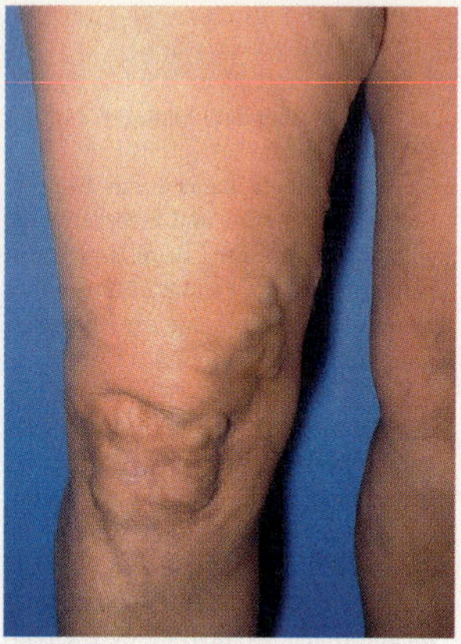

Abb. 19.53: Patient mit ausgeprägter Varikosis. Die erweiterten, geschlängelten Venen sind deutlich zu erkennen. [T129]

Selten sind Varizen Folge anderer Erkrankungen, z.B. von gefäßnahen Tumoren, die den Blutrückfluss behindern.

Einteilung

Je nach Lokalisation der Varizen werden folgende Formen der Varikosis unterschieden:

- Sind nur ganz kleine, in der Haut gelegene Venen erweitert, handelt es sich um **Besenreiservarizen.** Typisch ist die netz- oder kranzartige Anordnung
- **Retikuläre Varizen** liegen im Subkutangewebe. Die Perforansvenen sind intakt
- Bei **Seitenastvarizen** sind die Seitenäste der oberflächlichen Venenhauptstämme, also der V. saphena magna und V. saphena parva, verändert
- Sehr häufig sind aber die V. saphena magna und V. saphena parva betroffen. Diese **Stammvarizen** liegen an der Innenseite von Ober- und Unterschenkel bzw. Rück- und Außenseite des Unterschenkels. Häufig sind auch die Perforansvenen oder die Mündungsklappe der V. saphena magna in die V. femoralis funktionsunfähig.

Symptome und Untersuchungsbefund

Eine Varikosis kann lange symptomlos bleiben und die Patienten nur in kosmetischer Hinsicht stören. Viele Patienten klagen aber über Schwellneigung, Schwere- und Spannungsgefühl der Beine sowie nächtliche Muskelkrämpfe. Wichtig ist, den Patienten immer im Stehen zu untersuchen, da die Varizen im Liegen oft „leer laufen".

Komplikationen

Bedeutsam sind die Komplikationen einer Varikosis:

- Thrombophlebitis (☞ 19.8.2)
- Blutung aus geplatzten Varizen *(Varizenruptur)*

Pharma-Info 19.52: Fibrinolytika (Fortsetzung)

Präparate und Vorbereitung der Lysetherapie

Unterschieden werden:

- Die **systemische Lyse,** bei der das Arzneimittel i.v. gespritzt wird und seine Konzentration im ganzen Körper gleich hoch ist
- Die **lokale Lyse,** bei der das Arzneimittel mit einem Katheter direkt an den Thrombus gebracht wird und dort die höchste Konzentration erreicht.

Derzeit zugelassene Fibrinolytika sind:

- **Streptokinase** (z.B. Streptase®)
- **Urokinase** (z.B. Actosolv®)
- **rt-PA** *(recombinant tissue plasminogen activator*, z.B. Actilyse®)
- **APSAC** (azetylierter Plasminogen-Streptokinase-Aktivator-Komplex, z.B. Eminase®).

Welches Fibrinolytikum verwendet wird, entscheidet der Arzt unter Berücksichtigung der Erkrankung (APSAC z.B. nicht für tiefe Beinvenenthrombose zugelassen), Vorerkrankungen des Patienten (Streptokinase nicht bei vorausgegangenem Streptokokkeninfekt) und hausinterner Verfügbarkeit. Wegen der Gefahr schwerwiegender Nebenwirkungen, v.a. Blutungen und Unverträglichkeitsreaktionen, erfordert die Lysetherapie die eingehende Aufklärung des Patienten durch den Arzt und sein (schriftliches) Einverständnis. Vor Beginn der Lysetherapie werden Blutbild, Blutgruppe und Gerinnungsstatus bestimmt und zwei Erythrozytenkonzentrate bereitgestellt. Gesteuert wird die Lyse nach den zweimal täglich bestimmten Gerinnungswerten. Eine Lyse wird möglichst auf der Intensivpflegestation durchgeführt.

Pflege bei Lysetherapie

- Arzneimittel in verordneter Verdünnung über Perfusor geben
- Patienten während der Infusion nicht alleine lassen und genau auf Nebenwirkungen beobachten. Dies sind besonders allergische Reaktionen (z.B. Hautrötung), Blutungen (Bewusstseinsstörungen als Zeichen einer Hirnblutung) und Temperaturanstieg. Bei Verdacht auf Nebenwirkungen sofort Arzt informieren
- Täglich Stuhl auf Blut untersuchen
- Wegen der Gefahr lebensbedrohlicher Blutungen keine i.m.-Spritzen und bei Schmerzen keine nichtsteroidalen Antiphlogistika (z.B. Aspirin®, Voltaren®) verabreichen.

- Trophische Hautveränderungen
- Bei langjähriger Varikosis eine chronisch-venöse Insuffizienz (☞ 19.8.5).

Diagnostik

Ziel ist die Unterscheidung zwischen primären und sekundären Varizen durch:
- Inspektion und Anamnese
- Funktionstests (☞ 19.4.2): Perthes-Test, Trendelenburg-Test
- Doppler- und Duplex-Sonographie (☞ 9.6.7, 19.4.3), z.B. zum Nachweis von Klappeninsuffizienzen
- Evtl. Phlebographie (☞ 19.4.5).

Behandlungsstrategie

Varizen können durch zwei Verfahren beseitigt werden: Sklerosierung und operative Varizenentfernung.

Sklerosierung

Bei der ambulant durchführbaren **Sklerosierung** *(Verödung)* wird ein Verödungsmittel, das ausschließlich die Veneninnenwand schädigt, in die Varizen eingespritzt. Vorzugsweise wird *Aethoxysklerol* verwendet. Anschließend wird ein Kompressionsverband angelegt und der Patient geht zügig umher.

Komplikationen der Sklerosierung sind Nekrosen bei paravenöser Injektion, Hautpigmentierungen und allergische Reaktionen. Die Sklerosierung wird in erster Linie bei Insuffizienz der Perforansvenen und auf den Unterschenkel beschränkte Varizen angewendet.

Operative Varizenentfernung

Die operative Behandlung der Varikosis wird hauptsächlich bei der Stammvarikosis der V. saphena magna durchgeführt und ist nur erlaubt, wenn das tiefe Beinvenensystem eindeutig durchgängig ist. Angewendet wird eine der zahlreichen Modifikationen der **Babcock-Operation** *(Varizenstripping).*

Der Chirurg setzt einen Schnitt in der Leiste und unterbindet die V. saphena magna an ihrer Einmündung in die V. femoralis. Dann setzt er einen zweiten Schnitt unterhalb des varikös veränderten Venensegments und unterbindet auch dort die Stammvene. Anschließend führt er eine **Babcock-Sonde** *(Venenstripper)* über den distalen Schnitt in die Vene ein und schiebt sie bis in die Leiste vor. Dort versieht er die Sondenspitze mit einem hütchenförmigen Kopfteil, an das er den distalen Teil der V. saphena magna festknotet. Anschließend zieht er die Sonde nach *unten* hin heraus und entfernt damit den Venenstamm samt einiger Seitenäste („Venenstripping"). Große verbleibende Seitenäste exstirpiert er über zusätzliche Schnitte. Kleine abgerissene Seitenäste verschließen sich nach kurzer Zeit, wenn sie anhaltend komprimiert werden (z.B. durch einen Kompressionsverband ☞ 7.2.15). Alternativ kann die Babcock-Sonde auch retrograd, also von der Leiste aus, vorgeschoben werden. Dann wird die Sonde unter gleichzeitigem Wickeln des Beines nach *oben* herausgezogen.

Das Vorgehen bei einer Stammvarikosis der V. saphena parva ist analog, nur liegt hier der proximale Schnitt in der Kniekehle.

Sind nur Abschnitte der Vene varikös verändert, werden lediglich die erkrankten Venenteile entfernt, um bei einer evtl. zu einem späteren Zeitpunkt notwendigen Bypassoperation (z.B. ACVB ☞ 18.5.1) autologen Gefäßersatz zur Verfügung zu haben.

Varizenoperationen werden zunehmend ambulant durchgeführt.

Komplikationen einer Varizenoperation sind Wundheilungsstörungen, auffällige (Keloid-)Narben und Gefühlsstörungen am operierten Bein.

Pflege bei Varizenoperation

Pflege nach Gefäßoperationen ☞ 19.2.3

Präoperative Pflege

- **Rasur:** Die Pflegenden rasieren den Patienten vom Bauchnabel abwärts (einschließlich der Schambehaarung) bis hin zum betroffenen Fuß
- **Körperreinigung:** Die präoperativen Maßnahmen (Rasur, Bad) werden so geplant, dass sie beendet sind, bevor der Arzt den Patienten zum Anzeichnen der Venenverläufe aufsucht. Hierzu wird ein wasserfester Stift (z.B. Edding®-Stift) bereitgelegt. Der Patient darf das betroffene Bein anschließend nicht mehr waschen
- **Thromboseprophylaxe:** Für das nicht zu operierende Bein erhält der Patient einen AT-Strumpf (in der Regel wird das Bein nur dann gewickelt, wenn der Arzt dies anordnet).

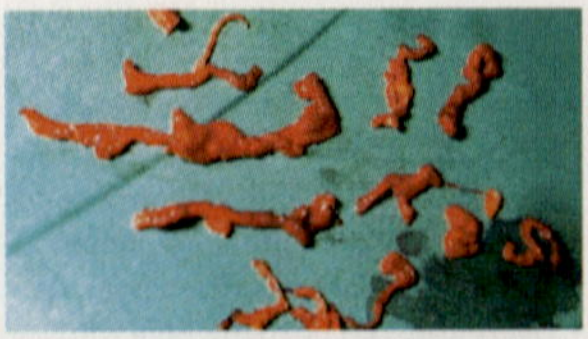

Abb. 19.54: Gestrippte Venen. [T129]

Postoperative Pflege

- **Krankenbeobachtung und Dokumentation:** Die Pflegenden achten auf Nachblutungen (Verband durchgeblu-

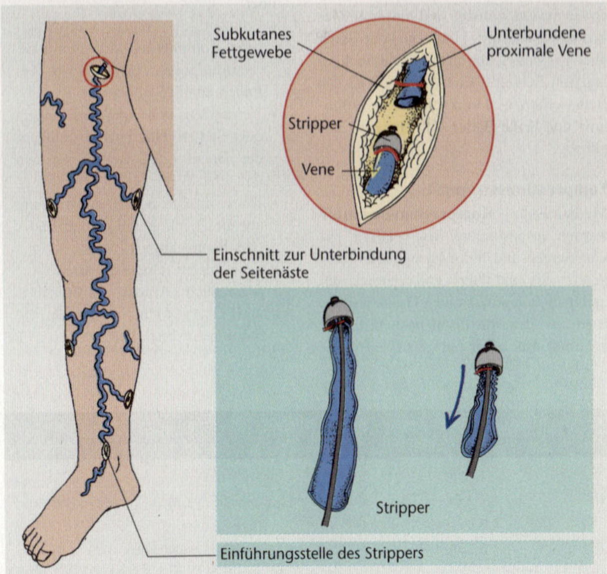

Abb. 19.55: Eine Variante der Babcock-Operation zur Varizenentfernung (Varizenstripping). [A400-215]

tet?), Zeichen von Durchblutungsstörungen (Hauttemperatur, Hautfarbe), Schmerzen (z.B. bei zu straffem Verband, aber auch bei Durchblutungsstörungen) und auf den korrekten Sitz des intraoperativ angelegten Kompressionsverbandes am operierten Bein

- **Lagerung:** Das operierte Bein wird auf einer flachen Schaumstoffschiene (Keel-Schiene ☞ Abb. 19.9) leicht hochgelagert
- **Mobilisation:** Der Patient wird in der Regel noch am OP-Tag mobilisiert. Anfangs sollte er sich noch etwas schonen, nach wenigen Tagen dann jedoch viel umhergehen (allerdings nur mit gewickelten Beinen ☞ auch Patienteninformation)
- **Verbandswechsel:** Der erste Verbandswechsel erfolgt meist am zweiten postoperativen Tag. Dann wird auch eine evtl. Redondrainage in der Leiste gezogen. Danach werden Wund- und Kompressionsverband täglich erneuert. Die Fäden in der Leiste werden am 7. – 8., am Bein zwischen dem 8. und 11. postoperativen Tag entfernt.

Nach der Entlassung sollte der Patient 6 – 8 Wochen (manche Mediziner empfehlen drei Monate) einen Kompressionsstrumpf der Kompressionsklasse II (☞ Tab. 19.56) tragen oder das Bein wickeln. Längeres Sitzen und Stehen sollte er vermeiden, günstig sind hingegen Gehen sowie häufiges Hochlegen der Beine über Tag und Schlafen mit leicht hochgelagerten Beinen über Nacht (Fußteil des Bettes erhöhen). Direkte Sonneneinstrahlung und heiße Bäder sind ebenfalls ungünstig.

Kompressionsstrümpfe

Medizinische Kompressionsstrümpfe werden insbesondere bei venösen Erkrankungen und beim Lymphödem eingesetzt. Sie sind längs- und querelastisch und üben von außen einen Druck auf das Bein aus, der von distal nach proximal abnimmt. Bei einer (ausgeprägten) peripheren arteriellen Verschlusskrankheit und einer dekompensierten Herzinsuffizienz dürfen keine Kompressionsstrümpfe getragen werden.

Ein Kompressionsstrumpf muss passen, um zu wirken. Deshalb werden am stehenden Patienten (und abgeschwollenem Bein!) definierte Beinumfänge und Längen gemessen und dann ein geeigneter Serienkompressionsstrumpf der richtigen Länge ausgewählt oder eine Maßanfertigung angeordnet.

Angezogen wird der Kompressionsstrumpf morgens vor dem Aufstehen. Viele Patienten kommen am besten zurecht, wenn sie den Strumpf erst ganz auf links drehen, dann das Fußteil wieder auf rechts krempeln, in das Fußteil hineinschlüpfen und danach den Rest des Strumpfes nach oben ziehen. Insbesondere älteren Menschen fällt das Anziehen der fest sitzenden Strümpfe sehr schwer. Hier können evtl. entsprechende Anziehhilfen der Hersteller helfen.

Patientenberatung

Häufig lässt sich die Progredienz eines Krampfaderleidens durch geeignete Lebensführung so verlangsamen, dass keine invasiven Maßnahmen erforderlich werden (☞ 19.2.1). Pflegende informieren den Patienten über:

- Frühzeitiges Tragen von Stütz- oder Kompressionsstrümfen bzw. -strumpfhosen, insbesondere bei Patienten mit Stehberufen
- Vermeiden von längerem Sitzen oder Stehen. Häufiges Hochlagern der Beine („S-L-Regel" ☞ oben und 19.2.1)
- Keine direkte Sonneneinstrahlung auf die Beine, keine heißen Bäder oder Saunagänge
- Kein Tragen schwerer Lasten
- Schließlich: Abbau von Rauchen und Übergewicht, da beide die Symptome verstärken.

Kompressionsklasse	Druck im Fesselbereich [mmHg]	Indikationen
I	18 – 21	Leichte Varikosis ohne Ödeme
II	23 – 32	Varikosis mit Schwellneigung, nach Sklerosierung oder postoperativ
III	34 – 46	Schwere Varikosis, leichtes Lymphödem
IV	≥ 49	Lymphödem, Elephantiasis

Tab. 19.56: Überblick über die Kompressionsklassen bei Kompressionsstrümpfen.

19.8.2 Thrombophlebitis

Thrombophlebitis: Entzündung einer oberflächlichen Vene.

Krankheitsentstehung

Bei der **abakteriellen Thrombophlebitis** bildet sich ein Gerinnsel in einer oberflächlichen Vene (meist einer Unterschenkelvarize) und es kommt zu einer *lokal begrenzten* Entzündung.

Die **bakterielle Thrombophlebitis** ist zumeist Folge eines Bagatelltraumas, von Injektionen oder venösen Zugängen an nicht varikös veränderten Venen (im Krankenhaus also meist an einer Armvene lokalisiert). Als Komplikation droht eine hämatogene Streuung der Bakterien.

Symptome und Untersuchungsbefund

Die *abakterielle Thrombophlebitis* an Krampfadern zeigt sich durch einen derben, druckschmerzhaften (Venen-) Strang, dessen Umgebung gerötet und überwärmt ist. Evtl. besteht auch eine lokale Schwellung. Das Allgemeinbefinden des Patienten ist nicht beeinträchtigt.

Die lokalen Symptome der *bakteriellen Thrombophlebitis* ähneln denjenigen der abakteriellen Thrombophlebitis, jedoch können Allgemeinsymptome wie Fieber, Schüttelfrost sowie eine eitrige Einschmelzung des Entzündungsherdes hinzutreten.

Diagnostik

Die Diagnose einer Thrombophlebitis wird klinisch gestellt. Bei Verdacht auf bakterielle Beteiligung sollten ein Blutbild angefertigt und eine Blutkultur zur Erregeridentifizierung entnommen werden.

Behandlungsstrategie und Pflege

Bei einer Thrombophlebitis oberflächlicher Varizen:

- *Keine* Bettruhe, sondern Patienten mit Kompressionsverband viel umhergehen lassen
- Nachts Bein gewickelt lassen und hochlagern
- Zur Beschwerdelinderung lokal Alkohol- oder Rivanolumschläge machen und Heparinsalben auftragen.

Bei großem Gerinnsel ist evtl. eine Stichinzision mit Auspressen des Koagels erforderlich. Bei bettlägerigen Patienten ist eine Antikoagulation angezeigt. Wiederholte Thrombophlebitiden erfordern eine Varizensanierung durch Operation oder Sklerosierung nach Abheilen der Entzündung.

Bei bakterieller Thrombophlebitis:

- Venenkatheter entfernen, Katheterspitze (steril) abschneiden und zur bakteriologischen Prüfung schicken (☞ Abb. 28.20 – 28.21)
- Lokale Maßnahmen wie bei abakterieller Thrombophlebitis durchführen
- Patienten bei tiefer Venenbeteiligung Bettruhe einhalten lassen
- Antibiotika und evtl. Heparin nach Anordnung verabreichen.

19.8.3 Tiefe Venenthrombose (Phlebothrombose)

Thrombose: Lokale *intravasale* und *intravitale* (= während des Lebens auftretende) Gerinnung (Blutpfropfbildung).

Tiefe Venenthrombose *(Phlebothrombose):* Verschluss einer tiefen Vene durch eine Thrombose. Zu 90 % in den tiefen Bein- und Beckenvenen auftretend, wobei in ca. 60 % die Beine und in ca. 30 % der Beckenbereich betroffen ist. V.a. durch ihre Komplikationen gefährlich: Die Patienten sind akut durch die Gefahr einer Lungenembolie (bei jedem 3. Patienten mit Beckenvenenthrombose!) und langfristig durch Thrombose-Rezidive und die Entwicklung eines postthrombotischen Syndroms bedroht.

Embolie: Gefäßverschluss durch einen **Embolus,** d.h. in die Blutbahn verschleppter Substanzen, die sich nicht im Blut lösen, z.B. Thromben (*Thromboembolie,* häufigste Form), Luft, Fremdkörper oder Bakterien.

Lungenembolie ☞ 20.10.1

Krankheitsentstehung

Die Entstehung eines Thrombus wird vor allem durch drei Risikofaktoren begünstigt, die auch als **Virchow-Trias** bezeichnet werden:

- Veränderung der Blutströmung, v.a. Strömungsverlangsamung (beispielsweise bei Bettlägerigkeit)
- Gefäßwandschädigung (z.B. nach einer Operation)
- Veränderte Blutzusammensetzung, z.B. *Hyperkoagulabilität* (erhöhte Gerinnungsneigung).

Thrombosegefährdet sind insbesondere ältere und übergewichtige Patienten.

Unbehandelt entsteht durch Einsprossen von Fibroblasten und Kapillaren mit der Zeit meist eine neue Gefäßlichtung *(Rekanalisation),* die jedoch in der Regel kleiner ist als die ursprüngliche und deren Wand verhärtet und nur wenig elastisch ist. Auch werden die Venenklappen im rekanalisierten Gefäßabschnitt meist funktionsunfähig. Langfristige Folge ist ein chronischer Stau venösen Blutes mit sekundärer Varikosis und chronisch venöser Insuffizienz (☞ 19.8.5).

Symptome und Untersuchungsbefund

Meist bemerkt der Patient zuerst ein Schwere- und Spannungsgefühl am betroffenen Bein, einen belastungsabhängigen Fußsohlen- oder Wadenschmerz und evtl. einen ziehenden Schmerz entlang der Venen. Mäßig hohes Fieber ist möglich.

Der Untersucher stellt eine Schwellung von Unterschenkel oder gesamtem Bein (Umfänge beider Beine messen!), evtl. aber nur ein diskretes Ödem der Knöchelregion fest. Die Haut der betroffenen Extremität ist bläulich-rot verfärbt, warm und glänzend. Evtl. sind die tiefen Beinvenen druckschmerzhaft. Weitere Thrombosezeichen sind Schmerzen beim Beklopfen der Wade, bei der Dorsalflexion der Fußsohle *(Homans-Zeichen)* oder bei Druck auf die Fußsohle *(Payr-Zeichen).*

Vielfach verläuft eine tiefe Bein/Beckenvenenthrombose symptomarm und wird erst nach Auftreten einer Lungenembolie (☞ Komplikationen und 20.10.1) diagnostiziert.

Schwerste Verlaufsform ist die **Phlegmasia coerula dolens** mit (praktisch) vollständiger Verlegung der venösen Strombahn und Stillstand des venösen Rückstromes in der betroffenen Extremität. Das Bein nimmt rasch an Umfang zu und verfärbt sich blau-rot, die Pulse sind nicht mehr tastbar. Der Patient hat stärkste Schmerzen und gerät in einen Schock.

Komplikationen

Wichtigste und lebensgefährliche Komplikation einer tiefen Bein- oder Beckenvenenthrombose ist die *Lungenembolie* (☞ 20.10.1).

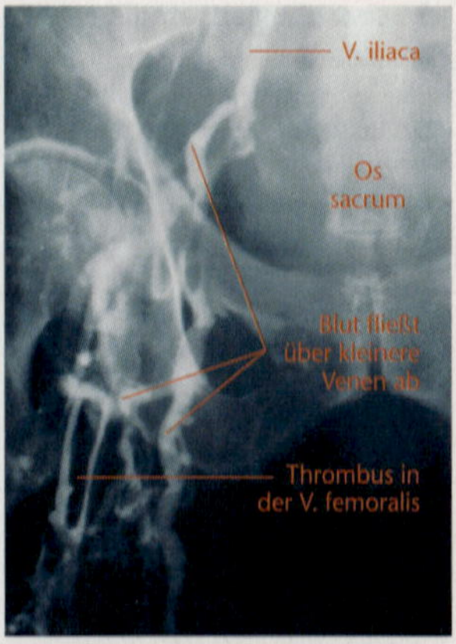

Abb. 19.57: Phlebothrombose der rechten V. iliaca und der V. femoralis.
Bei dieser tiefen Bein- und Beckenvenenthrombose fließt das Kontrastmittel (und damit das Blut) aus dem Bein über Umwege in den proximalen Abschnitt der V. iliaca ab. Die Konturen der V. femoralis sind gerade noch erkennbar. Da ihr Lumen fast völlig mit dem Thrombus ausgefüllt ist, fließt kaum Kontrastmittel durch die Vene durch. [T170]

Außerdem gefährdet die Phlebothrombose das betroffene Bein durch Verlegung des venösen Abstromes und führt bei ca. 40 – 50 % der Patienten als Spätkomplikation zur chronisch-venösen Insuffizienz (☞ 19.8.5). Thrombose-Rezidive sind häufig, da die vorgeschädigten Venenwände neue Thromboseherde darstellen.

Diagnostik

Zur Erhärtung und Sicherung der klinischen Verdachtsdiagnose sind erforderlich:

- Doppler- und Duplexsonographie (☞ 19.4.3)
- Bei weiter bestehender Unklarheit und therapeutischen Konsequenzen (Lyse?) Phlebographie (☞ 19.4.5)
- „Großer" Gerinnungsstatus mit AT III, Protein C und Protein S (erhöhte Gerinnbarkeit des Blutes?)
- **D-Dimer-Bestimmung** im Blut (D-Dimere = Bruchstücke des Fibrins). Bei normalem D-Dimer-Wert ist eine akute Bein- oder Beckenvenenthrombose sehr unwahrscheinlich.

Diagnostik bei V.a. Lungenembolie ☞ 20.10.1

Behandlungsstrategie

Ziel der Behandlung ist es:

- Eine Lungenembolie zu verhindern
- Der Entstehung neuer Thromben entgegenzuwirken
- Die Auswirkungen der venösen Abflussbehinderung (Schmerzen, Ödem) zu minimieren.

Dies wird durch folgende Therapiemaßnahmen und eine geeignete Pflege (☞ unten) erreicht:

- **Thrombolysetherapie:** Bei frischen, bis zu fünf Tage alten Thromben bestehen gute Erfolgschancen, den Thrombus medikamentös aufzulösen. Am häufigsten wird hierbei die *ultrahohe Streptokinase-Lyse* (1,5 Mio. E/Std. über 6 Std.) angewandt. Leider bestehen zahlreiche Kontraindikationen (☞ Pharma-Info 19.52)
- Bei schweren, anders nicht beherrschbaren frischen Verschlüssen von Becken- und Oberschenkelvenen kommt auch eine **Thrombektomie,** z.B. mittels eines Fogarty-Katheters, in Betracht (☞ 19.6.2, 19.6.3)
- Ist – etwa bei Patienten in schlechtem Allgemeinzustand – weder eine Lysetherapie noch eine Thrombektomie möglich, ist eine alleinige Antikoagulation zunächst mit Heparin, dann mit Cumarinen angezeigt
- Auch nach einer Lyse oder Thrombektomie ist eine **medikamentöse Antikoagulation** mit Heparin (☞ Pharma-Info 19.49) notwendig. Bei distalen Thrombosen wird schon ab dem ersten Tag, bei massiven Thrombosen oder Lungenembolie ab dem 3. – 7. Tag auf Marcumar übergegangen. Diese Rezidivprophylaxe ist für mindestens 6 – 12 Monate erforderlich.

Alle genannten Maßnahmen gelten insbesondere für die Oberschenkel- und Beckenvenenthrombose, bei denen die Gefahr einer Lungenembolie besonders groß ist. Bei Unterschenkelthrombosen kann auf einen Teil der Maßnahmen verzichtet werden (Arztanordnung).

Rezidivprophylaxe

Neben der Marcumarisierung sind weitere Maßnahmen zur Rezidivprophylaxe die Reduktion von Übergewicht, der Verzicht auf Rauchen und das Absetzen thrombosefördernder Arzneimittel, insbesondere der „Pille". Außerdem sollen die Patienten Kompressionsstrümpfe tragen (☞ auch Pflege und Patienteninformation).

Pflege bei tiefer Venenthrombose

Fehler vermeiden

- Bereits bei Verdacht auf Phlebothrombose keine i.m.-Injektionen (z.B. zur Schmerzbekämpfung), da diese eine Kontraindikation für eine Lyse darstellen. Das Gleiche gilt auch für die Zeit der Antikoagulation
- Während der Bettlägerigkeit des Patienten auf die Fersen achten (Gefahr von Druckschäden)
- Bei Kompressionsverband ggf. Pflasterzug über Ferse und Knöchel anlegen, damit der Verband nicht verrutscht.

- Bei einer Antikoagulation oder Lysetherapie (☞ 19.7) werden die Gerinnungsparameter regelmäßig überprüft und Pulse, Wärme und Farbe der Haut sowie Sensibilität engmaschig kontrolliert
- Bis vor kurzem mussten alle Patienten mit einer tiefen Beinvenenthrombose (abgesehen von solchen mit einer isolierten Unterschenkelvenenthrombose) für 7 – 10 Tage strenge Bettruhe einhalten. Es gibt nun zunehmend Krankenhäuser, in denen Patienten mit einer *ambulant* erworbenen tiefen Beinvenenthrombose unter adäquater Kompression und Antikoagulation früher mobilisiert werden. Während einer Lysetherapie, bei während Bettlägerigkeit entstandenen Thrombosen und beim Nachweis flottierender (beweglicher) Thromben im Oberschenkelbereich muss der Patient auf jeden Fall Bettruhe einhalten. Nach ca. einer Woche ist bei wirksamer Antikoagulation nicht mehr mit neuen Thromben zu rechnen und die vorhandenen Thromben sind entweder aufgelöst oder in die Venenwand eingebaut
- Wegen der Gefahr einer Lungenembolie sind abrupte Bewegungen und Pressen beim Stuhlgang zu vermeiden (Obstipationsprophylaxe)
- Die betroffene Extremität wird mit Binden gewickelt (☞ 7.2.15) und (falls der Patient nicht moblilisiert ist) auf einer Schiene hochgelagert. Der Verband wird zweimal täglich erneuert, um Hautschäden durch Einschnürung zu vermeiden. Durch die Kompression soll der Thrombus festgehalten und einer Embolisierung entgegengewirkt werden
- Patienten mit Bettruhe sind auf Hilfe angewiesen, v.a. bei der Körperpflege und der Nahrungsaufnahme
- Noch während des Krankenhausaufenthalts werden dem Patienten Kompressionsstrümpfe angepasst.

Patienteninformation

Patienten nach einer Phlebothrombose bleiben auch nach gutem Therapieerfolg erhöht thrombosegefährdet. Sie sollten daher bei jedem neuen Arztkontakt auf die Erkrankung aufmerksam machen, da viele Arzneimittel die Thrombosegefahr weiter vergrößern. Bei jeder Bettlägerigkeit muss eine Low-dose-Heparinisierung erwogen werden, die auch ambulant möglich ist (z.B. Fragmin®-Fertigspritzen einmal täglich s.c.).

19.8.4 Paget-Schroetter-Syndrom

Paget-Schroetter-Syndrom: Thrombose der V. axillaris oder der V. subclavia. Meist sind junge, muskulöse Männer betroffen.

Typischerweise tritt ein **Paget-Schroetter-Syndrom** nach (sportlichen) Belastungen der Arme auf. Seltener ist eine chronische Venenkompression (Halsrippe, Tumor, überschießende Knochenneubildung nach Schlüsselbeinfraktur) verantwortlich.

Die Patienten klagen über Schmerzen, Schweregefühl und Schwäche im Arm. In späteren Stadien ist der Arm livide verfärbt und ödematös geschwollen.

Die Therapie besteht in einer medikamentösen Thrombolyse oder in einer operativen Entfernung des Thrombus innerhalb der ersten fünf Tage.

19.8.5 Chronisch-venöse Insuffizienz (CVI)

Chronisch-venöse Insuffizienz (kurz *CVI*): Typische Kombination von Venen- und/oder Hautveränderungen bei länger bestehender primärer oder sekundärer Varikosis oder angeborenen Fehlbildungen der Venen/-klappen. Bei Thrombose der tiefen Bein- oder Beckenvenen als Ursache auch als **postthrombotisches Syndrom** bezeichnet.

Krankheitsentstehung

Die Stauung des Blutes lässt den Blutdruck im venösen Schenkel der Kapillaren und in den Venolen ansteigen. Zunächst resultiert eine Ödemneigung, langfristig entsteht eine Sklerose (Verhärtung) der Haut und Unterhaut. Die Hautanhangsgebilde (Haare, Nägel, Drüsen) werden geschädigt, Pigmente lagern sich vermehrt ein, und im Endstadium bilden sich Ulzera und Nekrosen. Die Haut wird anfällig gegenüber Keimen und heilt nach Verletzungen nur schlecht.

Symptome, Befund und Therapie

Am häufigsten klagen die Patienten über Wadenschmerzen oder ein „Berstungsgefühl" im betroffenen Bein bei längerem Stehen oder Sitzen. Wadenkrämpfe können ebenfalls auftreten.

Abhängig vom Schweregrad der Erkrankung liegen Ödeme, Pigmentstörungen der Haut, Entzündungen, Narben, Varizen sowie vorzugsweise am Innenknöchel lokalisiserte *Ulcera cruris* (☞ 19.3.4) vor.

Die Behandlung der chronisch venösen Insuffizienz ist stadienabhängig (☞ Tab. 19.58).

19.9 Arteriovenöse Fisteln

Arteriovenöse Fistel *(AV-Fistel)*: Angeborene oder erworbene, krankhafte Kurzschlussverbindung zwischen arteriellem und venösem Gefäßsystem.

Die meisten **AV-Fisteln** sind angeboren. Erworbene Fisteln sind Folge von Gefäßverletzungen (☞ 19.10), ärztlichen Maßnahmen, Entzündungen oder Tumoren. Eine absichtlich herbeigeführte AV-Fistel ist der Shunt zur Dialyse (☞ 31.2.6).

Die Symptome ergeben sich aus der veränderten Blutströmung:

- Dadurch, dass das Blut nicht durch das kapillare Stromgebiet, sondern durch den Kurzschluss direkt in eine Vene fließt, werden die hinter dem Shunt gelegenen Gewebe nicht ausreichend durchblutet, und es entwickeln sich die Zeichen einer peripheren Minderdurchblutung (z.B. trophische Störungen, Belastungsschmerz)
- Die Vene hinter der Fistel muss eine unphysiologisch hohe Blutmenge bei unphysiologisch hohem Druck transportieren. Sie erweitert sich und pulsiert
- Bei großen AV-Fisteln kann das Herz-Zeit-Volumen erheblich gesteigert sein. Folgen sind eine Tachykardie und belastungsabhängige Dyspnoe, bei langem Bestehen der Fistel eine Herzinsuffizienz durch Volumenüberlastung (☞ 18.6.1)
- Bei angeborenen oder früh erworbenen Fisteln kann es durch Stimulation des Längenwachstums zu einem lokalen Riesenwuchs (meist einer Extremität) kommen.

Die Verdachtsdiagnose wird durch Klinik und Auskultation („Maschinengeräusch") gestellt und durch Doppler- oder Farb-Duplexsonographie sowie Angiographie gesichert. Therapeutisch wird versucht, z.B. durch Ligatur oder Resektion der beteiligten Gefäße oder interventionelle radiologische Verfahren einen Verschluss der Fistel zu erreichen.

19.10 Gefäßverletzungen

19.10.1 Arterienverletzungen

Arterielle Verletzungen haben größere klinische Bedeutung als venöse, da sich infolge des hohen Druckes rasch ein erheblicher Blutverlust entwickeln kann.

Krankheitsentstehung und Einteilung

Direkte Arterienverletzungen

Direkte Arterienverletzungen sind Folge einer *direkten Gewalteinwirkung* auf die Arterie. Sie machen den Hauptteil arterieller Verletzungen aus. Unterschieden werden:

- **Scharfe Arterienverletzungen.** Sie entstehen durch Stich, Schnitt, Schuss oder Pfählungstrauma sowie durch ärztliche Maßnahmen (z.B. Angiographie, Punktionen). Die drei Wandschichten des Gefäßes werden von außen nach innen durchtrennt
- **Stumpfe Arterienverletzungen** als Folge von Prellungen, Quetschungen, Verrenkungen oder Frakturen. Bevorzugt sind Arterien mit enger Nachbarschaft zu Knochen betroffen. Durch das Trauma werden die Wandschichten des Gefäßes von innen nach außen verletzt. Intima und Media retrahieren sich. Dadurch wird die Gefäßlichtung verkleinert, und an der Verletzungsstelle können sich Thromben bilden, die die Arterienlichtung verlegen.

Indirekte Arterienverletzungen

Von **indirekten Arterienverletzungen** spricht man, wenn die Verletzung eine Folge *indirekter Gewalteinwirkung* ist. Typisches Beispiel ist das Zerreißen der Aorta bei einem frontalen Autozusammenstoß (*Dezelerationstrauma* bei plötzlicher Beschleunigungsänderung).

Symptome und Untersuchungsbefund

Scharfe Gefäßverletzungen

Scharfe Gefäßverletzungen führen in der Regel zu hellroten, pulsierenden Blutungen nach außen und sind dann leicht zu erkennen. Manchmal blutet es aber nicht nach außen, sondern in die Weichteile bzw. umgebenden Organe, und es bildet sich ein Hämatom. Durch den Blutverlust nach außen oder innen kann der Patient in einen Volumenmangelschock geraten, der sich unter anderem durch Blutdruckabfall bei gleichzeitigem Pulsanstieg zeigt (☞ 38.5.1).

Leitsymptom der **scharfen Arterienverletzung** ist die *Blutung* nach außen oder innen.

Bei einer *glatten Durchtrennung* von Gefäßen kann die anfängliche Blutung fehlen, da sich die Intima zusammenrollt und das Gefäß so (vorübergehend) abdichtet.

Stumpfe Gefäßverletzungen

Bei stumpfen Gefäßverletzungen fehlt die Blutung, da der Thrombus im Gefäßinnern das Gefäß abdichtet. Vielmehr entwickeln sich mit Kälte, Blässe und pe-

Stadium	Klinische Befunde	Behandlungsstrategie und Pflege
I	Varikosis ohne Hautveränderungen	☞ 19.8.1
II	Varikosis, Hyper-/Depigmentierung, Stauungsdermatitis, weiß-fleckige Hautatrophie	Chirurgische oder sklerosierende Maßnahmen, Gefäßtraining, Kompression
III	Ulcus cruris	Ulkuspflege (☞ 19.3.4), i.d.R. keine Sklerosierung oder OP mehr möglich, Kompression

Tab. 19.58: Stadieneinteilung und stadienabhängige Therapie der chronisch venösen Insuffizienz. [A400]

Art der Verletzung	Ursachen	Schweregrade		Symptomatik: Blutung nach außen	Symptomatik: Periphere Ischämie
Scharfe Arterienverletzung 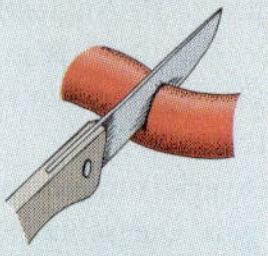	Schnitt-, Stich-, Schussverletzungen; iatrogene Verletzungen (Punktionen, Angiographie, OPs)	I	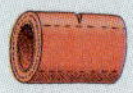	Nein	Nein
		II	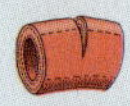	Sehr stark	Möglich
		III	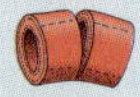	Stark	Immer
Stumpfe Arterienverletzung 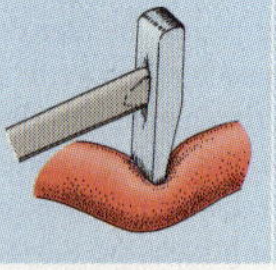	Prellungen, Quetschungen, Luxationen, Frakturen, einschnürende Verbände	I	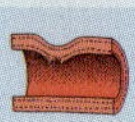	Nein	Selten
		II	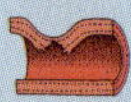	Nein	Häufig
		III	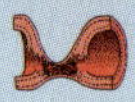	Gering	Immer

Abb. 19.59: Unterschiede in Entstehung und Symptomatik bei scharfen und stumpfen Arterienverletzungen. [A400-190]

ripherem Pulsverlust der betroffenen Extremität, Schmerzen und evtl. neurologischen Ausfällen die Zeichen eines akuten Arterienverschlusses.

Leitsymptom der **stumpfen Arterienverletzung** ist die *Ischämie*.

Diagnostik

Die Verdachtdiagnose wird aufgrund der Klinik gestellt (Pulsstatus!). Doppler- und Duplex-Sonographie können die Verdachtsdiagnose oft bestätigen. Zur sicheren Lokalisation und Beurteilung der Gefäßverletzung sowie zur Operationsplanung ist eine Angiographie sinnvoll, jedoch aus Zeitgründen bei akuter Ischämie nicht immer möglich.

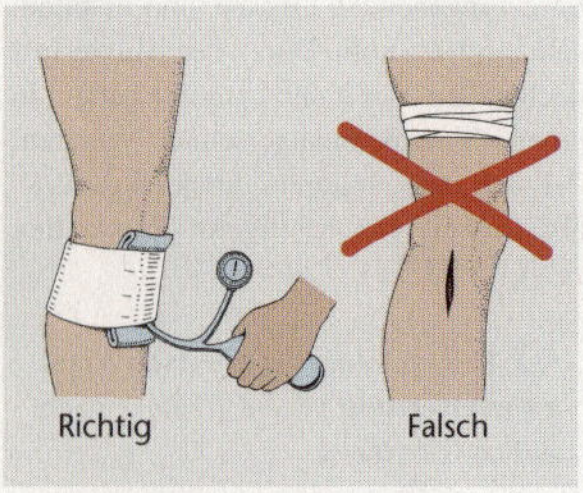

Abb. 19.60: Links: Korrekte Erste Hilfe bei einer Arterienverletzung. Ein großflächiger Kompressionsdruck verhindert zusätzliche Gefäßschäden durch die Kompression.
Rechts: Falsche Blutstillung. Durch die Anwendung von Stauschläuchen oder Staubinden kommt es zu Nervenschädigungen, venösen Stauungen und Gefäßwandschäden. [A400-190]

Die Röntgenleeraufnahme des Thorax und Sonographie des Abdomens, möglichst auch ein Thorax- bzw. Abdomen-CT, dienen der Erkennung von Gefäßverletzungen im Thorax- oder Abdominalbereich. Besteht danach weiter der Verdacht einer Gefäßverletzung, ist eine diagnostische Laparotomie bzw. Thorakotomie unumgänglich.

Behandlungsstrategie

Notfall: Erstmaßnahmen

- Offene Blutungen keimfrei verbinden und durch Druckverband oder Blutdruckmanschette komprimieren, bei ausgedehnten Blutungen notfalls zuführende Arterie mit Fingern oder Faust komprimieren (z.B. A. femoralis in der Leiste bei Blutungen am Oberschenkel). Keinesfalls blutende Gefäße mit scharfen Klemmen fassen (eher mit den Fingern), da dies die Aussichten einer operativen Gefäßwiederherstellung erheblich verschlechtert! Kontamination der Wunde vermeiden
- Vitalzeichen kontrollieren, ggf. Schock bekämpfen und Kreislauf stabilisieren (z.B. Volumenersatz)
- Bei (mutmaßlichen) geschlossenen Blutungen Kreislauf stabilisieren, Blutungsquelle suchen (Weichteilschwellungen?) und möglichst zuführendes Gefäß komprimieren.

Da sich durch den hohen Druck in den Arterien rasch ein lebensbedrohlicher Blutverlust entwickeln kann, werden alle Arterienverletzungen nach provisorischer Blutstillung und Diagnostik schnellstmöglich operativ versorgt. Das rasche Handeln schützt den Patienten auch vor dem Verlust der minderdurchbluteten Extremität, deren maximal tolerierbare Ischämiezeit bei etwa sechs Stunden liegt. Bei der Versorgung von **Polytraumen** (*Mehrfachverletzungen* ☞ auch 11.1.4) haben Arterienverletzungen oberste Priorität.

Bei scharfen Arterienverletzungen und ausreichender „Restlänge" des Gefäßes kann eine einfache Gefäßnaht oder End-zu-End-Anastomose ausreichend sein. Können die Gefäßenden jedoch nur unter Spannung wieder vereinigt werden, muss ein Interponat (☞ Abb. 19.42) eingesetzt werden.

Bei stumpfen Arterienverletzungen wird das Gefäß freigelegt und der Thrombus durch Embolektomie (☞ 19.6.3) entfernt. Dann wird das Gefäß durch direkte Naht oder nach Einnähen eines Patch verschlossen (☞ Abb. 19.39).

19.10.2 Venenverletzungen

Venenverletzungen entstehen durch die gleichen Mechanismen wie arterielle Verletzungen, sind jedoch seltener. Ihre Symptome sind weniger dramatisch. Typisch ist das langsame, kontinuierliche Austreten dunklen Blutes. Nach ausgedehnter Quetschung oder längerer Kompression (z.B. beim Abbinden einer arteriellen Blutung!) können sich aber Thromben in dem verletzten Gefäß bilden und zu einer Lungenembolie führen.

Größere Venenverletzungen werden durch Gefäßnaht und evtl. Einsetzen eines Interponats versorgt. Ggf. ist eine Thrombektomie nötig. Selten wird außerdem eine AV-Fistel angelegt, um einen ausreichenden Blutfluss zu gewährleisten.

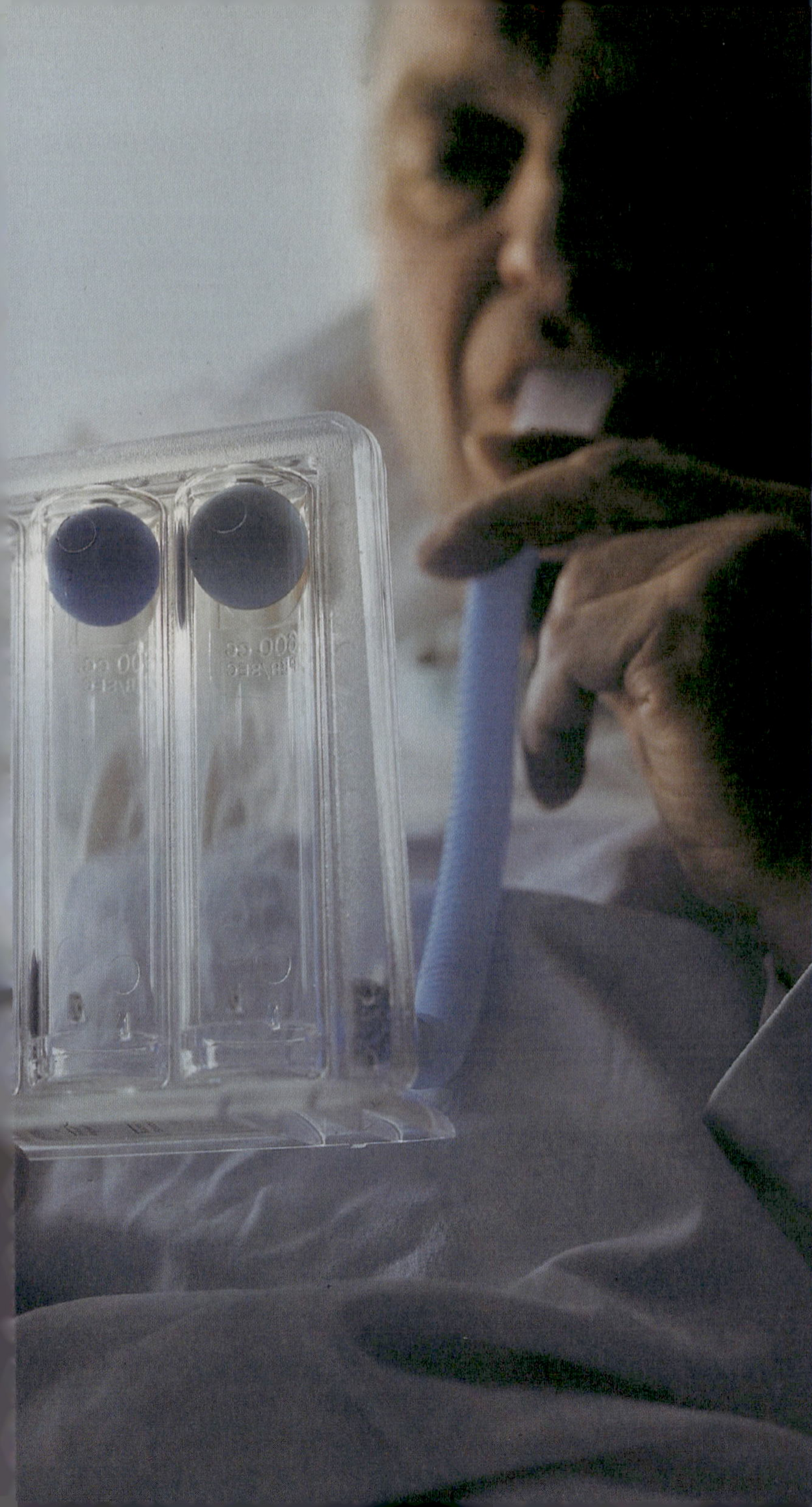

20

Pflege bei Lungenerkrankungen

20 Pflege bei Lungenerkrankungen

☞ Querverweise
Lungenödem ☞ 18.6.3

Die medizinischen Fachgebiete

Pneumologie *(Lungen- und Bronchialheilkunde, Pulmologie):* Teilgebiet der Inneren Medizin, das sich mit Prophylaxe, Diagnostik und *konservativer* Therapie von Erkrankungen der unteren Atemwege und der Lungen befasst. Es beinhaltet außerdem die Erkrankungen der Pleura und des Mediastinums.

Thoraxchirurgie: Teilgebiet sowohl der Chirurgie als auch der Herzchirurgie, das die Diagnostik und *operative* Therapie von Erkrankungen und Fehlbildungen der Brustwand, der Pleura, des Bronchialsystems, der Lunge, des Mediastinums und des Zwerchfells zum Gegenstand hat.

Eingriffe am Herzen und an den herznahen Gefäßen führt der *Herzchirurg* durch (☞ auch Kapitel 18). Erkrankungen von Nase, Nasennebenhöhlen, Rachen und Kehlkopf werden vom *Hals-Nasen-Ohrenarzt* behandelt (☞ Kapitel 34).

20.1 Anatomie und (Patho-)Physiologie der Atmungsorgane

Atemmechanik ☞ 7.2.1
Atem- und Lungenvolumina ☞ 7.2.2

Trachea, Bronchien und Lunge

Unterhalb des Kehlkopfes beginnt die **Trachea** *(Luftröhre).* Sie ist ein ca. 11 cm langer, muskulöser Schlauch, dessen Lichtung durch 16 – 20 C-förmige Knorpelspangen stabilisiert wird. An ihrem unteren Ende teilt sich die Trachea in die beiden **Hauptbronchien,** die sich bereits nach wenigen Zentimetern in kleinere Bronchien aufteilen: der rechte Hauptbronchus in drei **Lappenbronchien** für die drei Lappen der rechten Lunge, der linke Hauptbronchus in zwei Lappenbronchien für die zwei Lappen der linken Lunge. Die Lappenbronchien teilen sich in **Segmentbronchien,** und vergleichbar dem Geäst eines Baumes entstehen immer kleinere und dünnwandigere Bronchien bis zu den **Bronchiolen.** Endstufe der Verzweigung sind die *Lungenbläschen,* die **Alveolen.**

Die **Lunge** *(Pulmo)* besteht aus zwei **Lungenflügeln,** die sich in insgesamt fünf **Lungenlappen** gliedern (☞ Abb. 20.1). Im Bereich des **Lungenhilus** *(Lungenwurzel)* treten die Lymph- und Blutgefäße zusammen mit den Hauptbronchien in die Lungen ein.

Beide Lungenflügel werden von einer hauchdünnen Hülle, der **Pleura visceralis** *(Lungenfell)* überzogen. Sie grenzt, nur durch einen flüssigkeitsgefüllten Spalt **(Pleuraspalt)** getrennt, an die **Pleura parietalis** *(Rippenfell),* die Brustwand, Zwerchfell und Mediastinum bedeckt. Beide Pleurablätter werden zusammen als **Pleura** *(Brustfell)* bezeichnet.

Gasaustausch

Die Alveolen werden netzförmig von den Kapillaren des Lungenkreislaufs umsponnen. Während der Passage des Blutes durch die Lungenkapillaren diffun-

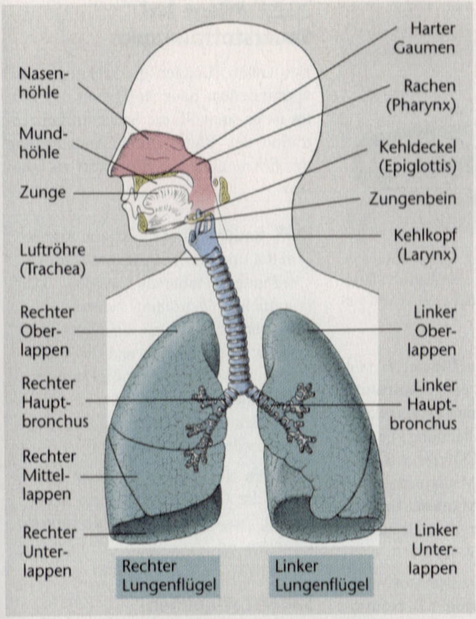

Abb. 20.1: Das Atmungssystem. Zum oberen Respirationstrakt (obere Luftwege, obere Atemwege) gehören Nase, Nasennebenhöhlen und Rachenraum. Zum unteren Respirationstrakt (untere Luftwege, untere Atemwege) zählen Kehlkopf, Trachea, Bronchien sowie die Lunge selbst. [A400-190]

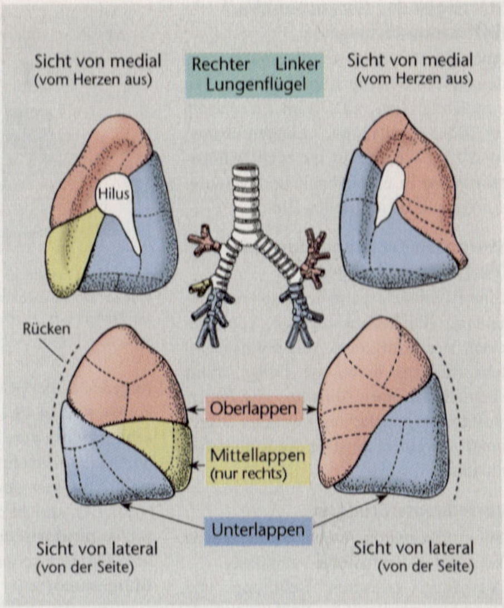

Abb. 20.2: Aufteilung der Lunge in die fünf Lappen. Die oberen beiden Abbildungen zeigen die Ansicht von medial („innen"), die unteren von lateral. Der rechte Lungenflügel besteht aus Ober-, Mittel- und Unterlappen, der linke aus Ober- und Unterlappen. Die gestrichelte Linie außerhalb der Lunge deutet den Rücken an, diejenigen innerhalb der Lungen die Segmentgrenzen. [A400-190]

diert der Sauerstoff der Alveolen durch die Wände des Lungenbläschens und der Kapillare, die zusammen die **Blut-Luft-Schranke** bilden. Gleichzeitig diffundiert in entgegengesetzter Richtung Kohlendioxid in die Lungenbläschen, so dass der ableitende Schenkel der Kapillare nach diesem **Gasaustausch** sauerstoffreiches, kohlendioxidarmes Blut enthält.

Der Gaswechsel erfolgt von Orten hohen **Partialdrucks** (*Teildruck* = Maß für den prozentualen Anteil eines Gases innerhalb eines Gasgemisches) zu Orten niedrigen Partialdrucks.

√ Der Gasaustausch findet ausschließlich in den Alveolen statt, da nur hier die Gewebeschicht zwischen Luft und Blut dünn und durchlässig ist. Ungefähr ein Drittel der eingeatmeten Luft gelangt nicht in die Alveolen, sondern verbleibt in den Atemwegen (Kehlkopf, Luftröhre und Bronchien). Dort ist die Gewebeschicht viel dicker als in den Alveolen, und es findet kein Gasaustausch statt. Daher werden diese Atemwege auch unter dem Begriff (anatomischer) **Totraum** zusammengefasst.

Steuerung der Atmung

Gesteuert wird die Atmung durch das **Atemzentrum** in der *Medulla oblongata* (☞ 35.1.2). Dabei spielen zahlreiche Faktoren eine Rolle. Beispielsweise wird bei *steigendem* Kohlendioxidpartialdruck, *sinkendem* Sauerstoffpartialdruck sowie *sinkendem* pH-Wert des arteriellen Blutes die Atmung *gesteigert*, der **Atemantrieb** nimmt zu (☞ auch Tab. 7.5).

Ein erhöhter (arterieller) Kohlendioxidpartialdruck (**paCO_2**) ist aus zwei Gründen gefährlich:

- Der Atemantrieb nimmt bei hohen Kohlendioxidpartialdrücken ab, so dass der Patient eintrübt und im Extremfall bewusstlos wird (**CO_2-Narkose).** Ab welchem Partialdruck dies der Fall ist, hängt z.B. von evtl. vorhandenen Lungenvorerkrankungen des Patienten ab. Ein genauer Grenzwert lässt sich also nicht angeben
- Ist der Kohlendioxidpartialdruck des Blutes wie z.B. bei bestimmten chronischen Atemwegserkrankungen ständig erhöht, so „gewöhnt" sich der Körper daran. Die Atmung wird dann praktisch nur noch über den Sauerstoffpartialdruck des Blutes reguliert (☞ 20.2.1).

Pathophysiologie der Lungenfunktion

Störungen der Lungenbelüftung (Ventilationsstörungen)

Störungen der Lungenbelüftung heißen **Ventilationsstörungen.** Klinisch wichtig ist die Unterscheidung zwischen restriktiven und obstruktiven Ventilationsstörungen:

- Bei **obstruktiven Ventilationsstörungen** ist der Strömungswiderstand in den Atemwegen erhöht. Beispiele sind die chronisch obstruktive Bronchitis (☞ 20.6.2) und die Bronchialverengung beim Asthma bronchiale (☞ 20.6.1)
- **Restriktive Ventilationsstörungen** dagegen bezeichnen die krankhaft veränderte Dehnbarkeit der Lunge. Mögliche Ursachen sind z.B. Pleuraschwarten (☞ 20.11.1) oder eine Lungenfibrose (☞ 20.7)
- Mischformen sind möglich.

Ventilationsstörungen führen durch Unterbelüftung der Lunge zunächst zu einem Anstieg des Kohlendioxidgehalts im Blut und bei stärkerer Ausprägung auch zu einer Abnahme des Sauerstoffgehalts im Blut.

Störungen des Gasaustausches (Diffusionsstörungen)

Auch der Übertritt des Sauerstoffs aus den Alveolen in die Kapillaren kann beeinträchtigt sein, z.B. beim Emphysem (☞ 20.6.3) oder bei Lungenfibrosen (☞ 20.7). Typisch für diese **Diffusionsstörungen** ist eine Abnahme des Sauerstoffgehalts im arteriellen Blut.

Störungen der Lungendurchblutung (Perfusionsstörungen)

Eine Beeinträchtigung der *Lungendurchblutung* **(Perfusionsstörung),** etwa bei einer Herzinsuffizienz mit verlangsamtem Blutfluss durch die Lunge, führt ebenfalls zu einer Abnahme des Sauerstoffgehalts im Blut und – weniger ausgeprägt – zu einem Anstieg des Kohlendioxidanteils.

Verteilungsstörungen

Bei großen regionalen Unterschieden im **Ventilation-Perfusions-Verhältnis** (Verhältnis zwischen Belüftung und Durchblutung) liegt eine **Verteilungsstörung** vor. Ist die Belüftung relativ zu niedrig (etwa bei einer Lungenentzündung), kommt es in dem entzündeten Bezirk zu einem Rechts-Links-Shunt, d.h. zur Beimischung venösen Blutes zum arteriellen Blut – der Sauerstoffgehalt des arteriellen Blutes nimmt ab.

Alle genannten Mechanismen sind eng miteinander verwoben und treten oft kombiniert auf. Beispielsweise liegt bei einer Lungenfibrose gleichzeitig eine Ventilations- und eine Diffusionsstörung vor. Zudem führt die Ventilationsstörung bei stärkerer Ausprägung zu einem Ventilations-Perfusions-Missverhältnis.

Respiratorische Insuffizienz

Ist die Lungenfunktion stark beeinträchtigt, sinkt der Sauerstoffgehalt des arteriellen Blutes **(paO_2)** unter den unteren Normwert von 70 mmHg. Ist der Kohlendioxidgehalt des Blutes dabei normal oder sogar erniedrigt (*Normo-* bzw. *Hypokapnie* ☞ 20.4.4), spricht man von einer **respiratorischen Partialinsuffizienz.** Sichtbares Zeichen eines stark verminderten Blutsauerstoffgehalts ist die *Zyanose* (☞ 18.3.4). Ist *zusätzlich* der Kohlendioxidpartialdruck **($paCO_2$)** über 45 mmHg erhöht, liegt eine **respiratorische Globalinsuffizienz** vor.

Respiratorische Azidose und Alkalose

Ist die Abgabe von CO_2 aufgrund einer Lungenerkrankung gestört und steigt infolgedessen der pCO_2 im Blut an (*Hyperkapnie* ☞ 20.4.4), liegt eine **respiratorische Azidose** vor. Kommt es umgekehrt durch eine vermehrte Abatmung von CO_2 zum Absinken des pCO_2 (*Hypokapnie* ☞ 20.4.4), spricht der Mediziner von einer **respiratorischen Alkalose.** Ihre nähere Differenzierung ergibt sich aus der **Blutgasanalyse** (☞ 20.4.4).

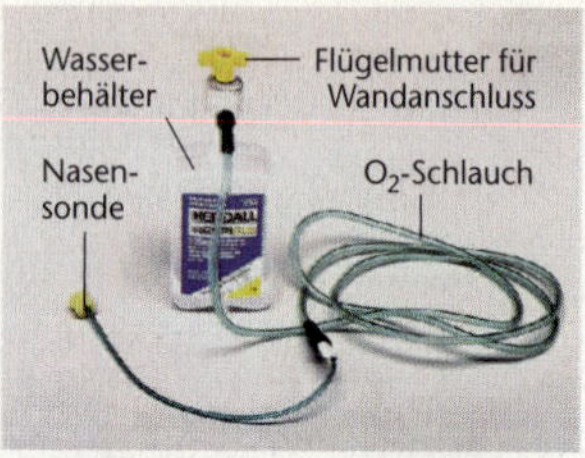

Abb. 20.3: System für einen Sauerstoffwandanschluss. Einmalbehälter mit destilliertem Wasser zur Befeuchtung, Verbindungsschlauch und Nasensonde. [K183]

Im Gegensatz hierzu heißen stoffwechselbedingte Abweichungen, z.B. beim diabetischen Koma, **metabolische Azidose** und **metabolische Alkalose.**

Säure-Basen-Haushalt ☞ *31.12*

20.2 Pflege bei Lungenerkrankungen

Atemunterstützende Maßnahmen ☞ *7.2.5 – 7.2.10*
Beobachtung der Atmung ☞ *7.2.2*
Pflege eines beatmeten Patienten ☞ *38.4.2*
Pflege eines Patienten mit Tracheostoma ☞ *34.9.4*

20.2.1 Pflege bei Sauerstofftherapie

Bei vielen (Lungen-)Erkrankungen mit vermindertem Sauerstoffgehalt des Blutes ist es sinnvoll, die Sauerstoffkonzentration des Blutes durch Anreicherung der Einatemluft mit Sauerstoff zu erhöhen.

Sauerstoff (O_2) ist ein Arzneimittel und darf nur auf ärztliche Anordnung verabreicht werden. Die ärztliche Anordnung umfasst die Verabreichungsform der Sauerstofftherapie, die Menge und die Dauer. Ausnahme ist der Notfall: Dann verabreichen Pflegende mit entsprechenden Kenntnissen bis zum Eintreffen des Arztes Sauerstoff.

Wegen der *Explosionsgefahr* erfordert der Umgang mit reinem Sauerstoff besondere Sicherheitsvorkehrungen.

Sauerstoffquellen

Auf vielen Stationen ist Sauerstoff über ein **zentrales Reservoir** (Wandanschlüsse in den Patientenzimmern) verfügbar. Alternativ und zum Transport von Patienten kommen **Sauerstoffflaschen** von 2 – 50 l Rauminhalt zum Einsatz, die komprimierten Sauerstoff enthalten. Der Druck einer vollen Flasche liegt bei 150 – 200 bar. Der hohe Druck wird durch einen *Druckminderer* reguliert und ist an einem Manometer ablesbar.

In beiden Fällen handelt es sich um reinen Sauerstoff (100 %). Zum Vergleich: Die normale Raumluft enthält 20 % Sauerstoff.

Berechnungsformel für den Inhalt von Sauerstoffflaschen (Restinhalt in Litern)

Flaschenvolumen [l] x angezeigtem Druck auf dem Manometer [bar] = Vorrat in Litern (bei normalem atmosphärischen Druck von 1 bar)

Beispiel: 50 l x 150 bar = 7 500 l (x 1 bar)

Berechnungsformel für den Sauerstoffvorrat einer Flasche in Minuten

$$\frac{\text{Flaschenvolumen [l] x angezeigtem Druck auf dem Manometer [bar]}}{\text{Sauerstoffverbrauch [l/Min.] x 1 bar}} = \text{Zeit}$$

$$\textbf{Beispiel:}\quad \frac{10\text{ l x }90\text{ bar}}{2\text{ l/Min. x }1\text{ bar}} = \frac{900\text{ l}}{2\text{ l/Min.}} = 450\text{ Min.}$$

Der Vorrat in der Sauerstoffflasche reicht bei einem Verbrauch von 2 l/Min. also 450 Minuten (= 7,5 Stunden). Bei einem Verbrauch von 6 l/Min. reicht er hingegen nur 150 Minuten (= 2,5 Stunden).

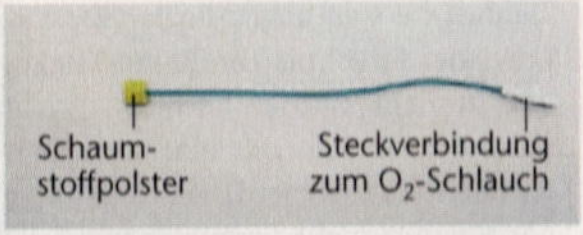

Abb. 20.4: O_2-Nasensonde. [K183]

Bisher wurden Sauerstoffflaschen blau lackiert. Eine neue EU-Richtlinie sieht nun vor, dass ab 2006 Sauerstoffflaschen grundsätzlich weiß und mit einem schwarzen N beschriftet sind. In dieser Übergangszeit sind blaue und weiße Sauerstoffflaschen im Gebrauch.

Sicherheitsmaßnahmen beim Umgang mit Sauerstoff(-flaschen)

- Flaschen dürfen nicht fallen! Volle Flaschen liegend oder stehend fixieren (z.B. anketten) und nicht in Treppenhäusern, Gängen oder Patientenzimmern lagern
- Vorsicht vor Feuer! Rauchverbot! Sauerstoff selbst ist zwar nicht brennbar, fördert aber die Verbrennung. Nur in Räumen mit Fenster, nicht aber in explosionsgefährdeten Räumen oder unter Sonneneinstrahlung (Fenster) bzw. Wärmeeinwirkung (Heizung) lagern
- Vorsicht vor Fett! Die Ventile dürfen nicht mit Fett oder Öl in Berührung kommen (Explosionsgefahr)
- Nur mit geschlossenem Ventil und befestigter Schutzkappe transportieren
- Beim Öffnen der Flaschen keine Gewalt anwenden
- Flaschen ohne integrierten Druckminderer nicht im Patientenzimmer wechseln
- Flaschen immer betriebsbereit halten und vor jedem Gebrauch kontrollieren
- Volle und leere Flaschen getrennt aufbewahren
- In leeren Flaschen Restüberdruck von mindestens 0,5 bar belassen. Andernfalls könnte von außen Luft in die Flasche eindringen, die Feuchtigkeit und Keime enthält, und die Flasche müsste aufwendig gereinigt und aufbereitet werden
- Bei Störungen Technischen Dienst rufen. Keine Selbstreparatur versuchen.

Grundsätze der O_2-Therapie

- Da der Sauerstoff sowohl im zentralen Reservoir als auch in der Sauerstoffflasche trocken vorliegt, wird er zur Vermeidung von Schleimhautschäden mit destilliertem Wasser angefeuchtet (☞ Abb. 20.3)
- Ab einer Dosierung von 6 l/Min. muss der Sauerstoff zusätzlich angewärmt werden, um Atemstörungen zu vermeiden
- Streng aseptisches Arbeiten vermeidet Kontamination. Deshalb werden für jeden Patienten neue Schlauchsysteme verwendet und das sterile Aqua dest. in den Gefäßen täglich gewechselt. Ausnahme: Einmalartikel wie AquaPack® werden benutzt, bis sie leer sind
- Vor der Sauerstoffgabe sollte der Patient seine Nase schnäuzen.

Verabreichungsformen

O_2-Nasensonde

Am häufigsten wird Sauerstoff über eine **O_2-Nasensonde** mit Schaumgummipolster (☞ Abb. 20.4) verabreicht. Die Sonde wird ca. 1 cm in das Nasenloch vorgeschoben und durch das Schaumgummipolster fixiert. Über eine Nasensonde können bis zu 5 l O_2/Min. gegeben werden, wodurch Sauerstoffkonzentrationen der Einatmungsluft von 30 – 40 % erreicht werden.

Die Pflegenden achten darauf, dass die Sonde nicht abknickt und kontrollieren engmaschig deren Durchlässigkeit. Den Patienten stört die Sonde relativ wenig, er kann essen und trinken. Vorteilhaft ist auch, dass die Einatmungsluft weiter durch die Nasenschleimhaut angefeuchtet wird, wenn der Patient wie gewohnt durch die Nase einatmet. Allerdings rutscht die Sonde oft aus der Nase, und es treten häufig Reizungen der Nasenschleimhaut auf.

Sauerstoffbrille

Mit **Sauerstoffbrillen** (☞ Abb. 20.5) können bis zu 8 l O_2/Min. gegeben werden (Sauerstoffkonzentration der Einatmungsluft 30 – 50 %).

Die 1 – 2 cm langen Einflussstutzen werden beidseitig in die Nasenlöcher des Patienten eingeführt, die Schlaufen der O_2-Brille (sind gleichzeitig die O_2-zuführenden Schläuche) liegen wie Brillenbügel hinter den Ohren und werden unter dem Kinn wieder zusammengeführt. Der Patient kann durch Mund und Nase atmen. Da viele Patienten die Sauerstoffbrille als unangenehm empfinden und sie beim Sprechen und bei der Nahrungsaufnahme behindert, wird sie nur für kurze Zeiträume angewendet. Zudem können O_2-Brillen bei längerem Liegen zu Druckstellen hinter den Ohren sowie in und unter der Nase führen.

Sauerstoffmaske

Die **einfache O_2-Maske** ermöglicht kurzzeitig eine hohe O_2-Dosierung von 6 – 10 l/Min. Sie wird locker auf Nase und Mund aufgesetzt und mit einem Gummiband am Hinterkopf befestigt. Die Ausatmungsluft entweicht durch die seitlichen Löcher in der Maske. Viele Patienten haben Angst, sind verunsichert und fühlen sich eingeengt, da das Sprechen behindert und die Nahrungsaufnahme nicht möglich ist. Der Sauerstofffluss

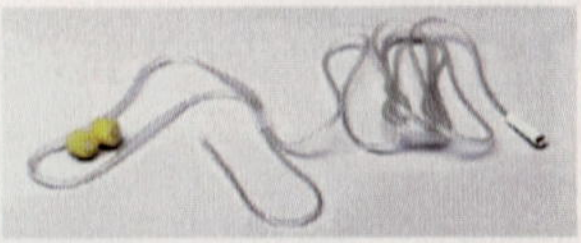

Abb. 20.5: O_2-Brille. [K183]

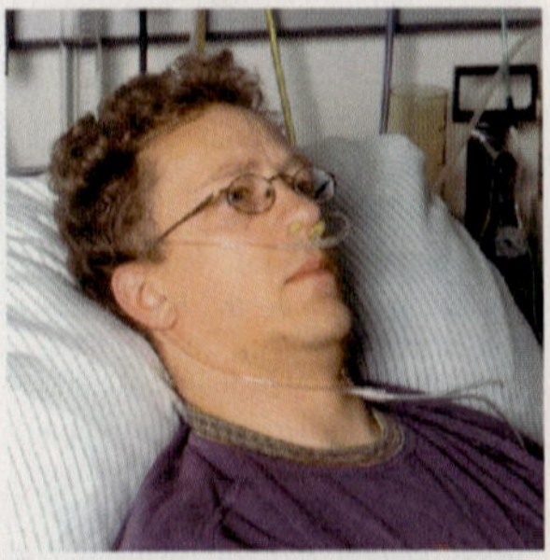

Abb. 20.6: Angelegte O_2-Brille. [K183]

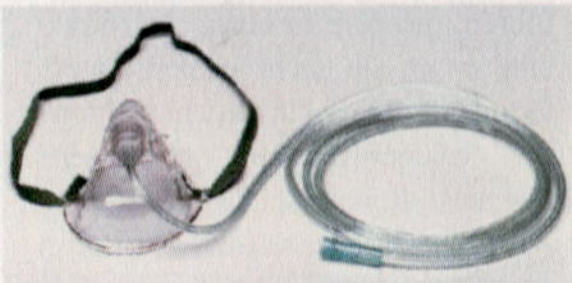

Abb. 20.7: Einfache O_2-Maske. [K183]

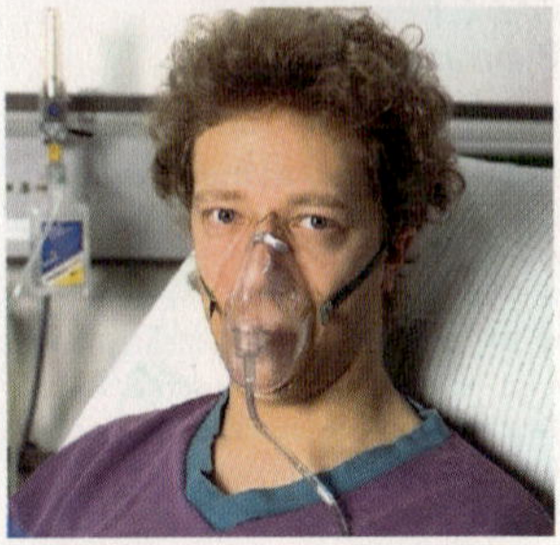

Abb. 20.8: Mit dem Gummiband fixierte O_2-Maske. [K183]

darf nicht unter 6 l/Min. absinken, da es ansonsten zu einem CO_2-Stau in der Maske kommen kann.

Sauerstoffkonzentrationen bis annähernd 100 % sind nur durch **O_2-Masken mit Ventil** und **Reservoirbeutel** zu erzielen.

Überwachung des Patienten während Sauerstofftherapie

Patienten während einer Sauerstofftherapie gilt besondere Aufmerksamkeit. Krankenbeobachtung und -dokumentation erstrecken sich auf:

- Atmung (☞ 7.2.2)
- Puls und Blutdruck (Tachykardie? Hypertonie?)
- Bewusstseinslage (Unruhe? Somnolenz?)
- Haut (Zyanose? Druckstellen?)
- Nasen- und Mundschleimhaut (Feuchtigkeitszustand? Läsionen?)
- Sauerstoffdosierung, Sondenlage und Aqua-dest.-Menge.

> **! Vorsicht: Atemlähmung durch Sauerstoffgabe**
>
> Besondere Vorsicht ist bei Patienten mit chronisch-obstruktiven Lungenerkrankungen geboten. Ihr Körper hat sich an den ständig erhöhten CO_2-Gehalt im Blut „gewöhnt". Den einzigen *Atemantrieb* stellt der Sauerstoffmangel im Blut dar. Wird dieser nun durch die Sauerstofftherapie behoben, entfällt der letzte Atemanreiz. Dies kann zu einem extremen CO_2-Anstieg und zur sog. CO_2-Narkose führen, die eine Intubation erfordert und, wenn sie nicht bemerkt wird, tödlich ist. Trübt ein Patient während der Sauerstofftherapie zunehmend ein, muss dies als Zeichen eines CO_2-Anstiegs gewertet werden – O_2 sofort abstellen und Arzt benachrichtigen!

20.2.2 Pflege bei Pleuradrainage

Prinzip der Pleuradrainage

Pleura- oder **Thoraxdrainagen** dienen der Ableitung von Blut (Hämatothorax ☞ 20.11.2), Sekreten (Pyo-, Serothorax ☞ 20.11.2) oder Luft (Pneumothorax ☞ 20.9) aus der Pleurahöhle. Synonym wird heute vielfach der Ausdruck **Bülau-Drainage** verwendet, der sich ursprünglich nur auf eine spezielle Technik der Pleuradrainage bezog.

Gelegt wird die Pleuradrainage in der Regel im 5. Interkostalraum (= ICR oder Zwischenrippenraum) in der vorderen bis mittleren Axillarlinie. Evtl. wird die Drainage zum Absaugen von Luft auch im 2. oder 3. ICR in der Medioklavikularlinie (☞ Abb. 18.17) eingebracht **(Monaldi-Drainage).**

Der Drainageschlauch wird an das geschlossene Absaugsystem (z.B. Pleurevac-System®, Thorax Drain III®) angeschlossen und das Sekret oder Blut in den Sammelkammern aufgefangen. Die Luft, z.B. bei einem Pneumothorax, entweicht in die Kammer mit dem destillierten Wasser **(Wasserschloss),** steigt im Wasser auf und wird über die angeschlossene elektrische Saugpumpe oder einen Vakuum-Wandanschluss abgesaugt. Der Weg zurück durch das Wasser in die Sammelkammern bleibt der einmal entwichenen Luft verschlossen, d.h. sie kann nicht mehr in den Pleuraspalt zurückgelangen. Moderne Absaugsysteme ermöglichen eine Ableitung auch ohne Wasserschloss: bei ihnen verhindert ein Einwegventil, dass bereits entwichene Luft zurückgelangt (☞ Abb. 20.9).

Die Sogstärke wird entweder durch die Füllhöhe in der Saugkontrollkammer (bei *nasser Saugung*) oder durch das mechanische Manometer am Drainagesystem (bei *trockener* Saugung ☞ Abb. 20.9) reguliert. Meist wird ein Sog von 15 – 20 cm Wassersäule eingestellt. Die Summe aus der eingestellten Sogstärke und die Höhe der Wassersäule im Wasserschloss entspricht in etwa dem Unterdruck im Thorax des Patienten. Ist der Sog im Absaugsystem bzw. der Unterdruck im Thorax zu hoch, kann er durch Druck auf ein Ventil (Hochnegativitäts-Entlastungsventil) ausgeglichen werden (☞ Abb. 20.9).

Legen einer Pleuradrainage

Vorbereitung

- *Benötigtes Material richten:* Hautdesinfektionsmittel, Lokalanästhetikum mit 10-ml-Spritze und Kanülen zur Infiltrationsanästhesie, Skalpell, steriles Lochtuch, sterile Handschuhe. Mundschutz, Haube, Thorax-Drainageschlauch (mit Mandrin), ggf. Kornzange, Klemme, Saugpumpe (alternativ: Vakuumanschluss), geschlossenes Absaugsystem (☞ Abb. 20.10), Nahtmaterial, sterile (Schlitz-)Kompressen, 2,5 cm breites Pflaster (z.B. Omnipor® oder Omniplast®), Klebevlies (z.B. Curafix®), Verbandsschere
- *Saugung vorbereiten:* Wasserschloss (2 cm Wasserpegel) und Saugkontrollkammer (je nach angeordneter Sogstärke, in der Regel bis zur 20-cm-Marke) mit sterilem Wasser auffüllen (nicht nötig bei Geräten mit einem entsprechendem Einmalventil), Absaugsystem mit Vakuumquelle verbinden und Saugung überprüfen
- Aktuelle Röntgenaufnahme des Thorax bereitlegen
- *Patienten vorbereiten:* Evtl. Prämedikation und Hustendämpfer verabreichen, ggf. Punktionsstelle rasieren. Patienten möglichst halbsitzende Lagerung einnehmen lassen, Arm der betroffenen Seite über den Kopf zur gegenüberliegenden Seite lagern. Patienten über Funktion der Saugung und die dabei entstehenden Geräusche informieren.

Durchführung

Während der Arzt die Pleuradrainage legt, beruhigt eine Pflegekraft den Patienten (z.B. durch Halten der Hände), und eine andere reicht das benötigte Material an.

Nachsorge

- Drainage steril verbinden. Dazu kleine Schlitzkompressen versetzt um die Drainageaustrittsstelle legen und mit elastischem Klebevlies (z.B. Curafix®) fixieren
- Pflasterzügel anbringen, um Zug an der Drainage mit Schmerzen und evtl. Ausreißen des Fadens zu verhindern. Dabei zwischen Pflasterzügel und Wunde so viel Abstand lassen, dass der Verbandswechsel an der Drainage ohne Lösen des Pflasterzügels möglich ist
- Drainage vor Diskonnektion sichern, z.B. durch Kabelbinder oder längs über die Konnektionsstellen aufgeklebte Pflasterstreifen
- Patienten in Rückenlage mit leicht erhöhtem Oberkörper lagern
- Sog der Drainage kontrollieren
- Vitalzeichen überprüfen
- Röntgenaufnahme des Thorax zur Lagekontrolle der Drainage organisieren
- Bei Schmerzen angeordnete Arzneimittel geben (Bedarfsmedikation)
- Patienten auf Nachblutungen kontrollieren.

Pflege bei liegender Pleuradrainage

Allgemeine Maßnahmen

- Alle Prophylaxen, insbesondere Pneumonieprophylaxe, regelmäßig durchführen

- Puls, Blutdruck, Temperatur und Allgemeinbefinden regelmäßig kontrollieren
- Patienten bei der Körperpflege und Mobilisation unterstützen.

Spezielle Maßnahmen

Unabhängig von der Art des Systems sind während der Liegezeit einer Pleuradrainage folgende Pflegemaßnahmen erforderlich:

- Verbandswechsel je nach klinikinternem Standard durchführen. In manchen Kliniken wird die Drainageaustrittstelle täglich steril verbunden, in anderen nur bei Bedarf, z.B. durchfeuchtetem Verband. Der Verbandswechsel erfolgt unter aseptischen Bedingungen. Dabei die Wunde auf Infektionszeichen (z.B. Rötung) und Zeichen einer Blutung oder eines Hautemphysems (Schwellung, auf Druck typisches Knistern) kontrollieren und die Befunde dokumentieren
- Absaugsystem am Bett befestigen. Es sollte immer unter Patientenniveau hängen, um ein Zurücklaufen von Sekret zu verhindern (hängt es über Patientenniveau, kann der hydrostatische Druck stärker sein als der Sog in der Drainage). Menge und Beschaffenheit des Sekrets (Wundsekret, Blut, Eiter)

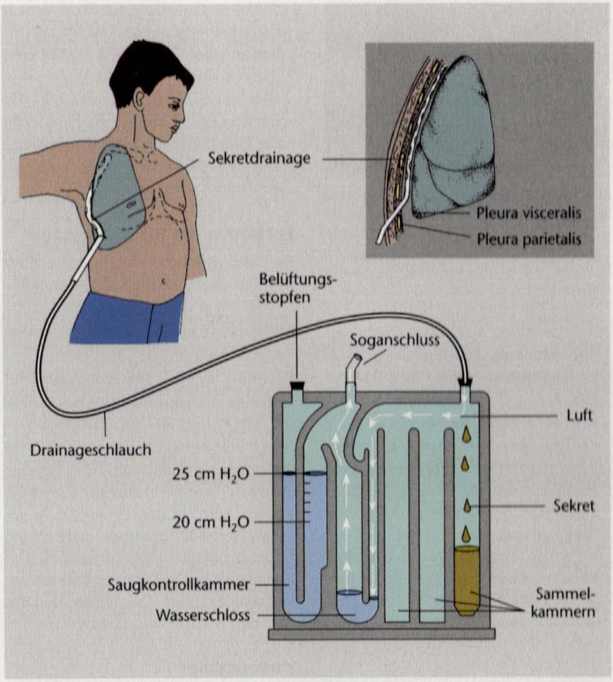

Abb. 20.10: Das Prinzip der Pleuradrainage. [A400-215]

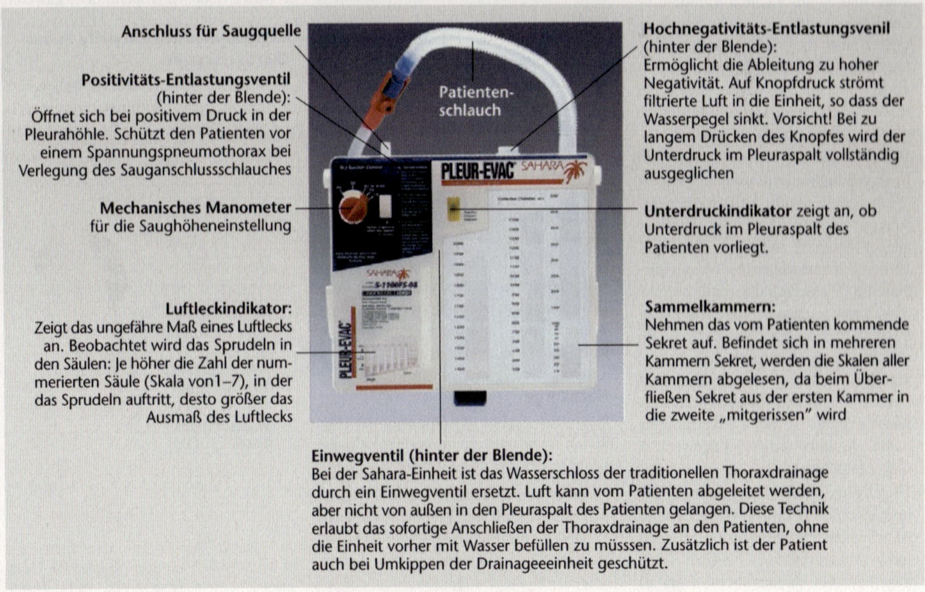

Abb. 20.9: Funktionen des Pleur-evac-Systems®, Typ Sahara, der Firma Genzyme. [V120]

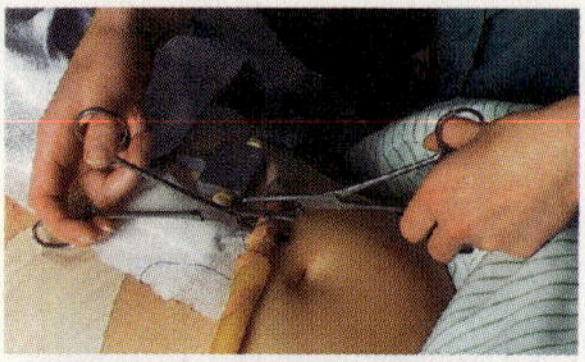

Abb. 20.11: Bei Störungen oder zum Wechseln des Absaugsystems wird der Drainageschlauch aus zwei Richtungen versetzt mit zwei Klemmen abgeklemmt. Ausnahmen: Bei Spannungspneumothorax oder maschineller Beatmung darf der Schlauch nicht abgeklemmt werden. [K183]

dokumentieren, die Sekretmenge in der Flüssigkeitsbilanzierung berücksichtigen

- Bei versehentlichem Herausrutschen der Drainage sofort einen Verband anlegen und die Stelle mit Folie oder breiten Pflasterstreifen luftdicht abdecken. Ausnahme: Bei Patienten mit frischem Pneumothorax oder während der maschinellen Beatmung Drainageeintrittsstelle wegen der Gefahr eines Spannungspneumothorax (☞ 20.9) lediglich steril abdecken. Sofort Arzt informieren.

Folgende Parameter werden regelmäßig überprüft:

- **Sogstärke.** Bei angeschlossener Saugung und einem leichten Sprudeln ist der Flüssigkeitspegel in der Saugkontrollkammer (bei *nasser* Saugung) ein ungefähres Maß für die Sogstärke (normalerweise 20 cm Wassersäule). Bei *trockener* Saugung sind diesbezüglich die Herstellerangaben zu beachten
- **Wasserstand im Wasserschloss und in der Saugkontrollkammer.** Ist der Wasserstand durch Verdunstung gesunken, Flüssigkeit nur bei unterbrochener Saugung auffüllen. Atemsynchrone Schwankungen des Wasserspiegels im Wasserschloss sind normal. Sind keine atemsynchronen Schwankungen im Wasserschloss zu beobachten, ist das System zwischen Patient und Wasserschloss verstopft oder abgeknickt. Dann den Drainageschlauch kontrollieren. Bei unauffälligem Schlauch probieren, ob Lagewechsel oder Atemübungen helfen
- **Durchgängigkeit des Systems.** Ein hörbares Blubbern im Wasserschloss ist bei einem Pneumothorax oder bei älteren Absaugsystemen normal. Liegt dagegen kein Pneumothorax vor, ist das Blubbern Zeichen einer undichten Schlauchverbindung zwischen Patient und Absaugsystem oder eines Lecks innerhalb der Pleurahöhle („Fistelbildung"). Dann körpernah abklemmen. Blubbert es danach nicht mehr, ist das Leck innerhalb der Pleurahöhle oder an der Punktionsstelle (Arzt informieren). Blubbert es weiter, nach Leck im Schlauchsystem suchen.

Entfernen der Pleuradrainage

Der Arzt entfernt die Drainage nach einem Pneumothorax in der Regel am 3. – 8. Tag. Hat er sie gelegt, um Sekret abzusaugen, zieht er sie bei geringer Förderleistung (meist am 7. – 14. Tag).

Bevor der Arzt die Drainage zieht, wird eine Röntgenthoraxaufnahme des Patienten angefertigt. Bei unauffälligem Befund wird zumeist der Sog abgestellt und die Drainage abgeklemmt. Nach einer erneuten Röntgenaufnahme der Lunge 24 Stunden später (Lunge weiterhin ausgedehnt?) wird die Drainage entfernt, die Drainageaustrittsstelle mit ein bis zwei Hautnähten verschlossen und ein steriler Verband angelegt. In einigen Häusern wird die Drainage sofort gezogen.

Vorbereitung

Für das Entfernen der Pleuradrainage richten die Pflegenden folgende Materialien: Abwurf für gebrauchte Materialien, unsterile Kompressen und Wundbenzin zur Entfernung der Pflasterreste, Desinfektionsmittel, sterile Kompressen, sterile Watteträger, sterile Handschuhe, sterile Pinzette und Schere, Nahtmaterial, Verbandsmaterial (Kompressen und Fixiervlies, z.B. Omnifix®, oder Pflaster für einen Dachziegelverband).

Durchführung

Unmittelbar bevor die Drainage gezogen wird, soll der Patient tief einatmen und während des Ziehens dann pressen oder aktiv ausatmen. Dies soll vermeiden, dass während des Entfernens der Drainage Luft in den Pleuraspalt gelangt.

Nachsorge

Nach dem Ziehen der Drainage wird die kleine Wunde mit einem sterilen Verband bedeckt, der drei Tage verbleibt.

Darüber hinaus überprüfen die Pflegenden engmaschig die Vitalparameter des Patienten, insbesondere seine Atmung. Kontrollröntgenaufnahmen der Lunge zeigen, ob die Lunge weiterhin ausgedehnt bleibt.

20.2.3 Perioperative Pflege bei Lungenoperationen

Thorakotomie

Thorakotomie: Operative Eröffnung der Brusthöhle.

Eine **Thorakotomie** ist nicht nur bei Lungenoperationen (z.B. bei Lungentumoren oder Lungenabszessen), sondern z.B. auch für offene Herzoperationen (☞ 18.2.3) oder bestimmte Eingriffe am Ösphagus (☞ 21.4.7) notwendig.

Schnittführung bei Thorakotomie

Es werden zwei Zugangswege unterschieden:

- Bei den meisten Lungenoperationen wird eine **anterolaterale Thorakotomie** (in der vorderen Thoraxhälfte) oder eine **posterolaterale Thorakotomie** (in der hinteren Thoraxhälfte) gewählt. In beiden Fällen wird der Thorax seitlich zwischen zwei Rippen eröffnet (☞ Abb. 20.12). Je nachdem, welche Seite operiert wird, spricht man von einer *links-* oder *rechtsthorakalen Thorakotomie*
- Bei der **medianen Thorakotomie** (*Sternotomie* ☞ Abb. 18.14) wird der Thorax vorne durch eine Längsspaltung des Sternums eröffnet. Dieser Zugang wird z.B. bei Herzoperationen gewählt.

Minimal-invasive Eingriffe in der Thoraxchirurgie

Vergleichbar den laparaskopischen Eingriffen in der Abdominalchirurgie, z.B. einer laparoskopischen Cholezystekto-

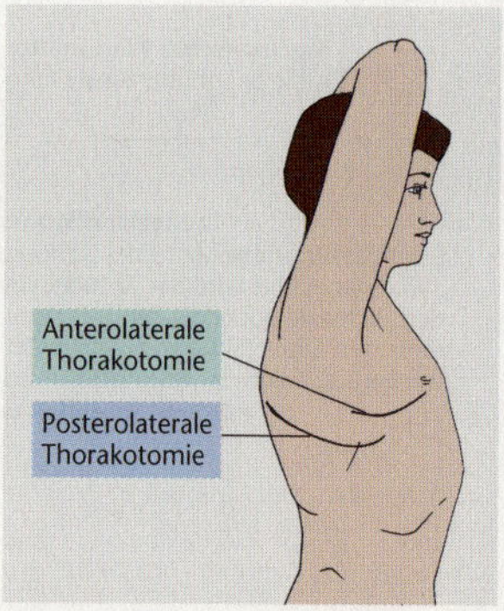

Abb. 20.12: Thorakotomie. Anterolaterale und posterolaterale Schnittführung (mediane Thorakotomie = Sternotomie ☞ Abb. 18.14). [A400-215]

mie (☞ 22.5.2), werden auch in der Thoraxchirurgie kleinere Eingriffe zunehmend minimal-invasiv über eine **videoassistierte Thorakoskopie,** kurz *VAT* oder *VATS,* durchgeführt. Dabei wird ein in den Thorax eingebrachtes **Thorakoskop** mit einer Videokette verbunden und dann über kleine Inzisionen weitere Instrumente eingeführt. So werden in thoraxchirurgischen Zentren heute etwa 25 – 50 % aller Eingriffe vorgenommen.

Arten von Lungenoperationen

Bei einer **Probethorakotomie** wird der Thorax eröffnet, um eine Gewebeprobe zu entnehmen oder eine Verdachtsdiagnose zu bestätigen. Ziel der **Thorakotomie bei Lungenerkrankungen und -verletzungen** ist aber meist die Entfernung (Resektion) der erkrankten Lungenabschnitte. Es wird möglichst wenig Lungengewebe entfernt, da die postoperative Atemfähigkeit von der Größe der Restlunge abhängt. Tab. 20.13 zeigt die verschiedenen Lungenresektionsverfahren.

Präoperative Pflege

Neben der allgemeinen präoperativen Diagnostik und Pflege (☞ 11.1.2, Rasur ☞ Abb. 20.14) sind vor Operationen der Lunge *Lungenfunktionsprüfungen* (☞ 20.4.3) zur Abschätzung des Operationsrisikos erforderlich. Die präoperativen Ausgangsbefunde sind zudem Richtwerte für die postoperative Atemtherapie. Weiter stehen die genaue Information und Anleitung des Patienten sowie die Pneumonie- und Atelektasenprophylaxe (☞ 7.2.4) im Vordergrund. Die Atemtherapie muss unbedingt präoperativ beginnen, da der Patient nach der Lungenoperation müde und in seiner Aufnahmefähigkeit eingeschränkt ist. Angewandt werden v.a. der SMI-Trainer (☞ 7.2.5), Geräte zur endobronchialen Perkussion wie etwa der VRP1-Flutter (☞ 7.2.5) und Inhalationen (☞ 7.2.9). Die Patienten werden über die Risiken des Rauchens insbesondere in Bezug auf Lungenoperationen aufgeklärt und angehalten, mit dem Rauchen aufzuhören.

Postoperative Pflege

Allgemeine postoperative Pflege ☞ 11.4
Intensivpflege ☞ 38.5.4
Pflege bei Pleuradrainage ☞ 20.2.2

Nach der Operation wird der Patient mindestens 24 Stunden auf der Intensivstation betreut. Dabei steht die engmaschige Überwachung der Vitalzeichen im Vordergrund (Monitoring von Puls und Blutdruck, Beobachtung der Atmung). Außerdem ist eine fortlaufende Kontrolle der intraoperativ eingelegten Pleuradrainagen auf Nachblutungen und Dichtigkeit erforderlich (☞ 20.2.2).

Da postoperative Schmerzen die Atmung stark beeinträchtigen, ist in den ersten postoperativen Tagen eine ausreichende Analgesierung wichtig (☞ 11.4.6 und 16.4). In der Regel verordnet der Arzt dem Patienten eine Basismedikation, die

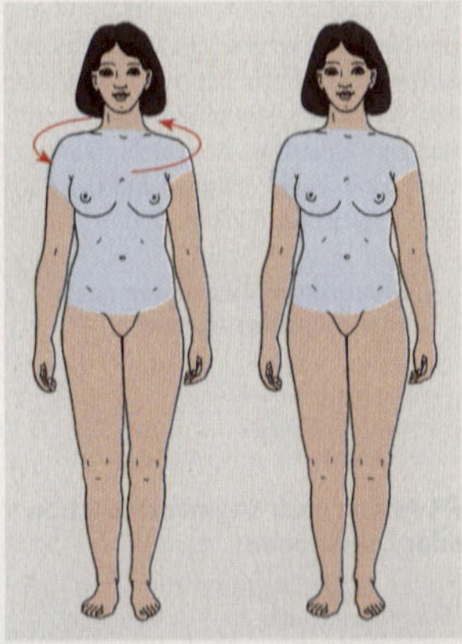

Abb. 20.14 (rechts): Vor anterolateralen oder posterolateralen Thorakotomien wird der komplette Oberkörper rasiert (links), bei einer Sternotomie nur die Vorderseite des Oberkörpers samt Achselhöhlen (rechts). [A400-215]

Bezeichnung	Definition	Indikationen (Bsp.)
Keilresektion 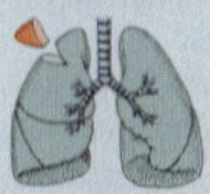	Entfernung eines keilförmigen Lungenabschnittes unabhängig von den anatomischen Grenzen	Biopsien (z.B. bei generalisierten Lungenerkrankungen wie etwa Fibrosen), kleine gutartige Tumoren, Metastasen
Segmentresektion 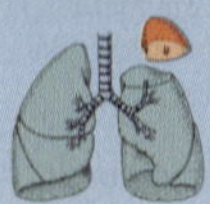	Entfernung eines oder mehrerer Lungensegmente	Entzündungen, isolierte Bronchiektasen, gutartige Tumoren, Metastasen, seltener bösartige Tumoren
Lobektomie *(Lappenresektion)* 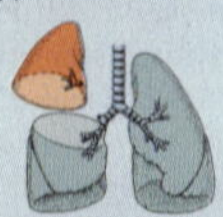	Entfernung eines oder – rechts – zweier Lungenlappen (Bilobektomie)	Ausgedehnte Entzündungen, bösartige Tumoren (häufigste OP-Form beim Bronchialkarzinom!)
Pneumektomie *(Flügelresektion)* 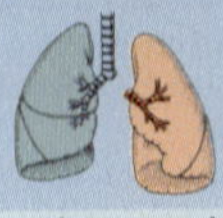	Entfernung eines ganzen Lungenflügels	Bösartige Tumoren, insbesondere zentrale Bronchialkarzinome
Manschettenresektion 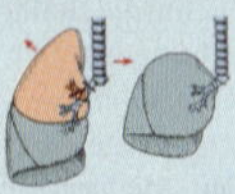	Lobektomie oder Pneumektomie mit Resektion eines Bronchus- oder Trachealabschnittes und End-zu-End-Anastomosierung der Stümpfe	Bösartige Tumoren, die auf den Bronchus oder die Trachea übergegriffen haben (bei dennoch kurativer Zielsetzung)
Dekortikation 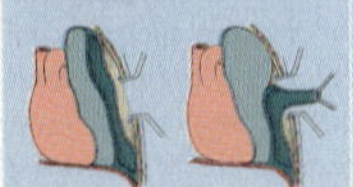	Entfernung von Pleuraschwarten	Pleuraschwarten nach Pleuritis, die die Atmung behindern

Tab. 20.13: Verschiedene Lungenresektionsverfahren und Dekortikation in der Übersicht. [A300-190, A400-190]

in regelmäßigen Zeitabständen, z.B. alle vier Stunden, verabreicht wird. Bei Bedarf erhält er zusätzlich rasch wirksame Analgetika nach Arztanordnung. Atemübungen werden kurz nach einer Schmerzmittelgabe durchgeführt, damit der Patient gut mitarbeiten kann.

Hauptkomplikationen nach Lungenoperationen sind
- Blutung
- Pleuraerguss
- Pneumothorax.

Pflege nach Segmentresektion oder Lobektomie

Nach einer Segmentresektion oder Lobektomie sind außerdem zu beachten:
- **Lagerung.** Direkt nach der Operation wird der Patient mit erhöhtem Oberkörper gelagert. Nach ca. sechs Stunden kann mit der regelmäßigen Umlagerung begonnen werden. Dabei wird der Operierte alle zwei Stunden abwechselnd auf dem Rücken und auf der *gesunden* Seite gelagert, um die Entfaltung und Belüftung der Lungenabschnitte auf der operierten Seite zu verbessern. Zwischenzeitlich ist je nach Operationsgebiet auch eine V- oder Schiffchenlagerung möglich (☞ 7.2)
- **Sauerstoffgabe.** Diese ist meist in den ersten Tagen nach der Operation erforderlich (Arztanordnung)
- **Mobilisation.** Schon am Abend des Operationstages wird mit der Mobilisation des Patienten begonnen, indem ihm geholfen wird, sich auf die Bettkante zu setzen und zu einem späteren Zeitpunkt vielleicht auch kurz aufzustehen. Bereits am ersten postoperativen Tag sollte der Patient mindestens zweimal täglich aufstehen und im Sessel sitzen, da dies auch die Lungenbelüftung verbessert. Einweg-Pleuradrainagesysteme können hierfür eine bestimmte Zeit lang vom Sog abgehängt werden (andernfalls Sessel direkt neben das Bett stellen). Vor dem Aufstehen kontrollieren die Pflegenden die Vitalzeichen des Patienten
- **Pneumonie- und Atelektasenprophylaxe.** Die Atemtherapie beginnt, sobald der Patient wach ist. Neben der häufigen Aufforderung zum tiefen Durchatmen, der Unterstützung beim Abhusten, dem Abhusttraining (☞ 7.3.10) sowie Atemgymnastik (Bauch- und Flankenatmung) und Atemübungen (☞ 7.2.5) gelangen dreimal täglich Inhalationen, meist mit Zusatz von Sekretolytika und/oder Bronchospasmolytika, zur Anwendung. Tagsüber sollte der Patient mindestens alle zwei Stunden mit einem SMI-Trainer trainieren (ca. zehn tiefe Inspirationen pro Training ☞ auch 7.2.5)
- **Kontrakturenprophylaxe.** Nach Lungenoperationen bewegen die Patienten das Schultergelenk auf der betroffenen Seite nur noch eingeschränkt. Dies kann massive Verspannungen, im Extremfall auch Kontrakturen verursachen
- **Unterstützung bei der Körperpflege.** Am Operationstag übernehmen die Pflegenden in der Regel die komplette Körperpflege. Ab dem ersten postoperativen Tag wäscht sich der Patient mit Hilfe im Bett oder bei guten Kreislaufverhältnissen am Waschbecken. Befindet sich die Waschgelegenheit unmittelbar neben dem Bett, kann sich auch ein Patient mit Pleuradrainage am Waschbecken waschen
- **Kostaufbau.** Frühestens sechs Stunden nach der Operation erhält der Patient Tee. Danach wird die Kost rasch aufgebaut. In den ersten Tagen sind blähende Speisen untersagt, da ein hierdurch bedingter Zwerchfellhochstand die Atmung zusätzlich einschränkt.

Pflege nach Pneumektomie

Die Entfernung eines ganzen Lungenflügels (Pneumektomie) ist eine große thoraxchirurgische Operation, die den Patienten physisch und psychisch sehr belastet. Postoperativ benötigt er lange Zeit, um sich an die geringere Atemleistung zu gewöhnen. Beschwerden ergeben sich auch durch die Lageveränderungen der Thoraxorgane nach der Operation.

Die Pflege nach Pneumektomie entspricht im Wesentlichen derjenigen nach Lobektomie. Unterschiede bestehen aber in folgenden Bereichen:
- **Lagerung.** Der Patient wird abwechselnd auf dem Rücken und auf der *operierten* Seite gelagert, um die Belüftung der Restlunge zu verbessern
- **Pleuradrainage.** Der *kontinuierliche* Sog über die Pleuradrainage darf wegen einer drohenden Mediastinalverschiebung nur niedrig eingestellt werden (ärztliche Anordnung, meist bis ca. 5 cm H_2O). Alternativ wird *intermittierend* mit einem Sog von etwa 15 cm H_2O abgesaugt (10 Minuten mit Sog, 50 Minuten ohne Sog)
- Frühzeitige Krankengymnastik beugt Schon- und Fehlhaltungen vor, die zu zusätzlichen Schmerzen und Atemeinschränkungen führen.

Krankenbeobachtung und Dokumentation
- Puls, Blutdruck, Atmung, Sputum, Temperatur
- Bewusstseinslage, Hautfarbe
- Wundkontrolle (Nachblutung, Infektion)
- Kontrolle der Pleuradrainage (Dichtigkeit, Sogstärke, Menge des abgesaugten Sekrets)
- Schmerzen, Allgemeinbefinden, Mobilität, Ausscheidung, evtl. Flüssigkeitsbilanz und ZVD.

Patienteninformation

Patienten nach Lungenresektionen sollten auch nach Abschluss der unmittelbar postoperativen Phase alles vermeiden, was die angegriffene Lunge weiter schädigen könnte. Hier ist in erster Linie das Rauchen zu nennen. Die Patienten sollten im eigenen Interesse völlig auf Nikotin verzichten. Vielfach empfiehlt sich eine Fortführung der Atemübungen auch nach der Entlassung aus dem Krankenhaus bzw. der Reha-Klinik.

20.3 Hauptbeschwerden und Leitbefunde bei Lungenerkrankungen

Bradypnoe, Tachypnoe ☞ 7.2.2
Pathologische Atemmuster ☞ 7.2.2

20.3.1 Dyspnoe

Dyspnoe: Atemnot, also das (subjektive) Gefühl, „nicht genug Luft zu bekommen" und die Atemtätigkeit steigern zu müssen. Meist Ausdruck einer respiratorischen Insuffizienz unterschiedlicher Ursache und in der Regel mit sichtbar verstärkter Atemarbeit (z.B. Tachypnoe, Auxiliaratmung) einhergehend.

Eine schwere **Dyspnoe,** die der Patient nur durch aufrechte Haltung und Einsatz der Atemhilfsmuskulatur kompensieren kann, wird differenzierend oft als **Orthopnoe** („ortho" = aufrecht) bezeichnet.

Patienten mit schwerer Dyspnoe sitzen mit aufgerissenen Augen und einem Gesichtsausdruck voller Panik und Todesangst im Bett und ringen nach Luft.

Einteilung und Ursachen

Die Dyspnoe wird in vier Schweregrade eingeteilt.

Grad I	Atemnot nur bei großer körperlicher Anstrengung wie schnellem Gehen auf ebener Strecke, Bergaufgehen oder Treppensteigen
Grad II	Atemnot schon bei mäßiger körperlicher Anstrengung, z.B. beim langsamen Gehen auf ebener Strecke
Grad III	Atemnot bereits bei geringen körperlichen Anstrengungen wie An- und Ausziehen oder leichten Verrichtungen im Haushalt
Grad IV	Atemnot auch in Ruhe

Tab. 20.15: Schweregrade der Dyspnoe. Grad I – III sind Formen der Belastungsdyspnoe, Grad IV ist die schwerste Form der Dyspnoe, die Ruhedyspnoe.

Pulmonale Ursachen
Atemwegswiderstand ↑
▸ Asthma bronchiale (☞ 20.6.1)
▸ Chronisch-obstruktive Bronchitis (☞ 20.6.2)
▸ Fremdkörperaspiration (☞ 20.13)
▸ Zentrale Tumoren
Gasaustauschfläche ↓ und/oder Lungendehnbarkeit ↓
▸ Pneumonie (☞ 20.5.3)
▸ Lungenfibrose (☞ 20.7)
▸ Pleuraerguss (☞ 20.11.2)
▸ Atelektasen (☞ 7.2.4)
▸ Lungenemphysem (☞ 20.6.3)
▸ Tumoren (☞ 20.8, 20.11.3)
▸ Pneumothorax (☞ 20.9)
▸ Thoraxverletzungen (☞ 27.10)
▸ Skoliose (☞ 26.11.4)
Alveolendurchblutung ↓
▸ Lungenembolie (☞ 20.10.1)
▸ Lungeninfarkt
Kardiale Ursachen
▸ Akut dekompensierte Herzinsuffizienz mit Lungenödem (☞ 18.6.3), z.B. bei Myokardinfarkt (☞ 18.5.2)
▸ Perikarditis, Perikarderguss (☞ 18.8.3)
▸ Angeborene Herzerkrankungen (☞ 13.9)
Extrathorakale Ursachen
Hyperventilation bei metabolischer Azidose
▸ Schock (☞ 38.5.1)
▸ Coma diabeticum (☞ 23.6.3)
▸ Urämie (☞ 31.6.9)
Störungen im Bereich des Atemzentrums
Anämie (☞ 24.6.1)
Adipositas (☞ 23.8.1)
Emotionale Faktoren
Physiologisch bei körperlicher Anstrengung

Tab. 20.16: Die wichtigsten Ursachen einer Dyspnoe (↑ erhöht, ↓ erniedrigt).

Die Ursachen für eine Dyspnoe sind vielfältig; Tab. 20.17 gibt einen Überblick über die häufigsten.

Für die Einschätzung, welche Ursache der Dyspnoe zugrunde liegt, ist es hilfreich, auf Charakter und Begleitsymptome zu achten.

Tritt die Dyspnoe z.B. anfallsweise auf, weist dies auf Asthma bronchiale (☞ 20.6.1) hin. Eine zusätzliche saisonale Abhängigkeit würde für eine allergische Ursache des Asthmas, z.B. durch Pollenflug, sprechen, eine Besserung der Dyspnoe an arbeitsfreien Tagen für eine berufsbedingte Allergie, wie beim Bäcker das „Bäckerasthma". Atemnot im Liegen, die hauptsächlich nachts auftritt, ist häufig durch Herzerkrankungen (☞ Kapitel 18) bedingt. Geht die Dyspnoe mit Fieber und weiteren Zeichen einer Allgemeininfektion einher, ist an eine Pneumonie (☞ 20.5.3) zu denken.

Pflege

Notfall: Erstmaßnahmen bei Atemnot

- Über die Rufanlage Alarm auslösen
- Patienten nicht alleine lassen, ihm das Gefühl von Ruhe und Geborgenheit vermitteln (viele Patienten mit Dyspnoe haben Todesangst)
- Oberkörper hoch lagern, bei bekannter Herzinsuffizienz zusätzlich Beine tief lagern
- Atemhilfsmuskulatur unterstützen, z.B. die Arme leicht vom Brustkorb abgespreizt auf ein Kissen oder die gepolsterte Nachttischplatte abstützen oder den Patienten alternativ im Kutschersitz (☞ 7.23) sitzen lassen
- Patienten zu ökonomischer Atmung anleiten, z.B. zur *dosierten Lippenbremse* (☞ 7.2.5)
- Beengende Kleidung entfernen, evtl. Fenster öffnen
- Auf Arztanordnung Sauerstoff geben (☞ 20.2.1).
  Vorsicht: Wird der Patient dann plötzlich ruhiger, kann dies für eine Verbesserung der Atemnot sprechen, aber auch ein Hinweis auf einen Anstieg des pCO_2 mit drohender Kohlendioxidnarkose (☞ 20.2.1) sein
- Je nach Zustand Verlegung des Patienten auf die Intensivstation oder Intubation vorbereiten
- Auf Arztanordnung Bronchialsekret absaugen (Durchführung ☞ 7.2.11, 38.4.2)
- Bewusstseinslage, Hautfarbe, Atmung, Blutdruck und Pulsfrequenz engmaschig kontrollieren.
- Baldmöglichst Geschehen dokumentieren.

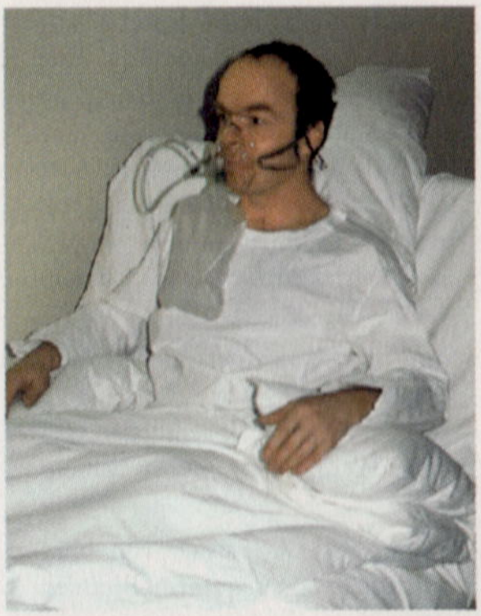

Abb. 20.17 : Ein Patient mit Dyspnoe wird mit erhöhtem Oberkörper und zur Unterstützung der Atemhilfsmuskulatur zusätzlich mit leicht abgespreizten, abgestützten Armen gelagert. Dieser Patient erhält außerdem Sauerstoff über eine Sauerstoffmaske mit Reservoirbeutel. [M161]

20.3.2 Apnoe

Schlafapnoesyndrom ☞ *20.3.4*

Apnoe: Atemstillstand. Verlangt sofortiges Eingreifen.

Ursächlich können einer **Apnoe** eine Verlegung der Atemwege, eine Lähmung des Atemzentrums und/oder eine Lähmung der Atemmuskulatur zugrunde liegen.

Eine Apnoe bedeutet immer akute Lebensgefahr für den Patienten.

Notfall: Sofortige Reanimation bei Atemstillstand

Falls nicht ausdrücklich vorher anders vereinbart und vom Arzt angeordnet wurde, müssen beim Atemstillstand *immer* Erste-Hilfe-Maßnahmen durchgeführt werden (Freimachen der Atemwege, Atemspende, evtl. Herzdruckmassage ☞ 17.3.3). Andernfalls verstirbt der Patient innerhalb weniger Minuten.

20.3.3 Husten und Sputum

Husten: Heftige Ausatmung gegen die zunächst geschlossene, dann plötzlich geöffnete Stimmritze (Glottis). Dient der Freihaltung der Atemwege von schädigenden Reizen. Kann physiologisch oder pathologisch sein.

Sputum *(Auswurf):* Ausgehustetes Bronchialsekret. Abgesehen von geringen Mengen gelegentlichen, glasig-hellen Sputums immer pathologisch.

Hämoptyse: Aushusten von blutigem Sputum oder geringen Blutmengen.

Hämoptoe: Aushusten größerer Blutmengen.

Hämoptyse und Hämoptoe werden als **Bluthusten** zusammengefasst.

Beobachtung und Ursachen von Husten ☞ 7.2.3

Hämoptyse und Hämoptoe

Bereits eine starke Bronchitis oder eine Pneumonie können zu einer **Hämoptyse** führen, manchmal nur als rotbraune Fädchen sichtbar. Besonders bei älteren Menschen ist blutiges Sputum aber oft Zeichen einer schweren Erkrankung, beispielsweise eines Bronchialkarzinoms oder eines Lungeninfarktes. Die Ursache eines **Bluthustens** kann auch *außerhalb* der Lunge liegen. So können beispielsweise Herzerkrankungen mit Lungenstauung (☞ 18.6.1) oder Gerinnungsstörungen (☞ 24.9) zu blutigem Sputum führen.

Notfall: Erstmaßnahmen bei Hämoptoe

Jede **Hämoptoe** ist ein Notfall, da eine starke, lebensgefährliche Blutung, ein *Blutsturz,* droht:

- Arzt sofort benachrichtigen
- Oberkörper hochlagern
- Patienten beruhigen
- Blut auffangen, etwa in einer Nierenschale
- Evtl. Sekret absaugen
- Mundpflege durchführen (lassen).

Das Bluthusten ist von der **Hämatemesis,** dem *Bluterbrechen* (☞ 21.2.5), abzugrenzen: Stammt das Blut aus dem Magen, so ist es durch Einwirkung des sauren Magensafts meist schwärzlich und erinnert an Kaffeesatz. Bei einer Ösophagusvarizenblutung (☞ 22.4.6) dagegen ist es hellrot-schaumig, und die Blutung ist meist erheblich. Auch Blutungen aus Nase oder Rachen können mit dem Aushusten von Blut verwechselt werden.

Hämoptoe und Hämatemesis lassen sich mit einem Streifen Indikatorpapier unterscheiden: Blut aus dem Magen reagiert sauer (pH < 7), Blut aus den Luftwegen dagegen alkalisch (pH > 7).

Sputumgewinnung und Sputumdiagnostik

Zur Untersuchung von Sputum auf Erreger oder Zellen eignet sich am besten **Morgensputum** *(Nüchternsputum),* d.h. Sekret, das vor dem Frühstück und vor dem Zähneputzen ohne Speichel in einem sterilen, beschrifteten Gefäß aufgefangen wurde. Wichtig ist, dass der Patient nicht einfach Speichel ausspuckt, sondern mit Hilfe geeigneter Abhustetechniken (☞ 7.2.10) Sekret aus den unteren Abschnitten der Luftwege abhustet.

Kann nicht genug Sputum gewonnen werden, sind evtl. sekretlösende Maßnahmen (☞ 7.2.8) angezeigt, unter Umständen verordnet der Arzt entsprechende Arzneimittel. Ist auch dies erfolglos, muss ein bronchoskopisches Absaugen von Sekret in Betracht gezogen werden (☞ 7.2.11).

Bei der **bakteriologischen Untersuchung** von Sputum werden die Keime bestimmt, die zur Entzündung der Atemwege geführt haben. Es wird geprüft, welche Antibiotika gegen diese Bakterien eingesetzt werden können oder ob diese Bakterien gegen bestimmte Arzneimittel bereits resistent sind (*Antibiogramm* ☞ 28.3.5).

Die Sputumuntersuchung ist nur aussagefähig, wenn tatsächlich Sputum eingeschickt wurde. Speichel und die darin enthaltenen physiologischen Bakterien verfälschen das Untersuchungsergebnis.

Bei der **zytologischen Untersuchung** von Sputum wird nach Gewebetrümmern oder abgestoßenen Zellen gesucht, wie sie bei Tumoren der Atemwege vorkommen. Hier muss dem Sputum Formalin zugesetzt werden, damit die evtl. enthaltenen Bakterien die Gewebeprobe nicht zersetzen.

Umgang mit Sputum

Sputum ist potentiell ansteckend. Um sich selbst, Patienten und Besucher zu schützen, ist ein konsequent hygienisches Verhalten erforderlich.

Hygieneregeln beim Umgang mit Sputum sind:

- Grundsätzlich Handschuhe tragen
- Sich nicht direkt vom Patienten anhusten lassen
- Bei Kontamination mit Sputum die betroffenen Hautpartien und Flächen desinfizieren
- Dem Sputumbecher (heute bevorzugt Einmalbecher mit Deckel, zur besseren Beobachtung aus durchsichtigem Kunststoff) eine Desinfektionslösung zusetzen, falls keine bakteriologische Diagnostik vorgesehen ist. Becher mindestens einmal täglich wechseln
- Papiertücher des Patienten direkt in einen am Nachtisch befestigten Abwurfbeutel oder eine Nierenschale entsorgen lassen.

20.3.4 Atemgeräusche

Pathologische Atemgeräusche sind:

- Evtl. Schnarchen
- Stridor
- Rasselgeräusche
- Schluckauf.

Schnarchen

Das wohl häufigste Atemgeräusch ist das **Schnarchen** während des Schlafs. Es ist meist harmlos und entsteht, wenn das Gaumensegel bei der Atmung flattert.

Schlafapnoesyndrom

Lautes Schnarchen ist allerdings auch eines der Leitsymptome des **Schlafapnoesyndroms.**

Hier treten während des Schlafes pro Stunde mehr als 10 Atempausen von über 10 Sekunden Dauer auf. Der Patient erwacht infolge des O_2-Mangels entsprechend häufig (ohne dass ihm dies allerdings bewusst wird), was tagsüber zu starker Müdigkeit (Einschlafen bei unpassenden Gelegenheiten, etwa während des Autofahrens!) und Leistungsminderung führt. Außerdem können eine arterielle Hypertonie und Herzrhythmusstörungen auftreten. Die Diagnose wird durch eine Untersuchung im **Schlaflabor** gesichert.

Leichte Formen können durch Allgemeinmaßnahmen wie etwa Gewichtsabnahme gebessert werden. Verengungen im HNO-Bereich werden operativ beseitigt. In schweren Fällen ist eine kontinuierliche nächtliche Überdruckbeatmung über eine nasale Maske (**nCPAP-Therapie,** *nCPAP = nasal continuous positive airway pressure*) notwendig.

Stridor

Ein **Stridor** (lat. Zischen, Pfeifen) ist ein pfeifendes Atemgeräusch und entsteht bei verengten Atemwegen. Durch diese Verengung wird der Luftstrom behindert, so dass meist gleichzeitig eine Dyspnoe (☞ 20.3.1) auftritt.

Entsteht das Geräusch bei der Einatmung, handelt es sich um einen **inspiratorischen Stridor.** Er tritt infolge einer Verengung oder Verlegung der extrathorakalen Luftwege auf, z.B. bei Verlegung der Stimmritze durch einen Fremdkörper.

Der **exspiratorische Stridor** während der Ausatmung ist die Folge verengter intrathorakaler Luftwege, z.B. beim Asthma bronchiale.

Auch ein kombinierter in- und exspiratorischer Stridor ist möglich.

> **! Vorsicht**
>
> Gleichzeitiges Auftreten von Atemnot und Stridor sind Zeichen eines Notfalls (Verhalten im Notfall ☞ Notfallkasten 17.2.2, 17.3.1, 20.3.1). Ursache könnte z.B. ein Fremdkörper in den Atemwegen (durch *Aspiration*) oder eine allergische Reaktion sein.

Rasselgeräusche

Rasselgeräusche *(RG)* sind pathologische Atemgeräusche in den Bronchien. Rasselgeräusche unterscheidet der Arzt durch Auskultation (☞ 9.3):

- **Trockene Rasselgeräusche** entstehen, wenn Schleimfäden in den Luftwegen schwingen. Sie treten bei chronisch obstruktiver Bronchitis oder Asthma bronchiale auf. Je nach Klangqualität werden bei den trockenen Rasselgeräuschen *Pfeifen, Giemen* und *Brummen* unterschieden
- **Feuchte Rasselgeräusche** sind Folge einer Flüssigkeitsansammlung in den Luftwegen oder in den Alveolen. Durch die strömende Atemluft kommt es zur Blasenbildung. Feuchte RG sind am ehesten mit dem Perlen von Mineralwasser zu vergleichen, können aber auch brodelnden Charakter haben.

> **Notfall**
>
> Brodelnde Atemgeräusche in Kombination mit Atemnot und evtl. schaumig-serösem Sputum sind Leitsymptome des Lungenödems (☞ 18.6.3).
>
> - Sofort Arzt informieren
> - Oberkörper hoch, Beine tief lagern
> - Auf Arztanordnung Sauerstoff verabreichen.

Schluckauf

Schluckauf *(Singultus)* ist Folge einer Reizung des Nervus phrenicus. Dieser versorgt das Zwerchfell und gibt den Impuls für eine ruckartige Kontraktion des Zwerchfells, die plötzlich Luft in den Brustkorb einströmen lässt.

Der N. phrenicus kann gereizt werden, wenn zu viel Luft geschluckt wurde und eine Luftblase im Magen auf den Nerv drückt. Auch kalte Getränke und Operationen im Oberbauch können einen Schluckauf auslösen. Gelegentlich tritt ein (besonders hartnäckiger) Schluckauf ohne erkennbare Ursache auf. Bei extrem quälendem Schluckauf schaffen krampflösende oder beruhigende Arzneimittel Abhilfe.

20.3.5 Atemgeruch

Der Atem ist normalerweise (fast) geruchlos. Ein unangenehmer **Atemgeruch** (**Foetor** = lat. übler Geruch) ist ein Krankheitszeichen. Dieser muss allerdings vom in gewissen Grenzen physiologischen Mundgeruch unterschieden werden (☞ 7.4.4).

Krankhafter Atemgeruch

- **Azetongeruch** ist typisch für das diabetische Koma und tritt hier oft zusammen mit einer Kussmaul-Atmung (☞ 7.2.2) auf. Auch Nahrungskarenz oder Hunger können zum Azetongeruch führen, wenn beim Abbau der Fettreserven vermehrt Ketonkörper (☞ 23.6.3) entstehen
- **Ammoniakgeruch** (nach Salmiakgeist riechend) weist auf eine schwere Beeinträchtigung der Leberfunktion hin. Die Leber kann das Ammoniak, das beim Eiweißzerfall entsteht, nicht mehr abbauen (Leberkoma ☞ 22.4.6)
- **Foetor hepaticus** (wie frische Leber) kann beim Leberversagen (Leberzerfallkoma ☞ 22.4.6) auftreten
- **Fäulnisgeruch** (übel riechend bis jauchig-stinkend) weist auf Zerfallsprozesse in den Atemwegen hin, etwa bei Lungengangrän oder Bronchialkarzinom (☞ 20.8.2)
- Ein fade-süßlicher **Eitergeruch** kennzeichnet bakterielle Infektionen und ist charakteristisch bei akuter Bronchitis oder Pneumonie
- **Foetor urämicus** (urinöser Geruch) tritt im Endstadium des Nierenversagens (Urämie ☞ 31.6.9) auf.

20.3.6 Pathologische Atemintensität

Beobachtung der Atemintensität ☞ 7.2.2

Hypoventilation

> **Hypoventilation:** Im Verhältnis zum Sauerstoffbedarf des Körpers zu geringe Belüftung der Alveolen mit vermindertem Atemminutenvolumen und Anstieg von pCO_2 (*respiratorische Insuffizienz* ☞ 20.1), bei starker Ausprägung auch Abfall von pO_2.

Mögliche Ursachen einer **Hypoventilation** sind:

- Schmerzen im Brustkorb oder Abdomen, die zu einer *Schonatmung* führen, z.B. nach Operationen
- Schlechter Allgemeinzustand des Patienten
- Behinderung der Atmung durch Störungen des Atemzentrums, der Atemmuskulatur oder der Atemwege.

Hyperventilation

> **Hyperventilation:** Gesteigertes Atemminutenvolumen über die Stoffwechselbedürfnisse des Körpers hinaus mit zu niedrigem pCO_2 (**Hypokapnie** ☞ 20.4.4) bei normalem bis erhöhtem pO_2.

Eine **Hyperventilation** kann psychogen, metabolisch (= stoffwechselbedingt), zentral (ZNS-Schädigung), kompensatorisch (als Reaktion auf einen Sauerstoffmangel), hormonell oder medikamentös bedingt sein.

Psychogen bedingte Hyperventilation. Bei der *psychogen bedingten Hyperventilation* kommt es zu einem Anstieg des pH-Wertes *(respiratorische Alkalose)* mit Abnahme der Kalziumionen im Serum. Diese äußert sich in der **Hyperven-**

tilationstetanie *(Hyperventilationssyndrom)* mit Muskelkrämpfen, für die die *Pfötchenstellung* der Hände ganz typisch ist. Hält man dem Patienten eine Plastiktüte so vor Mund und Nase, dass er seine Ausatemluft wieder einatmet, kann die Hyperventilation durchbrochen werden, da durch die Rückatmung der pCO_2 und damit die Kalziumionen-Konzentration wieder ansteigt.

20.4 Der Weg zur Diagnose bei Lungenerkrankungen

20.4.1 Anamnese und körperliche Untersuchung

Anamnese

Erfragt werden frühere Herzerkrankungen, allergische Erkrankungen, Tuberkulose, Tumoren (Lungenmetastasen?) und tiefe Beinvenenthrombosen. Wichtig ist, ob, seit wann und wie viel der Patient raucht, da Rauchen einer der Hauptrisikofaktoren für das Bronchialkarzinom, die chronisch obstruktive Bronchitis und das Emphysem ist.

Inspektion

Durch Inspektion erkennt der Arzt:

- *Thoraxdeformitäten,* z.B. eine Trichterbrust
- Seitendifferenzen in den Atembewegungen
- Eine **paradoxe Atmung,** bei der die betroffene Thoraxhälfte beim Einatmen kleiner und beim Ausatmen größer wird (etwa bei einem Pneumothorax ☞ 20.9).

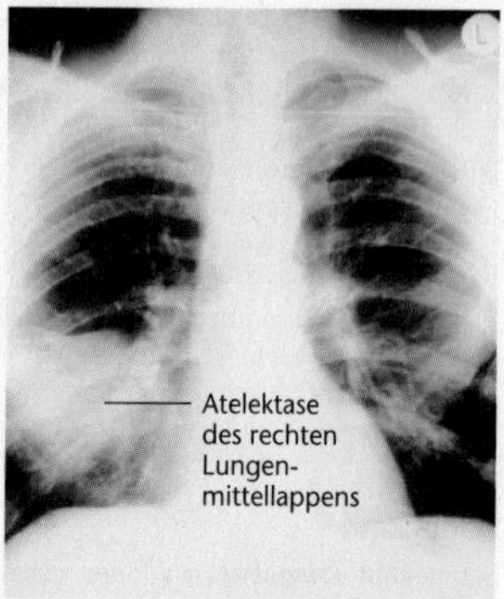

Abb. 20.18: Röntgenaufnahme des Thorax bei einem 57-jährigen Patienten mit Bronchialkarzinom. Deutlich ist eine Atelektase (nicht belüfteter Lungenanteil mit kollabierten Alveolen) des rechten Mittellappens zu erkennen, der zu einer Verdichtung (im Röntgenbild Aufhellung) des entsprechenden Lungenareals führt. Die Atelektase ist Folge des tumorbedingten Verschlusses des dazugehörenden Bronchus. [T127]

Perkussion

Bei der **Perkussion** der gesunden Lunge ergibt sich ein typischer Klopfschall, der als **sonor** bezeichnet wird. Ist der Luftgehalt der Lunge erhöht, z.B. beim Emphysem oder Pneumothorax, so ist der Klopfschall lauter und tiefer **(hypersonor)** und erinnert an den Ton, den das Beklopfen einer leeren Schachtel erzeugt. Bei einer Pneumonie oder einem Erguss ist der Schall dagegen deutlich leiser **(gedämpft),** vergleichbar dem beim Beklopfen des Oberschenkels. Außerdem können mit Hilfe der Perkussion die Lungengrenzen und ihre Atemverschieblichkeit (normal 4 – 6 cm) bestimmt werden.

Auskultation

Die **Auskultation** (das „Abhorchen") der Lunge mit dem Stethoskop (☞ 9.3) zeigt beim Gesunden während der Einatmung ein leises Atemgeräusch **(Vesikuläratmen).** Pathologische Befunde sind:

- Über kollabierten Lungenpartien oder beim Emphysem ist das **Atemgeräusch abgeschwächt,** bei großen Ergüssen fehlt es völlig
- Ein fauchendes **Bronchialatmen** ist beim Gesunden nur über der Trachea und den Hauptbronchien zu hören und spricht ansonsten z.B. für eine Pneumonie
- Ebenfalls pathologisch sind sämtliche *Neben-* oder **Rasselgeräusche** (RG ☞ 20.3.4).

Pleurareiben ☞ *20.11.1*

20.4.2 Bildgebende Diagnostik

Konventionelles Röntgen

Die häufigste radiologische Untersuchung zur Diagnostik von Lungenerkrankungen ist die **Röntgennativaufnahme des Thorax** in zwei Ebenen (von hinten und von der Seite). Wenn irgend möglich, sollte der Patient bei der Röntgenaufnahme stehen, da dies die Beurteilung verbessert.

Flächige Verschattungen oder Verdichtungen, die im Röntgenbild hell erscheinen, können z.B. durch eine Pneumonie oder eine Lungenstauung verursacht sein. Runde Gebilde haben oft einen Tumor oder eine Tuberkulose zur Ursache. Bei einem Pneumothorax ist der betroffene Bezirk völlig schwarz, und die feine Zeichnung der gesunden Lunge fehlt.

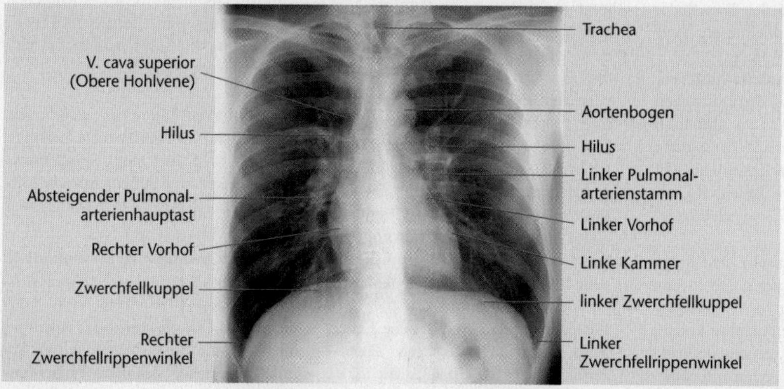

Abb. 20.19: Röntgennativaufnahme des Thorax, p.a.-Aufnahme (posterior-anteriorer Strahlengang). Normalbefund. [M161]

Eine Verbreiterung des Lungenhilus ist häufig Folge von Tumoren oder Lymphknotenvergrößerungen.

Tomographie und Durchleuchtung

Bei der **Tomographie** *(Schichtaufnahme)* wird nicht der gesamte Thorax abgebildet, sondern nur auf eine Schicht „scharfgestellt". Bei einer **Durchleuchtung** werden die Thorax- und Lungenbewegungen während der Atmung kontinuierlich beobachtet.

CT und Kernspintomographie

CT und **Kernspintomographie** (☞ 9.6.4 bzw. 9.6.5) werden in erster Linie bei Verdacht auf bösartige Tumoren eingesetzt. Sie erlauben insbesondere eine Darstellung kleiner Lungenveränderungen und des Mediastinums, was mit anderen Methoden kaum möglich ist.

Nuklearmedizinische und Kontrastmitteluntersuchungen

Drei Spezialuntersuchungen stellen die Lungendurchblutung bzw. Lungenbelüftung bildlich dar:

- Die **Lungenperfusionsszintigraphie** macht die Lungendurchblutung sichtbar und wird in erster Linie bei Verdacht auf Lungengefäßerkrankungen (z.B. Lungenembolie ☞ 20.10.1) angewandt. Dem Patienten wird intravenös eine radioaktive Substanz gespritzt, die sich in durchbluteten Lungenkapillaren absetzt. Die Radioaktivität über der Lunge wird z.B. mit einer Gammakamera registriert. Eine Vorbereitung des Patienten für die Untersuchung ist nicht erforderlich
- Da auch eine mangelhafte Belüftung der Lunge reflektorisch zu einer Minderdurchblutung der betreffenden Lungenabschnitte führt, ist manchmal zusätzlich eine **Lungenventilationsszintigraphie** zur Belüftungsdarstellung angezeigt, bei der der Patient die radioaktive Substanz einatmet. Während bei einer Embolie die Durchblutung, nicht aber die Belüftung der Lunge gestört ist, fallen beispielsweise bei einem zentral sitzenden Bronchialkarzinom (☞ 20.8.2) beide Untersuchungen pathologisch aus
- Die *digitale Subtraktionsangiographie* der A. pulmonalis (kurz **Pulmonalis-DSA**) ist invasiv, aber die sicherste Methode zum Nachweis einer Lungenembolie (☞ 20.10.1). Dabei wird ein Katheter über eine zentrale Vene bis in die Pulmonalarterie vorgeschoben und dann Kontrastmittel zur Gefäßdarstellung gespritzt (Pflege ☞ 9.6.3). Thromben stellen sich als Einengungen oder Abbrüche im Kontrastmittelstrom dar.

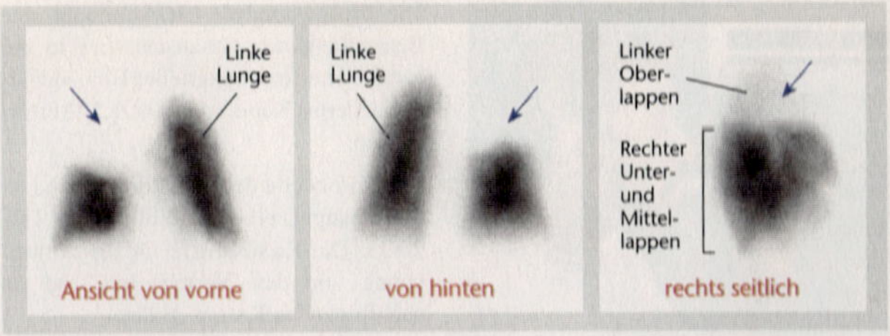

Abb. 20.20: Lungenperfusionsszintigraphie bei einem Patienten mit Lungenembolie. Nicht durchblutete Lungenbezirke stellen sich im Lungenszintigramm als weiße Flächen dar (Pfeile). In diesem Fall besteht eine Embolie der Arterie, die den rechten Oberlappen versorgt. [T165]

Sonographie

Die **Sonographie** (☞ 9.6.7) erlaubt die Diagnose und Punktion von Pleuraergüssen und die gezielte Punktion von Tumoren der Thoraxwand (☞ 20.11.3). Auch brustwandnahe Tumoren sind oft gut darstellbar.

20.4.3 Lungenfunktionsdiagnostik

Die **Lungenfunktionsprüfung** (kurz *Lufu*) dient der genauen Messung der Leistungsfähigkeit der Lunge. Sie wird zur Diagnose und Verlaufskontrolle von Lungenerkrankungen und vor operativen Eingriffen eingesetzt.

Mit Hilfe der **Spirometrie** können die verschiedenen Lungenvolumina (☞ 7.2.2) und Ventilationsgrößen gemessen werden. Das *forcierte exspiratorische Volumen* (**FEV_1** = *Einsekundenkapazität*) gibt an, wie viel Luft der Patient in einer Sekunde maximal ausatmen kann. Wird das forcierte exspiratorische Volumen auf die Vitalkapazität bezogen (FEV_1/VC), ergibt sich der **Tiffeneauwert**, der beim Gesunden bei ca. 70 % liegt. Beide Werte sind insbesondere bei Verengungen der Atemwege, etwa beim Asthma bronchiale, verändert. Durch Testwiederholung nach Inhalation eines β_2-Sympathomimetikums (z.B. Salbutamol® ☞ Pharma-Info 20.41) kann getestet werden, ob sich die verengten Atemwege wieder erweitern können **(Spasmolysetest).** Aus Abweichungen der einzelnen Lungenvolumina vom jeweiligen Normwert kann auf die Art der Lungenveränderung geschlossen werden.

Ein einfaches Gerät, das vielfach auf Station vorhanden ist, ist der **Peak-flow-Meter** (☞ Abb. 20.22). Das ungefähr handgroße Gerät misst den Höchstwert des Ausatmungsstroms bei forcierter Ausatmung und ermöglicht damit eine einfache Therapiekontrolle z.B. bei Asthmatikern.

Die **Ganzkörperplethysmographie** ist eine aufwendige Methode, welche die Berechnung des *Atemwegswiderstandes* **(Resistance)** in Ruhe ermöglicht. Dabei

Abb. 20.21: Einsekundenkapazität (☞ Text). Durch die Verengung der Luftwege bei chronisch-obstruktiver Lungenerkrankung (☞ 20.6), z.B. Asthma bronchiale, ist v.a. die Ausatmung behindert. Die Einsekundenkapazität weist darauf hin, wie stark diese Verengung ist: Je flacher die Kurve, desto größer ist der Strömungswiderstand in den Atemwegen. [A400]

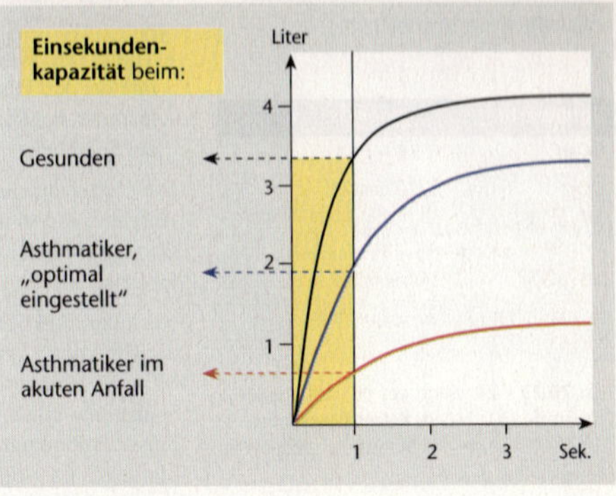

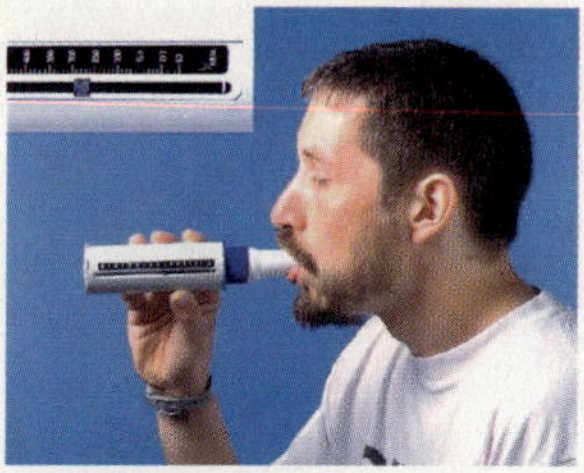

Abb. 20.22: Peak-flow-Meter. Der Patient atmet tief ein und anschließend über das Gerät so stark wie möglich aus. Auf einer Skala kann der Messwert abgelesen und so die aktuelle Lungenfunktion bestimmt werden. [K183]

sitzt der Patient in einer geschlossenen Kammer und ist nur über ein Mundstück mit der Außenwelt verbunden. Aus Kammerdruckschwankungen und Atemstrom am Mund des Patienten können die Atemwegswiderstände und Lungenvolumina berechnet werden.

Pflege vor Lungenfunktionsdiagnostik

Notwendig ist die Dokumentation von Größe, Gewicht und Alter des Patienten, da alle Lungenvolumina und damit die exakte Auswertung der Untersuchung von diesen Faktoren und zusätzlich vom Geschlecht der untersuchten Person abhängig sind.

20.4.4 Blutgasanalyse

Blutgasanalyse *(BGA):* Messung der **Partialdrücke** (d.h. der *Teilkonzentrationen)* der Atemgase im arteriellen oder arterialisierten Blut.

Zusätzlich werden meist der pH-Wert und das *Standardbikarbonat* (☞ Tab. 20.23) des Blutes bestimmt, da Blutgase und Säure-Basen-Haushalt eng zusammenhängen.

Normwerte	
pH art.	7,36 – 7,44
p_aO_2 (art. pO_2)	≥ 70 mmHg (9,5 kPa; altersabhängig)
p_aCO_2 (art. pCO_2)	35 – 45 mmHg (4,6 – 6,1 kPa)
Standardbikarbonat (HCO_3^-)	22 – 26 mmol/l

Tab. 20.23: Normwerte des pH, des arteriellen Sauerstoff- (p_aO_2) und Kohlendioxidpartialdruckes (p_aCO_2) sowie des Standardbikarbonats im arteriellen Blut. [A400]

Die **Blutgasanalyse** *(BGA)* erlaubt eine Beurteilung des Gasaustausches in der Lunge. Hierfür ist arterielles Blut oder arterialisiertes Kapillarblut (☞ 9.5.1) erforderlich.

Die Normwerte der Partialdrücke sind altersabhängig, einen Überblick gibt Tab. 20.23. Die Fachbegriffe für die Abweichung von den Normwerten sind im nachfolgenden Kasten erklärt.

Hypoxie: Erniedrigung des Sauerstoffgehalts in einzelnen Körperregionen oder im Gesamtorganismus. Ursachen können z.B. Durchblutungsstörungen, Anämie oder Hypoxämie sein.

Hypoxämie: Erniedrigung des Sauerstoffpartialdruckes im arteriellen Blut (p_aO_2) auf Werte unter 70 mmHg (9,5 kPa; altersabhängig).

Hypokapnie: Erniedrigung des Kohlendioxidpartialdruckes im arteriellen Blut (p_aCO_2) unter 35 mmHg (4,7 kPa). Durch Hyperventilation (☞ 20.3.6) oder metabolische Azidose mit respiratorischer Kompensation bedingt.

Hyperkapnie: Erhöhung des Kohlendioxidpartialdruckes im arteriellen Blut (p_aCO_2) auf über 45 mmHg. Hervorgerufen durch respiratorische Insuffizienz mit Hypoventilation (☞ 20.3.6) oder metabolische Alkalose mit respiratorischer Kompensation.

Arterielle Blutentnahme

Für eine arterielle Punktion werden benötigt:

- Sterile Handschuhe, Tupfer und Hautdesinfektionsmittel
- Ein spezielles BGA-Röhrchen (☞ Abb. 20.24 – 20.25), 17er = lila Kanüle
- Tupfer oder Kompressen zum Komprimieren der Punktionsstelle, Verbandmaterial, bei Punktion der A. femoralis ein Sandsack.

Die Arterienpunktion ist eine ärztliche Aufgabe. Meist wird die A. radialis im Handgelenkbereich oder die A. femoralis im Leistenbereich punktiert.

Nach der Punktion ist eine Kompression der Punktionsstelle für mindestens fünf Minuten erforderlich, da sich sonst große Hämatome bilden können. Auch danach muss die Punktionsstelle noch auf Nachblutungen kontrolliert werden.

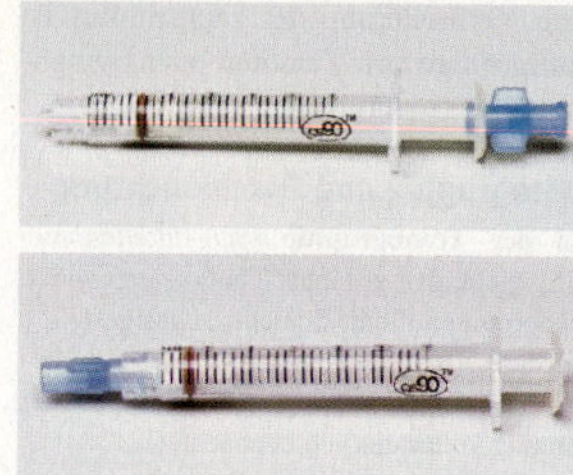

Abb. 20.24 – 20.25: Spezielles BGA-Röhrchen, dessen blauer Stopfen nach der Entnahme vom Kolben (oben) auf den Konus umgesteckt wird (unten). [K183]

An der punktierten Extremität werden zunächst stündlich Puls und Hautdurchblutung geprüft. Das gefüllte BGA-Röhrchen wird nach der Punktion sofort luftdicht verschlossen und (gekühlt) zum Labor gebracht. Geräte zur BGA stehen auch auf vielen Intensivstationen. Für die korrekte Auswertung der BGA sind zusätzlich (für Patienten während einer Sauerstofftherapie) die O_2-Konzentration der Atemluft und (bei Fieber) die Körpertemperatur des Patienten zu notieren.

20.4.5 Endoskopische Untersuchungen

Bronchoskopie

Bei der **Bronchoskopie** werden die Luftwege (in Lokalanästhesie oder Vollnarkose) mit einem Spezialendoskop betrachtet. Die *diagnostische Bronchoskopie* (evtl. mit Biopsie) wird v.a. bei Verdacht auf bösartige Tumoren durchgeführt. Bei einer *therapeutischen Bronchoskopie* werden Fremdkörper entfernt, Tumoren z.B. mittels Laser verkleinert oder Schleim aus den Atemwegen abgesaugt.

Hauptkomplikationen einer Bronchoskopie sind Hypoxämie, Herzrhythmusstörungen, Blutungen, Infektionen, Asthmaanfälle, Perforationen oder Pneumothorax.

Pflege bei Bronchoskopie

Allgemeine Richtlinien für endoskopische Untersuchungen ☞ *9.7*

Vor der Untersuchung müssen folgende Befunde vorliegen: Röntgen-Thorax, Lungenfunktionsprüfung, arterielle BGA, Blutbild und Gerinnungsstatus.

Vor dem Eingriff bleibt der Patient nüchtern. Kurz vor der Untersuchung wird er aufgefordert, eine vorhandene Zahnprothese zu entfernen und noch einmal zur Toilette zu gehen. Nach dem Eingriff ist meist eine Bettruhe von wenigen Stunden angebracht. Die Pflegenden kontrollieren engmaschig die Vitalzeichen des Patienten und fragen ihn nach seinem Befinden. Bis zum völligen Abklingen der Lokalanästhesie (ca. zwei Stunden) darf der Patient wegen der Aspirationsgefahr nicht essen und trinken. Nach einer Vollnarkose dauert die Nahrungskarenz länger (Arztanordnung).

Bronchoalveoläre Lavage

Im Rahmen einer Bronchoskopie ist auch eine **bronchoalveoläre Lavage** (kurz *BAL*, auch *Bronchiallavage*) möglich. Dabei werden die Bronchien mit physiologischer Kochsalzlösung gespült, um Bronchialsekret und darin befindliche Zellen und Mikroorganismen zu gewinnen (*diagnostische* bronchoalveoläre Lavage). Auch eine *therapeutische* bronchoalveoläre Lavage kann manchmal notwendig sein, etwa um borkiges Sekret zu entfernen.

Mediastinoskopie

Eine **Mediastinoskopie** kann bei unklaren Lungenerkrankungen mit Vergrößerung der Lymphknoten am Lungenhilus oder bei Krankheiten des Mediastinums (☞ 20.17) angezeigt sein. Die Mediastinoskopie ist eine kleine Operation und erfordert eine Intubationsnarkose.

Pflege bei Mediastinoskopie

Allgemeine Pflege vor Operationen ☞ 11.1.2

- Nach dem Eingriff wird der Patient in Oberkörperhochlage gelagert (mindestens 30°). Seine Vitalzeichen werden zuerst halbstündlich und später stündlich kontrolliert
- Nach einigen Stunden (Arztanordnung) darf der Patient trinken
- Temperatur- und Wundkontrollen sind in den nächsten Tagen wichtig, um eine Infektion rechtzeitig zu erkennen.

Thorakoskopie

Als **Thorakoskopie** wird die endoskopische Untersuchung der Pleurahöhle bezeichnet. Indikationen sind Prozesse des Mediastinums, die durch eine Mediastinoskopie nicht erreicht werden können, generalisierte Lungenerkrankungen nach erfolgloser Bronchoskopie oder unklare Befunde im Bereich von Brustwand, Pleura, Lungenoberfläche oder Zwerchfell.

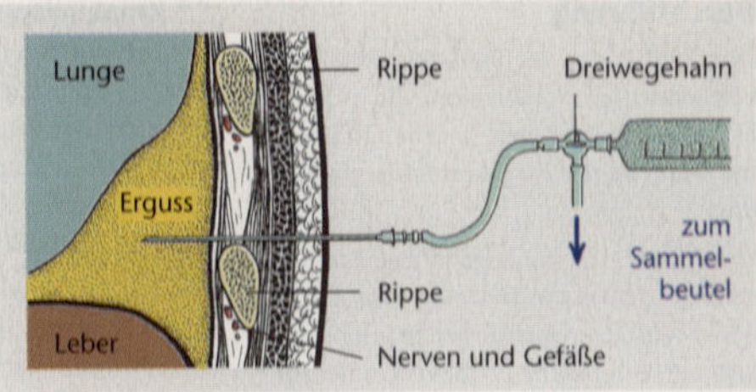

Abb. 20.26: Lage der Pleurapunktionsnadel. Der Erguss wird mit der Spritze aspiriert und nach Umstellen des Dreiwegehahns in den Sammelbeutel gefüllt. [A400-190]

Wichtigste Komplikation sind Blutungen. Bei ausgedehnten Pleuraverwachsungen sowie Infektionen der Thoraxwand oder der Pleura darf eine Thorakoskopie nicht durchgeführt werden.

Die Thorakoskopie wird in Allgemein- oder Lokalanästhesie durchgeführt. Der Patient wird auf die Seite gelagert. Nach Einbringen des Endoskops und eventueller Hilfsinstrumente durch bis zu vier kleine Einschnitte zwischen den Rippen wird ein künstlicher Pneumothorax (☞ 20.9) gesetzt und die kollabierte Lunge untersucht. Nach der Untersuchung wird eine Pleuradrainage gelegt.

Die Pflege bei Thorakoskopie entspricht in etwa derjenigen bei Mediastinoskopie. Besonders wichtig ist die genaue Beobachtung der Atmung. Hinzu kommt die Pflege bei Pleuradrainage (☞ 20.2.2).

Videoassistierte Thorakoskopie (VAT) ☞ 20.2.3

20.4.6 Pleurapunktion

Große Bedeutung in der Lungenheilkunde hat die **Pleurapunktion.** Eine *diagnostische Pleurapunktion* wird bei Pleuraergüssen zur Artdiagnose des Ergusses durchgeführt (☞ Tab. 20.60). *Therapeutische Pleurapunktionen* dienen dem Ablassen des Ergusses oder der *Instillation* (dem Einbringen) von Arzneimitteln, z.B. Zytostatika bei Tumoren.

Die Hauptkomplikationen der Pleurapunktion sind Pneumothorax (☞ 20.9), Blutungen aus der Punktionsstelle oder Infektionen.

Vorbereitung

Die Pflegenden richten folgende *Materialien:*

- Steril abgepacktes Punktionsset
- Desinfektionsmittel (gefärbt), sterile Tupfer und Kompressen, steriles Abdecktuch
- Materialien für eine Lokalanästhesie
- Sterile Handschuhe, evtl. Mundschutz und Haube
- Drei beschriftete Untersuchungsröhrchen (je eins für Klinische Chemie, Pathologie und Mikrobiologie), nach Anordnung evtl. Blutkulturflaschen (anaerob und aerob)
- Evtl. Codein gegen Hustenreiz, Verbandsmaterial (evtl. auch Nahtmaterial).

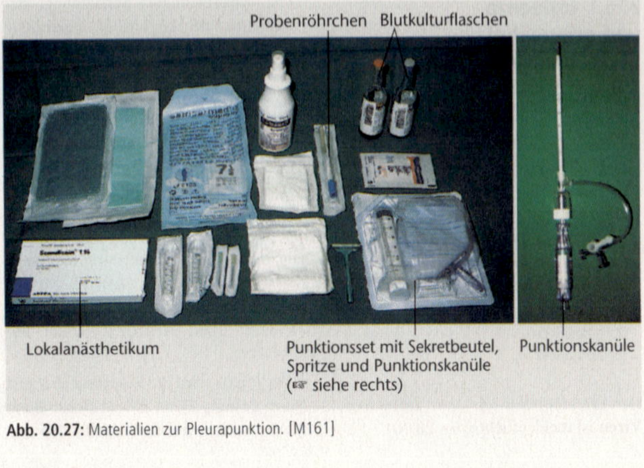

Abb. 20.27: Materialien zur Pleurapunktion. [M161]

Durchführung

Unmittelbar vor der Punktion helfen die Pflegenden dem Patienten, die richtige Haltung einzunehmen, und unterstützen ihn während der Punktion in dieser Haltung:

Der Patient sitzt mit angehobenen, aufgestützten Armen am Bettrand oder auf einem Stuhl. Der Oberkörper ist leicht vorgebeugt, so dass sich die Zwischenrippenräume dehnen. Der Patient soll während der Punktion nicht husten oder pressen. Günstig ist, wenn eine Pflegekraft vor dem Patienten steht oder sitzt, damit er sich an ihr festhalten kann.

Zunächst stellt der Arzt die Ergusslokalisation sonographisch oder durch Perkussion fest. Dann sticht er nach vorheriger Desinfektion und Lokalanästhesie der Punktionsstelle am Oberrand einer Rippe ein. Die Punktionsstelle liegt am Rücken zwischen hinterer Axillarlinie und Skapularlinie.

Nach der Punktion wird die Stichstelle mit einem sterilen Verband versorgt.

Nachsorge

Nach der Untersuchung werden Atmung, Puls und Blutdruck des Patienten engmaschig überwacht und der Wundverband regelmäßig kontrolliert.

Außerdem organisieren die Pflegenden die vom Arzt angeordnete Röntgenaufnahme des Thorax.

20.5 Infektiöse Erkrankungen der Atmungsorgane

20.5.1 Influenza und grippeähnliche „Erkältungskrankheiten"

Influenza

Influenza *(Virusgrippe, echte Grippe):* Akute Infektion der Atemwege, die den Patienten besonders durch ihre Komplikationen gefährdet. Influenza-Viren werden in erster Linie durch Tröpfcheninfektion übertragen und schädigen nicht nur die Schleimhäute der Atemwege, sondern bereiten auch Toxinen und Bakterien den Weg.

Der direkte Nachweis von **Influenza-Viren** ist meldepflichtig (☞ 28.10).

Krankheitsentstehung

Die **Influenza** wird durch Influenza-Viren der Typen A, B oder C hervorgerufen, die zu den *Myxoviren* gehören. Die Viren werden durch Tröpfcheninfektion und direkten Kontakt übertragen und befallen dann die Epithelien des Atemtraktes.

Da sich die Viren von Saison zu Saison stark verändern, ist eine erneute Erkrankung bereits nach relativ kurzer Zeit möglich.

Symptome, Befund und Diagnostik

Nach einer Inkubationszeit von 1 – 3 Tagen bekommt der Patient innerhalb weniger Stunden hohes Fieber. Er fühlt sich schwer krank und hat Kopf-, Glieder- und Rückenschmerzen. Hinzu treten Schnupfen, Husten, Halsschmerzen und Heiserkeit.

Die körperliche Untersuchung ist nur wenig ergiebig. Meist ist der Rachen des Patienten gerötet und evtl. sind wenige Rasselgeräusche über der Lunge auskultierbar.

Die Abgrenzung der Influenza von anderen schweren „Erkältungen" ist im Frühstadium der Erkrankung unmöglich.

Komplikationen

Besonders bei abwehrgeschwächten Kranken, älteren Menschen und Patienten mit Vorerkrankungen der Atemwege drohen Komplikationen:

- Gefürchtet sind *toxisch bedingte Schädigungen* praktisch aller Organe, insbesondere eine Herzbeteiligung, eine Gefäßschädigung bis hin zum Kreislaufversagen, eine ZNS-Beteiligung und eine Nervenentzündung
- Die virusbedingte Schädigung der Schleimhäute begünstigt *bakterielle* Folgeinfektionen
- Vorerkrankungen der Atemwege (Asthma) verschlimmern sich oft und können bis zur beatmungspflichtigen respiratorischen Insuffizienz führen (☞ 20.1).

Behandlungsstrategie

In den ersten 48 Stunden nach Krankheitsausbruch kann eine antivirale Medikation mit Amantadin (z.B. PK-Merz®) oder die orale Inhalation von Zanamavir (Relenza®) den Krankheitsverlauf abschwächen.

In der Praxis wird die Diagnose aber erst später gestellt. Dann ist die Behandlung symptomatisch mit fiebersenkenden und schmerzlindernden Arzneimitteln (z.B. Paracetamol, etwa in ben-u-ron®) sowie schleimlösenden oder hustendämpfenden Präparaten. Bei bakteriellen Sekundärinfektionen müssen Antibiotika gegeben werden.

Pflege bei Influenza

Die meisten Patienten mit Influenza werden zu Hause versorgt. Nur schwer erkrankte Patienten mit Vorschädigungen oder aus anderen Gründen stationär aufgenommene Patienten werden im Krankenhaus gepflegt:

- Solange der Patient mit einer Influenza hohes Fieber hat und daher überwiegend Bettruhe einhält, sind eine Dekubitus-, Thrombose-, Pneumonie- und Obstipationsprophylaxe erforderlich (☞ Kapitel 7)
- Vor allem im Anfangsstadium der Erkrankung sind eine engmaschige Kontrolle der Vitalzeichen und der Temperatur nötig
- Wichtig ist auch das Achten auf Husten und Sputum (z.B. grünliches Sputum als Zeichen einer bakteriellen Folgeinfektion)
- Da die Kranken stark schwitzen, müssen Bett- und Leibwäsche oft gewechselt werden. Unter Umständen brauchen die Patienten Hilfe bei der Körperpflege
- Die Kost soll leicht verdaulich und vitaminreich sein (Wunschkost). Wichtig ist ausreichende Flüssigkeitszufuhr
- Das hohe Infektionsrisiko für die Pflegenden kann durch Tragen eines Mundschutzes vermindert werden. Nach einem Patientenkontakt ist das Berühren von Mund und Augen zu vermeiden. Bei Verlassen des Patientenzimmers oder vor Kontakt zu einem anderen Patienten müssen die Hände desinfiziert werden.

Patienteninformation

Bei komplikationslosem Verlauf klingen die Krankheitserscheinungen nach wenigen Tagen bis einer Woche wieder ab. Es dauert dann aber noch einige Zeit, bis der Patient sich wieder völlig gesund fühlt.

Eine Schutzimpfung gegen die Influenza ist möglich, bietet aber keinen sicheren und zudem nur kurzzeitigen Schutz. Da sich die Viren außerdem rasch verändern, muss jedes Jahr mit den *wahrscheinlich* „aktuellen" Stämmen neu geimpft werden. Aus diesen Gründen wird die Impfung nur für besonders komplikationsgefährdete Patienten empfohlen.

Grippeähnliche „Erkältungskrankheiten"

Sog. Erkältung (*grippaler Infekt*, oft auch nicht ganz korrekt als *Grippe* bezeichnet): Praktisch immer viral bedingte Infektion der oberen und unteren Luftwege. Eine der häufigsten Erkrankungen überhaupt mit Gipfel in den Wintermonaten. Für ansonsten Gesunde eher nur lästig, aber für Patienten mit Vorerkrankungen (v.a. der Lunge) oder Abwehrgeschwächte eine ernste Gefahr.

Krankheitsentstehung

Bis heute konnten Hunderte verschiedener „Schnupfenviren" identifiziert werden. Wichtige Erreger sind *Adeno-*, *Myxo-* , *Echo-* und *Rhinoviren*.

Übertragung und Schädigungsmechanismus wie bei Influenza ☞ oben

Symptome, Befund und Diagnostik

Nach kurzer Inkubationszeit von meist nur 1 – 2 Tagen bekommen die Patienten abhängig von der Art des Virus und der individuellen Veranlagung:

- Schnupfen (zunächst dünnflüssig-klar, später schleimig-eitrig), Niesen
- Halsschmerzen mit einem oft brennenden „Kratzen" im Rachen
- Heiserkeit
- Husten.

Viele Patienten sind durch Kopf- und Gliederschmerzen sowie Fieber erheblich in ihrem Allgemeinbefinden beeinträchtigt. Insgesamt sind die Symptome leichter als bei der Influenza, doch sind die Übergänge im klinischen Bild fließend.

Die körperliche Untersuchung ist bei einer Erkältung bis auf eine mäßige Rötung der Rachenschleimhaut unauffällig.

Die Diagnose wird anhand des klinischen Bildes gestellt. Eine weitergehende Diagnostik ist nur bei gefährdeten Patienten angezeigt. Stehen Halsschmerzen und hohes Fieber um 39 °C im Vordergrund der Beschwerden, kann ein *Streptokokkenschnelltest* die Abgrenzung zur beginnenden bakteriellen Angina erleichtern. Ein erneuter Fieberanstieg mit Husten und grünlichem Sputum ist nicht mehr Zeichen einer banalen Erkältung, sondern weist auf eine bakterielle Folgeinfektion der geschädigten Bronchialschleimhaut hin.

Behandlung und Pflege wie bei Influenza ☞ oben

Patienteninformation

Auch heute noch gilt, dass eine Erkältung unbehandelt sieben Tage und behandelt eine Woche dauert …

20.5.2 Akute (Tracheo-)Bronchitis

Akute Bronchitis: Entzündung der Bronchien. Häufige Erkrankung mit Jahresgipfel im Winter, meist mit einer Entzündung der Luftröhre (**Tracheitis**) einhergehend.

Krankheitsentstehung

Meist ist die **akute Bronchitis** Folgestadium einer viralen Infektion der oberen Luftwege, die sich nach „unten" ausbreitet. Manchmal ist die akute Bronchitis durch chemische Reize bedingt, etwa durch Inhalation von Rauch oder Säuren, oder tritt im Rahmen allgemeiner Viruserkrankungen auf, z.B. bei Masern.

Symptome und Untersuchungsbefund

Bei der unkomplizierten Virusbronchitis hat der Patient zunächst für kurze Zeit Schnupfen, Hals-, Kopf- und Gliederschmerzen und allgemeines Krankheitsgefühl als Zeichen eines Infektes der oberen Luftwege. Dann beginnt ein trockener Husten, der bald produktiv wird. Das Sputum ist meist schleimig-eitrig. Oft klagt der Patient über Brustschmerzen. Fieber über 39 °C ist selten.

Die Auskultation der Lunge ergibt wenige Rasselgeräusche. Die Diagnose wird klinisch gestellt.

Behandlungsstrategie

Die Behandlung ist symptomatisch mit fiebersenkenden und evtl. schmerzlindernden Arzneimittel (z.B. Azetylsalizylsäure, etwa in Aspirin®) und bei behinderter Nasenatmung mit Nasentropfen (z.B. Nasivin®). Bei einer (drohenden) bakteriellen Sekundärinfektion sind Antibiotika angezeigt. Hustendämpfende Arzneimittel (*Antitussiva*, z.B. Codeinpräparate ☞ Pharma- Info 20.52) sind nur selten angebracht, etwa bei sehr quälendem Husten nachts, da sie das erwünschte Abhusten des Sputums hemmen.

Pflege

- Je nach Fieberhöhe und Befinden hält der Patient Bettruhe ein
- Empfehlenswert ist eine leichte, vitaminreiche Kost. Bei Fieber oder starker Verschleimung der Atemwege ist auf reichliche Flüssigkeitszufuhr (ca. 3 – 4 l täglich) zu achten
- Bei trockenem, unproduktivem Husten hilft oft die Hustentechnik bei Reizhusten (☞ 7.2.10)
- Löst sich vorhandenes Bronchialsekret schlecht, kann durch Anfeuchten der Raumluft, Inhalationen, Vibrationsmassage oder durch Einreibung mit ätherischen Ölen die bronchiale Reinigung verbessert werden (☞ 7.2.7 – 7.2.10)
- Wichtig ist außerdem ausreichend Frischluft. Der Patient sollte nicht rauchen.

Patienteninformation und Prognose

Die akute Virusbronchitis heilt beim Gesunden meistens folgenlos aus. Bei Patienten mit vorbestehenden Lungenerkrankungen (z.B. Emphysem) ist die Gefahr einer Pneumonie erhöht (☞ unten). Außerdem kann sich eine schwere Beeinträchtigung des Gasaustausches entwickeln (respiratorische Insuffizienz). Asthmatiker können gehäufte und schwere Anfälle erleiden.

20.5.3 Pneumonie

Pneumonie (*Lungenentzündung):* Entzündung des Lungenparenchyms durch infektiöse, allergische oder physikalisch-chemische Ursachen. Pneumonien sind in vielen Industrieländern die häufigste zum Tode führende Infektionskrankheit.

Ältere Menschen, Patienten mit Abwehrschwäche, mangelhafter Belüftung der Lunge (z.B. bei Bettlägerigkeit) oder beeinträchtigter Drainage der Atemwege (etwa durch einen Tumor) sowie langjährige Raucher sind besonders gefährdet. Im Krankenhaus ist die Pneumonieprophylaxe (☞ 7.2.4) für die Prognose geschwächter und bettlägeriger Patienten oft entscheidend.

Krankheitsentstehung und Einteilung

Für die *Einteilung der Pneumonien* existieren verschiedene Prinzipien nebeneinander, die zum Teil historisch bedingt sind. Sie dienen auch der Wahl einer geeigneten (vorläufigen) Therapie bis zum Vorliegen des mikrobiologischen Erregernachweises.

Zum einen wird je nach der Krankheitsentstehung zwischen **nichtinfektiösen** und **infektiösen** *(erregerbedingten)* **Pneumonien** unterschieden. Verursacher nichtinfektiöser Pneumonien sind z.B. allergische oder physikalisch-chemische Reize (etwa Giftinhalation). Infektiöse Pneumonien sind durch Bakterien, Viren, Pilze, Mykoplasmen oder Protozoen bedingt.

Nach dem hauptsächlichen Befallstyp werden unterschieden:

- **Lobärpneumonie:** Ein ganzer Lungenlappen ist betroffen (häufigste Erreger: Pneumokokken). Sie tritt vor allem bei Kindern auf
- **Bronchopneumonie:** Die Entzündung betrifft herdförmig die Bronchiolen und das sie umgebende Gewebe
- **Interstitielle Pneumonie:** Hierbei ist in erster Linie das Lungeninterstitium und nur gering der Alveolarraum betroffen. Sie ist die häufigste Form der Pneumonie bei immungeschwächten Patienten, z.B. mit AIDS (☞ 29.3.4) oder während immunsuppressiver Therapie (☞ 29.5)
- **Pleuropneumonie:** Neben der Lunge ist auch die Pleura entzündet (Pleuritis ☞ 20.11.1).

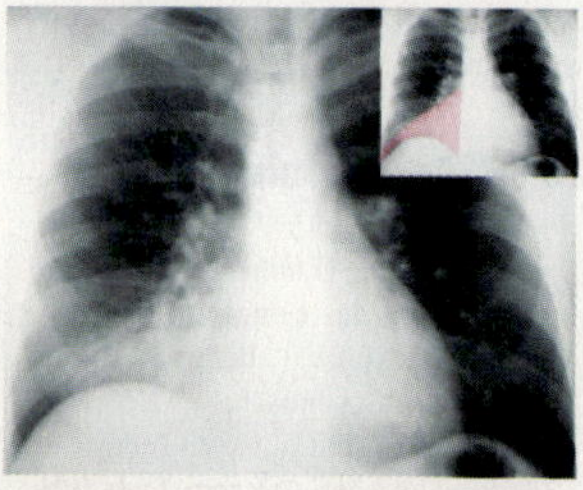

Abb. 20.28: Lobärpneumonie in der p.a.-Aufnahme. Der Röntgenbefund wird als Verschattung bezeichnet, erscheint aber im Röntgenbild als helle Fläche, da es sich um einen Röntgen-Negativfilm handelt. [T197]

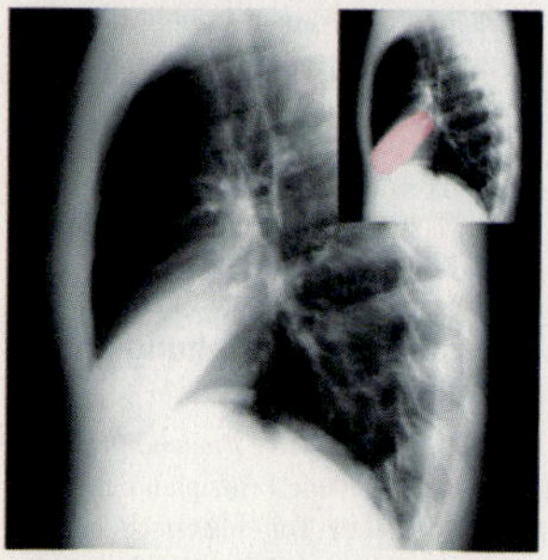

Abb. 20.29: Lobärpneumonie in der seitlichen Aufnahme. Zusammen mit der p.a.-Aufnahme (☞ Abb. 20.28) lässt sich die Pneumonie dem rechten Mittellappen zuordnen. [T197]

Eine dritte Einteilung differenziert **primäre** und **sekundäre Pneumonie,** je nachdem, ob der Patient zuvor völlig gesund war oder prädisponierende Vorerkrankungen wie Asthma, eine Herzerkrankung oder Abwehrschwäche bestanden.

Nach dem Ort der Infektion wird zwischen **ambulant erworbener** und **nosokomialer** (im Krankenhaus erworbener) **Pneumonie** differenziert.

In Abhängigkeit von den Symptomen wird auch zwischen der **typischen,** hochakut einsetzenden, und der **atypischen Pneumonie** unterschieden, bei der die Krankheitszeichen langsam entstehen.

Symptome und Untersuchungsbefund

Typische Pneumonie

Bei einer *typischen Pneumonie*, die in der Regel durch bakterielle Erreger (z.B. Pneumokokken oder Streptokokken) verursacht ist, entwickelt sich innerhalb von 12 – 24 Stunden ein schweres Krankheitsbild. Der Patient bekommt plötzlich hohes Fieber und hat oft Schüttelfrost. Gleichzeitig tritt Husten auf, und nach kurzer Zeit hustet der Patient eitriges, gelbliches oder grünes Sputum aus. Blutbeimengungen färben den Auswurf rötlich-braun. Oft klagt der Patient über Dyspnoe (☞ 20.3.1) und Schmerzen beim Atmen (*pleuritischer Schmerz* ☞ 20.11.1).

Auffallend ist ein süßlicher oder übel riechender Mundgeruch. Einige Patienten atmen schnell und flach, wobei die Nasenflügel sich deutlich mitbewegen *(Nasenflügeln)* und die erkrankte Brustkorbhälfte sichtbar weniger an der Atmung teilnimmt *(Schonatmung).* Manchmal ist der Kranke zyanotisch (☞ 18.3.4). Bei der Perkussion der Lunge ist der Klopfschall über dem betroffenen Lungenabschnitt gedämpft, und es sind Bronchialatmen und Rasselgeräusche auskultierbar.

Atypische Pneumonie

Atypische Pneumonien beginnen langsam und uncharakteristisch mit trockenem Husten und Fieber meist unter 39 °C. Das Allgemeinbefinden der Patienten ist in der Regel nur mäßig beeinträchtigt. Daher werden atypische Pneumonien häufig zunächst als „Grippe" fehldiagnostiziert. Die physikalische Untersuchung der Lunge ist meist wenig ergiebig.

Diagnostik und Differentialdiagnose

Zentrale Bedeutung hat die Röntgenaufnahme des Thorax, die flächige oder herdförmige Verschattungen zeigt. Bei allen unklaren Fällen ist vor Therapiebeginn ein Erregernachweis durch Untersuchung des Sputums oder Bronchoskopie mit Bronchiallavage (☞ 20.4.5) anzustreben. Bei Abwehrgeschwächten sind zur Erregeridentifizierung auch Blutkulturen und invasive Maßnahmen (Punktion, Biopsie) angezeigt. Zum Ausschluss einer Tuberkulose ist ein Tuberkulintest erforderlich (☞ 20.5.4). Serologische Blutuntersuchungen ermöglichen bei atypischen Pneumonien die Erregerdiagnose, kommen aber für den Behandlungsentscheid meist zu spät.

Behandlungsstrategie

Grundlage der Behandlung infektiöser Pneumonien ist die *antiinfektiöse Therapie*: Der Arzt überlegt, welche Keime am wahrscheinlichsten sind und wählt das Antibiotikum dementsprechend aus. Kriterien bei diesen Überlegungen sind vor allem der Ort der Erkrankung, Alter und Vorerkrankungen des Patienten, Symptome und Röntgenbefund. Nach Vorliegen der mikrobiologischen Untersuchungsergebnisse muss die Behandlung evtl. geändert werden

Bei Pilzpneumonien müssen Antimykotika (z.B. Amphotericin B, etwa in Amphotericin B®, oder Fluconazol, etwa in Diflucan® ☞ Pharma-Info 28.42) i.v. und inhalativ gegeben werden

Bei Viren kommt eine Behandlung mit Virostatika in der Regel zu spät, weil diese nur in frühen Krankheitsstadien die Vermehrung der Viren verhindern können. Dann ist nur eine symptomatische Behandlung möglich.

Hinzu treten allgemeine Maßnahmen:

- Bei unstillbarem Husten ohne Sputum werden hustendämpfende Arzneimittel (etwa Codeinpräparate wie Tussipect® Codein Tropfen) verordnet
- Bei produktivem Husten unterstützen Expektorantien die Schleimlösung (☞ Pharma-Info 20.47)
- Bei starken Schmerzen oder hohem Fieber sind fiebersenkende und schmerzstillende Arzneimittel, bei-

spielsweise Paracetamol (etwa ben-u-ron®), angezeigt

- Bei fortgeschrittener respiratorischer Insuffizienz erfolgt eine Sauerstofftherapie bis hin zur Beatmung
- Eine Thromboseprophylaxe ist bei bettlägerigen Patienten erforderlich.

Pflege bei Pneumonie

Entscheidend: Atemtherapie

Eine gewissenhafte Atemtherapie trägt entscheidend zur raschen Gesundung des Patienten bei. Für die Pflege bedeutet dies die Anwendung aller pflegerischen Maßnahmen zur Unterstützung der Atmung (☞ 7.2.5 – 7.2.10).

Pflege bei Fieber ☞ 7.7.4

Krankenbeobachtung und Dokumentation

- Allgemeinzustand des Patienten
- Mobilität, Appetit
- Körpertemperatur
- Atmung (☞ 7.2.2, 20.3.1, 20.3.3 – 20.3.6), Puls, Blutdruck, Ausscheidungen (Schweiß, Urin, Stuhl, evtl. Flüssigkeitsbilanz).
- Sputum (☞ 20.3.3)

Prognose

Bei vorher Gesunden ist die Prognose einer bakteriellen oder viralen Pneumonie heute meist gut. Bei vorbestehenden Herz-Lungen-Erkrankungen oder Immunschwäche sind Komplikationen häufiger. Hierzu zählen respiratorische Insuffizienz und ARDS (akutes Lungenversagen ☞ 20.12), eitrige Einschmelzung von Lungengewebe **(Lungenabszess)**, Pleuraerguss und **Pleuraempyem** (eitriger Pleuraerguss), Herzinsuffizienz, Kreislaufsymptome bis hin zum Schock, Thrombosen mit Thromboemboliegefahr und systemische Erregerausbreitung (z.B. mit Meningitis). Nicht selten ist eine Pneumonie jedoch erstes Zeichen eines Bronchialkarzinoms.

20.5.4 Tuberkulose

Tuberkulose *(Tb, Tbc, Schwindsucht):* Weltweit verbreitete, bakterielle Infektionskrankheit mit chronischem Verlauf. Meist in den Atmungsorganen lokalisiert, jedoch grundsätzlich Befall aller Organe möglich. Besonders gefährdet sind Ältere, Alkoholkranke und Abwehrgeschwächte (z.B. HIV-Infizierte).

Weltweit sind über eine Milliarde Menschen infiziert, mindestens drei Millionen versterben jährlich an der Tuberkulose. Bis vor ungefähr 40 Jahren war die Tuberkulose auch in Mitteleuropa häufige Todesursache. Nach einem deutlichen Rückgang der Erkrankungszahlen und der Sterblichkeit durch bessere Hygiene und neue Chemotherapeutika verschwand die Tuberkulose weitgehend aus dem Bewusstsein der Menschen. In den letzten Jahren tritt die Tuberkulose in Deutschland wieder häufiger auf, vor allem durch zunehmende Mobilität der Menschen und als HIV-assoziierte Infektion (☞ 29.3.4). Problematisch ist außerdem eine zunehmende Resistenz der Bakterien gegen antituberkulöse Arzneimittel. Die Tuberkulose ist auch heute noch eine wichtige Berufsinfektion medizinischer Berufe.

Erkrankungen und Todesfälle an Tuberkulose sind meldepflichtig, ebenso der Nachweis von Tuberkulosebakterien (☞ 28.10).

Krankheitsentstehung und -verlauf

Erreger der ansteckenden Tuberkulose ist das sehr widerstandsfähige Stäbchenbakterium **Mycobacterium tuberculosis.** Tuberkulosebakterien werden ganz überwiegend durch Tröpfcheninfektion übertragen, also durch Husten, Niesen oder Sprechen.

Tuberkulöse Erstinfektion

Die Tuberkulosebakterien gelangen mit dem Atemstrom in die Lungen. In den Folgewochen bildet sich ein kleiner **Primärherd,** der zusammen mit den ebenfalls beteiligten regionären Lymphknoten des Lungenhilus als **Primärkomplex** bezeichnet wird **(primäre Tbc).**

Gewebereaktion

Granulome: Zell- und gefäßreiche Bindegewebsknötchen. Entstehen meist aufgrund chronisch-entzündlicher Reize.

Typischer histologischer Befund ist der **Tuberkel,** ein Granulom mit zentraler Nekrose, die bei der Tuberkulose auch **Verkäsung** oder *tuberkulöser Käse* heißt.

Weiterer Krankheitsverlauf

Der weitere Verlauf der Infektion hängt von der Abwehrlage des Infizierten ab (☞ Abb. 20.31).

Bei guter Abwehrlage heilt der Primärherd in der Lunge ab, häufig sogar ohne jegliche Krankheitssymptome. Einziger Ausdruck der abgelaufenen Infektion ist dann ein positiver Tuberkulintest (☞ unten). Während dieser Krankheitsphase können aber durch *hämatogene Streuung* der Tuberkulosebakterien zahlreiche kleine Herde im gesamten Körper gesetzt werden, die lebenslang ohne Krankheitswert bleiben oder zur *postprimären Tuberkulose* führen können (☞ unten).

Bei schlechter Abwehrlage breiten sich die Erreger weiter aus:

- Wird ein Bronchus in die tuberkulöse Nekrose mit einbezogen, so können sich die Tuberkulosebakterien *bronchogen* (über das Bronchialsystem) ausbreiten und bei Zusammenfließen der Herde zum Bild einer **käsigen Pneumonie** führen
- Die *lymphogene Streuung* führt zur Ausbildung tumorartiger Lymphknotenpakete vor allem im Mediastinum und am Hals **(Lymphknoten-Tbc)**
- Bei sehr schlechter Abwehrlage kommt es zur *hämatogenen Frühgeneralisation.* Die Erreger brechen in die Blutbahn ein und führen zur **akuten Miliartuberkulose** (miliar = hirsekorngroß) mit schweren tuberkulösen Entzündungen vorzugsweise der Lunge und/oder Hirnhäute. Im Extremfall bildet sich eine **tuberkulöse Sepsis** aus, die oft tödlich verläuft.

Postprimäre Tuberkulose

Die **postprimäre Tuberkulose** ist in der Regel eine isolierte Organtuberkulose. Meist entsteht sie in Zeiten der Abwehrschwäche durch *Reaktivierung* (Wiederaufflackern) der während der Frühphase gesetzten Organherde.

Bei sehr schlechter Abwehrlage kann es auch im Stadium der postprimären Tuberkulose wieder zur hämatogenen Streuung *(hämatogene Spätgeneralisation)* und zur Miliartuberkulose kommen.

Offene und geschlossene Tuberkulose

Die Unterscheidung zwischen offener und geschlossener Tuberkulose ist für die Einschätzung des Ansteckungsrisikos wichtig.

Bei einer **offenen Tuberkulose** sind in Sputum oder Magensaft Tuberkulosebakterien nachweisbar. Bei einer **geschlossenen Tuberkulose** ist dies nicht der Fall.

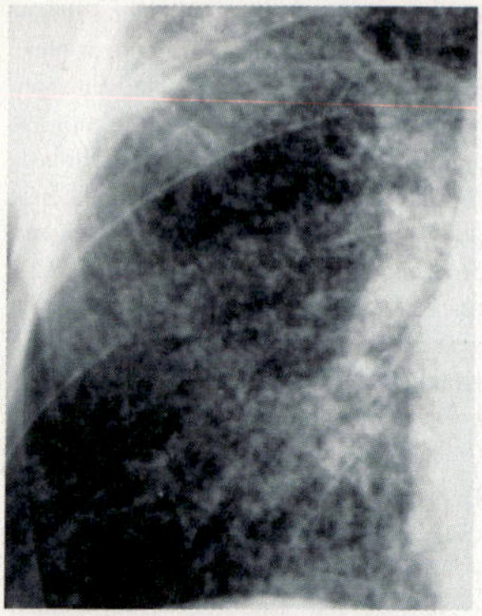

Abb. 20.30: Miliartuberkulose. Hemithorax rechts (Röntgenaufnahme der rechten Thoraxhälfte). Über die gesamte Lunge verteilt finden sich hirsekorngroße Verschattungen, auch bezeichnet als diffuse feinfleckige Lungenzeichnung. [T197]

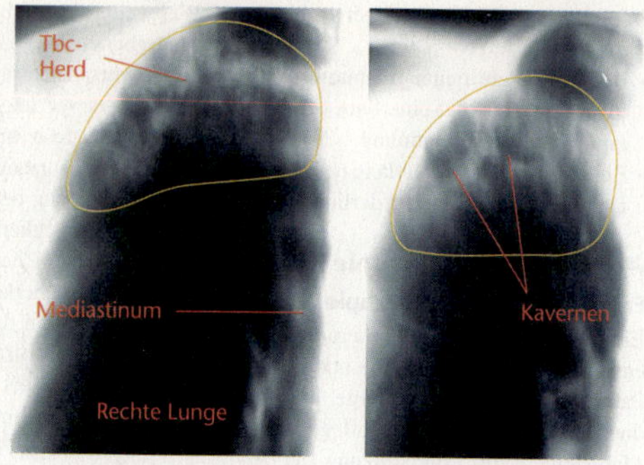

Abb. 20.32 – 20.33: Oberlappen-Tbc rechts, mit Kavernenbildung. Die beiden Schichtaufnahmen zeigen einen Tbc-Herd im rechten Oberlappen. Durch entzündliche Einschmelzung des Lungengewebes bilden sich Hohlräume (Kavernen), deren Wände durch Kalkeinlagerungen im Röntgenbild sichtbar werden. [T197]

Symptome und Untersuchungsbefund

Die *primäre Tbc* verläuft meist symptomlos. Evtl. hat der Patient grippeähnliche Beschwerden. Selten treten Fieber, Nachtschweiß, Husten, Auswurf, Pleuritis, evtl. mit Pleuraerguss (☞ 20.11.1, 20.11.2) oder ein *Erythema nodosum* (bestimmte Form von rötlichen, druckschmerzhaften Hautknoten) auf.

Insbesondere bei abwehrgeschwächten Patienten kann es zu einer *Miliartuberkulose* kommen. Die Patienten sind schwer krank mit Fieber, Kopfschmerzen, Dyspnoe und Husten.

Die *postprimäre Tbc der Lunge* verläuft ebenfalls zunächst uncharakteristisch. Oft bemerkt der Patient die Krankheitszeichen wegen ihrer schleichenden Entwicklung lange Zeit nicht. Typische Symptome der (postprimären) Lungentuberkulose sind Leistungsabfall, ständige Müdigkeit, Gewichtsverlust, subfebrile Körpertemperatur mit Nachtschweiß sowie chronischer Husten, evtl. mit (blutigem) Sputum und Thoraxschmerzen.

Diagnostik und Differentialdiagnose

Die Befunde bei der Röntgenaufnahme des Thorax, einschließlich Tomographie

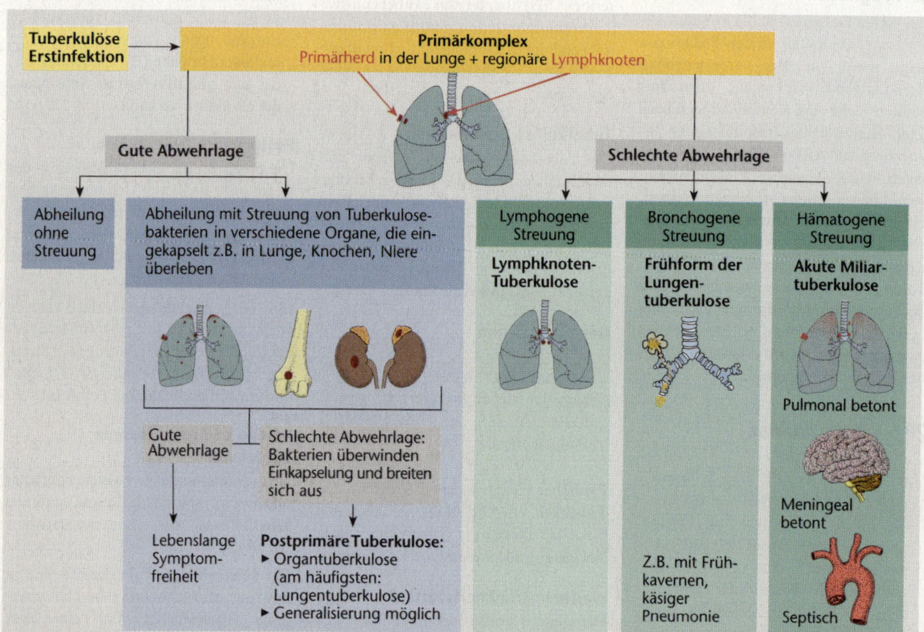

Abb. 20.31: Pathogenese der Tuberkulose. [A400-215]

und ggf. Durchleuchtung oder CT, sind sehr variabel und reichen von Verschattungen und Verkalkungen bis hin zu **Kavernen** (Kaverne = krankhafte Höhle) und Pleuraergüssen.

Tuberkulintest

Unverzichtbar in der Tuberkulosediagnostik ist der **Tuberkulintest,** der ab 5 – 6 Wochen nach einer Infektion positiv ausfällt. Er testet die immunologische (Spät-)Reaktion des Körpers auf den Kontakt mit Tuberkuloprotein.

Durchführung: Am häufigsten wird das Tuberkuloprotein mit einem Multistempel intrakutan am Unterarm etwas unterhalb der Ellenbeuge eingebracht (z.B. Tine-Test®, Tubergen-Test®). Dabei wird der Teststempel auf die zuvor mit der Hand gespannte Unterarmhaut des Patienten gedrückt. Die Teststellen müssen danach als punktförmige Einstiche sichtbar sein. Als *Mendel-Mantoux-Test* wird das intrakutane Einspritzen der Testsubstanz bezeichnet.

Die Teststelle wird mit Fettstift oder Kugelschreiber markiert und darf bis zum Ablesen nicht gewaschen werden.

> Viele Patienten waschen die Markierung der Teststelle trotzdem ab. Daher stets an der gleichen Stelle testen (z.B. am linken Unterarm knapp unterhalb der Ellenbeuge) und dies auch in der Krankenakte vermerken.

Ablesen: Der Tuberkulintest wird meist am vierten Tag nach der Applikation, frühestens aber nach 72 Stunden, abgelesen. Als positiv wird eine Rötung, Schwellung und Verhärtung bewertet. Dabei genügt für einen positiven Befund ein einziges *tastbares* Knötchen.

Bewertung: Ein positiver Tuberkulintest ist Ausdruck der *zellulären Immunität* des Getesteten gegenüber den Tuberkuloseerregern. Diese kann sowohl durch eine „natürliche“ Infektion mit den pathogenen Tuberkulosebakterien als auch durch eine „künstliche“ Infektion mit Impfstämmen bedingt sein.

> Ein negativer oder positiver Tuberkulintest ist immer nur *Hinweis,* nicht aber Beweis. Im Zweifelsfall müssen andere Methoden zur Tuberkulosediagnostik angewendet werden.

Nachweis der Tuberkulosebakterien

Eine sichere Diagnose ist nur durch Erregernachweis in *Magensaft* und *Sputum* möglich (Gewinnung von Untersuchungsmaterial ☞ 20.3.3 und 21.1.2). Evtl. ist hierzu auch eine bronchoalveoläre Lavage (☞ 20.4.5) erforderlich.

Behandlungsstrategie

Die Tuberkulose wird heute über 6 – 9 Monate mit einer Dreier- oder Viererkombination **antituberkulöser Arzneimittel** behandelt (☞ Tab. 20.36). Kooperative Patienten können oft schon nach wenigen Wochen aus dem Krankenhaus entlassen werden.

Chirurgische Maßnahmen wie z.B. Segmentresektion oder Lobektomie bei **Kavernen,** d.h. krankhaften Hohlräumen durch Einschmelzung des tuberkulösen Gewebes, sind heute nur noch selten erforderlich.

Pflege bei Lungentuberkulose

Pflege bei Pneumonie ☞ 20.5.3
Umgang mit Sputum ☞ 20.3.3

Besonders wichtig sind bei der Tuberkulose gewissenhafte Hygienemaßnahmen, um weitere Ansteckungen zu verhindern.

In der Regel ist bei infektiösen Patienten in den ersten 2 – 3 Wochen nach Behandlungsbeginn eine Isolierung notwendig (☞ 28.2.2). Weitere Hygienemaßnahmen sind:

- Der Patient darf sein Zimmer während dieser Zeit nicht verlassen, die Türen bleiben geschlossen, alle Gebrauchsgegenstände verbleiben im Zimmer. Beim Husten oder Niesen bedeckt der Kranke Mund und Nase mit einem Papiertuch
- Ist ein Transport des Patienten unumgänglich, trägt der Kranke während des Transports einen Mund-Nasenschutz. Der Mundschutz muss alle 2 – 3 Stunden gewechselt werden, da die Feuchtigkeit der Atemluft die Filterschicht für Bakterien passierbar macht
- Das Personal zieht zum Eigenschutz immer einen Mund-Nasenschutz, Schutzkittel und Handschuhe an (besondere Vorsicht beim Umgang mit Sputum, nicht anhusten lassen)
- Die Patientenwäsche gilt nur dann als „infektiös“, wenn sie mit kontaminiertem Material in Berührung gekommn ist. Für das Geschirr reichen die krankenhausüblichen Hygienemaßnahmen
- Zur Desinfektion dürfen nur Desinfektionsmittel benutzt werden, die nach der Liste der Deutschen Gesellschaft für Hygiene (DGHM-Liste) wirksam sind, z.B. Desderman® oder Gigasept®
- Besucher (möglichst wenige) müssen sich vor Betreten des Patientenzimmers beim Stationspersonal melden und werden über Infektionsgefährdung und Hygienemaßnahmen informiert.

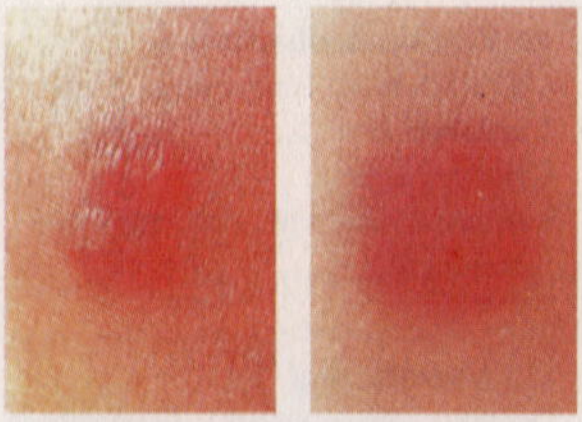

Abb. 20.34 – 20.35: Tuberkulintest. Links: Positive Reaktion. Vier Knötchen haben sich gebildet, davon zwei mit einem Durchmesser > 2 mm. Rechts: Negatives Testergebnis. Die Einstichstellen des Teststempels sind noch erkennbar, es haben sich aber keine Knötchen gebildet. Die Rötung alleine reicht nicht aus für eine positive Bewertung des Tests. [U210]

Substanz (Abk.)	Handelsname (Bsp.)	Wichtigste Nebenwirkungen	Besonderes
Isoniazid (INH)	Isozid®	Hepatotoxisch, sensible Polyneuropathie	Alkoholverbot, Leberenzymkontrollen
Rifampicin (RMP)	Rifa®	Hepatotoxisch	„Pille“ evtl. unwirksam
Ethambutol (EMP)	Myambutol®	Optikusneuritis bis zur Erblindung	Regelmäßige Sehtests
Pyrazinamid (PZA)	Pyrazinamid® Lederle	Harnsäureanstieg, hepato- und nephrotoxisch	Leberenzymkontrollen
Streptomycin (SM)	Strepto-Fatol®	Nephro- und ototoxisch	Regelmäßige Gehörkontrollen

Tab. 20.36: Die wichtigsten Tuberkulostatika (= gegen Tuberkulosebakterien wirksame Chemotherapeutika) und ihre Eigenschaften. [A400]

Krankenbeobachtung

- Vitalzeichen, Temperatur, Allgemeinbefinden
- Husten, Sputum
- Appetit, Gewicht (zweimal wöchentlich).

Literaturtipp

Daschner, Franz (Hrsg.): Praktische Krankenhaushygiene und Umweltschutz. 2. Aufl., Springer Verlag, Berlin, 1997

Patienteninformation

Noch vor wenigen Jahrzehnten starben viele Patienten an der Tuberkulose, heute können fast alle durch eine konsequente medikamentöse Behandlung geheilt werden (weniger als 1 % Rezidive bei sensiblen Erregern). Eine Ausnahme sind stark abwehrgeschwächte Patienten, z.B. HIV-Infizierte.

„Unsichere" Patienten vor eigenmächtigem Therapieabbruch warnen – sie gefährden sich und andere durch ein Wiederaufflackern der Tbc!

Prophylaxe und Sekundärprävention

Kontakt mit Tbc-Kranken sollte möglichst vermieden werden. Eine Impfung gegen Tuberkulose ist zwar verfügbar (**BCG-Impfung).** Sie wird aber angesichts eines auf ca. fünf Jahre begrenzten und nur mäßigen Schutzes in Deutschland nicht mehr empfohlen.

Tuberkulintests, z.B. vor dem Eintritt in einen Kindergarten, sollen symptomlose oder -arme Tuberkuloseträger früh erfassen und durch rechtzeitige Behandlung Spätschäden bei den Betroffenen und eine Weiterverbreitung der Infektion verhindern.

20.6 Chronisch-obstruktive Atemwegserkrankungen

Chronisch-obstruktive Atemwegserkrankungen (auch *chronisch-obstruktive Lungenerkrankungen,* kurz *COLE, chronic obstructive lung diseases,* kurz *COLD, chronic obstructive pulmonary diseases,* kurz *COPD*): Sammelbegriff für lang andauernde entzündliche Erkrankungen der Bronchien und der Lunge, die mit einer Verengung (Obstruktion) der Atemwege einhergehen.

Zu den **chronisch-obstruktiven Atemwegserkrankungen** werden üblicherweise gerechnet:

- Asthma bronchiale
- Chronisch-obstruktive Bronchitis
- (Obstruktives) Lungenemphysem.

Diese Erscheinungsformen überschneiden sich erheblich.

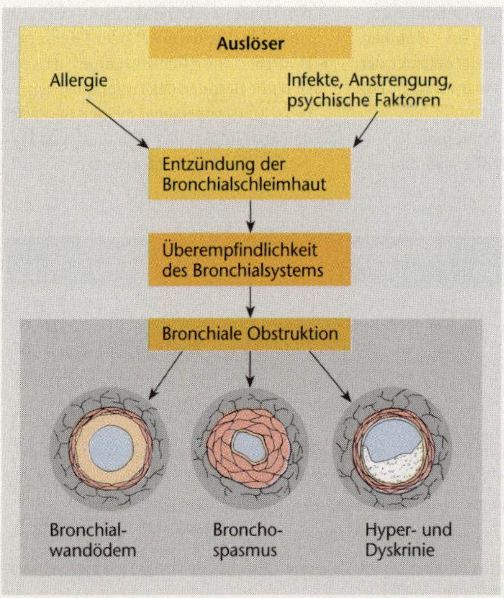

Abb. 20.37: Pathogenese und Pathophysiologie des Asthma bronchiale. Starke Schwellung der Bronchialschleimhaut (Ödem), Kontraktion der Bronchialmuskulatur (Bronchospasmus) sowie übermäßige und zähe Schleimbildung (Hyper- und Dyskrinie) führen zum Atemnotanfall. [A400]

20.6.1 Asthma bronchiale

Asthma bronchiale (*Bronchialasthma*, oft kurz *Asthma*, griech.: Atemnot): Anfallsweise auftretende Atemnot durch ganz oder teilweise reversible Atemwegsobstruktionen. Betrifft ca. 1 – 2 % der Erwachsenen und 2 – 4 % der Kinder. Schwerstes Bild ist der **Status asthmaticus** mit über 6 – 12 Stunden andauerndem Asthmaanfall.

Krankheitsentstehung

Es werden zwei Hauptformen des **Asthma bronchiale** unterschieden:

- Beim **exogen-allergischen Asthma** *(extrinsic-Asthma)* handelt es sich um eine allergische Typ-I-Reaktion (☞ 29.4.1), z.B. gegen Hausstaubmilben, Blütenpollen, Nahrungsmittel oder Tierhaare. Diese Form des Asthma ist dem *atopischen Formenkreis* zuzurechnen (☞ 29.4.1). Häufig ist die Eigen- oder Familienanamnese dann für weitere atopische Erkrankungen positiv
- Beim häufigeren **nicht-allergischen Asthma** *(intrinsic-Asthma)* lösen Infekte *(Infektasthma),* körperliche Anstrengungen *(Anstrengungsasthma),* kalte Luft, psychische Faktoren (z.B. Stress) oder Inhalation atemwegsreizender Substanzen die Anfälle aus
- Mischformen sind häufig.

Symptome und Untersuchungsbefund

Leitsymptom des Asthma bronchiale ist der Atemnotanfall mit *erschwerter und verlängerter Ausatmung* und giemenden, pfeifenden und brummenden Nebengeräuschen. Oft hat der Patient vor allem zu Anfallsbeginn Husten. Er wird von Erstickungs- und Todesangst gequält. Meist am Ende des Anfalls hustet der Patient zähen, glasigen Schleim aus. Fast alle Patienten nehmen im Anfall eine „Asthmatikerstellung" ein, d.h. sie sitzen aufrecht mit vornüber geneigtem Oberkörper und sprechen nur ganz leise nach der Ausatmung.

Alarmsymptome sind der Gebrauch der **Atemhilfsmuskulatur** (☞ Abb. 20.39), verlangsamte, unregelmäßige Atmung, vermindertes Atemgeräusch oder Zyanose. Oft hat der Patient einen **paradoxen Puls** (Abnahme der Puls[druck]amplitude = Abnahme der lokalen Blutdruckamplitude um mehr als 10 mmHg während der Einatmung). *Lebensgefahr* besteht bei allgemeiner Erschöpfung des Patienten, verminderter Ansprechbarkeit oder Abfall der Herzfrequenz.

Diagnostik

Bei bekanntem Asthma bronchiale ist die Diagnose eines Asthmaanfalles in der Regel offensichtlich. Zur Ursachenklärung und Einschätzung der Patientengefährdung sind erforderlich:

- Röntgenaufnahme des Thorax
- Lungenfunktionsprüfung
- EKG (Rechtsherzbelastung?)
- Labor: BB (Leukozytose?), BGA (respiratorische Insuffizienz?), Elektrolyte
- Bei Erstmanifestation Allergietestung im anfallsfreien Intervall (z.B. Prick-Test ☞ 29.4.2).

Behandlungsstrategie

Bei einem allergischen Asthma ist Meiden der auslösenden Stoffe die wichtigste Maßnahme. Dies ist aber nicht immer möglich (z.B. bei Pollen). Vor allem bei jüngeren Patienten mit einer Allergie gegen nur eine Substanz kann eine Hyposensibilisierung (☞ 29.4.3) helfen. Eine Anfallsprophylaxe ist durch Arzneimittel wie Cromoglicinsäure (etwa Intal®) möglich.

Therapie beim akuten Asthmaanfall

- β_2-Sympatomimetika ☞ Pharma-Info 20.41
- Theophyllin als orale Lösung oder (langsam) intravenös ☞ Pharma-Info 20.41
- Sauerstoff 2 – 4 l/Min. über Nasensonde oder 5 – 8 l/Min. über O_2-Maske unter Bewusstseins- und evtl. auch BGA-Kontrolle
- Ausreichende Flüssigkeitszufuhr (oral oder i.v.), d.h. 2 – 4 l täglich
- Glukokortikoide, z.B. 100 – 250 mg Prednison i.v. (etwa Decortin®, Glukokortikoide zur systemischen Anwendung ☞ Pharma-Info 23.51)
- Möglichst keine sedierenden Arzneimittel (dämpfen den Atemantrieb)
- Antibiotika, falls ein Atemwegsinfekt den Asthmaanfall provoziert hat
- Evtl. bronchoalveoläre Lavage zur Sekretentfernung (☞ 20.4.5)
- Intubation und Beatmung bei zunehmendem Anstieg des pCO_2 oder der Atemfrequenz, abfallendem pO_2 oder pH sowie zunehmender Erschöpfung oder Bewusstseinsstörung.

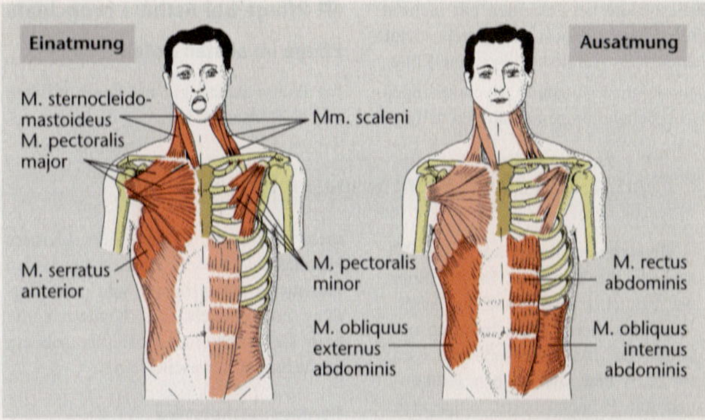

Abb. 20.39: Atemhilfsmuskulatur. Links Hilfseinatmer: M. pectoralis major und minor, M. serratus anterior, Mm. scaleni, M. sternocleidomastoideus. Rechts Hilfsausatmer: Die Bauchmuskeln M. rectus abdominis, M. obliquus internus und externus abdominis. [A400-190]

Antiobstruktive Dauertherapie

Bei nur sehr seltenen Anfällen ist keine Dauermedikation notwendig. Dann reicht die Inhalation von β_2-Sympathomimetika bei Bedarf aus. Die meisten Patienten bedürfen jedoch einer antiobstruktiven Dauertherapie, die sich in vier Stufen nach dem Schweregrad der Erkrankung richtet (☞ Tab. 20.40). Dabei nehmen inhalierbare Glukokortikoide (☞ Tab. 20.44) wegen ihrer entzündungshemmenden Wirkung heute eine Vorrangstellung ein. Hauptnebenwirkungen hierbei sind ein Candida-Befall des Mund-Rachen-Raumes und Heiserkeit (Vorbeugung ☞ korrekte Anwendung inhalativer Glukokortikoide).

Ein neuer Therapieansatz sind die antientzündlich und bronchodilatativ wirksamen **Leukotrien(rezeptor)antagonisten** *(Leukotrienhemmer, Antileukotriene)*. Langzeiterfahrungen stehen noch aus.

Schweregrad	Symptome		FEV_1 [% des Sollwerts]
	Tags	Nachts	
1 Intermittierendes Asthma	Höchstens zweimal wöchentlich	Höchstens zweimal monatlich	> 80 %
2 Leichtes persistierendes Asthma	Weniger als einmal täglich	Mehr als zweimal monatlich	> 80 %
3 Mittelgradiges persistierendes Asthma	Täglich	Mehr als einmal wöchentlich	60 – 80 %
4 Schweres persistierendes Asthma	Ständig	Häufig	≤ 60 %

Tab. 20.40: Schweregrade des Asthma bronchiale (bei Erwachsenen).

Dauermedikation Stufe 1: Keine	**Dauermedikation Stufe 2:** Inhalative Glukokortikoide (niedrige Dosis), alternativ Cromoglicinsäure oder Nedocromil	**Dauermedikation Stufe 3:** Inhalative Glukokortikoide (mittlere Dosis), lang wirksame β_2-Sympathomimetika, Theophyllin	**Dauermedikation Stufe 4:** Wie Stufe 3, jedoch inhalative Glukokortikoide noch höher dosiert und zusätzlich orale Glukokortikoide
Bedarfsmedikation: Kurz wirksame β_2-Sympathomimetika, alternativ Anticholinergika			

Abb. 20.38: Stufenschema der medikamentösen Behandlung des Asthma bronchiale nach den Empfehlungen der Deutschen Atemwegsliga 1998. Details zu den Substanzen ☞ Text, Tab. 20.44, Pharma-Infos 20.41, 23.51 und 29.4.3.

Insbesondere bei Patienten mit nicht-allergischem Asthma spielen psychosoziale Faktoren als Anfallsauslöser eine Rolle.

Dann können stützende psychotherapeutische Behandlungsmaßnahmen helfen.

Pflege bei Asthma bronchiale

Pflege im akuten Anfall

Im akuten Anfall gilt es, durch ruhigen und einfühlsamen Umgang die Angst des Patienten zu mindern. Wenn irgend möglich, bleibt eine Pflegende beim Patienten, bis die Atemnot besser geworden ist.

Erstmaßnahmen bei Atemnot ☞ *7.2.12, 20.3.1*

Pharma-Info 20.41: Bronchospasmolytika

Bronchospasmolytika: Substanzen, die über eine Erschlaffung der Bronchialmuskulatur die Atemwege erweitern. Bei chronisch-obstruktiven Atemwegserkrankungen (☞ 20.6) und allergischen Reaktionen mit Bronchospastik eingesetzt. Hauptvertreter sind β_2-Sympathomimetika, Parasympatholytika und Theophylline.

β_2-Sympathomimetika

Die Wirkung des Sympathikus wird durch α-, β_1- und β_2-Rezeptoren an der Oberfläche der Zielzellen vermittelt. Während am Herzen die β_1-Rezeptoren überwiegen und einen Pulsanstieg sowie eine Erhöhung der Kontraktionskraft bewirken, sind an den Bronchien in erster Linie β_2-Rezeptoren zu finden. Ihre Stimulation führt zu einer *Erschlaffung der Bronchialmuskulatur* und so zu einer Erweiterung der Atemwege.

Es konnten zwar β-Sympathomimetika synthetisch hergestellt werden, die *bevorzugt* auf β_1- oder β_2-Rezeptoren wirken, doch werden – wenn auch in geringem Maße – stets auch die anderen β-Rezeptoren miterregt. Daher entfalten die in der Lungenheilkunde verwendeten **β_2-Sympathomimetika** immer auch Wirkungen auf das Herz, was zu Tachykardie, Herzklopfen, Rhythmusstörungen, Angina pectoris und Blutdruckkrisen führen kann. Weitere Nebenwirkungen der β_2-Sympathomimetika sind Unruhe, Zittern und Kopfschmerzen. Deshalb werden β_2-Sympathomimetika bei Patienten mit Bluthochdruck, Herzrhytmusstörungen, koronarer Herzkrankheit oder Schilddrüsenüberfunktion nur unter sorgfältiger Kontrolle eingesetzt.

Wichtigste Darreichungsform sind **Dosieraerosole** *(DA)* und **Pulverinhalatoren.** Sie wirken bei korrekter Anwendung (☞ Pflege) sekundenschnell, in geringer Dosierung und mit geringen Nebenwirkungen.

Für viele Präparate sind auch weitere Inhalationshilfen (z.B. Spacer® oder Volumatik®) erhältlich. Da diese aber nicht mehr in Hosen-, Jacken- oder kleinere Handtaschen passen, sind sie bei vielen Patienten trotz ansonsten sehr guter Eignung nicht beliebt. Bei Kindern sollte beim Gebrauch eines Dosieraerosols ein Erwachsener anwesend sein.

Parasympatholytika

Parasympatholytika *(Anticholinergika)* sind Atropinabkömmlinge, die durch Hemmung des Parasympathikus die Bronchien erweitern. Nebenwirkungen, die bei inhalativer Anwendung jedoch in der Regel gering sind, bestehen in Mundtrockenheit und einer verminderten Produktion von Bronchialsekret. Parasympatholytika werden vorzugsweise bei Patienten mit Vorerkrankungen des Herzens angewendet. Die Wirkung der Parasympatholytika ist insgesamt geringer als die der β_2-Sympathomimetika. Im akuten Asthmaanfall reichen sie in der Regel nicht aus.

Theophylline

Theophyllin und Theophyllinabkömmlinge erweitern u.a. die Bronchien und Gefäße durch Erschlaffung der glatten Muskulatur, senken den Lungengefäßwiderstand und steigern den Atemantrieb.

Durch den Angriff an mehreren Organen erklären sich auch die Nebenwirkungen der Theophylline. Am häufigsten sind Herzbeschwerden (Tachykardie, Herzrhythmusstörungen), Magen-Darm-Beschwerden (Übelkeit, Erbrechen, Durchfall) und ZNS-Symptome wie Unruhe, Kopfschmerz und Muskelzittern. Eine Bestimmung des Serumtheophyllinspiegels kann die Dosisfindung erleichtern (Blutentnahme mittags um 12 Uhr bei letzter Einnahme um 8 Uhr). Die *therapeutische Breite* (☞ 10.2.4) der Theophylline ist gering, d.h. die Spanne zwischen „zu wenig" (= unwirksam) und „zu viel" (= Vergiftungserscheinungen) nur eng. Besonders betroffen sind Patienten mit Herzinsuffizienz oder Leberfunktionsstörungen.

Theophylline werden grundsätzlich systemisch gegeben. Die verschiedenen Präparate (z.B. Afonilum®, Bronchoparat®, Bronchoretard®, Euphyllin® und Solosin®) stehen unter anderem als (Retard-)Kapseln, Tabletten, Trinkampullen, Granulat zum Auflösen, Klysmen, Suppositorien und Injektionslösungen zur Verfügung.

Antihistaminika ☞ *Pharma-Info 29.28*

Sympathomimetika und Parasympatholytika

Substanz (Bsp.)		Handelsname (Bsp.)	Darreichungsformen*
β_2-Sympathomimetika			
Kurz wirksam (4 – 6 Std.)	Fenoterol	Berotec®	DA, Inhalationslsg., Inhaletten
	Reproterol	Bronchospasmin®	DA, Injektionslsg., Tbl.
	Salbutamol	Sultanol®, Volmac®	DA, Fertiginhalat, Inhalationslsg., Pulverinhalat, Injektionslsg., (Retard-)Kps./Tbl., Supp., Tropfen
	Terbutalin	Bricanyl®	DA, Inhalationslsg., Injektionslsg., (Retard-) Kps./Tbl.
Lang wirksam (8 – 12 Std.)	Formoteral	Oxis®, Foradil®	DA, Pulverinhalat
	Salmeterol	Aeromax®, Serevent®	DA, Pulverinhalat
Parasympatholytika			
Ipratropiumbromid		Atrovent®	DA, Inhalationslsg., Inhaletten
Oxitropiumbromid		Ventilat®	DA, Inhalationslsg., Inhaletten
Fenoterol plus Ipratropiumbromid		Berodual®	DA, Inhalationslsg., Inhaletten

* DA = Dosieraerosol, Inhaletten = Kapseln zur Inhalation, Lsg. = Lösung, Kps. = Kapsel, Tbl. = Tablette, Supp. = Suppositorien

Bis zum Eintreffen des Arztes sollten die Materialien für die zu erwartenden Anordnungen vorbereitet werden:

- Arzneimittel: β_2-Sympathomimetika, Theophyllin, Glukokortikoide
- Materialien für venösen Zugang, Blutentnahmeröhrchen (BB, Elektrolyte, evtl. BGA)
- Evtl. alles für eine Sauerstoffgabe (☞ 20.2.1), zum Absaugen (☞ 7.2.11) und Intubieren (☞ 38.4).

Korrekte Anwendung von Dosieraerosolen und Pulverinhalatoren

Vor allem durch die Inhalation von β_2-Sympathomimetika und Parasympatholytika kann sich der Patient rasch Erleichterung verschaffen. Bei den Glukokortikoiden wird die lokale Anwendung bevorzugt, da systemische Nebenwirkungen dann wesentlich seltener und schwächer ausgeprägt sind als bei systemischer Gabe.

Gemeinhin werden *Dosieraerosole* und *Pulverinhalatoren* unterschieden:

Bei **Dosieraerosolen** wird das Arzneimittel mit Hilfe eines Treibgases vernebelt. War früher als Treibgas FCKW die Regel, so gibt es heute immer mehr Dosieraerosole mit dem chlorfreien, weniger umweltschädlichen FKW. Die ebenfalls zunehmend zur Verfügung stehenden **Pulverinhalatoren** kommen ganz ohne Treibgas aus. Zudem kommen viele Patienten besser mit ihnen zurecht, da sie nicht mehr gleichzeitig das Arzneimittel durch Druck freisetzen und einatmen müssen, der Kältereiz auf die Atemwege durch Verdunstung des Treibgases wegfällt und keine großen Spacer erforderlich sind. Von Vorteil ist außerdem, dass nur wenig Wirkstoff im Mundbereich „hängen bleibt" und von außen gesehen werden kann, wie viel Medikament noch im Behälter ist.

Korrekte Anwendung von Dosieraerosolen: Viele Patienten wenden Dosieraerosole falsch an. Daher ist die Anleitung des Patienten entscheidend.

Anwendung von Dosieraerosolen ohne Spacer:

- Aerosolbehälter schütteln
- Schutzkappe abnehmen
- Tief ausatmen
- Mundstück in den Mund führen (Arzneimittelbehälter zeigt nach oben) und mit den Lippen fest umschließen
- Während langsamer, tiefer Einatmung Druck auf den Kanister ausüben (Arzneimittel wird freigesetzt)

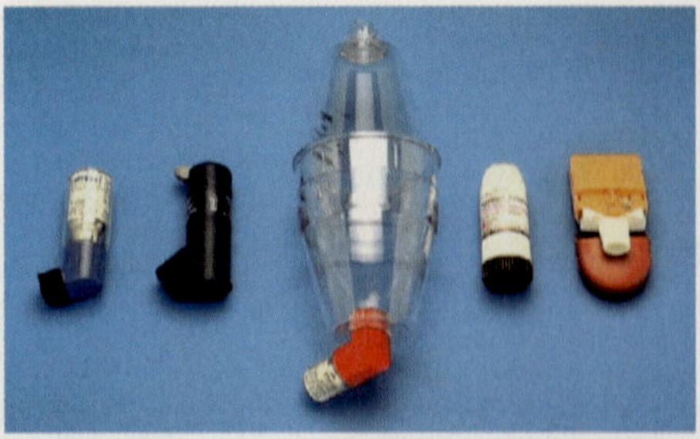

Abb. 20.43: Verschiedene Applikatoren für Dosieraerosole.
Von links nach rechts: Applikator mit Treibgas, Autohaler®, Treibgasapplikator mit Spacer, Turbohaler® und Pulverapplikator. [K183]

- Ca. 5 Sekunden Luft anhalten
- Langsam wieder ausatmen.

Die Anwendung von Dosieraerosolen mit Spacer zeigt Abb. 20.45.

Korrekte Anwendung von Pulverinhalatoren: Die Anwendung eines Pulverinhalators hängt vom jeweiligen System ab (Packungsbeilage beachten). Gebräuchlich sind beispielsweise Turbohaler® (z.B. Aerodur® Turbohaler®, Oxis® Turbohaler®), Diskus® (z.B. Serevent® Diskus®), Easyhaler® (z.B. Salbu Easyhaler®) und Diskhaler® (z.B. Sultanol® Rotadisk®). Exemplarisch ist in Abb. 20.42 die Anwendung des Turbohaler® dargestellt.

Korrekte Anwendung inhalativer Glukokortikoide:

- Glukokortikoide als Dosieraerosol stets mit Spacer inhalieren, da dann eine geringere Menge des Arzneimittels im Mund-Rachen-Raum hängen bleibt und mehr Wirkstoff die tieferen Atemwege erreicht
- Vor den Mahlzeiten inhalieren
- Nach der Inhalation Zähne putzen oder zumindest Mund gründlich ausspülen.

! Vorsicht: Kein Aspirin bei Asthma bronchiale

Die Patienten müssen wissen, dass sie bei Schmerzen oder Fieber keine Azetylsalizylsäure (z.B. Aspirin®) einnehmen dürfen, da diese Asthmaanfälle provozieren kann. Besser ist das ebenfalls rezeptfreie Paracetamol (z.B. ben-u-ron®). Außerdem müssen sie bei jedem neuen Arztkontakt auf ihre Asthmaerkrankung hinweisen, da viele Arzneimittel bei Asthma kontraindiziert sind.

Patientenberatung

Im anfallsfreien Intervall erfolgt die Schulung des Patienten. Schwerpunkte sind:

- Bewusstmachen der verschiedenen Einflussfaktoren auf die eigene Atmung (Tagebuch führen)
- Einübung von Entspannungs- und Atemübungen zur besseren Wahrnehmung der Atmung
- Umgang mit dem Peak-flow-Meter (☞ Abb. 20.22) mit Dokumentation der Ergebnisse
- Kenntnis der Anatomie/Physiologie der Atmung sowie der wichtigsten Anfallsauslöser und Möglichkeiten zu ihrer Vermeidung
- Atemtechniken zur Verminderung der Atemwegsverengung wie z.B. die dosierte Lippenbremse (☞ 7.2.5) oder langsames Einatmen mit nachfolgendem Luft-Anhalten
- Hinweise auf Selbsthilfegruppen.

Substanz	Handelsname (Bsp.)	Darreichungsformen*
Beclometason	AeroBec®, Sanasthmyl®	DA, Pulverinhalat, Inhaletten
Budesonid	Budecort®, Pulmicort®	DA, Pulverinhalat
Dexamethason	Auxiloson®	DA
Flunisolid	Inhacort®	DA
Fluticason	Atemur®, Flutide®	DA, Pulverinhalat

*: DA = Dosieraerosol, Inhaletten = Kapseln zur Inhalation

Tab. 20.44: Übersicht über gebräuchliche inhalative Glukokortikoide in der Asthmatherapie.

Kontaktadresse

Deutscher Allergie- und Asthmabund e.V., Hindenburgstraße 110, 41061 Mönchengladbach,
Tel.: 0 21 61/81 49 40, www.daab.de

Prognose

Für Patienten mit mäßig häufigen Asthmaanfällen ist die Prognose gut. Allerdings kann ein schwerer Asthmaanfall auch tödlich sein. Die Langzeitprognose hängt davon ab, ob im Krankheitsverlauf irreversible Schädigungen wie Lungenemphysem (☞ 20.6.3) oder Cor pulmonale (☞ 20.10.2) entstehen.

Trotz wirkungsvoller Therapiemöglichkeiten und stetiger Weiterentwicklung der Arzneimittel ist eher wieder eine Zunahme der Asthmamortalität zu verzeichnen. Eine wichtige Ursache hierfür ist der unkritische Umgang mit den Dosieraerosolen durch die Patienten.

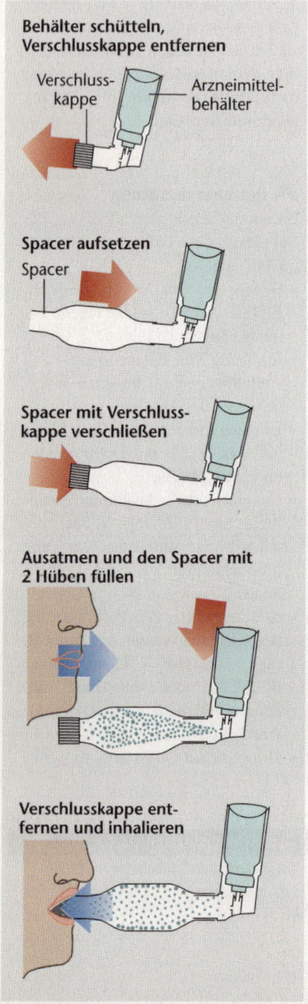

Abb. 20.45: Anwendung eines Spacers als Inhalationshilfe für ein Dosieraerosol. [A400]

! Vorsicht

Jeder Patient muss wissen, dass im Asthmaanfall, wenn sich nach den ersten 3 – 4 Sprühstößen die Atemnot nicht bessert, ein Arzt zu Rate gezogen werden sollte.

20.6.2 Chronische Bronchitis

Chronische Bronchitis: Gemäß Weltgesundheitsorganisation (WHO) „Husten und Auswurf an den meisten Tagen von mindestens drei Monaten zweier aufeinanderfolgender Jahre“:

- **Einfache chronische Bronchitis:** Schleimig-weißer Auswurf ohne bronchiale Obstruktion (sog. „Raucherhusten“)
- **Chronisch-obstruktive Bronchitis:** Symptome der Bronchitis plus Obstruktion durch Bronchospasmus (☞ Abb. 20.37), zähes Sputum (Dyskrinie) und Schleimhautödem, im Gegensatz zum Asthma bronchiale durch inhalative β_2-Sympathomimetika eher wenig beeinflusst.

Bei weiterer Progredienz Entwicklung eines **obstruktiven Emphysems** mit zusätzlich vergrößertem Residualvolumen (☞ 7.2.2) und verminderter Gasaustauschfläche.

Krankheitsentstehung

Der **primären chronischen Bronchitis** liegen oft langjähriges, regelmäßiges Zigarettenrauchen zugrunde. Bei einer **sekundären chronischen Bronchitis** sind andere Grunderkrankungen, z.B. eine Lungenfibrose (☞ 20.7), verantwortlich.

Symptome und Untersuchungsbefund

Typischerweise hat der Patient zunächst jahrelang kaum Beschwerden. Der (morgendliche) Husten mit schleimig-weißem Auswurf wird von den meisten Patienten nicht ernst genommen („Raucherhusten“). Im weiteren Verlauf der Erkrankung bekommt der Patient eine oft anfallsartige Belastungsdyspnoe. Immer häufiger treten akute **infektiöse Exazerbationen** (infektbedingte Verschlimmerungen) der chronisch obstruktiven Bronchitis durch bakterielle Besiedelung des vorgeschädigten Gewebes auf. Im Endstadium der Erkrankung kommen Sauerstoffmangel, eine Kohlendioxidanreicherung, eine Rechtsherzbelastung und später eine Rechtsherzinsuffizienz (*Cor pulmonale* ☞ 20.10.2) hinzu.

Bei der körperlichen Untersuchung zeigt sich oft ein Fassthorax. Der Klopfschall über der Lunge ist hypersonor. Bei der Auskultation sind Giemen und Brummen als Ausdruck der Obstruktion hörbar (Zeichen des Emphysems ☞ 20.6.3).

Diagnostik und Differentialdiagnose

Die Diagnosestellung ist in der Regel anhand des klinischen Bildes möglich. Zur Einschätzung des Schweregrades und zum Ausschluss weiterer Erkrankungen sind aber erforderlich:

- Mikrobiologische und zytologische Untersuchung des Sputums
- Blutbilduntersuchung und BSG

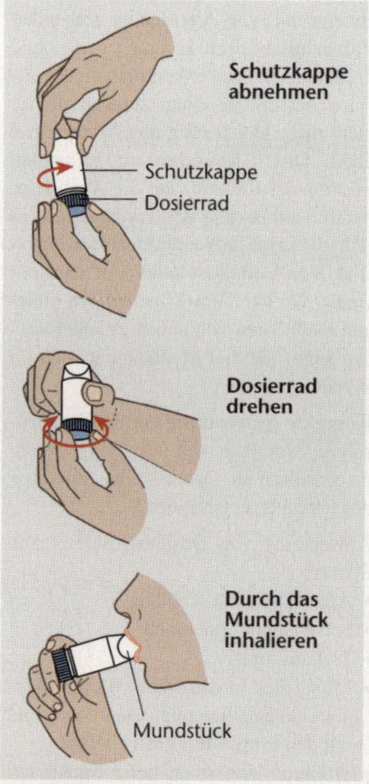

Abb. 20.42: Anwendung des Turbohaler® als Beispiel eines Pulverinhalators. [O137]

- Röntgenaufnahme des Thorax
- Lungenfunktionsprüfung und in Spätstadien BGA.

Behandlungsstrategie

Die medikamentöse Therapie soll den Teufelskreis bei der chronischen Bronchitis (☞ Abb. 20.42) durchbrechen:

- Die antiobstruktive Dauertherapie hängt von der Stärke der Symptome ab (☞ 20.46). Begonnen wird mit β_2-Sympathomimetika oder – bei älteren Patienten – mit Anticholinergika
- Atemwegsinfekte werden konsequent antibiotisch behandelt
- Sekretolytika wie Ambroxol (z.B. Mucosolvan®) oder Acetylcystein (z.B. Fluimucil®) können die Schleimlösung erleichtern
- Der Patient sollte gegen Pneumokokken und Influenza geimpft werden, da er bei diesen Infektionen sehr komplikationsgefährdet ist.

Hustendämpfende Mittel sind in der Regel nicht indiziert, da sie verhindern, dass das Sekret aus den Atemwegen entfernt wird. Auf keinen Fall dürfen sie zusammen mit Expektorantien (☞ Pharma-Info 20.47) gegeben werden! Die Gabe von Azetylsalizylsäure (z.B. Aspirin®) verstärkt bei einem Teil der Patienten die Bronchialobstruktion und ist daher kontraindiziert.

In Spätstadien können eine **O_2-Langzeittherapie** etwa mit Hilfe einer O_2-Nasenbrille oder eine **intermittierende nichtinvasive Selbstbeatmung** über ein Mundstück oder eine Maske das Befinden des Patienten oft erheblich verbessern.

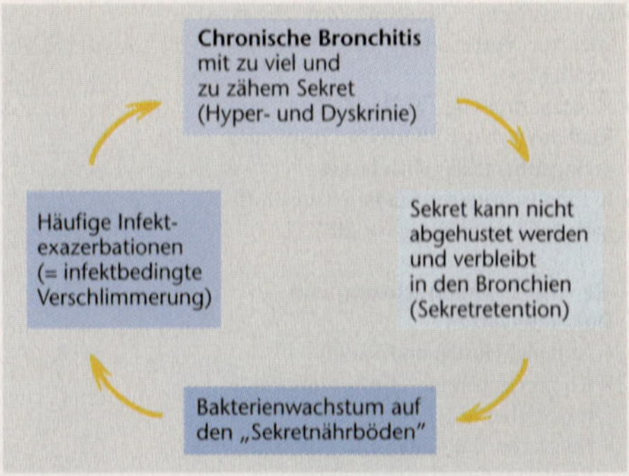

Abb. 20.46: Bei der chronischen Bronchitis entsteht ein Teufelskreis, der zur zunehmenden Verschlimmerung der Erkrankung führt. [A400]

Wichtigste Maßnahme in der Behandlung der chronischen Bronchitis ist jedoch die absolute Nikotinkarenz!

Pflege bei chronischer Bronchitis

Die Pflegenden bemühen sich, den Patienten zur Aufgabe des Rauchens zu motivieren, weil langfristig nur so eine Besserung der Beschwerden zu erwarten ist. Ungünstig ist auch Passivrauchen. Weitere schädigende Einflüsse sind Kälte (auch kalte Getränke) oder Nebel, da sich hierdurch die Obstruktion verstärkt.

Reichliche Flüssigkeitszufuhr fördert die Schleimlösung. Bei älteren Patienten muss dabei auf die Manifestation einer bis dahin latenten Herzinsuffizienz geachtet werden (☞ 18.6).

Atemunterstützende Maßnahmen
☞ *7.2.5 – 7.2.9*

Weitere Maßnahmen sind:

- Anleitung des Patienten zur richtigen Arzneimittelanwendung, vor allem von Dosieraerosolen (☞ Pharma-Info 20.41)

Pharma-Info 20.47: Expektorantien

Expektorantien *(Expektoranzien)*: Chemisch uneinheitliche Gruppe von Arzneimitteln, die:

- Die Bronchialsekretion steigern
- Den bereits gebildeten Schleim verflüssigen *(Mukolytika, Sekretolytika)*
- Den Abtransport des Sekrets fördern *(Sekretomotorika)*.

Das wichtigste: Expektorantien wirken nur, wenn der Patient ausreichend (2 – 3 l täglich) trinkt. Vorsicht ist allerdings bei Herzinsuffizienz geboten. Bei Patienten, die zu schwach zum Abhusten sind, dürfen Expektorantien nicht gegeben werden, da das Sekret dann in den Atemwegen verbleibt.

Für *Inhalationen* werden neben Acetylcystein, Ambroxol und Bromhexin v.a. auch Tyloxapol (Tacholiquin®), Mesna (Mistabronco®) und Inhalationslösungen ätherischer Öle eingesetzt. Die Arzneimittel werden einzeln oder in Kombination mit NaCl 0,9 % oder destilliertem Wasser verdünnt und ein- bis viermal täglich inhaliert. Beachtet werden sollte, dass Inhalationen zu einem Bronchospasmus führen können.

Bei der *oralen Gabe* von Expektorantien können Magen-Darm-Beschwerden (v.a. Übelkeit) auftreten. Präparate, die in Flüssigkeit aufgelöst werden müssen, bieten sich bei solchen Patienten an, die sonst nicht genug trinken.

Häufig verwendet werden Salben und Gele zum Auftragen auf die Haut, die hauptsächlich ätherische Öle wie etwa Eukalyptus-, Anis- oder Pfefferminzöl enthalten (z.B. Pinimenthol®, Transpulmin®, Wick VapoRub®). Ihre Wirkung erklärt sich durch die Inhalation und zum Teil auch die perkutane Resorption der wirksamen Substanzen.

Substanz	Handelsname (Bsp.)	Verabreichungsformen (Bsp.)*
Acetylcystein	Bromuc®, Fluimucil®, Mucolytikum „Lappe"®	Brausetbl., Granulat, Inhalationslsg., Injektionslsg., Kps., Saft, Tbl.
Ambroxol	Ambrohexal®, Mucosolvan®	Brausetbl., Inhalationslsg., Injektionslsg., (Retard-)Kps., Saft, Supp., Tbl., Tropfen
Bromhexin	Bisolvon®	Inhalationslsg., Injektionslsg., Saft, Tbl.
Carbocistein	Transbronchin®	Brausegranulat, Lsg. zum Einnehmen, Kps., Sirup

* Lsg. = Lösung, Kps. = Kapsel, Tbl. = Tablette, Supp. = Suppositorien.

- Gymnastische Übungen zum Erhalt oder zur Verbesserung der Thoraxbeweglichkeit
- Ausdauertraining (z.B. Gehen und Radfahren in der Ebene) bei insgesamt geringer bis mäßiger Belastung
- In fortgeschrittenen Stadien Sauerstoffgabe nach Anordnung (☞ 20.2.1).

Krankenbeobachtung und Dokumentation

- Atmung, Husten und Sputum
- Körpertemperatur (Fieber als Infektzeichen?)
- Hautfarbe, Puls und RR (v.a. bei Rechtsherzinsuffizienz), Ödeme
- Bewusstseinslage (Unruhe bei O_2-Mangel, Somnolenz bei Hyperkapnie oder drohender CO_2-Narkose bei O_2-Gabe).

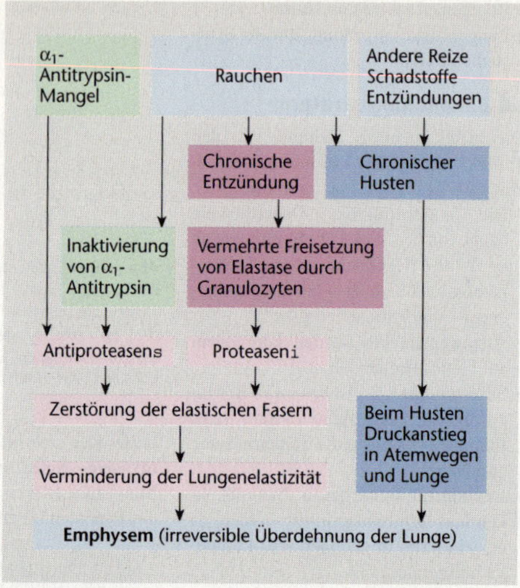

Abb. 20.48: Pathogenese und Pathophysiologie des Lungenemphysems. [A400]

Prognose

In Frühstadien der Erkrankung ist die Prognose recht gut, sofern es gelingt, die Schädigungsursache auszuschalten. Meist aber kommt es nach jahre- und jahrzehntelangem Verlauf zu einer respiratorischen Insuffizienz (☞ 20.1).

20.6.3 Lungenemphysem

Lungenemphysem: Überblähung des Lungengewebes mit Elastizitätsverlust und unwiderruflicher Zerstörung von Alveolen. Dadurch Bildung immer größerer Emphysemblasen, Verminderung der Gasaustauschfläche und Totraumvergrößerung.

Krankheitsentstehung

Meist liegt dem Lungenemphysem eine chronisch-obstruktive Atemwegserkrankung bei langjährigem Rauchen zugrunde. Bei jungen Patienten ohne Risikofaktoren kann ein erblicher Enzymmangel (α_1-Antitrypsin-Mangel) vorliegen, der ebenfalls zum Abbau des Lungengewebes führt.

Nicht nur die Gasaustauschfläche, sondern auch die Lungengefäße sind beim Emphysem verringert. Es kommt zu einer Druckerhöhung im Lungenkreislauf und infolgedessen zu einem *chronischen Cor pulmonale* (☞ 20.10.2).

Symptome und Untersuchungsbefund

Patienten mit einem Lungenemphysem haben chronische Atemnot, die bei Belastung zunimmt. Manche zeigen eine Zyanose. Hinzutreten können die Symptome einer chronisch-obstruktiven Bronchitis (☞ 20.6.2).

Bei der körperlichen Untersuchung des Emphysematikers fällt bereits bei der Inspektion ein *Fassthorax* auf. Die Rippen stehen fast horizontal, d.h. der Brustkorb des Patienten verharrt ständig in Inspirationsstellung. Bei der Perkussion ist der Klopfschall durch den vermehrten Luftgehalt hypersonor, und die Perkussion bei In- und Exspiration zeigt, dass die Lungengrenzen kaum mehr verschieblich sind: 2 – 4 cm im Vergleich zu ca. 4 – 6 cm beim Gesunden. Die Atem- und Herzgeräusche sind bei der Auskultation nur leise hörbar. In Spätstadien der Erkrankung bestehen zusätzlich Zeichen einer Rechtsherzinsuffizienz (☞ Abb. 18.41).

Diagnostik und Differentialdiagnose

Die Diagnosestellung ist meist anhand des klinischen Bildes und einer Lungenfunktionsprüfung möglich. Röntgenaufnahmen des Thorax und Blutuntersuchungen (BB, BGA) sind zur Einschätzung der respiratorischen Situation und zum Ausschluss einer Pneumonie erforderlich. Das EKG zeigt in Spätstadien die Zeichen der Rechtsherzhypertrophie. Bei jüngeren Patienten ist zur Ursachenklärung die α_1-Antitrypsin-Bestimmung im Blut angezeigt.

Behandlungsstrategie

Eine Wiederherstellung der zerstörten Strukturen ist nicht möglich. Entscheidend ist also, die Progredienz der Emphysemerkrankung aufzuhalten. Schlüsselmaßnahme hierbei ist absolutes Rauchverbot.

Eine medikamentöse antiobstruktive Therapie (☞ 20.6.1) wird versucht. Die häufigen bakteriellen Atemwegsinfekte müssen antibiotisch behandelt werden. Bei einem α_1-Antitrypsin-Mangel ist heute eine kausale Behandlung durch Ersatz des fehlenden Enzyms möglich.

O_2-Langzeittherapie und intermittierende Selbstbeatmung ☞ 20.6.2

Chirurgische Maßnahmen, etwa die Resektion einzelner sehr großer Emphysemblasen, der am stärksten betroffenen Lungenbezirke oder in Extremfällen eine Lungentransplantation, sind nur sehr selten indiziert.

Lungentransplantation

Sind im Endstadium einer chronischen Lungenerkrankung alle anderen therapeutischen Maßnahmen ausgeschöpft, kann eine ein- oder doppelseitige **Lungentransplantation** einem Teil der Patienten helfen. Hauptindikationen zur Lungentransplantation sind derzeit das Lungenemphysem, die Lungenfibrose (☞ 20.7) und die Mukoviszidose (☞ 13.10.4).

Pflege bei Lungenemphysem

Die Pflegeziele bei Patienten mit einem Lungenemphysem entsprechen im Wesentlichen denen bei chronisch-obstruktiver Lungenerkrankung.

Patienteninformation und Prognose

Den meisten Patienten muss immer wieder vor Augen geführt werden, dass sie selbst durch Rauchen oder Nicht-Rauchen entscheidend mitbestimmen, wie rasch die Erkrankung fortschreitet.

20.7 Interstitielle Lungenerkrankungen/ Lungenfibrosen

Interstitielle Lungenerkrankungen: Zusammenfassende Bezeichnung für zahlreiche chronische Entzündungen des Lungenparenchyms. Bei Fortschreiten der Erkrankungen Entwicklung einer **Lungenfibrose:** Bindegewebiger Umbau *(Fibrosierung)* des Lungengerüsts und daraus resultierende *restriktive Ventilationsstörung* (☞ 20.1).

20.7.1 Lungensarkoidose

Sarkoidose *(Morbus Boeck, M. Besnier-Boeck-Schaumann, gutartige Lymphogranulomatose):* Granulombildende, meist chronische Systemerkrankung mit Bevorzugung der Lymphknoten (meist Hiluslymphknoten), der Lunge, der Gelenke und der Haut. Altersgipfel 20. – 40. Lebensjahr.

Löfgren-Syndrom: Akute Form der Sarkoidose, an der v.a. junge Frauen erkranken.

Die Ursache der Erkrankung ist unklar.

Symptome und Untersuchungsbefund

Die **Sarkoidose** kann prinzipiell alle Organe befallen, am häufigsten ist jedoch die Lunge betroffen.

Die schleichend beginnende **chronische Form der Lungensarkoidose** verläuft in den Anfangsstadien häufig symptomlos oder symptomarm und wird oft nur zufällig diagnostiziert. In späteren Stadien der Erkrankung hat der Patient Husten, Fieber, Belastungsdyspnoe und Gelenkbeschwerden.

Das **Löfgren-Syndrom** ist seltener als die chronische Verlaufsform. Es beginnt akut mit Fieber, Erythema nodosum und Gelenkschmerzen. Besonders typisch sind Schmerzen in beiden Sprunggelenken.

Diagnostik

An erster Stelle der diagnostischen Maßnahmen steht die Röntgenaufnahme des Thorax, die auch eine Stadieneinteilung und Prognoseeinschätzung der Erkrankung erlaubt:

- **Typ 0:** Unauffälliger Röntgenbefund des Thorax bei isoliertem Befall außerhalb der Lunge
- **Typ I:** Hiluslymphknoten beidseitig vergrößert, spontane Rückbildung der Symptome *(Spontanremission)* in 80 %
- **Typ II:** Zusätzlich streifige oder fleckige Zeichnungsvermehrung der Lunge, Spontanremission in 40 %
- **Typ III:** Irreversible Lungenfibrose; keine Spontanremission.

Die Lungenfunktionsprüfung zeigt in fortgeschrittenen Krankheitsstadien die typischen Zeichen einer restriktiven Ventilationsstörung. Die weitere Diagnostik umfasst:

- Serumspiegelbestimmung des Hormons *Angiotensin converting enzyme* (☞ Abb. 19.5), das bei vielen Patienten erhöht und als Aktivitätsparameter verwertbar ist
- Tuberkulintest (charakteristischerweise negativ ☞ 20.5.4)
- Bronchoskopie mit bronchoalveolärer Lavage (☞ 20.4.5)
- Evtl. Mediastinoskopie mit Lymphknotenbiopsie.

Behandlungsstrategie

Das Stadium I der Erkrankung ist wegen des günstigen Spontanverlaufs nur kontroll-, nicht aber therapiebedürftig. In späteren Stadien werden in erster Linie Glukokortikoide eingesetzt. Beim Löfgren-Syndrom ist die Behandlung symptomatisch.

Pflege bei Lungensarkoidose

Die Pflege bei Lungensarkoidose hängt vom Krankheitsstadium ab und umfasst:

- Atemerleichternde und unterstützende Maßnahmen (☞ 7.2.5 – 7.2.7)
- Sekretlösende und sekretentleerende Maßnahmen (☞ 7.2.8 – 7.2.11).

Patienteninformation und Prognose

Da Spontanheilungen sehr häufig sind, ist die Prognose für die Mehrzahl der Patienten gut. Die Patienten müssen aber auf die Notwendigkeit regelmäßiger Kontrollen hingewiesen werden. Bei ca. 10 % der Patienten kommt es zu einer Lungenfibrose mit respiratorischer Insuffizienz und chronischem Cor pulmonale (☞ 20.10.2).

20.7.2 Exogen-allergische Alveolitis

Exogen-allergische Alveolitis (kurz *EAA*, auch *Hypersensitivitätspneumonie, allergische interstitielle Pneumonie*): Chronische, entzündliche Lungenerkrankung, die unbehandelt in eine irreversible Lungenfibrose mündet. Hervorgerufen durch die Inhalation organischer Stäube, die bei entsprechend veranlagten Menschen zu einer Typ-III- und Typ-IV-Immunreaktion (☞ 29.4.1) mit nachfolgender Entzündung der Lunge führt.

Leitsymptome der **exogen-allergischen Alveolitis** sind rezidivierende Fieberschübe mit Schüttelfrost, Husten und Atemnot. Die Diagnose wird durch Röntgenaufnahme des Thorax, bronchoalveoläre Lavage und Blutuntersuchungen gestellt. Hat der Patient nur im Beruf Kontakt mit dem auslösenden Antigen (Überblick ☞ Tab. 20.49), liegt eine **Berufskrankheit** vor, die der Berufsgenossenschaft bereits bei Verdacht gemeldet werden muss und *entschädigungspflichtig* ist.

Erkrankung	Antigenquelle
Befeuchterfieber	Befeuchtungs- und Klimaanlagen
Byssinose	Baumwolle
Dachdeckerlunge	Organische Dachmaterialien (Stroh, Schilf)
Farmerlunge	Feuchtes, schimmeliges Material (Heu, Komposterde)
Holz- und Waldarbeiterlunge	Sägemehl von Eichen und Zedern
Müllarbeiterlunge	Biomüll
Taubenzüchter- und Vogelhalterlunge	Vogelexkremente (auch Tauben)

Tab. 20.49: Verschiedene Formen der exogen-allergischen Alveolitis.

Die wichtigste Behandlungsmaßnahme und zugleich Voraussetzung für die Anerkennung als Berufskrankheit ist das Meiden der auslösenden Substanz *(Antigenkarenz)*. Medikamentös werden Glukokortikoide (☞ Pharma-Info 23.51) und Immunsuppressiva (☞ Pharma-Info 29.29) eingesetzt. Infektionen müssen antibiotisch behandelt werden.

Die Prognose der Erkrankung ist nur bei rechtzeitiger Antigenkarenz gut.

20.7.3 Weitere Lungenfibrosen

Auch die Inhalation zahlreicher *anorganischer Stäube* kann zur Lungenfibrose führen. Häufig ist die Erkrankung beruflich bedingt (☞ oben). Hauptbeschwerden des Patienten sind Atemnot und trockener Husten.

Zu diesen **Pneumokoniosen** *(Staublungenerkrankungen)* zählen auch:

- Die **Silikose** durch Quarzstäube, bei der in 10 % eine Tuberkulose komplizierend hinzutritt
- Die **Asbestose** durch Asbeststaub, bei der insbesondere bei Rauchern zusätzlich ein Bronchialkarzinom oder ein Pleuramesotheliom entstehen kann.

20.8 Bronchial- und Lungentumoren

Gutartige Bronchial- und Lungentumoren sind selten, bösartige die häufigsten Tumoren überhaupt. Die bösartigen Lungentumoren werden in *primäre* und *sekundäre* (metastatische) Tumoren unterteilt.

20.8.1 Gutartige Lungentumoren

Gutartige Lungentumoren wie Fibrome, Lipome, Neurinome oder Teratome sind meist symptomlos und werden daher oft zufällig diagnostiziert. Grundsätzlich werden auch gutartige Lungentumoren wenn irgend möglich operativ entfernt.

20.8.2 Primäre Bronchialkarzinome und Lungenmalignome

Bronchialkarzinom *(bronchogenes Karzinom, Lungenkarzinom)*: Primäres Lungenmalignom mit Ausgang vom Bronchialepithel.

Das **Lungenalveolarzellkarzinom,** ein Malignom mit Ausgang von den Lungenalveolarzellen, ist sehr selten und wird deshalb hier nicht weiter ausgeführt.

Das **Bronchialkarzinom** ist der häufigste Tumor überhaupt und für ca. 25 % aller Krebstodesfälle verantwortlich. Noch sind v.a. Männer von der Erkrankung betroffen, doch steigt der Frauenanteil infolge zunehmenden Zigarettenkonsums. Der Altersgipfel der Erkrankung liegt bei 55 – 65 Jahren.

Krankheitsentstehung

Beim größten Teil der Bronchialkarzinome spielen eingeatmete Noxen für die Entstehung eine entscheidende Rolle. Dabei ist an erster Stelle das Tabakrauchen zu nennen. Nach zwanzigjährigem Rauchen von 20 Zigaretten täglich ist das Risiko, an einem Bronchialkarzinom zu erkranken, im Vergleich zu einem Nichtraucher auf ungefähr das Zehnfache erhöht.

Histologischer Tumortyp	Häufigkeit (ca.)
Kleinzelliges Karzinom	20 %
Nicht-kleinzellige Karzinome:	
▸ Plattenepithelkarzinom	40 %
▸ Adenokarzinom	20 %
▸ Großzelliges Karzinom	10 %
▸ Sonstige	10 %

Tab. 20.50: WHO-Klassifikation der Bronchialkarzinome.

Berufliche Karzinogene wie Asbest, Chrom oder Kohlenteer können ebenfalls von Bedeutung sein. Bei gleichzeitigem Rauchen potenziert sich das Risiko.

Histologische Einteilung

Die WHO-Klassifikation unterscheidet bei den Bronchialkarzinomen verschiedene histologische Typen. Wichtig für die Behandlungsstrategie ist vor allem die Differenzierung zwischen **kleinzelligen** und **nicht-kleinzelligen Karzinomen.**

Symptome und Untersuchungsbefund

Die Erstsymptome des Bronchialkarzinoms sind in der Regel Spätsymptome!

Dem Patienten fallen zunächst länger anhaltender, eher trockener Husten oder Veränderungen seines „Raucherhustens" auf. Auch blutiges Sputum oder Atemnot können erste Zeichen der Erkrankung sein. Verlegt der Tumor einen Bronchus,

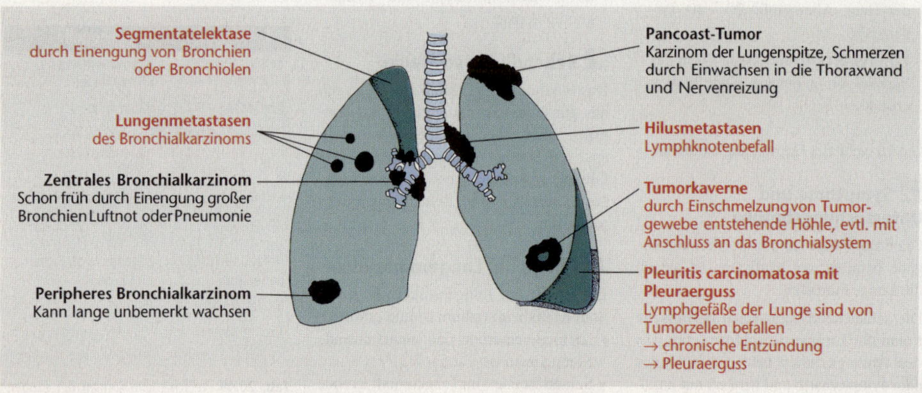

Abb. 20.51: Mögliche Befunde in der Röntgenaufnahme des Thorax bei einem Bronchialkarzinom. [A400-215]

so können sich dahinter gelegene Lungenabschnitte entzünden **(Retentionspneumonie),** was zu wiederholten „Atemwegsinfekten" führt. Später kommen Appetitlosigkeit, Gewichtsverlust und Leistungsknick hinzu.

Symptome invasiven Wachstums und Metastasierung

Heiserkeit durch Beeinträchtigung des N. laryngeus recurrens oder gestaute Halsvenen sind in der Regel Zeichen organüberschreitenden Wachstums und damit der Inoperabilität. Ein **Pancoast-Tumor,** der in der Lungenspitze liegt, führt meist durch Einwachsen in die Thoraxwand und Nervenreizung zu hartnäckigen Thoraxschmerzen.

Manchmal geht der Patient auch wegen Rückenschmerzen, Kopfschmerzen oder Lähmungen zum Arzt, die Ausdruck einer bereits erfolgten Knochen- oder Gehirnmetastasierung sind.

Paraneoplastische Symptome

Viele Bronchialkarzinome, vor allem die kleinzelligen, verursachen **paraneoplastische Symptome** (☞ 24.3). Beim kleinzelligen Bronchialkarzinom werden beispielsweise oft Substanzen mit ACTH-ähnlicher Wirkung produziert, die dann zu einem Cushing-Syndrom des Patienten führen können (☞ 23.7.1).

Die körperlichen Untersuchungsbefunde sind abhängig von Tumorlokalisation und Tumorausdehnung sehr variabel.

Diagnostik

An erster Stelle der diagnostischen Maßnahmen stehen Röntgen-Thorax-Aufnahmen in zwei Ebenen und das Thorax-CT mit Kontrastmittel. Auch die Sputumzytologie als nichtinvasive Methode kann Aufschlüsse geben (Sputumgewinnung ☞ 20.3.3).

Wichtige *Tumormarker* (☞ 24.4.8) insbesondere für die spätere Verlaufskontrolle sind NSE (Neuronspezifische Enolase), CYFRA 21-1 (Zytokeratinfragment) und CEA (Carcinoembryonales Antigen).

Eine Bronchoskopie mit Biopsie und bronchoalveolärer Lavage oder die Biopsie eines Hiluslymphknotens ermöglichen oft den direkten Tumornachweis, eine histologische Artdiagnose und erste Hinweise auf die Ausbreitung des Tumors.

Zur Früherkennung eines Bronchialkarzinoms bei Risikopatienten kommt die **Autofluoreszenz-Bronchoskopie** in Betracht. Sie beruht darauf, dass blaues Licht einer bestimmten Wellenlänge gesunde Gewebe wesentlich stärker fluoreszieren lässt als maligne Gewebe.

> Erst wenn die Gewebeart des Bronchialkarzinoms genau bekannt ist, kann eine spezifische Tumortherapie erfolgen. Deshalb müssen zum Teil invasive diagnostische Maßnahmen durchgeführt werden.

Ist die Tumordiagnose gesichert, muss festgestellt werden, ob bereits Fernmetastasen vorliegen. Hierzu dienen CT von Schädel und Bauchorganen, Ultraschall, Knochenszintigramm und evtl. Mediastinoskopie.

Zur Beurteilung der Operabilität dienen Lungenfunktionsprüfung (☞ 20.4.3), BGA (☞ 20.4.4) und Lungenszintigraphie (☞ 20.4.2).

Behandlungsstrategie

Kurative Therapieansätze

Ob ein kurativer Therapieansatz möglich ist, hängt von Größe und Art des Tumors ab:

- Bei *nicht-kleinzelligen* Karzinomen ist die Behandlung bei kurativem Therapieansatz primär operativ. In der Regel muss zumindest ein Lungenlappen **(Lobektomie),** manchmal sogar ein Lungenflügel entfernt werden **(Pneumektomie).** Dies ist aber nur möglich, wenn die Restlunge einen ausreichenden Gasaustausch gewährleisten kann. Postoperativ erfolgt oft eine Strahlentherapie
- *Kleinzellige Karzinome* metastasieren sehr früh auf dem Blutweg, so dass zum Zeitpunkt der Diagnosestellung in aller Regel keine *lokale*, sondern eine *generalisierte* Tumorerkrankung anzunehmen ist, auch wenn zunächst noch keine Fernmetastasen nachgewiesen werden können. Eine kurative Zielsetzung ist daher selten möglich. Die Behandlung umfasst zurzeit meist eine Kombinations-Chemotherapie mit nachfolgender Strahlentherapie
- Zunehmend werden multimodale Therapiekonzepte (☞ 24.5) erprobt.

Palliative Therapieansätze

Bei der Mehrzahl der Patienten ist die Erkrankung zum Zeitpunkt der Diagnose schon so weit fortgeschritten, dass eine kurative Therapie nicht mehr möglich ist. Und bei vielen mit kurativer Zielsetzung behandelten Patienten kommt es nach anfänglichen Therapieerfolgen zu einem Tumorrezidiv oder zu Metastasen. Dann können **palliative Therapien** wie Laser-, Chemo- oder Strahlentherapie (☞ 24.5.1 und 24.5.2) den Tumor (nochmals) über Monate verkleinern und so zur Besserung von Beschwerden und Lebensqualität sowie zur Lebensverlängerung des Patienten führen. Manchmal ist auch eine *palliative Operation* angezeigt. Der Ein-

Peripheres Bronchialkarzinom [T197]

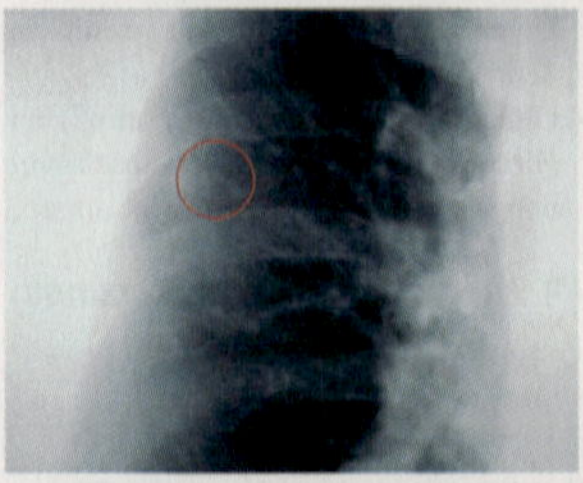

Abb. 20.53: Der Rundherd in der rechten Lunge ist fast nur zu erahnen.

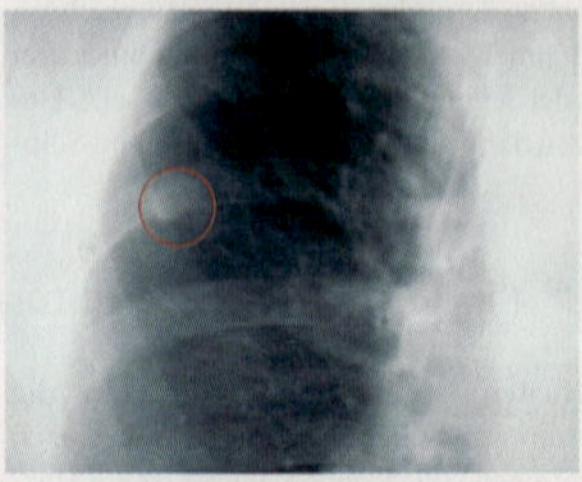

Abb. 20.54: Der Rundherd kann erst im Vergleich mit dieser drei Monate später angefertigten Aufnahme als Anfangsstadium eines Bronchialkarzinoms gedeutet werden.

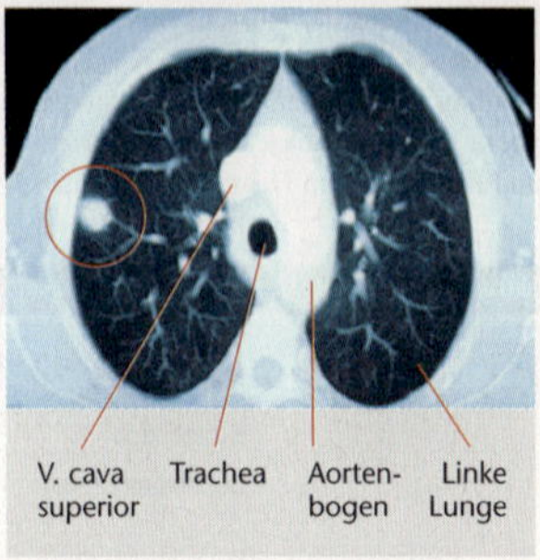

Abb. 20.55: Die Bestätigung eines Tumors liefert das CT.

satz bronchialer Endoprothesen aus Silikon oder Metall *(Stents)* kann verengte Bronchien offen halten.

In Spätstadien der Erkrankung sind meist eine medikamentöse Schmerzbehandlung (☞ 24.5.5, 16.4.2) und eine umfangreiche Begleitmedikation erforderlich, etwa:

- Hustendämpfer zur Linderung des unstillbaren Hustenreizes (☞ Pharma-Info 20.52)
- Antiemetika (z.B. Vomex®, Paspertin®) gegen Übelkeit und Erbrechen
- Laxantien (z.B. Bifiteral®, Dulcolax®) gegen Obstipation
- Neuroleptika und Antidepressiva zur Unterstützung der medikamentösen Schmerztherapie
- Glukokortikoide (z.B. Fortecortin®) bei Hirnödem oder Leberkapselspannungsschmerz infolge von Metastasen.

Pflege bei Bronchialkarzinom

Perioperative Pflege bei Lungenoperationen ☞ *20.2.3*
Pflege bei Tumorerkrankungen ☞ *24.2*

Die Pflegenden bemühen sich, die Lebensqualität des Patienten zu erhalten, gehen auf seine Ängste ein und stellen sicher, dass der Betroffene ausreichend Schmerzmittel bekommt, um schmerzfrei oder jedenfalls schmerzarm zu sein. Neben der Erhaltung der Mobilität und Selbständigkeit bei den täglichen Verrichtungen ist auch die Vermeidung von Sekundärerkrankungen (z.B. Pneumonie) besonders wichtig.

Prognose

Die Prognose eines Bronchialkarzinoms ist u.a. abhängig von histologischem Typ, Lokalisation und Ausbreitung des Tumors. Nur wenn ein Bronchialkarzinom, das noch keine Lymphknotenmetastasen verursacht hat, sehr früh erkannt und behandelt wird, ist die Prognose günstig. Ansonsten ist sie sehr schlecht. Die 5-Jahres-Überlebensrate beträgt selbst bei kurativ behandelten Patienten nur 25 %. Für palliativ Behandelte liegt sie unter 5 %.

20.8.3 Sekundäre Lungenmalignome

Sekundäre Lungenmalignome: Durch Metastasierung (Tumorstreuung) anderer Karzinome – v.a. Mamma-, Nieren- und Prostatakarzinome – entstandene, bösartige Lungentumoren.

Die Prognose einer Tumorerkrankung ist bei Vorliegen von Lungenmetastasen in den meisten Fällen infaust. Operative Eingriffe zur Entfernung von Lungenmetastasen kommen nur dann in Betracht, wenn der Primärtumor sowie eventuelle Metastasen außerhalb der Lunge kurativ behandelt sind und abzusehen ist, dass alle vorhandenen Lungenmetastasen vollständig entfernt werden können.

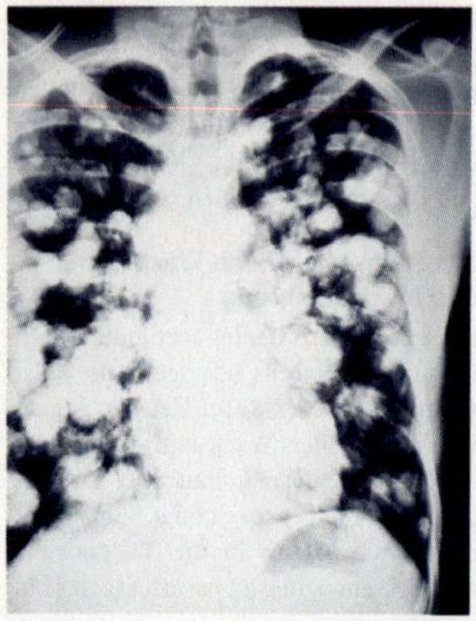

Abb. 20.56: Multiple Lungenmetastasen. [T196]

20.9 Pneumothorax

Thorax- und Lungenverletzungen ☞ *27.10*

Pneumothorax (kurz oft *Pneu* genannt): Ansammlung von Luft im normalerweise spaltförmigen Raum zwischen den beiden Pleurablättern. Durch Aufhebung des Unterdrucks im Pleuraspalt kommt es zu einem teilweisen oder kompletten Kollaps des betroffenen Lungenflügels, der dann nur noch vermindert oder gar nicht mehr am Gasaustausch teilnimmt.

Krankheitsentstehung und Formen

Die häufigste Form des Pneumothorax ist der **Spontanpneumothorax:**

- Vom **idiopathischen Spontanpneumothorax,** bei dem zum Teil die Ruptur einer direkt unter der Pleura gelegenen Emphysemblase nachgewiesen werden kann, sind vor allem Männer zwischen dem 20. und 40. Lebensjahr betroffen
- Der **symptomatische** oder *sekundäre* **Spontanpneumothorax** ist Folge anderer Lungenerkrankungen wie etwa einem Abszess oder einem Bronchialkarzinom.

Pharma-Info 20.52: Antitussiva

Husten ist ein Schutzreflex, der die Atemwege von schädigenden Substanzen reinigen soll. Manchmal aber ist ein Husten nutzlos, so etwa beim Bronchialkarzinom. Bei diesen Patienten oder bei Erschöpfung des Kranken durch den ständigen Husten kann eine medikamentöse Unterdrückung des Hustens sinnvoll sein. **Antitussiva** *(Hustendämpfer, Hustenmittel)* blockieren über zentrale oder periphere Angriffspunkte den Hustenreflex und lindern so den Hustenreiz. Die meisten Antitussiva sind *Opiatabkömmlinge.* Sie haben deshalb die gleichen Nebenwirkungen wie Opioide (v.a. Obstipation, Atemdepression, Sedierung ☞ 16.4.5), wenn auch schwächer ausgeprägt. Suchtgefahr besteht zwar prinzipiell, ist aber bei Patienten mit nur noch kurzer Lebenserwartung (z.B. bei Bronchialkarzinom) vernachlässigbar. Ambulante Patienten werden auf eine Beeinträchtigung der Fahrtüchtigkeit hingewiesen.

Substanzgruppe	Arzneisubstanz	Handelsnamen (Bsp.)
Opiatabkömmlinge	Codein	Codicaps mono®, Dicton®
	Dihydrocodein	Paracodin®, Remedacen®
	Hydrocodon	Dicodid®
	Dextromethorphan	Contac® H, Wick Formel 44 Plus® Hustenstiller, Rhinotussal®
Andere Substanzen	Noscapin	Capval®
	Clobutinol	Silomat®

Demgegenüber steht der **traumatische Pneumothorax.** Unterschieden werden:

- **Offener Pneumothorax** mit Brustwanddefekt (z.B. nach einer Stichverletzung)
- **Geschlossener Pneumothorax,** bei dem nur die Pleura selbst verletzt ist (z.B. nach Rippenfraktur oder Bronchusriss)
- Der traumatische Pneumothorax als Komplikation einer diagnostischen oder therapeutischen ärztlichen Maßnahme, der als **iatrogener Pneumothorax** bezeichnet wird.

Die Nomenklatur ist aber nicht einheitlich. Vielfach wird nur der idiopathische Pneumothorax als Spontanpneumothorax bezeichnet. Alle anderen Formen zählen zum symptomatischen oder sekundären Pneumothorax.

Spannungspneumothorax

Lebensbedrohlicher Notfall ist der **Spannungspneumothorax** *(Ventilpneumothorax),* bei dem die Luft infolge eines Ventilmechanismus zwar in den Pleuraspalt eindringen, aber nicht mehr entweichen kann. Die betroffene Pleurahöhle wird immer mehr aufgepumpt und das Mediastinum zur gesunden Lungenseite hin verdrängt. Blutrückfluss zum Herzen, Herzfunktion und Funktion des gesunden Lungenflügels werden mit jedem Atemzug mehr beeinträchtigt (☞ Abb. 20.57 und 20.58).

Symptome und Untersuchungsbefund

Meist hat der Patient akut einsetzende Atemnot sowie einseitige, stechende Schmerzen im Brustkorb und Husten. Dem Untersucher fallen Tachypnoe und asymmetrische Atembewegungen auf, oft auch Zyanose. Der Klopfschall ist einseitig hypersonor, und es sind mit dem Stethoskop nur sehr leise oder gar keine Atemgeräusche auskultierbar.

Während der Patient in leichten Fällen überhaupt keine Symptome zeigt, entwickelt sich bei einem Spannungspneumothorax oft innerhalb von Minuten ein lebensbedrohlicher Schock mit stärkster Atemnot, Zyanose, Tachykardie und Blutdruckabfall.

Diagnostik und Differentialdiagnose

Die Diagnose wird durch Röntgen des Thorax (in Exspiration) gesichert. Ein EKG ist zum Ausschluss kardialer Erkrankungen, eine BGA zur Einschätzung der respiratorischen Situation nötig.

Behandlungsstrategie

De Luft wird heute fast immer durch eine **(Saug-)Drainage** entfernt (☞ 20.2.2). Der Sog wird so lange aufrechterhalten, bis Röntgenaufnahmen eine voll entfaltete Lunge zeigen. Schließt sich die Verbindung zwischen Pleuraspalt und Bronchialsystem – unabhängig von der Ursache – nach Wiederausdehnung der Lunge nicht, muss sie operativ verschlossen werden (heute bevorzugt videoassistiert thorakoskopisch). Auch beim wiederholt auftretenden Spontanpneumothorax auf der gleichen Seite sind invasive Maßnahmen angezeigt.

Notfall: Spannungspneumothorax

Lebensrettende Sofortmaßnahme bei einem Spannungspneumothorax ist die Umwandlung in einen offenen Pneumothorax: Falls kein spezielles

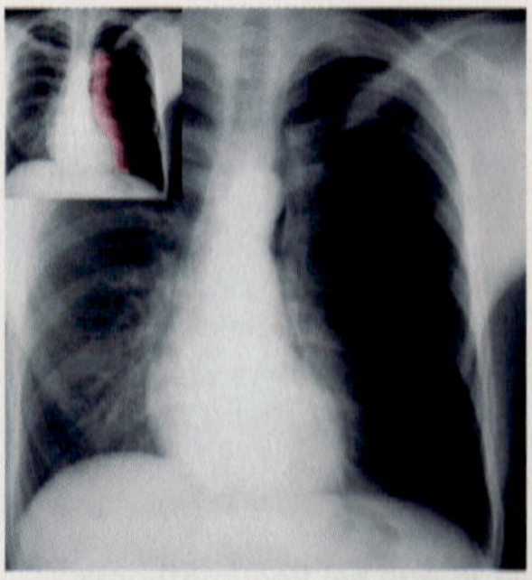

Abb. 20.57: Spannungspneumothorax links. Die linke Lunge ist völlig kollabiert und grenzt sich am linken Herzrand als Verschattung ab (rosa eingefärbt). Die Röntgenstrahlen werden nicht mehr (wie auf der rechten Thoraxseite) teilweise vom Lungengewebe absorbiert und schwärzen daher den Röntgenfilm mehr. Das Mediastinum und das Herz sind zur gesunden Seite hin verdrängt. [T197]

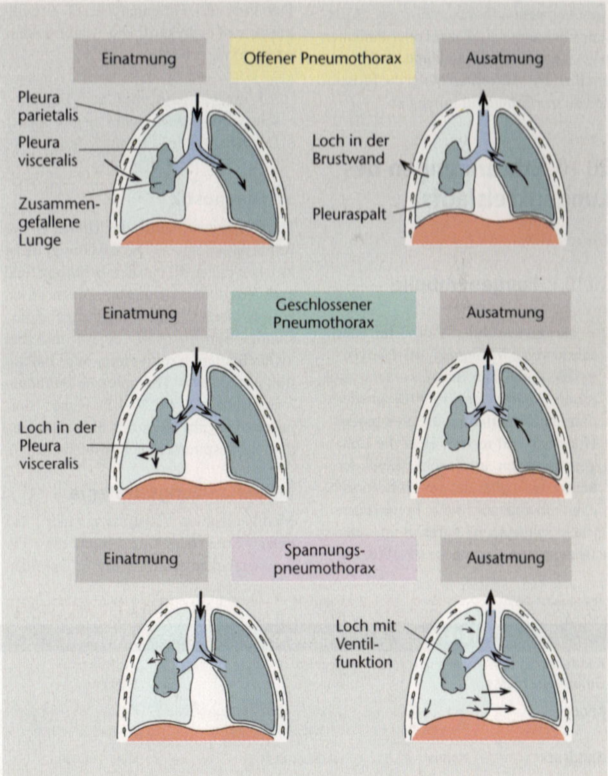

Abb. 20.58: Verschiedene Formen des Pneumothorax. [A400-190]

Besteck zur Verfügung steht, wird mit einer möglichst großen Braunüle im 2. oder 3. ICR in der Medioklavikularlinie der betroffenen Seite eingestochen. Hierdurch kommt es zu einer sofortigen Entlastung des Überdrucks. Falls vorhanden, kann ein eingeschlitzter Fingerling aufgesetzt und so ein *Ventil* (sog. *Tiegel-Ventil*) geschaffen werden. Die endgültige Versorgung besteht in einer Pleuradrainage.

Pflege bei Pneumothorax

Die *Erstmaßnahmen* bei Pneumothorax entsprechen den Erstmaßnahmen bei Atemnot (☞ 20.3.1).

Pflege bei Pleura-Drainage ☞ 20.2.2

Patienteninformation und Prognose

Durch die Therapierbarkeit mit der Pleuradrainage ist die Prognose des Spontanpneumothorax meist gut. Allerdings bekommt ein Drittel aller Patienten nach dem ersten Spontanpneumothorax ein Rezidiv. Ansonsten hängt die Prognose von der Grunderkrankung ab.

20.10 Erkrankungen des Lungenkreislaufs

Lungenödem ☞ 18.6.3

20.10.1 Lungenembolie

Lungenembolie: Plötzliche oder schrittweise Verlegung der Lungengefäße durch Thromben aus dem venösen Gefäßsystem (in 90 % aus der unteren Körperhälfte, die über untere Hohlvene und rechtes Herz die Lungenstrombahn erreichen). Eine der häufigsten „plötzlichen" Todesursachen überhaupt. Meist Folge einer (nicht entdeckten) tiefen Bein- oder Beckenvenenthrombose (☞ 19.8.3).

Krankheitsentstehung

Folge der Verlegung der Lungenstrombahn ist eine akute Widerstandserhöhung im kleinen Kreislauf mit Entwicklung eines Pumpversagens *(Dekompensation)* der rechten Herzkammer **(akutes Cor pulmonale).**

Symptome und Untersuchungsbefund

Die Symptome einer Lungenembolie hängen von dem Ausmaß der Strombahnverlegung ab. Typisch sind das plötzliche Auftreten von Atemnot, Zyanose und Husten, evtl. mit blutigem Sputum. Charakteristisch sind *atemabhängige Thoraxschmerzen*. Der Patient ist sehr ängstlich und unruhig, seine Haut ist blass und schweißig. Zusätzlich bestehen meist die Symptome einer tiefen Beinvenenthrombose (☞ 19.8.3), die vom Patienten oft aber nicht bemerkt wurden.

Als Zeichen einer zentralvenösen Druckerhöhung sind die Halsvenen gestaut. Der Puls des Patienten ist oft arrhythmisch und tachykard. Die Atemfrequenz ist ebenfalls erhöht.

Eine Bradykardie bei Thoraxschmerzen spricht eher gegen eine Lungenembolie.

Diagnostik

Die Röntgenaufnahme des Thorax ist nur selten pathologisch. Das EKG zeigt meist Zeichen einer Rechtsherzbelastung und evtl. Rhythmusstörungen. Diagnostisch entscheidend sind das Lungenperfusionsszintigramm (☞ Abb. 20.20) und bei zweifelhaftem Szintigramm oder Indikation zur Lyse (☞ Therapie) die Pulmonalisangiographie (☞ 20.4.2). Eine Blutgasanalyse gibt Auskunft über das Ausmaß der respiratorischen Insuffizienz.

Behandlungsstrategie

Medikamentöse Erstmaßnahmen bei einer Lungenembolie sind die i.v. Schmerzbekämpfung mit Opioiden (☞ Pharma-Info 16.7), die Sedierung, z.B. mit Diazepam (z.B. Valium®) und die intravenöse Gabe eines Heparinbolus (meist 10 000 IE). Bei Hypoxie sind Sauerstoffgabe und in Extremfällen Beatmung erforderlich.

Eine intravenöse Vollheparinisierung (☞ 19.7) über einen Perfusor verhindert relativ zuverlässig die weitere Ausbreitung der Lungenembolie. In kritischen Fällen, d.h. den Stadien III und IV, muss nach der initialen Schocktherapie die rasche Auflösung bzw. Entfernung des Embolus versucht werden: Die *Lysetherapie* mit Streptokinase, Urokinase oder rt-PA (☞ 19.7) ist aber nicht immer erfolgreich, zudem liegen oft Kontraindikationen (☞ Pharma-Info 19.52) vor. Manchmal kann der Embolus über einen Katheter entfernt werden. Eine offene Operation zur Entfernung des Embolus ist nur selten angezeigt.

Nach Überwinden des Akutstadiums hat die medikamentöse Behandlung mit Antikoagulantien (z.B. Marcumar® ☞ Pharma-Info 19.50) die Rezidivverhütung zum Ziel. Rezidivierende Lungenembolien können zum chronischen Cor pulmonale (☞ 20.10.2) führen.

Pflege bei Lungenembolie

Überwachung bei Lysetherapie ☞ Pharma-Info 19.52

Pflege bei tiefer Beinvenenthrombose ☞ 19.8.3

Erstmaßnahmen

- Patienten absolute Bettruhe einhalten lassen
- Oberkörper des Patienten hochlagern
- Über die Rufanlage Hilfe holen. Arzt benachrichtigen. Patienten möglichst nicht alleine lassen
- Fenster öffnen, evtl. nach Arztanordnung O_2 über Nasensonde geben (2 – 3 l/Min.)
- Bei Atemnot entsprechende Hilfestellung leisten (☞ 7.2.1.2, 20.3.1)
- Vitalzeichen kontrollieren. Bei Schockzeichen (Blutdruckabfall, Pulsanstieg) Beine auf Herzniveau anhe-

	I (klein)	II (submassiv)	III (massiv)	IV (fulminant)
Ausdehnung der Gefäßverschlüsse	Periphere Äste	Segment-arterien	Ein Pulmonal-arterienast	Pulmonalarterienhauptstamm oder mehrere Lappenarterien
Klinik	Leichte Dyspnoe, Thoraxschmerz	Akute Dyspnoe, Thoraxschmerz, Tachypnoe, Tachykardie	Akute schwere Dyspnoe, Thoraxschmerz, Zyanose, Unruhe, Synkope	Dyspnoe, Schocksymptomatik, drohender Herz- Kreislauf-Stillstand
Blutdruck	Normal	Leicht erniedrigt	Stark erniedrigt	Schock

Tab. 20.59: Schweregradeinteilung der Lungenembolie anhand ihrer Symptome und Befunde.

ben, dabei leichte Oberkörperhochlagerung belassen. Keine Kopftieflage als Schocktherapie, da die Volumenverschiebung zu einem akuten Herzversagen führen kann!

- Materialien für einen venösen Zugang mit Blutentnahme, einen ZVK und eine Blutgasanalyse sowie die oben genannten Arzneimittel richten lassen
- Evtl. Verlegung des Patienten auf die Intensivstation vorbereiten.

! Vorsicht

Bei Verdacht auf eine Lungenembolie und während einer Lysetherapie keine i.m.-Injektionen verabreichen (☞ auch 19.7).

Pflege im weiteren Krankheitsverlauf

Auch während der nächsten Tage bleibt der Patient pflegebedürftig:

- Bei einer Lysetherapie hat der Patient Bettruhe. Heftige Bewegungen des Kranken und starke Erschütterungen des Bettes werden möglichst vermieden
- Zur Atemerleichterung sind Oberkörperhochlagerung und zusätzliche Weichlagerung im Rahmen der Dekubitusprophylaxe sinnvoll
- Die Körperpflege des Patienten übernehmen weitgehend die Pflegenden (bei Lysetherapie vorsichtige Mundpflege, keine Nassrasur)
- Die Kost darf nicht blähend oder stopfend sein, weil hierdurch die Atmung weiter beeinträchtigt würde. Da die Patienten zur Verhinderung neuer Embolien zum Stuhlgang nicht pressen sollen, ist eine Obstipationsprophylaxe erforderlich (☞ 7.8.5 und 21.2.7)
- Bei Rechtsherzbelastung ist eine Flüssigkeitsbilanzierung (☞ 7.8.2) angezeigt
- Die Thromboseprophylaxe mit Kompressionsverbänden oder -strümpfen und Beinhochlagerung wird konsequent fortgesetzt
- Wegen der erhöhten Pneumoniegefahr ist eine sorgfältige Atemtherapie erforderlich (☞ 7.2.5 – 7.2.8).

Krankenbeobachtung und Dokumentation

- Atmung, Bewusstsein, Puls, RR, Hautfarbe, Temperatur, Allgemeinbefinden
- Bei Lysetherapie zusätzlich auf Blutungen achten (Haut, Schleimhäute, Blut im Stuhl, Gelenkschmerzen).

Patienteninformation

Patienteninformation bei Behandlung mit Antikoagulantien ☞ Pharma-Info 19.49 – 19.51

Die Patienten müssen nach einer durchgemachten Lungenembolie wissen, wie sie sich vor einer (erneuten) Thrombose, v.a. der Beinvenen, schützen können (☞ 19.8.3). Sie müssen bereits bei dem geringsten Verdacht einer Thrombose den Arzt aufsuchen.

20.10.2 Pulmonale Hypertonie und chronisches Cor pulmonale

Pulmonale Hypertonie: Erhöhung des mittleren Pulmonalarteriendrucks auf > 20 mmHg.

Chronisches Cor pulmonale: Pulmonale Hypertonie mit Rechtsherzbelastung und nachfolgender Hypertrophie der rechten Herzkammer (☞ auch18.6.1) infolge von Lungenerkrankungen. Oft Folge von Emphysem, chronisch-obstruktiver Bronchitis, Lungenfibrose oder wiederholten Lungen(mikro)embolien.

Die Prognose des chronischen **Cor pulmonale** ist insgesamt schlecht, da es über Jahre zu einer zunehmenden Rechtsherzinsuffizienz (☞ 18.6.1) und schließlich zu einem Rechtsherzversagen kommt. Wie schnell dies geschieht, hängt davon ab, ob es gelingt, die Grunderkrankung zu bessern oder gar zu heilen.

Akutes Cor pulmonale ☞ 20.10.1

20.11 Pleuraerkrankungen

20.11.1 Pleuritis

Pleuritis (*Brustfellentzündung*, auch – anatomisch nicht ganz korrekt – *Rippenfellentzündung*): Entzündung der Pleura.

Krankheitsentstehung

Zu einer **Pleuritis** kommt es meist sekundär im Rahmen einer Lungenentzündung, einer Lungentuberkulose, eines Lungeninfarkts oder eines Lungen- oder Pleuratumors. Auch Herzinfarkt, Bauchspeicheldrüsenentzündung oder Kollagenosen (☞ 25.6) können zu einer Pleuritis führen.

Als **Pleuritis sicca** *(Pleuritis fibrinosa, trockene Rippenfellentzündung)* wird die „trockene" Form der Pleuraentzündung ohne Erguss bezeichnet. Aus ihr entwickelt sich meist eine **Pleuritis exsudativa** *(feuchte Rippenfellentzündung)*, bei der sich ein *entzündlicher Pleuraerguss* bildet (☞ 20.11.2).

Symptome, Befund und Diagnostik

Bei der Pleuritis (sicca) hat der Patient atemabhängige Thoraxschmerzen, die oft so stark sind, dass es zu einer ausgeprägten Schonhaltung und -atmung kommt. Beim Übergang der Pleuritis sicca in eine Pleuritis exsudativa lassen die Schmerzen oft nach. Je nach Größe des Pleuraergusses treten dann Atemnot und Druckgefühl in der Brust in den Vordergrund. Zusätzlich bestehen die Symptome der jeweiligen Grunderkrankung.

Kennzeichnend für eine Pleuritis sicca ist das „Pleurareiben" oder „Lederknarren" bei der Lungenauskultation (☞ 20.4.1).

Wichtig ist, die Grunderkrankung der Pleuritis herauszufinden. Hierzu dienen Blutuntersuchungen, Röntgen-Thorax und ein Tuberkulintest (☞ 20.5.4). Bei der Pleuritis exsudativa wird der Erguss punktiert und untersucht (☞ 20.11.2).

Behandlungsstrategie

An erster Stelle steht die Behandlung der Grunderkrankung. Symptomatisch ist bei der Pleuritis sicca eine Schmerzmittelgabe erforderlich, damit der Patient durchatmen kann.

Pflege

Wegen der schmerzbedingten Atemeinschränkung ist eine konsequente Pneumonieprophylaxe (☞ 7.2.4) wichtig. Der Kranke soll möglichst auf der gesunden Seite gelagert werden, damit die Belüftung und Ausdehnung der erkrankten Lungenabschnitte zu fördern.

Prognose

Die Prognose der Erkrankung ist abhängig vom Grundleiden. Hauptkomplikationen sind Verdickung und Verwachsungen beider Pleurablätter, die sog. **Pleuraschwarten.** Bei großer Ausdehnung können sie die Entfaltung der Lunge beim Atmen behindern und somit zum Bild der „gefesselten Lunge" mit restriktiver Ventilationsstörung führen (☞ 20.1).

20.11.2 Pleuraerguss

Pleuraerguss: Flüssigkeitsansammlung in der Pleurahöhle. Die Prognose hängt von der Ursache ab.

Je nach Art der Flüssigkeit werden unterschieden:

- **Seröser Pleuraerguss** *(Serothorax):* Klares, gelbliches Sekret. Entsteht meist im Rahmen von Herzschwäche, Entzündungen oder bösartigen Tumoren
- **Pleuraempyem** *(Pyothorax):* Eitriger Erguss z.B. bei bakterieller Pneumonie (☞ 20.5.3)
- **Hämatothorax:** Blut im Pleuraraum. Meist durch Verletzungen. Seltener z.B. durch **Pleurakarzinose** (Durchsetzung der Pleura von zahlreichen Karzinommetastasen) hervorgerufen
- **Chylothorax:** Milchig-trübes Sekret durch den Austritt von Lymphflüssigkeit in den Pleuraraum. Durch Lymphabflussstörungen (z.B. bei malignen Lymphomen ☞ 24.8) oder Verletzungen des Ductus thoracicus.

Da ca. 50 % aller Pleuraergüsse durch bösartige Tumoren bedingt sind, wird jeder neu aufgetretene Pleuraerguss punktiert und das Punktat chemisch, zytologisch und bakteriologisch untersucht. Differentialdiagnostisch unterscheidet man, abhängig vom Eiweißgehalt des Pleuraergusses, zwischen *Transsudat* und *Exsudat* (☞ Tab. 20.60).

Symptome, Befund und Diagnostik

Hauptsymptome eines (ausgedehnten) Pleuraergusses sind Atemnot und atemabhängige Thoraxschmerzen. Vor allem langsam entstehende Pleuraergüsse werden aber lange nicht bemerkt.

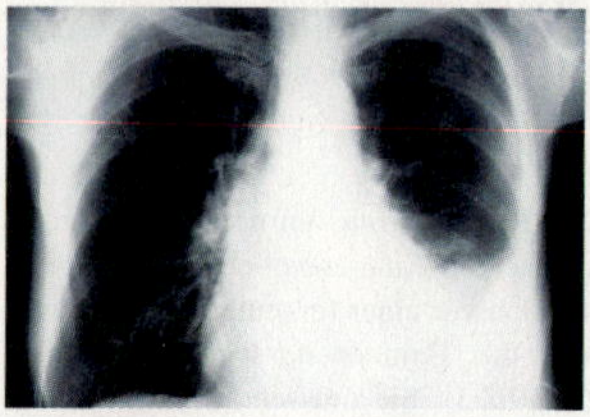

Abb. 20.61: Röntgenaufnahme des Thorax bei Pleuraerguss links. Typisch für einen Pleuraerguss ist das seitliche Ansteigen der glatt begrenzten Verschattung. [T170]

Der Klopfschall über dem Erguss ist gedämpft und das Atemgeräusch mit dem Stethoskop nur noch leise oder gar nicht mehr hörbar.

Gesichert wird die Diagnose durch Röntgen-Thorax, Ultraschalluntersuchung und diagnostische Pleurapunktion (☞ 20.4.6).

Behandlungsstrategie

Die Behandlungsstrategie eines Pleuraergusses hängt von seiner Ursache ab:

- Bei entzündlichen Ergüssen steht die antiinfektiöse Therapie im Vordergrund. Zusätzlich muss der Erguss abpunktiert oder drainiert werden, um Pleuraschwarten vorzubeugen. Pleuraempyeme werden heute bevorzugt drainiert oder thorakoskopisch saniert, evtl. mit nachfolgender Spül-Saug-Behandlung. In Spätstadien ist oft eine **Dekortikation** (Entfernung der Pleuraschwarten) notwendig
- Durch eine Herzinsuffizienz bedingte Pleuraergüsse werden durch medikamentöse Therapie der Herzinsuffizienz und ggf. entlastende Pleurapunktion behandelt
- Bei ständig wiederkehrenden Pleuraergüssen, z.B. bei unheilbaren Tumoren, kann eine **Pleurodese** (medikamentöse Verklebung der Pleurablätter) versucht werden. Hierzu wird nach Punktion des Ergusses z.B. Tetrazyklin oder – thorakoskopisch – Talkum in den Pleuraraum eingebracht. Einen ähnlichen Effekt erzielt die **Pleurektomie,** bei der operativ Teile der Pleura parietalis (Rippenfell) entfernt werden. Dadurch verklebt die Pleura visceralis mit der Wundfläche der inneren Brustwand
- Bei verletzungsbedingten Ergüssen ist in aller Regel eine Operation notwendig.

Pflege ☞ *20.4.6*

	Transsudat	Exsudat
Spezifisches Gewicht	1010 – 1015 g/l	> 1015 g/l
Beurteilung	Klar, hellgelb	Serös = serumartig, serös-eitrig, fibrinös, blutig, übel riechend
Eiweiß	< 30 g/l	> 30 g/l
Quotient $Protein_{Erguss}/Protein_{Serum}$	≤ 0,5	≥ 0,5
Ursachen	Stauungen (Herzinsuffizienz), Trauma	Entzündungen (z.B. Pleuritis), Tumoren

Tab. 20.60: Pleurapunktate. Vergleich von Transsudat und Exsudat.

20.11.3 Pleuramesotheliom

Pleuramesotheliom: Hochmaligner Tumor, der von der Pleura seinen Ausgang nimmt. Ungefähr tausendmal seltener als das Bronchialkarzinom, wobei Männer infolge beruflicher Schadstoffexposition bevorzugt erkranken: 65 % der Pleuramesotheliome sind durch Asbest bedingt, das früher v.a. bei Bauarbeiten zur Isolierung und in der Autoindustrie breite Anwendung fand.

Leitsymptome des **Pleuramesothelioms** sind hartnäckiger Husten, zunehmende Atemnot, starke Thoraxschmerzen und trotz Punktionen rasch nachlaufende Pleuraergüsse.

Eine chirurgische Entfernung des Tumors ist in der Regel nicht möglich. Palliative Maßnahmen umfassen vor allem eine Pleurodese oder Pleurektomie und evtl. eine systemische Zytostatikatherapie. Die Prognose der Erkrankung ist sehr schlecht.

20.12 ARDS

ARDS (***a**dult* oder ***a**cute **r**espiratory **d**istress **s**yndrome,* deutsch *akutes Lungenversagen, Atemnotsyndrom des Erwachsenen, Schocklunge, hyalines Membran-Syndrom*): Schwere Lungenerkrankung mit akuter respiratorischer Insuffizienz, oft als Folge eines länger andauernden Schocks jeglicher Ursache (☞ 38.5.1).

Krankheitsentstehung

Neben einem Schock können auch Infektionen (z.B. eine Pneumonie oder Sepsis), Traumen (z.B. Polytrauma, Verbrennungen), Massentransfusionen, eine Verbrauchskoagulopathie (☞ 24.9.2), Pankreatitis oder Aspiration (z.B. von Magensaft) sowie Stoffwechselentgleisungen oder Vergiftungen zum ARDS führen.

Symptome, Befund und Diagnostik

Symptome und Untersuchungsbefunde bei ARDS sind zunächst Hyperventilation, Dyspnoe, Hypoxie und respiratorische Alkalose. Es folgen eine respiratorische Globalinsuffizienz und ein interstitielles Lungenödem. Je nach Ursache und Ausmaß der Schädigung können die Krankheitserscheinungen sofort oder nach einer Latenz von wenigen Stunden bis mehreren Tagen eintreten.

Die Diagnose wird durch Anamnese, BGA, Röntgenaufnahme des Thorax und Lungenfunktionsprüfung gestellt.

Behandlungsstrategie

Die Behandlung beginnt wegen der Schwere des Krankheitsbildes bereits bei Verdacht. Dabei stehen die Beseitigung der auslösenden Ursache und die Schockbehandlung sowie eine frühzeitige maschinelle Beatmung mit PEEP (zur Behandlung der Atelektasen ☞ 38.4.1) im Vordergrund.

Oft muss der Patient mit umgekehrtem Atemzeitverhältnis (*inverse ratio ventilation* ☞ 38.4.1) und hoher Sauerstoffkonzentration beatmet werden, um die Sauerstoffversorgung des Organismus sicher zu stellen.

Wegen des Lungenödems wird eine negative Flüssigkeitsbilanz (☞ 7.8.2) angestrebt. Maßnahmen zur Kreislaufstabilisierung und ausgewogene Nährstoffzufuhr sind begleitende Therapiemaßnahmen.

Bei Patienten mit schwerstem ARDS, bei denen eine ausreichende Sauerstoffversorgung trotz maximaler Intensivtherapie nicht gelingt, kommt der Einsatz eines **Lungenersatzverfahrens** in Betracht, bei der das Blut des Patienten außerhalb des Körpers mit Sauerstoff aufgesättigt und von Kohlendioxid gereinigt wird (**ECMO** = ***e****xtra****c****orporal* ***m****embran* ***o****xygenation*). Diese personell und technisch sehr aufwendige Behandlung wird nur an wenigen spezialisierten Zentren durchgeführt.

Pflege

Pflege des beatmeten Patienten ☞ 38.4.2

Besondere Bedeutung in der Behandlung des ARDS hat die regelmäßige Umlagerung und insbesondere die Bauchlagerung des Patienten. In Bauchlage werden die dorso-basalen Lungenabschnitte besser belüftet und Bronchialsekret aus diesen Bezirken kann leichter abfließen.

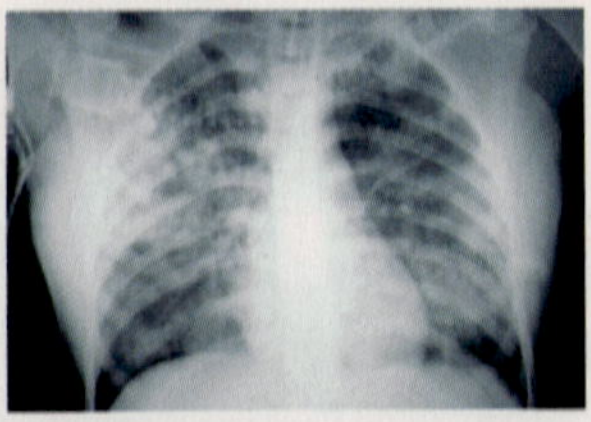

Abb. 20.62: Aspirationspneumonie nach „Beinahe-Ertrinken". Die Röntgenaufnahme zeigt eine ausgeprägte Bronchopneumonie beider Lungen, die eine Intubation und Beatmung des Patienten notwendig machten. [T197]

Der Arzt ordnet die Bauchlagerung an und ist anfänglich sowie bei Kreislaufinstabilität des Patienten bei der Umlagerung anwesend. Zur Bauchlagerung bzw. zum Wechsel von Bauch- in Rückenlage sind 2 – 4 Pflegekräfte notwendig. Eine Pflegekraft sichert den Tubus sowie sämtliche Zu- und Ableitungen, während die anderen den Patienten zunächst an eine Bettseite bewegen, dann Thorax- und Beckenpolster ins Bett legen und den Patienten vorsichtig über den unten liegenden Arm hinweg drehen, so dass er auf den Polstern zu liegen kommt. Anschließend lagern sie den Kopf und die Extremitäten des Patienten ggf. mit speziellen Lagerungshilfsmitteln (dekubitusgefährdete Areale weich- oder freilagern) und auskultieren die Lunge (seitengleiche Belüftung?). Da in Bauchlage vermehrt Trachealsekret abfließt, der Tubus jedoch nur schwer zugänglich ist, wird zum Absaugen ein geschlossenes Absaugsystem verwendet (☞ 38.4.2).

Wie lange die Bauchlagerung belassen wird, hängt davon ab, ob und wie lange der Patient davon profitiert: Verringert sich die Sauerstoffsättigung oder zeigt die BGA eine Verschlechterung, wird die Bauchlagerung beendet. In vielen Kliniken ist es üblich, den Patienten nachts, ggf. über einen Zeitraum von bis zu 12 Stunden, auf den Bauch zu lagern.

Kontraindikationen für die Bauchlagerung sind instabile Frakturen (besonders von Becken und Wirbelsäule) und eine zu erwartende Reanimation des Patienten wegen instabiler Kreislaufverhältnisse.

Komplikationen der Bauchlagerung sind Nervenschädigungen (besonders der Arme durch Fehllagerung) und Dekubitalulzerationen (v.a. am Kopf). Um dies zu verhindern, werden Kopf und Extremitäten weich- oder freigelagert und während der Bauchlagerung alle zwei Stunden umgelagert.

Prognose

Die Prognose des ARDS ist mit einer Sterblichkeit von 40 – 70 % sehr ernst. Einfluss auf die Prognose haben auch das Alter und eventuelle Begleiterkrankungen des Patienten. Viele Patienten sterben an einem Multiorganversagen.

20.13 Aspiration und Aspirationspneumonie

Aspirationsprophylaxe ☞ 7.6.7

Bei der **Aspiration** gelangen während des Einatmens flüssige oder feste Stoffe in die Atemwege und verlegen diese teilweise oder komplett. Da der rechte Hauptbronchus weiter ist und steiler verläuft als der linke (☞ Abb. 20.1), rutschen feste Fremdkörper wesentlich häufiger in den rechten Hauptbronchus als in den linken.

Besonders gefährdet sind Kranke mit fehlenden Schutzreflexen, etwa bewusstlose oder narkotisierte Patienten.

Symptome, Befund und Diagnostik

Die Beschwerden des Patienten sind sehr unterschiedlich und reichen von völliger Beschwerdefreiheit nach „Verschlucken" über Husten, Stridor und Luftnot bis zu Zyanose und Atemstillstand. Wird die Aspiration nicht sofort diagnostiziert, entwickelt sich bei vielen Patienten in den verlegten Lungenabschnitten eine **Aspirationspneumonie,** die zur Abszedierung neigt. Besonders ernst ist die Magensaftaspiration, die zu einem akuten Lungenödem führen kann **(Mendelson-Syndrom).**

Die Diagnose wird klinisch durch Röntgen der Lunge sowie Laryngoskopie oder Bronchoskopie gestellt.

Behandlungsstrategie

Vorhandene Fremdkörper werden bronchoskopisch entfernt. Bei einer Aspirationspneumonie müssen Antibiotika gegeben werden.

20.14 Bronchiektasen

Bronchiektasen: Irreversible Erweiterungen von Bronchien oder deren Ästen. Angeboren oder Folge frühkindlicher Infektionen oder einer Tuberkulose.

Hauptsymptome von **Bronchiektasen** sind Husten und Auswurf, der als „maulvoll und übel riechend" charakterisiert wird. Viele Patienten leiden unter wiederholten Atemwegsinfektionen. Es gibt aber auch symptomarme Verläufe. Komplikation ist das chronische Cor pulmonale (☞ 20.10.2) mit Ausbildung einer Rechtsherzinsuffizienz.

Die Behandlung ist schwierig und besteht in erster Linie in konsequenter Physiotherapie mit Sekretdrainage und frühzeitiger Antibiotikatherapie bei Infekten. Nur bei lokal begrenzten Bronchiektasen ist eine Resektion der betroffenen Lungenpartien angebracht. In verzweifelten Fällen kann eine Lungentransplantation erwogen werden.

20.15 Goodpasture-Syndrom

Goodpasture-Syndrom: Seltene Autoimmunerkrankung mit Autoantikörperbildung gegen die Basalmembranen von Lunge und Niere.

Klinisch stehen Hämoptysen (☞ 20.3.3), restriktive Ventilationsstörung der Lunge (☞ 20.1) sowie eine meist rasch fortschreitende Glomerulonephritis (☞ 31.6.6) im Vordergrund.

Die Behandlung besteht in der Gabe von Immunsuppressiva (Glukokortikoide, Cyclophosphamid, Azathioprin) und Plasmapherese (☞ Pharma-Info 29.29 und 29.5). Die Prognose ist für die Mehrzahl der Patienten schlecht.

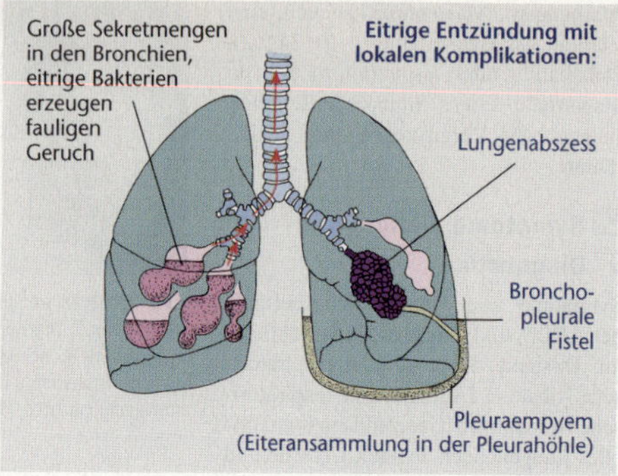

Abb. 20.63: Symptome und Komplikationen von Bronchiektasen. Große Sekretmengen verbleiben in den Bronchien. Es entsteht eine chronische Entzündung, die zu lokalen Komplikationen führt. [A400-215]

20.16 Wegener-Granulomatose

Wegener-Granulomatose *(Wegener-Klinge-Granulomatose):* Seltene granulomatöse, nekrotisierende Gefäßentzündung mit bevorzugtem Befall des oberen und unteren Respirationstraktes und der Nieren. Vermutlich autoimmunbedingt. Betrifft meist Männer mittleren Alters.

Zu Beginn haben die Patienten Beschwerden im Bereich der oberen Atemwege wie beispielsweise Schnupfen. Nach Wochen oder Monaten generalisiert die Erkrankung. Dann stehen die Lungenbeteiligung und die Nierenschädigung (*Glomerulonephritis* ☞ 31.6.6) im Vordergrund. Die Diagnose wird durch Biopsie (Nasenrachenraum-, Nieren- oder Lungenbiopsie) und Autoantikörpernachweis (ANCA ☞ 25.3.2) gestellt.

Mittel der Wahl für die Behandlung ist die Gabe von Cyclophosphamid (z.B. Endoxan®). Hierunter hat sich die früher infauste Prognose der Erkrankung entscheidend verbessert, vorausgesetzt, es liegt noch keine Nierenfunktionsstörung vor.

20.17 Akute Mediastinitis

Akute Mediastinitis: Entzündung des Mediastinums, d.h. des Bindegewebes zwischen den beiden Lungen.

Häufige Ursachen der **akuten Mediastinitis** sind Verkehrsunfälle, Perforationen der Speiseröhre, Lungenabszesse, eitrige Pleuraergüsse oder eine Mediastinoskopie (☞ 20.4.5).

Meist ist der Patient schwer krank. Typischerweise hat er Fieber und Schocksymptome und klagt über Schmerzen hinter dem Brustbein und beim Schlucken.

Die Behandlung erfordert fast immer einen operativen Eingriff mit Drainage unter gleichzeitiger hochdosierter Antibiotikagabe. Die Letalität der akuten Mediastinitis beträgt bis zu 50 %.

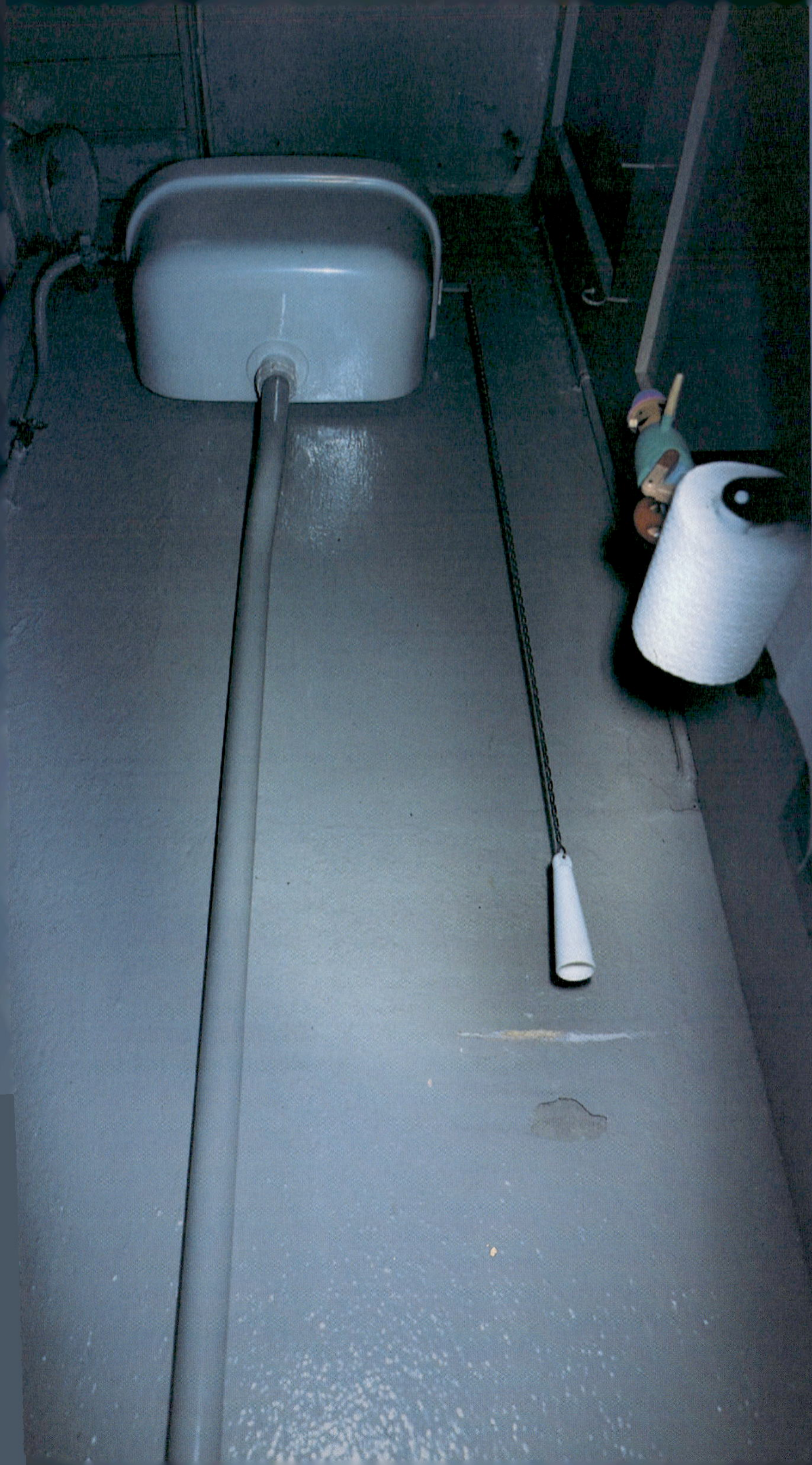

21 Pflege bei Erkrankungen des Magen-Darm-Traktes

21 Pflege bei Erkrankungen des Magen-Darm-Traktes

Die medizinischen Fachgebiete

Gastroenterologie: Teilgebiet der *Inneren Medizin.* Umfasst die Vorbeugung und Diagnostik sowie die konservative und endoskopische Therapie von Erkrankungen des **Magen-Darm-Traktes** *(Verdauungssystem, Gastrointestinaltrakt),* der **Leber,** des **Gallensystems** und der **Bauchspeicheldrüse** *(Pankreas).*

Viszeralchirurgie: Teilgebiet der *Chirurgie,* das sich mit Prophylaxe, Diagnostik, operativer Behandlung und Nachbehandlung von Erkrankungen, Fehlbildungen und Verletzungen der inneren Organe befasst, insbesondere der Verdauungsorgane **(gastroenterologische Chirurgie)** und der endokrinen Organe (**endokrine Chirurgie** ☞ auch Kap. 23).

Kaum ein anderes Organsystem des Körpers wird von psychischen Faktoren so beeinflusst wie das Verdauungssystem; bei einigen *chronischen Magen-Darm-Erkrankungen*, beispielsweise der Colitis ulcerosa (☞ 21.6.5) oder dem Reizkolon (☞ 21.6.8), werden psychische Faktoren als ursächlich oder auslösend diskutiert. Dann arbeiten Internist oder Chirurg eng mit einem Psychologen bzw. Psychotherapeuten zusammen, um die Beschwerden des Patienten *langfristig* zu bessern.

21.1 Pflege bei Erkrankungen des Magen-Darm-Traktes

Magenspülung ☞ 38.5.3

Zentrale Pflegeprobleme bei Magen-Darm-Erkrankungen sind die beeinträchtigte Nahrungsaufnahme und Stuhlausscheidung (☞ unten). Weitere Pflegeschwerpunkte sind die Pflege von Patienten mit Schmerzen (viele Magen-Darm-Erkrankungen gehen mit Schmerzen einher), die onkologische Pflege und die Pflege vor und nach Magen-Darm-Operationen.

Die perioperative Pflege ist aufgrund der erheblichen Unterschiede je nach Operation in diesem Buch jeweils bei der Erkrankung zu finden, bei der die betreffende Operation typischerweise vorgenommen wird.

21.1.1 Unterstützung bei den ATL

Essen und trinken

Früher waren teils sehr strenge Diäten bei Magen-Darm-Erkrankungen üblich. Auf die meisten von ihnen kann heute verzichtet werden, da sie bei der Mehrzahl der Patienten für die Prognose unerheblich sind. Die Kranken sollen lediglich die Speisen und Getränke meiden, die ihnen nicht bekommen. Hierbei können die Pflegenden aufgrund ihrer Erfahrung zwar zu bestimmten Nahrungsmitteln raten oder von ihnen abraten, doch ausprobieren muss es der Betroffene selbst. Bewährt hat sich das Anlegen eines Ernährungsprotokolls, in dem der Patient die verzehrten Nahrungsmittel und die daraufhin eingetreteten Reaktionen, auch Beschwerdefreiheit, vermerkt.

Ist eine Diät zwingend notwendig, z.B. bei fortgeschrittener Leberzirrhose (☞ 22.4.6), werden der Patient und seine Angehörigen über die Diät (Zweck, Dauer) informiert, damit die Diät nicht durch „Beikost" unterlaufen wird.

Auf Wünsche des Patienten eingehen

Ein appetitloser Patient wird nicht zum Essen gezwungen. Meist kann der Wunsch des Kranken, (fast) nichts zu essen, für 1 – 2 Tage akzeptiert werden. Oft ist dann die Akutphase der Erkrankung oder die psychische Ausnahmesituation vorbei, und der Appetit stellt sich von selbst wieder ein.

Hat der Patient Appetit auf bestimmte Speisen, werden diese nach Möglichkeit über die Krankenhausküche, von Freunden oder Angehörigen besorgt. Günstig wirken sich auch ein frisch gelüftetes, aber nicht zu kaltes Patientenzimmer sowie das Essen in Tischgemeinschaft aus (☞ auch 7.6.6).

Weiter empfehlenswert sind:

- Regelmäßig essen
- Kleine Mahlzeiten zu sich nehmen
- Bei vielen Erkrankungen auf Alkohol, starken Kaffee und Zigaretten verzichten bzw. den Konsum reduzieren; Alkohol und Zigaretten malträtieren den Magen, bei Stomaträgern führt Alkohol oft zu Durchfällen
- Auf Arzneimittel verzichten, die der Magenschleimhaut zusetzen, z.B. Azetylsalizylsäure, etwa in Aspirin®
- Bestehendes Übergewicht reduzieren; Übergewichtige haben mehr Magen-Darm-Probleme, von der Ösophagitis bis hin zu Hämorrhoiden.

Ausscheiden

Beobachtung des Stuhlgangs ☞ 7.8.4
Obstipationsprophylaxe ☞ 7.8.5

Beschwerden beim Stuhlgang oder im Bereich des Afters werden trotz aller Aufgeklärtheit auch heute noch schamhaft verschwiegen. Die Pflegenden können also nur mit viel Sensibilität herausfinden, ob bzw. welche Beschwerden vorliegen. Voraussetzung dafür ist ein Vertrauensverhältnis zwischen Patient und Pflegenden.

Wichtig ist konzentriertes Zuhören. Nicht selten erwähnen Patienten ernstzunehmende und dringend abklärungsbedürftige Beschwerden nur beiläufig. Beispielsweise muss die Äußerung eines Patienten, er leide wohl unter Hämorrhoiden, da er seit kurzem ein bisschen Blut auf dem Stuhl habe, an den Arzt weitergeleitet werden, da auch ein Darmtumor für die Beschwerden verantwortlich sein kann. Dann sind frühe Diagnostik und Therapie evtl. lebensrettend.

Sich bewegen

Zur Bauchdeckenentspannung wird bei Bauchschmerzen (v.a. nach Operationen am Gastrointestinaltrakt) oft eine Lagerung mit Knierolle empfohlen. Davon sollte jedoch Abstand genommen werden, da die Knierolle den Patienten zur Inaktivität verleitet. Besser ist es, den Patienten zum Bewegen der Beine aufzufordern, bei Schmerzen Beine z.B. aufstellen und dann wieder strecken lassen. Dies dient – durch die Betätigung der Muskelpumpe – gleichzeitig der Thromboseprophylaxe (☞ 7.2.15).

Für Sicherheit sorgen

Nicht wenige Patienten werden wegen einer akuten und/oder lebensbedrohlichen Erkrankung stationär aufgenommen. Sie und ihre Angehörigen sind angesichts der Bedrohung unsicher und ängstlich. Die Pflegenden bemühen sich, auf die Ängste und Probleme des Patienten und seiner Angehörigen einzugehen sowie Hektik und Aufregung zu vermeiden, da diese

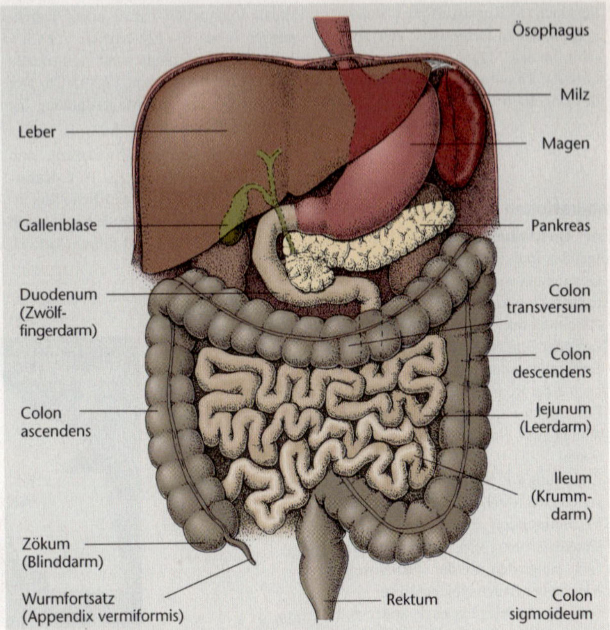

Abb. 21.1: Die Verdauungsorgane. [A400-190]

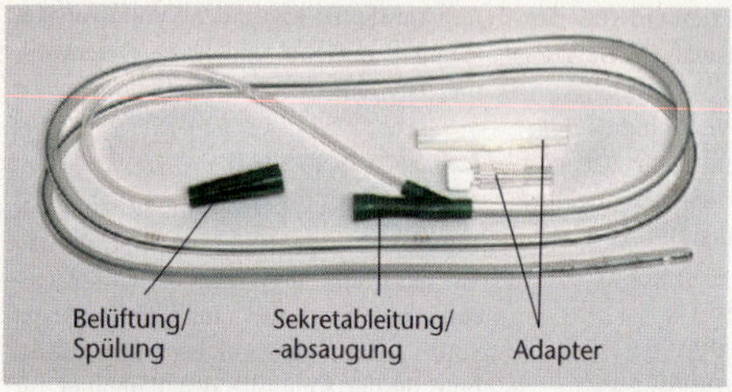

Abb. 21.2: Doppellumige Gastroduodenalsonde zur Sekretdrainage. [D200]

die Ängste des Patienten noch verstärken. Auch Aufklärung über alle Pflegemaßnahmen sowie die Information, wann weitere Untersuchungsergebnisse vorliegen oder ein Gespräch mit dem Arzt möglich ist, vermitteln Sicherheit.

21.1.2 Pflege bei Gastroduodenalsonden

Sonden: Röhrenförmige, starre oder flexible Instrumente aus Metall oder Kunststoff, die zu diagnostischen oder therapeutischen Zwecken in Hohlorgane sowie physiologische oder pathologische Hohlräume eingeführt werden.

Gastroduodenalsonde: Dünner Schlauch aus Kunststoff oder Weichgummi, der zu Diagnostik oder Therapie in den Magen (**Magensonde**) oder das Duodenum (**Duodenalsonde**) eingeführt wird.

Ösophaguskompressionssonden ☞ *21.1.3*

Indikationen

Eine **Gastroduodenalsonde** wird aus folgenden Indikationen gelegt:

- Gewinnung von Magensaft zu diagnostischen Zwecken
- Ableitung oder Absaugen von Magensaft oder Blut zur Entlastung
- Entfernung von Luft oder Gasen, z.B. nach einer Reanimation
- Entfernung von Mageninhalt vor Einleitung einer Narkose bei Notfalloperationen
- Entlastung und Schienung von operativ angelegten Anastomosen, z.B. nach Magenresektion
- Unterdrückung von Sekretionsreizen nach Eingriffen an den Gallenwegen oder an der Bauchspeicheldrüse
- Spülung des Magens nach oraler Aufnahme giftiger Substanzen, etwa bei einem Suizidversuch (☞ 38.5.3)
- Zufuhr von Sondennahrung, z.B. bei Patienten mit einer Schluckstörung (☞ 10.3.2).

Grundsätzlich gehört das Legen einer Sonde in den ärztlichen Aufgabenbereich, kann aber an die Pflegenden delegiert werden. Die Pflegekräfte verabreichen die Sondenkost (☞ 10.3.3), sind für die Pflege der liegenden Sonde zuständig und entfernen die Sonde auf Arztanordnung.

Sondenarten

Unterschieden werden Gastroduodenalsonden zur kurz- und langzeitigen Anwendung. Welche Sondenart verwendet wird, hängt von der Indikation ab.

Die Sondenlänge beträgt 75 – 120 cm. Ernährungssonden haben einen Durchmesser von 8 – 12 Charrière (1 Ch = 1/3 mm), Entleerungs- und Spülsonden einen Durchmesser von 12 – 15 Ch. Der Magenschlauch zur Magenspülung ist mit ca. 30 Ch am dicksten.

Sonden zur Kurzzeitanwendung sind einläufig und bestehen aus PVC-Kunststoff oder Gummi. Da sie lösliche Weichmacher enthalten, werden sie bereits nach wenigen Tagen hart und führen dadurch leichter zu Verletzungen. Aus diesem Grund werden sie nur für kurze Zeit gelegt, nämlich zu diagnostischen Zwecken sowie perioperativ zur kurzzeitigen Entlastung.

Verweilsonden zur Langzeitanwendung bestehen aus säurebeständigem Kunststoff, meist aus Polyurethan oder Silikonkautschuk. Da sie ohne Weichmacher auskommen, behalten sie ihre Flexibilität auch nach längerer Liegedauer. Im Vergleich zu Sonden aus anderen Materialien empfinden viele Patienten sie als angenehmer.

Sonden zur Langzeitanwendung sind als **einlumige** *(einläufige)* und **doppellumige** *(doppelläufige)* **Sonden** im Handel. Einlumige Sonden werden als Ernährungssonden oder zur Ableitung von Magensekret eingesetzt. Durch die einlumige Sonde kann auch Magensekret abgesaugt werden; jedoch muss mit dem Absaugen sofort aufgehört werden, wenn sich kein Sekret mehr absaugen lässt und der Magen leer ist, da sonst die Magenschleimhaut geschädigt werden kann. Die einlumigen Sonden werden mit und ohne *Nasenolive* (☞ Abb. 21.5) angeboten. Bei Sonden mit Nasenolive kann der transnasal gelegte Sondenschlauch in der Ernährungspause vorgeschoben und in der Nase fixiert werden, wodurch sich ästhetische Probleme minimieren lassen. Diese Sonden eignen sich vor allem für mobile Patienten. Bei doppellumigen Sonden dient das zweite Lumen der Belüftung oder kann zur Spülung bei gleichzeitigem Absaugen des Sekrets genutzt werden. Beim Absaugen von Sekret oder dem Aspirieren zur Lagekontrolle saugen sich die doppelläufigen Sonden nicht an der Magenschleimhaut fest.

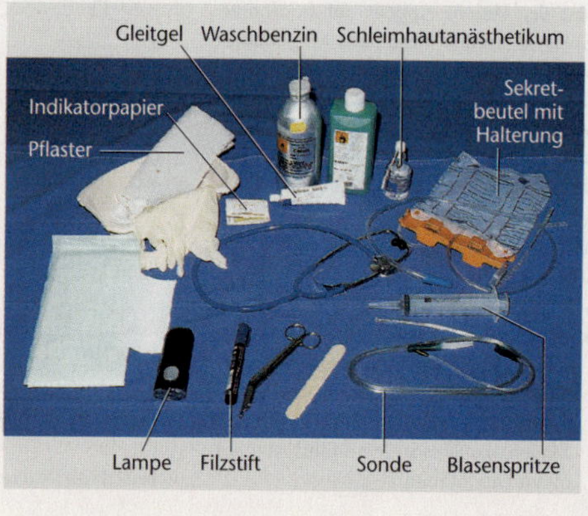

Abb. 21.3: Set zum Legen einer Magensonde. [M161]

Legen einer Gastroduodenalsonde

Materialien

Folgende Materialien werden benötigt:

- Geeignete Gastroduodenalsonde
- Gleitmittel, in aller Regel anästhesierendes Gel
- Händedesinfektionsmittel
- Evtl. Nasentropfen (Vorbeugung gegen Schleimhautblutungen)
- Evtl. Schleimhautanästhetikum (Spray) für die Nasen- und Rachenanästhesie
- Evtl. Glas mit Wasser oder Tee
- Nierenschale mit Zellstoff
- Schutztuch
- Evtl. Zahnprothesendose
- Einmalhandschuhe
- Stethoskop und 20-ml- oder 50-ml-Spritze zur Lagekontrolle (Aspiration oder Einspritzen von Luft) oder Indikatorpapier zur pH-Bestimmung des aspirierten Sekrets
- Evtl. Klemme zum Abklemmen der Sonde
- Alkohol oder Waschbenzin und Tupfer zum Entfetten der Nase, Pflaster zum Fixieren, Verbandschere und Abfallbeutel
- Holzspatel und Taschenlampe zur Betrachtung von Mund und Rachen
- Verschlussstöpsel (Ernährungssonde) oder Ableitungsbeutel und Halterung (Entleerungssonde)
- Filzstift zur Lagemarkierung der Magensonde
- Bei bewusstlosen Patienten zusätzlich Magillzange und Laryngoskop, um die Sonde *unter Sicht* legen zu können
- Ggf. Intubationsbesteck
- Ggf. alles zur Diagnostik, beispielsweise Probenröhrchen mit Untersuchungsschein
- Alles zur Vitalzeichenkontrolle.

Vorbereitung

- Sicherstellen, dass der Patient vom Arzt aufgeklärt wurde und in die Maßnahme eingewilligt hat
- Patienten informieren
- Materialien richten (☞ oben)
- Patienten vor den Blicken der Mitpatienten schützen
- Vitalzeichen kontrollieren
- Oberkörper des Patienten hochlagern. Patienten mit Bewusstseinsstörungen in Seitenlage bringen
- Ggf. Zahnprothese entfernen (lassen)
- Geeignete Nasenöffnung feststellen: Nase reinigen (schnäuzen lassen) und prüfen, durch welches Nasenloch der Patient leichter atmen kann. Die Sonde wird in das Nasenloch eingeführt, das leichter durchgängig erscheint. Nach Arztanordnung Nasentropfen zur Vorbeugung vor Schleimhautblutungen in das ausgewählte Nasenloch geben
- Oberkörper des Patienten mit Schutztuch abdecken
- Sondenlänge abmessen. Die Entfernung Nase-Ohrläppchen-Magengrube ist die benötigte Länge (☞ Abb. 21.8). Die ermittelte Sondenlänge auf der Sonde mit einem Fettstift markieren
- Dem Patienten eine Nierenschale mit Zellstoff für den Fall von Würg- oder Brechreiz reichen
- Evtl. Schleimhaut von Nase und/oder Rachenhinterwand mit Spray anästhesieren (☞ Abb. 21.9 und 21.10).

Durchführung

Die Sonde wird in der Regel über die Nase eingeführt. Über den Mund soll sie nur in Ausnahmefällen vorgeschoben werden, z.B. bei Verletzungen der Nase, da sie den Patienten dann mehr stört und Brechreiz hervorrufen kann:

- Patienten auffordern, gleichmäßig durch den Mund zu atmen
- Hände desinfizieren
- Handschuhe anziehen
- Sonde mit anästhesierendem Gel gleitfähig machen
- Die Sonde ca. 10 cm tief über die Nase einführen (☞ Abb. 21.11). Dann den Patienten bitten, den Kopf nach vorne zu neigen (Ausnahme: liegender Patient), damit sich die Glottis verschließt und die Sonde nicht versehentlich durch den Kehlkopf in die Trachea gelangt. Den Patienten zum Schlucken auffordern und ihm dazu ggf. Wasser oder Tee zum Trinken geben (nicht beim Legen einer Magensonde zur Magensaftdiagnostik und nicht nach Rachenanästhesie). Die Sonde während jedes Schluckaktes zügig vorschieben (ca. 50 – 60 cm bis zur Markierung auf der Sonde). Nicht vom anfänglichen Würgreflex irritieren lassen
- Zum Einführen der Sonde durch den Mund Patienten bitten, den Mund zu öffnen und die Zunge etwas herauszustrecken. Die Sonde hinten im Mund auf den Zungengrund legen. Dabei Zäpfchen nicht berühren, da sonst der Würgereflex stärker ausgeprägt ist. Das weitere Vorgehen entspricht dem Einführen durch die Nase
- Bei Anzeichen einer Zyanose oder bei starkem Husten ist die Sonde in die Trachea gelangt. Bis zum Nachlassen des Hustens zurückziehen, dem Patienten eine Pause ermöglichen und erneut sondieren. Tritt ein Widerstand auf, Sonde zurückziehen und es unter drehenden Bewegungen noch einmal versuchen
- Ggf. Mandrin entfernen und Sonde abklemmen
- Lage kontrollieren, etwa durch:

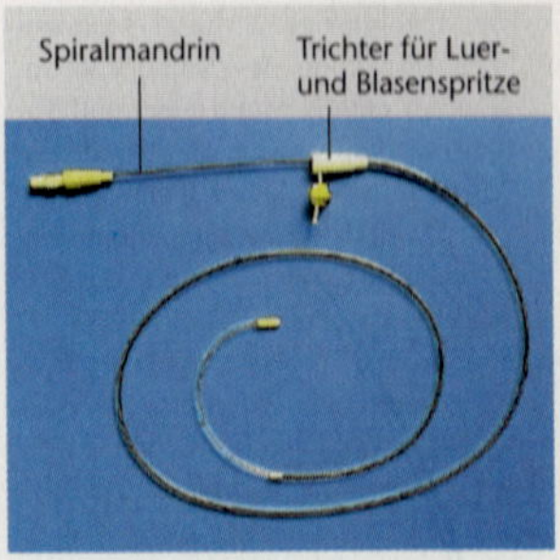

Abb. 21.4: Dicklumige Ernährungssonde aus Polyurethan mit Spiralmandrin. Der Mandrin ist hohl und hat einen Ansatz zum Einspritzen von Gleitflüssigkeit oder Röntgenkontrastmittel (zur Lagekontrolle). [U222]

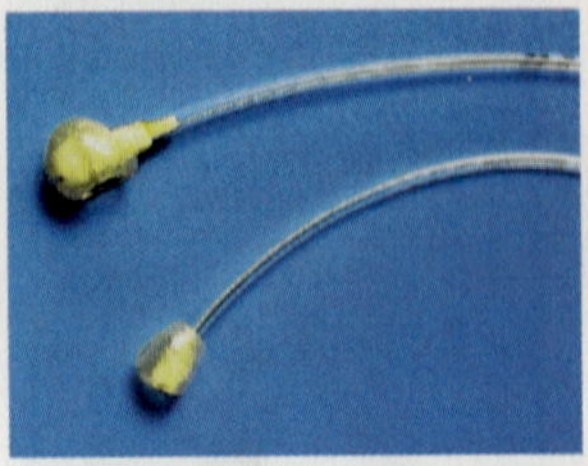

Abb. 21.5: Ernährungssonden mit Nasenoliven. Die Nasenoliven werden für jeden Patienten individuell angefertigt und fixieren die Sonde (fast) unsichtbar im Nasenvorhof. [U222]

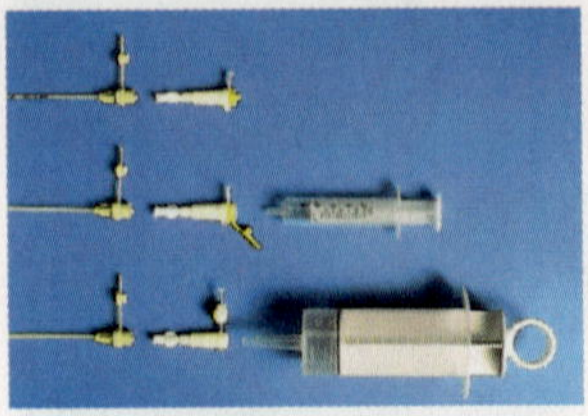

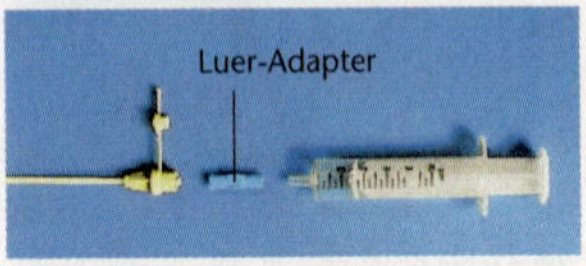

Abb. 21.6 – 21.7: Verschiedene Adapter für nasale Ernährungssonden. [U222]

– Aspiration von Sekret (☞ Abb. 21.12) und Bestimmung des pH-Wertes mit Indikatorpapier: Magensekret hat einen pH von 2, Duodenalsekret von etwa 7
– Einblasen von Luft durch die Sonde in den Magen und Auskultation des entstehenden Geräusches mit dem Stethoskop unter der Sternumspitze (☞ Abb. 21.13)
– Bei Erfolglosigkeit dieser Maßnahmen Inspektion des Mund-Rachen-Raumes mittels Mundspatel und Taschenlampe, da sich die Sonde im Mund aufgerollt haben kann
– Im Zweifelsfall Röntgenkontrolle; die meisten Sonden haben an der Seite einen röntgendichten Streifen

- Verweilsonde an Nasenrücken, Stirn oder Wange mit Textilpflaster oder speziellem Fixierstreifen befestigen. Die Haut muss sauber und fettfrei sein, deswegen ist sie vorher mit Alkoholtupfern oder Waschbenzintupfern zu behandeln. Darauf achten, dass die Sonde keinen Druck auf die Nasenflügel ausübt (Dekubitusgefahr)
- Bei einer Magensonde zur Magensaftentleerung Auffangbeutel anschließen und Klemme entfernen. Bei einer Ernährungssonde Verschlussstöpsel aufsetzen
- Patienten den Mund ausspülen lassen und ihm ggf. die Zahnprothese reichen
- Patienten lagern
- Vitalzeichen kontrollieren
- Patienten über den Umgang mit der liegenden Sonde und der Ableitung informieren
- Materialien entsorgen (Einmalhandschuhe anziehen)
- Vorgang dokumentieren.

! Vorsicht: Vorsichtsmaßnahmen beim Sondenlegen

- Das Aufrollen der Sonde auf dem Zungengrund durch einen Mandrin vermeiden
- Die Sonde wegen der Verletzungsgefahr nie gegen Widerstand einführen
- Bei bewusstlosen Patienten ohne Hustenreflex kann die Sonde unbemerkt in die Trachea geraten. In diesem Fall ist es besser, die Sonde *unter Sicht* mit Magill-Zange (☞ Abb. 37.36) und Laryngoskop zu legen.

Pflege bei liegender Sonde

Pflege bei Ernährungssonden und künstlicher enteraler Ernährung ☞ 10.3

- Regelmäßig, bei Ernährungssonden *vor* jeder Nahrungszufuhr, Lage der Sonde kontrollieren. Dabei die Markierung auf der Sonde berücksichtigen
- Bei Entleerungssonden regelmäßig das Sekret auf Menge, Geruch, Konsistenz, Beimengungen und Aussehen überprüfen und dokumentieren. Evtl. Auffangbeutel austauschen
- Die Fixationsstelle der Sonde täglich wechseln, um Hautschäden vorzubeugen, bei sehr empfindlicher Haut eventuell mehrmals täglich. Beim Pflasterwechsel die Sonde gut festhalten, um ein Herausziehen/-rutschen zu verhindern

Legen einer nasalen Gastroduodenalsonde [K183]

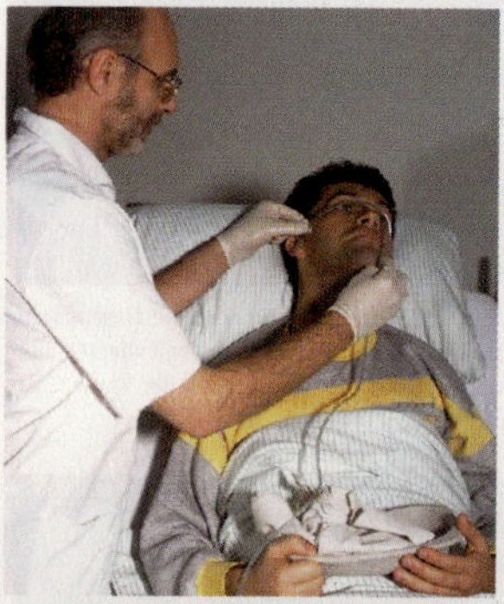

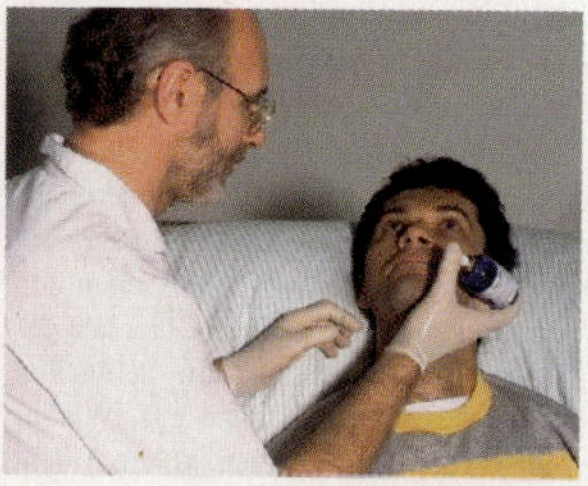

Abb. 21.9: Nasenschleimhaut anästhesieren.

Abb. 21.8 (links): Sondenlänge bestimmen: Die Sondenlänge entspricht der Entfernung Ohrläppchen-Nase-Magengrube.

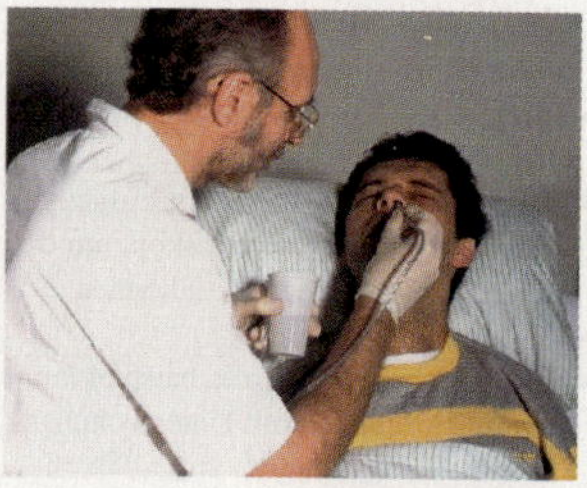

Abb. 21.10: Die zuvor mit dem Gel gleitfähig gemachte Sonde in das Nasenloch einführen, Becher mit Wasser bereithalten.

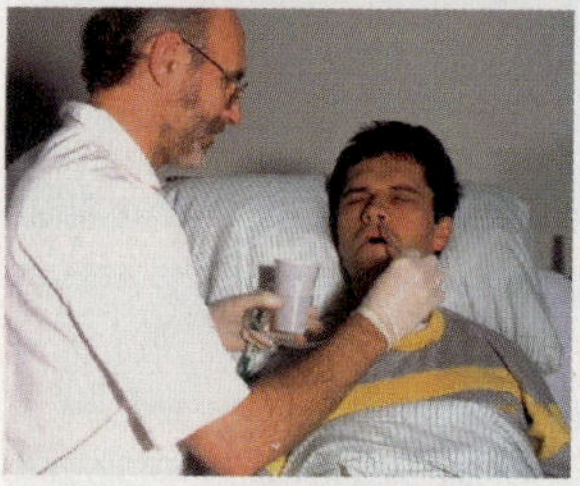

Abb. 21.11: Sonde vorschieben, ggf. mit etwas Wasser als Schluckhilfe.

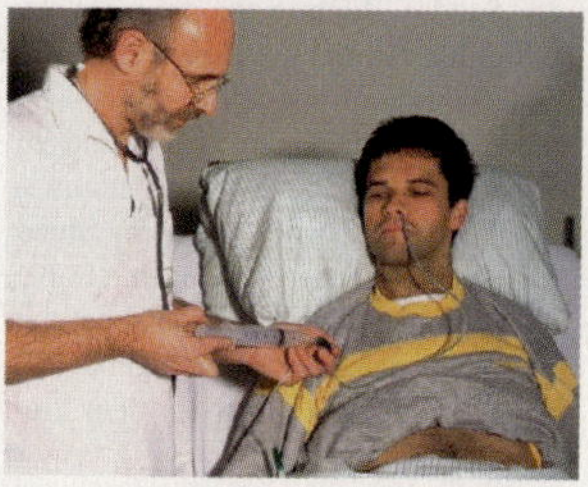

Abb. 21.12: Sekret zur pH-Wert-Bestimmung aspirieren.

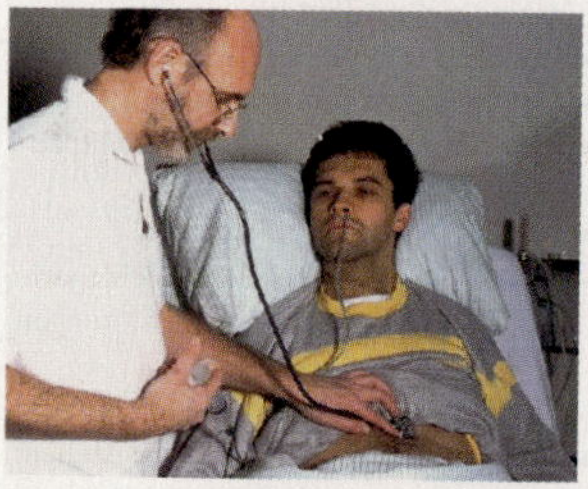

Abb. 21.13: Auskultieren: Bei richtiger Lage der Sonde ist beim Einblasen von Luft ein Blubbern in der Magengrube zu hören.

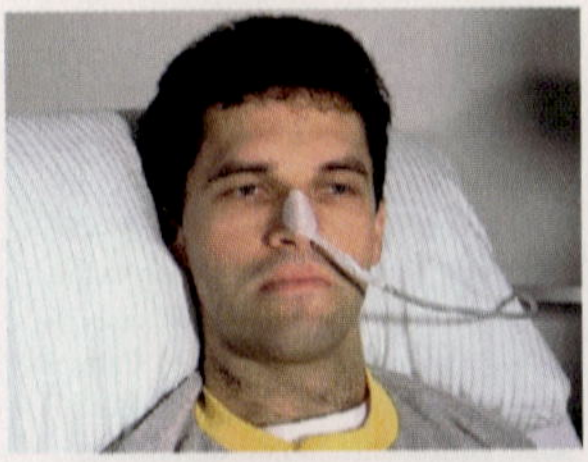

Abb. 21.14: Die Sonde ist mit weißem Klebeverband über je einen Steg an der Nase und an der Sonde fixiert, ohne Druckstellen an der Nase zu begünstigen. [K183]

- Nasenlöcher täglich mit warmwassergetränkten Watteträgern austupfen und mit Nasensalbe pflegen. Wegen des verringerten Speichelflusses Soor- und Parotitisprophylaxe (☞ 7.4.5), bei Schonatmung außerdem Pneumonieprophylaxe durchführen (☞ 7.2.4).

Entfernen der Gastroduodenalsonde

- Fixation lösen
- Einmalhandschuhe anziehen
- Sonde mit Wasser oder Tee durchspülen, damit sich kein Magensaft im Sondenlumen befindet, der beim Herausziehen der Sonde austreten und zu Schleimhautreizungen führen kann
- Sonde mit Verschlussstöpsel verschließen
- Zellstoff zum Abstreifen von Schleim in die eine Hand nehmen, mit der anderen Hand Sonde zügig herausziehen, um den Handschuh wickeln, den Handschuh darüberstülpen und in einen Abfallbeutel entsorgen
- Patienten den Mund ausspülen lassen, Nasenpflege durchführen (lassen)
- Pflasterreste mit Benzin entfernen.

Wechseln der Magensonde

Die Sonde wird nach Arztrücksprache gewechselt bzw. neu gelegt, wenn sie verstopft oder herausgerutscht ist oder vom Patienten (versehentlich) selbst herausgezogen wurde. Nach Ösophagus- oder Magenoperationen entscheidet der Arzt im Einzelfall, ob nochmals eine Sonde erforderlich ist und legt sie stets selbst, da beim Legen der Sonde die frische Anastomose verletzt werden kann.

Komplikationen

Die Komplikationen beim Legen einer Gastroduodenalsonde und bei liegender Sonde bestehen in:

- Nasenbluten
- Via falsa („falscher Weg"), z.B. reißt die Sonde die Schleimhaut auf und wird unter der Schleimhaut weitergeschoben
- Bradykardie und/oder Herzstillstand als Folge von Vagusreflexen
- Dislokation in die Trachea: Rutscht die Sonde in die Luftröhre, bekommt der Patient starken Husten und wird zyanotisch. Gelangt Sondenkost bei einem sedierten Patienten, bei dem dieser Schutzreflex versagt, in die Trachea, kann er eine Aspirationspneumonie (☞ 20.13) entwickeln. Deswegen ist die Sonde vor jeder Nahrungszufuhr auf ihre Lage zu kontrollieren
- Ösophagus- oder Magenperforationen (fast nur bei vorgeschädigten Organen)
- Ösophagus- und Magenulzerationen nach längerer Liegedauer.

21.1.3 Pflege bei Ösophaguskompressionssonden

Indikationen

Ösophaguskompressionssonden werden zur Blutstillung bei blutenden Ösophagus- oder Magenfundusvarizen (☞ 22.4.6) eingesetzt, wenn eine endoskopische Sklerosierung (noch) nicht möglich ist (☞ 22.4.6). Man unterscheidet die Sengstaken-Blakemore-Sonde und die Linton-Nachlas-Sonde.

Sengstaken-Blakemore-Sonde

Die **Ösophaguskompressionssonde nach Sengstaken-Blakemore** ist eine *dreilumige Doppelballonsonde* aus Gummi oder Vinyl.

Zwei ihrer Lumina führen zu den Ballons. Das eine Lumen führt zum großen, 20 cm langen *Ösophagusballon* zur Kompression blutender Ösophagusvarizen, das andere zum *Magenballon* zur Fixation der Sonde. Der Magenballon wird mit Luft geblockt, die durch eine Spritze über den Luer-Steck-Ansatz (☞ Abb. 21.15 und 21.17) eingebracht wird. Der Ösophagusballon kann im Notfall ebenfalls über eine Spritze mit Luft gefüllt werden. Steht die lebensgefährliche Blutung, muss der Druck im Ösophagusballon exakt reguliert werden: Der Druck muss so hoch sein, dass die Blutung steht, er darf aber nicht so hoch sein, dass er das komprimierte Gewebe schädigt. In der Regel ordnet der Arzt zunächst einen Druck von 35 – 45 mmHg an, der alle 15 Min. über ein Manometer kontrolliert wird. Um ein Abrutschen der Sonde nach distal zu verhindern, kann ein Zug *(Ex-*

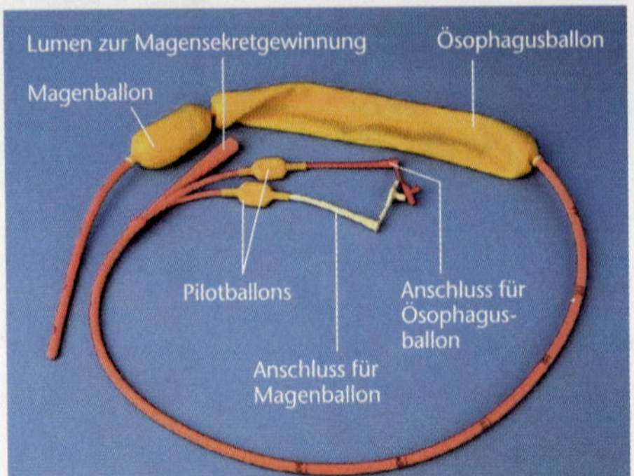

Abb. 21.15: Sengstaken-Blakemore-Sonde aus Weichgummi zur Kompression von blutenden Ösophagusvarizen. Der Ösophagusballon komprimiert die Varizen, der Magenballon fixiert die Sonde. [D200]

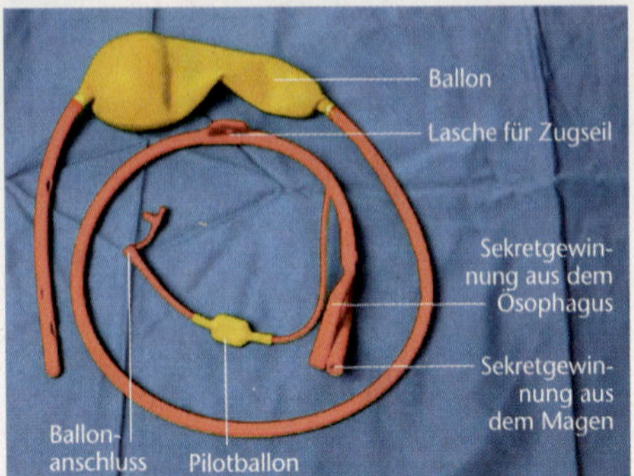

Abb. 21.16: Linton-Nachlas-Sonde zur Kompression von blutenden Varizen im Magenfundus und unteren Ösophagus. [K183]

tension) von 250 g über eine entsprechende Aufhängevorrichtung angebracht werden (heute selten).

Das dritte Lumen führt zu dem in den Magen hineinragenden Sondenabschnitt, der ca. 70 cm langen Magensonde (14 – 16 Ch). Durch sie kann blutiger Mageninhalt abgesaugt und Nahrung zugeführt werden. Evtl. befindet sich an der Sonde proximal des Ösophagusballons eine Öffnung zum Absaugen von Speichel.

Linton-Nachlas-Sonde

Die **Linton-Nachlas-Sonde** ist eine *dreilumige Einballonsonde.* Ein Lumen dient dem Aufblasen des birnenförmigen **Magenballons** mit einem Fassungsvermögen von ca. 600 ml. Die anderen zwei Lumina ermöglichen zur Lokalisation der Blutung eine getrennte Aspiration aus Magen und Ösophagus (Varizenblutung? Ulkusblutung?). Die Sonde kann zur Kompression von Magenfundusvarizen mit einem Zuggewicht von ca. 500 – 1 000 g versehen werden (heute selten).

Legen einer Ösophaguskompressionssonde

Material

- Alle Materialien zum Legen einer Magensonde (☞ 21.1.2)
- Großlumige Spritze (mindestens 50 ml)
- Klemme
- Schaumstoffpolster (Nase) und Pflaster
- Absauggerät mit Zubehör
- Ggf. Aufhängevorrichtung für die Extension (Lochstabgeräte, Zugseile, Rolle)
- Zusätzlich bei der Sengstaken-Blakemore-Sonde eine Handpumpe, ein Manometer nach Recklinghausen und ggf. ein Gewicht von 250 g, beispielsweise eine Plastikinfusionsflasche mit 250 ml Inhalt
- Zusätzlich bei der Linton-Nachlas-Sonde ggf. ein Gewicht von 500 – 1 000 g.

Vorbereitung

- Ggf. Sedativum nach Arztanordnung verabreichen
- Am Krankenbett ggf. Aufhängevorrichtung für die Extension anbringen
- Weitere Vorbereitungen wie beim Legen einer Magensonde (☞ 21.1.2) treffen
- Vor dem Legen einer Ösophaguskompressionssonde überprüfen, ob die Lumina durchgängig und die Ballons dicht sind. Anschließend die Luft aus den Ballons absaugen und die Ansätze mit Verschlusskappen oder Klemme schließen, um das Eindringen von Luft in die Ballons während des Vorschiebens zu vermeiden.

Durchführung und **Pflege bei liegender Sonde** sind in Tab. 21.19 und Tab. 21.20 zusammengefasst.

! Vorsicht
Atmung ständig beobachten
Wichtig ist eine ständige Kontrolle der Atmung, da eine verrutschte Sonde oder Speichelansammlungen oberhalb des Ballons zu Dyspnoe, Aspiration und Ersticken führen können. Immer eine Schere am Patientenbett bereithalten, um im Notfall eine verrutschte Sonde durchtrennen und so die Ballons schnell entlüften zu können.

Entfernen der Sonde

Sengstaken-Blakemore-Sonde

Soll die Sonde nicht wegen einer nachfolgenden endoskopischen Sklerosierung entfernt werden, wird folgendermaßen vorgegangen:

- Steht die Blutung bei einem intraösophagealen Druck von 25 – 30 mmHg, Kompression für weitere 12 Stunden belassen
- Dann bei bestehender Extension Gewicht entfernen und Pflasterfixierung lösen
- Luft aus dem Ösophagusballon ablassen. Den Patienten beim Entblocken des Ballons schluckweise Tee trinken lassen, um Verklebungen zu lösen
- Sonde bei geblocktem Magenballon ein kleines Stückchen in den Magen vorschieben, neu fixieren und mindestens

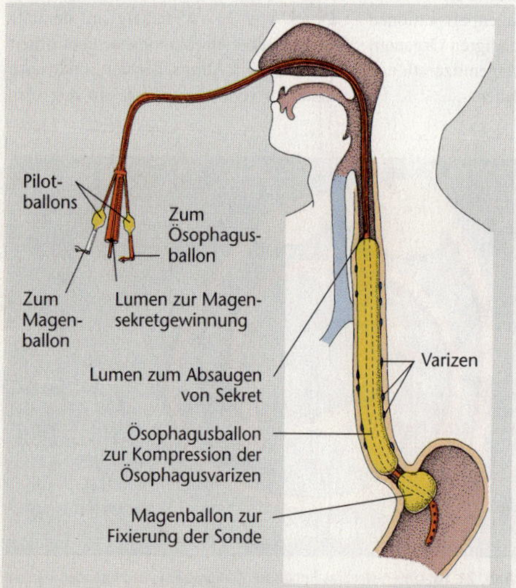

Abb. 21.17: Lage der Sengstaken-Blakemore-Sonde. [A400-190]

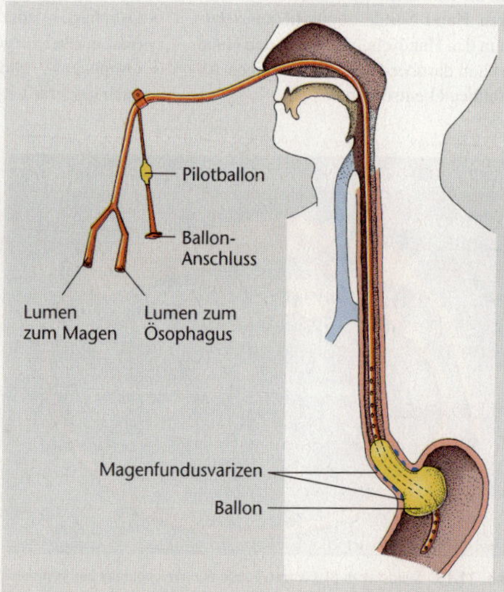

Abb. 21.18: Lage der Linton-Nachlas-Sonde. [A400-190]

4 Stunden, maximal 24 Stunden in dieser Lage belassen (Möglichkeit der sofortigen Komprimierung bei Rezidivblutungen)
- Weiteres Vorgehen ☞ 21.1.2 (Entfernen der Gastroduodenalssonde).

Linton-Nachlas-Sonde

- Bei bestehender Extension Gewichte pro Stunde um 100 g vermindern
- Luft aus dem Ballon erst ablassen, wenn alle Extensionsgewichte entfernt sind (100 ml Luft pro Stunde), um ein Verrutschen des Ballons mit Kompression der Luftwege während des Entblockens zu vermeiden
- Sicherstellen, dass sich kein Blut im Aspirat von Magen oder Ösophagus befindet
- Weiteres Vorgehen wie bei Entfernung einer Gastroduodenalsonde.

Komplikationen

Ösophaguskompressionssonden sind komplikationsträchtig. Die Hauptgefahren bestehen in:

- *Asphyxie* (Sauerstoffmangel) durch Sondendislokation und dadurch Verlegung von Trachea und Larynx
- *Aspirationspneumonie* (☞ 20.13)
- *Ösophagusruptur* (Speiseröhrenriss) oder *Kardiaruptur* (Riss am Mageneingang)
- *Druckulzera* im Bereich des Ösophagus mit *Ösophagitisgefahr* (Entzündung der Ösophagusschleimhaut).

21.1.4 Pflege bei Dünndarmsonden

Dünndarmsonde: 120 – 310 cm lange Sonde aus Gummi oder Kunststoff, die zu Diagnostik oder Therapie transoral oder -nasal in den (tieferen) Dünndarm eingeführt wird. Besitzt am Ende meist einen Ballon, der mit Luft oder Wasser gefüllt und dann mit der Darmperistaltik weitertransportiert wird.

Indikationen

Die kürzeren Sonden werden zur Ernährung und zur Dekompression, die längeren zur Dekompression und inneren Schienung des Darmes genutzt. **Dekompression** bezeichnet die Entlastung des Darmes von Darminhalt, z.B. bei einem Ileus (☞ 21.6.2). Die **innere Schienung** soll einem mechanischen Ileus bei Verwachsungen vorbeugen. Dazu wird die Sonde intraoperativ vom Anästhesisten über die Nase eingeführt und dann vom Chirurgen unter manueller Führung im Duodenum „eingefädelt".

Heute seltener ist die Gewinnung von Duodenalsekret zu Untersuchungszwecken über Dünndarmsonden, z.B. bei der chronischen Pankreatitis (☞ 22.6.3) zur Bestimmung von Pankreasenzymen im Duodenalsekret.

Dünndarmernährungssonden ☞ auch 21.1.2 und 10.3.2

Miller-Abbott-Sonde

Die **Miller-Abbott-Sonde** ist zweilumig mit einem distalen Ballon und hat eine Länge von 310 cm (12 – 18 Ch). Ein Lumen dient dem Absaugen von Sekret über Öffnungen proximal und distal des Ballons, das zweite zum Füllen des Ballons.

Vorbereitung zum Legen einer Miller-Abbott-Sonde

Allgemeine Vorbereitungen ☞ 21.1.2 (Legen einer Gastroduodenalsonde). Zusätzlich:

Sengstaken-Blakemore-Sonde	Linton-Nachlas-Sonde
▸ Legen der Ösophaguskompressionssonde durch Arzt, Pflegende assistieren (Handschuhe, Mundschutz, ggf. Schutzbrille zum Eigenschutz nicht vergessen) ▸ Lage kontrollieren, in der Regel durch Bildwandler	
Magenballon mit 100 – 150 ml Luft füllen	Ballon mit 400 – 700 ml Luft füllen
▸ Ansatz zum Magenballon sofort zwischen angesetzter Spritze und Pilotballon (☞ Abb. 21.17 bzw. 21.18) abklemmen ▸ Evtl. Mageninhalt über das Magensondenvolumen absaugen (Prophylaxe von Erbrechen) ▸ Sonde vorsichtig zurückziehen, bis federnder Widerstand spürbar wird	
Ggf. Zugseil mit Pflaster an der Sonde befestigen oder an der Sonde einhaken, freies Ende des Zugseils über die Aufhängevorrichtung leiten und Gewicht von 250 g anhängen	Ggf. Zugseil an der Sonde einhaken, freies Ende des Zugseils über die Aufhängevorrichtung leiten und Gewicht von 500 – 1 000 g anhängen
Manometer nach Recklinghausen und Handpumpe am Ansatz zum Ösophagusballon befestigen	
Sonde an der Nase fixieren und im Nasenbereich mit einem Polster aus Schaumstoff unterlegen (Dekubitusprophylaxe)	
▸ Ösophagusballon aufpumpen, bis der angeordnete Druck erreicht ist ▸ Ansatz zum Ösophagusballon zwischen aufgesetztem Manometer und Pilotballon abklemmen	
Vorgang dokumentieren	
Nach spätestens 24 Std. Kompression aufheben	Sonde nach 24 Std. ziehen (☞ unten)

Tab. 21.19: Legen von Ösophaguskompressionssonden.

Sengstaken-Blakemore-Sonde	Linton-Nachlas-Sonde
Bei Extension Entfernung des Gewichts alle 6 Std. für 10 Min.	
Engmaschige Druckkontrollen. Alle 6 Std. Absenken des Drucks im Ösophagusballon auf 0 für 5 Min. (auf Arztanordnung)	
Blutungskontrolle durch halbstündliches oder stündliches Spülen des Magens mit Wasser über den Magenzugang, bei Blutungen aus dem Magen evtl. Eiswasserspülung (auf Arztanordnung)	
Evtl. Erhöhung des Drucks im Ösophagusballon	Bei Extension evtl. Erhöhung des Zugs auf die Sonde
Aspirationsprophylaxe bei Sonden ohne proximales Ösophaguslumen: Alle 30 Min. Absaugen des Speichels aus dem Mund-Rachen-Raum, ansprechbare Patienten ggf. dazu anhalten, den Speichel auszuspucken	Aspirationsprophylaxe: Alle 30 Min. Absaugen des Speichels oberhalb des Magenballons durch den Ösophaguszugang, ggf. auch Dauersog
Regelmäßige Lagekontrolle, weitere Pflegemaßnahmen wie bei liegender Magensonde ☞ 21.1.2. Wichtig: Mund- und Nasenpflege	
Engmaschige Vitalzeichenkontrolle, evtl. O_2-Gabe (☞ 20.2.1). Ständige Nähe einer Pflegekraft (Intensivpflege)	

Tab. 21.20: Pflegemaßnahmen bei liegender Ösophaguskompressionssonde.

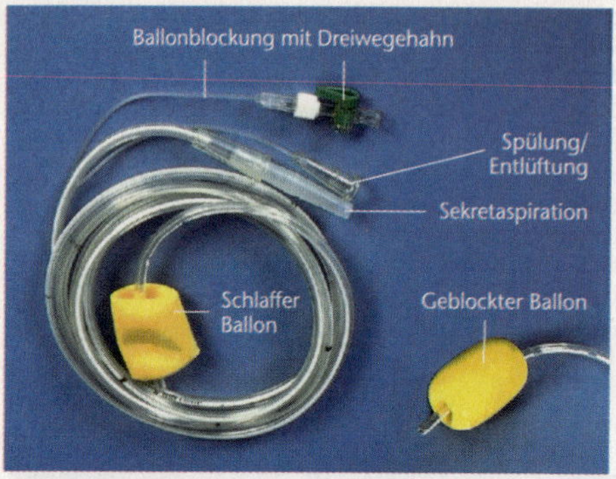

Abb. 21.21: Dennis-Sonde zur Absaugung von Dünndarmsekret und zur „inneren Schienung". [K183]

- Ballon mit Luft testen, Größe des Ballons bei Füllvolumen von 20 und 30 ml notieren, Ballon vollständig entleeren und Ballonanschluss abklemmen
- Je nach Anordnung Materialien zum Füllen des Ballons richten: 50-ml-Spritze, ggf. physiologische Kochsalzlösung
- Alle Materialien zum Absaugen und Intubieren bereitstellen.

Einführen der Miller-Abbott-Sonde

- Patienten in Oberkörper-Hochlagerung bringen und Kopf weit nach hinten beugen (lassen)
- Ballon spiralig um die Sonden wickeln und mit anästhesierendem Gel oder Spray benetzen (keine ölhaltigen Gleitmittel verwenden)
- Sonde wie Gastroduodenalsonde einführen, inkl. Lagekontrolle im Magen, sofern die Dünndarmsonde nicht unter Durchleuchtung oder endoskopisch gelegt wird
- Mageninhalt absaugen
- Luft oder physiologische Kochsalzlösung in das dafür vorgesehene Lumen spritzen. Patienten zwei Stunden lang ohne Kopfkissen flach auf der rechten Seite liegen lassen, evtl. geringe Kopftieflage einstellen zur leichteren Pylorus-Passage. Zur Lagekontrolle Duodenalsaft aspirieren. Kann kein Duodenalsaft gewonnen werden, sollte das weitere Einführen unbedingt unter röntgenologischer Kontrolle vorgenommen werden
- Wird die Sonde *unter Sicht* (Durchleuchtung, Endoskopie) gelegt, kann sie *durch* den Pylorus geschoben werden
- Liegt die Sonde im Duodenum, physiologische Kochsalzlösung entfernen und die vorher bestimmte Luftmenge in den Ballon spritzen, damit sie nicht versehentlich in den Magen zurückgezogen werden kann
- Sekretbeutel oder Dauerabsaugung anschließen
- Den Patienten auffordern, alle 30 – 60 Min. ca. 15 cm der Sonde zu schlucken (Sonde nicht fixieren). Bis zur endgültigen Platzierung Lage röntgenologisch alle sechs Stunden kontrollieren. Während dieser Zeit Dauerabsaugung des Dünndarmsekrets durchführen
- Sonde fixieren
- Evtl. nach Passage der Ileozökalklappe Ballon weiter füllen, um Sondenlage zu sichern.

Eudel-Sonde

Die **Eudel-Sonde** hat distal eine Metallolive, die sich abschrauben und gegen einen mit Quecksilber befüllbaren Ballon austauschen lässt. Die Metallolive dient dann nur der besseren Durchgängigkeit durch die Nase in den Rachen. Die Sonde ist ca. 250 cm lang (14 Ch) und aus Gummi.

Cantor-Sonde

Die **Cantor-Sonde** aus Gummi ist nur einlumig zum Absaugen des Darmsekrets. Ihr endständiger Ballon wird schon vor dem Einführen mit Quecksilber gefüllt. Sie ist ca. 310 cm lang (12 – 18 Ch).

Dennis-Sonde

Die **Dennis-Sonde** ist ca. 250 cm lang, vollständig aus Kunststoff und besitzt drei Lumina: Zur Blockung des Ballons, zur Aspiration des Darminhalts und zur Spülung/Entlüftung. Da sie schleimhautschonender ist, sollte ihr der Vorzug vor den (veralteten) Sonden aus Gummi gegeben werden.

Pflege bei liegender Dünndarm-Sonde

- Pflegemaßnahmen wie bei liegender Gastroduodenalsonde durchführen
- Durchgängigkeit der Sonde durch Spülungen alle 6 – 8 Stunden, z.B. mit Tee oder 30 ml physiologischer Kochsalzlösung, sicherstellen
- Abgesaugtes Sekret bilanzieren.

Entfernen einer Dünndarm-Sonde

Dünndarmsonden dürfen nur langsam über Stunden und nur auf Arztanordnung entfernt werden.

- Ballon entleeren, Ansatz zum Ballon abklemmen
- Sonde stündlich um ca. 20 cm herausziehen. Bei zu schnellem Entfernen besteht die Gefahr einer Darminvagination (Darmeinstülpung). Das herausgezogene Stück reinigen und die Sonde erneut fixieren
- Bei einer noch verbleibenden Länge von 45 – 50 cm Sonde durchspülen, damit sich kein Magensaft mehr im Sondenlumen befindet, der beim Herausziehen der Sonde zu Schleimhautreizungen führt
- Sonde abklemmen
- Sonde zügig entfernen. Patienten dabei zur Vermeidung einer Aspiration von Darminhalt oder anhaftenden Schleimpartikeln vorher tief einatmen und dann die Luft anhalten lassen
- Patienten den Mund spülen (lassen) und Nasenpflege durchführen. Sonde in den Müll entsorgen.

21.1.5 Orthograde Darmspülung

Orthograde Darmspülung (orthograd = in physiologischer Richtung): Spülung zur gründlichen Darmreinigung vor Dünn- und Dickdarmoperationen sowie Ileoskopie und Jejunoskopie.

Bei der **orthograden Darmspülung** werden dem Patienten am Vortag der Untersuchung oder Operation 4 – 6 l einer speziellen Elektrolytlösung mit schwer resorbierbaren Salzen, z.B. Golitely®, über eine Magen- oder Dünndarmsonde verabreicht (selten 10 – 12 l physiologische Kochsalzlösung). Im Anschluss an die orthograde Spülung soll der Stuhlgang wasserklar sein. Kontraindikationen sind Herzinsuffizienz, Ileus oder Darmstenosen.

Der Patient kann die Elektrolytlösung auch trinken, wenn er sich dazu in der Lage fühlt. Allerdings muss er alle 30 – 45 Min. einen Liter getrunken haben, da die Elektrolytlösung bei zu langsamem Trinken resorbiert wird, der Spüleffekt ausbleibt und Herz, Kreislauf und Nieren belastet werden.

Materialien und Vorbereitung zur orthograden Darmspülung über eine Sonde

- Materialien zum Legen einer Gastroduodenalsonde (☞ 21.1.2)
- Körperwarme Spülflüssigkeit
- Infusionsgeräte und Klemme, ggf. Infusionsständer
- Formular zur Flüssigkeitsbilanzierung (☞ 7.8.2)
- Blutdruckapparat, Stethoskop, Überwachungsblatt
- Nachtstuhl, Bademantel, Decke (zum Warmhalten)
- Antiemetikum (z.B. Paspertin®, Vomex®) nach Arztanordnung.

Vor der Spülung sind keine Diäteinschränkungen nötig. Der Patient wird vor der Spülung gewogen, um anhand einer eventuellen Gewichtszunahme unter der Spülung Flüssigkeitseinlagerungen erkennen zu können.

Durchführung der orthograden Darmspülung über eine Sonde

- Gastroduodenalsonde legen (☞ 21.1.2)
- Für mobile Patienten eine Toilette freihalten, weniger mobile Patienten auf einen Nachtstuhl setzen (lassen). Während der Spülung den Topf des Nachtstuhles regelmäßig leeren
- Dafür sorgen, dass der (immobile) Patient nicht friert
- Infusionssystem an die Sonde anschließen und den ersten Liter der Spülflüssigkeit in etwa einer halben Stunde einlaufen lassen. Übrige Flüssigkeit bei guter Verträglichkeit innerhalb 2 – 4 Stunden verabreichen
- Bei starken Schmerzen, Brechreiz, Erbrechen und/oder fehlender Stuhlausscheidung Spülung abbrechen und Arzt informieren.

Während der Darmspülung werden der Zustand des Patienten, seine Vitalzeichen, die Einlaufgeschwindigkeit der Spüllösung und die Ausscheidung engmaschig kontrolliert.

Nachsorge

Die Nachsorge bei orthograder Darmspülung besteht in:

- Entfernen der Sonde (☞ 21.1.2)
- Waschen (lassen) des Patienten
- Desinfizieren und Reinigen des Nachtstuhls
- Diät bis zur Untersuchung/Operation (nur noch klare Flüssigkeit, z.B. Tee, Mineralwasser, Bouillon)
- Fortgesetzter Flüssigkeitsbilanzierung
- Gewichtskontrolle des Patienten, bei starker Gewichtszunahme Arzt informieren.

21.1.6 Darmeinläufe und Klistiere

Obstipationsprophylaxe und Pflege bei Obstipation ☞ 7.8.5

Mit Hilfe von **Darmeinläufen** oder **Klistieren** kann eine darmreinigende Stuhlentleerung ausgelöst werden. Dabei werden Spüllösungen *retrograd* in den Darm eingebracht. Je nach Indikation können Darmeinläufe und Klistiere mit anderen Hilfen zur Darmentleerung, z.B. oral oder als Suppositorien zu verabreichenden *Laxantien* (☞ Pharma-Info 21.54), kombiniert werden.

Unterschieden werden:

- Klistiere
- Reinigungseinläufe
- Schwenkeinläufe (Heber- oder Schaukeleinlauf)
- Darmspülungen
- Einläufe bei Enterostoma (☞ 21.1.7)
- Kontrastmitteleinläufe (☞ 9.6.3).

Wirkungsmechanismen

Darmeinläufe und Klistiere wirken über folgende Mechanismen auf Darmschleimhaut und Darmmuskulatur:

- **Mechanischer Reiz.** Bereits das Einführen eines Darmrohres stellt einen mechanischen Reiz dar. Die einlaufende Spülflüssigkeit dehnt die Darmwand, so dass die dort befindlichen Dehnungsrezeptoren erregt werden. Folge ist eine verstärkte Peristaltik in Dickdarm und Rektum. Als Richtlinie für die Menge der Spülflüssigkeit gilt:
  - Säuglinge bis zu einem Jahr 30 – 50 ml
  - Kleinkinder bis zu 5 Jahren 100 – 300 ml
  - Schulkinder bis zu 15 Jahren 300 – 500 ml
  - Erwachsene 1 000 – 2 000 ml

  Hierbei muss aber stets auch der individuelle Zustand des Patienten berücksichtigt werden
- **Thermischer Reiz.** Je kühler die Spülflüssigkeit, desto größer der thermische Reiz. So führt eine Temperatur von 32 – 35 °C zu einer Hyperperistaltik und hat somit abführende Wirkung, sie verursacht jedoch gleichzeitig schmerzhafte Krämpfe. Um diese zu vermeiden, sollten nur körperwarme Spülflüssigkeiten verwendet werden
- **Chemischer/osmotischer Reiz.** In der Regel besteht die Flüssigkeit für Einläufe aus Leitungswasser ohne Zusätze. Gelegentlich werden pro Liter Spülflüssigkeit nach Absprache mit dem Arzt 20 ml Glyzerin, 5 – 20 ml Rizinusöl *oder* 9 g Kochsalz (entspricht dann physiologischer Kochsalzlösung) beigemischt. Diese Zusätze üben einen chemischen Reiz auf die Darmschleimhaut aus, auf den diese mit verstärkter Sekretion reagiert, oder ziehen osmotisch Wasser an. Fertigklistiere enthalten in der Regel Glyzerin, Sorbit oder salinische Zusätze (d.h. Salze).

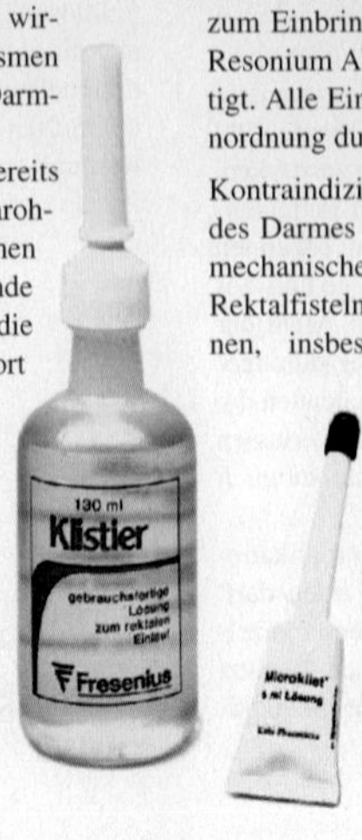

Indikationen und Kontraindikationen

Indiziert sind Einläufe und Klistiere bei ausgeprägter Obstipation (☞ 21.2.7), vor Dünn- und Dickdarmuntersuchungen oder -operationen sowie zur röntgenologischen Darstellung des Darmes als Kontrastmitteleinlauf (KE). Selten werden sie zum Einbringen von Arzneimitteln, z.B. Resonium A® bei Hyperkaliämie, benötigt. Alle Einläufe werden nur auf Arztanordnung durchgeführt.

Kontraindiziert sind sie bei Perforationen des Darmes und akuter Peritonitis, beim mechanischen Ileus, bei Vaginal- und Rektalfisteln, unmittelbar nach Operationen, insbesondere bei postoperativer Darmatonie, sowie in der Frühschwangerschaft oder bei drohender Früh- oder Fehlgeburt.

Klistiere

Klistiere *(Klysmen)* sind Einläufe mit geringen Spüllösungsmengen. *Einmalklysmen* wie Practo-Clyss® oder

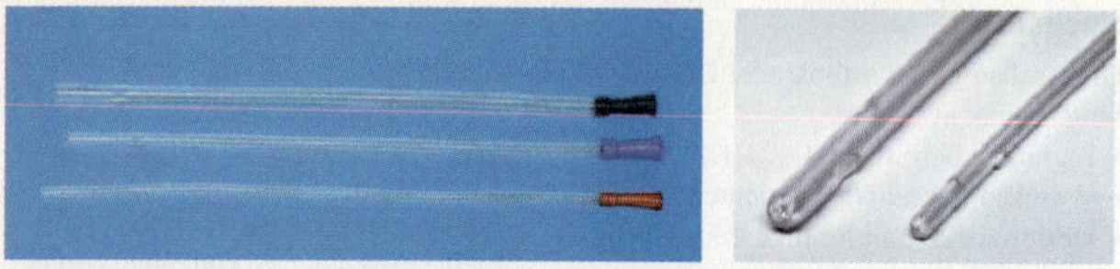

Abb. 21.23 – 21.24: Darmrohre in verschiedenen Größen. Detailaufnahme: Das Ende eines Darmrohrs ist stumpf und geschlossen, die Spülflüssigkeit gelangt über seitliche Öffnungen in den Darm. [K183]

1x Klysma salinisch® enthalten 100 – 300 ml, Miniklistiere wie z.B. *Mikroklist*® nur 5 ml Flüssigkeit.

Ein Miniklistier wird ohne Darmrohr verabreicht. Deshalb ist seine Wirkung auf die Ampulle im Rektum beschränkt. Einmalklysmen können mit und ohne Darmrohr gegeben werden.

Vor Gebrauch der Fertigapplikatoren wird die Schutzkappe abgenommen und das Ansatzrohr (bzw. das Darmrohr) eingefettet bzw. beim Mikroklist ein Tropfen Flüssigkeit als Gleitmittel herausgedrückt. Nach dem Einführen des Ansatzrohres in den Darm wird das Einmalklysma ausgedrückt und aufgerollt. Beim Entfernen muss die Plastiktube zusammengerollt bzw. die Mikroklist-Tube zusammengedrückt bleiben. Der Patient sollte mit der Stuhlentleerung nach Möglichkeit mindestens 15 – 20 Minuten warten, um die Wirkung zu erhöhen.

Reinigungseinlauf

Vorbereitung des Raumes

- Ein Einlauf stellt einen Eingriff in die Intimsphäre des Patienten dar. Für den Patienten ist es schlimm genug, in dieser von ihm als unangenehm empfundenen Situation von Pflegenden umgeben zu sein. Noch schlimmer ist aber die Angst, von Mitpatienten oder unerwartetem Besuch gesehen zu werden. Um die Angst bzw. das Schamgefühl des Patienten nicht noch zu verstärken, sollte der Eingriff nicht im Patientenzimmer, sondern in einem separaten Raum, z.B. im Bad (mit Liege und Toilette), durchgeführt werden. Muss der Einlauf im Patientenzimmer durchgeführt werden, bitten die Pflegenden die Mitpatienten, den Raum zu verlassen oder stellen, wenn das nicht möglich ist, einen Sichtschutz auf
- Da der Raum wegen evtl. Komplikationen nicht abgeschlossen werden darf, sollte ein Schild an der Außentür anzeigen, dass der Raum gerade benutzt wird und der Zutritt für nicht-medizinisches Personal verboten ist
- Der Raum muss so warm sein, dass der teilentkleidete Patient nicht friert.

Vorbereitung der Materialien

- Alle Materialien auf einer Ablagefläche bereitstellen:
  - Irrigator (2 l Fassungsvermögen) mit langem, großlumigen Schlauch (1,5 m lang, 24 Ch)
  - Evtl. Aufhängevorrichtung (höhenverstellbarer Infusionsständer)
  - Darmrohr
  - Spüllösung (bei Salzzusatz exakte Dosisbestimmung wegen der osmotischen Wirkung des Salzes)
  - Gleitmittel, z.B. Vaseline
  - 2 Klemmen
  - Nierenschale mit Zellstoff
  - Wasserdichte Unterlage
  - Handschuhe (unsteril), Schutzkittel
  - Abwurfbehälter
  - Ggf. Steckbecken oder Nachtstuhl
- Spitze des Darmrohrs einfetten, dabei die Austrittsöffnungen für die Spüllösung nicht verstopfen (☞ Abb. 21.23 – 21.24)
- Irrigator bei abgeklemmtem Schlauch erst füllen, wenn der Patient richtig gelagert ist, da die Spüllösung sehr schnell abkühlt. Alternativ kann der Irrigator vor der Lagerung mit *heißer* Spüllösung gefüllt werden. Dann ist es allerdings notwendig, die Temperatur unmittelbar vor dem Einlauf genau zu überprüfen und ggf. zu korrigieren. Klemme zum Entlüften des Schlauchsystems bis zum Austritt von Spüllösung öffnen, dann wieder schließen.

Durchführung

- Patienten flache Linksseitenlage mit leicht angezogenen Knien einnehmen lassen (die Spülflüssigkeit fließt in Linksseitenlage anatomisch bedingt leichter in den Darm), den Kopf mit einem kleinen Nackenkissen unterstützen
- Wasserfeste Schutzunterlage unter das Gesäß legen
- Ggf. Irrigator mit körperwarmer Spülflüssigkeit füllen
- Handschuhe anziehen
- Darmrohr abklemmen (beim Einführen des Darmrohres können bereits Blähungen abgehen oder kann sich Stuhl entleeren)
- Anus inspizieren, ihn vor allem bei Hämorrhoiden leicht spreizen, damit das Darmrohr in das Darmlumen gelangt und nicht in den hämorrhoidenbedingten Fältelungen stecken bleibt
- Darmrohr vorsichtig unter drehenden Bewegungen 10 – 20 cm einführen, Patienten dabei leicht wie zum Stuhlgang pressen lassen (dann erschlafft der Sphinkter). Bei Widerstand Darmrohr zurückziehen und es erneut versuchen
- Darmrohr mit dem Schlauch des Irrrigators verbinden
- Patienten auffordern, ruhig ein- und auszuatmen, um Gegenpressen zu vermeiden
- Klemmen öffnen
- Spülflüssigkeit einlaufen lassen. Dabei den Irrigator *langsam* von Patientenniveau um ca. 50 cm anheben. Empfindet der Patient den Druck als zu stark, Irrigator niedriger halten bzw. hängen. Bei Schmerzen oder Kreislaufreaktionen Einlauf abbrechen
- Sollen auch die höheren Darmabschnitte gereinigt werden, sollte sich der Pati-

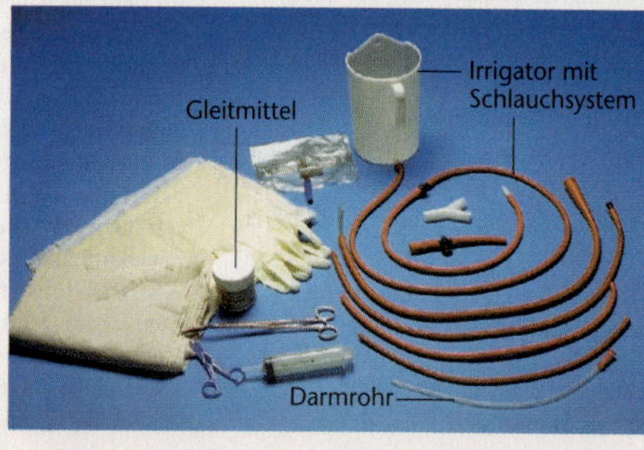

Abb. 21.25: Set für einen Reinigungseinlauf bzw. für eine Darmspülung. [K183]

ent nach dem Einlaufen der halben Spüllösung auf die rechte Seite drehen (Darmrohr abklemmen und beim Drehen des Patienten festhalten, anschließend wieder öffnen). Dieses Vorgehen ersetzt heute den hohen Einlauf in Knie-Ellenbogen-Lage

- Irrigatorsystem und Darmrohr abklemmen, wenn der Patient angibt, das Wasser demnächst nicht mehr halten zu können, oder wenn der Irrigator leer, das Schlauchsystem aber noch mit Spüllösung gefüllt ist
- Irrigatorsystem *über der Unterlage* vom Darmrohr trennen (meist tritt trotz des Abklemmens eine geringe Menge Spülflüssigkeit aus dem Darmrohr aus) und auf der Ablagefläche abstellen
- Darmrohr entfernen, dabei die Darmrohrspitze mit Zellstoff umfassen, damit keine Spülflüssigkeit auslaufen kann. Das Darmrohr vorsichtig zusammenlegen, den Handschuh darüberstreifen und sofort in den Müll entsorgen
- Patienten auffordern, die Spülflüssigkeit mindestens 5 Minuten zu halten und dabei möglichst herumzulaufen
- Evtl. bei der Ausscheidung unterstützen
- Irrigatorsystem zur Desinfektion in *Instrumenten*desinfektionsmittel einlegen
- Restliche Materialien entsorgen
- Abstellflächen und ggf. Liege desinfizieren und reinigen
- Maßnahme dokumentieren.

Aufbereitung des Irrigatorsystems

Das Irrigatorsystem wird nach Gebrauch in Instrumentendesinfektionsmittel eingelegt, dann mit Leitungswasser durchgespült und der Schlauch zur anschließenden Dampfsterilisation in Containersysteme abgepackt oder in Folie eingeschweißt, der Irrigator selbst muss nicht abgepackt oder eingeschweißt werden.

Das Einlegen des Irrigatorsystems in chemisches Desinfektionsmittel, z.B. Formaldehyd, ohne anschließende Sterilisation ist aus hygienischer Sicht zu verurteilen, da viele Erreger, beispielsweise gramnegative Bakterien wie Enterobacter, gegen chemische Desinfektionsmittel resistent sind.

Ist in einer Klinik eine hygienisch adäquate Aufbereitung nicht möglich, sollten *Irrigator-Einwegsysteme* verwendet werden.

Schwenkeinlauf

Der **Schwenkeinlauf** (*Heber- oder Schaukeleinlauf*) unterscheidet sich vom Reinigungslauf nur darin, dass das Darmrohr nicht sofort entfernt wird, wenn die Spülflüssigkeit eingelaufen ist, sondern dass der Irrigator dann unter Patientenniveau gehalten wird, so dass die Spülflüssigkeit in den Irrigator zurückfließt. Anschließend wird der Irrigator wieder über Patientenniveau gehalten.

Dieser Vorgang wird wiederholt, bis die Flüssigkeit bräunlich getrübt ist oder genügend Darmgase abgegangen sind (erkennbar am „Gurgeln" der Spülflüssigkeit im Irrigator).

Da der Schwenkeinlauf sehr kreislaufbelastend ist, wird der Patient gut beobachtet.

Darmspülung

Die **Darmspülung** ähnelt dem Reinigungseinlauf. Sie unterscheidet sich von ihm durch die größere Spülmenge von bis zu 5 l und ein Y-Stück am distalen Ende des Darmrohrs für den Zuflussschlauch (Irrigatorsystem) und einen Abflussschlauch. Der Abflussschlauch mündet in ein Auffanggefäß.

Statt der gesamten Flüssigkeitsmenge lässt die Pflegekraft bei der Darmspülung zunächst nur 100 –200, bei guter Verträglichkeit bis zu 400 ml in den Darm einlaufen, der Abflussschlauch muss dabei abgeklemmt sein. Anschließend klemmt die Pflegekraft das Irrigatorsystem ab und öffnet die Klemme am Abflussschlauch, so dass die Spülflüssigkeit in das Auffangsystem abfließen kann.

Dieser Vorgang wird wiederholt, bis saubere Flüssigkeit abfließt.

Digitale Ausräumung

Die **digitale Ausräumung** (manuelle Entleerung) der Rektumampulle ist nur angezeigt, wenn alle anderen Maßnahmen zur Darmentleerung keine Wirkung zeigen, außerdem bei Patienten mit Querschnittslähmung.

Die digitale Ausräumung ist für den Patienten sehr unangenehm und meist auch sehr schmerzhaft.

Der Patient wird am Bettrand auf der linken Seite gelagert und die Pflegekraft bzw. der Arzt räumt dann mit einem durch Handschuh *und* Fingerling geschützten Finger den Kot, vielfach in Form von sehr harten Kotsteinen, vorsichtig aus.

21.1.7 Stomatherapie und Stomapflege

Stoma („Mund"): Operativ geschaffene Öffnung eines Hohlorgans zur Körperoberfläche, insbesondere zur Ableitung von Harn (*Urostoma* ☞ 31.2.4 und 31.2.5), Magen- oder Darminhalt, wenn eine physiologische Entleerung nicht möglich ist oder ein Darmanteil z.B. wegen einer Entzündung oder postoperativ stuhlfrei gehalten werden muss. Umgangssprachlich gleichgesetzt mit einem **Enterostoma** (*Anus praeter [naturalis], AP, künstlicher Darmausgang, Kunstafter, äußere Darmfistel*), also einem operativ angelegten Darmausgang.

Indikationen eines Enterostomas ☞ *Tab. 21.28*

Ziele und Aufgaben der Stomatherapie

In unserer Gesellschaft ist die Ausscheidung und hier insbesondere die Stuhlausscheidung stark schambehaftet. Bereits mit drei Jahren haben die meisten Kinder gelernt, ihre Ausscheidungen zu kontrollieren und sie möglichst an einem separaten Ort zu verrichten. Dementsprechend groß ist die Gefahr, dass sich Freunde, Bekannte, aber auch Angehörige nach einer Enterostomaanlage vom Patienten zurückziehen oder dieser sich aus Angst vor Zurückweisung selbst isoliert.

Die **Stomatherapie** dient der körperlichen, psychischen und gesellschaftlichen Rehabilitation des Stomaträgers. Angemessene Aufklärung, einfühlsames Verhalten und optimale Stomapflege ermöglichen die Wiedereingliederung des Betroffenen in sein bisheriges Umfeld und leisten dadurch einen unschätzbaren Beitrag zur Verbesserung seiner Lebensqualität. Unabdingbar hierzu ist eine gute Zusammenarbeit zwischen dem Betroffenen, dem Hausarzt, dem Operateur bzw. dem Stationsarzt, der Stomatherapeutin und den Pflegenden der Station.

Enterostomaarten

Einteilung nach der Lokalisation

Die verschiedenen Enterostomata können nach dem stomabildenden Darmabschnitt eingeteilt werden (☞ Tab. 21.28). Das häufigste Enterostoma ist das endständige **Sigmoidostoma,** das nach der Exstirpation des Rektums wegen eines Karzinoms zur (endgültigen) Stuhlableitung angelegt wird.

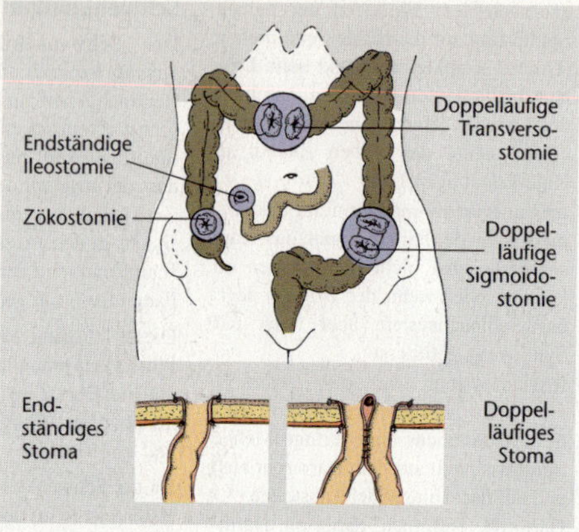

Abb. 21.26: Verschiedene Enterostomaarten und ihre typischen Platzierungen in der Bauchdecke. Im unteren Bildteil endständiges und doppelläufiges Stoma im Querschnitt. [A400-190]

Endständiges und doppelläufiges Enterostoma

Allen Stomata gemeinsam ist, dass ein intakter Darmteil eröffnet, durch die Bauchdecke nach außen geleitet und dort mit der Bauchdecke vernäht wird.

Bei einem **endständigen Enterostoma** ist die Darmpassage am Stoma beendet, d.h. der aboral vom Stoma (Richtung Anus) gelegene Darmabschnitt wird entweder vollständig entfernt oder blind verschlossen. Beim endständigen Stoma handelt es sich fast immer um ein *permanentes* Stoma. Nur sehr selten wird ein endständiges Stoma zurückverlegt.

Das **doppelläufige Enterostoma** dient meist der *temporären* (vorübergehenden) Entlastung, z.B. bei Entzündungen nachgeschalteter Darmabschnitte, oder dem Schutz einer gefährdeten Anastomose. Sind die nachgeschalteten Darmabschnitte wieder belastbar bzw. die Anastomosen verheilt, wird das Enterostoma zurückverlegt. In seltenen Fällen legt der Chirurg ein doppelläufiges Stoma zur Entlastung bei inoperablem Tumorleiden an.

Beim Anlegen eines doppelläufigen Enterostomas zieht der Chirurg eine Darmschlinge vor die Bauchwand und legt einen *Reiter* ein (☞ Abb. 21.27), der die Darmschlinge über der Bauchdecke festhält. Dann eröffnet er die Darmvorderwand, stülpt die Schleimhaut um und vernäht sie mit der Haut. Wenn nach ca. 8 – 10 Tagen die Wunde verheilt und der Darm mit der Bauchdecke verklebt ist, kann der Reiter entfernt werden. Über die *zuführende* oder *proximale Darmschlinge* (auch *oraler Schenkel*) wird der durch die Nahrung bedingte Stuhl ausgeschieden. In der *abführenden* oder *distalen Schlinge* (auch *aboraler Schenkel*) werden auch weiterhin Zellen und Schleim produziert und sowohl über die Stomaöffnung als auch über den After ausgeschieden.

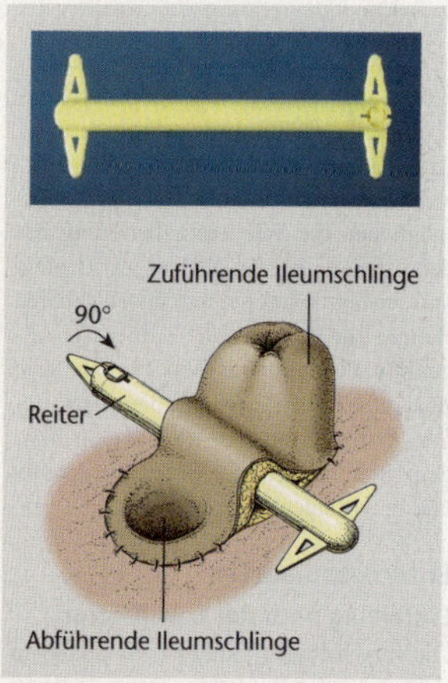

Abb. 21.27: Mit einem Reiter, hier aus Kunststoff (☞ oben), wird eine Darmschlinge bei einem doppelläufigen Stoma bis zur Einheilung in die Bauchwand über der Haut fixiert. [K183, A400-190]

Kontinentes Ileostoma

Bei einem Ileostoma entleert sich fast ständig breiig-flüssiger Stuhl. **Kontinente (Ileo-)Stomaformen** ermöglichen diesen Patienten den Verzicht auf Stomabeutel und dadurch eine höhere Lebensqualität. Beim **Kock-Reservoir** beispielsweise werden 40 – 50 cm des terminalen Ileumabschnittes proximal des Stomas zu einer Tasche umgeformt, die eine schlauchförmige Verbindung zur Hautoberfläche hat. Der Stuhl wird mit einem Katheter durch die Öffnung in der Haut 3- bis 4-mal täglich entleert und das Stoma ansonsten durch eine Kappe verschlossen (☞ Abb. 21.31).

Pouch bei Rektokolektomie mit submuköser Proktektomie ☞ Abb. 21.90
Verschlusskappe bei Kolostoma ☞ unten

Präoperative Pflege

Grundsätze der Pflege bei onkologischer Grunderkrankung ☞ 24.2.1

Psychische Begleitung

In der präoperativen Phase vor Anlage eines Enterostomas steht das Gespräch im Vordergrund der Pflege. Durch Gespräche mit dem Patienten wird ein Vertrauensverhältnis aufgebaut, das dem Patienten ermöglicht, über seine Trauer um die verloren gegangene „Normalität" und den bisher gewohnten Lebensstil, über seine Ängste und Aggressionen sowie über sein Selbstmitleid und den eventuellen Verlust seines Selbstwertgefühls zu sprechen. Die Gefühle der Trauer und der Verzweiflung werden dabei nicht bagatellisiert.

Vielen Patienten sind direkte Fragen oder Ratschläge unangenehm, da sie dann eher das Gefühl bekommen, dass sie ausgefragt oder bevormundet werden sollen. Eine Gesprächsführung, die den Patienten mit einbezieht, in der gemeinsam nach Lösungen gesucht wird, vermittelt dem Patienten das Gefühl, als Individuum akzeptiert zu werden.

> Der Patient soll das Unvermeidliche nicht verdrängen, sondern sich bewusst damit auseinander setzen. Je intensiver die Gespräche vor der Operation geführt werden und je intensiver sich der Patient mit den Folgen seiner Krankheit auseinander setzt, desto stabiler wird seine Psyche nach der Operation sein. Bei Einverständnis des Patienten ist es oftmals sinnvoll, in diese Gespräche die Angehörigen miteinzubeziehen.

Arbeitet eine Stomatherapeutin im Haus, machen die Pflegenden sie schon einige

Tage vor der Operation mit dem Patienten bekannt. Sie kann ihm ergänzende Informationen zu der geplanten Operation geben und ihm Kontakt zu Selbsthilfegruppen, z.B. zur **ILCO**, der *Selbsthilfegruppe der Ileo-, Kolo- und Urostomieträger*, oder zu Betroffenen verschaffen, die gelernt haben, trotz oder mit ihrer Behinderung ein normales Leben zu führen.

Die Stomatherapeutin kann dem Patienten außerdem Anschauungsmaterial zur Stomaversorgung mitbringen, so dass es dem Patienten leichter fällt, Fragen zu artikulieren. Falsche Vorstellungen können so oftmals beseitigt werden.

Kontaktadresse
Deutsche ILCO e.V.,
Postfach 1265, 85312 Freising,
Tel.: 0 81 61/93 43 01, www.ilco.de

Stomamarkierung

Neben den üblichen Maßnahmen zur OP-Vorbereitung wird die Haut an der für das Stoma vorgesehenen Stelle mit einem schwarzen, wasserfesten Fettstift gekennzeichnet. In der Regel wird die Stomamarkierung vom Operateur oder von der Stomatherapeutin, in Absprache mit dem Operateur, durchgeführt.

Eine der wichtigsten Voraussetzungen für einen problemarmen und sicheren Umgang mit dem Stoma ist die richtige Markierung, denn nur eine optimale Stomaplatzierung reduziert spätere Komplikationen. Deshalb wird die vorgesehene Markierung im Liegen, Sitzen *und* Stehen überprüft.

Im **Liegen** ist bei der Stomamarkierung zu beachten:

- Das Stoma muss innerhalb des Rektusmuskels (M. rectus abdominis) platziert werden
- Eine Fläche von 10 x 10 cm muss frei sein von Hautunebenheiten, Naevi und alten Narben
- Das Stoma darf nicht in der Inzisionsnaht der Laparotomie oder in vorbestrahlter Haut liegen
- Das Stoma muss von Knochenvorsprüngen wie Darmbeinstachel und Rippenbogen entfernt liegen.

Im **Sitzen** ist zu beachten:

- Das Stoma darf nicht dort platziert sein, wo im Sitzen Hautfalten entstehen
- Der Stomabeutel darf keinen Druck auf den Genitalbereich oder die Leiste ausüben.

Ileostomaanlage [M148]

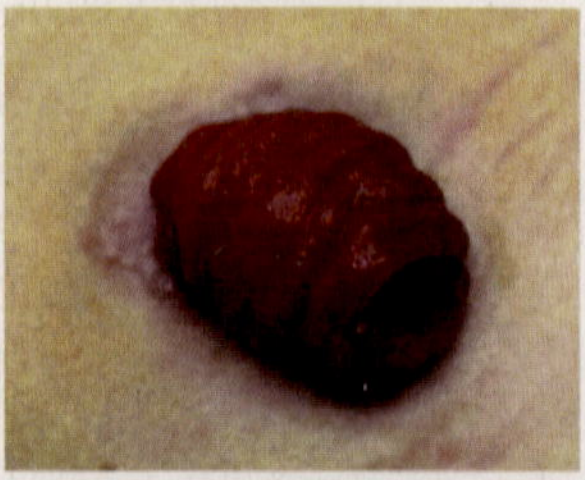

Abb. 21.29: Ileostoma einer 34-jährigen Patientin. Das Ileostoma wird deutlich über Hautniveau angelegt.

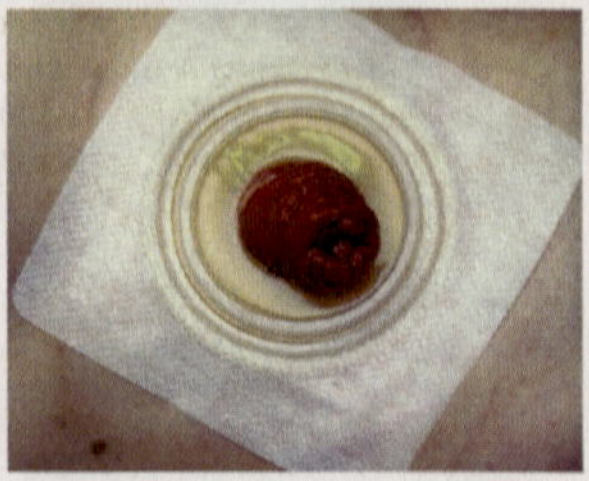

Abb. 21.30: Das aggressive Dünndarmsekret bekommt bei sachgerechter Stomaversorgung keinen Hautkontakt.

	Ileostoma (Stomaanlage im Dünndarm)	**Zökostoma/Zökalfistel** (Stomaanlage im Zökum = Blinddarm)	**Transversostoma** (Stomaanlage im Colon transversum)	**Sigmoidostoma** (Stomaanlage im Colon sigmoideum)
Indikation	Temporär oder permanent: ▸ Resektion des Dickdarms, z.B. wegen Colitis ulcerosa (☞ 21.6.5), Morbus Crohn (☞ 21.6.5) oder familiärer Polyposis (☞ 21.6.9) ▸ Verschluss distaler Darmabschnitte, z.B. durch Kolontumor ▸ Fehlbildungen, z.B. Darmatresie (angeborener Verschluss des Darmes) Temporär: ▸ Dünndarmverletzungen oder Operationen distaler Darmabschnitte (Anastomosenschutz)	Temporär: ▸ Anastomosenschutz ▸ Verletzungen oder Strahlenschäden des Kolon	Temporär oder permanent: ▸ Verschluss distaler Darmabschnitte Temporär: ▸ Anastomosenschutz ▸ Ileus (☞ 21.6.2) ▸ Entzündungen oder Strahlenschäden am Kolon ▸ Divertikulitis (☞ 21.6.7)	Temporär oder permanent: ▸ Stuhlinkontinenz bei neurologischen Erkrankungen ▸ Analatresie und andere angeborene Störungen Temporär: ▸ Resektion von Sigma oder Rektum ▸ Rektale Fisteln Permanent: ▸ Rektumamputation oder inoperables Rektumkarzinom ▸ Strahlenschäden an Sigma oder Rektum
Lokalisation	▸ Im rechten oder linken Mittelbauch	▸ Im rechten Unterbauch	▸ Im rechten oder linken Oberbauch	▸ Im linken Mittel- oder Unterbauch
Anlage	▸ Ca. 2 – 3 cm über Hautniveau (prominent)	▸ In Hautniveau oder 0,5 cm prominent	▸ 0,5 cm prominent	▸ 0,5 cm prominent
Ausscheidung	▸ Anfangs 1 – 2 l, später 500 – 750 ml flüssiger bis dünnbreiiger Stuhl täglich über den ganzen Tag verteilt (Stuhleindickung im Dickdarm fehlt) ▸ Aggressiver Stuhl (mit reichlich Gallensäuren und Verdauungsenzymen)		▸ Dickbreiiger bis geformter Stuhl (Konsistenz je nach verbliebener Kolonlänge) ▸ Stuhlfrequenz 3- bis 4-mal/Tag	▸ Dickbreiiger bis geformter Stuhl ▸ Stuhlfrequenz 1- bis 3-mal/Tag

Tab. 21.28: Enterostomaarten mit Lokalisation und Indikation. Transversostoma und Sigmoidostoma können auch als Kolostoma (= Enterostoma im Bereich des Kolons) bezeichnet werden.

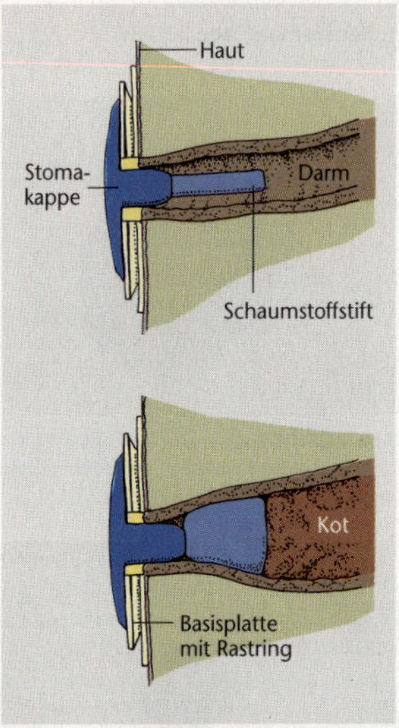

Abb. 21.31: Stomaverschluss (Stomakappe) zum intermittierenden Abdecken des Stomas. Auf einer Basisplatte wird der Stomaverschluss eingeklinkt. Der Schaumstoffstift dehnt sich im Darmlumen aus und verschließt es dicht. [A400-190]

Im **Stehen** ist zu beachten:

- Die Stelle muss für den Patienten einzusehen sein, damit er sich später selbst versorgen kann: Bei Rollstuhlfahrern und bei Patienten mit großem Bauchumfang höher, bei Patientinnen mit großen Brüsten tiefer
- Das Stoma darf nicht auf Höhe des Rock- bzw. Hosenbundes liegen.

Den Patienten mit Anschauungs- und Übungsmaterial ausprobieren lassen, wie er mit der markierten Stomalage zurechtkommt (z.B. mit Straßenkleidung, Wechsel des Beutels), wenn er sich psychisch dazu in der Lage fühlt.

Postoperative Pflege

Postoperativ werden die Patienten in der Regel intensivmedizinisch überwacht und gepflegt. Die erste Stomaversorgung wird bereits im OP angebracht.

Die erste Versorgung sollte leicht und schnell zu wechseln und der Beutel wegen der Bauchwunde ohne Druck am Körper zu befestigen sein. Daher wird ein einteiliges System oder ein zweiteiliges System mit untergreifbarer Basisplatte/Rastring gewählt. Der besseren Beurteilung des Stomas dienen transparente Beutel. Am Anfang ist die Ausscheidung stets flüssig bis dünnbreiig; deshalb werden *Ausstreifbeutel* (☞ Abb. 21.33) verwendet. Beim Anbringen ist darauf zu achten, dass ihre Öffnung seitlich vom Patienten liegt, solange der Patient den Beutel nicht selbständig leeren kann. Direkt nach der Operation besteht die Ausscheidung aus Zellen und Schleim, mit der ersten „richtigen" Stuhlentleerung ist beim Kolostoma nach 3 – 7 Tagen zu rechnen, beim Ileostoma mit Beginn des Kostaufbaus (am 3. – 4. postoperativen Tag).

Auf den ersten Versorgungswechsel bereiten die Pflegenden den Patienten durch ein behutsames Gespräch vor, denn auch bei guter präoperativer Aufklärung benötigt der Patient meist längere Zeit, um sich an den veränderten Körperzustand zu gewöhnen. Sobald der Patient den Anblick seines Stomas ertragen kann, wird er in die Versorgung einbezogen, damit er bis zu seiner Entlassung lernt, es selbst zu versorgen. Sollte der Patient dazu nicht in der Lage sein, z.B. aus Altersgründen, werden die zu Hause pflegenden Angehörigen dazu angeleitet oder ein ambulanter Pflegedienst organisiert. Durch wiederholtes Erklären prägen sich dabei die einzelnen Versorgungsschritte besser ein. Ganz wichtig ist es, dass der Patient auch lernt, die für die Stomapflege benötigten Utensilien vorzubereiten sowie ihn von Beginn an auf peinlichste Sauberkeit hinzuweisen, damit sich Hygienefehler, die später zu Problemen führen, erst gar nicht einschleichen.

Nach ca. 8 – 10 Tagen wird *zusammen mit dem Patienten* die endgültige Versorgung ausgesucht und angepasst: bei Ileo- oder Zökostomie mit flüssiger bis dünnbreiiger Ausscheidung Ausstreifbeutel und bei Kolostomien mit dickbreiigem bis festem Stuhlgang geschlossene Beutel. Nicht resorbierbare parastomale Fäden werden am 12. – 14. postoperativen Tag gezogen. Das Stoma und die parastomale Umgebung müssen gut beobachtet werden.

Krankenbeobachtung

- Allgemeinbefinden (Exsikkose, psychische Verfassung)
- Stuhlgang (Häufigkeit, Menge, Aussehen, Geruch, Konsistenz)
- Parastomale Haut (Durchblutung, Entzündungszeichen, Allergien, Abszesse, Mykosen)
- Stoma (ausreichende Durchblutung, rückläufiges Stomaödem, keine Retraktion unter Hautniveau).

Stomaversorgungsartikel

Beutel

Beim **einteiligen System** sind Hautschutzfläche und Beutel nicht trennbar. Sie werden vor allem bei einem Sigmoidostoma verwendet, bei dem die Konsistenz des Stuhles breiig bis fest ist und sich die Ausscheidungen im Laufe der Zeit meist auf 1 – 2 pro Tag reduzieren. Da nur 1- bis 2-mal täglich ein Beutelwechsel notwendig ist, wird die Haut nicht allzu sehr strapaziert.

Beim **zweiteiligen System** können Hautschutzfläche und Beutel getrennt gewechselt werden. Die Platten haben beschichtete Oberflächen oder Rastringe zum Anbringen des Beutels.

Die Beutel unterscheiden sich in ihrer Größe, Form und Farbe (transparent, weiß, hautfarben mit Dekor). Es gibt sie mit Klebefläche und/oder Hautschutz, mit Hautschutz und Gürtel sowie mit und ohne Kohlefilter zur Geruchsvermeidung. Man unterscheidet den **Ausstreifbeutel** und den **geschlossenen Beutel**.
Der Ausstreifbeutel besitzt ein verlängertes offenes Ende, das mit einer Klemme verschlossen wird. Durch diese Öffnung kann der Stuhl entleert werden, ohne dass der Beutel gewechselt werden muss. Er wird z.B. postoperativ oder bei einem Ileostoma verwendet, weil die hohen Ausscheidungsmengen bei anderen Systemen zu häufigem Beutelwechsel und damit zu Hautirritationen führen würden.
Der geschlossene Beutel eignet sich bei weniger als drei Stuhlentleerungen täglich, also in der Regel bei einem Transverso- oder Sigmoidostoma. Die Platte wird ungefähr alle vier Tage gewechselt, der Beutel nach Bedarf.

Welches System verwendet wird, hängt auch von der Geschicklichkeit und dem Wunsch des Betroffenen ab.

Hautschutz

Adhäsive Produkte (Platten, Schutzringe, Pasten, Pulver): Sie bestehen aus natürlich vorkommenden oder semisynthetischen Produkten pflanzlicher oder tierischer Herkunft. Gelatine und Zellulose wirken wasserbindend, Pektine zusätzlich granulations-, also heilungsfördernd.

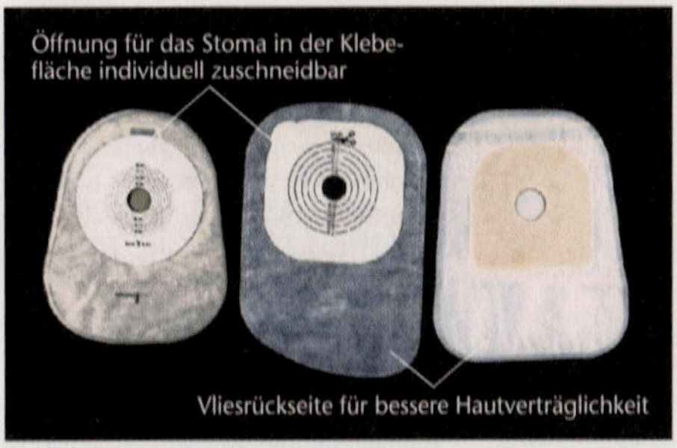

Abb. 21.32: Einteilige geschlossene Stomabeutel, undurchsichtig mit Vliesrückseite, zur Versorgung z.B. eines Sigmoidostomas. [M148]

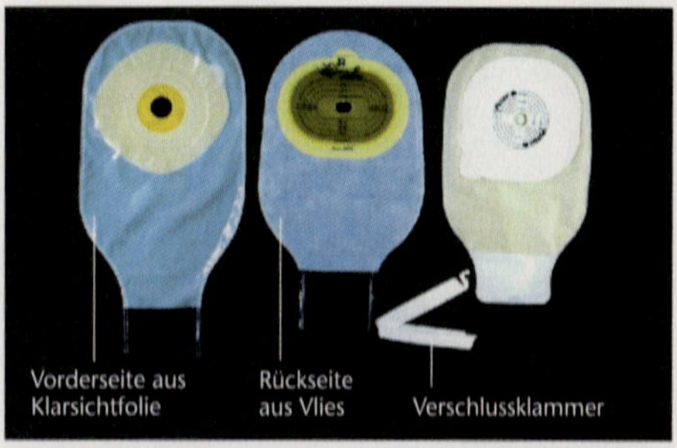

Abb. 21.33: Einteilige Ausstreifbeutel zur Versorgung z.B. eines Ileostomas. Aus durchsichtiger Folie finden sie auch in der postoperativen Versorgung von Stomata oder Wunddrainagen Verwendung. [M148]

Adhäsive Platten haften auf trockener und nässender Haut, behalten auch bei hohem Feuchtigkeitsaufkommen ihre Form, lassen sich leicht rückstandslos entfernen und haben ein geringes Allergisierungspotential. Sie können je nach Hauttyp und Flüssigkeitsausscheidung 3 – 5 Tage auf der Haut verbleiben.

Adhäsive Pasten können zum Ausgleich von Hautunebenheiten oder zum zusätzlichen Abdichten eingesetzt werden. Sie enthalten zusätzlich Alkohol als Lösungsmittel und können deshalb beim Auftragen auf die Haut brennen. Wegen des (erhöhten) Risikos von Hautreaktionen sind Pasten für Kinder und Patienten, die bereits Hautreaktionen haben, nicht geeignet. Zu empfehlen sind hier **Modellierstreifen** ohne Alkohol, die wie Knetmasse geformt werden und die gleichen Funktionen erfüllen wie adhäsive Pasten.

Produkte aus Karaya (Karaya ist ein tropisches Baumharz mit Wasser bindender Eigenschaft) werden zum Ausgleich von Hautunebenheiten kaum mehr verwendet, da sie schnell aufweichen und dann ihre Haftungsfähigkeit verlieren.

Hilfsmittel

Kohlefilter. Kohlefilter (☞ Abb. 21.35) absorbieren Geruchsstoffe, z.B. beim Ablassen von Darmgasen. Durch Feuchtigkeit werden sie inaktiviert, so dass sie nach Eindringen von Flüssigkeit, spätestens aber alle 12 Stunden, gewechselt werden müssen. Als Nässeschutz bieten die Hersteller Wasser abweisende Klebefolien an, die über den Filter geklebt werden können.

Schablone. Standardschablonen dienen zur einmaligen Bestimmung der Stomagröße, zuschneidbare Schablonen vor allem zur Anpassung von Beutel/Platte bei einem unregelmäßigen, nicht runden Stoma (☞ Abb. 21.39 – 21.41).

Abdeckpflaster/Stomakappe. Sie können nach Irrigation (☞ unten) oder bei regelmäßiger, zeitlich gut planbarer Darmentleerung zur Abdeckung des Stomas verwendet werden. Sie erlauben größere Bewegungsfreiheit und reduzieren Störungen durch einen Beutel beispielsweise bei sexuellen Begegnungen (☞ Abb. 21.31).

Weitere Hilfsmittel

Weitere Hilfsmittel umfassen:

- Deodorantien, die in den Beutel gegeben werden können
- Gürtel/Haltegurt für einen sicheren Halt, z.B. bei konvexen Versorgungssystemen
- Klammern zum Verschließen von Ausstreifbeuteln
- Beutelüberzüge, um den Schweiß unter der Plastikfolie des Beutels aufnehmen zu können (unnötig bei Beuteln mit perforierter Folie auf der Rückseite, die eine Schweißverdunstung ermöglichen)
- Lösungen zum Entfernen von Kleberückständen
- Seife (pH-neutral, parfümfrei und nicht rückfettend).

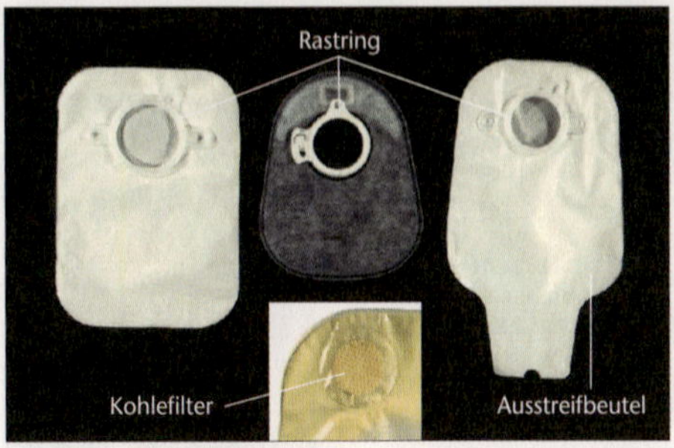

Abb. 21.34 – 21.35: Geschlossene und offene Stomabeutel mit Rastring zum Einrasten auf einer Basisplatte. [M148] Im Bildausschnitt ein in den Beutel integrierter Kohlefilter zur Geruchsvermeidung. [K183]

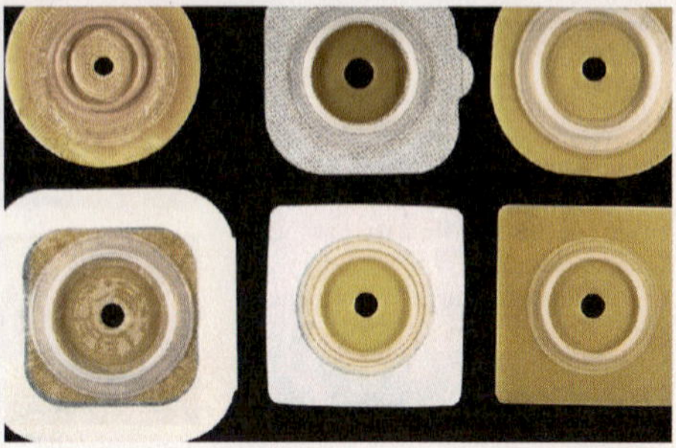

Abb. 21.36: Basisplatten verschiedener Hersteller mit Rastring für offene oder geschlossene Stomabeutel. Die Öffnung für das Stoma ist jeweils individuell zuschneidbar. [M148]

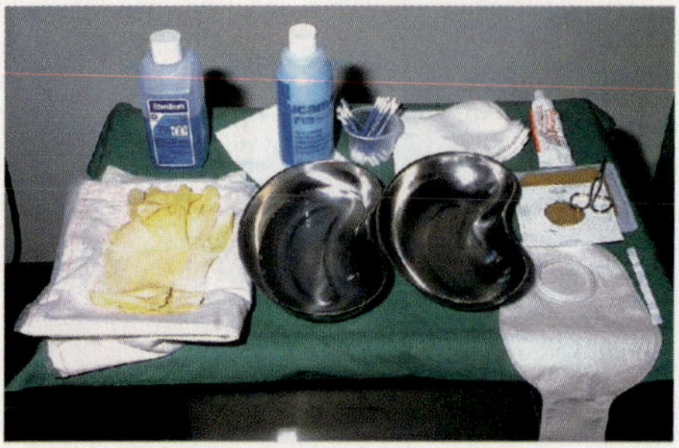

Abb. 21.37: Set zum Wechseln einer zweiteiligen Stomaversorgung. [K183]

Materialien zur Stomaversorgung müssen hautfreundlich, geruchsfrei, leicht entfernbar, knisterarm/geräuschfrei, einfach in der Handhabung und problemlos in Sanitätsgeschäften erhältlich sein.

Die Auswahl der Stomabeutel hängt ab von:

- Stomaart (Häufigkeit, Konsistenz des Stuhles)
- Bedürfnissen des Patienten (Alter, Kleidung, Beruf, Hobbys, Geschick)
- Hautempfindlichkeit und -unebenheiten (z.B. Narben).

Reinigung, Anpassung und Versorgung des Stomas

Materialien

Für die Reinigung des Stomas

- Lauwarmes Wasser
- pH-neutrale Seife
- Bettschutz
- Abwurfsack
- Einmalhandschuhe
- Unsterile 10 x 10 cm-Kompressen
- Evtl. Wattestäbchen, Zellstoff.

Für die Anpassung der Stomaversorgung:

- Schablone zur exakten Bestimmung der Stomagröße und damit des Versorgungssystems
- Stift
- Schere.

Zur Versorgung des Stomas:

- Stomaversorgungsartikel (☞ oben)
- Ggf. elektrischer Rasierer bzw. Einmalrasierer
- Evtl. Hilfsmittel zur Stomaversorgung
- Evtl. Spiegel.

Durchführung

- Patienten informieren und Material richten (☞ Abb. 21.37)
- Störende Kleidungsstücke ggf. ausziehen
- Bettlägerige Patienten in Rückenlage bringen. Bei mobilen Patienten die Versorgung z.B. im Stehen vor einem Spiegel trainieren
- Einmalhandschuhe anziehen, gebrauchten Beutel vorsichtig entfernen und in den Müll (nicht in die Toilette) entsorgen
- Haut anschließend mit nassen, unsterilen Kompressen und Seife säubern. Dabei von der Umgebung zum Stoma hin arbeiten (☞ Abb. 21.45), um eine Ausscheidungs- und damit Keimverschleppung in das umliegende Hautgebiet zu vermeiden. Die Seife gründlich entfernen und die Haut mit einer trockenen Kompresse trocknen. Stomarand ggf. mit einem Wattestäbchen reinigen
- Haare in der Umgebung des Stomas mit einem Rasierapparat oder Einmalrasierer entfernen (wegen Allergiegefahr keine Enthaarungscremes benutzen), dabei wegen der möglichen Verletzungsgefahr vom Stoma weg rasieren
- Größe des Stomas bestimmen (☞ Abb. 21.39 und 21.40), auf der Hautschutzfläche einzeichnen und ausschneiden. Die Versorgung darf das Stoma weder einengen noch Haut zwischen Stoma und Stomaversorgung unbedeckt lassen (☞ Abb. 21.41). Die Haut ist unbedingt vor der Stuhlausscheidung zu schützen, um Hautirritationen vorzubeugen
- Narben und Hautunebenheiten mit Stomapaste ausgleichen
- Ggf. Hautschutzfläche zwischen den Handflächen oder mittels eines Föhns erwärmen, damit sie weich und anschmiegsam wird
- Luft in den Beutel blasen, um ihn zu entfalten. Evtl. medizinische Kohle zur Geruchsdämmung in den Beutel geben
- Beutelsystem/Platte von unten nach oben faltenfrei anlegen und anstreichen. Bei bettlägerigen Patienten Beutel seitwärts anbringen, bei mobilen Patienten zur Leiste hin (☞ Abb. 21.47 – 21.48)
- Patienten anschließend bequem lagern
- Zum Abschluss die Materialien aufräumen bzw. entsorgen.

Versorgung eines frischen Sigmoidostomas [M148]

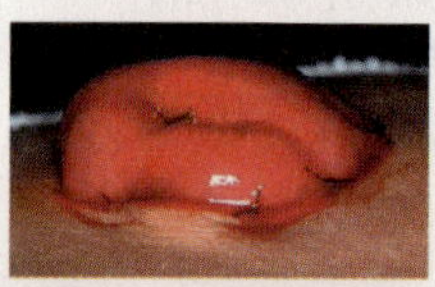

Abb. 21.38 (links): Die Darmschleimhaut ist unmittelbar nach der Operation ödematös geschwollen. Nach Rückgang des Ödems sollte das Stoma etwa auf Hautniveau liegen.

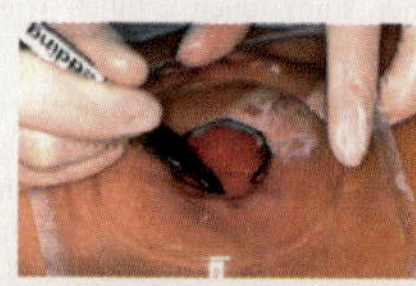

Abb. 21.39: Die Verpackung der Basisplatte dient als Schablone.

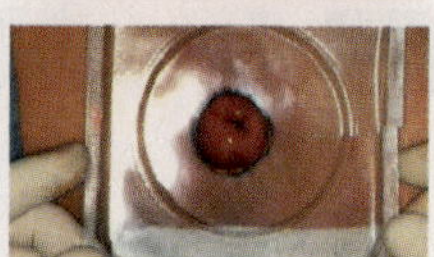

Abb. 21.40 (links): Die Schablone wird nach dem Ausschneiden zur Kontrolle nochmals aufgelegt.

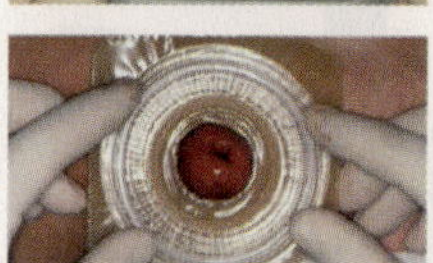

Abb. 21.41 (links): Die Basisplatte wird entsprechend der Schablone ausgeschnitten. Sie kann jetzt aufgeklebt werden und umschließt genau das Stoma.

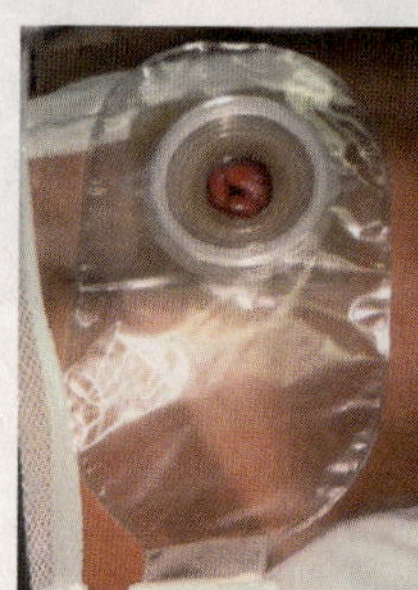

Abb. 21.42 (rechts): Ein durchsichtiger Ausstreifbeutel wird mit der Auslassrichtung zur Seite eingerastet.

Die Rasur der Haare im parastomalen Bereich ist notwendig, da sie beim Versorgungswechsel ausgerissen werden und eine Follikulitis hervorrufen können (☞ Tab. 21.51). Außerdem halten bei zu starkem Haarwuchs die Versorgungssysteme nicht auf der Haut.

Versorgung des Ausstreifbeutels

- Einmalhandschuhe anziehen
- Verschlussklammer am Ausstreifbeutel öffnen und den Stuhl in eine Nierenschale oder ins Steckbecken abfließen lassen
- Beutel ausstreifen (Toilettenpapier, Kompressen oder Zellstoff verwenden)
- Beutelöffnung reinigen
- Beutel mit Klammer verschließen.

Grundsätzlich sollte bei der Reinigung eines Stomas auf folgende Dinge verzichtet werden:

- Öle, Salben, Cremes und Hautlotionen sind aufgrund ihrer rückfettenden Wirkung nicht geeignet, da die Beutelsysteme dann nicht haften
- Äther und Benzin trocknen die Haut aus, und die Beutelsysteme haften dann zu stark, was zu Hautirritationen führen kann
- Pflasterentferner, Reinigungslotionen etc. können Allergien auslösen
- Schwämme und Waschlappen sind Brutstätten für Bakterien und werden daher nicht verwendet.

Irrigation des Kolons

Unter **Irrigation** versteht man im medizinischen Sprachgebrauch die Spülung des Dickdarmes. Sie ist nur möglich bei Patienten mit einer endständigen Sigmoidostomie, bei der der größte Teil des Dickdarmes erhalten ist. Durch das retrograde Einbringen von maximal 1,5 l körperwarmen Wassers in den Darm wird eine Massenperistaltik und somit eine komplette Darmentleerung provoziert. Die Irrigation sollte täglich und immer zur gleichen Zeit durchgeführt werden. Ziel ist eine ausscheidungsfreie Zeit von 24 – 48 Stunden sowie das Fernhalten von Darmgasen für 12 – 24 Stunden. Eine Irrigation darf nur nach Arztanordnung mit den im Handel befindlichen Irrigationssets (☞ Abb. 21.41) durchgeführt werden.

Das Anleiten des Patienten erfolgt durch eine Stomatherapeutin. Mit der Irrigation kann begonnen werden, sobald das Stoma eingeheilt ist und der Patient sich dazu körperlich in der Lage fühlt. Auf jeden Fall aber muss der Patient auch einen „normalen" Versorgungswechsel mit Beuteln erlernen und sicher durchführen können, damit er in Situationen, in denen eine Irrigation nicht möglich ist, z.B. bei Durchfällen, zurechtkommt.

Die Irrigation sollte nicht durchgeführt werden bei Stomakomplikationen (☞ Tab. 21.51), Diarrhoe, entzündlichen Darmerkrankungen, während und unmittelbar nach Bestrahlung und bei Allgemeinerkrankungen wie Herzinsuffizienz, Hypotonie oder Niereninsuffizienz.

Vorbereitung des Patienten

- Patienten über Sinn, Methode, Materialien, Ablauf und Verhaltensmaßnahmen informieren
- Mit dem Patienten den Zeitpunkt für die Irrigation festlegen (fragen, zu welchem Zeitpunkt bisher die Stuhlentleerung des Patienten stattgefunden hat).

Vorbereitung des Raumes und der Materialien

- Kann der Patient die Irrigation noch nicht selbständig durchführen, Raum mit Toilette wählen, der genügend Platz für zwei Personen und die benötigten Materialien bietet, z.B. das Badezimmer mit Toilette oder das Patientenzimmer mit Nachtstuhl
- Genug Zeit einplanen und für Ruhe sorgen, da die Anleitung des Patienten Zeit kostet und Hektik zu Verkrampfungen der Bauchmuskulatur führt
- Raum vorbereiten ☞ 21.1.6 (Reinigungseinlauf)
- Alle benötigten Materialien bereitstellen:
  - Irrigationsset: geeignetes Wasserbehältnis mit Aufhängevorrichtung, Ableitungsschlauch mit Rollenklemme, Irrigationsbeutel in unterschiedlichen Längen, Klemme, Gürtel, evtl. Reinigungsbürste, Konus
  - Höhenverstellbarer Infusionsständer
  - Gleitmittel, z.B. Vaseline
  - Nierenschale mit Zellstoff
  - Ggf. Einmalhandschuhe, Fingerling
  - Ggf. Nachtstuhl
  - Stomakappe/Abdeckpflaster
  - Abwurf.

Durchführung

- Patienten in entspannter Haltung auf die Toilette oder den Nachtstuhl setzen lassen. Die Irrigation ist aber auch im Stehen möglich

Zweiteilige Stomaversorgung bei einem Kolostoma [K183]

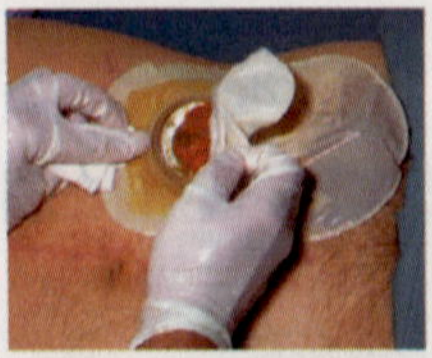

Abb. 21.43 (links): Den gefüllten Stomabeutel von der Basisplatte lösen und entsorgen.

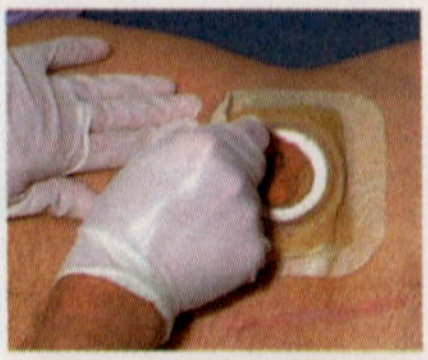

Abb. 21.44 (rechts): Basisplatte von der Haut abziehen.

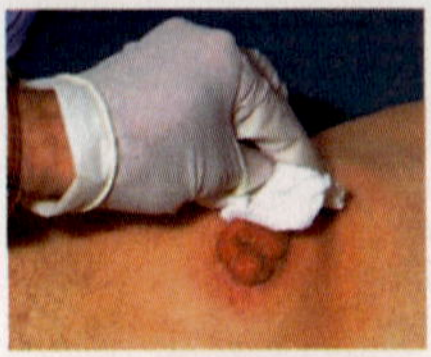

Abb. 21.45 (links): Haut mit Seife reinigen und sorgfältig trocknen.

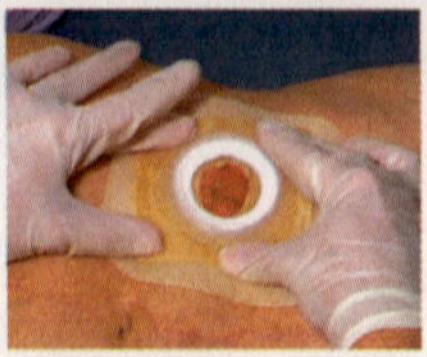

Abb. 21.46 (rechts): Die neue Basisplatte anbringen ...

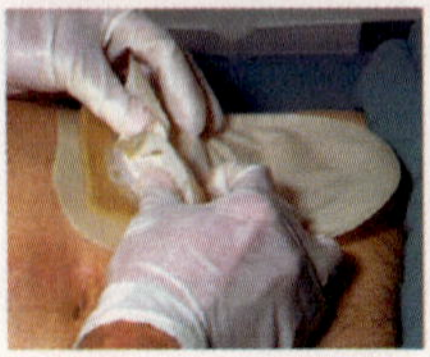

Abb. 21.47 (links): ... und den frischen Beutel einrasten lassen.

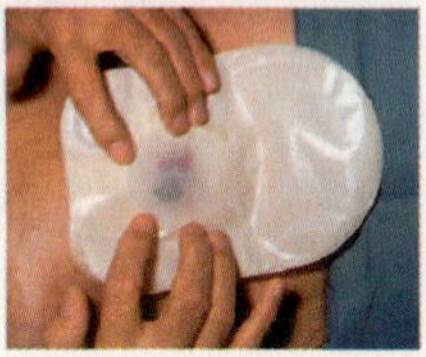

Abb. 21.48 (rechts): Sobald der Patient dazu in der Lage ist, kann er unter Anleitung den Beutelwechsel selbständig durchführen.

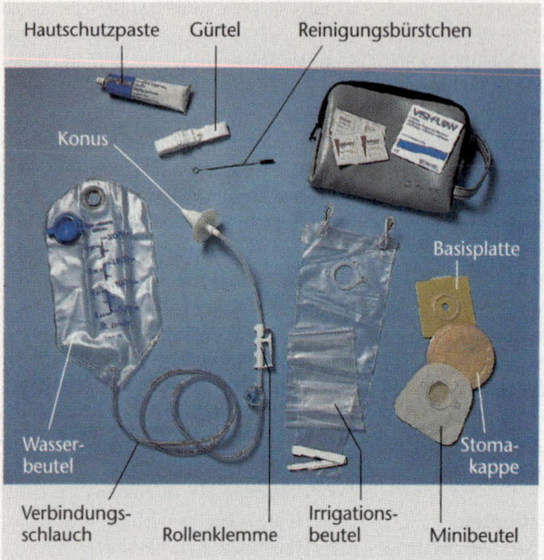

Abb. 21.49: Materialien zur Irrigation. [U228]

- Handschuhe anziehen, Stomaversorgung entfernen und in den Müll entsorgen, Stoma reinigen, Handschuhe entsorgen
- Oben und unten zu öffnenden Irrigationsbeutel mit Gürtel am Stoma befestigen, geöffneten Beutelauslass in die Toilette hängen
- Vor der ersten Irrigation: An einer Hand Handschuh anziehen, zusätzlich über den Mittel- oder Zeigefinger den Fingerling streifen und mit Vaseline einfetten. Dann den Darm austasten, um den Darmverlauf kennenzulernen, anschließend Fingerling und Handschuh entsorgen. Führt der Patient die Irrigation zum ersten Mal selbständig durch, sollte er dies ebenfalls tun
- Wasserbehältnis (mit Graduierung und Temperaturanzeige) bei geschlossener Rollenklemme mit 1,5 l (15 – 18 ml/kg Körpergewicht) körperwarmem Wasser füllen und am Infusionsständer befestigen. Schlauchsystem entlüften
- Eingefetteten Irrigationskonus durch die obere Beutelöffnung in das Stoma einführen, bis er dicht mit der Schleimhaut abschließt (er darf auf keinen Fall im Darm verschwinden) und mit dem Schlauchsystem verbinden
- Zum Anspülen 100 – 200 ml Wasser einfließen lassen, Konus entfernen und in eine Nierenschale ablegen. Fließt diese Wassermenge ohne Schwierigkeiten ein, so ist bei folgenden Irrigationen möglicherweise kein Anspülen nötig. Anschließend die erste Entleerung der sich vor dem Stoma angesammelten Stuhlmenge abwarten und Konus wieder einführen
- Restmenge (bzw. Gesamtflüssigkeitsmenge bei fehlender Anspülphase) aus dem kopfhoch hängenden Wasserbehältnis über ca. 10 Minuten in den Darm einlaufen lassen. Dabei mit der einen Hand die Einlaufgeschwindigkeit durch die Rollenklemme regulieren, mit der anderen Hand den Konus festhalten
- Ist die Spülflüssigkeit eingelaufen, Rollenklemme des Schlauchsystems schließen und Konus für weitere 2 – 3 Minuten auf dem Stoma belassen, damit die Flüssigkeit nicht sofort ausgeschieden wird
- Konus entfernen (ihn dabei mit Zellstoff umfassen), den zuvor angezogenen Handschuh überstreifen und den Konus in den Müll entsorgen bzw. ihn in der Nierenschale ablegen und später desinfizieren und reinigen, wenn er nochmals benutzt werden soll
- Irrigationsbeutel oben schließen
- Hauptentleerung des Darmes abwarten (Dauer ca. 30 – 45 Min.)
- Untere Irrigationsbeutelöffnung mit Zellstoff und ggf. Reinigungsbürstchen säubern und mit einer Klemme verschließen
- Hat sich der Darm *vollständig* geleert (Erfahrungswert ca. 1/2 – 1 Std.), Irrigationsbeutel mit Handschuhen abnehmen, Stoma säubern und mit Abdeckpflaster oder Stomakappe verschließen
- Wasserbehältnis mit Schlauchsystem wieder aufbereiten oder in den Müll entsorgen
- Restliche Materialien entsorgen, Abstellflächen desinfizieren und reinigen.

Komplikation	Ursache	Pflegemaßnahme
Krämpfe	▸ Zu kaltes Wasser ▸ Zu starker Wasserdruck	▸ Durchflussregler schließen ▸ Patienten zum ruhigen und tiefen Atmen anhalten ▸ Behälter tiefer hängen ▸ Körperwarmes Wasser verwenden
Darmverletzung (Leitsymptom: plötzliche massive Schmerzen)	▸ Normales, vorne „spitzes" Darmrohr, das sich durch die Darmwand bohrt	▸ Sofort Arzt benachrichtigen ▸ Prophylaxe: Nur spezielles Darmrohr mit Konus verwenden
Zu geringer Rückfluss von Spülflüssigkeit	▸ Spülzeit nicht synchron mit Entleerungszeit des Darmes ▸ Geänderte Ernährungsgewohnheiten	▸ Urinausscheidung überprüfen, da die Flüssigkeit über den Darm resorbiert und dann über die Nieren ausgeschieden wird ▸ Spülzeitpunkt und Ernährung überprüfen
Probleme beim Wassereinfluss	▸ Falsche Richtung des Konus ▸ Anspannen der Bauchdecke	▸ Konuslage überprüfen ▸ Patienten entspannte Haltung einnehmen lassen
Rückfluss von Stuhl ins Schlauchsystem	▸ Wassermenge kann sich nicht so schnell im Darm verteilen	▸ Wasser langsamer einlaufen lassen ▸ Evtl. Spülung kurz unterbrechen

Tab. 21.50: Mögliche Probleme und Komplikationen bei einer Irrigation.

Es kann vorkommen, dass nach der Irrigation nur wenig Wasser wieder über das Stoma ausgeschieden wird. In diesem Fall wird das Wasser über die Darmwand resorbiert und über die Nieren ausgeschieden. Nur für den herz- und nierengesunden Patienten ist dies in der Regel gefahrlos. Daher ist eine sorgfältige Auswahl der Patienten für eine Irrigation unabdingbar.

Komplikationen der Irrigation

Mögliche Komplikationen bei einer Irrigation, deren Ursachen und entsprechende (Erst-)Maßnahmen zeigt Tab. 21.50.

Stomakomplikationen

Nach der Anlage von Enterostomata können akute und chronische Störungen und Komplikationenen auftreten (☞ Tab. 21.51).

Ernährung

Wie beim Gesunden sollte auch die Ernährung des Stomapatienten insgesamt ausgewogen sein. Eine spezielle Diät ist nicht notwendig.

Problem	Symptome	Ursachen (Bsp.)	Mögliche Maßnahmen
Blähungen Geräusche bei Blähungen	Aufgetriebenes Abdomen, evtl. Bauchschmerzen	▸ Blähende Nahrungsmittel	▸ Beutel mit Kohlefilter ▸ Bei zweiteiligem System: Beutel wechseln oder abnehmen, Luft entleeren und wieder anbringen ▸ Ernährungsumstellung, Vermeiden blähender Nahrungsmittel
Hautirritation	Gerötete Haut, nässende Hautablösung	▸ Falsche Größe des Versorgungssystems ▸ Mangelnde Hautpflege ▸ Dauernder Kontakt des Plastikbeutels mit der Haut	▸ Beseitigung der Ursache ▸ Sorgfältige Hautpflege und exaktes Anpassen des Versorgungssystems ▸ Verwendung eines zweiteiligen Systems oder eines Stoffüberzugs für den Beutel
Allergie	Rötung, Knötchen, Bläschen, Jucken, Brennen	▸ Überempfindlichkeit gegen Versorgungs- oder Pflegeartikel	▸ Umstellung der Versorgung
Follikulitis (Haarbalgentzündung)	Punktförmige Pusteln	▸ Mechanische Reizung der Haarbälge nachgewachsener Haare im Stomabereich, kleine Wunde, Infektion	▸ Verwendung einer Hautschutzplatte bis zum Abheilen der Follikulitis ▸ Regelmäßige Entfernung der Haare durch Rasur
Pilzinfektion	Punktförmige rote Papeln, die sich ausbreiten	▸ Hautentzündung ▸ Ständige Feuchtigkeit/Schwitzen ▸ Antibiotikatherapie, Diabetes	▸ Beseitigung der Ursache ▸ Verwendung eines Antimykotikums nach Arztanordnung; als Spray oder Tinktur, keine Salben oder Cremes
Stomanekrose	Dunkelrote bis grauschwarze Stomaschleimhaut	▸ Mangelhafte Durchblutung (OP-bedingt) ▸ Zu enge, starre Stomaversorgung	▸ Exaktes Anpassen des Versorgungssystems ▸ Oberflächliche Schleimhautnekrose: Beobachtung ▸ Tiefe Schleimhautnekrose: Operation, ggf. Neuanlage des Stomas
Stomaretraktion	Zurückziehen des Darmes unter Hautniveau	▸ Operationsbedingt, gestörter Heilungsverlauf ▸ Zu frühes Entfernen des Reiters ▸ Stomanekrose oder -abszess ▸ Parastomale Hautmazeration	▸ Peritonitisgefahr! Deshalb evtl. Neuanlage des Stomas ▸ Wenn Stoma schon eingeheilt ist (ca. 10. Tag postop.), Versorgung mit konvexem System
Stomablutung	(Postop.) größere Blutungen, kleinere Blutungen	▸ Fehlender Verschluss kleinerer Blutgefäße ▸ Traumatisch ▸ Rezidiv der Grunderkrankung	▸ Lokale Blutstillung, evtl. Nachoperation ▸ Behutsame Reinigung ▸ Nachuntersuchung ▸ Beobachtung
Stomastenose	Verengung des Stomas, bleistiftförmige Stühle	▸ Folge von Komplikationen ▸ Hautmazerationen, besonders, wenn Stoma in Hautniveau liegt ▸ Erhebliche Gewichtszunahme	▸ Chirurgische Stomakorrektur
Stomaprolaps	Vorfall des Darmes	▸ Unzureichende operative Fixation ▸ Hoher intraabdomineller Druck	▸ Reposition des Darmes ▸ Anbringen einer Prolapskappe ▸ Relaparotomie mit erneuter Stomafixation
Parastomale Hernie	Vorwölbung der parastomalen Bauchdecke; tastbare Bruchpforte	▸ Chirurgisch: z.B. Stomaanlage in die Laparatomienarbe, zu große Durchtrittspforte ▸ Hoher intraabdomineller Druck	▸ Verpflanzung des Stomas an eine andere Stelle und primärer Verschluss der Hernie ▸ Anpassung eines Mieders mit einer Aussparung für die Stomaversorgung
Schleimhautveränderungen	Warzenähnliche Veränderungen, leicht blutend	▸ Pseudopolypen ▸ Rezidiv der Grunderkrankung	▸ Bei Pseudopolypen Kontrolle ▸ Bei Rezidiven Nachresektion mit Nachbehandlung
Stomablockade (bei Ileostoma)	Keine Ausscheidung, krampfartige Schmerzen, Blähbauch	▸ Diätfehler bei Ileostomieträgern ▸ Verlegung der Stomaöffnung durch unverdauliche Speisen, z.B. Pilze, Nüsse, Spargel ▸ Inkarzerierte Hernie ▸ Massive Stomastenose	▸ Freispülen der Stomablockade mit isotoner Kochsalzlösung durch den Arzt (Perforationsgefahr), bei ausbleibendem Erfolg Operation ▸ Aufklärung von Ileostomieträgern über geeignete Ernährung und Verhalten
Parastomaler Abszess	Rötung, Schmerz, Fieber	▸ Perioperative Infektion ▸ Mangelnde Stomahygiene	▸ Inzision, evtl. Stomaverlegung
Diarrhoe	Dünnflüssige Stühle, u.U. Entgleisung des Wasser- und Elektrolythaushaltes	▸ Ernährungsfehler ▸ Weitere Ursachen wie bei Gesunden, z.B. Infektion ▸ Antibiotikatherapie	▸ Zweiteiliges System mit Ausstreifbeutel ▸ Flüssigkeits- und Elektrolytersatz ▸ Verzehr stopfender Nahrungsmittel

Tab. 21.51: Versorgungsprobleme und Komplikationen von Enterostomata, ihre häufigsten Ursachen und mögliche Therapiemaßnahmen.

Empfehlenswert ist aber, dass der Patient über einen bestimmten Zeitraum, meist reichen zwei Wochen, ein Ernährungsprotokoll führt, um seine individuellen Reaktionen auf Nahrungsmittel auszutesten. So kann er herausfinden, welche Nahrungsmittel bei ihm z.B. zu Blähungen oder Verstopfung führen und im weiteren Verlauf auf diese Nahrungsmittel verzichten.

Sollte der Patient in der ersten Zeit nach der Operation ein Nahrungsmittel nicht vertragen, empfiehlt es sich, dieses Nahrungsmittel zu einem späteren Zeitpunkt nochmals auszutesten. Bei der Ileostomie sind Nahrungsmittel, die zu einer Stomablockade führen (☞ Tab. 21.52), zu vermeiden. Außerdem sollten die Betroffenen ballaststoffreiche Nahrung prinzipiell gut kauen oder zerkleinern.

Psychische Situation des Patienten

Ein Stoma bedeutet für den Patienten – zusätzlich zu der Auseinandersetzung mit der zugrunde liegenden Erkrankung – eine schwere psychische Belastung. Die Veränderung des Körperschemas und die Tatsache, nicht mehr kontinent zu sein und seine Ausscheidungen sehen zu müssen, nehmen dem Patienten häufig sein Selbstvertrauen. Minderwertigkeitsgefühle sind leicht die Folge. Hier sind die Pflegenden im besonderen Maße gefordert. Der Patient beobachtet genau, wie sie sich ihm gegenüber verhalten. Besonders die Versorgung des Stomas – einer für den Patienten sehr intimen Angelegenheit – bedarf großen Einfühlungsvermögens, Geduld, Verständnis sowie immer währender Gesprächsbereitschaft. Durch den ersten positiven Kontakt mit den Pflegenden wird der Patient in die Lage versetzt, sich weiteren Kontakten zu öffnen. Nur die allmähliche Akzeptanz des Stomas und die eigenständige Versorgung ermöglichen dem Patienten, wieder ein normales Leben zu führen, wenn auch unter veränderten Bedingungen.

Patienteninformation

Bis zur Entlassung des Patienten müssen alle anstehenden Fragen besprochen werden, v.a. bezüglich:

- Der Versorgung des Stomas
- Der Ernährung
- Sportlicher Aktivitäten
- Fragen der Sexualität
- Der beruflichen Rehabilitation, z.B. darf der Patient nicht mehr als 10 kg heben, um Stomakomplikationen zu vermeiden
- Weiterer sozialer Fragen wie Beantragung eines Schwerbehindertenausweises, einer AHB oder einer Kur (bei Krebspatienten).

Es hat sich außerdem bewährt, dem Patienten einen Pflege-/Stomabericht für den Hausarzt mitzugeben.

Viele praktische Fragen stellen sich dem Stomaträger jedoch erst zu Hause. Deshalb wird er vor oder spätestens bei seiner Entlassung mit ausreichendem Informationsmaterial versorgt:

- Anschrift oder Telefonnummer einer Klinik, Pflegenden (Stomatherapeutin) oder eines Arztes, an die er sich bei Stomaproblemen wenden kann, ggf. (weitere) Anschriften von Stomatherapeuten
- Kontaktadresse der ILCO (☞ oben)
- Bezugsquellen für die Pflegemittel
- Beschreibung seiner individuellen Versorgung.
- Broschüren über das Versorgungssystem

Pflege bei Stomarückverlegung ☞ 21.6.10 (Pflege bei Kolonresektion)

21.2 Hauptbeschwerden des Patienten mit Magen-Darm-Erkrankungen

Stuhlinkontinenz ☞ 7.8.7

21.2.1 Übelkeit und Erbrechen

Übelkeit *(Nausea)* und **Erbrechen** *(Emesis, Vomitus):* Zum Symptomenkomplex fast aller gastroenterologischer Erkrankungen gehörend, vor allem des Akuten Abdomens (☞ 21.2.4), der akuten Gastritis (Magenschleimhautentzündung ☞ 21.5.2) oder Gastroenteritis (☞ 28.5.6) sowie Magen- und Darmgeschwüren (☞ 21.5.3).

Pathophysiologie des Erbrechens ☞ 7.8.8
Pflege bei Erbrechen ☞ 7.8.8

Übelkeit und **Erbrechen** können jedoch auch zahlreiche Ursachen außerhalb des Magen-Darm-Traktes haben, z.B.:

- (Virale) Infektionskrankheiten (☞ 28.6)
- Herzinsuffizienz (*Stauungsgastritis* ☞ 18.6.1) oder Herzinfarkt (☞ 18.5.2)
- Stoffwechselerkrankungen und -entgleisungen, z.B. diabetische Ketoazidose (☞ 23.6.3)
- Vergiftungen (☞ 38.5.3), z.B. durch Alkohol oder Digitalisglykoside (☞ Pharma-Info 18.42)
- Neurologische Erkrankungen, z.B. erhöhter Hirndruck, Meningitis (☞ 35.8.1)
- Psychisch als Reaktion auf Ekelgefühle, Schmerzen, Angst und Aufregung
- Frühschwangerschaft.

Am häufigsten treten Übelkeit und Erbrechen bei Krankenhauspatienten als Nebenwirkungen von Arzneimitteln auf. Hier eine Auswahl von Arzneimitteln, bei deren Einnahme solche Nebenwirkungen häufig sind:

- Nichtsteroidale Antiphlogistika (Pharma-Info 25.16)
- Glukokortikoide (Pharma-Info 23.51)
- Morphin und Opioide (Pharma-Info 16.7)
- Zytostatika (24.5.1)
- Antibiotika (Pharma-Info 28.24)
- Glykoside (Pharma-Info 18.42)
- Diuretika (Pharma-Info 31.68)
- Orale Antidiabetika (23.6.7)
- Eisen (24.6.2)
- Theophyllin (Pharma-Info 20.41)
- Weibliche Sexualhormone (Pharma-Info 32.74)
- L-Dopa (35.9.1).

Die Zahlen in Klammern beziehen sich auf das jeweilige Buchkapitel bzw. Pharma-Info.

Häufige Wirkung	Nahrungsmittel
Abführend	Spirituosen, Bier, Obst und Milch (roh), Kaffee, stark gewürzte und fette Speisen, Sauerkraut
Stopfend	Schokolade, Rotwein, Weißbrot, Kartoffeln, Teigwaren
Geruchshemmend	Spinat, grüner Salat, Petersilie, Joghurt
Geruchserzeugend	Fleisch, Fisch, Zwiebel, Knoblauch, Käse
Blähend	Bier, Zwiebeln, Kohl, frisches Brot, kohlesäurehaltige Getränke
Blähungshemmend	Preiselbeeren, Joghurt

Tab. 21.52: Häufige Wirkungen bestimmter Nahrungsmittel auf die Stuhlbeschaffenheit bei Stomaträgern.

Bei lang andauerndem Erbrechen drohen insbesondere *Dehydratation* (☞ 31.11.2) und *Elektrolytverschiebungen* (infolge des Verlusts v.a. von H^+- und Cl^--Ionen), die in Extremfällen zu Herzrhythmusstörungen bis hin zum Herzstillstand führen können.

Hauptpfeiler der symptomatischen **Therapie** bei Erbrechen ist der (intravenöse) Flüssigkeits- und Elektrolytersatz (Pflege bei Infusionstherapie ☞ 10.5.5). Oft wird auch eine medikamentöse Behandlung mit **Antiemetika** eingeleitet. Besonders häufig werden Metoclopramid (z.B. Paspertin®), Triflupromazin (z.B. Psyquil®) und Dimenhydrinat (z.B. Vomex®) verwendet. Bei schwerem Erbrechen, z.B. unter Zytostatikatherapie, ist eine Kombination mehrerer Präparate oft sinnvoll.

Bei Verdacht auf eine Vergiftung Erbrochenes für die toxikologische Analyse aufheben.

21.2.2 Dysphagie

Dysphagie *(Schluckbehinderung, Schluckbeschwerden):* Schluckstörung, meist mit Druckgefühl oder Schmerzen hinter dem Sternum oder im Oberbauch.

Bei der **oropharyngealen Dysphagie** bereitet der Weitertransport der zerkleinerten Nahrung aus dem Mund Probleme, z.B. bei einer akuten Mandelentzündung oder Tumoren im Rachenraum.

Bei der **ösophagealen Dysphagie** handelt es sich um eine Passagebehinderung im Ösophagus, die häufig mit Würgereiz sowie Erbrechen verbunden ist.

Ursachen können Ösophagusstenosen z.B. durch Karzinome, Divertikel (☞ 21.4.5), Fremdkörper, Hiatushernien (☞ 21.4.3), Ösophagusachalasien (neuromuskuläre Störungen der glatten Muskulatur) oder Lähmungen sowie Spasmen der Schluckmuskulatur sein. In seltenen Fällen ist eine Dysphagie psychogen bedingt.

Jede Form der Dysphagie ist ein Alarmsymptom und muss diagnostisch geklärt werden (☞ 21.3).

Ösophagus- oder Gastroskopie (☞ 21.3.4) sowie eine Röntgenaufnahme mit Barium-Breischluck (☞ 21.3.3) klären meist die Ursache der Dysphagie. Die Therapie richtet sich nach der Grundkrankheit.

21.2.3 Blähungen

Blähungen *(Meteorismus):* Übermäßige Füllung von Magen und Darm mit Luft oder anderen Gasen.

Häufigste Ursachen von **Blähungen** sind der Verzehr blähender Nahrungsmittel wie Hülsenfrüchte, Zwiebeln oder Kohl, die Zufuhr kohlensäurehaltiger Getränke oder eine habituell vermehrte Gasproduktion durch Darmbakterien und Luftschlucken **(Aerophagie).** Blähungen können aber auch Zeichen einer Krankheit sein, z.B. einer Malassimilation (☞ 21.6.3), einer Leberzirrhose (☞ 22.4.6) und einiger Darmerkrankungen.

Entsprechend der Ursachen hilft bei „normalen" Blähungen eine Umstellung der Ernährungsgewohnheiten. Kleine Bissen sowie langsames und gründliches Kauen verhindern übermäßiges Luftschlucken. Blähende Nahrungsmittel sollten gemieden und nur kohlensäurefreie Getränke getrunken werden. Als Teeaufguss zubereitete Kräuter, z.B. Kümmel, Pfefferminz, Fenchel, Zimtnelke, Ingwer, lindern zusätzlich die Beschwerden. Nur in seltenen Fällen ist eine medikamentöse Therapie, vorzugsweise mit dem „Antischaummittel" Simethicon (z.B. Sab simplex®, Lefax®) erforderlich.

21.2.4 Akutes Abdomen

Akutes Abdomen *(akuter Bauch):* Symptomenkomplex mit akuten, starken Bauchschmerzen, Abwehrspannung des Abdomens und Kreislaufbeeinträchtigung. Erfordert unverzügliche Diagnostik.

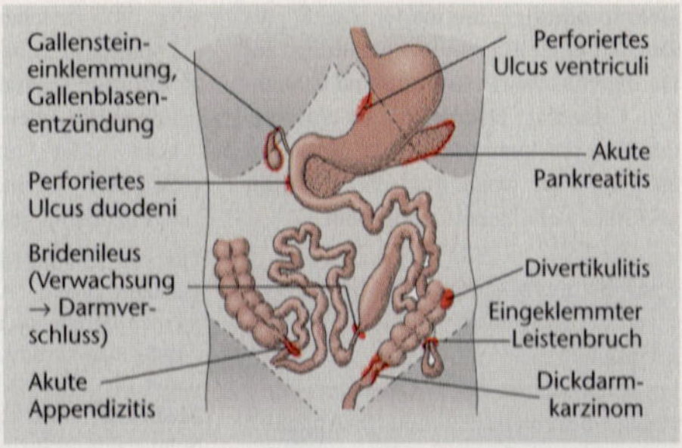

Abb. 21.53: Häufigste Ursachen des Akuten Abdomens. [A400-190]

Krankheitsentstehung

Wichtige *Ursachen* eines Akuten Abdomens sind:

- Peritonitis (Bauchfellentzündung ☞ 21.8.2)
- Verschluss von Hohlorganen, z.B. des Darms bei mechanischem Ileus (☞ 21.6.2) oder der Gallenblase durch Gallensteine (☞ 22.5.2)
- Entzündung von Bauchorganen, z.B. bei akuter Appendizitis (☞ 21.6.6) oder akuter Pankreatitis (☞ 22.6.2)
- Blutungen, z.B. Blutungen aus Magen- oder Darmulzera (☞ 21.5.3)
- Akute Durchblutungsstörungen, z.B. Mesenterialarterieninfarkt (☞ 19.6.4).

Auch Erkrankungen außerhalb des Magen-Darm-Traktes, sogar außerhalb der Bauchhöhle, können ein gleichartiges klinisches Bild hervorrufen:

- Herzinfarkt (☞ 18.5.2), Pleuritis (☞ 20.11.1), Pneumonie (☞ 20.5.3) und Aortenaneurysmen (☞ 19.6.7)
- Nierenerkrankungen (☞ Kapitel 31)
- Bandscheibenvorfall und Wirbelkörperfraktur
- Stoffwechselentgleisungen, insbesondere eine diabetische Ketoazidose (*Pseudoperitonitis* ☞ 23.6.3)
- Hodentorsion (☞ 31.8.3)
- Gynäkologische Erkrankungen (z.B. rupturierte Extrauteringravidität ☞ 12.5.2).

Symptome, Befund und Diagnostik

Leitsymptome des Akuten Abdomens sind akut einsetzende, starke Bauchschmerzen, Übelkeit und Erbrechen. Häufig finden sich auch Fieber sowie Unruhe, Kaltschweißigkeit, Tachykardie und Hypotonie als Zeichen eines beginnenden Schocks.

Bei der *körperlichen Untersuchung* achtet der Arzt insbesondere auf eine **Ab-**

wehrspannung („bretthärter Bauch") als Zeichen einer Bauchfellentzündung, auf Darmgeräusche (Peristaltik) und Blähungen. Unbedingt erforderlich ist eine rektale Untersuchung (☞ 21.3.1). Bei Frauen kann eine gynäkologische (Konsiliar-)Untersuchung notwendig sein.

Schmerzcharakter und Schmerzverlauf als Hinweis auf die mögliche Ursache:

- *Kontinuierlich zunehmender Schmerz* bei Entzündung: Appendizitis, Cholezystitis, Pankreatitis, Divertikulitis, Ulkuspenetration, Peritonitis
- *Kolikartiger Schmerz* mit schmerzfreien Intervallen: z.B. Gallensteinkolik, Uretersteinkolik, mechanischer Ileus
- *Perforationsschmerz:* Hochakuter Beginn, später zusätzlich Peritonitiszeichen
- *Darmischämieschmerz:* Hochakuter Beginn, dann für Stunden relative Schmerzbesserung („fauler Friede"), später zusätzlich Peritonitis. Bei Strangulation einer Dünndarmschlinge und Mesenterialinfarkt
- *Schmerzausstrahlung:* In die rechte Schulter bei Cholezystitis und Extrauteringravidität; in Penis, Skrotum oder Labien bei Uretersteín; in den Rücken bei Pankreatitis und perforiertem Bauchaortenaneurysma.

Nach der klinischen Untersuchung ist oft noch keine sichere Diagnose möglich. Folgende Untersuchungen gelten dann als Screening-Programm und dienen gleichzeitig der Operationsvorbereitung:

- Blut- und Urinuntersuchungen
- Sonographie des Abdomens
- EKG
- Röntgen-Thorax in zwei Ebenen und Abdomenübersichtsaufnahme.

Rasche Diagnostik kann angesichts der oft lebensbedrohlichen Erkrankung lebensrettend sein.

Behandlungsstrategie

Die **Erstmaßnahmen** beim Akuten Abdomen umfassen:

- Nahrungs- und Flüssigkeitskarenz
- Bettruhe
- I.v.-Zugang zur Volumengabe (Kreislauf stabilisieren)
- Bei V.a. mechanischen Ileus Magen-, Dünndarmsonde
- Sofortige Operation bei lebensbedrohlichem Geschehen, z.B. massiver Blutung oder anhaltendem heftigem Schmerz seit mehr als sechs Stunden bei bis dahin gesundem Patienten.

Ob vor Klärung der Ursache Analgetika (schmerzstillende Arzneimittel) verabreicht werden dürfen, ist nach wie vor umstritten (Analgetika verschleiern die Symptome und damit die Schwere der Erkrankung). Viele Mediziner halten angesichts der quälenden Schmerzen des Patienten heute die *Bolusgabe kurz wirkender* Schmerzmittel für vertretbar.

Pflege

Die Aufgaben der Pflegenden umfassen vor allem:

- Auf das Einhalten der Nahrungs- und Flüssigkeitskarenz achten
- Infusionen anhängen und überwachen
- Alle Maßnahmen durchführen, die bei strenger Bettruhe des Patienten notwendig sind, z.B. Prophylaxen, Körperpflege im Bett
- Ggf. den Patienten für die Operation vorbereiten
- Ggf. Blasenkatheter legen (☞ 31.2.2)
- Ggf. Magensonde legen (lassen)
- Ggf. Sauerstoff nach Absprache mit dem Arzt verabreichen (☞ 20.2.1)
- Evtl. Patienten beim Erbrechen unterstützen.

Die Pflegenden nehmen bei allen Pflegemaßnahmen Rücksicht auf die psychische Ausnahmesituation des Patienten, indem sie Hektik vermeiden, ruhig und besonnen handeln und dem Patienten ihre Tätigkeiten erklären.

Krankenbeobachtung

- Allgemeinzustand des Patienten, Vitalzeichen
- Flüssigkeitsbilanz (☞ 7.8.2)
- Evtl. ZVD (☞ 18.2.2)
- Stuhlgang, Miktion
- Erbrechen
- Schmerzcharakter und -verlauf.

21.2.5 Hämatemesis, Teer- und Blutstuhl

Hämatemesis: Bluterbrechen infolge **oberer Gastrointestinalblutung** mit Blutungsquelle in Ösophagus, Magen oder Duodenum. Entweder „kaffeesatzartig" (braunschwarz) durch Kontakt des Blutes mit der Salzsäure des Magens oder hellrot (frisches Blut) bei sehr starker Blutung oder Blutungsquelle im Ösophagus (Ösophagusvarizenblutung ☞ 22.4.6).

Teerstuhl *(Meläna):* Durch Hämoglobinabbauprodukte schwarz gefärbter, glänzender Stuhl mit klebriger Konsistenz. Auftreten einige Stunden nach einer Blutung im Magen oder den oberen Darmabschnitten.

Blutstuhl *(rote Darmblutung, Hämatochezie):* Peranaler Abgang von rotem Blut in oder auf dem Stuhl. Leitsymptom der **unteren Gastrointestinalblutung,** aber auch bei massiver oberer Gastrointestinalblutung möglich.

Hämoptoe und Hämoptyse (Bluthusten) ☞ *20.3.3*

Hämatemesis und **Teerstuhl** sind Leitsymptome der **oberen Gastrointestinalblutung,** die am häufigsten durch blutende Ulzera (☞ 21.5.3), eine erosive Gastritis (☞ 21.5.2), Ösophagusvarizen (☞ 22.4.6) oder ein **Mallory-Weiss-Syndrom** (Längseinrisse der Ösophagusschleimhaut nach starkem Erbrechen, vor allem bei chronischen Alkoholikern) bedingt ist. Eine **untere Gastrointestinalblutung** aus tieferen Darmabschnitten (z.B. bei Hämorrhoiden, Darmpolypen, -karzinomen oder -entzündungen) zeigt sich dagegen durch dunkel- oder hellrote Blutbeimischungen zum Stuhl oder Blutauflagerungen auf dem Stuhl, die auch als **Blutstuhl** bezeichnet werden.

Nicht jeder dunkel oder schwarz gefärbte Stuhl ist durch eine Blutung bedingt (Beobachtung des Stuhls ☞ 7.8.4).

Zur Ursachenklärung ist nach Kreislaufstabilisierung eine frühzeitige Notfallendoskopie angezeigt, bei der sich die Blutung evtl. stillen lässt, z.B. durch die endoskopische Sklerosierung (☞ 22.4.6).

Notfall
Obere Gastrointestinalblutung

Auch wenn die meisten gastrointestinalen Blutungen (zunächst) von selbst aufhören, ist jede Blutung potentiell lebensbedrohlich (Letalität insgesamt ca. 10 %) und erfordert von den Pflegenden ein schnelles und sicheres Vorgehen:

- Patienten Bettruhe, Nahrungs- und Flüssigkeitskarenz einhalten lassen
- Auch bei scheinbar stabilem Zustand den Patienten ständig beobachten auf: Puls, RR, Atmung, Bewusstsein, Stuhl- und Urinausscheidung (evtl. Blasenkatheter legen ☞ 31.2.2). Bei Hautblässe, Kaltschweißigkeit, Pulsanstieg und Blutdruckabfall Schockbehandlung einleiten (☞ 38.5.1) und Arzt benachrichtigen
- Mindestens zwei großlumige Venenverweilkanülen legen und Notfallabor abnehmen lassen (BB, Gerinnung, Leberwerte, Ammoniak, Kreatinin, Elektrolyte, BZ, Blutgruppe, Kreuzblut). 4 – 6 Erythrozytenkonzentrate sowie 2 FFP (*Fresh Frozen Plasma* ☞ 24.5.6) bestellen
- Infusionen anhängen und überwachen
- Blutverlust möglichst exakt dokumentieren. Hb und Hkt alle vier Stunden kontrollieren
- Evtl. Magensonde legen (lassen)
- Psychische Situation des Patienten berücksichtigen (Lebensgefahr).

21.2.6 Diarrhoe

Diarrhoe *(Durchfall):* Mehr als drei ungeformte bis dünnflüssige Stühle täglich. Je nach zeitlichem Verlauf Unterscheidung zwischen **akuter** und **chronischer** (länger als einen Monat anhaltender) **Diarrhoe.**

Häufige Ursachen für **akute Diarrhoen** sind:

- Bakterielle oder virale Magen-Darm-Infektionen (☞ 28.5.6, 28.5.7)
- Lebensmittelvergiftungen (☞ 28.5.6)
- Einnahme von Arzneimitteln mit abführender Wirkung, z.B. Abführmittel, Antibiotika
- Psychische Einflüsse, z.B. Angst.

Chronische Diarrhoen sind oft „funktionell" bedingt, d.h. es kann trotz Untersuchung keine Ursache gefunden werden. Seltene Ursachen sind z.B. Malabsorption (☞ 21.6.3) oder Darmtuberkulose.

Begleitsymptome der Diarrhoe sind u.a. krampfartige Bauchschmerzen, Exsikkose, Elektrolytverlust, körperliche Schwäche, Appetitlosigkeit, evtl. Fieber und insbesondere bei älteren Menschen auch Stuhlinkontinenz.

Neben einer ausführlichen *Anamnese* und *körperlichen Untersuchung* des Patienten ist eine Inspektion des Stuhls unverzichtbar. Bei **blutiger Diarrhoe** und länger dauerndem Durchfall werden *Stuhlproben* mikrobiologisch untersucht (☞ 21.3.2). Bei einigen Durchfallerkrankungen können mit *serologischen Methoden* Antikörper gegen den Erreger (z.B. Amöben) nachgewiesen werden. Eine Rekto-, Sigmoido- und/oder Koloskopie mit Biopsie sowie ein Kolonkontrasteinlauf schließen sich bei unklaren Fällen chronischen Durchfalls an.

Therapie und Pflege entsprechen bis auf die Isolation den Maßnahmen bei infektiöser Diarrhoe (☞ 28.5.6).

Stuhlinkontinenz ☞ 7.8.7

21.2.7 Obstipation

Obstipation *(Konstipation, Stuhlverstopfung):* Verzögerte Darmentleerung, die sich durch geringe Stuhlfrequenz (alle 3 – 4 Tage) und harte Stuhlkonsistenz zeigt.

Pflege bei Obstipation und Obstipationsprophylaxe ☞ 7.8.5

Ursachen einer **akuten Obstipation** sind z.B.:

- Kolonkarzinome oder -polypen, die das Darmlumen einengen
- Erkrankungen der Analregion (z.B. Analfissuren), so dass die Defäkation schmerzhaft ist und deswegen unterdrückt wird
- Peristaltikstörungen nach Operationen oder bei Koliken
- Fieberhafte Erkrankungen.

Eine **chronische Obstipation** ist vor allem bedingt durch ballaststoffarme Kost, Mangel an körperlicher Bewegung, Schwangerschaft (wegen hormoneller Umstellung) und endokrinologische Erkrankungen, z.B. Diabetes mellitus, Hypothyreose. Einige Arzneimittel wie Opioide, Sedativa oder Diuretika, besonders häufig aber ein Laxantienabusus (☞ Pharma-Info 21.54) führen ebenfalls zur chronischen Obstipation. Liegt der chronischen Obstipation keine organische Ursache zugrunde, spricht der Mediziner von **habitueller Obstipation.**

Begleitend können krampfartige Schmerzen bei der Stuhlentleerung *(Tenesmen),* Bauchschmerzen, Völlegefühl, Appetitlosigkeit und ein aufgeblähter Bauch hinzutreten.

Jede plötzlich einsetzende Obstipation ist verdächtig auf ein Dickdarmkarzinom, insbesondere wenn ein Wechsel von Obstipation und Diarrhoe, Blutauflagerungen auf dem Stuhl und/oder unfreiwilliger Stuhlabgang mit Winden hinzutreten. Sie muss immer diagnostisch abgeklärt werden.

Evtl. lassen sich bei der *körperlichen Untersuchung* Resistenzen (Widerstände, Verhärtungen) im Abdomen tasten. Nach der *Inspektion* der Analregion folgt die *digitale Untersuchung* des Rektums, durch die sich immerhin 30 % der kolorektalen Karzinome ertasten lassen, sowie *Sonographie* und *Rekto-* und/oder *Koloskopie*.

Bei organisch bedingter Obstipation steht die Behandlung der Grunderkrankung im Vordergrund, bei habitueller Obstipation körperliche Bewegung und eine Ernährungsumstellung (mit ausreichender Menge an Flüssigkeit). **Laxantien** *(Abführmittel)* dürfen nur für kurze Zeit verabreicht werden, da in der Regel ein Gewöhnungseffekt eintritt. Vorübergehend verschaffen **Klistiere** oder **Darmeinläufe** bzw. **-spülungen** (☞ 21.1.6) dem Betroffenen Erleichterung.

21.3 Gastroenterologische Diagnostik

21.3.1 Anamnese und körperliche Untersuchung

Die **Anamnese** bei Verdacht auf Magen-Darm-Erkrankungen bezieht sich schwerpunktmäßig auf Appetit, Gewichtsverlust ohne Diätanstrengung, Schmerzen, Übelkeit oder Erbrechen, Stuhlgang, Blähungen und Windabgang.

Die **körperliche Untersuchung** umfasst *Inspektion*, *Palpation* und *Perkussion* sowie *Auskultation* des Abdomens. Unverzichtbar ist die *rektale Untersuchung*. Beurteilt werden der Analring, der Sphinktertonus, die Schleimhautverhältnisse, der Zustand der Rektumampulle und bei Männern die Prostata.

Die Inspektion von Urin, Stuhl, Erbrochenem oder anderen Sekreten kann wertvolle Hinweise liefern, weil die Beschreibungen durch den Patienten oft ungenau sind.

21.3.2 Stuhluntersuchungen

Inspektion des Stuhls ☞ *7.8.4*
Nachweis von Helicobacter pylori ☞ *21.5.3*

Nachweis okkulten Blutes im Stuhl

Die sicherlich häufigste Stuhluntersuchung ist die Untersuchung des Stuhles auf **okkultes** (d.h. mit dem bloßen Auge nicht sichtbares) **Blut** zur Frühdiagnose kolorektaler Karzinome (☞ 21.6.10).

Zum Nachweis okkulten Blutes im Stuhl werden von zwei Seiten zu öffnende Testbriefe, z.B. Hemo-Fec-Test®, Hämoccult® oder Faecanostik®, verwendet. Auf der Seite, die vom Patienten zu öffnen ist, befinden sich zwei bis drei Felder. Auf diese Felder trägt der Patient mit den beigefügten Spateln Proben aus verschiedenen Stuhlabschnitten auf und verschließt den Testbrief.

Der Brief wird dann mit Patientenetikett, Datum der Stuhlprobe und Stationsbezeichnung versehen in das Labor gebracht. Hier wird die andere Seite des Briefes geöffnet und mit einer Testlösung beträufelt, die sich bei einem positiven Befund verfärbt. In manchen Häusern fällt dies auch in den Aufgabenbereich der Pflegenden.

Am besten erhält der Patient alle drei bereits beschrifteten Testbriefe zusammen ausgehändigt mit der Bitte, sie an drei aufeinander folgenden Tagen bzw. Stuhlgängen zu verwenden und sie sofort nach der Probenentnahme einzeln zurückzugeben.

Da nicht nur das im Blut enthaltene menschliche Hämoglobin, sondern auch tierischer Blutfarbstoff und bestimmte pflanzliche Substanzen ein positives Testergebnis verursachen können, soll der Patient zur Vermeidung falsch positiver Testergebnisse in den drei Tage vor Gewinnung der ersten Stuhlprobe und während des Tests auf rohe oder halbrohe Fleisch- und Wurstwaren (z.B. Blutwurst) verzichten. Hochdosierte Vitamin-C-Präparate können zu einem falsch negativen Testergebnis führen und sollten aus diesem Grunde nicht eingenommen werden. Eisen- oder wismuthaltige Arzneimittel verfärben den Stuhl und erschweren so die Ablesung. Bei Zahnfleisch- oder Nasenbluten, Durchfällen sowie bei Frauen während der Regelblutung wird der Test verschoben.

Ein positiver Test bedeutet nur den Nachweis von Blut im Stuhl und erfordert stets eine sorgfältige Diagnostik.

Weitere Stuhluntersuchungen

Einen Überblick über weitere Laboruntersuchungen des Stuhls gibt Tab. 21.56.

21.3.3 Bildgebende Verfahren

Endosonographie ☞ *9.6.7*

Abdominale Sonographie

Die **abdominale Sonographie** wird insbesondere zur Beurteilung von Leber, Gallenblase, Pankreas, Milz, Nieren und Aorta eingesetzt. Sie weist Flüssigkeitsansammlungen (Blut, Eiter, Aszites) in der Bauchhöhle nach. Insbesondere mit Hilfe sonographischer Zusatzgeräte (Doppler-/Duplexsonographie ☞ 9.6.7) können auch Gefäßerkrankungen im Bauchraum erkannt werden.

Pflege bei Sonographie ☞ *9.6.7*

Abdomenleeraufnahme

Hauptindikation für die **Abdomenleeraufnahme** (☞ 9.6.2) ist der Verdacht auf Magen-Darm-Perforationen (Luftsicheln unter dem Zwerchfell ☞ Abb. 21.57) oder auf einen Ileus (typische „Spiegel" an der Grenze zwischen Flüssigkeit und Luft in den Darmschlingen ☞ Abb. 21.84).

Pflege bei konventionellen Röntgenverfahren ☞ *9.6.2*

Pharma-Info 21.54: Laxantien

Laxantien *(Laxanzien, Abführmittel):* Arzneimittel zur Beschleunigung des Nahrungstransports im Darm und der Darmentleerung.

Notwendig sind **Laxantien** nur in wenigen Fällen, etwa bei Patienten, die während der Defäkation nicht pressen dürfen (z.B. nach einem Herzinfarkt) oder zur Darmreinigung vor diagnostischen oder therapeutischen Eingriffen. Auf keinen Fall dürfen Laxantien bei unklaren Bauchschmerzen, Ileus (☞ 21.6.2) oder Akutem Abdomen (☞ 21.2.4) gegeben werden.

Quellmittel *(Füllmittel, Ballaststoffe)* sind nicht resorbierbare Substanzen, die im Darm aufquellen, so die Darmwand dehnen und reflektorisch zu einer Anregung der Darmperistaltik führen. Die wichtigsten Vertreter sind Agar-Agar, Weizenkleie und Leinsamen (z.B. Linusit®). Vielfach wird auch Lactulose (z.B. Bifiteral®) dazu gezählt. Quellmittel müssen immer mit reichlich Flüssigkeit eingenommen werden, da sie sonst im Darm verkleben und in Extremfällen zu einem mechanischen Ileus (☞ 21.6.2) führen können.

Gleitmittel wirken durch ihren „Schmiereffekt". Sie werden selten eingesetzt. Paraffinöl (z.B. Sanato-Lax® und in Agarol®) wird oral verabreicht. Glyzerinpräparate als Zäpfchen oder Klysma (z.B. Glycilax®) erleichtern die Stuhlentleerung bei hartem Stuhl im Rektum.

Osmotische Abführmittel enthalten Sulfationen (z.B. „Glaubersalz", „Bittersalz"), Mannit oder Sorbit. Diese nur schwer resorbierbaren Substanzen halten *osmotisch* Wasser im Darm zurück und steigern wie die Quellmittel die Peristaltik. Auch sie müssen bei oraler Gabe mit reichlich Flüssigkeit gegeben werden. Präparate zur rektalen Anwendung sind z.B. Practo-Clyss® oder 1 x Klysma salinisch®.

Schleimhautreizende Laxantien hemmen über eine Irritation der Darmschleimhaut die Resorption von Natrium und Flüssigkeit und fördern gleichzeitig die Absonderung anderer Elektrolyte wie Kalium und Kalzium in den Darm. Am bekanntesten sind **Anthrachinone,** die etwa in Aloe (z.B. in Rheogen®) und Sennesblättern (z.B. Bekunis®, Alasenn®, Agiolax®) enthalten sind, sowie **Rizinusöl**, **Bisacodyl** (z.B. Dulcolax®) und **Natriumpicosulfat** (z.B. Laxoberal®). Bei Dauereinnahme drohen schwer wiegende Nebenwirkungen wie Hypokaliämie mit Verstärkung der Obstipation (☞ 31.11.3), Osteoporose durch Kalziummangel, Darmatrophie, **Melanosis coli** (Schwarzpigmentierung der Dickdarmschleimhaut) und Leberschäden.

Abführmittel werden in Absprache mit dem behandelnden Arzt gegeben.

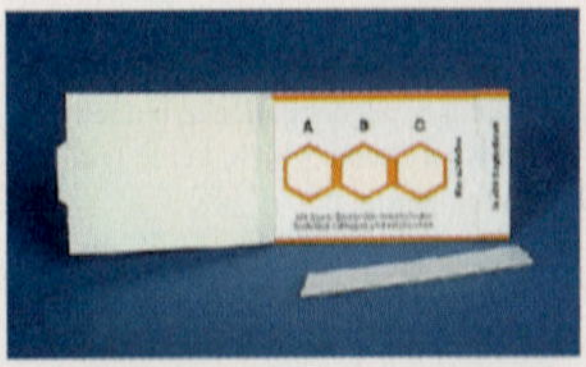

Abb. 21.55: Testbrief für okkultes Blut im Stuhl mit Spatel. [K183]

Ösophagusbreischluck, Magen-Darm-Passage und Kolonkontrasteinlauf

Die Verwendung von Kontrastmitteln bei Röntgenaufnahmen des Magen-Darm-Kanals ermöglicht die Tumor-, Ulkus-, Fistel- und Divertikeldarstellung sowie eine Beurteilung der Beweglichkeit der einzelnen Organe.

Verabreicht wird das Kontrastmittel wie folgt:

- Bei der Untersuchung von Ösophagus **(Ösophagusbreischluck),** Magen und Duodenum (**Magen-Darm-Passage,** kurz *MDP*) *oral* durch Trinken
- Bei der Doppelkontrastuntersuchung von Jejunum und Ileum **(Enteroklysma nach Sellink)** über eine *Duodenalsonde*
- Bei Untersuchungen des Dickdarmes durch einen *Einlauf* (deshalb **Kolonkontrasteinlauf,** kurz KE). Beim **Doppelkontrasteinlauf** (☞ auch 9.6.3) wird nach Ablassen des Kontrastmittels Luft über das Darmrohr eingebracht, so dass der Darm aufgedehnt und die Schleimhaut von Kontrastmittel benetzt wird (☞ Abb. 9.37). Dieses Verfahren ermöglicht eine bessere Schleimhautbeurteilung als die Prallfüllung mit Kontrastmittel.

Untersuchungen planen

- Zwischen einer Probeexzision (Biopsie) im Gastrointestinaltrakt und einer Kontrastmitteluntersuchung muss ein Sicherheitsabstand von drei Tagen eingehalten werden
- Sind mehrere Kontrastmitteluntersuchungen vorgesehen, werden die Darstellungen von Gallenblase (☞ 22.3.2) und/oder Harnwegen (☞ 31.4.6) vor der Darmuntersuchung eingeplant, da das Kontrastmittel im Darm die sichere Beurteilung der anderen Organe unmöglich macht.

Pflege

Pflege bei Röntgenverfahren mit Kontrastmittel ☞ 9.6.3

- Vor einem Ösophagusbreischluck bleibt der Patient ab 22 Uhr des Vorabends nüchtern
- Am Vortag einer MDP sollte der Patient abgeführt haben, ab 22 Uhr des Vorabends bleibt er nüchtern
- Am Vortag einer Doppelkontrastuntersuchung nach Sellink erhält der Patient bis mittags leichte Kost und danach nur noch klare Flüssigkeit. Die Darmreinigung wird vom Arzt angeordnet
- Vor einem Kolonkontrasteinlauf ist eine vollständige Darmentleerung erforderlich. In den meisten Häusern erhält der Patient am Mittag vor der Untersuchung ein Abführmittel, z.B. X-Prep®, und danach nur noch flüssige Kost. Außerdem soll er reichlich trinken (ca. 3 l). Vielfach wird am Vortag und/oder kurz vor der Untersuchung ein Einlauf (ohne Gyzerinzusatz) durchgeführt
- Nach der Untersuchung soll der Patient reichlich trinken, um einer Obstipation durch das Kontrastmittel vorzubeugen, in manchen Häusern wird routinemäßig ein Abführmittel verabreicht. Eine Weißfärbung des Stuhles ist durch das Kontrastmittel bedingt.

Angiographie

Die **Angiographie** (☞ 19.4.4) dient der röntgenologischen Darstellung von Blutgefäßen sowie der präoperativen Klärung der Blutversorgung im Operationsgebiet. Bei der Untersuchung der Bauchgefäße wird über die A. femoralis ein Katheter retrograd bis zu der Arterie vorgeschoben, die dargestellt werden soll (z.B. der Aorta), Kontrastmittel injiziert und mit meist mehreren Röntgenaufnahmen der Verlauf des Gefäßes dokumentiert.

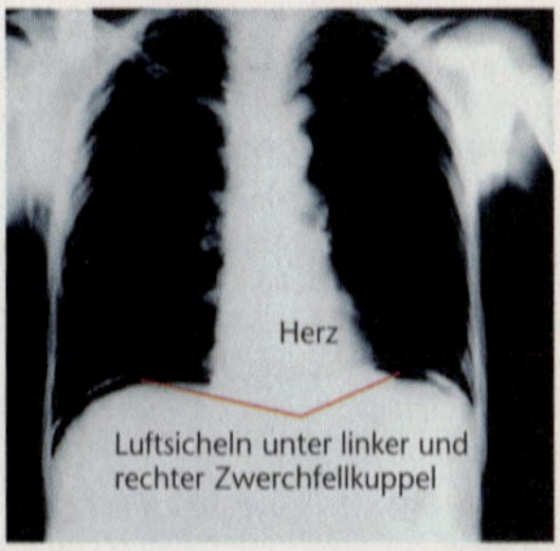

Abb. 21.57: Typisches Röntgenbild eines Patienten mit Perforation (Durchbruch) des Magens oder eines Darmabschnitts, Aufnahme im Stehen. Luft tritt aus dem Magen-Darm-Trakt in die Bauchhöhle aus und sammelt sich unterhalb der Zwerchfellkuppeln. [U138]

Die Vorbereitung zur Angiographie umfasst eine Blutabnahme (Gerinnungswerte, evtl. Blutgruppe) sowie in der Regel ab dem 40. Lebensjahr ein EKG und eine Röntgenleeraufnahme des Thorax. Eine Einschränkung der Kost am Vorabend ist bei der Darstellung von Gefäßen im Abdomen empfehlenswert, um eine Überlagerung der Gefäße mit dem gefüllten Darm zu vermeiden. Ebenso sollte der Patient möglichst abgeführt haben. Am Untersuchungstag bleibt der Patient nüchtern, und die Punktionsstelle – meist die Leiste – wird rasiert. Nach der Untersuchung ist eine Bettruhe von 24 Stunden nötig. Regelmäßige Kontrollen des Kreislaufs, des Verbandes und der punktierten Extremität (Hauttemperatur, Fußpulse) sollen Komplikationen frühzeitig

Untersuchung	Indikation (Bsp.)	Pflegerische Aufgaben
Stuhlkultur	V.a. bakteriell bedingte Diarrhoe (☞ 28.5.6)	An drei aufeinander folgenden Tagen noch warme Stuhlproben (erbsengroße Menge bzw. 0,5 – 1 ml dünnflüssiger Stuhl) in einem sterilen Röhrchen rasch ins Labor schicken (☞ auch 28.5.6)
Untersuchung des Stuhls auf Parasiten/ Wurmeier	V.a. Wurmerkrankungen (☞ 28.9)	An drei aufeinander folgenden Tagen Stuhlproben in einem sterilen Röhrchen ins Labor schicken. Evtl. auch Analabstrich, Klebestreifenmethode (bei V.a. Madenwürmer ☞ 28.9.3)
Fettbestimmung im Stuhl	V.a. Malassimilation (☞ 21.6.3)	An drei Tagen den gesamten Stuhl in einem vorher gewogenen Behälter ins Labor schicken. In dieser Zeit keine Zäpfchen geben
Chymotrypsinbestimmung im Stuhl	V.a. exokrine Pankreasinsuffizienz (☞ 22.6.3)	Eine Woche vorher und während des Tests keine Pankreasenzyme geben. Dann an zwei Tagen den gesamten Stuhl in einem vorher gewogenen Behälter ins Labor schicken

Tab. 21.56: Die wichtigsten Stuhluntersuchungen (Test auf okkultes Blut ☞ Text).

erfassen. Der Druckverband an der Punktionsstelle wird für 24 Stunden belassen.

Computertomographie

Das **Computertomogramm** (*CT* ☞ 9.6.4) dient in erster Linie der Tumor- und Metastasensuche. Unmittelbar vor einem CT dürfen keine Kontrastmitteluntersuchungen durchgeführt werden, weil Kontrastmittelreste das CT-Ergebnis beeinträchtigen.

Pflege bei Computertomographie ☞ 9.6.4

21.3.4 Endoskopie

Endoskopische Verfahren im Magen-Darm-Trakt

Unterschieden werden:

- Die **Ösophagoskopie** zur Untersuchung der Speiseröhre
- Die **Gastro-** und **Duodenoskopie** zur Untersuchung von Magen bzw. Duodenum
- Die **Koloskopie** zur Untersuchung des Dickdarms
- Die **Rektoskopie** zur Untersuchung des Mastdarms
- Die **Proktoskopie** zur Untersuchung des analnahen Darmabschnittes.

Endoskopien des Magen-Darm-Traktes können sowohl zu diagnostischen (Ösophagitis? Ulkus?) als auch zu therapeutischen Zwecken wie etwa Blutstillung oder Polypabtragung durchgeführt werden.

Pflege

Pflege bei Endoskopie ☞ 9.7

Zusätzlich zur allgemeinen Pflege bei Endoskopien sind folgende Maßnahmen nötig:

Am Vorabend einer **Ösophago-Gastro-Duodenoskopie** (kurz *ÖGD*) erhält der Patient flüssige oder leichte Kost und bleibt ab 22 Uhr nüchtern. Kurz vor der Untersuchung wird die angeordnete Prämedikation verabreicht (z.B. Psyquil®, Dolantin® oder Atropin®). Herausnehmbare Zahnprothesen sind zu entfernen. Wenn die Lokalanästhesie im Rachen ca. zwei Stunden nach der Untersuchung abgeklungen ist, kann der Patient normale Kost zu sich nehmen. Nach einer Biopsieentnahme besteht in aller Regel eine längere Nahrungskarenz von ca. 4 – 6 Stunden (Arztanordnung).

Für *alle* Darmuntersuchungen ist eine gründliche Reingung der Analregion notwendig, um optimale Untersuchungsbedingungen herzustellen (keine Behinderung der Inspektion durch Verschmutzung).

Bei einer **Proktoskopie** wird dem Patienten ca. eine Stunde vor der Untersuchung ein Klistier (☞ 21.1.6) verabreicht.

Zur Vorbereitung einer **Rektoskopie** sind in der Regel leichte Kost am Vortag und zwei Klistiere am Untersuchungstag ausreichend. Selten wird eine gründliche Darmreinigung mit Reinigungseinläufen am Vorabend und Untersuchungstag, Laxantiengabe (z.B. X-Prep® um 14 Uhr des Vortages) und Nahrungskarenz verlangt. Nach Polypabtragung oder ähnlichen Eingriffen ist der Stuhl auf Blut zu beobachten. Bei Schmerzen muss der Arzt benachrichtigt werden, da die Möglichkeit einer Perforation besteht.

Zur Vorbereitung des Patienten für eine **Koloskopie** gibt es mehrere Möglichkeiten, z.B.:

- Zwei Tage *vor* der Untersuchung erhält der Patient ein stark wirkendes Abführmittel, z.B. X-Prep® (1/2 Flasche) und anschließend flüssige, ballaststofffreie Kost (klare Brühe, Suppe ohne Einlage, Tee, *kein* Brei). Der Patient soll täglich 2 – 3 Liter trinken. Am *Vortag* der Untersuchung wird ihm nochmals ein Abführmittel wie X-Prep® (1/2 Flasche) gegeben. Leidet der Patient unter Obstipation und Laxantienabusus, werden die gewohnten Abführmittel weiter verabreicht. Am Vorabend der Untersuchung wird der Darm mit einem hohen Einlauf gereinigt, am Morgen des Untersuchungstages mit zwei Klistieren. Der Patient darf Tee oder Kaffee trinken, der Diabetiker frühstücken. Die notwendigen Arzneimittel können eingenommen werden
- Am Tag vor der Untersuchung wird eine orthograde Darmspülung (☞ 21.1.5) durchgeführt, ggf. werden zusätzlich Abführmittel wie Dulcolax® Drg. gegeben. Selten muss zusätzlich ein Reinigungseinlauf oder Klistier verabreicht werden. Nach der orthograden Darmspülung erhält der Patient nur noch flüssige Kost (keine Milch, keine fetthaltigen Suppen).

Nach der Koloskopie wird der Patient engmaschig überwacht. Bei Blutungen aus dem After oder Schmerzen wird der Arzt informiert. Wurden keine Tumoren abgetragen oder Biopsien entnommen und existiert keine anders lautende Arztanordnung, darf der Patient nach ca. zwei Stunden wieder essen.

> Hauptkomplikationen aller gastroenterologischer Endoskopien sind Blutungen und Perforation. Deshalb wird nach der Untersuchung auf das Allgemeinbefinden des Patienten (RR, Puls, Schmerzen, Hautfarbe) sowie Veränderungen des Abdomens und der Stuhlausscheidung geachtet.

21.3.5 Funktionsdiagnostik

Szintigraphische Magenmotilitätsmessung

Die **szintigraphische Magenmotilitätsmessung** (Motilität = Beweglichkeit) ermittelt Zeitdauer und Qualität der *Magenentleerung* mittels Radionukliden. Hierzu erhält der Patient oral flüssige und feste Bestandteile, die an *unterschiedliche* radioaktive Markierungssubstanzen gekoppelt sind. Störungen der Magenbeweglichkeit treten z.B. bei Sklerodermie (☞ 25.6.2) und unter Chemotherapie (☞ 24.5.1) auf.

Nach der Untersuchung sollen die Patienten viel trinken, um die Ausscheidung der radioaktiven Substanzen zu beschleunigen.

Langzeit-pH-Metrie

Die **Langzeit-pH-Metrie** misst den pH-Wert im Ösophagus oder Magen und so

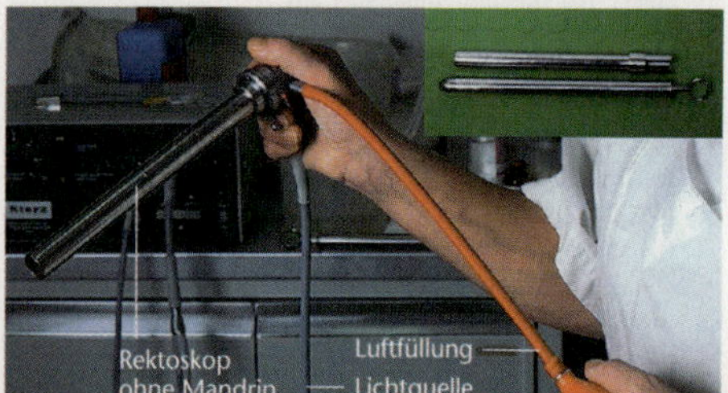

Abb. 21.58: Das Rektoskop besteht aus Außenrohr und abgerundetem Mandrin, der nach Einführen entfernt wird. Mit dem Ballon wird Luft in das Rektum gepumpt, um die Darmlichtung zur besseren Sicht aufzuweiten. Ausschnitt: Rektoskop und Mandrin. [K183]

die Magensäureproduktion über 24 Stunden. Dazu wird dem Patienten eine pH-Messsonde über die Nase in den Ösophagus bzw. Magen eingeführt und ein Registriergerät umgehängt. Die Langzeit-pH-Metrie kann zur Diagnostik eines gastroösophagealen Refluxes (Messungen im unteren Ösophagus im Liegen und im Stehen) sowie zur Überprüfung der Wirksamkeit säureblockierender Arzneimittel eingesetzt werden.

Ösophagusmanometrie

Für die **Ösophagusmanometrie** wird eine Sonde in den Magen geschoben und der Druck im Inneren des Ösophagus und im Magenfundus an verschiedenen Stellen gemessen. Dies ermöglicht eine Aussage über die Ösophagusmotilität und den Verschluss zwischen Magen und Ösophagus.

Tests zur Überprüfung der Dünndarmresorption

Der **Laktose-Toleranztest** dient dem Nachweis eines Laktasemangels (Laktose spaltendes Enzym) im Dünndarm. Der nüchterne Patient trinkt morgens 50 g Laktose in 400 ml Wasser. Bei einem Laktasemangel kann das Disaccharid (Zweifachzucker) Laktose im Dünndarm nicht in Einfachzucker aufgespalten und somit auch nicht resorbiert werden, so dass der Blutglukosespiegel nach 30, 60, 90 und 120 Minuten im Vergleich zum Gesunden nicht oder kaum ansteigt. Typischerweise treten bei Patienten mit einem Laktasemangel außerdem Blähungen und/oder Durchfall nach der Laktosegabe auf.

Der **D-Xylose-Test** weist eine Störung der Kohlenhydratresorption im Dünndarm nach. Nach Entleerung der Blase trinkt der Patient 25 g Xylose (Holzzucker, ein Monosaccharid = Einfachzucker) in 300 ml Wasser. Während der nächsten fünf Stunden sammelt der Patient Urin (☞ 7.8.2). Zwei Stunden nach der Xylose-Einnahme wird der Xylosespiegel im Blut bestimmt. Bei einer Resorptionsstörung sind der Xylosespiegel im Blut und die Ausscheidung der Xylose mit dem Urin im Vergleich zum Gesunden erniedrigt.

Ohne Blutentnahme kommt der **H_2-Atemtest** *(H_2-Exhalationstest)* aus, der ebenfalls die Kohlenhydratresorption im Dünndarm testet. Der Patient nimmt oral 50 g des betreffenden Zuckers (Laktose, Laktulose, Fruktose oder Glukose) zu sich. Bei einer Resorptionsstörung im

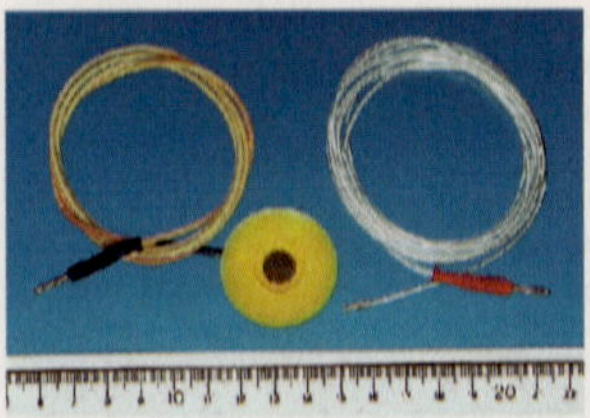

Abb. 21.59: Messsonde zur Ösophagus-pH-Metrie mit zugehöriger Neutralelektrode (links). [K183]

Dünndarm gelangt der Zucker in den Dickdarm, wo er von Bakterien verstoffwechselt wird. Der dabei entstehende Wasserstoff (H_2) diffundiert durch die Darmwand und ist in der Ausatemluft des Patienten in erhöhter Konzentration nachweisbar.

Schilling-Test ☞ *24.6.3*

21.4 Ösophaguserkrankungen

Ösophagusvarizen ☞ *22.4.6*

21.4.1 Anatomie und Physiologie des Ösophagus

Der **Ösophagus** *(Speiseröhre)* verbindet als etwa 25 cm langer Muskelschlauch den Rachen mit dem Magen. Durch seine Elastizität kann er sich beim Schlucken auf bis zu 3,5 cm aufdehnen, jedoch nicht an den drei *physiologischen Engstellen* der Speiseröhre:

- Der Ringknorpelenge
- Der Aortenenge
- Der Zwerchfellenge.

Diese Engen sind von erheblicher klinischer Bedeutung, da sich Entzündungen und Tumoren bevorzugt dort manifestieren und verschluckte Fremdkörper hier stecken bleiben.

Normalerweise ist das Lumen des Ösophagus an seinem kranialen und kaudalen Ende durch den **oberen** bzw. **unteren Ösophagussphinkter** verschlossen. Zu Beginn des Schluckaktes erschlafft der obere Ösophagussphinkter, und der Speisebrei tritt vom Rachen in den Ösophagus über. Durch wellenförmige Kontraktionen der glatten Ösophagusmuskulatur **(Peristaltik)** wird er in Richtung Magen transportiert. Kommt die peristaltische Welle am unteren Ösophagusende an, öffnet sich reflektorisch der untere Ösophagussphinkter, und der Speisebrei gelangt in den Magen. Im Ösophagus finden keine Verdauungsvorgänge statt.

21.4.2 Refluxösophagitis

Gastroösophagealer Reflux: Rückfluss von Mageninhalt in den Ösophagus.

Refluxösophagitis *(Refluxkrankheit):* Entzündung der Ösophagusschleimhaut infolge eines gastroösophagealen Refluxes.

Soor-Ösophagitis ☞ *28.7.2*

Krankheitsentstehung

Ursächlich liegt ein unzureichender Verschluss des unteren Ösophagussphinkters vor **(Kardiainsuffizienz).** Die aggressive Magensäure fließt zurück in den Ösophagus **(Reflux)** und greift das Plattenepithel der Ösophagusschleimhaut an. Es entsteht eine (chronische) Entzündung.

Symptome, Befund und Diagnostik

Typische Beschwerden des Patienten sind **Sodbrennen** und (saures) Aufstoßen vor allem beim Bücken, im Liegen und nach der Nahrungsaufnahme. In späteren Stadien treten Schmerzen hinter dem Sternum sowie beim Schlucken hinzu.

Zur Diagnose werden oft neben der Endoskopie eine Langzeit-pH-Metrie und Ösophagus-Manometrie (☞ 21.3.5) durchgeführt.

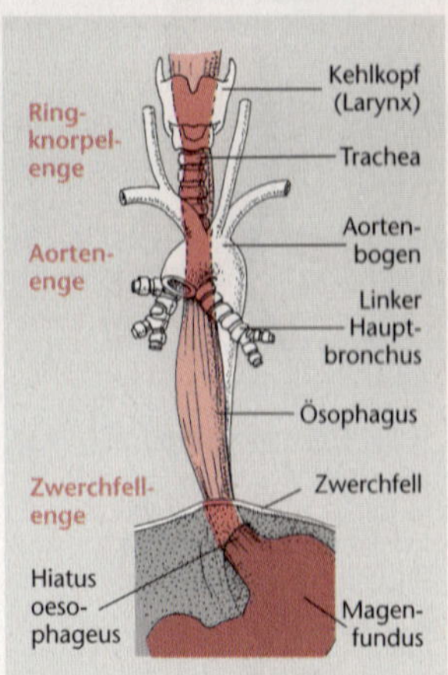

Abb. 21.60: Verlauf des Ösophagus und seine drei physiologischen Engstellen. Hiatus oesophageus wird die Lücke im Zwerchfell genannt, durch die der Ösophagus in den Bauchraum tritt. [A400-190]

Komplikationen

Gefährliche Komplikationen sind Blutungen aus Ulzera, narbige Strikturen des Ösophagus oder maligne Entartungen der chronisch entzündeten Schleimhaut.

Behandlungsstrategie

Die Therapie umfasst neben der Änderung von Ernährungsgewohnheiten und Verhalten (☞ unten) die medikamentöse Behandlung, heute meist mit Protonenpumpenhemmern (☞ Pharma-Info 21.75). Weitgehend verdrängt worden sind durch diese Präparate Antazida (☞ Pharma-Info 21.75), H_2-Antagonisten (☞ Pharma-Info 21.75) und Arzneimittel zur Förderung der Magenentleerung (z.B. Paspertin®).

Bei Erfolglosigkeit der konservativen Therapie oder beim Auftreten schwerer Komplikationen wird der Mageneingang durch eine *Fundoplikatio* (☞ 21.4.3) operativ eingeengt. Auch bei häufigen Rezidiven und daraus resultierender Notwendigkeit einer medikamentösen Dauertherapie wird eine Operation erwogen. Bereits entstandene narbige Verengungen werden aufgedehnt **(Bougierung).**

Pflege und Patienteninformation

Pflege bei Fundoplikatio ☞ 21.4.3

Ebenso wichtig wie Arzneimittel sind folgende Allgemeinmaßnahmen:

- Nur im Sitzen essen
- Nach den Mahlzeiten nicht hinlegen
- Mit erhöhtem Oberkörper schlafen
- Häufige kleine Mahlzeiten einnehmen, dabei „Säurelocker" wie Kaffee, Alkohol und Süßspeisen meiden und kohlenhydrat- und fett*arme*, aber eiweiß*reiche* Nahrungsmittel essen; Eiweiß führt zu einer vermehrten Produktion von *Gastrin* und dadurch zu einem gesteigerten Tonus des Ösophagussphinkters
- In den letzten drei Stunden vor dem Schlafengehen nichts mehr essen
- Antazida (☞ Pharma-Info 21.75) ca. 1 – 2 Stunden *nach* dem Essen und vor dem Schlafengehen einnehmen
- Bei Übergewicht Gewicht reduzieren; dies senkt den Druck auf den unteren Ösophagussphinkter
- Nicht so bücken, dass der Oberkörper nach vorne oder unten hängt, sondern in die Hocke gehen
- Keine einschneidende Kleidung anziehen, z.B. Gürtel, Korsetts
- Obstipationsprophylaxe durchführen; ein voller Darm und Pressen bei der Defäkation erhöhen den abdominellen Druck
- Rauchen einstellen. Nikotin führt über eine Vasokonstriktion zu einer Verschlechterung der Ösophagusschleimhaut und vermindert so den Schutz vor der Magensäure.

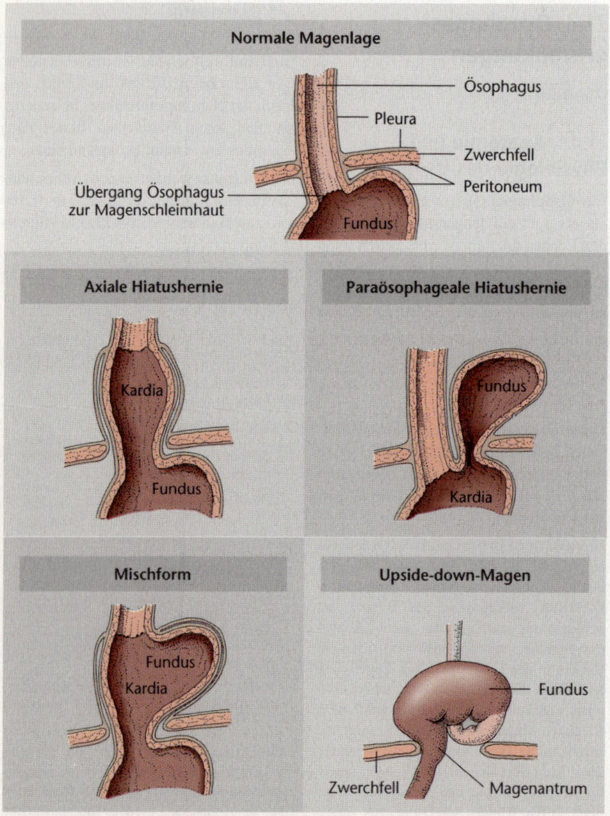

Abb. 21.61: Physiologische Magenanlage und Formen der Hiatushernie. [A400-190]

21.4.3 Hiatushernie

Leisten-, Schenkel-, Nabel- und Narbenhernie ☞ 21.9

Hiatushernie (lat. hiatus = Spalt): Zwerchfellbruch mit teilweiser oder kompletter Verlagerung des Magens in den Thorax ohne Einstülpung der Speiseröhre. Ursache ist meist eine erworbene Erweiterung des Hiatus oesophageus (☞ Abb. 21.61).

Krankheitsentstehung und Einteilung

Folgende Formen werden unterschieden (☞ Abb. 21.61):

- Die mit ca. 80 % häufigste Form ist die **axiale Hernie** *(Gleithernie, gastroösophageale Hernie)*, bei der Kardia und Fundus des Magens (☞ Abb. 21.70) zeitweise oder ständig oberhalb des Zwerchfells liegen
- Bei der **paraösophagealen Hernie** liegen Ösophagus und Kardia an normaler Stelle im Brust- bzw. Bauchraum, während sich der Magenfundus *neben* der Speiseröhre in den Brustraum drängt. Gelegentlich gelangen auch Kolon, Milz oder Dünndarm in den Thoraxraum
- **Mischformen** beider kommen vor
- Von einem **Upside-down-Magen** spricht man, wenn der gesamte Magen in den Thorax verlagert ist und durch

die Fixierung des unteren Ösophagus am Zwerchfell „auf dem Kopf" steht.

Begünstigend auf die Hernienbildung wirken ein anlage- oder altersbedingter Verlust der Bindegewebselastizität und ein erhöhter Druck im Bauchraum, z.B. verstärkte Bauchpresse bei chronischer Obstipation, chronischer Husten oder Schwangerschaft.

Symptome, Befund und Diagnostik

Axiale Hernien bereiten den Patienten meist keine Beschwerden und werden daher oft nur zufällig entdeckt. Mitunter tritt eine Refluxösophagitis (☞ 21.4.2) wegen des fehlenden unteren Ösophagusverschlusses auf.

Paraösophageale Hernien betreffen meist Patienten im mittleren Lebensalter und führen zu Völlegefühl, Druckgefühl in der Herzgegend, Schluckbeschwerden oder Luftnot. Refluxösophagitiden sind sehr selten (Sphinkterfunktion intakt).

Die Diagnose wird durch Endoskopie und Röntgenbreischluck in Kopftieflage gestellt.

Komplikationen

Insbesondere bei der paraösophagealen Hernie drohen Komplikationen in Abhängigkeit davon, welche(s) Organ(e) in den Thoraxraum verlagert ist/sind, z.B. Einklemmung des Magens mit Strangulation der Blutzufuhr, Stieldrehung des Magens (**Magenvolvulus**) oder Speiseröhreneinklemmung (**Ösophagusinkarzeration**).

Behandlungsstrategie

Axiale Hernien bedürfen meist keiner Therapie. Tritt eine Begleitösophagitis einmalig auf, wird diese konservativ behandelt. Bei Rezidiven ist eine *Fundoplikatio* (☞ unten) zu erwägen.

Paraösophageale Hernien werden wegen der möglichen Komplikationen auch bei asymptomatischem Verlauf operiert (*Gastropexie* und *Hiatoplastik* ☞ unten).

Fundoplikatio, Hiatoplastik und Gastropexie

Fundoplikatio, Hiatoplastik und Gastropexie werden ohne Eröffnung des Thorax und des Ösophagus transabdominell durchgeführt, zunehmend auch minimalinvasiv (laparoskopisch).

Bei der **Fundoplikatio** wird der Magenfundus manschettenförmig um den unteren Ösophagus genäht. Die **Fundusmanschette** (☞ Abb. 21.63) soll die Funktion des unteren Ösophagussphinkters stärken oder wiederherstellen und den Reflux von saurem Mageninhalt in den Ösophagus verhindern. Falls notwendig wird zusätzlich der Hiatus oesophageus durch einige Nähte verengt (**Hiatoplastik**).

Die **Gastropexie** wird bei der paraösophagealen Hernie nach vorheriger Rückverlagerung des Magens in den Bauchraum und Einengung des Hiatus oesophageus durchgeführt: Bei der **Fundophrenikopexie** wird der Magenfundus von unten am Zwerchfell fixiert, bei der **vorderen Gastropexie** die Magenvorderwand an die Bauchdecke angeheftet (☞ Abb. 21.64).

Pflege bei Fundoplikatio, Hiatoplastik und Gastropexie

Allgemeine perioperative Pflege ☞ 11.1 und 11.4

Präoperative Pflege

Der Patient erhält am Vortag der Operation leichte Kost. Vor dem Eingriff werden die Haare des vorderen Rumpfes von den Mamillen bis oberhalb der Schambehaarung entfernt.

Postoperative Pflege

Postoperative Pflegemaßnahmen:

- Allgemeine Pflegemaßnahmen wie bei Refluxösophagitis
- Die Lage der intraoperativ als innere Schienung eingelegten Magensonde wird mindestens einmal täglich kontrolliert, da die Verletzungsgefahr bei Dislokation der Sonde hoch ist. An der Sonde wird in keinem Fall manipuliert, und bei jedem versehentlichen Verrutschen wird sofort ein Arzt benachrichtigt. Die Sonde wird entfernt, wenn die Darmtätigkeit eingesetzt und vorheriges Abklemmen nicht zu einem Sekretstau geführt hat, in der Regel nach 48 Stunden

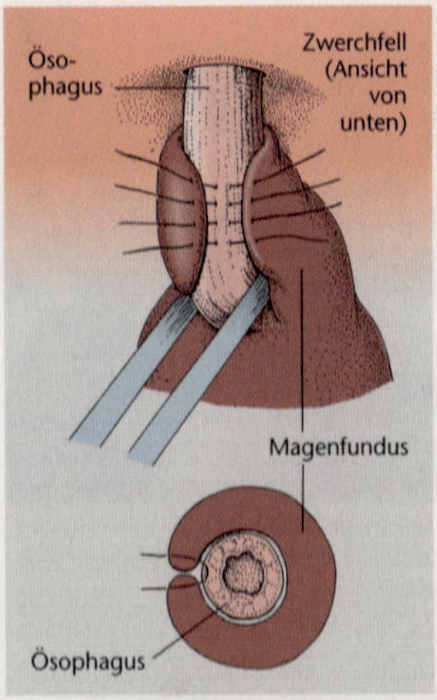

Abb. 21.63: Fundoplikatio. Oben der OP-Situs, unten im Querschnitt. [A400-190]

- Wunddrainagen sind bei diesen Eingriffen nicht obligat. Liegt eine Zieldrainage, wird sie in der Regel am 2. postoperativen Tag gekürzt und am 4. Tag entfernt
- Der Patient darf ab dem 1. postoperativen Tag schluckweise Tee trinken. Danach wird die Kost nach Arztanordnung aufgebaut
- Bei guten Kreislaufverhältnissen wird noch am OP-Tag mit der Frühmobilisation des Patienten begonnen
- Der Pneumonieprophylaxe dienen regelmäßige Atemgymnastik und ausreichende Schmerzmittelgabe.

21.4.4 Ösophagusfremdkörper

Fremdkörper bleiben meist im unteren Abschnitt des Rachens oder in der obersten physiologischen Engstelle des Öso-

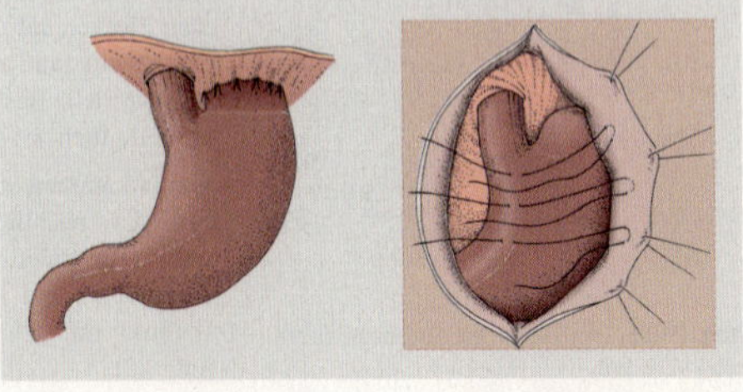

Abb. 21.62: Links Fundophrenikopexie, rechts vordere Gastropexie [A400-190]

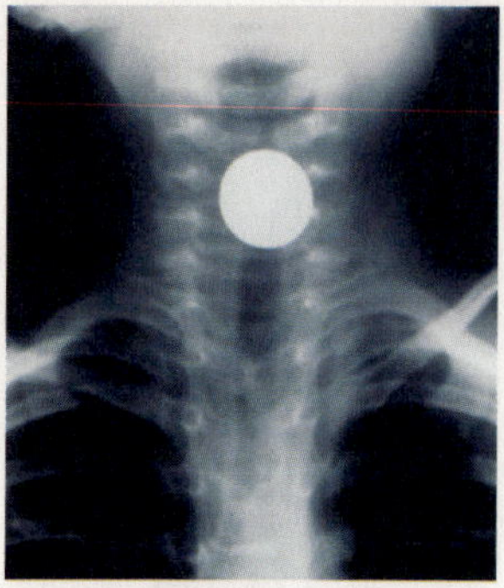

Abb. 21.64: Röntgenaufnahme einer verschluckten Münze in der ersten Ösophagusenge bei einem Kind. [M117]

phagus (☞ Abb. 21.60) stecken. Am häufigsten sind Kinder oder ältere Patienten betroffen. Insbesonders Patienten mit einer Oberkiefervollprothese sind gefährdet, da durch die Prothese die Empfindsamkeit im Bereich des harten Gaumens eingeschränkt ist. Kinder verschlucken am häufigsten Münzen, kleine Spielzeugteile und Nüsse, bei Erwachsenen finden sich eher zu große Fleischbrocken, Gebissteile und Knochen (Hühnchen).

Bei vielen Patienten ist zum Zeitpunkt der Krankenhausvorstellung nicht nur unklar, was, sondern ob überhaupt etwas verschluckt wurde. Diagnostischer und therapeutischer Grundsatz ist, dass „über einem Fremdkörper die Sonne nicht auf- oder untergehen soll". Jeder Verdacht auf einen Fremdkörper muss endoskopisch durch Ösophaguskopie (☞ 21.3.4) abgeklärt werden, um eine **Ösophagusperforation** auszuschließen, die zu lebensbedrohlichen Komplikationen führen kann, z.B. zu einer Mediastinitis (☞ 20.17). In gleicher Sitzung gelingt auch meist die endoskopische Entfernung des Fremdkörpers. Nur selten ist eine offene Operation erforderlich.

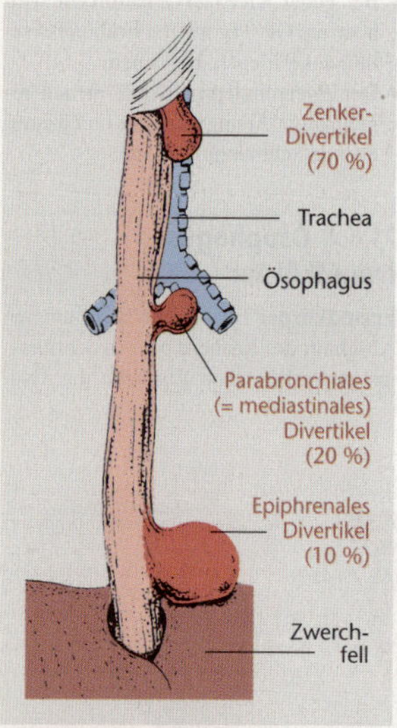

Abb. 21.65 Lokalisation der Ösophagusdivertikel. [A400-190]

21.4.5 Ösophagusdivertikel

Divertikel: Angeborene oder erworbene, sackartige Schleimhautausstülpung umschriebener Wandbezirke in Ösophagus, Magen (selten), Dünndarm (selten) oder Dickdarm (☞ 21.6.7). Unterschieden werden **echte Divertikel** mit Ausstülpung der *gesamten* Darmwand und **falsche Divertikel** *(Pseudodivertikel),* die als erworbene *Schleimhauthernien* durch Lücken der Muskulatur dringen, z.B. an Durchtrittsstellen von Gefäßen (☞ Abb. 21.93).

Ösophagusdivertikel: Ausstülpungen der Ösophaguswand. Entstehen entweder durch Druck von innen **(Pulsionsdivertikel)** oder Zug von außen **(Traktionsdivertikel),** z.B. durch Narben nach Entzündungen.

Zenker-Divertikel

Symptome, Befund und Diagnostik

Am häufigsten sind die (meist falschen) **Zenker-Pulsionsdivertikel** im Halsbereich, die sich durch Schluckbeschwerden (*Dysphagie* ☞ 21.2.2) und Fremdkörpergefühl im Hals bemerkbar machen. Typisch ist das nächtliche Zurückströmen *(Regurgitieren)* von unverdauten Speiseresten, sichtbar an den morgendlichen Flecken auf dem Kopfkissen. Dazu kommt ein fauliger Mundgeruch durch die bakterielle Besiedlung der im Divertikel befindlichen Speisereste.

Komplikationen entstehen durch Aspiration der nächtlich zurückströmenden Speisereste (Gefahr einer Aspirationspneumonie) und Entzündungen (Divertikulitis) mit erhöhter Perforationsneigung.

Die Diagnose wird durch Ösophagusbreischluck und Endoskopie gestellt.

Behandlungsstrategie

Die meisten Divertikel bleiben unbemerkt und sind nicht behandlungsbedürftig. Haben die Patienten Beschwerden, werden die Aussackungen operativ entfernt. Bei kleineren Divertikeln ist auch eine endoskopische Abtragung möglich.

Pflege

Die Pflege bei Divertikelresektion entspricht im Wesentlichen derjenigen bei Ösophagusresektion (☞ 21.4.7), da der Ösophagus intraoperativ eröffnet wird. Die präoperative Rasur umfasst den vorderen Rumpf vom Kinn bis zur Leiste (je nach Lokalisation des Divertikels erfolgt der operative Zugang im Hals- oder Thoraxbereich).

21.4.6 Ösophagusmotilitätsstörungen

Bei den **Ösophagusmotilitätsstörungen** ist die Beweglichkeit der Speiseröhre entweder erniedrigt oder erhöht: Unterschieden werden eine **hypomotile Form,** die *Achalasie*, und zwei **hypermotile Formen,** der *idiopathische diffuse Ösophagusspasmus* und der *hyperkontraktile Ösophagus*. Übergangsformen kommen vor.

Ösophagus-Achalasie

Achalasie (früher auch *Kardiospasmus*): Unfähigkeit des unteren Ösophagussphinkters zu erschlaffen, mit ungeordneter Peristaltik im unteren und Erschlaffung der Muskulatur im mittleren Ösophagusanteil. Seltene Erkrankung des mittleren Lebensalters.

Symptome, Befund und Diagnostik

Die Patienten klagen über krampfartige Brustschmerzen und zunehmende Schluckbeschwerden (*Dysphagie* ☞ 21.2.2) sowohl bei fester als auch bei flüssiger Nahrung. Deshalb essen sie wenig und verlieren an Gewicht. Charakteristisch ist das nächtliche Zurückfließen unverdauter Speisen in die Mundhöhle *(Regurgitation).*

Die Diagnose wird durch Röntgenbreischluck, Manometrie und endoskopische Untersuchung gesichert.

Behandlungsstrategie

Die Behandlung besteht in der mehrmaligen Aufweitung des unteren Ösophagussphinkters durch einen in die Speiseröhre eingeführten Ballonkatheter, der unter manometrischer Kontrolle einige Minuten lang bis zu 300 mmHg aufgeblasen wird **(pneumatische Dilatation, Ballondilatation).** Die Behandlung muss in der Regel nach Monaten bis Jahren wiederholt werden.

Ist diese Maßnahme erfolglos, wird heute eine Erschlaffung des unteren Ösophagussphinkters durch endoskopische Injektion von Botulinustoxin (☞ 28.5.15) versucht. Zeigt auch dies kein zufrieden stellendes Ergebnis, werden in der **Kardiomyotomie** (*Heller-Myotomie* ☞ Abb. 21.66) die verdickten Muskelschichten im Bereich der Kardia und des unteren Ösophagussphinkters (längs) gespalten, die darunter liegende Ösophagusschleimhaut bleibt jedoch intakt. Da die Operation zu einer Verschlussstörung mit evtl. postoperativem Reflux führt, wird der Eingriff oft mit einer Fundoplikatio kombiniert. Minimal-invasive (laparoskopische) Verfahren werden immer häufiger eingesetzt.

Pflege

Die Patienten brauchen Zeit zum Essen und sollten ihre Kost nach der individuellen Verträglichkeit auswählen. Günstig sind kleine und häufige Mahlzeiten.

Pflege bei Kardiomyotomie wie bei Fundoplikatio ☞ 21.4.3

Idiopathischer diffuser Ösophagusspasmus

Idiopathischer diffuser Ösophagusspasmus: Kontraktionen des mittleren und unteren Ösophagus ohne propulsive (vorantreibende) Wirkung bei normaler Funktion des unteren Ösophagussphinkters.

Die Patienten haben krampfartige Brustschmerzen ähnlich denen einer Angina pectoris (☞ 18.5.1) sowie eine Dysphagie. Die Diagnose wird durch Manometrie und Ösophagus-Breischluck gestellt.

Als therapeutische Allgemeinmaßnahmen werden langsames Essen, gutes Kauen und das Meiden schlecht verträglicher Speisen empfohlen. Medikamentös werden vor allem Kalziumantagonisten (z.B. Adalat® ☞ Pharma-Info 19.33) eingesetzt.

Hyperkontraktiler Ösophagus

Hyperkontraktiler Ösophagus *(Nussknacker-Ösophagus):* Abnorm lange oder starke (peristaltische) Kontraktionen des distalen Ösophagus bei regelrechter Funktion des unteren Ösophagusspinkters.

Hauptbeschwerden des Patienten sind Thoraxschmerzen oder Dysphagie. In zwei Drittel der Fälle besteht außerdem ein gastroösophagealer Reflux. Therapeutisch helfen Kalziumantagonisten (z.B. Adalat®) sowie die Allgemeinmaßnahmen der Antirefluxbehandlung (☞ 21.4.2).

21.4.7 Ösophaguskarzinom

Benigne Tumoren der Speiseröhre sind selten. 99 % aller Ösophagustumoren sind maligne.

Ösophaguskarzinom *(Speiseröhrenkrebs):* Bösartiger Speiseröhrentumor (in 95 % Plattenepithelkarzinom), der meist früh das lokale Bindegewebe infiltriert und metastasiert. Vorwiegend an den drei physiologischen Engstellen der Speiseröhre lokalisiert (☞ Abb. 21.60). Betrifft vor allem männliche Raucher und Alkoholkranke > 50 Jahre.

Krankheitsentstehung

Risikofaktoren sind langjähriger Konsum hochprozentiger Alkoholika, Nikotinabusus sowie Achalasie und andere (chronische) Ösophaguserkrankungen. Auch besonders heiße und scharf gewürzte Speisen sowie bestimmte chemische Substanzen (Nitrosamine) spielen eine Rolle. Allen Risikofaktoren gemeinsam ist die chronische Reizung und Schädigung der Ösophagusschleimhaut.

Symptome und Untersuchungsbefund

Beim Auftreten erster Beschwerden verlegt das Karzinom oft schon zwei Drittel des Ösophaguslumens. Die Patienten klagen zunächst nur bei festen Speisen über Schluckbeschwerden *(Dysphagie)*, später auch bei weicher Nahrung und Flüssigkeit. Folge ist meist eine unzureichende Nahrungszufuhr mit massivem Gewichtsverlust. Durch den Verschluss des Ösophagus kommt es zur Regurgitation der Nahrung und fauligem Aufstoßen.

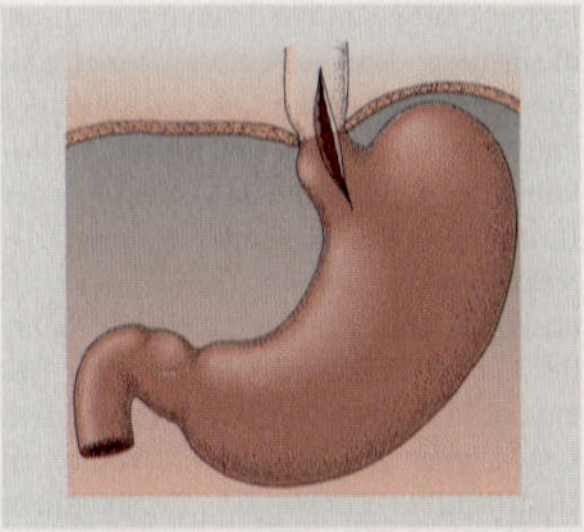

Abb. 21.66: Kardiomyotomie. Bei der Kardiomyotomie wird die Muskulatur im Bereich des unteren Ösophagussphinkters und der Kardia längs gespalten. [A400-190]

Eine Infiltration in die Umgebung führt zu Schmerzen hinter dem Sternum, Heiserkeit, Stimmlosigkeit *(Aphonie)*, Husten und Atemnot.

Diagnostik

Entscheidend sind der Ösophagus-Breischluck und die Endoskopie mit Gewebeentnahme. Zur genauen Stadieneinteilung schließen sich (Endo-)Sonographie, CT, Röntgenaufnahme des Thorax und evtl. Bronchoskopie an.

Behandlungsstrategie

Die radikale operative Entfernung des Tumors ist die einzige Chance des Patienten auf Heilung. Sie ist meist nur bei Tumoren im mittleren und unteren Drittel möglich. Der Ösophagus wird teilweise **(Ösophagusresektion)** oder fast ganz **(subtotale Ösophagektomie)** entfernt und der entstandene Defekt durch Hochziehen des Magens *(Magenhochzug)* oder Zwischenschalten eines Darmstückes (*Interponat* aus Dünn- oder Dickdarm) überbrückt. Operationszugang, genaue Resektionsgrenzen und Verlauf des Interponats hängen dabei von Lokalisation und Ausdehnung des Tumors ab. Meist sind eine Thorakotomie, eine Laparotomie und eine Inzision am Hals erforderlich. Die Operationsletalität ist mit ca. 8 % dementsprechend hoch.

Bei fortgeschrittenen Tumoren kann präoperativ mit Chemotherapie und Bestrahlung versucht werden, den Tumor zu verkleinern *(Downstaging)*, um die Operationsbedingungen zu verbessern. Karzinome im oberen Speiseröhrendrittel werden meist primär bestrahlt.

Bei ausgedehntem Tumorwachstum in die Umgebung oder bei Fernmetastasen ist nur eine palliative Therapie möglich, die insbesondere die Nahrungspassage sicherstellen und so die Lebensqualität des Patienten verbessern soll. Durch endoskopisches Lasern, oft mit nachfolgender Bestrahlung des Tumors von innen (*Afterloading-Verfahren* ☞ 32.9.1), oder endoskopisches Einlegen eines *Stents* (☞ Abb. 21.69) wird versucht, das Lumen des Ösophagus offen zu halten. Das Legen einer perkutanen endoskopischen Gastrostomie (PEG ☞ 10.3.2) ermöglicht die Nahrungszufuhr auch bei komplettem Verschluss des Ösophagus.

Pflege bei Ösophaguskarzinom

Pflege onkologischer Patienten ☞ 24.2
Pflege bei Dyspnoe ☞ 7.2.12

- Viele kleine Mahlzeiten verabreichen und mit reichlich Flüssigkeit einnehmen (lassen). Bei Schmerzen beim Schlucken auf Arztanordnung Analgetikum vor den Mahlzeiten verabreichen. Nach den Mahlzeiten den Patienten zum Umhergehen auffordern
- Die Mahlzeiten mit flüssiger (Zusatz-)Kost (*Formuladiät* ☞ 10.3.1) und Vitaminen ergänzen, um die Ernährungssituation des Patienten zu verbessern
- Ggf. hyperkalorische Ernährung über einen ZVK geben, z.B. bei Unfähigkeit zu schlucken oder sehr schlechtem Ernährungszustand.

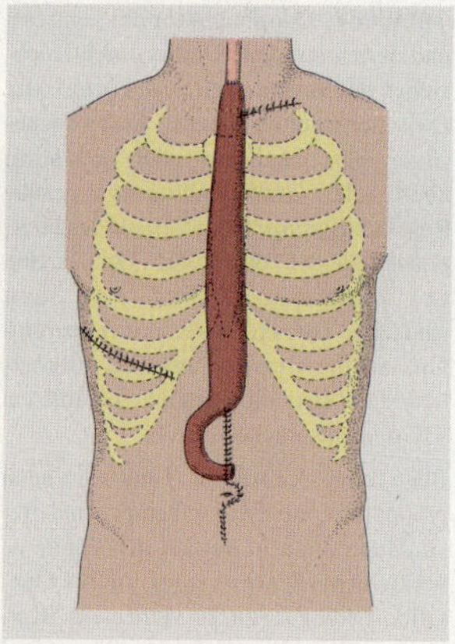

Abb. 21.67: Ösophagektomie und Magenhochzug als Ösophagusersatz. Die Abb. zeigt eine der häufigsten Schnittführungen (Zweihöhleneingriff). [A400-190]

Perioperative Pflege bei Ösophagusresektion/ Ösophagektomie

Allgemeine perioperative Pflege ☞ 11.1 und 11.4

Präoperative Pflege

Neben den allgemeinen präoperativen Maßnahmen sind die Anmeldung eines HNO-Konsils zur Beurteilung der N.-recurrens-Funktion und einer Lungenfunktionsprüfung (☞ 20.4.3) erforderlich. Die Rasur erfolgt vom Kinn bis zu den Leisten einschließlich der Flanken-, Achsel- und Schambehaarung. Darmreinigung und Nahrungsabbau werden nach Arztanordnung durchgeführt. Sie hängen davon ab, ob der Magen oder ein Darmstück als Speiseröhrenersatz dienen soll. Unabdingbarer Bestandteil der Pneumonieprophylaxe ist der präoperative Beginn der Atemgymnastik. Bei allen Pflegetätigkeiten berücksichtigen die Pflegenden die enorme psychische Belastung, unter der die körperlich oft erheblich geschwächten Patienten stehen.

Postoperative Pflege

Krankenbeobachtung und Dokumentation

- Vitalzeichen, Temperatur
- Allgemeinbefinden, Schmerzen
- Magensonde (Lage der Sonde, Menge und Aussehen des Sekrets)
- ZVK, Infusionen
- Flüssigkeitsbilanz, ZVD
- Wunddrainagen, Verbände
- Pleuradrainage (Sekretmenge)
- Später: Kostaufbau, Verträglichkeit der Kost.

- **Lagerung.** Postoperativ wird der Patient halbsitzend gelagert. Eine Überstreckung des Kopfes nach hinten wird vermieden, um die Anastomose zwischen Ösophagusstumpf und hochgezogenem Magen/Interponat nicht zu stark zu belasten
- **Mobilisation.** Der Patient wird frühestmöglich mobilisiert, wobei eine Frühmobilisation bei den geschwächten Patienten und nach der langen Operation meist nicht möglich ist
- **Prophylaxen.** Da Schmerzen zu einer Schonatmung führen, ist auf eine ausreichende Schmerzmedikation zu achten. Auch die früher üblichen Laparotomiebinden wirken sich ungünstig auf die Atmung aus, weshalb die Pflegenden möglichst auf sie verzichten (Pneumonieprophylaxe ☞ 7.2.4). Die Soor- und Parotitisprophylaxe ist wegen der trockenen Mundschleimhaut bei parenteraler Ernährung und liegender Magensonde besonders wichtig. Dem Patienten werden nach Möglichkeit verschiedene Teesorten zum Ausspülen des Mundes angeboten
- **Wundversorgung.** Die Zieldrainagen (meist Easy-Flow-Drainagen mit Adhäsivbeutel ☞ Abb. 11.42 und 11.43) werden am 2. postoperativen Tag gekürzt und am 5. – 6. postoperativen Tag gezogen, Redondrainagen am 2. – 3. Tag (Umgang mit Drainagen ☞ 11.4.7). Die Fäden werden zwischen dem 7. und 10. Tag entfernt
- **Pleuradrainage.** Die Sekretmenge wird engmaschig kontrolliert und bei V.a. auf ein Leck sofort der Arzt informiert. Bleibt die Lunge auch 12 Stunden nach Abklemmen der Drainage entfaltet und fördert die Drainage weniger als 100 ml Sekret/24 Stunden, wird die Pleuradrainage entfernt (☞ 20.2.2)
- **Magensonde.** Postoperativ liegt für ca. 5 – 7 Tage eine Magensonde; sie wird gezogen, wenn ein Gastrografin-Breischluck Dichtigkeit der Anastomosen ergeben hat (☞ unten). Da die Sonde die Operationsnähte schient, wird an ihr auf keinen Fall manipuliert (☞ 21.4.3)
- **Kostaufbau.** Wann mit dem Kostaufbau angefangen wird, ist von Haus zu Haus unterschiedlich. In den meisten Kliniken wird damit erst begonnen, wenn ein Gastrografin-Breischluck am

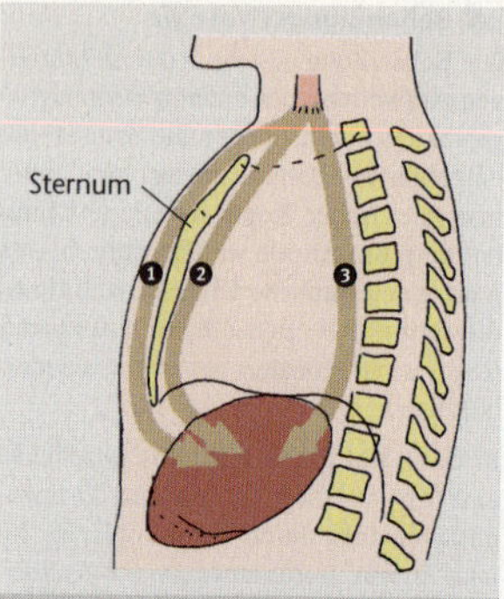

❶ Subkutan ❷ Retrosternal
❸ Mediastinal im Speiseröhren-Bett

Abb. 21.68: Interponatverlauf nach Ösophagusresektion. [A300]

5. – 7. postoperativen Tag die Dichtigkeit der Anastomose bestätigt hat. Bis dahin wird der Patient parenteral ernährt (☞ 10.3.4). Anschließend darf er in der Regel schluckweise Tee trinken und ab dem 6. – 9. Tag Schleim und Brei zu sich nehmen. Bei guter Verträglichkeit wird die Kost dann weiter gesteigert. Wenige Kliniken gehen von dieser Regelung ab und beginnen bei guten Anastomosenverhältnissen und normalem postoperativen Verlauf schon am 2. – 3. Tag mit der oralen Flüssigkeitsaufnahme, nachdem die Magensonde frühzeitig entfernt wurde. Wurde der Magen zur Überbrückung des fehlenden Ösophagusabschnittes hochgezogen, kann der Patient nur kleine Mahlzeiten zu sich nehmen, da ihm das physiologische Speisereservoir fehlt.

Patienten mit tiefen Anastomosen leiden häufig unter einem Reflux von Magensaft. Hier finden zusätzlich die Pflegemaßnahmen bei Refluxösophagitis Anwendung (☞ 21.4.2).

! Vorsicht

An einer Magensonde, die nach Operationen von Ösophagus und Magen gelegt wird, darf nie manipuliert werden. Da die Sonde in unmittelbarer Nähe des operierten Gebietes liegt, birgt jede Dislokation die Gefahr einer **Anastomosenperforation.** Eine Dislokation wird unverzüglich dem Arzt gemeldet.

Patienteninformation

Auch während der Folgezeit sollte der Patient 6 – 8 kleine Mahlzeiten täglich zu sich nehmen und die Nahrung gut durchkauen. Die meisten Patienten vertragen eine fettarme Schonkost am besten. Kaffee und Alkohol sollten sie meiden.

Pflege bei Stentimplantation

Die Pflege vor Stentimplantation entspricht derjenigen vor einer Ösophago-Gastro-Duodenoskopie.

Nach der Implantation wird der Patient in Oberkörperhochlage gelagert. Meist ist eine sofortige Mobilisation möglich. In der Regel kann der Patient 24 Stunden nach der Implantation nach vorheriger Röntgenkontrolle Flüssigkeit zu sich nehmen. Ab dem zweiten Tag ist pürierte Kost erlaubt. Um die Schmerzen beim Essen durch die gereizten Schleimhäute gering zu halten, kann 15 Minuten vor dem Essen ein Lokalanästhetikum aufgesprüht werden, z.B. Novesine®-Wander 1 %. Der Patient soll zu den Mahlzeiten viel trinken und nur in halbsitzender oder sitzender Position essen: Die Nahrung „rutscht" nur durch die Schwerkraft durch den Stent. Auch zum Ruhen und Schlafen wird das Kopfteil des Bettes hoch- und das Fußteil tiefgestellt.

Patienteninformation

Auch nach der Entlassung kann der Patient nur pürierte Kost zu sich nehmen und sollte 6 – 8 kleine Mahlzeiten täglich essen. Zu den Mahlzeiten muss der Patient sitzen und sollte viel trinken, danach eine Viertelstunde zur Verbesserung der Speisepassage umhergehen. Kopfhoch- und Beintieflage beim Ruhen und Schlafen sind ebenfalls weiter erforderlich.

Prognose

Die Prognose des Ösophaguskarzinoms ist mit einer 5-Jahres-Überlebensrate von ca. 15 % schlecht. Die meisten Patienten sterben bereits nach wenigen Monaten.

21.5 Erkrankungen des Magens

21.5.1 Anatomie und Physiologie des Magens

Unterhalb des Zwerchfells erweitert sich der Verdauungskanal sackartig zum **Magen** *(Ventriculus, Gaster).* Die verschiedenen Zonen des Magens zeigt Abb. 21.70.

Die Magenschleimhaut ist reich mit Drüsen durchsetzt, die in Abhängigkeit von der Nahrungsaufnahme durchschnittlich zwei Liter **Magensaft** pro Tag absondern. Seine Bestandteile sind:

- **Salzsäure** (HCl) als „Desinfektionsmittel" und zur Einleitung der Eiweißverdauung
- **Pepsinogene** und **Pepsine** zur Eiweißverdauung
- **Magenschleim,** der intensiv auf der Magenschleimhaut haftet und sie vor der aggressiven Salzsäure schützt
- **Intrinsic Factor,** der zur Resorption von Vitamin B_{12} im Dünndarm benötigt wird (☞ 24.6.3).

Die Magensaftbildung wird durch den N. vagus (Hauptnerv des parasympathischen Systems) und die Hormone **Gastrin** und **Sekretin** gesteuert.

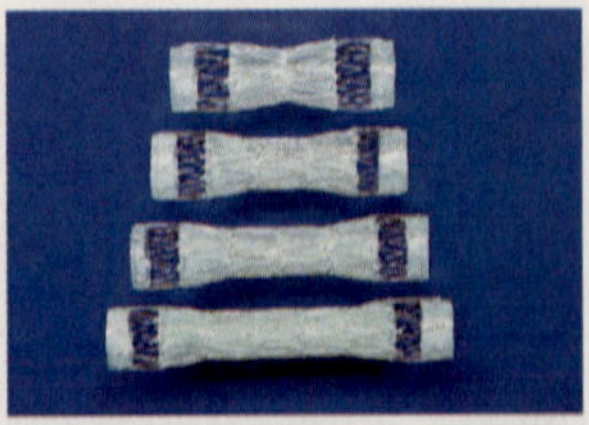

Abb. 21.69: Ösophagusstents verschiedener Längen zum Offenhalten des Ösophaguslumens bei inoperablem Ösophaguskarzinom. Sie werden endoskopisch platziert und ermöglichen dem Patienten, wieder (festere) Nahrung zu sich zu nehmen, da sie den Tumor daran hindern, in das Ösophaguslumen hineinzuwachsen. [V214]

21.5.2 Gastritis

Gastritis: Akute oder chronische Magenschleimhautentzündung.
Führt oft zu **Erosionen** (= fleckförmige, oberflächliche Defekte der Magenschleimhaut).

Akute Gastritis

Infektiöse Gastroenteritis ☞ 28.5.6

Die **akute Gastritis** *(akute Magenschleimhautentzündung, Magenverstimmung)* entsteht meist durch übermäßigen Alkohol- und Nikotingenuss, virale und bakterielle Infektionen oder bakterielle Toxine („Lebensmittelvergiftung" ☞ 28.5.6), stressbedingt z.B. durch schwere Verbrennungen oder Operationen sowie nach Einnahme nichtsteroidaler Antiphlogistika (☞ Pharma-Info 25.16).

Symptome, Befund und Diagnostik

Die Patienten leiden unter Druckgefühl in der Magengegend, Appetitlosigkeit, Übelkeit und Erbrechen. Bei (blutenden)

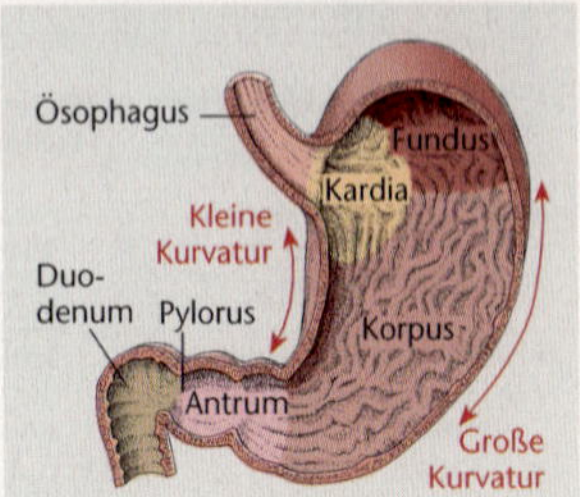

Abb. 21.70: Der Magen im Längsschnitt. [A400-190]

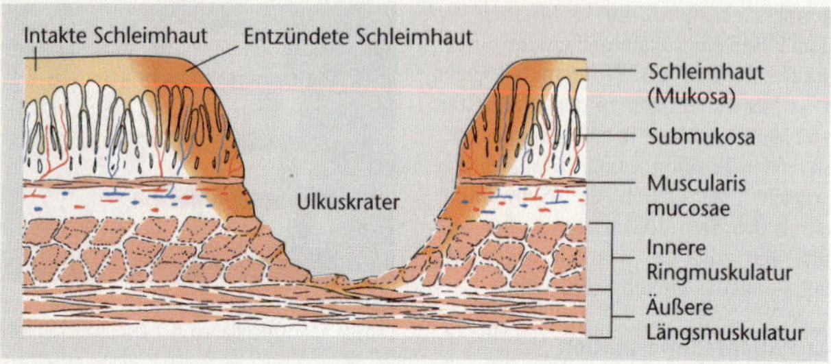

Abb. 21.71: Schematische Darstellung eines Ulkus. Der Gewebsdefekt in dieser Abb. reicht tief und hat die Submukosa und die innere Ringmuskulatur erfasst. [A400-190]

Schleimhauterosionen treten die Symptome der gastrointestinalen Blutung wie Teerstuhl und/oder Hämatemesis (Bluterbrechen) hinzu. Die Diagnose wird meist klinisch gestellt, kann aber nur durch eine Gastroskopie mit Biopsie gesichert werden.

Behandlungsstrategie und Pflege

Eine akute Gastritis wird mit Nahrungskarenz über 24 – 36 Stunden (wird diese vom Betroffenen nicht toleriert, mit Tee und Zwieback) sowie ggf. mit krampflösenden Arzneimitteln und Antazida (z.B. Maaloxan®) behandelt. Alle nicht unbedingt notwendigen Arzneimittel werden abgesetzt, um den Magen nicht weiter zu belasten. Auf Kaffee, Alkohol und Nikotin muss der Patient verzichten.

Bei Schleimhauterosionen entspricht die Therapie der des Magenulkus bzw. der gastrointestinalen Blutung.

Prognose

Die akute Gastritis heilt meist nach einigen Tagen ohne Folgeschäden aus. Entscheidend für die Prognose sind allerdings die Grunderkrankung und die Effektivität der Ursachenbeseitigung.

Chronische Gastritis

Die **chronische Gastritis** *(chronische Magenschleimhautentzündung)* ist relativ häufig. Sie hat verschiedene Ursachen, deren Anfangsbuchstaben die sog. **ABC-Klassifikation** ergeben:

- **Typ A:** Autoimmungastritis. Seltene Erkrankungsform mit Autoantikörperbildung gegen die Salzsäure produzierenden Zellen und den Intrinsic Factor. Infolgedessen Salzsäuremangel im Magensaft **(Anazidität)** und *perniziöse Anämie* (☞ 24.6.3). Erhöhtes Magenkarzinomrisiko
- **Typ B** (am häufigsten): **Bakterielle** Gastritis. Meist Besiedelung des Magens mit *Helicobacter pylori.* Mit zunehmendem Alter ansteigende Erkrankungshäufigkeit (Faustregel: 25 % der 25-Jährigen, 50 % der 50-Jährigen, 75 % der 75-Jährigen)
- **Typ C:** **C**hemisch-toxische Gastritis aufgrund eines Gallenrefluxes oder durch die Einnahme nichtsteroidaler Antiphlogistika.

Symptome, Befund und Diagnostik

Die chronische Gastritis verläuft häufig über Jahre symptomlos. Nur wenige Patienten leiden unter Oberbauchschmerzen, Übelkeit und Brechreiz.

Therapeutisch und prognostisch wichtig ist die Diagnosesicherung durch Endoskopie und Biopsie sowie den Nachweis bzw. Ausschluss von *Helicobacter pylori.* Weitere serologische und immunologische Untersuchungen des Blutes schließen sich an.

Behandlungsstrategie

Die Beschwerden des Patienten werden wie bei der akuten Gastritis symptomatisch behandelt. Patienten mit einer Typ-A-Gastritis erhalten außerdem lebenslang alle drei Monate das fehlende Vitamin B_{12} parenteral verabreicht. Wegen der erhöhten Gefahr der malignen Entartung sind jährliche Kontrollendoskopien erforderlich. Bei der Typ-B-Gastritis wird die Besiedelung des Magens mit Helicobacter pylori bekämpft (☞ 21.5.3).

21.5.3 Peptisches Ulkus, Ulkuskrankheit

Ulkus *(Geschwür):* Ein durch Verdauungssäfte entstandener Schleimhautdefekt, der im Gegensatz zur *Erosion* auch die Muscularis mucosae der Schleimhaut durchbricht (☞ Abb. 21.71). Am häufigsten entwickeln sich die Ulzera im Magen (= **Ulcus ventriculi,** *Magengeschwür*) und im Duodenum (= **Ulcus duodeni,** *Zwölffingerdarmgeschwür*), selten im Öso-

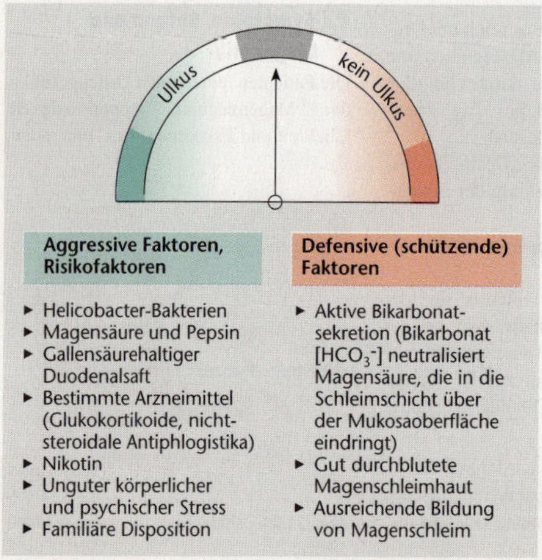

Abb. 21.72 (links): Faktoren, die zur Ulkusentstehung im Magen beitragen oder die Magenschleimhaut davor schützen. Wichtigste aggressive Faktoren sind eine Besiedelung mit Helicobacter pylori, die Einwirkung von Magensäure und die Einnahme nichtsteroidaler Antiphlogistika. [A400]

Abb. 21.73 (rechts): OP-Präparat eines Ulcus duodeni. Im Ulkuskrater liegt noch ein dickes Blutkoagel. [M207]

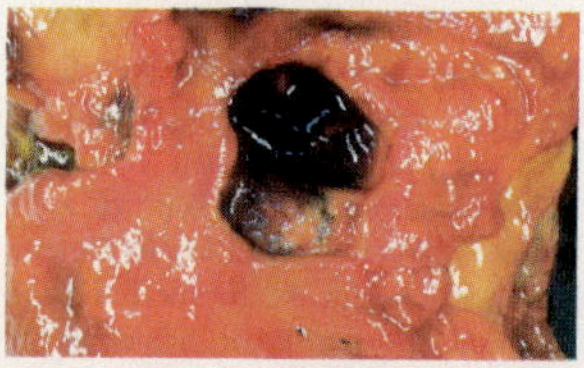

phagus durch gastro-ösophagealen Reflux oder, vor allem beim Magenoperierten, im Jejunum. Treten über Jahre immer wieder Ulzera auf, handelt es sich um die chronisch-rezidivierende **Ulkuskrankheit.**

Krankheitsentstehung

Der Ulkusbildung liegt ein Ungleichgewicht zwischen *aggressiven* (die Schleimhaut angreifenden) und *defensiven* (die Schleimhaut schützenden) Faktoren zugrunde. Hierbei wird heute eine Besiedelung des Magens mit dem gramnegativen Bakterium *Helicobacter pylori* (kurz *Hp*) als einer der hauptsächlichen aggressiven Faktoren angesehen (☞ Abb. 21.72).

Als Sonderform abgegrenzt wird das **Stressulkus,** das bei Schwerkranken durch die akute physische und psychische Stresssituation auftritt und meist ein einmaliges Ereignis bleibt.

Symptome, Befund und Diagnostik

Im Vordergrund stehen unspezifische Beschwerden wie Schmerzen im Oberbauch, die beim Ulcus ventriculi meist direkt, beim Ulcus duodeni lange nach den Mahlzeiten auftreten, Übelkeit, Appetitlosigkeit, Völlegefühl, Nahrungsmittelunverträglichkeit und Gewichtsverlust.

Die Diagnose wird durch Ösophago-Gastro-Duodenoskopie mit Biopsie gesichert. Wichtig sind ein Karzinomausschluss und die Klärung, ob eine Infektion mit Helicobacter pylori vorliegt. Die Bestimmung des *Gastrinspiegels* dient dem Ausschluss eines **Zollinger-Ellison-Syndroms,** bei dem ein Gastrin produzierender Tumor über eine massive Steigerung der Magensäuresekretion zu rezidivierenden Ulzera auch in tieferen Dünndarmabschnitten führt.

Tests zum Nachweis von Helicobacter pylori

- **Ureaseschnelltest** aus Magenbiopsaten: heute bevorzugtes Verfahren zur Erstdiagnostik
- **Histologische Sicherung** aus Biopsaten (selten)
- **Kultur** auf Spezialnährböden (sehr selten)
- **^{13}C- oder ^{14}C-Atemtest:** hauptsächlich zur Erfolgskontrolle nach Eradikationstherapie
- **Serologische Untersuchungen:** praktisch nur für epidemiologische Zwecke
- Seit kurzem **Helicobacter-Stuhl-Antigen-Test:** Indikationen wahrscheinlich wie bei Atemtest.

Ulkusformen

- **Ulcus ventriculi:** Meist ältere Menschen betroffen. Keine Geschlechtsdifferenz. Häufigste Lokalisation im Antrum und an der kleinen Kurvatur. Bei ca. 75 % der Betroffenen positiver *Helicobacter-pylori-Status* (kurz *Hp-Status*). Gefahr der Verwechslung mit ulzeriertem Magenkarzinom
- **Ulcus duodeni:** 2- bis 3-mal häufiger als Magenulkus. Meist jüngere Menschen – und hier vor allem Männer – betroffen. Vermehrte Produktion von Magensäure. Bei nahezu 100 % aller Betroffenen positiver Hp-Status. Hohe Rezidivneigung.

Ulkuskomplikationen

Nicht wenige Patienten haben kaum oder gar keine Beschwerden, so dass das Ulkus erst nach Auftreten von Komplikationen erkannt wird. Die wichtigsten Ulkuskomplikationen sind:

- **Blutung** (☞ Tab. 21.74)
- **Perforation** (Durchbruch des Ulkus)
- **Penetration** (Einbrechen des Ulkus in benachbarte Organe)
- **Pylorusstenose** (narbige Verengung des Magenausgangs)
- **Maligne Entartung,** v.a. bei Helicobacter-Besiedelung. Die Häufigkeit dieser Komplikation ist allerdings umstritten.

Behandlungsstrategie: Medikamentöse Therapie

Für viele Patienten ist eine medikamentöse Therapie ausreichend.

Bei positivem Hp-Status ist eine **Helicobacter-Eradikationstherapie** (Eradikationstherapie = Therapie zur Ausrottung

Komplikation und Symptome	(Sofort-)Maßnahmen
Akute Blutung	
▸ Hämatemesis ▸ Teerstuhl ▸ Volumenmangel ▸ Schock	▸ Überwachung von RR, Puls, Atmung und Bewusstsein ▸ Notfallendoskopie mit Versuch der endoskopischen Blutstillung ▸ Möglichst Flachlagerung des Patienten ▸ Legen einer Magensonde zur Entlastung bei gestautem Magensaft oder Blutungen (☞ 21.1.2) ▸ Medikamentöse Säurehemmung (H_2-Antagonisten) ▸ Ggf. Transfusion, evtl. Gabe von Plasmaexpandern ▸ Nahrungs- und Flüssigkeitskarenz ▸ Infusionstherapie ▸ Messung des ZVD ▸ Wenn Blutung nicht gestoppt werden kann oder bei hoher Rezidivgefahr: Operation
Chronische Blutung	
▸ Teerstuhl ▸ Anämie	▸ Ggf. Transfusion
Perforation	
▸ Bretthart Bauch (Peritonitis) ▸ Tachykardie ▸ Kreislaufschock	▸ Vitalzeichenkontrolle ▸ Nahrungs- und Flüssigkeitskarenz ▸ Schockbekämpfung (☞ 38.5.1), evtl. Plasma- oder Blutersatz ▸ Sofortige Notoperation ▸ Hochdosiert Antibiotika
Penetration in umliegende Organe	
▸ Anhaltende, starke, bohrende Schmerzen (oft bis in Rücken und linke Schulter)	▸ Überwachung (RR, Puls, Temperatur, Schmerzverlauf) ▸ Nahrungs- und Flüssigkeitskarenz ▸ Infusionstherapie (☞ 10.5.5) ▸ Meist Operation erforderlich
Stenose des Pylorus	
▸ Langsame Entwicklung von Völlegefühl, Übelkeit, Erbrechen ▸ Gewichtsverlust	▸ Legen einer Magensonde zur Magenentleerung ▸ Parenterale Ernährung (☞ 10.3.4) ▸ Hemmung von Säuresekretion und Motorik (Anticholinergika) ▸ Operation

Tab. 21.74: Ulkuskomplikationen und (Sofort-)Maßnahmen. Weitere diagnostische und therapeutische Maßnahmen ☞ Text.

eines Krankheitsgeschehens) angezeigt. Gängig ist heute die einwöchige Therapie mit einem Protonenpumpenhemmer und zwei Antibiotika (Clarithromycin und Metronidazol oder Amoxicillin).

Ist der Hp-Status negativ, stützt sich die Behandlung auf die mehrwöchige Gabe von Protonenpumpenhemmern zur Hemmung der Säuresekretion (☞ Pharma-Info 21.75) oder auf die Gabe von H_2-Antagonisten, evtl. in Kombination mit anderen Ulkustherapeutika.

Ulkusbegünstigende Arzneimittel, z.B. Antirheumatika oder Glukokortikoide, werden möglichst abgesetzt.

Der Therapieerfolg wird bis zur endgültigen Ulkusabheilung ca. alle vier Wochen durch eine Kontrollendoskopie überprüft. Diese dient gleichzeitig dem Malignitätsausschluss. Der Erfolg der Eradikationstherapie kann heute auch nicht-invasiv durch Atemtests gesichert werden.

Rezidive werden oft auf gleiche Weise angegangen. Bei häufigen Rezidiven, nach Komplikationen oder bei zwingend erforderlicher Einnahme ulkusfördernder Arzneimittel müssen eine Rezidivprophylaxe mit H_2-Antagonisten in halber Dosierung oder eine Operation erwogen werden.

Pflege bei medikamentöser Therapie

Eine Ulkusdiät ist nicht erforderlich, da der Patient meist von selbst das weglässt, was er nicht verträgt. Verzichten muss der Betroffene aber auf hochprozentige Alkoholika und Nikotin.

Bewährt haben sich außerdem folgende Maßnahmen:

- Häufig kleine Mahlzeiten verabreichen
- Auf Spätmahlzeiten verzichten

Pharma-Info 21.75: Ulkustherapeutika

Protonenpumpenhemmer

Protonenpumpenhemmer *(PPH, Protonenpumpeninhibitoren, PPI)* wie beispielsweise Omeprazol (etwa Antra®, Gastroloc®) oder Lansoprazol (etwa Lanzor®) *vermindern die Magensäuresekretion* durch Hemmung des Enzyms H^+/K^+-ATPase, ein Schlüsselenzym für den Protonentransport der Belegzelle der Magenschleimhaut. Sie sind heute Substanzen der ersten Wahl bei Magen- und Duodenalulzera sowie Refluxösophagitis und mittlerweile auch für die Langzeittherapie zugelassen.

Wichtigste Nebenwirkungen sind gastrointestinale Symptome (Durchfall oder Obstipation, Blähungen) und Blutbildveränderungen. Bei hochdosierter intravenöser Gabe wurden Sehstörungen bis hin zur Erblindung durch Schädigung des Sehnerven beschrieben.

Protonenpumpenhemmer sollen vor dem Essen eingenommen werden.

H_2-Antagonisten

H_2-Antagonisten *(H_2-Rezeptor-Antagonisten, Histamin-H_2-Anagonisten, H_2-Blocker)* vermindern die *Magensäureproduktion*, indem sie die Histamin-H_2-Rezeptoren der Belegzellen blockieren. Die wichtigsten Substanzen sind Ranitidin (z.B. Sostril®, Zantic®), Famotidin (z.B. Ganor®, Pepdul®), Nizatidin (z.B. Gastrax®) und Roxatidin (z.B. Roxit®). Für die Patienten ist von Vorteil, dass eine Tageseinzeldosis am Abend (vor dem Schlafengehen) oft ausreicht.

Die Hauptnebenwirkungen der H_2-Antagonisten sind allergische Reaktionen, gastrointestinale Symptome (z.B. Durchfall), Müdigkeit, Kopfschmerzen und Schwindel. Seltener sind ein Anstieg des Serumkreatinins oder der Leberwerte sowie bei längerer Anwendung eine Gynäkomastie (Vergrößerung der männlichen Brust) und Libidostörungen.

H_2-Antagonisten werden heute vor allem in der Stressulkus- und Rezidivprophylaxe verwendet.

Antazida

Antazida *neutralisieren* die bereits gebildete *Magensäure*. Sie enthalten meist Aluminium- oder Magnesiumhydroxid oder Karbonatverbindungen. Sie sind als Gel, Suspension oder (Kau-)Tabletten in großer Anzahl auf dem Markt (z.B. Maaloxan®, Riopan®). Aluminiumhaltige Präparate wirken eher obstipierend, magnesiumhaltige dagegen laxierend.

Die Präparate sind ein bis zwei Stunden *nach* den Mahlzeiten und ggf. – bei längerer Essenspause – noch einmal nach drei Stunden einzunehmen. Andere Arzneimittel sollten mit einem Sicherheitsabstand von einer Stunde zu den Antazida verabreicht werden, da ansonsten deren Resorption beeinträchtigt werden kann. Die Bedeutung der Antazida ist in den letzten Jahren stark zurückgegangen.

Schutzfilmbildner

Schutzfilmbildner, z.B. Sucralfat (etwa in Ulcogant®) überziehen die Magenschleimhaut mit einem dünnen Film, der sie vor der aggressiven *Magensäure schützt* und etwa sechs Stunden auf dem Ulkusgrund haftet. Die Hauptnebenwirkung besteht in einer (gelegentlichen) Obstipation.

Schutzfilmbildner werden möglichst auf leeren Magen eine Stunde vor einer Mahlzeit gegeben, Wasser kann nachgetrunken werden. Antazida und H_2-Antagonisten sollten nicht zeitgleich zu den Schutzfilmbildnern, sondern wegen möglicher Wirkungsbeeinträchtigung um ca. eine Stunde versetzt gegeben werden.

Antibiotika

Antibiotika (Details ☞ 28.5.2) wie Amoxicillin und Clarithromycin sind mittlerweile bei der *Bekämpfung der Helicobacter-pylori-Besiedelung* obligat.

Wismutpräparate

Wismutpräparate (z.B. Jatrox®) waren die ersten wirksamen Arzneimittel *zur Bekämpfung der Helicobacter-pylori-Bakterien* und sind auch heute noch in einigen (Reserve-)Schemata zu finden. Sie werden 1/2 – 1 Stunde vor den Mahlzeiten eingenommen. Der Patient muss wissen, dass sich der Stuhl durch das Arzneimittel schwarz verfärbt (Verwechslungsmöglichkeit mit Teerstuhl) und sich – je nach Präparat und Art der Einnahme – auch Zunge, Zahnfleisch und Zahnprothesen vorübergehend verfärben können.

Anticholinergika

Anticholinergika wie etwa Pirenzepin (z.B. Gastrozepin®) *hemmen die Magensäuresekretion,* indem sie die Rezeptoren besetzen, die der Überträgerstoff des N. vagus (Azetylcholin) benötigt, um die Belegzellen zur Magensäuresekretion zu stimulieren. Wegen zahlreicher Nebenwirkungen und Verfügbarkeit besser wirksamer Präparate werden Anticholinergika heute kaum noch zur Ulkusprophylaxe oder -therapie eingesetzt.

- Nach den Mahlzeiten nicht hinlegen
- Ausreichend Zeit zum Essen bei geregeltem Tagesablauf einräumen
- Bei übergewichtigen Patienten zur Senkung des abdominellen Drucks Reduktionskost geben
- Kaffee nur in geringen Mengen und nicht auf nüchternen Magen trinken
- Oberkörper beim Ruhen und Schlafen hochlagern
- Keine einschnürende Kleidung anziehen
- Obstipationsprophylaxe (☞ 7.8.5) durchführen: Pressen bei der Defäkation erhöht den abdominellen Druck. Deswegen für weichen Stuhlgang sorgen
- Ruhe und Entspannung suchen: Stress und Hektik wirken sich in der Regel ungünstig aus. Evtl. empfiehlt sich das Erlernen von Entspannungstechniken.

Krankenbeobachtung und Dokumentation
- Vitalzeichen (Schock?)
- Erbrochenes (Hämatemesis?)
- Stuhl (Teerstuhl?)
- Schmerz
- Zeichen von Ulkuskomplikationen (☞ Tab. 21.74)
- Ernährung, Gewicht.

Behandlungsstrategie: Operative Therapie

Folgezustände nach Magenoperationen ☞ 21.5.5

Operationen nach Billroth

Bei den **Operationen nach Billroth** handelt es sich um Zweidrittel-Resektionen des Magens: Antrum und Teile des Korpus, also große Teile der gastrin- und säureproduzierenden Magenabschnitte, werden entfernt.

Billroth-I-Resektion (kurz *B I*). Bei der Billroth-I-Resektion werden Magenrest und Duodenum direkt miteinander verbunden (**Gastroduodenostomie** ☞ Abb. 21.76). Der Vorteil liegt im Erhalt der duodenalen Speisebreipassage, d.h. der Speisebrei wird an der Papille mit Galle und Pankreassekret vermischt und nicht erst weiter distal, der Nachteil in einem erhöhten Risiko der Nahtinsuffizienz, da die Naht stark unter Spannung stehen kann.

Billroth-II-Resektion (kurz *B II*). Bei der Billroth-II-Resektion wird das Duodenum am proximalen Ende blind verschlossen und der Magenrest mit einer Jejunumschlinge verbunden (**Gastrojejunostomie**). Der Vorteil der Billroth-II-Operation liegt in der Spannungsfreiheit der Anastomosen. Nachteilig sind der Verlust der duodenalen Speisebreipassage, das evtl. auftretende Syndrom der zuführenden Schlinge (☞ 21.5.5) und ein erhöhtes Karzinomrisiko.

Zur Wiederherstellung der Magen-Darm-Passage nach Billroth-II-Resektion wurden mehrere Techniken entwickelt. Neben der einfachen Gastrojejunostomie und der Gastrojejunostomie mit *Braun-Fußpunktanastomose* ist eine weitere Möglichkeit die **Roux-Y-Gastrojejunostomie,** bei der die Y-förmige Isolierung der Dünndarmschlinge (☞ Abb. 21.76) den Reflux von Duodenalsekret in den Magen und das Syndrom der zuführenden Schlinge verhindert (☞ 21.5.5). Der Nachteil dieser Methode liegt ebenfalls im Verlust der duodenalen Speisepassage.

Spätkomplikation: Magenstumpfkarzinom

Gerade im operierten Magen entwickelt sich nicht selten ein Karzinom. Besonders hoch ist das Risiko für ein solches **Magenstumpfkarzinom** nach einer Billroth-II-Resektion (7 – 10 % der Patienten, am häufigsten 10 – 15 Jahre nach der Erstoperation).

Pflege nach Billroth-Operationen. Die perioperative Pflege bei Billroth-Operationen entspricht der bei Gastrektomie (☞ 21.5.4).

Vagotomie

Durch die Fortschritte der konservativen Therapie kaum noch von Bedeutung sind die verschiedenen Verfahren der **Vagotomie,** bei denen die Magensäuresekretion durch Unterbindung der zum Magen führenden Vagusäste (☞ 35.1.3) reduziert wird.

Prognose

Die Prognose ist für die meisten Patienten dank der Fortschritte der konservativen Therapie gut, auch die Rezidivrate ist durch die Helicobacter-Eradikationstherapie erheblich gesunken.

21.5.4 Magenkarzinom

Magenkarzinom *(Magen-Ca, Magenkrebs):* Maligner Tumor, der von den Drüsen (Adenokarzinom) oder dem Zylinderepithel der Magenschleimhaut ausgeht und vor allem Männer im 50. – 70. Lebensjahr betrifft. Trotz abnehmender Häufigkeit weltweit das fünfthäufigste Karzinom.

Krankheitsentstehung

Bekannte Risikofaktoren für ein **Magenkarzinom** sind:
- Magenvorerkrankungen, z.B. chronische Gastritis vom Typ A oder B (☞ 21.5.2), Zustand nach Magenresektion
- Familiäre Disposition
- Nikotin- und Alkoholabusus

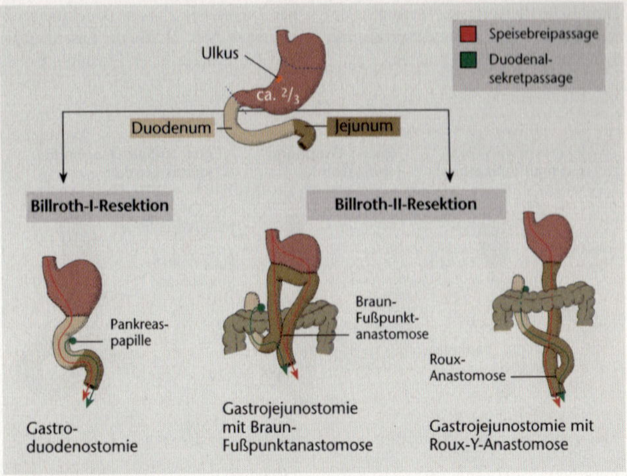

Abb. 21.76: Billroth-Operationen. [A400-190]

- Nitrosamine in der Nahrung, z.B. in Fleisch- und Wurstwaren
- Nationalität, z.B. Japaner, wahrscheinlich ernährungsbedingt
- Besiedelung des Magens mit Helicobacter pylori.

Formen und Metastasierung

Frühkarzinom: Auf Mukosa und Submukosa beschränkt. Sehr gute Prognose (5-Jahres-Überlebensrate > 90 %).

Fortgeschrittenes Karzinom: Über die Submukosa hinausgehend. Meist im Antrum an der kleinen Kurvatur gelegen. Schlechte Prognose (nach Radikal-OP 5-Jahres-Überlebensrate ca. 25 %).

Metastasierung: Vor allem in Leber, Lunge, Knochen, Gehirn und ins große Netz. Sonderlokalisation im sog. *Virchow-Lymphknoten* (tastbar oberhalb des linken Schlüsselbeins).

Symptome und Untersuchungsbefund

> Typische Magenkarzinomsymptome gibt es nicht. Alle Symptome des Magenkarzinoms entsprechen denen gutartiger Magenleiden.

Das Magenkarzinom bereitet dem Patienten lange Zeit keine oder nur unspezifische Beschwerden („empfindlicher Magen"). Meist klagen die Kranken erst in späten Stadien über Gewichtsabnahme, Leistungsknick, Schmerzen, Übelkeit und evtl. Abneigung gegenüber bestimmten Speisen (häufig Fleisch und Wurst). Chronische Blutverluste (Teerstuhl) können zu einer Anämie mit entsprechender Symptomatik (☞ 24.6.1) führen.

Diagnostik

An erster Stelle steht die Gastroskopie mit Biopsie. Endosonographie, Oberbauch-Sonographie, CT des Abdomens, Knochenszintigramm und Röntgenaufnahme des Thorax dienen der Bestimmung der Tumorausdehnung (Staging) und der Metastasensuche. Als Tumormarker (☞ 24.4.8) dienen CEA und CA 19 – 9.

Behandlungsstrategie

Die Behandlung des Magenkarzinoms ist operativ. Meist muss der gesamte Magen entfernt werden **(Gastrektomie),** nicht selten auch großes und kleines Netz, distaler Ösophagus, Pankreasschwanz und Milz. Nur bei kleinen Tumoren in Kardia oder Antrum ist eine **Magenresektion** (operative Teilentfernung des Magens) mit weitem Sicherheitsabstand und Entfernung der regionären Lymphknoten ausreichend.

Nach der Entfernung des Magens wird die Magen-Darm-Passage wiederhergestellt, heute üblicherweise unter Bildung eines *Ersatzmagens.* Einige der zahlreichen OP-Techniken zeigen Abb. 21.77 und Abb. 21.78. Der Vorteil des Ersatzmagens ist das *Speisereservoir,* das eine Überdehnung des Darmes verhindert.

Multimodale Therapiekonzepte, z.B. mit präoperativer Radio- oder Chemotherapie, sind zunehmend Gegenstand klinischer Studien.

Palliativmaßnahmen zur Verbesserung der Nahrungspassage sind z.B. die endoskopische Abtragung des Tumors mit einer *Diathermieschlinge* (Hochfrequenzwärme ☞ Abb. 21.96), die Lasertherapie und die Einlage einer Ernährungssonde (☞ 10.3.2). Bei inoperablem Antrumkarzinom mit Magenausgangsstenose wird manchmal eine **Gastroenterostomie** *(GE)* angelegt, beispielsweise wird eine Jejunumschlinge hochgezogen und Seit-zu-Seit mit der Magenwand anastomosiert, so dass der Speisebrei auch über diesen Bypass abfließen kann.

> **Frühkomplikationen nach Magenresektion/Gastrektomie**
> - Blutung
> - Anastomoseninsuffizienz
> - Duodenalstumpfinsuffizienz
> - Abszesse.

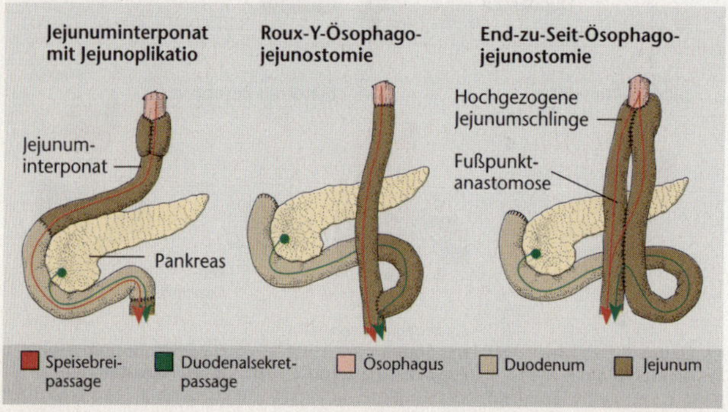

Abb. 21.77: OP-Techniken ohne Bildung eines Ersatzmagens. [A400-190]

Pflege bei Magenresektion/Gastrektomie

Pflege bei onkologischen Erkrankungen ☞ 24.2

Allgemeine perioperative Pflege ☞ 11.1 und 11.4

Präoperative Pflege

Folgende Besonderheiten sind vor einer Magenoperation zu beachten:

- Am Vortag der Operation bekommt der Patient zum Frühstück leichte Kost, ab Mittag nur noch flüssige Nahrung
- Zur Darmentleerung wird dem Patienten in manchen Häusern zusätzlich zum üblichen Reinigungseinlauf ein orales Abführmittel, z.B. Liquidepur®, gegeben
- Der Patient wird von den Mamillen abwärts (einschließlich Achselhöhlen) bis zur Leistenregion (einschließlich Schambehaarung) rasiert. Mit dem obligaten Duschen oder Baden vor der Operation wird die Reinigung des Bauchnabels verbunden
- Präoperativ ist es sinnvoll, den Patienten mit der Technik des Aufsitzens (☞ 7.5.8) und der Atemtherapie (☞ 7.2.5) vertraut zu machen.

Postoperative Pflege

> **Krankenbeobachtung und Dokumentation**
> - Vitalzeichen, Temperatur
> - Allgemeinbefinden, Schmerz
> - Infusionen, ZVK
> - Flüssigkeitsbilanz, ZVD
> - Magensonde
> - Magensekret: Menge, Farbe, Geruch, Beimengungen
> - Wunde, Drainagen, Verbände
> - Später: Kostaufbau, Verträglichkeit der Kost.

Lagerung/Mobilisation. Der Patient wird mit leicht erhöhtem Oberkörper gelagert und je nach Befinden am Abend des OP-Tages, sonst am 1. (– 2.) postoperativen Tag, mobilisiert.

Magensonde. Die Pflegenden achten auf die korrekte Lage der Magensonde (sie darf wegen der Perforationsgefahr auf keinen Fall dislozieren) sowie auf Sekretmenge und -aussehen, Geruch und Beimengungen; ein kotiger Geruch weist z.B. auf einen Dünndarmileus hin. Die Magensonde wird erst entfernt, wenn die Darmtätigkeit wieder eingesetzt hat: Nach einer Magenresektion in der Regel um den 5. postoperativen Tag, nach einer Gastrektomie meist um den 7. postoperativen Tag.

Zieldrainagen. Zieldrainagen, z.B. Easy flow, Robinson-Drainage, werden je nach Art der Operation in Anastomosennähe platziert. Eine zunehmende Blutmenge kann auf eine Nachblutung hinweisen, ein verändertes Aussehen des Sekrets auf Anastomosenundichtigkeit *(Anastomosendehiszenz)*. Die Drainagen werden nach einer Magenresektion meist am 2. postoperativen Tag gekürzt und am 4. Tag entfernt, nach einer Gastrektomie etwas später (nach dem röntgenologischen Nachweis der Anastomosensuffizienz).

Abführmaßnahmen. Hat noch keine Darmtätigkeit eingesetzt, erhält der Patient am 3. postoperativen Tag ein Klysma.

Kostaufbau. Nach einer Magenresektion darf der Patient in der Regel 3 – 5, nach einer Gastrektomie 7 – 9 Tage nichts essen oder trinken und wird parenteral ernährt (☞ 10.3.4). Mit dem Kostaufbau wird begonnen, wenn ein Gastrografin-Breischluck die Dichtigkeit der Anastomose gezeigt hat, bei einer Magenresektion nach ca. 5 Tagen, einer Gastrektomie nach gut einer Woche. Am ersten Tag des Kostaufbaus darf der Operierte schluckweise Tee trinken. Am zweiten Tag des Kostaufbaus erhält er fünf Tassen Tee über den Tag verteilt und am dritten Tag zusätzlich Schleimsuppe und Zwieback. Verträgt er dies, kann er am vierten Tag des Kostaufbaus passierte Kost und am fünften Tag leichte Kost zu sich nehmen. Als Faustregel gilt, dass der Operierte nach einer Gastrektomie nach ca. 2 – 3 Wochen wieder normale Kost essen kann, allerdings auf mindestens 6 – 8 kleine Mahlzeiten verteilt.

Patienteninformation

Auch nach der Entlassung aus dem Krankenhaus ist noch nicht wieder alles „normal". Um dem Dumpingsyndrom (☞ 21.5.5) vorzubeugen, sollte der Operierte folgende Diätempfehlungen einhalten:

- Er soll seine tägliche Nahrung auf mindestens 6 – 8 kleine Mahlzeiten im Abstand von zwei Stunden verteilen, um einem Völlegefühl vorzubeugen und den kleinen Rest- oder Ersatzmagen nicht zu überlasten
- Auf reichliches Trinken zu den Mahlzeiten soll er verzichten. Besser ist es, 30 Minuten vor oder nach den Mahlzeiten zu trinken (nicht mehr als 200 ml auf einmal). Damit wird eine Überfüllung des Rest- oder Ersatzmagens vermieden und eine zu schnelle Speisebreipassage verhindert
- Zu große Zuckermengen auf einmal sind ungünstig, da Zucker Wasser anzieht und somit ähnlich wirkt wie Trinken zu den Mahlzeiten; Zucker in kleinen Mengen, z.B. im Kaffee, schadet allerdings nicht
- Der Patient sollte bevorzugt Vollkornprodukte zu sich nehmen, falls er sie gut verträgt. Diese werden nicht so schnell resorbiert wie etwa Weißbrot und verhindern somit eine zu rasche Speisebreipassage. Zur Resorptionsverzögerung können zusätzlich Quellstoffe (z.B. Pektin) ausprobiert werden
- Milch- und Milchprodukte sollte er austesten. Häufig wird z.B. Süßmilch schlecht vertragen, Sauermilcherzeugnisse hingegen gut (z.B. Quark und Jogurt)
- Blähende, stark gewürzte oder gesalzene und sehr fette Speisen muss er in der Regel meiden. Manche Patienten vertragen diese Speisen allerdings und können sie dann in kleinen Mengen zu sich nehmen
- Günstig sind Essen im Sitzen und gründliches Kauen. Hinlegen nach dem Essen ist wegen der Refluxgefahr ungünstig
- Alkohol und Rauchen sind zu meiden.

21.5.5 Folgezustände nach Magenoperationen

Schätzungsweise 10 – 20 % aller magenoperierten Patienten leiden unter Spätfolgen der Magenoperation, die auf die veränderte anatomische Situation zurückzuführen sind.

Nicht alle Beschwerden nach Magenoperationen sind jedoch auf die Operation zurückzuführen. Psychische Ursachen, zusätzliche Erkrankungen oder Rezidive

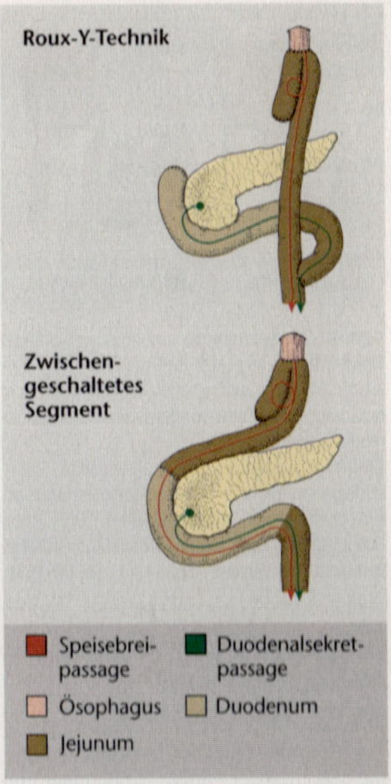

Abb. 21.78: OP-Techniken mit Bildung eines Ersatzmagens: Dünndarmersatzmagen mit der Roux-Y-Technik (oben) und mit zwischengeschaltetem Jejunalsegment (unten). [A400-190]

der Grunderkrankung sind ebenfalls möglich, so dass oft eine weitergehende Diagnostik erforderlich ist.

Frühdumpingsyndrom

Das **Frühdumpingsyndrom** ist Folge zu rascher Nahrungspassage – vor allem flüssiger Kost mit reichlich freien Kohlenhydraten – in das Jejunum (meist nach Billroth-II-Resektionen). Dadurch strömt osmotisch bedingt Flüssigkeit aus den Blutgefäßen in das Darmlumen, was einen Volumenmangel im Gefäßsystem nach sich zieht.

10 – 20 Minuten nach Beginn der Mahlzeit treten Übelkeit und Erbrechen, Hitzegefühl, Schwitzen, Blutdruckabfall, Tachykardie, Kollapsneigung und Durchfall auf. Durch Einhalten diätetischer Maßnahmen (☞ oben) bessern sich die Beschwerden meist. Nur in wenigen Fällen ist eine Korrekturoperation erforderlich.

Spätdumpingsyndrom

Das **Spätdumpingsyndrom** entsteht ebenfalls durch zu rasche Nahrungspassage nach Magenresektion oder Gastrek-

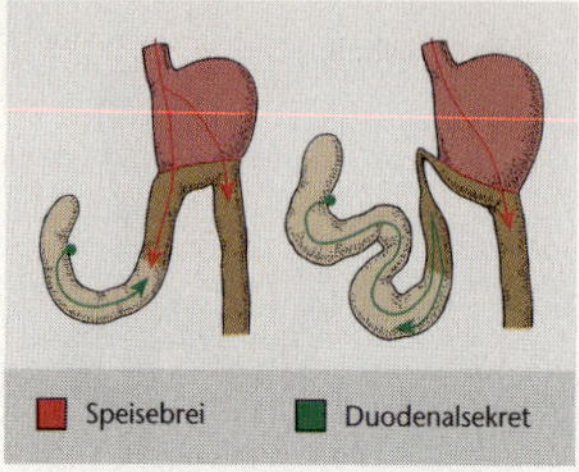

Abb. 21.79: Syndrom der zuführenden Schlinge. Links: Infolge einer technisch ungünstig angelegten Anastomose entleert sich Mageninhalt nicht nur in die abführende, sondern auch in die zuführende Jejunumschlinge.
Rechts: Eine Stenose der zuführenden Jejunumschlinge im Bereich der Anastomose führt zur Ansammlung von Duodenalsekret. Dies kann durch Anlage einer Braun-Fußpunktanastomose verhindert werden (☞ Abb. 21.77). [A300-190]

tomie. Als Folge wird überschießend Insulin freigesetzt und führt als Gegenreaktion zu einer Hypoglykämie.

1 – 3 Stunden nach der Nahrungsaufnahme bekommt der Patient Heißhunger und Schwächegefühl mit Schweißausbruch bis hin zur hypoglykämischen Bewusstlosigkeit.

Auch beim Spätdumping mildern diätetische Maßnahmen (☞ oben, Patienteninformation) die Beschwerden. Wie ein Diabetiker sollte auch ein Patient mit einem Spätdumpingsyndrom stets Würfel- oder Traubenzucker zur Bekämpfung einer Hypoglykämie bei sich tragen.

Syndrom der zuführenden Schlinge

Beim **Syndrom der zuführenden Schlinge** *(Afferent-loop-Syndrom)* sammeln sich Galle und Pankreassekret sowie ggf. auch Mageninhalt in der zuführenden Darmschlinge an. Evtl. kommt es zusätzlich zur bakteriellen Besiedelung des gestauten Schlingeninhaltes.

Die Patienten klagen über Druckgefühl im rechten Oberbauch, das nach massivem galligen Erbrechen sofort verschwindet. Bei bakterieller Besiedelung kommt es zusätzlich zu Durchfällen; außerdem besteht die Gefahr einer Cholangitis (☞ 22.5.4).

Die Behandlung ist vorzugsweise operativ, z.B. durch Umwandlung der Billroth-II-Resektion in eine Billroth-I-Resektion oder, wenn noch nicht geschehen, Anlegen einer Braun-Fußpunktanastomose (☞ 21.5.3).

Syndrom der abführenden Schlinge

Das **Syndrom der abführenden Schlinge** *(Efferent-loop-Syndrom)* entsteht durch eine Abflussbehinderung, z.B. durch Narbenstränge, in der abführenden Schlinge.

Die Patienten leiden an massivem Erbrechen von Flüssigkeit, Galle und Nahrung. Auch hier ist in der Regel eine erneute Operation erforderlich.

Zu kleiner Restmagen

Ist nach magenresezierenden Operationen der verbliebene Magenrest zu klein, kommt es zu Völle- und Druckgefühl bei und nach dem Essen und zu Gewichtsverlust. Dann muss ggf. ein Jejunuminterponat zwischen Magen und Duodenum eingesetzt werden.

Metabolische Folgezustände nach Magenoperationen

Längerfristig kommt es bei magenresezierten Patienten zu *Vitaminmangelerscheinungen*, zur *Osteomalazie* (☞ 31.11.4) und zu einer *Anämie* durch Eisenmangel (Eisenmangelanämie ☞ 24.6.2) oder Mangel an Vitamin B_{12} (perniziöse Anämie ☞ 24.6.3). Deshalb bekommen alle gastrektomierten Patienten alle 4 – 12 Wochen eine Ampulle Vitamin B_{12} i.m. als Substitutionstherapie. Meist müssen auch die Pankreasenzyme ersetzt werden.

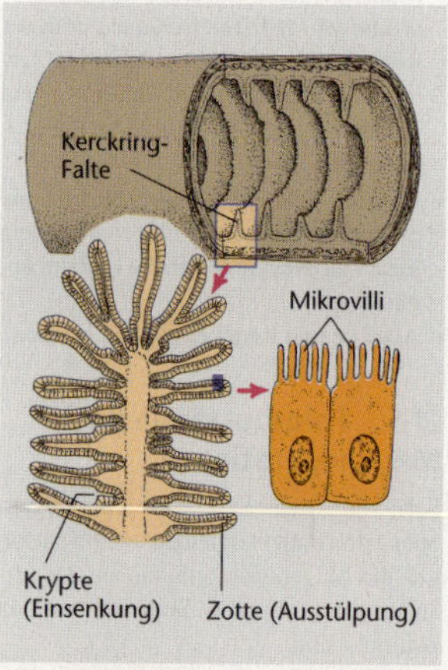

Abb. 21.80: Aufbau der Dünndarmschleimhaut. Kerckring-Falten, Zotten, Krypten und Mikrovilli vergrößern die Resorptionsfläche des Dünndarms. [A400-190]

21.6 Erkrankungen des Dünn- und Dickdarms

21.6.1 Anatomie und Physiologie von Dünn- und Dickdarm

Dünndarm

Der **Dünndarm** besteht aus drei Abschnitten, die ohne scharfe Grenzen ineinander übergehen (☞ Abb. 21.1):

- **Duodenum** *(Zwölffingerdarm)*
- **Jejunum** *(Leerdarm)*
- **Ileum** (Krummdarm).

Jejunum und Ileum sind im Gegensatz zum fest eingebetteten Duodenum außerordentlich beweglich. Sie hängen in ihrer ganzen Länge an einem fettreichen, bindegewebigen Aufhängeband, dem **Mesenterium** *(Gekröse)*, in welchem auch die Arterien, Venen, Lymphgefäße und Nerven des Dünndarms verlaufen.

Charakteristisch für den Dünndarm (☞ Abb. 21.80) ist eine starke Oberflächenvergrößerung der Schleimhaut durch **Kerckring-Falten** (hohe, ringförmige Schleimhautfalten), **Zotten** (ca. 1 mm hohe Schleimhautausstülpungen), **Krypten** (etwas kleinere Schleimhauteinsenkungen) und **Mikrovilli** (Zytoplasmafortsätze). Über die so entstehende, große Oberfläche werden Nährstoffe aufgenommen und Verdauungssekrete sowie Galle rückresorbiert.

Dickdarm

Der **Dickdarm** und das sich anschließende **Rektum** *(Mastdarm)* bilden den letzten Abschnitt des Magen-Darm-Traktes. Im Dickdarm wird der Darminhalt durch Rückresorption von Wasser und Elektrolyten auf eine Menge von ca. 150 – 200 ml pro Tag eingedickt.

Man unterscheidet folgende Dickdarmabschnitte (☞ auch Abb. 21.1):

- **Blinddarm** *(Zökum)* mit **Wurmfortsatz** *(Appendix vermiformis)*
- **Kolon** *(Grimmdarm)* mit den vier Abschnitten **Colon ascendens** *(aufsteigender Grimmdarm)*, **Colon transversum** *(querverlaufender Grimmdarm)*, **Colon descendens** *(absteigender Grimmdarm)* und **Colon sigmoideum** *(S-förmiger Grimmdarm, Sigmoid,* kurz *Sigma)*.

Der Übergang zwischen Ileum und Zökum grenzt sich deutlich durch zwei Schleimhautfalten ab, die als **Ileozökalklappe** bezeichnet werden. Die Ileozökalklappe verhindert einen Rückfluss von stark bakterienhaltigem Dickdarminhalt in den Dünndarm.

An der Dickdarmschleimhaut findet man keine Zotten mehr, sondern ausschließlich besonders tiefe Einstülpungen, die **Dickdarmkrypten** (☞ Abb. 21.88).

21.6.2 Ileus

Ileus: Lebensbedrohliches Krankheitsbild mit Unterbrechung der Dünn- oder Dickdarmpassage durch ein *mechanisches Hindernis* **(mechanischer Ileus)** oder eine *Darmlähmung* **(paralytischer Ileus).**

Krankheitsentstehung

Der **mechanische Ileus** entsteht durch:

- Verengung des Darmlumens von innen, z.B. durch Tumoren, Polypen, Fremdkörper
- Kompression von außen, etwa durch Verwachsungen (= *Briden-* oder *Adhäsionsileus*).

Auch eine **Invagination** (v.a. bei älteren Säuglingen und Kleinkindern auftretende Einstülpung eines Darmabschnittes in einen anderen, am häufigsten des distalen Ileums ins Kolon) führt unbehandelt zu einem mechanischen Ileus. Sonderform des mechanischen Ileus ist der **Strangulationsileus,** bei dem die Blutversorgung der Darmwand *zusätzlich* durch eine Abschnürung oder Verdrehung der Mesenterialgefäße unterbrochen ist.

Ein **paralytischer Ileus** *(Darmparalyse)* tritt vor allem bei Entzündungen, z.B. Pankreatitis oder Peritonitis, sowie reflektorisch nach Bauchoperationen *(Darmatonie)* oder Verletzungen auf, kann aber auch durch Gallen- oder Nierenkoliken, Stoffwechselentgleisungen, vaskulär, z.B. bei reinem Darmarterienverschluss ohne mechanische Komponente, oder durch eine Überdosierung von Psychopharmaka bedingt sein.

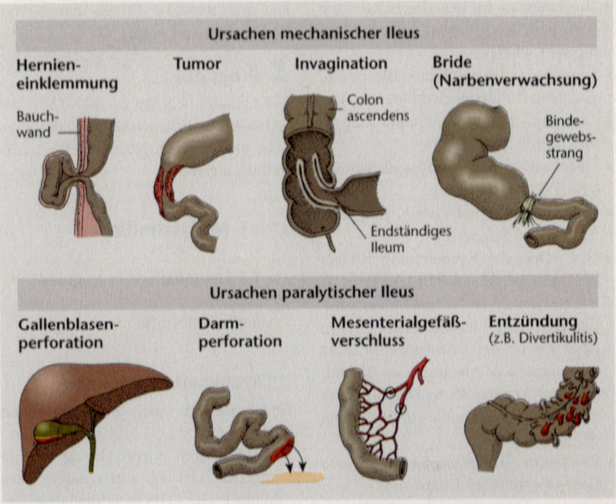

Abb. 21.82: Häufige Ursachen des paralytischen und des mechanischen Ileus. [A400-190]

Symptome und Untersuchungsbefund

Gemeinsame Symptome und Untersuchungsbefunde beider Ileusformen sind:

- **Übelkeit und Erbrechen,** bei fortgeschrittenem, unbehandelten Ileus auch kotiges Erbrechen durch Stauung des Dünndarminhalts in den Magen **(Miserere)**
- Meteorismus
- **Volumenmangel/-schock:** Durch die fehlende Rückresorption von Verdauungssäften verbleibt viel Flüssigkeit im Darmlumen. Zusätzliche Flüssigkeitsverluste entstehen durch Erbrechen
- Evtl. Fieber, Tachykardie, Leukozytose.

Klinische Unterschiede ☞ Tab. 21.81

Diagnostik

Die Röntgenaufnahme des Abdomens zeigt typisch aufgeblähte Darmschlingen mit Flüssigkeitsspiegeln. Der Ursachenklärung dienen Sonographie sowie evtl. eine Kontrastmitteluntersuchung des Darms mit wasserlöslichem Kontrastmittel, eine Angiographie der Bauchgefäße oder – bei Dickdarmileus – eine Endoskopie.

Behandlungsstrategie

Ein *mechanischer Ileus* erfordert stets eine rasche Operation und Beseitigung des Hindernisses.

Der *paralytische Ileus* wird nur dann operiert, wenn eine chirurgisch angehbare Ursache wie etwa ein Mesenterialarterienverschluss oder eine Peritonitis vorliegt. Ansonsten wird er unter Berücksichtigung der Grunderkrankung konservativ behandelt.

Die *konservative Behandlung* umfasst Nahrungskarenz, Legen einer Magen- und/oder Duodenalsonde und Absaugen des gestauten Sekrets, die Anregung der Peristaltik durch Arzneimittel (z.B. Prostigmin® i.v., Bepanthen® i.v.), ggf. abführende Maßnahmen, die Korrektur des Flüssigkeits- und Elektrolythaushalts durch Volumensubstitution und evtl. Antibiotikagabe.

Pflege

Zu den pflegerischen Maßnahmen gehören:

- Überwachung von Bettruhe und Nahrungskarenz
- Bauchdeckenentspannte Lagerung

Mechanischer Ileus	Paralytischer Ileus
Krampfartige Schmerzen durch Hyperperistaltik	Meist nur Druckgefühl
Stuhl-/Windverhalt bei Dickdarm- und tiefem Dünndarmileus	Stuhl-/Windverhalt
▸ Bei Auskultation Stenoseperistaltik (Darmmuskulatur kämpft gegen die Stenose an): „metallische", „spritzende", „hochgestellte" oder „klingende" Darmgeräusche ▸ Nach Stunden bis Tagen Fehlen von Darmgeräuschen (Ermüdung der Darmmuskulatur)	Bei Auskultation Fehlen von Darmgeräuschen („Totenstille")

Tab. 21.81: Unterscheidung von mechanischem und paralytischem Ileus.

- Unterstützung bei den eingeschränkten ATL und Durchführung aller notwendigen Prophylaxen
- Legen eines transurethralen Blasendauerkatheters, Flüssigkeitsbilanzierung
- (Assistenz beim) Legen einer Magen- und/oder Duodenalsonde
- Überwachen der Infusionstherapie, ggf. ZVD-Messung
- Kontrolle von Vitalzeichen, Ausscheidungen und Schmerzen
- Ggf. Operationsvorbereitung (Rasur bei Darmoperationen ☞ 11.1.2)
- Bei konservativer Therapie eines paralytischen Ileus intermittierendes Legen eines Darmrohrs (mechanischer Reiz erleichtert den Abgang von Blähungen), auf Arztanordnung Durchführung von Schwenkeinläufen zur Anregung der Peristaltik
- Psychische Begleitung des Patienten (lebensbedrohliche Erkrankung).

! Vorsicht

Beim mechanischen Ileus sind Einläufe und orale Abführmittel kontraindiziert.

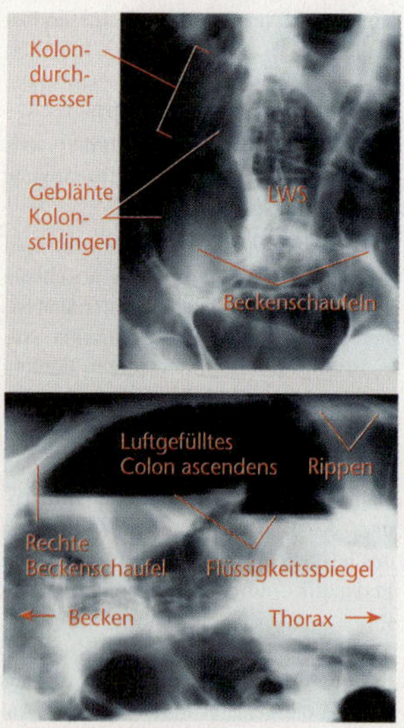

Abb. 21.83 – 21.84: Röntgenaufnahmen eines 68-jährigen Patienten mit mechanischem Ileus. Aufnahme im Stehen (oben): Die Kolonschlingen sind mit Luft gefüllt und massiv aufgedehnt. Aufnahme im Liegen (unten): Wieder sind die geblähten Kolonschlingen zu sehen. Die Flüssigkeit im Darm wird nicht weitertransportiert, sammelt sich in den Darmschlingen und wird als Flüssigkeitsspiegel sichtbar. [T170]

Die postoperative Pflege hängt vom durchgeführten Eingriff ab.

Prognose

Die Letalität liegt bei ca. 10 – 25 %. Sie ist im Wesentlichen von der Ursache des Ileus und dem Zeitpunkt der Diagnosestellung abhängig.

21.6.3 Malassimilation

Malassimilation: Verminderte Ausnutzung der in der Nahrung enthaltenen Nährstoffe.

Krankheitsentstehung

Hauptursachen einer **Malassimilation** sind:

- **Maldigestion:** Unzureichende Verdauung der Nahrung, meist durch einen Mangel an Verdauungsenzymen bedingt (z.B. bei chronischer Pankreatitis ☞ 22.6.3, nach Magenresektionen)
- **Malabsorption:** Resorptionsstörung der bereits aufgespaltenen Nährstoffe infolge chronischer Dünndarmerkrankungen (z.B. Morbus Crohn ☞ 21.6.5), Darmresektion oder durch angeborenen Enzymmangel (z.B. Laktasemangel).

Symptome und Untersuchungsbefund

Eine Malassimilation zeigt sich durch Gewichtsabnahme, Darmbeschwerden, Mineralstoff-, Eiweiß- und Vitaminmangelsymptome (☞ 23.8.5):

- Voluminöse Durchfälle, evtl. **Fettstühle** (*Steatorrhoe* = lehmartige, klebrige, glänzende, scharf riechende Stühle, Volumen > 300 g, Fettgehalt > 7 g täglich)
- Gärungsstühle und Blähungen *(Flatulenz)*
- Ödeme
- Wachstumsstörungen im Kindesalter
- Anämie
- Nachtblindheit (Vitamin-A-Mangel)
- Neurologische Komplikationen, Schwächegefühl
- Wesensveränderungen
- Pigmentveränderungen
- Knochenschmerzen bei Osteoporose, Osteomalazie mit Tetanie
- Glossitis, Mundwinkelrhagaden und Stomatitis.

Diagnostik

Mit Hilfe von Laboruntersuchungen kann der bestehende Mangel an Nährstoffen, Vitaminen und Mineralien nachgewiesen werden. Die Ursachenklärung der Malassimilation wird meist möglich durch Stuhluntersuchungen (☞ 21.3.2), Endoskopie mit Darmschleimhautbiopsie, Funktionstests wie D-Xylose- und Laktose-Toleranz-Test (☞ 21.3.5), Schilling-Test (☞ 24.6.3) und H_2-Atemtest (☞ 21.3.5) sowie weiteren Untersuchungen bis hin zum CT.

Behandlungsstrategie

Die kausale Therapie richtet sich nach der jeweiligen Ursache. Symptomatisch werden der Wasser- und Elektrolythaushalt reguliert und der bestehende Mangel an Vitaminen, Mineralstoffen und Spurenelementen ausgeglichen. Evtl. ist eine parenterale Ernährung erforderlich (☞ 10.3.4).

21.6.4 Einheimische Sprue/ Zöliakie

Einheimische Sprue *(gluteninduzierte Enteropathie des Erwachsenen):* Durch Glutenunverträglichkeit bedingte Schädigung der Dünndarmzotten mit Resorptionsstörungen und Malabsorptionssyndrom. Familiär gehäuftes Auftreten. Manifestation oft bereits im Kindesalter, dann als **Zöliakie** bezeichnet (☞ 13.11.4).

Symptome, Befund und Diagnostik

Leitsymptome sind chronisch-rezidivierende Durchfälle und Fettstühle. Die abgemagerten und geschwächten Patienten zeigen alle Symptome eines Malabsorptionssyndroms. Typisch ist ein aufgeblähter Bauch mit „schwappendem" Darminhalt *(Pseudoaszites)*.

Die Diagnose wird durch eine Dünndarmbiopsie (Zottenatrophie) sowie den Nachweis von Antikörpern gegen Glutenbestandteile gesichert.

Behandlungsstrategie und Pflege

Die einzig wirksame Behandlung besteht in einer *lebenslangen* glutenfreien Diät. Hierunter bildet sich die Zottenatrophie im Dünndarm bei über 90 % der Kranken zurück, und die meisten Patienten werden völlig beschwerdefrei. Zusätzlich werden in den Anfangsmonaten fehlende Vitami-

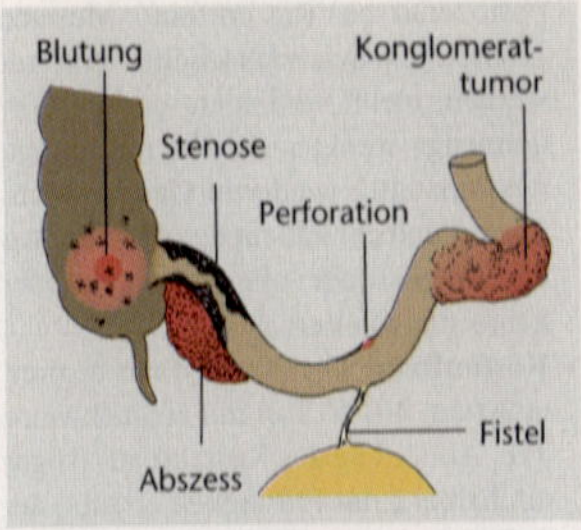

Abb. 21.85: Komplikationen des Morbus Crohn. [A300-190]

ne, Elektrolyte und Eisen parenteral verabreicht.

Wichtig ist die Aufklärung des Patienten durch eine Diätassistentin über erlaubte und nicht geeignete Lebensmittel:

- Weizen, Roggen, Hafer und Gerste enthalten Gluten. Daher sind praktisch alle „normalen" Brot- und Backwaren, Nudeln, Bier und Malzgetränke für die Patienten tabu
- Da Gluten auch „versteckt" in vielen anderen Produkten vorhanden ist, empfiehlt sich eine Kontaktaufnahme mit der *Deutschen Zöliakie-Gesellschaft*, die Listen glutenfreier Nahrungsmittel herausgibt
- Erlaubt sind Mais, Reis, Hirse, Buchweizen, Kartoffeln und Soja sowie daraus hergestellte Produkte. Vielerorts sind glutenfreie Mehle und Brote im Handel erhältlich.

Kontaktadresse

Deutsche Zöliakie-Gesellschaft e.V., Filderhauptstraße 61, 70599 Stuttgart, Tel.: 07 11/45 45 11

21.6.5 Morbus Crohn und Colitis ulcerosa

Die bedeutendsten chronisch-entzündlichen Darmerkrankungen sind der **Morbus Crohn** und die **Colitis ulcerosa.** Sie betreffen vor allem jüngere Erwachsene (Erstmanifestation meist im 20. – 30. Lebensjahr) und schränken deren Lebensqualität und Arbeitsfähigkeit teils erheblich ein. Beide Erkrankungen sind ursächlich noch nicht genau geklärt (genetische und immunologische Faktoren).

Extraintestinale Manifestationen sind bei beiden Erkrankungen möglich. Streng genommen handelt es sich also um Allgemeinerkrankungen mit hauptsächlichem Befall des Darms.

Morbus Crohn

Morbus Crohn *(sklerosierende chronische Enteritis, Ileitis terminalis, Enteritis regionalis):* Chronische Entzündung unklarer Ursache, die im ganzen Gastrointestinaltrakt vom Ösophagus (sehr selten) bis zum Anus auftreten kann. In etwa 75 % aller Fälle sind das terminale Ileum und das Kolon betroffen.

Die Entzündung umfasst alle Schichten der Darmwand und führt durch eine zunehmende Verdickung der Wand infolge Vermehrung des Bindegewebes (Granulationsgewebe) zu einer Lumeneinengung.

Nur in Ausnahmefällen heilbar, jedoch Lebenswartung der Betroffenen (fast) normal.

Zurzeit nimmt der **Morbus Crohn** in allen Industrieländern an Häufigkeit zu.

Symptome und Untersuchungsbefund

Die Erkrankung beginnt meist allmählich und verläuft typischerweise in Schüben. Die Patienten haben chronische Durchfälle (3- bis 6-mal täglich), krampfartige Bauchschmerzen und im akuten Schub auch Fieber. Der Gewichtsverlust ist Folge einer unzureichenden Nährstoffresorption im Darm und einer unzureichenden Nahrungsaufnahme aus Angst vor Schmerzen nach dem Essen.

Bei der körperlichen Untersuchung lässt sich die Verdickung des Darmes evtl. als druckschmerzhafte Resistenz im Bauch tasten. Bei der Inspektion der Analregion können Fistelausgänge sichtbar sein.

Komplikationen ☞ *Abb. 21.85*
Diagnostik und Differentialdiagnose zur Colitis ulcerosa ☞ *Tab. 21.89*

Behandlungsstrategie

Konservative Therapie. Die Erkrankung wird so lange wie möglich *konservativ* behandelt. Bei leichten Schüben, insbesondere bei isoliertem Dickdarmbefall, kann die Gabe von **Mesalazin** (*5-Aminosalizylsäure*, kurz *5-ASA*, z.B. Claversal®, Salofalk®) ausreichend sein, das wie andere Aminosalizylsäureabkömmlinge (z.B. Olsalazin in Dipentum®) über eine Beeinflussung der Prostaglandinsynthese entzündungshemmend wirkt. Im schweren Schub oder bei Dünndarmbefall sind Glukokortikoide (☞ Pharma-Info 23.51) zur Entzündungshemmung und zur Abschwächung der immunologischen Reaktion am wirksamsten. Bei Patienten mit Fisteln wird zusätzlich Metronidazol (z.B. Clont®), ein Antibiotikum zur systemischen Entzündungshemmung, gegeben. Bleibt diese Behandlung erfolglos, ist die Gabe von Immunsuppressiva (z.B. Azathioprin, etwa in Imurek®) angezeigt. Bei vielen Patienten ist eine medikamentöse Rezidivprophylaxe, vorzugsweise mit Mesalazin, erforderlich. Bei hochgradigen Resorptionsstörungen müssen vor allem Vitamine, Folsäure, Eisen und Zink zugeführt werden.

Um den Darm zu schonen, wird im akuten Schub entweder parenteral ernährt (☞ 10.3.4) oder eine niedermolekulare Elementardiät (Astronautenkost ☞ 10.3.1) gegeben, die vollständig im oberen Dünndarm resorbiert wird, so dass die tieferliegenden Darmabschnitte entlastet werden.

Operative Therapie. Komplikationen wie Stenosen, Perforation, Ileus, Blutungen, Abszesse, ausgedehnte Fisteln oder schwere Resorptionsstörungen müssen operativ behandelt werden. Aufgrund der bevorzugt befallenen Ileozökalregion handelt es sich oft um eine **Ileozökalresektion** (operative Entfernung von termi-

Abb. 21.86: Ileozökalresektion mit anschließender Ileoaszendostomie (Verbindung zwischen Ileumrest und Colon ascendens). Prinzipiell wird so sparsam wie möglich reseziert. [A400-190]

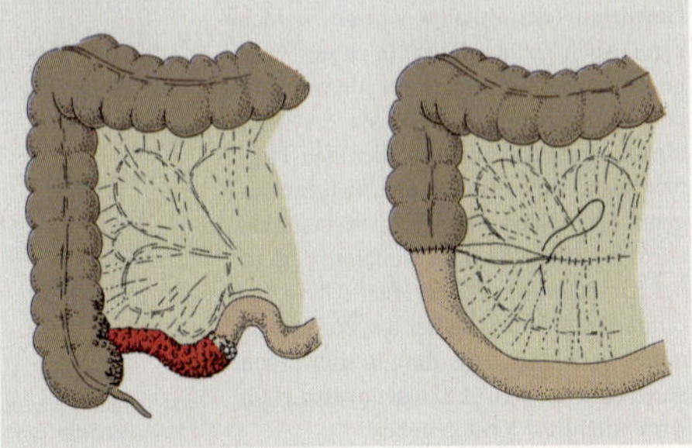

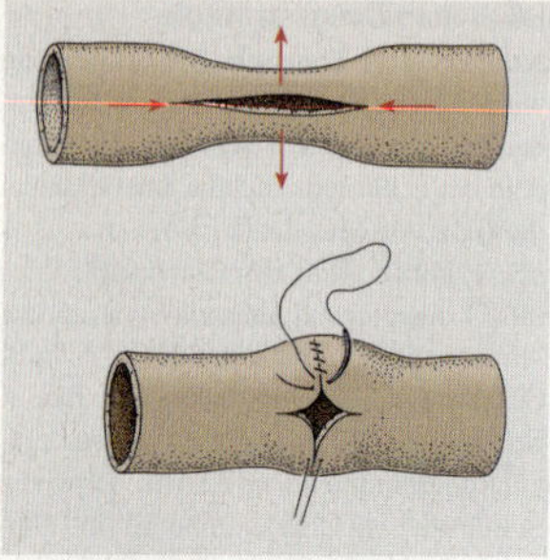

Abb. 21.87: Strikturoplastik: Erweiterung der Striktur durch Längseröffnung und Quervernähung. [A400-190]

nalem Ileum und Zökum ☞ Abb. 21.86) mit **Ileoaszendostomie.** Prinzipiell wird so sparsam wie möglich reseziert. Bei mehreren kurzstreckigen Strikturen werden **Strikturoplastiken** (☞ Abb. 21.87) durchgeführt, um Komplikationen durch einen zu kurzen Dünndarm infolge ausgedehnter Resektionen zu verhindern (*Kurzdarmsyndrom* ☞ unten). Eine Heilung der anderen betroffenen Darmabschnitte kann durch eine Operation naturgemäß nicht erreicht werden.

Pflege bei Morbus Crohn

Hilfe bei der Ausscheidung ☞ 7.8
Pflege bei Diarrhoe ☞ 28.5.6

Im Vordergrund der Pflege steht vielfach die **psychische Betreuung** der Betroffenen. Vielen Betroffenen hilft der Kontakt zu Selbsthilfegruppen (Deutsche Morbus Crohn/Colitis ulcerosa Vereinigung). In manchen Fällen ist es sinnvoll, einen Seelsorger oder Psychotherapeuten in die Behandlung einzubeziehen.

Ein weiterer Schwerpunkt ist die **Ernährung.** Nach der anfänglichen parenteralen Ernährung und Elementardiät wird nach Abklingen der akuten Phase die Kost langsam aufgebaut. Als Grundnahrungsmittel dient zunächst Reis, der mit verschiedenen Gewürzen oder Zutaten variiert werden kann. Auch Zwieback darf in dieser Phase gegessen werden. Bei guter Verträglichkeit kommen mageres Fleisch und Eier hinzu, dann Fette aus mittelkettigen Triglyzeriden, später Butter und kaltgeschlagene Öle. Nach erfolgtem Kostaufbau wird der Patient sich im weiteren Verlauf der Krankheit seine individuelle Kost zusammenstellen und dabei auf Nahrungsmittel verzichten, die ihm Beschwerden verursachen. Bei Laktoseunverträglich wird milchfreie Kost gegeben.

Bei **Schmerzen** wirken oft feuchtwarme Wickel (☞ 10.9.4) und rhythmische Einreibungen mit Ölen (z.B. Kümmel-Anis-Öl) schmerzlindernd.

Krankenbeobachtung und Dokumentation

- Allgemeinzustand, Gewicht, Schmerzen, Temperatur
- Stuhl (Häufigkeit, Menge, Konsistenz, Beimengungen)
- Arzneimittelwirkungen und -nebenwirkungen.

Perioperative Pflege bei Ileozökalresektion

Allgemeine perioperative Pflege ☞ 11.1 und 11.4

Besonderheiten der präoperativen Pflege:

- **Ernährung:** Erhält der Patient aufgrund der Schwere der Erkrankung Astronautenkost oder wird er parenteral ernährt, ist bei der Ernährung keine besondere Vorbereitung nötig. Ansonsten wird am Vortag der Operation ab mittags flüssige Kost gegeben
- **Darmreinigung:** Vor einer Ileozökalresektion wird ein Reinigungseinlauf durchgeführt, vor isolierten Dünndarmeingriffen ist keine besondere Darmreinigung erforderlich
- **Rasur:** Es werden die Haare des vorderen Rumpfes von den Mamillen bis zu den Leisten einschließlich der Schambehaarung entfernt.

Postoperative Besonderheiten:

- **Magensonde:** Eine eventuell liegende Magensonde wird in der Regel am 1. postoperativen Tag entfernt. Mussten größere Dünndarmabschnitte entfernt werden, bleibt sie liegen, bis die Fördermenge weniger als 300 ml beträgt, die Peristaltik wieder in Gang gekommen ist und der Patient das Abklemmen der Magensonde ohne Übelkeit oder Erbrechen toleriert
- **Kostaufbau:** Der Kostaufbau beginnt meist am 4. – 5. Tag mit schluckweise Tee. Am 2. Tag des Kostaufbaus ist gut ein halber Liter Flüssigkeit erlaubt, am 3. Tag Suppe und Zwieback, am 4. Tag passierte Kost und ab dem 5. Tag leichte Kost
- **Abführen:** Entleert sich der Darm nicht spontan, wird dem Patient am 5. oder 6. postoperativen Tag ein Klysma verabreicht
- **Wunde, Drainagen:** Die Redondrainage wird am 2. Tag entfernt, die Zieldrainage(n) zwischen dem 4. und 8. postoperativen Tag, sofern keine Anastomoseninsuffizienz vorliegt. Anastomosen am Dünndarm sind etwa am 5. postoperativen Tag verheilt.

Nach ausgedehnten Dünndarmresektionen kann sich ein **Kurzdarmsyndrom** entwickeln, da die zur Verfügung stehende Resorptionsfläche viel kleiner als normal ist: Es kommt zur Gallensäurenmalabsorption und später zu Fettresorptionsstörungen, Vitaminmangelerscheinungen (☞ 23.8.5) und Störungen im Mineralstoffhaushalt. Der Patient hat Fettstühle, eine Anämie, evtl. Gallen- und/oder Nierensteine und nimmt an Gewicht ab. Daher wird er bereits im Krankenhaus über die geeignete Diät informiert:

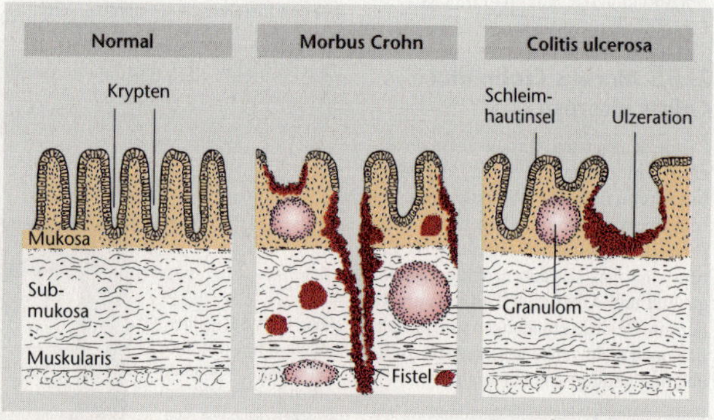

Abb. 21.88: Morbus Crohn und Colitis ulcerosa im Vergleich. Während die Ulzerationen bei der Colitis ulcerosa auf Mukosa und Submukosa begrenzt sind, ergreifen sie bei Morbus Crohn alle Wandschichten und führen häufig zur Fistelbildung. Bei beiden Erkrankungen findet man rundliche, granulomatöse Entzündungsherde. [A400-190]

- Günstig sind 6 – 8 kleine Mahlzeiten täglich, die nicht zu viel Milch(-produkte) enthalten, da diese Durchfälle provozieren. Fett ist im Rahmen des Verträglichen erlaubt (☞ oben)
- Nach der Resektion distaler Dünndarmabschnitte ist die Gefahr von Nierensteinen erhöht. Deshalb sollten diese Patienen oxalsäurereiche Lebensmittel, v.a. Rhabarber, Spinat, Bohnen und Erdbeeren, nur in kleinen Portionen essen oder ganz darauf verzichten
- Wegen der gestörten Resorption lebenswichtiger Vitamine und Mineralstoffe muss der Patient oral Vitamin B_{12}, A, D und K, Folsäure und Zink einnehmen.

Prognose

Der Morbus Crohn zeigt über Jahrzehnte hinweg eine hohe Rezidivneigung. Mit zunehmendem Alter kann die Krankheitsaktivität abnehmen.

> **Kontaktadresse**
>
> **Deutsche Morbus Crohn/Colitis Ulcerosa Vereinigung e.V.,** Paracelsusstraße 15, 51375 Leverkusen, Tel.: 02 14/87 60 80, www.dccv.de

Colitis ulcerosa

> **Colitis ulcerosa:** Chronische Dickdarmentzündung, meist im Rektum beginnend und in Richtung Dünndarm fortschreitend. Nicht selten isolierter Rektumbefall, in 30 % Befall des gesamten Dickdarms.
>
> Die Entzündung ist auf die Schleimhaut und die Submukosa begrenzt, wo sie zu Ulzerationen und Abszessen führen kann. Frauen häufiger betroffen. Nach langjähriger Erkrankung hohes Entartungsrisiko.

Symptome und Untersuchungsbefund

Die blutig-schleimigen Durchfälle treten bis zu 30-mal täglich auf und sind von krampfartigen Schmerzen *(Tenesmen)* begleitet. Bei schwerer Entzündung kommen Fieber, Appetitlosigkeit, Übelkeit und Gewichtsabnahme hinzu.

Diagnostik ☞ Tab. 21.89

Komplikationen

Gefährlichste Akutkomplikation ist das **toxische Megakolon,** eine massive Erweiterung des Darmlumens durch Schädigung der Darmwandnerven. Symptome sind Erbrechen, hohes Fieber, ein aufgetriebenes, gespanntes Abdomen und Schockzeichen. Es stellt wegen der Perforations- und Peritonitisgefahr eine absolute Operationsindikation dar (Noteingriff).

Nach ca. 20- bis 30-jähriger Krankheitsdauer kann sich als Spätkomplikation ein kolorektales Karzinom entwickeln.

Behandlungsstrategie

Konservative Therapie. Die medikamentöse Therapie ähnelt der des Morbus Crohn. Die Arzneimittel können bei (alleinigem) Befall des Rektums und tiefer Dickdarmabschnitte auch als Zäpfchen oder Klysma gegeben werden. Im akuten Schub müssen Elektrolyt- und Flüssigkeitsverluste, die durch die Durchfälle entstehen, ausgeglichen werden.

Die Ernährung gleicht der beim Morbus Crohn. Eine ballaststoffreiche Ernährung zur Anregung der Darmperistaltik hat sich nicht bewährt. Bei der relativ häufigen Milchunverträglichkeit müssen Milch und Milchprodukte gemieden werden.

Operative Therapie. Versagt die konservative Therapie oder treten Komplikationen auf, heilt eine **Proktokolektomie** den Patienten. Bei dieser Operation wird der gesamte Dickdarm einschließlich des Rektums entfernt. Damit der Patient durch diesen Eingriff nicht (auf Dauer) inkontinent wird, versucht man, den Schließapparat des Rektums und die sensible Darmschleimhaut zu erhalten **(Rektokolektomie mit submuköser Proktektomie).** Heute wird der ileoanalen Anastomose in der Regel ein Dünndarmreservoir *(ileoanaler Pouch)* vorgeschaltet (☞ Abb. 21.90), das die Funktion der Rektumampulle übernimmt. In aller Regel muss aber ein temporäres Ileostoma gelegt werden (☞ 21.1.7).

Die Operation wird auch nach langjährigem Krankheitsverlauf angeraten, um einem Kolonkarzinom zuvorzukommen.

Pflege bei konservativer Therapie ☞ Morbus Crohn

Pflege bei Kolonresektion ☞ 21.6.10

	Morbus Crohn	Colitis ulcerosa
Lokalisation	Abschnittsweiser Befall von terminalem Ileum und Kolon, selten Befall des gesamten GIT	Beginn im Rektum, kontinuierliche Ausbreitung nach proximal, äußerst selten bis ins terminale Ileum
Symptome	3 – 6 Durchfälle pro Tag, selten blutig. Darmkrämpfe, Schleimabgang. Appendizitisähnliche Symptome. Schubweiser Verlauf ohne richtige Ausheilung	Bis zu 30 blutig-schleimige Durchfälle pro Tag. Darmkrämpfe, Leibschmerzen, Temperaturerhöhung. Meist chronisch-rezidivierender Verlauf mit zwischenzeitlicher Abheilung
Diagnostik	▸ Anamnese und körperliche Untersuchung (Stuhlfrequenz? Blutauflagerung? Fisteln? Abszesse?) ▸ Blut: BB (Anämie?), Entzündungsparameter (BSG, Leukozyten) ▸ Stuhlkultur und Serologie (Ausschluss infektiöser Ursachen, z.B. Yersinien, Salmonellen) ▸ Rekto-/Koloskopie mit Biopsie ▸ Evtl. Kolonkontrasteinlauf ▸ Bei Morbus Crohn Suche nach weiteren Herden durch Doppelkontrast-Röntgenuntersuchung nach Sellink (☞ 21.3.3) und Ösophagoduodenoskopie	
Komplikationen	Stenosen, Fistelbildung, Abszesse, Malabsorption mit Gewichtsverlust, selten Perforation und Entartung	Ulzerationen mit Blutungen, Abszesse, toxisches Megakolon mit septischem Krankheitsbild, stark erhöhtes Kolonkarzinomrisiko
Therapie	Im schweren Schub parenterale Ernährung oder Elementardiät (Astronautenkost). Milchfreie Kost bei Patienten mit Unverträglichkeit von Laktose. Arzneimittel ☞ Text	
	Bei Komplikationen chirurgisch (so sparsam wie möglich resezieren). Fast alle Patienten müssen irgendwann operiert werden. Hohe Rezidivrate. Meist keine Heilungen	Bei Komplikationen oder Versagen der konservativen Therapie chirurgisch: Proktokolektomie, möglichst kontinenzerhaltend mit ileoanalem Pouch (☞ Abb. 21.90)

GIT = Gastrointestinaltrakt, MDP = Magen-Darm-Passage

Tab. 21.89: Vergleichende Übersicht Morbus Crohn – Colitis ulcerosa.

Prognose

Die Lebenserwartung hängt von Schwere und Dauer der Erkrankung sowie den Komplikationen (Karzinom?) ab.

21.6.6 Akute Appendizitis

Akute Appendizitis (*Wurmfortsatzentzündung,* umgangssprachlich fälschlicherweise auch *Blinddarmentzündung*): Akute, (bakterielle) Entzündung der Appendix vermiformis. Betrifft v.a. Kinder ab dem Grundschulalter und jüngere Erwachsene.

Krankheitsentstehung

Ursache der **akuten Appendizitis** ist meist ein Verschluss des Appendixlumens z.B. durch Narbenstränge oder Kotsteine. Das gestaute Sekret schädigt durch Druck die Appendixwand und bildet einen optimalen Nährboden für Bakterien.

Symptome und Untersuchungsbefund

Nur ca. die Hälfte der Patienten zeigt die folgenden „klassischen" Symptome:

- Appetitlosigkeit
- Zunächst ziehende, oft kolikartige Schmerzen in der Nabelgegend oder im Epigastrium. Nach einigen Stunden Schmerzverlagerung in den rechten Unterbauch. Dauerschmerz mit Verstärkung beim Gehen und Schmerzlinderung bei Beugen des rechten Beines
- Übelkeit und Erbrechen
- Mäßiges Fieber.

Bei der körperlichen Untersuchung fallen eine belegte Zunge, Tachykardie sowie bei Temperaturmessung häufig eine Differenz zwischen axillar und rektal gemessenem Wert von etwa 1 °C auf. Die häufigsten Befunde bei der Untersuchung des Abdomens sind:

- Lokaler Druck- und Klopfschmerz im rechten Unterbauch am *McBurney*- und *Lanz-Punkt*
- *Loslassschmerz* (kurz *LLS*) am *McBurney*- und *Lanz-Punkt:* Schmerzen im *rechten* Unterbauch bei plötzlichem Loslassen des eingedrückten Bauches auf der *rechten* Seite
- *Gekreuzter Loslassschmerz* (*kontralateraler Loslassschmerz,* kurz *KLLS, Blumberg-Zeichen*): Schmerzen im *rechten* Unterbauch bei plötzlichem Loslassen des eingedrückten Bauches auf der *linken* Seite
- Lokale Abwehrspannung
- Druckschmerz bei rektaler Untersuchung.

Komplikationen

Hauptkomplikation der Appendizitis ist die **Perforation.** Bei der **offenen Perforation** fließt eitriges Sekret in die freie Bauchhöhle und führt zu einer lebensbedrohlichen *diffusen Peritonitis* (☞ 21.8.2). Von einer **gedeckten Perforation** spricht man, wenn sich durch vorherige Entzündungen *Adhäsionen* (Verwachsungen) gebildet haben, die eine Verbreitung des eitrigen Sekrets im Abdomen verhindern, oder wenn z.B. das große Netz die Perforation abdeckt. Dann kommt es zu einer begrenzten *lokalen Peritonitis* mit Eiteransammlung im rechten Unterbauch (**perityphlitischer Abszess).**

Diagnostik und Differentialdiagnose

Die Verdachtsdiagnose wird klinisch gestellt. Obwohl die akute Appendizitis sehr häufig ist, ist die frühzeitige Diagnose schwierig, da einerseits zahlreiche Lageanomalien des Appendix die verschiedensten Schmerzlokalisationen hervorrufen, andererseits die Symptomatik je nach Alter variiert.

So äußert sich die Appendizitis bei kleinen Kindern in geblähtem Abdomen, fast immer Fieber und Appetitlosigkeit. Alte Menschen dagegen haben oft nur geringe Beschwerden, weil ihre körperlichen Reaktionen auf die Entzündung abgeschwächt sind *(Altersappendizitis).* Besonders schwierig ist das rechtzeitige Erkennen einer akuten Appendizitis in der Schwangerschaft, weil hier die anatomischen Veränderungen auch das typische klinische Bild verändern *(Schwangerschaftsappendizitis).*

Die Blutuntersuchung zeigt fast immer eine Leukozytose und CRP-Erhöhung. Weitere Laborwertbestimmungen dienen vor allem dem Ausschluss anderer Ursachen, z.B. einer akuten Pankreatitis (☞ 22.6.2), Pyelonephritis (☞ 31.6.3) oder Adnexitis (☞ 32.7.1).

Die Differentialdiagnose der Appendizitis ist schwierig. Alle Ursachen eines Akuten Abdomens (☞ 21.2.4) sind in Betracht zu ziehen.

Behandlungsstrategie

Bei gering ausgeprägter Symptomatik kann unter engmaschigen Kontrollen zunächst abgewartet werden. Klingen die Symptome ab, wird der Patient entlassen, bleiben sie unverändert und ergeben die Laborwerte eine Leukozytose oder nehmen die Symptome zu, wird die Appendix entfernt (**Appendektomie).** Dabei ist sowohl eine offene Operation über einen kleinen Wechsel- oder Pararektalschnitt im rechten Unterbauch (☞ Abb. 11.40) als auch eine laparoskopische Entfernung möglich.

Kann eine Appendizitis nicht mit Sicherheit ausgeschlossen werden, erfolgt die Appendektomie; sie ist ungefährlicher als die Komplikationen der Appendizitis.

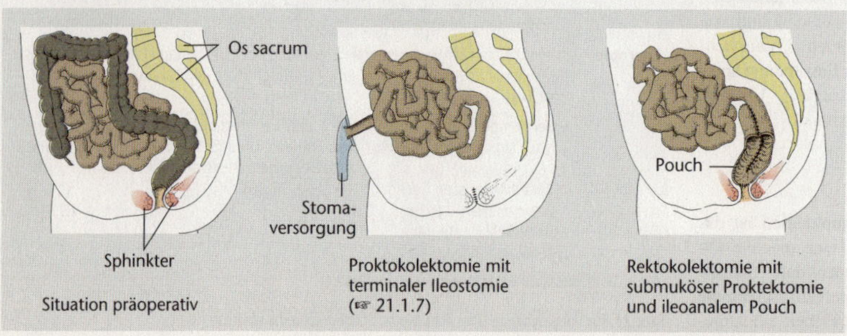

Abb. 21.90: Chirurgische Therapieverfahren bei Colitis ulcerosa. [A400-190]

Bei (V.a.) perforierter Appendizitis ist die sofortige Appendektomie angezeigt. In der Bauchhöhle befindlicher Eiter wird abgesaugt und die Bauchhöhle mit Ringer®-Lösung ausgespült. Als Zieldrainage wird eine Easy-flow- oder Robinsondrainage eingelegt. Zur Peritonitisprophylaxe erhält der Patient perioperativ Antibiotika i.v. (meist als Kurzinfusion ☞ 10.5.3).

Bei einer gedeckten Perforation wird in der Regel mit der Operation gewartet, bis die akute Entzündung abgeklungen ist. Der Patient muss relative Bettruhe einhalten und wird parenteral ernährt, außerdem bekommt er Antibiotika i.v. Mit diesen Maßnahmen ist die akute Entzündung nach ca. zwei Wochen ausgeheilt. Dann wird baldmöglichst appendektomiert. Oft ist die gedeckte Peritonitis oder der perityphlitische Abszess aber auch ein Zufallsbefund bei V.a. Appendizitis. Hat der Chirurg die Bauchhöhle noch nicht eröffnet und stellt den perityphlitischen Abszess fest, drainiert er ihn und verschließt die Wunde wieder. Hat er die freie Bauchhöhle eröffnet und diagnostiziert erst dann die gedeckte Perforation, führt er die Appendektomie wie geplant durch.

Therapie bei diffuser Peritonitis ☞ 21.8.2

Pflege

Erstmaßnahmen bei Patient mit Appendizitisverdacht

- Temperaturmessung axillär und rektal
- Nahrungskarenz, Bettruhe
- Kleines Blutbild
- Urinsediment
- Eisbeutel auf rechten Unterbauch (nach Arztrücksprache)
- Nach Rücksprache OP-Vorbereitung.

Pflege bei Appendektomie

Allgemeine perioperative Pflege ☞ 11.1 und 11.4

Die Operationsvorbereitung entspricht den allgemein üblichen Regeln, wobei auf das Abführen wegen des meist vorhandenen Zeitdrucks oft verzichtet werden muss. Rasiert wird von einer Handbreit oberhalb des Nabels bis zu den Leisten einschließlich Schambehaarung.

Postoperativ gelten folgende Grundsätze:

- **Vitalzeichenkontrolle:** Vor allem nach perforierter Appendizitis ist die Gefahr von Abszessbildungen sehr groß. Da sie sich durch eine erhöhte Körpertemperatur ankündigen, wird regelmäßig Temperatur gemessen
- **Mobilisation:** Der Patient wird bereits am Abend des OP-Tages mobilisiert
- **Ernährung:** Bei nicht perforierter Appendizitis und nach konventioneller Operation erhält der Patient am 1. postoperativen Tag Tee und am 2. leichte Kost (Voraussetzung: rege Darmperistaltik). Nach einer laparoskopischen Appendektomie darf der Patient bereits am OP-Tag trinken und ab dem 1. postoperativen Tag essen. War die Appendix perforiert, wird der Patient für 2 – 3 Tage parenteral ernährt, bevor die Kost langsam entsprechend der Arztanordnung aufgebaut wird
- **Magensonde:** Eine Magensonde wird nur bei perforierter Appendizitis oder präoperativ nicht nüchternem Patienten gelegt. Sie wird in der Regel am 1. postoperativen Tag wieder gezogen
- **Wunde, Zieldrainage:** Eventuelle Zieldrainagen werden entfernt, wenn sich kein eitriges Sekret mehr entleert (meist nach 4 – 6 Tagen). Die Hautfäden werden zwischen dem 8. und 10. postoperativen Tag gezogen.

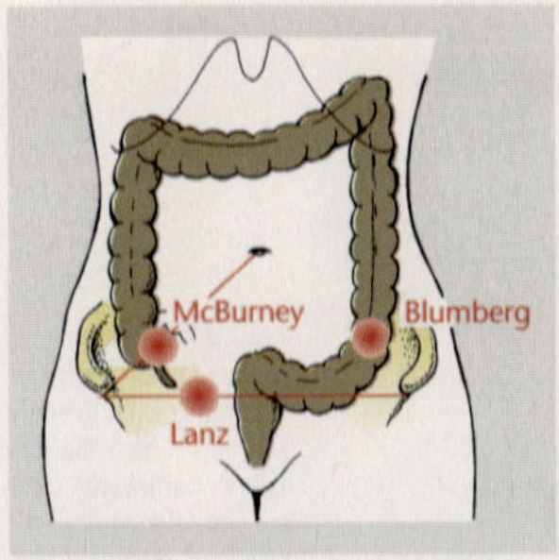

Abb. 21.91: Die drei nach den Ärzten McBurney, Lanz und Blumberg benannten Druckpunkte bei der Appendizitis. [A300-190]

21.6.7 Dickdarmdivertikulose und Dickdarmdivertikulitis

(Dickdarm-)Divertikulose: Zahlreiche, meist falsche Divertikel (☞ 21.4.5 und Abb. 21.93) vor allem in Colon descendens und Sigma. Dickdarmdivertikel sind die häufigsten Divertikel des Verdauungstraktes.

Divertikulitis: Entzündung der Wand und meist auch der Umgebung eines Divertikels.

Krankheitsentstehung

Dickdarmdivertikel entstehen durch eine *Darmwandschwäche* (konstitutionell, im Alter) in Kombination mit *erhöhtem Darminnendruck.* Begünstigend wirken sich ballaststoffarme Ernährung, Obstipation, Adipositas und Bewegungsmangel aus.

Ursache einer **Divertikulitis** ist der in der Aussackung gestaute Darminhalt, der die Divertikelwand reizt und schließlich zur Entzündung führt.

Symptome und Untersuchungsbefund

Die Divertikulose bleibt in der Regel symptomlos. Haben die Betroffenen Beschwerden, so klagen sie bei der häufigen Sigmadivertikulitis typischerweise über krampfartige Schmerzen im linken Unterbauch, die oft nach dem Essen zu- und nach erfolgter Defäkation abnehmen, über Stuhlunregelmäßigkeiten (Verstopfungen oder Durchfälle) und Meteorismus. Die Symptome ähneln denen einer akuten Appendizitis. Da die Schmerzen im *linken* Unterbauch lokalisiert sind, wird die Divertikulitis häufig auch als *„Linksappendizitis"* bezeichnet. Blut- und Schleimbeimengungen im Stuhl so-

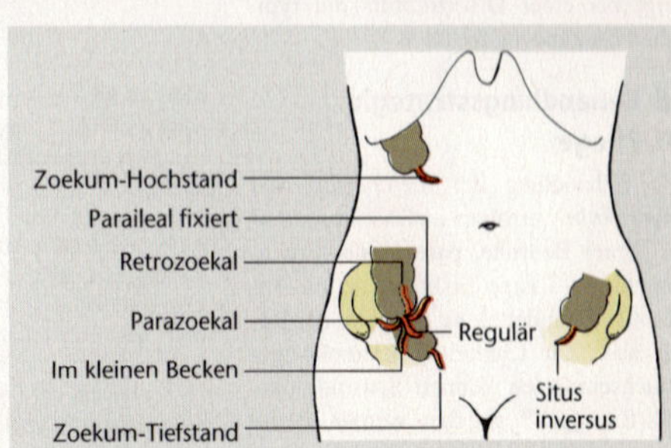

Abb. 21.92: Lagevarianten der Appendix vermicularis. Beim Situs inversus liegen die Organe teilweise oder vollständig seitenverkehrt im Körper. [A300-190]

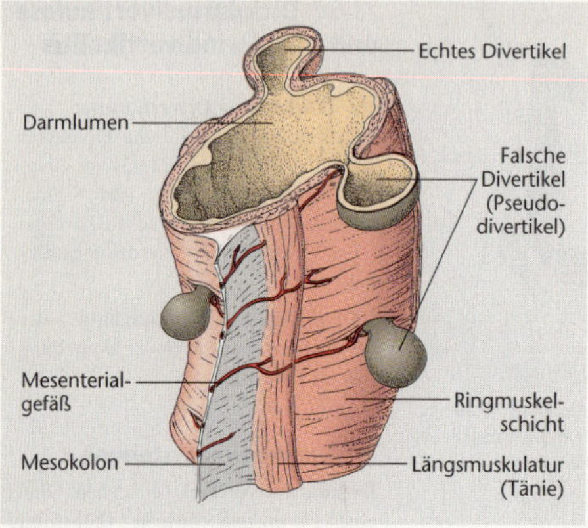

Abb. 21.93: Echte und falsche Kolondivertikel. Bei den echten Divertikeln stülpt sich die gesamte Darmwand aus, bei den falschen Divertikeln nur Mukosa und Submukosa. Besondere Schwäche zeigt die Darmwand an den Eintrittsstellen von Blutgefäßen. [A400-190]

wie Fieber sind möglich. Bei der Untersuchung lässt sich mitunter eine walzenförmige Resistenz im linken Unterbauch tasten.

Komplikationen der Divertikulitis

Hauptkomplikationen der Divertikulitis sind *gedeckte Perforation,* evtl. mit *Abszessbildung, offene Perforation,* u.U. mit *diffuser Peritonitis, Fistelbildung* zu Harnblase und Vagina, *Divertikelblutung* durch Arrosion („Anfressen") umliegender Blutgefäße sowie insbesondere bei chronischem Verlauf recht häufig *narbige Einengungen (Stenosierung)* des Darmes, die zu einem *mechanischen Ileus* (☞ 21.6.2) führen können.

Diagnostik

Die Diagnose einer Divertikulose wird durch Kolonkontrasteinlauf oder Koloskopie gestellt, oft als Nebenbefund anderer Erkrankungen. Wegen der erhöhten Perforationsgefahr werden diese Untersuchungen nicht bei akuter Divertikulitis durchgeführt. Die Blutuntersuchung zeigt bei einer Divertikulitis die typischen Entzündungszeichen.

Behandlungsstrategie

Pflege

Die Behandlung der *nichtperforierten Divertikulitis* erfolgt zunächst konservativ. Unter Bettruhe, parenteraler Ernährung für 5 – 7 Tage, Eisblase und i.v.-Antibiotika heilt der akute Schub in der Regel aus. Zur Linderung krampfartiger Bauchschmerzen können Spasmolytika, z.B. Buscopan®, gegeben werden. Peristaltikanregende Laxantien und Einläufe sind wegen der Perforationsgefahr verboten. Bei Versagen der konservativen Therapie, häufigen Rezidiven, Perforationsverdacht oder Stenosierung wird der betroffene Darmabschnitt – nach Möglichkeit kontinenzerhaltend – reseziert, wobei bei Elektivoperationen meist eine **Sigmaresektion,** bei akuter Entzündung oder Perforation hingegen eine **Diskontinuitätsresektion nach Hartmann** mit Anlegen einer (passageren) Kolostomie durchgeführt wird (☞ Abb. 21.94). Wichtig ist die langfristige Stuhlregulierung durch ballaststoffreiche Ernährung.

Pflege bei Kolonresektion ☞ 21.6.10
Stomapflege ☞ 21.1.7

21.6.8 Reizkolon

Reizkolon *(Colon irritabile, spastisches Kolon):* Häufige funktionelle Darmstörung ohne fassbare organische Ursache. Altersgipfel 30 – 40 Jahre, Frauen häufiger betroffen als Männer.

Charakteristisch für das **Reizkolon** sind unregelmäßig auftretende Bauchschmerzen wechselnder Stärke und Lokalisation. Die Schmerzen treten nie nachts, sondern eher morgens beim Aufstehen auf. Stuhlgang bringt meist Erleichterung.

Hinzu treten oft Blähungen, Verstopfung, Durchfall oder beides im Wechsel. Schleimbeimengungen im Stuhl sind möglich. Die Beschwerden nehmen oft über Jahre hin zu.

Der körperliche Untersuchungsbefund ist unergiebig, lediglich das Sigma lässt sich evtl. als druckempfindlicher Strang tasten.

Auffällig ist der trotz der chronischen Beschwerden gute Allgemeinzustand des Patienten.

Die Diagnose eines Reizkolons darf erst nach Ausschluss anderer (organischer) Krankheiten gestellt werden. Hierzu können auch belastende Untersuchungen notwendig sein, z.B. eine Koloskopie. Je kürzer die Vorgeschichte und je älter der Patient ist, desto unwahrscheinlicher ist ein Reizkolon.

Eine Besserung ist nicht von heute auf morgen möglich. Kostveränderung wie kleinere, ballaststoffreichere Mahlzeiten, Meiden nicht verträglicher Lebenmittel und kohlensäurehaltiger Getränke, langsames Essen mit gutem Kauen, Hausmittel (z.B. warmes Bad), regelmäßige Lebensweise mit körperlicher Bewegung und psychotherapeutische Beratung können langfristig helfen. Arzneimittel können zur Symptomlinderung (zurückhaltend) verabreicht werden, z.B. bei Durchfällen Loperamid (etwa Imodium®). Wegen der häufigen Obstipation neigen die Patienten zum Laxantienabusus. Deshalb sind diese Arzneimittel (☞ Pharma-Info 21.54) zu vermeiden.

Abb. 21.94: Diskontinuitätsresektion nach Hartmann. Der erkrankte Darmabschnitt wird reseziert und eine Kolostomie angelegt, das Rektosigmoid wird blind verschlossen (Mitte). Später wird das Enterostoma zurückverlagert und so die Kontinuität des Darmes wiederhergestellt (rechts). [A400-190]

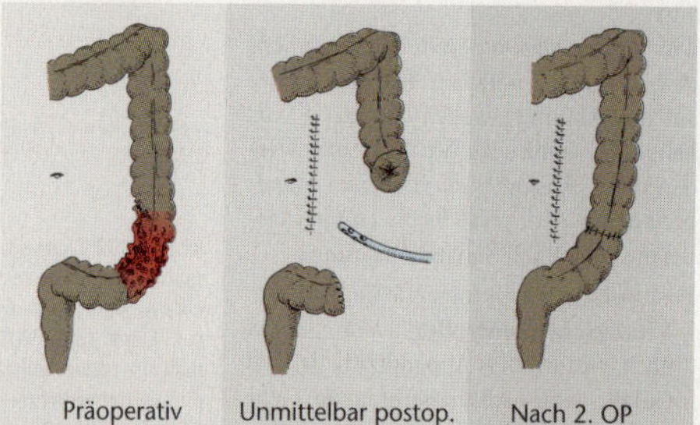

21.6.9 Dickdarmpolypen

Dickdarmpolyp: Benigner Tumor, der meist von der Darmschleimhaut ausgeht *(Adenom)* und bei 10 % der Erwachsenen auftritt. In 50 % der Fälle handelt es sich um Rektumpolypen.

Bei mehr als 100 Polypen spricht man von einer **Polyposis intestinalis.** Eine Sonderform ist die autosomal-dominant vererbte **familiäre adenomatöse Polypose** *(FAB, Adenomatosis coli)*, bei der die Kolonschleimhaut von Adenomen förmlich übersät ist.

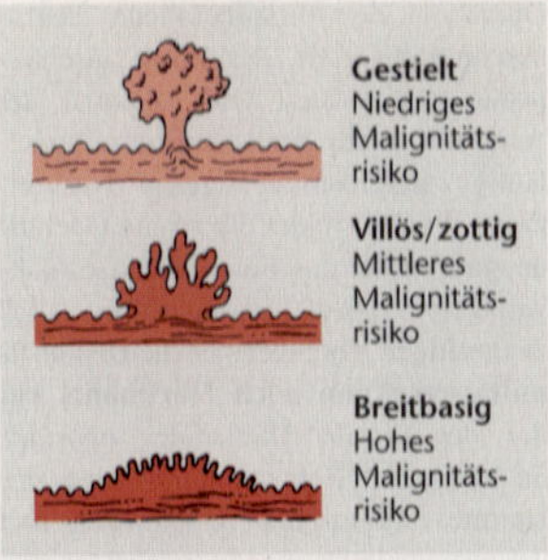

Abb. 21.95: Unterschiedliche Wuchsformen von Dickdarmpolypen. Das Entartungsrisiko ist bei breitbasig wachsenden Polypen höher als bei gestielten. [A400-190]

Krankheitsentstehung

Bei der Entstehung spielen wahrscheinlich die Ernährungsgewohnheiten in den hoch entwickelten Industrieländern (viel Fleisch und tierische Fette, wenig Ballaststoffe) eine Rolle. Dafür spricht, dass die Polypen vor allem in Europa und Nordamerika und gehäuft im höheren Lebensalter auftreten.

Symptome, Befund und Diagnostik

Meist führen die Adenome nicht zu Beschwerden und werden dann nur bei einer Dickdarmuntersuchung aus anderen Gründen diagnostiziert. Mitunter können kleinere Mengen Blut (Nachweis okkulten Blutes im Stuhl) abgesetzt werden. Einige Adenomformen können große Mengen Schleim sezernieren und so zu einem Kalium- und Eiweißmangel führen. Bei großen Polypen kommt es zu Passagestörungen (Ileus, Malabsorption), zu abdominellen Schmerzen und Koliken.

Die Diagnose wird durch Koloskopie mit Biopsie gesichert.

Behandlungsstrategie und Pflege

Wegen des Entartungsrisikos der Adenome wird jeder Polyp (endoskopisch) abgetragen (*Polypektomie* ☞ Abb. 21.96) und histologisch beurteilt. Nachuntersuchungen sollten in regelmäßigen Abständen erfolgen. Bei größeren Adenomen und Passagestörungen kann eine Dickdarmteilresektion erforderlich sein.

Bei einer familiären adenomatösen Polypose ist immer eine Proktokolektomie angezeigt, da praktisch jeder Patient früher oder später ein Karzinom entwickelt. Familienmitgliedern Betroffener wird heute eine genetische Beratung mit Genanalyse angeboten.

Pflege bei endoskopischer Polypabtragung ☞ Pflege bei Koloskopie 21.3.4
Pflege bei Kolonresektion ☞ 21.6.10

21.6.10 Kolorektales Karzinom

Kolorektales Karzinom (*Dickdarm-* bzw. *Mastdarmkarzinom, Kolon-Rektum-Karzinom*): Zweithäufigster bösartiger Tumor in industrialisierten Ländern. Histologisch meist Adenokarzinom. Altersgipfel 50. – 70. Lebensjahr, Männer : Frauen = 3 : 2. Rechtzeitig behandelt gute Prognose.

Krankheitsentstehung

Wie die gutartigen Dickdarmpolypen kommt das **kolorektale Karzinom** in Ländern, in denen ballaststoffreiche Nahrung verzehrt wird, wesentlich seltener vor als in Ländern, in denen die Ballaststoffe aus der Nahrung entfernt werden (geschälter Reis, Auszugsmehl). Eine familiäre Häufung weist auf genetische Einflüsse hin. Als **Präkanzerosen** (Karzinomvorstufen) gelten Polypen (**Adenom-Karzinom-Sequenz**) – v.a. die familiäre adenomatöse Polypose (☞ 21.6.9) – und die Colitis ulcerosa (☞ 21.6.5).

Symptome und Untersuchungsbefund

Symptome treten in aller Regel erst spät auf. Jeder Wechsel von Stuhlgewohnheiten ohne erklärbare Ursache, z.B. Obstipation und/oder Diarrhoe (auch abwechselnd auftretend) ist bei Menschen ab dem 40. Lebensjahr verdächtig auf ein kolorektales Karzinom. Da die Patienten diese Symptome aber oft lange nicht beachten, kommen sie erst bei weiteren Beschwerden wie Blut im Stuhl, Gewichtsabnahme, krampfartigen Schmerzen und Ileussymptomen (durch die Tumorstenose) zum Arzt. Durch die chronischen, oft unbemerkten Blutverluste entsteht eine Anämie (☞ 24.6.1).

Diagnostik

Ergibt sich aus Anamnese und körperlicher Untersuchung der Verdacht auf ein kolorektales Karzinom, erfolgt die weitere Diagnostik durch Koloskopie mit Biopsie, Endosonographie und ggf. Doppelkontrasteinlauf. Zur Metastasensuche werden eine Sonographie des Abdomens, Röntgenaufnahmen des Thorax, Urographie und/oder CT durchgeführt. Die Blutuntersuchung zeigt evtl. eine Anämie sowie BSG- und CEA-Erhöhung. Wiederholte Bestimmungen der Tumormarker CEA und CA 19-9 (☞ 24.4.8) ermöglichen eine Verlaufskontrolle.

Nachweis okkulten Bluts im Stuhl als Screening-Untersuchung ☞ 21.3.2

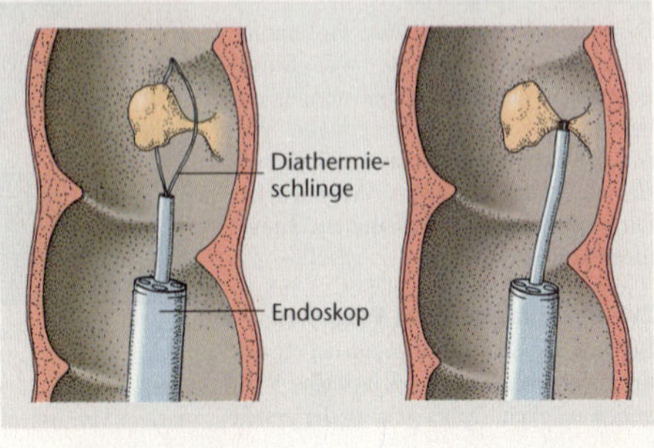

Abb. 21.96: Polypektomie mit Hochfrequenz-Diathermieschlinge. Durch Hochfrequenzstrom erhitzt sich der Schlingendraht, durchtrennt den Polypenstiel und wirkt gleichzeitig durch Eiweißgerinnung und Gewebeverkochung blutstillend. [A400-190]

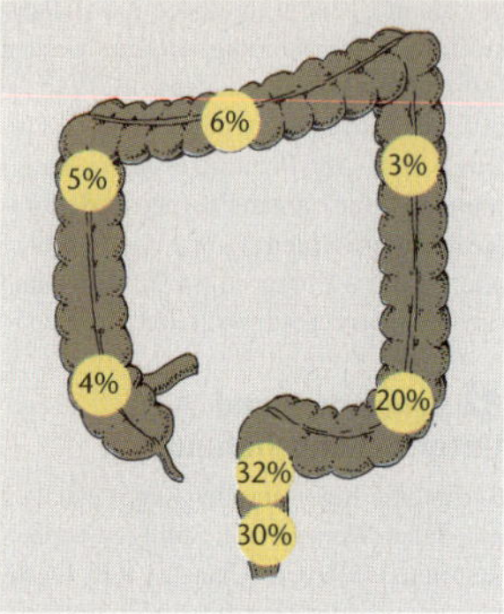

Abb. 21.97: Prozentuale Verteilung der Dickdarmkarzinome auf die einzelnen Kolonabschnitte. Ca. 30 % der Karzinome können bereits durch die rektale Untersuchung entdeckt werden. [A300]

Kurative Behandlungsstrategien

Ziel der Operation bei einem kolorektalen Karzinom ist die En-bloc-Entfernung des Tumors mit ausreichendem Sicherheitsabstand unter Mitnahme der regionären Lymphknoten. Welche Darmanteile reseziert werden, hängt von der Lokalisation des Tumors ab (☞ Abb. 21.97). Bei der überwiegenden Mehrzahl der Patienten kann der Sphinkter und damit die Kontinenz erhalten werden. Nur bei tief sitzenden Rektumtumoren muss eine (endgültige) Sigmoidostomie angelegt werden, weil sonst eine Entfernung des Tumors mit ausreichendem Sicherheitsabstand nicht möglich ist.

Als adjuvante (unterstützende) Therapie kann eine Chemotherapie (vorzugsweise mit 5-Fluoruracil) durchgeführt werden, beim Rektumkarzinom auch eine postoperative Radio- oder Radiochemotherapie. Weitere multimodale Therapiekonzepte werden in klinischen Studien getestet.

Einzeitiges Vorgehen

Beim **einzeitigen Vorgehen** wird unmittelbar nach der Darmresektion die Darmkontinuität durch Anastomosierung der beiden Stümpfe wiederhergestellt. Wegen der Gefahr einer Anastomoseninsuffizienz ist das einzeitige Vorgehen bei Dickdarmileus oder perforiertem Tumor nicht möglich.

Zwei- und dreizeitiges Vorgehen

Bei Kontraindikationen gegen ein einzeitiges Vorgehen ist ein **zweizeitiges Vorgehen** möglich. Dabei wird in der ersten Operation der tumorbefallene Darmabschnitt reseziert, der Darm anschließend anastomosiert und proximal der Anastomose zur Entlastung ein doppelläufiges Enterostoma angelegt. Nach einigen Wochen findet die zweite Operation statt, in der das Enterostoma zurückverlagert wird. Sonderform des zweizeitigen Vorgehens ist die **Diskontinuitätsresektion nach Hartmann,** bei der das distale Darmende (*aboraler Stumpf,* meist Rektumstumpf) nach der Darmresektion blind verschlossen und das proximale Darmende (*oraler Stumpf,* meist Colon descendens) als endständiges Enterostoma ausgeleitet, d.h. in die Bauchwand eingenäht wird (☞ Abb. 21.94). In einer zweiten Operation wird dann das Enterostoma ausgeschnitten, und die beiden Darmstümpfe werden anastomosiert.

Insbesondere bei Patienten in sehr schlechtem Allgemeinzustand entscheidet sich der Chirurg für das **dreizeitige Vorgehen.** Dabei wird in der ersten Sitzung ein doppelläufiges Enterostoma gelegt, in der zweiten Sitzung der Darm reseziert und in der dritten Sitzung das Enterostoma zurückverlagert.

Palliative Behandlungsstrategien

Ist ein Tumor nicht im Gesunden absetzbar, wird er nach Möglichkeit trotzdem palliativ reseziert, um drohende Komplikationen wie Blutung, Stenose mit Ileus und Schmerzen zu verhindern. Ist eine Darmresektion nicht mehr möglich, kann eine Umgehungsoperation ohne Entfernung des Tumors die Darmpassage wiederherstellen und den drohenden mechanischen Ileus verhindern (☞ Abb. 21.100). In Ausnahmefällen wird lediglich ein palliatives Enterostoma angelegt. Außerdem können tief sitzende Rektumkarzinome lokal exzidiert oder kryo- oder elektrochirurgisch bzw. mittels Laser abgetragen werden. Dies ist auch bei Patienten in schlechtem Allgemeinzustand möglich.

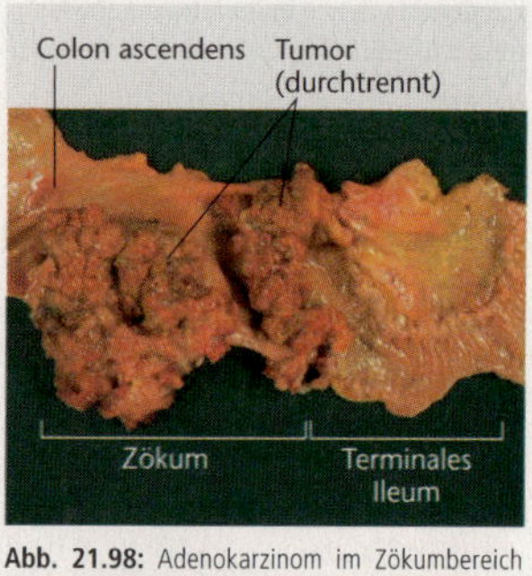

Abb. 21.98: Adenokarzinom im Zökumbereich (OP-Präparat). Der große, blumenkohlartig wachsende Tumor hat die Darmlichtung eingeengt und zu einem Ileus geführt. [M207]

> **Postoperative Komplikationen nach Darmeingriffen**
> - Blutung
> - Verlängerte Darmatonie
> - Anastomoseninsuffizienz. Warnzeichen: Faulig riechendes, kotiges Drainagesekret, (lokaler) Druckschmerz, Fieber, Leukozytose
> - Blasenentleerungsstörungen, v.a. nach Rektumoperationen
> - Potenzstörungen, v.a. nach Rektumoperationen
> - Stomakomplikationen (☞ 21.1.7).

Pflege bei Kolonresektion

Allgemeine perioperative Pflege ☞ 11.1 und 11.4

Stomapflege ☞ 21.1.7

Kolonresektionen sind große Operationen, die den Patienten physisch stark belasten. Hinzu kommt die Angst des Karzinompatienten um sein Leben. Um die prä- und postoperativen Belastungen und Schwierigkeiten gut zu überstehen, bedarf es der einfühlsamen Begleitung durch die Pflegenden.

Präoperative Pflege

Die präoperativen Pflegemaßnahmen weichen in folgenden Punkten von den allgemeinen Regeln ab:

- Der **Nahrungsabbau** beginnt früher als vor den meisten anderen Operationen. 2 – 5 Tage vor der Operation erhält der Patient nur noch ballaststoffarme Kost, am Vortag nur noch Flüssigkeit
- Vor jeder Kolonresektion ist eine gründliche **Darmreinigung** notwendig, meist durch eine orthograde Darmspülung (☞ 21.1.5) am Vortag der Operation
- Zur Reduzierung der Keimbesiedelung im Darm und damit des Risikos postoperativer Infektionen erhält der Patient Antibiotika *(perioperative Antibiose)*
- Ist schon vor der Operation klar, dass ein Enterostoma gelegt werden muss, wird die Stomatherapeutin informiert, die noch vor der Operation Kontakt zu

dem Patienten aufnimmt. Wird im Haus keine Stomatherapeutin beschäftigt, übernehmen die Pflegenden ihre Aufgaben (☞ 21.1.7)

- Die **Rasur** umfasst den vorderen Rumpf von den Mamillen bis zu den Leisten einschließlich der Schambehaarung; bei Rektumresektion oder -amputation auch im Anal- und Gesäßbereich.

Postoperative Pflege

Krankenbeobachtung und Dokumentation
- Vitalzeichen, Allgemeinzustand, Schmerzen
- Flüssigkeitsbilanzierung, ZVD
- OP-Wunde, Verbände
- Sonden, Drainagen
- Ausscheidungen.

Postoperativ sind folgende Besonderheiten zu beachten:

- **Lagerung/Mobilisation:** Der Patient wird mit leicht erhöhtem Oberkörper gelagert. Nach Rektumamputation mildert ein weiches Kissen die Schmerzen beim Sitzen und Liegen. Reicht dies nicht aus, kann eine Antidekubitusmatratze (☞ 7.5.4) weiterhelfen. Ein Gummiring kann beim Sitzen günstig sein, ist aber im Liegen wenig hilfreich, da durch die Kompression der Glutäen ein mittelbarer Druck auf die perineale Wunde (perineal von Perineum = Damm) ausgeübt wird. Der Patient sollte selbst entscheiden, welche Lagerung ihm am wenigsten Schmerzen bereitet. 6 – 8 Stunden nach der Operation wird mit der Mobilisation begonnen
- **Magensonde:** Die Magensonde wird bei geringer Fördermenge entfernt, in der Regel am 1. – 2. postoperativen Tag
- **Blasenkatheter** (Pflege ☞ 31.2.2, 31.2.3): Während nach Eingriffen im Bereich des Kolons in der Regel nur für 1 – 2 Tage ein Blasenkatheter notwendig ist, sind Blasenentleerungsstörungen nach Rektumoperationen sehr häufig und länger dauernd. Deshalb verbleibt der Blasenkatheter nach Eingriffen am Rektum für 3 – 6 Tage (nach Rektumamputationen auch länger)
- **Darmstimulation:** Eine Darmatonie über 2 – 3 Tage ist normal. Die beginnende Darmtätigkeit zeigt sich durch Darmgeräusche und abgehende Blähungen. Die erste Defäkation erfolgt nach präoperativer orthograder Darmspülung häufig erst nach 6 – 7 Tagen.

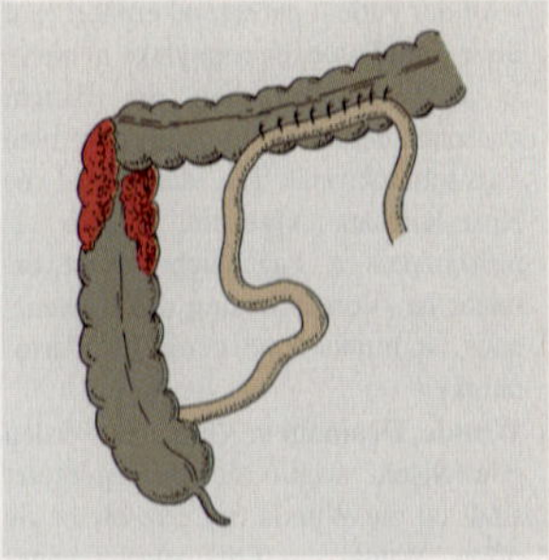

Abb. 21.100: Seit-zu-Seit-Ileotransversostomie zur Umgehung einer tumorbedingten Stenose in der rechten Kolonhälfte. [A300-190]

Fehlen die Darmgeräusche, ist das Abdomen aufgebläht oder muss der Patient aufstoßen oder sogar erbrechen, informieren die Pflegenden den Arzt. Die Darmtätigkeit wird, wenn überhaupt, auf Arztanordnung stimuliert. Aggressive Abführmittel werden nicht angewendet, da sie die Darmnaht zu sehr belasten würden. Manchmal tut dem Patienten feuchte Wärme gut

- **Kostaufbau:** Mit der Nahrungsaufnahme wird begonnen, sobald die Anastomosennähte belastbar sind. Bis dahin

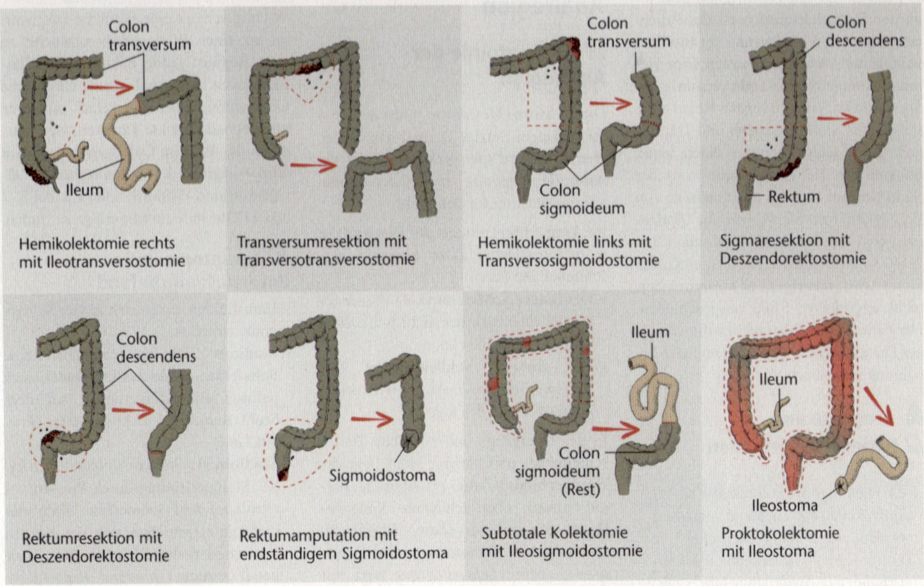

Abb. 21.99: Typische En-bloc-Resektionsverfahren an Kolon und Rektum. Die genauen Resektionsgrenzen sind von der Grunderkrankung und bei maligner Tumoren von der gesamten Tumorlokalisation abhängig. [A400-190]

wird der Patient parenteral ernährt (auf Soor- und Parotitisprophylaxe achten). Je nach Klinik erhält der Patient zwischen dem 3. und 6. postoperativen Tag schluckweise Tee, dann wird die Kost langsam aufgebaut, bis am 11. postoperativen Tag leichte Kost erreicht ist. Voraussetzung des Kostaufbaus ist immer eine geregelte Darmtätigkeit
- **Wunde, Drainagen:** Verbände werden gewechselt, wenn sie durchgeblutet sind. Ist die Wunde trocken, bleibt sie offen. Wurde ein Enterostoma angelegt, wird beim Verbandswechsel die Bauchwunde vor dem Enterostoma versorgt. Redondrainagen werden am 2.–3., Zieldrainagen am 4.–7. und Fäden oder Klammern zwischen dem 7. und 10. postoperativen Tag entfernt. Anastomosen am Dickdarm sind etwa am 7. postoperativen Tag verheilt.

! Vorsicht
Nach Rektumoperationen sind alle Manipulationen am Enddarm, etwa die rektale Temperaturmessung oder die Anwendung von Suppositorien, Klysmen oder Einläufen verboten, um die Anastomose nicht zu gefährden.

Je nach Größe und Lokalisation des entfernten Darmabschnitts muss der Patient auf eventuelle Veränderung der Stuhlgewohnheiten vorbereitet werden. Eine Hemikolektomie rechts, Transversum- oder Sigmaresektion bleibt in aller Regel ohne Folgen für Stuhlkonsistenz und Häufigkeit der Stuhlentleerung. Nach einer linksseitigen Hemikolektomie wird der Stuhl weicher (es wird nicht mehr so viel Flüssigkeit resorbiert), und die Entleerungsfrequenz steigt auf durchschnittlich 2- bis 3-mal täglich an. Nach einer Kolektomie wird wässriger, elektrolytreicher, recht aggressiver Stuhl ausgeschieden. Der Patient wird daher rechtzeitig von einer Diätassistentin über die geeignete Ernährung informiert.

Prognose und Patienteninformation

Die Prognose kolorektaler Karzinome könnte entscheidend verbessert werden, wenn mehr Menschen die (kostenlosen) Früherkennungsuntersuchungen in Anspruch nehmen würden.

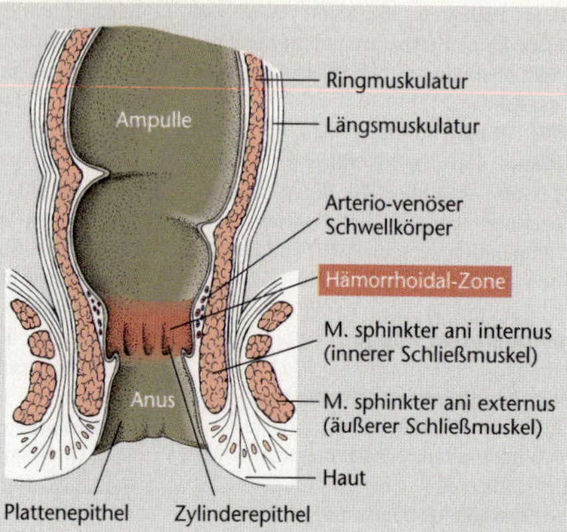

Abb. 21.101: Das Rektum im Längsschnitt. Zwischen der Ampulle und dem Anus liegt die Hämorrhoidalzone. Dort findet sich unter der Schleimhaut der arterio-venöse Schwellkörper, der maßgeblich zum Verschluss des Afters beiträgt. [A400-190]

Das kolorektale Karzinom hat mit einer 5-Jahres-Überlebensrate von 50 %, bei Operationen in frühen Stadien ohne Fernmetastasen von 80 %, eine relativ günstige Prognose.

Regelmäßige Kontrollen sind zur Früherkennung von Lokalrezidiven und Metastasen notwendig.

21.7 Erkrankungen der Analregion

21.7.1 Anatomie der Analregion

Das **Rektum** *(Mastdarm)* bildet den 15–20 cm langen, letzten Darmabschnitt. Die oberste „Etage" des Rektums bildet die **Ampulle** *(Ampulla recti),* der größte Sammelbehälter für den Stuhl.

Im **Anus** *(After)* mündet der Darm an die Körperoberfläche. Zwei Muskeln verschließen ihn dort:
- Der **innere Schließmuskel** *(M. sphincter ani internus),* der nicht willkürlich beeinflusst werden kann
- Der **äußere Schließmuskel** *(M. sphincter ani externus),* der willkürlich kontrahiert werden kann.

In der Übergangszone zwischen Darmschleimhaut und äußerer Haut liegt die **Hämorrhoidal-Zone** (☞ Abb. 21.101) mit einem oberflächlichen Venengeflecht, das mit der oberen Mastdarmschlagader in Verbindung steht. Dieser *arterio-venöse Schwellkörper* trägt mit den beiden Schließmuskeln maßgeblich zum Verschluss des Afters bei.

21.7.2 Hämorrhoiden

Hämorrhoiden: Krampfaderähnliche, knotige Erweiterungen des submukösen arterio-venösen Schwellkörpers im Analkanal. Sehr häufige Erkrankung: 70 % der über 30-Jährigen haben Hämorrhoiden, aber nur bei einem geringen Prozentsatz treten Beschwerden auf.

Krankheitsentstehung

Wichtig scheint eine familiäre Disposition zu einer Bindegewebsschwäche zu sein. Begünstigende Faktoren sind Entzündungen der Analregion, chronische Obstipation, Schwangerschaft und eine vorwiegend sitzende Tätigkeit, weil hierdurch das Blut im Gefäßgeflecht gestaut wird. Aufgrund der anatomischen Gefäßsituation sind Hämorrhoiden v.a. bei 3, 7 und 11 Uhr in Steinschnittlage zu finden.

Symptome und Untersuchungsbefund

Hämorrhoiden lassen sich in vier Schweregrade einteilen:
- **Stadium I:** Die Patienten haben keine Schmerzen. Gelegentlich finden sich hellrote Blutauflagerungen auf dem Stuhl, manchmal juckt der After *(Pruritus ani)*
- **Stadium II:** Größere Knoten fallen bei der Stuhlentleerung durch Pressen vor *(Prolaps)* und schmerzen. Nach der Defäkation schieben sich die Knoten aber wieder von alleine in den Analkanal zurück *(spontane Reposition).* Dieses Stadium ruft durch begleitende Entzündungserscheinungen Beschwer-

den wie Brennen, Nässen, Hitzegefühl, selten auch geringe Blutauflagerungen auf dem Stuhl hervor

- **Stadium III:** In diesem Stadium bildet sich der Prolaps nicht von alleine zurück, er lässt sich aber manuell zurückschieben. Entzündungen, ödematöse Schwellung, starke Schmerzen bei und nach jedem Stuhlgang und auch beim Sitzen sowie quälender Juckreiz und Schleimabsonderungen kommen hinzu
- **Stadium IV:** Im vierten Stadium sind die ständig vorgefallenen Hämorrhoidalknoten eingeklemmt *(inkarzeriert)* und lassen sich nicht mehr in den Analkanal zurückdrücken *(nicht reponibel)*. Diese eingeklemmten Knoten bereiten den Patienten heftigste Schmerzen.

Komplikationen

Komplikationen sind massive Blutungen, Ausbildung von Nekrosen und Ulzerationen bei permanentem Prolaps der Knoten sowie Infektion und die schmerzhafte Thrombosierung.

Diagnostik

Die Diagnosesicherung erfolgt durch die Analinspektion (wobei der Patient aufgefordert wird, wie zum Stuhlgang zu pressen), durch die rektale Untersuchung mit dem Finger und durch die Prokto-Rektoskopie, die gleichzeitig dem Karzinomausschluss dient.

Behandlungsstrategie

Konservative Therapie

Zu den allgemeinen Maßnahmen gehören die Gewichtsreduktion bei Übergewicht, die Obstipationsprophylaxe (☞ 7.8.5) und das Waschen der Analregion nach jedem Stuhlgang.

In frühen Stadien lindern die lokale Applikation von schmerzstillenden und entzündungshemmenden Salben und Zäpfchen (z.B. Faktu®, Recto-Serol® Salbe, Anusol® Supp.) sowie Sitzbäder mit entzündungshemmenden Zusätzen (z.B. Kamille) die Beschwerden. Kalte feuchte Umschläge ermöglichen manchmal durch ihre abschwellende Wirkung ein Hineindrücken von vorher nicht reponiblen prolabierten Knoten in den Analkanal.

Bei stärkeren Beschwerden im Stadium I und II können die Hämorrhoiden verödet *(sklerosiert)* werden. Dabei wird ein Verödungsmittel in Höhe der Knoten unter die Rektumschleimhaut gespritzt, so dass die Knoten vernarben und sich innerhalb weniger Wochen zurückbilden. Eine andere Möglichkeit ist das Anlegen einer *Gummiligatur*, wodurch die Knoten nekrotisieren und nach ca. einer Woche abfallen.

Operative Therapie

Bei Hämorrhoiden im Stadium III und IV ist die operative Entfernung in Vollnarkose angezeigt **(Hämorrhoidektomie)**. Dabei werden die Knoten vom darunter liegenden Schließmuskel gelöst und nach Unterbindung der versorgenden Gefäße abgetragen.

Komplikationen nach Hämorrhoidektomie

- Blutung
- Stuhlinkontinenz (meist temporär)
- Stenose des Analkanals (selten).

Pflege

Pflege bei konservativer Therapie

Zu den Aufgaben der Pflegenden gehört die Unterstützung des Patienten bei der Durchführung der konservativen Therapiemaßnahmen (☞ oben).

Pflege bei Hämorrhoidektomie

Allgemeine perioperative Pflege ☞ 11.1 und 11.4

Präoperative Pflege. Präoperativ genügt die Entleerung des Rektums z.B. durch ein Klysma. Eine vollständige Dickdarmentleerung ist nicht notwendig. Die Haare der Perianalregion werden entfernt.

Postoperative Pflege:

- Bei der Krankenbeobachtung insbesondere auf Nachblutungen im Analbereich achten
- Patienten vorzugsweise in Seiten- oder Bauchlage lagern
- Am Abend des OP-Tages dem Patienten leichte Kost geben (Anästhesieprotokoll beachten)
- Den Verband am ersten postoperativen Tag abnehmen, evtl. vorher anfeuchten, und die offene Wunde nach jedem Stuhlgang sowie morgens und abends mit lauwarmen Wasser abduschen (lassen). Danach Salbentupfer auflegen, z.B. mit Bepanthen®-Salbe, oder trocken verbinden (Einmalnetzhose mit Vorlage). Sitzbäder nach Arztanordnung durchführen
- Obstipationsprophylaxe (z.B. mit Agiolax®) durchführen, um die Schmerzen bei der Stuhlentleerung zu reduzieren. Ggf. Schmerzmittelgabe vor dem Stuhlgang.

Auch nach der Entlassung sollte der Patient den Einsatz der Bauchpresse zur Stuhlentleerung vermeiden (Information über Obstipationsprophylaxe ☞ 7.8.5).

Patientenberatung

Was sollten Betroffene wissen/können?

- Ursachen und Komplikationen von Hämorrhoiden
- Sorgfältige Analreinigung (Waschen nach jedem Stuhlgang, öfter Sitzbäder)
- Umgang mit lokal wirkenden Arzneimitteln (Salbeneinlagen, Zäpfchen)
- Allgemeine Verhaltensregeln:
  - Stuhl nicht unterdrücken, ballaststoffreiche Kost, viel trinken
  - langes Sitzen ohne Unterbrechungen meiden.

21.7.3 Anal- und Rektumprolaps

Analprolaps: Vorfallen und äußerliches Sichtbarwerden der Analschleimhaut.

Rektumprolaps: Vorfallen und äußerliches Sichtbarwerden des Rektums.

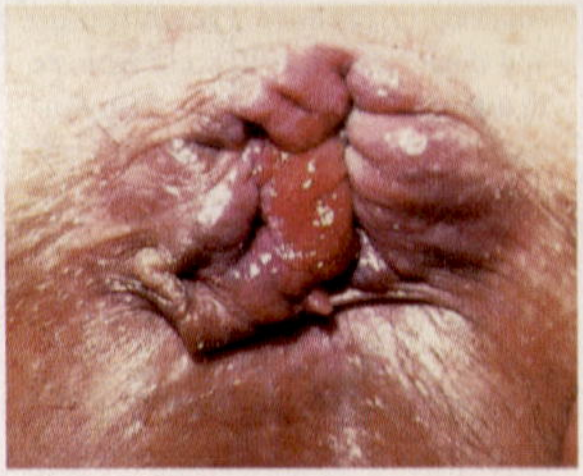

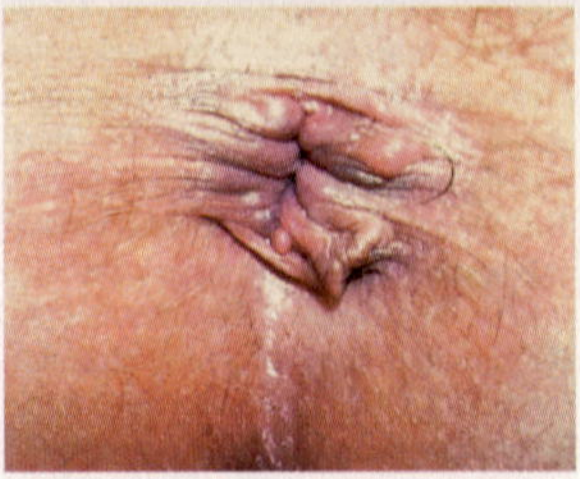

Abb. 21.102 – 21.103: Oben: Entzündlich geschwollene Hämorrhoiden.
Unten: Deutlicher Rückgang nach zweiwöchiger Salbenbehandlung. [U127]

Häufigste Ursache des **Analprolaps** sind Hämorrhoiden. Der Sphinkterapparat ist meist intakt, der Sphinktertonus jedoch vermindert. Hauptbeschwerden des Patienten sind wiederholte Blutungen und evtl. eine leichte Inkontinenz. Die Diagnose wird durch Inspektion (Patienten pressen lassen) gestellt. Die Behandlung besteht vornehmlich in der Beseitigung der Hämorrhoiden (☞ 21.7.2).

Der **Rektumprolaps** ist durch eine Schwäche des Beckenbodens bedingt. Demzufolge sind ältere Frauen und Frauen, die mehrere Geburten hatten, bevorzugt betroffen (☞ 32.10). Der Sphinkterapparat ist geschädigt. Leitsymptom des Rektumprolaps ist die Inkontinenz. Blut- und Schleimabgang, Nässen sowie ein Schleimhautödem und Druckulzera sind möglich. Auch hier wird die Diagnose durch Inspektion gestellt. Therapeutisch ist nach manueller Reposition eine operative Fixierung des Rektums an der Beckenwand mit Beckenbodenstraffung nötig.

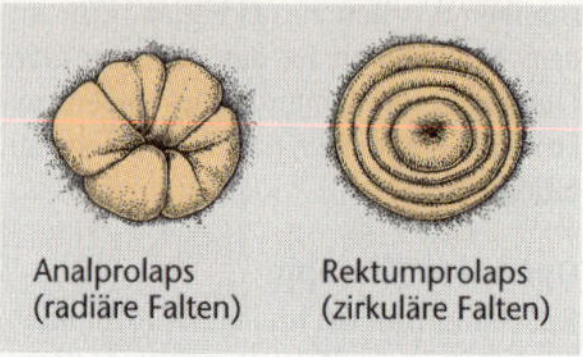

Abb. 21.104: Anal- und Rektumprolaps. [A300-190]

21.7.4 Analabszesse und Analfisteln

Analabszess *(anorektaler Abszess, periproktitischer Abszess):* Abszess im Analbereich.

Analfistel: Krankhafte, röhrenförmige Verbindung zwischen der äußeren Analregion **(äußere Fistelöffnung)** und dem Analkanal/Rektum **(innere Fistelöffnung).** Über den **Fistelkanal** entleert sich eitriges Sekret, evtl. mit Stuhl vermischt, nach außen. Gehäuftes Auftreten bei Morbus Crohn (☞ 21.6.5).

Krankheitsentstehung

Am Beginn des Krankheitsgeschehens steht fast immer eine Entzündung der um den inneren Sphinkter herum gelegenen *Proktodealdrüsen.* Von hier aus breitet sich die Entzündung weiter aus **(Periproktitis),** und es kommt zur Abszessbildung. Abszesse können spontan perforieren, so dass Fisteln entstehen. Das sich entleerende Sekret ruft weitere Entzündungen und einen narbigen Umbau hervor, wodurch sich bindegewebige, stabile Fistelgänge zwischen Analkanal und äußerer Analregion ausbilden *(komplette Fisteln).* Mitunter verschließt sich die Fistelöffnung, so dass der Fistelkanal blind endet *(inkomplette Fisteln).* Bei langjähriger Krankheitsdauer kann ein ganzes Gangsystem aus Fistelgängen entstehen.

Eingeteilt werden die Fisteln und Abszesse der Analregion entsprechend ihres Bezugs zur Schließmuskulatur. Abb. 21.105 gibt einen Überblick.

Symptome und Diagnostik

Analabszesse sind sehr schmerzhaft und gehen mit Schwellung, Rötung und evtl. Fieber einher. Hat sich eine Fistel gebildet, verschwinden die Schmerzen. Die äußere Fistelöffnung macht sich durch entsprechend verschmutzte Unterwäsche bemerkbar und ist bei der Inspektion sichtbar. Die innere Fistelöffnung lässt sich bei der rektalen Untersuchung manchmal als kleines Knötchen mit dem Finger tasten. In Narkose wird nach Einsetzen eines Analspreizers vorsichtig mit einer dünnen Sonde oder auch Farbstoffinjektionen versucht, den Verlauf des Fistelkanals nachzuvollziehen und innere Fistelöffnungen zu erkennen.

Behandlungsstrategie

Die einzig wirksame Behandlung ist die chirurgische Spaltung der Abszesse und das Ausschneiden der bindegewebigen Fistelgänge unter Schonung des Sphinkterapparates (Beibehaltung der Stuhlkontinenz). Die Wundtaschen werden bis zur vollständigen Abheilung offen gehalten, täglich gespült und mit locker aufgeschüttelten (unsterilen) Kompressen austamponiert. Mindestens einmal am Tag nimmt der Patient ein kurzes Sitzbad, und er duscht nach jeder Defäkation.

Pflege ☞ Pflege nach Hämorrhoidektomie, 21.7.2

Prognose

Obwohl 99 % der Analabszesse und -fisteln durch die Behandlung über kurz oder lang ausheilen, ist das Leiden für die Patienten langwierig und unangenehm.

21.7.5 Analkarzinom

Analkarzinom: Seltenes Karzinom im *Analkanal* oder am *Analrand.* Die 5-Jahres-Überlebensrate liegt bei 50 %.

Symptome, Befund und Diagnostik

Leitsymptome des **Analkarzinoms** sind:
- Schmerzen
- Fremdkörpergefühl
- Juckreiz im Analbereich
- Änderungen der Stuhlgewohnheiten
- Blutauflagerungen auf dem Stuhl
- Kontinenzstörungen.

Die Diagnosestellung erfolgt wie beim kolorektalen Karzinom (☞ 21.6.10).

Behandlungsstrategie

Therapeutisch wird das *Analkanalkarzinom* in aller Regel durch eine kombinierte Strahlen- und Chemotherapie angegangen. Ist nach Abschluss der Behandlung noch ein Resttumor nachweisbar, so ist

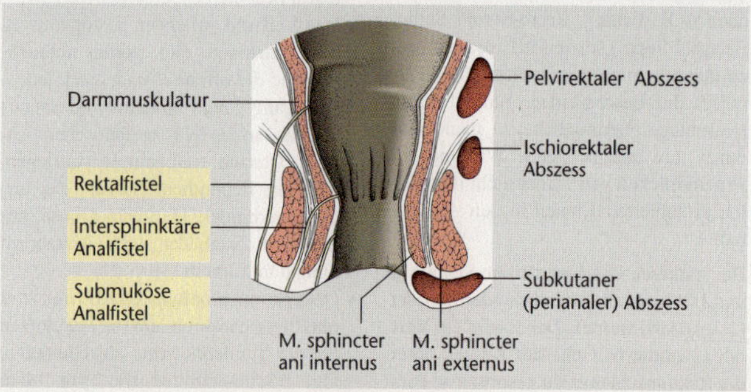

Abb. 21.105: Analfisteln und Analabszesse. [A400-190]

eine Rektumamputation mit Anlage eines Enterostomas (☞ 21.1.7) erforderlich.

Das *Analrandkarzinom* wird chirurgisch behandelt, wobei die Größe des Eingriffs von der Tumorausdehnung abhängt.

21.7.6 Weitere Erkrankungen der Analregion

Analekzem

Analekzem: Akute oder chronische, entzündliche Rötung der Haut um die Analregion mit quälendem Juckreiz und Brennen.

Krankheitsentstehung

Ursächlich kann einem **Analekzem** die Schädigung des oberflächlichen Fettfilms und des Säuremantels der Haut zugrunde liegen. Dies ist bei anhaltender Nässe, z.B. bei Fisteln oder bei Inkontinenz, entzündlichen Begleitreaktionen von Hämorrhoiden, mangelnder Analhygiene, chronischen Durchfällen oder wiederholtem Kratzen, z.B. bei Juckreiz in der Analregion, der Fall. Außerdem können Analekzeme bei Pilzinfektionen der Analregion, bei Diabetes mellitus oder seltener als allergische Reaktion wie auf Waschmittel auftreten.

Symptome, Befund und Diagnostik

Die Diagnose wird durch Inspektion der Analregion gestellt. Im akuten Stadium ist die Haut stark gerötet und ödematös geschwollen. Später sind oft kleine Hauteinrisse *(Rhagaden)* und Kratzspuren sichtbar. Kann die auslösende Ursache nicht eindeutig geklärt werden, erfolgt eine Testung auf Pilzbefall oder selten auch eine Probeentnahme aus der perianalen Haut.

Behandlungsstrategie und Pflege

Therapeutische und pflegerische Hauptmaßnahme ist die Aufklärung des Patienten über die sorgfältige Analhygiene. Dabei sollten die Patienten auf die Benutzung von Toilettenpapier verzichten und stattdessen die Analregion mit klarem, lauwarmen Wasser (ohne Seife) reinigen und sich hinterher sorgfältig abtrocknen. Wechselbäder fördern die Durchblutung der Haut und können so den Heilungsprozess beschleunigen. Evtl. kann die Haut mit zinkhaltiger (z.B. Multilind) oder bei chronischem Ekzem auch mit teerhaltiger Salbe abgedeckt werden.

Analfissur

Analfissur: Schmerzhafter Längsriss der Analschleimhaut, in Steinschnittlage meist bei 6 Uhr. Ursächlich wesentlich mitbedingt durch einen erhöhten Sphinktertonus.

Symptome, Befund und Diagnostik

Man unterscheidet:

- Die *frische Fissur* mit glatten und gut durchbluteten Wundrändern
- Die *chronische Fissur* mit verdickten, wallartigen Rändern.

Die Patienten haben bei der Defäkation und auch noch 1/2 – 1 Stunde danach stechende Schmerzen. Mitunter finden sich Blutauflagerungen auf dem Stuhl.

Die Diagnose wird durch Inspektion und Proktoskopie gestellt. Immer muss ein Analkarzinom ausgeschlossen werden.

Behandlungsstrategie

Die Behandlung der akuten Fissur erfolgt durch subkutanes Einspritzen eines Lokalanästhetikums, durch anästhesierende Salben und entzündungshemmende Zäpfchen. Der Stuhlgang wird medikamentös und durch eine entsprechende Ernährung weich gehalten (☞ 7.8.5). Bei Erfolglosigkeit dieser Maßnahmen und bei chronischer Fissur wird unter Narkose der innere Sphinktermuskel bei 9 Uhr eingekerbt **(Sphinktermyotomie).** Auf diese Weise wird der Schließmuskeltonus herabgesetzt, die Durchblutung der Analschleimhaut verbessert und so die Fissur zum Abheilen gebracht.

Die konservative Sphinkterdehnung ist wegen der Gefahr eines Sphinkterrisses mit nachfolgender Inkontinenz weitgehend verlassen worden.

Perioperative Pflege ☞ Hämorrhoidektomie, 21.7.2

Perianalthrombose

Bei der **Perianalthrombose** thrombosiert eine perianale Vene beim Benutzen der Bauchpresse auf der Toilette akut. Es bildet sich ein extrem schmerzhafter, bläulicher, harter Knoten. Rasche Linderung bringt die chirurgische Stichinzision, nach der der Thrombus ausgedrückt werden kann. Anschließende Sitzbäder beschleunigen die Heilung. Gelingt die Stichinzision nicht, kann das thrombosierte Gefäß auch unterbunden und reseziert werden. Unbehandelt hinterlässt die Perianalthrombose eine **Mariske,** d.h. eine schlaffe Hautfalte im Analbereich, die ohne Krankheitswert ist und nur bei Juckreiz oder Ekzem entfernt wird.

Pilonidalsinus

Pilonidalsinus *(Sinus pilonidalis, Steißbeinzyste, Dermoidzyste):* Subkutaner Epitheleinschluss mit Fistelbildung über dem Steißbein. Ursächlich noch nicht ganz geklärt. Hauptsächlich bei Männern im 20. – 30. Lebensjahr auftretend.

Bei einer *akuten* Entzündung klagt der Patient über Schmerzen, und in der Steißbeinregion sind eine entzündliche Rötung und Schwellung sichtbar. Evtl. bildet sich ein Abszess. Die *chronische* Form zeigt sich v.a. durch Juckreiz und Fistelsekretion. In der Regel ist eine Blickdiagnose möglich.

Bei einem akuten Geschehen wird der Abszess zuerst inzidiert und erst nach 3 – 7 Tagen radikal exzidiert. Bei reizlosem Pilonidalsinus kann sofort die Radikalexzision bis auf die Steißbeinfaszie durchgeführt werden. Lässt der Chirurg die Wunde offen, entspricht die weitere Pflege derjenigen bei Hämorrhoidektomie (☞ 21.7.2), verschließt er die Wunde, wechseln Arzt und Pflegende den Wundverband nach den üblichen Richtlinien.

21.8 Erkrankungen des Bauchfells: Peritonitis

21.8.1 Anatomie und Physiologie

Der ganze Bauchraum ist von einer spiegelglatten Haut, dem *Bauchfell* oder **Peritoneum**, ausgekleidet. Das Peritoneum umschließt die so gebildete **Bauchhöhle** (*Peritonealraum* ☞ Abb. 21.106).

Der Verdauungstrakt bildet in der frühen Embryonalzeit einen geraden, größtenteils von Peritoneum überzogenen Schlauch in der Mitte des Körpers. Aufgrund der Verschmälerung der anfangs breiten Verbindung zur rückseitigen Bauchwand, eines physiologischerweise ungleichen Längenwachstums und mehrerer Drehungen des Darmrohrs sowie der Verschmelzung von Gewebeschichten ist am Ende der Entwicklung nur noch ein Teil der Bauchorgane vollständig von Peritoneum überzogen. Diese **intraperi-**

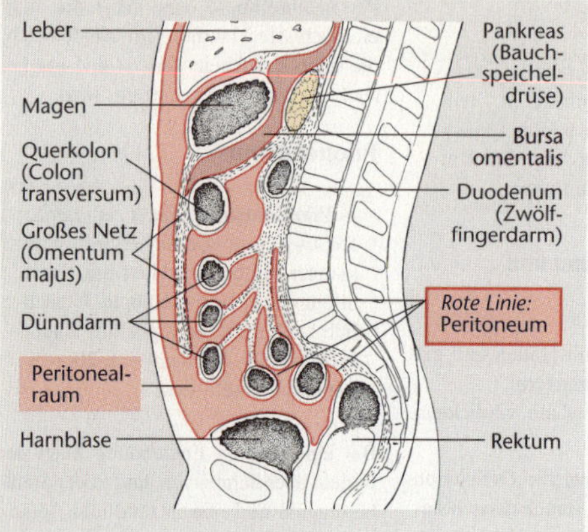

Abb. 21.106 Längsschnitt durch das (Abdomen. Das Peritoneum überzieht Leber, Magen und den größten Anteil des Darms. Harnblase, Duodenum und Bauchspeicheldrüse sind vom Peritoneum nur teilweise bedeckt, sie liegen retroperitoneal. Zwischen Magen und Bauchspeicheldrüse liegt ein Hohlraum (Bursa omentalis), der Verbindung zur Bauchhöhle hat. Seine Wände verkleben zum großen Netz (Omentum majus), das sich über die Dünndarmschlingen legt. [A400-190]

tonealen Organe stehen über eine Peritonealduplikatur (doppeltes Bauchfell) mit der hinteren Bauchwand in Verbindung. Blutgefäße, Lymphgefäße und Nerven verlaufen in diesem Steg, beim Dünndarm **Mesenterium**, beim Dickdarm **Mesokolon** genannt.

21.8.2 Peritonitis

Peritonitis: Bauchfellentzündung. Lebensbedrohliches Krankheitsbild mit einer Letalität bis zu 50 %.

Die Einteilung der Peritonitis ist nicht einheitlich.

Primäre – sekundäre Peritonitis

Primäre Peritonitis

Als Ursache der seltenen **primären Peritonitis** kommt vor allem eine *hämatogene Streuung*, beispielsweise von Pneumokokken (☞ 20.5.3, 28.5.4), oder eine *aufsteigende Infektion* durch die Tuben in das Peritoneum, z.B. von Gonokokken (☞ 30.11, 32.7.1), in Betracht.

Sekundäre Peritonitis

Ursache der häufigeren **sekundären Peritonitis** sind Erkrankungen oder Verletzungen der Bauchorgane.

Perforations- und **Durchwanderungsperitonitis.** Bei der **Perforationsperitonitis** handelt es sich entweder um eine **bakterielle Peritonitis** *(eitrige Peritonitis)* durch Perforation eines bakteriell kontaminierten Hohlorgans, z.B. einer entzündeten Appendix (☞ 21.6.6), oder um eine **abakterielle Peritonitis,** wenn beispielsweise Galle bei einem perforierten Gallenblasenhydrops (☞ 22.5.2) in die Bauchhöhle fließt; manchmal wird Letztere auch als *chemisch-toxische Peritonitis* bezeichnet. Von einer **Durchwanderungsperitonitis** spricht man, wenn die Darmwand zwar nicht perforiert, aber z.B. durch Entzündung oder Ischämie so stark geschädigt ist, dass die Keime „hindurchwandern" können.

Postoperative Peritonitis. Tritt eine Peritonitis postoperativ *neu* auf, spricht man von einer **postoperativen Peritonitis.** Möglich sind sowohl eine *bakterielle Peritonitis,* beispielsweise bei einer Anastomosenonsuffizienz nach Darmoperationen, als auch eine *abakterielle Peritonitis,* z.B. bei Austritt von Galle in die Bauchhöhle.

Lokale – generalisierte Peritonitis

Ist die Peritonitis örtlich begrenzt, spricht man von einer **lokalen Peritonitis** (☞ auch 21.6.6). Betrifft sie das gesamte Peritoneum, handelt es sich um eine **diffuse** *(generalisierte)* **Peritonitis.**

Symptome, Befund und Diagnostik

Eine *lokale Peritonitis* verursacht einen starken, aber örtlich eingegrenzten Bauchschmerz.

Charakteristisch für eine *diffuse Peritonitis* ist neben starken Bauchschmerzen eine zunehmende Abwehrspannung der *gesamten* Bauchmuskulatur, die sich bis zum „bretthart" Bauch steigern kann.

Die Peritonitis ist im eigentlichen Sinne keine Erkrankung, sondern ein Symptom. Die *akute generalisierte Peritonitis* äußert sich in einem Akuten Abdomen mit paralytischem Ileus (☞ 21.2.4).

Diagnostik eines Akuten Abdomens ☞ *21.2.4*

Komplikationen

Gefährliche Akutkomplikationen einer generalisierten Peritonitis sind eine Sepsis (☞ 28.4) sowie ein Kreislauf- oder Multiorganversagen. Im Rahmen einer Peritonitis können sich außerdem Abszesse innerhalb der Bauchhöhle entwickeln und Darmschlingen verkleben.

Behandlungsstrategie

Die primäre Peritonitis kann meist konservativ behandelt werden. Bei der sekundären Peritonitis ist nach Kreislaufstabilisierung und Schockbehandlung die rasche Operation mit Beseitigung der Peritonitisursache und weitestmöglicher Entfernung von Keimen, Nekrosen und Fibrin unter perioperativer Antibiose angezeigt (Noteingriff):

- Bei leichter bis mäßiger Peritonitis spült der Chirurg die Bauchhöhle und legt dann dicklumige Drainagen ein
- Bei schwerer Peritonitis verschließt er das Abdomen z.B. mit einem provisorischem Reißverschluss. In den Folgetagen öffnet er den provisorischen Verschluss alle 24 – 48 Std. zur wiederholten Spülung *(Lavage)* und Reinigung der Bauchhöhle **(Etappenlavage).**

21.9 Hernien

21.9.1 Anatomie des Leistenkanals

Der **Leistenkanal** *(Canalis inguinalis)* ist ein 4 – 5 cm langer, röhrenförmiger Kanal, der beim Mann den Hodensack mit der Bauchhöhle verbindet und in dem der *Samenstrang* auf seinem Weg vom Hoden zur Prostata verläuft. Bei der Frau enthält der Leistenkanal das Aufhängeband für den Uterus und Fettgewebe.

Der Leistenkanal durchstößt alle Muskelschichten der Bauchdecke, und zwar von lateral oben innen nach medial unten außen. Der Durchtritt durch die Aponeurose (Sehnenplatte) des M. obliquus externus abdominis (☞ Abb. 21.108) wird als **äu-**

ßerer Leistenring bezeichnet, eine Lücke in der Faszie des M. transversus abdominis als **innerer Leistenring.**

21.9.2 Übersicht

Hernie *(Bruch):* Eingeweide- oder Weichteilbruch, oft mit sackartiger Ausstülpung des Peritoneums **(Bruchsack)** durch eine Bauchwandlücke (**Bruchpforte,** *Bruchring*) und Hervortreten von Eingeweiden oder Organteilen (**Bruchinhalt,** *Bruchsackinhalt*) in den Bruchsack. Man unterscheidet:

- Nach Entstehung **angeborene** und **erworbene** Hernien
- Nach Lokalisation **äußere** und **innere Hernien**
- Nach Komplikationen **reponible, irreponible** und **inkarzerierte** *(eingeklemmte)* Hernien.

Bei der **Gleithernie** fehlt der peritoneale Bruchsack ganz oder teilweise und bilden die vorgefallenen Eingeweide selbst einen Teil des Bruchsackes, z.B. bei Leistenhernien auf der rechten Seite das Zökum, auf der linken Seite das Sigma. Möglich ist das nur bei lockerem retroperitonealem Bindegewebe, auf dem die nur teilweise von Peritoneum überzogenen Organe durch die Bruchpforte gleiten.

Im Gegensatz zur Gleithernie ist eine „echte" Hernie immer vollständig von Peritoneum überzogen (☞ Abb. 21.109).

Von einem **Prolaps** *(Eingeweidevorfall)* spricht man bei vorfallenden Eingeweiden nach offenen Verletzungen oder Operationen. Sie sind nicht von Peritoneum bedeckt.

Krankheitsentstehung

Angeborene Hernien haben ihre Ursache im fehlenden Verschluss embryonal bestehender Peritonealausstülpungen. Zu den angeborenen Hernien gehören beispielsweise die kindlichen Nabelhernien (☞ 21.9.5) und ein Teil der indirekten Leistenhernien (☞ Abb. 21.108 und 21.9.3).

Die häufigeren **erworbenen Hernien** sind durch anlagebedingte, etwa Durchtrittsstellen von Gefäßen, Nerven oder des Samenstranges, oder z.B. durch Verletzung erworbene Schwächen der Bauchwand bedingt. Begünstigend wirken z.B. Adipositas oder chronische Obstipation.

Von **symptomatischen Hernien** spricht man, wenn die erworbene Hernie Ausdruck einer krankhaften Erhöhung des intraabdominellen Druckes infolge anderer Grunderkrankungen ist, etwa infolge eines Aszites oder von Darmtumoren.

Symptome, Befund und Diagnostik

Äußere Hernien

Äußere Hernien (z.B. *Leisten-, Schenkel-, Nabel-* und *Narbenhernien*) treten durch die Bauchwand nach außen. Ihre Symptome sind relativ einheitlich und unterscheiden sich nur durch die unterschiedliche Lokalisation der Brüche.

Im Bereich der Bruchpforte findet sich in Abhängigkeit von der Bruchsackgröße eine sicht- oder nur tastbare Vorwölbung. Diese Vorwölbung kann normalerweise in den Bauchraum zurückgedrückt werden **(reponible Hernie)** und stülpt sich bei Erhöhung des intraabdominalen Druckes (Husten, Niesen, Schreien, Pressen) wieder aus. Bei einer **irreponiblen Hernie,** z.B. durch Verwachsungen zwischen Bruchinhalt und Bruchsack, kann die Hernie nicht mehr zurückgedrängt werden. Die Bruchregion ist häufig mäßig schmerzhaft, insbesondere bei Belastung, und bei im Bruchsack befindlichen Darmanteilen können über der Vorwölbung Darmgeräusche gehört werden.

Die Diagnostik äußerer Hernien erfolgt durch klinische Untersuchung.

Bei Patienten über 45 Jahren wird in manchen Kliniken vor Hernienoperationen der Dickdarm untersucht, um symptomatische Hernien durch kolorektale Karzinome auszuschließen.

Innere Hernien

Innere Hernien sind selten und von außen nicht sichtbar. Am häufigsten ist die Hiatushernie (☞ 21.4.3). Diese ist die einzige innere Hernie, die früh Beschwerden bereitet. Innere Hernien, die sich in

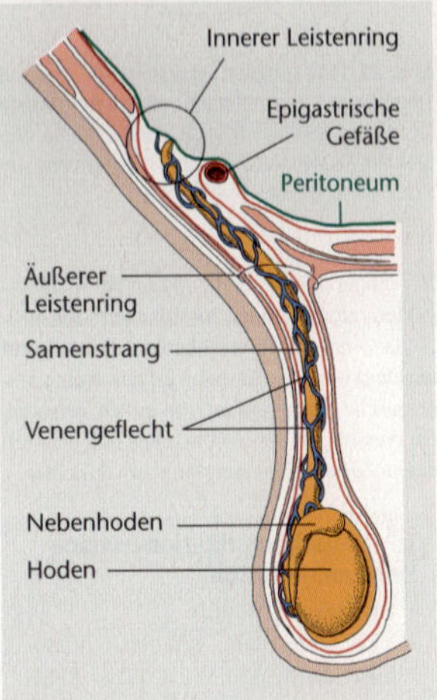

Abb. 21.107: Anatomie des Leistenkanals beim Mann. [A400-190]

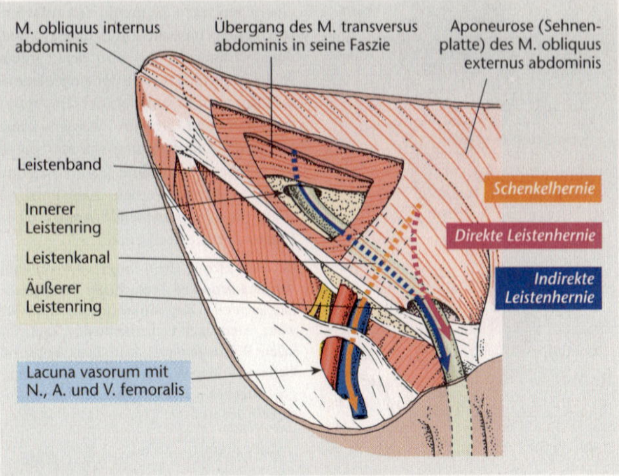

Abb. 21.108: Detailzeichnung mit der Bauchwandmuskulatur und Darstellung wichtiger Hernien. [A400-190]

den Peritonealtaschen gebildet haben, z.B. in der Bursa omentalis, führen in der Regel erst bei auftretenden Komplikationen, z.B. einem Ileus, zu Symptomen. Aus diesem Grund werden innere Hernien entweder erst bei Abklärung eines *Akuten Abdomens* (☞ 21.2.4) oder zufällig im Rahmen anderer Untersuchungen, z.B. eines Kolonkontrasteinlaufes oder einer Angiographie, diagnostiziert.

Komplikationen

Drohende Komplikation *jeder* Hernie ist die **Inkarzeration** *(Einklemmung),* bei der der Bruchinhalt (häufig der Darm) in der Bruchpforte stranguliert wird. Die **komplette Inkarzeration** führt sowohl zur Unterbrechung der Stuhlpassage mit *mechanischem Ileus* (☞ 21.6.2) als auch zur Ischämie der Darmwand mit lebensbedrohlichem Absterben von Darmgewebe *(Darmgangrän)* und nachfolgender *Durchwanderungsperitonitis* (☞ 21.8.2). Die Bruchregion ist hoch schmerzhaft und mitunter gerötet. Der Patient entwickelt die Symptome des *Akuten Abdomens* (☞ 21.2.4).

Bei einer **inkompletten Inkarzeration** (*Darmwandbruch, Littré-Hernie, Richter-Littré-Hernie*) wird nur ein Teil der Darmwand eingeklemmt. Da die Stuhlpasssage erhalten bleibt, verläuft diese Komplikation zunächst relativ symptomarm und wird vielfach erst durch die Peritonitis bemerkt.

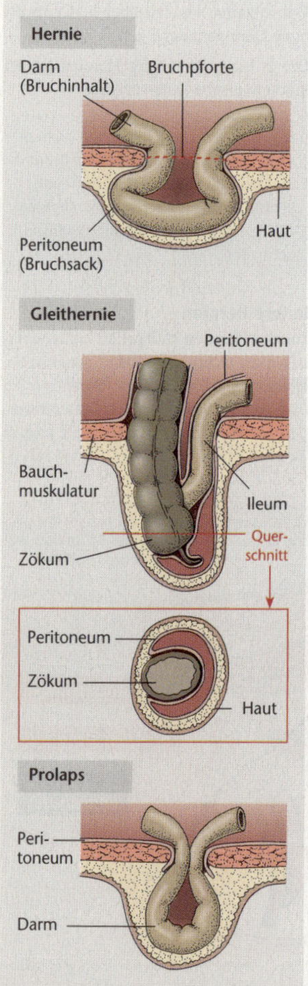

Abb. 21.109: Hernie, Gleithernie und Prolaps. [A400-190]

Behandlungsstrategie

Reponible Hernien können meist leicht manuell reponiert werden. Diese Maßnahme hilft jedoch nicht auf Dauer, und es kann außerdem jederzeit zu einer Inkarzeration kommen. Deswegen werden auch reponible Hernien operiert. Bei der Operation wird zunächst der Bruchsack eröffnet, der Bruchinhalt zurückverlagert und der Bruchsack beseitigt **(Herniotomie).** Danach wird die Bruchpforte verschlossen oder zumindest stark eingeengt (**Hernioplastik**, *Hernienreparation, Bruchpfortenverschluss*). Insbesondere bei Leisten- und Schenkelhernien haben sich mittlerweile auch minimal-invasive (laparoskopische) Verfahren etabliert.

Nichteingeklemmte Hernien können zu einem geplanten Zeitpunkt, **inkarzerierte Hernien** müssen sofort operiert werden. Je früher operiert wird, desto größer ist die Chance, dass sich der eingeklemmte Darm nach Lösung aus der Bruchpforte erholt und erhalten werden kann. Durch die Durchblutungsstörung bereits irreversibel geschädigte Darmabschnitte müssen entfernt werden. Manchmal ist sogar die vorübergehende Anlage eines Enterostomas erforderlich.

Bei einer Hernie, die weniger als 4 – 6 Stunden inkarzeriert ist, versucht der Arzt manchmal auch eine **Reposition** (jedoch ohne Gewalt), wenn noch keine Peritonitis, keine lokalen Reizungen und kein Ileus bestehen. Gelingt die Reposition, kann auf den Noteingriff zugunsten eines geplanten Eingriffs innerhalb der nächsten Tage verzichtet werden.

> Merkspruch: „Über einem eingeklemmten Bruch darf die Sonne weder auf- noch untergehen".

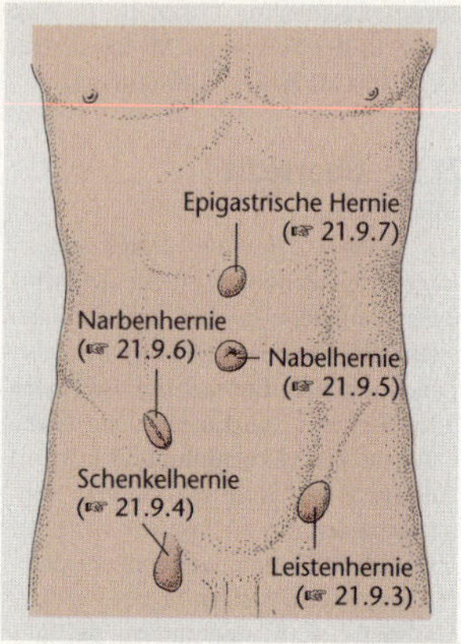

Abb. 21.110: Lokalisation wichtiger äußerer Hernien. [A400-190]

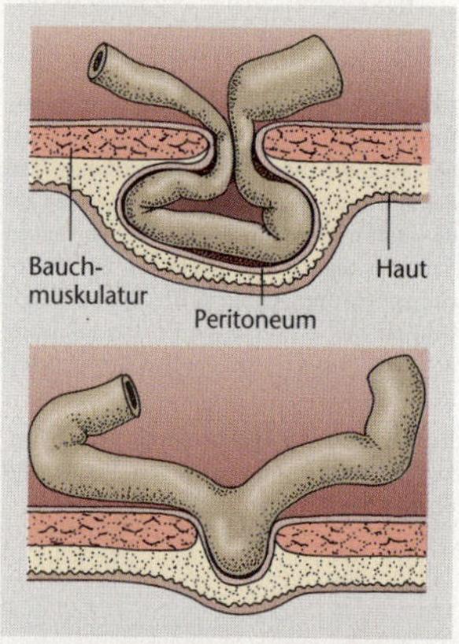

Abb. 21.111: Komplett inkarzerierte Hernie mit Störung von Durchblutung und Darmpassage (oben) und inkomplett inkarzerierte Hernie (unten) mit lokaler Durchblutungsstörung ohne gestörte Darmpassage. [A400-190]

Bei inoperablen Patienten kann bei nichteingeklemmten Hernien zur Inkarzerationsprophylaxe das ansonsten obsolete **Bruchband** angelegt werden. Hierbei wird durch eine mechanische Kompression von außen versucht, ein Ausstülpen des Bruchsackes und dadurch eine mögliche Einklemmung zu vermeiden.

> **Hauptkomplikationen nach Hernienoperation**
> - Blutung; Peritonitis
> - Verletzung nahe gelegener anatomischer Strukturen, z.B. bei Fehleinschätzung des Bruchinhalts
> - Rezidivhernie.

Pflege bei Hernienoperation

Allgemeine perioperative Pflege ☞ 11.1 und 11.4

Präoperative Pflege

Der Patient wird bei Leisten- und Schenkelhernien von einer Handbreit oberhalb des Nabels bis zur Mitte beider Oberschenkel einschließlich der Schambehaarung rasiert, bei Narben-, Nabel- und epigastrischen Hernien großzügig in der Umhebung der Hernie. Bei geplanten Operationen bekommt der Patient am Vorabend der Operation flüssige Kost und erhält einen Reinigungseinlauf. Bis zur Operation beobachten ihn die Pflegenden auf die Symptome der inkarzerierten Hernie (☞ oben), da die Operation dann vorgezogen werden muss.

Postoperative Pflege

Postoperativ gelten folgende Richtlinien:

- Die Wunde wird auf Arztanordnung mit einem kleinen Sandsack komprimiert, um Hämatomen vorzubeugen; allerdings nur, wenn keine Redondrainage eingelegt wurde. Bei Männern sind nach Leisten- und Schenkelhernienoperationen die Lagerung der Hoden auf einem *Hodenbänkchen* und die Benutzung eines *Hodensuspensoriums* empfehlenswert, um einer postoperativen Hodenschwellung entgegenzuwirken. Wurde eine Redondrainage eingelegt, wird diese am 2. postoperativen Tag entfernt. Fäden werden zwischen dem 6. und 8. postoperativen Tag gezogen
- Die Kost wird in der Regel ab dem 1. postoperativen Tag auf Arztanordnung aufgebaut, nach einer Darmresektion später (letztendlich abhängig von einsetzender Darmperistaltik). Bei großen Nabelhernien erfolgt der Kostaufbau wie nach Appendektomie (☞ 21.6.6)
- In der Regel kann der Patient noch am OP-Tag mobilisiert werden. Abweichungen von der Frühmobilisation, z.B. bei Rezidivoperationen, werden vom Arzt angeordnet. Zur Verringerung des Rezidivrisikos sollte der Patient ruckartige Bewegungen meiden und beim (En-bloc-)Aufstehen, Husten oder Niesen eine Hand auf die Wunde legen und damit einen Gegendruck erzeugen
- Starke Belastungen der Bauchdecken und eine Erhöhung des intraabdominalen Druckes sind zu vermeiden, weil sie das Rezidivrisiko ebenfalls erhöhen. Da der Patient zum Stuhlgang nicht pressen soll, ist eine Obstipationsprophylaxe erforderlich. Husten wird bei Erfolglosigkeit physikalischer Maßnahmen medikamentös bekämpft.

Patienteninformation

Auch nach der Entlassung aus dem Krankenhaus sollte der Patient für weichen Stuhlgang sorgen und eine Anspannung der Bauchdecken vermeiden, da das Bindegewebe erst nach 6 – 12 Wochen zug- und druckstabil wird. Nach 3 – 4 Wochen sind leichte körperliche Tätigkeiten möglich, z.B. Schwimmen, gelegentliches Heben von Lasten < 10 kg und Geschlechtsverkehr. Mit mittelschweren Tätigkeiten wie Fahrradfahren oder Joggen sollte der Patient erst nach sechs Wochen beginnen, mit schweren Tätigkeiten, z.B. Heben > 10 kg, Gewichtstraining, Leistungssport, erst nach 10 – 12 Wochen.

21.9.3 Leistenhernien

Leistenhernie *(Hernia inguinalis):* Mit ca. 75 % aller Hernien häufigste Hernie überhaupt. Betrifft zu 90 % Männer.

Leistenhernien werden nach ihrem Verlauf in direkte und indirekte Hernien eingeteilt: Leistenhernien, die am inneren Leistenring *lateral* der epigastrischen Gefäße in den Leistenkanal eintreten (☞ Abb. 21.108 und Abb. 21.112), werden als **indirekte Hernien** bezeichnet. Sie liegen innerhalb des M. cremaster und können bis ins Skrotum reichen **(Skrotalhernie).** Bei Leistenhernien, die sich *medial* der epigastrischen Gefäße durch die dünne Faszie des M. transversus abdominis in den Leistenkanal hineinwölben, handelt es sich um **direkte Leistenhernien** (☞ Abb. 21.112).

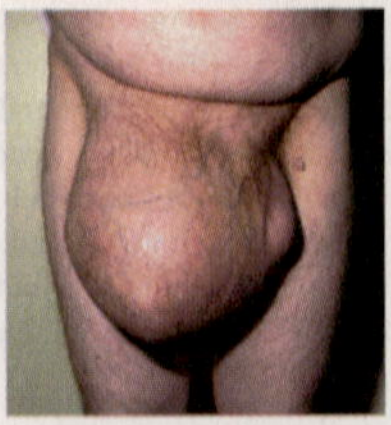

Abb. 21.113: Leistenhernie. [T129]

Indirekte und direkte Hernien sind vor dem operativen Eingriff nur schwer zu unterscheiden.

Bei jeder erworbenen Leistenhernie wird die Bruchpforte operativ verschlossen (z.B. nach *Bassini* oder nach *Shouldice*, auch laparoskopisch). Trotz regelrechter Operation und optimalem postoperativen Verhalten tritt bei 5 – 10 % der Operierten ein Rezidiv auf. Eine ernste Spätkomplikation bei Männern ist die *Hodenatrophie* (bei 2 – 3 % aller operierten Männer).

21.9.4 Schenkelhernien

Schenkelhernie *(Femoralhernie, Hernia femoralis):* Mit insgesamt 10 % aller Hernien zweithäufigste Hernie nach der Leistenhernie. Immer erworben. Bevorzugt bei Frauen zwischen dem 50. und 80. Lebensjahr auftretend. Wegen enger Bruchpforte hohe Inkarzerationgefahr!

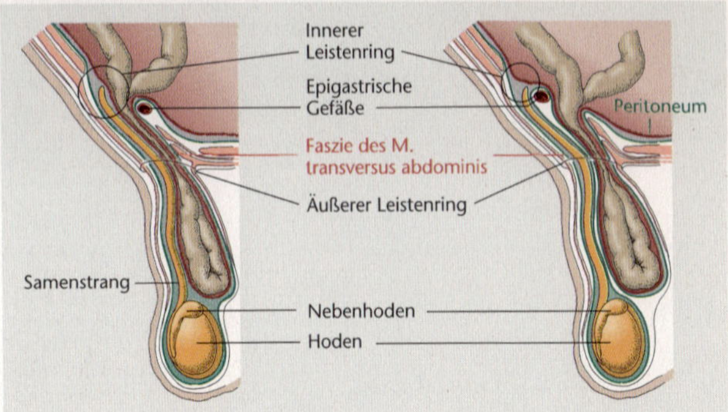

Abb. 21.112: Links: Indirekte Leistenhernie. Sie tritt durch den inneren Leistenring lateral der epigastrischen Gefäße in den Leistenkanal ein. Rechts: Direkte Leistenhernie. Sie tritt nicht durch den inneren Leistenring ein, sondern wölbt sich z.B. bei hohem intraperitonealem Druck medial der epigastrischen Gefäße durch die hier sehr dünne Faszie des M. transversus abdominis in den Leistenkanal. [A400-190]

Die Bruchpforte der **Schenkelhernie** liegt unmittelbar unter dem Leistenband und medial der Femoralgefäße. Die Operation zum Verschluss der Bruchpforte kann über einen Leistenschnitt oder über einen senkrecht verlaufenden sog. Femoralschnitt erfolgen. Vermuten die Ärzte eine Schädigung des Darmes, wird laparotomiert.

21.9.5 Nabelhernien

Nabelhernie *(Hernia umbilicalis):* Vorwölbung der Baucheingeweide an der Nabelöffnung vor die Bauchdecke. Angeboren oder erworben. Ungefähr 5 % der Hernien bei Erwachsenen (durch Gravidität, schwere körperliche Arbeit, Adipositas). Im Anfangsstadium hohes Inkarzerationsrisiko.

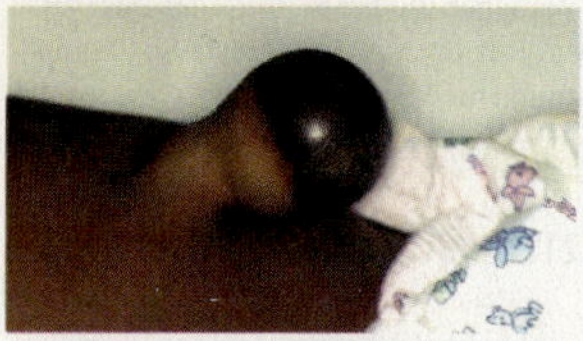

Abb. 21.114: Nabelhernie. [T129]

Bei kleinen **Nabelhernien** von Säuglingen wird bis zum Ende des 1. Lebensjahres auf den Spontanverschluss gewartet und nur bei einer Inkarzeration operiert. Ansonsten erfolgt eine Operation, bei der der Nabel bogenförmig umschnitten und der Nabel dann vom Bruchsack abgelöst wird. Das weitere Vorgehen ist von der Herniengröße abhängig, bei kleineren Hernien reicht z.B. ein einfacher Verschluss, bei großen Hernien wird eine *Fasziendoppelung nach Mayo* durchgeführt.

21.9.6 Narbenhernien

Narbenhernie *(Hernia cicatricea, Hernia postoperativa):* Hernie im Bereich einer Operationsnarbe.

Narbenhernien entstehen v.a., wenn die Festigkeit der Narbe z.B. durch vorangegangene Wundinfektionen, durch Eiweiß- und Vitaminmangel oder aber durch eine ungünstige Schnittführung beeinträchtigt ist. Patienten mit Adipositas, Diabetes mellitus, Tumorkachexie oder Asthma bronchiale sind besonders gefährdet. Als Therapie hat sich die Operation *nach Mayo* bewährt, bei der eine Fasziendopplung zur Rekonstruktion der Bauchwand durchgeführt wird.

Prophylaxe von Narbenhernien

Zur Prophylaxe von Narbenhernien ist nach jeder Laparotomie zu beachten:

- Postoperativ soll der Patient ruckartige Bewegungen, eine starke Belastung der Bauchdecke und eine Erhöhung des intraabdominellen Druckes vermeiden. Dies bedeutet eine vorsichtige Mobilisation (Hände als Gegendruck flach auf das Wundgebiet legen), eine Obstipationsprophylaxe und die Bekämpfung von Husten, evtl. auch medikamentös
- Auch nach Entlassung aus dem Krankenhaus sollen die Patienten noch 6 – 12 Wochen das Heben und Tragen von Gewichten über 10 kg vermeiden.

21.9.7 Weitere Hernienformen

Neben den genannten Hernien kommen noch weitere, allerdings seltenere Hernien vor, z.B. die **epigastrische Hernie** im Bereich der Linea alba zwischen den beiden Mm. recti abdominis. Sie wird manchmal auch als *supraumbilikale Hernie* bezeichnet (lat. supra = oberhalb, umbilicus = Nabel ☞ auch Abb. 21.110).

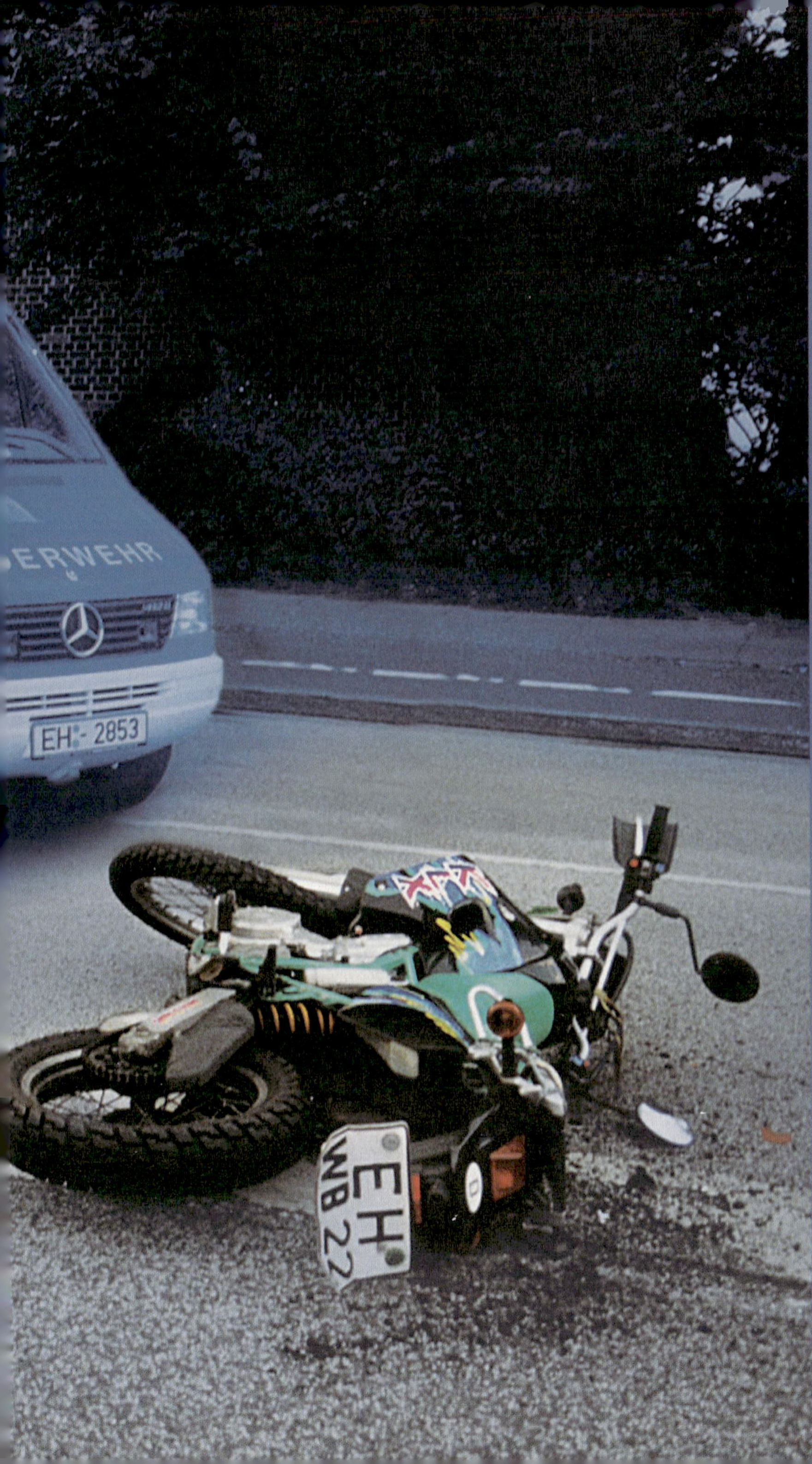

22

Pflege bei Erkrankungen von Leber, Gallenwegen, Pankreas und Milz

22 Pflege bei Erkrankungen von Leber, Gallenwegen, Pankreas und Milz

Das medizinische Fachgebiet

Neben dem Magen-Darm-Trakt (☞ Kap. 21) gehören die **Leber,** die **Gallenblase** und das **Pankreas** *(Bauchspeicheldrüse)* zu den Verdauungsorganen und damit zum Fachgebiet des *Gastroenterologen* bzw. *Allgemein-* oder *Viszeralchirurgen.* Die **Milz** ist zwar kein Verdauungsorgan, jedoch wegen ihrer räumlichen Nähe und der gemeinsamen Blutversorgung bei Erkrankungen der Verdauungsorgane oft mitbetroffen.

22.1 Pflege bei Erkrankungen von Leber, Gallenwegen, Pankreas und Milz

Perioperative Pflege ☞ Kapitel 11 und einzelne Krankheitsbilder
Pflege von Alkoholkranken ☞ 36.6.2

Entscheidend: Sekundäre Prävention

Bei Erkrankungen von Leber, Gallenwegen und Pankreas handelt es sich seltener um akute als um *chronische* Erkrankungen. Zu den Aufgaben der Pflegenden gehört deshalb insbesondere die Gesundheitsberatung bezüglich einer geregelten Lebensweise und geeigneten Ernährungsform. Nur so kann langfristig weiteren Erkrankungen bzw. einer Progression der bestehenden Erkrankungen vorgebeugt werden *(sekundäre Prävention).*

Bei Tumorpatienten: Heilung selten

Karzinome von Leber, Gallenblase, Gallengängen und Pankreas werden typischerweise spät diagnostiziert und haben daher eine schlechte Prognose. Hier wird Pflege innerhalb absehbarer Zeit zur Sterbebegleitung.

Unterstützung bei den ATL

Essen und trinken

Ernährung nach Pankreatektomie ☞ 22.6.4

Bis vor kurzem sollten fast alle Patienten mit Erkrankungen an Leber, Gallenwegen und Pankreas spezielle Diäten einhalten. In Einzelfällen sind Diäten nach wie vor angezeigt, meist aber dürfen die Patienten essen, was sie vertragen.

Patienten mit akuten und chronischen *Lebererkrankungen* vertragen häufig keine fetthaltigen oder in Fett zubereiteten Speisen sowie Kohl und Hülsenfrüchte und sollen diese Nahrungsmittel daher meiden. Dies bedeutet die Auswahl magerer Fleischsorten und eine fettarme Zubereitung. Bei einer fortgeschrittenen Leberzirrhose (☞ 22.4.6) muss die Eiweiß- und Kochsalzzufuhr eingeschränkt werden.

Patienten mit *Gallensteinen* sollen die Speisen meiden, die bei ihnen Koliken auslösen. Besonders häufig sind dies fetthaltige und gebratene Speisen, Eier, Kohl, Vollkornprodukte, Kaffee, aber auch rohes Obst.

Bei Patienten mit *chronischen Pankreaserkrankungen* (☞ 22.6.3) ist wegen der dabei vorhandenen Fettverwertungsstörung eine fettarme Kost unter Bevorzugung mehrfach ungesättigter Fettsäuren empfehlenswert. Evtl. können spezielle Fette gegeben werden, sog. *mittelkettige Triglyzeride* (engl. *medium chain triglycerides,* kurz *MCT,* z.B. in CERES®-Öl oder -Margarine), um die Versorgung des Kranken sicherzustellen. Entwickelt sich aufgrund der gestörten Fettverwertung ein Mangel an fettlöslichen Vitaminen, werden diese parenteral zugeführt.

Ein großes diätetisches Problem ist der *Alkohol,* der bei allen Leber- und Bauchspeicheldrüsenerkrankungen egal welcher Ursache absolut tabu ist. Für die meisten Patienten ist es problemlos möglich, völlig auf Alkohol zu verzichten. Bei Alkoholkranken jedoch kann das abrupte Unterbrechen der Alkoholzufuhr ein **Entzugsdelir** auslösen (☞ 36.6.2).

Eine *Nahrungskarenz* ist nur selten notwendig, z.B. bei der akuten Pankreatitis (☞ 22.6.2). Um das Organ ruhig zu stellen und die Produktion von Pankreassaft zu stoppen, dürfen die Patienten überhaupt nichts oral zu sich nehmen und müssen vollständig parenteral ernährt werden (☞ 10.3.4).

Ausscheiden

Blasse, salbenartige Fettstühle *(Steatorrhoe)* weisen auf Pankreaserkrankungen, ein tonfarbener *(acholischer)* Stuhl und brauner Urin auf einen Verschluss der Gallengänge hin.

Sich als Mann oder Frau fühlen

Bei vielen Patienten mit chronischen Lebererkrankungen bestehen Libido-, Potenz- und Hormonstörungen, die das *Sexualleben* beeinträchtigen und die Fruchtbarkeit einschränken. In anderen Fällen rät der Arzt von der Familiengründung ab, z.B. bei den oft jungen Frauen mit einer *primär biliären Leberzirrhose* (☞ 22.5.5).

Für Sicherheit sorgen

Bei Patienten mit einer Virushepatitis sind eine sorgfältige Einhaltung der Hygienevorschriften und diesbezügliche Aufklärung des Patienten erforderlich (☞ 22.4.2).

22.2 Hauptbeschwerden des Patienten

22.2.1 Ikterus

Ikterus *(Gelbsucht):* Gelbfärbung von Haut und Schleimhäuten durch Anstieg des Bilirubins im Blut mit nachfolgendem Bilirubinübertritt in die Gewebe. Mit dem bloßen Auge sichtbar ab einem *Gesamtbilirubin* (Summe aus *indirektem* und *direktem Bilirubin* ☞ unten) von etwa 34 µmol/l (= 2 mg/dl), zuerst als sog. **Sklerenikterus** am Auge, weil hier die Gelbfärbung der Bindehaut vor dem Hintergrund der weißen Sklera (Lederhaut) besonders gut sichtbar wird.

Physiologie des Bilirubinstoffwechsels

Bilirubin ist ein Abbauprodukt des roten Blutfarbstoffes *(Hämoglobin)* aus den Erythrozyten. Der Abbau findet in der Leber, der Milz und im Knochenmark statt. Das so entstandene Bilirubin ist *wasserunlöslich* und wird im Blut zum Transport an das Eiweiß *Albumin* gebunden (**indirektes Bilirubin,** *unkonjugiertes Bilirubin*).

In den Leberzellen wird das Bilirubin vom Albumin gelöst und an *Glukuronsäure* gekoppelt, wodurch es zum *wasserlöslichen* Bilirubin (**direktes Bilirubin,** *konjugiertes Bilirubin*) wird. Anschließend wird es mit der Galle in den Darm ausgeschieden.

Im Darm wird das Bilirubin durch Dickdarmbakterien zu **Sterkobilinogen** und **Urobilinogen** umgewandelt.

Ikterusformen

Drei Formen des Ikterus werden unterschieden:

- **Prähepatischer Ikterus** *(nicht-hepatischer Ikterus, hämolytischer Ikterus):* Beispielsweise durch erhöhten Abbau roter Blutkörperchen *(Hämolyse* ☞ 24.6.4). Die (gesunde) Leber kann das vermehrt anfallende Bilirubin nicht bewältigen (d.h. konjugieren), so dass das *indirekte* Bilirubin im Blut ansteigt
- **Intrahepatischer Ikterus** *(Parenchymikterus):* Durch krankhafte Veränderungen der Leberzellen, etwa bei bestimmten Vergiftungen, Leberentzündungen (☞ 22.4.2) oder Leberzirrhose (☞ 22.4.6) sowie dem meist harmlosen **Icterus neonatorum** *(Neugeborenen-*

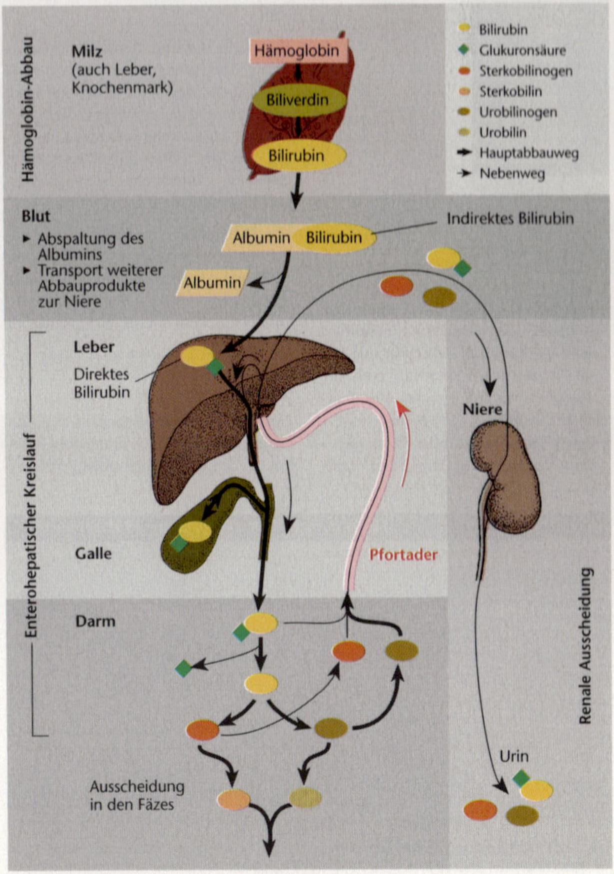

Abb. 22.1: Übersicht über den Bilirubin-Stoffwechsel. [A400]

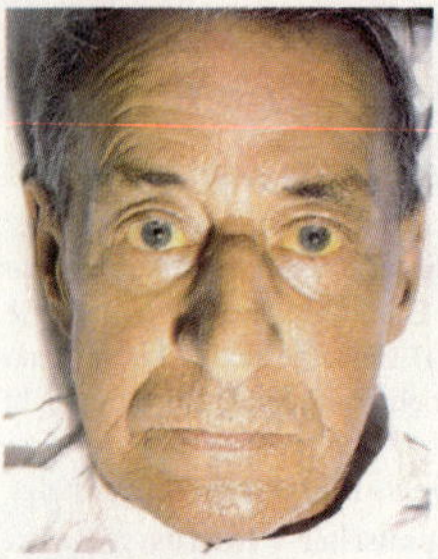

Abb. 22.2 (ganz links): Ikterus bei Virushepatitis mit typischer Gelbfärbung der Haut und der Bindehäute. [F113]

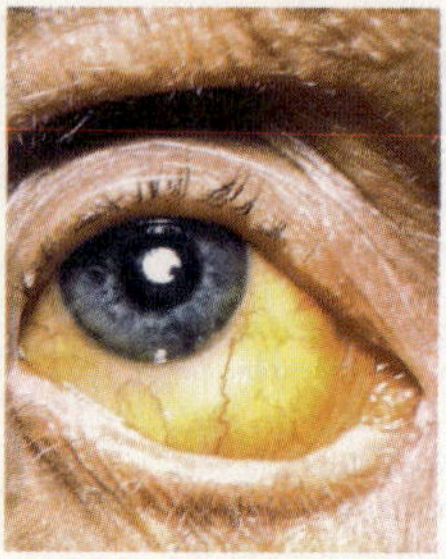

Abb. 22.3 (links): Sklerenikterus. Deutliche Gelbfärbung der Augenbindehaut des Patienten aus Abb. 22.2. [F113]

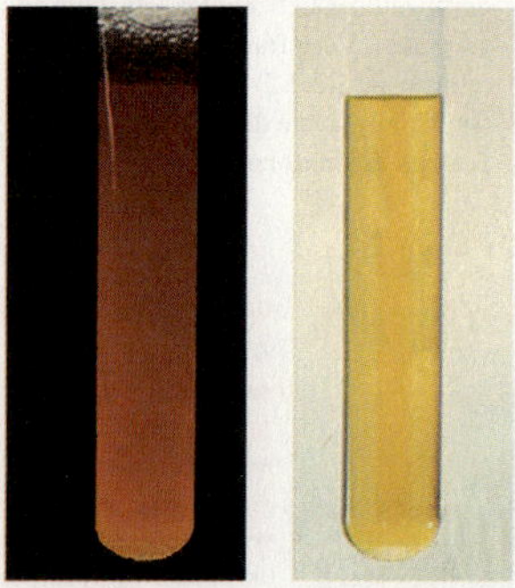

Abb. 22.4: Links: Bilirubinhaltiger bierbrauner Urin, auf dem sich nach dem Schütteln Schaumbläschen bilden. Rechts: Im Vergleich dazu normal gefärbter Urin. [F113]

gelbsucht ☞ 13.7.5). Dabei können die Aufnahme des indirekten Bilirubins aus dem Blut in die Leberzelle, die einzelnen Stoffwechselschritte oder die Ausscheidung des direkten Bilirubins in die Gallenwege gestört sein

- **Posthepatischer Ikterus** *(Verschlussikterus, obstruktiver Ikterus, cholestatischer Ikterus):* Folge einer Verlegung der Gallenwege, z.B. durch Gallensteine oder Tumoren. Das nach der Konjugation von den Leberzellen wieder ausgeschiedene, *direkte* Bilirubin kann nicht abfließen, sondern staut sich zurück **(Cholestase)** und steigt im Blut an.

Vor allem beim posthepatischen Ikterus werden die Patienten von starkem Juckreiz gequält, der durch Histaminfreisetzung aufgrund des erhöhten Gallensäurespiegels der Gewebe bedingt ist. Abhängig von der Form des Ikterus treten außerdem Stuhlentfärbung und (Dunkel-)Braunfärbung des Urins hinzu.

Die Differenzierung erfolgt v.a. durch Laboruntersuchungen (☞ Tab. 22.5 und 22.8) und weitergehende technische Untersuchungen, z.B. Sonographie bei posthepatischem Ikterus zur Lokalisation des Verschlusses.

Behandlungsstrategie

Die Ursachen eines posthepatischen Ikterus müssen in aller Regel operativ beseitigt werden (z.B. Gallensteine). Ein prä- und intrahepatischer Ikterus wird meist konservativ behandelt.

Der Juckreiz lässt sich durch gallensäurebindende Arzneimittel, z.B. Cholestyramin (auch Colestyramin, etwa Quantalan®), und Antihistaminika, z.B. Dimetinden (etwa Fenistil®), lindern. Viele Patienten empfinden Einreibungen mit Mentholspiritus, Puder (z.B. Ingelan®) oder Ringelblumensalbe als angenehm. Kurzfristig helfen auch Ganzwaschungen oder kühles Abduschen ohne Seife.

	Prähepatisch	Intrahepatisch	Posthepatisch
Ursache	Hämolyse	Parenchymschäden	Cholestase
Serum			
▸ Indirektes Bilirubin	↑↑	Normal bis ↑	(↑)
▸ Direktes Bilirubin	Normal	↑↑	↑↑
▸ ASAT (GOT) und ALAT (GPT)	Normal	↑↑	↑
▸ AP und γ-GT	Normal	↑	↑↑
▸ LDH	↑↑	↑	(↑)
Urin			
▸ Bilirubin	–	↑	↑↑
▸ Urobilinogen	↑	↑↑	–
▸ Urinfarbe	Normal	Dunkel	Dunkel
Stuhlfarbe	Dunkel	Hell bis dunkel	Hell
Juckreiz	Nein	Evtl.	Ja

Tab. 22.5: Differentialdiagnose des Ikterus anhand Laboruntersuchungen und klinischer Kriterien. Ist der Quotient direktes Bilirubin/Gesamt-Bilirubin > 0,5, so spricht dies für eine posthepatische Ursache des Ikterus. Zu den sonstigen Laborparametern ☞ 22.3.1. [A400]

22.2.2 Aszites

Aszites *(Bauchwassersucht):* Ansammlung von Flüssigkeit in der freien Bauchhöhle. Meist Symptom einer fortgeschrittenen Erkrankung mit schlechter Prognose.

Mit ca. 80 % ist die *Leberzirrhose* (☞ 22.4.6) die häufigste Ursache eines **Aszites.** Weitere Ursachen sind bösartige Tumoren oder Entzündungen im Bauchraum sowie eine Rechtsherzinsuffizienz (☞ 18.6.1).

Der Patient bemerkt den Aszites an einem vergrößerten Bauchumfang und einer teils erheblichen Gewichtszunahme, die aber durch eine gleichzeitige Abmagerung infolge der Grunderkrankung überdeckt werden kann. Zusätzlich leiden viele Patienten an starken Blähungen, die dem Aszites oft vorangehen („Erst der Wind, dann der Regen").

Dem Untersucher fallen ein vorgewölbter Bauch mit verstrichener Nabelregion und evtl. eine *Nabelhernie* (☞ 21.9.5 und Abb. 22.6) auf. Bei der körperlichen Untersuchung lässt sich der Aszites ab ca. 1 Liter Flüssigkeit durch die *Perkussion* des Abdomens nachweisen. Ihr weit überlegen ist die abdominelle Sonographie, die bereits Flüssigkeitsmengen ab etwa 50 – 200 ml darstellt. Bei weiter unklarer Aszitesursache wird eine (diagnostische) Aszitespunktion durchgeführt und der Aszites nachfolgend untersucht (☞ 22.3.3).

Die symptomatische Therapie besteht in erster Linie in einer medikamentösen Ausschwemmung des Aszites mit Diuretika (☞ Pharma-Info 31.68), vorzugsweise Spironolacton (z.B. Aldactone®), ggf. auch Xipamid (Aquaphor®) oder Furosemid (z.B. Lasix®).

Bei Erfolglosigkeit dieser Behandlung kann eine Aszitespunktion (☞ 22.3.3)

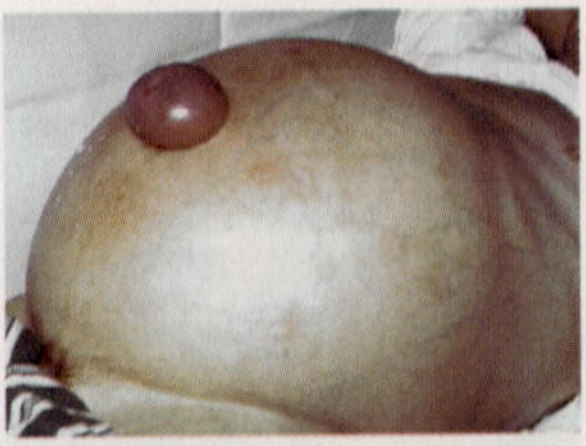

Abb. 22.6: Massive Aszitesbildung infolge einer alkoholischen Leberzirrhose. Der Aszites übt einen solchen Druck im Bauchraum aus, dass sich eine Nabelhernie gebildet hat. Die deutliche Venenzeichnung der Bauchhaut (Caput medusae) als Folge einer Venenerweiterung ist Zeichen eines Umgehungskreislaufs, da das Blut aus dem Darm nicht mehr über die Pfortader abfließen kann und sich deshalb Umwege sucht. [F113]

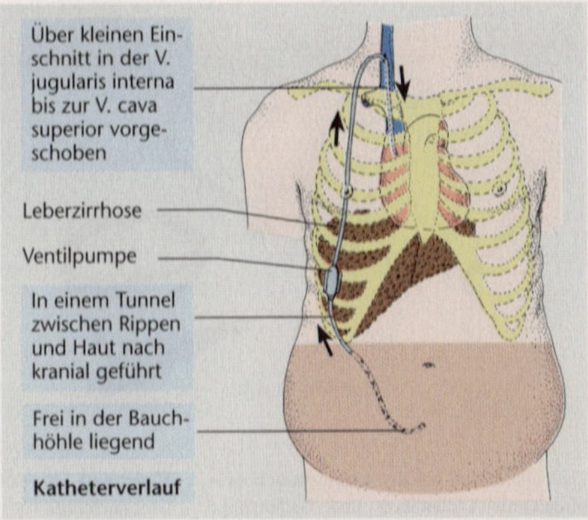

Abb. 22.7: Peritoneovenöser Shunt (Denver-Shunt) zur Ableitung von Aszites. Der Katheter wird aus der Peritonealhöhle herausgeführt, im Thoraxbereich subkutan bis zur V. jugularis geleitet und von dort aus zur V. cava superior vorgeschoben. Der Patient kann die auf dem Rippenbogen gelegene Pumpe per Hand bedienen und so die Aszitesflüssigkeit dem Venensystem zuführen. [A400–190]

durchgeführt oder ein **peritoneovenöser Shunt** (*Denver-Shunt* ☞ Abb. 22.7) implantiert werden, bei dem die Aszitesflüssigkeit über einen Kunststoffkatheter ins Venensystem abgeleitet wird. In ausgewählten Fällen wird eine Lebertransplantation erwogen.

Pflege bei Aszites

- Zur körperlichen Schonung Unterstützung bei der Ganzkörperwäsche und Achten auf das Einhalten relativer Bettruhe (sofern angeordnet)
- Evtl. Lagerung mit angezogenen Beinen zur Erleichterung
- Beschränkung der Salz- und Flüssigkeitszufuhr auf 2 g bzw. 1 000 ml täglich (nach Arztanordnung)
- Flüssigkeitsbilanzierung
- Tägliches Wiegen des Patienten zur Verlaufskontrolle. Die tägliche Gewichtsabnahme soll bei maximal 300 – 500 g liegen, bei zusätzlich peripheren Ödemen bei maximal 1 kg
- Pneumonieprophylaxe wegen der eingeschränkten Atmung
- Assistenz bei einer Aszitespunktion (☞ 22.3.3).

22.3 Der Weg zur Diagnose

22.3.1 Laboruntersuchungen

Enzymdiagnostik

Die Bestimmung von Enzymaktivitäten im Blut (☞ 9.5.4) spielt in der Diagnostik von *Leber-*, *Gallenwegs-* und *Pankreaserkrankungen* eine überragende Rolle. Die wichtigsten Enzyme nennt Tab. 22.8.

Weitere Laboruntersuchungen

- Bestimmung des Plasmaeiweißes *Albumin*, des Enzyms *Cholinesterase* (kurz **ChE**) und der in der Leber synthetisierten *Gerinnungsfaktoren* (☞ 24.9) zur Beurteilung der Syntheseleistung der Leber
- *Eiweißelektrophorese* (Albuminverminderung bei beeinträchtigter Syntheseleistung, γ-Globulinerhöhung bei chronischer Entzündung ☞ 9.5.4)
- *Serologische Untersuchungen* (☞ 9.5.6) bei Verdacht auf eine *akute Virushepatitis* (☞ 22.4.2)
- *Autoantikörpersuche* (☞ 22.5.5, 29.5)
- Bestimmung des *Eisen-* und *Kupferspiegels* im Blut (☞ 22.4.6)
- *Pankreasfunktionstests* (☞ 22.6.3)
- *Bilirubin* (☞ 22.2.1).

22.3.2 Bildgebende Verfahren

Abdominale Sonographie ☞ 9.6.7, 21.3.3
Abdomenleeraufnahme ☞ 21.3.3

Cholezysto- und Cholangiographie

Nach Gabe eines jodhaltigen Kontrastmittels (Vorbereitung ☞ 9.6.3) oral, i.v. oder als Infusion werden bei der **Cholezystographie** die

Enzym	Normwerte	Anstieg weist hin auf
Transaminasen		
ASAT *(GOT)* ☞ 39.9	♀ < 15 U/l ♂ < 19 U/l	Leberzellschaden, Myokardschaden (insbesondere Herzinfarkt ☞ 18.5.2)
ALAT *(GPT)* ☞ 39.3	♀ < 19 U/l ♂ < 23 U/l	
Cholestase-Enzyme		
γ-GT ☞ 39.33	♀ 4 – 18 U/l ♂ 6 – 28 U/l	Cholestase, toxischer (insbes. alkoholischer) Leberzellschaden
AP ☞ 39.5	♀ < 170 U/l ♂ < 175 U/l	Cholestase, Knochentumoren, -metastasen, -abbau
LAP *(Leucin-Arylpeptidase, -amidase)*	♀ 16 – 32 U/l ♂ 20 – 35 U/l	Cholestase, Gallenwegserkrankungen, alkoholische Leberschäden, Echinokokkenbefall der Leber. Normal bei AP-Erhöhung wegen Knochenerkrankung
Mitochondriale Leberzell-Enzyme		
GLDH *(Glutamat-Dehydrogenase)*	♀ < 3 U/l ♂ < 4 U/l	Schwere Leberschädigung mit Zelluntergang
Pankreas-Enzyme		
α-Amylase ☞ 39.7	< 120 U/l (laborabh.)	Pankreatitis, Parotitis (= Ohrspeicheldrüsenentzündung)
Lipase ☞ 39.51	< 200 U/l	Pankreatitis

Tab. 22.8: Die wichtigsten Enzyme zur Differentialdiagnose von Leber-, Gallenwegs- und Pankreaserkrankungen. [A400]

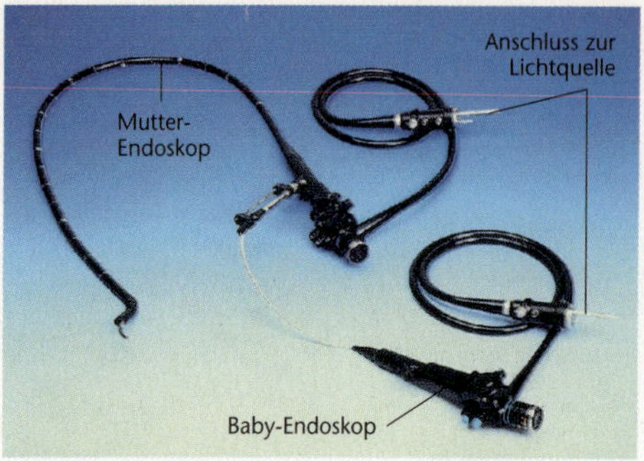

Abb. 22.9: Mutter-Baby-Endoskop. Das Mutter-Endoskop wird ins Duodenum platziert und beleuchtet die Papille. Das durch das Mutter-Endoskop eingeführte Baby-Endoskop wird durch die Papille vorgeschoben. Mit ihm können Eingriffe im Gallen- oder Pankreasgang vorgenommen werden. [V218]

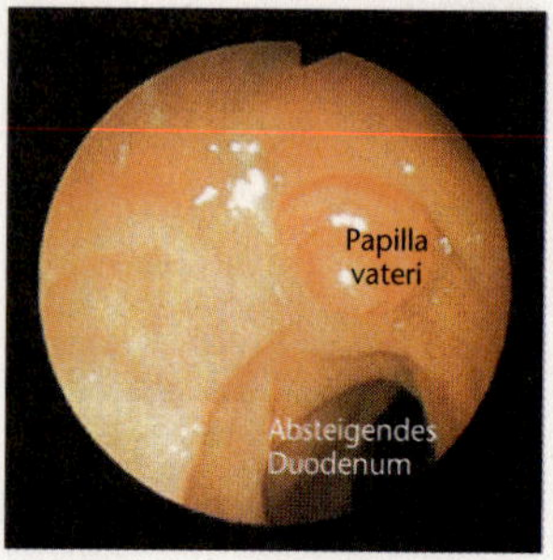

Abb. 22.11: Unauffällige Papilla Vateri. [E119]

Gallenblase und bei der **Cholezystocholangiographie** Gallenblase und Gallengänge dargestellt. Die orale Cholezystographie und die i.v.-Cholezystocholangiographie spielen heutzutage nur noch eine untergeordnete Rolle, da sie von der Sonographie abgelöst worden sind, die risikolos ist und mehr diagnostische Informationen liefert. Üblich ist nur noch die **retrograde Cholangiographie** (retrograd = in Gegenrichtung zum physiologischen Gallefluss) während und nach Operationen an den Gallengängen.

Perkutane Transhepatische Cholangiographie (PTC)

Bei der *perkutanen transhepatischen Cholangiographie* (kurz **PTC**) wird das intrahepatische Gallengangssystem mit einer dünnen Hohlnadel (CHIBA-Nadel) durch die Haut hindurch punktiert und das Röntgenkontrastmittel *direkt* eingespritzt. Sie wird wegen ihrer hohen Komplikationsrate heutzutage nur noch angewendet, wenn andere diagnostische Maßnahmen ausgeschöpft sind.

Pflege bei PTC

Rechtzeitig vor der PTC veranlassen die Pflegenden alle angeordneten Untersuchungen, z.B. die Kontrolle der aktuellen Gerinnungsparameter und die Bestimmung der Blutgruppe. Zur Untersuchung bleibt der Patient nüchtern.

Um rechtzeitig Komplikationen zu erkennen, sind nach der Punktion engmaschige Kreislauf- und Temperaturkontrollen erforderlich, außerdem die Beobachtung des Allgemeinbefindens und des Abdomens (zunehmende Bauchschmerzen? Abwehrspannung? Vergrößerter Bauchumfang? Entzündungszeichen an der Einstichstelle?). Der Patient hält einen Tag lang Bettruhe ein.

ERCP (Endoskopisch-retrograde Cholangio-Pankreatikographie)

Die *endoskopisch-retrograde Cholangio-Pankreatikographie* (kurz **ERCP**) kombiniert Endoskopie und Kontrastmittelröntgen und wird z.B. bei unklarer Cholestase (☞ 22.2.1) sowie Verdacht auf Steine im Ductus choledochus oder ein Pankreaskarzinom durchgeführt.

Nach einer Duodenoskopie (☞ 21.3.4) wird die Papille im Duodenum sondiert, *retrograd* Kontrastmittel in Gallengang und Pankreasgang gespritzt (retrograd: „rückwärts"; hier: in Gegenrichtung zum physiologischen Gallenfluss) und geröntgt. Im Rahmen einer ERCP können auch kleinere therapeutische Eingriffe, vor allem eine **Papillotomie** *(Papillenschlitzung)* bei Konkrementen im Ductus choledochus oder bei Papillenstenose (☞ 22.5.2), Steinentfernungen oder Einlagen von Drainagen durchgeführt werden.

Fast immer kommt es im Anschluss an die ERCP zu einem kurzzeitigen Amylaseanstieg. Hauptkomplikationen einer ERCP sind eine Pankreatitis (☞ 22.6.2), eine Cholangitis (☞ 22.5.4) und selten eine Blutung oder Perforation.

Pflege bei ERCP

Die Pflege bei ERCP entspricht im Wesentlichen derjenigen bei einer Ösophago-Gastro-Duodenoskopie (☞ 9.7, 21.3.4). Zusätzlich achten die Pflegenden nach der Untersuchung auf Anzeichen einer Pankreatitis sowie Cholangitis. Die Zeitdauer der Nahrungskarenz und der Verabreichung von Infusionen richtet sich ebenso wie der Kostaufbau nach der Art des Eingriffs und wird vom Arzt festgelegt.

Weitere bildgebende Verfahren

Wie bei anderen Organsystemen auch werden *CT* (☞ 9.6.4) und *Kernspintomographie* (☞ 9.6.5) v.a. zur Tumor- und Metastasensuche eingesetzt. *Angiographiert* wird z.B. präoperativ zur Klärung der Gefäßverläufe (☞ 9.6.3, 21.3.3).

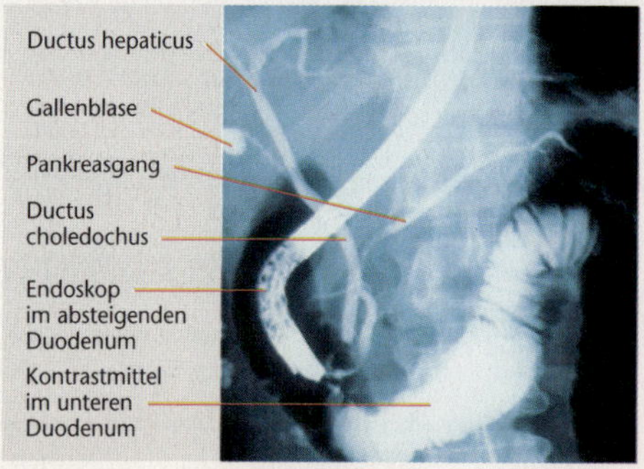

Abb. 22.10: Unauffällige ERCP. Pankreasgang und Gallenwege stellen sich regelrecht dar. Teilweise ist Kontrastmittel schon in das distale Duodenum abgeflossen. [X211]

22.3.3 Aszitespunktion

Die **Aszitespunktion** *(Bauchpunktion, Bauchhöhlenpunktion, Peritonealpunktion)* hilft entscheidend bei der Klärung eines Aszites unbekannter Ursache. Weiter dient sie zur Entlastung des Organismus bei ausgeprägtem Aszites und zur Drainage bei einer Peritonitis oder einem Abszess.

Bevorzugter Punktionsort ist der Übergang vom äußeren zum mittleren Drittel auf einer gedachten Linie zwischen Nabel und Spina iliaca anterior superior (vorderer oberer Darmbeinstachel) links. Heute wird der vorgesehene Punktionsort vor der Punktion meist sonographisch markiert oder die Punktion unter ständiger sonographischer Kontrolle durchgeführt, um Verletzungen der Bauchorgane durch die Punktion zu vermeiden.

Vorbereitung der Aszitespunktion

- Rechtzeitig vor der Punktion Gerinnungsstatus bestimmen lassen.

Vorbereitung des Patienten

- Patienten unmittelbar vor der Punktion bitten, die Blase zu entleeren
- Ggf. Bereich der Einstichstelle rasieren
- Bauchumfang messen und dokumentieren (Messort mit Filzschreiber markieren)
- Patienten in Rücken- bis leichter Linksseitenlage lagern (um den Zugang zur Punktionsstelle und das Ablaufen des Punktats zu erleichtern).

Benötigte Materialien

- Bettschutz
- Maßband, Filzschreiber, ggf. Einmalrasierer
- Händedesinfektionsmittel
- Materialien zur Hautdesinfektion (☞ 9.5.1)
- Materialien zur Lokalanästhesie (☞ 37.9.2)
- Materialien zur Punktion: Steriles Abdecktuch, sterile Handschuhe, zusätzlich
  - bei der diagnostischen Punktion 20-ml-Spritze und Kanüle Nr. 1 (gelb)
  - bei der Entlastungspunktion z.B. Kanüle Nr. 1 bzw. Braunüle® mit Infusionssystem (Tropfkammer mit steriler Schere abschneiden) und Auffanggefäß oder eine Braunüle® mit einem sterilen Pleurapunktionsset, das Luer-Ansatz, Dreiwegehahn, Spritze und Beutel im geschlossenen System enthält
- Materialien zur Diagnostik:
  - Urometer
  - Beschriftete Untersuchungsröhrchen (klinische Chemie, Pathologie, Mikrobiologie)
  - Begleitschreiben
- Materialien zum Wundverschluss:
  - Pflaster, sterile Kompressen
  - Evtl. breite Bauchbinde
  - Evtl. Sandsack zur Kompression der Punktionsstelle.

Durchführung

Die eigentliche Aszitespunktion (☞ Abb. 22.12 – 22.15) ist eine rein ärztliche Tätigkeit. Die Pflegenden:

- Kontrollieren die Vitalzeichen des Patienten (Schockzeichen möglich durch die rasche Druckentlastung)
- Messen direkt nach der Punktion abermals den Bauchumfang
- Legen nach dem Abpunktieren großer Flüssigkeitsmengen evtl. eine Bauchbinde an oder einen Sandsack auf, um einem raschen Nachlaufen des Ergusses und einem Schocksyndrom vorzubeugen
- Messen die Punktatmenge und bestimmen das spezifische Gewicht (☞ 31.4.3)

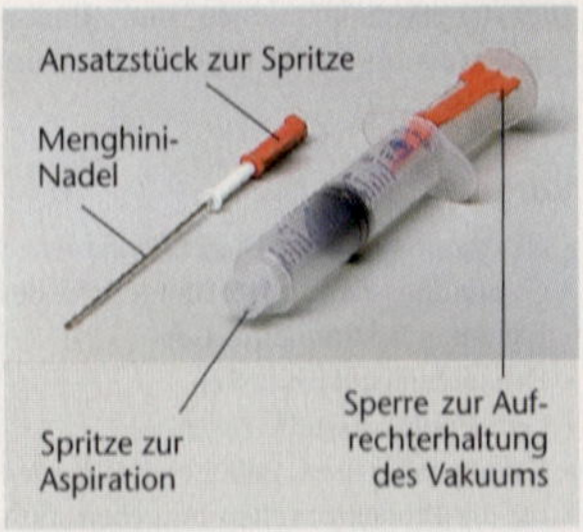

Abb. 22.16: Menghini-Nadel und Spezialspritze zur Leberpunktion. [K183]

- Dokumentieren den Verlauf der Punktion und alle ermittelten Werte im Dokumentationssystem.

Nachsorge

Nach der Punktion kontrollieren die Pflegenden den Verband (auslaufender Aszites?) sowie Allgemeinbefinden, Vitalparameter und Temperatur des Patienten.

22.3.4 Leberbiopsie und Leberpunktion

Eine **Leberbiopsie** kann sowohl zur Diagnosefindung als auch zur Verlaufskontrolle und zum Therapieentscheid bei bekannter Grunderkrankung angezeigt sein. Übliches Verfahren zur Gewinnung einer Leberhistologie ist die **Menghini-Punktion,** die heute unter Ultraschallkontrolle durchgeführt wird. Eine *Laparoskopie* (☞ 22.3.5) zur Entnahme einer Leberbiopsie ist nur dann gerechtfertigt, wenn eine *gezielte* Gewebeentnahme unter Sicht erforderlich ist.

Aszitespunktion zur Entlastung [K183]

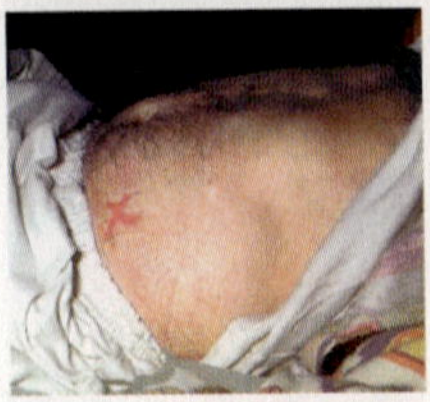

Abb. 22.12: Der Patient liegt bequem in Rückenlage. Die Punktionsstelle am Übergang vom mittleren zum äußeren Drittel einer gedachten Verbindungslinie zwischen Nabel und Spina iliaca anterior superior des linken Beckenknochens wird markiert.

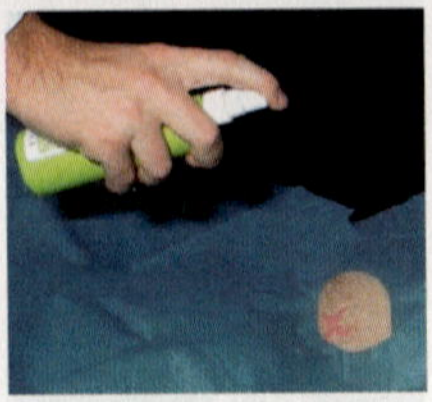

Abb. 22.13: Bauch und Oberschenkel werden mit einem sterilen Lochtuch abgedeckt und die Punktionsstelle desinfiziert. Nach Lokalanästhesie und erneuter Desinfektion punktiert der Arzt den Peritonealraum mit einer Injektionskanüle oder einer Braunüle®.

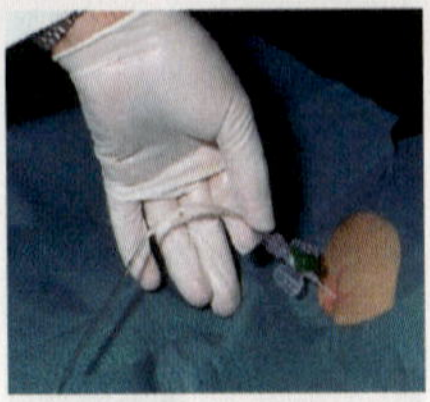

Abb. 22.14: In der Praxis hat sich als preiswertes Ablaufsystem eine Braunüle® mit oder ohne Dreiwegehahn und Infusionssystem bewährt. Die Tropfkammer wird zuvor mit einer sterilen Schere abgeschnitten.

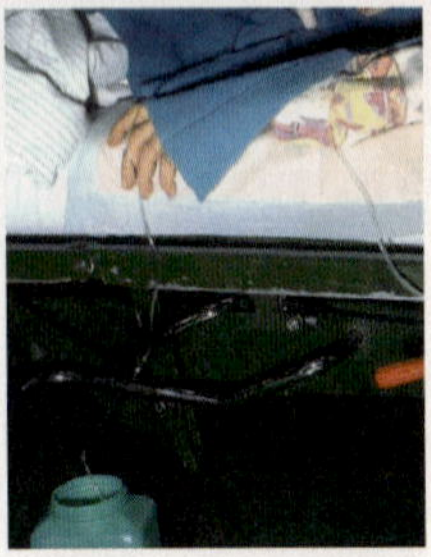

Abb. 22.15: Der Aszites fließt über den Drainageschlauch in ein Sammelgefäß ab.

Die Hauptkomplikationen sind Blutungen, Peritonitis (☞ 21.8.2) und Pneumothorax (☞ 20.9).

Vorbereitung

- Rechtzeitig vor der Punktion aktuellen Gerinnungsstatus und Blutgruppe des Patienten bestimmen lassen
- Patienten nüchtern lassen
- Ggf. Punktionsstelle rasieren
- Krankenakte und genügend Etiketten für die Probenröhrchen mitgeben, falls die Punktion nicht auf der Station durchgeführt wird
- Patienten unmittelbar vor der Punktion bitten, Blase und möglichst auch Darm zu entleeren
- Material vorbereiten: ggf. alles zum Legen einer Braunüle®, Desinfektionsmittel, alles zur Lokalanästhesie, spezielles Punktionsbesteck mit Leberpunktionsnadeln nach Menghini und Spezialspritze, Skalpell oder Lanzette, NaCl 0,9 %, sterile Handschuhe, sterile Abdecktücher, sterile Kompressen, Tupfer, Verbandsmaterial, Gefäß mit Fixierlösung für Leberzylinder, Sandsack.

Durchführung ☞ *Abb. 22.17 – 22.28*

Nachsorge

- Die Pflegenden kontrollieren über 4 Std. halbstündlich die Vitalzeichen des Patienten und den Verband (Blutungen? Austritt von Galle?)
- Nach der Punktion soll der Patient für ca. 24 Std. Bettruhe einhalten, davon die ersten 2 – 4 Std. in Rechtsseitenlage auf einem Kühlelement; dadurch wird eine Kompression auf die Leber ausgeübt
- Bei komplikationslosem Verlauf darf der Patient nach sechs Stunden wieder essen und trinken (Arztanordnung)
- Ein Schmerz in der rechten Schulter, der nach der Punktion auftreten kann, ist Folge einer Zwerchfellreizung und harmlos.

22.3.5 Laparoskopie

Die **Laparoskopie** *(Bauchspiegelung)* ermöglicht die direkte Betrachtung erkrankter Organe und die gezielte Punktion von Krankheitsherden im Bauchraum. Ihren Schwerpunkt hat sie in der Gynäkologie und Chirurgie. Viele kleinere und zunehmend auch größere thera-

Leberpunktion [K183]

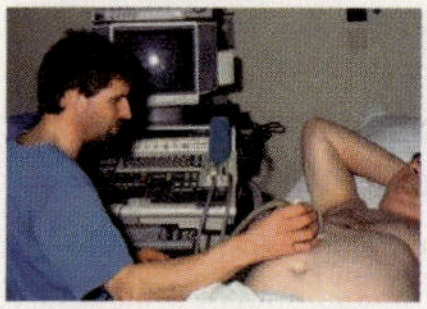

Abb. 22.17: Aufsuchen der Punktionsstelle mit Ultraschall. Der Patient legt den rechten Arm hinter den Kopf, damit sich die Interkostalräume erweitern.

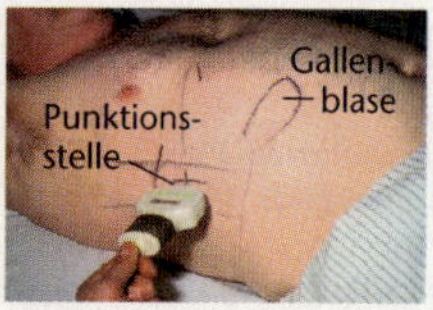

Abb. 22.18: Sonographische Lagekontrolle der Leber, Markierung des Leberbereiches und der Gallenblase.

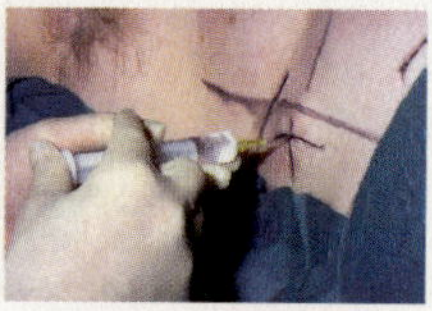

Abb. 22.19: Lokalanästhesie der Haut und der verschiedenen Bauchwandschichten.

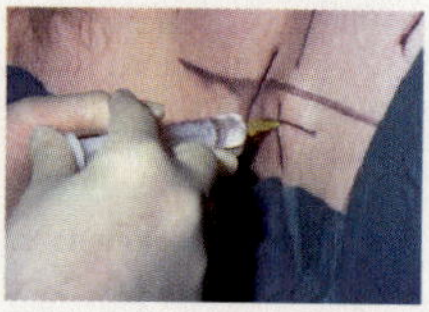

Abb. 22.20: Lokalanästhesie des Peritoneums.

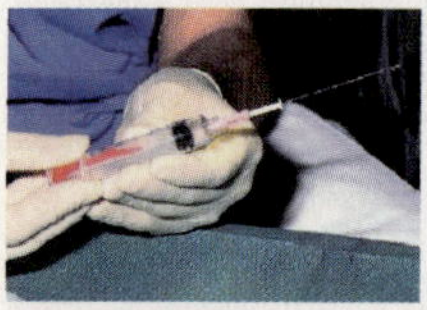

Abb. 22.21: Aufstecken der speziellen Menghini-Punktionsnadel auf die Spritze.

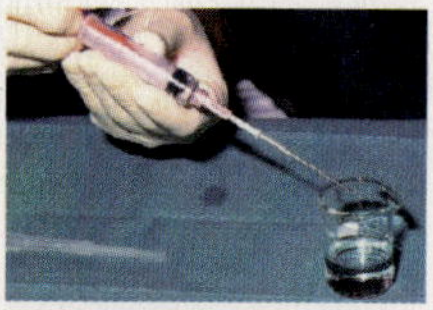

Abb. 22.22: Aufziehen von ca. 3 ml Kochsalzlösung in die Spritze.

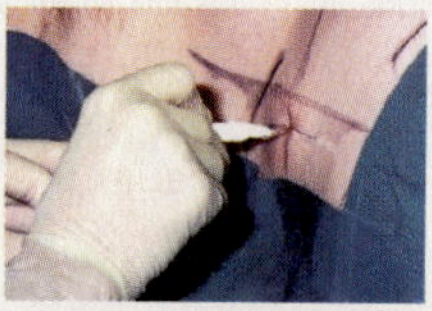

Abb. 22.23: Inzision der Haut an der Punktionsstelle mit dem Skalpell, damit Punktionsnadel nicht mit Hautstanze verstopft.

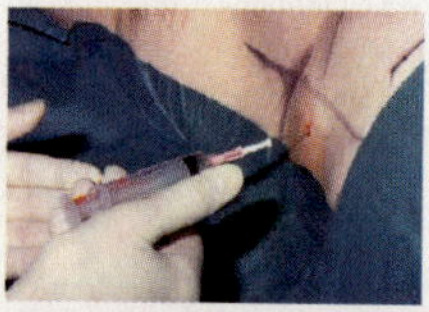

Abb. 22.24: Einstechen der Nadel in die Bauchhaut unter Ausspritzen von Kochsalzlösung (damit sich keine Gewebebestandteile im Nadellumen festsetzen).

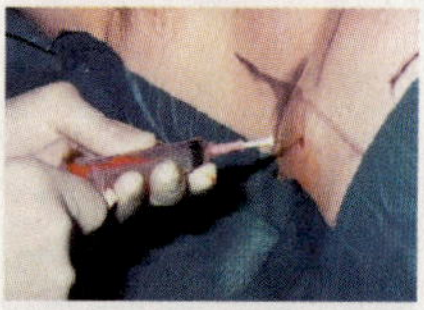

Abb. 22.25: Herausziehen des Spritzenkolbens und Arretieren mit Hilfe der (roten) Sperrvorrichtung; dadurch entsteht ein Vakuum.

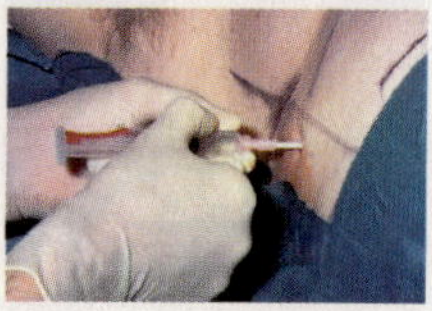

Abb. 22.26: Vorschieben der Nadel in das Lebergewebe. Durch das Vakuum saugt sich Lebergewebe in die Spritze.

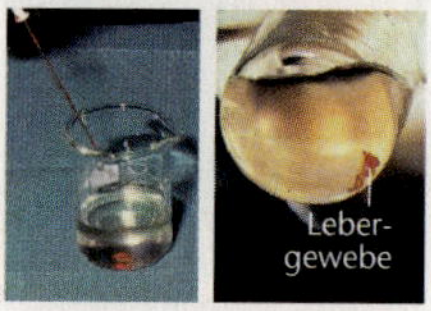

Abb. 22.27: Ausspritzen des Lebergewebes in Konservierungslösung. Sichtkontrolle. Falls nur ein Blutkoagel aspiriert wurde, ggf. Wiederholung der Punktion.

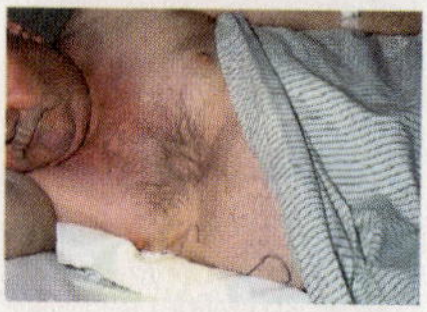

Abb. 22.28: Anlegen eines Verbandes, Kompression der Punktionsstelle mit einem Sandsack (wegen der guten Durchblutung des Lebergewebes hohe Nachblutungsgefahr).

peutische Eingriffe sind dort mittlerweile laparoskopisch möglich.

Die Hauptkomplikationen bestehen in Blutungen in die Bauchdecke oder Bauchhöhle, Peritonitis, Verletzung intraabdomineller Organe und Kreislaufstörungen bis zum Kollaps.

In der Regel in Vollnarkose wird die Bauchhöhle über eine Kanüle mit Kohlensäuregas oder Lachgas aufgebläht, so dass sich die inneren Organe gut voneinander abheben. Anschließend wird nach einem kleinen Bauchschnitt im Bereich des Nabels ein 20 cm langes, bleistiftdünnes Führungsrohr (das *Laparoskop*) eingeführt, in dem sich Bündel von Glasfasern befinden, die Licht von einer Lichtquelle außerhalb der Bauchhöhle in den Bauchraum leiten. Der Arzt kann sich nun die inneren Organe wie Leber, Gallenblase, Milz und Teile des Darms ansehen. Spezialinstrumente, die zusätzlich über weitere Einstiche eingeführt werden (☞ Abb. 22.58), erlauben Biopsien und therapeutische Eingriffe.

Pflege bei Laparoskopie

Die Vorbereitungen zu einer Laparoskopie entsprechen denen zu einer kleinen Operation (☞ 11.1.2, 11.1.3). Die Nachsorge fasst Tab. 22.29 zusammen. Zusätzlich erforderliche Maßnahmen sind abhängig von den durchgeführten therapeutischen Eingriffen und werden vom Arzt angeordnet.

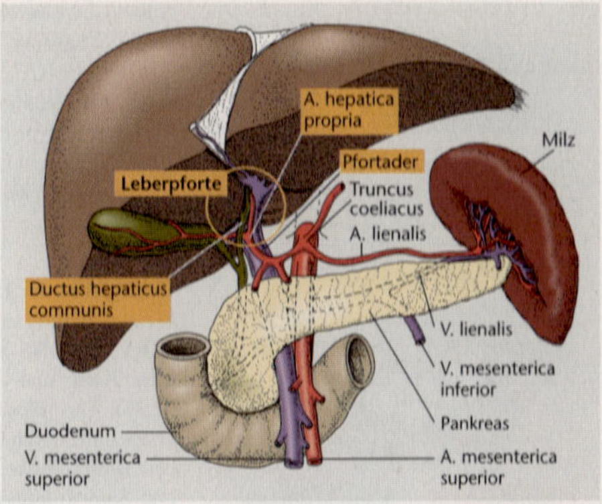

Abb. 22.30: Die Oberbauchorgane (ohne Magen) in der Vorderansicht. Die Leberpforte wird gebildet aus Pfortader (V. portae), A. hepatica propria und Ductus hepaticus communis. [A400-190]

22.4 Erkrankungen der Leber

22.4.1 Anatomie und Physiologie der Leber

Die Hauptmasse der **Leber** *(Hepar)* liegt im rechten Oberbauch unter der rechten Zwerchfellkuppel. An der Unterseite der Leber ist die Gallenblase (☞ 22.5.1) eingebettet.

Durch die zentrale **Leberpforte** *(Porta hepatis)* treten die **Pfortader** *(V. portae)*, die **Leberarterie** *(A. hepatica propria)* und der **Ductus hepaticus communis** sowie Lymphgefäße und vegetative Nervenäste in die Leber ein.

Das venöse Blut der Leber fließt über die drei **großen Lebervenen** *(Vv. hepaticae)* unter dem Zwerchfell in die **untere Hohlvene** *(V. cava inferior)* ab.

In der Leber finden Auf- und Abbauvorgänge im Rahmen des Kohlenhydrat-, Eiweiß- und Fettstoffwechsels, die Entgiftung toxischer Substanzen sowie Bildung und Ausscheidung der Galle (☞ 22.5.1) statt.

22.4.2 Akute Virushepatitis

Akute, infektiöse Virushepatitis: Viral bedingte Leberentzündung mit Nekrosen der Leberzellen und einem meist intrahepatischen Ikterus (☞ 22.2.1). Unterteilung je nach ursächlichem Virus in die Typen A – G. Die Viren unterscheiden sich erheblich in ihrem Ansteckungsweg, der Inkubationszeit sowie ihrer Neigung zu Folgeerkrankungen, weniger durch ihre (Akut-)Symptome.

Virushepatitiden gehören mit jährlich über 20000 Fällen zu den häufigsten schweren Infektionskrankheiten in Deutschland und unterliegen ebenso wie der Nachweis der Hepatitis-Viren A – E der Meldepflicht (☞ 28.10). Bei medizinischem Personal werden sie als Berufskrankheit anerkannt.

Eine **akute infektiöse Hepatitis** kann nicht nur durch die Hepatitisviren Typ A – G hervorgerufen werden, sondern auch durch zahlreiche andere Viren (z.B. Epstein-Barr-Virus, Cytomegalie-Virus), Bakterien (z.B. Leptospiren, Salmonellen) und Protozoen (z.B. Toxoplasmen, Plasmodien). In der Klinik werden unter einer akuten, infektiösen Hepatitis aber nur die durch die Virustypen A – G verursachten Hepatitiden verstanden, weshalb sich die folgenden Ausführungen hierauf beschränken.

Krankheitsentstehung und Hepatitis-Typen

In Deutschland sind zurzeit die Virustypen A – C bedeutsam.

Hepatitis A

Die **Hepatitis A** *(epidemische Virushepatitis)* wird durch das *Hepatitis-A-Vi-*

Vitalzeichenkontrolle	Zunächst 3-mal stündlich, dann – je nach Zustand des Patienten und ermittelten Werten – 1-mal am Tag
Mobilisation	Nach Blutdruckkontrolle erstes Aufstehen nach 4 – 6 Std. (dabei möglichst auch erster Toilettengang)
Erster Toilettengang	Erster Toilettengang nach 4 – 6 Std. (zusammen mit dem ersten Aufstehen)
Ernährung	Ca. 6 Std. Nahrungskarenz (Anästhesieprotokoll beachten). Bei starkem Durst Ausspülen des Mundes mit (Mund-)Wasser, Ausreiben des Mundes mit „Lemon-sticks" und/oder – falls erlaubt – Lutschen von Eiswürfeln oder Trinken kleiner Mengen Tee. Am OP-Abend Suppe oder Tee und Zwieback, ab 1. postop. Tag Vollkost
Wundkontrolle, -versorgung	Am OP-Tag lediglich Kontrolle des Verbandes auf Durchbluten. Nach Gewebeentnahme Kompression der Einstichstelle durch einen Sandsack. Entfernen des Verbandes, wenn die Wunde trocken ist
Besonderes	Postoperative Schmerzen von unterhalb des Zwerchfells bis zum Nacken sind durch das eingeleitete Gas bedingt und bedürfen in der Regel keiner medikamentösen Therapie

Tab. 22.29: Pflege nach diagnostischer Laparoskopie in Vollnarkose. [A400]

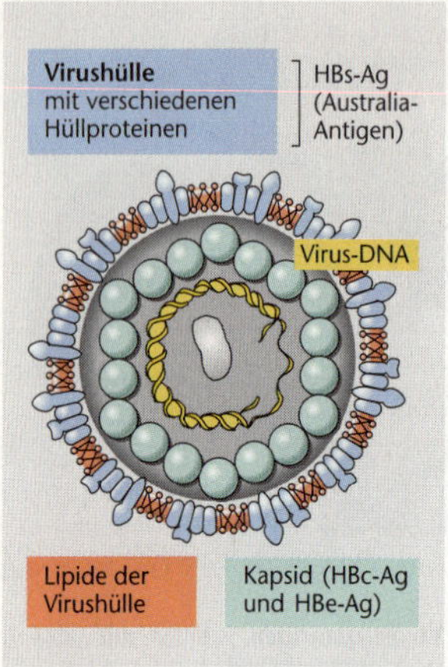

Abb. 22.31: Aufbau des Hepatitis-B-Virus mit Lokalisation der diagnostisch wichtigen Antigene (☞ auch Abb. 22.35). [A400-190]

rus **(HAV)** hervorgerufen, ein weltweit verbreitetes RNS-Virus, das v.a. fäkal-oral durch Schmierinfektion, infizierte Nahrungsmittel oder verseuchtes Wasser übertragen wird. Eine parenterale Übertragung ist zwar möglich, aber aufgrund der kurzen Virämie (Vorhandensein von Viren im Blut) selten. 14 – 21 Tage nach der Infektion beginnt der Betroffene, das Virus mit dem Stuhl auszuscheiden und ist somit ansteckend, meist ohne es selbst zu bemerken. Erst 14 – 45 Tage nach der Ansteckung treten erste Symptome auf – wenn überhaupt, denn 70 % der Infektionen verlaufen asymptomatisch.

Die Krankheitsdauer beträgt 4 – 6 Wochen, selten 3 – 4 Monate. Die Hepatitis A heilt aus, eine chronische Form ist bisher nicht bekannt.

Die Hepatitis A ist in Deutschland eine typische *Reiseerkrankung* nach Reisen in Länder mit schlechterem Hygienestandard.

Hepatitis B

Verursacher der **Hepatitis B** *(Spritzen-, Serumhepatitis)* ist das *Hepatitis-B-Virus* **(HBV),** ein DNS-Virus, bestehend aus einem Kern und einer Hülle (☞ Abb. 22.33). Das Hepatitis-B-Virus wird in erster Linie durch Körpersekrete wie Blut und Blutprodukte sowie durch Speichel und Samenflüssigkeit beim Mann bzw. Vaginalsekret bei der Frau übertragen. Risikogruppen sind daher vor allem Bluterkranke, Dialysepatienten, Drogenabhängige ohne eigenes Injektionsbesteck und Personen mit häufig wechselnden Sexualpartnern. Auch (zahn-)medizinisches Personal ist gefährdet.

Die Zeit zwischen Ansteckung und Ausbruch der Krankheit beträgt etwa 1 – 6 Monate. In den meisten Fällen heilt die Hepatitis B folgenlos ab. Bei ca. 10 % der erkrankten Erwachsenen, jedoch in ca. 90 % der Fälle bei Säuglingen, wird sie chronisch.

Hepatitis C

Die **Hepatitis C** ist durch eine Infektion mit dem *Hepatitis-C-Virus* **(HCV),** einem RNS-Virus, bedingt. Übertragungswege und Risikogruppen entsprechen denen der Hepatitis B. Die Inkubationszeit beträgt 2 Wochen – 5 Monate. Leider wird der Labortest auf HCV erst nach 6 Wochen – 6 Monaten positiv. Entsprechend handelt es sich bei Hepatitiden nach Bluttransfusion am häufigsten um Hepatitiden vom Typ C. Die Hepatitis C geht bei Erwachsenen in ca. 50 – 80 % aller Fälle in eine chronische Form über; für Kinder ist die Prognose wahrscheinlich günstiger. Bei Chronifizierung besteht ein hohes Risiko für den Übergang in eine Leberzirrhose (☞ 22.4.6) oder ein Leberzellkarzinom (☞ 22.4.7).

Hepatitis D – G

Die zur **Hepatitis D** *(Hepatitis Delta)* führende Infektion mit dem *Hepatitis-Delta-Virus* **(HDV)** stellt insofern einen Sonderfall dar, als dass sie sich nur bei gleichzeitiger HBV-Infektion manifestiert. Das Virus wird v.a. parenteral übertragen. Wird die HDV-Infektion *gleichzeitig* mit der HBV-Infektion erworben, ist das Risiko eines chronischen Verlaufes mit 5 % wesentlich geringer als bei *vorbestehender* HBV-Infektion (bis zu 95 % chronische Verläufe!).

Die **Hepatitis E,** hervorgerufen durch das fäkal-oral übertragene *Hepatitis-E-Virus* **(HEV),** kommt v.a. in Asien, Afrika, Mittel- und Südamerika vor.

Die durch das *Hepatitis-F-Virus* **(HFV)** bedingte **Hepatitis F** wird fäkal-oral übertragen. Sie tritt v.a. in Indien auf. Die Existenz des Virus ist jedoch (mittlerweile wieder) umstritten.

Erst 1995 identifiziert wurde das in mehreren Varianten auftretende *Hepatitis-G-Virus* **(HGV),** der Erreger der **Hepatitis G.** Weit verbreitet ist das Virus unter Drogenabhängigen. Seine Übertragung, Pathogenität und Bedeutung können noch nicht abschließend beurteilt werden.

	Hepatitis A	Hepatitis B	Hepatitis C	Hepatitis D	Hepatitis E
Erreger	HAV	HBV	HCV	HDV	HEV
Hauptübertragungsweg	Fäkal-oral	Parenteral, sexuell, perinatal	Parenteral, sexuell, perinatal	Parenteral, sexuell	Fäkal-oral
Inkubationszeit	2 – 6 Wochen	1 – 6 Monate	2 Wochen – 5 Monate	4 – 7 Wochen	2 – 8 Wochen
Dauer der Infektiosität	Bis 4 Wo. nach Auftreten der ersten Symptome	Bis HBs-Ag, HBe-Ag, HBV-DNA und Anti-HBc-IgM negativ	Unklar	Unklar	Unklar
Serologische Routinediagnostik	Anti-HAV-IgM	HBs-Ag, Anti-HBc-IgM, (HBV-DNS, HBe-Ag)	Anti-HCV (nach 6 Wo. – 6 Mon. positiv), HCV-RNA	Anti-HDV-IgM, (HDV-RNA)	Anti-HEV-IgM, (HEV-RNA)
Besonderheiten des Verlaufs	Fulminante Verläufe ca. 0,1 %, keine chron. Verläufe	Fulminante Verläufe <1 %, 5 – 10 % chron. Verläufe bei Erwachsenen	Fulminante Verläufe ca. 1 %, 50 – 80 % chron. Verläufe bei Erwachsenen	Fulminante Verläufe in 2 – 10 %, chron. Verläufe ☞ Text	Bei Schwangeren bis 25 % fulminante Verläufe, keine chron. Verläufe
Impfung	Passiv und aktiv	Passiv und aktiv	Nicht möglich	Schutz durch Impf. gegen Hepatitis B	Nicht möglich

Tab. 22.32: Übersicht über die wichtigsten Hepatitisformen. [A400]

Symptome und Untersuchungsbefund

Trotz der verschiedenen Viren ist das klinische Erscheinungsbild bei allen Hepatitisformen ähnlich. Typisch ist ein dreiphasiger Verlauf der Erkrankung:

Prodromalphase (Präikterisches Stadium)

Die Erkrankung beginnt mit:

- Grippeähnlichen Allgemeinsymptomen
- Appetitlosigkeit, Übelkeit, Brechreiz, Durchfall und Druckgefühl im Oberbauch
- Gelenk- und Muskelschmerzen.

Die Prodromalphase dauert meist einige Tage bis einige Wochen, und die Betroffenen sind von Tag zu Tag zunehmend in ihrem Allgemeinbefinden beeinträchtigt.

Krankheitsphase (Ikterisches Stadium)

Die Bezeichnung „ikterisches Stadium" ist nicht ganz korrekt, da nicht bei allen Patienten ein Ikterus auftritt. Mit Beginn des Ikterus geht es den Patienten oft subjektiv besser. Weitere Symptome dieser Phase sind:

- Grau-gelber Stuhl und braun gefärbter Urin (☞ 22.2.1)
- (Druckschmerzhafte) Vergrößerung von Leber, Milz und evtl. Lymphknoten
- Insbesondere bei ausgeprägtem Ikterus Juckreiz.

Eine Beteiligung anderer Organe, v.a. in Form einer Myokarditis, Pankreatitis oder Pleuraergüssen, ist möglich. Die Krankheitsphase dauert meist 2 – 6 Wochen.

Rekonvaleszenzphase (Postikterisches Stadium)

In der Rekonvaleszenzphase bilden sich alle Krankheitszeichen langsam zurück. Uncharakteristische Beschwerden wie Müdigkeit und Abgeschlagenheit können noch über längere Zeit bestehen bleiben.

Komplikationen

Gefährlichste Frühkomplikation ist ein **fulminanter Verlauf** mit schwersten Leberfunktionsstörungen, der oft zum Tode des Patienten im *Leberkoma* (☞ 22.4.6) führt. Die wichtigste Spätkomplikation ist der Übergang in eine **chronische Hepatitis** mit erhöhtem Risiko einer *Leberzirrhose* (☞ 22.4.6) und eines *Leberzellkarzinoms* (☞ 22.4.7). Die Häufigkeit dieser Komplikationen hängt von der Hepatitisform ab (☞ Tab. 22.32).

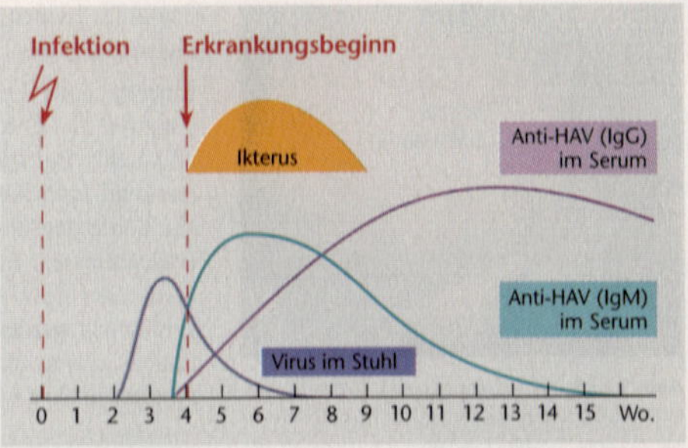

Abb. 22.33: Hepatitis A. Die Nachweisbarkeit der Hepatitis-A-Viren im Stuhl oder der HAV-Antikörper im Blut ist abhängig vom Krankheitsstadium. [A400]

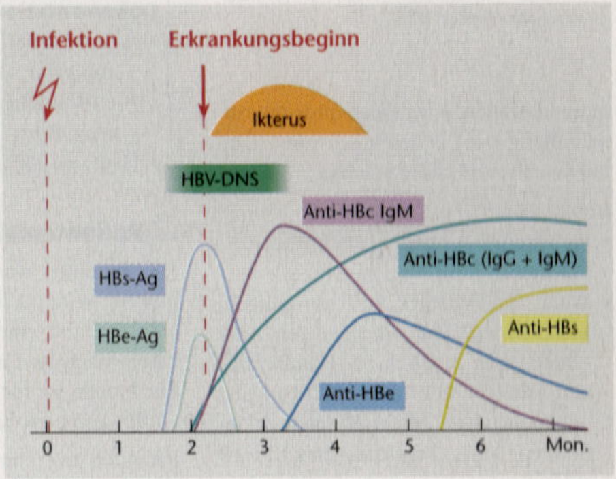

Abb. 22.34: Hepatitis B. Nachweisbarkeit von Virusantigenen und -antikörpern im Krankheitsverlauf. Wenn HBsAg positiv ist, so ist eine Ansteckungsfähigkeit möglich. Der Nachweis von HBV-DNS bedeutet definitive Ansteckungsfähigkeit. [A400]

Der Übergang in eine chronische Hepatitis ist nicht vorhersehbar

Ein anikterischer Verlauf oder insgesamt milde Krankheitserscheinungen sind *nicht* gleichbedeutend mit einem komplikationslosen Abheilen der Erkrankung. Gerade Patienten mit einer Hepatitis C haben in bis zu 75 % keinen Ikterus, entwickeln aber in bis zu 80 % eine chronische Hepatitis.

Diagnostik

Bei einer akuten Virushepatitis sind Bilirubin und Transaminasen (ALAT > ASAT) deutlich, AP und γ-GT in der Regel nur leicht erhöht. Der Eisenspiegel und die γ-Globulinfraktion der Elektrophorese sind ebenfalls vermehrt. Ein Maß für die noch verfügbare Lebersyntheseleistung sind der Gerinnungsstatus und die Cholinesterase.

Eine Sicherung des Erregers ist durch verschiedene serologische Untersuchungen (☞ Tab. 22.32) möglich, wobei sich in der „Routineserologie" Anti-HAV-IgM, HBs-Ag, Anti-HBc und Anti-HCV bewährt haben.

Behandlungsstrategie

Eine kausale Therapie ist nicht verfügbar. Die symptomatische Behandlung besteht vor allem in der Ausschaltung leberschädigender Noxen und einer sorgfältigen Pflege. Ausnahme ist die akute Hepatitis C, bei der heute wegen des hohen Risikos einer chronischen Hepatitis die Gabe von α-Interferon dreimal wöchentlich über 6 – 12 Monate empfohlen wird. Hauptnebenwirkungen der α-Interferon-Therapie sind grippeähnliche Symptome, Magen-Darm-Beschwerden und Blutbildveränderungen.

Pflege

Hygienemaßnahmen

Obwohl die Notwendigkeit einer Isolierung von Hepatitiskranken bei Einhaltung der entsprechenden Hygienevorschriften (☞ unten) eher verneint wird, werden Patienten mit einer Hepatitis A oder E in vielen Krankenhäusern in einem Einzelzimmer untergebracht. Bei einer Hepatitis B, C oder D wird dies nur

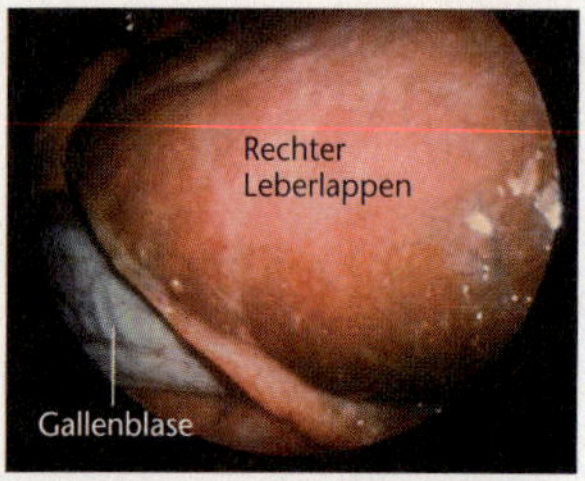

Abb. 22.35: Laparoskopisches Bild einer Leber mit chronisch aggressiver Hepatitis (normale Leber ☞ Abb. 22.49). Die Leberoberfläche ist höckerig und von weißen Bindegewebssträngen durchzogen (Fibrose). [F113]

in Sonderfällen, etwa einer Gastrointestinalblutung oder anderen schweren Blutungen, als notwendig erachtet.

Immer gilt:

- Patienten über Hygienemaßnahmen informieren
- Wenn ein Kontakt zu virushaltigem Material wie Blut oder anderen Ausscheidungen möglich ist, Handschuhe und Schutzkittel tragen. Nach Umgang mit kontagiösem Material Hände desinfizieren. Auch eingetrocknetes Blut ist ansteckend
- Kanülen nicht in ihre Hülle zurückstecken (Verletzungsgefahr), sondern sofort in einen als „infektiös" gekennzeichneten Abfallbehälter werfen
- Laborröhrchen je nach Richtlinien des Hauses besonders kennzeichnen
- Mit virushaltigem Material in Berührung gekommene Gegenstände desinfizieren. Kontaminierte Bettwäsche sowie Verbandsmaterial kennzeichnen und gesondert entsorgen
- Hygieneartikel des Patienten beschriften und gesondert aufbewahren (z.B. im Nachttisch)
- Separate Toilette/Waschbecken zur Verfügung stellen
- Badewanne und Dusche nach Gebrauch desinfizieren und versehentliche Benutzung durch andere Patienten vermeiden.

Allgemeine Pflegemaßnahmen

Pflege bei Fieber ☞ 7.7.4
Pflege bei Ikterus ☞ 22.2.1

Bettruhe wird heute nicht mehr generell empfohlen; vielmehr darf sich der Patient je nach seinem Befinden bewegen, soll sich aber insgesamt körperlich schonen. Auch die Pflegemaßnahmen wie etwa die Prophylaxen oder die Unterstützung bei den ATL richten sich nach dem Allgemeinzustand des Patienten.

Eine spezielle Leberschonkost ist nicht nötig (☞ 22.1), wohl aber absolute Alkoholkarenz. Bei stark ausgeprägtem Ikterus kann nach Absprache mit dem Arzt zur Förderung des Stuhlganges und des Galleabflusses morgens ein Teelöffel Karlsbader Salz auf nüchternen Magen verabreicht werden. Viele Patienten empfinden warme Wickel bei Oberbauchschmerzen als angenehm.

Krankenbeobachtung und Dokumentation

- Allgemeinbefinden, Vitalzeichen, Temperatur, Gewicht
- Ausscheidungen (Häufigkeit, Konsistenz, Blut)
- Haut und Skleren.

Patienteninformation

Die Patienten werden auf die Notwendigkeit regelmäßiger Kontrolluntersuchungen und einer absoluten Alkoholkarenz nach der Entlassung hingewiesen. Für Frauen ist für eine gewisse Zeit die „Pille" verboten (sie belastet die Leber).

Patienten mit einer Hepatitis B und C müssen wissen, dass sie bis zum Negativwerden der serologischen Untersuchungen ihren Sexualpartner anstecken können. Wie bei HIV gilt auch hier: Schutz bieten Kondome.

Immunprophylaxe

Eine spezifische Immunprophylaxe ist nur gegen Hepatitis A und B möglich:

- Hauptindikation einer Passivimmunisierung gegen Hepatitis A durch Gabe von Immunglobulin (z.B. Beriglobin® S) ist eine geplante Reise in ein Endemiegebiet. Der Schutz hält aber nur 3 (– 6) Monate an. Eine aktive Impfung ist ebenso möglich, etwa mit Havrix®. Eine Simultanimpfung an verschiedenen Körperstellen kann beispielsweise nach Kontakt mit virushaltigem Material empfehlenswert sein
- Nach einem Kontakt mit virushaltigem Material kann eine Hepatitis B verhindert werden, wenn in den ersten Stunden nach Kontakt Hepatitis-B-Hyperimmunglobulin gegeben wird (z.B. Hepatitis-B-Immunglobulin S Behring®). Seit 1995 zählt die aktive Hepatitis-B-Impfung, z.B. mit Gen-H-B-Vax® oder Engerix®-B, zu den für Säuglingen, Kindern und Jugendlichen *allgemein* empfohlenen Impfungen. Bei Erwachsenen wird die aktive Impfung aus Kostengründen weiterhin nur für Risikogruppen empfohlen, z.B. Dialysepatienten und medizinisches Personal. Der Impferfolg wird in diesen Fällen durch Bestimmung des Anti-HBs-Titers kontrolliert. Eine sofortige Auffrischimpfung ist bei Werten unter 10 U/l (U = Units) erforderlich, bei Titern zwischen 10 und 100 U/l in den nächsten 3 – 6 Monaten, bei Titern über 100 U/l nach 10 Jahren. Die Impfung gegen Hepatitis B schützt auch vor Hepatitis D.

22.4.3 Chronische Hepatitis

Chronische Hepatitis *(chronische Leberentzündung):* Länger als 6 – 12 Monate bestehende Entzündung der Leber mit zwei prognostisch unterschiedlichen Hauptformen, der **chronisch persistierenden Hepatitis** *(CPH)* und der **chronisch aggressiven Hepatitis** *(CAH).*

Krankheitsentstehung und Einteilung

Einteilung nach der Histologie

Anhand *histologischer Kriterien* werden vor allem zwei Formen unterschieden:

- Bei der **chronisch persistierenden Hepatitis** bleiben die entzündlichen und fibrosierenden Veränderungen auf die *Periportalfelder* (Bindegewebsfelder zwischen benachbarten Leberläppchen) beschränkt
- Dagegen greift die **chronisch aggressive Hepatitis** auf die Leberläppchen über und führt zu Leberzelluntergang sowie einer zunehmenden Fibrosierung und Funktionseinschränkung der Leber.

Einteilung nach der Ursache

Je nach *Ursache* werden differenziert:

- **Virusbedingte chronische Hepatitis** (☞ auch 22.4.2)
- **Autoimmunhepatitis.** Die meist schleichend beginnende Autoimmunhepatitis betrifft vor allem jüngere Frauen. Weitere Organe können betroffen sein (z.B. autoimmun bedingte Schilddrüsenentzündung oder rheumatoide Arthritis)
- **Exogen-toxische chronische Hepatitis** durch Alkohol (☞ 22.4.4), Arzneimittel oder Chemikalien
- **Stoffwechselkrankheiten,** die unter dem Bild einer chronischen Hepatitis

verlaufen können, z.B. die *Hämochromatose* (☞ 22.4.6) oder der *Morbus Wilson* (☞ 22.4.6).

Symptome und Untersuchungsbefund

Die chronische Hepatitis bereitet dem Patienten in erster Linie uncharakteristische Beschwerden wie Müdigkeit, verminderte Leistungsfähigkeit sowie Völle- und Druckgefühl im Oberbauch. Bei der Autoimmunhepatitis sind die Beschwerden am stärksten, und fast immer tritt ein Ikterus auf.

Diagnostik

Die Verdachtsdiagnose wird durch eine lang andauernde Erhöhung von Transaminasen und Bilirubin sowie positiver Hepatitisserologie bei infektiöser Ursache bzw. positiven Autoantikörpern bei Autoimmunhepatitis gestellt. Zur Diagnosesicherung ist eine Leberbiopsie durch Leberpunktion (☞ 22.3.4) oder im Rahmen einer Laparoskopie (☞ 22.3.5) erforderlich.

Behandlungsstrategie und Pflege

Eine chronische, aktive Hepatitis B oder C (d.h. histologisch gesichert, Transaminasen erhöht, Virus-DNS bzw. -RNS nachweisbar) wird heute bei Fehlen von Kontraindikationen mit α-Interferon behandelt. Die Wirksamkeit anti(retro)viraler Substanzen wird zurzeit in Studien geprüft. Zunehmend wird für Patienten im Endstadium auch die Lebertransplantation diskutiert.

Bei der Autoimmunhepatitis scheint eine immunsuppressive Therapie (☞ 29.5) mit Glukokortikoiden und Azathioprin (z.B. Imurek®) am Erfolg versprechendsten. Die immunsuppressive Therapie wird über mindestens zwei Jahre durchgeführt, bevor ein Auslassversuch möglich ist.

Weitere leberschädigende Noxen wie etwa Alkohol müssen unbedingt vermieden werden.

Der Patient soll sich mäßig körperlich bewegen und auf eine ausgewogene, vitaminreiche Ernährung achten.

Prognose

Bei der chronischen Hepatitis B sprechen ca. 40 %, bei der chronischen Hepatitis C ca. 20 % der Patienten über längere Zeit auf die Behandlung an. Die Prognose für Patienten mit einer autoimmunbedingten chronischen Hepatitis hat sich durch die immunsuppressive Therapie sehr verbessert (5-Jahres-Überlebensrate jetzt etwa 90 %).

> **Kontaktadresse**
> Weiterführende Informationen an Betroffene bietet die **Deutsche Hepatitis Hilfe,** www.hepatitis-hilfe.de

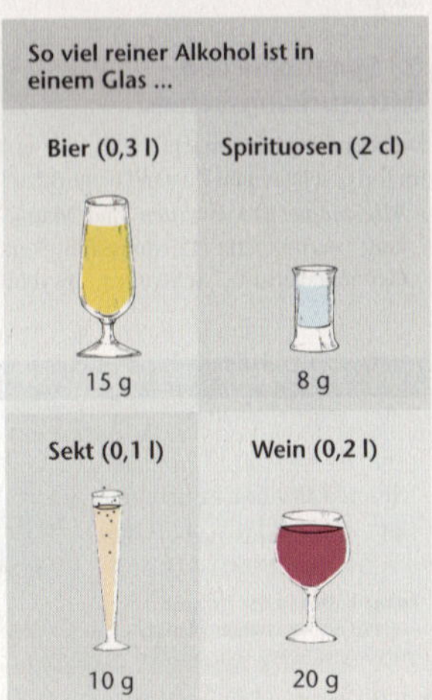
So viel reiner Alkohol ist in einem Glas ...
Bier (0,3 l)
Spirituosen (2 cl)
15 g
8 g
Sekt (0,1 l)
Wein (0,2 l)
10 g
20 g

Abb. 22.36: Durchschnittlicher Alkoholgehalt verschiedener Getränke. [A400]

22.4.4 Alkoholische Leberschädigung

Alkoholkrankheit und Entzugsdelir ☞ *36.6.2*
Pflege von Alkoholkranken ☞ *36.6.2*

Durch regelmäßigen Alkoholabusus entstehen folgende Krankheitsbilder der Leber:

- Alkoholfettleber
- Alkohol-Hepatitis
- Alkoholbedingte Leberzirrhose.

Alkoholfettleber

> **Leberzellverfettung:** Verfettung von weniger als 50 % der Leberzellen.
>
> **Fettleber:** Verfettung von über 50 % der Leberzellen.

Krankheitsentstehung

Vor allem bei regelmäßiger Zufuhr größerer Alkoholmengen kommt es zu verschiedenen Stoffwechselveränderungen der Leber, die letztlich zu einer Leberverfettung und -vergrößerung, verminderten Glukoneogenese (Hypoglykämiegefahr!) und vermehrten Bildung von Bindegewebe (Fibrosierung) führen. Besonders empfindlich sind Frauen – bei ihnen ist die toxische Grenze für die Leber bereits mit 20 g Alkohol täglich (also einem Glas Wein) erreicht.

Neben dem Alkohol sind der Diabetes mellitus (☞ 23.6), die Überernährung (☞ 23.8.1) sowie Fettstoffwechselstörungen (☞ 23.8.4) in unserer Gesellschaft weitere Ursachen einer Fettleber.

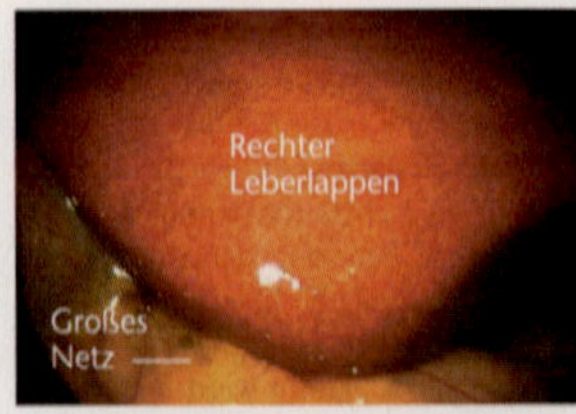

Abb. 22.37: Laparoskopisches Bild einer Alkoholfettleber. Die Leber wird von gelblich-weißen Narbensträngen durchzogen. Sie entstehen durch die Fetteinlagerung in den Leberzellen, die daraufhin zugrunde gehen und durch Narbengewebe ersetzt werden. [F113]

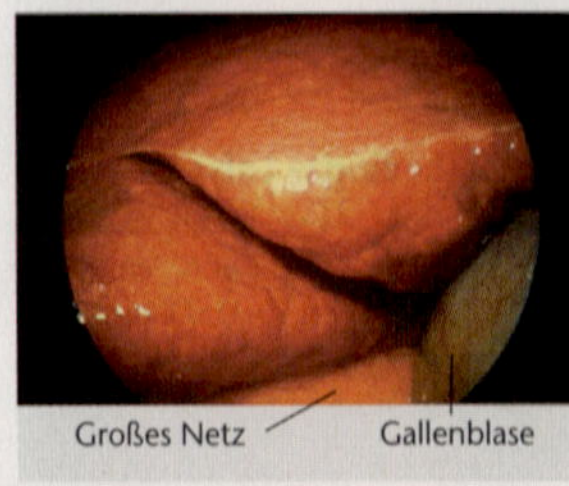
Großes Netz
Gallenblase

Abb. 22.38: Laparoskopisches Bild einer alkoholischen Leberzirrhose. Der Rand der Leber ist abgerundet und nicht mehr scharfkantig. Das Lebergewebe ist in Narbenknoten umgewandelt, die Leberoberfläche unregelmäßig-höckerig statt spiegelnd glatt. [F113]

Symptome, Befund und Diagnostik

Die meisten Patienten haben keinerlei Beschwerden, so dass die Fettleber eher zufällig diagnostiziert wird. Die Leber ist vergrößert tastbar, die sonographische Leberstruktur verändert. Bei den Laborwerten weisen erhöhte γ-GT, evtl. auch erhöhte AP und Transaminasen (☞ Tab. 22.8) auf den langjährigen Alkoholkonsum hin.

Alkohol-Hepatitis

Wird die Ursache der Fettleber nicht beseitigt, so kann es zur *Fettleber-Hepatitis* (**Alkohol-Hepatitis**) mit entzündlich-nekrotischen Leberveränderungen kommen. Einige Patienten haben kaum Beschwerden, andere klagen über verminderte Leistungsfähigkeit, Übelkeit und Erbrechen. Häufig werden die Kranken ikterisch.

Transaminasen, γ-GT, Bilirubin und Blutfette sind oft erhöht.

Die einzig wirksame Behandlung ist die absolute Alkoholabstinenz und das Vermeiden leberschädigender Arzneimittel.

Alkoholbedingte Leberzirrhose

Bei weiter fortgesetztem Alkoholabusus (lat.: abusus = Missbrauch) entwickelt sich eine nicht mehr rückbildungsfähige, **alkoholbedingte Leberzirrhose** (☞ 22.4.6).

22.4.5 Leberschädigungen durch andere Noxen

Nicht nur Alkohol, sondern auch viele andere Fremdstoffe können die Leber akut und/oder chronisch schädigen:

- Nahrungsmittel und -zusatzstoffe
- Toxine, z.B. des *Knollenblätterpilzes*
- Arzneimittel, z.B. Immunsuppressiva oder Zytostatika
- Gewerbliche Stoffe, z.B. Pestizide in der Landwirtschaft.

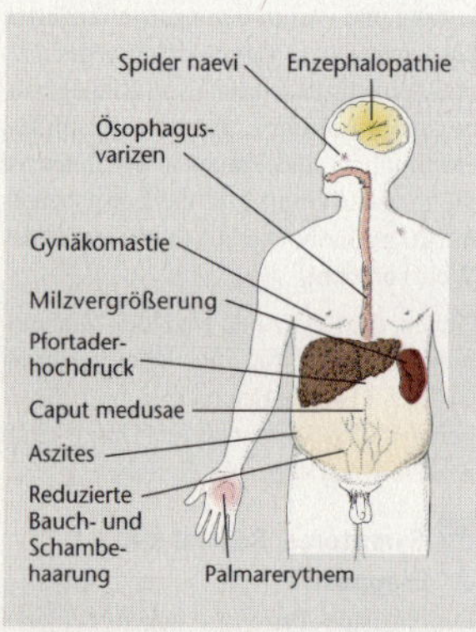

Abb. 22.40: Typische Symptome eines Patienten mit Leberzirrhose. Durch den Pfortaderhochdruck entwickeln sich Ösophagusvarizen, Milzvergrößerung, Aszites und Bauchhautvarizen (Caput medusae). An der Haut sieht man Spider naevi, Palmarerytheme und verminderte Achsel-, Scham- und Bauchbehaarung. Beim Mann kann sich eine Brustdrüsenvergrößerung entwickeln. [A400-190]

Man unterscheidet eine *toxische Form* mit dosisabhängiger Leberschädigung von einer *Überempfindlichkeitsreaktion,* die dosisunabhängig nur bei einigen Menschen auftritt.

Die Symptome reichen von geringem Druckgefühl im Oberbauch bis zum akuten, tödlichen **Leberversagen** und können den Krankheitszeichen aller anderen Lebererkrankungen zum Verwechseln ähnlich sein. Eine Therapie ist nur teilweise möglich.

22.4.6 Leberzirrhose und Leberkoma

Leberzirrhose *(Schrumpfleber):* Chronisch-progrediente, irreversible Zerstörung der Leberläppchen, einhergehend mit knotig-narbigem Umbau der Leber. Mögliches Endstadium nahezu aller Lebererkrankungen. Lebensbedrohlich durch ihre Folgezustände. Altersgipfel 50. – 60. Lebensjahr, Männer : Frauen = 7 : 3.

Krankheitsentstehung

Häufigste Ursachen einer Leberzirrhose in Deutschland sind mit ca. 50 % ein chronischer Alkoholabusus und mit ca. 25 % eine chronische Virushepatitis.

Weitere Ursachen einer Leberzirrhose sind:

- Autoimmunvorgänge (**primär biliäre Zirrhose** ☞ 22.5.5)
- Gallenwegserkrankungen mit Gallestau (**sekundär biliäre Zirrhose)**
- Kardiovaskuläre Erkrankungen, z.B. Stauungsleber bei chronischer Rechtsherzinsuffizienz oder Lebervenenverschluss
- Arzneimittel oder Gifte
- Stoffwechselerkrankungen, z.B.
  - die **Hämochromatose,** eine vererbte Eisenstoffwechselstörung, bei der es zu pathologischen Eisenablagerungen und in der Folge zu Leberschäden (bis zur Leberzirrhose), Diabetes mellitus und bronzefarbener Haut kommt
  - der **Morbus Wilson** mit abnormer Kupferspeicherung insbesondere in der Leber und in den Basalganglien, der zum klinischen Bild einer chronischen Hepatitis (☞ 22.4.3) und schließlich einer Leberzirrhose sowie zu neurologischen Erscheinungen führt.

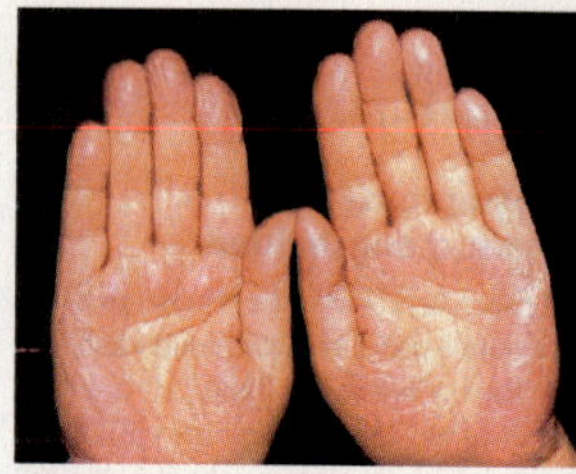

Abb. 22.41: Klassisches, symmetrisches Palmarerythem bei einem 53-jährigen Patienten mit Leberzirrhose. [F113]

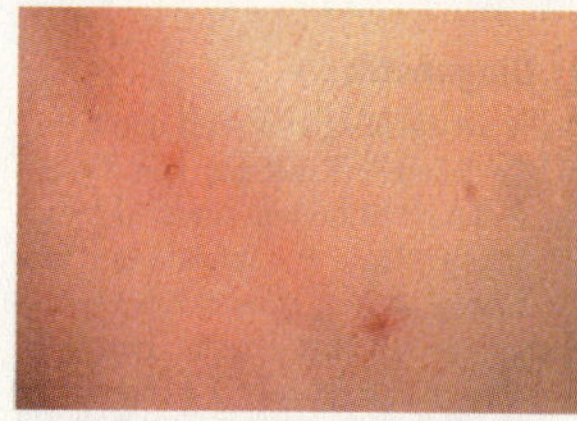

Abb. 22.42: Spider naevi sind typische Zeichen einer Leberzirrhose. [F113]

Leberzelluntergang, narbig-bindegewebige Umwandlung der Leber und Durchblutungsstörungen führen zu einer fortschreitenden Leberfunktionseinschränkung.

Symptome und Untersuchungsbefund

Die Leberzirrhose macht sich meist erst im fortgeschrittenen Zustand bemerkbar:

- *Allgemeine Beschwerden* sind Mattigkeit, verminderte Leistungsfähigkeit, Gewichtsverlust, Schwitzen, psychi-

Stad.	Leberveränderung	Reversibel
0	Leberzellverfettung	Ja
I	Fettleber	Ja
II	Alkohol-Hepatitis	Teils
III	Alkoholbedingte Leberzirrhose	Nein
Komplikationen der Zirrhose: Aszites, Ösophagusvarizen-Blutung, Enzephalopathie (☞ auch 22.4.6)		

Tab. 22.39: Stadien der Leberschädigung durch Alkohol. Bei fortgesetzter Alkoholzufuhr schreitet die Leberschädigung bis zum Tod hin fort. [A400]

sche Verstimmung und evtl. Druckgefühl oder Schmerzen im Oberbauch
- Zu den typischen *Hautauffälligkeiten* **(Leberhautzeichen)** gehören **Spider naevi** (Gefäßsternchen der Haut), **Palmarerythem** (gerötete Handinnenflächen), Weißfleckung der Haut bei Abkühlung, **Lackzunge** (glatte und rote Zunge durch Vitamin-B-Mangel), Mundwinkelrhagaden (eingerissene Mundwinkel) und das **Caput medusae** (*Medusenhaupt*, erweiterte Venen unter der Bauchhaut infolge eines Umgehungskreislaufs bei Pfortaderhochdruck ☞ Abb. 22.44). Im fortgeschrittenen Stadium ist die Haut atrophisch, grau-fahl und evtl. ikterisch
- Ausdruck *hormoneller Störungen* sind Potenzstörungen und Libidoverlust, Gynäkomastie (Brustbildung beim Mann), Hodenatrophie und die Ausbildung einer sog. *Bauchglatze* durch den Verlust der männlichen Sekundärbehaarung. Bei Frauen sind Störungen der Regelblutung häufig.

Liegt der Leberzirrhose eine Erkrankung mit Gallestau zugrunde, haben die Patienten neben einem ausgeprägten Ikterus oft quälenden Juckreiz.

Die derbe Leber kann normal, vergrößert oder verkleinert sein. Bei der körperlichen Untersuchung zeigt sich oft ein von Blähungen und Aszites aufgetriebener Bauch.

Komplikationen der Leberzirrhose und Leberkoma

Schreitet die Leberzirrhose fort, führt sie bei fast allen Patienten früher oder später zu tödlichen Komplikationen.

Pfortaderhochdruck

Die Ansammlung von Bindegewebe in der Leber engt die Blutgefäße ein oder schnürt sie ab. Das Blut kann nicht mehr ungehindert durch die Leber strömen, und es entsteht ein **Pfortaderhochdruck** *(portale Hypertension).*

Der Blutstau führt zu einer Milzvergrößerung (*Splenomegalie* ☞ 22.7.2) mit vermehrtem Abbau von Blutkörperchen und zur Ausbildung von Umgehungskreisläufen zwischen Pfortader- und V.-cava-System. Klinisch bedeutsam sind hierbei *äußere Hämorrhoiden*, das *Caput medusae* (☞ Abb. 22.40) und vor allem **Ösophagus-** und **Magenfundusvarizen,** die leicht platzen und zu einer akut lebensbedrohlichen Blutung (☞ 21.2.5) führen können.

Beeinträchtigte Syntheseleistung der Leber

Durch die beeinträchtigte Syntheseleistung der Leber werden nicht mehr genügend Gerinnungsfaktoren gebildet, was eine erhöhte *Blutungsneigung* (☞ 24.9) zur Folge hat. Die unzureichende Albuminsynthese der Leber und der Pfortaderhochdruck begünstigen die Ödem- und Aszitesentwicklung, die dann durch einen *sekundären Hyperaldosteronismus* (☞ 23.7.1) unterhalten werden.

Hepatische Enzephalopathie und Leberkoma

Leberkoma *(hepatisches Koma, Coma hepaticum):* Schwerste Bewusstseinsstörung bis zur tiefen Bewusstlosigkeit durch Ausfall der Entgiftungsfunktion der Leber. Häufig tödlich. Unterteilt in:
- **Leberzerfallkoma** *(endogenes Leberkoma)* bei massivem Leberzelluntergang z.B. bei einer fulminanten Hepatitis oder bei Vergiftungen
- **Leberausfallkoma** *(exogenes Leberkoma)* bei Leberzirrhose mit Umgehungskreislauf, ausgelöst durch zusätzliche, „exogene“ Belastungen des Organismus wie hohe Eiweißzufuhr, gastrointestinale Blutung, Alkohol oder Infektionen.

Nicht nur die Synthese-, sondern auch die Entgiftungsfunktion der Leber ist gestört. Als **hepatische Enzephalopathie** (*portosystemische Enzephalopathie,* Enzephalopathie = nichtentzündliche Erkrankung/Schädigung des Gehirns) werden verschiedene neurologische und psychische Auffälligkeiten des Kranken bezeichnet, die v.a. auf einen Anstieg von Ammoniak und anderen Eiweißabbauprodukten im Blut zurückzuführen sind. Schwerste Form der hepatischen Enzephalopathie ist das **Leberkoma** (☞ Abb. 22.45), in dem viele Patienten versterben.

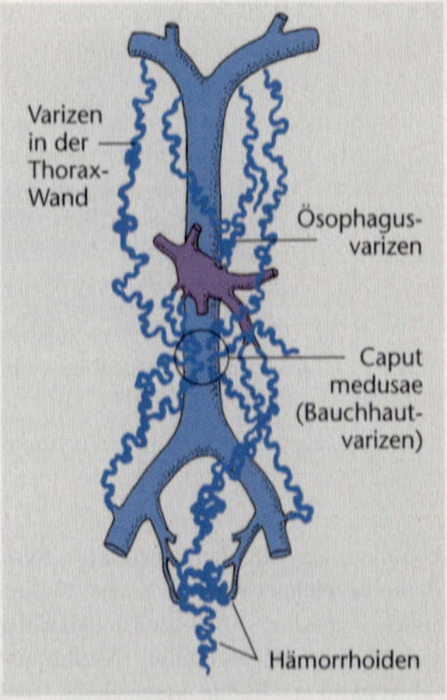

Abb. 22.44: Bei einem Blutstau in bzw. vor der Leber bilden sich Umgehungskreisläufe zwischen Pfortader und V. cava superior und inferior aus, die als Varizen (Krampfadern) z.B. in der Bauchhaut sichtbar sein können. [A400-190]

Hepatorenales Syndrom

Bei Patienten mit einer schweren Leberzirrhose kann es zum Nierenversagen

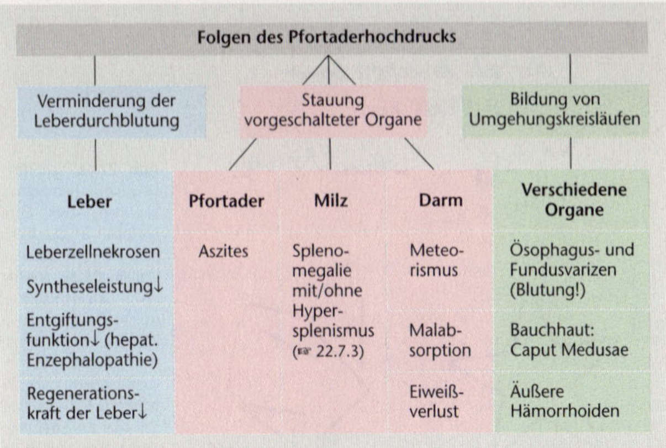

Abb. 22.43: Auswirkungen des Pfortaderhochdrucks auf verschiedene Organe. [A400]

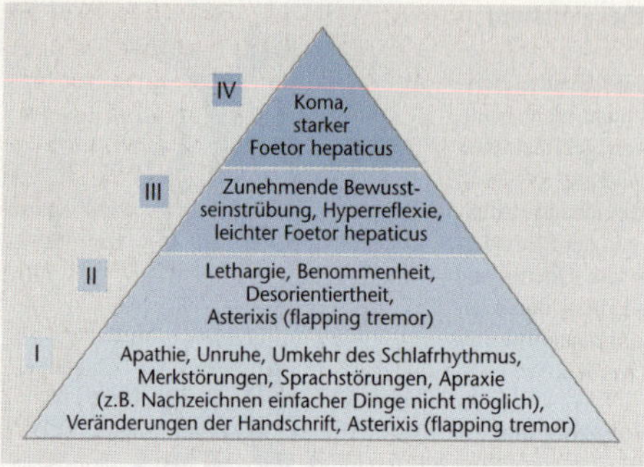

Abb. 22.45: Stadien der hepatitischen Enzephalopathie. Als Asterixis, flapping tremor oder Flattertremor bezeichnet man einen symmetrischen, distal betonten Armtremor mit 1 – 3 Flexionen pro Sekunde im Handgelenk zusammen mit einem Fingertremor, der besonders deutlich bei nach vorn ausgestreckten Armen zu beobachten ist. [L157]

kommen, das als **hepatorenales Syndrom** bezeichnet wird und meist tödlich endet. Typischer Auslöser ist beispielsweise eine zu schnelle Aszitesausschwemmung. Elektrolytausgleich und Dialyse wirken nur symptomatisch, das Syndrom bessert sich erst mit verbesserter Leberfunktion.

Hepatozelluläres Karzinom

Patienten mit einer Leberzirrhose haben ein erhöhtes Risiko, an einem **Leberzellkarzinom** (☞ 22.4.7) zu erkranken.

Diagnostik bei Leberzirrhose

- Labor: Transaminasen, γ-GT, AP und Bilirubin sind leicht erhöht. Wegen der Funktionsstörung der Leber sind Gerinnungsfaktoren, Cholinesterase und Albumin vermindert. Das Blutbild zeigt oft eine Anämie, Leukozytopenie und Thrombozytopenie. Elektrolytstörungen, insbesondere eine Hypokaliämie, sind häufig. Die Hepatitis-Serologie, die Bestimmung von Eisen und Kupfer und die Suche nach Autoantikörpern dienen der Ursachenklärung
- Oberbauchsonographie
- Duplexsonographie zur Darstellung des Blutflusses in der Pfortader
- Endoskopie (Ösophagus- und Magenfundusvarizen?)
- Biopsie: Die Diagnose einer Leberzirrhose wird durch Laparoskopie (höckerige Leberoberfläche) mit Biopsie gesichert.

Behandlungsstrategie bei Leberzirrhose

Konservative Therapie

Abgesehen von Ausnahmefällen ist eine kausale Behandlung der Leberzirrhose nicht möglich. So genannte „Leberschutzpräparate" sind nutzlos. Manchmal kann der Pfortaderhochdruck durch Gabe von β-Blockern gesenkt werden.

Die Therapie besteht daher in der Ausschaltung zusätzlicher Noxen (z.B. Schadstoffe, Alkohol, Arzneimittel) und der Behandlung der Komplikationen:

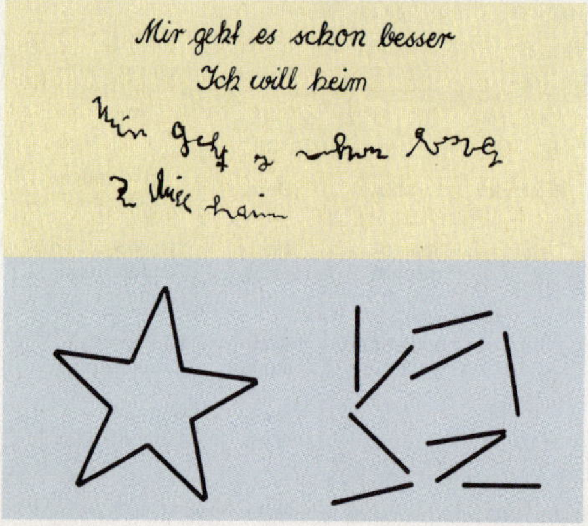

Abb. 22.46: Schriftprobe und Streichholztest bei hepatischer Enzephalopathie. Durch die aus der Anreicherung von Ammoniak resultierende Gehirnschädigung ist der Patient unfähig, koordinierte Handlungen durchzuführen. Es gelingt ihm nicht, einfache Wörter zu Papier zu bringen oder aus Streichhölzern einen Stern zu legen. [F113]

- Aszites (☞ 22.2.2) und Ödeme werden medikamentös ausgeschwemmt, vorzugsweise mit den Diuretika Spironolacton (z.B. Aldactone®), Xipamid (z.B. Aquaphor®) und Furosemid (z.B. Lasix®). Bei sehr starkem Aszites kann eine Entlastungspunktion (☞ 22.3.3), in verzweifelten Fällen auch eine Ableitung des Aszites in die Blutbahn durch einen peritoneovenösen Shunt (☞ Abb. 22.7) erforderlich sein
- Bei Ösophagus- oder Fundusvarizenblutungen ist zur Diagnostik immer eine Endoskopie erforderlich, in deren Rahmen der Arzt eine endoskopische **Sklerosierung** *(Verödung)* versucht. Dazu spritzt er ein spezielles Venenverödungsmittel in das blutende Gefäß oder seine unmittelbare Umgebung; dies führt zu einer lokalen Entzündung und dadurch zu einem Gefäßverschluss
- Ist die Blutung zu stark, legt der Arzt zunächst eine Kompressionssonde (☞ 21.1.3). Steht die Blutung danach, kann (noch einmal) eine Sklerosierung versucht werden. Alternativ besteht die Möglichkeit einer endoskopischen **Gummiligatur** *(Speed-banding)* oder einer endoskopischen **Laserkoagulation.** Eine Shuntoperation (☞ unten) kommt im akuten Blutungsstadium nur in Ausnahmefällen in Betracht. Ein evtl. bestehender hämorrhagischer Schock wird nach den üblichen Richtlinien behandelt (☞ 38.5.1)
- Ein Leberkoma erfordert eine Intensivtherapie, u.a. mit Darmsterilisation (☞ Pflege), parenteraler Ernährung (Elektrolytausgleich, Substitution von Aminosäuren) sowie dem Ersatz von Gerinnungsfaktoren und Vitamin K.

Blutungsprophylaxe. Die Ösophagus- oder Fundusvarizenblutung ist eine lebensbedrohliche Komplikation des Pfortaderhochdrucks bei Leberzirrhose. Zur *Blutungsprophylaxe* dient die Gabe von β-Blockern oder Nitraten zur Druckentlastung. Nach einer bereits stattgefundenen Blutung kommen zur *Sekundärprophylaxe* zusätzlich die Sklerosierung oder Gummibandligatur der Varizen sowie bei Erfolglosigkeit dieser Maßnahmen die Anlage eines **portosystemischen Shunts** in Betracht.

Portosystemische Shunts

Portosystemischer Shunt *(portovenöser Shunt, portokavaler Shunt):* Kurzschlussverbindung zwischen portalem und kavalem Gefäßsystem zur Druckentlastung des Pfortaderkreislaufs bei Pfortaderhochdruck.

Chirurgischer portosystemischer Shunt (kurz *ChiPS*): Operativ angelegter portosystemischer Shunt.

Transjugulärer intrahepatischer portosystemischer (Stent-) Shunt (kurz *TIPS*): Über Spezialkatheter in die Leber eingeführter und zwischen Lebervene und Pfortaderast platzierter Stent (Metallgitterendoprothese).

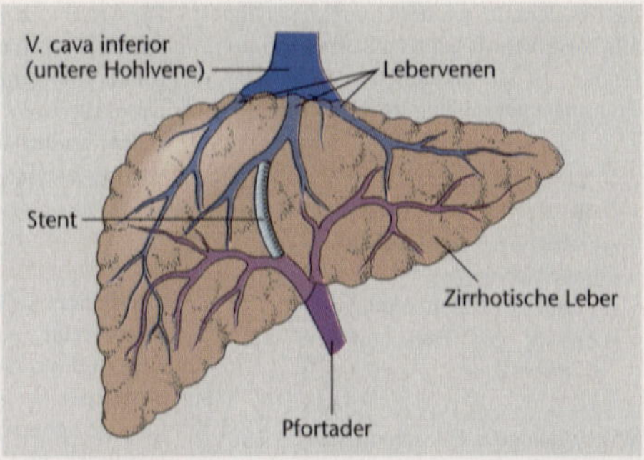

Abb. 22.47: Beim TIPS wird in der Leber eine Kurzschlussverbindung zwischen einem Pfortaderast und einer Lebervene geschaffen und mittels eines Stents offen gehalten. [A400-190]

Bei einem **portosystemischen Shunt** wird das Blut aus dem Pfortaderkreislauf vollständig *(kompletter portosystemischer Shunt)* oder teilweise *(inkompletter portosystemischer Shunt)* an der geschädigten Leber vorbei ins Hohlvenensystem geleitet. Der Vorteil des portosystemischen Shunts besteht in der sicheren Druckentlastung. Die Ösophagus- und Fundusvarizen kollabieren, und der Patient ist vor weiteren Varizenblutungen weitgehend geschützt. Hauptnachteil des Eingriffs ist ein deutlich erhöhtes Risiko einer hepatischen Enzephalopathie, weil die Leberdurchblutung und damit die Entgiftung des Blutes noch geringer wird.

Als Faustregel gilt: Je mehr Pfortaderblut umgeleitet wird, desto geringer ist das Risiko einer Ösophagusvarizenblutung oder eines thrombotischen Shuntverschlusses, aber desto größer ist die Gefahr einer hepatischen Enzephalopathie.

Beim **chirurgischen portosystemischen Shunt** wird die Kurzschlussverbindung im Rahmen einer Operation angelegt. Einen Überblick über wichtige portosystemische Shuntoperationen gibt Abb. 22.47. Die Shuntoperation ist mit einer nicht zu vernachlässigenden Letalität behaftet: Sie liegt für Elektivoperationen (d.h. geplante Operationen) bei 5 – 10 %, bei Notoperationen je nach Schwere der Leberschädigung teils über 50 %. Daher sind Notfall-Shunts nur bei konservativ nicht beherrschbaren Ösophagusvarizenblutungen indiziert.

Alternative zum chirurgischen portosystemischen Shunt ist der **transjuguläre intrahepatische portosystemische (Stent-)Shunt** (kurz *TIPS*), ein interventionell-radiologisches Verfahren, bei dem in Lokalanästhesie und unter Analgosedierung ein Spezialkatheter über die V. jugularis und die Hohlvenen in eine Lebervene vorgeschoben wird. Dort wird über den Katheter ein Pfortaderast punktiert und das Gewebe zwischen Lebervene und Pfortaderast mittels Ballondilatation etwas aufgeweitet. In den so entstandenen Kanal wird der Stent (Metallgitterprothese) eingelegt und auf den individuell erforderlichen Durchmesser aufgedehnt (die Blutmenge, die über den Stent abfließt, wird über dessen Durchmesser festgelegt).

Lebertransplantation

Die **Lebertransplantation** *(LTX)* ist sehr aufwendig und komplikationsreich, für viele Patienten im Endstadium einer Lebererkrankung aber die einzige Überlebenschance.

Hauptindikationen für eine Lebertransplantation sind in Deutschland die verschiedenen Leberzirrhosen, primäre Tumoren von Leber oder Gallenwegen sowie das (sub-)akute Leberversagen, z.B. im Rahmen einer akuten Virushepatitis oder einer Intoxikation mit Knollenblätterpilzen. Die Kontraindikationen entsprechen im Wesentlichen denen anderer Transplantationen (z.B. metastasierende Tumorleiden).

In aller Regel wird die Leber *orthotop* transplantiert, also an der Stelle, an der die kranke Leber lag. Die Operation dauert ca. 6 – 8 Stunden. Postoperativ werden die Patienten zunächst auf der Intensivstation, evtl. in Umkehrisolation, betreut.

Frühkomplikationen bestehen vor allem in Nachblutungen, Thrombosen der A. hepatica oder der Pfortader sowie einer Stenose oder Fistel der Gallengangsanastomose. Zu den Spätkomplikationen zählt

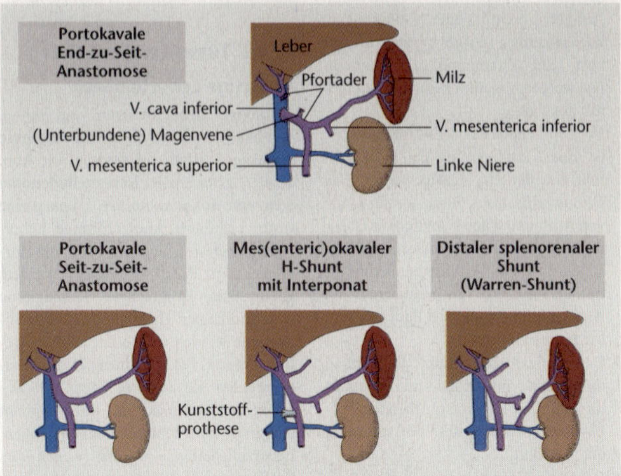

Abb. 22.48: Wichtige, heute gebräuchliche chirurgische portosystemische Shunts. [A400-190]

das Wiederauftreten der Grundkrankheit, z.B. einer Virushepatitis. Am meisten gefürchtet ist die akute oder chronische Transplantatabstoßung (☞ 10.8).

! Vorsicht: Zeichen der Transplantatabstoßung

- Fieber, Abgeschlagenheit
- Bauchschmerzen
- Verminderte Galleproduktion
- Anstieg von Transaminasen und Bilirubin.

Wie bei anderen Transplantierten so sind auch nach einer Lebertransplantation eine konsequente Immunsuppression (☞ 10.8) und lebenslange Nachkontrollen notwendig.

Heute liegt die 1-Jahres-Überlebensrate nach Lebertransplantation bei ca. 80 %, die 5-Jahres-Überlebensrate um die 60 % (je nach Grunderkrankung).

Patienteninformation und Pflege

Pflege von Alkoholkranken ☞ 36.6.2
Pflege bei Aszites ☞ 22.2.2
Pflege bei Ikterus ☞ 22.2.1
Pflege bei Juckreiz ☞ 30.3.2
Pflege bei Ösophagusvarizenblutungen ☞ 21.1.3

Unabdingbar ist absolute Alkoholkarenz!

- Eine spezielle Diät ist in den Anfangsstadien einer Leberzirrhose nicht nötig. Am günstigsten ist eine vitaminreiche, kochsalzarme, ausgewogene Mischkost. Bei Vitaminmangelerscheinungen werden Vitaminpräparate (parenteral) gegeben
- Bei einer hepatischen Enzephalopathie ist eine Verminderung der Eiweißzufuhr erforderlich. Häufig werden eine *Darmsterilisation* durch orale Gabe von Antibiotika und Lactulose (z.B. Bifiteral®) sowie Natriumacetateinläufe angeordnet, um die Ammoniakkonzentration im Darm zu reduzieren. Im Akutstadium liegen die Patienten auf der Intensivstation
- Der Patient ist erhöht dekubitus-, thrombose-, infektions- und kontrakturgefährdet. Die entsprechenden Prophylaxen werden deshalb sorgfältig durchgeführt
- Bei Gerinnungsstörungen werden Verletzungen vermieden (☞ 24.9)
- Die Haut des Patienten ist oft atrophisch (Pergamenthaut) und bedarf daher sorgfältiger Hautpflege
- Da viele Arzneimittel die Leber belasten, werden alle nicht unbedingt nötigen Arzneimittel abgesetzt.

! Vorsicht: Arzneimittel bei Leberzirrhose

Der Patient soll keine Arzneimittel eigenmächtig einnehmen, da etliche auch frei verkäufliche Arzneimittel die Leber belasten (z.B. auch das gängige Schmerzmittel Paracetamol) und durch die Leber abgebaute Arzneimittel niedriger dosiert werden müssen.

Krankenbeobachtung

- Allgemeinbefinden und Bewusstsein
- Blutdruck, Puls, Temperatur, Atmung, ZVD (☞ 18.2.2)
- Haut
- Bauchumfang, Körpergewicht, Flüssigkeitsbilanz
- Blutungszeichen.

Prognose

Die Prognose der Leberzirrhose ist schlecht. Sind bereits Komplikationen (Ikterus, Aszites, Gastrointestinalblutungen, Enzephalopathie) aufgetreten, liegt die 5-Jahres-Überlebensrate nur bei ca. 20 % und ist damit niedriger als bei vielen Krebserkrankungen. Ist eine Lebertransplantation möglich, liegt die 5-Jahres-Überlebensraten bei bis zu 70 %.

22.4.7 Tumoren der Leber

Gutartige Lebertumoren

Gutartige Lebertumoren sind selten. Am häufigsten sind dabei **Hämangiome** (gutartige Blutgefäßtumoren ☞ Abb. 22.49), seltener z.B. **Leberzelladenome** oder eine **fokal noduläre Hyperplasie** (lokal begrenzte, knotenförmige Leberzellhyperplasie), die beide durch die Hormone der „Pille" begünstigt werden. Kleine, komplikationslose Hämangiome bedürfen keiner Therapie, größere Hämangiome werden wegen der Blutungsgefahr entfernt. Fokal noduläre Hyperplasien werden nur entfernt, wenn sie Beschwerden verursachen, ihre Dignität unklar ist oder Komplikationen drohen. Leberzelladenome werden wegen des Entartungsrisikos immer operativ entfernt.

Bösartige Lebertumoren

Hepatozelluläre Karzinome

Primäre Leberkarzinome sind in Europa insgesamt selten. Am häufigsten bei Erwachsenen sind **hepatozelluläre Karzinome,** die vielfach auf dem Boden einer Leberzirrhose auftreten. Zusammenhänge bestehen auch zur chronischen Hepatitis (☞ 22.4.3) und zu bestimmten chemischen Noxen, z.B. den *Aflatoxinen* des Schimmelpilzes *Aspergillus flavus.*

Die Patienten sind ikterisch und klagen über Müdigkeit, Gewichtsverlust und Oberbauchbeschwerden. Die Leber ist meist vergrößert und hart. Es kann sich ein Aszites entwickeln. Die Diagnose wird sonographisch oder mittels CT gestellt. Häufig ist der Tumormarker *AFP* (α-Fetoprotein ☞ 24.4.8) erhöht.

Ist der Tumor klein und lokal begrenzt, kann er evtl. durch eine Leberteilresektion (☞ unten) entfernt werden. Ansonsten kommen als palliative Maßnahmen die Chemotherapie, z.B. eine **regionale Chemotherapie** über einen in die Leberarterie implantierten Katheter, oder eine **transarterielle Embolisation,** d.h. der Verschluss *(Embolisation)* der Tumorgefäße über einen perkutan in die Leberarterie vorgeschobenen Katheter, in Frage. In einzelnen Fällen kann auch eine Lebertransplantation sinnvoll sein.

Die Prognose ist mit einer 5-Jahres-Überlebensrate von 20 % schlecht.

Lebermetastasen

Bösartige Lebertumoren kommen am häufigsten als **Lebermetastasen** *(sekundäre Lebermalignome)* vor. Bei Männern metastasieren bevorzugt Magen-, Darm- und Bronchialkarzinome, bei Frauen Magen-, Darm-, Mamma- und Uteruskarzinome in die Leber. Lebermetastasen können *solitär* (einzeln) oder *multipel* auftre-

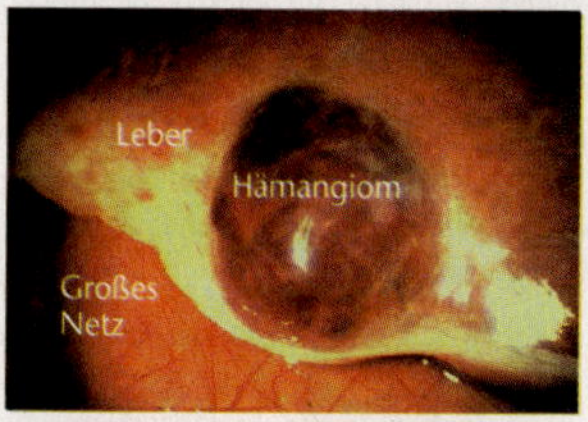

Abb. 22.49: Der vorspringende, violette Knoten mit glatter Oberfläche ist ein Leberhämangiom ohne Krankheitswert. Bis auf Bindegewebsstränge am Leberrand ist das Lebergewebe normal. [F113]

ten und werden gewöhnlich bei der Sonographie als rundliche Knoten erkannt. Von einer **Metastasenleber** spricht man, wenn die Leber von Tumorknoten förmlich übersät ist, die sich an der Oberfläche vorwölben.

Lebermetastasen werden zwar in den letzten Jahren zunehmend durch Zytostatika, z.B. regionale Chemotherapie mit isolierter Zytostatikadurchspülung der Lebergefäße, durch künstliche Embolisation von Tumorgefäßen oder lokalchirurgisch behandelt, trotzdem ist hierdurch in der Regel keine Heilung möglich. Prinzipiell ist eine Leberresektion nur bei solitären bzw. bei Kolontumoren auch bei wenigen Metastasen und nach kurativer Behandlung des Primärtumors angezeigt.

Verfahren der Leber(teil)resektion

Bei Lebertumoren, aber auch bei schweren Leberverletzungen oder bei Leberzerstörung durch Abszesse oder Echinokokkuszysten (☞ 22.4.8 und 28.9.1), kann eine **Leber(teil)resektion,** d.h. eine operative Entfernung von Teilen der Leber, erforderlich sein. Diese orientiert sich in der Regel an den anatomischen Grenzen der Leber (**typische Resektion,** z.B. Entfernung eines oder mehrerer Lebersegmente). **Atypische Resektionen,** etwa die Keilexzision oder Tumorenukleation, sind dagegen nicht anatomiegerecht.

> Aufgrund der großen Regenerationsfähigkeit der nicht-zirrhotischen Leber können bis zu 80 % der Leber entfernt werden. Der verbleibende Leberrest wächst so stark nach, dass er den Funktionsverlust durch die Resektion in der Regel ausgleichen kann.

Pflege bei Leberresektion

Präoperative Pflege

Allgemeine präoperative Pflege ☞ 11.1

Die präoperativen Maßnahmen sind vom geplanten Eingriff und vom Ausmaß der präoperativen Leberschädigung abhängig. In aller Regel erhält der Patient am Vortag der Operation einen Reinigungseinlauf. Mittags bekommt er leichte, abends nur noch flüssige Kost. Die Rasur umfasst den vorderen Rumpf von den Mamillen bis zu den Leisten einschließlich der Schambehaarung. Da die Leber sehr gefäßreich ist und es daher während der Operation stark bluten kann, müssen ausreichend Erythrozytenkonzentrate bereitgehalten werden.

Postoperative Pflege

Allgemeine postoperative Pflege ☞ 11.4

Nach einer Leberresektion werden die Patienten postoperativ meist für einen Tag auf der Intensivstation betreut (☞ 38.5.4). Nach Übernahme auf die Allgemeinstation gilt:

- **Lagerung.** Der Patient wird abwechselnd in Rückenlage mit leicht erhöhtem Oberkörper und in 30°-Linksseitenlage gelagert
- **Mobilisation.** Die Pflegenden lassen den Patienten bei guten Kreislaufverhältnissen meist am ersten postoperativen Tag (en bloc) aufstehen. Dabei wird mit den Händen ein Gegendruck auf die Operationswunde ausgeübt, um Zug auf die Wunde und dadurch bedingte Schmerzen zu vermeiden. Häufigkeit und Dauer des Aufstehens werden je nach Befinden des Patienten gesteigert. Die Mobilisation wird nach Möglichkeit mit der Körperpflege verbunden
- **Kostaufbau.** Mit dem Kostaufbau wird nach kleineren Resektionen (Enukleation, Keilresektion) am 2. – 4. postoperativen Tag begonnen, nach großen Resektionen am 5. – 7. Tag. Zuerst erhält der Patient schluckweise Tee. Verträgt er diesen gut und liegt keine Darmatonie vor (ggf. Darmstimulation auf Arztanordnung), wird die Kost täglich gesteigert.
  Wurde intraoperativ eine Magensonde gelegt, wird diese bei komplikationslosem Verlauf meist am 1. postoperativen Tag gezogen
- **Wundversorgung.** Der erste Verbandswechsel erfolgt in der Regel am 2. postoperativen Tag. Dabei entfernt der Arzt auch die Redondrainagen. Im weiteren Verlauf wird der Verband alle 1 – 2 Tage unter sterilen Kautelen gewechselt und die Wunde dabei insbesondere auch auf Gallenfisteln beobachtet. Robinson- und Penrosedrainagen (☞ 11.3.6) werden je nach Menge und Beschaffenheit des Wundsekrets, in der Regel jedoch am 4. oder 5. postoperativen Tag entfernt. Bis dahin kontrollieren und dokumentieren die Pflegenden das Wundsekret täglich. Die Fäden entfernt der Arzt zwischen dem 7. und 10. postoperativen Tag
- **Prophylaxen.** Wegen der Schmerzen beim Atmen (aufgrund des hohen Bauchschnitts) atmen viele Patienten nicht tief genug durch (Schonatmung). Deswegen kommt der Pneumonieprophylaxe eine große Bedeutung zu. Dürfen die Patienten über mehrere Tage nichts essen, ergreifen die Pflegenden Maßnahmen zur Soor- und Parotitisprophylaxe (☞ 7.4.5).

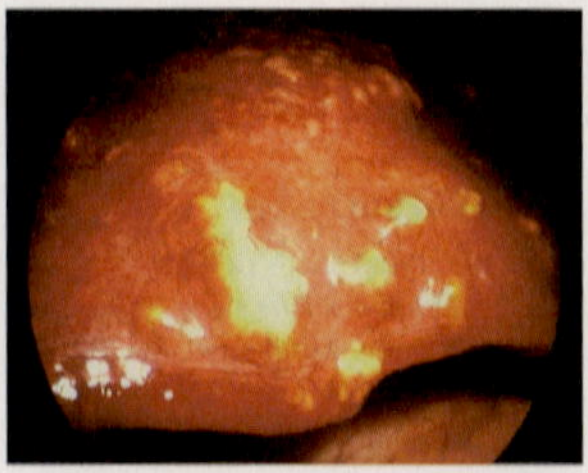

Abb. 22.51: Laparoskopisches Bild einer Leber mit multiplen knotigen Metastasen. Die Metastasen können so groß werden, dass sie von außen tastbar sind und die Atmung beeinträchtigen. [F113]

> **Krankenbeobachtung und Dokumentation**
> - Blutdruck, Puls, Temperatur, Atmung
> - Flüssigkeitsbilanz, ggf. ZVD-Messung
> - Wundkontrolle, v.a. auf Nachblutungen wegen der häufigen Gerinnungsstörungen bei Lebererkrankungen
> - Bewusstseinslage, insbesondere bei Verdacht auf Insuffizienz der Restleber.

22.4.8 Leberzysten

> **Leberzysten:** Angeborene oder erworbene Hohlräume im Lebergewebe, die häufig mit Flüssigkeit angefüllt sind.

Einzelne (angeborene) **Leberzysten** bereiten dem Betroffenen meist keine Beschwerden und sind ein häufiger Zufallsbefund bei der Sonographie. Sie bedürfen nur dann einer (operativen) Behandlung, wenn aufgrund ihrer Größe oder Lage Komplikationen zu erwarten sind, etwa die Verlegung großer Gallengänge.

Dagegen ist bei der (angeborenen) **Zystenleber** die gesamte Leber von Zysten durchsetzt. Eine kurative Resektion ist hier nicht möglich. Bei beginnender Einschränkung der Leberfunktion ist evtl. eine Lebertransplantation zu erwägen.

Ungefähr die Hälfte der Patienten hat gleichzeitig *Zystennieren*, wobei dann der Nierenbefall prognoseentscheidend ist.

Echinokokkuszysten

Bei den erworbenen Leberzysten sind v.a. die *Echinokokkuszysten* bedeutsam, die durch orale Aufnahme von Hundebandwurmeiern bedingt sind (☞ 28.9.1, Abb. 28.52 und 28.53).

Die Behandlung ist primär operativ, wobei das Vorgehen von der Art des Erregers (*Echinokokkus granulosus* oder *multilocularis*) und von Zahl und Lokalisation der Zysten abhängt. Ist eine chirurgische Entfernung aller Zysten nicht möglich, kann eine medikamentöse Behandlung versucht werden (☞ 28.9.1). Bei einem Befall der gesamten Leber ohne weiteren Organbefall kommt unter Umständen eine Lebertransplantation in Betracht.

Die intraoperative Eröffnung einer Zyste mit Verschleppung von Zysteninhalt in den Bauchraum ist unbedingt zu vermeiden. Die Echinokokken siedeln sich dann im gesamten Bauchraum an, und die Prognose für den Patienten ist infaust.

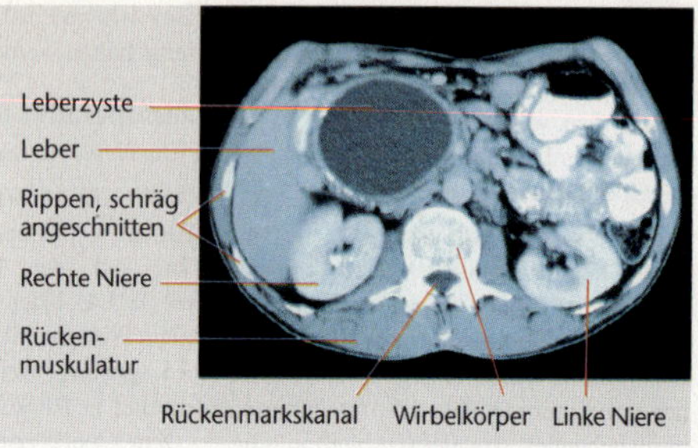

Abb. 22.50: Leberzyste im computertomographischen Bild. Auf diesem CT-Schnitt durch die Leber auf Höhe der Nieren ist deutlich eine große, nicht gekammerte Leberzyste zu erkennen. [V137]

22.4.9 Leberverletzungen

Krankheitsentstehung

Stumpfe und penetrierende (scharfe) Bauchtraumen führen nicht selten zu **Leberverletzungen.** Das Leberparenchym reißt ein, und Blut und Galle treten in die freie Bauchhöhle aus.

Symptome, Befund und Diagnostik

Hauptsymptome von Leberverletzungen

- Prellmarken
- Schmerzen, oft mit Ausstrahlung in die rechte Schulter durch Reizung des N. phrenicus
- Volumenmangelschock durch Blutverlust
- Akutes Abdomen durch Galle- und Blutaustritt in die freie Bauchhöhle.

Anfängliche Symptomarmut bedeutet nicht, dass die Leber unverletzt ist: Bei einem Leberparenchymriss und noch intakter Leberkapsel kommt es zunächst zu einer Einblutung unter die Kapsel **(subkapsuläres Hämatom).** Erst nach Stunden bis maximal zwei Tagen rupturiert die Kapsel, und der Patient kann innerhalb kürzester Zeit in einen lebensbedrohlichen Zustand geraten **(zweizeitige Leberruptur).**

Die Diagnose wird durch Sonographie (freies Blut in der Bauchhöhle), CT und evtl. *Peritoneallavage* (Bauchhöhlenspülung ☞ 27.11) gestellt.

Komplikationen

Hauptkomplikationen von Leberverletzungen sind:

- Nachblutungen
- Infektionen
- **Hämobilie:** Übertritt von Blut in die Gallenwege und nachfolgend in das Duodenum; Symptomtrias Kolik, Melaena und Ikterus
- **Bilhämie:** Übertritt von Galle in die Blutbahn mit hochgradigem Bilirubinanstieg im Blut.

Sowohl die Hämobilie als auch die Bilhämie sind seltene Komplikationen, die jedoch meist eine Operation, etwa den Verschluss eines offenen Gallenganges, erfordern.

Behandlungsstrategie und Pflege

Krankenbeobachtung und Dokumentation bei Verdacht auf Lebertrauma

- Vitalzeichen (Atmung, Puls, RR)
- Allgemeinbefinden (Schmerz), Bewusstsein
- Abdomen (Hämatome, Bauchdeckenspannung).

Die Behandlung besteht in einer möglichst raschen operativen Versorgung der Verletzung. Dabei wird versucht, die Leber weitestmöglich zu erhalten. Bei schweren Leberverletzungen ist jedoch eine Leberteilresektion unvermeidlich.

Die weitere Therapie und Pflege hängen wesentlich von den oft gleichzeitig vorhandenen weiteren Abdominalverletzungen ab.

Pflege bei Leberresektion ☞ *22.4.7*

22.5 Erkrankungen von Gallenblase und Gallenwegen

22.5.1 Anatomie und Physiologie von Galle, Gallenwegen und Gallenblase

Anatomie

Die kleinen Gallengänge vereinigen sich zu immer größeren *intrahepatischen* Gallenwegen, bis ein großer Stamm pro Leberlappen entsteht, der **Ductus hepaticus dexter** und **Ductus hepaticus sinister.** Sie vereinigen sich an der Leberpforte zu einem gemeinsamen Gang, dem **Ductus hepaticus communis.** Von diesem geht der **Ductus cysticus** *(Gallenblasengang)* ab, der die Verbindung zur Gallenblase herstellt.

Der im weiteren Verlauf als **Ductus choledochus** bezeichnete Gallengang durchquert den Kopf des Pankreas und mündet gemeinsam mit dem Ausführungsgang des Pankreas in die **Papille** *(Papilla duodeni major, Papilla Vateri)* des Zwölffingerdarms (☞ Abb. 22.52). Der Schließmuskel *(M. sphinkter Oddi)* an der Papille sorgt dafür, dass die Galle während der Verdauungsruhe in die Gallenblase zurückgestaut wird.

Die birnenförmige, 30 – 60 ml fassende **Gallenblase** *(Vesica fellea)* ist an der Eingeweidefläche („Unterseite") der Leber mit deren Kapsel verwachsen.

Physiologie

Die Leber bildet pro Tag etwa 0,5 l **Galle,** die insbesondere der Feinverteilung (Emulgierung) der Fette dient.

Im letzten Abschnitt des Dünndarms, im terminalen Ileum, werden die Gallensäuren zu etwa 90 % rückresorbiert, gelangen mit dem Pfortaderblut wieder zur Leber und werden dort erneut an die Galle abgegeben (**enterohepatischer Kreislauf** ☞ auch Abb. 22.1).

22.5.2 Cholelithiasis

Cholelithiasis *(Gallensteinkrankheit, Gallensteinleiden):* Bildung von Konkrementen in der Gallenblase **(Cholezystolithiasis)** und/oder den Gallengängen **(Choledocholithiasis).** Jeder 10. ist betroffen, vor allem Frauen. In 80 % der Fälle symptomlos.

Krankheitsentstehung

Voraussetzung für die Gallensteinbildung ist ein Lösungsungleichgewicht der Galle („übersättigte Galle"), so dass Cholesterin, Bilirubin und Kalzium ausgefällt werden.

Es bilden sich kleine Kristalle, die zu **Cholesterinsteinen** (meist als Mischsteine mit einem Cholesteringehalt über 50 %, in etwa 10 % als *reine* Cholesterinsteine), **Pigmentsteinen** (vor allem Bilirubinsteinen) oder – selten – **Kalziumbilirubinatsteinen** heranwachsen.

Die meisten Steine bilden sich in der Gallenblase. Steine in den Gallengängen sind überwiegend Folge einer Steinaustreibung aus der Gallenblase in die Gallengänge.

Risikofaktoren sind Entzündungen, Beweglichkeitsstörungen und Stauung der Gallenwege, hämolytische Anämien (☞ 24.6.4), Diabetes mellitus (☞ 23.6), Hypercholesterinämie (☞ 23.8.4), unausgewogene Ernährung, Adipositas, Schwangerschaft und eine positive Familienanamnese.

Symptome, Befund und Komplikationen

Zeigen Gallensteinträger überhaupt keine oder nur geringe Symptome, spricht man von **stummen Steinen,** die meist nicht behandelt werden müssen.

Gallenkolik – Visitenkarte der Cholelithiasis

Typisches Symptom des Gallensteinleidens ist die **Gallenkolik,** wenn der Stein aus der Gallenblase in den Ductus cysticus oder Ductus choledochus ausgetrieben wird: Der Patient hat heftige, krampfartige Schmerzen im rechten Ober- und Mittelbauch, die in den Rücken oder die rechte Schulter ausstrahlen können. Vegetative Begleiterscheinungen wie Schweißausbruch, Brechreiz und Erbrechen sowie evtl. Kreislaufkollaps sind häufig.

Die Temperatur kann leicht erhöht sein. Die körperliche Untersuchung ergibt einen Druckschmerz über der Gallenblase.

Komplikationen

Bei einem relativ geringen Teil der Patienten führt das Gallensteinleiden zu ernsten Komplikationen (☞ Abb. 22.55):

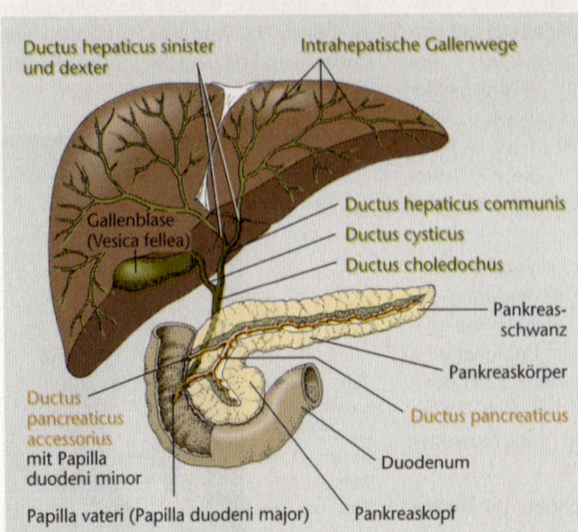

Abb. 22.52: Verlauf der Gallenwege und des Pankreasganges. Meist mündet der Ductus choledochus gemeinsam mit dem Ductus pancreaticus in das Duodenum (Papilla duodeni major). Bei manchen Menschen existiert ein zweiter Ausführungsgang (Ductus pancreaticus accessorius) mit einer eigenen Mündung in das Duodenum (Papilla duodeni minor). [A400-190]

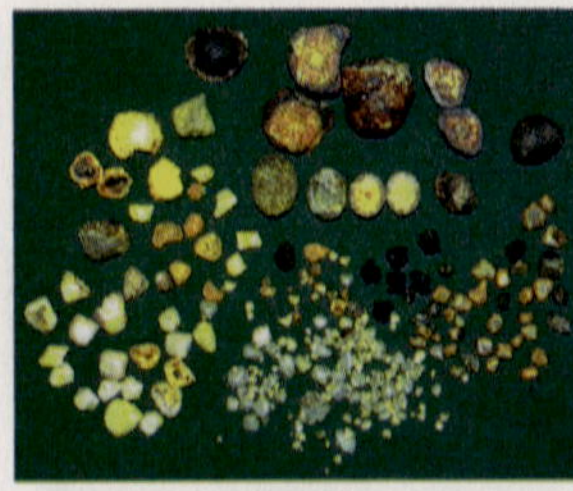

Abb. 22.53: Verschiedene Gallensteine. Man erkennt hellgelbe, kugelig-ovale Cholesterinsteine, kleine schwarze Bilirubinsteine und gemischte Steine, die den größten Anteil aller Gallensteine ausmachen. Entsprechend ihrer Zusammensetzung aus Cholesterin, Bilirubin und Kalk unterscheiden sie sich in Form, Farbe und Festigkeit. [T173]

- Bei Einklemmung von Steinen im Ductus choledochus bekommen die Patienten einen *Verschlussikterus* (☞ 22.2.1)
- Verschließt ein Stein den Ductus cysticus, können in der Gallenblase gebildeter Schleim und die Galle nicht abfließen und sammeln sich in ihr an. Es entsteht ein **Gallenblasenhydrops.** Durch zusätzliche bakterielle Besiedelung kann sich ein **Gallenblasenempyem** (Eiteransammlung in der Gallenblase) entwickeln, das sich durch hohes Fieber und Schüttelfrost zeigt. Die geschwollene Gallenblase ist stark druckschmerzhaft
- Der Gallenstau begünstigt auch eine bakterielle *Cholezystitis* (☞ 22.5.3) und *Cholangitis* (☞ 22.5.4)
- Klemmt sich ein Stein im Papillenbereich ein oder verletzt er bei seiner Passage das Pankreas, droht eine *akute Pankreatitis* (☞ 22.6.2)
- Insbesondere bei einer gleichzeitigen Entzündung können die Steine die Gallenblasenwand perforieren und zu einer *Peritonitis* (☞ 21.8.2) führen. Sie können auch in benachbarte Gewebe penetrieren und in der Folge **Leberabszesse** (umschriebene Eiteransammlungen in der Leber) oder einen **Gallensteinileus** hervorrufen
- Bei massiver Cholezystitis, bei Gallenblasenempyem und abszedierender Cholangitis kann ein schweres septisches Krankheitsbild entstehen, das durch Streuung der Erreger in die Blutbahn bedingt ist. Die Patienten sind ikterisch und haben Fieberschübe mit hohen Temperaturen und Schüttelfrost. Lebensbedrohliche Komplikationen sind Kreislauf- und Nierenversagen (☞ auch 28.4).

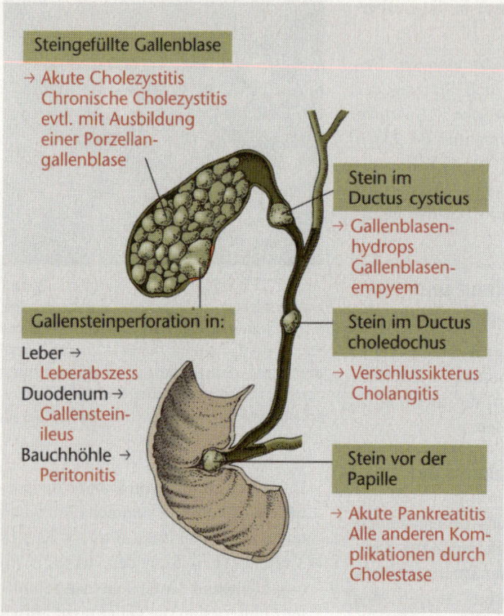

Abb. 22.55 (links): Mögliche Komplikationen von Gallensteinen (rote Schrift) in Abhängigkeit von ihrer Lokalisation. [A400-190]

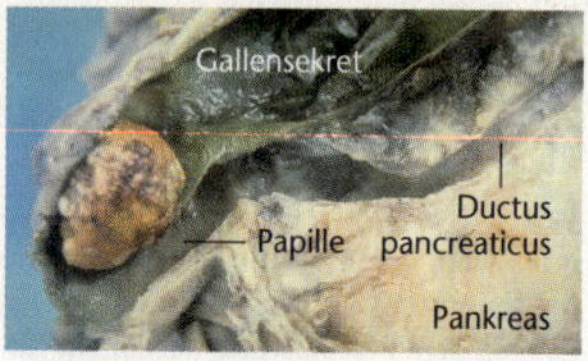

Abb. 22.54 (rechts): Präparat einer Gallensteineinklemmung vor der Papille, die über den Rückstau von Gallensekret zu einer akuten Pankreatitis geführt hatte. [X211]

Diagnostik und Differentialdiagnose

Die Sonographie ist heute das zentrale Diagnoseinstrument bei Gallensteinleiden. Sie stellt sowohl die Steine selbst als auch ihre Folgen und Komplikationen dar, z.B. Wandverdickungen der Gallenblase als Zeichen einer Entzündung oder erweiterte Gallengänge.

Zum differentialdiagnostischen Ausschluss anderer Erkrankungen oder Komplikationen sind erforderlich:

- Blut- und Urinuntersuchung (Pyelonephritis?)
- EKG (Herzinfarkt?)
- Evtl. Röntgenleeraufnahme des Abdomens (Ileus? Freie Luft?) und des Thorax (Pneumonie?).

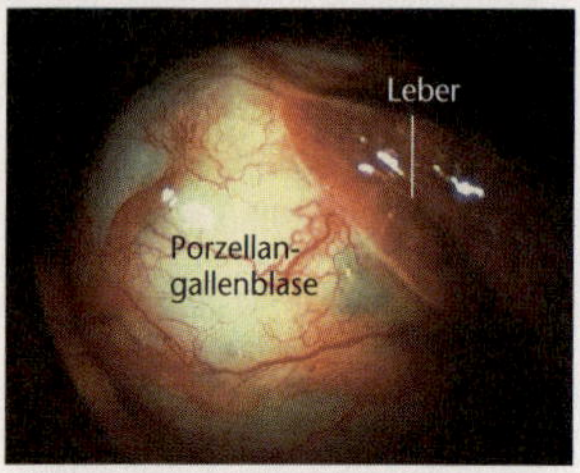

Abb. 22.56: Porzellangallenblase. Die Gallenblase ist porzellanweiß und bei Palpation steinhart. Als Zeichen chronischer Entzündung hat sich ein üppiges Gefäßnetz gebildet. [F113]

Behandlungsstrategie

Bei einer symptomlosen Cholezystolithiasis besteht in der Regel keine OP-Indikation. Eine Ausnahme ist die **Porzellangallenblase** (Gallenblase mit verkalkter, verhärteter Wand), die wegen des Entartungsrisikos entfernt werden sollte.

Patienten mit einer akuten starken Gallenkolik erhalten krampflösende (z.B. Buscopan®) und schmerzlindernde (z.B. Novalgin®, Dolantin®) Arzneimittel intravenös, und der Arzt verordnet eine vorübergehende Nahrungskarenz. Klingt die Gallenkolik während der Therapie ab, sollten sich die Betroffenen trotz der Besserung ihrer Beschwerden zu einer Operation im beschwerdefreien Intervall entschließen *(Intervalloperation),* um erneuten Koliken mit entsprechender Komplikationsgefahr vorzubeugen. Auch Patienten mit wiederholten leichten Koliken, rezidivierendem „Ziehen" oder Schmerzen im rechten Oberbauch wird die Operation angeraten.

Bei anhaltenden Schmerzen und Entzündungszeichen ist die *Frühoperation* angezeigt, um z.B. einer Gallenblasenperforation vorzubeugen. Die Frühoperation wird unter Antibiotikaschutz auch dann sofort durchgeführt, wenn sich Steine eingeklemmt und einen Verschlussikterus hervorgerufen haben.

Bei Gallensteineinklemmung im Ductus choledochus geht man möglichst in zwei Eingriffen nacheinander vor, um Komplikationen zu vermeiden:

- Zunächst wird versucht, den oder die eingeklemmten Steine unverzüglich durch eine ERCP mit Papillotomie zu entfernen. Klappt das nicht, erfolgt eine *Cholezystektomie* (kurz **CHE,** Entfernung der Gallenblase) mit *Choledochusrevision* (☞ unten)
- Konnte der Stein durch die Papillotomie entfernt werden, erfolgt im beschwerdefreien Intervall die (in der Regel laparoskopische) Cholezystektomie.

Operationsverfahren der Cholezystektomie

Durchführung einer Laparoskopie ☞ *22.3.5*

Laparoskopische Cholezystektomie. Bei unkomplizierten Fällen ist heute die **laparoskopische Cholezystektomie,** ein Verfahren der minimal-invasiven Chirurgie, die Standardoperation.

Der operative Zugang erfolgt über vier kleine Inzisionen im Ober- und Mittelbauch, eine davon direkt oberhalb des Nabels. Nachdem die Instrumente positioniert sind (☞ Abb. 22.58), werden die A. cystica und der Ductus cysticus durchtrennt, die Gallenblase aus ihrem Bett gelöst und entfernt. Nach der Entfernung der Gallenblase werden die Gallengänge in einigen Häusern zum Ausschluss von Gallengangskonkrementen mit Kontrast-

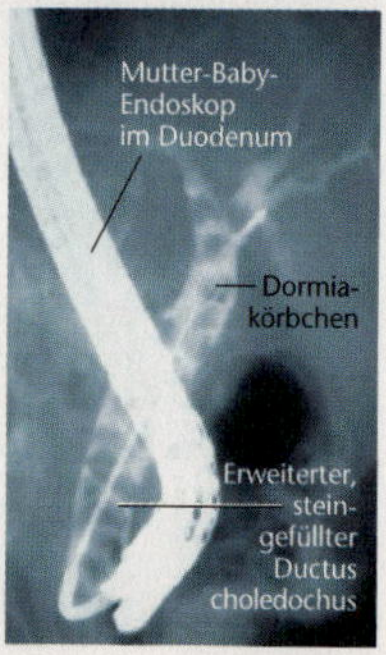

Abb. 22.57: Endoskopische Gallensteinentfernung mit Dormiakörbchen (☞ Abb. 31.74). [X211]

mittel geröntgt (intraoperative Cholangiographie), in anderen werden diese bereits präoperativ beispielsweise durch Sonographie und im Zweifel ERCP ausgeschlossen.

Bei laparoskopisch nicht beherrschbaren Komplikationen während der Operation (z.B. Blutungen) und meist auch bei nicht durch eine ERCP angehbaren Gallengangskonkrementen wird der Eingriff erweitert und als konventionelle Operation bzw. Choledochusrevision fortgesetzt.

Bei ca. 5 % aller laparoskopisch begonnenen Cholezystektomien ist intraoperativ ein Verfahrenswechsel zur konventionellen Cholezystektomie erforderlich. Der Patient muss vom Arzt präoperativ über diese Möglichkeit aufgeklärt werden.

Konventionelle Cholezystektomie. Bei starken Verwachsungen, z.B. nach Voroperationen am Magen, Gallenblasenempyem oder -gangrän oder massivem Hydrops ist nach wie vor meist eine **konventionelle Cholezystektomie,** also die Entfernung der Gallenblase über einen Transrektalschnitt im rechten Oberbauch oder einen Rippenbogenrandschnitt (☞ 11.3.4), erforderlich. Zeigt die anschließende intraoperative Cholangiographie keine Steine, wird die Operation beendet. Sind Gallengangskonkremente sichtbar, folgt eine *Choledochusrevision.*

Nach jeder Cholezystektomie können sich Steinrezidive im Gallengangsystem bilden. Dann wird versucht, diese mit ERCP und endoskopischer Papillenschlitzung zu entfernen; misslingt dies, muss operiert werden (Choledochusrevision).

Choledochusrevision. Finden sich im Röntgenbild auffällige Strukturen oder Konkremente, erfolgt eine **Choledochotomie** *(Eröffnung des Choledochus).* Diese ermöglicht das Betrachten der Gallengänge durch ein Choledochoskop zur sicheren Diagnosestellung (Konkremente? Tumoren?). Konkremente lassen sich meist ausspülen oder mit *Fogarty-Kathetern* (Abb. 19.45), *Steinfasszangen* oder *Steinlöffeln* entfernen. Sind alle Steine entfernt, legt der Chirurg eine **T-Drainage** in den Choledochus ein, um einen ungestörten Galleabfluss nach außen zu gewährleisten, da der normale Gallefluss ins Duodenum durch eine Papillenschwellung aufgrund der intraoperativen Manipulationen in den ersten postoperativen Tagen erschwert ist.

Hauptkomplikationen nach Cholezystektomie

- Blutung
- Infektion (Bauchdeckenabszess, intraabdomineller Abszess)
- Gallenfistel (selten).

Nichtoperative Steinentfernung

Verfahren zur *nichtoperativen Steinentfernung* kommen nur bei einem geringen Teil der Patienten in Betracht, etwa bei Inoperabilität. Neben der teils sehr langen Behandlungsdauer ist vor allem die hohe Rezidivquote nachteilig.

Erwähnenswert sind vor allem die *extrakorporale Stoßwellenlithotripsie* bei einzelnen Gallensteinen (☞ 31.6.12) und die *medikamentöse Steinauflösung* durch Gabe von Urso- und/oder Chenodesoxycholsäure bei nicht-röntgendichten Steinen.

Pflege bei Gallenkolik

Krankenbeobachtung und Dokumentation

- Puls, Blutdruck, Temperatur
- Allgemeinbefinden (Bauchschmerzen?)
- Abdomen (harte Bauchdecken als Zeichen einer Peritonitis?).

Maßnahmen gegen Schmerzen. Bei Schmerzen verabreichen die Pflegenden schmerzlindernde Arzneimittel aus der vom Arzt festgelegten Bedarfsmedikation. Krampflösend wirken auch warme Bauchwickel, die allerdings nicht bei entzündlichen Erkrankungen aufgelegt werden dürfen.

Ernährung. Die Patienten sollen relative Bettruhe und Nahrungskarenz einhalten.

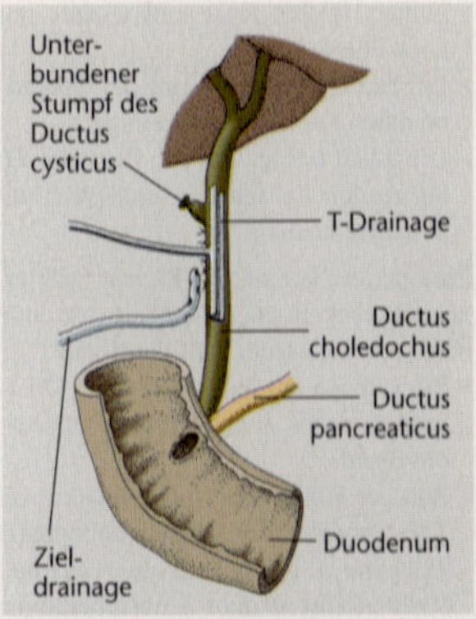

Abb. 22.59: Drainagen nach Cholezystektomie mit Choledochusrevision. [A400-190]

Ab dem 2./3. Tag wird die Kost langsam wieder aufgebaut (Tee → Haferschleim → Weißbrot, Zwieback → Kartoffelbrei → Gallenschonkost bzw. die Nahrungsmittel, die der Betroffene verträgt).

Im beschwerdefreien Intervall wird häufig eine fettarme Diät zur Vermeidung von Koliken empfohlen, obwohl eine positive Auswirkung auf das Beschwerdebild wissenschaftlich nicht erwiesen ist. Übergewicht sollte der Patient abbauen.

Pflege bei Cholezystektomie

Allgemeine perioperative Pflege ☞ 11.1 und 11.4

Pflege bei laparoskopischer Cholezystektomie

Die präoperativen Pflegemaßnahmen entsprechen denen der konventionellen Cholezystektomie (ein Patient wird stets für den größtmöglichen Eingriff vorbereitet):

- Am Vortag der Operation erhält der Patient morgens ein normales Frühstück,

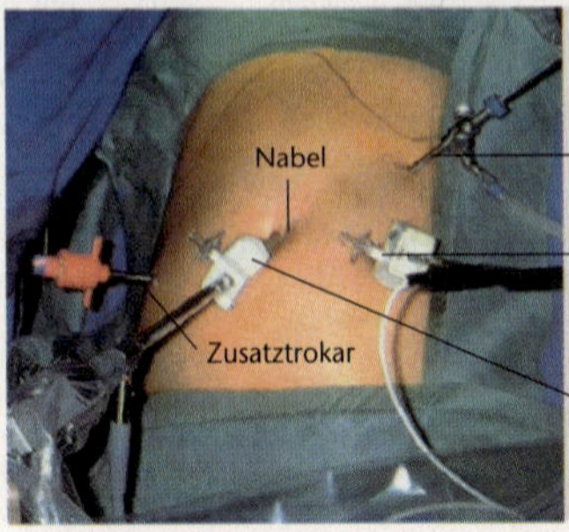

Abb. 22.58: Position der Instrumente bei einer laparoskopischen Cholezystektomie. [X211]

mittags leichte Kost und abends nur noch Flüssigkeit
- Der Darm wird am Vortag der Operation durch ein Klysma gereinigt
- Die Rasur erfolgt von den Brustwarzen bis zu den Leisten (einschließlich der Schambehaarung).

Postoperativ kommt der Patient nach einer laparoskopischen Cholezystektomie meist schnell wieder „auf die Beine“:
- Rückenlage mit leicht erhöhtem Oberkörper, erstes Aufstehen am Operationsabend
- Rascher Kostaufbau mit schluckweise Tee am Operationsabend, unbegrenzt Tee am 1. postoperativen Tag und leichter Kost ab dem 2. postoperativen Tag bei in Gang gekommener Darmtätigkeit
- Sonographiekontrolle am ersten postoperativen Tag
- Erster Verbandswechsel am 2. postoperativen Tag, Ziehen der Fäden am 7. postoperativen Tag
- Entlassung etwa am dritten postoperativen Tag.

Pflege bei konventioneller Cholezystektomie

Präoperative Pflege

☞ *Pflege bei laparoskopischer Cholezystektomie*

Postoperativ gelten folgende Richtlinien:
- **Lagerung.** Der Patient wird mit leicht erhöhtem Oberkörper gelagert
- **Mobilisation.** Bereits am Abend des Operationstages wird der Patient mobilisiert (an der Bettkante sitzen und einige Schritte neben dem Bett gehen lassen)
- **Wundversorgung.** Beim ersten Verbandswechsel am 2. postoperativen Tag wird die subkutan eingelegte Redondrainage gezogen. Die subhepatisch eingelegte Zieldrainage (Robinson- oder Penrosedrainage ☞ 11.3.6) wird in der Regel am 3. – 4. postoperativen Tag entfernt. Die Fäden zieht der Arzt zwischen dem 8. und 10. postoperativen Tag
- **Magensonde.** Eine intraoperativ gelegte Magensonde wird üblicherweise am 1. – 2. postoperativen Tag entfernt
- **Darmtätigkeit.** Gegebenenfalls wird am 2. – 3. postoperativen Tag ein Klysma zur Anregung der Darmtätigkeit gegeben
- **Kostaufbau.** Der Patient darf am 1. postoperativen Tag schluckweise und ab dem 2. postoperativen Tag größere Mengen Tee trinken. Bei vorhandener Darmtätigkeit wird die Kost ab dem 3. postoperativen Tag nach hausüblichem Schema aufgebaut.

Pflege nach Choledochusrevision

Die Besonderheiten der Pflege nach Choledochusrevision resultieren aus der intraoperativ eingebrachten T-Drainage:
- Der Sekretbeutel wird zunächst unter Körperniveau des Patienten befestigt. Ab dem 5. – 6. postoperativen Tag wird die Drainage intermittierend auf Arztanordnung abgeklemmt; dabei werden die Zeiträume, in denen die Drainage abgeklemmt ist, immer länger. In einigen Häusern ist es üblich, stattdessen den Sekretbeutel ab dem 5. postoperativen Tag auf und danach über Körperniveau zu hängen. Verträgt der Patient dies gut und ist die postoperative Cholangiographie unauffällig, wird die Drainage am 8. – 10. postoperativen Tag vom Arzt gezogen
- Vor dem Ziehen der Drainage wird der Beutel in manchen Kliniken für kurze Zeit nochmals ohne Abklemmung unter Köperniveau aufgehängt, damit nach dem Ziehen möglichst wenig Galle austritt
- Nach der Drainagenentfernung wird der Patient noch ca. 24 Stunden lang beobachtet. Kurzzeitig können einige Stunden nach Entfernung der Drainage leichtes Fieber und geringe Schmerzen im rechten Oberbauch auftreten. Der Drainagekanal verschließt sich normalerweise innerhalb von 1 – 3 Tagen spontan. Geringer Galleaustritt über 1 – 2 Tage ist (selten) möglich
- Die heutzutage üblichen Sekretbeutel haben einen Ablassschlauch, über den die Galle zur Bestimmung der Flüssigkeitsmenge z.B. in ein Spitzglas mit Graduierung abgeleitet werden kann. Wird noch ein Sekretbeutel ohne Ablassschlauch verwendet, darf der Sekretbeutel nur gewechselt werden, wenn er voll ist, da ein zu häufiges Wechseln die Infektionsgefahr unnötig erhöht. Beim Wechseln des Beutels achten die Pflegenden auf streng aseptisches Arbeiten
- Die Sekretmenge wird regelmäßig gemessen und dokumentiert (hat der Sekretbeutel keinen Ablassschlauch, den Füllstand mit Datum auf dem Sekretbeutel vermerken). Am 1. – 2. postoperativen Tag sind 1 000 – 1 500 ml täglich normal, am 3. – 4. Tag sollte die Sekretmenge deutlich abnehmen (auf ca. 300 ml/24 Std. oder weniger).

Krankenbeobachtung und Dokumentation nach Cholezystektomie und Choledochusrevision
- Vitalzeichen, Temperatur
- Allgemeinbefinden, Schmerzen, Ikteruszeichen (insbesondere auch Stuhl- und Urinfarbe)
- Wund- und ggf. T-Drainage: Art und Menge des Sekrets
- Wunde/Verband: Entzündungszeichen? Nachblutung? Nach Entfernen der T-Drainage Galleaustritt?
- Kostaufbau: Verträglichkeit der Kost, Appetit.

! Vorsicht

Folgende Zeichen können auf eine verstopfte oder dislozierte T-Drainage hinweisen:
- Im Vergleich zum Operationstag unverhältnismäßig geringe Sekretmenge im Auffangbeutel oder plötzliches Sistieren (Stehen bleiben) des Sekretflusses
- Ikterus, Juckreiz, Druckgefühl im Oberbauch.

Postcholezystektomiesyndrom

Von einem **Postcholezystektomiesyndrom** spricht man, wenn die Patienten nach der Operation weiter über Beschwerden klagen, unabhängig davon, ob ein ursächlicher Zusammenhang zum Gallensteinleiden oder zur Operation besteht oder nicht.

Mögliche Ursachen eines Postcholezystektomiesyndroms sind z.B. eine falsche Indikationsstellung zur Operation, während der Operation übersehene Steine oder eine Papillenstenose sowie neu aufgetretene Krankheiten.

Ergeben Sonographie, ERCP und andere Untersuchungen keinen pathologischen Befund, wird von *funktionellen* Beschwerden ausgegangen.

22.5.3 Cholezystitis

Cholezystitis: Entzündung der Gallenblase, meist bei bestehendem Gallensteinleiden. Je nach zeitlichem Verlauf Unterteilung in **akute** und **chronische Cholezystitis.**

Akute Cholezystitis

Krankheitsentstehung

Die **akute Cholzystitis** ist meist bakteriell bedingt.

Symptome, Befund und Diagnostik

Bei der akuten Cholezystitis haben die Patienten Schmerzen im rechten Oberbauch, evtl. mit Ausstrahlung in die rechte Schulter, Übelkeit, Erbrechen, Fieber über 38,5 °C, Schüttelfrost und evtl. einen Ikterus. Die Gallenblase ist druckschmerzhaft.

Die Diagnose kann meist sonographisch und anhand einer Blutuntersuchung (BSG-Erhöhung, Leukozytose, Leberwertanstieg) gestellt werden. Die weiteren technischen Untersuchungen und differentialdiagnostischen Überlegungen sind die gleichen wie bei einer Gallenkolik. Bei hohem Fieber sind zusätzlich Blutkulturen (☞ 28.3.5) erforderlich.

Komplikationen

Die Hauptkomplikationen sind Perforation der Gallenblasenwand mit Gefahr einer galligen Peritonitis, Penetration z.B. in die Leber, Gallenblasenempyem und Sepsis. Der Übergang in eine chronische Cholezystitis (☞ unten) ist möglich.

Behandlungsstrategie und Pflege

Eine akute Cholezystitis wird immer stationär behandelt. Sie besteht in Nahrungs- und Flüssigkeitskarenz mit parenteraler Ernährung, Bettruhe, einem Kühlelement auf der Gallenblasenregion, intravenöser Antibiotikagabe und Schmerzbekämpfung wie bei einer Gallenkolik (☞ oben). Am günstigsten ist es, wenn die entzündete Gallenblase innerhalb der ersten 48 Stunden nach Symptombeginn entfernt wird. Ist dies wegen anfangs unsicherer Diagnose oder schlechtem Allgemeinzustand des Patienten nicht möglich, wird zunächst konservativ behandelt und im beschwerdefreien Intervall operiert. Schwere Verlaufsformen sind eine Indikation zur Notfallcholezystektomie.

> **Krankenbeobachtung und Dokumentation**
> - Temperatur, Puls, Blutdruck
> - Schmerzen, Bauchdeckenspannung
> - Pankreatitiszeichen, Darmtätigkeit.

Chronische Cholezystitis

Die **chronische Cholezystitis** ist Folge einer akuten Cholezystitis oder einer (evtl. symptomlosen) Cholezystolithiasis. Hauptsymptome sind Beschwerden nach bestimmten Nahrungsmitteln (v.a. nach fettreichen Speisen), Oberbauchdruck oder -schmerz sowie Koliken und Meteorismus. Die Beschwerden können abklingen (und später rezidivieren), aber auch in eine akute Cholezystitis übergehen.

Die Behandlung besteht in der Cholezystektomie, ggf. mit Choledochusrevision.

22.5.4 Akute eitrige Cholangitis

> **Akute eitrige Cholangitis:** Entzündung der Gallenwege, in der Regel durch Aufsteigen von Bakterien bei einer Gallenabflussstauung.

Typische Dreifach-Symptomkombination bei der **akuten eitrigen Cholangitis** ist die **Charcot-Trias** aus Fieber mit Schüttelfrost, Ikterus und Koliken.

Die Patienten bedürfen der Intensivüberwachung mit Kontrolle von Blutdruck, Puls, Ausscheidungen und Atmung (BGA ☞ 20.4.4).

Unter intravenöser Antibiotikatherapie wird schnellstmöglich eine ERCP mit Papillotomie und Steinextraktion (☞ 22.3.2) oder eine Cholezystektomie mit Choledochusrevision durchgeführt. Die übrige Therapie entspricht derjenigen bei einer akuten Cholezystitis (☞ oben). Hauptkomplikation ist ein septischer Schock (☞ 28.4).

22.5.5 Nicht-eitrige chronisch-destruierende Cholangitis und primär biliäre Zirrhose

> **Nicht-eitrige chronisch-destruierende Cholangitis** (destruieren = zerstören): Chronisch-progrediente, nicht-eitrige Entzündung der kleinen intrahepatischen Gallengänge. Wahrscheinlich autoimmunologisch bedingt. Betrifft zu 90 % Frauen, meist im mittleren Lebensalter.
>
> Endstadium ist die **primär biliäre Zirrhose,** kurz *PBC,* eine Sonderform der Leberzirrhose (☞ 22.4.6).

Symptome, Befund und Diagnostik

Die Patienten haben lange Zeit nur uncharakteristische Oberbauchbeschwerden und Juckreiz. Eine Beteiligung extrahepatischer Organe, beispielsweise in Form von Gelenkentzündungen (☞ 25.6), ist häufig.

Wichtigster Laborbefund ist der Nachweis antimitochondrialer Autoantikörper (☞ 29.5). Sind andere Erkrankungen durch Sonographie und ERCP ausgeschlossen, kann die Diagnose durch eine Leberbiopsie gesichert werden.

Behandlungsstrategie

Eine kausale Therapie ist nicht bekannt. Daher wird erst bei Einsetzen von Symptomen behandelt:

- Ursodesoxycholsäure (z.B. Urofalk®) regt den Gallefluss an und wirkt günstig auf Cholestase und Juckreiz
- Bei starkem Juckreiz wirkt am ehesten Cholestyramin (z.B. Quantalan®), das die Gallensäureausscheidung mit dem Stuhl erhöht. Es wird im Abstand von 1 – 2 Stunden zu anderen Arzneimitteln gegeben, da es sonst zu Resorptionsbeeinträchtigungen kommt
- Wegen der Resorptionsstörungen infolge der Cholestase müssen die fettlöslichen Vitamine ersetzt werden. Als Nahrungsfett eignen sich mittelkettige Triglyzeride (*MCT-Fette,* z.B. Ceres®-Margarine), da sie auch ohne Gallensäuren resorbiert werden
- Bei Versagen der konservativen Therapie ist frühzeitig eine Lebertransplantation zu erwägen.

Prognose

Eine Prognoseabschätzung ist anhand des Bilirubinwertes möglich. Bei einem Bilirubinwert über 6 mg/dl liegt die durchschnittliche Lebenserwartung bei unter zwei Jahren. Bei Lebertransplantation beträgt die 5-Jahres-Überlebensrate 75 %, Rezidive sind jedoch möglich.

22.5.6 Gallenblasen- und Gallengangkarzinom

Gallenblasen- und **Gallengangkarzinome** sind selten. Sie metastasieren frühzeitig in die Leber.

Symptome, Befund und Diagnostik

Die relativ spät auftretenden Symptome des Karzinoms sind ein langsam zunehmender und schmerzloser Ikterus, Oberbauchbeschwerden, Übelkeit, Erbrechen und Gewichtsverlust.

Der Diagnosesicherung dienen ERCP, ggf. PTC sowie CT oder Kernspintomographie.

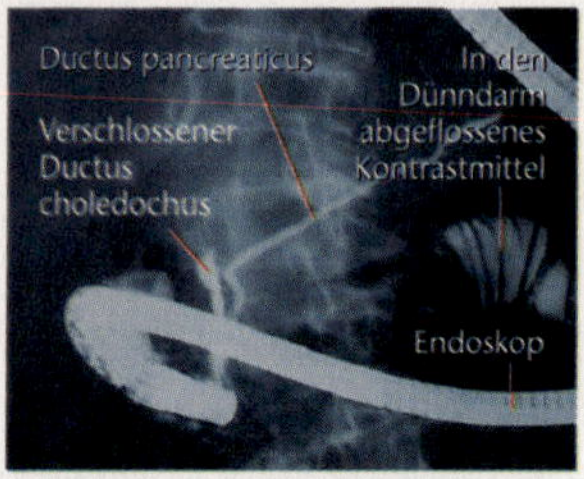

Abb. 22.60: Fortgeschrittenes Gallenblasenkarzinom in der ERCP. Das Karzinom hat sich so weit in die Umgebung ausgedehnt, dass es den Ductus choledochus verschließt (Kontrastmittelabbruch). [E119]

Behandlungsstrategie

Zum Zeitpunkt der Diagnose ist eine Radikaloperation mit kurativer Zielsetzung meist nicht mehr möglich. Die (endoskopische) Einlage eines Stents zur Galleableitung, eine perkutane Gallendrainage oder – heute seltener – die Anlage einer *biliodigestiven Anastomose* (☞ 22.6.4), z.B. einer **Hepatojejunostomie,** können die Beschwerden des Patienten lindern.

Prognose

Die Prognose ist mit einer 5-Jahres-Überlebensrate von 2 % infaust.

22.6 Erkrankungen des Pankreas

Mukoviszidose ☞ *13.10.4*

22.6.1 Anatomie und Physiologie des Pankreas

Anatomie

Das **Pankreas** (*Bauchspeicheldrüse* ☞ Abb. 22.52) wird in drei Teile unterteilt:

- Den in den Bogen des Duodenums eingebetteten **Pankreaskopf**
- Den **Pankreaskörper**
- Den bis zur Milz ziehenden **Pankreasschwanz.**

Exokrines und endokrines Pankreas

Funktionell besteht das Pankreas aus zwei Anteilen: dem exokrinen und dem endokrinen Pankreasgewebe.

Im **exokrinen Pankreasgewebe** werden täglich 1,5 Liter Pankreassaft gebildet. Dieser sammelt sich im **Ductus pancreaticus,** dem Hauptpankreasgang, der durch das ganze Organ zum Duodenum zieht und meist zusammen mit dem Ductus choledochus in der Pankreaspapille mündet. Ein zweiter, kleinerer Ausführungsgang des Pankreas **(Ductus pancreaticus accessorius)** mit eigener Mündungsstelle im Duodenum ist möglich.

Der Pankreassaft enthält zahlreiche Enzyme für die endgültige Spaltung der Eiweiße, Kohlenhydrate und Fette, v.a. **Trypsin, Chymotrypsin, α-Amylase** und **Lipase.**

Das **endokrine Pankreasgewebe** ist in kleinen Zellverbänden **(Langerhans-Inseln)** verstreut. Dort werden *Glukagon, Insulin* und *Somatostatin* gebildet (☞ 23.1.5).

22.6.2 Akute Pankreatitis

Akute Pankreatitis *(akute Bauchspeicheldrüsenentzündung):* Plötzlich einsetzende Entzündung des Pankreas mit Selbstandauung *(Autolyse)* des Organs und Beeinträchtigung der Pankreasfunktion. Altersgipfel 30.–50. Lebensjahr. Hämorrhagisch-nekrotisierende Schwerstform in > 50 % aller Fälle tödlich.

Krankheitsentstehung

Bei der **akuten Pankreatitis** werden die Verdauungsenzyme des Pankreas bereits im Pankreas und nicht erst im Dünndarm aktiviert. Folge ist die Selbstandauung des Organs.

Hauptursachen der akuten Pankreatitis sind mit je 40 % Alkoholabusus und Gallenwegserkrankungen.

Selten ist die akute Pankreatitis durch Arzneimittel (etwa Glukokortikoide, Zytostatika), eine Infektion (beispielsweise Mumps, Scharlach, Hepatitis) oder ein Trauma (auch ERCP) bedingt.

Symptome und Untersuchungsbefund

Typisch ist ein plötzlicher Beginn mit schweren Dauerschmerzen im Oberbauch, die oft gürtelförmig in den Rücken ausstrahlen. Außerdem bestehen Übelkeit, Erbrechen, ein Subileus oder Ileus (☞ 21.6.2) und evtl. Fieber. In schweren Fällen treten Ikterus, Aszites, Pleuraergüsse sowie Schock- und Sepsiszeichen hinzu.

Charakteristisch bei der körperlichen Untersuchung sind ein druckschmerzhaftes Abdomen und ein sog. *Gummibauch,* der durch Meteorismus und (mäßige) Abwehrspannung bedingt ist.

Verlauf und Komplikationen

Zwar ist der Verlauf der meisten Pankreatitiden relativ leicht, doch ist er anfangs kaum vorhersehbar.

Lebensbedrohliche Komplikationen der akuten Pankreatitis sind Kreislaufversagen mit nachfolgendem *akuten Nierenversagen* (☞ 31.6.8) und *Schocklunge* (☞ 20.12), *Verbrauchskoagulopathie* (☞ 24.9.2), *Sepsis* (☞ 28.4), Blutungen, Abszesse und **Pseudozystenbildung** (Pseudozyste = krankhafter Hohlraum, der nur von Bindegewebe umgeben ist und nicht von Epithel ausgekleidet wird).

! Vorsicht
Die Gefährlichkeit der akuten Pankreatitis wird zu Beginn der Erkrankung leicht unterschätzt.

Diagnostik

Die Pankreasenzyme α-*Amylase* und *Lipase* sind im Blut stark erhöht, meist ist auch im Urin eine erhöhte α-*Amylase* nachweisbar. Außerdem bestehen Leukozytose, BSG-Erhöhung und evtl. Blutzuckeranstieg. Bei der Sonographie sind oft Pankreasnekrosen, Gallensteine, Gallengangerweiterungen und – meist ab der zweiten Krankheitswoche – Pseudozysten nachweisbar.

Elektrolytstörungen (Hypokalzämie, Hypokaliämie), Anstieg von CRP, Kreatinin und Leberwerten, Abfall von Hämoglobin und Hämatokrit, Gerinnungsstörungen und eine Azidose in der BGA weisen auf einen schweren Verlauf mit Komplikationen hin.

Behandlungsstrategie

Konservative Therapie

Die Therapie einer akuten Pankreatitis ist primär konservativ:

- Allgemeinmaßnahmen ☞ Pflege
- Parenterale Ernährung mit Elektrolyt- und Volumenersatz
- Schmerzbekämpfung mit Procain über Perfusor, evtl. zusätzlich Paracetamol, Buprenorphin (Temgesic®) oder Tramadol (Tramal®)
- H_2-Blocker

- Bei Fieber über 39 °C oder Nekrosen intravenöse Antibiotikagabe
- Bei Subileus oder Ileus Ableiten des Magensaftes über eine Magensonde
- Ggf. Schocktherapie, maschinelle Beatmung, Hämodialyse.

Bei Verdacht auf eine Gallensteineinklemmung im Papillenbereich ist eine frühzeitige ERCP mit Papillenschlitzung und Steinentfernung angezeigt.

Operative Therapie

Bei ausgedehnten Nekrosen, bakterieller Infektion von Nekrosen oder Pseudozysten sowie Abszessbildung ist ein chirurgisches Eingreifen nötig. Die Nekrosen werden operativ ausgeräumt **(Nekrosektomie)** und die Bauchhöhle gespült. Ggf. ist anschließend eine kontinuierliche Spülung über intraoperativ eingebrachte Drainagen oder eine Etappenlavage (☞ 21.8.2) erforderlich.

Pflege bei akuter Pankreatitis

Pflege bei Fieber ☞ *7.7.4*
Pflege bei liegender Magensonde ☞ *21.1.2*
Pflege bei Pankreasoperationen ☞ *10.3.4*
Pflege bei parenteraler Ernährung ☞ *10.3.4*

Patienten mit einer akuten Pankreatitis werden meist auf der Intensivstation behandelt und müssen wegen der strikten Nahrungskarenz parenteral ernährt werden. Dann achten die Pflegenden auf regelmäßige Soor- und Parotitisprophylaxe. Meist ist der Patient außerdem in einem schlechten Allgemeinzustand, so dass eine Unterstützung bei den ATL und weitere Prophylaxen erforderlich sind. Zur besonderen Pflege bei Pankreatitis gehören auch die engmaschige Kontrolle von Vitalzeichen, Ausscheidung und ZVD. Schmerzlindernd kann eine Knierolle zur Entlastung der Bauchdecke wirken und – nach ärztlicher Anordnung – ein Kühlelement auf dem Oberbauch.

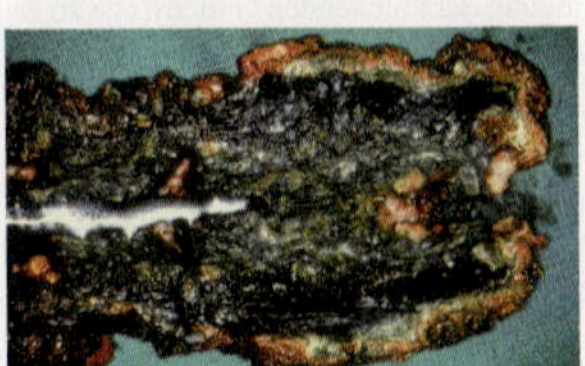

Abb. 22.61: Nekrotisierende Pankreatitis im OP-Präparat. Die schwarz-grünliche Verfärbung zeigt, dass fast das gesamte Organ nekrotisiert ist. [X211]

Nach Abklingen der Akutphase wird der Patient langsam mobilisiert und die Kost *vorsichtig* wieder aufgebaut. In den meisten Häusern gibt es hierzu „Stufenpläne", die einen Beginn mit Tee und Zwieback und eine Steigerung je nach Befinden des Patienten und ermittelten Lipase- bzw. Amylasewerten, frühestens aber alle 2–3 Tage, vorsehen. Reizstoffe wie Alkohol oder Kaffee sind tabu, Fett wird erst zuletzt in kleinen Mengen zugegeben. Günstig sind mehrere kleine Mahlzeiten täglich.

Prognose

Die Sterblichkeit in der Akutphase der Erkrankung beträgt bei leichten Formen unter 5 %, bei schwersten Verläufen mit Nekrosen von über 50 % des Pankreasvolumens bis zu 80 %.

Die langfristige Prognose hängt maßgeblich davon ab, ob es gelingt, Rezidive zu verhüten. Dies bedeutet für die Mehrzahl der Patienten – abhängig von der Erkrankungsursache – einen Alkoholentzug oder eine Sanierung der Gallenwegserkrankung.

22.6.3 Chronische Pankreatitis und Pankreasinsuffizienz

Chronische Pankreatitis: Kontinuierlich oder in Schüben fortschreitende Pankreatitis mit zunehmendem Verlust der endokrinen und exokrinen Pankreasfunktion **(Pankreasinsuffizienz).** In ca. 75 % durch Alkoholabusus bedingt.

Symptome und Untersuchungsbefund

Leitsymptom der **chronischen Pankreatitis** sind wiederholte Schmerzattacken über mehrere Stunden bis Tage. Die Schmerzen sind typischerweise im Oberbauch lokalisiert und strahlen gürtelförmig in den Rücken aus. Oft werden sie durch fette Mahlzeiten oder Alkohol ausgelöst. Die Patienten nehmen wegen der starken Schmerzen häufig eine gekrümmte Körperhaltung ein. Im Endstadium der Erkrankung lassen die Schmerzen meist nach („Ausbrennen" der Pankreatitis). Viele Patienten verlieren bereits recht früh an Gewicht.

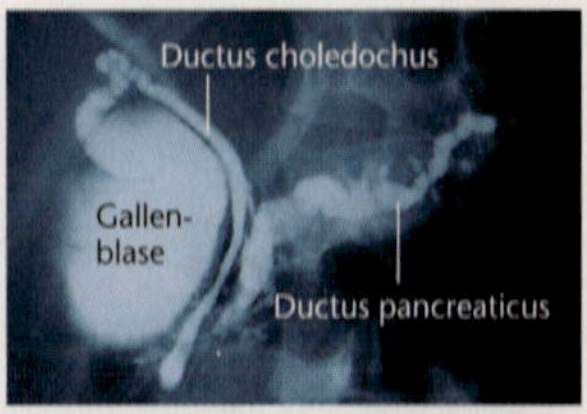

Abb. 22.62: Chronische Pankreatitis in der ERCP. Gallensteine haben zur Einengung des Ductus choledochus und des Ductus pancreaticus geführt. Die Zeichen der auf den Sekretstau folgenden chronischen Pankreatitis sind Erweiterungen und Schlängelung des Ductus pancreaticus. Normaler Pankreasgang ☞ Abb. 22.10. [E119]

Erst wenn mehr als 90 % des Pankreas zerstört sind, treten mit Fettunverträglichkeit, Fettstühlen, Malassimilationssyndrom (☞ 21.6.3) und Diabetes mellitus (☞ 23.6) die Zeichen einer exokrinen und endokrinen **Pankreasinsuffizienz** auf.

Bei der Palpation des Abdomens geben die meisten Patienten einen Druckschmerz im Oberbauch an.

Komplikationen

Komplikationen sind insbesondere Pseudozysten mit Kompression der Gallenwege (Ikterus) oder des Duodenums, Abszesse, eine Milzvenenthrombose oder ein Aszites.

Diagnostik und Differentialdiagnose

Bei ca. 30 % der Patienten sind in der Röntgenleeraufnahme des Abdomens Verkalkungen sichtbar. Sonographisch zeigen sich vor allem in späteren Krankheitsstadien Pseudozysten, in der ERCP ist der Pankreasgang verändert (☞ Abb. 22.62).

Die α-Amylase und die Lipase im Blut sind in der Regel nur während eines akuten Schubes erhöht.

Eine exokrine Pankreasinsuffizienz kann durch folgende Funktionstests nachgewiesen werden:

- Beim **Sekretin-Pankreozymin-Test** wird dem nüchternen Patienten zunächst eine tiefe Duodenalsonde gelegt und dann der Duodenalsaft vor und nach Stimulation durch intravenöse Sekretin- und Pankreozymingabe analysiert. Vor der Untersuchung muss der Patient eine Nahrungskarenz von mindestens 12 Stunden einhalten
- Einfacher und weniger belastend ist der **Pankreolauryltest,** bei dem die Pati-

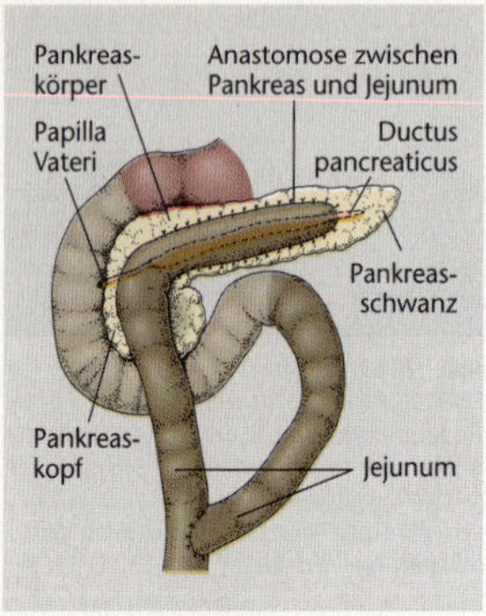

Abb. 22.63: Pankreatojejunostomie bei chronischer Pankreatitis. Der Ductus pancreaticus wird langstreckig eröffnet und mit einer ausgeschalteten Jejunumschlinge verbunden. Dadurch kann das zuvor gestaute Sekret abfließen. [A300-190].

enten *Fluoresceindilaurat* oral zu sich nehmen. Die Substanz wird bei intakter exokriner Pankreasfunktion in Laurinsäure und Fluorescein gespalten. Letzteres kann dann im Sammelurin nachgewiesen werden

- Ähnlich funktioniert auch der **NBT-PABA-Test** *(N-Benzol-L-tyrosyl-paraaminobenzoesäure* bzw. englisch: *-acid)*, bei dem die oral aufgenommene Testsubstanz durch Cholestyramin gespalten und das Spaltprodukt PABA im Sammelurin gemessen wird
- Die Stuhluntersuchungen entsprechen denen bei Malassimilation (Gewicht, Fettanteil, Chymotrypsingehalt ☞ 21.6.3). Außerdem ist heute die Bestimmung der **Elastase 1,** eines weiteren pankreasspezifischen Enzyms, im Stuhl möglich.

Behandlungsstrategie

Akute Schübe werden wie eine akute Pankreatitis behandelt (☞ 22.6.2). Ansonsten gelten in der Behandlung der chronischen Pankreatitis folgende Grundsätze:

- Stets notwendig ist absoluter Alkoholverzicht
- Die Kost sollte kohlenhydrat- und eiweißreich, dabei fettarm sein. Am günstigsten sind mehrere kleine Mahlzeiten. Am besten werden mittelkettige Triglyzeride (z.B. Ceres®-Margarine) resorbiert
- Fehlende Pankreasenzyme werden substituiert (z.B. Kreon®-Granulat)
- Bei einem Diabetes mellitus ist eine Insulintherapie notwendig (☞ 23.6.6)
- Evtl. ist die Gabe von Vitaminen und Spurenelementen sinnvoll
- Vielfach müssen Analgetika gegeben werden.

Pankreasgangsteine oder Pankreasgangstenosen können heute vielfach endoskopisch angegangen werden, ebenso ist eine Drainage von Pseudozysten oft über endoskopisch eingebrachte Katheter möglich.

Operiert wird nur bei konservativ oder endoskopisch nicht lösbaren Ursachen der Erkrankung, etwa bei endoskopisch nicht behebbaren Stenosen und Pseudozysten, bei Fisteln, bei konservativ nicht beherrschbaren Schmerzen oder bei trotz Ausschöpfung aller anderen diagnostischen Möglichkeiten weiter bestehendem Tumorverdacht. Häufigste Eingriffe sind **Drainageoperationen,** bei denen die Pseudozyste oder der erweiterte Pankreasgang eröffnet und zur Entlastung z.B. mit einer nach der Roux-Y-Technik ausgeschalteten Jejunumschlinge anastomosiert werden (☞ Abb. 22.63). Resezierende Verfahren sind selten erforderlich.

Pflege

Pflege bei konservativer Therapie einer akuten Pankreatitis ☞ 22.6.2
Pflege bei Pankreasoperation ☞ 22.6.4

Prognose

Wurde die Erkrankung durch Choledochus- oder Papillensteine bzw. -stenosen ausgelöst, ist die Prognose nach Beseitigung der Ursache gut. Alle anderen Formen sind durch einen langen Leidensweg, aber insgesamt geringe Letalität gekennzeichnet. Werden die fettarme Diät und die absolute Alkoholkarenz konsequent eingehalten, kann der Krankheitsverlauf positiv beeinflusst werden.

22.6.4 Pankreaskarzinom

Insulinom und Gastrinom ☞ 23.11

Pankreaskarzinom *(Bauchspeicheldrüsenkrebs):* Zu ca. 70 % im Pankreaskopf lokalisierter, bösartiger Tumor des Pankreas. Histologisch meist Adenokarzinom. Betrifft Männer etwas häufiger als Frauen, Hauptmanifestationsalter 60. – 70. Lebensjahr. Sehr schlechte Prognose.

Krankheitsentstehung

Als Risikofaktoren des **Pankreaskarzinoms** werden Rauchen, Alkoholabusus und die chronische Pankreatitis (☞ 22.6.3) diskutiert.

Symptome und Untersuchungsbefund

Das Pankreaskarzinom bereitet lange Zeit nur unspezifische Beschwerden, vornehmlich Gewichtsverlust, Mattigkeit und Leistungsknick sowie Oberbauchbeschwerden und Verdauungsstörungen. Pankreaskopf- und Papillenkarzinome können aber bereits recht früh durch Verlegung der ableitenden Gallenwege zu einem *schmerzlosen* Ikterus und einer vergrößerten, nicht druckschmerzhaften Gallenblase **(Courvoisier-Zeichen)** führen. Paraneoplastische Thrombosen und Thrombophlebitiden sind möglich.

Diagnostik

(Endo-)Sonographie, CT, ERCP und evtl. Feinnadelbiopsie unter sonographischer oder computertomographischer Kontrolle sichern die Diagnose. Tumormarker (☞ 24.4.8) sind CEA und CA 19-9.

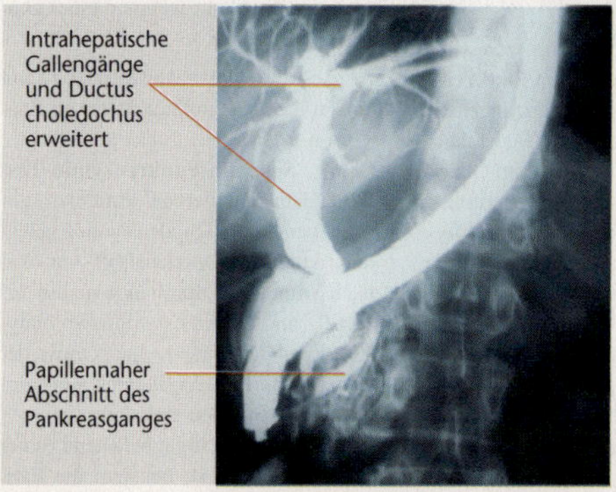

Abb. 22.64: Pankreaskarzinom in der ERCP. Durch das Kontrastmittel lassen sich der geweitete Ductus choledochus und die intrahepatischen Gallengänge darstellen, der Pankreasgang jedoch nur im Pankreaskopfbereich. Der komplette Kontrastmittelabbruch weist auf eine Verlegung des Ganges durch den Tumor hin. [X211]

Behandlungsstrategie

Die Behandlung des Pankreaskarzinoms ist primär operativ. Aufgrund der oft späten Diagnosestellung ist eine kurative Operation nur bei ungefähr 20 % aller Patienten möglich.

Kurative Operationsverfahren

Methode der Wahl beim Pankreaskopf- oder -papillenkarzinom ist die **Whipple-Operation** *(partielle Duodenopankreatektomie)* mit Entfernung von Pankreaskopf **(Pankreasrechtsresektion),** Duodenum, Gallenblase und zwei Dritteln des Magens sowie aller regionären Lymphknoten. Zur Wiederherstellung der Magen-Darm-Passage sind zahlreiche Verfahren bekannt. Abb. 22.65 zeigt eines davon.

Nur manchmal ist ein Erhalt des Magens und des Pylorus **(pyloruserhaltende Duodenopankreatektomie)** oder, selten, sogar des Duodenums und damit der normalen Magen-Darm-Passage möglich.

Bei einem Pankreasschwanzkarzinom wird in der Regel eine **Pankreaslinksresektion** durchgeführt, bei der der Pankreasschwanz – oft mit der Milz – entfernt wird.

Bei Pankreaskörperkarzinomen, sehr großen Pankreastumoren oder mehreren Tumoren in verschiedenen Anteilen des Pankreas ist eine **totale Duodenopankreatektomie** (☞ Abb. 22.66) erforderlich. Da das Pankreas vollständig entfernt wird, resultieren eine exokrine *und* endokrine Pankreasinsuffizienz mit insulinpflichtigem Diabetes mellitus (☞ unten).

Die Whipple-Operation und die totale Duodenopankreatektomie gehören zu den größten Bauchoperationen überhaupt und sind mit einer Letalität von 10 – 20 % behaftet.

Palliative Operationsverfahren

Palliativmaßnahmen verlängern die Überlebenszeit des Patienten zwar nicht oder kaum, können aber die teils sehr quälenden Beschwerden des Kranken lindern:

- Bei **Ikterus** möglich sind das endoskopische Einlegen einer Drainage oder die Anlage einer **biliodigestiven Anastomose,** d.h. einer operativen Verbindung zwischen Gallenwegen und Magen-Darm-Trakt. Beispiel hier ist die **Cholecysto-** oder **Choledochojejunostomie** zwischen der Gallenblase bzw. dem Ductus choledochus und einer ausgeschalteten Dünndarmschlinge. Da die Galle nun wieder abfließen kann, bildet sich der Ikterus schnell zurück, und dem Patienten geht es (subjektiv) besser
- In fortgeschrittenen Stadien ist eine **Magenentleerungsstörung** häufig. Hier kann dem Patienten eine **Gastrojejunostomie** zur Umgehung der tumorbedingten Stenose helfen
- Bei einem **Aufstau des Pankreassekrets** im Ductus pancreaticus kann entweder endoskopisch eine Drainage eingelegt oder eine Pankreatojejunostomie wie bei der chronischen Pankreatitis durchgeführt werden (☞ Abb. 22.63).

Bei manchen Patienten ist eine Kombination verschiedener palliativer Verfahren sinnvoll.

Eine postoperative Strahlen- und Chemotherapie verlängert zwar nicht die Überlebenszeit, kann aber die Schmerzen vermindern.

Pflege bei Pankreaskarzinom

Pflege bei Diabetes mellitus ☞ 23.6.8
Pflege bei onkologischen Erkrankungen ☞ 24.2

Perioperative Pflege bei Pankreasoperationen

Allgemeine perioperative Pflege ☞ 11.1 und 11.4

Am Vortag der Operation erhält der Patient mittags flüssige Kost und abends nur noch Tee. Zur Darmreinigung wird ein Reinigungseinlauf durchgeführt. Die Rasur erfolgt von den Brustwarzen bis zu den Leisten einschließlich der Schambehaarung.

Postoperativ wird der Patient in der Regel mehrere Tage auf der Intensivstation betreut (☞ 38.5.4).

- **Lagerung und Mobilisation.** Postoperativ wird der Patient zunächst in Rückenlage mit leicht erhöhtem Oberkörper gelagert, ab dem ersten postoperativen Tag dann abwechselnd auf dem Rücken oder in 30°-Seitenlage rechts oder links. Eine Mobilisation ist je nach Zustand des Patienten ab dem ersten postoperativen Tag möglich
- **Wundversorgung.** Postoperativ beobachten die Pflegenden den Wundverband auf Nachblutungen und kontrollieren engmaschig Menge und Beschaffenheit des Drainagensekrets. Ggf. werden Amylase und Lipase im Drai-

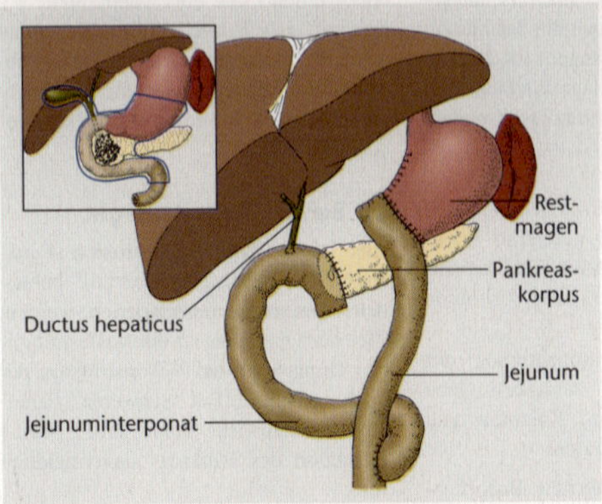

Abb. 22.65: Whipple-Operation (partielle Duodenopankreatektomie). Im kleinen Bild die Situation vor der Operation mit den Resektionskanten. Nach Entfernung des Duodenums laufen Gallen- und Pankreassekret über eine End-zu-Seit anastomosierte Jejunumschlinge ab. [A400-190]

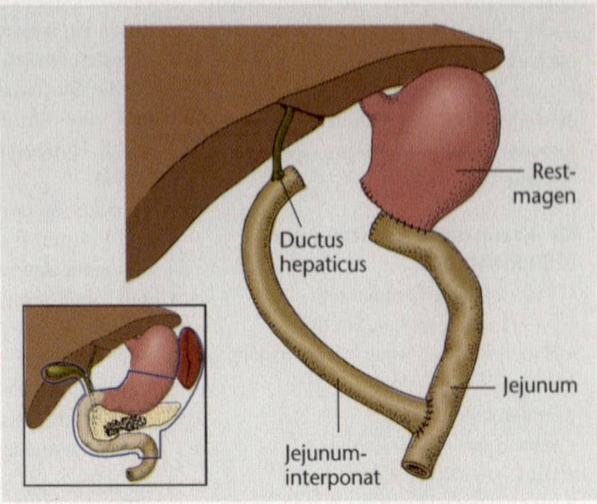

Abb. 22.66: Totale Duodenopankreatektomie. Die Abbildung zeigt eine von mehreren Möglichkeiten, die Magen-Darm-Passage wiederherzustellen. Im kleinen Bild die präoperative Situation mit den Resektionskanten. [A400-190]

nagensekret bestimmt (Arztanordnung). Den ersten Verbandswechsel führt der Arzt am 2. postoperativen Tag durch. Danach wird der Verband täglich unter sterilen Kautelen gewechselt. Die Zieldrainagen entfernt der Arzt, wenn diese nur noch wenig unauffälliges Wundsekret fördern. Ggf. sind Röntgenuntersuchungen mit Kontrastmittel notwendig, um die Dichtigkeit der Anastomosen zu kontrollieren

- **Magensonde.** Bei komplikationslosem Verlauf kann die Magensonde meist am ersten postoperativen Tag entfernt werden
- **Kostaufbau.** Der Kostaufbau hängt von der Art der Operation und dem Befinden des Patienten ab. In der Regel beginnt die orale Nahrungsaufnahme zwischen dem 4. und 8. postoperativen Tag und wird entsprechend dem Kostaufbau bei akuter Pankreatitis gesteigert (☞ auch 22.6.2). Voraussetzungen für den Kostaufbau sind die Dichtigkeit der operativ angelegten Anastomosen und die wieder in Gang gekommene Darmtätigkeit.
  Später gibt es keine Nahrungsmittelbeschränkungen: Der Patient wird selbst sehr schnell feststellen, was er verträgt und was nicht. Auf Alkohol sollte er allerdings von Anfang an verzichten (spezielle Ernährungsmaßnahmen bei Pankreatektomie ☞ unten)
- **Blutzuckerkontrollen.** Nach jeder Pankreasoperation wird der Blutzuckerspiegel des Patienten engmaschig kontrolliert und auf Arztanordnung durch Gabe von Altinsulin korrigiert. In der Regel normalisiert sich der postoperativ erhöhte Blutzuckerspiegel nach einer Whipple-Operation und nach einer Pankreaslinksresektion nach einiger Zeit wieder. Nach der Pankreatektomie bleibt der Patient Zeit seines Lebens insulinpflichtiger Diabetiker (☞ unten).

Krankenbeobachtung und Dokumentation

- Vitalzeichen, Temperatur
- Allgemeinbefinden, Schmerz
- Bauchumfang, Bauchdeckenspannung
- Infusionen (ZVK)
- Flüssigkeitsbilanz, ZVD
- Blutzuckerkontrollen
- Magensonde (Lage der Sonde, Menge und Beschaffenheit des Sekrets)
- Wunde, Drainagen und Verbände
- Später: Kostverträglichkeit

Ernährung nach Pankreatektomie

Nach einer vollständigen Entfernung des Pankreas (**Pankreatektomie**) kann die Ernährung des Patienten sowohl anfänglich als auch langfristig große Probleme bereiten.

Durch die fehlende exokrine Pankreasfunktion ist die Fettverdauung, durch die fehlende endokrine Pankreasfunktion die Blutzuckerregulation erheblich gestört.

Grundzüge der Diät nach Pankreatektomie sind:

- Alkoholkarenz
- Verteilung der Nahrung auf 6 – 8 kleine Mahlzeiten täglich
- Substitution der fehlenden Pankreasenzyme, z.B. durch Pankreon® Granulat. Keine Gabe (mikro-)verkapselter Präparate, da die Magen-Darm-Passage aufgrund der veränderten anatomischen Verhältnisse beschleunigt ist und die Wirksubstanz erst zu spät freigesetzt wird
- Fettarme Kost, da die Fettresorption trotz der Substitution von Pankreasenzymen beeinträchtigt bleibt. Zufuhr eines Teils der Fette als mittelkettige Triglyzeride (☞ 22.1)
- Vitamin- und proteinreiche Ernährung
- Diabetes-Diät, dabei zur Deckung des Kalorienbedarfs auf einen erhöhten Kohlenhydratanteil bei vermindertem Fettanteil in der Nahrung achten.
  Patienten mit einer Pankreatektomie haben stets einen lebenslangen insulinpflichtigen Diabetes mellitus. Da im Gegensatz zum „normalen“ Diabetiker nicht nur die Produktion des blutzuckersenkenden Insulins ausgefallen ist, sondern auch die des blutzuckersteigernden Glukagons (☞ 23.1.5), ist die Stoffwechsellage vielfach labil und sind die Patienten insbesondere durch Hypoglykämien (☞ 23.6.4) gefährdet
- Substitution der fettlöslichen Vitamine und Vitamin B_{12}, z.B. durch i.m.-Injektion einer Ampulle Adek Falk® monatlich und einer Ampulle Cytobion 1000® alle vier Monate
- Bei schwerer Beeinträchtigung der Verdauungsfunktion zusätzlich Gabe von Eisen-, Kalium-, Kalzium- und Spurenelementpräparaten.

Angesichts der erheblichen Beeinflussung des täglichen Lebens durch die Pankreatektomie ist dem Patienten der Kontakt zu einer Selbsthilfegruppe zu empfehlen.

Kontaktadresse

Arbeitskreis der Pankreasektomierten e.V., Kontaktstelle Siegen, Haubergerstraße 24, 57072 Siegen, Tel.: 02 71/31 19 26

Prognose

Zum Zeitpunkt der Diagnosestellung bestehen in 80 % der Fälle bereits Metastasen und eine kurative Behandlung ist nicht mehr möglich. Dies ist der Grund für die geringe mittlere Überlebenszeit von nur sechs Monaten. Damit ist das Pankreaskarzinom der Gastrointestinaltumor mit der schlechtesten Prognose.

22.6.5 Pankreasverletzungen

Krankheitsentstehung

Pankreasverletzungen sind eher selten und meist Folge eines stumpfen Bauchtraumas (☞ 27.11).

Symptome und Untersuchungsbefund

Hauptsymptome sind Oberbauchschmerzen mit Ausstrahlung in Rücken und Schulter, Übelkeit bis zum Erbrechen, zunehmende Abwehrspannung des Abdomens und paralytischer Ileus. Da jedoch oft schwere Begleitverletzungen bestehen, werden gerade die Anfangssymptome oft übersehen.

Diagnostik

Zur Diagnosesicherung werden Amylase und Lipase im Blut bestimmt (beide meist erhöht) und eine Sonographie sowie ggf. ein CT durchgeführt. Manchmal wird die Pankreasverletzung auch während einer wegen eines stumpfen Bauchtraumas durchgeführten Probelaparotomie festgestellt.

Behandlungsstrategie

Eine leichte **Pankreaskontusion** *(Pankreasprellung)* wird konservativ behandelt. Ansonsten muss operiert werden. Ziel der Operation ist der weitestmögliche Organerhalt bei Rekonstruktion der Pankreasgänge. Bei schweren Parenchymverletzungen kann eine (Teil-) Resektion des Pankreas unvermeidlich sein.

Pflege

Pflege bei Akutem Abdomen ☞ *21.2.4*
Pflege bei Pankreasoperation ☞ *22.6.4*

22.7 Erkrankungen der Milz

22.7.1 Anatomie und Physiologie der Milz

Die **Milz** *(Splen, Lien)* liegt im linken Oberbauch unter dem Zwerchfell (☞ Abb. 22.30). Sie ist etwa 10 – 12 cm lang, 6 – 8 cm breit und 3 – 4 cm dick. Umgeben wird die Milz von einer derben Bindegewebshülle, der Milzkapsel.

Die Milz gehört wie Thymus, lymphatischer Rachenring, Lymphknoten und lymphatisches Gewebe des Darmes zum *lymphatischen System.* Zusätzlich zu den allgemeinen Funktionen des lymphatischen Systems (Mitarbeit bei der Immunabwehr, Transport von Nahrungsfetten aus dem Darm, Drainage von interstitieller Flüssigkeit) sind weitere gesicherte Funktionen der Milz:

- Identifizierung und Abbau überalterter Blutzellen (☞ 24.1.1)
- Thrombozytenspeicherung und Ausschüttung von Thrombozyten bei erhöhtem Verbrauch, z.B. Blutungen
- Abfangen und Abbau kleinster Blutgerinnsel
- Vor der Geburt die Blutbildung (Hämatopoese ☞ auch 24.1).

22.7.2 Splenomegalie

Splenomegalie *(Milzschwellung, Milztumor):* Vergrößerung der Milz, wodurch die ansonsten nicht tastbare Milz unter dem linken Rippenbogen tastbar wird.

Mögliche Ursachen einer **Splenomegalie** sind:

- Infektionskrankheiten, z.B. infektiöse Mononukleose (☞ 34.7.1) oder Sepsis (☞ 28.4)
- Hämatologische und lymphatische Erkrankungen, z.B. Lymphome (☞ 24.8)
- Pfortaderstau, z.B. bei Leberzirrhose (☞ 22.4.6)
- Rheumatische Erkrankungen, z.B. Lupus erythematodes (☞ 25.6.1)
- Speicherkrankheiten, z.B. Hämochromatose (☞ 22.4.6)
- Primäre Milzerkrankungen, z.B. Milztumoren (Sarkom), Milzzysten.

Die Diagnose wird durch Palpation und Sonographie gestellt. Häufig schließen sich weitere technische Untersuchungen zur Ursachenklärung an.

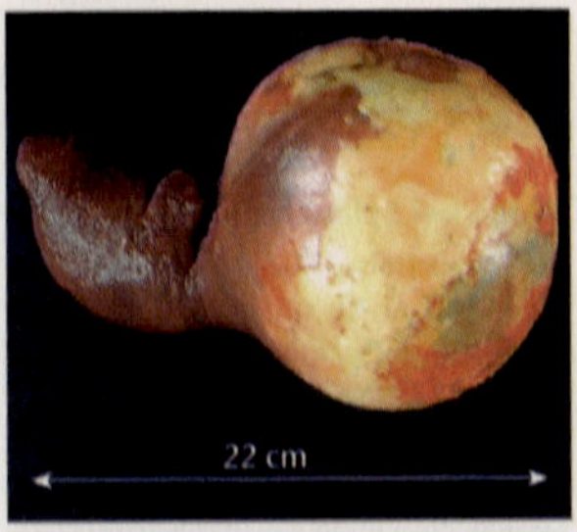

Abb. 22.67: OP-Präparat einer Milz, deren gesundes Gewebe zur Hälfte von einem riesigen, abgekapselten Milztumor verdrängt wurde. [X211]

Therapie und Pflege sind abhängig von der Grundkrankheit. Viele Grunderkrankungen lassen sich durch eine **Splenektomie** *(Milzexstirpation, Milzentfernung)* günstig beeinflussen.

Pflege bei Splenektomie ☞ *22.7.4*

22.7.3 Hypersplenismus

Hypersplenismus *(Hypersplenie-Syndrom):* Überaktivität der Milz, dadurch Mangel an Blutzellen im Blut.

Beim **Hypersplenismus** werden die Blutzellen in der Milz beschleunigt abgebaut.

Bis zu einem gewissen Maß kann der Blutzellverlust durch eine *Knochenmarkhyperplasie* kompensiert werden. Ist jedoch die Funktionsreserve des Knochenmarks erschöpft, kommt es zu einem Mangel an Blutzellen im peripheren Blut, wobei einzelne oder alle drei Blutzellreihen betroffen sein können.

Ursächlich kommen alle Erkrankungen in Frage, die eine Splenomegalie (☞ oben) hervorrufen **(sekundärer Hypersplenismus).** Ob es einen **primären Hypersplenismus** ohne erkennbare Grundkrankheit gibt, ist umstritten.

Diagnostisch wegweisend ist ein Mangel an Blutzellen bei gleichzeitiger Knochenmarkhyperplasie. Mit nuklearmedizinischen Methoden (☞ 9.6.6) wird die Lebensdauer der Blutzellen bestimmt und die erhöhte Milzaktivität nachgewiesen.

Wie bei der Splenomegalie, so sind auch Therapie und Pflege bei Hypersplenismus von der Grunderkrankung abhängig.

22.7.4 Milzverletzungen/ Milzruptur

Krankheitsentstehung

Die Milz ist aufgrund ihrer Blutfülle und dadurch weichen Konsistenz besonders verletzungsgefährdet. Die Ursache für eine Milzverletzung ist meist ein stumpfes oder penetrierendes Bauch- oder Thoraxtrauma (☞ 27.10 und 27.11). *Spontanrupturen,* z.B. bei chronisch myeloischer Leukämie (24.7.3), sind selten.

Eine Sonderform ist die **zweizeitige Milzruptur,** bei der sich das Blut erst innerhalb der Milzkapsel ansammelt **(subkapsuläres Hämatom),** bis nach einem symptomfreien Intervall von einigen Tagen bis zu zwei Wochen die Kapsel reißt und eine akute Blutung einsetzt.

Symptome und Untersuchungsbefund

Aufgrund des massiven Blutverlustes in die Bauchhöhle entsteht ein Volumenmangelschock (☞ 38.5.1). Durch Nervenreizung kommen zu den Oberbauch- und linksseitigen Flankenschmerzen noch linksseitige Schulterschmerzen hinzu **(Kehr-Zeichen).**

Bei der Untersuchung fallen die Abwehrspannung des Abdomens, Zunahme des Bauchumfanges und bei traumatischer Ursache evtl. Prellmarken auf.

Diagnostik

Die Diagnose lässt sich durch sonographischen Nachweis der Blutung und ggf. durch eine Peritoneallavage (☞ 27.11) sichern. Letztere wird heute jedoch nur noch selten angewandt.

Bei jeder linksseitigen Rippenfraktur muss eine Milzverletzung ausgeschlossen werden!

Behandlungsstrategie

Bei dringendem Verdacht auf eine Milzverletzung wird immer eine Probelaparotomie durchgeführt.

Bei kleinen Milzeinrissen kann der Defekt meist mit einem Fibrinkleber verklebt werden, bei größeren Zerreißungen wird die Milz bei Erwachsenen in der Regel entfernt. Bei Kindern wird immer versucht, die rupturierte Milz zu erhalten, z.B. durch Fibrinklebung, kombiniert mit Naht und Auflegen eines Vlieses oder Einhüllen der Milz in ein resorbierbares Netz.

Komplikationen nach Splenektomie

Insbesondere zwei Komplikationen der Splenektomie sind zu beachten:

- **Thrombose/Thromboembolie:** Nach einer Splenektomie steigt die Thrombozytenzahl im peripheren Blut teils erheblich an (Maximum ca. zwei Wochen postoperativ). Alle Patienten erhalten deshalb eine Low-dose-Heparinisierung, bei Thrombozytenzahlen über 400 000 Thrombozyten/µl Blut zusätzlich Azetylsalizylsäure oral und bei extrem hohen Werten über 1 000 000 Thrombozyten/µl Blut eine Vollheparinisierung (☞ 19.7)
- **OPSI-Syndrom** *(Overwhelming post splenectomy infection syndrome, Postsplenektomiesepsis):* Hierbei handelt es sich um eine fulminante Sepsis mit einer Letalität von über 50 %, am häufigsten hervorgerufen durch Pneumokokken und Meningokokken. Das Risiko ist besonders hoch in den ersten zwei Jahren nach dem Eingriff. Daher sollte der Patient 3 – 4 Wochen vor einer geplanten Splenektomie gegen Pneumokokken geimpft werden, ansonsten 2 – 3 Wochen danach.

Pflege

Allgemeine perioperative Pflege ☞ 11.1 und 11.4

Pflege bei Splenektomie

Die präoperative Pflege folgt den allgemein üblichen Richtlinien. Bei den häufigen Notfallsplenektomien ist eine gründliche Vorbereitung des Patienten naturgemäß nicht möglich. Die Rasur ist notwendig von den Mamillen bis zu den Leisten einschließlich der Schambehaarung.

Postoperativ ist hervorzuheben:

- **Lagerung und Mobilisation:** Postoperativ wird der Patient in Rückenlage mit leicht erhöhtem Oberkörper gelagert. Sitzen am Bettrand ist meist am Abend des Operationstages, erstes Aufstehen am 1. postoperativen Tag möglich
- **Prophylaxen:** Wegen der häufigen Schonatmung ist eine Pneumonieprophylaxe (☞ 7.2.4) erforderlich. Der Thromboseprophylaxe dienen Frühmobilisation, Verwendung von AT-Strümpfen (☞ 7.2.15) und Heparinisierung nach Arztanordnung
- **Darmstimulation:** Ggf. werden am 3. postoperativen Tag Abführmaßnahmen durchgeführt
- **Kostaufbau:** Bei reger Darmtätigkeit erfolgt der Kostaufbau nach hausüblichem Schema ab dem 3. postoperativen Tag.

Pflege bei organerhaltender Operation

Nach einer organerhaltenden Operation mobilisieren die Pflegenden den Patienten erst nach Rücksprache mit dem Arzt, da in vielen Häusern eine mehrtägige Bettruhe üblich ist, um Zug auf die frisch vernähte bzw. verklebte Milz zu vermeiden.

Patienteninformation

Der Patient beginnt einige Tage nach der Splenektomie erhöht infektionsanfällig zu werden, da die Mitarbeit der Milz bei der Immunabwehr wegfällt. Bis das Immunsystem des Patienten wieder voll funktionsfähig ist, soll der Patient größere Menschenansammlungen und Menschen mit ansteckenden Erkrankungen (auch banalen Erkältungen) meiden. Bei Fieber über 38 °C soll er seinen Hausarzt aufsuchen.

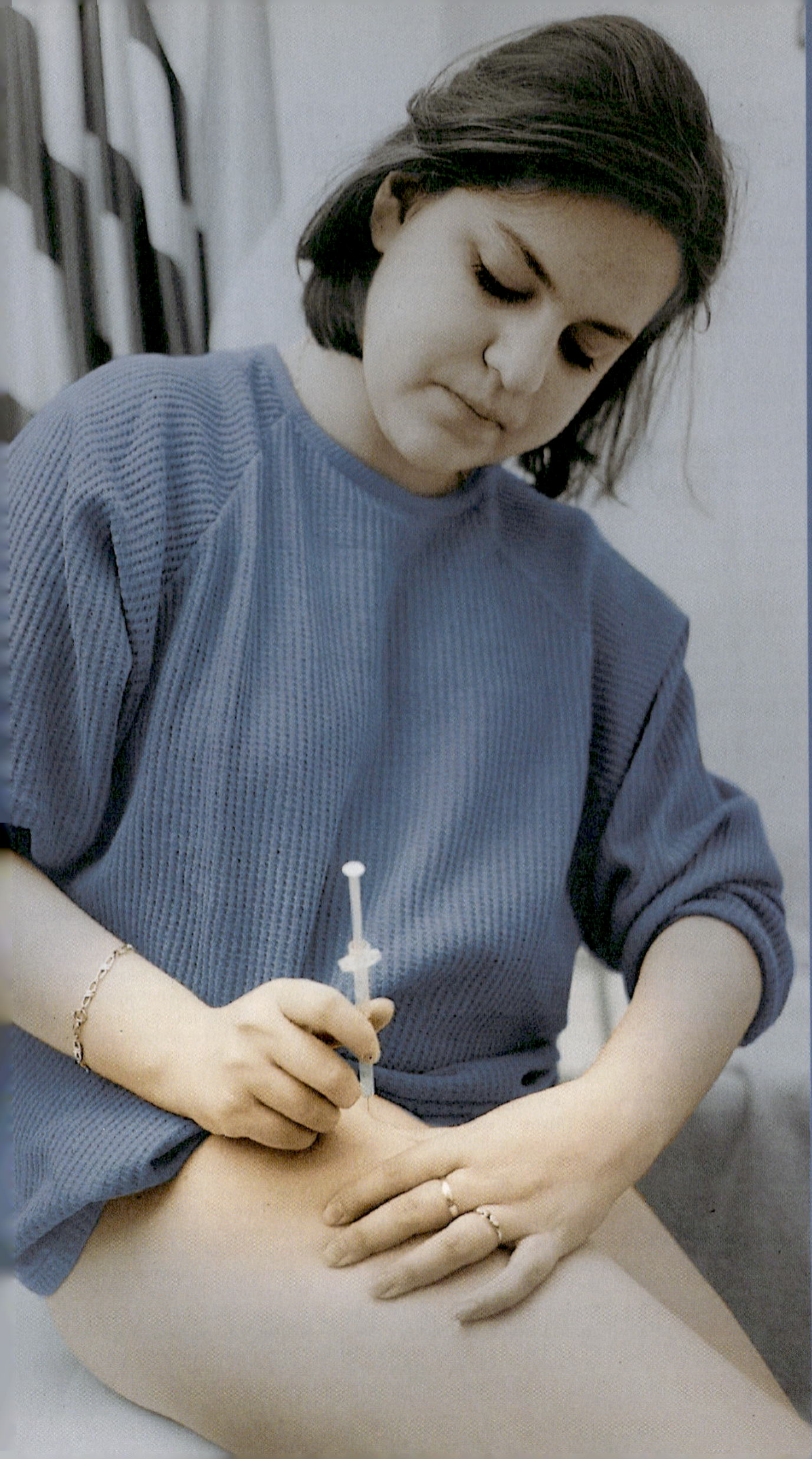

23

Pflege bei endokrinologischen, stoffwechsel- und ernährungsbedingten Erkrankungen

23 Pflege bei endokrinologischen, stoffwechsel- und ernährungsbedingten Erkrankungen

☞ Querverweise

Phäochromozytom ☞ 19.5.1

Das medizinische Fachgebiet

Endokrinologie: Teilgebiet der Inneren Medizin, das sich mit Strukturen und Funktionen der Hormone sowie der Diagnostik und konservativen Behandlung von Störungen des Hormonsystems beschäftigt.
Bei **Stoffwechselerkrankungen** *(metabolischen Erkrankungen)* sind die chemischen Auf-, Ab- oder Umbauvorgänge im Körper gestört. In erster Linie ist die Verwertung von Nahrungsbestandteilen betroffen, z.B. der Glukose beim Diabetes mellitus.
Der Übergang zu den **Ernährungskrankheiten** ist oft fließend, da Stoffwechselerkrankungen häufig durch Fehlernährung begünstigt oder sogar verursacht werden.

Teamarbeit erforderlich

Wenn auch endokrinologische, stoffwechsel- und ernährungsbedingte Erkrankungen hauptsächlich von *Endokrinologen*, anderen *Internisten* oder *Allgemeinmedizinern* behandelt werden, so gibt es doch zahlreiche Überschneidungen bei der Behandlung dieser Krankheiten.

So haben sich manche *Gynäkologen* auf die Diagnostik und Therapie weiblicher Sexualhormonstörungen einschließlich der dadurch bedingten Unfruchtbarkeit spezialisiert. Sind Kinder betroffen, ist eine enge Zusammenarbeit mit dem *Pädiater* (Kinderarzt) erforderlich. *Radiologe* und *Nuklearmediziner* tragen mit zur Diagnosestellung vieler endokrinologischer Erkrankungen bei.

Können endokrinologische Erkrankungen mit Diät und Arzneimitteln nicht ausreichend behandelt werden, ist häufig eine *Operation* durch den *Allgemein-* oder *Viszeralchirurgen* oder eine *Strahlentherapie* angezeigt. Folgeerkrankungen wie eine diabetische Polyneuropathie (☞ 23.6.5) werden oft von weiteren Fachärzten, hier dem *Neurologen*, behandelt.

Aufbau des Kapitels im Lehrbuch

Das Fachgebiet der endokrinologischen, stoffwechsel- und ernährungsbedingten Erkrankungen ist so komplex, dass es keine Leitsymptome gibt, die auf alle Teilgebiete zutreffen. Auch die pflegerischen Anforderungen sind je nach Erkrankung sehr unterschiedlich; eine „übersichtliche" Zusammenfassung der bei endokrinologischen Erkrankungen beeinträchtigten ATL ist daher nicht möglich. Leitsymptome, Diagnostik und

Pflege werden bei den entsprechenden Erkrankungen behandelt, und der Diagnostikteil beschränkt sich deshalb auf eine Übersicht der Blutdiagnostik.

23.1 Anatomie und Physiologie

23.1.1 Das endokrine System

Hormone: Körpereigene Botenstoffe, die die biologischen Abläufe im menschlichen Körper, das Verhalten eines Menschen und auch seine Empfindungen entscheidend beeinflussen.

Fast alle Hormone werden in speziellen Organen bzw. Geweben (*Hormondrüsen, endokrine Drüsen* bzw. *endokrine Gewebe*) gebildet und gelangen auf dem Blutweg zum jeweiligen Erfolgsorgan.

Endokrines System *(Endokrinium)*: Gesamtheit der endokrinen Gewebe einschließlich ihrer Steuerungszentren.

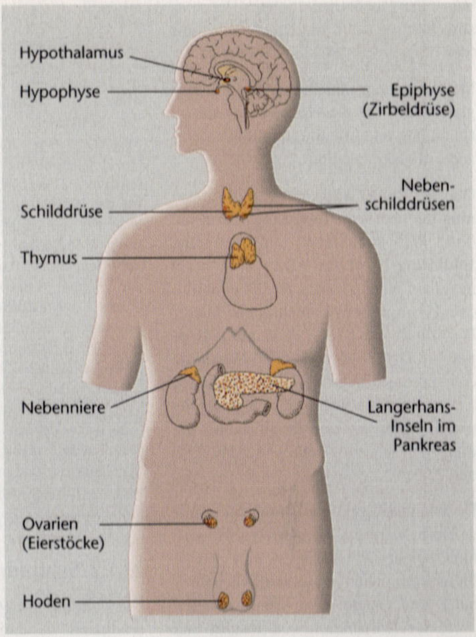

Abb. 23.2: Die Hormondrüsen des Menschen. [A400-190]

Chemische Hormonklassifizierung

Aminosäureabkömmlinge

Diese Hormone leiten sich von einer Aminosäure ab und sind überwiegend wasserlöslich.

Zu ihnen gehören beispielsweise die *Schilddrüsenhormone* Thyroxin und Trijodthyronin (☞ unten) sowie die *Katecholamine* Adrenalin und Noradrenalin.

Peptidhormone

Peptidhormone, z.B. die Releasing-Hormone und Insulin, bestehen aus Ketten von Aminosäuren und sind ebenfalls wasserlöslich.

Ist an die Aminosäureketten ein Zuckeranteil gebunden, spricht man von **Glykopeptidhormonen.** Hierzu zählen die meisten Hypophysenhormone wie Wachstumshormon (STH), Prolaktin, TSH und die Gonadotropine LH und FSH.

Steroidhormone

Aldosteron, Kortisol und die Geschlechtshormone leiten sich vom Cholesterin ab und sind fettlöslich.

Peptidhormone müssen parenteral substituiert werden, z.B. als Insulinspritze für den Diabetiker, da sie nach oraler Aufnahme im Magen-Darm-Trakt zerlegt und damit wirkungslos würden. Dagegen können Aminosäurenabkömmlinge und Steroidhormone oral verabreicht werden.

Alle fettlöslichen und viele wasserlöslichen Hormone werden im Blut an **Transportproteine** gebunden, z.B. die Schilddrüsenhormone an das **Thyroxinbindende Globulin,** kurz *TBG*.

Ein Zuwenig oder Zuviel an Transportglobulinen führt zu einem veränderten *Gesamt*hormonspiegel bei gleichbleibendem *freiem* Hormon und kann so eine Hormonstörung vortäuschen.

Klasse	Hormon	Hauptbildungsort
Aminosäure-abkömmlinge	▸ Thyroxin, Trijodthyronin (T_4, T_3) ▸ Adrenalin, Noradrenalin	▸ Schilddrüse ▸ Nebennierenmark
Peptidhormone	▸ Oxytocin, ADH (Adiuretin) ▸ Releasing-Hormone (RH) ▸ Inhibiting-Hormone (IH) ▸ ACTH ▸ Kalzitonin ▸ Parathormon (PTH) ▸ Insulin	▸ Hypothalamus ▸ Hypophysenvorderlappen ▸ Schilddrüse ▸ Nebenschilddrüse ▸ Bauchspeicheldrüse
Glykopeptid-hormone	▸ Wachstumshormon (STH), Prolaktin, TSH, LH, FSH	▸ Hypophysenvorderlappen
Steroidhormone	▸ Aldosteron, Kortisol ▸ Testosteron ▸ Östrogene, Progesteron	▸ Nebennierenrinde ▸ Hoden ▸ Eierstöcke

Tab. 23.1: Übersicht der Hormone und ihrer Bildungsorte.

Hierarchie der hormonellen Sekretion

Die Hormonsekretion wird durch Regelkreise gesteuert, vergleichbar der modernen Heizungssteuerung:

Sinkt die von einem Fühler gemessene Raumtemperatur (der Hormonspiegel) unter einen bestimmten Sollwert, so veranlasst der Regler eine stärkere Erwärmung der Heizkörper (höhere Hormonausschüttung), und die Raumtemperatur (der Hormonspiegel) steigt wieder an.

Meist wirken mehrere Regelkreise gleichzeitig auf ein Hormon ein, die in Hemmung und Stimulierung fein aufeinander abgestimmt sind.

Oberster Regler ist meist der **Hypothalamus,** der über seine **Releasing-Hormone** (kurz *RH*) stimulierend und über seine **Inhibiting-Hormone** (kurz *IH*) hemmend auf einen zweiten Regler einwirkt, den **Hypophysenvorderlappen.** Dieser beeinflusst durch Sekretion **glandotroper** (auf Drüsen einwirkender) **Hormone** die untergeordneten **Hormondrüsen,** z.B. die Schilddrüse, die nun ihrerseits mittels ihrer peripheren Hormone die Zielzellen steuern (Details ☞ Abb. 23.2 und 23.3).

Doch keine Regel ohne Ausnahme: Einige Hormondrüsen, z.B. der Hypophysenhinterlappen, überspringen eine Ebene dieser komplizierten hierarchischen Ordnung, und andere, etwa die Bauchspeicheldrüse (Produktion von Insulin und Glukagon ☞ 23.1.5), arbeiten sogar weitgehend unabhängig von Hypothalamus und Hypophyse.

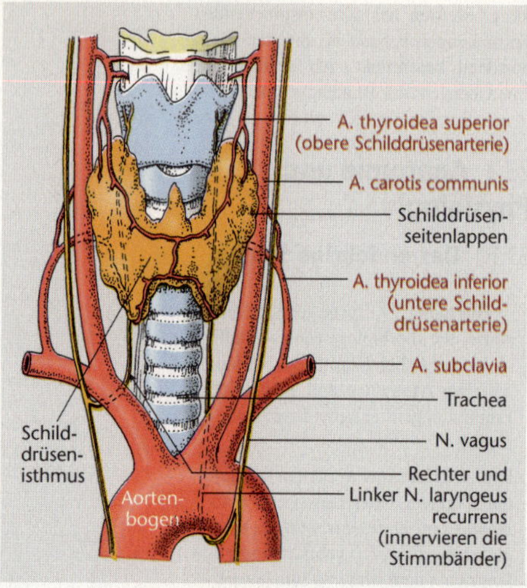

Abb. 23.4: Anatomie der Schilddrüse. Die Schilddrüse, eine ungefähr 25 g schwere, hufeisenförmige Drüse, liegt vor der Luftröhre dicht unterhalb des Schildknorpels. Sie besteht aus zwei Seitenlappen, die durch eine Gewebebrücke, den Isthmus (= Enge), verbunden sind. Klinisch bedeutsam ist der Verlauf des N. laryngeus recurrens, der links und rechts unmittelbar hinter der Schilddrüse verläuft und bei Operationen leicht verletzt werden kann. [A400-190]

23.1.2 Schilddrüse

Die **Schilddrüse** *(Glandula thyreoidea)* produziert in ihren Follikelzellen die Hormone **Thyroxin** *(T_4)* und **Trijodthyronin** *(T_3)*. T_4 enthält vier, T_3 nur drei Jod-Atome.

Beide Hormone steigern den Energieumsatz, fördern das Wachstum und führen zu einer Aktivitätszunahme des Nervensystems.

Zwischen den Schilddrüsenfollikeln liegen die **C-Zellen** *(parafollikuläre Zel-*

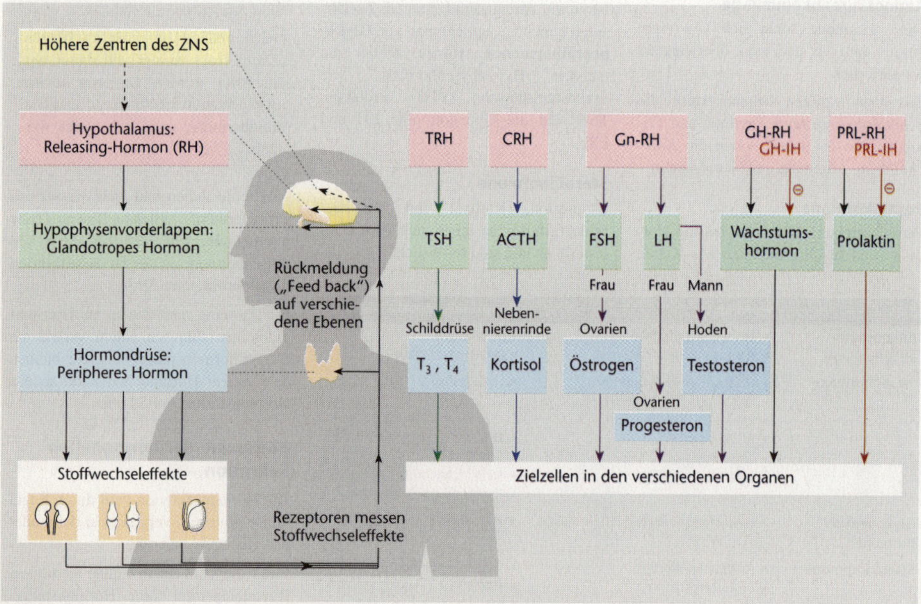

Abb. 23.3: Hierarchie der Hormonregulation, links allgemeines Prinzip, rechts am Beispiel der Schilddrüsenhormone, des Nebennierenrindenhormons Kortisol und der Sexualhormone sowie die verkürzten Hierarchien des Wachstumshormons und des Prolaktins. [A400]

len), die das Hormon **Kalzitonin** sezernieren. Kalzitonin senkt die Kalziumkonzentration im Blut, indem es die Freisetzung von Kalzium und Phophat *aus* den Knochen hemmt und gleichzeitig deren Einbau *in* die Knochen fördert. An der Niere steigert Kalzitonin die Ausscheidung von Phophat, Kalzium, Natrium, Kalium und Magnesium. *Therapeutisch* wird Kalzitonin bei der *Hyperkalzämie* (☞ 31.11.4) und der *Osteoporose* (☞ 26.8.1) eingesetzt.

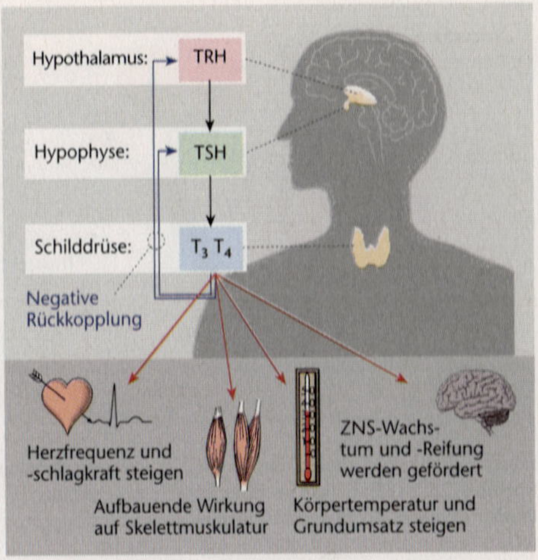

Abb. 23.6: Regelkreis und Wirkungen der Schilddrüsenhormone. Das im Hypothalamus gebildete RH des Schilddrüsenregelkreises Thyreotropin-Releasing-Hormon (TRH) stimuliert die Ausschüttung von TSH (Thyreoidea-stimulierendes Hormon), was zur vermehrten Bildung und Freisetzung der Hormone Thyroxin (T_4) und Trijodthyronin (T_3) führt. Steigende T_3- und T_4-Blutspiegel hemmen die TRH- und TSH-Bildung (negative Rückkopplung). [A400]

23.1.3 Nebenschilddrüsen

Die **Nebenschilddrüsen** *(Epithelkörperchen, Glandulae parathyreoideae)* sind vier ca. 2 – 4 mm große Knötchen dorsolateral der Schilddrüse. Sie produzieren das **Parathormon** (kurz *PTH*), dessen Hauptwirkung in einer *Erhöhung* des Blutkalziumspiegels besteht. Parathormon fördert die Kalziumfreisetzung aus den Knochen, vermindert die Kalziumausscheidung über die Nieren und fördert (indirekt) die Kalziumaufnahme aus dem Darm.

23.1.4 Nebennieren

Die **Nebennieren** *(Glandulae suprarenales)* sind paarig angelegte, je 5 g schwere Organe, die hutförmig auf den beiden oberen Nierenpolen sitzen. Man unterscheidet *Nebennierenrinde* und *Nebennierenmark.*

Die **Nebennierenrinde** (kurz *NNR*) gliedert sich histologisch in drei Schichten:

- In der äußeren *Zona glomerulosa* werden **Mineralokortikoide** (z.B. *Aldosteron*) gebildet, die die Natriumrückresorption in der Niere auf Kosten einer gesteigerten Kaliumausscheidung erhöhen. Über seine Einflüsse auf den Elektrolythaushalt führt Aldosteron zu einem Blutdruckanstieg
- In der mittleren *Zona fasciculata* werden die **Glukokortikoide** (z.B. *Kortisol*) produziert. Ihre Wirkung besteht in einer Förderung des Eiweiß-, Fett- und Knochenabbaus sowie einer Steigerung der Glukoseneubildung aus Aminosäuren in der Leber und damit einer Erhöhung des Blutzuckerspiegels. Gleichzeitig wirken sie *antientzündlich, antiallergisch* und *immunsuppressiv* (☞ Pharma-Info 23.51). Außerdem sind sie maßgeblich an der Stressreaktion bei Infekten, Verletzungen und psychischen Belastungen beteiligt.
  Die Ausschüttung der Glukokortikoide wird durch **CRH** *(Corticotropin-Releasing-Hormon)* und **ACTH** *(Adrenokortikotropes Hormon)* gesteuert (☞ Abb. 23.3)
- In der inneren *Zona reticularis* wird eine beim Erwachsenen unbedeutende Menge an **Sexualhormonen** gebildet.

Das **Nebennierenmark** (kurz *NNM*) ist keine Hormondrüse im engeren Sinn, sondern entspricht entwicklungsgeschichtlich einem umgewandelten sympathischen Ganglion (Ganglion = „Nervenknoten", Ansammlung von Nerven-

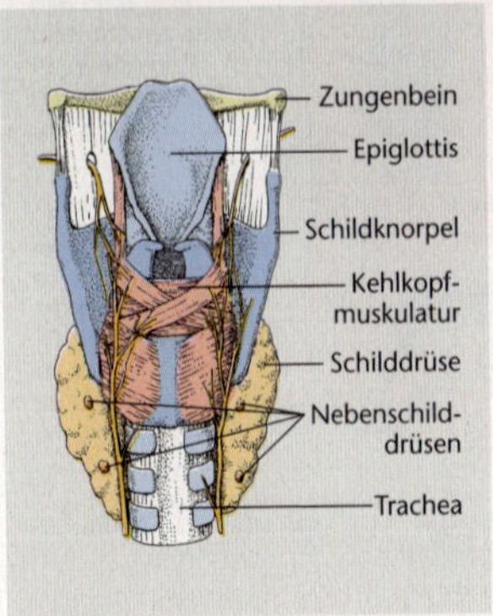

Abb. 23.5: Anatomie der Nebenschilddrüsen. Ansicht von hinten auf Trachea, Schilddrüse und Nebenschilddrüsen. [A400-190]

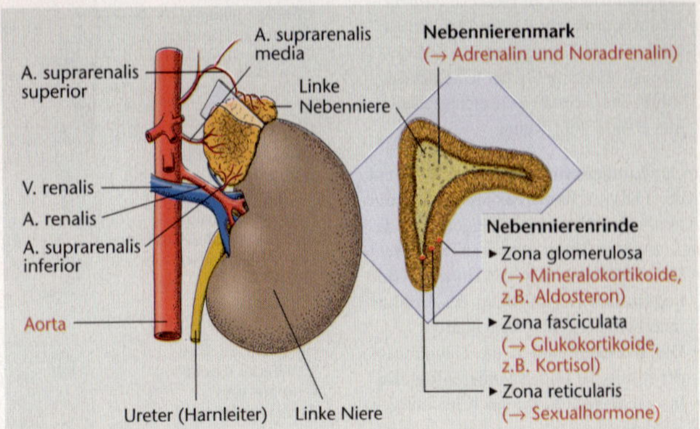

Abb. 23.7: Anatomie der Nebenniere. Die Schnittebene rechts ist links als „Glassscheibe" markiert. [A400-190]

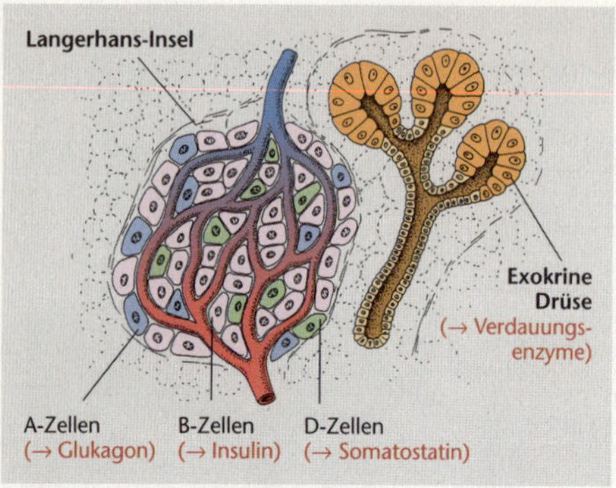

Abb. 23.8: Histologischer Schnitt durch das Pankreas. Hauptbestandteil des Pankreas sind die exokrinen Drüsen, in denen die Verdauungsenzyme Amylase und Lipase gebildet werden. In den Langerhans-Inseln liegen die hormonproduzierenden Zellen. [A400-190]

zellen im Verlauf eines peripheren Nerven ☞ 35.1.4). Es enthält hochspezialisierte Neurone des Sympathikus und schüttet auf nervale Stimulation hin **Adrenalin** und **Noradrenalin** ins Blut aus. Diese führen vor allem zu einer raschen Energiebereitstellung und werden in Stresssituationen vermehrt ausgeschüttet.

Adrenalin und Noradrenalin gehören – zusammen mit Dopamin und Serotonin – zu den **Katecholaminen** und sind *Neurotransmitter* des Nervensystems (Substanzen, die an den Synapsen von Nervenzellen Erregungen weiterleiten).

Phäochromozytom ☞ 19.5.1

23.1.5 Hormone des Pankreas und Physiologie der Glukoseregulation

Die Aufrechterhaltung eines in etwa konstanten Glukosespiegels ist für den Organismus lebensnotwendig. Ein Mangel an Glukose ist *akut* lebensbedrohlich, da das Gehirn auf Glukose als Energieträger angewiesen ist. Ein erheblicher Überschuss führt über Stoffwechselentgleisungen ebenso zum Koma.

In den **Langerhans-Inseln** (☞ 22.6.1 und Abb. 23.8) des **Pankreas** lassen sich drei Arten von Zellen unterscheiden, von denen zwei den Glukosehaushalt regulieren:

- Die **A-Zellen** bilden das Hormon **Glukagon,** den Gegenspieler des Insulins innerhalb der Glukoseregulation
- Die **B-Zellen** stellen die Hauptmasse der Inseln dar und sezernieren **Insulin**
- In den **D-Zellen,** die auch im übrigen Verdauungsstrakt verstreut vorkommen, wird **Somatostatin** gebildet, das u.a. viele Verdauungsfunktionen und die Ausschüttung von Wachstumshormon hemmt.

Insulin

Das Peptidhormon **Insulin:**

- Verstärkt den Einstrom von Glukose in die Zellen
- Fördert die Kaliumaufnahme in die Zellen
- Steigert in der Zelle sowohl die Verbrennung der Glukose (zur Energiebereitstellung) als auch die Glykogenbildung (Glykogen ist die Speicherform der Glukose)
- Fördert die Depotfettbildung (Triglyzeridbildung) und hemmt gleichzeitig den Fettabbau in den Zellen
- Begünstigt die Aminosäureaufnahme in die Zellen und den Aufbau der Körpereiweiße.

Insulin ist ein *anaboles* (aufbauendes) Hormon, da es die Glykogen-, Triglyzerid- und Eiweißneubildung fördert. Seine *medizinische* Bedeutung liegt im Kohlenhydratstoffwechsel, da es das einzige Hormon ist, das den Blutzuckerspiegel senken kann, indem es die Aufnahme der Glukose in die Zellen bewirkt. Erst durch Insulin wird Glukose als Energieträger in der Zelle verfügbar.

Glukagon

Glukagon ist ebenfalls ein Peptidhormon und neben Adrenalin und Kortisol einer der Hauptgegenspieler des Insulins. Glukagon fördert den *Glykogenabbau* sowie die Glukoseneubildung *(Glukoneogenese)* aus Laktat (Milchsäure), Glyzerin und Aminosäuren, die vor allem in der Leber stattfindet. Seine blutzuckersteigernde Wirkung wird therapeutisch bei der Behandlung der *Hypoglykämie* (auch des Diabetikers ☞ 23.6.4) genutzt.

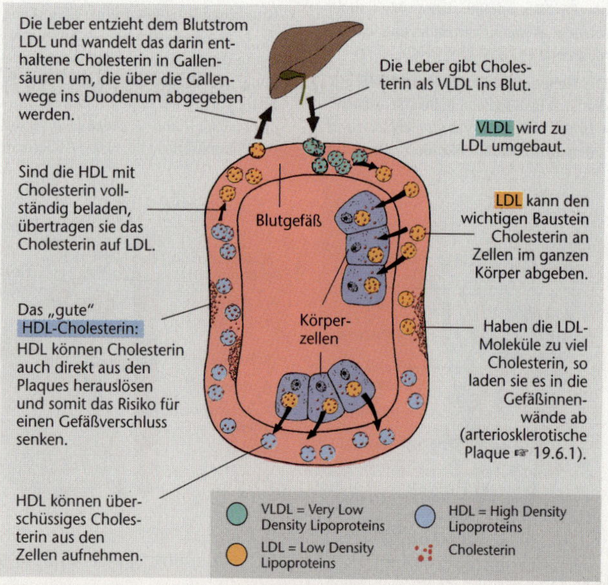

Abb. 23.9: Übersicht des Cholesterinhaushalts. Den Großteil des Cholesterins synthetisiert die Leber, der kleinere Teil kommt aus der Nahrung. [A400-190]

Weitere blutzuckersteigernde Hormone sind Glukokortikoide, Adrenalin und Wachstumshormon (STH).

23.1.6 **Physiologie des Cholesterinstoffwechsels**

Physiologie der Ernährung ☞ *7.6.2*

Physiologie der Blutfette

Die Hauptfette im Blut sind die **Triglyzeride** *(Neutralfette)* und das **Cholesterin.** Sie schwimmen nicht frei im Plasma, sondern werden zum Transport an Eiweiße gebunden (☞ Abb. 23.9). Diese Komplexe, **Lipoproteine** genannt, können im elektrischen Feld genau differenziert werden (**Lipidelektrophorese**, *Lipoproteinelektrophorese* ☞ 9.5.4).

Das prognostisch wichtige **HDL-** (HDL = ***high** density lipoproteins*) und **LDL-** (LDL = ***low** density lipoproteins*) **Cholesterin** können durch weniger aufwendige *Präzipitationsreaktionen* (Ausfällungsreaktionen) bestimmt werden.

Risikofaktor Cholesterin

Von den verschiedenen Fetten besitzt das *Cholesterin* die größte Bedeutung als Risikofaktor der Arteriosklerose. Allerdings ist nicht so sehr die Gesamtmenge des Cholesterins für die Schädigungen der Gefäße und die Arteriosklerose verantwortlich, sondern seine Verteilung auf die oben angegebenen Lipoproteinfraktionen.

Dem HDL-Cholesterin wird eine Schutzwirkung gegen die Arteriosklerose zugeschrieben, während für das Arteriosklerose-Risiko vornehmlich der Cholesterinanteil in der LDL-Fraktion maßgeblich ist.

23.2 Der Weg zur Diagnose in der Endokrinologie

23.2.1 Anamnese und körperliche Untersuchung

Die Symptome, die den Patienten mit endokrinologischen oder stoffwechselbedingten Erkrankungen zum Arzt führen, können selten nur *einem* Organ zugeordnet werden. Deshalb nehmen Fragen nach dem *Allgemeinzustand* bei der **Anamneseerhebung** großen Raum ein:

- Häufig zeigen sich endokrinologische Erkrankungen durch *psychische Veränderungen.* Kranke mit einer Schilddrüsenunterfunktion (☞ 23.4.4) sind typischerweise antriebsarm und fühlen sich schwach. Patienten mit einer Schilddrüsenüberfunktion (☞ 23.4.3) wirken dagegen unruhig, hektisch und nervös
- Wichtig sind Fragen nach *vegetativen Funktionen.* Patienten mit Schilddrüsenüberfunktion klagen oft über Durchfälle, starkes Schwitzen und Herzrasen. Diabetiker berichten über großen Durst und häufiges Wasserlassen mit großen Urinmengen *(Polyurie).*

Bei der **Untersuchung** achtet der Arzt auf Veränderungen des *Körperbaus* und der *Haut.* Patienten mit einem Cushing-Syndrom (☞ 23.7.1) entwickeln oft eine *Stammfettsucht,* und durch die rasche Gewichtszunahme kommt es zu *Hautstriae* (zunächst blaurote, später gelblichweiße Streifen, wie sie auch bei vielen Schwangeren auftreten). Bei Kranken mit einer Nebennierenunterfunktion können *Hyperpigmentierungen* auftreten (☞ 23.7.2).

23.2.2 Blutuntersuchungen in der Endokrinologie

Blutuntersuchungen sind bei der Diagnostik endokrinologischer und stoffwechselbedingter Erkrankungen von herausragender Bedeutung.

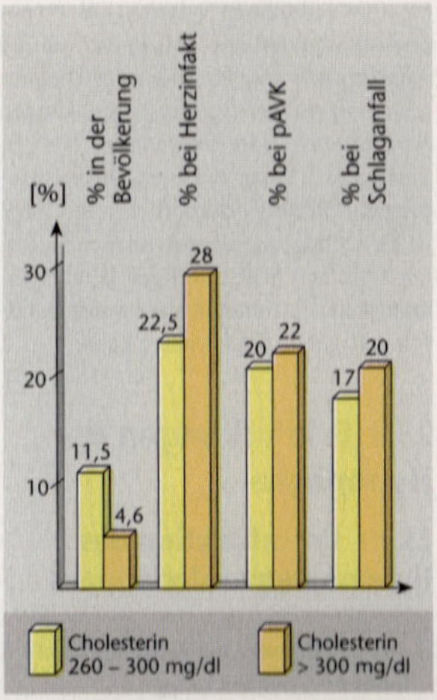

Abb. 23.11: Die Abb. belegt das Risikopotential erhöhter Cholesterinwerte im Blut: So haben 4,6 % der Gesamtbevölkerung einen Cholesterinwert von über 300 mg/dl.
Von allen Patienten mit Herzinfarkt haben aber 28 % solch erhöhte Werte. Das heißt, Patienten mit erhöhten Cholesterinwerten sind prozentual häufiger von Herzinfarkt betroffen, als es ihrem Anteil an der Gesamtbevölkerung entspricht. [A400]

Heute sind *Blutspiegelbestimmungen* für fast alle Hormone verfügbar (☞ Tab. 23.10). Wegen des hierarchischen Auf-

Hormon	Beispiele für pathologische Veränderungen	
ACTH	↑	Primäre Nebennierenrindeninsuffizienz, M. Cushing, tumorbedingte „ektope" ACTH-Produktion (☞ 23.7.1)
	↓	Sekundäre Nebennierenrindeninsuffizienz, z.B. bei kompletter Hypophyseninsuffizienz (☞ 23.7.2)
Aldosteron	↑	Hyperaldosteronismus (☞ 23.7.1), renale Hypertonie
	↓	Nebennierenrindeninsuffizienz (☞ 23.7.2)
Gastrin	↑	Zollinger-Ellison-Syndrom (☞ 23.11)
Kalzitonin	↑	Bestimmte Schilddrüsenkarzinome (☞ 23.4.6)
Kortisol	↑	Cushing-Syndrom, meist infolge ACTH-Überproduktion (☞ 23.7.1)
	↓	Primäre und sekundäre Nebennierenrindeninsuffizienz (☞ 23.7.2)
Parathormon	↑	Hyperparathyreoidismus (☞ 23.5.1)
	↓	Hypoparathyreoidismus (☞ 23.5.2)
Prolaktin	↑	Prolaktinom (☞ 23.3.2)
fT_3, fT_4 (freies T_3, T_4)	↑	Hyperthyreose (☞ 23.4.3)
	↓	Hypothyreose (☞ 23.4.4)
Wachstumshormon (STH)	↑	Akromegalie (☞ 23.3.2)
	↓	Hypothalamisch-hypophysärer Minderwuchs
TSH	↑	Primäre Hypothyreose (☞ 23.4.4)
	↓	Primäre Hyperthyreose (☞ 23.4.3), sekundäre Hypothyreose

Tab. 23.10: Übersicht der wichtigsten Hormonbestimmungen im Blut (ohne Sexualhormone). Spezielle Blutuntersuchungen bei Diabetes mellitus ☞ 23.6.1.

baus des endokrinen Systems (z.B. Hypophysen-Schilddrüsen-Achse) ist oft die Analyse *mehrerer* Hormone zur Diagnosestellung notwendig. Ergänzend können *Stimulations-* oder *Hemmtests* (☞ z.B. 23.4.1, 23.7.1) zur besseren Differenzierung der Störung erforderlich sein. Dabei ist es wichtig, die vorgeschriebenen Zeiten zwischen den jeweiligen Blutabnahmen genau einzuhalten, da es sonst zu falschen Ergebnissen kommen kann.

23.3 Erkrankungen der Hypophyse

23.3.1 Unterfunktion des Hypophysenvorderlappens

Hypophysenvorderlappeninsuffizienz *(Hypopituitarismus):* Unterfunktion des Hypophysenvorderlappens mit teilweisem oder völligem Fehlen von Hypophysenvorderlappenhormonen.

Krankheitsentstehung

Der **primären Hypophysenvorderlappeninsuffizienz** liegt eine Zerstörung oder Verdrängung des Hypophysenvorderlappens durch Tumoren, neurochirurgische Eingriffe, Unfälle, Entzündungen, aber auch Autoimmunprozesse zugrunde. Die **sekundäre Hypophysenvorderlappeninsuffizienz** ist durch Erkrankungen des Hypothalamus verursacht.

Sheehan-Syndrom

Ist bei einer Frau der Untergang des Hypophysengewebes durch eine Schocksituation während der Geburt bedingt (der genaue Pathomechanismus ist nicht bekannt), wird dies als **Sheehan-Syndrom** bezeichnet. Es ist mittlerweile aber extrem selten geworden.

Symptome und Untersuchungsbefund

Die Symptome setzen in aller Regel schleichend ein. Die Betroffenen bemerken meist als erstes die Folgen einer Hoden- bzw. Eierstockunterfunktion: Die Schambehaarung lichtet sich, bei Frauen sind die Brüste, bei Männern die Hoden verkleinert. Männer berichten über verminderte Libido und Potenz, Frauen über Zyklusstörungen und Ausbleiben der Menstruation. Dann treten die Zeichen einer Schilddrüsenunterfunktion hinzu (☞ 23.4.4). Als letztes kommt es zur Nebennierenrindenunterfunktion, die akut lebensbedrohlich werden kann (☞ 23.7.2). Die Patienten sind blass und wirken müde und antriebsarm.

Bei Kindern besteht infolge des Mangels an Wachstumshormon eine Wachstumsverzögerung.

Akute Entgleisung: Hypophysäres Koma

Bei zusätzlichen Belastungen, z.B. Verletzungen oder Operationen, kann der Zustand des Patienten rasch entgleisen, da der Körper auf den Stress nicht mit einer erhöhten Hormonproduktion reagiert. Die Symptome des **hypophysären Komas** bestehen vor allem in Atem- und Kreislaufstörungen (Hypoventilation, Bradykardie, Hypotonie), Hypothermie (Abfall der Körpertemperatur), Hypoglykämie (Unterzuckerung ☞ 23.6.4) und Bewusstseinstrübungen bis hin zum Koma.

Diagnostik und Differentialdiagnose

Die Diagnose einer Unterfunktion des Hypophysenvorderlappens wird durch den **kombinierten Hypophysenvorderlappen-Stimulationstest** gestellt. Intravenöse Injektion von CRH, TRH, LHRH und GHRH führt physiologischerweise zu einem Anstieg von Kortisol, ACTH, TSH, FSH, LH und Wachstumshormon (STH) im Blut.

Blutabnahmen sind für die Ausgangswerte sowie 15, 30, 45, 60 und 90 Minuten nach Injektion der stimulierenden Hormone erforderlich. Hauptnebenwirkungen des Tests sind Wärmegefühl, *Flush* (Hautrötung mit Hitzegefühl), Schwindel und Harndrang kurz nach der Injektion.

Bei einer Unterfunktion des Hypophysenvorderlappens sind die genannten Reaktionen abgeschwächt oder aufgehoben. Dann wird versucht, durch Anamnese und technische Untersuchungen wie Röntgen, CT (☞ 9.6.4) oder Kernspintomographie (☞ 9.4.5) des Schädels sowie Gesichtsfeldprüfungen durch den Augenarzt (Hinweis auf Tumor im Bereich der Hypophyse, der auch auf den Sehnerv drückt?) die Ursache der Erkrankung festzustellen.

Behandlungsstrategie

Wann immer möglich, wird die zugrunde liegende Erkrankung behandelt, etwa durch Tumorentfernung.

Oft müssen die fehlenden Hormone ersetzt werden. Die Substitutionstherapie umfasst:

- Glukokortikoide (☞ 23.1.4) oral
- Schilddrüsenhormone (☞ 23.1.2) oral
- Die peripheren Geschlechtshormone (oral), auch für ältere Patienten, da sonst das Osteoporoserisiko erhöht ist und oft das allgemeine Wohlbefinden der Patienten eingeschränkt ist
- Bei Kindern Wachstumshormon (einmal täglich subkutan).

Pflege

- Je nach Gefährdung des Patienten ist eine engmaschige Kontrolle der Vitalzeichen erforderlich, um ein drohendes hypophysäres Koma zu erkennen
- Die sehr dünne, trockene und empfindliche Haut der Patienten bedarf einer sorgfältigen und individuell abgestimmten Hautpflege (einschl. Haare und Kopfhaut).

Patienteninformation

Die Hormonsubstitution muss in der Regel lebenslang fortgesetzt werden. Der Patient sollte stets einen Notfallausweis bei sich tragen, damit z.B. bei Unfällen sofort ausreichend Hormone substituiert werden.

Diabetes insipidus ☞ *23.10*

23.3.2 Überfunktion des Hypophysenvorderlappens

Überfunktion des Hypophysenvorderlappens: Vermehrte Sekretion *eines* oder *mehrerer* Hypophysenvorderlappenhormone, meist durch gutartige hormonproduzierende Tumoren *(Adenome).*

Symptome, Befund und Diagnostik

Das häufigste Adenom ist das **Prolaktinom,** das durch *Prolaktinsekretion* bei Frauen zu Zyklusstörungen, Sterilität, Brustwachstum und Milchfluss führt. Männer klagen häufig über Libidostörungen sowie seltener über Brustwachstum und Brustschmerzen. Durch Druck des Tumors auf die Sehnervenkreuzung kann es zu einer Einschränkung des Gesichtsfeldes kommen.

Bei einer Überproduktion von *Wachstumshormon* kommt es bei Kindern zum **Riesenwuchs.** Bei Erwachsenen entsteht eine **Akromegalie** (*Akren* = distale Körperteile), d.h. eine Vergrößerung von Kinn, Nase, Händen und Füßen sowie

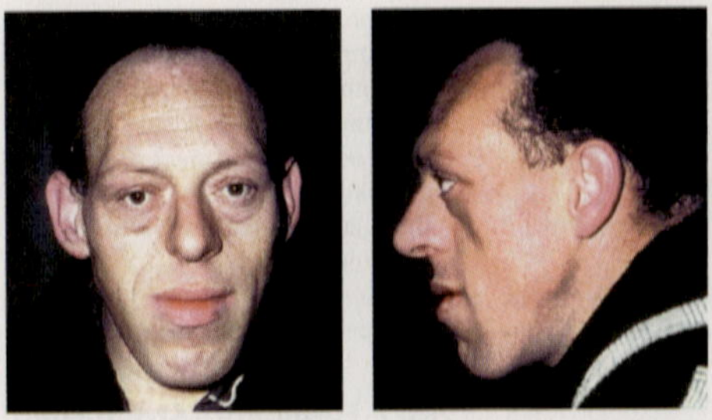

Abb. 23.12 – 23.13: 30-jähriger Patient mit Akromegalie. Stirnbein, knöcherne und knorpelige Nase sowie Kinn lassen eine deutliche Vergröberung erkennen. Die Füße sind um zwei Schuhgrößen länger geworden, die Hände haben sich ebenfalls vergrößert. [T127]

eine Vergröberung der Gesichtszüge vor allem durch Wachstum von Jochbeinen, Kiefer, Lippen und Zunge. Auch die inneren Organe können vergrößert sein.

Zusätzlich können die Erscheinungen einer Hypophysenvorderlappenunterfunktion (☞ oben) bestehen, wenn das normale Gewebe durch den Tumor geschädigt wird.

Die Diagnose wird in beiden Fällen durch Hormonbestimmung im Blut mit nachfolgender Lokalisationsuntersuchung gestellt.

Behandlungsstrategie

Die Therapie erfordert meist eine operative Entfernung des Tumors. Nur bei Prolaktinomen ist eine medikamentöse Hemmung der Hormonproduktion durch Bromocriptin (z.B. Pravidel®), Lisurid (z.B. Dopergin®), Quinagolid (z.B. Norprolac®) oder Cabergolin (z.B. Dostinex®) sinnvoll, die oft zu einer weitgehenden Rückbildung des Tumors führt. Zur Behandlung der Akromegalie bei inoperablen Patienten oder zur präoperativen Tumorverkleinerung kann Octreotid (Sandostatin®, ein Somatostatin-Analogon) versucht werden. Bromocriptin und Lisurid sind nur bei knapp 50 % der Patienten mit Akromegalie wirksam. Bei inoperablen Tumoren und Erfolglosigkeit der medikamentösen Therapie kommt eine Strahlentherapie in Betracht.

Hat der Patient eine partielle Hypophysenvorderlappeninsuffizienz, werden die fehlenden Hormone substituiert.

23.4 Schilddrüsenerkrankungen

Schilddrüsenerkrankungen sind sehr häufig. Sie können eingeteilt werden in:

- Erkrankungen mit *normalen* Schilddrüsenhormonspiegeln **(Euthyreose)**
- Erkrankungen mit Störung der Schilddrüsenstoffwechsellage. Bei *erhöhtem* Schilddrüsenhormonspiegel spricht man von einer **Hyperthyreose,** bei *erniedrigtem* von einer **Hypothyreose.**

Unabhängig von der Schilddrüsenstoffwechsellage kann die Schilddrüse normal groß oder vergrößert (= **Struma**) sein. Entsprechend bezeichnet der Mediziner eine vergrößerte Schilddrüse bei normaler Stoffwechsellage als *euthyreote Struma* (☞ 23.4.2).

23.4.1 Schilddrüsendiagnostik

Palpation der Schilddrüse

Bei Verdacht auf Schilddrüsenerkrankungen tastet der Untersucher die Schilddrüse sorgfältig auf Größe, Knoten und Verhärtungen ab. Fühlt sich die Schilddrüse wärmer an als die Umgebung, so deutet dies auf eine Entzündung hin (*Thyreoiditis* ☞ 23.4.5). Knoten in der Schilddrüse sind je nach Größe und Lage tastbar.

Blutuntersuchungen in der Schilddrüsendiagnostik

Bei Verdacht auf eine Schilddrüsenerkrankung erfolgt die Bestimmung von T_3, T_4 und TSH (Basalwert) im Blut zur Klärung der Funktionslage. Dabei werden heute vorwiegend die Spiegel an *freiem*, d.h. nicht proteingebundenem T_3 und T_4 bestimmt, da nur diese biologisch wirksam sind.

Heute seltener durchgeführt wird der **TRH-Test,** bei dem nach der Blutabnahme für den basalen TSH-Wert intravenös TRH gespritzt oder als Nasenspray gegeben wird. Nach 30 Minuten erfolgt eine zweite Blutabnahme. Normal ist ein mäßiger Anstieg des TSH-Spiegels. Fällt dieser Anstieg zu gering aus, ist der Patient hyperthyreot. Ist der Anstieg überschießend, liegt eine Hypothyreose vor (☞ Tab. 23.10).

Einige Schilddrüsenerkrankungen, z.B. M. Basedow (☞ 23.4.3 und Abb. 23.19) und Hashimoto-Thyreoiditis (☞ 23.4.5), sind immunogen (mit-)bedingt (☞ 29.5). Bei vielen dieser Patienten sind im Blut **Schilddrüsen(auto)antikörper** nachweisbar. Wichtig sind insbesondere:

- **Anti-TPO** (*TPO-AK, TPO = Thyreoidale Peroxidase* = bestimmtes Enzym der Schilddrüse), früher auch als *Mikrosomale Antikörper*, kurz *MAK*, bezeichnet
- *Antikörper gegen Thyreoglobulin* (**Tg-AK,** *TAK*). Thyreoglobulin ist ein in der Schilddrüse gebildeter Vorläufer der Schilddrüsenhormone
- Antikörper gegen TSH-Rezeptoren (kurz **TRAK**).

Sonographie

Sonographische Untersuchungen ermöglichen eine genaue *Volumenbestimmung* der Schilddrüse und weisen *Knoten* und *Zysten* nach. Eine sichere Aussage über Gut- oder Bösartigkeit der Veränderung ist nicht möglich, gleichzeitig bestehende vergrößerte Halslymphknoten weisen aber auf ein malignes Geschehen hin. Bei Verdacht auf ein Nebenschilddrüsenadenom (☞ 23.5.1) vermag die Sonographie manchmal die Lokalisation zu klären.

Konventionelle Röntgenverfahren

Die konventionellen Röntgenverfahren (☞ 9.6.2) sind von untergeordneter Bedeutung. Die meist ohnehin angefertigte **Röntgenaufnahme des Thorax** zeigt, ob eine Schilddrüsenvergrößerung bis hinter das Brustbein reicht (**retrosternale Struma** ☞ 23.4.2). Eine **Tracheazielaufnahme** (spezielle Röntgenleeraufnahme zur Darstellung der Luftröhre) klärt, ob die vergrößerte Schilddrüse die Luftröhre einengt. Mit einem **Ösophagus-Brei-Schluck** (☞ 21.3.3) kann eine eventuelle Kompression der Speiseröhre nachgewiesen werden.

Schilddrüsenszintigraphie

Die **Schilddrüsenszintigraphie** (☞ 9.6.6) ist die häufigste Isotopenuntersuchung in der Endokrinologie. Sie ist z.B. bei einer Überfunktion der Schilddrüse oder der Funktionsdiagnostik von Knoten angezeigt.

Dem Patienten wird in der nuklearmedizinischen Abteilung eine geringe Dosis radioaktiv markiertes Technetium (^{99m}Tc)

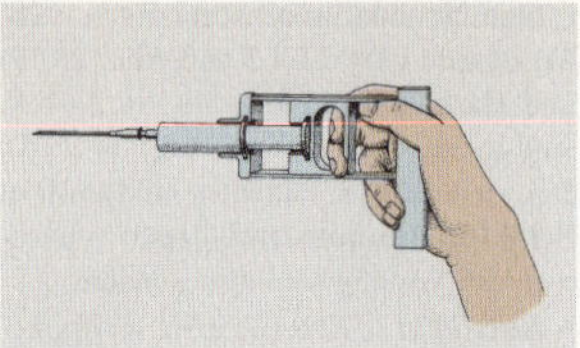

Abb. 23.14: Der Cameco-(Pistolet-)Handgriff zur Feinnadelpunktion ermöglicht die Aspiration von Schilddrüsengewebe aus mehreren Drüsenbereichen in rascher Folge und hält so die Punktionsdauer kurz. Er wird auch verwendet zur Punktion anderer Organe, z.B. bei Zystenbildung in der Brustdrüse. [A400-190]

i.v. gespritzt oder Jod (^{123}J oder ^{131}J) oral gegeben, das von der Schilddrüse aufgenommen wird. Aufnahmen mit der Gammakamera erlauben dann die zweidimensionale Darstellung des Schilddrüsengewebes. Während **kalte Knoten** das Radionuklid nicht aufnehmen, speichern **heiße Knoten** das Nuklid sehr intensiv, und das übrige Schilddrüsengewebe stellt sich nur abgeschwächt oder gar nicht dar. **Warme Knoten** speichern das Radionuklid ebenso stark wie die Umgebung.

Kalte Schilddrüsenknoten sind *nicht* stoffwechselaktiv und karzinomverdächtig. Heiße Schilddrüsenknoten sind stoffwechselaktiv und produzieren evtl. große Schilddrüsenhormonmengen.

Der **Suppressionstest** *(Suppressionsszintigraphie)* überprüft die Funktion des Regelkreises und schließt sich an eine Schilddrüsenszintigraphie an. Die Gabe von Schilddrüsenhormonen über einige Tage führt physiologischerweise über eine verringerte TSH-Sekretion zu einer verminderten Radionuklidaufnahme des normalen Schilddrüsengewebes im Szintigramm. Dagegen speichern *autonome Bezirke,* die sich der Kontrolle durch das übergeordnete TSH entzogen haben, das Radionuklid ebenso stark wie im Ausgangsszintigramm.

Pflege bei Schilddrüsenszintigraphie

Allgemeine Pflege bei Szintigraphie ☞ *9.6.6*

- Überprüfen (lassen), ob der Patient innerhalb der letzten vier Wochen vor der Untersuchung Schilddrüsenhormone, Jodpräparate oder schilddrüsenblockierende Arzneimittel wie z.B. Thyreostatika (☞ 23.4.3) eingenommen hat, da die Schilddrüse das radioaktive Nuklid dann evtl. nicht aufnimmt. Ggf. Arzneimittel auf Arztanordnung absetzen
- Aus dem gleichen Grund Reihenfolge der Untersuchungen zusammen mit dem Arzt planen. Keine Untersuchungen mit jodhaltigen Kontrastmitteln vor der Schilddrüsenszintigraphie. Keine jodhaltigen Desinfektionsmittel zur Hautdesinfektion
- Nach der Untersuchung Patienten zum Trinken anhalten, da reichliche Flüssigkeitszufuhr die Ausscheidung der radioaktiven Substanz beschleunigt und so die Strahlenbelastung vermindert.

Feinnadelpunktion der Schilddrüse

Eine **Feinnadelpunktion der Schilddrüse** *(Aspirationszytologie)* ist insbesondere bei den immer karzinomverdächtigen kalten Knoten zur weiteren Abklärung indiziert. Unter sonographischer Kontrolle wird der verdächtige Bezirk mit einer dünnen Kanüle punktiert und Material für die zytologische Untersuchung entnommen.

Pflege bei Feinnadelpunktion

- *Benötigtes Material:* Hautdesinfektionsmittel, sterile Tupfer und Kompressen, dünne Kanülen, mehrere 10-ml-Spritzen, *Cameco-(Pistolet-)Handgriff* (☞ Abb. 23.14), Handschuhe, Pflaster, Objektträger, Behälter für das Punktat, Begleitpapiere, Sonographiegerät (falls nicht im Raum vorhanden)
- *Vorbereitung des Patienten:* Den Patienten kurz vor der Punktion bitten, die Blase zu entleeren. Patienten ggf. zur Punktion begleiten
- *Nachsorge:* Wunde auf Blutung oder Zeichen einer Infektion beobachten.

23.4.2 Euthyreote Struma und Schilddrüsenoperation

Euthyreote Struma *(blande Struma):* Schilddrüsenvergrößerung bei regelrechter Schilddrüsenstoffwechsellage. Sehr häufige Erkrankung, 30 – 50 % der Bevölkerung sind betroffen.

Ist das Schilddrüsengewebe gleichmäßig vergrößert, heißt dies (euthyreote) **Struma diffusa.** Sind Knoten vorhanden, handelt es sich um eine (euthyreote) **Struma nodosa** *(Knotenstruma).*

Krankheitsentstehung

Die häufigste Ursache einer Struma ist Jodmangel in der Nahrung. Viele Gegenden Mitteleuropas enthalten zu wenig Jod im Trinkwasser, so dass im Schnitt weniger als die erforderlichen 150 – 200 µg Jodid täglich aufgenommen werden. Dann ist die Schilddrüsenhormonsynthese erschwert, und die Schilddrüse versucht durch Wachstum, genügend Hormone zu produzieren.

Auch das Arzneimittel *Lithium* (☞ 36.5.2) kann zu einer Struma führen.

Symptome und Untersuchungsbefund

Als erstes fällt dem Patienten zumeist eine Verdickung des Halses auf. Vielleicht verspürt er auch ein Engegefühl im Halsbereich. Eine große Struma führt durch Druck auf Luft- und Speiseröhre zu *inspiratorischem Stridor* (☞ 20.3.4), Luftnot (☞ 20.3.1), Kloßgefühl und Schluckbeschwerden. Dies ist besonders dann der Fall, wenn Teile der Struma hinter dem Brustbein liegen **(retrosternale Struma).**

Kleine Strumen sind nicht sicht-, sondern nur tastbar (☞ 23.4.1). Nach ihrer Größe werden die Strumen in folgende Stadien eingeteilt:

- Stadium Ia: Tastbare Struma, die auch beim Zurückbeugen des Kopfes nicht sichtbar ist, oder kleiner Strumaknoten

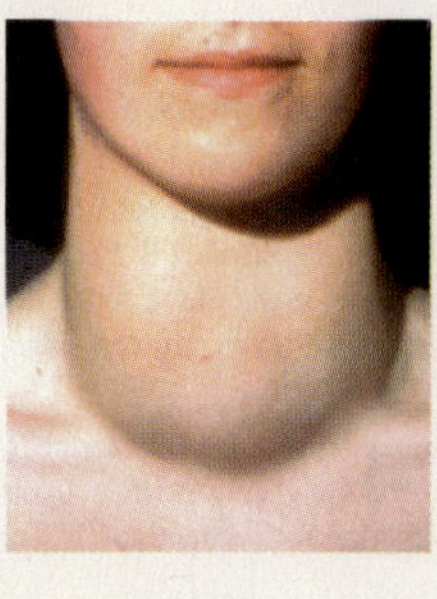

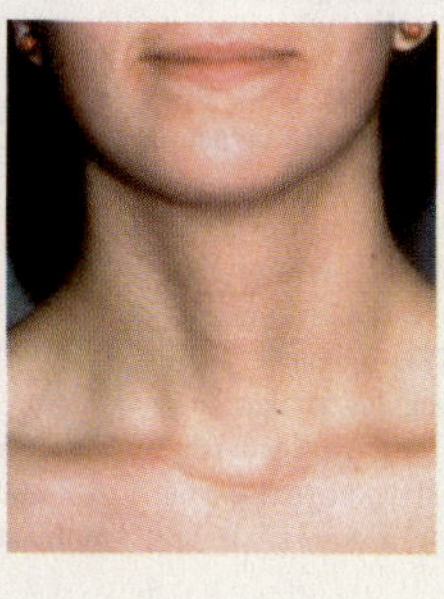

Abb. 23.15 – 23.16: 20-jährige Patientin mit euthyreoter Knotenstruma (Struma nodosa) vor und nach der Operation. Der Patientin war nur eine Verdickung des Halses aufgefallen. Man tastete zwei hühnereigroße Seitenlappen und einen tischtennisballgroßen Knoten im Isthmus der Schilddrüse. [T127]

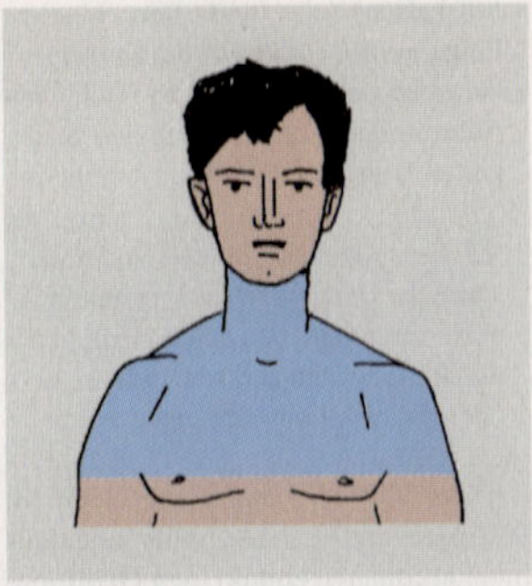

Abb. 23.17: Rasurschema bei Schilddrüsenoperation. [A400-215]

- Stadium Ib: Tastbare Struma, die nur bei zurückgebeugtem Kopf sichtbar ist
- Stadium II: Bei normaler Kopfhaltung sichtbare Struma
- Stadium III: Auf Distanz sichtbare Struma, die zu Lokalsymptomen wie denen einer Luftröhreneinengung (☞ oben) führt.

Diagnostik und Differentialdiagnose

- Blutabnahme mit Bestimmung des freien T_3 und T_4, TSH (Basalwert) sowie TRH-Test zur Klärung der Funktionslage. Bei einer *euthyreoten Struma* ist die Hormonproduktion regelrecht. Bei jeder hyperthyreoten Struma besteht der Verdacht auf *autonome* Schilddrüsenbezirke (☞ 23.4.3)
- BSG, CRP und Schilddrüsenantikörper zum Ausschluss einer Schilddrüsenentzündung
- Ultraschall, um das Schilddrüsenvolumen exakt zu bestimmen und Knoten oder eine Entzündung zu diagnostizieren
- Bei tastbaren oder im Ultraschall sichtbaren Knoten Szintigraphie zur Erfassung karzinomverdächtiger kalter und autonomer heißer Knoten (☞ 23.4.1)
- Evtl. Feinnadelpunktion bei V.a. Karzinom oder Entzündung.

Behandlungsstrategie

Konservative Therapie

Die medikamentöse Behandlung der euthyreoten Struma besteht je nach Alter des Patienten und Ausmaß der Schilddrüsenvergrößerung in der Gabe von Jodid (z.B. Jodid 200®) und/oder – trotz des normalen Hormonspiegels – Schilddrüsenhormonen (z.B. Euthyrox®), um der Schilddrüse den Wachstumsreiz zu nehmen.

Operative Therapie

Bei erheblichen Beschwerden des Patienten oder Erfolglosigkeit der medikamentösen Therapie ist eine **subtotale Strumaresektion,** oft nicht ganz korrekt auch als *subtotale Strumektomie* bezeichnet, angezeigt. Über einen queren Zugang knapp oberhalb des Sternums (**Kocher-Kragenschnitt** ☞ Abb. 11.42) wird nicht die gesamte Schilddrüse entfernt, sondern beidseitig ein Schilddrüsenrest und die Nebenschilddrüsen belassen. Ein *einzelner* Strumaknoten (selten) kann auch *enukleiert* (ausgeschält) werden.

Wichtigste Komplikation von Schilddrüsenoperationen ist eine **Rekurrensparese** *(Kehlkopflähmung, Lähmung der Kehlkopfmuskulatur)* mit Beeinträchtigung der Stimmbandbeweglichkeit durch intraoperative Schädigung des N. recurrens (☞ Abb. 23.4). Die *einseitige* Rekurrensparese zeigt sich durch postoperative Heiserkeit, die (seltene) *beidseitige* Rekurrensparese durch schwere Atemnot.

Radiojodtherapie

Bei einer Rezidivstruma oder allgemeiner Inoperabilität besteht auch die Möglichkeit einer **Radiojodtherapie** (☞ 23.4.6).

Perioperative Pflege bei Schilddrüsenoperation

Allgemeine perioperative Pflege ☞ 11.1, 11.4

Präoperative Pflege

- Neben den üblichen präoperativen Untersuchungen HNO-Konsil zur Beurteilung der Stimmbänderfunktion und damit der Funktion des N. recurrens einplanen
- Kurz vor der Operation Patienten vom Kinn bis *hinter* die Ohren, Hals und Brust bis zu den Brustwarzen rasieren und Kopfhaare so zusammenbinden, dass in Rückenlage keine Druckstellen entstehen können
- Präoperativ zeichnet der Operateur die geplante Schnittführung (quer zu den Halsfalten) auf. Die Pflegenden achten darauf, dass die Körperpflege und Rasur vor dieser Maßnahme beendet sind. In manchen Kliniken markiert der Operateur die Schnittführung erst unmittelbar präoperativ im OP.

Postoperative Pflege

- Postoperativ ansprechbare Patienten halbsitzend lagern, damit Wundödem und -sekret besser abfließen können. Hals durch kleines Kissen oder Nackenrolle unterstützen
- Patienten am Abend des OP-Tages erstmals aufstehen lassen. Drehen des Kopfes und ruckartige Körperbewegungen vermeiden
- Körperpflege unterstützen, evtl. Waschen der unteren Körperhälfte übernehmen
- Am Abend des OP-Tages Tee zu trinken geben, dabei aber wegen der Gefahr des Verschluckens anfangs beim Patienten bleiben. Wenn keine Schluckbeschwerden auftreten, ab dem nächsten Tag Kost weiter aufbauen, meist Breikost am ersten postoperativen Tag, danach Vollkost.

Komplikation	Symptome	Überwachung von
Nachblutung nach innen (in die Wundhöhle)	▸ Stridor ▸ Atemnot ▸ Halsumfang ↑	▸ Atmung (Geräusche) ▸ Halsumfang ▸ Puls, RR
Nachblutung nach außen	▸ Rasche Volumenzunahme in den Redon-Flaschen ▸ Durchbluteter Verband ▸ Zeichen eines Volumenmangelschocks (☞ 38.5.1)	▸ Redon-Drainagen (speziell Menge, Aussehen) ▸ Verband ▸ Puls, RR (Schockanzeichen?)
Rekurrensparese durch lokales Wundödem oder intraoperative Reizung/ Verletzung des Nerven	▸ Heiserkeit nimmt postop. zu bzw. klingt nicht ab ▸ Sprechschwierigkeiten, Stimmlosigkeit ▸ Atemnot	▸ Heiserkeit (Zu-, Abnahme?) ▸ Stimmfähigkeit: Sprechproben von stimmhaften Wörtern wie z.B. Coca-Cola ▸ Atmung
Hypoparathyreoidismus durch Verletzung oder Entfernung der Nebenschilddrüsen	▸ Sensibilitätsstör. wie Parästhesien perioral und an den Fingern (Kribbeln, Ameisenlaufen) ▸ Tetanische Krämpfe mit Pfötchenstellung ▸ Serumkalzium ↓	▸ Sensible Störungen (Pat. gezielt fragen) ▸ Finger- und Handstellung ▸ Serumkalziumspiegel

Tab. 23.18: Komplikationen nach einer Schilddrüsenoperation.

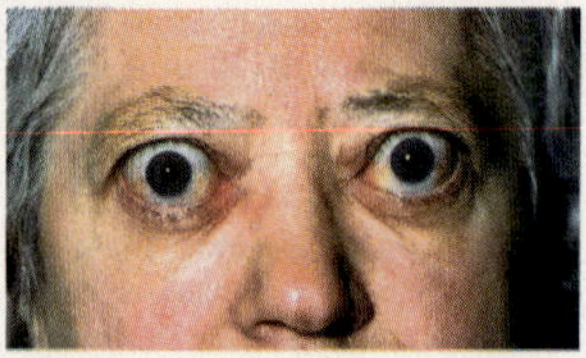

Abb. 23.19: 53-jährige Patientin mit M. Basedow. Auffallend sind die hervortretenden Augen mit zurückgezogenen Oberlidern und der starre Blick. [T127]

Die Redondrainagen werden nach 24 – 48 Stunden entfernt, die Fäden im Gegensatz zu den meisten anderen Operationen schon ab dem 4. postoperativen Tag gezogen, um die Narbenbildung so unauffällig wie möglich zu halten.

Bei komplikationslosem Verlauf kann der Patient oft bereits am 3. postoperativen Tag entlassen werden.

Beim Aufstehen und Hochrutschen im Bett spannt der Patient seine Halsmuskulatur an. Für Patienten nach einer Schilddrüsenoperation ist dies besonders schmerzhaft. Folgende Tricks vermeiden die Anspannung der Halsmuskulatur:

- Den Kopf mit beiden Händen umgreifen, etwas nach vorne beugen und während des Aufsetzens festhalten
- Ein gefaltetes Handtuch quer unter den Nacken des Patienten legen, das der Patient an beiden Enden fassen und so den Kopf nach vorne bzw. hoch ziehen soll.

Prognose und Patienteninformation

Die gute Prognose der Struma nodosa wird dadurch getrübt, dass ca. 1 % der Patienten nach einer Schilddrüsenoperation eine *bleibende* (einseitige) Rekurrensparese haben (☞ oben).

Eine weitere postoperative Komplikation besteht in einer vorübergehenden oder bleibenden Unterfunktion der Nebenschilddrüsen (*Hypoparathyreoidismus* ☞ 23.5.2), die die Gabe von Kalzium- und ggf. Vitamin-D-Präparaten (z.B. A.T. 10®Lösung oder -Perlen) erfordert. Wegen der Gefahr der Überdosierung von Vitamin-D-Präparaten sind dann regelmäßige Kontrollen des Blutkalziumspiegels notwendig.

Wichtig ist eine *Rezidivprophylaxe*, meist mit Schilddrüsenhormonen, da ansonsten Schilddrüsenrestgewebe erneut zu einer Struma auswachsen kann **(Rezidivstruma).**

23.4.3 Hyperthyreose

Hyperthyreose *(Schilddrüsenüberfunktion):* Überproduktion von Schilddrüsenhormonen. Sehr häufige Erkrankung, meist aufgrund einer **Schilddrüsenautonomie** (ungehemmte Produktion von Schilddrüsenhormonen in Schilddrüsengewebebezirken) oder eines **M. Basedow** (chronische, autoimmunogene Schilddrüsenentzündung, oft Frauen mittleren Alters betreffend).

Krankheitsentstehung

Bei der **Schilddrüsenautonomie** haben sich abgegrenzte Gewebebezirke, meist gutartige **Adenome,** oder diffus das ganze Gewebe der Kontrolle durch die übergeordneten Zentren entzogen und produzieren ungehemmt Schilddrüsenhormone.

Der **M. Basedow** ist eine chronische *Autoimmunerkrankung* (☞ 29.5). Die Autoantikörper besetzen die TSH-Rezeptoren und führen so zu einer ständigen Stimulation der hormonbildenden Zellen.

Seltener tritt eine Hyperthyreose im Anfangsstadium einer *Thyreoiditis* (Schilddrüsenentzündung ☞ 23.4.5), bei einem Schilddrüsenkarzinom (☞ 23.4.6) oder einer Überdosierung von Schilddrüsenhormonen auf.

Symptome und Untersuchungsbefund

Die Symptome der Hyperthyreose betreffen den ganzen Organismus. Häufig sind:

- Psychische Veränderungen. Der Patient ist rastlos, nervös und leicht erregbar. Oft bemerkt der Patient dies jedoch nicht selbst, sondern meint, seine Umgebung sei hektisch. Viele Kranken leiden auch unter Schlafstörungen. In Extremfällen kann eine Psychose *(endokrines Psychosyndrom)* auftreten
- Erhöhte Herzfrequenz, evtl. Herzrhythmusstörungen
- Warme und gerötete Haut sowie dünnes, weiches Haar
- Wärmeempfindlichkeit mit leichtem Schwitzen
- Erhöhte Stuhlfrequenz bis hin zu Durchfällen
- Muskelschwäche und feinschlägiger Fingertremor („Zittern" der Finger)
- Gewichtsverlust trotz eher reichlicher Nahrungsaufnahme infolge des gesteigerten Energiebedarfs.

Vor allem bei älteren Patienten kann die Hyperthyreose symptomarm verlaufen und sich lediglich durch Gewichtsverlust, Schwäche oder Herzrhythmusstörungen zeigen.

Bei über 50 % der Patienten mit einem M. Basedow sind Zeichen einer ebenfalls immunbedingten **endokrinen Orbitopathie** *(endokrine Ophthalmopathie)* zu beobachten. Der Augapfel tritt aus der Augenhöhle hervor **(Exophthalmus),** das Oberlid ist zurückgezogen und der Lidschlag zu selten. In schweren Fällen bestehen Augenmuskellähmungen mit Doppelbildern, in Extremfällen erblindet der Patient durch Druck auf den Sehnerven. Typisch für den M. Basedow ist auch das **prätibiale Myxödem,** eine blaurote, grobporige Schwellung in der Schienbeinregion. Im Gegensatz zu den Beinödemen des Herzkranken (☞ 18.6.1) bleibt beim Myxödem auf Druck keine Delle zurück.

Diagnostik und Differentialdiagnose

Die technischen Untersuchungen entsprechen denen bei einer euthyreoten Struma (☞ 23.4.2). Die Stoffwechsellage ist hyperthyreot, d.h. T_3 und T_4 sind erhöht, TSH dagegen erniedrigt. Bei Verdacht auf M. Basedow ist eine Autoantikörper-Suche (TRAK ☞ 23.4.1) angezeigt. Die Szintigraphie erfasst autonome Schilddrüsenbezirke.

Behandlungsstrategie

Beim *M. Basedow* werden zunächst meist orale **Thyreostatika** verabreicht, welche die Schilddrüsenhormonsynthese hemmen, die Schilddrüsenfunktion normalisieren und eine *Remission* (Rückgang der Krankheitszeichen) erreichen sollen. Die meistgebrauchten Substanzen sind Carbimazol (z.B. Neo-Thyreostat®), Thiamazol (z.B. Favistan®) und Propylthiouracil (z.B. Propycil®). Die Dosierung wird durch Kontrolle der Schilddrüsenwerte überprüft, da Überdosierung zu einer Struma führen kann. Nebenwirkungen sind Hautjucken und Hautausschläge sowie Leberschäden oder (selten) Agranulozytose (☞ 24.7.4, regelmäßige Blutbildkontrolle).

Bei ausgeprägten Nebenwirkungen, Erfolglosigkeit der medikamentösen Therapie oder einem Rezidiv nach Absetzen der Arzneimittel wird eine subtotale Schilddrüsenresektion oder eine Radiojodtherapie durchgeführt.

Gegen die *endokrine Orbitopathie* werden Glukokortikoide und Strahlentherapie, seltener Immunsuppressiva (z.B. Ciclosporin A) eingesetzt. In schweren Fällen ist eine Augenoperation angezeigt.

Autonome Adenome sollten operiert werden. Dabei ist nicht immer eine subtotale Strumaresektion erforderlich. Einzelne Adenome können oft aus dem gesunden Gewebe ausgeschält (enukleiert) werden. Vor der Operation muss die Schilddrüsenfunktion normalisiert werden. Hierzu werden vorzugsweise Thyreostatika, seltener hochdosiertes Jod eingesetzt.

Notfall: Thyreotoxische Krise

Lebensbedrohliche Komplikation einer Hyperthyreose ist die **thyreotoxische Krise,** die zum Koma führen kann. Sie tritt spontan oder nach Gabe *jodhaltiger Arznei-* oder *Kontrastmittel* (☞ 9.6.6) bei *unerkannter* Schilddrüsenüberfunktion auf. Ihre Letalität beträgt 30 – 50 %.

Die Symptome sind hochgradige Tachykardie, Herzrhythmusstörungen, Fieber, Durchfall, Erbrechen, Muskelschwäche und Erregung, die später von Somnolenz und Koma abgelöst wird. Der Patient wird unverzüglich unter Arztbegleitung und in Reanimationsbereitschaft auf eine Intensivstation verlegt. Sofortiger Therapiebeginn ist lebensrettend:

- Thyreostatika, hochdosiert Jodid oder Lithium, β-Blocker, Glukokortikoide i.v.
- Evtl. medikamentöse Sedierung des Patienten, z.B. mit Diazepam (etwa in Valium®)
- Flüssigkeitsersatz (4 – 6 l täglich)
- Hohe Kalorienzufuhr
- Ggf. O_2 niedrigdosiert über Nasensonde
- Fiebersenkende physikalische Maßnahmen
- Thromboseprophylaxe.

Die **Prophylaxe** der kontrastmittelinduzierten thyreotoxischen Krise besteht in:

- Bestimmung der Schilddrüsenwerte vor Kontrastmitteluntersuchungen, zumindest bei Patienten mit einer Struma oder Schilddrüsenerkrankung in der Anamnese
- Gabe von Perchlorat (z.B. Irenat® Tropfen) unmittelbar vor bis fünf Tage nach der Untersuchung bei Patienten mit einer autonomen Schilddrüsenüberfunktion, evtl. in Kombination mit einem Thyreostatikum (☞ oben).

Pflege bei Hyperthyreose

Perioperative Pflege bei Schilddrüsenoperation ☞ 23.4.2

- Engmaschige Kontrollen der Kreislaufparameter, der Temperatur und des Bewusstseins, um eine thyreotoxische Krise rechtzeitig zu erkennen
- Unterbringung in einem ruhigen Zimmer. Hektik durch Mitpatienten oder Personal sowie aufregende Fernsehsendungen oder engagierte Gespräche wirken sich oft ungünstig auf den ohnehin schon nervösen Patienten aus und sollten deshalb vermieden werden
- Bettruhe bei schweren Verläufen
- Regulation der Raumtemperatur gemäß den Wünschen des Patienten, bevorzugt werden in der Regel Temperaturen unter 20 °C
- Verzicht auf stimulierende Getränke wie Kaffee oder Tee
- Einträufeln künstlicher Tränen oder entzündungshemmender Augentropfen nach Arztanordnung bei einer Hornhautgefährdung durch die endokrine Orbitopathie.

Krankenbeobachtung und Dokumentation

- Puls (Tachykardie?), RR, Temperatur
- Psychischer Zustand (Unruhe?), Schlaf, Bewusstsein
- Motorik (Tremor? Hyperaktivität?)
- Ausscheidungen (Durchfälle?)
- Haut, Rachen (Angina als Hinweis auf Agranulozytose?)
- Gewicht.

Auffälligkeiten und Veränderungen werden dem Arzt sofort mitgeteilt.

Patienteninformation

Die Prognose der Autonomie ist gut. Beim M. Basedow können die endokrine Orbitopathie und das prätibiale Myxödem nicht immer befriedigend gebessert werden.

Da die Behandlung beider Erkrankungen aufgrund ihrer langen Dauer und der regelmäßigen Kontrollen die Mitarbeit des Patienten erfordert, sollte der Patient durch Erklärungen informiert und so motiviert werden.

! Vorsicht: Keine Selbstmedikation bei Hyperthyreose

Der Patient mit einer Hyperthyreose soll keine Arzneimittel eigenmächtig einnehmen. Das „banale" Schmerzmittel Aspirin® etwa kann durch Verdrängung der Schilddrüsenhormone aus ihrer Bindung an die Bluteiweiße die Hyperthyreose verstärken.

23.4.4 Hypothyreose

Hypothyreose *(Schilddrüsenunterfunktion):* Mangel an Schilddrüsenhormonen. Unterscheidung zwischen **primärer Hypothyreose** (Ursache liegt in der Schilddrüse) und **sekundärer Hypothyreose** (Hypophysen- oder Hypothalamusstörung ursächlich). Seltener als die Hyperthyreose. Tritt vor allem als Folge einer Thyreoiditis (Schilddrüsenentzündung ☞ 23.4.5), einer Hypophysenvorderlappeninsuffizienz (☞ 23.3.1), einer Schilddrüsenoperation oder Radiojodtherapie (☞ 23.4.6) auf. Sie kann auch angeboren sein und dann zu schweren Entwicklungsstörungen des Kindes führen. Deshalb wird bei allen Neugeborenen ein *Hypothyreose-Screening* durchgeführt.

Symptome und Untersuchungsbefund

Die Hypothyreose beginnt schleichend mit Antriebsarmut, Müdigkeit, Verlangsamung und Desinteresse. Sie wird häufig als Depression oder bei älteren Patienten als senile Demenz (☞ 14.5) verkannt.

Beim Vollbild der Erkrankung:

- Ist die Haut des Patienten kühl, blass, rauh, trocken und teigig geschwollen **(generalisiertes Myxödem)**
- Sind die Haare struppig und trocken
- Hat der Patient eine raue, heisere Stimme
- Klagt der Kranke oft über Kälteempfindlichkeit, Gewichtszunahme und Obstipation.

Der Untersucher stellt eine Bradykardie und evtl. eine Herzinsuffizienz fest. Die Reflexe sind typischerweise verlangsamt.

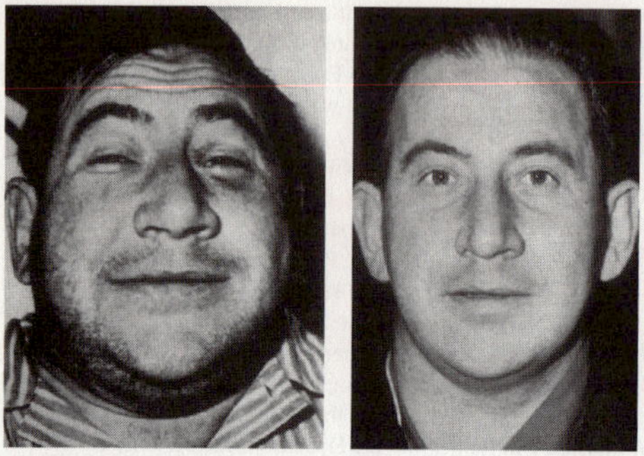

Abb. 23.20 – 23.21: Links: Patient mit Hypothyreose. Auffällig sind die mühsam offen gehaltenen Augen und das teigig geschwollene Gesicht. Der Patient ist sehr kälteempfindlich und leidet unter Verlangsamung und Müdigkeit. Rechts: Der gleiche Patient sieht unter der Therapie mit Schilddrüsenhormonen normal aus und fühlt sich wohl. [T127]

Eine Hypothyreose kann z.B. durch Stress zum **hypothyreoten Koma** *(Myxödem-Koma)* entgleisen: Der Patient hat verstärkte Hypothyreose-Symptome. Zusätzlich treten Bewusstseinstrübung, Krampfanfälle, Atemstörung, Hypothermie und Elektrolytentgleisung auf. Die Therapie muss auf der Intensivstation erfolgen (Schilddrüsenhormon- und Glukokortikoidgabe, langsame Erwärmung).

Diagnostik und Differentialdiagnose

Die Blutuntersuchung ergibt erniedrigte T_3- und T_4-Werte. Bei einer sekundären Hypothyreose ist der TSH-Spiegel erniedrigt. Dagegen ist der TSH-Spiegel bei einer primären Hypothyreose, z.B. nach einer Thyreoiditis (☞ unten), erhöht.

Liegt der Hypothyreose eine *Hashimoto-Thyreoiditis* zugrunde, sind Anti-TPO und Antikörper gegen Thyreoglobulin (TgAK) in der Regel erhöht.

Zusätzlich sind die Cholesterinwerte erhöht.

Zur weiteren Diagnostik wird eine Sonographie durchgeführt.

Behandlungsstrategie

Die Behandlung besteht in der Dauersubstitution mit Schilddrüsenhormonen, z.B. Euthyrox®. Um Herzbeschwerden zu vermeiden, muss einschleichend dosiert werden (je älter der Patient, desto vorsichtiger).

Pflege

- Zu Beginn der medikamentösen Substitution Puls, Blutdruck und EKG regelmäßig kontrollieren, um Herzrhythmusstörungen und andere Zeichen einer bis dahin latenten KHK rechtzeitig zu erkennen (der Sauerstoffverbrauch des Herzens steigt durch die Gabe von Schilddrüsenhormonen an)
- Für warme, gut geheizte Räume sorgen
- Wegen der Obstipation auf ballaststoffreiche Ernährung achten. Evtl. Laktulose geben
- Kalorienarme, aber appetitlich angerichtete Mahlzeiten reichen. Die Patienten sind trotz ihres schlechten Appetits häufig übergewichtig
- Wegen der trockenen Haut auf adäquate Haut- und Haarpflege achten
- Bei verlangsamten Patienten mehr Zeit für die aktivierende Pflege einplanen. Patienten ggf. bei den ATL unterstützen
- Eigenaktivitäten des Patienten anregen. Dabei sind jedoch längere Ruhepausen notwendig.

Krankenbeobachtung und Dokumentation

- Puls (Bradykardie?)
- Gewicht, Appetit, Stuhlgang
- Haut (Ödeme?)
- Allgemeines Befinden, Aktivität, Motorik.

Patienteninformation

Bei Erwachsenen ist die Prognose einer Hypothyreose bei richtiger Behandlung gut. Der Patient muss wissen, dass er sich nur unter einer *lebenslänglichen* Dauertherapie mit Schilddrüsenhormonen wohl fühlen wird und dass regelmäßige ärztliche Kontrollen erforderlich sind.

Die Schilddrüsenhormone werden am besten morgens ca. 30 Minuten vor dem Frühstück eingenommen.

23.4.5 Hashimoto-Thyreoiditis und andere Schilddrüsenentzündungen

Thyreoiditis: Schilddrüsenentzündung. Eher seltene Erkrankung, wobei je nach Verlauf die **akute, subakute** und **chronische Thyreoiditis** unterschieden werden. Von Bedeutung ist insbesondere die chronische **Hashimoto-Thyreoiditis,** die wie der M. Basedow zu den Autoimmunerkrankungen zählt.

Die **Hashimoto-Thyreoiditis** *(chronisch-lymphozytäre Thyreoiditis)* verläuft verhältnismäßig symptomarm. Evtl. bemerkt der Patient lediglich eine zunehmende Schilddrüsenvergrößerung. Manchmal kommt es zu einer vorübergehenden Hyperthyreose (☞ 23.4.3). In späteren Stadien ist der Patient hypothyreot (☞ oben), da die Schilddrüsenfollikel durch Bindegewebe ersetzt werden.

Bei der Blutuntersuchung sind regelmäßig Autoantikörper (Anti-TPO, TgAK ☞ 23.4.1) nachweisbar, evtl. auch eine beschleunigte BSG und eine Lymphozytose. Die Diagnose wird durch Sonographie und evtl. Feinnadelpunktion (☞ 23.4.1) gesichert.

Eine kausale Behandlung der Erkrankung ist nicht möglich, aber auch nicht nötig, da die entzündungsbedingte Hypothyreose durch Schilddrüsenhormone problemlos zu behandeln ist.

23.4.6 Bösartige Schilddrüsentumoren

Bösartige Schilddrüsentumoren: Insgesamt 0,5 % aller Malignome. Am häufigsten als **differenziertes** oder **undifferenziertes Schilddrüsenkarzinom** vom Follikelepithel ausgehend. Selten als **medulläres Karzinom** *(C-Zell-Karzinom)* durch Entartung der Kalzitonin produzierenden C-Zellen (☞ 23.1.2) auftretend. Frauen sind etwa doppelt so häufig betroffen wie Männer.

Symptome und Untersuchungsbefund

Die überwiegende Mehrzahl der **Schilddrüsenkarzinome** macht sich durch Schilddrüsenvergrößerung mit Knotenbildung bemerkbar. Verdächtig sind schnelles Wachstum der Knoten, Schluckbeschwerden und Heiserkeit des Patienten.

Diagnostik und Differentialdiagnose

Die Diagnosestellung erfolgt durch Ultraschall, Szintigraphie und Feinnadelpunktion. Bei dann noch unsicherer Diagnose muss operiert werden. Als Tumormarker für die postoperative Verlaufskontrolle sind das *Thyreoglobulin* (Vorläuferprotein der Schilddrüsenhormone) für differenzierte Karzinome und das *Kalzitonin* für C-Zell-Karzinome geeignet (☞ 24.4.8).

Bei einem C-Zell-Karzinom muss eine **Multiple endokrine Neoplasie** (kurz *MEN*, auch *Multiple endokrine Adenomatose*, kurz *MEA*) ausgeschlossen werden. Bei diesem autosomal-dominant erblichen Leiden treten neben dem Schilddrüsenkarzinom noch weitere, teils maligne endokrine Tumoren unter anderem in Nebenschilddrüsen, Bauchspeicheldrüse und Nebennierenrinde auf. Bei einer gesicherten multiplen endokrinen Neoplasie müssen auch die Familienangehörigen des Patienten untersucht werden.

Behandlungsstrategie

Der erste Therapieschritt besteht in der Entfernung der gesamten Schilddrüse **(totale Thyreoidektomie)** und der regionalen Lymphknoten. In fortgeschrittenen Stadien der Erkrankung kann eine **neck dissection** (operative Ausräumung der Halsweichteile mit Entfernung weiterer Lymphknoten) indiziert sein.

Postoperativ schließt sich bei differenzierten, noch hormonell aktiven Karzinomen meist eine **Radiojodtherapie** an, die auch kleinste Metastasen zerstören soll (☞ unten). Bei undifferenzierten Tumoren ist evtl. eine postoperative perkutane Bestrahlung (☞ 10.6.1) sinnvoll. Zytostatika (☞ 24.5.1) spielen bisher nur eine untergeordnete Rolle. Zur Vermeidung einer Hypothyreose werden lebenslang Schilddrüsenhormone substituiert.

Radiojodtherapie

Die **Radiojodtherapie** ist eine nuklearmedizinische Strahlentherapie (☞ 10.6.1). Sie ist bei bestimmten Formen der Hyperthyreose und bei differenzierten Schilddrüsenkarzinomen angezeigt. Als Radionuklid wird ^{131}Jod benutzt.

Die Radiojodtherapie beruht darauf, dass von außen zugeführtes Jod fast zu 100 % im Schilddrüsengewebe gespeichert wird und kaum etwas in die übrigen Organe des menschlichen Körpers gelangt. Dies bedeutet, dass bei Zufuhr radioaktiven Jods die Schilddrüse und funktionell aktive, Jod speichernde Schilddrüsenkarzinome einschließlich ihrer Metastasen mit sehr hohen Dosen bestrahlt und so zerstört werden können. Die Strahlenbelastung des Knochenmarks und der Keimdrüsen ist dabei relativ gering. Im Vergleich zu einer perkutanen Strahlentherapie werden die Nachbarorgane geschont, da die durch das Jod verursachte Strahlung im Gewebe mit der Entfernung rasch abnimmt.

Die Radiojodtherapie wird aus Strahlenschutzgründen nur in speziellen nuklearmedizinischen Stationen mit Strahlenschutzeinrichtungen (Bleiwände, Sammelbehälter für Ausscheidungen der Patienten) durchgeführt. Die Patienten schlucken das radioaktive Jod und bleiben so lange in der Klinik, bis die von ihnen ausgehende Radioaktivität unter den gesetzlichen Grenzwert gefallen ist. Während des stationären Aufenthalts versorgen sich die Patienten nach Möglichkeit selbst, um die Strahlenbelastung für das Pflegepersonal gering zu halten. Komplikationen treten in der Regel nicht auf. Nach der Radiojodtherapie sollten die Patienten für mindestens 6 – 12 Monate eine zuverlässige Methode der Empfängnisverhütung wählen.

Zur Dosisberechnung ist vor der Radiojodtherapie ein **Radiojodtest** erforderlich, bei dem nach Gabe radioaktiven Jods eine Schilddrüsen- bzw. Ganzkörperszintigraphie zur Berechnung des Jodumsatzes und zur Lokalisation etwaiger Metastasen angefertigt wird.

Beim Schilddrüsenkarzinom erfolgt die Radiojodtherapie einige Wochen nach der vollständigen Entfernung der Schilddrüse. In der Zeit zwischen Operation und Radiotherapie dürfen *keine* Schilddrüsenhormone oder Jodpräparate gegeben werden, da die Metastasen sonst nur wenig oder gar kein (radioaktives) Jod aufnehmen.

Pflege ☞ 23.4.2, 24.5.2

Prognose

Die 5-Jahres-Überlebensrate reicht von weniger als 10 % bei undifferenzierten Tumoren bis zu 90 % bei hochdifferenzierten, früh diagnostizierten Karzinomen. Wichtig sind langjährige regelmäßige Kontrollen, da noch nach mehr als zehn Jahren Metastasen auftreten können.

23.5 Erkrankungen der Nebenschilddrüsen

23.5.1 Überfunktion der Nebenschilddrüsen

Hyperparathyreoidismus: Überfunktion der Nebenschilddrüsen mit gesteigerter Sekretion von Parathormon (PTH), die durch den veränderten Kalzium- und Phosphathaushalt zu einer klassischen Symptomkombination aus „Stein-, Bein- und Magenpein" führt. Betrifft vor allem Frauen.

Krankheitsentstehung

Ursache des **primären Hyperparathyreoidismus** ist in ca. 70 % der Fälle ein *Nebenschilddrüsenadenom*, das unabhängig vom Blutkalziumspiegel Parathormon produziert. An zweiter Stelle steht die sog. *Mehrdrüsenkrankheit*, bei der mindestens zwei Nebenschilddrüsen betroffen sind. Beim **sekundären Hyperparathyreoidismus** ist die gesteigerte PTH-Sekretion Folge eines erniedrigten Kalziumspiegels im Blut.

Das Parathormon (☞ 23.1.3) führt über eine vermehrte Kalziumresorption aus dem Darm und eine gesteigerte Knochendemineralisation zu einem erhöhten Blutkalziumspiegel, der seinerseits zahlreiche Stoffwechselveränderungen bewirkt (Stimulation der Gastrin- und Säurebildung des Magens, Beeinflussung des Nerven- und Muskelstoffwechsels).

Symptome und Untersuchungsbefund

Leitsymptome sind:

- Weichteilverkalkungen und wiederholte Nierensteine („Steinpein") durch den erhöhten Blutkalziumspiegel
- Knochenschmerzen („Beinpein") durch den erhöhten Knochenumbau
- Obstipation und Magenbeschwerden („Magenpein") bis zum Magengeschwür (☞ 21.5.3) durch die gesteigerte Säuresekretion
- Psychische Veränderungen, Müdigkeit und Muskelschwäche.

Die Patienten können aber auch völlig beschwerdefrei sein.

Am häufigsten ist heute eine zufällig festgestellte symptomlose Hyperkalzämie.

Diagnostik und Differentialdiagnose

Die Blutuntersuchung ergibt beim primären Hyperparathyreoidismus einen erhöhten Kalzium- und PTH-Spiegel sowie eine Erniedrigung des Phosphatspiegels. Bei Knochenbeteiligung ist die Alkalische Phosphatase erhöht. Beim sekundären Hyperparathyreoidismus kann der Kalziumspiegel normal sein. Liegt der Erkrankung eine Niereninsuffizienz zugrunde, ist der Phospatspiegel erhöht.

Die Röntgenaufnahmen des Skeletts zeigen Knochenentkalkungen, zystische Auftreibungen und Verformungen der Knochen. Nierensteine werden durch eine Ultraschalluntersuchung nachgewiesen (☞ 31.4.5). Die Lokalisation des bzw. der Adenome gelingt meist durch Ultraschalluntersuchung der Schilddrüsenregion und evtl. eine Computer- und/oder Kernspintomographie.

Behandlungsstrategie

Bei dem zufällig diagnostizierten *asymptomatischen* Hyperparathyreoidismus mit normalem Serumkalzium kann oft unter regelmäßiger ärztlicher Kontrolle abgewartet werden.

Ansonsten müssen Adenome operativ entfernt werden. Ist eine Hyperplasie *aller* Epithelkörperchen Ursache des Hyperparathyreoidismus, werden drei entfernt und vom vierten nur ein kleiner Rest belassen. Bei erhöhter Rezidivgefahr kann das Restgewebe in die Muskulatur des Unterarms eingepflanzt werden, wo es bei einer evtl. Zweitoperation besser zugänglich ist (Zweitoperationen in der Schilddrüsenregion sind komplikationsträchtig). Außerdem muss bei jeder Mehrdrüsenkrankheit eine Multiple endokrine Neoplasie (☞ 23.4.6) ausgeschlossen werden.

Ein Nebenschilddrüsenkarzinom erfordert die **Hemithyreoidektomie** *(halbseitige Schilddrüsenentfernung)* auf der erkrankten Seite.

Vor der Operation muss ein erhöhter Kalziumspiegel durch intravenöse Flüssigkeitszufuhr, Furosemid (z.B. Lasix®), Kalzitonin (z.B. Karil®) und in schwersten Fällen durch Biphosphonate (z.B. Aredia®) gesenkt werden (☞ 31.11.4).

Bei älteren oder inoperablen Patienten ist eine symptomatische Behandlung mit reichlich Flüssigkeit, kalziumarmer Ernährung und oraler Gabe von Phosphaten zur Verminderung der Kalziumresorption angezeigt. Intermittierend können auch Biphosphonate i.v. oder oral gegeben werden.

Postoperative vorübergehende Hypokalzämien (☞ 23.4.2) werden mit Kalzium und Vitamin D behandelt.

Pflege

Die perioperative Pflege entspricht im Wesentlichen derjenigen nach Schilddrüsenoperation. Wurde bei der Operation Restgewebe eines Epithelkörperchens in den Unterarm eingepflanzt, achten die Pflegenden darauf, diesen Arm zu schonen (keine Blutdruckmessungen oder Staumanschetten zur Blutentnahme an diesem Arm).

Nach der Operation kommt es durch den überstürzten Kalziumeinbau in die Knochen zu einer Hypokalzämie mit Muskelkrämpfen. Deshalb wird mehrfach am Tag der Blutkalziumspiegel kontrolliert und evtl. Kalzium oral oder intravenös ersetzt.

Patientenbeobachtung

Ein unbehandelter Hyperparathyreoidismus kann zur **hyperkalzämischen Krise** (☞ 31.11.4) führen. Um diese frühzeitig zu erkennen, sind eine gezielte Beobachtung des Patienten auf die Warnsymptome massive Polyurie, Polydipsie, Erbrechen, Exsikkose, Fieber und Bewusstseinstrübung sowie engmaschige Kontrollen des Blutkalziumspiegels erforderlich. Bei einer hyperkalzämischen Krise muss der Patient auf die Intensivstation verlegt (Behandlung ☞ 31.11.4) werden.

23.5.2 Unterfunktion der Nebenschilddrüsen

Hypoparathyreoidismus: Unterfunktion der Nebenschilddrüsen mit Parathormon-Mangel. Meist Folge einer zu „radikalen“ Schilddrüsen-, Nebenschilddrüsen- oder Kehlkopfoperation mit (versehentlicher) Entfernung aller vier Nebenschilddrüsen.

Klinisch kommt es beim **Hypoparathyreoidismus** als Folge des niedrigen Serumkalziumspiegels vor allem zu einer Übererregbarkeit der Nerven und der Muskulatur, die sich in gesteigerten Reflexen, Parästhesien und anfallsartigen Muskelkrämpfen (**Tetanie** ☞ 31.11.4) mit typischer Pfötchenstellung der Hände äußert.

Die Diagnose wird durch die Blutuntersuchung gestellt (zu niedriger Kalzium- und PTH-Spiegel bei erhöhtem Blutphosphatspiegel), die auch die Abgrenzung zur meistens psychisch bedingten *Hyperventilationstetanie* (☞ 20.3.6) ermöglicht.

Die Behandlung erfolgt medikamentös durch orale oder intravenöse Kalziumzufuhr in Kombination mit Vitamin-D-Präparaten (z.B. Vigantol®). Wegen der Gefahr einer Hyperkalzämie sind regelmäßige Kontrollen des Blutkalziumspiegels erforderlich.

23.6 Diabetes mellitus

Diabetes mellitus *(Zuckerkrankheit):* Durch Insulinmangel oder verminderte Insulinempfindlichkeit des Körpers bedingte, chronische Störung des Glukosestoffwechsels mit Erhöhung des Blutzuckerspiegels bei erniedrigter intrazellulärer Blutzuckerverfügbarkeit.

Ca. 4 – 5 % der Deutschen sind Diabetiker. Erhebliche soziale Bedeutung insbesondere durch gravierende Spätkomplikationen.

Der manifeste Diabetes mellitus wird eingeteilt in:

- Den **Diabetes mellitus Typ 1,** früher auch als *IDDM* = insulin-**d**ependent **di**abetes **m**ellitus, dt. *insulinabhängiger Diabetes mellitus* oder *jugendlicher Diabetes mellitus* bezeichnet
- Den **Diabetes mellitus Typ 2,** früher auch *NIDDM* = **n**on-**i**nsulin-**d**ependent **d**iabetes **m**ellitus, dt. *insulinunabhängiger Diabetes mellitus, Erwachsenen-* oder *Altersdiabetes* genannt
- Die seltenen **sekundären Diabetes-mellitus-Formen,** die durch Grunderkrankungen wie z.B. Pankreatitiden (☞ 22.6.2), M. Cushing (☞ 23.7.1), Akromegalie (☞ 23.3.2) oder Arzneimittel (Glukokortikoide ☞ Pharma-Info 23.51, Thiazid-Diuretika ☞ Pharma-Info 31.68) bedingt sind.

Eine Sonderform des Diabetes ist der **Schwangerschaftsdiabetes** *(Gestationsdiabetes),* bei dem sich während einer Schwangerschaft eine diabetische Stoffwechsellage entwickelt. Er tritt bei 0,5 – 3 % aller Schwangeren auf und ist als einzige Diabetesform *vorübergehend*. Die Behandlung besteht in der Gabe von Insulin bis 1 – 3 Tage nach der Entbindung.

Die wichtigsten Unterschiede zwischen Diabetes mellitus Typ 1 und Typ 2 fasst Tab. 23.22 zusammen.

23.6.1 Diabetes mellitus Typ 1

Ungefähr 10 % der Diabetiker in Deutschland, also ca. 0,4 % der Gesamtbevölkerung, leiden an einem **Diabetes mellitus Typ 1.**

Krankheitsentstehung

Ursache des Diabetes mellitus Typ 1 ist ein *absoluter* Insulinmangel durch Zerstörung der B-Zellen des Pankreas.

Der Diabetes mellitus Typ 1 wird überwiegend den Autoimmunerkrankungen (☞ 29.5) zugerechnet, obwohl die genaue Ätiologie noch unklar ist. Wahrscheinlich wird die pathologische Immunreaktion durch Virusinfekte (z.B. Mumps) in Gang gesetzt oder beschleunigt.

Auf die Bedeutung genetischer Faktoren weist die Korrelation mit den HLA-Antigenen DR3 und DR4 hin (☞ auch 25.3.2), insgesamt ist die erbliche Komponente nach heutigem Kenntnisstand aber geringer als bei Diabetes mellitus Typ 2.

Erst wenn 80 – 90 % der B-Zellen im Pankreas zerstört sind, wird die Erkrankung klinisch manifest, in aller Regel im Kindes-, Jugend- und jungen Erwachsenenalter.

Symptome und Untersuchungsbefund

Das klinische Bild des Diabetes mellitus Typ 1 entwickelt sich rasch in Tagen bis Wochen:

- Durch die erhöhte Zuckerausscheidung mit dem Urin (**Glukosurie** ☞ Abb. 23.23) kommt es zu einer Polyurie. Obwohl der Patient sehr viel trinkt *(Polydipsie)*, um den Flüssigkeitsverlust auszugleichen, entwickelt er eine zunehmende Exsikkose
- Viele Patienten nehmen trotz reichlichen Essens an Gewicht ab
- Die zunehmende Stoffwechselentgleisung führt zu Übelkeit, Schwäche und Bewusstseinsstörungen bis hin zum Koma (☞ 23.6.3).

Die Patienten sind meistens schlank oder gar mager. Bei Bewusstlosen weisen vertiefte Atmung und *Azetongeruch* der Atemluft auf ein **ketoazidotisches Koma** hin (☞ 23.6.3).

Diagnostik

Zum Zeitpunkt der Krankheitsmanifestation ist der Blutzuckerspiegel *(BZ)* in der Regel deutlich erhöht. Das gleichzeitige Vorhandensein typischer Diabetessymptome sichert dann die Diagnose (☞ auch 23.6.3). Wichtig ist die Einschätzung der akuten Gefährdung durch Blutgasanalyse (☞ 20.4.4) und Bestimmung der Elektrolyte, des Phosphatspiegels, der Nierenwerte und der Serumosmolarität.

Die Messung des **C-Peptids,** eines körpereigenen Insulinvorläufers, ermöglicht die Abschätzung der (Rest-)Insulineigenproduktion. An Urinuntersuchungen zweckmäßig ist neben dem Urinstatus eine Untersuchung auf Glukose und Ketonkörper, die als Folge des gesteigerten Fettabbaus entstehen.

Diagnostik bei ketoazidotischem Koma ☞ 23.6.3

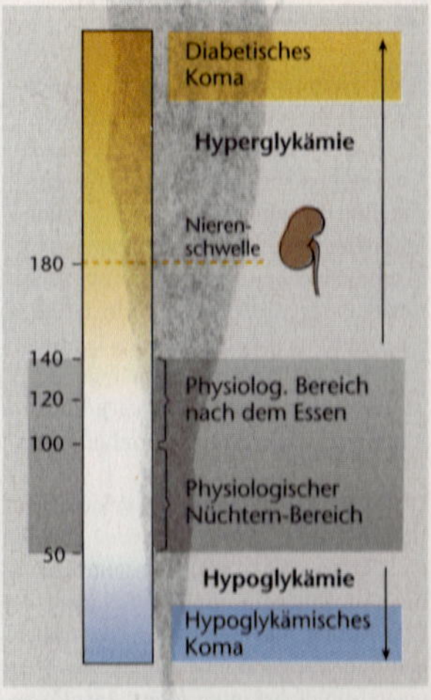

Abb. 23.23: Blutzuckerspiegel (alle Angaben in mg/dl).
Unterhalb eines Wertes von 50 mg/dl liegt eine **Hypoglykämie** (Unterzuckerung) vor, oberhalb von ca. 140 mg/dl eine **Hyperglykämie** (Überzuckerung). Ab einer Blutzuckerkonzentration von 180 mg/dl ist die Nierenschwelle überschritten, d.h. die Niere schafft es nicht mehr, die filtrierte Glukose zu resorbieren und ins Blut zurückzuführen. Folglich findet man Glukose im Urin **(Glukosurie).** Durch einfache Streifentests (☞ 31.4.3) kann die Glukosurie nachgewiesen werden. [A400]

	Diabetes mellitus Typ 1	Diabetes mellitus Typ 2
Manifestationsalter	Meist vor dem 40. Lebensjahr	Meist im höheren Lebensalter
Ursache und Auslöser	Absoluter Insulinmangel infolge Zerstörung der B-Zellen des Pankreas. Wahrscheinlich Autoimmunerkrankung, z.B. durch Virusinfekte ausgelöst	Verminderte Insulinwirkung an Leber-, Muskel- und Fettzellen. Zunächst kompensatorisch erhöhte Insulinproduktion, die sich später erschöpft. Förderung der Manifestation z.B. durch Übergewicht, Bewegungsmangel, Schwangerschaft, Stress und bestimmte Arzneimittel
Erbliche Komponente	Eher gering	Stärker ausgeprägt als bei Typ 1
Klinik	Rascher Beginn der Erkrankung mit starkem Durst, Polyurie, Übelkeit, Schwäche und teils erheblichen Gewichtsverlust, oft auch Koma als Erstmanifestation	Langsamer Beginn mit Harnwegsinfekten, Hautjucken, Mykosen, Furunkeln, Sehstörungen und Schwäche. Häufig gleichzeitig Fettstoffwechselstörungen, Bluthochdruck und Übergewicht. Zum Zeitpunkt der Diagnose oft bereits Langzeitschäden
Besondere Laborbefunde	C-Peptid als Maß der körpereigenen Insulinproduktion niedrig. Oft Autoantikörper gegen Inselzellen	C-Peptid meist hoch. Serumlipide erhöht
Stoffwechsellage	Eher labil	Eher stabil
Therapie	Diabetesgerechte Ernährung, Insulin, Bewegung	Gewichtsreduktion, Diät, Bewegung, orale Antidiabetika. Erst bei Versagen dieser Maßnahmen Insulin

Tab. 23.22: Unterscheidung von Diabetes Typ 1 und Typ 2.

Behandlungsstrategie

Therapieziel beim meist jungen Typ-1-Diabetiker ist immer ein möglichst normaler Blutzucker (nahe-normoglykämische Blutzuckereinstellung), um Wohlbefinden und Leistungsfähigkeit des Patienten wiederherzustellen und Langzeitschäden vorzubeugen. Erstrebenswert ist außerdem eine größtmögliche Flexibilität bei der Nahrungsaufnahme, um ihm ein weitgehend normales Leben in Beruf und Freizeit zu ermöglichen.

Der Diabetes mellitus Typ 1 erfordert das (lebenslange) Spritzen von Insulin (☞ 23.6.6). Die Art der Insulinbehandlung ist abhängig von der Schwere der Erkrankung und von Alter, Persönlichkeit und Kooperationsfähigkeit des Patienten (möglichst intensivierte Insulintherapie ☞ 23.6.6).

Ernährung ☞ 23.6.9

Pflege ☞ 23.6.3, 23.6.4, 23.6.8

Patienteninformation und Prognose

Die Prognose des Diabetes mellitus Typ 1 hat sich durch die Fortschritte in der Insulinbehandlung wesentlich verbessert. Heute leben die meisten Patienten zumindest für 10 – 20 Jahre, d.h. bis zum Auftreten von Spätkomplikationen, weitgehend normal, wobei sich die Spätkomplikationen durch eine normnahe BZ-Einstellung verhindern oder zumindest wesentlich hinauszögern lassen. Während die meisten diabetischen Patientinnen früher unfruchtbar waren, sind die Chancen auf (gesunde) Kinder heute gut.

23.6.2 Diabetes mellitus Typ 2

Ca. 90 % aller Diabetiker in Deutschland, also gut 4 % der Bevölkerung, leiden an einem **Diabetes mellitus Typ 2.** Ungefähr ab dem 40. Lebensjahr steigt die Häufigkeit des Diabetes mellitus Typ 2 an (bis 20 % der über 70-Jährigen). Frauen sind etwas häufiger betroffen als Männer. Nur 10 % dieser Patienten sind normalgewichtig, die übrigen 90 % sind übergewichtig.

Krankheitsentstehung

Beim Typ-2-Diabetiker ist die körpereigene Insulinproduktion erhalten und insbesondere in Anfangsstadien der Erkrankung sogar erhöht. Die *Insulinempfindlichkeit* der Zielzellen ist jedoch vermindert *(Insulinresistenz)* und die Insulinsekretion nach einer Mahlzeit häufig zeitlich verzögert.

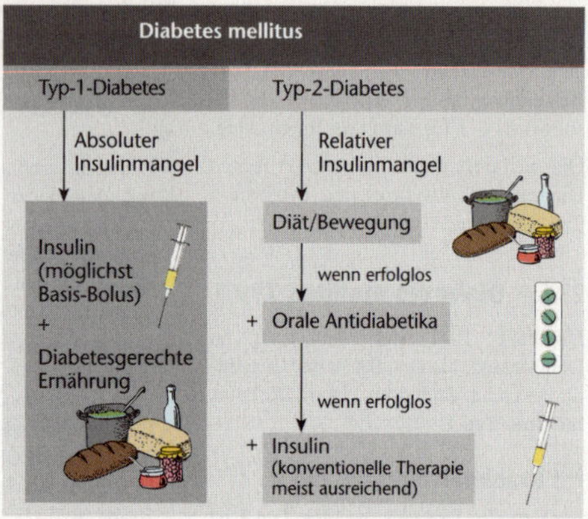

Abb. 23.24: Übersicht der Grundbausteine der Diabetestherapie. Insbesondere beim Diabetes Typ 2 spielen Diät und Bewegung eine entscheidende Rolle, da sie zur meist erfolgreichen Gewichtsreduktion beitragen und möglicherweise eine medikamentöse Therapie überflüssig machen. [A400]

Die Manifestation der Erkrankung hängt von exogenen Faktoren wie Überernährung, Übergewicht und Bewegungsmangel ab.

Metabolisches Syndrom

Der Diabetes mellitus Typ 2 tritt vielfach nicht isoliert auf, sondern im Rahmen des **metabolischen Syndroms,** bestehend aus stammbetonter Adipositas, erhöhten Blutfettspiegeln (insbesondere der Triglyzeride ☞ 23.8.4), Hypertonie (☞ 19.5.1) und einer gestörten Glukosetoleranz bzw. eines Diabetes mellitus Typ 2. Beim metabolischen Syndrom ist das Risiko von Herz-Kreislauf-Erkrankungen erheblich erhöht.

Symptome und Untersuchungsbefund

Die Krankheitserscheinungen setzen langsam über Monate bis Jahre ein:

- Harnwegsinfekte und Pilzinfektionen treten gehäuft auf
- Die Patienten kann ein ständiger Juckreiz quälen
- Oft berichten die Patienten über allgemeine Schwäche und Leistungsknick
- Erst später treten die „typischen" Diabetessymptome wie Durst, Polyurie und Gewichtsabnahme hinzu.

Selten manifestiert sich der Diabetes mellitus Typ 2 durch ein (hyperosmolares) Koma (☞ 23.6.3). Viel häufiger wird er zufällig durch eine Routineuntersuchung des Blutes diagnostiziert.

Bei der körperlichen Untersuchung ist die Suche nach bereits eingetretenen diabetischen Spätkomplikationen (☞ 23.6.5) von Bedeutung, da der Diabetes zum Zeitpunkt der Diagnose oft jahrelang (unbehandelt) bestanden hat. Erforderlich sind daher eine sorgfältige Inspektion der Füße auf Wunden und Zeichen einer Minderdurchblutung, das Tasten aller peripheren Pulse (arterielle Verschlusskrankheit? ☞ 19.6.2) und eine neurologische Untersuchung (Polyneuropathie? ☞ 35.10.1). Außerdem sollte eine augenärztliche Untersuchung stattfinden (diabetische Netzhautschäden? ☞ 23.6.5).

An technischen Untersuchungen sind eine Albuminbestimmung im Urin (Nephropathie? ☞ 23.6.5) sowie EKG- und Belastungs-EKG (KHK? ☞ 18.5.1) erforderlich.

Diagnostik und Differentialdiagnose

Auch beim Diabetes mellitus Typ 2 steht die Blutuntersuchung an erster Stelle der Diagnostik.

Diagnosekriterien des Diabetes mellitus (nach ADA = Amerikanische Diabetes-Gesellschaft und WHO)

Ein Diabetes mellitus wird diagnostiziert, wenn eines der folgenden Kriterien erfüllt ist:

- Vorliegen der klassischen Symptome des Diabetes (Polyurie, Polydipsie, nicht erklärbarer Gewichtsverlust) *und* ein Glukosespiegel im Plasma oder kapillären Vollblut ≥ 200 mg/dl zu einem beliebigen Zeitpunkt des Tages gemessen, ohne Rücksicht auf die letzte Mahlzeiteneinnahme, *oder*

- Nüchtern-Plasmaglukose ≥ 126 mg/dl (im kapillären Vollblut ≥ 110 mg/dl). Nüchtern bedeutet hier keine Kalorienzufuhr für wenigstens acht Stunden, *oder*
- Im **oralen Glukosetoleranz-Test** *(OGT, OGTT)* 2-Stunden-Wert im Plasma oder kapillären Vollblut ≥ 200 mg/dl (Testdurchführung nach WHO-Richtlinien).

Ohne die eindeutigen Zeichen der Hyperglykämie (☞ 23.6.1 und oben) müssen die Ergebnisse der Glukosebestimmung durch Wiederholungsmessungen zu einem späteren Zeitpunkt bestätigt werden.

Durchführung des oralen Glukosetoleranztests (nach WHO-Richtlinien)

- In den drei Tagen vor dem Test mindestens 150 – 200 g Kohlenhydrate pro Tag bei normaler körperlicher Aktivität zuführen
- Nach 10 bis 16 Stunden Nahrungskarenz um 8 Uhr Nüchtern-BZ bestimmen und den Patienten dann 75 g Glukose, gelöst in 250 – 300 ml Wasser, innerhalb von fünf Minuten trinken lassen
- BZ zwei Stunden nach dem Glukosetrunk messen
- Störfaktoren:
  - Menstruation: Mindestens drei Tage Abstand
  - Arzneimittel, z.B. Thiazid-Diuretika, Kortikoide, Kontrazeptiva, Laxantien: Mindestens drei Tage vorher absetzen
  - Hypokaliämie; Magen- und Duodenalulkus, Magenteilresektion.

Glykohämoglobine

Die Bestimmung der *Glykohämoglobine* **HbA_1** bzw. **HbA_{1c}** (Untergruppe des HbA_1) im Blut erlaubt eine Aussage über den mittleren Blutzuckerspiegel der letzten 6 – 8 Wochen und damit eine Behandlungskontrolle.

Dieser Test beruht darauf, dass sich abhängig vom Blutzuckerspiegel Glukose *fest* an die Hämoglobinmoleküle anlagert und daher der Anteil des „gezuckerten" Hämoglobins bis zum normalen Abbau des Hämoglobinmoleküls bestimmt werden kann.

Beim Gesunden beträgt der Anteil des HbA_1 am Gesamt-Hb bis ca. 7,6 %, das genauere HbA_{1c} bis ca. 6,4 %. Bei gut eingestellten Diabetikern liegt das HbA_1 unter 8,5 % (HbA_{1c} unter 6,5 %), bei unbefriedigender Stoffwechselführung über 10 % (HbA_{1c} über 8 %), wobei aber die Werte je nach Labor etwas schwanken können.

Behandlungsstrategie

Die Therapieziele – obwohl grundsätzlich die gleichen wie beim Typ 1 – sind stets individuell zu definieren: Mit zunehmendem Erkrankungsalter des Patienten rückt die Vorbeugung vor Langzeitschäden in den Hintergrund, da der Patient diese vermutlich nicht mehr erleben wird. Zudem sind Patienten in höherem Lebensalter oft nur noch eingeschränkt schulbar. Bei einem sehr alten Patienten kann es ausreichen, akute Stoffwechselentgleisungen zu verhindern.

Bei den adipösen Patienten reicht häufig konsequentes Einhalten einer kalorienreduzierten Diät (☞ 23.6.9), die zur Gewichtsreduktion führt. Unterstützend wirkt körperliche Bewegung. Erst wenn durch diese Maßnahmen keine ausreichende Senkung des Blutzuckers zu erzielen ist, wird eine medikamentöse Therapie mit *oralen Antidiabetika* begonnen (☞ 23.6.7).

Versiegt nach mehreren Jahren die körpereigene Insulinproduktion, wird der Patient *sekundär* insulinbedürftig. Die Art der Insulintherapie ist auch hier abhängig von Stoffwechsellage, Kooperativität und Schulbarkeit des Patienten. Vielfach handelt es sich um ältere Patienten mit verhältnismäßig festem Tagesablauf, oft ist außerdem die Stoffwechsellage relativ stabil. Dann wird meist eine Insulinbehandlung mit nur 1 – 2 Injektionen täglich gewählt (konventionelle Insulintherapie ☞ 23.6.6).

Pflege ☞ 23.6.8

Prognose

Die Lebenserwartung eines Typ-2-Diabetikers hängt von Manifestationsalter, Kooperation des Patienten und weiteren Risikofaktoren bzw. Vorerkrankungen ab.

23.6.3 Diabetisches Koma

Diabetisches Koma *(Coma diabeticum, hyperglykämisches Koma):* Stets lebensbedrohliche Komplikation des Diabetes mellitus mit extrem hohen Blutzuckerwerten. Unterteilt in:

- **Ketoazidotisches Koma,** vor allem bei Typ-1-Diabetikern auftretend. Bei ungefähr 25 % aller Typ-1-Diabetiker zeigt sich die Erkrankung *erstmalig* durch ein ketoazidotisches Koma *(Erstmanifestation).* Typische Auslöser bei *behandelten* Diabetikern sind ein erhöhter Insulinbedarf, z.B. bei einem Infekt, sowie Dosierungsfehler, auch durch Defekte bei Insulinpumpenträgern. Der hochgradige Insulinmangel führt nicht nur zu einer Hyperglykämie (BZ meist 300 –700 mg/dl), sondern auch zu einer *Lipolyse* (Fettabbau) mit Ketonkörperproduktion und Azidose. Infolge der Azidose entgleist der Elektrolyt-, v.a. der Kaliumhaushalt
- **Hyperosmolares Koma** bei Patienten mit einem Diabetes mellitus Typ 2. Wie das ketoazidotische Koma als Erstmanifestation oder infolge von Diätfehlern, vernachlässigter Tabletteneinnahme oder plötzlich erhöhtem Insulinbedarf möglich. Die extreme Blutzuckererhöhung (BZ meist > 700 mg/dl) bedingt eine ausgeprägte Glukosurie mit so hohen Flüssigkeits- und Elektrolytverlusten über die Niere, dass sich eine deutliche Exsikkose entwickelt. Die vom Körper noch selbst produzierten Insulinmengen reichen aber aus zur Hemmung der Lipolyse, so dass meist keine Azidose entsteht.

Symptome und Untersuchungsbefund

Die Symptome von ketoazidotischem und hyperosmolarem Koma ähneln sich sehr: Nach einem Stunden bis Tage dauerndem Stadium mit Polyurie, starkem

Bewertung*	Normal	Pathologische Glukosetoleranz	Diabetes mellitus
Nüchtern	< 110 mg/dl	110 – 125 mg/dl	≥ 126 mg/dl
2-Std.-Wert	< 140 mg/dl	140 – 199 mg/dl	≥ 200 mg/dl
*Plasmaglukose			

Tab. 23.25: Beurteilung des oralen Glukosetoleranztest (oGT).

Durst, Schwäche, Übelkeit und Erbrechen kommt es zu einer zunehmenden Bewusstseinstrübung (☞ Tab. 23.26).

Beim *ketoazidotischen Koma* können abdominelle Symptome mit Schmerzen und Abwehrspannung bis zum brettharten Abdomen im Vordergrund stehen (**Pseudoperitonitis**). Typisch für das ketoazidotische Koma sind darüber hinaus vertiefte Atmung *(Kussmaul-Atmung)* und Azetongeruch in der Atemluft.

Dagegen sind beim *hyperosmolaren Koma* oft die Zeichen des Volumenmangels am hervorstechendsten. Die Patienten sind deutlich exsikkiert, und trotz einer Tachykardie ist der Blutdruck niedrig. Die Haut der Patienten ist warm und trocken.

Die Übergänge zwischen beiden Formen sind fließend.

Diagnostik und Differentialdiagnose

Eine (Verdachts-)Diagnose ist bereits durch einen einfachen **BZ-Stix** möglich, d.h. einen Streifen-Schnelltest zur Blutzuckerbestimmung aus Kapillarblut (Prinzip ☞ 31.4.3; kapillare Blutentnahme ☞ 9.5.1).

Zur Abschätzung der aktuellen Gefährdung sind eine Blutgasanalyse (☞ 20.4.4), die Bestimmung der Elektrolyte, der Serumosmolarität und der Nierenwerte im Blut sowie der Ketonkörper im Urin erforderlich. Ein Blutbild ist zum Ausschluss von Infektionen nötig.

Behandlungsstrategie

Auf der Intensivstation erfolgen:
- Intravenöse Volumensubstitution unter ZVD-Kontrolle. In den ersten 12 Stunden kann der Flüssigkeitsbedarf bis zu 10 % des Körpergewichts betragen
- Intravenöse Gabe von Normalinsulin (☞ 23.6.6) über Perfusor (meist 6–10 I.E./Stunde). Dabei darf der Blutzuckerspiegel stündlich nur um maximal 100 mg/dl sinken, da sonst die Gefahr eines Hirnödems besteht
- Kaliumzufuhr, da durch Azidoseausgleich und Insulingabe vermehrt Kalium in die Zellen einströmt (Gefahr von Herzrhythmusstörungen)
- Bei ausgeprägter Azidose Bikarbonatgabe zur Korrektur des Säure-Basen-Haushalts (☞ 31.12.1)
- Bei BZ < 250 mg/dl zusätzlich Glukose intravenös, um den Blutzuckerabfall zu verlangsamen
- Thromboseprophylaxe mit Heparin.

Pflege

- Flüssigkeitsbilanzierung (☞ 7.8.2). Legen eines Blasendauerkatheters (☞ 31.2.2) zur exakten Messung der Ausscheidung, bei starkem Erbrechen auch Legen einer Magensonde (☞ 21.1.2)
- Durchführung aller notwendigen Prophylaxen
- Überwachung der Infusionstherapie (Wechseln der Infusionen, Kontrollieren der Perfusoren), Pflege der venösen Zugänge.

Krankenbeobachtung und Dokumentation

- Stündliche Kontrollen von BZ, Kalium, Natrium, ZVD (☞ 18.2.2)
- Mindestens vierstündliche Kontrollen der BGA (☞ 20.4.4)
- Regelmäßige Kontrolle von Blutdruck, Puls, Atmung (Aspirationsgefahr), Temperatur, Haut und Bewusstsein
- Flüssigkeitsbilanzierung mit stündlicher Bilanz.

Prognose

Die Sterblichkeit beim diabetischen Koma beträgt auch heute noch bis zu 10 %.

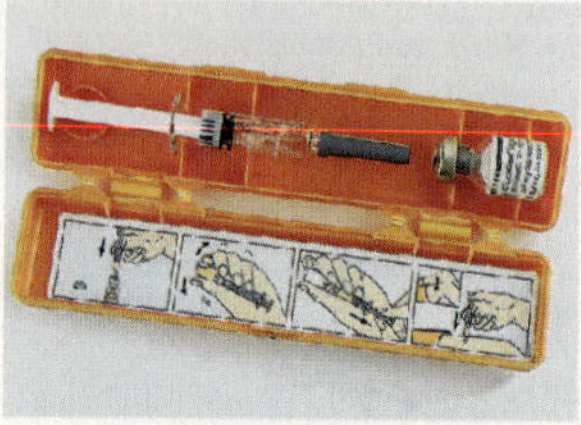

Abb. 23.27: Bei einem hypoglykämischen Schock außerhalb des Krankenhauses kann die Glukagoninjektion lebensrettend sein. Dieses Set ermöglicht durch seine bebilderten Instruktionen auch Laien die Injektion. [U107]

23.6.4 Hypoglykämischer Schock

Hypoglykämie: Blutzucker unter 50 mg/dl. Beim **hypoglykämischen Schock** *(Unterzuckerungsschock)* liegen zusätzlich Schocksymptome vor (BZ in der Regel < 40 mg/dl) und der Patient ist meist handlungsunfähig.

Krankheitsentstehung

Der **hypoglykämische Schock** ist ganz überwiegend Folge einer Arzneimittelüberdosierung (Insulin, Sulfonylharnstoffe), zu später oder/und zu geringer Aufnahme von Kohlenhydraten, Alkoholgenusses oder schwerer körperliche Anstrengungen. Nicht selten haben vor allem ältere Menschen keinen Appetit und essen folglich nur wenig oder gar nichts, spritzen aber trotzdem die verordnete Menge Insulin oder nehmen ihre Tabletten ein.

Ursache einer Hypoglykämie können aber auch andere Grunderkrankungen sein, beispielsweise ein Insulin produzierender Tumor (☞ 23.11), schwere Leber- oder Nierenfunktionsstörungen oder eine Alkoholvergiftung.

	Ketoazidotisches Koma	Hyperosmolares Koma
Bevorzugt Betroffene	Typ-1-Diabetiker	Typ-2-Diabetiker
Zeitdauer bis zum Vollbild	Stunden bis Tage	Tage bis Wochen
BZ-Werte	Ca. 300 – 700 mg/dl	> 700 mg/dl
Leitsymptome	Appetitlosigkeit, Polyurie, Polydipsie. Dehydratation durch osmotische Diurese (massive Glukosurie), Tachykardie und Hypotonie bis zum Schock. Oligo-/Anurie bis hin zum akuten Nierenversagen. Verlangsamte Reflexe, hypotone Muskulatur, Bewusstseinsstörungen.	
	Azidose mit Übelkeit, Erbrechen, Peritonitissymptomen, Azetongeruch der Atemluft, vertiefte Atmung (Kußmaul-Atmung)	Trockene, heiße Haut

Tab. 23.26: Symptome bei ketoazidotischem und bei hyperosmolarem Koma.

Symptome und Untersuchungsbefund

Die klinischen Symptome entwickeln sich oft innerhalb weniger Minuten. Im typischen Fall verspürt der Patient Heißhunger und wird unruhig und zittrig. Seine Haut ist blass, kalt und schweißig. Es folgen psychische Störungen jeder Art, Bewusstseinstrübungen bis hin zur Bewusstlosigkeit sowie neurologische Ausfälle, die dem klinischen Bild eines Schlaganfalls ähneln können. Auch zerebrale Krampfanfälle sind möglich. In Extremfällen hat der Patient zentrale Atem- und Kreislaufregulationsstörungen.

Durch die Medikation mit β-Blockern (☞ Pharma-Info 19.33) oder eine diabetische Neuropathie (☞ 23.6.5) kann die Symptomatik so verschleiert werden, dass der Patient die Vorboten einer Hypoglykämie nicht bemerkt und scheinbar unvermittelt ins Koma gerät. Andererseits können Hypoglykämien ganz langsam entstehen und sich (zunächst) lediglich durch Verhaltensauffälligkeiten wie aggressives oder enthemmtes Verhalten zeigen.

Diagnostik und Differentialdiagnose

Die Diagnosestellung ist sofort durch einen BZ-Stix sofort möglich.

Behandlungsstrategie

Die meisten Hypoglykämien fangen die Diabetiker selbst im Frühstadium ab. Würfel- oder Traubenzucker, Schokolade oder zuckerhaltige Getränke wie Apfelsaft führen zu einem raschen Blutzuckeranstieg. Ist der Patient nicht mehr ansprechbar, können Angehörige noch außerhalb der Klinik eine *Glukagon-Fertigampulle* i.m. spritzen, die aber nicht bei alkoholbedingten Hypoglykämien wirkt. Im Krankenhaus besteht die Behandlung in der intravenösen Gabe von Glukose 10 % – 40 %.

Die weitere Behandlungsstrategie hängt davon ab, wie schnell der Patient aufklart und welche Ursache der Hypoglykämie zugrunde lag. Da die Hypoglykämien durch orale Antidiabetika oft länger andauern, muss der Patient in diesem Fall über 24 – 48 Stunden beobachtet werden und entsprechend der BZ-Werte Glukoseinfusionen erhalten. Immer ist eine Überprüfung der Medikation erforderlich.

Pflege

Patienten sorgfältig überwachen: Puls und RR alle halbe Stunde kontrollieren, Bewusstsein beobachten, BZ in den ersten 24 Stunden alle zwei Stunden bestimmen.

! Vorsicht

- Bei Bewusstlosigkeit unbekannter Ursache stets BZ-Stix durchführen
- Bei unklarem Koma nie Insulin, sondern Glukose geben und Wirkung abwarten. Bei einer Hyperglykämie schaden die 10 g Zucker auch nicht mehr, aber Insulin bei Hypoglykämie kann tödlich sein
- Bei Hypoglykämien während einer (Kombinations-)Therapie mit Acarbose (z.B. Glucobay® ☞ 23.6.7) stets reine Glukose (Traubenzucker, Monosaccharid) geben. Würfelzucker (Disaccharid) und in Schokolade enthaltener Zucker werden nicht resorbiert und sind daher unwirksam.

Patientenberatung

Was sollten Patienten wissen/können?

- Kurzdauernde Hypoglykämien – auch mit Bewusstlosigkeit – lassen in der Regel keine Dauerschäden zurück
- Bei längerer Bewusstlosigkeit kann es zu bleibenden Schäden, vor allem zu neurologischen Ausfällen, kommen
- Deshalb müssen alle Diabetiker über die Symptome einer Hypoglykämie Bescheid wissen und immer Traubenzucker bei sich haben.

23.6.5 Spätkomplikationen des Diabetes mellitus

Der Diabetes mellitus gefährdet den Patienten nicht nur durch akute Stoffwechselentgleisungen, sondern auch durch Langzeitschäden infolge des erhöhten Blutzuckerspiegels **(diabetisches Spätsyndrom).** Bei einem schlecht eingestellten Diabetiker treten die ersten Spätkomplikationen schon nach 5 – 10 Jahren auf. Gute Stoffwechselführung vermag Manifestation und Voranschreiten der Spätkomplikationen wesentlich zu *verzögern.*

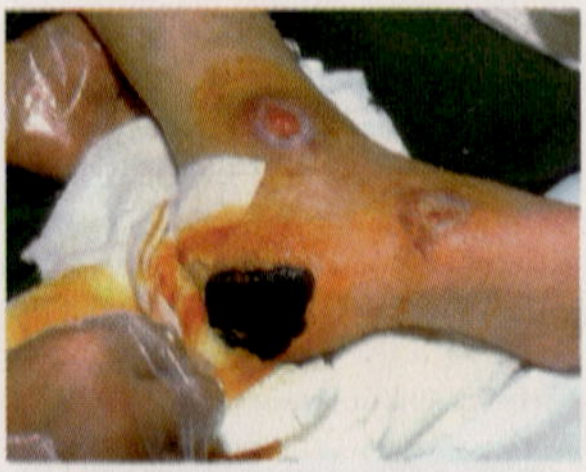

Abb. 23.29: Als Folge der diabetischen Gefäßschäden entwickelt sich häufig eine Mikro- und Makroangiopathie, hier mit trockener Gangrän der Ferse. Der gleiche Befund kann auch im Rahmen einer peripheren arteriellen Verschlusskrankheit (pAVK ☞ 19.6.2) auftreten. [T195]

Die diabetischen Spätkomplikationen betreffen vor allem die arteriellen Gefäße und damit so gut wie *alle* Organsysteme.

Diabetische Makroangiopathie und Mikroangiopathie

Die **Makroangiopathie** (Erkrankung der großen Blutgefäße) führt zu einer Arteriosklerose (☞ 19.6.1). KHK (☞ 18.5.1), Herzinfarkt (☞ 18.5.2), Schlaganfall (☞ 35.5) und periphere arterielle Verschlusskrankheit (pAVK ☞ 19.6.2) treten gehäuft auf. Eine arteriosklerotische Nierenschädigung ist möglich. Ein Herzinfarkt beim Diabetiker verläuft häufig klinisch „stumm", d.h. ohne (nennenswerte) Schmerzen. Dadurch wird der Infarkt zu spät erkannt und wichtige Therapiechancen nicht genutzt.

Die **Mikroangiopathie** (Erkrankung der kleinen Blutgefäße) ist eine *diabetesspe-*

	Hyperglykämisches Koma	Hypoglykämischer Schock
Beginn	Langsam über Tage	Rasch (Minuten)
Bedürfnis	Starker Durst	Heißhunger
Muskulatur	Hypoton	Hyperton, Tremor
Haut	Trocken	Feucht
Atmung	Vertieft bei Ketoazidose	Normal
Augäpfel	Weich, eingefallen	Normal
Symptome	Fieber, Bauchschmerz	Zerebrale Krampfanfälle

Tab. 23.28: Differentialdiagnose zwischen hyperglykämischem Koma und hypoglykämischem Schock.

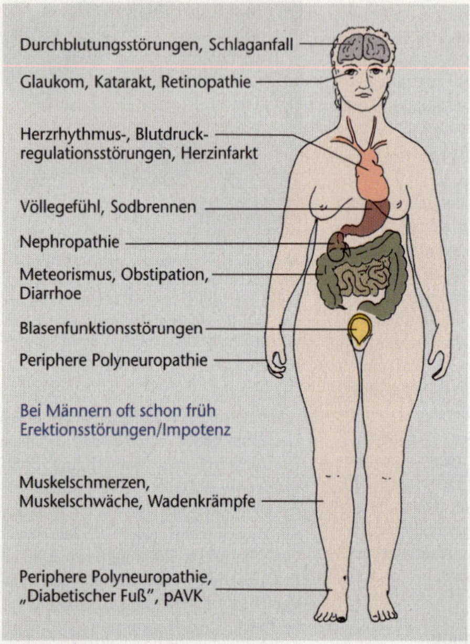

Abb. 23.30: Diabetische Spätschäden. Todesursache bei Diabetikern ist in 50 % ein Herzinfarkt bei koronarer Herzkrankheit, in 30 % ein Schlaganfall und in 12 % Nierenversagen durch diabetische Nephropathie. [A400-190]

zifische Gefäßschädigung und befällt insbesondere die Nieren und die Augen (☞ unten).

Diabetische Nierenschäden

Die typische **diabetische Nephropathie** (Nierenschädigung) ist die *Glomerulosklerose Kimmelstiel-Wilson*, bei der sich die glomerulären Kapillarwände verdicken und sich – evtl. als Ausdruck von Reparationsvorgängen – Knötchen in den Glomeruli bilden. Frühsymptom ist eine *Mikroalbuminurie*, d.h. eine gesteigerte Albuminausscheidung über die Nieren (Ausscheidung 30 – 300 mg/24 Std.), wobei heute spezielle Urinteststreifen (z.B. Micral-Test® S) eine Screening-Untersuchung auch durch den Patienten selbst ohne großen Aufwand ermöglichen (☞ auch 31.4.9). Die Nierenfunktionsstörung nimmt langsam zu, und im Endstadium ist der Patient dialysepflichtig (☞ 31.2.6).

Augenkomplikationen des Diabetes mellitus

Am Auge führt die Mikroangiopathie zur **diabetischen Retinopathie** mit Netzhautschäden durch Einblutungen, Gefäßwucherungen und Netzhautablösung. Sie ist eine der häufigsten Erblindungsursachen bei Erwachsenen.

Auch **Katarakt** (Linsentrübung ☞ 33.8) und **Glaukom** (Erhöhung des Augeninnendrucks ☞ 33.9) können als Folge eines Diabetes mellitus am Auge auftreten.

Diabetische Polyneuropathie

Die **diabetische Polyneuropathie** (nicht-verletzungsbedingte Erkrankung mehrerer peripherer Nerven ☞ 35.10.1) ist wahrscheinlich bedingt durch eine direkte Schädigung der Nervenfasern durch Stoffwechselprodukte der Hyperglykämie kombiniert mit einer Schädigung der winzig kleinen Blutgefäße, welche die Nerven versorgen.

Sie zeigt sich vor allem als **periphere Polyneuropathie** (Schädigung der peripheren Nerven) mit Sensibilitätsstörungen, Schmerzen und Lähmungen. Besonders typisch sind schmerzhafte Missempfindungen der distalen Unterschenkel und der Füße *(burning feet)*.

Oft besteht auch eine **autonome Polyneuropathie,** d.h. eine Mitbeteiligung des vegetativen (autonomen) Nervensystems. Hauptsymptome sind Herzrhythmusstörungen, Blutdruckregulationsstörungen mit Schwindel und Übelkeit, Völlegefühl durch eine Magenentleerungsstörung und Durchfall oder Obstipation durch Beeinträchtigung der Darmperistaltik. Besonders belastend für die Betroffenen sind Störungen der Blasenentleerung sowie Impotenz, die bereits bei jungen Männern auftreten kann. Sind sympathische Bahnen betroffen, spürt der Patient die Warnsymptome einer Hypoglykämie (☞ 23.6.4) nicht mehr, weil die Gegenregulation und damit die Warnsymptome auch über den Sympathikus vermittelt werden.

Diabetischer Fuß

Der sog. **diabetische Fuß** ist durch ein Zusammenspiel von Makro- und Mikroangiopathie, Neuropathie und erhöhter Infektneigung des Diabetikers bedingt. Druckstellen (Zehen, Fersen) oder kleine Wunden führen unbehandelt durch Infektion und Durchblutungsstörungen rasch zu einer *diabetischen Gangrän* (Gangrän ☞ 19.3.5). Tiefe Geschwüre und Knochenbeteiligung sind häufig. Typisch ist das *Mal perforans,* ein wie ausgestanzt wirkendes Ulkus am Fuß, das vor allem in mechanisch belasteten Fußregionen (Vorfuß) entsteht. In Frühstadien ist eine konservative Behandlung der Läsionen zusammen mit einer Druckentlastung fast immer erfolgreich. In Spätstadien können Operationen oder sogar Amputationen notwendig werden.

Wundbehandlung mit Fliegenlarven bei diabetischem Fuß

Die **Wundbehandlung mit sterilen Fliegenlarven** (auch *Madenbehandlung, Biochirurgie* oder *Biosurgery*) eignet sich besonders für diabetische Wunden. Sie wurde bereits 1928 zur Osteitisbehandlung eingeführt, geriet jedoch mit zunehmender Verwendung von Antibiotika ab 1940 zunächst in Vergessenheit und erlebte erst mit den häufiger werdenden Antibiotikaresistenzen in den 80er-Jahren eine Renaissance.

Wirkungsweise: Die Maden scheiden extrakorporal wirkende Verdauungsenzyme und Wachstumsfaktoren aus, die eine hochwirksame Nekrolyse bewirken (Verflüssigung der Nekrosen, während lebendes Gewebe erhalten bleibt), Wundinfektionen beseitigen und Wundheilungsvorgänge stimulieren.

Die **Anwendung** ist einfach (☞ Abb. 23.31 – 23.34): Zunächst werden unmittelbar an den Wundrändern Klebestreifen angebracht. Dann spült der Arzt die (sterilen) Maden mit steriler Kochsalzlösung auf ein Netz und bringt dieses auf die Wunde auf. Das Netz hindert die Maden daran, die Wunde zu verlassen. Die gesamte Wunde wird anschließend mit einer angefeuchteten Kompresse abgedeckt, die mit einer Mullbinde locker angewickelt wird. Der Verband bleibt drei Tage auf der Wunde und wird danach gewechselt.

23.6.6 Insulin-Therapie bei Diabetes mellitus

Alle Typ-1-Diabetiker und ein Teil der Typ-2-Diabetiker brauchen eine Insulin-Therapie, bei der das fehlende Insulin subkutan oder – nur unter engmaschiger Blutzuckerkontrolle im Krankenhaus – intravenös injiziert wird.

Eine Insulin-Therapie ist bei Patienten mit einem Typ-1-Diabetes immer erforderlich. Zwar kommt es nach der Krankheitsmanifestation oft zu einer Remission *(Honeymoon-Phase)* mit sehr geringem Insulinbedarf, doch sollte auch während dieser Zeit eine gering dosierte Insulintherapie erfolgen, um eine möglichst gute Stoffwechsellage zu erreichen.

Typ-2-Diabetiker müssen „spritzen", wenn Diät und orale antidiabetische Medikation (☞ 23.6.7) nicht oder nicht mehr ausreichen. Vorsicht ist bei adipösen Patienten geboten, da Insulin den Appetit steigert und eine Gewichtsabnahme erschwert. Weitere Indikationen der Insulinbehandlung sind das diabetische Koma und (größere) Operationen bei Diabetikern.

Insulinarten

Tierische Insuline, Humaninsulin und Insulin-Analoga

Nach der Herkunft des Insulins werden **tierische Insuline** aus der Bauchspeicheldrüse von Schweinen oder Rindern vom gentechnisch produzierten und mit dem menschlichen Insulin identischen **Humaninsulin** unterschieden. Da die tierischen Insuline durch die Bildung von insulinbindenden Antikörpern zur **Insulinresistenz** führen können, bei der der Patient sehr hohe Insulindosen über 200 I.E. täglich benötigt, werden Neueinstellungen heute immer mit Humaninsulinen vorgenommen. Patienten, die mit einem Tierinsulin gut zurechtkommen, brauchen jedoch nicht umgestellt zu werden.

Fliegenlarvenbehandlung bei diabetischem Fuß [T159]

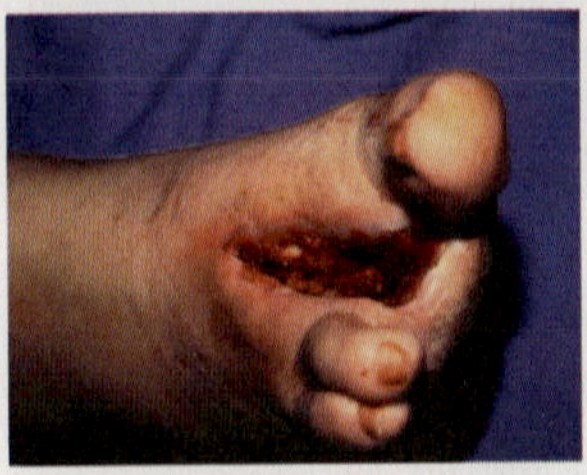

Abb. 23.31: Diabetischer Fuß nach Zehenamputation und monatelang nicht heilender OP-Wunde bei einem 48-jährigen Diabetiker.

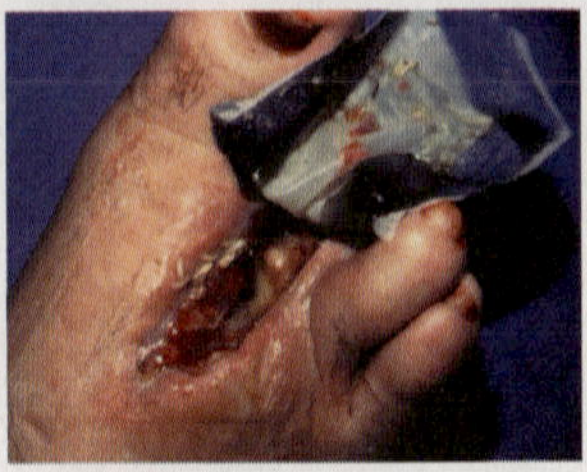

Abb. 23.32: Typisches Bild nach Madenbehandlung: Die Wunde und der Verband sind mit Madensekret durchtränkt, an den Wundrändern beginnt die Epithelisierung.

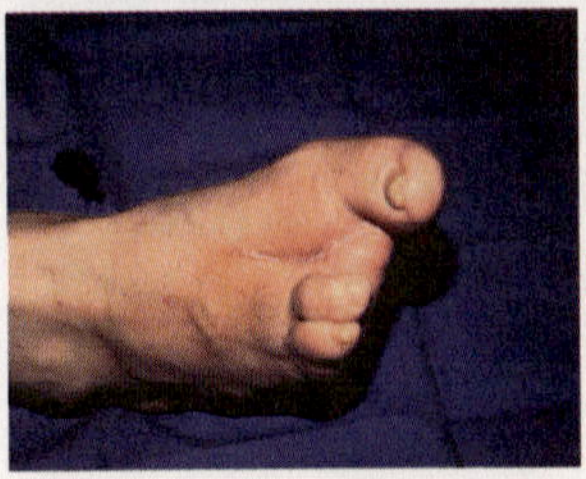

Abb. 23.33: Ausgeheilte Wunde nach dreimaliger Madenbehandlung und anschließender konventioneller Weiterbehandlung.

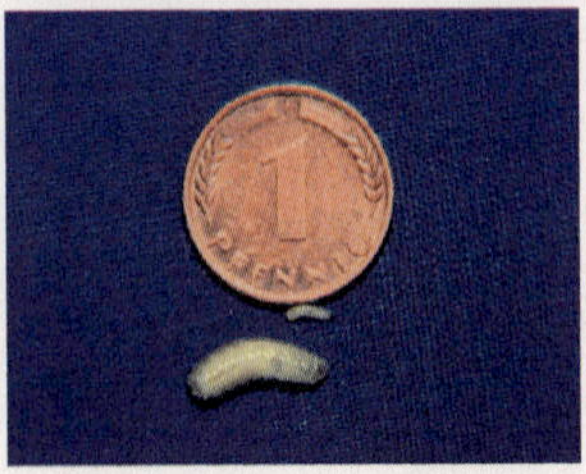

Abb. 23.34: Größenvergleich einer Made vor und nach der Anwendung.

Seit kurzem sind außerdem **(Human-)Insulin-Analoga** *(Analoginsuline)* verfügbar, die ebenfalls gentechnisch hergestellt werden und sich vom Humaninsulin nur geringfügig unterscheiden. Nach heutigem Kenntnisstand sind sie ebenso gut verträglich wie Humaninsulin, Langzeiterfahrungen stehen jedoch noch aus.

Kurz wirksame Insuline

Altinsulin. In den Anfangszeiten der Insulinbehandlung stand nur **Altinsulin** *(Normalinsulin)* zur Verfügung. Die blutzuckersenkende Wirkung setzt bereits nach 15 – 30 Minuten ein und erreicht nach (1 –)2 Stunden ihren Gipfel. Da die Altinsuline insgesamt nur 4 – 6 Stunden wirken, sind mindestens 3 – 4 Injektionen täglich erforderlich. Aus diesem Grunde werden die Altinsuline heutzutage in erster Linie bei akuten Stoffwechselentgleisungen, im Rahmen der intensivierten konventionellen Insulintherapie (☞ unten) oder der Insulinpumpentherapie eingesetzt.

> Altinsulin ist das einzige Insulin, das intravenös gespritzt werden darf.

Kurz wirksame Insulin-Analoga. Bei Insulin Lispro (Humalog®) sind im Vergleich zum menschlichen Insulin zwei Aminosäuren vertauscht (statt Prolin-Lysin nun Lysin-Prolin, deshalb „Lispro"), bei Insulin Aspart befindet sich an einer Stelle Asparaginsäure statt Prolin (NovoRapid®). Dadurch werden sie nach subkutaner Gabe schneller resorbiert als Altinsulin. Die Wirkung beginnt bereits nach 10 – 15 Minuten, die Maximalwirkung wird nach einer Stunde erreicht, nach 2 – 3 Stunden ist die Wirkung abgeklungen. Mischung mit Verzögerungsinsulinen ist möglich (Herstellerangaben beachten). Die Anwendungsgebiete kurz wirksamer Insulin-Analoga entsprechen weitestgehend denen von Altinsulin. Da Langszeiterfahrungen bisher fehlen, können Restrisiken zurzeit nicht ausgeschlossen werden.

Verzögerungsinsuline

Durch Änderung der physikochemischen Eigenschaften oder durch Bindung an Verzögerungssubstanzen gelang die Produktion von länger wirksamen **Verzögerungsinsulinen** *(Depotinsulinen):*

- **Intermediärinsuline** beginnen nach 30 – 45 Minuten zu wirken, erreichen das Maximum ihrer Wirkung nach 4 – 8 Stunden und haben eine Wirkdauer von

	Art des Insulins	Wirkprofil	Beispiele Handelsnamen
Kurz wirksame Insuline			
Kurz wirksame Insulin-Analoga	Insulin-Analogon Insulin Aspart	Wirkungsbeginn nach 10 – 15 Min., Wirkungshöhepunkt nach ca. 1 Std., Wirkdauer ca. 3 Std.	► NovoRapid® 100 I.E./ml, Novo Nordisk ► NovoRapid® Penfill® (für Novo-Pen®), 1,5 und 3 ml, 100 I.E./ml, Novo Nordisk ► NovoRapid® NovoLet®, 1,5 und 3 ml, 100 I.E./ml, Novo Nordisk
	Insulin-Analogon Insulin Lispro		► Humalog®, 100 I.E./ml (Flaschen, Patronen 1,5 und 3 ml für HumaPen® und Fertigpen), Lilly
Altinsuline *(Normal-insuline)*	Humaninsulin	Wirkungsbeginn nach 15 – 30 Min., Wirkungshöhepunkt nach ca. 2 Std., Wirkdauer ca. 6 Std.	► Berlinsulin H Normal U-40, Normal Pen, Normal 3 ml Pen, 100 I.E./ml, Berlin-Chemie ► Huminsulin® Normal, 40 I.E/ml, 100 I.E./ml (Flasche, 3-ml-Patrone für Pen Lilly), Lilly ► Insulin Actrapid® HM, 40 I.E./ml, Novo Nordisk ► Insulin Actrapid HM Penfill® (für Novo-Pen®), 1,5 und 3 ml, 100 I.E./ml, Novo Nordisk ► Insulin Actrapid HM NovoLet®, 1,5 und 3 ml, 100 I.E./ml, Novo Nordisk ► Insulin Actrapid® Human 100 I.E./ml PP, Novo Nordisk ► Insuman® Infusat, 100. I.E./ml, Aventis ► Insuman® Rapid 40 I.E./ml, Aventis ► Insuman® Rapid 100 I.E./ml (3-ml-Patronen für OptiPen®), Aventis ► Insulin Velasulin® Human 40 I.E./ml, Novo Nordisk ► Insulin B. Braun ratiopharm® Rapid 40 I.E/ml, 100 I.E./ml für Omnican®-Pen, B. Braun und ratiopharm
	Schweineinsulin		► Insulin S Hoechst®, 40. I.E./ml, Aventis ► Insulin S/S.N.C. Berlin-Chemie®, 40 I.E./ml
Verzögerungsinsuline (Depotinsuline)			
Inter-mediär-insuline	Humaninsulin	Wirkungsbeginn präparatabhängig nach 30 – 90 Min., Wirkdauer ca. 12 – 18 (– 24) Std.	► Huminsulin® Basal, 40 I.E/ml, 100 I.E./ml (Flasche, 3-ml-Patrone für Pen Lilly), Huminsulin Basal® (NPH) Pen, Lilly ► Insulin B. Braun ratiopharm® Basal 40 I.E/ml, 100 I.E./ml für Omnican®-Pen, B. Braun und ratiopharm ► Berlinsulin® H Basal U-40, Pen, 3 ml Pen, 100. I.E./ml, Berlin-Chemie ► Insulin Protaphan, HM, 40 I.E./ml, Novo Nordisk ► Insulin Protaphan® HM Penfill®, 1,5 und 3 ml, 100 I.E./ml, Novo Nordisk ► Insulin Protaphan· HM NovoLet®, 1,5 und 3 ml, 100 I.E./ml, Novo Nordisk ► Insuman® Basal 40 I.E./ml, Aventis ► Insuman® Basal 100 I.E./ml (3-ml-Patronen für OptiPen®), Aventis ► Insulin Insulatard Human, 40 I.E./ml, Novo Nordisk ► Insulin Monotard HM, 40 I.E./ml, Novo Nordisk
	Schweineinsulin		► B-Insulin S./S.C. Berlin-Chemie , 40. I.E./ml ► Insulin Novo Semilente® MC, 40 I.E./ml, Novo Nordisk ► Depot-Insulin S Hoechst, 40 I.E./ml, Aventis
Langzeit-insuline	Humaninsulin	Wirkungsbeginn nach 3 – 4 Std., Wirkdauer bis über 24 Std.	► Insulin Ultratard HM, 40 I.E./ml, Novo Nordisk
	Insulin-Analogon Insulin glargin		► Lantus® 100 I.E./ml 3 ml (für OptiPen®Pro), Aventis
Misch-insuline *(Kombi-nations-insuline)*	Humaninsulin	Wirkungsbeginn nach ca. 30 Min., Wirkmaximum und -dauer mischungs-abhängig	► Huminsulin Profil II, 100 I.E./ml (3-ml-Patrone für Pen Lilly), Lilly ► Huminsulin Profil III, 40.I.E./ml, 100 I.E./ml (Flasche, 3-ml-Patrone für Pen Lilly, HumaJect®Fertigpen), Lilly ► Berlinsulin® H 10/90, 20/80, 30/70, 40/60, 50/50 jeweils U-40, Pen, 3 ml Pen, 100. I.E./ml, Berlin-Chemie* ► Insulin B. Braun ratiopharm® Comb 30/70 40 I.E/ml, 100 I.E./ml für Omnican®-Pen, B. Braun und ratiopharm* ► Insulin Actraphane® HM 30/70, 40 I.E./ml, Novo Nordisk* ► Insulin Actraphane® HM 10/90, 20/80, 30/70, 40/60, 50/50 Penfill® (für NovoPen®) 1,5 und 3 ml, 100 I.E./ml, Novo Nordisk* ► Insulin Actraphane® HM 10/90, 20/80, 30/70, 40/60, 50/50 NovoLet®, 3 ml, 100 I.E./ml, Novo Nordisk* ► Insulin Actraphane® HM 30/70 HM NovoLet®, 1,5 ml, 100 I.E./ml, Novo Nordisk* ► Insuman Comb 15, 25, 50, 40 I.E./ml, Aventis** ► Insuman Comb 15, 25, 50, 100 I.E./ml (3-ml-Patronen für OptiPen®), Aventis**
	Schweineinsulin		► Insulin Mixtard® 30/70 MC, 40 I.E./ml, Novo Nordisk * ► Komb-Insulin S (Verhältnis Normal- : Depotinsulin = 1 : 2), 40 I.E./ml, Aventis
	Insulin-Analogon	Wirkungsbeginn nach ca. 15 Min., Wirkdauer ca. 10 – 14 Std.	► Humalog®Mix 25™ 100 I.E./ml (3-ml-Patronen für HumaPen® und Fertigpen)*** ► Humalog®Mix 50™ 100 I.E./ml (3-ml-Patronen für HumaPen® und Fertigpen)***

* Die Zahl vor dem Schrägstrich gibt jeweils den Anteil des Altinsulins in % an, die dahinter den des Verzögerungsinsulins.
** Anteil des Normalinsulins in %.
*** 25 bzw. 50 % Insulin Lispro, 75 bzw. 50 % verzögertes Insulin Lispro.

Tab. 23.35: Marktübersicht über gebräuchliche Insuline (Auswahl). Wirkungsbeginn, -maximum und -dauer sind u.a. von Applikationsart, -ort und -menge abhängig. Alle Angaben sind daher als Anhaltspunkte zu betrachten.

12 – 18 Stunden. Sie eignen sich für ältere Patienten mit stabiler Stoffwechsellage und als Bestandteil von **Mischinsulinen** (☞ unten)

- **Langzeitinsuline** wirken bis zu 28 Stunden und werden zur Deckung des Basalbedarfes im Rahmen einer intensivierten Insulintherapie eingesetzt. Ihre Wirkung setzt erst 3 – 4 Stunden nach der Injektion ein
- **Mischinsuline** bestehen aus einer Mischung aus Alt- und Verzögerungsinsulin und sind in zahlreichen Mischungsverhältnissen erhältlich, um den unterschiedlichen Stoffwechselbedürfnissen des einzelnen Patienten Rechnung zu tragen. Ihr Hauptanwendungsgebiet ist die konventionelle Insulintherapie (☞ unten).

Insulindosierung

Alle Insuline werden nach *internationalen Einheiten,* kurz **I.E.,** dosiert. In Deutschland sind z.Zt. Insuline für Einmalspritzen in den Konzentrationen 40 I.E./ml und 100 I.E./ml im Handel. Der Patient muss darauf achten, dass er die passende Spritze verwendet. Ampullen für Insulin-Pens (☞ unten) enthalten immer 100 I.E./ml und sind meist durch den Zusatz „100", „Penfill" oder „für Pens" gekennzeichnet. Aus ihnen kann im Notfall in aller Regel auch in eine Spritze aufgezogen werden (Achtung – passende Spritze verwenden). Außerdem sind verschiedene Insulin-Fertigspritzen und -Fertigpens im Handel.

Insulinlagerung

Der Insulinvorrat wird bei einer Temperatur von +2 – +8 °C aufgehoben, z.B. im Butter- oder Gemüsefach des Kühlschranks. Tiefgefrieren verträgt das Insulin ebenso wenig wie Hitze, z.B. im Handschuhfach des Autos, weil es dann ausflockt und unwirksam wird. Wie bei allen Arzneimitteln ist das Haltbarkeitsdatum auf der Flasche zu beachten. Das Fläschchen, das der Patient gerade benutzt, kann aber 3 – 4 Wochen bei Zimmertemperatur gelagert werden (Anbruchdatum auf die Flasche schreiben). Einmal in Gebrauch befindliche Pens dürfen wegen der Gefahr der Luftblasenbildung *nicht* im Kühlschrank aufgehoben werden.

Auf Reisen gehören Insulin und Spritzbesteck in das Handgepäck (je nach Umgebungstemperatur am Körper tragen oder in einem Thermosbehälter aufheben).

Therapieschemata der Insulintherapie

Bei der Insulintherapie gibt es drei verschiedene Therapieschemata: die konventionelle Insulintherapie, die intensivierte konventionelle Insulintherapie und die Insulinpumpentherapie.

Unabhängig von der Art der Insulintherapie gilt:

- Die Insulintherapie ist unphysiologisch, da die Mahlzeit von der Insulininjektion abhängt und nicht die Insulinausschüttung von der Mahlzeit
- Es besteht Hypoglykämiegefahr
- 1 I.E. Normalinsulin senkt den BZ um ungefähr 30 mg/dl (tageszeitliche Schwankungen, erhöhte Insulinempfindlichkeit durch körperliche Aktivität)
- Die Insulintherapie erfordert eine Diabetes-Diät
- Bei besonderen Belastungen, z.B. neue Arbeitsstelle, Sporturlaub, Operation, ist eine Neuanpassung der Insulindosis erforderlich
- Alle Lösungen, die Verzögerungsinsuline enthalten, müssen vor dem Aufziehen bzw. Spritzen durchmischt werden (Flaschen rollen, Pen kippen, ungefähr 20-mal).

Durch die Entwicklung neuer Insuline und Hilfsmittel (z.B. zur Blutzuckermessung oder Insulininjektion) ist die Insulintherapie wesentlich individueller als früher. Die folgenden Ausführungen können daher nur Anhaltspunkte geben. Ausgehend von Erfahrungswerten werden die meisten Diabetiker mit der Zeit selbst herausfinden, wie sie ihren Stoffwechsel optimal einstellen und mit welchen Hilfsmitteln sie am besten zurechtkommen.

Konventionelle Insulintherapie

Bei der **konventionellen Insulintherapie** *(CT)* wird vor dem Frühstück und vor dem Abendessen ein Mischinsulin injiziert. Meist wird morgens zwei Drittel und abends ein Drittel der Gesamtdosis gespritzt. Der Vorteil ist, dass nur zwei Injektionen am Tag nötig sind, die auch vom ambulanten Pflegedienst verabreicht werden können, falls der Patient die Selbstinjektion nicht erlernt. Der Nachteil ist, dass der Tages- und Essensablauf des Patienten völlig an das Wirkprofil des Insulins angepasst werden müssen.

Das Auslassen von Mahlzeiten bei Appetitlosigkeit oder Mahlzeitenverschiebungen, etwa bei Einladungen, sind wegen der Hypoglykämiegefahr kaum möglich. Außerdem gelingt die Blutzuckereinstellung meist nicht befriedigend. Daher wird die konventionelle Insulintherapie hauptsächlich bei insulinbedürftigen Typ-2-Diabetikern eingesetzt. Beim Typ-1-Diabetiker ist die konventionelle Insulintherapie als Notlösung anzusehen, wenn der Patient zu mehrfach täglichen Blutzuckermessungen und Insulininjektionen nicht fähig oder bereit ist.

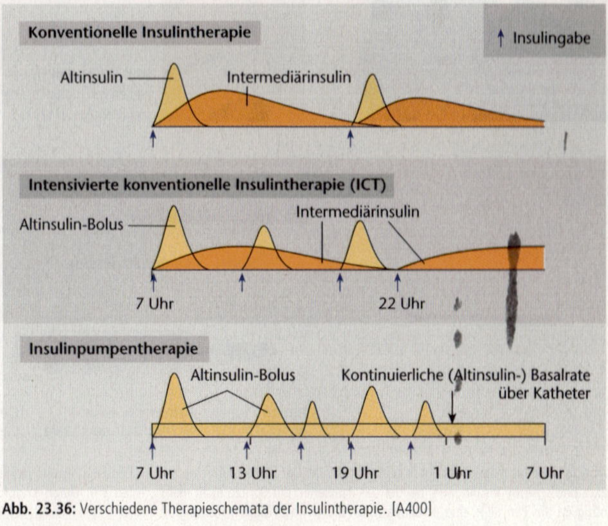

Abb. 23.36: Verschiedene Therapieschemata der Insulintherapie. [A400]

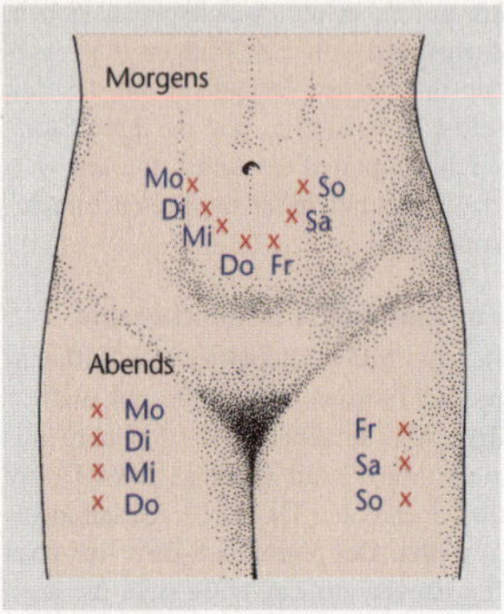

Abb. 23.37: Beispiel für einen Spritzenkalender für die Insulininjektion. Bevorzugte Bereiche sind das Unterhautfettgewebe des Bauches und des Oberschenkels, weil der Patient sie bei der Selbstinjektion gut erreicht. [A300-190]

Intensivierte konventionelle Insulintherapie

Bei der **intensivierten konventionellen Insulintherapie** (kurz *ICT*) nach dem **Basis-Bolus-Konzept** spritzt der Patient zur Deckung des Basalbedarfs einmal täglich abends (falls nötig, morgens und abends) ein Langzeitinsulin (40 % – 50 % des Gesamttagesbedarfs = **Basalrate**). Zusätzlich ist zu den Hauptmahlzeiten – also dreimal täglich – die Gabe eine kurz wirksamen Insulins (**= Bolus**) erforderlich, dessen Menge sich nach dem unmittelbar davor bestimmten Blutzuckerwert und dem Broteinheiten-Gehalt (☞ 23.6.9) der Mahlzeit richtet. Pro Broteinheit sind dabei morgens mehr Insulineinheiten erforderlich als mittags und abends.

Richtwerte ☞ Tab. 23.42

Bei dieser Form der Insulintherapie vorteilhaft sind die gute Stoffwechsellage und die tageszeitliche Flexibilität des Patienten. Insbesondere Jugendliche, die bei Partys nicht zuerst ihre mitgebrachte Mahlzeit verzehren und dann den anderen beim Essen zuschauen wollen, oder Erwachsene mit unregelmäßigem Tagesablauf kommen mit der intensivierten Insulintherapie gut zurecht.

Notwendig ist, dass der Patient vor jeder Mahlzeit den Blutzucker messen und entsprechend Insulin spritzen muss. Zehn Nadelstiche pro Tag kommen da leicht zusammen. Die Berechnung der jeweils notwendigen Insulindosis und die Korrektur von Blutzuckerschwankungen können nur von gut geschulten Patienten geleistet werden.

Spritz-Ess-Abstand und Zwischenmahlzeiten. Bei Mischinsulinen sind auf jeden Fall ein **Spritz-Ess-Abstand** (d.h. ein zeitlicher Abstand zwischen Insulininjektion und nachfolgender Mahlzeit) und die Einnahme von Zwischenmahlzeiten erforderlich. Bei kurz wirksamen Insulin-Analoga ist beides nicht nötig, möchte der Diabetiker doch eine Zwischenmahlzeit einnehmen, muss meist nochmals Insulin gespritzt werden. Bei Altinsulin ist die Frage des Spritz-Ess-Abstandes umstritten, nicht wenige Wissenschaftler sind der Ansicht, dass die Insulininjektion zu Beginn der Mahlzeit ausreicht. Jeder Diabetiker wird nur durch regelmäßige und nach jeder Therapieumstellung verstärkte Blutzuckerselbstkontrollen herausfinden, wie er seine Stoffwechselführung optimieren kann.

Insulinpumpentherapie

Bei schwer einstellbaren Diabetikern oder bei einer geplanten Schwangerschaft kann eine **Insulinpumpentherapie** sinn-

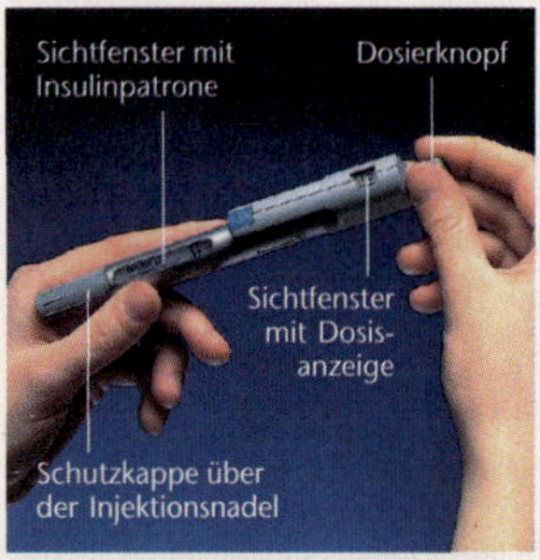

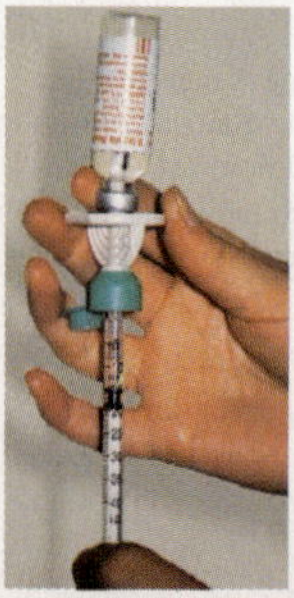

Abb. 23.38 (links außen): Dosierung der Insulineinheiten im Pen. Mit dem Dosierknopf lassen sich je nach Ausführung die Einheiten in 1er, 2er oder 4er Schritten einstellen und im Sichtfenster kontrollieren. [U135]

Abb. 23.39 (links): Aufziehen von Insulin in eine Insulinspritze. [M161]

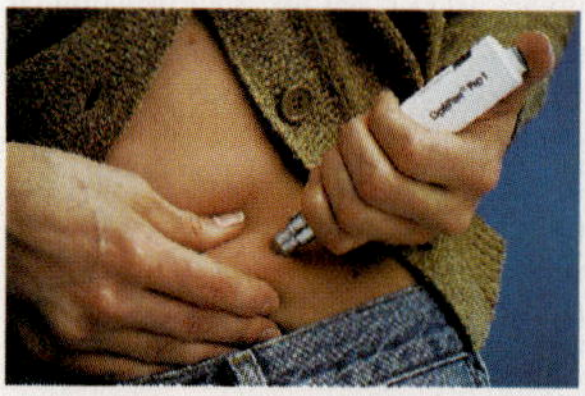

Abb. 23.41: Die Patientin injiziert selbst das Insulin in eine Bauchfalte. Die Einstichstelle sollte möglichst nach einem festen Plan gewechselt werden, um die Haut zu schonen (☞ Abb. 23.37). [U117]

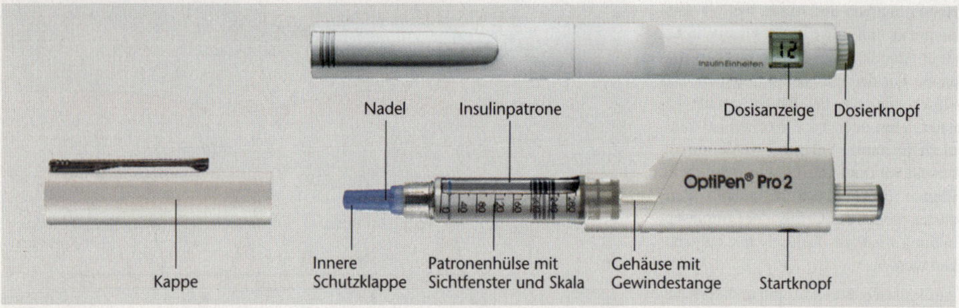

Abb. 23.40: Insulinpen, zerlegt in seine Einzelteile. Der Pen erlaubt eine exakte und schnelle Insulingabe, bei der das Aufziehen der Spritze nicht mehr nötig ist. Im Pen liegt eine Insulinpatrone, die je nach Modell bis zu 300 Einheiten Insulin enthält. Man stellt die gewünschte Insulinmenge in Einheiten ein. Durch Knopfdruck wird die vorgegebene Insulinmenge gespritzt. [U117]

voll sein (auch *CSII = kontinuierliche* [engl. *continuous*] *subkutane Insulininfusion* genannt). Die Insulinpumpentherapie ähnelt sehr der intensivierten konventionellen Insulintherapie, da auch hier das Basis-Bolus-Prinzip angewandt wird. Der Katheter liegt meist subkutan, selten intraperitoneal, die Pumpe selbst außerhalb des Körpers. Den ganzen Tag über wird eine fest einprogrammierte Basalrate von kurz wirksamem Insulin freigesetzt, die stündlich abgestuft vorgewählt werden kann. Zusätzlich ruft der Patient auf Knopfdruck vor Mahlzeiten einen Bolus ab, den er wie bei der intensivierten konventionellen Insulintherapie abhängig vom zuvor bestimmten Blutzuckerwert selbst aktuell berechnet.

Ausblick

Inhalierbare Insuline sollen die Applikation des künstlich zugeführten Insulins angenehmer machen und bereits in wenigen Jahren zur Verfügung stehen. Ebenfalls in der Entwicklung befindet sich das **künstliche endokrine Pankreas** (kurz *KEP*), im Gegensatz zur Insulinpumpe *(offenes System)* ein *geschlossenes System,* in dem die (automatische) Insulinabgabe vom zuvor gemessenen Blutzucker abhängt. Tragbare Geräte dieser Art sind im Versuchsstadium. Die exogene Insulingabe letztendlich ablösen sollen hingegen die **Pankreas-** und die **Inselzelltransplantation.** Bei dialysepflichtigen Typ-1-Diabetikern wurden bereits Pankreas *und* Niere transplantiert. Alleinige Pankreastransplantationen werden jedoch zurzeit wegen der Risiken der auf Dauer erforderlichen Immunsuppression abgelehnt. Erfolg versprechender erscheint angesichts neuerer Schemata zur Immunsuppression die Inselzelltransplantation, bei der isolierte Inselzellen in die Pfortader injiziert werden und die derzeit Gegenstand einer Multicenter-Studie ist.

Derzeitiges Optimum ist die intensivierte Insulintherapie oder die Insulinpumpentherapie.

Durchführung der Insulininjektion

Insulin wird – abgesehen von der intravenösen Injektion durch den Arzt – immer *subkutan* gespritzt. Mögliche Injektionsorte für die subkutane Injektion zeigt Abb. 23.37. Dabei sind die Injektionsstellen systematisch zu wechseln, um Veränderungen des Unterhautfettgewebes zu verhindern. Diese sind nicht nur kosmetisch störend, sondern verändern auch die Insulinresorption. Eine Hautdesinfektion vor der Injektion ist im Krankenhaus, nicht aber zu Hause nötig. Ob eine Insulinspritze oder eine Injektionshilfe wie etwa ein **Pen** benutzt wird, ist Geschmackssache. Pen-Benutzer sollten aber für den Fall eines Defekts Einmalspritzen (plus passendes Insulin) zu Hause haben und damit auch umgehen können.

Insulintagesbedarf	Kinder	1,0 I.E./kg KG*, davon ca. 35 % Basalrate
	Jugendliche	0,7 – 0,8 I.E./kg KG, davon ca. 45 % Basalrate
	Erwachsene	0,5 – 0,7 I.E./kg KG, davon ca. 50 % Basalrate
Bolus zu den Mahlzeiten	Morgens	1,5 – 2 I.E./BE
	Mittags	1 – 1,5 I.E./BE
	Abends	1,5 I.E./BE
Zielbereich Blutzucker	Nüchtern	80 – 120 mg/dl
	60 min pp**	< 140 mg/dl
	120 min pp**	< 120 mg/dl
Zielbereich HbA_1	Gute Einstellung < 8,5 %, Schwangere < 7 %	
Korrekturmöglichkeiten	▸ 1 I.E. Altinsulin senkt den Blutzucker am Tag um ca. 30 mg/dl, in der Nacht um ca. 50 mg/dl ▸ 1 BE hebt den Blutzucker um 50 – 80 mg/dl (entspricht 2 Plättchen Dextro Energen® oder 100 ml Fruchtsaft)	

* Kilogramm Körpergewicht
** pp = postprandial (nach dem Essen)

Tab. 23.42: Richtwerte für die intensivierte konventionelle Insulintherapie (ICT). Sie geben v.a. einen Anhaltspunkt zu Beginn der Therapie und müssen bei Bedarf korrigiert werden.

Die richtige Technik: Schritt für Schritt

- Verzögerungsinsulin vor dem Aufziehen durch mehrfaches Kippen (Pen) oder Rollen (Flaschen, Ampullen) durchmischen. Es sieht dann trüb aus. Nicht schütteln, da dies zur Schaumbildung und Schädigung des Insulins führen würde
- So viel Luft in die Spritze aufziehen, wie Insulin aus der Ampulle entnommen werden soll
- Gummipfropfen mit Alkoholtupfern desinfizieren
- Luft in die stehende Insulinampulle spritzen
- Ampulle kippen, Insulin aufziehen, Luft zur Nadelspitze klopfen und Luftblasen sowie zu viel aufgezogenes Insulin in die Ampulle zurückspritzen
- An der geplanten Injektionsstelle eine Hautfalte abheben und s.c. injizieren (nicht aspirieren).

BZ zu hoch	BZ zu tief
Nüchtern: Abendliches Insulin zu wenig oder Injektionszeitpunkt zu früh am Abend, Spätmahlzeit oder Abendbrot zu reichlich, nächtliche Hypoglykämie (*Somogyi-Effekt*, durch 3-Uhr-BZ auszuschließen)	**Nüchtern:** Verzögerungsinsulin am Abend zu hoch. Spätmahlzeit zu gering, Alkoholgenuss, Sport
Morgendlicher Postprandial-BZ: Spritz-Ess-Abstand zu kurz, zu viel BE für die gespritzen Insulineinheiten, BE-Zusammensetzung ungünstig (leicht resorbierbare Kohlenhydrate)	**Morgendlicher Postprandial-BZ:** Frühstück zu gering, Insulin am Morgen zu hoch dosiert, Alkoholgenuss, Sport
Vor dem Abendbrot: Mittags- oder Nachmittagsmahlzeit zu reichlich, morgendliches Verzögerungsinsulin zu gering, Normalinsulin zum Mittag zu gering	**Nachmittags:** Basalrate zu hoch, Normalinsulin am Mittag zu hoch, Mittags- und/oder Nachmittagsmahlzeit zu gering, Alkoholgenuss, Sport
Vor dem Schlafengehen: Abendbrot zu reichlich, Zusammensetzung ungünstig, Normalinsulin zum Abendbrot zu gering, Spritz-Ess-Abstand zu kurz	**Vor dem Schlafengehen:** Abendbrot zu gering, Normalinsulin zum Abendbrot zu hoch, Alkoholgenuss, Sport
Nachts: Spätmahlzeit zu reichlich, Basalrate zu gering	**Nachts:** Spätmahlzeit zu gering, Basalrate zu hoch, Alkoholgenuss, Sport
BZ-Niveau insgesamt zu hoch: Unerkannter Infekt, zusätzliche Medikation, Änderung der Essgewohnheiten, weniger körperliche Aktivität, Änderung des Injektionsortes	

Tab. 23.43: Häufige Probleme bei der Blutzucker-Einstellung und deren mögliche Ursachen.

Wirkbeginn und -dauer des Insulins

Wie schnell und wie lange das gespritzte Insulin wirkt, hängt von mehreren Faktoren ab:

- In den Bauch gespritztes Insulin wird schneller resorbiert als das in den Oberschenkel gespritzte. Deshalb sollte das Insulin nicht planlos, sondern nach einem festen Muster gespritzt werden (☞ Abb. 23.37). Meist ist es sinnvoll, die letzte Insulingabe des Tages in den Oberschenkel zu injizieren. Bei der Injektion in den Bauch müssen rund 2 cm Abstand vom Nabel, bei der in den Oberschenkel eine Handbreit vom Knie eingehalten werden
- Die Injektion in den Oberarm (nur Außenseite) ist problematisch, da eine versehentliche i.m.-Injektion relativ häufig ist. Manche Diabetiker spritzen aber ihr Normalinsulin bei drohender Hyperglykämie absichtlich i.m., um eine schnellere Wirkung zu erzielen
- Nach Reiben der Injektionsstelle, Wärme (warmes Baden, Saunabesuch) oder Muskelarbeit tritt die Insulinwirkung schneller ein
- Je höher die Insulindosis (bei gleichem Präparat), desto länger wirkt das Insulin (nicht bei kurz wirksamen Insulin-Analoga).

Mischen von Insulin

Viele Diabetiker müssen Normal- und Verzögerungsinsulin zum gleichen Zeitpunkt spritzen. Die Möglichkeit, Insuline zu mischen, erspart diesen Patienten eine zweite Injektion. Mit Normalinsulin gemischt werden dürfen nur sog. *NPH-Insuline* (NPH = Neutral-Protamin-Hagedorn), auf keinen Fall aber zinkhaltige Verzögerungsinsuline, da das Insulin dann an Wirkung verliert. Ob ein Insulin Zink enthält, ist dem Beipackzettel und der „Roten Liste“ zu entnehmen. Insgesamt hat das Mischen von Insulin durch die Verfügbarkeit von Mischinsulinen und die weite Verbreitung von Pens (ein Pen pro Insulinart) an Bedeutung verloren.

Zunächst zieht der Patient so viel Luft in die Einmalspritze auf, wie er Verzögerungsinsulin benötigt, und spritzt die Luft dann in das Fläschchen mit dem Verzögerungsinsulin. Dieser Vorgang wird danach mit dem Normalinsulin wiederholt. Direkt im Anschluss daran zieht der Patient erst das Normal- und dann das Verzögerungsinsulin auf.

> **! Vorsicht**
> Um eine Vermischung der Insuline in den Stechampullen zu vermeiden, dürfen zu viel aufgezogene Insulineinheiten oder Luftblasen auf gar keinen Fall in die Ampulle zurückgespritzt werden, sondern müssen verworfen werden.

23.6.7 Orale medikamentöse Therapie des Diabetes mellitus

Eine orale medikamentöse Therapie ist bei den Typ-2-Diabetikern angezeigt, bei denen mit Diät, Bewegung und Gewichtsabnahme keine befriedigende Stoffwechseleinstellung erzielt werden kann.

Hemmstoffe der Kohlenhydratresorption

Hemmstoffe der Kohlenhydratresorption „glätten“ die Blutzuckerspitzen nach den Mahlzeiten. Hauptvertreter sind **Enzymhemmer** (z.B. Acarbose, etwa in Glucobay®), die ganz zu Beginn einer Mahlzeit eingenommen werden müssen.

Blähungen und Völlegefühl sind häufige Nebenwirkungen und Folge der nicht resorbierten Kohlenhydrate im Dickdarm. Sie können aber durch eine einschleichende Dosierung vermindert werden. Diese Präparatgruppe hat den Vorteil, dass sie bei alleiniger Gabe keine Hypoglykämien hervorrufen kann.

Biguanide

Biguanide sind insbesondere bei stark adipösen Patienten unter 65 Jahren angezeigt. Von den Biguaniden ist in Deutschland nur Metformin (z.B. Glucophage®) und nur in Kombination mit Sulfonylharnstoffen zugelassen, da es in der Vergangenheit unter Biguanidtherapie zu lebensgefährlichen Stoffwechselentgleisungen in Form einer **Laktatazidose** (metabolische Azidose durch erhöhten Milchsäurespiegel im Blut) gekommen ist. Heute wird diese Gefahr jedoch bei Beachtung der Gegenanzeigen gering eingeschätzt. Metformin wirkt über eine Reduktion der Glukoseresorption, Hemmung der Glukoseneubildung in der Leber und Verstärkung der peripheren Insulinwirkung. Da die Insulinsekretion nicht gesteigert wird, verursacht es keine Hypoglykämien. Positiv ist außerdem, dass Metformin den Appetit hemmt und so die erwünschte Gewichtsreduktion erleichtert. Die häufigsten Nebenwirkungen sind Magen-Darm-Beschwerden und Blutbildveränderungen.

Sulfonylharnstoffe

Am häufigsten werden **Sulfonylharnstoffe,** z.B. Glibornurid (etwa in Glutril®), Gliquidon (etwa in Glurenorm®) oder das stark wirksame Glibenclamid (etwa in Euglucon®), eingesetzt. Für Laien sind Sulfonylharnstoffe die „Zuckertablette“ schlechthin. Sulfonylharnstoffe stimulieren die Insulinsekretion der Bauchspeicheldrüse und wirken so blutzuckersenkend.

Ein neueres Präparat ist Glimepirid (Amaryl®), das nur einmal täglich gegeben werden muss. Außerdem fördert Glimepirid nicht nur die Insulinsekretion, sondern wirkt zusätzlich durch eine Hemmung der Glukoseneubildung in der Leber und Verbesserung der Insulinempfindlichkeit der Zielzellen blutzuckersenkend.

Sulfonylharnstoffe werden am besten eine halbe Stunde vor den Mahlzeiten eingenommen. Wenn auch die Hypoglykämiegefahr nicht so hoch ist wie bei der Insulintherapie, so kann es doch zu ernsten und lang andauernden Hypoglykämien kommen.

Weitere Nebenwirkungen der Sulfonylharnstoffe sind Magen-Darm-Beschwerden (Übelkeit, Erbrechen) und allergische Hautreaktionen. Eine Kombination mit Insulin ist möglich und wird häufig beim fortgeschrittenen Typ-2-Diabetes praktiziert.

> In Deutschland werden Sulfonylharnstoffe meist zu früh im Krankheitsverlauf verordnet und ersetzen dann häufig die Diät. Dadurch ist die Gewichtsreduktion erschwert, und die Stoffwechselstörungen des Diabetikers nehmen eher noch zu.

Weitere orale Antidiabetika

In den letzten Jahren wurden zwei neue Substanzgruppen von oralen Antidiabetika entwickelt, deren endgültiger Stellenwert aufgrund der noch ausstehenden Langzeiterfahrungen naturgemäß noch nicht abgeschätzt werden kann.

Prandiale Glukoseregulatoren

Prandiale Glukoseregulatoren steigern die Insulinfreisetzung aus der Bauchspeicheldrüse *in Abhängigkeit* vom Blutglukosespiegel.

Bisher ist als einzige Substanz Repaglinid (NovoNorm®) zugelassen. Es wird zu Beginn einer Mahlzeit eingenommen (die maximale Wirkung ist nach 45 Minuten erreicht). Da die Wirkung auch schnell wieder nachlässt, ist die Hypoglykämiegefahr geringer als bei Sulfonylharnstoffen.

Prandiale Glukoseregulatoren sollen die Flexibilität des Typ-2-Diabetikers bei der Nahrungsaufnahme erhöhen. Eine Kombination z.B. mit Metformin ist möglich, nicht jedoch mit Sulfonylharnstoffen.

Insulinsensitizer

Insulinsensitizer sollen die Gewebe für die Insulinwirkung empfindlicher machen, d.h. die Insulinresistenz des Typ-2-Diabetikers bessern. Der Fettstoffwechsel soll ebenfalls positiv beeinflusst werden.

Diesen erwünschten Nebenwirkungen stehen als wichtigste Nebenwirkungen eine Gewichtszunahme, Leberschäden, eine Anämie und Ödeme – vor allem der Beine – gegenüber.

In Deutschland sind als erste **Glitazone,** wie die Substanzgruppe genannt wird, Rosiglitazon (Avandia®) und Pioglitazon (Actos®) für die Kombinationstherapie mit Sulfonylharnstoffen oder Biguanid bei nicht ausreichender Wirkung derselben zugelassen worden.

23.6.8 Pflege des Patienten mit Diabetes mellitus

Sich bewegen

In der Regel ist die Mobilität der Diabetiker erst beim Eintreten von Spätkomplikationen (☞ 23.6.5) eingeschränkt. Bis dahin steht bei vielen Patienten die Frage im Vordergrund, ob und welcher Sport erlaubt ist und welche Konsequenzen der Sport für die Arzneimittel und das Essen hat.

Jeder Diabetiker sollte regelmäßig Sport treiben. Besonders geeignet sind Radfahren, Laufen, Spazieren gehen und auch viele Mannschaftssportarten. Wegen der immer bestehenden Hypoglykämiegefahr sind solche Sportarten nicht geeignet, die in Einsamkeit ausgeübt werden (etwa Kletterpartien in den Bergen ohne Begleitung) nicht unterbrochen werden können, z.B. tagelanges Segeln, oder mit einer hohen Selbstgefährdung einhergehen wie Fallschirmspringen.

Bewegung wirkt blutzuckersenkend. Eine allgemeingültige Antwort, ab wann eine Änderung der Insulindosis oder der Ernährung erforderlich ist, gibt es leider nicht:

- Je höher die körperliche Anstrengung ist, desto stärker sinkt der Blutzucker
- Je ballaststoffreicher die zuvor gegessene Nahrung war, desto eher bleibt der Blutzucker (einigermaßen) konstant.

Ältere Typ-2-Diabetiker, die nachmittags eine Stunde spazieren gehen und mit ihrem Blutzucker ohnehin eher zu hoch liegen, brauchen keine Angst vor einer Unterzuckerung zu haben. Insbesondere Typ-1-Diabetiker sind aber beim Sport hypoglykämiegefährdet.

Nur durch häufige Blutzuckerselbstkontrollen vor, während *und* nach der körperlichen Belastung (Sport wirkt bis zu 24 Stunden „nach") kann der Diabetiker herausfinden, wie sein Blutzucker beeinflusst wird, und sich entsprechend darauf einstellen.

Als Richtlinien können gelten:

- Vor *kurzzeitigen* Belastungen ist meist eine erhöhte Kohlenhydratzufuhr sinnvoll
- Bei einem Training *über vier Stunden* ist in der Regel eine Reduktion des Insulins empfehlenswert, z.B. nur die Hälfte des Verzögerungsinsulins spritzen
- Bei *ganztägigen Belastungen* kommen die meisten Diabetiker mit einer Kombination aus beidem am besten zurecht.

Sich waschen und kleiden

Diabetiker sind stark infektionsgefährdet. Sorgfältige Körperpflege und das Beachten der Hygienemaßnahmen kann *Candidosen* (Hefepilzinfektionen ☞ 28.7.2) und bakteriellen Hautinfektionen vorbeugen.

Die Kleidung sollte atmungsaktiv sein und nicht zu eng am Körper anliegen, damit sich keine unbelüfteten und feuchten Kammern bilden können (Hautpilz wird durch Feuchtigkeit begünstigt).

Zum Waschen sind rückfettende Seifen geeignet, wobei nicht jeden Tag der ganze Körper eingeseift werden muss. Dies trocknet die Haut nur unnötig aus (Hautrisse sind Infektionspforten). Die Haut sollte gut abgetrocknet (auch in Hautfalten) und danach eingecremt werden.

Fußpflege des Diabetikers

Viele Diabetiker haben diabetische Folgeschäden an den Füßen (diabetischer Fuß ☞ 23.6.5). Da diese sehr häufig sind und durch ihre Komplikationen gefährlich werden können, sollte jeder Diabetiker seinen Füßen schon vorbeugend besondere Pflege zukommen lassen:

- Die Füße täglich mit körperwarmem Wasser (Thermometer benutzen) und einer rückfettenden Seife waschen. Die Dauer des Bades sollte drei Minuten nicht überschreiten. Danach die Füße und besonders die Zehenzwischenräume gut abtrocknen. Bei trockener, rissiger Haut die Füße (aber *nicht* die Zehenzwischenräume) mit einer reinen Fettcreme eincremen
- Beim täglichen Fußreinigen die Füße, vor allem Zehen und Ferse, genau auf Druckstellen, Hornhaut, Blasen, Rötungen und Verletzungen inspizieren, da diese eine ärztliche Kontrolle erfordern. Zum Betrachten der Fußsohle leistet ein kleiner Spiegel oft große Hilfe. Evtl. muss auch ein Angehöriger die Fußinspektion übernehmen
- Die Zehennägel gerade schneiden (besser noch: feilen) und nur mit einer kleinen Abrundung an den Ecken feilen. Hühneraugen und Hornhaut nur mit einem Bimsstein entfernen. Bei eingewachsenen Nägeln muss ein medizinischer Fußpfleger die Fußpflege übernehmen
- Auch kleinste Verletzungen an den Füßen desinfizieren und (ärztlich) beobachten (lassen), da Entzündungen und Nekrosen drohen (☞ auch 23.6.5). Möglichst nicht barfuß gehen, um Verletzungen vorzubeugen
- Wegen der häufigen Sensibilitätsstörungen bei kalten Füßen keine Wärmflaschen und kein Heizkissen benutzen (Verbrennungsgefahr). Besser ist z.B. das Tragen von dicken Wollsocken
- Schuhe regelmäßig auf Falten in der Einlegesohle, eingetretene Nägel oder erhabene Nähte kontrollieren, damit diese nicht unbemerkt zu Druckstellen und in der Folge zu ernsten Schäden am Fuß führen. Manchmal sind sogar speziell angepasste Schuhe zur Druckentlastung erforderlich.

Körpertemperatur regulieren

Hat ein Diabetiker Fieber, muss die Ursache schnell geklärt werden, weil es – insbesondere bei Typ-1-Diabetikern – rasch zu einer hyperglykämischen Stoffwechselentgleisung kommen kann.

! Vorsicht: Diabetiker mit fieberhaftem Infekt

Bei älteren, vor allem alleinstehenden Diabetikern kann bei fieberhaften Infekten wegen der Gefahr einer Stoffwechselentgleisung eine Krankenhauseinweisung erforderlich sein. In der ambulanten Pflege sollte bei Diabetikern mit scheinbar „harmlosen" Infekten stets der Blutzucker gemessen und der Besuch des Hausarztes angefordert werden.

Essen und trinken

Das Thema „Ernährung bei Diabetes" ist sehr komplex und wird daher in einem eigenen Unterkapitel abgehandelt (☞ 23.6.9). Erwähnenswert ist die Häufung von Verhaltensstörungen (z.B. Bulimie ☞ 23.8.3) bei Typ-1-Diabetikern, deren Krankheit vor dem 10. Lebensjahr begann. Ursächlich diskutiert werden die vielen Verbote, z.B. Süßigkeitenverbot, und der durch die Erkrankung bedingte Esszwang zu bestimmten Tageszeiten, durch den das natürliche Ess- und Sättigungsverhalten häufig verloren gehen.

Ausscheiden

Diese ATL spielt eine große Rolle bei der Diagnose eines Diabetes mellitus, da dieser sich häufig zuerst durch eine erhöhte Urin- und Trinkmenge äußert. Später sind eine erhöhte Urinmenge und starker Durst immer als Hinweis auf hohe Blutzuckerspiegel zu werten (☞ 23.6.1).

Bei Diabetikern und insbesondere bei einer *Glukosurie* ist das Risiko eines Harnwegsinfekts deutlich erhöht. Daher müssen die Patienten unbedingt über die Zeichen einer Blasenentzündung (☞ 31.5.2) aufgeklärt werden. Im Rahmen einer diabetischen Polyneuropathie können Blasenentleerungsstörungen mit *Restharnbildung* (d.h. es verbleibt Harn nach dem Wasserlassen in der Blase) die Gefahr weiter erhöhen. Oft kann dann Blasentraining weiterhelfen. Ebenfalls durch die Neuropathie bedingt, können phasenweise (nächtliche) Durchfälle im Wechsel mit einer Obstipation auftreten. Die damit verbundene unterschiedliche Nahrungsresorption erschwert die Stoffwechseleinstellung.

Ruhen und schlafen

Bei Patienten mit einer diabetischen Polyneuropathie (☞ 23.6.5) können die Empfindungsstörungen nachts so stark werden, dass die Patienten die Decke als geradezu schmerzhaft schwer empfinden. Dann hilft es, einen Deckenheber, auch „Tunnel" oder „Bahnhof" genannt, ins Bett zu legen.

Bei infizierten Wunden oder einer Gangrän wird der Fuß hochgelagert und ruhig gestellt, jedoch nur, wenn keine periphere arterielle Verschlusskrankheit (*pAVK* ☞ 19.6.2) vorliegt.

Diabetiker haben die gleichen Ruh- und Schlafzeiten wie Nicht-Diabetiker. Probleme bereiten aber die nächtlichen Hypoglykämien, die meist zwischen 2 und 3 Uhr nachts auftreten und auch Patienten betreffen können, die tagsüber unauffällig sind. Nächtliche Blutzuckerentgleisungen nach oben sind zwar möglich, doch ist es selten, dass ein Patient von normalen Blutzuckerwerten am Abend innerhalb von Stunden in ein ketoazidotisches Koma rutscht. Schlafmittel sollten möglichst nicht gegeben werden, da sie die Symptomatik nächtlicher Stoffwechselentgleisungen verschleiern können.

! Vorsicht: Nächtliche Hypoglykämien

Die Hauptsymptome nächtlicher Hypoglykämien sind Unruhe, Schwitzen sowie Auffälligkeiten in Gestik und Sprache des Patienten (☞ 23.6.4).

Langjährige Diabetiker schlafen häufig trotzdem weiter, so dass den Pflegenden nur das vermehrte Schwitzen des Patienten auffällt:

- Die Pflegenden wecken den Patienten dann und kontrollieren den Blutzucker. Bei niedrigen Werten soll der Patient Kohlenhydrate, z.B. Traubenzucker, Apfelsaft und/oder Brot, zu sich nehmen (Traubenzucker und Apfelsaft wirken schnell, Brot hält länger vor)
- Ist der Patient nicht weckbar, wird *sofort* der Arzt benachrichtigt. Danach wird der Blutzucker bestimmt.

Nächtliche Blutzuckerkontrollen

Bei vielen Diabetikern sind in der Einstellungsphase nächtliche Blutzuckerkontrollen nötig, die entweder von Pflegenden oder von Laborkräften durchgeführt werden:

- Bei einem 22-Uhr-Blutzucker zwischen 80 und 120 mg/dl sind keine besonderen Maßnahmen erforderlich. Ist der Nüchtern-Blutzucker am nächsten Morgen ebenfalls normal und ist der Patient ausgeruht und beschwerdefrei, kann man davon ausgehen, dass der Blutzucker auch während der Nacht in Ordnung war
- Ist der Blutzucker um 22 Uhr zu niedrig (also < 50 mg/dl), soll der Patient zwei BE Kohlenhydrate zusätzlich essen und seine übliche Insulindosis spritzen. Weitere Blutzuckerkontrollen sind dann um 24 Uhr und um 3 Uhr notwendig
- Bei normalem 22-Uhr-Blutzucker, aber hohen morgendlichen Blutzuckerwerten sollte der Blutzucker um 3 Uhr kontrolliert werden, da ein hoher Nüchternblutzucker auch Gegenreaktion auf eine unbemerkte nächtliche Hypoglykämie sein kann **(Somogyi-Effekt).** Zweite Möglichkeit ist das **Dawn-Phänomen,** bei dem der Blutzucker zwischen 3 und 7 Uhr durch Freisetzung von Glukose aus der Leber ansteigt
- Wird bei den *nächtlichen* Kontrollen ein Blutzucker von unter 50 mg/dl festgestellt, soll der Patient zwei BE essen (☞ oben).

Sich beschäftigen und Sinn finden

Diabetiker können heute weitgehend wie Nicht-Diabetiker leben, d.h. berufstätig sein, eine Familie gründen, reisen und vieles andere mehr. Insbesondere insulinpflichtige Diabetiker müssen aber in Beruf und Freizeit Rücksicht auf ihre Erkrankung nehmen.

Günstig sind Berufe mit regelmäßiger Arbeitszeit und gleichmäßiger körperlicher Belastung, z.B. Büroberufe. Bei großer Selbstdisziplin des Patienten sind auch Berufe in der Nahrungsmittelverarbeitung z.B. als Koch, Konditor oder Gastwirt geeignet. Berufe mit Nachtdienst oder Schichtdienst sind eher ungünstig, aber bei kooperativen, gut geschulten Patienten durchaus möglich. So sind z.B. unter Ärzten und Pflegenden viele insulinpflichtige Diabetiker zu finden, die dank ihres Wissens um die Erkrankung ihren Blutzuckerspiegel trotz Nachtdiensten gut eingestellt haben.

Berufe mit erhöhter Eigen- oder Fremdgefährdung sind für den Diabetiker ungeeignet, da eine Hypoglykämie zu schweren Unfällen führen kann. Hier sind etwa Dachdecker, Gerüstbauer, Fensterputzer, Lokomotivführer, Taxi- und Busfahrer zu nennen. Ggf. kann nach Manifestation eines Diabetes mellitus eine Umschulung erforderlich sein.

Kontaktadressen

Mehrere Organisationen bieten Betroffenen Hilfe an oder vermitteln Adressen von Selbsthilfegruppen.

Deutscher Diabetiker-Bund e.V., Danziger Weg 1, 58511 Lüdenscheid, Tel.: 0 23 51/98 91 53

Deutsche Diabetes-Gesellschaft e.V., Bürckle de la Camp-Platz 1, 44789 Bochum, Tel.: 02 34/93 09 45, www.deutsche-diabetes-gesellschaft.de

Sich als Frau oder Mann fühlen und verhalten

Gut eingestellte Diabetiker sind in ihrer Sexualität in der Regel nicht eingeschränkt. Im Rahmen der diabetischen Neuropathie neigen Männer zu Erektionsstörungen bis zur Impotenz, bei schlechter Diabeteseinstellung auch schon vor dem 20. Lebensjahr.

Schwangerschaft

Bei schwangeren Diabetikerinnen (☞ auch Abb. 7.246) sind eine normnahe Blutzuckereinstellung und häufige ärztliche Kontrollen durch Gynäkologen und Internisten unerlässlich, um diabetesbedingte Komplikationen bei Mutter und Kind zu vermeiden. Das Kind einer Diabetikerin ist ein Risikoneugeborenes (diabetische Embryofetopathie ☞ Tab. 13.52) und muss in den ersten Tagen sorgfältig überwacht werden.

23.6.9 Diät bei Diabetes mellitus

Kohlenhydrate und Broteinheiten

Grundsäule jeder Diabetesbehandlung ist das Einhalten einer Diät. Blutzuckerwirksame Bestandteile der Nahrung sind in erster Linie die *Kohlenhydrate* (☞ 23.1.5 und unten). Während sich beim Nicht-Diabetiker die Insulinproduktion der Bauchspeicheldrüse nach der Kohlenhydratzufuhr richtet, müssen beim Diabetiker der Kohlenhydratanteil der Nahrung und die Kohlenhydratverteilung über den Tag der noch vorhandenen körpereigenen Insulinsekretion bzw. der Insulinzufuhr von außen angepasst werden.

Die Diät bei Diabetes mellitus entspricht im Wesentlichen einer gesunden Vollwertkost, wie sie auch für Gesunde wünschenswert ist.

Die Diät muss den Kalorien- und Nährstoffbedarf des Patienten decken (☞ 7.6.2 und Tab. 23.45). Wie viele Kalorien benötigt werden, hängt wie beim Gesunden von Geschlecht, Alter, Beruf und Freizeitgewohnheiten ab.

10 – 12 g Kohlenhydrate (= 1 BE) sind enthalten in:

Lebensmittelgruppe Lebensmittel	Menge (ca.), essbarer Anteil	Küchenportion (ca.)
Brot		
Knäckebrot	20 g	2 mittlere Scheiben
Mischbrot	25 g	1/2 Scheibe
Pumpernickel	30 g	1/2 Scheibe
Vollkornbrot	30 g	1 dünne kleine Scheibe
Weizen-, Roggenbrötchen	25 g	1/2 Stück
Nährmittel/Kartoffeln/Teigwaren		
Cornflakes	15 g	3 Esslöffel
Cräcker	15 g	6 kleine (runde)
Grieß, Mehl, Paniermehl, Puddingpulver, Stärke	15 g	1 gehäufter Esslöffel
Kartoffeln	80 g	1 mittelgroße
Kartoffelbrei	100 g	2 (– 3) gehäufte Esslöffel
Kartoffelkloß	50 g	1 kleiner
Kroketten	40 g	1 mittelgroße
Nudeln, roh Nudeln gekocht	15 g 60 g	Wegen unterschiedlicher Ausformungen keine Angaben möglich
Pommes frites	40 g	1/2 Tasse
Reis, roh Reis gekocht	15 g 45 g	1 gehäufter Esslöffel 2 gehäufte Esslöffel
Salzstangen	15 g	20 Stück
Weizengrieß	15 g	1 gehäufter Esslöffel
Milch und -produkte		
Milch, Buttermilch, Joghurt, Dickmilch, Kefir	250 g	1/4 l
Kohlenhydratreiche Gemüse		
Bohnen, gekocht	60 g	3 Esslöffel
Linsen, gekocht	75 g	3 Esslöffel
Mais, gekocht (Dose)	70 g	4 Esslöffel
Obst		
Apfel	100 g	1 kleiner
Apfelsine	120 g	1 mittelgroße
Banane	90 g	1/2 mittelgroße
Birne	100 g	1/2 mittelgroße
Erdbeeren	200 g	15 mittelgroße
Mandarine	120 g	3 kleine oder 2 mittelgroße
Pfirsich	130 g	1 kleiner
Pflaume	110 g	4 kleine oder 2 große
Weintrauben	80 g	10 mittelgroße
Obstsaft		
Apfel-, Orangensaft	125 g	1/4 l

- Kohlenhydratarme Gemüse- und Salatsorten, d.h. praktisch alle außer Mais und Hülsenfrüchten, können entsprechend der normalen Portionen bis zu 200 g ohne Berechnung verzehrt werden
- Nüsse, Kerne und Samen können bis 50 g ohne Berechnung gegessen werden
- Bei Fertigprodukten und -gerichten sind Kohlenhydratmenge und BE meist auf der Packung vermerkt.

Tab. 23.44: Kohlenhydrat-Tabelle (Auszug). [W. Schumacher, M. Toeller, F.A. Gries: KH-Tabelle. Schätzhilfen für Kohlenhydratportionen. Kirchheim, Mainz, 1995]

Kalorienbedarf von Diabetikern	
Ältere, normalgewichtige Patienten	1 700 kcal (17 – 19 BE)
Kinder (bis ca. 50 kg)	1 500 kcal (ca. 16 BE)
Stark übergewichtige Patienten	1 200 kcal (13 – 14 BE)
Normal große, arbeitende Patienten und Schwangere	1 800 – 2 500 kcal (19 – 29 BE)
Große, körperlich schwer arbeitende Patienten	≥ 3 000 kcal (über 30 BE)
Bei Gewichtsreduktion	2/3 des Kalorienbedarfs

Tab. 23.45: Richtwerte zur Abschätzung des Kalorienbedarfs. Die Kohlenhydratmenge (angegeben in Broteinheiten = BE) ergibt sich aus dem Kalorienbedarf und dem gewünschten Verhältnis der verschiedenen Nährstoffe zueinander.

Das in Deutschland und Österreich gebräuchliche Maß für die Kohlenhydratmenge ist die **Broteinheit** (kurz *BE*, neuerdings auch *Kohlenhydrateinheit*, kurz *KE*). Eine Broteinheit entsprach dabei lange genau 12 g verdaulichen Kohlenhydraten. In der Schweiz wurde dagegen mit *Kohlenhydratwerten* zu je 10 g Kohlenhydraten gerechnet. Von diesen starren Zahlenwerten ist man mittlerweile abgekommen. Der Kohlenhydratanteil eines Nahrungsmittels ist nämlich nicht konstant, sondern schwankt z.B. je nach Wuchsbedingungen der Pflanzen um ca. 25 %. Daher ist es sinnvoller, die Broteinheit als *Schätzwert* für eine *Kohlenhydratportion* von 10 – 12 g zu definieren. Überhaupt ist das Wissen um die genauen Kohlenhydratmengen nur für Insulin spritzende Diabetiker zur Berechnung der Insulindosis erforderlich. Bei den übergewichtigen Typ-2-Diabetikern, die den Großteil der deutschen Diabetikern ausmachen, steht der *Energie-* und damit *Kaloriengehalt* der Nahrung im Vordergrund. Da der Kohlenhydratgehalt der Nahrungsmittel sehr unterschiedlich ist (☞ Tab. 23.44), muss der Patient wissen, wie viel Lebensmittel in g einer BE entspricht und wie schwer die Portion in seiner Hand ist. Dazu benötigt zumindest der Anfänger eine Diätwaage (10 g genau), mit der er alle kohlenhydratreichen Lebensmittel auswiegt. Der Geübte kann den BE-Gehalt einer Portion abschätzen, sollte aber zwischendurch immer wieder seine Schätzungen mit der Waage kontrollieren, um sich nichts Falsches anzugewöhnen.

Heute gibt es eine Reihe sog. *Kohlenhydrat-Tabellen*, die nicht nur den Kohlenhydratgehalt der einzelnen Lebensmittel angeben, sondern auch Lebensmittel mit „gleichwertigen", d.h. austauschbaren, Kohlenhydraten in Gruppen zusammenfassen. Hilfreich sind dabei insbesondere solche Tabellen, die den Grammangaben entsprechende Küchenmaße gegenüberstellen (☞ Tab. 23.44).

Nicht nur die *Menge*, sondern auch die *Art* der Kohlenhydrate ist entscheidend. *Monosaccharide* (Einfachzucker, z.B. Trauben- und Fruchtzucker) und *Disaccharide* (Zweifachzucker, z.B. Rüben- und Milchzucker) führen zu einem raschen Blutzuckeranstieg und sind damit für den Diabetiker ungünstig. *Polysaccharide* (Vielfachzucker, z.B. Stärke) steigern den Blutzucker langsam, aber länger dauernd und sind vom Diabetiker daher zu bevorzugen.

Aus diesem Grunde wurden die kohlenhydrathaltigen Nahrungsmittel in fünf Gruppen eingeteilt, die unterschiedlich blutzuckerwirksam sind:

- Brot und Nährmittel
- Milch und Milchprodukte
- Kartoffeln
- Gemüse
- Obst.

Mag der Diabetiker bestimmte Lebensmittel einer Kohlenhydratgruppe nicht, so kann er die in seinem Kostplan vorgesehenen Broteinheiten durch andere Kohlenhydratträger der *gleichen* Gruppe ersetzen, z.B. Nudeln statt Reis.

Dritte Einflussgröße neben *Menge* und *Art* der Kohlenhydrate ist ihre *zeitliche Verteilung* über den Tag. Für Patienten mit einer konventionellen Insulintherapie ist eine relativ regelmäßige Verteilung der Kohlenhydrate über den Tag in sechs Mahlzeiten am günstigsten, um Blutzuckerspitzen, aber auch unerwünscht niedrige Werte zu vermeiden. Einen entsprechenden Tageskostplan zeigt Tab. 23.46.

Gut geschulte Diabetiker mit einer intensivierten Insulintherapie können Zahl und Zeitpunkt ihrer Mahlzeiten (fast) frei wählen.

Süßungsmittel

Absolutes Zuckerverbot war über Jahrzehnte ein Dogma der Ernährungstherapie bei Diabetes. Erlaubt waren nur Süßstoffe und Zuckeraustauschstoffe. Nach heutigem Kenntnisstand verschlechtern geringe Zuckermengen bis etwa 10 g täglich (entsprechend 2 gestrichenen Teelöffeln) den Blutzuckerspiegel nicht, falls der Zucker im Rahmen von Mahlzeiten verzehrt und durch eine entsprechende Insulindosis abgedeckt wird. Süßstoffe sind für Diabetiker ebenso erlaubt wie für Nicht-Diabetiker. Zuckeraustauschstoffe, die vor allem von Typ-2-Diabetikern teils reichlich verzehrt werden, verlieren bei diesem Prinzip an Bedeutung. Tabu bleiben aber zuckerhaltige Getränke. Sie dürfen nur bei Hypoglykämie gegeben werden.

> Unabhängig vom Zuckerverbot gilt für Diabetiker (wie für Nicht-Diabetiker), dass Zucker und Zuckeraustauschstoffe „leere" Kalorien ohne Nährstoffe darstellen. Beide sollten daher eher als Gewürz und nicht als Nahrungsmittel betrachtet werden.

Süßstoffe wie Saccharin, Cyclamat und Aspartam enthalten keine Kalorien und müssen nicht berechnet werden. Es gibt sie flüssig, als Tabletten und zum Streu-

Frühstück	**4 BE**
1 Vollkornbrötchen	2 BE
1 Scheibe Graubrot	2 BE
40 g Butter, 20 g Diätmarmelade, 30 g Magerquark, 25 g Käse 45 % Fett i. Tr., 200 ml Kaffee, 15 ml Kondensmilch 4 % Fett	
2. Frühstück	**2 BE**
1 Apfel	1 BE
250 g Joghurt 3,5 % Fett	1 BE
Mittag	**4 BE**
200 g Kartoffeln	2,5 BE
7 g Weizenmehl (zum Andicken der Soße)	0,5 BE
120 g Mandarinen (Dessert)	1 BE
120 g Putenschnitzel	
200 g Brokkoli, frisch	
10 ml Sonnenblumenöl (zum Braten)	
Zwischenmahlzeit	**2 BE**
5 – 6 Diätkekse (entsprechend der Packungsangabe)	2 BE
Kaffee, 15 ml Kondensmilch	
Abendessen	**4 BE**
2 Scheiben Vollkornbrot	4 BE
20 g Butter, 30 g Corned beef, 25 g Käse 45 % Fett i. Tr., 100 g Tomate, 100 g Gurke	
Spätmahlzeit	**2 BE**
250 ml Buttermilch	1 BE
2 Stück Zwieback	1 BE

Tab. 23.46 Beispiel einer Standardkost (18 BE, 2 300 kcal).

en, und es kann mit ihnen z.T. auch gekocht und gebacken werden.

Zuckeraustauschstoffe enthalten Kalorien und Kohlenhydrate und müssen daher wie andere kohlenhydrathaltige Lebensmittel im Ernährungsplan berücksichtigt werden. Bei empfindlichen Patienten oder übermäßigem Verzehr können sie zu Blähungen und Durchfall führen. Sorbit, Fructose und Xylit sind im Handel z.B. als Fructosan®, Laevoral®, Diabetiker-Süße® und Sionon® erhältlich. Außerdem sind sie in zahlreichen Diabetiker-Fertigprodukten wie Obstkonserven, Kuchen oder Schokolade enthalten. Diese Fertigprodukte müssen entsprechend der Angaben auf der Packung beim Ernährungsplan berücksichtigt werden.

Weitere „Diabetiker-Lebensmittel", etwa Spezialbrote oder Spezialpuddingpulver, sind in der Regel überflüssig und überteuert. Besser ist es, bei den „normalen" Lebensmitteln auf die Inhaltsstoffe auf der Verpackung zu achten. Je weiter vorne ein Inhaltsstoff in der Liste steht, desto mehr von ihm ist in dem Produkt enthalten.

Getränke

Diabetiker sollen reichlich trinken. Ideal geeignet sind z.B. (Kräuter-)Tee, Mineralwässer oder ungesüßter Kaffee. Bedingt geeignet sind Fruchtsäfte, da hier Kalorien- und Kohlenhydratgehalt zu berücksichtigen sind. Alkohol kann auch bei Diabetes in Maßen genossen werden, wobei Getränke mit wenig Restsüße zu empfehlen sind (trockene Weine, trockener Sekt).

Ungeeignet sind alle Akoholika mit einem hohen Zuckeranteil (z.B. Liköre, Dessertweine, süßer Sekt). Prinzipiell sollte mit dem Arzt besprochen werden, ob und welches alkoholische Getränk im Einzelfall erlaubt ist.

Zu beachten ist, dass Alkohol bei der Therapie mit oralen Antidiabetika oder Insulin zu einer Hypoglykämie führen kann, da er die Glukoneogenese in der Leber hemmt.

Ernährungsberatung

Der Kostplan muss sich in erster Linie dem Patienten anpassen und nicht umgekehrt.

Jeder Patient ist und isst anders. Allen Patienten mit gleichem Kalorien- und BE-Bedarf den gleichen Kostplan zu „verordnen", ist wenig sinnvoll und führt häufig

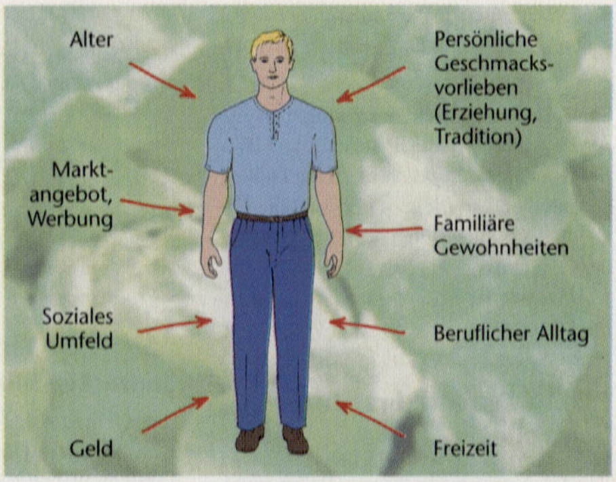

Abb. 23.47: Viele unterschiedliche Faktoren haben Einfluss auf die Ernährungsgewohnheiten eines Menschen. [A400-190, V224]

zu offener oder versteckter Diätverweigerung mit „Kostergänzung". Hier ist es besser, mit dem Patienten zusammen einen Kostplan zu erarbeiten, den er selbst mit trägt und den er einhalten kann. Erster Schritt hierzu ist die gezielte und präzise Ernährungsanamnese.

Die Ernährungsanamnese erfragt:

- Mahlzeitenrhythmus, -häufigkeit, -regelmäßigkeit und -zusammenstellung
- Beruflichen Tagesablauf, z.B. feste Arbeitspausen, Schichtdienst, Arbeit und Essen außer Haus
- Individuelle Geschmacksvorlieben
- „Naschereien zwischendurch", z.B. Obst, Joghurt, Süßigkeiten, Salzgebäck
- Getränke, z.B. Limonaden, Milch, Alkoholika
- Freizeitaktivitäten, z.B. Sport, Gartenarbeit, Vereine, Stammtisch, Einladungen, Essen gehen.

Es folgt die Erstellung eines Kostplans mit je nach Behandlungsform unterschiedlichen Schwerpunkten:

- Die übergewichtigen Typ-2-Diabetiker, also ca. 80 % der Patienten, brauchen sich mit dem Zählen von Broteinheiten nicht zu belasten. Sie müssen vielmehr bezüglich einer *Reduktionsdiät* und langfristigen Ernährungsumstellung beraten werden (☞ oben)
- Insulin spritzende Diabetiker mit konventioneller Insulintherapie müssen über Kohlenhydratmengen und Broteinheiten Bescheid wissen. Für diese meist älteren Patienten empfiehlt sich auch die Erstellung konkreter Tageskostpläne, um eine gleichmäßige Verteilung der Kohlenhydrate über den Tag sicherzustellen. Außerdem sollten die Patienten wissen, welche Nahrungsmittel sie gegeneinander austauschen können (☞ Tab. 23.44)
- Patienten mit einer intensivierten konventionellen Insulintherapie können über Zahl und Zeitpunkt der Mahlzeiten weitgehend frei entscheiden. Voraussetzungen sind eine Blutzuckerselbstkontrolle (☞ unten) sowie Übung im Schätzen von Kohlenhydratmengen (☞ oben) und Berechnen der notwendigen Insulindosis. Für diese Patienten sind Kostpläne eine Hilfestellung für den Anfang, von denen sie mit zunehmender Erfahrung abweichen können und dürfen.

23.6.10 Allgemeine Lebensführung des Diabetikers und Diabetikerschulung

Je besser ein Diabetiker geschult ist, desto geringer sind die Einschränkungen seiner Lebensqualität. Der Inhalt der Patientenschulung hängt auch von der Lernfähigkeit des Patienten ab. Erstrebenswert ist:

- Bei *alleiniger Diättherapie:* Erklärung der Krankheit, Diätetik (mit besonderer Betonung der Kohlenhydrate und der Fette ☞ 23.6.9), Wirkung von Alkohol, Bedeutung von Fußpflege und Körperpflege (☞ 23.6.8), Wichtigkeit ärztlicher Kontrollen (☞ 23.6.12)
- Bei *oralen Antidiabetika* zusätzlich: Urinzuckerselbstkontrolle (☞ unten), Auswirkungen von körperlicher Bewegung (☞ 23.6.8), Zeichen der Hypoglykämie und Selbsthilfemöglichkeiten (☞ 23.6.4)
- Bei *Insulin-Behandlung* zusätzlich: Blutzuckerselbstkontrolle (☞ unten), Umgang mit Insulin (☞ 23.6.6), Injektionsorte, Spritz-Ess-Abstand, Broteinheit als Maß für die Kohlenhydratmen-

ge, Verhalten in besonderen Situationen (z.B. Krankheit, Reisen ☞ auch 23.6.8).

Viele Krankenhäuser beschäftigen heute speziell ausgebildete Pflegekräfte **(Diabetesberater),** die zusammen mit Diätassistenten und ärztlichem Personal die Diabetikerschulung übernehmen. Besonders intensiv ist die Schulung in *Diabeteskliniken,* aber auch in *Schwerpunktpraxen.*

23.6.11 Diabetikerselbstkontrolle

Die **Diabetikerselbstkontrolle** ist unerlässlicher Bestandteil der modernen Diabetestherapie.

Häufige Kontrollen des Blut- oder Harnzuckerwerts dienen nicht nur der *Therapiekontrolle,* sondern ermöglichen dem Diabetiker in gewissem Umfang auch eigenständige *Korrekturen* der Behandlung. Dies erfordert aber zumindest in den Anfangsmonaten das konsequente Führen eines Diabetiker-Tagebuches, in dem alle Befunde der Selbstkontrolle sowie Besonderheiten der Lebensführung (z.B. Einladungen, Sport) und Erkrankungen (z.B. Infekte) eingetragen werden. Nur so kann der Diabetiker nachvollziehen, welche Auswirkungen z.B. ein Korrekturversuch bei Hyperglykämie gehabt hat. Das Führen des Diabetikertagebuches erlernt der Patient bereits während der Ersteinstellung.

Das Tagebuch oder einen Notfall-Ausweis sollte der Diabetiker stets bei sich tragen, damit etwa bei einer Bewusstlosigkeit rasch geholfen wird.

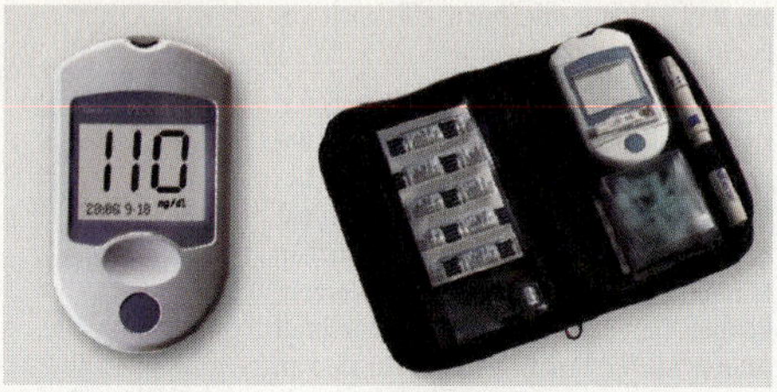

Abb. 23.49: Diabetikern stehen heute eine Reihe von Hilfsmitteln zur Verfügung. Links ein modernes Blutzuckermessgerät, das gleichzeitig eine Messung des Hauptketonkörpers im Blut erlaubt, rechts mit weiterem Zubehör. [U142]

Urinzucker-Selbstkontrolle

Die **Urinzucker-Selbstkontrolle** sollte auch der ältere Diabetiker, der „nur" mit Tabletten behandelt wird, beherrschen.

Der Streifen-Schnelltest (Durchführung ☞ 31.4.3) beruht darauf, dass oberhalb eines Blutzuckers von 160 – 180 mg/dl (der sog. **Nierenschwelle**) Zucker mit dem Urin ausgeschieden wird.

Für die Auswertung ist wichtig zu wissen, dass die Urinzucker-Kontrolle immer ein *Sammelwert* für den Blutzucker seit der letzten Blasenentleerung ist. Bei Diabetikern mit Nierenschäden ist der Test nur eingeschränkt oder gar nicht verwertbar, weil sich durch die Nephropathie die Nierenschwelle geändert haben kann.

Urinazeton-Selbstkontrolle

Azeton gehört zu den sog. *Ketonkörpern,* die bei gesteigertem Fettabbau (etwa bei Insulinmangel) vermehrt gebildet und mit dem Urin ausgeschieden werden. Weitere Ursachen für eine Ketonurie sind Hunger, Fieber, lang andauerndes Erbrechen oder sehr reichliche Fettzufuhr mit der Nahrung.

Für den Azetonnachweis im Urin sind Teststreifen vergleichbar denjenigen für den Urinzuckernachweis im Handel.

! Vorsicht
Azetonnachweis im Urin

Ein Azetonnachweis im Urin zusammen mit einem hohen Blutzucker ist beim Diabetiker immer ein Alarmsignal (Insulinmangel mit drohender diabetischer Ketoazidose ☞ 23.6.3). Führen Insulingabe und (unterstützend) reichliches Trinken nicht zu einer raschen Besserung der Stoffwechsellage, muss ein Arzt konsultiert werden.

Blutzucker-Selbstkontrolle

Die intensivierte Insulintherapie ist ohne Blutzucker-Selbstkontrollen nicht durchführbar.

Blutzucker-Selbstkontrollen sind leicht zu erlernen, erfordern aber vom Patienten weitere 4 – 5 Stiche am Tag. Welches Gerät gewählt wird, ist von den persönlichen Bedürfnissen und Vorlieben des Patienten abhängig. Jüngere Patienten möchten meist kleine, „unauffällige" Geräte, während ältere Menschen große Geräte mit deutlichen Anzeigen bevorzugen.

Zur Blutzucker-Selbstkontrolle sollte der Patient saubere, warme Hände haben. Eine Hautdesinfektion ist im häuslichen Bereich nicht notwendig. Der Patient sticht mit einer dünnen Einstichnadel (Insulinspritzennadel) oder einer der zahlreichen Stechhilfen *seitlich* in die Fingerbeere ein. Dort stört die Einstichstelle nicht beim Tasten. Dann wird ein großer Blutstropfen auf das Testfeld des BZ-Streifens aufgetragen und die Einwirkzeit beachtet. Bei einigen Teststreifen ist vor dem Ablesen des Wertes das Abwischen des Blutstropfens erforderlich (☞ Gebrauchsanleitung).

Datum	Insulin (I.E.)				Blutzucker ☐ (mg/dl) ☐ (mmol/l)						Bemerkungen (z. B. Unterzuckerungen Blutdruck)
					Nüchtern	Nach dem Frühstück	Vor dem Mittagessen	Nach dem Mittagessen	Vor dem Abendessen	Vor dem Schlafen	
Mo ______											
Di ______											
Mi ______											
Do ______											
Fr ______											
Sa ______											
So ______											

Gewicht (kg): ______________

Abb. 23.48: Beispiel für ein Diabetikertagebuch mit bis zu 4 regulären Insulininjektionen. [U225]

23.6.12 Ärztliche Kontrolluntersuchungen

Zur Schulung des Diabetikers gehört auch die Information über die notwendigen Kontrollen durch den Arzt, um Komplikationen der Erkrankung rechtzeitig zu erkennen.

Auch wenn der Patient beschwerdefrei ist, sind folgende Untersuchungen erforderlich:

3- bis 4-mal jährlich werden durchgeführt:
- Fußinspektion (Rötungen, Wunden?), Stimmgabeltest, um gestörtes Vibrationsempfinden zu erfassen
- Harnstatus mit Uricult zum Ausschluss von Harnwegsinfekten
- *Mikroalbuminkontrolle* im Urin (Streifenschnelltest zum Screening), da eine erhöhte Albuminausscheidung mit dem Urin oft erstes Zeichen einer Nephropathie ist
- Bestimmung des HbA_1 oder HbA_{1c} zur „Blutzuckerlangzeitkontrolle".

2-mal jährlich sind notwendig:
- Augenärztliche Untersuchung zur Früherkennung einer Retinopathie (☞ 23.6.5)
- Zahnärztliche Kontrolle (Parodontitis?).

1-mal jährlich sind anzuraten:
- EKG, evtl. Belastungs-EKG
- Blutfett-Bestimmung.

Bei jedem Arztbesuch wird der Blutdruck gemessen und das Diabetikertagebuch mit dem Patienten besprochen.

Außerdem soll der Patient den Arzt lieber einmal zu häufig als zu selten aufsuchen, etwa wenn er nicht weiß, wie er anhaltend schlechte Blutzuckerwerte korrigieren kann.

Literaturtipps

Jäckle, R.; Hirsch, A.; Dreyer, M.: Gut leben mit Typ-1-Diabetes. 4. Aufl., Urban & Fischer, München, 2000

Schmeisl, Gerhard-W.: Schulungsbuch für Diabetiker. 3., überarbeitete und erweiterte Aufl., Urban & Fischer, München, 1999

Diabetes-Journal (monatlich erscheinende Zeitschrift), Offizielles Organ Deutsche Diabetes-Gesellschaft, Deutscher Diabetiker Bund, Deutsche Diabetes-Union. Kirchheim-Verlag, Mainz

23.7 Erkrankungen der Nebennierenrinde

Phäochromozytom ☞ 19.5.1

23.7.1 Überfunktion der Nebennierenrinde

Die Überproduktion einzelner oder mehrerer Nebennierenrindenhormone führt zu typischen Symptomkombinationen. Klinisch bedeutsam sind v.a. das *Cushing-Syndrom* und der *Hyperaldosteronismus.*

Cushing-Syndrom und Morbus Cushing

Cushing-Syndrom: Störung des Nebennierenrindenhormonhaushalts mit (überwiegender) Erhöhung von Kortisol (Hauptvertreter der körpereigenen Glukokortikoide) im Blut.

Krankheitsentstehung

Ein **Cushing-Syndrom** kann bedingt sein durch:
- Eine Glukokortikoid-Dauertherapie (☞ Pharma-Info 23.51), man spricht auch von **iatrogenem Cushing-Syndrom** (*iatrogen* = ärztlich verursacht)
- Eine Störung des hypothalamisch-hypophysären Regelkreises (☞ 23.1.1). Meist liegen dieser (gutartige) Tumoren des Hypophysenvorderlappens zugrunde, die über eine ACTH-Mehrsekretion zu einer beidseitigen Nebennierenrindenhyperplasie mit Nebennierenrindenüberfunktion führen. Dieses Krankheitsbild wird auch als **Morbus Cushing** bezeichnet. Am zweithäufigsten ist eine autonome Kortisol-Mehrsekretion durch gutartige Nebennierenrindenadenome
- Eine *paraneoplastische ACTH-Bildung*, vor allem bei kleinzelligem Bronchialkarzinom (☞ 20.8.2).

Symptome und Untersuchungsbefund

Das Cushing-Syndrom beginnt meist unspezifisch mit Leistungsabfall, Müdigkeit und Schwäche.

Das Vollbild der Erkrankung ist sehr eindrücklich:
- *Stammfettsucht, Rundgesicht* und Fettansammlung im Nacken durch Gewichtszunahme und Fettumverteilung
- Gesichtsrötung, Hauteinblutungen und dunkelrote Striae *(Striae rubrae)* durch

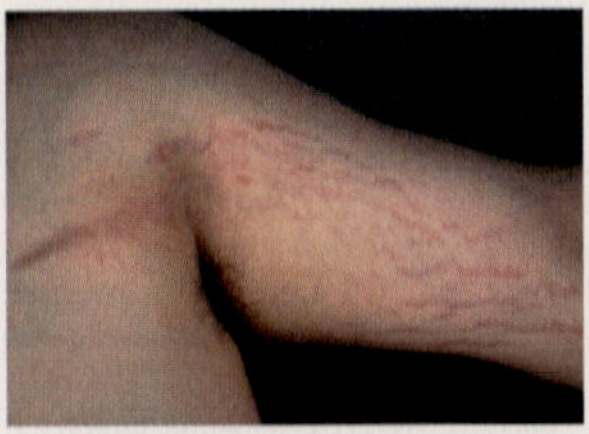

Abb. 23.50: Striae bei einem Patienten mit Cushing-Syndrom. [T102]

Eiweißabbau und Bindegewebsatrophie
- Muskelschwäche durch Eiweißabbau
- Buckelbildung und Knochenschmerzen durch erhöhten Knochenumbau und Osteoporose
- Psychische Veränderungen, meist Depressionen
- Fettige Haut, Akne und männlicher Schambehaarungstyp bei Frauen infolge Androgenwirkung
- Zyklusstörungen bei Frauen, Potenzminderung bei Männern.

Oft berichten die Patienten über erhöhte Infektanfälligkeit und langsames Heilen von Wunden. Bei Kindern kommt es außerdem zu einer Wachstumsverminderung.

Bei der Untersuchung werden häufig eine Hypertonie und Ödeme festgestellt.

Diagnostik und Differentialdiagnose

An erster Stelle der diagnostischen Maßnahmen steht die Blutuntersuchung. Das Plasmakortisol muss wegen der normalen tageszeitlichen Schwankungen (Maximum um 6 – 8 Uhr morgens) zweimal bestimmt werden, und zwar morgens und am späten Nachmittag. Morgendlich erhöhte Werte und ein fehlender Abfall zum Nachmittag hin sprechen für ein Cushing-Syndrom. Außerdem werden Kortisol im 24-Stunden-Urin (☞ 7.8.2) und der ACTH-Spiegel im Blut bestimmt.

Bei der Blutuntersuchung zeigen sich sekundär oft eine diabetische Stoffwechsellage sowie deutliche Blutbildveränderungen des Patienten.

Nächster Schritt ist die Funktionsdiagnostik mit:
- **Dexamethason-Kurztest:** Bei Vorliegen eines Cushing-Syndroms sinkt der Plasma-Kortisolspiegel auf orale Gabe von 2 mg Dexamethason um 24 Uhr bis zum nächsten Morgen nicht oder nicht ausreichend ab.

Bei pathologischem Ergebnis wird als Bestätigungstest Dexamethason über 3 Tage gegeben (z.B. 0,5 mg alle 6 Std.) und danach abermals der Kortisolspiegel bestimmt

- **CRH-Stimulations-Test:** Intravenöse Gabe von CRH nach vorangegangener Ruhezeit des Patienten von zwei Stunden führt bei ektoper ACTH-Produktion, d.h. ACTH-Produktion außerhalb des Hypophysenvorderlappens, *nicht* zum physiologischen ACTH- und Kortisol-Anstieg (Blutabnahmen 0, 15, 30, 45 und 60 Minuten nach der Injektion).

Der weiteren Lokalisationsdiagnostik dienen vor allem Sonographie, CT und Kernspintomographie von Nebenniere und Gehirn.

Behandlungsstrategie

Das nicht-iatrogene Cushing-Syndrom wird in erster Linie chirurgisch behandelt. Bei Hypophysen- oder Nebennierenadenomen wird zunächst versucht, lediglich den Tumor operativ zu entfernen. Gelingt es durch die Operation nicht, ACTH und Kortisol zu normalisieren, kann die beidseitige Entfernung der Nebennieren **(bilaterale Adrenalektomie)** oder eine Strahlenbehandlung der Hypophyse angezeigt sein. Auch bei multiplen Nebennierenrindenadenomen müssen beide Nebennieren entfernt werden. Bei Karzinomen der Nebenniere ist in aller Regel die Entfernung der betroffenen Nebenniere ausreichend. Oft ist auch Nachbestrahlung erforderlich. Bei paraneoplastischem Cushing-Syndrom steht die Behandlung des Primärtumors im Vordergrund.

Postoperativ müssen zunächst hohe Glukokortikoidmengen substituiert werden, da die Nebennieren erst allmählich wieder „anspringen" und der Patient sonst durch eine akute Nebennierenrindeninsuffizienz gefährdet ist (☞ 23.7.2). Nach beidseitiger Nebennierenentfernung müssen die Nebennierenrindenhormone lebenslang substituiert werden, nach einseitiger Nebennierenentfernung wird die Medikation mit wiederkehrender Eigenleistung der verbliebenen Nebenniere langsam ausgeschlichen.

Bei bösartigen Erkrankungen, Inoperabilität des Patienten oder als Überbrückungsmaßnahme bis zur Operation kann eine medikamentöse Hemmung der Hormonsynthese versucht werden. Eingesetzt werden z.B. Ketoconazol (z.B. Nizoral®), Mitotan (etwa in Lysodren®), Metyrapon (etwa in Metopiron®) oder Aminoglutethimid (etwa in Orimeten®).

Pflege

- Tägliche Gewichtskontrolle wegen der Gefahr der Flüssigkeitsretention
- Kalorien- und salzarme, jedoch kaliumreiche Kost
- Wegen der Hautveränderungen sorgfältige Hautpflege und Vermeidung zusätzlicher Belastungen, z.B. möglichst keine Pflaster
- Postoperativ sind bei Patienten mit M. Cushing die Infektions- und Thrombosegefahr besonders erhöht, daher entsprechende Prophylaxen. Außerdem Beobachtung des Patienten auf die Symptome einer Nebennierenunterfunktion (☞ 23.7.2)
- Bei Depressionen evtl. (auf Arztanordnung) Einschaltung eines Psychologen bzw. Psychiaters.

Prognose

Die Prognose ist – abhängig von der Grunderkrankung – nach der Entfernung eines einzelnen Nebennierenadenoms in der Regel gut, bei paraneoplastischem Cushing-Syndrom sehr schlecht.

Hyperaldosteronismus

Hyperaldosteronismus: Nebennierenrindenhormonüberproduktion mit Erhöhung des Aldosterons (☞ 23.1.4).

Krankheitsentstehung

Unterschieden werden:

- *Primäre* Mehrproduktion von Aldosteron **(Conn-Syndrom),** z.B. durch gutartige Adenome der Nebennierenrinde oder eine beidseitige idiopathische Nebennierenrindenhyperplasie
- *Sekundäre* Mehrausschüttung von Aldosteron **(sekundärer Hyperaldosteronismus)** durch übermäßige Aktivierung des Renin-Angiotensin-Aldosteron-Systems (☞ Abb. 19.5), z.B. bei Diuretikatherapie oder bei Nierenarterienstenose (☞ 31.6.2).

Symptome und Untersuchungsbefund

Leitsymptom ist eine Hypertonie mit allen ihren Symptomen und Folgeerscheinungen (☞ 19.5.1).

Viele Patienten klagen außerdem über Obstipation, Muskelschmerzen und Muskelschwäche bis hin zu Lähmungen, aber auch über tetanische Muskelkrämpfe und Parästhesien (Missempfindungen) als Folge der Elektrolytstörungen.

Diagnostik

Bei der Blutuntersuchung zeigen sich typisch veränderte Elektrolyte. Kalium-, Magnesium- und Chloridspiegel sind erniedrigt, die Natriumkonzentration ist dagegen erhöht. Es besteht eine Alkalose (☞ 31.12.2).

Die Aldosteronbestimmung ergibt erhöhte Werte. Beim Conn-Syndrom ist der Reninspiegel erniedrigt, beim sekundären Hyperaldosteronismus erhöht.

Die Lokalisation eines aldosteronproduzierenden Tumors gelingt meist mit Ultraschall, Szintigraphie, CT und Kernspintomographie.

Behandlungsstrategie

Bei Adenomen wird die betroffene Nebenniere operativ entfernt. Bei einer Nebennierenrindenhyperplasie muss die Aldosteronwirkung z.B. mit Spironolacton (etwa in Aldactone®) dauerhaft unterdrückt werden. Evtl. sind weitere Diuretika (☞ Pharma-Info 31.68) erforderlich.

Pflege ☞ oben

Prognose

Die Prognose hängt insbesondere davon ab, ob sich der Bluthochdruck wieder auf Normwerte senken lässt und ob bereits Folgeschäden vorliegen.

23.7.2 Unterfunktion der Nebennierenrinde

Nebennierenrindeninsuffizienz *(Unterfunktion der Nebennierenrinde):* Möglicherweise lebensbedrohlicher Mangel an Mineralo- und Glukokortikoiden.

Krankheitsentstehung

Liegt die Ursache in einem Zelluntergang von Nebennierenrindenzellen, spricht man von *primärer Nebennierenrindeninsuffizienz* (**Morbus Addison,** *Addison-Krankheit*).

Der Zelluntergang kann Folge sein von:

- Autoimmun bedingter Zerstörung der Nebennieren (80 % der Fälle)
- Tuberkulöser Zerstörung der Nebennierenrinde (heute selten)

- Blutungen in die Nebenniere, z.B. bei Antikoagulantientherapie, oder Tumoren (ebenfalls selten).

Die **sekundäre Nebennierenrindeninsuffizienz** ist Folge einer verminderten Stimulation bei Hypothalamus- oder Hypophysenerkrankungen sowie Nebenwirkung einer Glukokortikoiddauerbehandlung durch Unterdrückung der Nebennieren (☞ Pharma-Info 23.51). Im Gegensatz zum Morbus Addison ist bei der sekundären Nebennierenrindeninsuffizienz die ACTH-unabhängige Mineralokortikoidsekretion weitgehend erhalten.

Symptome und Untersuchungsbefund

Die Patienten fühlen sich müde und schwach. Oft bestehen Übelkeit und Erbrechen, so dass die Kranken an Gewicht verlieren. Hypoglykämien sowie psychische Störungen wie Reizbarkeit oder Verwirrtheit sind möglich.

Beim M. Addison bestehen mit Exsikkose, Hypotonie, evtl. Schwindel und Ohnmachtsanfällen sowie Salzhunger zusätzlich die Zeichen eine Mineralokortikoidmangels. Bei der Untersuchung fällt beim M. Addison eine Hyperpigmentierung auch nicht sonnenbeschienener Hautbezirke wie beispielsweise Handinnenflächen, Fußsohlen und Mundschleimhaut auf.

Notfall: Addison-Krise

Typische Erstmanifestation ist die **Addison-Krise,** die bei bis dahin (gerade noch) kompensierter Nebennierenrindeninsuffizienz durch zusätzliche Belastungen wie einen Infekt oder einen Unfall ausgelöst wird. Zusätzlich zu den oben genannten Symptomen bestehen eine deutliche Exsikkose, ein Schock mit Oligurie und Bewusstseinsstörungen bis zum

Pharma-Info 23.51: Glukokortikoidtherapie

Aufgrund ihrer entzündungshemmenden und immunsupprimierenden Wirkung eignen sich **Glukokortikoide** zur Behandlung von Allergien, chronischen Entzündungen (z.B. chronische Polyarthritis und einige Darmentzündungen) sowie Autoimmunerkrankungen (☞ 29.5). Auch in der Transplantationsmedizin haben die Glukokortikoide ihren festen Platz.

Diese *pharmakologische Glukokortikoidtherapie* muss von der *Substitutionstherapie bei Glukokortikoidmangel* (☞ 23.7.2) unterschieden werden. Die unerwünschten mineralokortikoiden Nebenwirkungen der Glukokortikoide sind zwar bei den heute gebräuchlichen Präparaten sehr gering, aber dennoch hat die Langzeitbehandlung ihren Preis:

- Oberhalb einer gewissen Dosis, bei Prednisolon (z.B. Decortin®, Ultracortin®) etwa 7,5 mg täglich, kommt es ab einer Therapiedauer von ca. 2 – 3 Wochen zu einem (iatrogenen) Cushing-Syndrom. Diese „Schwellendosis" wird auch **Cushingschwelle** genannt. Aus diesem Grunde sollte stets die geringste noch wirksame Dosis gegeben werden
- Das von außen zugeführte Glukokortikoid hemmt die CRH- und ACTH-Sekretion und führt zu einer Verminderung der körpereigenen Glukokortikoidsekretion. Bei plötzlichem Absetzen des Glukokortikoids droht eine akute Nebennierenrindenunterfunktion (☞ 23.7.2). Aus diesem Grund wird die Medikation immer langsam abgesetzt *(Ausschleichen),* damit sich die Nebennierenrinden wieder an die „Eigenarbeit" gewöhnen können. Ein gewisser Schutzeffekt wird durch Nachahmung des Tagesrhythmus erreicht, d.h. morgendliche Gabe der gesamten Tagesdosis. Alternativ kommt eine *alternate-day-Gabe* in Betracht, d.h. Gabe des Arzneimittels nur jeden zweiten Tag
- Auch der Glukokortikoidmehrbedarf in Stresssituationen kann von der Nebenniere nicht gedeckt werden. Daher ist z.B. bei Rheumatikern unter (lang dauernder) Glukokortikoidmedikation perioperativ eine Erhöhung der Glukokortikoiddosis erforderlich (Anästhesisten informieren)
- Wenn möglich, sollte die lokale Gabe der systemischen gegenüber bevorzugt werden, da für die meisten Nebenwirkungen die Dosis im Blutkreislauf maßgeblich ist. So haben sich z.B. in der Asthmatherapie Sprays zum Inhalieren als sehr geeignet erwiesen (☞ 20.6.1).

Diese Nebenwirkungen treten nur bei der Dauertherapie auf, nicht jedoch bei einer Substitutionstherapie oder kurzzeitiger hoch dosierter Gabe. Der Patient mit einer starken allergischen Reaktion, der kaum noch Luft bekommt, aber auf gar keinen Fall Glukokortikoide will, weil er von den schlimmen Nebenwirkungen gehört hat, kann getrost beruhigt werden.

Pflege bei Glukokortikoidtherapie

- Während einer Glukokortikoidtherapie kommt es oft zu blutenden Magen- und Zwölffingerdarmgeschwüren, ohne dass der Patient nennenswerte Beschwerden hat. Daher auf das Auftreten von Teerstuhl achten, gegebenenfalls Test auf okkultes Blut (☞ 21.3.2) durchführen
- Auch Infektionen können maskiert sein. Deshalb Temperatur regelmäßig kontrollieren und auf Krankheits- oder Entzündungszeichen achten
- Patienten genau auf das Auftreten von Cushing-Symptomen, insbesondere auf psychische Veränderungen, beobachten
- Die Ernährung soll der katabolen Wirkung der Kortikoide und den evtl. Elektrolytverschiebungen entgegensteuern. Daher eiweiß-, kalzium- und kaliumreiche, aber salzarme Kost geben
- Die Kortikoidgabe führt bei vielen Patienten zu einer Appetit- und Gewichtssteigerung. Evtl. Kaloriengehalt der Nahrung reduzieren
- Wegen der Gefahr der Flüssigkeitsretention täglich Gewicht kontrollieren
- Der Patient sollte einen Notfallausweis erhalten, aus dem Indikation, Dauer und Dosierung der Glukokortikoidtherapie hervorgehen. Patienten dazu anhalten, den Ausweis stets bei sich zu tragen, damit beispielsweise bei Unfällen keine zusätzliche Gefährdung durch die sekundäre Nebennierenrindenunterfunktion entsteht (☞ 23.7.2).

Glukokortikoide zur systemischen Anwendung
Hydrokortison (z.B. Hydrokortison „Hoechst®")
Prednison (z.B. Decortin®)
Prednisolon (z.B. Decortin H®)
Methylprednisolon (z.B. Urbason®)
Dexamenthason (z.B. Fortecortin®)
Von oben nach unten zunehmende Wirkstärke

Koma sowie evtl. Erbrechen und Durchfälle. Lebensrettend ist dann die Intensivtherapie mit Kortisongabe und Volumensubstitution.

Diagnostik und Differentialdiagnose

Kortisol im Blut sowie seine Metaboliten im Urin sind vermindert. Beim Morbus Addison bestehen ein Aldosteronmangel und eine metabolische Azidose (☞ 31.12.1) mit erhöhter Kalium- und erniedrigter Natriumkonzentration des Blutes.

ACTH-Bestimmung im Blut, CRH-Test (☞ 23.7.1) und **ACTH-Test** (Kortisolbestimmung nach Gabe von ACTH) erlauben die Differenzierung zwischen M. Addison und sekundärer Nebennierenrindeninsuffizienz. Bei einem Morbus Addison muss nach Autoantikörpern im Blut gesucht werden. Bei Verdacht auf tuberkulöse Genese sind ein Tuberkulin-Test und eine Abdomenleeraufnahme angezeigt (Verkalkungen in der Nebennierenregion?). Ultraschall und ggf. CT sind zum Tumorausschluss erforderlich.

Behandlungsstrategie

Die Behandlung besteht in einer Substitutionstherapie, wobei beim Morbus Addison sowohl Mineralo- als auch Glukokortikoide lebenslang ersetzt werden müssen (☞ Pharma-Info 23.51). Bei der sekundären Nebennierenrindeninsuffizienz reicht es aus, die Glukokortikoide zu substituieren.

Geeignete Präparate sind z.B. Astonin H®, Cortison Ciba® oder Hydrocortison Hoechst®. Vom Gesunden (mit 70 kg KG) werden täglich ca. 25 – 50 mg Kortisol produziert. Um den normalen Tagesrhythmus nachzuahmen, wird die Kortisondosis meist in eine morgendliche und eine geringere mittägliche und/oder abendliche Dosis aufgeteilt.

Pflege

- Patienten mit Verdacht auf eine Nebennierenrindeninsuffizienz müssen auf die Warnsymptome einer Addison-Krise beobachtet werden. In den Anfangsstadien sind dies insbesondere zunehmende Schwäche bei gleichzeitiger Unruhe, Übelkeit, Erbrechen und Verminderung der Urinmenge. Wegen der dabei auftretenden Hypotonie sind regelmäßige Blutdruckkontrollen erforderlich
- Die Kranken sollten viel trinken und sich eher kochsalzreich ernähren.

Prognose und Patienteninformation

Unbehandelt verläuft die Nebennierenrindenunterfunktion tödlich. Durch geeignete Hormonsubstitution können die meisten Patienten heute jedoch normal leben und sind auch leistungsfähig. Wichtig ist, dem Patienten zu erklären, dass die Behandlung lebenslang fortgeführt werden muss. Bei Infekten, Erbrechen, aber auch gesteigerter körperlicher Betätigung oder anderen Belastungen ist eine vorübergehende *Erhöhung* der Kortisondosis auf das 2- bis 5fache erforderlich.

Der Patient sollte stets einen Notfallausweis und eine „Notportion" Kortison bei sich tragen.

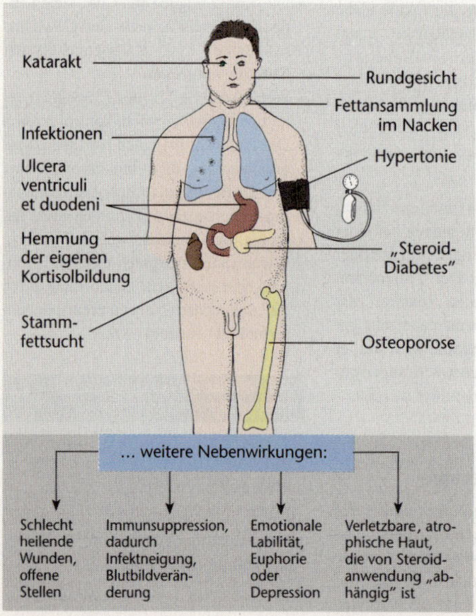

Abb. 23.52: Mögliche Nebenwirkungen einer Glukokortikoid-Dauertherapie. [A400-190]

23.8 Ernährungsbedingte Erkrankungen

23.8.1 Adipositas

Adipositas *(Fettleibigkeit, Fettsucht)*: Übergewicht ≥ 10 % über dem Broca-Normalgewicht bzw. Body-Mass-Index > 25 kg/m². In unserer Wohlstandsgesellschaft sehr häufig und durch ihre Folgen ein ernst zu nehmendes Problem. Ab einer Adipositas von 20 % über dem Broca-Normalgewicht nimmt die Gefahr von Herz-Kreislauf-Erkrankungen wie etwa Schlaganfall und Herzinfarkt deutlich zu.

Krankheitsentstehung

Bei der Entstehung der häufigen **primären Adipositas** spielen genetische, metabolische und psychische Faktoren eine Rolle, doch ist ihre Gewichtung umstritten. Für den Einzelnen ist entscheidend, dass durch falsches Essverhalten und/oder verminderte körperliche Bewegung die zugeführte über der verbrauchten Energie (☞ 7.6.2) liegt.

Nur bei ca. 3 – 5 % der Adipösen können organische Ursachen der Adipositas wie eine Schilddrüsenunterfunktion (☞ 23.4.4), ein Cushing-Syndrom (☞ 23.7.1) oder ein Hypothalamustumor gefunden werden **(sekundäre Adipositas).**

Symptome, Befund und Diagnostik

Die Diagnose der Adipositas wird durch Anamnese, Inspektion und Bestimmung von Körpergewicht und -größe gestellt.

In der Praxis ist die Berechnung des **Normalgewichts nach Broca**

(☞ 7.6.10) eine erste Grundlage für die Definition der Adipositas. Präziser ist die Berechnung des **Body-Mass-Index** (Körpergewicht/Quadrat der Körpergröße [kg/m^2] ☞ 7.6.10 und Abb. 7.213), der eng mit der Fettmasse korreliert. Bei Adipösen liegt der BMI über 25 kg/m^2. Nomogramme und Normwerttabellen sind mittlerweile auch für den BMI erhältlich, so dass komplizierte Rechnungen entfallen.

Errechnet wird auch das Verhältnis zwischen Taillen- und Hüftumfang:

- Beim *männlichen Fettverteilungstyp* (**androider Fettverteilungstyp,** *stammbetonter Fettverteilungstyp,* „Apfelform") befinden sich die Hauptfettansammlungen am Stamm des Patienten. Die Extremitäten sind relativ schlank. Das Verhältnis zwischen Taillen- und Hüftumfang beträgt mehr als 0,85 bei Frauen und mehr als 1 bei Männern. Patienten mit dieser Fettverteilung haben ein hohes Risiko, Folgeerkrankungen zu entwickeln
- Beim weiblichen Fettverteilungstyp (**gynäkoider Fettverteilungstyp,** *hüftbetonter Fettverteilungstyp,* „Birnenform") lagert sich das Fett mehr an Hüften und Oberschenkeln an, der Quotient liegt unter 0,85 bzw. 1. Die Gefahr von Folgeerkrankungen ist deutlich geringer.

Ein wichtiger Schritt auf dem Weg zur Behandlung ist das Führen eines Ernährungsprotokolls über mindestens eine Woche, um falsche Essgewohnheiten zu objektivieren. Das Aufschreiben reicht häufig schon als Anstoß aus, um das Essverhalten zu ändern.

Behandlungsstrategie – Wege und Irrwege zum richtigen Gewicht

Adipositas in stärkerer Ausprägung ist eine behandlungsbedürftige Erkrankung. Die Grundlage jeder Behandlung ist eine langfristige Kostumstellung, die eine individuelle Ernährungsberatung erfordert. Einem ledigen Berufskraftfahrer ist mit einem in die Hand gedrückten, vorgefertigten Koch- und Diätplan, der mehrfach tägliches Kochen erfordert, nicht gedient. Radikale und einseitige Diäten sind abzulehnen, weil sie Mangelerscheinungen fördern und falsches Essverhalten nicht korrigiert wird. Angestrebt wird eine langsame, aber stetige Gewichtsabnahme von 0,5 kg pro Woche über 3 – 6 Monate:

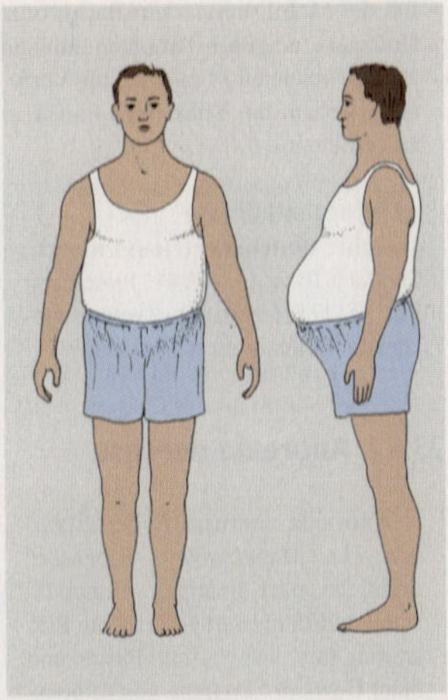

Abb. 23.53: Androider Fettverteilungstyp („Apfelform" mit schlanken Extremitäten). [A400-190]

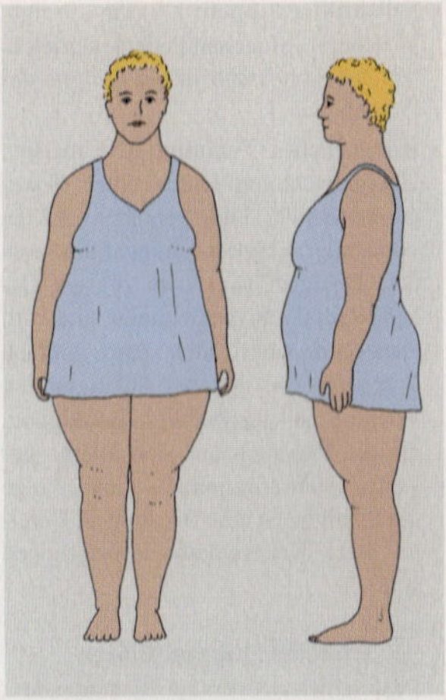

Abb. 23.54: Gynäkoider Fettverteilungstyp („Birnenform" mit Fettansatz hauptsächlich an Hüften und Oberschenkeln). [A400-190]

- Bei verhältnismäßig geringer Adipositas reicht eine ballaststoffreiche, fett- und cholesterinarme Kost oft aus, um das Körpergewicht zu senken
- Eine **Reduktionskost** enthält ca. 1 200 – 1 500 kcal/Tag je nach körperlicher Beanspruchung. Es handelt sich um eine Mischkost, die so aus „normalen" Lebensmitteln zusammengestellt wird, dass der Bedarf an allen essentiellen Nährstoffen gedeckt wird
- Das **totale Fasten** *(Nulldiät)* wurde wegen seiner zahlreichen Nebenwirkungen (bis hin zu Todesfällen) wieder verlassen
- Beim **modifizierten Fasten** werden dem Patienten ca. 500 kcal täglich zugeführt, davon ein hoher Anteil aus Proteinen
- Vom modifizierten Fasten abzugrenzen sind die **Niedrigst-Kalorien-Diäten.** Hierbei handelt es sich um eiweißreiche Fertigprodukte mit Vitamin- und Mineralstoffzusätzen, die meist mit Wasser angerührt und dann getrunken werden. Eine „Tagesration" enthält um 800 kcal.

  Niedrigst-Kalorien-Diäten sind nur bei erheblich übergewichtigen Patienten angezeigt. Sie ermöglichen eine rasche anfängliche Gewichtsabnahme von ca. 10 kg monatlich und steigern durch den „sichtbaren" Erfolg die Motivation des Patienten. Diese Diäten sollten unter engmaschigen ärztlichen Kontrollen durchgeführt werden und sind z.B. für ältere Menschen, Patienten mit koronarer Herzkrankheit (☞ 18.5.1), Einschränkungen der Leber- oder Nierenfunktion nicht geeignet. Die körperliche Leistungsfähigkeit der Patienten ist während der Diät eingeschränkt.

  Nach Beendigung der Diät wird die Kost vorsichtig wieder aufgebaut, und der Patient muss mit Hilfe einer Diätassistentin lernen, seine Ernährung langfristig umzustellen.

Bei allen Diäten soll der Patient reichlich trinken (ca. 2,5 l täglich).

Arzneimittel sind nur selten angezeigt, operative Maßnahmen wie die Implantation eines (verstellbaren) Magenbandes *(gastric banding)* sind nur bei extremer Adipositas (Übergewicht > 80 % über Broca-Normalgewicht bzw. BMI > 40 Kg/m^2) und nach Ausschöpfen aller konservativen Möglichkeiten indiziert.

Mitentscheidend: den Lebensstil verbessern

Die Diät ist zwar wichtiger, aber nicht einziger Bestandteil der Behandlung. Sie sollte stets in ein individuelles Gesamtkonzept unterstützender Maßnahmen eingebettet sein.

Hierzu gehören:

- **Verhaltenstherapie:** z.B. entspannende Maßnahmen zur Stressbewältigung bei „Kummerspeck" oder Umlernen im Essverhalten (langsames, bewusstes Essen)

- **Selbsthilfegruppen:** z.B. die „Weight Watchers". Manchen Patienten erleichtert das Abnehmen in der Gruppe das Durchhalten
- **Körperliches Training:** Die meisten Übergewichtigen leiden unter Bewegungsmangel. Die Patienten sollten vorsichtig an Sport herangeführt werden. Geeignet sind etwa zügiges Gehen, Radfahren, Schwimmen und evtl. Dauerlauf, aber auch ganz einfach Treppensteigen statt Aufzugfahren. Wichtig ist *regelmäßige* Betätigung. Da die Patienten auf sich alleine gestellt erfahrungsgemäß nicht lange durchhalten, ist eine Bindung an Vereine oder Krankenkassensportgruppen sinnvoll.

Schädlich: Kurzzeitdiäten

Das Schwierige und Entscheidende ist nicht die „harte" Diät am Anfang, sondern die *langfristige* Kostumstellung, die nur 20 % der Betroffenen gelingt. Sonderdiäten wie etwa die Milch-Semmeldiät nach Mayr, die „Managerdiät" (fleisch- und salatreich) und viele andere schränken die Zahl der Nahrungsmittel stark ein. Diese Diäten sind wissenschaftlich fragwürdig und insbesondere bei Patienten mit Vorerkrankungen ohne entsprechende medizinische „Begleitung" möglicherweise auch schädlich. Auch von periodischen Fastenkuren (Heilfasten) über Perioden von 5 – 30 Tagen, die sich auf andere Krankheitsbilder durchaus positiv auswirken können, wird nach neuen Studien abgeraten: Es ist im Hinblick auf Lebenserwartung und Krankheitsrisiko wahrscheinlich besser, konstant übergewichtig zu sein, als nur für wenige Monate das Normalgewicht zu halten und dann wieder „anzusetzen". Auch eine dem stationären Patienten aufgenötigte Reduktionskost für 8 oder 14 Liegetage ist nicht sinnvoll, wenn sie nicht den „Startschuss" für eine Langzeitgewichtsreduktion bildet.

Pflege adipöser Patienten

- Viele Krankenhauspatienten sind adipös. Bei der Körperpflege ist besonders auf das Waschen und gute Abtrocknen von Körperfalten zu achten, um Hautpilzinfektionen vorzubeugen. Evtl. bedarf der Patient der Unterstützung bei der Körperpflege
- Bei der Mobilisation, dem Baden oder Umlagern adipöser Patienten müssen stets ausreichend Pflegende zur Verfügung stehen, um Stürze des Patienten zu verhindern.

Kontaktadresse

Weight Watchers (Deutschland), Postfach 10 54 44, 40044 Düsseldorf, Tel.: 02 11/9 68 60, www.weightwatchers.com/international/germany/

23.8.2 Anorexia nervosa

Anorexia nervosa *(Pubertätsmagersucht, Magersucht):* Lebensbedrohliche, nach heutigem Kenntnisstand multifaktoriell verursachte Essstörung mit zwanghaftem Fasten und einer Gewichtsabnahme von mindestens 15 % des Ausgangsgewichts. Betrifft insbesondere junge Mädchen und Frauen zwischen dem 10. und 25. Lebensjahr und hat in den letzten Jahren stark zugenommen.

Krankheitsentstehung

Nach heutigen Kenntnissen ist die Erkrankung am ehesten psychisch bedingt, wobei insbesondere ein gestörtes Mutter-Tochter-Verhältnis (zu starke, dominante Mutter) und eine Unzufriedenheit mit der Frauenrolle immer wieder diskutiert werden.

Sicher spielt auch der „Schlankheitswahn" unserer Gesellschaft eine Rolle. (Zwillings-)Studien lassen eine genetische Komponente vermuten.

Symptome, Befund und Diagnostik

Häufig beginnt die Erkrankung während der Pubertät mit einer „Fastenkur" der meist norm- oder nur gering übergewichtigen jungen Mädchen. Aber auch nachdem das ursprüngliche „Wunschgewicht" erreicht ist, fasten die Patientinnen weiter. Ihre Körperwahrnehmung ist gestört, und sie fühlen sich weiterhin zu dick, auch wenn sie bereits hochgradig abgemagert sind. Andere empfinden die Gewichtsabnahme als Lösung früherer Probleme oder als „Sieg" des Geistes über den Körper. Die Gewichtsabnahme wird teilweise durch provoziertes Erbrechen oder Abführmittel unterstützt. Die Menstruation bleibt bereits in frühen Krankheitsstadien aus.

Typisch ist, dass die Kranken – im Gegensatz zu Patienten, die beispielsweise aufgrund von Tumorleiden abnehmen – motorisch außerordentlich rege sind und gern für andere kochen, aber dann selbst nichts essen. Viele Betroffene kapseln sich auch immer mehr von der Umwelt ab.

Bei der körperlichen Untersuchung zeigen sich ein zu langsamer Puls, ein niedriger Blutdruck und trophische Störungen der Haut und der Haare.

Die Diagnose wird klinisch gestellt. Die Blutuntersuchung ergibt Veränderungen der Blutelektrolyte, vor allem eine Hypokaliämie.

Andere Erkrankungen als Ursache der Abmagerung wie ein Tumorleiden oder eine akute psychiatrische Erkrankung müssen ausgeschlossen werden.

Behandlungsstrategie

Die Behandlung ist außerordentlich schwierig, da bei praktisch allen Betroffenen die *Krankheitseinsicht* fehlt.

In der Regel wird die Behandlung im Krankenhaus eingeleitet, auch, um die Patientinnen vorübergehend aus ihrer bisherigen Umgebung herauszunehmen. Anfangs müssen sie häufig künstlich, z.B. über eine Magensonde, ernährt werden, um die lebensbedrohliche Auszehrung zu beheben. Gleichzeitig setzt – entsprechend dem multifaktoriellen Verständnis der Erkrankung – eine psychotherapeutische Behandlung ein, da die

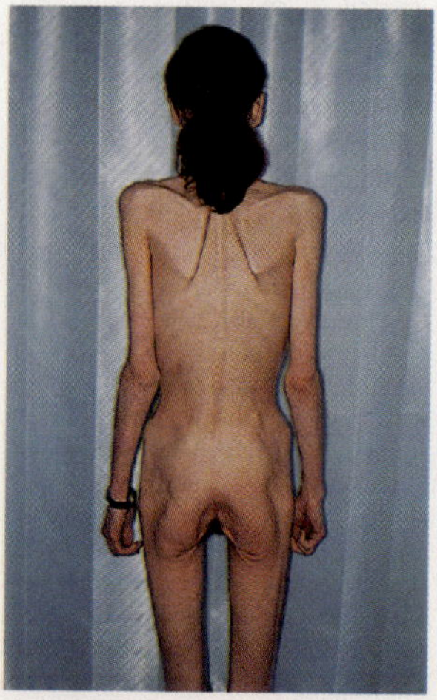

Abb. 23.55: Patientin, die an einer Anorexia nervosa leidet. [R101]

Patientinnen ansonsten sehr bald einen Rückfall erleiden. In den Anfangsstadien der Erkrankung werden oft Neuroleptika (Psychopharmaka mit erregungsdämpfender und psychotischer Wirkung) gegeben. Appetitanreger oder Hormone sind nicht angezeigt. Ganz wichtig ist, dass *alle* Mitglieder des therapeutischen Teams (Ärzte, Pflegende, Psychologen) konsequent eine *einheitliche* Haltung gegenüber den Patientinnen (und ihren Eltern!) vertreten.

Pflege

Die Patientinnen sind häufig vordergründig kooperativ, versuchen aber gleichzeitig, die Therapie zu unterlaufen und dafür auch einzelne Mitglieder des therapeutischen Teams gegeneinander auszuspielen. Daher achten die Pflegenden auf eine einheitliche Haltung des Teams der Patientin gegenüber.

Prognose

Die Letalität der Erkrankung reicht bis zu 20 %. Viele Betroffene haben noch jahre-, manchmal lebenslang, Essstörungen unterschiedlichen Schweregrades oder bekommen Suchtprobleme (z.B. eine Alkohol- oder Arzneimittelabhängigkeit) und/oder andere psychiatrische Erkrankungen.

23.8.3 Bulimie

Bulimie *(Bulimia nervosa, Ess-Brech-Sucht):* Psychisch bedingte Essstörung, die durch heimliche „Fressanfälle" im Wechsel mit Erbrechen oder Fasten gekennzeichnet ist. Kann sowohl als Komplikation im Verlauf einer Anorexie als auch als eigenständige Erkrankung auftreten und betrifft vor allem Frauen zwischen 18 und 35 Jahren.

Die **Bulimie** setzt durchschnittlich etwas später ein als die Anorexia nervosa, häufig um das 18. Lebensjahr.

Symptome, Befund und Diagnostik

Die Betroffenen haben typischerweise Heißhungeranfälle, während derer sie Unmengen hochkalorischer Nahrungsmittel innerhalb weniger Stunden förmlich in sich hineinschlingen. Um eine Gewichtszunahme zu verhindern, erbrechen sie unmittelbar danach, nehmen Abführmittel oder halten eine strenge Diät ein.

	Serum-cholesterin	LDL-Cholesterin	HDL-Cholesterin	Triglyzeride
Normal	< 200	< 135	> 45	< 150
Grenzwertig	200 – 250	135 – 155	35 – 45	150 – 200
Pathologisch	> 250	> 155	< 35	> 200
Alle Werte in mg/dl				

Tab. 23.56: Richtwerte für die Blutfette.

Im Gegensatz zu den Anorektikerinnen streben Frauen mit einer Bulimie eine „ideal-weibliche" Figur an und haben Leidensdruck durch ihre Erkrankung.

Bei der Untersuchung zeigen sich nicht selten Zahn- und Mundschäden durch das exzessive Erbrechen.

Die Diagnose wird klinisch gestellt.

Da die Essattacken fast immer heimlich und im privaten Umfeld stattfinden, gelingt es insbesondere normalgewichtigen Patientinnen oft lange, die Krankheit zu verheimlichen.

Behandlungsstrategie

Die Behandlung besteht in erster Linie aus Psychotherapie.

23.8.4 Fettstoffwechselstörungen

Physiologie des Cholesterinstoffwechsels ☞ *23.1.6*

Hyperlipoproteinämie *(Hyperlipidämie):* Erhöhung des Triglyzeridspiegels und/oder des Cholesterinspiegels im Blut. Sehr häufige Erkrankung mit enormer sozialer Bedeutung, da durch eine Hyperlipidämie koronare Herzkrankheit mit Herzinfarkt (☞ 18.5.2), Schlaganfälle (☞ 35.5) und arterielle Verschlusskrankheit (☞ 19.6.2) begünstigt werden.

Die Grenzen für einen erhöhten Blutfettspiegel werden von verschiedenen Experten unterschiedlich hoch angesetzt. *Sicher* zu hoch sind Blutcholesterinwerte von über 250 mg/dl und ein Triglyzeridspiegel von über 200 mg/dl. Schätzungsweise 20 % der Deutschen überschreiten diese Grenzwerte.

Krankheitsentstehung

Die **primären Hyperlipoproteinämien** sind genetisch bedingt oder mitbedingt. Dagegen sind die häufigeren **sekundären** *(symptomatischen)* **Hyperlipoproteinämien** auf falsche Ernährung (fettreiche Kost, zu viel Alkohol) oder Grunderkrankungen wie Diabetes mellitus (☞ 23.6), Hypothyreose (☞ 23.4.4) oder bestimmte Nierenerkrankungen (☞ 31.6.7) zurückzuführen. Auch einige

	Leicht erhöhtes Risiko	Mäßig erhöhtes Risiko	Hohes Risiko
Risikofaktoren	▸ Cholesterin < 300 mg/dl ohne weitere Risikofaktoren *oder* ▸ Cholesterin/HDL-Quotient 4,5 – 5 ohne weitere Risikofaktoren	▸ Cholesterin < 300 mg/dl *und* – zusätzlich ein kardiovaskulärer Risikofaktor* *oder* – HDL < 35 mg/dl	▸ Cholesterin < 300 mg/dl *und* – 2 kardiovaskuläre Risikofaktoren *oder* – Manifeste Gefäßerkrankung (z.B. KHK, Infarkt, pAVK) *oder* – Familiäre Hypercholesterinämie *oder* ▸ Cholesterin > 300 mg/dl
Therapieziel	▸ Cholesterin 195 – 230 mg/dl ▸ LDL 155 – 175 mg/dl**	▸ Cholesterin < 195 mg/dl ▸ LDL 135 – 155 mg/dl**	▸ Cholesterin 175 – 195 mg/dl ▸ LDL 115 – 135 mg/dl**
	▸ HDL ≥ 35 mg/dl bei Männern, ≥ 45 mg/dl bei Frauen ▸ Triglyzeride ≤ 200 mg/dl		

* Risikofaktoren: Rauchen, Hypertonie, Diabetes mellitus, Übergewicht, Bewegungsmangel
** Bei einigen Autoren liegen die Zielwerte nochmals um 20 mg/dl niedriger

Tab. 23.57: Risikoabschätzung und Therapieziele bei Hyperlipoproteinämie. Das Therapieziel der Blutfettwerte hängt vor allem davon ab, ob der Patient noch weitere Risikofaktoren aufweist, da dies das Risiko vervielfacht, z.B. frühzeitig einen Herzinfarkt zu erleiden.

Arzneimittel, z.B. Thiaziddiuretika (☞ Pharma-Info 31.68) oder Östrogene („Pille") können den Blutfettspiegel erhöhen.

Symptome und Untersuchungsbefund

Die meisten Hyperlipoproteinämien bereiten dem Patienten keinerlei Beschwerden und werden nur zufällig diagnostiziert. Die Erstsymptome sind oft Zeichen arteriosklerosebedingter Komplikationen, etwa ein Herzinfarkt (☞ 18.5.2) oder ein Schlaganfall (☞ 35.5).

Nur sehr hohe Blutfettspiegel führen zu **Xanthomen,** rötlich-gelben Hauttumoren, die durch Fetteinlagerung bedingt sind, oder in Extremfällen zu einer Bauchspeicheldrüsenentzündung. **Xanthelasmen** (gelbliche Fettablagerungen im Bereich der Augenlider) oder der **Arcus lipoides** (ringförmige, weißliche Hornhauttrübung) treten bei Patienten mit Fettstoffwechselstörungen gehäuft auf, sind aber in höherem Lebensalter auch bei Gesunden zu finden.

Diagnostik und Differentialdiagnose

Eine Blutabnahme nach 14-stündiger Nahrungskarenz mit Bestimmung von Gesamtcholesterin, Triglyzeriden, HDL- und LDL-Cholesterin sichert die Diagnose. Eine genaue Auftrennung der einzelnen Lipoproteine durch Elektrophorese (☞ 23.1.6 und 9.5.4) ist meist nicht erforderlich.

Die Ultraschalluntersuchung des Abdomens zeigt evtl. eine Lebervergrößerung oder eine Fettleber.

Behandlungsstrategie

Liegen ursächliche Grunderkrankungen vor, werden diese behandelt.

Bei der überwiegenden Mehrzahl der Patienten ist der Cholesterinwert nur mäßig auf 250 – 350 mg/dl erhöht. Dann besteht der erste Behandlungsschritt in einer fett- und cholesterinarmen Diät (☞ Pflege). Führt diese nicht zu einer Normalisierung der Werte, ist eine medikamentöse Therapie angezeigt. Bei hohen Cholesterinwerten über 350 mg/dl sollte die medikamentöse Behandlung (☞ Pharma-Info 23.59) sofort beginnen.

In sehr schweren Fällen können invasive Therapieverfahren erforderlich sein. Bei der **Lipid-Apherese** wird das LDL-Cholesterin außerhalb des Körpers aus dem Blut entfernt, die Methode ist also fast schon mit der Dialyse vergleichbar. Die Behandlungen müssen in regelmäßigen Abständen zwischen einer und wenigen Wochen wiederholt werden.

Pflege

Unerlässlicher Therapiebestandteil ist die Diät:

- Die Nahrung muss fett- und cholesterinarm sein. Weniger als 30 % der Kalorien sollten aus Fett stammen. Diese sollten sich auf mindestens 10 % mehrfach ungesättigte, 10 % einfach ungesättigte und höchstens 10 % gesättigte Fettsäuren verteilen. (Mehrfach) ungesättigte Fettsäuren sind v.a. in pflanzlichen, gesättigte Fettsäuren v.a. in tierischen Fetten enthalten. An Cholesterin sind maximal 300 mg täglich erlaubt. Diese Menge ist bereits in einem einzigen Eidotter enthalten
- Übergewicht sollte abgebaut werden
- Der Verzehr von reichlich Ballaststoffen (mindestens 35 g täglich), insbesondere Haferkleie und Apfelpektin, senkt ebenfalls den Blutfettspiegel
- Auch auf Zucker (Süßigkeiten), Teigwaren und Mehlspeisen sollte insbesondere der Patient mit einer Erhöhung der Triglyzeride weitgehend verzichten, um eine kohlenhydratverursachte Hyperlipoproteinämie zu vermeiden
- Patienten mit einer Erhöhung der Triglyzeride sollten gänzlich auf Alkohol verzichten, wohingegen Patienten mit einer isolierten Erhöhung des Cholesterinspiegels kleine Mengen Alkohol erlaubt sind
- Entscheidend für den Therapieerfolg ist die Mitarbeit des Patienten. Die Patienten müssen immer wieder neu motiviert werden, da eine *lebenslange* Umstellung der Ernährungsgewohnheiten sehr schwer fällt. Eine Diätberaterin kann dem Patienten (und ggf. auch dem zu Hause kochenden Partner) zeigen, wie man auch ohne viel Fett schmackhaft essen kann.

Bewegung (täglich mindestens eine halbe Stunde) verbessert ebenfalls den Fettstoffwechsel.

Außerdem sollte der Patient unbedingt mit dem Rauchen aufhören, da dies ein

Nahrungsmittel	Empfehlenswert	Nicht empfehlenswert
Obst und Gemüse	Frisches und Tiefkühlgemüse ohne Mehlschwitze oder Sahnesauce, Obst	Bei Übergewicht Obstsorten mit hohem Zucker- und Kaloriengehalt, z.B. Trauben
Kartoffeln/ Teigwaren	Kartoffeln, Reis, Nudeln ohne Ei, jeweils ohne Fett zubereitet	Pommes frites, Kroketten, Bratkartoffeln, Reibekuchen, Kartoffelchips, Eiernudeln
Fleisch, Geflügel	Mageres Rind-, Kalb- und gelegentlich Schweinefleisch, Huhn, Hähnchen, Pute (ohne Haut)	Fettes Fleisch, Ente, Gans, Innereien
Fisch	Seelachs, Scholle, Schellfisch, Kabeljau, Rotbarsch	Aal, Bückling, Fischkonserven in Öl, Fischstäbchen oder Ähnliches, Fischfertiggerichte
Salate	Rohkostsalat, Fleischsalat nur mit Magerjoghurt und Gewürzen	Salate mit Mayonnaise, fast alle fertig käuflichen Fleisch-, Fisch-, Nudel-, Kartoffelsalate
Brot	Alle „normalen" Brotsorten, v.a. Vollkornprodukte	Stark fetthaltiges Gebäck wie Croissants, Schinkenhörnchen
Wurst	Schinken ohne Fett, Corned Beef, Geflügelwurst	Alle „normalen" Wurstsorten wie z.B. Salami, Mettwurst, Mortadella
Käse	Magerquark, Käse bis 30 % Fett i. Tr.	Alle übrigen
Fette	Margarinen mit hohem Anteil ungesättigter Fettsäuren, Sonnenblumen-, Soja-, Keim-, Distelöl	Butter, Schmalz, Speck, Kokos- oder Palmkernfett, einfache Margarinesorten, Mayonnaise
Eier	Eiweiß	Eigelb
Milch, -produkte	Fettarme Milch und -produkte	Vollmilch und -produkte, Sahne, Crème fraîche
Zubereitungsarten	Kochen, Dünsten, Dämpfen, Garen in Folie, Braten ohne Fett	„Normales" Braten in Fett, Ausbacken oder Frittieren

Tab. 23.58: Empfehlenswerte und nicht empfehlenswerte Nahrungsmittel für eine cholesterinarme Diät.

weiterer kardiovaskulärer Risikofaktor ist.

Patienteninformation

Nur wenn es gelingt, die erhöhten Blutfette dauerhaft zu senken, wird das Risiko gefährlicher Folgeerkrankungen (Schlaganfall) deutlich vermindert. Weitere Risikofaktoren wie etwa eine arterielle Hypertonie (☞ Tab. 23.57) müssen ausgeschaltet werden, da sie sich potenzieren.

23.8.5 Vitaminmangelsyndrome und Hypervitaminosen

Vitaminmangelsyndrome

Krankheitsentstehung

In unserer heutigen Überflussgesellschaft sind vitaminreiche Lebensmittel während des ganzen Jahres verfügbar, und bei einer ausgewogenen Ernährung treten beim Gesunden keine Mängel auf.

Ein Vitaminmangel entsteht jedoch als Folge von:
- Fehlernährung, z.B. bei Alkoholikern oder Personen, die sich in erster Linie mit Fast-Food-Produkten ernähren („Junggesellen-Skorbut")
- Erhöhtem Bedarf, beispielsweise während der Schwangerschaft und der Stillzeit
- Resorptionsstörungen, etwa nach Magen-Darm-Resektionen oder bei schweren Darmentzündungen
- Arzneimitteln, z.B. Langzeitgabe von Antibiotika, die die Darmflora zerstören, oder Cumarinabkömmlingen zur Gerinnungshemmung, die als Vitamin-K-Antagonisten zu einem (gewünschten) Vitamin-K-Mangel führen.

Vitamin	Mangelerscheinungen
Vit. A (Retinol)	Nachtblindheit, in schweren Fällen Blindheit, Atrophie und Verhornung von Haut/Schleimhäuten, Immunschwäche, Wachstumsstörung
Vit. D (Calciferol)	Osteomalazie (☞ 31.11.4), Rachitis (☞ 31.11.4)
Vit. E (Tokopherol)	Nicht genau bekannt. Mangelzustände sollen angeblich häufig Ursache von nachlassender Lebenskraft und geistiger Vitalität sein
Vit. K	Blutgerinnungsstörungen. Häufig bei Säuglingen ohne entsprechende Prophylaxe und bei Leberzirrhose (☞ 22.4.6) auftretend
Vit. B_1 (Thiamin)	Leistungsminderung, Appetitlosigkeit, Gewichtsverlust, Muskelschwund, in schweren Fällen **Beri-Beri** mit Herzinsuffizienz, Ödemen und neurologischen Störungen
Vit. B_2 (Riboflavin)	Anämie, Mundwinkelrhagaden, Entzündungen von Haut und Schleimhaut, Hornhautveränderungen, Wachstumsstörungen
Niazin	**Pellagra** *(3-D-Krankheit)* mit Hautentzündungen (Dermatitiden), Verdauungsstörungen (Diarrhoe) und neurologisch-psychiatrischen Störungen (z.B. Depressionen, Polyneuritis)
Vit. B_6 (Pyridoxin)	Anämie, neurologische Störungen (z.B. Neuritis, Bewegungsstörungen, Krämpfe), Dermatitis
Vit. B_{12} (Cobalamin)	Häufig: *Perniziöse Anämie* (☞ 24.6.3)
Folsäure	Häufig: Makrozytäre Anämie, Abwehrschwäche, Veränderungen der Darmschleimhaut. Im Embryonalstadium: Häufung von Neuralrohrdefekten (z.B. Spina bifida)
Pantothensäure	Nicht bekannt
Biotin (Vit. H)	Dermatitis, Haarausfall, ZNS- und Fettstoffwechselstörungen
Vit. C (Ascorbinsäure)	Infektanfälligkeit, in schweren Fällen Skorbut mit Blutungsneigung, verzögerter Wundheilung und Zahnausfall

Tab. 23.60: Übersicht über die Vitaminmangelerscheinungen. Hellblau unterlegt = fettlösliche Vitamine, dunkelblau unterlegt = wasserlösliche Vitamine. Das Vitamin D wird heute auch den Hormonen zugeordnet (☞ 23.1.1). Bei den fettlöslichen Vitaminen sind auch Hypervitaminosen möglich (☞ Text). Funktion, Vorkommen und Tagesbedarf der Vitamine ☞ 7.6.2.

Symptome und Untersuchungsbefund

Leichte Vitaminmangelsymptome werden als **Hypovitaminosen,** schwere

Pharma-Info 23.59: Medikamentöse Cholesterinsenkung

Insbesondere folgende Stoffe werden zur Senkung zu hoher Blutfettspiegel eingesetzt:
- **Sitosterin,** z.B. Sito-Lande®: Die Substanz vermindert die Cholesterinaufnahme im Dünndarm und ist bei leicht bis mäßig erhöhten Cholesterinspiegeln sowie in der Kombinationstherapie angezeigt. Bis auf geringe Magen-Darm-Beschwerden sind keine Nebenwirkungen bekannt
- **Anionenaustauscher,** z.B. Cholestyramin, etwa in Quantalan®: Nachteilig sind häufige Blähungen und Völlegefühl, weshalb bis zu 30 % der Patienten das Arzneimittel absetzen. Außerdem vermindern die Anionenaustauscher die Resorption anderer Arzneimittel, die daher entweder zwei Stunden vor oder vier Stunden nach den Anionenaustauschern eingenommen werden sollen
- **CSE-Hemmer** *(Choleserinsyntheseenzymhemmer, HMG-CoA-Reduktasehemmer)*, z.B. Lovastatin, etwa in Mevinacor®, Simvastatin, etwa in Zocor®: Diese Stoffklasse senkt den Cholesterinspiegel am stärksten (um 30–40 %) durch Hemmung eines Schlüsselenzyms der körpereigenen Cholesterinsynthese. Der relativ guten subjektiven Verträglichkeit stehen allerdings einige ernste Nebenwirkungen im Bereich der Leber und der Muskulatur (Schmerzen durch Muskelfaserauflösung) gegenüber
- **Fibrate,** z.B. Bezafibrat, etwa in Cedur®: Diese Substanzen senken vor allem den Triglyzeridspiegel und sind – abgesehen von (seltenen) Magen-Darm-Beschwerden – meist nebenwirkungsarm und gut verträglich
- **Nikotinsäureabkömmlinge,** z.B. Nikotinsäure, etwa in Niconacid®: Auch bei diesem Präparat sind Nebenwirkungen, vor allem ein mit der Zeit nachlassender *Flush,* andere Hauterscheinungen und Magen-Darm-Beschwerden, häufig. Harnsäure- und Blutzuckerspiegel können unter der Behandlung ansteigen.

Krankheitsbilder als **Avitaminosen** bezeichnet. Vitaminmangelerscheinungen betreffen selten nur ein einzelnes Vitamin (☞ Tab. 23.60). Meist liegen komplexe Störungen mit Mischsymptomatik vor. So werden nach einer Darmresektion zahlreiche Nahrungsbestandteile nicht ausreichend aufgenommen, und beim Alkoholkranken bestehen zusätzlich zur Vitaminmangelsymptomatik toxische Erscheinungen durch den Alkohol selbst.

Diagnostik

Viele Vitamine oder ihre Metaboliten können direkt im Blut bestimmt werden, so z.B. Vitamin A, Vitamin B_{12}, Vitamin D und Folsäure.

Behandlungsstrategie

Die Behandlung verfolgt zwei Ziele:
- Das bestehende Defizit muss durch Zufuhr des Vitamins beseitigt werden. Ob diese oral oder parenteral erfolgt, hängt unter anderem von der Ursache der Erkrankung ab. Bei Resorptionsstörungen nach Darmresektionen ist die parenterale Zufuhr angezeigt, bei Fehlernährung als Ursache kann das Vitamin oral gegeben werden
- Die Grunderkrankung muss nach Möglichkeit beseitigt werden, also die Ernährung umgestellt oder eine Darmerkrankung behandelt werden.

Prognose

Während die leichteren Hypovitaminosen oft völlig reversibel sind, können Avitaminosen bleibende Schäden hinterlassen, z.B. Sensibilitätsstörungen nach schwerem Vitamin-B_{12}-Mangel oder Zahnverlust nach Skorbut.

Hypervitaminosen

Hypervitaminosen, d.h. Krankheitserscheinungen durch eine zu *hohe* Vitaminzufuhr, sind nur bei den *fettlöslichen* Vitaminen A, D, E und K möglich, da diese im Körper gespeichert werden können.

Hypervitaminosen werden meist durch Überdosierung von Vitaminpräparaten hervorgerufen:
- Die **Vitamin-A-Hypervitaminose** zeigt sich *akut* durch Schmerzzustände, Schwindel und Erbrechen oder *chronisch* durch Knochenhautveränderungen, Blutungen und neurologisch-psychiatrische Störungen (z.B. Reizbarkeit)
- Die **Vitamin-D-Hypervitaminose** äußert sich in Knochenentkalkung, Nierenverkalkungen und *Hyperkalzämie* (☞ 31.11.4)
- Hypervitaminosen der Vitamine E und K dagegen sind beim Menschen bisher nicht bekannt.

Ein „Zuviel" an wasserlöslichen Vitaminen dagegen kann der Mensch über die Nieren ausscheiden. Ob dies auch für die Langzeiteinnahme extrem hoher Dosierungen gilt, kann aber noch nicht endgültig beurteilt werden.

Element	Mangelerscheinung
Eisen	Anämie (Blutarmut)
Zink	Wachstumsstörungen, Haarausfall, verzögerte Wundheilung
Kupfer	Anämie (Blutarmut), Wachstumsstörungen
Jod	Struma (Kropf, sehr häufig), Schilddrüsenunterfunktion (Hypothyreose, selten)
Kobalt	Makrozytäre Anämie
Fluor	Gehäuft Karies

Tab. 23.61: Überblick über die Spurenelementmangelsyndrome.

23.8.6 Spurenelementmangelsyndrome

In unseren Breiten sind der *Eisen-* (☞ 24.6.2) und der *Jodmangel* (☞ 23.4.2) am häufigsten. Besonders bei Kindern spielt zusätzlich der *Fluormangel* bei der Kariesentstehung eine Rolle.

Für viele Spurenelemente sind Mangelsyndrome beim Menschen nicht gesichert, auch wenn sie in der Laienpresse immer wieder postuliert und mit dem Verkauf entsprechender Präparate zur Vorbeugung und Behandlung verbunden werden. Nach heutigen Erkenntnissen kann man davon ausgehen, dass durch eine gesunde, vollwertige Ernährung der Spurenelementbedarf eines ansonsten Gesunden gedeckt wird. Einen Überblick über sichere oder zumindest wahrscheinliche Spurenelementmangelsyndrome gibt Tab. 23.61.

23.9 Hyperurikämie und Gicht

Purine: Bestandteile der Nukleinsäuren. Endprodukt des Purinstoffwechsels ist beim Menschen in erster Linie die **Harnsäure.**

(Primäre) Hyperurikämie: Erbliche Störung im Purinstoffwechsel mit Harnsäureerhöhung im Serum über 7 mg/dl (= 420 µmol/l) – *häufig.*

Sekundäre Hyperurikämie: Harnsäureerhöhung infolge vermehrten Zelluntergangs (z.B. unter Zytostatikatherapie) oder Nierenfunktionsstörungen – *selten.*

Gicht *(Urikopathie, Arthritis urica):* Klinische Manifestationsform der Hyperurikämie, äußert sich insbesondere in Gichtanfällen mit starken Gelenkbeschwerden. Betrifft in 95 % Männer, vor allem solche mit Übergewicht, Fettstoffwechselstörungen, Diabetes mellitus und Hypertonus.

Krankheitsentstehung

Bei hoher Harnsäurekonzentration fallen Harnsäurekristalle *(Urate)* aus, lagern sich insbesondere in den Gelenken ab und führen dort zu der typischen Entzündungsreaktion im Rahmen eines Gichtanfalls.

Symptome und Untersuchungsbefund

Die Hyperurikämie verläuft über lange Zeit völlig symptomlos, bis dann völlig überraschend und meist nachts ein **akuter Gichtanfall** einsetzt. Anfangs ist nur ein Gelenk, am häufigsten das Großzehengrundgelenk betroffen **(Podagra).** Es ist stark geschwollen, gerötet und extrem schmerzhaft. Selbst das Gewicht der Bettdecke und leichteste Berührungen oder Erschütterungen lösen schon heftige Schmerzen aus. Evtl. hat der Patient auch Fieber. Im weiteren Verlauf der Erkrankung wechseln akute Gichtanfälle mit symptomfreien Intervallen ab.

Unbehandelt entwickelt sich nach ca. 5 – 15 Jahren die (heute sehr seltene) **chronische Gicht,** die durch Gelenkdeformierungen und Harnsäureablagerungen in Weichteilen und Knochen gekennzeichnet ist (☞ Abb. 23.62). Diese sichtbaren Ablagerungen werden auch als **Gichttophi** bezeichnet.

In allen Stadien der Erkrankung kann eine **Gichtnephropathie** *(Gichtniere)* komplizierend hinzutreten. Uratablagerungen führen zu einer Nierenentzündung, denen sich oft eine bakterielle Nierenbeckenentzündung aufpfropft. Nierensteine treten gehäuft auf. In Spätstadien der Gichtniere ist die Nieren-

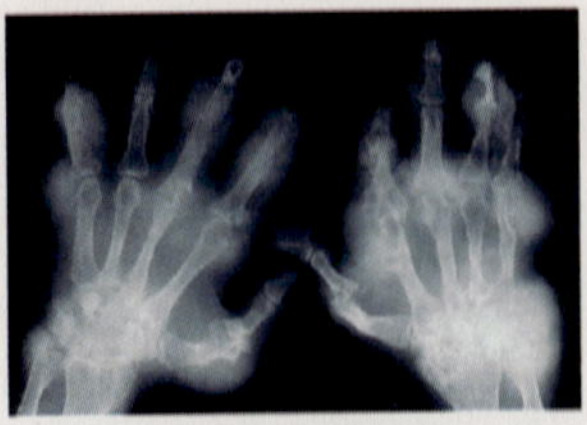

Abb. 23.62: Röntgenbild der Hände eines 53-jährigen Patienten mit chronischer Gicht (normale Hand ☞ Abb. 25.19). Die chronische Hyperurikämie hat zu Ablagerungen von Harnsäurekristallen in Knochen, Gelenken und Weichteilen geführt. Knochen und Gelenke sind teilweise zerstört und verursachen zusammen mit den Weichteileinlagerungen massive Schmerzen. [T170]

funktion immer mehr eingeschränkt (☞ 31.6.9).

Diagnostik und Differentialdiagnose

Die Blutuntersuchung zeigt eine Hyperurikämie. Im akuten Gichtanfall ist die BSG beschleunigt, und es liegt eine Leukozytose vor.

Manchmal ist die Differentialdiagnose zu einer eitrigen Gelenkentzündung schwierig. Dann ist eine Punktion des betroffenen Gelenks erforderlich. Bei der Gicht sind im Punktat mikroskopisch Uratkristalle nachweisbar. In fortgeschrittenen Stadien einer Gicht sind in der Röntgenleeraufnahme typische Knochendefekte sichtbar.

Behandlungsstrategie

Akuter Gichtanfall

Beim *akuten Gichtanfall* werden entzündungs- und schmerzhemmende Arzneimittel gegeben:

- Colchizin, z.B. Cochicum-dispert®, vier Stunden lang 1 mg oral pro Stunde, dann 0,5 – 1 mg alle zwei Stunden, jedoch nicht mehr als 8 mg/Tag. Schnelle Dosisreduktion am 2. Tag. Die rasche Wirksamkeit des Colchizins bei Gicht ist so typisch, dass sie auch als diagnostisches Kriterium benutzt wird.
  Hauptnebenwirkungen des Colchizin sind Durchfälle, Übelkeit, Erbrechen, Knochenmarkdepression und Haarausfall
- Alternativ oder zusätzlich Indometazin, z.B. Amuno®, oder andere entzündungs- und schmerzhemmende Substanzen wie etwa Diclofenac (z.B. Voltaren®)
- Glukokortikoide *intraartikulär* (in das Gelenk hinein) oder systemisch nur bei Erfolglosigkeit obiger Behandlungsschritte.

Intervallbehandlung

Nach Abklingen des akuten Gichtanfalls wird der Harnsäurespiegel durch Diät (☞ Pflege) und Arzneimittel gesenkt. Mittel der Wahl ist Allopurinol, beispielsweise in Zyloric®, das die Harnsäureproduktion reduziert. Hauptnebenwirkung sind Magen-Darm-Beschwerden.

Urikosurika, welche die Harnsäureausscheidung erhöhen (z.B. Benzbromaron, etwa in Narcaricin®) werden heute nur noch selten gegeben, z.B. wenn Allopurinol nicht vertragen wird.

Pflege

- Im akuten Gichtanfall wirken kühlende Alkohol-Umschläge und Ruhigstellung des betroffenen Gelenks beschwerdelindernd
- Insbesondere bei der Behandlung mit Urikosurika muss der Patient viel trinken. Die tägliche Urinmenge sollte mindestens 2 l betragen, um der Harnsäuresteinbildung vorzubeugen. Bier ist aber trotz seiner harnflussfördernden Wirkung nicht geeignet, da es den Harnsäurespiegel erhöht
- Eine Urinalkalisierung, etwa durch Uralyt-U®, kann bei erhöhtem Harnsäureanfall, z.B. während einer Chemotherapie, angezeigt sein. Dann sind Urinkontrollen mit Indikatorpapier erforderlich (angestrebt wird ein pH von 5 – 7)
- Extreme körperliche Anstrengung und Unterkühlung können Anfälle auslösen und sollten daher vermieden werden
- Die Ernährung sollte *purinarm* sein. Fleisch ist nur in kleinen Portionen erlaubt. Auf Innereien, Wild, Sardinen und Fleischextrakte muss der Patient ganz verzichten. Auch Kaffee sollte gemieden werden. Als Eiweißträger sind Milch und Milchprodukte, sowie bei normalem Blutcholesterinspiegel Eier geeignet
- Bei übergewichtigen Patienten ist eine Gewichtsnormalisierung anzustreben. Verboten sind jedoch radikale Fastenkuren, da diese den Harnsäurespiegel erhöhen.

Patienteninformation

Die Prognose ist heute für die Mehrzahl der Patienten gut. Ist es zu einer Nierenschädigung gekommen, wird die Prognose durch die Nierenerkrankung bestimmt (☞ 31.6.9).

Der Patient muss darüber aufgeklärt werden, dass Diät und in vielen Fällen auch die medikamentöse Behandlung lebenslang erforderlich sind, da die Stoffwechselanomalie selbst bestehen bleibt.

23.10 Diabetes insipidus

Diabetes insipidus: Störung des Wasser- und Elekrolythaushaltes mit Ausscheidung großer Urinmengen infolge verminderter Fähigkeit der Nieren zur Wasserrückresorption.

Ein wesentlicher Faktor, der die Wasserrückresorption in der Niere steuert, ist das ADH.

ADH *(antidiuretisches Hormon = Adiuretin = Vasopressin)* wird im Hypophysenhinterlappen *(HHL)* gebildet und bewirkt in den Nierensammelrohren die *Rückresorption von Wasser* sowie eine allgemeine *Vasokonstriktion.*

Krankheitsentstehung

Beim **Diabetes insipidus** ist die Wasserrückresorption in der Niere gestört:

- Dem **zentralen Diabetes insipidus** liegt eine zu geringe ADH-Sekretion zugrunde, z.B. bei Hypothalamus- und Hypophysentumoren oder Gehirnentzündungen
- Beim sehr seltenen **renalen Diabetes insipidus** dagegen sprechen die Nieren nicht auf das normal gebildete ADH an.

Symptome, Befund und Diagnostik

Der Patient hat eine Polyurie, wobei die täglichen Urinmengen bis zu 20 l betragen können. Durch den Flüssigkeitsverlust ist der Kranke immer durstig. Kann der Patient nicht so viel nachtrinken, wie er ausscheidet, entsteht eine Exsikkose, die v.a. für Kleinkinder schnell zur tödlichen Gefahr wird.

Die Diagnose wird durch Bestimmung der Urinosmolarität sowie evtl. einen *Durstversuch* (Harnkonzentrierung bei Verminderung des Flüssigkeitsangebots?) und probeweise Zufuhr von ADH gestellt.

Behandlungsstrategie

Nur selten liegt eine behandelbare Grunderkrankung vor. Für den zentralen

Diabetes insipidus stehen Abkömmlinge des ADH zur Verfügung, die „geschnupft“ oder als Tabletten eingenommen werden können (z.B. Desmopressin, etwa in Minirin®). Beim renalen Diabetes insipidus werden die Flüssigkeits- und Elektrolytverluste ausgeglichen, paradoxerweise senken auch mache Diuretika die Urinproduktion.

Pflege

Pflegerisch ist zu beachten, dass die Trinkmenge bei Patienten mit einem Diabetes insipidus nicht beschränkt werden darf, da das Trinken eine Schutzfunktion vor Exsikkose hat.

23.11 Apudome: Insulinom, Gastrinom und Karzinoid

Als **Apudome** *(Neuroendokrinome)* werden endokrin aktive Tumoren des **diffusen** *(disseminierten)* **neuroendokrinen Systems** *(APUD-System, Helle-Zellen-System)* bezeichnet. Dies sind verstreute endokrin aktive Zellen, deren Herkunft und Bedeutung bislang nur teilweise geklärt sind. Apudome sind häufig im Magen-Darm-Trakt lokalisiert.

Insulinom

Das **Insulinom** ist der häufigste endokrine Bauchspeicheldrüsentumor und in 90 % der Fälle gutartig.

Die Insulinüberproduktion führt zu allen Zeichen einer Hypoglykämie (☞ 23.6.4), oft auch zu psychischen Auffälligkeiten. Durch die vermehrte Nahrungsaufnahme (Heißhunger bei Hypoglykämie) nehmen viele Patienten zu.

Die Behandlung besteht in der operativen Tumorentfernung. Bei metastasierenden Insulinomen kann palliativ eine Medikation mit Diazoxid (Proglicem®), Octreotid (Sandostatin®) oder bestimmten Zytostatika versucht werden.

Gastrinom

Das meist in Bauchspeicheldrüse oder Zwölffingerdarm lokalisierte, überwiegend bösartige **Gastrinom** führt zum **Zollinger-Ellison-Syndrom,** für das ständig wiederkehrende Magen- und Zwölffingerdarmgeschwüre sowie Durchfälle kennzeichnend sind.

Bei einem Teil der Patienten gelingt es, das gesamte Tumorgewebe operativ zu entfernen. Bei Inoperabilität ist eine symptomatische Behandlung z.B. mit H_2-Blockern oder Omeprazol (etwa Sostril® bzw. Antra®) möglich.

Karzinoide

Als **Karzinoide** werden Serotonin produzierende Tumoren des Magen-Darm-Traktes und der Lunge bezeichnet.

Die Tumoren zeigen sich vor allem durch Durchfälle und ein **Flush-Syndrom** mit rötlicher Verfärbung insbesondere des Gesichts- und Halsbereiches. Im Magen-Darm-Trakt lokalisierte Karzinoide bereiten aber oft erst bei Lebermatastasen Beschwerden.

Ist eine operative Tumorentfernung nicht möglich, ist die Prognose trotz symptomatischer medikamentöser Behandlung schlecht.

24

Pflege bei hämatologischen und onkologischen Erkrankungen

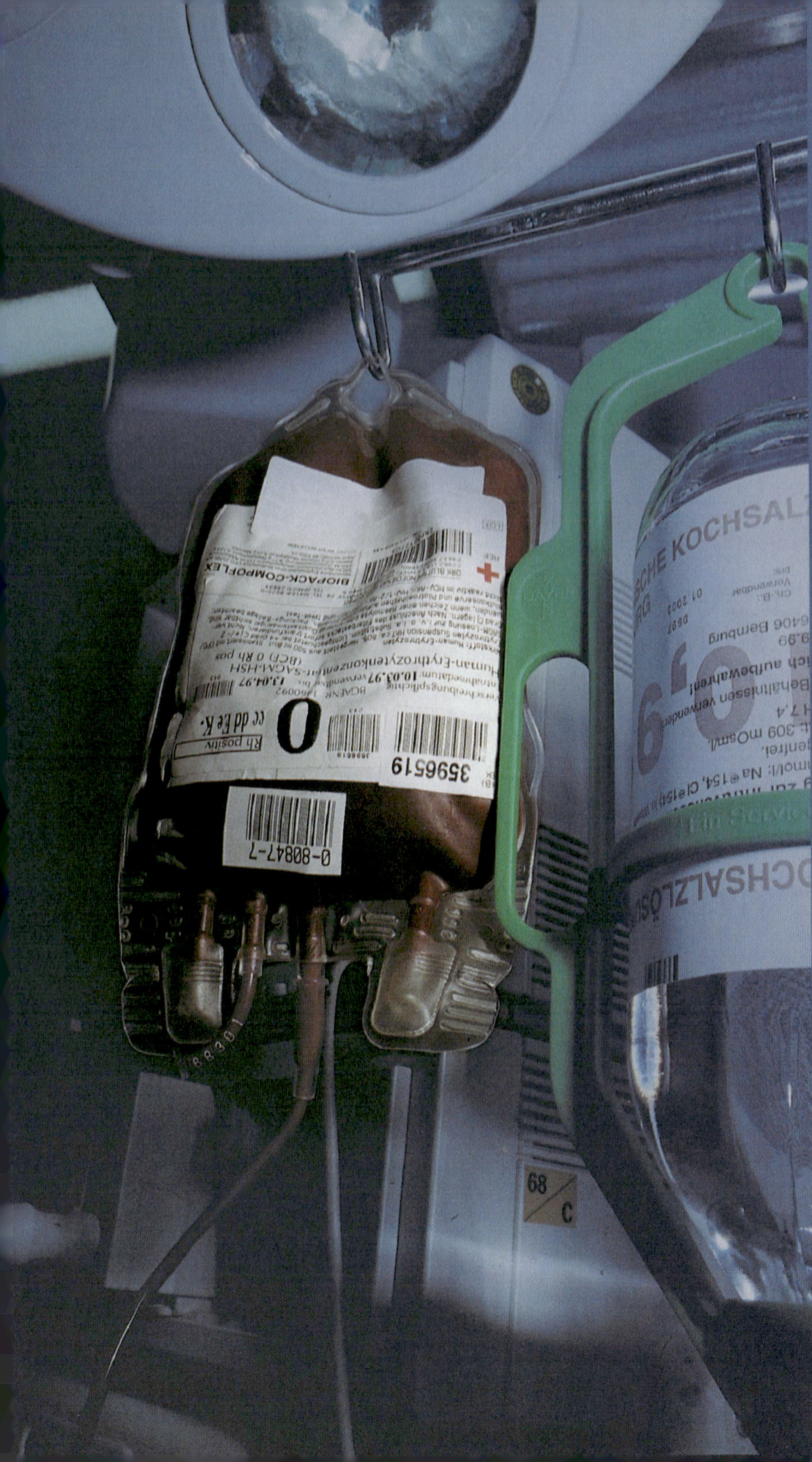

24 Pflege bei hämatologischen und onkologischen Erkrankungen

Die medizinischen Fachgebiete

Hämatologie: Lehre von den Erkrankungen des Blutes und der Blut bildenden Organe sowie den Krankheiten der Bluteiweiße, der Blutgerinnung *(Hämostaseologie)* und des Lymphsystems *(Lymphologie)* einschließlich ihrer Prophylaxe, Diagnostik und Therapie.
Onkologie: Lehre von den Tumoren einschließlich ihrer Entstehung, Diagnostik und Behandlung. Berührt alle Gebiete der Medizin.
Im engeren Sinn bezeichnet man mit Onkologie heute die *internistische Onkologie*, die sich auf die Tumoren des Blut bildenden und lymphatischen Systems sowie die Zytostatikatherapie konzentriert und die zusammen mit der Hämatologie ein Teilgebiet der *Inneren Medizin* bildet.

Abgrenzend hierzu spricht man z.B. von *gynäkologischer, pädiatrischer* oder *neurologischer Onkologie*, wenn die Tumorbehandlung in anderen medizinischen Gebieten gemeint ist.

Letztlich ist aber eine optimale Behandlung von Tumoren nur interdisziplinär möglich, fordert also den Chirurgen, Gynäkologen und Strahlenmediziner genauso wie den internistischen oder pädiatrischen Onkologen.

Wichtige Begriffe in der Onkologie

Einige in der Onkologie gebräuchliche Begriffe werden in anderen Fachgebieten kaum verwandt. Hierzu gehören:

- **Staging:** Bestimmung der Ausdehnung eines bösartigen Tumors und seine Einordnung in ein entsprechendes Klassifikationssystem, z.B. das TNM-System (☞ 9.9.2)
- **Remission:** Objektiv messbare Rückbildung der Tumorherde.
  - **Teilremission** *(partielle Remission):* Deutliches Ansprechen eines Tumors auf die Behandlung. Es sind aber weiterhin Tumorzeichen vorhanden
  - **Vollremission** *(komplette Remission, anscheinende Heilung):* Der Tumor ist nach der Behandlung nicht mehr nachweisbar, der Patient von Seiten des Tumors beschwerdefrei. Dies ist aber nicht gleichbedeutend mit endgültiger Heilung, da winzige Tumorzellnester **(Mikrometastasen)** verblieben sein und zu einem **Tumorrezidiv** *(Wiederauftreten des Tumors)* führen können
- **5-Jahres-Überlebensrate:** Anteil der Patienten mit einer bestimmten Erkrankung in Prozent, die nach 5 Jahren (meist ab Diagnosestellung) noch *leben*. Ist *nicht* identisch mit der **Hei-**

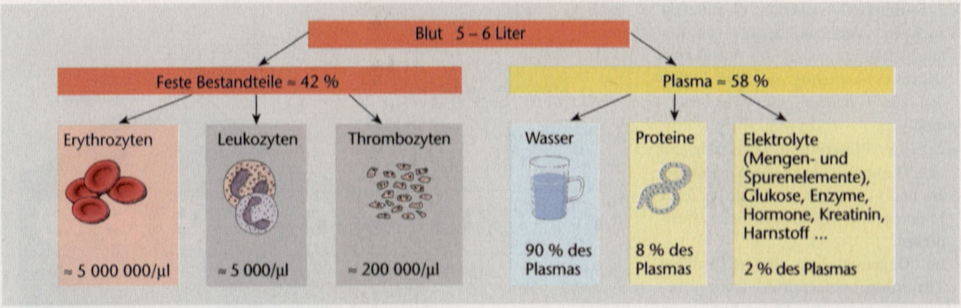

Abb. 24.1: Übersicht über die Bestandteile des Blutes. [A400]

lungsrate eines Tumors, da Rezidive noch mehr als 10 Jahre nach der Vollremission auftreten können.

24.1 Anatomie und Physiologie

24.1.1 Erythrozyten und Erythropoese

Erythrozyten: Rote Blutkörperchen. Hauptaufgaben O_2- und CO_2-Transport, Pufferung. Machen volumenmäßig den Hauptanteil der Blutkörperchen aus.

Erythro(zyto)poese: Bildung der roten Blutkörperchen.

Erythrozyten

Erythrozyten sind bikonkave (auf beiden Seiten eingedellte) Scheiben mit einem Durchmesser von 7 – 8 µm. Sie besitzen keinen Zellkern (mehr) und können daher weder Eiweiße synthetisieren noch sich teilen. In jungen Erythrozyten (**Retikulozyten**) erkennt man noch netzartige Strukturen anstelle des alten Zellkerns, die vermutlich DNA- und RNA-Resten entsprechen.

Bedeutsamster Funktionsbestandteil der Erythrozyten ist das **Hämoglobin,** das am Sauerstoff- und Kohlendioxidtransport sowie an der Pufferwirkung des Blutes maßgeblich beteiligt ist. Die Zellmembran der Erythrozyten ist Träger der Blutgruppeneigenschaften (☞ 24.4.4).

Eythropoese ☞ Abb. 24.2

Regulation der Erythropoese

Damit ausreichend Erythrozyten im Blutkreislauf zirkulieren, muss die Erythropoese ständig in angemessenem Umfang stimuliert werden. Ansonsten kommt es zu einem Mangel roter Blutkörperchen – zur **Anämie** (☞ 24.3, 24.6.1). Sauerstoffmangel im Gewebe ist ein starker Reiz für die Erythropoese. Ein solcher Sauerstoffmangel wird mit der Ausschüttung des in den Nieren gebildeten Hormons **Erythropoetin** (☞ 31.1.1) beantwortet, welches das Knochenmark zur vermehrten Bildung von Erythrozyten stimuliert.

Erythrozytenabbau

Die vom Knochenmark freigesetzten ausgereiften Erythrozyten zirkulieren etwa 120 Tage im Blut. Dabei werden sie regelmäßig in der Milz einer reinigenden *Blutmauserung* unterzogen: Funktionsuntüchtige Erythrozyten werden aus dem Blut entfernt und zerlegt.

24.1.2 Leukozyten und Leukopoese

Leukozyten: Weiße Blutkörperchen. Sind für die Immunabwehr und die Entzündungsreaktion von entscheidender Bedeutung (☞ 29.1.2 und 29.1.3).

Leuko(zyto)poese: Bildung der weißen Blutkörperchen.

Leukozyten

Die **Leukozyten** sind kernhaltige, bewegliche Zellen, die bei der Abwehr von Fremdstoffen und Krankheitserregern sowie bei Entzündungen eine bestimmende Rolle spielen. Sie werden unterteilt in:

- **Granulozyten,** wobei zwischen *neutrophilen* (☞ auch Abb. 24.3), *basophilen* und *eosinophilen Granulozyten* differenziert wird
- **Lymphozyten** (*B-* und *T-Lymphozyten* ☞ unten und 29.1.3)
- **Monozyten,** die die größten Zellen im Blut darstellen.

Nur knapp 10 % der Leukozyten zirkulieren im Blut. Gut 90 % hingegen finden sich in den verschiedenen Körpergeweben, wo sie ihre Aufgaben im Rahmen der Immunabwehr erfüllen.

Leukopoese ☞ Abb. 24.2

24.1.3 Thrombozyten und Thrombozytopoese

Thrombozyten: Blutplättchen. Aufgabe Blutstillung.

Thrombo(zyto)poese: Bildung der Blutplättchen.

Thrombozyten sind 3 µm große, kernlose Scheiben, deren Aufgabe die Blutstillung (☞ 24.1.4) ist. Sie werden im Knochenmark durch Abschnürung von **Megakaryozyten** gebildet (☞ Abb. 24.2) und 1 – 2 Wochen später v.a. in Milz und Leber wieder abgebaut.

Beim Gesunden enthält das Blut 140 000 – 440 000 Thrombozyten/µl (= 140 – 440/nl).

Sinkt die Anzahl < 30 000/µl (30/nl), ist das Blutungsrisiko erheblich gesteigert. Bei < 10 000/µl (10/nl) werden Thrombozytenkonzentrate (☞ Tab. 24.37) transfundiert.

24.1.4 Blutstillung und Blutgerinnung

Bei äußerlich sichtbaren Verletzungen, bei Prellungen oder Entzündungen werden Gefäße undicht. Meist gelingt es dem **Gerinnungssystem,** von innen heraus die Gefäße in drei Stufen abzudichten, bevor es zu größeren Blutungen kommt:

- **1. Stufe: Gefäßreaktion.** Unmittelbar nach einer Verletzung, etwa einem Kanülenstich, kommt es zur **Vasokonstriktion** *(Verengung des Blutgefäßes)* und zur Verklebung des Gefäßendothels
- **2. Stufe: Blutstillung.** Danach lagern sich Thrombozyten an die Wundränder an, und es entsteht innerhalb weniger Minuten ein weißer **Thrombozytenpfropf.**
  Im Gegensatz zu diesem **weißen Thrombus** bei Gefäßverletzungen bezeichnet der **rote Thrombus** einen Thrombus, der auch Erythrozyten enthält und beim „Erstarren" von Blut (etwa bei einer Embolie) entsteht
- **3. Stufe: Gerinnung** (im engeren Sinne). Durch die **Gerinnungskaskade** (☞ Abb. 24.5) entsteht **Fibrin,** das sich netzartig um den Thrombozytenpfropf spinnt und so den **endgültigen Thrombus** bildet. Durch Zusammenziehen des Fibrinnetzes verkleinert sich die Wunde. Danach wandern Fibroblasten ein und verschließen die Wunde endgültig **(organisierter Thrombus).**

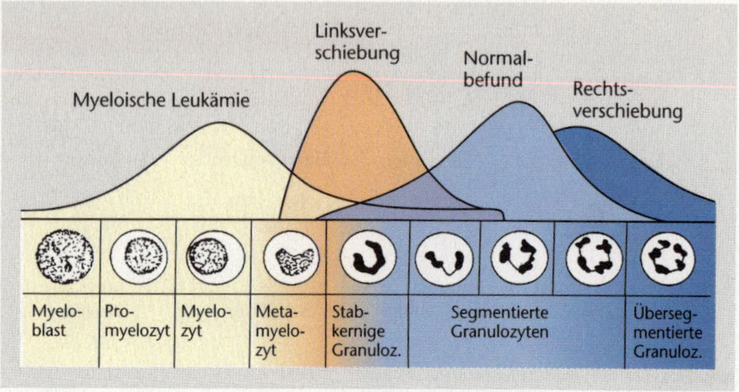

Abb. 24.3: Von links nach rechts sind die einzelnen Entwicklungsstufen der Granulozyten dargestellt. Bei einer Linksverschiebung (z.B. bei Entzündung) gelangen verstärkt stabkernige Granulozyten ins Blut. Bei einer Rechtsverschiebung (z.B. bei der perniziösen Anämie ☞ 24.6.3) kommt es zu einer Überalterung der Granulozyten mit vielen übersegmentierten Granulozyten. Bei einer myeloischen Leukämie findet man Vorstufen der Granulozyten im Blut. [A400]

Überschießende oder fehlende Gerinnungsvorgänge (☞ auch 24.9) können entsprechend den Stufen der Gerinnung Folge sein von Störungen der:

- Gefäße
- Thrombozyten
- Gerinnung, also dem Zusammenspiel der Gerinnungsfaktoren im Blutplasma.

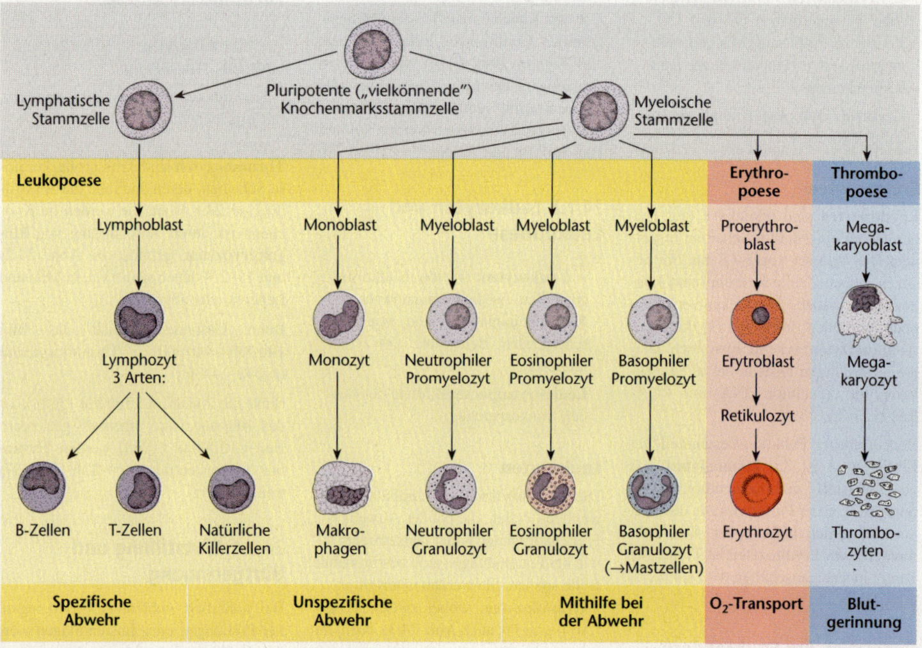

Abb. 24.2: Hämatopoese (vereinfachte Schemazeichnung). Nach heutigem Kenntnisstand entwickeln sich Monozyten, Granulozyten, Lymphozyten, Erythrozyten und Thrombozyten von einer gemeinsamen Stammzelle aus. Reguliert wird die Hämatopoese durch Wachstumsfaktoren der Hämatopoese wie etwa Erythropoetin, Thrombopoetin, GM-CSF, G-CSF und Interleukine (☞ auch 24.1.5). Das Blut, das im Gefäßsystem kreist, enthält beim Gesunden (fast) nur reife Erythrozyten, Leukozyten und Thrombozyten. Die Blutzellbildung dagegen findet im Knochenmark statt. [A400-190]

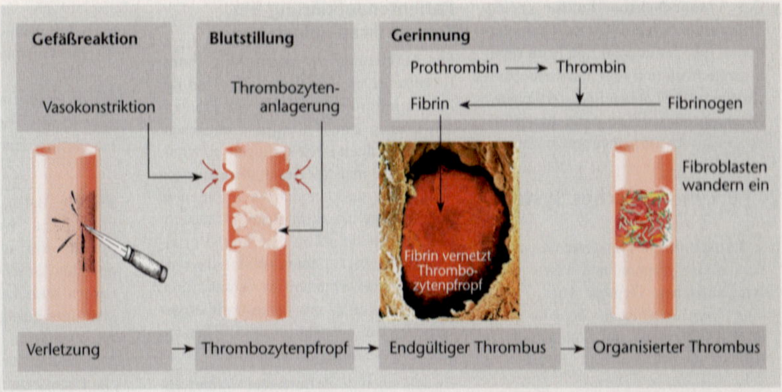

Abb. 24.4: Übersicht über die Vorgänge bei der Blutstillung und der Blutgerinnung. [A400]

24.1.5 Zytokine

> **Zytokine:** Hormonartige Botenstoffe, die insbesondere reife T- und B-Zellen zur Vermehrung und Differenzierung anregen, als Wachstumsfaktoren der Blutbildung im Knochenmark (*koloniestimulierende Faktoren* = **CSF**) wirken und auch maligne Tumoren in ihrem Wachstum beeinflussen können.

Zytokine sind hormonartige Botenstoffe, die bei zahlreichen physiologischen und pathologischen Vorgängen beteiligt sind, wobei viele Details bis heute unklar sind.

Seitdem sich ein Teil der Zytokine gentechnisch herstellen lässt, nimmt ihre therapeutische Bedeutung zu.

In der Hämatologie und Onkologie sind vor allem relevant:

- **Wachstumsfaktoren der Blutbildung.** Wachstumsfaktor der Erythrozyten ist **Erythropoetin** (☞ 31.1.1). **G-CSF** (*Granulozyten-koloniestimulierender Faktor,* z.B. Neupogen®) fördert physiologischerweise die Bildung von Granulozyten, **GM-CSF** (*Granulozyten-Makrophagen-koloniestimulierender Faktor,* Leukomax®) die von Granulozyten und Monozyten. Der **Megakaryozyten-stimulierende Faktor/Thrombopoetin** regt die Blutplättchenbildung an, seine therapeutische Anwendung ist derzeit Gegenstand von Studien
- **Interleukine und Interferone.** Die verschiedenen **Interleukine** wie etwa **Interleukin 1** (IL-1), **Interleukin 2** (IL-2, z.B. Proleukin®) und **IFN-α** (Interferon-α, z.B. Roferon®) spielen vor allem bei der Vermittlung von Entzündungs- und Abwehrreaktionen eine Rolle, zum Teil aber auch als Wachstumsfaktoren der Hämatopoese. Ihr therapeutischer Einsatz wird zurzeit ebenfalls in Studien geprüft (☞ auch 24.5.4)

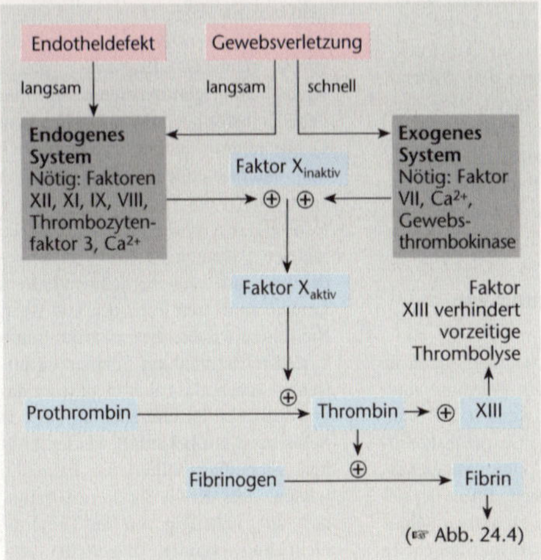

Abb. 24.5: Schematischer Ablauf der Gerinnung (Gerinnungskaskade). Das exogene System wird bei größeren Gewebsverletzungen, das endogene bei Endothelschäden aktiviert. [A400]

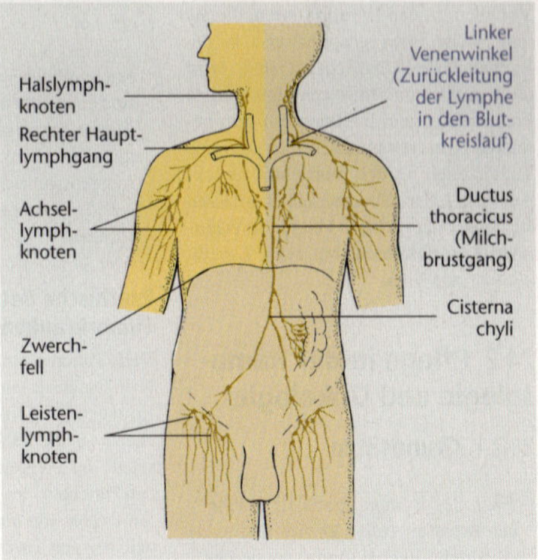

Abb. 24.6: Wichtige Lymphbahnen und Lymphknotenstationen. Der Ductus thoracicus übernimmt den größten Teil des Lymphabflusses; er mündet in den linken Venenwinkel. [A400-190]

- Der **Tumor-Nekrose-Faktor** *(TNF)*. Er wirkt toxisch auf Tumorzellen, vermittelt die Gewebereaktion beim septischen Schock und regt andere am Entzündungsprozess beteiligte Zellen zur Zytokinproduktion an. Sein therapeutischer Einsatz hat bisher enttäuscht.

24.1.6 Lymphatisches System

Lymphatisches System: Gesamtheit aller Lymphbahnen sowie die **lymphatischen Organe** *Milz, Thymus, lymphatischer Rachenring* mit Rachen-, Zungen- und Gaumenmandeln, *Lymphknoten* und *lymphatisches Gewebe des Darms*.

Das **lymphatische System** dient:
- Der Immunabwehr
- Der Drainage des Interstitiums über die spezielle Flüssigkeit des lymphatischen Systems, die **Lymphe**
- Dem Transport von Nahrungsfetten aus dem Darm.

Die Lymphe wird von den Lymphkapillaren aufgenommen, die sich zu zunehmend größeren Lymphbahnen vereinigen (☞ Abb. 24.6). Ähnlich wie die Venen besitzen auch die größeren Lymphbahnen Klappen. Durch Druckänderungen in der Umgebung und Kontraktion der glatten Muskelzellen in der Lymphgefäßwand wird die Lymphe herzwärts transportiert und fließt am *rechten* und *linken Venenwinkel* ins venöse Gefäßsystem ab.

Vor allem in den **Lymphknoten,** die als biologische Filter gruppenweise in die Lymphbahnen eingeschaltet sind, wird die Lymphe von Stoffwechselprodukten, Fremdstoffen und Infektionserregern gereinigt. Auch von einem Tumor gestreute Tumorzellen werden (zunächst) zurückgehalten. Jeder Körperregion lässt/lassen sich eine oder mehrere Gruppe(n) **regionaler Lymphknoten** *(regionäre Lymphknoten)* zuordnen.

24.2 Pflege in der Hämatologie und Onkologie

24.2.1 Grundsätze

Eine Tumorerkrankung stürzt den Betroffen (oft) plötzlich und unvorbereitet in eine fundamentale Lebenskrise. Die Pflegenden sind in dieser Krise wichtige Begleiter.

Patientenaufklärung bei Tumorerkrankungen

Die Aufklärung ist Aufgabe des Arztes. Er entscheidet auch, wie umfassend der Patient informiert wird. Für die Pflegenden können daraus Konflikte entstehen: Da sie von allen Berufsgruppen im Krankenhaus die meiste Zeit mit den Patienten verbringen, wenden sich viele Patienten mit der Bitte um zusätzliche Informationen eher an sie als an den Arzt. Vor allem, wenn die Patienten spüren, dass sie möglicherweise unheilbar krank sind, aber noch keiner mit ihnen darüber gesprochen hat, entsteht für die Pflegenden eine sehr schwierige Situation.

Zwar können sie Zuflucht bei Verharmlosungen nehmen oder Unwissenheit vorgeben; dies löst jedoch nicht das Problem, nicht für den Patienten und auch nicht für die Pflegenden. Der Patient fühlt sich dann mit seinen Ängsten völlig allein gelassen und die Pflegenden geraten in einen Gewissenskonflikt, weil sie nicht informieren dürfen und so nicht helfen können. Sie sollten dann den Arzt bitten, ein Gespräch mit dem Patienten zu führen und ihn aufzuklären. Hat der Patient die wesentlichen Fakten erfahren und möchte nur noch zusätzliche Informationen, dürfen ihm die Pflegenden weiterhelfen.

Jede Frage des Patienten ist als Bitte um ein Gespräch, um Zuwendung zu verstehen. Dabei erwartet die Frage „Muss ich sterben?" nicht ein konkretes „Ja" oder „Nein" als Antwort. Vielmehr ist sie Ausdruck eines Wunsches des Betroffenen, aufrichtig auf seine Fragen, Nöte und Ängste einzugehen. Dabei unterschätzen Krankenhauspersonal und Angehörige in aller Regel die Fähigkeit der Patienten, die Wahrheit zu ertragen.

Psychische Betreuung von Tumorkranken

Viele Patienten sind schockiert, wenn sie über Diagnose und evtl. Prognose ihrer Erkrankung informiert wurden. Sie brauchen dann die Nähe und Gesprächsbereitschaft der Pflegenden. Diese versuchen, den Patienten über die erste Phase der tiefen Depression hinweg zu aktiver Mitarbeit bei der Therapie zu motivieren. In diesem Zusammenhang ist es wichtig, dass der Patient die Diagnose „Krebs" nicht mit seinem Todesurteil gleichsetzt. Beispielsweise sind manche Herzerkrankungen prognostisch ungünstiger als viele Krebserkrankungen.

Jeder zweite Tumorkranke wird geheilt oder verstirbt an einer anderen als an seiner Tumorerkrankung.

Die Behandlung bei Tumorerkrankungen ist notwendigerweise oftmals sehr aggressiv und belastet den ohnehin schon angegriffenen Patienten sehr. Durch wiederholte Erklärungen bezüglich Sinn und Zweck der manchmal lästigen Pflegemaßnahmen und durch geduldige Gespräche können die Pflegenden den Patienten zu aktiver Mitarbeit und Eigenverantwortlichkeit motivieren.

Fragen von Tumorkranken

Patienten mit Krebserkrankungen stellen sich – und bei einem guten Vertrauensverhältnis auch den Pflegenden – immer wieder die gleichen Fragen. Auf sie einzugehen und so Ängste, Vorurteile und Schuldgefühle abzubauen, hilft den Patienten meist sehr:
- *Ursache der Krebserkrankung:* Glasklare Ursachen und eindeutige Ursache-Wirkung-Prinzipien gibt es bei Krebserkrankungen nicht. Zwar sind bei einem Teil der Krebserkrankungen hochgradige Risikofaktoren bekannt, doch hat z.B. auch starkes Rauchen „nur" bei 10 – 15 % der Raucher Lungenkrebs zur Folge
- *Art der Krebserkrankung:* Viele Patienten glauben, „Krebs ist gleich Krebs". Hingegen existieren verschiedene Krebsformen, und selbst in einem Organ können mehrere Krebsformen mit unterschiedlichen Eigenschaften auftreten
- *Verlauf der Krebserkrankung:* Für die meisten Patienten ist Krebs gleichbedeutend mit langem, schmerzhaftem Leiden, an dessen Ende der Tod steht. Sie sollten wissen, dass zwar im Laufe einer Krebserkrankung Schmerzen auftreten können, dass aber nicht jeder davon betroffen ist und auch chronische Schmerzen gut bekämpft werden können. Sicherlich sollten die Patienten wissen, dass Krebs ihr Leben verändert, aber abhängig von der Tumorart nicht zwangsläufig (dauerhaft) *einschränken* oder gar *beenden* wird
- *Diagnosestellung der Krebserkrankung:* Viele Patienten glaubten sich ge-

sund und sicher vor Krebs, weil sie noch kurz vor der Diagnosestellung beim Arzt waren. Verlorenes Vertrauen kann zurückgewonnen werden, wenn ihnen erläutert wird, dass bösartige Tumoren oft lange Zeit (bis über zehn Jahre) nicht fassbar sind und selbst danach oft eine komplizierte Diagnostik zur präzisen Einschätzung des Tumors erforderlich ist

- *Behandlung der Krebserkrankung:* Ein Großteil der Patienten hat zu Beginn der Erkrankung kaum konkrete Vorstellungen von deren Behandlung. Im weiteren Krankheitsverlauf werden sie von Zeitschriftenartikeln über „Krebswundermittel" (etwa Mistelpräparate) mit angeblich einzigartiger Wirkung magisch angezogen. Möchte der Patient die darin empfohlene Therapie ausprobieren, wird er mit diesem Wunsch ernst genommen. Der Arzt sollte das Gelesene mit ihm besprechen und auch auf seine Ängste, z.B. dass etwas bei ihm versäumt würde, eingehen. Den Patienten milde belächeln und ihn nicht ernst nehmen trägt nur dazu bei, dass der Patient sein Vertrauen in Ärzte und Pflegende verliert.

Körperlicher Zustand des Tumorkranken

Der körperliche Zustand von Tumorkranken ist sehr unterschiedlich. Ein schlechter Allgemeinzustand bedeutet nicht immer Unheilbarkeit; umgekehrt kann ein unheilbar Kranker „blühend" aussehen. Das Allgemeinbefinden von Tumorpatienten lässt sich u.a. anhand des **Karnofsky-Index** oder des **WHO-Aktivitätsindex** (☞ Tab. 24.7) einstufen.

Angehörige des Tumorkranken

Nicht nur der Patient, sondern auch seine Angehörigen stehen der Erkrankung oft völlig hilflos gegenüber. Zu den Aufgaben der Pflegenden gehört es, die Nächsten des Patienten zu unterstützen, sie in die Pflege einzubeziehen und ihnen möglichst viel Zugang zum Kranken zu ermöglichen. Dies sind die besten Voraussetzungen dafür, dass die Angehörigen dem Patienten eine Stütze sein und (letzte) Wünsche des Patienten, etwa die Teilnahme an einer Familienfeier, erfüllt werden können.

Psychische Situation der Pflegenden

Durch die Begegnung mit dem Tumorpatienten und der Trauer seiner Angehörigen werden die Pflegenden auch mit der eigenen Sterblichkeit konfrontiert.

Um todkranke Menschen auf Dauer pflegen zu können, müssen sich die Pflegenden mit dem eigenen Tod auseinandersetzen. Wer versucht, seine eigenen Ängste zu verdrängen, läuft Gefahr, dem Patienten nicht mehr teilnehmend gegenübertreten zu können.

Die psychische Belastung der Pflegenden kann und muss durch Aussprache im Team, Supervision, Balint-Gruppen oder auf Fortbildungen gemindert werden.

Wichtig sind auch eine verständnisvolle Familie, Lebenspartner und Freunde, die zuhören können, bei denen man sich fallen lassen kann und nicht immer stark sein muss, in deren Gegenwart Tränen fließen oder auch Aggressionen geäußert werden dürfen, ohne Schlimmes befürchten zu müssen.

Pflege in der Endphase des Lebens ☞ *15.4*

Literaturtipps

Margulies, Anita; Fellinger, Kathrin; Gaisser, Andrea; Kroner, Thomas (Hrsg.): Onkologische Krankenpflege. 2., korrigierte und erweiterte Auflage. Springer Verlag, Berlin, 1997

Dempke, Wolfram: Onkologie kompakt. Ullstein Medical, Wiesbaden, 1998

24.2.2 Unterstützung bei den ATL

Sich bewegen

Patienten mit Anämie oder allgemeiner Schwäche ermüden bereits bei geringer Belastung rasch und brauchen häufig längere Ruhepausen. Die Pflegenden berücksichtigen dies bei den notwendigen Pflegemaßnahmen, unterstützen den Betroffenen aber gleichzeitig, seine Selbständigkeit im Rahmen seiner Möglichkeiten zu erhalten.

Sich waschen und kleiden

Atraumatische Zahnpflege ☞ *24.5.1*

Patienten mit einer Verminderung der Leukozytenzahl (Leukozytopenie) sind abwehrgeschwächt und deshalb durch Infektionen, vor allem Pilzinfektionen, gefährdet (☞ 24.3). Regelmäßige Beobachtung gefährdeter Stellen wie z.B. der Mundschleimhaut oder Hautfalten (etwa in der Leiste) sowie vorbeugende Maßnahmen mit sorgfältiger Körperhygiene helfen, Infektionen zu vermeiden.

Karnofsky-Index [%]		WHO-Aktivitätsindex [Grad]	
100	Normal, keine Beschwerden, keine Krankheitszeichen	Normale Aktivität ohne Einschränkungen	0
90	Patient ist zu normaler Aktivität fähig, zeigt kleinere Krankheitssymptome	Leicht verminderte Aktivität und Belastbarkeit, ambulant und in der Lage, sich selbst zu versorgen	1
80	Normale Aktivitäten, allerdings mit Anstrengung, einige Krankheitssymptome		
70	Patient versorgt sich selbst, ist jedoch weder zu normalen Aktivitäten noch zu normaler Arbeit fähig	Arbeitsunfähigkeit, aber in der Lage, sich selbst zu versorgen. Tagsüber weniger als 50 % der Zeit im Bett	2
60	Gelegentliche Unterstützung erforderlich, Patient versorgt sich jedoch weitgehend selbst		
50	Erhebliche Unterstützung sowie häufige medizinische Versorgung erforderlich	Nur eingeschränkt in der Lage, sich selbst zu versorgen, ständige Pflege und Hilfe notwendig, tagsüber mehr als 50 % der Zeit im Bett	3
40	Patient ist behindert, benötigt besondere Versorgung und Unterstützung		
30	Schwerbehindert, Krankenhauseinlieferung angezeigt, Patient ist jedoch nicht moribund	Nicht in der Lage, sich selbst zu versorgen, komplett pflegebedürftig, bettlägerig	4
20	Patient ist schwerstkrank, Krankenhauseinlieferung unerlässlich, Intensivbehandlung		
10	Patient ist moribund, tödlicher Krankheitsverlauf schreitet rasch voran		
0	Tod		

Tab. 24.7: Der Karnofsky-Index und der WHO-Aktivitätsindex erlauben, den körperlichen Zustand und die Autonomie (Unabhängigkeit) von Tumorkranken abzuschätzen.

Körpertemperatur regulieren

Regelmäßige Kontrollen der Körpertemperatur sind bei Patienten mit Leukämien, Zytostatika- oder Strahlentherapie nötig, um auftretende Infektionen rechtzeitig zu erkennen.

Essen und trinken

Tumorleiden führen oft zu Gewichtsverlust und – durch Schmerzen und Therapie bedingt – zu Appetitlosigkeit, Übelkeit und Erbrechen, die den Patienten noch mehr schwächen. Daher:

- Wunschkost anbieten oder Mahlzeiten von den Angehörigen mitbringen lassen. Bei nicht gestörter Verdauung auf ballaststoff-, vitamin- und eiweißreiche hochkalorische Kost achten. Patienten mit Strahlentherapie des Bauchraums leicht verdauliche, ballaststoffarme Kost reichen (Durchfälle)
- 5 – 6 kleine Mahlzeiten täglich einnehmen lassen
- Patienten bei Appetitlosigkeit nicht zum Essen zwingen. Stattdessen Mahlzeit zurückstellen und evtl. später wärmen
- Abwehrgeschwächten Patienten keine stark verkeimten Lebensmittel wie z.B. Blattsalate geben, Kranken mit erhöhter Blutungsgefahr keine harten und scharfkantigen Nahrungsmittel (z.B. Nüsse).

Reicht die orale Nahrungsaufnahme dennoch nicht aus, kann sie durch orale Zusatznahrung, Sondenernährung (PEG oder Magensonde ☞ 10.3.1 und 10.3.2) und, wenn diese Möglichkeiten ausgeschöpft sind, parenterale Ernährung ergänzt oder ersetzt werden.

Wichtig sind Gewichtskontrollen und die Flüssigkeitsbilanzierung zur Überwachung der Nahrungsaufnahme.

> Immer wieder werden Pflegende und Ärzte auf spezielle „Tumordiäten" angesprochen, die den Tumor z.B. „aushungern" sollen. Eine „krebshemmende" Diät ist jedoch bisher nicht bekannt. Möchte ein Patient aber trotz diesbezüglicher Aufklärung eine bestimmte Diät ausprobieren, achten die Pflegenden darauf, dass der Nährstoffbedarf gedeckt wird (evtl. Diätassistentin hinzuziehen). Eine spezielle Diät ist bei Tumorkranken nur bei Begleiterkrankungen (z.B. Diabetes mellitus) oder Komplikationen (z.B. Mundschleimhaut- oder Speiseröhrenentzündung, Hyperkalzämie) notwendig.

Ausscheiden

Stuhl und Urin müssen – auch vom Patienten selbst – auf Veränderungen beobachtet werden:

- Blutbeimengungen (sichtbares Blut in Urin oder Stuhl, Teerstühle) können z.B. bei Gerinnungsstörungen oder Magengeschwüren auftreten
- Bei Harnwegsinfekten ist der Urin oft flockig oder riecht anders als sonst (☞ 31.5.2)
- Obstipation kann z.B. durch eine veränderte Ernährung und Bewegungsmangel, aber auch durch bestimmte Arzneimittel (z.B. Morphinabkömmlinge) bedingt sein
- Durchfälle können sowohl Folge einer Darminfektion als auch einer Zytostatika- oder Strahlentherapie sein (☞ 24.5.1, 24.5.2).

Ruhen und schlafen

Alle schwer kranken Patienten brauchen viel Ruhe und Schlaf, um Kräfte zu sammeln. Eine geeignete Planung der Untersuchungen und pflegerischen Maßnahmen ermöglicht tagsüber längere Ruhepausen. Manchmal ist auch eine Besuchsbeschränkung sinnvoll.

Oft vermögen entspannende Waschungen, Wärmeanwendung, ein Gespräch oder Musik das Einschlafen zu erleichtern (☞ 7.3.4).

Sich beschäftigen

Ablenkung von der Krankheit ermöglicht dem Patienten Phasen der Entspannung. Allerdings sollte sich der Betroffene nicht *nur* ablenken, sondern auch seiner Krankheit stellen.

Sich mit der Krankheit auseinanderzusetzen gelingt manchen besser durch Mal- oder Musiktherapie (☞ 10.12.5).

Kommunizieren

Patienten mit bösartigen Erkrankungen müssen sich mit ihrer Erkrankung auseinander setzen, sie verarbeiten. Unter anderem abhängig von der Persönlichkeit der Patienten durchleben die Betroffenen Phasen, in denen sie sich mitteilen wollen, und Zeiten, in denen sie lieber schweigen möchten.

Die Pflegenden bemühen sich, die verschiedenen Phasen und unterschiedlichen Bedürfnissen des Patienten zu erspüren und *sagen* ihm nicht nur, dass er sich mit Problemen jederzeit an sie wenden kann, sondern lassen ihn dies auch durch kleine Gesten *spüren*.

Für Sicherheit sorgen

Um sich sicher zu fühlen, sollte der Kranke wissen, wodurch er gefährdet ist und wie er selbst Gefahren vorbeugen kann. Ein aufgeklärter Patient toleriert die unangenehmen prophylaktischen Pflegemaßnahmen besser. Sicherheitsvermittelnd sind auch – v.a. bei ungünstiger Prognose – das Gefühl, ernst genommen zu werden, und das Wissen, dass jederzeit jemand da ist, der ihm hilft.

Bei der Krankenbeobachtung ist besonders auf Rötungen, Schuppungen oder weißliche Beläge als Ausdruck einer Pilzinfektion sowie *Petechien* (punktförmige Blutungen) zu achten. Bei schlechtem Licht ist eine Lampe zur (Schleim-)Hautinspektion notwendig.

Als Folge einer Chemo- oder Strahlentherapie können Herpes-Infektionen (☞ 28.6.2), Hyperkeratosen (überschießende Hornhautbildungen), allergische Hautreaktionen, z.B. auf Arzneimittel, und Nagelveränderungen auftreten.

Sinn finden

> In der Krise einer Tumorerkrankung ist das zentrale Problem, den **Sinn** des Lebens nicht zu verlieren oder ihn (neu) zu finden.

Die Pflegenden können die Probleme des Patienten nicht lösen, ihn aber in deren Bewältigung unterstützen. Günstig sind eine ruhige und entspannte Atmosphäre und eine für den Patienten *spürbare* Bereitschaft der Pflegenden zum Gespräch und zur Begegnung. Die Auseinandersetzung des Patienten mit der Erkrankung verläuft in Phasen, die mit den *Sterbephasen nach Kübler-Ross* (☞ 15.2.1) vergleichbar sind und in deren Verlauf auch Aggressionen auftreten können.

Wichtig ist, andere Berufsgruppen in die psychische Betreuung des Patienten einzubeziehen. Dies können die Krankenhausseelsorger der Kirchen, Psychologen oder Psychotherapeuten, aber auch Mitglieder von Selbsthilfegruppen sein.

> **Kontaktadresse**
>
> Kontakte zu einzelnen Selbsthilfegruppen vermittelt die **Deutsche Krebshilfe e.V.,**
> Thomas-Mann-Straße 40,
> Postfach 1467, 53111 Bonn,
> Tel.: 0228/729900,
> E-Mail: deutsche@krebshilfe.de

Sich als Frau oder Mann fühlen und verhalten

Wie jede lebensbedrohliche Erkrankung lässt auch die Diagnose „Tumor" das Sexualleben zunächst in den Hintergrund rücken.

Häufig wird das Aussehen des Patienten durch Erkrankung und Therapie stark beeinträchtigt, etwa durch den Haarausfall bei Zytostase. Die Patienten fühlen sich dadurch weniger liebenswert und sind evtl. auch weniger in der Lage, Liebe zu geben.

Für viele Patienten ist es eine Hilfe, wenn sie frühzeitig auf die möglichen Veränderungen ihres Aussehen und zur Verfügung stehende Hilfen wie beispielsweise eine Perücke bei dem erwähnten Haarausfall aufmerksam gemacht werden.

Die Patienten fürchten sich zudem vor einer dauerhaften Abhängigkeit vom Partner, beispielsweise durch zunehmende Pflegebedürftigkeit im Verlauf der Erkrankung. Sie machen sich Sorgen um die Balance und die Belastbarkeit ihrer Partnerschaft.

Sexuelle Probleme

Die Bedeutung sexueller Fragen variiert bei Tumorpatienten erheblich. Probleme ergeben sich von drei verschiedenen Seiten: der Psyche, dem Tumor und der Therapie.

Psychologische Störgrößen:
- Vermindertes Selbstwertgefühl
- Dominierendes Krankheitsbewusstsein
- Reaktive Depression
- Vermutete Ansteckungsgefahr
- Manifestwerden latenter Beziehungsstörungen

Tumorbedingte Störungen:
- Tumorbefall der Geschlechtsorgane
- Tumorbefall des ZNS, z.B. mit Querschnittssyndrom
- Tumorbefall von Hormondrüsen, z.B. der Ovarien

Therapiebedingte Störungen:
- Funktionelle Störungen nach OP am Genitale, z.B. Impotenz nach Prostata-OP
- Infektion und Wundschmerz
- Erschöpfung nach OP, Chemo- oder Radiotherapie
- Änderungen der Libido und der Potenz durch Hormontherapie, z.B. bei Prostatakarzinom.

24.3 Hauptbeschwerden und Leitbefunde des hämatologisch-onkologischen Patienten

! Vorsicht

Das Gefährliche an Tumorerkrankungen ist, dass sie sich meist eine ganze Zeit lang nur durch „diffuse" Beschwerden äußern. Ein entsprechend langer Zeitraum verstreicht bis zur Diagnosestellung und zum Therapiebeginn.

Fieber und Nachtschweiß

Bei manchen Tumoren und hämatologischen Erkrankungen stellen *Fieberzustände* und *Nachtschweiß* lange Zeit die Hauptbeschwerden des Patienten dar und sind nicht durch einen Infekt erklärbar.

Beispielsweise haben 5 – 10 % der Patienten mit einem Morbus Hodgkin (☞ 24.8.1) typische, wellenförmige Fieberschübe.

Anämie

Anämie *(Blutarmut):* Verminderung der Erythrozytenzahl (☞ 24.6.1). Eigenständige Krankheit oder Folge einer anderen Erkrankung.

Patienten mit einer **Anämie** fühlen sich müde, ihre Leistungsfähigkeit ist eingeschränkt. Sie sehen blass aus, ihre Schleim- und Bindehäute sind heller als beim Gesunden. Häufig sind sie kälteempfindlicher als Gesunde. Um trotz der Anämie genug Sauerstoff zu transportieren, schlägt das Herz schneller *(Tachykardie)*. Eine bis dahin unbekannte koronare Herzkrankheit (☞ 18.5.1) kann sich infolge der anämiebedingt noch schlechteren Sauerstoffversorgung erstmals durch Herzschmerzen zeigen. Bei vielen älteren Anämiepatienten mit einer Arteriosklerose der hirnversorgenden Blutgefäße sinkt die Sauerstoffversorgung des Gehirns so weit ab, dass neurologische Störungen wie z.B. Verwirrtheit auftreten.

Je nach Ursache der Anämie bestehen weitere Symptome, die auf die Grunderkrankung hinweisen.

Infektionsneigung

Bluterkrankungen, insbesondere die Leukämien (☞ 24.7.2), alle Leukozytopenien (☞ 24.4.3) sowie ausgedehnte Tumorleiden verursachen häufig eine **Abwehrschwäche** und dadurch eine erhöhte **Infektionsneigung.** Ursache der Abwehrschwäche ist ein Mangel an funktionsfähigen Abwehrzellen im Blut. Die Infektionen treten nicht nur häufiger auf, sondern verlaufen auch schwerer als bei Abwehrgesunden. Die Gefahr einer Sepsis oder einer ZNS-Beteiligung ist groß.

Abwehrschwäche bei Zytostatikatherapie ☞ 24.5.1
Abwehrschwäche bei HIV-Infektion ☞ 29.3.4

Lymphknotenvergrößerung (Lymphom)

Maligne Lymphknotenvergrößerungen sind schmerzlos, hart und evtl. mit dem darunter liegenden Gewebe verbacken. Der Patient bemerkt die Schwellung meist zufällig.

Kennzeichnend für **entzündliche Lymphknotenschwellungen** hingegen ist, dass die vergrößerten Lymphknoten weich, druckschmerzhaft und gut verschieblich sind.

Lymphknotenschwellungen können *lokal,* also nur an *einer* Körperregion, z.B. bei lokal begrenzten Entzündungen oder Tumoren, oder *generalisiert* an weiten Teilen des Körpers, z.B. bei bösartigen Erkrankungen des lymphatischen Systems, auftreten.

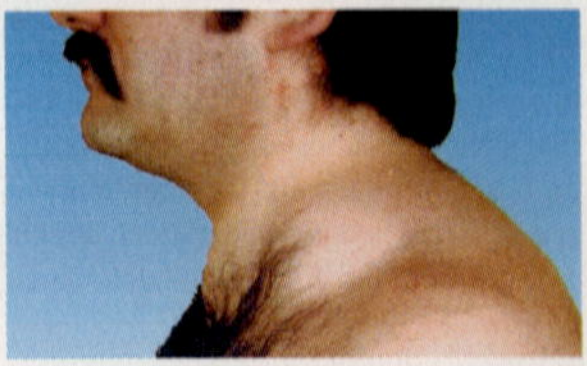

Abb. 24.8: Patient mit deutlich sichtbaren Lymphknotenvergrößerungen (Lymphomen) am Hals und oberhalb des Schlüsselbeins. [T191]

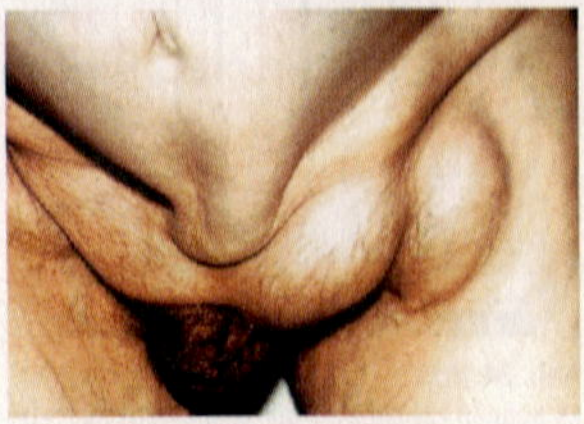

Abb. 24.9: Gleicher Patient mit großen Lymphomen in den Leistenbeugen. Solch große Lymphknotenpakete sind typisch für die chronisch-lymphatische Leukämie (CLL ☞ 24.7.3). [T191]

Jede über Wochen bestehende, scheinbar grundlose Vergrößerung eines oder mehrerer Lymphknoten ist verdächtig und muss abgeklärt werden, auch wenn sich der Patient sonst wohl fühlt. Nur so kann eine bösartige Erkrankung ausgeschlossen werden.

Milzvergrößerung

Zu einer **Milzvergrößerung** *(Splenomegalie)* kommt es bei manchen Infektionen (z.B. infektiöser Mononukleose), bei einer Stauung der Pfortader (z.B. als Folge einer Leberzirrhose) sowie bei Leukämien und malignen Lymphomen.

Die vergrößerte Milz kann Druckgefühl und Schmerzen im linken Oberbauch verursachen. Vermehrte Speicherung und der beschleunigte Abbau von Blutzellen in der vergrößerten Milz *(Hypersplenismus)* führen zum Mangel einzelner oder aller Blutzellarten.

Weitere Hauptbeschwerden des hämatologisch-onkologischen Patienten

Weitere häufige Beschwerden bei hämatologisch-onkologischen Patienten sind ein unerklärbarer **Leistungsknick** und **ungewollte Gewichtsabnahme.** Beide werden aber oft einige Zeit nicht bemerkt oder auf andere Ursachen zurückgeführt.

Außerdem können Tumoren zu einer Vielzahl von **paraneoplastischen Syndromen** (*Paraneoplasie,* kurz *PNS*) führen. Dies sind tumor*ferne* Symptome, die im Zusammenhang mit Tumorerkrankungen auftreten, jedoch weder durch direkte Tumorinfiltration noch unmittelbar durch Tumormetastasen zu erklären sind. Am häufigsten handelt es sich um **endokrine Störungen** wie etwa eine ACTH-Produktion mit nachfolgendem Cushing-Syndrom, **Funktionsstörungen des peripheren oder zentralen Nervensystems sowie der Muskulatur** (z.B. Polyneuropathien ☞ 35.10.1, Dermatomyositis ☞ 25.6.4), **Blutveränderungen** und **Gerinnungsstörungen.**

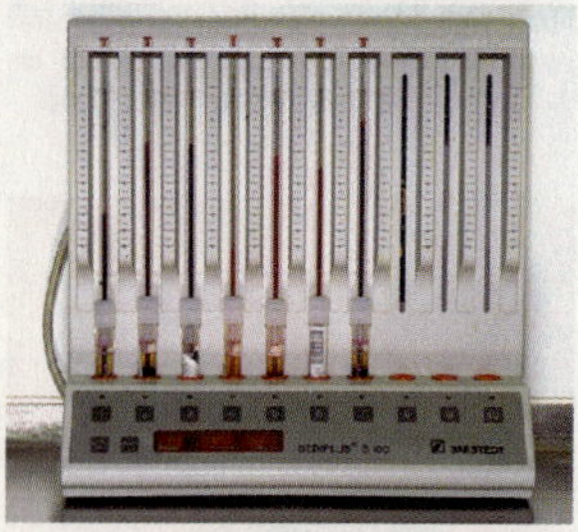

Abb. 24.10: BSG-Ständer mit Senkungsröhrchen. Es können gleichzeitig die BSG-Werte mehrerer Patienten bestimmt werden. Die unterschiedlichen Messwerte (besonders hohe Geschwindigkeit bei Patient 1 und 4) sind gut zu erkennen. [K183]

24.4 Diagnostik in der Hämatologie und Onkologie

24.4.1 Anamnese und körperliche Untersuchung

Wichtige Bestandteile der **Anamneseerhebung** in der Hämatologie und Onkologie sind:

- Ernährungs- und Arzneimittelanamnese
- Schmerzanamnese
- Frage nach Gewichtsabnahme
- Fragen nach Appetitlosigkeit und Abneigung gegenüber bestimmten Nahrungsmitteln
- Bei Anämie die Frage nach schwarzem Stuhlgang (**Teerstuhl** ☞ 21.2.5) und Stärke der Regelblutung.

Die **körperliche Untersuchung** umfasst alle Elemente einer internistischen Untersuchung (☞ 9.3).

Entscheidende Bedeutung hat die (Blut-)Labordiagnostik: Praktisch jede hämatologisch-onkologische Erkrankung gibt sich durch – leider oft uncharakteristische – Blutwertveränderungen zu erkennen. Blutsenkung und CRP (C-reaktives-Protein ☞ 28.3.7) dienen als allgemeine Bluttests, Blutbilder und Tumormarker (☞ 24.4.8) als erste differenzierende Untersuchungen.

24.4.2 Blutsenkung

Die **Blutsenkung,** oder – präziser – die *Blutkörperchensenkungsgeschwindigkeit* (**BSG**, *BKS, Blutsenkungsreaktion, BSR*) gibt an, wie schnell die Erythrozyten in durch Zitratzusatz ungerinnbar gemachtem Blut sedimentieren. Normal ist eine Absenkung um 3 – 15 mm in der ersten Stunde bei Frauen und um 3 – 10 mm bei Männern, gemessen in einem speziellen Senkungsröhrchen.

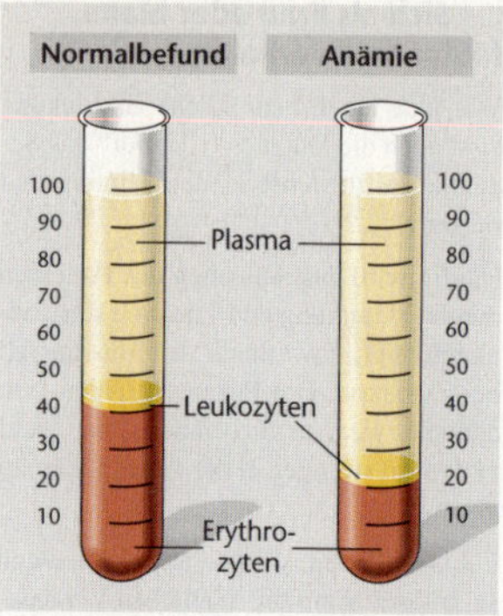

Abb. 24.11: Hämatokrit: Normalbefund und Befund bei Anämie. Durch Zentrifugieren haben sich die festen Bestandteile im unteren Teil des Reagenzglases abgesetzt. Ihr Volumenanteil beträgt ca. 45 %. Der Hämatokrit ist bei Anämien vermindert, bei Polyglobulien dagegen erhöht. [A400-190]

Eine beschleunigte BSG tritt bei systemischen Infektionen, sonstigen Entzündungen, Tumoren und Veränderungen der Bluteiweiße auf.

Vorbereitung und Durchführung der BSG

- *Material bereitlegen:* Alles für die venöse Blutentnahme (☞ 9.5.1), darunter die Spezialröhrchen der Monovetten®- oder Vacutainer®-Systeme. Außerdem Blutsenkungskapillaren, Senkungsständer, Kurzzeitwecker, vorbereitetes Dokumentationsprotokoll
- *Blut vorbereiten:* Bei Monovetten- oder Vacutainer-System darauf achten, dass das Röhrchen exakt bis zur Markierung gefüllt ist. Inhalt durch vorsichtiges Kippen gut durchmischen, wegen der Hämolysegefahr jedoch nicht schütteln
- *BSG bestimmen:* Senkungskapillare je nach Herstellerangabe mit Blut füllen und senkrecht in den Ständer stellen. Der Ständer darf weder hohen Temperaturen noch stärkeren Erschütterungen ausgesetzt sein, da dies die Ergebnisse verfälscht; der Blutspiegel muss dem Nullwert der Skala entsprechen (nach *Westergren* 200 mm hoch). Wecker auf eine Stunde stellen, dann BSG ablesen (= Zahlenwert der Skala an der Grenze zwischen festen und flüssigen Blutbestandteilen). Wert ins Protokoll eintragen. Ggf. Wecker stellen, Ablesen des Wertes und Dokumentation für Zweistundenwert wiederholen. Außerdem

sichtbare Auffälligkeiten des Plasmas (z.B. milchiges Plasma bei erhöhten Blutfetten) notieren

- *Nachsorge:* Kanülen und offene Röhrchen in dafür vorgesehene Behälter entsorgen, verschlossene Röhrchen und sonstiges Einmalmaterial in den Hausmüll geben. BSG-Ständer desinfizieren und bei grober Verschmutzung reinigen.

24.4.3 Blutbilduntersuchungen

Thrombozyten ☞ 24.1.3, 24.9.3

Bei der **Blutbilduntersuchung** wird unterschieden zwischen dem **kleinen Blutbild** *(kleines BB)*, das aus dem roten Blutbild und der Gesamtleukozytenzahl besteht, und dem **Differentialblutbild** oder *Großen Blutbild (großes BB)*, in dem zusätzlich die Zahl der Thrombozyten und die verschiedenen Gruppen der weißen Blutzellen bestimmt werden.

Der Mangel einer Zellfamilie wird als **-penie** (Leukozytopenie, Erythrozytopenie, Thrombozytopenie), ein Zuviel als **-zytose** (Leukozytose, Erythrozytose, Thrombozytose) und eine Funktionsstörung als **-pathie** (Thrombopathie ☞ 24.9, 24.9.3 bezeichnet.

Rotes Blutbild

Die grundlegenden Größen des **roten Blutbildes** sind (☞ auch Tab. 24.12):

- **Hämatokrit** *(Hkt, Hk)*. Volumenanteil der festen Blutanteile in % bezogen auf das Gesamtblutvolumen. Den größten Anteil der festen Blutbestandteile machen die Erythrozyten aus (☞ auch Abb. 24.11)
- **Hämoglobingehalt des Blutes** *(Hb):* Menge des roten *Blutfarbstoffes* in g pro Liter Blut. Da Hämoglobin ausschließlich in Erythrozyten vorkommt, hängt der Hb-Gehalt des Blutes von der Anzahl der Erythrozyten und vom Hb-Gehalt des einzelnen Erythrozyten ab
- Erythrozytenzahl *(Erys)*.

Zusätzlich kann die Bestimmung der **Retikulozytenzahl** *(Retis)* angefordert werden. Bei einer gesteigerten Blutbildung, etwa nach einem Blutverlust, werden vermehrt junge Erythrozyten aus dem Knochenmark ausgeschwemmt (**Retikulozytose,** d.h. Retis > 3 %).

Sind Hämoglobinkonzentration, Erythrozytenzahl und Hämatokrit unter die genannten Normwerte erniedrigt, spricht man von einer **Anämie** (☞ 24.6.1). Liegen diese Werte darüber, wird dies als **Polyglobulie** bezeichnet (☞ 24.6.5).

Abgeleitete Parameter MCV, MCH und MCHC

Aus den oben genannten Grundgrößen des roten Blutbildes lassen sich drei weitere Parameter errechnen:

- **Mittleres korpuskuläres Volumen** *(MCV)*. Mittleres Volumen eines einzelnen Erythrozyten. Anämien mit erhöhtem MCV werden als *makrozytäre* Anämien, solche mit erniedrigtem MCV als *mikrozytäre* Anämien bezeichnet
- **Mittleres korpuskuläres Hämoglobin** *(MCH, Hb_E, Färbekoeffizient)*. Durchschnittlicher Hämoglobingehalt des einzelnen Erythrozyten. Anämien mit erniedrigtem MCH heißen *hypochrom*, die mit erhöhtem MCH *hyperchrom*
- **Mittlere korpuskuläre Hämoglobinkonzentration** *(MCHC)*. Durchschnittliche Hämoglobinkonzentration des Erythrozyten.

Parameter	Normwerte
Hämoglobin (Hb)	♂ 135 – 175 g/l
	♀ 20 – 160 g/l
Erythrozyten (Erys)	♂ 4,5 – 6,0/pl
	♀ 3,8 – 5,5/pl
Hämatokrit (Hkt)	♂ 40 – 52 %
	♀ 35 – 47 %
Mittleres korpuskuläres Volumen (MCV)	80 – 96 fl
Mittleres korpuskuläres Hämoglobin (MCH)	27 – 33 pg
Mittlere korpuskuläre Hämoglobinkonzentration (MCHC)	330 – 360 g/l Erys
Retikulozyten (Retis)	ca. 1,7 % der Erys

Tab. 24.13: Überblick über die wichtigsten Parameter des roten Blutbildes und ihre Normwerte.

Weißes Blutbild

Im modernen Krankenhausalltag wird das **weiße Blutbild** mit seinen unterschiedlichen Zellen durch Automaten ausgezählt. Hierbei werden die Zellen beim Durchfließen von Glaskapillaren (Durchflusszytometer) anhand der Größe und der zytochemischen Reaktionen der Leukozyten differenziert (**Differentialblutbild** ☞ Tab. 24.12). Bei Bedarf, beispielsweise bei Abweichungen von der Normverteilung, wird eine mikroskopische Nachauswertung durchgeführt.

	Mikroskopie	Normbereich	Verändert z.B. bei
Leukozyten gesamt („Leukos")		4 – 10/nl (= 4 000 – 10 000/µl)	↑ Entzündungen, Leukämie ↓ Knochenmarkstörungen, Virusinfektionen
Lymphozyten	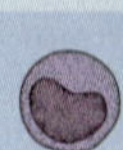	1 – 4,8/nl (20 – 50 % der Leukos)	↑ Virusinfektionen ↓ HIV-Infektion, maligne Lymphome, Immunsuppression
Stabkernige neutrophile Granulozyten	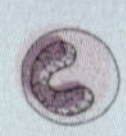	0,1 – 0,5/nl (3 – 5 % der Leukos)	↑ Infektionskrankheiten, Leukämien
Segmentkernige neutrophile Granulozyten	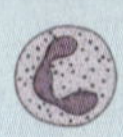	2 – 6,5/nl (50 – 70 % der Leukos)	↑ Infektionen, Entzündungen, Stress ↓ Sepsis, Zytostatika, Virusinfektionen
Eosinophile Granulozyten	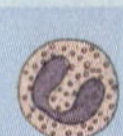	< 0,45/nl (2 – 4 % der Leukos)	↑ Allergien, Parasitenbefall ↓ Akute Infekte, Stress
Basophile Granulozyten	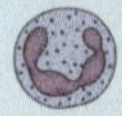	< 0,05/nl (< 0,5 % der Leukos)	↑ Bestimmte Leukämien, Polyzythämie
Monozyten	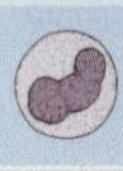	0,8/nl (ca. 4 % der Leukos)	↑ Bestimmte Infektionen (z.B. Malaria), Leukämien

↑ = erhöht, ↓ = erniedrigt

Tab. 24.12: Überblick über das Differentialblutbild.

Unter **Leukozytosen** versteht man einen Anstieg der Leukozytenzahl im peripheren Blut. Meistens sind die Neutrophilen vermehrt **(Neutrophilie).**

Leukozytopenie ist die Verminderung der weißen Blutkörperchen. Sie kann einzelne Leukozytengruppen oder alle gemeinsam betreffen.

24.4.4 Blutgruppenbestimmung

Die verschiedenen Antigene (meist Eiweißkörper) auf der Erythrozytenoberfläche werden zu **Blutgruppen(systemen)** zusammengefasst. Die wichtigsten Systeme sind das AB0- und das Rhesus-System.

Blutersatzprodukte und Durchführung einer Transfusion ☞ *24.5.6*

AB0-System

Im **AB0-System** besitzt jeder Mensch eine der vier Blutgruppen **A, B, AB** oder **0.** Diese Blutgruppennamen bezeichnen jeweils bestimmte Antigenmuster auf der Oberfläche der Erythrozyten, die für das gesamte Leben bestehen bleiben und nach festen Regeln vererbt werden.

Wird Blut mit Erythrozyten einer anderen Blutgruppe, d.h. anderen AB-Antigenen, übertragen *(transfundiert),* so kommt es bereits bei der *ersten* Fehltransfusion durch Antigen-Antikörper-Reaktion (☞ 29.1.3) zu lebensbedrohlichen Transfusionsreaktionen, in deren Verlauf das Blut verklumpt (agglutiniert). Um bei geplanten Transfusionen Fehlbestimmungen zu vermeiden, werden bei der Blutgruppenbestimmung im AB0-System nicht nur die Antigene auf den Erythrozyten durch spezielle Testseren nachgewiesen, sondern es wird umgekehrt auch das Serum des Patienten mit Hilfe von Testerythrozyten auf das Vorhandensein der „passenden" Antikörper geprüft.

Für eine Blutgruppenbestimmung inkl. Rhesus-System (☞ unten) sind 10 ml zitratfreies Blut erforderlich. Besonders wichtig sind die exakte Beschriftung des Probenröhrchens *und* des Laborscheins mit den Daten des Patienten sowie die Unterschrift des blutabnehmenden Arztes auf dem Laborschein, in einigen Kliniken auch auf dem Probenröhrchen.

Eine Blutgruppenbestimmung ist – außer in Notfällen – wegen der Verwechslungsgefahr auch bei solchen Patienten zu veranlassen, in deren Impfpass oder Blutspendeausweis bereits eine Blutgruppe vermerkt ist.

In Deutschland am häufigsten sind die Blutgruppen A (44 %) und 0 (42 %).

Rhesus-System

Das **Rhesus-System** umfasst mehrere Antigene, von denen das **Antigen D** das wichtigste ist. 86 % der Bevölkerung haben das D-Antigen und werden als **Rhesus-positiv** *(Rh pos., D pos.)* bezeichnet, die Übrigen sind **Rhesus-negativ** *(Rh neg., D neg.).* In der Routinediagnostik sind ferner noch die Antigene C, c, E und e von Bedeutung.

Im Gegensatz zum AB0-System werden Antikörper gegen die Antigene des Rhesus-Systems erst *nach* Kontakt mit dem Antigen gebildet (z.B. Fehltransfusion, Geburt, Fehlgeburt).

In der Schreibweise setzt sich zunehmend die **CDE-Nomenklatur** durch, bei der alle drei Antigene und nicht nur (wie früher) das Antigen D in der Schreibweise berücksichtigt werden (z.B. CcD.ee, CCD.ee, CcddEe).

Der Punkt hinter dem D deutet an, dass nicht bekannt ist, ob der Betreffende reinerbig (DD) oder mischerbig (Dd) ist, da d im Gegensatz zu den Übrigen bisher nicht serologisch nachgewiesen werden kann. Für das Vorgehen bei einer Transfusion ist dies jedoch egal.

Antikörpersuchtests und Kreuzprobe

Neben dem AB0- und dem Rhesus-System existieren noch weitere Blutgruppensysteme. Die Antigene dieser Blutgruppensysteme sind normalerweise so schwach immunogen, dass sie nicht einzeln bestimmt werden. Durch **Antikörpersuchtests** (z.B. *Coombs-Test*) und *Verträglichkeitsprobe* **(Kreuzprobe)** im Labor wird das Vorhandensein sog. **irregulärer Antikörper** ausgeschlossen, die durch frühere Immunisierung des Patienten bedingt sind. Die Kreuzprobe besteht aus dem **Minortest** und dem **Majortest** (☞ Abb. 24.15).

Für die Kreuzprobe werden Spenderblut sowie 5 – 10 ml zitratfreies Empfängerblut benötigt. Dieses muss dem Patienten speziell für die Kreuzprobe abgenommen werden. Die Verwendung des Blutes, aus dem die Blutgruppe bestimmt wurde, ist nicht zulässig. Die Kreuzprobe ist nur für drei Tage gültig. Wurde die Blutkonserve bis dahin nicht transfundiert, muss die Kreuzprobe wiederholt werden.

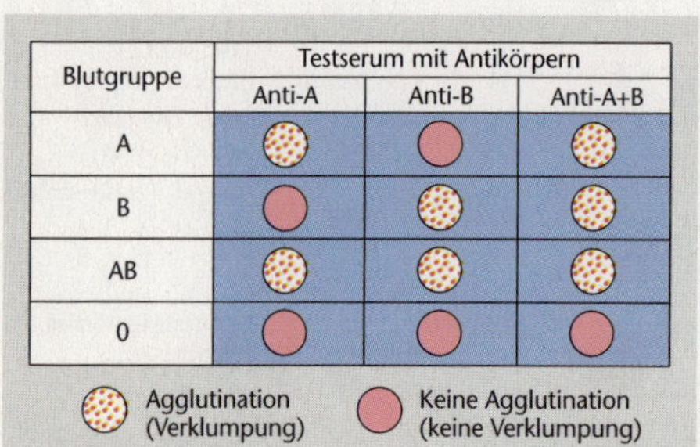

Abb. 24.14: Blutgruppenbestimmung mit Testseren – normales Reaktionsschema. Beispiel: Erythrozyten der Blutgruppe A tragen das Antigen A auf ihrer Oberfläche. Dementsprechend verklumpen sie mit Anti-A und Anti-A+B, nicht jedoch mit Anti-B. [A400]

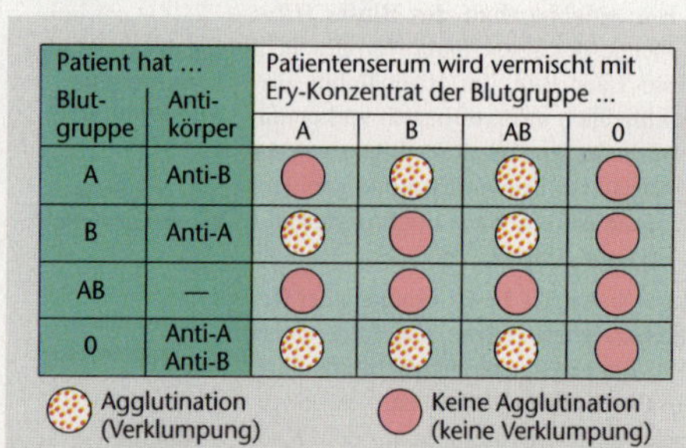

Abb. 24.15: Majortest. Empfängerserum wird mit Spendererythrozyten vermischt. Erythrozyten der Gruppe 0 tragen auf ihrer Oberfläche keine Antigene des AB0-Systems und vertragen sich daher mit den Seren aller Gruppen. Der analoge Test zwischen Empfängererys und Spenderserum heißt Minortest. [A400]

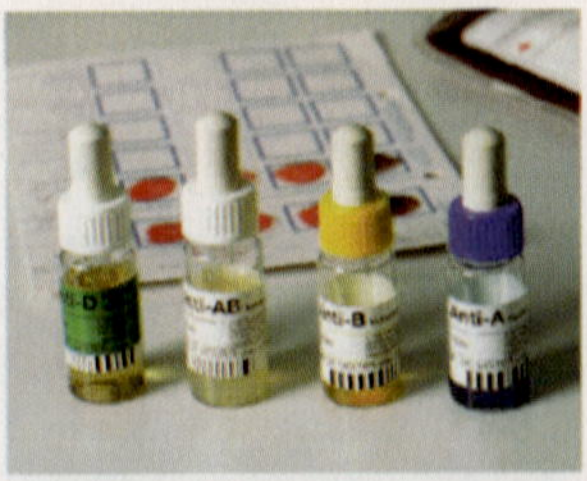

Abb. 24.16: Fläschchen mit Antiseren für die Blutgruppenbestimmung nach dem AB0- und dem Rhesus-System.
V.l.n.r.: Anti-D-Serum (gelbliche Lösung, grünes Etikett), Anti-AB (weiße Lösung), Anti-B (gelbe Lösung), Anti-A (blaue Lösung). Im Hintergrund Testkarte mit Testfeldern für Patienten- und Spenderblut. [K183]

In Nofällen kann und muss bei Lebensgefahr des Patienten von dem oben Gesagten abgewichen werden (Gabe von ungekreuzten Erythrozytenkonzentraten oder Konzentraten der Blutgruppe 0 Rh neg.). Indikationsstellung und Verantwortung diesbezüglich liegen beim transfundierenden Arzt.

Bedside-Test

Unmittelbar vor *jeder* Transfusion überprüft der Arzt anhand des **Bedside-Tests** (am Krankenbett durchgeführt, daher „bedside") die Blutgruppe des Patienten. Die Blutgruppe des Spenders wird vom Labor geprüft und garantiert, aber zur Dokumentation meist ebenfalls mitbestimmt (Ausnahme: Eigenblutspende, hier *muss* auch die Konserve getestet werden).

Für einen Bedside-Test werden benötigt:

- Blutgruppen-Dokumentationskarte, entweder mit schon vom Hersteller aufgetragenem Anti-Serum oder zusätzlich Fläschchen-Satz mit Anti-Serum (Anti-A, Anti-B, Anti-AB und evtl. Anti-D ☞ Abb. 24.16)
- Alles zur venösen Blutentnahme (mit normaler Luer-Spritze ☞ 9.5.1)
- Gegenstand zum Verrühren der Blutprobe (z.B. Glasampulle oder Kanülenschutz) und unsterile Tupfer.

Bedside-Test

- Anti-Seren für den Bedside-Test bzw. Testkarten im Kühlschrank aufbewahren
- Das eingetrocknete Reaktionsgemisch auf den Testkarten mit Klebefolie fixieren, damit es nicht abblättert und keine Infektionsgefahr darstellt.

24.4.5 Gerinnungstests

Thrombozytenzahl ☞ 24.1.3, 24.9.3

Labortests ermöglichen die Feststellung, ob eine Gerinnungsstörung vorliegt und welcher Art sie ist:

- **Quick-Test** *(Thromboplastinzeit, Prothrombinzeit)*. Der Quick-Test ist ein Globaltest für die Gerinnselbildung über den Weg des **exogenen Systems** (*Extrinsic system, extravaskuläre Aktivierung* ☞ Abb. 24.5), also v.a. für die Faktoren I, II, V, VII und X. Zitratblut wird mit Gewebsthrombokinase und Kalzium vermischt und dadurch die Gerinnungskaskade in Gang gebracht. Die Dauer bis zum Einsetzen der Gerinnung wird gemessen und bezogen auf eine Standardzeit in Prozent angegeben. Der Quick-Wert dient vor allem der Überwachung einer Marcumar-Therapie und der Leberfunktion. Normal sind 70 – 120 %.
  Da der Quick-Wert laborabhängig ist, wird insbesondere bei der Therapiekontrolle zunehmend die *International normalized ratio*, kurz **INR,** bestimmt, bei der diese Unterschiede durch einen entsprechenden Korrekturfaktor ausgeglichen werden. Normal ist eine INR von 1,0. Je stärker die Gerinnung herabgesetzt ist, desto höher ist die INR
- **Partielle Thromboplastinzeit** *(PTT)*. Zitratplasma wird mit Kalzium und einer speziellen Verbindung, die den Plättchenfaktor simuliert, gemischt und die Gerinnungszeit gemessen. Die PTT dient somit als Globaltest des endogenen Systems (*intrinsic system, intravaskuläre Aktivierung* ☞ Abb. 24.5) und damit der Faktoren I, II, V, VIII, IX, X, XI und XII. Der Normwert liegt bei ca. 30 – 40 Sekunden
- **Thrombinzeit** *(Plasmathrombinzeit, PTZ)*. Nach Zusatz von Thrombin zu Zitratplasma wird die Gerinnungszeit gemessen (normal 17 – 24 Sekunden).

24.4.6 Knochenmarkpunktion und -biopsie

Für eine **Knochenmarkpunktion** wird beim Erwachsenen der hintere Beckenkamm (**Beckenkammpunktion**) oder – nur noch selten – das Sternum (**Sternalpunktion**) punktiert. Die Beckenkammpunktion hat den Vorteil, dass sie schmerz- und komplikationsärmer ist und nicht nur eine Punktion, sondern auch eine **Knochenmarkbiopsie (Beckenkammbiopsie)** ermöglicht, da die alleinige Punktion bei bestimmten Fragestellungen nicht ausreichend ist und zudem manchmal kein Material liefert. Bei der Knochenmark*punktion* wird lediglich mit einer Spritze Knochenmark aspiriert. Bei der Knochenmark*biopsie* wird zusätzlich ein Stanzzylinder entnommen, so dass die Knochenmarkstruktur im Zusammenhang, d.h. Knochenbälkchen *und* KM-Zellen im Verhältnis zueinander, beurteilt werden können (**KM-Histologie).**

Aufgaben der Pflegenden bei Knochenmarkpunktion oder -biopsie

- *Materialvorbereitung:* Ggf. Einmalrasierer, Hautdesinfektionsmittel, Lokalanästhetikum, 4 einfache Objektträger (auf saugfähigem Papier auf einem Tablett angeordnet), 4 – 8 Objektträger mit Namensfeld, plangeschliffene Deckgläschen (zum Übertragen der Markbröckel), 5-ml-Spritze mit 2 ml Natriumzitrat, Ampullensäge, Abwurfbehälter, Sandsack.

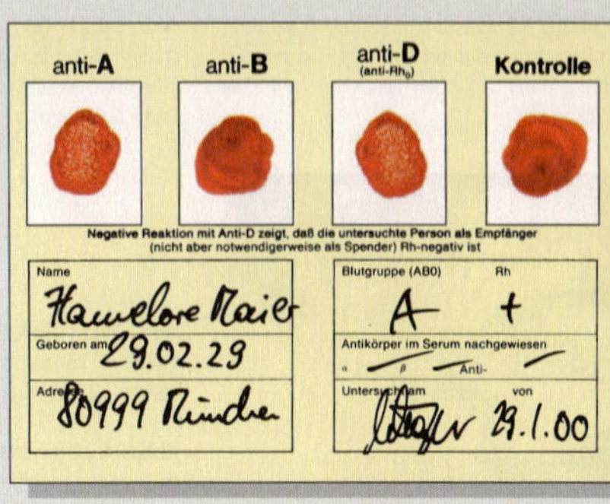

Abb. 24.17: Bedside-Test mit Rhesus-Bestimmung, hier ohne Überprüfung der Spenderblutgruppe: Die Prüfkarten enthalten in den einzelnen Feldern Anti-A, Anti-B und Anti-D. Nach dem Auftragen jeweils eines Tropfens Blut in die einzelnen Felder ist es in diesem Fall zu einer Agglutination bei Anti-A und Anti-D, nicht aber bei Anti-B gekommen. Die Patientin hat also die Blutgruppe A und ist Rhesus-positiv [A400]

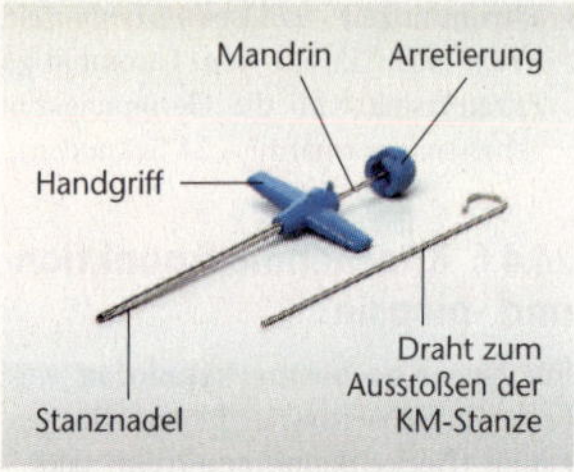

Abb. 24.18: Yamshidi-Stanznadel zur Beckenkammbiopsie (☞ Abb. 24.20 – 24.24). Die Nadel wird mit arretiertem Mandrin unter drehenden Bewegungen in den Beckenkamm eingestochen. Nach Entfernen des Mandrins kann zur Aspiration von Knochenmark (KM) eine normale Spritze aufgesetzt werden. Ein KM-Stanzzylinder lässt sich gewinnen, indem die Nadel ohne Mandrin drehend ca. 3 cm tief in das KM getrieben wird. Anschließend wird die Nadel herausgezogen und der Stanzzylinder mit dem Draht herausgestoßen. [K183]

Steriles Material: 10-ml-Spritzen mit Kanülen, Skalpell für evtl. Hautschnitt, Handschuhe, Lochtuch, Tupfer, Verbandsmaterial (möglichst Kleheverband mit breitflächiger Auflage), *Yamshidi-Stanznadel* für die Beckenkammbiopsie.

Im Falle einer Knochenmarkbiopsie zusätzlich verschließbarer Glaszylinder oder Plastikröhrchen mit Fixierungslösung *(Schaffer-Lösung)*

- *Vorbereitung des Patienten:* Evtl. (je nach Arztanordnung) Prämedikation, z.B. Diazepam (etwa Valium®), oral verabreichen. Nur selten wird eine Punktion unter Kurznarkose durchgeführt. Patienten informieren und ihn bitten, noch einmal die Blase zu entleeren. Punktionsstelle rasieren. Dem Patienten die einzelnen Schritte erläutern und ihm erklären, dass das Ansaugen von Knochenmark schmerzhaft ist, da die Lokalanästhesie nur bis zur Knochenhaut reicht. Bei einem Patienten, der nicht auf diesen Schmerz vorbereitet ist, ist die Gefahr von Abwehrbewegungen mit Verrutschen der Nadel größer als bei einem aufgeklärten Patienten. Zugluft im Punktionsraum vermeiden
- *Lagerung des Patienten:* Patienten für die Beckenkammpunktion auf der Seite mit angewinkelten Knien oder auf dem Bauch mit einer Rolle unter dem Bauch (etwas oberhalb der Symphyse) lagern
- *Assistenz bei der Durchführung:* Patienten beruhigen, evtl. Material anreichen.

Durchführung ☞ Abb. 24.20 – 24.24

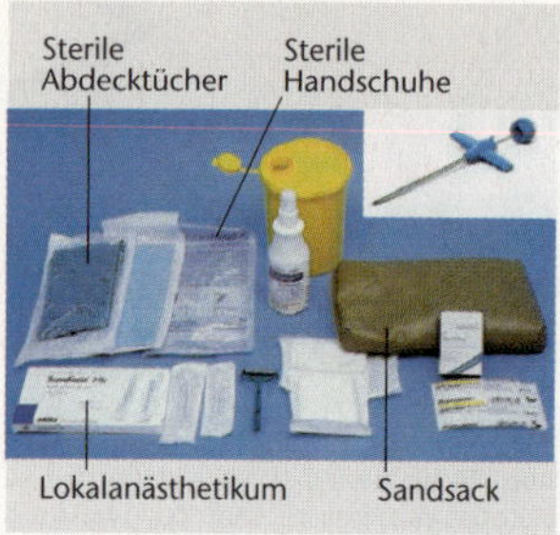

Abb. 24.19: Set zur Knochenmarkpunktion. [M161]

Nachsorge

- Punktionsstelle für mindestens drei Minuten komprimieren, danach Pflasterverband anlegen und evtl. Sandsack auf die Wunde legen. Der Verband sollte zwei Tage lang auf der Wunde bleiben, ohne nass zu werden
- Patienten eine Stunde Bettruhe einhalten lassen und ihn genau auf Nachblutungen beobachten
- Nach einer Kurznarkose Vitalzeichen kontrollieren und Patienten noch zwei Stunden nüchtern lassen.

Beckenkammpunktion und -biopsie [K183]

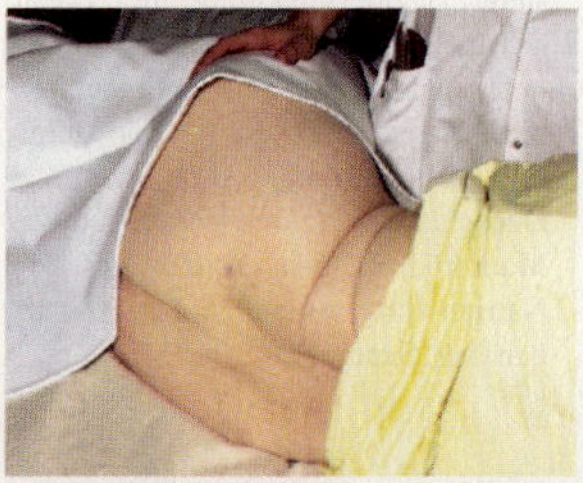

Abb. 24.20: Die assistierende Pflegekraft steht vor der Patientin und unterstützt ggf. die gebeugte Haltung durch Auflegen der Hände auf Knie und Nacken.

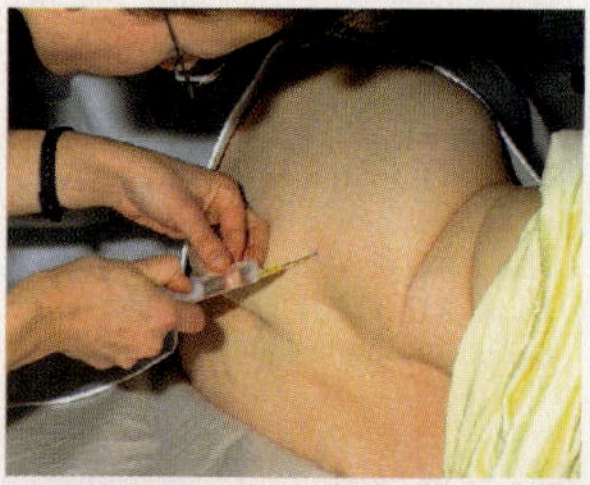

Abb. 24.21: Nach Desinfektion der Punktionsstelle folgt die Lokalanästhesie der Gewebsschichten einschließlich des sehr schmerzempfindlichen Periosts.

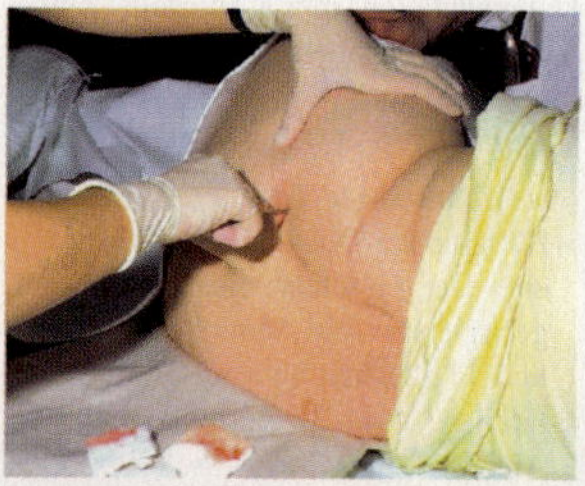

Abb. 24.22: Die Yamshidi-Nadel wird, evtl. nach Stichinzision mit einem Skalpell, drehend in den Beckenkamm vorgetrieben.

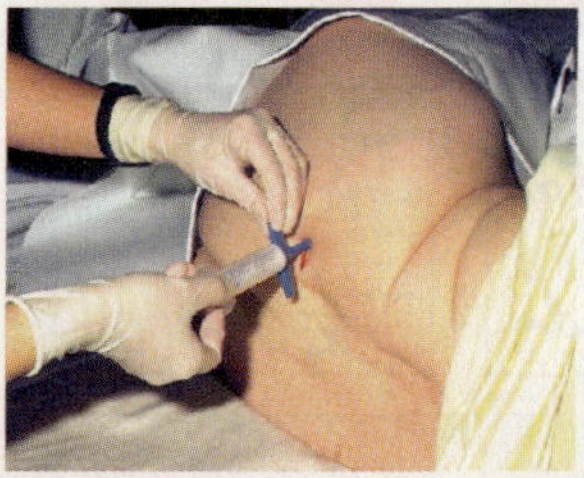

Abb. 24.23 (links): Nach Entfernen des Stahlmandrins können die Knochenmarkzellen in die Spritze aspiriert werden.

Abb. 24.24 (rechts): Nach der Punktion/Biopsie wird ein Wundverband angelegt und die Patientin auf einen Sandsack gelagert.

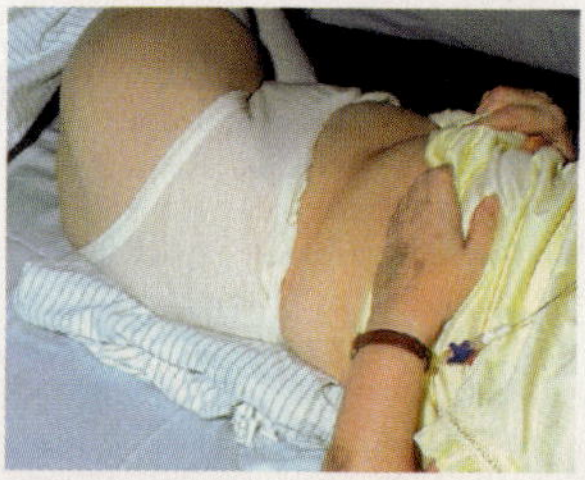

Untersuchungsbefund

Pathologische Befunde sind z.B.:

- Tumorzellen
- Knochenmarkaplasie, d.h. Verminderung der Blutzellbildung aller Reihen
- Hyperzellularität: Krankhafter Zellreichtum (durch Wucherung einzelner/mehrerer Knochenmarkzellreihen), z.B. bei Leukämien (☞ 24.7.1)
- Verschiebung der Mengenverhältnisse der Zellen untereinander.

Die Knochenmarkpunktion bzw. -biopsie liefert oft den entscheidenden Tumornachweis.

24.4.7 Lymphknoten- und Tumorpunktion/-exstirpation

Lymphknotenpunktion

Bei der **Lymphknotenpunktion** wird in Lokalanästhesie ein oberflächlich gelegener Lymphknoten mit einer dünnen Kanüle punktiert und unter Sog Material aspiriert **(Feinnadelbiopsie),** das ein Pathologe anschließend mikroskopisch untersucht.

Die Lymphknotenpunktion ist bei Verdacht auf *entzündliche* Prozesse (z.B. Tuberkulose) angezeigt. Bei Verdacht auf eine bösartige Erkrankung ist eine Lymphknotenexstirpation (☞ unten) erforderlich.

Lymphknotenexstirpation

Bei der **Lymphknotenexstirpation** wird ein Lymphknoten vollständig operativ entfernt und das Gewebe histologisch untersucht. Im Gegensatz zur Punktion können nicht nur einzelne Zellen, sondern das Lymphknotengewebe im Verband beurteilt werden.

Tumorpunktion und -exstirpation

Punktiert werden können praktisch alle tastbaren Knoten (also Tumoren) und in Ultraschall oder Computer- bzw. Kernspintomographie auffälligen Befunde.

Da die Bewertung jedoch vielfach schwierig und eine Verschleppung von Tumorzellen möglich ist, wird der verdächtige Tumor zumeist als Ganzes entfernt.

Pflege

- Eine besondere Vorbereitung des Patienten ist vor Punktionen nicht erforderlich. Ausnahme ist eine CT-gesteuerte Punktion mit Gabe von i.v.-Kontrastmittel. Dann muss der Patient evtl. nüchtern bleiben.
  Das benötigte Material umfasst: Evtl. Einmalrasierer zur Hautrasur über der Punktionsstelle, Hände- und Hautdesinfektionsmittel, Material zur Lokalanästhesie, Tupfer, sterile Arbeitsfläche, Punktionsset (steril: Handschuhe, Abdeck- oder Lochtuch, Spritze, Pistolet-Griff ☞ Abb. 23.14), beschriftete Objektträger, Zubehör und Fixationsspray für den Ausstrich, Verbandsmaterial, Abwurf
- Vor Exstirpationen hängen die Vorbereitungen auf Station von der Art der Anästhesie ab (Anästhesieprotokoll beachten)
- Postoperativ beobachten die Pflegenden die Wunde auf Nachblutungen und Infektionen.
  Besonderheiten wie etwa das Auflegen eines Sandsackes, bestimmte Lagerungen oder Nahrungskarenz werden vom Arzt angeordnet.

24.4.8 Tumormarker

Tumormarker: Substanzen in Gewebe, Blut oder anderen Körperflüssigkeiten, die normalerweise nicht oder nur in geringen Mengen vorhanden sind und bei einer Reihe von Tumorerkrankungen durch die Tumorzellen selbst oder andere, vom Tumor beeinflusste Körperzellen gebildet werden. Nachweis oder Anstieg weisen auf eine bösartige Tumorerkrankung oder -rezidiv hin.

Leider sind bis heute nur für einige Tumoren **Tumormarker** bekannt, und auch nicht alle Tumoren einer Tumorlokalisation (z.B. verschiedene Hodenkarzinome) sind *marker-positiv*. Von Ausnahmen abgesehen, sind die Tumormarker zudem nicht organspezifisch und können auch bei gutartigen Erkrankungen (leicht) erhöht sein. Daher sind sie als Screening-Methode kaum geeignet, sondern vielmehr bei der Therapie- und Ver-

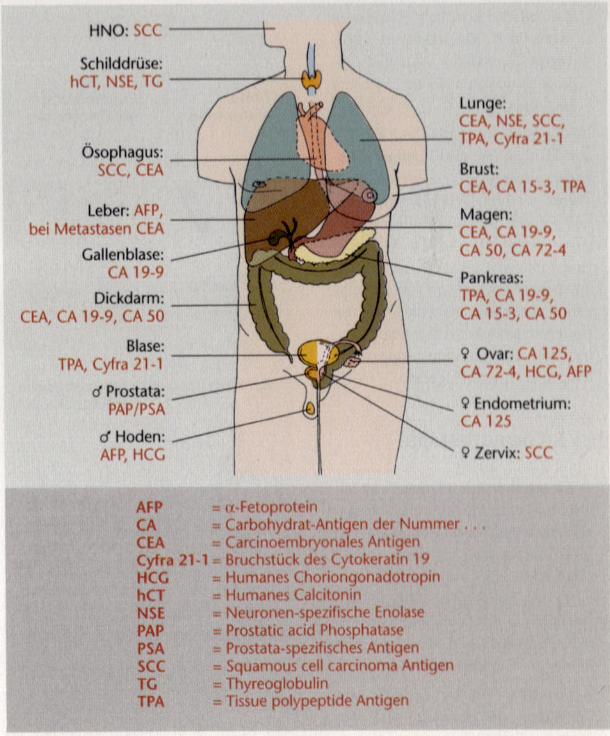

AFP = α-Fetoprotein
CA = Carbohydrat-Antigen der Nummer . . .
CEA = Carcinoembryonales Antigen
Cyfra 21-1 = Bruchstück des Cytokeratin 19
HCG = Humanes Choriongonadotropin
hCT = Humanes Calcitonin
NSE = Neuronen-spezifische Enolase
PAP = Prostatic acid Phosphatase
PSA = Prostata-spezifisches Antigen
SCC = Squamous cell carcinoma Antigen
TG = Thyreoglobulin
TPA = Tissue polypeptide Antigen

Abb. 24.25: Die wichtigsten Tumormarker verschiedener Organtumoren im Überblick. [A400-215] laufskontrolle bösartiger Erkrankungen von Nutzen.

Ein Wiederanstieg eines Tumormarkers deutet auf ein Tumorrezidiv hin, auch wenn dies evtl. mit weiteren diagnostischen Maßnahmen noch nicht bestätigt werden kann.

24.5 Therapiemaßnahmen in der Hämatologie und Onkologie

Folgende Therapieansätze werden bei der Behandlung bösartiger Tumoren verfolgt:

- Tumorentfernung
- Chemotherapie (☞ 24.5.1)
- Strahlentherapie (☞ 10.6, 24.5.2)
- Hormontherapie (☞ 24.5.3)
- Immuntherapie (☞ 24.5.4)
- Alternative Methoden. Misteln, Sauerstoffüberdruckbehandlungen, bestimmte Diätformen und viele weitere Methoden werden vor allem von naturheilkundlich orientierten Ärzten und Heilpraktikern angewendet. Sie sollen v.a. immuntherapeutisch wirken und sind insgesamt umstritten.

Immer häufiger werden von Beginn der Therapie an **multimodale Therapiekonzepte** aus mehreren Bausteinen verfolgt. Neben dieser unmittelbar gegen die Tumorzellen gerichteten **antineoplastischen Therapie** sind zahlreiche unterstützende Maßnahmen zum Abfangen von Komplikation notwendig, etwa die Gabe von Blutersatzprodukten. Sie werden unter der Bezeichnung **supportive Therapie** zusammengefasst.

24.5.1 Chemotherapie

Chemotherapie: Einsatz von natürlichen oder künstlichen Substanzen zur spezifischen Hemmung von Infektionserregern *(antimikrobielle Chemotherapie, Antibiotikatherapie)* oder Tumorzellen *(Zytostatikatherapie)*. In der Onkologie bezeichnet Chemotherapie allerdings fast immer die Therapie mit *Zytostatika.*

Zytostatika: Starke Zellgifte zur Zerstörung der unkontrolliert wuchernden Krebszellen.

Die heute verwendeten **Zytostatika** gehören unterschiedlichen Substanzklassen an. Sie wirken alle nur auf wachsende, nicht aber auf ruhende Zellen. Weil aber auch Tumoren stets einen gewissen Anteil ruhender Zellen enthalten, reicht eine einmalige, kurzzeitige Zytostatikatherapie zur Heilung des Leidens nicht aus. Es ist vielmehr eine wiederholte Behandlung in standardisierten Serien *(Zyklen)* erforderlich. Selten wird eine *Dauertherapie* mit Zytostatika durchgeführt.

Häufig eingesetzte Zytostatika sind z.B. Cyclophosphamid (etwa Endoxan®), Azathioprin (etwa Imurek®), Fluorouracil (etwa Fluorouracil „Roche"®) und Methotrexat (etwa Methotrexat „Lederle"®).

! Vorsicht bei Zytostatika

Zytostatika blockieren zelluläre Wachstumsvorgänge. Sie wirken prinzipiell immer auch auf gesunde Körpergewebe, und zwar umso stärker, je häufiger ihre Zellen sich teilen.

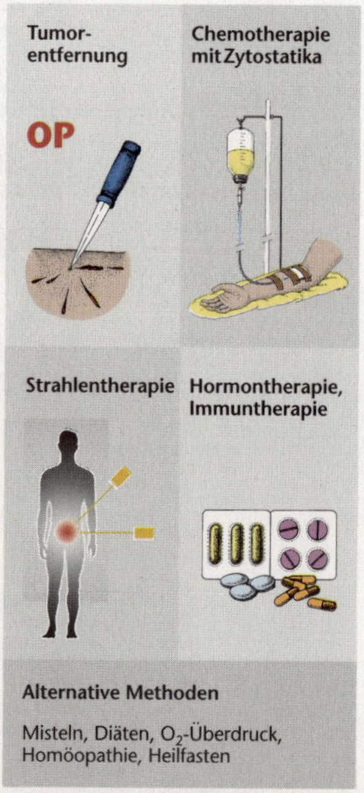

Abb. 24.26: Die Säulen der Therapie bösartiger Tumoren. [A400]

Die Folge sind vielfältige Nebenwirkungen. Um diese zu erkennen, ist der Patient während und in den ersten zwei Wochen nach Zytostatikatherapie sorgfältig auf lokale und systemische Nebenwirkungen zu beobachten.

Lokale Nebenwirkungen

Wenn Zytostatika nicht in das Blutgefäß, sondern *paravenös* ins umgebende Gewebe fließen **(Paravasatbildung),** kann es je nach Arzneimittel zu Schäden bis hin zum großflächigen Absterben von Gewebe kommen. Wie gefährlich die Paravasatbildung ist und welche Maßnahmen im Einzelfall getroffen werden, hängt von der jeweiligen Substanz ab.

In der Praxis haben sich vorbereitete Paravasat-Sets für bestimmte Zytostatika bewährt.

Für die Pflegenden gilt als Erstmaßnahme immer:

! Vorsicht: Paravasate

Bei Paravasaten:

- Infusion sofort stoppen
- Injektionsnadel belassen (damit der Arzt darüber Zytostatika zurückziehen kann)
- Betroffene Extremität ruhig stellen und hoch lagern
- Unverzüglich den Arzt benachrichtigen.

Implantierbare Katheter

Um Paravasatbildungen und Schmerzen durch zahlreiche Gefäßpunktionen zu vermeiden, werden mittlerweile zunehmend voll- oder teilimplantierte Katheter wie etwa ein **Portkatheter** (☞ Abb. 24.27 und 24.28) bzw. **Hickman-Katheter** (☞ Abb. 24.30) eingesetzt, insbesondere aber bei Patienten mit schlechten Venenverhältnissen und Kindern.

Systemische Nebenwirkungen

Übelkeit und Erbrechen

Die meisten Zytostatika führen zu Appetitlosigkeit, Übelkeit (Nausea) und Erbrechen **(ANE-Syndrom).** Meist treten die Beschwerden präparatabhängig ca. 1 – 5 Stunden nach der Gabe auf.

Therapeutisch werden z.B. Metoclopramid oral oder i.v. (etwa Paspertin®), Alizaprid (etwa Vergentan®) oder Ondansetron (z.B. Zofran®) eingesetzt.

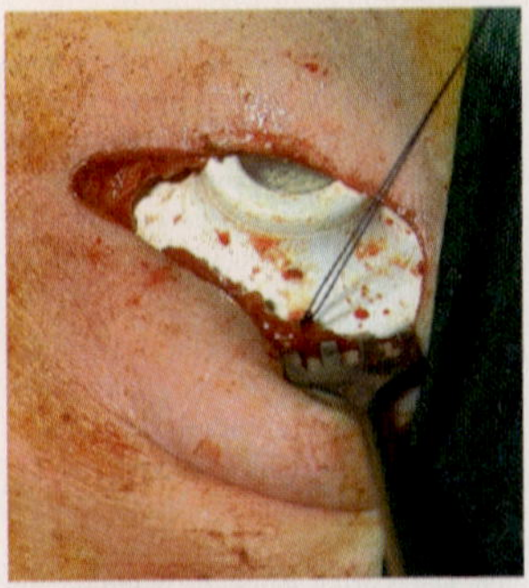

Abb. 24.27: Portkatheter. Der Port wird in eine subkutane Hauttasche am vorderen Thorax geschoben und durch Nähte fixiert. Der Katheterschlauch (hier nicht sichtbar) ist bereits in die V. subclavia vorgeschoben und mit dem Port zusammengesteckt. [K183]

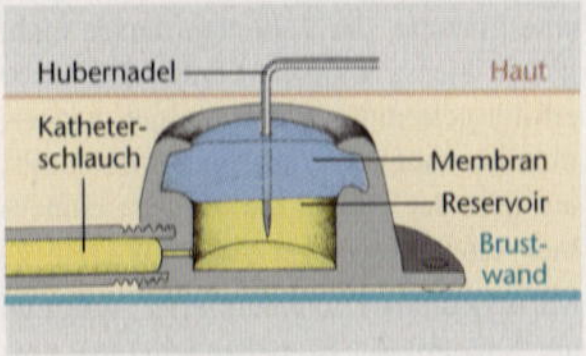

Abb. 24.28: Schnitt durch einen implantierten Portkatheter. Die abgewinkelte Hubernadel verhindert ein zu tiefes Einstechen. [A300]

Nüchtern zu bleiben hat *keinen* antiemetischen Effekt. Orale Zytostatika sollen nur *nach* den Mahlzeiten auf vollen Magen eingenommen werden. Während der Infusion hilft manchen Patienten das Lutschen von Bonbons oder das Kauen von Kaugummi. Nierenschale und Zellstoff stehen in Griffnähe, aber nicht im direkten Blickfeld des Patienten. Einzelne Patienten empfinden starke Geruchsreize als unangenehm, anderen hilft das Abdunkeln des Zimmers.

Pflege bei Übelkeit und Erbrechen ☞ 7.6.6 und 7.8.8

Schleimhautveränderungen

Entzündungen der Mundschleimhaut und der Speiseröhre sind für den Patienten sehr unangenehm, Geschwüre im Mund lassen das Essen zur Qual werden.

Sorgfältige Mundhygiene mit weicher Zahnbürste, Mundspülungen mit desinfizierenden und bei Bedarf antimykotischen Lösungen, Alkohol- und Nikotinverbot sowie tägliche Inspektion der Mundhöhle dienen der Prophylaxe und Früherkennung von Geschwüren. Anästhesierende Lutschtabletten oder Salben lindern Schmerzen in der Mundhöhle und Schluckbeschwerden bei bereits vorhandenen Veränderungen. In der Ernährung sind weiche, säurearme und schwach gewürzte Lebensmittel zu bevorzugen.

Die Schädigung der Darmschleimhaut kann zu Durchfällen führen, die gegenüber infektiösen Durchfällen (abwehrgeschwächte Patienten) abzugrenzen sind.

Umgekehrt ist auch eine Obstipation z.B. als Arzneimittelnebenwirkung möglich.

Leuko- und Thrombozytopenie

Die Zytostatika führen zu einer präparat- und dosisabhängigen **Knochenmarkdepression,** d.h. zu einer Schädigung der Blut bildenden Zellen. Hauptprobleme sind dabei die **Leukozytopenie** und die **Thrombozytopenie.** Der Kranke ist erhöht infektions- und blutungsgefährdet.

Deshalb ist auf die Einhaltung der Hygienebestimmungen, sorgfältige Körperhygiene und das Vermeiden von stark keimbesiedelten Nahrungsmitteln wie etwa Obst und Salat zu achten. Bei **Agranulozytose** (Granulozyten < 500/µl Blut) ist der Patient höchst infektionsgefährdet (☞ Abb. 24.29). Dann ist eine *Umkehrisolierung* des Patienten angezeigt (☞ 6.3.2). Die **Darmdekontamination** dient dem Schutz des Patienten vor schweren Infektionen durch die *eigenen* Darmkeime. Dabei werden Antibiotika und Antimykotika gegeben, die Bakterien und Pilze im Darm abtöten. Zusätzlich müssen einmal täglich abends z.B. Amphomoronal® Supp. oder -Ovula in Rektum und Scheide eingeführt werden.

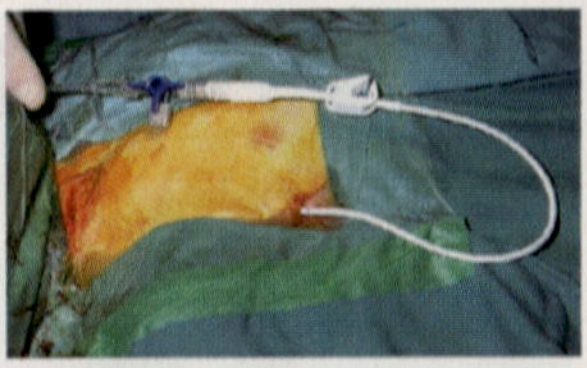

Abb. 24.30: Hickman-Katheter. Das proximale Katheterende wird wie beim Portkatheter in der V. subclavia fixiert. Das distale Ende wird durch einen Hauttunnel geführt und bleibt z.B. für den Anschluss von Spritzen zugänglich. Dadurch ist die Infektionsgefahr höher als bei einem Portkatheter. [K183]

Neben der Infektionsprophylaxe ist die *Früherkennung* von Infektionen entscheidend. Die Pflegenden beobachten den Patienten deshalb auf Zeichen beginnender Infektionen wie Fieber, Husten oder Schnupfen, Frauen zusätzlich auf die häufigen Vaginalinfektionen.
Wegen möglicher Gerinnungsstörungen und erhöhter Infektionsgefährdung ist auch der Schutz des Patienten vor Verletzungen erforderlich (z.B. mögliche Stolperfallen entfernen). Stuhl und Urin werden auf Blutbeimengungen beobachtet.

Pflege bei erhöhter Blutungsneigung ☞ 24.9.1

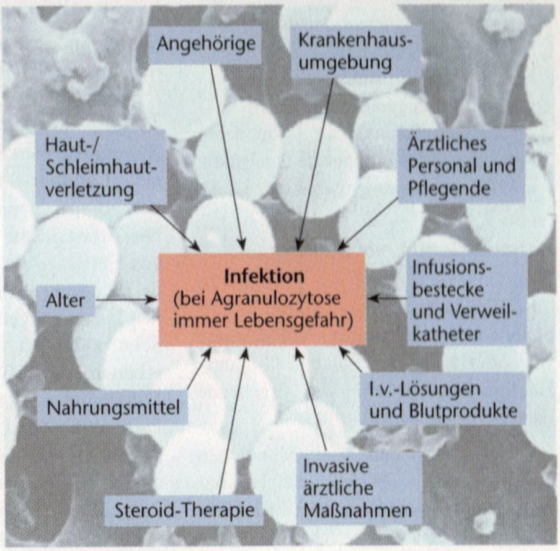

Abb. 24.29: Der abwehrgeschwächte Tumorpatient ist von vielen Seiten infektionsbedroht. Aufgabe der Pflege ist die Minimierung aller Infektionsrisiken. Hierzu ist oft auch die Umkehrisolation des Patienten erforderlich (☞ 6.3.2). [A400, U136]

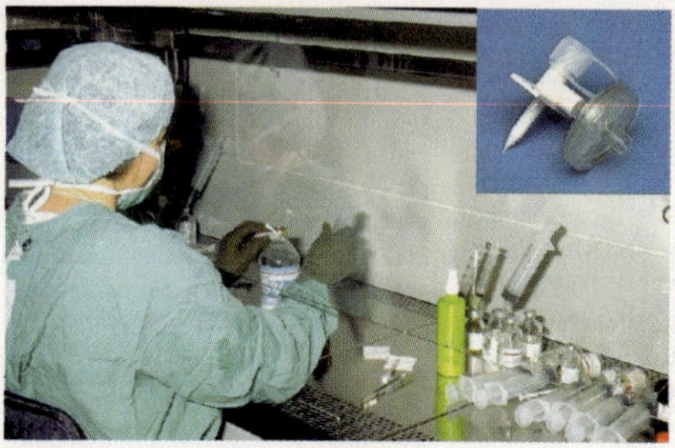

Abb. 24.31 – 24.32: Zytostatika-Werkbank mit Glasscheibe. Ohne diese Glasscheibe muss zusätzlich eine rundum geschlossene Schutzbrille getragen werden. Bildausschnitt: Spezielle Entnahmekanüle für Zytostatika. [K183]

! Vorsicht

Keine i.m.-Injektionen bei Leukozytopenie und Thrombozytopenie (Gefahr von Infektionen bzw. erheblichen Blutungen in den Muskel).

Haarausfall

Auch die Haarwurzeln werden aufgrund ihrer raschen Zellteilung durch Zytostatika stark in Mitleidenschaft gezogen. Folge ist ein unterschiedlich starker **Haarausfall,** der zum völligen Haarverlust führen kann.

Bei zu erwartendem Haarausfall sollte frühzeitig eine Perücke angepasst werden. Die Kosten für die Perücke trägt die Krankenkasse. Wichtig für den Patienten ist das Wissen, dass die Haare nach Beendigung der Behandlung wieder wachsen werden.

Patientenberatung

Die Pflegenden können dem Patienten durch praktische Tipps helfen, etwa das geschickte Anziehen von Tüchern oder Mützen. Außerdem erinnern sie ihn daran, dass er bei Kälte, Hitze oder direkter Sonneneinstrahlung – unabhängig von kosmetischen Gesichtspunkten – an den Schutz seiner Kopfhaut denken und eine Kopfbedeckung tragen sollte.

Hormonelle Nebenwirkungen

Zytostatika schädigen die Keimdrüsen (also Eierstöcke und Hoden). Bei Frauen bleibt die Menstruation aus, bei Männern verringert sich die Samenzellbildung. Häufige Folge ist eine vorübergehende oder bleibende Sterilität.

Da Zytostatika außerdem Mutationen auslösen und die Frucht schädigen können, sollten sowohl Frauen als auch Männern in den ersten zwei Jahren nach der Chemotherapie kein Kind empfangen bzw. zeugen.

Möglich: Samenspende

Jüngeren Männern sollte vor der Zytostatikatherapie die Tiefkühllagerung einer Samenspende angeboten werden.

Zubereitung von Zytostatika

! Vorsicht

Zytostatika schädigen den Körper bei Hautkontakt sowie bei Einatmung und oraler oder perkutaner Aufnahme. Nur speziell geschulte Pflegende dürfen mit Zytostatika umgehen. Schwangeren und Jugendlichen ist die Arbeit mit Zytostatika verboten.

Die Zubereitung von Zytostatikalösungen erfolgt in größeren Kliniken und Tumorzentren zunehmend zentral in der Apotheke an einem speziellen Arbeitsplatz (**Zytostatika-Werkbank** ☞ Abb. 24.32). Bei Zubereitung dezentral auf Station sind besondere Vorsichtsmaßnahmen zwingend notwendig.

Zytostatika-Werkbank

Zytostatika-Werkbänke arbeiten mit einem **Laminar-flow-System** (d.h. einer wirbelfreien, gerichteten Luftströmung). Die Arbeitsfläche ist mit einer saugfähigen Unterlage auf flüssigkeitsdichter Folie abzudecken. Die Pflegekraft trägt einen langärmeligen, vorne geschlossenen Schutzkittel mit fest anliegenden Manschetten, Zytostatika-Handschuhe, Mundschutz (am besten Halbmaske mit Partikelfilter) und Schutzbrille. Trockensubstanzen werden zuerst mit einem geeigneten Lösungsmittel aufgelöst und flüssige Arzneimittelkonzentrate evtl. verdünnt. Durch die Verwendung spezieller Kanülen mit Luftfilter (☞ Abb. 24.31) wird die Bildung von Aerosolen durch Überdruck in der Ampulle vermieden. Dann wird die Lösung entsprechend der ärztlichen Verordnung in eine geeignete Infusionslösung gegeben (vor dem Zuspritzen des Zytostatikums Infusion luftleer machen).

Auch bei der Mithilfe beim Anlegen der Infusion sind Handschuhe, Schutzkittel und Mundschutz erforderlich. Sollte es trotz allem zum Hautkontakt mit der Zytostatikalösung kommen, ist sofortiges Abspülen mit sehr viel Wasser erforderlich. Der Vorfall muss zur Wahrung von Versicherungsansprüchen dem Betriebsarzt als Arbeitsunfall gemeldet werden.

Im Umgang mit oralen Zytostatika ist ebenfalls Vorsicht geboten. Beim Richten der benötigten Arzneimittel trägt die Pflegekraft Handschuhe oder benutzt eine Pinzette, die Tabletten dürfen nicht geteilt oder zermörsert werden. Die Gabe erfolgt getrennt von den übrigen Arzneimitteln, möglichst in einem Behältnis, aus dem der Patient die Tablette einnehmen kann, ohne sie anzufassen.

Mit Zytostatika kontaminierter Abfall ist als Sondermüll zu behandeln und entsprechend der Vorschriften in speziellen Abfallbehältern zu entsorgen. Ist es zu einer Kontamination mit Zytostatika gekommen, minimieren **Dekontaminations-Sets** die Gefährdung der Mitarbeiter bei der Reinigung und Entsorgung.

24.5.2 Strahlentherapie

Die Strahlentherapie (☞ 10.6) wird bei malignen Tumoren vor oder nach einer Chemotherapie und/oder Operation oder als alleinige Behandlung eingesetzt.

Frühe Nebenwirkung: Strahlenkater

Hauptsymptome des **Strahlenkaters** nach den einzelnen Bestrahlungen sind Müdigkeit, Appetitlosigkeit, Übelkeit und Erbrechen. Viel Ruhe und Schlaf nach jeder Bestrahlungssitzung wirken dem Strahlenkater am besten entgegen.

Lokale Nebenwirkungen und ihre Prophylaxe

Die **lokalen Nebenwirkungen** sind abhängig vom Bestrahlungsgebiet (☞ Tab. 24.33):

- Zum Schutz der Mundschleimhaut sorgfältige Zahnpflege nach jeder Mahlzeit mit einer weichen Zahnbürste. Mehrmals täglich Mundspülungen mit Kamillenlösung, panthenolhaltigen oder desinfizierenden Lösungen. Bei Schmerzen anästhesierende Lutschtabletten. Bei Pilzinfektionen antimykotische Tinkturen, z.B. Nystatin, etwa in Moronal®. Zahnbehandlung möglichst vor Beginn der Strahlenbehandlung

- Bei Speiseröhrenentzündung pürierte Kost, bei starken Schmerzen beim Schlucken evtl. 15 Min. vor den Mahlzeiten Gabe eines Analgetikums (z.B. 20 Tropfen Novalgin®); evtl. ist (vorübergehend) eine künstliche enterale oder parenterale Ernährung notwendig
- Bei Magen-Darm-Störungen hochkalorische und eiweißreiche, dabei aber fett- und ballaststoffarme, leicht verdauliche Kost in mehreren kleinen Mahlzeiten. Ausgleich etwaiger Flüssigkeits- und Elektrolytverluste
- Striktes Rauchverbot, insbesondere wenn die Lunge innerhalb des Bestrahlungsfeldes liegt. Außerdem Atemgymnastik, atemstimulierende Einreibungen und Inhalationen mehrfach täglich zur Sekretlösung
- Vorbeugend hohe Flüssigkeitszufuhr zur Vermeidung von Blasenkomplikationen. Urinkontrolle auf Blutbeimengungen. Wegen der reduzierten Abwehrlage ist eine sehr sorgfältige Intimhygiene erforderlich und die Indikation für einen Blasendauerkatheter sehr eng zu stellen.

Bei der Bestrahlung des Schädels werden die Haarwurzelzellen unwiederbringlich geschädigt. Deshalb vor Beginn der Therapie eine Perücke anpassen lassen.

Pflege der bestrahlten Haut

Bei perkutanen Bestrahlungen (☞ 10.6.1) wird das bestrahlte Hautareal mit einem wasserfesten Fettstift eingegrenzt. Dies dient der korrekten Einstellung des Bestrahlungsfeldes bei den einzelnen Bestrahlungssitzungen. Für die Pflegenden markiert es den Bezirk, der besonderer Beachtung bedarf. Die Markierung darf nicht entfernt werden. Der den Strahlen ausgesetzte Hautbereich ist gegenüber jeglichen Reizen sehr empfindlich. Daher:

- 2–4 mal täglich Kamillen-Puder (Azulon®) auftragen, um die Haut trocken zu halten. Normalerweise ist keine weitergehende Behandlung des betroffenen Hautgebietes erforderlich. Das Vorgehen z.B. bei Verklumpungen des Puders, Hautreizungen oder nässenden Läsionen wird mit dem zuständigen Arzt bzw. Strahlentherapeuten abgesprochen. Bei Verklumpungen des Puders durch Schweiß kann die Haut evtl. kurz mit lauwarmen Wasser abgespült werden. Anschließend wird die Haut mit einem weichen Tuch oder mit Watte trockengetupft oder *ohne* Warmluft trockengeföhnt. Stärkere Hautreizungen oder nässende Hautläsionen werden nach Arztanordnung z.B. mit panthenolhaltigen Salben oder Pyoctaninlösung behandelt
- Diesen Bereich nicht waschen, parfümieren, desodorieren oder salben (Anweisungen des Strahlentherapeuten beachten)
- Keine enge Kleidung aus Synthetikfasern tragen, keine Pflaster aufkleben, nicht kratzen, reiben oder rasieren
- Im bestrahlten Gebiet keine i.m.- oder s.c.-Injektionen verabreichen
- Das Bestrahlungsfeld vor Sonnenbestrahlung, Hitze oder Kälte schützen, z.B. keine Wärmflasche benutzen.

! Vorsicht

Die Strahlen durchdringen den Körper. Dies bedeutet, dass z.B. bei der Brustbestrahlung auch die hintere Thoraxwand im Bestrahlungsfeld liegt und entsprechend gepflegt werden muss.

24.5.3 Hormontherapie

Hormone sind Botenstoffe, die bei der Entstehung und Größenzunahme von Tumorgeweben eine Rolle spielen können. Oft behalten Tumorgewebe die Hormonempfindlichkeit ihrer Ursprungsgewebe, das heißt, sie wachsen bei Zufuhr des entsprechenden Hormons (verstärkt) und bilden sich bei Fehlen des Hormons zurück.

Solche hormonabhängigen Tumoren sind z.B.:

- Das Mammakarzinom der weiblichen Brust (gestagen- und östrogenabhängig, zum Teil androgenabhängig ☞ 32.6.2)
- Das Endometriumkarzinom der Frau (gestagen- und östrogenabhängig ☞ 32.9.2)
- Das Prostatakarzinom (androgenabhängig ☞ 31.7.3)
- Einige Tumoren des lymphatischen Gewebes (kortisolabhängig).

Die Hormonabhängigkeit dieser Tumoren wird bei der Hormontherapie therapeutisch eingesetzt durch:

- Medikamentöse Stilllegung oder operative Entfernung der Drüse, die das für das Tumorwachstum benötigte Hormon produziert (**ablative** = abtragende **Hormontherapie**). Beispiel ist die Orchidektomie (Hodenentfernung) beim Prostatakarzinom
- Blockade der Hormonrezeptoren des Tumorgewebes mit **Antihormonen** (Beispiel: Behandlung mit Antiöstrogenen beim Mammakarzinom ☞ 32.6.2)
- Syntheseblockade des Hormons (z.B. Aromatasehemmung beim Mammakarzinom ☞ 32.6.2)
- Gabe eines anderen Hormons, das die Wirkung des tumorwachstumsstimulierenden Hormons aufhebt – so ge-

Organ	Nebenwirkungen
Haut	Rötung, Dermatitis, evtl. Epithelablösung, Haarausfall, bestrahlte Haut kann dauerhaft empfindlicher bleiben („Pergamenthaut")
Mundschleimhaut	Geschmacksverlust (kommt nach 3 – 6 Monaten wieder), Mundtrockenheit (bleibt häufig), Schluckbeschwerden, Verschleimung, Parodontose (Zahnfleisch bildet sich zurück), Stomatitis, Ulzerationen, Soor (Pilzbefall)
Lunge	Husten, Kurzatmigkeit, Strahlenpneumonitis (Entzündung des Lungeninterstitiums) mit subfebrilen Temperaturen, Lungenfibrose
Dünndarm	Übelkeit, Erbrechen, Durchfall, Meteorismus, Tenesmen, Blut und Schleim im Stuhl
Rektum	Häufige, schmerzhafte Stuhlgänge, z.T. blutig („Strahlenproktitis"), Obstipation
Blase	Pollakisurie, blutiger Urin
Blut	Leukozytopenie, Thrombozytopenie, Blutungsneigung, erhöhte Infektanfälligkeit, Fieber, Leistungsschwäche
Schädel/ZNS	Hirnödem, Kopfschmerz, Übelkeit und Erbrechen, Gleichgewichtsstörungen, zerebrale Krampfanfälle. Evtl. auch schwer fassbare und lang anhaltende Störungen wie etwa Konzentrationsstörungen

Tab. 24.33: Nebenwirkungen der Strahlentherapie auf wichtige Organe, wenn sie im Bestrahlungsgebiet liegen.

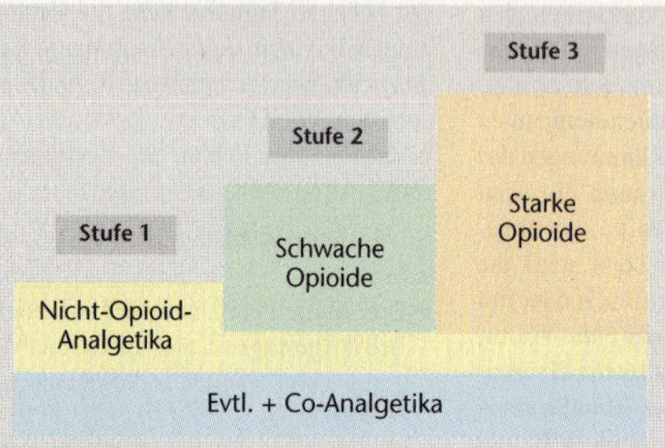

Grundregeln

- Orale Applikation bevorzugen
- Regelmäßige Analgetika-Gabe nach 24-Stunden-Zeitschema; analgetische Zusatzmedikation beim Auftreten von Schmerzspitzen
- Lang wirkende Präparate bevorzugen
- Individuelle Dosierung (keine Angst vor hohen Dosen)
- Bei besonderen Schmerztypen modifizierte Schmerztherapie

Abb. 24.34: WHO-Stufenschema der Therapie von Karzinomschmerzen. Präparate und Dosierungen ☞ Pharma-Info 16.5 und 16.7. [A300, B110]

nannte **additive Hormontherapie** (additiv = zugebend) – etwa die Gabe von Gestagenen bei Mammakarzinom.

Alle Methoden können jedoch nur zum Erfolg führen, wenn das Tumorgewebe noch empfindliche Hormonrezeptoren besitzt. Leider verlieren gerade besonders bösartige Tumoren im Laufe ihres Wachstums oft ihre Hormonrezeptoren. Vor allem beim Mammakarzinom wird deshalb im operativ entfernten Tumorgewebe die Menge an Östrogenrezeptoren *(ER)* sowie Progesteronrezeptoren *(PgR)* bestimmt.

Die Hormontherapie hat meist wesentlich weniger Nebenwirkungen als eine Zytostatikatherapie. Insbesondere ist nicht mit einer Hemmung der Knochenmarkfunktion zu rechnen.

24.5.4 Immuntherapie

Wie alle Gewebe im menschlichen Körper agieren Tumorgewebe im ständigen Wechselspiel mit Immunbotenstoffen, also z.B. Zytokinen (☞ 24.1.5) und Antikörpern (☞ 29.1.3). Immunologische Therapieansätze zur Tumorbekämpfung funktionieren über zwei Angriffswege:

Immunstimulation

Ein Teil der immunologischen Therapien soll das physiologische Abwehrsystem des Körpers stimulieren **(Immunstimulation).**

In den vergangenen Jahren hat sich das Wissen um die Beeinflussbarkeit von Tumoren (zumindest unter Laborbedingungen) durch Zytokine wie z.B. **Interleukin I** (IL/1), **Interleukin II** (IL/2) und **IFN-α** (Interferon-α) sprunghaft erweitert. Dennoch hat sich die Immunstimulation noch bei keinem einzigen häufigeren bösartigen Tumor als Therapiemethode der ersten Wahl durchsetzen können.

Die häufigste Nebenwirkung ist eine Art „Grippesyndrom". Unangenehmer sind zentralnervöse Nebenwirkungen wie eine Depression oder Konzentrationsschwäche sowie Nebenwirkungen, die Autoimmunerkrankungen (z.B. SLE ☞ 25.6.1) gleichen.

Monoklonale Antikörper

Hierbei werden dem Patienten durch gentechnische Methoden hergestellte, monoklonale Antikörper gegen seinen Tumor injiziert.

In der Diagnostik werden monoklonale Antikörper schon länger genutzt. Therapeutisch sind Trastuzumab (Herceptin®) für Patientinnen mit metastasiertem Mammakarzinom (☞ auch 32.6.2) und Rituximab (Mabthera®) für fortgeschrittene maligne Lymphome verfügbar. Der Stellenwert gentechnisch hergestellter Antikörper in der Therapie kann jedoch noch nicht abschließend beurteilt werden, das erste Präparat (Edrecolomab = Panorex®, bei fortgeschrittenen kolorektalen Karzinomen) wurde wegen schlechter Studienergebnisse wieder aus dem Handel genommen.

24.5.5 Schmerztherapie

Grundlagen der Schmerztherapie ☞ *Kapitel 16*

60 – 90 % aller Krebspatienten leiden im Verlauf der Erkrankung unter *chronischen* Schmerzen (☞ auch Kapitel 16), die in ca. 40 % durch Knochenmetastasen verursacht sind. Die zermürbenden Schmerzen hindern den Kranken daran, die noch verbleibende Lebenszeit bewusst zu erleben und zu gestalten. Dies ist aber kein unabwendbares Schicksal: Der Schmerz bei malignen Tumoren ist meist gut behandelbar.

Auch bei scheinbar klaren „Tumorschmerzen" muss zunächst eine Ursachendifferenzierung versucht werden:

- Vielfach können tumorbedingte oder durch die Therapie verursachte Schmerzen durch *gezielte* Maßnahmen gebessert werden, beispielsweise eine Strahlentherapie bei Knochenmetastasen
- Außerdem kann der Tumorkranke unter *tumorunabhängigen Schmerzen* leiden, etwa einem verspannungsbedingten Kopfschmerz.

Sind die Schmerzen tumorbedingt und gezielten Maßnahmen nicht zugänglich, steht die symptomatische Analgetikagabe im Vordergrund. Hierfür gibt es etablierte Richtlinien, etwa das WHO-Stufenschema zur Schmerztherapie:

Schmerzursache/ Tumorlokalisation	Wahrscheinlich geeignetes Arzneimittel
Knochenmetastasen, Tumorzerfall, Geschwürsbildung	Prostaglandinsynthesehemmer
Infiltration von Nerven	Antiepileptika (z.B. Carbamezepin), Psychopharmaka (v.a. Neuroleptika, trizyklische Antidepressiva). Bei Nervenkompression auch Glukokortikoide
Tumorbefall viszeraler Organe	Spasmolytika, Metamizol

Tab. 24.35: Co-Analgetika unterstützen die analgetische Wirkung von Nicht-Opioid- und Opioid-Analgetika je nach der Tumorlokalisation.

WHO-Stufenschema zur Schmerztherapie

1. Stufe: Nicht-Opioid-Analgetika. Bei beginnenden Tumorschmerzen sind *Nicht-Opioid-Analgetika* (☞ 16.4.4), ggf. in Kombination mit *Co-Analgetika* (☞ 16.4.6) angezeigt. Die Wahl des geeigneten Arzneimittels hängt dabei auch von dem betroffenen Organ ab (☞ Tab. 24.35). Kann mit Arzneimitteln der Stufe 1 keine ausreichende Wirkung erzielt werden, wird auf *schwache Opioid-Analgetika* (☞ 16.4.5) umgestiegen.

2. Stufe: Schwache Opioide in Kombination mit Arzneimitteln der Stufe 1 und evtl. Co-Analgetika.

3. Stufe: Starke Opioide (☞ 16.4.5) in Kombination mit Arzneimitteln der Stufe 1 und evtl. Co-Analgetika.

Auf jeder Stufe sind gleichzeitig die Gabe von **Co-Analgetika** (☞ 16.4.6), **Begleitmedikamenten** (☞ 16.4.6) und weitere Verfahren der Schmerztherapie wie etwa lokalanästhetische Methoden oder Bestrahlungen möglich.

Wie bei jeder Therapie chronischer Schmerzen gilt bei der Behandlung von Tumorschmerzen, dass der Patient möglichst selbstbestimmt leben sollte. Daher ist die orale Einnahme der Analgetika prinzipiell zu bevorzugen. Im Einzelfall ist jedoch stets nach individuellen Konzepten zu suchen. Durchaus erwägenswert bei Patienten mit Übelkeit oder Erbrechen ist beispielsweise die *kontinuierliche subkutane Analgetikainfusion*, die mit Hilfe entsprechender Pumpen auch ambulant durchgeführt werden kann. Eine neuere Alternative zur parenteralen Opioid-Applikation ist die *transdermale Zufuhr von Fentanyl* über ein spezielles Pflaster (☞ 16.4.7, 37.3.3).

24.5.6 Blutprodukte

Eigenblutspende ☞ 11.1.1

Patienten mit Bluterkrankungen oder Tumorleiden haben häufig einen Mangel an bestimmten Blutbestandteilen, Unfallopfer verlieren oft viel Blut innerhalb kurzer Zeit. Heute können viele dieser Patienten durch Gabe von **Blutprodukten** (*Blutpräparaten* ☞ Tab. 24.37) gerettet werden.

Die Hauptgefahren bei der Gabe von Blutprodukten sind:

- **Unverträglichkeitsreaktionen.** Bis heute ist nur ein Teil der zu Unverträglichkeitsreaktionen führenden Antigene bekannt, und von diesen können wiederum nur die wichtigsten vor der Gabe von Blutpräparaten getestet werden. Unverträglichkeitsreaktionen gefährden den Patienten nicht nur unmittelbar. Vielmehr besteht bei jeder Gabe von Blutpräparaten auch die Gefahr einer Immunisierung, die den Erfolg späterer Transfusionen vermindert
- **Infektionen.** Bei vielen Blutprodukten besteht die Gefahr, Infektionserreger zu übertragen. Besonders bedrohlich sind die Hepatitiserreger (☞ 22.4.2) und das HI-Virus (☞ 29.3.1). Eine vorherige Testung aller Blutspender unter anderem auf Hepatitiserreger und HIV erfasst trotz verbesserter Möglichkeiten nie alle Infizierten. Bei einem Teil der Blutprodukte können die Viren heute mit einem Höchstmaß an Sicherheit inaktiviert werden. Doch immer wieder geraten Patienten in Gefahr, weil z.B. infolge mangelnder Sorgfalt bei Spenderauswahl oder Herstellung infiziertes Blut in Umlauf gebracht wurde.
  Seit 1995 ist für gefrorenes/gefriergetrocknetes Frischplasma und tieftemperaturkonservierte zelluläre Blutprodukte eine **Quarantänelagerung** von sechs Monaten vorgeschrieben, sofern die Produkte mindestens ein Jahr haltbar sind und keinem geeigneten Verfahren zur Virusinaktivierung unterzogen wurden. Dies bedeutet, dass das Präparat nach der Spende zunächst (tiefgefroren) aufbewahrt wird. Erst wenn (nach sechs Monaten) eine zweite Untersuchung des Spenders auf Viren negativ war, wird das Präparat zur Anwendung freigegeben.
  In Zukunft wird evtl. die direkte Untersuchung der Blutprodukte auf Krankheitserreger mittels Polymerasekettenreaktion (PCR) an Bedeutung gewinnen
- **Stoffwechselentgleisungen,** z.B. eine Hyperkaliämie und Gerinnungsstörungen durch Hämolyse.

Auch wenn die Risiken in Deutschland vergleichsweise gering sind, dürfen Blutpräparate daher nur nach strenger Indikationsstellung eingesetzt werden.

Vorbereitung einer Transfusion

Die Vorbereitung einer Blutkonserve zur Transfusion ist Aufgabe des Arztes. Der Arzt kann diese Tätigkeit aber an die Pflegenden delegieren. Die folgenden Ausführungen konzentrieren sich auf die Gabe von Erythrozytenkonzentraten, für z.B. gefrorenes Frischplasma und Thrombozytenkonzentrate gelten modifizierte Richtlinien (hausinterne Anweisung beachten).

Aufwärmen der Konserve

In der Regel können Blutprodukte bei Zimmertemperatur transfundiert werden. Bei speziellen Indikationen, etwa Neugeborenen, Massivtransfusionen, unterkühlten Patienten oder Vorliegen von Kälteantikörpern, müssen sie jedoch auf maximal 37 °C erwärmt werden (Arztanordnung). Um bakterielle Kontamination und Hämolyse des Blutes zu vermeiden, sind für die Bluterwärmung spezielle **Blutwärmegeräte** erforderlich. Erwärmen in Wasserbad oder Mikrowellengeräten ist nicht zulässig.

Transfusionsbesteck anschließen

Hat die Konserve die richtige Temperatur, wird das Transfusionsbesteck (☞ Abb. 24.39) angeschlossen und dabei eine Sicherheitsüberprüfung durchgeführt:

- Arbeitsfläche desinfizieren

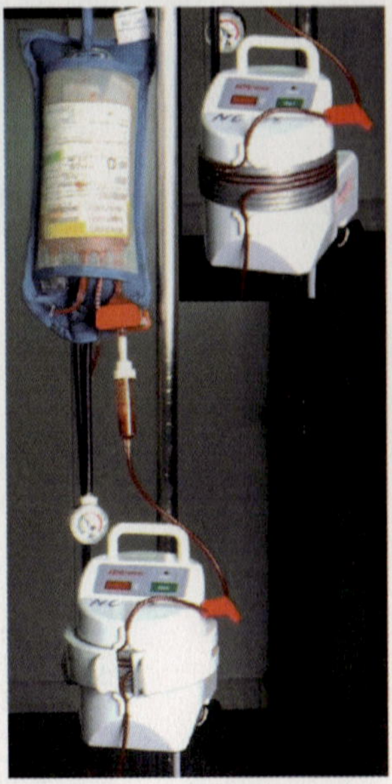

Abb. 24.36: Blutwärmegerät nach dem Durchlaufprinzip. Das Erythrozytenkonzentrat wird (hier mittels Drucktransfusion) im Schlauch spiralförmig an der Heizung (Bildausschnitt: ohne Abdeckung) vorbeigeleitet und kann so direkt aus dem Kühlschrank dem Patienten verabreicht werden. [K183]

Präparat	Beschreibung	Indikation
Ersatz von Erythrozyten		
Buffy-coat-freie EK*	Abzentrifugierte Eryhrozyten, aufgeschwemmt in additiver Lösung, Buffy-coat (= Leukozyten und Thrombozyten) mechanisch entfernt	„Routinetransfusion" bei akutem Blutverlust oder Anämie
Leukozytendepletierte EK (gefilterte EK)*	Durch Filterung von buffy-coat-freien EK gewonnene leuko- und thrombozytenreduzierte EK (Restleukos < 5 Mill./Einheit). Geringer immunogen, damit geringeres Risiko von Unverträglichkeitsreaktionen	Transfusionen bei Patienten, die bereits Antikörper gegen Leuko- oder Thrombozytenantigene gebildet haben und Patienten, bei denen eine solche Immunisierung möglichst vermieden werden muss, beispielsweise vor Knochenmarktransplantation oder bei Leukämie, transplantierte Patienten
Gewaschene EK*	Durch wiederholtes Aufschwemmen und Abzentrigugieren („Waschen") der Erys in geeigneten Lösungen leuko-, thrombozyten- und plasmareduzierte EK	Nur bei speziellen Indikationen (z.B. Unverträglichkeit auf Gabe leukozytendepletierter EK, Antikörper gegen Plasmaproteine)
Ersatz von Thrombozyten		
Pool-TK*	Aus Poolen von bis zu 8 blutgruppenkompatiblen Einzelspender-TK gewonnene TK	Thrombozytopenie, insbesondere bei Thrombozytenbildungsstörung, „Routine"-Präparat
Einzelspender-TK*	Aus einer Vollblutspende isolierte Thrombozyten in ca. 50 ml Plasma. Enthalten Restleukos und -erys, daher blutgruppengleiche Transfusion	Thrombozytopenie, insbesondere bei Thrombozytenbildungsstörung
Thrombozytapherese-TK (Zellseparator-TK)*	Mittels Zellseparator gewonnene TK eines einzelnen Spenders, damit weniger immunogen	Z.B. Patienten mit Immunisierung gegen HLA oder Plättchenantigene (nach Antigenen ausgewählte Einzelspender)
Leukozytendepletierte TK*	Durch Filterung um 99 % leukozytenreduzierte TK	Z.B. Patienten mit längerer Substitution, Patienten mit früheren Unverträglichkeitsreaktionen
Ersatz von Granulozyten		
Granulozytenkonzentrat*	Mittels Zellseparator gewonnene Granulozyten von nur einem Spender. Enthalten Resterys, daher blutgruppengleiche Transfusion	Agranulozytose bei gleichzeitigem nicht beherrschbarem Infekt, heute selten verwendet
Ersatz von Plasma		
Gefrorenes Frischplasma (GFP, Fresh Frozen Plasma, FFP)*,**	Schockgefrorenes, zellarmes Plasma (Rest-Erys, -Leukos und -Thrombos) eines Einzelspenders mit Gerinnungsfaktoren. Blutgruppengleiche Transfusion sofort nach Auftauen	Massentransfusion, komplexe Gerinnungsstörungen, Faktorenmangel V, XI (für diese Faktoren keine Einzelpräparate verfügbar)
Ersatz einzelner Plasmabestandteile (Fertigarzneimittel, die unabhängig von der Blutgruppe infundiert werden)		
Humanalbumin	Humanalbumin	Akuter Volumenersatz (als Teilkomponente), chronische Hypoalbuminämie
Immunglobuline*:	Immunglobulin G, Restgehalt anderer Proteine, v.a. anderer Immunglobuline	Passive Immunisierung bei erhöhter Infektions- oder Komplikationgefährdung (☞ 29.2.1)
▸ „Normale" Immunglobuline	„Antikörperquerschnitt" entsprechend den in der Bevölkerung üblichen Antigenen, z.B. Sandoglobulin®	Hepatitis-A-Prophylaxe (☞ auch 22.4.2), Röteln-Prophylaxe bei Exposition einer nicht-immunen Schwangeren in der Frühschwangerschaft. Immundefekte mit Antikörpermangel
▸ Spezifische Immunglobulinpräparate (Hyperimmunglobulin)	Durch geeignete Spenderauswahl ca. 10-mal höherer Gehalt bestimmter Antikörper, z.B. Hepatitis-B-Immunglobulin S Behring, Tetagam®/-S, Rhesogam® S	Prophylaxe nach Kontakt Nicht-Immuner mit bestimmten Erregern, z.B. Hepatitis A, Hepatitis B, Röteln, Tetanus, Tollwut, Varizellen, Zytomegalie; Rhesusprophylaxe (☞ 12.5.1)
PPSB	Prothrombin-Komplex reich an Faktoren II, VII, IX, X, z.B. Beriplex® HS	Blutungen bei Lebererkrankungen, Marcumarüberdosierung, DIC (☞ 24.9.2), Hämophilie B
Einzelfaktorkonzentrate	Faktor VIII bzw. Faktor VIII/von Willebrand-Faktor, z.B. Alpha VIII® Faktor IX, z.B. Berinin® HS Faktor VII, z.B. Faktor VII S-TIM 4® Faktor XIII, z.B. Fibrogammin® HS Fibrinogen, z.B. Haemocomplettan® HS AT III, z.B. ATIII 500/1 000 thermoinaktiviert	Einzelfaktormangel

EK = Erythrozytenkonzentrat, TK = Thrombozytenkonzentrat.
* **Chargendokumentationspflicht** (Name, Charge und Dosierung des Präparats, Hersteller, Datum der Anwendung, Empfängerdaten)
** **Quarantänelagerung.**

Tab. 24.37: Überblick über die wichtigsten Blutprodukte. Voraussichtlich ab dem 01.10.2001 sind leukozytendepletierte zelluläre Blutprodukte vorgeschrieben. Erythrozyten-, Thrombozyten- und Granulozytenkonzentrate können bei speziellen Indikationen (z.B. bei Patienten nach Knochenmarktransplantation) zusätzlich bestrahlt werden, um zu verhindern, dass die darin enthaltenen Restleukozyten die Empfängerzellen angreifen.

- Benötigte Materialien bereitlegen: Händedesinfektionsmittel, alkoholisches Sprühdesinfektionsmittel, Infusionsständer, Blutkonserve mit Begleitpapieren, Transfusionsbesteck, evtl. NaCl 0,9 % zum Verdünnen des Erythrozytenkonzentrats (z.B. Eryset®)
- Sicherheitsüberprüfung durchführen (von zwei Personen): Angaben auf der Konserve mit denen der Begleitpapiere und der Patientenunterlagen vergleichen. Evtl. Unstimmigkeiten müssen erst zweifelsfrei geklärt werden, bevor die Konserve verwendet werden darf. Danach Konservenbeutel auf Beschädigungen und Konserve auf Farbveränderungen prüfen
- Hygienische Händedesinfektion durchführen
- Blutkonserve durch Kippen vorsichtig durchmischen, nicht schütteln
- Ggf. Folienkappe bzw. Lasche am Konservenbeutel öffnen und die vom Labor beigelegte physiologische Kochsalzlösung zur Konserve hinzufügen und durchmischen. Das geleerte Ery-Set® verbleibt zusammengerollt am Beutel
- Folienkappe bzw. Lasche am Konservenbeutel öffnen, Desinfektionsmittel aufsprühen und den Dorn der Transfusionsleitung in den Konservenbeutel einstechen
- Beutel flach hinlegen, Transfusionsbesteck schräg nach oben halten (Tropfkammer steht auf dem Kopf), durch Druck auf den Beutel Tropfkammer füllen, bis Filter benetzt ist
- Rollenklemme schließen, Konservenbeutel aufhängen, Spiegel in der Tropfkammer einrichten
- Rollenklemme öffnen, Transfusionsleitung langsam luftfrei füllen und Schlauchklemme wieder schließen
- Transfusionsprotokoll vorbereiten
- Evtl. Material für großlumigen venösen Zugang bereitstellen, z.B. gelbe Braunüle (☞ 10.5.3).

Vorbereitung des Patienten

Die Aufklärung des Patienten ist Sache des Arztes. Die Pflegenden informieren den Patienten über die bevorstehende Transfusion und bitten ihn, noch einmal zur Toilette zu gehen.

Durchführung und Überwachung der Transfusion

Das Anlegen und Einleiten einer Transfusion ist Aufgabe des Arztes. Empfohlen wird die zügige Transfusion von ungefähr 10 ml mit 5- bis 10-minütiger Beobachtung des Patienten. Die normale Tropfgeschwindigkeit bei Erythrozytenkonzentraten beträgt dann 40 – 60 Tropfen pro Minute, d.h. ein Erythrozytenkonzentrat läuft in etwa einer Stunde ein. Bei Patienten mit einer Herzinsuffizienz (☞ 18.6) wird die Durchlaufzeit verlängert. Für andere Blutprodukte gelten andere Richtlinien. Nach unauffälliger Einleitung einer Transfusion delegiert der Arzt die weitere Überwachung in der Regel an die Pflegenden. Durch die engmaschige Überwachung des Patienten lassen sich etwaige Transfusionsreaktionen (☞ unten) frühzeitig erkennen. Dies bedeutet:

- Erkundigung nach dem Befinden des Patienten
- Regelmäßige Kontrolle von Puls, RR, Atmung und Bewusstseinslage
- Beobachtung der Haut auf Rötungen und Quaddelbildung
- Kontrolle von Transfusionssystem und Füllungszustand des Konservenbeutels und Inspektion der Einstichstelle
- Dokumentation aller Befunde im Transfusionsprotokoll.

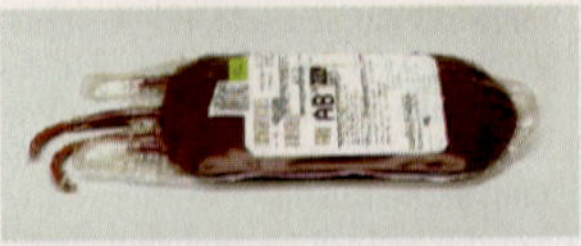

Abb. 24.38: Blutkonservenbeutel. Das Etikett enthält die genaue Blutgruppe, den Ort der Herstellung und eine Liste der zugesetzten (Konservierungs-)Stoffe. Die zwei blutgefüllten Schläuche wurden zum Füllen des Beutels benötigt und sind jetzt verschlossen. Die beiden mit einer Folienkappe versehenen Schlauchenden dienen dem Anschluss des Transfusionsbesteckes und ggf. dem Zufüllen von NaCl. [K183]

! Vorsicht:
Auch diffuse Beschwerden können auf Transfusionszwischenfälle hinweisen

Auch unklare Beschwerden des Patienten wie „mir wird so komisch" oder „irgendwie habe ich ein flaues Gefühl" sind unbedingt ernst zu nehmen. In solchen Fällen wird die Transfusion gestoppt, der Arzt benachrichtigt und der Patient kontinuierlich überwacht. Der Venenzugang wird belassen, um bei Bedarf schnell ein Arzneimittel injizieren zu können.

Transfusionszwischenfälle

Häufigste Ursache von **Transfusionszwischenfällen** *(Transfusionsreaktionen)* sind Unverträglichkeitsreaktionen gegen mittransfundierte weiße Blutkörperchen.

Seltene, aber ernste Komplikationen sind Hämolyse und bakteriell bedingte Reaktionen durch kontaminierte Transfusionen bis hin zum Schock mit Verbrauchskoagulopathie (☞ 24.9.2).

Bei Transfusionen muss der Notfallkoffer oder Notfallwagen immer bereit stehen.

Notfall: Erstmaßnahmen beim Transfusionszwischenfall

- Unruhe, Beklemmungsgefühl, Übelkeit, Brechreiz, Atemnot, Kopf-, Gelenk- und Gliederschmerzen und in schweren Fällen Schockzeichen können Anzeichen einer Unverträglichkeitsreaktion sein. Transfusion stoppen, Arzt benachrichtigen, venösen Zugang unbedingt (mit NaCl 0,9 %) offen halten
- Hautrötung, Quaddelbildung und Juckreiz, evtl. mit Blutdruckabfall, sind Hinweise auf eine allergische Reaktion. In diesem Fall Transfusion zunächst stoppen, Arzt benachrichtigen
- Fieber und Schüttelfrost weisen auf eine bakterielle Verunreinigung der Konserve hin. Transfusion stoppen, Arzt benachrichtigen, venösen Zugang belassen, Materialien für Blutkulturentnahme richten (☞ 28.3.5).

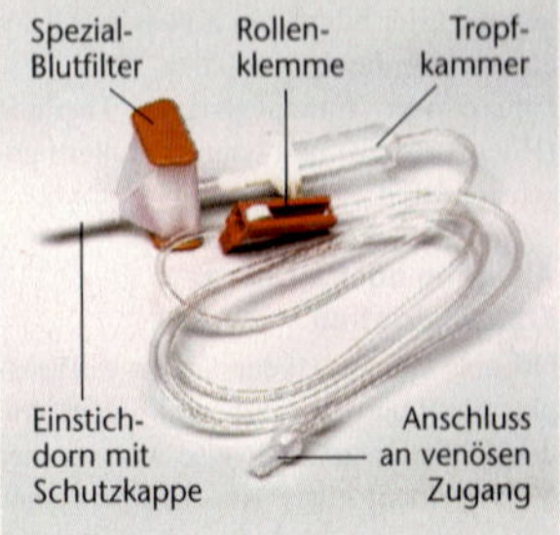

Abb. 24.39: Transfusionsbesteck mit Mikrofilter. [K183]

Beenden der Transfusion

Die Transfusion wird beendet, wenn das Präparat bis auf einen Rest von ca. 10 ml eingelaufen ist:

- Der Venenzugang wird (vom Arzt) mit NaCl durchgespült und – auch wenn keine weiteren Infusionen geplant sind – zunächst noch belassen (Mandrin), um Spätkomplikationen medikamentös behandeln zu können
- Der Patient wird noch ca. 1 Stunde engmaschig überwacht
- Transfusionsbeutel und -besteck mit dem Blutrest werden für 24 Stunden im Kühlschrank aufbewahrt, damit bei etwaigen Spätkomplikationen noch Blut für Nachuntersuchungen vorhanden ist
- Das Transfusionsprotokoll wird abgeschlossen und zu den Krankenunterlagen genommen.

24.5.7 Knochenmark- und Stammzelltransplantation

Knochenmarktransplantation *(KMT)*: Übertragung von Knochenmark und damit von Stammzellen der Blutbildung.

Periphere Blutstammzelltransplantation (*PBST*, auch *Stammzelltransplantation, SZT*): Übertragung von peripheren Blutstammzellen.

Die **Knochenmarktransplantation** hat sich in den letzten Jahren zu einer etablierten Therapiemethode entwickelt. Immer häufiger wird auch die **(periphere) Blutstammzelltransplantation** angewandt.

Indikationen

Angezeigt ist eine Knochenmarktransplantation oder Stammzelltransplantation insbesondere bei Erkrankungen, bei denen die Blut bildenden Zellen des Knochenmarks durch Krankheit (z.B. Leukämie) oder vorangegangene Therapie (Hochdosis-Chemotherapie ☞ unten) geschädigt sind.

Allogene oder autologe Transplantation

Ob eine allogene oder autologe Transplantation durchgeführt wird, hängt von der Indikation und teilweise auch von der Verfügbarkeit eines Knochenmarkspenders ab:

- Bei einigen Erkrankungen, z.B. den ererbten Stoffwechselstörungen, ist naturgemäß nur eine *allogene Knochenmarktransplantation* möglich, d.h. das Knochenmark stammt von einem Verwandten oder Fremdspender ohne die Stoffwechselstörung
- Bei den meisten hämatologisch-onkologischen Erkrankungen wird die *allogene Knochenmarktransplantation* bevorzugt. Nur wenn kein Spender zur Verfügung steht, wird ein *autologe Knochenmarktransplantation* durchgeführt, bei der Knochenmark des Patienten selbst gewonnen, aufbereitet (☞ unten) und ihm dann wiedergegeben wird
- Bei den Lymphomen wird ebenso wie bei den soliden Tumoren in der Regel primär eine autologe Transplantation durchgeführt.

Die (immunologischen) Überlegungen bei Stammzelltransplantation entsprechen den der Knochenmarktransplantation.

Vorbereitung des Patienten

Die Vorbereitung des Patienten zur Knochenmark- oder Stammzelltransplantation **(Konditionierung)** hängt von der Art der Erkrankung ab. Bei allogenen Transplantationen ist stets eine hochgradige Immunsuppression zur Vermeidung späterer Abstoßungsreaktionen erforderlich. Insbesondere bei den Leukämien ist zudem eine möglichst weitgehende Vernichtung der Tumorzellen im Körper notwendig. Heute wird überwiegend eine Kombination aus **Hochdosis-Chemotherapie** (besonders aggressive Chemotherapie mit extrem hohen Zytostatikadosen) und Ganzkörperbestrahlung angewandt. Bei einer autologen Transplantation kann oft auf die Ganzkörperbestrahlung (die bei fast allen Patienten zu einer dauerhaften Unfruchtbarkeit führt) verzichtet werden.

Nebenwirkungen bei Chemotherapie ☞ 24.5.1
Nebenwirkungen bei Strahlentherapie ☞ 24.5.2

Durchführung der Knochenmarktransplantation

Bei der allogenen Transplantation wird dem Spender in Vollnarkose durch vielfache Nadelpunktionen Knochenmark aus dem Beckenkamm entnommen, aufbereitet und dann dem Empfänger über einen zentralvenösen Katheter infundiert.

Bei einer autologen Knochenmarktransplantation wird vor der Hochdosis-Chemotherapie und evtl. Strahlenbehandlung zunächst Knochenmark entnommen, ggf. im Labor mit Hilfe von Zytostatika (☞ 24.5.1) oder monoklonalen Antikörpern (☞ 24.5.4) von evtl. vorhandenen Tumorzellen gereinigt, tiefgefroren und dem Patienten später transfundiert.

Durchführung einer Stammzelltransplantation

Auch im peripheren Blut kommen Stammzellen der Blutbildung vor, wenn auch in äußerst geringer Menge. Diese Stammzellen können durch **Stammzellapherese,** ein Verfahren, das äußerlich an die Dialyse erinnert, kontinuierlich aus dem peripheren Blut entnommen werden. Die Zellen werden aufbereitet, ggf. tiefgefroren und zur Transplantation wie Knochenmark infundiert.

Durch Vorbehandlung des Patienten mit Zytostatika und/oder Wachstumsfaktoren der Blutbildung (☞ 24.1.5) können Stammzellen aus dem Knochenmark ins Blut ausgeschwemmt und somit der Stammzellanteil im peripheren Blut erheblich gesteigert werden.

Risiken

In den ersten Monaten nach der Transplantation, insbesondere in den ersten zwei bis drei Wochen, ist der Patient hochgradig infektionsgefährdet. Daher muss er in Spezialpflegeeinheiten (**erweiterte Umkehrisolation** oder **Life island** ☞ 6.3.2) untergebracht werden, und es müssen alle Vorsichtsmaßnahmen wie bei einer Agranulozytose (Abfallen der Granulozyten unter 500/µl Blut ☞ 24.5.1) getroffen werden.

Die zweite wesentliche Gefahr für den Patienten besteht in der **Graft-versus-Host-Krankheit,** kurz *GvHD*, einer Abstoßungsreaktion des Transplantats (graft) gegen den Empfänger (host). Betroffen sind vor allem Haut, Leber und Blutbildung des Empfängers. Es kommt zu Juckreiz, sonnenbrandähnlichen Hauterscheinungen, Durchfällen und Leberfunktionsstörungen. Die Behandlung besteht vor allem in der Gabe von Glukokortikoiden, Ciclosporin A und evtl. Methotrexat.

Trotz dieser Gefahren bietet die Knochenmark- bzw. Stammzelltransplantation Patienten unter 40 – 50 Jahren mit hohem Rezidivrisiko oder nach Ausschöpfung anderer Therapiemöglichkeiten reelle Überlebenschancen.

24.6 Erkrankungen der roten Blutzellen

24.6.1 Anämien

Anämie (☞ auch 24.3): Verminderung von Erythrozytenzahl und/oder Hämoglobinkonzentration bei normalem Blutvolumen (Hämoglobin < 12 g/dl bei Frauen, Hb < 13 g/dl bei Männern).

Häufige Anämieursachen ☞ Abb. 24.40

24.6.2 Eisenmangelanämie

Die **Eisenmangelanämie** ist die häufigste Anämieform. Dabei ist die Hämoglobinsynthese und infolgedessen die Erythrozytenbildung gestört, da nicht genügend Eisen zum Einbau zur Verfügung steht.

Krankheitsentstehung

Eisenmangelanämien entstehen:

- Als Folge chronischer Blutungen aus dem Magen-Darm-Trakt oder den Harnwegen sowie infolge verlängerter, zu häufiger oder zu starker Menstruationsblutungen
- Durch zu geringe Eisenaufnahme bei Fehlernährung oder verminderte Eisenresorption nach Magenentfernung oder bei bestimmten Darmerkrankungen
- Durch erhöhten Eisenbedarf bei Schwangeren oder Kindern.

Vor allem bei Frauen ist das Gleichgewicht zwischen Eisenzufuhr und Eisenverlust (z.B. durch Menstruation) sehr labil und führen bereits kleinere zusätzliche Blutverluste zur Anämie.

Symptome und Untersuchungsbefund

Zusätzlich zu den allgemeinen Symptomen einer Anämie (☞ 24.3) haben die Patienten mit einer Eisenmangelanämie oft Hohlnägel, Haarausfall, trockene, rissige Haut mit Mundwinkelrhagaden sowie Zungenbrennen und Schluckbeschwerden durch Schleimhautatrophie **(Plummer-Vinson-Syndrom).**

Diagnostik und Differentialdiagnose

Die Eisenmangelanämie ist eine hypochrome mikrozytäre Anämie. MCV, MCH und MCHC sind vermindert. Im Blut sind der Eisenspiegel und das Speicherprotein **Ferritin** erniedrigt, während das Transporteiweiß **Transferrin** erhöht ist.

Da die Ursache des Eisenmangels gefunden werden muss, wird:

- Nach Blutungen im Magen-Darm-Trakt und im Bereich der Harnwege durch Test auf Blut im Stuhl (☞ 21.3.2) und Urinstatus (☞ 31.4.3) gesucht
- Bei Frauen eine gynäkologische Untersuchung vorgenommen.

Wichtig ist die Abgrenzung zur **infektiös-toxischen** Anämie. Sie tritt bei Tumoren oder chronischen Infekten durch Störung der Eisenverwertung auf und kann *einziges* Zeichen einer Tumorerkrankung sein. Hier sind Ferritin erhöht und Transferrin erniedrigt.

Behandlungsstrategie

An erster Stelle steht die Behandlung der Grunderkrankung. Zusätzlich ist meist eine medikamentöse Eisenzufuhr erforderlich. Trotz der relativ schlechten Magenverträglichkeit sollte die orale Gabe zweiwertiger Eisenpräparate bevorzugt werden (z.B. Eryfer® 100, Eisen liegt hier als Fe^{2+}-Ion vor). Die parenterale Gabe dreiwertiger Fe^{3+}-Eisenpräparate (z.B. Ferrlecit®) ist nur in Ausnahmefällen, z.B. bei Malabsorption, indiziert, da sie Kopfschmerzen, Übelkeit, Hitzegefühl und Herzschmerzen verursachen kann, in sehr schweren Fällen sogar einen Schock (☞ 38.5.1). Bei einer infektiös-toxischen Anämie ist die Eisengabe sinnlos.

Pflege bei Eisenmangelanämie

Pflege bei Test auf okkultes Blut im Stuhl ☞ 21.3.2

Für die Pflege von Patienten mit Eisenmangelanämie gilt:

- Wegen der verminderten Belastbarkeit von Patienten mit einer Anämie Belastungen gering halten und gleichmäßig über den Tag verteilen (ausreichend Ruhepausen einplanen)
- Den Patienten bei der Mobilisation langsam aus dem Liegen über das Sitzen aufstehen lassen (Sturzgefahr durch einen orthostatischen Blutdruckabfall)
- Bei schweren Anämien mit Kreislaufsymptomen regelmäßig RR und Puls kontrollieren. Patienten bei den ATL unterstützen, z.B. Patienten so lange begleiten, bis er kreislaufstabil ist
- Durch intensive Hautpflege trockene, rissige Haut, Mundwinkelrhagaden und brüchige Nägel lindern
- Dekubitusprophylaxe sorgfältig durchführen, da durch die verminderte Sauerstoffversorgung der Haut die Dekubitusgefahr erhöht ist

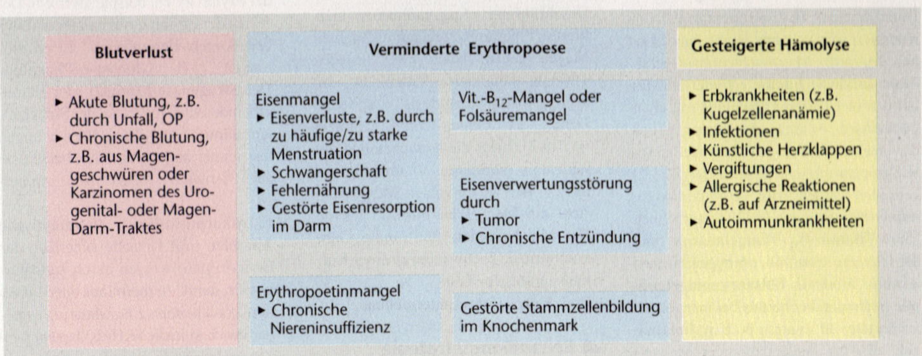

Abb. 24.40: Übersicht über die häufigsten Ursachen einer Anämie. Bei der Kugelzellenanämie sind die Erythrozyten durch einen Membrandefekt kugelförmig und werden daher vorzeitig in der Milz abgebaut. [A400]

- Eisentabletten wenn irgend möglich zwischen den Mahlzeiten einnehmen lassen. Als Getränk vorzugsweise Wasser reichen und keine Milch, da Kalzium die Eisenresorption vermindert. Aus dem gleichen Grund keine anderen Tabletten gleichzeitig geben
- Retikulozytenkontrolle (☞ 24.4.3) im Blut ungefähr eine Woche nach Behandlungsbeginn einplanen, da ein Retikulozytenanstieg das Ansprechen auf die Eisengabe zeigt.

Patienteninformation

- **Stuhlverfärbung:** Der Patient wird darüber aufgeklärt, dass sich der Stuhl durch die Eisentabletten schwarz verfärben wird
- **Ernährung:** Tierisches Eisen (Fleisch, Eier) wird besser resorbiert als pflanzliches Eisen (Kartoffeln, Gemüse, Getreide). Genügend Vitamin C (Obst, frisches Gemüse) fördert die Eisenresorption
- **Behandlungsdauer:** Die Behandlung muss über Monate fortgeführt werden, um die Eisenspeicher des Körpers aufzufüllen.

24.6.3 Hyperchrome Anämien

Zahlreiche Mangelzustände und Allgemeinerkrankungen führen dazu, dass die roten Blutkörperchen im Knochenmark nicht regelrecht ausreifen. Die Erythrozyten sind typischerweise zu groß und enthalten sehr viel Hämoglobin, d.h. es handelt sich um makrozytäre, hyperchrome Anämien. Von besonderer Bedeutung ist die **perniziöse Anämie** durch Vitamin-B_{12}-Mangel.

Krankheitsentstehung

Damit Vitamin B_{12} im terminalen Ileum resorbiert werden kann, ist die Anwesenheit des in der Magenschleimhaut gebildeten **Intrinsic Factor** erforderlich. Da bei den meist älteren Patienten mit einer perniziösen Anämie Antikörper gegen diesen Faktor und gegen Magenzellen sowie eine atrophische Gastritis (☞ 21.5.2) gefunden werden, wird sie zu den Autoimmunerkrankungen (☞ 29.5) gerechnet. Eine **Vitamin-B_{12}-Mangelanämie** und die seltenere, ebenfalls zur hyperchromen Anämie führende **Folsäuremangelanämie** treten darüber hinaus bei mangelhafter Zufuhr von Vitamin B_{12} bzw. Folsäure auf, z.B. bei langandauernder Mangelernährung (Alkoholiker) oder Malabsorption (etwa infolge Zöliakie ☞ 21.6.4). Auch eine Magenresektion führt durch Fehlen des Intrinsic Factor zu einer Anämie.

Symptome und Untersuchungsbefund

Zusätzlich zu den allgemeinen Anämiesymptomen (☞ 24.3) bestehen beim Vitamin-B_{12}-Mangel weitere hämatologische, gastrointestinale und neurologische Störungen, z.B. glatt-rote, „brennende" Zunge *(Hunter-Glossitis),* strohgelbe Hautfarbe, Gangunsicherheit, Kribbeln und schmerzhafte Missempfindungen.

Ob ein reiner Folsäuremangel neurologische Symptome verursachen kann, ist nach wie vor strittig. Sicher ist aber, dass Folsäuremangel bei Frauen kurz vor und zu Beginn einer Schwangerschaft das Risiko eines Neuralrohrdefektes beim Kind (☞ 13.17.1) erhöht, weshalb heute Frauen mit konkretem Kinderwunsch und Schwangeren eine zusätzliche Folsäureeinnahme empfohlen wird (☞ auch 12.2.2).

Diagnostik und Differentialdiagnose

Diagnostisch sind erforderlich:

- Blutbilduntersuchung: Hyperchrome, makrozytäre Anämie. Häufig Thrombo- und Leukozytopenie, da auch bei diesen Zellreihen die Reifung gestört ist
- Autoantikörpersuche (☞ 29.5) im Blut
- Bestimmung des Vitamin-B_{12}- und des Folsäurespiegels im Blut
- Evtl. **Schilling-Test** zur Differenzierung, ob niedrige Vitamin-B_{12}-Spiegel auf Malabsorption im Dünndarm oder Mangel an Intrinsic Factor zurückzuführen sind.
  Durchführung: 1 µg radioaktiv markiertes Vitamin B_{12} oral auf nüchternen Magen geben. Nach zwei Stunden 1 000 µg unmarkiertes Vitamin B_{12} i.m. als „Ausschwemmdosis" spritzen. Dann 24-Stunden-Urin sammeln (☞ 7.8.2). Liegt die Ausscheidung des radioaktiv markierten Vitamin B_{12} unter 2 % der verabreichten Menge, besteht ein Mangel an Intrinsic Factor. Bei Malabsorption führt orale Gabe von Intrinsic Factor nicht zu einer Normalisierung des Tests
- Evtl. Knochenmarkuntersuchung.

Behandlungsstrategie

- Behandlung der Grunderkrankung, Beseitigung der Fehlernährung
- Bei perniziöser Anämie i.m.-Injektion von Vitamin B_{12}, z.B. Aquo-Cytobion® 500
- Bei Folsäureanämie orale Folsäurepräparate, z.B. Folsan®
- In beiden Fällen gleichzeitige Gabe von Eisenpräparaten, da durch die überaus rasche Erythrozytenneubildung nach Behandlungsbeginn ein Eisenmangel entsteht
- Kontrollen des Serumkaliums, da durch die rasche Erythrozytenneubildung eine Hypokaliämie entstehen kann. Evtl. medikamentöse Kaliumsubstitution.

Pflege bei hyperchromer Anämie

- Retikulozytenkontrolle eine Woche nach Behandlungsbeginn einplanen
- Kaliumreiche Kost mit reichlich Obst geben.

Patienteninformation

Patienten mit perniziöser Anämie müssen die Vitamininjektionen lebenslang ungefähr einmal monatlich erhalten, da sich der Mangel an Intrinsic Factor nicht bessern wird.

24.6.4 Hämolytische Anämien

Hämolytische Anämien: Anämieformen, bei denen zwar genügend funktionsfähige Erythrozyten gebildet werden, diese jedoch vorzeitig zugrunde gehen.

Krankheitsentstehung

- Bei **korpuskulären hämolytischen Anämien** liegt die Ursache im Bereich der Erythrozyten, beispielsweise in Defekten der Erythrozytenmembran (etwa bei **Kugelzellenanämie**), Enzymstörungen (z.B. **Glucose-6-Phosphat-Dehydrogenase-Mangel**) oder Hämoglobindefekten (etwa bei der **Sichelzellenanämie**). Da diese Erkrankungen fast immer angeboren sind, heißen sie auch *hereditäre hämolytische Anämien.*
- **Extrakorpuskuläre hämolytische Anämien** (mit Ursache außerhalb der Erythrozyten) werden durch Autoantikörper, durch Arzneimittel oder Infektionskrankheiten (z.B. Malaria), seltener durch künstliche Herzklappen hervorgerufen. Sie werden auch als *erworbene hämolytische Anämien* bezeichnet.

Symptome, Befund und Diagnostik

Zusätzlich zu den allgemeinen Anämiesymptomen bestehen meist eine Milzvergrößerung (☞ 24.3) und ein Ikterus (☞ 22.2.1) mit dunklem Urin. Die Diagnose wird in erster Linie durch Blutuntersuchungen gesichert.

Behandlungsstrategie

Die Behandlung richtet sich nach der Ursache der Anämie. Bei den angeborenen Erythrozytenmembran- und Hämoglobindefekten vermag die Milzentfernung (Splenektomie) die Beschwerden des Patienten zu bessern. Zunehmend wird für einen Teil der Formen die Knochenmarktransplantation empfohlen. Bei Autoantikörperbildung ist eine Immunsuppression (☞ 29.5) angezeigt.

Pflege

Pflege bei Splenektomie ☞ 22.7.4

Für die Pflege ist bedeutsam:

- Soll Blut zur Antikörpersuche verschickt werden, muss die Probe für die Suche nach Wärmeantikörpern *kalt*, für die Untersuchung auf Kälteantikörper *warm* verschickt werden
- Patienten mit Kälteantikörpern sollten sich vor Kälte schützen
- Kranke mit einem Glucose-6-Phosphat-Dehydrogenase-Mangel müssen bestimmte Arzneimittel und den Genuss von Saubohnen (Fava-Bohnen) meiden.

24.6.5 Polyglobulie und Polyzythämie

Polyglobulie: Erythrozytenvermehrung bei normalem Plasmavolumen.

Krankheitsentstehung

Eine **primäre Polyglobulie** liegt bei der **Polyzythämie** *(Polycythaemia vera)* vor, einer bösartigen Störung des Knochenmarks. Die Polyzythämie zählt zu den so genannten **myeloproliferativen Erkrankungen** *(myeloproliferativen Syndromen)*, bei denen einzelne oder mehrere Zellreihen der Blutbildung oder das Bindegewebe im Knochenmark unkontrolliert wuchern (☞ Tab. 24.41).

Sekundäre Polyglobulien treten meist als Folge einer Lungenfunktionsstörung auf (z.B. chronisches Emphysem ☞ 20.6.3).

Symptome und Untersuchungsbefund

Die Patienten haben typischerweise eine rot-blaue Hautfarbe („blühendes Aussehen") und klagen insbesondere über „Kreislaufbeschwerden" (Schwindel, Ohrensausen, Atemnot), Kopfschmerzen, Angina pectoris und Nasenbluten. Typisch für die Polyzythämie ist ein ständiger Juckreiz. Besonders gefährdet sind die Kranken durch Thrombosen.

Bei der körperlichen Untersuchung fallen oft ein Bluthochdruck und eine Vergrößerung von Leber und Milz auf.

Diagnostik

Die Diagnose wird anhand des roten Blutbildes und des Knochenmarkbefundes (sehr zellreiches Knochenmark) gestellt. Weitere diagnostische Kriterien der Polyzythämie sind eine Splenomegalie, eine Leuko- und eine Thrombozytose.

Behandlungsstrategie

Bei einer Polyzythämie sind Aderlässe und evtl. die Gabe von Azetylsalizylsäure zur Verhinderung von Thrombosen erforderlich. In fortgeschrittenen Stadien führt eine milde Zytostatikabehandlung oft zu einer deutlichen Verminderung der Blutzellbildung, allerdings mit der Gefahr einer späteren akuten Leukämie. Auch α-Interferon ist wirksam, wobei der therapeutische Stellenwert zurzeit noch nicht abschließend beurteilt werden kann.

Bei einer sekundären Polyglobulie ist die Behandlung der Grunderkrankung vorrangig.

Pflege

Die Pflegenden berücksichtigen vor allem das erhöhte Thromboserisiko der Patienten. Manche Patienten haben auch (Spontan-)Blutungen, da die gebildeten Thrombozyten funktionsunfähig sein können.

Bezeichnung	Zellreihe
Polyzythämie	Erythrozyten
CML (Chronisch myeloische Leukämie)	Granulozyten
Essentielle Thrombozythämie	Thrombozyten
Osteomyelosklerose (-fibrose)	Bindegewebe

Tab. 24.41: Myeloproliferative Erkrankungen und die jeweils hauptsächlich proliferierende Zellreihe. Zwischenformen sind möglich.

Prognose

Die Prognose der sekundären Polyglobulie hängt von der Grunderkrankung ab. Patienten mit einer Polyzythämie können mit optimaler Therapie und Pflege nach Diagnosestellung zehn Jahre und länger überleben.

Die Haupttodesursachen der Polyzythämie sind thromboembolische Komplikationen und Leukämien im Spätstadium.

24.7 Erkrankungen der weißen Blutzellen

24.7.1 Übersicht über die Leukämien

Leukämie: Bösartige Erkrankung der weißen Blutzellen mit unkontrollierter, krebsartiger Wucherung von unreifen Stammzellen. Schätzungsweise erkrankt einer von 20000 Menschen pro Jahr an Leukämie.

Je nach der Abstammung der entarteten Blutkörperchen gliedert man die Leukämien in **lymphatische Leukämien,** bei denen die bösartigen Zellen der lymphatischen Reihe angehören, und **myeloische** *(nicht-lymphatische)* **Leukämien,** bei denen die Vorstufen der Granulozyten betroffen sind.

Weitere Einteilungen unterscheiden zwischen **unreifzelligen** und **reifzelligen Leukämien,** wobei unreifzellige Leukämien in aller Regel als **akute** und reifzellige als **chronische Leukämien** verlaufen.

Die **Krankheitsentstehung** der Leukämien ist weitgehend ungeklärt. Bestimmte chemische Substanzen (z.B. Benzol) und radioaktive Strahlung erhöhen das Krankheitsrisiko. Nach heutigem Kenntnisstand entartet nur *eine* pluripotente Stammzelle, deren Nachkommen die gesunden Blut bildenden Zellen mehr und mehr verdrängen.

24.7.2 Akute Leukämien

Die **akute lymphatische Leukämie** (kurz *ALL*) tritt bevorzugt bei Kindern auf, während die **akute myeloische Leukämie** (kurz *AML*) überwiegend bei Erwachsenen vorkommt. Kann man den Ursprung der leukämischen Zellen nicht erkennen, spricht man von einer **akuten undifferenzierten Leukämie** (kurz *AUL*).

Unbehandelt überleben die Patienten nur wenige Monate.

Symptome und Untersuchungsbefund

Die Anamnese ist bei akuten Leukämien kurz (meist wenige Wochen). Dadurch, dass die wuchernden weißen Zellen die Vorstufen der Erythrozyten und Thrombozyten verdrängen, aber selbst funktionsunfähig sind, kommt es zu:

- Anämie mit Abgeschlagenheit und Müdigkeit
- Erhöhter Blutungsneigung
- Gehäuften Infektionen mit hoher Sepsisgefahr.

Bei Patienten mit einer ALL fallen bei der Untersuchung oft Lymphknotenschwellungen und eine Milzvergrößerung auf. In fortgeschrittenen Krankheitsstadien können leukämische Infiltrate z.B. in der Haut (☞ Abb. 24.42) und im Gehirn auftreten.

Diagnostik

Im Vordergrund steht die Untersuchung des Blutes und des Knochenmarks:

- Meist sind die *Blasten*, d.h. die Vorstufen der weißen Blutzellen (☞ Abb. 24.2), schon im Differentialblutbild massenhaft sichtbar. Dabei kann die Gesamtleukozytenzahl im Blut normal, erhöht oder erniedrigt sein
- Häufig bestehen eine Anämie, Granulo- und Thrombozytopenie
- Die Knochenmarkuntersuchung (☞ 24.4.6) zeigt ein zellreiches, viel zu viele Blasten enthaltendes Mark. Die genaue Klassifikation der Leukämie erfolgt durch morphologische, zytochemische, immunologische und zytogenetische Untersuchung der Zellen.

Weitere Untersuchungen sind zur Diagnose von Organmanifestationen erforderlich.

Behandlungsstrategie

Alle akuten Leukämien werden intensiv mit Zytostatika behandelt, um eine Normalisierung des peripheren Blutbildes und weniger als 5 % Leukämiezellen im Knochenmarkausstrich zu erreichen *(Vollremission)*. Die Zytostatika dringen jedoch nicht ausreichend in das Gehirn ein. Zur Verhinderung eines späteren Rezidivs und einer leukämischen Infiltration der Hirnhäute können daher die Bestrahlung des Gehirns und das Einbringen von Zytostatika in den Liquorraum angezeigt sein *(ZNS-Prophylaxe)*.

Während dieser ersten Phase (**Induktions-, Konsolidierungs- und Reinduktionstherapie**) ist der Patient auch durch die Behandlung akut gefährdet. Aufkeimende Infektionen müssen sofort antibiotisch behandelt werden. Fast immer ist die Gabe von Blutersatzprodukten (☞ Tab. 24.37) erforderlich.

Nach der Induktionstherapie schließt sich über 2 – 3 Jahre eine weniger aggressive, ambulante **Erhaltungstherapie** an.

Bei der AML wird oft in der ersten Vollremission eine Knochenmarktransplantation angestrebt (☞ 24.5.7), da sonst häufig nicht mehr kurierbare Rezidive auftreten.

Pflege bei Zytostatikatherapie ☞ 24.5.1

Prognose

Die Prognose der akuten Leukämie im Kindesalter hat sich in den letzten Jahrzehnten erheblich verbessert. Heute können ca. 70 % der kleinen Patienten geheilt werden. Dagegen ist die Prognose der Erwachsenenleukämien nach wie vor relativ schlecht, scheint sich aber durch den zunehmenden Einsatz der Knochenmarktransplantation zu bessern.

24.7.3 Chronische Leukämien

Während die **chronisch myeloische Leukämie** (kurz *CML*) vor allem Erwachsene im berufstätigen Alter betrifft, ist die **chronisch lymphatische Leukämie** (kurz *CLL*) eine typische Erkrankung des höheren Lebensalters. Die CLL wird zu den *Non-Hodgkin-Lymphomen* (☞ 24.8.2) mit niedrigem Malignitätsgrad gezählt.

Symptome und Untersuchungsbefund

Die chronischen Leukämien beginnen uncharakteristisch und schleichend. Die Patienten fühlen sich abgeschlagen und

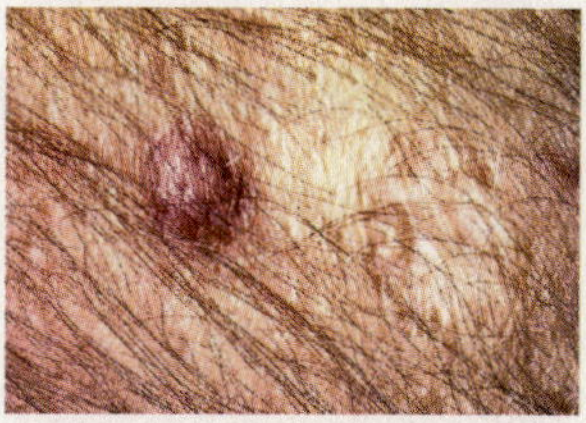

Abb. 24.42: Leukämisches (myeloisches) Hautinfiltrat am Unterarm eines 43-jährigen Patienten. [F113]

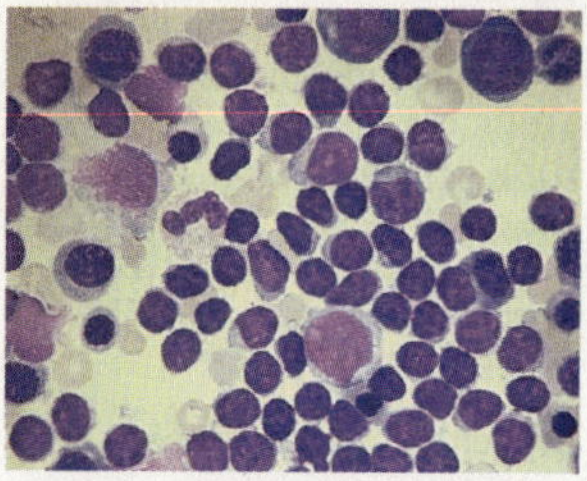

Abb. 24.43: CLL im Knochenmarkausstrich. Das Knochenmark besteht fast ausschließlich aus Lymphozyten. [F113]

müde. Viele Patienten mit einer CLL haben unklare Hautausschläge oder klagen über starken Juckreiz. Leitsymptom bzw. -befund ist bei der CLL eine symmetrische, schmerzlose Lymphknotenvergrößerung (☞ Abb. 24.8 und 24.9), während bei der CML die Milzvergrößerung besonders auffällig ist.

Diagnostik und Differentialdiagnose

Auch bei den chronischen Leukämien sind Blutbild und Knochenmarkausstrich diagnostisch entscheidend. Besonders bei der CML ist die Zellzahl im peripheren Blut stark erhöht.

Behandlungsstrategie

Im Gegensatz zu früher wird heute bei der CML in der anfänglichen chronischen Phase nicht abgewartet, sondern meist sofort nach Diagnosestellung versucht, die Zellzahl im Blut zu senken, am häufigsten mit Hydroxyurea (Litalir®). Gleichzeitig oder nach Erreichen einer Zellverminderung beginnt die Gabe von α-Interferon. Für jüngere Patienten wird heute eine möglichst frühe allogene Knochenmarktransplantation angestrebt. Die Behandlung in fortgeschrittenen Stadien zeigt bis heute kaum Erfolge.

Die Behandlungsstrategie bei der CLL ist der der akuten Leukämien entgegengesetzt: Statt „rasch und aggressiv" lautet die Devise hier „spät und schonend". Bei deutlicher Anämie, Lymphozytose, Thrombozytopenie oder starken Beschwerden des Patienten wird eine milde Zytostatikatherapie eingeleitet. Eine palliative Lymphknotenbestrahlung ist v.a. dann indiziert, wenn die Lymphknotenpakete lebenswichtige Organe beeinträchtigen. Zusätzlich ist oft eine symptomatische Therapie erforderlich, z.B. die Gabe von Immunglobulinen.

Pflege

Pflege bei Knochenmarktransplantation ☞ *24.5.7*

Bei den chronischen Leukämien kommen die Patienten meist erst in späteren Krankheitsstadien zu längeren Aufenthalten in die Klinik. Die Pflegenden helfen, die Selbständigkeit der Patienten so lange wie möglich zu bewahren. Dies bedeutet, dass die Pflegenden den Patienten nur in dem Maße unterstützen, wie es unbedingt erforderlich ist, und stattdessen mit ihm gemeinsam Strategien zur Bewältigung seiner Probleme erlernen, z.B. häufige Pausen bei Erschöpfung oder technische Hilfen zur Arbeitserleichterung.

Prognose

Die Prognose der CLL ist relativ gut. Oft ist der (ältere) Patient über Jahre nur wenig in seiner Lebensqualität eingeschränkt und stirbt nicht an der Leukämie, sondern an anderen Erkrankungen des höheren Lebensalters. Dagegen führt die CML in der Regel nach 2 – 6 Jahren zu einer akuten Verschlechterung mit einem meist tödlichen *Blastenschub*.

24.7.4 Allergisch-toxische Agranulozytose

Selten, aber gefürchtet ist die **allergisch bedingte Agranulozytose,** die nach zahlreichen Arzneimitteln (etwa Metamizol, z.B. Novalgin®) auftreten kann. Im Gegensatz zur **toxischen Knochenmarkschädigung** (z.B. bei Zytostatikatherapie) ist die allergisch bedingte Knochenmarkschädigung *dosisunabhängig* und häufig *irreversibel* (nicht mehr umkehrbar).

Der Patient wird innerhalb weniger Tage schwer krank. Hauptsymptome sind Schüttelfrost, hohes Fieber und zahlreiche (Mund-)Schleimhautnekrosen. Das Risiko einer Sepsis ist hoch.

Alle verdächtigen Arzneimittel müssen sofort abgesetzt werden. Die symptomatische Behandlung entspricht derjenigen bei Agranulozytosen durch Zytostatikatherapie (☞ 24.5.1), die Gabe z.B. von G-CSF (☞ 24.1.5) kann die Zeit der Agranulozytose verkürzen.

Überlebt der Patient die akute Phase, ist die Prognose gut. Der Patient muss unbedingt einen *Allergiepass* (☞ 29.4.3) erhalten und sollte diesen auch immer bei sich tragen.

24.8 Maligne Lymphome

Maligne Lymphome: Bösartige Erkrankungen, die von Lymphknoten oder lymphatischen Geweben ausgehen. Nach morphologischen Kriterien (feingewebliche histopathologische Einteilung) Differenzierung in **Morbus Hodgkin** und **Non-Hodgkin-Lymphome.**

24.8.1 Morbus Hodgkin

M. Hodgkin *(Lymphogranulomatose, Hodgkin-Lymphom):* Wahrscheinlich von den Lymphknoten ausgehende bösartige Erkrankung, an der ungefähr einer von 20000 Erwachsenen jährlich neu erkrankt. Altersgipfel im frühen und mittleren Erwachsenenalter.

Die Ursache der Erkrankung ist unklar.

Symptome und Untersuchungsbefund

Typischerweise kommen die Patienten wegen einer schmerzlosen Lymphknotenvergrößerung, am häufigsten im Halsbereich, zum Arzt. Evtl. haben sie auch unspezifische Allgemeinsymptome wie Müdigkeit, Leistungsabfall oder Juckreiz.

Für die Stadieneinteilung *(Staging)* ist es wichtig, ob ein ungewollter Gewichtsverlust (> 10% in den letzten sechs Monaten), ungeklärtes Fieber (> 38 °C) oder Nachtschweiß vorliegen (die drei so genannten **B-Symptome**). Die B-Symptome kündigen oft einen Ausbreitungsschub an.

Diagnostik

Diagnostisch entscheidend ist die histologische Untersuchung eines betroffenen Lymphknotens.

Nach Diagnosestellung erfolgen weitere Untersuchungen zur Stadieneinteilung, da Therapie und Prognose abhängig von der Ausbreitung der Erkrankung sind (☞ Tab. 24.44).

Behandlungsstrategie

Pflege

In den Stadien I und II ohne Risikofaktoren (z.B. hohe BSG, Befall außerhalb der Lymphknoten, Befall von drei oder mehr Lymphknotenregionen) besteht die Standardtherapie beim Erwachsenen in einer Strahlenbehandlung.

Bei Vorliegen von Risikofaktoren oder höheren Erkrankungsstadien erfolgt stets eine Chemotherapie oder eine kombinierte Chemo-/Strahlentherapie.

Pflege bei Zytostatika- und Strahlentherapie ☞ *24.5.1, 24.5.2*

Viele Patienten mit einem M. Hodgkin sind noch jung (erster Altersgipfel zwischen dem 25. und 30. Lebensjahr). Sie haben sich oft überhaupt noch nicht mit der Möglichkeit einer lebensbedrohlichen Erkrankung auseinandergesetzt und brauchen daher eine besondere psychische Unterstützung.

Prognose

In Abhängigkeit von der genauen Histologie und dem Stadium der Erkrankung beträgt die 10-Jahres-Überlebensrate zwischen 50 und über 90%.

Stadium	Befallener Körperabschnitt
I	Einzelne Lymphknotenregion (I/N) oder einzelner extranodaler (= außerhalb der Lymphknoten gelegener) Herd (I/E)
II	Zwei oder mehr Lymphknotenregionen auf der gleichen Zwerchfellseite (II/N) oder lokalisierte extranodale Herde mit Befall einer oder mehrerer Lymphknotenregionen auf der gleichen Zwerchfellseite (II/E)
III	Lymphknotenregionen auf beiden Zwerchfellseiten (III/N) oder lokalisierte extranodale Herde und Lymphknoten auf beiden Zwerchfellseiten (III/E)
IV	Diffuser Befall eines oder mehrerer extralymphatischer Organe mit oder ohne Lymphknotenbefall

Zusatz: B = mit mind. einem der sog. B-Symptome: Gewichtsverlust, Fieber oder Nachtschweiß;
A = ohne Gewichtsverlust, Fieber oder Nachtschweiß

Organsymbole: D = Haut, **H** = Leber, **L** = Lunge, **M** = Knochenmark, **N** = Lymphknoten, **O** = Knochen, **P** = Pleura, **S** = Milz

Tab. 24.44: Stadieneinteilung des Morbus Hodgkin nach der Ann-Arbor-Klassifikation.

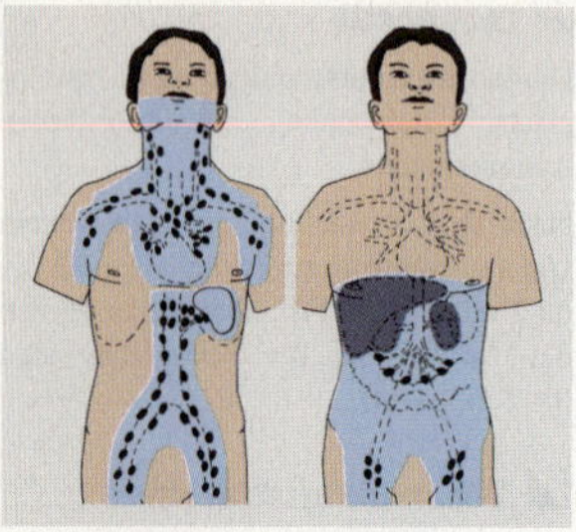

Abb. 24.45: Bestrahlungsfelder bei malignen Lymphomen.
Links: Das „obere Mantelfeld" schließt alle oberhalb des Zwerchfells gelegenen Lymphknoten ein. Das „umgekehrte y-Feld mit Milzstiel" bestrahlt die Lymphknoten unterhalb des Zwerchfells entlang der Aorta, der A. lienalis und der Aa. iliacae einschließlich der Leisten.
Rechts: Das „abdominelle Bad" schließt alle Lymphknoten unterhalb des Zwerchfells bis zu den Leisten ein, also auch die im Mesenterium gelegenen. Da der ganze Darm mitbestrahlt wird, ist mit ausgeprägten Nebenwirkungen zu rechnen (z.B. heftige Durchfälle). Nieren und Leber werden ausgespart. [A400-215]

24.8.2 Non-Hodgkin-Lymphome

Non-Hodgkin-Lymphome (kurz *NHL*): Sammelbegriff für mehrere bösartige Erkrankungen des lymphatischen Systems, die sich vom vergleichsweise gutartigen M. Hodgkin abgrenzen lassen.

CLL ☞ 24.7.3

Im deutschsprachigen Raum löst die **REAL-Klassifikation** (REAL = ***R****evised* ***E****uropean* ***A****merican* ***L****ymphoma*) allmählich die bisher gebräuchliche **Kiel-Klassifikation** ab. Die hoch malignen Tumoren haben die Endung „-blastisch" (z.B. zentroblastisches Lymphom) und die niedrig malignen die Endung „-zytisch" (z.B. lymphozytisches Lymphom).

Non-Hodgkin-Lymphome breiten sich wesentlich früher als die Hodgkin-Lymphome im gesamten Körper aus und sind daher sehr häufig im Knochenmark nachweisbar.

Die Anfangssymptome der Non-Hodgkin-Lymphome entsprechen denen der Hodgkin-Lymphome.

Diagnostik, Staging und Stadieneinteilung erfolgen wie beim M. Hodgkin.

Richtlinien für die Behandlung der Non-Hodgkin-Lymphome sind:

- Die **niedrig malignen Lymphome** zeigen einen Spontanverlauf über Jahre. Eine Heilung ist meist nicht möglich, die Behandlung ist schonend und hat vorrangig die Beschwerdelinderung des Patienten zum Ziel. Nur die *Haarzell-Leukämie* spricht gut auf α-Interferon an (☞ 24.5.4)
- Bei den **hoch malignen Lymphomen** besteht durch eine aggressive Therapie (v.a. Chemo- und Strahlentherapie, neuerdings Knochenmarktransplantation) eine Heilungschance.

24.8.3 Non-Hodgkin-Lymphom: Plasmozytom

Plasmozytom *(M. Kahler, Multiples Myelom):* Niedrig malignes Non-Hodgkin-Lymphom mit Paraproteinproduktion. Auftreten v.a. bei über 60-jährigen Patienten.

Aus bisher unbekannter Ursache kommt es beim **Plasmozytom** zur unkontrollierten Wucherung eines Plasmazellklons. Die entarteten Plasmazellen produzieren zwar Immunglobuline oder Bruchstücke von Immunglobulinen, diese sind aber nicht funktionsfähig **(Paraproteine).**

Symptome und Untersuchungsbefund

Hauptsymptome sind:

- Allgemeinsymptome wie Abgeschlagenheit und Gewichtsverlust
- Knochenschmerzen und Spontanfrakturen v.a. der Wirbelkörper
- Niereninsuffizienz durch Hyperkalzämie aufgrund des vermehrten Knochenabbaus und Ausscheidung der Paraproteine über die Niere
- Anämie und Infektneigung.

Diagnostik

Die Diagnose wird gesichert durch:

- Blutuntersuchung: **Sturzsenkung** mit BSG > 100 mm in der ersten Stunde. Das pathologische Protein ist als spitze Riesenzacke in der *Serum-Eiweißelektrophorese* (☞ Abb. 24.46) darstellbar
- Urinelektrophorese: Nachweis der **Bence-Jones-Proteine,** das sind Bruchteile *(Leicht-Ketten)* von Immunglobulinen, die in der Serum-Eiweißelektrophorese nicht nachweisbar sind
- Knochenröntgen: Zahlreiche Osteolysen (lochförmige Knochenaufhellung durch Auflösung von Knochen, z.B. der sog. „Schrotschussschädel")
- Knochenmarkbiopsie: Plasmazellen vermehrt.

Behandlungsstrategie

Die Strategie bei symptomlosen Patienten ist abwartend. Haben die Patienten starke (Knochen-)Schmerzen oder besteht Frakturgefahr, sind eine Bestrahlung der Osteolysen und evtl. eine operative Stabilisierung angezeigt. Bei zunehmender Gefährdung des Patienten durch Anämie, Hyperkalzämie, hohe Eiweißkonzentration des Blutes mit Gefahr von Durchblutungsstörung **(Hyperviskositätssyndrom)** oder Niereninsuffizienz erfolgt eine Polychemotherapie mit Zytostatika.

Pflege ☞ 24.5.1, 24.5.2

Prognose

Der Verlauf ist sehr unterschiedlich. Manche Patienten brauchen jahrelang nicht behandelt zu werden. Die mittlere Überlebenszeit nach Eintritt einer Behandlungsbedürftigkeit beträgt heute 4 – 5 Jahre.

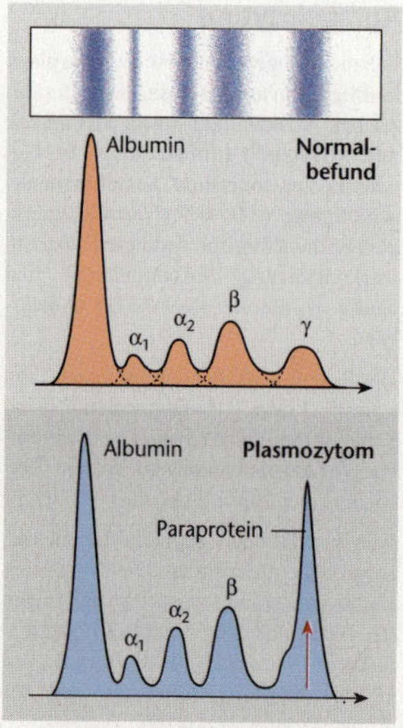

Abb. 24.46: Serum-Eiweißelektrophorese. Normalbefund und Befund bei Plasmozytom. Die hemmungslose Immunglobulinbildung des Plasmozytoms zeigt sich durch eine spitze Proteinzacke im Bereich der γ-Globuline (M-Gradient, M-Form des Kurvenverlaufs). [A400]

24.9 Koagulopathien und andere hämorrhagische Diathesen

Viele Erkrankungen in der Hämatologie und Onkologie gehen mit einer *gesteigerten Blutungsneigung* **(hämorrhagische Diathese)** einher.

Die Art der Blutung lässt häufig Rückschlüsse auf die zugrunde liegende Ursache zu (☞ Tab. 24.47):

- Bei **Koagulopathien** durch Mangel oder Funktionsstörungen der Gerinnungsfaktoren im Blutplasma haben die Patienten bereits nach kleinen Traumen große Hämatome. In schweren Fällen, v.a. bei Bluterkranken (☞ 24.9.1), kommt es zu spontanen *Gelenkeinblutungen* **(Hämarthrose).** Zu den Koagulopathien zählen beispielsweise die Hämophilie A (☞ 24.9.1), die Verbrauchskoagulopathie (☞ 24.9.2) und die erhöhte Blutungsneigung durch Vitamin-K-Mangel
- Für eine Blutungsneigung durch *verminderte Thrombozytenzahl* (**Thrombozytopenie,** *Thrombopenie*) oder *Funktionsstörungen der Thrombozyten* (**Thrombozytopathie**) sind kleine, punktförmige Einblutungen (**Petechien**) oder kleinflächige Blutungen (**Purpura**) in Haut und Schleimhäute typisch (☞ 24.9.3)
- Das Beschwerdebild bei Blutungen durch **Vasopathien** (*Gefäßerkrankungen* ☞ 24.9.4) ist uncharakteristisch. Meist sind die Blutungen punktförmig oder kleinflächig
- Die kleinflächigen Hauteinblutungen bei älteren Menschen (**Purpura senilis**) sind durch eine verminderte Widerstandsfähigkeit der Kapillaren bedingt und in der Regel harmlos.

24.9.1 Hämophilie A und B

Hämophilie *(Bluterkrankheit):* Angeborene, X-chromosomal-rezessiv vererbte Koagulopathie, bei der einzelne Gerinnungsfaktoren nicht oder nicht ausreichend gebildet werden können:

- Am häufigsten ist die **Hämophilie A** mit gestörter Bildung des Gerinnungsfaktors VIII
- Zehnmal seltener kommt die **Hämophilie B** vor, bei der der Faktor IX betroffen ist.

Symptome, Befund und Diagnostik

Aufgrund des X-chromosomalen Erbgangs sind fast alle Hämophile männlich. Typischerweise haben sie bereits nach kleinen Verletzungen ausgedehnte Blutungen. Auch Spontanblutungen in Muskel und Gelenke sind möglich.

Die Blutung hört zunächst auf, da die Gefäßreaktion und die Blutstillung intakt sind, beginnt aber nach Stunden oder gar Tagen wieder. Bei leichter Krankheitsausprägung zeigt sich die erhöhte Blutungsneigung nur in Ausnahmesituationen, z.B. nach Operationen.

Die PTT ist stark verlängert. Die definitive Diagnose liefert die Einzelfaktorbestimmung.

Behandlungsstrategie

Zur Behandlung der Hämophilie stehen heute für beide Krankheitsformen virusinaktivierte Faktorenkonzentrate zur Verfügung (z.B. Haemate® HS, Berinin HS®), die i.v. gespritzt werden. Erythrozytenkonzentrate und Fresh Frozen Plasma (kurz FFP) sind nur bei gleichzeitigem nicht kompensierbarem Volumenverlust durch die Blutung angezeigt. Bei leichten Formen vermag eine Behandlung mit *Desmopressin* (z.B. Minirin®) den Faktor-VIII-Spiegel für kurze Zeit so anzuheben, dass eine Faktorsubstitution nicht notwendig ist.

Durch mangelnde Kenntnis der Übertragungswege und Fehler bei der Virusinaktivierung bis 1985 wurden viele Bluter durch verunreinigte Faktorenkonzentrate mit dem HI-Virus infiziert (☞ 29.3.1). 90 % der Patienten mit schwerer Hämophilie, die vor 1985 mit Blutpräparaten behandelt wurden, sind HIV-positiv, mehr als 50 % davon inzwischen verstorben.

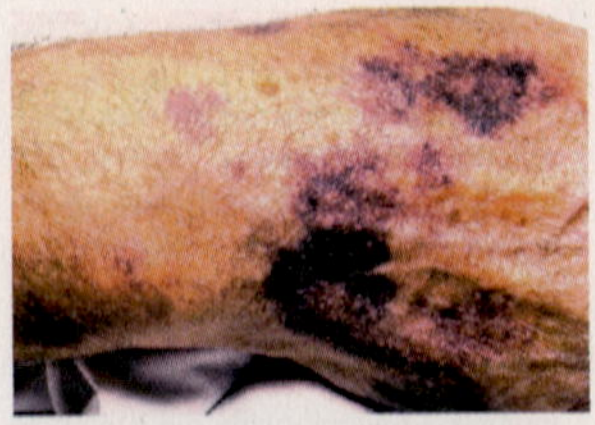

Abb. 24.48: Große, spontan entstandene Hämatome am Handrücken bei Gerinnungsfaktormangel durch Leberzirrhose. [F113]

Pflege von Patienten mit erhöhter Blutungsneigung

- Bei akuten Blutungen genaue Beobachtung des Patienten, auch auf Blut in Stuhl oder Urin. Häufige Kontrollen von RR und Puls
- Lokale Maßnahmen zur Blutstillung, d.h. Ruhigstellung und Hochlagerung der betroffenen Extremität, evtl. Druckverband, Kälteanwendung oder Tamponaden
- Schutz des Patienten vor Verletzungen:
  - Entfernung von Stolperfallen und besonders verletzungsträchtigen Gegenständen aus der Umgebung des Patienten. Bei hoher Gefährdung Bettruhe
  - Keine rektalen Temperaturmessungen, keine Klysmen oder Einläufe
  - Bei Männern Trockenrasur
  - Weiche Kost
  - **Atraumatische Zahnpflege:** Weiche Zahnbürste mit abgerundeten Borsten, Putzen nur der Zähne und nicht des Zahnfleisches, evtl. Mundpflege lediglich mit Hilfe von Watteträgern, Mundduschen oder Mundspülungen
- Keine i.m.-Injektionen
- Keine Arzneimittel, die die Blutungsneigung erhöhen: Beispielsweise kein ASS bei banalen Schmerzen!

		Koagulopathie	Thrombozytopathie, Thrombozytopenie	Vasopathie
Klinik		*Hämatome* (Blutung in Subkutis und Muskulatur). Bei schweren Formen: *Hämarthrose* (Bluterguss in einem Gelenk)	Stecknadelkopfgroße Blutungen *(Petechien)*. Kleinflächige Kapillarblutungen v.a. der unteren Extremität *(Purpura)*. Flächenhafte Blutungen *(Ekchymosen)*, Schleimhautblutungen	Uncharakteristisch, meist Petechien mit Hautveränderungen und Purpura. Ebenfalls Ekchymosen
Orient. Diagn.	Quick	Erniedrigt *	Normal	Normal
	PTT	Verlängert **	Normal	Normal

* Normal bei Mangel an Faktor VIII, IX, XI, XII
** Normal bei Faktor-VII-Mangel

Tab. 24.47: Überblick über Klinik und orientierende Diagnostik bei erhöhter Blutungsneigung.

Zusätzlich ist eine psycho-soziale Betreuung erforderlich:

- Der Patient wird bezüglich der allgemeinen Lebensführung beraten. Die Möglichkeit der *Heimbehandlung*, bei der der Patient oder die Eltern des Patienten die Injektion der Gerinnungspräparate selbst erlernen, hat die sozialen Probleme dieser Patienten deutlich vermindert. Dennoch bleibt die Belastung hoch. Selbsthilfegruppen können hier helfen
- Der Patient sollte einen Notfallausweis bei sich tragen, damit z.B. bei plötzlicher Bewusstlosigkeit keine schädigenden Arzneimittel injiziert werden.

Kontaktadressen

Deutsche Hämophilie Gesellschaft zur Bekämpfung von Blutungskrankheiten, Halenseering 3, 22149 Hamburg, Tel.: 040/6722970, E-Mail: dhg@dhg.de

Interessengemeinschaft Hämophiler e.V., Johannesstrasse 38, 53225 Bonn, Tel.: 0228/4298955, www.igh-bonn.de

Prognose

Durch den heute möglichen Ersatz der fehlenden Gerinnungsfaktoren können fast alle Patienten ein einigermaßen normales Leben führen.

24.9.2 Verbrauchskoagulopathie

Verbrauchskoagulopathie *(Disseminierte intravasale Gerinnung*, kurz *DIC*): Zunächst Bildung von *Mikrothromben* (kleinsten Gerinnseln) in den Gefäßen. Durch den Verbrauch von Gerinnungsfaktoren und Thrombozyten dann Entstehung einer *hämorrhagischen Diathese*, d.h. einer gesteigerten Blutungsneigung.

Krankheitsentstehung

Ursachen einer Verbrauchskoagulopathie können Schockzustände, Sepsis, bösartige Erkrankungen, aber auch Operationen oder geburtshilfliche Komplikationen sein.

Symptome und Untersuchungsbefund

Das voll ausgeprägte Krankheitsbild zeigt sich durch:

- Hämorrhagische Diathese mit Haut- und Schleimhautblutungen, Nachblutungen z.B. aus Stichkanälen, Magen-Darm-, Nieren- oder Gehirnblutungen
- Gleichzeitiges Organversagen (Niere) infolge von Mikrothromben.

Diagnostik und Differentialdiagnose

Anfangs ist die Thrombozytenzahl erniedrigt bei normaler oder sogar verkürzter PTT. In fortgeschrittenen Krankheitsstadien fallen praktisch alle Gerinnungstests pathologisch aus, und als Folge des sekundär gesteigerten Fibrinabbaus sind *Fibrinspaltprodukte* im Blut nachweisbar.

Behandlungsstrategie

Vordringlich sind die Behandlung der Grunderkrankung und die allgemeine Schocktherapie (☞ 38.5.1). In Frühstadien wird Heparin gegeben, um die Thrombenbildung zu verhindern. In späteren Stadien hingegen ist die Gabe von Heparin kontraindiziert. Dann werden die Gerinnungsfaktoren und evtl. auch Thrombozyten ersetzt.

Pflege

Alle gefährdeten Patienten und Patienten während der Therapie werden engmaschig auf mögliche Zeichen einer Blutung (z.B. auch Bauch- oder Kopfschmerzen) beobachtet. Die Vitalzeichen werden kontrolliert. Die Schwere des zugrunde liegenden Krankheitsbildes zusammen mit der Verbrauchskoagulopathie und ihren Komplikationen erfordert eine intensivmedizinische Betreuung.

Prognose

Die Prognose des voll ausgebildeten Krankheitsbildes mit bereits eingetretenen Komplikationen ist schlecht.

24.9.3 Thrombozytär bedingte Blutungen

Sowohl eine zu geringe Thrombozytenzahl (**Thrombozytopenie**) als auch Funktionsstörungen der Blutplättchen (**Thrombozytopathie**) führen zu erhöhter Blutungsneigung.

Krankheitsentstehung

- Eine verminderte Thrombozytenproduktion ist in erster Linie Folge von Knochenmarkerkrankungen, z.B. Leukämien

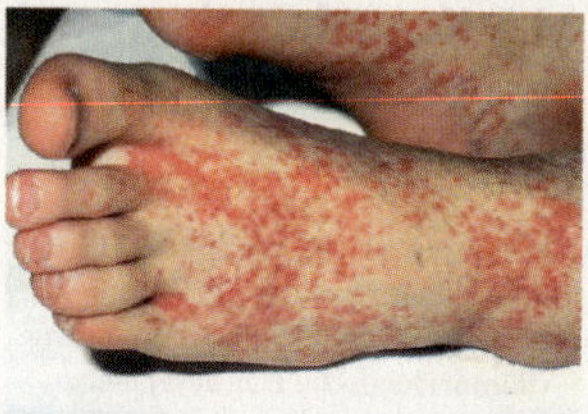

Abb. 24.49: Patient mit stecknadelkopfgroßen Blutungen (Petechien) infolge einer Thrombozytopenie. [T127]

- Antikörperbedingte Thrombozytopenien treten nach Arzneimitteln oder Infektionen auf (**Idiopathische thrombozytopenische Purpura,** kurz *ITP, Morbus Werlhof)*
- Beim **Hypersplenismus** ist die Zellverminderung durch „Überfunktion“ der Milz mit erhöhtem Blutzellabbau bedingt
- *Thrombozytopathien* können z.B. Arzneimittel (etwa Azetylsalizylsäure) oder ein Plasmozytom (☞ 24.8.3) ursächlich zugrundeliegen.

Symptome und Untersuchungsbefund

In der Regel wird die erhöhte Blutungsneigung erst bei Thrombozytenzahlen unter 30000/µl klinisch manifest. Bei den thrombozytär bedingten Blutungen handelt es sich meist um Petechien.

Diagnostik und Differentialdiagnose

Die Diagnose einer Thrombozytopenie kann durch Plättchenzählung gestellt werden. Spezielle Funktionstests weisen eine Thrombozytopathie nach.

Behandlungsstrategie

Bei lebensbedrohlichen Blutungen sind **Thrombozytentransfusionen** (☞ Tab. 24.37) erforderlich. Ansonsten hängt die Behandlung von der Ursache der Erkrankung ab. Bei medikamentös bedingter Thrombozytopenie muss das auslösende Arzneimittel abgesetzt werden. Die akute ITP bedarf oft keiner Behandlung und verschwindet in 85 % der Fälle innerhalb von Wochen spontan. Bei schweren chronischen Verlaufsformen sind Glukokortikoide und Immunglobuline (z.B. Sandoglobin®) angezeigt. Kommt es hierunter nicht zu einer Besserung, wird die Milz entfernt.

Pflege bei Chemotherapie ☞ 24.5.1

24.9.4 Blutungen durch Gefäßerkrankungen

Purpura Schoenlein-Henoch

Am häufigsten ist die **Purpura Schoenlein-Henoch.** Betroffen sind meist Kinder und Jugendliche.

2 – 3 Wochen nach einem Infekt kommt es zu einer allergischen Gefäßentzündung *(Vaskulitis)* mit Fieber, Gelenk- und Bauchschmerzen. Häufig treten Blutungen in den Magen-Darm-Trakt auf. In 70 % der Fälle besteht eine *Glomerulonephritis* (☞ 31.6.6), oft mit *Makrohämaturie* (☞ 31.3.9). Auch Arzneimittel oder Nahrungsmittel können die Erkrankung auslösen. In ca. 50 % der Fälle bleibt die Ursache unklar.

Bei der Behandlung steht die Ursachenbeseitigung, z.B. das Absetzen des verdächtigen Arzneimittels, an erster Stelle. In schweren Fällen werden Glukokortikoide gegeben.

M. Osler

Beim erblich bedingten **M. Osler** finden sich besonders an den Lippen und der Nasen- und Mundschleimhaut des Patienten Gefäßerweiterungen **(Teleangiektasien).** Häufig ist Nasenbluten.

24.10 Erkrankungen des lymphatischen Systems

Maligne Lymphome ☞ 24.8
Plasmozytom ☞ 24.8.3

24.10.1 Lymphangitis und Lymphadenitis

Lymphangitis: Entzündung der Lymphgefäße in einem Lymphabflussgebiet.

Lymphadenitis: Entzündung der *Lymphknoten.*

Krankheitsentstehung

Lymphangitis und **Lymphadenitis** entstehen durch ausgeprägte lokale Entzündungen in den vorgeschalteten Körperregionen.

Über die regionale Lymphadenitis hinaus können systemische Infektionen, beispielsweise durch bakterielle oder virale Erreger, eine *generalisierte* Lymphknotenbeteiligung hervorrufen.

Symptome, Befund und Diagnostik

Eine Entzündung der *Lymphgefäße* zeigt sich durch rote Streifen im Verlauf der Lymphbahnen, die sich zum Körperstamm hin ausbreiten, warm anfühlen und druckschmerzhaft sind.

Entzündete *Lymphknoten* sind vergrößert und ebenfalls druckschmerzhaft. Die Haut über dem betroffenen Lymphknoten kann gerötet und überwärmt sein. In schweren Fällen bilden sich *Abszesse.* Zusätzlich bestehen oft Fieber und eine Beeinträchtigung des Allgemeinbefindens.

Die Diagnose wird meist klinisch gestellt.

Behandlungsstrategie und Pflege

Häufig kann die zugrunde liegende Entzündung medikamentös, z.B. mit Antibiotika, behandelt werden. Lymphknotenabszesse müssen chirurgisch versorgt werden. Das betroffene Körperteil wird ruhig gestellt, gekühlt und nach Möglichkeit hoch gelagert. Die weitere Pflege hängt von der Grunderkrankung ab.

Prognose

Mit Abklingen der Entzündung geht auch die Mitbeteiligung der Lymphgefäße und Lymphknoten wieder zurück. Allerdings können wiederholte Lymphgefäßentzündungen zu einem Lymphödem führen (☞ unten).

24.10.2 Lymphödem

Lymphödem: Chronisches Ödem infolge Beeinträchtigung des Lymphabflusses.

Krankheitsentstehung

Das **primäre Lymphödem** ist angeboren und durch eine Minderentwicklung der Lymphgefäße bedingt.

Dagegen wird das **sekundäre Lymphödem** z.B. durch Entzündungen (z.B. Erysipel) oder Tumoren *(malignes Lymphödem)* verursacht, die die Lymphgefäße und Lymphknoten mechanisch verlegen oder zerstören. Therapiemaßnahmen, die häufig ein Lymphödem zur Folge haben, sind Strahlentherapien oder die Entfernung der weiblichen Brust mit Ausräumung der Achselhöhle wegen eines Mammakarzinoms.

Symptome und Untersuchungsbefund

Der Patient klagt über Spannungs- und Schweregefühl sowie häufig Brennen und Bewegungseinschränkung der betroffenen Körperregion.

Das Lymphödem ist typischerweise blass, teigig (später hart), lässt sich nicht oder nur gering eindrücken und ist schmerzlos (☞ Abb. 24.50 und Tab. 24.51).

Schwerste Fälle mit unförmiger Schwellung der gestauten Körperregion werden als **Elephantiasis** bezeichnet.

Diagnostik und Differentialdiagnose

Die Diagnose ist meist klinisch möglich. Manchmal sind Spezialuntersuchungen (z.B. *Lymphszintigraphie, Lymphographie* oder CT) erforderlich.

Behandlungsstrategie und Pflege

Soweit möglich, wird die zugrunde liegende Ersterkrankung behandelt. In fortgeschrittenen Stadien und bei Erfolglosigkeit der konservativen Therapie können verschiedene Operationen angezeigt sein.

Die Pflege bei Lymphödemen beruht auf den vier Säulen:

- Manuelle Lymphdrainage, eine Sonderform der Streichmassage (☞ 10.9.3)
- Hautpflege
- Kompression durch Kompressionsstrümpfe, -handschuhe oder -ärmel
- Bewegungstherapie.

- Zu meiden sind einengende oder abschnürende Kleidungsstücke und bestimmte Körperhaltungen wie etwa übereinandergeschlagene Beine oder langes Sitzen bei einem Beinödem
- Hitze und Kälte dagegen führen über eine Durchblutungssteigerung (bei Kälte reaktive Hyperämie) zu einer Ödemverstärkung. Deshalb sind für die Patienten heiße Bäder oder Wickel, Sonnenbäder und Saunagänge ebenso verboten wie Kälteanwendungen, z.B. Eispackungen
- Zwischenzeitliche Hochlagerung der betroffenen Extremität wirkt ebenfalls entstauend
- Häufig ist eine Bewegungstherapie mit speziellen gymnastischen Übungen angezeigt. Überanstrengung und monoto-

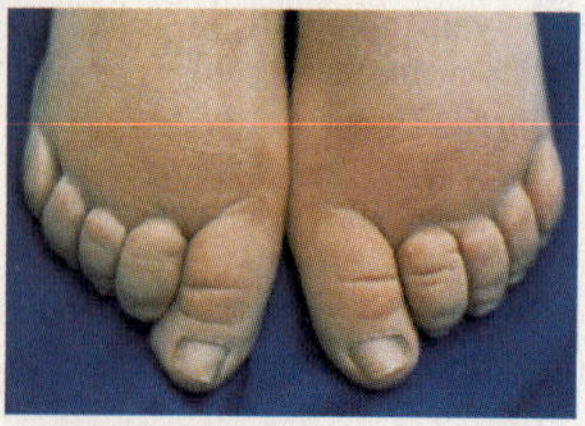

Abb. 24.50: Primäres Lymphödem mit Stauung bis in die Zehen und Furchenbildung. [M180]

ne Belastungen der betroffenen Region sind ungünstig
- Verletzungen der betroffenen Extremität sind zu vermeiden und müssen unverzüglich behandelt und sorgfältig gepflegt werden.

! Vorsicht

Keine Injektionen und Blutdruckmessungen an der betroffenen Extremität!

Patienteninformation und Prognose

Häufig können Lymphödeme durch frühzeitige und konsequente konservative Behandlung entscheidend gebessert werden. Hierfür ganz wesentlich ist gute Kooperation des Patienten.

Bei einem malignen Lymphödem entscheidet die Grunderkrankung über die Prognose.

	Lymphödem	Ödem bei Herzinsuffizienz	Venös bedingtes Ödem
Anamnese	Beim seltenen primären Lymphödem leer (v.a. junge Frauen betroffen), beim häufigeren sekundären Lymphödem vor allem Tumoren, Erysipel, Bestrahlungen	Vor allem ältere Patienten mit weiteren Zeichen einer Herzinsuffizienz (z.B. verminderte körperliche Belastbarkeit, Luftnot, nächtliches Wasserlassen)	Vor allem ältere Patienten mit Varikosis, chronisch-venöser Insuffizienz oder – bei rascher Entstehung – tiefer (Bein-)Venenthrombose
Lokalisation	Untere oder obere Extremität, beim primären Lymphödem von distal nach proximal fortschreitend, beim sekundären Lymphödem umgekehrt	Abhängige Körperpartien, meist Knöchelregion und Unterschenkel	In der Regel untere Extremität, meist Fuß, Knöchelregion und Unterschenkel, bei Beckenvenenthrombose auch Oberschenkel
Leitsymptome	Zunächst weiche, später härter werdende Schwellung, Haut kühl und (in Frühstadien) unauffällig, Schweregefühl, keine Schmerzen	Weiche, eindrückbare Schwellung (Delle auf Fingerdruck), nach längerer Belastung (abends) zunehmend. Haut unauffällig, evtl. Schweregefühl, keine Schmerzen.	Zunächst weiche, später härter werdende Schwellung, abends stärker als morgens. Haut warm und bläulich verfärbt, meist Varizen oder trophische Hautveränderungen

Tab. 24.51: Vergleich zwischen Lymphödem, Ödem bei Herzinsuffizienz (☞ auch 18.6.1) und venös bedingtem Ödem (☞ auch 19.3.2, 19.8.3, 19.8.5).

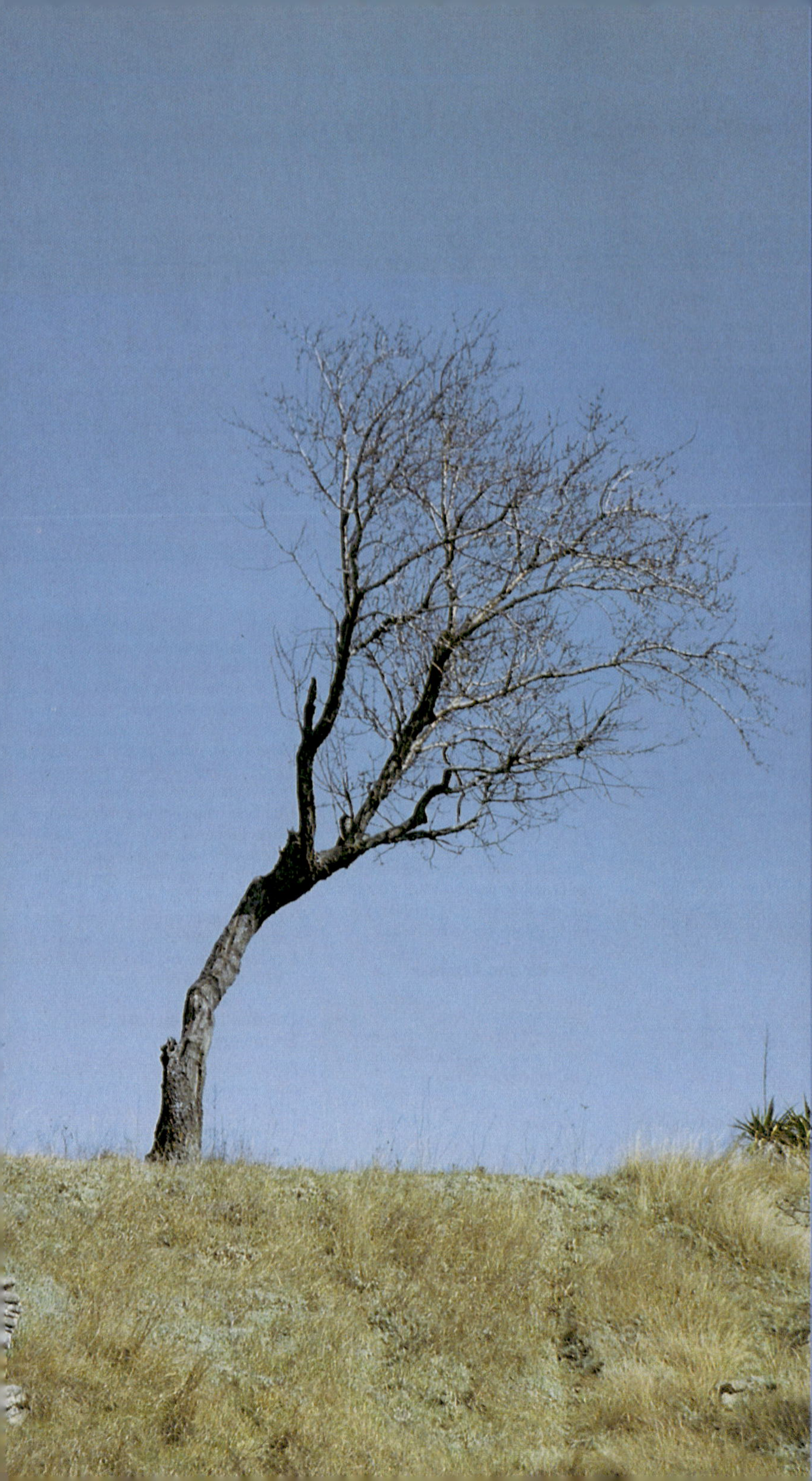

25

Pflege in der Rheumatologie

25 Pflege in der Rheumatologie

Die medizinischen Fachgebiete

Rheumatologie: Lehre von den **rheumatischen Erkrankungen.** Befasst sich mit nicht verletzungsbedingten Erkrankungen des Bewegungs- und Stützapparates. Dabei können Gelenke, Sehnen, Bänder und Muskeln einzeln oder in Kombination betroffen sein.

Der Rheumatologe behandelt zusätzlich auch Patienten mit (immunogen bedingten) Entzündungen des Bindegewebes der inneren Organe **(Kollagenosen)** oder der Gefäße **(Vaskulitiden).**

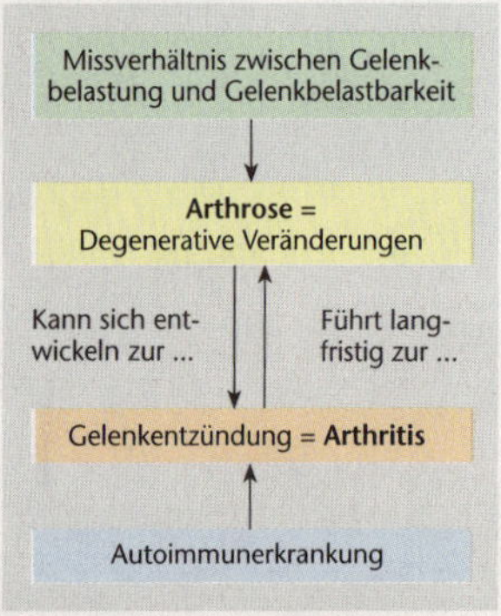

Abb. 25.1: Entstehungsmechanismen und Zusammenhang von Arthrose und Arthritis. [A400]

Die **Rheumatologie** ist sowohl Teilgebiet der *Inneren Medizin* (Schwerpunkt konservative Therapie) als auch der *Orthopädie* (Schwerpunkt operative Therapien).

25.1 Einführung in die Rheumatologie

25.1.1 Was ist „Rheuma"?

„Rheuma" ist eine Sammelbezeichnung für Dutzende verschiedener Erkrankungen, die sich in Beschwerdebild, Verlauf und Prognose sehr unterscheiden.

Arthritis und Arthrose

Arthritis: Gelenkentzündung. Hauptsymptome sind Gelenkschmerzen, -schwellung, Überwärmung und Bewegungseinschränkung.

Arthrose: Degenerative Gelenkerkrankung. Zeigt sich anfangs v.a. durch Gelenksteife und „Spannungsgefühl" in den betroffenen Gelenken, später auch durch Schmerzen.

Aufbau eines Gelenks ☞ *Abb. 26.3*

Grundsätzlich kann eine **Arthritis** auf zwei verschiedenen Wegen entstehen. Dies begründet die Unterscheidung zweier großer Krankheitsgruppen:

- Bei den **Arthrosen** (☞ 26.10) stehen nicht-entzündliche *Abnutzungserscheinungen* **(degenerative Veränderungen)** an den Gelenkknorpeln am Anfang des Krankheitsgeschehens. Auf diese Arthrose kann sich *sekundär* eine Entzündung aufpfropfen; die Arthrose wird zur Arthritis. Die Entzündung ist also Folge, nicht Ursache der Erkrankung. Arthrosen werden vornehmlich vom Orthopäden behandelt
- Bei den **entzündlich-rheumatischen Erkrankungen,** die in diesem Kapitel vorgestellt werden, ist die Arthritis durch Autoimmunreaktionen (mit-)bedingt (☞ 29.5) und manifestiert sich an bis dahin nicht vorgeschädigten Gelenken. Die Entzündung kann langfristig zu degenerativen, also arthrotischen Veränderungen des Gelenks führen.

Entzündlich-rheumatische Erkrankungen

Das Spektrum entzündlich-rheumatischer Erkrankungen (☞ 25.5) ist weit:

- Es reicht von vorübergehenden Arthritiden weniger Gelenke, die keine bleibenden Schäden hinterlassen, bis hin zu schweren fortschreitenden Arthritiden mit Zerstörung der Gelenke und hochgradiger Behinderung der Patienten
- Die Arthritiden können *akut, chronisch-progredient* oder *in Schüben* verlaufen
- Sie können nur ein einziges Gelenk **(Monoarthritis),** wenige **(Oligoarthritis)** oder viele **(Polyarthritis)** Gelenke betreffen. Manchmal ist auch (oder nur) die Wirbelsäule betroffen

- Viele rheumatische Erkrankungen greifen auch innere Organe, die Augen oder die Haut an, sind also *Allgemeinerkrankungen* mit *bevorzugtem* Befall des Bewegungsapparates.

Septische Arthritiden

Bei den **septischen Arthritiden** (☞ 26.6.4) ist die Arthritis durch *direkte* Infektion des Gelenks mit einem Krankheitserreger bedingt. Dieser kann meist in der Gelenkflüssigkeit nachgewiesen und durch gezielte Behandlung abgetötet werden.

Systemerkrankungen

Eine Untergruppe innerhalb der rheumatischen Erkrankungen bilden die **Kollagenosen,** zu denen z.B. der **systemische Lupus erythematodes** (*SLE* ☞ 25.6.1) gehört. Hierbei rufen *Autoimmunreaktionen* (d.h. Antikörperbildungen gegen körpereigene Strukturen ☞ 29.5) Entzündungen von Bindegeweben hervor. Kennzeichnend ist, dass nicht nur *ein* bestimmtes Organ oder *eine* bestimmte Körperregion erkrankt ist, sondern ein *System* gleichartiger Gewebe (das Bindegewebssystem) unter Beteiligung *vieler* verschiedener Organe. Deshalb werden diese Erkrankungen auch als **Systemerkrankungen** bezeichnet. Der Befall der Gelenke ist bei diesen Erkrankungen nur eine von vielen Beschwerden.

Eine Teilgruppe der Kollagenosen bzw. Systemerkrankungen sind die **Vaskulitiden** (☞ 25.6.6), bei denen die Gefäßwände (v.a. der Arterien) entzündet sind.

Sonderstellung: Gicht

Die **Gicht** (☞ 23.9) ist eine Stoffwechselerkrankung, die *sekundär* zu rheumatischen Beschwerden führt. Sie zählt nicht zu den klassischen rheumatischen Erkrankungen.

25.1.2 Pflege in der Rheumatologie

Prognose rheumatischer Erkrankungen

Der Verlauf der meisten rheumatischen Erkrankungen ist chronisch-progredient, und Heilungen sind nur selten zu erwarten. Zeiten relativer Beschwerdearmut, in denen der Patient Hoffnung schöpft, wechseln mit schweren Schmerzzuständen, die Skepsis gegenüber Ärzten, Pflegepersonal und der Therapie schüren können.

Jeder hat „sein Rheuma"

Jeder Patient hat „sein Rheuma". Selbst bei gleicher Diagnose sind die Verläufe sehr unterschiedlich und reichen von spontanen Heilungen bis zu rascher Entwicklung von Bewegungseinschränkungen und Hilfsbedürftigkeit.

> Es ist falsch, dem Patienten die Kompetenz für seine Krankheit absprechen zu wollen. Besser ist eine Atmosphäre gegenseitigen Vertrauens, bei der der Patient von sich aus seine Erfahrungen und die von ihm praktizierten Behandlungsmethoden mitteilt.
> Sonst laufen evtl. verschiedene Therapieansätze einander zuwider und schaden dem Patienten. Deshalb stellen rheumatische Erkrankungen hohe Anforderungen an Ärzte und Pflegende.

Ziele der Pflege

> Ziel der rheumatologischen Pflege ist die **„Hilfe zur Selbsthilfe"** (☞ auch 1.3.3).

Dieses Ziel kann nur durch *aktivierende Pflege* erreicht werden. Dazu gehört, dass die Pflegenden in jeder Situation ermitteln, wie viel Hilfestellung der Patient wirklich braucht. Krankengymnastische Übungen und technische Hilfsmittel fördern ebenfalls die Fertigkeiten des Kranken. Kontakte zu Selbsthilfegruppen sollten möglichst schon während des Krankenhausaufenthaltes vermittelt werden.

25.1.3 Unterstützung bei den ATL

> Kernproblem des Rheumapatienten ist seine schmerzhaft eingeschränkte Beweglichkeit.

Sich bewegen

Die Beweglichkeit wird nicht nur durch Schmerzen eingeschränkt, sondern auch durch bereits eingetretene **Deformierungen** (krankhafte Verformungen) und **Kontrakturen** (Veränderungen an der Gelenkkapsel oder Verkürzungen von Sehnen und Muskeln, die die Bewegungsfähigkeit vermindern oder völlig aufheben).

Trotz dieser Probleme darf kein Patient mit einer rheumatischen Erkrankung auf

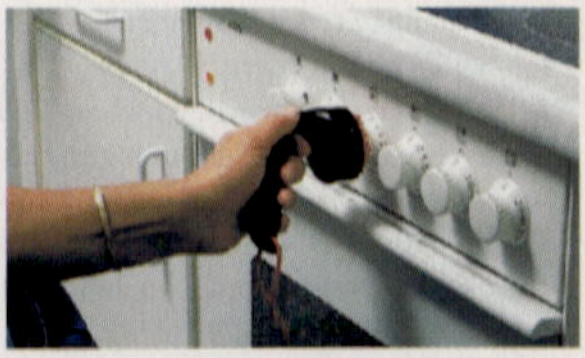

Abb. 25.2: Universalhalter mit dicht stehenden Kunststoff- oder Metallstiften ersetzen die Greiffunktion der Finger und reduzieren den Kraftaufwand für Drehbewegungen. [V121]

Bewegung verzichten. Langes Ruhen lässt die Gelenke einsteifen und führt langfristig zu Kontrakturen.

Deshalb gilt:

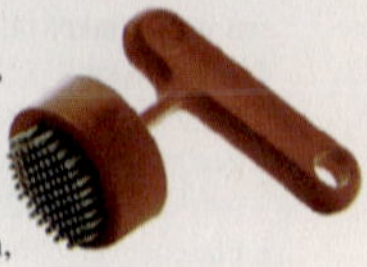

- Alle Maßnahmen, bei denen eine aktive Mitarbeit des Patienten erforderlich ist, so planen, dass sie zeitlich mit der größtmöglichen Bewegungsfähigkeit des Patienten zusammenfallen. Also z.B. das morgendliche Waschen und die krankengymnastischen Übungen wegen der Morgensteifigkeit nicht zu früh vorsehen
- Bewegung ist Therapie für den Patienten. Deshalb den Patienten nicht aus Ungeduld *unter*fordern.

Die Beweglichkeit kann außerdem durch folgende Maßnahmen unterstützt werden:

- Die Rheumamedikamente (☞ 25.4.1) schon früh morgens (5 – 6 Uhr) einnehmen lassen, jedoch zur besseren Magenverträglichkeit nicht nüchtern, sondern z.B. mit einem Stück Brot. Nach ca. einer Stunde ist die Beweglichkeit meist deutlich besser
- Gelenke vor besonderen Belastungen rechtzeitig kühlen, da dies die Schmerzen lindert. Kontraindikationen beachten (☞ 25.4.2)
- Hilfsmittel, z.B. Unterarmgehstützen in Reichweite des Patienten aufbewahren, damit er selbständig aufstehen kann
- Kontrakturen durch richtige Lagerung (☞ 7.5.5) sowie aktives und passives Durchbewegen der Gelenke (☞ 25.4.2) vorbeugen.

Sich waschen und kleiden

- Sinnvoll sind z.B. Griffverlängerungen oder -verdickungen an Zahnbürste, Kamm und Rasierapparat. Evtl. kann auch eine elektrische Zahnbürste die

Selbständigkeit des Patienten bewahren helfen oder fördern
- Mit Klettverschlüssen an Kleidung und Schuhen kommt der Patient meist besser zurecht als mit Knöpfen oder Reißverschlüssen
- Rutschfeste Sohlen sind unabdingbar (erhöhtes Sturzrisiko)
- Nachthemden, Blusen und Hemden sollten ausreichend lange Vorderverschlüsse (aber ohne kleine Knöpfe) haben, damit sie leicht über den Kopf zu ziehen sind.

Essen und trinken

Patienten, bei denen die Hände mitbefallen sind, haben Schwierigkeiten beim Essen und Trinken. Die Pflegenden sollten daran denken:
- In Absprache mit dem Ergotherapeuten geeignete Hilfsmittel zu besorgen (☞ Abb. 25.4 – 25.7)
- Flaschenverschlüsse usw. für den Patienten zu öffnen, falls er dazu nicht in der Lage ist
- Den Patienten zu fragen, was auf- bzw. klein geschnitten werden soll.

Ausscheiden

Viele Patienten haben Probleme beim Toilettengang, verschweigen diese aber aus Scham:
- Die mangelnde Beweglichkeit der Patienten (besonders bei Wirbelsäulenbefall) erschwert die Drehung nach hinten zur Säuberung
- Für Patienten mit Kniegelenkschäden sind normale Toiletten zu niedrig, um sich schmerzfrei daraufsetzen zu können. Hier sind eine Toilettensitzerhöhung und vorn oder seitlich befestigte Haltegriffe hilfreich.

Ruhen und schlafen

Schmerzen und Unbeweglichkeit können die Nachtruhe eines Patienten stören. Daher:
- Die abendliche Schmerzmedikation möglichst spät verabreichen (aber nicht im Liegen, damit das Arzneimittel nicht in der Speiseröhre verbleibt und diese schädigt)
- Dem Patienten eine möglichst leichte Decke geben, bei HWS-Beschwerden speziell abstützende Kissen besorgen
- Bei einigen Erkrankungen wird Wärme als angenehm und schmerzlindernd empfunden. Deshalb dem Patienten evtl. Schaffelle oder Angorawäsche umlegen bzw. anziehen.

Für Sicherheit sorgen

Die Patienten sind aufgrund ihrer Schmerzen und ihrer Bewegungseinschränkung erhöht sturzgefährdet. Daher muss die Umgebung des Patienten so sicher wie möglich gestaltet werden:
- Trockene Böden und rutschfeste Unterlagen im Bad
- Aufgeräumte Zimmer, um Stolperfallen zu vermeiden
- Genügend Platz für den Rollstuhl oder andere Hilfsmittel
- Angezogene Roll- oder Sitzstuhlbremsen
- Für den Patienten erreichbare Haltevorrichtungen für Stöcke und Gehstützen
- Sitzerhöhungen, um dem Patienten das Aufstehen zu erleichtern
- Haltegriffe entlang der Wände in Patientenzimmer, Flur, Toilette und Bad
- Festes Schuhwerk des Patienten
- Verlängerungen für solche Klingeln und Lichtschalter, die der Patient nicht sicher erreichen kann.

Sich beschäftigen
Sinn finden

Die chronisch fortschreitende Erkrankung führt häufig zur Berufs- oder Erwerbsunfähigkeit. Besonders jüngeren Patienten fällt es schwer, ihre Behinderung, die ihre Lebenspläne umstößt, zu akzeptieren. Patienten mittleren Alters bedrücken v.a. die Sorgen um die finanzielle Sicherheit ihrer Familie und die Bewältigung der praktischen Probleme eines Haushalts mit Kindern, ältere Patienten haben eher Schwierigkeiten mit der eigenen häuslichen Versorgung.

Auch wenn die Patienten für viele Verrichtungen des täglichen Lebens mehr Zeit brauchen als zuvor, haben sie häufig durch den Verlust des Arbeitsplatzes oder eine Frühberentung deutlich mehr „Freizeit“ als vor ihrer Erkrankung. Diese sinnvoll auszufüllen, fällt oft schwer.

Das Pflegepersonal kann durch Gesprächsbereitschaft und Vermitteln von Kontakten helfen:
- Sozialarbeiter rechtzeitig einschalten um z.B. Möglichkeiten einer beruflichen Rehabilitation zu prüfen
- Über Selbsthilfegruppen informieren
- In Zusammenarbeit mit Ergotherapeuten und Angehörigen Aufnahme neuer Hobbies anregen.

Sich als Frau oder Mann fühlen und verhalten

Viele Patienten mit einer rheumatischen Erkrankung empfinden sich durch Deformierungen an Händen, Beinen und Füßen als unattraktiv.

Andere Patienten erleben besonders den Verlust der Körperkraft als einschneidend, vor allem wenn sie einen Beruf aus-

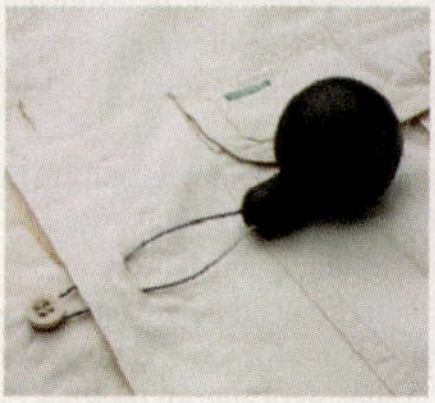

Abb. 25.4: Mit der Zuknöpf-Hilfe können Patienten mit Handverformungen selbst Knopfverschlüsse schließen. Der Knopf wird mit der Metallschlinge, die zuvor durch das Knopfloch gesteckt wurde, erfasst und durch das Knopfloch gezogen. [V121]

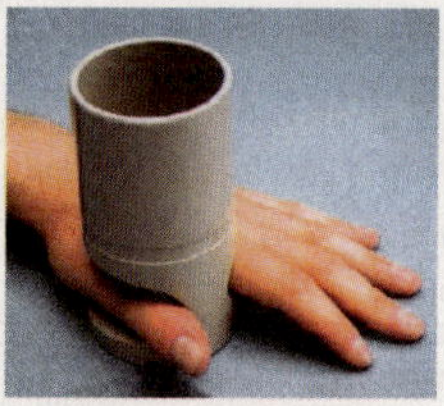

Abb. 25.5: Trinkbecher mit spezieller Griffmulde für Patienten mit Bewegungseinschränkungen der Finger. Er kann dazu beitragen, dass der Kranke ausreichend trinkt und nicht in ein Flüssigkeitsdefizit gerät, weil es ihm unangenehm ist, für jeden Schluck um Hilfe zu bitten. [V143]

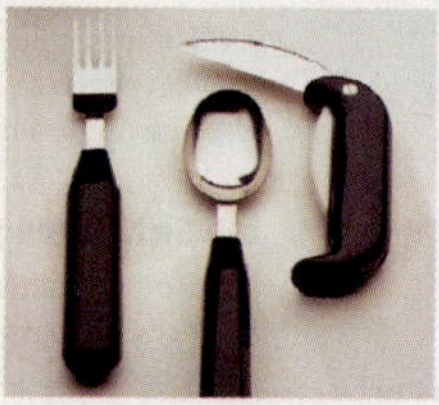

Abb. 25.6: Spezial-Essbesteck für Patienten mit herabgesetzter Kraft und Beweglichkeit der Hände. Die Griffe sind lang und kräftig, die Löffelmulde besonders tief. Das Messer ist abgewinkelt und kann mit der Faust umschlossen werden. [V121]

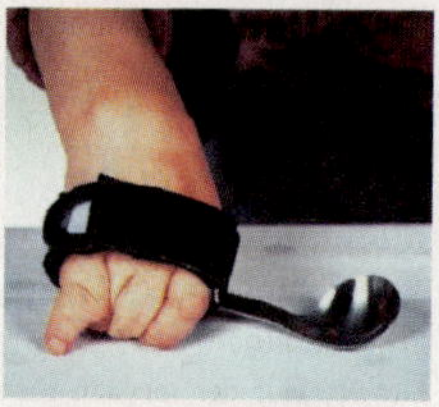

Abb. 25.7: Im Besteckhalter können alle Bestecke mit flachem Griff befestigt werden, so dass der Patient alleine essen kann. Der Besteckhalter ist so handlich, dass er in einer Handtasche mitgenommen werden kann und erleichtert es dem Patienten, Mahlzeiten außerhalb seiner Wohnung einzunehmen. [V121]

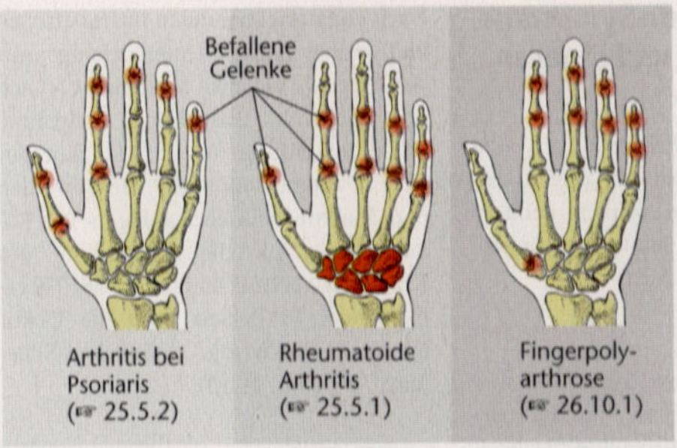

Abb. 25.9: Typische Befallsmuster im Handbereich, die auf die Erkrankungsursache hinweisen. [A400-190]

geübt oder Hobbys gepflegt haben, welche Kraft und Geschicklichkeit erforderten. Manche Kranke reagieren aus Unsicherheit aggressiv, auch gegenüber den Pflegenden.

Das Vermitteln eines positiveren Körperbildes kann durch Hilfestellungen gefördert werden:

- Die Patienten motivieren, ihrer Körperpflege wie gewohnt nachzugehen, z.B. ihre Kosmetika weiterhin zu benutzen
- Sie dazu anregen, Kleidung zwar zweckmäßig, jedoch durchaus „schick" auszuwählen.

25.2 Beschwerden des rheumatischen Patienten

25.2.1 Gelenkschmerzen und -schwellungen

Leitsymptom rheumatischer Erkrankungen ist der **Gelenkschmerz** *(Arthralgie).* Nur einige wenige Patienten mit Weichteilrheumatismus oder Kollagenosen ohne Gelenkbeteiligung empfinden ihre Schmerzen nicht in oder an den Gelenken.

Das akut entzündete Gelenk ist typischerweise durch Schmerzen **bewegungseingeschränkt** sowie durch Erguss und Weichteilschwellung **verdickt.** Die Haut darüber ist erwärmt und evtl. gerötet.

Entstehung des entzündlich-rheumatischen Schmerzes

Aus noch nicht genau bekannter Ursache (höchstwahrscheinlich Autoimmunreaktionen mit Ablagerung von *Antigen-Antikörper-Komplexen* ☞ 29.5) entzündet sich bei entzündlich-rheumatischen Erkrankungen die **Synovialis** *(Gelenkinnenhaut).* Als Reaktion auf diesen Entzündungsreiz fängt die Synovialis an zu wuchern und wächst wie ein Keil in das Gelenk hinein **(Pannusbildung).** Zusätzlich produziert sie ein entzündliches Sekret, das zu einem **Gelenkerguss** (Flüssigkeit im Gelenkinnern) führt. Es entsteht eine Gelenkschwellung mit schmerzhafter Gelenkkapselspannung und Bewegungseinschränkung.

Der entzündliche Erguss enthält Knorpel schädigende Substanzen, die langfristig zuerst den Knorpel abbauen und später die Gelenk bildenden Knochenflächen zerstören. **Knorpel-** und **Knochendestruktion** verursachen ihrerseits Fehlstellungen des Gelenkes mit Lockerung des Bandapparates, die dem Patienten weitere Fehlbelastungsschmerzen bereiten.

Schmerztypen

Es werden zwei Arten des Gelenkschmerzes unterschieden:

- Die Kombination aus **Anlauf-** und **Belastungsschmerz** ist typisch für die degenerative Gelenkerkrankung (*Arthrose* ☞ 25.1.1 und 26.10). Der Schmerz ist zu Anfang einer Bewegung am schlimmsten (z.B. die ersten Schritte *beim Anlaufen* nach längerem Sitzen) und wird dann geringer oder verschwindet ganz. Nach längerer *Belastung,* also v.a. abends, treten erneut Schmerzen auf. Dieser Schmerztyp kann auch bei entzündlich-rheumatischen Krankheitsformen auftreten, wenn langjährige Entzündungen bereits sekundäre degenerative Veränderungen hervorgerufen haben
- Der **Nacht-** und **Ruheschmerz** ist die charakteristische Schmerzform der entzündlich-rheumatischen Erkrankung. Der schon in Ruhe vorhandene Schmerz wird durch Bewegung verstärkt und schränkt häufig die Beweglichkeit des Gelenkes stark ein. Die nächtlichen Schmerzen plagen die Patienten besonders frühmorgens.

Befallsmuster bei Gelenkschmerzen

Viele rheumatische Erkrankungen haben ein typisches **Befallsmuster**, d.h. die von der Erkrankung befallenen Gelenke sind in charakteristischer Weise über den Körper verteilt (☞ z.B. Abb. 25.9).

25.2.2 Gelenksteifigkeit und Gelenkdeformitäten

Der entzündliche Prozess zerstört Gelenk-, Band- und Sehnenstrukturen und führt langfristig zur dauerhaften Bewegungseinschränkung und Deformierung der Gelenke.

Wie in einem Teufelskreis begünstigt eine einmal eingetretene Fehlstellung weitere Deformierungen, die zur völligen Einsteifung des Gelenkes führen können. Deshalb ist es wichtig, den Gelenkdeformierungen durch krankengymnastische Maßnahmen und orthopädische Hilfsmittel (z.B. Schienen) vorzubeugen.

	Degenerativer Gelenkschmerz	Entzündlich-rheumatischer Gelenkschmerz
Vorstadium	Jahre	Wochen bis Monate
Lokalisation	Meist große Gelenke wie Knie und Hüfte	Oft kleine Gelenke, v.a. der Hände
Schmerz	Anlauf- und Belastungsschmerz, abends stärker als morgens, meist von kurzer Dauer	Morgensteifigkeit, lang anhaltender Schmerz
Gelenkschwellung	Selten, und wenn, dann meist erst nach Belastung	Praktisch immer (und ohne vorherige Belastung)
Fieber	Nie	Manchmal
Verlauf	Langsam fortschreitend	Oft in Schüben

Tab. 25.8: Klinische Unterscheidung zwischen degenerativem und entzündlich-rheumatischem Gelenkschmerz. [A400]

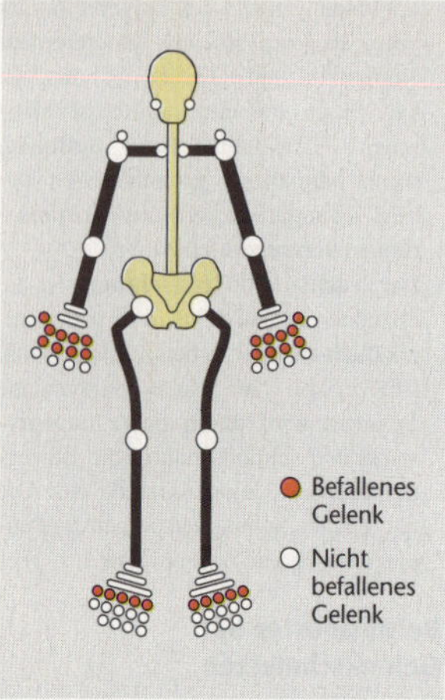

Abb. 25.10: „Männchen-Schema" zur Dokumentation des Befallsmusters bei rheumatischen Erkrankungen, hier am Beispiel der rheumatoiden Arthritis im Alter (☞ 25.5.1). [A300-190]

25.2.3 Beschwerden der gelenknahen Sehnen und Schleimbeutel

Die Entzündung greift bei vielen Patienten auf benachbarte Strukturen über. So leiden viele rheumatische Patienten zusätzlich unter **Schleimbeutelentzündungen** *(Bursitiden)* und **Sehnen-** bzw. **Sehnenscheidenentzündungen** (*Tendinitis* bzw. *Tendovaginitis*). Sehr schmerzhaft sind auch **entzündete Sehnenansätze** *(Insertionstendopathien, Enthesiopathien)*, die bei jeder Anspannung des zugehörigen Muskels starke Beschwerden hervorrufen und typischerweise bei den *seronegativen Spondylarthritiden* (☞ 25.5.2) auftreten.

25.2.4 Störungen des Allgemeinbefindens

Das Allgemeinbefinden eines Rheumapatienten kann v.a. in akuten Phasen erheblich gestört sein, da die Entzündung den ganzen Organismus betrifft. Typisch sind Schwächegefühl, Appetitlosigkeit und Gewichtsabnahme, evtl. auch mäßiges Fieber. Hinzu treten psychische Probleme. Fast alle Rheumapatienten müssen Arzneimittel einnehmen, die unangenehme Nebenwirkungen haben können (z.B. Magenbeschwerden ☞ 25.4.1) und dadurch das Allgemeinbefinden weiter beeinträchtigen.

25.2.5 Begleitende Symptome an Augen, Haut und inneren Organen

Viele rheumatische Erkrankungen sind *Allgemeinerkrankungen* und zeigen sich nicht nur an Gelenken, sondern auch an anderen Organen, am häufigsten Augen, Haut und inneren Organen.

Augen

Das sog. **trockene Auge** (Symptome sind verminderter Tränenfluss, Fremdkörpergefühl und Hornhautdefekte ☞ auch 33.7.1) ist zusammen mit einem trockenen Mund und Unterfunktion weiterer exokriner Drüsen als **Sjögren-Syndrom** *(Sicca-Syndrom)* bekannt.

Unbehandelt zum kompletten Sehverlust führen kann die **Iridozyklitis** (Entzündung der Regenbogenhaut und des Ziliarkörpers ☞ 33.14), die bei ca. 20 % der Patienten mit M. Bechterew (☞ 25.5.2) und bei bis zu 50 % der Kinder mit rheumatischen Erkrankungen auftritt. Während sie bei Erwachsenen sehr schmerzhaft ist, fühlen sich Kinder nur wenig beeinträchtigt, so dass die Iridozyklitis evtl. übersehen wird.

Haut

- Die rheumatoide Arthritis kann mit einem *Exanthem* (Hautausschlag) einhergehen. Wichtiger diagnostischer Hinweis sind **Rheumaknoten,** subkutane Knötchen in Gelenknähe besonders an den Streckseiten
- Ca. 10 % der Patienten mit einer **Psoriasis** (*Schuppenflechte* ☞ 30.7) leiden gleichzeitig unter Gelenkentzündungen (**Psoriasis-Arthritis** ☞ 25.5.2)
- Bei der **Sklerodermie** (☞ 25.6.2) ist die Verhärtung und Schrumpfung der Haut Hauptsymptom, Gelenkbeschwerden treten nur begleitend auf.

25.3 Der Weg zur Diagnose in der Rheumatologie

25.3.1 Anamnese und körperliche Untersuchung

Eine gründliche Anamnese mit anschließender körperlicher Untersuchung bildet den Kern einer jeden rheumatologischen Diagnostik und erfordert viel Zeit, oft weit über eine Stunde. Beides liefert aber in den meisten Fällen die entscheidenden Hinweise auf die Art der Erkrankung.

Nach einer orientierenden internistischen und neurologischen Untersuchung prüft der Arzt *alle* Gelenke systematisch nach dem Schema „Inspektion, Palpation, Funktionsprüfung" (☞ 26.4.1). Eine genaue Dokumentation der Beschwerden und Funktionseinschränkungen ist Voraussetzung für die Beurteilung des Krankheitsverlaufs und möglicher Therapieeffekte. Erleichtert wird die Dokumentation durch sog. „Männchen-Schemata" (☞ Abb. 25.10).

25.3.2 Blutuntersuchungen

Antikörper

Der Antikörpernachweis im Blut eines Patienten hat sich zu einem wichtigen Faktor der rheumatologischen Diagnostik entwickelt.

Der Nachweis verschiedener *Autoantikörper* (☞ unten) begründet auch die Einordnung vieler rheumatischer Erkrankungen als *Autoimmunerkrankungen* (☞ 29.5).

Die Interpretation eines (positiven) Antikörpertests ist schwierig:
- Jeder serologische Test hat eine bestimmte Quote an *falsch-positiven* und *falsch-negativen* Ergebnissen, d.h. der Test fällt pathologisch aus, obwohl der Untersuchte gesund ist bzw. zeigt ein unauffälliges („negatives") Ergebnis, obwohl der Untersuchte krank ist
- Die meisten Antikörper finden sich bei Patienten mit einer bestimmten Krankheit zwar *häufiger* als bei Gesunden, sind aber nicht *zwingend* mit dieser Erkrankung verbunden

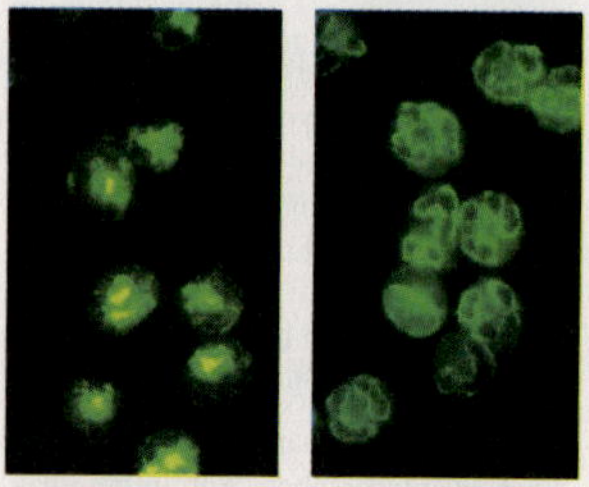

Abb. 25.11 – 25.12: Immunfluoreszenznachweis von antineutrophilen zytoplasmatischen Antikörpern (ANCA). Links: Untergruppe cANCA bei Wegener-Granulomatose (☞ 20.16). Rechts: Untergruppe pANCA, die bei vielen Vaskulitiden (☞ 25.6.6) nachweisbar ist. [M114]

- Viele Antikörper werden bei *mehreren* verschiedenen Krankheiten nachgewiesen und können daher nur diagnostisch richtungsweisend, aber nie beweisend sein
- Im Alter finden sich auch bei Gesunden bestimmte Antikörper häufiger (z.B. Rheumafaktoren) und verlieren dadurch an Aussagekraft.

Rheumafaktoren

Rheumafaktoren (kurz *RF*) sind Autoantikörper gegen körpereigene IgG-Moleküle (☞ 29.1.3). Die Höhe der Rheumafaktoren erlaubt eine Abschätzung der Erkrankungsschwere und der Prognose.

Antinukleäre Antikörper

Antinukleäre Antikörper (kurz *ANA*, auch *antinukleäre Faktoren, ANF*) sind gegen Bestandteile des Zellkerns gerichtete Antikörper. Sie dienen vor allem dem Screening und der Verlaufskontrolle bei Kollagenosen (☞ 25.6).

Antineutrophile zytoplasmatische Antikörper

Antineutrophile zytoplasmatische Antikörper (kurz *ANCA*) sind gegen Bestandteile des Zytoplasmas gerichtete Antikörper. Die Untergruppe pANCA findet sich bei verschiedenen Gefäßentzündungen (Vaskulitiden ☞ 25.6.6).

Antibakterielle Antikörper

Eine Reihe von Infektionen kann Gelenkbeschwerden auslösen (**reaktive Arthritiden** ☞ 25.5.3). Besteht der Verdacht auf einen Infekt als Auslöser der Gelenksymptome, kann der Antikörpertiter gegen den verdächtigen Erreger im Blut des Patienten bestimmt werden (☞ 28.3.7).

HLA-Antigene

HLA-Antigene (kurz für ***human leucocyte antigen***, eines der wichtigsten *Histokompatibilitätsantigene*) befinden sich auf den Zellmembranen aller kernhaltigen Körperzellen.

Ist ein bestimmtes Antigen vorhanden, so hat dies noch keine krankhafte Bedeutung, sondern ist lediglich ein Merkmal des Menschen. Einige HLA-Antigene korrelieren aber mit bestimmten Erkrankungen. Im Gegensatz zu den bisher genannten Tests, deren Ergebnis sich je nach Krankheitsaktivität verändern kann, sind Verlaufskontrollen bei der HLA-Bestimmung sinnlos, da die Antigene vererbt werden und während des ganzen Lebens konstant bleiben (einmal positiv – immer positiv).

Das **HLA-B27-Antigen** ist in der Rheumatologie am wichtigsten. Über 90 % der Patienten mit M. Bechterew (☞ 25.5.2) sind HLA-B27-positiv. Auch beim M. Reiter (☞ 25.5.2) und den reaktiven Arthritiden (☞ 25.5.3) wird HLA-B27 bei mehr als 60 % der Patienten nachgewiesen.

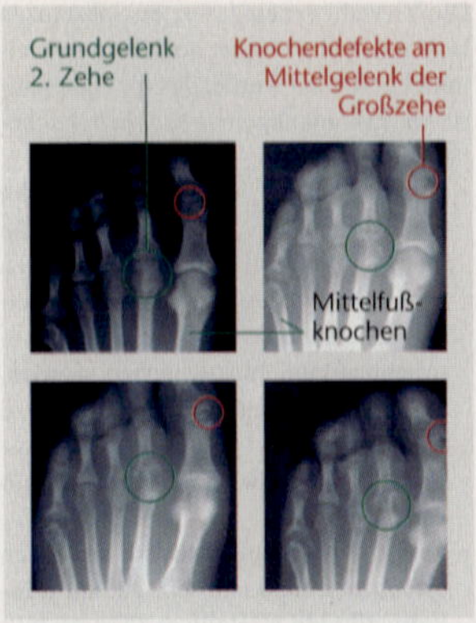

Abb. 25.13: Typische röntgenologische Zeichen bei rheumatisch-entzündlicher Gelenkerkrankung. Die Bilder zeigen den linken Vorfuß einer Patientin mit rheumatoider Arthritis im Verlauf von sechs Jahren. Am deutlichsten zeigen sich die fortschreitenden degenerativen Veränderungen am Gelenkköpfchen des zweiten Mittelfußknochens: Die Gelenkfläche sieht aufgrund kleiner Knochendefekte (Usuren) regelrecht „angeknabbert" aus. [M114]

Allerdings: Auch 6 % der Gesunden besitzen das HLA-B27-Antigen.

Basislabor

Die folgenden Untersuchungen können als „Basislabor" bei rheumatischen Erkrankungen gelten:

- BSG, CRP, großes BB
- Rheumafaktoren, antinukleäre Antikörper, evtl. Antistreptolysin-Titer (ASL, bei V.a. Rheumatisches Fieber ☞ 18.8.1)
- Harnsäure, Alkalische Phosphatase (kurz AP), γ-GT, Kreatinkinase (kurz CK ☞ 39.46), Kreatinin, Elektrophorese
- Urinstatus.

25.3.3 Weitere Diagnostik

Diagnostische Gelenkpunktion ☞ *27.3.3*

Sonographie

Die **Sonographie** (☞ 9.6.7) hilft bei der Differenzierung zwischen einem Gelenkerguss und einer Gelenkinnenhautverdickung *(Synovialitis)* sowie bei der Verlaufsbeobachtung dieser Befunde, bei Verdacht auf Sehnen- und Schleimbeutelentzündungen und bei der Darstellung von nicht tastbaren Gelenken (z.B. Hüftgelenk).

Konventionelle Röntgenuntersuchung, CT und Kernspintomographie

Eine umfassende **Röntgendiagnostik** ist unverzichtbar, um eine rheumatologische Diagnose zu sichern und das Stadium der Erkrankung zu ermitteln.

Da eine genaue Gelenkbeurteilung nur im Seitenvergleich möglich ist, werden die entsprechenden Gelenke der anderen Körperseite stets mitgeröntgt.

Meistens werden auch beide Hände geröntgt, denn ein (unbemerkter) Befall der Hände gibt wichtige diagnostische Hinweise.

Die **Computertomographie** (CT ☞ 9.6.4) ist bei der Differentialdiagnose der Wirbelsäulenleiden (z.B. Bandscheibenvorfall ☞ 35.11.2) Standardmethode.

Die **Kernspintomographie** (☞ 9.6.5) erlaubt eine optimale Beurteilung der Weichteilstrukturen des Gelenks.

Skelettszintigraphie

Die **Skelettszintigraphie** (☞ 9.6.6) zeigt das Verteilungsmuster und den Aktivitätsgrad der entzündlichen Vorgänge an den Gelenken, da das Radionuklid im Bereich der entzündeten Gelenke vermehrt eingelagert wird.

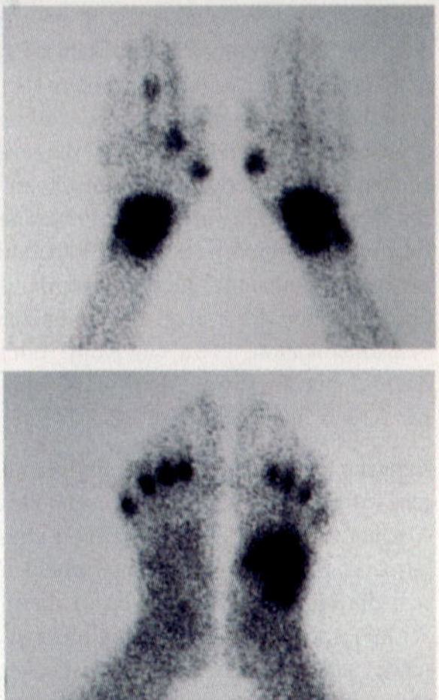

Abb. 25.14 – 25.15: Skelettszintigraphie der Hände und Füße einer Patientin mit rheumatoider Arthritis. Die befallenen Gelenke zeigen sich als schwarze Flecken. [M114]

25.4 Behandlungsstrategien in der Rheumatologie

25.4.1 Systemisch-medikamentöse Therapie

Die *systemische* Gabe von entzündungshemmenden oder das Immunsystem beeinflussenden Arzneimitteln bildet den Sockel der rheumatischen Behandlung. Nur ganz selten kann auf sie verzichtet werden. Die medikamentöse Entzündungshemmung und Schmerzlinderung ermöglicht bei vielen Patienten überhaupt erst die ebenso wichtige Bewegungstherapie.

Die Vielzahl der eingesetzten Substanzen lässt ahnen, dass bisher noch kein Arzneimittel gefunden wurde, das die rheumatischen Erkrankungen *ursächlich* zu behandeln vermag:

- **Nichtsteroidale Antirheumatika** (☞ Pharma-Info 25.16) sind für die meisten rheumatischen Erkrankungen Mittel der Wahl, obwohl sie alleine selten ausreichen. Muss ein stärkeres Antirheumatikum hinzugegeben werden, helfen sie, dessen Dosis geringer zu halten
- **Basistherapeutika** (☞ Pharma-Info 25.17)
- Fast alle rheumatischen Erkrankungen sprechen schnell und sehr gut auf **Glukokortikoide** (Details ☞ Pharma-Info 23.51) an. Aufgrund der ernsten Nebenwirkungen einer Langzeittherapie gehören Glukokortikoide aber nur bei den *Kollagenosen* und der *Polymyalgia rheumatica* (☞ 25.6.3) zur Standardtherapie. Ansonsten werden sie möglichst kurzzeitig zum Abfangen akuter Schübe eingesetzt.

25.4.2 Physikalische Therapie

Die **physikalische Therapie** bildet das zweite Standbein der rheumatologischen Behandlung. Sie verringert die Beschwerden des Patienten und greift über eine Beeinflussung des Immunsystems und eine Durchblutungsverbesserung in den Krankheitsprozess ein.

Pharma-Info 25.16: Nichtsteroidale Antirheumatika

Nichtsteroidale Antirheumatika (NSAR, *nichtsteroidale Antiphlogistika* ☞ Pharma-Info 16.5) sind Substanzen, die hauptsächlich über eine Hemmung der Prostaglandinsynthese Schmerzen lindern *(analgetische Wirkung)*, Entzündungen hemmen *(antiphlogistische Wirkung)* und Fieber senken *(antipyretische Wirkung)*. **Prostaglandine** sind hormonähnliche Botenstoffe, die unter anderem an der Entstehung von Fieber, Schmerz und Entzündung beteiligt sind.

Nichtsteroidale Antirheumatika werden, wie ihr Name bereits andeutet, insbesondere zur Behandlung rheumatischer Erkrankungen eingesetzt. Sie werden aber auch bei Schmerzen anderer Ursachen gegeben, so z.B. bei kleineren Verletzungen, postoperativ oder bei Tumorschmerzen (☞ 24.5.5). Da ein Teil der Präparate (insbesondere niedrig dosierte Präparate zur oralen Einnahme) nicht rezeptpflichtig ist, werden diese auch von Laien zur Selbstmedikation, etwa bei Kopf- oder Zahnschmerzen sowie Menstruationsbeschwerden eingenommen.

Kennzeichnend für alle NSAR sind ein rascher Wirkungseintritt und ein schnelles Abklingen der Wirkung. Trotz ihrer chemischen Verwandtschaft unterscheiden sich die einzelnen Substanzen in ihrem Wirkungsprofil (d.h. dem Verhältnis zwischen analgetischer, antiphlogistischer und antipyretischer Wirkung) und wirken auch unterschiedlich von Patient zu Patient. Daher werden bei mangelndem Therapieerfolg trotz gleichen Wirkprinzips verschiedene Präparate ausprobiert.

Während die gelegentliche Einnahme nichtsteroidaler Antirheumatika in der Regel unproblematisch ist, ist die in der Rheumatologie notwendige Langzeittherapie vielfach von zum Teil ernsten Nebenwirkungen begleitet, obwohl die NSAR zu den weniger toxischen Arzneimitteln der Rheumatologie zählen:

- Am häufigsten sind *gastrointestinale Nebenwirkungen*, vor allem Magenbeschwerden. Sie treten besonders bei älteren Patienten auf und können bis zu (blutenden) Magen-Darm-Ulzera (☞ 21.5.3) führen. Diese werden durch eine gleichzeitige Glukokortikoidbehandlung (☞ Pharma-Info 23.51) begünstigt und wegen der Schmerzlinderung durch die NSAR häufig erst spät bemerkt. Oft müssen die NSAR trotz bestehender Magenschleimhautveränderungen weiter gegeben werden, da bei Absetzen Immobilisierung und Versteifung des Patienten drohen. Daher werden meist – gewissermaßen als „Notlösung" – Antazida oder H_2-Blocker (☞ Pharma-Info 21.75) zusätzlich verordnet, um den Magen zu schützen. Manchmal hilft auch ein Wechsel auf ein magenverträglicheres Präparat. Große Hoffnungen werden hier zurzeit in die neu entwickelten COX-2-Hemmer gesetzt (☞ Pharma-Info 16.5), wobei Langzeitergebnisse aber noch ausstehen. Die Gabe von Zäpfchen bietet (leider) keinen Ausweg, da die magenschädliche Wirkung nicht (nur) von der Darreichungsform abhängt, sondern im Wirkmechanismus begründet liegt
- Recht häufig sind auch Hauterscheinungen (Juckreiz, Exantheme) und ZNS-Störungen (Kopfschmerz, Schwindel)
- Seltener werden Nierenfunktionsstörungen, Leberenzymerhöhungen und Ödeme beobachtet.

Nichtsteroidale Antirheumatika sollten im Sitzen oder Stehen mit viel Wasser eingenommen werden, um eine zusätzliche lokale Schleimhautschädigung zu vermeiden. Günstig ist die gleichzeitige Einnahme einer kleinen Mahlzeit. Wichtig sind bei Langzeiteinnahme regelmäßige Tests auf Blut im Stuhl (☞ 21.3.2), um ernste Magenkomplikationen frühzeitig zu entdecken.

Auswahl nichtsteroidaler Antirheumatika (NSAR)

Antiphlogistische Wirkkraft	Substanzname	Handelsname (Bsp.)
Schwach	Azetylsalizylsäure	Aspirin®
Mittel	Diclofenac	Voltaren®
	Ibuprofen	Brufen®, Imbun®
	Ketoprofen	Alrheumun®
	Naproxen	Proxen®
	Fenbufen	Lederfen®
	Piroxicam	Felden®
Stark	Phenylbutazon	Butazolidin®
	Oxyphenbutazon	Phlogont®
	Indometacin	Amuno®

Kälte- und Wärmeanwendungen

Die Thermotherapie durch *Kälteanwendungen* (mit Eis, gefrorenen Gelbeuteln, kalten Gasen oder in sog. Kältekammern für eine Ganzkörperexposition) oder *Wärmeanwendungen* (z.B. Bäder, Wickel, Fango, Infrarot) lindert bei vielen Patienten die Beschwerden, hemmt die Entzündung und löst Muskelverspannungen. Beide Methoden haben unterschiedliche Indikationen und Kontraindikationen (☞ Tab. 25.18). Trotzdem ist die Verträglichkeit von Patient zu Patient verschieden: Manchen hilft z.B. Kälte, obwohl klassischerweise in ihrem Fall Wärme verschrieben würde und umgekehrt. Deshalb wird jeder Patient vor Therapiebeginn nach seinen Erfahrungen mit der jeweiligen Therapieform gefragt.

Pharma-Info 25.17: Basistherapeutika

Als **Basistherapeutika** (auch *lang wirksame Antirheumatika*) werden verschiedene, chemisch nicht miteinander verwandte Substanzen bezeichnet, welche die Entzündungsaktivität rheumatischer Erkrankungen *langfristig* mindern können. Im Gegensatz zu den nichtsteroidalen Antirheumatika und (wahrscheinlich) den Glukokortikoiden wirken Basistherapeutika also mehr als nur symptomatisch.

Die genauen Wirkmechanismen der Basistherapeutika sind nicht bekannt. Da die Wirkung sehr langsam einsetzt, kann die Effektivität eines Arzneimittels erst bis zu sechs Monate nach Beginn der Einnahme beurteilt und erst dann über einen evtl. notwendigen Arzneimittelwechsel entschieden werden.

Die Zeit, bis das geeignete Basistherapeutikum gefunden ist, wird mit schnell wirksamen nichtsteroidalen Antirheumatika überbrückt (diese beeinträchtigen die Effektivitätsprüfung der zum Austesten verabreichten Basistherapeutika nicht).

Die verschiedenen Basistherapeutika werden nach steigender Wirkkraft (und den damit leider verbundenen zunehmenden Nebenwirkungen) in ein Stufenschema eingeordnet.

Basistherapeutika

Substanz, Handelsname (Bsp.)	Therapiestufe	Nebenwirkungen	Besonderheiten, pflegerische Konsequenzen
Sulfasalazin z.B. Azulfidine® RA	1	Gastrointestinale Symptome, Haut- und Schleimhautveränderungen, Blutbildveränderungen, Depressionen, Geruchsstörungen	Kontrolle von BB, Kreatinin, Leberenzymen und Urinstatus alle 2 – 4 Wochen
Chloroquin z.B. Resochin® (Antimalariamittel)	1	Häufig: Gastrointestinale Symptome, Hornhauteinlagerungen. Selten: Schwindel, Verwirrtheit, irreversible Netzhautschäden, Blutbildveränderungen	Nach den Mahlzeiten mit viel Wasser einnehmen lassen. Augenärztliche Kontrollen vor Therapiebeginn und dann alle drei Monate
Auranofin z.B. Ridaura® (Goldpräparat, oral)	1	Häufig: Haut- und Schleimhautsymptome (Exantheme, Pruritus, Stomatitis, Photosensibilität), Durchfall Seltener: Blutbildveränderungen, Proteinurie und Hämaturie	Zu den Mahlzeiten mit viel Wasser einnehmen lassen. Patienten auf sorgfältige Zahnpflege hinweisen. Keine Sonnenbäder während der Therapie. Kontrollen wie bei Sulfasalazin
Natriumaurothiomalat Tauredon® (Goldpräparat, i.m.)	2	Häufig: Exanthem, Pruritus, Mundschleimhautentzündungen Seltener: Blutbildveränderungen, Hornhauteinlagerungen, Leber- und Nierenveränderungen, Metallgeschmack	Kontrollen wie bei Auranofin
Methotrexat *(MTX)* z.B. Lantarel® (Zytostatikum)	2	Häufig: Übelkeit, Leberwerterhöhungen, Stomatitis Seltener: Pneumonitis, Knochenmarksdepression Die in der Rheumatherapie üblichen Dosierungen sind erheblich geringer als in der Krebstherapie und führen selten zu schwerwiegenden Nebenwirkungen!	Mittel der 1. Wahl bei rheumatoider Arthritis, Psoriasisarthritis und hoch entzündlichen Spondylarthritiden. Kontrollen wie bei Sulfasalazin. 1x/Jahr Rö-Thorax. Sichere Empfängnisverhütung während und bis 6 Mon. nach der Therapie ist unabdingbar
Cyclophosphamid z.B. Endoxan®	3	Häufig: Infektanfälligkeit, hämorrhagische Zystitis Seltener: Übelkeit, Haarausfall, Tumorbildung	Nur bei Therapieversagen von MTX und Goldpräparaten
Leflunomid* z.B. Arava® **Künstliche TNF α-Rezeptoren**** z.B. Enbrel® **CD4-Antikörper***** **ICAM-Antikörper******	3	Neu entwickelte Basistherapeutika, die immunmodulatorisch wirken (Beeinflussung der entzündlichen Botenstoffe). Einsatz bisher nur bei Patienten, die auf herkömmliche Basistherapeutika nicht ansprechen	
Azathioprin **D-Penicillamin**	Heute nur noch selten in der Rheumatherapie eingesetzt		

* Leflunomid: Hemmt die Synthese von Pyrimidin und damit v.a. der Lymphozytenproliferation (Pyrimidin-Basen sind Bestandteile von Nukleinsäuren)
** Künstliche TNFα-Rezeptoren: Binden den Tumor-Nekrose-Faktor TNFα, der die Bildung Knorpel zerstörender Substanzen fördert, und machen ihn somit wirkungslos
*** CD4-Antikörper: Unterdrücken die zelluläre Abwehr und entzündungsvermittelnde Zytokine (☞ 29.1.3 und 24.1.5)
**** ICAM-Antikörper: Vermindern die Einwanderung von Leukozyten ins Gewebe

Krankengymnastik

Die *aktive* und *passive Bewegungstherapie* sind unverzichtbare Säulen der Behandlung.

Bei den passiven Maßnahmen leistet der Patient selbst keine Muskelarbeit. Die Gelenke werden vom Krankengymnasten oder Pflegenden bewegt und die Muskeln gedehnt. Die aktiven Übungen hingegen kräftigen die Muskulatur.

Lagerung

! Vorsicht

Bereits eingesteifte Gelenke nicht mit Gewalt in die gewünschte Stellung bringen!

Die richtige **Lagerung der Gelenke** ist, besonders während eines Krankheitsschubes, die wichtigste passive physiotherapeutische Maßnahme, um Kontrakturen in ungünstiger Stellung vorzubeugen und Schmerzen zu reduzieren. Häufig werden zur Fehlstellungsprophylaxe auch speziell angefertigte Schienen eingesetzt.

Die Pflegenden überprüfen und korrigieren immer wieder die Lagerung des Patienten bzw. leiten ihn an, sie selbständig zu korrigieren, falls er dazu in der Lage ist. Welche Lagerung für einen Patienten am besten ist und in welchen Zeitabständen er umgelagert wird, sollte ggf. in Absprache mit den Krankengymnasten entschieden werden. Besteht keine anders lautende Anordnung, lagern die Pflegenden den Patienten in der *physiologischen Mittelstellung der Gelenke* (*Neutral-Null-Stellung*).

Die **Neutral-Null-Stellung** entspricht der Körperhaltung des gesunden Menschen im Stehen: Die Augen blicken nach vorne, die Arme hängen herab, die Daumen zeigen nach vorne, und die Füße stehen parallel.

Lagerung zur Kontrakturenprophylaxe ☞ *7.5.5*

Durchbewegen der Gelenke

Patienten, die ihre Gelenke nicht in vollem Umfang eigenständig bewegen können, müssen zur Gelenkmobilisation und Kontrakturenprophylaxe mehrmals täglich durchbewegt werden. Der Patient selbst leistet dabei keine Muskelarbeit, sondern lässt sich durchbewegen. Oft gehört das Durchbewegen der Gelenke auch zum Aufgabenbereich der Pflegenden. Voraussetzung ist, dass die Pflegenden von den Krankengymnasten entsprechend angeleitet werden, um keine falschen Bewegungen auszuführen.

Kräftigung der Muskulatur

Die Muskulatur des rheumatischen Patienten atrophiert rasch durch die schmerzbedingte Inaktivität, und die stabilisierende Funktion der Muskulatur lässt nach. Aus diesem Grund muss der Patient motiviert werden, dem Muskelschwund durch regelmäßige aktive Bewegungsübungen (entweder alleine oder mit Hilfe) entgegenzuwirken.

Den Patienten immer wieder zu den zunächst „unbequemen" aktiven Übungen motivieren und ihm deren Bedeutung für den Erhalt der Selbständigkeit darstellen.

Zur Prophylaxe und Therapie von Atrophien können auch *elektrische Muskelstimulationsgeräte* eingesetzt werden. Dabei werden Elektroden auf die zu behandelnden Muskeln aufgesetzt und dann elektrische Reize gegeben.

Ergotherapie

Die **Ergotherapie** (*Beschäftigungs-* und *Arbeitstherapie*) ist besonders für Patienten geeignet, die schon unter Funktionseinschränkungen ihrer Gelenke (vor allem der Hände) leiden. Mit Hilfe von handwerklichen und künstlerischen Techniken werden Kraft, Geschicklichkeit und Funktion gefördert.

	Indikationen	Kontraindikationen
Wärme	▸ Arthrosen ▸ Chronische Arthritis zwischen den Schüben ▸ Weichteilrheumatismus ▸ Wirbelsäulenleiden	▸ Akute Arthritis ▸ Durchblutungsstörungen ▸ Schwere Herz-Kreislauf-Erkrankungen
Kälte	▸ Akute Arthritis ▸ Gichtanfall ▸ Aktivierte Arthrose ▸ Schleimbeutelentzündung ▸ Postoperativ	▸ Vaskulitis ▸ Raynaud-Syndrom (☞ 19.6.5)

Tab. 25.18: Indikationen und Kontraindikationen der Wärme- und Kältetherapie bei rheumatischen Erkrankungen. [A400]

25.4.3 Ernährung

Wie viele Patienten aufgrund eigener Erfahrungen berichten und neuere Studien zeigen, vermag die Ernährung rheumatische Beschwerden zu beeinflussen.

Sinnvolle Ernährungsstrategien für rheumatische Patienten:
- Ernährung auf Vollwertkost umstellen
- „Bewusst" ernähren, d.h. aufmerksam beobachten, ob es einzelne Nahrungsmittel gibt, welche die Beschwerden verstärken
- Vegetarische Kost über längere Zeit ausprobieren, da Fleisch eine Fettsäure enthält, die im Körper zu Prostaglandinen, also entzündungsvermittelnden Botenstoffen, umgebaut wird
- Wahrscheinlich ist auch ein Zusatz von Vitamin E (fängt Sauerstoffradikale ab, die die Gelenke angreifen) und Fischöl günstig.

25.4.4 Lokaltherapien

Einreibung

Das Einreiben der Gelenke mit kühlenden Gels oder durchblutungsfördernden Salben (z.B. Rubriment®, Finalgon®) empfinden viele Patienten als Wohltat. Einige Präparate (z.B. Amuno® Gel, Kytta-Gel®) enthalten auch nichtsteroidale Antirheumatika (☞ 25.4.1), die in gelenkbildende Strukturen (Sehnen, Bänder, Gelenkkapsel) resorbiert werden. Bei zahlreichen Präparaten ist der therapeutische Effekt aber umstritten.

Intraartikuläre Injektionen

Bei **intraartikulären Injektionen,** also Injektionen direkt in das Gelenk hinein, werden insbesondere Glukokortikoide (☞ 25.4.1 und Pharma-Info 23.51) eingesetzt. Diese Behandlung ist dann sinnvoll, wenn nur wenige Gelenke entzündet sind und nicht auf die Gabe von nichtsteroidalen Antirheumatika ansprechen.

Der Arzt injiziert das Glukokortikoid unter absolut sterilen Bedingungen in das Gelenk. Wegen der möglichen Risiken und Nebenwirkungen (Gelenkinfektion, Knorpel- und Knochennekrosen) darf nur

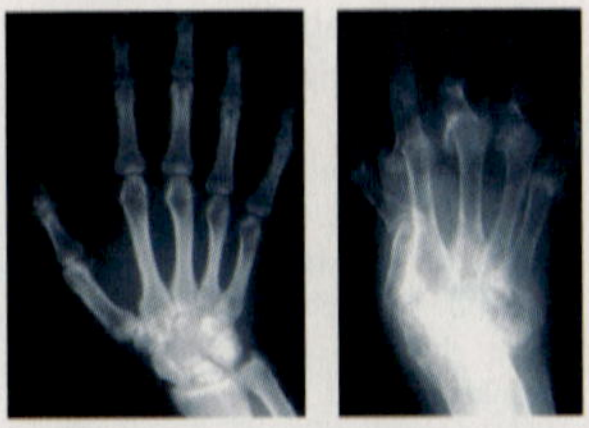

Abb. 25.19 – 25.20: Röntgenaufnahme der Hand eines Gesunden (links) und einer Patientin mit fortgeschrittener rheumatoider Arthritis (rechts). Die Hand der Rheumapatientin zeigt eine Zerstörung der Handgelenkknochen und der Gelenkflächen der Fingerknochen. [T170]

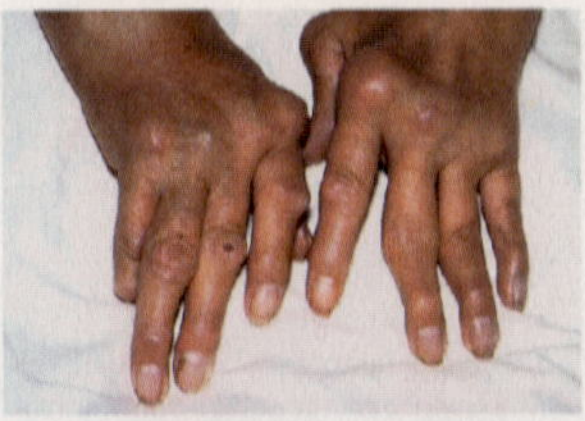

Abb. 25.21: Die „typischen" Hände einer Patientin mit fortgeschrittener rheumatoider Arthritis. Die Finger sind zur Ulna abgeknickt, ihre Grund- und Mittelgelenke aufgetrieben. Am linken oberen Bildrand ist eine entzündliche Schwellung des Unterarm-Handwurzel-Bereichs zu erkennen. [T127]

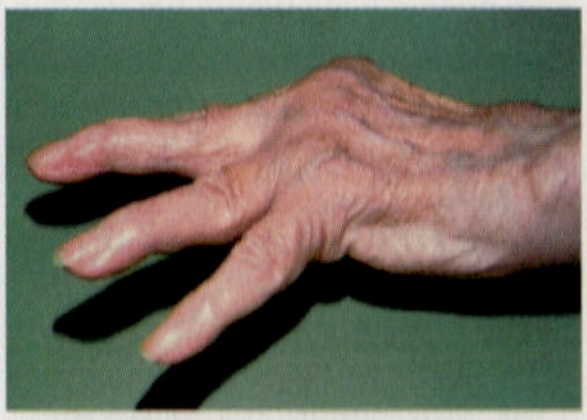

Abb. 25.22: Schwanenhalsdeformität des Mittel- und Ringfingers bei rheumatoider Arthritis. Die Finger sind im Mittelgelenk überstreckt und dabei gleichzeitig im Endgelenk gebeugt. [M114]

2- bis 3-mal pro Jahr in dasselbe Gelenk injiziert werden.

Synoviorthesen

Synoviorthese ist die gezielte Zerstörung der entzündeten und gewucherten Gelenkinnenhaut durch Injektion einer aggressiven Substanz in den Gelenkinnenraum. Man erreicht so eine komplette **Synovektomie** (*Entfernung* bzw. *Zerstörung der Gelenkinnenhaut*) ohne offene Operation.

Eine medikamentöse Synoviorthese muss unter sterilen Bedingungen ausgeführt werden. Der Arzt punktiert etwas Erguss ab und injiziert dann die gewählte Substanz. Das Gelenk wird anschließend etwa drei Tage ruhig gestellt. Meist bildet sich vorübergehend ein schmerzhafter Reizerguss, der sich aber recht gut mit Eis und Analgetika behandeln lässt. Entwickelt sich nach einiger Zeit ein Rezidiv, kann die Synoviorthese wiederholt werden.

Während die **chemische Synoviorthese** mit ätzenden Substanzen (z.B. Varicocid®) erfolgt, arbeitet die **Radiosynoviorthese** mit radioaktiven Stoffen.

Operative Eingriffe

Auch **operative Eingriffe** haben in der Rheumatologie ihren festen Platz. Sie werden vornehmlich in orthopädischen Abteilungen durchgeführt, vor allem die Synovektomie (Entfernung der Gelenkinnenhaut), korrigierende *Osteotomien* (☞ 26.5.2) oder eine Versorgung mit künstlichen Gelenken.

Letztes Mittel zur Schmerzbekämpfung bleibt die operative Versteifung eines Gelenks *(Arthrodese)*.

Allgemeine Pflege vor, während und nach Operationen ☞ Kapitel 11
Pflege in der Orthopädie ☞ 26.2

25.5 Entzündlich-rheumatische Erkrankungen

25.5.1 Rheumatoide Arthritis

Rheumatoide Arthritis (kurz *RA*, auch *[primär] chronische Polyarthritis*, kurz *cP* bzw. *pcP*): Chronisch-entzündliche, oft in Schüben verlaufende Erkrankung des Binde-, Stütz- und Muskelgewebes mit Hauptmanifestation an der Gelenkinnenhaut (Synovialis) und an gelenknahen Strukturen (z.B. Schleimbeuteln). Häufigste (ca. 1 % der Bevölkerung) und gleichzeitig bekannteste der entzündlich-rheumatischen Erkrankungen. Betrifft Frauen dreimal häufiger als Männer, Altersgipfel 40. Lebensjahr.

Krankheitsentstehung

Unbekannte Auslöser führen bei der **rheumatoiden Arthritis** zu einer Autoimmunreaktion (☞ 29.5) besonders gegen körpereigenes Gelenkgewebe. Das familiär gehäufte Auftreten der Erkrankung weist auf eine genetische Komponente hin.

Die Gelenkinnenhaut reagiert mit Ergussbildung und wuchert tumorähnlich in das Gelenk hinein (☞ 25.2.1). Diese Entzündung zerstört und deformiert langfristig die Gelenke und bringt eine schmerzhafte Bewegungseinschränkung mit sich. Im Endstadium steifen die Gelenke oft völlig ein.

Die Autoimmunreaktion kann sich aber auch an anderen Organen abspielen und dort entsprechende Symptome hervorrufen.

Symptome und Untersuchungsbefund

Typisch für die rheumatoide Arthritis ist die *Morgensteifigkeit* der betroffenen Gelenke über mindestens eine Stunde. Die Gelenke sind geschwollen, überwärmt, druckschmerzhaft und schmerzhaft bewegungseingeschränkt. Die Gelenkkonturen sind durch Erguss und Weichteilschwellung verstrichen.

Zunächst sind meist die Handgelenke sowie die Fingergrund- und -mittelgelenke betroffen. Später treten größere Gelenke und evtl. die Wirbelsäule hinzu. Charakteristisch ist ein *symmetrischer* Befall der Gelenke beider Körperhälften.

Die Zerstörung von Gelenken, Bändern und Sehnen hat langfristig typische Fehlstellungen zur Folge, vor allem (☞ Abb. 25.20 – 25.22):

- **Ulnardeviation:** „Abwanderung" der Finger in Richtung Handaußenkante (d.h. Ulna) durch Verschiebung der Gelenkflächen der Fingergrundgelenke *(Subluxation)*
- **Schwanenhalsdeformität:** Überstreckung im Fingermittelgelenk bei gleichzeitiger Beugung im Endgelenk (☞ Abb. 25.22)
- **Knopflochdeformität:** Beugekontraktur im Mittelgelenk und Überstreckung im Endgelenk, also genau umgekehrt wie bei der Schwanenhalsdeformität.

In vergleichbarer Weise kommt es an den Füßen zu Krallenbildung, „Wanderung" der Zehen in Richtung Fußaußenkante und Abflachung des Fußgewölbes. Bei Befall der Knie entwickelt der Patient oft O-Beine.

Eine Instabilität der Halswirbelsäule kann zu Rückenmarkschäden führen.

Auffällig, aber harmlos sind die sog. **Rheumaknoten,** subkutane, harte Knötchen, die meist in Gelenknähe an der Ellenbogenstreckseite lokalisiert sind.

Grundsätzlich können sich bei der rheumatoiden Arthritis an allen Extremitätengelenken Auftreibungen, Deformierungen, Fehlstellungen, Lockerungen und Muskelatrophien entwickeln, und der Verlauf der Erkrankung kann stark variieren. Häufig treten zusätzlich in den gelenknahen Bereichen Sehnenscheiden- und Schleimbeutelentzündungen auf.

Komplikationen

Bei manchen Patienten befällt der rheumatisch-entzündliche Prozess auch die Gefäße und die inneren Organe, vor allem Herz, Lunge, Pleura, Nieren, ZNS, Nerven und Augen.

Wie bei anderen chronischen Entzündungen kann sich außerdem eine **sekundäre Amyloidose** entwickeln. Hierbei lagern sich pathologische Eiweiße in den Organen ab und führen zu Magen-Darm-Beschwerden, Herz- und Niereninsuffizienz.

Diagnostik und Differentialdiagnose

Die Diagnose einer rheumatoiden Arthritis wird hauptsächlich aufgrund der Anamnese, des körperlichen Befundes und des Röntgenbildes gestellt. Der diagnostische Kriterienkatalog der **American Rheumatism Association** (kurz *ARA*) fasst die typischen Symptome zusammen (☞ Kasten).

Die Blutuntersuchung ergibt positive Entzündungszeichen (erhöhte BSG, erhöhtes CRP), eine Anämie (sog. *Infektanämie* ☞ 24.6.1) sowie den Nachweis von Rheumafaktoren in ca. 70 % der Fälle und von antinukleären Faktoren bei ca. 20 % der Patienten (☞ 25.3.2).

ARA-Diagnosekriterien

Diagnosekriterien der rheumatoiden Arthritis (gemäß der American Rheumatism Association).

Die Diagnose einer rheumatoiden Arthritis wird bei Vorliegen von mindestens vier der folgenden Kriterien gestellt:

1. Morgensteifigkeit der Gelenke von mindestens einer Stunde vor maximaler Besserung
2. Arthritis in mindestens drei Gelenkregionen
3. Arthritis der Fingergrund- oder -mittelgelenke oder der Handgelenke
4. Symmetrischer Befall
5. Rheumaknoten
6. Rheumafaktor (☞ 25.3.2) positiv
7. Typische röntgenologische Veränderungen, z.B. gelenknahe Osteoporose, *Usuren* (kleine Knochendefekte unter dem Knorpel ☞ Abb. 25.13).

Die Symptome 1 – 4 müssen dabei mindestens sechs Wochen bestehen, um zu „zählen".

Behandlungsstrategie

Bei geringer Entzündungsaktivität wird die Behandlung mit nichtsteroidalen Antirheumatika (☞ Pharma-Info 25.16) begonnen. Meist reicht dies zur Beherrschung der Schmerzen und Bewegungseinschränkung jedoch nicht aus, so dass ein geeignetes Basistherapeutikum (☞ Pharma-Info 25.17) gesucht werden muss um den zerstörerischen Prozess zu verlangsamen.

Gleichberechtigt neben der medikamentösen Therapie steht immer ein individuelles Programm physikalischer Therapiemaßnahmen (☞ 25.4.2) zum Erhalt der Gelenkfunktion.

Sind die Schmerzen konservativ nicht zu beherrschen oder sind starke Fehlstellungen entstanden, werden operative Behandlungsverfahren erwogen (z.B. die Synovektomie oder Arthroplastik ☞ 25.4.4).

Prognose

Der Verlauf und damit die Prognose der rheumatoiden Arthritis variieren von Spontanheilungen (ca. 15 %) bis zu schwersten Verläufen mit Invalidität innerhalb weniger Jahre (ebenfalls ca. 15 %).

Die meisten Patienten erleben die rheumatoide Arthritis als langsam, aber stetig fortschreitende Erkrankung, die trotz zwischenzeitlicher Stillstände letztlich die Beweglichkeit der Patienten erheblich einschränkt.

Die Erkrankung ist nicht lebensbedrohend, führt aber über Sekundärkomplikationen durch Immobilität und Behandlungsnebenwirkungen zu einer etwas verkürzten Lebenserwartung.

25.5.2 Seronegative Spondylarthritiden

Seronegative Spondylarthritiden *(seronegative Spondarthritiden, Spondylarthropathie):* Zusammenfassende Bezeichnung für verschiedene rheumatisch-entzündliche Erkrankungen mit vorwiegender Wirbelsäulenbeteiligung. Seronegativ, da Rheumafaktor und antinukleäre Antikörper im Blut nicht nachweisbar sind. Die wichtigsten Vertreter dieser Gruppe sind der M. Bechterew, die Psoriasis-Arthritis und der M. Reiter.

Typische Kennzeichen aller **seronegativen Spondylarthritiden** sind:

- Wirbelsäulenbeteiligung, oft in Form einer *Sakroiliitis* (Entzündung der Sakroiliakalgelenke = Kreuzbein-Darmbeingelenke)
- Oligoarthritis, d.h. der Befall nur weniger peripherer Gelenke
- Rheumafaktoren und antinukleäre Antikörper negativ, HLA-B27 oft positiv (☞ 25.3.2)
- Häufige Beteiligung von Haut und Augen.

M. Bechterew

M. Bechterew *(ankylosierende Spondylitis, Spondylitis ancylopoetica):* Entzündlich-rheumatische Allgemeinerkrankung mit Hauptmanifestation an der Wirbelsäule einschließlich der Sakroiliakalgelenke. Im Endstadium typische knöcherne Versteifung *(Ankylose)* v.a. der Wirbelsäule. 80 % der Patienten sind Männer, Erkrankungsbeginn bevorzugt im 16. – 40. Lebensjahr.

Symptome, Befund und Diagnostik

Leitsymptom des **M. Bechterew** ist ein tiefsitzender Rückenschmerz, der sich in den frühen Morgenstunden verschlechtert und den Patienten aus dem Bett treiben kann (Bewegung bessert die Schmerzen).

Weitere mögliche Symptome, die auch ohne Rückenschmerzen auftreten können, sind:

- Steifigkeit des Nackens, der Wirbelsäule und des Brustkorbs
- (Oligo-)Arthritis anderer Körpergelenke (20 – 30 % der Patienten)

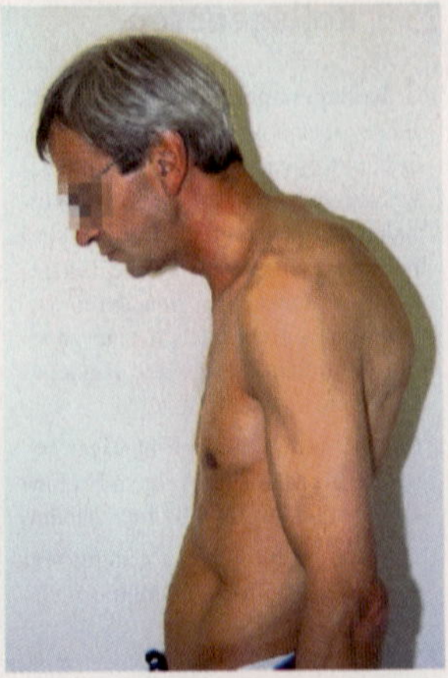

Abb. 25.23: Patient mit typischer „Begrüßungshaltung" bei fortgeschrittenem M. Bechterew. [M114]

- Schmerzen beim Niesen, Husten oder Pressen in Wirbelsäule, Thorax und Gesäß
- Sehnenansatzentzündungen (z.B. am Fersenbein)
- Iridozyklitis des Auges (10 – 25 % der Patienten ☞ 25.2.5 und 33.14).

Die körperliche Untersuchung ergibt eine eingeschränkte Wirbelsäulenbeweglichkeit und eine verminderte Dehnbarkeit des Brustkorbs.

Ohne entsprechende krankengymnastische Gegenmaßnahmen entwickelt sich die charakteristische Haltung des Bechterew-Patienten, die allerdings in dieser Extremform heute nur noch selten zu sehen ist:

- Stark vorgebeugter Rumpf („Begrüßungshaltung" ☞ Abb. 25.23)
- Beugestellung der Hüft- und Kniegelenke
- Auffallend starke Mitbewegungen der Arme beim Gehen bei gleichzeitig starrer Wirbelsäule.

Die Diagnose wird anhand der Klinik und der typischen Wirbelsäulenveränderungen im Röntgenbild gestellt. Dies sind insbesondere (beidseitige) Veränderungen der Sakroiliakalgelenke und *Knochenspangen* an der Wirbelsäule, die die Zwischenwirbelräume im Spätstadium völlig überbrücken.

Die Blutuntersuchung zeigt häufig eine BSG-Erhöhung. In 90 % der Fälle ist das HLA-B27 positiv (☞ 25.3.2). Der Rheumafaktor ist negativ.

Behandlungsstrategie

Der Schwerpunkt der Bechterew-Therapie liegt im lebenslangen, *täglichen* Bewegungstraining, damit die Wirbelsäule wenigstens in einer für den Patienten günstigen Haltung versteift. Positiv wirken auch muskelentspannende Maßnahmen (Moorbäder, Massagen, Niederfrequenzstromtherapie, Thermen) z.B. im Rahmen einer Kur.

Medikamentös werden vor allem nichtsteroidale Antirheumatika (☞ Pharma-Info 25.16) eingesetzt. Basistherapeutika und Glukokortikoide sind wegen insgesamt schlechter Wirksamkeit nur selten indiziert.

An operativen Maßnahmen sind vor allem Aufrichtungsoperationen der Wirbelsäule im Endstadium zu erwähnen.

Prognose

Der M. Bechterew verläuft sehr unterschiedlich. Dabei sind starke Schmerzen nicht gleichbedeutend mit einer raschen Verknöcherung, und umgekehrt bedeuten leichte Schmerzen nicht zwangsläufig ein langsames Fortschreiten. Die Krankheit kann in jedem Stadium zum Stillstand kommen. Die Prognose ist insgesamt günstiger als bei der rheumatoiden Arthritis.

Psoriasis-Arthritis

Psoriasis ☞ 30.7

> **Psoriasis-Arthritis** *(Arthritis psoriatica, Psoriasis-Arthropathie):* Bei etwa 10 % der Patienten mit *Psoriasis* (Schuppenflechte) auftretende Gelenkbeschwerden, fast immer mit gleichzeitigen Hauterscheinungen. Verlauf meist leichter als bei rheumatoider Arthritis, nur selten schwere Funktionseinbußen der Gelenke.

Typisch für die **Psoriasis-Arthritis** sind der *asymmetrische* Gelenkbefall, der *Strahlbefall* der Finger, d.h. alle drei Gelenke eines Fingers sind betroffen, oder der *Transversalbefall*, d.h. beispielsweise der Befall aller Fingermittelgelenke einer Hand (☞ Abb. 25.25). Die Hauterscheinungen sind z.T. sehr diskret.

Die Diagnose wird anhand des klinischen Bildes und durch Röntgenuntersuchungen gestellt.

Gegen die Gelenkbeschwerden werden nichtsteroidale Antirheumatika gegeben, in schweren Fällen auch Goldpräparate oder Methotrexat. Regelmäßige Krankengymnastik ist unverzichtbar.

Auch bei der Psoriasis-Arthritis sind operative Maßnahmen wie Synovektomie und Gelenkersatz möglich.

M. Reiter

> **M. Reiter** *(Reiter-Syndrom, okulo-urethro-synoviales Syndrom):* „Klassische" Symptomkombination aus Arthritis, Urethritis (Harnröhrenentzündung ☞ 31.5.2) und Konjunktivitis (Entzündung der Augenbindehaut ☞ 33.7.1), die durch Infektionen ausgelöst wird. Betrifft zu 90 % Männer, Altersgipfel ist das 3. Lebensjahrzehnt.

Obwohl der **M. Reiter** eine klassische *reaktive Arthritis* (☞ 25.5.3) ist, wird er wegen der starken HLA-B27-Assoziation, des Fehlens von Rheumafaktoren und häufiger Beteiligung des Sakroiliakalgelenks den seronegativen Spondylarthritiden zugerechnet.

Krankheitsentstehung

Auf der Basis einer erblichen Veranlagung lösen Darm- und Harnröhreninfektionen auf noch nicht genau bekannte Weise die Erkrankung aus. Die häufigsten Erreger sind dabei Chlamydien, Mykoplasmen, Shigellen, Salmonellen und Yersinien.

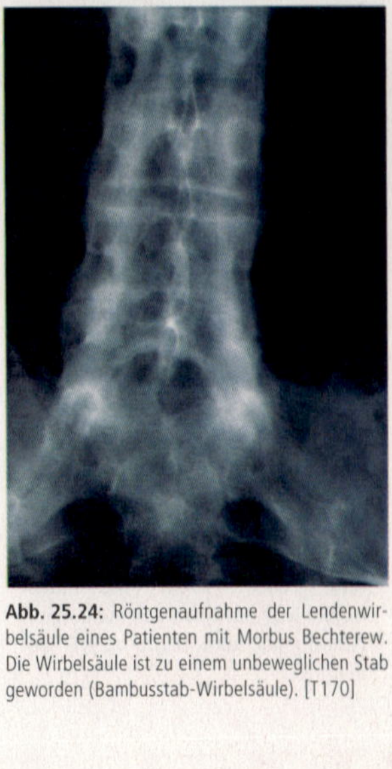

Abb. 25.24: Röntgenaufnahme der Lendenwirbelsäule eines Patienten mit Morbus Bechterew. Die Wirbelsäule ist zu einem unbeweglichen Stab geworden (Bambusstab-Wirbelsäule). [T170]

Symptome, Befund und Diagnostik

Typisch für den M. Reiter ist der asymmetrische Befall weniger Gelenke, oft unter Beteiligung der Sakroiliakalgelenke.

Dabei sind die Beschwerden des Patienten sehr unterschiedlich. Urethritis und Konjunktivitis können sehr leicht sein oder fehlen (nur 2/3 der Patienten zeigen die typische Trias der Symptome). Oft haben die Betroffenen zusätzlich Haut- und Schleimhautveränderungen. Weitere Organbeteiligungen sind selten.

Die Blutuntersuchung ergibt Zeichen einer akuten Entzündung. Der Rheumafaktor ist negativ, das HLA-B27 in 80 % der Fälle positiv.

Bei den meisten Patienten gelingt eine direkte Erregeridentifizierung im Harnröhrenabstrich oder der Stuhlkultur oder zumindest ein serologischer *(indirekter)* Erregernachweis.

Behandlungsstrategie

Eine noch akute Darm- oder Harnröhreninfektion wird mit Antibiotika behandelt, wobei dies leider den Verlauf der arthritischen Beschwerden nicht beeinflusst.

Die Arthritis wird wie bei den anderen seronegativen Spondylarthritiden zunächst mit nichtsteroidalen Antirheumatika behandelt. Bei schwereren Verläufen werden Goldpräparate oder Methotrexat eingesetzt.

Prognose

Bei ca. der Hälfte der Patienten heilt der M. Reiter innerhalb eines halben Jahres aus. Knapp ein Drittel der Patienten entwickelt aber einen chronischen Verlauf, wobei Übergänge in einen M. Bechterew und eine Herzbeteiligung möglich sind.

25.5.3 Reaktive Arthritiden

Eitrige Arthritiden ☞ 26.6.4
Rheumatisches Fieber ☞ 18.8.1
M. Reiter ☞ 25.5.2

Reaktive Arthritis *(postinfektiöse Arthritis):* Akute, nicht-eitrige Gelenkentzündung, die bei entsprechender genetischer Veranlagung während oder nach bestimmten Infektionen auftreten kann und durch Autoimmunreaktionen (☞ 29.5) bedingt ist.

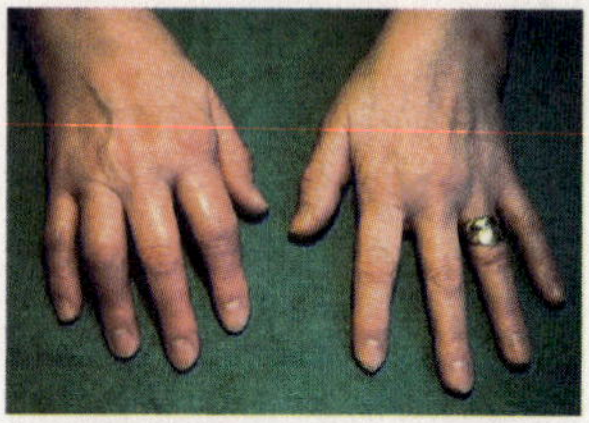

Abb. 25.25: Psoriasis-Arthritis mit typischem Transversalbefall der rechten Hand, d.h. alle Fingermittelgelenke sind betroffen. [M114]

Die klassischen Infektionen, die solche Arthritiden auslösen („triggern") können, sind bakterielle Darm- und Urogenitalinfektionen.

Durch Viren ausgelöste reaktive Arthritiden verlaufen in der Regel milder und werden nicht chronisch. Daher grenzen viele Autoren die *postinfektiösen* Arthritiden nach *bakteriellen* Infektionen von den *parainfektiösen* (begleitenden) Arthritiden bei *Viruserkrankungen* ab.

Symptome, Befund und Diagnostik

Meist schwellen einige wenige Gelenke an, evtl. „springen" die Beschwerden auch von Gelenk zu Gelenk. Augen, Haut- und/oder Schleimhautbeteiligung sind häufig. Vielfach ist auch das Sakroiliakalgelenk entzündet.

Oft lässt sich der vorangegangene Infekt anamnestisch erfragen und der Erreger durch die Bestimmung der antibakteriellen Antikörper nachweisen. Der Rheumafaktor ist negativ, HLA-B27 in bis zu 80 % positiv.

Behandlungsstrategie

Bei noch bestehender Infektion werden Antibiotika gegeben, wobei aber die Antibiotikagabe die Arthritis nicht mehr beeinflusst. Die Gelenkbeschwerden werden mit nichtsteroidalen Antirheumatika (☞ Pharma-Info 25.16) therapiert, bei schwerem Gelenkbefall auch mit Glukokortikoidinjektionen. Entwickelt sich eine chronische Arthritis, werden auch Basistherapeutika eingesetzt.

Prognose

Die Prognose ist erregerabhängig. *Salmonellenarthritiden* heilen meist völlig aus, *Yersinien-* oder *Shigellenarthritiden* neigen zu Rezidiven und chronischen Verläufen.

25.6 Kollagenosen

Kollagenosen: Nicht ganz zutreffende, aber übliche Bezeichnung für systemisch-entzündliche Bindegewebskrankheiten, die durch Autoimmunreaktionen (☞ 29.5) bedingt sind oder bei denen eine solche Entstehung vermutet wird und deren gemeinsames Kennzeichen eine generalisierte Schädigung des Bindegewebes ist.

Frauen sind wesentlich häufiger betroffen als Männer mit einem Erkrankungsgipfel im 20. – 40. Lebensjahr.

Das klinische Bild ist abhängig von den jeweils bevorzugt befallenen Organen.

Viele Patienten mit systemisch-entzündlichen Bindegewebserkrankungen haben auch Gelenkbeschwerden, die jedoch nicht zu Gelenkzerstörungen und Invalidität führen.

Zu den Kollagenosen zählen:

- Der systemische Lupus erythematodes (☞ 25.6.1)
- Die progressive systemische Sklerodermie (☞ 25.6.2)
- Polymyositis und Dermatomyositis (☞ 25.6.4)
- Die Mischkollagenose (☞ 25.6.5)
- Verschiedene Gefäßentzündungen (*Vaskulitiden* ☞ 25.6.6), v.a. die Panarteriitis nodosa.

Das rheumatische Fieber (☞ 18.8.1) und die rheumatoide Arthritis werden manchmal ebenfalls zu den Kollagenosen gezählt.

Prognoseentscheidend sind die Veränderungen der Gefäße und der inneren Organe.

25.6.1 Systemischer Lupus erythematodes

Systemischer Lupus erythematodes (kurz *SLE,* auch *Lupus erythematodes disseminatus,* kurz *LED* oder *Lupus erythematodes visceralis* genannt): Generalisierte, oft schwere Autoimmunerkrankung, die praktisch alle Organe schädigen kann.

90 % der Patienten sind Frauen, Altersgipfel im 3. Lebensjahrzehnt.

Krankheitsentstehung

Auf dem Boden einer genetischen Veranlagung lösen wahrscheinlich Umweltfaktoren wie UV-Bestrahlung (Sonnenlicht), Arzneimittel oder Infektionen die Bildung von Autoantikörpern und Immunkomplexen aus, die sich in der Haut und den inneren Organen ablagern und diese schädigen.

Symptome und Untersuchungsbefund

Wegen des bunten klinischen Bildes wird der systemische Lupus erythematodes auch als „Chamäleon" unter den Krankheiten bezeichnet. Vor allem unklare Fieberschübe zusammen mit Gelenkbeschwerden und/oder Hautveränderungen lassen an einen systemischen Lupus erythematodes denken.

Anfangs können Müdigkeit, Schwäche oder Fieber die einzigen Symptome sein. Später treten weitere organspezifische Beschwerden und Befunde hinzu:

- **Gelenkbeschwerden** (in 90 %) v.a. im Knie- und Handbereich. Trotz zum Teil erheblicher Schmerzen werden die Gelenke nicht zerstört
- **Hauterscheinungen** (in 75 %) insbesondere an den Körperregionen, die dem Sonnenlicht ausgesetzt sind (z.B. Rötung, Gefäßerweiterungen, Pigmentstörungen, Verdickungen der Hornschicht und Atrophien).
  Als klassisch gilt das **Schmetterlingserythem,** eine rot-violette Hautverfärbung, die sich schmetterlingsförmig über den Nasenrücken und beide Wangen erstreckt
- **Blutbildveränderungen,** hier in erster Linie Anämie, Leuko- und/oder Thrombozytopenie
- **Nierenbeteiligung** (in 45 %), meist als Glomerulonephritis (☞ 31.6.6)
- **ZNS-Störungen** wie charakteristischerweise Krampfanfälle und Psychosen, aber auch Kopfschmerzen und Depressionen
- **Pleuritis** (☞ 20.11.1), **Perikarditis** (☞ 18.8.3).

Sonderformen

Der **diskoide Lupus erythematodes** *(kutaner Lupus erythematodes)* bleibt auf die Haut beschränkt.

Der **medikamenteninduzierte Lupus erythematodes** wird durch eine Vielzahl von Arzneimitteln ausgelöst. Die Symptome verschwinden nach Absetzen des Arzneimittels in der Regel wieder.

Diagnostik

- 90 % der Patienten haben antinukleäre Antikörper (☞ 25.3.2) im Blut. Quasi beweisend sind aber nur **Antikörper gegen doppelsträngige DNA** (bei 70 % der Patienten nachweisbar) und **Antikörper gegen das Sm-Nukleoprotein,** ein spezielles Eiweiß im Zellkerninnern
- Weiter können Antikörper z.B. gegen Gerinnungsfaktoren, Blutzellen und die verschiedensten Organzellen vorhanden sein.

In der Akutphase sind BSG und CRP stark erhöht.

Behandlungsstrategie

Die Behandlung richtet sich nach dem Entzündungsgrad und dem Organbefall. Eine ursächliche Therapie ist aber bis heute nicht möglich:

- Bei geringer Entzündungsaktivität ohne Befall innerer Organe reichen nichtsteroidale Antirheumatika, evtl. in Kombination mit Chloroquin (☞ Pharma-Info 25.16 bzw. 25.17)
- Bei mittlerer Entzündungsaktivität mit Beteiligung innerer Organe sind zusätzlich Glukokortikoide angezeigt
- Bedrohlich ist ein Befall von ZNS, Herz oder Nieren. Dann müssen Immunsuppressiva und Glukokortikoide gegeben werden. Zusätzlich kann eine Plasmapherese (☞ 29.5) durchgeführt werden, um die schädlichen Antikörper und Immunkomplexe aus dem Blut des Patienten zu entfernen.

Bei Patienten mit einem Nierenversagen ist eine Dauerdialysetherapie (☞ 31.2.6) erforderlich.

Pflege

Die Pflege eines Patienten mit einem systemischen Lupus erythematodes kann in Abhängigkeit vom jeweiligen Organbefall sehr umfassend sein:

- Mögliche Auslöser eines Krankheitsschubes vermeiden. Da Sonnenlicht zu den häufigsten Auslösern gehört, sollen die Patienten nicht direkt am Fenster liegen
- V.a. bei neuerkrankten Patienten sozialen Dienst einschalten, der z.B. Kontakte zu Selbsthilfegruppen herstellt und Rehabilitationsmaßnahmen einleitet.

Krankenbeobachtung und Dokumentation

- Körpertemperatur (Fieber?)
- Haut
- Schmerzen
- Urinausscheidung und Ödementwicklung (Niereninsuffizienz?), evtl. Sammelurin (☞ 7.8.2)
- Gewichtskontrollen (rasche Gewichtszunahme durch Wassereinlagerung?)
- Blutdruck, Puls (Herzinsuffizienz?), Atmung
- (Neben-)Wirkungen der Arzneimittel.

Prognose

Prognoseentscheidend ist vor allem der Nierenbefall. Heute liegt die 5-Jahres-Überlebensrate bei über 90 %.

25.6.2 Progressiv systemische Sklerodermie

Progressiv systemische Sklerodermie (kurz *PSS*, auch *systemische Sklerose*, kurz *SS*): Generalisierte Erkrankung des kollagenen Bindegewebes mit *Sklerosierung* (Verhärtung) von Haut, Gefäßen und inneren Organen. Meist bei Frauen mittleren Alters auftretend und auch heute noch mit schlechter Prognose behaftet.

Symptome, Befund und Diagnostik

Die Erkrankung beginnt mit Hautsymptomen:

- 90 % der Patienten haben ein *Raynaud-Syndrom* (☞ 19.6.5), eine anfallsartige Durchblutungsstörung der Finger oder Zehen, die v.a. durch Kälte ausgelöst wird. In Extremfällen entwickeln sich insbesondere an den Fingerkuppen Nekrosen *(Rattenbissnekrosen)*
- Typisch sind zudem schmerzlose Ödeme an Händen und Füßen. Später verdickt sich die Haut und wird starr, bevor sie im Endstadium atrophiert und wachsartig dünn wird. Durch die Hautschrumpfung werden die Finger in Beugestellung fixiert und verschmälert *(Krallenfinger, Madonnenfinger)*
- Befall des Gesichts führt zum charakteristischen *Maskengesicht* mit maskenhafter Starre des Gesichtsausdrucks, Verkleinerung der Mundöffnung (*Mi-*

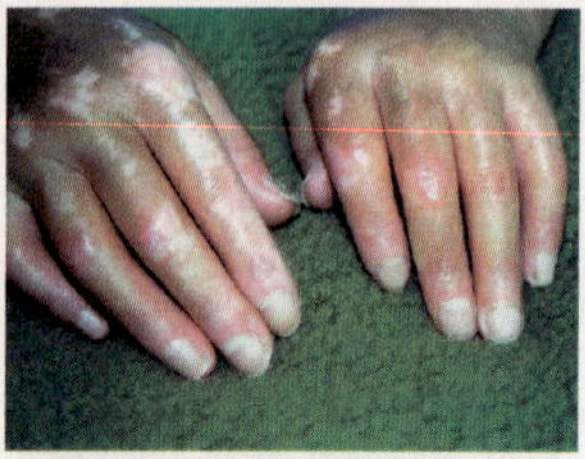

Abb. 25.26: Hände einer Patientin mit Sklerodermie. Die Hände sind geschwollen und die Haut ist atrophisch. Sie zeigt Pigmentstörungen und glänzt wachsartig (Glanzhaut). [M114]

krostomie ☞ Abb. 25.27) mit dünnen Lippen und radialer Hautfältelung um den Mund herum *(Tabaksbeutelmund)*, Verkürzung des Zungenbändchens (der Patient kann die Zunge nicht mehr richtig anheben und herausstrecken) sowie Lidschlussproblemen.

Die Hauterscheinungen beginnen in der Regel an den distalen Extremitätenabschnitten und breiten sich nach proximal aus, so dass der Patient gleichsam „eingemauert" wird.

Gelenkschmerzen sind häufig, jedoch oft nicht durch eine echte Entzündung, sondern durch Hautschrumpfung mit Beweglichkeitseinschränkung bedingt.

Nach unterschiedlich langer Zeit werden auch die inneren Organe in das Krankheitsgeschehen miteinbezogen. Relativ früh ist der Ösophagus betroffen (Schluckbeschwerden und *Refluxösophagitis* ☞ 21.4.2). Beweglichkeitsstörungen des übrigen Magen-Darm-Traktes äußern sich in Durchfall oder Obstipation, krampfartigen Bauchschmerzen oder als *Malabsorptionssyndrom* (☞ 21.6.3).

Eine Lungenbeteiligung führt zur Lungenfibrose und im weiteren Verlauf zum Cor pulmonale (☞ 20.10.2). Bei einer Herzmuskelfibrose entsteht eine Herzinsuffizienz (☞ 18.6.1). Nierenbeteiligung führt zu Niereninsuffizienz (☞ 31.6.9) mit sekundärer Hypertonie.

Typisch für den Augenbefall ist das *Sicca-Syndrom* (☞ 25.2.5).

Die Diagnose wird anhand der klinischen Symptome, einer Hautbiopsie und durch Antikörpernachweis (insbesonders Antikörper gegen das Kerneiweiß Scl-70) gestellt.

Hilfreich ist auch die **Kapillarmikroskopie** *(Kapillaroskopie)*, bei der der Verlauf der Kapillaren im Nagelbett mit Hilfe eines Lichtmikroskops beurteilt wird.

Behandlungsstrategie

Die Behandlungsmöglichkeiten sind unbefriedigend. Wahrscheinlich vermag am ehesten noch D-Penicillamin (☞ Pharma-Info 25.17) das Fortschreiten der Fibrosierung zu hemmen. Aber auch Colchizin und Zytostatika werden eingesetzt. Gegen die Gelenkschmerzen wirken nichtsteroidale Antirheumatika (☞ Pharma-Info 25.16), während entzündlicher Schübe werden Glukokortikoide gegeben. Die Durchblutungsstörungen können durch Gabe von Azetylsalizylsäure oder gefäßerweiternde Arzneimittel (z.B. Kalziumantagonisten ☞ Pharma-Info 19.33) gebessert werden.

Pflege

Auf einen Patienten mit Sklerodermie kommen vielfältige Probleme zu.

Sich Bewegen

Morgensteifigkeit, Gelenkbeschwerden und die häufige Muskelschwäche erschweren das morgendliche Aufstehen. Entsprechend wird dem Patienten dafür Zeit gelassen (Patienten rechtzeitig wecken). Isometrische Übungen (☞ 7.5.10) vor dem Aufstehen erleichtern das „in Gang kommen". Um die Schrumpfung der Haut zu verzögern und die wichtige Handbeweglichkeit zu erhalten, soll der Patient mit den Händen so oft wie möglich knetende Bewegungen ausführen, z.B. an weichen Schaumgummibällen.

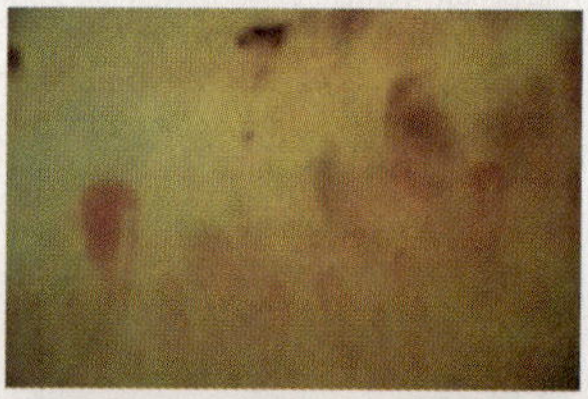

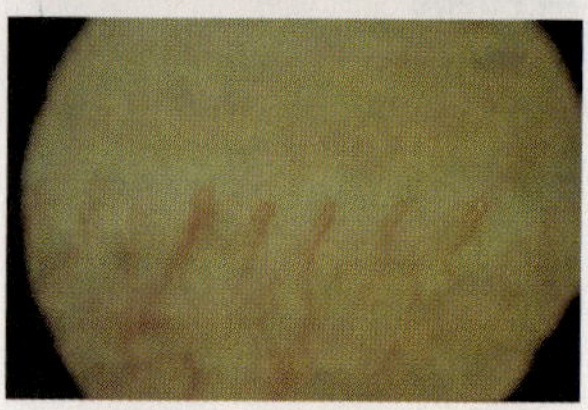

Abb. 25.28 – 25.29: Kapillaroskopie. Oben: Normalbefund mit feinen, regelmäßigen Kapillaren. Unten: Unregelmäßige, zahlenmäßig verminderte Kapillaren mit wechselnden Durchmessern. Charakteristischer Befund bei Sklerodermie. [M114]

Sich Waschen und Kleiden

Die Haut der Sklerodermie-Patienten ist extrem empfindlich. Mechanische Belastungen wie Druck oder Reiben sowie alle austrocknenden Maßnahmen können zu irreversiblen Hautschäden führen. Daher:

- Ölhaltige Waschsubstanzen, fetthaltige Cremes und Lotionen verwenden
- Rasch wachsende Hornhaut durch Fachkräfte entfernen lassen
- Rattenbissnekrosen der Fingerspitzen steril verbinden
- Weite, nicht einengende Kleidung tragen, Schuhe ausreichend groß wählen.

Da der Mund nicht mehr ganz geöffnet werden kann, ist eine Zahnsanierung in späteren Krankheitsstadien schwierig. Deshalb wird dem Patienten frühzeitig zu einer gründlicheren Zahnpflege mit elektrischer Zahnbürste und Munddusche geraten.

Essen und Trinken

Mit fortschreitender Erkrankung können die Patienten ihren Mund immer schlechter öffnen. Durch den krankheitsbedingten Knochenabbau lockern sich ihre Zähne, und sie haben retrosternale Schmerzen beim Schlucken (insbesondere bei festen Speisen). Durch die gestörte Peristaltik des Ösophagus kommt es zu Sodbrennen sowie zum Aufstoßen von Speisen und Getränken.

Bei der Pflege ist deshalb folgendes zu beachten:

- Speisen so zubereiten, dass sie in den Mund eingeführt werden können (in späteren Stadien passen z.B. Brötchen fast nie durch den kaum zu öffnenden Mund)
- Kaffee, Alkohol, Salat und Zucker meiden
- Mehrmals täglich kleine Mahlzeiten anbieten
- Wenn nötig, weiche Kost in der Küche bestellen
- Zu ausreichendem Trinken anhalten
- Nach dem Essen nicht hinlegen lassen.

Ausscheiden

Sklerodermie-Patienten leiden häufig unter einem ständigen Wechsel von Durchfall und Obstipation. Bei Durchfall kann die Einnahme von Heilerde Erleichterung

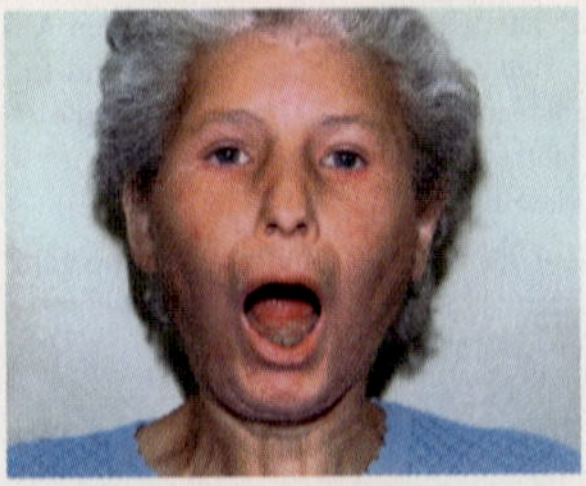

Abb. 25.27: Mikrostomie (Verkleinerung der Mundöffnung) bei einer Patientin mit Sklerodermie. Die Augenlider sind geschwollen und gerötet als Hinweis auf ein Sicca-Syndrom (☞ 25.2.5). [M114]

bringen (Pflege bei Obstipation ☞ 7.8.5 und Pflege bei Diarrhoe ☞ 28.5.6).

Bei Mitbeteiligung der Nieren müssen Urinmenge und -aussehen beobachtet und dokumentiert und der Blutdruck regelmäßig kontrolliert werden (evtl. krisenhafte Blutdruckanstiege).

Regulieren der Körpertemperatur

Die Patienten frieren extrem. Deshalb das Patientenzimmer bei kühlen Außentemperaturen nur dann lüften, wenn der Patient nicht anwesend ist. Anschließend die Heizung wieder aufdrehen, sofern der Patient keinen anderen Wunsch äußert. Vor der Körperpflege werden Zimmer und/oder Bad auf eine zum Waschen angenehme Temperatur erwärmt.

Bei allen Maßnahmen bedenken, dass ein Sklerodermie-Patient unbekleidet noch schneller friert als ein Gesunder. Bei notwendigen Untersuchungen (z.B. Röntgen, EKG) kann es dem Patienten eine Hilfe sein, wenn die Pflegenden die Kollegen des Funktionsbereiches entsprechend informieren.

Ruhen und Schlafen

Viele Patienten schlafen schlecht: Lidschlussprobleme erschweren das Einschlafen, und Schmerzen lassen den Patienten zu früh wieder erwachen. Auch das Austrocknen der Augen verursacht Beschwerden.

Folgende Maßnahmen können helfen:

- Schmerzmittel ausreichend früh einnehmen
- Augen-Gel auftragen und eine Schlafbrille aufsetzen. Falls dies nicht ausreicht, zur Nacht Salbenverbände auf die Augen legen (☞ 33.2.7)
- Patienten möglichst ein Einzelzimmer anbieten.

Prognose

Bei Beteiligung innerer Organe ist die Prognose schlecht, da sich die Fibrose nicht beherrschen lässt.

Jahre- und jahrzehntelange Verläufe mit alleinigem Hautbefall kommen aber vor und sind prognostisch wesentlich günstiger.

25.6.3 Polymyalgia rheumatica

Polymyalgia rheumatica: Hochentzündliche, mit starken Muskelschmerzen einhergehende Erkrankung fast ausschließlich des älteren Menschen (über 60 Jahre). In etwa der Hälfte der Fälle zusammen mit einer *Arteriitis temporalis* (☞ 25.6.6) auftretend.

Typisch ist die Trias („Dreierkombination") aus:

- Muskelschmerzen
- Massiv erhöhter BSG *(Sturzsenkung)*
- Anämie.

Die heftigen Muskelschmerzen im Schulter- und Beckengürtelbereich treten besonders in den frühen Morgenstunden auf. Die Patienten klagen über Steifigkeit, Schwäche und Bewegungseinschränkung. Diese sind rein schmerzbedingt.

Im Blut zeigen sich stark erhöhte Entzündungsparameter (BSG, CRP, Leukozytose).

Unter Glukokortikoidtherapie bessern sich die Symptome in der Regel innerhalb weniger Tage. Die Dosis kann meist bereits nach zwei Wochen reduziert werden. Die Behandlung muss aber zur völligen Ausheilung in niedriger Dosierung über 1 – 2 Jahre fortgesetzt werden.

Eine physikalische Therapie ist *nicht* erforderlich.

25.6.4 Polymyositis/Dermatomyositis

Polymyositis, Dermatomyositis (kurz *PM* bzw. *DM*): Seltene, entzündliche Systemerkrankungen der Skelettmuskulatur *(Polymyositis)* oder der Skelettmuskulatur und der Haut *(Dermatomyositis)*.

Symptome, Befund und Diagnostik

Leitsymptom ist eine symmetrische Muskelschwäche im Schulter- und Beckengürtel. Den Patienten fällt es zunehmend schwer, vom Stuhl oder aus dem Bett aufzustehen, Treppen zu steigen oder die Arme über den Kopf zu heben. Etwa die Hälfte der Patienten klagt dabei über muskelkaterartige Schmerzen.

Begleitende Gelenkschmerzen gehen nicht mit einer Gelenkzerstörung einher. Gelegentlich tritt ein Raynaud-Syndrom (☞ 19.6.5) auf.

Eine Beteiligung der Muskulatur von Ösophagus, Kehlkopf oder Augen ruft Schluckbeschwerden, Heiserkeit oder Schielen hervor.

Bei der *Dermatomyositis* treten zusätzlich Hautveränderungen auf, insbesondere:

- Ein typisches, rötlich-livides Ödem um die Augen
- Rot-lila Ausschläge an Schultern, Rücken und Oberarm
- Schuppende rote Knötchen an Knochenvorsprüngen
- Verhärtungen, Pigmentstörungen und Schleimhautulzera
- Mimische Starre.

Die Blutuntersuchung zeigt eine entzündungsabhängige BSG-Beschleunigung und eine Erhöhung der Muskelenzyme. Der Rheumafaktor ist in 30 % der Fälle nachweisbar. Antinukleäre Antikörper finden sich seltener als bei den anderen Systemerkrankungen. **EMG** (*Elektromyographie,* d.h. Ableitung der Muskelströme) und Muskelbiopsie sind pathologisch verändert.

Insbesondere bei der Dermatomyositis muss nach einem Tumor gesucht werden, da dieses Krankheitsbild oft mit bösartigen Tumoren assoziiert ist.

Behandlungsstrategie

Mittel der Wahl sind Glukokortikoide über mindestens 2 – 3 Jahre. Bleiben diese erfolglos, werden Zytostatika gegeben.

Die physikalische Therapie besteht im akuten Schub lediglich aus kontrakturverhütenden Lagerungen. Später ist Krankengymnastik notwendig.

25.6.5 Mischkollagenose

Als **Mischkollagenose** (*Sharp-Syndrom, mixed connective tissue disease,* kurz *MCTD*) wird eine systemisch-entzündli-

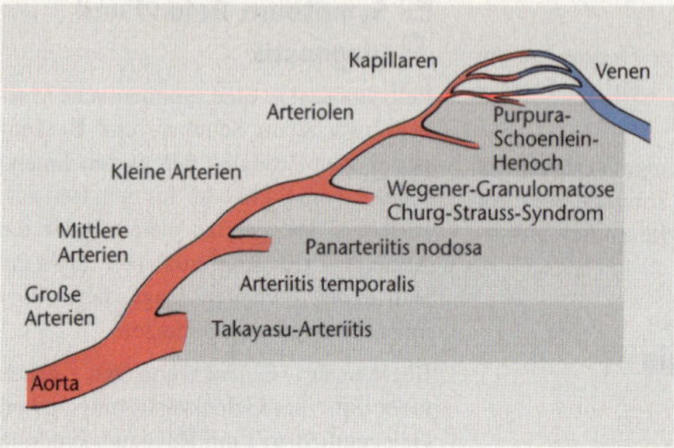

Abb. 25.30: Die verschiedenen Vaskulitiden befallen charakteristischerweise unterschiedliche Gefäßabschnitte. Die Takayasu-Arteriitis betrifft vor allem junge Frauen, das mit der Panarteriitis nodosa verwandte Churg-Strauss-Syndrom Männer mittleren Lebensalters. [A300]

che Bindegewebserkrankung bezeichnet, die sich keinem der oben genannten Krankheitsbilder eindeutig zuordnen lässt. Die Symptome stellen vielmehr eine Mischung aus systemischem Lupus erythematodes (☞ 25.6.1), progressiv systemischer Sklerodermie (☞ 25.6.2), Polymyositis (☞ 25.6.4) und rheumatoider Arthritis (☞ 25.5.1) dar.

ZNS- und Nierenbeteiligung sind selten. Meist spricht die Erkrankung auf Glukokortikoide an. Die Prognose ist daher relativ günstig.

25.6.6 Vaskulitiden

Vaskulitiden *(Angiitiden)*: Systemische Gefäßentzündungen, die von der Wand der Blutgefäße ihren Ausgang nehmen und in der Regel durch Autoimmunreaktionen bedingt sind. Symptome, Verlauf und Prognose sind sehr variabel.

Ob große, mittlere oder kleine Arterien oder Kapillaren befallen und welche Organe bevorzugt betroffen sind, hängt von der Erkrankung ab. Die Beschwerden des Patienten sind Folgen der Gefäßverengungen und Gefäßverschlüsse (z.B. durch Thrombosen), die bis zu Organinfarkten führen können.

Das klinische Bild der systemischen Vaskulitiden ist sehr bunt. Hat ein Patient Allgemeinsymptome (v.a. Fieber, Abgeschlagenheit) zusammen mit verschiedenen Organsymptomen, die scheinbar nicht „zusammenpassen", so ist eine vaskulitische Ursache zu erwägen.

Panarteriitis nodosa

Panarteriitis nodosa (kurz *PAN,* auch *Periarteriitis nodosa, Polyarteriitis nodosa*): Seltene, generalisierte Entzündung der kleinen und mittleren Arterien mit Zerstörung der Arterienwand, die zu Gefäßverschlüssen, aber auch zu Aneurysmen führen kann. Betrifft vor allem Männer im mittleren Lebensalter.

Die Beschwerden hängen von der Lokalisation der entzündeten Gefäße ab. Typisch sind Allgemeinsymptome wie Fieber, Abgeschlagenheit und Gewichtsverlust. Häufig befallen sind:

- Die Nieren mit Glomerulonephritis (☞ 31.6.6), chronischer Niereninsuffizienz (☞ 31.6.9) und Bluthochdruck (☞ 19.5.1)
- Das periphere und zentrale Nervensystem mit Lähmungen und Durchblutungsstörungen des Gehirns
- Der Magen-Darm-Trakt mit Bauchschmerzen, Darmblutungen, Leber- oder Darminfarkten
- Die Haut mit Hautausschlägen, Hautknötchen oder Einblutungen
- Das Herz (Befall der Koronararterien) mit Angina pectoris (☞ 18.5.1), Herzinfarkt (☞ 18.5.2) und Herzrhythmusstörungen (☞ 18.7)
- Die Gelenke mit oft untypischen „rheumatischen" Beschwerden.

Die Diagnose wird anhand des klinischen Bildes, Blutuntersuchungen und Biopsien der befallenen Organe gestellt. Oft ist eine Angiographie (☞ 19.4.4) zum Nachweis von Gefäßverengungen, -verschlüssen oder -aneurysmen nötig.

Behandelt wird mit nichtsteroidalen Antirheumatika, Glukokortikoiden und Immunsuppressiva. Hierunter stieg die 5-Jahres-Überlebensrate von 10 – 15 % ohne Behandlung auf ca. 50 % an.

Zur **Panarteriitis nodosa-Gruppe** zählt auch die Wegener-Granulomatose (☞ 20.16).

Arteriitis temporalis

Arteriitis temporalis *(Riesenzellarteriitis, M. Horton)*: Arteriitis, die vor allem die Schläfenarterie (A. temporalis) und die Augenarterien betrifft (☞ 25.6.3). Meist bei älteren Frauen auftretend. Erblindungsgefahr!

Leitsymptom der **Arteriitis temporalis** sind starke, anfallsartige Kopfschmerzen besonders in der Schläfenregion. Evtl. hat der Patient Fieber. Die A. temporalis ist verdickt, verhärtet und druckschmerzhaft.

Bedrohlich ist die Beteiligung der Hirngefäße und Erblindung bei Befall der Augenarterie.

Die Verdachtsdiagnose wird durch Blutuntersuchungen (Erhöhung von BSG und CRP) und Biopsie der A. temporalis gesichert.

Unter ein- bis zweijähriger Glukokortikoidtherapie heilt die Erkrankung in der Regel aus.

Hypersensitivitätsangiitiden

Hypersensitivitätsangiitiden *(allergische Vaskulitiden)*: Allergische Gefäßentzündungen bei Infekten und bei Arzneimittelunverträglichkeit.

Es können alle Organe mit den entsprechenden Symptomen (☞ Panarteriitis nodosa) betroffen sein.

Ein Absetzen der fraglichen Arzneimittel bzw. eine Antibiotikagabe bei Infekten reicht meist als Therapie aus. Evtl. werden zusätzlich Glukokortikoide eingesetzt.

Eine Sonderform der Hypersensitivitätsangiitis ist die *Purpura Schoenlein-Henoch* bei Kindern und Jugendlichen (☞ 24.9.4).

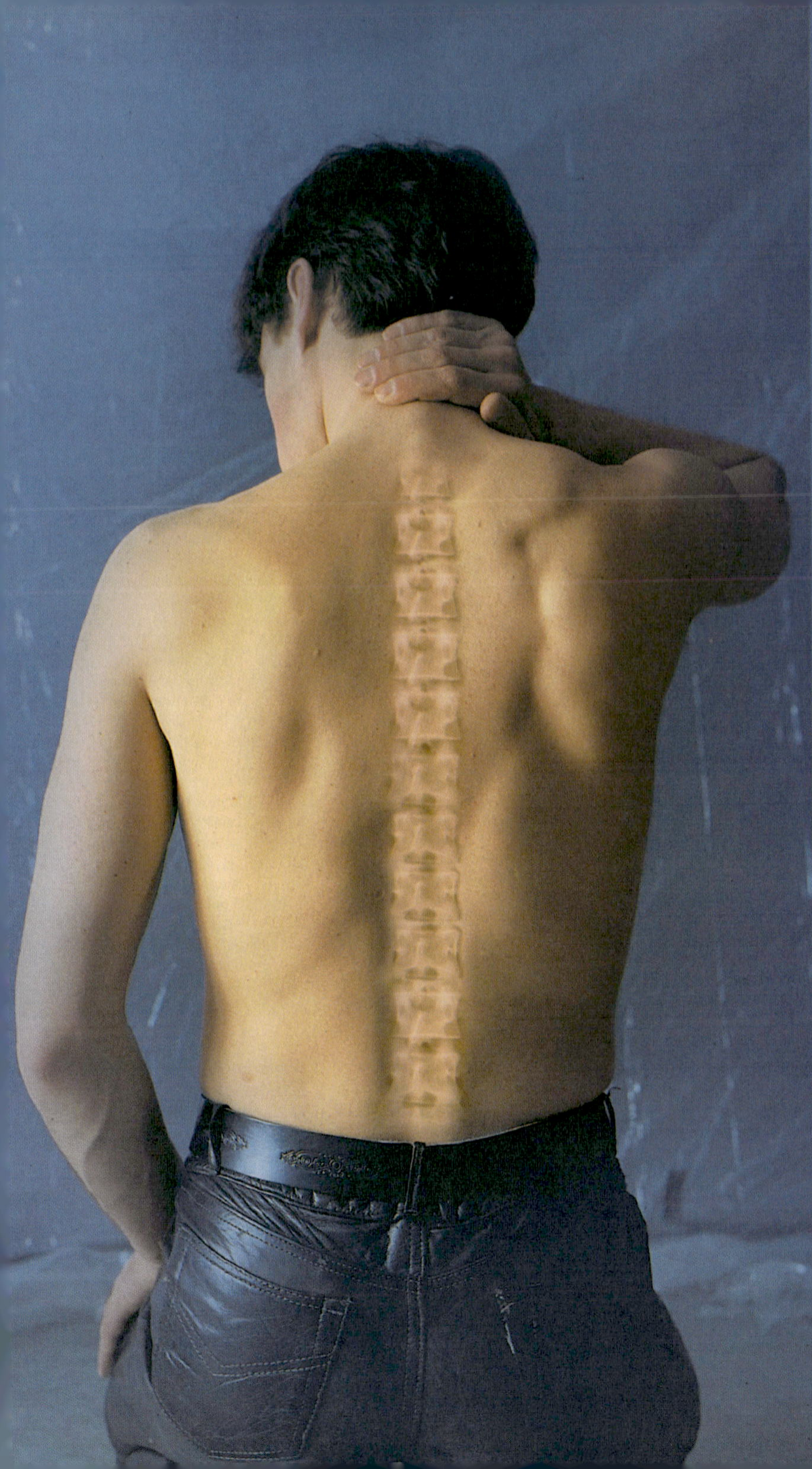

26

Pflege in der Orthopädie

26 Pflege in der Orthopädie

Das medizinische Fachgebiet

Orthopädie (von griech. orthos = gerade, richtig und paideia = Erziehung): Eigenständiges medizinisches Fachgebiet, das sich mit der Entstehung, Verhütung, Erkennung und Behandlung angeborener oder erworbener Form- oder Funktionsfehler des Bewegungsapparates sowie der Rehabilitation des Patienten befasst.

Die in Deutschland noch praktizierte Trennung von Orthopädie und Traumatologie ist historisch bedingt und wirkt künstlich; in den USA beispielsweise umfasst die „Orthopaedic surgery" alle Erkrankungen des Bewegungsapparates, d.h. auch die Traumatologie (☞ Kap. 27).

✓ Erkrankungen des Stütz- und Bewegungsapparates haben erhebliche soziale Bedeutung: Sie sind häufigste Ursache einer vorzeitigen Berentung, wobei den degenerativen Erkrankungen der Wirbelsäule mit nahezu 50 Prozent aller Fälle die größte Bedeutung zukommt.

Überschneidungen mit anderen Fachgebieten

In der Orthopädie gibt es zahlreiche Berührungspunkte mit anderen Fachgebieten, unter anderem:

- Mit der *Radiologie.* (Nativ-)Röntgenaufnahmen stellen meist die erste Maßnahme apparativer Diagnostik dar. Oft wird auch ein CT oder eine Kernspintomographie benötigt
- Mit der *Inneren Medizin* (z.B. bei der Osteoporose). Dies kommt auch darin zum Ausdruck, dass die Rheumatologie sowohl Teilgebiet der Inneren Me-

dizin als auch der Orthopädie ist (☞ auch Kapitel 25)
- Mit der *Neurologie* und der *Neurochirurgie.* Typisches Beispiel ist der Bandscheibenvorfall, der von Ärzten aller drei Fachgebiete behandelt wird (☞ 35.10.2)
- Mit der *Psychosomatik/Psychiatrie.* Zum einen haben viele Erkrankungen des Stütz- und Bewegungsapparates Auswirkungen auf das psychische Befinden des Patienten, zum anderen findet man eine erhebliche Ausgestaltung des Krankheitserlebens durch eine psychische Erkrankung, z.B. bei einer endogenen Depression (☞ 36.5.1) oder einer Rentenneurose (☞ 36.3.1).

In der Anfangszeit der Orthopädie waren kindliche Wachstumsstörungen ihr hauptsächliches Betätigungsfeld. Heute arbeiten *Pädiater* und Orthopäden z.B. bei der Behandlung der infantilen Zerebralparese (☞ 13.17.3) oder bösartiger Tumoren zusammen.

26.1 Allgemeine Anatomie und Physiologie des Bewegungsapparates

Bewegungsapparat: Gesamtheit von **Skelett** (knöchernes und knorpeliges Stützgerüst des Körpers) und **Skelettmuskulatur** sowie der Gefäße und Nerven, die das Skelett und die Skelettmuskulatur versorgen.

26.1.1 Knochen

Abschnitte eines Röhrenknochens

Der Schaftanteil eines **Röhrenknochens** heißt **Diaphyse,** seine beiden Enden **Epiphyse.** Der Abschnitt zwischen Epi- und Diaphyse wird **Metaphyse** genannt.

Die Epiphysen sind im Gelenkbereich von einer *Knorpelschicht* bedeckt, welche die Reibung herabsetzt. Außerhalb des Gelenkbereiches ist der Knochen von **Periost** *(Knochenhaut)* umgeben, das ihm als Faserschicht fest anliegt. Das sehr schmerzempfindliche Periost schützt und ernährt den Knochen (☞ unten) und dient dem Ansatz von Sehnen und Bändern.

Kortikalis und Spongiosa

Bei den meisten größeren Knochen ist nur die Außenschicht, die **Kortikalis,** aus dichtem Knochengewebe aufgebaut. Die Kortikalis der Röhrenknochen ist im Bereich der Diaphyse relativ dick und wird dort **Kompakta** genannt. Der wesentlich größere Anteil im Innern des Knochens **(Knochenmarkhöhle)** besteht aus zarten Knochenbälkchen, der **Spongiosa.** Durch diese Konstruktion sind die Knochen stabil und dennoch leicht. Die Hohlräume zwischen den Knochenbälkchen werden von Blut bildendem oder fetthaltigem Knochenmark ausgefüllt.

Ernährung des Knochens

Der Knochen wird auf zwei Wegen mit Blut und Nährstoffen versorgt:
- Aus dem Periost sprossen winzige Blutgefäße *von außen* in den Knochen ein
- Größere Arterien durchbohren die Kortikalis, ziehen zum Markraum und verzweigen sich dort zu einem Gefäßnetz, das den Knochen *von innen* versorgt.

Beide Systeme sind durch kleine Gefäße miteinander verbunden.

Auf-, Um- und Abbau von Knochengewebe

Jeder Knochen ist aus (Knochen-)*Zellen* und einer *Interzellularsubstanz* mit hohem Mineralgehalt **(Knochengrundsubstanz)** zusammengesetzt.

Drei Arten von Knochenzellen sind am Auf-, Um- und Abbau des Knochens beteiligt:
- **Osteoblasten** bauen die Knochengrundsubstanz auf. Sie scheiden Kalziumverbindungen in den Interzellularraum aus, die dort auskristallisieren und die Osteoblasten gewissermaßen „einmauern"
- Die „eingemauerten" Osteoblasten verlieren ihre Fähigkeit zur Zellteilung und werden dann **Osteozyten** genannt
- **Osteoklasten** können den Knochen wieder auflösen. Dies ist z.B. beim Knochenumbau während des Wachstums, bei veränderter mechanischer Beanspruchung des Knochens oder im Rahmen der Knochenbruchheilung (☞ 27.6.5) erforderlich.

Knochenentwicklung

Der Vorgang der Knochenbildung heißt *Verknöcherung, Osteogenese* oder **Ossifikation.** Dabei sind die Knochenentwicklung während der Embryonalzeit und die Verknöcherung eines Knochenbruches im Wesentlichen gleich.

Unterschieden werden folgende Formen der Ossifikation:
- Die **direkte Ossifikation,** bei der Osteoblasten direkt die Knochengrundsubstanz bilden
- Die **chondrale Ossifikation** (☞ Abb. 26.2), bei der zunächst Knorpel gebildet wird. Dieser wird dann Stück für Stück durch Knochengewebe ersetzt
  - Bei der **enchondralen Ossifikation** findet die Verknöcherung im Knorpelinneren statt. Es entsteht ein *primärer Knochenkern* im Diaphysenbereich, der allmählich größer wird. In einer späteren Phase entwickeln sich in den Epiphysen *sekundäre Knochenkerne*
  - Bei der **perichondralen Ossifikation** sammeln sich an der inneren *Knorpelhaut* **(Perichondrium)** zahlreiche Osteoblasten und bilden eine dünne Knochenmanschette. Es handelt sich also um eine äußere Verknöcherung, die parallel zur enchondralen Ossifikation stattfindet.

Später verschmelzen die perichondrale Knochenmanschette und die primären und sekundären Knochenkerne miteinander, und es entstehen durch weiteren Umbau Kortikalis und Spongiosa (☞ oben).

Epiphysenfugen

Auch nach Ausbildung der sekundären Knochenkerne ist das Knorpelgewebe der Epiphyse nicht vollständig durch Knorpel ersetzt: Neben dem Knorpel auf den Gelenkflächen bleibt in Richtung Diaphyse eine knorpelige Fuge zurück, von der das weitere Längenwachstum der Röhrenknochen aus-

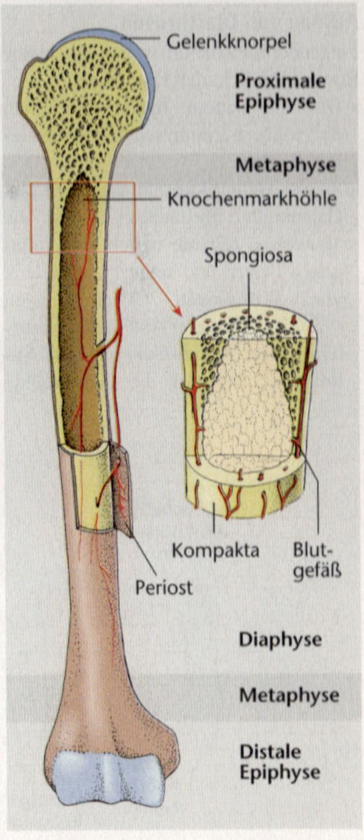

Abb. 26.1: Aufbau eines Röhrenknochens. Links: teilweise längs eröffnet. Rechts: vergrößerter Ausschnitt. [A400-190]

geht, die **Epiphysenfuge** *(Wachstumsfuge)*. Nach Wachstumsabschluss wird auch diese Fuge knöchern durchbaut; zurück bleibt die **Epiphysenlinie.**

26.1.2 Gelenke

Gelenk: Bewegliche Verbindung zwischen zwei oder mehr Knochen.

Nicht alle Gelenke sind gleich gut beweglich:

- **Diarthrosen** (*freie Gelenke*, z.B. Hüft- oder Schultergelenk) sind Gelenke mit Gelenkhöhle (☞ Abb. 26.3) und deutlicher Beweglichkeit in mindestens einer Ebene
- **Amphiarthrosen** (*straffe Gelenke*, z.B. Sakroiliakalgelenk zwischen Darm- und Kreuzbein) sind gering beweglich
- **Synarthrosen** (*Fuge, Haft*, z.B. die Symphyse) stellen eine Sonderform der Gelenke dar. Sie sind unbeweglich und besitzen keine Gelenkhöhle, sondern sind mit Knorpel- oder straffem Bindegewebe ausgefüllt.

Aufbau von Diarthrosen

Folgender Gelenkaufbau ermöglicht die Beweglichkeit in den Diarthrosen:

- Die von glattem, hyalinem Knorpel überzogenen Epiphysen bilden die **Gelenkflächen**
- Straffe **Gelenkkapseln** umhüllen den Gelenkraum. Ihr äußerer Anteil, die *Membrana fibrosa*, besteht aus kollagenen Fasern und schützt das Gelenk vor Luxationen (Verrenkungen ☞ 27.5). Ihr innerer Anteil, die *Synovialmembran* (*Membrana synovialis*, **Synovialis**), begrenzt die Gelenkhöhle (☞ unten) und sondert u.a. die *Gelenkflüssigkeit* (**Synovia**, *Gelenkschmiere*) ab, welche die Gelenkflächen „schmiert" und den gefäßlosen Knorpel durch Diffusion ernährt
- Die **Gelenkhöhle** *(Cavitas articularis)*, die von Synovia ausgefüllt wird. Als **Gelenkspalt** wird der zwischen den gelenkbildenden Knochenflächen befindliche Teil der Gelenkhöhle bezeichnet.

Die Nomenklatur ist hier aber nicht einheitlich. Manche Autoren benutzen „Gelenkhöhle" und „Gelenkspalt" auch synonym.

Schleimbeutel und Menisken

An mechanisch besonders belasteten Stellen liegen **Schleimbeutel** (*Bursae synoviales*, kurz *Bursae*). Dies sind dünnwandige, mit Synovialmembran ausgekleidete Säcke, die den Druck verteilen, das Gleiten der Strukturen verbessern und als Puffer bei Bewegungen dienen. Bursae findet man z.B. vor der Kniescheibe und an der Ellenbogenstreckseite.

Menisken sind scheiben- und ringförmige Zwischenknorpel im Gelenkspalt. Durch eine bessere Druckverteilung federn sie Stöße auf die Epiphysen ab und schonen so den Gelenkknorpel. Medizinisch bedeutsam sind insbesondere die Menisken im Kniegelenk (☞ 26.13.1).

26.1.3 (Skelett-)Muskulatur

Die aus hoch spezialisierten Zellen bestehende **Skelettmuskulatur** (*quergestreifte Muskulatur* ☞ Abb. 26.4) ermöglicht durch Wechsel zwischen Anspannung und Erschlaffung die aktive Bewegung des menschlichen Körpers und die aufrechte Körperhaltung des Menschen. Außerdem ist die Skelettmuskulatur ganz wesentlich an der Wärmeproduktion des Körpers (☞ 7.7.1) mitbeteiligt.

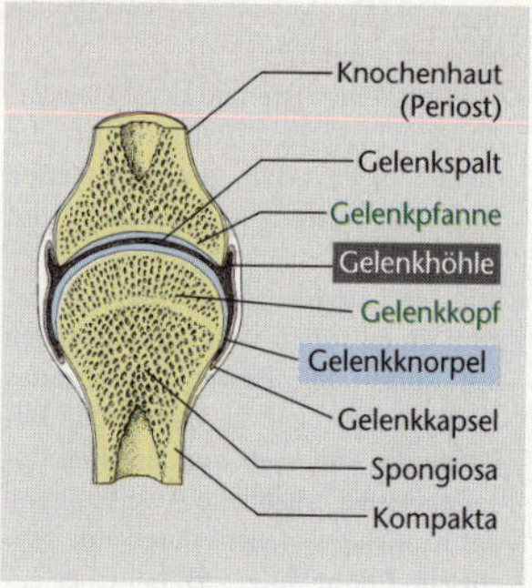

Abb. 26.3: Aufbau einer Diarthrose am Beispiel eines Kugelgelenks. Als Gelenkschmiere zwischen den beiden Gelenkflächen dient die Synovia. [A400-190]

Muskelkontraktionen erzeugen Bewegung durch die Ausübung von Zug auf die Sehnen (☞ unten), die wiederum die Zugkräfte auf die Knochen übertragen, an denen sie angeheftet sind.

Agonist und Antagonist

Zur flüssigen Ausführung der meisten Bewegungen ist das Zusammenspiel gegensätzlich wirkender Muskeln erforderlich. Ein **Agonist** *(Spieler)* führt eine bestimmte Bewegung aus, sein **Antagonist** *(Gegenspieler)* ist für die entgegengesetzte Bewegung verantwortlich. Für viele Bewegungen sind mehrere Muskeln hintereinander- oder zusammengeschaltet, z.B. beim zielgerichteten Zugreifen *(Muskelketten)*.

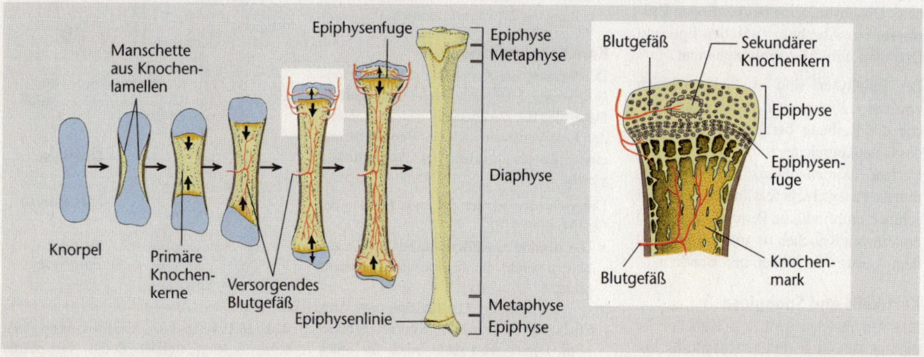

Abb. 26.2: Chondrale Ossifikation. [A400-190]

Kontrakturenprophylaxe!
Das Wissen um Agonisten und Antagonisten hat große Bedeutung in der Kontrakturenprophylaxe: Ein länger dauerndes Ungleichgewicht zwischen gegensätzlich wirkenden Muskelgruppen (etwa ein Überwiegen der Fußstrecker gegenüber den Fußbeugern) begünstigt die Ausbildung einer Kontraktur (hier eines Spitzfußes) und erfordert entsprechende prophylaktische Maßnahmen (☞ 7.5.5).

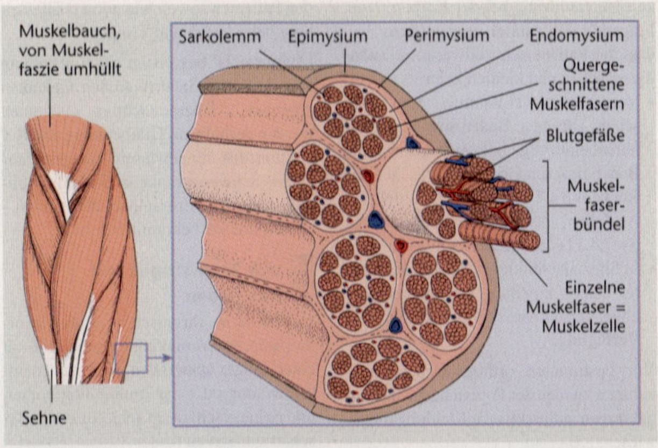

Abb. 26.4: Aufbau eines Skelettmuskels. [A400-190]

26.1.4 Sehnen und Bänder

Sehne *(Tendo):* Aus zugfesten kollagenen Fasern bestehendes Endstück eines Skelettmuskels. Dient der Anheftung des Muskels am Knochen. Flächige Sehnenplatten heißen **Aponeurosen**.

Über bindegewebige, derbe **Sehnen** sind die Muskeln an den Knochen angeheftet. Durch die Sehnen werden die Muskelkräfte auf die Knochen übertragen.

Da die Sehnen zum Teil tief in den Knochen einstrahlen, kann bei einer Verletzung nicht (nur) die Sehne, sondern (zusätzlich) ein Teil des Knochens abgerissen werden (Abrissfraktur ☞ 27.6.1).

Band *(Ligament, Ligamentum):* Bindegewebsstränge oder -platten zur Befestigung gegeneinander beweglicher Teile des Skeletts.

An vielen Körperstellen sind die Knochen untereinander zum Zweck einer besseren Stabilität direkt durch sehnenähnliche, derbe Bindegewebszüge miteinander verbunden – die **Bänder.** Auch in die Gelenkkapseln sind Bänder einbezogen, um dem Gelenk in ungünstigen Belastungssituationen zusätzliche Stabilität zu verleihen.

26.2 Pflege in der Orthopädie

26.2.1 Unterstützung bei den ATL

Sich bewegen

Prophylaxen bei Immobilität ☞ 7.1.2, 7.5

Erkrankungen des Bewegungsapparates gehen häufig mit erheblicher Bewegungseinschränkung einher oder erfordern eine (postoperative) Ruhigstellung.

Bei der **Lagerung** ist zu beachten:

- Alle Gelenke in physiologischer Mittelstellung lagern, sofern die Erkrankung dies zulässt und keine anders lautende Arztanordnung vorliegt
- Lagerung und Umlagerung immer mit dem Patienten abstimmen
- Bei Schmerzen rechtzeitig vor dem Umlagern Analgetika geben (Arztanordnung)
- Patienten auffordern, nicht ruhiggestellte Gelenke so oft wie möglich zu bewegen; auf Arztanordnung isometrische Anspannungsübungen (☞ 7.5.10) durchführen lassen.

Mit der **Mobilisation** wird so früh wie möglich begonnen (☞ 11.4.4). Sie beugt nicht nur Komplikationen vor, sondern steigert auch das Selbstwertgefühl des Patienten, zeigt Fortschritte zur Selbständigkeit auf und motiviert den Patienten zur weiteren Mitarbeit. Wann und wie ein Patient mobilisiert werden darf, entscheidet der Arzt.

Rückenschonendes Arbeiten ☞ 7.5.11
Bewegungsübungen ☞ 7.5.10

Sich waschen und kleiden

Viele orthopädische Patienten benötigen wegen der eingeschränkten Beweglich-

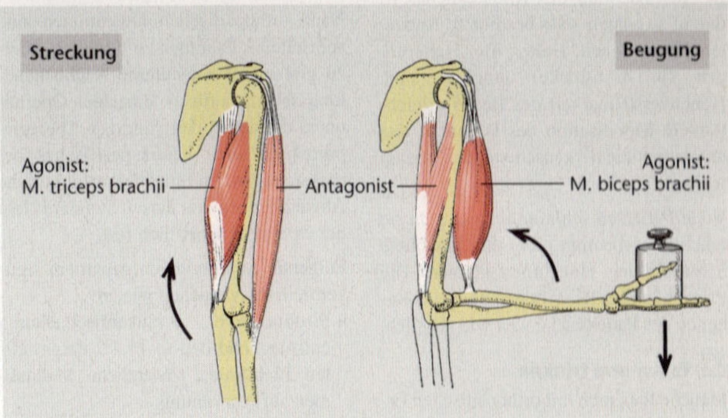

Abb. 26.5: Die Beziehung zwischen Agonist (Spieler) und Antagonist (Gegenspieler) am Beispiel des Zusammenspiels von Beuger (M. biceps brachii) und Strecker (M. triceps brachii) am Ellenbogengelenk. Bei der Beugung ist der M. biceps brachii der Agonist, der M. triceps brachii der Antagonist. Bei der Streckung hingegen ist es genau umgekehrt: Nun wird der M. triceps brachii zum Agonisten und der M. biceps brachii zu seinem Antagonisten. [A400-190]

keit Unterstützung bei der Körperpflege. Folgende Hilfsmittel tragen dazu bei, dass der Patient sich (teilweise) selbständig waschen und kleiden kann:

- Verschiedene Hilfsmittel zum Waschen, Duschen, Baden sowie zur Toilettenbenutzung, z.B. eine gekrümmte Badebürste mit Griff zum Waschen des Rückens (☞ 7.4.3), und Hilfsmittel zum Anziehen, etwa Strumpfanziehhilfen (☞ 7.4.11) oder Reißverschlusshilfen
- In Spezialabteilungen für Rollstuhlfahrer stehen kippbare Spiegel und/oder höhenverstellbare Waschbecken zur Verfügung.

Vor bestimmten orthopädischen Maßnahmen werden der Patient und seine Angehörigen auf praktische Kleidung hingewiesen, z.B.:

- Weite Jogginghosen und große, dicke Wollsocken für die Zehen bei Beingipsen
- Auftrennen von Hosennähten bei Anlage eines Fixateur externe am Bein (☞ 27.1.1).

Atmen

Insbesondere bei Gipsanlagen im Kopf-, Hals- und Brustbereich (☞ 26.2.3), aber auch bei Schanz-Krawatten oder Zervikalstützen (☞ Abb. 27.63) fühlen sich einige Patienten evtl. so eingeengt, dass es zu Atemnotsyndromen kommt.

Atemunterstützende Maßnahmen ☞ 7.2.5 – 7.2.7
Pneumonieprophylaxe ☞ 7.2.4
Maßnahmen bei Hyperventilation ☞ 20.3.6

Wach sein und schlafen

Bei der Auswahl des Krankenbettes ist darauf zu achten, dass bestimmte Anbauten (Extensionen, Haltegriffe, Halterungen für Gehstöcke) möglich sind. Höhenverstellbarkeit des Bettes erleichtert die Mobilisation des Patienten und unterstützt die rückenschonende Arbeitsweise.

Viele Patienten schlafen schlecht, da sie erkrankungsbedingt nicht ihre gewohnte Schlafstellung einnehmen können. Die Pflegenden berücksichtigen die Gewohnheiten des Patienten so weit wie möglich.

Essen und trinken

Manche Patienten mit orthopädischen Erkrankungen können (vorübergehend) nicht selbständig essen und trinken, etwa weil sie wegen einer Wirbelsäulenerkrankung flach auf dem Rücken liegen müssen. Dann unterstützen die Pflegenden den Patienten soweit wie nötig (Hilfestellung beim Essen und Trinken ☞ 7.6.6).

Übergewicht begünstigt die Entstehung von Arthrosen in den großen Gelenken erheblich. Übergewichtige Patienten werden deshalb auf Diätberatung und Reduktionsdiät hingewiesen. Langzeitpatienten, Schwerstkranke und Kinder sollten – sofern die Erkrankung dies zulässt – „Wunschkost" bekommen.

Sich Beschäftigen und Sinn finden

Insbesondere chronisch verlaufende orthopädische Erkrankungen gehen oft mit einer länger dauernden Bewegungseinschränkung oder gar Immobilität einher, und es kann schwierig sein, sinnvolle Beschäftigungen zu finden.

Ist eine dauerhafte Behinderung zu erwarten, treten oft berufliche Schwierigkeiten und der Verlust sozialer Kontakte hinzu (☞ 7.11.3). Patienten, die ihrem Beruf und ihren Hobbys nicht mehr nachgehen können, geraten oft in eine Sinnkrise, aus der sie nur mit verständnisvoller Hilfe durch Angehörige, Pflegende, Seelsorger und Sozialdienst wieder hinausfinden (☞ 7.12.6). Rehabilitationsmaßnahmen werden so früh wie möglich eingeleitet, um dem Patienten eine Neuorientierung zu ermöglichen.

26.2.2 Pflege nach orthopädischen Eingriffen

Allgemeine postoperative Pflege in der Orthopädie

Allgemeine präoperative Pflege ☞ 11.1
Allgemeine postoperative Pflege ☞ 11.4

Nach orthopädischen Operationen sind spezielle Maßnahmen zu beachten. Hierzu gibt es oft hausinterne Nachbehandlungsschemata für die einzelnen Operationen, die neben den gängigen Therapieprinzipien auch Klinikspezifisches berücksichtigen. Im Einzelfall erforderliche Abweichungen von diesen Standards legt der Operateur schriftlich fest.

Folgende Ausführungen geben ein weitverbreitetes Vorgehen wieder:

- Postoperative Krankenbeobachtung entsprechend den in 11.4.2 dargestellten Richtlinien, zusätzliche Maßnahmen auf Anordnung
- Medikamentöse Therapie laut Anordnung. In der postoperativen Phase sind v.a. Analgetika, medikamentöse Thromboseprophylaxe, Eisbehandlung und Antibiotika zu nennen
- Lagerung, Mobilisation und Belastung nach Arztanordnung
- Erster Verbandswechsel am 2. postoperativen Tag durch den Arzt (je nach Gepflogenheiten des Hauses auch am 1. oder 3. postoperativen Tag)
- Entfernung z.B. von Drainagen und Laschen ebenfalls in der Regel am 2. oder 3. postoperativen Tag (je nach den Gepflogenheiten der Klinik)
- Danach Verbandswechsel und Wundkontrolle alle 1 – 2 Tage
- Entfernen der Fäden oder Hautklammern je nach Alter des Patienten und operierter Körperregion am 7. – 14. postoperativen Tag (evtl. Teilfäden ☞ 11.4.9). Bei Amputationswunden oder Intrakutannähten werden die Fäden oft länger belassen.

Pflege nach Eingriffen an der oberen Extremität

Im Umgang mit der operierten Extremität ist zu beachten:

- Die Pflegenden kontrollieren die operierte Extremität regelmäßig auf Durchblutung, Motorik und Sensibilität („DMS" ☞ 26.2.3)
- Die operierte Extremität wird so lange hoch- bzw. die Schulter unterlagert und gekühlt, bis die operationsbedingte Schwellung abgeklungen ist (Hochlagerung der oberen Extremität ☞ 27.1.2)
- Häufig wird bereits im OP ein ruhigstellender Verband angelegt, z.B. eine Gipsschiene (☞ 26.2.3) oder im Aufwachraum ein spezielles Lagerungshilfsmittel, etwa ein Abduktionskissen für die Schulter, unterlegt.

Eine Frühmobilisation ist oft bereits am Operationstag möglich. Trotz der Frühmobilisation kann eine Thromboseprophylaxe erforderlich sein.

Die Pflegenden sorgen dafür, dass der Patient sich möglichst alleine helfen und beschäftigen kann (Klingel, Buch, Getränk usw. in Reichweite, dabei auf Links- oder Rechtshändigkeit des Patienten achten). Sie machen den Patienten gezielt auf seine Ressourcen aufmerksam.

Pflege nach Operationen an Becken oder Hüftgelenk

Krankenbeobachtung und Dokumentation

Durchblutung, Motorik und Sensibilität der unteren Extremitäten werden überprüft und wegen der Nachblutungsgefahr Drainagen und Verbände regelmäßig kontrolliert.

Lagerung

Nach einer Operation am Hüftgelenk wird die operierte Extremität in leichter Abduktion in einer Schaumstoffschiene gelagert (Außenrotation vermeiden). Vor allem nach der Implantation eines künstlichen Hüftgelenks (☞ 26.10.2) achten die Pflegenden wegen der bestehenden Luxationsgefahr auf eine ständige Abduktion des operierten Beines, insbesondere beim Drehen und Aufstehen des Patienten. Eine 15- bis 30°-Seitenlage, z.B. zur Druckentlastung, ist auch bei diesen Patienten möglich. Die Patienten werden darauf hingewiesen, dass das Kopfende des Bettes zur Vermeidung einer starken Beugung im Hüftgelenk maximal 45° hochgestellt werden darf und dass sie die Beine zur Vermeidung einer zu starken Adduktion nicht überkreuzen dürfen (Luxationsgefahr).

Prophylaxen

Pneumonieprophylaxe ☞ 7.2.4

Dekubitusprophylaxe (☞ 7.5.4): Patienten regelmäßig umlagern, z.B. erstmalig unmittelbar postoperativ, um Druckstellen durch die OP-Lagerung zu erkennen, bei unauffälligen Hautverhältnissen dann am Abend des OP-Tages und danach alle 6 – 8 Stunden, ggf. häufiger.

Thromboseprophylaxe (☞ 7.2.15): Thromboseprophylaxe regelmäßig durchführen, da bei allen Eingriffen an Hüfte oder Becken erhöhte Thrombose- und Emboliegefahr besteht.

Mobilisation

Patienten nach Arztanordnung mobilisieren. Meist ist Stehen vor dem Bett mit Unterstützung durch 1 – 2 Personen bereits am ersten postoperativen Tag möglich. Vor dem Aufstehen dienen aktive und passive Bewegungsübungen im Bett dem Kreislauftraining. Bei guten Kreislaufverhältnissen wird der Patient mit Hilfe von Physiotherapeut oder Pflegenden, die das operierte Bein führen, bei nur geringer Hüftbeugung zum Stehen gebracht.

Nach dem Entfernen der Drainagen kann der Patient häufig in den Sessel gesetzt und im Gehwagen oder mit Unterarmstützen weiter mobilisiert werden.

Belastung

Die Pflegenden achten darauf, dass der Patient die operierte Extremität nur im erlaubten Rahmen belastet. Eine Vollbelastung ist z.B. bei zementierten Hüftprothesen möglich (☞ 26.10.2). Bei anderen Operationen ist nur eine Teilbelastung oder gar keine Belastung erlaubt. Die Steuerung der Belastung gestaltet sich v.a. bei älteren und unkooperativen Patienten schwierig.

Pflege nach Operationen an Bein oder Knie

Nach Operationen an Bein oder Knie gilt:

- Durchblutung, Motorik und Sensibilität der operierten Extremität engmaschig überprüfen
- Operiertes Bein auf Schiene oder Schaumstoffschiene lagern, evtl. Lagerungskissen verwenden
- Bein in physiologischer Mittelstellung lagern, Knie leicht unterpolstern, Ferse freilagern, Spitzfußprophylaxe durchführen. Eine Ausnahme stellen Patienten nach Implantation einer Knie-TEP (Ersatz des Kniegelenks durch eine Endoprothese) dar. Hier wird das Kniegelenk flachgelagert. Je nach Arztanordnung wird regelmäßig (z.B. alle sechs Stunden) versucht, das Bein leicht zu beugen, um Verklebungen im Kniegelenk zu vermeiden
- Abschwellende Maßnahmen (Hochlagern, Eisbehandlung) auf Arztanordnung durchführen
- Prophylaxen wie bei Operationen an Hüftgelenk und Becken durchführen (☞ oben)
- Frühmobilisation anstreben (Einzelheiten werden vom Arzt angeordnet). Häufig kann das Bein mittels einer Motorschiene (☞ Abb. 27.6) passiv bewegt werden. Eine Vollbelastung ist oft erst nach mehreren Wochen möglich, bei zementierten Prothesen aber meist sofort oder ab dem dritten postoperativen Tag nach dem Abklingen der starken postoperativen Wundschmerzen.

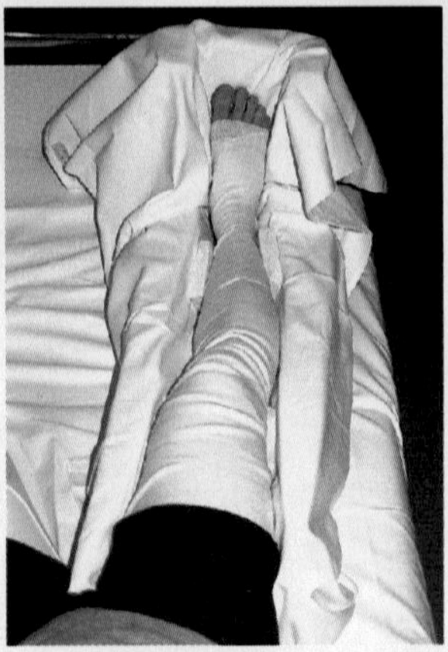

Abb. 26.6: Korrekt gelagertes Bein nach einer Operation am Hüftgelenk. [M161]

Pflege nach Operationen an der Wirbelsäule

Entscheidend für die Pflege nach Operationen an der Wirbelsäule ist die Frage der Stabilität der Wirbelsäule. Unterschieden werden:

- **Instabilität.** Trotz der Operation ist die Wirbelsäule instabil, z.B. wenn die Wirbelsäule im ersten Eingriff nicht endgültig fixiert wurde und ein Zweiteingriff vorgesehen ist. Da bei diesen Patienten jede Bewegung der Wirbelsäule eine Schädigung des Rückenmarks nach sich ziehen kann, müssen die Betroffenen mit gerader Wirbelsäule liegen, entweder flach auf dem Rücken oder in Bauchlage. Patienten, die nur auf dem Rücken liegen dürfen, werden zur Kontrolle der Haut unter Stabilisierung und leichtem Zug auf die Wirbelsäule mindestens alle sechs Stunden angehoben
- **Drehstabilität.** Der Patient kann zum Betten auf die Seite gedreht werden. Dabei soll sich der Patient möglichst „steif im Rücken" machen (Drehen en bloc ☞ 27.8.2)
- **Lagerungsstabilität.** Der Patient kann in der Regel in Seiten- und Rückenlage gelagert werden. Unmittelbar postoperativ ordnet der Operateur meist die flache Rückenlagerung an
- **Mobilisationsstabilität.** Der Patient kann in der Regel nach einigen Tagen mit Hilfsmitteln, die die Stabilität weiter erhöhen (z.B. Korsett, Bandagen, Mieder), aufstehen
- **Belastungsstabilität.** Der Patient kann in den ersten postoperativen Tagen ohne Hilfsmittel aufstehen.

Krankenbeobachtung und Dokumentation

Die Pflegenden überprüfen regelmäßig Motorik und Sensibilität (nach Eingriffen an der HWS vor allem der Arme und Beine, nach Eingriffen an der BWS/LWS der Beine) und achten auf die Blasen- und Mastdarmfunktion (☞ 7.8).

Engmaschige Verbands- und Drainagekontrollen sind wegen der Nachblutungsgefahr erforderlich. Wegen der Gefahr von Drucknekrosen polstern die Pflegenden den Drainageschlauch unter dem Verband ab.

Lagerung

Der Patient wird flach auf dem Rücken gelagert und der Bettbügel entfernt, damit sich der Patient nicht daran hochzieht. Um ein versehentliches Hochstellen des Kopfteiles zu verhindern, wird an Betten mit elektronisch verstellbarem Kopfteil die entsprechende Funktion ausgeschaltet. Alternativ kann der Patient „falsch herum" ins Bett gelegt werden (d.h. der Kopf liegt am Fußende, die Füße am Kopfende). Bei Instabilität der Wirbelsäule empfiehlt sich eine Lagerung auf Spezialbetten (z.B. *Sandwich-* oder *Schwenkbetten*). Hier ist die Umlagerung einfacher und sicherer als im Normalbett. Prinzipiell muss nach jeder Wirbelsäulenoperation geklärt werden, wie der Patient gelagert werden darf.

Prophylaxen

Kontrakturen-, Pneumonie-, Thromboseprophylaxe ☞ 7.5.5, 7.2.4, 7.2.15

Wegen der anfänglich meist ausschließlichen Flachlagerung besteht eine erhöhte Dekubitusgefahr. Die Pflegenden achten auf geeignete Matratzen und Schaumstoffauflagen und fordern evtl. Spezialbetten an. Das Drehen des Patienten erfolgt en bloc. Patienten mit instabiler Wirbelsäule werden in Sandwich-Betten (☞ 38.2.2) gelagert, drehstabile Patienten alle 2 – 3 Stunden gedreht, lagerungsstabile alle 2 – 3 Stunden umgelagert.

Ausscheidung

Bei Wirbelsäuleneingriffen kann es, obwohl das Abdomen nicht eröffnet wurde, reflektorisch zu einer Magen-Darm-Atonie kommen. Deshalb gilt bezüglich der Darmstimulation das gleiche Nachbehandlungsschema wie bei abdominellen Eingriffen (☞ 11.4.5).

Je nach Stabilität der Wirbelsäule ist das postoperative Abführen evtl. nur in Rücken- oder Seitenlage möglich. Auch nach dem ersten Abführen wird auf regelmäßigen und weichen Stuhlgang geachtet.

Obstipationsprophylaxe ☞ 7.8.5

Mobilisation

Der Patient wird so bald wie möglich mobilisiert, wobei die Wirbelsäule in der Regel mittels Mieder oder Korsett stabilisiert wird. Patienten nach Eingriffen an der HWS können durch Schanzkrawatte oder Zervikalstütze (☞ Abb. 27.63), Minerva-Gips (☞ Abb. 27.65 und 27.66) oder Halo-Fixateur (☞Abb. 27.64) zusätzlich stabilisiert werden. Nach Eingriffen im LWS-Bereich sollte der Patient ohne vorheriges Sitzen an der Bettkante aufstehen (vorher Kreislauftraining durchführen und Kreislauf kontrollieren).

Wenn der Patient flach auf dem Rücken liegen muss und auch den Kopf nicht drehen kann oder darf, können große, fahrbare Spiegel sein Blickfeld weiten. Damit ist es dem Patienten z.B. möglich, aus dem Fenster oder zur Zimmertür zu schauen. Lesehilfen ermöglichen es dem Patienten, trotz flacher Rückenlage Bücher, Zeitschriften oder Zeitungen zu lesen. Beim Ansprechen des Patienten beachten die Pflegenden dessen eingeschränktes Blickfeld.

26.2.3 Gipsverbände und Pflege bei Gipsbehandlung

Gipsverband: Fester Stützverband, hergestellt aus dem Pulver des Gipsminerals und Wasser.

Indikationen

Gipsverbände dienen v.a. der Ruhigstellung von Körperteilen (meist der Extre-

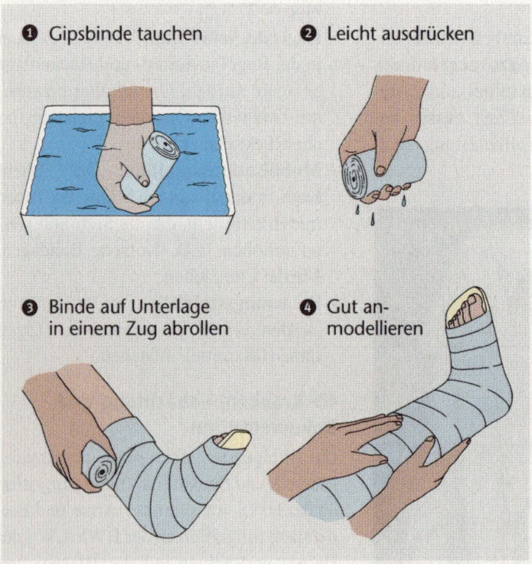

Abb. 26.7 (oben): Anlegen eines Gipsverbandes (hier Fixieren einer Gipsschale) mit Gipsbinden. [L157]

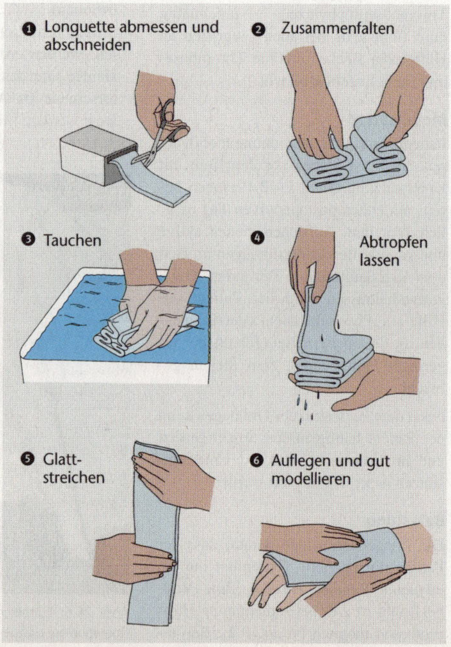

Abb. 26.8 (rechts): Anlegen eines Gipsverbandes (hier einer dorsalen Unterarmgipsschiene) mit Gipslonguette. [L157]

mitäten) nach Frakturreposition (☞ 27.6.3), nach Operationen oder bei Entzündungen. *Redressierende Gipse* (z.B. Klumpfußgips ☞ 26.13.14, Gipskorsett) sollen vorhandene Deformitäten schrittweise korrigieren, *Quengelgipse* Kontrakturen dehnen.

Materialien

Klassisches Material für Gipsverbände ist das Pulver des gebrannten und gemahlenen **Gipsminerals** ($CaSO_4 \times 1/2\ H_2O$). Dieses sog. **Plaster** nimmt nach Wasserzugabe das beim Brennen abgegebene Wasser wieder auf und wird zu einem formbaren Brei, der in der Folgezeit erstarrt.

Für medizinische Zwecke wird Gips mit Bindemitteln auf Mullbinden aufgebracht und vorgefertigt in Form von **Longuetten** (10 – 20 cm breit, 20 – 25 m lang, **Breitlonguetten** für Großgipse bis 100 cm breit) und **Binden** (6 – 20 cm breit, 2 – 4 m lang) abgepackt. Diese werden erst unmittelbar vor der Gipsanfertigung der Verpackung entnommen, da sie sonst Luftfeuchtigkeit aufnehmen und dann nicht mehr zu einem stabilen Verband zu verarbeiten sind.

Eine moderne Alternative sind **synthetische Stützverbände aus Kunststoff** *(Cast)*, die ebenfalls in Longuetten- und Bindenform angeboten werden und leichter sind als Gips.

Ob ein Gips- oder Kunststoffverband angelegt wird, entscheidet der Arzt in Abhängigkeit von der Indikation und der Verfügbarkeit (☞ auch Tab. 26.9). Der klassische Gips eignet sich prinzipiell für *alle* ruhigstellenden Verbände und ist u.a. aus Kostengründen nach wie vor am gebräuchlichsten.

Faustregel

- Patienten, bei denen wahrscheinlich nachträgliche Korrekturen erforderlich sind, erhalten einen Gips
- Ist eine längerfristige Ruhigstellung ohne zwischenzeitliche Korrekturen geplant, erhält der Patient einen synthetischen Stützverband aus Kunststoff.

Gipsarten

Folgende Gipsarten werden unterschieden:

- **Geschlossener Gips** *(zirkulärer Gips, Rundgips)*. Der Gipsverband umschließt den gesamten Umfang der Extremität (☞ Abb. 26.10) und dient in der Regel der Ruhigstellung mindestens zweier Gelenke, z.B. Knie- und Sprunggelenk
- **Gespaltener Gips** *(Spaltgips)*. Hierbei handelt es sich um einen geschlossenen Gips, der nach dem Härten einschließlich des Polstermaterials durchgehend längs gespalten und nach Entfernung eines ca. 1 cm breiten Gipsstreifens mit elastischen Binden überwickelt wird. Indiziert, wenn wegen Dislokationsgefahr ein geschlossener Gips erforderlich und eine Schiene daher nicht geeignet, eine Weichteilschwellung jedoch nicht auszuschließen ist (z.B. bei frischen Frakturen oder unmittelbar postoperativ)
- **Gipsschiene** und **Gipsschale** (☞ Abb. 26.11). Der Gipsverband umfasst nur einen Teil des Extremitätenumfangs. Indiziert v.a. bei noch zu erwartender Weichteilschwellung
- **Gipstutor** *(Gipshülse)*: Ein Gipstutor umgibt die Extremität wie eine Hülse. Er wird meist an der unteren Extremität zur Ruhigstellung des Knies eingesetzt
- **Rumpfliegeschale** *(Rückenschale)* und **Sandwich-Gips.** Die Liegeschale dient der Ruhigstellung der Wirbelsäule z.B. bei entzündlichen Prozessen. Zur Anfertigung der Rückenschale liegt der Patient auf dem Bauch. Nach Fertigstellung der Rückenschale kann der Patient gedreht und ein Bauchdeckel angefertigt werden. Der Vorteil dieses sog. Sandwich-Gipses liegt darin, dass der Patient sicher und stabil gedreht und in Bauchlage gebracht werden kann
- **Gipskorsett** *(Rumpfgips)*: Das Gipskorsett kann vom Becken bis zum unteren Thorax oder auch Sternum reichen und ist meist abnehmbar (die zwei ausgepolsterten Gipsschalen werden mit Klettverschlüssen zusammengehalten ☞ Abb. diese Seite); beispielsweise werden stabile Wirbelkörperfrakturen damit nachbehandelt. Der Patient kann aufstehen und mit dem Korsett herumlaufen

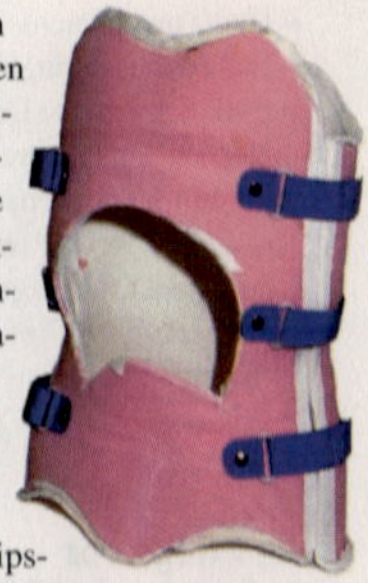

- Neben diesen Gipsarten gibt es noch eine Reihe spezieller Gipse wie den **Thorax-Arm-Abduktionsverband** und den **Becken-Bein-Gips** (☞ Abb. folgende Seiten).

Gehgips

Beim **Gehgips** handelt es sich in der Regel um einen geschlossenen Gips, an den eine Gehfläche montiert wird, sobald der Patient die Extremität belasten darf. Früher üblich waren **Gehstollen,** die aber meist zu einer unphysiologischen Drehbewegung in Hüfte und Knie führten. Heute gibt es verschiedene industriell vorgefertigte **Gehflächen.** Die aus der Gehfläche resultierende „Beinverkürzung" der Gegenseite wird temporär ausgeglichen, z.B. durch Einlagen oder eine Sohlenerhöhung (☞ 26.3.3).

Komplikationen der Gipsbehandlung

Hauptkomplikationen einer Gipsbehandlung sind:

- Bewegungseinschränkung nach Abnahme des Gipses bis hin zur Kontraktur des ruhiggestellten Gelenks
- Thrombose (insbesondere bei Gipsen der unteren Extremität) mit evtl. nachfolgender Embolie

	Gips	Kunststoff (Cast)
Modellierzeit	3 – 7 Min.	1 – 5 Min.
Modellierbarkeit	Sehr gut	Mäßig bis schlecht
Nachträgliche Bearbeitbarkeit	Gut	Schlecht
Belastbarkeit nach	24 – 36 (max. 48) Std.	30 – 45 Min.
Gewicht	Hoch	Niedrig
Röntgendurchlässigkeit	Schlecht (schattengebend)	Gut bis sehr gut
Eignung Rundverband	Sehr gut, aber schwer	Gut, aber teuer
Eignung Schienenverband	Sehr gut	Mäßig und umständlich
Verhalten gegenüber Wasser	Nimmt Wasser auf und löst sich dadurch auf	Wasserfest

Tab. 26.9: Vergleich von Gips und Kunststoff als Material zur Anlage fester Stützverbände.

- Haut- und Weichteilschäden
- Inaktivitätsbedingte Muskelatrophie
- Evtl. irreversible Druckschädigung von Nerven und Durchblutungsstörungen bis hin zu Gewebsnekrosen bei „zu engem“ oder falsch gepolstertem Gips (Kompartment-syndrom ☞ 27.6.6).

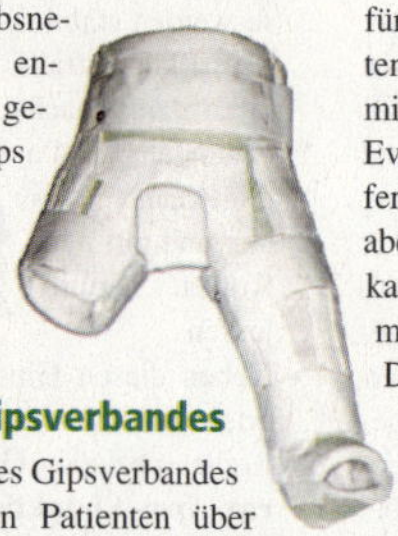

Pflege vor Anlage eines Gipsverbandes

Vor der Anlage eines Gipsverbandes klärt der Arzt den Patienten über Grund (Indikation) der Gipsbehandlung, Größe des Gipses und die damit verbundene Immobilisation sowie Komplikationen auf. Dies ist nicht nur für die Rechtmäßigkeit seiner Einwilligung erforderlich, sondern baut auch Angst und Unsicherheit ab und verbessert dadurch die Kooperation des Patienten. Der Patient wird auf zweckmäßige Kleidung hingewiesen (☞ 26.2.1).

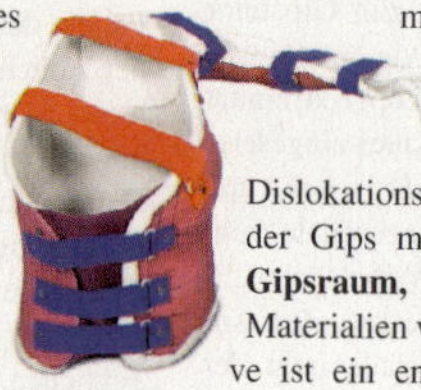

Die Pflegenden überprüfen die Hautverhältnisse der später vom Gips bedeckten Körperregion. Bei Hautausschlägen, Wunden oder Infektionen informieren sie den Arzt, da der Gips in diesen Fällen evtl. nicht angelegt werden kann.

Danach wird der Patient geeignet gelagert. Fingerringe und störender Schmuck sowie Nagellack werden entfernt, da sie die Beurteilung der Durchblutung erschweren oder unmöglich machen und Ringe bei einer Weichteilschwellung einschnüren können. Die Haut wird gereinigt und sorgfältig abgetrocknet. Hierfür ist es zweckmäßig, zu zweit zu arbeiten. Eine Person hält die verletzte Extremität, die andere führt die Pflege durch. Evtl. vorhandene Pflaster werden entfernt, da Pflasterallergien häufig sind, aber unter dem Gipsverband nicht erkannt werden. Wundverbände werden mit dem Polstermaterial angewickelt. Die Haut wird außer bei einer Operation nicht rasiert, da die nachwachsenden Haare zu einem quälenden Juckreiz führen würden.

Anlegen eines Gipsverbandes

Das Anlegen eines Gipsverbandes ist eine ärztliche Aufgabe, die an entsprechend ausgebildetes Pflegepersonal delegiert werden kann. Der Arzt muss den angelegten Gips dann kontrollieren. Bei manchen Gipsen ist aber die Gegenwart eines Arztes erforderlich, etwa bei Frakturen mit Dislokationstendenz. Angelegt wird der Gips meist in einem speziellen **Gipsraum,** in dem alle notwendigen Materialien vorhanden sind. Alternative ist ein entsprechend ausgerüsteter **Gipswagen,** der zum Patienten gefahren wird.

Zunächst lagern der Arzt und die Pflegenden den Patienten, ggf. mit Hilfe geeigneter Gipsbänkchen oder Polsterkissen. Dabei achten sie darauf, die einzugipsenden Gelenke in *Funktionsstellung*

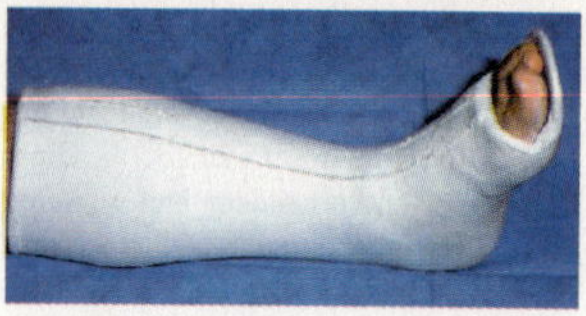

Abb. 26.14: Gespaltener Unterschenkelgips vor Entfernen des Gipsstreifens (☞ Text). [T134]

zu lagern (☞ Abb. 26.21); Ausnahmen werden vom Arzt angeordnet (eine korrekte Lage der einzugipsenden Gelenke minimiert den Funktionsverlust der Extremität infolge Kapsel- und Muskelschrumpfung durch die Ruhigstellung). Diese Lagerung ist während des gesamten Eingipsens beizubehalten.

> Vor dem Arbeiten mit Kunststoff Einmalhandschuhe anziehen, da der Kunststoff stark an der Haut klebt.

Ein Gipsverband wird in folgenden Arbeitsschritten angelegt (von innen nach außen ☞ Abb. 26.20):

- Ggf. *Wundauflage*
- *Hautschutz.* Hierzu dient vorzugsweise Schlauchmull, der faltenfrei übergezogen wird. Unter einem Gips darf niemals Haut direkt auf Haut liegen. Wird bei einer Frau ein Sandwich-Gips oder ein Gipskorsett angelegt, ist unter den Brüsten ein Hautschutz mit Mullkompressen erforderlich
- *Polsterung.* Unterschieden werden die **zirkuläre Polsterung** mit Verbandswatte und die **minimale Polsterung** (d.h. die Polsterung nur der besonders

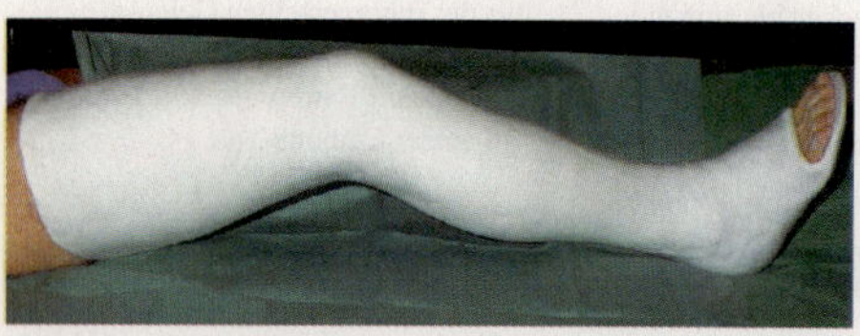

Abb. 26.10: Geschlossener Oberschenkel-Gips, hier ein Liegegips ohne Gehfläche. [T134]

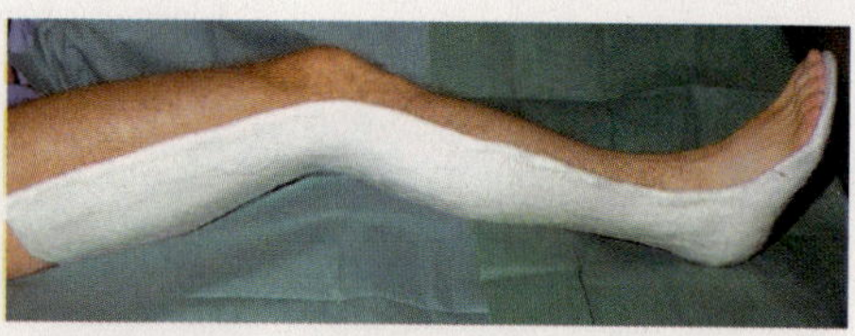

Abb. 26.11: Oberschenkelgipsschiene. [T134]

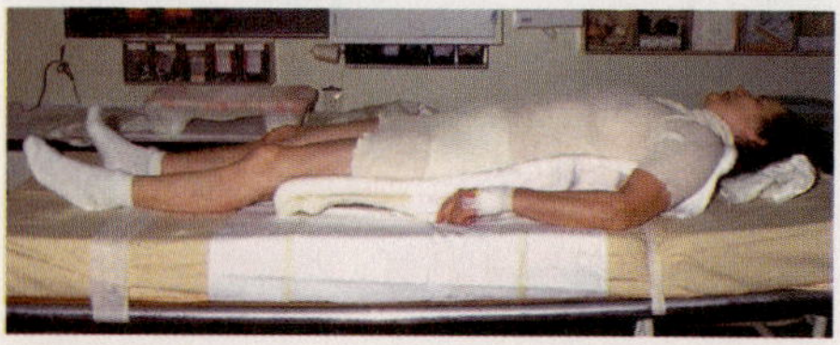

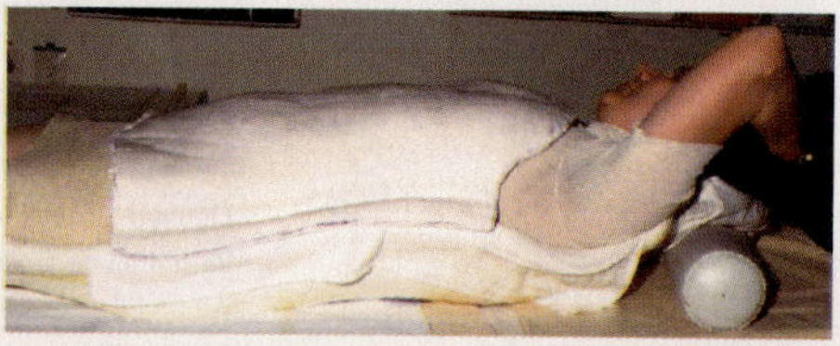

Abb. 26.12 – 26.13: Sandwich-Gips (Gipsbett). Zuerst fertigt der Gipspfleger das Rückenteil (Rumpfliegeschale) an, dann den Bauchdeckel. [T134]

gefährdeten Stellen) mit Verbandswatte und/oder Filzpolstern
- Krepppapier. Eine Schicht straff um die Watte gelegtes Krepppapier fixiert die Polsterung und verhindert ein Hartwerden der Watte durch den darüber liegenden Gips. Bei Kunststoffverbänden entfällt das Krepppapier, da der Verband sonst rutschen würde
- *Gipsbinden.* Diese werden gewässert, bis keine Luftblasen mehr aufsteigen (ca. 2 – 3 Sek.), ausgedrückt, ohne Zug flach auf der einzugipsenden Körperpartie abgewickelt und mit der flachen Hand anmodelliert (☞ Abb. 26.7). Longuetten werden analog verarbeitet, jedoch vor dem Wässern gefaltet und nicht gewickelt, sondern angelegt und glattgestrichen (☞ Abb. 26.8). Anschließend wird der Gips an den Enden ausgeschnitten, der Schlauchmull mit der Watte umgeschlagen und fixiert.

Nach dem Anlegen des Gipsverbandes dauert es ca. 5 – 10 Min. bis der Gips *abgebunden* hat, d.h. steif und fast unverformbar geworden ist. In dieser Zeit muss die eingegipste Extremität ruhig gehalten werden, damit keine Falten entstehen (Druckstellen!). Danach werden auf dem Gips das aktuelle Datum und der Namen der ausführenden Person mit wischfestem Stift vermerkt.

Wurde der Gips unmittelbar nach der Verletzung bzw. der Operation oder bei einer Entzündung angelegt, muss er nach dem Aushärten gespalten werden (☞ Abb. 26.15). Ansonsten wird er durch die folgende Weichteilschwellung „zu eng" und kann zu irreversiblen Schäden führen. Eine *Fensterung* des Gipses (d.h. Aussägen eines Gipsfensters) ist bei Wunden zur Wundkontrolle oder Drainagenentfernung erforderlich. Die Lage des Gipsfensters wird beim Eingipsen markiert.

Bei Frakturen wird die Frakturstellung nach dem Anlegen des Gipses röntgenologisch kontrolliert.

Gipskontrolle

Sowohl unmittelbar nach Anlage eines Gipses als auch in den Folgetagen sind regelmäßige Gipskontrollen unabdingbar, um Komplikationen vorzubeugen bzw. rechtzeitig zu erkennen. Diese erfolgen immer nach dem gleichen Schema:
- **Befragen:** Patienten nach Schmerzen, Engegefühl, Druckstellen und Gefühlsstörungen fragen
- **Betrachten:** Auf Hautfarbe, Schwellung von Fingern oder Zehen und Gipsränder (glatt, nicht einschnürend, ohne Randwulst oder scharfe Kanten) sowie Bruchlinien achten
- **Betasten:** Hauttemperatur erfühlen. Evtl. Pulse tasten. Zehen, Finger, Hand, Fuß im Gips bewegen lassen. Prüfen, ob die Beugung/Streckung auch gegen Widerstand möglich ist.

Eine ärztliche Kontrolle ist zumindest 24 Stunden nach Gipsanlage obligat. Der Patient muss darauf hingewiesen werden, dass er sich bei Auftreten von Warnzeichen (☞ folgende Seite) unverzüglich beim Arzt oder den Pflegenden melden soll.

Pflege nach Anlegen eines Gipsverbandes

Kontrakturenprophylaxe ☞ 7.5.5; Thromboseprophylaxe ☞ 7.2.15

Da sich ein frischer Gipsverband auch nach dem ersten Abbinden noch eindrücken lässt und brechen kann, wird die eingegipste Extremität während der Trockenzeit von bis zu zwei Tagen (je nach Größe) fachgerecht gelagert: Die Lagerung erfolgt großflächig auf einer flachen Unterlage. Hochlagern verringert die Gewebeschwellung (z.B. beim Gips an der unteren Extremität mit Schaumstoff-Schiene). Sandsäcke links und rechts der Extremität dienen zur weiteren Stabilisierung. Zusätzlich kann das Fußteil des Bettes hoch gestellt werden. Gipse an der oberen Extremität werden mit Kissen und/oder Schaumstofflagerungshilfen gelagert. Bewährt bei Unterarmgipsen hat sich das Anbringen eines Gipszügels bei der Gipsanlage. An diesem Zügel kann man eine unelastische Mullbinde befestigen, mit der der Gips z.B. an der Haltestange für den Bettbügel hochgebunden werden kann. (Alternative dazu ☞ Abb. 27.3).

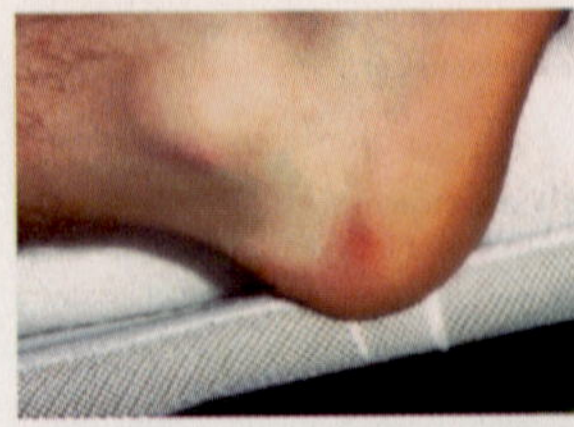

Abb. 26.19: Beginnender Dekubitus im Bereich des lateralen Fußrandes bei unzureichend gepolsterter Gipsschiene. Die Rötung ist bereits deutlich erkennbar, der Patient klagt über anhaltende Schmerzen im Bereich der Druckstelle. [T195]

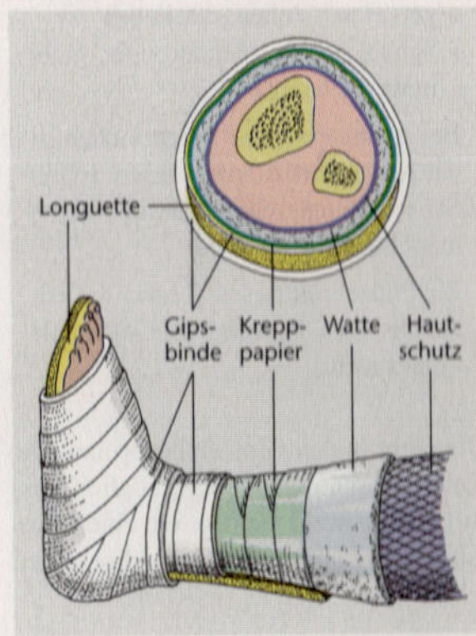

Abb. 26.20: Aufbau eines geschlossenen Gipsverbandes. [A400-190]

Der frische Gipsverband wird nicht zugedeckt, sondern an der Luft getrocknet. Damit sich der Patient nicht erkältet, wird vor allem bei Liegeschalen und anderen großflächigen Gipsen darauf geachtet, dass das Krankenzimmer ausreichend warm ist und Zugluft vermieden wird.

Da der frische Gipsverband feucht ist und während des Trocknens erhebliche Wassermengen abgibt, wird die Matratze des Krankenbetts mit einem Gummilaken oder einer saugfähigen Unterlage geschützt. Auf diese Unterlage kommt ein

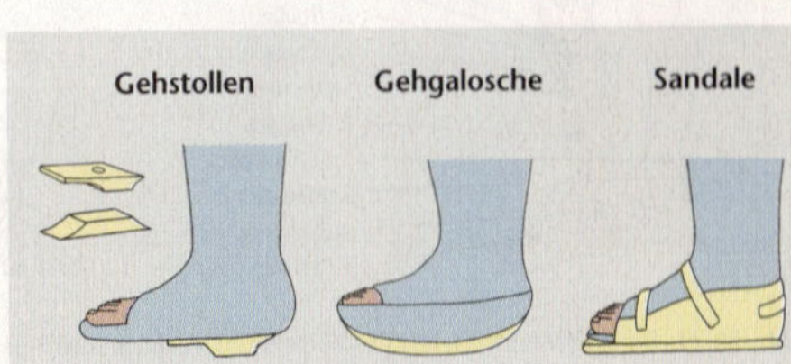

Abb. 26.18: Gehstollen, Gehgalosche und (Segeltuch-)Sandale für den Gehgips. [L157]

zusätzliches Stecklaken zur Aufnahme der Feuchtigkeit.

! Vorsicht

Warnzeichen für auftretende Komplikationen im Gipsverband sind:

- Zunehmende (evtl. pochende) Schmerzen
- Neurologische Symptome, beispielsweise Kribbeln („Ameisenlaufen"), Taubheitsgefühl („Pelzigkeit") oder Beweglichkeitsabnahme von Fingern oder Zehen
- Blässe, Blaufärbung der Haut
- Zunehmende Schwellung der Finger, Hand, Zehen, des Fußes
- Schwächer werdender oder nicht mehr tastbarer Puls.

Bei Auftreten dieser Warnzeichen ist der Arzt **sofort** zu informieren. Ist ein Schaden eingetreten, sind die Folgen manchmal irreversibel.

Ein Patient mit Beschwerden im Gips hat bis zum Beweis des Gegenteils immer recht!

Die nicht in den Gips einbezogenen Gelenke müssen regelmäßig (möglichst aktiv) durchbewegt werden, um einer Muskelatrophie und einer Gelenkkontraktur durch Schrumpfen der Gelenkkapsel vorzubeugen. Diese Übungen soll der Patient nach Möglichkeit mehrmals täglich selbständig durchführen.

Wichtig ist auch die frühzeitige Mobilisation unter Anleitung der Physiotherapeuten. Die Pflegenden und Physiotherapeuten weisen den Patienten auf die Bedeutung der Mobilisation zur Thromboseprophylaxe hin und unterstützen ihn dabei, das Bett möglichst mehrmals täglich zu verlassen.

Der Patient ist insbesondere bei größeren Gipsen oder erforderlicher Bettruhe in seiner Selbständigkeit und dadurch in seinem Wohlbefinden beeinträchtigt. Durch entsprechende Hilfestellungen verhelfen die Pflegenden dem Patienten zu weitestmöglichem Wohlbefinden:

- **Essen.** Bei Oberarmgipsen, Thorax-Abduktions-Gipsverbänden und evtl. auch Unterarmgipsen benötigt der Patient Hilfe beim Essen und Trinken (z.B. Fleisch schneiden). Der Patient muss in der Lage sein, alle Speisen mit einer Hand zu sich zu nehmen. Hilfreich ist eine rutschfeste Unterlage, auf der das Geschirr abgestellt wird. Freie Finger im Gips können und sollen zum Essen mit verwendet werden
- **Körperpflege und Ankleiden.** Die Pflegenden achten darauf, dass alle Pflegeutensilien am Waschbecken mit einer Hand erreichbar sind. V.a. Patienten mit Großgipsen benötigen Hilfe bei der Körperpflege. Für Unterarm- oder Unterschenkelgipse gibt es spezielle Plastiksäcke, die wasserdicht oberhalb des Gipses verschlossen werden können. Damit ist (abhängig von Verletzung und körperlichem Zustand des Patienten) Duschen möglich. Es besteht aber erhöhte Rutsch- und Sturzgefahr, auf die der Patient hingewiesen werden muss. Durch ausreichend weite oder entsprechend umgeänderte Kleidung (z.B. Jogging-Hose mit Reißverschluss am Unterschenkel) kann sich der Patient meist selbst anziehen
- **Mobilität:** Bei Großgipsen fällt es älteren Patienten anfangs oft schwer, das Gleichgewicht zu halten. Auch das Aufstehen mit Oberschenkelgipsen ist trotz Unterarmgehstützen oder Gehwagen unsicher. Der Patient sollte deshalb anfangs nur mit Unterstützung aufstehen. Bei einer geplanten Operation sollte das Gehtraining bereits vor der Operation beginnen, da der Patient postoperativ leichter mobilisierbar ist und mehr Selbstvertrauen hat.

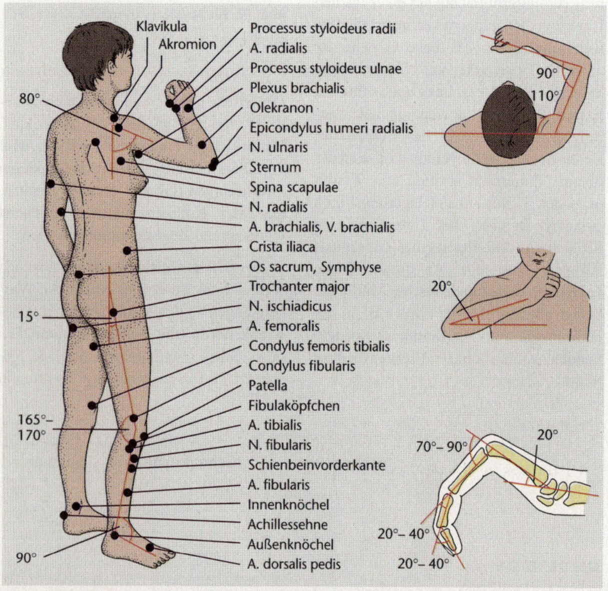

Abb. 26.21: Druckgefährdete Stellen des Körpers und Funktionsstellungen einiger Gelenke, wie sie beim Eingipsen zu beachten sind. [L157]

! Vorsicht

Bei geschlossenen Thoraxgipsen (z.B. Gipskorsett oder Thorax-Arm-Abduktionsgips ohne Klettverschlüsse) darauf achten, dass eine Gipssäge für den Notfall am Bett bereitliegt. Eine Reanimation ist sonst nicht möglich!

Kontaktadresse

Zur Pflege von Patienten mit Gipsverbänden kann ein Videofilm kostenlos ausgeliehen werden: Lohmann & Rauscher GmbH & Co. KG, Postfach 23 43, 56513 Neuwied, Tel.: 0 26 34/99-6 06, www.lohmann-gruppe.de

Gipsabnahme

Die Entfernung eines Gipsverbandes ist ebenfalls eine ärztliche Tätigkeit, die jedoch an entsprechend ausgebildetes Pflegepersonal delegiert werden kann.

Durchgeführt wird die Gipsabnahme wie folgt:

- Materialien vorbereiten. Benötigt werden *Gipssäge* (☞ Abb. 26.23), *Gipsspreizer* und sog. *Rabenschnabel* sowie

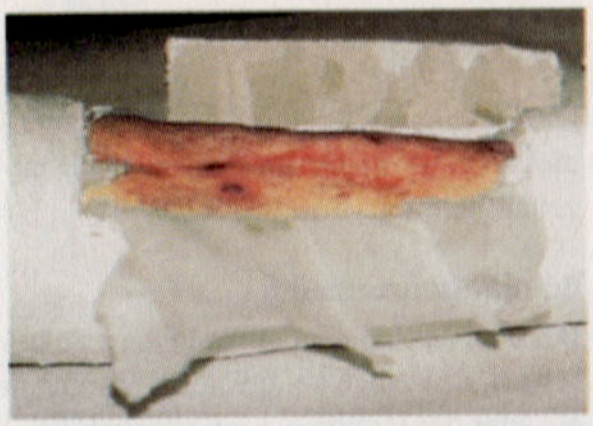

Abb. 26.22: Gefensterter Gips bei offener Unterschenkelfraktur. Zur Wundbehandlung wird das Gipsfenster abgenommen, danach wieder eingesetzt und lose angewickelt. [T195]

zwei verschieden kräftige, gut schneidende *Verbandscheren*
- Patienten informieren, insbesondere über die Ungefährlichkeit der Gipssäge, die spürbare Vibrationen, teils erheblichen Lärm und Wärmeentwicklung während der Gipsabnahme verursacht. Evtl. an der eigenen Haut demonstrieren.
- Körperpartie auf einer harten Unterlage lagern
- Gips schrittweise aufschneiden (dabei alle Schichten auf einmal durchtrennen)
- Gipsverband mit Hilfe eines Gipsspreizers aufspreizen
- Restliche Polsterschichten mit Hilfe von Verbandscheren aufschneiden
- Gipsverband vorsichtig abnehmen, Körperteil sicher lagern
- Haut reinigen, trockene Haut ggf. mit geeigneten Präparaten (z.B. PC 30 Pflegecreme) eincremen.

Bei Kindern können dünne Redressionsgipse evtl. mit einer Gipsschere entfernt werden. Manchmal ist eine Sedierung des Kindes vor der Gipsabnahme sinnvoll. Schmerzhafte Verbands- und Gipswechsel werden bei Kindern in Kurznarkose durchgeführt.

26.3 Hauptbeschwerden bei orthopädischen Erkrankungen

26.3.1 Schmerzen, Schwellung und Bewegungseinschränkung

Schmerzen, Schwellung und **Bewegungseinschränkung** sind die häufigsten Leitsymptome in der Orthopädie. Sie stehen in engen Wechselbeziehungen zueinander und können nicht getrennt voneinander betrachtet werden. Da außerdem die Symptomlokalisation von erheblicher Bedeutung ist, soll in diesem Kapitel vom übrigen Buchaufbau abgewichen und in Tab. 26.24 eine Zusammenstellung der genannten Leitsymptome abhängig von ihrer Lokalisation dargestellt werden.

26.3.2 Hinken

Hinken: Störung von Rhythmus und Symmetrie des Gangbildes.

Der gesunde Mensch hat ein gleichmäßiges, symmetrisches Gangbild. Eine der häufigsten Gangstörungen ist das **Hinken.** Je nach zugrunde liegender Ursache werden v.a. Verkürzungs-, Schon- und Hüfthinken unterschieden.

Verkürzungshinken

Bei größeren Beinlängendifferenzen (☞ auch 26.3.3) oder Beugekontrakturen des Hüft- oder Kniegelenks kommt es zum **Verkürzungshinken.** Der Körper des Patienten senkt sich dabei zum verkürzten Bein. Oft hat es den Anschein, als steige der Patient mit dem längeren Bein eine kleine Stufe hinauf.

Schonhinken

Das **Schonhinken** ist durch Schmerzen z.B. in Hüfte oder Knie bedingt und wird deshalb auch als *Schmerzhinken* bezeichnet. Der Patient belastet die erkrankte Extremität beim Gehen kaum und tritt nur ganz kurz mit ihr auf. Häufig berühren die Patienten mit den Zehen (anstatt mit den Fersen) zuerst den Boden.

Hüfthinken

Beim Gesunden steht das Becken während des Einbeinstandes leicht angehoben. Bei einer Beeinträchtigung der Hüftabduktoren (v.a. des M. gluteus medius), etwa durch Muskellähmung oder Hüftdislokation, ist dies nicht mehr möglich: Steht der Patient auf dem Bein der erkrankten Seite, kippt das Becken zur gesunden Seite hin ab (**Trendelenburg-Zeichen**). Kompensatorisch neigt der Patient den Rumpf zur erkrankten Seite (**Duchenne-Zeichen**). Beim Gehen resultiert ein watschelndes Gangbild, das als **Hüfthinken** *(Insuffzienzhinken)* bezeichnet wird.

Weitere Form des Hinkens

Auch Kontrakturen des Hüftgelenks führen zu einem abnormen Gangbild, etwa zu einem Vorschieben der gesamten erkrankten Beckenhälfte. Durch das Hinken kommt es zu einer vermehrten Belastung der Wirbelsäule.

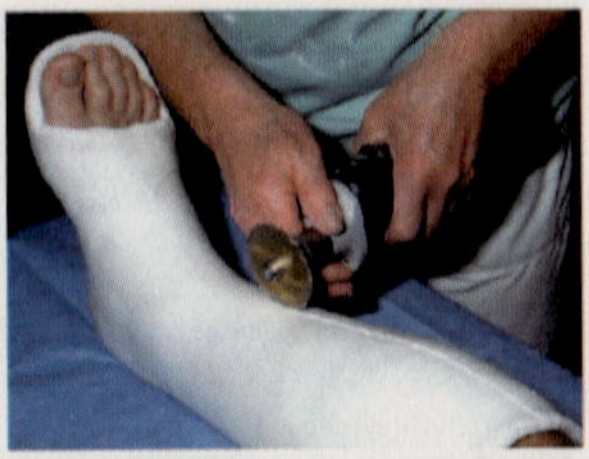

Abb. 26.23: Entfernt wird der Gips mit Hilfe einer oszillierenden Gipssäge (Gipsfräse). Sie dreht sich nicht, sondern fräst sich mit schnellen, nur wenige Millimeter umfassenden Schwingungen durch den Gipsverband. Dadurch kann es nicht zu größeren Hautverletzungen, wohl aber – bei unsachgemäßem Arbeiten – zu Hautabschürfungen kommen. [T134]

26.3.3 Beinlängendifferenz

Beinlängendifferenz: Angeborener oder erworbener Längenunterschied der Beine. Mit ca. 75 % der Bevölkerung sehr häufig. Funktionell bedeutsam ab einer Beinlängendifferenz von 1 – 2 cm (beim Erwachsenen).

Krankheitsentstehung und Einteilung

Unterschieden wird die **funktionelle** *(scheinbare)* **Beinlängenverkürzung,** etwa bei einer Kontraktur, von der **reellen** *(echten)* **Bein(längen)verkürzung,** die anatomisch bedingt ist.

Häufige Ursachen erworbener Beinlängendifferenzen sind z.B. fehlverheilte Frakturen oder Epiphysenschädigungen während des Wachstums (☞ 27.6.1). Bei einem Großteil, v.a. der Beinlängendifferenzen bis ca. 2 cm (beim Erwachsenen), ist aber keine Ursache zu finden.

Symptome, Befund und Diagnostik

Geringe Beinlängendifferenzen bleiben häufig unbemerkt. Das Gangbild des Patienten ist normal, da die Längendifferenz – in der Regel unbewusst – durch Beugung im Hüft- und Kniegelenk sowie evtl. Spitzfußstellung auf der erkrankten Seite ausgeglichen wird. Größere Beinlängendifferenzen zeigen sich durch Hinken (Verkürzungshinken ☞ 26.3.2) sowie Wirbelsäulen- und Hüftbeschwerden

Leitsymptome	Verdachtsdiagnose
Wirbelsäule	
Schmerzen, evtl. gürtelförmig oder ausstrahlend in Arme oder Beine, Bewegungseinschränkung, Muskelhartspann	HWS/BWS/LWS-Syndrom ☞ 35.10.2
▸ Mit neurologischen Ausfällen	▸ Bandscheibenvorfall ☞ 35.10.2
Schmerzen, evtl. in die Beine ausstrahlend, tastbare Stufe in der Dornfortsatzreihe	Spondylolyse/Spondylolisthesis ☞ 26.11.5
Schmerzen mit Bewegungseinschränkung, Fieber und Verschlechterung des Allgemeinzustandes variabler Ausprägung	Spondylodiszitis ☞ 26.6.5
Schulter	
Schmerzen mit Beweglichkeitseinschränkung:	
▸ „Painful arc" (☞ 26.12.3) bei Abduktion	▸ Supraspinatussehnensyndrom ☞ 26.12.3, oder Tendinitis calcarea, Bursitis subacromialis ☞ 26.12.4
▸ In alle Richtungen	▸ Arthrose ☞ 26.10.1
Schmerzen ohne Bewegungseinschränkung, mit Instabilitätsgefühl und „Herausspringen" der Schulter	Subluxation/rezidivierende/habituelle Luxation ☞ 27.8.3
Symptome im Bereich des Ellenbogens	
Schmerzen (auch in Ruhe), Bewegungseinschränkung, evtl. Überwärmung	(Aktivierte) Arthrose ☞ 26.10.1
Schmerzen bei Dorsalextension/Palmarflexion im Handgelenk	Tennis-/Golferellenbogen ☞ 26.12.6
Belastungsunabhängige Schmerzen bei gleichzeitigen Schmerzen in anderen Gelenken	Rheumatoide Arthritis ☞ 25.5.1
Hüfte und Bein	
Schmerzen (in Leiste und Knie) mit Bewegungseinschränkung und zunehmender Beugekontraktur	Koxarthrose ☞ 26.10.2
Schmerzen mit Hinken, Beckenschiefstand, evtl. Rückenschmerzen, keine Bewegungseinschränkung	Beinlängendifferenz ☞ 26.3.3
Zunehmende, belastungsabhängige Schmerzen, evtl. Knieschmerz, Hinken, keine Bewegungseinschränkung	Idiopathische Hüftkopfnekrose ☞ 26.13.7
Starke Schmerzen in Ruhe und bei Bewegung, Schonhaltung, Rötung, Schwellung, Überwärmung, evtl. Fieber, Verschlechterung des Allgemeinzustandes	Eitrige Arthritis ☞ 26.6.4
Knie und Unterschenkel	
Schmerzen bei Belastung, Bewegungseinschränkung, evtl. Hinken, evtl. Schwellung und Erguss	(Aktivierte) Gonarthrose ☞ 26.10.3
Flüchtige Einklemmungserscheinungen, evtl. mit nachfolgendem Erguss	Meniskusschaden ☞ 26.13.9 freie Gelenkkörper ☞ 26.13.11
Schmerzen im Bereich der Kniescheibe, v.a. beim Treppensteigen und Sitzen mit angewinkelten Knien	Retropatellararthrose ☞ 26.10.3
Schmerzen mit Rötung, Erguss, endgradige Bewegungseinschränkung	Reaktive Arthritis ☞ 25.5.3
Starke Bewegungsschmerzen, Rötung, Schwellung, Überwärmung, Entlastungsstellung	V.a. eitrige Arthritis ☞ 26.6.4
Knöchel und Fuß	
Anlauf-, Bewegungs- und Belastungsschmerzen mit Knöchelschwellung	Arthrose ☞ 26.10.1
Plötzlicher Schmerz im Bereich der Achillessehne, kein Zehenspitzenstand mehr möglich	Achillessehnenruptur ☞ 27.8.10
Starker Schmerz im Großzehengrundgelenk, Beginn oft nachts, Rötung, Überwärmung	Gicht ☞ 23.9

Tab. 26.24: Zusammenstellung wichtiger Leitsymptome des Erwachsenen in der Orthopädie und ihrer wahrscheinlichen Ursachen abhängig von ihrer Lokalisation.

im Erwachsenenalter, die Folge der abnormen Statik sind.

Die Diagnose wird durch die Beinlängenmessung (☞ unten) und spezielle Röntgenaufnahmen gestellt.

Beinlängenmessung

Bei der Messung der Beinlänge ist zu beachten, dass auch bei genauem Vorgehen ein Messfehler von ± 1 cm möglich ist.

Unterschieden werden:

- **Direkte Messung.** Der Patient liegt in Rückenlage auf der Untersuchungsliege. Mit einem Maßband wird die Entfernung zwischen Spina iliaca anterior superior (☞ Abb. 26.66) und Außenknöchel gemessen
- **Indirekte Messung.** Der Patient steht aufrecht, und der Untersucher schiebt so lange Brettchen unterschiedlicher Dicke unter das kürzere Bein, bis der Beckenschiefstand ausgeglichen ist.

Behandlungsstrategie

Empfohlen werden bei Beinverkürzung

- Bis 1,5 cm: Absatzerhöhung, Einlage
- Von 1,5 – 3 cm: Kombinierte Maßnahmen am Konfektionsschuh (Absatzerhöhung, Einlage, Ballenrolle, Zwischensohle, Fersenkeil, evtl. Absatzerniedrigung der Gegenseite)
- Von 3 – 7 cm: *Orthopädischer Schnürstiefel*
- Von 7 – 12 cm: *Orthopädischer Schuh mit Innenschuh*
- Von mehr als 12 cm: *Etagenschuh* (Orthoprothese).

Ab einer Beinlängendifferenz von ca. 3 cm (abhängig von der Ursache und evtl. Begleitstörungen) werden operative Maßnahmen erwogen, v.a. extremitätenverlängernde Eingriffe mittels *Distraktionsapparaten*. Sie sind aber mit einer hohen Komplikationsrate behaftet und stellen große Anforderungen an die Mitarbeit des Patienten. Die Behandlung dauert pro Zentimeter Längengewinn etwa einen Monat!

26.4 Der Weg zur Diagnose bei orthopädischen Erkrankungen

Arthroskopie ☞ 27.3.4
Gelenkpunktion ☞ 27.3.3

26.4.1 Anamnese und körperliche Untersuchung

Bei der **Anamnese** fragt der Untersucher nach den aktuellen Beschwerden des Patienten und nach dem Erfolg bisher durchgeführter Therapien.

Bei der früheren Anamnese von besonderer Bedeutung sind Unfälle (Spätfolgen?) und Tumoren („Ischias" durch Skelettmetastasen), bei der sozialen Anamnese Arbeitshaltung und -belastung, welche Sportarten der Patient betreibt, ob eine Minderung der Erwerbstätigkeit besteht und ob bereits ein Rentenantrag gestellt wurde.

Bei der dann folgenden **Untersuchung** richtet der Orthopäde sein Augenmerk insbesondere auf folgende Punkte:

- *Inspektion.* Hier achtet der Untersucher v.a. auf Haltung, Körperbau, Deformitäten, Muskelatrophien und Lähmungen, Spontanbewegungen (Schonhaltung?) und Gangbild
- *Palpation.* Der Arzt ertastet z.B. Schmerzpunkte und Schwellungen, erfühlt Hauttemperatur, Muskeltonus und -verhärtungen und prüft, ob ein Gelenkerguss vorliegt oder ob sich ein Gelenk abnorm verschieben lässt
- *Funktionsprüfungen.* Zu den Funktionsprüfungen zählen z.B. spezielle Muskeltests, die Messung des Finger-Boden-Abstands beim Vornüberbeugen (☞ unten) und die Prüfungen, ob der Patient Kniebeugen machen, auf den Zehenspitzen stehen oder die Hände hinter dem Nacken und der Len-

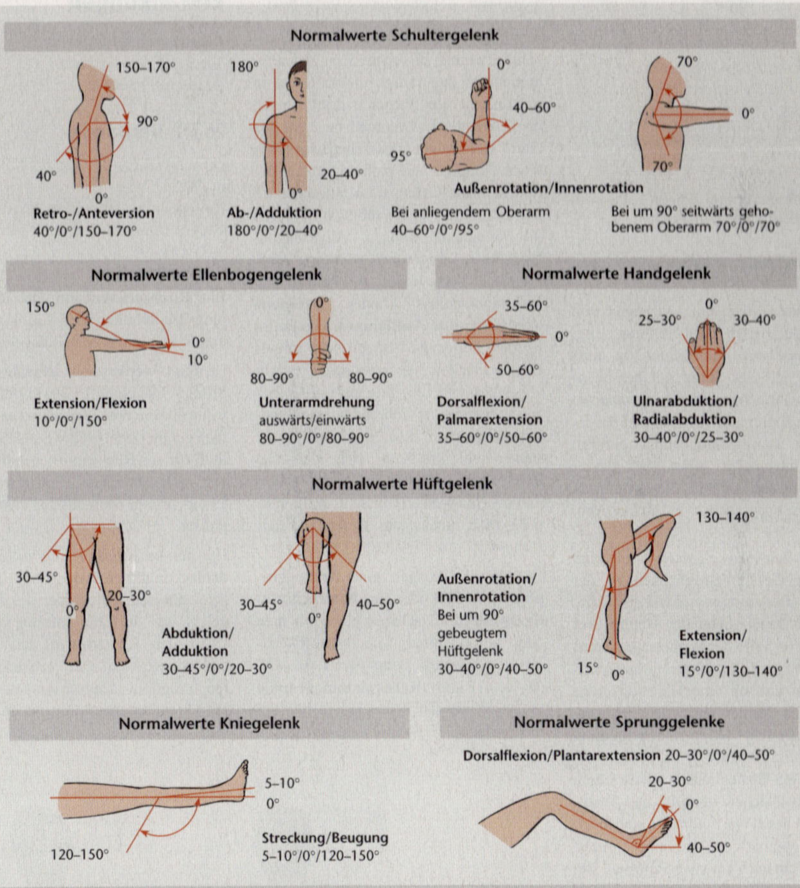

Notierung nach der Neutral-Null-Methode

- 1. Zahl:
  Vom Körper wegführende Bewegung (Extension, Abduktion, Außenrotation, Retroversion)
- 2. Zahl:
  0-Stellung (falls nicht erreicht, 1. bzw. 3. Zahl)
- 3. Zahl:
  Zum Körper hinführende Bewegung

Abb. 26.25: Neutral-Null-Methode (Null-Durchgangsmethode). Die Beweglichkeit jedes Gelenks wird mit drei Gradzahlen, getrennt durch zwei Schrägstriche, angegeben. Für das Kniegelenk z.B. würde 0°/0°/100° bedeuten, dass es sich nicht über die Nullstellung hinaus strecken lässt und eine Beugung nur bis 100° möglich ist. Für das Ellenbogengelenk würde 0°/10°/130° bedeuten, dass es sich nur bis auf 10° strecken lässt und eine Beugung nur bis 130° möglich ist. [A300, A400-190]

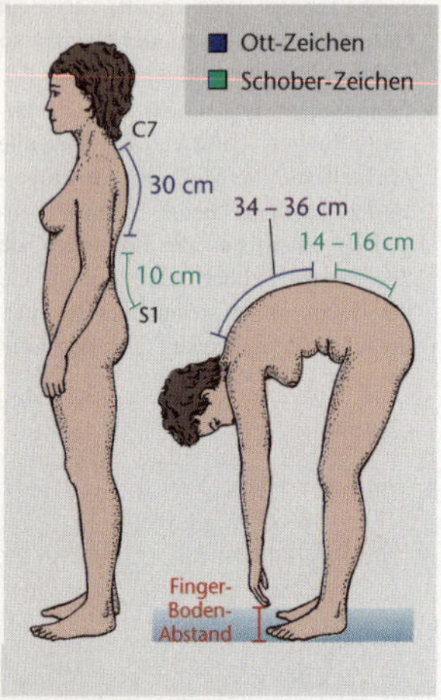

Abb. 26.26: Ott-Zeichen, Schober-Zeichen und Finger-Boden-Abstand. [A300-190]

denwirbelsäule zusammenbringen kann

- *Gelenkbeweglichkeit.* Ausgehend von einer definierten **Null-Stellung** (sog. *anatomische Normalstellung*, d.h. aufrechter, gerader Stand mit herabhängenden Armen) wird die zu untersuchende Extremität vom Arzt in die jeweilige Bewegungsrichtung geführt. Der Untersucher misst das Bewegungsausmaß mittels eines Winkelmessers oder schätzt es ab (☞ Abb. 26.25)
- *Wirbelsäulenbeweglichkeit.* Ein Maß für die Gesamtbeweglichkeit ist der **Finger-Boden-Abstand** (*FBA* ☞ Abb. 26.26). Dabei achtet der Untersucher darauf, ob Teile der Wirbelsäule fixiert sind und nicht an der Krümmung teilnehmen und ob eine Höhendifferenz zwischen rechter und linker Thoraxhälfte besteht (Rippenbuckelbildung bei Skoliose ☞ 26.11.4).
  Die BWS-Beweglichkeit wird durch das **Ott-Zeichen** geprüft: Der Dornfortsatz des HWK 7 wird am stehenden Patienten markiert und eine Strecke von 30 cm nach unten abgemessen. Bei maximaler Rumpfbeugung vergrößert sich diese Strecke auf ca. 34 – 36 cm. Die analoge Prüfung im LWS-Bereich heißt **Schober-Zeichen** (vom Dornfortsatz des LWK 5 10 cm nach oben, Vergrößerung auf 14 – 16 cm). Die Seitneigung und Drehung der Wirbelsäule ist beim Gesunden harmonisch und beidseits gleich
- Orientierende *neurologische Untersuchung* (☞ 35.4.1) und *Gefäßstatus* (☞ 19.4.1).

Ergänzungen dieser Untersuchungen erfolgen je nach Bedarf, etwa Messung der Beinlänge (☞ 26.3.3) oder des Extremitätenumfangs (☞ 19.3.2).

26.4.2 Bildgebende Diagnostik

Im Vordergrund der apparativen Diagnostik stehen die verschiedenen radiologischen Verfahren (☞ 9.6).

Häufig werden als erstes Röntgennativaufnahmen angefertigt, in der Regel in mindestens zwei Ebenen und im Bereich der Extremitäten eventuell beidseits, da eine Unterscheidung zwischen harmlosen Normvarianten und pathologischen Befunden insbesondere im Kindesalter oft nur im Seitenvergleich möglich ist (durch die Sonographie können evtl. Röntgenaufnahmen eingespart werden). Evtl. folgt eine Tomographie (☞ 9.6.2). Nach Frakturausschluss können **gehaltene** oder **gespannte Aufnahmen** angefertigt werden, bei denen manuell bzw. mittels eines speziellen Apparates oder Gewichten Druck und/oder Zug auf ein Gelenk ausgeübt werden. Während intakte Bandstrukturen dem Zug und/oder Druck standhalten, erweitert sich der Gelenkspalt bei pathologischer Bandinstabilität oder Kapselzerreißung über das normale Maß hinaus, das Gelenk ist *aufklappbar.*

Gelegentlich können eine **Arthrographie** (☞ 27.3.3) oder eine **Knochenszintigraphie** zum Nachweis eines erhöhten oder verminderten Knochenstoffwechsels erforderlich sein (☞ 9.6.6). **CT** (☞ 9.6.4) und **Kernspintomographie** (☞ 9.6.5) werden insbesondere bei Tumorverdacht, Bandscheibenprozessen und speziellen Fragestellungen im Bereich der Gelenke angeordnet.

Zunehmende Bedeutung hat die **Sonographie** v.a. bei der Beurteilung von Weichteilen (Gelenkkapsel, Muskel, Sehnen, Bänder) und bei Säuglingen zur Beurteilung des Hüftgelenks.

26.5 Behandlungsstrategien bei orthopädischen Erkrankungen

Extensionsbehandlung ☞ *27.1.3*
Manuelle Therapie ☞ *10.9.2*
Osteosynthese ☞ *27.1.2, 27.6.4*

26.5.1 Verbände

Gipsverband und Pflege bei Gipsverband ☞ *26.2.3*
Kompressionsverband ☞ *7.2.15*
Wundverband ☞ *11.3.7, 27.4.4*

Rucksackverband

Ein **Rucksackverband** zur Ruhigstellung der Schulter wird v.a. nach Klavikulafrakturen (☞ 27.8.3) angelegt.

Benötigt werden ein schmales, langes Stück Schlauchmull, zwei Rollen Polsterwatte (10 cm breit, der Länge nach mehrfach gefaltet), ein breites Stück Schlauchmull für das Rückenpolster und ein doppelt gelegtes Stück Polsterwatte von 15 cm Breite, ebenfalls für das Rückenpolster.

Der mit der langen Polsterwatte gefüllte Schlauchmull wird wie in Abb. 26.27 gezeigt um den Oberkörper des Patienten gelegt und auf dem Rücken verknotet. Unter den Knoten wird das Rückenpolster geschoben. Der Verband muss anfangs täglich nachgespannt, der Patient auf Durchblutungsstörungen im Armbereich beobachtet werden (Radialispuls

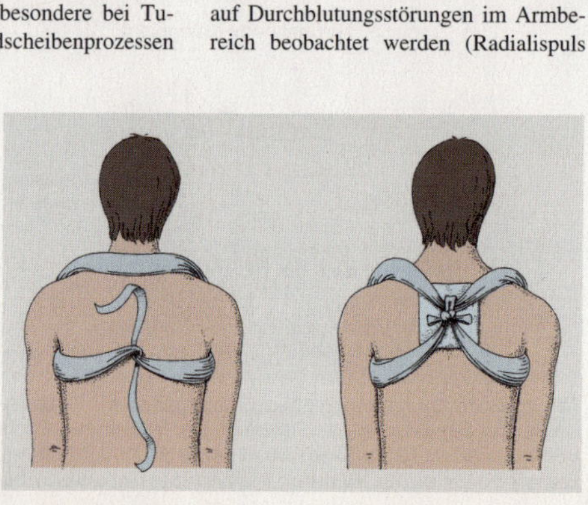

Abb. 26.27 Rucksackverband. [A400-190]

tasten, Hautfarbe kontrollieren). Heute stehen in vielen Häusern auch Fertigverbände zur Verfügung (z.B. Tricodur®-Clavicula-Bandage), die einfacher anzulegen sind.

Desault- und Velpeau-Verband

Der **Desault-Verband,** ein Bindenverband, dient der kurzzeitigen Ruhigstellung der Schulter und des Ellenbogengelenks. Er wird wie folgt angelegt:

- Zuerst wird ein Achselpolster eingelegt und mit drei Kreistouren fixiert. Bei Frauen muss auch unter den Brüsten gepolstert werden
- Es folgt die Fixation des Oberarmes an den Thorax in ebenfalls drei Kreistouren
- Danach wird der Unterarm in 90°-Stellung fixiert. Gewickelt wird von der gesunden Achsel über die Schulter der erkrankten Seite hinunter zum Ellenbogen der erkrankten Seite zurück zur gesunden Achsel. Die Binden laufen dabei abwechselnd über Brust und Rücken des Patienten (☞ Abb. 26.28).

Abschließend kann der Unterarm der erkrankten Seite mit einem Tragegurt gesichert werden.

Alternativ kann zur Fixation des Armes ein Trikotschlauch, z.B. Tubi-Grip®, verwendet werden **(Velpeau-Verband).** Der Trikotschlauch wird in der Mitte umgeschlagen, nach innen gestülpt und mit dem geschlossenen Teil nach unten über den Kopf gezogen. Dann soll der Patient den nicht betroffenen Arm aus der oberen Öffnung herausstrecken und hängenlassen. Nach Unterlegung der Achselhöhle und bei Frauen auch der Brüste mit Verbandwatte wird der erkrankte Arm in dem gedoppelten Trikotschlauch abgelegt (☞ Abb. 26.29) und für die Fingergrundgelenke und den Daumen kleine Öffnungen in den Trikotschlauch geschnitten. Damit der betroffene Arm nicht nach unten abrutscht, wird der Trikotschlauch unter der Achsel des gesunden Armes eingeschnitten und die so entstehenden Zipfel über der Schulter verknotet. In manchen Häusern wird zusätzlich – ähnlich wie beim Desault-Verband – ein Tragegurt umgelegt.

Gilchrist-Verband

Ein **Gilchrist-Verband** ist z.B. bei Verletzungen des Schultereckgelenks (Acromioclaviculargelenk ☞ 27.8.3) oder bei Frakturen des Oberarmkopfes älterer Menschen angezeigt.

Benötigt werden ein langes Stück Schlauchmull (die erforderliche Länge beträgt das Dreifache der Entfernung zwischen Halsansatz und Fingerspitzen des Patienten), Polster- und Verbandwatte und 2 – 4 Sicherheitsnadeln.

Der Schlauchmull wird nach zwei Dritteln quer eingeschnitten und der Arm des Patienten in das längere Ende eingeführt (☞ Abb. 26.30). Dann wird die Achsel mit der Verbandwatte gepolstert, das kurze Ende um den Hals des Patienten geführt (Polsterwatte in der Nackenregion einziehen), schlaufenartig um das Handgelenk gelegt und mit 1 – 2 Sicherheitsnadeln befestigt. Das lange Ende wird um den Rumpf geführt und wiederum mit einer Schlaufe am distalen Oberarm fixiert. Zuletzt wird der Schlauchmull auf Höhe der Fingergrundgelenke und des Daumens eingeschnitten und die Finger aus dem Verband geführt.

Zinkleimverband

Ein **Zinkleimverband** dient z.B. der Kompressionsbehandlung bei Schwellungszuständen am Unterschenkel oder bei Stumpfödem nach Amputation.

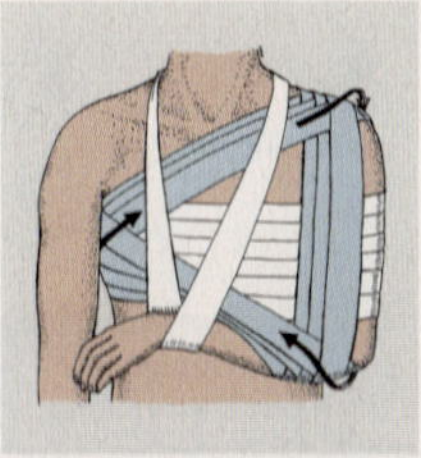

Abb. 26.28: Desault-Verband. [A300-190]

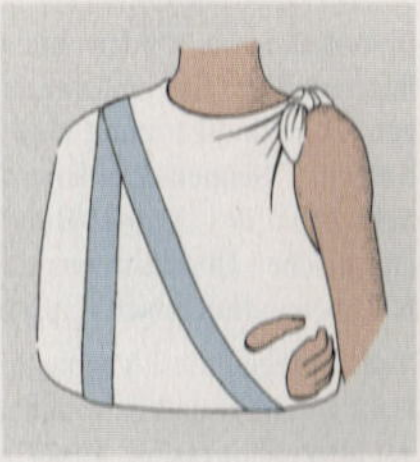

Abb. 26.29: Velpeau-Verband, hier mit Tragegurt. [A300-190]

Benötigt werden elastische Zinkleimbinden und Schlauchmull oder elastische Binden.

Vor dem Anlegen sollte die Extremität soweit möglich abgeschwollen sein (evtl. vorher zwei Stunden hochlagern). Angelegt wird der Zinkleimverband wie ein „normaler" Bindenverband an der unteren Extremität (☞ 7.2.15), jedoch darf die Ferse auf keinen Fall frei bleiben. Die Zinkleimbinden werden abschließend zum Schutz der Kleidung mit Schlauchmull überzogen oder mit elastischen Binden überwickelt. Da der Zinkleimverband nicht elastisch ist, müssen Schnürfurchen und Zug beim Wickeln vermieden werden.

Funktioneller Tape-Verband

Ein **funktioneller Tape-Verband** soll die verletzte Extremität nicht vollständig

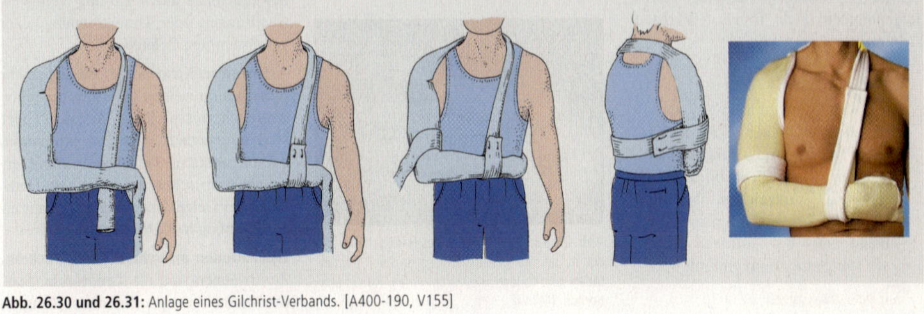

Abb. 26.30 und 26.31: Anlage eines Gilchrist-Verbands. [A400-190, V155]

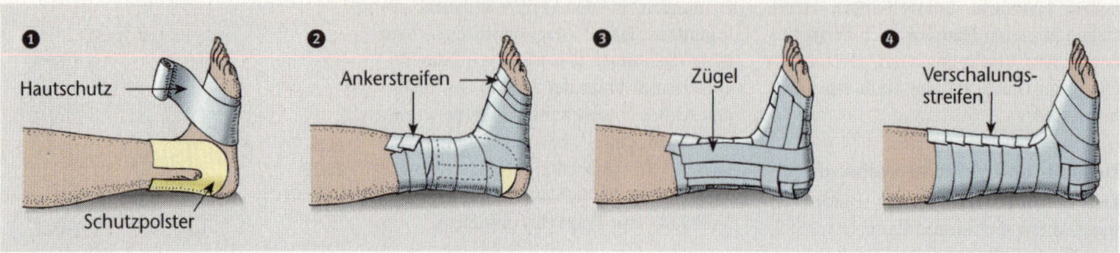

Abb. 26.32: Anlage eines Tapeverbands, hier am Sprunggelenk. [A400-190]

immobilisieren, sondern nur stützen, entlasten und vor Extrembewegungen schützen. Hauptindikationen sind Muskelzerrungen, Sehnenscheidenentzündungen, Schwäche des Kapsel-Band-Apparates, chronische Überlastungsreize und die Nachbehandlung nach Gipsabnahme.

Vor Anlegen des Verbandes wird die Haut gereinigt und getrocknet, in der Regel aber nicht rasiert. Ein Tape-Verband wird meist aus Pflasterstreifen hergestellt. Die einzelnen Elemente in der Reihenfolge des Anlegens sind (☞ Abb. 26.32):

- *Polster,* z.B. ein zurechtgeschnittenes Schaumstoffpolster
- *Hautschutz,* z.B. Gasofix®-Binde
- *Ankerstreifen* zur Anheftung der Zügel
- *Zügel.* Sie sind die tragenden Elemente des Verbandes und bestimmen die genaue Funktion des Verbandes (z.B. Entlastung, Bewegungseinschränkung)
- *Verschalungsstreifen.* Sie sollen einen geschlossenen Verband und festen Verbund schaffen. Bei Schwellungstendenz können auch semizirkuläre Verbände angelegt werden
- *Sicherungsstreifen* zum Schutz an besonders beanspruchten Stellen.

Tapeverbände dürfen nicht mit Wasser in Kontakt kommen, da sie beim anschließenden Trocknen schrumpfen und dann einschnüren können. Ist der Verband doch einmal nass geworden, wird die Feuchtigkeit mit einem saugfähigen Stoff aufgenommen (nicht fönen – Verband klebt nicht mehr).

! Vorsicht

Blau- oder Weißverfärbung distaler Extremitätenabschnitte, Schwellung auch bei Hochlagerung, zunehmende Schmerzen sowie Sensibilitätsstörungen sind Alarmzeichen, über die der Patient informiert sein muss. Der Verband muss bei Auftreten eines dieser Symptome sofort entfernt werden.

26.5.2 Operative Therapieverfahren

Viele orthopädische Erkrankungen lassen sich nur durch eine Operation langfristig bessern oder heilen. Oft stehen mehrere Operationsverfahren zur Verfügung, und es muss für jeden Einzelfall genau überlegt werden, welche Therapie- bzw. Operationsmethode für den Patienten die beste Lösung darstellt. Hängt beispielsweise der Erfolg einer Operation in hohem Maße von der Durchführung komplexer Bewegungsübungen nach der Operation ab, kann es bei einem älteren Patienten, der dadurch überfordert wird, besser sein, eine andere Operation durchzuführen, die diese Übungen nicht erfordert, oder ganz auf den Eingriff zu verzichten.

Folgende Begriffe zeigen die Möglichkeiten und wichtige Grundprinzipien der orthopädischen Chirurgie auf:

(Knochen-)Resektion. Knochentumoren oder krankhafte Knochenvorsprünge erfordern vielfach eine Resektion, d.h. eine operative Entfernung des kranken/überschüssigen Gewebes.

Osteosynthese. Osteosynthese (☞ 27.6.4) bezeichnet die operative Zusammenführung von Knochenfragmenten sowohl nach (unfallbedingten) Frakturen als auch nach iatrogener Knochendurchtrennung, etwa im Rahmen einer Umstellungsoperation.

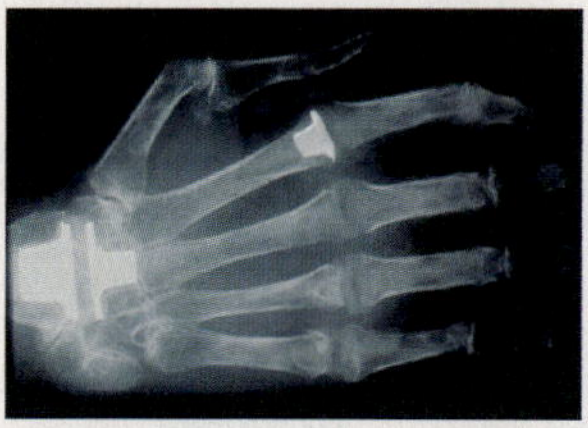

Abb. 26.33: Arthroplastik des Handgelenks und des Zeigefingergrundgelenks, hier durch Implantation von Endoprothesen bei einem Rheumapatienten. [M114]

Umstellungsoperation. Umstellungsoperationen dienen der Korrektur von Knochenfehlstellungen. Nach einer **Osteotomie** (operative Durchtrennung des Knochens mittels eines speziellen Meißels oder einer Säge) und evtl. *Resektion* z.B. eines Knochenkeils wird der Knochen in möglichst physiologischer Stellung wieder zusammengefügt und stabilisiert (*Osteosynthese* ☞ oben). Umstellungsoperationen sind z.B. bei ausgeprägten X- oder O-Beinen zur Prophylaxe einer frühzeitigen Arthrose (durch die unphysiologische Gelenkbelastung) angezeigt.

Endoprothese. Als Endoprothese bezeichnet man ganz allgemein den Ersatz erkrankten oder zerstörten Gewebes durch Fremdmaterial, das in den Körper eingebracht wird. In der Orthopädie von großer Bedeutung sind die **Gelenkendoprothesen,** also „künstliche" Gelenke (☞ 26.10.2, 27.6.4 und Abb. 26.33). Bei einer **Totalendoprothese** *(TEP)* werden Gelenkkopf und Gelenkpfanne ersetzt (☞ Abb. 26.49), bei einer **Hemi-Endoprothese** *(HEP)* nur der Gelenkkopf.

Arthroplastik. Bei der Arthroplastik wird die Gelenkbeweglichkeit operativ wiederhergestellt. Dabei können sowohl körpereigene Gewebe verwendet als auch Endoprothesen implantiert werden.

Arthrolyse. Arthrolyse bezeichnet die operative Wiederherstellung der Gelenkbeweglichkeit durch Lösung von Verwachsungen oder Durchtrennung einer geschrumpften Gelenkkapsel.

Arthrodese. Kann ein Gelenk nicht mehr rekonstruiert werden und ist es beispielsweise sehr instabil *(Schlottergelenk)* oder stark schmerzhaft, wird eine Arthrodese, d.h. die operative Gelenkversteifung, erwogen (sehr selten indiziert). Die Hemmung der Gelenkbeweglichkeit in nur einer Richtung heißt **Arthrorise.**

Operationen an Sehnen und Muskeln. Zu erwähnen sind die **Tenotomie** (Sehnendurchtrennung), **Sehnenraffungen,**

Sehnennähte oder **Sehnenverpflanzungen** sowie die **Tenodese** *(Sehnenfesselung)*. An Muskeln sind **Myotomien** (operative Muskeldurchtrennung), **Muskelnähte** und **Muskelverpflanzungen** möglich.

Synovektomie. Synovektomien, also die Entfernung der (erkrankten) Synovialis, sind z.B. in der Rheumachirurgie von Bedeutung.

Amputationen. Amputationen, d.h. die Entfernung von Körperabschnitten, sind z.B. bei bösartigen Tumoren, Gewebsnekrosen bei AVK (☞ 19.6.2) oder schwersten Verletzungen angezeigt (☞ auch 27.7).

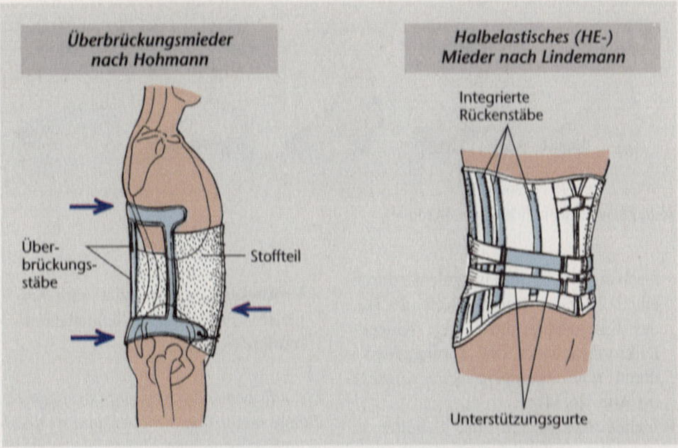

Abb. 26.35: Stützmieder. [A400-190]

26.5.3 Hilfsmittel, Orthesen, Schuhzurichtungen, Prothesen

Hilfsmittel

Hilfsmittel: Körperersatzstücke, orthopädische oder andere Geräte zum Ausgleich oder zur Vorbeugung einer Behinderung oder zur Sicherung einer Heilbehandlung (Definition der gesetzlichen Sozialversicherung).

Zu den **Hilfsmitteln** gehören beispielsweise Gehhilfen (Prothesen, Orthesen, Gehstöcke, Gehwagen) und Rollstühle. Das Hilfsmittel wird vom Arzt verordnet. Die Verordnung wird zusammen mit einem Kostenvoranschlag des Leistungserbringers (z.B. des Sanitätshauses) an die Krankenkasse gerichtet. Diese entscheidet, ob das Hilfsmittel genehmigt wird. Ist ein Hilfsmittel nur für einen befristeten Zeitraum erforderlich, kann es evtl. auch ausgeliehen werden. Je nach Art des Hilfsmittels ist eine Anleitung des Patienten durch den Orthopädietechniker, Physio- oder Ergotherapeuten sowie eine Kontrolle von Sitz, Passform und Funktion durch den Arzt erforderlich.

Orthesen

Orthese: Hilfs- und Heilmittel zum Ausgleich fehlender Funktionen des Bewegungsapparates.

Orthesen dienen als äußere Kraftträger zahlreichen Funktionen:

- *Stützung*, z.B. Abstützung des Fußlängsgewölbes durch eine spezielle Einlage
- *Fixation*, z.B. der Wirbelsäule nach einer Operation durch Anpassung eines Korsetts
- *Stabilisierung*, z.B. der unteren Extremität durch *Lähmungsapparate* (teilfixierende Schienen ☞ Abb. 26.34) oder der Wirbelsäule durch Korsetts
- *Redression*, d.h. Korrektur einer Deformierung, z.B. einer Skoliose (☞ 26.11.4) durch ein Korsett oder eines Klumpfußes (☞ 26.13.14) durch Redressionsschienen

Verschiedene Orthesen für die untere Extremität [V164]

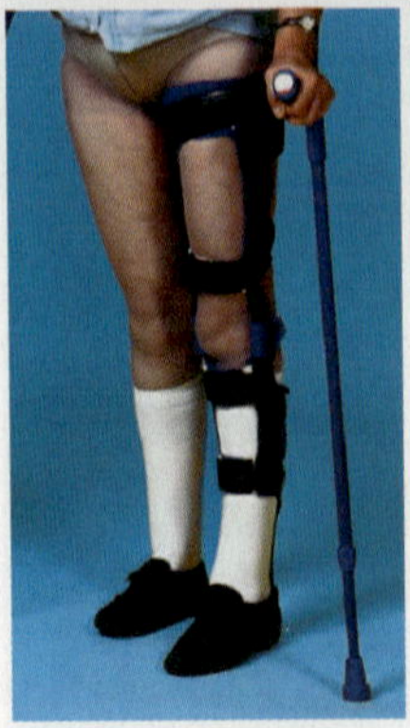

Abb. 26.34 a: Lähmungsapparat zur Stabilisierung des Beines.

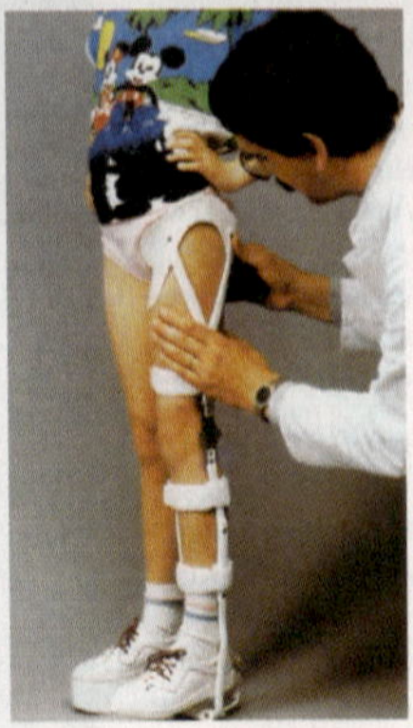

Abb. 26.34 b: Thomassplint zur Entlastung des Hüftgelenks.

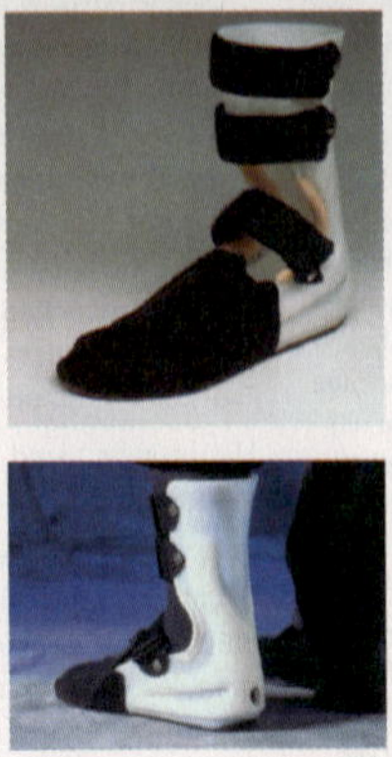

Abb. 26.34 c: Fersenentlastungsorthese zur Entlastung des Sprunggelenks.

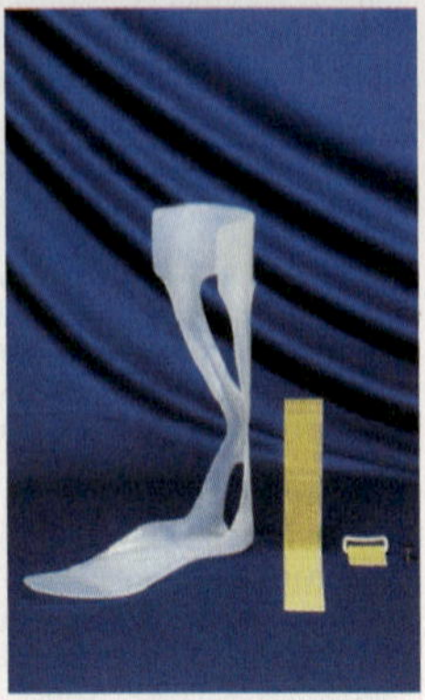

Abb. 26.34 d: Peroneusschiene zur Mobilisierung bei Peroneusläsion.

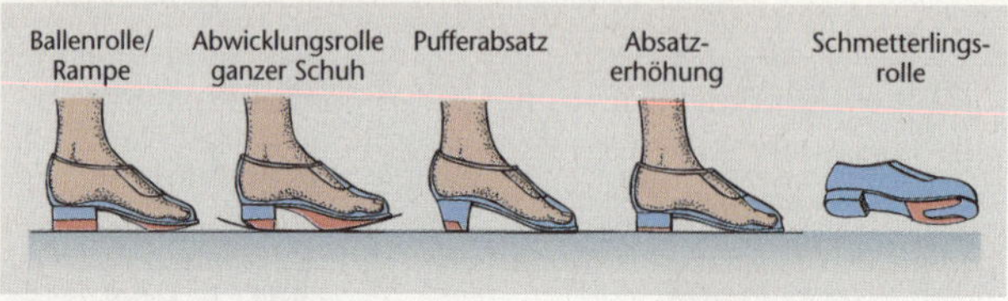

Abb. 26.36: Schuhzurichtungen. [A300-190]

- *Entlastung,* z.B. des Hüftgelenks durch einen *Thomassplint* (☞ Abb. 26.34), des Kniegelenks durch eine Kniegelenksorthese oder des Sprunggelenks durch eine *Fersenentlastungsorthese* (☞ Abb. 26.34)
- *Immobilisation,* z.B. der Schulter in speziellen Abduktionsorthesen
- *Mobilisierung,* z.B. bei einer Peroneusläsion mit Fußheberschwäche oder -ausfall und Steppergang durch eine Peroneus-Orthese, z.B. die Peroneusschiene (☞ Abb. 26.34)
- *Längenausgleich* bei Beinlängendifferenz.

Schuhzurichtungen

Schuhzurichtungen bei Beinlängendifferenz ☞ 26.3.3

Schuhzurichtung: Modifikation am Konfektionsschuh bei orthopädischen Erkrankungen.

Bei zahlreichen Erkrankungen der unteren Extremität kann der Patient nicht mehr beschwerdefrei in normalen Konfektionsschuhen laufen. Vielen dieser Patienten kann durch **Schuhzurichtungen** geholfen werden. Diese sollen den Schuh dem Fuß anpassen und die Stellung des Fußes im Schuh verändern, so dass wieder eine normale Bewegung möglich ist.

Schuhzurichtungen sind wesentlich preiswerter als **orthopädische Maßschuhe** und werden aus ästhetischen Gründen eher vom Patienten akzeptiert. Allerdings ist der Patient in der Schuhauswahl eingeschränkt, da die meisten Schuhzurichtungen nur in festen Schuhen optimal wirken. Orthopädische Maßschuhe sind nur indiziert, wenn mit anderen Maßnahmen keine befriedigende Versorgung gelingt.

Prothesenversorgung nach Amputationen

Amputation: Vollständige Entfernung eines Körperteils. Entweder verletzungsbedingt *(traumatische Amputation)* oder als therapeutische Maßnahme.

Prothese: Körperersatzteil zum Ausgleich fehlender Gliedmaßen(abschnitte).

Grundlagen der Amputationschirurgie, Pflege nach Amputationen und prothetische Versorgung ☞ 27.7

26.6 Knochen-, Gelenk- und Weichteilinfektionen

Sepsis ☞ 28.4

26.6.1 Akute Osteomyelitis

Osteomyelitis: Knochenmarkentzündung, meist mit einer Entzündung der übrigen Knochenstrukturen einhergehend.

Krankheitsentstehung und Einteilung

Abhängig von der Krankheitsentstehung werden zwei Formen der akuten Osteomyelitis unterschieden:

- **Endogene Osteomyelitis** durch hämatogene Aussaat der Erreger im Rahmen einer Allgemeininfektion oder von einem Streuherd aus (Hauptentstehungsweg bei Kindern)
- **Exogene Osteomyelitis** durch Eindringen der Erreger von außen, etwa bei einer Operation oder einer Verletzung (Hauptentstehungsweg bei Erwachsenen). Besonders groß ist das Risiko bei offenen Frakturen (☞ 27.6.1).

Haupterreger sind Staphylo- und Streptokokken.

Ob es zu einer Gelenkbeteiligung kommt, hängt von der Gefäßversorgung des Knochens ab: Bei Kindern besteht durch die gefäßlose Epiphysenfuge (☞ 26.1.1) eine „natürliche" Grenze zwischen Knochen und Gelenk. Eine Ausbreitung der Infektion auf das Gelenk ist daher eher selten. Bei Säuglingen (Epiphysenfuge durch Gefäße überbrückt) und Erwachsenen (Epiphysenfuge knöchern durchbaut) besteht ein solches Hindernis nicht, so dass die Gelenke wesentlich stärker gefährdet sind.

Symptome, Befund und Diagnostik

Meist ist das Bild der akuten Osteomyelitis eindrücklich: Die Patienten haben Fieber, fühlen sich schlecht und klagen über Schmerzen in der betroffenen Gliedmaße. Insbesondere bei Gelenkbeteiligung nehmen sie eine schmerzlindernde Schonhaltung ein.

Fieber und eine Verschlechterung des Allgemeinbefindens sind zwar häufige, aber nicht obligate Symptome einer Osteomyelitis.

Eher schleichend beginnt die **tuberkulöse** *(spezifische)* **Osteomyelitis.** Sie befällt v.a. die Wirbelkörper sowie das Hüft-, Knie- und/oder Iliosakralgelenk.

Der Untersucher stellt mit Druckschmerz, Rötung, Überwärmung und Schwellung die klassischen (lokalen) Entzündungszeichen fest. Evtl. ist die Venenzeichnung vermehrt, und es liegt ein Gelenkerguss vor.

Der Diagnosesicherung dienen:

- Blutuntersuchungen. BSG und CRP (☞ 28.3.7) sind stark erhöht, das Blutbild zeigt die für bakterielle Infektionen charakteristische Leukozytose.

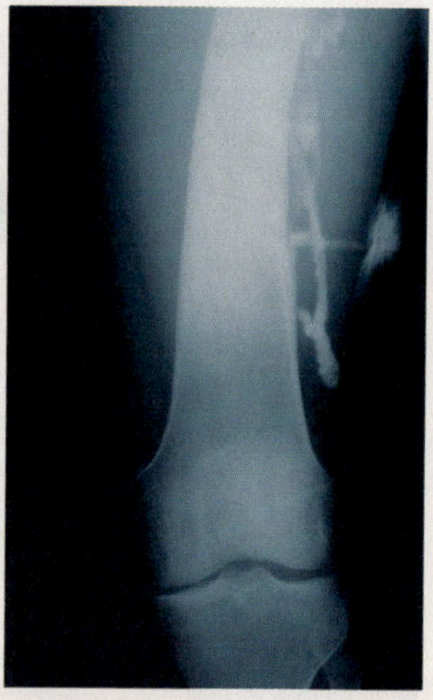

Abb. 26.37: Osteomyelitis mit Fistelung. [M158]

Durch serologische Untersuchungen und Blutkulturen ist evtl. ein Erregernachweis möglich
- Tuberkulintest zum Ausschluss einer Tbc (☞ 20.5.4)
- Bildgebende Verfahren. In der Nativröntgenaufnahme sind erst ab der 2. – 3. Krankheitswoche Veränderungen sichtbar. Dies ist für den Behandlungsentscheid zu spät. Häufig können aber Knochenszintigraphie, Sonographie, Kernspintomographie und CT weiterhelfen
- Mikrobiologische Untersuchungen. Ein Erregernachweis (*vor* Beginn der Antibiotikatherapie!) ist stets anzustreben. Je nach Einzelfall wird das hierfür notwendige Material durch Abstrich, Punktion oder Biopsieentnahme während einer Operation gewonnen (auch Materialgewinnung für die mikrobiologische Diagnostik ☞ 28.3.3).

Komplikationen

Frühkomplikationen der akuten hämatogenen Osteomyelitis sind:
- Bildung eines **Sequesters.** Infolge schlechter Durchblutungsverhältnisse stirbt ein Knochenstück ab und ist völlig vom vitalen Knochengewebe abgetrennt *(demarkiert)*. Eine dadurch entstehende Aussparung im Knochen mit typischen reaktiven Veränderungen *(Randsklerose)* wird als **Totenlade** bezeichnet
- Abszedierung
- Fistelung, d.h. Durchbrechen durch die Haut nach außen (dies kann jedoch auch zur Besserung der Symptomatik führen, da der Eiter nach außen abfließen kann)
- Pathologische Fraktur (☞ 27.6.1)
- Gelenkempyem (☞ 26.6.4)
- Sepsis durch hämatogene Aussaat der Erreger (☞ 28.4)
- Chronische oder rezidivierende Osteomyelitis (☞ 26.6.2).

Spätfolgen sind in erster Linie Fehlstellungen, bleibende Gelenkschäden sowie Wachstumsstörungen bei Kindern (Schädigung der Epiphysenfuge).

Behandlungsstrategie

Grundpfeiler jeder Osteomyelitisbehandlung sind die Ruhigstellung des erkrankten Knochens und die Antibiotikatherapie.

Bei einer hämatogen entstandenen Osteomyelitis kann zumindest in der Frühphase von einer guten Durchblutung des entzündeten Knochens ausgegangen werden. Dementsprechend steht eine hochdosierte, *intravenöse* Antibiotikagabe über mindestens 2 – 4 Wochen an erster Stelle. Begonnen wird mit einer Kombinationstherapie, wobei die Wahl der Präparate vom mutmaßlichen Erreger abhängig ist. Liegt der Befund des Antibiogramms vor, wird die Therapie evtl. umgestellt. Nach deutlichem Rückgang der Entzündungsparameter und klinischer Besserung kann die Antibiotikabehandlung oral fortgesetzt werden (ebenfalls über mehrere Wochen).

Hingegen ist bei einer exogenen Osteomyelitis die Knochendurchblutung in der Regel gestört, so dass intravenös verabreichte Antibiotika den Ort der Entzündung nicht oder nicht ausreichend erreichen. Therapie der Wahl ist hier die (abermalige) Operation. Bei dieser werden zunächst Nekrosen entfernt und die Wunde gespült. Stabile Osteosynthesen werden belassen, instabile entfernt und durch einen Fixateur externe (☞ 27.1.1) fern der Fraktur ersetzt. Dann werden entweder **PMMA-Ketten** oder **Refobacinschwämme** zur lokalen Antibiose eingelegt (Ketten aus bis zu 60 Kugeln bzw. Schwämme, die kontinuierlich Antibiotika abgeben), oder es wird eine **Spül-Saug-Drainage** (☞ Pflege) eingebracht. Ist eine primäre Defektdeckung nicht möglich, erfolgt eine offene Wundbehandlung (☞ 27.4.4), evtl. mit späterer sekundärer Deckung. Ggf. ist ein Zweiteingriff (second-look-Operation) notwendig, etwa um Restnekrosen auszuräumen. Dadurch lässt sich der Heilungsverlauf oft beschleunigen.

Pflege

Pflege bei Fieber ☞ 7.7.4
Pflege bei Fixateur externe ☞ 27.1.1

Da Patienten mit einer Osteomyelitis oft strenge Bettruhe einhalten müssen, unterstützen die Pflegenden sie bei den beeinträchtigten Aktivitäten und führen alle notwendigen Prophylaxen (☞ 7.1.2) durch. Viele Kranke sind zudem psychisch niedergeschlagen, haben Angst vor einem chronischen Verlauf (☞ unten) und brauchen Verständnis und Aufmunterung.

Alle Materialien, die mit dem infizierten Gebiet in Berührung gekommen sind (z.B. Verbände, Drainagen), gelten als „infektiös" und werden entsprechend entsorgt (besonders wichtig bei Patienten mit Knochentuberkulose).

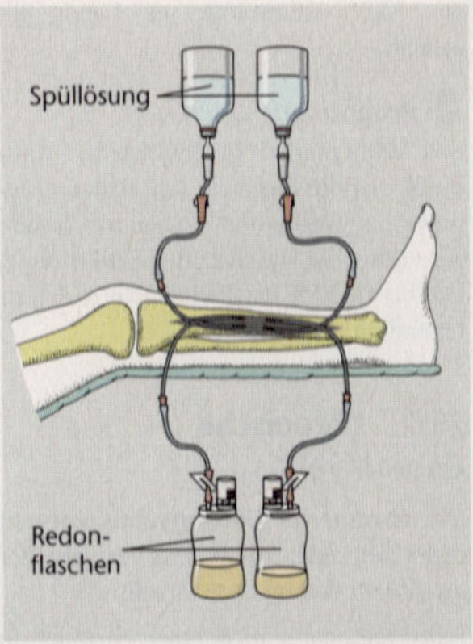

Abb. 26.38: Technik der Spül-Saug-Drainage bei Osteomyelitis. [A300-190]

Pflege bei Spül-Saug-Drainage

Durch Spülen mit bis zu 2 – 5 l Ringerlösung täglich (evtl. mit Antibiotika- oder Antiseptikazusatz) wird die infizierte Wundhöhle mechanisch gereinigt. In der Regel wird ca. eine Woche lang gespült. Danach werden die Drainagen zeitweise abgeklemmt und erst dann gezogen. Bei der Pflege sind folgende Punkte zu beachten:
- Wunde nach den Regeln des Verbandswechsels bei septischen Wunden versorgen (☞ 11.4.8). Da sich häufig erhebliche Mengen der Spülflüssigkeit im Verband befinden, für ausreichende Unterlage sorgen
- Einlaufgeschwindigkeit der Spüllösung regelmäßig kontrollieren
- Spülmenge bilanzieren (Bilanzbogen)
- Menge, Farbe und Beimengungen der ablaufenden Lösung beobachten und dokumentieren
- Nach Arztanordnung Abstriche aus der Spülflüssigkeit entnehmen
- Bei Verstopfung der abführenden Drainagen sofort Arzt informieren
- Auf Schwellung des Wundgebiets achten, Umfang der Extremität regelmäßig messen.

Ist die Spül-Saugdrainage nicht mehr notwendig, wird zuerst die Spülflüssigkeit entfernt. Dann werden auch an die Spülkatheter Redonflaschen angeschlossen, die zusammen mit den anderen Drainagen so lange belassen werden, bis kein oder nur noch wenig Wundsekret nachfließt (in der Regel 1 – 2 Tage). Erst danach werden die Drainagen gezogen und die Drainagespitzen auf Arztanordnung zur Keimbestimmung ins Labor geschickt.

Prognose

Seit Verfügbarkeit hochwirksamer Antibiotika ist die Prognose der akuten Osteomyelitis wesentlich besser als früher. Allerdings ist das Rezidiv-Risiko hoch, und bis zu 30 % der Patienten erleiden irreversible Spätschäden.

26.6.2 Chronische Osteomyelitis

Die **chronische Osteomyelitis** entsteht meist sekundär nach nicht ausgeheilter *exogener* (akuter) Osteomyelitis.

Leitsymptome sind Schmerzen (auch in Ruhe und nachts), Fistelbildung und die klassischen lokalen Entzündungszeichen in unterschiedlicher Ausprägung. Die Diagnose wird durch Laboruntersuchungen, Röntgenaufnahmen, Kernspintomographie und mikrobiologische Untersuchungen gesichert.

Therapeutisches Ziel ist die dauerhafte Infektsanierung bei weitestmöglichem Funktionserhalt der Extremität. Dies kann nur durch eine operative Sanierung, vergleichbar dem Vorgehen bei exogener akuter Osteomyelitis (☞ 26.6.1) erreicht werden. Bei schweren Verlaufsformen muss die Extremität amputiert werden (heute selten).

Auch nach scheinbarer Gesundung des Patienten können jederzeit Rezidive auftreten, teils noch nach Jahrzehnten. Spätfolgen der chronischen Osteomyelitis sind v.a. Fehlstellungen, Beinlängendifferenz und – insbesondere nach langjährigem Verlauf – eine *Amyloidose* (Ablagerung eines speziellen Proteins, des *Amyloids*, im Gewebe mit nachfolgenden Stoffwechselstörungen) oder *Fistelkarzinome*.

26.6.3 Infizierter Gelenkersatz

Infizierter Gelenkersatz: Bakterielle Infektion einer implantierten Gelenkendoprothese. Schwerwiegende Komplikation mit drohendem Verlust der Gelenkfunktion.

Krankheitsentstehung und Einteilung

Eine **Frühinfektion** (innerhalb der ersten drei Monate postoperativ) ist durch intraoperative oder frühe postoperative Kontamination der Wunde bedingt. Einen häufigen Nährboden für Bakterien bilden dabei Hämatome. Hingegen ist eine **Spätinfektion** (später als drei Monate postoperativ) durch eine *Bakteriämie* (vorübergehendes Vorhandensein von Bakterien im Blutstrom ohne Allgemeinsymptome, z.B. nach einer Zahnentfernung) oder eine Aktivierung ruhender Keime bei Abwehrschwäche bedingt.

Symptome, Befund und Diagnostik

Leitsymptome von *Frühinfektionen* sind postoperativ persistierendes oder nach einem freien Intervall wieder auftretendes Fieber, Schmerzen oder starke, evtl. übelriechende Wundsekretion. *Spätinfektionen* zeigen sich in erster Linie durch Schmerzen und Prothesenlockerung.

Die Diagnose wird durch klinische Untersuchung, Blutuntersuchungen, Gelenkpunktion, ggf. Wundabstrich, Röntgenaufnahmen und evtl. Szintigraphie gestellt. Die Röntgenaufnahmen zeigen – teils aber erst sehr spät – die Zeichen einer Prothesenlockerung (sog. *Lockerungssaum*). Bleibt die Diagnose auch nach diesen Maßnahmen offen, ist eine Operation nötig.

Behandlungsstrategie

Die Therapie beinhaltet stets eine operative Infektsanierung. Häufig werden in einem ersten Eingriff die infizierte Prothese entfernt und PMMA-Ketten eingebracht. Soll nach Ausheilung des Infektes erneut eine Prothese implantiert werden, setzten die Orthopäden nach Entfernung der infizierten Prothese ggf. einen Platzhalter ein, z.B. Palacos-Spacer bei Knieprothesen, damit der Gelenkinnenraum nicht kleiner wird. Ist der Infekt sicher abgeheilt, kann in einer zweiten Operation dann eine neue Prothese implantiert werden.

26.6.4 Eitrige Arthritis

Reaktive Arthritis ☞ *25.5.3*

Eitrige Arthritis (*septische, infektiöse* oder *mikrobielle Arthritis*): Akut verlaufende, bakterielle Gelenkentzündung, oft mit Eiteransammlung in der Gelenkhöhle (**Gelenkempyem,** *Pyarthros*). Wegen drohender Gelenkzerstörung orthopädischer Notfall!

Krankheitsentstehung

Eine **eitrige Arthritis** kann auf drei Wegen entstehen:

- Hämatogen (endogen) durch Erregeraussaat mit dem Blutstrom
- Exogen durch Keimeinschleppung von außen, etwa bei Verletzung, Gelenkpunktion oder -injektion
- Fortgeleitet von gelenknahen bakteriellen Entzündungen, etwa einer Osteomyelitis (☞ 26.6.1).

Begünstigend wirken vorbestehende Gelenkerkrankungen, bestimmte Allgemeinerkrankungen (z.B. Diabetes mellitus), Abwehrschwäche und Suchtkrankheiten.

Unbehandelt führt die eitrige Arthritis innerhalb kurzer Zeit zur Zerstörung von Gelenkknorpel und Knochen. Folgen sind häufig (Sub-) Luxationen (☞ 27.5) sowie im weiteren Verlauf schwere Arthrosen oder Gelenkeinsteifung.

Symptome, Befund und Diagnostik

Die eitrige Arthritis verläuft meist akut und hochschmerzhaft: Das betroffene

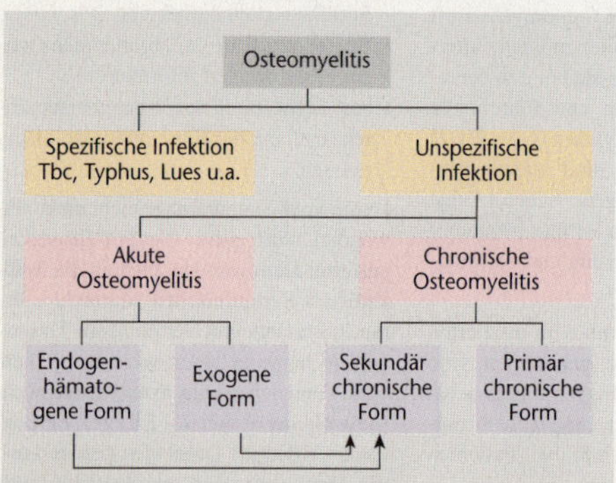

Abb. 26.39: Einteilung der Osteomyelitiden. [A300]

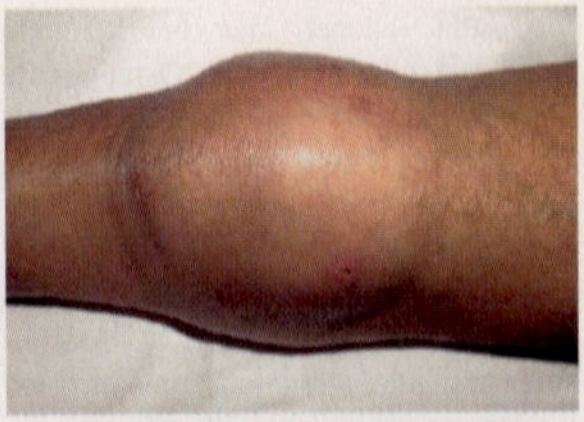

Abb. 26.40: Klinischer Befund mit hochrotem, überwärmtem, stark geschwollenem und schmerzhaftem Kniegelenk bei einem Gelenkempyem. [M158]

Gelenk ist geschwollen, gerötet und überwärmt, seine Funktion ist schmerzhaft eingeschränkt. Der Patient vermeidet ängstlich jede Bewegung. Zusätzlich bestehen oft die Zeichen einer Allgemeininfektion.

Die Diagnose wird durch Blutuntersuchungen (CRP- und BSG-Erhöhung, Leukozytose) und Gelenkpunktion mit bakteriologischer und mikroskopischer Untersuchung des Punktats gestellt. Die Röntgenaufnahme ist zunächst unauffällig oder zeigt lediglich eine Verbreiterung des Gelenkspalts und des Kapselschattens. Knöcherne Veränderungen sind erst nach 2 – 3 Wochen darstellbar. Die Sonographie dient der Darstellung des Gelenkergusses. Ein Szintigramm kann eventuelle weitere Infektionsherde schon sehr früh nachweisen.

Behandlungsstrategie

Prognoseentscheidend ist ein *frühestmöglicher* Behandlungsbeginn:

- Durch **Arthrotomie** *(operative Gelenkeröffnung)* oder Arthroskopie mit Spülung und Einlegen einer Spül-Saug-Drainage wird das Gelenk gereinigt und die Keimzahl reduziert. Bei erkennbarer Entzündung der Synovia muss diese zum Teil entfernt werden **(Synovektomie)**
- Gleichzeitig erfolgt eine Antibiotikabehandlung bis zu 12 Wochen (bei fehlendem Rückgang der Entzündungsparameter länger)
- Unterstützend werden nichtsteroidale Antiphlogistika (☞ Pharma-Info 25.16) verabreicht
- Nach Infektabheilung ist evtl. die Operation von Folgeschäden erforderlich.

Pflege

Pflege bei Fieber ☞ *7.7.4*
Pflege bei Spül-Saug-Drainage ☞ *26.6.1*
Pflege bei Immobilität ☞ *7.5.4 – 7.5.10*

- Die betroffene Extremität wird hochgelagert. Kälteanwendungen lindern die Beschwerden des Patienten und wirken entzündungshemmend
- Die Mobilisation des Patienten erfolgt nach Arztanordnung und hängt vom befallenen Gelenk und der Schwere der Entzündung ab. In den letzten Jahren wird immer mehr zur Frühmobilisation der Gelenke übergegangen, z.B. mittels elektrischer Bewegungsschiene (☞ Abb. 27.6), um einer Bewegungseinschränkung vorzubeugen.

Prognose

Bei frühzeitigem Behandlungsbeginn ist eine Ausheilung ohne bleibende Gelenkschäden möglich. Je später der Behandlungsbeginn, desto größer die Gefahr von Folgeschäden bis hin zum völligen Funktionsverlust des Gelenks.

26.6.5 Spondylitis und Spondylodiszitis

Spondylitis: Osteomyelitis eines Wirbelkörpers.

Spondylodiszitis: Bakterielle Entzündung der Bandscheibe und der benachbarten Deck- und Bodenplatte.

Spondylitis und **Spondylodiszitis** sind seltene Erkrankungen, die sich durch persistierende Rückenschmerzen (auch nachts), Bewegungseinschränkung der Wirbelsäule, evtl. lokale Rötung und Überwärmung sowie unterschiedlich stark ausgeprägte Zeichen der Allgemeininfektion zeigen. Die Diagnose wird durch Blutuntersuchungen, Röntgenaufnahmen, Szintigraphie, Punktion (zum Erregernachweis) und evtl. CT und/oder Kernspintomographie gestellt.

Im Frühstadium ist eine konservative Behandlung mit konsequenter Ruhigstellung durch Bettruhe über ca. 6 Wochen und intravenöser Antibiotikagabe über mindestens 4 – 6 Wochen möglich. Nach Rückgang der Entzündungsparameter ist eine Fortsetzung der Antibiotikabehandlung mit oralen Präparaten erforderlich. Bei Erfolglosigkeit der konservativen Behandlung, neurologischen Komplikationen oder schwerer Knochendestruktion wird der Infektherd operativ ausgeräumt und der erkrankte Wirbelsäulenabschnitt durch autologe Knochentransplantate und/oder z.B. einen Fixateur interne stabilisiert und versteift. Postoperativ ist eine parenterale Antibiotikatherapie erforderlich. Wann der Patient nach dem Eingriff mobilisiert werden kann, entscheidet der Arzt

Postoperative Pflege nach Eingriffen an der Wirbelsäule ☞ *26.2.2*

26.7 Angeborene Knochenerkrankungen

26.7.1 Dysmelien

Dysmelie: Fehlbildung im Bereich der Extremitäten.

Fehlbildung: Angeborene Anomalie mit funktioneller und/oder sozialer Bedeutung durch Störung in der pränatalen Entwicklung.

Ursächlich vermutet werden bei der Mehrzahl der **Dysmelien** endogene Faktoren, seltener exogene Schädigungen (z.B. Röntgenstrahlen, Medikamente).

Traurige Berühmtheit erlangte in diesem Zusammenhang das Medikament Thalidomid (Contergan®), das in den fünfziger und frühen sechziger Jahren zu einer Welle von kindlichen Fehlbildungen nach Einnahme des Medikaments während der Schwangerschaft führte.

Die Klassifikation der Dysmelien ist nicht einheitlich. Unterschieden werden meist **Plusbildungen** (*Überschussvarianten,* also beispielsweise überzählige Finger = **Polydaktylie**) und **Minusbildungen** (*Mangelvarianten,* z.B. das Fehlen von Gliedmaßenteilen). Nach dem klinischen und anatomischen Befund werden die Minusbildungen in **transversale Defekte** („Amputationen") und **longitudinale Defekte** (*Ektromelien,* „verstümmelte" Gliedmaßen) unterteilt. Einen Überblick über die häufigsten Formen und ihre Begriffsbezeichnungen gibt Abb. 26.41.

Da grobe Dysmelien von außen sichtbar sind, werden sie meist unmittelbar nach der Geburt des Kindes diagnostiziert.

Therapeutisch steht das Erzielen einer möglichst guten Funktion der fehlgebildeten Extremität im Vordergrund, am günstigsten noch vor dem Schulalter. Hierzu sind evtl. operative Korrekturen (sinnvollerweise in speziellen Zentren) und z.B. eine Prothesenversorgung erforderlich.

26.7.2 Osteogenesis imperfecta

Osteogenesis imperfecta *(Glasknochenkrankheit):* Erblich bedingte Gruppe von Erkrankungen mit dem Leitsymptom einer erhöhten Knochenbrüchigkeit. In Deutschland ca. 3 500 Erkrankte.

Infolge eines genetischen Defekts ist die Kollagensynthese bei den Betroffenen gestört, was zu einer erhöhten Knochenbrüchigkeit führt.

Es werden unterschiedliche Ausprägungsgrade und Begleitstörungen (z.B. Zahndefekte, Blaufärbung der Skleren) beschrieben. In schwersten Fällen haben die Kinder bereits bei der Geburt zahlreiche Spontanfrakturen und Deformierungen und sterben kurze Zeit später. In leichten Fällen besteht eine mäßige Frakturneigung, die nach der Pubertät nachlässt. Eine kausale Therapie der Osteogenesis imperfecta ist nicht möglich.

26.7.3 Arthrogryposis multiplex congenita

Arthrogryposis multiplex congenita: Angeborene Gelenkkontrakturen unterschiedlicher Ursache.

Die erkrankten Kinder werden mit einer Vielzahl von Gelenkkontrakturen und Muskelatrophien geboren. Eine kausale Behandlung ist nicht verfügbar. Im Vordergrund der Therapie stehen krankengymnastische Übungen, redressierende Gipse und Quengelverbände sowie ggf. die operative Korrektur von Fehlstellungen.

26.8 Systemische Knochen- und Gelenkerkrankungen

Gicht ☞ 23.9
Rachitis ☞ 31.11.4
Rheumatische Erkrankungen ☞ 25.5

26.8.1 Osteoporose

Osteoporose: Generalisierte Knochenerkrankung mit Verminderung der Knochenmasse und erhöhtem Frakturrisiko. Mit ca. 5 – 7 Millionen Osteoporosepatienten in Deutschland häufige Erkrankung.

Die sozialen Folgen der Osteoporose sind enorm: Schätzungsweise 65 000 Schenkelhalsfrakturen (☞ 27.8.8) sind jährlich in Deutschland Folge der Osteoporose, und viele der meist älteren Patienten bleiben in ihrer körperlichen Beweglichkeit eingeschränkt oder sogar dauernd pflegebedürftig.

Krankheitsentstehung

Die Ursache der häufigsten Form, der **primären Osteoporose,** ist bislang ungeklärt. Zwei Typen werden differenziert:

- Typ I befällt vor allem Frauen nach den Wechseljahren (25 % aller Frauen über 60 Jahre sind betroffen). Der Knochenumsatz ist typischerweise hoch. Wichtigster Faktor bei der Krankheitsentstehung ist wahrscheinlich der Östrogenmangel der Frau nach der Menopause
- Typ II mit niedrigem Knochenumsatz tritt bei ca. 50 % aller über 70-Jährigen auf und nimmt meist einen schleichenden Verlauf
- Mischformen sind möglich.

Insgesamt seltener, aber bei Männern häufiger, ist die **sekundäre Osteoporose** mit bekannter Ursache. Die wichtigsten Ursachen sind eine Langzeitbehandlung mit Glukokortikoiden (☞ Pharma-Info 23.51), ein Diabetes mellitus (☞ 23.6), eine Schilddrüsenüberfunktion (☞ 23.4.3), Alkoholismus, Nikotinabusus, Mangelernährung, Tumoren und Bewegungsmangel *(Inaktivitätsosteoporose).*

Die Verminderung der Knochenmasse führt zu einer erhöhten Knochenbrüchigkeit.

Symptome und Untersuchungsbefund

Viele Osteoporose-Erkrankte sind beschwerdefrei, bis sie durch eine sonst harmlose Verletzung einen Knochenbruch erleiden, typischerweise eine Wirbelkörper- oder Schenkelhalsfraktur. Andere berichten über Rückenschmerzen, die durch Wirbelkörperverformungen mit reaktiven Muskelverspannungen und Fehlhaltungen bedingt sind. Auch der „Witwenbuckel" älterer Frauen, der „Tannenbaumeffekt" durch schlaffe, quere Hautfalten am Rücken und scheinbar zu lange Arme (durch Rumpfverkürzung; die Betroffenen werden meistens deutlich kleiner) sind Zeichen einer Osteoporose.

Diagnostik und Differentialdiagnose

Die Diagnose der manifesten Osteoporose wird durch Röntgennativaufnahmen gestellt, die eine Kalksalzminderung und Wirbelkörperdeformierung zeigen. Da eine Osteoporose in der normalen Röntgenaufnahme des Knochens erst bei einem Knochenverlust von ca. 30 % erkennbar ist, eignet sie sich nicht zur Früh-

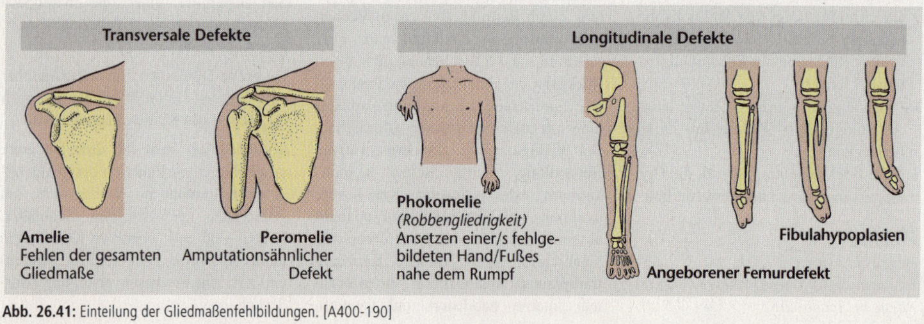

Abb. 26.41: Einteilung der Gliedmaßenfehlbildungen. [A400-190]

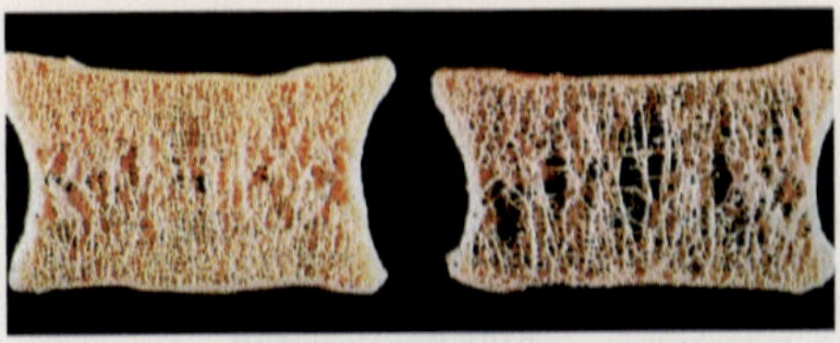

Abb. 26.42: Makroskopisches Präparat zweier Wirbelkörper. Links Normalbefund, rechts deutlicher Abbau der Knochenbälkchen bei Osteoporose. [O136]

erkennung. Hierzu ist eine **Knochendichtemessung** *(Knochendensitometrie)* erforderlich, die durch verschiedene Methoden möglich ist und für Risikopatienten empfohlen wird.

Der Abgrenzung zur **Osteomalazie** (zu weicher Knochen mit Verbiegungstendenz, meist durch Störung des Vitamin-D-Stoffwechsels), zu Knochentumoren und anderen Gelenkerkrankungen dienen Blutuntersuchungen (v.a. Bestimmung von Kalzium, Phosphat, Alkalischer Phosphatase und Parathomon – bei der Osteoporose Normwerte), Skelettszintigraphie (☞ 9.6.6), CT und Kernspintomographie.

Behandlungsstrategie

Primäre Osteoporose

Eine kausale Therapie ist nicht bekannt. Durch Gabe von Östrogenen (☞ Prophylaxe), Fluoriden (z.B. Mono-Tridin®) in Kombination mit Kalzium und Vitamin D, Calcitonin (z.B. Karil® s.c.) und evtl. Anabolika oder Biphosphonaten wird versucht, die Knochenbildung zu fördern bzw. den Knochenabbau zu hemmen.

Bei einer klinisch manifesten Osteoporose ist eine medikamentöse Schmerzbekämpfung, z.B. mit nichtsteroidalen Antirheumatika (etwa Voltaren® ☞ Pharma-Info 25.16), oft nicht zu umgehen. Physikalische Maßnahmen (z.B. Massagen, warme Bäder), krankengymnastische Übungen zur Muskelstärkung und das Anpassen eines Mieders oder Korsetts bei Wirbelsäulendeformierungen und instabilen Frakturen sind weitere Maßnahmen.

Die sehr häufigen osteoporosebedingten Schenkelhalsfrakturen werden in der Regel operativ versorgt (☞ 27.8.8), während Wirbelsäulenfrakturen meist konservativ behandelt werden.

Sekundäre Osteoporose

Bei den sekundären Osteoporosen wird versucht, die zugrunde liegende Ursache zu beseitigen. Ansonsten entspricht die Therapie derjenigen bei primärer Osteoporose.

Pflege

Die Betroffenen sind vor allem vor Stürzen zu schützen (Stolperfallen beseitigen, für gute Beleuchtung sorgen) und zum Durchhalten der Therapie zu motivieren.

Prognose

Ist die Osteoporose einmal vorhanden, lässt sich der Knochen nur noch unvollständig wieder aufbauen.

Prophylaxe und Patienteninformation

Nur eine frühe Prophylaxe kann die (primäre) Osteoporose verhindern. Hierzu ist nach heutigen Erkenntnissen bei Frauen nach den Wechseljahren am besten eine niedrig dosierte, langjährige Östrogenprophylaxe geeignet, da der Körper ohne das Hormon nur wenig Kalzium in die Knochen einbauen kann. Das Östrogen wird mit einem Gestagen kombiniert, um einem erhöhten Uteruskarzinomrisiko (☞ 32.9.2) vorzubeugen. Durch die Hormontherapie wird nicht nur das Osteoporoserisiko vermindert, sondern auch der Entwicklung arteriosklerosebedingter Erkrankungen vorgebeugt. Bei bekannten östrogenabhängigen Tumoren dürfen Östrogene nicht gegeben werden.

Risiken der Östrogenprophylaxe sind eine geringe Erhöhung des Thromboserisikos und eine mögliche Erhöhung des Brustkrebsrisikos.

Wer soll eine Östrogenprophylaxe durchführen? Die vorbeugende Gabe von Östrogenen an *alle* Frauen (obwohl „nur" 30 % an Osteoporose erkranken würden) wird zwar von einigen Experten abgelehnt, doch herrscht die Meinung vor, dass die positiven die negativen Wirkungen so weit übertreffen, dass eine Prophylaxe für alle Frauen empfehlenswert ist. Eine Ausnahme bilden Frauen mit positiver Brustkrebs-Familienanamnese.

Außerdem kann jeder einer Osteoporose vorbeugen, indem er Zeit seines Lebens für genügend körperliche Bewegung sorgt und z.B. durch reichlichen Verzehr von Milchprodukten auf eine ausreichende Kalziumzufuhr achtet (zur Deckung des täglichen Kalziumbedarfs von 800 mg reichen z.B. 1 l Milch oder 100 g Hartkäse).

26.8.2 Morbus Paget

Morbus Paget *(Osteodystrophia deformans):* Lokalisierte Knochenerkrankung mit übermäßigem Knochenumbau und dadurch bedingter mechanischer Minderwertigkeit des Knochens. Betrifft Männer häufiger als Frauen, der Altersgipfel liegt bei ca. 60 Jahren.

Krankheitsentstehung

Aus noch nicht genau bekannten Gründen kommt es beim **M. Paget** zu einer Vermehrung und Überaktivität der Osteoklasten (☞ 26.1.1) und hierdurch zu einem beschleunigten Knochenabbau. Reparaturversuche der Osteoblasten (☞ 26.1.1) führen zu einem unkoordinierten Anbau mechanisch minderwertigen Knochens mit erhöhter Frakturgefahr und zunehmenden Deformitäten.

Symptome, Befund und Diagnostik

Häufiges Symptom sind aufgrund der bevorzugten Lokalisation in Becken und LWS ziehende Schmerzen in diesem Bereich, die oft als „rheumatisch" oder „ischiasbedingt" angesehen werden.

Bei Befall des Schädels kann der Patient darüber klagen, dass ihm seine Hüte wegen des größeren Schädelumfangs nicht

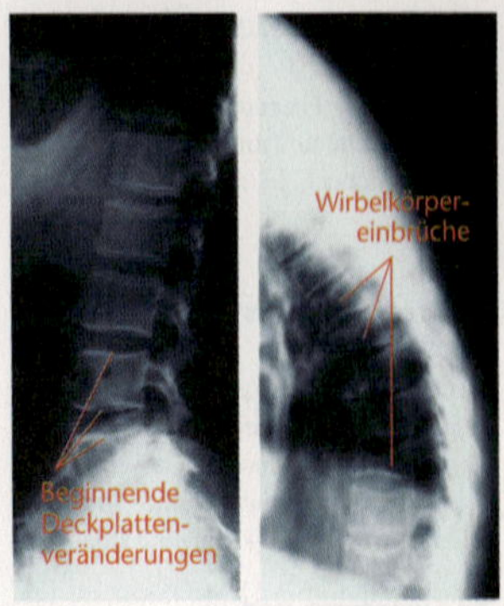

Abb. 26.43: Osteoporose der Lendenwirbelsäule (links) und der Brustwirbelsäule (rechts) in der seitlichen Röntgenaufnahme. Die Wirbelkörper erscheinen fein und durchsichtig, und in der Brustwirbelsäule sind sie so porös, dass sie teilweise zusammengebrochen sind. [T170]

mehr passen. Manchmal treten kompressionsbedingte Hirnnervenstörungen (☞ 35.10.3) oder eine Hirndrucksymptomatik (☞ 35.12.1) auf. In fortgeschrittenen Stadien sind die Knochen teils erheblich deformiert („Säbelscheidentibia“ mit Verbiegung der Tibia nach vorn), und es treten pathologische Frakturen auf. Etwa 1/3 aller Betroffenen sind aber beschwerdefrei.

Weitere **Komplikationen** der Erkrankung sind eine Hyperkalzämie und Hyperkalzurie (Gefahr von Nierensteinen!) aufgrund des gesteigerten Stoffwechsels sowie eine maligne Entartung (< 1 %).

Die Nativröntgenaufnahme zeigt einen charakteristischen grobsträhnigen Knochenumbau. Die Knochenszintigraphie deckt asymptomatische Krankheitsherde auf. Ein guter Laborparameter für die Krankheitsaktivität ist die Alkalische Phosphatase (erhöht). In seltenen Fällen ist eine Knochenbiopsie erforderlich.

Behandlungsstrategie

Die medikamentöse Behandlung besteht in der Gabe von Calcitonin (z.B. Karil®) und/oder Biphosphonaten (z.B. Diphos®) zur Hemmung des Knochenabbaus. Physikalische Therapiemaßnahmen und Anpassung z.B. von Orthesen oder Korsetts können ebenfalls die Schmerzen des Patienten lindern und Deformierungen hinauszögern.

26.9 Knochentumoren

26.9.1 Primäre Knochentumoren: Übersicht

Primäre Knochentumoren: Insgesamt seltene Tumoren (ca. 1 % aller Tumoren), häufiger gutartig als bösartig.

Krankheitsentstehung und Einteilung

Die Ursache der Entartung bleibt in der Regel unklar. Entarten können alle im Knochen vorhandenen Gewebe- und Zellformen, z.B. auch Gefäß- und Nervenzellen. Tab. 26.44 gibt eine Übersicht.

Symptome und Untersuchungsbefund

Das klinische Bild bei Knochentumoren ist wenig spezifisch. Im Vordergrund stehen Auftreibungen des Knochens bzw. der Extremität, (lokale) Schmerzen, Bewegungseinschränkung und Spontanfrakturen. Viele Tumoren bereiten aber überhaupt keine Beschwerden.

Diagnostik

Erste diagnostische Maßnahme bei Verdacht auf einen Knochentumor ist die Röntgennativaufnahme. Deren Beurteilung ist oft schwierig, da die Veränderungen variabel und nicht selten uncharakteristisch sind. Sie reichen von Zeichen des Knochenabbaus (Osteolysen) bis zu Zeichen des Knochenumbaus und der -neubildung.

In der Regel sind weitere Untersuchungen erforderlich, um zu klären, ob der Tumor gut- oder bösartig ist. Es folgen Röntgenaufnahme des Thorax (Lungenmetastasen?), Sonographie sowohl der erkrankten Region als auch des Abdomens (Metastasen?), Knochenszintigraphie (☞ 9.6.6), CT (☞ 9.6.4) und häufig auch Kernspintomographie (☞ 9.6.5) sowie Angiographie (☞ 19.4.4). Blutuntersuchungen einschließlich Tumormarker sind wenig hilfreich.

Letzter und fast immer entscheidender Schritt in der Diagnostik ist die Biopsie. Bei Verdacht auf einen bösartigen Knochentumor sollte sie in der Klinik durchgeführt werden, in der auch die endgültige operative Therapie erfolgt.

Behandlungsstrategie

Benigne Tumoren werden z.B. bei Kompression benachbarter Strukturen, Gefahr von Spontanfrakturen oder zunehmenden Schmerzen operativ entfernt. Alternativ kann ein abwartendes Verhalten mit Verlaufsbeobachtung in Betracht kommen.

Die aussichtsreichste Therapie maligner Tumoren ist von der Histologie des Tumors abhängig und umfasst oft eine Kombination aus Operation, Radio- und Chemotherapie (☞ 26.9.3).

26.9.2 Ausgewählte gutartige Knochentumoren

Exostose

Häufigster Knochen„tumor“ ist die **solitäre Exostose** *(Osteochondrom).* Sie entwickelt sich aus versprengten Ossifikationskeimen der Epiphysenfuge bevorzugt im Kniebereich und am Oberarm und ist eher eine Wachsstumsstörung als ein Tumor.

Meist bleibt die solitäre Exostose symptomlos und wird nur zufällig diagnostiziert. Eine operative Entfernung ist nur bei Beschwerden, Kompression von Nerven oder Gefäßen oder raschem Wachstum erforderlich. Eine maligne Entartung ist äußerst selten.

Multiple kartilaginäre *(knorpelige)* **Exostosen** *(Exostosenkrankheit, Osteochondromatose)* führen in der Regel zu deutlicheren Symptomen, z.B. Genu valgum (☞ 26.13.8). Die Entartungsgefahr ist höher als bei der solitären Exostose.

Enchondrom

Das **Enchondrom** *(Chondrom)* besteht aus Knorpelgewebe und macht ca. 10 % der gutartigen Knochentumoren aus. Die meisten Patienten haben keine Beschwerden. Sichtbare Auftreibungen an Händen und Füßen sowie Spontanfrakturen sind aber möglich. Therapie der Wahl ist meist die Kürettage mit anschließender

Ursprungsgewebe	Benigne	Maligne
Knorpel	▸ Osteochondrom ▸ Enchondrom (Chondrom ☞ 26.9.2) ▸ Chondroblastom ▸ Chondromyxoidfibrom	▸ Chondrosarkom (☞ 26.9.3)
Knochen	▸ Osteom ▸ Osteoidosteom ▸ Osteoblastom	▸ Osteosarkom (☞ 26.9.3)
Knochenmark		▸ Plasmozytom (☞ 24.8.3) ▸ Malignes Lymphom (☞ 24.8.1, 24.8.2)
Unbekannt	▸ Riesenzelltumor	▸ Maligner Riesenzelltumor ▸ Ewing-Sarkom (☞ 26.9.3)
Tumorähnliche Läsionen	▸ Nichtossifizierendes Fibrom ▸ Fibröse Dysplasie ▸ Juvenile Knochenzyste (☞ 26.9.2) ▸ Aneurysmatische Knochenzyste	

Tab. 26.44: Klassifikation von Knochentumoren und tumorähnlichen Läsionen nach ihrem Ursprungsgewebe (Auswahl, nach WHO).

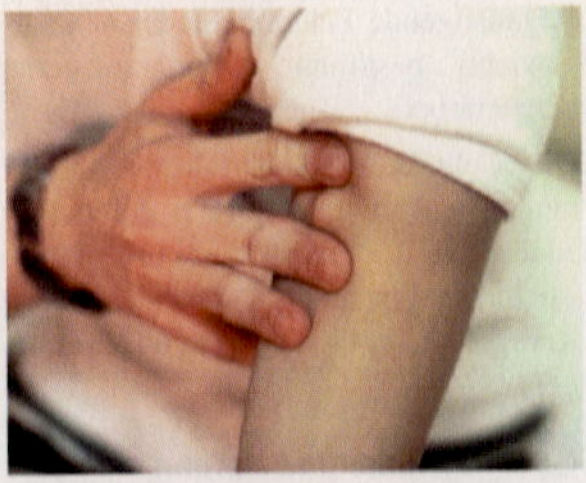

Abb. 26.45: Solitäre Exostose am Oberarm eines jungen Mannes. [M158]

Spongiosaauffüllung des Defekts. Insbesondere bei stammnaher Lokalisation besteht Entartungsgefahr zum *Chondrosarkom* (☞ 26.9.3).

Multiple Enchondrome *(Enchondromatosen)* führen häufig zu Deformitäten oder schmerzlosen Schwellungen an Händen und Füßen sowie zu einer einseitigen Extremitätenverkürzung (☞ 26.3.3) und X- oder O-Beinen. Das Entartungsrisiko ist höher als bei den solitären Enchondromen.

Juvenile Knochenzyste

Die **juvenile Knochenzyste** *(solitäre Knochenzyste)* gehört zu den tumorähnlichen Knochenläsionen und tritt bevorzugt bei 10- bis 15-Jährigen auf. Sie ist meist am proximalen Oberarm oder Oberschenkel lokalisiert und wird häufig erst nach Auftreten einer Spontanfraktur diagnostiziert. Die Behandlung ist v.a. operativ.

26.9.3 Ausgewählte bösartige Knochentumoren

Plasmozytom ☞ 24.8.3

Osteosarkom

Osteosarkom: Primär maligner Knochentumor. Bevorzugte Lokalisation im kniegelenknahen Bereich und am proximalen Humerus, Altersgipfel um die Pubertät. Frühe Metastasierung in die Lunge.

Symptome, Befund und Diagnostik

Die Beschwerden der Patienten sind uncharakteristisch. Im Vordergrund stehen Schmerzen, Schwellung und evtl. eine Bewegungseinschränkung, die von den Betroffenen oft auf ein Bagatelltrauma zurückgeführt werden.

Die diagnostischen Maßnahmen umfassen Röntgenaufnahmen des Knochens und der Lunge, Knochenszintigraphie, CT und Kernspintomographie. Die Diagnosesicherung erfolgt in der Regel durch eine Biopsie.

Behandlungsstrategie

Heute beginnt die Therapie mit einer Chemotherapie, um die in ca. 80 % schon vorhandenen Mikrometastasen zu zerstören und den Tumor zu verkleinern. Es folgt die Operation, bei der der Tumor einschließlich des Biopsiekanals weit im Gesunden entfernt wird. Ob ein Gelenk- bzw. Extremitätenerhalt möglich ist oder ob amputiert werden muss, hängt vom Einzelfall ab. Nach der Operation schließt sich eine abermalige Chemotherapie an.

Unter dieser Behandlung hat sich die Prognose deutlich verbessert (tumorfreie 5-Jahres-Überlebensrate bei Patienten ohne Metastasen 60 – 70 %).

Pflege bei malignen Erkrankungen ☞ 24.2

Pflege nach orthopädischen Eingriffen ☞ 26.2.2

Ewing-Sarkom

Ewing-Sarkom: Hochmaligner primärer Knochentumor. Hauptlokalisation untere Extremität, Becken und Oberarm. Altersgipfel 10. – 15. Lebensjahr.

Hauptsymptome des **Ewing-Sarkoms** sind lokale Schmerzen und Schwellung, evtl. mit Rötung und Überwärmung. Verschlechterung des Allgemeinbefindens und Fieber sind möglich.

Die Diagnostik entspricht im Wesentlichen der beim Osteosarkom. Insbesondere Allgemeinsymptome und positive Entzündungszeichen im Blut lassen den Arzt nicht selten an eine Osteomyelitis denken. Bei ca. 25 % der Kranken sind zum Zeitpunkt der Diagnose bereits Fernmetastasen nachweisbar. Das Behandlungskonzept sieht heute für die meisten Patienten eine prä- und postoperative Chemotherapie, eine Operation mit vollständiger Tumorentfernung (☞ oben) und eine Strahlentherapie vor. Die Langzeitüberlebensrate liegt hierunter bei 50 – 60 %.

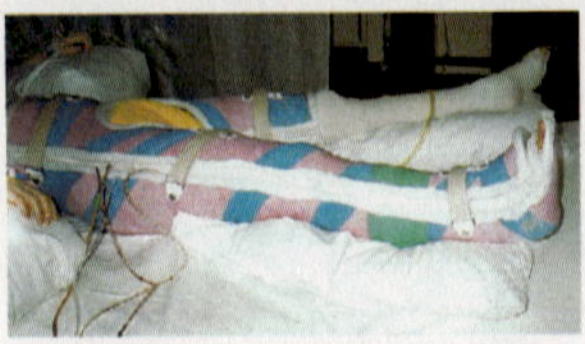

Abb. 26.46: Patient mit Osteosarkom des proximalen Femur. Operativ wurden Teile des Oberschenkelknochens, das Hüftgelenk sowie die zugehörige Beckenhälfte entfernt (Hemipelvektomie) und der knöcherne Defekt mit einem Metall-Implantat überbrückt. Postoperativ ist das Becken instabil, deshalb ist eine mehrwöchige Behandlung im Becken-Bein-Fußgips (hier Cast) erforderlich. [M161]

Chondrosarkom

Chondrosarkom: Hauptsächlich im mittleren und höheren Lebensalter auftretender bösartiger Knochentumor. Entweder ohne vorbestehende Knochenerkrankungen oder durch Entartung einer Exostose oder eines Enchondroms entstehend. Hauptlokalisation Becken und proximaler Femur sowie Schultergürtel und proximaler Humerus.

Leitsymptom des **Chondrosarkoms** sind (lokalisierte) Schmerzen, wobei die Anamnese durchschnittlich länger ist als beim Osteosarkom oder Ewing-Sarkom. Die diagnostischen Maßnahmen entsprechen im Wesentlichen denen beim Osteosarkom. Die Behandlung besteht in einer radikalen Entfernung des Tumor. Gelingt diese, liegt die Langzeitüberlebensrate bei ca. 80 %. Chemo- und Strahlentherapie sind wirkungslos.

26.9.4 Knochenmetastasen

Knochenmetastasen: Durch Metastasenbildung entstandene, sekundäre Knochenmalignome und die häufigsten Knochentumoren überhaupt.

Prinzipiell können alle bösartigen Tumoren Knochenmetastasen setzen. Besonders oft aber metastasieren Mamma-, Prostata-, Lungen-, Nieren- und Schilddrüsenkarzinome in den Knochen. Häufigster Sitz der Metastasen ist die Wirbelsäule.

Drei **Leitsymptome** stehen im Vordergrund:

- Schmerzen, die bei noch unbekanntem Primärtumor oft als „rheumatisch" oder „ischiasbedingt" gedeutet werden
- Spontanfrakturen (insbesondere bei **osteolytischen** = den Knochen auflö-

senden **Metastasen**). Diese können im Bereich der Wirbelsäule durch Zusammenbruch des Wirbelkörpers mit nachfolgender Kompression des Rückenmarks zu neurologischen Ausfällen bis hin zum Querschnittssyndrom (☞ 35.14.2) führen

- Bei **osteoblastischen** („knochenbildenden") **Metastasen** neurologische Ausfälle durch Kompression z.B. der Spinalnervenwurzeln.

Therapieziel bei Knochenmetastasen sind vor allem die Beschwerdelinderung und die Komplikationsvermeidung. Eine kurative Zielsetzung ist bei Knochenmetastasen die Ausnahme.

Je nach zugrunde liegendem Tumor und Allgemeinzustand des Patienten gelangen Strahlen-, Hormon- oder Chemotherapie, aber auch operative Maßnahmen zur Knochen- bzw. Frakturstabilisierung (z.B. Verbundosteosynthese ☞ 27.6.4, Endoprothese ☞ 27.6.4) zur Anwendung.

Bei multiplen Metastasen wird vielfach Clodronsäure (z.B. Ostac®) als Co-Analgetikum (☞ 16.4.6) und zur Erhöhung des Kalziumgehalts im Knochen gegeben. Hier muss beachtet werden, dass der Patient eine Stunde vor und nach Einnahme des Arzneimittels nichts essen darf.

26.10 Arthrosen

26.10.1 Übersicht

Arthrose *(Arthrosis deformans):* Schmerzhafte, degenerative Gelenkerkrankung mit Zerstörung des Gelenkknorpels und Entzündung der Innenschicht der Gelenkkapsel, die zur völligen Einsteifung eines Gelenks führen kann. Bei älteren Menschen sind v.a. die Hüft- und Kniegelenke betroffen (*Kox-* bzw. *Gonarthrose*).

Krankheitsentstehung

Ursache der Arthrose ist ein Missverhältnis zwischen der Belastungsfähigkeit eines Gelenks und seiner tatsächlichen Belastung:

- Bei der häufigeren **primären** *(idiopathischen)* **Arthrose** ist keine Ursache bekannt
- Die **sekundäre Arthrose** ist Folge angeborener oder erworbener Deformierungen und daraus resultierender unphysiologischer Gelenkbelastung (z.B. bei angeborener Hüftdysplasie ☞ 26.13.2, X- oder O-Beinen ☞ 26.13.8). Ist die Arthrose Folge einer Verletzung (z.B. einer fehlverheilten Fraktur) spricht man von einer **posttraumatischen Arthrose.**

Bezeichnung	Symptome
Omarthrose (Arthrose des Schultergelenks)	Schmerzen mit Bewegungseinschränkung (v.a. bei der Abduktion und Rotation); in der Regel sekundäre Arthrose
Radiokarpalgelenk-Arthrose (Arthrose des Handgelenks)	Belastungsabhängige Schmerzen und Bewegungseinschränkung im Handgelenk; meist sekundäre Arthrose
Rhizarthrose (Arthrose des Daumensattelgelenks)	Schmerzen v.a. beim Zufassen mit Opposition des Daumens (z.B. Auswringen von Wäsche, Schlüsseldrehen)
Bouchard-Arthrose (Arthrose der Fingermittelgelenke)	Schmerzen, Fehlstellung und Deformierung der Fingermittelgelenke, Streckdefizit
Heberden-Arthrose (Arthrose der Fingerendgelenke)	Schmerzen, Fehlstellung und Deformierung der Fingerendgelenke, Streckdefizit, insgesamt geringe Funktionseinschränkung
Degenerative Wirbelsäulenveränderungen	Rückenschmerzen (evtl. ausstrahlend), Muskelverhärtung, Fehlhaltung, Bewegungseinschränkung ☞ auch 35.10.2
Koxarthrose (Arthrose des Hüftgelenks)	☞ 26.10.2
Gonarthrose (Arthrose des Kniegelenks)	☞ 26.10.3
Sprunggelenkarthrose (Arthrose des oberen/unteren Sprunggelenks)	Belastungsabhängige Schmerzen, Schwellung, Bewegungseinschränkung; meist sekundäre Arthrose
Hallux rigidus (Arthrose des Großzehengrundgelenks)	Belastungsabhängige Schmerzen beim Gehen, vor allem beim Abrollen, später zunehmende Einsteifung des Gelenks

Tab. 26.47: Arthrosen der verschiedenen Gelenke.

Begünstigende Faktoren sind v.a. Übergewicht, bestimmte Sportarten oder Schwerarbeit.

Die Gelenkknorpeloberflächen werden rau, reißen auf und werden durch Entzündungen der Gelenkkapselinnenfläche zerstört. Manchmal lösen sich sogar Knorpelteile völlig ab **(freie Gelenkkörper).**

Symptome und Befund

Anfangs fällt dem Patienten ein Steifegefühl an den befallenen Gelenken auf. Es folgen Schmerzen *zu Beginn* einer Belastung (*Anlaufschmerz,* „eingerostete Gelenke"), die sich über einen *ständigen* Belastungsschmerz zum *Dauerschmerz* auch in Ruhe und während der Nacht steigern.

Besonders eindrücklich ist das klinische Bild bei einer sog. **aktivierten Arthrose,** bei der z.B. Überanstrengung zu einer entzündlichen Reizung der Gelenkinnenhaut geführt hat: Das betroffene Gelenk ist durch einen Erguss geschwollen und entzündlich überwärmt, und der Patient hat starke Schmerzen.

Diagnostik und Differentialdiagnose

Die Diagnose wird klinisch und anhand von Röntgenaufnahmen gestellt. Das Röntgenbild zeigt eine Verschmälerung des Gelenkspaltes und typische Knochenveränderungen im betroffenen Gelenk. Nicht selten besteht eine Diskrepanz zwischen den radiologisch nachweisbaren Gelenkveränderungen und den subjektiven Beschwerden. Durch Blutuntersuchungen und evtl. eine Punktion des Gelenks werden andere rheumatische Erkrankungen (☞ Kapitel 25) oder eine Infektion ausgeschlossen.

Behandlungsstrategie

Ziel der Behandlung ist die Beschwerdefreiheit oder Beschwerdearmut des Patienten bei guter Gelenkfunktion.

Zunächst werden konservative Therapiemaßnahmen eingesetzt (☞ Pflege). Medikamentös gelangen vor allem *nichtsteroidale Antiphlogistika* zur Schmerzlinderung und Entzündungshemmung zur Anwendung, z.B. Voltaren®, Imbun® oder Felden® (☞ Pharma-Info 25.16). Die Einnahme knorpelschützender Präparate **(Chondroprotektiva)** ist nur in Frühstadien erfolgversprechend und weiterhin umstritten. In fortgeschrittenen Fällen können Medikamente vom Arzt unter sterilen Bedingungen direkt in das

Gelenk gespritzt werden (Infektionsgefahr!). Sind die Beschwerden weiterhin sehr stark, wird bei älteren Patienten und Inoperabilität des Kranken auch eine *Strahlentherapie* erwogen, die den Teufelskreis aus Entzündung und zunehmender Gelenkknorpelschädigung unterbricht. Sie kann bei gutem Erfolg nach frühestens 2 – 3 Jahren wiederholt werden.

In schweren Fällen ist eine Operation notwendig. Ob dabei eine gelenkerhaltende Operation, eine Resektionsarthroplastik oder eine Gelenkendoprothese (☞ 26.5.2 und 27.6.4) die bessere Lösung für den Patienten darstellt, ist jeweils im Einzelfall zu entscheiden.

Pflege

Unterstützung bei den ATL ☞ 26.2.1

Wie schnell die Gelenkzerstörung fortschreitet, hängt auch von der Lebensführung des Patienten und vom Einsatz physikalischer Maßnahmen ab:

- Wichtig ist eine *Anpassung der Belastung* an den Gelenkzustand bei gleichzeitig *ausreichender Bewegung* des Gelenks (Belastung ist wichtig, Überlastung ist schlecht). Dies bedeutet die Reduktion von Übergewicht, regelmäßige krankengymnastische Übungen und die Auswahl geeigneter Sportarten (z.B. Schwimmen, Fahrradfahren). Prinzipiell ist Gehen auf weichen Böden besser als auf harten (also besser Spaziergang im Wald statt „Pflastertreten"). Auch durch Gummi-, Kreppoder Luftpolster-Sohlen wird das Gehen weicher
- Die Benutzung von Gehstöcken kann Gelenke der unteren Extremität entlasten. Dabei soll der Gehstock gleichzeitig mit dem erkrankten Bein aufgesetzt werden. Manchmal sind speziell angefertigte Absätze (z.B. Pufferabsätze, Abrollhilfen ☞ Abb. 26.36) zur Belastungsregulierung empfehlenswert
- Eine Ruhigstellung des Gelenks ist nur während hochakuter Schübe sinnvoll, da sie eine Versteifung des Gelenks begünstigt
- Treten im arthrotischen Gelenk Entzündungen auf, werden diese physikalisch mit Kälte behandelt, z.B. durch kalte Wickel (☞ 10.9.4) oder Eispackungen (☞ 10.9.5). Gibt es keine Anzeichen für Entzündungen, bekommen dem Betroffenen in der Regel Wärmeanwendungen gut, z.B. Moorpackungen oder warme Bäder (☞ 10.9.5). Weiter können Massagen (☞ 10.9.3) und Elektrotherapie (☞ 10.9.6) sinnvoll sein
- Ist durch oben genannte Maßnahmen Beschwerdefreiheit erzielt worden, darf der Patient das betroffene Gelenk trotzdem nicht sofort wieder voll belasten. Ständige Überlastung und häufige Extrembelastungen sind auf Dauer zu vermeiden
- Nimmt der Patient nichtsteroidale Antiphlogistika ein, ist die Gefahr von Magenschleimhautentzündungen und Magengeschwüren (☞ 21.5.3) erhöht. Deswegen ist auf Blut im Stuhl zu achten.

Patienteninformation

Die Erkrankung schreitet in der Regel unaufhaltsam fort, oft (v.a. bei richtiger Lebensführung) aber nur so langsam, dass der meist ältere Patient bis zu seinem Lebensende durch konservative Maßnahmen beschwerdearm bleibt.

Kontaktadresse

Deutsche Arthrose Hilfe e.V.,
Postfach 11 05 51, 60040 Frankfurt/Main, www.arthrose.de

26.10.2 Koxarthrose

Anatomie der Hüfte ☞ 26.13.1

Koxarthrose *(Coxarthrose)*: Sammelbezeichnung für degenerative Veränderungen des Hüftgelenks mit schmerzhafter Funktionsminderung.

Krankheitsentstehung und Einteilung

Primäre Koxarthrosen machen ca. 1/3 aller Fälle aus. Die Patienten sind bei Krankheitsbeginn meist über 50 Jahre alt. Bei den übrigen 2/3 handelt es sich um **sekundäre Koxarthrosen.** Sie sind häufiger einseitig und beginnen früher als bei der primären Form.

Symptome, Befund und Diagnostik

Die Patienten klagen über zunehmende Schmerzen in der Leisten-, Trochanter- und Gesäßregion (☞ auch 26.10.1) sowie über Bewegungseinschränkungen. Die Schmerzen strahlen oft in die Oberschenkel- und Knieregion aus. Da die Patienten auf die Beugekontraktur der Hüfte mit einer *Hyperlordose* der Lendenwirbelsäule reagieren, treten nicht selten Schmerzen im LWS-Bereich hinzu.

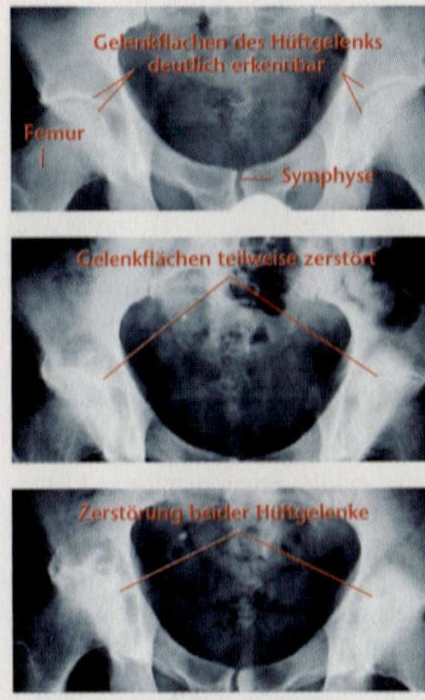

Abb. 26.48: Koxarthrose (Hüftgelenkarthrose). Die Aufnahmen wurden im Zeitraum von drei Jahren aufgenommen und zeigen die fortlaufende Zerstörung beider Hüftgelenke. [M114]

Die klinische Untersuchung zeigt ein typisches Hinken, einen Klopf- und Druckschmerz in der Leiste und am Trochanter sowie eine Bewegungseinschränkung der Hüfte, wobei die Innenrotation besonders früh beeinträchtigt ist. In der Beckenübersichtsaufnahme sind die typischen Arthrosezeichen nachweisbar. Blutuntersuchungen (oder eine Gelenkpunktion) können zur Abgrenzung gegenüber entzündlichen Prozessen erforderlich sein.

Behandlungsstrategie

In der Regel wird die Koxarthrose so lange wie möglich konservativ behandelt (☞ 26.10.1). Operative Therapien werden erst nach Ausschöpfung aller konservativen Möglichkeiten eingesetzt. Ausnahme ist die frühzeitige operative Korrektur von Fehlstellungen bei sekundären Koxarthrosen, um ein Fortschreiten der Arthrose zu verlangsamen.

Hüftgelenkerhaltende Operationen

Insbesondere bei sekundären Koxarthrosen jüngerer Patienten wird versucht, eine Schmerzlinderung und Funktionsverbesserung durch **hüftgelenkerhaltende Operationen** zu erzielen. Bei der **hüftnahen Femurkorrekturosteotomie** wird ein genau berechneter Knochenkeil aus dem proximalen Femur ent-

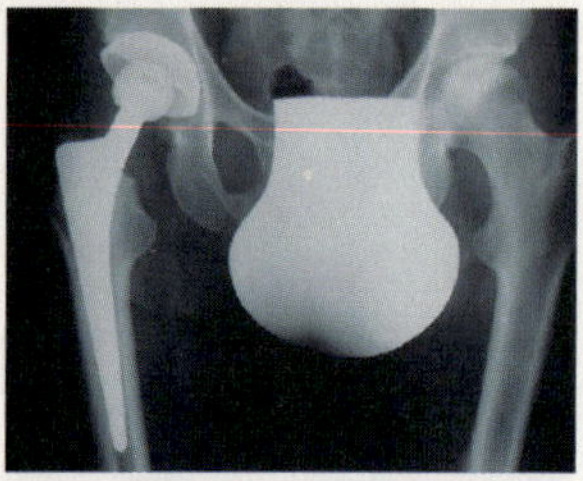

Abb. 26.49: Totalendoprothese (TEP) der rechten Hüfte. HEP ☞ Abb. 27.79a – b [M158]

fernt und der Femur durch eine Plattenosteosynthese wieder stabilisiert. Durch die Achsenkorrektur sollen Gelenkkongruenz, Lastübertragung im Gelenk sowie evtl. Durchblutung und Funktion des Gelenks verbessert werden.

Endoprothetischer Gelenkersatz

> **TEP:** Total**endo**prothese mit künstlichem Gelenkkopf und künstlicher Gelenkpfanne.
>
> **HEP** *(Kopfendoprothese):* **H**emi-**E**ndo**p**rothese (hemi = halb) ohne künstliche Pfanne.
>
> **Hybrid-Prothese:** Zementfreie Pfanne, zementierter Schaft (☞ Text).

Bei fortgeschrittener Koxarthrose, Erfolglosigkeit der konservativen Therapie und geringen Erfolgschancen einer gelenkerhaltenden Osteotomie (☞ 26.5.2), kann ein **endoprothetischer Gelenkersatz** die Lebensqualität des Patienten verbessern. Die zerstörten Gelenkstrukturen (bei der Koxarthrose Hüftpfanne und Femurkopf) werden entfernt und durch ein „künstliches" Gelenk ersetzt. Bei beidseitiger Koxarthrose wird zunächst die schmerzhaftere Seite operiert. Die Gegenseite wird ggf. in einem späteren Eingriff ersetzt (bei vielen Patienten mit einer beidseitigen Koxarthrose reicht aber ein einseitiger Gelenkersatz). Ein endoprothetischer Gelenkersatz wird darüber hinaus oft bei Schenkelhalsfrakturen (☞ 27.8.8) durchgeführt.

Als Richtlinien für die Prothesenwahl gelten:

- Eine **zementierte TEP** (mit Einbringen eines speziellen Knochenzements zwischen Prothese und Knochen zur Festigung der Verbindung) wird meist bei Patienten über 65 Jahren, fortgeschrittener Osteoporose und/oder Unfähigkeit einer mehrwöchigen Teilentlastung gewählt. Hauptproblem ist die mit ca. 10 (– 15) Jahren begrenzte Lebensdauer der Prothese durch **aseptische Prothesenlockerung.** Vorteilhaft ist, dass der Patient das operierte Bein bereits nach wenigen Tagen voll belasten darf
- Eine **zementfreie TEP** (der Knochen soll in die Prothese „einwachsen") ist eher bei jüngeren, rüstigen Patienten zu empfehlen. Dem Vorteil eines leichteren Prothesenwechsels steht die Notwendigkeit einer mehrwöchigen Teilentlastung gegenüber
- Eine **HEP,** bei der nur der Hüftkopf ersetzt wird, ist nur bei sehr alten Patienten mit Schenkelhalsfraktur, aber ohne nennenswerte Koxarthrose angezeigt.

Da die Eingriffe (vor allem ein Prothesenwechsel) mit hohem Blutverlust einhergehen können, erfolgt nach Möglichkeit vor der Operation eine Eigenblutspende (☞ 11.1.1).

Hauptkomplikationen von Endoprothesenimplantationen sind:

- **Aseptische Prothesenlockerung,** d.h. ein Lockerwerden der Prothese *ohne* Bestehen eines Infekts. Nach 10 Jahren sind nur noch 80 % der zementierten Prothesen fest. Leitsymptom der Prothesenlockerung sind (belastungsabhängige) Schmerzen. Evtl. ist ein Prothesenwechsel erforderlich, der aber mit einem höheren Komplikationsrisiko behaftet ist als der Ersteingriff

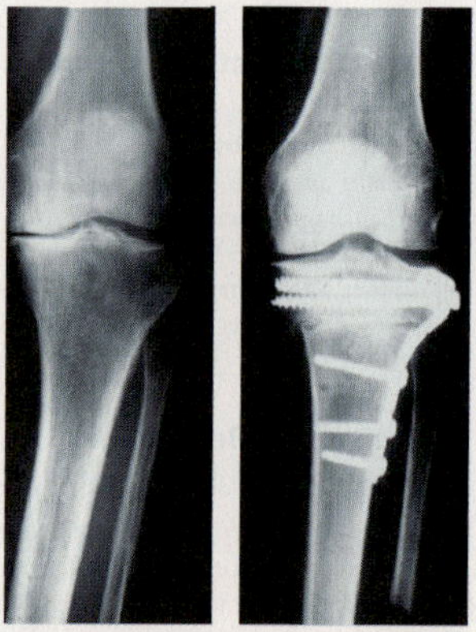

Abb. 26.50 – 26.51: Varusgonarthrose (links). Achsenkorrektur durch valgisierende Tibiakopfumstellungsosteotomie. Das O-Bein wird durch die OP in ein physiologisches leichtes X-Bein geschwenkt (rechts). [M158]

- **Periartikuläre Ossifikationen,** d.h. radiologisch nachweisbare Verkalkungen, die die Beweglichkeit einschränken
- Luxationen, d.h. der Gelenkkopf „springt" aus der Pfanne
- Protheseninfektionen (☞ 26.6.3)
- Gefäß- und Nervenverletzungen (v.a. des N. ischiadicus und N. femoralis).

Pflege

Pflege nach Operationen am Hüftgelenk ☞ 26.2.2

Nach einem Prothesenwechsel wird der Patient in der Regel erst ab dem 2. oder 3. postoperativen Tag mobilisiert. Inwieweit der Patient das operierte Bein belasten darf, legt der Operateur fest.

26.10.3 Gonarthrose

Anatomie des Knies ☞ 26.13.1

> **Gonarthrose:** Arthrose des Kniegelenks. Häufigste Arthrose im Bereich der großen Gelenke (fast jeder über 70-Jährige hat arthrotische Veränderungen der Kniegelenke).

Einteilung

Je nachdem, welche Gelenkanteile betroffen sind, unterscheidet man:

- Die bevorzugt medial oder lateral lokalisierte **Gonarthose**
- Die **Retropatellararthrose** mit hauptsächlichem Befall des femoropatellaren Gelenkanteils
- Die **Pangonarthrose,** bei der alle drei Gelenkanteile verändert sind.

Symptome, Befund und Diagnostik

Die Patienten klagen über Gelenksteife und uncharakteristische Gelenkschmerzen (☞ 26.3.1), die langsam zunehmen. Oft sind die Beschwerden wetterabhängig.

> Stets muss eine (gleichzeitig vorhandene) Hüfterkrankung ausgeschlossen werden, da ca. 20 % der Patienten mit Hüfterkrankungen primär über Kniebeschwerden klagen.

Behandlungsstrategie

Die Behandlung der Gonarthrose entspricht den in 26.10.1 und 26.10.2 dargestellten Grundsätzen. Folgende operative Möglichkeiten sind zu nennen:

- **Gelenknahe Osteotomien** (☞ 26.5.2) zur Korrektur von Varusstellungen (O-

Stellung ☞ 26.13.3) oder Valgusstellungen (X-Stellung ☞ auch 26.13.3)

- **Implantation einer Gelenkendoprothese.** Hier stehen heute zahlreiche Modelle zur Verfügung (z.B. *Schlittengelenk, Scharniergelenk, Gleitachsengelenk* ☞ auch Abb. 27.37), und die Ergebnisse sind mittlerweile fast mit denen einer Hüftgelenksendoprothese vergleichbar
- **Arthrodese,** d.h. Versteifung des Kniegelenks.

In einigen Häusern wird insbesondere in Frühstadien auch eine **arthroskopische Gelenkspülung** durchgeführt, um Zell- und Gewebetrümmer aus dem Gelenk herauszuspülen, oder eine sog. **Gelenktoilette** *(Knorpelshaving,* Abtragen von Knochenneubildungen etwa in Form von Höckern oder Randzacken und von zerstörtem Knorpel im Gelenk).

Pflege

Postoperative Pflege nach Knieoperationen ☞ *26.2.2*

26.11 Erkrankungen von Kopf, Wirbelsäule und Rumpf

Bandscheibenerkrankungen ☞ *35.10.2*
Seronegative Spondylarthritiden ☞ *25.5.2*
Spondylodiszitis ☞ *26.6.5*
Wirbelsäulenverletzungen ☞ *27.8.2*

26.11.1 Anatomie der Wirbelsäule und des Rumpfes

Wirbelsäule

Die **Wirbelsäule** *(Columna vertebralis)* bildet die große Achse des Skeletts. Sie besteht aus 24 gegeneinander beweglichen **Wirbeln** *(Vertebrae)* sowie dem **Kreuzbein** und dem **Steißbein.** Die Wirbelsäule umschließt und schützt das Rückenmark, welches durch die **Wirbellöcher** *(Foramina vertebralia)* nach unten zieht.

Zwischen den Wirbeln liegen Öffnungen, die man **Zwischenwirbellöcher** *(Foramina intervertebralia)* nennt. Durch sie treten die Spinalnerven (☞ 35.1.2) hindurch.

Abschnitte der Wirbelsäule

Die Wirbelsäule hat fünf Abschnitte (☞ auch 35.1.2):

- Die **Halswirbelsäule** *(HWS)* mit sieben Halswirbeln (kurz C1 – C7, von **C**ervix = Hals)

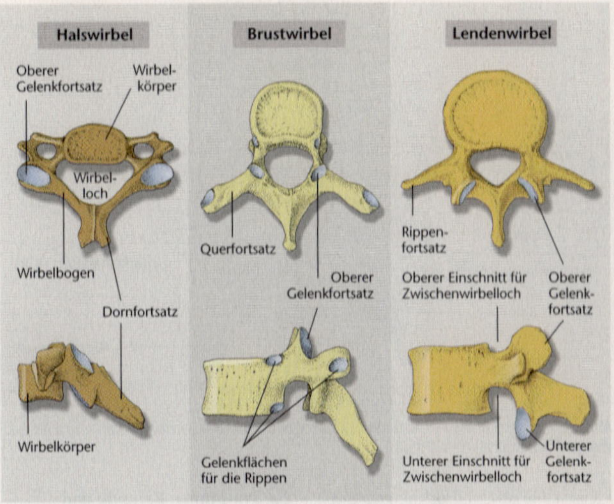

Abb. 26.52: Halswirbel, Brustwirbel und Lendenwirbel im Vergleich, in der oberen Reihe in der Ansicht von oben, in der unteren Reihe von der Seite. Die unterschiedlichen Formen spiegeln die funktionellen Anforderungen wider. Die Halswirbel sind zierlich und damit hochbeweglich, die Brustwirbel haben breite Rippenfortsätze zum Ansatz der Rippen, und die Lendenwirbel sind sehr stabil gebaut, da sie die größte Last tragen. [A400-190]

- Die **Brustwirbelsäule** *(BWS)* mit zwölf Brustwirbeln, die mit den Rippen gelenkig verbunden sind (Th1 – Th 12, von **Th**orax)
- Die **Lendenwirbelsäule** *(LWS)* mit fünf Lendenwirbeln (L1 – L5)
- Das **Kreuzbein** *(Os sacrum),* das durch Verschmelzung von fünf Sakralwirbeln entstanden ist
- Das **Steißbein** *(Os coccygis)* aus vier verkümmerten Steißwirbeln.

Krümmungen der Wirbelsäule

Von vorn gesehen ist die Wirbelsäule nahezu gerade. Von der Seite jedoch weist sie vier charakteristische Krümmungen auf. Im HWS- und LWS-Bereich ist sie nach vorn gewölbt (**Hals-** und **Lendenlordose**), im BWS- und Sakralbereich krümmt sie sich nach hinten (**Brust-** und **Sakralkyphose**).

Bandscheiben

Zwischen den Wirbelkörpern der Hals-, Brust- und Lendenwirbelsäule sowie zwischen L5 und Kreuzbein liegen die Bandscheiben *(Zwischenwirbelscheiben, Disci intervertebrales).* Jede Bandscheibe ist etwa 5 – 8 mm dick und besteht aus zwei Schichten Bindegewebe:

- Einem Außenring aus derben kollagenen Fasern und Faserknorpel (**Anulus fibrosus**)

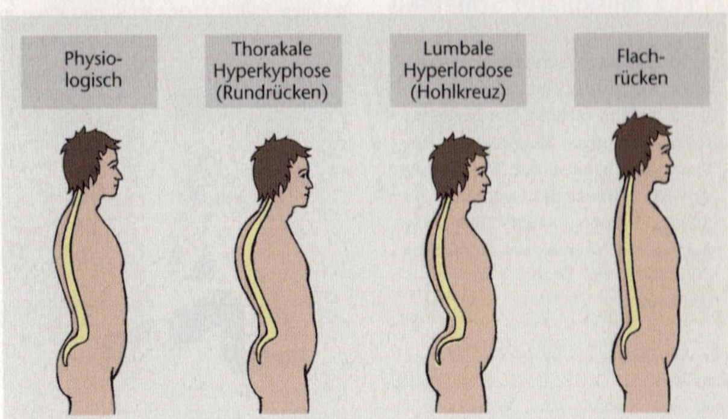

Abb. 26.53: Verschiedene Haltungstypen (Auswahl). [A300-190]

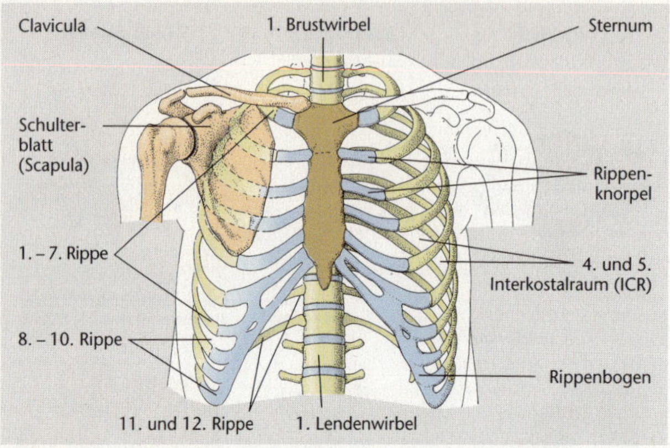

Abb. 26.54: Thorax in der Vorderansicht (knöcherne und knorpelige Anteile) mit Darstellung des knöchernen Schultergürtels. [A400-190]

- Einem Gallertkern **(Nucleus pulposus)**, der wie ein Wasserkissen die Druckunterschiede zwischen zwei Wirbeln bei Bewegungen ausgleicht.

Die Bandscheiben erhöhen die Beweglichkeit der Wirbelsäule, indem sie sich entsprechend der Wirbelsäulenbewegungen mitverformen, und fangen wie ein Stoßdämpfer Stauchungen der Wirbelsäule ab.

Knöcherner Thorax

Der knöcherne **Thorax** *(Brustkorb)* wird vom **Sternum** *(Brustbein)*, den **Rippen** *(Costae)* und der Brustwirbelsäule (☞ oben) gebildet.

Jede Rippe der insgesamt 12 Rippenpaare besteht aus einem hinteren knöchernen und einem vorderen knorpeligen Anteil. Der Rippenzwischenraum wird **Interkostalraum** *(ICR)* genannt. Am Unterrand der Rippen verlaufen jeweils eine Arterie, eine Vene und ein Nerv.

26.11.2 Muskulärer Schiefhals

Muskulärer Schiefhals *(muskulärer Tortikollis*, lat. tortus = gedreht, collum = Hals): Bei Neugeborenen oder jungen Säuglingen auftretende, durch einseitige Verkürzung des M. sternocleidomastoideus bedingte, fixierte Schiefstellung des Kopfes mit Neigung des Kopfes zur erkrankten und Drehung zur gesunden Seite.

Die Veränderung des M. sternocleidomastoideus wird auf Geburtstraumen mit Einblutung und nachfolgender Vernarbung des Muskels und genetische Faktoren zurückgeführt.

Symptome, Befunde und Diagnostik

Die Diagnose wird aufgrund des klinischen Bildes gestellt: Der verkürzte Muskel ist als derber Strang tastbar, der Kopf des Kindes zur kranken Seite geneigt und zur gesunden gedreht und in seiner Beweglichkeit eingeschränkt. Bei längerem Bestehen des muskulären Schiefhalses entwickelt sich eine Gesichtsasymmetrie *(Gesichtsskoliose)*.

Abgegrenzt werden muss der muskuläre Schiefhals gegenüber dem Schiefhals infolge angeborener knöcherner Fehlbildungen **(ossärer Torticollis)**, dem *Torticollis spasticus* (☞ 35.9.3) und einer kompensatorischen Kopfhaltung bei Augenmuskellähmungen *(okulärer Torticollis)*.

Behandlungsstrategie und Pflege

Eine konservative Therapie ist nur in leichten Fällen ausreichend und muss in den ersten Lebensmonaten beginnen: Beispielsweise wird das Kind so in sein Bettchen gelegt, dass es in der Fehlhaltung eine uninteressante Wand anschaut, während es auf der anderen Seite Bilder zu sehen gibt. Dadurch wird das Kind angeregt, sich aktiv der „interessanteren" Wand zuzuwenden. Zusätzlich werden krankengymnastische Übungen durchgeführt. Ansonsten wird der Muskelansatz nach dem ersten Lebensjahr operativ durchtrennt und der Kopf postoperativ für 3 – 4 Wochen in leichter „Überkorrektur" ruhig gestellt (z.B. durch Halskrawatte oder Minerva-Gips ☞ Abb. 27.63 und 27.66). Danach sind Dehnungs-, Halte- und Bewegungsübungen für ca. 6 Monate erforderlich.

Prognose

Die Prognose ist bei frühzeitiger, konsequenter Behandlung gut. Wird zu spät operiert, ist die Gesichtsskoliose nicht mehr reversibel.

26.11.3 Morbus Scheuermann

Morbus Scheuermann *(Adoleszentenkyphose)*: Im Jugendalter auftretende Wachstumsstörung an Grund- und Deckplatten der Brust- und/oder Lendenwirbelsäule mit Keilwirbelbildung und fixierter Kyphose. Häufigste Wirbelsäulenerkrankung im Jugendalter.

Krankheitsentstehung

Die Ätiologie ist unklar. Infolge einer reduzierten Belastbarkeit der Wirbelkörper bricht Bandscheibengewebe in den Wirbelkörper ein **(Schmorl-Knötchen)**, es kommt zur Schädigung der Bandscheiben, zur Wirbeldeformierung (Keilwirbel) und zur Entwicklung einer fixierten Kyphose.

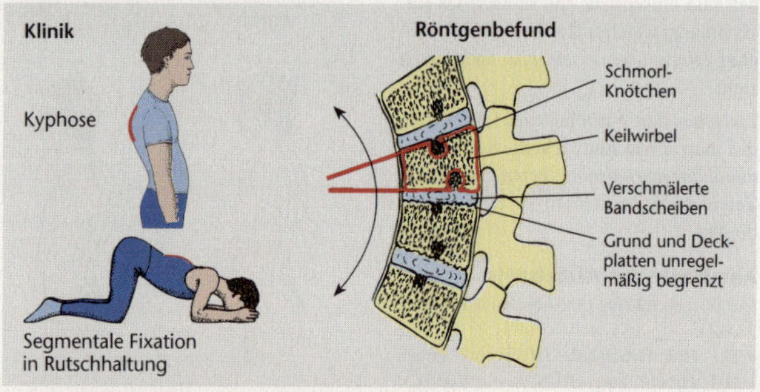

Abb. 26.55: Klinische und radiologische Zeichen bei M. Scheuermann. [A400-190]

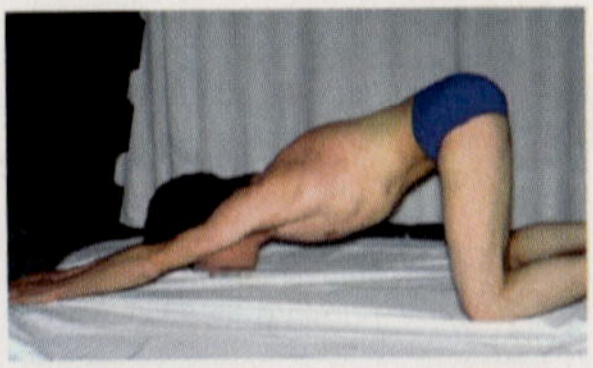

Abb. 26.56: Morbus Scheuermann. Klinisches Bild. [M158]

Symptome, Befund und Diagnostik

Die Verdachtsdiagnose wird klinisch gestellt: Es besteht eine fixierte Kyphose, meist im Brustwirbelsäulenbereich. Nur ungefähr 1/3 der Betroffenen hat Beschwerden. Eine Röntgenaufnahme sichert die Diagnose.

Behandlungsstrategie

Bei leichten Formen reichen konsequent durchgeführte krankengymnastische Übungen. Bei schweren Formen wird ein Korsett angepasst. Eine Operation ist nur ganz selten indiziert, etwa bei Beeinträchtigung der Herz-Lungen-Funktion durch die Kyphose.

Prognose und Patienteninformation

Die Prognose ist in der Regel gut. Meist kommt die Erkrankung nach dem 18. Lebensjahr von selbst zum Stillstand. Die Mehrzahl der Patienten ist im Alltag nicht beeinträchtigt. Berufe mit häufigem Heben schwerer Lasten sollten jedoch nicht gewählt werden. In schweren Fällen können degenerative Wirbelsäulenveränderungen im Erwachsenenalter Schmerzen bereiten (☞ 35.10.2). Als Sportart ist Rückenschwimmen zu empfehlen.

26.11.4 Skoliosen

Skoliose: *Fixierte* Seitausbiegung der Wirbelsäule in der Frontalebene mit Rotation und Strukturveränderungen.

Krankheitsentstehung und Einteilung

Ungefähr 90 % aller Skoliosen sind *idiopathisch*, also ursächlich ungeklärt. Ansonsten werden je nach der zugrunde liegenden Ursache *neuropathische Skoliosen* (z.B. bei Meningomyelozele ☞ 13.17.1), *myopathische Skoliosen* (z.B. bei Arthrogrypose ☞ 26.7.3), *osteopathische Skoliosen* (z.B. bei M. Scheuermann ☞ 26.11.3) oder *Fehlbildungungsskoliosen* (z.B. bei Wirbelfehlbildungen) unterschieden.

Symptome, Befund und Diagnostik

Die meisten Skoliosen bereiten keine Beschwerden und werden – wenn sie nicht sehr auffällig und kosmetisch störend sind – zufällig entdeckt, oft im 10. – 12. Lebensjahr.

Bei der Inspektion fallen eine Seitendifferenz des Schulter- und evtl. auch des Beckenstandes, unterschiedlich geformte Taillendreiecke sowie beim Vorbeugen je nach Lokalisation der Skoliose ein Rippenbuckel und/oder Lendenwulst auf (☞ Abb. 26.58).

Das genaue Ausmaß der Skoliose wird anhand von Röntgenaufnahmen festgestellt. Zur Prognoseabschätzung und Therapieplanung werden z.B. Achsenabweichung, Rotationsgrad und Krümmung in der Sagittalen nach standardisierten Verfahren gemessen. Wichtig für die Behandlung sind vor allem die Verlaufskontrollen.

Behandlungsstrategie und Pflege

Ca. 90 % aller Skoliosen können konservativ behandelt werden:

- Bei leichten Skoliosen reicht Krankengymnastik (Muskelaufbau, Haltungsschule mit regelmäßigem und konsequentem Eigentraining) aus
- Bei mäßigen Skoliosen ist zusätzlich die Anpassung eines Korsetts erforderlich, das den überwiegenden Teil des Tages und nachts getragen werden muss.

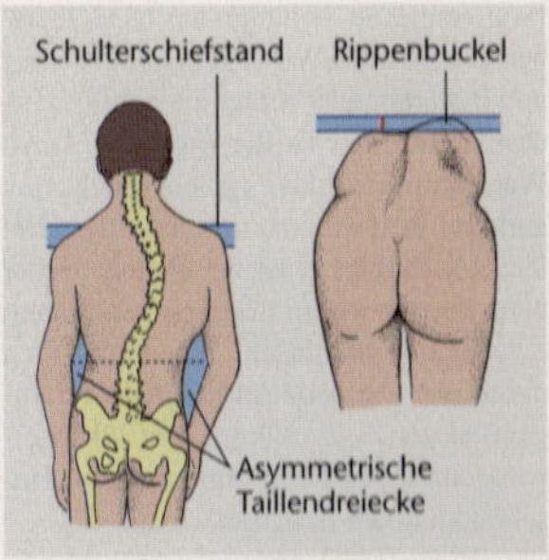

Abb. 26.58: Klinische Zeichen der Skoliose. [A300-190]

Bei schweren Skoliosen, insbesondere bei zu erwartender weiterer Progredienz und Erfolglosigkeit der konservativen Verfahren, ist eine Operation indiziert. Es stehen zahlreiche Operationsverfahren zur Verfügung, deren Ziel die Korrektur und Stabilisation der verkrümmten Wirbelsäule durch knöcherne Versteifung (**Spondylodese,** z.B. mit einem Fixateur interne ☞ 27.8.2) ist.

Postoperative Pflege nach Eingriffen an der Wirbelsäule ☞ 26.2.2

Prognose

Die Prognose einer Skoliose hängt v.a. von der Ursache und der zu erwartenden

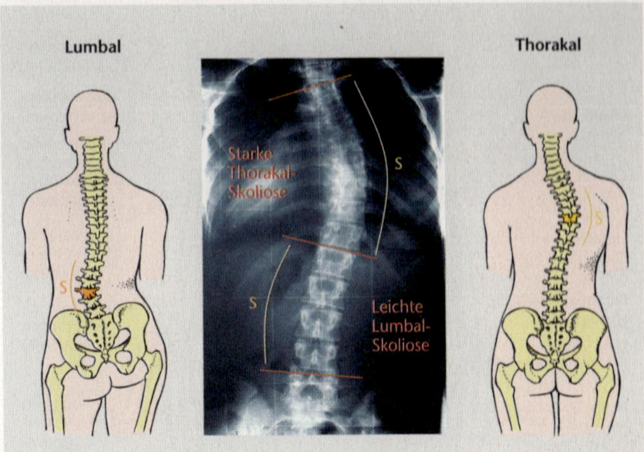

Abb. 26.57: Formen der Skoliose. Das „S" gibt jeweils den Scheitelpunkt der Wirbelsäulenkrümmung an. [A400-190, M158]

Progredienz ab. Je jünger das Kind, je höher gelegen die Wirbelsäulenkrümmung und je stärker ausgeprägt die Skoliose ist, desto schlechter ist die Prognose. Nach Wachstumsabschluss ist nur noch eine geringe Progredienz zu erwarten. Bei leichten Skoliosen ist der Patient weder beim Sport noch im Beruf eingeschränkt. Schwerste Skoliosen beeinträchtigen durch die Thoraxdeformierung die Lungenfunktion und führen über die Entwicklung eines Cor pulmonale zur Einschränkung der Lebenserwartung.

26.11.5 Spondylolyse und Spondylolisthesis

Spondylolyse: Spaltbildung im Wirbelbogen zwischen oberem und unterem Gelenkfortsatz.

Spondylolisthesis *(Wirbelgleiten):* Abgleiten des Wirbels nach vorn, in der Regel im unteren LWS-Bereich.

Spondyloptose: Völliges Abrutschen eines Wirbels nach vorn.

Wahrscheinlich ist die Spondylolisthesis durch mechanische Faktoren (Überbelastung) *und* anlagebedingte Fehlbildung des Wirbelbogens bedingt.

Symptome, Befund und Diagnostik

Die Spondylolyse bereitet meist keine Beschwerden und wird nur zufällig diagnostiziert. Bei der Spondylolisthesis treten evtl. lage- und belastungsabhängige Rückenschmerzen auf. Bei Wurzelkompression treten neurologische Ausfälle hinzu (☞ 35.10.2).

Der Untersucher tastet bei ausgeprägtem Gleiten eine Stufe zwischen den Dornfortsätzen. Die Diagnose wird durch verschiedene Röntgenaufnahmen der Wirbelsäule gestellt. Evtl. sind elektrophysiologische Untersuchungen (EMG, NLG ☞ 35.4.10), CT und Kernspintomographie erforderlich.

Behandlungsstrategie

Bei einer Spondylolyse oder bei geringer, asymptomatischer Spondylolisthesis wird unter Kontrollen abgewartet. Bei Schmerzen ist eine konservative Behandlung mit Krankengymnastik und Miederanpassung angezeigt.

Bei Erfolglosigkeit der konservativen Therapie, raschem Fortschreiten der Erkrankung oder neurologischen Ausfällen ist eine operative Stabilisierung der Wirbelsäule erforderlich.

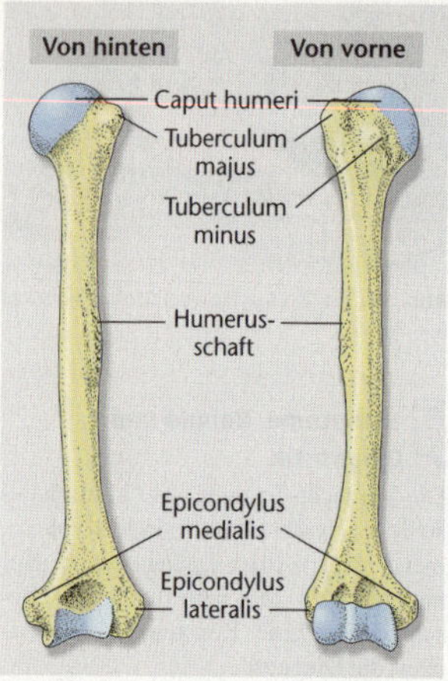

Abb. 26.60: Rechter Humerus (Oberarmknochen), links von hinten, rechts von vorne. [A400-190]

Pflege

Pflege nach Wirbelsäulenoperationen ☞ *26.2.2*

26.12 Erkrankungen der oberen Extremität

26.12.1 Anatomie

Schultergürtel

Der **Schultergürtel** verbindet die Knochen der oberen Extremitäten mit dem Körperstamm. Er besteht beidseits aus je zwei Knochen:

- Die **Clavicula** *(Klavikula, Schlüsselbein)* ist ein relativ dünner, leicht S-förmig gekrümmter Knochen. Medial ist sie über das *Sternoklavikulargelenk* mit dem Sternum verbunden, lateral über das *Akromioklavikulargelenk* mit der Scapula
- Die **Scapula** *(Schulterblatt)* ist ein dreieckiger, platter Knochen. Über die Schultergelenkpfanne stellt sie die einzige Verbindung des Armes zum Rumpfskelett her.

Die Schultergelenkpfanne ist so klein und flach, dass sie nicht den ganzen Oberarmkopf aufnehmen kann. Stabilisiert wird das Schultergelenk von einer festen Kapsel und den Muskeln des Oberarms, die es mantelförmig umhüllen **(Rotatorenmanschette).**

Ober- und Unterarm

Der **Humerus** *(Oberarmknochen)* ist der längste und größte Knochen der oberen

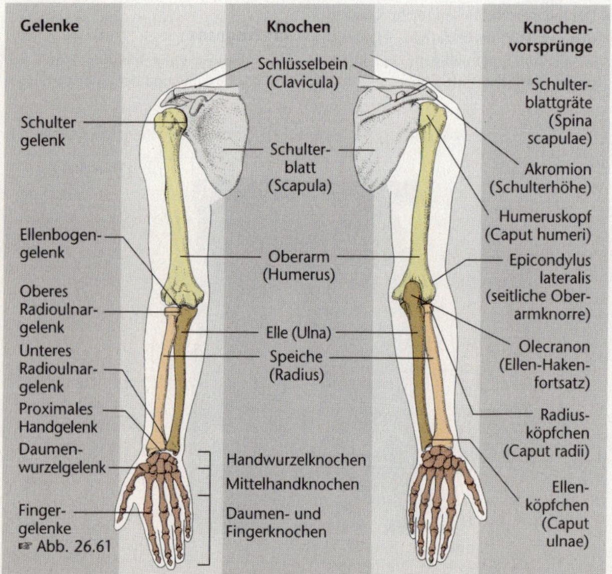

Abb. 26.59: Die Knochen der oberen Extremität, links von vorne, rechts von hinten. [A400-190]

Extremität. Sein oberes Ende ist mit dem Schulterblatt, das untere über das Ellenbogengelenk mit Ulna und Radius verbunden.

Der **Unterarm** besteht aus zwei Knochen:

- **Ulna** (Elle) und
- **Radius** (Speiche).

Ihre Lagebeziehungen zueinander und den Aufbau des Ellenbogengelenks zeigen Abb. 26.59 und 26.62.

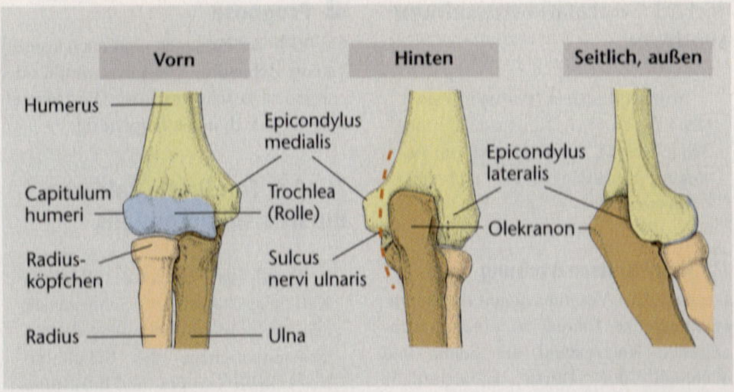

Abb. 26.62: Das rechte Ellenbogengelenk von vorn, von hinten und von der Seite. Die gestrichelte Linie zeigt den Verlauf des N. ulnaris (Ellennerv). [A400-190]

Hand

Die **Hand** ist wie folgt aufgebaut:

- Die **Handwurzel** *(Carpus)* besteht aus acht **Handwurzelknochen** (☞ Abb. 26.61). Sie sind in zwei Reihen zu vier Knochen angeordnet und durch Bänder verbunden. Die proximale Handwurzelreihe bildet zusammen mit der Gelenkfläche des Radius das **proximale Handgelenk**
- An die vielkantigen Handwurzelknochen schließen sich distal die fünf **Mittelhandknochen** an. Das Sattelgelenk zwischen Mittelhandknochen des Daumens und großem Vieleckbein ermöglicht die Gegenüberstellung (Opposition) des Daumens und damit das feste Greifen und Halten
- Auf die fünf Mittelhandknochen folgen die **Finger,** die beim Daumen aus zwei und bei den übrigen Fingern aus drei Fingergliedern bestehen. Von der Mittelhand ausgehend nach distal werden **Fingergrund-, Fingermittel-** und **Fingerendgelenke** unterschieden.

Alle Beuge- und Streckmuskeln der Hand entspringen am distalen Oberarm oder am Unterarm und setzen mit langen, dünnen Sehnen an Hand und Fingern an. Diese werden zum großen Teil durch Bänder in ihrer Position gehalten und „geführt". Klinische Bedeutung hat hier das **Retinaculum flexorum** *(Ligamentum carpi transversum, queres Handwurzelband),* das die Beugesehnen auf der Ventralseite der Handwurzel überspannt. Die Anordnung der Handwurzelknochen bildet in diesem Bereich eine Längsrinne, durch die die Beugesehnen verlaufen. Dieser wie ein Tunnel überdachte Raum wird auch **Karpaltunnel** *(Karpalkanal)* genannt. Die Handfläche wird von einer festen Sehnenplatte, der **Palmaraponeurose,** überspannt.

Damit trotz der ständigen Sehnenbewegungen keine Reizungen auftreten, sind die Sehnen zum Teil von bindegewebigen **Sehnenscheiden** umgeben, die durch einen Flüssigkeitsfilm an der Innenseite das reibungslose Gleiten der Sehnen ermöglichen.

26.12.2 Periarthropathia humeroscapularis

Periarthropathia humeroscapularis *(PHS):* Unpräziser und veralteter Sammelbegriff für verschiedene degenerative Erkrankungen der Schulterregion. Umfasst z.B. Läsionen der Rotatorenmanschette und der Supraspinatussehne (☞ 26.12.3) durch Verkalkungsherde, Erkrankungen des unterhalb des Akromion gelegenen Schleimbeutels (☞ 26.12.4) und der Gelenkkapsel (Schultersteife durch Kapselfibrose). Der Begriff PHS sollte wegen seiner Ungenauigkeit zugunsten der exakten Krankheitsbeschreibung verlassen werden.

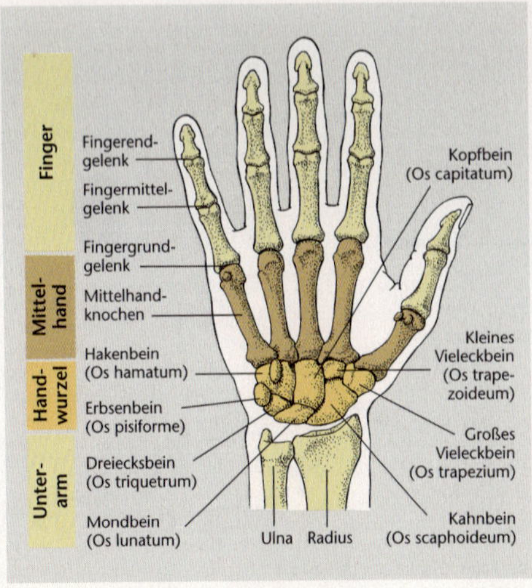

Abb. 26.61 (links): Linkes Handskelett, Ansicht vom Handrücken. [A400-190]

Abb. 26.63 (rechts): Hohlhand. Unter dem Retinaculum flexorum liegt der Karpaltunnel, durch den die Beugesehnen, aber auch der N. medianus verlaufen (Pfeil). [A400-190]

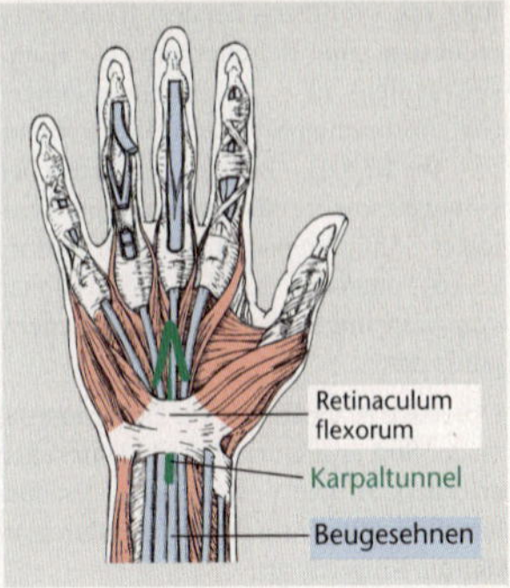

26.12.3 Supraspinatussehnen-syndrom

Supraspinatussehnensyndrom *(SSP-Syndrom):* Reizzustand der Sehne des M. supraspinatus mit bewegungsabhängigen Schulterschmerzen.

Krankheitsentstehung

Degenerative Veränderungen der Supraspinatussehne führen zu einem mechanischen Reizzustand der Sehne und eventuell der Bursa subacromialis (☞ 26.12.4).

Symptome, Befund und Diagnostik

Meist suchen die Patienten erst im chronifizierten Stadium den Arzt auf. Leitsymptom ist ein bewegungsabhängiger Schulterschmerz (auch nachts). Typischerweise schmerzen die Abduktion gegen Widerstand und das Anheben *(Elevation)* der Schulter. Häufig ist der sog. **Painful arc** (*schmerzhafter Bogen* ☞ Abb. 26.64).

Der Patient kann den Arm nicht in 90°-Abduktion bei gleichzeitigem Druck von oben halten **(Supraspinatustest).**

Die Röntgenaufnahme des Schultergelenks ist meist unauffällig. Die Sonographie stellt eine eventuelle Verdünnung der Sehne oder Kalkeinlagerungen dar. Ein CT (evtl. mit Arthrographie ☞ 27.3.3) oder eine Kernspintomographie können zum Ausschluss anderer degenerativer Erkrankungen der Schulterregion erforderlich sein.

Behandlungsstrategie und Pflege

In der überwiegenden Mehrzahl der Fälle reicht eine konservative Behandlung mit (vorübergehender) Belastungsreduktion im Schulterbereich, Kälte- (im akuten) bzw. Wärmeanwendungen (im chronischen Stadium), Elektrotherapie (☞ 10.9.6), krankengymnastischen Übungen sowie evtl. der Gabe nichtsteroidaler Antiphlogistika (☞ Pharma-Info 25.16) und/oder lokalen Infiltrationen von Arzneimitteln in den Hauptschmerzpunkt aus.

Operative Maßnahmen zur Dekompression der Supraspinatussehne sind nur selten erforderlich. Die postoperative Nachbehandlung hängt von der Art des durchgeführten Eingriffs ab.

Prognose

Ca. 90 % der Patienten sind nach konservativer Behandlung beschwerdefrei oder zumindest beschwerdearm. Die Behandlung ist jedoch meist langwierig.

26.12.4 Tendinitis calcarea, Bursitis subacromialis

Tendinitis calcarea: Reaktive Kalkablagerungen in Sehnenansätzen bei Minderdurchblutung der Rotatorenmanschette des Schultergelenks (in 90 % Supra- und Infraspinatus).

Chronische Bursitis subacromialis: Ausdehnung des Kalkherdes bis an die Oberfläche des Sehnenspiegels und mechanische Irritation der Bursa subacromialis.

Akute Bursitis subacromialis: Durchbrechen des Kalkdepots in die Bursa.

Symptome, Befund und Diagnostik

Die Tendinitis calcarea bereitet in der Regel keine Beschwerden. Bei der chronischen Bursitis subacromialis klagt der Patient über chronisch-rezidivierende Schmerzen ähnlich denen bei einem Supraspinatussehnensyndrom.

Eindrücklich ist das klinische Bild bei einer akuten Bursitis subacromialis: Der Patient hat einen sehr starken Dauer- und Druckschmerz in der gesamten Schulterregion, am stärksten vor dem Tuberculum majus des Humerus. Er bewegt die Schulter schmerzbedingt kaum. Die Gelenkkonturen sind evtl. verstrichen, und die Haut ist überwärmt. Der Painful arc und der Supraspinatustest sind schmerzbedingt kaum zu überprüfen (☞ 26.12.3).

Meist genügt eine Sonographie zur Beurteilung. Röntgenaufnahmen, Arthrographie und evtl. Kernspintomographie werden ergänzend durchgeführt.

Behandlungsstrategie und Prognose

Aufgrund der hohen Selbstheilungstendenz (die Kalkherde lösen sich oft innerhalb von Wochen oder Monaten spontan auf) ist die Behandlung zunächst konservativ:

- Bei der chronischen Bursitis werden physikalische Therapiemaßnahmen, Ultraschall und lokale Injektionen eingesetzt. Bei Erfolglosigkeit kann eine Stoßwellenbehandlung ähnlich der Lithotrypsie bei Nierensteinen (☞ 31.6.12) erwogen werden
- Bei der akuten Bursitis sind Kälte- und Elektrotherapie angezeigt. Medikamentös werden starke Analgetika (z.B. Tramal®) und nichtsteroidale Antirheumatika (z.B. Voltaren® ☞ Pharma-Info 25.16) gegeben
- Verflüssigt sich der Kalkherd (röntgenologisch erkennbar an der Weichzeichnung des Kalkherdes), hilft oft eine Punktion und Spülung der Bursa

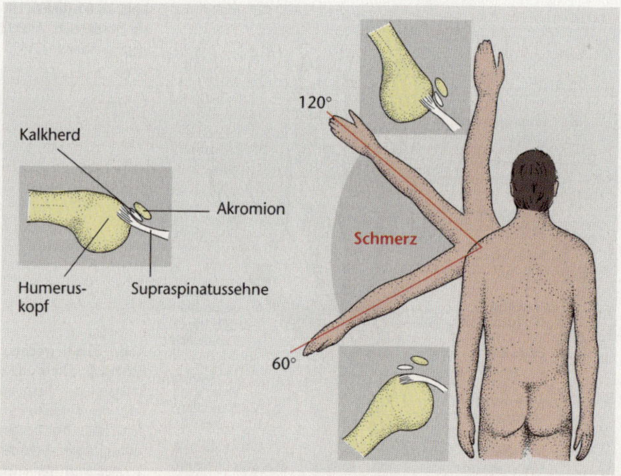

Abb. 26.64: Der schmerzhafte Bogen (Painful arc). [A300-157]

unter Bildverstärkerkontrolle, evtl. mit nachfolgender Injektion z.B. von Lokalanästhetika (ggf. mit Glukokortikoidzusatz).

Eine operative Entfernung des Kalkherdes ist bei Erfolglosigkeit der konservativen Therapie angeraten.

26.12.5 Schultersteife

Schultersteife *(Frozen shoulder):* Fibrosierung und Schrumpfung der Gelenkkapsel mit schmerzhafter Bewegungseinschränkung des Gelenks. Altersgipfel 40. – 60. Lebensjahr.

Bei der **primären** *(idiopathischen)* **Schultersteife** ist die Ätiologie unbekannt. Häufiger ist die **sekundäre Schultersteife** als Folge z.B. einer Tendinitis calcarea (☞ 26.12.4), einer *Omarthrose* (Arthrose des Schultergelenks ☞ 26.10.1), eines Traumas oder nach Immobilisation.

Symptome, Befund und Diagnostik

Die Erkrankung zeigt sich v.a. durch Schmerzen und Bewegungseinschränkung insbesondere der Außenrotation und Abduktion.

Dabei nimmt die *primäre* Schultersteife einen typischen stadienhaften Verlauf mit Schmerzen in der Frühphase und zunehmender Bewegungseinschränkung bei abnehmenden Schmerzen in der Spätphase, bevor die Beweglichkeit der Schulter langsam zurückkehrt.

Die Diagnose wird durch klinischen Befund, Sonographie und evtl. Arthrographie gestellt.

Ist eine Ruhigstellung der Schulter über mehrere Wochen unumgänglich, so erfolgt die Lagerung zur Vermeidung einer Kapselschrumpfung und Bewegungseinschränkung in *Abduktion.*

Behandlungsstrategie

Die Schultersteife wird konservativ behandelt, meist mit an das Stadium angepassten krankengymnastischen Übungen, manueller Therapie sowie Massagen (umstritten) und Hydrotherapie im Spätstadium. Bei starken Schmerzen können Analgetikagabe und/oder Lokalanästhetika-Injektionen helfen. Evtl. kann eine schonende Mobilisation des Gelenks in Narkose mit nachfolgenden Bewegungsübungen den Krankheitsverlauf abkürzen.

Prognose

Die Krankheit ist zwar langwierig, in der Regel ist die Schulterfunktion aber nach 1 – 3 Jahren wieder (fast) normal.

26.12.6 Tennis- und Golferellenbogen

Tennisellenbogen *(Epicondylitis [humeri] radialis):* Umschriebenes Schmerzsyndrom am Ursprung der radialen Unterarm- und Fingerstrecker.

Golferellenbogen *(Werferellenbogen, Epicondylitis [humeri] ulnaris):* Umschriebenes Schmerzsyndrom am Ursprung der ulnaren Hand- und Fingerbeuger.

Häufige Krankheitsbilder, insbesondere im 4. Lebensjahrzehnt.

Krankheitsentstehung

Beide Schmerzsyndrome sind meist Folge einer Überbeanspruchung (monotone Tätigkeiten) mit Degeneration der entsprechenden Muskelansätze und nachfolgender Bildung eines degenerativen Granulationsgewebes.

Symptome, Befund und Diagnostik

Die Patienten klagen über Schmerzen im Bereich der Humerusepikondylen, in der Regel im Anschluss an monotone Tätigkeiten. Schmerzausstrahlung in den ellenbogennahen Ober- und Unterarm ist möglich. Die Schmerzen können durch bestimmte Bewegungen provoziert werden:

- Beim Tennisellenbogen treten die Schmerzen bei Pronation und Handgelenksstreckung sowie bei der Mittelfingerstreckung gegen Widerstand auf
- Beim Golferellenbogen rufen Supination und Handgelenksbeugung gegen Widerstand die Schmerzen hervor.

Der Untersucher stellt einen umschriebenen Druckschmerz über den Epikondylen fest.

Behandlungsstrategie

Die Behandlung ist primär konservativ mit Meiden der auslösenden Noxe, physikalischen Maßnahmen, Salbenverbänden und evtl. Infiltrationen des Sehnenansatzes mit einem Lokalanästhetikum-Glukokortikoid-Gemisch. Begleitende Physiotherapie, z.B. nach *Brügger,* und ein konsequentes Eigentraining sind wichtig. Evtl. kann eine sog. Epikondylitisspange oder z.B. eine Epitrain®-Bandage helfen, die den Sehnenansatz durch Änderung der Zugrichtung an der Sehne entlasten. Zeigen diese Maßnahmen keinen Erfolg, ist eine Ruhigstellung mittels Gipsschiene oder Tape-Verband (☞ Abb. 26.32) über ca. zwei Wochen angezeigt (beim Tennisellenbogen Fixierung der Hand in leichter Streckung, beim Golferellenbogen in leichter Beugung). Nur bei mehrmonatiger Therapieresistenz kommen verschiedene Operationsmethoden in Betracht.

Prognose und Patienteninformation

Die Prognose ist in der Regel gut. Der Patient sollte aber die ursächlichen, monotonen Tätigkeiten auch nach Abklingen des akuten Beschwerdebildes meiden, da es sonst zu einem Rezidiv kommt.

26.12.7 Karpaltunnelsyndrom

Karpaltunnelsyndrom *(Medianuskompressionssyndrom):* Durch Kompression des N. medianus im Karpaltunnel (☞ 26.12.1) hervorgerufene sensible und motorische Störung im Versorgungsgebiet des Nerven im Handbereich. Die Ursache der Kompression bleibt meist unklar.

Symptome, Befund und Diagnostik

Die Krankheit beginnt mit leichten Kribbelparästhesien und Hypästhesie (☞ 35.3.8) der Fingerspitzen (v.a. des Zeige- und Mittelfingers) und dadurch beeinträchtigter Greiffunktion. In der Folgezeit entwickelt sich das typische Bild nächtlicher Armschmerzen und Parästhesien: Der Patient wacht nachts auf, weil die Hand (bzw. bei beidseitigem Befall beide Hände) kribbelt und schmerzt. Die Schmerzen können bis zur Schulter ausstrahlen. Reiben und Massieren bringen zwar kurzfristig Erleichterung, doch kehren die Beschwerden nach erneuter Ruhe zurück. Insbesondere morgens haben die Kranken große Probleme, Gegenstände zu greifen. Bei länger dauernder Erkrankung kommt es zur sichtbaren Atrophie der vom N. medianus versorgten Daumenballenmuskulatur.

Bei der Untersuchung provoziert der Arzt die typischen Symptome durch verschiedene Manipulationen. Zur Objektivierung der Störung wird die Nervenleitgeschwindigkeit des N. medianus gemessen und evtl. ein EMG (☞ 35.4.10) angefertigt. Röntgenaufnahmen sind zum Ausschluss einer knöchernen Kompression erforderlich.

Behandlungsstrategie

Zeigt eine konservative Behandlung mit nächtlicher Ruhigstellung des Handgelenks auf einer Schiene und Kortisoninfiltration des Karpaltunnels nicht den gewünschten Erfolg, wird das Retinakulum flexorum (☞ Abb. 26.63) operativ gespalten und der N. medianus entlastet.

Prognose

Die Operation führt bei über 90 % der Patienten zu einer subjektiven Besserung. Viele Patienten sind praktisch unmittelbar postoperativ schmerzfrei.

26.12.8 Morbus Dupuytren

Morbus Dupuytren *(Dupuytren-Kontraktur):* Knoten- und Strangbildung der Palmaraponeurose (☞ 26.12.1) mit zunehmender Beugekontraktur der Finger. Betrifft Männer wesentlich häufiger als Frauen, Altersgipfel nach dem 50. Lebensjahr.

Die Ursache der Erkrankung ist unklar.

Symptome, Befund und Diagnostik

Der Patient bemerkt, dass er die Finger im Mittel- und Endgelenk nicht mehr strecken kann. Meist sind der Klein- und der Ringfinger zuerst betroffen. In fortgeschrittenen Stadien sind die Knoten und Stränge deutlich tastbar, und der Patient ist durch die Funktionsausfälle der Hand erheblich behindert. Die Diagnose wird klinisch gestellt.

Behandlungsstrategie

Die einzig wirksame Behandlung besteht in der operativen Entfernung der in die Deformierung miteinbezogenen Palmaraponeurose. Postoperativ sind intensive krankengymnastische Bewegungsübungen erforderlich, um die Handbeweglichkeit während der mehrmonatigen Narbenbildung zu erhalten.

Prognose

Insbesondere bei ungenügender Radikalität des Eingriffs erleiden bis zu 50 % der Patienten ein Rezidiv.

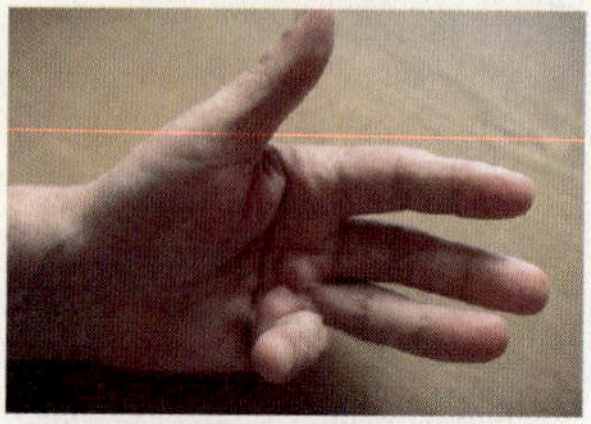

Abb. 26.65: M. Dupuytren. [M158]

26.12.9 Sonstige Erkrankungen der oberen Extremität

Ganglion

Ganglion *(Überbein):* Häufige, gutartige Geschwulst der Hand, bevorzugt am Handrücken über dem Mondbein. Betrifft Frauen häufiger als Männer, Altersgipfel 20 – 30 Jahre.

Das Ganglion ist ein ätiologisch ungeklärter, gutartiger Weichteiltumor, der von der Grenzschicht der Synovialmembran zur Gelenkkapsel, zum Band oder zur Sehne ausgeht.

Das klinische Bild ist sehr unterschiedlich. Während einigen Patienten nur eine prallelastische Vorwölbung des Handrückens auffällt, haben andere heftige belastungsabhängige Schmerzen und evtl. Sensibilitätsstörungen infolge Nervenkompression.

Die Diagnose wird meist klinisch gestellt. Bei unklarem Befund hilft eine Sonographie weiter. Röntgenaufnahmen können zum Ausschluss knöcherner Veränderungen angezeigt sein.

Bei Patienten ohne Beschwerden genügt eine Aufklärung über die Gutartigkeit der Erkrankung. Bei leichten Beschwerden wird ein konservativer Therapieversuch mit Bewegungsübungen zur Kräftigung der Unterarmmuskulatur und damit zur Stabilisierung des Handgelenks unternommen. Alternativ kommen Zerdrücken des Ganglions und evtl. lokale Glukokortikoidinjektionen in Betracht. Ansonsten wird das Ganglion operativ entfernt (Rezidivrate um 10 %).

Schnellender Finger

Schnellender Finger *(Digitus saltans):* Ruckartiges, teilweise schmerzhaftes Schnappen des Fingers bei Beugung und Streckung.

Durch Überlastung oder degenerative Veränderung verdickt sich das Ringband an der Sehnenscheide der Fingerbeuger im Bereich des Fingergrundgelenks und es kommt zu einer knotigen Verdickung der Sehne in Höhe des Ringbandes, so dass die Gleitfähigkeit der Sehne an dieser Stelle behindert ist. Beim Beugen (und beim Wieder-Strecken) des Fingers tritt ein Widerstand auf, der durch stärkeren Sehnenzug überwunden werden kann. Dann kommt es zu dem typischen Schnapp-Phänomen, und der Patient hat Schmerzen im Bereich des Mittelhandköpfchens.

Die Diagnose wird klinisch gestellt. Bleiben lokale Injektionen mit einem Lokalanästhetikum-Glukokortikoid-Gemisch erfolglos, wird die Enge operativ beseitigt.

Tendovaginitis de Quervain

Tendovaginitis de Quervain *(Quervain-Krankheit, Tendovaginitis stenosans de Quervain):* Schmerzhafte Einengung der Sehnen des Daumenstreckers (M. extensor pollicis brevis) und des Daumenabspreizers (M. abductor pollicis longus). Betrifft v.a. Frauen im mittleren Lebensalter.

Bei der **Tendovaginitis de Quervain** handelt es sich um eine durch Überbelastung (monotone Tätigkeiten) hervorgerufene Sehnenscheidenentzündung des Daumens. Die Patienten klagen über belastungs- und bewegungsabhängige Schmerzen an der radialen Seite der Mittelhand mit Ausstrahlung in den Daumen und den proximalen Unterarm, insbesondere beim festen Halten und Zugreifen.

Gipsruhigstellung des Daumens und lokale Glukokortikoidinjektionen sind nur im Anfangsstadium erfolgreich. Ansonsten ist eine Entlastung der Sehnen durch operative Spaltung des einengenden Retinakulum (Halteband) erforderlich.

26.13 Erkrankungen des Beckens und der unteren Extremität

Arthrosen ☞ 26.10

26.13.1 Anatomie

Knöchernes Becken und Hüftgelenk

Über das **Becken** *(Pelvis, Beckenring, Beckengürtel)* stehen die unteren Extre-

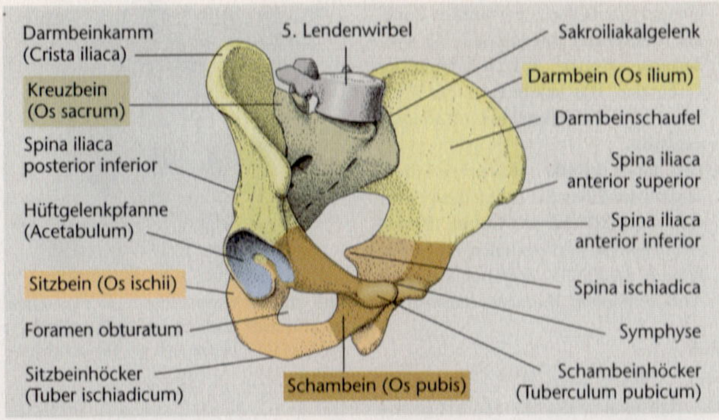

Abb. 26.66: Hüftbein (Os coxae) in der Schrägansicht. Darmbein, Sitzbein und Schambein bilden zusammen die Hüftgelenkpfanne. [A400-190]

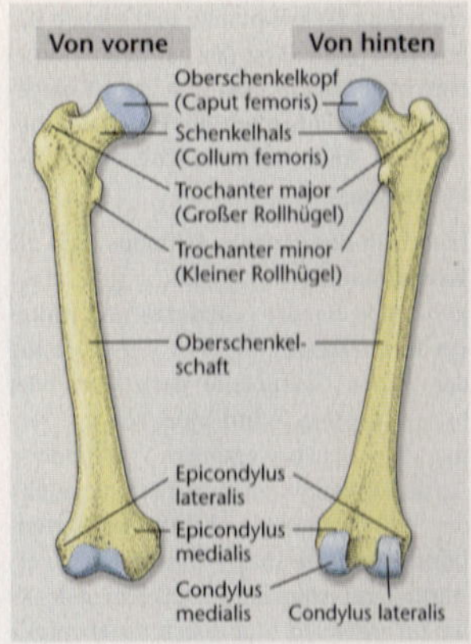

Abb. 26.67: Rechter Oberschenkelknochen (Femur), links Ansicht von vorn, rechts Ansicht von hinten. [A400-190]

mitäten mit dem Rumpfskelett in Verbindung:

- Das **Kreuzbein** *(Os sacrum)* bildet die Rückwand des knöchernen Beckens
- Daneben liegen die beiden **Hüftbeine** *(Os coxae)*, deren Ausläufer in einem Bogen nach vorne führen und dort über eine knorpelige Verbindung, die **Symphyse** *(Schambeinfuge)*, zusammengefügt sind. Jedes Hüftbein besteht aus drei miteinander verschmolzenen Knochen: **Darmbein** *(Os ilium)*, **Sitzbein** *(Os ischii)* und **Schambein** *(Os pubis)*
- Die **Sakroiliakalgelenke** *(Kreuzbein-Darmbein-Gelenke)* sind durch einen festen Bandapparat gesichert und nahezu unbeweglich.

Anteile aller drei Hüftknochen bilden gemeinsam die **Hüftgelenkpfanne** *(Acetabulum)*, eine schüsselförmige Vertiefung, die den Kopf des Oberschenkelknochens aufnimmt und mit ihm das **Hüftgelenk** bildet. Da das Hüftgelenk sehr beweglich und hohen mechanischen Beanspruchungen ausgesetzt ist, wird es durch einen straffen Bandapparat gesichert.

Kniegelenk

Das **Kniegelenk** ist das größte Gelenk des Körpers. Femur und Tibia haben aber nur wenig Kontakt miteinander, da zwei knorpelige Strukturen, die **Menisken** (**Innen-** und **Außenmeniskus**), zwischengeschaltet sind. Sie gleichen die Gelenkinkongruenz teilweise aus, bieten dem Femur in jeder Gelenkstellung eine

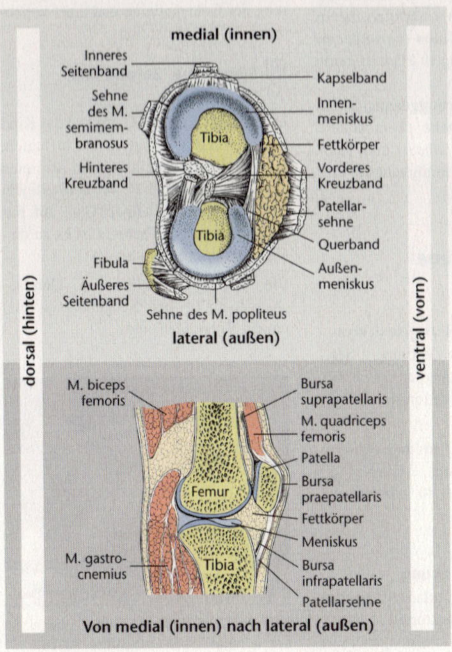

Abb. 26.69 (links): Quer- und Längsschnitt durch das Kniegelenk. Die beiden Kreuzbänder verlaufen diagonal überkreuzt durch das Kniegelenk. [A400-190]

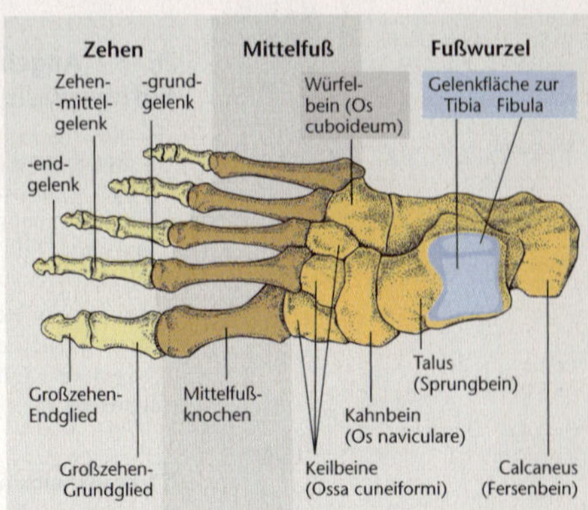

Abb. 26.70 (oben): Fußskelett von oben. Der Talus bildet zusammen mit Tibia und Fibula das obere Sprunggelenk. [A400-190]

optimierte Gelenkpfanne und dienen der besseren Verteilung der auf den Knorpel einwirkenden Druckkräfte. Zum Kniegelenk gehört außerdem die **Patella** *(Kniescheibe)*. An ihr setzt die Kniestreckmuskulatur an.

Innerhalb des Gelenks befinden sich die **Kreuzbänder,** zwei starke, sich überkreuzende Bänder (**vorderes** und **hinteres Kreuzband**), die eine Verschiebung der beiden Gelenkteile nach vorn oder hinten (die sog. **Schublade**) sowie extreme Rotationsbewegungen verhindern. An den Außenseiten wird das Kniegelenk durch die **inneren** und **äußeren Seitenbänder** (*Innen-* bzw. *Außenband*) verstärkt. Die Gelenkkapsel des Kniegelenks ist zur passiven Stabilisierung ebenfalls sehr kräftig ausgebildet.

Unterschenkelknochen

Vergleichbar der Situation am Unterarm, gibt es auch am Unterschenkel zwei Röhrenknochen:

- Die **Tibia** *(Schienbein)* ist der kräftigere der beiden Knochen. An ihrem proximalen Ende hat sie neben der Gelenkfläche für das Kniegelenk noch eine weitere kleine Gelenkfäche für die Fibula (☞ unten). Außerdem werden Tibia und Fibula durch ein straffes Band, die **Membrana interossea** (eine Syndesmose ☞ auch 26.1.2) miteinander verbunden. Das untere Ende der Tibia bildet den **Innenknöchel** *(Malleolus medialis)*
- Die dünne **Fibula** *(Wadenbein)* liegt seitlich der Tibia. Sie ist mit dieser über eine Gelenkfläche am **Caput fibulae** *(Wadenbeinkopf)* verbunden. Das distale Ende der Fibula verbreitert sich zum **Außenknöchel** *(Malleolus lateralis)*.

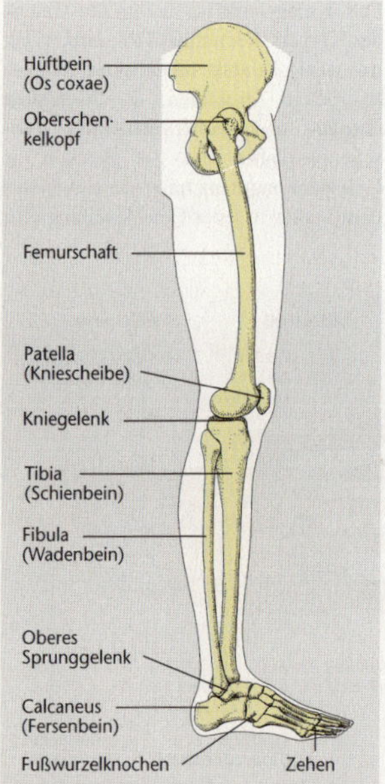

Abb. 26.68: Knöcherner Aufbau der unteren Extremität. [A400-190]

Fuß

Fußgewölbe ☞ Abb. 26.68

Der Fuß besteht wie die Hand aus drei Abschnitten (☞ Abb. 26.70):

- Der **Fußwurzel** *(Tarsus)* mit ihren sieben **Fußwurzelknochen** *(Ossa tarsi)*
- Dem **Mittelfuß** *(Metatarsus)* mit den fünf **Mittelfußknochen** *(Ossa metatarsalia)*
- Den fünf **Zehen,** wobei die **Großzehe** *(Hallux)* zwei, die übrigen Zehen jeweils drei Knochen enthalten.

Sprunggelenke

Es werden zwei Sprunggelenke unterschieden, die funktionell eine Einheit bilden:

- Das **obere Sprunggelenk** (kurz *OSG*) wird von den unteren Gelenkflächen von Tibia und Fibula und der oberen Gelenkfläche des **Talus** *(Sprungbein)* gebildet. Hier erfolgen Plantarflexion und Dorsalextension
- Am **unteren Sprunggelenk** (kurz *USG*) sind **Calcaneus** *(Fersenbein),* **Os naviculare** *(Kahnbein)* und Talus beteiligt. Das USG ermöglicht die Pronation und Supination.

26.13.2 Angeborene Hüftdysplasie

Angeborene Hüft(gelenk)dysplasie: Entwicklungsstörung der Hüftpfanne mit postnataler Entwicklung einer (Teil-)Luxation des Hüftgelenks.

Mit ca. 4 % häufigste angeborene Skelettfehlentwicklung. Mädchen : Jungen = 6 : 1. In ca. 40 % beidseits auftretend.

Krankheitsentstehung

Die angeborene Hüftdysplasie ist höchstwahrscheinlich multifaktoriell bedingt, d.h. auf eine Kombination endogener und

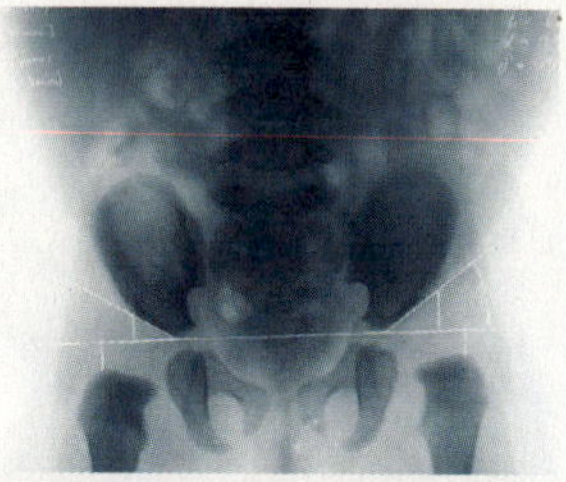

Abb. 26.71: Röntgenbefund bei Hüftluxation links. Deutlich zu erkennen sind die Steilstellung der linken Hüftpfanne und der Femurhochstand links. [T112]

exogener Faktoren zurückzuführen (☞ 8.1). Dabei ist die Rolle exogener Faktoren (z.B. einer Geburt aus Beckenendlage ☞ 12.10.1) noch nicht endgültig geklärt.

Bei der Geburt ist in der Regel nur die Dysplasie der Hüftpfanne vorhanden: Die Hüftpfanne ist zu flach und insgesamt zu steil, der Hüftkopf aber nur selten schon luxiert.

Erst nach der Geburt kommt es durch die fehlende Zentrierung des Hüftkopfes in der Gelenkpfanne unter Einfluss von Muskelzug und (später) statischer Belastung zu einer weitergehenden Deformierung der Gelenkpfanne und einer zunehmenden (Teil-)Luxation.

Symptome, Befund und Diagnostik

Unmittelbar nach der Geburt ist das Kind beschwerdefrei. Fängt es an zu laufen, fällt den Eltern bei einseitigem Auftreten ein Hinken (☞ 26.3.2), bei beidseitigem Auftreten ein watschelnder Gang auf. Für eine konservative Therapie ist es zu diesem Zeitpunkt bereits zu spät.

Die wichtigsten klinischen Untersuchungsbefunde bei Neugeborenen und jungen Säuglingen sind:

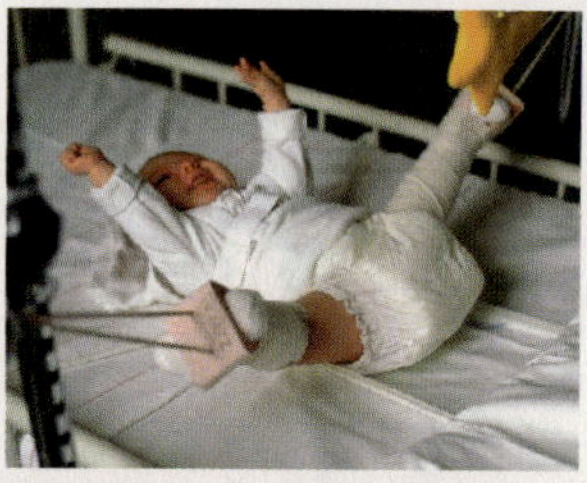

Abb. 26.72: „Overhead"-Extension bei einem Kind mit angeborener Hüftluxation. [M158]

- Das sog. **Ortolani-Zeichen,** d.h. ein spür- und hörbares Schnappen, wenn die erkrankte Hüfte in Beugung, Außenrotation und Abduktion passiv bewegt wird
- Eine **Abspreizbehinderung** der erkrankten Hüfte
- Eine **Faltenasymmetrie** an Oberschenkel und Gesäß
- Eine Beinverkürzung.

Die Diagnose wird sonographisch gesichert. Röntgenuntersuchungen sind zur Verlaufskontrolle sowie bei Kindern über einem Jahr erforderlich.

Behandlungsstrategie

Entscheidend: Frühe Therapie
Entscheidend ist der frühe Behandlungsbeginn: Je jünger das Kind, desto weniger invasiv die Therapie und desto besser die Prognose (Behandlungsbeginn möglichst in der 2. – 4. Lebenswoche des Kindes). Therapieziel ist, durch die Zentrierung des Hüftkopfes die Ausbildung einer normalen Gelenkpfanne zu ermöglichen.

Je nach Ausprägung der *Dysplasie* wird der Säugling für 1 – 6 Monate z.B. mit einer **Pavlikbandage** versorgt, die Strampelbewegungen erlaubt, aber den Hüftkopf in der Pfanne zentriert und dadurch die Ausbildung einer normalen Pfanne fördert.

Liegt bereits eine *(Sub-)Luxation* vor, muss der Hüftkopf zunächst reponiert werden, z.B. durch spezielle Extensionsverfahren, die einen stationären Aufenthalt erfordern. Die anschließende Retention erfolgt durch Schienen oder Gipsverbände.

Operative Maßnahmen sind v.a. bei verspäteter Diagnose und nicht reponierbarem Hüftkopf erforderlich.

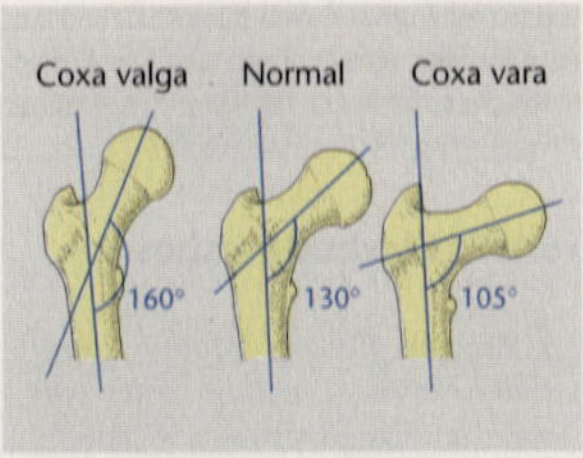

Abb. 26.74: Normaler Schenkelhals-Schaft-Winkel (Mitte) sowie Winkel bei Coxa valga (links) und Coxa vara (rechts). [A400-190]

Prognose

Bei Frühdiagnose und -therapie heilt die Erkrankung meist folgenlos aus. Kommt es allerdings zu einer **Hüftkopfnekrose** (Häufigkeit bei schonender Therapie < 5 %) oder wird die Erkrankung nicht behandelt, entwickelt sich eine frühzeitige Coxarthrose.

26.13.3 Coxa vara und Coxa valga

Coxa valga: Steilstellung der Schenkelhalsachse über 140° beim Erwachsenen. Häufig in Kombination mit einer angeborenen Hüftdysplasie.

Coxa vara: Zu geringer Schenkelhalswinkel unter 120° beim Erwachsenen.

Die Diagnose wird durch Röntgenaufnahmen des Beckens mit Bestimmung des *Schenkelhals-Schaft-Winkels* (*Centrum-Collum-Diaphysen-Winkel*, kurz **CCD-Winkel**) gestellt. Ob eine und welche Therapie erforderlich ist, hängt vom Alter des Patienten, von der Ausprägung der Deformität und der eventuellen Grunderkrankungen ab. In schweren Fällen sind Korrekturosteotomien am Femur zur Verhütung einer Koxarthrose erforderlich.

26.13.4 Epiphyseolysis capitis femoris

Epiphyseolysis capitis femoris *(Hüftkopf-Epiphysen-Lösung, Coxa vara adolescentium, Coxa vara epiphysarea):* In der Pubertät auftretende Verschiebung des Schenkelhalses nach vorn oben mit Entwicklung einer Coxa vara (☞ 26.13.3). Je nach zeitlichem Verlauf werden eine akute Form und eine (langsame) Lenta-Form unterschieden. Jungen sind häufiger betroffen als Mädchen.

Krankheitsentstehung

Wahrscheinlich aufgrund eines Zusammenspieles hormoneller und mechanischer Faktoren kommt es zu einer Lockerung der Epiphysenfuge und nachfolgend zu einer Verschiebung des Schenkelhalses nach vorn oben.

Symptome, Befund und Diagnostik

Die betroffenen Jugendlichen sind oft auffällig groß, adipös und in ihrer Geschlechtsentwicklung eher zurückgeblieben.

Bei der häufigen **Lenta-Form** sind die Beschwerden mit rascher Ermüdbarkeit, Hinken, Leisten- und Knieschmerz anfangs diskret. Im weiteren Krankheitsverlauf kommt es zu einer zunehmenden Außenrotation und Verkürzung des erkrankten Beines.

Die seltene **akute Form** zeigt sich durch plötzliche Hüftschmerzen und Belastungsunfähigkeit der Hüfte (bis hin zum plötzlichen Zusammenbrechen des Jugendlichen).

Die Diagnose wird radiologisch gesichert.

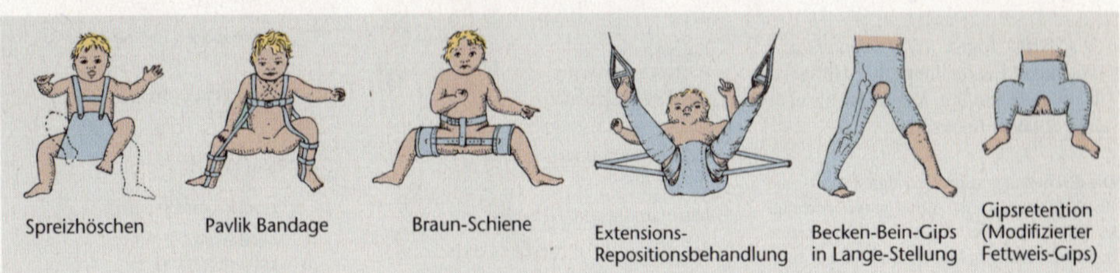

Abb. 26.73: Therapieformen bei Hüftdysplasie/Hüftluxation. [A300-190]

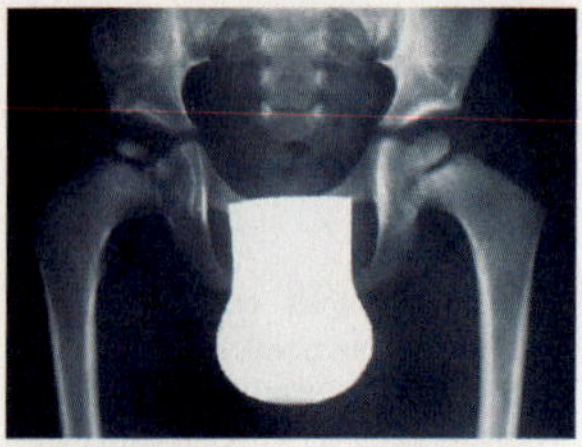

Abb. 26.75: M. Perthes rechts. [M158]

Behandlungsstrategie

Die Behandlung ist grundsätzlich operativ. In leichten Fällen werden Epiphyse und Schenkelhals reponiert und mittels Kirschner-Drähten oder Schrauben (☞ 27.6.4) fixiert, in schweren Fällen sind Korrekturosteotomien mit osteosynthetischer Stabilisierung erforderlich. Da die Erkrankung in bis zu 60 % beidseits auftritt, wird auch die radiologisch gesunde Seite prophylaktisch mit Kirschner-Drähten versorgt.

Notfall

Die akute Epiphysenlösung ist ein orthopädischer Notfall! Nach sofortiger Bettruhe, absolutem Belastungsverbot und evtl. kurzzeitiger Extensionsbehandlung wird schnellstmöglich operiert. Es besteht die Gefahr von Gefäßverletzungen mit nachfolgender Hüftkopfnekrose!

Pflege

Postoperative Pflege nach orthopädischen Eingriffen ☞ *26.2.2*
Pflege nach Osteosynthese ☞ *27.1.2*

Prognose

Bei rechtzeitiger Behandlung ist die Prognose gut. Setzt die Behandlung zu spät ein oder tritt eine Hüftkopfnekrose komplizierend hinzu, droht eine frühzeitige (sekundäre) Koxarthrose (☞ 26.10.2).

26.13.5 Coxitis fugax

Coxitis fugax *(Hüftschnupfen):* Flüchtige Entzündung der Hüftgelenkkapsel, oft im Anschluss an einen (viralen) Infekt.

Die Erkrankung zeigt sich durch Hüft- und Knieschmerzen mit Bewegungseinschränkung der Hüfte bei ungestörtem Allgemeinbefinden. Sonographisch stellt sich ein typischer Hüftgelenkerguss dar. Therapeutisch reichen kurzzeitige Bettruhe sowie die Gabe von nichtsteroidalen Antiphlogistika und Analgetika über wenige Tage aus. Die Problematik der Erkrankung besteht in der Abgrenzung zu ernsthaften Erkrankungen.

26.13.6 Morbus Perthes

Morbus Perthes *(Morbus Legg-Calvé-Perthes, juvenile Hüftkopfnekrose):* Erworbene, sog. aseptische Nekrose des Hüftkopfes, meist bei Jungen von 3 – 10 Jahren. Häufigste aseptische Knochennekrose überhaupt.

Krankheitsentstehung

Eine ursächlich noch unklare Durchblutungsstörung führt zur Nekrose des Knochenkerns mit nachfolgendem Abbau des nekrotischen Knochens und Wiederaufbau. Bei Mitbeteiligung der Epiphysenfuge kommt es zur Wachstumsstörung.

Aseptische Knochennekrosen können an zahlreichen Stellen des Körpers auftreten und sind unter jeweils eigenen Bezeichnungen bekannt. Abb. 26.76 gibt einen Überblick.

Symptome, Befund und Diagnostik

Die Kinder klagen über belastungsabhängige Hüft- und Knieschmerzen. Es folgen ein (Schon-)Hinken und eine schmerzhafte Bewegungseinschränkung.

Diagnose und Stadieneinteilung erfolgen radiologisch. Häufig zeigt die Sonographie einen Gelenkerguss. Im Frühstadium der Erkrankung ist die Röntgenaufnahme aber oft unauffällig. Dann kann heute die Kernspintomographie weiterhelfen.

Behandlungsstrategie

Die Behandlung des M. Perthes ist nach wie vor umstritten. Im Allgemeinen wird bei leichten Formen abwartendes Verhalten und evtl. Krankengymnastik empfohlen. Sprungbelastungen sollen vermieden werden, Radfahren und Schwimmen sind hingegen günstig. Bei schweren Formen besteht die Behandlung je nach Alter des

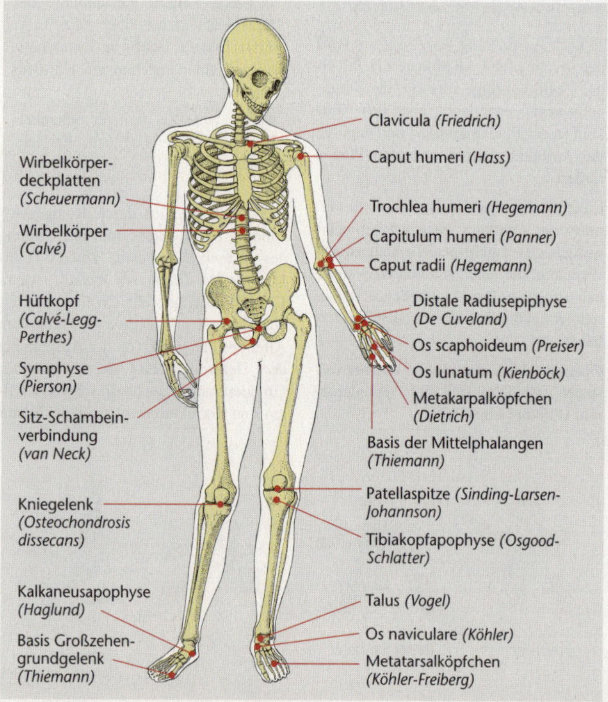

Abb. 26.76: Überblick über die aseptischen Knochennekrosen und ihre Eigennamen. [A400-190]

Kindes entweder in einer Entlastungsorthese oder in verschiedenen Operationen.

Prognose

Je schwerer der wieder aufgebaute Hüftkopf deformiert ist (Gelenkinkongruenz), desto größer ist die Gefahr einer frühzeitigen Koxarthrose. Faustregel: Je älter das Kind zu Erkrankungsbeginn und je ausgedehnter der Befund, desto schlechter die Prognose.

26.13.7 Idiopathische Hüftkopfnekrose des Erwachsenen

Idiopathische Hüftkopfnekrose: Ursächlich ungeklärte Hüftkopfnekrose bei Erwachsenen. Meist bei Männern im mittleren Lebensalter und in 50 % der Fälle doppelseitig auftretend.

Krankheitsentstehung

Die Ursache der Durchblutungsstörung bleibt häufig unklar. Bekannte Ursachen sind z.B. eine hoch dosierte Glukokortikoidtherapie, Alkoholabusus und Stoffwechselstörungen. Der Hüftkopf bricht ein, es kommt zu einer Deformierung und sekundären Koxarthrose.

Symptome, Befund und Diagnostik

Die Patienten klagen über belastungsabhängige Leistenschmerzen mit Bewegungseinschränkung in der Hüfte. Die Diagnose wird durch Röntgenaufnahmen oder – in Frühstadien – Kernspintomographie gesichert.

Behandlungsstrategie

Die Behandlung ist operativ. Je nach Erkrankungsstadium wird die Nekrose angebohrt und der Defekt durch autologe Spongiosa aufgefüllt, eine Umstellungsosteotomie durchgeführt (um den Nekroseherd aus der Belastungszone herauszudrehen) oder eine Hüftendoprothese implantiert (☞ 26.10.2). Letzteres ist aber aufgrund des frühen Erkrankungsalters und der häufigen Doppelseitigkeit der Erkrankung problematisch. Unterstützend werden etwaige Ursachen der Durchblutungsstörung beseitigt.

Pflege

Pflege nach orthopädischen Eingriffen ☞ 26.2.2

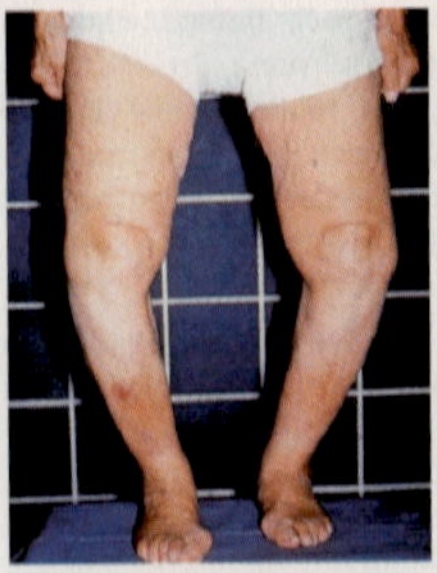

Abb. 26.77 (links): Patientin mit einem Genu varum, das bereits zu einer Varusgonarthrose geführt hat. [M158]

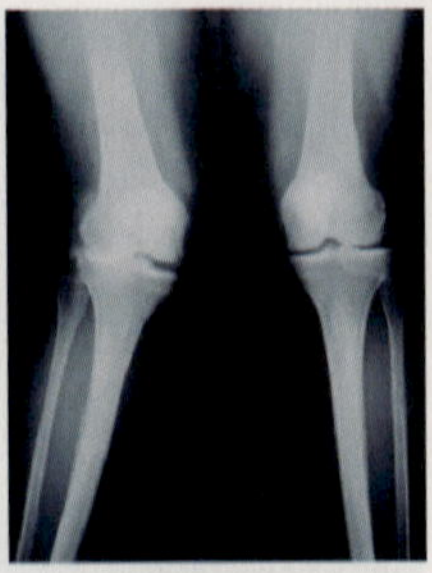

Abb. 26.78 (rechts): Valgusgonarthrose im Röntgenbild. [M158]

Prognose

Unbehandelt entwickeln die Patienten frühzeitig eine sekundäre Koxarthrose. Setzt die Behandlung in frühen Erkrankungsstadien ein, kann eine Arthrose meist verhindert werden.

26.13.8 Genu varum und Genu valgum

Genu varum: O-Bein. In leichter Ausprägung bei Säuglingen physiologisch.

Genu valgum: X-Bein. In leichter Ausprägung im 2. – 5. Lebensjahr physiologisch.

Beim **Genu varum** und **Genu valgum** handelt es sich um angeborene oder erworbene Beinachsenfehlstellungen. Bedeutung haben sie v.a. durch die aufgrund der ungleichmäßigen Belastung entstehende Gonarthrose (*Varus-* bzw. *Valgusgonarthrose* ☞ Abb. 26.77 und 26.78).

Therapeutisch sind bei geringen Fehlstellungen das Ausüben geeigneter Sportarten (z.B. Schwimmen), evtl. krankengymnastische Übungen und Schuhaußen- bzw. -innenranderhöhung zu empfehlen. In ausgeprägten Fällen sind Korrekturosteotomien erforderlich.

Die Prognose ist ursachenabhängig. Bei Kindern kommt es nicht selten zu einer guten Spontankorrektur.

26.13.9 Meniskuserkrankungen

Meniskuserkrankungen: Degenerative Schädigung und/oder traumatisch bedingter Einriss der Menisken im Kniegelenk. Männer sind doppelt so häufig betroffen wie Frauen.

Krankheitsentstehung

Die meisten **Meniskuserkrankungen** entstehen auf dem Boden degenerativer Veränderungen der Menisken. Dann führen bereits geringe Gewalteinwirkungen, die das Ausmaß physiologischer Belastungen kaum überschreiten, zum Einriss des Meniskus.

Traumatisch bedingte Meniskusverletzungen sind v.a. bei jüngeren Menschen zu beobachten.

Symptome und Untersuchungsbefund

Die Symptome bei degenerativen Meniskusveränderungen sind oft unspezifisch: Die Patienten klagen über belastungsabhängige Schmerzen im Knie, Streckhemmung und häufig Einklemmungserscheinungen bei bestimmten Bewegungen. Infolge der Schonung des Beines kann die Oberschenkelmuskulatur atrophieren. Häufig liegt gleichzeitig eine Kniegelenkarthrose vor (☞ 26.10.3).

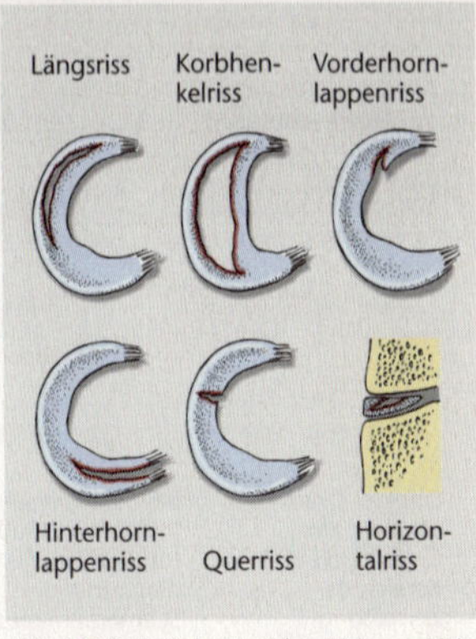

Abb. 26.80: Typische Meniskus-Läsionen. Meist reißt der kaum verschiebliche Innenmeniskus ein. [A400-190]

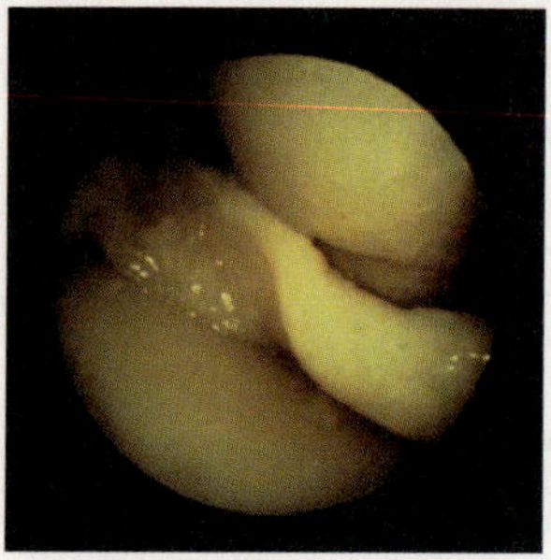

Abb. 26.81: Befund bei Arthroskopie, hier eine Meniskusläsion. [M158]

Frische Meniskusverletzungen zeigen sich durch starke Schmerzen, eine Bewegungseinschränkung des Kniegelenks sowie evtl. Einklemmungserscheinungen (v.a. eine Streckhemmung) und einen Kniegelenkerguss.

Es gibt verschiedene klinische Meniskustests (☞ Abb. 26.79), die meist auf einer Schmerzprovokation durch Kompression des lädierten Meniskus beruhen. Negative Meniskustests bedeuten aber nicht, dass die Menisken intakt sind. Die Kombination verschiedener Tests erhöht die Aussagekraft.

Diagnostik und Behandlungsstrategie

In der Diagnostik von Meniskusschäden hat die Kernspintomographie (☞ 9.6.5) die bisher übliche Arthroskopie verdrängt. Wird mittels Kernspintomographie ein Meniskusriss nachgewiesen, erfolgt eine arthroskopische Operation (☞ 27.3.4). Je nach Befund wird eine **Meniskusteilresektion** *(partielle Meniskektomie)*, eine **totale Meniskektomie** (bei ausgedehnten Verletzungen) oder eine **Meniskusrefixation** (Annähen des Meniskus bei basisnahen Meniskusabrissen) durchgeführt.

Eine konservative Behandlung durch Gipsruhigstellung und Entlastung des Knies ist allenfalls bei kleinen Rissen bestimmter Lokalisationen sinnvoll.

Pflege bei Meniskusteilresektion

Präoperative Pflege

Allgemeine präoperative Pflege ☞ 11.1

- Kühlung und Hochlagerung des betroffenen Beines bis zur Operation
- Rasur handbreit oberhalb bis handbreit unterhalb des Kniegelenks. Sie wird unmittelbar vor dem Eingriff im Einleitungsraum des OP und nicht auf der Station vorgenommen.

Postoperative Pflege

Allgemeine postoperative Pflege ☞ 11.4

- Hochlagerung des operierten Beines nach Anordnung des Operateurs mittels Schaumstoffschiene
- Kühlung des Knies mit speziellen Kühlelementen (☞ Abb. 10.102)
- Frühmobilisation, Belastung des operierten Beins gemäß den Anordnungen des Operateurs. Oft darf der Patient ab dem 2. postoperativen Tag voll belasten (Arztanordnung)
- Schulung des Patienten im Gebrauch der notwendigen Gehstützen, die er auch nach Krankenhausentlassung bis zur Vollbelastung benutzen soll
- Bewegungsübungen des operierten Beins durch Physiotherapeuten ab dem ersten postoperativen Tag.

Krankenbeobachtung und Dokumentation:
- Vitalzeichen, Temperatur
- Allgemeinbefinden, Schmerz
- Durchblutung, Motorik und Sensibilität der operierten Extremität („DMS")
- Drainagen, Verband.

Prognose

Meniskusschäden begünstigen die Entwicklung einer Gonarthrose (☞ 26.10.3).

26.13.10 Femoropatellares Schmerzsyndrom

Femoropatellares Schmerzsyndrom *(Chondropathia patellae, Chondromalacia patellae)*: Sehr häufige, ätiologisch nicht vollständig geklärte Erkrankung v.a. des Jugendalters mit Schmerzen im Kniescheibenbereich.

Die Jugendlichen klagen über meist beidseitige Schmerzen bei oder nach längerer Kniebeugung oder Treppensteigen. Nachgeben des Knies oder Blockierungsphänomene sind nicht selten.

Die Behandlung ist primär konservativ mit krankengymnastischen Übungen zur Kräftigung der Muskulatur und zum Ausgleich der Muskeldysbalance, physikalischen Maßnahmen, Bandagen oder Tape-

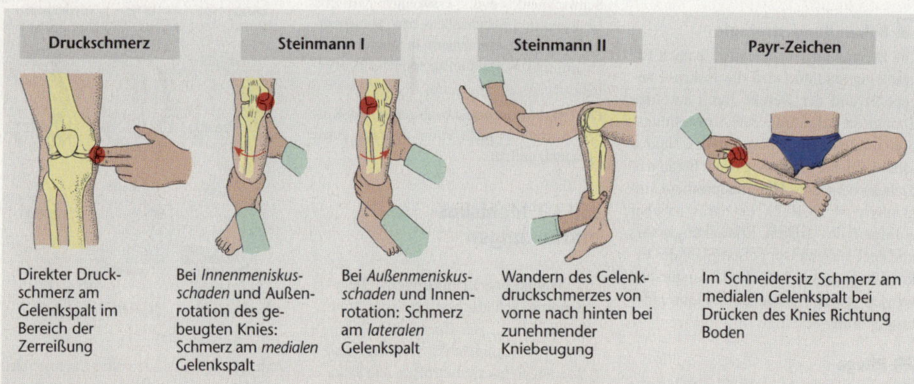

Abb. 26.79: Wichtige Meniskustests. [A400-190]

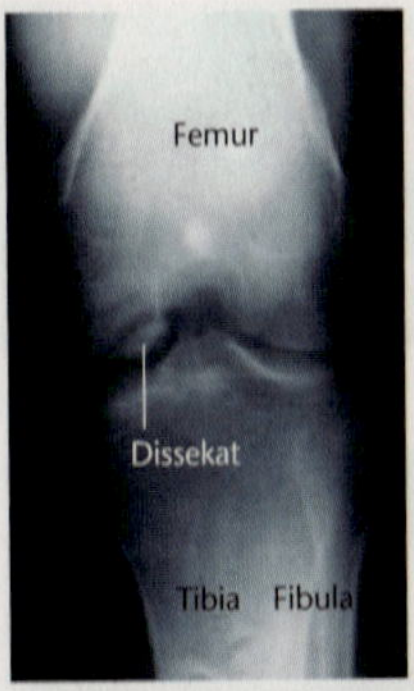

Abb. 26.82: Osteochondrosis dissecans mit Dissekat („Gelenkmaus"). [M158]

Verband sowie ggf. der Gabe nichtsteroidaler Antiphlogistika. Die Patienten sollten längeres Sitzen mit gebeugten Knien und sportliche Überlastung vermeiden. Erst nach Ausschöpfen aller konservativen Maßnahmen wird eine Operation erwogen.

Bei Auftreten im Jugendalter heilen viele Erkrankungen spontan aus. Bei Erwachsenen ist der Übergang in eine Femoropatellararthrose (☞ 26.10.3) häufig.

26.13.11 Osteochondrosis dissecans

Überblick über die aseptischen Knochennekrosen ☞ Abb. 26.76

Osteochondrosis dissecans *(kurz OD)*: Lokalisierte aseptische Knochennekrose mit scharfer Abgrenzung der Nekrose zum gesunden Knochengewebe *(Dissektion)*. Es besteht die Gefahr der Abstoßung des *Dissekats* als freier Gelenkkörper **(Gelenkmaus).**

Symptome, Befund und Diagnostik

Die Erkrankung befällt v.a. Jugendliche gegen Ende des Wachstumsalters. Die Betroffenen haben uncharakteristische, belastungsabhängige Knieschmerzen, evtl. mit Knieschwellung und -erguss. Plötzliche Einklemmungen nach Abstoßung der Knochennekrose sind typisch.

Die Diagnose wird durch Röntgenaufnahmen, Kernspintomographie und Arthroskopie gestellt.

Behandlungsstrategie

In frühen Erkrankungsstadien ist die Behandlung konservativ mit Analgetikagabe, Entlastung (z.B. durch Gehstützen, Thomassplint ☞ Abb. 26.34, oder Gipstutor) für 6 – 10 Wochen, körperlicher Schonung und Sprungverbot. In späteren Stadien wird zur Operation geraten. Hierbei wird entweder durch verschiedene Methoden versucht, eine Wiedereinheilung des Dissekats zu erreichen, oder das Dissekat wird entfernt.

Die Osteochondrosis dissecans tritt nicht nur am Kniegelenk, sondern z.B. auch am Hüftgelenk, Sprunggelenk, Ellenbogengelenk und an der Schulter auf.

26.13.12 Morbus Osgood-Schlatter

Überblick über die aseptischen Knochennekrosen ☞ Abb. 26.76

M. Osgood-Schlatter *(Apophyseopathie der Tuberositas tibiae)*: Gehäuft bei 10- bis 14-jährigen Jungen auftretende, aseptische Knochennekrose der Tibiaapophyse (Ansatz der Patellarsehne).

Ursächlich für die Entstehung der Erkrankung scheint ein verstärkter Zug des Ligamentum patellae z.B. bei sportlicher Überbelastung zu sein.

Symptome, Befund und Diagnostik

Insbesondere nach sportlicher Belastung klagen die Patienten über Schmerzen an der Tuberositas tibiae. Knien verstärkt den Schmerz. Manchmal sieht man bei der seitlichen Betrachtung eine Beule, die als harter Tumor zu tasten ist.

Die Diagnose wird durch eine Röntgenaufnahme des Kniegelenks bestätigt.

Behandlungsstrategie

Die Behandlung des M. Osgood-Schlatter beim Jugendlichen ist stets konservativ. Zur Schmerzlinderung genügen oft Schonung, lokale antiphlogistische Therapie und/oder eine spezielle Schuhzurichtung *(rückhebelnde Zehenrolle)*. Bei starken Schmerzen kann das Knie für einige Wochen in einem Gipstutor ruhig gestellt werden.

Prognose

In der Regel heilt die Erkrankung mit dem Wachstumsabschluss von selbst aus. Sollten nach Wachstumsabschluss noch Beschwerden bestehen, kann eine Operation indiziert sein.

26.13.13 Crus varum congenitum und angeborene Pseudarthrose der Tibia

Crus varum congenitum *(kongenitales O-Bein)*: Angeborene oder sich im ersten Lebensjahr entwickelnde varusförmige Verbiegung des Unterschenkels.

Angeborene Pseudarthrose der Tibia: Angeborenes Falschgelenk der Tibia. Meist einseitig auftretend.

Das Crus varum congenitum ist wahrscheinlich eine Vorstufe der Tibia-Pseudarthrose: Bei stärkerer Ausprägung des Crus varum congenitum kommt es zur Fraktur im mittleren bis distalen Unterschenkelabschnitt und oft zur Entwicklung einer Pseudarthrose. Die Ursache des Crus varum congenitum ist unklar.

Symptome, Befund und Diagnostik

Die Diagnose ist bei bereits eingetretener Fraktur mit nachfolgender Pseudarthrose klinisch möglich. Die Röntgenaufnahme des Unterschenkels dokumentiert das Ausmaß der Deformität.

Behandlungsstrategie

Solange nur eine Verbiegung und keine Pseudarthrose vorliegt, kann versucht werden, ob es mit Hilfe einer Unterschenkelorthese im Laufe des Wachstums zu einer Begradigung der Deformität kommt. Liegt bereits eine Pseudarthrose vor, wird meist eine Operation empfohlen. Diese ist jedoch aufgrund der schlechten Heilungstendenz der Pseudarthrose oft nicht beim ersten Mal erfolgreich. In drastischen Fällen ist als letzter Schritt nach zahlreichen vergeblichen Operationen an eine Amputation zu denken.

Prognose

Auch bei optimaler Therapie lässt sich keine verbindliche Aussage zur Prognose machen.

26.13.14 Angeborener Klumpfuß

Klumpfuß *(Pes equinovarus adductus et excavatus)*: Angeborene, passiv nicht ausgleichbare, komplexe Fußdeformität, die aus folgenden Einzelfehlstellungen zusammengesetzt ist:

- *Spitzfuß* (☞ 26.13.17) durch verstärkte Plantarflexion im oberen Sprunggelenk *(Pes equinus)*. Fast immer ist die Achillessehne verkürzt
- Supination des Fersenbeins (O-Stellung = Pes varus)
- *Sichelfuß* (☞ 26.13.17) durch Adduktion des Vorfußes *(Pes adductus)*
- *Hohlfuß* durch verstärktes Fußlängsgewölbe *(Pes excavatus)*.

Die Entstehung der Klumpfußdeformität ist unklar. Häufig tritt sie in Kombination mit anderen Fehlbildungen oder Behinderungen auf, z.B. einer Hüftdysplasie (☞ 26.13.2).

Symptome, Befund und Diagnostik

Bei ausgeprägten Klumpfüßen ist eine Blickdiagnose möglich. Röntgenaufnahmen dienen der späteren Verlaufskontrolle.

Behandlungsstrategie

Entscheidend sind die Frühbehandlung unmittelbar nach der Geburt und die weitere konsequente Therapie bis zum Wachstumsabschluss.

Zunächst wird der Klumpfuß vorsichtig mit der Hand ein kleines Stück in Richtung normale Fußform gebracht *(manuelle Redression)*. Nach der manuellen Redression wird das Korrekturergebnis mittels Redressionsgips gehalten (☞ Abb. 26.85). Nach einigen Tagen wird der Gips entfernt und der Fuß wieder ein Stück weiter redressiert. Auf diese Weise gelingt es in ca. 50 % der Fälle, die Fehlstellung im Mittel- und Vorfuß zu korrigieren. Diese Phase dauert etwa 8 – 12 Wochen.

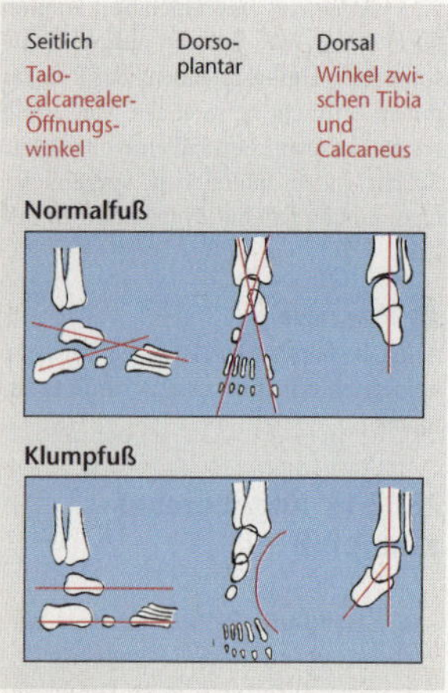

Abb. 26.84: Die röntgenologische Darstellung der Fußknochen beim Neugeborenen zeigt die Komplexität der Deformität bei Klumpfuß. [A300-190]

Da sich die Spitzfußstellung aufgrund der verkürzten Achillessehne und Wadenmuskulatur häufig nicht befriedigend korrigieren lässt, ist in ca. 80 % der Fälle etwa im 6. Lebensmonat die Achillessehnenverlängerung und Eröffnung der hinteren Gelenkkapsel nötig. Falls sich intraoperativ keine befriedigende Stellung erzielen lässt, sind weitere Weichteileingriffe erforderlich.

Nachdem eine physiologische Fußform erreicht ist, muss eine weitere Behandlung z.B. mit Lagerungsschienen aus Kunststoff (mehrere Modelle auf dem Markt) sowie begleitender aktiver und passiver Krankengymnastik erfolgen. Bei inkonsequenter Behandlung droht ein Rezidiv des Klumpfußes (sog. *rebellischer Klumpfuß*).

Verbleibt eine (Rest-)Deformität, sind orthopädietechnische Maßnahmen, z.B. spezielle Klumpfußeinlagen bis hin zu orthopädischen Schuhen, angezeigt. Bei starken Schmerzen erfolgt eine Versteifungsoperation des unteren Sprunggelenks, evtl. kombiniert mit Weichteileingriffen (Ablösung oder Verlagerung von Gelenkkapsel, Bändern und/oder Sehnen).

Pflege

Pflege bei Gipsbehandlung ☞ 26.2.3

Prognose

Werden angeborene Klumpfüße unmittelbar nach der Geburt und konsequent während des Wachstums behandelt, wird meist eine annähernd regelrechte Fußform erreicht.

26.13.15 Hallux valgus

Hallux valgus: Sehr häufige, meist erworbene Zehendeformität, bei der die Großzehe im Grundgelenk zur Fußaußenseite abweicht *(Ballenfuß)* und das Großzehenendglied quer unter oder über den anderen Zehen liegt. Hauptsächlich betroffen sind Frauen mittleren und höheren Lebensalters.

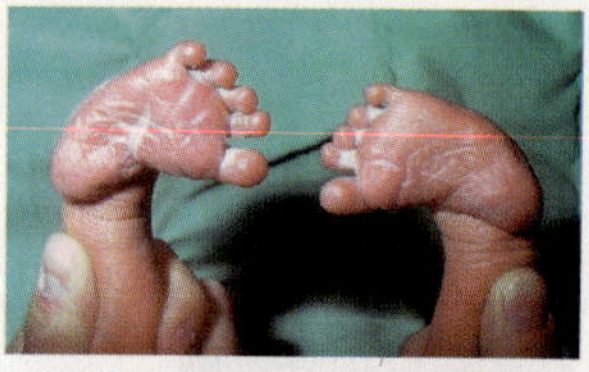

Abb. 26.83: Angeborene Klumpfüße. [T135]

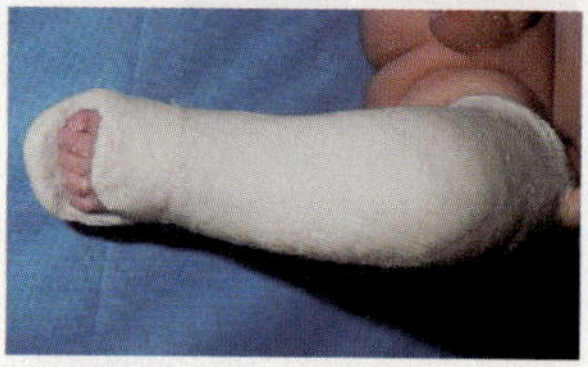

Abb. 26.85: Klumpfußgips. [T135]

Die Fehlstellung ist im späteren Krankheitsverlauf passiv nicht mehr auszugleichen. Durch die Subluxationsstellung der Großzehenbasis steht das Mittelfußköpfchen nach medial vor *(Pseudoexostose)*, und es kommt zu einer Arthrose im Großzehengrundgelenk.

Symptome, Befund und Diagnostik

Die Patienten kommen meist wegen der Schmerzen im Bereich der Pseudoexostose oder weil ihnen keine Schuhe mehr passen zum Arzt. Der chronische Druck im Bereich der Pseudoexostose führt zu einer Bursitis, die sich bei Entstehung einer Drucknekrose durch Eindringen von Bakterien zu einer eitrigen Bursitis ausweiten kann.

Die Diagnose wird klinisch gestellt und durch eine Röntgenaufnahme im Stehen ergänzt. Wichtig für den Therapieentscheid ist die Beurteilung des Großzehengrundgelenks mit der Frage, ob bereits eine Arthrose vorliegt. Viele Patienten wünschen aber auch aus praktischen oder kosmetischen Gründen die (oft ambulante) Operation.

Behandlungsstrategie

Eine symptomatische Therapie z.B. durch weite Schuhe und Einlagen kann versucht werden. Das Fortschreiten der Fehlstellung der Großzehe ist hierdurch aber nicht aufzuhalten.

Beschwerdefreiheit auf Dauer ist meist nur durch eine Operation zu erzielen. Hier gibt es ca. 150 verschiedene Techniken. Grundsätzlich kann man unterscheiden zwischen:

- **Gelenkerhaltenden Eingriffen** mit Verlagerung von Sehnen oder Korrekturosteotomien. Sie sind indiziert bei jüngeren Patienten mit noch freier Beweglichkeit im Großzehengrundgelenk und passiver Ausgleichbarkeit der Fehlstellung
- **Resektions-Interpositions-Arthroplastiken** mit Teilentfernung der Gelenkfläche (Resektion) und Einnähen eines aus der Gelenkkapsel präparierten Lappens in den erweiterten ehemaligen Gelenkraum (Interposition). Sie sind bei Vorliegen einer Arthrose im Großzehengrundgelenk und kontrakter Fehlstellung die einzig Erfolg versprechenden Maßnahmen.

Pflege

Vor dem Eingriff wird eine sorgfältige Fußpflege (Zehenzwischenräume) vorgenommen oder ein desinfizierendes Fußbad durchgeführt.

Postoperativ wird der Fuß in einer Unterschenkelgipsschiene hochgelagert und bis zum Abklingen der Schwellung gekühlt. Um beispielsweise zur Toilette zu gehen, darf der Patient ohne Belastung des operierten Fußes kurz mit Unterarmgehstützen aufstehen. Alternativ kann zur Mobilisation ein sog. Vorfußentlastungsschuh eingesetzt werden. Der erste Verbandswechsel erfolgt zusammen mit dem Ziehen des Redons am 2. postoperativen Tag, anschließend täglicher Verbandswechsel. Ragen Spickdrähte (☞ 27.6.4) aus der Wunde, entspricht der Verbandswechsel etwa dem bei Fixateur externe (☞ 27.1.1).

Patienteninformation

Nach Entfernung der Spickdrähte ca. vier Wochen nach dem Eingriff sollte noch für einige Monate eine Hallux-valgus-Nachtlagerungsschiene zur Rezidivprophylaxe getragen werden. Außerdem wird der begleitende Spreizfuß mittels Einlagen behandelt.

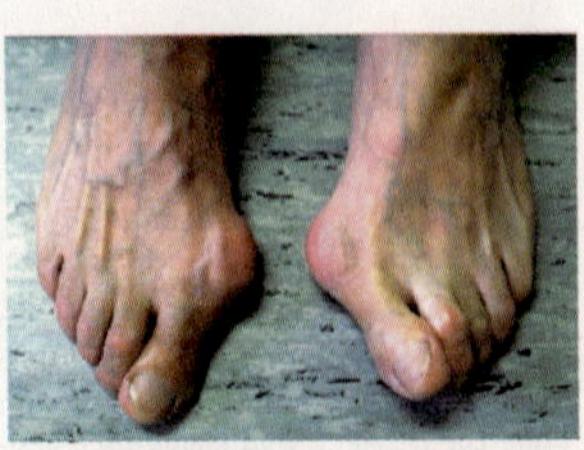

Abb. 26.86: Hallux valgus beidseits. [M158]

26.13.16 Hammer- und Krallenzehen

Hammerzehe *(Hallux malleus):* Beugung des Zehenendgelenks bei gleichzeitiger Streckung im Zehengrundgelenk, so dass die Zehenkuppe verstärkt auf den Boden drückt.

Krallenzehe: Überstreckung im Zehengrundgelenk bis zur (Sub-)Luxation bei Beugung des Mittel- und Endgliedes, dadurch keine Bodenberührung mehr.

Anfangs noch ausgleichbare Fehlstellungen, später Kontraktur der Zehen II – V.

Hammer- und Krallenzehen entstehen meist sekundär, etwa bei einem Spreizfuß.

Symptome, Befund und Diagnostik

Die Patienten bekommen Hühneraugen *(Clavi)* und Schwielen auf den Zehen und klagen dann über starke Schmerzen. Das Tragen von Konfektionsschuhen ist nicht mehr möglich.

Die Diagnose ist eine Blickdiagnose. Röntgenaufnahmen der Zehen dienen v.a. zur Beurteilung der (Sub-) Luxationen in den Zehengelenken und sind in der Regel erst zur OP-Vorbereitung nötig.

Behandlungsstrategie

Die konservative Therapie z.B. mittels Spreizfußeinlagen bringt nur im Frühstadium dauerhafte Schmerzlinderung. Hornhautaufweichende Substanzen oder das Abtragen der Clavi sind ohne Druckentlastung sinnlos, da die Ursache nicht behoben wird.

Bei starkem Leidensdruck kann Beschwerdefreiheit nur durch eine Operation erzielt werden. Am häufigsten wird eine *Resektionsarthroplastik* (z.B. nach *Hohmann* oder *Gocht)* durchgeführt. Hierbei wird ein Teil der Zehenknochen entfernt und durch die Verkürzung der Knochenstrecke die Spannung von der Sehne genommen.

Pflege

Nach der Operation werden die Zehen entweder durch einen intraoperativ eingebrachten Spickdraht (Kirschnerdraht ☞ 27.6.4) oder Pflasterzügelverbände in der korrekten Stellung gehalten. Der Spickdraht wird nach zwei Wochen entfernt und danach rasch zur Vollbelastung übergegangen.

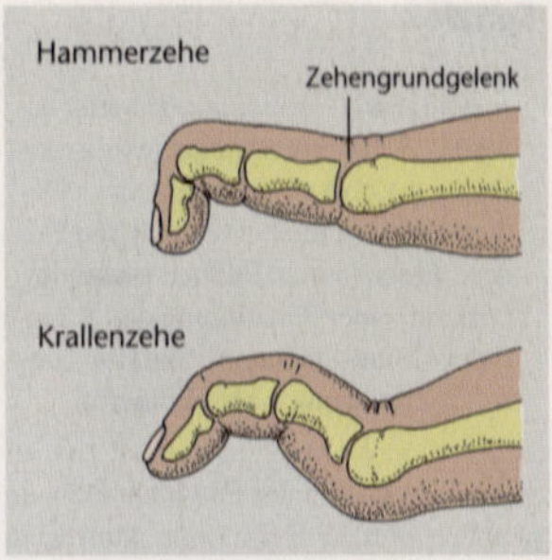

Abb. 26.87: Hammer- und Krallenzehe. [A400-190]

Da es durch Narbenzug zu einer Rotations- oder Achsenfehlstellung der Zehen kommen kann, wird der Patient zum selbständigen Anlegen eines Pflasterzügelverbands angeleitet, der bis zur 6. postoperativen Woche getragen wird.

Prognose

Die meisten Patienten sind nach der Operation schmerzfrei.

26.13.17 Weitere Fußdeformitäten

Spreizfuß

Spreizfuß *(Pes transversoplanus):* Häufigste erworbene Fußdeformität mit Verbreiterung des Vorfußes und Abflachung der Querwölbung.

Die Patienten können über Schmerzen im Vorfußbereich klagen. Druck auf die Metatarsaleköpfchen kann schmerzhaft sein, die Fußsohlenbeschwielung ist dort deutlich vermehrt. Das Zusammenpressen der Zehen in Konfektionsschuhen führt zu schmerzhaften Krallen- und Hammerzehen, Hühneraugen *(Clavi)* sowie am Großzeh zum *Hallux valgus*. Die Diagnose wird radiologisch gesichert.

Behandlungsziel ist die Entlastung der Metatarsaleköpfchen durch eine spezielle *Spreizfußeinlage*. Der Patient soll Schuhe tragen, die im Vorfußbereich den Zehen breiten Raum lassen und nicht zu hohe Absätze haben. In akuten Schmerzphasen können kurzfristige Ruhigstellung und Antiphlogistika notwendig werden.

Bei unter konservativer Therapie nicht beherrschbaren Schmerzen ist die operative Entlastung der Mittelfußköpfchen und/oder die Korrektur der Zehendeformitäten angezeigt.

Spitzfuß

Spitzfuß *(Pes equinus):* Meist erworbene fixierte Plantarflexion des Fußes im oberen Sprunggelenk. Dadurch berührt die Ferse nicht den Boden. Einen durch Fußheberlähmung (z.B. bei einer Schädigung des N. peroneus) entstandenen Spitzfuß bezeichnet man auch als **Hängefuß.**

Beim Gehen kann der Fuß nicht aktiv angehoben werden. Beim kontrakten Spitzfuß wird das Bein „zu lang", und der Patient muss „auf den Zehenspitzen" laufen. Bei einer schlaffen Lähmung (Hängefuß) hängt der Fuß herab, und der Patient hebt das Knie bei jedem Schritt stark an, um das Schleifen des Fußes auf dem Boden zu verhindern (Steppergang).

Die technischen Untersuchungen umfassen elektrophysiologische Untersuchungen (z.B. EMG ☞ 35.4.10) und Röntgen des Fußes zur Beurteilung knöcherner Fehlbildungen. Außerdem kann eine neurologische Untersuchung notwendig sein.

Vielfach ist der Spitzfuß durch konservative Maßnahme beeinflussbar, z.B. aktive und passive Mobilisation, manuelle Redression, Lagerungsschalen, Muskeldehnungstechniken oder krankengymnastische Übungen. Ein Hängefuß wird mit einer Orthese versorgt, die verhindert, dass der Fuß in der Schwungphase des Gehens nach unten abklappt, z.B. mit einer *Peroneus-Orthese* (☞ Abb. 26.34). Bei erfolgloser konservativer Therapie oder einer Restdeformität kann ein Spitzfuß operativ behandelt werden.

Zur Propyhlaxe eines lagerungsbedingten Spitzfußes sind folgende Maßnahmen sehr wichtig (☞ auch 7.5.5):

- Ruhigstellung des oberen Sprunggelenks in Neutralstellung (zur Lagerung möglichst Kissen statt Bettkiste verwenden). Ausnahmen – etwa nach Achillessehnen-OP am operierten Fuß – werden vom Arzt ausdrücklich angeordnet
- Druck der Bettdecke auf die Füße vermeiden
- (Früh-)Mobilisation
- Bei ruhig stellenden Gips- oder Kunststoffverbänden sowie bei Lagerungsschalen oder Orthesen auf gute Polsterung und Druckentlastung des Fibulaköpfchens achten.

Knickfuß

Knickfuß *(Pes valgus):* Erworbene Fußdeformität mit Valgusstellung des Rückfußes; in schweren Fällen mit Abflachung des Fußlängsgewölbes (Knick-Plattfuß) und Vorfußabweichung nach medial (Vorfußadduktion).

Die Patienten haben z.T. brennende Schmerzen in der Knöchelregion und an der Fußsohle. Die Diagnose wird klinisch gestellt und radiologisch gesichert.

Nicht jeder Knickfuß ist behandlungsbedürftig. Bei Beschwerden im Erwachsenenalter werden Einlagen verordnet, die das mediale Fußlängsgewölbe unterstützen. Zusätzlich dient ein *medialer Fersenkeil* der Aufrichtung der Ferse (Schrägeinlage), die auch seitlich einen guten Halt haben muss (z.B. festes Schuhwerk, Einlagen mit hochgezogenem Rand an der Ferse). Selten, v.a. beim neurogenen Knickfuß, ist eine Operation indiziert.

Hohlfuß

Hohlfuß *(Pes cavus):* Deformität mit Verstärkung des Fußlängsgewölbes (Gegenteil vom Plattfuß).

Die Patienten klagen über Schmerzen durch Überlastung des Vorfußes. Bei der Untersuchung findet sich neben der typischen Erhöhung des Längsgewölbes häufig eine Supination des Rückfußes bei gleichzeitiger Vorfußpronation. Die Zehen sind häufig ebenfalls deformiert. Eine Röntgenaufnahme sichert die Diagnose. Abgesehen von leichten Fällen ist oft eine Operation sinnvoll.

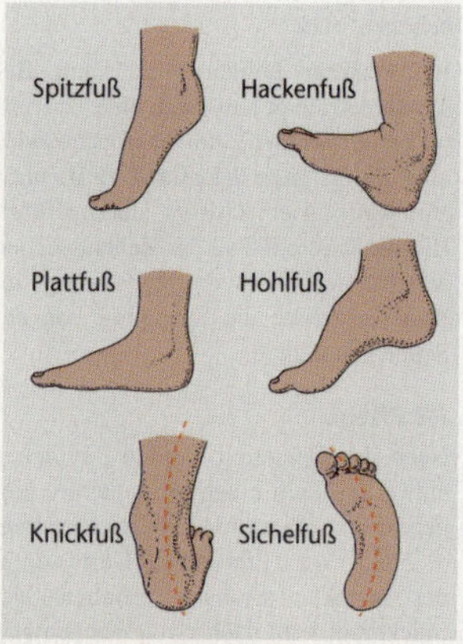

Abb. 26.88: Fußdeformitäten (Klumpfuß ☞ 26.13.14). [A400-190]

Plattfuß

Plattfuß *(Pes planus):* Meist erworbene Abflachung des Fußlängsgewölbes mit medialseitigem Aufliegen der Fußsohle. Der Vorfuß steht in Adduktion, der Rückfuß in Valgusstellung. In leichterer Ausprägung als **Senkfuß** bezeichnet.

Das Fußlängsgewölbe ist abgeflacht. Der Fußinnenrand liegt teilweise dem Boden auf und wölbt sich nach medial. Die Diagnose wird durch eine Röntgenaufnahme gesichert. Krankheitswert hat ein Plattfuß nur bei Beschwerden. Behandlungsziel ist eine Schmerzreduktion durch bessere Druckverteilung und Entlastung der mehr belasteten Fußanteile. Hierzu erforderlich ist eine aktive Fußgymnastik, meist in Kombination mit speziellen Einlagen. Lassen sich die Schmerzen trotz konservativer Therapie nicht lindern, können operative Maßnahmen indiziert sein.

Sichelfuß

Sichelfuß *(Pes adductus):* Sichelförmig in Adduktion stehender, kontrakter Vorfuß mit Abflachung des Längsgewölbes.

Es besteht eine kontrakte, C-förmige Krümmung des Fußes. In schweren Fällen steht der Fuß in *Bajonettstellung.* Die Diagnose wird durch eine Röntgenaufnahme gesichert.

Behandlungsziel ist der frühzeitige Ausgleich der Deformierung, um eine normale Entwicklung des Fußes zu ermöglichen. Die Behandlung erfolgt mittels schonender Redression. Lässt sich das Korrekturergebnis nach der Redressionsbehandlung nicht halten, wird ein Redressionsgips angelegt. Nach Abschluss der Gipsbehandlung werden krankengymnastische Dehnungsübungen der Fußinnenseite durchgeführt. In schweren Fällen werden Nachtlagerungsschalen und fersenumfassende Sichelfußeinlagen mit vorgezogenem Innenrand nach Gipsabdruck angefertigt. Bei verspätetem Behandlungsbeginn kann – selten – eine Operation nötig sein.

Hackenfuß

Hackenfuß *(Pes calcaneus):* Fehlstellung des Fußes in Richtung Fußrücken, dadurch deutliches Vorstehen der Ferse, die nun tiefster Punkt des Beines ist.

Bei der Untersuchung steht der Fuß „nach oben geschlagen", wobei der Fußrücken die Vorderseite des Unterschenkels berühren kann. Die Diagnose wird radiologisch gesichert.

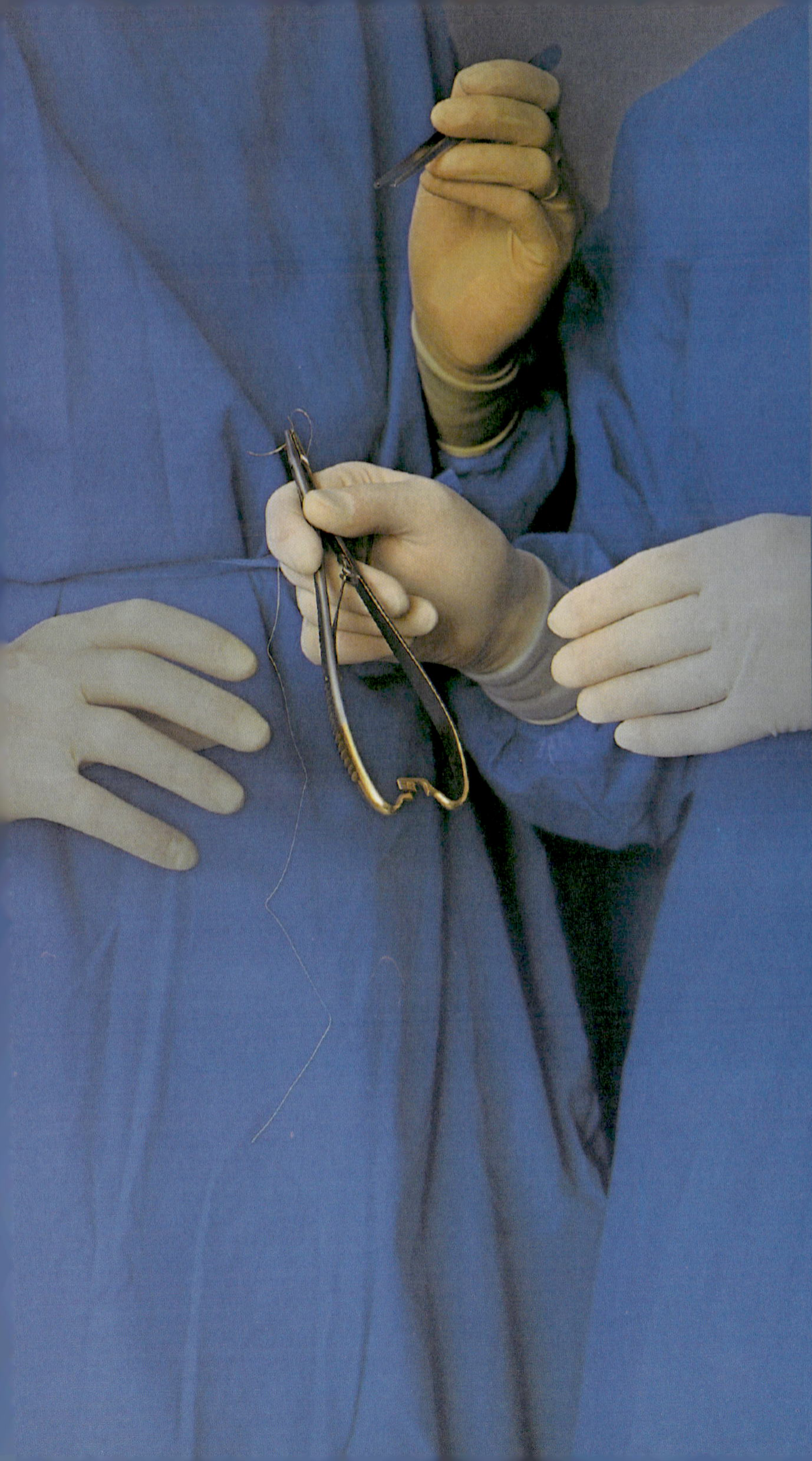

27 Pflege in der Traumatologie

27 Pflege in der Traumatologie

Die medizinischen Fachgebiete

Traumatologie (griech. trauma = Verletzung, Wunde): Lehre von der Entstehung, Verhütung und Behandlung von Verletzungen. Im klinischen Sprachgebrauch oft synonym verwendet mit

Unfallchirurgie: Teilgebiet der *Chirurgie,* das sich mit Diagnostik, konservativer und operativer Behandlung von Verletzungen insbesondere des Bewegungsapparates einschließlich deren Folgeschäden sowie der Rehabilitation des Patienten befasst.

Unfall: Zeitlich begrenzte, schädigende Einwirkung von außen auf den menschlichen Körper (mechanisch, thermisch, chemisch). Häufigste Todesursache im Kindesalter.

Da Verletzungen oft nicht nur den Bewegungsapparat, sondern auch andere Organe/Organsysteme betreffen, ist die Versorgung Unfallverletzter eine interdisziplinäre Aufgabe, an der – je nach Verletzungsmuster des Patienten – verschiedene Fachärzte beteiligt sein können. Beispielsweise werden traumatisch bedingte Hirnblutungen vom *Neurochirurgen* (☞ Kapitel 35) und Verletzungen im Augenbereich vom *Augenarzt* (☞ Kapitel 33) versorgt.

Eng verzahnt ist die Unfallchirurgie außerdem mit der:

- **Plastischen Chirurgie,** einem medizinischen Fachgebiet, das sich u.a. mit der Wiederherstellung von Körperform und Körperfunktion nach Unfällen befasst (*Wiederherstellungschirurgie* oder *rekonstruktive Chirurgie*)
- *Handchirurgie,* die sich mit der konservativen und operativen Therapie von Handerkrankungen, z.B. Fehlbildungen, Verletzungen oder Tumoren der Hand einschließlich der Replantation abgetrennter Finger oder gar der ganzen Hand befasst. Die Handchirurgie ist kein medizinisches Fachgebiet, sondern eine gesonderte Weiterbildung für Chirurgen, Orthopäden oder plastische Chirurgen
- *Orthopädie* (☞ Kapitel 26), die sich ebenfalls mit Störungen des Bewegungsapparates befasst.

Arbeitsunfälle und private Unfälle

✓ Ein **Arbeitsunfall** liegt vor, wenn eine *versicherte Person* (z.B. Arbeitnehmer, Kindergartenkind, Schüler) während einer *versicherten Tätigkeit* (z.B. Arbeit, Weg von oder zur Arbeitsstelle, Schulbesuch) einen *Unfall* mit *Körperschaden* (z.B. Prellung, Knochenbruch) erleidet.

Dagegen spricht man z.B. bei Sportunfällen oder Unfällen zu Hause von **privaten Unfällen.** Diese Unterscheidung hat versicherungsrechtliche Bedeutung: Bei Arbeitsunfällen besteht Versicherungsschutz durch die **Berufsgenossenschaft** *(BG).* Nach einem Arbeitsunfall *muss* der Patient so früh wie möglich einen sog. **Durchgangsarzt** *(D-Arzt)* aufsuchen, d.h. einen von der Berufsgenossenschaft zugelassenen (Fach-)Arzt mit besonderen Erfahrungen in der Traumatologie. Dieser entscheidet, ob eine allgemeine Heilbehandlung durch den Hausarzt oder eine spezielle Heilbehandlung durch ihn oder einen anderen D-Arzt erforderlich ist und erstellt einen **Durchgangsarztbericht** *(D-Bericht).*

27.1 Pflege in der Traumatologie

Unterstützung bei den ATL ☞ *26.2.1*
Pflege bei Gipsbehandlung ☞ *26.2.3*

27.1.1 Pflege von Patienten mit Fixateur externe

Ein **Fixateur externe** *(äußerer Spanner, äußerer Festhalter)* wird zur *äußeren* Stabilisierung v.a. bei Frakturen mit kritischen Weichteilverletzungen, bei instabilen Beckenbrüchen (☞ 27.8.7) und distalen Radiusfrakturen (☞ 27.8.5) angewandt.

Prophylaxen

Ein Fixateur externe an den unteren Extremitäten oder am Becken schränkt die Mobilität des Patienten erheblich ein und erhöht dadurch die Thrombose-, Dekubitus-, Pneumonie- und Obstipationsgefahr. Die Pflegenden führen daher alle entsprechenden Prophylaxen sorgfältig durch (☞ 7.1.2).

Lagerung

Bei der Lagerung des Patienten achten die Pflegenden insbesondere auf:

- Lagerung der verletzten Extremität in einer hohen Schaumstoffschiene, um Schwellungen zu vermeiden (Schiene ausreichend polstern)
- Lagerung des Fußgelenks in ca. 90°-Stellung (Spitzfußprophylaxe an der gesunden Extremität ☞ 7.5.5) und freie Lagerung der Ferse (z.B. durch Polster im Bereich der Achillessehne)
- Zusätzliche Polsterung von Stellen mit oberflächlich gelegenen Nervenbahnen (z.B. Wadenbeinköpfchen) wegen der Gefahr der Nervenschädigung.

Verbandswechsel

Bei einem Patienten mit Fixateur externe wird der Verband täglich unter aseptischen Bedingungen gewechselt, um einer Infektion vorzubeugen (Pin-Track-Infektion ☞ 27.6.4).

Materialien

Benötigt werden:

- Händedesinfektionsmittel, zwei Paar unsterile Schutzhandschuhe
- Kugeltupfer („Pflaumen"), Ringer-Lösung, sterile Pinzette, ggf. eine sterile Nierenschale
- Hautdesinfektionsmittel, z.B. Octenisept® (brennt nicht, da ohne Alkohol)

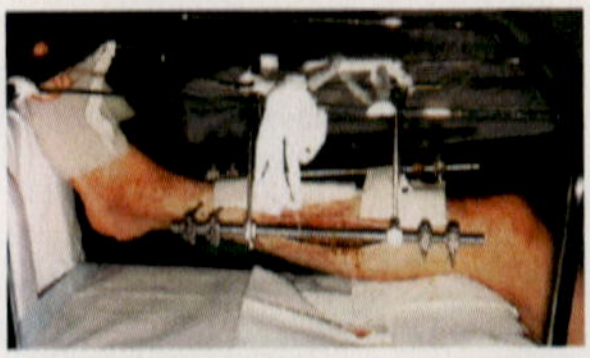

Abb. 27.1: Fixateur externe bei einer offenen Unterschenkelfraktur. [T195]

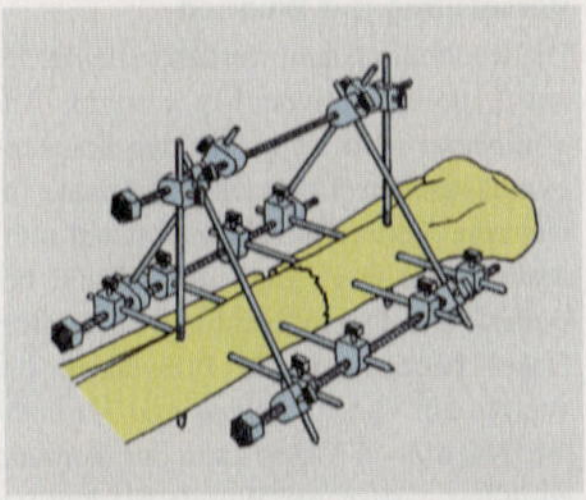

Abb. 27.2: Diese Zeichnung veranschaulicht die Infektionsgefahr bei einem Fixateur externe: Durch die Nägel besteht eine Verbindung zwischen Außenwelt und Knochen, über die Bakterien einwandern können. [A400-190]

- Schutzunterlage
- Abwurf
- Materialien zur Wundbehandlung nach Arztanordnung, z.B. Epigard®
- Sterile Kompressen in unterschiedlichen Größen, Schlitzkompressen
- Mullbinde und bei großem Abstand der Durchtrittsstellen elastische Binde
- Ggf. Abstrichröhrchen

Durchführung des Verbandswechsels

Der Verband bei Fixateur externe wird wie folgt gewechselt:

- Patienten informieren und bequem lagern
- Hände desinfizieren
- Schutzhandschuhe anziehen, Schutzunterlage unterlegen und alten Verband entfernen (angetrocknete Kompressen mit Ringer-Lösung anweichen). Alten Verband auf Blut, Eiter oder seröse Flüssigkeiten beobachten
- Handschuhe ausziehen
- Kugeltupfer in der wasserdichten Originalverpackung oder in der sterilen Nierenschale mit Ringer-Lösung tränken
- Neue Handschuhe anziehen
- Schrauben und Drähte mit den getränkten Tupfern mechanisch reinigen
- Draht- oder Schraubendurchtrittsstellen auf Überwärmung, Rötung und Schwellung als Zeichen einer Entzündung begutachten. Bei entzündlichen Veränderungen Wundabstrich abnehmen (Arztanordnung)
- Mit der sterilen Pinzette getränkte Kugeltupfer fassen und damit die Durchtrittsstellen der Drähte von Krusten befreien
- Durchtrittstellen mit einem geeigneten Hautdesinfektionsmittel desinfizieren
- Bestehende Weichteilverletzungen versorgen, z.B. mit Epigard® (ärztliche Aufgabe, die an die Pflegenden delegiert werden kann)
- Durchtrittsstellen mit (Schlitz-)Kompressen und Mullbinde verbinden
- Ggf. Extremität mit elastischer Binde wickeln
- Anschließend Durchblutung, Motorik und Sensibilität distal des Verbandes prüfen und Patienten nach Schmerzen fragen. Bei auffälligem Befund Ursache suchen und möglichst beseitigen (z.B. zu straffen Verband lockern)
- Patienten bequem lagern
- Gebrauchte Materialien entsorgen
- Hände desinfizieren
- Maßnahme und dabei gemachte Beobachtungen dokumentieren.

Krankenbeobachtung und Dokumentation

- **D**urchblutung, **M**otorik und **S**ensibilität der betroffenen Extremität („DMS")
- Schmerzen
- Entzündungen an den Drahtdurchtrittsstellen (Pin-Track-Infektion)
- Korrekte Lagerung
- Allgemeinzustand des Patienten, Dekubitus, Ödeme, Obstipation.

27.1.2 Pflege von Patienten mit Osteosynthese

Als **Osteosynthese** wird die operative Frakturstabilisierung bezeichnet (Verfahren ☞ 27.6.4 und Abb. 27.38).

Präoperative Pflege

Allgemeine präoperative Pflege ☞ *11.1*

Bei Osteosynthesen wird aus Gründen der Asepsis auf eine Rasur *am Vortag der Operation* verzichtet. Die Pflegenden im OP rasieren das OP-Feld unmittelbar vor Beginn des Eingriffs. In der Regel genügt es, das Gebiet etwa handbreit um die geplante Inzision (Hautschnitt) herum zu rasieren. Gelegentlich muss auch die gesamte Extremität rasiert werden.

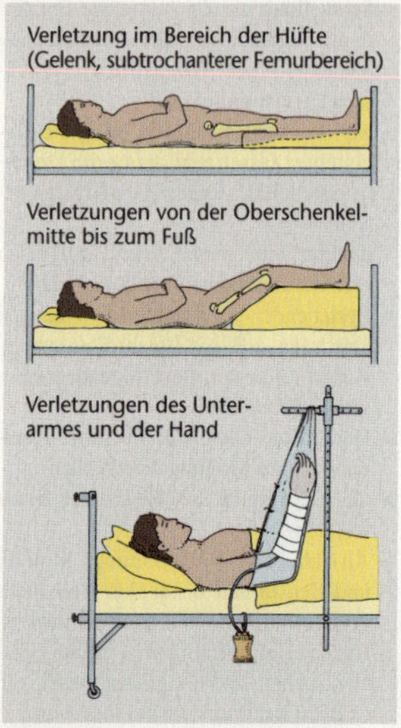

Abb. 27.3: Die drei Standard-Lagerungen von verletzten Patienten. [A400-190]

Postoperative Pflege

Allgemeine postoperative Pflege ☞ 11.4

Lagerung

Die operierte Extremität wird hochgelagert und gekühlt, solange sie geschwollen ist. Untere Extremitäten werden in der Regel mittels Schaumstoffschienen, obere Extremitäten mittels Infusionsständer oder Lochstabgerät (☞ Abb. 27.3) und Binde, Dreieckstuch oder Stecklaken hochgelagert. In vielen Häusern gibt es Pflegestandards, in denen Lagerungen und Lagerungshilfsmittel in Abhängigkeit von der durchgeführten Operation beschrieben sind. Dann lagern die Pflegenden den Patienten entsprechend des Pflegestandards, es sei denn der Arzt ordnet eine andere Lagerung an (z.B. wenn mehrere Frakturen oder Verletzungen gleichzeitig bestehen).

Mobilisation

Die Mobilisation hängt ab von der Stabilität der Osteosynthese (☞ 27.6.4) und wird vom Operateur individuell angeordnet.

Versorgung der Wunden

Die Redondrainagen werden in der Regel am 2. postoperativen Tag entfernt. Anschließend wird sofort mit den krankengymnastischen Übungen begonnen. Im weiteren Verlauf wird der Verband mindestens alle zwei Tage gewechselt, bei Bedarf, z.B. Durchfeuchtung, auch öfter. Dabei beobachten die Pflegenden die Wunde auf Entzündungen und Hämatome. Nach 2 – 5 Tagen kann der Verband entfallen, sofern die Wunde trocken ist. Die Hautfäden werden je nach Lokalisation der Wunde zwischen dem 10. und 14. postoperativen Tag entfernt.

Krankenbeobachtung

Postoperativ kontrollieren die Pflegenden Durchblutung, Motorik und Sensibilität (Details ☞ 26.2.3) der operierten Extremität und achten auf Schwellungen, Menge und Beschaffenheit des Wundsekrets sowie Schmerzäußerungen des Patienten.

27.1.3 Pflege von Patienten mit Extension

Die **Extensionsbehandlung** *(Streckbehandlung)* dient der konservativen Frakturbehandlung instabiler Frakturen, bei denen das Risiko einer Fragmentverschiebung durch den Muskelzug besteht und die sich nicht durch einen Gips fixieren lassen. Am häufigsten wird die Extensionsbehandlung zur Zeitüberbrückung bis zur Operation eingesetzt, vor allem bei Frakturen der unteren Extremitäten, des Beckens und der Halswirbelsäule.

Für die Extension wird ein spezieller Nagel oder ein Kirschnerdraht in Lokalanästhesie durch einen Knochen gebohrt oder geschlagen und ein Extensionsbügel (☞ Abb. 27.32) angebracht, an den das Extensionsgewicht (ca. 10 – 15 % des Körpergewichts) über einen Seilzug angehängt wird. Durch den Dauerzug wird die Fraktur langsam reponiert und in anatomischer Lage ruhig gestellt (Details ☞ 27.6.3). An welcher Stelle der Nagel oder Kirschnerdraht in den Knochen eingebracht wird, hängt von der Lokalisation der Fraktur ab (☞ Abb. 27.4).

Lagerung

Da die verletzte Extremität meist geschwollen und dadurch außerordentlich druckempfindlich ist, kommt der Hochlagerung der Extremität und der Dekubitusprophylaxe mit Weichlagerung der dekubitusgefährdeten Areale große Bedeutung zu.

Für die Lagerung des Beines bei suprakondylärer Femurextension oder Tibiakopfextension gilt:

- Bei ungepolsterten Schienen dicklagige Polsterung
- Schienenhöhe 40 – 60 cm über Bettniveau
- Lagerung des Beines in leichter Abduktion und Außenrotation (korrekter Lagerungswinkel ☞ Abb. 27.7)
- Lagerung des Kniegelenks in 30 – 45° Beugung (☞ Abb. 27.5)
- Lagerung des Fußgelenks in ca. 90°-Stellung
- Freie Lagerung der Ferse (z.B. durch Polster im Bereich der Achillessehne)
- An der Extremität in Extension Stülpen eines Schlauchverbands über den Fuß

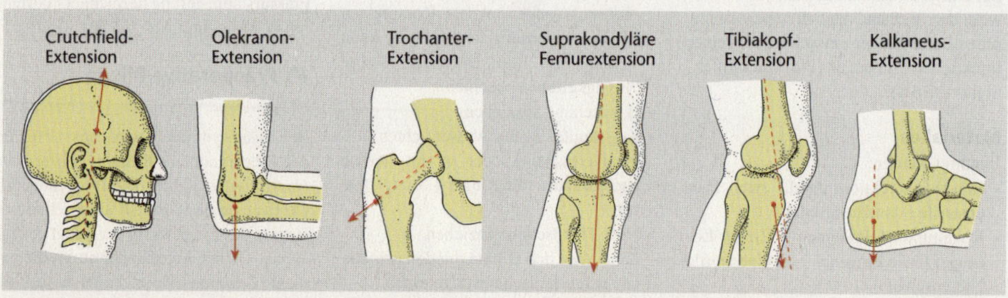

Abb. 27.4: Extensionen. An welcher Stelle der Nagel oder Kirschnerdraht in den Knochen eingebracht wird, hängt von der Lokalisation der Fraktur ab. Der rote Punkt gibt an, wo der Nagel bzw. der Kirschnerdraht eingebracht wird, der Pfeil zeigt die Zugrichtung. [A400-190]

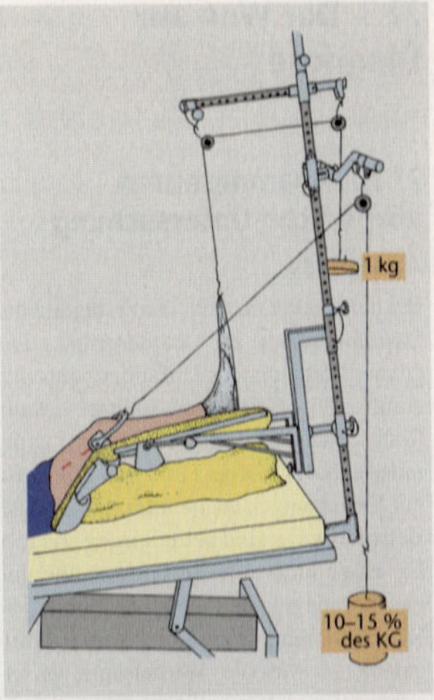

Abb. 27.5: Suprakondyläre Femurextension. Durch die leichte Erhöhung des Fußendes wirkt das Körpergewicht des Patienten als „Gegenzug" zur Extension, so dass der Patient nicht so stark in Richtung Fußende gezogen wird. [A300-157]

und Anhängen eines Gewichts von 0,5 – 1 kg zur Spitzfußprophylaxe (☞ Abb. 27.5. Spitzfußprophylaxe an der gesunden Extremität ☞ 7.5.5)
- Weichlagerung von Körperarealen mit oberflächlich gelegenen Nervenbahnen (z.B. Wadenbeinköpfchen) wegen der Gefahr der Nervenschädigung.

Da der Patient während der Extensionsbehandlung meist auf dem Rücken liegen muss, achten die Pflegenden auf regelmäßige Dekubitusprophylaxe.

Versorgung der Einstichstellen

Die Ein- und Austrittsstellen des Kirschnerdrahtes oder Nagels werden wie beim Fixateur externe (☞ 27.1.1) versorgt.

Krankenbeobachtung

Die Pflegenden kontrollieren die Lagerung der verletzten Extremität und die Extensionsvorrichtung mehrmals täglich, insbesondere nach jeder ärztlichen und pflegerischen Maßnahme, die einen Lagewechsel des Patienten mit sich bringt. Die Extensionsgewichte müssen frei hängen, das Zugseil muss frei beweglich sein und darf nicht durch die Bettdecke oder z.B. einen abgelegten Bademantel behindert werden. Ebenso darf der Extensionsbügel wegen der Gefahr von Druckstellen nicht der Extremität aufliegen, sondern muss frei beweglich sein und schweben.

Bei jedem Betten und beim Waschen des Patienten bzw. beim Assistieren beobachten die Pflegenden dekubitusgefährdete Areale auf Zeichen eines Dekubitus und intensivieren ggf. die Maßnahmen zur Dekubitusprophylaxe.

Krankenbeobachtung und Dokumentation ☞ 27.1.1

27.2 Leitsymptome und -befunde in der Traumatologie

27.2.1 Schmerzen

Schmerzen ☞ Kapitel 16

Bei den **Schmerzen** traumatologischer Patienten handelt es sich meist um *akute* Schmerzen, die als Warnsignal des Körpers zu verstehen sind und immer der diagnostischen Abklärung bedürfen. Mögliche Ursachen sind z.B. Wunden, Minderdurchblutung (☞ 19.10.1) oder Kompression von Nerven, etwa durch Ödeme oder Hämatome.

Die Schmerzanamnese beim Unfallverletzten folgt den in 16.3.1 dargestellten Richtlinien. Die Schmerztherapie wird vom Arzt individuell angeordnet. Sie hängt nicht nur von der Intensität, sondern auch von der (mutmaßlichen) Ursache der Schmerzen ab.

> Jeder noch so geringe Schmerz bei Druck, Bewegung oder beim Atmen kann auf eine ernst zu nehmende Verletzung hinweisen.

27.2.2 Schwellungen

Am häufigsten treten verletzungsbedingte **Schwellungen** an den Extremitäten auf. Sie können Zeichen einer harmlosen Prellung, aber auch einer Fraktur sein (☞ 27.6.2). Schwellungen im Bereich eines Gelenks verdienen besondere Beachtung, da sie auf eine Verletzung gelenknaher Strukturen oder des Gelenks selbst hindeuten können.

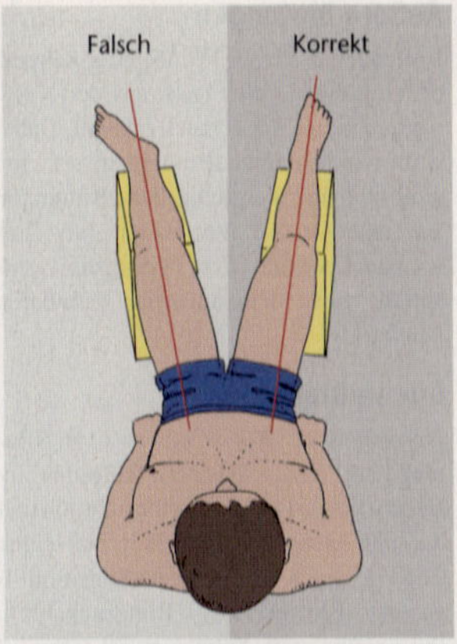

Abb. 27.7: Lagerung bei suprakondylärer Extension. Zur Überprüfung der korrekten Einstellung der Rotation dient eine gedachte Linie von der Spina iliaca anterior superior (vorderer Darmbeinstachel) durch die Mitte der Patella bis zum Zehenzwischenraum zwischen 1. und 2. Zeh. [A400-190]

Pflegerische Erstmaßnahmen

Ruhigstellung, Hochlagerung und Kühlung (☞ 10.9.5) wirken bei Schwellungen im Bereich der Extremitäten abschwellend und lindern die oft gleichzeitig vorhandenen Schmerzen.

27.2.3 Blutungen

Blutungen treten auf, wenn bei einer Verletzung Arterien und/oder Venen einge- oder zerrissen werden (☞ 19.10).

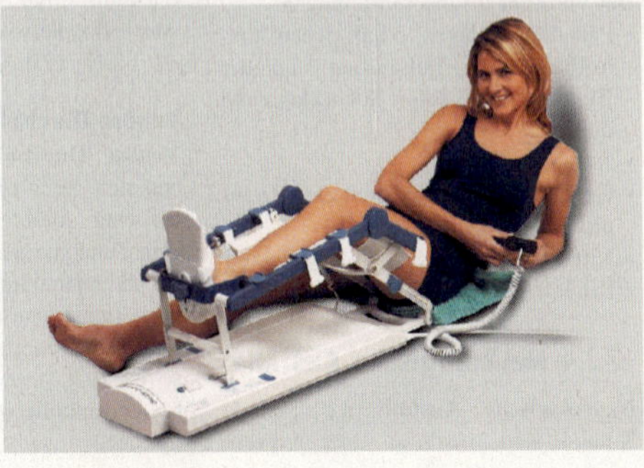

Abb. 27.6: Motor- oder Bewegungsschiene zum passiven Durchbewegen des Kniegelenks. Am Gerät werden das Bewegungsausmaß und die Dauer der Bewegungsübungen eingestellt. Mit dem Handschalter kann die Patientin die Bewegung stoppen bzw. wieder in Gang setzen. [U108]

Äußere Blutungen

Blutungen aus einer Wunde oder Körperöffnung nach *außen* (z.B. aus der Nase) werden in der Regel rasch erkannt. Dabei weisen pulsierende Blutungen auf eine arterielle, eher kontinuierliche Blutungen auf eine venöse Verletzung hin. Der Kreislaufzustand des Verletzten entspricht meist dem äußerlich sichtbaren Blutverlust.

Innere Blutungen

Blutungen ins *Körperinnere* (z.B. Blutung bei Milz- oder Gefäßruptur im Bauchraum) sind nicht offensichtlich und dadurch besonders gefährlich. Sie zeigen sich v.a. durch Kreislaufreaktionen infolge des Blutverlustes (Blutdruckabfall, Pulsanstieg, evtl. Schock ☞ 38.5.1), Zunahme des Bauchumfanges (bei Verletzungen im Bauchbereich), Atemstörungen (bei Verletzungen im Thoraxbereich) und Schmerzen. Der Kreislaufzustand des Verletzten ist oft sehr schlecht, obwohl äußerlich keine Blutung zu sehen ist. Liegen bei einem Patienten gleichzeitig äußere *und* innere Blutungen vor, ist sein Kreislaufzustand schlechter, als man aufgrund der äußerlich sichtbaren Blutung erwarten würde.

Pflegerische Erstmaßnahmen

Bei äußeren Blutungen:

- Sterile Handschuhe anziehen und Wunde mit sterilen Kompressen abdecken, bei starken Blutungen Druckverband anlegen (☞ auch 19.10.1)
- Patienten hinlegen, da viele Patienten bereits bei kleineren Blutverlusten Kreislaufreaktionen zeigen. Bei Pulsanstieg und/oder Blutdruckabfall Schocklagerung durchführen (☞ 38.5.1)
- Verletzte Extremität hochlagern, falls kein Frakturverdacht besteht
- Engmaschig Vitalzeichen kontrollieren
- Arzt informieren.

Bei Verdacht auf innere Blutungen:

- Patienten hinlegen, Vitalzeichen kontrollieren. Bei Pulsanstieg und/oder Blutdruckabfall sofort Schocklagerung durchführen
- Arzt informieren
- Ggf. Diagnostik vorbereiten (Arztanordnung)
- Vitalzeichen engmaschig kontrollieren
- Patienten nicht alleine lassen.

27.2.4 Neurologische Ausfälle

Neurologische Ausfälle nach einem Trauma sind Ausdruck einer Nervenschädigung z.B. durch Nervendurchtrennung oder -kompression. Die neurologischen Ausfälle hängen ab von der Art des Nerven (☞ 35.10); im Vordergrund stehen *Sensibilitätsstörungen* (z.B. Taubheitsgefühl). Bereits zuvor bestehende Schädigungen, etwa eine diabetische Polyneuropathie (☞ 23.6.5), müssen ausgeschlossen werden. Auch *motorische Ausfälle* (☞ 35.3.3) sind möglich. Sie werden aber häufig nicht sofort vom Patienten bemerkt, da er die verletzte Körperregion schmerzbedingt nicht zu bewegen wagt.

Pflegerische Erstmaßnahmen

Die Pflegenden sorgen für eine Ruhigstellung der betroffenen Extremität bis zur diagnostischen Abklärung durch den Arzt. Außerdem beobachten und dokumentieren sie Art, Ausprägung, Lokalisation und zeitlichen Verlauf der neurologischen Ausfälle.

27.2.5 (Periphere) Durchblutungsstörungen

Pflege bei Gefäßerkrankungen ☞ 19.2

Durchblutungsstörungen können durch Gefäßverletzung oder Kompression eines Gefäßes von außen (z.B. durch ein Hämatom oder fehlstehende Knochenfragmente) hervorgerufen werden.

Arterielle Durchblutungsstörungen

Arterielle Durchblutungsstörungen zeigen sich v.a. durch Pulslosigkeit distal der Verletzungsstelle, Blässe und Kälterwerden der Haut sowie Schmerzen. Sie müssen wegen der maximalen Ischämiezeit von ca. sechs Stunden für Extremitäten raschestmöglich diagnostiziert und operativ versorgt werden (Ischämiezeit = Dauer der Minderdurchblutung, die das Gewebe ohne bleibende Schäden überstehen kann). Daher werden bei jeder Extremitätenverletzung die arteriellen Pulse distal der Verletzung palpatorisch oder dopplersonographisch überprüft (☞ 7.2.13, 19.4.3).

Venöse Durchblutungsstörungen

Venöse Durchblutungsstörungen geben sich durch eine blau-rote Hautfarbe bei eher erhöhter Hauttemperatur und eine Zunahme des Extremitätenumfangs zu erkennen. Sie können anfangs aber auch symptomarm sein und sich einige Tage später durch eine venöse Thrombose (☞ 19.8.3), evtl. mit nachfolgender Lungenembolie (☞ 20.10.1), bemerkbar machen.

27.3 Der Weg zur Diagnose

Diagnostik bei Polytrauma ☞ 11.1.4

27.3.1 Anamnese und körperliche Untersuchung

Anamnese

Bei der *Anamnese* steht die Erfragung des *Unfallhergangs* im Vordergrund. Die genaue Kenntnis des Unfallhergangs und damit der Gewalteinwirkung erlaubt Rückschlüsse auf die Kraftübertragung innerhalb des Körpers und gibt Hinweise auf Verletzungen auch entfernter Organe. Beispielsweise sind beim Sprung aus großer Höhe nicht nur die Fersenbeine und die Sprunggelenke, sondern durch die Kraftfortleitung auch Kniegelenke, Hüftgelenke sowie die Wirbelsäule verletzungsgefährdet und müssen entsprechend untersucht werden.

Außerdem fragt der Arzt nach möglichen *Ursachen* des Unfalls. Beispielsweise kann ein Verkehrsunfall nicht nur durch äußere Ursachen bedingt sein (etwa ein über die Fahrbahn laufendes Tier), sondern auch durch sog. **innere Unfallursachen**, etwa eine plötzliche Bewusstlosigkeit des Autofahrers infolge Synkope bei Herzrhythmusstörungen. In diesem Zusammenhang sind die Fragen nach Vorerkrankungen, Medikamenteneinnahme, Alkohol- oder Drogeneinfluss wichtig.

Bei bewusstseinsgetrübten oder bewusstlosen Patienten wird eine Klärung der Fragen durch Fremdanamnese (z.B. Arbeitskollegen) versucht.

Körperliche Untersuchung

Funktionsprüfungen in der Traumatologie und Orthopädie ☞ 26.4.1

Durch die *Inspektion* können offene Wunden, Prellmarken, Blutergüsse sowie Fehlstellungen von Gelenken und Extremitäten diagnostiziert werden. Außerdem ermöglicht sie anhand der Glasgow-Koma-Skala (☞ Tab. 35.31) eine grobe Einschätzung der Bewusstseinslage des Patienten.

Es folgen die *Palpation* (Druck-, Kompressions- oder Klopfschmerz?) und die *Funktionsprüfung* (abnorme Beweglichkeit oder Bewegungseinschränkung? Kraftminderung?).

Außer bei kleinen, lokalisierten Verletzungen ansonsten Gesunder (z.B. Schnittverletzung am Finger) nimmt der Arzt auch eine grob orientierende Allgemeinuntersuchung vor, bei der sich der Patient unter Umständen ganz entkleiden muss, damit der Arzt nichts übersieht.

27.3.2 Bildgebende Diagnostik

(Konventionelle) Röntgenaufnahmen

Häufigste Indikation **(konventioneller) Röntgenaufnahmen** in der Traumatologie ist der Verdacht auf eine *Fraktur* (Knochenbruch) oder eine *Gelenkluxation* (Gelenkverrenkung). Dabei wird der verletzte Körperabschnitt in der Regel in mindestens zwei Ebenen geröntgt, bei Röhrenknochen werden die angrenzenden Gelenke mit in die Röntgenaufnahme einbezogen (☞ 27.6.2). Bei Verdacht auf eine Verletzung der gelenkstabilisierenden Bandstrukturen werden zusätzlich **gehaltene** oder **gespannte Aufnahmen** (☞ Abb. 27.70) angefertigt.

Mittels konventioneller Röntgenaufnahme sind auch viele Fremdkörper darstellbar, v.a. Metall, aber auch Steine oder – als Verschattung – Glassplitter. Die operative Entfernung solcher Fremdkörper kann schwierig sein, da sie im Körper des Betroffenen evtl. nur schwer wieder zu finden sind (zumal sie auch wandern können). Dann wird die Körperregion, in der der Fremdkörper vermutlich sitzt, intraoperativ durchleuchtet.

Bei V.a. eine traumatisch bedingte Magen- oder Darmperforation erfolgt eine Röntgenaufnahme des Abdomens im Stehen, die aus dem Magen-Darm-Trakt ausgetretene freie Luft unter dem Zwerchfell nachweist (☞ Abb. 21.57).

Die Röntgenaufnahme des Thorax kann eine Verschattung als Zeichen eines Hämatothorax (☞ 20.11.2) zeigen. Bei Verdacht auf einen Pneumothorax erfolgt die Thoraxaufnahme in Exspiration (☞ Abb. 20.57).

Sonographie

Höchsten Stellenwert hat die **Sonographie** beim stumpfen Bauchtrauma zum Ausschluss innerer Verletzungen. Der sonographische Nachweis freier Flüssigkeit im Abdomen nach einem Unfall ist beweisend für eine intraabdominale Blutung, z.B. durch Leber- oder Milzverletzung (☞ 22.4.9, 22.7.4), *oder* eine Dünndarmperforation (flüssiger Darminhalt im Abdomen).

Auch Weichteilhämatome können sonographisch nachgewiesen und der weitere Krankheitsverlauf kontrolliert werden. Die spezielle Sonographie des Bewegungsapparates (Gelenke, Sehnen, Bandstrukturen) erfordert einen hierin besonders erfahrenen Untersucher.

27.3.3 Gelenkpunktion

Gelenkpunktion: Punktion eines Gelenks zu diagnostischen und/oder therapeutischen Zwecken. Am häufigsten durchgeführt am Knie- und Schultergelenk, selten auch am Ellenbogen-, Sprung- oder Hüftgelenk. Strenge Indikationsstellung wegen erheblicher Infektionsgefahr mit eventuellen schweren Folgeschäden am Gelenk.

Normalerweise befindet sich im Gelenk nur eine geringe Menge an Synovialflüssigkeit. Nimmt sie zu und entwickelt sich ein Gelenkerguss ohne klinisch oder sonographisch feststellbare Ursache, wird eine **diagnostische Gelenkpunktion** mit anschließender serologischer, mikrobiologischer und histologischer Untersuchung des gewonnenen Materials durchgeführt (bei V.a. auf Gicht ☞ 23.9 wird z.B. auch die Harnsäure bestimmt).

Bei der röntgenologischen Darstellung des Gelenkinnenraums **(Arthrographie)** ist ebenfalls eine Gelenkpunktion notwendig. Sie dient dem Einbringen von Kontrastmittel und Luft in den Gelenkinnenraum. Die Arthrographie ist heute weitgehend von Kernspin- und Computertomographie abgelöst worden.

Bei der **therapeutischen Gelenkpunktion** wird ein bestehender Erguss abpunktiert, um die Gelenkkapsel kurzzeitig zu entlasten (Flüssigkeit läuft meist schnell wieder nach), die Durchblutung zu verbessern, die Schmerzen des Patienten zu lindern und evtl. Arzneimittel in das Gelenk einzubringen.

! Vorsicht

Bei Infektionen, Hauterkrankungen oder Wunden im Punktionsbereich darf wegen der hohen Infektionsgefahr keine Gelenkpunktion durchgeführt werden.

Vorbereitung

Vor der Punktion klärt der Arzt den Patienten über die Risiken der Punktion auf, insbesondere die Gefahr einer Gelenkinfektion. Gerade weil die Infektionsgefahr so hoch ist, wird die Punktion nicht im Patientenzimmer, sondern unter sterilen Bedingungen z.B. in der Ambulanz durchgeführt.

Vorbereitungen durch die Pflegenden

- Die Pflegenden richten die benötigten Materialien: Steriles Punktionsset mit Spritze, Kanüle, ggf. Skalpell, Tupfer und Kompressen. Mundschutz, sterile Handschuhe, sterile wasserdichte Unterlage, sterile Abdecktücher, alles für die Lokalanästhesie (☞ Wundversorgung im Krankenhaus 27.4.4), Verbandmaterial, Hände- und Hautdesinfektionsmittel, beschriftete Untersuchungsröhrchen nach Arztanordnung, Abwurf, ggf. Schienen oder Polsterungen
- Kurz vor der Punktion bitten sie den Patienten, noch einmal die Toilette aufzusuchen, anschließend helfen sie ihm bei Bedarf beim Entkleiden
- Danach wird der Patient nach Arztanordnung gelagert, z.B. bei Punktion des Kniegelenks in Rückenlage mit ca. 10- bis 30°-Beugung des Knies durch Unterpolsterung
- Eine Rasur des Punktionsbereichs wird nicht mehr empfohlen, um die dabei entstehenden Mikroläsionen (kleinste, mit bloßem Auge nicht sichtbare Verletzungen) zu vermeiden, die eine Infektion begünstigen können. (Lange) Haare werden mit einer Schere gekürzt.

Durchführung

Die Durchführung der Gelenkpunktion ist eine ärztliche Aufgabe, bei der ihm die Pflegenden assistieren. Durch ruhiges, patientenzugewandtes Arbeiten vermeiden sie Angst und Unruhe und geben dem Patienten Sicherheit. Der Arzt trägt zur Punktion Kopfhaube, Mundschutz und sterile Handschuhe. Nach großflächiger Hautdesinfektion, Abdecken der umliegenden Hautareale mit einem Lochtuch, ggf. Lokalanästhesie und nochmaliger

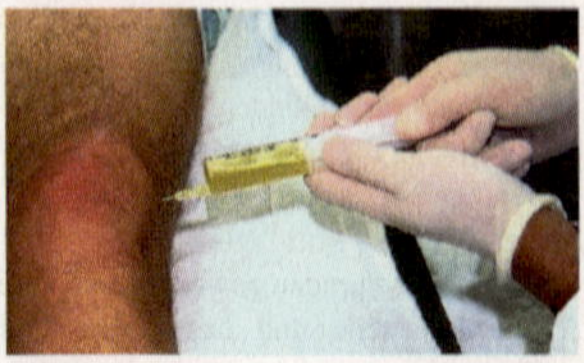

Abb. 27.8: Punktion eines entzündlich geschwollenen und geröteten Kniegelenks. Das Punktat ist trübe und weist auf eine wahrscheinlich bakterielle Ursache der Entzündung hin. [M114]

Hautdesinfektion sticht der Arzt die Kanüle ein und schiebt sie bis ins Gelenk vor. Dann aspiriert er die vorhandene Flüssigkeit (beim Kniegelenk maximal etwa 150 ml) und spritzt einen Teil davon in ein steriles Untersuchungsröhrchen. Anschließend wird die Punktionskanüle entfernt, die Punktionsstelle kurz komprimiert und ein steriler Verband angelegt. Auch das Anlegen eines Druckverbandes nach der Punktion ist üblich (z.B. am Knie mit einem Filzkreuz).

Beobachtung des Punktats

Farbe, Menge und abnorme Beimengungen des Punktats lassen erste Rückschlüsse auf die zugrunde liegende Erkrankung zu:

- Bei entzündlich-rheumatischen Erkrankungen (☞ 25.5) ist das Punktat klar bis (milchig) trüb
- Bakteriell verursachte Gelenkergüsse (☞ 26.6.4) sind (flockig) trüb oder eitrig.
  Makroskopisch ist das Punktat bei einer entzündlich-rheumatischen Erkrankung nicht immer vom Punktat einer bakteriell verursachten Erkrankung zu unterscheiden (und umgekehrt)
- Blutiges Punktat nach einem Trauma weist auf eine Verletzung im Gelenkinnenraum hin, Fettaugen auf eine Fraktur gelenkbildender Knochenteile (Fett tritt aus dem Knochenmark aus).

Die weitere Untersuchung des Punktats erfolgt im Labor. Beispielsweise lassen sich bei einer Gicht (☞ 23.9) oft nadelförmige Kristalle, bei der rheumatoiden Arthritis (☞ 25.5.1) Rheumafaktoren nachweisen. Bei einer bakteriellen Arthritis (☞ 26.6.4) wird die Leukozytenzahl bestimmt, häufig kann der Erreger aus dem Punktat angezüchtet werden.

Nachsorge

- Nach der Punktion wird die betroffene Extremität nach Anordnung gelagert. Der Arzt legt die Dauer der Ruhigstellung, z.B. mittels Schiene, fest
- Das Probenmaterial wird unverzüglich in die entsprechenden Labors weitergeleitet und (insbesondere nach Lokalanästhesie) der Allgemeinzustand des Patienten überwacht
- Der Verband wird täglich unter aseptischen Bedingungen gewechselt und die Punktionsstelle und das Gelenk auf Entzündungszeichen beobachtet (Rötung, Schwellung, Überwärmung, Schmerz)
- Der Patient wird über die Warnzeichen einer Entzündung informiert, bei denen er sich sofort melden soll. Hierzu gehören Schmerzen und eine (zunehmende) Beweglichkeitseinschränkung des Gelenks.

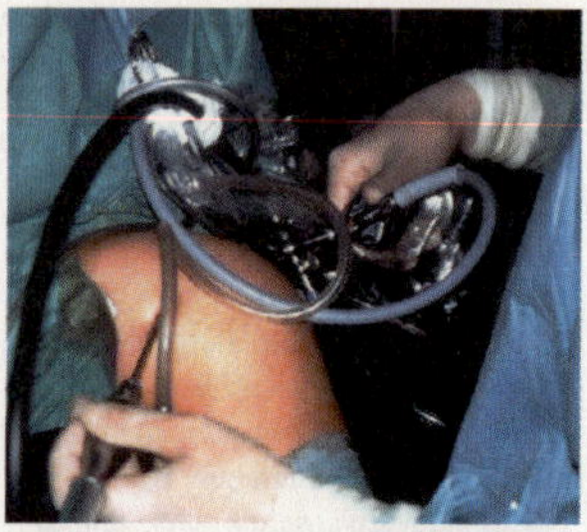

Abb. 27.9: Arthroskopie des Kniegelenks mit Einführung eines Spezialinstruments zur Synovektomie (Entfernung der Synovialis). [M114]

27.3.4 Arthroskopie

Allgemeine Richtlinien bei Endoskopien ☞ 9.7

Arthroskopie: Gelenkspiegelung. Endoskopische Untersuchung und ggf. Operation des Gelenkinnenraumes.

Nicht selten bleibt nach klinischer Untersuchung, Anfertigung von Röntgenaufnahmen, Gelenksonographie und ggf. Gelenkpunktion unklar, ob und inwieweit ein Gelenk geschädigt ist. Dann hilft eine **diagnostische Arthroskopie** weiter. Vielfach kann in gleicher Sitzung der Gelenkschaden endoskopisch behoben werden **(arthroskopische Operation).**

Durchführung

Die Arthroskopie wird in Allgemein-, Regional- oder Lokalanästhesie unter sterilen Bedingungen im Operationssaal durchgeführt. Nach einer Stichinzision wird eine Führungshülse mit Trokar eingebracht, der Trokar entfernt, das eigentliche Arthroskop eingeführt und das Gelenk mit Ringerlösung, selten auch mit Gas (CO_2) gefüllt. Nun kann der Arzt das Gelenk beurteilen und arthroskopische Eingriffe durchführen. Bevor das Arthroskop entfernt wird, legt der Arzt gelegentlich noch eine Redondrainage ein. Dann wird die Wunde verschlossen und steril verbunden.

Pflege bei Arthroskopie des Kniegelenks

Die folgenden Ausführungen beschränken sich auf die am häufigsten durchgeführte Arthroskopie, die des Kniegelenks. Sie können in modifizierter Form auf die Arthroskopien anderer Gelenke übertragen werden.

Präoperative Pflege

Allgemeine präoperative Pflege ☞ 11.1

- Ab 22 Uhr bleibt der Patient nüchtern
- Rasur handbreit oberhalb bis handbreit unterhalb des Kniegelenks. Ebenso wie bei den Osteosynthesen (☞ 27.6.4) wird die Rasur unmittelbar vor dem Eingriff im OP bzw. Einleitungsraum und nicht auf der Station vorgenommen.

Postoperative Pflege nach diagnostischer Arthroskopie

Allgemeine postoperative Pflege ☞ 11.4

- Hochlagerung des betroffenen Beines mittels Schaumstoffschiene
- Ggf. Überwachung der Redon-Drainage
- Kühlung des Knies mittels spezieller Kühlelemente (☞ Abb. 10.102) oder Eisbeutel
- Beobachtung der Durchblutung, Motorik und Sensibilität des Beins
- Verabreichung der angeordneten Arzneimittel, z.B. Voltaren® 50 mg 3 x 1 Tablette über 2 – 3 Tage
- In der Regel Mobilisation mit Vollbelastung am ersten postoperativen Tag (Sportpause für etwa eine Woche).

Postoperative Pflege nach arthroskopischer Operation

Die Pflege nach arthroskopischer Operation hängt von der Art der Schädigung und des durchgeführten Eingriffs ab. Insbesondere die Mobilisation und Freigabe zur Belastung sind im Vergleich zur diagnostischen Arthroskopie verzögert. Einzelheiten diesbezüglich ordnet der Arzt an, z.B. Mobilisierung ab 1. postoperativen Tag und Teilbelastung (20 kg) für mehrere Tage oder Wochen.

27.4 Weichteilverletzungen

Weichteilverletzung: Umschriebene Gewebedurchtrennung oder Gewebezerstörung durch Gewalteinwirkung von außen. Kann Haut, Schleimhäute, subkutanes Gewebe, Muskeln und Sehnen, aber auch innere Organe betreffen. Unterschieden werden:

- **Geschlossene Weichteilverletzung** *(Läsio)*, d.h. Verletzung, die von außen nicht sichtbar ist, z.B. ein Muskelfaserriss (☞ 27.9), und
- **Offene Weichteilverletzung** *(Vulnus, Wunde)*, bei der die Haut- bzw. Schleimhautoberfläche zerstört ist, z.B. eine Schürf- oder Schnittwunde.

Die Nomenklatur ist aber nicht einheitlich. Einige Autoren bezeichnen jede gewaltsame Gewebeverletzung als Wunde und differenzieren dann zwischen geschlossenen und offenen Wunden.

Im Weiteren sind die Entstehung, Behandlung und Komplikationen von offenen Weichteilverletzungen beschrieben. Die geschlossenen Weichteilverletzungen finden sich im Abschnitt 27.8 jeweils bei den verletzten Körperteilen sowie im Abschnitt Sportverletzungen (27.9).

27.4.1 Entstehung von Wunden

Mechanische Wunden

Mechanische Wunden sind durch äußere Gewalteinwirkung wie Druck, Schlag oder Stich bedingt. Einen Überblick über die verschiedenen mechanischen Wunden gibt Tab. 27.10.

Bezeichnung	Zeichnung	Kurzcharakterisierung
Platzwunde	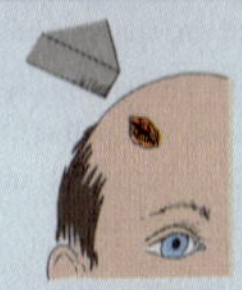	Durch starken Druck oder Schlag bedingte oberflächliche Wunde mit ausgerissenen Wundrändern (Aufplatzen der Haut) und Prellung benachbarter Gewebe
Schnittwunde ❶	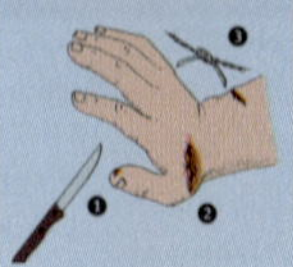	Durch scharfe Instrumente entstandene, unterschiedlich tiefe Wunde mit glatten Rändern
Quetschwunde ❷		Wundentstehung ähnlich wie bei der Platzwunde, jedoch oft Zerstörung tieferer Gewebeschichten mit Bildung tiefer Wundtaschen. Hautoberfläche evtl. intakt
Risswunde ❸		Durch scharfe/spitze Instrumente (z.B. Nägel) bedingte Wunde mit unregelmäßigen, zerfetzten Wundrändern (Haut ist zerrissen und nicht zerschnitten)
Stichwunde ❶	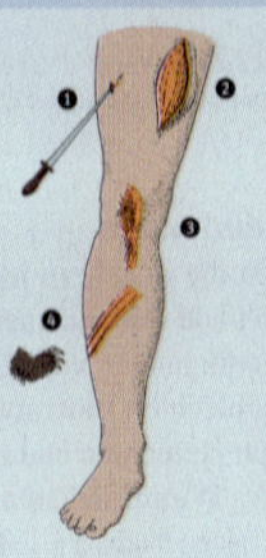	Durch spitze Instrumente verursachte Wunde mit oft nur kleiner äußerer Wunde, aber tiefem Stichkanal
Ablederungswunde *(Decollement)* ❷		Durch tangential einwirkende Kräfte (Scherkräfte) hervorgerufene, meist großflächige Wunde mit Ablösung oberflächlicher von tiefen Hautschichten bzw. der Haut von tieferliegenden Weichteilen
Schürfwunde ❸		Oberflächliche Wunde mit Zerstörung nur der oberen Hautschichten bis zur Lederhaut. Durch Eröffnung der Blutgefäße in der Lederhaut punktförmige Blutungen
Kratzwunde ❹		In der Regel durch Tierkrallen verursachte, oberflächliche Risswunde
Schusswunde ❶	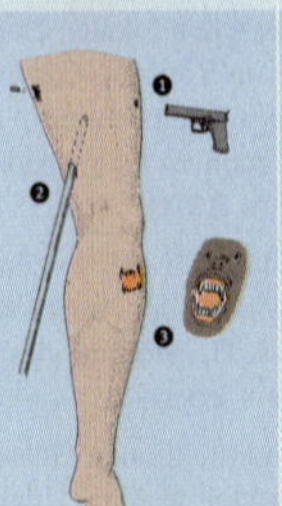	Durch Schuss entstandene Wunde mit oft erheblicher Gewebezerstörung. Differenzierung zwischen **Streifschuss** (Kugel streift den Körper tangential), **Steckschuss** (Kugel dringt in den Körper ein und verbleibt im Gewebe) und **Durchschuss** (Kugel durchschlägt den Körper, Ausschussöffnung meist erheblich größer als Einschussöffnung)
Pfählungsverletzung ❷		Durch Einstoßen pfahlartiger Gegenstände verursachte Wunde. Oft sehr tief und mit erheblicher Gewebezerstörung einhergehend
Bisswunde ❸		Durch Tier- oder Menschenbiss bedingte Wunde mit unterschiedlicher Gewebequetschung in Abhängigkeit von der Größe des Tieres

Tab. 27.10: Die verschiedenen mechanischen Wunden und ihre Nomenklatur. Die genannten Wundarten können auch kombiniert auftreten, etwa als Riss-Quetschwunde.

Thermische Wunden

Thermische Wunden entstehen durch Einwirkung extremer Temperaturen. Unterschieden werden **Verbrennungen** (bedingt durch offene Flammen oder heiße Gegenstände), **Verbrühungen** (verursacht durch heiße Flüssigkeiten) und **Erfrierungen** (Kälteschäden der Gewebe).

Verbrennungen ☞ 17.7.1, 38.5.2
Erfrierungen ☞ 17.7.2

Chemische Wunden

Bei **chemischen Wunden** ist der Gewebeschaden durch Chemikalien bedingt, allen voran **Verätzungen** durch Säuren oder Laugen (☞ 17.6).

Strahlenbedingte Wunden

Strahlenbedingte Wunden werden durch Röntgenstrahlung und radioaktive Substanzen, aber auch durch zu starke Einwirkung von UV-Strahlen, verursacht.

Keimgehalt von Wunden

In der Praxis ist davon auszugehen, dass **akzidentielle Wunden** (*unfallbedingte Wunden*, lat. accidere = zufällig vorkommen) fast immer mit Keimen besiedelt sind. In besonderem Maße keimbesiedelt und damit infektionsgefährdet sind Bisswunden, Metzgerverletzungen und tiefe, verschmutzte Stichwunden. **Septische Wunden** zeigen bereits die klassischen Entzündungszeichen (☞ 8.3.1).

Aseptische Wunden hingegen entstehen unter sterilen Bedingungen in nicht infiziertem Gewebe (z.B. die meisten Operationswunden).

27.4.2 Wundheilung und Wundheilungsstörungen

Wundheilung: Physiologische Vorgänge zum Verschluss der Wunde und zur Regeneration des zerstörten Gewebes.

Formen der Wundheilung

Primäre Wundheilung

Primäre Wundheilung (*Sanatio per primam [intentionem]*, kurz *p.p.*): Rasche Wundheilung unter minimaler Narbenbildung und weitgehender Wiederherstellung der normalen Strukturen. Bei gut durchbluteten, keimfreien oder -armen Wunden mit aneinander liegenden Wundrändern.

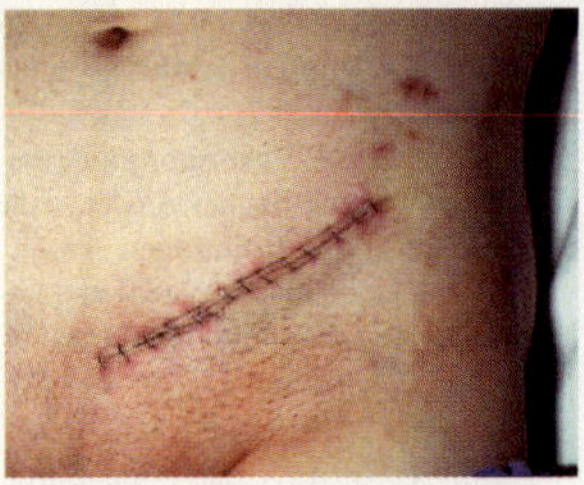

Abb. 27.11: Primäre Heilung der OP-Wunde nach Leistenhernien-OP. [X211]

Wunden mit glatten, sauberen Wundrändern, die nahezu lückenlos aneinander liegen (beispielsweise die meisten Operationswunden oder sofort chirurgisch versorgte, saubere Schnittwunden), zeigen eine **primäre Wundheilung.** Diese lässt sich in drei Phasen gliedern:

- **Exsudationsphase** (1. – 4. Tag). Innerhalb weniger Stunden füllt sich die Wunde mit Blut und verklebt durch die Gerinnungsvorgänge (☞ 24.1.4). Die umliegenden Blutgefäße erweitern sich und werden durchlässiger. Abwehrzellen wandern von den Gefäßen in die Wunde ein und bauen Bakterien und Gewebsnekrosen ab. Austretende Gewebeflüssigkeit führt zum Wundödem
- **Proliferationsphase** (5. – 10. Tag). Kapillaren und Bindegewebszellen sprossen von den Wundrändern her ins Wundbett ein – es bildet sich das gefäßreiche *Granuationsgewebe.* Nach knapp einer Woche beginnt mit dem Aufbau von Kollagenfasern die Schrumpfung der Wunde **(Wundkontraktion)**
- **Reparationsphase** (11. – 21. Tag). Das Bindegewebe wird zellärmer und faserreicher, die Narbe festigt sich.

Sekundäre Wundheilung

Sekundäre Wundheilung (*Sanatio per secundam [intentionem],* kurz *p.s.*): Verzögerte Wundheilung unter ausgedehnter Narbenbildung. Bei klaffenden und/oder bakteriell kontaminierten/infizierten Wunden.

Bei Wunden mit größeren Gewebedefekten, klaffenden Wunden und bakteriell kontaminierten (hierzu gehören auch primär „saubere" Wunden, die nicht innerhalb der ersten Stunden chirurgisch versorgt worden sind) oder infizierten Wunden kommt es zur **sekundären Wundheilung.** Die Phasen der sekundären Wundheilung entsprechen denen der primären Wundheilung. Es bildet sich jedoch viel mehr Granulationsgewebe (feine Körnelung im Wundgrund), die Entzündungsreaktion ist stärker, und es kann mehrere Wochen dauern, bis der Defekt überbrückt ist. Die Narbe ist meist breit.

Wundheilungsstörungen

Die Wundheilung wird durch zahlreiche Faktoren beeinflusst. Störfaktoren sind insbesondere:

- Keimbesiedelung der Wunde
- Unzureichende Ruhigstellung der verletzten Region
- Nekrosen, Wundtaschen, Hämatome
- Fremdkörper innerhalb der Wunde
- Spannung der Wundränder
- Schlechte Durchblutung, z.B. durch einen zu festen Verband oder arterielle Durchblutungsstörungen (AVK ☞ 19.6.2)
- Stoffwechselstörungen, z.B. Diabetes mellitus (☞ 23.6)
- Vitaminmangel
- Schwere Allgemeinerkrankungen, z.B. Tumoren, Kachexie
- Bestimmte Medikamente, z.B. Glukokortikoide (☞ Pharma-Info 23.51).

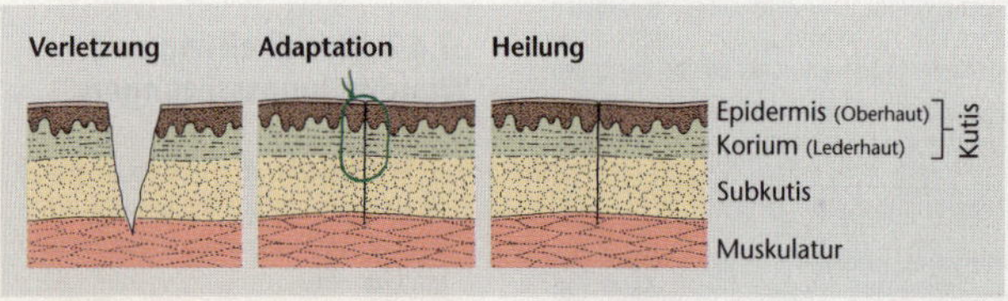

Abb. 27.12: Primäre Wundheilung, hier nach einer sofort chirurgisch versorgten Verletzung. [A400-190]

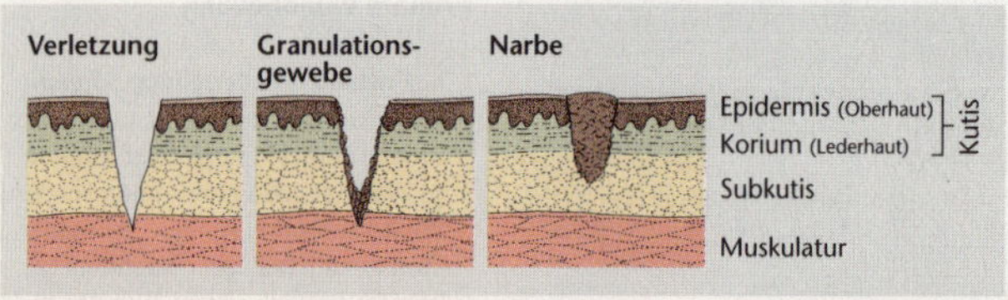

Abb. 27.13: Die sekundäre Wundheilung verläuft wesentlich langsamer als die primäre über die Vernarbung von Granulationsgewebe. [A400-190]

Hämatome

Blutet es längere Zeit nach, bildet sich ein **Hämatom** *(Bluterguss)* im Wundbereich, das den Wundspalt vergrößert und die Wundheilung stört. Die Wundregion schwillt an, spannt und schmerzt.

Kleinere Hämatome resorbieren sich in der Regel von selbst. Größere und/oder infizierte Hämatome müssen chirurgisch ausgeräumt werden.

Farbe	Alter
Rot, rötlich-blau	Bis 24 Stunden
Purpur, dunkel, dunkelblau	1 – 4 Tage
Grünlich, gelbgrünlich	5 – 7 Tage
Gelblich, bräunlich	8 – 10 Tage
Verschwinden der Verfärbung	1 – 3 Wochen

Tab. 27.14: Anhand der Farbveränderung kann das Alter eines Hämatoms eingeschätzt werden.

Wundinfektion

Finden die in nahezu jeder unfallbedingten Wunde vorhandenen Bakterien „gute" Bedingungen vor (z.B. Wundtaschen mit schlechter Blutversorgung), können sie sich vermehren und zur klinisch manifesten **Wundinfektion** führen. Diese zeigt sich nach 3 – 7 Tagen durch die klassischen lokalen Entzündungszeichen *Rubor* (Rötung), *Calor* (Überwärmung), *Tumor* (Schwellung), *Dolor* (Schmerz) und *Functio laesa* (beeinträchtigte Funktion ☞ 8.3.1).

Breitet sich die Entzündung weiter aus, entwickelt der Patient Allgemeinsymptome (z.B. Störung des Allgemeinbefindens, Fieber).

Wundinfektionen müssen stets ärztlich behandelt werden. Um den Sekretabfluss sicherzustellen, wird die Wunde eröffnet (ggf. werden dazu Fäden bzw. Klammern entfernt), gereinigt und anschließend so lange offen weiterbehandelt, bis keine Entzündungszeichen mehr sichtbar sind. Außerdem wird die Wunde mit Lokaltherapeutika behandelt. Manchmal ist eine systemische Antibiotikatherapie erforderlich.

Wundrandnekrose

Wundrandnekrosen entstehen v.a. in zerfetzten Wunden mit mangelhafter Blutversorgung einzelner Gewebebezirke. Kleine Wundrandnekrosen können belassen werden, größere werden chirurgisch abgetragen.

Wunddehiszenz

Als **Wunddehiszenz** wird das Auseinanderweichen primär verschlossener Wundränder bezeichnet („Aufplatzen" der Wunde). Ursächlich können z.B. Hämatome, Wundinfektionen, zu große Spannung zwischen den Wundrändern oder schwere Allgemeinerkrankungen zugrunde liegen.

Das therapeutische Vorgehen hängt ab von Ausmaß und Ursache der Wunddehiszenz.

Wundheilung und Lebensalter

Die Haut des älteren Menschen ist empfindlicher gegenüber äußeren Einflüssen und heilt im Verletzungsfall mit steigendem Lebensalter immer langsamer. Abb. 27.16 zeigt die Heilungsdauer einer Wunde in Abhängigkeit vom Lebensalter.

27.4.3 Erstversorgung von Wunden am Unfallort

Am **Unfallort** legen die Ersthelfer für den Transport zum Arzt oder ins Krankenhaus einen gut sitzenden, sauberen und möglichst sterilen Verband an. Dabei darf die Wunde nicht mit bloßen Fingern berührt werden, um eine weitere Keimeinschleppung zu vermeiden. Aus dem gleichen Grund wird ein durchgebluteter Verband nicht ersetzt, sondern von außen z.B. durch zusätzliche Kompressen verstärkt.

Bei starker Blutung wird ein **Druckverband,** d.h. ein Verband mit lokaler Kompression, angelegt. Das Abbinden von Extremitäten mit Gürteln und Ähnlichem ist obsolet, da es zu zusätzlichen Schädigungen führt (☞ Abb. 19.60).

Erstmaßnahmen am Unfallort bei traumatischer Amputation ☞ 27.7
Erstmaßnahmen bei Arterienverletzungen ☞ 19.10.1

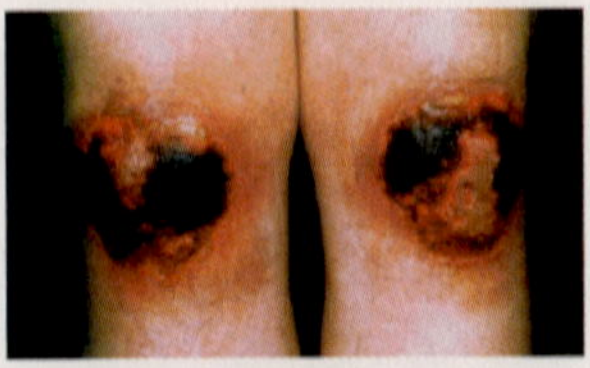

Abb. 27.15: Diese Nekrosen sind großflächig und müssen abgetragen werden. [V135]

27.4.4 Wundversorgung im Krankenhaus

Lokalanästhesie ☞ 37.9

Grundsätzlich werden zwei Formen der Wundversorgung unterschieden: Die Wundversorgung mit Primärnaht und die Wundversorgung ohne Primärnaht (offene Wundversorgung).

Wundversorgung mit Primärnaht

Ein **primärer Wundverschluss** durch Naht **(Primärnaht)** ist möglich bei sauberen Wunden, die nicht älter als 6 – 8 Stunden sind (Ausnahme: Saubere, gut durchblutete und offenbar kaum kontaminierte Wunden können meist bis 24 Stunden nach der Verletzung primär verschlossen werden). Ziel der primären Wundnaht ist die primäre Wundheilung ohne Infektion mit möglichst gutem kosmetischen Ergebnis.

Vorbereitung

Benötigte Materialien. Die Pflegenden richten folgende Materialien:

- Ggf. alles zur Lokalanästhesie: Nichtalkoholisches Hautdesinfektionsmittel wegen der unmittelbaren Nähe zur Wunde, z.B. Octenisept® (brennt nicht). Außerdem Spritze (5 oder 10 ml), Kanülen (21, 22 oder 24 Gauge), Lokalanästhetikum, sterile Tupfer
- Alles zur Hautdesinfektion: Wird die Wunde nicht in Lokalanästhesie versorgt, alkoholfreie Hautdesinfektionsmittel wie Octenisept® oder Hansamed® Spray. Wird eine Lokalanästhesie gesetzt, bieten sich alkoholische Desinfektionsmittel an. Bei kleinen Wunden wird das Desinfektionsmittel, z.B. Kodan® oder Freka®-Derm, aufgesprüht, bei großen Wunden wird das Wundgebiet mit dem Desinfektionsmittel, z.B. Silnet®, wie vor einer Operation abgewaschen
- Alles zur eigentlichen Wundversorgung:
  - Händedesinfektionsmittel, sterile Handschuhe
  - Wasserdichte Unterlage, sterile Abdecktücher, steriles Schlitztuch, ggf. Tuchklemmen
  - Ggf. sterile anatomische Pinzette, (Kugel-)Tupfer, Ringerlösung, sterile Nierenschale, Knopfkanüle und sterile 10-ml-Einwegspritze zum Ausspritzen der Wunde, ggf. Bürste
  - Ggf. Wundhaken, chirurgische Pinzette, Skalpell, Klemmen, ggf. Knopfsonde, sterile Tupfer und Kompressen
  - Steriler Nadelhalter und Nahtmaterial (☞ 11.3.7) oder Klammerpflaster wie Steristrip® oder Gewebekleber wie Histoacryl®
- Alles für den Verband: Ggf. transparente Hydrokolloidverbände, z.B. Comfeel plus Transparenter Wundverband®, ggf. Pflaster wie Cutiplast® oder sterile Kompressen und selbstklebendes Netzpflaster wie Fixomull® und Verbandsschere oder elastische bzw. Mullbinden zur Fixierung.

Wirkprinzip der hydrokolloiden Verbände ☞ 19.3.4

Vorbereitung des Patienten. Der Arzt informiert den Patienten über die bevorstehende Maßnahme und fragt ihn nach Allergien (z.B. nach einer Jodallergie, da Jod in vielen Desinfektionsmitteln oder Salbenkompressen enthalten ist). Danach führen Arzt und Pflegende eine hygienische Händedesinfektion durch, ziehen Schutzhandschuhe an und lagern die verletzte Körperregion auf eine wasserdichte Unterlage. Ein evtl. vorhandener Erstverband wird erst unmittelbar vor der Wundversorgung abgenommen, um die Wunde nicht unnötig lange den Keimen der Raumluft auszusetzen.

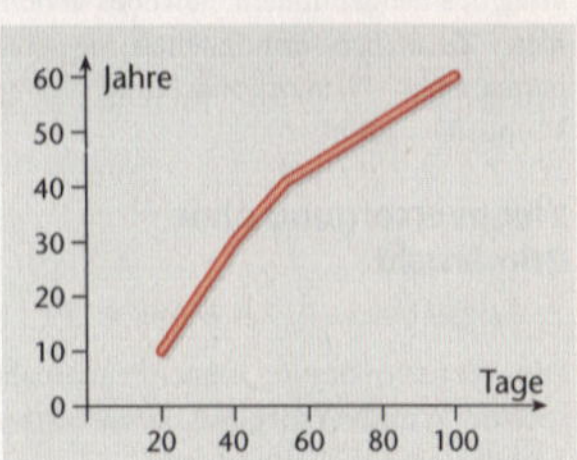

Abb. 27.16: Je älter ein Mensch ist, desto langsamer heilt eine Wunde. Die Grafik zeigt die durchschnittliche Heilungsdauer einer 20 cm² großen Wunde in Abhängigkeit vom Lebensalter des Patienten. [V220]

Durchführung bei kleinen und sauberen Wunden

Nachdem sich der Arzt die Wunde angesehen und ggf. von Blutresten gesäubert hat, desinfiziert er die Wunde und die umliegende Haut, setzt ggf. eine Lokalanästhesie und näht die Wunde. Als Wundverband ist oft ein Pflaster ausreichend.

Durchführung bei größeren und/oder verschmutzten Wunden

Bevor der Arzt die Lokalanästhesie setzt, entfernen die Pflegenden den groben Schmutz um die Wunde herum. Wirkt die Anästhesie, spült der Arzt die Wunde mit Ringerlösung oder reinigt sie mechanisch mit Pinzette und Kugeltupfer oder auch mit einer Bürste. Dann desinfiziert und inspiziert er die Wunde, schließt Begleitverletzungen von Sehnen, Nerven und anderen anatomischen Strukturen aus und entfernt vorhandene Fremdkörper. Stark gequetschtes, schlecht durchblutetes, zerfetztes und verschmutztes Gewebe schneidet er aus, um glatte und saubere Wundränder zu erhalten (**Friedrich-Wundexzision,** *Débridement* ☞ Abb. 27.17). Im Gesicht, am Hals und an den Fingern wird nur sparsam oder gar nicht ausgeschnitten. Die Wunde wird nochmals gespült und anschließend durch Naht oder – seltener – Klammerung verschlossen (bei Kindern wird geprüft, ob die Wunde mit Klammerpflaster oder Gewebekleber verschlossen werden kann). Danach wird die Wunde steril verbunden. Bewährt haben sich selbstklebende transparente Wundverbände wie Hydrofilm®, Bioclusive® oder Comfeel Plus Transparenter Wundverband®, die die Wunde vor Sekundärinfektionen schützen, gleichzeitig aber sauerstoff- und wasserdampfdurchlässig sind. Sie verkleben nicht mit der Wunde und lassen sich ohne Schädigung des neugebildeten Gewebes abnehmen. Zusätzlich ermöglichen sie eine permanente Wundbeobachtung ohne Verbandswechsel.

Wundversorgung ohne Primärnaht

Versorgung chronischer Ulzera ☞ 19.3.4

Die Wundversorgung ohne Primärnaht (**offene Wundversorgung,** *konservative Wundversorgung*) erfolgt bei:

- Wunden, bei denen eine Naht nicht nötig ist, z.B. oberflächlichen Schürfwunden oder glattrandigen Schnittwunden, deren Wundränder gut aneinander liegen
- Wunden, bei denen eine Naht nicht möglich ist, weil sie zu sehr unter Spannung stehen würde, z.B. bei stark geschwollener Wundumgebung oder großflächigen Wunden
- Wunden mit erhöhter Gefahr einer manifesten Wundinfektion, z.B. Wunden, die vermutlich stark kontaminiert sind wie beispielsweise Biss- und Schusswunden sowie berufsbedingte Verletzungen z.B. von Chirurgen oder Pflegenden.

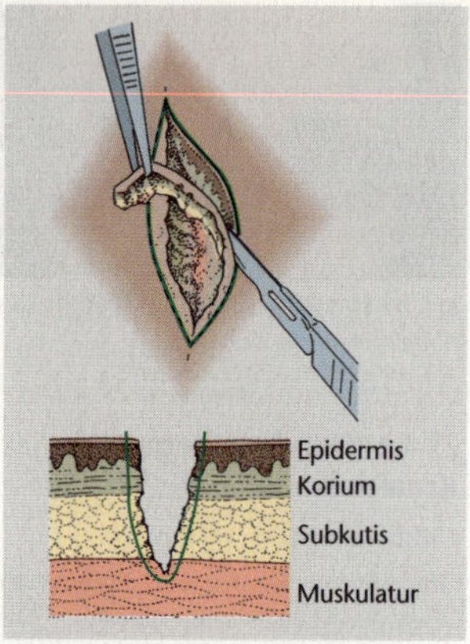

Abb. 27.17: Bei der Friedrich-Wundexzision werden die Wundränder nach einer lokalen Infiltrationsanästhesie (☞ 37.9.5) sparsam mit dem Skalpell exzidiert (ausgeschnitten). Danach kann meist ein primärer Wundverschluss mittels Naht erfolgen. Bei tiefen Wunden muss die Wundausschneidung manchmal bis zur Muskulatur ausgedehnt werden. [A400-190]

Je nach Größe, Ausdehnung, Lokalisation und Verschmutzungsgrad der Wunde und der Gewebeschädigung setzt der Chirurg eine Lokalanästhesie oder lässt vom Anästhesisten eine Regional- oder Allgemeinanästhesie durchführen. Großflächige Wunden werden nach dem Débridement mittels Hautplastik, Hauttransplantation (☞ 38.5.2) oder speziellen Wundabdeckungen wie Epigard® oder Coldex® verschlossen. Vermutlich kontaminierte Wunden werden mit Wundreinigungsverbänden abgedeckt, z.B. Sorbalgon® oder SYSpur-derm®. Sobald wie möglich wird der Defekt dann verschlossen (**sekundärer Wundverschluss** mittels **Sekundärnaht**, Deckung mit Spalthaut oder plastisch-chirurgischen Maßnahmen).

Vorbereitung

Die Pflegenden bereiten folgende **Materialien** vor:

- Alles zur Anästhesie und Hautdesinfektion
- Händedesinfektionsmittel, sterile Handschuhe, Schutzhandschuhe
- Wasserdichte Unterlage
- Sterile anatomische Pinzette, Kugeltupfer, Ringerlösung, sterile Nierenschale
- Sterile Abdecktücher, steriles Schlitztuch, ggf. Tuchklemmen
- Knopfsonde, Knopfkanüle und sterile 10-ml-Einwegspritze zum Ausspritzen der Wunde (insbesondere der Wundtaschen)
- Sterile Tupfer und Kompressen
- Alles zur Wundbehandlung (Arztanordnung), z.B. ein Wundreinigungsverband wie Actisorb® plus (Zusammensetzung aus Aktivkohle mit 0,15 % elementarem Silber) oder Weichschaumkompressen wie SYSpurderm®. Zur Granulationsförderung z.B. antiseptische nichthaftende Salbenkompressen wie Inadine® (mit PVP-Jod) oder Branolind® N (mit Perubalsam), außerdem Calciumalginat-Kompressen wie Sorbalgon® und Algosteril® oder Hydrogel- bzw. Hydrokolloidverbände (Abb. 19.20 – 19.23 und 27.18 – 27.22). Weiterhin können auch diverse Salben wie z.B. Betaisodona®-Salbe, Fibrolan®-Salbe oder andere Arzneimittel wie Leukase® N Kegel in die Wunde eingebracht werden
- Ggf. Drainagen, z.B. Silikon-Kurzdrainage oder Penrose-Laschendrainage (☞ Abb. 11.3.6)
- Ggf. alles für den Verband, z.B. Pflaster, Verbandschere, Mullbinden.

Vorbereitung des Patienten ☞ Wundversorgung mit Primärnaht

Durchführung

Die Wunde wird desinfiziert und gereinigt (☞ Wundversorgung mit Primärnaht), dann aber nicht verschlossen, sondern z.B. mit speziellen Wundauflagen versehen. Dabei gibt es inzwischen so viele Möglichkeiten, dass bei den Materialien (☞ oben) nur eine kleine Auswahl aufgelistet werden konnte. Welche Wundauflage verwendet wird, hängt vom Zustand der Wunde, den Erfahrungen der Ärzte und Pflegenden mit bestimmten Wundauflagen und nicht zuletzt von den Kosten ab. Ob eine systemische Antibiotikagabe erforderlich ist, entscheidet der Arzt im Einzelfall.

Sekundäre Wundnaht

Zeigt eine offen versorgte Wunde nach 5 – 7 Tagen eine gute Heilungstendenz ohne Infektionszeichen, entschließt sich der Arzt in der Regel zu einer **sekundären Wundnaht,** um die Heilungszeit zu verkürzen und das kosmetische Ergebnis zu verbessern. Dabei wird die Wunde zunächst ausgeschnitten und dann durch Naht verschlossen.

Vakuumversiegelung von Wunden

Die **Vakuumversiegelung** (kurz *VVS*) ist eine moderne und effiziente Methode der Wundversorgung, bei der ein Unterdruck auf die Wundoberfläche einwirkt. Eingesetzt wird die VVS vorwiegend bei traumatologischen Wunden sowie bei akuten und chronischen Wundinfektionen mit dem Ziel, eine schnelle und sichere Wundheilung zu erreichen. Indiziert ist die Vakuumversiegelung insbesondere dann, wenn die körpereigene *Wundheilungskapazität* nicht ausreicht, etwa weil sie aufgrund von Störfaktoren eingeschränkt ist (Wundheilungsstörungen ☞ 27.4.2).

Vorbereitung des Patienten

Bei großen Verletzungen legt der Chirurg die Vakuumversiegelung im OP an. Der Patient erhält dazu eine Allgemeinanästhesie. In diesem Fall bereiten die Pflegenden den Patienten entsprechend der klinikinternen Standards und evtl. weiterführender ärztlicher Anordnungen auf den Eingriff vor. Bei kleineren Verletzungen oder chronischen Wunden genügt eine Lokalanästhesie und die Vakuumversiegelung kann im Patientenzimmer angelegt werden.

Materialien zur Vakuumversiegelung

Neben den üblichen Materialien zur Wundversorgung (☞ oben) werden zur Vakuumversiegelung spezielle Materialien benötigt:

- *Polyvinylalkoholschwamm* (kurz *PVA-Schwamm*) mit in den Schwamm eingearbeiteter Drainage
- *Gelstreifen* zum atraumatischen Fixieren der epikutan (auf der Haut) ausgeleiteten Drainagen
- Vakuumquelle (Redondrainagen oder Vakuumpumpe)
- Wasserdampfdurchlässige *Polyurethanfolie.*

Anlegen der Vakuumversiegelung

☞ *Abb. 27.23 – 27.25*

Zunächst schneidet der Chirurg den Polyvinylalkoholschwamm entsprechend der Wundkontur zu und legt ihn dann so ein, dass die gesamte Wundoberfläche Kontakt zum PVA-Schwamm hat. Dies ist wichtig, weil der Schwamm nur dort wirken kann, wo Kontakt zur Wundoberfläche besteht. Dann leitet der Chirurg die Drainagen entweder epikutan (auf der Haut) oder – seltener – transkutan (durch die Haut) aus. Bei der epikutanen Ausleitung bettet er die Drainagen zwischen Gelstreifen ein. Dies verhindert Druckschäden der Haut durch den Drainageschlauch und ermöglicht ein sicheres Abdichten der Wunde. Anschließend klammert oder näht der Arzt die Wundränder am PVA-Schwamm fest. Die gesamte Wunde und ihre Umgebung wird danach mit der Polyurethanfolie hermetisch abgeklebt und damit gegenüber der Außenwelt abgedichtet. Abschließend werden die Drainagen geöffnet, so dass der Sog auf den Schwamm einwirken kann, der dadurch der Wundoberfläche eng aufliegt.

Bei traumatischen Wunden wird die Vakuumversiegelung am 4. postoperativen Tag erstmals gewechselt oder zur definitiven Wundversorgung entfernt.

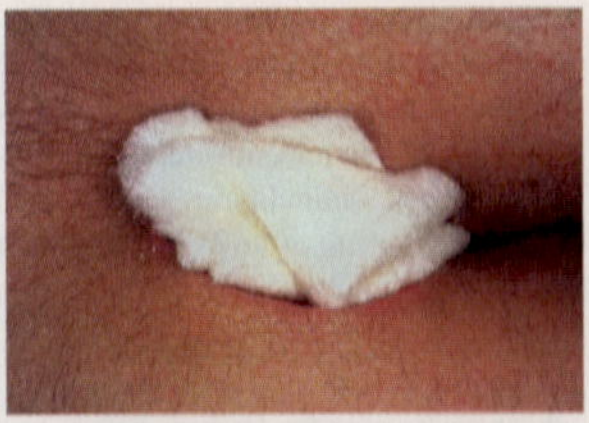

Abb. 27.22 Sorbalgon® wird trocken appliziert. Die Fasern in Sorbalgon® quellen auf, füllen die Wunde aus und schließen bei der Gelbildung keimbelastetes Exsudat ein. Besonders bewährt hat sich Sorbalgon® bei schwierig zu versorgenden Wunden, z.B. Tumorwunden im Gesicht oder wie hier bei Wunden im Gesäßbereich. [V220]

> Ziel ist es, den Patienten schnellstmöglich einer definitiven Wundversorgung zuzuführen, z.B. einer plastischen Deckung (☞ 38.5.2). Langzeitvakuumversiegelungen sollen vermieden werden.

Die Vakuumversiegelung kann auch als **Instillations-Vakuumversiegelung** (mit intermittierendem Einbringen von antiseptischen oder antibiotischen Lösungen in den Schwamm) angewendet oder mit anderen Wundbehandlungsmethoden (z.B. Madentherapie ☞ Abb. 23.31 – 23.34, mechanischer Hautdehnung ☞ 32.6.2) kombiniert werden.

Wirkungsweise der Vakuumversiegelung

Der Vorteil der Vakuumversiegelung gegenüber allen anderen Methoden liegt in einer massiven *Detoxikation* („Entgiftung"). Das Wundsekret wird vollständig abgesaugt und bleibt in einem geschlossenen Ableitungssystem. So werden z.B. bei einem polytraumatisierten Patienten die im Verletzungsbereich freigesetzten Toxine abgesaugt und können nicht sys-

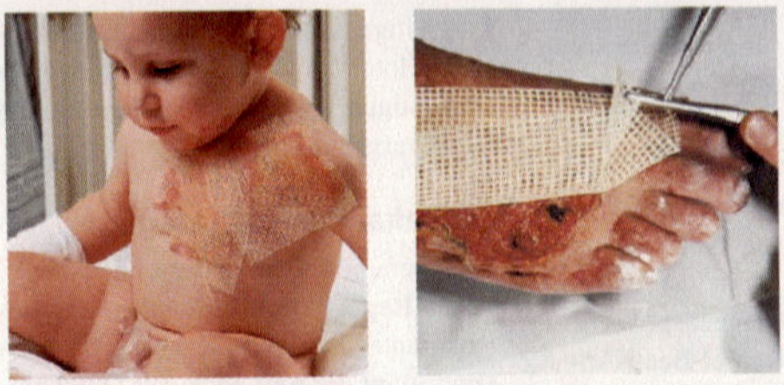

Abb. 27.18 – 27.19 Branolind® N ist zur schonenden Versorgung und zum Geschmeidighalten flächiger Wunden geeignet, z.B. von Schürfwunden, Verbrennungen und Verätzungen. Weiter können Spender- und Empfängerstellen bei Hauttransplantationen damit abgedeckt werden. Bei infizierten und schlecht granulierenden Wunden unterstützt es die Epithelisierung. [V220]

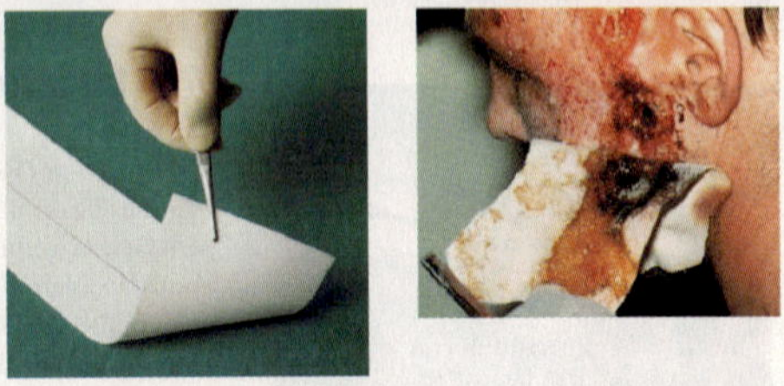

Abb. 27.20 – 27.21: SYSpur-derm® gehört zu den Wundreinigungsverbänden. Es wird mit der offenporigen Unterseite auf die Wunde gelegt. Durch seine hohe Exsudataufnahme reinigt es die Wunde und wirkt granulationsfördernd. [V220]

temisch wirksam werden, was schlimmstenfalls ein Multiorganversagen (☞ 28.4) zur Folge haben könnte. Weiter unterstützt die Vakuumversiegelung die Neubildung von Granulationsgewebe und wirkt antiödematös (die Wunde schwillt ab, dadurch nimmt die Durchblutung zu).

Durch die Vakuumversiegelung wird aus einer offenen Wunde eine geschlossene. Dies erhöht den Komfort für den Patienten, da beispielsweise keine nässenden oder durchgebluteten Verbände mehr auftreten, schützt die Wunde vor (weiterer) Keimbesiedelung und verhindert bei septischen Wunden eine Keimverschleppung.

Anlegen einer Vakuumversiegelung [T159]

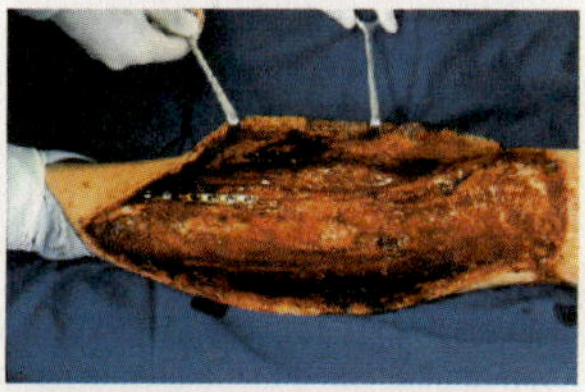

Abb. 27.23: Offene Unterschenkelfraktur III° bei einem polytraumatisierten Patienten. Die Fraktur wurde mit einer Plattenosteosynthese versorgt, Blutgefäße wurden rekonstruiert.

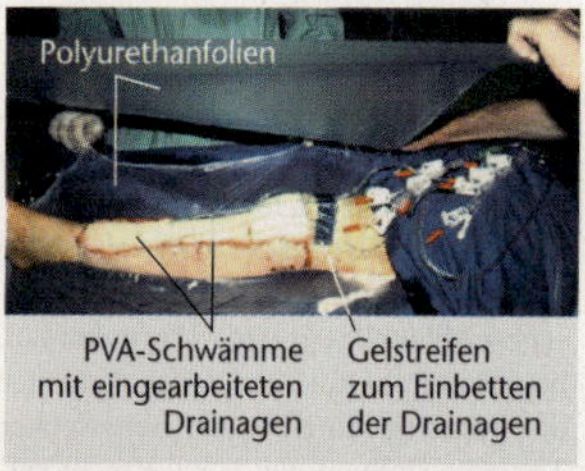

Abb. 27.24: Nachdem der Arzt die PVA-Schwämme eingelegt und die Drainagen ausgeleitet hat, wird der gesamte Wundbereich mit der Polyurethanfolie abgeklebt.

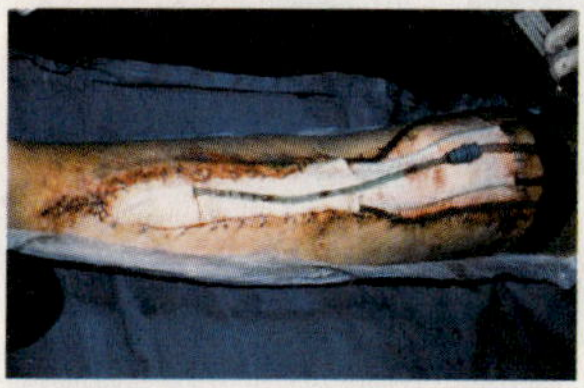

Abb. 27.25: Die fertige Vakuumversiegelung wird bei Patienten mit traumatischen Wunden am 4. postoperativen Tag erstmals gewechselt oder zur definitiven Wundversorgung entfernt.

Nachsorge

Nach komplikationsloser primärer Wundnaht reichen Wundkontrollen am 2. und 7. Tag aus. Die Fäden werden je nach Körperregion am 7. – 14. Tag gezogen, bei Kindern früher (Durchführung ☞ 11.4.9). Der Patient soll die verletzte Region schonen und sich bei lokalen Beschwerden (z.B. Anschwellen der Wundumgebung, Schmerzen, Pochen, Rötung) sofort beim Arzt vorstellen.

Bei offen versorgten Wunden ist alle 1 – 2 Tage ein Verbandswechsel erforderlich. Davon ausgenommen sind Wunden, die mit speziellen industriell vorgefertigten Wundauflagen wie etwa einem Hydrokolloidverband versorgt sind. Bei Verwendung solcher Wundauflagen beachten die Pflegenden die Anwendungshinweise auf der Packungsbeilage, um Fehler in der Anwendung und infolgedessen unbefriedigende Ergebnisse zu vermeiden.

Umgang mit Drainagen ☞ 11.4.7
Verbandswechsel bei Hydrokolloid- und Alginatverbänden ☞ 19.3.4
Durchführung des Verbandswechsels bei aseptischen und septischen Wunden ☞ 11.4.8

Impfschutz

Bei allen offenen Wunden wird der *Tetanusschutz* des Patienten überprüft und im Zweifelsfall eine aktive und passive Impfung durchgeführt (☞ 29.2.1 und 29.2.2).

Bei Bisswunden ist stets an die Möglichkeit einer *Tollwutinfektion* zu denken. Bei Bissen durch Haustiere kann meist geklärt werden, ob das Tier gegen Tollwut geimpft ist (dann besteht keine Gefahr für den Patienten). Bei Bissen durch Wildtiere oder durch verhaltensauffällige Haustiere wird mit der Tollwutimmunisierung (☞ 28.6.5) unverzüglich begonnen.

27.5 Luxation

Luxation *(Verrenkung):* Pathologische Verschiebung zweier durch ein Gelenk verbundener Knochen mit vollständigem Kontaktverlust der gelenkbildenden Knochenenden, meist mit Verletzung des Kapsel-Band-Apparates einhergehend. Bei der **Subluxation** *(unvollständige Verrenkung)* bleiben die verschobenen Gelenkenden noch teilweise in Berührung.

Krankheitsentstehung

- **Traumatische Luxationen** sind durch abnorme Gewalteinwirkungen bedingt. Sie entstehen vor allem durch indirekte Traumen wie bei einem Sturz, seltener durch direkten Zug am Gelenk selbst
- Insbesondere bei fehlerhafter Behandlung einer traumatischen Erstluxation (und dadurch bedingten Gelenkschäden) kann es nachfolgend schon bei geringen Traumen zu **Reluxationen** *(rezidivierenden Luxationen)* kommen
- Von **habituellen** *(gewohnheitsmäßigen)* **Luxationen** spricht man, wenn eine angeborene Gelenkfehlanlage (etwa eine zu flache Gelenkpfanne) bereits bei normaler Gelenkbelastung immer wieder zu Luxationen führt
- **Atraumatische** *(chronische, spontane)* **Luxationen** sind Folge einer chronischen Gelenkschädigung, z.B. einer rheumatoiden Arthritis (☞ 25.5.1).

Symptome, Befund und Diagnostik

Meist nimmt der Patient von sich aus eine typische Schonhaltung ein und vermeidet wegen der damit verbundenen Schmerzen jede Bewegung der betroffenen Extremität.

Sichere Luxationszeichen sind Fehlstellung, federnde Fixation im Gelenk, abnorme Lage des Gelenkkopfes und eine leere Gelenkpfanne. **Unsichere Luxationszeichen** sind Schmerz, beeinträchtigte Funktion, Schwellung und Bluterguss.

Insbesondere bei Kindern ist auch ein sonographischer Luxationsnachweis möglich. Stets erforderlich sind Röntgenaufnahmen in mindestens zwei Ebenen, um knöcherne Begleitverletzungen und Bandverletzungen auszuschließen.

Sorgfältige Kontrollen von Durchblutung, Motorik und Sensibilität dienen der frühzeitigen Diagnose von Nerven- und Gefäßverletzungen.

Behandlungsstrategie

Die Therapie besteht in der schnellstmöglichen **Reposition** *(Einrichtung)* des Gelenks unter Zug und Gegenzug. Danach kontrolliert der Arzt nochmals Durchblutung, Motorik und Sensibilität der betroffenen Extremität und ordnet eine erneute Röntgenaufnahme zur Kontrolle des Repositionsergebnisses und zum Ausschluss bei der Reposition entstandener Knochenverletzungen an.

Gelingt die Reposition nicht oder liegen Band- oder Knochenverletzungen vor, ist in der Regel eine Operation erforderlich. Bei rezidivierenden oder habituellen Luxationen muss die zugrunde liegende Ursache operativ korrigiert werden, da es ansonsten immer wieder zu Luxationen kommt.

Pflege

Die Pflegemaßnahmen sollen die Beschwerden des Patienten lindern:

- Ruhigstellung mit Stützverband oder Schiene
- Hochlagerung der unteren Extremitäten mit Schaumstoffschiene und der oberen Extremitäten beispielsweise mit dickem Kissen
- Kühlung (☞ 10.9.5)
- Nach Arztrücksprache Auftragen von heparinhaltigen Salben im Hämatombereich
- Mobilisation nach Arztanordnung.

Krankenbeobachtung und Dokumentation

- Durchblutung, Motorik und Sensibilität der betroffenen Extremität
- Schmerzen
- Schwellung
- Hautfarbe (z.B. Rötung bei Entzündung, Blaufärbung bei Thrombose).

27.6 Fraktur

27.6.1 Einteilung von Frakturen

Anatomie und Physiologie des Knochens ☞ 26.1.1

Fraktur *(Knochenbruch)*: Kontinuitätsunterbrechung eines Knochens unter Bildung von mindestens zwei Bruchstücken **(Fragmenten)**, die durch einen **Bruchspalt** voneinander getrennt werden.

Bei den **unvollständigen** *(inkompletten)* **Frakturen** ist die Kontinuität des Knochens nur teilweise unterbrochen. Zu den unvollständigen Frakturen gehören die **Fissur,** bei der sich ein Riss im Knochen bildet, die **Infraktion,** d.h. Spaltbildung im Knochen und die **Impressionsfraktur,** bei der Teile des Knochens eingedrückt werden, wodurch es meist zur Stufenbildung an der Knochenoberfläche kommt.

Entstehungsmechanismen

Traumatische Fraktur

Von einer **traumatischen Fraktur** spricht man, wenn die Fraktur durch Gewalt von außen bedingt ist. Unterschieden werden dabei **direkte Frakturen,** bei denen der Knochen am Ort der Gewalteinwirkung bricht (z.B. Oberarmfraktur bei starkem Schlag auf den Oberarm), und **indirekte Frakturen,** bei denen der Ort der Gewalteinwirkung nicht identisch ist mit dem Ort der Fraktur (z.B. Oberarmfraktur bei Sturz auf den gestreckten Arm).

Eine differenzierte Unterteilung ist nach der *Art der Gewalteinwirkung* möglich. Hier sind z.B. die **Biegungsfraktur** durch zu starkes Biegen des Knochens (oft mit Loslösen eines **Biegungskeils** als drittes Fragment), die **Spiralfraktur** durch Drehung eines an einem Ende fixierten Röhrenknochens oder die **Kompressionsfraktur** durch zu starkes Stauchen des Knochens zu nennen.

Spontanfraktur

Bei **Spontanfrakturen** fehlt ein adäquates Trauma:

- Eine **Ermüdungsfraktur** entsteht durch unphysiologische Dauerbelastung (z.B. die sog. *Marschfraktur* des zweiten und dritten Mittelfußknochens nach langen Fußmärschen)
- Eine **pathologische Knochenfraktur** ist Folge einer abnormen Knochenstruktur. Häufige Beispiele sind Frakturen bei Osteoporose (z.B. Oberschenkelhalsfraktur alter Menschen nach leichtem Sturz) oder Frakturen bei Skelettmetastasen (z.B. instabile Wirbelkörperfraktur mit Querschnittsyndrom bei Knochenmetastasen).

Frakturlinienverlauf

Je nach Verlauf der Frakturlinie werden **Querfraktur, Schrägfraktur** und **Defektfraktur** (mit Verlust von Knochensubstanz) unterschieden (☞ Abb. 27.26).

Viele Autoren unterscheiden in diesem Zusammenhang auch noch Biegungsfraktur und Torsionsfraktur (☞ oben) sowie Stückfraktur und Trümmerfrakur (☞ unten). Hier überlappen sich die verschiedenen Einteilungen.

Anzahl der Fragmente

Bei der **einfachen Fraktur** ist der Knochen an einer Stelle gebrochen, so dass zwei Fragmente entstehen. Bei einer **Mehrfragmentfraktur** sind 3 – 6 Fragmente vorhanden, bei einer **Trümmerfraktur** mehr als sechs Fragmente. Sonderfall der Mehrfragmentfraktur ist die

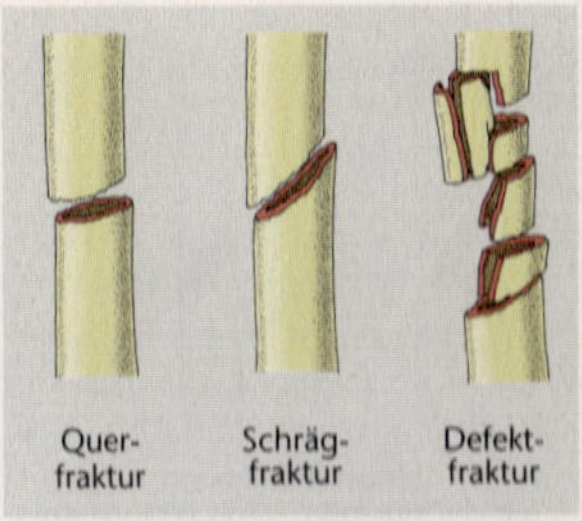

Abb. 27.26: Von links nach rechts Querfraktur, Schrägfraktur und Defektfraktur [A300-190]

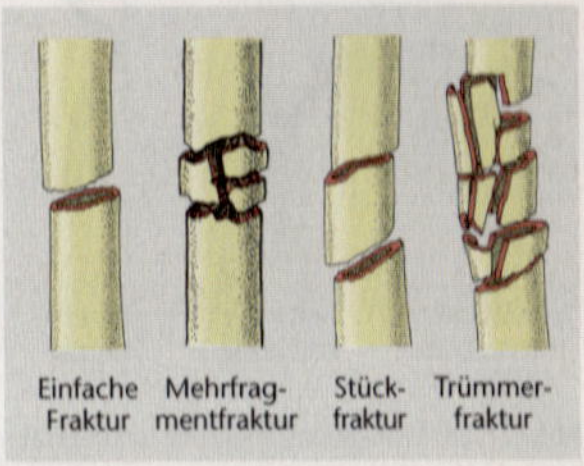

Abb. 27.27: Einfache Fraktur, Mehrfragmentfraktur, Stückfraktur und Trümmerfraktur. [A300-190]

Stückfraktur *(Etagenbruch, Doppelbruch)*, bei der der Knochen an zwei Stellen gebrochen ist und sich zwischen den beiden Bruchstellen ein größeres Bruchstück befindet.

Fragmentverschiebung

Bei einem Teil der Frakturen kommt es zur **Verschiebung** *(Dislokation)* **der Fragmente** gegeneinander. Diese kann durch die von außen einwirkende Gewalt, durch Muskelzug an den Fragmenten, aber auch durch falsche Lagerung sowie im weiteren Verlauf durch zu frühe Bewegung oder Belastung bedingt sein. Unterschieden werden:

- **Längsverschiebung** *(Dislocatio ad longitudinem)* mit Verlängerung *(cum distractione)* oder Verkürzung *(cum contractione)*
- **Seitverschiebung** *(Dislocatio ad latus)*
- **Achsenknickung** *(Dislocatio ad axim)*
- **Drehfehler** *(Rotationsfehler, Dislocatio ad peripheriam).*

Begleitende Weichteil-/Hautverletzungen

Ist die Haut über der Frakturstelle intakt, spricht man von einer **geschlossenen Fraktur.** Ist es hingegen durch Haut- und Weichteilverletzungen zu einer Verbin-

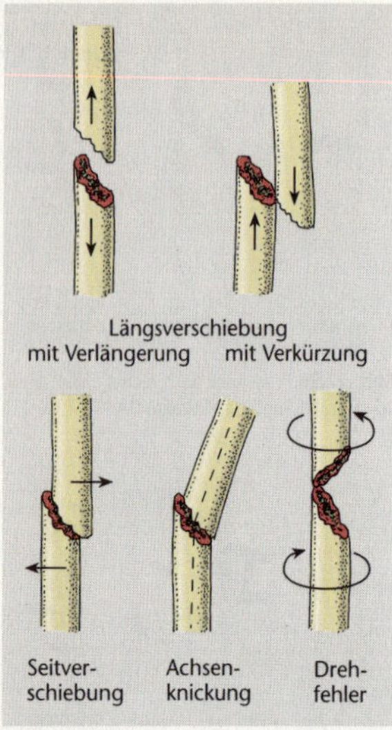

Abb. 27.28: Dislokationsmöglichkeiten bei Frakturen. [A400-190]

dung zwischen Fraktur und Außenwelt gekommen, handelt es sich um eine **offene Fraktur.** Die weitere Einteilung in offene Frakturen I. – IV. Grades erfolgt je nach Ausmaß des Weichteilschadens (☞ Tab. 27.29).

> Bei offenen Frakturen besteht die Gefahr der bakteriellen Kontamination der Weichteile und Knochen mit nachfolgender Infektion. Je größer der Weichteilschaden, desto höher das Risiko einer manifesten Infektion!

Besonderheiten kindlicher Frakturen

Grünholzfraktur

Bei der **Grünholzfraktur** *(subperiostale Fraktur)* bleibt das beim Kind noch sehr kräftige und elastische Periost (Knochenhaut ☞ 26.1.1) teilweise erhalten – vergleichbar dem Bruch eines grünen Weidenastes. Grünholzfrakturen zeigen in der Regel keine oder nur eine sehr geringe Fragmentverschiebung.

Epiphysenfugenverletzung

Bei Kindern und Jugendlichen sind die Epiphysenfugen (☞ 26.1.1) noch offen. Eine Mitverletzung bei gelenknahen Frakturen kann zu Wachstumsstörungen des Knochens in diesem Bereich führen.

> **! Vorsicht**
> Frakturen bei Kindern werden von Erwachsenen oft wegen (scheinbar oder tatsächlich) geringer Beschwerden übersehen. Daher gilt: Kindliche Klagen sowie neu aufgetretene Auffälligkeiten immer ernst nehmen!

27.6.2 Klinik und Diagnostik von Frakturen

Klinische Frakturzeichen

Sichere Frakturzeichen

Nur wenige Symptome sind *beweisend* für eine Fraktur. Sie werden **sichere Frakturzeichen** genannt:

- Fehlstellung durch eine Frakturverschiebung
- Abnorme Beweglichkeit
- Fühl- oder hörbare **Krepitation** *(Knochenreiben)* bei Bewegung
- Sichtbare Fraktur (z.B. bei durchgespießtem Knochenfragment).

Unsichere Frakturzeichen

Viel häufiger sind die **unsicheren Frakturzeichen,** die zwar auf eine Fraktur hindeuten, aber auch bei anderen Verletzungen auftreten können. Hierzu zählen Schmerzen, Schwellungen, Hämatome und Störungen der Beweglichkeit.

Röntgendiagnostik

Sichere Frakturzeichen können bei unverschobenen Frakturen, bei eingestauchten Frakturen oder bei Frakturen kleiner Knochen fehlen. Zum Ausschluss oder Beweis einer Fraktur sowie für die Therapieplanung werden stets Röntgenbilder angefertigt.

Die Röntgenaufnahmen erfolgen zur dreidimensionalen Darstellung immer in mindestens zwei Ebenen, da sich der Frakturverlauf und eventuelle Verschiebungen nur so beurteilen lassen.

Manche Frakturen sind im normalen Röntgenbild nicht sicher zu erkennen. Dann können Zielaufnahmen, Schichtaufnahmen (Tomographie), ein CT oder eine Knochenszintigraphie erforderlich sein.

Invasive Diagnostik

Bei gelenknahen Frakturen können invasive diagnostische Maßnahmen nötig sein, um das Ausmaß der Gelenkbeteiligung zu klären, z.B. eine Gelenkpunktion (☞ 27.3.3) oder eine Arthroskopie (☞ 27.3.4).

Ausschluss von Begleitverletzungen

Bei jeder Fraktur können Nerven oder Gefäße mitverletzt werden, insbesondere solche, die in Knochennähe verlaufen. Typische Beispiele sind die Lähmung des N. radialis bei einer Oberarmfraktur und die Verletzung der A. poplitea bei knienahen Oberschenkelfrakturen.

> **DMS-Kontrolle**
> Unbedingt erforderlich ist die Kontrolle von **D**urchblutung (periphere Pulse), **M**otorik und **S**ensibilität distal der Fraktur.

Störungen der Durchblutung, Motorik und Sensibilität können aber nicht nur auf eine typische Begleitverletzung hinweisen, sondern auch erste Symptome eines *Kompartmentsyndroms* sein (☞ 27.6.6).

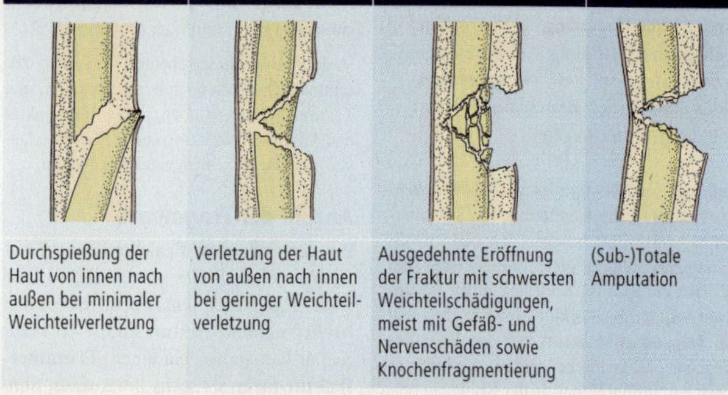

Grad I	Grad II	Grad III	Grad IV
Durchspießung der Haut von innen nach außen bei minimaler Weichteilverletzung	Verletzung der Haut von außen nach innen bei geringer Weichteilverletzung	Ausgedehnte Eröffnung der Fraktur mit schwersten Weichteilschädigungen, meist mit Gefäß- und Nervenschäden sowie Knochenfragmentierung	(Sub-)Totale Amputation

Tab. 27.29: Einteilung offener Frakturen. [A400-190]

Blutverlust durch Frakturen

Nicht unterschätzt werden darf der Blutverlust bei Frakturen. Beispielsweise sind bei Oberschenkelfrakturen Erwachsener Blutverluste bis zu ca. 2000 ml möglich, bei Beckenfrakturen sogar bis zu ca. 4000 ml und bei Oberarmfrakturen immerhin noch bis zu ca. 700 ml. Insbesondere bei Frakturen großer Knochen und/oder ausgedehnten Weichteilverletzungen gerät der Verletzte schnell in einen hypovolämischen Schock (☞ 38.5.1).

27.6.3 Therapieprinzipien bei Frakturen

Ziel jeder Frakturbehandlung ist eine möglichst *frühzeitige Remobilisation* des Patienten bei *bestmöglicher (Langzeit-)Funktion* des verletzten Körperteils. Hierzu dienen die „drei R" – **R**eposition, **R**etention, **R**ehabilitation.

Reposition

Der erste Schritt der Frakturbehandlung ist die **Reposition** (*Einrichten* der Fraktur), d.h. das Zurückführen der Fragmente in die anatomisch korrekte Position. Die Reposition sollte möglichst sofort erfolgen, insbesondere bei Frakturen mit Gelenkbeteiligung, da bei diesen Frakturen die Gefahr einer posttraumatischen Arthrose (☞ 26.10.1) sonst groß ist.

In vielen Fällen ist eine **geschlossene Reposition** möglich, d.h. der Arzt kann die Fraktur durch manuellen Zug und Gegenzug von außen einrichten. Wesentliche Voraussetzung hierfür ist eine adäquate Schmerzausschaltung, ggf. durch Narkose. Gelingt die geschlossene Reposition nicht, ist eine **offene Reposition** durch Operation erforderlich.

Retention

Der zweite Schritt ist die **Retention** *(Fixation)*, d.h. die Ruhigstellung der Fraktur bis zur Verheilung.

Auf Reposition und Retention kann nur in definierten Ausnahmefällen verzichtet werden, etwa bei einer eingekeilten, nicht verschobenen Oberarmkopffraktur. Hier geht man davon aus, dass durch den kräftigen Muskelmantel eine ausreichende Retention der Fraktur besteht.

Konservative Retention: Gipsbehandlung, Extension, Verbände

Pflege bei Gipsbehandlung ☞ *26.2.3*
Pflege bei Extension ☞ *27.1.3*

Bekanntestes Verfahren der konservativen Retention ist die **Gipsbehandlung** (☞ 26.2.3).

Zweite Möglichkeit der konservativen Frakturretention ist die **Extension** *(Streckbehandlung)*. Sie wird bei Frakturen angewandt, bei denen ein hohes Risiko der Fragmentverschiebung durch Muskelzug besteht, etwa bei knienahen Oberschenkelfrakturen. Meist handelt es sich um *knöcherne Extensionen.* Dabei wird ein spezieller Draht oder Nagel frakturfern durch einen Knochen gebohrt und ein Extensionsbügel angebracht. An diesen werden dann über einen Seilzug (☞ Abb. 27.5) Gewichte angehängt, die einen Zug ausüben. Insbesondere bei Kindern kann der Zug auch über *Klebe- (Pflaster-)* oder *Schaumstoffverbände* ausgeübt werden.

Am häufigsten wird die Extensionsbehandlung bei Frakturen im Bereich der unteren Extremität, des Beckens und der HWS durchgeführt, und zwar meist zur Zeitüberbrückung bis zur Operation. Die Komplikationen bei Extensionsbehandlungen entsprechen im Wesentlichen denen bei Fixateur externe (☞ 27.1.1).

Andere ruhig stellende Verbände zur Fraktur- (und Luxationsbehandlung) kommen vor allem am Schultergelenk zum Einsatz, wo eine Gipsruhigstellung zu aufwendig oder nur schwer durchführbar wäre. Am gebräuchlichsten sind der *Desault-* und der *Gilchristverband* (☞ 26.5.1).

Operative Retention: Osteosynthese

Pflege bei Osteosynthesen ☞ *27.1.2*

Die **operative Retention** durch **Osteosynthese** ist angezeigt bei konservativ nicht reponiblen oder nicht fixierbaren Frakturen, bei den meisten Frakturen mit

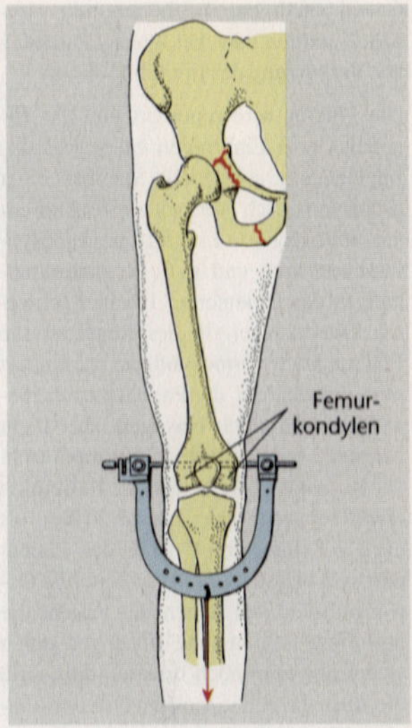

Abb. 27.31: Suprakondyläre Extension bei Beckenringfraktur. Die Extension soll eine Fragmentverschiebung durch Muskelzug verhindern (☞ auch Abb. 27.5). [A300-190]

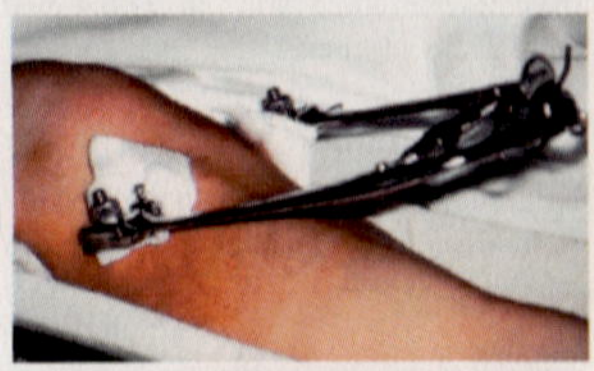

Abb. 27.32: Extensionsbügel bei Tibiakopfextension. [T195]

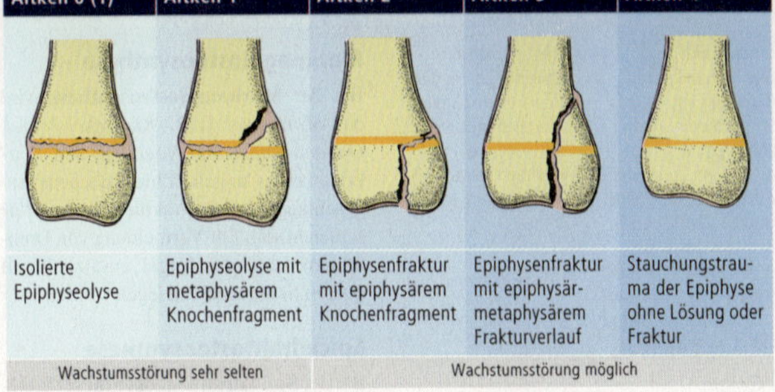

Aitken 0 (1)	Aitken 1	Aitken 2	Aitken 3	Aitken 4
Isolierte Epiphyseolyse	Epiphyseolyse mit metaphysärem Knochenfragment	Epiphysenfraktur mit epiphysärem Knochenfragment	Epiphysenfraktur mit epiphysär-metaphysärem Frakturverlauf	Stauchungstrauma der Epiphyse ohne Lösung oder Fraktur
Wachstumsstörung sehr selten		Wachstumsstörung möglich		

Tab. 27.30: Einteilung der Epiphysenverletzungen nach Aitken. Epiphyseolyse = Epiphysenlösung. [A300-190]

Gelenkbeteiligung, bei höhergradig offenen Frakturen oder bei älteren Patienten zur Verkürzung der Immobilisation.

Die Fraktur wird reponiert und das Ergebnis durch Einbringen eines (Metall-) Implantats gesichert. Die Stabilität einer osteosynthetisch versorgten Fraktur ist v.a. abhängig von Frakturtyp, Osteosyntheseverfahren und evtl. Begleiterkrankungen des Patienten (z.B. einer schweren Osteoporose). In der Regel ist die Fraktur nach Osteosynthese zumindest *übungsstabil* (d.h. der Patient darf die betroffene Extremität bewegen, aber nicht belasten) oder *teilbelastungsstabil* (d.h. der Patient darf die betroffene Extremität etwas belasten, meist bis zu 20 kg), oft auch *belastungsstabil* (d.h. der Patient darf voll belasten). *Lagerungsstabile* Osteosynthesen, bei denen der Patient die betroffene Region ohne Stütze von außen weder bewegen noch belasten darf, sind die Ausnahme. Die meisten Osteosyntheseverfahren erfordern eine zweite Operation nach Wochen oder Monaten zur **Metallentfernung.**

Ein Überblick über die zahlreichen Osteosyntheseverfahren wird in 27.6.4 und Abb. 27.38 gegeben.

Rehabilitation

Drittes „R“ der Frakturbehandlung ist die **Rehabilitation.** Sie beginnt bereits im Krankenhaus, etwa wenn der Physiotherapeut mit dem Patienten die nicht fixierten Gelenke sowohl der verletzten als auch der nicht-verletzten Extremitäten durchbewegt oder die Pflegenden den Patienten alles selbst machen lassen (bzw. ihn dazu anleiten), was er in dieser Situation selbst machen kann.

Besonders deutlich wird der Stellenwert der Rehabilitation als Teil der Frakturbehandlung bei der **frühfunktionellen Behandlung** einer Fraktur, z.B. bei einer nicht dislozierten schulternahen Oberarmfraktur. Da der kräftige Muskelmantel die Fraktur ausreichend retiniert, kann der Patient schon nach wenigen Tagen ohne Gips mit Bewegungsübungen beginnen.

Indikationen für konservative Frakturbehandlung	Indikationen für operative Frakturbehandlung
▸ Frakturen im Kindesalter (in 90 % der Fälle) ▸ Nicht dislozierte und nicht dislokationsgefährdete Frakturen, evtl. auch nicht dislozierte, aber dislokationsgefährdete Frakturen; z.B. unkomplizierte Radiusfrakturen, Rippenfrakturen ▸ OP- und/oder Anästhesieunfähigkeit des Patienten ▸ Ruhigstellung bis zur (endgültigen) operativen Versorgung	▸ Offene Frakturen (ab Grad II) ▸ Frakturen mit begleitenden Gefäß- und/oder Nervenverletzungen ▸ Frakturen mit Gelenkbeteiligung ▸ Frakturen bei Polytrauma (☞ 11.1.4) ▸ Frakturen bei älteren Patienten (weniger Komplikationen durch schnellere Mobilisation) ▸ Dislozierte Frakturen, die unter Bildwandlerkontrolle nicht reponiert werden können ▸ Frakturen der unteren Extremität (hohe Gefahr der Achsenfehlstellung wegen der starken Belastung) ▸ Unterarmfrakturen

Abb. 27.34: Hauptindikationen für die konservative und die operative Frakturbehandlung.

	Gipsbehandlung	Extension	Osteosynthese
Vorteile	▸ Keine Operation ▸ Keine Infektionsgefahr (Fraktur bleibt geschlossen) ▸ Meist frühe Mobilisation des Patienten ▸ Meist Möglichkeit einer ambulanten Therapie	▸ Möglichkeit der Weichteilinspektion ▸ Keine Infektionsgefahr an der Frakturstelle (Fraktur bleibt geschlossen) ▸ Keine Dislokation der Fragmente durch Muskelzug	▸ Möglichkeit der Weichteilinspektion ▸ Anatomisch genaue Reposition ▸ Völlige Ruhigstellung der Fraktur ▸ Meist sofortige Übungsstabilität ▸ Oft Erleichterung der Pflege
Nachteile	▸ Längere Immobilisation der betroffenen Extremität, daher Muskelschwund und Gefahr der Thromboseentstehung und Gelenkversteifung ▸ Keine oder nur eingeschränkte Weichteilinspektion möglich bei gleichzeitiger Gefahr einer Druckschädigung von Nerven und Weichteilen ▸ Keine völlige Ruhigstellung der Fraktur	▸ Operationsrisiko ▸ Längere Immobilisierung des Patienten mit Thrombose, Pneumonie- und Dekubitusgefahr ▸ Bei zu starkem Zug Gefahr des Auseinanderweichens der Fragmente mit verzögerter Frakturheilung ▸ Keine völlige Ruhigstellung der Fraktur ▸ Infektionsgefahr an den Nageldurchtrittsstellen	▸ Operationsrisiko (zweimal, da in der Regel eine spätere Metallentfernung notwendig ist) ▸ Infektionsgefahr (Fraktur wird eröffnet)

Tab. 27.33: Überblick über die spezifischen Vor- und Nachteile wichtiger Verfahren der Frakturbehandlung.

27.6.4 Osteosyntheseverfahren

Heute gibt es zahlreiche Osteosyntheseverfahren (☞ Abb. 27.38), die auch miteinander kombiniert werden können:

Schraubenosteosynthese

Die Versorgung einer Fraktur mit Schrauben wird als **Schraubenosteosynthese** *(Verschraubung)* bezeichnet. Unterschieden werden *Kortikalis-* und *Spongiosaschrauben,* die sich in der Form ihres Gewindes unterscheiden (☞ Abb. 27.35). Bei alleiniger Versorgung einer Fraktur mit Schrauben werden sie als *Zugschrauben* so in den Knochen eingedreht, dass der Frakturspalt zusammengedrückt und damit stabil wird.

Plattenosteosynthese

Bei der **Plattenosteosynthese** wird die Fraktur mittels einer durch Schrauben fixierten Metallplatte stabilisiert. Je nach Funktion der Platte werden u.a. *Neutralisationsplatten, Abstützplatten* und *Kompressionsplatten,* nach der Form z.B. *T-Platten, L-Platten, Kleeblattplatten* und *Winkelplatten* unterschieden (☞ Abb. 27.36).

Marknagelosteosynthese

Bei der **Marknagelosteosynthese** wird ein *Marknagel* (z.B. *Küntscher-Nagel, Gamma-Nagel, AO-Nagel*) in den Markraum eines langen Röhrenknochens eingeschlagen, der die Fraktur *intramedullär* schienen soll. Zur Vermeidung von Drehfehlern kann der Nagel zusätzlich mit queren Schrauben verriegelt werden.

Spickdrahtosteosynthese

Bei der **Spickdrahtosteosynthese** *(Bohrdrahtosteosynthese, Kirschner-Draht-Fixation)* werden Drahtstifte entweder

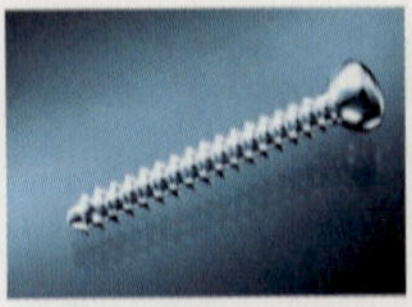

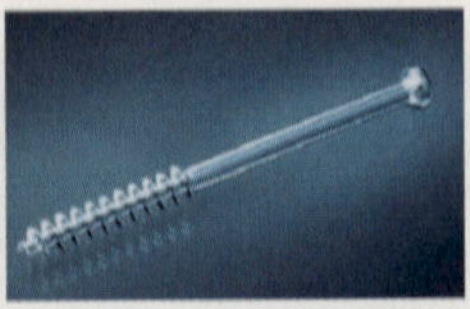

Abb. 27.35: Kortikalisschraube (links außen) und Spongiosaschraube (links). [V228]

Abb. 27.36 (rechts): Kleine T-Platte. [V228]

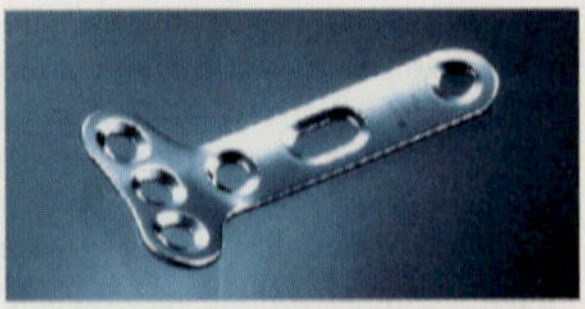

direkt durch die Haut oder nach Offenlegung und Reposition der Fraktur in die Fragmente eingebracht.

Da hierdurch nur Lagerungsstabilität erreicht werden kann, wird das Verfahren in der Regel mit anderen Osteosyntheseverfahren oder einer Gipsruhigstellung kombiniert.

Zuggurtung

Bei einer **Zuggurtung** *(Cerclage)* werden Drahtschlingen geeigneter Größe so um Knochen, Spickdrähte oder Schrauben gelegt, dass Zug- in Druckkräfte umgewandelt werden und der Frakturspalt komprimiert wird.

Fixateur externe

Pflege bei Fixateur externe ☞ 27.1.1

Beim **Fixateur externe** *(äußerer Spanner, äußerer Festhalter)* wird die Fraktur über eine Metallkonstruktion außerhalb des Körpers stabilisiert. Hierzu werden fern der Fraktur sog. *Steinmann-Nägel* oder *Schanz-Schrauben* im Knochen verankert, die das Hautniveau überragen und durch spezielles Instrumentarium fest miteinander verbunden werden können.

Der Fixateur externe gelangt v.a. bei offenen Frakturen mit Weichteilschäden zur Anwendung. Täglicher Verbandswechsel (☞ 27.1.1) soll einer **Pin-Track-Infektion** (von engl. pin = Stift und Track = Weg, *Bohrloch-Osteomyelitis*) vorbeugen. Hierbei kommt es zunächst zu einer Entzündung an der Durchtrittstelle des Nagels oder der Schraube an der Haut, die dann in die Tiefe fortschreitet und im schlimmsten Fall zu einer Osteomyelitis (☞ 26.6.1) führt.

Eine Pin-Track-Infektion zeigt sich durch Rötung der Haut um die Eintrittstellen der Drähte herum, seröse Sekretion aus den Eintrittstellen, Schmerzen und allgemeine Entzündungszeichen.

Behandelt wird die Pin-Track-Infektion mit desinfizierenden Verbänden. Schreitet die Infektion in die Tiefe fort und lockern sich die Pins dadurch, müssen die Pins versetzt und die infizierten Hautkanäle operativ saniert werden.

Dynamische Hüftschraube

Bei der **dynamischen Hüftschraube** (kurz *DHS*) gleitet eine im Hüftkopf zentrierte Schraube in einer am proximalen Femur fixierten Platte. Unter Belastung kommt es zur (erwünschten) Einstauchung der Fragmente. Klassische Indikation ist die pertrochantere Femurfraktur (☞ 27.8.8).

Verbundosteosynthese

Als **Verbundosteosynthese** wird die Kombination der oben genannten Materialien mit Knochenzement bezeichnet, um beispielsweise bei pathologischen Frakturen auch große Defekte auszufüllen.

Endoprothesen

Bei manchen gelenknahen Frakturen ist eine Erhaltung des natürlichen Gelenks nicht um jeden Preis erstrebenswert. Beispielsweise kann es bei vorbestehender Arthrose am Hüftgelenk und bei alten Patienten zur rascheren und schmerzärmeren Remobilisation sinnvoll sein, eine **Endoprothese** (künstliches Gelenk aus Metall) zu implantieren.

Am häufigsten werden Endoprothesen am Hüftgelenk bei Schenkelhalsfrakturen verwendet (☞ 27.8.8).

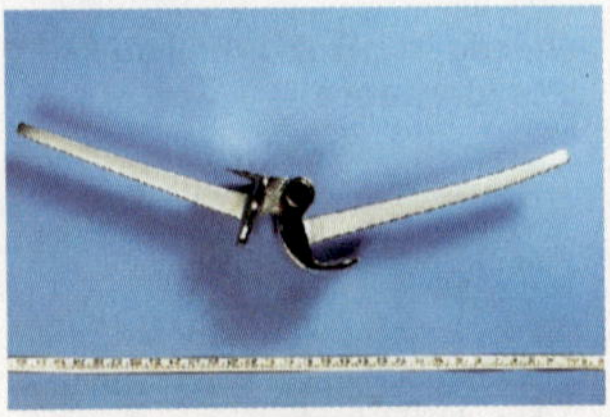

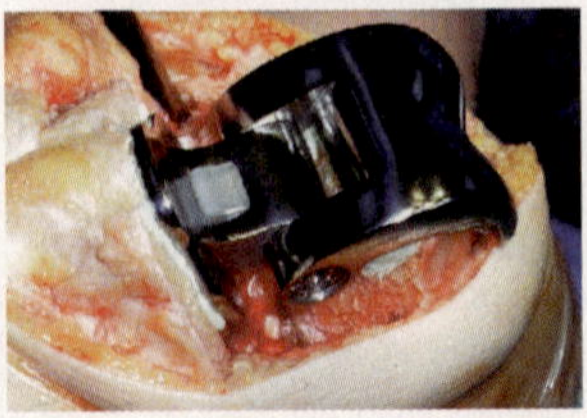

Abb. 27.37: Zusammengebaute Scharnierendoprothese für das Kniegelenk (links), intraoperativer Situs der einzementierten Endoprothese (rechts). TEP ☞ Abb. 26.49, HEP ☞ Abb. 27.79 a – b [T138, V163]

Knochentransplantation

Große Knochendefekte (z.B. bei Trümmerfrakturen) müssen mit autologen (körpereigenen) oder homologen (Knochenbank-)**Transplantaten** aufgefüllt werden, damit überhaupt eine knöcherne Durchbauung möglich ist. Dabei sollte körpereigenem Knochen (z.B. aus dem Beckenkamm) wegen der höheren biologischen Wertigkeit und des fehlenden Infektionsrisikos der Vorzug gegeben werden.

Unterschieden werden der **kortikale Knochenspan,** der **kortikospongiöse Knochenspan** und die **Spongiosaplastik.** Die verschiedenen Transplantate können miteinander kombiniert werden (Kortikalis und Spongiosa ☞ 26.1.1).

27.6.5 Frakturheilung

Primäre Frakturheilung

Primäre Frakturheilung: Direkte knöcherne Überbrückung des Frakturspaltes.

Bei nahezu fugenlosem Aneinanderliegen der Knochenfragmente, guter Durchblutung und konsequenter Ruhigstellung wird der Bruchspalt direkt von den knochenbildenden *Osteoblasten* überbrückt **(primäre Frakturheilung).**

Meist ist dies nur durch eine stabile Osteosynthese nach vorheriger idealer Reposition erreichbar (☞ 27.6.3).

Sekundäre Frakturheilung

Sekundäre Frakturheilung: Im Frakturbereich zunächst Ausbildung eines nicht-knöchernen Zwischengewebes **(Kallus)**, das dann sekundär zu Knochen umgewandelt wird.

Sind die oben genannten Voraussetzungen zur primären Frakturheilung nicht erfüllt (beispielsweise ist bei Anlegen eines Gipsverbandes weder eine fugenlose Adaption der Fragmente noch eine völlige Ruhigstellung zu erzielen), kommt es zur **sekundären Frakturheilung:**

- Im Frakturbereich bildet sich ein Hämatom
- In das Hämatom wandern Zellen aus dem Blut ein, darunter auch *Fibroblasten*
- Die Fibroblasten bilden ein bindegewebig-knorpeliges Zwischengewebe, den **Kallus.** Dieser fixiert die Fragmente zunehmend und ist im Röntgenbild als wolkige Auftreibung um den Frakturspalt sichtbar
- Erst im Verlauf der nächsten Monate wird der Kallus zum „normalen" Knochen umgewandelt (☞ 26.1.1).

Heilungsdauer

Die **Heilungsdauer** einer Fraktur ist abhängig vom Alter des Patienten (Frakturen bei Kindern heilen schneller als Frakturen bei Erwachsenen), von der Lokalisation der Fraktur, von der Durchblutungssituation und von den Begleitverletzungen. Sie schwankt zwischen 3 – 5 Wochen für Frakturen im Bereich des Fingerskeletts und 12 – 14 Wochen für Frakturen des Beckens, des Oberschenkelhalses und einiger Handwurzelknochen.

Verzögerte Frakturheilung und Pseudarthrose ☞ *27.6.6*

27.6.6 Störungen und Komplikationen der Frakturheilung

Kompartment-Syndrom

Kompartment-Syndrom *(Muskelkammer-Syndrom):* Mit Schmerzen, Bewegungseinschränkung und neurologischen Symptomen einhergehende Muskelschädigung nach Fraktur. Bedingt durch eine Durchblutungsstörung infolge erhöhten Gewebedrucks.
Endzustand ist die **ischämische Kontraktur.**

Durch ein Frakturhämatom, ein posttraumatisches Muskelödem, einen zu engen Gipsverband oder eine venöse Thrombose kann in unnachgiebigen *Muskellogen* (Muskellogen = durch Faszien eingegrenzte Räume) der Gewebedruck so stark ansteigen, dass dort verlaufende Gefäße und Nerven komprimiert werden und es zu einer Ernährungsstörung der Muskulatur bis zur Muskelnekrose kommt. Die Muskeln werden in der Folgezeit durch narbiges Bindegewebe ersetzt, und es bildet sich eine Kontraktur aus.

Besonders häufig sind die Tibialis-Loge am Unterschenkel **(Tibialis anterior-Syndrom)** und die Unterarmbeuger **(Volkmann-Kontraktur)** betroffen.

Die Erstsymptome bestehen in Verfärbung der betroffenen Region, Schmerzen, Schwellung und Parästhesien bei noch erhaltenen Pulsen. Durchblutungsstörung und Bewegungseinschränkung nehmen ohne Behandlung immer weiter zu. Im Endstadium bestehen ausgeprägte Lähmungen und Sensibilitätsstörungen sowie evtl. eine Hautnekrose.

Einzig wirksame Therapie ist die frühzeitige Druckentlastung durch Gipsentfernung und/oder Faszienspaltung der betroffenen Muskelloge.

Infektion, Osteomyelitis, Osteitis

Insbesondere bei offenen Frakturen, aber auch nach Osteosynthese besteht die Gefahr einer Keimbesiedlung mit nachfolgender manifester Infektion der Wunde (☞ 27.4.2), des Knochens (Osteitis ☞ 26.6) und/oder des Knochenmarks (Osteomyelitis ☞ 26.6.1).

Verzögerte Frakturheilung/ Pseudarthrose

Verzögerte Frakturheilung: Verlängerung der Heilungsdauer einer Fraktur auf 4 – 6 Monate.

Pseudarthrose *(Fractura non sanata, Falschgelenkbildung):* Ausbleiben der Frakturheilung nach sechs Monaten oder länger.

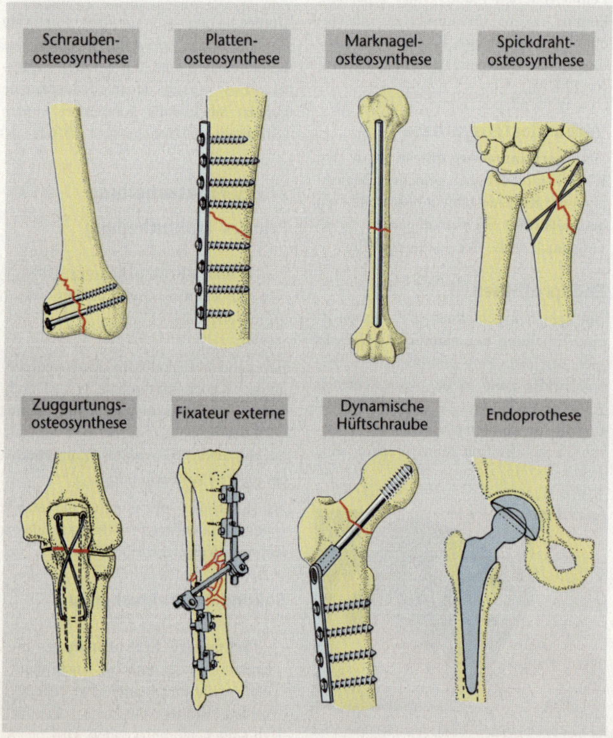

Abb. 27.38: Verschiedene Osteosyntheseverfahren in der Schemazeichnung. [A400-190]

Zahlreiche Faktoren können dazu führen, dass eine Fraktur nur verzögert oder gar nicht heilt. Allgemeine Faktoren sind beispielsweise ein erhöhtes Lebensalter des Patienten oder die Einnahme bestimmter Medikamente (etwa Glukokortikoide). Lokale Faktoren sind unter anderem eine fehlende Ruhigstellung, ein Auseinanderweichen der Fragmente und Infektionen. Die Frakturstelle wird lediglich bindegewebig überbrückt und verknöchert nicht.

In Abhängigkeit von der Krankheitsentstehung werden folgende Formen unterschieden:

- Die **hypertrophe Pseudarthrose** mit vermehrter Kallusbildung („Elefantenfuß"), die meist Folge einer unzureichenden Ruhigstellung bei guter Durchblutung ist
- Die **hypotrophe Pseudarthrose** mit verminderter Kallusbildung (die Fragmente werden zum Bruchspalt hin immer dünner) infolge einer Minderdurchblutung der Fragmente
- Die **Defektpseudarthrose** bei Fehlen von Knochenteilen
- Die **Infektpseudarthrose** bei Ostitis oder Osteomyelitis.

Klinisch fallen Druck- und Belastungsschmerz, Schwellung, Funktionseinschränkung der betroffenen Extremität und abnorme Beweglichkeit auf (falls die Fraktur nicht operativ stabilisiert worden ist).

Die Diagnose wird durch eine Röntgenaufnahme (evtl. mit Tomographie) gesichert. Ist die Vitalität und damit die Reaktionsfähigkeit der Knochenfragmente unklar, hilft die Knochenszintigraphie weiter.

Die Therapie hängt von der Ursache der Pseudarthrose ab.

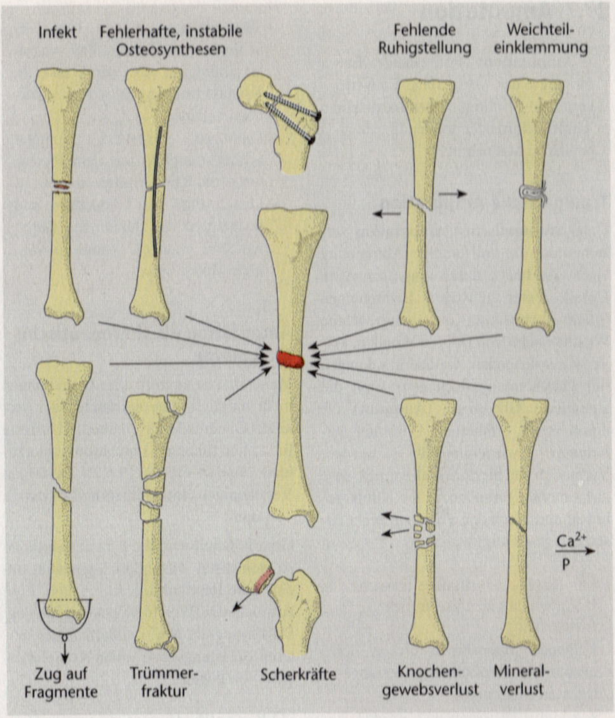

Abb. 27.39: Ursachen für verzögerte Frakturheilung und Pseudarthrosen. [A300-190]

Sudeck-Dystrophie

Sudeck-Dystrophie *(Sudeck-Syndrom, Morbus Sudeck, Algodystrophie, Reflexdystrophie):* Sekundäre Extremitätendystrophie mit lokalen Durchblutungs- und Stoffwechselstörungen nach Fraktur. Meist an Unterarm oder Hand auftretend.

Ursächlich vermutet wird eine neurovaskuläre Fehlregulation, die zu lokalen Durchblutungs- und Stoffwechselstörungen führt. Klinik und Therapie der drei Krankheitsstadien fasst Tab. 27.41 zusammen.

27.6.7 Kontrollen bei Frakturen

Bei allen Frakturen sind regelmäßige klinische und röntgenologische Kontrollen erforderlich, um Komplikationen der Frakturheilung rechtzeitig zu erkennen.

Als Faustregel können folgende Richtlinien gelten:

- Kontrolle von Durchblutung, Motorik und Sensibilität (DMS) bei stationärer Behandlung täglich, bei ambulanter am ersten Tag nach der Behandlung und dann bei jeder Röntgenkontrolle (☞ unten). Aufklärung des Patienten über die Warnsymptome, bei denen er sich unverzüglich melden bzw. einen Arzt aufsuchen soll (☞ auch 26.2.3)
- Erste Röntgenkontrolle nach Anlegen des Gipses bzw. nach Durchführung der Osteosynthese, dann am 3., 7. und 14. Tag, vor Belastungsaufnahme sowie nach Ablauf der erfahrungsgemäßen *Konsolidierungszeit* (Zeit bis zur knöchernen Verfestigung der Fraktur), bei Komplikationen ggf. häufiger. Letzte Kontrolle nach Gipsabnahme
- Funktionskontrolle 2 – 3 Wochen nach Gipsabnahme.

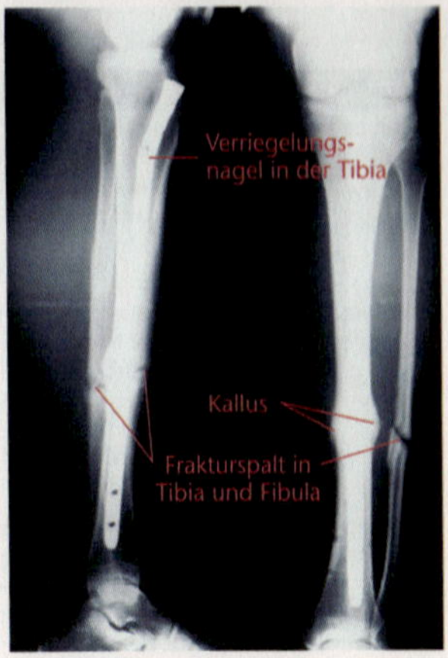

Abb. 27.40: Hypertrophe Pseudarthrose nach Unterschenkelverriegelungsnagel. [T128]

27.7 Amputation

Amputation: Vollständige Entfernung eines Körperteils. Entweder verletzungsbedingt **(traumatische Amputation)** oder notwendige therapeutische Maßnahme.

Traumatische Amputation

Unter **traumatischer Amputation** versteht man die vollständige Abtrennung einer Gliedmaße durch einen schweren Unfall. Unter günstigen Bedingungen (glatte Abtrennung ohne ausgedehnte Weichteilschäden, saubere Wunden, keine vorbestehenden Gefäßerkrankungen mit Durchblutungsstörungen) kann die amputierte Gliedmaße **(Amputat)** oft durch einen erfahrenen Chirurgen *replantiert* („wiederangenäht") werden. Voraussetzung hierfür ist allerdings, dass das Amputat gefunden, in die Klinik gebracht und durch den Transport nicht zusätzlich geschädigt wurde.

Notfall: Erstmaßnahmen am Unfallort bei traumatischer Amputation

Folgende Maßnahmen dienen der eventuellen **Replantation** der abgetrennten Gliedmaße:

- Amputat gezielt suchen (lassen)
- Amputat wie in Abb. 27.43 gezeigt trocken in sterile Kompressen hüllen, in eine saubere Plastiktüte geben und diese verschließen. In eine zweite Plastiktüte Eis-Wasser-Gemisch füllen und in diese die erste Tüte einlegen, zweite Tüte verschließen. Auf keinen Fall Amputat direkt mit Eis oder Wasser in Kontakt bringen (führt zu zusätzlichen Schäden)
- Das so verpackte Amputat schnellstmöglich mit dem Patienten in die Klinik transportieren
- Den Stumpf steril abdecken und hochlagern. Bei Blutungen Gefäß zur Not manuell komprimieren, nicht abklemmen.

Amputation als therapeutische Maßnahme

Manchmal ist es trotz aller Bemühungen nicht möglich, eine erkrankte oder verletzte Gliedmaße zu erhalten. Häufigste Indikation für eine Amputation ist hierzulande eine AVK (☞ 19.6.2). Es folgen Verletzungen, Infektionen und bösartige Tumoren.

Grundsätzlich wird die Amputationshöhe so weit distal wie möglich gewählt, um eine gute Restfunktion zu erhalten. Eine ausreichende Weichteildeckung und die Platzierung der Narbe außerhalb der späteren Belastungszone sollen Komplikationen vorbeugen.

Komplikationen

Hauptkomplikationen von Amputationen sind:

- Nachblutungen
- Wundheilungsstörungen und Wundinfektionen (insbesondere bei AVK-Patienten)

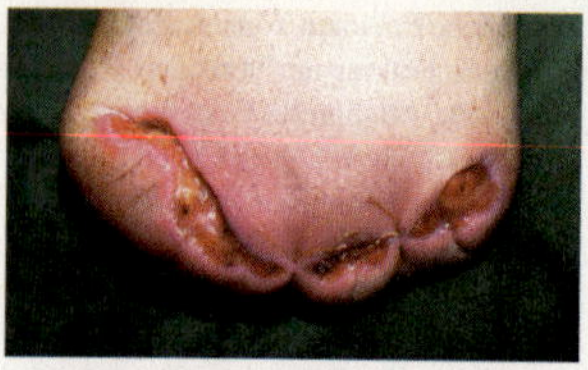

Abb. 27.42: Sekundär heilender Unterschenkelstumpf (17. postoperativer Tag). [T152]

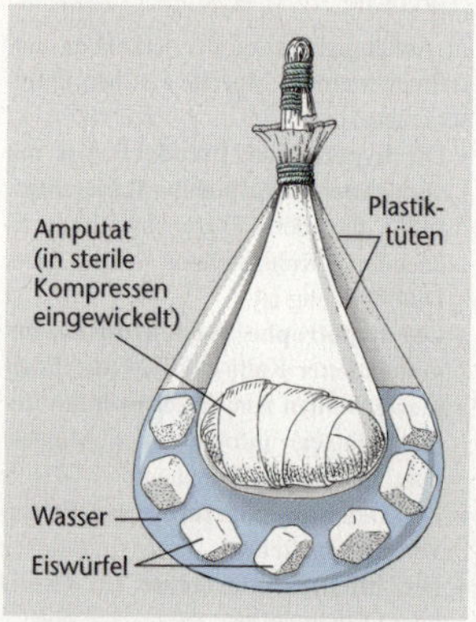

Abb. 27.43: Transport eines Amputats. [A300-190]

- Stumpfödem und -hämatom
- Kontrakturen, z.B. der Hüfte bei Oberschenkelamputationen
- Hauterkrankungen im Stumpfgebiet, z.B. Kontaktekzem, Hautpilzerkrankungen, Furunkelbildung
- **Stumpf-** und **Phantomschmerz.** Hinter diesen Bezeichnungen verbergen sich verschiedene Erkrankungen und Probleme, die zu Schmerzen im Stumpf bzw. „im" amputierten Glied führen, z.B. Durchblutungsstörungen, schlechter Sitz der Prothese oder ein **Stumpfneurom** (ungeordnetes Aussprossen von Axonen nach Nervendurchtrennung). Die Behandlung ist ursachenabhängig und häufig problematisch
- Dekubitus als Komplikation nach Prothesenerstversorgung.

Pflege

Allgemeine perioperative Pflege ☞ 11.1 und 11.4

Lagerung und Versorgung des Stumpfes

- Häufige Verbands- und Drainagekontrollen wegen der großen Nachblutungsgefahr

Stadium	Klinik	Therapie
Stadium I *(Akutphase)* 2 – 8 Wochen nach Trauma	Ruhe- und Bewegungsschmerz, Schwellung, blau-livide Verfärbung und Überwärmung der Haut, vermehrtes Schwitzen	Ruhigstellung, Hochlagerung, nichtsteroidale Antirheumatika (☞ Pharma-Info 25.16), Analgetika, evtl. Sedierung, evtl. Calcitonin. Keine Massagen, keine passiven Bewegungsübungen
Stadium II *(dystrophe Phase)* 1 – 3 Monate nach Trauma	Abnahme der Schmerzen und Zunahme der trophischen Störungen mit Muskeldystrophie, Verminderung des subkutanen Fettgewebes und kühler, zyanotischer Haut. Bewegungseinschränkung durch Kapsel- und Bänderschrumpfung	Nichtsteroidale Antirheumatika (☞ Pharma-Info 25.16), Calcitonin, aktive Bewegungsübungen
Stadium III *(atrophe Phase)* 3 – 6 Monate nach Trauma	Endstadium mit Muskelatrophie, Schrumpfung des Bindegewebes, Gelenkversteifung und pergamentdünner Haut. Keine Schmerzen mehr	Aktive Bewegungsübungen, Dehnungsbehandlung, warme Bäder, evtl. operative Maßnahmen

Tab. 27.41: Stadien der Sudeck-Dystrophie. In der klinischen Praxis sind die drei Stadien nicht scharf voneinander zu trennen, sondern gehen fließend ineinander über.

- Bei Oberschenkelamputation ggf. Hochlagerung des Stumpfes am OP-Tag zur Ödemprophylaxe (Anordnung des Arztes beachten). Da die Beugemuskulatur stärker ist als die Streckmuskulatur, neigt die amputierte Extremität zu einer Beugekontraktur. Um dieser entgegenzuwirken, wird die amputierte Extremität ab dem 1. postoperativen Tag überwiegend in Streckung gelagert:
  - Bei Oberschenkelamputation nachts oder intermittierend Bauchlage
  - Bei Unterschenkelamputation zusätzliche Streckung durch Auflegen eines Sandsäckchens. Auch während der Patient im Rollstuhl sitzt, soll die Extremität gestreckt sein (z.B. auf einer Schiene)
  - Bei Fingeramputation Schienen des Stumpfes
- Zur Ödemprophylaxe und zur Stumpfformung Wickeln des Stumpfes in Achtertouren mit elastischen Binden (☞ Abb. 27.45 – 27.49), wobei der Druck nach proximal abnimmt (bei AVK Rücksprache mit dem Arzt wegen der Gefahr einer Durchblutungsminderung). Keine zirkulären Verbände anlegen. Zur besseren Resorption des Wundödems können postoperativ auch Zinkleimverbände oder Prothesengipse angelegt werden. Diese müssen aber, um effektiv zu sein, täglich gewechselt werden
- Frühestmöglicher Beginn der aktiven Bewegungsübungen
- Sorgfältige Hautpflege, da die Haut im Bereich des Amputationsstumpfes sehr empfindlich ist und stark beansprucht wird. Haut täglich kurz und gründlich waschen (Haut nicht aufweichen) und durch viel Luft, Sonne und weiche Bürstungen abhärten. Zusätzlich bietet sich die Anwendung eines Hautbehandlungsmittels zur Dekubitusprophylaxe an, z.B. PC 30 V®-Liquidum. Viele Patienten benützen unter der Prothese einen Stumpfstrumpf oder Trikotschlauch
- Baldige Prothesenbestellung (nach Arztanordnung). Die vorläufige Prothese sollte nach 14 Tagen verfügbar sein, damit der Patient so früh wie möglich mit der *Prothesenschulung* beginnen kann, in der er die Handhabung der Prothese und (möglichst physiologische) Bewegungsabläufe lernt.

Psychische Betreuung

Eine Amputation beeinträchtigt das Körperschema ganz erheblich, und die Patienten brauchen einfühlsame Begleitung (ggf. durch Seelsorger oder Psychologen), um dies verarbeiten zu können. Hinzu kommen häufig soziale Probleme, etwa weil der Patient seinen bisherigen Beruf nicht mehr ausüben kann. Dann muss frühzeitig der Sozialdienst des Hauses eingeschaltet werden, der die Rehabilitationsmaßnahmen im Anschluss an den Krankenhausaufenthalt organisiert.

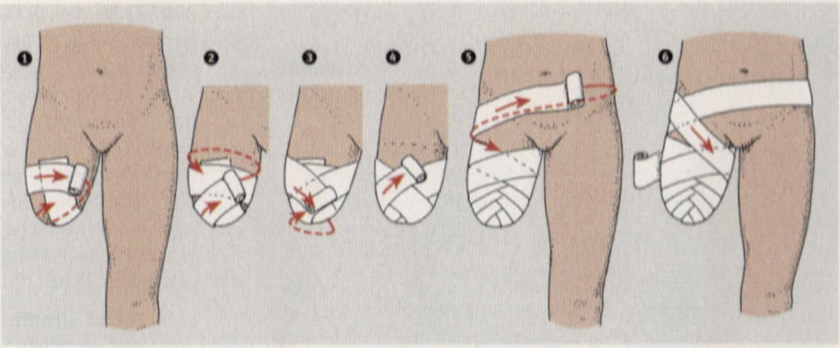

Abb. 27.44: Konisches Wickeln eines Amputationsstumpfes in den ersten postoperativen Tagen. [A300-157]

Prothesenversorgung nach Amputationen

Prothese: Künstlicher Ersatz fehlender Körperteile.

Prothesen sollen nach Amputationen oder bei angeborenen Fehlbildungen der Extremitäten einen optischen Ausgleich schaffen sowie die Steh-, Geh- bzw. Greiffähigkeit des Patienten (wieder)herstellen und ihm ein weitestgehend selbständiges Leben ermöglichen. Sie werden in Abhängigkeit von der Amputationshöhe und den Bedürfnissen und Fähigkeiten des Patienten individuell angepasst. Unabdingbar ist eine entsprechende Schulung des Patienten in Benutzung und Pflege der Prothese (z.B. Gangschule), meist durch Physio- oder Ergotherapeuten.

Folgende Versorgungsbeispiele zeigen die Möglichkeiten, aber auch die Grenzen von Prothesen:

Beinprothesen

Hauptziele von Beinprothesen sind die Steh- und Gehfähigkeit des Patienten.

Heute werden Beinprothesen für Patienten ohne schwere körperliche Beanspruchungen meist in der **Rohrskelettbau-**

Wickeln eines Amputationsstumpfes [V164]

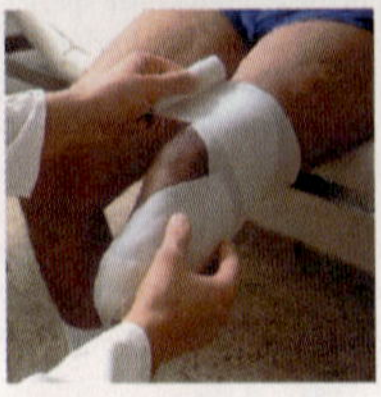

Abb. 27.45: Fixieren des gesamten Verbandes durch Touren oberhalb des Knies.

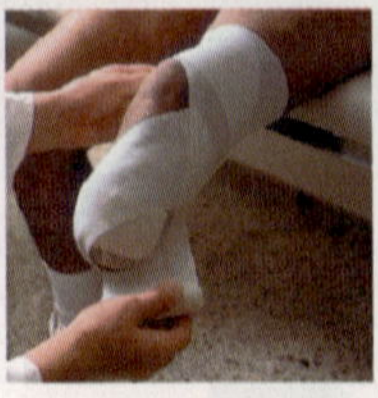

Abb. 27.46: Einwickeln der Kompresse während der Restrunde.

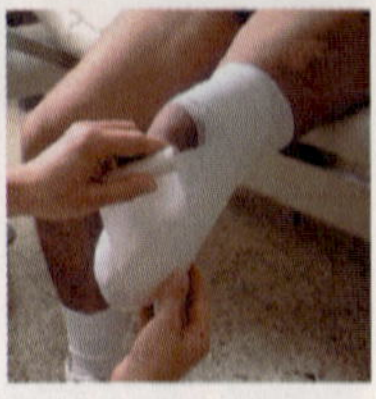

Abb. 27.47: Formung des Stumpfes durch diagonalen Zug.

Abb. 27.48 (rechts): Bedecken des Knies nicht nötig.

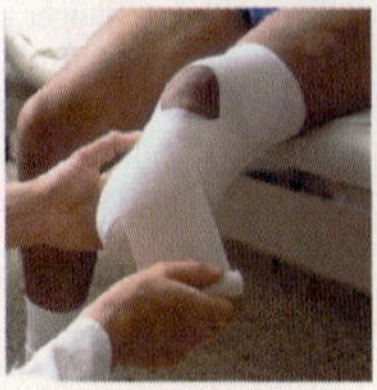

Abb. 27.49 (rechts außen): Abschließen des Verbandes mit Trikotschlauch.

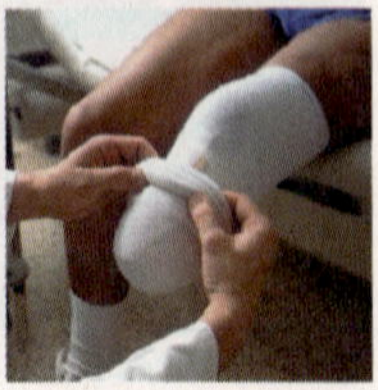

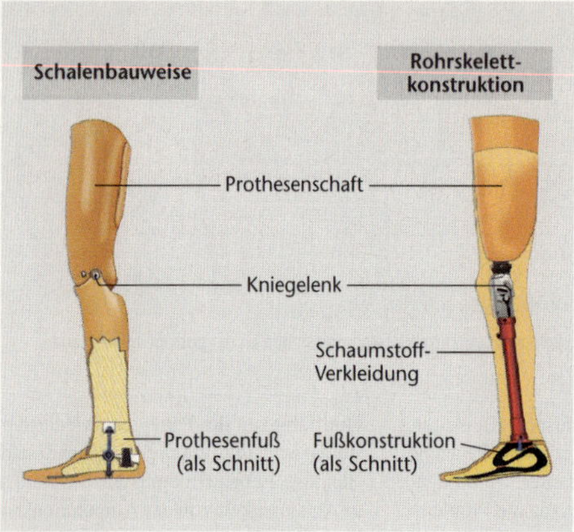

Abb. 27.50 (links): Die zwei verschiedenen Bauprinzipien von Beinprothesen, hier am Beispiel von Oberschenkelprothesen. Links eine Oberschenkelprothese aus Holz, rechts eine Modular-Oberschenkelprothese, beide teilweise längs geschnitten. [V164]

Abb. 27.52 (rechts): Oberschenkelprothese mit phasengesteuertem hydraulischen Kniegelenk. Diese Modular-Geriatric-Baureihe aus Aluminium zeichnet sich durch geringes Gewicht und hohe Stabilität aus. [V164]

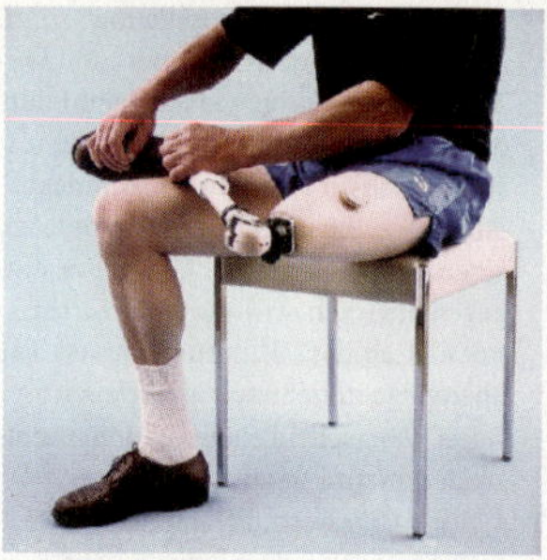

weise *(Modularbauweise)* hergestellt, bei der die tragende Rohrkonstruktion von flexiblem Schaumstoff ummantelt wird. Diese Prothesenform hat die früher übliche **Schalenbauweise** weitgehend verdrängt, bei der die Beinform z.B. aus Holz nachgebildet wird.

Beispiel: Unterschenkel-Kurzprothese. Bei ausreichend langem Unterschenkelstumpf passt der Orthopädiemechaniker eine sog. **Unterschenkel-Kurzprothese** an. Bei dieser Prothesenform bilden Ausbuchtungen im Bereich der Femurkondylen eine Art Spange, welche die Prothese in der Schwungphase am Knie fixiert. Eine weitere Befestigung der Prothese am Oberschenkel mittels Oberschaft ist nicht nötig.

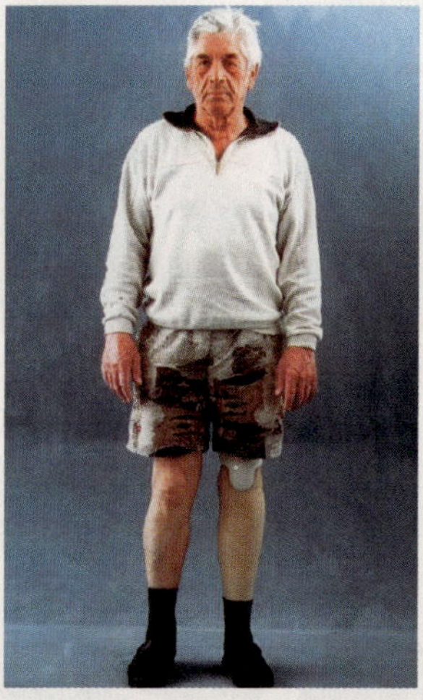

Abb. 27.51: Unterschenkelkurzprothese. [V164]

Beispiel: Oberschenkelprothese. Moderne Oberschenkelprothesen bestehen aus den Elementen *Oberschaft* zur Stumpfbettung, *Kniegelenkmodul* und *Prothesenfußkonstruktion* (☞ Abb. 27.50). Eine pneumatische Schwungphasensteuerung im Kniegelenk sorgt für ein (weitgehend) normales Gangbild. Ein Schaumstoffüberzug gleicht die Beinform optisch dem gesunden Bein an. Für alle Elemente einer Oberschenkelprothese stehen verschiedene Bauarten zur Verfügung. Beispielsweise gibt es Fußkonstruktionen, die nur eine Plantarflexion und Dorsalextension erlauben, aber auch solche, die zusätzlich die Supination und Pronation ermöglichen.

Für moderne **Sportprothesen** stehen spezielle **energiespeichernde Füße** zur Verfügung, die den Druck, der beim Auftreten entsteht, über eine Federkonstruktion in eine Vorwärtsbewegung umsetzen. Dadurch erleichtern sie das Abrollen und das Gangbild des Patienten wird runder. Diese Fußkonstruktion wird auch zunehmend bei Alltagsprothesen eingesetzt, weil sie den Kraftaufwand beim Gehen reduziert.

Der genaue Prothesenaufbau richtet sich primär nach dem Patienten. Prinzipiell gilt: Je älter der Patient, desto statischer, je jünger, desto dynamischer der Prothesenaufbau. Kriegsversehrte, die mit einer „veralteten“ Prothese gut zurechtkommen, werden in der Regel nicht mehr mit einer Prothese neuerer Bauart versorgt.

Armprothesen

Bei der Prothesenversorgung des Armes steht der Ersatz der Greif- und Haltefunktion im Vordergrund. Prinzipiell gibt es heute folgende Möglichkeiten der prothetischen Versorgung:

- **Schmuckprothesen** *(kosmetische Prothesen)* können bezüglich Farbe, Form und Oberflächenstruktur gut der verbleibenden Hand angepasst werden, übernehmen aber keine Funktionen
- **Passive Greifarme** sind stabile Prothesen, an die Handersatzstücke (z.B. Haken) aufgeschraubt werden können. Aufgrund ihrer guten Kraftübertragung eignen sie sich v.a. für gröbere, kraftvolle Tätigkeiten
- **Funktionelle Prothesen** *(mechanische Greifprothesen)* haben am distalen Ende der Prothese einen Haken oder

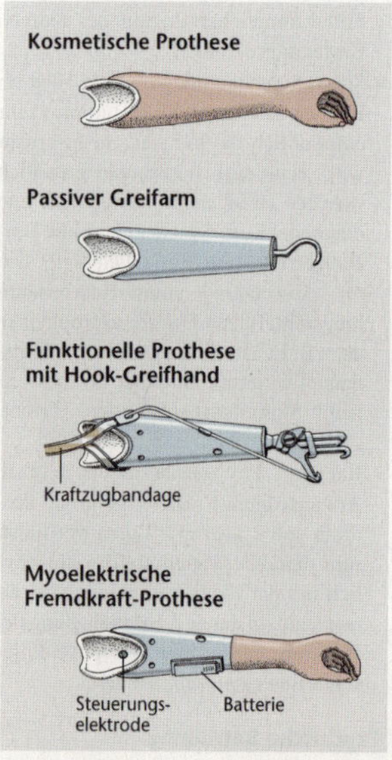

Abb. 27.53: Verschiedene Unterarmprothesen. [A400-190]

eine sog. *aktive Systemhand.* Eine Kraftzugbandage überträgt die Bewegungen des Schultergürtels auf die Mechanik des Prothese (z.B. Öffnen des Hakens bei Vorbringen der Schulter)

- **Fremdkraftprothesen,** zu denen auch die **myoelektrischen Prothesen** gehören, nutzen willkürliche Muskelkontraktionen z.B. am Amputationsstumpf. Diese werden durch einen Sensor in der Prothese registriert, verstärkt und zu einem batteriegetriebenen Motor weitergeleitet, der dann z.B. die Hand öffnet oder schließt. Hiermit sind zwar abgestufte Greifbewegungen möglich, doch sind diese Prothesen für kraftvolle Arbeiten weniger geeignet. Zudem stellen sie hohe Anforderungen an Kooperationsbereitschaft und koordinative Fähigkeiten des Prothesenträgers.

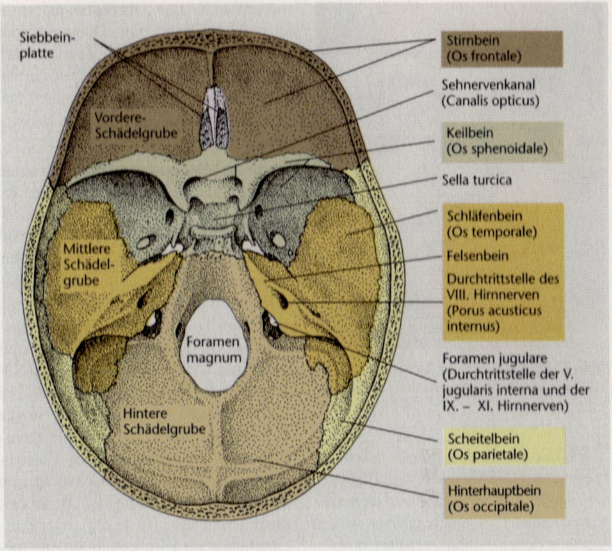

Abb. 27.55: Innere Schädelbasis nach Entfernung der Kalotte. [A400-190]

27.8 Spezielle Frakturen, Luxationen und Bandverletzungen

27.8.1 Verletzungen des Schädels

Schädel-Hirn-Trauma ☞ *35.14.1*

Schädelfrakturen

Bei den **Schädelfrakturen** wird zwischen Frakturen der Schädelbasis, des Gesichtsschädels und der Schädelkalotte unterschieden:

Frakturen der Schädelbasis

Prellmarken, Hämatome um ein oder beide Augen (**Monokel-** bzw. **Brillenhämatom**) sowie Liquor- oder Blutfluss aus Mund, Nase und/oder Ohr weisen nach einem Trauma auf **Schädelbasisfrakturen** hin. Die Diagnose wird durch konventionelle Röntgenaufnahmen, Spezialaufnahmen der Schädelbasis und ein CT (☞ Abb. 27.57 – 27.62) gesichert. Eine OP-Indikation besteht bei Verletzungen der Hirnnerven und bei Liquorfisteln, die sich nach spätestens einer Woche noch nicht verschlossen haben (Gefahr einer ZNS-Infektion ☞ 35.14.1). Die Prognose hängt entscheidend von den meist gleichzeitig vorhandenen ZNS-Verletzungen ab.

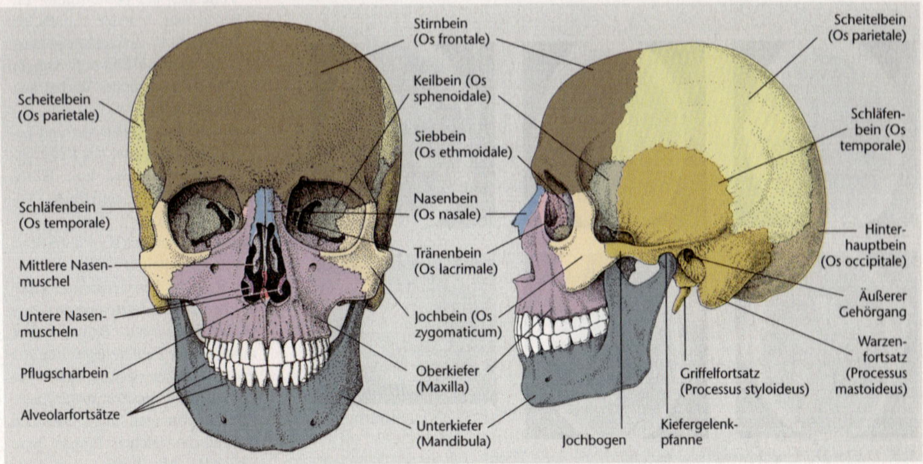

Abb. 27.54: Schädel in der Vorderansicht und in der Seitenansicht. Durch die farbige Unterlegung der verschiedenen Knochen wird der komplizierte Aufbau des menschlichen Schädels deutlich. [A400-190]

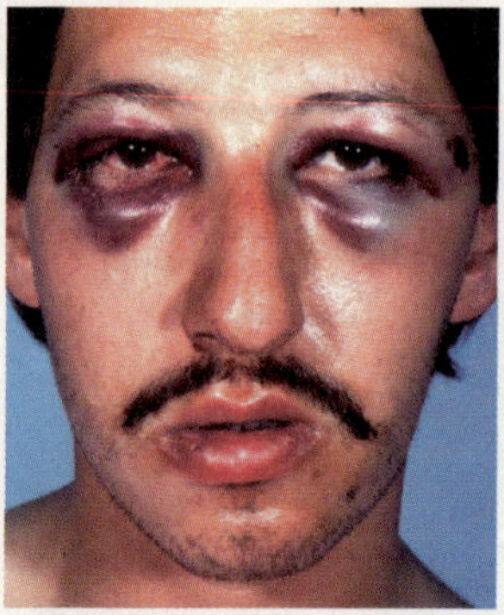

Abb. 27.56: Patient mit Brillenhämatom nach einer frontobasalen Mittelgesichtsfraktur. [M117]

Bei Unsicherheit, ob es sich bei austretender Flüssigkeit um Liquor handelt, hilft ein BZ-Stix weiter: Austretender Liquor reagiert wegen seines hohen Glukosegehaltes positiv.

Auch ein heller Hof um eine Blutlache ist Zeichen austretenden Liquors.

Frakturen des Gesichtsschädels

Nasenpyramidenfraktur ☞ 34.6.1

Bei den **lateralen Mittelgesichtsfrakturen** kommt es durch stumpfe Gewalteinwirkung auf das seitliche Gesicht zu knöchernen Verletzungen von Kieferhöhle, Orbita und Jochbein bzw. Jochbogen. Leitsymptome sind ein Monokelhämatom, Doppelbilder und Sensibilitätsstörungen an Wange, Oberlippe und seitlicher Nasenfläche. Die Diagnose wird röntgenologisch gestellt. Therapeutisch werden bei verschobenen (dislozierten) Frakturen die Bruchstücke reponiert und anschließend mit *Miniplattenosteosynthese* fixiert.

Zentrale Mittelgesichtsfrakturen treten in erster Linie bei polytraumatisierten Patienten und zusammen mit Schädelbasisfrakturen **(frontobasale Fraktur)** auf. Klinisch bestehen häufig erhebliche Weichteilverletzungen im Gesichtsbereich mit Blutungen aus Nase und Mund, außerdem Hämatome im Bereich eines oder beider Augen. Bei einer Durazerreißung (mit Liquorfluss) droht eine ZNS-Infektion. Im Extremfall kann es auch zu einem Prolaps von Hirngewebe in die Nasennebenhöhlen kommen. Diagnostisch ist neben der klinischen Untersuchung ein Schädel-CT notwendig, um intrakranielle Verletzungen, z.B. ein epidurales Hämatom (☞ 35.6.2), oder Lufteinschlüsse im Hirnbereich auszuschließen. Die Verletzungen des Patienten sind oft so schwer, dass eine Sofortversorgung durch Anästhesist, Neurochirurg und HNO-Arzt notwendig ist.

Frakturen der Schädelkalotte

Frakturen der Schädelkalotte entstehen durch direkte oder indirekte Gewalteinwirkung. Prellmarken oder offene Wunden sind hinweisend, evtl. ist ein Frakturspalt oder eine Impression zu tasten.

Bei rissförmigen, geschlossen Kalottenfrakturen ist meist keine spezielle Therapie erforderlich. Da sich aber hinter jeder scheinbar harmlosen Kopfverletzung ein Schädel-Hirn-Trauma verbergen kann, wird der Patient stationär überwacht. **Impressionsfrakturen** (d.h. solche Frakturen, bei denen ein Knochenstück in den Schädel „hineingedrückt" wurde ☞ auch Abb. 35.40) müssen operativ versorgt werden: Die Impression wird angehoben und die evtl. mitverletzte harte Hirnhaut (Dura mater) verschlossen, um neurologische Komplikationen zu vermeiden.

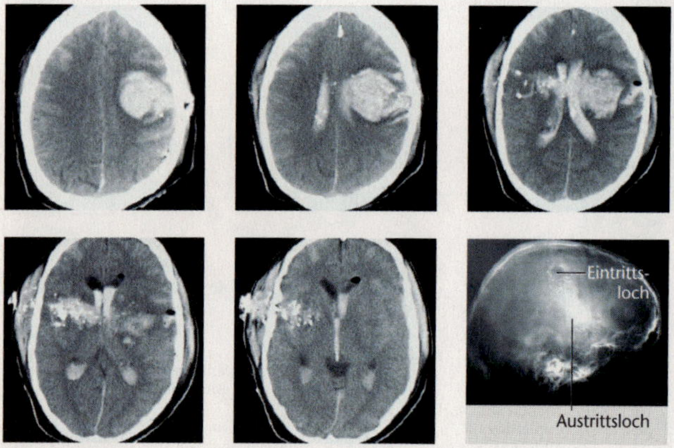

Abb. 27.57 – 27.62: Schussverletzung des Schädels (mit Kleinkaliberpistole). Der Geschossweg im Schädel ist in den unterschiedlichen CT-Schichten gut erkennbar. Im konventionellen Röntgenbild (rechts unten) sieht man das Ein- und Ausschussloch. [T128]

27.8.2 Verletzungen der Wirbelsäule

Anatomie der Wirbelsäule ☞ 26.11.1
Verletzungen des Rückenmarks und Querschnittssyndrom ☞ 35.14.2

Notfall: Erstmaßnahmen am Unfallort bei Verdacht auf Wirbelsäulenverletzungen

Jede Bewegung des Patienten mit instabiler Wirbelsäulenfraktur, insbesondere Drehen und Beugen der Wirbelsäule, birgt die Gefahr, dass sich die Fragmente verschieben und das Rückenmark oder die Nervenwurzeln schädigen. Daher bei jeglichem Verdacht auf Wirbelsäulenverletzung als Ersthelfer:

- Absolute Immobilisation des Verletzten anstreben:
  - Verunfallten auffordern, sich nicht zu bewegen. Ihn von vorne ansprechen, damit er nicht den Kopf dreht
  - Verletzten nur bei absoluter Lebensgefahr von der Unfallstelle bergen (z.B. Explosionsgefahr). Keine nicht absolut notwendigen Manipulation an der Wirbelsäule durchführen
  - Für Bergung, Transport und Lagerung Hilfsmittel des Rettungsdienstes benutzen, z.B. HWS-Stützkragen, Schaufeltrage, Vakuummatratze
- Rettungsdienst/NAW anfordern, Verdacht mitteilen
- Bis Rettungsdienst eintrifft, Vitalzeichen des Verletzten engmaschig kontrollieren, evtl. Patienten zur motorischen Funktionsprüfung die Faust schließen oder die Zehen bewegen lassen, zur Prüfung auf Sensibilitätsstörungen Finger oder Zeh berühren („welchen Finger fasse ich an?"). Alle Befunde mit Uhrzeitangabe dokumentieren.

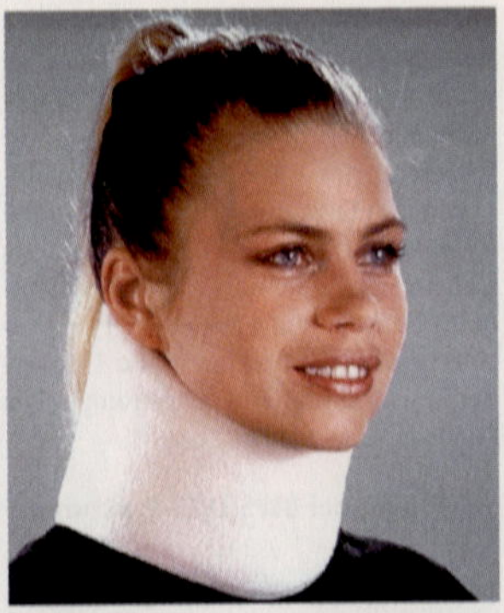

Abb. 27.63: Patientin mit einer Zervikalstütze. Diese wird wie die Schanz-Krawatte maximal zwei Wochen getragen und danach rasch „abtrainiert" (Vorsicht: Gewöhnung). Sie dient der Immobilisation, der Wärmewirkung und der Entlastung. [V163]

Verletzungen der HWS

Verletzungen der (HWS) Halswirbelsäule entstehen meist durch Auffahrunfälle, bei denen die Halswirbelsäule plötzlich stark gebeugt *(Hyperflexion)* und anschließend stark überstreckt *(Hyperextension)* wird. Weitere häufige Unfallursache ist ein Kopfsprung in flache Gewässer.

HWS-Distorsion

Als **HWS-Distorsion** *(HWS-Schleudertrauma, Peitschenschlagverletzung, Whiplash-injury)* wird eine durch oben dargestellte Hyperflexion und Hyperextension bedingte Weichteil-, Gelenkkapsel- und Bänderschädigung im HWS-Bereich bezeichnet. Je nach Schweregrad der Distorsion klagt der Patient – oft nach einem symptomlosen Intervall – über Kopf- und Nackenschmerzen, muskuläre *Hartspann* (zu hoher Dauertonus eines quergestreiften Muskels), Bewegungsschmerzen und Bewegungseinschränkung der HWS bis hin zum Gefühl der Haltlosigkeit des Kopfes. Schluckbeschwerden können Zeichen eines retropharyngealen Hämatoms sein.

Die Behandlung ist konservativ und besteht in der Anlage einer Schanz-Krawatte oder einer Zervikalstütze wie Cervimed® (☞ Abb. 27.63) und körperlicher Schonung (bei Nichteinhaltung können langwierige Kopfschmerzen die Folge sein). Ergänzend können muskelentspannende Medikamente und nichtsteroidale Antirheumatika gegeben werden. Später sind Krankengymnastik und Massagen empfehlenswert.

Frakturen und Luxationen der HWS

Bei **Frakturen und Luxationen der HWS** besteht ein hohes Risiko der Mitverletzung des Halsmarks mit inkompletter oder kompletter Querschnittssymptomatik (☞ 35.14.2) bis hin zum sofortigen Tod des Patienten.

HWS-Frakturen (Atlas-, Axis- und Densfrakturen sowie Frakturen der unteren Halswirbelsäule HWK3 – HWK7) zeigen sich in der Regel durch Schmerzen und Instabilitätsgefühl im Nacken-Bereich sowie durch neurologische Ausfälle v.a. im Nacken-Arm-Bereich. Stabile Frakturen sind gelegentlich völlig symptomlos.

Bei stabilen Frakturen erhält der Patient eine Zervikalstütze (☞ Abb. 27.63) oder einen kleinen Kopf-Brust-Gips (**Minerva-Gips,** *Diadem-Gips* ☞ Abb. 27.65 – 27.66). Bei Luxationen und dislozierten Frakturen erfolgt zunächst die Reposition und Retention mit einer **Crutchfield-Extension**, bei der eine Metallklammer über zwei Stifte rechts und links in der Schädelkalotte verankert und über diese Zug ausgeübt wird. Anschließend ist eine weitere Ruhigstellung z.B. durch **Halo-Fixateur** (Metallring um den Schädel mit Abstützung auf den Schultern ☞ Abb. 27.64) oder Minerva-Gips erforderlich. Operiert wird bei zunehmenden neurologischen Ausfällen, bei instabilen oder irreposiblen Luxationsfrakturen und bei Pseudarthrosen.

Pflege bei HWS-Fraktur

Pflege bei stabiler HWS-Fraktur:

- Vitalzeichen (insbesondere Atmung) sowie Motorik und Sensibilität von Armen und Beinen engmaschig kontrollieren, außerdem auf Blasen- und Darmfunktion sowie Allgemeinzustand und Schmerzen achten und ggf. Analgetika nach Arztanordnung verabreichen
- Patienten bei isolierter Halswirbelfraktur flach in Bett mit harter Matratze und ohne Kopfkissen lagern. Handelt es sich um eine Halswirbelfraktur in Kombination mit anderen Erkrankungen, z.B. einem Schädel-Hirn-Trauma (☞ 35.14.1), kann auch eine andere Lagerung möglich sein, z.B. mit erhöhtem Oberkörper (Arztanordnung beachten)
- Kopf des Patienten nicht beugen oder drehen

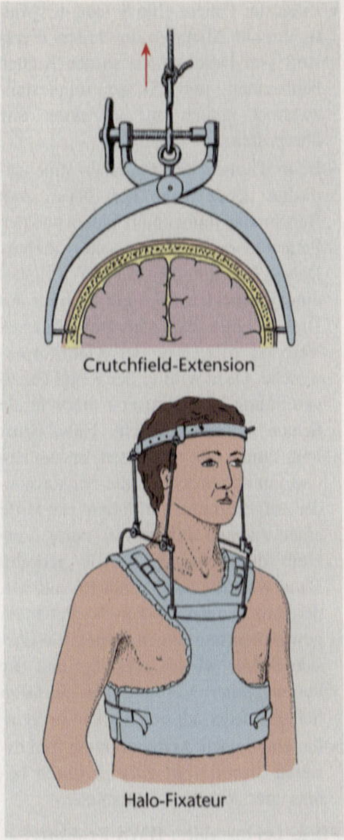

Abb. 27.64: Möglichkeiten der HWS-Reposition und Retention. Oben Crutchfield-Extension, unten Halo-Fixateur. [A300-190]

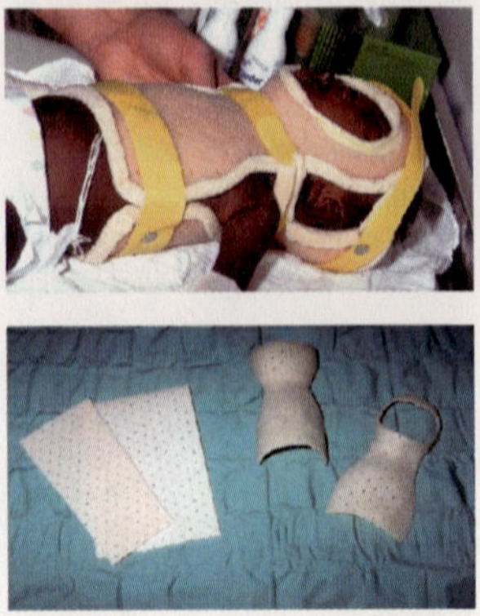

Abb. 27.65 – 27.66: Minerva-Schalenverband aus thermoplastischem Material (Turbocast®): Für den Verband werden zwei minimal perforierte Schalen verwendet, die ca. 4 Minuten lang im 80° C-Dampfgerät eingelegt und anschließend patientengerecht modelliert werden. Anschließend werden die Schalen ausgepolstert und mit Hilfe von Klettverschlüssen befestigt. [T153]

- Trägt der Patient eine Schanz-Krawatte, ihn auf Allergien durch den Werkstoff und Druckstellen an den Kanten beobachten und Stütze mindestens zweimal täglich auf korrekten Sitz überprüfen
- Beim Drehen des Patienten eine gedachte Linie von der Nase zum Bauchnabel immer beibehalten und den Patienten *en-bloc* (als Ganzes) drehen. Dabei Bewegungen der HWS unbedingt vermeiden. Dies gilt auch für das Drehen eines Patienten mit Minerva-Verband z.B. bei der Ganzkörperwäsche. Dazu wird in der Regel (Arztanordnung beachten) erst die ventrale Schale entfernt, Gesicht, Hals, Brust und Bauch des Patienten gewaschen und gut abgetrocknet, die Schale wieder aufgelegt und der Patient mit Hilfe einer zweiten Pflegekraft unter Verbleib der ventralen Schale gedreht. Dann wird die dorsale Schale entfernt, der Hals und der Rücken des Patienten gewaschen und abgetrocknet, die dorsale Schale wieder aufgelegt und der Patient unter Verbleib der dorsalen Schale wieder auf den Rücken gedreht
- Patienten nach Arztanordnung mobilisieren, dabei Kopf anfangs durch behutsames Anheben unterstützen.

Pflege bei instabiler HWS-Fraktur. Patienten mit instabiler HWS-Fraktur werden so lange auf der Intensivstation versorgt, bis die Fraktur operativ oder konservativ stabilisiert werden konnte. Bis zu diesem Zeitpunkt werden die Patienten möglichst wenig und nur absolut achsengerecht bewegt.

Frakturen der BWS und LWS

Frakturen der BWS und LWS sind meist durch indirekte Traumen wie Sturz aus großer Höhe auf gestreckte Beine oder Gesäß oder starke Überbiegung der Wirbelsäule bei Verkehrsunfällen bedingt. Häufig sind auch pathologische Frakturen bei schwerer Osteoporose oder Knochenmetastasen.

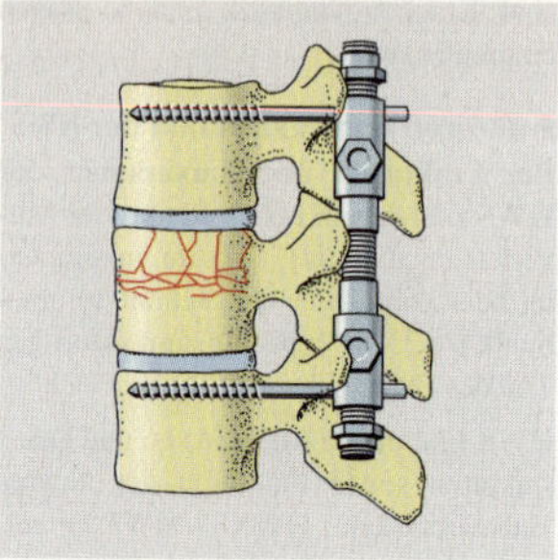

Abb. 27.67: Fixateur interne bei Wirbelkörperfraktur. Bei gleichem Wirkprinzip ist der Fixateur interne im Gegensatz zum Fixateur externe völlig von Weichteilen bedeckt und von außen nicht sichtbar. Ist die Fraktur nach Einbringen des Fixateur interne stabil, kann der Patient bereits nach wenigen Tagen aufstehen. [A400-190]

Bei ca. 90 % der Wirbelfrakturen handelt es sich um *stabile Frakturen,* d.h. der hintere Bandapparat, die Deckplatte und die Bandscheibe sind intakt und die hintere Wirbelkörperkante ist nicht wesentlich höhengemindert. Nur ca. 10 % sind *instabile Frakturen,* d.h. das hintere Längsband ist zerrissen, die hintere Kante stark höhengemindert, und es besteht ein Achsenknick über 15°. Hier ist das Rückenmark hochgradig gefährdet.

Hauptsymptome stabiler Wirbelfrakturen sind Druck-, Klopf- und Belastungsschmerz. Bei instabilen Wirbelfrakturen bestehen ein Spontanschmerz, Belastungsunfähigkeit und oft neurologische Ausfälle bis zur Querschnittssymptomatik.

Die Therapie bei stabilen Wirbelfrakturen besteht in einer Flachlagerung über ca. 1 – 2 Wochen mit nachfolgender schmerzabhängiger Remobilisation. Krankengymnastik zur Stärkung der Rückenmuskulatur ist unabdingbar. Instabile Frakturen erfordern bei konservativer Behandlung eine mindestens sechswöchige Bettruhe. Eine absolute OP-Indikation besteht bei Frakturen und Luxationen mit Zunahme der neurologischen Ausfallerscheinungen.

Pflege bei BWS/LWS-Frakturen

Prophylaxen ☞ 7.1.2

Die **Pflege bei instabiler BWS/LSW-Fraktur** entspricht der bei instabiler HSW-Fraktur.

Pflege bei stabiler BWS/LSW-Fraktur. Für die **Lagerung** des Patienten gelten folgende Regeln:

- Wegen Dekubitusgefahr ggf. Benutzung eines Spezialbetts
- Flachlagerung in Rückenlage (Bettbügel entfernen), kleines Kissen unter den Kopf legen. Auf gerade (achsengerechte) Lagerung des Rumpfes achten
- Evtl. Lordosekissen in den LWS-Bereich einbringen (Arztanordnung)
- Zum Essen das gesamte Bett schräg stellen (Beintieflagerung ☞ Tab. 10.100)
- Drehen auf die Seite mit Hilfe von mindestens zwei Pflegenden, um Verdrehungen der Wirbelsäule zu vermeiden („en bloc" drehen).

Die **Mobilisation** des Patienten erfolgt nach Arztanordnung:

- Isometrische Spannungsübungen
- Aktive Bewegungsübungen in Rücken- und Bauchlage
- Aufstehen (mit gerader Wirbelsäule!)
- Gehen (mit Gehwagen zur Unterstützung).

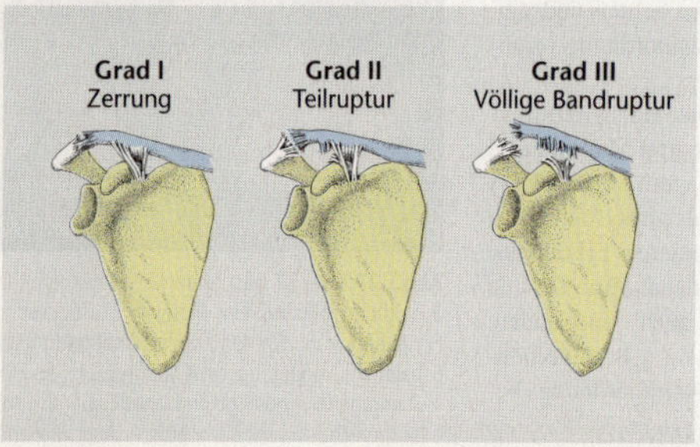

Abb. 27.68: Einteilung der Schultereckgelenksprengungen nach Tossy. [A300-190]

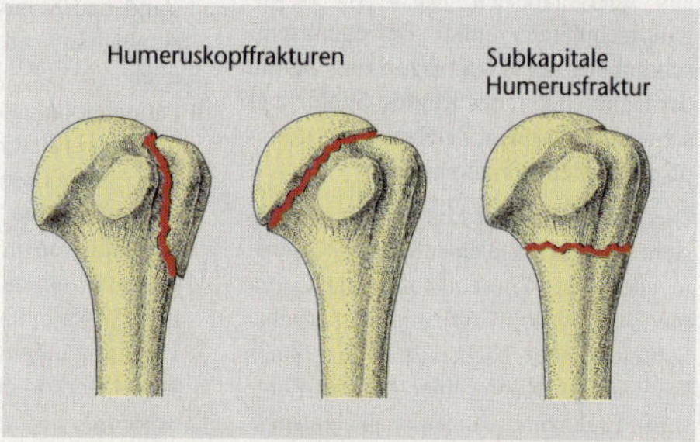

Abb. 27.69: Proximale Humerusfrakturen. [A300-190]

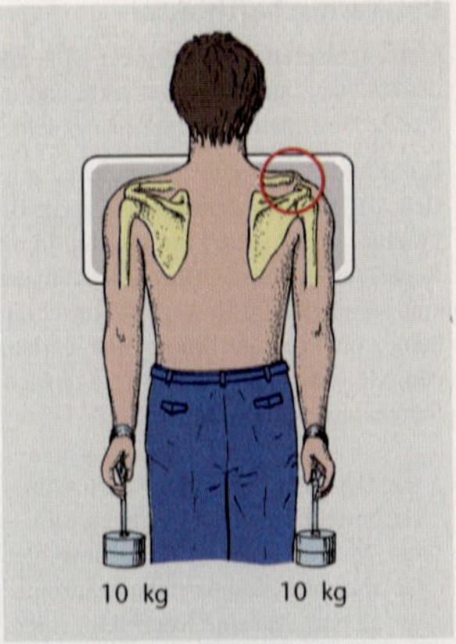

Abb. 27.70: Gehaltene Aufnahme bei Verletzung des Schultereckgelenks. [A300-190]

Krankenbeobachtung und Dokumentation
- Vitalzeichen
- Durchblutung, Motorik und Sensibilität v.a. der Extremitäten
- Blasenfunktion, Darmtätigkeit
- Allgemeinzustand, Schmerzen.

27.8.3 Verletzungen des Schultergürtels

Anatomie des Schultergürtels ☞ 26.12.1
Pflege nach Eingriffen an den oberen Extremitäten ☞ 26.2.2

Klavikulafraktur

Eine **Klavikulafraktur** *(Schlüsselbeinbruch)* ist meist durch indirekte Gewalteinwirkung bedingt, etwa einen Sturz auf den gestreckten Arm.

Der Patient klagt über (Druck-)Schmerzen und eine schmerzhafte Bewegungseinschränkung des Schultergelenks. Der Untersucher stellt eine Krepitation und tastbare Stufenbildung fest. Die Diagnose wird radiologisch gesichert. Komplikationen sind Gefäß- oder Nervenschädigungen sowie eine Verletzung der Pleura.

Die Behandlung besteht im Anlegen eines Rucksackverbandes für vier Wochen (☞ 26.5.1). Eine operative Therapie ist nur selten nötig.

Schultereckgelenksprengung

Ein Sturz auf die Schulter bei abduziertem Arm kann zur **Schultereckgelenksprengung** *(Akromioklavikulargelenkluxation, AC-Gelenksprengung)* führen. Nach *Tossy* werden abhängig vom Ausmaß der Bandverletzung die Grade I – III unterschieden (☞ Abb. 27.68).

Leitsymptome sind Schwellung und Schmerzen. Ab Grad II ist das **Klaviertastenphänomen** positiv: Das laterale Klavikulaende steht durch Muskelzug nach oben, kann nach unten gedrückt werden und federt beim Loslassen wieder nach oben. Gesichert wird die Diagnose durch eine gehaltene Röntgenaufnahme (an jedes Handgelenk des Patienten wird mittels einer Schlaufe ein 10-kg-Gewicht angehängt).

Die Schultereckgelenksprengung Tossy I und II wird konservativ durch Ruhigstellung im Desault- oder Gilchrist-Verband (☞ 26.5.1) oder einer AC-Gelenk-Bandage behandelt. Eine Operationsindikation besteht v.a. bei einer Tossy-III-Verletzung jüngerer Menschen (Bandnähte und ruhig stellende Zuggurtungsosteosynthese). Postoperativ wird die Bewegung stufenweise über sechs Wochen freigegeben.

Schulterluxation

Die **Schulterluxation** ist mit ca. 50 % aller Luxationen die häufigste Luxation überhaupt. Da die Fixierung des Oberarmkopfes in der Gelenkpfanne nur durch Muskeln erfolgt und eine knöcherne Führung fehlt, ist die Schulter das beweglichste, aber auch das am meisten luxationsgefährdete Gelenk des Körpers. Zu über 95 % handelt es sich um eine *vordere Luxation.*

Der Patient kann die luxierte Schulter nicht bewegen und klagt über Schmerzen und evtl. Sensibilitätsstörungen im betroffenen Arm. Das Gelenk ist typischerweise in Fehlstellung federnd fixiert. Manchmal ist die leere Gelenkpfanne tastbar.

Die Therapie besteht in der sofortigen Reposition, da Nerven und Gefäße durch Überdehnung gefährdet sind. Nach der Reposition wird die Schulter mit einem Gilchrist-Verband oder einer Schulterbandage für 2 – 3 Wochen ruhig gestellt.

27.8.4 Verletzungen des Oberarms

Anatomie des Oberarms ☞ 26.12.1

Proximale Humerusfraktur

Proximale Humerusfrakturen (je nach Lokalisation unterteilt in **Humeruskopffrakturen** und **subkapitale Humerusfrakturen**) sind meist durch Sturz auf den gestreckten Arm oder auf den Ellbogen bedingt, also indirekte Traumen. Insbesondere die subkapitale Humerusfraktur ist eine typische Fraktur des älteren Menschen.

Der Patient hat eine schmerzhafte Bewegungseinschränkung des Schultergelenks und oft ein ausgedehntes Hämatom am Oberarm. Der Plexus brachialis, der N. axillaris und die A. axillaris sind gefährdet.

Bei eingestauchten oder nur gering dislozierten Frakturen (ca. 75 % der Fälle) wird die Fraktur für etwa eine Woche im Gilchrist- oder Desault Verband (☞ 26.5.1) ruhig gestellt. Danach erfolgt eine frühzeitige aktive Übungsbehandlung unter krankengymnastischer Anleitung.

Stark dislozierte Frakturen werden möglichst geschlossen reponiert und mit transkutanen Spickdrähten für ca. drei Wochen fixiert. Abrissfrakturen des Tuberculum majus (Gefahr der Dislokation durch Muskelzug) werden mit einer Zugschraube refixiert. Als Ultima ratio bei Trümmerfrakturen des Humeruskopfes oder bei Knochenmetastasen kann die Implantation einer Humeruskopfprothese indiziert sein.

Humerusschaftfraktur

Eine **Humerusschaftfraktur** *(Oberarmschaftbruch)* tritt als Folge direkter und indirekter Gewalt auf. Bei den meisten Patienten lassen sich sichere Frakturzeichen nachweisen, insbesondere eine abnorme Beweglichkeit.

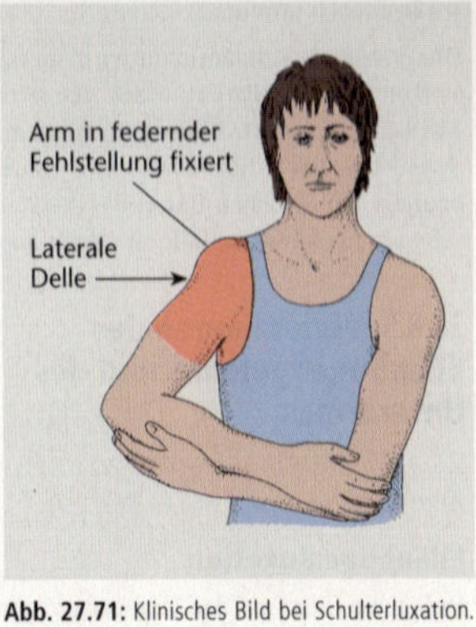

Abb. 27.71: Klinisches Bild bei Schulterluxation. [A400-190]

Bei ca. 8 % aller Humerusschaftfrakturen ist der hier knochennah verlaufende N. radialis mitgeschädigt (☞ 35.10.3).

Die meisten Humerusschaftfrakturen werden konservativ mit Ruhigstellung im Desault-Verband (☞ 26.5.1) oder *Hanging cast* (Gipsverband mit Gewichtsextension) behandelt. Bei Gefäß- oder Nervenschädigung wird die Fraktur operativ durch Plattenosteosynthese oder Marknagelung stabilisiert. Offene Frakturen Grad II und III werden mit einem Fixateur externe versorgt.

Distale Humerusfraktur

Eine **distale Humerusfraktur** entsteht oft durch Sturz auf den gestreckten Arm. Häufig ist das Ellenbogengelenk mitbeteiligt. In der Regel sind sichere Frakturzeichen nachweisbar. Nicht verschobene Frakturen können nach Reposition im Oberarmgips ruhig gestellt werden. Bei verschobenen Frakturen sowie Gefäß- oder Nervenverletzung muss operiert werden.

Bizepssehnenruptur

Bei der **Bizepssehnenruptur** werden zwei Formen unterschieden:

- Die Ruptur des langen Kopfes der proximalen Bizepssehne, meist aufgrund degenerativer Veränderungen
- Die distale Bizepssehnenruptur mit eher traumatischer Ursache.

Beide Formen zeigen sich durch einen plötzlichen Schmerz mit nachfolgender Beeinträchtigung der Beugefunktion. Der Bizepsmuskelbauch ist meist deutlich am Oberarm sichtbar und verschoben (beim proximalen Riss nach distal, beim distalen Riss nach proximal).

Die proximale Sehnenruptur wird nur bei starker Kraftminderung oder jüngeren Menschen operiert. Hingegen muss die Sehne bei einer distalen Ruptur immer operativ am Knochen fixiert werden, um schwere Funktionsausfälle zu vermeiden.

27.8.5 Verletzungen des Ellenbogengelenks und des Unterarmes

Anatomie des Ellenbogens ☞ *26.12.1*
Anatomie des Unterarms ☞ *26.12.1*

Ellenbogenluxation

Bei einem Sturz auf den lang gestreckten oder leicht gebeugten Arm kommt es zur **humero-ulnaren Luxation,** die sich durch eine sichtbare Fehlstellung im Gelenk mit schmerzhafter Bewegungseinschränkung zeigt. Die Reposition erfolgt durch anhaltenden Längszug am Unterarm bei gleichzeitiger Fixation des Oberarmes. Danach wird der Arm ca. 2 – 3 Wochen im Oberarmgips ruhig gestellt, um mitverletzte Band- und Kapselstrukturen ausheilen zu lassen.

Die **radio-ulnare Luxation** tritt meist zusammen mit einer Schaftfraktur der Ulna auf (☞ unten, Monteggia-Fraktur).

Die **Subluxation des Radiusköpfchens** *(Chassaignac, Nurse made elbow)* tritt v.a. bei Kleinkindern nach plötzlichem Längszug am gestreckten Arm des Kindes auf, etwa wenn die Mutter versucht, ein stürzendes Kind festzuhalten. Das Radiusköpfchen rutscht unter das Ringband und klemmt hier fest. Das Kind klagt über Schmerzen und kann den Arm nicht mehr aktiv beugen. Die Reposition erfolgt durch Festhalten des Oberarmes und gleichzeitige Beugung und Supination im Ellbogengelenk. Eine anschließende Ruhigstellung ist üblicherweise nicht erforderlich.

Olekranonfraktur

Ursache einer **Olekranonfraktur** *(Bruch des Ellenhakens)* ist meist ein Sturz auf den gebeugten Ellbogen. Das Olekranon wird durch den Zug des M. triceps nach oben gezogen, der Arm kann nicht mehr kraftvoll gestreckt werden. Evtl. ist der Frakturspalt tastbar. Die Behandlung besteht fast immer in der offenen Reposition und Fixation mit einer Zuggurtungsosteosynthese. Darunter sind frühzeitige Bewegungsübungen möglich.

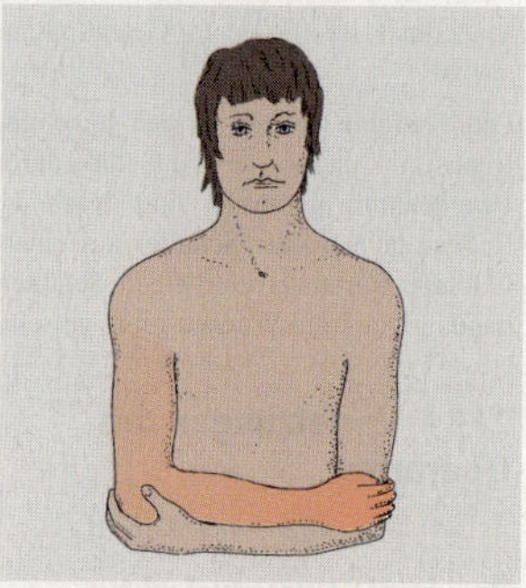

Abb. 27.72: Stützhaltung bei Unterarmfraktur. Bei einer Fraktur des rechten Unterarms hält der Patient den rechten Arm typischerweise mit dem gesunden linken Arm fest. [A300-190]

Unterarmschaftfraktur

Unterarmschaftfrakturen der Ulna und des Radius können durch direkte und indirekte Gewalteinwirkung bedingt sein.

Die Fraktur nur *eines* Knochens zeigt sich oft lediglich durch Schmerzen. Bei Fraktur von Ulna *und* Radius sind in der Regel eine abnorme Beweglichkeit und eine schmerzhafte Bewegungseinschränkung von Pro- und Supination vorhanden. Meist nimmt der Patient die typische Stützhaltung ein (☞ Abb. 27.72).

Bei allen Unterarmschaftfrakturen besteht aufgrund der engen, straffen Muskellogen am Unterarm die Gefahr eines Kompartmentsyndroms (☞ 27.6.6), das eine Kontraktur (hier *Volkmann-Kontraktur* genannt) zur Folge haben kann.

Nicht verschobene Frakturen werden konservativ mit einem Oberarmgips behandelt. Verschobene Frakturen oder Frakturen mit stärkerem Achsenknick werden operativ stabilisiert, beim Erwachsenen in erster Linie durch Plattenosteosynthese, bei Kindern meist durch Spickdrähte.

Sonderformen

Als **Monteggiafraktur** wird die Schaftfraktur der Ulna mit gleichzeitiger proximaler *radio-ulnarer Luxation* (☞ oben) bezeichnet. Sie erfordert in der Regel eine Plattenosteosynthese der Ulna, evtl. auch eine Naht des gerissenen Ringbandes am Radiusköpfchen. Danach ist eine kurzzeitige Ruhigstellung im Oberarmgips angezeigt.

Bei der **Galeazzi-Fraktur** liegt eine Radiusschaftfraktur mit Luxation im distalen Radioulnargelenk vor. Sie bedarf ebenfalls der operativen Osteosynthese.

Distale Radiusfraktur

Bei der **distalen Radiusfraktur** *(handgelenksnaher Speichenbruch)* werden je nach Entstehungsmechanismus zwei Typen unterschieden:

- Durch Sturz auf die überstreckte Hand kommt es zur **Colles-Fraktur** *(distale Radiusfraktur vom Extensionstyp, Radiusfraktur loco typico* = am typischen Ort) mit Einstauchung und Verschiebung des handgelenknahen Fragments nach dorsal

Mit ca. 25 % aller Frakturen ist die Colles-Fraktur die häufigste Fraktur überhaupt.

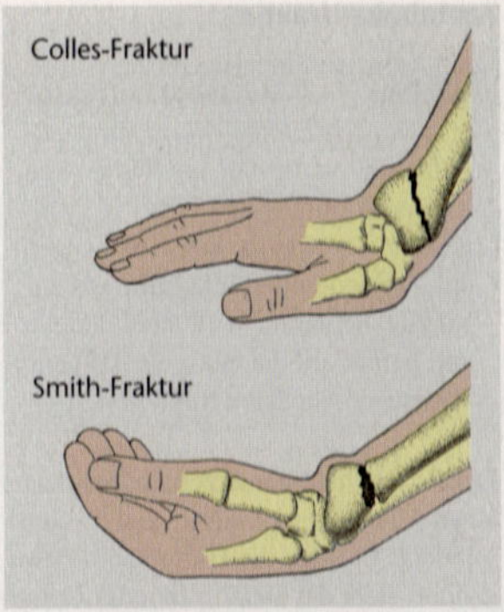

Abb. 27.73: Oben Colles-Fraktur, unten Smith-Fraktur des distalen Radius. [A400-190]

- Ein Sturz auf das gebeugte Handgelenk führt zur selteneren **Smith-Fraktur** *(distale Radiusfraktur vom Flexionstyp).*

Leitsymptome sind Druckschmerz, Weichteilschwellung und Fehlstellung mit Beweglichkeitseinschränkung.

Colles-Frakturen werden meist konservativ behandelt. Der Reposition (☞ Abb. 27.74) folgt eine mehrwöchige Ruhigstellung im Unterarmgips (ausnahmsweise werden hier nicht beide angrenzenden Gelenke ruhig gestellt). Nur verschobene Frakturen, die nach Reposition erneut abzurutschen drohen, werden operativ fixiert (z.B. durch transkutane Spickung oder Fixateur externe). Smith-Frakturen werden operativ durch Plattenosteosynthese versorgt.

Mögliche Komplikationen sind:

- Erneute Dislokation der Fraktur (auch noch nach 1 – 2 Wochen möglich)
- Sudeck-Syndrom (☞ 27.6.6)
- Sekundäre Arthrose (☞ 26.10.1)
- Posttraumatisches Karpaltunnelsyndrom (☞ 26.12.7).

27.8.6 Verletzungen der Hand

Anatomie der Hand ☞ 26.12.1

Handwurzelfrakturen

Häufigste **Handwurzelfraktur** ist die **Kahnbeinfraktur** *(Os naviculare-Fraktur, Scaphoidfraktur).* Ursache ist ein Sturz auf die überstreckte Hand.

Die Fraktur zeigt sich durch Schwellung, schmerzhafte Bewegungseinschränkung im Handgelenk sowie einen umschriebenen Druckschmerz in der Tabatière (bei Streckung und Abduktion des Daumens auftretende Vertiefung zwischen distalem Radius und Daumen).

Die Therapie ist in der Regel konservativ mit Ruhigstellung für 12 Wochen im Oberarmgips mit Daumeneinschluss *(Kahnbeingips).* Eine aufgrund der schlechten Blutversorgung des Kahnbeins häufige Komplikation ist die Ausbildung einer Pseudarthrose, die operativ mit einer Zugschraube oder einer Spongiosaplastik nach *Matti-Russe* und Gipsbehandlung für 2 – 3 Monate versorgt wird.

Mittelhand- und Fingerfrakturen

Mittelhandfrakturen sind meist sturzbedingt. Sie zeigen sich v.a. durch Druckschmerz und Schwellung im Bereich des Handrückens und eine Fehlstellung (insbesondere einen Drehfehler bei Fingerbeugung). Nicht dislozierte Frakturen ohne Gelenkbeteiligung werden für ca. vier Wochen mit einer Gipsschiene ruhig gestellt. Gelenkfrakturen, dislozierte Frakturen und Serienfrakturen sollten osteosynthetisch versorgt werden.

Leitsymptome von **Finger(glied)frakturen** sind Fehlstellung, Stufenbildung, abnorme Beweglichkeit und Schmerzen. Meist ist die Ruhigstellung in einem Gips unter Einschluss des Nachbarfingers therapeutisch ausreichend.

Ruptur des ulnaren Seitenbandes

Bei einer gewaltsamen Abknickung des Daumens im Grundgelenk, z.B. wenn der Daumen bei einem Sturz in der Schlaufe

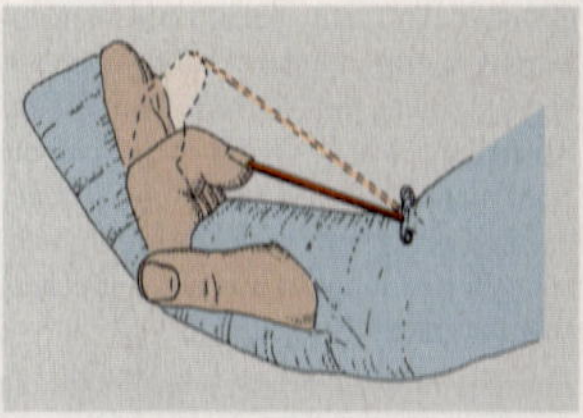

Abb. 27.75: Kleinert-Gipsschiene zur Nachbehandlung nach Beugesehnennaht. Die Kleinert-Gipsschiene erlaubt eine aktive Streckung des Fingers bei passiver Beugung durch das Gummiband. [A300-190]

des Skistockes hängen bleibt, kann es zur **Ruptur des ulnaren Seitenbandes** *(Skidaumen)* kommen. Schlüsselgriff und Spitzgriff zwischen Daumen und Zeigefinger sind schmerzhaft und kraftlos. Bei der gehaltenen Röntgenaufnahme zeigt sich eine vermehrte Aufklappbarkeit des ulnaren Grundgelenkspaltes. Die Therapie besteht in der operativen Bandnaht und nachfolgender Ruhigstellung im Daumenabduktionsgips über vier Wochen.

Sehnenverletzungen der Hand

Sehnenverletzungen der Hand können durch Traumen (z.B. Schnitt- oder Stichverletzungen) entstehen, aber auch scheinbar spontan bei degenerativen Sehnenveränderungen im Rahmen rheumatischer Erkrankungen auftreten.

Der Patient kann den betreffenden Finger nur noch eingeschränkt oder gar nicht mehr aktiv beugen oder strecken.

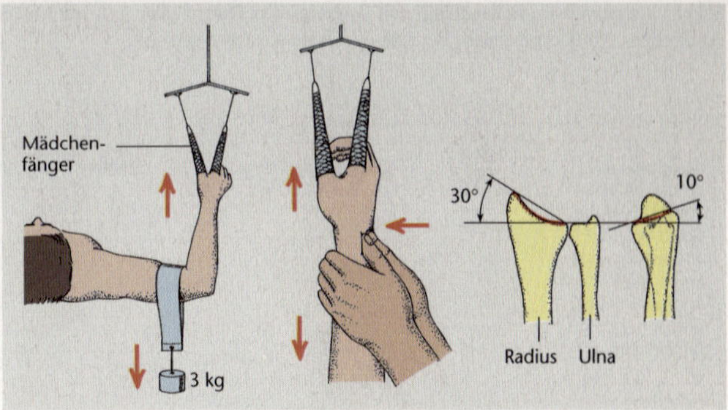

Abb. 27.74: Reposition und korrekte Winkelstellung bei Radiusfraktur.
Links: Gut geeignet zur Reposition einer distalen Radiusfraktur ist der Mädchenfänger, eine sich auf Längszug verengende Hülse aus Bast- oder Drahtgeflecht, die über Daumen und Zeigefinger gestülpt wird. Rechts: Die Wiederherstellung der physiologischen Gelenkwinkel dient der Arthroseprophylaxe. Der Winkel zwischen Radiusgelenkfläche und Ulnagelenkfläche beträgt normalerweise 30° bei einer Abkippung der Radiusgelenkfläche von 10° zur Handfläche hin. [A300-190]

Grundsätzlich sollte bei allen Sehnenverletzungen eine möglichst baldige operative Versorgung mit Naht erfolgen. Bis zur Ausheilung (ca. 4 – 6 Wochen) darf die Naht nicht belastet werden. Dies bedeutet, dass der Patient nach einer Beugesehnennaht den Finger zwar aktiv strecken, aber nur passiv beugen darf.

Eine geschlossene Strecksehnenruptur an den Finger*end*gelenken kann konservativ mit Ruhigstellung in einer *Stack'schen Schiene* für mindestens sechs Wochen behandelt werden.

Komplikationen nach Handsehnenverletzungen sind vor allem postoperative Verklebungen und Vernarbungen, die zu anhaltenden Funktionseinschränkungen führen können.

27.8.7 Verletzungen des Beckens

Anatomie des Beckens ☞ *26.13.1*
Pflege nach Eingriffen am Becken ☞ *26.2.2*

Beckenfrakturen

Bei den **Beckenfrakturen** werden Beckenrandfrakturen, Beckenringfrakturen und Azetabulumfrakturen unterschieden:

Beckenrandfraktur

Bei der **Beckenrandfraktur** (☞ Abb. 27.76) bleibt die Kontinuität des Beckenrings erhalten und ist die statische Funktion des Beckens nicht beeinträchtigt.

Leitsymptome sind Druckschmerz und Hämatom (evtl. mit Prellmarke) über der Fraktur.

Unter konservativer Behandlung mit Analgetika, vorübergehender Bettruhe (Thromboseprophylaxe) und schmerzabhängiger Remobilisation heilt sie in der Regel problemlos aus.

Beckenringfraktur

Bei sehr starken Gewalteinwirkungen (z.B. Sturz aus großer Höhe, Einquetschung zwischen schweren Maschinen) kann es zu einer **Beckenringfraktur** kommen (☞ Abb. 27.77). Hier ist die Kontinuität des Beckenringes unterbrochen und die statische Funktion des Beckens beeinträchtigt.

Leitsymptome von Beckenringfrakturen sind Schmerzen (Ruhe- und Bewegungsschmerz im Frakturbereich, Beckenkompressionsschmerz), eine schmerzhafte Beweglichkeitseinschränkung im Hüftbereich sowie Hämatome und Prellmarken.

> **! Vorsicht**
> Beckenringfrakturen gehen sehr häufig mit Begleitverletzungen v.a. der unteren Harnwege (☞ 31.5.4) und erheblichen Blutverlusten (Schock ☞ 38.5.1) einher.

Einfache stabile vordere und hintere Beckenringfrakturen werden konservativ mit Bettruhe behandelt. Die Remobilisation des Patienten erfolgt danach schmerzabhängig.

Symphysensprengungen werden operativ durch Plattenosteosynthese oder Cerclage stabilisiert.

Instabile dislozierte Beckenringfrakturen werden ebenfalls osteosynthetisch mit geeigneten Platten oder ggf. mit einem Fixateur externe versorgt.

Azetabulumfraktur

> Eine **Azetabulumfraktur** *(Fraktur der Hüftgelenkspfanne)* entsteht am häufigsten als Folge von Verkehrsunfällen und hier v.a. infolge eines Aufpralls der Knie gegen das Armaturenbrett **(Dashboard injury).** Die Kraft wird über Patella und Femur auf die Hüftgelenkpfanne übertragen, die dann frakturiert.

Der Patient hat Schmerzen, insbesondere einen Trochanterdruck- und -klopfschmerz. Er kann die Hüfte kaum bewegen, oft steht das Bein in fixierter Rotationsfehlstellung.

Die Behandlung besteht in der möglichst frühzeitigen Reposition des Hüftkopfes. Die Retention erfolgt durch eine Extensionsbehandlung über 3 – 4 Monate oder – häufiger – durch Osteosynthese.

Komplikationen der Azetabulumfraktur sind Fehlstellungen, Sekundärarthrose und Hüftkopfnekrose durch ausgedehnte Kapsel- und Gefäßzerreißung.

27.8.8 Verletzungen des Hüftgelenks und des Oberschenkels

Anatomie des Hüftgelenks ☞ *26.13.1*
Anatomie des Oberschenkels ☞ *26.13.1*
Pflege nach Operationen am Hüftgelenk ☞ *26.2.2*

Hüftgelenkluxation

Häufigste Ursachen **traumatischer Hüftgelenkluxationen** sind starke Stauchung oder heftige Hebelbewegung des Oberschenkels.

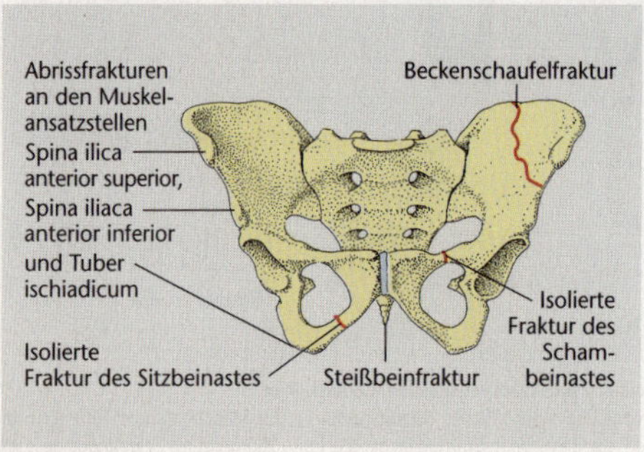

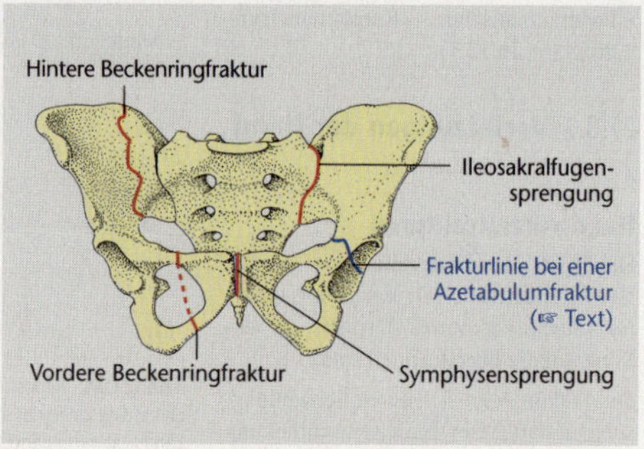

Abb. 27.76 – 27.77: Links Beckenrandfrakturen. Rechts Beckenringfrakturen. Die **Malgaigne-Fraktur** *(doppelte Vertikalfraktur)* besteht aus einer Kombination von vorderer Beckenringfraktur oder Symphysensprengung plus hinterer Beckenringfraktur oder Ileosakralfugensprengung. Die vordere Beckenringfraktur links und rechts nennt man **Schmetterlingsfraktur.** [L190]

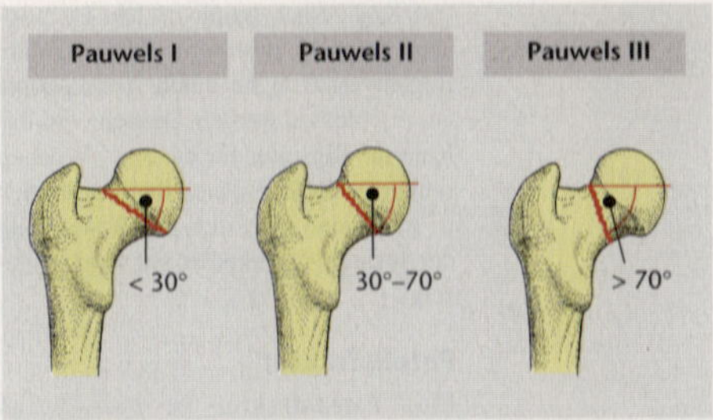

Abb. 27.78: Klassifikation der medialen Schenkelhalsfrakturen nach Pauwels. [A300-190]

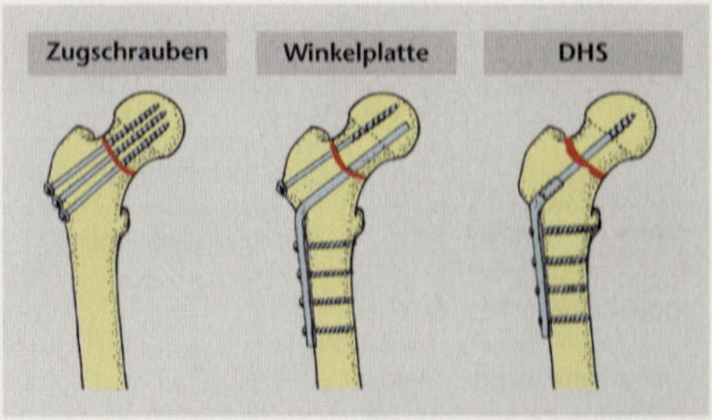

Abb. 27.79: Osteosynthese bei Schenkelhalsfrakturen. [A300-190]

75 % aller Hüftgelenkluxationen sind Luxationen nach hinten, nur 25 % luxieren nach vorne. Sonderformen sind die *zentrale Hüftgelenkluxation* (Einstauchung des Hüftgelenks in die Hüftgelenkspfanne) und die *Luxation von Hüft-Endoprothesen.*

Der Patient klagt über heftige Schmerzen. Der Untersucher stellt eine Fehlstellung des Beines und eine federnde Fixation im Hüftgelenk als Zeichen der Luxation fest.

Das luxierte Gelenk muss möglichst bald in Narkose und Muskelrelaxation reponiert werden, da infolge der Fehlstellung Nerven und Gefäße überdehnt und (irreversibel) geschädigt werden können. Je später die Reposition erfolgt, desto größer ist die Gefahr einer Hüftkopfnekrose durch Minderdurchblutung des Hüftkopfes.

Schenkelhalsfrakturen

Die **Schenkelhalsfraktur** (kurz *SHF*) ist eine typische Fraktur des älteren Menschen. Bereits ein verhältnismäßig leichter Sturz auf die Hüfte führt zur Fraktur des meist osteoporotischen Knochens (Osteoporose ☞ 26.8.1).

Die Schenkelhalsfrakturen werden meist wie folgt eingeteilt (☞ Abb. 27.80):

- Bei den eher seltenen **lateralen Schenkelhalsfrakturen** liegt die Frakturlinie außerhalb der Gelenkkapsel
- Bei den häufigen **medialen Schenkelhalsfrakturen** liegt die Frakturlinie innerhalb der Gelenkkapsel. Je nach dem Winkel zwischen Frakturlinie und Horizontale werden die medialen Schenkelhalsfrakturen nach *Pauwels* in Grad I – III unterteilt (☞ Abb. 27.78).

Als Faustregel kann gelten, dass die Dislokationsgefahr umso größer ist, je steiler die Frakturlinie verläuft.

Je nach Unfallmechanismus unterscheidet man **Abduktionsfrakturen,** die eingestaucht und stabil sein können und **Adduktionsfrakturen,** die stets instabil sind (absolute OP-Indikation).

Der Patient hat Schmerzen in der Leiste und bei Druck auf den Trochanter und kann die Hüfte nicht belasten. Typischerweise ist das betroffene Bein verkürzt und nach außen rotiert.

Eingestauchte Abduktionsfrakturen können konservativ mit 1 – 2 Wochen Bettruhe und dann zunehmender Mobilisation und Belastung behandelt werden.

Alle anderen Schenkelhalsfrakturen werden operativ versorgt. Bei jungen Patienten ist eine hüftkopferhaltende Osteosynthese mit 2 – 3 Zugschrauben indiziert, seltener eine DHS oder Winkelplatte. Diese Osteosynthese ist bewegungs-, aber nicht belastungsstabil.

Beim Patienten über 65 Jahren (biologisches Alter) erfolgt die Versorgung der Schenkelhalsfraktur üblicherweise mit einer (belastungsstabilen) Endoprothese.

In der Regel wird eine **Totalendoprothese** (kurz *TEP*) gewählt. Eine **Hemiendoprothese** (kurz *HEP, Hüftkopfendoprothese*) kommt bei Menschen über 80 Jahren in Betracht (geringeres Operationsrisiko).

Pertrochantere und subtrochantere Oberschenkelfraktur

Pertrochantere und **subtrochantere Oberschenkelfrakturen** entstehen in erster Linie durch leichte Traumen bei Osteoporose und sind typische Frakturen des betagten Menschen.

Das betroffene Bein ist verkürzt und außenrotiert, und der Patient klagt über eine schmerzhafte Bewegungseinschränkung sowie Klopf- und Druckschmerz am Trochanter major. Die Behandlung ist in der Regel operativ.

Oberschenkelschaftfrakturen

Oberschenkelschaftfrakturen sind Folge einer kräftigen direkten oder indirek-

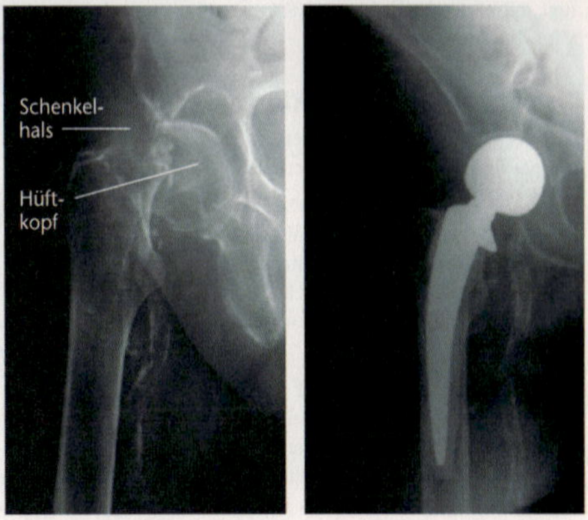

Abb. 27.79 a – b: Mediale Schenkelhalsfraktur bei einer 93-jährigen Patientin, links vor, rechts nach Versorgung mit einer Hemiendoprothese (kurz HEP ☞ Text). [M161]

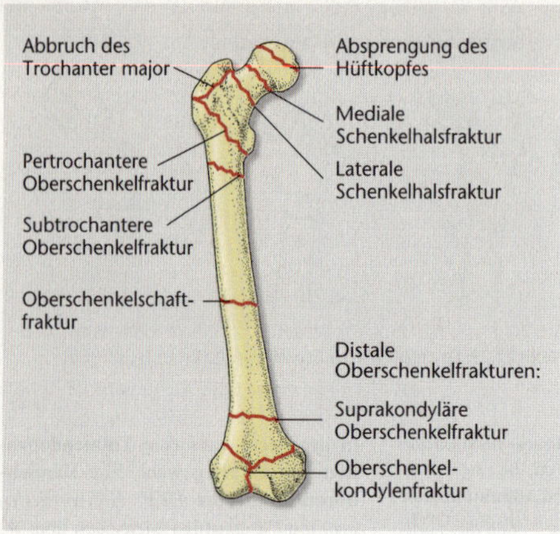

Abb. 27.80: Überblick über die Oberschenkelfrakturen. [A300-190]

ten Gewalteinwirkung (z.B. Motorradunfall, Stoßstangenverletzung).

In der Regel sind sichere Frakturzeichen nachweisbar. Hauptkomplikationen sind die Begleitverletzung von Gefäßen, Nerven und Weichteilen und ein hoher Blutverlust mit Schock.

Eine konservative Therapie durch Extension ist nur bei Kindern möglich (typischerweise als *Overhead-Extension* mit Heftpflastern oder auf dem *Weber-Tisch*).

Beim Erwachsenen wird immer operiert. Osteosynthese der Wahl ist häufig eine Marknagelung, ggf. mit Verriegelung. Diese erlaubt eine baldige Belastung des betroffenen Beines. Insbesondere bei Begleitverletzungen werden Plattenosteosynthesen durchgeführt. Offene Frakturen werden zur Schonung der Weichteile und aufgrund der Infektionsgefahr bevorzugt mittels eines Fixateur externe versorgt.

Distale Oberschenkelfrakturen

Distale Oberschenkelfrakuren entstehen häufig im Rahmen von Verkehrsunfällen.

In der Regel lassen sich sichere Frakturzeichen nachweisen. Nicht selten bestehen zusätzlich erhebliche Weichteilschäden sowie Gefäß- oder Nervenverletzungen.

Die Behandlung besteht in der überwiegenden Mehrzahl der Fälle in einer osteosynthetischen Stabilisierung der Fraktur mit anschließender Ruhigstellung im Oberschenkelgips für ca. sechs Wochen.

27.8.9 Verletzungen des Knies und des Unterschenkels

Anatomie von Knie und Unterschenkel ☞ *26.13.1*
Meniskusläsionen ☞ *26.13.9*
Pflege nach Operationen an Bein und Knie ☞ *26.2.2*

Patellaluxation

Traumatische Patellaluxationen sind selten. Viel häufiger sind **habituelle Luxationen** auf dem Boden einer Gelenkdysplasie (abgeflachter Femurkondylus, abgeflachte Patellagelenkfläche).

Häufig reponiert sich die Patella spontan. Ist sie bei der Untersuchung des Patienten noch luxiert, genügt eine Blickdiagnose: die Patella liegt „neben dem Knie".

Falls die Patella nicht bereits spontan reponiert ist, erfolgt die manuelle Reposition nach Schmerzmittelgabe bei gestrecktem Knie. Nach traumatischen Luxationen müssen außerdem intraartikuläre Begleitverletzungen durch Arthroskopie ausgeschlossen werden. Danach wird das Knie im Gipstutor für ca. 3 – 4 Wochen ruhig gestellt. Bei habituellen Luxationen ist meist eine Operation zur Beseitigung der luxationsfördernden Faktoren angezeigt.

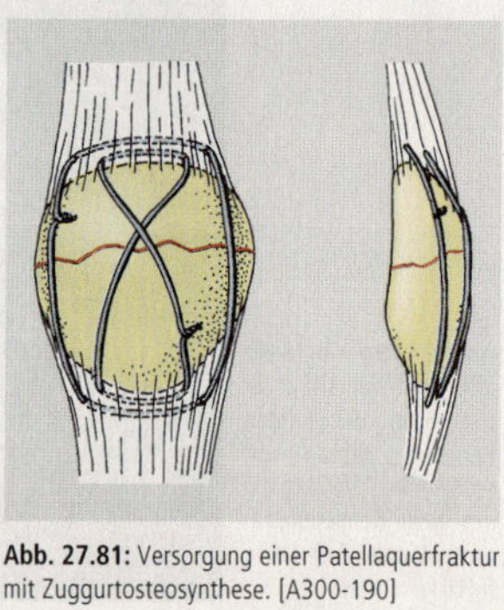

Abb. 27.81: Versorgung einer Patellaquerfraktur mit Zuggurtosteosynthese. [A300-190]

Patellafraktur

Eine **Patellafraktur** ist überwiegend Folge eines direkten Sturzes aufs Knie oder eines Knieanpralls bei gebeugtem Kniegelenk.

Das Knie ist geschwollen und schmerzt. Bei einer (kompletten) Querfraktur kann der Patient das Knie nicht mehr aktiv strecken. Meist liegt auch ein (blutiger) Gelenkerguss vor. Wichtigste Differentialdiagnose ist eine angeborene **Patella bipartita** (d.h. eine zweigeteilte Patella), die radiologisch einer Fraktur sehr ähneln kann.

Eine nicht verschobene Längsfraktur kann mit einem Gipstutor für 4 – 6 Wochen behandelt werden. Bei allen anderen Frakturen wird üblicherweise operiert, um eine Stufenbildung im Gelenk mit nachfolgender Arthrose zu vermeiden. Querfrakturen werden mit einer übungsstabilen Zuggurtungs- oder Schraubenosteosynthese versorgt (☞ Abb. 27.81). Längsfrakturen können nach Reposition auch mit zwei queren Zugschrauben versehen werden.

Kreuzbandruptur

Kreuzbandrupturen (Kreuzbänder ☞ 26.13.1) sind am häufigsten Folge von Fußball- oder Skiverletzungen.

Der Patient hat Schmerzen, das Knie schwillt an, und es bildet sich ein Kniegelenkerguss. Oft ist aber noch eine Restbelastungsfähigkeit vorhanden. Die Diagnose wird durch klinische Untersuchung, (gehaltene) Röntgenaufnahmen und ggf. Gelenkpunktion sowie Arthroskopie gestellt.

Bei einer Kreuzbanddehnung oder Teilruptur sowie bei älteren Patienten und länger zurückliegender Verletzung wird meist konservativ behandelt (z.B. Kniegelenksorthese mit speziellem Muskeltraining zur kompensatorischen Stabilisierung des Kniegelenks). Bei jüngeren Patienten, insbesondere Sportlern, und kombinierten Verletzungen wird das verletzte Kreuzband genäht und evtl. zusätzlich verstärkt.

Tibiakopffraktur

Ursache der **Tibiakopffraktur** *(Schienbeinkopfbruch)* ist meist eine stauchende Kraft in Längsrichtung, etwa beim Sprung aus großer Höhe.

Leitsymptome der Tibiakopffraktur sind Schmerzen, Schwellung, Bewegungs- und Belastungsunfähigkeit. Oft ist ein Gelenkerguss vorhanden.

Eine konservative Therapie ist nur bei unverschobenen, stabilen Frakturen möglich. Meist ist die Gelenkfläche der Tibia jedoch eingedrückt (imprimiert) und sind die Kniegelenkflächen dadurch inkongruent (Gefahr der sekundären Arthrose). Dann wird die eingedrückte Gelenkfläche operativ wiederangehoben und mit einer T- oder L-Platte abgestützt bzw. ein nicht überbrückbarer Defekt mit Knochenspongiosa (z.B. vom Beckenkamm) aufgefüllt. Begleitverletzungen der Bänder oder Menisken werden in gleicher Sitzung mitversorgt.

Unterschenkelschaftfrakturen

Unterschenkelschaftfrakturen können durch direkte Gewalt (z.B. Tritt) und indirekte Gewalt (z.B. bei Skiunfall) entstehen.

Meist sind Tibia *und* Fibula gebrochen. Isolierte Tibia- oder Fibulaschaftfrakturen sind selten.

In aller Regel sind sichere Frakturzeichen nachweisbar. Ganz wichtig ist die genaue Beobachtung der Weichteile (offene Fraktur? Kompartment-Syndrom?).

Eine konservative Behandlung im Oberschenkelgips ist bei geschlossenen, unverschobenen Frakturen und bei Frakturen im Kindesalter möglich.

Bei Querfrakturen und kurzen Schrägfrakturen bietet sich die Marknagelung mit oder ohne Verriegelung an. Postoperativ ist hier eine frühzeitige Mobilisation und Belastung möglich. Bei Mehrfragmentfrakturen und komplizierten Spiralfrakturen ist eher eine Plattenosteosynthese indiziert. Offene Frakturen werden je nach Ausmaß der Weichteilschädigung zunächst mit einem Fixateur externe versorgt. Später wird auf ein anderes Osteosyntheseverfahren gewechselt.

27.8.10 Verletzungen des Sprunggelenks und des Fußes

Anatomie des oberen und unteren Sprunggelenks ☞ *26.13.1*
Anatomie des Fußes ☞ *26.13.1*

Bandverletzungen des Sprunggelenks

Ursache sowohl der **Sprunggelenkdistorsion** (d.h. der Zerrung der Sprunggelenksbänder) als auch der **Außenbandruptur des Sprunggelenks** ist ein **Supinationstrauma** *(Umknicktrauma)*.

Der Außenknöchelbereich ist geschwollen und schmerzt. Die Diagnose wird durch eine gehaltene Röntgenaufnahme gestellt.

Bei einer Sprunggelenkdistorsion reichen ein ruhig stellender Verband (elastische Binde, Tape-Verband oder Gipsschale), Schonung und Entlastung des Beines, Hochlagerung und Kühlung.

Bei nachgewiesener Bandruptur sind eine Ruhigstellung mit Unterschenkelgips oder funktionell mit Knöchelschiene (z.B. Arthrofix®, Aircast®) für mindestens sechs Wochen erforderlich.

Operiert wird insbesondere bei Sportlern oder deutlicher Instabilität. Eine absolute OP-Indikation besteht bei einer Aufklappbarkeit des Gelenks über 20°, da hier von einer schweren Kapsel-Band-Zerreißung auszugehen ist. Das Hämatom wird aus dem Gelenkspalt gespült, die Bandstümpfe vernäht. Danach erfolgt ebenfalls eine Therapie mit Gips oder Schiene für mindestens sechs Wochen.

Sprunggelenkfrakturen

Bei einer **Sprunggelenkfraktur** *(Malleolarfraktur, Knöchelfraktur)* erklärt der Patient am häufigsten, er sei mit dem Fuß „umgeknickt".

Meist handelt es sich um eine Kombination aus Supination, Plantarflexion und Adduktion.

Unterschieden werden **Frakturen des Außenknöchels** (eingeteilt nach Weber ☞ Abb. 27.82) und **Frakturen des Innenknöchels.** Bei einer Fraktur von Außen- *und* Innenknöchel spricht man von einer **bimalleolären Fraktur,** bei einer zusätzlichen Abrissfraktur der hinteren Tibiakante (= *Volkmann-Dreieck*) von einer **trimalleolären Fraktur.**

Als **Maisonneuve-Fraktur** (Sonderfall der Weber-C-Fraktur) wird eine hohe Fibulafraktur zusammen mit einer Läsion der Membrana interossea bezeichnet.

Die (Außen-)Knöchelregion ist stark geschwollen, hämatomverfärbt und schmerzt.

Nicht dislozierte Weber-A-Frakturen können konservativ im Unterschenkelgips für ca. sechs Wochen versorgt werden. Alle anderen Sprunggelenkfrakturen werden osteosynthetisch mittels Platten, Schrauben oder Zuggurtung stabilisiert.

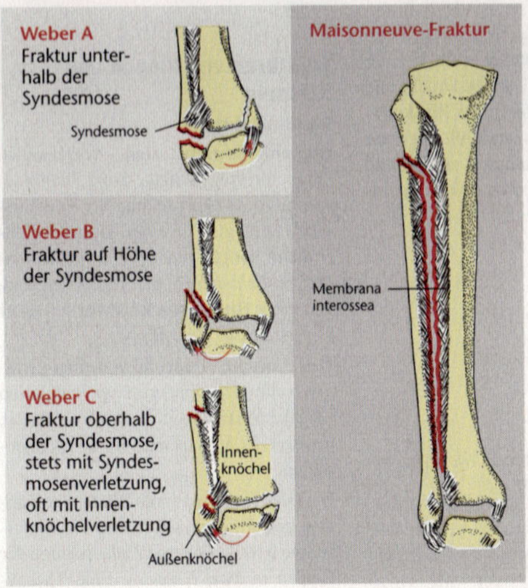

Abb. 27.82: Sprunggelenkfrakturen und Klassifikation der Außenknöchelfrakturen nach Weber. [A300-190]

Kalkaneusfraktur

Die **Kalkaneusfraktur** *(Fersenbeinbruch)* ist Folge einer axialen Stauchung bei Sturz aus großer Höhe. Hierbei drückt sich der harte Talus (Sprungbein) in den „weicheren" Kalkaneus (Fersenbein).

Kalkaneusfrakturen sind insgesamt selten, stellen aber die Frakturform dar, die am häufigsten zu BG-Rentenzahlungen führt.

Früher wurden die meisten Fersenbeinfrakturen konservativ mit zwölf Wochen Entlastung im Gehapparat nach *Allgöwer* behandelt. Heute werden Fersenbeinfrakturen v.a. bei jungen Patienten zunehmend offen reponiert und mit Spickdrähten, Schrauben oder Platten osteosynthetisch stabilisiert.

Achillessehnenruptur

Eine **Achillessehnenruptur** ist meist Folge einer plötzlichen Anspannung der Wadenmuskulatur bei vorbestehender degenerativer Veränderung der Sehne.

Der Patient kann auf der betroffenen Seite nicht mehr auf den Zehenspitzen stehen, und in der Regel ist eine deutliche Delle im Achillessehnenbereich tastbar. Bei ca. 70 % gelingt der sonographische Rupturnachweis.

Die Therapie ist überwiegend operativ, wobei zahlreiche Methoden bekannt sind. Am häufigsten wird die Sehne End-zu-End genäht und die Naht durch Faszienumkippplastik oder Fibrinklebung gesichert. Postoperativ ist eine Ruhigstellung in einer Gipsschale mit Spitzfußstellung zur Entlastung der Sehne und der Naht erforderlich.

Zunehmend wird die Achillessehnenruptur auch konservativ behandelt. Dies ist möglich, wenn die sonographische Kontrolle zeigt, dass die Sehnenenden in Spitzfußstellung aneinander liegen. Dann wird in Spitzfußstellung ein Gips angelegt, den der Patient mehrere Wochen lang tragen muss. Danach trägt der Patient für mehrere Wochen einen Spezialschuh mit Absatzerhöhung und ventraler Verstärkung.

Mittelfußfrakturen

Marschfrakturen ☞ 27.6.1

Mittelfußfrakturen sind meist auf direkte Gewalteinwirkung (z.B. durch Einquetschen) zurückzuführen. Der entsprechende Mittelfußbereich ist schmerzhaft geschwollen und schmerzt beim Auftreten.

Die meisten Mittelfußfrakturen können konservativ durch Ruhigstellung im Unterschenkelgehgips für 4 – 6 Wochen behandelt werden. Operativ stabilisiert (z.B. mittels Kleinfragmentplatten und -schrauben) werden üblicherweise nur verschobene Frakturen des ersten und fünften Strahls sowie dislozierte Serienfrakturen.

27.9 Sportverletzungen

Achillessehnenruptur ☞ 27.8.10
Kompartment-Syndrom (Unterschenkel) ☞ 27.6.6
Kreuzbandruptur ☞ 27.8.9

Muskelzerrung, Muskelfaserriss, Muskelriss

Muskelzerrung, Muskelfaserriss und **Muskelriss** entstehen durch eine starke, plötzliche Muskelanspannung bei nicht aufgewärmter Muskulatur oder durch direkte Gewalteinwirkung (Tritt, Schlag). Die Übergänge von der einfachen Zerrung zum Muskelriss sind fließend.

Der Patient verspürt (stechende) Schmerzen und muss rasche Bewegungen abbrechen. Der Untersucher stellt bei der Muskelzerrung einen lokalen Druck- und Bewegungsschmerz fest. Der Muskelfaserriss geht mit Hämatombildung und evtl. aufgehobener Funktion einher, und es kann eine Delle tastbar oder sonographisch nachweisbar sein.

Die Behandlung besteht in möglichst sofortiger Kühlung, Hochlagerung der Extremität, Schonung und Anlage stützender Verbände. Medikamentös können Antiphlogistika (z.B. Voltaren®) und muskelentspannende Medikamente (z.B. Musaril®) gegeben werden. Massagen der betroffenen Partien sind anfangs kontraindiziert. Die Belastung wird unter krankengymnastischer Anleitung langsam wieder gesteigert.

Große Muskelrisse werden wegen des zu erwartenden Funktionsausfalls insbesondere bei ambitionierten Sportlern operativ mit Hämatomausräumung und Muskelnaht versorgt.

27.10 Thoraxverletzungen

Polytrauma ☞ 11.1.4

Ungefähr 2/3 aller polytraumatisierten Unfallopfer haben schwere Thoraxverletzungen.

Es werden zwei Formen von Thoraxverletzungen unterschieden:

- **Geschlossene Thoraxverletzungen** durch *stumpfe Traumen,* bei denen die äußere Haut unverletzt bleibt
- **Offene Thoraxverletzungen,** bei denen Haut und Brustwand durchtrennt sind (dadurch Entstehung eines Pneumothorax ☞ 20.9).

Stumpfe Thoraxverletzungen gefährden den Patienten in erster Linie durch akute Atem- und Kreislaufinsuffizienz.

Frakturen von Rippen und Sternum

Rippenfrakturen

Rippenfrakturen sind vornehmlich durch direkten Schlag, Sturz, Lenkradaufprall oder Gurtprellung bei Verkehrsunfall bedingt. Von einer **Rippenserienfraktur** spricht man, wenn *mindestens drei benachbarte Rippen* gebrochen sind, von einer **Rippenstückfraktur** bei einer *Doppelfraktur einer Rippe.*

Das klinische Bild reicht von einer geringen schmerzbedingten Hypoventilation (☞ 20.3.6) bis zum instabilen Thorax (☞ Abb. 27.85) mit schwersten Atemstörungen.

Die Diagnose wird durch Röntgenaufnahmen gestellt (sog. knöcherne Thoraxaufnahme bzw. knöcherne Zielaufnahme der Rippen in zwei Ebenen). Eine Thorax-

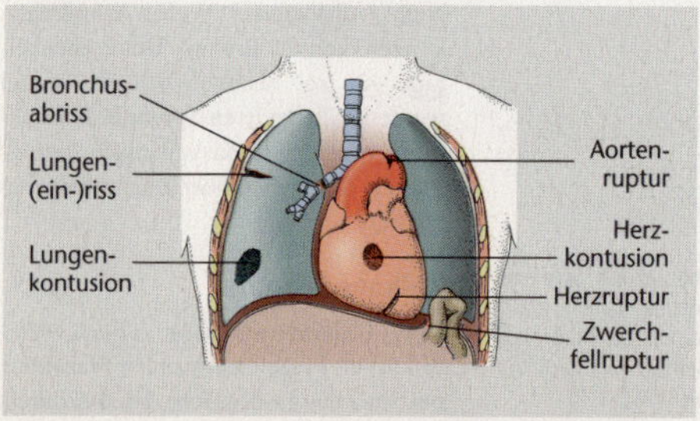

Abb. 27.84: Thoraxverletzungen. Rippen- und Sternumfrakturen ☞ Text, Hämatothorax ☞ Tab. 27.83 [A400-190]

übersichtsaufnahme zum Ausschluss intrathorakaler Verletzungen (z.B. Blutungen, Pneumothorax) ist obligat. Ggf. sind weitere technische Untersuchungen (z.B. EKG, abdominelle Sonographie, Urinuntersuchung) zum Ausschluss von Begleitverletzungen innerer Organe erforderlich.

Die Therapie besteht in erster Linie in regelmäßiger Gabe von Analgetika und schleimlösenden Arzneimitteln sowie Atemtherapie und Pneumonieprophylaxe. Dies soll die schmerzbedingte Hypoventilation vermindern und dadurch einer Pneumonie vorbeugen. Früher übliche Pflasterverbände bewirken nur eine weitere Hypoventilation und werden deshalb nicht mehr angelegt. Eine operative Therapie ist nur bei instabilem Thorax (osteosynthetische Stabilisierung der betroffenen Rippen) und bei Begleitverletzungen indiziert.

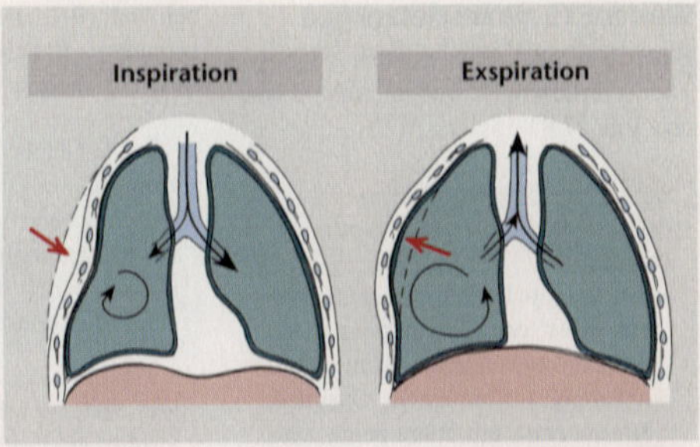

Abb. 27.85: Instabiler Thorax bei Rippenserienstückfraktur rechts. Bei der Inspiration bewegt sich der instabile Thoraxbereich nach innen, bei der Exspiration nach außen. Diese paradoxe Atmung führt zu Pendelluft und respiratorischer Insuffizienz. [A400-190]

Pflege

Die Pflegenden achten darauf, den Patienten *nicht* auf die betroffene Seite zu lagern. Bei den Prophylaxen kommt der Pneumonieprophylaxe wegen der schmerzbedingten Schonatmung eine besondere Rolle zu. Hierbei dürfen aber keine atemunterstützenden Lagerungen wie z.B. die Halbmondlage angewendet werden.

Sternumfraktur

Sternumfrakuren sind in der Regel Folge eines schweren Traumas (z.B. eines Lenkradaufpralls).

Leitsymptom sind atemabhängige Schmerzen. Klinisch zeigt sich meist eine Prellmarke mit umschriebenem Druckschmerz. Zur Diagnosestellung wird eine (seitliche) Röntgenaufnahme des Sternums angefertigt und zum Ausschluss von Begleitverletzugen eine Übersichtsaufnahme des Thorax. Bei Verdacht auf Herzkontusion (☞ Tab. 27.83) wird ein EKG abgeleitet.

Ein konservatives Vorgehen mit Gabe von Analgetika, Atemtherapie und stationärer Überwachung ist in aller Regel ausreichend.

Verletzung	Kurzcharakterisierung	Leitsymptome	Behandlung
Aortenruptur	Reißen der Aorta z.B. bei Dezelerationstrauma, bevorzugt am Übergang des Aortenbogens zur Aorta descendens	Rücken-Schulter-Schmerz, Schock, Zyanose, Dyspnoe, Einflussstauung, Fehlen der Pulse der unteren Extremität bei Hypertonie im Kopf-Arm-Bereich. 70 % der Patienten verbluten noch an der Unfallstelle	Volumenersatz, Intubation, Beatmung, Thoraxdrainage, Sofortoperation
Bronchus-(ab)riss	Ein- oder Abriss eines Bronchus	Pneumothorax, respiratorische Insuffizienz, Haut- und Mediastinalemphysem, evtl. Hämoptoe	Bei kleinem Riss konservative Therapie, sonst Operation
Hämatothorax (☞ auch 20.11.2)	Blutaustritt in die Pleurahöhle	Dyspnoe, evtl. Schocksymptome durch den Blutverlust. Meist durch Rippenfrakturen bedingt, daher oft Schmerzen	Pleuradrainage. Bei anhaltend hohem oder zunehmendem Blutverlust über die Drainage Operation
Herzkontusion	Herzprellung durch stumpfe Traumen	Schmerzen in der Herzgegend, Herzinsuffizienz, Herzrhythmusstörungen. In schweren Fällen Herzmuskelnekrosen (d.h. Herzinfarkt)	Intensivmedizinische Betreuung, ggf. Intubation und Beatmung, Therapie der Herzrhythmusstörungen entsprechend den allgemeinen Richtlinien (☞ 18.7). Ggf. Perikardpunktion, Notfalloperation
Lungenkontusion	Quetschung der Lunge durch stumpfe Traumen	Dyspnoe, respiratorische Insuffizienz, Husten, evtl. mit Hämoptoe, thorakale Schmerzen	In leichten Fällen Analgetika und physikalische Atemtherapie. Meist aber Intubation und Beatmung. Antibiotikaprophylaxe (hohe Pneumoniegefahr). Evtl. initial einmalig Glukokortikoide zur Ödembekämpfung (umstritten)
Pneumothorax ☞ 20.9			
(Solitäre) Rippenfraktur ☞ Text			
Rippenserienfraktur	Fraktur von mindestens drei benachbarten Rippen	☞ Solitäre Rippenfraktur. Bei Rippenserienstückfraktur Gefahr eines instabilen Thorax mit respiratorischer Insuffizienz (☞ Abb. 27.85)	Bei komplikationslosem Verlauf Therapie wie solitäre Rippenfraktur, bei instabilem Thorax Intubation und Beatmung, evtl. Operation
Sternumfraktur ☞ Text			
Zwerchfellruptur	Einreißen des Zwerchfells bei erheblicher abdomineller Druckerhöhung, in 90 % links	Dyspnoe, Schmerzen im Bereich von Hals und Schulter, evtl. gastrointestinale Symptome	Lagerung mit erhöhtem Oberkörper, ggf. Beatmung, Operation

Tab. 27.83: Wichtige Thoraxverletzungen.

Weitere Thoraxverletzungen

Einen Überblick über weitere wichtige Thoraxverletzungen geben Abb. 27.84 und Tab. 27.83.

Notfall: Erstmaßnahmen bei (Verdacht auf) Thoraxverletzungen

- Bei allen polytraumatisierten Patienten auf die Leitsymptome von Thoraxverletzungen achten: (atemabhängige) Schmerzen, Dyspnoe, Husten (evtl. mit Hämoptoe), Zyanose, Emphysem, Schock (v.a. bei Herz- und Gefäßverletzungen)
- Oberkörper hochlagern. Patienten nicht auf die gesunde Seite legen, weil dies die Atmung weiter erschwert
- Auf Arztanordnung Sauerstoff verabreichen (☞ 20.2.1)
- Patienten beruhigen, ihn nicht alleine lassen
- Materialien richten für das Legen eines intravenösen Zugangs (☞ 10.5.3), evtl. auch für Pleuradrainage (☞ 20.2.2), Intubation und Beatmung (☞ 38.4)

27.11 Stumpfes Bauchtrauma

Am häufigsten ist ein **stumpfes Bauchtrauma** Folge eines Verkehrsunfalls. Dabei sind 70 % aller Patienten mit einem stumpfen Bauchtrauma polytraumatisiert, d.h. mehrfachverletzt (☞ 11.1.4).

Die Gefahr besteht in der Verletzung innerer Organe. Eine Milzruptur, ein Leberriss oder ein abgerissenes Mesenterialgefäß kann innerhalb kürzester Zeit zum lebensbedrohlichen Blutverlust führen.

Notfall: Erstmaßnahmen bei stumpfem Bauchtrauma

- Bei allen polytraumatisierten Patienten auf die Leitsymptome eines Bauchtraumas achten (Schmerzen, Abwehrspannung der Bauchdecke, Schocksymptome)
- Vitalzeichen engmaschig kontrollieren
- Oberkörper leicht erhöht lagern, bei Dyspnoe Sauerstoff verabreichen (Arztanordnung)
- Patienten beruhigen, ihn nicht alleine lassen
- Ggf. Materialen richten zum Legen eines intravenösen Zugangs, Infusionstherapie überwachen
- Ggf. diagnostische Maßnahmen vorbereiten und OP-Vorbereitung beginnen (Arztanordnung).

Bei der klinischen Untersuchung sind häufig oberflächliche Schürfungen, Prellmarken und Hämatome zu beobachten. Eine offene Wunde zur Bauchhöhle fehlt definitionsgemäß.

Diagnostisch folgen eine Sonographie des Abdomens zum Nachweis von freier Flüssigkeit (Blut) und Organrupturen, Röntgenaufnahmen des Thorax (Pneumo-, Hämatothorax?), des Abdomens („freie" Luft als Zeichen einer Hohlorganruptur?) und evtl. Kontrastmitteldarstellungen des Magen-Darm-Traktes mit wasserlöslichem Kontrastmittel zum Rupturnachweis.

Bei weiter unklarem Befund können ein CT, eine Peritoneallavage, Angiographie oder Laparaskopie/Laparotomie erforderlich sein.

Bei der **Peritoneallavage** *(Spülung der Bauchhöhle)* punktiert der Arzt die Bauchhöhle, bringt über einen Katheter körperwarme Ringerlösung in die freie Bauchhöhle ein und lässt die Flüssigkeit nach kurzer Zeit wieder zurücklaufen. Blutige oder gallige Verfärbung (aber auch Speisereste) beweist eine intraabdominelle Verletzung und erfordert eine sofortige Laparatomie. Die Peritoneallavage hat seit der Verfügbarkeit moderner Sonographiegeräte erheblich an Bedeutung verloren.

Der dringende Verdacht auf eine Verletzung intraabdomineller Organe indiziert eine Laparotomie mit genauer Inspektion aller Abdominalorgane. Die weitere Behandlung hängt von Art und Ausmaß der dabei diagnostizierten intraabdominellen Verletzungen ab.

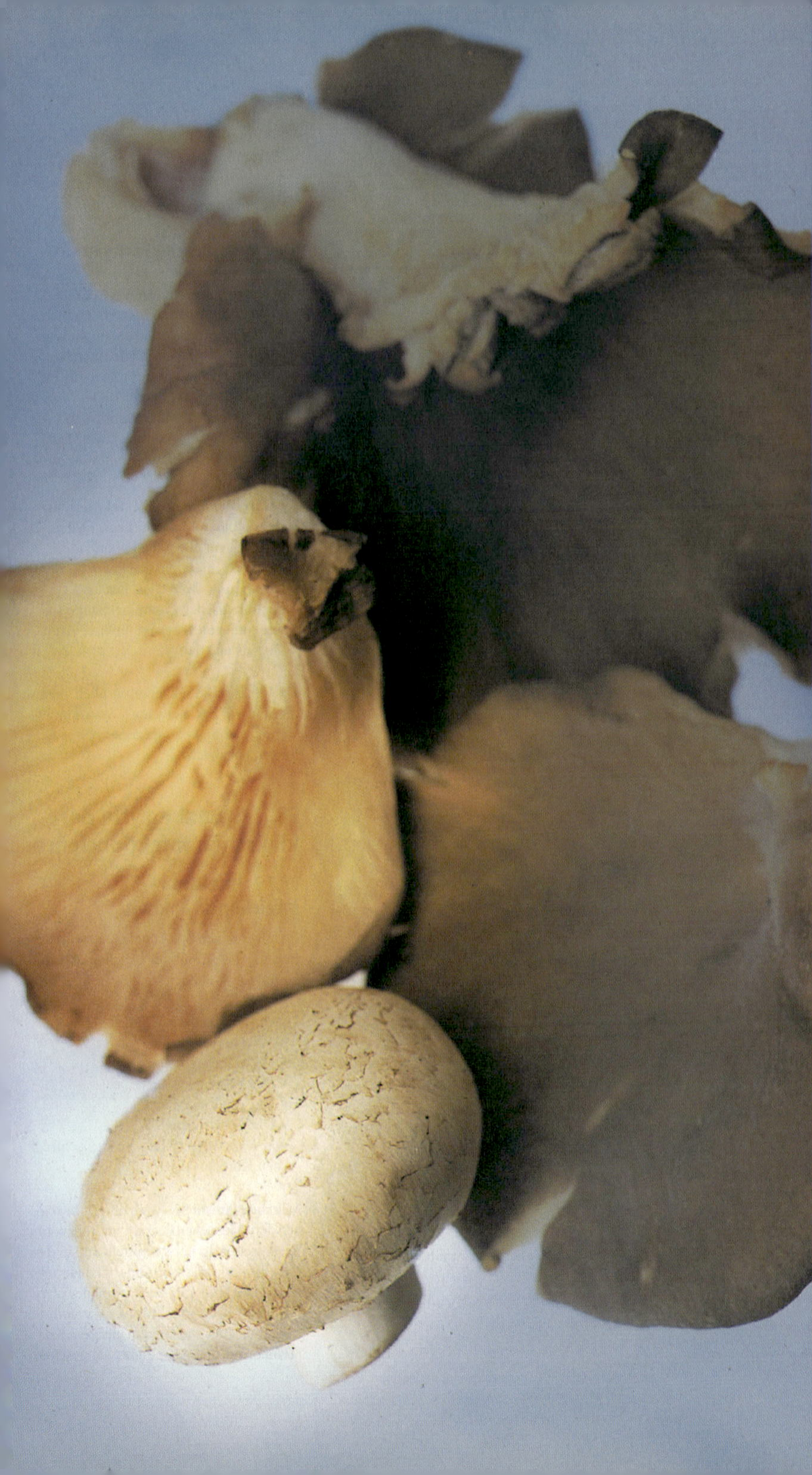

28 Pflege bei Infektionskrankheiten

28 Pflege bei Infektionskrankheiten

Das medizinische Fachgebiet

Infektionskrankheit: Erkrankung durch Übertragung, Haftenbleiben, Eindringen und Vermehrung von *Mikroorganismen* wie Bakterien, Viren, Pilzen oder Protozoen im menschlichen Körper. Viele, aber längst nicht alle Infektionskrankheiten werden von Mensch (oder Tier) zu Mensch übertragen, sind also **ansteckend** *(kontagiös)*.

Mikrobiologie und Infektionsepidemiologie: Medizinisches Fachgebiet, das vor allem die Labordiagnostik von Infektionskrankheiten, die Aufklärung ihrer Ursachen und epidemiologischer Zusammenhänge sowie die Infektionsprophylaxe zum Gegenstand hat.

Da Infektionskrankheiten in allen medizinischen Fachgebieten vorkommen, werden sie in allen medizinischen Abteilungen behandelt.

28.1 Grundbegriffe der klinischen Infektionslehre

28.1.1 Infektion – Infektionskrankheit

Im allgemeinen Sprachgebrauch wird der Begriff „Infektion" oft gleichgesetzt mit „Infektionskrankheit".

Im medizinischen Sprachgebrauch bezeichnet **Infektion:**
- Die Übertragung
- Das Haftenbleiben
- Das Eindringen *und*
- Die Vermehrung

von Mikroorganismen im menschlichen Körper.

Mikroorganismen *(Mikroben)* begegnen dem Menschen überall: im Boden, im Trinkwasser, in Lebensmitteln und in der Luft. Wir atmen, essen und trinken inmitten von Mikroorganismen – von der **physiologischen Standortflora** *(Normalflora)* auf unserer Haut und in unserem Körperinnern einmal ganz abgesehen

(☞ Abb. 28.2). Unter diesem Blickwinkel betrachtet ist eine klinisch manifeste **(apparente) Infektionskrankheit** ein eher seltenes Ereignis.

Zwei Gründe sind hierfür verantwortlich:

- Nur wenige Mikroorganismen sind überhaupt für den Menschen **pathogen** *(krankmachend)*
- Durch vielfältige spezifische und unspezifische Abwehrmechanismen (Details ☞ 29.1.2) können immungesunde Menschen auch pathogene Mikroorganismen meist „in Schach halten".

Ob aus einer *Infektion* eine *Infektionskrankheit* wird, hängt von der Pathogenität des Mikroorganismus, seiner **Virulenz** („Aggressivität" eines Erregerstammes) sowie der Abwehrlage des infizierten Menschen ab. Viele Infektionen verlaufen *stumm* (**inapparent**, nicht in Erscheinung tretend), also ohne Symptome.

Lokale und generalisierte Infektionen

Bleibt die Infektion auf die Eintrittspforte des Erregers beschränkt, spricht man von einer **lokalen Infektion.** Typische Beispiele sind die *Wundinfektion* und der infektiöse Durchfall ohne wesentliche Beeinträchtigung des Allgemeinbefindens (die Infektion bleibt auf die Darmschleimhaut beschränkt).

Bei **generalisierten Infektionen** wie dem Typhus (☞ 28.5.7) dringen die Erreger bis ins Gefäßsystem vor und ziehen den gesamten Organismus in Mitleidenschaft. Diese Infektionen werden auch als *systemische Infektionen* oder *Allgemeininfektionen* bezeichnet. Generalisierte Infektionen können sich zur *Sepsis* (☞ 28.4) ausweiten.

Obligate und opportunistische Infektionen

Erreger, die bei (fast) jedem nicht-immunen Individuum krankheitserregend sind, heißen **obligat pathogen** („unvermeidlich" krankmachend).

In den Krankenhäusern der Industriestaaten sind allerdings weniger die obligat pathogenen Keime von Bedeutung als vielmehr die **fakultativ** („gelegentlich") **pathogenen** Keime – vor allem bei älteren oder abwehrgeschwächten Patienten. Dies sind Erreger, die nur bei *allgemeiner* oder *lokaler* Abwehrschwäche zu sog. **opportunistischen Infektionen** führen.

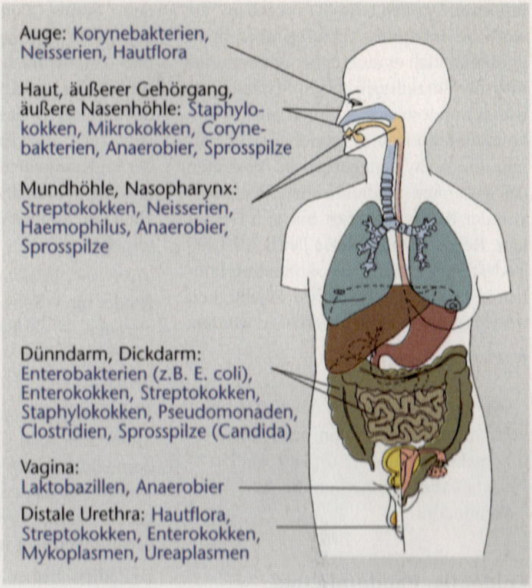

Abb. 28.2: Haut und Schleimhäute des Menschen sind auch beim Gesunden von einer großen Zahl Mikroorganismen besiedelt. Diese Bakterien, die normalerweise vorhanden sind, bilden die physiologische Standortflora. Die Abb. gibt einen Überblick über die wichtigsten Vertreter der physiologischen Flora. [A400-215]

Zu den opportunistischen Infektionen gehören z.B. der Harnwegsinfekt nach Katheterisierung oder die Wundinfektion der Operationswunde.

Nosokomialinfektion

Wird eine Infektion im Krankenhaus oder einer vergleichbaren Einrichtung erworben, spricht man von einer **Nosokomial-**

	Merkmale	Beispiele
Bakterien ☞ 28.5	Einzeller ohne Zellorganellen und ohne Zellkern (Prokaryonten; das Erbgut liegt lose, z.B. als DNA-Faden, im Zytoplasma). Dadurch schnellere Vermehrung	Streptokokken, Staphylokokken, Escherichia coli, Proteus, Salmonellen, Klebsiellen. Sonderformen: Mykoplasmen, Chlamydien und Rickettsien
Viren ☞ 28.6	Kleinste Krankheitserreger, nur aus Erbinformation (DNA oder RNA) bestehend, die in einem Proteinmantel und evtl. einer Außenhülle verpackt ist. Können sich nur in höheren Zellen vermehren	Grippe-, Hepatitis-, Herpes-, Pocken-, Masern-, Mumps-, Rötelnvirus, HIV
Prionen ☞ 35.8.9	Infektiöse Proteinpartikel, die ihnen ähnliche körpereigene Proteine verändern können; nach heutigem Kenntnisstand ohne Nukleinsäure	Erreger der Creutzfeld-Jakob-Krankheit, BSE, Kuru
Pilze ☞ 28.7	Pflanzenähnliche Mikroorganismen, jedoch ohne Fähigkeit zur Photosynthese (Energiegewinnung aus CO_2 und Sonnenlicht)	Candida albicans (medizinisch wichtigster Hefepilz), Aspergillus fumigatus (Schimmelpilz)
Protozoen ☞ 28.8	Parasitisch lebende Einzeller (Eukaryonten; sie besitzen einen Zellkern)	Plasmodien, Trypanosomen, Amöben, Trichomonaden
Würmer, Insekten ☞ 28.9	Parasitisch lebende Tiere (Eukaryonten)	Taenia saginata (Rinderbandwurm), Taenia solium (Schweinebandwurm), Pediculus capitis (Kopflaus), Sarcoptes scabiei (Krätzmilbe)

Tab. 28.1: Übersicht über die für den Menschen bedeutenden pathogenen Mikroorganismen.

infektion (griech.: im Krankenhaus erworbene Infektion). Häufig, aber nicht immer handelt es sich dabei um opportunistische Infektionen. Nach Schätzungen wären mindestens ein Drittel aller Nosokomialinfektionen vermeidbar – vor allem durch hygienegerechtes Verhalten des gesamten medizinischen Personals, von der Reinigungskraft bis zum Operateur. Bei schätzungsweise jährlich 20 000 Todesfällen durch Nosokomialinfektionen in Deutschland kann die Wichtigkeit der Hygiene gar nicht überschätzt werden.

Hygiene ☞ Kapitel 6

Hygienegerechtes Verhalten im Patientenumgang kann nach Studienergebnissen die Häufigkeit von Nosokomialinfektionen um bis zu 30 % vermindern.

Epidemie, Pandemie und Endemie

Wenn nur wenige Menschen gegen obligat pathogene Keime immun sind, können sich die Erreger – und damit die Krankheit – rasch von Mensch zu Mensch ausbreiten. Die Folge ist eine **Epidemie** (= zeitlich und örtlich begrenzte Häufung von Infektionskrankheiten, z.B. Grippe- oder Cholera-Epidemie). Breitet sich eine Epidemie über einen Kontinent oder die ganze Welt aus, spricht man auch von einer **Pandemie** (z.B. HIV-Pandemie). Bei einer **Endemie** („Dauerverseuchung") ist der Erreger in einer bestimmten Region weit verbreitet und ständig vorhanden (z.B. in bestimmten warmen Gebieten die Plasmodien als Malariaerreger). Dann erkranken insbesondere Kinder und Zugereiste, während ältere Einheimische durch einen früheren Kontakt mit dem Erreger immun geworden sind.

28.1.2 Infektionsquellen und Übertragungswege

Infektionsquellen

Infektionskrankheiten entstehen nicht aus dem „Nichts". Vielmehr sind Reservoire nötig, in denen sich die Erreger aufhalten und die als **Infektionsquellen** für die weitere Ausbreitung der Erreger dienen.

Die wohl wichtigste Infektionsquelle ist der *Mensch* selbst. Sowohl kranke als auch gesunde Keimträger stellen Infektionsquellen dar. Die Keime können z.B. mit dem Sputum (Tuberkulose ☞ 20.5.4), dem Stuhl (Salmonellosen ☞ 28.5.6), dem Urin (Bilharziose ☞ 28.9.2) oder über Hautwunden (Eiter) ausgeschieden werden. In der Klinik darf dabei die Bedeutung der Haut nicht unterschätzt werden: 25 % aller Erwachsenen, also auch der im Krankenhaus Tätigen, haben ständig Staphylokokken (☞ 28.5.3) auf ihrer Haut und können diese an Patienten weitergeben.

Tierische Infektionsquellen sind etwa Rinder und Schweine für die entsprechenden Bandwurmerkrankungen (☞ 28.9.1) oder Vögel bei der *Ornithose* (☞ 28.5.19).

Viele Mikroorganismen sind nicht auf Menschen oder Tiere angewiesen, sondern können auch in der *unbelebten* Umwelt überleben, so etwa die Tetanuserreger im Erdreich (☞ 28.5.15) oder die Tuberkuloseerreger im Staub (☞ 20.5.4).

Bei allen bisher genannten Beispielen handelt es sich um **exogene Infektionen,** d.h. der Erreger dringt von *außen* in den Körper ein. Dagegen werden **endogene Infektionen** von *körpereigenen* Keimen hervorgerufen, die bei lokaler oder systemischer Abwehrschwäche in für sie untypische Körperregionen gelangen, z.B. Darmkeime in die Harnblase.

Endogene Infektionen oft vermeidbar

Kinder, aber auch verwirrte Menschen sollten deshalb überwacht werden, ob sie die Hygieneregeln wie etwa das Waschen der Hände nach dem Toilettenbesuch oder das Säubern des Genitalbereiches von vorne nach hinten einhalten.

Übertragungswege

Der **Übertragungsweg** einer Infektionskrankheit hängt unter anderem von der Empfindlichkeit des Erregers gegenüber äußeren Bedingungen und von seiner Ein- und Austrittspforte ab. Meist werden unterschieden:

- **Kontaktinfektion,** z.B. durch Händeschütteln
- **Schmierinfektion** durch Verschmieren infektiösen Materials, etwa auf dem Körper mit nachfolgender Wiederaufnahme der Erreger über den Mund *(fäkal-oraler Übertragungsweg).* Dieser Übertragungsweg ist vor allem bei Kindern häufig
- **Tröpfcheninfektion** (Niesen!)
- **Aerogene Infektion,** also Erregerübertragung mit der Luft. Sie ist nur möglich, wenn die Erreger längere Zeit in der Luft schweben und überleben und mit dem Luftstrom verschleppt werden können
- **Orale Infektion,** d.h. Schlucken der Keime z.B. mit Nahrungsmitteln
- **Übertragung durch Bisse oder Stiche** von Tieren, v.a. Insekten
- **Parenterale Übertragung** über Infusionen, Transfusionen oder einen Stich mit einer verunreinigten Kanüle. So können auch gegenüber Austrocknung oder Abkühlung empfindliche Keime übertragen werden
- **Sexuelle Übertragung** mit Keimübertragung durch intensiven Schleimhautkontakt oder kleinste Schleimhautverletzungen. Sie wird oft als Sonderfall der parenteralen Übertragung angesehen.

Eintrittspforten

Der Erreger muss nicht nur *zum* Menschen kommen, sondern auch in ihn *hinein.* Die wichtigsten Eintrittspforten der Keime sind (☞ Abb. 28.3):

- Kleinste Wunden der Haut oder der Schleimhäute, etwa Nagelfalzverletzungen der Finger oder winzige Schleimhautverletzungen beim Geschlechtsverkehr, z.B. HIV-Infektion ☞ 29.3.1
- Insektenstiche, z.B. bei der Malaria (☞ 28.8.1)
- Eindringen durch die intakte Schleimhaut, z.B. bei Salmonellen (☞ 28.5.6, 28.5.7)
- Aktives Eindringen der Erreger durch die intakte Haut, z.B. bei der Bilharziose (☞ 28.9.2)

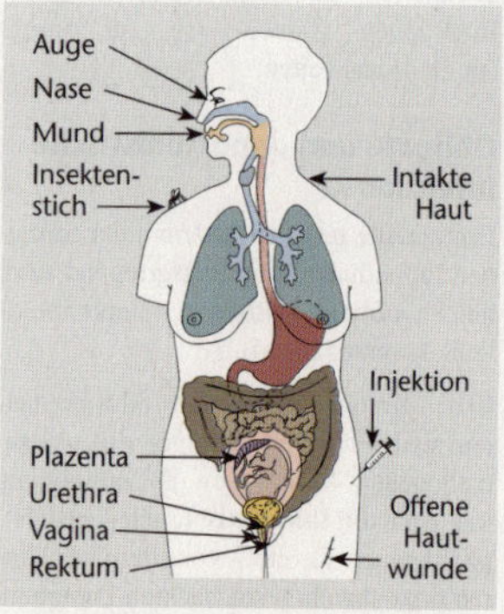

Abb. 28.3: Die verschiedenen Eintrittspforten für Mikroorganismen in den menschlichen Körper. [A400-215]

- Vor der Geburt diaplazentar, d.h. mit dem Blut über die Plazenta, z.B. bei der angeborenen Lues oder Listeriose (☞ 28.5.14, 28.5.17) oder vielen Viruserkrankungen.

28.1.3 Ablauf einer Infektionskrankheit

Jede Infektionskrankheit verläuft in Stadien:

Invasionsphase (Ansteckung)

In dieser Phase dringt der Erreger in den Organismus ein, vermehrt sich dort jedoch zunächst nicht.

Inkubationszeit

Nach einer „Eingewöhnungszeit" von einigen Stunden bis mehreren Tagen beginnt sich der Erreger im Körper zu vermehren, der Infizierte hat aber noch keinerlei Beschwerden. **Inkubationszeit** *(Ansteckungszeit)* bezeichnet den zeitlichen Abstand zwischen Ansteckung und Krankheitsausbruch. Viele, vor allem virale, Infektionen sind am Ende der Inkubationszeit besonders ansteckend – kurz vor dem Auftreten der ersten Krankheitszeichen findet oft eine „explosionsartige" Erregervermehrung statt. Die meisten Infektionskrankheiten haben eine Inkubationszeit von wenigen Tagen bis zu drei Wochen.

Phase des Krankseins

In dieser Phase kann der Patient nur leicht beeinträchtigt, aber auch lebensgefährlich erkrankt sein.

Die Krankheit verläuft dabei *fulminant* (sehr schneller Beginn mit schwerstem Krankheitsbild), *akut* (mit raschem Beginn), *subakut* (allmählicher, schwer abgrenzbarer Krankheitsbeginn), *chronisch* (langsamer Krankheitsverlauf) oder *rezidivierend* (wiederkehrend).

Überwindungsphase

Der Erreger wird aus dem Körper entfernt. Gelingt dies nicht, kommt es zum Tod des Patienten oder zur örtlichen Eingrenzung des Erregers, z.B. in einer Kapsel oder in einem Organ. Bei Abwehrschwäche besteht dann die Gefahr des Wiederaufflackerns der Infektion (☞ auch 28.4). Die Eingrenzung kann mit *Dauerausscheidung* des Keimes verbunden sein, beispielsweise bei Salmonellose (☞ 28.5.6) oder bei Typhus (☞ 28.5.7).

Immunität

Einige – v.a. virusbedingte – generalisierte Infektionskrankheiten hinterlassen eine lang andauernde Immunität (☞ 29.1.4). Dabei hat der Erkrankte während der Erkrankung spezifische Antikörper (☞ 29.1.3) gegen den Erreger entwickelt, die ihn in Zukunft vor einer erneuten Erkrankung durch den gleichen Erreger schützen.

Dies erklärt auch das Phänomen der **Kinderkrankheiten** (z.B. Windpocken): Aufgrund der hohen Durchseuchung erkranken vor allem Kinder, während Erwachsene durch eine frühere Erkrankung immun sind, nicht aber allein schon durch ihr Alter.

28.2 Pflege von Patienten mit Infektionskrankheiten

> Kenntnisse über Infektionsquellen, Übertragungswege und Eintrittspforten der Erreger sind Grundlage für hygienegerechtes Verhalten im Krankenhaus und damit Voraussetzung für die Unterbrechung von Infektionsketten.

Manche Infektionskrankheiten, z.B. Windpocken, sind so ansteckend, dass eine kurze Begegnung mit dem Kranken, auch ohne Berührung, bereits zur Ansteckung eines Nicht-Immunen ausreicht. Man spricht von *hochgradig ansteckenden* Keimen. Bei anderen Erkrankungen wie etwa HIV-Infektionen führen normale Alltagskontakte nicht zur Weitergabe der Erkrankung.

Die Besonderheiten der Pflege von Patienten mit Infektionskrankheiten ergeben sich in erster Linie aus den **Isolierungsmaßnahmen** zum Schutz vor Weiterverbreitung der Erreger. Welche Maßnahmen erforderlich sind, hängt ab von:

- Der Ansteckungskraft der Erreger
- Dem Übertragungsweg
- Der Gefahr *für* den Patienten
- Der Gefahr, die *vom* Patienten ausgeht.

Ein Überblick über die verschiedenen Isolationsformen ist in 6.3.2 zu finden. Die Besonderheiten der Pflege auf Infektionsstationen werden in 28.2.2 dargestellt, spezifische Isolations- und Hygienemaßnahmen werden bei den jeweiligen Erkrankungen genannt. Einzelheiten diesbezüglich sind auch vom Robert-Koch-Institut in Berlin veröffentlicht worden.

28.2.1 Unterstützung bei den ATL

Körpertemperatur regulieren

> Viele Infektionskrankheiten gehen mit **Fieber** (☞ 7.7.3) einher. Eine genaue Beobachtung des Fieberverlaufs ermöglicht Rückschlüsse auf die zugrunde liegende Erkrankung, vor allem, wenn nicht frühzeitig fiebersenkende Arzneimittel und Antibiotika eingesetzt werden.

Pflege bei Fieber ☞ *7.7.4*

Sich waschen und kleiden

Patienten mit Infektionskrankheiten schwitzen oft. *Baumwollkleidung* ist daher günstiger als synthetische Materialien. Die Leib- und Bettwäsche des Patienten sollte für häufiges Waschen – auch bei hohen Temperaturen – geeignet sein. Bei starkem Schwitzen geben die Pflegenden dem Betroffenen die Gelegenheit, sich zu waschen und frisch zu machen und unterstützen ihn ggf. dabei.

Essen und trinken

Patienten mit Infektionskrankheiten sind häufig appetitlos. Evtl. hilft es ihnen, wenn die Pflegenden ihnen Wunschkost anbieten. Bei Entzündungen im Mund ist das Essen zudem schmerzhaft. Die Patienten haben dann eine Abneigung vor allem gegenüber frischem Obst, Salaten, Obstsäften sowie harten Speisen und bevorzugen pürierte Kost. Auch ihnen bieten die Pflegenden Wunschkost an.

Wichtig ist eine ausreichende Flüssigkeitszufuhr, um ein *Flüssigkeitsdefizit* durch Erbrechen, Durchfälle oder Fieber zu vermeiden. Die Pflegenden beobachten den Patienten auf eine ausreichende Flüssigkeitszufuhr und führen u.U. eine Flüssigkeitsbilanz. Kann der Flüssigkeitsbedarf durch Trinken allein nicht gedeckt werden, sind Infusionen erforderlich.

Kommunizieren

Infektionskrankheiten können eine Isolierung erfordern. Für den Patienten bedeutet dies, nicht nur aus der vertrauten Umgebung herausgerissen zu werden, sondern auch, längere Zeit *allein* in einem Zimmer verbringen zu müssen. Die persönlichen Kontakte zur Außenwelt sind eingeschränkt. Die Pflegenden bemühen sich dann darum, dem Patienten ausreichend Zeit für Gespräche einzuräumen und ihm das Gefühl des Alleinseins zu nehmen.

28.2.2 Pflege auf Infektionsstationen

Patientenzimmer

Die **Patientenzimmer** der Infektionsstation sind in der Regel *Einbettzimmer*. Nur bei Patienten mit gleicher Erkrankung, z.B. zwei Patienten mit Hepatitis A, oder wenn eine gegenseitige Ansteckung ausgeschlossen ist, etwa bei sicherer Immunität nach früher durchgemachter Erkrankung des jeweils anderen Patienten, sind nach Rücksprache mit dem Arzt Zweibettzimmer vertretbar.

Die Patienteneinheit wird über eine einkammerige *Schleuse* betreten, die über getrennte Schränke für Schutz- und Klinikkleidung, Waschbecken mit Seifen- und Desinfektionsmittelspender sowie Müllbehälter verfügt. Im *Patientenzimmer* befindet sich der gesamte persönliche Bedarf des Kranken. Arbeitsflächen und Vorratsschränke sind so bemessen, dass ein Wäschevorrat und andere Materialien Platz haben. Die *Nasszelle* schließt sich an das Patientenzimmer an. In ihr ist nicht nur die übliche Badezimmer- und Toiletteneinrichtung vorhanden, sondern auch ein Steckbeckenspülgerät. Kontaminierte Gegenstände werden über die Schleuse entsorgt.

> Die bauliche Situation muss die getrennte Ver- und Entsorgung ermöglichen.

Umgang mit Patienten auf der Infektionsstation

- In den Schleusen befinden sich saubere *Schutzkittel* zur Mehrfachverwendung oder zum Einmalgebrauch
- Geeignete *Schutzmasken* sollen das Aus- bzw. Einatmen kontagiöser Partikel verhindern. Sie müssen Mund und Nase bedecken und dicht abschließen. Ärzte, Pflegende und Besucher schützt die Maske vor dem Einatmen der Keime. Der Patient trägt im Zimmer keine Maske, soll aber beim Husten oder Niesen ein Papiertuch vor Mund bzw. Nase halten. Während zwingend notwendiger Transporte legt der Patient bei möglicher Aerosolbildung ebenfalls eine Maske an
- Bei allen Pflegetätigkeiten sind *Handschuhe* zu tragen. Nach dem Ausziehen werden die Hände desinfiziert, ebenso nach jedem Kontakt mit dem Patienten und vor dem Verlassen der Patienteneinheit (allgemeine Richtlinien der Händehygiene ☞ auch 6.4.2)
- Alle *Pflegeutensilien* werden streng patientenbezogen eingesetzt und bleiben im Patientenzimmer. Die *Krankenakte* wird außerhalb aufbewahrt und auch zur Visite nicht mit hineingenommen
- Die sog. *infektiöse Wäsche,* also Wäsche, die direkt mit erregerhaltigem Material in Berührung gekommen ist, wird in speziell gekennzeichneten Textilsäcken verpackt, in der Wäscherei zunächst separat desinfiziert und dann mit der anderen Krankenhauswäsche desinfizierend gewaschen. Bei nasser Wäsche wird zusätzlich ein Kunststoffsack über den Stoffsack gezogen
- Das vom Patienten benutzte *Geschirr* wird bei möglicher Tröpfchen- oder Schmierinfektion zunächst in der Patienteneinheit desinfizierend abgewischt. Dann wird es zusammen mit dem anderen Geschirr gespült. Am besten ist das direkte Spülen in einer geeigneten Spülmaschine
- Die *Ausscheidungen* des Patienten gelangen über das Steckbeckenspülgerät in der Nasszelle in das Abwasser, das nicht desinfiziert werden muss, da die Krankenhäuser im deutschsprachigen Bereich an eine Kanalisation und Kläranlage angeschlossen sind. Tuberkulöses Sputum wird in Einwegbehältern zur Desinfektion oder Verbrennung gegeben.

> **Arbeitsabläufe gut planen**
> Auf einer Infektionsstation ist es wichtig, die Arbeitsabläufe richtig zu organisieren. Vor jedem Betreten der Patienteneinheit überlegen die Pflegenden, was genau zu tun ist und ob nicht noch andere Aufgaben miterledigt werden können. Unnötiges Betreten der Patienteneinheit erhöht das Risiko der Keimverschleppung und kostet Zeit.

Umgang mit kontagiösem Labormaterial ☞ 28.3.3

Aufnahme des Patienten

Der Patient betritt das Zimmer z.B. über die Besucherterrasse. Danach wird er (vom Arzt) über die voraussichtliche Zeitdauer der Isolation informiert, und es werden die Schutz- und Isolationsmaßnahmen erklärt:

- Der Patient darf das Zimmer nicht verlassen. Kontakte zur Außenwelt sind möglich über die Besucherterrasse, die Gegensprechanlage sowie über Telefon und Briefe
- Unter Umständen sind Besucher erlaubt. Diese müssen aber über das Infektionsrisiko und die Schutzmaßnahmen aufgeklärt sein (schriftlich bestätigen lassen). In der Regel ist Kindern der Zutritt nicht gestattet
- Der Kranke darf persönliche Gegenstände mit in sein Zimmer nehmen, die beim Verlassen des Zimmers desinfiziert oder weggeworfen werden.

Entlassung des Patienten

Unmittelbar vor der Entlassung werden alle privaten Utensilien des Patienten desinfiziert bzw. sterilisiert. Der Patient duscht und benutzt dabei frische Waschlappen und Handtücher. Danach verlässt er das Zimmer, zieht sich in der Schleuse an und geht hinaus, ohne das Zimmer noch einmal betreten zu haben.

28.3 Der Weg zur Diagnose bei Infektionskrankheiten

28.3.1 Leitsymptome und -befunde bei Infektionen

Infektionskrankheiten können praktisch alle Symptome und (körperlichen) Untersuchungsbefunde verursachen. Aus diesen Gründen ist es kaum möglich, Leitsymptome und -befunde bei Infektionskrankheiten zu definieren. Besonders häufig sind aber:

- Fieber ☞ 7.7.3
- Lymphknotenschwellung ☞ 24.3
- Hautausschläge ☞ 30.4.1 sowie Abb. 30.8 – 30.25.

28.3.2 Anamnese und körperliche Untersuchung

Häufig kommt der Patient mit einer Infektion in einem Frühstadium zum Arzt, wenn z.B. hohes Fieber besteht, aber charakteristische Organsymptome (noch) wenig ausgeprägt sind. Unverzichtbar ist dann eine sorgfältige **Anamnese** mit genauer Beschreibung der aktuellen Beschwerden (etwa Husten) als diagnostischer „Richtungsgeber". Zu fragen ist insbesondere nach:

- Hautausschlägen (Exanthemen, Enanthemen)

Wundabstrich [K183]

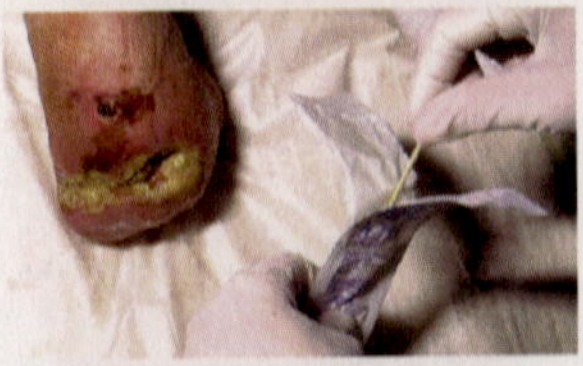

Abb. 28.4: Sterile Verpackung des Watteträgers öffnen und diesen entnehmen.

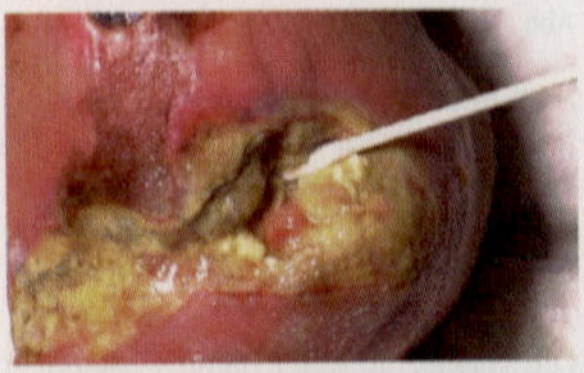

Abb. 28.5: Mit dem Watteträger aus der Tiefe der Wunde (hier an einem infizierten Oberschenkelstumpf) Sekret entnehmen.

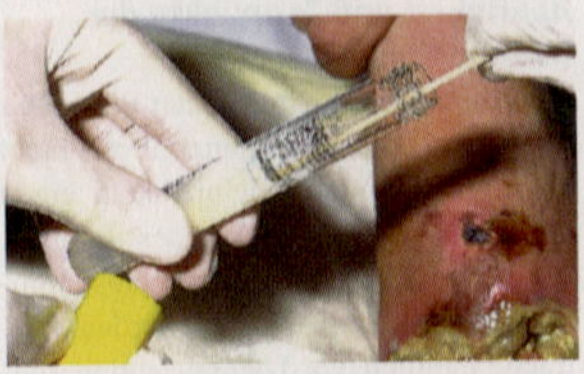

Abb. 28.6: Watteträger in das von einer assistierenden Person angereichten Nährmedium eintauchen.

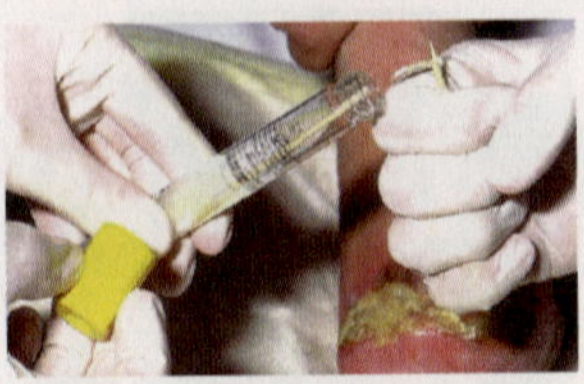

Abb. 28.7: Holzstäbchen am Rand des Röhrchens abbrechen, ohne das Röhrcheninnere zu kontaminieren.

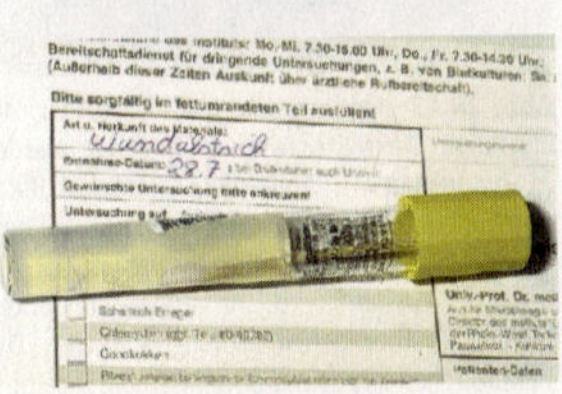

Abb. 28.8: Röhrchen verschließen und mit Patientendaten sowie Entnahmezeitpunkt und -datum beschriften. Begleitzettel ausfüllen und beides ins mikrobiologische Labor geben.

- Momentanem Impfschutz
- Infektionen in der Umgebung des Patienten, da z.B. aufgrund des gleichen Erregers eine Gürtelrose (Herpes zoster ☞ 28.6.3) der Großmutter zu einer Windpockenerkrankung des Enkels führen kann
- Auslandsreisen
- Tierkontakten, Bissen oder Insektenstichen, da viele Erkrankungen durch Tiere übertragen werden
- Wunden, die Erregern als Eintrittspforte gedient haben könnten
- Beruflichen Risiken, z.B. ist das Risiko einer Hepatitis-B-Infektion bei medizinischem Personal deutlich erhöht (☞ 22.4.2).

Bei der **körperlichen Untersuchung** achtet der Untersucher besonders auf Haut und Schleimhäute (Exantheme?), Rachen (gerötet? Eiterstippchen? Tonsillen geschwollen?), Nasennebenhöhlen (Druckschmerz bei Nasennebenhöhlenentzündung), Lymphknoten (☞ 24.3) und Dornfortsätze der Wirbelsäule (Klopfschmerz bei Knochenentzündung). Herzgeräusche können auf eine Herzklappenentzündung hinweisen (☞ 18.8.1). Leber und Milz sind bei generalisierten Infektionen oft vergrößert.

Viele Infektionen zeigen aber kein so charakteristisches klinisches Bild, dass aufgrund der Symptomatik eine eindeutige Erregeridentifizierung möglich ist. Deshalb sind oft labordiagnostische Untersuchungen von Körpersekreten des Patienten (Wundsekret, Blut, Urin, Liquor, Stuhl, Vaginalsekret) erforderlich.

28.3.3 Materialgewinnung für die mikrobiologische Diagnostik

Bei der Materialgewinnung für mikrobiologische Untersuchungen ist sorgfältig und hygienisch einwandfrei vorzugehen:

- Um Verunreinigungen des Materials mit physiologischen Haut- oder Umgebungskeimen zu vermeiden, wird die Haut des Patienten vor der Punktion von *geschlossenen* Wund- oder Körperhöhlen an der Punktionsstelle desinfiziert. Nicht desinfiziert wird beim Wundabstrich, um die eventuell in der Wunde enthaltenen Erreger nicht abzutöten oder so zu schädigen, dass sie in der Kultur nicht mehr wachsen (Wundabstrich ☞ Abb. 28.4 – 28.8)
- Sterile Instrumente und Transportgefäße sind unabdingbar. Nach Einbringen des Materials wird der Transportbehälter sofort dicht verschlossen
- Die geeignete Transportform, z.B. Zwischenlagerung im Wärme- oder Kühlschrank, Einbringung in vorgewärmte Flüssigmedien oder luftfreie feste Transportmedien, hängt ab vom Untersuchungsmaterial, vom vermuteten Erreger und der Entfernung zum mikrobiologischen Labor
- Wichtig ist die ordnungsgemäße Kennzeichnung der Proben je nach hausinterner Regelung. Beispielsweise werden Proben von HIV- und Hepatitis-B-Patienten in den meisten Krankenhäusern mit besonderen Warnaufklebern, etwa roten Punkten, versehen. Auf den Begleitzetteln wird die erhöhte Infektionsgefahr ebenfalls vermerkt
- Bei Postversand sind besondere Schutzmaßnahmen erforderlich, z.B. Sicherheitsverpackung.

28.3.4 Mikroskopische Beurteilung

Die **mikroskopische Beurteilung** eines ungefärbten oder gefärbten Präparates vor oder nach Anzüchten einer Kultur ist oft diagnostisch entscheidend. Dabei dient die (licht-)mikroskopische Beurteilung, insbesondere des ungefärbten **Nativpräparates** *(Frischpräparates) direkt* nach der Probenentnahme v.a. zur ersten Orientierung über die ursächlichen Krankheitserreger. Bakterien, Pilze, Protozoen und (kleinere) Parasiten sind im Gegensatz zu Viren sichtbar.

Sehr oft führt die Untersuchung des Nativpräparates jedoch nicht zum Erfolg, weil die Keimmenge zu gering ist. Deshalb werden Bakterien und Pilze vor der mikroskopischen Untersuchung zunächst in *Kulturmedien* (☞ 28.3.5) vermehrt.

28.3.5 Bakterien- und Blutkultur, Antibiogramm

Bakterienkultur

Um eine **Bakterienkultur** anzuzüchten, wird das Sekret bzw. die Körperflüssigkeit des Patienten auf ein geeignetes Nährmedium aufgetragen und in einem Brutschrank bebrütet. Unter diesen optimalen Bedingungen vermehren sich die Keime rasch und bilden auf festen Nährmedien makroskopisch sichtbare **Kolonien.** Die genaue Differenzierung der Bakterien erfolgt durch Betrachtung der Kolonien mit bloßem Auge, durch

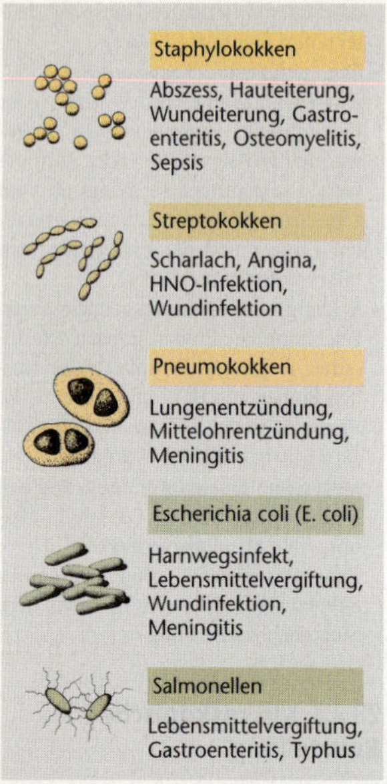

Abb. 28.9: Das Erkrankungsspektrum der fünf medizinisch bedeutsamsten Bakteriengruppen. [A400]

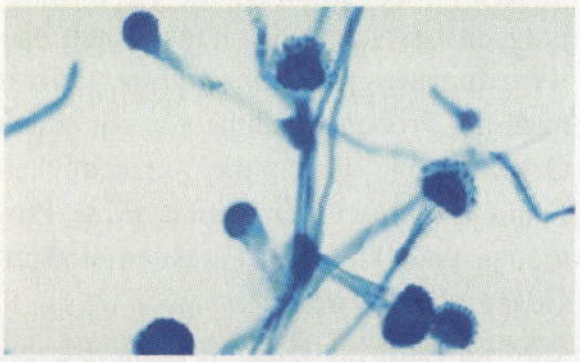

Abb. 28.10: Das mikroskopische Präparat ermöglicht oft eine Verdachtsdiagnose innerhalb weniger Minuten nach der Probeentnahme. Hier sind Schimmelpilze der Art Aspergillus fumigatus an ihren typischen, distelblütenähnlichen Fruchtkörpern zu erkennen. Sie verursachen die Aspergillose (☞ 28.7.3). [B109]

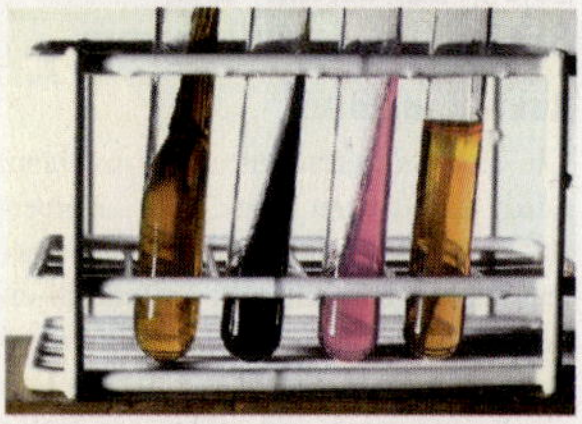

Abb. 28.11: Bunte Reihe. Hier konnte der Erreger Klebsiella oxytoca aufgrund seiner Stoffwechseleigenschaften identifiziert werden, die charakteristische Färbungen des jeweiligen Nährmediums verursachen. [B109]

Geruchsprüfung und durch lichtmikroskopische Beurteilung (nach vorheriger Färbung). Außerdem zeigen verschiedene Bakterien nach Zusatz bestimmter Substanzen unterschiedliche Stoffwechseleigenschaften, die z.B. durch geeignete Farbindikatoren sichtbar gemacht werden können (*bunte Reihe* ☞ Abb. 28.11).

Urinkultur ☞ 31.4.3

Blutkultur

Bei Verdacht auf eine Sepsis, z.B. auch bei ungeklärtem Fieber oder Schüttelfrost (☞ 7.7.3), werden **Blutkulturen** angelegt. Mit ihrer Hilfe sollen infektiöse Erreger im Blut des Patienten nachgewiesen werden. Die Vorbereitung einer Blutkultur fällt in den Aufgabenbereich der Pflegenden, die Blutabnahme in den des ärztlichen Personals.

Materialien

- Alles zur venösen Blutentnahme (☞ 9.5.1) – für eine Blutkultur ist stets eine separate Blutentnahme erforderlich, das Blut darf nicht aus liegenden Kanülen oder Kathetern abgenommen werden
- Entweder zwei Blutkulturröhrchen mit Nährlösung (aerob und anaerob zur späteren Bebrütung des Blutes mit bzw. ohne Sauerstoffeinfluss), die zur direkten Blutabnahme geeignet sind, oder zwei Blutkulturflaschen *und* ein steriles Überleitungssystem mit Anschluss für den Venenzugang und Einstichdorn für die Blutkulturflaschen. In vielen Kliniken wird das Blut aber auch mit einer sterilen 20-ml-Spritze abgenommen und mit jeweils neuer Kanüle (z.B. 20 G, gelb) in die beiden Blutkulturflaschen hineingespritzt (☞ Abb. 28.14 – 28.17)
- *Sterile* Handschuhe, evtl. Mundschutz, Desinfektionslösung und Tupfer für die Gummipfropfen der Flaschen.

Die Blutkulturflaschen werden rechtzeitig vor der Blutabnahme in Brutschrank oder Wasserbad auf 37 °C erwärmt. Steigt das Fieber des Patienten, wird der Arzt benachrichtigt, damit er die Blutprobe abnimmt.

Nach der Blutabnahme werden die Flaschen mit Patientendaten, Station, Datum und Uhrzeit beschriftet und mit Begleitschein sofort ins (mikrobiologische) Labor transportiert. Ist dies nicht möglich, müssen die Flaschen bis zum Transport im Brutschrank warm gehalten werden.

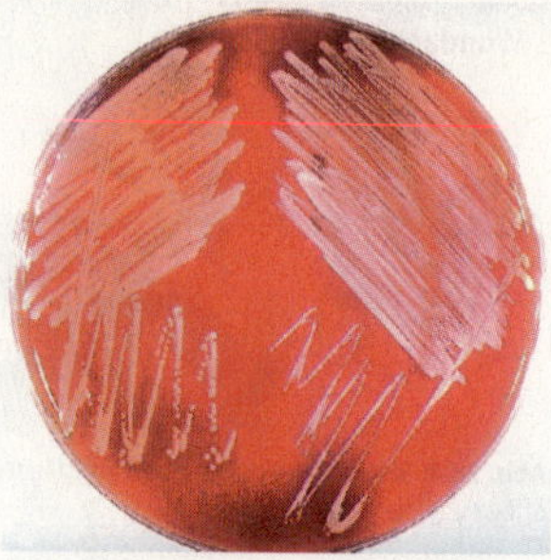

Abb. 28.12: Bakterienkultur auf dem Nährmedium Blutagar, der zuvor zur Erstarrung in eine flache Petrischale gegossen worden war. Das zu untersuchende Blut/Sekret wurde zickzackförmig auf den Agar aufgetragen und bebrütet. Weiße, punktförmige Bakterienkolonien sind gewachsen. [B109]

Die Nachsorge des Patienten entspricht derjenigen nach einer venösen Blutentnahme.

Häufigkeit und Zeitpunkte der Blutabnahmen

Die einmalige Entnahme einer Blutkultur reicht zum Ausschluss einer Sepsis nicht aus, und die Wahrscheinlichkeit, einen vorhandenen Erreger zu identifizieren, steigt mit der Häufigkeit der abgenommenen Blutkulturen. Daher werden, falls irgend möglich, vor Therapiebeginn mindestens *drei* aerobe und anaerobe Blut-

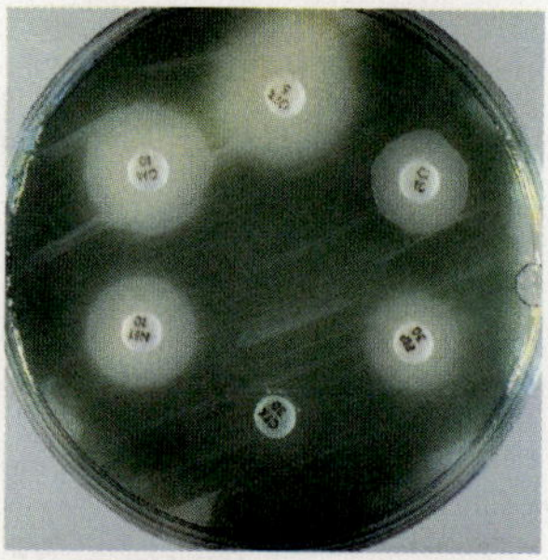

Abb. 28.13: Antibiogramm. Auf den Agar, der mit einem Bakterienstamm beimpft ist, werden mit verschiedenen Antibiotika getränkte Blättchen gelegt. Die Bakterien wachsen nun auf dem Agar (dunkelgrüne Färbung). Im Bereich der Antibiotikablättchen wird ihr Wachstum unterschiedlich stark gehemmt (weiße Ringe). Das Testblättchen mit dem größten Hemmhof zeigt in vitro (d.h. im Reagenzglas) die größte Wirksamkeit, d.h. dieses Antibiotikum verspricht, als Arzneimittel dem Patienten verabreicht, in vivo die Bakterien bekämpfen zu können. [B109]

kulturen im Abstand von 1/2 – 6 Stunden an verschiedenen Körperstellen entnommen.

Das genaue Vorgehen hängt von der Grunderkrankung und dem vermuteten Erreger ab und wird auch von verschiedenen Ärzten unterschiedlich gehandhabt. Mit dem jeweils Dienst habenden Arzt werden die vorgesehene Anzahl und der jeweilige Zeitpunkt der Blutabnahmen besprochen und schriftlich fixiert, z.B. Anwärmen/Bereitstellen der Kulturflaschen und Informieren des Arztes zur Blutabnahme im Fieberanstieg.

Zusätzlich werden Kulturen von wahrscheinlichen Krankheitsherden untersucht, z.B. Urin bei V.a. Urosepsis (☞ 28.4)

Das Untersuchungsmaterial muss immer *vor* Therapiebeginn abgenommen werden. Eine einzige Dosis eines Antibiotikums kann ausreichen, um den Keim so zu schädigen, dass er in der Kultur nicht mehr wächst und somit nicht mehr identifizierbar ist. Er kann aber trotzdem noch schwere Krankheitserscheinungen hervorrufen.

Antibiogramm

Wachsen in einer Bakterien- oder Blutkultur Keime, so schließt sich eine **Resistenzbestimmung** *(Sensibilitätsprüfung, Sensibilitätsbestimmung)* an, die testet, wie stark der Zusatz bestimmter Antibiotika das Wachstum hemmt. Ergebnis ist das **Antibiogramm** (☞ Abb. 28.13), mit dessen Hilfe eine gezielte Behandlung von Infektionen möglich ist.

Direkter Antigennachweis

Zunehmende praktische Bedeutung gewinnt der Antigennachweis ohne vorherige Erregeranzüchtung, etwa bei Pneumokokken, Meningokokken, Haemophilus influenzae, Streptokokken oder Candida. Für einen Teil dieser Erreger, z.B. Streptokokken der Gruppe B (☞ 28.5.4, 34.7.1), stehen auch relativ preiswerte **Schnelltests** zur Verfügung, die den Keim innerhalb von Minuten nachweisen können.

PCR ☞ 28.3.6

28.3.6 Pilz- und Virusnachweis

Pilznachweis

Auch zum Nachweis von *Pilzen* ist die Anzüchtung in einer Kultur Mittel der Wahl zur Diagnosesicherung. Allerdings sind die Bebrütungszeiten mit 1 – 4 Wochen sehr lang. Nach der Bebrütung wird der Erreger durch Beurteilung des sichtbaren Wachtumsverhaltens in der Kultur, Färbung mit anschließender Mikroskopie sowie (falls erforderlich) immunologische Merkmale eindeutig identifiziert.

Anlage einer Blutkultur [M161]

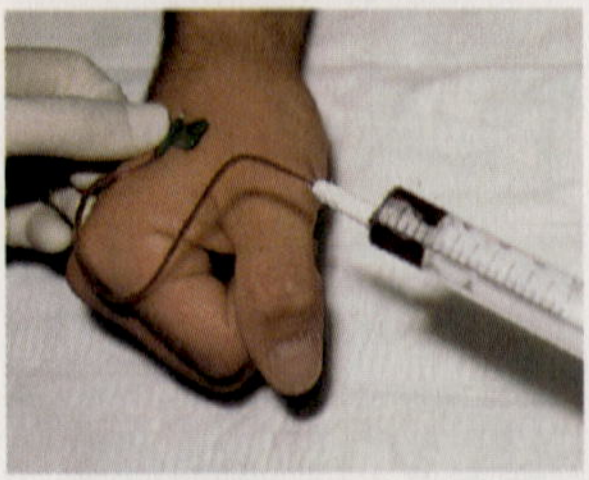

Abb. 28.14: Vene punktieren und Blut entnehmen.

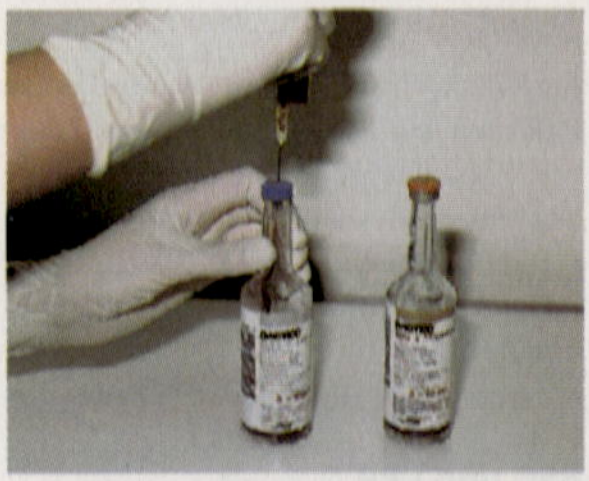

Abb. 28.15: Aerobe Flasche punktieren und Blut einfüllen.

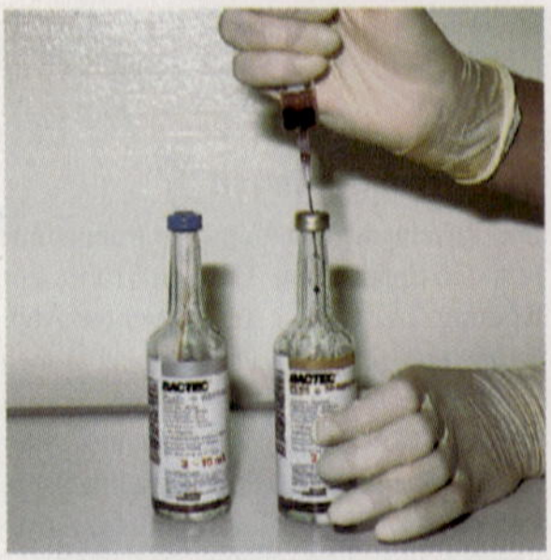

Abb. 28.16: Mit neuer Punktionskanüle in den desinfizierten Stopfen der vorgewärmten anaeroben Flasche stechen und Blut ohne Luftbläschen bis zur Markierung einfüllen.

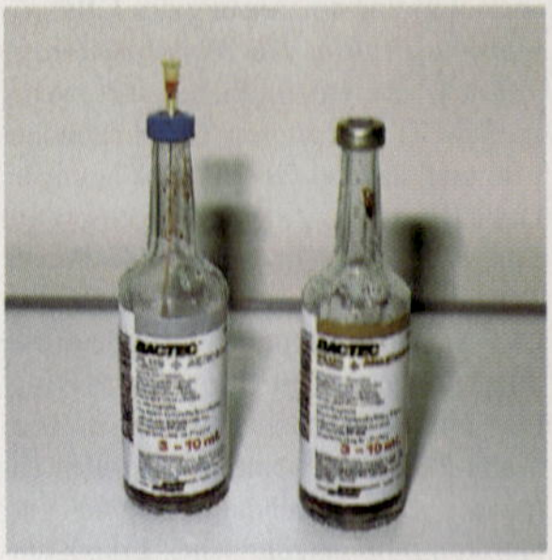

Abb. 28.17: Durch das Vakuum holt sich die aerobe Flasche „selber" Luft durch die Punktionskanüle. Anschließend Kanüle entfernen, Flaschen beschriften und mit Begleitschein sofort ins Labor bringen oder in einem Wärmeschrank zwischenlagern.

Virusnachweis

Viren wachsen nicht auf unbelebten Nährböden, sondern sind zu ihrer Vermehrung auf Wirtszellen angewiesen (☞ 28.6.1). Daher sind zur Anzüchtung von Viren aufwendige Gewebekulturen oder Hühnerembryonen nötig. Auch andere Verfahren wie etwa die Elektronenmikroskopie sind für die Routinediagnostik entweder zu aufwendig oder nicht zuverlässig genug. Vielfach spielt deshalb der *indirekte Erregernachweis* durch serologische Methoden, also der Nachweis spezifischer Virusantikörper und -antigene, im Krankenhausalltag die entscheidende Rolle (☞ 28.3.7).

Gentechnischer Virusnachweis

Zunehmende Bedeutung in der Virusdiagnostik erlangt der Nachweis viralen Erbguts durch die *Polymerase-Kettenreaktion* **(PCR).** Dabei werden durch enzymatische Kettenreaktionen die nachzuweisenden charakteristischen Abschnitte der Virus-DNA oder -RNA stark vermehrt, so dass sie dann mit gängigen molekularbiologischen Methoden nachgewiesen werden können.

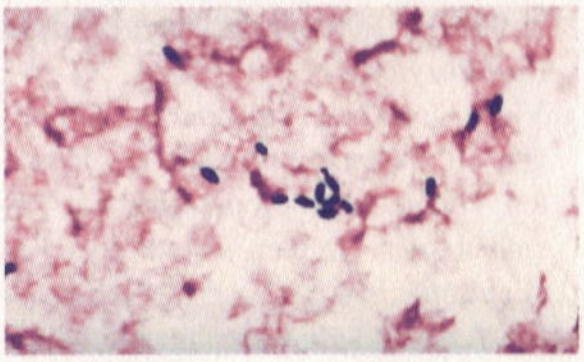

Abb. 28.18: Pilzkultur. Ellipsenförmige Candida albicans in der Blutkultur eines 36-jährigen Patienten mit akuter Leukämie. [B109]

28.3.7 Blutuntersuchungen bei Infektionen

Blutkultur ☞ *28.3.5*

Im Krankenhaus wird bei nahezu jedem Patienten mit einer Infektion im Laufe der Erkrankung eine Blutuntersuchung angeordnet. Besonders wichtig sind:

- Die Bestimmung der BSG und des CRP
- Die Anfertigung eines Differentialblutbildes
- Serologische Blutuntersuchungen.

BSG und CRP

Die Beschleunigung der **BSG** (*Blutkörperchensenkungsgeschwindigkeit* ☞ 24.4.2) und ein Anstieg des **CRP** (***C**-reaktives-**P**rotein*, ein *Akutphasenprotein*) sind sehr empfindliche, aber wenig spezifische Indikatoren für Entzündungen und andere Gewebeschädigungen. Das CRP spricht dabei im Gegensatz zur „langsamen" BSG, die oft eine Woche „nachhinkt", besonders schnell an. Der CRP-Spiegel im Blut kann innerhalb von Stunden von seinem Normwert (≤ 8 mg/l Serum) auf über 100 mg/l steigen. Dies macht das CRP zu einem wertvollen Parameter in der Frühdiagnose und Verlaufskontrolle entzündlicher Erkrankungen.

> Ein normaler CRP-Wert schließt eine systemische Infektion praktisch aus.

Die Ursache für eine BSG-Beschleunigung oder eine CRP-Erhöhung können aber auch Anämien (☞ 24.6.1), bösartige Tumoren, Nierenerkrankungen oder Systemerkrankungen, z.B. rheumatische Erkrankungen, sein.

Blutbildveränderungen bei Infektionen

Viele Infektionen gehen mit Veränderungen des (Differential-)Blutbildes (☞ 24.4.3) einher:

- Bei *bakteriellen Infektionen* steigt die Leukozytenzahl in der Regel auf 15 000 – 25 000 Leukozyten/μl Blut an **(Leukozytose)**
- Viele *Viruserkrankungen* dagegen zeigen im Akutstadium keine signifikanten Veränderungen oder eher ein Absinken der weißen Blutkörperchen (**Leukopenie** ☞ 24.4.3)
- Ein Anstieg der eosinophilen Granulozyten (**Eosinophilie** ☞ 24.4.3) kommt oft bei *parasitären Erkrankungen* (z.B. Wurmbefall) vor.

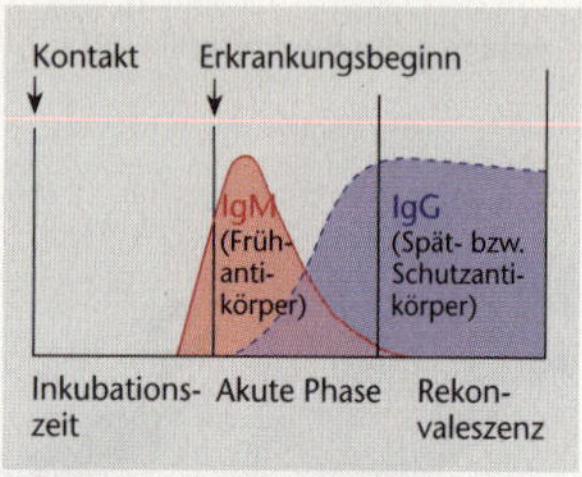

Abb. 28.19: Bei einer Infektion werden als erstes IgM-Antikörper (☞ 29.1.3) und erst später IgG-Antikörper (☞ 29.1.3) gebildet. Während die IgM-Konzentration im Blut nach der Akutphase der Erkrankung schnell wieder absinkt, sind IgG-Antikörper oft noch sehr lange (manchmal lebenslang) nachweisbar. [A400]

Serologische Blutuntersuchungen

Die Auseinandersetzung des Organismus mit den infektiösen Erregern führt zur Bildung spezifischer Antikörper (☞ Abb. 28.19 und 29.1.3). Diese spezifischen Antikörper lassen sich labordiagnostisch mit Hilfe von Fällungs-, Flockungs- oder Farbmarkierungsreaktionen nachweisen, und zwar sowohl qualitativ (Frage: Infektion ja/nein) als auch quantitativ (Frage: Wie hoch ist der Antikörpertiter = Antikörperkonzentration?). Nach einem raschen Anstieg des Antikörperspiegels im Blut während und kurz nach der akuten Erkrankungsphase sinkt die Antikörperkonzentration in der Folgezeit wieder ab, falls kein erneuter Kontakt mit dem gleichen Erreger stattfindet.

Das Vorhandensein von Antikörpern beweist aber nur, dass *irgendwann* eine Infektion mit dem Erreger stattgefunden hat. Für den Nachweis einer *akuten* Infektion ist in der Regel der Nachweis spezifischer IgM, die **Serokonversion** (erstmaliges Auftreten von Antikörpern bei vorheriger *Seronegativität*) oder ein Anstieg des Antikörpertiters beweisend.

28.3.8 Diagnostisches Vorgehen bei unklarem Fieber

Scheinbar grundloses Fieber, das länger als drei Wochen anhält, muss stationär abgeklärt werden, da ca. ein Drittel der Patienten mit **unklarem Fieber** an der unbekannten Erkrankung verstirbt.

Bei Patienten mit unklarem Fieber können folgende Untersuchungen notwendig sein:

- Blutentnahme mit BSG, großem BB, Leberwerten (☞ 22.3.1), Elektrolyten und Eiweißelektrophorese (☞ Abb. 24.46)
- Je drei *aerobe* und *anaerobe* Blutkulturen (☞ 28.3.5)
- Mindestens zwei Urinkulturen aus dem Mittelstrahlurin (☞ 7.8.2), evtl. auch aus Blasenpunktionsurin (☞ auch 31.2.3) oder Katheterurin (☞ 7.8.2, 31.2.2)
- Stuhluntersuchung auf pathogene Keime wie etwa Salmonellen (☞ 28.5.6)
- Sputumuntersuchung auf Tbc, Pilze und Bakterien (Sputumgewinnung ☞ 7.2.3)
- Evtl. Magensaftuntersuchung auf Tbc (im Rahmen einer Gastroskopie)
- Evtl. Nasen- und Rachenabstrich
- Tuberkulin-Test (☞ 20.5.4)
- Serodiagnostik, z.B. der Toxoplamose (☞ 28.8.3), der Lues (☞ 30.11.2), der Zytomegalie (☞ 28.6.4) und der Hepatitis (☞ 22.4.2)
- Serologische Tests auf Autoantikörper (☞ 29.5)
- Bestimmung der Schilddrüsenwerte (☞ 23.4.1) zum Ausschluss einer massiven Schilddrüsenüberfunktion
- Röntgen-Thorax (Pneumonie?), Röntgen Nasennebenhöhlen (Nasennebenhöhlenentzündung?)
- EKG, Echokardiographie (Herzmuskelentzündung?)
- Ultraschall des Abdomens (Cholezystitis? Leber- und Milzvergrößerung?).

Ist die Ursache des Fiebers danach immer noch unklar, sind weitere Blutuntersuchungen, ein CT des Thorax und der Bauchorgane, endoskopische Eingriffe wie beispielsweise eine Laparoskopie oder Biopsien z.B. der Leber nötig.

28.4 Sepsis

> **Sepsis** *(Septikämie, Blutvergiftung):* Lebensbedrohliche Allgemeininfektion, bei der von einem Herd aus (z.B. Wunde, infizierter Katheter) kontinuierlich oder periodisch Erreger in die Blutbahn gestreut werden. Trotz optimaler Behandlung und Pflege hohe Sterblichkeit.

Krankheitsentstehung

Im Körper des Patienten schwelt eine Entzündung, von der aus immer wieder Bakterien ins Blut gelangen. Mit dem Blutstrom werden sie in alle Organe des Körpers transportiert, wo sie infektiöse

Absiedelungen *(septische Metastasen)* setzen. Häufig vermehren sich die Erreger auch im Blut selbst. Eine Sepsis wird durch allgemeine Abwehrschwäche des Patienten begünstigt.

Insgesamt überwiegen unter den Sepsiserregern *gramnegative* (☞ 28.5.1) Keime *(gramnegative Sepsis).*

Bei ungefähr der Hälfte der Patienten geht die Sepsis vom Urogenitaltrakt aus.

Symptome und Untersuchungsbefund

- Leitsymptom der Sepsis ist hohes, *intermittierendes* Fieber mit *Fieberzacken* (☞ 7.7.3): Das Fieber steigt schnell an, fällt innerhalb von 24 Stunden auf normale Werte ab und steigt erneut an. Bei Erwachsenen geht der rasche Fieberanstieg mit Schüttelfrost, bei Kleinkindern oft mit *Fieberkrämpfen* (zerebrale Krampfanfälle nur bei Fieber ☞ 13.17.2, 35.7.1) einher
- Der Patient ist schwer krank. Seine Haut ist grau-blass und marmoriert, als Folge von Bakterienembolien (Embolie ☞ 19.8.3) oft mit Exanthemen oder *Petechien* (kleine, punktförmige Hautblutungen)
- Der Puls ist schnell, der Blutdruck niedrig, die Atmung oft zu schnell und zu tief *(Hyperventilation)*
- Der Kranke mag nicht essen und verfällt zusehends. Häufig trübt sein Bewusstsein ein
- Zusätzlich bestehen oft Krankheitszeichen, die auf den Sepsisherd hinweisen, z.B. Rückenschmerzen bei einer Nierenbeckenentzündung
- Bei der körperlichen Untersuchung zeigt sich eine Leber- und Milzvergrößerung.

Eine *Pilzsepsis* beginnt meist schleichend. Die Körpertemperatur des Patienten ist nur leicht erhöht.

Nicht jede Sepsis macht Fieber

Fieber ist zwar Leitsymptom der Sepsis, doch schließen (fast) normale Körpertemperaturen eine Sepsis nicht aus. Bei Säuglingen, alten oder abwehrgeschwächten Patienten fehlt Fieber oft.

Komplikationen

Hauptkomplikationen einer Sepsis sind:

- Gerinnungsstörungen, vor allem eine Verbrauchskoagulopathie (DIC ☞ 24.9.2)
- **Multiorganversagen,** insbesondere ein akutes Nierenversagen (☞ 31.6.8) und eine Ateminsuffizienz (ARDS ☞ 20.12)
- Septische Absiedelungen im Gehirn mit vielen kleinen Bakterien- und Eiterherden **(embolische Herdenzephalitis)**
- Ein durch Bakterientoxine bedingter **septischer Schock** (auch *septisch-toxischer* oder *infektiös-toxischer* Schock genannt ☞ 38.5.1). Anfangs ist die Haut des Patienten warm und gut durchblutet, der Blutdruck normal. Der Patient sieht gesünder aus, als er ist. Atmung und Herzschlag sind aber beschleunigt, und es besteht meist hohes Fieber. Im Spätstadium sinkt der Blutdruck ab, die Haut wird kalt, und häufig treten Bewusstseinsstörung, Hautblutungen sowie alle oben genannten Komplikationen hinzu.

Diagnostik

Die Verdachtsdiagnose einer Sepsis wird klinisch gestellt. Die endgültige Diagnosesicherung erfordert den Erregernachweis in der Blutkultur. Außerdem ordnet der Arzt Untersuchungen zur Herdsuche und zur Erfassung evtl. Komplikationen an. Folgende diagnostische Maßnahmen bzw. Anordnungen sind dementsprechend zu erwarten:

- Blutkulturen, bei Verdacht auf eine Pilzsepsis evtl. zusätzlich arterielle Blutkulturen
- Blutabnahme, meist BB mit Differentialblutbild, BSG, CRP, Blutzucker, Kreatinin, Elektrolyte, Leberwerte, Laktat, Gerinnungsparameter, BGA
- Ultraschall des Abdomens (z.B. Abszess?)
- Röntgenaufnahme des Thorax (z.B. Pneumonie?)
- Urinstatus und Urinkultur
- Evtl. Lumbalpunktion (☞ 35.4.2) mit zusätzlichem Anlegen einer Liquorkultur
- Evtl. Anlegen von Stuhlkulturen.

Behandlungsstrategie

Entscheidend ist der sofortige Behandlungsbeginn:

- Alle intravenösen Zugänge sowie ein Blasendauerkatheter werden entfernt und ggf. neu gelegt, da sie häufige Sepsisherde sind. Die Katheterspitzen werden zur mikrobiologischen Untersuchung eingeschickt. Meist ist es bei den schwer kranken Patienten angezeigt, einen ZVK neu zu legen
- Offensichtlich unwirksame Arzneimittel werden vom Arzt abgesetzt (z.B. Antibiotika). Transfusionen werden, wenn möglich, sofort gestoppt
- Eine Heparinisierung ist zur Prophylaxe einer Verbrauchskoagulopathie (☞ 24.9.2) erforderlich
- Die Antibiotikatherapie wird *nach* Abnahme der Blutkulturen (☞ 28.3.5), aber *vor* Vorliegen der Befunde begonnen. In aller Regel wird eine Kombination mehrerer Antibiotika i.v. gegeben. Dabei überlegt der Arzt für jeden Einzelfall, welche Erreger am wahrscheinlichsten sind, und wählt eine Kombination, die diese wahrscheinlichsten Erreger erfasst *(kalkulierte Antibiotikatherapie)*
- Unter Umständen muss der Sepsisherd operativ saniert werden
- Die Allgemeinbehandlung umfasst u.a. die Infusionstherapie, z.B. Ausgleich von Flüssigkeitsverlusten (☞ 10.5.1), und Schockbehandlung (☞ 38.5.1).

Pflege bei Sepsis

Die Aufgaben der Pflegenden umfasst:

- Patienten strenge Bettruhe einhalten lassen
- Herz-Kreislauf-Situation und Temperatur kontrollieren
- Bei Temperaturanstieg Arzt rufen
- Oben erwähnte diagnostische Maßnahmen organisieren und vorbereiten
- Urinstix zur Erstorientierung durchführen und Urinkultur anlegen
- Blutkultur vorbereiten (☞ 28.3.5).

Patienten mit einer Sepsis werden meistens intensivmedizinisch betreut:

- Die bettlägerigen Patienten sind bei nahezu allen Verrichtungen auf Hilfe an-

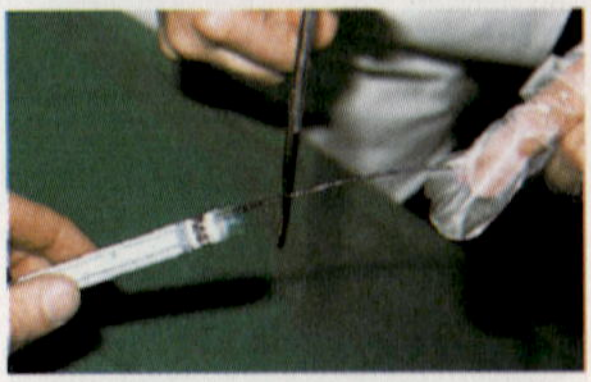

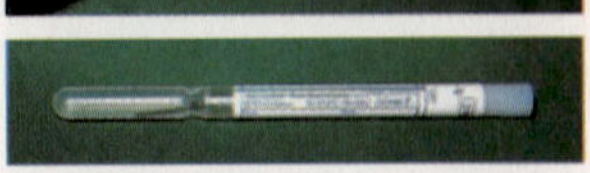

Abb. 28.20 – 21: Steriles Verpacken von Katheterspitzen. Die eine Pflegekraft fasst mit einem sterilen Einmalhandschuh den Katheter und schneidet die Spitze mit einer sterilen Schere ab. Eine andere Pflegekraft hält das Röhrchen. Das Röhrchen wird zur mikrobiologischen Untersuchungen weitergeschickt. [M161]

gewiesen. Die Pflegenden übernehmen daher meist völlig die Körperpflege. Eine regelmäßige Augenpflege verhindert ein Austrocknen der Hornhaut und Augeninfektionen
- Alle notwendigen Prophylaxen werden gewissenhaft durchgeführt (☞ 7.1.2). Zusätzlich ist eine Blutungsprophylaxe erforderlich, z.B. das Vermeiden von jeglichen Verletzungen. Liegen bereits Petechien vor, benutzen Pflegende beispielsweise zum Fixieren von Zugängen keine Pflaster, sondern Binden
- Bei Ödemen der Arme und Beine lagern die Pflegenden die betroffene Extremität hoch; die Hochlagerung fördert die Rückbildung der Ödeme
- Infusions- und Arzneimittelpläne halten die Pflegenden exakt ein. Besonders wichtig ist der Zeitabstand bei Antibiotikainfusionen (z.B. genau alle 8 Std.), damit immer ein ausreichender Spiegel im Blut gewährleistet ist
- Die Kostform richtet sich danach, ob der Patient essen kann (und möchte) oder ob er parenteral ernährt werden muss (☞ 10.3.4).

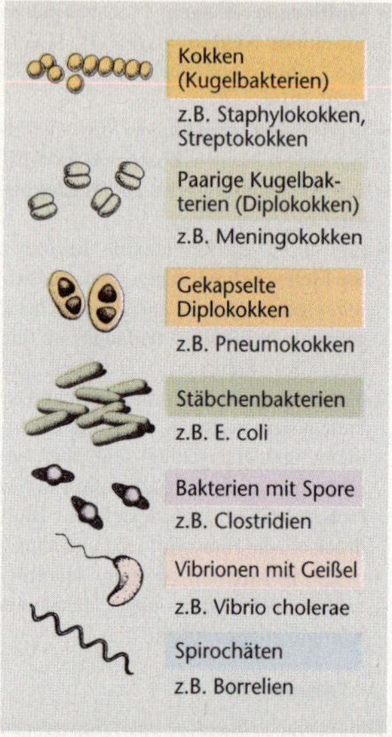

Abb. 28.22: Verschiedene Bakterienformen, die lichtmikroskopisch zu unterscheiden sind. [A400]

Krankenbeobachtung
- Vitalzeichen, Körpertemperatur und Bewusstsein engmaschig kontrollieren und dokumentieren. Dabei auch auf Zustand der Haut (Hautfarbe? Exantheme? Petechien?) und Ödeme achten
- Flüssigkeitsbilanz erstellen
- Katheter, Drainagen und venöse Zugänge regelmäßig auf ihre Funktion überprüfen und Haut um die Punktionsstellen auf Infektionszeichen beobachten.

Krankheitsbild			
Angina tonsillaris ☞ 34.7.1	Gasbrand ☞ 28.5.15	Listeriose ☞ 28.5.14	Rückfallfieber ☞ 28.5.17
(Lyme-)Borreliosen ☞ 28.5.17	Gonorrhoe ☞ 30.11.1	Lues ☞ 30.11.2	Scharlach ☞ 34.7.1
Botulismus ☞ 28.5.15	Harnwegsinfekt ☞ 31.5.2	Lyell-Syndrom ☞ 30.12.10	Sepsis ☞ 28.4
Bronchitis ☞ 20.5.2, 20.6.2	Infektiöse Durchfälle ☞ 28.5.6	Lymphogranulome inguinale ☞ 28.5.19	Tetanus ☞ 28.5.15
Cholera ☞ 28.5.11	Keuchhusten ☞ 28.5.12, 13.10.1	Meningitis ☞ 35.8.1	Toxisches Schocksyndrom ☞ 38.5.1
Diphtherie ☞ 28.5.13	Laryngitis ☞ 34.9.2	Milzbrand ☞ 28.5.15	Trachom ☞ Tab. 33.40
Endokarditis ☞ 18.8.1	Lebensmittelvergiftung ☞ 28.5.6, 28.5.15	Ornithose/Psittakose ☞ 28.5.19	Tuberkulose ☞ 20.5.4
Erysipel ☞ 28.5.4	Legionärskrankheit ☞ 28.5.10	Pest ☞ 28.5.8	Typhus ☞ 28.5.7
Fleckfieber ☞ 28.5.19	Lepra ☞ 28.5.16	Phlegmone ☞ 28.5.4	Wundinfektion ☞ 28.5.3, 28.5.4, 28.5.15, 27.4.2
Gallenwegsinfektionen ☞ 22.5.4	Leptospirosen ☞ 28.5.17	Pneumonie ☞ 20.5.3	

Tab. 28.23: Wichtige Krankheitsbilder, die bakterielle Ursache haben und im Rahmen dieses Buches abgehandelt werden, in alphabetischer Reihenfolge jeweils von oben nach unten.

Prognose und Prophylaxe

Die Sterblichkeit bei einer Sepsis beträgt auch heute noch ca. 50 %. Besonders hoch ist die Letalität bei der **Nosokomialsepsis,** d.h. der im Krankenhaus erworbenen Sepsis geschwächter Patienten. Meist handelt es sich um fakultativ pathogene Keime (auch Pilze), die oft nur schlecht auf die Arzneimittel ansprechen.

Die Pflegenden tragen maßgeblich zur Sepsisprophylaxe bei: Entscheidend ist das hygienegerechte, **aseptische Vorgehen** bei allen Pflegemaßnahmen, etwa beim Umgang mit Blasenkathetern (☞ 31.2.2), beim Verabreichen von Infusionen (☞ 10.5.2 und 10.5.5) und beim Verbandswechsel.

28.5 Bakterielle Infektionen

28.5.1 Aufbau von Bakterien

Bakterien sind Einzeller mit einer Größe von 0,2 – 5 µm. Sie gehören zu den **Prokaryonten,** da sie keinen Zellkern besitzen. Sie vermehren sich ungeschlechtlich durch Querteilung und lassen sich in der Regel auf *unbelebten* Nährböden anzüchten. Ein Teil der Bakterien sind **Sporenbildner,** d.h. sie bilden hitze- und trockenresistente *Dauerformen* **(Sporen).**

Äußere Form der Bakterien

Es werden im Wesentlichen drei Bakterienformen unterschieden:
- **Kokken** *(Kugelbakterien)* sind rund, häufig zu charakteristischen Verbänden, z.B. Trauben, Ketten oder Paaren zusammengeschlossen und manchmal auch bekapselt
- **Stäbchen** haben einen länglichen, gleichmäßig oder ungleichmäßig dicken Zellkörper. Sie können lang oder kurz, plump oder schlank erscheinen
- Bei den gekrümmten Stäbchen werden **Vibrionen** (gebogene, einfach gekrümmte Stäbchen) von **Spirochäten** (*Schraubenbakterien,* schraubenförmig gekrümmte Stäbchen) differenziert.

Einteilung der Bakterien

Es existieren zahlreiche, z.T. hochkomplizierte Einteilungen der Bakterien. Die wichtigsten Kriterien sind:
- *Bakterienform* (z.B. Kokken, Stäbchen)

Pharma-Info 28.24: Antibiotika

Antibiotika: Gegen Bakterien wirksame *Antiinfektiva* (Antiinfektiva = Arzneimittel gegen die Erreger von Infektionskrankheiten), die das Wachstum von Bakterien hemmen *(Bakteriostase)* oder diese abtöten *(Bakterizidie)*.

Früher bezeichneten *Antibiotika* nur Naturstoffe oder halbsynthetische Arzneimittel, *Chemotherapeutika* dagegen die vollsynthetischen antibakteriellen Arzneimittel. Diese Unterscheidung erscheint überholt, zumal unter *Chemotherapeutika* in der Klinik meist Zytostatika (☞ 24.5.1) verstanden werden.

Sonderfall der Antibiotika sind die **antituberkulösen Arzneimittel,** gelegentlich auch als *Tuberkulostatika* bezeichnet.

Wirkmechanismen

Antibiotika nutzen die Unterschiede im Stoffwechsel zwischen der menschlichen Zelle und der Bakterienzelle aus. So hemmt z.B. das Penicillin (☞ unten) den Zellwandaufbau wachsender Bakterien, also einer Struktur, die in der menschlichen Zelle nicht vorhanden ist. Daher ist das Verhältnis zwischen therapeutischem Nutzen und Nebenwirkungen – verglichen etwa mit den Zytostatika in der Tumorbehandlung – häufig gut.

Nebenwirkungen ergeben sich aber oft durch die Schädigung der *physiologischen Standortflora* in Darm, Haut, Schleimhaut und (weiblichem) Genitale. Zudem existieren einige Substanzen, bei denen Wirksamkeit und Toxizität sehr eng beieinander liegen, z.B. Gentamicin, oder seltene, aber schwere Nebenwirkungen drohen, z.B. Knochenmarkzerstörung bei Chloramphenicol.

Problem: Resistenzen gegen Antibiotika

Kann ein Antibiotikum einen bestimmten Erreger nicht schädigen, spricht man von **Resistenz** des Erregers gegenüber der Substanz. Die Resistenz kann eine *natürliche*, von Anfang an vorhandene Eigenschaft, oder z.B. infolge von Mutationen im Bakterium oder Übertragung von Bakterien-DNA *erworben* sein.

Multiresistente, d.h. gegenüber *mehreren* Antibiotika unempfindliche Bakterien (z.B. MRSA ☞ 28.5.3), sind im Krankenhaus ein großes Problem.

Grundsätze der Antibiotikatherapie

- Im Idealfall wird das Präparat nach Erregeridentifizierung im *Antibiogramm* ausgewählt
- In schweren Fällen kann jedoch mit der Behandlung nicht so lange gewartet werden. Dann wird die Therapie *kalkuliert,* d.h. nach dem *vermuteten* Erreger, begonnen und nach Vorliegen des Antibiogramms evtl. umgestellt. Hierbei spielen v.a. die Infektlokalisation, besondere Risiken (Abwehrgeschwächte, Katheterträger) und der Aufenthaltsort des Patienten zu Beginn der Erkrankung (zu Hause oder im Krankenhaus) eine Rolle
- Eine einmal begonnene Antibiotikatherapie wird in vorgeschriebener Dosierung und ausreichend lange durchgeführt. „Halbe Sachen" führen eher zur Ausbreitung von Resistenzen und einem Wiederaufflackern *(Rezidiv)* der Infektion. Dies sollte dem Patienten, der gegen Ende der Behandlung häufig mehr durch die Nebenwirkungen der Antibiotikatherapie als durch die (überstandene) Infektion beeinträchtigt wird, erklärt werden.

Einnahmevorschriften häufig verordneter Antibiotika
Auf leeren Magen (1 Stunde vor oder 3 Std. nach dem Essen)
▸ Ampicillin ▸ Dicloxacillin, Flucloxacillin ▸ Erythromycin (je nach pharmakologischer Zubereitung) ▸ Penicillin V ▸ Tetracycline (Ausnahme: Doxy- und Minocyclin)
Nicht mit Milch und Antacida
▸ Tetracycline
Nicht mit Fruchtsäften
▸ Erythromycin (je nach pharmakologischer Zubereitung)
Zum Essen oder mit Milch
▸ Metronidazol ▸ Nitrofurantoin ▸ Antituberkulöse Arzneimittel (☞ 20.5.4) ▸ Erythromycin (je nach pharmakologischer Zubereitung)

Pflege bei Antibiotikatherapie

- Wie bei allen hochwirksamen Arzneimitteln ist das genaue Einhalten der Dosierung und Dosierungsintervalle wichtig. „Dreimal täglich" bedeutet nicht „morgens, mittags, abends", sondern eine gleichmäßige Verteilung über 24 Stunden, also einen 8-Stunden-Rhythmus (z.B. 6 Uhr, 14 Uhr, 22 Uhr)
- Bei schweren Infektionen wird die intravenöse Applikation der Antibiotika bevorzugt, z.B. als Kurzinfusion. Die erste Antibiotikainfusion hängt der Arzt an (Allergiegefahr). Der Venenzugang wird mehrmals täglich auf Entzündungszeichen beobachtet, da Antibiotika die Gefäßwände stark reizen können
- Häufigste Nebenwirkungen sind Magen-Darm-Beschwerden (Übelkeit, Erbrechen, Durchfall) und Pilzinfektionen der Haut oder – bei der Frau – des Genitals durch die zwangsläufige Beeinflussung der physiologischen Standortflora. Daher werden die Ausscheidungen und die Haut des Patienten beobachtet und Frauen nach Juckreiz oder Ausfluss im Genitalbereich gefragt. Bei oraler Behandlung können die gastrointestinalen Nebenwirkungen (Durchfälle!) die Resorption sowohl des Antibiotikums als auch anderer Präparate vermindern und zu einem „Versagen" der betreffenden Behandlung führen
- Auch Allergien gegen Antibiotika sind verhältnismäßig häufig, insbesondere allergisch bedingte Hautausschläge. Sie können zunächst sehr diskret beginnen und werden dann nicht selten vom Patienten übersehen oder falsch eingeschätzt. Daher beobachten die Pflegenden die Haut des Patienten und informieren bei neu aufgetretenen Rötungen oder anderen Effloreszenzen den Arzt
- Die Zubereitungsvorschriften sind beim Richten einer Infusion genau zu beachten, da viele Antibiotika sich z.B. nur mit bestimmten Lösungsmitteln mischen lassen.

Bei der oralen Gabe achten die Pflegenden auf Wechselwirkungen mit Nahrungsmitteln (Packungsbeilage) und weisen auch den Patienten darauf hin.

	Handels-name	Indikation (Bsp.)	Wichtige Nebenwirkungen**	Pflegehinweise*
Penicilline: Gruppe der Benzyl- und Oralpenicilline				
Penicillin G	Penicillin G Hoechst®	Meningokokken-Meningitis	Relativ hohe Anaphylaxiegefahr, Exanthem, Arzneimittelfieber	
Penicillin V	Isocillin®	Streptokokken-Angina		
Penicilline: Gruppe der Aminopenicilline				
Ampicillin	Amblosin® Binotal®	Harn- oder Gallenwegsinfektion (z.B. mit Enterokokken), Salmonelleninfektion, (chronische) Bronchitis	Exanthem, Arzneimittelfieber, Geschmacksveränderungen, Mundtrockenheit, Pilzinfektionen	
Amoxicillin	Amoxypen®			
Penicilline: Gruppe der Staphylokokkenpenicilline				
Oxacillin	Stapenor®	Infektion mit Penicillinase produzierenden Staphylokokken (Penicillinase = Bakterienenzym, das ältere Penicilline zerstört)	Venenreizung, Exanthem, Arzneimittelfieber, Geschmacksveränderung, Mundtrockenheit, Larynxödem, Blutbildveränderungen	
Dicloxacillin	Dichlor-Stapenor®			
Flucloxacillin	Staphylex®			
Penicilline: Gruppe der Acylamino- und Acylureidopenicilline				
Mezlocillin	Baypen®	Schwere Allgemeininfektion, Harn- und Gallenwegsinfektion, Pseudomonas-Infektion	Allergie, Transaminasenanstieg, Venenreizung, Geschmacks-, Gerinnungsstörungen	
Piperacillin	Pipril®			
Cephalosporine: Gruppe der Oral-Cephalosporine				
Cefaclor	Panoral®	Vor allem Infektion der Harn- oder Atemwege	Allergie, Blutbildveränderungen	
Cefixim	Cephoral®			
Cephalosporine: Gruppe der parenteralen Cephalosporine				
Cefuroxim	Zinacef®	Wie Oralcephalosporine, zusätzlich Gallenwegsinfektion und schwere Allgemeininfektion	Wie Oral-Cephalosporine, zusätzlich Venenreizung, evtl. Blutgerinnungsstörungen	Auf erhöhte Blutungsneigung achten
Cefotaxim	Claforan®			
Tetrazykline				
Doxycyclin	Supracyclin® Vibramycin®	Vor allem bei Atemwegsinfektion (chronische Bronchitis, atypische Pneumonie, Nasennebenhöhlenentzündung)	Allergie, Photosensibilisierung, Leber- und Nierenschädigung, Schwindel, reversible Hirndruckerhöhung, Venenreizung	Einnahme nüchtern und im Sitzen verbessert die Resorption; keine Sonnenbäder
Aminoglykoside				
Gentamicin	Refobacin®	Schwere Infektion, vor allem auch bei Abwehrschwäche (in Kombination)	Geringe therapeutische Breite! Allergie, Nephro- und Ototoxizität (oft drug monitoring)	Patienten auf Schwindel beobachten (Sturzgefahr)
Tobramycin	Gernebcin®			
Gyrasehemmer				
Ciprofloxacin	Ciprobay®	(Komplizierte) Harnwegsinfektion	Schwindel, Kopfschmerzen, Unruhe, Allergie, Blutbildveränderungen	Auf psychische Auffälligkeiten beobachten
Ofloxacin	Tarivid®			
Andere Antibiotika und antimikrobiell wirksame Chemotherapeutika ***				
Clindamycin	Sobelin®	Anaerobier-Infektion, z.B. Peritonitis, Abszesse	Allergie, Exanthem, bei i.v.-Gabe Venenreizung	
Cotrimoxazol	Eusaprim®	Atemwegsinfektion, Harnwegsinfektion durch Darmbakterien	Allergie, selten Blutbildveränderungen	Auf ausreichende Trinkmenge achten
Erythromycin	Erythrocin®	Legionellen-Pneumonie und andere Atemwegsinfektion	Venenreizung, Erbrechen, Kreislaufstörungen bei i.v.-Gabe	Kreislauf kontrollieren
Imipenem	Zienam®	Schwere Infektionen unterschiedlicher Lokalisation, z.B. schwere Pneumonie, Sepsis	Venenreizung, Exanthem, Transaminasenanstieg, Blutbildveränderungen	
Metronidazol	Clont®	Anaerobier-Inf., Amöben und Trichomonaden	ZNS-Störungen, Venenreizung, mögliche Kanzerogenität	Alkoholverzicht

* Hinzu kommt die Planung ärztlich angeordneter Untersuchungen (z.B. Blutkontrollen) ☞ auch Text
** Alle: gastrointestinale Beschwerden (Übelkeit, Erbrechen ☞ Pharma-Info 28.24), selten: pseudomembranöse Colitis
*** Antituberkulöse Arzneimittel ☞ 20.5.4

Tab. 28.25: Häufig verordnete Antibiotika und antimikrobiell wirksame Chemotherapeutika.

- *Verhalten gegenüber Sauerstoff:* **Aerobe Bakterien** können nur bei Anwesenheit von Sauerstoff wachsen. **Fakultativ anaerobe Bakterien** können mit und ohne Sauerstoff leben. Für **obligat anaerobe Bakterien** dagegen stellt Sauerstoff ein Gift dar
- *Fähigkeit zur Sporenbildung* (☞ oben)
- *Verhalten in der Färbung nach Gram:* Bei der **Gramfärbung** wird das **Murein** der Zellwand angefärbt. **Grampositive Bakterien** wie etwa Staphylokokken (☞ 28.5.3) enthalten viel Murein und erscheinen in der Gramfärbung unter dem Lichtmikroskop dunkelviolett. **Gramnegative Bakterien** haben nur eine dünne Mureinschicht und sehen in der Gramfärbung rot aus.

Toxinproduktion durch Bakterien

Oft verursachen nicht die Bakterien selbst die Krankheitserscheinungen, sondern die von ihnen gebildeten **Toxine** (Gifte). Werden die Toxine von lebenden Bakterien abgegeben, spricht man von **Exotoxinen,** z.B. das Tetanustoxin (☞ 28.5.15). Werden die Giftstoffe erst nach Auflösung der Bakterien frei, wie bei vielen gramnegativen Bakterien, handelt es sich um **Endotoxine**. Sie verursachen z.B. die Mehrzahl der Lebensmittelvergiftungen.

28.5.2 Behandlung bakterieller Infektionen

Kausal – also den Mikroorganismus abtötend – werden bakterielle Infektionen durch *Antibiotika* behandelt (☞ Tab. 28.25 und Pharma-Info 28.24). Bei Infektionen mit toxinproduzierenden Bakterien kann die frühzeitige Gabe eines **Antitoxins** *(Gegengifts)* entscheidend helfen, so etwa bei der Diphtherie (☞ 28.5.13). Hinzu treten *symptomatische Maßnahmen* je nach Art und Schwere der Erkrankung.

28.5.3 Erkrankungen durch Staphylokokken

Staphylokokken: Traubenförmig angeordnete, grampositive Kugelbakterien. Staphylokokkeninfektionen führen sehr häufig zur Eiterbildung.

Eiter *(Pus):* Bei bakteriellen Entzündungen abgesonderte Flüssigkeit, die eingeschmolzenes Gewebe und neutrophile Granulozyten enthält.

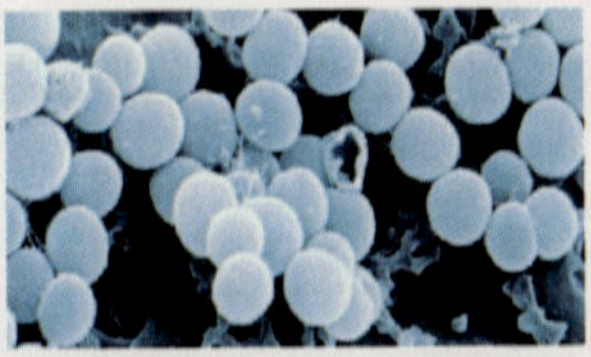

Abb. 28.26: Staphylokokken im elektronenmikroskopischen Bild. Typisch ist die haufen- oder traubenförmige Anordnung. [U136]

Staphylokokkeninfektionen können nahezu jedes Organ und jede Körperhöhle befallen. Während der fakultativ pathogene *Staphylococcus epidermidis* zur physiologischen Bakterienbesiedelung des Menschen zählt (☞ Abb. 28.2), ist der pathogene *Staphylococcus aureus* nur bei einer Minderheit der Bevölkerung auf der Hautoberfläche zu finden.

Nosokomiale Staphylococcus-aureus-Infektionen sind praktisch immer auf menschliche Träger (Patienten, Personal) zurückzuführen. Auch Katheter sind häufig Leitschienen für Infektionen.

Krankheitsbilder durch Staphylococcus aureus

Staphylococcus aureus kann lokale wie (sekundär) generalisierte Infektionen hervorrufen. Er ist ein gefürchteter Erreger von *Nosokomialinfektionen* (☞ 28.1.1). Außerdem bilden einige Stämme für den Menschen gefährliche Toxine.

- *Lokalinfektionen* durch Staphylokokken sind **Wundinfektionen, Furunkel** und **Karbunkel** (abszedierende Haarbalgentzündungen ☞ 30.8.1) sowie die **Impetigo contagiosa** (eitrige Hautentzündung bei Kindern ☞ 30.8.1). Sie neigen zur eitrigen Einschmelzung mit Abszessbildung. Sind die Schleimhäute befallen, entstehen z.B. die eitrige Bindehautentzündung oder der eitrige Schnupfen
- Beispiele für *systemische Erkrankungen* durch Staphylokokken sind die Brustdrüsenentzündung der stillenden Mutter (**Mastitis puerperalis** ☞ 12.13.1) und die auf dem Blutweg entstandene Knochenmarkentzündung (**Osteomyelitis** ☞ 26.6.1)
- Von Staphylokokken gebildete Exotoxine sind vor allem für die **Staphylokokken-Lebensmittelvergiftung** (☞ 28.5.6), das **staphylogene Lyell-Syndrom** (*Syndrom der verbrühten Haut* ☞ 30.12.10) und das **toxische Schocksyndrom** mit Schocksymptomen, Fieber und feinfleckigem Ausschlag verantwortlich.

Lebensgefährliche Komplikation von Staphylokokkeninfektionen ist die Einschwemmung von Staphylokokken in die Blutbahn mit nachfolgender Sepsis (☞ 28.4) oder Endokarditis mit oft rascher Herzklappenzerstörung (☞ 18.8.1).

Behandlungsstrategie

Zur Behandlung von Staphylokokkeninfektionen eignen sich spezielle **Staphylokokkenpenicilline** (z.B. Stapenor®, Staphylex®) sowie staphylokokkengeeignete Cephalosporine. Aufgrund der Neigung zur Abkapselung müssen Lokalinfektionen chirurgisch drainiert werden, wenn sie sich nicht von selbst entleeren.

Problem: Resistenzen

Gefürchtet sind **multiresistente Staphylococcus-aureus-Stämme (MRSA),** die allen genannten Antibiotika widerstehen. Ersatzpräparat ist dann Vancomycin (z.B. Vancomycin Lilly®). Vor allem folgende Maßnahmen sollen die weitere Ausbreitung der resistenten Staphylokokken verhindern:

- Patienten isolieren
- Schutzkittel, Handschuhe und Mund-Nasen-Schutz bei Betreten des Zimmers anziehen, penible Händehygiene durchführen
- Patientennahe Flächen täglich desinfizieren
- Zur Keimreduktion/-vernichtung Haut und Haare des Patienten an drei aufeinanderfolgenden Tagen mit speziellen Präparaten waschen, darauf achten, dass bereits gewaschene Körperpartien nicht mit benutzter Wäsche oder noch nicht behandelten Körperteilen in Kontakt kommen. Mund-Rachen-Raum mehrfach täglich mit Schleimhautantiseptikum, Nasenvorhöfe mit Antibiotikasalbe behandeln. Dabei Wäsche wechseln
- Gebrauchsgegenstände (z.B. Brillen) desinfizieren
- Abstriche auf Arztanordnung entnehmen, ggf. Umgebungsuntersuchungen durchführen.

Prophylaxe

Um nosokomiale Staphylokokken-Infektionen zu verhüten, sollten Neugeborenenstationen, Intensivabteilungen und Operationsräume von Personen mit aktiven Staphylokokkeninfektionen nicht betreten werden. Ein größeres Problem aber stellen *symptomlose* Staphylokokken-Träger bei Besuchern oder Personal dar, deren Haut von Staphylokokken besiedelt ist und die sie ahnungslos weiterverbreiten. Bei entsprechendem Nachweis hilft meist die mehrtägige Anwendung spezieller Flüssigseifen und Shampoos.

28.5.4 Erkrankungen durch Streptokokken

Streptokokken: Grampositive Kugelbakterien, die sich oftmals kettenförmig aneinander reihen („Kettenkokken"). Häufige Erreger eitriger Infektionen beim Menschen. Allerdings neigen Streptokokken im Vergleich zu Staphylokokken weniger zur Abkapselung oder Abszessbildung, sondern breiten sich oft *flächenhaft* aus.

Die **Streptokokken** können eingeteilt werden:

- Nach ihrer Fähigkeit, den roten Blutfarbstoff aufzulösen (nicht, teilweise und vollständig *hämolysierende Streptokokken*, auch γ-, α- und β-*hämolysierende* Streptokokken genannt)
- Nach ihren antigenen Eigenschaften in die Gruppen A – Q.

Durch Streptokokken verursachte Krankheitsbilder

Lokalinfektionen

Hierzu gehören **Wundinfektionen** (☞ 27.4.2), die **Impetigo contagiosa** (☞ 30.8.1) und das **Erysipel** (☞ unten). Bei einer **Phlegmone** hat sich eine eitrige Entzündung (oft durch Streptokokken) flächenhaft in der Unterhaut ausgebreitet.

Pneumonien

Streptococcus pneumoniae *(Pneumokokken)* ruft typischerweise Lobärpneumonien und – heutzutage häufiger – Bronchopneumonien hervor (☞ 20.5.3). Die Übertragung erfolgt durch Tröpfcheninfektion. Insbesondere Alkoholkranke, Tumorkranke, Patienten nach einer Milzentfernung und andere Abwehrgeschwächte sind gefährdet. Heute ist es möglich, Patienten *vor* einer Milzentfernung zu impfen (☞ 22.7.4). Die Impfung mildert allerdings nur den Krankheitsverlauf ab und erfasst nicht alle Stämme.

Urogenitalinfektionen

Enterokokken (früher als *Streptokokken der Gruppe D* bezeichnet) werden heute meist zu einer eigenen Gattung innerhalb der Familie der *Streptococcaceae* gerechnet. Sie leben physiologischerweise im Darm des Menschen und können, wenn sie durch Schmierinfektion in den Urogenitaltrakt gelangen, Harnwegsinfekte (☞ 31.5.2) und Eileiterentzündungen hervorrufen.

Infektionen am Kopf

Die Entzündungen von Mittelohr und Nasennebenhöhlen werden oft durch Streptokokken verursacht.

Angina tonsillaris und Scharlach ☞ 34.7.1
Meningitis ☞ 35.8.1

Sepsis und Endokarditis

Wie Staphylokokken, so können auch Streptokokken-Erkrankungen zur Sepsis (☞ 28.4) und Endokarditis (☞ 18.8.1) führen.

Streptokokken-Zweiterkrankungen

Nicht nur die Streptokokken selbst, sondern auch die durch sie ausgelösten Antigen-Antikörper-Reaktionen können Erkrankungen verursachen. Die **Streptokokken-Zweiterkrankungen** *(Streptokokken-Nachkrankheiten)* treten typischerweise 1 – 4 Wochen nach Abklingen der eigentlichen Erkrankung auf.

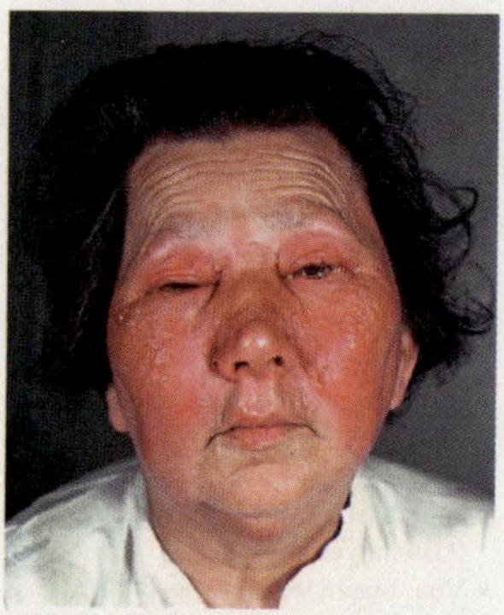

Abb. 28.27: Patientin mit Gesichtserysipel. Die Haut von Wangen, Nase und Lidern ist flammend rot und geschwollen. Die Patientin hat Fieber und fühlt sich sehr krank. [E168]

Im Serum ist dann der *Antistreptolysin-Titer,* kurz **AST,** erhöht (*Streptolysin* ist eine von den Streptokokken produzierte Substanz). Wichtig sind:

- Das *akute rheumatische Fieber* mit Schädigung der Herzklappen und des Herzmuskels (☞ 18.8.1)
- Die akute Glomerulonephritis (☞ 31.6.6).

Behandlungsstrategie

Streptokokkeninfektionen lassen sich meistens mit Penicillin (z.B. Isocillin®) sehr gut behandeln. Ausnahme sind Enterokokkeninfektionen, hier wird meist Amoxicillin (z.B. Amoxypen®) gegeben.

Wegen der Gefahr von Streptokokken-Zweiterkrankungen ist es wichtig, dass der Patient das Antibiotikum über den gesamten vom Arzt verordneten Zeitraum einnimmt und nicht nach Beschwerdebesserung eigenmächtig absetzt.

Erysipel

Erysipel *(Wundrose):* Flächenhafte Entzündung der Haut und Unterhaut, am häufigsten durch Streptokokken bedingt. Meist dringen die Erreger über kleine Wunden, z.B. zwischen den Zehen, in die Haut ein und breiten sich dann aus.

Symptome, Befund und Diagnostik

Nach einer Inkubationszeit von 1 – 3 Tagen bekommt der Patient hohes Fieber. Der betroffene Hautbezirk (meist Gesicht oder Unterschenkel) ist flammend gerötet, geschwollen und schmerzt. Typisch ist die scharfe Begrenzung der Rötung. Die Diagnose ist meistens schon anhand der typischen Klinik möglich.

Behandlungsstrategie und Pflege

Pflege bei Fieber ☞ 7.7.4

Die medikamentöse Behandlung besteht in der systemischen Penicillingabe, z.B. Penicillin G dreimal täglich i.v. über 10 – 14 Tage.

Der Patient muss Bettruhe einhalten. Entsprechend sind alle notwendigen Prophylaxen durchzuführen. Bei einem Unterschenkelerysipel wird das betroffene Bein durch Hochlagerung ruhig gestellt. Bei einem Gesichtserysipel erhält der Patient flüssige Kost und darf nicht sprechen. Lokal sind mehrfach täglich feuchte Umschläge mit kühlenden und desinfizierenden Substanzen angezeigt, die immer feucht gehalten werden müssen.

Wichtig ist die sorgfältige Krankenbeobachtung (Haut, Vitalzeichen, Temperatur), um eine weitere Ausbreitung des Erregers mit der Gefahr einer Sepsis oder eines ZNS-Befalls sofort zu erfassen. Ursächliche oder begünstigende Grunderkrankungen (z.B. Fußpilz) müssen unbedingt behandelt werden.

Prognose und Patienteninformation

Die Prognose der Erkrankung ist insgesamt gut. Allerdings neigt das Erysipel zu Rezidiven, deren Verlauf zwar oft wenig dramatisch ist, die aber durch Schädigung der Lymphgefäße einen bleibenden Lymphstau verursachen können. Nach einem Erysipel sind ebenfalls Streptokokken-Zweiterkrankungen (☞ oben) möglich.

28.5.5 Erkrankungen durch Meningokokken und Gonokokken

Im Gegensatz zu den grampositiven Kokken, die viele eitrige Infekte hervorrufen können, sind die beiden klassischen gramnegativen Kugelbakterien **Meningokokken** *(Neisseria meningitidis)* und **Gonokokken** *(Neisseria gonorrhoeae)* für jeweils recht einheitliche Krankheitsbilder verantwortlich. Beide Erreger sind sehr empfindlich gegenüber Umwelteinflüssen und können außerhalb des Körpers nur kurz überleben.

Gonokokkenerkrankung Gonorrhoe ☞ *30.11.1*

Meningokokken-Meningitis und Meningokokken-Sepsis

Meningokokken-Meningitis: Eine der häufigsten eitrigen Hirnhautentzündungen, v.a. bei Säuglingen und Kleinkindern (☞ 35.8.1).

Meningokokken werden von Mensch zu Mensch vorwiegend durch Tröpfcheninfektion übertragen. Bei ca. 15 % der Bevölkerung sind sie im Nasen-Rachen-Raum nachweisbar, ohne dass der Keimträger Beschwerden hat. Meningokokken können zu einer Rachen- oder Lungenentzündung führen. Klassische Meningokokken-Krankheitsbilder sind aber die *Meningokokken-Meningitis* und die *Meningokokken-Sepsis:*

Die **Meningokokken-Meningitis** setzt nach wenigen Tagen Inkubationszeit hochakut ein. Dabei erfolgt die Infektion des ZNS meist hämatogen nach vorangegangener Racheninfektion. Die Patienten zeigen mit hohem Fieber, Kopfschmerzen, Erbrechen und Nackensteife die typischen Zeichen einer Meningitis (☞ 35.8.1). Seltener verläuft die Erkrankung als fulminante Allgemeininfektion, bei der die Patienten unbehandelt an einem septischen Schock versterben, bevor sich das Bild der Meningitis zeigt.

Typisch für die **Meningokokken-Sepsis** sind massive Blutungen in die Haut (*Petechien* ☞ 24.9) und die inneren Organe. Eine Sonderform der Meningokokken-Sepsis ist das **Waterhouse-Friderichsen-Syndrom** bei Kindern, bei dem es zusätzlich zum Nebennierenversagen und raschen Tod nach wenigen Stunden kommt.

Aufgrund der Schwere der Krankheitsbilder beginnt die Behandlung *vor* dem endgültigen Erregernachweis, aber *nach* Sicherung des Untersuchungsmaterials durch Liquorpunktion und Blutkultur. Mittel der Wahl ist die intravenöse Gabe von Penicillin G oder neuerer Cephalosporine wie etwa Ceftriaxon (z.B. Rocephin®). Bei engen Kontaktpersonen des Patienten, z.B. Familienangehörigen, kann die Gabe von Rifampicin (etwa in Rimactam®) angezeigt sein. Eine Impfung ist nur gegen außereuropäische Meningokokken-Typen möglich und daher in Europa bedeutungslos.

Der Kranke muss bis 24 Stunden nach Beginn der Antibiotikatherapie isoliert werden.

Meningokokken-Meningitis und -Sepsis sowie unter bestimmten Bedingungen der Nachweis von Neisseria meningitidis unterliegen der Meldepflicht.

Pflege bei Meningitis ☞ *35.8.1*
Pflege bei Sepsis ☞ *28.4*

28.5.6 Infektiöse Diarrhoen durch Salmonellen, Shigellen und andere Erreger

Infektiöse Diarrhoe *(infektiöse Gastroenteritis):* Ansteckende Durchfallerkrankung, verursacht durch eine Vielzahl bakterieller und viraler Erreger sowie durch Pilze, Protozoen und Parasiten. Jahreszeitlicher Gipfel in den Sommermonaten. Häufig bei Reisen in warme Länder.

Der Verdacht und die Erkrankung an einer mikrobiell bedingten Lebensmittelvergiftung oder an einer infektiösen Diarrhoe sind unter bestimmten Bedingungen meldepflichtig (☞ 28.10). Außerdem sind verschiedene Krankheitserreger infektiöser Diarrhoen (z.B. Salmonellen, Shigellen, darmpathogene Campylobacter) meldepflichtig.

Salmonellenerkrankungen

Salmonellen sind gramnegative Stäbchen aus der Familie der Enterobakterien. Diese kommen überall, vor allem aber im Magen-Darm-Trakt von Menschen und Tieren vor.

Salmonellen sind als Erreger lokaler oder generalisierter Durchfallerkrankungen weltweit von Bedeutung. Zwei große Gruppen werden unterschieden:

- Die Gruppe der **Enteritis-Salmonellen,** die die **Salmonellen-Gastroenteritiden** *(Salmonellosen)* hervorrufen, d.h. die sehr häufigen salmonellenbedingten infektiösen Durchfallerkrankungen
- Die Gruppe der **Typhus-Paratyphus-Salmonellen,** die mit *Typhus* und *Paratyphus* seltene, aber schwere Allgemeinerkrankungen verursachen (☞ 28.5.7).

Gastroenteritis durch Salmonellen

Seit einigen Jahren ist ein dramatischer Anstieg von **Salmonellen-Gastroenteritiden** zu beobachten.

Während befallene Menschen die Salmonellen nur mit ihrem Stuhl ausscheiden, ist befallenes Geflügel am ganzen Körper kontaminiert, so dass z.B. Eierschalen und auch rohes Fleisch salmonellenhaltig sind. Bei Nichtbeachtung der Hygienevorschriften, insbesondere bei der Massenverarbeitung von Geflügel, geraten die Enteritis-Salmonellen auf Lebensmittel, in denen sie sich vermehren. Die Übertragung erfolgt *oral* durch die Aufnahme kontaminierter Nahrung.

Die Salmonellentoxine rufen im Dünndarm eine Entzündung mit nachfolgenden Durchfällen hervor. Die Inkubationszeit beträgt meist wenige Stunden bis einen Tag.

Ausbreitung von Salmonellen

Quelle einer Salmonellen-Infektion sind besonders häufig Eier, Roheiprodukte und Geflügel, selten auch Milchprodukte. Arbeitet ein Salmonellenausscheider in einem Lebensmittelbetrieb oder einer Großküche, können praktisch alle Speisen Ausgangspunkt einer Erkrankungswelle sein. Vor allem die Dauerausscheider erschweren die Krankheitsbekämpfung, da sie nicht erkennbar krank sind.

Gastroenteritiden durch Shigellen

Die **Shigellen** sind die Erreger der **bakteriellen Ruhr** (Amöbenruhr ☞ 28.8.3).

In Europa kommen nur leichtere Ruhrformen vor. Ungefähr die Hälfte der hiesigen Erkrankungen tritt nach einem Auslandsaufenthalt auf.

Die Shigellen werden durch Schmierinfektion, fäkalienverseuchtes Wasser oder mit der Nahrung übertragen. Insbesondere im Sommer ist auch die Übertragung durch Fliegen bedeutsam.

Nach einer Inkubationszeit von 1 – 7 Tagen setzen *schleimig-blutige* Durchfälle ein, die mit starken, krampfartigen Bauchschmerzen und schmerzhaftem Stuhldrang **(Tenesmen)** verbunden sind. Neben leichteren Formen mit guter Prognose gibt es auch schwere Formen mit typhus-ähnlichem Bild, die mit toxischen Komplikationen (Herz-Kreislauf-Versagen, zerebrale Krämpfe, Bewusstseinsstörungen) und hoher Sterblichkeit verbunden sind.

Gastroenteritiden durch andere Bakterien

Neben Salmonellen und Shigellen können noch weitere Bakterien zu infektiösen Durchfällen führen:

- Mehrere Stämme von *E. coli* (☞ 28.5.8) können auf unterschiedlichem Wege (z.B. Toxinbildung, Eindringen in die Darmwand) Durchfallerkrankungen hervorrufen. Besonders zu erwähnen sind
  - Die Reisediarrhoe durch **enterotoxische E. coli** *(ETEC)*
  - Die den Shigellendurchfällen ähnelnden Erkrankungen durch **enteroinvasive E. coli** *(EIEC)*
  - Die Säuglingsenteritis durch **enteropathogene E. coli** *(EPEC, Dyspepsie-Koli)*
  - Die v.a. bei Kindern und Älteren auftretende hämorrhagische Dickdarmentzündung durch **enterohämorrhagische E. coli** *(EHEC),* bei der als Komplikation ein lebensbedrohliches (und meldepflichtiges) **hämolytisch-urämisches Syndrom** *(HUS)* mit hämolytischer Anämie und Nierenversagen auftreten kann
- **Campylobakter-Bakterien** sind gramnegative, spiralförmige Stäbchen. Die Arten *C. jejuni* und *C. coli* rufen wahrscheinlich häufiger als noch vor wenigen Jahren vermutet infektiöse Durchfallerkrankungen mit hohem Fieber und schweren Allgemeinerscheinungen hervor. Die Erkrankung dauert ungefähr eine Woche und kann Hautausschläge, Gelenkentzündungen oder auch ein *Guillain-Barré-Syndrom* (☞ 35.8.6) zur Folge haben
- Bestimmte *Staphylokokken* (☞ 28.5.3) verursachen durch ihre Toxine eine **Lebensmittelvergiftung.** Insbesondere in verdorbenen Milch-, Ei- und Fleischprodukten können Staphylokokkentoxine enthalten sein, die nach wenigen Stunden beim Patienten zu massivem Erbrechen und allgemeinem Krankheitsgefühl führen. Dieses Enterotoxin ist hitzestabil und wird daher beim Kochen *nicht* zerstört. Bei ansonsten Gesunden heilt die Erkrankung nach 1 – 2 Tagen folgenlos aus
- Ebenfalls toxinbedingt ist die **Clostridien-Diarrhoe** durch einige Stämme von *Clostridium perfringens* (☞ Tab. 28.34). Im Gegensatz zur Lebensmittelvergiftung durch Staphylokokken wird der *Erreger* – nicht das Toxin – mit der Nahrung aufgenommen, das Toxin bildet sich erst im Darm. Die Erreger werden vornehmlich durch Fleischprodukte übertragen. Die Inkubationszeit beträgt 6, maximal 24 Stunden. Der Durchfall dauert nur 1 – 2 Tage
- Bestimmte **Yersinien** (☞ 28.5.8) führen bevorzugt bei Kindern zu einer Gastroenteritis, die in der Regel nach 1 – 2 Wochen von selbst ausheilt.

Gastroenteritiden durch Viren

Unter den Viren sind vor allem **Rotaviren** (bei Kleinkindern), **Parvoviren** und **Enteroviren** als Erreger infektiöser Durchfälle von Bedeutung.

Symptome und Untersuchungsbefund

Leitsymptome *aller* infektiösen Durchfallerkrankungen sind Übelkeit, Erbrechen, Bauchschmerzen, Durchfälle und Fieber. Meist klingen die Krankheitszeichen auch ohne Behandlung innerhalb weniger Tage ab, so dass viele Patienten überhaupt keinen Arzt aufsuchen. Komplikationen, z.B. Sepsis, Meningitis, Knochen- oder Gelenkbeteiligung, sind je nach Erreger unterschiedlich und insgesamt selten. Sie treten vor allem bei Säuglingen, alten oder (abwehr-)geschwächten Menschen auf.

Der körperliche Untersuchungsbefund ist bis auf einen evtl. Abdominaldruckschmerz und Zeichen einer Dehydratation (☞ 7.6.9) unauffällig.

Diagnostik

Der Erregernachweis gelingt in Stuhl, Erbrochenem oder Nahrungsmittelresten. Dabei sind die Proben sofort („noch warm") zum Labor zu bringen, da einige Erreger (z.B. Shigellen) auf Umwelteinflüsse (Austrocknen, Kälte) sehr empfindlich reagieren.

Behandlungsstrategie

Die Behandlung besteht im oralen oder intravenösen Flüssigkeits- und Elektrolytersatz, bei gefährdeten Patienten und schweren Verläufen evtl. auch in einer Antibiotikatherapie.

Pflege bei Diarrhoe

Die Pflege von Patienten mit infektiösen Durchfallerkrankungen ist im Wesentlichen unabhängig vom jeweiligen Krankheitserreger.

Ins Krankenhaus kommen vor allem Patienten mit schweren Krankheitsverläufen und eingeschränktem Immunsystem, etwa Säuglinge, alte Menschen und Patienten mit Vorerkrankungen:

- Die Patienten werden bei noch unbekanntem Erreger in einem Einzelzimmer betreut. Bei möglichem Kontakt mit erregerhaltigem Material wie Stuhl sind Schutzkittel und Handschuhe zu tragen (Mund-Nasenschutz und Schuhwechsel sind nicht erforderlich). Kontaminierte Wäsche und Geschirr werden desinfiziert (das Geschirr noch innerhalb der Einheit). Alle patientennahen Flächen werden regelmäßig desinfiziert, die Schlussdesinfektion erfolgt nach den Regeln der laufenden Desinfektion. Eine Desinfektion der Ausscheidungen ist nur bei klinischem Verdacht auf Cholera oder Typhus notwendig.

Diese Richtlinien werden nach Erregernachweis bei Bedarf modifiziert: Bei einem Teil der Erreger (z.B. Clo-

stridium difficile, Shigellen) ist eine Einzelzimmerunterbringung erforderlich, sonst empfehlenswert. Bei Clostridium difficile (☞ Tab. 28.34) als Erreger wird weiterhin empfohlen, im Rahmen der Schlussdesinfektion zusätzlich alle weiteren erreichbaren Flächen im Patientenzimmer zu desinfizieren. Matratzen, Kissen und Decken werden nach Entlassung des Patienten desinfiziert
- Die massiven Durchfälle schwächen die Patienten. Treten Kreislaufstörungen auf, dürfen die Betroffenen nur in Begleitung aufstehen
- Da der Stuhldrang oft sehr plötzlich einsetzt und die Toilette dann evtl. nicht mehr rechtzeitig erreicht werden kann, stellen die Pflegenden dem Patienten einen Nachtstuhl neben das Bett
- Häufige Stuhlentleerungen reizen die Analregion. Vorbeugend können die Patienten weiches Toilettenpapier und feuchte Reinigungstücher benutzen oder die Analregion nach jedem Stuhlgang waschen und trocknen. Zur Hautpflege kann eine panthenolhaltige Salbe (z.B. Bepanthen®) aufgetragen werden
- Bei leichten Krankheitsverläufen ist eine orale Ernährung möglich. Die Kost sollte vor allem ballaststoffarm sein (Tee und Zwieback). Wichtig ist reichliches Trinken, wobei der Patient auf stuhlanregende Getränke (z.B. Apfelsaft) verzichten muss. Kann er nicht ausreichend trinken, wird das Flüssigkeitsdefizit über Infusionen ausgeglichen
- Bei schweren Krankheitsverläufen darf der Patient nicht essen und erhält Infusionen. Später wird die Kost nach Anordnung des Arztes langsam aufgebaut (Tee → Tee und Zwieback → Schleimsuppe → Schonkost). Als erste feste Nahrung eignen sich frisch geriebene Äpfel ohne Schale, da die enthaltenen Pektine stark aufquellen und Toxine und Mikroorganismen absorbieren. Eine Alternative sind zerdrückte und mit dem Schneebesen geschlagene Bananen
- Bei krampfartigen Bauchschmerzen lindern feucht-warme Bauchwickel (☞ 10.9.4) bei vielen Patienten die Beschwerden.

Besondere Schutzmaßnahmen bei ansteckenden Patienten ☞ auch 6.3.2, 28.2
Pflege bei Erbrechen ☞ 7.8.8
Pflege bei Fieber ☞ 7.7.4

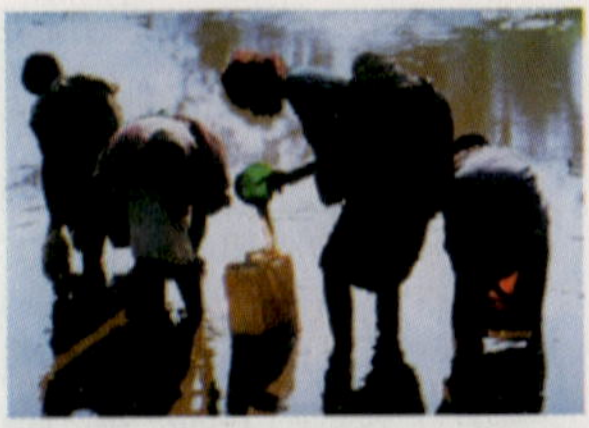

Abb. 28.28: Flüsse und Seen sind für Millionen von Menschen – wie hier in einem Flüchtlingslager in Ruanda – die einzige Trinkwasserquelle. Erkrankungen wie Typhus, Paratyphus und Cholera werden so leicht übertragen, ohne dass die oft unterernährten Menschen sie abwehren könnten. [F146]

Krankenbeobachtung
- Vitalzeichen, Bewusstsein, Temperatur
- Flüssigkeitsbilanz
- Allgemeinzustand, Hautbeschaffenheit
- Ausscheidungen (Erbrochenes, Stuhl, Urin)
- Schmerzen.

Prognose

Die Prognose einer Gastroenteritis ist bei vorher Gesunden gut. Säuglinge, ältere Menschen und Abwehrgeschwächte können jedoch daran versterben. Eine durchgemachte Erkrankung hinterlässt meist *keine* Immunität.

Patienteninformation

Prophylaktische Maßnahmen insbesondere zur Verhütung von Salmonelleninfektionen sind:
- Häufiges Händewaschen, v.a. nach jedem Toilettengang und vor dem Kontakt mit Lebensmitteln
- Kontinuierliches Kühlen gefährdeter Nahrungsmittel und sorgfältige Küchenhygiene
- Gründliches Erhitzen von Speisen, die erfahrungsgemäß häufig kontaminiert sind (z.B. Hähnchen).
  Achtung: Tiefgefrieren tötet Salmonellen nicht ab
- Verzicht auf den Genuss von Rohei und Roheiprodukten.

Reisende in warme Länder sollten die einschlägigen Hygieneregeln beachten (☞ 28.5.7) und für den Fall einer Durchfallerkrankung Tabletten zum Elektrolytersatz (z.B. Oralpädon®, Elotrans®) sowie für „Notfälle" Antidiarrhoika (z.B. Imodium®) mitnehmen.

28.5.7 Typhus und Paratyphus

Typhus und **Paratyphus:** Schwere Allgemeinerkrankungen mit hohem Fieber und Durchfällen, bedingt durch **Typhus-Paratyphus-Salmonellen.** In Ländern mit niedrigem Hygienestandard ein ernstes Problem, in Mitteleuropa nur gelegentliche, eingeschleppte Erkrankungsfälle.

Typhuserkrankungen sind bei Verdacht, Erkrankung und Tod meldepflichtig (☞ 28.10).

Übertragung und Krankheitsentstehung

Die **Typhus-Paratyphus-Salmonellen** werden von Erkrankten und scheinbar gesunden Dauerausscheidern mit dem Stuhl ausgeschieden und bei mangelhafter Hygiene durch fäkal-orale Schmierinfektionen oder indirekt mit verseuchter Nahrung oder kontaminiertem Trinkwasser übertragen. Die Typhussalmonellen schädigen vor allem die Darmwand, indem sie dort Geschwüre bilden. Über das Blut gelangen sie in fast alle Organe.

Symptome und Untersuchungsbefund

- Nach einer Inkubationszeit von etwa zwei Wochen beginnt die Erkrankung mit Kopf- und Gliederschmerzen und allgemeinem Krankheitsgefühl. Das Fieber steigt treppenförmig an und erreicht nach etwa einer Woche ein Plateau um 40 °C.
  Typisch ist der im Vergleich zur Fieberhöhe zu niedrige Puls *(relative Bradykardie).* In dieser ersten Phase hat der Patient (noch) keinen Durchfall, sondern vielmehr eine Verstopfung. Häufig sind die Kranken auch benommen oder verwirrt (griech. typhos = Nebel)
- Am Anfang der 2. Krankheitswoche treten bei etwa einem Drittel der Patienten v.a. auf der Bauchhaut die charakteristischen *Roseolen* auf, linsengroße, rötliche Flecken, die mit einem Glasspatel wegdrückbar sind
- Ab Mitte der 2. Krankheitswoche haben die Patienten erbsenbreiartige, oft auch blutige Durchfälle
- Unbehandelt fällt das Fieber in der 4. Woche langsam ab.

Wichtige Typhuskomplikationen sind anfangs Kreislaufkomplikationen und in der 2. – 3. Krankheitswoche Darmblutungen und Darmperforationen. Eher seltene Komplikationen sind Hirnhautentzündungen oder Knochen(mark)entzündungen.

Der **Paratyphus** ist im Einzelfall oft nicht vom Typhus zu unterscheiden, verläuft aber insgesamt kürzer und milder.

Diagnostik und Differentialdiagnose

Die Diagnosesicherung bei Typhus ist in der 1. Krankheitswoche durch Erregernachweis im Blut des Patienten, ab der 2. Woche in Stuhl, Urin oder Galle möglich. Ab der 2. Woche wird der serologische Antikörpernachweis positiv. Das Blutbild zeigt im Gegensatz zu vielen anderen bakteriellen Erkrankungen eine Leukopenie (☞ 24.4.3).

Behandlungsstrategie

Neben der symptomatischen Behandlung ist die Gabe von Antibiotika, vorzugsweise von Gyrasehemmern (z.B. Ciprofloxacin, etwa in Ciprobay®), Cotrimoxazol (z.B. Bactrim®) oder Ampicillin (z.B. Binotal®), erforderlich. Bei sehr schweren Verläufen werden außerdem Glukokortikoide (☞ Pharma-Info 23.51) gegeben. Nach erfolgter Behandlung müssen drei Stuhlproben negativ, d.h. frei von Typhus-Paratyphus-Salmonellen sein.

Pflege bei Typhus und Paratyphus

Pflege bei infektiöser Diarrhoe ☞ *28.5.6*

- Wegen der Gefahr einer Herzbeteiligung ist bis zwei Wochen nach Entfieberung strenge Bettruhe erforderlich. Daher ist die Durchführung der entsprechenden Prophylaxen notwendig (☞ 7.5.4, 7.5.5, 7.2.14, 7.2.15)
- Kontrollen von Blutdruck und Puls dienen der frühzeitigen Erkennung von Kreislaufkomplikationen
- Bewusstseinskontrollen sind wegen der Möglichkeit von ZNS-Komplikationen bedeutsam
- Die Kost soll für längere Zeit leicht verdaulich und ballaststoffarm sein. Außerdem ist unbedingt auf eine ausreichende Flüssigkeits- und Elektrolytzufuhr zu achten
- Wichtig ist auch die Beobachtung der Ausscheidungen (Blut, Urin, Fäzes, Galle, Erbrochenes). Manche Patienten werden stuhlinkontinent
- Die Hygienemaßnahmen bei Typhus umfassen eine Pflege im Einzelzimmer, Anziehen von Schutzkittel und Handschuhen bei möglicher Kontamination, Desinfektion der patientennahen Flächen in regelmäßigen Abständen, des Geschirrs und der kontaminierten Wäsche sowie nach der Entlassung des Patienten auch Matratzen, Kissen und Decken. Stuhl und Erbrochenes müssen ebenfalls desinfiziert werden.

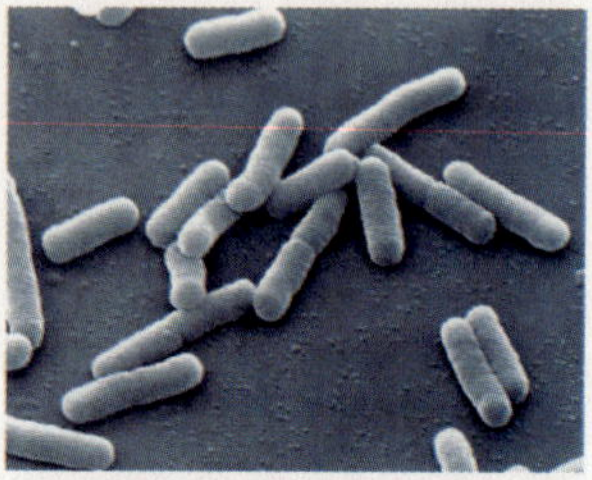

Abb. 28.30: E. coli im elektronenmikroskopischen Bild. [U136]

	Salmonellen-Gastroenteritis	Typhus und Paratyphus
Erreger	Z.B. Salmonella typhimurium oder enteritidis	Salmonella typhi/paratyphi
Übertragungsweg	Vor allem Geflügel, Eier, Milch und die daraus hergestellten Produkte	Fäkal-oral, oft durch Hände unerkannter Ausscheider
Inkubationszeit	Wenige Stunden bis 2 Tage	7 – 21 Tage
Symptome	Übelkeit, Brechdurchfall, evtl. Fieber	Schwere Allgemeinerkrankung (☞ Text)
Diagnostik/ Anordnungen	Bakteriennachweis in Stuhl, Erbrochenem oder Nahrungsmittelresten	Bakteriennachweis in der 1. Woche im Blut, ab der 2. Woche im Stuhl
	Blutentnahme: BSG, BB, Elektrolyte. Venenzugang für Infusionen	
Therapie	Symptomatisch, nur in Ausnahmefällen Antibiotika	Symptomatisch und Antibiotika
Meldepflicht	Erkrankung unter bestimmten Umständen, Erregernachweis	Verdacht, Erkrankung, Tod, Erregernachweis
Prophylaxe	Küchenhygiene, Erhitzen von Speisen	☞ Kasten unten

Tab. 28.29: Salmonellenerkrankungen. Vergleich von Salmonellen-Gastroenteritis und Typhus.

Prognose

Seit der Verfügbarkeit von Breitbandantibiotika liegt die Sterblichkeit des Typhus bei rechtzeitiger Behandlung unter 2 %. Bis zu 5 % der Patienten werden jedoch zu *Dauerausscheidern* der Typhuserreger. Dann ist eine abermalige antibiotische Behandlung und bei Erregern in der Gallenblase manchmal auch eine Cholezystektomie (☞ 22.5.2) notwendig.

Dauerausscheider gelten als geheilt, wenn zehn Stuhlkontrollen oder drei Duodenalsaftproben negativ ausfallen. Bis dahin dürfen sie weder in Küchen und Lebensmittelbetrieben noch in der Gastronomie arbeiten.

Patienteninformation

Für Reisende in gefährdete Länder steht heute als Prophylaxe eine in ca. 90 % wirksame aktive Impfung (z.B. mit Typhoral L®) zur Verfügung.

Vorsichtsmaßnahmen für Reisende

Die Beachtung folgender Regeln dient nicht nur der Typhusprophylaxe, sondern auch der Vorbeugung von Cholera und anderen infektiösen Diarrhoen:

- Hände häufig säubern
- Nur gekochte oder kurz zuvor selbst geschälte Speisen essen („boil it, cook it, peel it, or forget it")
- Meeresfrüchte meiden
- Getränke nur aus Originalflaschen oder -dosen trinken. Eiswürfel in Restaurants ablehnen oder zumindest sofort aus dem Glas entfernen, da diese oft mit Leitungswasser zubereitet werden
- Zum Zähneputzen abgekochtes Leitungswasser oder Mineralwasser aus der Flasche verwenden.

28.5.8 Erkrankungen durch andere Enterobakterien

Die Familie der **Enterobakterien** *(Enterobacteriaceae)* zeichnet sich durch großen Artenreichtum aus. Enterobakterien gehören zur normalen Bakterienflora im Darm von Mensch und Tier. Die meisten Enterobakterien gehören zu den fakultativ pathogenen Krankheitserregern. Die klinisch bedeutsamen Enterobakterien sind in Tab. 28.31 zusammengefasst.

Vielgestaltiges klinisches Bild

Das klinische Bild dieser opportunistischen und oft *endogenen* Infektionen ist sehr vielgestaltig. Mit unterschiedlicher Gewichtung rufen die verschiedenen Enterobakterien Harnwegs- und Gallenwegsinfektionen (☞ 31.5.2 bzw. 22.5.4), Wundinfektionen, Pneumonien (☞ 20.5.3) und Hirnhautentzündungen (☞ 35.8.1) hervor.

> Jede dieser Infektionen kann bei ungünstiger Abwehrlage zu einer gefürchteten gramnegativen Sepsis (☞ 28.4) mit nachfolgendem septischen Schock (☞ 38.5.1) führen.

Problematische Antibiotikaauswahl

Aus dem klinischen Bild allein lässt sich kaum eine genaue Diagnose stellen. Entscheidend ist deshalb der kulturelle Erregernachweis mit Antibiogramm aus den verschiedensten Körpermaterialien oder auch aus entfernten Katheterschläuchen. Meist muss die Therapie jedoch vor Vorliegen des Antibiogramms begonnen werden („kalkulierte" Therapie ☞ Pharma-Info 28.24). Am ehesten sind die Enterobakterien auf bestimmte Penicilline (z.B. Mezlocillin, etwa Baypen®), neuere Cephalosporine (z.B. Cefotaxim, etwa Claforan®), Aminoglykoside (z.B. Gentamycin, Tobramycin, etwa Refobacin® bzw. Gernebcin®) oder Gyrasehemmer (z.B. Ciprofloxacin, etwa Ciprobay®) empfindlich.

E. coli

Infektionen durch *Escherichia coli*, kurz **E. coli,** nehmen zahlenmäßig die Vorrangstellung unter den Infektionen durch Enterobakterien ein. Dabei werden *infektiöse Diarrhoen* durch E. coli (☞ 28.5.6) von den *extra-intestinalen*, d.h. außerhalb des Darmes liegenden, Manifestationen unterschieden. Bei den Letzteren überwiegen die Harnwegsinfektionen (E. coli ist der häufigste Erreger von Harnwegsinfektionen überhaupt). Im Gegensatz zu den meisten anderen Enterobakterien sind zumindest die im häuslichen Bereich erworbenen E.-coli-Infektionen in der Regel auf nebenwirkungsarme Breitspektrumpenicilline wie etwa Ampicillin (z.B. Binotal®) empfindlich.

Yersinien

- *Y. enterocolitica* ist der Erreger einer meist harmlosen, infektiösen Diarrhoe (☞ 28.5.6, Meldepflicht ☞ Tab. 28.55)
- *Y. pseudotuberculosis* ist vor allem als Erreger einer Lymphknoten-Entzündung im Bauchraum bedeutsam (sog. **Pseudotuberkulose**), die klinisch einer Appendizitis ähneln kann, aber im Gegensatz zur Appendizitis eher mit Durchfall einhergeht. Auch diese Erkrankung heilt in der Regel spontan aus
- *Y. pestis* ist der Erreger der **Pest,** einer sehr schweren Erkrankung mit hoher Sterblichkeit.

Pest

> **Pest:** Schwere Allgemeinerkrankung, als **Beulen**- oder (praktisch immer tödlichen) **Lungenpest** auftretend. Früher weltweit gefürchtet, heute noch in Teilen Afrikas, Amerikas und Asiens vorkommend und gelegentlich von dort nach Europa eingeschleppt.

Es besteht Quarantäne- und Meldepflicht (☞ 28.10).

Erreger	Wichtige Krankheitsbilder
Citrobacter	Harn- und Atemwegsinfektion, Wundinfektion
Enterobacter	Harnwegsinfektion, Pneumonien, Wundinfektion, Meningitis
Escherichia coli	Enteritis, Harn- und Gallenwegsinfektion, Wundinfektion, Meningitis
Hafnia	Wundinfektion, Pneumonien, Harnwegsinfektion
Klebsiellen	Atemwegsinfektion (sog. Friedländer Pneumonie), Harn- und Gallenwegsinfektion
Proteus, Providentia, Morganella	Harn- und Atemwegsinfektion, chronische Mittelohrentzündung, Meningitis
Salmonellen	Gastroenteritis, Typhus, Paratyphus
Serratia	Harn- und Gallenwegsinfektion, Wundinfektion
Yersinien	Diarrhoe, Lymphknotenentzündung im Bauchraum, Pest

Tab. 28.31: Die wichtigsten Enterobakterien und ihre Krankheitsbilder. Alle Enterobakterien können außerdem zur lebensbedrohlichen Sepsis führen.

28.5.9 Erkrankungen durch Pseudomonaden

Wichtigster Vertreter der **Pseudomonaden,** einer Gruppe gramnegativer, beweglicher Stäbchen, ist **Pseudomonas aeruginosa.**

> Pseudomonas aeruginosa ist ein gefürchteter Problemkeim im Krankenhaus, da er:
> - Praktisch überall vorkommt, vor allem aber in Feuchträumen (z.B. Bäderabteilungen)
> - Sehr widerstandsfähig gegenüber Umwelteinflüssen ist (er kann sogar in vielen Desinfektionsmittellösungen überleben)
> - Resistenzen gegen zahlreiche Antibiotika entwickelt hat.

Krankheitsbilder durch Pseudomonas aeruginosa

Durch Pseudomonas-aeruginosa-Infektionen sind vor allem schwer erkrankte Patienten gefährdet und dabei besonders Patienten mit großflächigen Hautwunden (Verbrennungen).

Wichtigste Erkrankungen sind:
- Wundinfektionen mit typischer blaugrüner Färbung des Eiters
- Meningitis, z.B. Verschleppung der Erreger durch Lumbalpunktion
- Harnwegsinfektionen, übertragen durch Katheter und urologische Geräte
- Infektionen der Atmungsorgane, beispielsweise als Folge verseuchter Beatmungsgeräte, Inhalatoren oder Luftbefeuchter.

Behandlungsstrategie

Aufgrund der hohen Häufigkeit von *Vielfachresistenzen* sollte die Behandlung wenn irgend möglich nach Antibiogramm (☞ 28.3.5) erfolgen.

Dennoch verlaufen Pseudomonas-Infektionen abwehrgeschwächter Patienten (ähnlich Staphylokokken-Infektionen) oft tödlich.

Prophylaxe

> Prophylaxe von Pseudomonas-aeruginosa-Infektionen ist das hygienegerechte Arbeiten. Durch kontaminierte Augentropfen, Desinfektionsmittel oder medizinische Geräte können zahlreiche Patienten angesteckt werden.

28.5.10 Erkrankungen durch Legionellen

Legionärskrankheit *(Veteranenkrankheit, Legionellen-Pneumonie):* Schwere Lungenerkrankung mit einer Sterblichkeit um 20 %, hervorgerufen durch das gramnegative Stäbchenbakterium **Legionella pneumophila.** Betrifft häufig Ältere und Abwehrgeschwächte und gehört zu den opportunistischen Infektionen (☞ 28.1.1).

1976 erkrankten in den USA 221 Veteranen („Legionäre") an einer bis dahin unbekannten Lungenerkrankung, daher „Legionärskrankheit".

Die **Legionellen** gehören zu den meldepflichtigen Krankheitserregern (☞ 28.10).

Übertragung und Krankheitsentstehung

Legionellen kommen überall in der Umwelt vor. Der Mensch infiziert sich vor allem durch das Einatmen legionellenhaltiger Aerosole, z.B. aus Duschköpfen oder schlecht gewarteten Klimaanlagen.

Symptome, Befund und Diagnostik

Grippeähnliche Symptome, hohes Fieber und ein trockener Reizhusten leiten die Krankheit ein. Wenige Tage später entwickelt sich eine Pneumonie. Begleitet wird der Husten von starken Brustschmerzen und Tachypnoe. Ungefähr die Hälfte der Patienten hat außerdem Durchfälle. Benommenheit oder Verwirrtheit können Zeichen einer ZNS-Beteiligung sein.

Die Diagnose wird durch mikroskopischen Erregernachweis mittels Immunfluoreszenz oder Antigennachweis im Urin gestellt, da der Erregernachweis in der Kultur mindestens eine Woche dauert und serologische Tests erst nach 2 – 4 Wochen positiv werden.

Behandlungsstrategie

Die Behandlung besteht in der mehrwöchigen Gabe von Erythromycin (z.B. Erythrocin®).

Pflege ☞ 20.5.3

28.5.11 Erkrankungen durch Vibrionen

Vibrionen sind gekrümmte, sehr bewegliche Stäbchenbakterien. Wichtigster Vertreter ist *Vibrio cholerae*, der Erreger der *Cholera*, die neuerdings wieder häufiger zu Epidemien in Krisengebieten führt.

Cholera

Cholera *(Gallenbrechdurchfall):* Schwerer infektiöser Brechdurchfall. Ist nicht in Mitteleuropa heimisch, wird jedoch immer wieder durch Touristen (Afrika und Asien, aber auch Südeuropa) oder aus der Heimat zurückkehrende Gastarbeiter eingeschleppt.

Die **Cholera** und der Nachweis bestimmter Vibrionen sind meldepflichtig (☞ 28.10).

Übertragung und Krankheitsentstehung

Einziger Wirt für die Vibrionen ist der Mensch. Die Erreger werden mit dem Stuhl ausgeschieden und bei schlechten hygienischen Verhältnissen vor allem mit nicht aufbereitetem Trinkwasser wieder aufgenommen. So gelangen die Vibrionen in den Dünndarm und lösen durch **Enterotoxine** (= auf den Magen-Darm-Trakt wirkende Gifte) schwere Durchfälle aus.

Symptome, Befund und Diagnostik

Nach einer Inkubationszeit von 2 – 5 Tagen erkrankt der Patient plötzlich an heftigen Brechdurchfällen. Die Durchfälle sind zunächst breiig und später wässrig *(Reiswasserstühle).* Da der Flüssigkeitsverlust bis zu 20 l täglich betragen kann, verdursten die Kranken ohne Behandlung rasch. Die Diagnose wird klinisch und durch Erregernachweis in den Ausscheidungen gestellt.

Behandlungsstrategie
Pflege

Entscheidende Therapiemaßnahme bei der Cholera ist der orale und/oder parenterale Ersatz von Flüssigkeit und Elektrolyten. Bei rechtzeitiger Therapie ist die Sterblichkeit gering (Pflege ☞ 28.5.6).

Fäzes und Erbrochenes müssen desinfiziert werden.

Eine prophylaktische Impfung gegen Cholera bei Reisen in gefährdete Gebiete ist möglich (☞ 29.2.2), bietet aber nur mäßigen Schutz (ca. 60 %) und wird deshalb von der WHO nicht empfohlen.

28.5.12 Erkrankungen durch Haemophilus-Bakterien, Bordetellen und Gardnerellen

Hämophilus-Bakterien sind gramnegative Stäbchen. Die Bezeichnung „Haemophilus" (= blutliebend) geht auf die Tatsache zurück, dass die Bakterien auf Blutnährböden am besten wachsen.

Medizinisch bedeutsame Hämophilus-Bakterien sind insbesondere:

- *Haemophilus influenzae* vom Typ b (kurz **Hib** ☞ unten)
- *Haemophilus ducreyi* als Erreger des **weichen Schankers,** einer seltenen Geschlechtskrankheit.

Bordetellen sind ebenfalls gramnegative Stäbchen. Erwähnenswert ist v.a. **Bordetella pertussis** als Erreger des Keuchhustens (☞ 13.10.1). Er wurde früher zu den Hämophilus-Bakterien gezählt, daher die auch heute noch übliche Bezeichnung *Hämophilus pertussis.*

Ebenfalls früher zu den Hämophilus-Bakterien gerechnet, nun aber als eigene Gattung geführt wird **Gardnerella vaginalis** (früher *Hämophilus vaginalis*), ein häufiger Erreger sog. unspezifischer Scheiden- und Harnröhrenentzündungen (☞ auch 32.12.1).

Haemophilus influenzae Typ b (HiB)

Hämophilus-Bakterien werden durch Tröpfcheninfektion übertragen.

Haemophilus influenzae vom Typ b (kurz **Hib**) ist bei Erwachsenen in erster Linie als Erreger von *sekundären* Infektionen der Atmungsorgane, z.B. als *bakterielle Sekundärinfektion* bei Grippe (☞ 20.5.1), bedeutsam. Schwere Infektionen wie etwa Hirnhaut- oder Lungenentzündungen treten nur bei abwehrgeschwächten Personen auf.

Anders ist die Situation bei Kindern:

- Haemophilus influenzae ist häufiger Meningitiserreger (☞ 35.8.1) bei Säuglingen und Kleinkindern
- Bei Kleinkindern von 1 – 5 Jahren ist die Kehlkopfentzündung *(Epiglottitis)* mit Erstickungsgefahr gefürchtet (☞ 13.10.3).

Beide Erkrankungen sind dank der heute zur Verfügung stehenden aktiven Schutzimpfung in den letzten Jahren wesentlich seltener geworden.

Behandelt wird z.B. mit Ampicillin (etwa Binotal®) oder Cephalosporinen (etwa Claforan®). In bestimmten Fällen müssen

Kontaktpersonen Erkrankter, in erster Linie Kinder unter sechs Jahren, prophylaktisch Antibiotika erhalten.

Der direkte Nachweis von Haemophilus influenzae in Liquor oder Blut ist meldepflichtig.

28.5.13 Erkrankungen durch Korynebakterien

Korynebakterien sind grampositive, oft keulenförmige Stäbchen. Sie können verschiedene eitrige Infektionen beim Menschen hervorrufen und sind auch bei der Entstehung der Pubertätsakne beteiligt. Am gefährlichsten ist *Corynebacterium diphtheriae* als Erreger der Diphtherie.

Diphtherie

Diphtherie *(Halsbräune):* Gefährliche Infektionskrankheit mit Geschwürs- und *Pseudomembranbildung* (Pseudomembran = fibrinöse Schleimhautauflagerung) im Mund-Rachen-Raum und ernsten systemischen Komplikationen, vor allem Herz- und Nervenschädigungen. Daher insgesamt ernste Prognose, vor allem bei spät erkannten Krankheitsfällen oft tödlicher Ausgang.

Die **Diphtherie** ist bei Krankheitsverdacht, Erkrankung und Tod meldepflichtig, außerdem der Nachweis Toxin bildender **Corynebacteria diphteriae** (☞ 28.10).

Übertragung und Krankheitsentstehung

Corynebacterium diphtheriae wird durch Tröpfcheninfektion oder durch direkten Kontakt übertragen. Die Bakterien besiedeln die Mund- und Rachenschleimhäute und schädigen diese durch ihr Exotoxin. Nur 10 – 20 % der Infizierten erkranken manifest.

Symptome, Befund und Diagnostik

- *Lokalisierte Diphtherie,* am häufigsten auftretend als *Rachendiphtherie* mit mäßigem Fieber und typischem Lokalbefund: großflächig entzündetes Tonsillengebiet mit Pseudomembranen, fadsüßlicher Foetor aus dem Mund sowie Schwellung des Rachens und der regionalen Lymphknoten. Bellender Husten *(Krupp-Husten)* und Heiserkeit zeigen eine *progrediente Diphtherie* mit Übergreifen der Erkrankung auf den Kehlkopf an *(Kehlkopfdiphterie).* Dann drohen lebensgefährliche Erstickungsanfälle, die eine Tracheotomie (☞ 34.9.4) erforderlich machen können
- *Primär toxische* oder *maligne Diphtherie:* Schwere Symptome, häufig tödliches Kreislaufversagen.

Die (Verdachts-)Diagnose der Diphtherie wird klinisch gestellt. Ein Erregernachweis ist möglich, kommt aber für den Behandlungsentscheid zu spät.

Behandlungsstrategie

Die Gefährlichkeit der Diphtherie ist durch das von den Bakterien produzierte Toxin bedingt. Vorrangig ist daher die unverzügliche Gabe eines Pferde-Antitoxin-Serums. Um die weitere Toxinproduktion zu verhindern, werden zusätzlich Antibiotika, z.B. Penicillin oder Erythromycin (etwa in Isocillin® bzw. Erythrocin®) gegeben.

Pflege bei Diphtherie

Pflege bei Atemnot ☞ 7.2.12, 20.3.1

Die meist schwer erkrankten Diphtherie-Patienten brauchen intensivmedizinische Pflege:

- Die Kranken werden so lange isoliert (☞ 6.3.2, 28.2.2), bis der Rachenabstrich dreimal negativ war
- Wegen der Gefahr eines plötzlichen Herztodes müssen die Patienten 6 – 8 Wochen *strenge* Bettruhe einhalten. Soor-, Parotitis-, Dekubitus-, Thrombose-, Obstipations- und Pneumonieprophylaxe sind angezeigt
- Patienten mit Atemnot werden mit erhöhtem Oberkörper gelagert. Wegen der Atemnot und der Gefahr von Erstickungsanfällen ist häufig die Gabe von Sauerstoff (nach Arztanordnung) erforderlich. Intubations- und Tracheotomiebesteck, Absauger und Beatmungsgerät stehen immer in Reichweite
- Die Patienten haben starke Schluckbeschwerden. Deshalb ist anfangs eine flüssig-kalte Kost, später eine breiige Kost angezeigt. Eventuell ist eine parenterale Ernährung erforderlich (☞ 10.3.4)
- Feucht-kalte Umschläge können die Schmerzen im Bereich der geschwollenen Halslymphknoten oft lindern.

Krankenbeobachtung

- Vitalzeichen (vor allem Atmung), Temperatur, Sprache
- Flüssigkeitsbilanz.

Patienteninformation

Einzig wirksame Prophylaxe ist die Schutzimpfung (☞ 29.2.2). Angesichts der Gefährlichkeit der Erkrankung und ihrer wieder zunehmenden Häufigkeit sollen alle Erwachsenen auf die Notwendigkeit einer Auffrischungsimpfung alle 10 Jahre hingewiesen werden. Diese kann simultan mit der Tetanus- und der Poliototimpfung erfolgen (☞ 28.5.15 und Tab. 28.33).

Kontaktpersonen von Erkrankten müssen antibiotisch behandelt und nachgeimpft werden.

28.5.14 Erkrankungen durch Listerien

Listerien sind grampositive Stäbchen, wobei nur **Listeria monocytogenes** überhaupt menschenpathogen ist.

Trotz ihrer weiten Verbreitung rufen Listerien praktisch nur bei Abwehrgeschwächten ernste Erkrankungen hervor. Gefährlich ist jedoch die **angeborene Listeriose.** Steckt sich eine Schwangere (oft unbemerkt) an, so können die Listerien über die Plazenta das Ungeborene infizieren und zu einer Totgeburt oder schweren (ZNS-)Schäden des Kindes führen.

Eine Impfung gegen Listerien ist nicht möglich. Schwangere sollten Tierkontakte meiden oder zumindest die Hygieneregeln streng befolgen. Außerdem wird vom Verzehr von Rohfleisch, z.B. Gehacktes, und Rohmilch abgeraten.

Der Listeriennachweis ist unter bestimmten Bedingungen meldepflichtig (☞ 28.10).

28.5.15 Erkrankungen durch Sporenbildner

Beispielhaft soll an dieser Stelle der **Tetanus** abgehandelt werden. Einen Überblick über die weiteren Erkrankungen durch Sporenbildner gibt Tab. 28.34.

Tetanus

Tetanus *(Wundstarrkrampf):* Schwere, oft tödliche Erkrankung mit Muskelkrämpfen, bedingt durch das Toxin von **Clostridium tetani,** einem grampositiven, anaeroben Sporenbildner. Ursache der Infektion sind in über 50 % aller Tetanuserkrankungen Bagatellverletzungen.

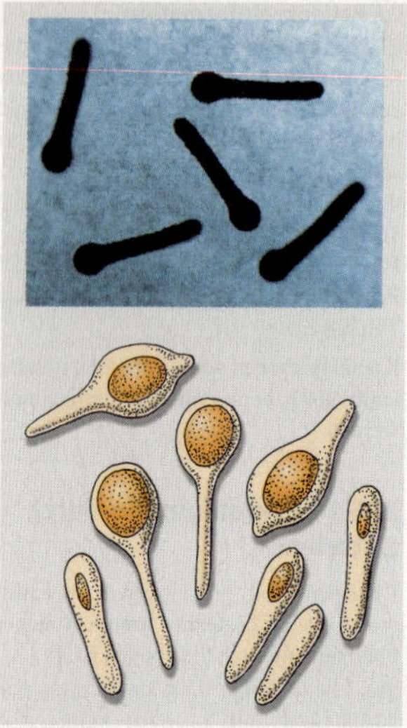

Abb. 28.32: Clostridium tetani im Lichtmikroskop (oben) und verschiedene Formvarianten im Schema (unten). [B109, A400-190]

Übertragung

Clostridium tetani ist praktisch überall im Erdreich vorhanden. Bei *jeder* verunreinigten Verletzung können Clostridien in die Wunde gelangen. In tiefen oder zerklüfteten Wunden mit mangelhafter Sauerstoffversorgung vermehren sich die anaeroben Bakterien (☞ 28.5.1) rasch und produzieren ein Toxin, das das Nervensystem angreift.

Symptome und Untersuchungsbefund

Wenige Tage bis zwei Wochen nach der Verletzung beginnt die Erkrankung mit Kopfschmerzen und Müdigkeit. Es folgt eine Erhöhung der Muskelspannung, die zuerst zu einer *Kieferklemme* und in der Folge von oben nach unten zu einer krampfartigen Starre praktisch aller Muskeln führt. Dabei sind die Patienten bei vollem Bewusstsein und haben stärkste Muskelschmerzen. Sie können nicht essen, da es bereits beim geringsten Versuch zu Schlingkrämpfen kommt. Krämpfe der Atemmuskulatur führen zu lebensgefährlichen Atemnotanfällen. Jeder Reiz verursacht schwere tonisch-klonische Krämpfe, d.h. Krämpfe mit Muskelstarre und Muskelzuckungen. Die Krämpfe können so stark sein, dass Knochenbrüche die Folge sind.

Die Wunde, durch die die Erreger in den Körper gelangten, ist unauffällig.

Für das Vollbild der Erkrankung sind drei Symptome typisch:

- **Trismus** (Kieferklemme)
- **Risus sardonicus** (verzerrtes Grinsen durch Krämpfe der Gesichtsmuskulatur)
- **Opisthotonus** (Überstreckung des Rumpfes und Rückwärtsbeugung des Kopfes).

Diagnostik und Differentialdiagnose

Die Verdachtsdiagnose wird klinisch gestellt und kann durch Erreger- oder Toxinnachweis im Verletzungsbereich gesichert werden.

Behandlungsstrategie

Möglichst frühe Antitoxin-Gabe ist beim Tetanus entscheidend. Dabei vermag das Antitoxin aber nur den Teil des Toxins zu neutralisieren, der noch nicht an das Nervensystem gebunden ist. Aus diesem Grunde kommt die Antitoxin-Gabe beim *manifesten* Tetanus meist zu spät. Dann ist die intensivmedizinische Behandlung symptomatisch und umfasst Beruhigungsmittel, Muskelrelaxantien zur Krampflösung, Intubation und Beatmung.

Pflege bei Tetanus

Der Patient ist bei vollem Bewusstsein und registriert seinen Zustand sowie alle Äußerungen und Pflegehandlungen. Deshalb gehen die Pflegenden bei allen ihren Tätigkeiten auf den Patienten ein und informieren ihn über alles.

- Der Patient muss beatmet und kontinuierlich überwacht werden (Sitzwache)
- Er wird in einem Einzelzimmer untergebracht. Unnötige Reize werden vermieden, da sie sofort Muskelkrämpfe beim Patienten auslösen. Aus dem gleichen Grund planen die Pflegenden die Pflegemaßnahmen so, dass sie mit dem Wirkmaximum der Beruhigungsmittel zusammenfallen
- Der Patient wird hochkalorisch über eine Sonde oder parenteral ernährt, da er nicht schlucken kann
- Zur Überwachung der Ausscheidung legen die Pflegenden einen Blasendauerkatheter. Außerdem sorgen sie für eine regelmäßige Darmentleerung
- Neben den Prophylaxen und der Körperpflege ist insbesondere eine sorgfältige Mundpflege wichtig, da die Selbstreinigung durch den Speichel wegfällt und die Gefahr einer Parotitis (☞ 34.11.1) oder einer Pilzinfektion erhöht ist.

Krankenbeobachtung

- Vitalzeichen (Atmung!), Temperatur, sonstige Intensivparameter
- Ausscheidungen, Flüssigkeitsbilanz
- Krämpfe, Verletzungen.

Patienteninformation

Die früher häufigen Todesfälle sind heute selten, da die meisten Betroffenen zumindest in der Kindheit einige Male geimpft wurden und somit eine *Teilimmunität* besteht. Der Verlauf ist dann milder. Trotzdem soll der Impfschutz alle zehn Jahre aufgefrischt werden, da eine *Expositionsprophylaxe*, d.h. ein Meiden der Erreger, nicht möglich ist.

Vorgeschichte der Tetanus-Immunisierung/ Anzahl der Impfungen	Saubere, geringfügige Wunden		Alle anderen Wunden[1]	
	Td oder DT[2]	Tetanus-Immunglobulin[3]	Td oder DT[2]	Tetanus-Immunglobulin[3]
Unbekannt	Ja	Nein	Ja	Ja
0 – 1	Ja	Nein	Ja	Ja
2	Ja	Nein	Ja	Nein[4]
3 oder mehr	Ja[5]	Nein	Ja[6]	Nein

[1] Tiefe und/oder verschmutzte (Staub, Erde, Speichel, Stuhl) Wunden, Verletzungen mit großer Gewebszerstörung, Stich-, Schusswunden
[2] Kinder ≤ 6 Jahre DT, alle übrigen Td (beim Td-Impfstoff ist der Diphterietoxidgehalt im Vergleich zum DT-Impfstoff reduziert)
[3] Meist 250 IE, kann auf 500 IE erhöht werden
[4] Ja, wenn Verletzung ≥ 24 Std. zurückliegt
[5] Nein, wenn Zeit seit der letzten Impfung ≤ 10 Jahre
[6] Nein, wenn Zeit seit der letzten Impfung ≤ 5 Jahre

Tab. 28.33: Tetanusprophylaxe im Verletzungsfall nach den Empfehlungen der Ständigen Impfkommission am Robert-Koch-Institut (STIKO) vom Januar 2000.

Tetanusprophylaxe im Verletzungsfall

Chirurgische Wundversorgung. Prinzipiell wird im Krankenhaus jede Wunde chirurgisch versorgt (☞ 27.4.3). Die Wundversorgung reduziert den Keimgehalt der Wunde und verschlechtert die Wuchsbedingungen der Bakterien, so dass Wundinfektionen erheblich seltener auftreten.

Vervollständigung des Impfschutzes. Besteht kein ausreichender Impfschutz, wird der Patient zum Schutz vor Tetanus geimpft. Ob nur *aktiv* mit Tetanus-Toxoid (z.B. Tetanol®) geimpft oder eine **Simultanimpfung** als Kombination der aktiven Impfung und der *passiven* Impfung mit Tetanus-Immunglobulinen (*Tetanus-Antitoxin,* z.B. Tetagam®) durchgeführt wird, hängt von Zustand und Art der Wunde sowie den bisher erhaltenen Impfungen ab (☞ Tab. 28.33). Aufgrund der zunehmenden Diphtherie-Gefährdung und der schlechten Immunitätslage der erwachsenen Bevölkerung (☞ 28.5.13) empfiehlt die STIKO bei der Aktivimpfung die Kombination aus Tetanus-Toxoid und Diphtherie-Impfstoff. Für Kinder < 6 Jahre wird dazu DT-Impfstoff verwendet mit annähernd gleichen Anteilen an Diphtherie-Impfstoff und Tetanus-Toxoid, z.B. **DT**-Wellcovax®. Ältere Personen erhalten einen Kombinationsimpfstoff mit Tetanus-Toxoid und *verringertem* Diphtherie-Toxoid-Gehalt (daher Schreibweise **Td**, z.B. Td-Impfstoff Behring®).

Wird der Patient aktiv *und* passiv geimpft, werden die beiden Wirkstoffe voneinander getrennt aufgezogen und an unterschiedlichen Körperstellen i.m. injiziert. Toxoid und Immunglobulin könnten sich sonst neutralisieren und ihre Wirkungen gegenseitig blockieren. Die Impfung wird in einem Impfausweis dokumentiert, der dem Patienten mitgegeben wird. Sind noch weitere Injektionen zur Vervollständigung des Impfschutzes erforderlich, werden die nächsten Termine im Impfausweis vermerkt und der Patient ausdrücklich darauf hingewiesen.

28.5.16 Erkrankungen durch Mykobakterien

Mykobakterien sind grampositive, *säurefeste* Stäbchenbakterien. „Säurefest" bedeutet hier, dass sich die Bakterien nach der histologischen Färbung weder durch Säure noch durch Alkohol wieder entfärben lassen. Die bedeutsamsten Mykobakterien sind:

- **Mycobacterium tuberculosis** als Erreger der Tuberkulose (☞ 20.5.4)
- **Mycobacterium leprae** als Erreger der Lepra
- Sog. **atypische Mykobakterien,** die vor allem als HIV-assoziierte Infektion stark an Bedeutung zugenommen haben (☞ 29.3.4).

Lepra

Lepra *(Aussatz):* Chronische Infektionskrankheit mit Hauptmanifestation an Haut und Nerven. Erkrankung der tropischen und subtropischen Länder mit geringem Hygienestandard.

Der Nachweis von **Mycobacterium leprae** unterliegt der Meldepflicht.

Erstsymptome der **Lepra** sind fleck- und/oder knotenförmige Veränderungen an Haut und Nerven. Ohne Behandlung können Geschwürbildung und Gewebetod im weiteren Verlauf zu Verstümmelungen führen, die den Patienten lebenslang kennzeichnen. Da die Kranken aufgrund des Nervenbefalls Sensibilitätsstörungen

Erreger	Krankheit	Übertragung	Symptome	Therapie	Besonderes
Aerobe Sporenbildner					
Bacillus anthracis	Hautmilzbrand	Eindringen der Bazillen in oberflächliche Hautverletzungen	Rote, später blau-schwarze Papel, dann Blase, anfangs auffällig schmerzlos	Hochdosiert Penicillin, Wunde nie öffnen, Extremität ruhig stellen	Erkrankung in tierverarbeitenden Berufen (z.B. Metzger, Landwirte, Kürschner)
	Lungenmilzbrand	Einatmen der Bazillen	Pneumonie mit plötzlichem Beginn, Schüttelfrost und hohem Fieber	Penicilline	Fast immer tödlich, z.Zt. nur als biologischer Kampfstoff relevant
Anaerobe Sporenbildner					
Clostridium botulinum	Botulismus	Verzehr mangelhaft sterilisierter Konserven mit Botulinustoxin, meist Selbsteingemachtes (Fleisch, Bohnen)	Gastrointestinale Symptome, Doppelbilder infolge Augenmuskellähmungen, Schluckbeschwerden, später zahlreiche Lähmungen (Atemmuskulatur!)	Antitoxingabe bereits bei Verdacht	Letalität unbehandelt 25 – 70 % (Botulinustoxin ist stärkstes bekanntes Gift)
Clostridium difficile	Antibiotika-assoziierte pseudomembranöse Kolitis	I.d.R. endogene Infektion, selten durch Instrumente (z.B. Koloskopie)	Oft nur Fieber und Bauchschmerzen, seltener blutige Durchfälle bis zum toxischen Megakolon (☞ 21.6.5)	Vancomycin (Vancomycin Lilly®) oral	Nebenwirkung intensiver Antibiotikatherapie, die die normalen Darmbakterien zerstört, so dass Clostridien wuchern können
Clostridium perfringens	Gasbrand (Gasödem)	Eindringen der Clostridien in tiefe Wunden oder Operationsgebiete ohne ausreichende Sauerstoffversorgung	Braune bis dunkelviolette Gewebeverfärbung, plötzlicher Schmerz, Gasentwicklung mit Hautemphysem (charakteristisches „Knistern" bei Druck)	Chirurgische Wundrevision mit Schaffung aerober Verhältnisse, Antibiotika, evtl. O_2-Überdrucktherapie	Typische (oft tödliche) Folge von Kriegsverletzungen, aber auch nach (unsachgemäßer) Operation oder wundchirurgischer Behandlung
	Lebensmittelvergiftung	Aufnahme toxinverseuchter Lebensmittel	Krampfartige Bauchschmerzen mit Durchfall, kein Fieber	Rein symptomatisch	☞ 28.5.6
Clostridium tetani: Erreger des Wundstarrkrampfes ☞ Text					

Tab. 28.34: Übersicht über wichtige Erkrankungen durch aerobe und anaerobe Sporenbildner. Zur Meldepflicht ☞ 28.10.

haben, kommt es außerdem unbemerkt zu schwersten Verletzungen. Die Diagnose wird klinisch und durch den mikroskopischen Erregernachweis aus Abstrichpräparaten gestellt. Die Lepra kann heute mit Antibiotika ausgeheilt werden.

28.5.17 Erkrankungen durch Spirochäten

Spirochäten sind gramnegative, schraubenförmige Bakterien. In der Humanmedizin sind folgende Gattungen bedeutsam:

- *Treponemen* sind u.a. die Erreger der **Lues** (*Syphilis* ☞ 30.11.2)
- *Borrelien* sind für das sehr seltene **Rückfallfieber** und das wichtige Krankheitsbild der **Lyme-Borreliose** (☞ unten) verantwortlich
- Infektionen mit *Leptospiren* führen zu den **Leptospirosen** (☞ unten).

Lyme-Borreliose

Lyme-Borreliose *(Lyme-Krankheit):* Wechselnde Kombination aus Allgemeinsymptomen, Hautveränderungen und neurologischen Erscheinungen.

Der Erreger, *Borrelia burgdorferi*, wird durch den Biss des Holzbocks, einer Zeckenart, übertragen. Saisonal gehäuftes Auftreten im Sommer und Herbst. Besonders gefährdet sind Personen, die sich viel im Wald aufhalten, z.B. Forstarbeiter.

Symptome und Untersuchungsbefund

Beim typischen Verlauf tritt Tage bis Wochen nach dem Zeckenbiss um die Zeckenbissstelle ein charakteristischer Hautausschlag auf, der sich ringförmig ausbreitet und in der Mitte abblasst (*Erythema chronicum migrans* ☞ 30.12.5). Später bekommt der Patient Kopf-, Glieder- und Muskelschmerzen sowie evtl. Fieber. Nochmals Wochen bis Monate später können Entzündungen eines oder mehrerer Gelenke *(Lyme-Arthritis)*, eine Herzmuskelentzündung (☞ 18.8.2), weitere Hauterscheinungen und eine Entzündung vorwiegend der Hirnhäute und der Nervenwurzeln *(Meningoradikulitis)* auftreten. Diese Entzündungen können rezidivieren. Häufig ist auch eine (einseitige) Gesichtslähmung.

Atypische Verläufe sind häufig, jedes Stadium kann fehlen.

Diagnostik

Serologische Untersuchungen sind insbesondere in Frühstadien nicht ausreichend zuverlässig. Gerade die Hauterscheinungen sind aber so typisch, dass die Diagnose oft anhand des klinischen Bildes gestellt wird. Dagegen sind bei den übrigen Manifestationen oft weitere Untersuchungen wie etwa eine Lumbalpunktion notwendig, z.B. um die ebenfalls durch Zecken übertragene Viruserkrankung *Frühsommer-Meningo-Enzephalitis* auszuschließen (*FSME* ☞ 35.8.4, Abb. 35.69).

Behandlungsstrategie

Die Lyme-Borreliose wird antibiotisch mit Penicillinen, Cephalosporinen oder Tetrazyklinen behandelt.

Patienteninformation

Die Prognose der Lyme-Borreliose ist bei rechtzeitiger Behandlung gut. Allerdings sind wegen der fehlenden Immunität Zweiterkrankungen möglich. Eine Impfung gibt es bisher nicht.

Kontaktadresse

Lyme-Borreliose Bund e.V.,
Große Straße 205, 21075 Hamburg,
Tel.: 0 40/77 90 57 88

Leptospirosen

Leptospirosen: Infektionskrankheiten mit zweigipfligem Fieberverlauf und zusätzlichen Organerscheinungen im 2. Fiebergipfel, hervorgerufen durch **Leptospiren.**

Bestimmte humanpathogene **Leptospiren** sind als Krankheitserreger meldepflichtig (Details ☞ 28.10).

Übertragung

Die zahlreichen verschiedenen Leptospiren leben vor allem in Ratten, Mäusen, Schweinen, Hunden und Katzen. Die Tiere scheiden die Erreger mit ihrem Urin aus. Kommt der Mensch in Kontakt mit dem infizierten Urin, dringen die Leptospiren durch kleine Hautverletzungen, aber auch intakte Schleimhäute (Wasserspritzer auf die Bindehaut der Augen) in den Körper ein. Aufgrund der Übertragungsweise sind vor allem Landwirte, Tierärzte, Metzger und Kanalarbeiter gefährdet.

Symptome und Untersuchungsbefund

Bei der gefährlichen Verlaufsform (**Morbus Weil,** Sterblichkeit bis 25 %) wird der Patient nach einer Inkubationszeit von 1 – 2 Wochen aus völligem Wohlbefinden heraus sehr krank: Er hat hohes Fieber, Schüttelfrost, Kopf- und Muskelschmerzen, Bindehautentzündung, Kreislaufstörungen sowie am Ende der ersten Krankheitswoche kurzzeitig einen Hautausschlag. Nach kurzer Fieberfreiheit kommt es zu Hirnhautentzündung, einem Ikterus (☞ 22.2.1) durch Leberbeteiligung oder einer Nierenentzündung (☞ 31.6.6). Häufiger als dieser „klassische" Verlauf sind in Mitteleuropa aber leichtere Erkrankungsformen, die meist als „Grippe" fehlgedeutet werden.

Diagnostik

Die Diagnose wird in erster Linie durch die Anamnese und serologisch gestellt.

Behandlungsstrategie

Antibiotika der Wahl sind Penicillin oder Doxycyclin (etwa Vibramycin®).

Vorsicht

Kontakt mit Patientenurin vermeiden, da dieser kontagiös ist.

28.5.18 Erkrankungen durch Mykoplasmen

Mykoplasmen sind die kleinsten bekannten Bakterien. Sie leben auf den Schleimhäuten des Menschen. Medizinisch bedeutsam sind die verschiedenen Mykoplasmen als häufige Erreger von:

- *Primär atypischen Lungenentzündungen* (☞ 20.5.3) und Infektionen der oberen Atmungsorgane
- Urogenitalinfektionen, v.a der nicht-gonorrhoeischen Harnröhren- und Prostataentzündung beim Mann (☞ 31.5.2) und der unspezifischen Eileiterentzündung der Frau (☞ 32.7.1).

28.5.19 Erkrankungen durch Chlamydien und Rickettsien

Chlamydien und **Rickettsien** sind *obligat intrazelluläre Prokaryonten.* Im Gegensatz zu den bisher genannten Bakterien, auch den Mykoplasmen, können sie nicht auf *unbelebten* Nährböden angezüchtet werden, da ihre Vermehrung nur *innerhalb* von Wirtszellen möglich ist.

Erkrankungen durch Chlamydien

Von den verschiedenen Chlamydien sind *Chlamydia trachomatis, Chlamydia psittaci* und *Chlamydia pneumoniae* für den Menschen pathogen.

- Von **Chlamydia trachomatis** existieren verschiedene Unterarten:
  - Einige Unterarten gehören zu den häufigsten Erregern der sexuell übertragenen unspezifischen Urogenitalinfekte sowohl bei der Frau als auch beim Mann (Chlamydienadnexitis ☞ 32.7.1)
  - Gelangen die Chlamydien einer infizierten Schwangeren während der Geburt in die Augen des Neugeborenen, entwickelt sich eine eitrige Bindehautentzündung
  - Andere Unterarten verursachen das Lymphogranuloma inguinale, eine (sehr seltene) ansteckende Geschlechtskrankheit
  - In tropischen Ländern ist das Trachom (☞ Tab. 33.40) gefürchtet, eine Entzündung der Augenhornhaut und -bindehaut, die unbehandelt zu schweren Vernarbungen und Blindheit führt
- **Chlamydia psittaci** ist der Erreger der **Ornithose,** bei Übertragung durch Papageien auch *Psittakose* oder *Papageienkrankheit* genannt, einer atypischen Lungenentzündung (☞ 20.5.3), die mit dem getrockneten Kot infizierter Vögel übertragen wird (Papageien, Wellensittiche, seltener Stadt-Tauben und alle übrigen frei fliegenden Vogelarten). Antibiotika der Wahl sind Tetrazykline, vorzugsweise Doxycyclin (z.B. Vibramycin®), sowie Erythromycin (z.B. Erythrocin®). Chlamydia psittaci gehört zu den meldepflichtigen Krankheitserregern (Details ☞ 28.10)
- **Chlamydia pneumoniae** wurde erst vor wenigen Jahren entdeckt und spielt wahrscheinlich bei den Atemwegserkrankungen Heranwachsender eine große Rolle. Die Erkrankung wird bei Kindern mit Erythromycin (z.B. Erythrocin®), bei Erwachsenen mit Tetrazyklinen (z.B. Vibramycin®) behandelt. Außerdem wird ein Zusammenhang zur Arteriosklerose- und KHK-Entstehung diskutiert (☞ 18.5.1).

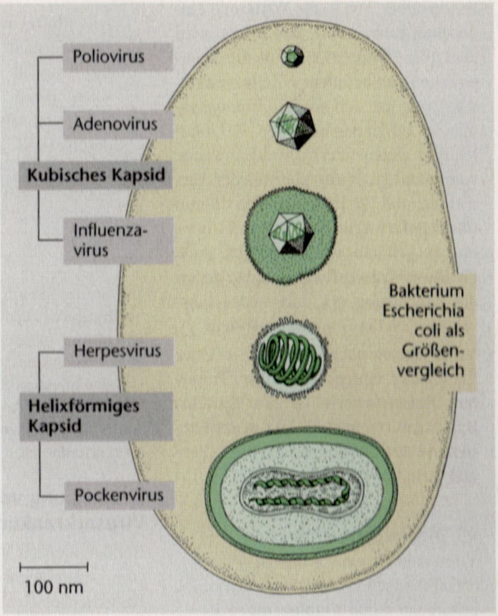

Abb. 28.35: Größenvergleich und Aufbau verschiedener Viren. Selbst „große" Viren sind noch um ein Vielfaches kleiner als Bakterien (hier Escherichia coli). [A400-190]

Erkrankung	Details ☞
HIV-Infektion/AIDS	29.3
Enzephalitis	35.8.2
Erkältungskrankheiten	20.5.1
FSME	35.8.4
Gelbfieber	28.6.6
Herpes-simplex-Infektionen	28.6.2
Herpes zoster	28.6.3
Infektiöse Mononukleose	34.7.1
Influenza	20.5.1
Meningitis	35.8.1
Tollwut	28.6.5
(Virus-)Hepatitis A – G	22.4.2
Zytomegalie	28.6.4

Tab. 28.36: Die wichtigsten Virusinfektionen.

Erkrankungen durch Rickettsien

Rickettsien sind in Mitteleuropa von vergleichsweise geringer Bedeutung. Vor allem in den warmen Ländern der Erde rufen sie die verschiedenen Formen des **Fleckfiebers** hervor. Der Nachweis von Rickettsia prowazekii als Erreger des **epidemischen Fleckfiebers** ist meldepflichtig. Die Patienten haben (hohes) Fieber mit Schüttelfrost sowie Kopf- und Gliederschmerzen. Ein fleckförmiger Hautausschlag, teils mit Hautblutungen, gab den Erkrankungen ihren Namen.

28.6 Virale Infektionen

Virale Infektionen sind wahrscheinlich noch häufiger als bakterielle. Die meisten „Erkältungskrankheiten" (Husten, Schnupfen, „Grippe"), Leber- oder Hirnhautentzündungen und zahlreiche „Kinderkrankheiten" gehören zu den Virusinfektionen.

Viele Virusinfektionen werden in den jeweiligen Organkapiteln abgehandelt (☞ Tab. 28.36).

28.6.1 Aufbau von Viren

Viren besitzen keine Zellstruktur und keinen eigenen Stoffwechsel. Sie sind wesentlich einfacher aufgebaut als Bakterien (☞ Abb. 28.35). Die Viren werden im Krankenhausalltag nach klinischen Kriterien eingeteilt, z.B. Hepatitis-Viren.

Infektion der Wirtszelle

Das Virus heftet sich an die Rezeptoren der Wirtszelle, schleust seine Erbsubstanz in die Wirtszelle ein, „programmiert" dann die Zelle um und veranlasst sie, *Viruspartikel* zu bilden und zusammenzusetzen (☞ auch Abb. 29.15).

Folgen der Virusinfektion

Viren schädigen ihre Wirtszellen auf unterschiedliche Weise:

- Im typischen Fall produziert die infizierte Wirtszelle nur noch neue Viren, aber keine Eiweiße mehr „für sich selbst". Die Wirtszelle stirbt bald nach ihrer Infektion ab und setzt dabei zahlreiche neue Viren frei, die ihrerseits weitere Zellen infizieren
- Bei der **latenten** (*temperenten* = verborgenen) **Infektion** ist zunächst keine schädigende Wirkung auf die Wirtszel-

le erkennbar. Die in die Wirtszelle eingebaute Erbsubstanz des Virus wird aber über „Generationen“ an die Tochterzellen der befallenen Zelle vererbt, das Virus hat sich so dem Immunsystem des Infizierten entzogen. Bei lokaler oder allgemeiner Abwehrschwäche kann sich das Virus aber wieder vermehren und zu Erkrankungen führen (**Reaktivierung**). Zu diesem Infektionstyp gehören wahrscheinlich auch die **Slow-virus-Infektionen,** bei denen die Erkrankung erst Jahre oder Jahrzehnte nach der Infektion ausbricht

- Viren spielen auch eine Rolle bei der Entstehung einiger bösartiger Tumoren. Beispielsweise ist das Epstein-Barr-Virus (☞ auch 34.7.1) an der Entstehung des Gebärmutterkrebses (Zervixkarzinom ☞ 32.9.1) beteiligt.

Diaplazentare Infektion

Viren nehmen eine Schlüsselstellung bei infektiösen Schädigungen des Ungeborenen durch **diaplazentare Erregerübertragung** (☞ 12.5.1) ein:

- Die **Rötelnembryopathie** ist Folge einer Erstinfektion der (ungeimpften) Mutter mit Röteln. Stirbt der Embryo nicht ab, drohen bei einer Infektion in der Frühschwangerschaft Blind- und Taubheit, Herzfehler und schwere geistige Behinderung (☞ 13.14.5)
- Noch häufiger sind Fruchtschädigungen durch eine (frische) *Zytomegalievirus-Infektion* der Mutter (☞ 28.6.4).

Davon abgegrenzt wird die Übertragung durch den (virushaltigen) Geburtskanal, z.B. von *Herpes-simplex-Viren* bei an Herpes-genitalis erkrankten Müttern (☞ auch 28.6.2). Um eine Infektion des Neugeborenen und damit die Gefahr einer (oft tödlichen) *Herpes-Sepsis* zu vermeiden, ist hier eine Sectio caesarea erforderlich.

Behandlung von Viruserkrankungen

Bei den meisten Virusinfektionen ist nur eine *symptomatische Behandlung* der Krankheitserscheinungen möglich und sinnvoll. Einige Virusinfektionen erfordern aber die Gabe von (nebenwirkungsreichen) Virostatika (☞ Pharma-Info 28.37).

28.6.2 Herpes-simplex-Infektionen

Bei den **Herpes-simplex-Viren** werden zwei Typen unterschieden. Bei beiden Typen erfolgt die Erstinfektion meist unbemerkt; die Durchseuchung der erwachsenen Bevölkerung liegt beim Herpes-simplex-Virus Typ 1 um 90 %, beim Herpes-simplex-Virus Typ 2 um 30 %.

Nach der Erstinfektion verbleibt *(persistiert)* das Virus aber häufig im Körper und führt zum typischen, wiederkehrenden Bläschenausschlag in der Mund- oder Genitalregion (*Herpes labialis* ☞ 34.7.1, und *Herpes genitalis* ☞ 28.6.1). Auslösende Faktoren sind z.B. Fieber oder Sonnenstrahlen. Für ansonsten Gesunde sind diese Ausschläge zwar lästig, da juckend und kontagiös, aber harmlos. Die Behandlung erfolgt lokal mit Aciclovir.

Gefürchtet sind aber:

- Die **Herpes-Enzephalitis** (☞ 35.8.2) mit häufig tödlichem Ausgang durch das Herpes-simplex-Virus Typ 1
- Die **Herpes-Sepsis** des Neugeborenen, die meist bei einem Herpes genitalis der Mutter durch direkten Kontakt des

Pharma-Info 28.37: Virostatika

Virostatika *(Virusstatika)*: Arzneimittel zur kausalen Behandlung von Virusinfektionen.

Viren haben keinen eigenen Stoffwechsel. Während Antibiotika gezielt den Bakterienstoffwechsel angreifen und die menschliche Zelle weitgehend verschonen, beeinträchtigen **Virostatika** bisher immer auch den Stoffwechsel gesunder Körperzellen, da Viren sich menschlicher Enzyme und Stoffwechselreaktionen bedienen. Nur wenige virusspezifische Enzyme können durch die derzeit verfügbaren Virostatika gezielt blockiert werden, und dies auch nur bei bestimmten Virusarten (z.B. Herpes-Viren ☞ Tabelle).

Die Nebenwirkungen von Virostatika sind z.T. erheblich. Gastrointestinale Beschwerden sind häufig, können aber meist toleriert werden. An ernsten und oft zum Therapieabbruch führenden Nebenwirkungen sind v.a. Leber- und Nierenschäden sowie neurologische Symptome, z.B. Verwirrtheit oder Somnolenz, zu nennen.

Überblick der wichtigsten Virostatika zur systemischen Gabe

Substanz	Handelsname	Spektrum/ Indikation	Nebenwirkungen/ Bemerkungen	Pflegerische Konsequenzen
Aciclovir	Zovirax®	HSV 1 und 2, EBV, VZV, evtl. CMV	Gut verträglich. Anstieg von Kreatinin und Leberenzymen, Exanthem, bei i.v.-Gabe Venenreizung	Beobachtung der Haut, Kontrolle des venösen Zugangs
Amantadin	PK-Merz®	Influenza A, Herpes zoster	Mundtrockenheit, Kopfschmerz, Übelkeit, Blutdruckabfall, ZNS-Störungen (z.B. Unruhe)	Kreislaufkontrollen, Beobachtung von Haut und Psyche
Foscarnet	Foscavir®	CMV, evtl. HSV bei Aciclovir-Resistenz	GIT-Symptome, Fieber, ZNS-Störungen, Nierenfunktionseinschränkung, Elektrolytstörungen, Venenreizung	Langsames Infundieren! Auf Psyche achten, ZVK-Pflege
Ganciclovir	Cymeven®	CMV bei Immunsuppression (z.B. bei AIDS, nach Transplantation)	Leukopenie, Fieber, Ödeme, Exanthem, GIT-Symptome, ZNS-, Leber- und Nierenfunktionsstörungen, Venenreizung	Auf Infekte und Psyche achten, venösen Zugang kontrollieren
Ribavirin	Rebetol®, Virazole®	Breites Spektrum von Viren, v.a. angewendet bei Hepatitis C, schweren RSV-Infektionen	Hauterscheinungen, Kopfschmerzen, Magen-Darm-Beschwerden, grippeähnliche Symptome, Müdigkeit, Schwindel, ZNS-Störungen. Zuverlässige Empfängnisverhütung während und bis zu 6 Monate nach Behandlung	Auf psychische Veränderungen achten

GIT = Gastrointestinaltrakt, CMV = Zytomegalie-Virus, EBV = Epstein-Barr-Virus, HSV = Herpes-simplex-Virus (Typ 1 und Typ 2), VZV = Varizella-Zoster-Virus

Arzneimittel gegen HIV ☞ 29.3.1

Kindes mit der mütterlichen Schleimhaut während der Geburt hervorgerufen wird (☞ 28.6.1).

28.6.3 Herpes zoster

Herpes zoster *(Zoster, Gürtelrose):* (Lokale) Zweiterkrankung durch das zur Herpes-Familie gehörende Windpockenvirus (**Varizella-Zoster-Virus**, kurz *VZV*) mit meist nur geringen Allgemeinerscheinungen und einem typischen Hautausschlag, der aus vielen kleinen Bläschen besteht. Betrifft vornehmlich den älteren Menschen.

Windpocken ☞ 13.14.6

Krankheitsentstehung

Nach einer Windpockenerkrankung im Kindesalter verbleiben Viren in den Spinalganglien nahe dem Rückenmark. Bei Abwehrschwäche werden die Viren reaktiviert. Die Viren wandern über die Nervenbahnen zu dem von diesem Spinalganglion sensibel versorgten Hautgebiet, das von der Wirbelsäule gürtelförmig nach vorne bis zur Mittellinie reicht. Weitere häufige Manifestationsorte sind die Versorgungsbereiche des N. trigeminus im Gesicht.

Symptome, Befund und Diagnostik

Nach kurzem Vorstadium mit allgemeinem Krankheitsgefühl, Schmerzen im betroffenen Hautgebiet und evtl. Fieber treten im Versorgungsgebiet des Ganglions gruppiert stehende, kleine Hautbläschen auf gerötetem Grund auf. Diese platzen und hinterlassen Krusten und Erosionen. Meist ist die Erkrankung einseitig *(unilateral)*, selten *bilateral*. Typisch sind auch in diesem Stadium stärkste, meist brennende Schmerzen im betroffenen Hautareal. Sehr unangenehm für die Patienten ist der meist vielwöchige Verlauf, bis die Schmerzen wieder verschwinden.

Die Diagnose wird in der Regel klinisch gestellt, bei Zweifeln durch Polymerase-Kettenreaktion und serologische Untersuchungen.

Behandlungsstrategie

Bei einem unkomplizierten Herpes zoster sind lokale Maßnahmen ausreichend (☞ unten). Evtl. lässt sich durch rechtzeitige *orale* Gabe von Aciclovir (z.B. Zovirax®) ein schwerer Verlauf verhindern. Bei Abwehrschwäche des Patienten oder einem in der Augenregion lokalisierten Zoster *(Zoster ophthalmicus)* wird Aciclovir *intravenös* gegeben. Bei starken Schmerzen sind außerdem Analgetika und evtl. Sedativa erforderlich.

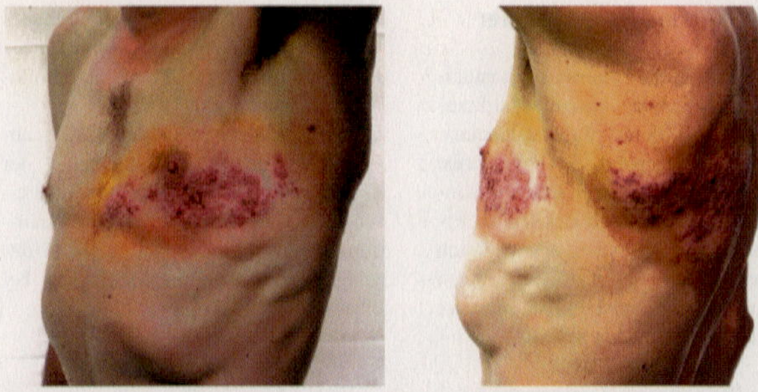

Abb. 28.39 – 28.40: Patient mit Herpes zoster in den Thorakal-Segmenten 5 und 6. Die gürtelförmige Ausbreitung der Bläschen gab der Erkrankung den Namen „Gürtelrose". [M167]

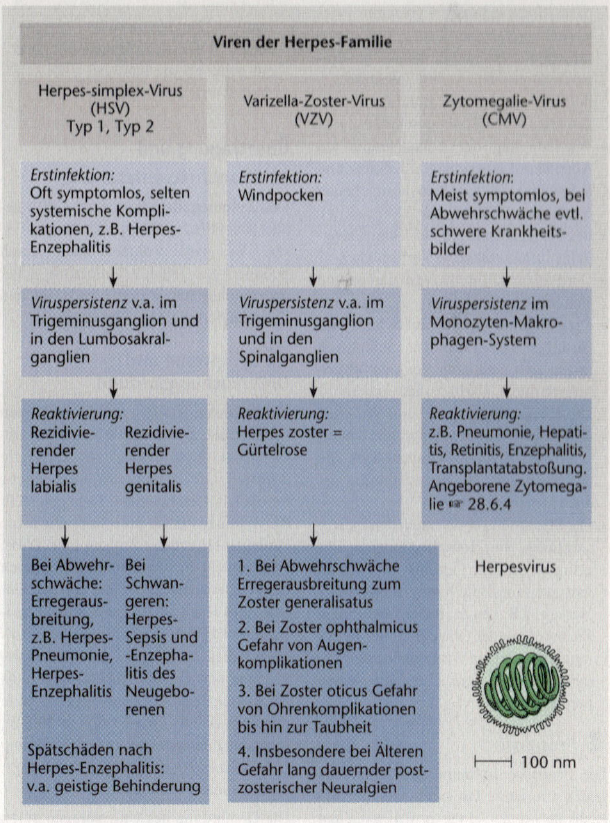

Abb. 28.38: Wichtige Erkrankungen durch Viren der Herpes-Familie. Gemeinsames Merkmal dieser Viren ist ihre Fähigkeit, bei einem Teil der Betroffenen im Körper zu persistieren.

Pflege bei Herpes zoster

Der Bläscheninhalt ist kontagiös! Kinder ohne Immunität erkranken nach Kontakt an Windpocken. Daher informieren die Pflegenden den Patienten, dass er sich von Kindern und abwehrgeschwächten Erwachsenen fern halten soll und sich nach dem Berühren der betroffenen Körperregion oder kontaminierter Kleidung die Hände desinfiziert.

Viele Patienten mit Herpes zoster werden ambulant behandelt. Die stationär behandelten Patienten sind meist schwer erkrankt und bedürfen sorgfältiger Pflege:

- Die Pflegenden waschen die befallenen Hautpartien nicht, sondern behandeln sie – nach Arztanordnung – mit austrocknenden, desinfizierenden und antientzündlichen Mitteln, z.B. Zinkpaste, Betaisodona®, Pyoctanin- oder Kaliumpermanganatlösung. Bei Superinfektionen sind antibiotikahaltige Präparate angezeigt. Andere infektionsgefährdete Areale, z.B. Hautfalten, werden etwa durch Puder geschützt
- Wiederholung der Lokaltherapie am Abend zur Linderung von Juckreiz und Schmerzen fördert eine ausreichende Nachtruhe des Patienten
- Die Pflegenden legen nur leichte, möglichst luftdurchlässige Verbände an
- Der Patient soll Bettruhe einhalten und sich insgesamt schonen
- Die Pflegenden achten auf Schmerzäußerungen des Patienten. Schmerzen lassen sich medikamentös oder physikalisch durch Wärmezufuhr lindern
- Die Pflegenden tragen beim Waschen des Patienten Handschuhe und benutzen desinfizierende Waschzusätze. Die entsprechende Händedesinfektion ist auch hier unerlässlich
- Die Pflegenden beobachten den Patient sorgfältig, um Komplikationen rechtzeitig zu erfassen. Geachtet wird vor allem auf eine Beteiligung motorischer Nerven, z.B. des N. facialis bei einem *Zoster oticus* der Ohrregion. Bei Beteiligung des ersten Trigeminusastes *(N. ophthalmicus)* sind Hornhautschäden möglich.

Prognose

Die Prognose ist meist gut. Allerdings leiden v.a. ältere Patienten nach der Erkrankung unter einer *postzosterischen Neuralgie* im betroffenen Bezirk. Diese einschießenden, brennenden Schmerzen können jahrelang bestehen. Die Behandlung erfolgt mit Analgetika und Carbamazepin (z.B. Tegretal®), in Extremfällen auch neurochirurgisch.

Gefährliche Komplikationen v.a. abwehrgeschwächter Patienten sind der *Zoster generalisatus* mit weiter Ausbreitung der Hauterscheinungen, eine *Beteiligung innerer Organe* oder eine *ZNS-Beteiligung* (Enzephalitis, Meningitis) bei einem Zoster im Kopfbereich.

28.6.4 Zytomegalie

Zytomegalie *(Einschlusskörperchenkrankheit, Speicheldrüsenviruskrankheit):* Sehr häufige Infektion mit sehr variablem Krankheitsbild: bei gesunden Erwachsenen meist völlig unbemerkt verlaufend, bei Abwehrgeschwächten oder pränataler Infektion des Ungeborenen oft schwere Krankheitsbilder verursachend. Die Zytomegalie-Infektion gilt heute als die häufigste pränatale (vorgeburtliche) Infektion.

Übertragung und Krankheitsentstehung

Das **Zytomegalie-Virus** (kurz *CMV*) gehört ebenfalls zur Gruppe der *Herpes-Viren.* Es wird wahrscheinlich durch Schmier- und Tröpfcheninfektion, sicher aber diaplazentar, sexuell, durch Blut und transplantierte Organe übertragen.

Symptome und Untersuchungsbefund

Bei gesunden Kindern und Erwachsenen verläuft die **Zytomegalie** meist asymptomatisch. Evtl. haben sie kurzzeitig grippe- oder mononukleoseähnliche (☞ 34.7.1) Beschwerden. Dagegen stellt die Zytomegalie für abwehrgeschwächte Patienten ein ernstes Problem dar. Dabei sind sowohl die Neuinfektion als auch das Wiederaufflackern einer persistierenden Infektion von Bedeutung. Am häufigsten zeigt sich die Zytomegalie in solchen Fällen als Lungen- oder Leberentzündung sowie nach Transplantation als Abstoßungsreaktion. Schwerste Verläufe mit ZNS-Befall (*Enzephalitis* ☞ 35.8.2), Darmentzündung oder Augenbeteiligung *(CMV-Retinitis)* werden bei AIDS-Patienten beobachtet (☞ 29.3.4).

Die Gefährdung des Ungeborenen durch eine Zytomegalie-Infektion der Mutter ist nach wie vor in ihrem Ausmaß umstritten. Wahrscheinlich führt eine Reaktivierung des Virus während der Schwangerschaft, vergleichbar dem Aufflackern eines Herpes simplex der Lippe, kaum jemals zu schweren Schäden. Dagegen *kann* eine *frische* Zytomegalie-Infektion der Schwangeren zu einer schweren generalisierten Infektion des Ungeborenen mit Leber- und Milzvergrößerung, Fehlbildungen sowie Hör-, Seh- und Gehirnschäden führen.

Diagnostik und Differentialdiagnose

Antigene und DNA des Zytomegalie-Virus können im Urin, im Blut und durch eine bronchoalveoläre Lavage (☞ 20.4.5) nachgewiesen werden. Außerdem können die Zytomegalie-Antikörper bestimmt werden.

Behandlungsstrategie

Eine Behandlung ist nur bei schweren Verläufen notwendig. Sie erfolgt durch die intravenöse Gabe der Virostatika Ganciclovir (Cymeven®), Foscarnet (Foscavir®) oder – bei AIDS-Patienten – Cidofovir (Vistide®). Eine passive Immunisierung mit menschlichen Immunglobulinen ist möglich (z.B. Cytoglobin® Tropon).

Krankenbeobachtung

- Vitalzeichen, Temperatur, Atmung
- Haut (Hautblutungen aufgrund von Gerinnungsstörungen?)
- Urinausscheidung (Hämaturie?)
- Erbrochenes (Hämatemesis?).

28.6.5 Tollwut

Tollwut *(Rabies, Hundswut, Lyssa, Hydrophobie):* Seltene, akute Infektionskrankheit des ZNS mit fast immer tödlichem Ausgang.

Die **Tollwut** ist bereits bei Verdacht meldepflichtig, ebenso der Nachweis des Tollwut-Virus und das Berühren eines tollwutverdächtigen Tieres (☞ 28.10).

Übertragung und Krankheitsentstehung

Erreger der Tollwut ist das **Tollwut-Virus** *(Rabiesvirus).* Tollwütige Tiere scheiden das Virus mit ihrem Speichel aus. Der Mensch infiziert sich fast immer durch den Biss oder durch das Belecktwerden verletzter Haut durch ein erkranktes Tier. Die Viren wandern über die Nervenbahnen zum Gehirn und führen dort zu einer Entzündung der grauen Substanz.

Symptome und Untersuchungsbefund

Nach einer Inkubationszeit von 1 – 3 Monaten, selten bis zu einem Jahr, beginnt die Erkrankung mit Juckreiz, Brennen und Schmerzen der (bereits verheilten) Bisswunde, Kopfschmerzen, Nervosität und Depressionen. Es folgen eine abnorme Reizbarkeit und eine hochgradige Geräusch- und Lichtempfindlichkeit. Nach 5 – 8 Tagen wird der Kranke motorisch sehr unruhig. Er hat Krämpfe vor allem der Rachen-, Atem- und Kehlkopfmuskulatur. Schmerzhafte Schluckkrämpfe können bereits beim bloßen Gedanken an Wasser auftreten *(Hydrophobie)*. Da der Patient nicht trinken kann, kommt es zunehmend zur Exsikkose. Außerdem führt eine verstärkte Speichelsekretion zusammen mit der Unfähigkeit, den Speichel herunterzuschlucken, zu Speichelfluss aus dem Mund. Der Patient schreit und tobt bei den geringsten Umweltreizen („Tollwut"). Überlebt der Kranke dieses *Erregungsstadium*, so stirbt er während des darauf folgenden *Lähmungsstadiums* an Atemlähmung.

Diagnostik und Differentialdiagnose

Während der Inkubationszeit kann die Infektion nicht nachgewiesen werden. Deshalb ist für die Stellung der Impfindikation (☞ unten) wichtig zu wissen, ob das Tier, das den Patienten gebissen hat, an Tollwut erkrankt war. Haustiere werden 10 Tage lang beobachtet, Wildtiere möglichst gefangen und dann beobachtet oder getötet und untersucht.

Behandlungsstrategie

Eine spezifische Behandlung der Tollwut ist nicht möglich. Die symptomatische Behandlung umfasst die medikamentöse Sedierung des Patienten, parenterale Ernährung und künstliche Beatmung. Bisher vermochte jede Behandlung den Tod aber nur hinauszuzögern.

Pflege bei Tollwut

Der Patient wird vor allen unnötigen Reizen geschützt: In seinem Zimmer herrscht Ruhe, und das Licht ist gedämpft. Dies gilt auch bei der eventuell notwendigen Intensivpflege.

Wichtig für den Selbstschutz ist das Tragen von Schutzbrille, Gesichtsmaske, Schutzkittel und Handschuhen. Der Speichel des Kranken ist kontagiös. Eine Isolation ist notwendig.

Prophylaxe

Aufgrund der extrem ungünstigen Prognose der manifesten Erkrankung ist die Impfprophylaxe während der Inkubationszeit von vorrangiger Bedeutung. Ob (neben der chirurgischen Wundversorgung ☞ 27.4.4) nur aktiv oder sowohl aktiv als auch passiv gegen Tollwut geimpft wird, z.B. aktiv mit Rabivac® Tollwut-Impfstoff (HDC) und passiv mit Berirab® S Tollwut-Immunglobulin, hängt von der Gefährdung ab und kann einer entsprechenden Tabelle entnommen werden. Ist unklar, ob das verletzende Tier tollwutinfiziert ist, wird unverzüglich und nicht erst nach Sicherung der Diagnose beim verdächtigen Tier mit der Immunprophylaxe begonnen. Stellt sich später heraus, dass das Tier doch nicht tollwutinfiziert war, wird die Impfung je nach der späteren Gefährdung des Patienten abgebrochen oder als *präexpositionelle* (prophylaktische) Impfung fortgesetzt.

Im Vergleich zu früher sind die heutigen Impfstoffe gut verträglich, weshalb für Risikogruppen wie Forstarbeiter, Jäger, Tierärzte, Laborpersonal, Pathologen oder Pflegende von Tollwut-Erkrankten die prophylaktische Impfung empfohlen wird.

28.6.6 Gelbfieber

Gelbfieber: Akute, fieberhafte Infektionskrankheit der afrikanischen und lateinamerikanischen Tropen, die durch das gleichnamige Virus hervorgerufen und durch Mücken auf den Menschen übertragen wird. Ihr Name ist auf den im Krankheitsverlauf auftretenden Ikterus (☞ 22.2.1) durch die Leberschädigung zurückzuführen. Anstelle des früher gefürchteten **klassischen** („Stadt"-) **Gelbfiebers** mit Leber- und Nierenschädigung sowie Blutungsneigung überwiegt heute weltweit das **gutartigere** („Busch"-)**Gelbfieber**.

Gelbfieber und Nachweis des **Gelbfieber-Virus** sind meldepflichtig (☞ 28.10).

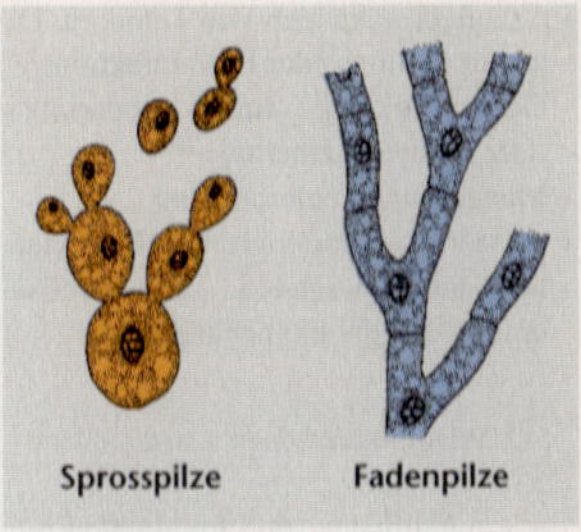

Abb. 28.41: Charakteristische Wuchsformen von Pilzen. [A400-190]

Behandlung und Pflege beschränken sich auf symptomatische Maßnahmen.

Die einzig wirksame Prophlaxe ist die aktive Schutzimpfung vor Reisen in gefährdete Gebiete, die nur von WHO-autorisierten Impfstellen durchgeführt wird und mindestens 10 Tage vor Reiseantritt erfolgen muss.

28.7 Infektionen durch Pilze (Mykosen)

28.7.1 Aufbau von Pilzen

Pilze *(Fungi)* sind wenig differenzierte Lebewesen mit einem Zellkern und charakteristischen, chitinhaltigen Zellwänden (☞ Abb. 28.41). Für die in Europa bedeutsamen menschenpathogenen Pilze wird in der Klinik die einfache **D-H-S-Klassifikation** bevorzugt.

Man unterscheidet:
- **Dermatophyten** (*Fadenpilze* ☞ Abb. 28.41): Sie befallen die Haut des Menschen und ihre Anhangsgebilde
- **Hefen** (*Sprosspilze* ☞ Abb. 28.41): Hefen, v.a. *Candida albicans*, verursachen in erster Linie Infektionen der Haut und Schleimhäute (☞ 28.7.2), können jedoch bei Abwehrschwäche die inneren Organe befallen und zu einer *Pilzsepsis* führen
- **Schimmelpilze:** Schimmelpilze befallen vor allem die inneren Organe.

Entstehung von Mykosen

Pilze sind überall in unserer Umwelt vorhanden, und einige Pilze siedeln auch beim Gesunden auf der Haut oder den Schleimhäuten, ohne zu einer manifesten Erkrankung zu führen. Begünstigt werden Pilzerkrankungen durch eine lokale und/oder allgemeine Abwehrschwäche z.B. bei:

- Grunderkrankungen wie Tumoren, Diabetes mellitus oder HIV-Infektion
- Glukokortikoid-, Immunsuppressiva- oder Zytostatikatherapie
- Mangel- und Fehlernährung
- Zerstörter physiologischer Bakterienbesiedelung durch eine – länger andauernde – Antibiotikabehandlung.

Pilze verursachen verschiedene Krankheitsbilder:

- Am häufigsten sind **lokale Mykosen** durch *fakultativ pathogene* Pilze mit umschriebenem Befall der Haut oder Schleimhaut. Lokale Mykosen beginnen schleichend, sind in aller Regel harmlos und durch *Lokalpräparate* gut zu behandeln. Allerdings rezidivieren sie häufig
- Bei einer hochgradigen Abwehrschwäche des Patienten können sich viele sonst ungefährliche Pilze im Körper ausbreiten und zu **opportunistischen systemischen Mykosen,** häufig auch einer **Pilzsepsis,** führen. Diese beginnen ebenfalls oft schleichend, nehmen dann aber häufig einen lebensbedrohlichen Verlauf und sind nur schwer durch *systemische* Gabe nebenwirkungsreicher Antimykotika zu behandeln
- Einige wenige Pilzarten sind *obligat pathogen.* Sie sind vor allem in Nord- und Südamerika verbreitet, können aber nach Europa eingeschleppt werden. Diese Pilze führen zu (nicht-opportunistischen) **primären systemischen Mykosen** in inneren Organen, z.B. Lunge oder ZNS.

Pilzinfektionen der Haut (Dermatomykosen) ☞ 30.8.2

Pharma-Info 28.42: Antimykotika

Antimykotika: Arzneimittel gegen Pilzinfektionen.

Die Behandlung *lokaler* Pilzinfektionen ist mit modernen Antimykotika meist unproblematisch (beispielsweise Nystatin, etwa in Moronal®). Die Präparate werden auf Haut oder Schleimhaut aufgetragen und haben, da sie nicht resorbiert werden, praktisch keine Nebenwirkungen.

Werden Antimykotika aber oral oder i.v. gegeben, sind schwere Nebenwirkungen, v.a. Leberschäden, nicht selten. Auch müssen systemische Antimykotika im Vergleich zu Antibiotika viel länger – oft viele Wochen oder Monate – verabreicht werden, was die Rate von Nebenwirkungen weiter ansteigen lässt.

Häufig verordnete Antimykotika

Substanz	Handelsname	Wichtigste Indikationen	Anwendung	Nebenwirkungen** Bemerkungen
Amorolfin	Loceryl®	Haut- und Nagelmykosen durch Dermatophyten und Hefen	Lokal	Hautreaktionen
Amphotericin B*	Amphotericin B® Ampho-Moronal®	Schwere Infektionen z.B. mit Candida, Aspergillus, Kryptokokken	Lokal, systemisch (nur i.v., möglichst über ZVK)	Fieber, Knochenmarkdepression, (generalisierte) Schmerzen, Nierenfunktionsstörung, Hypokaliämie, Venenreizung
Ciclopirox	Batrafen®	Verschiedene Pilzinfektionen der Haut und der Nägel	Lokal	Hautreaktionen
Clotrimazol	Canesten®	Dermatomykosen	Lokal	Hautreaktionen
Fluconazol	Diflucan® Fungata®	Hefepilzinfektionen, z.B. Candida, Kryptokokken	Systemisch	Exanthem, Kopfschmerzen
Flucytosin	Ancotil®	Schwere Infektionen mit Candida, Aspergillus, Kryptokokken	Systemisch	Knochenmarkdepression, ZNS-Störungen (z.B. Schwindel, Halluzinationen)
Griseofulvin	Likuden®	Schwerer Fadenpilzbefall z.B. der Nägel	Lokal, systemisch	ZNS-Störungen (Kopfschmerzen, Schwindel, Unruhe). Zuverlässige Empfängnisverhütung bei Frauen bis 1 Monat, bei Männern bis 6 Monate nach Therapieende
Itraconazol	Sempera®	Schwere Dermatomykosen, Candidose, Aspergillose, Kryptokokkenmeningitis	Systemisch	Kopfschmerzen, Benommenheit, Allergie. Einnahme von Antazida, H_2-Blockern wegen möglicher Resorptionsminderung ≥ 2 Std. nach Einnahme von Itraconazol, außerdem in diesen Fällen Einnahme von Itraconazol mit einem Cola-Getränk
Ketoconazol	Nizoral®	Schwere Haut-, Organ- und Systemmykosen durch verschiedene Pilze	Lokal, systemisch	Hauterscheinungen, Kopfschmerzen, Haarausfall
Nystatin*	Moronal®	v.a. Candida-Infektionen	Lokal	Allergie
Terbinafin	Lamisil®	Schwerer Fadenpilzbefall der Haut, Schleimhäute oder Nägel, Candidainfektionen	Lokal, systemisch	Hauterscheinungen, Geschmacksstörungen. Wechselwirkungen z.B. mit oralen Kontrazeptiva („Pille") möglich

* Amphotericin B und Nystatin werden nicht aus dem Magen-Darm-Trakt resorbiert. Daher entspricht die orale Gabe einer Lokalbehandlung der Schleimhäute des Magen-Darm-Trakts.

** Alle oral gegebenen Arzneimittel haben als Nebenwirkung gastrointestinale Symptome (Übelkeit, Erbrechen, Durchfall) und Leberfunktionsstörungen.

Viele Pilzarten können außerdem zu allergischen Erkrankungen führen, beispielsweise zu allergischen Atemwegserkrankungen (☞ 20.6.1 und 20.7.2).

Therapie von Mykosen

Die Therapie von Mykosen erfordert spezielle Antiinfektiva, die *Antimykotika* (☞ Pharma-Info 28.42).

28.7.2 Candidose

Candidose *(Kandidose, Candida-Mykose, Candidiasis, Soor):* Meist lokale Pilzinfektion der Haut- und Schleimhaut, in 90 % der Fälle durch den Hefepilz Candida albicans (= weißer Pilz) und in 10 % durch andere Hefen bedingt.

Krankheitsentstehung

Hefen siedeln auch bei vielen Gesunden auf Haut und Mund-Rachen-Schleimhaut und sind den fakultativ pathogenen Mikroorganismen zuzurechnen.

Symptome und Untersuchungsbefund

Die Beschwerden des Patienten hängen von der Lokalisation des Pilzes ab:

- Beim **Mundsoor** hat der Patient in der Mundhöhle weißliche, meist abwischbare Beläge auf geröteter Schleimhaut. Die Schleimhaut kann auch bluten und ulzerieren. Während ein leichter Mundsoor oft unbemerkt bleibt, bereitet in ausgeprägten Fällen jeder Essversuch Schmerzen
- Der **Speiseröhrensoor** zeigt sich in erster Linie durch Schmerzen beim Schlucken der Nahrung. Er tritt praktisch immer bei AIDS-Patienten auf
- Beim häufigen **Vaginalsoor** klagt die Patientin über Scheidenausfluss *(Fluor)* und Jucken im Genitalbereich. Begünstigende Faktoren sind Schwangerschaft, „Pilleneinnahme“ und Antibiotika
- Eine **Candidose der Atemwege** zeigt sich durch Husten und Auswurf. Es besteht die Gefahr einer systemischen Beteiligung mit **Soorpneumonie**
- Eine **Harnröhren-** oder **Harnblasenentzündung** durch Candida verursacht die gleichen Beschwerden wie andere Harnblasenentzündungen auch: Brennen beim Wasserlassen, Juckreiz, häufiger Harndrang. Eine Nierenbeteiligung mit dem Bild einer Nierenbeckenentzündung ist möglich.

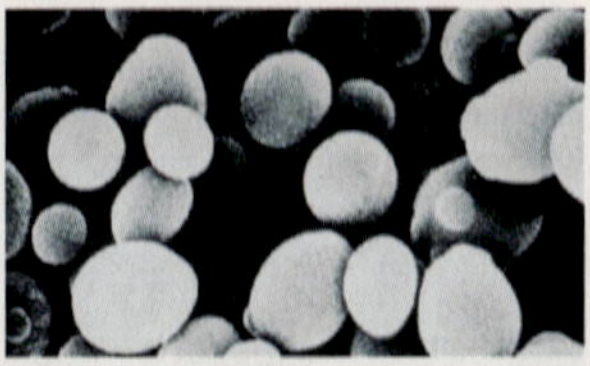

Abb. 28.43: Kugelige Zellen von Candida albicans im elektronenmikroskopischen Bild. [U149]

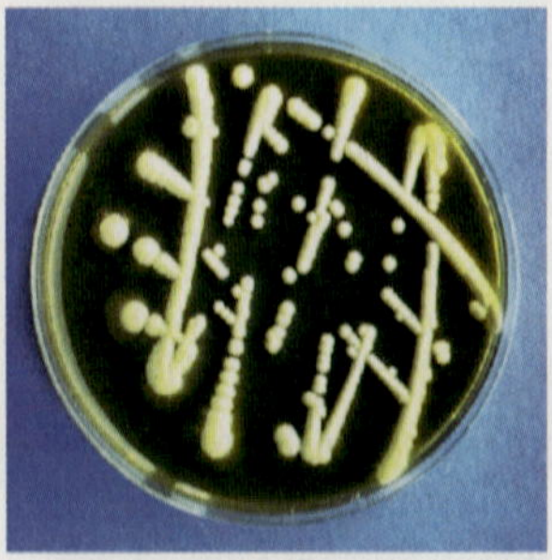

Abb. 28.44: Pilzkultur von Candida albicans mit den typischen weißen („albicans"), rundlichen Kolonien. [U149]

Komplikation: Soorsepsis

Bei starker Abwehrschwäche können die Pilze in immer tiefere Darmabschnitte vordringen. Diese **Candidose des Darms** zeigt sich durch Durchfälle, in schweren Fällen auch durch Darmblutungen und -perforationen. Dringen die Pilze durch die Schleimhaut in die Blutbahn ein, kann eine lebensbedrohliche **Soorsepsis** *(Candida-Sepsis)* die Folge sein.

Diagnostik und Differentialdiagnose

Das klinische Bild ist gerade beim Mundhöhlen- oder Vaginalsoor typisch. Der Erreger lässt sich aus Abstrichen (vor allem aus dem Rand der Herde) mikroskopisch und kulturell nachweisen.

Behandlungsstrategie

Bei lokalem Schleimhautsoor bringen lokale Antimykotika (z.B. Nystatin, etwa in Moronal®) in der Regel den gewünschten Erfolg. Die orale Gabe nicht resorbierbarer Arzneimittel behandelt auch den Ösophagus- und Darmsoor oder verhindert ständige, vom Darm ausgehende Scheideninfektionen.

Begünstigende Faktoren müssen unbedingt beseitigt werden, um Rückfälle zu verhüten. Ist dies nicht möglich, etwa bei AIDS-Patienten, Diabetikern oder Tumorpatienten, kann manchmal eine medikamentöse Prophylaxe angezeigt sein.

Pflege bei Candidose

- Die candidabefallenen Körperregionen werden bei der Körperpflege immer zuletzt gewaschen, oder es werden Waschwasser, Waschschüssel, Waschlappen und Handtuch gewechselt
- Bei gefährdeten Patienten ist eine *Soorprophylaxe* in Mund und Rachen angezeigt (☞ 7.4.5). Ziel ist der Erhalt der normalen Mundflora und einer feuchten Mundschleimhaut
- Auf Zucker und zuckerhaltige Nahrungsmittel sollte der Patient verzichten, da Zucker das Candidawachstum begünstigt
- Ein genaues Einhalten der Behandlungsdauer ist für den Behandlungserfolg entscheidend. Um Rezidive zu vermeiden, muss die Behandlung nach Verschwinden der Symptome noch mehrere Wochen weitergeführt werden
- Bei Candidabefall im Genitalbereich muss der Sexualpartner mitbehandelt werden, um eine Wiederansteckung zu vermeiden.

Patienteninformation

Von einem lokalisierten Soor geht in aller Regel keine Gefahr aus. Allerdings kann die Behandlung langwierig sein, und Rezidive sind häufig, falls die Grunderkrankung fortbesteht.

28.7.3 Systemmykosen

Systemmykose: Pilzerkrankung *innerer Organe*, wobei die Pilze oft über die Atemwege aufgenommen werden. In Deutschland sind insbesondere die **Aspergillose** durch den Schimmelpilz *Aspergillus* und die **Kryptokokkose** durch den Hefepilz *Cryptococcus* von Bedeutung. Beide Pilze sind fakultativ pathogen.

Aspergillose

Aspergillose *(Aspergillus-Mykose):* Schimmelpilzerkrankung vorzugsweise der Lunge, in erster Linie abwehrgeschwächte Patienten betreffend. Erreger meist *Aspergillus fumigatus* (= „Gießkannenschimmel“).

Übertragung und Krankheitsentstehung

Schimmelpilz-Sporen werden ständig mit der Atemluft eingeatmet. Die Pilze wachsen dann in bestehenden Höhlen der Lunge, die sich aufgrund anderer Krankheitsprozesse gebildet haben, z.B. Bronchiektasen oder tuberkulösen Kavernen. So entsteht ein „Pilzball" **(Aspergillom).** Bei Patienten unter immunsuppressiver Therapie können sich die Pilze diffus auf die ganze Lunge oder über den Blutweg in andere Organe ausbreiten.

Symptome und Untersuchungsbefund

Die Patienten haben Fieber und Reizhusten mit Atembeschwerden. Ihr Allgemeinbefinden ist – auch wegen des Grundleidens – meist stark beeinträchtigt.

Diagnostik und Differentialdiagnose

Im Röntgenbild zeigen sich bei der diffusen Verlaufsform entzündliche Veränderungen, die fleckförmig über die ganze Lunge verteilt sind, vergleichbar einer Bronchopneumonie anderer Ursache (☞ 20.5.3). Das Aspergillom dagegen hat im Röntgenbild ein ganz typisches Aussehen (*Glöckchenbild* ☞ Abb. 28.45 – 28.46). Der Pilz kann in Sputum oder – besser – im durch Bronchoskopie gewonnenen Bronchialsekret durch direkten Antigennachweis, mikroskopisch und kulturell nachgewiesen werden. Außerdem ist ein serologischer Bluttest möglich.

Behandlungsstrategie

Behandlung der Wahl ist wie bei praktisch allen Systemmykosen die i.v.-Gabe von Amphotericin B (z.B. Amphotericin B®), evtl. zusätzlich auch *lokal* über einen Bronchialkatheter oder in Kombination mit Flucytosin (z.B. Ancotil®). Aspergillome müssen oft operativ entfernt werden.

Pflege ☞ *20.5.3*

Prognose

Die Prognose hängt von der Schwere der Grunderkrankung ab. Septische Verlaufsformen und ZNS-Befall (Pilzmeningitis, Pilzenzephalitis oder Pilzabszesse) sind meist tödlich.

Kryptokokkose

Kryptokokkose *(Cryptococcus-Mykose):* Systemische Pilzinfektion, hervorgerufen durch den Hefepilz **Cryptococcus** und insbesondere bei AIDS- und Tumor-Patienten unter dem klinischen Bild einer Hirnhaut- oder Gehirnentzündung auftretend.

Symptome, Befund und Diagnostik

Die Infektion beginnt zwar in der Lunge, doch hat der Patient von diesem Herd her allenfalls grippeähnliche Beschwerden. Bedrohlich ist die entstehende Meningitis oder Meningoenzephalitis (☞ 35.8.1). Auch eine Pilzsepsis mit Fieber, Milz- und Lebervergrößerung sowie Lymphknotenschwellungen ist möglich (☞ 28.4).

Der Pilz kann durch direkten Antigennachweis, mikroskopisch und kulturell in Sputum, Bronchialsekret oder Liquor des Patienten nachgewiesen werden.

Behandlungsstrategie

Die (oft leider erfolglose) Behandlung besteht in der Gabe von Amphotericin B (z.B. Amphotericin B®) und Flucytosin (= 5-Fluorocytosin, z.B. Ancotil®), bei ZNS-Beteiligung auch Itraconazol (z.B. Sempera®).

Pflege ☞ *28.4, 35.8.1*

Patienteninformation

Da die Prognose der Kryptokokkose schlecht ist, sollte alles getan werden, um eine Krankheitsentstehung zu vermeiden. Aus diesem Grund sind für AIDS- und Tumorpatienten Topfpflanzen, natürlich auch im Krankenhaus, und häusliche Vogelhaltung sowie Gartenarbeit „tabu".

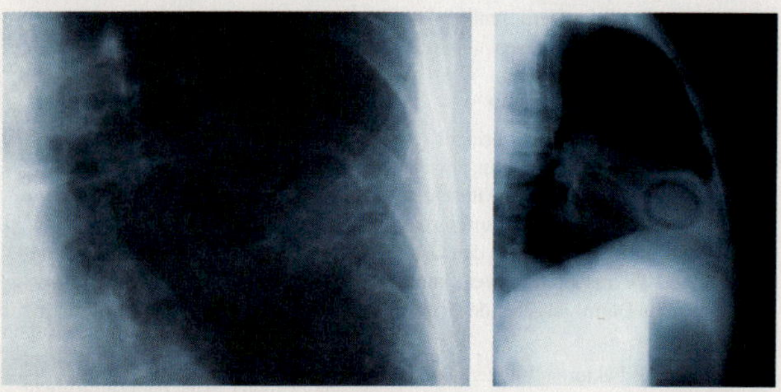

Abb. 28.45 – 28.46: Aspergillom der Lunge in der Zielaufnahme (links) und in der Tomographie (rechts). [T170]

28.8 Infektionen durch Protozoen

Protozoen *(Urtierchen)* sind tierische Einzeller, die sich durch Geißeln, Wimpern oder füßchenförmige Ausläufer fortbewegen können. Protozoen-Erkrankungen zählen bis auf die gynäkologischen Infektionen Toxoplasmose (☞ 28.8.2) und Trichomoniasis zu den **Tropenerkrankungen.** Sie werden aber durch Fernreisen alljährlich in großer Zahl eingeschleppt.

28.8.1 Malaria

Malaria: Schwere Infektionskrankheit der warmen Erdzonen, die durch wiederholte Fieberschübe gekennzeichnet ist. In Deutschland jährlich über 1 400 Erkrankungs- und 50 Todesfälle.

Der Nachweis der Malaria-Erreger, der **Plasmodien,** ist meldepflichtig (☞ 28.10).

Übertragung und Krankheitsentstehung

Die Malaria wird durch **Plasmodien** hervorgerufen. Dabei werden vier Plasmodienarten unterschieden:

- *Plasmodium falciparum* als Erreger der **Malaria tropica** (sie ist die am häufigsten eingeschleppte und gleichzeitig die gefährlichste Malariaart)
- *Plasmodium vivax* und *Plasmodium ovale* als Erreger der **Malaria tertiana**
- *Plasmodium malariae* als Erreger der **Malaria quartana.**

Der Entwicklungszyklus der Plasmodien ist immer an einen Wirtswechsel zwischen Mensch und **Anopheles-Mücke** gebunden. Saugen die Weibchen der Anopheles-Mücke das Blut eines Infizierten, nehmen sie mit dem Blut bestimmte Entwicklungsformen der Plasmodien auf. Nach Durchlaufen weiterer Entwicklungsstadien in der Mücke kann der Parasit beim nächsten Stich auf einen gesunden Menschen übertragen werden, und der Entwicklungszyklus schließt sich.

Symptome und Untersuchungsbefund

Nach einer Inkubationszeit von 1 – 5 Wochen, evtl. bis zu einem Jahr, beginnt die Erkrankung mit Kopf- und Gliederschmerzen sowie Fieber. Dieses uncharakteristische Bild wird oft als Grippe fehlgedeutet. Im weiteren Krankheitsverlauf kommt es häufig zu hohem Fieber, bei eingeschleppten Fällen aber nur selten zu den typischen Fieberrhythmen (Fieberattacken bis 40 °C, bei der Malaria tertiana an jedem 3. Tag = alle 48 Stunden, bei der Malaria quartana an jedem 4. Tag = alle 72 Stunden). Die Malaria tropica zeigt gar keine regelmäßigen Rhythmen. Unbehandelt kann es je nach Malariaform viele Jahre lang zu Rückfällen kommen.

Komplikationen

Lebensbedrohlich sind die Komplikationen der Malaria:

- Akutes Nierenversagen (☞ 31.6.8)
- *Zerebrale Malaria* mit enzephalitisartiger ZNS-Beteiligung
- Gerinnungsstörungen (*Verbrauchskoagulopathie* ☞ 24.9.2)
- *Schwarzwasserfieber* durch Hämolyse (massenhafter Zerfall der roten Blutkörperchen) mit Vielfachschädigung innerer Organe.

Diagnostik

Gesichert wird die Diagnose durch eine mikroskopische Blutuntersuchung. Dabei wird entweder ein normaler Blutausstrich gefärbt oder ein Blutstropfen ohne Alkoholfixierung ausgestrichen und gefärbt (Technik des „dicken Tropfens"), um die Parasitenkonzentration im Ausstrich zu erhöhen. Die Blutuntersuchung wird zur Kontrolle der Parasitenzahl alle 1 – 2 Tage wiederholt. Auch bei negativem Ergebnis muss die Blutuntersuchung mehrfach wiederholt werden. Antikörperbestimmungen sind zwar möglich, aber in der Regel ohne Belang.

Behandlungsstrategie

Die Behandlung der Malaria wird schwieriger, da gegen die verwendeten

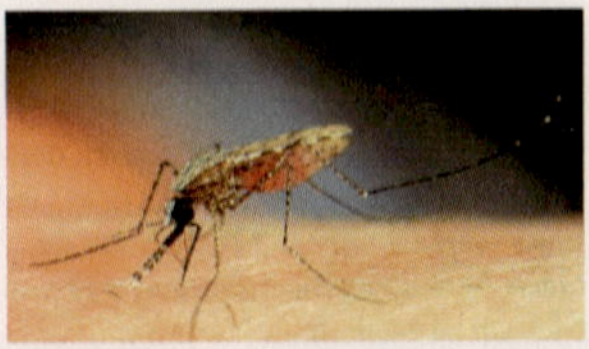

Abb. 28.47: Die Anopheles-Mücke gehört zur Familie der Stechmücken. Sticht die Mücke einen Malaria-Kranken, kann sie den Malariaerreger über das Blut aufnehmen und beim nächsten Stich auf einen anderen Menschen übertragen. [U136]

Arzneimittel resistente Stämme weltweit zunehmen. Sie wird in unklaren Fällen mit einem Tropeninstitut abgestimmt. Angewendet werden Chloroquin (z.B. Resochin®), Chinin (z.B. Chininum dihydrochloricum „Buchler"®), Halofantrin (Halfan®), Mefloquin (Lariam®) und Fansidar®. Außer Chloroquin sind alle Arzneimittel reich an z.T. gefährlichen Nebenwirkungen. Bei der Malaria tertiana erfolgt nach der Akutbehandlung eine Nachbehandlung mit Primaquin, um überlebende Ruheformen der Plasmodien in der Leber abzutöten.

Pflege bei Malaria

Pflege bei Fieber ☞ 7.7.4

Malariakranke benötigen intensive Pflege:

- Häufige Temperaturkontrollen
- Flüssigkeitsbilanzierung, um Nierenkomplikationen frühzeitig zu erfassen
- Beobachtung des Bewusstseinszustandes
- Engmaschige Puls- und Blutdruckkontrollen wegen häufiger Kreislaufkomplikationen
- Beobachtung auf Zeichen einer erhöhten Blutungsneigung
- Je nach Zustand des Patienten Unterstützung oder Übernahme der Körperpflege sowie Durchführen notwendiger Prophylaxen wie Pneumonie-, Dekubitus- und/oder Thromboseprophylaxe.

Malariaprophylaxe

Die Mücken stechen vor allem nachts. Daher sind das Schlafen unter einem Moskitonetz, das Tragen langer Kleidung bei abendlichen Aufenthalten im Freien sowie die Anwendung insektenabweisender Substanzen einfache, aber mit Abstand die wirksamsten Maßnahmen.

Tropenreisende sollten sich zusätzlich vor Reiseantritt bei einem Tropeninstitut erkundigen, welche medikamentöse Malariaprophylaxe in Abhängigkeit von der geplanten Aufenthaltsdauer für ihr Zielgebiet sinnvoll ist. Diese Arzneimittelprophylaxe bietet aber nur mäßigen Schutz und kann den Hautschutz nicht ersetzen. Eine Impfung gibt es noch nicht.

28.8.2 Toxoplasmose

Toxoplasmose: Meist asymptomatische Infektion durch **Toxoplasma gondii.** Bedeutung inbesondere für abwehrgeschwächte Patienten und Ungeborene, dann in der Regel als *zerebrale Toxoplasmose* auftretend.

Toxoplasma gondii zählt bei konnataler Infektion zu den meldepflichtigen Krankheitserregern (☞ 28.10).

Die **Toxoplasmose** wird durch infizierten Katzenkot sowie den Genuss rohen Fleisches oder verseuchter Rohkostsalate auf den Menschen übertragen.

Die diaplazentare Infektion des Ungeborenen findet jenseits der 16. Schwangerschaftswoche statt. Überlebt der Foetus, kann er später blind und geistig schwer behindert sein.

Die Toxoplasmose-Infektion eines (Immun-)Gesunden führt meistens nicht zu einer klinisch erkennbaren Erkrankung. Bei Infektion abwehrgeschwächter Patienten (z.B. AIDS, Zytostatika-Behandlung) oder Reaktivierung einer früheren latenten Infektion bei Abwehrschwäche kann sich aber eine schwere Erkrankung, vor allem eine *Toxoplasmose-Enzephalitis* entwickeln.

Die Diagnose wird serologisch gestellt. Bei Verdacht auf eine Toxoplasmose-Enzephalitis helfen ein CT (evtl. auch Kernspintomographie) des Gehirns und die Liquoruntersuchung (☞ 35.4.2).

Obwohl eine antibiotische Kombinationstherapie angewendet wird, ist die Prognose nach einer (Meningo-)Enzephalitis ernst. Oft bleiben Dauerschäden zurück. Innerhalb von Zysten ruhende Protozoen werden von den Antibiotika überhaupt nicht erreicht. Bei einer Infektion in der Schwangerschaft kann eine sofortige Behandlung das Risiko für das Ungeborene erheblich senken.

Patienteninformation

Da es keine Schutzimpfung gegen die Toxoplasmose gibt, sollen schwangere

Katzenbesitzerinnen das Saubermachen der Katzentoilette ihrem Partner oder ggf. ihren Kindern überlassen oder – falls dies nicht möglich ist – zumindest Handschuhe und bei stark staubendem Katzenstreu auch einen Mundschutz tragen. Fremde Katzen sollten nicht gestreichelt werden. Vorsichtshalber ist auf den Genuss (halb-)rohen Fleisches zu verzichten.

28.8.3 Amöbiasis

Amöbiasis *(Amöbenruhr, Amöbenkolitis, tropische Ruhr):* Infektiöse Erkrankung vorwiegend des Dickdarms, v.a. in warmen Ländern und bei schlechten hygienischen Verhältnissen weit verbreitet. Sie wird durch **Entamoeba histolytica,** die wichtigste menschenpathogene Amöbe, hervorgerufen.

Übertragung und Krankheitsentstehung

Die wichtigste Infektionsquelle sind symptomlose Dauerausscheider, die in ihrem Darm *Zysten* bilden und diese mit ihrem Stuhl ausscheiden. Bei schlechter Abwasserhygiene oder Düngung der Felder mit Stuhl werden die Zysten mit dem Trinkwasser, rohem Obst, Salat oder Gemüse aufgenommen. Möglich ist auch eine Übertragung durch Fliegen oder von Mensch zu Mensch.

Symptome und Untersuchungsbefund

Symptome treten auf, wenn sich im Darm die *Magnaform* der Amöben bildet und dort eine ulzeröse Entzündung hervorruft. Die Erkrankung beginnt in der Regel langsam mit schleimigen Durchfällen und Blutbeimengungen. Fieber ist nur selten vorhanden. Die Erkrankung kann in seltenen Fällen chronifizieren. Dann wechseln Durchfälle mit Verstopfung ab.

Wichtigste Komplikation der Amöbenruhr sind **Amöbenabszesse** der Leber. Dann haben die Patienten Fieber, Schmerzen im rechten Oberbauch und evtl. eine gelblich verfärbte Haut. Verschleppung der Amöben in andere Organe ist möglich, aber selten.

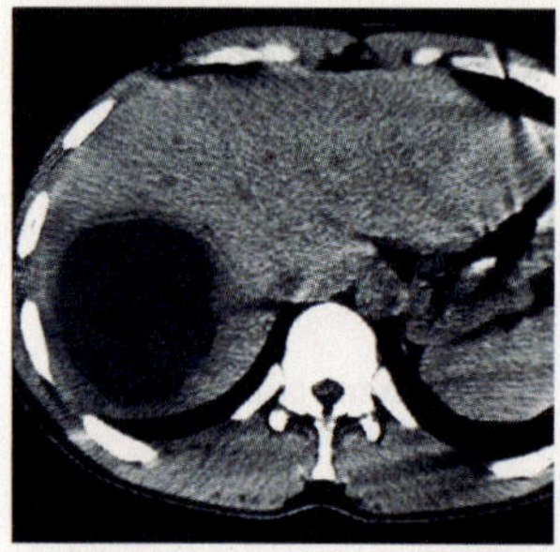

Abb. 28.48 Amöben-Leberabszess im computertomographischen Bild. [M167]

Diagnostik

Zysten und Magnaformen der Amöben sind im Stuhl nachweisbar. Der Stuhl muss warm untersucht werden. Oft sind mehrfache Stuhluntersuchungen nötig, da die Parasiten nur zeitweilig nachweisbar sind. Serologische Tests sind bei Verdacht auf Leberabszesse bedeutsam, da bei diesen häufig keine Parasiten mehr im Stuhl festzustellen sind.

Behandlungsstrategie

Mittel der Wahl ist die Gabe von Metronidazol (z.B. Clont®). Chirurgische Maßnahmen sind z.B. bei Durchbruch eines Leberabszesses erforderlich.

Pflege bei infektiösem Durchfall ☞ *28.5.6*

Prognose und Patienteninformation

Die Prognose der auf den Darm beschränkten Amöbenerkrankung ist bei rechtzeitiger Behandlung gut. Bei Leberabszessen ist die Prognose zweifelhaft, bei Gehirnkomplikationen in der Regel schlecht.

Prophylaktisch ist Reisenden in verseuchten Gebieten das Abkochen des Trinkwassers und Schälen oder Kochen von Obst und Gemüse vor dem Verzehr anzuraten (☞ 28.5.7).

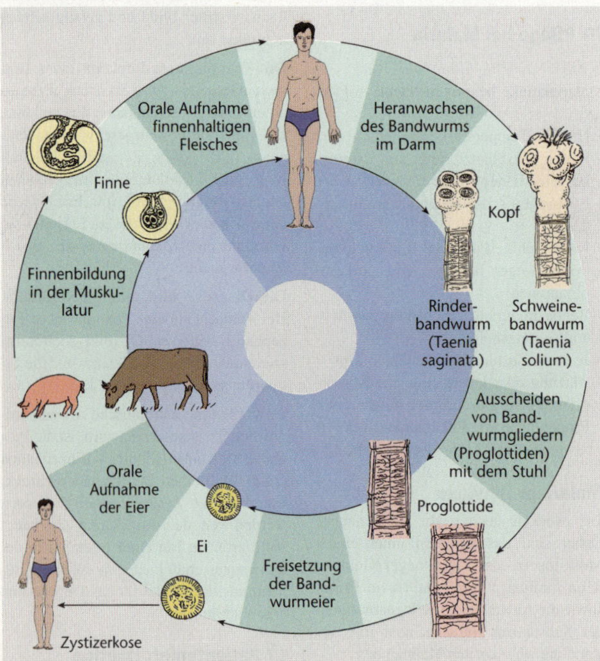

Abb. 28.49 Entwicklungszyklus des Rinder- und Schweine(finnen)bandwurms. Endwirt für beide Parasiten ist der Mensch, Zwischenwirt ist in der Regel das Rind bzw. das Schwein. [A400]

28.9 Wurmerkrankungen

Würmer sind vielzellige, z.T. sehr differenziert strukturierte Lebewesen. Bei den menschenpathogenen Würmern werden unterschieden:

- **Bandwürmer** (*Cestoden* ☞ 28.9.1)
- **Saugwürmer** (*Trematoden* ☞ 28.9.2)
- **Fadenwürmer** (*Nematoden* ☞ 28.9.3).

Wurmerkrankungen *(Helminthosen)* sind auf der ganzen Welt verbreitet und können nicht nur den Darm, sondern alle Organe des Körpers in Mitleidenschaft ziehen. Impfungen gegen Wurmerkrankungen gibt es nicht. Deshalb ist die Expositionsprophylaxe entscheidend.

28.9.1 Erkrankungen durch Bandwürmer

Schweine- und Rinderbandwurm

Schweine- und Rinder(finnen)bandwurmerkrankung: Häufigste und glücklicherweise fast immer gut therapierbare Bandwurmerkrankungen des Menschen, hervorgerufen durch den **Schweine-** bzw. **Rinderbandwurm** (*Taenia solium* und *Taenia saginata*).

Übertragung und Krankheitsentstehung

Die geschlechtsreifen Würmer sowohl des Rinder- als auch des Schweinebandwurms siedeln im Dünndarm des Menschen. Mit Bandwurmeiern gefüllte Bandwurmglieder (reife *Proglottiden*) werden mit dem Stuhl ausgeschieden. Die Eier gelangen mit Abwässern oder Dung auf Tierweiden und werden von Rindern bzw. Schweinen aufgenommen. Im Darm des Tieres werden die Larven frei und wandern auf dem Blutweg in dessen Organe, wo sich die sog. *Finnen* entwickeln. Der Mensch infiziert sich durch den Verzehr rohen, finnenhaltigen Fleisches.

Selten wird der Mensch durch die Aufnahme von Schweinebandwurmeiern (etwa in fäkaliengedüngtem Gemüse) zum Zwischenwirt. Den Befall des Menschen mit den sich aus den Eiern entwickelnden Larven **(Zystizerken)** nennt man **Zystizerkose.**

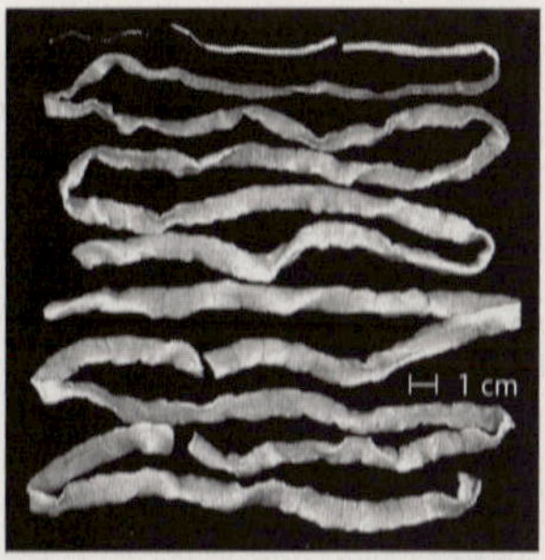

Abb. 28.51: Teile eines Rinder(finnen)bandwurms. Der ausgewachsene Rinderbandwurm kann bis zu 10 m lang werden, die einzelnen Glieder sind ungefähr 1 – 2 cm lang. In der Abb. nicht dargestellt ist der Kopf des Bandwurms mit den Haftorganen. [E158]

Symptome und Untersuchungsbefund

Patienten mit Bandwurmerkrankungen haben meist nur geringfügige Symptome.

Pharma-Info 28.50: Anthelminthika

Anthelminthika *(Wurmmittel)* werden bei Wurmerkrankungen gegeben, um die Parasiten im Körper des Menschen abzutöten. Während die kurzzeitige Anwendung meist gut vertragen wird, sind die Langzeitbehandlung oder eine hochdosierte Therapie häufiger mit Komplikationen behaftet. Dabei sind die Nebenwirkungen nicht unbedingt Folge des Arzneimittels selbst, sondern zum Teil auch Folge des Absterbens der Parasiten. Bei allen Substanzen ist mit gastrointestinalen Symptomen wie etwa Bauchschmerzen, Übelkeit und Durchfall zu rechnen.

Häufig verordnete Anthelminthika

Substanz	Handelsname (Bsp.)	Indikation (Bsp.)	Nebenwirkungen/Bemerkungen
Mebendazol	Vermox® (100 mg)	Spulwurm, Madenwurm, Schweine- und Rinderbandwurm, Peitschenwurm, Hakenwurm, Zwergfadenwurm	Einnahme während der Mahlzeit möglich
	Vermox® forte (500 mg)	Echinokokkus, Trichinen	Blutbildveränderungen, Allergie, Fieber, Leberfunktionsstörungen, Haarausfall. Möglichst mit fettreicher Kost einnehmen (verbessert Resorption). Bei Diabetikern wegen Hypoglykämiegefahr engmaschige BZ-Kontrollen
Albendazol	Eskazole®	Echinokokkus, Trichinen, Neurozystizerkose, Spulwurm, Hakenwurm, Peitschenwurm	Fieber, Nasenbluten. Blutbildveränderungen, Leberfunktionsstörungen, Kopfschmerzen, Schwindel, Haarausfall, Hautveränderungen. Möglichst mit fettreicher Kost einnehmen (verbessert Resorption). Sichere Empfängnisverhütung durchführen, während und einen Monat nach Behandlung
Niclosamid	Yomesan®	Schweinebandwurm, Rinderbandwurm, Fischbandwurm	Keine systemischen NW, da nicht resorbiert. Gründlich zerkaut oder in Wasser zerfallen nach dem Frühstück einnehmen. Evtl. Gabe eines Abführmittels. Alkoholkarenz während der Einnahme
Praziquantel	Cesol® (150 mg)	Schweine- und Rinderbandwurm, Fischbandwurm, Schistosomen, Leberegel	Kopfschmerzen, Schläfrigkeit, Benommenheit, Exanthem, Fieber. Während der Mahlzeit einnehmen
Pyrantel	Helmex®	Spulwurm, Madenwurm, Hakenwurm	Kopfschmerzen, Müdigkeit, Schwindel, Schlaflosigkeit
Ivermectin	Stromectol® (F*)	Filarien (genauer: Mikrofilarien)	Blutdruckabfall, Schwindel, Juckreiz, selten (kurzzeitige) EKG-Veränderungen. Einnahme auf nüchternen Magen, zwei Stunden danach keine Nahrungsaufnahme

* Im Handel nur in Frankreich unter dem Namen Stromectol®, in Deutschland auf Rezept bei MSD Sharp und Dohme GmbH (München) erhältlich

Im Vordergrund stehen unbestimmte Beschwerden im (Ober-)Bauch, Appetitlosigkeit (oft im Wechsel mit Heißhunger) und Gewichtsverlust, obwohl der Patient genügend isst.

Die Symptome einer Zystizerkose sind abhängig von der Lokalisation der Finnen. Während ein Muskelbefall meist relativ harmlos ist und in erster Linie Muskelschmerzen hervorruft, kann ein Augen- oder Gehirnbefall zu schweren Krankheitsbildern führen.

Diagnostik und Differentialdiagnose

Die Diagnose wird durch den Nachweis der (beweglichen) Proglottiden im Stuhl des Patienten gesichert. Bei der Blutuntersuchung zeigt sich oft eine Vermehrung der eosinophilen Leukozyten. Eine Antikörperbestimmung ist nur bei Verdacht auf Zystizerkose sinnvoll.

Behandlungsstrategie

Die Behandlung erfolgt durch die Gabe von Anthelminthika (☞ Pharma-Info 28.50) wie Niclosamid (Yomesan®), Mebendazol (z.B. Vermox®) oder Praziquantel (z.B. Cesol®). Der Behandlungserfolg wird durch Stuhluntersuchungen nach ca. drei Monaten kontrolliert.

Bei der Zystizerkose werden Albendazol oder Praziquantel gegeben, bei Befall des ZNS anfangs kombiniert mit Glukokortikoiden. Die Finnen müssen oft chirurgisch entfernt werden.

Pflege

Patienten mit Bandwurmerkrankungen sind in der Regel nicht erhöht pflegebedürftig.

Zu beachten ist aber, dass der Stuhl des Patienten ansteckende Bandwurmeier enthält, die bei oraler Aufnahme zur Zystizerkose führen können. Deshalb ist sorgfältiges Händewaschen des Patienten nach jedem Toilettengang besonders wichtig.

Die Pflegenden tragen beim Umgang mit dem Stuhl des Patienten Handschuhe. Da die gebräuchlichen Hände- und chemischen Desinfektionsmittel gegen die Eier des Schweinebandwurmes unzureichend wirksam sind, werden die Hände nach dem Ausziehen der Handschuhe zusätzlich gründlich gewaschen.

Patienteninformation

Gründliches Durchbraten aller Fleischgerichte oder das Tiefkühlen von rohem Fleisch über mindestens fünf Tage tötet die Parasiten ab.

Echinokokkose

Echinokokkose: Erkrankung des Menschen durch den **Hundebandwurm** *(Echinokokkus),* wesentlich ernster als Rinder- und Schweinebandwurmerkrankungen. Unterschiedliche Krankheitsbilder durch die beiden Arten *Echinococcus granulosus* und *Echinococcus multilocularis.* Echinococcus multilocularis wird häufig auch als *Fuchsbandwurm* bezeichnet, da neben dem Hund vor allem auch der Fuchs Endwirt ist.

Echinokokken zählen zu den meldepflichtigen Krankheitserregern (Details ☞ 28.10).

Übertragung und Krankheitsentstehung

Hunde und Füchse scheiden die eihaltigen Proglottiden (☞ oben) mit ihrem Kot aus. Der Mensch infiziert sich durch die orale Aufnahme der Bandwurmeier und wird zum Fehl-Zwischenwirt. Über Leber und Lunge können die Larven bis in den Körperkreislauf und damit in alle Organe gelangen.

Symptome und Untersuchungsbefund

Typisch für *Echinococcus granulosus* ist, dass sich in der Regel nur eine große Zyste bildet (fast immer in der Leber). Die mit Flüssigkeit gefüllte Zyste *(Hydatide),* in der sich die Finnen befinden, kann die Größe eines Kindskopfes haben. Zunächst hat der Patient keine Beschwerden. Erst wenn die Hydatide eine gewisse Größe erreicht hat, bekommt der Patient uncharakteristische Beschwerden in der Lebergegend. Verlegt die Zyste die Gallenwege, kann ein Ikterus entstehen (☞ 22.2.1). Platzt die Blase, bilden sich neue Finnen. Daraufhin entwickelt der Patient häufig schwere allergische Reaktionen.

Echinococcus multilocularis hingegen bildet zahlreiche kleine Finnen, die einem Krebsgeschwür gleich in die Umgebung eindringen und das Gewebe nach und nach zerstören. Auch hier ist meist die Leber betroffen. Hauptsymptome des Leberbefalls sind Lebervergrößerung und Ikterus. An zweiter Stelle folgt der Befall der Lunge. Besonders ernst ist der Befall des ZNS, der bei ca. 3 % der Patienten zu beobachten ist.

Diagnostik und Differentialdiagnose

Die Diagnose wird durch Ultraschall, CT (☞ Abb. 28.52) und Antikörpernachweis gestellt.

Behandlungsstrategie

Die großen Zysten des Echinococcus granulosus können häufig chirurgisch entfernt werden. Auch bei den infiltrierend wachsenden Zysten des Echinococcus multilocularis wird eine vollständige operative Entfernung angestrebt. Zusätzlich wird Mebendazol (Vermox forte®) oder Albendazol (Eskazole®) gegeben. Häufig ist aber eine vollständige Entfernung nicht möglich. Dann kann eine Langzeit-Behandlung mit Mebendazol oder Albendazol versucht werden.

Nach heutigem Kenntnisstand vermögen diese Arzneimittel aber nur das Parasitenwachstum aufzuhalten, die Parasiten jedoch nicht abzutöten. Deshalb müssen

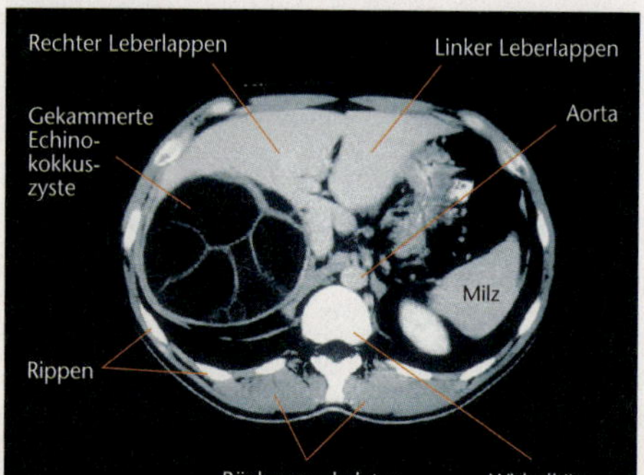

Abb. 28.52: CT-Befund bei Echinokokkose der Leber mit ausgedehnter Zystenbildung. OP-Präparat ☞ Abb. 28.53. [X211]

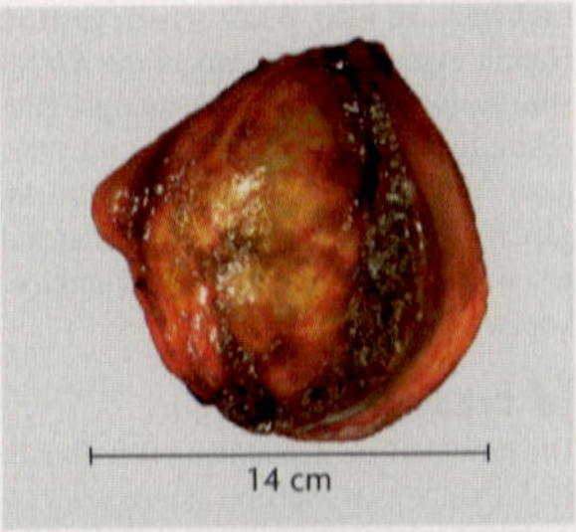

Abb. 28.53: OP-Präparat der Echinokokkuszyste aus Abb. 28.52. Wird bei der Entfernung die Zyste verletzt, so ist die Gefahr einer Absiedelung von Bandwurmeiern im Bauchraum sehr groß. [X211]

die Arzneimittel über mehrere Jahre eingenommen werden; Rezidive sind möglich.

Prognose

Nur bei vollständiger Entfernung aller Zysten ist die Prognose gut. Ansonsten endet die Erkrankung trotz medikamentöser Behandlung oft tödlich.

28.9.2 Erkrankungen durch Saugwürmer

Bilharziose

Bilharziose *(Schistosomiasis):* Chronische Infektionskrankheit mit Hauptmanifestationen in Harnblase und Darm durch die verschiedenen Arten der **Pärchenegel** *(Schistosoma).* Insbesondere die Blasenbilharziose ist eine sehr häufige Infektionskrankheit in der sog. Dritten Welt.

Übertragung und Krankheitsentstehung

Die erkrankten Menschen scheiden die Eier des Pärchenegels mit ihrem Stuhl oder Urin aus. Gelangen diese in warme, stehende Süßgewässer, werden sie von Süßwasserschnecken aufgenommen, in denen sich dann **Zerkarien** *(Gabelschwanzlarven)* entwickeln, die wiederum ins Wasser freigesetzt werden. Badet ein Mensch in dem Gewässer, durchdringen die Zerkarien *aktiv* die *intakte* Haut und gelangen in den venösen Blutstrom. Nach weiteren Entwicklungsschritten legen die Weibchen ihre Eier in den Venen der Darm- bzw. Harnblasenwand ab, diese werden wieder ausgeschieden, und der Entwicklungszyklus schließt sich.

Symptome und Untersuchungsbefund

Das Eindringen der Zerkarien wird kaum bemerkt (evtl. kurzzeitiger Juckreiz). Ein Teil der Infizierten bekommt in der *akuten Phase* (2 – 12 Wochen nach der Infektion) Allgemeinerscheinungen, evtl. auch Husten und Abdominalbeschwerden.

Ungefähr drei Monate danach beginnt in Blase, Darm, Milz und Leber die *chronische* Phase der Erkrankung, wenn die reifen Weibchen ihre Eier ablegen:

- Bei der **Blasenbilharziose** bemerkt der Patient Blutbeimengungen im Urin (*Hämaturie* ☞ 31.3.9) und klagt über häufigen Harndrang
- Die **Darmbilharziose** zeigt sich durch Übelkeit, Erbrechen und Bauchschmerzen sowie einem Wechsel zwischen (blutigem) Durchfall und Verstopfung.

Bei beiden Formen ist eine Mitbeteiligung von Leber und Milz möglich (☞ Abb. 28.54).

Diagnostik und Differentialdiagnose

Die Diagnose wird durch den mikroskopischen Einachweis in Stuhl oder Urin gesichert. Bei der Rektoskopie bzw. Zystoskopie zeigen sich typische entzündliche Knötchen in der Schleimhaut. Die Antikörperbestimmung dient v.a. der Verlaufskontrolle.

Behandlungsstrategie

Behandlung der Wahl ist die Gabe von Praziquantel (z.B. Biltricide®). Die Spätstadien der Erkrankung erfordern oft operative Eingriffe wie beispielsweise die Korrektur von Harnleiter- oder Darmstenosen. Besondere hygienische Maßnahmen sind nicht nötig.

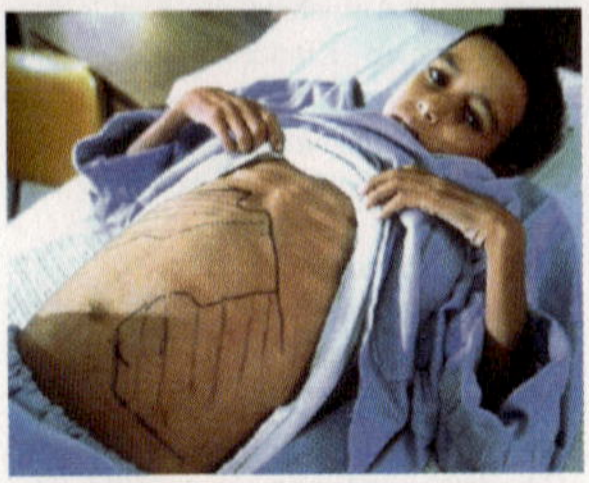

Abb. 28.54: Schwere Darmbilharziose bei einem elfjährigen Jungen. Auf der Bauchhaut sind die Konturen von Leber und Milz eingezeichnet, die beide infolge der Erkrankung extrem vergrößert sind. [U149]

Patienteninformation

Die Behandlung ist nur im Frühstadium der Erkrankung regelmäßig erfolgreich. Die Prophylaxe besteht in konsequenter Abwasserhygiene und Schneckenbekämpfung in den betroffenen Ländern.

! Vorsicht

Die Parasiten sind in vielen touristisch erschlossenen Gebieten um das Mittelmeer, in Afrika und auch in der Karibik heimisch. So verlockend es auch sein mag: Niemals barfuß durch stehende Süßgewässer laufen oder gar darin baden, da bereits kurzer Hautkontakt den Zerkarien zum Eindringen ausreicht.

28.9.3 Erkrankungen durch Rundwürmer

Erkrankungen durch Spulwürmer

Spulwurmerkrankung *(Askariasis):* Wurmerkrankung durch den **Spulwurm** *(Ascaris lumbricoides)* mit Beschwerden vor allem des Darmes und der Lunge.
Weltweit auftretend, besonders aber in warmen, ländlichen Gebieten mit Gemüseanbau.

Übertragung und Krankheitsentstehung

Der Infizierte scheidet die Spulwurmeier mit seinem Kot aus. 3 – 6 Wochen später hat sich innerhalb des Eies eine infektionsfähige Larve gebildet. Nach oraler Aufnahme werden die Larven im Dünndarm des Menschen frei. Sie durchdringen die Darmwand und gelangen auf dem Blutweg über die Leber in die Lunge. Dort treten die jungen Würmer in die Alveolen über und wandern die Atemwege hinauf bis zum Kehlkopf. Durch Verschlucken gelangen sie wieder in den Magen-Darm-Kanal, wo sie nach 1,5 – 2 Monaten neue Eier produzieren.

Der Mensch steckt sich insbesondere durch ungewaschenen Salat oder rohes Gemüse an, die durch Fäkaliendüngung mit Spulwurmeiern verseucht wurden.

Symptome und Untersuchungsbefund

Die Beschwerden setzen ein, wenn die jungen Würmer die Lunge passieren. Im Vordergrund stehen leichtes Fieber und grippeähnliche Symptome mit Husten. Manche Patienten husten die Würmer, die durchaus schon einige Zentimeter lang sein können, auch aus. Sind die Spulwürmer im Darm des Patienten angelangt, treten Bauchschmerzen, Übelkeit und Durchfälle auf.

Diagnostik und Differentialdiagnose

Die Diagnose wird durch mikroskopischen Einachweis im Stuhl gestellt.

Behandlungsstrategie

Mittel der Wahl ist Mebendazol (z.B. Vermox®).

Trichinose

Trichinose: Weltweite Wurmerkrankung mit variablem Krankheitsbild, vor allem aber allergischen Symptomen und Muskelbeschwerden. Erreger ist **Trichinella spiralis.**

In Deutschland ist die Trichinose aufgrund der gesetzlich vorgeschriebenen Trichinenschau von Schlachttieren selten geworden. In Osteuropa, aber auch in den USA und Kanada, stellt sie jedoch noch eine ernst zu nehmende Gefahr dar.

Trichinella spiralis ist in Deutschland meldepflichtig (☞ 28.10).

Symptome und Untersuchungsbefund

Wenige Tage nach Aufnahme des trichinenhaltigen Fleisches (v.a. Schweinefleisch) können durch die Parasiten im Darm leichtes Fieber, Übelkeit, Erbrechen und andere Magen-Darm-Beschwerden auftreten.

Später führt die Larvenwanderung zu Muskelschmerzen und Muskelsteife. Diese können so schwer sein, dass der Patient jede Bewegung vermeidet und das klinische Bild einer Lähmung vorgetäuscht wird.

Durch die Larveneinwanderung in die Gewebe kann es außerdem zu Fieber, Blutungs- und Thromboseneigung sowie selten zu ZNS- oder Herz-Kreislauf-Komplikationen kommen.

Diagnostik und Differentialdiagnose

Die Diagnose erfordert meist Muskelbiopsien und Antikörpertests. In Frühstadien können die Larven auch direkt im Blut nachgewiesen werden.

Behandlungsstrategie

Mebendazol (z.B. Vermox®) wirkt sowohl auf die Darm- als auch auf die Muskeltrichinen. Hinzu treten Glukokortikoide und Analgetika.

Patienteninformation

Unter der oben genannten Behandlung ist die Prognose meist gut. Manche Patienten haben aber noch längere Zeit rheumatoide Beschwerden.

Prinzipiell können alle Fleisch fressenden Tiere trichinenverseucht sein. Am sichersten kann der Trichinose durch ausreichendes Erhitzen des Fleisches (über 70 °C) vorgebeugt werden. Längeres Tiefgefrieren (– 15 °C für mindestens drei Wochen) tötet die Muskeltrichinen ebenfalls ab.

Erkrankungen durch Madenwürmer

Madenwurminfektion *(Oxyuriasis):* In der Regel harmlose Wurmerkrankung vor allem im Kindergarten- und Grundschulalter. Häufigste Wurmerkrankung überhaupt.

Übertragung und Krankheitsentstehung

Die erwachsenen, bis zu 12 mm langen und fadenförmigen **Madenwürmer** *(Enterobius vermicularis, Oxyuris vermicularis)* leben im unteren Dünndarm, im Dickdarm und im Wurmfortsatz. Nachts verlassen die Weibchen den Darm durch den Anus, um in der Analgegend Eier abzulegen (pro Weibchen über 10000). Innerhalb weniger Stunden entwickeln sich in den Eiern infektionsfähige Larven.

Die Übertragung erfolgt in erster Linie durch orale Aufnahme der kontagiösen Eier. Kleinere Kinder infizieren sich meist selbst, indem sie nachts in der Analgegend kratzen und dann die Finger in den Mund stecken.

Symptome und Untersuchungsbefund

Typischerweise haben die betroffenen Kinder nachts starken Juckreiz in der Analgegend. Durch das Schlafdefizit sind sie tagsüber müde, unleidlich und nervös.

Diagnostik

Die Diagnose wird durch den Wurmnachweis im Stuhl oder durch den Einachweis in der Analgegend gestellt. Hierzu eignet sich besonders die *Klebestreifenmethode:* Ein durchsichtiger Klebestreifen (z.B. Tesa-Film®) wird morgens auf die Perianalhaut gedrückt, gleich wieder abgezogen, ohne Falten auf einen Objektträger geklebt und mikroskopisch untersucht.

Behandlungsstrategie

Die problemlose Behandlung besteht z.B. in der Gabe von Mebendazol (etwa Vermox®).

Pflege

Madenwurminfektionen stellen im Krankenhaus eher einen Zufallsbefund dar.

Bei der Pflege verhindert die Beachtung folgender Hygieneregeln eine Streuung der Eier:

- Nachts muss der Patient eng anliegende Wäsche tragen, um Kratzen zu verhindern
- Regelmäßiges Händewaschen und Nagelreinigen bzw. extrem kurz geschnittene Fingernägel sollen die Hände als „Depot" für Wurmeier ausschalten
- Die Patientenwäsche soll gekocht und heiß gebügelt werden. Sie wird zweimal täglich gewechselt.

28.10 Meldepflicht bei Infektionskrankheiten

Anfang 2001 ist das im Juni 2000 verabschiedete **Infektionsschutzgesetz** (kurz *IfSG,* genau *Gesetz zur Verhütung und Bekämpfung von Infektionskrankheiten beim Menschen*) in Kraft getreten und hat unter anderem das *Bundes-Seuchengesetz,* das *Gesetz zur Bekämpfung der Geschlechtskrankheiten,* die *Laborberichtsverordnung* sowie *Verordnungen zur Ausdehnung der Meldepflicht* abgelöst.

Zweck des Gesetzes ist es, übertragbaren Erkrankungen beim Menschen vorzubeugen, Infektionen frühzeitig zu erkennen und ihre Weiterverbreitung zu verhindern.

Hierzu wurden unter anderem die Meldepflicht an die veränderten Verhältnisse wie dem Auftreten neuer Infektionsformen in Deutschland und einer zunehmenden Globalisierung angepasst, das Meldewesen neu strukturiert und vereinheitlicht, die Rolle der Gesundheitsämter gestärkt und dem *Robert-Koch-Institut* in Berlin neue Aufgaben im Sinne eines Koordinationszentrums übertragen.

Meldepflichtige Krankheiten

Namentlich meldepflichtig sind Krankheitsverdacht, Erkrankung und Tod bei folgenden *Erkrankungen:*

- Botulismus
- Cholera
- Diphtherie
- Humane spongiforme Enzephalopathien (☞ 35.8.9), ausgenommen familiär-hereditäre Formen
- Akute Virushepatitis
- Enteropathisches hämolytisch-urämisches Syndrom (HUS)
- Virusbedingte hämorrhagische Fieber
- Masern
- Meningokokken-Meningitis oder -Sepsis
- Milzbrand
- Poliomyelitis (wobei jede nicht-traumatisch bedingte, akute schlaffe Lähmung als Verdacht gilt)
- Pest
- Tollwut
- Typhus/Paratyphus.

Namentlich meldepflichtig sind außerdem:

- Erkrankung und Tod an einer behandlungsbedürftigen Tuberkulose, außerdem Verweigern oder Abbruch einer notwendigen Behandlung
- Verdacht und Erkrankung an einer mikrobiell bedingten Lebensmittelvergiftung oder an einer akuten infektiösen Gastroenteritis, wenn entweder der Erkrankte eine Tätigkeit z.B. in der Lebensmittelverarbeitung, Gaststätten oder Einrichtungen der Gemeinschaftsverpflegung ausübt oder mindestens zwei gleichartige Erkrankungen auftreten und ein epidemischer Zusammenhang vermutet wird
- Die Verletzung eines Menschen durch ein tollwutkrankes oder -verdächtiges Tier sowie die Berührung eines solchen Tieres oder Tierkörpers
- Das Auftreten einer bedrohlichen Erkrankung oder von mindestens zwei gleichartigen Erkrankungen bei vermutetem epidemischem Zusammenhang, wenn dies auf eine schwer wiegende Gefahr für die Allgemeinheit hinweist und unten nicht genannte Krankheitserreger ursächlich in Betracht kommen
- Das gehäufte Auftreten nosokomialer Infektionen bei vermutetem epidemischem Zusammenhang (nicht namentlich)
- Der Verdacht eines Impfschadens.

Nicht namentlich zu melden ist außerdem die Häufung nosokomialer Infektionen bei (mutmaßlichem) epidemischem Zusammenhang.

Meldepflichtige Nachweise von Krankheitserregern

Neu aufgenommen wurde eine Meldepflicht bei Nachweis bestimmter *Krankheitserreger.* Tab. 28.55 zeigt eine Auflistung der namentlich meldepflichtigen Krankheitserreger (sofern der Nachweis auf eine akute Infektion hinweist).

Außerdem müssen in der Tab. nicht genannte Krankheitserreger namentlich gemeldet werden, sofern ihre Häufung auf eine schwer wiegende Gefahr für die Allgemeinheit hinweist.

Nicht namentlich zu melden sind außerdem der direkte oder indirekte Nachweis von Treponema pallidum, HIV, Echinococcus sp. (sp. = species = Art), Plasmodium sp. sowie des Rötelnvirus und Toxoplasma gondii (die beiden letztgenannten nur bei konnatalen Infektionen).

Zur Meldung verpflichtete Personen und Angaben

Zur Meldung verpflichtet sind im Krankenhaus in erster Linie die (leitenden) Ärzte. Prinzipiell müssen aber *alle* mit der Therapie oder *Pflege* des Patienten berufsmäßig Befassten die aufgeführten meldepflichtigen Erkrankungen melden. Ausnahme ist Rettungspersonal, das den Patienten in eine ärztlich geleitete Einrichtung bringt.

Namentliche Meldungen enthalten unter anderem Name, Vorname, Geschlecht, Geburtsdatum und Anschrift des Patienten, (Verdachts-)Diagnose bzw. Untersuchungsbefunde, Tag der Erkrankung/Diagnose, wahrscheinliche Infektionsquelle sowie Anschrift des Meldenden.

Die Meldung muss unverzüglich, spätestens nach 24 Stunden beim zuständigen

Meldepflichtige Krankheitserreger			
Adenoviren[1]	Francisella tularensis**	Lassavirus	Rickettsia prowazekii
Bacillus anthracis	FSME-Virus	Legionella sp.	Rotavirus
Borrelia recurrentis	Gelbfiebervirus	Leptospira interrogans	Salmonella typhi und paratyphi[9]
Brucella sp.	Giardia lamblia**	Listeria monocytogenes[5]	Sonstige Salmonellen
Darmpathogene Campylobacter	Hämophilus influenzae[2]	Marburgvirus	Shigella sp.
Chlamydia psittaci	Hantaviren**	Masernvirus	Trichinella spiralis
Clostridium botulinum oder Toxinnachweis	Hepatitis-A-Virus	Mycobacterium leprae	Vibrio cholerae O1 und O139
Corynebacterium diphtheriae (Toxin bildend)	Hepatitis-B-Virus	Mycobacterium tuberculosis[6]	Yersinia enterocolitica, darmpathogen
Coxiella burneti	Hepatitis-C-Virus[3]	Neisseria meningitidis[7]	Yersinia pestis
Cryptosporidium parvum	Hepatitis-D-Virus	Norwalk-ähnliches Virus**[8]	Andere Erreger hämorrhagischer Fieber
Ebola-Virus	Hepatitis-E-Virus	Poliovirus	
E. coli (enterohämorrhagische = EHEC und sonstige darmpathogene Stämme)	Influenzaviren[4]	Rabiesvirus	

1: Nur für den direkten Nachweis im Konjunktivalabstrich
2: Nur für den direkten Nachweis aus Liquor oder Blut
3: Nicht wenn chronische Infektion bekannt
4: Nur für den direkten Nachweis
5: Nur für den direkten Nachweis aus Blut, Liquor oder anderen normalerweise sterilen Substanzen sowie aus Abstrichen von Neugeborenen
6: Auszug, vorab auch für den Nachweis säurefester Stäbchen im Sputum
7: Nur für den direkten Nachweis aus Blut, Liquor, hämorrhagischen Hautinfiltraten oder anderen normalerweise sterilen Substanzen
8: Nur für den direkten Nachweis aus Stuhl
9: Alle direkten Nachweise
** In diesem Buch nicht weiter ausgeführte Erreger

Tab. 28.55: Namentlich meldepflichtige Nachweise von Krankheitserregern, sortiert von oben nach unten in alphabetischer Reihenfolge.

Gesundheitsamt erfolgen, wobei einzelne noch fehlende Angaben nachgereicht werden können.

Weitere Inhalte

Das Infektionsschutzgesetz regelt außerdem die Weitermeldung an das Robert-Koch-Institut in Berlin und an die WHO. Hierbei wird jedoch nur ein Teil der Daten weitergegeben.

Weitere Inhalte des neuen Gesetzes sind u.a. die Dokumentationspflicht für nosokomiale Infektionen und Infektionen mit resistenten Erregern, die Zulassung zu Gemeinschaftseinrichtungen (z.B. Kindergärten, Schulen) bei verschiedenen Erkrankungen, Vorschriften für im Umgang mit Lebensmitteln Beschäftigte zum Infektionsschutz der Bevölkerung und zahlreiche Maßnahmen zur Infektionsprophylaxe.

Quarantäne

Quarantäne: Zeitlich befristetete, totale Isolierung ansteckungsverdächtiger oder bereits erkrankter Personen. Früher weit verbreitetes Mittel zur Eingrenzung von Epidemien, heute, außer für Tiere, selten.

Die vier **internationalen Quarantänekrankheiten** sind Cholera, Gelbfieber, Pest und die mittlerweile ausgerotteten Pocken.

Patienten mit Lungenpest oder von Mensch zu Mensch übertragbaren **hämorrhagischen Fiebern** (lebensbedrohliche Erkrankungen mit Fieber, Blutungen und zum Teil Enzephalitis, beispielsweise durch das *Ebola-*, *Marburg-* oder *Lassa-Virus*) werden stets unverzüglich in Spezialzentren isoliert. Auch bei anderen Erkrankungen kann je nach Gegebenheiten des Einzelfalles eine **Quarantäne** angeordnet werden.

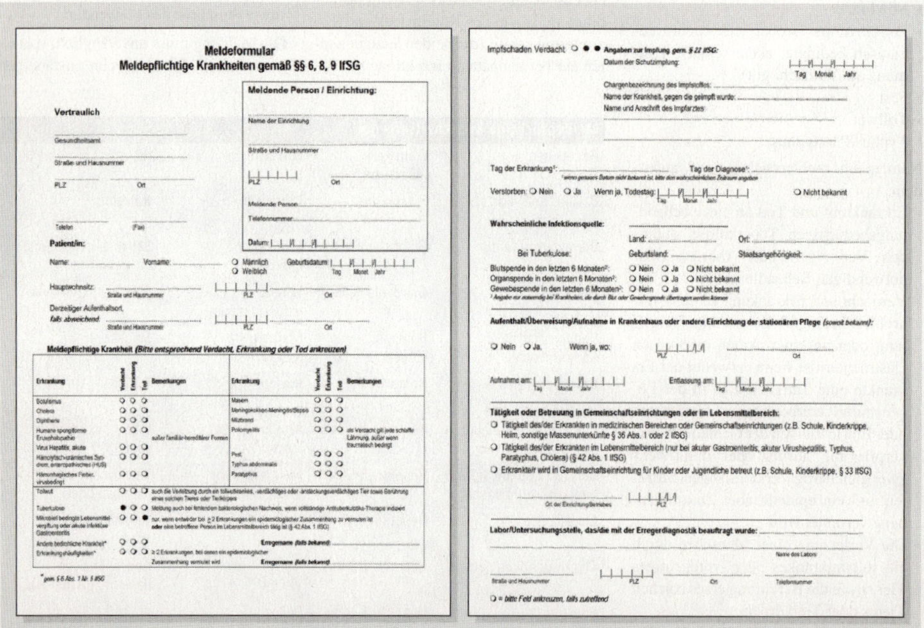

Meldeformular
Meldepflichtige Krankheiten gemäß §§ 6, 8, 9 IfSG

Vertraulich

Gesundheitsamt
Straße und Hausnummer
PLZ Ort
Telefon (Fax)

Meldende Person / Einrichtung:
Name der Einrichtung
Straße und Hausnummer
PLZ Ort
Meldende Person
Telefonnummer
Datum

Patient/in:
Name: Vorname: O Männlich O Weiblich Geburtsdatum: Tag Monat Jahr
Hauptwohnsitz: Straße und Hausnummer PLZ Ort
Derzeitiger Aufenthaltsort, *falls abweichend:* Straße und Hausnummer PLZ Ort

Meldepflichtige Krankheit ***(Bitte entsprechend Verdacht, Erkrankung oder Tod ankreuzen)***

Erkrankung	Verdacht	Erkrankung	Tod	Bemerkungen	Erkrankung	Verdacht	Erkrankung	Tod	Bemerkungen
Botulismus	O	O	O		Masern	O	O	O	
Cholera	O	O	O		Meningokokken-Meningitis/Sepsis	O	O	O	
Diphtherie	O	O	O		Milzbrand	O	O	O	
Humane spongiforme Enzephalopathie	O	O	O	außer familiär-hereditärer Formen	Poliomyelitis	O	O	O	als Verdacht gilt jede schlaffe Lähmung, außer wenn traumatisch bedingt
Virus Hepatitis, akute	O	O	O		Pest	O	O	O	
Hämolytisch-urämisches Syndrom, enteropathisches (HUS)	O	O	O		Typhus abdominalis	O	O	O	
Hämorrhagisches Fieber, virusbedingt	O	O	O		Paratyphus	O	O	O	
Tollwut	O	O	O	auch die Verletzung durch ein tollwutkrankes, -verdächtiges oder -ansteckungsverdächtiges Tier sowie Berührung eines solchen Tieres oder Tierkörpers					
Tuberkulose	●	O	O	Meldung auch bei fehlendem bakteriologischen Nachweis, wenn vollständige Antituberkulotika-Therapie indiziert					
Mikrobiell bedingte Lebensmittelvergiftung oder akute infektiöse Gastroenteritis	O	O	●	nur, wenn entweder bei ≥ 2 Erkrankungen ein epidemiologischer Zusammenhang zu vermuten ist **oder** eine betroffene Person im Lebensmittelbereich tätig ist (§ 42 Abs. 1 IfSG)					
Andere bedrohliche Krankheit*	O	O	O	**Erregername *(falls bekannt)*:**					
Erkrankungshäufigkeiten*	O	O	O	≥ 2 Erkrankungen, bei denen ein epidemiologischer Zusammenhang vermutet wird **Erregername *(falls bekannt)*:**					

*gem. § 6 Abs. 1 Nr. 5 IfSG

Impfschaden Verdacht O ● ● **Angaben zur Impfung** ***gem. § 22 IfSG:***
Datum der Schutzimpfung: Tag Monat Jahr
Chargenbezeichnung des Impfstoffes:
Name der Krankheit, gegen die geimpft wurde:
Name und Anschrift des Impfarztes:

Tag der Erkrankung[1]: Tag der Diagnose[1]:
[1] *wenn genaues Datum nicht bekannt ist, bitte den wahrscheinlichen Zeitraum angeben*

Verstorben: O Nein O Ja Wenn ja, Todestag: Tag Monat Jahr O Nicht bekannt

Wahrscheinliche Infektionsquelle:
Land: Ort:
Bei Tuberkulose: Geburtsland: Staatsangehörigkeit:
Blutspende in den letzten 6 Monaten[2]: O Nein O Ja O Nicht bekannt
Organspende in den letzten 6 Monaten[2]: O Nein O Ja O Nicht bekannt
Gewebespende in den letzten 6 Monaten[2]: O Nein O Ja O Nicht bekannt
[2] *Angabe nur notwendig bei Krankheiten, die durch Blut oder Gewebespende übertragen werden können*

Aufenthalt/Überweisung/Aufnahme in Krankenhaus oder andere Einrichtung der stationären Pflege ***(soweit bekannt):***
O Nein O Ja. Wenn ja, wo: PLZ Ort
Aufnahme am: Tag Monat Jahr Entlassung am: Tag Monat Jahr

Tätigkeit oder Betreuung in Gemeinschaftseinrichtungen oder im Lebensmittelbereich:
O Tätigkeit des/der Erkrankten in medizinischen Bereichen oder Gemeinschaftseinrichtungen (z.B. Schule, Kinderkrippe, Heim, sonstige Massenunterkünfte § 36 Abs. 1 oder 2 IfSG)
O Tätigkeit des/der Erkrankten im Lebensmittelbereich (nur bei akuter Gastroenteritis, akuter Virushepatitis, Typhus, Paratyphus, Cholera) (§ 42 Abs. 1 IfSG)
O Erkrankte/r wird in Gemeinschaftseinrichtung für Kinder oder Jugendliche betreut (z.B. Schule, Kinderkrippe, § 33 IfSG)
Ort der Einrichtung/Betriebes PLZ

Labor/Untersuchungsstelle, das/die mit der Erregerdiagnostik beauftragt wurde:
Name des Labors
Straße und Hausnummer PLZ Ort Telefonnummer

O = *bitte Feld ankreuzen, falls zutreffend*

Abb. 28.56: Beispiel eines Meldeformulars für meldepflichtige Krankheiten nach dem neuen Infektionsschutzgesetz. Zwar führen in erster Linie Ärzte die Meldungen durch, doch sind prinzipiell auch Pflegende zur Meldung verpflichtet. [W223]

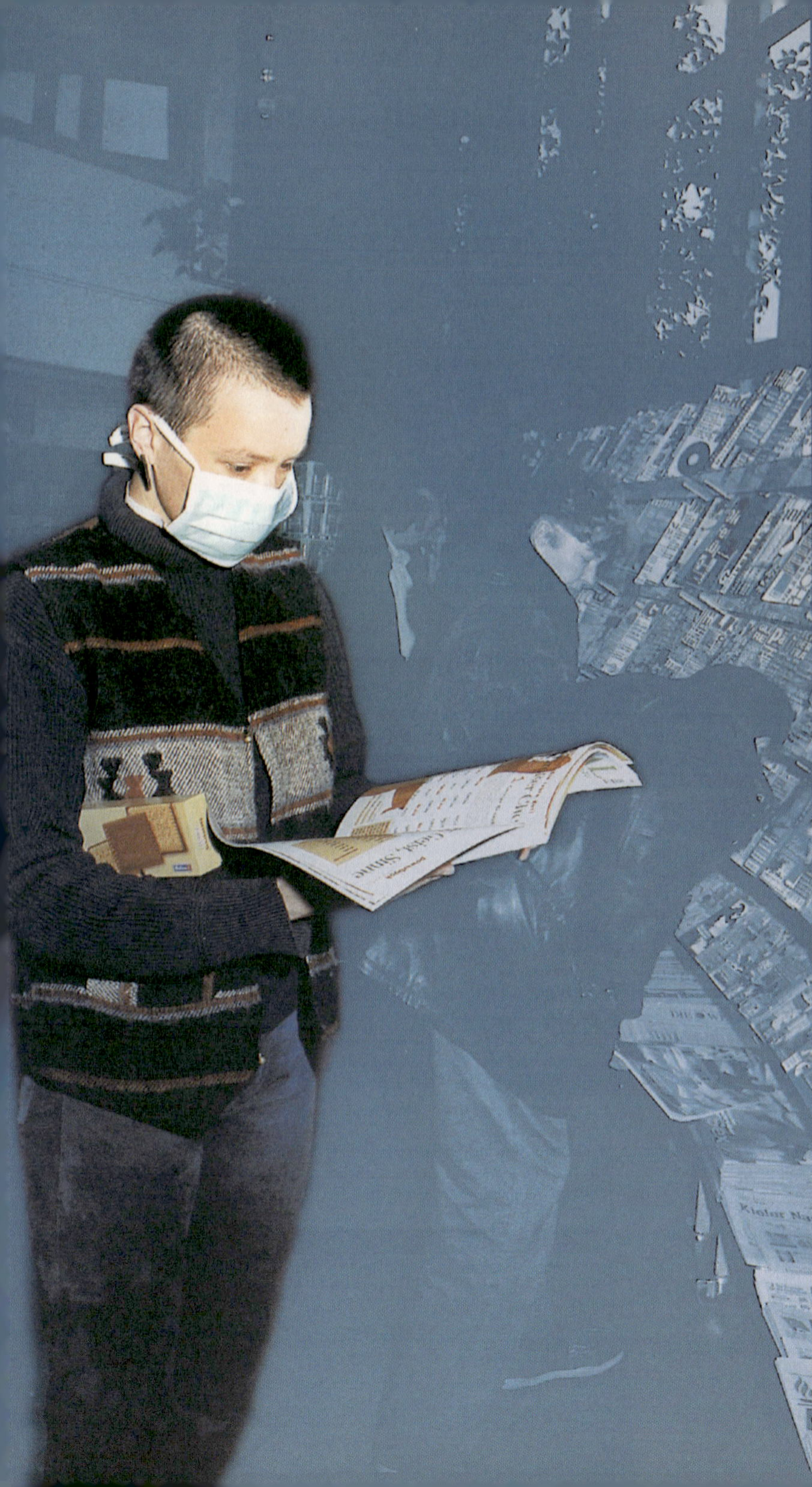

29 Pflege bei Erkrankungen des Immunsystems

29 Pflege bei Erkrankungen des Immunsystems

Das medizinische Fachgebiet

Immunsystem: Hoch entwickeltes *Abwehrsystem,* das den Menschen vor schädlichen Mikroorganismen der Außenwelt, aber auch vor abnormen Zellen des eigenen Körpers (z.B. Krebszellen) schützt.

Immunologie: Lehre von den Abwehrmechanismen des Immunsystems und den damit verbundenen Erkrankungen (einschließlich Diagnostik und Therapie).

Die Immunologie ist (bisher) kein eigenständiges medizinisches Teilgebiet.

Patienten mit Erkrankungen des Immunsystems werden am häufigsten vom *Internisten* betreut. Ausnahme sind die Allergien (☞ 29.4 und 30.9), die v.a. vom *Dermatologen* (Hautarzt ☞ Kapitel 30) diagnostiziert und behandelt werden.

29.1 Grundbegriffe der physiologischen Abwehrreaktion

29.1.1 Antigene

✓ Alle Abwehrreaktionen unseres Körpers werden durch **Antigene** ausgelöst.

Antigene spielen eine zentrale Rolle bei der „Erkennung des Feindes", der Unterscheidung zwischen „Fremd" und „Selbst". Chemisch betrachtet sind Antigene häufig Proteine; sie können aber auch aus Zuckerverbindungen oder Nukleinsäuren bestehen.

Das gleiche Antigen kann auf vielen Zellen vorhanden sein, umgekehrt besitzen die meisten Zellen eine Vielzahl von Antigenen. Nicht alle Antigene sind zellständig. Beliebige biochemische Moleküle, aber auch Viren, können genauso als Antigene wirken.

29.1.2 Vier Teilsysteme der Abwehr

Wenn Krankheitserreger ins Körperinnere eingedrungen sind, beginnen zwei Abwehrsysteme mit der Bekämpfung der Erreger:
- **Unspezifische Abwehr**
- **Spezifische Abwehr.**

An beiden Systemen beteiligt sind:
- **Zelluläre Faktoren,** also immunkompetente Zellen, z.B. die weißen Blutkörperchen
- **Humorale Faktoren,** so heißen die nicht-zellulären Abwehrsubstanzen im Blut und anderen Körperflüssigkeiten wie etwa die Komplementfaktoren.

Dadurch ergeben sich vier Teilsysteme der Abwehr, die zwar alle miteinander vernetzt sind, aber doch auch eigenständige Aufgaben erfüllen (☞ Tab. 29.1).

Die unspezifische Abwehr steht von Geburt an gegen alle Antigene zur Verfügung, sie ist jedoch nicht besonders effektiv. Eine Abwehr vieler gefährlicher Erreger ist nur durch *spezifische,* das heißt gegen ein spezielles Antigen gerichtete, Abwehrmechanismen möglich. Spezifische Abwehrvorgänge führen in der Regel zu einer (erworbenen) **Immunität** gegenüber dem Erreger, das heißt *erneute* Kontakte mit dem gleichen Erreger führen über Monate bis Jahrzehnte nicht zu einer Erkrankung (☞ 29.1.4).

29.1.3 Ablauf einer Immunreaktion

Unspezifische Abwehr

Äußere Schutzbarrieren

Die **äußeren Schutzbarrieren** wie die Haut und die Schleimhäute vermögen ein Eindringen krankmachender Mikroorganismen in den allermeisten Fällen zu verhindern. Noch effektiver werden die äußeren Schutzbarrieren durch die physiologische Besiedelung des Menschen mit Mikroorganismen (☞ Abb. 28.2) und durch verschiedene antimikrobielle Stoffe wie etwa **Lysozym.** Lysozym kann die Wandstrukturen bestimmter Bakterien, z.B. Staphylokokken, spalten *(lysieren);* es kommt vor allem im Bronchialschleim und in der Tränenflüssigkeit vor.

Zelluläre unspezifische Abwehr

Gelingt es Mikroorganismen (oder toten Teilchen wie etwa Ruß), die äußeren Schutzbarrieren zu überwinden und in den Körper einzudringen, so werden sie durch **Phagozyten** *(Fresszellen),* v.a.

	Zellulär	Humoral (nicht-zellulär)
Unspezifische Abwehr	Natürliche Killerzellen (NK-Zellen), Makrophagen, neutrophile Granulozyten	Komplement, Zytokine, Lysozym
Spezifische Abwehr	T-, B-Lymphozyten	Antikörper (produziert von Plasmazellen = stimulierten B-Lymphozyten)

Tab. 29.1: Die vier Teilsysteme der Abwehr. [A400]

Makrophagen und **neutrophile Granulozyten,** umschlossen und verdaut. **Natürliche Killerzellen** *(NK-Zellen)* versuchen virusinfizierte und tumorartig veränderte Zellen durch zellschädigende Substanzen **(Zytotoxine)** zu zerstören.

Humorale unspezifische Abwehr

Das **Komplementsystem,** bestehend aus neun **Komplementfaktoren C1 – C9,** ist das Hauptsystem der humoralen unspezifischen Abwehr. Aktiviert durch Antigen-Antikörper-Komplexe *(klassischer Aktivierungsweg)* oder bakterielle Antigene *(alternativer Aktivierungsweg)*

- Macht es Fremdzellen für die Phagozyten „attraktiver" **(Opsonierung)**
- Lockt es andere Abwehrzellen an **(Chemotaxis)** und fördert so die Entzündungsreaktion
- Vernichtet es Bakterien und andere Fremdzellen durch Bildung des lytischen Komplexes (☞ Abb. 29.2).

Lysozym ☞ *oben*
Zytokine ☞ *24.1.5*

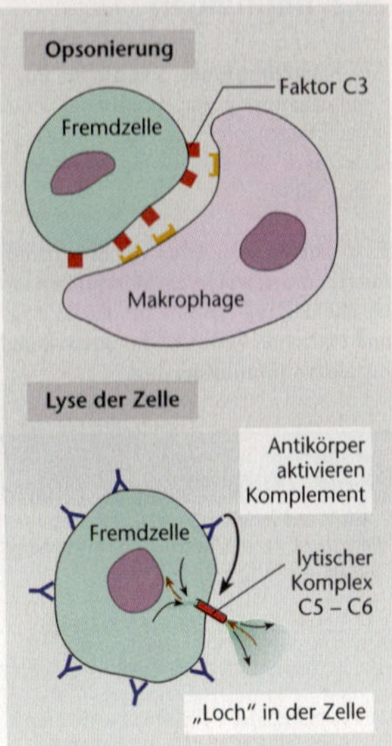

Abb. 29.2: Das Komplementsystem als Teil des unspezifischen Abwehrsystems. Der Komplementfaktor C3 kann sich an die Oberfläche von als Antigenen fungierenden Fremdzellen anlagern und dadurch Phagozyten stimulieren (Opsonierung). Die aktivierten Faktoren C5 – C9 bilden in der Zellmembran den „lytischen Komplex", eine Art Loch, das die Zelle durch unkontrollierten Elektrolytaustausch und osmotischen Flüssigkeitseinstrom zum Absterben bringt. [A400-190]

Spezifische Abwehr

Spezifität und Gedächtnisfunktion

Das **spezifische Abwehrsystem** „erkennt" bestimmte molekulare Merkmale der Erreger und reagiert nur bei Vorhandensein dieser Merkmale. Diese **Antigenspezifität** ist bedingt durch **Antigen-Erkennungsmoleküle,** die als **T-Zell-Antigenrezeptoren** membrangebunden auf den T-Zellen sowie als **Antikörper** (Details ☞ unten) frei in den Körperflüssigkeiten und membrangebunden auf den B-Zellen zu finden sind.

Die **Gedächtnisfunktion** des spezifischen Abwehrsystems beruht auf der Bildung von **Gedächtniszellen** *(memory cells).* Diese nach Antigenkontakt gebildeten, ruhenden Lymphozyten tragen die spezifischen Antigen-Erkennungsmoleküle weiterhin auf ihrer Oberfläche und reagieren bei einer erneuten „Begegnung" mit dem gleichen Antigen ohne Zeitverzögerung. Die Gedächtniszellen sind die Grundlage der erworbenen Immunität gegen Erkrankungen (☞ 29.1.4).

Zelluläre spezifische Abwehr

Die Zellen des spezifischen Abwehrsystems sind die **Lymphozyten** (☞ auch Abb. 24.2).

B-Lymphozyten *(B-Zellen).* B-Lymphozyten haben an ihrer Oberfläche *ortsständige* Antikörper und fangen ebenso wie die im Blut zirkulierenden Antikörper Antigene ab. Haben B-Lymphozyten ein Antigen „erkannt" und gebunden, vermehren sie sich und wandeln sich zu **Plasmazellen** um, die nach ca. 7 – 10 Tagen große Antikörpermengen gegen genau dieses Antigen produzieren. Nach Abklingen der Infektion bleiben B-Gedächtniszellen in „Lauerstellung" zurück, die beim nächsten Angriff des *gleichen* Erregers viel schneller zu Plasmazellen reifen.

T-Lymphozyten *(T-Zellen).* Sie werden in vier Gruppen eingeteilt:

- **T-Helferzellen** (T_H*-Zellen,* wegen des Oberflächenmoleküls **CD4** auch *T4-Zellen* oder *CD4-Zellen* genannt) stimulieren die B-Lymphozyten, damit sie zu Plasmazellen reifen können. Außerdem gehen aus ihnen
- **T-Gedächtniszellen** hervor
- **T-Suppressorzellen** (T_S*-Zellen) bremsen* das Immunsystem, damit es sich nicht unendlich „aufschaukelt"
- **Zytotoxische T-Zellen** (früher *T-Killerzellen*) vernichten fremde Zellen und körpereigene virusinfizierte oder

Name	Funktion
Monozyten	Vorläufer der Makrophagen im Blut
Makrophagen *(große Fresszellen)*	Phagozytieren in allen Geweben und in der Lymphflüssigkeit
Antigenpräsentierende Zellen *(APZ)*	Z.B. Makrophagen und B-Zellen; sie präsentieren den T- und B-Zellen Antigene und starten damit die Reaktionskette der Immunantwort
Granulozyten	
Neutrophile Granulozyten *(kleine Fresszellen)*	Phagozytieren Bakterien, Viren und Pilze im Blut; häufigste Immunzellen im Blut
Eosinophile Granulozyten	Abwehrzellen gegen Parasiten, sind an allergischen Reaktionen beteiligt
Basophile Granulozyten	Abwehrzellen gegen Parasiten, sind an allergischen Reaktionen beteiligt, schütten das für Juckreizentstehung und Ödembildung mit verantwortliche Histamin aus
B-Zellen	
B-Lymphozyten	Vorläufer der Plasmazellen
B-Gedächtniszellen	Auf ein spezielles Antigen geprägte, langlebige B-Lymphozyten, die sich bei Antigenkontakt sofort vermehren und zu Plasmazellen differenzieren
Plasmazellen	Antikörper produzierende Zellen
T-Zellen	
T-Helferzellen	Aktivieren B-Lymphozyten und zytotoxische T-Zellen, erkennen Antigene
T-Suppressorzellen	Bremsen die Immunantwort, hemmen die Funktion von B-Zellen und anderen T-Zellen
T-Gedächtniszellen	Auf ein spezielles Antigen geprägte, langlebige T-Lymphozyten
Zytotoxische T-Zellen	Erkennen und zerstören von Viren befallene Körperzellen und Tumorzellen
Natürliche Killerzellen *(NK)*	Greifen unspezifisch virusinfizierte Zellen und Tumorzellen an

Tab. 29.3: Die Funktionen der wichtigsten Abwehrzellen. So „übersichtlich" wie hier in der Tabelle funktioniert unser Abwehrsystem in der Realität allerdings nicht – seine hohe Effektivität wird erst durch eine enge Vernetzung der verschiedenen Zellen und ihrer Funktionen erreicht. [A400]

entartete Zellen *ohne* Antikörperbeteiligung. Wie die T-Suppressorzellen tragen auch die zytotoxischen T-Zellen das Oberflächenmolekül **CD8,** weshalb diese beiden Zelltypen zusammenfassend auch als *T8-Zellen* oder *CD8-Zellen* bezeichnet werden.

T-Lymphozyten „lernen" während ihrer Reifung im Thymus zwischen Antigenen des eigenen Organismus und Fremdantigenen zu unterscheiden (☞ auch 29.5). Nur gegen Fremdantigene gerichtete T-Zellen verlassen den Thymus.

Humorale spezifische Abwehr

Wie oben erwähnt, wandeln sich B-Lymphozyten nach Antigenkontakt in Plasmazellen um und bilden speziell auf ein bestimmtes Antigen passende Proteine, die **Antikörper** oder *Immunglobuline.* Da Antigene und Antikörper zueinander passen wie Schlüssel und Schloss, wird auch vom **Schlüssel-Schloss-Prinzip** gesprochen. Die entstehenden **Antigen-Antikörper-Komplexe** können Zellen verklumpen *(agglutinieren),* deren Attraktivität für Fresszellen steigern *(opsonieren)* und/oder Zellen durch Komplementaktivierung vernichten.

- Das *Immunglobulin G* **(IgG)** macht mit 75 – 80 % den Hauptanteil der Antikörpermenge aus. Da es nach Erstkontakt mit einem Antigen erst mit ca. dreiwöchiger Verzögerung gebildet werden kann, spielt es in der Anfangsphase einer Infektion keine Rolle. Bei einem abermaligen Kontakt mit dem gleichen Antigen entstehen dagegen sehr rasch IgG-Antikörper in großen Mengen *(Booster-Effekt)*
- *Immunglobulin A* **(IgA)** stellt nur 15 – 20 % der Blutantikörper, ist aber der vorherrschende Antikörpertyp der Schleimhautsekrete. Es ist vor allem für den Schutz des Menschen vor den Mikroorganismen verantwortlich, die über die Schleimhäute ins Körperinnere gelangen
- *Immunglobulin M* **(IgM)** tritt nach Erstkontakt mit einem Erreger am schnellsten auf und wird deshalb auch als *Frühantikörper* bezeichnet. Laborchemisch dient es dem Nachweis *früher* Infektionsstadien
- Die Rolle von *Immunglobulin D* **(IgD)** ist noch nicht ganz klar, auf jeden Fall dient es auf B-Lymphozyten als zellständiges Antigen-Erkennungsmolekül
- *Immunglobulin E* **(IgE)** spielt bei der Abwehr parasitärer Infektionen und bei der Entstehung von Allergien (☞ 29.4) eine Rolle. Wie IgD kommt es im Blut Gesunder nur in sehr geringer Konzentration vor.

29.1.4 Immunität

Immunität: Unempfänglichkeit eines Organismus für eine Infektion mit pathogenen Mikroorganismen bzw. deren Toxinen (**antiinfektiöse** bzw. **antitoxische Immunität**).

Sie kann *angeboren* sein, z.B. die artbedingte Immunität des Menschen gegenüber vielen tierpathogenen Erregern, oder durch einen früheren Antigenkontakt im Rahmen einer natürlichen Infektion oder Impfung *erworben.*

Bei der **erworbenen Immunität** sind im Rahmen der Infektion spezifische Antikörper und spezifisch sensibilisierte T- und B-Gedächtniszellen gegenüber dem Mikroorganismus gebildet worden. Diese schützen den Organismus über mehrere Monate bis lebenslang vor einer abermaligen Erkrankung durch den *gleichen* Mikroorganismus.

Als Faustregel kann gelten, dass nur generalisierte Infektionen (Allgemeininfektionen ☞ 28.1.1), nicht aber Lokalinfektionen, eine länger andauernde Immunität hinterlassen. Dabei ist eine manifeste Erkrankung *nicht* Bedingung für den Erwerb der Immunität. Auch *inapparente* (vom Betroffenen gar nicht wahrgenommene) Infektionen können eine Immunität hinterlassen (**stille** oder *stumme* **Feiung,** häufig z.B. bei Röteln zu beobachten). Dann lässt sich die durchgemachte Infektion später durch serologische Bluttests (☞ 9.5.6, 28.3.7) nachweisen („positiver Rötelntiter").

29.2 Impfungen

Schutzimpfung: Künstliche Immunisierung gegen bestimmte Erkrankungen, ohne dass der Betroffene zuvor die Erkrankung durchmachen muss.

Es existieren zwei Arten von Schutzimpfungen, die sich in ihrem Wirkprinzip unterscheiden und jeweils besondere Vor- und Nachteile besitzen: die **passive** und die **aktive Immunisierung.**

Impfstoff/Antigenkombinationen *(Erkrankung)*	Lebensmonat						Lebensjahr		Besonderheiten
	Geburt	2	3	4	5	12 – 15	5 – 6	11 – 18	
DTaP *(Diphtherie – Tetanus – Pertussis = Keuchhusten)*			1.	2.	3.	4.			Abstände zwischen 1. und 2. sowie 2. und 3. Impfung mindestens 4 Wochen; Abstand zwischen 3. und 4. Impfung mindestens 6 Monate
aP *(Pertussis = Keuchhusten)*								A	
Hib *(Haemophilus influenzae Typ b)*			1.		2.	3.			Antigenkombinationen, die eine Pertussiskomponente enthalten, werden nach dem für DTaP angegebenen Schema benutzt
IPV *(Polio)*			1.		2.	3.		A	
HB *(Hepatitis B)*			1.		2.	3.		G	Impfschema der postexpositionellen Hepatitis-B-Immunprophylaxe bei Neugeborenen: Geburt, 1, 6 Monate
MMR *(Masern – Mumps – Röteln)*						1.	2.	G	Die zweite MMR-Impfung kann bereits 4 Wochen nach der ersten MMR-Impfung erfolgen
DT/Td *(Diphterie – Tetanus)*							A	A	Ab 6. bzw. 7. Lebensjahr wird zur Auffrischimpfung ein Impfstoff mit reduziertem Diphtherietoxoid-Gehalt (d) verwendet

A Auffrischimpfung: Erfolgte die letzte Impfung mit entsprechenden Antigenen vor weniger als 12 Monaten, kann der Termin entfallen.
G Grundimmunisierung für alle Kinder und Jugendlichen, die bisher nicht geimpft wurden, bzw. Komplettierung eines unvollständigen Impfschutzes.

Abb. 29.4: Impfkalender für Kinder nach den Empfehlungen der Ständigen Impfkommission am Robert-Koch-Institut (2000). Um die Zahl der Injektionen möglichst gering zu halten, sollten vorzugsweise Kombinationsimpfstoffe verwendet werden (Herstellerangaben zu den Impfabständen beachten).

29.2.1 Passive Immunisierung

Passive Immunisierung: Übertragung von spezifischen Antikörpern gegen bestimmte Erreger oder Toxine, die von einem anderen Organismus gebildet worden sind.

Wenn immer möglich werden **homologe Seren,** d.h. *menschliche (humane) Immunglobuline*, verwendet. Im Gegensatz dazu stammen **heterologe Seren** von Tieren, in erster Linie vom Pferd. Es handelt sich also um Fremdeiweiß mit entsprechend hoher Allergiegefahr.

Immunglobuline werden immer dann gegeben, wenn der Verdacht einer Infektion besteht und ein *sofortiger* Schutz erforderlich ist.

Beispielsweise kann eine Schwangere, und damit v.a. das Ungeborene, innerhalb der ersten Tage *nach* Kontakt mit einem an Röteln Erkrankten durch Gabe von Röteln-Immunglobulin vor der Infektion geschützt werden. Bei manchen Erkrankungen kann der Krankheitsverlauf durch Gabe spezieller Immunglobuline noch nach Ausbruch der Erkrankung gemildert und das Komplikationsrisiko reduziert werden, z.B. bei Mumps. Nachteil der passiven Immunisierung ist ihre mit 1 – 3 Monaten nur kurze Wirksamkeit.

Chemoprophylaxe

Nicht mit der passiven Immunisierung verwechselt werden darf die **Chemoprophylaxe:** Bei besonders ansteckenden und/oder komplikationsreichen Infektionskrankheiten werden vorbeugend gegen den Krankheitserreger wirksame Arzneimittel gegeben, die im Gegensatz zu spezifischen Antikörpern keine Immunisierung bewirken. Die Chemoprophylaxe findet Anwendung bei:

- Gesunden, die sich anstecken oder angesteckt haben könnten, z.B. Familienangehörigen von Patienten mit einer Meningokokken-Meningitis (☞ 28.5.5)
- Abwehrgeschwächten, z.B. AIDS-Kranken (☞ 29.3)
- Bestimmten Operationen, z.B. in der Bauchchirurgie oder der plastischen Chirurgie zur Abwehr von Infektionen.

29.2.2 Aktive Immunisierung

Aktive Immunisierung: Verabreichung von
- **Lebendimpfstoffen** (abgeschwächten Krankheitserregern)
- **Totimpfstoffen** (Antigenen toter Krankheitserreger)
- **Toxoidimpfstoffen** („entschärften" Giftstoffen).

Sie sollen im Körper des Geimpften gewissermaßen einen „kontrollierten Übungskampf" erzeugen und so zu Immunität führen.

Der Organismus des Geimpften bildet selbst („aktiv") Antikörper und Gedächtniszellen gegen die Erreger und ist im Falle eines tatsächlichen Eindringens des Erregers in der Lage, diese schnell und meist ohne erkennbare Krankheitszeichen zu vernichten. Toxoid- und Totimpfstoffe sind besser verträglich, aber weniger zuverlässig. Lebendimpfstoffe haben mehr Nebenwirkungen, führen aber häufiger zur erwünschten lebenslangen Immunität.

Während manche Impfungen für alle Personen empfohlen werden, etwa gegen Tetanus, Poliomyelitis und Diphtherie, sind andere nur bei besonderer Gefährdung wie bei Fernreisen angezeigt. Einen Überblick geben Tab. 29.4 und Tab. 29.5. Die Impfempfehlungen werden von der *Ständigen Impfkommission am Robert-Koch-Institut* in engen Zeitabständen aktualisiert.

Stichwort „Impfmüdigkeit"

Aus Angst vor den Nebenwirkungen der Impfung oder aus Nachlässigkeit lassen viele Eltern ihre Kinder nicht mehr vollständig durchimpfen. Zwar ist unbestrit-

Erkrankung	Kategorie*	Wichtige Indikationen (z.B. Reiseziel oder Personengruppe)
Cholera ☞ 28.5.11	R	Auf Verlangen des Ziel- oder Transitlandes
Diphtherie ☞ 28.5.13	A, I	Auffrischimpfung; bei beruflicher Gefährdung, regionalen Krankheitsausbrüchen oder Reisen in Epidemiegebiete
FSME (**Frühsommermenin**goenzephalitis) ☞ 35.8.4	I, R	Aufenthalt in Gefährdungsgebieten, besonders bei Forstarbeitern, Jägern etc.
Gelbfieber ☞ 28.6.6	R	Reisen in Gelbfieber-Infektionsgebiete
Hepatitis A ☞ 22.4.2	I, R	Gefährdete Personen (z.B. medizinisches Personal), Aufenthalt in Gebieten mit hoher Durchseuchung
Hepatitis B ☞ 22.4.2	I, R	Gefährdete Personen (z.B. medizinisches Personal, Dialysepatienten, Risikogruppen wie homosexuelle Männer oder Drogenabhängige), für Kinder allgemein empfohlen
Influenza ☞ 20.5.1	A, I	Ältere Menschen, bei Pandemien
Masern ☞ 13.14.2	I	Gefährdete Personen (z.B. medizinisches Personal, Personal in Kindertagesstätten), für Kinder allgemein empfohlen
Meningokokken-Infektion ☞ 28.5.5, 35.8.1	I	Besonders gefährdete Personen, z.B. Entwicklungshelfer in bestimmten Gebieten Afrikas
Mumps ☞ 13.14.3	I	☞ Masern
Pneumokokken-Infektion ☞ 20.5.3, 28.5.4	I	Risikopatienten, z.B. Patienten nach Milzentfernung (☞ 22.7.4)
Poliomyelitis (Kinderlähmung) ☞ 35.8.5	A, I	Auffrischimpfung; bei Reisen oder regionalen Ausbrüchen
Röteln ☞ 13.14.5	I	Gefährdete Personen (z.B. Personal in Kindertagesstätten), nicht-immune Frauen mit Kinderwunsch, für Kinder allgemein empfohlen
Tetanus ☞ 28.5.15	A, I, R	Auffrischimpfung; bei Verletzung
Tollwut ☞ 28.6.5	I, R	Nach Kontakt mit tollwutverdächtigen Tieren, bei besonderer Gefährdung prophylaktisch (z.B. Tierärzte, Jäger)
Tuberkulose ☞ 20.5.4	–	Nicht mehr empfohlen
Typhus ☞ 28.5.7	R	Reisen in Endemiegebiete
Windpocken ☞ 13.14.6	I	Besonders gefährdete Personen (z.B. Abwehrschwäche bei Leukämie oder unter Zytostatikatherapie)

* A = Indikationsimpfung mit breiter Anwendung und erheblichem Wert für die Volksgesundheit
I = Indikationsimpfung bei erhöhter Gefährdung
R = Reiseimpfung (die Impfindikation ergibt sich aus dem Reiseziel)

Tab. 29.5: Auffrisch- und Nachimpfungen für Erwachsene und Indikationsimpfungen für alle Altersgruppen nach den Impfempfehlungen der Ständigen Impfkommission am Robert-Koch-Institut. Alle genannten Impfungen sind Aktivimpfungen. [A400] ten, dass Impfungen Nebenwirkungen bis hin zu bleibenden Schäden haben können, doch sind diese Nebenwirkungen stets auch im Verhältnis zu den Gefahren der Erkrankung zu sehen. Bei Beachtung der Gegenanzeigen der jeweiligen Impfungen ist das Risiko eines Impfschadens viel geringer als das Risiko eines bleibenden Schadens nach durchgemachter Erkrankung.

Dem Patienten bzw. seinen Eltern ist zu erklären, dass nicht jede Impfreaktion eine Impfkomplikation darstellt, sondern auch Zeichen der (erstrebten) Auseinandersetzung des Körpers mit dem Impfstoff sein kann. So sind Lokalreaktionen an der Impfstelle, geringes Fieber in den ersten Tagen nach einer Lebendimpfung oder auch eine leichte Erkrankung („Impfmasern") normal.

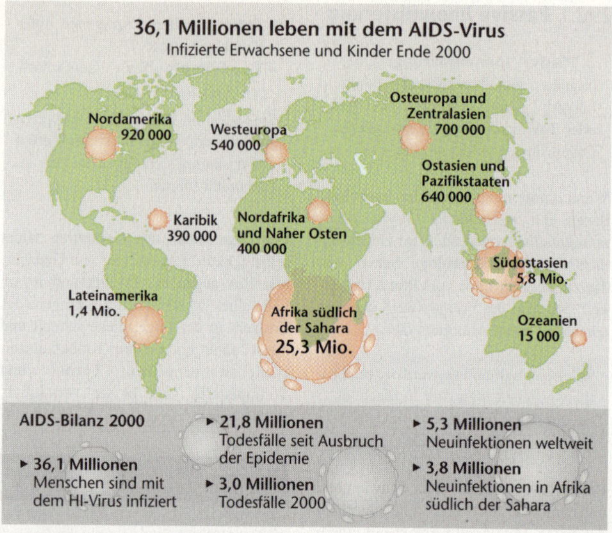

Abb. 29.7: AIDS breitet sich als Pandemie weltweit aus. Schon heute sind die durch AIDS verursachten sozialen Problem enorm und es ist zu befürchten, dass sie in den nächsten Jahren und Jahrzehnten weiter zunehmen werden (Angaben aus dem UN-AIDS Programm). [A400]

29.3 HIV-Infektion und AIDS

AIDS (kurz für *acquired immune deficiency syndrome, erworbenes Immundefektsyndrom*): 1981 erstmals beschriebene, wahrscheinlich immer tödlich verlaufende Immunschwächekrankheit als Folge einer Infektion mit dem Humanen Immundefizienz-Virus **(HIV).** Bis heute sind zwei verschiedene HIV-Typen bekannt (HIV-1 und HIV-2). In Deutschland infizieren sich schätzungsweise 2 000 – 2 500 Menschen jährlich.

29.3.1 Krankheitsverlauf

Übertragung und Krankheitsentstehung

Das Virus wird durch den Kontakt Gesunder mit infizierten Körpersekreten übertragen. *Alle* Körperausscheidungen sind potentiell infektiös, also z.B. Stuhl, Urin, Erbrochenes, Speichel, Sputum, Tränenflüssigkeit und Muttermilch. Blut und Sperma sind jedoch besonders virushaltig und gelten damit als Hauptübertragungswege. Das Virus dringt durch kleinste Haut- oder Schleimhautverletzungen in den Körper ein, insbesondere beim Geschlechtsverkehr.

Ausgeschlossen ist eine HIV-Infektion durch alltägliche Sozialkontakte wie Händeschütteln oder Umarmung.

In der Lymph- und Blutbahn baut das Virus seine Erbsubstanz vor allem in die T-Helferzellen ein. Das HIV zerstört bereits früh Lymphozyten, der Organismus kann diesen Verlust jedoch lange durch eine vermehrte Lymphozytenproduktion ausgleichen. Nach Jahren bricht das (zelluläre) Immunsystem dann zusammen. Es entwickelt sich eine zunehmende allgemeine Abwehrschwäche, die schließlich zu starker Anfälligkeit gegenüber sonst ungefährlichen Krankheitserregern und zur Häufung opportunistischer Infektionen (☞ 29.3.4) führt. Die Viren gelangen auch ins ZNS und führen dort zu einer chronischen Entzündung (Neuro-AIDS ☞ unten).

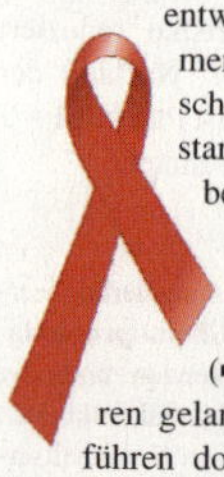

Hauptrisikogruppen

Hauptrisikogruppen für eine HIV-Infektion sind:

- Männliche Homo- oder Bisexuelle mit häufig wechselnden Partnern, insbesondere wenn sie ohne Kondom Analverkehr praktizieren
- Fixer, wenn sie Injektionsbestecke gemeinsam benutzen *(needle sharing)*
- Patienten, die vor 1986 Blut(-produkte) erhalten haben, v.a. Bluterkranke (☞ 24.9.1)
- Prostituierte, die ohne Kondom arbeiten
- Kinder infizierter Mütter (☞ 29.3.2).

Die Berufsgruppen im Gesundheitswesen zählen *nicht* zu den Risikogruppen.

Laborkategorie	CD4-Zellen/µl	Klinische Kategorie		
		A (akute HIV-Inf., asymptomatische Inf., gen. Lymphadenopathie)	**B** (HIV-assoziierte Erkrankungen)	**C** (AIDS-definierende Erkrankungen)
1	≥ 500	Stadium I	Stadium I	Stadium III
2	200 – 499	Stadium I	Stadium II	Stadium III
3	< 200	Stadium II	Stadium II	Stadium III

Tab. 29.11: CDC-Klassifikation von 1993.

Die Definition von Hauptrisikogruppen darf nicht darüber hinwegtäuschen, dass in den letzten Jahren die Zahl der HIV-Positiven, die keiner Risikogruppe angehören, zugenommen hat. Insbesondere ist der Anteil heterosexueller Frauen merklich angestiegen.

Symptome und Stadieneinteilung

Die Latenzzeit bis zum Einsetzen der ersten Symptome ist sehr unterschiedlich. Selbst 10 Jahre nach der Ansteckung haben „erst" 50 % der Infizierten das Vollbild der AIDS-Erkrankung entwickelt, ca. 10 % sind noch völlig symptom- und beschwerdefrei.

Zur Stadieneinteilung gebräuchlich ist zurzeit die **CDC-Klassifikation von 1993** (CDC = Center for Disease Control, USA). Sie berücksichtigt das klinische Erscheinungsbild *und* die Anzahl der T-Helferzellen.

Vereinfacht werden drei **klinische** Kategorien unterschieden:

Kategorie A

Die Kategorie A ist gekennzeichnet durch akute HIV-Infektion, asymptomatische Infektion und generalisierte Lymphadenopathie.

Ungefähr 1 – 3 Wochen nach der Infektion bekommt ein Teil der Infizierten eine grippeähnliche Erkrankung (**akute HIV-Infektion,** *mononucleosis-like-illness*) mit Fieber, Gliederschmerzen, Rachenentzündung, Hautausschlag und Lymphknotenschwellung. Die Beschwerden bilden sich spontan zurück und werden, falls sie überhaupt bemerkt werden, meist als „Grippe" fehlgedeutet. Danach ist der Infizierte völlig beschwerdefrei **(asymptomatische Infektion),** bis nach Monaten oder Jahren anhaltende Lymphknotenschwellungen an mehreren Körperstellen **(generalisierte Lymphadenopathie)** folgen.

Kategorie B

Zur Kategorie B gehören die **HIV-assoziierten Erkrankungen.** Der Patient bekommt Beschwerden, in erster Linie lokale Soorerkrankungen (☞ 28.7.2), rezidivierendes Fieber, länger dauernde Durchfälle, eine periphere Neuropathie oder einen rezidivierenden oder schweren Herpes zoster (☞ 28.6.3). Sein Allgemeinzustand verschlechtert sich.

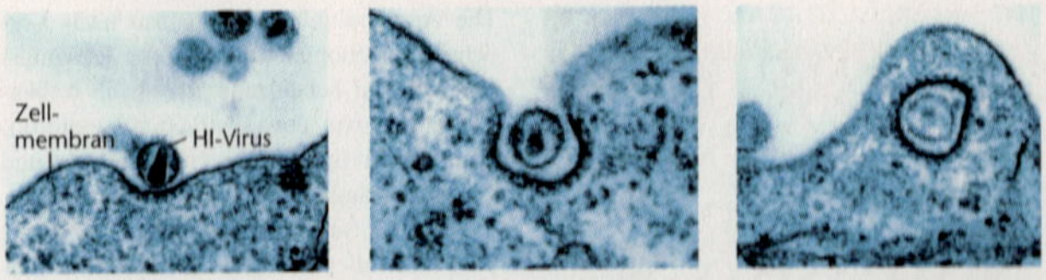

Abb. 29.8 – 29.10: Elektronenmikroskopische Bilder eines HI-Virus, das in eine menschliche Zelle eindringt. [T178]

Kategorie C

Zu den **AIDS-definierenden Erkrankungen** der Kategorie C zählen u.a. mehrfache Pneumonien innerhalb eines Jahres, Pneumonien durch Pneumocystis carinii (☞ 29.3.4), Tuberkulose und Infektionen durch atypische Mykobakterien (☞ 28.5.16), tiefe Soor-Infektionen des Gastrointestinaltrakts oder der Atemwege, bestimmte Manifestationen einer Zytomegalie-Infektion (☞ 28.6.4), länger als einen Monat andauernde Durchfälle durch das Protozoon *Cryptosporidium parvum* **(Kryptosporidiose),** das Kaposi-Sarkom (☞ 29.3.5), maligne Lymphome (☞ 29.3.5) und eine HIV-Enzephalopathie (☞ unten). Die Patienten magern fortschreitend ab **(Wasting-Syndrom).** Zusammen mit einem positiven HIV-Test rechtfertigen diese Erkrankungen die Diagnose der **AIDS-Erkrankung** (im Gegensatz zur HIV-Infektion). Dieses Stadium schreitet – wenn auch mit unterschiedlicher Geschwindigkeit – immer weiter fort.

Laborkategorien

In jeder der drei klinischen Kategorien werden noch einmal die **Laborkategorien** 1 (T-Helferzellen > 500/µl), 2 (T-Helferzellen 200 – 499/µl) und 3 (T-Helferzellen < 200/µl) unterschieden, so dass sich insgesamt neun Zuordnungsmöglichkeiten ergeben.

Neuro-AIDS

Häufig befällt das HIV das ZNS und führt v.a. in fortgeschrittenen Krankheitsstadien zu (schweren) psychischen und neurologischen Störungen. Bei 10 % aller AIDS-Kranken sind neurologische Symptome sogar Erstsymptom der Erkrankung.

Neuro-AIDS ist der *direkte* Befall des Nervensystems mit dem HIV. Dieses verursacht chronisch-entzündliche und atrophische Schädigungen von Gehirn **(HIV-Enzephalopathie)** und Rückenmark sowie eine periphere Neuropathie. Die Betroffenen sind psychisch verändert (z.B. depressiv) und entwickeln häufig eine *Demenz* (= Verfall zuvor vorhandener intellektueller Fähigkeiten durch eine Hirnschädigung ☞ 14.5).

Diagnostik und Differentialdiagnose

Ungefähr drei Wochen bis drei Monate nach Beginn der Infektion sind im Blut des Patienten erstmalig Antikörper gegen HIV nachweisbar *(Serokonversion).* Als *Suchtest* wird ein hoch empfindlicher **ELISA-Test** *(enzyme linked immuno*

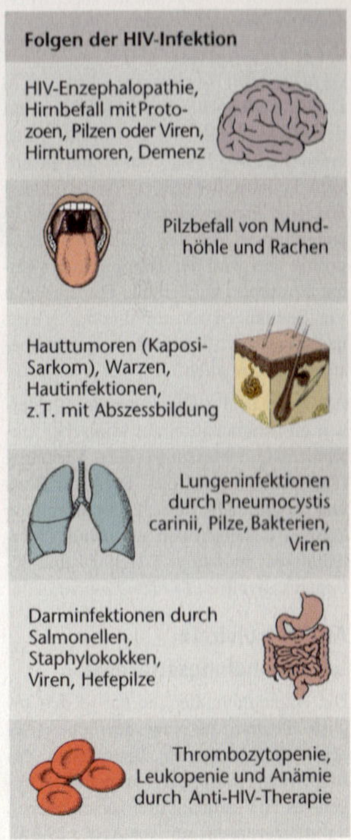

Abb. 29.12: Die häufigsten AIDS-Manifestationen. [A400]

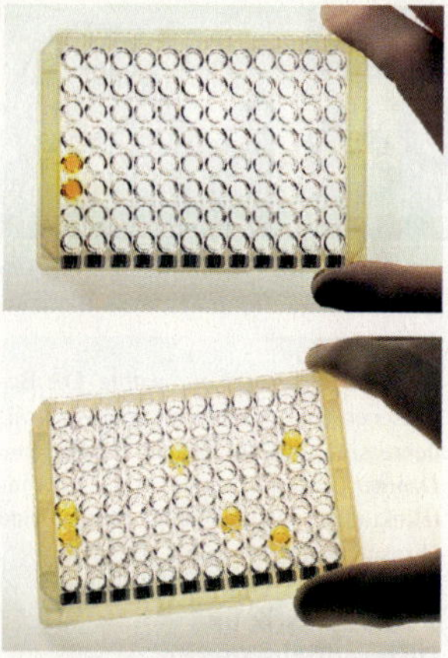

Abb. 29.13 – 29.14: Mikrotiterplatten, in deren Näpfchen der ELISA-Test (☞ Text) zum Nachweis von HIV-Antikörper durchgeführt wird. Die Gelbfärbungen in der oberen Platte zeigen an, dass Kontrollseren, die in diese beiden Näpfchen gegeben wurden, HIV-Antikörper enthalten. In der unteren Platte befinden sich zusätzlich Serumproben von Patienten. Die Gelbfärbung in den Näpfchen mit Serum von vier Patienten bedeutet die Diagnose HIV-positiv. [J540]

sorbent assay) verwendet. Eine – in Deutschland noch seltene – Infektion mit der Virusvariante HIV-2 wird nur durch einen Teil der Tests erfasst. Bei positivem Testausfall muss ein *Bestätigungstest* (sog. *Immunoblot* oder *Westernblot*) angeschlossen werden. Fällt auch dieser positiv aus, wird der Test an einer zweiten Blutprobe wiederholt. Für spezielle Fragestellungen ist ein direkter Virusnachweis bzw. Nachweis von Virusbestandteilen möglich.

Als optimale *Verlaufskontrolle* gilt derzeit die Kombination aus klinischer Untersuchung, Messung der **Viruslast** (Konzentration der HIV-RNA im Blut) und Bestimmung sowohl der absoluten Zahl an T-Helferzellen als auch des Verhältnisses zwischen T-Helfer- und T-Suppressorzellen *(T4-/T8-Quotient).*

Anti(retro)virale Behandlungsstrategie

Die Arzneimitteltherapie hat in den Industrieländern zu einer deutlichen Lebensverlängerung der Betroffenen geführt. Heute verfügbare Arzneimittel gegen das HIV gehören drei verschiedenen Substanzgruppen an (☞ Abb. 29.15), weitere Substanzen befinden sich in der Entwicklung.

Die Arzneimittel müssen genau nach Vorschrift eingenommen werden (☞ Packungsbeilage) und haben teils erhebliche Nebenwirkungen wie etwa Fettverteilungsstörungen, Hyperlipidämie, Neuropathie und Blutbildveränderungen (Leukozytopenie), weshalb die Betroffenen engmaschiger ärztlicher Kontrollen bedürfen. Während die Indikation zur anti(retro)viralen Therapie beispielsweise bei sehr wenigen T-Helferzellen oder Auftreten von Beschwerden nach heutigem Kenntnisstand eindeutig gegeben ist, ist sie etwa bei asymptomatischen Infizierten mit geringer Viruslast umstritten. Insgesamt geht die Tendenz zurzeit zu *Kombinationstherapien* (***ho**chaktive **a**nti**r**etrovirale **T**herapien* = **HAART**).

Prognose

Die HIV-Infektion ist bis heute unheilbar, auch die in Abb. 29.15 aufgeführten Arzneimittel können den Krankheitsverlauf lediglich verzögern. Zwar können Jahre bis zum Ausbruch der Erkrankung vergehen, doch ist die Erkrankung bisher bei fortdauernder Beobachtung stets tödlich verlaufen.

Patienteninformation

Eine Vorbeugung ist nur durch Meiden infizierter Sekrete möglich. Hierzu gehört insbesondere das Benutzen von Kondomen bei Geschlechtsverkehr mit neuen oder untreuen Partnern („safer sex"). Drogensüchtige sollten keine Injektionsbestecke mit anderen teilen.

Im medizinischen Bereich sind die sorgfältige Herstellung von Blutprodukten, ihre gezielte, möglichst sparsame Anwendung und das Umsteigen auf Eigenblutspenden (wenn möglich) hervorzuheben.

29.3.2 Pflege von HIV-Infizierten

Die Pflege von HIV-Positiven und AIDS-Kranken stellt hohe Anforderungen an die Pflegenden; nicht zuletzt deswegen, weil sie in die Auseinandersetzung mit dem Tod des Patienten, aber auch mit dem eigenen Sterben-müssen führt. Gespräche über das Thema Tod drängen Pflegende dem Patienten jedoch nicht auf, sie ergeben sich aus der Bereitschaft des Patienten. Die pflegerischen Maßnahmen richten sich nach der individuellen Pflegebedürftigkeit des Patienten und dem vorherrschenden Krankheitsbild.

Pflege in der Endphase des Lebens ☞ 15.4

Psychische Belastung der Pflegenden

Durch die lange Behandlungszeit entwickelt sich häufig eine tiefe emotionale Beziehung zwischen Patient und Pflegekraft. Nicht selten stehen die Pflegenden aufgrund der sozialen Isolation einem AIDS-Patienten an dessen Lebensende oft näher als dessen Angehörige und Freunde.

Entlastung der Pflegenden

Da die Pflege von AIDS-Patienten eine hohe Belastung für die Pflegenden bedeutet, sollten weitere Probleme, die unter Umständen auch vom Stationsteam ausgehen können, vermieden werden (sorgfältiges Auswählen neuer Mitarbeiter, Supervision).

Hilfestellung bei den ATL

Sinn finden und Kommunizieren

Viele Patienten mit einer HIV-Infektion sind jung, d.h. in einem Alter, in dem sie „das ganze Leben" noch vor sich wähnten. Das Wissen um die (unheilbare) HIV-Infektion bedeutet, dass ihr Lebensplan (Beruf, Familie) in Frage gestellt wird. Spätestens beim ersten Krankenhausaufenthalt kann der Patient dies nicht mehr verdrängen, auch wenn dank der Fortschritte der Arzneimitteltherapie jahrelange Verläufe häufig sind.

Im Mittelpunkt stehen die psychischen Probleme der Patienten. Selbst bei relativer Beschwerdearmut fühlen sie sich „wie auf einer Zeitbombe". Sie haben nicht nur Angst vor dem Tod, sondern auch vor der Zeit davor: vor gesellschaftlicher Isolierung, wenn die Krankheit nach außen hin deutlich wird, vor Partnerschaftsproblemen und vor langem, einsamen Sterben. Gesprächsbereitschaft von Seiten der Pflegenden und der Ärzte ist für diese Patienten – und ihre Angehörigen – ganz wichtig. Hilfreich sind oft auch soziale Dienste, Psychologen und Theologen (Seelsorger, Pfarrer).

ATL Sinn finden ☞ 7.12

Sich waschen und kleiden

- Alle Pflegemaßnahmen, einschließlich der Körperpflege und den Prophylaxen, richten sich nach der individuellen Pflegebedürftigkeit
- Zur Vorbeugung von Hautinfektionen beobachten die Pflegenden die Haut auf Verletzungen und pflegen die oft

sehr trockene Haut sorgfältig (Pflege trockener Haut ☞ 7.4.2)

- Die Mundpflege beugt Schleimhautinfektionen vor. Damit keine Speisereste im Mund-Rachen-Raum verbleiben, die ein Bakterienwachstum begünstigen, unterstützen die Pflegenden den Patienten ggf. beim Spülen des Mundes nach jeder Mahlzeit
- Wegen der Blutungs- und Infektionsgefahr achten Patient und Pflegende auf das Vermeiden von Verletzungen bei der Körperpflege, etwa durch Zahnbürsten oder Rasierklingen.

Körpertemperatur regulieren

Zur Früherkennung von Infektionen führen die Pflegenden regelmäßige Temperaturkontrollen durch.

Essen und trinken

- Die Ernährung soll vitamin-, eiweiß- und kalorienreich sein, dabei aber nicht zu scharf oder zu süß (begünstigt eine Pilzinfektion). Bei kachektischen Patienten können Kompromisse nötig sein, um eine Auszehrung der Patienten zu verzögern
- Auf besondere Vorlieben oder Abneigungen des Patienten gehen die Pflegenden nach Möglichkeit ein, z.B. durch Wunschkost oder Mitbringen von Speisen durch Angehörige
- Haben die Patienten z.B. infolge einer Soor-Ösophagitis (☞ 28.7.2) Probleme beim Essen, kann ihnen passierte oder flüssige Kost helfen
- Mehrere kleine Mahlzeiten werden in der Regel besser vertragen als wenige große; deshalb bieten ihnen die Pflegenden Zwischenmahlzeiten an
- Magert der Patient trotz dieser Maßnahmen weiter ab, kann die zusätzliche Gabe von Sondennahrung, z.B. Meritene® (☞ 10.3.3), erwogen werden
- Alle Patienten werden regelmäßig gewogen
- Die Pflegenden achten auf eine ausreichende Flüssigkeits- und Elektrolytzufuhr, da der Flüssigkeits- und Elektrolytbedarf durch Durchfälle, Erbrechen und Fieber höher ist als beim Gesunden.

Für Sicherheit sorgen

Schutz vor Infektionen bei Abwehrschwäche ☞ 6.3.2, 24.5.1

Aufgrund ihrer Krankheit verlieren viele HIV-Infizierte und AIDS-Kranke ihren Arbeitsplatz und/oder werden schwer pflegebedürftig. Deshalb kann auch der Kampf um die soziale Sicherheit des Patienten Aufgabe der Pflegenden sein (zusammen mit Ärzten und sozialen Diensten). So ist für den finanziellen Unterhalt zu sorgen, ggf. auch ein Rentenantrag zu stellen. Ein Schwerbehindertenausweis muss ebenso beantragt werden wie die ambulante Betreuung/Krankenpflege. Auf Wunsch werden Kontakte zur Hospizbewegung oder zu Selbsthilfegruppen geknüpft. U.U. ist die Versorgung von Kindern zu regeln.

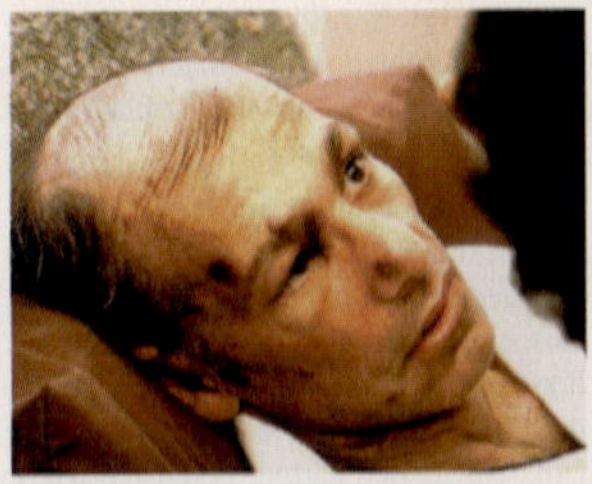

Abb. 29.16: Dieser Patient mit AIDS wird zu Hause gepflegt und kann so die letzte Zeit seines Lebens in seiner gewohnten Umgebung verbringen. [J500-205]

Kontaktadresse

Deutsche AIDS-Hilfe e.V.,
Dieffenbachstraße 33, 10967 Berlin,
Tel.: 0 30/6 90 08 70,
www.aidshilfe.de

Ausscheiden

Ist der Allgemeinzustand stark beeinträchtigt, brauchen die Patienten evtl. einen Nachtstuhl am Bett. Häufig haben gerade jüngere Patienten bei Diarrhoe Hemmungen, um Hilfe zu bitten.

Sich als Frau oder Mann fühlen und verhalten

Nicht selten muss der Betroffene zum Zeitpunkt der Diagnose seinen Eltern oder seinem Partner gestehen, dass er homosexuell oder bisexuell ist („Outing").

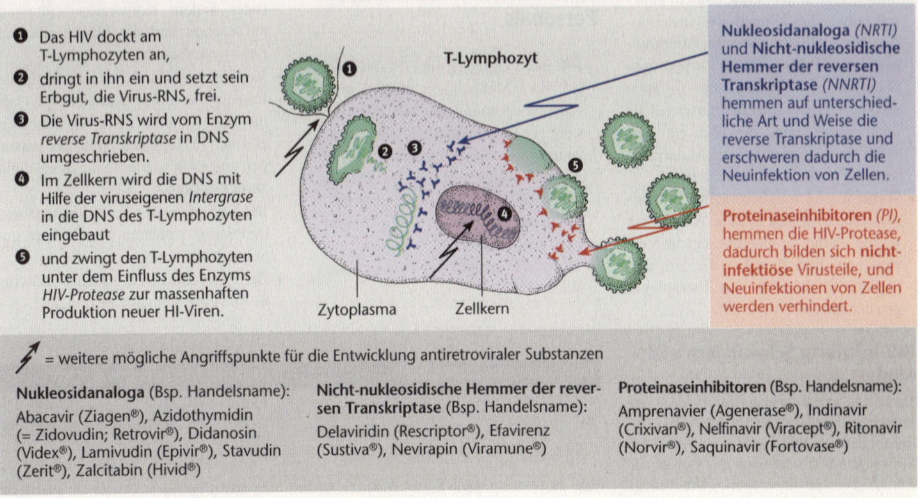

↯ = weitere mögliche Angriffspunkte für die Entwicklung antiretroviraler Substanzen

Nukleosidanaloga (Bsp. Handelsname):
Abacavir (Ziagen®), Azidothymidin (= Zidovudin; Retrovir®), Didanosin (Videx®), Lamivudin (Epivir®), Stavudin (Zerit®), Zalcitabin (Hivid®)

Nicht-nukleosidische Hemmer der reversen Transkriptase (Bsp. Handelsname):
Delaviridin (Rescriptor®), Efavirenz (Sustiva®), Nevirapin (Viramune®)

Proteinaseinhibitoren (Bsp. Handelsname):
Amprenavier (Agenerase®), Indinavir (Crixivan®), Nelfinavir (Viracept®), Ritonavir (Norvir®), Saquinavir (Fortovase®)

Abb. 29.15: Medikamentöse Strategien gegen das HI-Virus. [A400-190]

Dies kann zu Konflikten führen: Die Angehörigen fühlen sich vielleicht betrogen („Alibi-Partner") und/oder ziehen sich vom Infizierten zurück.

Schon in den Frühstadien der HIV-Infektion ist das Sexualleben durch die Infektion geprägt: Durch jeden ungeschützten Geschlechtsverkehr, d.h. ohne Verwendung eines Kondoms, kann das Virus an den Sexualpartner weitergegeben werden. Wurde der Partner bereits infiziert, führen Schuldgefühle einerseits und Zorn andererseits zu einer Beziehungskrise, an der die Partnerschaft zerbrechen kann.

Richtlinien für Hygiene- und Desinfektionsmaßnahmen

Die erforderlichen Hygiene- und Desinfektionsmaßnahmen sind vergleichbar denen bei anderen Erkrankungen, die vor allem durch Blut und andere Körperflüssigkeiten wie Sperma übertragen werden (etwa Hepatitis B ☞ 22.4.2). Es gilt:

- Unterbringung in einem Einzelzimmer ist nicht erforderlich. Ausnahmen sind beispielsweise gleichzeitig bestehende andere Infektionen, die eine Isolierung erfordern, oder eine hochgradige Abwehrschwäche des Patienten mit Notwendigkeit einer Umkehrisolation
- Die Pflegenden tragen Handschuhe, wenn eine Kontamination mit erregerhaltigem Material möglich ist
- Ähnliches gilt für Schutzkittel und Mundschutz (☞ 29.3.3)
- Über das Übliche hinausgehende Desinfektionsmaßnahmen sind nicht generell notwendig, können aber insbesondere bei AIDS durch die Begleiterkrankungen, etwa einen infektiösen Durchfall, erforderlich sein (☞ auch 28.5.6). Das Geschirr Infizierter gilt als nicht ansteckend, die Wäsche nur, wenn sie mit virushaltigem Material in direkten Kontakt gekommen ist
- Wenn irgend möglich, sollte Einmalmaterial bevorzugt werden. Alternative ist die streng patientenbezogene Verwendung medizinischer Geräte und tägliche Sterilisation von Therapiegegenständen aus Kunststoff.

HIV-infizierte Schwangere und Kinder

Derzeit ist in Deutschland ca. 1 von 3 000 Schwangeren mit dem HI-Virus infiziert. Das Risiko, dass das tödliche Virus während der Schwangerschaft oder unter der Geburt auf das Ungeborene übertragen wird, beträgt ohne Prophylaxen ungefähr 25 %. Zudem ist mit Ausbruch der Erkrankung die Versorgung des Kindes nicht selten gefährdet. Daher wird HIV-infizierten Frauen nach wie vor von einer Schwangerschaft abgeraten.

Ist eine Schwangerschaft bereits eingetreten, kann das Infektionsrisiko für das Kind durch eine geplante Schnittentbindung (Kaiserschnitt, Sectio) *vor* Einsetzen der Wehen, eine AZT-Behandlung der Mutter während der Schwangerschaft, eine AZT-Behandlung des Neugeborenen und Verzicht auf Stillen auf ca. 2 % reduziert werden. Eine längere, engmaschige Überwachung des Kindes durch einen Arzt ist nötig, um festzustellen, ob es sich infiziert hat oder nicht.

HIV-infizierte Kinder stellen ein sehr trauriges Problem dar. Neben den körperlichen Leiden der Kinder – der Krankheitsverlauf ist letztendlich der gleiche wie bei Erwachsenen – ist auch ihre psychische Situation extrem schwierig. Bei relativem Wohlbefinden möchten HIV-infizierte Kinder und Jugendliche wie ihre gesunden Altersgenossen in den Kindergarten oder zur Schule gehen und mit anderen Kindern spielen. Dies wird ihnen aus Angst der anderen Eltern um ihre Kinder (basierend auf mangelnder Aufklärung) oft verweigert: Denn obwohl bei Kindern häufiger Tränen fließen und der körperliche Kontakt enger ist als bei Erwachsenen, wird heute davon ausgegangen, dass für die Spielkameraden kein erhöhtes Risiko besteht (mit Ausnahme von besonders aggressiven Kindern, die andere Kinder beißen). Voraussetzung ist allerdings das Einhalten der allgemeinen Hygieneregeln durch Eltern, Erzieherinnen oder Lehrer, und so weit es geht, auch der Kinder (v.a. nach dem Toilettengang).

29.3.3 Infektionsschutz des Personals

Beim Umgang mit HIV-Infizierten sind Maßnahmen zum Selbstschutz zwar unumgänglich, doch besteht bei normalen alltäglichen Kontakten wie Händeschütteln *keine* Ansteckungsgefahr! Für die Patienten ist es wichtig, dass sie „normal" behandelt werden. Sie registrieren sehr genau, wenn sich jemand aus Angst vor Ansteckung kaum in ihre Nähe wagt.

Das Risiko, sich durch Pflegemaßnahmen mit dem HI-Virus zu infizieren, ist insgesamt gering. Im Vergleich dazu ist die Ansteckung mit dem Hepatitis-B- und -C-Virus, etwa bei Verspritzen von Blut ins Auge oder Nadelstichverletzungen, ca. 25-mal wahrscheinlicher.

Die häufigste Ursache von HIV-Infektionen im Pflegebereich waren versehentliche Nadelstiche durch Zurückstecken von Kanülen in ihre Schutzkappen *(Recapping)*. Es folgten Infektionen über die Schleimhäute bzw. über rissige Haut.

Trotz dieses relativ geringen Risikos müssen die Pflegenden (und Ärzte) im Umgang mit HIV-Infizierten die gleichen Vorsichtsmaßnahmen treffen wie bei Patienten mit Hepatitis B, die ja ebenfalls über Blut-zu-Blut-Kontakt und sexuellen Kontakt übertragen wird. Für die Pflegenden bedeutet dies:

- Bei Kontakt mit Blut, Ausscheidungen und Sekreten sowie beim Waschen des Patienten und beim Verbandswechsel Latex-Handschuhe benutzen und Hände regelmäßig desinfizieren. Evtl. zusätzlich Schutzkittel tragen, z.B. bei Durchfällen oder beim Verbandswechsel stark nässender Wunden. Bei Patienten mit unkontrollierbarem Hustenreiz Mundschutz anlegen
- Material, das mit erregerhaltigen Körpersekreten in Berührung gekommen ist, sorgfältig entsorgen (Sondermüll). Hierzu gehört auch die Kennzeichnung als „infektiös". Verschüttetes Blut (oder andere Körperausscheidungen) aufwischen und die Fläche anschließend desinfizieren
- Verletzungen durch benutzte Skalpelle, Infusionsbestecke, Kanülen etc. vermeiden. Kanülen noch im Patientenzimmer in geeignete Behälter entsorgen und nicht wieder in die Schutzhülle zurückstecken
- Bei Endoskopien oder beim Absaugen intubierter Patienten Mundschutz und Schutzbrille anlegen
- Bei Operationen zwei Paar Handschuhe und eine Schutzbrille tragen

Infektionswahrscheinlichkeit	Hepatitis B	Hepatitis A	HIV
Bei Kontakt mit virus-positivem Blut	1 : 3	1 : 10	1 : 250*
Bei Kontakt mit Blut unbekannter Infektiosität	1 : 600	1 : 5 000	1 : 250 000

* höher z.B. bei tiefen Verletzungen oder sichtbaren Blutspuren auf dem Instrument

Tab. 29.17: Schätzwerte für die Wahrscheinlichkeit, dass nach einmaligem Kontakt mit infektiösem oder fraglich infektiösem Patientenblut eine Infektion eintritt. [A400]

- Die Hände regelmäßig eincremen, um rissiger Haut vorzubeugen. Hautrisse sind potentielle Eintrittspforten. Bei bestehenden Verletzungen an den Händen ist ein gut schließender, wasserundurchlässiger Verband anzulegen; bei zu erwartendem Kontakt mit Blut eines infizierten Patienten sollte die Maßnahme von einer anderen Pflegekraft durchgeführt werden
- Vor jeder Untersuchung das durchführende Personal über die Infektionsgefahr informieren
- Laborproben entsprechend den Vorschriften des Hauses als „infektiös" kennzeichnen. Transport- und Versandgefäße für Blut und andere Proben (z.B. Urin) mit Warnaufklebern versehen und möglichst doppelt verpacken. Auch auf dem Begleitschein das erhöhte Risiko vermerken
- Für funktionsfähige Beatmungsgeräte (inkl. Zubehör wie z.B. Masken) sorgen, um eine Mund-zu-Mund-Beatmung zu vermeiden.

Hauptpfeiler der Infektionsprophylaxe
- Tragen von *Latex*-Handschuhen bei jedem Kontakt mit Körperflüssigkeiten; Einmal-Handschuhe aus anderem Material bieten keinen ausreichenden Schutz
- Vermeiden von Verletzungen mit gebrauchten Instrumenten, insbesondere Kanülen.

Erstmaßnahmen bei Verletzungen mit HIV-kontaminiertem Material

Allgemeine Maßnahmen bei Kanülenverletzung ☞ 17.12

Hat sich eine Pflegekraft verletzt, so sollte sie sofort die chirurgische Ambulanz oder einen niedergelassenen D-Arzt aufsuchen. Das gilt sowohl für die Verletzung mit einer (evtl.) HIV-kontaminierten Kanüle als auch eine größere Verletzung, beispielsweise mit einem Skalpell oder einer Verbandsschere.

Zum Beweis, dass die Pflegekraft bisher HIV-negativ war, wird der Arzt Blut abnehmen und es untersuchen lassen (Kontrolle nach 6 Wochen sowie nach 3, 6 und 12 Monaten). Dem Patienten, dessen Blut das Instrument kontaminiert hat, wird ebenfalls Blut abgenommen und auf HIV-Antikörper untersucht.

Außerdem wird heute bei sicherer Kontamination mit HIV eine vierwöchige antiretrovirale Kombinationstherapie empfohlen. Die Behandlung sollte möglichst innerhalb der ersten 1 – 2 Stunden nach der Exposition beginnen. Frauen sollten während der Therapie eine Schwangerschaft vermeiden, Männer keine Kinder zeugen. Bis zum Ausschluss einer HIV-Infektion durch die Verletzung sollte sich die Pflegekraft so verhalten, als ob sie infiziert wäre, also beispielsweise kein Blut spenden oder keinen ungeschützten Geschlechtsverkehr haben. Die psychische Belastung während dieser mehrmonatigen Wartezeit ist für sie und ihre Angehörigen enorm.

Wegen der Gefahr einer Hepatitis-B-Übertragung sollte außerdem die Hepatitis-Serologie beim Pflegenden bestimmt werden. Bei entsprechendem Risiko schließt sich eine simultane aktive und passive Impfung an.

29.3.4 HIV-assoziierte Infektionen

Bei AIDS-Erkrankten kommt es durch die hochgradige Abwehrschwäche regelmäßig zu Infektionen, die ansonsten nur sehr selten zu beobachten sind. Deren häufigste ist die Pneumocystis-carinii-Pneumonie (PCP). Oft treten auch *Mehrfachinfektionen* auf, d.h. mehrere Infektionen zum gleichen Zeitpunkt.

Kryptosporidiose ☞ 29.3.1
Toxoplasmose-Enzephalitis ☞ 28.8.2

Pneumocystis-carinii-Pneumonie

Pneumocystis carinii ist ein Einzeller, von dem bisher ungeklärt ist, ob er den Protozoen oder den Pilzen zuzuordnen ist. Die **Pneumocystis-carinii-Pneumonie** ist die häufigste aller opportunistischen Infektionen.

Sie zeigt sich durch drei Symptome:
- Über Wochen zunehmendes Fieber
- Trockener Husten
- Belastungsdyspnoe (☞ 20.3.1) mit Leistungsknick.

Die Erkrankung wird antibiotisch behandelt, bei hochgradiger Abwehrschwäche oder nach durchgemachter Pneumonie ist eine Antibiotikaprophylaxe erforderlich.

Pflegerisch ist die Linderung der Atemnot besonders wichtig, z.B. durch Frischluftzufuhr oder (nach ärztlicher Anordnung) Sauerstoffgabe, Atemtherapie, Inhalationen und Absaugen (☞ 7.2.12).

Pilzinfektionen

Pilzinfektionen, insbesondere der Soor (☞ unten), die Kryptokokken-Meningitis (☞ 28.7.3) und die Aspergillose der Lunge (☞ 28.7.3), kommen bei AIDS-Kranken praktisch immer vor.

Die häufigste Pilzinfektion bei AIDS ist der Befall mit *Candida albicans* (☞ 28.7.2). Typisch für den Mundsoor sind weiße, abstreifbare Beläge auf der Mund- und Rachenschleimhaut. Beim Übergreifen der Infektion auf die Speiseröhre klagt der Patient über Schluckbeschwerden und Schmerzen hinter dem Brustbein.

Die Behandlung besteht in der Gabe von Amphotericin B (z.B. Ampho-Moronal®) oder Fluconazol (z.B Diflucan®), evtl. auch längerfristig zur Rezidivprophylaxe.

Pflegerisch wird beim Mundsoor die erkrankte Schleimhaut abgewischt, um Beläge zu lösen (☞ 7.4.5). Außerdem sollen die Patienten *Einmalzahnbürsten* benutzen. Bei Schluckbeschwerden des Patienten ist pürierte Kost hilfreich.

Virusinfektionen

Typische **Virusinfektionen** des AIDS-Kranken sind die Zytomegalie (☞ 28.6.4), der Herpes labialis (☞ 28.6.2) und der Herpes zoster (☞ 28.6.3).

Bakterielle Infektionen

Bakterielle Infektionen, die gehäuft bei AIDS-Kranken auftreten, sind bakterielle Lungenentzündungen (☞ 20.5.3), Tuberkulose (☞ 20.5.4) und Infektionen durch sog. *atypische Mykobakterien,* die sich vor allem durch länger andauerndes Fieber und Gewichtsabnahme zeigen.

29.3.5 HIV-assoziierte Malignome

Typisch für die AIDS-Erkrankung sind:
- *Maligne Lymphome,* meist Non-Hodgkin-Lymphome (☞ 24.8.2), die bei ca. 5 – 10 % aller AIDS-Kranken auftreten
- Das *Kaposi-Sarkom* (☞ unten), das vor allem homosexuelle Männer betrifft.

Kaposi-Sarkom

Das **Kaposi-Sarkom** ist ein bösartiger Tumor, der histologisch am ehesten einem *Sarkom* (bösartig, ausgehend vom

Bindegewebe) mit reichlich Blutgefäßen entspricht. Ursächlich wird er mit dem vermutlich onkogenen Herpes-Virus Typ 8 in Zusammenhang gebracht, wobei zur Infektion weitere Faktoren hinzutreten müssen, damit sich ein Kaposi-Sarkom entwickelt.

Das klinische Bild ist variabel und reicht von schmerzlosen, roten bis bräunlichen Flecken über braune Knötchen bis zu großen Geschwüren. Verlegen die Tumorzellen die Lymphbahnen, bekommt der Patient Ödeme. Bei einem Befall der inneren Organe verstirbt der Kranke meist rasch, z.B. an inneren Blutungen. Gerade AIDS-Kranke haben oft zahlreiche Tumoren, die zwar vorzugsweise auf der Haut und den Schleimhäuten (Mundschleimhaut) lokalisiert sind, aber auch in inneren Organen entstehen können.

Das Kaposi-Sarkom wird bevorzugt durch Lokalmaßnahmen wie Operation, Laserbehandlung oder Bestrahlung behandelt. In aller Regel wird der Patient ohnehin antiretroviral behandelt. Eine Chemotherapie ist wegen ihrer schweren Nebenwirkungen, v.a. zusätzliche Schleimhautschäden und Abwehrschwäche, nur bei Komplikationen angezeigt, z.B. schweren Ödemen bei Lymphknotenbefall oder Verlegung von Darm oder Bronchien bei lokalisierten Tumoren.

Bei Patienten mit einem Kaposi-Sarkom müssen Hämatome, etwa durch einfaches Anstoßen und durch Verletzungen, wegen der Blutungsgefahr unbedingt vermieden werden. Evtl. sind Polsterverbände erforderlich. Bei Lymphknotenbefall sind Entlastungslagerungen von Armen und Beinen, Kompressionsverbände oder Lymphdrainage angezeigt. Sehr wichtig, insbesondere bei Tumoren am Rücken, sind eine konsequente Dekubitusprophylaxe und Hautpflege, da einmal entstandene Geschwüre kaum abheilen.

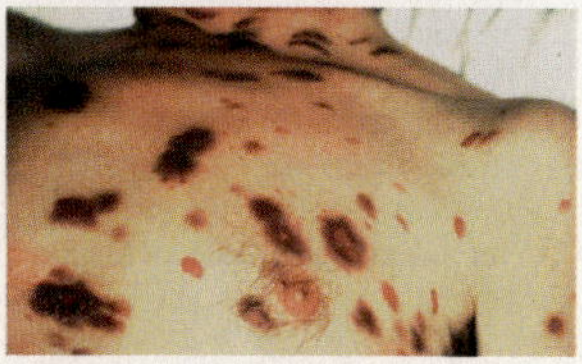

Abb. 29.18: Kaposi-Sarkome in Brust- und Halsbereich eines Patienten mit AIDS. Außerhalb der Immunschwächekrankheit AIDS treten Kaposi-Sarkome praktisch nur bei älteren Männern und an den Extremitäten auf. [M167]

29.4 Allergien

Allergie: Erworbene, spezifische Überempfindlichkeit gegenüber bestimmten Antigenen. Wie die physiologische Abwehrreaktion durch Antigen-Antikörper-Reaktionen ausgelöst, aber im Gegensatz zu dieser *überschießend* bis hin zum lebensbedrohlichen **anaphylaktischen Schock** (☞ unten und 38.5.1).

Die **Allergie** wird also ebenso wie die Immunität bei einem früheren Antigenkontakt erworben, man spricht hier von **Sensibilisierung.** Nach einer gewissen Ruhepause, während der die Antikörperbildung abläuft, kommt es bei einem erneuten Kontakt mit dem Antigen zur überschießenden *allergischen* Reaktion.

Antigene, die allergische Reaktionen, im engeren Sinne nur solche vom Typ I, auslösen, werden als **Allergene** bezeichnet. Man unterscheidet:

- **Inhalationsallergene** wie Pollen und Schimmelpilze (☞ Abb. 29.19)
- **Ingestionsallergene** *(= Nahrungsmittelallergene)* wie Erdbeeren oder Nüsse
- **Kontaktallergene** wie Salbengrundlagen
- **Injektionsallergene,** meist tierische Gifte, z.B. von Bienen, aber auch z.B. Röntgenkontrastmittel.

29.4.1 Typen allergischer Reaktionen

Man kennt vier Typen allergischer Reaktionen, die sich in der Zeitspanne zwischen Allergenkontakt und Allergieausbruch sowie im Mechanismus der Immunantwort unterscheiden. Die allergischen Reaktionen vom Typ I, z.B. Pollen-, Insektengift- oder Nahrungsmittelallergien, und die allergischen Reaktionen vom Typ IV, z.B. Kontaktallergie der Haut gegen Nickel, sind besonders häufig.

Allergische Reaktionen vom Typ I (Soforttyp)

Bei entsprechender Disposition (☞ unten) und Kontakt mit bestimmten Antigenen wie Pollen, Penicillin oder Kontrastmittel reagiert der Organismus mit einer besonders starken Bildung von Immunglobulinen des Typs IgE, die sich an die Oberfläche von *Mastzellen* (☞ Abb. 29.21) heften. Bei einem erneuten Kontakt mit dem Allergen kommt es zu einer Antigen-Antikörper-Reaktion,

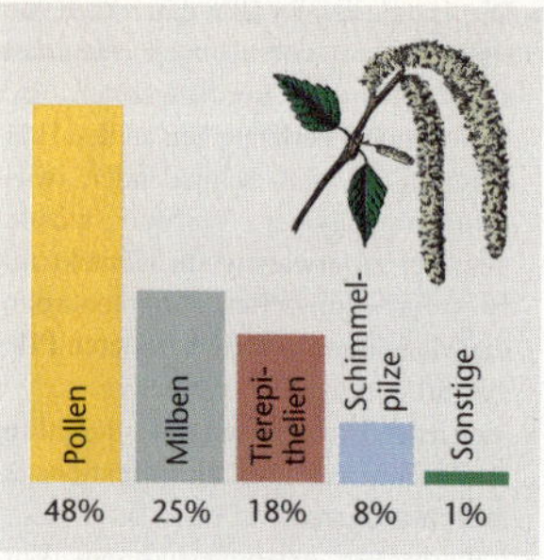

Abb. 29.19: Verteilung der wichtigsten Inhalationsallergene unter den Allergikern (rund 10–20 % der Bevölkerung). [A400]

und die Mastzellen setzen ihre Inhaltsstoffe, v.a. Histamin, frei. Innerhalb von Sekunden bis Minuten (deshalb der Name *Soforttyp*) treten die Symptome der **Anaphylaxie** auf: Jucken, Ödeme, Blutdruckabfall (durch Gefäßerweiterung) und Atemwegsverengung.

Bei vielen Patienten bleibt die anaphylaktische Reaktion *örtlich* begrenzt, z.B. beim Heuschnupfen (☞ 34.6.2), bei der allergischen Bindehautentzündung, bei Urtikaria (☞ 30.9.2) oder beim allergischen Asthma bronchiale (☞ 20.6.1)

Notfall: Anaphylaktischer Schock

Der **anaphylaktische Schock** ist die schwerste Form der allergischen Typ-I-Reaktion. Er kann innerhalb weniger Minuten durch Blutdruckabfall und Krämpfe der Bronchialmuskulatur zum Tode des Patienten führen. Bereits ein einziger Bienenstich reicht beim Patienten mit einer Bienengiftallergie als Auslöser aus! Die sofortige Injektion von Glukokortikoiden und Adrenalin ist oft lebensrettend (Details ☞ 38.5.1).

Allergische Reaktionen vom Typ II (zytotoxischer Typ)

Typ-II-Reaktionen werden durch Bindung von IgM- oder IgG-Antikörpern an zellständige Antigene ausgelöst. Es kommt zur Komplement-Aktivierung und schließlich nach Stunden oder Tagen zur Auflösung der das Antigen tragenden Zellen.

Beispiele für zytotoxische allergische Reaktionen sind bestimmte hämolytische Anämien, etwa bei Transfusionszwischenfällen (☞ 24.5.6), ein arzneimittelinduzierter Abfall der weißen Blutkörperchen (☞ 24.7.4) oder Blutplättchen (☞ 24.9.3), das Goodpasture-Syndrom (☞ 20.15) und vermutlich auch der Diabetes mellitus Typ 1 (☞ 23.6.1). Auch Transplantatabstoßungen sind auf zytotoxische Reaktionen zurückzuführen.

Allergische Reaktionen vom Typ III (Immunkomplex-Typ)

Unter bestimmten Umständen können sich zirkulierende Immunkomplexe in verschiedenen Geweben ablagern und diese nach Komplementaktivierung schädigen. Warum manche Antigen-Antikörper-Komplexe solche Reaktionen auslösen, die meisten jedoch nicht, ist unklar. Die maximale Reaktion ist in der Regel nach 6 – 8 Stunden zu beobachten.

Beispiele für allergische Reaktionen vom Typ III sind die allergische Alveolitis (☞ 20.7.2), einige Arzneimittelallergien, allergische Gefäßentzündungen (☞ 25.6.6), der systemische Lupus erythematodes (☞ 25.6.1) oder die Immunkomplexglomerulonephritis (☞ 31.6.6).

Allergische Reaktionen vom Typ IV (Spättyp)

Im Gegensatz zu den bisher genannten Allergietypen manifestiert sich die allergische Reaktion vom Typ IV erst verzögert 1 – 3 Tage nach dem (erneuten) Antigenkontakt. Sie wird durch sensibilisierte T-Lymphozyten ausgelöst, die Zytokine freisetzen sowie weitere Abwehrzellen – z.B. Makrophagen – aktivieren.

Klinisch bedeutsam sind z.B. die sehr häufigen Kontaktallergien (☞ 30.9.1) und die in der Tuberkulosediagnostik eingesetzte *Tuberkulinreaktion* (☞ 20.5.4).

Einen Überblick über häufige allergisch (mit-)bedingte Erkrankungen gibt Tab. 29.22.

Atopie

Warum manche Menschen Allergien entwickeln und welche Mechanismen zur Allergie gerade gegen ein *bestimmtes* Allergen (z.B. Erdbeeren oder Gräserpollen) führen, ist letztlich unklar. Tatsache ist aber, dass die Bereitschaft zur Allergieentwicklung vererbt wird – ca. 10% der Bevölkerung gehören zur Gruppe der *Atopiker* (griech.: „seltsame Menschen").

Unter dem Sammelbegriff der **Atopie** fasst man die Bereitschaft zu folgenden Erkrankungen zusammen:

- Allergisches Asthma bronchiale ☞ 20.6.1
- Allergischer Schnupfen ☞ 34.6.2
- Urtikaria ☞ 30.9.2
- Allergische Bindehautentzündung des Auges ☞ 33.7.1
- Neurodermitis (endogenes Ekzem) ☞ 30.6.1.

Auffallend ist, dass Atopiker im Laufe der Jahre oft mehrere dieser Erkrankungen durchlaufen. So kann ein allergisches Asthma plötzlich verschwinden, dafür bildet sich aber z.B. eine allergische Bindehautentzündung aus.

Die Häufigkeit atopischer Krankheitsbilder hat in den letzten Jahren und Jahrzehnten zugenommen. Dafür scheint unser „moderner" Lebensstil mitverantwortlich zu sein, der uns mit einer Vielzahl früher nicht gekannter Fremdstoffe, etwa exotische Früchte, Konservierungs- und Farbstoffe, in Kontakt bringt. Überwiegender Aufenthalt in geschlossenen Räumen mit Klimaanlagen oder Teppichböden als „Allergenspeicher" erhöht den Allergengehalt der Umgebung zusätzlich.

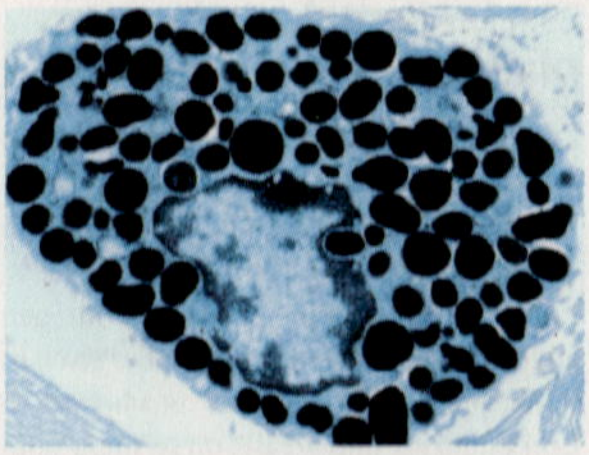

Abb. 29.21: Mastzelle. Die schwarzen Kammern stellen Histaminbläschen dar, die bei einer allergischen Reaktion schlagartig ihren Inhalt freisetzen. [C154]

Auch ein im Vergleich zu früher wesentlich geringeres „immunologisches Training" im Kleinkindalter scheint eine Rolle zu spielen: Die „sauberen" Lebensbedingungen unserer Kinder ohne Parasiten und mit nur wenigen Kinderkrankheiten fördern evtl. den Ausbruch von Allergien.

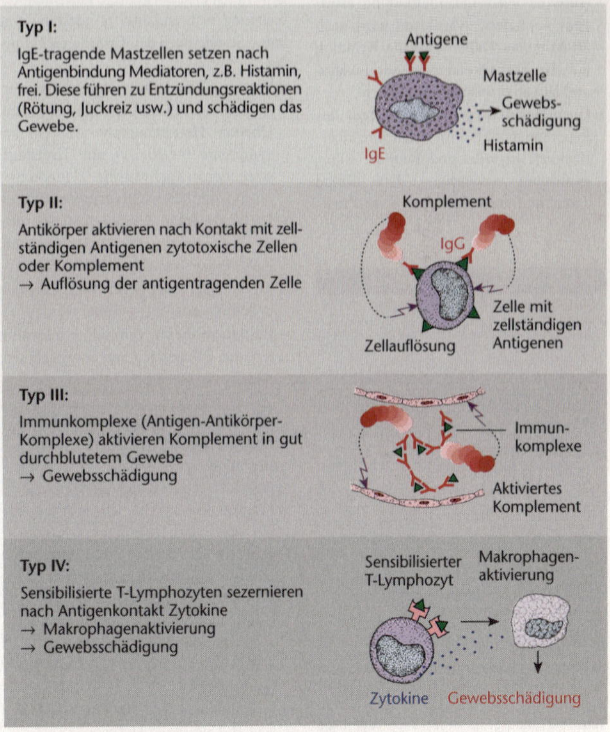

Abb. 29.20: Übersicht über die vier Typen von allergischen Reaktionen. [A400-190]

29.4.2 Allergologische Diagnostik

Die diagnostischen Maßnahmen hängen von der Art der vermuteten Allergie ab. Während bei allergischen Reaktionen vom Typ I in erster Linie Intrakutantests, Expositionstests und Blutuntersuchungen angezeigt sind, werden bei allergischen Reaktionen vom Typ IV vornehmlich Epikutantests und – falls diese nicht zum Erfolg führen – spezielle histologische Methoden eingesetzt.

Intrakutantests

Hier werden drei Testarten unterschieden:

- Beim **Pricktest** wird zunächst ein Tropfen einer Allergenlösung auf den Unterarm des Patienten aufgetropft und dann mit einer Nadel durch den Tropfen oberflächlich in die Haut gestochen, möglichst ohne eine Blutung zu setzen. Zur Kontrolle werden ein Tropfen NaCl (*Negativkontrolle,* es darf *keine* Quaddelbildung erfolgen) und ein Tropfen Histaminlösung (*Positivkontrolle,* es *muss* Quaddelbildung erfolgen) appliziert. Abgelesen wird nach 20 Minuten. Dabei wird die Reaktion auf die Testsubstanz mit der Positiv- und Negativkontrolle verglichen
- Beim **Scratchtest** wird die Haut des Patienten mittels einer Lanzette oberflächlich angeritzt und dann die Allergenlösung aufgetragen. Der übrige Testablauf entspricht dem beim Pricktest

Erkrankung	Details ☞
Allergische Agranulozytose	24.7.4
Allergische Alveolitis	20.7.2
Allergisches Asthma bronchiale	20.6.1
Allergische Bindehautentzündung	33.7.1
Allergischer Schnupfen (Sonderform: Heuschnupfen)	34.6.2
Allergische Thrombozytopenie	24.9.3
Allergische Urtikaria	30.9.2
Allergische Vaskulitis	25.6.6
Anaphylaktischer Schock	29.4.1, 38.5.1
Kontaktallergie	30.9.1
Arzneimittelallergie	24.7.4, 24.9.4, 29.4.1, 30.9.2

Tab. 29.22: Häufige, in diesem Buch dargestellte allergische Erkrankungen.

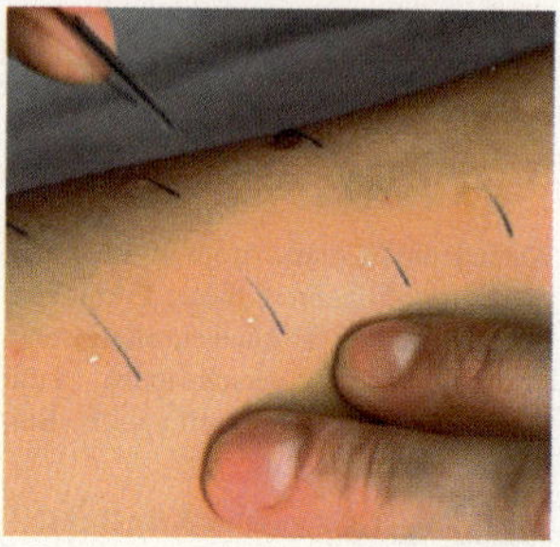

Abb. 29.23: Prick-Test. Auf den Unterarm wurde je ein Tropfen verschiedener Allergenlösungen aufgebracht. Nun wird mit der Lanzette an jedem Applikationsort eingestochen, so dass die Allergene in die Haut eindringen können. [K165]

- Unter einem **Intradermaltest** versteht man die intrakutane Injektion von 0,02 ml Antigenlösung mit einer Tuberkulinspritze. Der übrige Testablauf entspricht dem beim Pricktest.

Da bei Intrakutantests stets die Gefahr eines anaphylaktischen Schocks (☞ 38.5.1) besteht, ist eine sorgfältige Patientenbeobachtung während und mindestens eine halbe Stunde nach der Testung unabdingbar:

- Warnzeichen sind (generalisierter) Juckreiz und Quaddelbildung der Haut, Übelkeit, Heuschnupfen- oder Asthmasymptome (☞ 20.6.1) und Kreislaufstörungen (Tachykardie, Hypotonie) bis hin zum Kreislaufversagen
- Viele Patienten können anfangs ihre Beschwerden nicht genau angeben. Äußerungen wie „irgendwie ist was komisch" oder „mir ist so warm" müssen unbedingt ernst genommen werden
- Bei einem dieser Symptome informieren die Pflegenden unverzüglich den Arzt.

Notfallmedikamente bei Intrakutantestungen

Bei allen Intrakutantests besteht die Gefahr eines anaphylaktischen Schocks (☞ 38.5.1). Daher müssen die Materialien für einen venösen Zugang (☞ 10.5.3) und ein Tablett mit Notfallmedikamenten stets gerichtet sein. Hierzu gehören:

- Infusionslösungen zum Auffüllen des intravasalen Volumens
- Adrenalinlösung 1 : 1 000, z.B. Suprarenin®
- Glukokortikoide zur i.v.-Injektion (z.B. Decortin®, Urbason®)
- Theophyllin zur i.v.-Anwendung (z.B. Euphyllin®)
- Antihistaminika-Ampullen (z.B. Tavegil®), Antihypotensiva (z.B. Novadral®) und Aerosol-Inhalator (z.B. Alupent®).

Außerdem müssen kurzfristig Sauerstoffgabe und Intubation möglich sein.

Expositionstests

Bei **Expositionstests** wird die verdächtige Substanz, z.B. Nahrungsmittel oder Arzneimittel, zunächst in kleinen Dosen gegeben und die Reaktion beobachtet. Auch hier besteht die Gefahr eines anaphylaktischen Schocks.

Suchdiät

Bei Verdacht auf eine Nahrungsmittelallergie kann eine **Suchdiät** angezeigt sein. Dabei erhält der Patient zunächst nur Tee mit Glukose, evtl. auch Zwieback, bis die Hauterscheinungen abgeklungen sind. Dann wird die Kost stufenweise wieder aufgebaut und die Hautreaktion des Patienten bei jeder Stufe beobachtet. Evtl. ist auch ein Expositionstest mit dem verdächtigen Nahrungsmittel sinnvoll. Eine Suchdiät dauert in der Regel mehrere Tage bis eine Woche, kann sich aber im Extremfall über Wochen hinziehen. Deshalb muss dem Patienten die Bedeutung des Tests unbedingt erläutert werden, um ihn zum Durchhalten der oft strengen und einseitigen Diät zu motivieren. Ein einziger „Ausflug" an die Imbissbude kann alle Untersucher in Ratlosigkeit versetzen und die vorherigen Bemühungen zunichte machen.

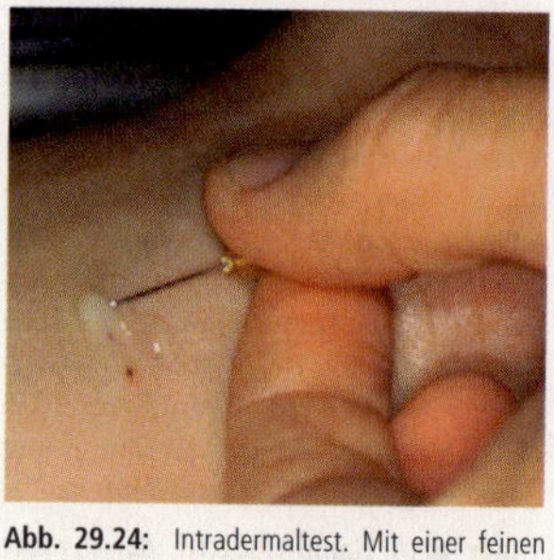

Abb. 29.24: Intradermaltest. Mit einer feinen Nadel wird die Antigenlösung in die Haut gespritzt, d.h. eine „Quaddel" gesetzt. Diese Quaddel muss unterschieden werden von der Quaddel, die sich durch die Antigen-Antikörper-Reaktion ausbildet und Zeichen der Allergie ist (Juckreiz, Rötung). [D200]

Epikutantests

Ein **Epikutantest** *(Läppchentest, Patchtest)* wird z.B. bei Verdacht auf ein allergisches Kontaktekzem durchgeführt. Die Testsubstanzen werden mit Hilfe spezieller Testpflaster (meist in Vaseline-Grundlage) auf die Haut des Patienten gebracht. Dabei dürfen die Pflaster nur auf erscheinungsfreie Hautareale geklebt werden. Aufgrund des oft großen Platzbedarfs (häufig ca. 25 Substanzen) und der Tatsache, dass die Pflaster 48 Stunden verbleiben müssen und während dieser Zeit möglichst wenig stören sollen, wird meist der Rücken des Patienten als Testort gewählt. Nach 48 Stunden werden die Pflaster entfernt und wird die Reaktion erstmalig abgelesen. Die zweite Ablesung erfolgt nach 72 Stunden. Bei einer positiven Reaktion treten Hautrötung (dokumentiert als „+"), Papeln („++") oder sogar Blasen („+++") auf.

Häufig getestete Kontaktallergene sind Nickel, Chromat, Kobalt, Formaldehyd, Gummichemikalien, Desinfektionsmittel, Antibiotika und Salbengrundlagen.

Serologische Untersuchungen

Auch **serologische Untersuchungen** sind in der Allergiediagnostik von Bedeutung. Mit dem **RAST** *(Radio-Allergo-Sorbent-Test)* können in einer Serumprobe des Patienten die antigen-spezifischen IgE-Antikörper bestimmt werden. Dies ist z.B. bei der Diagnostik einer Penicillin-Allergie hilfreich, weil ein Expositionstest erfahrungsgemäß mit Gefahr für den Patienten verbunden ist. Ein negativer RAST schließt jedoch eine Allergie nicht sicher aus und kann die Hauttestung bzw. die Provokationstestung letztlich nicht ersetzen.

> Wichtig ist immer die kritische Beurteilung der Untersuchungsergebnisse. Anamnese, Beschwerden des Patienten, klinische Untersuchungsergebnisse und Laborbefunde müssen „zusammenpassen".

29.4.3 Grundprinzipien der Behandlung von Allergien

> Jeder Patient mit einer Allergie erhält einen **Notfallausweis (Allergiepass),** den er immer bei sich tragen sollte.

Bei der Behandlung der Allergien bestehen grundsätzlich folgende Therapiemöglichkeiten, die – je nach Art der Allergie – einzeln oder in Kombination zur Anwendung gelangen können:

- Allergenkarenz
- Spezifische Hyposensibilisierung
- Medikamentöse Maßnahmen.

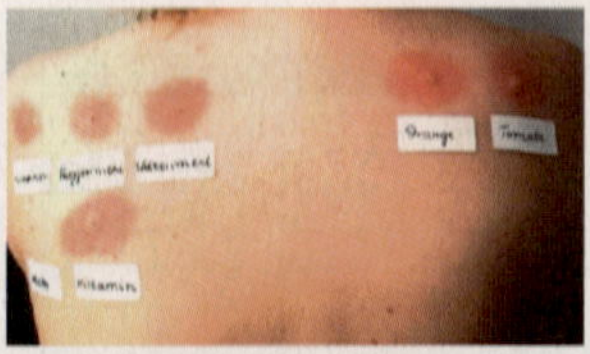

Abb. 29.25: Positive Testreaktion bei Intradermaltest. Auf dem Rücken der Patientin haben sich deutliche Zeichen einer Allergie gebildet: Rötung und Papeln entsprechen einem zweifach positiven Testergebnis. [K165]

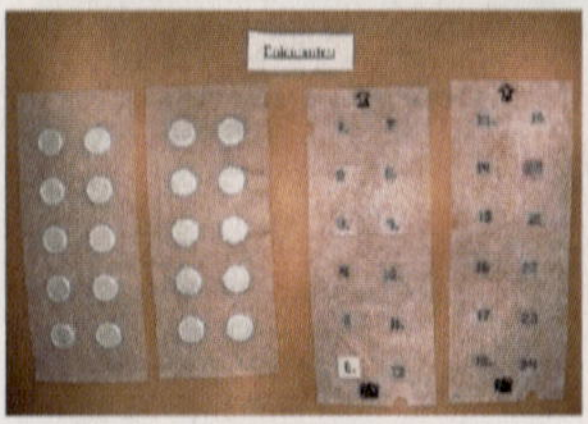

Abb. 29.26: Epikutantest. [M123]

Allergenkarenz

Kausale und wichtigste Maßnahme bei der Behandlung von Allergien ist die **Allergenkarenz** *(Expositionsprophylaxe)*, d.h. das Meiden des auslösenden Antigens. Manchmal, etwa wenn ein Patient nur gegen ein oder zwei Obstsorten allergisch reagiert, ist dies leicht möglich. Welche Schwierigkeiten aber entstehen können, deuten folgende Beispiele an:

- Der Patient kommt mit dem Antigen (nur) im Beruf in Kontakt und kann es auch durch entsprechende Schutzmaßnahmen, z.B. dem Tragen von Handschuhen, nicht meiden. Typisches Beispiel ist hier die Allergie gegen Haarfärbemittel bei Friseuren. Oft hilft dann nur eine Umschulung
- Viele Antigene sind versteckt auch dort vorhanden, wo man sie zunächst gar nicht vermutet. Beispiele hierfür sind die zahlreichen – teilweise nicht deklarationspflichtigen – Zusatzstoffe in Nahrungsmitteln oder Textilien
- Bei den sehr häufigen Pollen- oder Milbenallergien (☞ Abb. 29.19) ist ein völliges Meiden des Antigens überhaupt nicht möglich. Eine Reduktion kann aber erreicht werden durch geeignete Freizeit- und Urlaubsplanung bei Pollenallergien sowie Wohnungssanierung bei Milbenallergien. Hierzu gehören z.B. Synthetik- statt Daunenbettdecken, Kunststoff- statt Rosshaarmatratzen, gut waschbare Fenstervorhänge, Bettvorleger und Badezimmerteppiche, leicht (und auch feucht) zu reinigende Möbel ohne „staubfangende" Verzierungen sowie der Verzicht auf Tiere und Zimmerpflanzen.

Spezifische Hyposensibilisierung

Die **spezifische Hyposensibilisierung** *(Desensibilisierung)* ist bei Typ-I-Allergien angezeigt. Dabei wird versucht, durch regelmäßige subkutane Injektion stark verdünnter Antigenextrakte die Bildung von IgG zu provozieren. Diese verdrängen dann bei einem „tatsächlichen" Kontakt mit dem Antigen die symptomauslösenden IgE und besetzen den überwiegenden Teil der Antigene, so dass die Beschwerden des Patienten abnehmen. Voraussetzung ist ein positiver Allergietest.

Erfolg versprechend ist eine spezifische Hyposensibilisierung v.a. bei relativ jungen Patienten mit kurzer Krankheitsdauer, die nur gegen ein Allergen oder wenige Allergene allergisch sind. Die Behandlung muss über einen längeren Zeitraum, oft über Jahre, fortgeführt werden. Bei Kindern ist manchmal auch eine *orale* Hyposensibilisierung möglich, die dem Kind die zahlreichen Spritzen erspart. Im Krankenhaus werden insbesondere „Schnelldesensibilisierungen", vor allem gegen Insektengifte, durchgeführt.

> Hauptrisiko einer Hyposensibilisierung ist das Auslösen eines anaphylaktischen Schocks (☞ 38.5.1) durch die Injektion. Daher muss ein Notfalltablett (☞ Intrakutantests) stets bereitstehen, und der Patient muss nach der Injektion noch eine halbe Stunde beobachtet werden.

Medikamentöse Maßnahmen bei Allergien

Lokaltherapie bei Hautallergien
☞ 30.9.1

Trotz Allergenkarenz (so weit möglich) und Hyposensibilisierung bedürfen viele Patienten einer medikamentösen Therapie. Dabei gelangen v.a. **Antihistaminika** (☞ Pharma-Info 29.28) zur Anwendung, die – je nach Krankheitsbild und

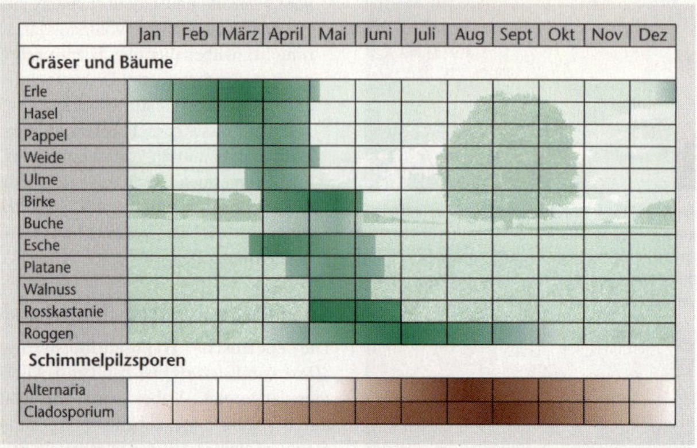

Abb. 29.27: Pollen- und Sporenflugkalender. In Pollenflugkalendern sind die Hauptflugzeiten der verschiedenen Allergene vermerkt. Patienten müssen hauptsächlich in diesen Monaten mit Beschwerden rechnen und können dann symptomatisch behandelt werden, da eine Allergenkarenz, d.h. das Meiden der auslösenden Pollen, nicht möglich ist. [A400]

Schwere der Erscheinungen – auch prophylaktisch angewendet werden können.

Bei der Behandlung der Allergien werden außerdem **(Dinatrium-)Cromoglicinsäure** (*DNCG*, z.B. Cromohexal®, Intal®) und **Nedocromil** (z.B. Tilade®) eingesetzt, welche die Histaminfreisetzung aus den Mastzellen hemmen und daher nur prophylaktisch, nicht aber im Akutstadium einer Allergie oder beim akuten Asthmaanfall wirksam sind. Sie werden lokal angewandt und sind z.B. als Nasenspray, Dosieraerosol, Inhalationslösung, Pulver zur Inhalation und Augentropfen erhältlich. Zu beachten ist, dass es durch das Arzneimittel selbst zu Reizzuständen der Atemwege bis hin zum Bronchospasmus kommen kann.

Bei einem allergischen Asthma bronchiale kann eine antiobstruktive Anfalls- oder Dauerbehandlung erforderlich sein (☞ 20.6.1). Im anaphylaktischen Schock ist die sofortige medikamentöse Behandlung oft lebensrettend (☞ 38.5.1).

Patienten mit lebensgefährlichen Manifestationen einer Typ-I-Allergie ist eine modifizierte Schockapotheke zur Selbstbehandlung anzuraten, die der Patient möglichst immer bei sich tragen sollte, z.B. beim Spazieren gehen für den Fall eines Insektenstichs. Bei der Auswahl der Arzneimittel ist zu beachten, dass sie für die Anwendung durch Laien geeignet sind.

Empfehlenswert sind beispielsweise ein Adrenalinpräparat zur Inhalation (etwa Adrenalin Medihaler®), ein Glukokortikoid zur oralen oder rektalen Gabe (etwa Urbason® Tbl. bzw. Rectodelt® Supp.) sowie Fertigspritzen mit Adrenalin.

Kontaktadresse

Deutscher Allergie- und Asthmabund e.V. (DAAB),
Hindenburgstraße 110,
41061 Mönchengladbach,
Tel.: 0 21 61/81 49 40, www.daab.de

29.5 Autoimmunerkrankungen

Autoimmunerkrankungen *(Autoimmunkrankheiten, Autoaggressionskrankheiten):* Krankheiten, bei denen sich Antikörper oder sensibilisierte Lymphozyten gegen körpereigene Gewebe richten und diese schädigen.

Die Antikörper und Zellen des Immunsystems sind aufgrund ihrer Vielfalt prinzipiell in der Lage, jeden beliebigen Eiweißkörper zu vernichten. Theoretisch können sie sich also auch gegen den eigenen Körper richten. Im Normalfall jedoch werden die gegen den eigenen Körper gerichteten Abwehrzellen bei der Prägung in Thymus und Knochenmark aussortiert, so dass nur solche Abwehrzellen in die Blutbahn gelangen, deren Antikörper ge-

Pharma-Info 29.28: Antihistaminika

Histamin ist eine vornehmlich in Mastzellen gespeicherte Substanz, die z.B. bei allergischen Reaktionen freigesetzt wird. Über H_1-Rezeptoren führt Histamin zu einer Kontraktion von Darm- und Bronchialmuskulatur. Große Blutgefäße verengen, kleine erweitern sich. Die Kapillardurchlässigkeit steigt. Schmerz und Juckreiz bei allergischen Reaktionen erklären sich durch die Histaminwirkung auf sensible Nervenenden. Über H_2-Rezeptoren steigert Histamin die Magensaftproduktion und wirkt auf das Herz ein.

Im Bereich der Atemwege hat Histamin bei der Entstehung des allergischen Schnupfens, des allergischen Asthma bronchiales und der allergischen Bronchitis Bedeutung.

Antihistaminika *(Histaminantagonisten, Histaminrezeptorenblocker)* blockieren die Histaminrezeptoren und schwächen so die Histaminwirkung ab. Meist bezeichnet man als Antihistaminika nur die **H_1-(Rezeptoren-)Blocker** *(H_1-Antihistaminika)* wie z.B. Astemizol (etwa Hismanal®), Clemastin (etwa Tavegil®), Loratadin (etwa Lisino®), Pheniramin (etwa Avil®), Oxatomid (etwa Tinset®) und Terfenadin (etwa Teldane®). Mundtrockenheit, Schwindel und Sedierung, u.U. mit Beeinträchtigung der Fahrtüchtigkeit, sind die häufigsten Nebenwirkungen der Antihistaminika. Antihistaminika sind in den verschiedensten oralen Darreichungsformen (z.B. Tabletten, Dragees, Sirup), als Suppositorien, als Injektionslösung, als Gele, Salben oder Stifte zum Auftragen auf die Haut, als Spray zum Einsprühen in die Nase und als Augentropfen verfügbar.

Eine Sonderstellung nimmt **Ketotifen** (z.B. Zaditen®) ein, das am ehesten als Antihistaminikum mit zusätzlicher mastzellstabilisierender Wirkung zu bezeichnen ist.

gen die Antigene des eigenen Körpers keine Immunantwort bilden (**Immuntoleranz**).

Es kommt aber vor, dass im Laufe des Lebens die Immuntoleranz gegen das eine oder andere Körpergewebe verloren geht. Der Organismus bildet in der Folge Antikörper z.B. gegen sein eigenes Schilddrüsengewebe (**Auto-Antikörper**). Die daraus resultierenden **Autoimmunerkrankungen** zeigen je nach beteiligten Autoantikörpern unterschiedliche Symptome. Da bei der Entstehung von Autoimmunkrankheiten wahrscheinlich zahlreiche Faktoren eine Rolle spielen (erbliche Veranlagung, exogene Faktoren), bevorzugen viele Mediziner den Begriff *autoimmun mitbedingte Erkrankungen.*

Die **Symptome** hängen von den beteiligten Organen ab. Ziel der **Diagnostik** ist stets der Nachweis der Autoantikörper, z.B. durch spezielle Blutuntersuchungen oder die Entnahme einer Gewebeprobe zur Darstellung etwaiger Antikörperablagerungen.

Die **Behandlung** richtet sich nach dem betroffenen Organ und dem Krankheitsbild. Beim Befall endokriner Organe, z.B. der Nebennierenrinde bei M. Addison, reicht häufig eine Hormonsubstitution aus. Dagegen erfordert ein Befall von Organen, deren Funktion nur schwer oder gar nicht ersetzt werden kann, z.B. Niere oder ZNS, eine aggressive **Immunsuppression** (d.h. Unterdrückung des Abwehrsystems), vorzugsweise mit Glukokortikoiden (☞ Pharma-Info 23.51) oder speziellen Immunsuppressiva (☞ Pharma-Info 29.29). Begleitend können zur Entzündungshemmung Antiphlogistika (☞ Pharma-Info 25.16) eingesetzt werden. Andere, teils noch experimentelle Verfahren, sind:

- Entfernung von Autoantikörpern durch **Plasmapherese** *(Plasmaseparation, Plasmaaustauschtherapie)*, bei der das Patientenplasma gegen eine eiweißhaltige Ersatzlösung ausgetauscht wird
- Lymphknotenbestrahlung vergleichbar derjenigen bei malignen Lymphomen (☞ 24.8.1)
- Gabe künstlich hergestellter Antikörper gegen T-Lymphozyten (**Antilymphozytenglobuline**).

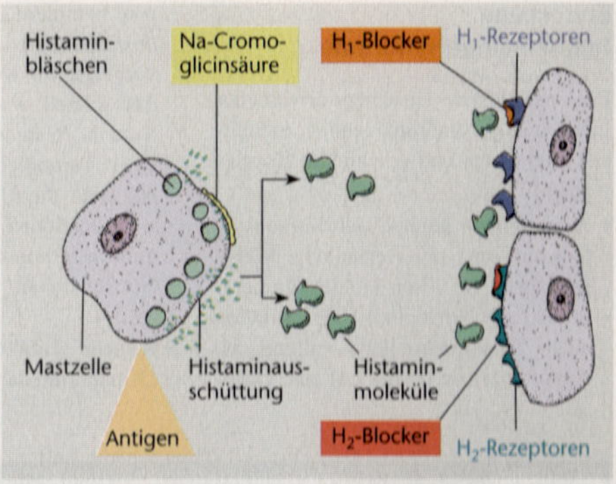

Abb. 29.30: Wirkprinzip von Antihistaminika und Cromoglicinsäure. Nach Antigenkontakt wird z.B. durch Komplement oder IgE Histamin freigesetzt. Cromoglicinsäure hemmt direkt an der Mastzelle diese Histaminfreisetzung. Antihistaminika blockieren die Histaminrezeptoren an den Körperzellen und verhindern so z.B. Quaddelbildung und Juckreiz. [A400-190]

29.6 Immundefekte

Immundefekt *(Immuninsuffizienz, Immunmangelkrankheit):* Geschwächte oder fehlende Abwehr durch:
- Entwicklungsstörungen der pluripotenten Stammzellen im Knochenmark, der B-Lymphozyten und/oder T-Lymphozyten (angeboren; selten)
- Zerstörung der Abwehrzellen und Antikörper durch Erkrankung oder therapeutische Maßnahmen (erworben; häufig).

HIV-Infektion und AIDS ☞ *29.3*

Pharma-Info 29.29: Immunsuppressiva

Immunsuppressiva: Arzneimittel, die das Immunsystem und die von ihm ausgehenden Abwehrreaktionen unterdrücken. Indiziert bei schweren Autoimmunerkrankungen und nach Transplantationen zur Verhinderung einer Abstoßungsreaktion.

Zum Einsatz kommen:
- **Glukokortikoide** (☞ Pharma-Info 23.51). Glukokortikoide bessern bei vielen Allergien und Autoimmunerkrankungen schnell und eindrucksvoll die entzündlichen (Begleit-)Erscheinungen. Langfristig führen sie auch zu einer deutlichen Einschmelzung lymphatischer Gewebe und damit zu einem Verlust an Abwehrkraft. Allerdings haben sie bei längerer Anwendung eine Reihe ernst zu nehmender Nebenwirkungen, nicht zuletzt auch eine erhöhte Infektanfälligkeit
- **Zytostatika,** z.B. Azathioprin (etwa in Imurek®), schwächen *unspezifisch* das Immunsystem. Ihr Hauptnachteil besteht darin, dass sie auch alle sich häufig teilenden Zellen des Körpers schädigen, vor allem die Knochenmarkzellen (Anämie, Thrombozytopenie, Granulozytopenie ☞ 24.4.3). Deshalb kommen sie nur bei schweren Autoimmunerkrankungen zum Einsatz
- **Ciclosporin** (etwa in Sandimmun®) unterdrückt v.a. die T-Lymphozyten-vermittelten Abwehrreaktionen. Die Blutbildung im Knochenmark wird nicht unterdrückt. Hauptnebenwirkungen des Ciclosporin sind Leber- und Nierenschädigung, Hypertonie, verstärkte Körperbehaarung und Zahnfleischwucherungen.

Pflege immunsupprimierter Patienten

Patienten sind während einer immunsuppressiven Therapie erhöht infektionsgefährdet (☞ 24.5.1) und bedürfen sorgfältiger Prophylaxen und Überwachung. Außerdem führen Zytostatika auch in kleinsten Mengen gehäuft zu Fehlbildungen. Deshalb sollten sowohl Frauen als auch Männer, die Zytostatika oder Ciclosporin einnehmen, unbedingt eine zuverlässige Methode der Empfängnisverhütung wählen.

Erworbene Immunmangelsyndrome

Die wichtigsten Ursachen erworbener Immunmangelsyndrome sind Arzneimittel, Infektionen und erheblicher Eiweißmangel:

- **Arzneimittel** können das Immunsystem auf ganz unterschiedliche Weise schädigen. So lösen einige Schmerzmittel (z.B. Novalgin®) in Einzelfällen eine lebensbedrohliche allergische Agranulozytose (☞ 24.7.4) aus. Dagegen hemmen Zytostatika (☞ 24.5.1) *dosisabhängig* alle Zellvermehrungsvorgänge im Körper und damit auch das schnell wachsende lymphatische System. Während diese Wirkung bei einer Tumorbehandlung unerwünscht ist, kann die Unterdrückung der Abwehrreaktionen bei Allergien oder Autoimmunerkrankungen lebensrettende Notwendigkeit sein (☞ Pharma-Info 29.29)
- Manche **Infektionen** wie z.B. die „Kinderkrankheiten" Masern und Windpocken ziehen eine vorübergehende Immunschwäche nach sich, die vor allem die Funktion der T-Lymphozyten betrifft. Bis heute unheilbar ist das Immunschwächesyndrom AIDS (☞ 29.3)
- **Hungerzustände** oder **chronische Eiweißverluste**, z.B. bei Nierenerkrankungen, beeinträchtigen vor allem die Bildung der Antikörperproteine und dadurch die spezifische humorale Abwehr.

Erkrankung	Kurzcharakterisierung, Details
M. Addison (▲▲▲)	Primäre Nebennierenrindenunterfunktion ☞ 23.7.2
Akutes Rheumatisches Fieber (▲▲●)	Immunbedingte Streptokokkenzweiterkrankung ☞ 18.8.1
Atrophische Gastritis (▲▲▲)	Chronische Magenschleimhautentzündung ☞ 21.5.2
Autoimmunhepatitis (▲▲●)	Chronische aggressive Leberentzündung ☞ 22.4.3
M. Basedow (▲▲●)	Chronische Schilddrüsenentzündung mit Schilddrüsenüberfunktion ☞ 23.4.3
Colitis ulcerosa (▲▲●)	Chronische Darmentzündung, oft assoziiert mit Gelenkerkrankungen ☞ 21.6.5
Dermatomyositis (= Polymyositis + Hautbefall) (▲▲●)	Chronisch-entzündliche Erkrankungen von Haut und Muskeln mit unterschiedlichen Hautveränderungen (Gesicht!) ☞ 25.6.4
Diabetes mellitus Typ I (▲▲●)	Insulinpflichtiger Diabetes mellitus ☞ 23.6.1
Diskoider Lupus erythematodes (▲▲▲)	Hautform des Systemischen Lupus erythematodes (☞ unten) ohne Beteiligung anderer Organe
Glomerulonephritis (bestimmte Formen) (▲▲▲)	Entzündung der Nierenkörperchen ☞ 31.6.6
Goodpasture-Syndrom (▲▲●)	Entzündung von Lunge und Nieren mit Lungenblutungen und Niereninsuffizienz ☞ 20.15, 31.6.6, 31.6.8
Hashimoto-Thyreoiditis (▲▲▲)	Chronische Schilddrüsenentzündung, im Endstadium mit Schilddrüsenunterfunktion ☞ 23.4.5
Idiopathische thrombozytopenische Pur pura (▲▲●)	Erhöhte Blutungsneigung durch Abfall der Thrombozyten im Blut, meist ausgelöst durch Arzneimittel oder Infektionen ☞ 24.9.3
Leberzirrhose (v.a. primär biliäre Form) (▲▲●)	Irreversibler, bindegewebiger Umbau der Leber ☞ 22.5.5
Myasthenia gravis (▲▲▲)	Störung der Reizübertragung vom Nerv auf den Muskel mit abnormer Muskelermüdbarkeit bis hin zur Atemlähmung ☞ 35.15.1
Multiple Sklerose (MS) (▲▲●)	Chronisch-entzündliche, typischerweise in Schüben verlaufende Erkrankung des ZNS, evtl. zu erheblicher Behinderung des Patienten führend ☞ 35.8.8
Perniziöse Anämie (▲▲▲)	Anämie durch Vitamin-B_{12}-Mangel infolge chronischer Magenschleimhautentzündung ☞ 24.6.3
Polymyositis (▲▲▲)	Entzündliche Systemerkrankung der quergestreiften Muskulatur, Muskelschwäche und -schmerzen bis hin zur Atrophie ☞ 25.6.4
Rheumatoide Arthritis (RA) (▲●●)	Chronische Gelenkentzündung ☞ 25.5.1
Sklerodermie (▲●●)	Verhärtung v.a. des Gefäßbindegewebes und der Haut ☞ 25.6.2
Systemischer Lupus erythematodes (SLE) (▲●●)	Generalisierte entzündliche Erkrankung mit Beteiligung u.a. der Haut, der Gelenke, der Nieren, der Blutzellen und des ZNS ☞ 25.6.1

(▲▲▲) = eindeutig organspezifisch
(▲▲●) = deutlich organspezifisch
(▲●●) = kaum organspezifisch (Befall sehr vieler Organe und Gewebe)

Tab. 29.31: Alphabetische Übersicht über die häufigsten gesicherten oder wahrscheinlichen Autoimmunerkrankungen des Menschen. [A400]

„Physiologische" Immunschwäche im Alter

Normal ist ein Nachlassen aller Teilfunktionen der Immunabwehr im Rahmen des **physiologischen Alterungsprozesses** (☞ 14.1.2). Dies führt bei einem Teil der älteren Menschen zu erhöhter Infektanfälligkeit und wird als *eine* Ursache für die Zunahme bösartiger Tumoren im Alter angesehen.

Leitsymptom: Infektanfälligkeit

Klinisch äußern sich alle Immunschwächen durch eine erhöhte, nicht selten lebensbedrohliche Infektanfälligkeit der betroffenen Patienten.

Steht eine B-Lymphozyten-Störung mit Antikörpermangel im Vordergrund, so kommt es vorwiegend zu *bakteriellen* Infektionen, z.B. zu Lungenentzündungen durch Streptokokken oder Haemophilus influenzae.

Bei Störungen der T-Lymphozyten ist im Wesentlichen die Abwehr von Viren, Pilzen und Protozoen (= tierischen Einzellern) beeinträchtigt. Opportunistische, d.h. wenig aggressive, nur unter infektbegünstigenden Bedingungen krankheitserregende, Keime können schwere generalisierte Infektionen hervorrufen. Hierzu zählen Lungenentzündungen durch Pneumocystis carinii (☞ 29.3.4) oder ein ausgedehnter Schleimhautbefall durch Candida albicans (☞ 28.7.2, 30.8.2). Bestimmte Tumoren wie maligne Lymphome (☞ 24.8) oder gutartige Warzen (Verrucae ☞ 30.8.4) treten gehäuft auf.

Pflege bei Immundefekten

Grundlage pflegerischen Handelns ist das hygienegerechte Verhalten, um die Gefahr *nosokomialer* (= im Krankenhaus erworbener) Infektionen gering zu halten (☞ 6.2.2, 28.1.1).

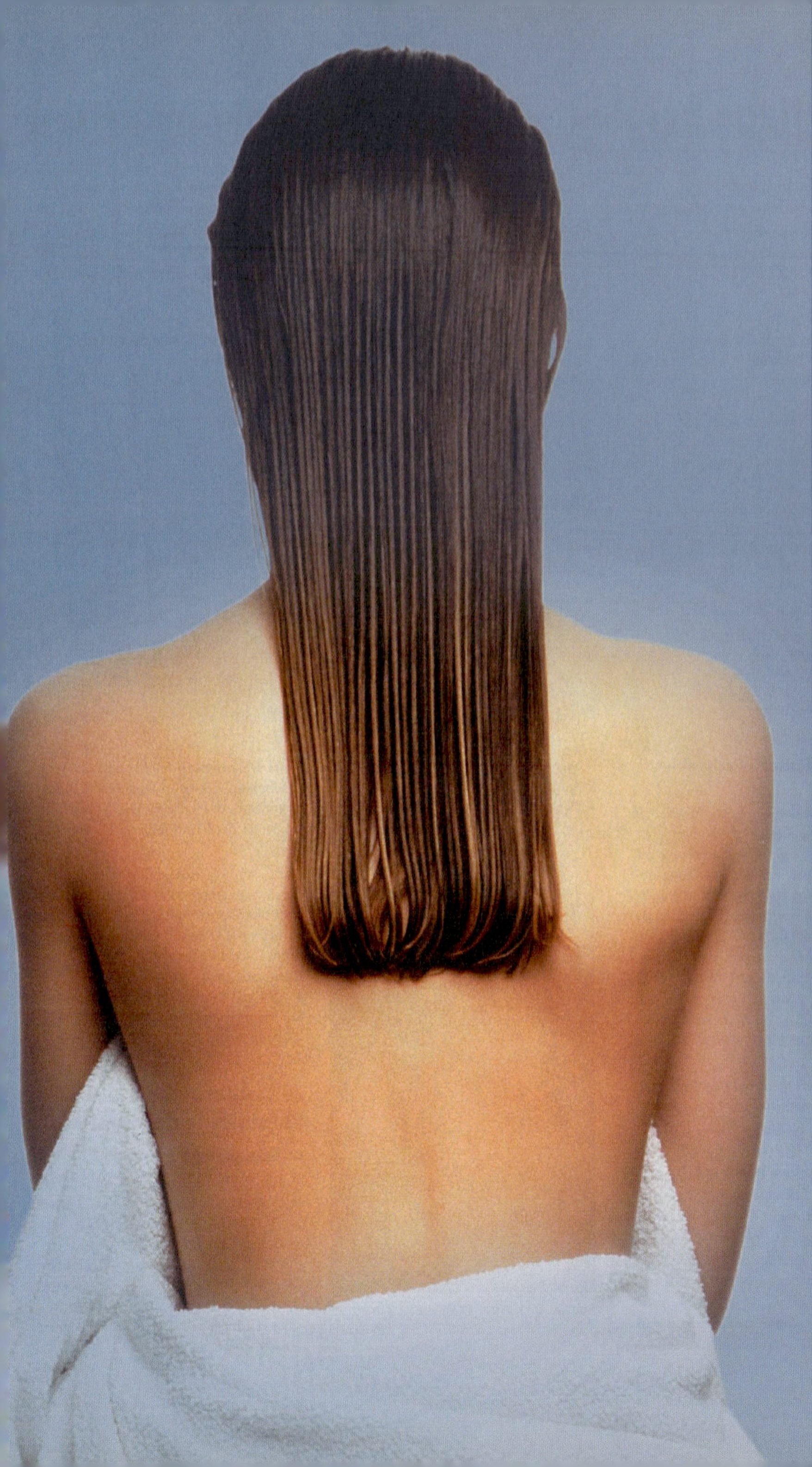

30 Pflege bei Haut- und Geschlechtskrankheiten

30 Pflege bei Haut- und Geschlechtskrankheiten

Das medizinische Fachgebiet

Dermatologie *(Lehre von den Hautkrankheiten):* Teilgebiet der Medizin, das sich mit den Erkrankungen der Haut und ihrer Anhangsgebilde (Haare, Hautdrüsen und Nägel) sowie der hautnahen Schleimhäute befasst. Das Krankheitsspektrum reicht von der lästigen, aber harmlosen Pilzinfektion des Fußes *(Fußmykose)* bis zum *malignen Melanom* (☞ 30.10.2), einer der bösartigsten Krebserkrankungen überhaupt.

Daneben verfügen Dermatologen über spezielle Kenntnisse:

- Der **Allergologie** (☞ 29.4)
- Der **Onkologie** (☞ Kapitel 24)
- Der **Phlebologie** (*Lehre von den Venen und ihren Erkrankungen* ☞ 19.8)
- Der **Proktologie** (*Lehre von den Erkrankungen des Rektums* ☞ 21.7)
- Der nicht übertragbaren Erkrankungen der äußeren Geschlechtsorgane (☞ 31.8, 31.9)
- Der **Andrologie** *(Männerheilkunde)*, die sich mit der Behandlung männlicher Unfruchtbarkeit und sexueller Störungen befasst (☞ 31.10)
- Der Geschlechtskrankheiten (☞ 30.11).

Dermatosen: Krankhafte Veränderungen der Haut.

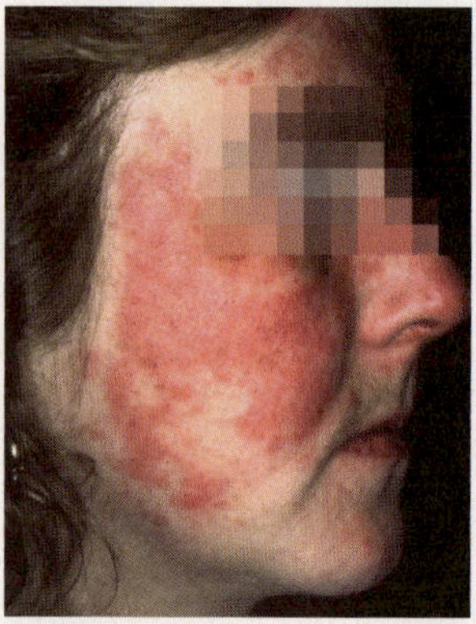

Abb. 30.1: Patientin mit kutanem Lupus erythematodes, einer Systemerkrankung (☞ 25.6.1) mit Hautbeteiligung. [M123]

Viele **Dermatosen** bleiben auf die Haut beschränkt, z.B. der Sonnenbrand. Andere können auf innere Organe übergreifen wie etwa der Hautkrebs durch Metastasierung.

Nicht wenige Hautveränderungen sind durch Allgemeinerkrankungen bedingt, etwa Hormonstörungen, sog. *Systemerkrankungen* (z.B. ein *Lupus erythematodes* ☞ 25.6.1) oder systemische Virusinfektionen (z.B. eine Maserninfektion ☞ 13.14.2). Nicht selten treten Dermatosen als unerwünschte Arzneimittelnebenwirkungen auf, z.B. von Antibiotika.

30.1 Anatomie und Physiologie der Haut

Aufgaben der Haut

Mit einer Fläche von 1,5 – 2 m^2 und einem Gewicht von 3,5 – 10 kg ist die Haut das größte Organ des Menschen. Ihre wichtigsten Funktionen sind:

- Schutz des Körpers vor schädlichen Umwelteinflüssen
- Aufnahme von Sinneseindrücken aus der Umwelt über die verschiedenen Tastkörperchen

- Mitbeteiligung an der Regulation von Wasserhaushalt und Körpertemperatur über Schweißabgabe sowie Weit- bzw. Engstellung der Hautgefäße.

Aufbau der Haut

Die **Haut** *(Cutis, Kutis)* besteht aus drei Schichten (☞ Abb. 30.2), der Ober-, Leder- und Unterhaut.

Oberhaut

Die **Oberhaut** *(Epidermis)* ist die äußerste Schicht der Haut. Sie enthält keine Gefäße und besteht aus einem *mehrschichtigen verhornten Plattenepithel,* das hauptsächlich aus **Keratinozyten** *(kernhaltigen Hornzellen)* aufgebaut ist. Der von diesen Zellen produzierte Hornstoff **Keratin** wirkt Wasser abweisend und verleiht der Haut Schutz und Festigkeit. In den beiden untersten Schichten der Oberhaut liegen die **Melanozyten.** Sie produzieren das Pigment **Melanin,** das der Haut ihre Farbe gibt und die tieferen Hautschichten vor dem schädlichen UV-Licht schützt (☞ 30.10.2). Weiterhin liegen hier **Langerhans-Zellen,** antigenpräsentierende Zellen (☞ 29.1.1), die gewissermaßen als „Vorposten" des Immunsystems fungieren.

Lederhaut

Unter der Oberhaut liegt die bindegewebige **Lederhaut** *(Korium),* die je nach mechanischer Belastung der betreffenden Körperregion zwischen 0,3 mm (Augenlider, Penis) und 2,4 mm (Fußsohlen) dick ist. Sie enthält Berührungsrezeptoren, Blutgefäße, Fettgewebe, Haarfollikel, Nerven, Talgdrüsen und Schweißdrüsen.

Unterhaut

Die **Unterhaut** *(Subkutis)* besteht aus lockerem Bindegewebe mit (je nach Körperregion und Individuum unterschiedlich vielen) Fettzellen. In ihr liegen weitere Schweißdrüsen, die unteren Abschnitte der Haarbälge sowie Druck- und Vibrations-Tastkörperchen. Die Unterhaut gewährleistet die Verschieblichkeit der Haut auf den darunter liegenden Gewebeschichten. Das subkutane Fettgewebe dient als Stoßpuffer, Kälteschutz und Energiespeicher.

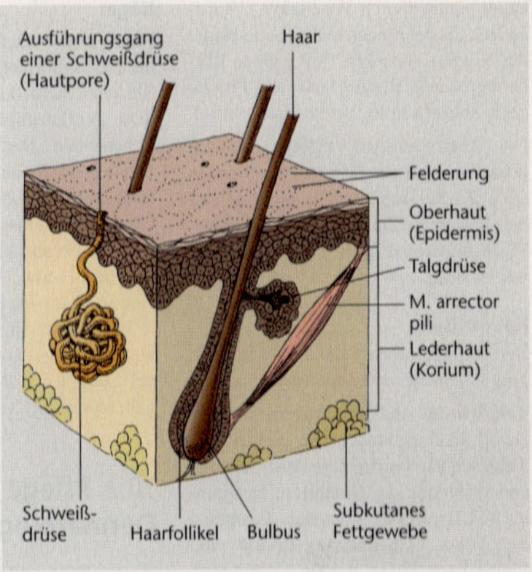

Abb. 30.3: Felderhaut mit Haaren, Talg- und Schweißdrüse. Die Haarwurzel entspringt in einer bis zur Grenze zwischen Haut und Unterhaut reichenden Ausstülpung der Oberhaut. Jedes Haar besitzt eine Talgdrüse, die ihr Sekret entlang des Haares an die Hautoberfläche abgibt. [A400-190]

Leisten- und Felderhaut

Die Haut wird jedoch nicht nur in Schichten unterteilt, es werden auch zwei Hautarten unterschieden, die *alle* Schichten der Haut prägen. Die **Leistenhaut** der Handflächen und Fußsohlen besitzt lediglich Schweißdrüsen. Alle übrigen Körperregionen weisen die **Felderhaut** auf, die zusätzlich Haare und Talgdrüsen enthält.

Hautfarbe

Die Hautfarbe wird bestimmt durch:

- Das **Melanin** der Oberhaut (☞ oben)
- Das **Karotin,** ein Pigment der Ober- und Unterhaut
- Die **Blutkapillaren** der Lederhaut: Rosige Haut bei guter Sauerstoffversorgung, Zyanose bei Sauerstoffmangel (☞ 18.3.4), Blässe bei Engstellung der Kapillaren, z.B. im Schock
- Die **Hautoberflächenstruktur** („Strukturfarbe"): Raue Haut erscheint dunkler als glatte Haut.

Hautanhangsgebilde

Zu den **Hautanhangsgebilden** zählen Haare, Hautdrüsen und Nägel. Sie alle durchstoßen die Oberhaut und münden auf der Hautoberfläche.

Haare

Körperhaare dienen dem Schutz des Körpers. **Kopfhaare** schützen den Schädel vor zu starker Sonneneinstrahlung, **Augenbrauen** und **-wimpern** bewahren das Auge vor Fremdkörpern.

Anatomisch gesehen muss man sich ein Haar als Faden von zusammengeflochtenen, verhornten Zellen vorstellen. Es besteht aus einem **Haarschaft** und einer **Haarwurzel** (meist in der Lederhaut, seltener in der Unterhaut). Jedes Haar ist mit einer Talgdrüse (☞ unten) verbunden, deren Ausführungsgang am Haarschaft auf der Hautoberfläche mündet.

Unterschieden werden zwei **Haartypen,** die verhältnismäßig langen und dicken, pigmentierten **Terminalhaare** (z.B. Kopfhaare, Barthaare, Augenbrauen und -wimpern, Schamhaare) und die feineren,

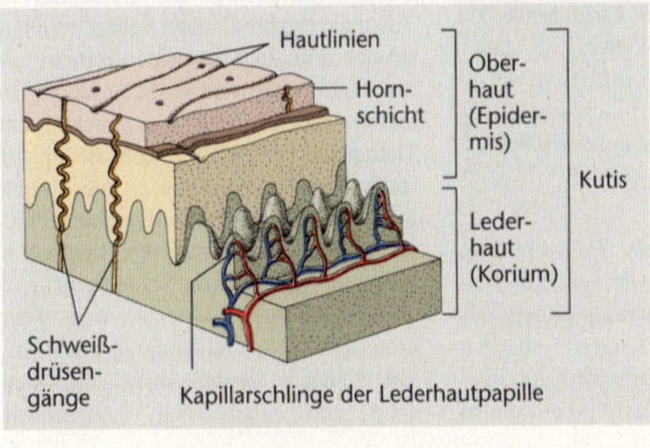

Abb. 30.2: Aufbau der unbehaarten Haut (Leistenhaut). Man erkennt Oberhaut (Epidermis) und Lederhaut (Korium). Die Hautoberfläche ist durch feine Rillen (Hautlinien) in Hautleisten aufgeteilt. [A400-190]

kaum pigmentierten **Wollhaare** *(Vellushaare)*, die bei Frauen mehr als die Hälfte des Körpers bedecken. Nur wenige Körperregionen (z.B. die Hand- und Fußflächen) sind physiologischerweise haarfrei.

Das Haarwachstum erfolgt zyklisch (Dauer eines Haarzyklus bei Kopfhaaren circa 2 – 3 Jahre): Die Haare wachsen eine bestimmte Zeit und fallen nach einer Wachstumspause aus; ein neues Haar wächst nach.

Hautdrüsen

Bei den Hautdrüsen unterscheidet man *Talg-*, *Schweiß-* und *Duftdrüsen*.

Talgdrüsen sind im Allgemeinen an Haarfollikel gebunden. Ihr Sekret, der **Talg**, schützt das Haar vor Austrocknung und verhindert das Wachstum bestimmter Bakterien. Talg setzt sich zusammen aus Fetten, Cholesterin, Eiweiß und Elektrolyten.

Schweißdrüsen kommen fast an der ganzen Körperoberfläche vor. Sie sind nicht nur an der Regulation des Wasserhaushalts und der Körpertemperatur beteiligt, sondern stellen durch den sauren pH-Wert des Schweißes den sog. *Säureschutzmantel* der Haut her (pH 5 – 6), der das Keimwachstum auf der Haut hemmt.

Die **Duftdrüsen** *(apokrinen Schweißdrüsen)* in den Achselhöhlen, der Schamregion und im Bereich der Brustwarzen produzieren ab der Pubertätszeit ein duftendes Sekret, das eine Signalwirkung bei sexuellen Vorgängen besitzt.

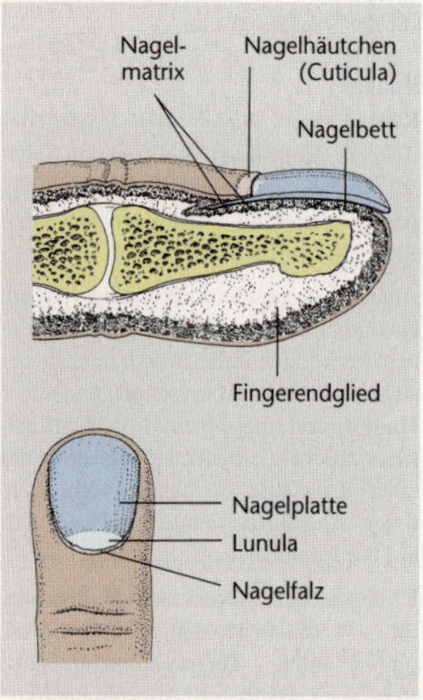

Abb. 30.4: Aufbau des Fingernagels. [A400-190]

Nägel

Nägel sind Platten von dicht gepackten, harten, verhornten Zellen der Oberhaut. Sie erleichtern das Greifen und verhindern Verletzungen der Finger- und Zehenenden. Das Nagelwachstum geht von der **Matrix** aus, wobei sich die Oberflächenzellen der Matrix in verhornte, tote Zellen umwandeln. Dann schiebt sich der Nagel auf dem **Nagelbett** langsam nach vorne. Als **Nagelfalz** wird der Hautwulst an den Rändern der Nagelplatte bezeichnet. Im Gegensatz zu Haaren wachsen Nägel kontinuierlich (Fingernägel circa 1 mm/Woche, Fußnägel etwa halb so schnell).

30.2 Pflege in der Dermatologie

Durchführung lokaltherapeutischer Maßnahmen ☞ 30.5.2

Welche Bedeutung eine gesunde Haut im Denken der Menschen hat, wird aus Redewendungen wie „sich in seiner Haut wohl fühlen" ersichtlich. Eine makellose Haut ist für viele gleichbedeutend mit Gesundheit schlechthin. Deshalb fühlt sich ein Mensch mit einer Hauterkrankung oft „zum aus der Haut fahren". Zudem ist er häufig für andere sichtbar gekennzeichnet. Vielfach rücken in Bus oder Warteschlangen andere Menschen von ihm ab, da sie sich – meist ungerechtfertigt – vor Ansteckung fürchten. Das äußere Erscheinungsbild eines Menschen hat außerdem Signalcharakter und kann Sympathie und Antipathie hervorrufen. Dies alles mindert das Selbstwertgefühl der Betroffenen, die sich manchmal kaum noch in Gesellschaft wagen.

> Die Beziehung zwischen Hautveränderungen und psychischem Befinden ist eng. Hautveränderungen können durch psychische Belastungen ausgelöst oder verschlimmert werden, umgekehrt können sie aber auch zur psychischen Belastung werden. Daher sind die psychische Betreuung und die Sorge um den Körper des Patienten gleich wichtig.

Für die *dermatologische Therapie* trägt das Pflegepersonal insofern ein entscheidendes Maß an Mitverantwortung, als viele Therapieanwendungen äußerlich sind und von den Pflegenden durchgeführt werden. Der Heilerfolg beruht also nicht zuletzt auf dem Fachwissen und der Berufserfahrung der Pflegenden *(Therapiepflege)*.

Den zahlreichen Therapieerfolgen steht die chronische Natur vieler dermatologischer Erkrankungen gegenüber, die zwar zu lindern, aber nicht zu heilen sind, etwa die Neurodermitis (☞ 30.6.1) oder die Psoriasis (☞ 30.7). Mit diesen Erkrankungen muss der Patient leben lernen. Dazu gehört, dass er sich und seinen Körper so annimmt, wie er ist (einschließlich der Hautveränderungen), und ein gesundes Selbstbewusstsein aufrechterhält oder entwickelt. Die Betroffenen sollten ihre – oft selbst gewählte – Isolation überwinden und wieder öffentliche Veranstaltungen besuchen. Misstrauischen Blicken aus der Umgebung können sie entweder ausweichen oder mit festem Blick und der Erklärung, dass die Erkrankung nicht ansteckend sei, erwidern.

Alternativ-medizinische Therapieansätze in der Dermatologie

Wegen des langen Krankheitsverlaufs werden viele chronisch Kranke der Schulmedizin gegenüber misstrauisch und wenden sich **alternativen Therapieformen** zu. Oft nehmen die Betroffenen die Schulmedizin *und* die Alternativ-Medizin in Anspruch. Dagegen ist nichts einzuwenden, solange alle therapeutischen Mitarbeiter darüber informiert sind und die gleichzeitig praktizierten Therapieverfahren aufeinander abgestimmt werden. Jedoch müssen die Patienten auch um die Grenzen und Risiken (Mangeldiäten, Schockreaktionen bei „Umstimmungs-Injektionen") der alternativen Medizin wissen, da die Gefahr einer schweren Enttäuschung sonst sehr groß ist. Außerdem darf keinesfalls der Zeitpunkt einer noch wirksamen Behandlung (z.B. Krebsoperation) versäumt werden. Bevor sich Patienten einem alternativen Therapieverfahren unterziehen, sollten sie sich gründlich darüber informiert haben, da es nicht wenige „Scharlatane" in diesem Bereich gibt. Versprechen die Therapeuten einen 100 %igen Erfolg, ist stets Vorsicht geboten. Gelegentlich wenden sich kranke Menschen den alternativen Heilverfahren zu, weil sie die Nebenwirkungen der von Schulmedizinern verordneten Arzneimittel fürchten. Hier müssen die Betroffenen darauf aufmerksam gemacht werden, dass zum einen nicht alle pflanzlichen Arzneimittel harmlos sind (☞ 10.14.6), zum anderen auch der Inhalt „alternativer" Präparate nicht immer korrekt deklariert ist. So hat man z.B. in einigen angeblich rein pflanzlichen Präparaten die von vielen Patienten abgelehnten Glukokortikoide (☞ 30.5.1 und Pharma-Info 23.51) gefunden.

30.2.1 Unterstützung bei den ATL

Sich waschen und kleiden

Ob der Patient duschen oder baden darf (evtl. unter Auslassung erkrankter Hautpartien), entscheidet der Arzt. Häufig verordnet er therapeutische Bäder mit Teer-, Öl- oder desinfizierenden Zusätzen (☞ 30.5.1).

Handelsübliche Körperpflegemittel und Kosmetika sind für viele Hautkranke nicht nur ungeeignet, sondern sogar schädlich. Zu empfehlen sind alkalifreie Waschlotionen (pH < 7) oder solche, die dem pH-Wert des Säureschutzmantels der Haut entsprechen (pH ca. 5,7). Das Körperpflegemittel muss auf das therapeutische Konzept abgestimmt sein. Dabei sind stets die Erfahrungen des Kranken zu berücksichtigen, z.B. bezüglich allergieauslösender Inhaltsstoffe (Konservierungsmittel, Farb- und Duftstoffe).

Auf luftundurchlässige synthetische Kleidung sollte der Hautkranke verzichten, ebenso auf Wolle. Zu empfehlen ist Baumwollkleidung.

Die Körperhygiene des Patienten wird diskret überwacht (v.a. bei Kindern) und die Bett- und Patientenwäsche sauber gehalten (Wäschewechsel ist oft mehrmals am Tag nötig). Zum einen verhindert peinliche Sauberkeit Auto- und Fremdinfektionen, zum anderen steigert sie das Wohlbefinden des Patienten.

Atmen

Patienten mit allergisch bedingten Hauterkrankungen (☞ 30.9) können nicht nur Hautveränderungen aufweisen, sondern auch unter allergiebedingten Atembeschwerden leiden. Die Symptome reichen vom lästigen, aber harmlosen Schnupfen (☞ 34.6.2) bis hin zum lebensbedrohlichen Asthmaanfall (☞ 20.6.1). Daher wird bei jedem Patienten, der stationär zur Allergiediagnostik aufgenommen wird, auch die Atmung beobachtet (☞ 7.2.2).

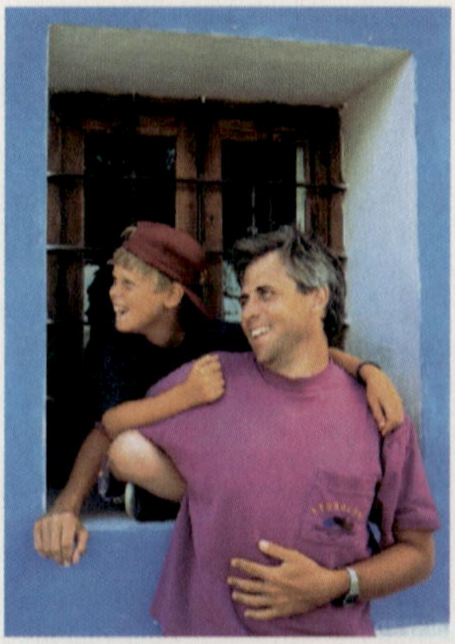

Abb. 30.5: Zwar muss der dermatologisch Erkrankte auf seine Krankheit Rücksicht nehmen, doch sollte er sich von ihr nicht die Lebensfreude nehmen lassen. [J660]

Körpertemperatur regulieren

Um Infektionen der Haut oder Sekundärinfektionen frühzeitig zu erkennen, ist eine regelmäßige Temperaturkontrolle notwendig.

Fehlen die Schweißdrüsen oder ist die *Schweißsekretion* am ganzen Körper durch die Hauterkrankung beeinträchtigt, kann es zu Störungen der Temperaturregulation kommen, z.B. zum Hitzestau (☞ 7.7.1). Lokalisierte Störungen der Schweißdrüsensekretion haben in der Regel keine Bedeutung für die Temperaturregulation.

Essen und trinken

Bei einigen dermatologischen Erkrankungen, z.B. bei der *allergischen Urtikaria* infolge Nahrungsmittelunverträglichkeit (☞ 30.9.2), sollte auf bestimmte Nahrungsbestandteile verzichtet werden. Dabei sind die notwendigen Einschränkungen aber zu präzisieren. Handelt es sich bei den Allergenen z.B. um exotische Früchte, sollen dem Allergiker nicht *alle* Früchte untersagt werden.

Manchmal kann eine spezielle Diät die Therapie unterstützen. So sollten Patienten mit großflächigen Hautentzündungen, Blasen bildenden Hautleiden und Hauterkrankungen, die mit Ödemen oder Geschwüren einhergehen, auf eine ausreichende Zufuhr von Nahrungseiweißen achten (Eier, Fleisch, Fisch, Sojaeiweiß, Milch und Milcherzeugnisse), da es bei diesen Hauterkrankungen zu *Proteinverlusten* kommt.

Besonders Patienten mit *chronischen* Dermatosen versuchen häufig, den Krankheitsverlauf durch Einhalten diverser Diäten zu beeinflussen. Oft haben diese Diäten zwar keinen *direkten* Einfluss auf die Haut, doch können sie sich stabilisierend auf die Psyche und deswegen auch positiv auf die Hautbefunde des Patienten auswirken. Problematisch ist jedoch, dass viele der Diäten längerfristig zu Mangelerscheinungen führen. Um eine Ernährungsform zu finden, die den physiologischen Bedarf an Proteinen, Kohlenhydraten, Fetten, Mineralstoffen und Vitaminen deckt und gleichzeitig für den Patienten akzeptabel ist, wird dem Kranken und ggf. auch seinen Angehörigen eine Ernährungsberatung angeboten.

> Eine gesunde Ernährung wirkt sich *positiv* auf Lebensgefühl, Gesundheit und manchmal auch Hautbefunde aus. Ziel ist eine *langfristige* Verbesserung der Lebensfreude und Lebensqualität.
> **Deshalb gilt:** So viel Verbote wie nötig, aber so wenig wie möglich.

Ruhen und schlafen

Viele Hautkranke leiden unter einem quälenden *Juckreiz* (**Pruritus** ☞ 30.3.2), der sie am Ein- und Durchschlafen hindert. Während der Patient den Juckreiz tagsüber vielfach noch ertragen kann (Ablenkungen), lässt ihm das Hautjucken nachts keine Ruhe, zumal es durch die Bettwärme verstärkt wird. Die Patienten leiden unter einem Schlafdefizit und sind tagsüber müde und nervös. Abhilfe können in diesen Fällen antipruriginöse Maßnahmen schaffen (☞ 30.3.2). Die sonst unerwünschte sedierende Wirkung einiger Antihistaminika (☞ Pharma-Info 29.28) erleichtert dem Patienten zusätzlich das Einschlafen. Die Raumtemperatur wird entsprechend des Patientenwunsches eingestellt. Insbesondere Patienten mit Neurodermitis bevorzugen kühle Raumtemperaturen. Durch Schutzverbände, Schutzkleidung (z.B. Baumwollhandschuhe) und extrem kurz geschnittene Fingernägel (besonders bei Kleinkindern) können Hautabschürfungen oder Verletzungen durch unkontrolliertes nächtliches Kratzen sowie die damit verbundenen Schmerzen und Schuldgefühle verhindert werden. Da Kratzen während des Juckreizes zumindest subjektiv Erleichterung bringt und der Verletzungsschmerz vielfach erträglicher erscheint als der Juckreiz, kratzen sich viele Patienten blutig (Gefahr einer Superinfektion).

Für Sicherheit sorgen

Hygiene bei Geschlechtskrankheiten ☞ *30.11*

Hygiene bei infektiösen Hautkrankheiten ☞ *30.8*

Hygiene bei Infektionskrankheiten ☞ *28.2.2*

Die nicht mehr intakte Haut verliert weitgehend ihre Funktion als Barriere gegen Krankheitserreger, denen schon kleinste Defekte als Eintrittspforte genügen. Um Superinfektionen zu vermeiden, sind folgende hygienische Maßnahmen erforderlich:

- Zum Fremd- und Selbstschutz ist das Sauberhalten und Desinfizieren der Hände sowie das Tragen von Einmalhandschuhen bei Patientenkontakt oder Kontakt mit kontaminiertem Material oberstes Gebot
- Weder Patient noch Pflegepersonal dürfen die Krankheitsherde unnötig berühren
- Bei Patienten mit infektiösen Hauterkrankungen ist bei der Durchführung von Pflegemaßnahmen ein Schutzkittel zu tragen.

Keimträger sind z.B. Patienten mit ansteckenden Hauterkrankungen durch Viren, Bakterien oder Parasiten sowie mit infizierten, offenen Wunden. Gefährdete Patienten sind z.B. solche mit großflächigen, infektionsanfälligen Hauterkrankungen (z.B. Neurodermitis) und Patienten mit durch die Erkrankung geschwächtem oder medikamentös unterdrücktem Immunsystem. Patienten mit hochansteckenden Erkrankungen oder resistenten Erregern müssen im Krankenhaus isoliert werden. Hat eine Pflegekraft eine frische Herpes-Infektion (☞ 28.6.2), darf sie keinen Patienten mit einer Neurodermitis (☞ 30.6.1) betreuen, da es bei diesem zu einer generalisierten Infektion kommen kann.

Kommunizieren

Hautkrankheiten werden häufig als Ekel erregend und abstoßend empfunden. Daher leiden viele dermatologische Patienten unter Minderwertigkeitsgefühlen und ziehen sich von ihrer Umwelt zurück. Dies kann zu völliger sozialer Isolation führen. Durch die Begegnung und den Gedankenaustausch mit anderen Betroffenen während eines stationären Aufenthalts ändert sich dieses Verhalten manchmal, meist aber nur vorübergehend, wenn die Verhaltensänderung nicht durch Selbsthilfegruppen in den Alltag „hinübergerettet" werden kann.

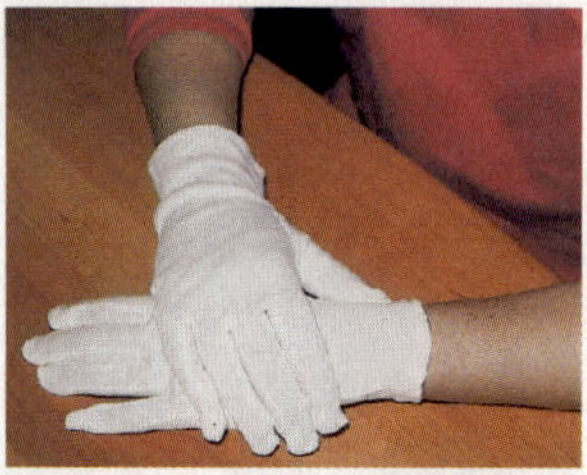

Abb. 30.6: Durch das Tragen von Baumwollhandschuhen können Hautabschürfungen oder Verletzungen durch unkontrolliertes nächtliches Kratzen sowie die damit verbundenen Schmerzen und Schuldgefühle verhindert werden. [M161]

Neben der Gesprächsbereitschaft (*verbale* Kommunikation ☞ 3.4.2) ist für den Patienten die spürbare Akzeptanz durch das Pflegepersonal wichtig (*non-verbale* Kommunikation ☞ 3.4.2). Hautkranke registrieren sehr genau, wie sie angeschaut und angefasst werden.

> Pflegende, die dem Patienten mit Ekelgefühlen und innerem Widerstand begegnen, sind für die dermatologische Pflege nicht geeignet. Der Patient spürt die Einstellung des Pflegenden ihm gegenüber und reagiert u.U. mit weiteren Hautveränderungen.

Über die einzelnen therapeutischen Maßnahmen muss der Patient stets aufgeklärt sein. Vor allem bei unangenehmen Maßnahmen, z.B. der Anwendung schlecht riechender oder färbender Lokaltherapeutika, sollte ihm der Sinn der Maßnahme bekannt sein. Dadurch wird verhindert, dass er eine ablehnende Haltung entwickelt, die den Therapieerfolg gefährden würde.

Durch ein gestärktes Selbstbewusstsein bessert sich oft auch die Kommunikationsfähigkeit des Patienten, und er ist eher bereit, auf andere zuzugehen. Deswegen wird der Patient ermutigt, Wert auf sein Äußeres zu legen, denn trotz der Hautveränderungen kann er Einiges für ein schönes Aussehen tun, z.B. durch seine Kleidung, seine Frisur oder kosmetische Hautpflege (soweit mit der Hautkrankheit vereinbar).

Sich beschäftigen

Probleme ergeben sich, wenn Patienten aufgrund ihrer Hauterkrankung auf Hobbys (z.B. Gartenarbeit) verzichten oder ihren Beruf aufgeben müssen (☞ 7.11.2 und ☞ 7.11.3). Bei Pflegenden kann z.B. ein allergisch bedingtes Handekzem bei einer Latexunverträglichkeit oder einer allergischen Reaktion auf Händedesinfektionsmittel zur Berufsunfähigkeit führen, sofern keine Ausweichpräparate zur Verfügung stehen. Dann muss möglichst früh geklärt werden, ob Umschulungsmaßnahmen in Frage kommen.

Sich als Frau oder Mann fühlen und verhalten

Häufig werden Hauterkrankungen unabhängig von ihrer Lokalisation als körperlicher Makel erlebt. Männer und Frauen mit einem Hautausschlag fühlen sich nicht mehr attraktiv und meiden jeglichen Körperkontakt. Oft meiden sie sogar den (Ehe-)Partner, auch wenn bekannt ist, dass er sich durch die Erkrankung nicht anstecken kann. Hier Hilfestellung anzubieten, ist sehr schwer:

- Teilt eine Patientin der Schwester mit, dass sie beim letzten Besuch ihres Mannes den Eindruck gehabt habe, ihr Mann empfinde ihre Hauterkrankung als Ekel erregend und abstoßend, kann diese ihr daraufhin ihre eigene Wahrnehmung beschreiben: zum Beispiel, dass sie beobachten konnte, wie liebevoll ihr Mann sie angesehen habe. Wichtig ist hierbei auf jeden Fall, ehrlich zu sein. Unwahre Behauptungen werden von den Patienten schnell als Lügen enttarnt
- Ist eine geringe Besserung etwa eines Hautausschlages aufgetreten, die der Patient bemerkt und auf die er das Pflegepersonal aufmerksam macht („Kann es sein, dass sich mein Hautausschlag etwas gebessert hat?"), sollte das nicht als etwas Gewöhnliches abgetan werden. In Ausnahmefällen, z.B. bei Kindern, kann es sogar sinnvoll sein, deshalb ein kleines Fest zu veranstalten. So kann z.B. ein gemütliches Beisammensein bei – wenn erlaubt – Kaffee/Saft und Kuchen organisiert oder ein (lustiges) Lied gesungen werden. Sieht der Patient durch die Besserung optimistischer in die Zukunft, darf das nicht durch ein unbedachtes Wort von Seiten der Pflegenden oder der Ärzte zerstört werden („Die Besserung hält nicht lange an. Warten Sie ab, übermor-

gen sieht es wieder schlimmer aus"). Auch wenn die Realität gezeigt haben sollte, dass so eine Besserung nur vorübergehend ist, darf man dem Patienten seinen Optimismus nicht rauben. Zwar kann es nötig sein, ihn bei Gelegenheit behutsam auf die bisher gemachten Erfahrungen aufmerksam zu machen (Aufklärung durch den Arzt), doch kann niemand den genauen Verlauf der Erkrankung voraussagen. Alle Menschen sind unterschiedlich, entsprechend sind es auch ihre Krankheitsverläufe.

In Ausnahmefällen kann auch eine Psychotherapie (☞ 10.12) nützlich sein.

> Positive Einstellungen des Patienten stärken und negative Empfindungen so weit wie möglich relativieren.

Für das Pflegepersonal sollte es selbstverständlich sein, jederzeit die Intimsphäre des Patienten zu wahren. Hierzu gehört:

- Den Patienten bei pflegerischen und therapeutischen Maßnahmen vor den Blicken anderer zu schützen
- Die Schweigepflicht z.B. gegenüber Mitpatienten streng zu beachten
- Zu respektieren, wenn der Patient über bestimmte Themen nicht sprechen möchte.

30.3 Symptome und Beschwerden des Patienten mit Hauterkrankungen

30.3.1 Effloreszenzenlehre

Bei vielen Patienten macht sich die Hauterkrankung durch ein **Exanthem** *(Hautausschlag)* oder **Enanthem** *(Ausschlag an der Schleimhaut)* bemerkbar. Ihre kleinsten Einzelelemente sind die **Effloreszenzen** (lat. „Aufblühen"). Sie werden mit Hilfe der **Effloreszenzenlehre** *(Terminologie der Hautveränderungen)* eingeteilt und beschrieben.

Aussehen und Verteilung der Effloreszenzen sind manchmal so charakteristisch, dass eine *Blickdiagnose* möglich ist (Diagnose durch genaues Ansehen ohne weitergehende Untersuchungen), z.B. beim Herpes labialis (☞ 28.6.2 und 34.7.1).

> Die Effloreszenzenlehre bildet die Basis für eine eindeutige und nachvollziehbare Befundbeschreibung in der Dermatologie.

Primäre und sekundäre Effloreszenzen

Effloreszenzen werden nicht nur nach ihren morphologischen Eigenschaften (Form und Struktur) eingeteilt, sondern auch nach ihrer Entstehung:

- **Primäre Effloreszenzen** werden unmittelbar durch die Hauterkrankung hervorgerufen
- **Sekundäre Effloreszenzen** entstehen auf dem Boden von Primäreffloreszenzen, z.B. durch Entzündungen oder äußere Manipulationen wie Kratzen.

Für die Diagnostik sind v.a die Primäreffloreszenzen von Bedeutung. Leider sind diese manchmal nur sehr schwer zu erkennen, etwa wenn der Patient juckende Primäreffloreszenzen aufgekratzt hat und in erster Linie Kratzeffekte sichtbar sind, oder wenn der Patient sich so spät vorstellt, dass sich aus den Primäreffloreszenzen schon Sekundäreffloreszenzen gebildet haben.

Außerdem ist die Zuordnung zu den Primär- oder Sekundäreffloreszenzen nicht eindeutig. So zählt ein Fleck an sich zu den primären Effloreszenzen, er kann aber auch nach Rückbildung z.B. einer entzündeten Papel entstanden sein, wäre dann also eine sekundäre Effloreszenz. Ebenso können die meist als Sekundäreffloreszenz auftretenden Schuppen oder Atrophien gelegentlich primär auftreten.

Häufig besteht eine Dermatose aus einer Kombination mehrerer Effloreszenzen. So sind etwa Rötung und Schuppung der Haut die Hauptsymptome der **Psoriasis** *(Schuppenflechte* ☞ 30.7), die deshalb auch zu den *erythematosquamösen* Dermatosen gerechnet wird (von Erythem = Rötung und Squama = Schuppe).

Lokalisation, Form, Begrenzung und Anordnung der Effloreszenzen

Die *Lokalisation* der Hautveränderungen kann wertvolle diagnostische Hinweise auf die zugrunde liegende Erkrankung geben. Areale, an denen krankheitsspezifische Hautveränderungen bevorzugt auftreten, heißen **Prädilektionsstellen** (z.B. Mund- und Genitalschleimhaut bei der Candidamykose).

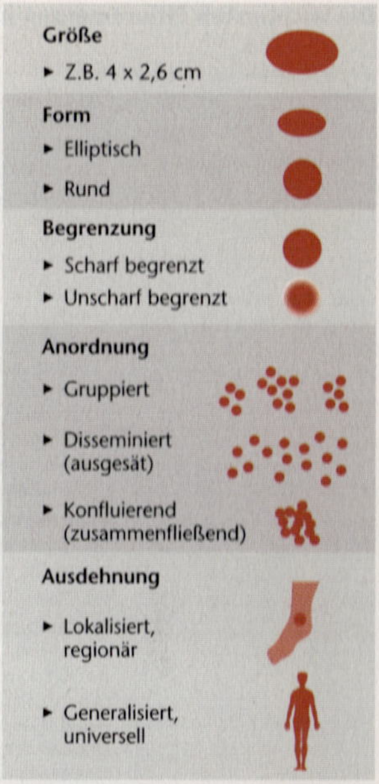

Abb: 30.7: Zur Diagnosefindung ist die genaue Beschreibung der Effloreszenzen wesentlich.

Ferner wird auf Form, Begrenzung und Anordnung (Verteilung) der Effloreszenzen geachtet.:

- *Form*: Effloreszenzen sind z.B. rund, polygonal (vieleckig) oder elliptisch
- *Begrenzung*: Der Übergang zur gesunden Haut ist scharf oder unscharf. Eine unscharfe Begrenzung bei einem Naevus („Leberfleck") kann z.B. auf Bösartigkeit hinweisen
- *Anordnung*: Beispielsweise treten die Bläschen bei einer Gürtelrose (☞ 28.6.3) gruppiert auf, während diejenigen bei Windpocken (☞ 13.14.6) einzeln über den Körper verteilt sind *(disseminiert)* und die bei Masern (☞ 13.14.2) zusammenfließen *(konfluieren)*.

30.3.2 Pruritus

> **Pruritus** *(Juckreiz, Hautjucken):* Häufiges, manchmal sogar erstes oder einziges Symptom vieler Haut- und Allgemeinerkrankungen. Er kann den Patienten unerträglich quälen. Hauterkrankungen, die mit Juckreiz einhergehen, sind z.B. die Neurodermitis (☞ 30.6.1), Urtikaria (☞ 30.9.2) oder Skabies (☞ 30.8.3).

Die wichtigsten Effloreszenzen im tabellarischen Überblick

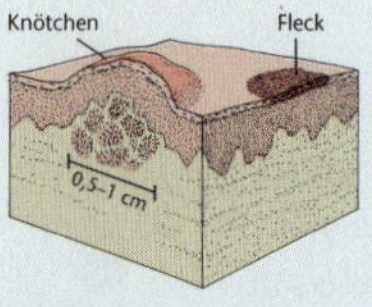

Abb. 30.8: Fleck (Macula) und Knötchen (Nodulus). [A400-190]

Fleck *(Macula):*
Umschriebene Farbänderung der Haut im Hautniveau. Bedingt durch:

- *Veränderte Gefäßfüllung.* Eine Gefäßweitstellung (*Vasodilatation,* etwa bei Wärme oder durch Arzneimittel) führt zu flächenhafter Hautrötung, die sich mit einem Glasspatel wegdrücken lässt. Bei Gefäßverengung *(Vasokonstriktion)* wird die Haut dagegen blass
- *Pigmentschwund* oder *Pigmenteinlagerung.* Bei der **Vitiligo** *(Weißfleckenkrankheit)* treten aufgrund eines umschriebenen Melanozytenverlustes weiße Flecken auf (☞ Abb. 30.9). Beispiele für Pigmenteinlagerungen sind **Sommersprossen** oder **Leberflecke** (*Naevi* ☞ 30.10.1). Bei **Tätowierungen** entstehen farbige Flecken durch künstliches Einbringen von Farbstoffen in die Haut
- *Blutaustritt ins Gewebe.* Punktförmige Hautblutungen heißen **Petechien,** münzgroße **Sugillationen** und größere, flächenhafte Blutungen **Ekchymosen** oder **Suffusionen.** Eine tiefe Einblutung in Haut oder Gewebe heißt **Hämatom.** Blutungsbedingte Rötungen lassen sich nicht mit dem Glasspatel wegdrücken.

Knötchen *(Nodulus):*
Umschriebene, tastbare Gewebsverdickung, das Hautniveau überragend und meist von derber Konsistenz. Knötchen kommen z.B. bei der rheumatoiden Arthritis als Rheumaknötchen vor (☞ 25.5.1).

Knoten *(Nodus):*
☞ Knötchen, jedoch > 1 cm, z.B. bei entzündlichen Furunkeln (☞ 30.8.1) oder Hauttumoren (☞ 30.10).

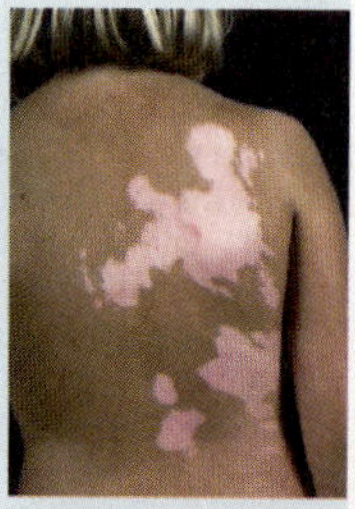

Abb. 30.9: **Vitiligo.** Zu Beginn der Erkrankung sind die Flecken markstückgroß und scharf umschrieben. Später nehmen sie an Umfang und Zahl zu, bis sie zusammenlaufen und bizarre Formen annehmen. [M123]

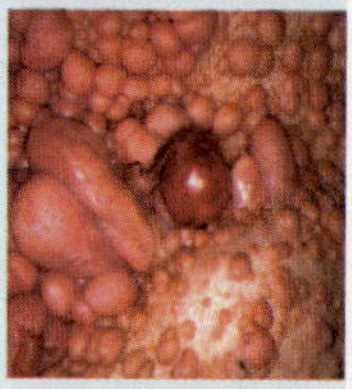

Abb. 30.10: Knötchen. [M123]

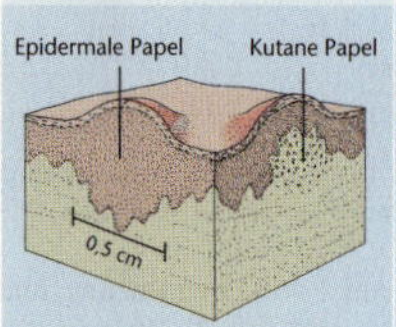

Abb. 30.11: Epidermale und kutane Papel. [A400-190]

Papel *(Papula):*
Eine über dem Hautniveau liegende Erhabenheit. Im Allgemeinen hat sie einen Durchmesser unter 5 mm. Papeln entstehen durch eine Verdickung der Epidermis (*epidermale Papeln,* z.B. bei der gewöhnlichen Warze ☞ 30.8.4) oder über eine Gewebsvermehrung im Korium (*kutane Papeln,* z.B. bei der Syphilis durch ein entzündliches Infiltrat ☞ 30.11.2). Sie können auch kombiniert auftreten *(epidermokutane Papeln).*

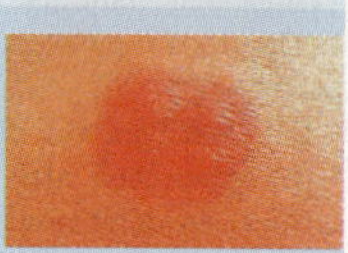

Abb. 30.12: Papel. [U210]

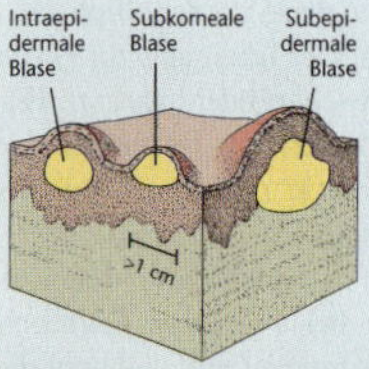

Abb. 30.13: Intraepidermale, subkorneale und subepidermale Blase. [A400-190]

Bläschen *(Vesicula)* und **Blase** *(Bulla):*
Mit Flüssigkeit gefüllte Hohlräume < bzw. > 1 cm, die über das Hautniveau erhaben sind. Sie können in oder unter der Oberhaut (Epidermis) entstehen. Bläschen und Blasen *fluktuieren,* d.h. ihr Inhalt lässt sich durch Fingerdruck verschieben. Wasserklare Blasen enthalten seröse Flüssigkeit, rötliche bis schwarze Blasen Blut. Oberflächlich lokalisierte Blasen haben eine schlaffe, tief liegende dagegen eine straffe Blasendecke. Bläschen kommen z.B. beim Herpes labialis (☞ 34.7.1) vor.

Pustel *(Pustula, Eiterbläschen):*
Ein mit Eiter gefüllter Hohlraum in oder unter der Epidermis. Pusteln entstehen entweder primär oder sekundär. Die *primäre Pustel* geht *nicht* auf eine Infektion zurück, ihr Inhalt ist steril („steriler Eiter", z.B. bei der Psoriasis pustulosa ☞ 30.7). *Sekundär* entwickeln sich Pusteln häufig aus Bläschen oder Blasen durch Eintrübung des primär serösen Inhalts, z.B. bei Impetigo (☞ 30.8.1).

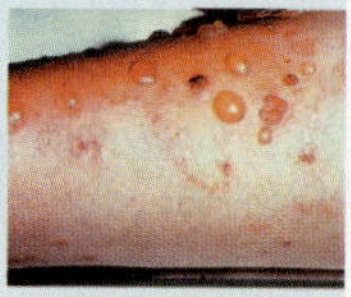

Abb. 30.14: Mehrere Blasen (Bullae) bei Herpes gestationis, einer in der Schwangerschaft auftretenden Autoimmunerkrankung. [M111]

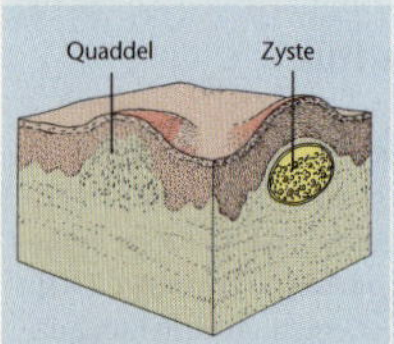

Abb. 30.15: Quaddel (Urtica) und Zyste. [A400-190]

Quaddel *(Urtica):*
Umschriebenes, akutes Ödem in der Lederhaut (Korium), das durch Plasmaaustritt aus den Gefäßen bedingt ist. Quaddeln lassen sich als leichte Erhabenheit tasten und bilden sich in der Regel innerhalb von Stunden zurück. Ihre Farbe ist durch die Gefäßweitstellung blassrosa oder bei Kompression der Kapillaren durch das Ödem weiß. Sie beeinträchtigen den Patienten durch starkes Jucken. Um den Juckreiz zu mildern, werden sie nicht gekratzt, sondern nur gerieben. Quaddeln sind die typischen Effloreszenzen nach Kontakt mit Brennnesseln.

Zyste *(Cystis):*
Epithelumkleideter Hohlraum mit flüssigem, gallertigem oder festem Inhalt. In der Dermatologie sind v.a. die Zysten der Epidermis im Bereich der Haarfollikel, die **Atherome** *(Grützbeutel),* zu erwähnen, die weiche oder fettig wirkende Keratinozyten (☞ 30.1) enthalten.

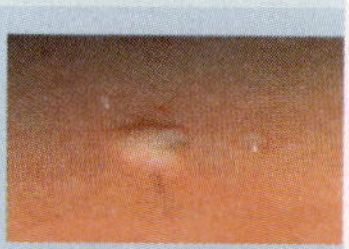

Abb. 30.16: Quaddel. [D200]

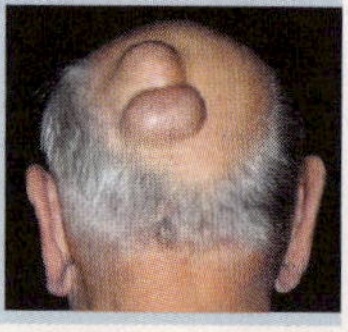

Abb. 30.17: Zwei Atherome am Hinterkopf. [M111]

Die wichtigsten Effloreszenzen im tabellarischen Überblick (Fortsetzung)

Schuppe *(Squama):*
Locker oder fest anliegendes, lamellenartig angeordnetes Hornzellenmaterial. Eine Schuppung ist Folge einer pathologischen oder vermehrten Verhornung, bei der sich das Hornzellenmaterial sichtbar von der Hornschicht (äußerste Schicht der Epidermis) löst (☞ Abb. 30.18). Trockene Schuppen sehen weißlich aus, fettdurchtränkte gelblich. In Abhängigkeit von der Größe spricht man von klein- oder groblamellärer Schuppung (Lamelle = dünnes Blättchen). Fest haftende Hornmassen werden als **Keratose** bezeichnet.

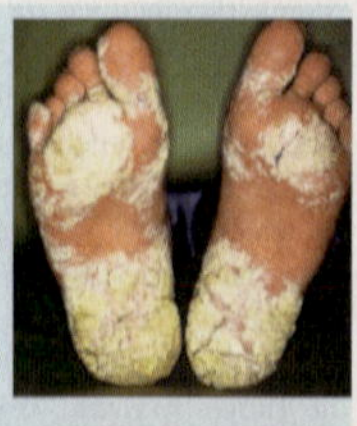

Abb. 30.18: Überschießende Hornbildung an der Fußsohle. [M123]

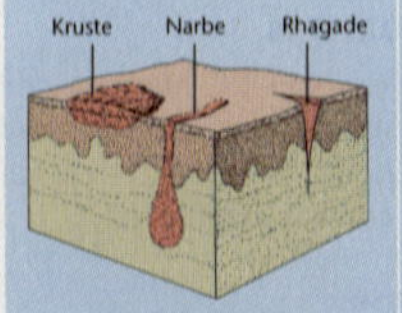

Abb. 30.19: Kruste, Narbe nach Sekundärheilung und Rhagade. [A400-190]

Kruste *(Crusta, Borke):*
Entsteht durch Eintrocknung von Sekret (Serum, Blut oder Eiter) auf Erosionen (☞ unten) oder Ulzera.

Narbe *(Cicatrix):*
Minderwertiger Ersatz eines Substanzverlustes der Lederhaut durch Bindegewebe. Der Verlust der elastischen Fasern macht die Haut wenig dehnbar. Eine frische Narbe ist rötlich, eine ältere weiß. Liegt die Narbe durch überschießende Bindegewebsneubildung über dem Hautniveau, spricht man von einer *hypertrophischen Narbe,* liegt sie unter dem Hautniveau, von einer *atrophischen Narbe.*

Rhagade *(Schrunde):*
Spaltförmiger Hauteinriss, der durch Dehnung ausgetrockneter oder stark verhornter Hautareale entsteht, z.B. am Mundwinkel. Als **Fissur** werden meist Einrisse in nicht verhornten (Schleim)Hautbezirken bezeichnet (Analfissur ☞ 21.7.6).

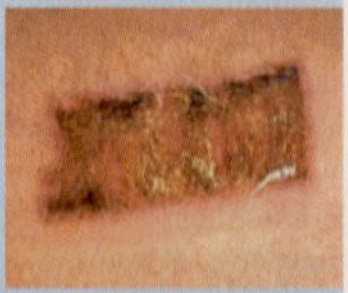

Abb. 30.20: Krustenbildung bei einer OP-Wunde. [M123]

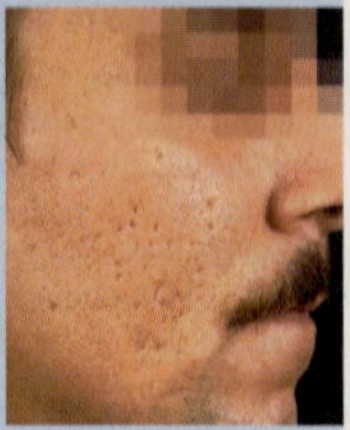

Abb. 30.21: Narbenbildung nach langjähriger Gesichtsakne. [M123]

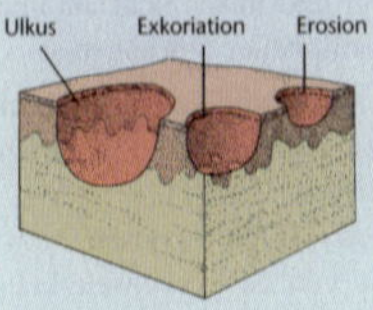

Abb. 30.22: Ulkus, Exkoriation und Erosion. [A400-190]

Erosion:
Oberflächlicher Substanzdefekt, der auf die Oberhaut (Epidermis) beschränkt ist und ohne Narbenbildung ausheilt. Am häufigsten bilden sich Erosionen durch das Platzen von Bläschen, Blasen oder Pusteln. Reicht der Substanzdefekt bis in den oberen Anteil der Lederhaut, spricht man von einer **Exkoriation.** Erosionen und Exkoriationen entstehen oft auch durch Kratzen.

Ulkus *(Ulcus, Geschwür,* Plural *Ulzera, Ulcera):*
Tiefer Defekt von Epidermis, Lederhaut und manchmal auch Unterhaut, der mit einer schlechten Selbstheilungstendenz einhergeht und immer eine Narbe hinterlässt. Ein Ulkus entsteht meist auf vorgeschädigter Haut, z.B. bei chronischem Venenleiden (*Ulcus cruris* ☞ 19.3.4) oder nach einer Röntgenbestrahlung.

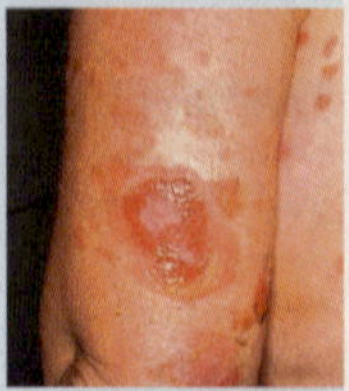

Abb. 30.23: Erosion am Oberarm. [M123]

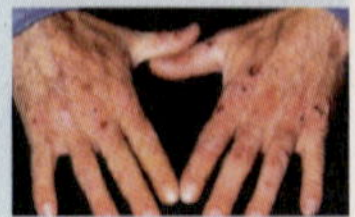

Abb. 30.24: Exkoriationen mit feinen hämorrhagischen Krusten bei einem Patienten mit **Porphyrie** (Sammelbezeichnung für verschiedene Störungen der Hämsynthese). [M111]

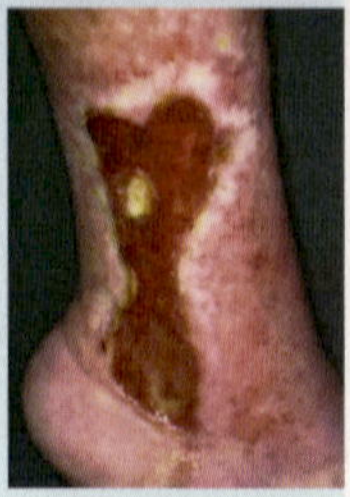

Abb. 30.25: Chronisches Ulkus am Knöchel. [M123]

Atrophie *(Gewebeschwund):*
Ohne vorangegangenen Hautdefekt werden Lederhaut und Epidermis dünner, die Hautanhangsgebilde bilden sich zurück.

Allgemeinerkrankungen mit Juckreiz sind etwa die Leberzirrhose (☞ 22.4.6), Nierenerkrankungen (☞ 31.6) oder der Diabetes mellitus (☞ 23.6). Bei diesen tritt der Pruritus aber eher generalisiert (am ganzen Körper) als lokalisiert auf. Primäreffloreszenzen sieht man bei Allgemeinerkrankungen ebenfalls selten. Meist handelt es sich bei den sichtbaren Hautveränderungen um Rötungen, Verletzungen, Krusten oder Entzündungen, die durch Kratzen verursacht wurden. Weitere Gründe für einen Juckreiz sind Maßnahmen, die zu einem Austrocknen der Haut führen, z.B. eine übertriebene Körperhygiene (zu häufiges Waschen bei ungenügender Rückfettung). Unbedingt erforderlich ist die diagnostische Abklärung eines Pruritus.

Antipruriginöse Maßnahmen

Juckreiz kann den Patienten sehr quälen und sollte daher gelindert werden, auch wenn die zugrunde liegende Erkrankung dadurch nicht beeinflusst wird. Durch **antipruriginöse** (gegen den Juckreiz gerichtete) **Maßnahmen** werden zudem kratzbedingte Folgeschäden verhindert.

Vorrangiges Ziel der Pruritusbehandlung ist die Ausschaltung seiner Ursache. Ist eine Ursachenbeseitigung nicht möglich oder dauert es einige Zeit, bis die kausale Therapie wirkt, stehen folgende symptomatische Behandlungsmöglichkeiten zur Verfügung.

Äußere Anwendungen

- Abreibungen der Haut mit Essigwasser (3 Teelöffel Weinessig auf 1 Liter Wasser) oder spirituösen Lösungen mit Menthol (2 %)
- Trockenpinselung bei sehr schmerzhaften Dermatosen oder Hauterkrankungen mit erhöhter Flüssigkeitsabsonderung, z.B. mit Oberflächenanästhetika (5 % Thesit)
- Bei chronischen Ekzemen lokale Behandlung mit Teerpräparaten (Teer-Linola®-Fett N-Creme oder Tannolact® Fettcreme)
- Hautpflege nach Absprache mit dem Arzt, z.B. mit medizinischen Hautschutz- und Hautpflegemitteln wie Balneum Hermal, Ölbad Cordes® F oder Euraxil®-Lotio. Nicht zu lange und nicht zu warm baden, auf die Rückfettung der Haut achten.

Die Anwendung von Lokalanästhetika (Ausnahme: Thesit) und Lokal-Antihistaminika wird wegen des relativ hohen Sensibilisierungsrisikos nicht mehr durchgeführt.

Innere Anwendungen

An Arzneimitteln werden meist „klassische" Antihistaminika (☞ Pharma-Info 29.28) verordnet, z.B. Tavegil®, Atarax® oder Soventol®, in Ausnahmefällen auch Sedativa, z.B. Valium®, oder Glukokortikoide (☞ Pharma-Info 23.51).

Weitere Maßnahmen

- Da Wärme den Juckreiz erfahrungsgemäß fördert, wird auf eine kühle Raumtemperatur geachtet, und der Patient erhält eine leichte Bettdecke (sofern keine anderen Symptome oder Erkrankungen dagegen sprechen)
- Zum Schutz vor Superinfektionen sollte der Patient nachts Baumwollhandschuhe tragen (☞ Abb. 30.6)
- Äußere Reizungen durch harte Kleidungsstücke oder ungeeignete Seifen und Waschmittel sind zu vermeiden
- Nach „Kratzorgien" wird der Patient meist von Schuldgefühlen geplagt. Vorhaltungen stellen keine Hilfe dar, sondern führen eher zu einer Verstärkung der Symptome
- Bei psychogenem Pruritus kann eine Psychotherapie hilfreich sein (z.B. eine Verhaltenstherapie ☞ 10.12.4).

Hauterkrankungen mit starkem Juckreiz	
Allerg. Kontaktekzem	☞ 30.9.1
Insektenstichreaktionen	☞ 30.12.3
Neurodermitis	☞ 30.6.1
Parasitäre Erkrankungen	☞ 30.8.3
Pilzinfektionen	☞ 30.8.2
Skabies	☞ 30.8.3
Urtikaria	☞ 30.9.2
Allgemeinerkrankungen mit starkem Juckreiz	
Arzneimittelreaktionen	☞ 10.2.5
Cholestase	☞ 22.2.1
Diabetes mellitus	☞ 23.6.2
Hepatitis	☞ 22.4.2
Leberzirrhose	☞ 22.4.6
Leukämien	☞ 24.7.1
M. Hodgkin	☞ 24.8.1
Neuropathien	☞ 35.10.1
Niereninsuffizienz	☞ 31.6.9
Polycythämia vera	☞ 24.6.5
Psychosen	☞ 36.4

Tab. 30.26: Wichtige Haut- und Allgemeinerkrankungen, die typischerweise mit starkem Juckreiz einhergehen.

30.3.3 Symptome im Bereich der Kopf- und Körperhaare

Im Bereich der Kopf- und Körperbehaarung können **Haartyp, Haardichte** *(Behaarungsintensität),* **Haarfarbe** und/oder **Haarstruktur** verändert sein. Sind die Symptome sichtbar, leiden die Betroffenen oft sehr unter ihrem Aussehen und unternehmen große Anstrengungen, um diesen „Makel" zu verdecken.

Veränderungen der Haardichte und des Haartyps

Volles *Kopfhaar* gilt bei Männern und Frauen als erstrebenswert. Hingegen wird eine üppige *Körperbehaarung* – v.a. bei Frauen – als unschön empfunden.

Hypertrichose

Eine verstärkte Körperbehaarung (meist durch Übergang von Woll- in Terminalhaare) bei ansonsten geschlechtstypischem Behaarungstyp heißt **Hypertrichose.** Dabei ist aber zu berücksichtigen, dass das normale Behaarungsmuster und die Behaarungsintensität individuell, familiär, ethnisch (abhängig von der Volksgruppe), alters- und geschlechtsbedingt unterschiedlich stark variiert. So kann eine starke Behaarung bei Frauen familiär bedingt sein und muss nicht automatisch Folge hormoneller Störungen sein.

Die Hypertrichosen werden eingeteilt in:

- *Lokalisierte* Hypertrichosen, z.B. auf einem Leberfleck
- *Generalisierte* Hypertrichosen, etwa im Rahmen von Stoffwechselerkrankungen (beispielsweise Schilddrüsenstörungen), Tumoren oder nach Einnahme bestimmter Arzneimittel, unter anderem Glukokortikoide (☞ Pharma-Info 23.51), des Antihypertonikums Minoxidil (☞ Pharma-Info 19.33), oder des Antiepileptikums Phenytoin (☞ Pharma-Info 35.65).

Hirsutismus

Eine verstärkte, dem männlichen Behaarungstyp entsprechende (Terminal-)Behaarung bei Frauen (und Kindern) ohne sonstige Virilisierungszeichen (☞ unten) nennt man **Hirsutismus.** Die Schambehaarung der Patientinnen läuft spitz zum Bauchnabel hin zu und breitet sich deutlich auf die Oberschenkel aus. Außerdem beklagen die Frauen Bartwuchs und oft auch einen Ausfall des Kopfhaares.

Ist keine Ursache für den Hirsutismus zu finden, spricht man von einem **idiopathischen Hirsutismus.** Da die Androgen-

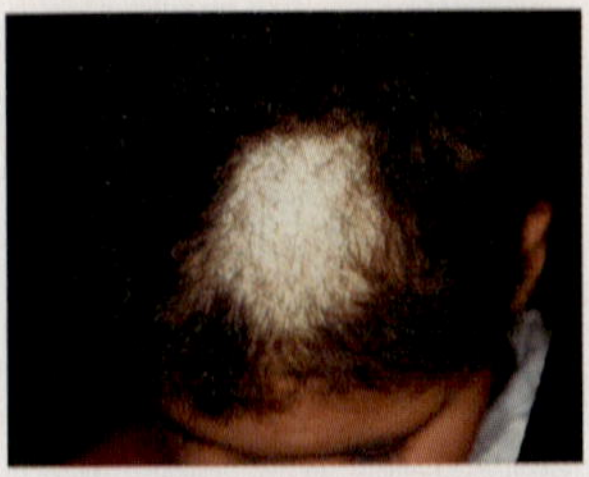

Abb. 30.27: Alopecia areata. Typisch für die Alopecia areata sind fast kreisrunde Herde mit stummelartigen Resthaaren. [M123]

spiegel im Serum nicht erhöht sind, nimmt man als Ursache eine erhöhte Empfindlichkeit der Androgenrezeptoren der Haarfollikelzellen an.

Der **medikamentöse Hirsutismus** kann z.B. nach Gabe von Anabolika, Androgenen und Glukokortikoiden entstehen. Wird das Arzneimittel abgesetzt, normalisiert sich die Behaarung wieder.

Außerdem tritt ein **Hirsutismus bei endokrinen Störungen** auf, z.B. beim Nebennierenrindenkarzinom (☞ 23.7.1), beim Morbus Cushing (☞ 23.7.1) oder bei Androgen produzierenden Eierstocktumoren (☞ 32.7.2).

Virilismus

Von **Virilismus** spricht man, wenn eine Frau neben dem männlichen Behaarungsmuster weitere Zeichen einer Vermännlichung zeigt, z.B. männliche Körperformen, Tieferwerden der Stimme, Klitorishypertrophie, Mammaatrophie und Amenorrhoe (☞ 32.3.2).

Hypotrichose

Die verminderte Körperbehaarung (**Hypotrichose,** *Haarmangel*) ist selten. Sie tritt oft zusammen mit angeborenen Fehlbildungen oder Stoffwechselanomalien auf.

Haarausfall

Effluvium: Haarausfall.
Alopezie: Haarlosigkeit.

Ein Erwachsener verliert ca. 70 – 100 Haare am Tag, die durch das Haarwachstum von 0,4 mm täglich und den natürlichen Regenerationszyklus ausgeglichen werden.

Die wohl häufigste Alopezie ist die „Glatzenbildung" des Mannes, auch **androgenetische Alopezie** genannt (☞ Abb. 30.29).

Ursache der androgenetischen Alopezie ist eine Überempfindlichkeit der Haarfollikel gegenüber Androgenen. Die Alopezie tritt also bereits bei normalen Androgenspiegeln auf. Auch Frauen können eine androgenetische Alopezie entwickeln, allerdings mit anderem klinischen Bild (☞ Abb. 30.30).

Im Gegensatz zur androgenetischen Alopezie des Mannes kann die androgenetische Alopezie der Frau mit *Antiandrogenen* (z.B. Cyproteronacetat in Diane®-35) gebessert werden. Jedoch sollte Cyproteronacetat nur nach sorgfältiger Abwägung aller Vor- und Nachteile verschrieben werden.

Beim Mann kann Finasterid (Propecia®) gegeben werden. Allerdings muss das Präparat so lange genommen werden, wie eine Wirkung erwünscht wird, und endgültige Stellungnahmen zu (Langzeit-)Nebenwirkungen sind noch nicht möglich (kosmetische Indikation!). Frauen und Kinder dürfen Finasterid auf keinen Fall einnehmen.

Die Ursachen für Haarausfall sind zahlreich. Erste Hinweise gibt die Beobachtung des Befallsmusters (Tab. 30.28).

Der Haarausfall ist *irreversibel*, wenn es zur Zerstörung und Vernarbung des Haarfollikels kommt, etwa nach Verbrennungen, tiefen Infektionen oder vernarbenden Entzündungen (z.B. bei der Sklerodermie ☞ 25.6.2).

Veränderung der Haarstruktur

Veränderungen der Haarstruktur können durch kosmetische Maßnahmen entstehen, z.B. durch zu massives Kämmen und Bürsten der Haare, zu häufiges Haarewaschen, Färben, Bleichen oder Dauerwellung. Diese exogen bedingten Veränderungen sind in der Regel reversibel.

Neben der exogenen Haarstrukturveränderung gibt es noch angeborene und erworbene endogene Haarstrukturveränderungen, z.B. die Spaltung der Haare *(Trichoschisis)* bei der Ichthyosis (☞ 30.12.8), oder das dünne, brüchige Haar bei Malabsorption oder Kachexie.

30.3.4 Nagelveränderungen

Längsschnitt durch die Fingerspitze und den Nagel ☞ Abb. 30.4

Nagelveränderungen können sowohl Ausdruck einer Allgemeinerkrankung sein, z.B. einer Eisenmangelanämie (☞ 24.6.2), als auch einer Erkrankung, die nur den Nagel betrifft, z.B. eines Nagelpilzes. Schwere Nagelveränderungen sind nicht nur kosmetisch störend, sondern beeinträchtigen den Patienten auch

Befallsmuster	Ursache
Diffuser Haarausfall	▸ *Medikamentös,* z.B. durch Zytostatika (☞ 24.5.1), Antikoagulantien (☞ Pharma-Info 19.49 und 19.50), Thyreostatika (☞ 23.4.3), Beta-Blocker (☞ Pharma-Info 19.33), Lipidsenker (☞ 23.8.4), Ovulationshemmer („Pille" ☞ 32.14.3) ▸ *Stoffwechselbedingt,* z.B. bei Schilddrüsenfunktionsstörungen (☞ 23.4.3 und 23.4.4) ▸ *Postpartal* (Hormonumstellung nach Entbindung) ▸ Eisenmangel ▸ Chronische Infektionen ▸ *Toxisch,* z.B. durch Thallium- oder Arsenvergiftung
Haarausfall v.a. der Schläfen- und Scheitelregion	▸ Androgenetische Alopezie des Mannes (☞ Abb. 30.29).
Haarausfall v.a. der Scheitelregion	▸ Androgenetische Alopezie der Frau (☞ Abb. 30.30)
Haarausfall v.a. der Stirn- und Scheitelregion	▸ **Traktionsalopezie** *(Zugalopezie),* mechanisch bedingter Haarausfall durch kontinuierlichen Zug an den Haarwurzeln, am häufigsten durch „Pferdeschwanz"-Frisuren oder exzessives Bürsten der Haare
Kreisrunder Haarausfall	▸ **Alopecia areata,** eine relativ häufige Erkrankung unbekannter Ursache mit schubartigem Verlauf, bei der Spontanheilungen möglich sind (☞ Abb. 30.27)
Unscharf begrenzte haarlose Areale mit verschiedenen langen Haarstümpfen	▸ **Mikrosporie** (☞ 30.8.2) ▸ **Trichotillomanie** *(Haarrupf-Tic),* ein v.a. bei psychisch gestörten Kindern auftretendes zwanghaftes Reißen oder Zupfen der Haare
Haarlose Areale mit Narben oder Atrophie	▸ Bestimmte Systemerkrankungen, z.B. Lupus erythematodes (☞ 25.6.1), Sklerodermie (☞ 25.6.2) ▸ Tief reichende Lokalinfektionen

Tab. 30.28: Ursachen der häufigsten Formen des Haarausfalls.

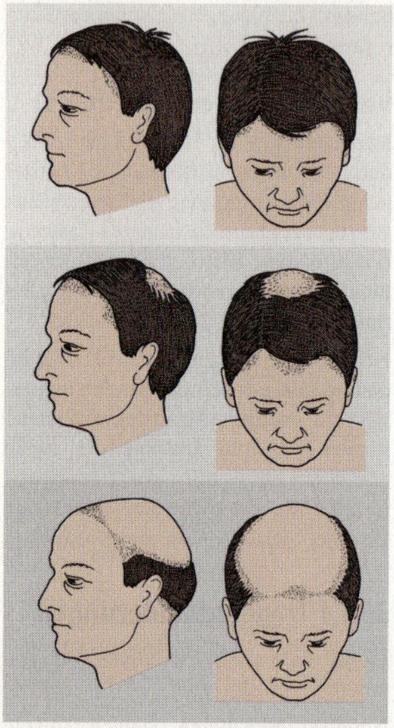

Abb. 30.29: Androgenetische Alopezie des Mannes. Schubweise lichten sich die Haare zunächst im Stirn-Schläfen-Bereich („Geheimratsecken"), später auch im Scheitelbereich. Außerdem bildet sich eine tonsurartige Haarlichtung am Hinterkopf. Die einzelnen Lichtungsareale fließen immer weiter zusammen, bis der Betroffene haarlos ist. [A400-117]

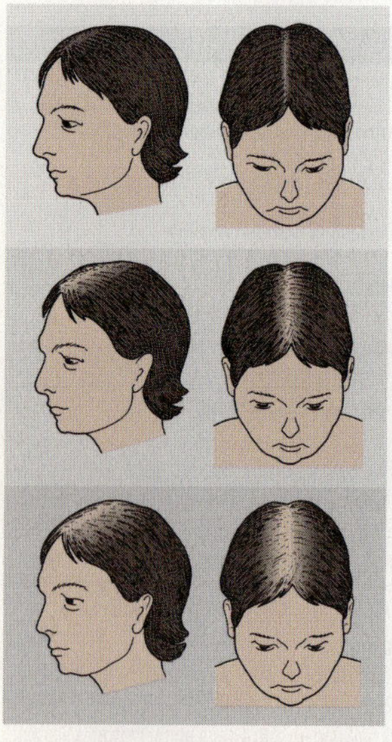

Abb. 30.30: Androgenetische Alopezie der Frau. Typischerweise lichten sich die Haare diffus im Scheitelbereich, wobei in der Regel ein dünner Haarstreifen stehen bleibt. [A400-117]

im täglichen Leben. So ist der Fingernagel als „Widerlager" beim Tasten unentbehrlich, und es ist sehr schwierig, mit extrem kurzen Nägeln feine Arbeiten, z.B. das Binden von Knoten, zu verrichten.

Die wichtigsten Nagelveränderungen als Symptom von Haut- oder Allgemeinerkrankungen sind:

Veränderungen der Nagelfarbe

- **Weißliche Verfärbungen:** *Weiße Nagelflecken* und *-streifen* (**Leukonychia punctata** oder **striata**) können umschrieben auftreten oder zu einer *kreideweißen Verfärbung der ganzen Nagelplatte* (**Leukonychia totalis**) führen. Noch ist nicht geklärt, warum die Flecken weiß aussehen, ob es sich um eingelagerte Luft handelt (unwahrscheinlich) oder um eine gestörte Verhornung im Bereich der Nagelmatrix, z.B durch Zurückschieben und -schneiden des Nagelhäutchens. Als Ursache für die partielle Leukonychie kommen Traumen oder Mykosen (☞ 30.8.2) in Frage. Die totale Leukonychie wird meist vererbt, tritt aber auch bei Leberzirrhose (☞ 22.4.6) oder Herzfehlern (☞ 13.9) auf
- **Bläuliche Verfärbung** tritt z.B. bei Zyanose (☞ 18.3.4) auf
- **Gelbgraue Verfärbung** weist meist auf eine Nagelpilzerkrankung (**Onychomykose** ☞ 30.8.2) hin. Sie kann sowohl am distalen Nagelrand als auch nahe dem Nagelfalz auftreten
- **Braune Verfärbung** kommt beim M. Addison (☞ 23.7.2) durch Melanineinlagerung sowie bei Einwirkung verschiedener Chemikalien vor. Umschriebene Braunverfärbungen treten z.B. bei einem (harmlosen) Naevus oder einem (bösartigen) Melanom auf
- Für **schwarze Verfärbungen** kommen ursächlich ein Hämatom, ein Naevus oder ein Melanom in Betracht. Bei Melanomen greift die Verfärbung oft auf den Nagelfalz über
- **Halb-und-halb-Nägel:** Hier ist die körpernahe Nagelhälfte weißlich, die distale Nagelhälfte rotbraun verfärbt. Sie treten bei vielen Patienten mit einer chronischen Urämie (☞ 31.6.9) auf und verschwinden wieder bei Besserung der Grunderkrankung.

Veränderungen der Nagelform

Zu den **Veränderungen der Nagelform** gehören die Reliefveränderungen (Rillen, Furchen), die Gestaltveränderungen

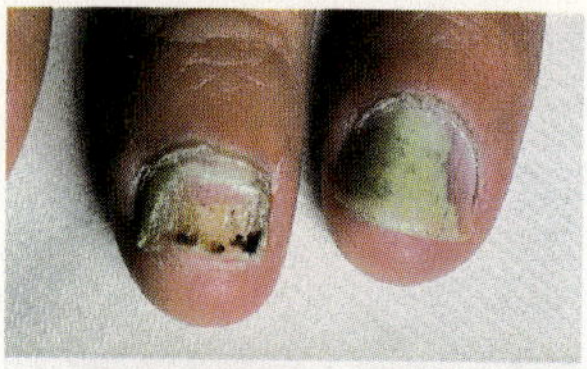

Abb. 30.31: Nagelmykose. Typisch sind die gelblich-graue Verfärbung und die Brüchigkeit der Nägel. Vom ursprünglichen gesunden Nagel ist nur noch ein schmaler Randsaum vorhanden. [M123]

(Uhrglasnägel, Löffelnägel) und die Veränderungen der Nageldicke:

- **Längsriffelung:** Diese etwas erhabenen, parallel verlaufenden Riffel stellen sich im Alter bei vielen Menschen ein. Sie kommen aber auch z.B. bei Durchblutungsstörungen vor
- **Beau-Reil-Furchen** *(Querbänder, Querfurchen):* Rissartige Furchen, die sich an allen Nägeln quer über die ganze Nagelplatte erstrecken. Ursache ist eine vorübergehende Schädigung der Matrixzellen, z.B. durch Systemerkrankungen, schwere Infekte oder Zytostatikatherapie
- **Trommelschlegelfinger** und **Uhrglasnägel:** Die Endglieder der Finger sind infolge einer Weichteilverdickung kolbenförmig aufgetrieben (Trommelschlegelfinger). Der Nagel ist vergrößert, rundlich und stark nach außen gewölbt (Uhrglasnagel). Trommelschlegelfinger können vererbt sein, am häufigsten treten sie jedoch bei Herzfehlern oder chronischen Lungenerkrankungen mit Hypoxie auf
- **Löffelnägel** *(Koilonychie, Hohlnägel):* Die Nagelplatten sind dünn und löffelartig eingedellt, am Rand neigen sie zum Splittern. Sie kommen meist an den Fingernägeln vor und treten v.a. bei Eisenmangelanämien auf. Weitere Ursachen sind das Arbeiten im feuchtwarmen Milieu und ein langer Kontakt mit Waschmitteln oder Chemikalien.

Veränderungen der Nagelkonsistenz

- *Abnorme Brüchigkeit der Nägel* (**Onychorrhexis):** Häufigste Ursache brüchiger Nägel sind ständiger Wasserkontakt oder häufige Anwendung von Nagellackentfernern. Weitere Ursachen sind innere Erkrankungen wie die Hyperthyreose (☞ 23.4.3), Vitamin-A- und -B-Mangel und Unterernährung.

Liegt ein Eisenmangel vor, ist die abnorme Brüchigkeit der Nägel nicht selten mit Löffelnägeln (☞ oben) kombiniert

- *Aufspaltung der Nagelplatte* **(Onychoschisis):** Hierbei spaltet sich der Nagel vom freien Rand aus in zwei horizontal aufeinander liegende Platten. Als Ursache werden traumatische Faktoren vermutet, z.B. das Spielen von Saiteninstrumenten oder Schreibmaschine schreiben, eine starke Entfettung der Nägel oder eine Eisenmangelanämie.

Nagelablösung

Eine partielle Ablösung der Nagelplatte vom Nagelbett kommt recht häufig vor und ist meist exogen bedingt, z.B. durch Verletzungen mit Hämatombildung oder mechanische Belastung. Eine totale Nagelablösung ist selten und oft Folge von Nagelentzündungen oder Allgemeinerkrankungen (z.B. Schilddrüsenerkrankungen, Eisenmangel, Diabetes mellitus).

Prophylaxe von Nagelschäden

Maniküre

- Das Nagelhäutchen zurückschieben, nicht schneiden
- Niemals die Nageltasche öffnen
- Nägel nicht zu oft lackieren, bewusst mit Nagellackentfernern (ohne Aceton) umgehen
- Nägel häufig einfetten, z.B. durch Nagelsalben oder Nagelbäder in Olivenöl
- Brechende, spaltende und sich lösende Nägel kurz halten
- Besser die Nägel feilen, nicht schneiden
- Fußnägel gerade schneiden, nicht an den Ecken abrunden (☞ 7.4.6).

Milieu

- Kontakt mit Chemikalien meiden. Ist das nicht möglich, die Nägel (v.a. die Nagelwälle) mit entsprechenden Salben schützen, evtl. Handschuhe tragen
- Für die Füße: Weite Schuhe wählen. Schuhe mehrmals täglich wechseln. Feuchte Füße trocken halten, z.B. einpudern. Strümpfe aus Baumwolle tragen, Kunstfasern vermeiden.

Ernährung

- Auf eine ausgewogene Ernährung achten (☞ 7.6.3), um Vitaminmangelzuständen oder einer Eisenmangelanämie vorzubeugen.

30.4 Der Weg zur Diagnose bei Hauterkrankungen

Allergologische Diagnostik ☞ 29.4.2

30.4.1 Anamnese und körperliche Untersuchung

Bei der **Anamnese** wird nach bestehenden Effloreszenzen oder Veränderungen der Hautanhangsorgane gefragt und der Beginn der Beschwerden (Auslöser?) sowie die Begleitsymptomatik ermittelt. Insbesondere bei Verdacht auf allergisch bedingte Hauterkrankungen muss der Patient überlegen, ob ein Zusammenhang besteht zwischen der Erkrankung und z.B. Pollenflug, dem Kontakt mit Tieren, der Einnahme von Arzneimitteln, der Aufnahme bestimmter Nahrungsmittel oder auch der Verarbeitung spezieller Stoffe im Beruf. Die Familienanamnese kann auf eine erbliche Disposition hinweisen.

Erkrankung	Kurzbeschreibung des Exanthems	Weitere Hauptsymptome
Masern (☞ 13.14.2)	Grobfleckiges, zusammenfließendes Exanthem am ganzen Körper, stark juckend	Allgemeinzustand stark reduziert, Bronchitis, Lichtempfindlichkeit
Röteln (☞ 13.14.5)	Mittelfleckiges Exanthem, vor allem an den Streckseiten der Extremitäten, am Rücken und im Gesicht	Lymphknotenschwellungen, meist nur geringe Beschwerden
Scharlach (☞ 34.7.1)	Feinfleckiges, dichtstehendes Exanthem bevorzugt am Unterbauch. Gesicht gerötet mit blasser Mundregion	Angina
Windpocken (☞ 13.14.6)	Stecknadelkopf- bis linsengroße, juckende Bläschen, die schubweise am ganzen Körper aufschießen	Allgemeinzustand oft nur wenig beeinträchtigt
Dreitagefieber (☞ 13.14.1)	Klein- und mittelfleckig, bevorzugt am Rumpf	Hohes, scheinbar grundloses Fieber, nach dessen Abklingen Exanthem

Tab. 30.35: Häufige Infektionserkrankungen, die typischerweise mit einem so charakteristischen Exanthem einhergehen, dass ein erfahrener Untersucher eine „Blickdiagnose" stellen kann. [A400]

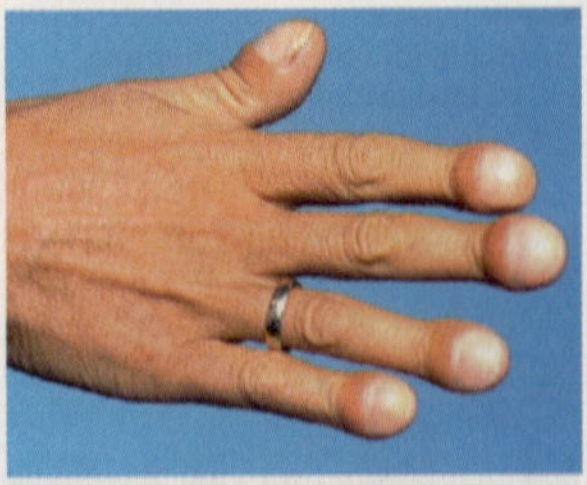

Abb. 30.32: Trommelschlegelfinger. [K183]

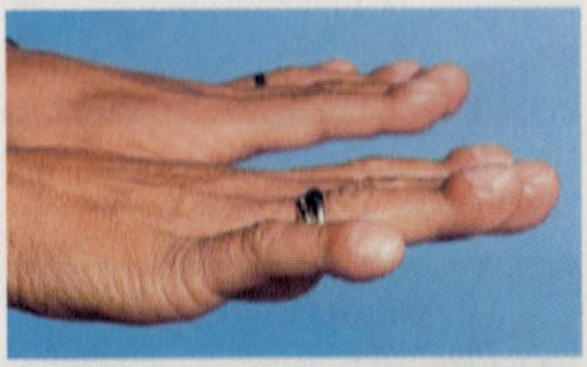

Abb. 30.33: Trommelschlegelfinger in der Seitenansicht. [K183]

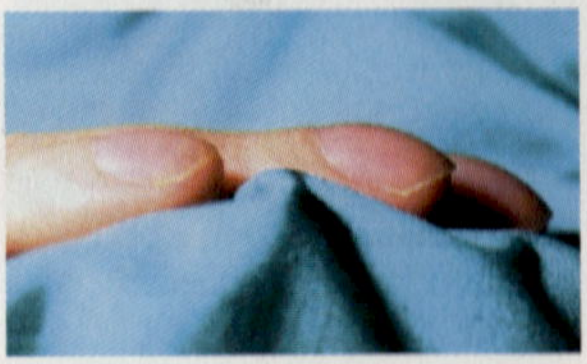

Abb. 30.34: Uhrglasfingernägel. [K183]

Für die **körperliche Untersuchung** sind gute Lichtverhältnisse notwendig. Bei der Erstuntersuchung entkleidet sich der Patient zur Inspektion des gesamten Hautorgans vollständig, bei Kontrolluntersuchungen reicht häufig das Freimachen der betroffenen Hautpartien. Abhängig von der Verdachtsdiagnose schließt die Untersuchung Haare, Nägel, Mundhöhle, Anal- und Genitalbereich sowie das Abtasten der Lymphknoten ein.

Um einen Überblick über die Hautveränderungen zu erhalten, betrachtet der Untersucher die Haut zunächst aus einiger Entfernung, dann aus etwa 30 cm (Leseabstand) und zuletzt gegebenenfalls mit Hilfe einer Lupe.

Diagnostische Hilfsmittel

- Lupe
- Holz- oder Kunststoffspatel zur Inspektion der Mundhöhle und zum Entfernen von Auflagerungen
- Stumpfes Skalpell oder scharfer Löffel zum Abschaben von Hautschuppen, z.B. zum Pilznachweis

Abschaben von Hautschuppen zum Dermatophyten-Nachweis [K183]

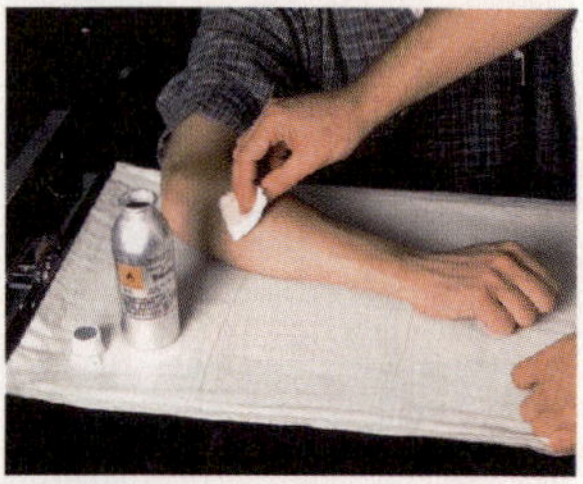

Abb. 30.36: Haut mit Alkohol abreiben und trocknen lassen.

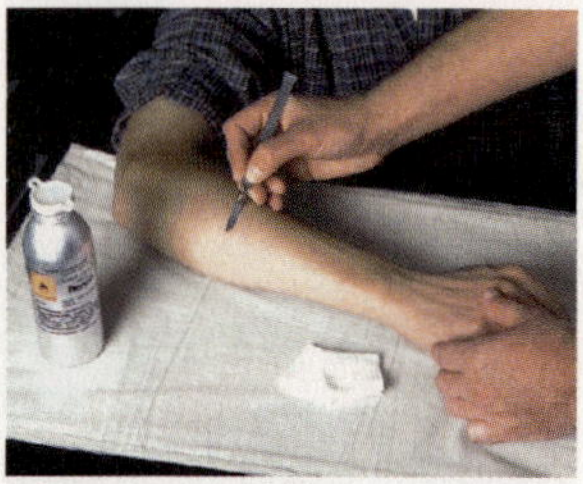

Abb. 30.37: Skalpell im Winkel von etwa 15° zur Haut halten, dann schaben.

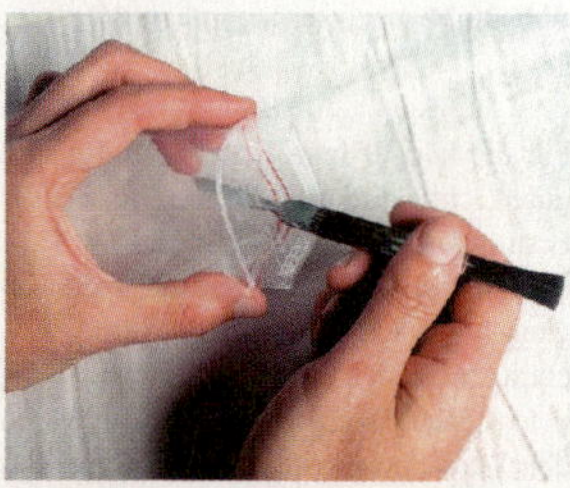

Abb. 30.38: Skalpell mit den Hautschuppen in den geöffneten Beutel bringen, ohne dass Material am Beutelrand hängen bleibt.

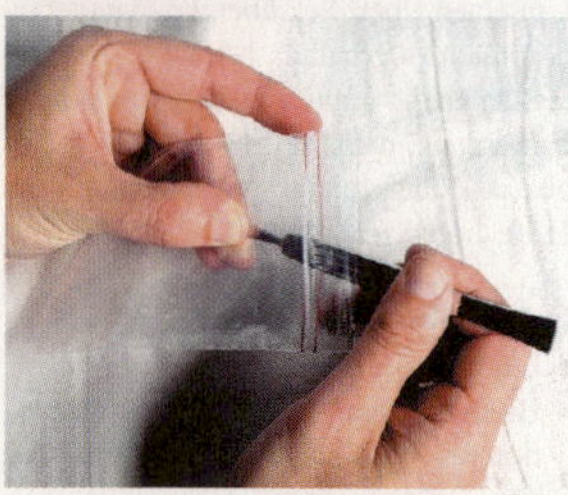

Abb. 30.39: Von außen die Klinge so zwischen die Finger nehmen, dass man sich nicht verletzen kann, dann die Klinge aus dem Beutel ziehen und das Untersuchungsmaterial abstreifen.

- Glasspatel zum „Wegdrücken" des durch die Effloreszenz fließenden Blutes, um die Eigenfarbe einer Hautveränderung darstellen zu können (☞ 30.3.1 Fleck)
- Wood-Lampe (Lichtquelle von UV-A-Strahlen, die mit speziellen Filtern ausgestattet ist) zur Diagnostik bestimmter Hauterkrankungen, v.a. Pilzinfektionen, deren Herde im Wood-Licht fluoreszierend aufleuchten.

30.4.2 Abstriche und Hautschuppenabtragung

In der Dermatologie wird Untersuchungsmaterial durch **Abstriche** von Vesikeln, Pusteln, Erosionen und Ulzera und durch **Abschaben** von Hautschuppen (☞ Abb. 30.36 – 30.39) gewonnen und mikroskopisch oder mikrobiologisch untersucht. Häufig wird auch eine Kultur angelegt (☞ 28.3.5). Aufgabe der Pflegenden ist es, den Patienten über den Termin der Untersuchung zu informieren und ihn ggf. geeignet zu lagern. Außerdem assistieren sie dem Arzt und versorgen das gewonnene Untersuchungsmaterial.

30.4.3 Biopsien

Bei unklaren Hauterkrankungen wird Gewebe sowohl aus der veränderten als auch aus der unveränderten Haut entnommen (☞ Abb. 30.40). Dabei soll das Untersuchungsmaterial Zellen aller Hautschichten aufweisen. Die Aufgaben des Pflegepersonals reichen von der Vorbereitung des Patienten auf den Eingriff (u.a. Rasur) über die Vorbereitung des Eingriffs selbst (z.B. Raum, Material) bis hin zur Assistenz des Arztes und der Nachsorge von Patient und Material.

30.5 Behandlungsstrategien in der Dermatologie

30.5.1 Lokaltherapeutika

Viele Hauterkrankungen werden äußerlich *(extern)* mit **Lokaltherapeutika** behandelt. Gegenüber der systemischen Therapie (oral oder parenteral) hat dies den Vorteil, dass die Wirkstoffe am Erkrankungsherd eine höhere Konzentration erreichen und die Nebenwirkungen, z.B. von Glukokortikoiden, geringer sind. Voraussetzung ist allerdings, dass die Arzneimittel in die erkrankte Haut eindringen können.

Dermatologische Lokaltherapeutika bestehen meist aus drei Komponenten:

- Dem **Grundstoff** *(Salbengrundlage, Trägerstoff)*
- Dem **Wirkstoff** *(Arzneisubstanz* ☞ Tab. 30.42)
- Den z.B. konservierenden oder angenehm duftenden **Zusatzstoffen.**

Grundstoffe und ihre Kombinationen

Der Grundstoff ist Träger- und meist auch Verdünnungssubstanz des Wirkstoffs. Seine Zusammensetzung hat einen entscheidenden Einfluss auf die Eindringtiefe und damit Wirksamkeit. Eine Faustregel besagt, dass die Tiefenwirkung des Präparats mit zunehmendem Fettgehalt steigt, während die Verdunstung abnimmt. Da auch der Grundstoff selbst Wirkungen auf die Haut ausübt, muss er sorgfältig auf den Hauttyp des Patienten und die Art der Hauterkrankung abgestimmt werden. Beispielsweise werden bei stark fettender Haut eher wasserreiche Cremes, bei trockener Haut dagegen fettreiche Salben eingesetzt.

Ermittlung des Hauttyps ☞ *7.4.1*
Mittel zur Hautpflege ☞ *7.4.2 und 7.4.3*

Manche Patienten reagieren auf einige Grundstoffe allergisch, z.B. auf Tierfette wie das Lanolin der Schafwolle (Wollwachs). Dann muss das Präparat gewechselt werden.

Die Grundstoffe werden entsprechend ihrer Konsistenz eingeteilt in feste, flüssige und fettige Grundstoffe.

Feste Grundstoffe

Feste Grundstoffe, z.B. Zinkoxid oder Talkum, saugen als *Puder* Sekrete von der Hautoberfläche auf und wirken aus-

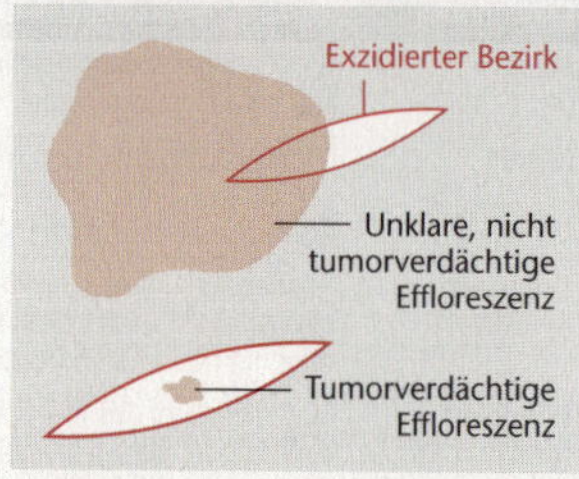

Abb. 30.40: Schnittführung bei einer Hautbiopsie. Oben: Ellipse durch die Randpartie der veränderten Haut, wenn kein Tumorverdacht besteht. Unten: Vollständige Entfernung des Tumors und eines nicht befallenen Randsaums in Form einer Ellipse.

trocknend. Daher sind Puder bei sehr trockener Haut ungeeignet. Kontraindiziert sind sie auch bei offenen Wunden, stark nässenden Hauterkrankungen und zur Anwendung in großen Hautfalten, da die Puderteilchen mit Sekret und Schweiß Klumpen bilden, die dann die Haut zusätzlich reizen. Bei nicht nässenden, oberflächlichen Entzündungen werden Puder gerne angewendet.

Flüssige Grundstoffe

Flüssige Grundstoffe, etwa Wasser oder Alkohol, ermöglichen eine gleichmäßige Verteilung der Wirkstoffe auf der Haut. Die Flüssigkeit verdunstet, und der Wirkstoff bleibt als dünner Film auf der Haut zurück. Durch die Verdunstung wird Kälte erzeugt, die nicht nur kühlt, sondern auch Entzündungen hemmt und Juckreiz mildert. Der Kühleffekt ist umso größer, je schneller die Flüssigkeit verdunstet. Bei häufigem Gebrauch trocknet die Haut aber schnell aus (v.a. bei Alkohol).

Fettige Grundstoffe

Fettige Grundstoffe, z.B. Vaseline, Lanolin oder Silikon, behindern die Verdunstung und Wärmeabgabe der Haut. Durch den Wärme- und Sekretstau weicht die Haut auf, lösen sich Schuppen und Krusten und dringen die Wirkstoffe tief in die Haut ein. Deshalb eignen sich Fette zum Glätten einer rauen, spröden Haut und zur Behandlung schuppender Dermatosen. Kontraindiziert sind sie bei akut nässenden Entzündungsprozessen (noch stärkere Durchfeuchtung) und bei von Natur aus stark fettender Haut.

Kombinationen von Grundstoffen

Um eine für den jeweiligen Hauttyp optimal angepasste Salbengrundlage zu erhalten, werden die Grundstoffe häufig kombiniert:

Eine **Schüttelmixtur** *(Lotio, Trockenpinselung, flüssiger Puder)* ist eine Kombination aus Flüssigkeit und Puder. Nach dem Auftragen verdunstet der flüssige Anteil, während der Puder auf der Haut trocknet und haften bleibt. Da diese Arznei mit einem Pinsel auf die Haut aufgetragen wird, spricht man auch von *Trockenpinselung*. Ihre Wirkung entspricht in etwa der des Puders, hat aber noch weitere Vorteile: Sie lässt sich leichter verteilen, haftet besser, kühlt für kurze Zeit und mindert dadurch einen bestehenden Juckreiz. Sie ist für oberflächliche, entzündliche Dermatosen geeignet, die weder sehr trocken sind noch zu stark nässen.

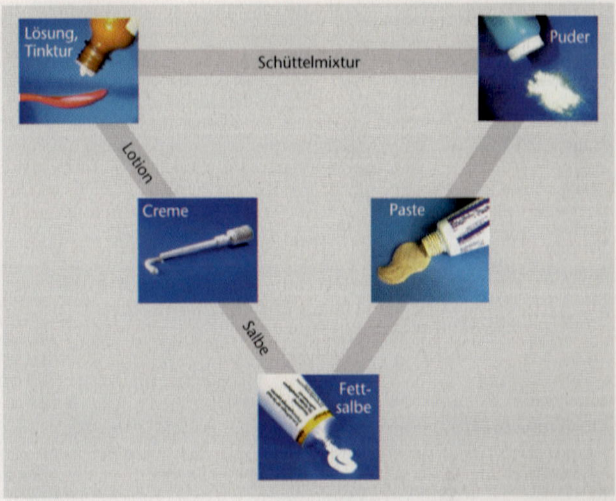

Abb. 30.41: Die drei Grundstoffe dermatologischer Lokaltherapeutika und ihre Kombinationen im Phasendreieck. [O147, K155, K183]

Eine **Paste** *(Pudersalbe)* ist ein Gemisch aus Puder und Salbe. Bei hohem Puderanteil entsteht eine harte Paste mit austrocknender Wirkung, bei niedrigem eine weiche Paste, die leichter aufzutragen ist und die Haut stärker einfettet (z.B. „weiche" Zinkpaste). Harte Pasten ziehen nicht ein, sondern decken die Haut ab und schützen sie vor irritierenden Einflüssen, etwa im Randbereich eines Ulcus cruris oder bei Säuglingen im Windelbereich.

Lotionen, Cremes und **Salben** sind Gemische aus Fett und Flüssigkeit, also **Emulsionen.** Lotionen enthalten am meisten, Salben am wenigsten Wasser. Die Definitionen sind aber nicht einheitlich. Wasserhaltige Zubereitungen eignen sich besonders für Anwendungen am behaarten Kopf, weil sie sich eher auswaschen lassen. Je wasserhaltiger eine Zubereitung ist, desto geringer ist ihre Tiefenwirksamkeit und desto stärker ihre kühlende und austrocknende Wirkung.

Wirkstoffe

Die **Wirkstoffe** werden den Grundstoffen einzeln oder in Kombination zugesetzt. Die wichtigsten Wirkstoffgruppen sind:

- Antibiotika gegen bakterielle Infektionen (Risiko von Sensibilisierungen und Resistenzentwicklungen)
- Antimykotika gegen Pilzinfektionen
- Antiparasitika gegen Parasiten wie z.B. Milben und Läuse
- Virostatika gegen virale Infektionen
- Antipsoriatika gegen Schuppenflechte
- Antipruriginosa gegen Juckreiz
- Keratolytika zur Hornauflösung.

Zusatzstoffe

Zu den Zusatzstoffen gehören z.B. die Emulgatoren, die Stabilisatoren, die Geruchs- und Konservierungsstoffe:

- **Emulgatoren** verbessern die Vermischung (Emulgation) *lipophiler* (fettlöslicher und wasserabweisender) und *hydrophiler* (wasseraufnehmender und fettabweisender) Substanzen
- **Stabilisatoren** halten die vermischten Substanzen dauerhaft zusammen
- **Konservierungsstoffe** schützen die Arzneimittelzubereitung vor dem Verderben
- **Geruchsstoffe** (z.B. Parfüm) sorgen für einen angenehmen Geruch des Präparates.

Manchmal ist es sinnvoll, ein Lokaltherapeutikum nach individueller Rezeptur des Dermatologen durch den Apotheker anfertigen zu lassen. Diese Präparate enthalten normalerweise keine Zusatzstoffe und müssen deshalb im Kühlschrank aufbewahrt werden.

30.5.2 Durchführung lokaltherapeutischer Maßnahmen

Die äußeren Therapieanwendungen obliegen meist den Pflegenden. Ihre Aufga-

Wirkgruppe/ Bsp.	Handelsname	Wichtigste Indikationen	Besonderheiten
Antibiotika *(Mittel gegen bakterielle Hauterkrankungen)*			
Fusidinsäure Gentamycin Neomycin Tetracyclin	Fucidin® Refobacin® Nebacetin® Aureomycin®	▸ Bakterielle Hauterkrankungen ▸ Superinfektionen (☞ 30.6.1), z.B. bei Mykosen und Ekzemen ▸ Infektionsprophylaxe	▸ Auf Zeichen einer Sensibilisierung achten (☞ 30.9.1)
Antimykotika *(Mittel gegen Pilzerkrankungen der Haut)*			
Nystatin Ciclopiroxolamin Clotrimazol Econazol Terbinafin	Candio-Hermal® Batrafen® Canesten® Epi-Pevaryl® Lamisil®	▸ Mykosen	▸ Anwendung nicht zu früh beenden (1 – 2 Wochen über optische „Heilung" hinaus), da Rezidivgefahr
Antiparasitika			
Hexachlorcyclohexan	Jacutin®	▸ Skabies ▸ Läuse	Wegen Toxizität und häufiger Hautreizungen: ▸ Keine Berührung mit Augen und Schleimhäuten ▸ Ablecken bei Kindern verhindern ▸ Nicht mit heißem Wasser abduschen ▸ Nicht in Schwangerschaft und Stillzeit anwenden
Benzoylbenzoat	Antiscabiosum Mago®	▸ Skabies	▸ Auch für Schwangere und Stillende geeignet
Glukokortikoide *(Hormon, Details ☞ Pharmainfo 23.51)*			
▸ Hydrocortison (schwach) ▸ Prednicarbat (mittelstark) ▸ Betamethason (stark) ▸ Fluocinonid (stark)	Hydrocortison Wolff® Dermatop® Betnesol® Topsym®	▸ Allergische und entzündliche Hauterkrankungen	▸ Bei umschriebener Anwendung keine systemischen Nebenwirkungen ▸ Bei Langzeitbehandlung evtl. Hautatrophie und Teleangiektasien (erweiterte Hautgefäße). Daher stark wirksame Glukokortikoide möglichst nur kurzzeitig anwenden und im Intervall mit schwach wirksamen Glukokortikoiden behandeln
Antipsoriatika *(Arzneimittel gegen Psoriasis ☞ 30.7)*			
Dithranol (= Cignolin)	Psoradexan®, Psoralon® MT (in Kombination mit Harnstoff bzw. Salicylsäure)	▸ Psoriasis (vorwiegend im stationären Bereich)	▸ Reversible Braunfärbung der Haut und irreversible Wäscheverfärbung ▸ Augenkontakt vermeiden ▸ Beim Auftragen Handschuhe verwenden
Calcipotriol (Vitamin-D-Abkömmling)	Psorcutan®	▸ Psoriasis (vorwiegend im ambulanten Bereich)	▸ Auf evtl. auftretende Hautreizungen achten
Antipruriginosa *(Juckreiz stillende Arzneimittel)*			
Lokalanästhetika	Anaesthesin®	▸ Insektenstichreaktionen ▸ Juckende Altershaut	
Antihistaminika	Soventol®	▸ Allergische Erkrankungen ▸ Syptomatische Behandlung bei starkem Juckreiz	▸ Relativ hohes Sensibilisierungsrisiko, deswegen auf Zeichen einer Sensibilisierung achten (☞ 30.9.1)
Teere, z.B. Steinkohlenteer	Teer-Linola®-Fett N Balneum Hermal® mit Teer	▸ Schuppende Hauterkrankungen ▸ Ekzem, Neurodermitis ▸ Bei Psoriasis zur Lichtsensibilisierung vor Phototherapie	▸ Photosensibilisierung, daher nach der Anwendung nicht der Sonne aussetzen (Ausnahme: bestimmte Therapieschemata bei Psoriasis) ▸ Augenkontakt meiden
Keratolytika *(„Horn auflösende" Mittel)*			
Harnstoff	Onychomal (20 %ig) Basodexan (10 %ig)	▸ 20 %: Ablösung von Nägeln ▸ 5 – 10 %: Hautpflege bei trockener und/oder rauer Haut	
Salicylsäure	Squamasol®	▸ Entfernung von Schuppen	▸ Kontakt mit gesunder Haut vermeiden
Antiseptika *(Desinfizierende Mittel)*			
Povidon-Iod	Braunol® Betaisodona®	▸ Infizierte Hauterkrankungen, z.B. Ulzera, Dekubitus	▸ Strenge Indikationsstellung in der Schwangerschaft, Stillzeit und bei Hyperthyreose
Farbstoffe (Solutio Castellani, Pyoctanin blau)		▸ Bakteriell infizierte Wunden (z.B. Ulcus cruris) ▸ Mykosen	▸ Nach dem Auftragen an der Luft trocknen lassen ▸ Farbstoff nur an abgeblassten Stellen erneuern, da sonst Nekrosen entstehen
Weitere Lokaltherapeutika			
Gerbmittel	Tannolact®	▸ Nässende Hauterkrankungen ▸ Juckreiz	▸ Augenkontakt meiden ▸ Puder nicht auf offene Wunden auftragen
Schwefel	Sebopona®	▸ Akne, Ekzem	▸ Nicht bei Säuglingen anwenden
Tretinoin (Vitamin-A-Abkömmling)	Airol® Cordes® VAS	▸ Akne ▸ Verhornungsstörungen	▸ Auf Hautreizungen achten ▸ Photosensibilisierung, daher nach Anwendung nicht der Sonne aussetzen

Tab. 30.42: Häufige Wirksubstanzen dermatologischer Lokaltherapeutika.

be ist aber nicht nur die fachgerechte Durchführung der angeordneten Maßnahmen, sondern auch die Anleitung des Patienten zur Selbstpflege. Über die unangenehmen Begleiterscheinungen wird der Patient zu Beginn der Therapie informiert, z.B. darüber, dass manche Externa unangenehm riechen, die Haut verfärben und die Kleidung oder Bettwäsche mit nicht auswaschbaren Flecken verunreinigen (z.B. Dithranol). Über die Nebenwirkungen einer Therapie, etwa eine Hautatrophie während einer lang andauernden Glukokortikoidtherapie, oder über bestimmte Verhaltensregeln (z.B. keine Sonnenbäder bei Teeranwendungen), klärt der Arzt den Patienten auf. Erfahrungsgemäß sind den Patienten die Verhaltensregeln nicht immer bewusst, sodass die Pflegenden sie gelegentlich daran erinnern müssen.

Die erste Externabehandlung findet meist nach der morgendlichen Visite, eine eventuelle zweite Behandlung nach dem Abendessen statt. Bettlägerige und operierte Patienten sowie Patienten mit erhöhter Infektionsgefahr werden im Krankenzimmer behandelt, die anderen in einem separaten Behandlungszimmer, in dem alle notwendigen Materialien zur Verfügung stehen. Auch ist der Patientenwunsch zu beachten.

Allgemeine Regeln für den Umgang mit Lokaltherapeutika

Niemals nur das Organ „Haut" behandeln, immer auch das psychische Befinden des Patienten berücksichtigen. Lokaltherapie und psychische Betreuung können nicht getrennt werden.

- Vor der Anwendung im Behandlungszimmer die Vielzahl der Präparate mit den verschiedenen Dosierungen übersichtlich ordnen oder die für einen Patienten benötigten Präparate auf einem Tablett zusammen stellen
- Bett und Kleidung vor dem Kontakt mit Lokaltherapeutika schützen
- Aus hygienischen Gründen immer mit Einmalhandschuhen arbeiten (v.a. mit Folienhandschuhen). Latexhandschuhe (ungepudert) dürfen nur verwendet werden, wenn beim Patienten und Pflegepersonal keine Latexallergie vorliegt
- Nie mit den Fingern in das Arzneimittelgefäß greifen. Bei Salbentöpfen immer einen Spatel, bei Lösungen oder Tinkturen einen Watteträger benutzen. Diese nach jedem Patientenkontakt wechseln
- Verbandsstoffe sind immer Einmalmaterial (Ausnahme: Idealbinden ☞ 7.2.15)
- Nach Abnahme des Verbandes zügig arbeiten, da ein bestehender Juckreiz meist nach Abnahme des Verbandes zunimmt
- Reste von Lokaltherapeutika vor jeder neuen Anwendung mit Öl oder warmem Wasser entfernen (entsprechend der Arztanordnung oder hausinterner Standards). Medikamentös bedingte Hautverfärbungen lassen sich in der Regel nicht beseitigen
- Vor dem Auftragen des Präparates Haut beobachten (möglichst bei Tageslicht). Auf Wirkung und Nebenwirkungen achten und Juckreiz erfragen
- Gefäße nach Verbrauch sorgfältig verschließen
- Präparate rechtzeitig nachbestellen (oftmals steigt der Verbrauch durch einen Patienten schlagartig an).

Lokaltherapeutische Formen

Die häufigsten Anwendungsformen von Lokaltherapeutika sind:

- Auftragen eines Präparates (z.B. Creme, Salbe, Schüttelmixtur)
- Anlegen eines Verbandes zum Abdecken des behandelten Hautareals (☞ unten)
- Anlegen eines feuchten Umschlags (☞ unten)
- Voll- oder Teilbad mit entsprechenden Zusätzen (☞ 7.4.3).

Auftragen von Lokaltherapeutika

Aus einem Salbentopf werden Cremes, Salben und vergleichbare Präparate mit einem Spatel entnommen, aus Tuben werden sie auf einen Spatel, einen Tupfer oder einen frischen Handschuh gedrückt. Um Kontaminationen zu vermeiden, darf der austretende Tubeninhalt niemals den Patienten oder kontaminierte Gegenstände (Handschuhe, Spatel) berühren.

Beim Einreiben sind Einmalhandschuhe zu verwenden. Tupfer können benutzt werden, wenn die Salbe dick aufgetragen werden soll. Kommt die Pflegeperson mit dem Präparat in Berührung, sollte sie es so schnell wie möglich abwaschen, da die Substanzen auf ihrer Haut in gleichem Maße wirken wie auf der des Patienten.

In der Dermatologie ist es üblich, auch individuell hergestellte Spezialitäten einzusetzen (☞ 30.5.1, Zusatzstoffe). Da diese Externa oft in gleich aussehenden „Salbentöpfchen" lagern, besteht Verwechslungsgefahr, und die eindeutige Kennzeichnung (mit Namen des Patienten) ist unerlässlich. Außerdem muss das Verfallsdatum unbedingt beachtet werden.

Verbände

Ob das behandelte Hautareal mit einem Verband bedeckt werden soll, ist häufig Ansichtssache. Besondere Verbände in der Dermatologie sind der Tuchverband und der Okklusiv-Verband.

Tuchverband: Beim Tuchverband wird der Patient auf zwei Bettlaken gelegt, anschließend – meist dick – eingesalbt, in die Bettlaken eingeschlagen und zum Schluss gut zugedeckt. Durch die Bettwärme werden die Wirkstoffe besonders gut aufgenommen. Alternativ ist das Anlegen eines **Schlauchverbands** entsprechend der Abb. 30.45 – 30.50 möglich. Die Dauer der Anwendung wird vom Arzt festgelegt, meist beträgt sie eine Stunde.

Okklusiv-Verband: Beim Okklusiv-Verband (*Okklusion* = Verschluss, Abdichtung) wird über das eingesalbte Hautareal eine gewöhnliche Haushaltsfolie (Polyäthylenfolie) gespannt und an allen Seiten mit Binden oder Pflaster luftdicht abgeschlossen. Einen Okklusiv-Verband an Kopf, Armen oder Beinen sichern die Pflegenden mit einem Schlauchverband (z.B. Stülpa®), einen Verband an den Händen mit Baumwollhandschuhen. Okklusiv-Verbände werden bevorzugt bei einer Glukokortikoidtherapie eingesetzt. Sie intensivieren die Resorption der Wirkstoffe über die Haut, dürfen aber gerade wegen der starken Wirkungserhöhung nur einige Stunden auf der Haut verbleiben. Okklusiv-Verbände werden stets vom Arzt angeordnet.

Feuchte Umschläge

Feuchte Umschläge verwendet man bei entzündlichen oder nässenden Dermatosen zur Kühlung und zum Austrocknen der Wunden, sie sind aber auch zum Aufweichen und Ablösen von Krusten und Schuppen geeignet. Bei mehrtägiger Anwendung trocknen die behandelten Hautareale sehr stark aus. Ist dieser Effekt unerwünscht, müssen rückfettende Maßnahmen ergriffen werden.

Für feuchte Umschläge sind dünne Baumwolltücher oder Kompressen geeignet, die mit der verordneten Flüssig-

Okklusiv-Verband [K183]

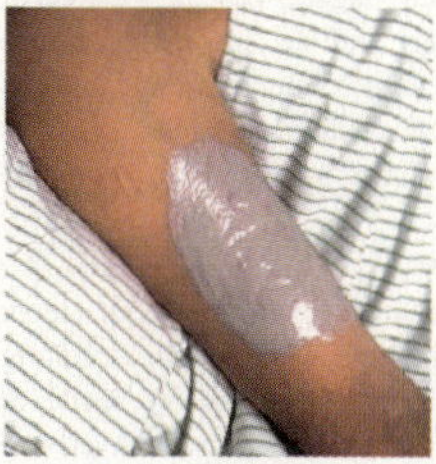

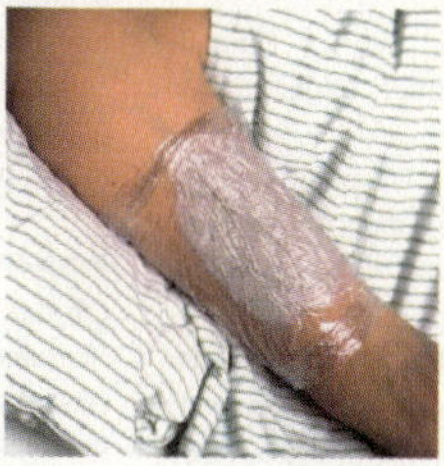

Abb. 30.43 (links): Das zu behandelnde Hautareal wird nach Arztanordnung eingesalbt.

Abb. 30.44 (rechts): Anschließend wird eine Plastikfolie darübergedeckt und fixiert.

keit getränkt werden (destilliertes Wasser, physiologische Kochsalzlösung, Betaisodona®, Kaliumpermanganatlösung, bei dem sich alle Kristalle vollkommen aufgelöst haben müssen). Damit die Flüssigkeit nicht durchschlägt, werden weitere (trockene) Baumwolltücher darübergelegt. An Armen oder Beinen besteht die Möglichkeit, den Umschlag mit Mullbinden oder speziellen Sicherheitsnadeln zu fixieren. Dies ist allerdings nicht unbedingt notwendig, da der Patient mit dem Umschlag nicht herumlaufen sollte. Das Bett wird zusätzlich durch eine Einmalunterlage geschützt. Nach einer halben Stunde erneuert man den Umschlag oder befeuchtet ihn wieder. Da die kühlende Wirkung bei großflächigen Behandlungen erheblich ist und der Patient folglich schnell friert, wird er gut zugedeckt.

30.5.3 Systemische Medikation

Viele dermatologische Erkrankungen bedürfen zusätzlich systemisch wirksamer Arzneimittel:

- **Antibiotika.** Antibiotika werden bei bakteriell bedingten Haut- und Geschlechtskrankheiten eingesetzt (☞ Pharma-Info 28.24). Am häufigsten verwendet werden die verschiedenen Penicillinabkömmlinge (z.B. beim Erysipel oder bei Furunkeln) und Tetrazykline (bei Akne vulgaris)
- **Antimykotika.** Tief reichende Pilzinfektionen bedürfen einer systemischen Gabe von Antimykotika, meist über mehrere Wochen oder Monate (Pharma-Info 28.42)
- **Antihistaminika.** Antihistaminika werden bei allergisch bedingten Erkrankungen und zur symptomatischen Behandlung (starken) Juckreizes eingesetzt. Nebenwirkungen insbesondere älterer Antihistaminika sind Müdigkeit und eine Beeinträchtigung der Reaktionsfähigkeit
- **Glukokortikoide.** Glukokortikoide sind häufig bei schweren entzündlichen Dermatosen indiziert (☞ Pharma-Info 23.51)
- **Retinoide.** Retinoide (Vitamin-A-Abkömmlinge), z.B. Acitretin in Neotigason® oder Isotretinoin in Roaccutan®, sind bei bestimmten Formen der Psoriasis und bei schwerer Akne oder Rosazea (☞ 30.12.13) angezeigt. Wichtige Nebenwirkungen sind Veränderungen

Anlegen eines Schlauchverbands [K183]

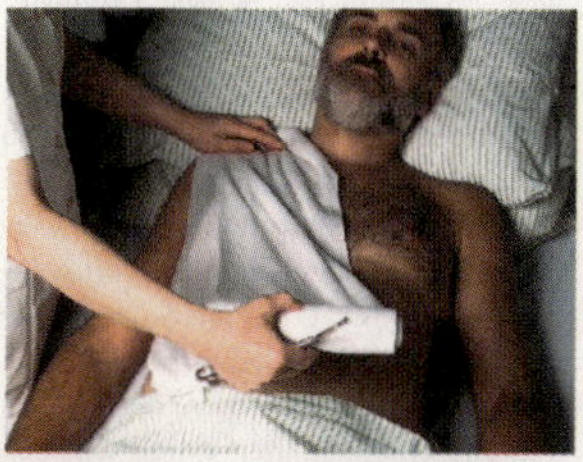

Abb. 30.45: Die Pflegende schätzt am Patienten ab, wie viel Schlauchverband für den Oberkörper benötigt wird.

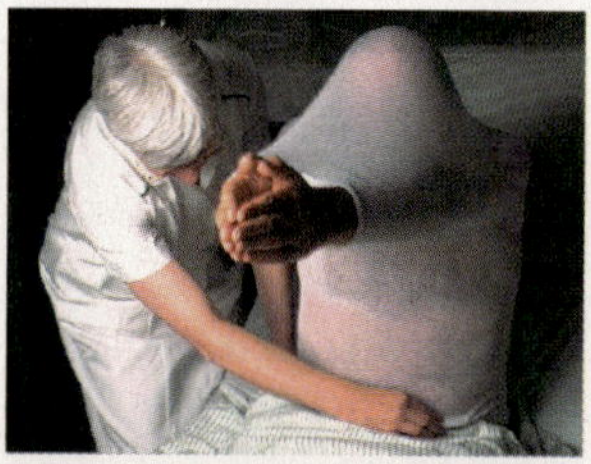

Abb. 30.46: Dann streift sie den Schlauchverband über die ausgestreckten Arme und den Kopf des Patienten …

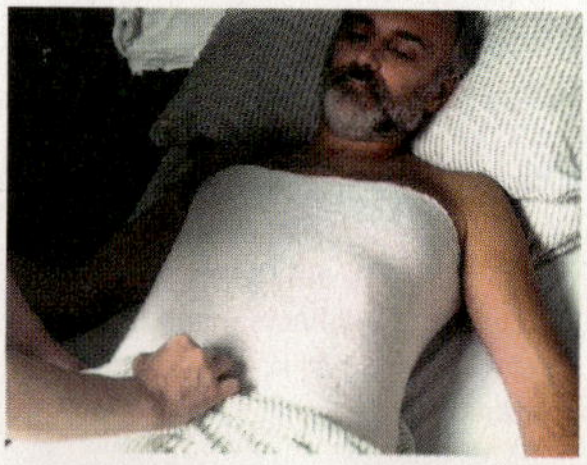

Abb. 30.47: … und schlägt ihn auf Achselhöhe einmal um. Anschließend überprüft sie den korrekten Sitz des Verbands (keine Faltenbildung).

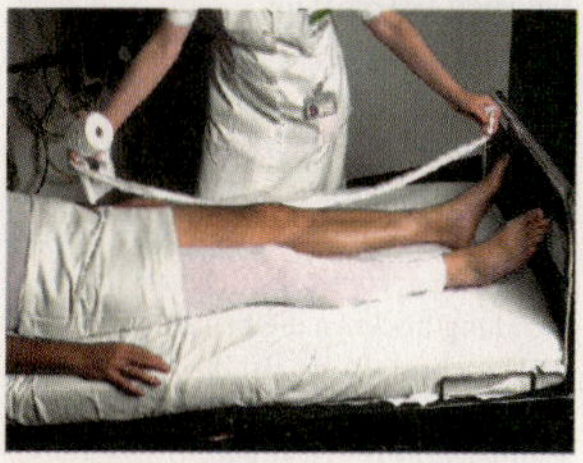

Abb. 30.48: In vergleichbarer Weise kann auch ein Schlauchverband am Bein angelegt werden. Die Pflegende schätzt ab, wie viel Schlauchverband für das Bein des Patienten benötigt wird.

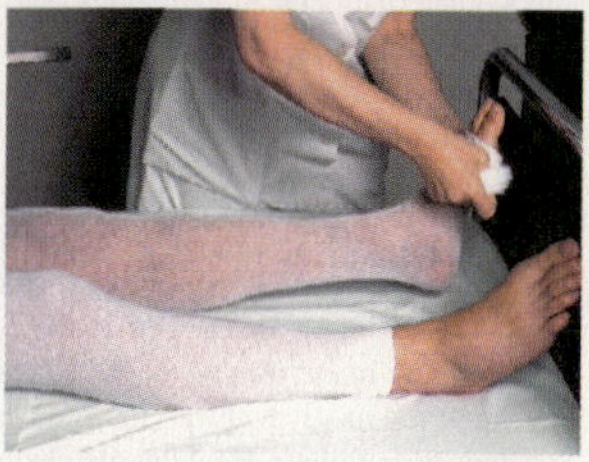

Abb. 30.49: Dann streift sie die eine Hälfte des Schlauchs über das Bein, schlägt die zweite Hälfte am Fuß um …

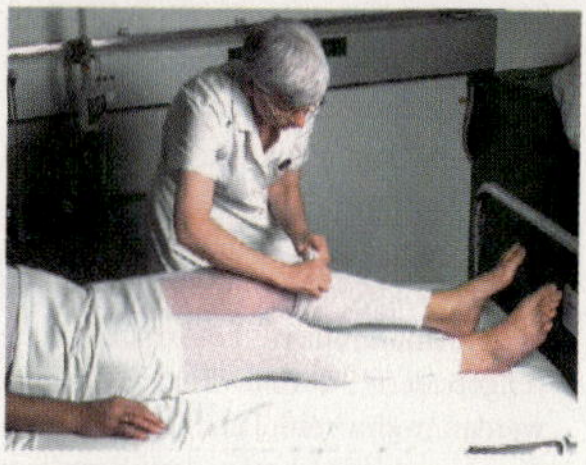

Abb. 30.50: … und führt sie faltenlos bis zum Oberschenkel. Anschließend überprüft sie den korrekten Sitz des Verbands.

der Blutfette und der Leberwerte, weshalb diese vor und während der Therapie regelmäßig kontrolliert werden. Aufgrund der starken teratogenen Wirkung muss eine Schwangerschaft ausgeschlossen werden und ist eine Kontrazeption während und bis zu 4 Wochen (Isotretinoin) bzw. 2 Jahren (Acitretin) nach der Therapie zwingend. Kontaktlinsenträgern wird geraten, während der Therapie auf eine Brille auszuweichen, da Haut und Schleimhäute (speziell der Augen) sehr stark austrocknen. Während der Behandlung und noch 4 Wochen bis 1 Jahr danach dürfen die Patienten kein Blut spenden.

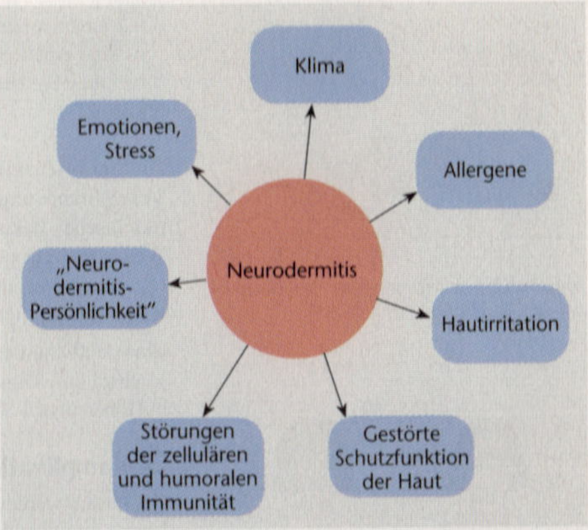

Abb. 30.51: Viele Faktoren sind am Ausbruch und der Ausprägung einer Neurodermitis beteiligt.

30.6 Ekzematöse Hauterkrankungen

Ekzem *(Juckflechte)*: Sammelbegriff für verschiedene entzündliche, in der Regel juckende Hauterkrankungen. Häufigste Hauterkrankungen überhaupt. Meist chronisch-schubförmiger Verlauf mit papulovesikulösen, nässenden Effloreszenzen und Krustenbildung im akuten Schub und trockener, schuppiger Haut sowie gesteigerter Verhornung und Rhagaden im chronischen Stadium. Kein Schleimhautbefall.

30.6.1 Neurodermitis

Neurodermitis *(atopische Dermatitis, atopisches Ekzem, endogenes Ekzem)*: Chronisch-rezidivierende Entzündung der Haut mit Juckreiz, Rötung, Nässen, Schuppung und Krustenbildung. Ursache bisher unklar. Betrifft ca. 5 % der Erwachsenen und 10 – 20 % der Kinder.

Erstmanifestation meist bereits im Säuglingsalter (oft im 2. – 3. Lebensmonat), selten nach der Pubertät. Bei etwa 70 % der Kinder Abheilen bis zur Pubertät.

Die Neurodermitis gehört zum sog. **atopischen Formenkreis** (☞ 29.4.1). Hierzu gehören außerdem noch das allergische Asthma (☞ 20.6.1), der allergische Schnupfen (☞ 34.6.2), die allergische Bindehautenzündung (☞ 33.7.1), die Urtikaria (Nesselsucht ☞ 30.9.2) und die Nahrungsmittelallergie.

Krankheitsentstehung

Die Krankheitsentstehung (Pathogenese) ist trotz aller wissenschaftlicher Fortschritte noch immer nicht ganz geklärt. Gesichert ist, dass eine erbliche Veranlagung besteht und Umweltfaktoren eine wesentliche Rolle spielen. Immunologisch findet sich eine erhöhte Immunglobulin-E-Bildung (☞ 29.1.3), gekoppelt mit einer immunologischen Ekzemreaktion. Weiterhin finden sich Hauttrockenheit und Störungen von Hautschutzfunktionen.

Symptome und Untersuchungsbefund

Neurodermitis in der Säuglingszeit

Die Hautveränderungen beginnen oft während des 1. – 3. Lebensmonats an Wangen und Stirn und greifen dann auf den behaarten Kopf, das ganze Gesicht und später auf Rumpf und Streckseiten der Extremitäten über. Zunächst treten umschriebene Rötungen mit vesikulösen und papulösen Effloreszenzen auf, die sehr stark jucken und massiv gekratzt werden. Dadurch kommt es zu entzündlich-nässenden oder entzündlich-krustösen Hauterscheinungen. Da das Aussehen der Haut mit ihren gelbbraunen Krusten dem verbrannter Milch ähnelt, heißt dieses Bild auch *Milchschorf*. Im Krabbelalter sind häufig die Knie betroffen. Wegen des quälenden Juckreizes können die Kinder nicht schlafen und sind tagsüber oft unleidlich. Die Neigung zu bakteriellen Sekundärinfektionen ist groß.

Neurodermitis in der Kindheit

Unabhängig davon, ob sich die Neurodermitis im Säuglings- oder Kindesalter manifestiert hat, ist die Talgproduktion vermindert, die Haut trocken und die Haare glanzlos *(Sebostase)*. Es treten entzündliche Rötungen und Papeln sowie Kratzeffekte mit Verkrustungen oder Vergröberung der Hautfelderung (**Lichenifikation**) auf. Lokalisiert sind die Veränderungen v.a. an den großen Gelenkbeugen (Ellenbeugen, Handgelenke, Kniekehlen), außerdem am Nacken, dem seitlichen Gesicht, den Lidern, an den Fußrücken und Händen. Um dem Wundkratzen betroffener Partien vorzubeugen, kann den Kindern zum Schlafen ein spezieller Neurodermitis-Overall angezogen werden, sofern andere Juckreiz stillende Maßnahmen versagt haben und nach Anziehen des Overalls keine Juckreizverstärkung auftritt. Auf der unteren Abbildung ist der Curaderm® Neurodermitis-Overall mit integrierten Fäustlingen zu sehen, dessen verschließbare Gummizüge an den Handgelenken ein Rausschlüpfen unmöglich machen. Zum Schutz besonders gefährdeter Stellen (Armbeugen, Ellenbogen, Kniekehlen und Hals) ist der Overall doppelt gearbeitet.

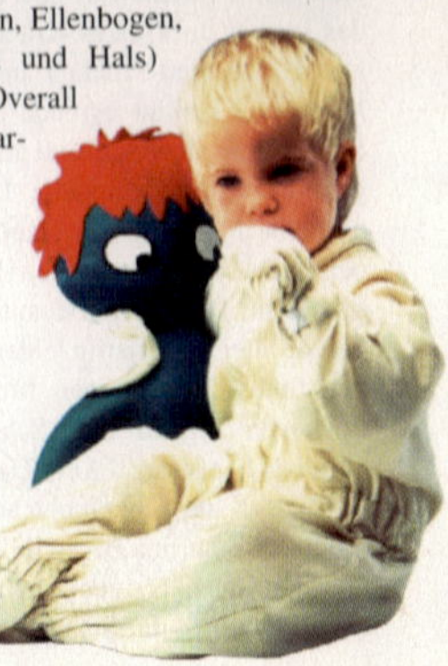

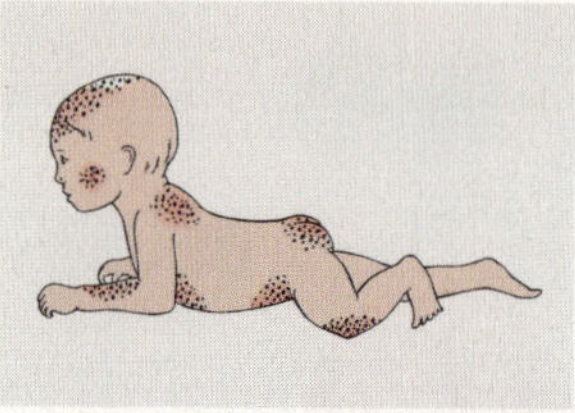

Abb. 30.52: Prädilektionsstellen der Neurodermitis im Säuglingsalter. [A400-215]

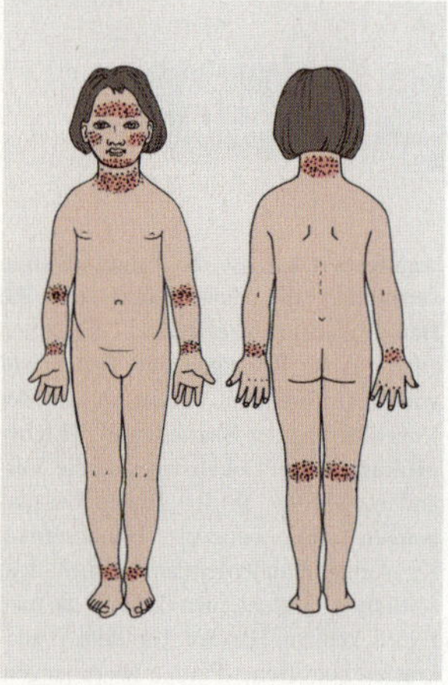

Abb. 30.53: Prädilektionsstellen der Neurodermitis ab dem Kindesalter. [A400-215]

Neurodermitis bei Jugendlichen und Erwachsenen

Hier treten die Hautveränderungen symmetrisch auf. Bevorzugt befallen werden Gesicht, Hals, oberer Brustbereich, Schultergürtel, Handrücken und Gelenkbeugen. In schweren Fällen ist die Kopfhaut gerötet, entzündet und weist wegen des starken Juckreizes Kratzeffekte auf. Die Haare sind trocken und glanzlos. Manchmal kommt es auch zu Haarausfall. Im Augenbereich sind gelichtete Augenbrauen, eine doppelte Unterlidfalte und eine Fältelung der Haut kennzeichnend. Da die Betroffenen häufig eine graugelbe Gesichtsfarbe aufweisen, sehen sie älter aus. Häufig leiden sie zusätzlich unter eingerissenen Mundwinkeln, trockenen Lippen und Schrunden am Ohrläppchenansatz. Am Körper finden sich verstreute Einzelknötchen mit zentralen Krusten, im Bereich des Nackens und der Gelenkbeugen entzündliche Lichenifikationen mit Schuppung.

Leitsymptome der Neurodermitis sind eine *trockene Haut* und *starker Juckreiz* bei symmetrischem Befall.

Die Betroffenen berichten oft über eine Verschlimmerung der Erkrankung durch psychische Belastungen, durch kaltes Wetter und gut geheizte Innenräume sowie durch bestimmte Waschmittel und Kleidermaterialien (v.a. Wolle).

Eine deutliche Besserung tritt bei Klimawechsel auf. Günstig sind Gebirgsklima in Höhen über 1 500 m und Meeresklima.

Komplikationen

Gefährlich werden für den Patienten v.a. zwei Komplikationen:

- Eine Superinfektion mit Staphylokokken (☞ 28.5.3), die sich durch zusätzliche Pusteln und gelbe Krusten zeigt
- Eine Superinfektion mit dem Herpes-simplex-Virus (**Eczema herpeticatum**, *Ekzema herpeticatum*). Diese kann bei Säuglingen und Kleinkindern zu einer generalisierten Herpesinfektion (☞ 28.6.2) mit hohem Fieber und schlechtem Allgemeinbefinden führen und sogar lebensbedrohlich sein.

Diagnostik

Die Diagnose wird aufgrund der Anamnese und des klinischen Bildes gestellt:

- Positive Familienanamnese für eine atopische Erkrankung (☞ auch 29.4.1)
- Juckreiz und typisches klinisches Bild (☞ oben)
- Neigung zu Hautreizungen, besonders durch Wolle und Seifen
- Veränderungen im Gesicht, z.B. die **Atopiefalte** im Bereich der Unterlider (☞ Abb. 30.56), das Fehlen der lateralen Augenbrauen (**Hertoghe-Zeichen**) und trockene Lippen
- Vermehrte und vertiefte Furchungen der Haut, insbesondere im Bereich der Hände
- Funktionelle Störungen der Haut: Verminderte Schweißbildung, gesteigerte Reaktion der Haaraufrichter bei Berührung, Kälte oder emotionellen Reizen *(Piloarrektion)*, **weißer Dermographismus** (weiße Verfärbung statt der physiologischen roten Verfärbung der Haut nach einem mechanischen Reiz, z.B. Kratzen ☞ Abb. 30.57)
- Neigung zu Kopfschuppen und Schuppung im Gesicht sowie an den oberen Extremitäten, zu nicht allergischem Handekzem, Mamillenekzem, zu Entzündungen der Lippen sowie zu Hautinfektionen
- Nahrungsmittelempfindlichkeit (Eliminations- und Suchdiät ☞ 29.4.2)
- Hornhautverformungen und Linsentrübung (augenärztliche Untersuchung).

Behandlungsstrategie

Antipruriginöse Maßnahmen ☞ 30.3.2

Die Neurodermitis ist bis heute nicht zu heilen, aber zu lindern.

Die medikamentöse Behandlung richtet sich nach Lokalisation und Schweregrad der Erscheinungen und besteht in:

- Der lokalen Applikation fettender Salben (außerhalb des akut nässenden Stadiums)
- Der Behandlung mit teerhaltigen Lokaltherapeutika im Intervall und glukokortikoidhaltigen Präparaten während eines akuten Schubes
- Der oralen Gabe von Antihistaminika (z.B. Teldane®) und in schweren Fällen auch Sedativa zur Juckreizstillung
- Bei Erwachsenen einer UV-Therapie (☞ 30.7).

Pflege

Unterstützung bei den ATL ☞ 30.2.1

Bereits bei der Erhebung der Pflegeanamnese fragen die Pflegenden danach, ob der Patient oder seine Angehörigen Zusammenhänge zwischen Krankheitsverschlimmerungen und Nahrungsmitteln, Kleidung (z.B. Wolle), Pflegemitteln oder psychischen Faktoren bemerkt haben, da diese Zusammenhänge im Krankenhausalltag unbedingt zu beachten sind.

Hat der Patient noch nie bewusst auf derartige Zusammenhänge geachtet, raten ihm die Pflegenden zum Anlegen eines Ernährungs- und Symptomtagebuchs.

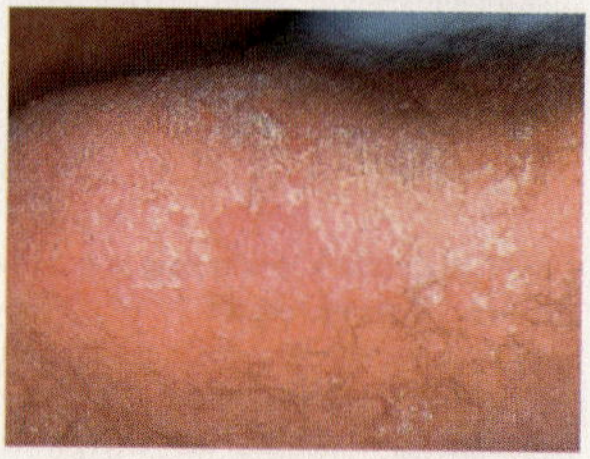

Abb. 30.55: Typischer Hautbefund bei schwerer Neurodermitis mit Rötung, Schwellung und starkem Juckreiz. [M123]

Hautpflege

Alle Pflegetätigkeiten werden extrem vorsichtig durchgeführt, da die Haut der Patienten insbesondere im akuten Schub bei Berührung schmerzt.

- Die Haut entsprechend der ärztlichen Anordnung behandeln und den Patienten zur Selbstpflege anleiten. Als Rezidivprophylaxe gleichzeitig eine Austestung der Hautpflegemittel vornehmen (auf Arztanordnung)
- Hautaustrocknende Externa wie alkoholische Lösungen oder Gele vermeiden
- Nach dem (meist therapeutischen) Bad die noch feuchte Haut mit fetthaltigen Salben nachfetten, ebenso nach dem täglichen Waschen
- Häufiges Baden und Duschen unter Verwendung alkalischer Seifen vermeiden. Keine Schaumbäder durchführen
- Dem Patienten vom Schwimmen in chlorhaltigem Wasser abraten.

Kleidung

Die Kleidung sollte aus atmungsaktiven Stoffen bestehen, da ein Wärmestau die Hautveränderungen aufgrund der Schweißretention verschlechtert. Generell ist Baumwollkleidung zu bevorzugen. Kleidung aus Wolle sollte nicht getragen werden.

Ernährung

Im Allgemeinen können die Betroffenen alles essen, jedoch sollten sie auf eine ausgewogene Ernährung achten. Bei Überempfindlichkeit sind die symptomverstärkenden Nahrungsmittel (oft Zitrusfrüchte, starke Gewürze, Nüsse) und andere Noxen (Tabak, Alkohol) zu meiden. Übergewicht sollte abgebaut werden.

Empfehlenswert ist bei familiär belasteten Neugeborenen das ausschließliche Stillen über mindestens sechs Monate, da bei diesen Neugeborenen die Umstellung auf Flaschennahrung eine Neurodermitis auslösen kann.

Psychische Betreuung

Gesprächssignale des Patienten werden stets beachtet. Neurodermitis-Kranke sind oft „sensible Grübler". Da im akuten Schub ein Gespräch über grundlegende Lebensprobleme evtl. eine Belastung darstellt, darf dem Patienten ein Gespräch nicht aufgezwungen werden. Anzustreben ist eine Erörterung beruflicher und privater Lebensumstände mit dem Ziel, starke Belastungen im Privatleben und im Beruf („Karrierestress" der oft ehrgeizigen Neurodermitiker) abzubauen.

Mit Zustimmung des Patienten wird der Kontakt zu Selbsthilfegruppen hergestellt, die vielen Patienten bei der Bewältigung ihrer Krankheit helfen.

Bei stark psychischer Komponente sollte nach Absprache mit dem Arzt ein Psychotherapeut hinzugezogen werden (Verhaltenstherapie ☞ 10.12.4). Evtl. ist ein Aufenthalt in einer Rehabilitationsklinik angebracht.

Kontaktadresse

Deutscher Allergie- und Asthmabund e.V. (DAAB), Hindenburgstraße 110, 41061 Mönchengladbach, www.daab.de

Allgemeines

- Die Räume, in denen sich der Patient aufhält, sollten nicht zu trocken sein (Luftfeuchtigkeit mindestens 55 %)
- Durch die Bettwärme wird der Juckreiz oft verstärkt oder ausgelöst. Daher wird dem Patienten geraten, nachts so wenig wie möglich zu heizen und möglichst dünne Bettwäsche zu benutzen. Außerdem kann es hilfreich sein, Juckreiz lindernde Maßnahmen (☞ 30.3.2) in die Abendstunden zu verlegen
- Spaziergänge und sportliche Betätigung in frischer Luft wirken sich oft günstig aus
- Die Angehörigen des Patienten, v.a. die Eltern betroffener Kinder, werden in die Behandlung miteinbezogen und über alle Maßnahmen für das tägliche Leben beraten (Schulungsprogramme).

Krankenbeobachtung und Dokumentation

- Zustand von Haut und Anhangsgebilden regelmäßig kontrollieren, dabei auf Arzneimittel(neben)wirkungen und andere krankheitsbeeinflussende Faktoren achten
- Stimmungslage des Patienten beobachten
- Körpertemperatur täglich kontrollieren, um eine Superinfektion frühzeitig zu erkennen.

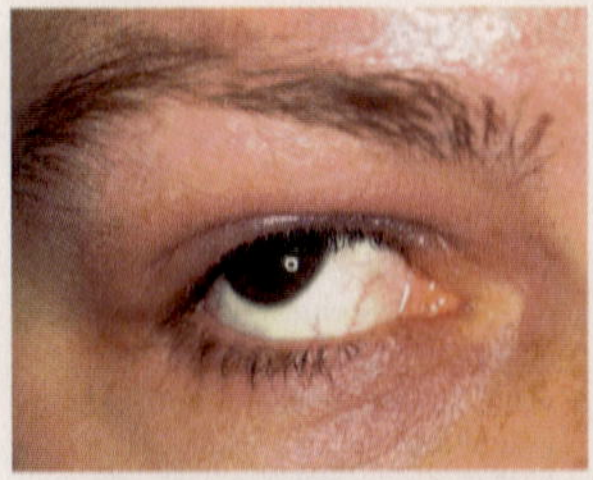

Abb. 30.56: Nicht wenige Patienten mit Neurodermitis haben sog. Atopiefalten an den medialen Unterlidern. [M123]

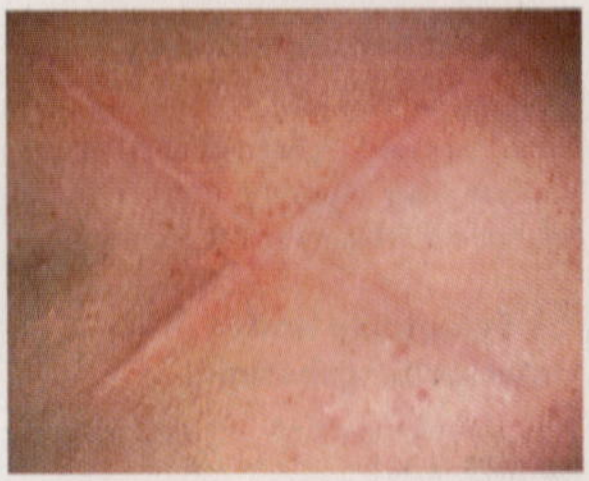

Abb. 30.57: Weißer Dermographismus. [M123]

Prognose

Oft kommt es mit zunehmendem Alter zu einer deutlichen Besserung der Erkrankung. Von den betroffenen Säuglingen sind ca. 70 % bis zur Pubertät beschwerdefrei. Entscheidend ist die „Optimierung der Lebensumstände" (z.B. der Verzicht auf haarende Haustiere oder die Umstellung auf gesunde Ernährung). So kann die Erkrankung meist in erträglichem Rahmen gehalten und ein Abgleiten in neurotisch-depressive Persönlichkeitsstrukturen verhindert werden. Allerdings bleibt die Haut trocken und empfindlich, und ein Teil der Betroffenen entwickelt eine andere Erkrankung des atopischen Formenkreises.

	Akutes Stadium	Subakutes Stadium	Chronisches Stadium
Symptome	Starke Rötung, Hautödem, Bläschenbildung, nässende Erosionen, Verkrustungen	Rötung, Papeln, geringes Ödem, einzelne Schuppen	Lichenifikationen, Schuppung der Haut, Rhagaden, geringe Entzündung
Therapie	Feuchte Umschläge, Farbstofflösungen, Zink-Schüttelmixturen, Kortikoidlösungen	Weiche Zinkpaste, Kortikoidcreme, Ichthyol-Creme, gerbende Bäder (Eichenrinde)	Fettende Salben, Harnstoffsalbe, Ölbäder, Juckreiz stillende Mittel, z.B. Teer (als Schüttelmixtur, Paste oder Badezuatz)

Tab. 30.58: Therapie der Neurodermitis in Abhängigkeit von der Symptomatik.

30.7 Psoriasis vulgaris

Psoriasis *(Psoriasis vulgaris, Schuppenflechte):* Chronische, meist schubförmig verlaufende Hauterkrankung mit genetischer Disposition, die durch eine gesteigerte Zellneubildung der Oberhaut mit Verhornungsstörungen sowie Entzündung gekennzeichnet ist. Häufigkeit etwa 1 – 3 % der Bevölkerung, Gipfel der Erstmanifestation 10. – 31. Lebensjahr.

Krankheitsentstehung

Wahrscheinlich ist die Psoriasis durch ein Zusammenspiel genetischer Faktoren und exogener Auslöser bedingt (multifaktorieller Erbgang ☞ 8.1.3).

Symptome und Untersuchungsbefund

Psoriasis-Herde sind klassischerweise (☞ Abb. 30.60):

- Entzündlich gerötet *(erythematös)*
- Scharf begrenzt
- Von silbrig glänzenden Schuppen bedeckt *(squamös)*.

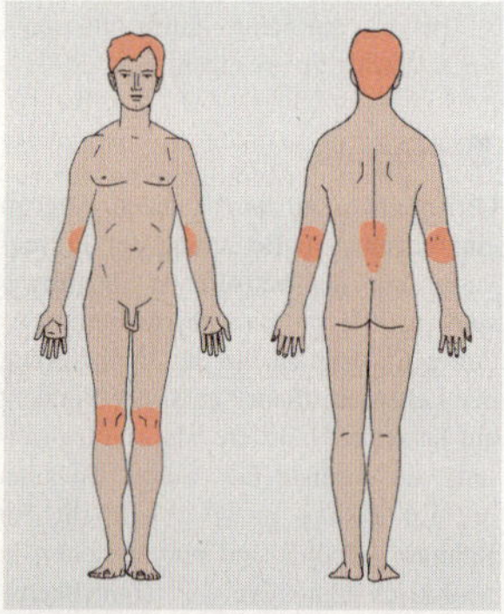

Abb. 30.59: Prädilektionsstellen der Psoriasis vulgaris. [A300-215]

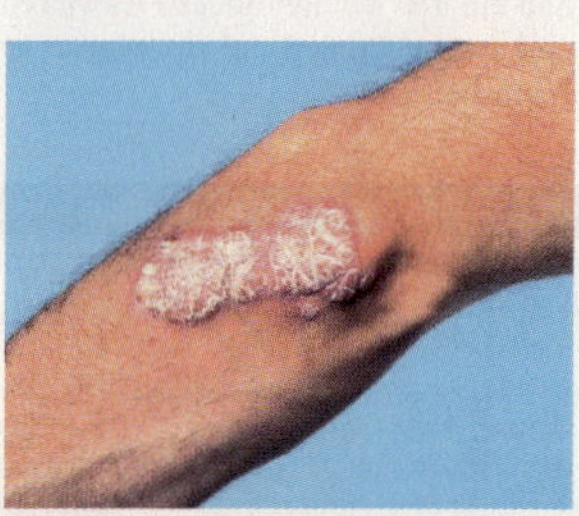

Abb. 30.60: Typischer Psoriasis-Herd an der Prädilektionsstelle am Ellenbogen. [K183]

Die Effloreszenzen schmerzen nicht. Die Herde können punktförmig, aber – v.a. bei chronisch verlaufenden Formen – auch über handtellergroß sein. Sie sind symmetrisch auf beide Seiten des Körpers verteilt. Prädilektionsstellen sind die Streckseiten der Extremitäten (Ellenbogen, Knie), die Region des Steißbeins und der behaarte Kopf. Bei Kindern sind exanthemartige Bilder mit punktförmigen Hautveränderungen häufig.

Bei vielen Patienten treten auch Nagelveränderungen auf:

- **Tüpfelnägel** mit grübchenförmigen Einsenkungen der Nagelplatte (☞ Abb. 30.61)
- **Ölflecke** (gelbliche Verfärbungen), die durch Veränderungen des Nagelbetts bedingt sind (☞ Abb. 30.62)
- **Krümelnägel** bei vollständiger Zerstörung der Nagelplatte.

Oft berichten die Patienten, dass sich ihre Erkrankung unter verschiedenen Einflüssen verbessert oder verschlechtert (☞ Abb. 30.63).

Ist die ganze Haut des Patienten gerötet und psoriatisch verändert, spricht man von einer **psoriatischen Erythrodermie.** Die schwerste Form, die auch lebensbedrohlich verlaufen kann, ist die **Psoriasis pustulosa generalisata,** bei der sich am gesamten Körper zahllose sterile Pusteln bilden. Bei der weitaus weniger bedrohlichen **Psoriasis palmarum et plantarum** bleibt die Pustelbildung auf Handteller und Fußsohlen beschränkt, dabei ist der Allgemeinzustand des Patienten nicht beeinträchtigt. Daneben gibt es Minimalformen der Psoriasis, bei denen der Betroffene lediglich über verstärktes „Kopfschuppen" klagt.

Sonderform: Psoriasis arthropathica

Bei ca. 5 % der Patienten ist das Skelettsystem beteiligt (**Psoriasis arthropathica** ☞ 25.5.2). Betroffen sind v.a. die distalen Finger- und Zehengelenke sowie die Sakroiliakalgelenke. Bei schweren Verlaufsformen, die mit Knochen- und Gelenkdeformierungen einhergehen, sind die Patienten erheblich behindert.

Diagnostik

Die Diagnosestellung ist in der Regel aufgrund der typischen Klinik und einiger charakteristischer Untersuchungsbefunde möglich. Zu diesen gehören die

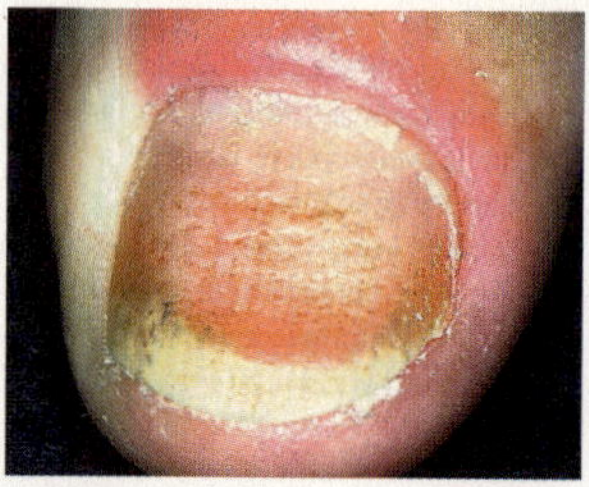

Abb. 30.61: Tüpfelnägel. Diese grübchenförmigen Vertiefungen der Nagelplatte sind charakteristisch für eine Psoriasis. [T122]

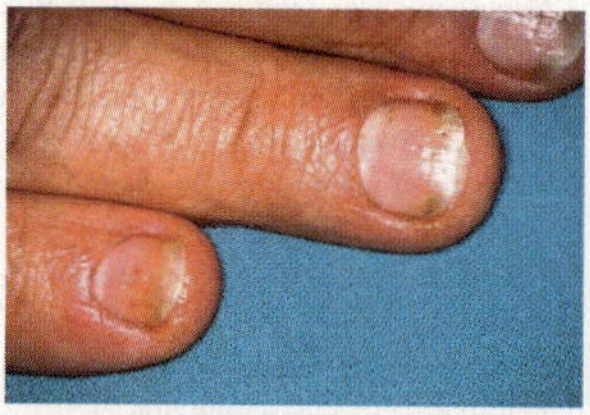

Abb. 30.62: Ölflecknägel. Die „Ölflecke" bei Psoriasis sind gelblich-braun und unscharf begrenzt. [M123]

drei typischen Psoriasis-Phänomene, die an allen Erkrankungsherden auszulösen sind:

- **Kerzen(wachs)phänomen:** Bei vorsichtigem Kratzen lösen sich silbrige Schüppchen, die aussehen, als habe man sie von einer Kerze abgeschabt
- **Phänomen des letzten Häutchens:** Kratzt man weiter, erscheint ein glänzendes Häutchen
- **Phänomen des blutigen Taus** *(Auspitz-Phänomen)*: Entfernt man das Häutchen, so treten punktförmige Blutungen auf.

Durch Reizung der Haut, z.B. durch Abriss der Hornschicht mit Tesafilm, kann ein neuer Psoriasis-Herd provoziert werden (**Köbner-Phänomen,** *isomorpher Reizeffekt*).

Behandlungsstrategie

Bei der Psoriasis können zwar die Hautveränderungen behandelt werden, nicht aber die Disposition zur psoriatischen Hautreaktion.

Zu Beginn der Behandlung (und evtl. auch noch während der Behandlung) müssen die Schuppenauflagerungen beseitigt werden, weil diese das Eindringen antipsoriatisch wirksamer Substanzen verhindern. Hierzu dienen Salizylsäurepräparate, z.B. Squamasol®. Die weitere äußerliche Therapie erfolgt mit vier Pharmaka (☞ unten), außerdem durch UV-Bestrahlung.

- Dithranolhaltige Salben (Cignolin®), meist Dithranol vermischt mit Salizylsäure und Vaselin (☞ Tab. 30.42). Dithranol wirkt lokal zytostatisch, hindert die Zellen also an der Zellteilung. Außerdem führt es zu einer entzündlichen Reizung der Haut (die Psoriasis „verbrennt im Feuer des Dithranols"), weswegen die Dithranoltherapie mit schwacher Konzentration begonnen und dann langsam gesteigert wird (erst 0,05 %, dann 0,1 bis hin zu max. 4,0 % Dithranol bei einem Zusatz von 1 % Salizylsäure). Im Bereich des Gesichts und der Genitalien darf Dithranol nicht angewandt werden. Nebenwirkung der Behandlung sind ein leichtes Brennen der behandelten Hautfläche und eine geringe entzündliche Hautreaktion *(Cignolin-Dermatitis).* Eine zu hoch dosierte Anwendung kann zu einer starken Hautentzündung mit Psoriasisprovokation führen
- Alternativ Calcipotriol (Psorcutan®), ein Vitamin-D-Abkömmling, der einfach anzuwenden ist
- Teerhaltige Salben oder Teerölbäder in Kombination mit UV-Bestrahlung. Teer wirkt antientzündlich, antipruriginös und hemmt das Zellwachstum
- Glukokortikoide (evtl. unter Okklusiv-Verband).

Viele Patienten sprechen auch gut auf eine Bestrahlungstherapie an. Sie reduziert die Entzündungen und bremst den verstärkten Zellumsatz. Man unterscheidet die SUP-Therapie und die PUVA-Therapie:

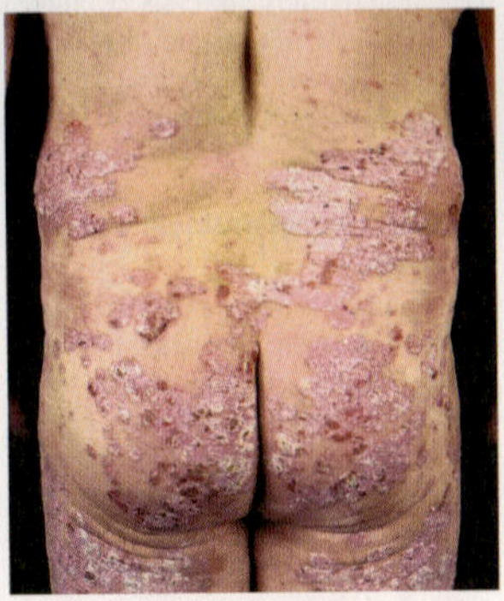

Abb. 30.63: Schwere Form der Psoriasis. Deutlich erkennbar sind zahlreiche erythemato-squamöse Herde, die zum Teil zusammenfließen. [M123]

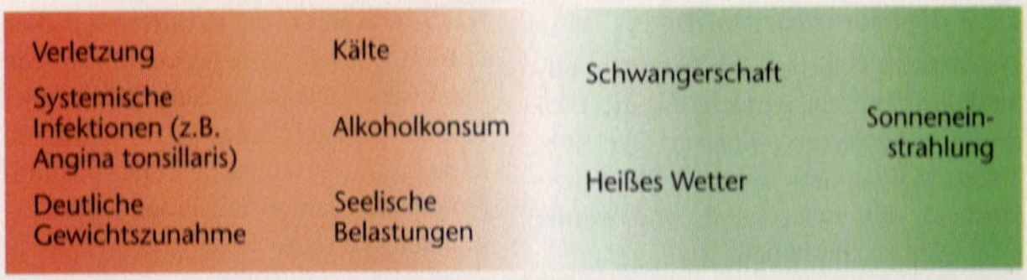

Abb. 30.64: Zahlreiche exogene und endogene Faktoren beeinflussen den Krankheitsverlauf bei Psoriasis. Die Abb. zeigt, welche Faktoren erfahrungsgemäß zu einer Verschlechterung (rot) oder Verbesserung (grün) führen. Im Einzelfall können aber ganz andere Zusammenhänge und auch entgegengesetzte Wirkungen beobachtet werden.

- Bei der **SUP-Therapie** (**S**elektive **U**ltraviolett-**P**hototherapie) wird der Patient v.a. mit UV-A-Strahlen behandelt
- Die **PUVA-Therapie** (kurz für **P**soralen + **UV-A** ☞ 10.9.7) ist eine *Photochemotherapie*, die 2- bis 3-mal wöchentlich durchgeführt wird. Zwei Stunden vor der Bestrahlung nimmt der Patient eine lichtsensibilisierende Substanz ein (Psoralen®), welche die Lichtempfindlichkeit der Haut steigert. Bei einem neueren Behandlungskonzept schluckt der Patient die lichtsensibilisierende Substanz nicht mehr, sondern nimmt unmittelbar vor der Bestrahlung ein Wannenbad, wobei dem Badewasser die lichtsensibilisierende Substanz zugesetzt wird **(PUVA-Bad-Photochemotherapie).** Vorteile sind die Minimierung systemischer Nebenwirkungen, das rasche Nachlassen der gesteigerten Lichtempfindlichkeit und die Möglichkeit, befallene Hautregionen selektiv zu behandeln.

In schweren Fällen ist eine systemische Behandlung erforderlich. Dabei werden v.a. Retinoide (z.B. Neotigason®), Methotrexat (ein Zytostatikum ☞ 24.5.1) und Cyclosporin (ein Immunsuppressivum ☞ Pharma-Info 29.29) eingesetzt.

Pflege

Pflege bei Dithranoltherapie

Die befallenen Hautstellen werden einmal täglich dünn eingerieben und gerötete Hautareale zum Schutz mit Vaseline abgedeckt. Die Patienten werden darauf aufmerksam gemacht, dass sich Haut und Kleidung durch das Präparat violettbraun verfärben und sich die Flecken nur sehr schwer entfernen lassen. Empfehlenswert ist also das Tragen alter Kleidungsstücke. Neben der *Langzeitbehandlung* mit einer Einwirkzeit des Wirkstoffs von 12 – 24 Stunden, die fast nur noch in Kliniken durchgeführt wird, gibt es noch die *Kurzzeittherapie* mit einer Einwirkzeit von 10 – 20 Minuten bei höherer Dosierung und die *Minutentherapie* mit einer Einwirkzeit von einer Minute.

Pflege bei Teerbehandlung

Vor der Behandlung weisen die Pflegenden den Patienten auf den Schmutz und den unangenehmen Geruch hin. Teerhaltige Externa werden mit einem Holzspatel dünn aufgetragen und mit einem Schlauchverband oder Baumwolltuch abgedeckt. Nach der Einwirkzeit werden sie mit einem Ölbad entfernt. Gelegentlich schließt sich eine UV-Bestrahlung an. Bäder mit teerhaltigem Zusatz haben eine unterstützende antipsoriatische Wirkung, z.B. Balneum Hermal® mit Teer.

Pflege bei PUVA-Therapie

Nach Einnahme der lichtsensibilisierenden Substanz müssen die Patienten für mindestens 12 Stunden eine spezielle PUVA-Sonnenbrille tragen, da die Augen bei Lichtexposition geschädigt werden. Die PUVA-Brillen haben einen seitlichen Lichtschutz und werden vom Optiker angefertigt. Außerdem müssen sich die Patienten vor Sonneneinstrahlung schützen, da sonst schwere Verbrennungen auftreten.

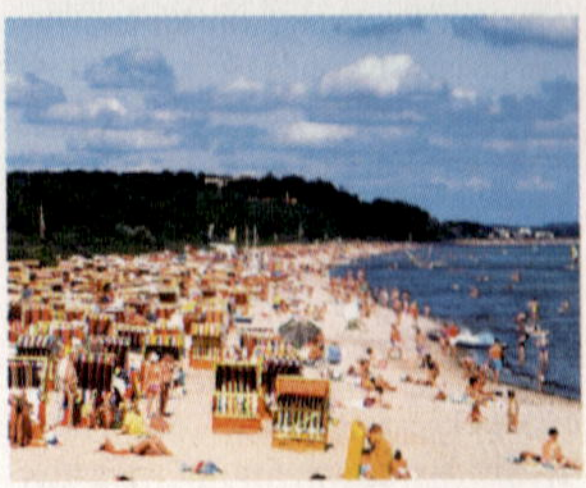

Abb. 30.65: Positiv wirkt sich bei der Psoriasis ein Aufenthalt in sonnenreichen Gebieten aus. Die Kombination aus Baden im Meer (wichtig ist der Salzgehalt) und starker Sonnenexposition wird als Klimatherapie bezeichnet. Die Betroffenen empfinden diese Kuren als sehr angenehm. Ihre Wirkung hält allerdings nur eine begrenzte Zeit an. [V225]

Patienteninformation

Der Patient sollte auf die Faktoren aufmerksam gemacht werden, die die Psoriasis provozieren können (☞ Abb. 30.64), z.B. Infektionen oder Gewichtszunahme. Für den Urlaub sind warme Gegenden zu empfehlen.

Kontaktadresse
Deutscher Psoriasis Bund e.V. (DPB), Oberaltenallee 209, 22081 Hamburg, Tel. 0 40/22 33 99 0, www.debruyne. de

30.8 Infektiöse Hauterkrankungen

30.8.1 Bakteriell bedingte Hauterkrankungen

Erysipel ☞ 28.5.4

Bakteriell bedingte Hauterkrankungen können sich flächenhaft ausbreiten (meist Entzündungen durch Streptokokken) oder eher umschrieben, abgekapselt und an die Hautanhangsgebilde gebunden sein (meist Infektion durch Staphylokokken). Tritt bei den bakteriell bedingten Hauterkrankungen Eiter auf, nennt man sie **Pyodermien.**

Impetigo contagiosa

Impetigo contagiosa *(Impetigo vulgaris, Grindblasen, Grindflechte):* Oberflächliche Infektion der Haut durch Streptokokken oder Staphylokokken. Betrifft überwiegend Kinder, selten Erwachsene. Sehr ansteckend, daher nicht selten gehäufte Erkrankungen in Kindergärten und Schulen. Begünstigt wird die Infektion durch mangelnde Hygiene (Übertragung durch Schmierinfektion) und Abwehrschwäche.

Bei der *kleinblasigen Impetigo contagiosa*, deren Erreger meist Streptokokken sind, bilden sich kleine, oberflächliche Bläschen, die sich zu Pusteln weiterentwickeln können und nach deren Platzen typische honiggelbe Krusten auf gerötetem Grund entstehen. Besonders betroffen sind das Gesicht und die Extremitäten.

Bei der *großblasigen Impetigo contagiosa*, die oft durch Staphylokokken hervorgerufen wird, sind die Blasen größer und stabiler.

Nach Aufweichen der Krusten mit Salben (z.B. 0,5 % Clioquinol-Vaselin) werden lokal desinfizierende Substanzen oder Antibiotika aufgetragen. In schweren Fällen ist die systemische Gabe von Antibiotika erforderlich. Die Prognose der Erkrankung ist in der Regel gut.

Hauptkomplikationen sind bei der großblasigen Impetigo contagiosa ein staphylogenes Lyell-Syndrom (☞ 30.12.10), bei der kleinblasigen Impetigo contagiosa Streptokokkenzweiterkrankungen (☞ 28.5.4), z.B. eine Glomerulonephritis. Um diese zu erkennen, ist eine Urinuntersuchung zu Behandlungsbeginn und sechs Wochen später erforderlich.

Pflege

Aufgabe der Pflegenden ist zum einen die Therapiepflege, zum anderen sorgen sie dafür, dass die Haut der Betroffenen gründlich mit desinfizierenden Zubereitungen (z.B. Dermofug®) oder sauren Syndets (z.B. Sebamed® flüssig) gereinigt wird. Bettwäsche und Kleidung des

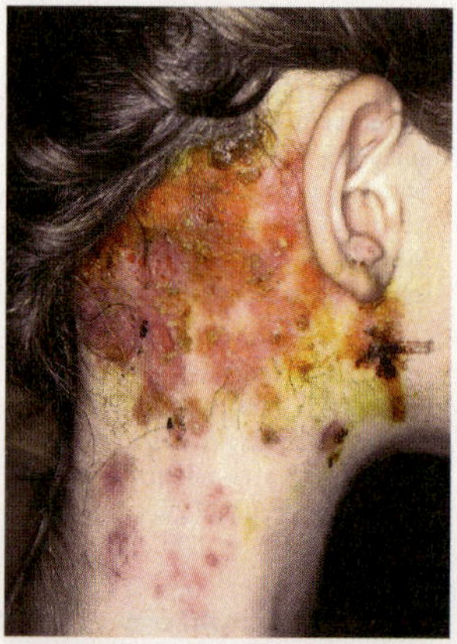

Abb 30.66: 19-jährige Frau mit Pyodermie. [M123]

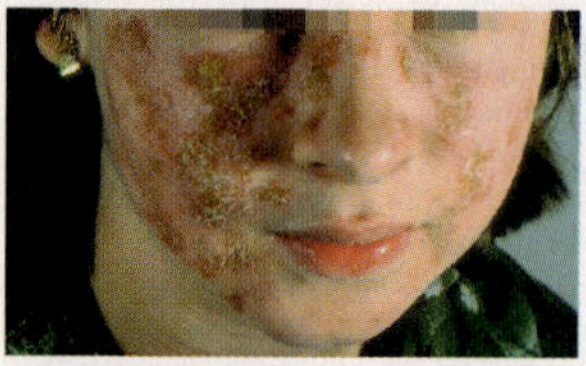

Abb. 30.67: Kind mit schwerer Impetigo contagiosa im Gesicht. Ein Großteil der Bläschen ist bereits geplatzt und hat zu den typischen, honiggelben Krusten geführt. [M123]

Patienten werden häufig gewechselt und bei hohen Temperaturen gewaschen. Da die Impetigo mit Juckreiz einhergeht, kratzen sich die Betroffenen häufig die Pusteln auf, so dass die Erreger unter die Fingernägel gelangen. Um das Kratzen zu unterbinden und eine Übertragung der Erreger zu vermeiden, sollten die Betroffenen ihre Fingernägel kurz halten und ggf. Handschuhe tragen.

Follikulitis, Furunkel und Karbunkel

Follikulitis: Oberflächliche Entzündung des Haarbalges, meist durch Staphylococcus aureus.

Furunkel: Tiefe Entzündung des Haarbalges mit Abszessbildung.

Furunkulose: Rezidivierendes oder kontinuierliches Auftreten mehrerer Furunkel an verschiedenen Körperteilen über Jahre hinweg.

Karbunkel: Flächenhafte, eitrige Entzündung durch Verschmelzen mehrerer Furunkel.

Die **Follikulitis** zeigt sich als gelblichgrüne Pustel um ein Haar herum.

Furunkel sind schmerzhafte, gerötete Knoten mit Eiterpfropf. Meist ist auch die Umgebung des Herdes gerötet und geschwollen. Im Lippen-, Nasen- und Wangenbereich sind Furunkel besonders gefürchtet, da der venöse Abfluss aus diesem Gesichtsbereich über die V. angularis zum Sinus cavernosus im Gehirnschädel erfolgt und eine Keimverschleppung zu einer Sinusthrombose (☞ 35.6.4), einer Meningitis (☞ 35.8.1) oder Enzephalitis (☞ 35.8.2) führen kann. Die sehr schmerzhaften **Karbunkel** entstehen durch Verschmelzen mehrerer Furunkel und kommen v.a. im Nackenbereich vor.

Behandlungsstrategie und Pflege

Eine Follikulitis und ein unreifer Furunkel müssen nicht unbedingt behandelt werden. Häufig gelangen aber Rivanol- oder Alkoholumschläge zur Anwendung (Arztentscheidung). Ein reifer Furunkel oder Karbunkel wird vom Arzt eröffnet und ausgeräumt. Anschließend wird ein Mullstreifen eingelegt, der mit Betaisodona® getränkt werden kann, so dass der Mullstreifen besser rutscht und die Wunde desinfiziert wird. Mullstreifen und Verband werden täglich gewechselt.

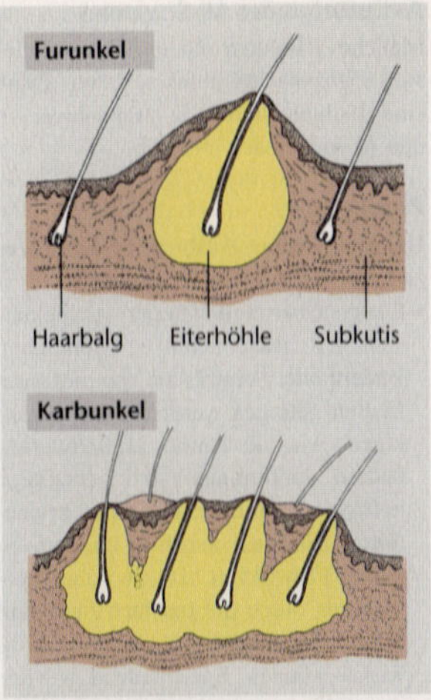

Abb. 30.68: Schematische Abb. eines Furunkels und eines Karbunkels. [A400-190]

Beginnt die Wunde zu granulieren, entfällt der Mullstreifen, nässt sie nicht mehr, entfällt auch der Verband. Der Verbandswechsel gehört in den Aufgabenbereich des Arztes, wird aber häufig an Pflegende delegiert.

Wegen der drohenden Komplikationen (☞ oben) sind bei Lokalisation im Gesichtsbereich eine systemische Antibiotikagabe, Bettruhe sowie ein Kau- und Sprechverbot notwendig: Der Patient darf also nur das Allernötigste sprechen und nur flüssige oder breiige Kost zu sich nehmen. Bei einer Furunkulose muss nach begünstigenden Erkrankungen gesucht werden, z.B. einem Diabetes mellitus.

30.8.2 Pilzbedingte Hauterkrankungen: Dermatomykosen

Grundlagen der Pilzinfektion ☞ 28.7.1
Candidose der Schleimhäute ☞ 28.7.2

Dermatomykosen: Lokale *Pilzinfektionen der Haut* meist durch Dermatophyten und Hefen und die häufigsten infektiös bedingten Hauterkrankungen überhaupt; in der Regel harmlos.

Symptome und Untersuchungsbefund

Die Beschwerden hängen ab von der Lokalisation der Erkrankung. Im Bereich der *Zehenzwischenräume* ähneln sich die Erscheinungen eines Dermatophyten- und Candidabefalls so sehr, dass eine Differenzierung klinisch nur schwer möglich ist. Die Haut ist gerötet, eingerissen und schuppt. Für den Patienten steht meist der starke Juckreiz im Vordergrund. Da über die Rhagaden Bakterien eindringen können, ist das Bild vielfach durch eine Superinfektion maskiert. Die Fußsohle ist oft ebenfalls gerötet und schuppt.

Greift die Erkrankung auf den *Nagel* über **(Onychomykose)**, so verfärbt sich die Nagelplatte gelb-bräunlich. Später wird der Nagel durch Wachstumsstörungen dicker und höckerig. Während Dermatophyten den Nagel meist vom freien Rand aus befallen, beginnt die Erkrankung bei einer Candidamykose eher am Nagelwall **(Paronychie).**

Am übrigen *Körper* können Dermatophyten- und Candidabefall dagegen oft voneinander unterschieden werden:

- Typisch für Dermatophyten sind scheibenförmige, relativ scharf begrenzte, gerötete und schuppende Herde, die in der Mitte abblassen und sich ringförmig nach außen hin ausbreiten. Der „Randwall" ist dunkler und zum Teil erhaben
- Charakteristisch für einen Candidabefall sind eine entzündlich gerötete Haut mit Pustelbildung, eine nach innen gerichtete Schuppenkrause am Rand des Herdes und eine satellitenartige Aussaat. Bei beiden Formen verspürt der Patient Juckreiz.

Dermatophyten können auch die *Haare* befallen. Leitsymptom ist das Abbrechen der Haare knapp oberhalb der Kopfhaut. Je nach Stärke der entzündlichen Reaktion sind deutliche, rötliche Hautherde, evtl. mit Pusteln und Krusten, erkennbar. Bei anderen Pilzarten ist der Herd wie mit Mehlstaub bedeckt.

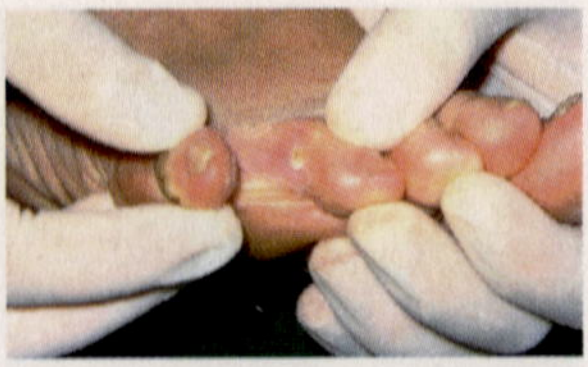

Abb. 30.70: Stark juckende Interdigitalmykose bei einer Diabetikerin. [T195]

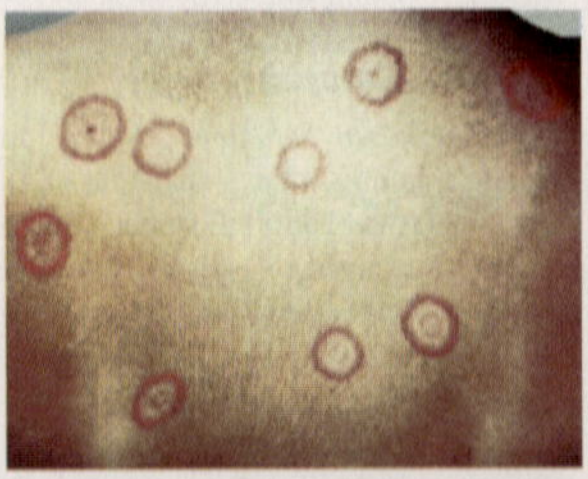

Abb. 30.71: Dermatophyteninfektion am Rücken, hier mit dem hochansteckenden Mikrosporum, einer der klinisch bedeutsamen Dermatophyten-Gattungen. Kennzeichnend ist die Randbetonung der scheibenförmigen Herde. [M123]

Diagnostik

Die Verdachtsdiagnose „Hautpilz" *(Dermatomykose)* wird in der Regel allein anhand des Untersuchungsbefundes gestellt. Eine sichere Diagnose ist jedoch nur durch den Erregernachweis möglich:

- Oft können die fadenförmigen oder rundlichen Pilze bereits im *Nativpräparat* unter dem Mikroskop gesehen werden. Besonders geeignet sind Haare, Schuppen oder Nagelspäne aus den Herdrändern
- Eine genaue Identifizierung der Erreger gelingt mit Hilfe einer *Pilzkultur.* Das Anzüchten der Kultur dauert allerdings bis zu drei Wochen
- Im *Wood-Licht* leuchten einige Pilzarten bzw. die befallenen Körperpartien verschiedenfarbig auf.

Erreger	Befallene Region	Bezeichnung
Dermatophyten *(Fadenpilze)*	▸ Körper ▸ Fuß ▸ Leiste ▸ Kopfhaar ▸ Nägel	▸ Tinea corporis (Tinea = Flechte) ▸ Tinea pedis ▸ Tinea inguinalis ▸ Tinea capitis ▸ Onychomykose
Hefepilze *(Sprosspilze, z.B. Candida albicans)*	▸ Hautfalten in Leistenbeugen, Achselhöhlen, unter Brüsten und Fettschürzen ▸ Zwischenfinger(zehen)räume ▸ Nägel, Nagelwall	▸ Soorintertrigo ▸ Interdigitaler Soor, Interdigitalmykose ▸ Onychomykose, Soorparonychie

Tab. 30.69: Nomenklatur der Dermatomykosen.

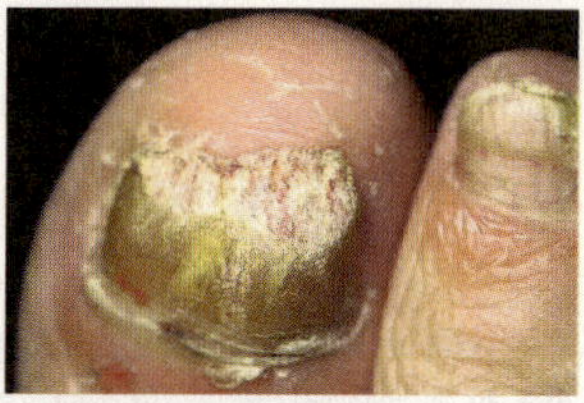

Abb. 30.72: Nagelmykose am Fuß unter der Behandlung mit Harnstoffsalbe. [T122]

Behandlungsstrategie

Dermatomykosen der Haut werden mit lokalen Antimykotika behandelt, z.B. Tolnaftat (etwa Tonoftal®) oder Clotrimazol (etwa Canesten®, Mykofug®). Bei starker entzündlicher Reaktion sind zuvor kurzzeitig antientzündliche Maßnahmen erforderlich, z.B. Bäder mit schwacher Kaliumpermanganatlösung, Einpinselungen mit Lotio alba aquosa (z.B. Fissan® Schüttelmixtur) oder auch Einreibungen mit glukokortikoidhaltigen Cremes (z.B. Ultralan®).

Bei *Nagelbefall* können antimykotische Nagellacke (z.B. Loceryl® Nagellack) aufgetragen werden, sodass eine Nagelentfernung oder die Gabe oraler Antimykotika (☞ Pharma-Info 28.42) oft unnötig ist. Sollte doch eine **Nagelentfernung** nötig sein, kommen hochprozentige Harnstoffsalben (etwa Onychomal®) zur Anwendung. Dabei wird die Harnstoffsalbe auf den Nagel aufgetragen und mit Plastikfolie bedeckt; die umliegende Haut wird durch eine Zinkpaste geschützt. Nach mehrtägiger Wiederholung lässt sich der Nagel nach einem warmen Fußbad mit der Schere abtragen.

Bei tief reichenden Infektionen und nicht beherrschbarem Nagel- oder Haarbefall ist die orale Gabe z.B. von Griseofulvin (etwa Likuden® M) oder Itraconazol (etwa in Sempera®) angezeigt. Diese Behandlung muss über einen längeren Zeitraum, bei Nagelbefall bis zu einigen Monaten durchgehalten werden.

Candidamykosen der Haut werden lokal, z.B. mit Nystatin (etwa Candio-Hermal®) oder Clotrimazol (z.B. Canesten®), therapiert. Bei schwerem Befall ist die orale Gabe von Fluconazol oder Itraconazol (z.B. Sempera®) erforderlich.

Pflege bei pilzbedingten Hauterkrankungen

Hautpflege

Maßgeblich für den Therapieerfolg ist das „Trockenlegen von Feuchtgebieten“:

- Nässende Hautpartien z.B. mit Povidontinktur oder Arning® Tinktur behandeln
- An den Körperstellen, an denen Haut auf Haut zu liegen kommt (Zehenzwischenräume, Leisten, weibliche Brüste oder Fettschürzen), Mullstreifen oder Kompressen aus Baumwolle eingelegen. Diese sorgen für „Abstand und Belüftung“
- Für Waschungen desinfizierende Seifen, etwa Betaisodona® Wasch-Antiseptikum Flüssigseife, benutzen, dabei stets Handschuhe anziehen. Alkalische Seifen meiden. Infizierte Areale zuletzt waschen, Waschlappen und Handtuch danach gewissenhaft entsorgen (Einmalartikel bevorzugen). Hautregionen, die mit antimykotisch wirkender Farbstofflösung behandelt wurden, nach dem Waschen trocken föhnen, ehe die Lösung erneut aufgetragen wird. Körperstellen, die sich schlecht abtrocknen lassen, z.B. die Zehenzwischenräume, ebenfalls trocken föhnen (nicht zu heiß). Prophylaktisch sind desinfizierende Puder (z.B. Ovis®) zu empfehlen
- Auf ausgedehnte warme Bäder verzichten. Sie lassen die Haut aufquellen, wodurch die Pilzsporen leichter in die Haut eindringen können
- Alle Utensilien (Badewanne, Waschschüssel, Steckbecken) nach Gebrauch mit einem geeigneten Desinfektionsmittel behandeln (z.B. Sekusept®, Incidin®) und trocknen lassen.

Kleidung

- Patienten bezüglich geeigneter Kleidung beraten. Günstig ist kochbare, atmungsaktive Leibwäsche, ungünstig nicht waschbare Kleidung, v.a. wenn sie direkt auf der Haut getragen wird, z.B. Leder
- Während der Behandlung mit Farbstofflösungen alte Unterwäsche oder Klinikwäsche anziehen lassen, da sich diese auf jeden Fall verfärbt
- Luftige Schuhe und Baumwollstrümpfe bevorzugen, keine Gummistiefel oder Synthetiksocken tragen (Wärme- und Sekretstau)
- Dem Patient raten, so oft wie möglich barfuß zu gehen.

Ernährung

Da Zucker und zuckerhaltige Nahrungsmittel das Candiawachstum erfahrungsgemäß fördern, sollte der Patient darauf verzichten oder zumindest den Verzehr einschränken.

Antipruriginöse Maßnahmen

Manche Patienten können wegen des Juckreizes nachts nicht schlafen. Dann sind Juckreiz lindernde Maßnahmen in den Abendstunden hilfreich.

Prophylaxe

Um eine weitere Ausbreitung des Pilzes zu verhindern, sollte der Patient:

- Über Übertragungswege aufgeklärt sein, z.B. Badematten in öffentlichen Bädern oder Schuhe, die von mehreren Leuten getragen werden. Fußsprühanlagen, wie sie häufig in Schwimmbädern vorkommen, sind heutzutage heftig umstritten, da die Desinfektionsmittel Allergien auslösen und bei zu kurzer Einwirkzeit bzw. zu hoher Verdünnung durch die feuchten Füße und die nasse Umgebung nicht zuverlässig wirken können. Entscheidend ist vielmehr das gründliche Abtrocknen der Zehenzwischenräume und Füße, außerdem ggf. noch das Tragen von Badesandalen.
- Den unmittelbaren Kontakt mit abwehrgeschwächten Mitpatienten oder Angehörigen meiden
- Darauf aufmerksam gemacht werden, dass pilzinfizierte Haustiere insbesondere bei Dermatophytenbefall des Körpers eine häufige Ansteckungsquelle sind. Deswegen sollten Haustiere regelmäßig vom Tierarzt untersucht und ggf. behandelt werden.

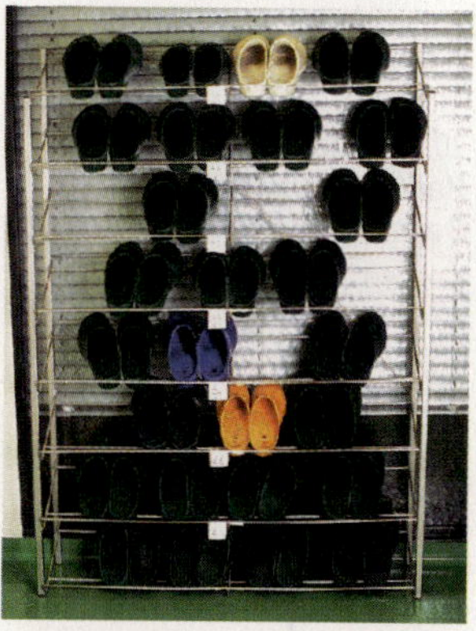

Abb. 30.73: Möglicher Übertragungsweg von Pilzen sind für das Personal im Krankenhaus OP-Schuhe, wenn nicht für jeden ein eigenes Paar zur Verfügung steht und sie nicht täglich sterilisiert werden. [K183]

30.8.3 Parasitär bedingte Hauterkrankungen

Die häufigsten parasitär bedingten Hauterkrankungen werden durch Milben und Läuse hervorgerufen.

Skabies

Skabies *(Krätze):* Durch die **Krätzemilbe** hervorgerufene, ansteckende Hauterkrankung mit starkem Juckreiz.

Entwicklungszyklus und Übertragung

Der Mensch ist einziger Wirt der **Krätzemilbe.** Die Paarung von Männchen und Weibchen findet auf der Hautoberfläche statt. Während die Männchen anschließend sterben, graben sich die Weibchen in die Epidermis ein. Am Ende des Milbenganges *(Milbenhügel)* bleibt das Weibchen sitzen und legt täglich 2 – 3 Eier, bis es nach wenigen Wochen stirbt. Aus den Eiern entwickeln sich zunächst die *Larven* und dann die *Nymphen,* die zusammen mit den Männchen auf der Haut in Mulden unter den Hornschuppen leben. Nach etwa drei Wochen sind die Milben geschlechtsreif, und der Zyklus beginnt auf's Neue. Außerhalb der Hornschicht können Milben ca. 2 – 3 Tage überleben.

Übertragen werden die Milben in der Regel durch direkten Körperkontakt, in Ausnahmefällen auch durch benutzte Bettwäsche oder Kleidungsstücke.

Erscheinungsbild

Bis die Übertragung bemerkt wird, vergehen oft 3 – 6 Wochen. Typisches Symptom ist Juckreiz, der v.a. in der Bettwärme zunimmt. Prädilektionsstellen sind die Interdigitalfalten an Händen und Füßen, die Nabelregion, die Handgelenke und Ellenbeugen, der innere Fußrand, die Brustwarzen und der Penisschaft. Die Milbengänge sind als kleine, bräunliche Linien unter der Haut des Patienten sichtbar. Am Gangende ist die Milbe als dunkles Pünktchen zu sehen. Bei der Beobachtung der Haut fallen die Kratzspuren und die entzündlichen Papeln an den Milbengängen auf. Oft entwickelt sich ein pruriginöses, papulovesikulöses Exanthem als Ausdruck der immunologischen Auseinandersetzung mit der Milbe. Fast immer besteht eine bakterielle Superinfektion mit eitrig-krustösen Herden. In Endemiegebieten oder nach längerem Bestehen der Infektion kann sich eine Immunität entwickeln, die manchmal zu einer Spontanheilung führt.

Bei gepflegten Menschen aus guten sozialen Verhältnissen treten nur minimale Hauterscheinungen auf, die diagnostisch große Schwierigkeiten bereiten können. Bei abwehrgeschwächten Patienten kann sich die hochansteckende **krustöse Skabies** entwickeln.

Diagnostik

Zunächst schaut sich der Untersucher die Haut an und sucht – evtl. mit der Lupe – nach Milbengängen und Milben. Um die Milben mikroskopisch nachweisen zu können, holt der Arzt sie mit einer nicht zu spitzen (Sicherheits-)Nadel oder einer Kanüle aus dem Milbenhügel heraus oder macht einen Tesafilmabriss der Haut, an dem die Milben hängen bleiben.

Behandlungsstrategie

Die Behandlung besteht bei Erwachsenen in der äußerlichen Anwendung eines Antiparasitikums (z.B. Hexachlorcyclohexan, etwa Jacutin®). Die Gebrauchsanweisung des Präparats muss genau beachtet werden. Während der Behandlung dürfen keine Kosmetika oder Hautpflegemittel verwendet werden, da hierdurch die Resorption des toxischen Hexachlorcyclohexans gefördert werden kann. Die abgetöteten Milben werden im weiteren Verlauf mit der Hornschicht von selbst abgestoßen. Bei Kindern oder in der Schwangerschaft und Stillzeit darf dieses Mittel nicht angewandt werden. Dann kommt eine Behandlung mit Benzylbenzoat (etwa Antiscabiosum Mago®) oder eine Schwefelanwendung in Betracht. Die Behandlung erfolgt prinzipiell über drei Tage mit täglich einmaliger Anwendung. Anschließend kann der Juckreiz durch Antihistaminika, das skabiesbedingte Ekzem mit Kortikoidsalben (z.B. Dermatop®) therapiert werden.

Alle Kontaktpersonen müssen untersucht und beim geringsten Verdacht mitbehandelt werden. Dies gilt insbesondere bei hochansteckender, krustöser Skabies sowie bei Infektionen in Altenheimen und Krankenhausstationen (Personaluntersuchung im ärztlichen, pflegerischen und hauswirtschaftlichen Bereich).

Pflege

Für die *Körperpflege während der Behandlung mit einem Antiparasitikum* gelten folgende Richtlinien:

- Vor dem Auftragen des Lokaltherapeutikums mit einem Detergens duschen (Stoff, der die Oberflächenspannung des Wassers herabsetzt und so die Wasserbenetzbarkeit des Körpers erhöht), um Hautfett und Salbenreste zu entfernen, welche die Resorption des Lokaltherapeutikums erhöhen
- Dann den Körper vom Hals abwärts mit dem Antiparasitikum einreiben, dabei besonders auf die Prädilektionsstellen achten
- Nach 12 – 24 Stunden die Salbenreste abduschen
- Nach drei Tagen die durch das Antiparasitikum gereizte und ausgetrocknete Haut mit Ölbädern, Pflegesalben und bei starken Ekzemen glukokortikoidhaltigen Salben (Arztanordnung) nachbehandeln.

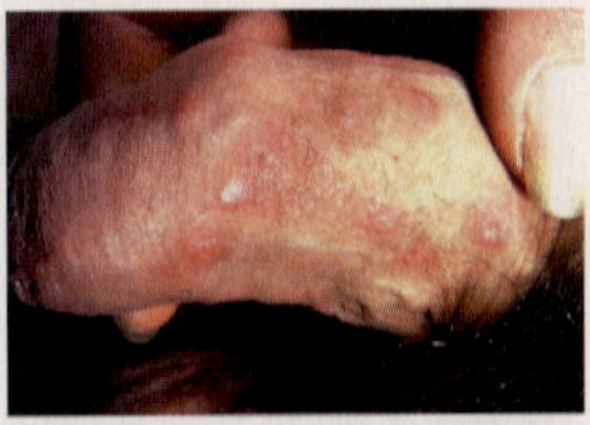

Abb. 30.74: Milbengänge am Penis. [M123]

Hygienemaßnahmen

Bei der Desinfektion Mittel und Verfahren anwenden, die gegen Milben wirksam sind. Zu bevorzugen sind thermische Verfahren (bei Temperaturen von 50 °C sterben Milben innerhalb 10 Minuten ab).

- Die **Bettwäsche** des Patienten und alle anderen **Wäschestücke** mit direktem Hautkontakt täglich wechseln und möglichst auskochen (Wäsche aber nicht aufschütteln). Für Krankenhauswäsche ist das Routinewaschverfahren der Krankenhauswäscherei ausreichend. Nicht waschbare Kleidungsstücke oder Schuhe für 1 – 2 Wochen in einen Plastiksack geben oder über Nacht in einen Gefrierschrank legen. Anschließend sind die Milben tot. Mäntel oder Jacken können auch in die (chemische) Reinigung gegeben werden, nachdem sie vier Tage lang nicht getragen worden sind
- Alle **Flächen im Patientenzimmer** routinemäßig reinigen, dabei sind die üblichen Reinigungsmittel der Reinigungsdienste ausreichend. Stehen Möbel oder Polster im Patientenzimmer

oder ist der Boden mit Teppichen ausgelegt, reicht eine gründliche Reinigung mit einem starken Staubsauger (bei krustöser Skabies wiederholt staubsaugen). Zusätzlich können pyrethrumhaltige Präparate angewendet werden, z.B. Spruzit®

- **Gebrauchte Instrumente** in einem geschlossenen Behälter in die Zentralsterilisation geben oder 4 Stunden lang in Desoform 1 % einlegen
- Das **Patientengeschirr** zusammen mit dem anderen Geschirr in der Spülmaschine der Küche reinigen
- Den **Abfall des Patienten** nur verschlossen transportieren, er wird zusammen mit dem Krankenhausabfall entsorgt
- Nach der Entlassung des Patienten **Matratzen, Kissen** und **Decken** mit Dampf desinfizieren (entwesen).

Beim Bettenmachen oder anderen pflegerischen Tätigkeiten, bei denen die Pflegenden unmittelbar Kontakt zum Patienten, zu kontaminierten Gegenständen oder zu erregerhaltigem Material haben, Schutzkittel und Einmalhandschuhe anziehen. Die Schutzkittel in einem dicht schließenden Wäschesack entsorgen, der unmittelbar neben der Tür des Patientenzimmers steht. Das Tragen eines Mund-Nasenschutzes und ein Wechseln der Schuhe sind nicht erforderlich.
Nach allen Verrichtungen am Patienten oder im Patientenzimmer Hände (einschließlich der Nägel) gründlich mit Seifenlösung waschen. Die Händedesinfektion ist nicht wirksam!
Besonders sorgfältig sind die genannten Hygiene- und Pflegemaßnahmen bei krustöser Skabies zu beachten!

Pedikulose

Pedikulose: Erkrankungen durch Läuse, beim Menschen durch die *Kopflaus*, die *Filzlaus* und die *Kleiderlaus*. Insbesondere die Kopflauserkrankungen haben in den letzten Jahren an Häufigkeit zugenommen.

Läuse können außerdem in seltenen Fällen Krankheiten übertragen, z.B. das Rückfallfieber durch Borrelien (☞ 28.5.17) oder das Fleckfieber und Fünftagefieber durch Rickettsien (☞ 28.5.19).

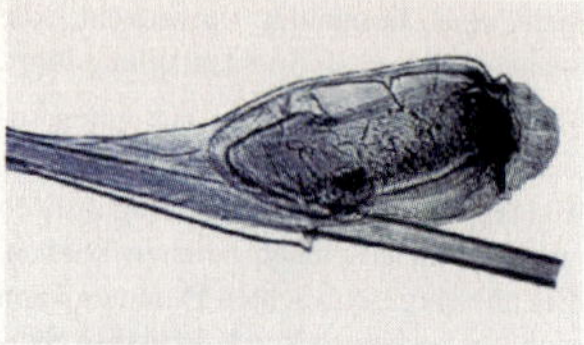

Abb. 30.75: Haar mit fest am Haarschaft sitzender Nisse einer Laus. [M123]

Entwicklungszyklus und Übertragung

Die befruchteten Weibchen kleben ihre 150 – 300 Eier, die **Nissen,** mit einem wasserunlöslichen Kitt an die Kopf- oder Schamhaare (Kopf-, Filzlaus) oder in die Kleidersäume (Kleiderlaus). Nach acht Tagen schlüpfen die Larven, nach 2 – 3 Wochen sind sie geschlechtsreif. Läuse ernähren sich vom Blut ihres Wirtes. Ohne Blut halten sie es nur wenige Tage aus. Sie werden meist durch direkten (Körper-)Kontakt, aber auch über Kleidung, Bettwäsche oder gemeinsam benutzte Utensilien (z.B. Kämme) übertragen.

Erscheinungsbild

Von *Kopfläusen* sind besonders die Partien hinter den Ohren betroffen. Die Läusebisse führen zu hochroten, quaddelähnlichen Papeln, die aufgrund des Läusespeichels stark jucken. Durch das Kratzen entstehen Hautwunden und Entzündungen, häufig sind die Haare auch stark verfilzt.

Filzläuse bevorzugen Gebiete mit Duftdrüsen, also den Genitalbereich, die Achselhaare sowie starke Behaarungen im Brust- und Bauchbereich. Bei Kindern treten sie auch am Kopf, in Wimpern und Augenbrauen auf. Der Juckreiz ist mäßig und nachts stärker als am Tag. Typisch sind bläuliche Flecke in der befallenen Region (**Maculae coeruleae,** *Taches bleues*).

Kleiderläuse rufen durch ihren Speichel Rötungen, Quaddeln und Knötchen mit starkem Juckreiz hervor, die sich durch das Kratzen ebenfalls entzündlich verändern können.

Diagnostik

Die Diagnose gelingt nur über den mikroskopischen Nachweis von Läusen oder Nissen. Ist man sich nicht sicher, ob es sich bei den Veränderungen im Haar um Schuppen oder Nissen handelt, kann der Versuch helfen, die Nisse oder Schuppe abzustreifen. Im Gegensatz zu Schuppen lassen sich Nissen nämlich nicht vom Haar abstreifen. Beim Filzlausbefall geben die Maculae coeruleae wichtige diagnostische Hinweise.

Behandlungsstrategie

Pflege

Therapeutisch werden vergleichbare Präparate wie bei den Milben eingesetzt. Oft ist eine Wiederholung der Behandlung nach 8 – 10 Tagen erforderlich. Säuglinge werden stationär behandelt. Nach der dreitägigen Behandlung des Kopflausbefalls werden die toten Nissen mit Essigwasser (Essig : Wasser = 1 : 2) gelöst und mit einem engzahnigen „Nissenkamm" entfernt. Die Kleidung wird desinfiziert und alle Kontaktpersonen untersucht bzw. behandelt.

Bis zur Ausheilung dürfen die Betroffenen Schulen und Kindergärten nicht besuchen. Da sich aber nicht alle Betroffenen daran halten und der Lausbefall teils erst spät bemerkt wird, kommt es immer wieder zu kleinen Epidemien in Kindergärten oder Schulen.

30.8.4 Viral bedingte Hauterkrankungen

Herpes-simplex-Infektionen ☞ *28.6.2*
Herpes-zoster-Infektionen ☞ *28.6.3*

Verrucae

Verrucae *(Warzen):* Gutartige Hautneubildungen, die durch humane Papillomviren hervorgerufen werden.

Verucae vulgares

Verrucae vulgares *(Gewöhnliche Warzen, Stachelwarzen)* sind harte Papeln, die allmählich wachsen und durch zunehmende Verhornung immer rauer und dunkler werden. Durch Bluteinlagerungen können sie sich schwärzlich verfärben. Auftreten können sie als so genannte *Mutterwarzen* in einer Größe von ca. 1 – 2 cm und als *Tochterwarzen.* Die gewöhnlichen Warzen kommen v.a. an Händen und Fingern vor, aber auch im Gesicht oder an den Fußsohlen. An den Augenlidern finden sich insbesondere bei älteren Menschen die **Verrucae filiformes** *(Pinsel-* oder *Fadenwarzen),* die einen Sonderfall der gewöhnlichen Warze darstellen und häufig mit Fibromen (☞ 30.10.1) verwechselt werden.

Therapie: Da Warzen nach einiger Zeit oft spontan abheilen, sollte die Therapie nicht invasiv sein und keine Narben hinterlassen. Bewährt hat sich das Lokaltherapeutikum Acetocaustin® (Chloressigsäure), das einmal in der Woche aufgetragen wird und zu einer schmerzlosen Verätzung der Warze führt, oder das Zytostatikum Fluorouracil in Kombination mit Salicylsäure, z.B. Verrumal® (die alleinige lokale Anwendung von Salicylsäure hat sich nicht bewährt). Die Präparate dürfen nicht mit gesunder Haut oder Schleimhaut in Berührung kommen. Müssen doch einmal operative Maßnahmen ergriffen werden, besteht die Behandlung in dem Abtragen der Warze mit dem scharfen Löffel (in Lokalanästhesie), der Diathermieschlinge (☞ Abb. 21.96) oder der chirurgischen Entfernung in Vollnarkose, z.B. bei ausgedehntem Fußsohlenbefall. Eine weitere therapeutische Möglichkeit ist das Vereisen mit flüssigem Stickstoff (Kontaktkryotherapie), evtl. in Lokalanästhesie.

Verrucae planae juveniles

Verrucae planae juveniles *(plane juvenile Warzen)* sind kaum erhabene Papeln, die plötzlich in großer Zahl aufschießen können. Betroffen sind vor allem Kinder und Jugendliche, vorzugsweise im Gesicht und an den Händen. Die Warzen heilen nach monate- bis jahrelangem Verlauf durch immunologische Vorgänge innerhalb kurzer Zeit narbenlos ab.

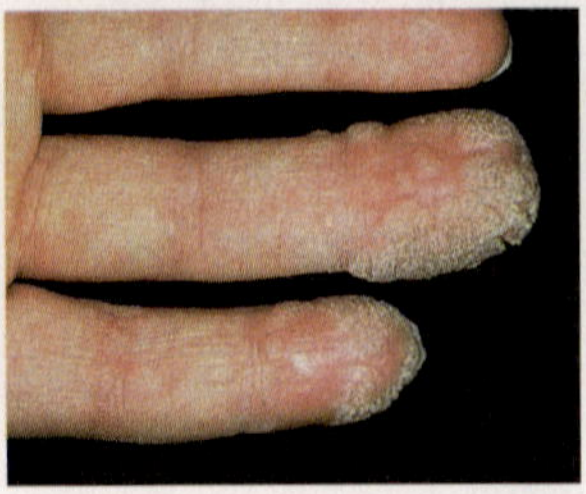

Abb. 30.76: Verrucae vulgares (gewöhnliche Warzen). [M123]

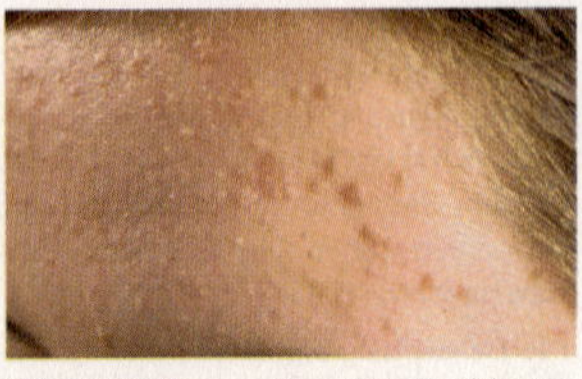

Abb. 30.77: Verrucae planae juveniles (plane juvenile Warzen) an der Stirn. [M123]

Therapie: Die Therapie besteht im lokalen Auftragen von *Schälmitteln* **(Keratolytika),** z.B. von niedrig dosierter Vitamin-A-Säure (z.B. Airol-Creme®, Cordes VAS®).

Verrucae plantares

Verrucae plantares *(Dornwarzen, Plantarwarzen, Sohlenwarzen)* sind eine klinische Variante der gewöhnlichen Warze und v.a. an der Fußsohle und am Zehenballen lokalisiert. Bei jedem Schritt werden sie durch das Körpergewicht in die Haut eingedrückt. Dies äußert sich in stechenden Schmerzen (daher *Dorn*warze), weswegen sie entfernt werden müssen.

Condylomata acuminata

Condylomata acuminata *(Feigwarzen, spitze Kondylome* ☞ Abb. 30.79) werden ebenfalls durch Papilloma-Viren hervorgerufen und durch Geschlechtsverkehr übertragen. Sie entstehen bevorzugt im feuchten Milieu des Genital- und Analbereiches. Im Frühstadium können die kleinen Papeln leicht übersehen werden, später sehen sie durch Lappen- und Furchenbildung blumenkohlartig aus.

Therapie: Spitze Kondylome werden üblicherweise mit dem Laser oder einer Diathermieschlinge (☞ Abb. 21.96) entfernt. Zusätzlich kann eine immunstimulierende Behandlung lokal (Imiquimod = Aldara®) oder systemisch (Interferon) angezeigt sein. Evtl. ist eine Mitbehandlung des Sexualpartners erforderlich.

Mollusca contagiosa

Verursacher der rundlichen **Mollusca contagiosa** *(Dellwarze)*, die wegen ihrer zentralen Delle so genannt werden, ist ein Virus der *Pockengruppe*. Nach Anritzen lässt sich eine breiartige Masse herausdrücken. Die Erkrankung wird von Mensch zu Mensch übertragen. Über kleine Hautdefekte gelangt das Virus durch Schmierinfektion, Handtücher oder Kleidungsstücke in die Haut. Bei allgemeiner Abwehrschwäche treten sie gehäuft auf (HIV-Infektion).

Therapie: Dellwarzen werden mit einer gebogenen Pinzette (Eihautpinzette) ausgedrückt und mit einem Skalpell oder scharfen Löffel abgetragen. Manchmal reicht auch die Behandlung mit einem salicylhaltigen Pflaster (Guttaplast®). Um ein schmerzloses Entfernen zu ermöglichen, wird vor dem Eingriff eine anästhesierende Salbe aufgetragen und 30 – 60 Minuten unter einem Okklusiv-Verband (☞ 30.5.2) belassen.

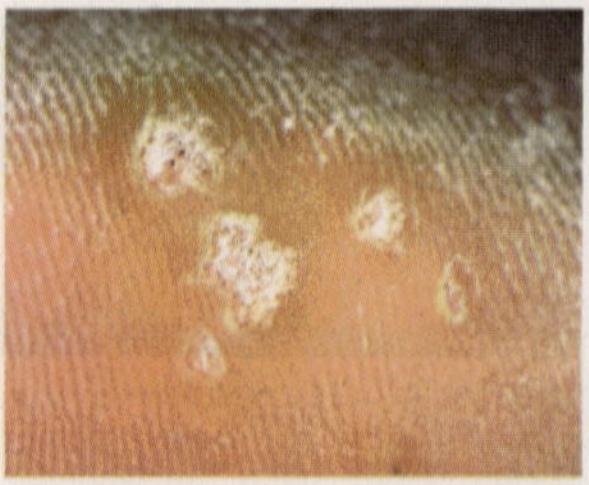

Abb. 30.78: Verrucae plantares der Fußsohle. Sie sind nach außen meist flach und unterbrechen optisch die Fußsohlenfurchung. [M123]

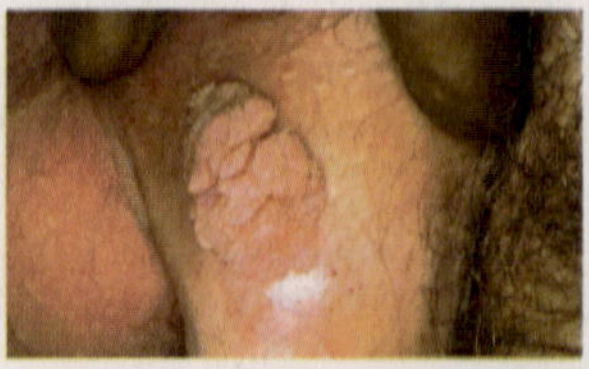

Abb. 30.79: Condylomata acuminata (spitze Kondylome). [M123]

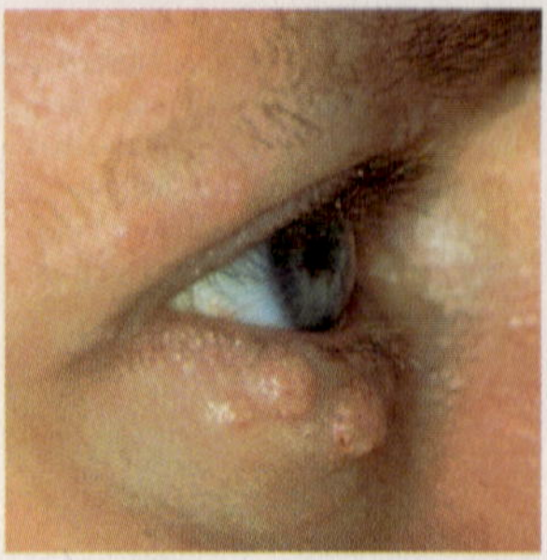

Abb. 30.80: Mollusca contagiosa (Dellwarzen) am Unterlid. [M123]

30.9 Allergisch bedingte Hauterkrankungen und Urtikaria

Grundlagen der Allergologie ☞ *29.4*

Von einer **allergisch bedingten Hauterkrankung** spricht man, wenn eine humorale Antigen-Antikörper-Reaktion oder eine zelluläre Immunreaktion die Hauterscheinungen hervorruft. Viele Patienten mit allergischen Hautreaktionen leiden gleichzeitig unter anderen allergischen

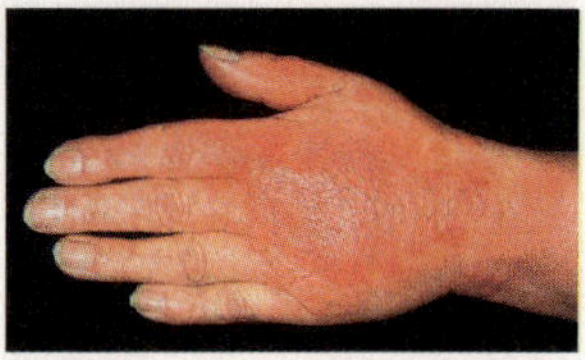

Abb. 30.81: Allergisches Kontaktekzem an der Hand mit Streuherden am Unterarm. [M123]

Erkrankungen wie z.B. einem allergischen Schnupfen (☞ 34.6.2).

30.9.1 Allergisches Kontaktekzem

Allergisches Kontaktekzem: Akute oder chronische Dermatitis durch eine allergische Reaktion nach Hautkontakt mit einer allergisierenden Substanz. Eine der häufigsten Hauterkrankungen überhaupt mit erheblicher sozialer Bedeutung: 20 % aller Berufskrankheiten sind allergische Kontaktekzeme. Prädisponiert sind z.B. Maurer, Friseure, Maler/Lackierer und auch Krankenschwestern und -pfleger. Bei einer **photoallergischen Reaktion** wirkt die allergisierende Substanz (z.B. Tetrazykline) erst nach Lichteinfluss (z.B. einem Sonnenbad) allergen.

Symptome und Untersuchungsbefund

Die Symptome beginnen typischerweise ungefähr 12 – 48 Stunden nach dem Allergenkontakt und erreichen nach zwei Tagen ihr Maximum. Beim **akuten Kontaktekzem** kommt es zu Rötung, Schwellung und Bläschenbildung am Einwirkungsort des Allergens, und der Patient verspürt starken Juckreiz. Die Blasen platzen und hinterlassen nässende Läsionen, die später verkrusten und unter Schuppenbildung abheilen.

Bei fortdauerndem Allergenkontakt kann ein **chronisches Kontaktekzem** entstehen. Die Haut des Patienten ist verdickt, lichenifiziert (mit vergröbertem Hautfaltenrelief) und schuppt. Da der Kranke meist unter Juckreiz leidet, sind Kratzeffekte häufig. Oft sind auch Rhagaden und entzündungsbedingte Pigmentverschiebungen zu beobachten.

Diagnostik und Differentialdiagnose

Die Diagnose wird aufgrund der typischen Klinik, der Anamnese und einer Epikutantestung (☞ 29.4.2 und ☞ Tab. 30.84) gestellt. Allerdings ist es in der Praxis oft schwierig, das verursachende Allergen herauszufinden. Die Lokalisation der Effloreszenzen gibt hierbei erste Hinweise. Dabei ist aber zu bedenken,

Typ der allergischen Reaktion (☞ 29.4.1)	Krankheitsbild
Sofortreaktion (Typ I)	▸ Allergische Urtikaria (☞ 30.9.2) ▸ Quincke-Ödem (☞ 30.9.2)
Zytotoxische Immunreaktion (Typ II)	▸ Thrombozytopenische Purpura (☞ 24.9.3)
Immunkomplexreaktion (Typ III)	▸ Arzneimittelexanthem (☞ 30.9.2)
Immunreaktion vom Spättyp (Typ IV)	▸ Allergisches Kontaktekzem (☞ 30.9.1) ▸ Allergische Photodermatitis (☞ 30.9.1)

Tab. 30.83: Übersicht der allergisch bedingten Hauterkrankungen.

dass die Patienten die allergenen Substanzen auch mit den Händen über den Körper verteilen können (z.B. beim Kratzen) und so das Bild verschleiern.

Abgegrenzt werden muss die **toxische Kontaktdermatitis,** bei der die toxischen Substanzen, z.B. Chemikalien, *direkt* (also *nicht* antikörpervermittelt) die Zellen der Oberhaut schädigen.

Von einem *irritativen* bzw. **toxisch-degenerativen Ekzem** spricht man, wenn *gering* toxische, irritative Substanzen bei *vorgeschädigter* Haut ein Kontaktekzem hervorrufen. Dann kann die irritative Substanz den Schutzmantel der Haut leicht durchbrechen. Dies ist bei vielen Hausfrauen nach häufigem Kontakt mit Wasser, Putz- oder Waschmitteln sowie bei Atopikern der Fall.

Phototoxische Substanzen wirken erst nach Lichteinfluss toxisch.

Behandlungsstrategie

Wichtigste therapeutische Maßnahme beim allergischen Kontaktekzem ist das Meiden der auslösenden Substanz – die **Allergenkarenz.** Ein akutes Kontaktekzem wird lokal mit Glukokortikoiden behandelt, wobei die Trägersubstanz in Abhängigkeit vom vorliegenden Stadium gewählt wird. Bei nässenden Läsionen sind feuchte Umschläge, z.B. mit Kaliumpermanganat-Lösung, angezeigt. Nachts eignen sich Zink-Schüttelmixturen (z.B. Lotio Hermal®) oder Zinköle. Bei sehr ausgeprägtem Befund kann eine kurzzeitige systemische Glukokortikoidgabe angezeigt sein.

Die Behandlung chronischer Kontaktekzeme erfolgt durch steroidhaltige Salben und evtl. Teerpräparate. Vor allem beim

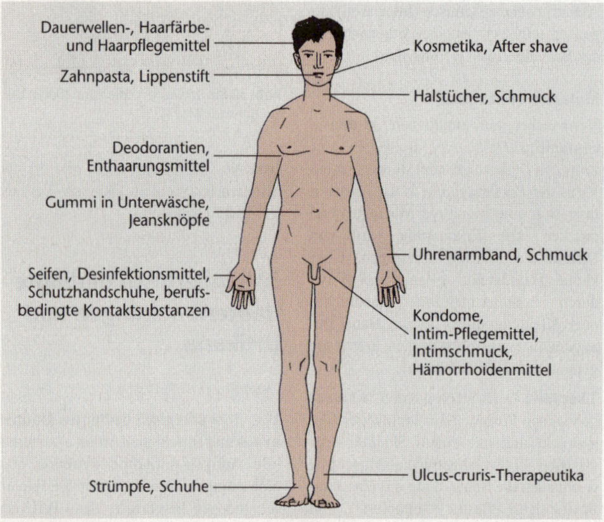

Abb. 30.82: Das Verteilungsmuster eines allergischen Kontaktekzems am Körper erlaubt oft Rückschlüsse auf den Auslöser.

chronischen Kontaktekzem und beim sog. degenerativen Ekzem ist darüberhinaus eine sorgfältige Hautpflege mit rückfettenden Salben wichtig.

Prognose

Ein akutes allergisches Kontaktekzem heilt nach Antigenkarenz in der Regel narbenlos ab. Kann das Allergen nicht gemieden werden, so wird die Erkrankung chronisch. Eine Ausheilung ist dann nicht möglich. *Berufsbedingte* Kontaktekzeme müssen bereits im Verdachtsfall der Berufsgenossenschaft gemeldet werden und sind in Deutschland eine der häufigsten Berufserkrankungen überhaupt. Kann der Patient auch mit Schutzmaßnahmen den Kontakt mit dem Allergen nicht umgehen (z.B. Zementkontakt bei Maurern), ist eine Umschulung in einen anderen Beruf unumgänglich.

Latexallergie

5 – 17 % der im medizinischen Bereich Tätigen leiden unter einer **Latexallergie.** Gemeinsam ist den Betroffenen eine erhöhte Latexexposition oder eine gesteigerte Empfänglichkeit für Allergien. Bleibt die Frage, warum die Latexallergien so rasant zugenommen haben. Gründe hierfür sind u.a. der vermehrte Einsatz von Handschuhen aus Latex zum Schutz gegen HIV-Infektionen und die Verwendung von Maisstärkepulver in den Handschuhen, das zwar den Tragekomfort erhöht, jedoch die allergenen Latexproteine absorbiert. Beim An- und Ausziehen der Handschuhe gelangen die Partikel in die Luft (hier können sie mehrere Stunden verbleiben) und dann in die Atemwege der in der Nähe befindlichen Menschen.

Die Symptomatik besteht unter anderem in Juckreiz, Urtikaria (☞ 30.9.2), Rhinitis (☞ 34.6.2), Asthma bronchiale (☞ 20.6.1) bis hin zum anaphylaktischen Schock (☞ 38.5.1).
Die einzig wirksame Maßnahme zur Prävention und Gesundheitsförderung ist das Vermeiden einer Latexexposition, indem z.B. keine gepuderten Handschuhe aus Latex bzw. nur noch latexfreie Handschuhe verwendet werden.

Kontaktadresse

Latexallergie-Informationsvereinigung (L.A.I.V e.V.),
Postfach 21 04 13, 72027 Tübingen,
Tel: 0 70 73/51 64, www.laiv.de

30.9.2 Urtikaria

Urtikaria *(Nesselsucht, Quaddelsucht):* Aus Quaddeln bestehendes Exanthem, das typischerweise stark juckt. Gehört zu den häufigsten Hauterkrankungen: 20 – 30 % der Bevölkerung sollen einmal im Leben davon betroffen sein. Bei Dauer eines Schubes von unter sechs Wochen als **akute Urtikaria**, bei einer Dauer von über sechs Wochen als **chronische Urtikaria** bezeichnet.

Krankheitsentstehung und Entwicklung

Je nach auslösendem Faktor werden verschiedene Formen differenziert. Am häufigsten sind:

- *Allergische Urtikaria,* z.B. durch Arzneimittel, Insektenstiche oder Nahrungsmittel

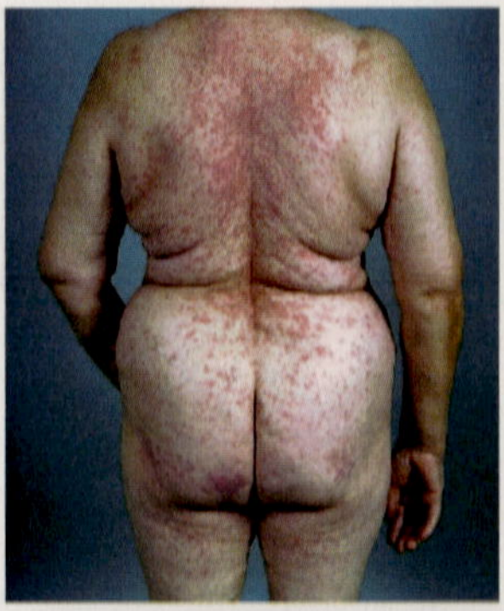

Abb. 30.85: Arzneimittelexanthem, das den gesamten Körper befallen hat. [M123]

- *Urtikaria durch nichtallergische Intoleranzreaktionen,* z.B. gegen Arzneimittel oder Nahrungsmittelzusätze
- *Kontakturtikaria* durch Hautkontakt z.B. mit Quallen, Brennnesseln oder Schalen von Zitrusfrüchten
- *Physikalische Urtikaria* durch Kälte, Wärme, Licht oder mechanischen Reiz, z.B. Druck
- *Cholinergische Urtikaria* durch Stimulation der Schweißdrüsen (oft auch als Sonderfall der physikalischen Urtikaria betrachtet, da Wärme häufiger Auslöser ist).

Urtikaria kann aber auch als Begleiterscheinung anderer Erkrankungen auftreten, z.B. eines Lupus erythematodes (☞ 25.6.1), einer Wurminfektion (☞ 28.9) oder einer chronischen Nasennebenhöhlen- oder Zahnvereiterung (☞ 34.6.3).

Durch die verschiedenen Auslöser wird Histamin aus Mastzellen und basophilen Granulozyten (☞ 29.4.1) freigesetzt. Da-

	Toxische/irritative Kontaktdermatitis	Phototoxische Kontaktdermatitis	Allergische Kontaktdermatitis	Photoallergische Kontaktdermatitis
Definition	Dosis- oder konzentrationsabhängige Reaktion auf obligat toxisch bzw. irritierend wirkende Substanzen	Durch Kontakt mit Substanzen, die erst bei Lichteinwirkung toxisch wirken, z.B. Furocumarine in Kosmetika mit Bergamottöl **(Berloque-Dermatitis)** oder Teer in Lokaltherapeutika **(Teersonnendermatitis)**	Dosis- oder konzentrationsunabhängige Reaktion nach vorangegangener Sensibilisierung	Durch Kontakt mit Substanzen, die bei Lichteinwirkung allergische Reaktionen hervorrufen, z.B. Tetrazykline
Klinik	Hautveränderungen nach Minuten bis Stunden, beschränkt auf das Einwirkungsgebiet		Hautveränderungen nach 12 – 48 Std., wobei einzelne Herde auch außerhalb des exponierten Gebietes auftreten können *(Streuphänomen)*	
Diagnostik	**Decrescendo-Reaktion** im Epikutantest, d.h. Nachlassen der Reaktion nach Entfernen der Substanz	Belichteter Epikutantest *(Photopatch- Test)*	**Crescendo-Reaktion** im Epikutantest, d.h. Verstärkung der Reaktion innerhalb von 24 – 48 Std. nach Entfernen der Substanz	Belichteter Epikutantest *(Photopatch-Test)*

Tab. 30.84: Kriterien zur Differenzierung zwischen allergischem und nichtallergischem Kontaktekzem.

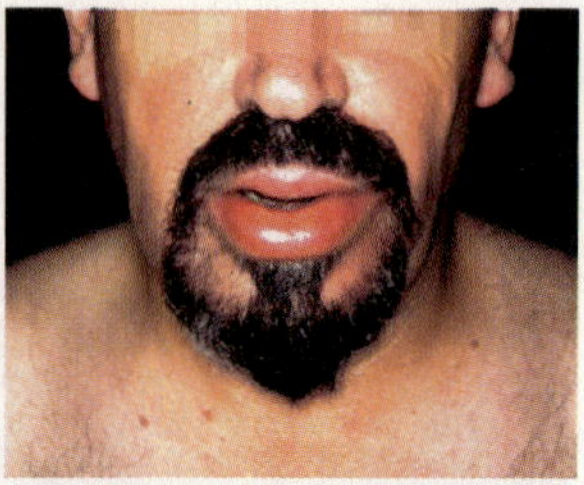

Abb. 30.86: Quincke-Ödem mit erheblicher perioraler Schwellung. [M123]

durch werden die Kapillaren durchlässiger, und das austretende Plasma führt zu einem Ödem und damit zur Quaddelbildung.

Symptome und Untersuchungsbefund

Innerhalb von Minuten schießen unterschiedlich große, leicht erhabene und meist rötliche Quaddeln auf. Sie ähneln denen nach Brennnesselkontakt und bilden sich in der Regel nach Stunden selbst zurück. Der Patient klagt über heftigen Juckreiz. Typischerweise werden die Quaddeln aber nicht zerkratzt, sondern gescheuert oder gerieben. Im Rahmen der urtikariellen Reaktion können außerdem Magen-Darm-Beschwerden (insbesondere Durchfall), Luftnot und Kopfschmerzen auftreten. Ein anaphylaktischer Schock ist ebenfalls möglich, aber selten.

Als Sonderform der Urtikaria wird das **Quincke-Ödem** *(Angioödem, angioneurotisches Ödem)* angesehen, bei dem es hochakut zu einer entstellenden Gesichtsschwellung vor allem um die Augen und den Mund kommt. Bei einer Beteiligung der Luftwege, insbesondere der Stimmritzen, gerät der Patient rasch in lebensbedrohliche Atemnot. Die Auslöser dieses erworbenen Quincke-Ödems sind die gleichen wie bei Urtikaria.

Diagnostik

Die Diagnose ist meist durch den Hautbefund zu stellen. Im Vordergrund steht dann die Suche nach dem Auslöser, die mit der Anamnese beginnt. Oft ist eine Allergiediagnostik erforderlich (☞ 29.4.2), bei Verdacht auf eine Nahrungsmittelallergie eine Suchdiät. Evtl. ist – in Notfallbereitschaft – ein Expositionstest mit dem verdächtigen Nahrungsmittel angezeigt, der aber ebenso wie die Allergietests nur im beschwerdefreien Intervall durchgeführt werden darf. Expositionstests lassen sich auch mit Druck, Wärme, Kälte und anderen verdächtigen Auslösern durchführen. Bei mehr als der Hälfte der Patienten, v.a. denen mit einer chronischen Urtikaria, bleibt der Auslöser jedoch unklar.

Behandlungsstrategie

Erste Behandlungsmaßnahme ist das Ausschalten der auslösenden Faktoren. Bei ausgeprägteren Erscheinungen und beim Quincke-Ödem werden Antihistaminika und Glukokortikoide intravenös injiziert, außerdem kann beim Quincke-Ödem eine Intubation erforderlich sein. In leichten Fällen werden kühlende antihistaminikahaltige Gele aufgetragen (z.B. Soventol®, Systral®).

Kann – insbesondere bei chronischen Verläufen – keine Ursache gesichert werden, steht eine symptomatische Therapie mit oraler Antihistaminikagabe im Vordergrund. Bei Druckurtikaria helfen oft nur Glukokortikoide, bei Kälteurtikaria kann eine intravenöse Penicillinbehandlung versucht werden.

Pflege

Besonders wichtig ist die Krankenbeobachtung (Kreislaufparameter, Atmung, Schockzeichen), um eine Gefährdung des Patienen (z.B. einen anaphylaktischen Schock oder ein Zungen-, Larynx- oder Pharynxödem) möglichst früh zu erkennen. Notfallmedikamente (☞ 38.5.1) und Intubationsbesteck müssen bereitstehen.

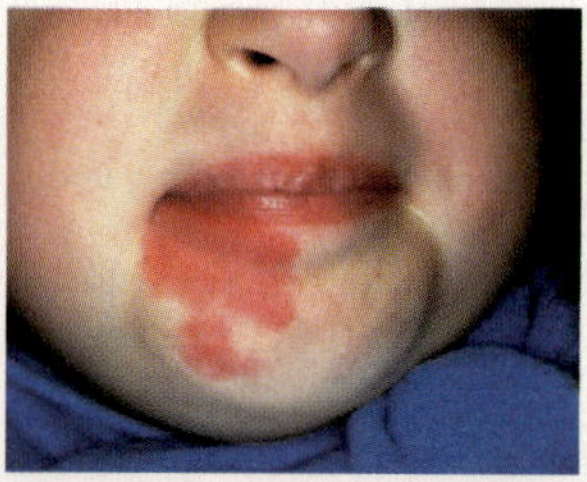

Abb. 30.88: Feuermal am rechten Unterkiefer, typischerweise nicht über die Mittellinie hinausgehend. [M123]

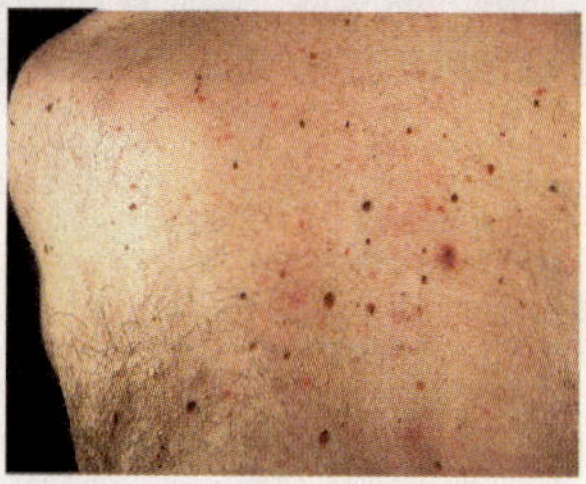

Abb. 30.87: Multiple Naevuszellnaevi. Diese Naevi sind nicht behandlungsbedürftig, sollten aber in regelmäßigen Abständen auf Veränderungen kontrolliert werden. [M123]

30.10 Fehlbildungen der Haut und Hauttumoren

30.10.1 Fehlbildungen der Haut und gutartige Hauttumoren

Gutartige Fehlbildungen der Haut oder **gutartige Hauttumoren** sind v.a. aus kosmetischen Gründen und wegen ihrer Ähnlichkeit mit bösartigen Hauttumoren von Bedeutung.

Naevuszellnaevus

Naevuszellnaevus *(Leberfleck):* Anhäufung Pigment bildender Zellen (Melanozyten ☞ 30.1) in der Haut.

Naevuszellnaevi gehören zu den umschriebenen Fehlbildungen der Haut und kommen sehr häufig vor. Ihre Oberfläche ist meist glatt, kann aber auch warzenähnlich, behaart oder tierfellartig sein. Bei Entzündungen, Verletzungen oder Veränderungen der Form, Farbe, Größe und Begrenzung müssen sie operativ entfernt werden. Großflächige Riesennaevi werden wegen ihres Entartungsrisikos nach Möglichkeit nach der Geburt abradiert („abgeschabt") oder exzidiert. Dabei empfiehlt sich eine streifenförmige Teilexzision in mehreren Sitzungen, um der Haut Zeit zum Dehnen zu geben. Nach großflächigen Exzisionen ist eine plastische Deckung notwendig.

Feuermal

Feuermal *(Naevus flammeus, Blutgefäßnaevus, Weinmal):* Angeborener, hellroter, rotweinfarbener oder blauroter Fleck, der durch Kapillarerweiterungen bedingt ist.

Feuermale sind insbesondere in Gesicht und Nacken zu finden. Form und Größe der Flecken variieren stark. Die Färbung ist durch einen Spatel wegdrückbar. Im Gegensatz zu medialen Feuermalen (z.B. im Nacken = Storchenbiss) können laterale Feuermale (beispielsweise an der Wange) mit anderen Gefäßfehlbildungen

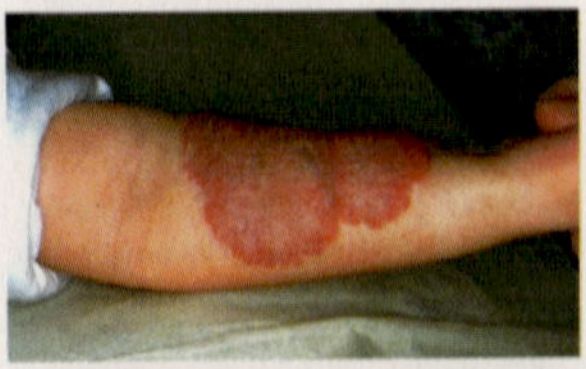

Abb. 30.89: Kutanes kavernöses Hämangiom am Unterarm eines Säuglings. [M123]

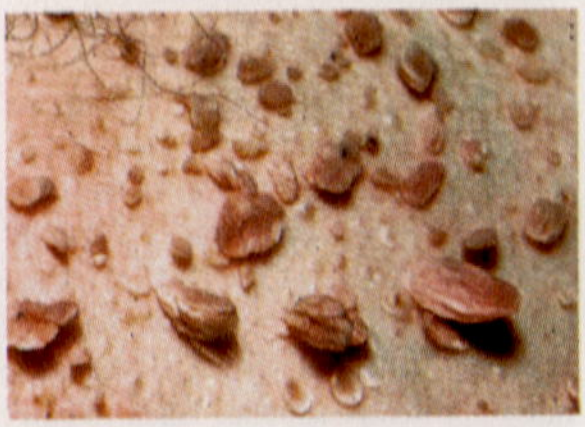

Abb. 30.90: Fibrome, hier gestielte, treten nicht selten in größerer Anzahl auf. [M123]

(etwa in Auge, Gehirn) verbunden sein. Bewährt hat sich die Lasertherapie. Exzisionen werden wegen der unschönen Narbenbildung nur in Ausnahmefällen durchgeführt. Dankbar sind die Patienten für eine Anleitung im medizinischen Schminken, bei dem das Feuermal durch bestimmte Kosmetika abgedeckt wird. In vielen Fällen verhilft das Schminken den Betroffenen wieder zu mehr Selbstbewusstsein, das unter dem sichtbaren Makel gelitten hat.

Hämangiom

Hämangiom *(Blutschwamm):* Schwammartiger Blutgefäßherd, der histologisch zwischen den gutartigen Blutgefäßtumoren und den Fehlbildungen steht. Bei größeren Hohlräumen **kavernöses Hämangiom** genannt. Im Gegensatz zu Feuermalen zeigen Hämangiome eigenständiges Wachstum (und teils auch Rückbildung).

Bei den **Hämangiomen** unterscheidet man kutane, kutan-subkutane und subkutane Hämangiome:

- Das *kutane Hämangiom* tritt als oberflächliche Erhabenheit mit sattroter Farbe auf
- Beim *kutan-subkutanen Hämangiom* tritt nur ein Teil des Hämangioms an die Oberfläche (wie die Spitze eines Eisberges). Am Rand des Tumors schimmert der subkutane Anteil bläulich durch
- Das *subkutane Hämangiom* äußert sich in einer bläulich-schimmernden Erhabenheit und ist als weicher, manchmal schwammartig ausdrückbarer Tumor zu tasten.

Die **kavernösen Hämangiome** des Säuglings sind angeboren oder treten in den ersten Lebenstagen auf. Gewöhnlich wachsen sie im ersten Lebensjahr deutlich. Da sie häufig sehr auffällig sind, wünschen die Eltern der betroffenen Kinder meist eine möglichst frühzeitige Behandlung. Bei wachsenden, oberflächlichen Hämangiomen wird heute zu einer Frühtherapie geraten (Kontaktkryotherapie, Lasertherapie). Bei Tiefenausdehnung oder kompliziert sitzenden Hämangiomen sind vor dem Therapieentscheid spezielle diagnostische und operative Verfahren angezeigt. Bei oberflächlichen, unkomplizierten Hämangiomen, die nicht mehr wachsen oder sich bereits zurückbilden, kann zugewartet werden.

Fibrom

Neurofibromatose ☞ *30.12.11*

Das **harte Fibrom** *(Dermatofibrom, Histiozytom)* ist ein gutartiger Tumor des Bindegewebes mit Fibroblasten- und Kollagenvermehrung. Es handelt sich um einen derben, leicht erhabenen, kugelförmigen Knoten. Da er Lipide und Pigmente speichern kann, ergibt sich meist ein gelb-bräunlicher Farbton.

Ein **weiches Fibrom** ist eine meist gestielte, weiche Papel und kommt nicht selten an Augenlidern, am Hals und unter der Achsel vor. Es kann von einer runzeligen Hülle umgeben sein oder gestielt herabhängen.

Veränderungen des Bindegewebes

Keloid *(Wulstnarbe):* Gutartige Bindegewebswucherung, die v.a. nach Verbrennungen oder Verätzungen, aber auch bei Akne, bakteriellen Wundinfektionen oder Operationswunden auftreten kann. Im Gegensatz zur **hypertrophen Narbe** nicht auf den Ort des Traumas beschränkt.

Da **Keloide** familiär gehäuft vorkommen, wird eine genetische Disposition vermutet. Prädilektionsstellen sind Gesicht, Ohren, Hals, oberer Rumpf und die proximalen Extremitätenanteile. An den Handflächen und Fußsohlen kommen sie nur sehr selten vor. In Operationsnarben sind die Kelloide eher wulstartig und fingerdick, während sie nach Verbrennungen mehr plattenartig ausfallen. Haben sie eine gewisse Größe erreicht, wachsen sie nicht weiter, spontane Rückbildungen sind möglich. Bei Berührung können die Kelloide schmerzen, häufig jucken sie auch.

Die Behandlung eines frischen Keloids besteht in einer örtlichen Glukokortikoidgabe (Injektion in den Herd oder Salben unter einem Okklusiv-Verband), in Druckverbänden mit 1 – 2 cm dicken Schaumstoffkompressen und einer elastischen Klebebinde, in einer Röntgenweichstrahlentherapie (☞ 10.6.1), in einer Kryotherapie oder in einer Lokaltherapie mit bestimmten Pflanzenextrakten, z.B. Contractubex®. Bei älteren Keloiden wirken diese Maßnahmen nur noch wenig. Eine operative Entfernung wird von den Patienten häufig gewünscht, ist aber wegen des hohen Rezidivrisikos mit Befundverschlechterung problematisch.

30.10.2 Primäre bösartige Hauttumoren

Primäre bösartige Hauttumoren *(primäre Hautmalignome, Hautkrebs):* In unseren Breiten stark zunehmende Krebsart, z.B. als Spinaliom, Melanom oder Basaliom.

Diagnostik bei Verdacht auf bösartige Hauttumoren

Alle verdächtigen Hautherde müssen histologisch untersucht werden. Ist die Diagnose gesichert, muss geklärt werden, wie weit sich der Tumor ausgebreitet hat und ob bereits Metastasen in Lymphknoten, Lunge, Leber, Herz, Gehirn oder in den Knochen vorliegen. Hierzu wird der

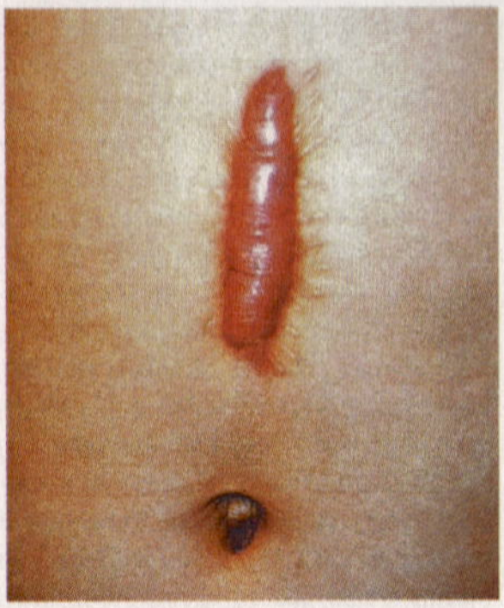

Abb. 30.91: Keloid am Rumpf. [M111]

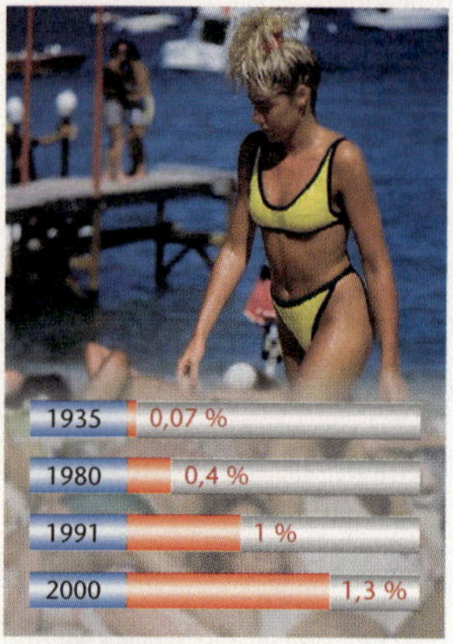

Abb. 30.92: In den letzten 60 Jahren hat sich das Hautkrebsrisiko mehr als verzehnfacht. Einige Hochrechnungen für das Jahr 2010 gehen sogar von einer Hautkrebsrate bis zu 2 % aus – das wäre jeder 50. [A400, J660]

Patient zunächst körperlich untersucht, ehe sich Röntgendiagnostik, Sonographie, Computertomographie und Kernspintomographie anschließen.

Basaliom

Basaliom *(Basalzellkarzinom)*: Häufiger Hauttumor, der vermutlich aus unreifen pluripotenten („vielkönnenden") Epithelzellen entsteht, die z.B. durch UV-Exposition entarten. Lokalisation zu über 80 % im Gesicht. Manifestation in der Regel nach dem 50. Lebensjahr.

Symptome und Befund

Das **Basaliom** kommt überwiegend im Gesicht vor (und hier v.a. im oberen Gesichtsdrittel). Es entwickelt sich ohne Vorstufen auf gesund aussehender Haut. Oft bildet sich zunächst eine kleine, hautfarbene Verhärtung mit einzelnen *Teleangiektasien* (Gefäßerweiterungen), die nicht selten durch Kratzen oder Rasieren lädiert werden. Leitsymptom des Basalioms sind daher immer wieder an der gleichen Stelle auftretende Blutkrusten oder Verletzungen, die „nicht heilen wollen". Im weiteren Verlauf nehmen die Knötchen eine derbe Konsistenz an oder sinken im Zentrum ein und haben einen perlartig aufgeworfenen Rand. Unbehandelt zerstört das Basaliom im Verlauf von Monaten und Jahren die angrenzenden Knochen und Weichteile, setzt aber *keine* Metastasen. Daher wird es auch als **semimaligner Tumor** bezeichnet.

Der Häufigkeitsgipfel der Erkrankung liegt im 6. – 8. Lebensjahrzehnt.

Behandlungsstrategie

Beim Basaliom hängt die Therapie von Größe und Sitz des Tumors ab. Häufig ist die einfache Exzision ausreichend. Bei Risikobasaliomen (ungünstige Lokalisation, Rezidiv, fortgeschrittenes Basaliom) ist eine mikroskopisch kontrollierte Exzision zweckmäßig. Bei weit fortgeschrittenen Basaliomen mit z.B. Einbruch in Weichteile, Knochen oder benachbarte Organe sind radikale operative Maßnahmen notwendig. Für ein gutes Ergebnis ist die Kooperation zwischen Dermatologen, Chirurgen, Kieferchirurgen, Neurochirurgen oder HNO-Ärzten wichtig. Ist das Basaliom inoperabel oder scheidet aus anderen Gründen eine Operation aus, kommt eine Strahlentherapie in Betracht.

Prognose

Die Prognose ist bei vollständiger Entfernung des Tumors gut. Alle Basaliompatienten sollten aber über einen längeren Zeitraum nachkontrolliert werden. Die Kontrollen finden nach 2, 6 und 12 Monaten statt, anschließend einmal jährlich.

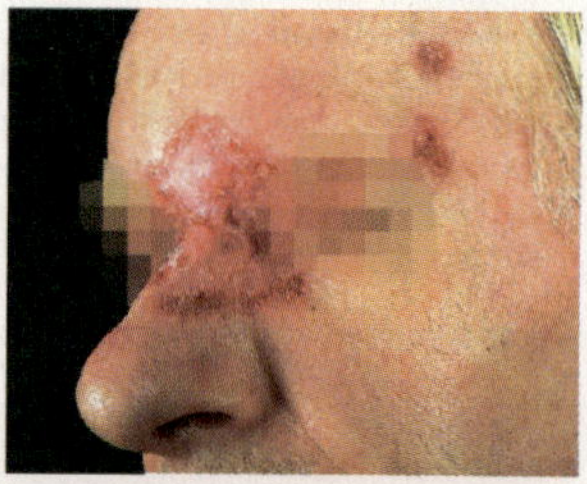

Abb. 30.93: Basaliom im Gesicht. [M123]

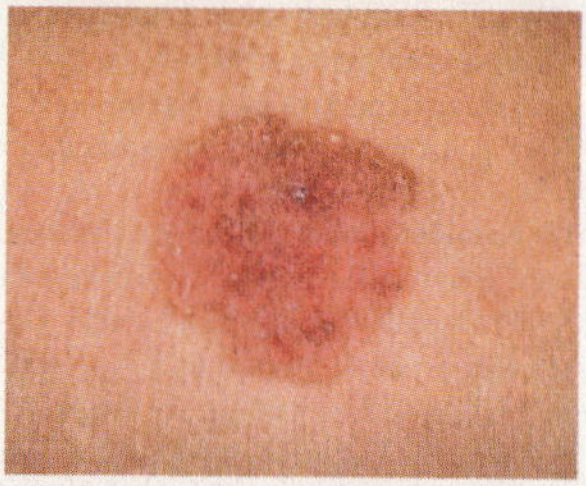

Abb. 30.94: Basaliom am Rumpf. Deutlich zu erkennen sind der perlschnurartige Rand und die Teleangiektasien (Gefäßerweiterungen). [M123]

Spinaliom

Spinaliom *(spinozelluläres Karzinom, Stachelzellenkarzinom, verhornendes Plattenepithelkarzinom)*: Bösartiger Hauttumor vorwiegend des älteren Menschen, der durch Entartung von Epithelzellen mit Verhornungstendenz in der Epidermis (☞ Abb. 30.2) entsteht.

Krankheitsentstehung

Spinaliome sind seltener als Basaliome. Ursächlich kommen verschiedene Faktoren in Betracht. So spielt etwa das Ausmaß der Sonnenexposition (v.a. UV-B-Strahlen) im Laufe des Lebens ebenso eine Rolle wie der genetisch bedingte Hauttyp. Gefährdet sind v.a. Menschen mit sonnenempfindlicher Haut. Weitere begünstigende Faktoren sind chronisch-degenerative und chronisch-entzündliche Hautveränderungen, z.B. Hautatrophien oder Narben etwa nach Verbrennungen. Infektionen mit humanen Papillomaviren gehen ebenfalls mit einem höheren Spinaliom-Risiko einher (Penis- oder Vulvakarzinom). Die Kombination von Alkohol- und Nikotinabusus erhöht das Risiko, an einem spinozellulären Karzinom der Mundschleimhaut oder der Zunge zu erkranken. Prädilektionsstellen des Spinalioms sind Hautareale, die häufig dem Licht ausgesetzt sind (Gesicht, Kopf, Handrücken).

Symptome und Befund

Zuerst entsteht ein kleiner schmerzloser Knoten in der Epidermis, der rasch wächst und ulzeriert. Dabei vernichtet er das umliegende Gewebe und die von ihm erreichten Knochen. Die lymphogene und hämatogene Metastasierung erfolgt meist relativ spät. Spinozelluläre Karzinome der Haut entwickeln sich allerdings meist über *Präkanzerosen* wie etwa **solare Keratosen** (meist durch übermäßige Sonnenexposition hervorgerufener Hautschaden, anfangs mit Schuppung, später mit Keratose) oder einen **Morbus Bowen** (durch Licht oder Chemikalien bedingtes Carcinoma in situ, das nicht selten Psoriasis-Läsionen ähnelt).

Behandlungsstrategie und Prognose

Neben einer Exzision im Gesunden kommt v.a. bei Patienten in schlechtem Allgemeinzustand auch eine Röntgenbestrahlung in Betracht. Die Prognose hängt von der Tumorgröße, der Metastasierung und dem histologischen Differenzierungsgrad (☞ 9.9.2) ab. Sie ist bei Zungen-, Vulva- und Peniskarzinomen am schlechtesten.

Melanom

Malignes Melanom: Sehr bösartiger Tumor, der durch Entartung von Melanozyten oder Naevuszellen entsteht. Zurzeit in der weißen Bevölkerung zunehmende Erkrankungshäufigkeit mit einem Altersgipfel im mittleren Lebensalter.

Symptome und Befund

Maligne Melanome gehören zu den bösartigsten Tumoren der Haut und Schleimhaut. Grund dafür ist nicht die örtliche Aggressivität des Malignoms, sondern seine Neigung zur schnellen lymphogenen und hämatogenen Metastasenbildung. Der Altersgipfel liegt zwischen dem 30. und 60. Lebensjahr.

Das klinische Bild des Melanoms ist nicht einheitlich. Folgende Kriterien wecken bei einem Naevus den Verdacht auf ein malignes Melanom (**ABCD-Regel**):

- **A**symmetrie des Herdes
- **B**egrenzung unscharf, unregelmäßig oder polyzyklisch
- **C**oloration (Färbung) variabel mit unterschiedlichen Farbnuancen, d.h. hellbraune, rötliche, weiße, dunkle und schwarze Anteile
- **D**urchmesser größer als 5 mm.

Weitere Hinweise sind rasche Größenzunahme eines Fleckes oder seiner Erhabenheit (diese Frage vermag der Patient oft nicht genau zu beantworten), Bluten bei geringen Reizen (z.B. beim Abtrocknen) oder Juckreiz. Besonders heimtückisch sind die sog. *amelanotischen Melanome*, die sich farblich kaum von der Umgebung abheben und daher erst spät erkannt werden.

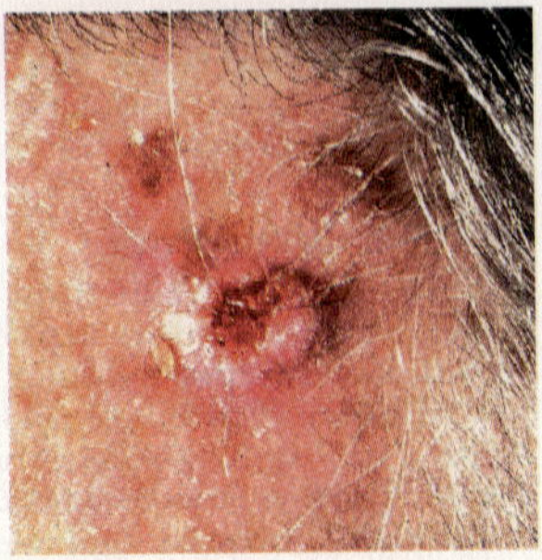

Abb. 30.95: Spinaliom an der Stirn mit zentraler Ulzeration. [M123]

Behandlungsstrategie und Prognose

Maligne Melanome werden im Gesunden (mit Sicherheitsabstand) operativ entfernt. Chemotherapie und Immuntherapie, z.B. mit Interferon, werden bei fortgeschrittenen Tumoren unterstützend eingesetzt. Palliative Bestrahlungen sind möglich.

Die Prognose hängt maßgeblich von der Eindringtiefe des Melanoms ab, die deshalb im histologischen Schnitt gemessen wird. Bei einer maximalen Tumordicke von bis zu 0,75 mm und fehlenden Metastasen liegt die 5-Jahres-Überlebensrate um 90 %, bei mehr als 3 mm dagegen unter 50 %. Patienten mit regionären Lymphknotenmetastasen haben eine deutlich schlechtere, Patienten mit Fernmetastasen eine sehr schlechte Prognose.

Risikofaktor Nr.1: UV-Licht

Für das Basaliom und Spinaliom ist eine Auslösung und Risikoerhöhung durch UV-Bestrahlung (Sonnenexposition!) zweifelsfrei erwiesen, während beim Melanom bisher nur ein Zusammenhang zu Sonnenbränden in der Kindheit gesichert ist. V.a. beim Spinaliom sind auch andere Vorschädigungen der Haut bedeutsam, etwa durch ständigen mechanischen oder chemischen Reiz (Pfeifenraucher).

Für alle drei Formen des bösartigen Hauttumors geht man vom Hauptrisikofaktor Sonneneinstrahlung aus. Paradoxerweise wird in unserer Gesellschaft sonnengebräunte Haut immer noch mit Gesundheit gleichgesetzt, obwohl bekannt ist, dass die Sonnenanbeter ein deutlich erhöhtes Hautkrebsrisiko haben. Außerdem altert ihre Haut schneller, so dass die gebräunte Schönheit von heute mit großer Wahrscheinlichkeit die Käuferin der Anti-Falten-Cremes von morgen sein wird.

Als prophylaktische Maßnahme sollte der hellhäutige Mitteleuropäer im Sommer nur höchstens 20 Minuten ungeschützt in der Sonne verbringen. Auch nach der Benutzung von Sonnenölen oder -cremes mit hohem Lichtschutzfaktor ist der Aufenthalt in der Sonne einzuschränken. So kann man z.B. mit einem Lichtschutzfaktor 10 nur 10-mal länger in der Sonne bleiben als ohne Lichtschutz. Unbedingt zu vermeiden sind Sonnenbrände (insbesondere bei Kindern), welche die Haut Zeit ihres Lebens nicht vergisst.

Pflege bei bösartigen Hauttumoren

Prä- und postoperative Pflege ☞ 11.1 und 11.4
Onkologische Pflege ☞ 24.2

Hauttumoren stellen v.a. im Gesicht eine optische Beeinträchtigung dar und bieten in fortgeschrittenen Stadien einen erschreckenden Anblick. Zudem können sie in der Nähe von Mund, Auge, Ohr oder Nase zu funktionellen Behinderungen führen (☞ Pflege in der HNO-Heilkunde, Pflege in der Augenheilkunde).

Patienten mit malignen Melanomen haben nur noch eine kurze Lebenserwartung, wenn diese erst spät diagnostiziert werden (☞ Pflege in der Endphase des Lebens).

Unerlässlich: Hautbeobachtung

Die Tatsache, dass eine frühzeitige Diagnosestellung die Heilungsaussichten ganz entscheidend verbessert, unterstreicht die Wichtigkeit der Hautbeobachtung, insbesondere auffälliger Hauterscheinungen, bei ausnahmslos allen Patienten (z.B. beim Waschen). Die Angabe des Patienten, dass sich an einem Fleck „etwas tut", könnte ein Hinweis auf ein Melanom sein! In Zweifelsfällen ist stets der Stationsarzt zu informieren, ggf. ist eine fachärztliche Konsultation angezeigt.

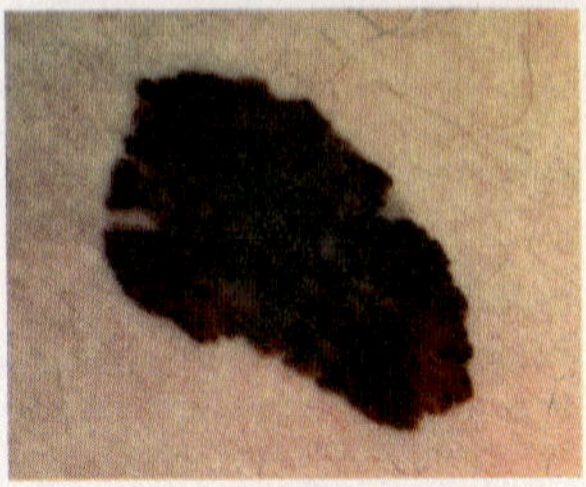

Abb. 30.96: Malignes Melanom auf dem Rücken eines 40-jährigen Patienten. Typisch sind die polyzyklische Randkontur und die unregelmäßige Pigmentverteilung. [M123]

30.11 Geschlechtskrankheiten

Geschlechtskrankheiten: Erkrankungen, die fast immer sexuell übertragen werden. Nach der römischen Liebesgöttin Venus auch **venerische Infektionen** genannt.

International ist der Begriff der **sexuell übertragbaren Krankheiten** (engl. *sexually transmitted diseases*, kurz *STD*) gebräuchlich. Dieser umfasst zum einen Erkrankungen, die vorwiegend über sexuelle Kontakte übertragen werden (☞ unten), zum anderen Erkrankungen, bei denen kein sexueller Kontakt stattgefunden haben muss, die aber dennoch häufig über den Geschlechtsverkehr übertragen werden, z.B. Trichomonadeninfektionen oder unspezifische Genitalinfektionen mit Mykoplasmen, Chlamydien, humanen Papillomviren und Herpes-Viren. Auch die Hepatitis B (☞ 22.4.2), die HIV-Infektion (☞ 29.3.1), die Skabies oder die Pedikulose (☞ 30.8.3) können beim Geschlechtsverkehr übertragen werden.

Meldepflicht bei Infektionskrankheiten ☞ 28.10

30.11.1 Gonorrhoe

Gonorrhoe *(Tripper):* Bakterielle, durch **Gonokken** (*Neisseria gonorrhoeae* ☞ 28.5.5 und Abb. 30.97) hervorgerufene Infektionskrankheit mit meist deutlichen Beschwerden beim Mann und symptomarmem Verlauf bei der Frau. Manifestiert sich v.a. an den Schleimhäuten des Urogenitaltraktes, des Analkanals und des Rachens. In Europa die häufigste der „klassischen" Geschlechtskrankheiten.

Krankheitsentstehung

Die Gonokokken werden fast immer durch Sexualkontakt übertragen. Die Inkubationszeit beträgt 1 – 6 (– 14) Tage.

Symptome und Untersuchungsbefund

Ungefähr 2 – 6 Tage nach der **genitalen Infektion** treten bei den meisten Männern deutliche Symptome auf:

- Schleimiger, gelbgrüner Ausfluss aus der Harnröhre
- *Dysurie* (brennende, ziehende Schmerzen beim Wasserlassen ☞ 31.3.4).

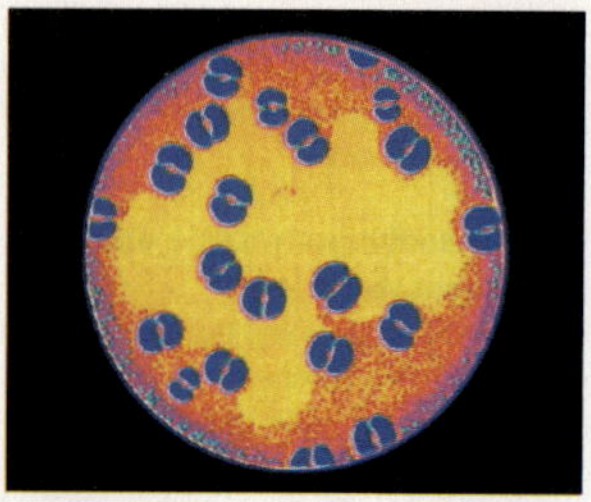

Abb. 30.97: Neisseria gonorrhoeae im lichtmikroskopischen Bild. [J600-123]

Bei ca. 50 % der Frauen bleibt eine Gonorrhoe zunächst unbemerkt, da die Infektion mit unspezifischen Symptomen (Brennen beim Wasserlassen, Scheidenausfluss) beginnt und oft symptomarm verläuft. Unbehandelt kann die Gonorrhoe weiter aufsteigen und bei der Frau zu Entzündungen der Gebärmutterschleimhaut (Endometritis ☞ 12.13.4), der Eileiter und Ovarien (Adnexitis ☞ 32.7.1) oder des Bauchfells (Peritonitis ☞ 21.8.2) führen. Beim Mann drohen v.a. eine Nebenhoden- und Prostataentzündung (☞ 31.8.2, 31.7.1). In beiden Fällen besteht die Gefahr bleibender Sterilität. Außerdem können durch hämatogene Aussaat extragenitale Komplikationen auftreten, v.a. die Entzündung eines großen Gelenks mit akut einsetzender Schwellung *(Monoarthritis gonorrhoica)* oder selten einmal eine Endokarditis (☞ 18.8.1) oder Sepsis (☞ 28.4).

Die **rektale Infektion**, z.B. durch Analverkehr oder Schmierinfektion, zeigt sich v.a. durch geringen analen Pruritus, unklare Beschwerden im Analbereich (oft als „Hämorrhoidalbeschwerden" bezeichnet), rektale Schmerzen, Tenesmen sowie Völlegefühl und Obstipation.

Eine Beteiligung von **Mundhöhle, Rachen und Tonsillen** ist eher selten. Sie macht sich durch Schleimhautrötung und Schluckbeschwerden bemerkbar.

Beim Neugeborenen einer infizierten Mutter besteht die Gefahr einer **gonorrhoischen Blenorrhoe** (Form der eitrigen Konjunktivitis ☞ 33.7.1) durch Kontakt der kindlichen Konjunktiven mit gonokokkenhaltigem Sekret im Geburtskanal.

Diagnostik

Zur mikroskopischen Untersuchung eignen sich mit Methylenblau oder nach Gram (☞ 28.5.1) gefärbte Ausstrichpräparate von Genitalsekreten. Dazu macht man 3 – 4 Stunden nach der letzten Miktion einen Abstrich aus der Harnröhre, bei der Frau zusätzlich einen aus dem Zervikalkanal. Zur Sicherung der Diagnose wird eine Bakterienkultur auf Spezialnährböden angelegt.

Serologische Untersuchungen werden nur bei komplizierten Verläufen (z.B. mit Monoarthritis gonorrhoica) durchgeführt. Blutuntersuchungen können aber zum Ausschluss einer gleichzeitig erworbenen Syphilis-Infektion (☞ 30.11.2) sinnvoll sein.

Behandlungsstrategie

Die unkomplizierte **urogenitale Gonorrhoe** wird heute mit einer *Einzelbehandlung* angegangen. Zur *oralen* Einzelbehandlung steht Ofloxacin (Tarivid®) oder Ciprofloxacin (Ciprobay®) zur Verfügung, für die i.m.-Einzelbehandlung Spectinomycin (Stanilo®) oder Ceftriaxon (Rocephin®).

Zur Vermeidung sog. *Ping-Pong-Infektionen* ist eine Partneruntersuchung und ggf. -behandlung erforderlich. Während der Behandlung ist auf Geschlechtsverkehr zu verzichten. 3 – 7 Tage nach Beendigung der Therapie werden Kontrollabstriche entnommen.

Pflege

Pflege bei Peritonitis ☞ 21.8.2
Pflege bei Sepsis ☞ 28.4
Pflege bei Adnexitis ☞ 32.7.1
Pflege bei Prostatitis und Epididymitis ☞ 31.7.1 und 31.8.2

30.11.2 Syphilis

Syphilis *(Lues, harter Schanker):* Durch das Stäbchenbakterium *Treponema pallidum* hervorgerufene Geschlechtskrankheit mit typischem stadienhaften Verlauf. Früher v.a. wegen ihrer neurologischen Spätkomplikationen gefürchtet, heute gut mit Antibiotika zu behandeln.

Krankheitsentstehung

Die **Treponemen** dringen bei Sexualkontakten durch kleine Epitheldefekte der Haut oder Schleimhaut ein. Intrauterine Infektionen, Übertragungen durch Transfusionen oder Schmierinfektionen sind möglich, aber in Deutschland selten. Unterschieden werden die *erworbene* und die – heute sehr seltene – *angeborene* Form der Syphilis.

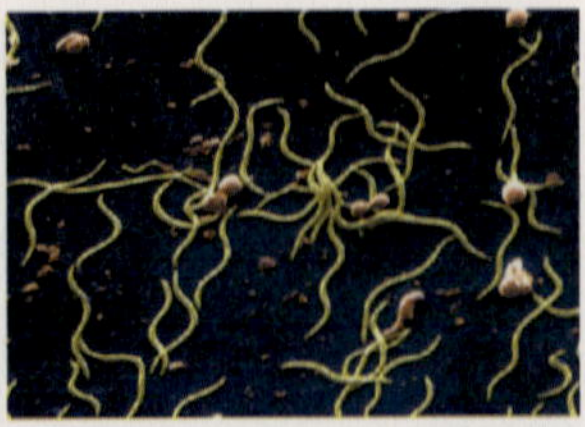

Abb. 30.98: Treponema pallidum, der Erreger der Syphilis. [J600-124]

Symptome und Untersuchungsbefund

Unbehandelt nimmt die **erworbene Syphilis** über Jahrzehnte einen typischen stadienhaften Verlauf, kann aber auch spontan ausheilen.

Frühsyphilis

Erstes Stadium (Primärstadium). Nach einer Inkubationszeit von ca. drei Wochen tritt an der Eintrittstelle der Erreger der **Primäraffekt** auf, eine schmerzlose Papel, die rasch zu einem harten Geschwür zerfällt. Entsprechend der Sexualpraktiken ist der Primäraffekt im Genital-, Anal- oder Mundbereich lokalisiert. Etwa 1 – 2 Wochen nach dem Auftreten des Primäreffekts schwellen die regionalen Lymphknoten an **(Primärkomplex).** Typischerweise sind die entzündeten Lymphknoten hart, schmerzlos und gut verschieblich.

Zweites Stadium (Sekundärstadium). Im Sekundärstadium überschwemmen die Treponemen den Organismus. Der Patient bekommt 6 – 8 Wochen nach der Infektion uncharakteristische Beschwerden, z.B. Kopf- und Gliederschmerzen, sowie generalisierte Lymphknotenschwellungen. Kurz darauf breitet sich ein meist makulopapulöser Ausschlag auf Haut und Schleimhäuten aus **(Syphilid),** der den ganzen Körper einschließlich der Handteller und Fußsohlen befallen kann. Der Inhalt der Papeln ist reich an Erregern. Dieses Syphilis-Exanthem unterscheidet sich von anderen darin, dass es *nicht* juckt. Das Exanthem klingt nach Monaten spontan ab, kann aber wiederkehren. Auch **Condylomata lata,** das sind breit aufsitzende, nässende Papeln vor allem an der Vulva, dem Damm und im Analbereich, können in diesem Stadium auftreten.

Die Dauer der Frühsyphilis beträgt etwa zwei Jahre. Anschließend kann die Syphilis ausheilen, in ein unterschiedlich langes (sero-positives) Latenzstadium eintreten oder direkt in die Spät-Syphilis übergehen.

Spätsyphilis

Der Verlauf der Syphilis ist von der Immunitätslage abhängig. So erkrankt nur ca. ein Drittel der unbehandelten Patienten an einer **Spätsyphilis.**

Drittes Stadium (Tertiärstadium). Hier bilden sich zum einen oberflächliche Papeln, die entweder unter Narbenbildung abheilen oder ulzerieren, zum anderen subkutane knotige Granulome **(Gummen),** die mit der Haut verbacken sind, zur Geschwürsbildung neigen und allmählich ganze Körperareale vernichten können. Sie treten in allen Schichten zwischen Haut und Knochen auf und sitzen an jeder beliebigen Körperstelle. So sind sie im Auge ebenso zu finden wie im Herzen, an der Leber oder im Gehirn. Die Herde sind erregerarm, ein Nachweis der Treponemen hieraus kaum möglich.

Viertes Stadium (Quartärstadium). 10 – 20 Jahre nach der Infektion können neurologische Symptome auftreten, z.B.:

- Schmerzen, Gangstörungen, fehlende Sehnenreflexe und Pupillenstörungen durch eine Schädigung des Rückenmarks **(Tabes dorsalis)**
- Gedächtnisstörungen, Depressionen und Demenz (☞ 14.5) durch eine Entzündung der grauen Hirnsubstanz **(progressive Paralyse).**

Diagnostik

Bedingt durch die Vielgestaltigkeit der Erkrankung vertraut man neben dem direkten Erregernachweis praktisch ausschließlich auf die Antikörperdiagnostik im Blut. Ungefähr 2 – 3 Wochen nach der Infektion reagieren die ersten serologischen Tests zum Antikörper-Nachweis:

- Frühest möglicher Test ist der **FTA-Abs-Test** (eine besondere Form des FTA-Tests: *Fluoreszenz-Treponemen-Antikörpertest*). Kurz darauf folgt der **TPHA-Test** *(Treponema-pallidum-Hämagglutinationstest)*. Beide Tests arbeiten mit abgetöteten Treponemen bzw. Treponemenfragmenten als Antigen und sind sehr spezifisch
- Zur Kontrolle der Therapie, insbesondere auch zum Nachweis, ob eine Behandlung „angeschlagen" hat, dient der VDRL-Test *(Venereal Disease Research Laboratories)* oder der **Cardiolipinflockungstest.** Bei erfolgreicher Behandlung der Syphilis fällt der Titer ab. Da hierbei nicht Antikörper gegen Treponemen, sondern gegen *Gewebelipoide* (Cardiolipin-Lecithin-Cholesterin-Gemisch) nachgewiesen werden, sind die Tests nur wenig spezifisch und differentialdiagnostisch von geringem Wert.

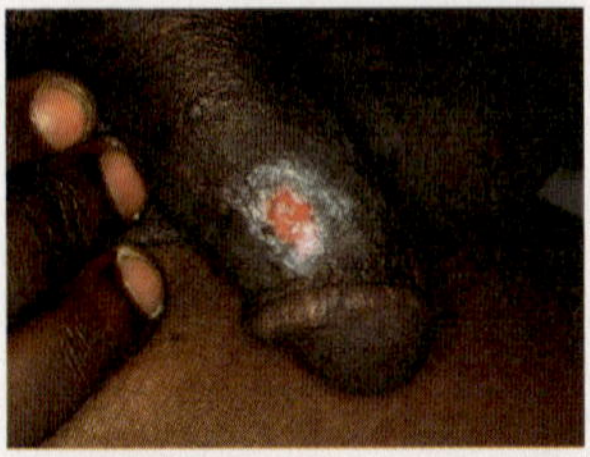

Abb. 30.99: Syphilitischer Primäraffekt am Penisschaft. [M123]

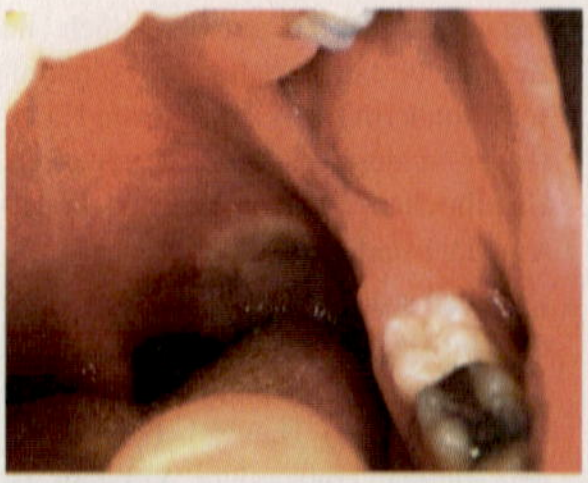

Abb. 30.100: Syphilisenanthem am Gaumen (Sekundärstadium). [M123]

Behandlungsstrategie

Mittel der Wahl ist Penicillin (bei Penicillin-Allergie Erythromycin). Parenterale Gabe sichert eine ausreichende Dosierung auch bei weniger zuverlässigen Patienten. Spätstadien erfordern eine längere Behandlung.

Pflege

Obwohl das Treponema pallidum außerhalb des Körpers rasch abstirbt, sind zur Ausschaltung jedes Risikos insbesondere bei Frühsyphilis für Pflegepersonal und Mitpatienten folgende Maßnahmen zu beachten:

- Der Patient muss über die Infektionswege aufgeklärt werden. Insbesondere nach dem Waschen oder dem Toilettenbesuch muss er sich die Hände nicht nur waschen, sondern auch desinfizieren
- Nach Möglichkeit sollte der Patient anfangs in einem Einzelzimmer untergebracht werden, in dem auch alle Pflegeutensilien verbleiben

- Einwegmaterialien werden noch im Zimmer in den Behälter für „infektiösen" Sondermüll, Wäsche sowie Handtücher in den Wäschesack geworfen. Urinflaschen, Steckbecken und Toilettenstühle sind zu desinfizieren
- Zum Selbstschutz der Pflegenden sollte direkter Hautkontakt mit den Patienten vermieden und bei allen Verrichtungen (z.B. Waschen) Handschuhe angezogen werden. Besondere Vorsicht ist beim Umgang mit gebrauchten Kanülen geboten, da Treponemen durch Stichverletzung übertragen werden können.

Geschlechtskrankheiten können prinzipiell von jedem sexuell aktiven Menschen erworben werden. Sie kommen keinesfalls nur bei Menschen mit häufig wechselnden Sexualpartnern vor. Dennoch werden sie als „Lustseuchen" moralisch verurteilt. Aus diesem Grund leiden viele Patienten unter Schuldgefühlen. Hinzu kommen Partnerschaftskonflikte, insbesondere, wenn die Infektion Folge eines „Seitensprungs" ist. Mit den Betroffenen sollte sensibel umgegangen werden, da die eigenen Schuldgefühle und die Angst vor Zurechtweisungen den Patienten empfindlich und oft auch unkooperativ machen.

Krankenbeobachtung und Dokumentation

Kurz nach Therapiebeginn Temperatur mehrmals täglich kontrollieren, da es als Reaktion auf den Zerfall der Treponemen durch das Antibiotikum zu einer Zustandsverschlechterung mit Fieber bis zu Schock-Symptomen kommen kann (sog. **Jarisch-Herxheimer-Reaktion**).

Prognose

Bei konsequenter Behandlung heilt die Frühsyphilis folgenlos aus. Sie hinterlässt allerdings keine Immunität, so dass eine abermalige Infektion jederzeit möglich ist.

Erkrankung	Erreger	Klinik und Therapie
Trichomonaden-infektion	Trichomonas vaginalis	Juckreiz, bei Frauen Fluor vaginalis, bei Männern Harnröhrenentzündung. Therapie mit lokaler oder oraler Gabe von Metronidazol (Clont®)
„Unspezifische" Urethritis (☞ 31.5.2)	Zu 80 % Mykoplasmen oder Chlamydien	Juckreiz und Brennen beim Wasserlassen. Therapie mit Tetrazyklinen oder Erythromycin. Als Komplikation Unfruchtbarkeit v.a. bei Frauen.
Herpes genitalis (☞ 32.12.1)	Herpes-simplex-Viren, meist Typ II	Gruppierte Bläschen auf gerötetem Grund. Therapie mit lokal desinfizierenden Maßnahmen und Aciclovir lokal
Ulcus molle	Hämophilus ducreyi	Weiche, schmerzhafte Geschwüre mit reaktiver Lymphknotenschwellung, evtl. mit Perforation
Lymogranuloma inguinale	Chlamydia trachomatis	Zerfallende Geschwüre, Lymphknotenschwellung, Lymphstau

Tab. 30.101: Weitere sexuell übertragbare Krankheiten.

30.12 Weitere Hautkrankheiten

30.12.1 Albinismus

Albinismus: Zusammenfassende Bezeichnung für erbliche Störungen der Melaninbildung, die zu blasser, rötlicher Haut, weißblondem Haar und zu blauer oder rötlicher Iris führen.

Durch Pigmentmangel im Auge entstehen außerdem Lichtscheu, Nystagmus (☞ 35.4.4) und verminderte Sehfähigkeit. Als *Albinismus partialis* werden umschriebene pigmentfreie Hautflecke oder einzelne weiße Haarsträhnen bezeichnet. Die Behandlung des Albinismus erfolgt symptomatisch mit Sonnenschutzmitteln und Augenschutzgläsern.

30.12.2 Akne vulgaris

Akne vulgaris (kurz *Akne*, auch *Acne vulgaris*). In der Pubertät auftretende Hauterkrankung, die durch übermäßige und veränderte Talgdrüsensekretion **(Seborrhoe)** und Verhornung der Talgdrüsenausführungsgänge zur Bildung von **Komedonen** (sog. Mitesser) führt. Betrifft Männer häufiger als Frauen.

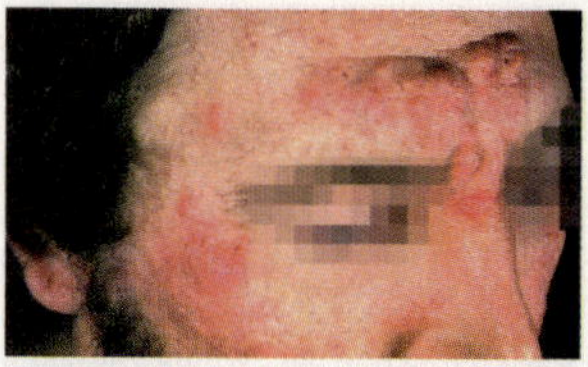

Abb. 30.102: Patient mit Acne conglobata im Gesicht. Die Riesenkomedomen sind bereits aus einiger Entfernung zu erkennen. [M123]

Die Erkrankung ist multifaktoriell bedingt, wobei neben genetischen und hormonellen Einflüssen auch Bakterien (v.a. *Propionibacterium acnes*) eine Rolle spielen. Auch chemische Noxen (z.B. bestimmte Öle, Teerprodukte) und Arzneimittel (z.B. Glukokortikoide, Antiepileptika) können Aknesymptome hervorrufen.

Durch Entzündung bilden sich aus den Komedonen Papeln und Pusteln, die beim Abheilen Narben hinterlassen können. Die Effloreszenzen sind v.a im Gesicht, in ausgeprägteren Fällen auch im oberen Brust- und Rückenbereich lokalisiert.

Schwerste Form ist die **Acne conglobata** mit Riesenkomedonen, Abszessen, Fistelungen und keloidartigen Narben.

Die lokale Therapie umfasst eine Schälbehandlung mit Benzoylperoxid in niedriger Konzentration (z.B. Aknefug®-oxid mild) oder Vitamin-A-Säure-Präparaten (z.B. Airol®) sowie manchmal das Auftragen von Antiseptika und/oder lokalen Antibiotika (v.a. Erythromycin, z.B. Aknemycin®). Unterstützend wirken Sonnenbäder und UV- Bestrahlung (beides aber nur in Maßen ☞ 30.10.2). Die Betroffenen sollten alkalifreie Syndets zum Waschen benutzen. Das Einhalten einer Diät ist dagegen – abgesehen von im Einzelfall beobachteten Unverträglichkeiten – nicht erforderlich. In schweren Fällen ist eine systemische Antibiotikagabe (v.a. niedrig dosiertes Minocyclin, z.B. Klinomycin®) oder die Einnahme von Aknemitteln (z.B. Roaccutan®, teratogen!), bei Frauen auch der „Pille" angezeigt.

Die Prognose ist für die meisten Patienten gut. In der Regel verschwinden die Krankheitserscheinungen bis etwa zum 30. Lebensjahr von selbst. Einmal entstandene Narben bleiben aber bestehen und können kosmetisch sehr störend sein.

30.12.3 Bienenstichreaktionen

Bienenstichreaktionen: Sammelbegriff für akute Reaktionen auf Bienenstiche. Stellen im Sommer häufige Notfälle dar. Gleiches gilt für Wespen- und Hornissenstichreaktionen.

Die toxischen Symptome durch das Gift sind von Person zu Person sehr unterschiedlich. Gefürchtet ist insbesondere ein anaphylaktischer Schock (☞ 38.5.1) bei Menschen, die auf Bienengift allergisch reagieren. Ein einziger Bienenstich kann tödlich sein! Der Allergiker sollte stets ein Notfallset mit z.B. Antihistaminika, bronchodilatierenden Sprays, Glukokortikoiden und evtl. auch Adrenalinlösung zur Injektion bei sich haben. Dringend empfehlenswert ist nach erfolgter Testung und Indikationsstellung eine (Schnell-)Hyposensibilisierung (☞ 29.4.3), die aber wegen der Gefahr eines allergischen Schocks nicht ungefährlich ist und daher im Krankenhaus durchgeführt werden muss.

30.12.4 Epidermolysis bullosa

Epidermolysis bullosa: Gruppe erblicher Erkrankungen, bei denen geringste mechanische Traumen zu Blasenbildung der Haut führen.

In der Regel kommt es kurz nach der Geburt zu Blasenbildungen an mechanisch beanspruchten Körperregionen, die je nach vorliegendem Typ beim Abheilen ausgedehnte Narben hinterlassen können. Schwere Formen sind mit dem Leben nicht vereinbar.

30.12.5 Erythema chronicum migrans

Erythema chronicum migrans *(Wanderröte):* Durch Borrelien hervorgerufene und durch Zecken übertragene Erkrankung (☞ auch Lyme-Borreliose 28.5.17, 35.8.4).

2 – 3 Wochen nach dem Zeckenbiss tritt eine zunächst fleck- und dann ringförmige Rötung an der Zeckenbissstelle auf. Wegen der anderen Manifestationen einer Borrelieninfektion ist eine Antibiotikabehandlung erforderlich.

30.12.6 Erythema exsudativum multiforme

Erythema exsudativum multiforme: Durch scheibenförmige Effloreszenzen mit blauer Mitte und hellrotem Rand gekennzeichnetes Krankheitsbild, das idiopathisch oder symptomatisch (z.B. durch Herpes-Viren oder Arzneimittel) bedingt sein kann.

In ausgeprägten Fällen entwickeln sich Blasen sowie ein Lippen-/Mundschleimhautbefall, der Patient hat hohes Fieber und ist schwer krank **(Stevens-Johnson-Syndrom).** Dann ist eine systemische Glukokortikoidgabe angezeigt. Ein Stevens-Johnson-Syndrom kann in ein Lyell-Syndrom (☞ unten) übergehen.

30.12.7 Erythema nodosum

Erythema nodosum: Wahrscheinlich immunologisch bedingte Hauterkrankung mit roten Knoten, bevorzugt an den Schienbeinen.

Die Erkrankung steht oft in Zusammenhang mit einer Sarkoidose (☞ 20.7.1), einem M. Crohn (☞ 21.6.5) oder bestimmten Infektionen, z.B. durch Streptokokken, Yersinien oder der Tuberkulose.

30.12.8 Ichthyosis

Ichthyosis *(Fischschuppenkrankheit):* Erbliche Verhornungsstörungen mit Schuppenbildung am ganzen Körper.

Leichte Formen werden vom Patienten lediglich als „trockene Haut" empfunden. Schwere Formen sind mit dem Leben nicht vereinbar. Typischerweise sind die Gelenkbeugen meist nicht betroffen.

30.12.9 Lupus vulgaris

Lupus vulgaris: Häufigste Form der Hauttuberkulose mit braunroten Hautflecken.

Der **Lupus vulgaris** ist der *postprimären Tuberkulose* (☞ 20.5.4) zuzurechnen. Die meist nur wenigen Herde sind erregerarm und v.a. im Gesicht und an den Extremitäten lokalisiert. Die Behandlung erfolgt durch Tuberkulostatika (☞ Tab. 20.36). Typisch ist, dass eine Sonde bereits bei leichtem Druck in das Gewebe einbricht.

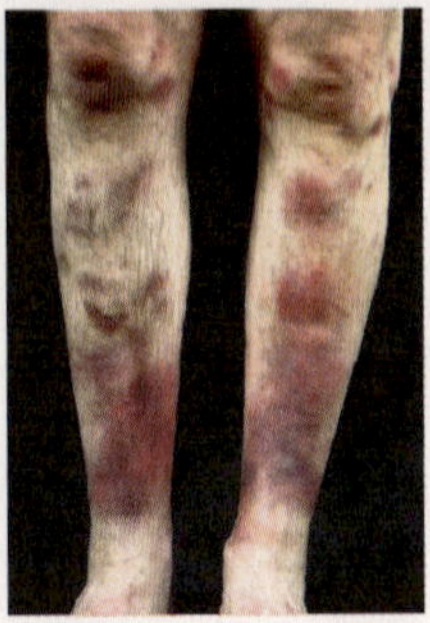

Abb. 30.103: Erythema nodosum bei Sarkoidose. Ganz typisch ist die Lokalisation an den Streckseiten der Unterschenkel. [M123]

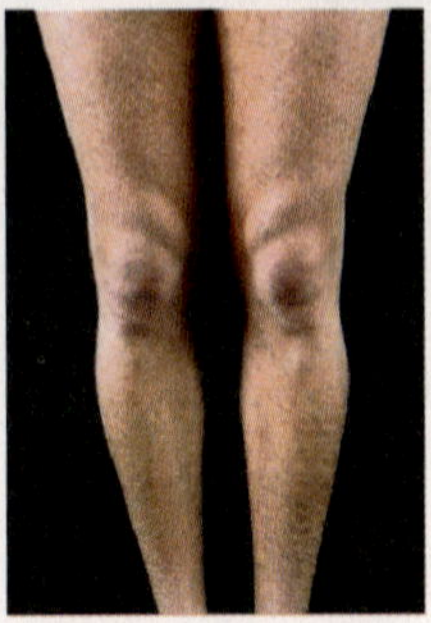

Abb. 30.104: Ichthyosis vulgaris. Die Haut ist flächenhaft mit nebeneinander liegenden Schuppen bedeckt. [M123]

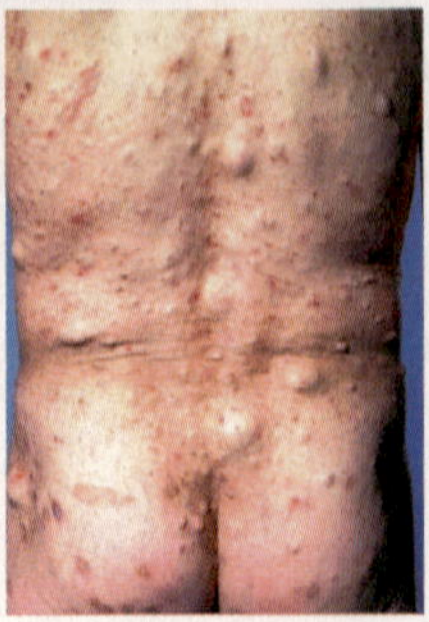

Abb. 30.105: Bei der Neurofibromatose handelt es sich um eine autosomal-dominant vererbte Erkrankung. [M123]

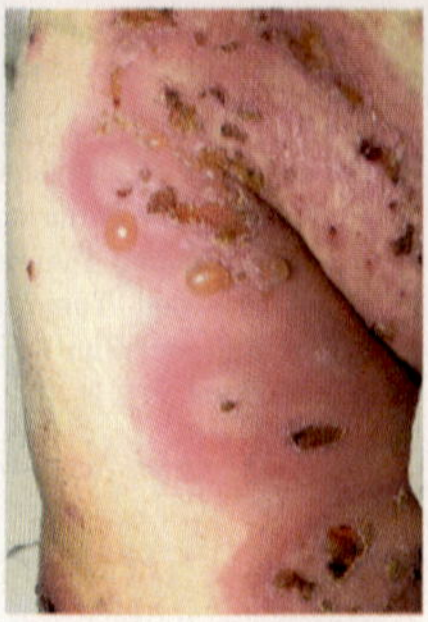

Abb. 30.106: Pemphigus am Körperstamm und an den Oberarmen mit (noch) intakten Blasen, Blasenresten und Krusten. [M123]

30.12.10 Lyell-Syndrom

Lyell-Syndrom *(toxische epidermale Nekrolyse, TEN, Syndrom der verbrühten Haut):* Großflächige, blasige Abhebung der Epidermis mit schmerzhaften Erosionen, die an Verbrühungen erinnert.

Die lebensbedrohliche Erkrankung wird als allergisch-toxische Arzneimittelreaktion angesehen und mit Glukokortikoiden und intensivmedizinischen Maßnahmen behandelt. Tritt das Lyell-Syndrom bei Säuglingen oder Kleinkindern als Folge einer Staphylokokkeninfektion auf, spricht man auch von einem **SSS-Syndrom** *(staphylococcal scalded skin syndrome).*

30.12.11 Neurofibromatose

Neurofibromatose *(Morbus von Recklinghausen, Neurofibromatosis generalisata):* Auftreten gutartiger Tumoren v.a. an den peripheren Nerven oder den Nervenwurzeln am ganzen Körper *(Neurofibrome).* Erblich bedingte Erkrankung, Häufigkeit ca. 1 : 3000.

Zu den Leitsymptomen gehören:

- **Multiple Neurofibrome**, weiche, auf Palpation eindrückbare Knoten (*Klingelknopf-Phänomen*)
- **Cafe-au-lait-Flecken**, scharf und unregelmäßig begrenzte, hellbraune Flecken
- **Lisch-Knötchen**, geschwulstähnliche, pigmentierte Fehlbildungen der Iris aufgrund einer fehlerhaften Gewebszusammensetzung
- **Multiple Lentigines**, runde, bis linsengroße, umschriebene, dunkle Hautflecken in Achseln und Leisten.

Außerdem treten Skelettanomalien, gutartige Tumoren der Hirnnerven *(Akustikusneurinom)*, andere Tumoren des ZNS (Meningeome) und Tumoren v.a. des lymphatischen oder Blut bildenden Systems gehäuft auf.

Das gemeinsame Auftreten von Neurofibromen, mindestens fünf Cafe-au-lait-Flecken und kleinfleckiger Hyperpigmentierungen der Axillen ist nahezu diagnostisch beweisend.

Eine kausale Therapie gibt es nicht. Eine Entfernung behindernder oder wegen ihrer Lokalisation gefährlicher Neurofibrome kommt in Frage. Stets ist wegen des Entartungsrisikos zum Neurofibrosarkom eine Überwachung erforderlich.

30.12.12 Pemphigus vulgaris

Pemphigus vulgaris: Chronische, autoimmun bedingte Hauterkrankung, die durch schlaffe Hautblasen gekennzeichnet ist.

Die Krankheit beginnt oft mit Schleimhauterosionen, z.B. im Mund. Durch Therapie mit Glukokortikoiden und Immunsuppressiva ist die Letalität von fast 100 % auf ca. 10 % gesunken.

30.12.13 Rosazea

Rosazea: Erkrankung des Erwachsenenalters, die zu Rötung, Teleangiektasien, Papeln und Pusteln im Gesicht führt.

Komplikationen sind ein **Rhinophym** (*Knollennase* durch Hyperplasie des Bindegewebes und der Talgdrüsen, nur bei Männern vorkommend) sowie eine Augenbeteiligung.

30.12.14 Schwangerschaftsstreifen

Schwangerschaftsstreifen (*Striae gravidarum*): Zunächst bläulich rote, später weißliche Streifen, die bei ca. zwei Drittel aller Schwangeren in der zweiten Schwangerschaftshälfte auftreten und durch Risse der elastischen Hautfasern bedingt sind.

Besonders betroffen sind Bauch-, Gesäß-, Hüft- und Brustbereich. Ursächlich

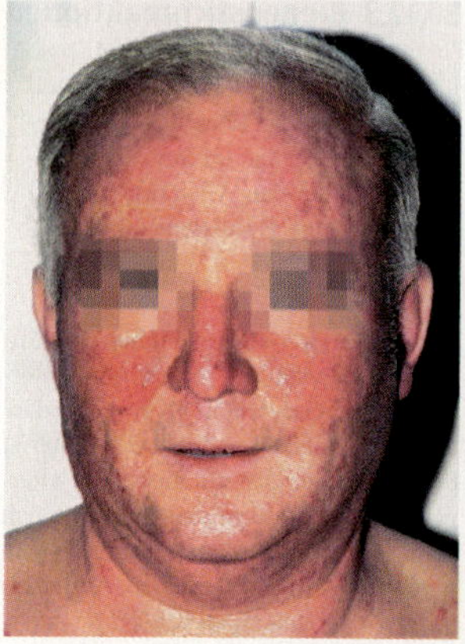

Abb. 30.107: Patient mit Rosazea. [M123]

werden neben der enormen Hautdehnung in der Schwangerschaft auch hormonelle und genetische Faktoren angeschuldigt. Bürstenmassagen und fettende Cremes werden vorbeugend empfohlen, sind aber nicht allzu wirksam. Schwangerschaftsstreifen können aber nicht nur während der Schwangerschaft, sondern auch in der Pubertät und bei Adipositas auftreten.

30.12.15 Seborrhoisches Ekzem

Seborrhoisches Ekzem *(seborrhoische Dermatitis):* Ursächlich ungeklärte Erkrankung mit scharf begrenzten Hautrötungen, bedeckt von gelb-bräunlichen, fettigen Schuppen.

Die Effloreszenzen sind v.a. im Gesicht, am behaarten Kopf sowie in der Brust- und Rückenrinne lokalisiert. Besonders schwere Formen werden bei HIV-Infizierten beobachtet.

Die Behandlung erfolgt durch lokale Anwendung von Glukokortikoiden, schwefel- und/oder salicylsäurehaltigen Präparaten sowie dem Antimykotikum Ketoconazol.

31

Pflege bei Erkrankungen der Niere und der ableitenden Harnwege

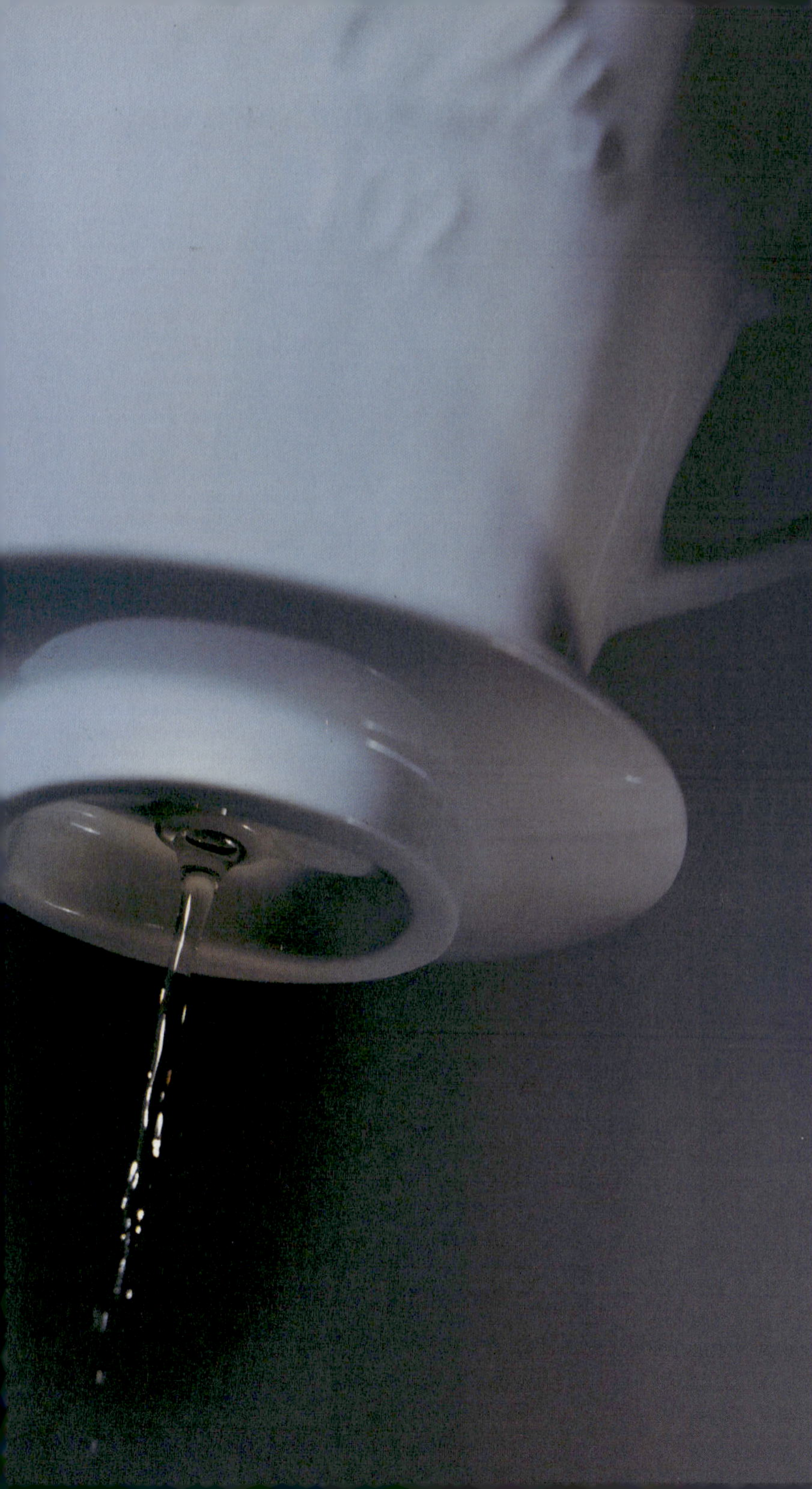

31 Pflege bei Erkrankungen der Niere und der ableitenden Harnwege

☞ **Querverweis**
Pflege bei Inkontinenz 7.8.7

Das medizinische Fachgebiet

Nephrologie *(Lehre von den Nierenkrankheiten):* Teilgebiet der *Inneren Medizin.* Befasst sich vornehmlich mit den *konservativ* zu behandelnden Nierenerkrankungen wie z.B. Nierenentzündungen.

Urologie *(Lehre von den Krankheiten der Harnorgane):* Eigenständiges, *operativ* orientiertes Fachgebiet, das v.a. Erkrankungen der ableitenden Harnwege und der männlichen Geschlechtsorgane zum Gegenstand hat.

Umfasst auch die **Andrologie,** die im engeren Sinne die Lehre von der Fortpflanzungsfähigkeit des Mannes und ihren Störungen bezeichnet.

Die Grenzen zwischen Nephrologie und Urologie sind in der Praxis unscharf. So behandelt der Nephrologe die akute Nierenbeckenentzündung ebenso wie der Urologe. Überschneidungen bestehen außerdem zwischen Urologie und *Dermatologie* (☞ Kapitel 30, beide Fachgebiete befassen sich mit Erkrankungen des äußeren Genitales und der Andrologie) sowie zwischen Urologie und *Gynäkologie,* etwa auf dem Gebiet der Inkontinenz.

31.1 Anatomie und Physiologie

31.1.1 Anatomie und Physiologie der Nieren

Aufbau der Nieren und Harngewinnung

Die beiden bohnenförmigen, ca. 11 cm langen **Nieren** liegen links und rechts der Wirbelsäule dicht unterhalb des Zwerchfells. Durch eine nischenförmige Vertiefung, den **Nierenhilus,** treten Gefäße, Nerven und Nierenbecken ein bzw. aus. Schneidet man die Nieren der Länge nach auf, lassen sich von innen nach außen **Nierenbecken** *(Pelvis renalis),* **Nierenmark** *(Medulla renalis)* und **Nierenrinde** *(Cortex renalis)* erkennen.

Die Niere besitzt ein hochkompliziertes Gefäßsystem. Die **Nierenarterie** *(A. renalis)* gabelt sich in immer kleinere Arterien auf. Eine kleine Arteriole verzweigt sich schließlich als **Vas afferens** („zuführendes Gefäß") zu einem knäuelartigen Kapillarschlingengeflecht, dem **Glomerulus** (*Glomerulus* = kleines Knäuel). Dort wird durch Filtrierung des Blutes der **Primärharn** *(Glomerulumfiltrat)* gewonnen. Dabei dienen das Kapillarendothel, die Basalmembran und das innere Blatt der zweiblättrigen **Bowman-Kapsel** (☞ Abb. 31.2) als Filtermembran. Sie lassen nur Wasser und kleinmolekulare Plasmabestandteile durch, halten aber rote und weiße Blutkörperchen, Blutplättchen und große Moleküle wie die meisten Eiweiße im Blut zurück. Nach Passage der Glomerulusschlingen wird das Blut über das **Vas efferens** („abführendes Gefäß") zu einem zweiten Kapillarnetz um den Tubulusapparat geleitet, bevor es in größer werdenden venösen Nierengefäßen gesammelt wird und über die **V. renalis** *(Nierenvene)* in die untere Hohlvene gelangt.

Der Primärharn gelangt in den Zwischenraum zwischen innerem und äußerem Blatt der Bowman-Kapsel und von dort in den **Tubulusapparat,** wo er konzentriert und durch Sekretionsvorgänge mit Stoffwechselprodukten „angereichert" wird. Der so gebildete **Sekundärharn** wird über die **Sammelrohre** in das **Nierenbecken** weitergeleitet.

Glomeruläre Filtrationsrate und Autoregulation der Nierendurchblutung

Glomeruläre Filtrationsrate (kurz *GFR*): Glomerulumfiltratmenge beider Nieren pro Zeiteinheit. Beträgt beim jungen Erwachsenen ca. 120 ml/Min. (entsprechend 180 l täglich).

Die Durchblutung beider Nieren beträgt etwa 20 % des Herzzeitvolumens (☞ 18.1), also ca. 1 l/Min. Diese hohe Nierendurchblutung ist zur Aufrechterhaltung des für eine optimale Nierenfunktion notwendigen Drucks in den Glomerulusschlingen erforderlich. Sie wird im Wesentlichen über die glatte Muskulatur der zu- und ableitenden Gefäße konstant gehalten (**Autoregulation der Nierendurchblutung),** was aber nur bei einem arteriellen Blutdruck zwischen 80 und 190 mmHg funktioniert.

Bei einem arteriellen Blutdruck unter 80 mmHg sinkt der glomeruläre Blutdruck und damit der Filtrationsdruck, und es kommt

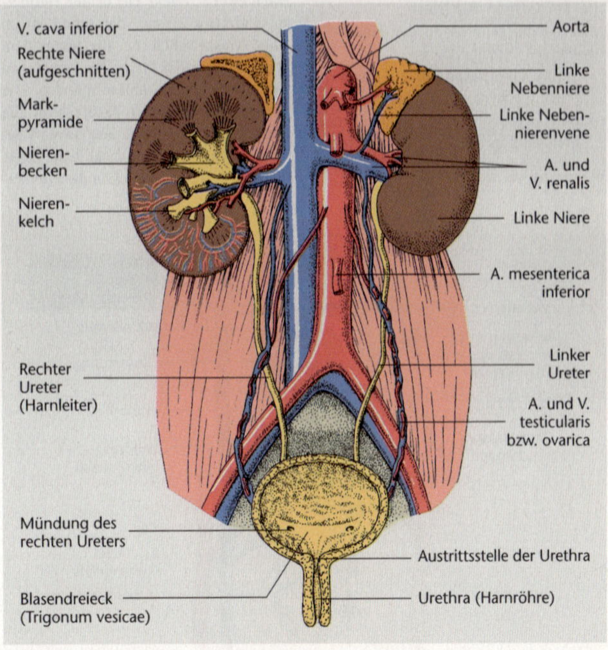

Abb. 31.1: Das Harnsystem besteht aus den Nieren, den Harnleitern (Ureteren), der Harnblase und der Harnröhre (Urethra). Der Längsschnitt durch die rechte Niere zeigt oben die Markpyramiden und Nierenpapillen, unten die Blutversorgung des Nierengewebes. [A400-190]

im schlimmsten Fall zum **Nierenversagen** (☞ 31.6.8). Bei zu hohem Druck steigt die glomeruläre Filtrationsrate, und der Primärharn kann im Tubulusapparat nicht ausreichend konzentriert werden.

Hormonbildung in der Niere

In den Zellen des *juxtaglomerulären Apparates* (☞ Abb. 31.2) wird **Renin** gebildet. Bei Minderdurchblutung der Niere oder erniedrigter Natriumkonzentration des Blutes wird es vermehrt ausgeschieden und führt zu Blutdruckanstieg sowie Erhöhung des Serumnatriumspiegels und des Blutvolumens (☞ Abb. 19.5).

Zweites in der Niere gebildetes Hormon ist **Erythropoetin,** ein Eiweißhormon, das bei zu geringem Sauerstoffgehalt des arteriellen Blutes vermehrt ausgeschüttet wird. Es steigt die Neubildung von roten Blutkörperchen im Knochenmark (☞ 24.1.1). Bei Verminderung des Erythropoetins, etwa im Rahmen einer Niereninsuffizienz, entwickelt sich eine *Anämie* (☞ 24.6.1). Eine Erythropoetinerhöhung, z.B. bei einigen Nierentumoren, führt umgekehrt zu einer *Polyglobulie* (☞ 24.6.5).

✓ Leistungen der Niere

Die Nieren gehören zu den lebenswichtigen Organen, da sie:
- Stoffwechselendprodukte (harnpflichtige Substanzen) *ausscheiden*
- Den Organismus von zahlreichen Fremdstoffen (z.B. Arzneimitteln) *entgiften*
- Die Elektrolytkonzentrationen *regulieren*
- Den Wassergehalt, den osmotischen Druck und das *Säure-Basen-Verhältnis* konstant halten
- Den *Blutdruck* mit regulieren
- Die Hormone *Renin* und *Erythropoetin* bilden
- Vitamin-D-Vorstufen in das wirksame *Vitamin-D-Hormon* umwandeln.

Dadurch gewährleisten die Nieren ganz entscheidend die Konstanz des Inneren Milieus.

31.1.2 Anatomie der ableitenden Harnwege

Zu den ableitenden Harnwegen werden das Nierenbecken, die beiden Harnleiter, die Harnblase und die Harnröhre gezählt.

Nierenbecken und Harnleiter

Die den Sekundärharn ableitenden Sammelrohre münden in 8 – 10 **Nierenkelche,** die sich zum **Nierenbecken** vereinigen. Dieses verengt sich nach unten zum **Harnleiter** *(Ureter)*. Die beiden Harnleiter sind etwa 2,5 mm dicke und 30 cm lange Muskelschläuche, die hinter dem Peritoneum in das kleine Becken ziehen und dort in die Harnblase münden. Die Einmündungsstelle ist dabei so in die Blasenwand eingewebt, dass sie als Ventil wirkt: Der Urin kann zwar in die Blase fließen, nicht aber zurück in die Harnleiter. Ist dieser Mechanismus z.B. aufgrund einer Fehlbildung nicht intakt, kommt es zum **Reflux** *(Rückfluss)* von Urin aus der Blase in den Harnleiter und das Nierenbecken (☞ 31.6.1).

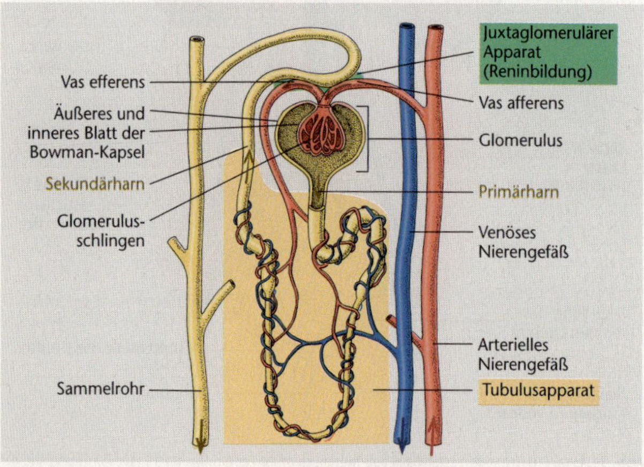

Abb. 31.2: Nierenkörperchen (bestehend aus Glomerulus und Bowman-Kapsel) und Tubulusapparat sowie zu- und ableitende Nierengefäße in schematischer Darstellung. [A400-190]

Harnblase und Harnröhre

Die **Harnblase** ist ein aus kräftiger glatter Muskulatur gebildetes Hohlorgan und kann maximal 800 – 1 000 ml fassen.

Über die **Harnröhre** *(Urethra)* fließt der Urin von der Harnblase nach außen ab:
- Bei der Frau ist die Harnröhre nur 2,5 – 4 cm lang. Sie beginnt an der unteren Spitze des **Blasendreiecks** (*Trigonum vesicae* ☞ Abb. 31.1) und mündet ca. 2 cm hinter der Klitoris in den Scheidenvorhof
- Die Harnröhre des Mannes ist 20 – 25 cm lang, zieht von der unteren Spitze des Blasendreiecks in S-förmigen Krümmungen durch Prostata, Beckenboden und Harnröhrenschwellkörper (☞ Abb. 31.4) und ist in ihrem Verlauf unterschiedlich weit. Sie mündet in einem sagittalen Spalt an der Spitze des Penis.

Harnblasenentleerung

Die *Blasenentleerung* **(Miktion)** ist ein willkürlich ausgelöster, dann aber reflektorisch ablaufender Prozess:
- Zuerst erschlafft der Beckenboden, die Blase tritt tiefer und der Blasenausgang wird trichterförmig ausgezogen
- Die glatte Muskulatur der Blasenwand **(Detrusor vesicae)** kontrahiert sich
- Dadurch werden die Harnleiteröffnungen verschlossen und erweitert sich die Harnröhre im Bereich des *inneren Schließmuskels* **(M. sphincter urethrae internus)**
- Der quergestreifte *äußere Schließmuskel* **(M. sphincter urethrae internus)** erschlafft
- Der Urin kann nun durch die Harnröhre abfließen, wobei die Entleerung der Blase durch Anspannung der Bauch- und Beckenbodenmuskulatur unterstützt wird.

Der Füllungszustand der Harnblase wird durch Dehnungsrezeptoren in der Blasenwand registriert und über afferente Nervenfasern in den Hirnstamm gemeldet. Ab einer Harnmenge von ca. 350 ml wird im Großhirn das Gefühl des Harndranges ausgelöst. Ein Reflexzentrum in der Brücke (☞ 35.1.2) aktiviert dann über efferente Nervenfasern vegetativ-motorische Nervenzellen in den sakralen Segmenten des Rückenmarks (☞ 35.1.2). Die Impulse dieser Zellen werden durch parasympathische Fasern des *N.*

pelvicus zum Detrusor vesicae fortgeleitet, der sich dadurch anspannt. Gleichzeitig sorgen Impulse über den *N. pudendus* für die Erschlaffung des Schließmuskels.

31.1.3 Anatomie und Physiologie der männlichen Geschlechtsorgane

Äußere männliche Geschlechtsorgane

Zu den **äußeren männlichen Geschlechtsorganen** zählen:

- Der **Penis** *(männliches Glied)*, in dem Harn- und Samenwege gemeinsam als Harn(samen-)röhre verlaufen. Es werden **Penisschaft** und **Eichel** *(Glans penis)* unterschieden. Im Penisschaft liegen der paarige **Penisschwellkörper** *(Corpus cavernosum penis)*, der die Erektion ermöglicht (☞ unten), und – an der Unterseite des Penis – der **Harnröhrenschwellkörper** *(Corpus spongiosum penis)*, der die Harnröhre umgibt und in der Eichel endet. Beide sind von einer derben Bindegewebskapsel (**Tunica albuginea**) umschlossen. Überzogen ist der Penis von einer dehnbaren Haut, die in Form einer Verdoppelung (**Vorhaut,** *Präputium*) die Eichel bedeckt. Aus abgeschilferten Epithelien von Eichel und Vorhaut sowie dem Sekret der *Vorhautdrüsen* entsteht hier das **Smegma** *(Smegma praeputii, Vorhauttalg)*
- Der **Hodensack** *(Skrotum)*, der beutelförmig Hoden, Nebenhoden und Hodenhüllen umgibt.

Innere männliche Geschlechtsorgane

Hoden und Nebenhoden

Die paarigen **Hoden** (Sing. *Testis*, Plur. *Testes*) sind eiförmig und ca. 5 cm lang. Jeder Hoden wird von einer derben Bindegewebskapsel (**Tunica albuginea**) umgeben, von der aus Bindegewebssepten in den Hoden ziehen und ihn in 200 – 300 **Hodenläppchen** unterteilen. In den Hodenläppchen finden sich die gewundenen **Hodenkanälchen** *(Samenkanälchen, Tubuli seminiferi)*, deren Wand aus den **Sertoli-Stützzellen** sowie den **Spermien** und ihren Vorläuferzellen besteht (Spermienbildung ☞ unten). Sie münden in das spaltenförmige **Hodennetz** *(Rete testis)* am hinteren Rand des Hodens.

Zwischen den Hodenkanälchen und den Blutgefäßen liegen die **Leydig-Zwischenzellen,** die das männliche Geschlechtshormon Testosteron bilden.

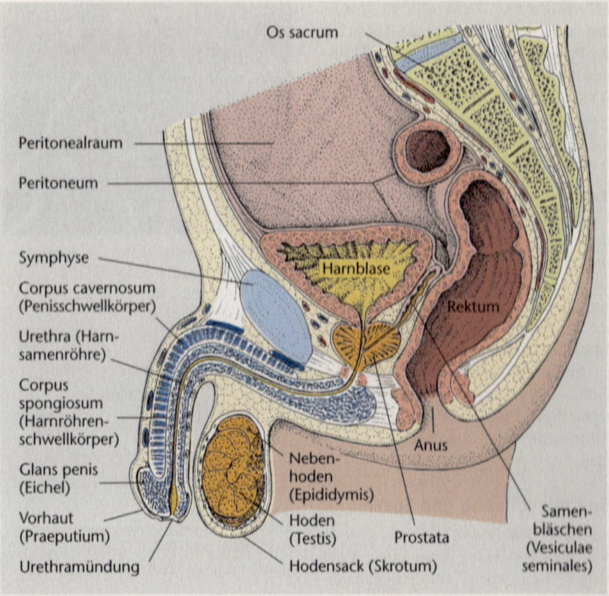

Abb. 31.3: Männliche Harn- und Geschlechtsorgane im Sagittalschnitt. [A400-190]

Dem hinteren Rand der Hoden sitzt je ein **Nebenhoden** *(Epididymis)* auf. Er enthält die **Ausführungsgänge des Hodens** *(Ductuli efferentes testis)*, die sich zum **Nebenhodengang** *(Ductus epididymidis)* vereinigen, und gehört somit zu den ableitenden Samenwegen. Im Nebenhoden reifen die Spermien aus und werden gespeichert.

Der Hoden liegt zu Beginn der Embryonalentwicklung im Bauchraum. Gegen Ende der Schwangerschaft wandert er mit seinen Gefäßen durch den Leistenkanal in den Hodensack (**Descensus testis,** *Hodenabstieg*).

Männliche Geschlechtshormone

Stimuliert durch das Releasinghormon **Gn-RH** (*Gonadoliberin,* identisch mit

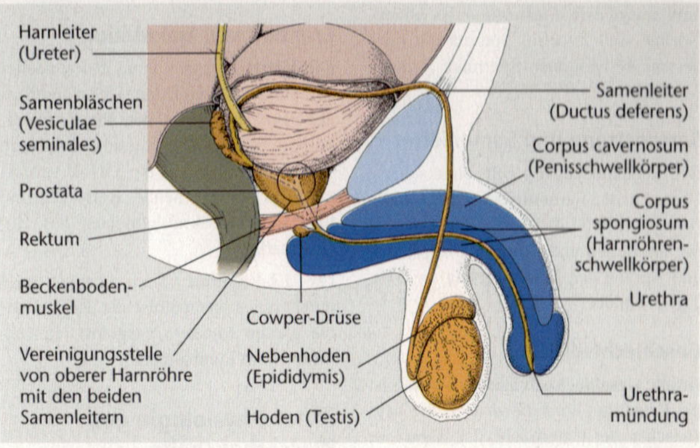

Abb. 31.4: Verlauf der ableitenden Samenwege. Die in den Hoden gebildeten Spermien werden in den Nebenhoden mit Sekret angereichert und gespeichert. Bei der Ejakulation gelangen sie über die paarigen Samenleiter nach Eintritt in die Prostata in die Harnröhre (Vereinigungsstelle markiert). [A400-190]

LH-RH und *FSH-RH* ☞ Abb. 23.3), werden vom Hypophysenvorderlappen ab der Pubertät FSH und LH (☞ 23.1.1) ausgeschüttet:

- FSH regt beim Mann die Spermienreifung an
- LH fördert die Testosteronbildung in den Leydig-Zwischenzellen.

Testosteron ist das wichtigste männliche Geschlechtshormon. Es bewirkt während der Pubertät das Wachstum von Hoden und Penis sowie die Ausbildung der *sekundären Geschlechtsmerkmale* (Tieferwerden der Stimme, Bartwuchs, Zunahme der Körperbehaarung, Knochen- und Muskelwachstum). Außerdem stimuliert es den Geschlechtstrieb *(Libido)* und beeinflusst geschlechtsspezifische Verhaltensweisen. Zusammen mit FSH setzt Testosteron die Spermienreifung in Gang.

Spermienbildung und Sperma

Als **Spermienbildung** *(Spermatogenese)* wird die Entwicklung der unreifen männlichen Keimzellen zu befruchtungsfähigen **Spermien** (*Spermatozoen, Samenfäden* ☞ Abb. 31.5) bezeichnet. Sie beginnt mit der Pubertät in den Hodenkanälchen und umfasst mehrere Entwicklungsschritte, die insgesamt knapp drei Monate dauern.

Das **Sperma** *(Samenflüssigkeit, Ejakulat)* besteht aber nicht nur aus Spermien, sondern auch aus den Sekreten von Nebenhoden, Samenbläschen, Prostata und weiteren Drüsen. Es ist schwach alkalisch und enthält Substanzen, die die Beweglichkeit der Spermien fördern. Abgegeben wird das Sperma durch eine vegetativ ausgelöste *Ejakulation* (☞ unten). Normal sind 2 – 6 ml Sperma mit mindestens 40 Millionen Spermien (☞ auch 31.4.11).

Samenstrang und Samenleiter

Der Nebenhodengang geht ohne scharfe Grenze in den **Samenleiter** (*Ductus deferens* ☞ Abb. 31.4) über, der zusammen mit arteriellen und venösen Blutgefäßen und Nerven den **Samenstrang** (☞ Abb. 21.107) bildet.

Geschlechtsdrüsen

Größte **Geschlechtsdrüse** des Mannes ist die **Prostata** *(Vorsteherdrüse)*. Sie liegt zwischen der Unterfläche der Harnblase und der Beckenbodenmuskulatur und umschließt die Harnröhre (☞ Abb. 31.4). Die Prostata setzt sich aus ca. 40 Einzeldrüsen zusammen, die ein dünnflüssiges, schwach saures Sekret produzieren, das einen wesentlichen Anteil des Spermas ausmacht und ihm seinen charakteristischen Geruch verleiht.

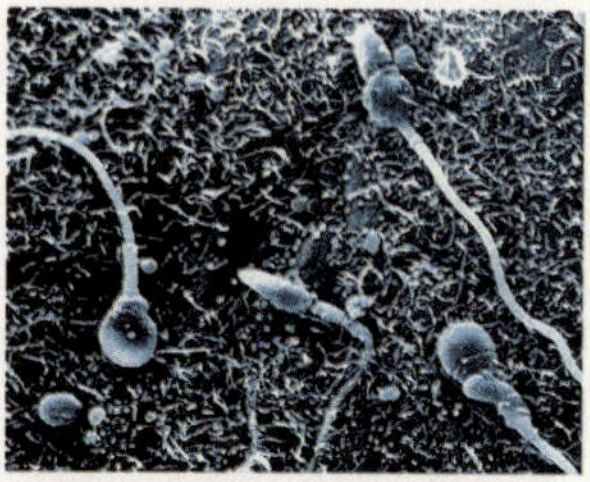

Abb. 31.5: Spermien. Rasterelektronenmikroskopisches Bild aus dem Hoden. [C160]

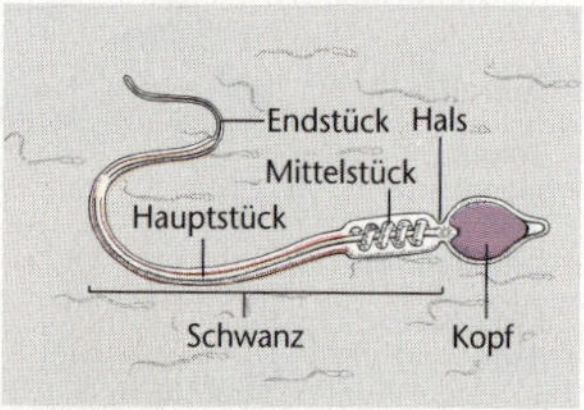

Abb. 31.6: Schemazeichnung eines Spermiums. Man unterscheidet die fünf Abschnitte Kopf, Hals, Mittel-, Haupt- und Endstück. [A400-190]

Die **Samenbläschen** *(Vesiculae seminales, Bläschendrüsen)* liegen jeweils seitlich des Samenleiters zwischen Harnblase und Rektum (☞ Abb. 31.4). Ihr Sekret ist Voraussetzung für die Beweglichkeit der Spermien in den weiblichen Geschlechtsorganen. Auch die **Cowper-Drüsen** im Beckenboden zählen zu den Geschlechtsdrüsen des Mannes.

Erektion und Ejakulation

Die Versteifung des Penis bei sexueller Erregung heißt **Erektion.** Sie ist durch einen Blutstau v.a. in den Penisschwellkörpern bedingt. Die Erektion wird durch den Parasympathikus (☞ 35.1.4) vermittelt; das entsprechende Reflexzentrum liegt in den Sakralsegmenten des Rückenmarks.

Die **Ejakulation** *(Samenerguss)* wird durch einen sympathischen Reflex auf die glatten Muskeln ausgelöst (Reflexzentrum im Lumbalmark).

31.1.4 Physiologie des Wasserhaushalts

Der Organismus ist für die Aufrechterhaltung seiner Funktionen auf eine *ausgeglichene Wasserbilanz* (☞ auch 7.8.2) angewiesen:

- Wasser wird dem Körper auf direktem Weg (Getränke, Infusionen) und „versteckt" über wasserhaltige feste Kost zugeführt. Zusätzlich wird Wasser bei der Nahrungsverstoffwechselung frei, das *Oxidationswasser*
- Die Wasserausscheidung erfolgt v.a. über den Urin, aber auch über den Stuhl, die Haut *(Schwitzen)* und die befeuchtete (Aus-)Atemluft.

Rolle der Nieren im Wasserhaushalt

Im Wasserhaushalt spielen die Nieren eine entscheidende Rolle, da sie die Rückresorption des Wassers aus dem Glomerulumfiltrat abhängig von den Bedürfnissen des Körpers steuern können: Bei hoher Außentemperatur, körperlicher Belastung oder geringer Flüssigkeitszufuhr mit der Nahrung wird fast alles (ca. 99 %) Wasser rückresorbiert und ein stark konzentrierter (dunkler) Urin ausgeschieden, wohingegen bei niedrigen Raumtemperaturen und reichlichem Trinken eine größere Menge weniger konzentrierten (helleren) Urins ausgeschieden wird. Diese Vorgänge werden durch das Hypophysenhormon *Adiuretin* (**ADH** ☞ auch 23.1.1) gesteuert.

31.1.5 Physiologie des Säure-Basen-Haushalts

Alle Stoffwechselreaktionen sind pH-abhängig und funktionieren am besten in dem engen Bereich von pH 7,35 – 7,45. Da aber durch die Stoffwechselvorgänge ständig H^+-Ionen anfallen und der pH der Stoffwechselprodukte von der Ernährung abhängt, sind verschiedene Regulationsmechanismen erforderlich:

- Im Blut können H^+-Ionen durch den **Bikarbonat-** und den **Proteinpuffer** sowie das **Hämoglobin** als Puffersystem „abgefangen" werden. Dabei ist der Bikarbonatpuffer am wirkungsvollsten: Wasserstoffionen (H^+) verbinden sich mit Bikarbonationen (HCO_3^-) zu Kohlensäure (H_2CO_3). Diese zerfällt zu „neutralem" Wasser (H_2O) und Kohlendioxid (CO_2), das über die Lunge abgeatmet wird
- Die Niere scheidet überschüssige OH^-- und H^+-Ionen aus
- Durch eine gesteigerte Atmung kann saures Kohlendioxid über die Lunge „abgeatmet" werden.

31.2 Pflege bei nephrologischen und urologischen Erkrankungen

Flüssigkeitsbilanzierung ☞ *7.8.2*

Die Anforderungen der nephrologischen und urologischen Pflege ergeben sich vor allem aus den Bedürfnissen der chronisch Nierenkranken und der Patienten mit bösartigen Tumoren. Beide Patientengruppen fühlen sich auf unterschiedliche Weise bedroht:

- *Chronisch Nierenkranke* sind wie andere chronisch Kranke täglich mit ihrer Erkrankung konfrontiert. Aus Sorge um ihr Wohl sind sie oft gut informierte, kritische und fordernde, aber auch ängstliche Patienten. Allzu leicht geraten sie in den Ruf, „sich anzustellen“ und zu übertreiben. Führt man sich einmal die oft langjährige Leidensgeschichte der Kranken mit zahllosen Einschränkungen ihres täglichen Lebens vor Augen, so wird man mit solchen Äußerungen schnell zurückhaltend. Die Patienten müssen in aller Regel jahrelang eine strenge Diät einhalten, um das Nierenversagen möglichst lange aufzuschieben und den Mineralstoffhaushalt einigermaßen im Gleichgewicht zu halten, und dies alles in der Gewissheit, dass am Ende letztlich doch „die Maschine“, das Dialysegerät, stehen wird
- Patienten mit *Nierentumoren* werden von der Diagnose mit all ihren Konsequenzen oft urplötzlich getroffen. Denn leider werden die in der Nephrologie und Urologie häufigen Karzinome meist (zu) spät erkannt, da sie von außen nicht sichtbar sind und erst spät Schmerzen bereiten. Ihnen bleibt noch nicht einmal die Hoffnung auf ein lebensrettendes Gerät. Die Pflegenden bemühen sich, dem Betroffenen in seiner Auseinandersetzung mit Sterben und Tod ein verständnisvoller Partner zu sein, der offen ist für Sorgen und Ängste (Sterbebegleitung ☞ 15.4).

31.2.1 Unterstützung bei den ATL

Ausscheiden

Kann der Patient alleine Wasser lassen, dokumentieren die Pflegenden vor allem die tägliche Urinmenge und beobachten den Harn auf krankhafte Veränderungen (☞ 7.9.1, 31.4.3).

Ist die Harn*ableitung* beeinträchtigt, wird der Urin meist über Katheter oder Drainagen nach außen geleitet. Die Aufgabe der Pflegenden besteht dann in der fachgerechten Katheter- und Drainagenversorgung (☞ 31.2.2 – 31.2.5) sowie der Anleitung des Patienten im Umgang damit.

Ist die Harn*produktion* beeinträchtigt, sind durch die Schwere der Grunderkrankung oder durch die zunehmenden Urämiesymptome (☞ 31.6.9) mit Notwendigkeit der Dialyse (☞ 31.2.6) fast alle anderen ATL beeinträchtigt. Auch dann erstellen die Pflegenden eine genaue Ein- und Ausfuhrbilanz (☞ 7.8.2) und beobachten den Urin auf Veränderungen.

Essen und trinken

Viele Nierenkranke leiden in fortgeschrittenem Stadium der Erkrankung unter Appetitlosigkeit, Übelkeit oder Erbrechen. Darauf nehmen die Pflegenden bei der Essensbestellung Rücksicht. Außerdem müssen viele Nierenkranke eine eiweiß-, kalium-, phosphat- und salzarme Diät einhalten, so dass manchmal kaum noch erlaubte Speisen übrig bleiben. Durch verschiedene Zubereitungsarten und appetitliches Anrichten der Speisen können Pflegende versuchen, den Kranken die Einschränkungen so wenig wie möglich spüren zu lassen.

Die erwünschte oder erlaubte Trinkmenge hängt von der Grunderkrankung ab:

- Patienten mit Nierensteinen oder Entzündungen der ableitenden Harnwege sollen viel trinken. Ausnahmen sind Patienten, bei denen aufgrund von Begleiterkrankungen, z.B. einer Herzinsuffizienz (☞ 18.6.1), eine Trinkmengenbeschränkung erforderlich ist
- Bei Patienten mit einer Nierenfunktionseinschränkung ist die erlaubte Trinkmenge abhängig von der noch produzierten Urinmenge und wird vom Arzt individuell angeordnet
- Patienten unter Nierenersatztherapie haben eine strenge Trinkmengenbeschränkung.

Sich beschäftigen und Sinn finden

Gelegentlich müssen Patienten mit chronischen Nierenerkrankungen auf eine regelmäßige Berufsausübung und auf Hobbys verzichten oder sie stark einschränken, und für einen Urlaub kommen nur ausgewählte Ferienorte mit Dialysemöglichkeit in Betracht. Für viele Patienten bedeutet dies einen erheblichen Verlust ihrer Lebensqualität und ihres sozialen Status und führt dadurch zu einer ernsten Krise ihres Selbstbewusstseins. In diesen Momenten der Sinnkrise und Verzweiflung sind die Pflegenden wichtige Ansprechpartner für die Patienten. Wenn sie sich den Sorgen und Problemen der Patienten gegenüber öffnen und sich für ein Gespräch Zeit und Ruhe nehmen, bieten sie den Patienten einen Raum, in dem sie ihr Herz ausschütten und in dem erste Ansätze gefunden werden können, diesen Verlust neu zu füllen.

Sich als Frau oder Mann fühlen und verhalten

Einige Erkrankungen und Behandlungsformen können zum Verlust sexueller Funktionen führen. Beispielsweise wird Frauen mit einer chronischen Niereninsuffizienz (☞ 31.6.9) von einer Schwangerschaft abgeraten, da diese Mutter und Kind gefährden würde. Viele Erkrankungen des Hodens oder die Chemotherapie bei bösartigen Hodentumoren (☞ 31.8.5) haben eine eingeschränkte Fruchtbarkeit zur Folge. Jungen Männern, die ihre Familienplanung noch nicht abgeschlossen haben, sollte dann die Möglichkeit der **Spermakryokonservierung** (Tiefkühllagerung einer Samenprobe) in einer Samenbank angeboten werden, die jahrelang möglich ist. Hinzu treten psychische Probleme: Bei nicht wenigen Männern löst eine Erkrankung am Hoden, auch wenn nur ein Hoden betroffen ist, *Kastrationsängste* aus, die ernst genommen werden müssen. Die Betroffenen fühlen sich verstümmelt und haben Angst, keine „richtigen“ Männer mehr zu sein.

Ein ausgesprochen sensibles Thema sind Probleme der Erektion und Ejakulation, die an die Intaktheit der Nervenstrukturen und Gefäße in Rückenmark und Becken gebunden sind. Beispielsweise kann der Patient nach einer transurethralen Resektion der Prostata *impotent* werden (☞ 31.10.1). Ist eine ursächliche Behandlung der Erektionsstörungen nicht möglich, sollte zusammen mit dem Patienten und möglichst auch seiner Partnerin überlegt werden, ob technische Hilfen wie z.B. Penisprothesen in Betracht kommen.

Da „man über Erkrankungen am Urogenitaltrakt nicht spricht“, gerät der Betroffene mehr als andere Kranke in die Isolation. Außerdem fühlt er sich durch die Eingriffe im Intimbereich „nackt und bloßgestellt". Gesprächsbereitschaft, Rücksicht auf das Schamgefühl des Patienten und Takt können dem Kranken sehr helfen. Dazu zählt z.B. das sorgfältige Abdecken bei Untersuchungen und die Gewissheit, dass kein Fremder während der Untersuchung den Raum betreten wird.

31.2.2 Pflege bei transurethraler Harnableitung

Bei vielen Patienten ist es notwendig, den Harn vorübergehend oder dauerhaft über eine **künstliche Harnableitung** nach außen zu leiten. Oft kommt dabei die **transurethrale Harnableitung** zum Einsatz. Das transurethrale Katheterisieren birgt jedoch ein hohes Infektionsrisiko für Nieren und Harnwege. Hauptrisikofaktor ist das Verschleppen pathogener Keime von der Harnröhrenmündung in die Blase. Daher sind eine akribische Infektionsprophylaxe und aseptisches Vorgehen erforderlich.

Bei der **transurethralen Harnableitung** wird ein Blasenkatheter durch die Harnröhre („trans-urethral") in die Blase vorgeschoben.

Diagnostisch dient die transurethrale Katheterisierung z.B. dem Einbringen von Kontrastmittel (☞ 31.4.6) oder – selten – der Gewinnung einer Urinprobe (*Katheterurin* ☞ 31.4.2).

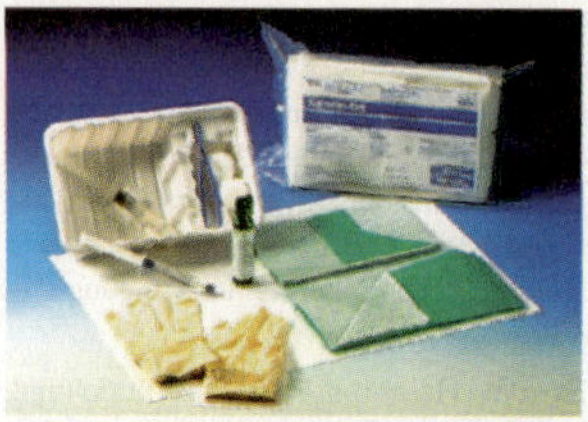

Abb. 31.8: Vom Handel angebotenes Blasenkatheterset. Viele Krankenhäuser stellen selbständig Kathetersets für den Gebrauch in ihrem Haus zusammen. Daher kann die Zusammenstellung der Kathetersets variieren (z.B. enthalten nicht alle Kathetersets bereits Desinfektionsmittel oder eine Spritze mit 10 ml Aqua dest). [U140]

Therapeutische Indikationen sind Blasenentleerungsstörungen und Harnabflussbehinderungen unterhalb der Harnblase, beispielsweise durch eine vergrößerte Prostata oder durch Schwellungen nach Operationen am Unterleib. Auch vor großen, lang andauernden Operationen wird ein Katheter gelegt.

Harninkontinenz ist *keine* Indikation für das Legen eines transurethralen Dauerkatheters; dafür gibt es spezielle Auffangsysteme, z.B. Kondomurinale für den Mann (☞ 7.8.7).

In der Klinik übernehmen in der Regel die Pflegenden oder Ärzte die transurethrale Katheterisierung, im ambulanten Bereich auch die Patienten selbst, wenn ein häufiges Katheterisieren notwendig ist (**intermittierende Selbstkatheterisierung,** kurz *ISK*). Letzteres kommt insbesondere bei den oft noch sehr jungen Patienten mit traumatisch bedingten Querschnittssyndromen (☞ 35.15.2) vor. Sie können zwar ihre Harnausscheidung nicht mehr kontrollieren, weil das Rückenmark komplett oder teilweise ausgefallen ist, doch funktioniert ihr Sphinkter noch ausreichend, so dass Urin in der Blase gesammelt werden kann.

Kathetermaterialien und -arten

Die Wahl des **Kathetermaterials** hängt von der voraussichtlichen Liegezeit des Katheters ab. Der Katheter muss trotz ständigen Kontakts mit Urin und anderen Sekreten geschmeidig und borkenfrei bleiben und darf die Schleimhäute von Harnblase und Harnröhre weder mechanisch noch durch Abgabe chemischer Substanzen (z.B. sog. Weichmacher) schädigen.

Katheter zur Langzeitdrainage (> 2 Tage, sog. *Dauerkatheter*) bestehen aus Silikon, ggf. mit Teflon-Beschichtung. Für eine Kurzzeitdrainage kann ein Silikon-Latex-Katheter gewählt werden. Einmalkatheter bestehen in der Regel aus PVC-Kunststoff.

Katheterstärken

Katheterdurchmesser werden in *Charrière,* kurz **Ch,** angegeben. 1 Charrière entspricht 1/3 mm.

Übliche **Katheterstärken** bei Männern sind 14 – 18 Ch, bei Frauen 12 – 14 Ch und bei Kindern 8 – 10 Ch. Die Katheterstärke wird individuell gewählt. Dabei ist

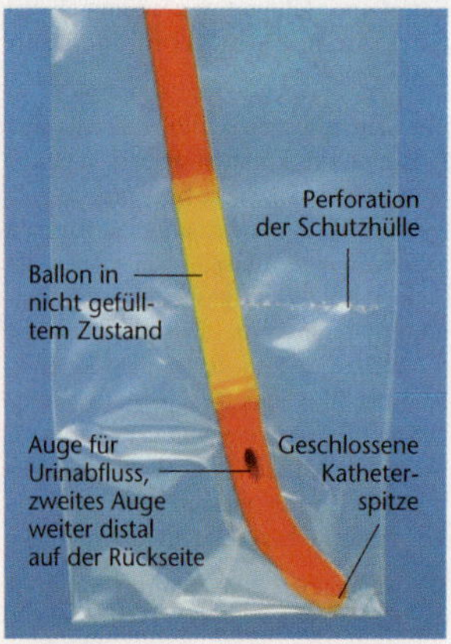

Abb. 31.7: Mercierkatheter, Detailaufnahme der Katheterspitze in der sterilen Innenhülle der Verpackung. [D200]

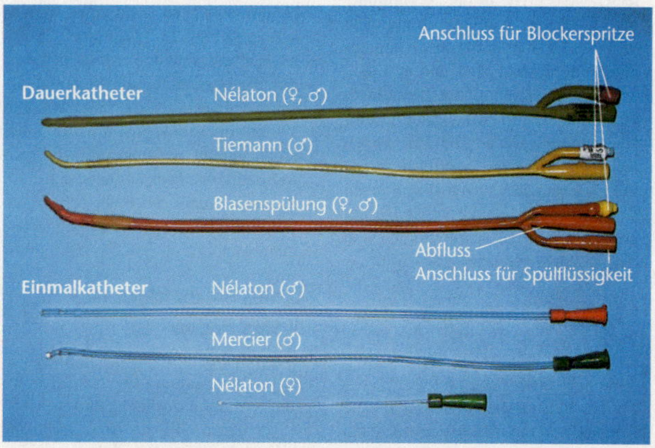

Abb. 31.9: Verschiedene Katheterarten zur transurethralen Harnableitung. [M161]

zu beachten, dass ein zu großer Katheter das Verletzungsrisiko beim Legen erhöht, zu einer Schleimhautirritation mit nachfolgender Entzündung der Harnröhre führen kann oder von dem Patienten als dauerhaft störend empfunden wird. Zu kleine Katheter können durch Koagel oder Harnsalze verstopfen.

Legen eines Blasenkatheters

Benötigte Materialien

Zum Legen eines transurethralen Blasenkatheters werden ein Katheterset (☞ Abb. 31.8) und zwei sterile Katheter (einer als Reserve) benötigt. Soll ein Dauerkatheter gelegt werden, ist zusätzlich ein steril verpacktes, geschlossenes Urinauffangsystem (☞ Abb. 31.13) notwendig.

Das Katheterset enthält folgende *sterile* Einmalartikel:

- Verpackung als sterile Arbeitsfläche
- Wasserundurchlässige Schutzunterlage
- Lochtuch, geschlitzt
- Ein Paar Handschuhe
- Anatomische Pinzette
- Anästhesierendes Gleitgel
- Ca. 30 ml Schleimhautdesinfektionsmittel, z.B. Betaisodona®
- Sechs Kugeltupfer („Pflaumen")
- Auffangschale mit großer (ca. 750 ml) und kleiner Kammer oder zwei getrennte Schalen
- Spritze mit 10 ml Aqua destillata (für das Legen eines Dauerkatheters).

Durchführung

☞ *Abb. 31.10, Abb. 31.12 und Tab. 31.11*

Im Idealfall legen zwei Pflegekräfte gemeinsam einen transurethralen Blasenkatheter, da ein streng aseptisches Vorgehen dann leichter eingehalten werden kann. Es gibt aber Situationen, z.B. nachts, in denen eine zweite Pflegekraft zur Assistenz nicht zur Verfügung steht und der Katheter von nur einer Pflegekraft gelegt werden muss, so dass an dieser Stelle die Durchführung durch *eine* Pflegekraft dargestellt wird:

- Patienten informieren
- Intimsphäre des Patienten schützen: Sichtschutz anbringen, Mitpatienten aus dem Zimmer bitten
- Bett in rückenschonende Arbeitshöhe bringen
- Intimtoilette durchführen (lassen)
- Ausreichend große Fläche zum Ablegen der Materialien schaffen, wobei die Position dieser Fläche von der Händigkeit (Rechts-/Linkshänder) der Pflegekraft abhängt
- Katheterset aus (Plastik-)Umverpackung herausnehmen und auf der Arbeitsfläche abstellen
- Hände desinfizieren
- Sterile Arbeitsfläche schaffen: Katheterset-Verpackung an den Ränder vorsichtig auseinander falten und ausbreiten (Innenfläche ist steril)
- Steril eingepackte Materialien (z.B. Katheter) unter aseptischen Bedingungen öffnen und auf die sterile Arbeitsfläche fallen lassen.

Die weiteren Arbeitsschritte unterscheiden sich, je nachdem, ob eine Frau oder ein Mann katheterisiert wird (☞ Tab. 31.11, Abb. 31.10 und 31.12).

Die Durchführung der **intermittierenden Selbstkatheterisierung** (☞ 31.9 a) unterscheidet sich in den oben genannten Schritten kaum von der Durchführung durch eine Pflegekraft: Der Patient reinigt seinen Intimbereich und stellt eine Arbeitsfläche her, auf der er nach der Händedesinfektion die benötigten Materialien (steril) richtet. Verwendet wird ebenfalls ein von der Industrie vorgefertigtes Katheterset. Ist das nicht vorhanden, werden die Materialien (☞ oben) einzeln gerichtet. Bei Frauen kommt noch ein Spiegel hinzu, damit sie ihre Harnröhrenmündung besser lokalisieren können. Das Katheterisieren selbst kann sowohl auf der Toilette sitzend als auch im Bett durchgeführt werden.

Da die Patienten anfangs sehr skeptisch sind, ob sie das Selbstkatheterisieren überhaupt lernen können und – aufgrund ggf. auftretender Ekelgefühle – auch wollen, nehmen sich die Pflegenden für die Motivation des Patienten und zum Einüben der Technik sehr viel Zeit.

Ein besonderes Problem für Patienten bei intermittierender Selbstkatheterisierung ist das hohe Risiko einer **Harnwegsinfektion**. Zum einen sollten sie sehr viel trinken, auch wenn sich die Harnblase dadurch schneller füllt, zum anderen sollten sie sich nicht häufiger als 6-mal am Tag katheterisieren. Das Aufeinander-Abstimmen von richtiger Trinkmenge und Häufigkeit des Katheterisierens braucht aber eine gewisse Zeit. Die Pflegenden begleiten den Patienten dabei und raten ihm ggf. zu einem „Trink-Tagebuch": wann hat der Patient wie viel getrunken, wann erfolgte die Selbstkatheterisierung, wie viel ml Urin konnte gewonnen werden.

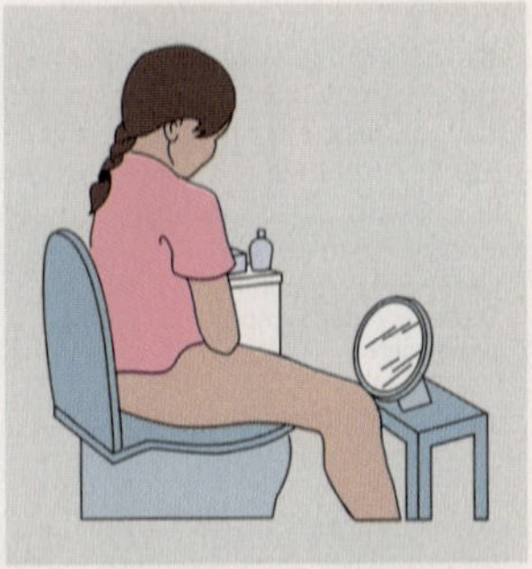

Abb. 31.9 a: Selbstkatherisierung. Die Patientin sitzt zur Selbstkatheterisierung optimalerweise auf der Toilette, davor steht ein Spiegel, mit dessen Hilfe sie ihre Harnröhrenmündung besser lokalisieren kann. Daneben befindet sich die von ihr vorbereitete Arbeitsfläche mit den benötigten Materialien. Nach dem Anziehen der sterilen Handschuhe sowie dem Spreizen und Desinfizieren der Schamlippen (☞ Abb. 31.10 ❶ – ❸) führt sie den Katheter so ein, dass der Urin in die Toilette oder in das Auffangsystem ablaufen kann. Beim Mann entspricht das Vorgehen der Abbildung 31.12, nur dass er voraussichtlich lieber sitzen wird. [L109]

Auf diese Weise lernt der Patient sich selbst und die Abläufe in seinem Körper besser kennen und kann die Häufigkeit der Selbstkatheterisierung immer besser steuern, ohne dass es zu Harnwegsinfektionen kommt.

Nachsorge

- Auffanggefäß entfernen
- Urinauffanggefäß am Bett anbringen
- Genitale abwaschen und trocknen, bei der Frau sechsten Tupfer entfernen, beim Mann zum Schutz vor einer Paraphimose (☞ 31.9.2) Vorhaut wieder über die Eichel schieben
- Patienten bequem lagern
- Arbeitsplatz aufräumen, Einmalmaterial entsorgen, Urin ggf. zur Diagnostik ins Labor senden, Maßnahme dokumentieren.

Pflege bei liegendem Blasendauerkatheter

- Dauerkatheter regelmäßig auf Durchgängigkeit überprüfen
- Patienten zu vermehrtem Trinken anhalten, sofern keine Kontraindikationen vorliegen, da eine gesteigerte Diurese Infektionen vorbeugt
- Vor Pflegemaßnahmen am Katheter hygienische Händedesinfektion durch-

❶

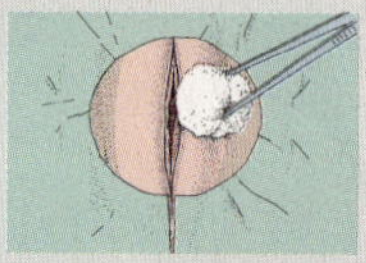

Große Schamlippen mit je einem Tupfer von der Symphyse zum Anus desinfizieren.

❷

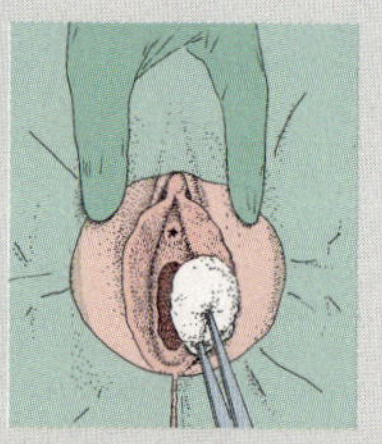

Große Schamlippen mit einer Hand spreizen, dann kleine Schamlippen …

❸

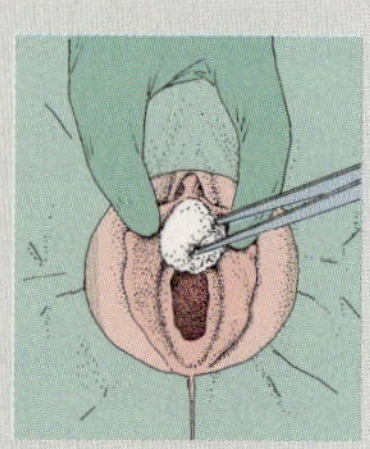

… sowie Harnröhrenöffnung mit je einem Tupfer desinfizieren.

❹

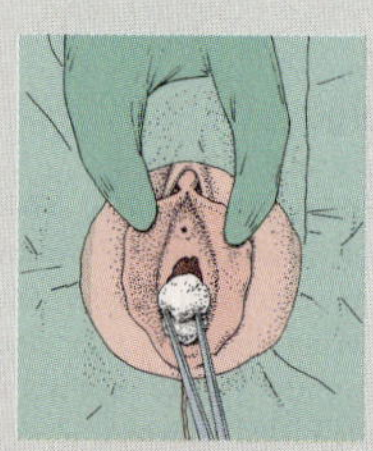

Den sechsten Tupfer vor die Öffnung der Vagina legen.

❺

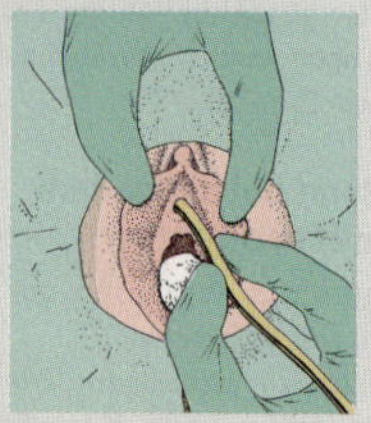

Katheter von der Arbeitsfläche nehmen und in die Blase schieben.

Abb. 31.10: Legen eines Blasenkatheters bei der Frau. [A400-190]

führen und (unsterile) Einmalhandschuhe anziehen; danach abermals Hände desinfizieren

- Intimhygiene zweimal täglich durchführen, dabei Harnröhreneingang und Katheter mit Wasser und Seife reinigen; bei Verschmutzung mit Stuhl Schleimhautdesinfektionsmittel, z.B. Octenisept®, verwenden
- Borkenbildung vermeiden (Sekretverkrustungen entfernen)
- Auf Urinveränderungen und Urethralsekret (Blutbeimengung?) achten
- Auf hygienischen Umgang mit dem Drainagesystem achten, d.h. Urin nur aus geeigneter Urinentnahmestelle abpunktieren, Ablassschlauch stets in die Halteschlaufe stecken und das System nie auf dem Boden ablegen
- Katheter und Urinauffangsystem nicht voneinander trennen
- Abknicken und Kompression des Katheterschlauches vermeiden, da Harnstagnation die Keimvermehrung und damit eine Infektion der ableitenden Harnwege begünstigt. Aus diesem

Vorgehen bei der Frau	Vorgehen beim Mann
Patientin flach auf dem Rücken lagern, evtl. Becken durch Unterlegen eines Kissens anheben. Beine spreizen und aufstellen lassen	Patienten flach auf dem Rücken lagern. Beine leicht spreizen
Bei den handelsüblichen Kathetersets die oben liegende Schutzunterlage sowie das Lochtuch vorsichtig entnehmen, ohne die sterile Fläche oder die übrigen Materialien mit den Händen zu berühren	
Schutzunterlage unter das Gesäß der Patientin legen und Schlitztuch so auflegen, dass die Vulva gut sichtbar und zugänglich ist (Tuch nur an den Rändern fassen)	Lochtuch so auflegen, dass es nur den Penis frei lässt oder Tuch ohne Loch auf die Oberschenkel legen (Tuch nur an den Rändern fassen)
Sterile Handschuhe anziehen	
Beim Legen eines Dauerkatheters: Katheter auf der Arbeitsfläche mit dem Urinauffangsystem verbinden	
Spritze mit anästhesierendem Gleitgel öffnen	
Kugeltupfer in der kleinen Schale des Auffanggefäßes oder in separater Schale mit Schleimhautdesinfektionsmittel tränken	
Auffanggefäß auf die Schutzunterlage zwischen die Beine der Patientin bzw. des Patienten stellen	
Tupfer mit der Pinzette entnehmen und große Schamlippen mit je einem Tupfer von der Symphyse zum Anus desinfizieren. Schamlippen mit einer Hand spreizen (die Hand verbleibt bis nach Einführen des Katheters in dieser Position). Kleine Schamlippen und Harnröhrenmündung mit je einem Tupfer desinfizieren. Sechsten Tupfer vor die Öffnung der Vagina legen (☞ Abb. 31.10 ❶❷❸❹)	Mit einer Hand Penisschaft fassen, Vorhaut zurückschieben und Harnröhrenmündung spreizen. Mit anderer Hand Tupfer (mit der Pinzette) entnehmen und Eichel desinfizieren (☞ Abb. 31.12 ❶)
Einwirkzeit des Desinfektionsmittels beachten	
Gleitgel auf die Katheterspitze geben	Gleitgel auf die Harnröhrenmündung (☞ Abb. 31.12 ❷) und in die Harnröhre geben (☞ Abb. 31.12 ❸)
Katheter, ggf. mit angeschlossenem Urinauffangsystem, von der Arbeitsfläche nehmen	
Katheter mit oder ohne Pinzette (wenn Pinzette zum Desinfizieren genutzt wurde) einführen, bis Urin fließt (☞ Abb. 31.10 ❺). Bei Widerstand Vorgang abbrechen	Penis strecken und Katheter mit oder ohne Pinzette (wenn Pinzette zum Desinfizieren genutzt wurde) einführen (☞ Abb. 31.12 ❹). Bei geringem Widerstand nach ca. 10 cm Penis senken und Katheter weiterschieben bis Urin fließt. Bei stärkerem Widerstand und/oder Schmerzen des Patienten Vorgang abbrechen
▸ Beim *Einmalkatheterisieren* Urin in der großen Kammer der Auffangschale auffangen. Zur vollständigen Entleerung der Blase von außen sanften Druck auf die Blase ausüben. Danach Katheter vorsichtig entfernen ▸ Beim Legen eines *Dauerkatheters* den Katheter – nachdem der Urin fließt – noch etwas weiter schieben, damit das anschließende **Blocken** (Füllen des Ballons mit 8 – 10 ml Aqua destillata ☞ Abb. 31.12 ❺) nicht in der Harnröhre geschieht	

Tab. 31.11: Unterschiedliches Vorgehen beim Legen eines Blasenkatheters bei der Frau (links) und beim Mann (rechts).

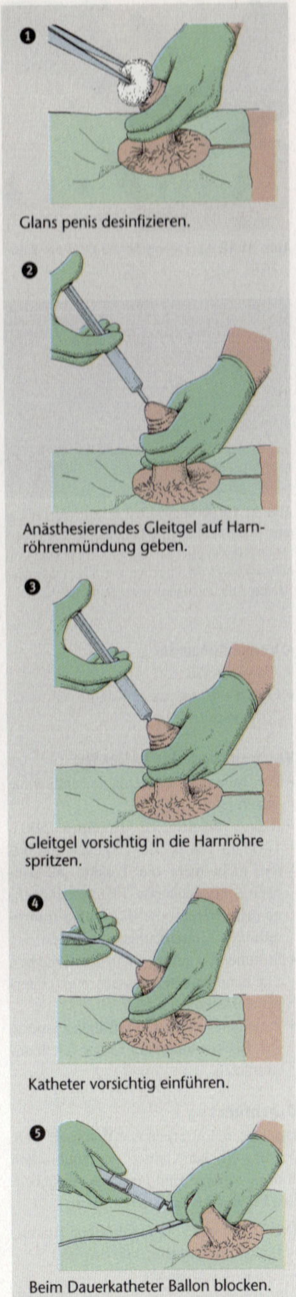

Abb. 31.12: Legen eines Blasenkatheters beim Mann. [A400-190]

Grunde Katheter auch nicht intermittierend zum Blasentraining abklemmen

- Urin in ein desinfiziertes Gefäß ablassen (bei normaler Diurese einmal täglich), dazu Einmalhandschuhe benutzen. Ablassschlauch anschließend desinfizieren
- (Mobile) Patienten darauf hinweisen, dass sie Katheterschlauch und Urinbeutel nicht über Blasenniveau anheben dürfen.

Katheterwechsel und Katheterentfernung

Sobald die Indikation für einen transurethralen Dauerkatheter nicht mehr gegeben ist, wird der Katheter entfernt.

Ein routinemäßiger Wechsel etwa alle zwei Wochen ist nicht notwendig, bestimmte Katheterarten (z.B. Silikonkatheter) erlauben bei komplikationsloser transurethraler Harnableitung sogar eine Verweildauer von bis zu sechs Wochen. Ein Wechsel des Dauerkatheters wird notwendig, wenn der Urinfluss nachlässt oder ganz versiegt, der Katheter stark verschmutzt wurde (z.B. mit Stuhl) oder sich am Katheter Inkrustationen zeigen:

- Patienten informieren und flach auf dem Rücken lagern (☞ oben)
- Hände desinfizieren, Einmalhandschuhe anziehen
- Über Ballonzuleitungssystem Abblockflüssigkeit mit 20-ml-Spritze entfernen, Spritze entsorgen
- Zellstoff in die eine Hand nehmen, mit der anderen Hand Katheter vorsichtig herausziehen. Katheterspitze mit Zellstoff umwickeln, den Handschuh darüberstülpen und Katheter samt geleertem Urinauffangsystem in einen Abfalleimer entsorgen. Bei Problemen behutsam vorgehen, ggf. Arzt hinzuziehen
- Intimtoilette durchführen

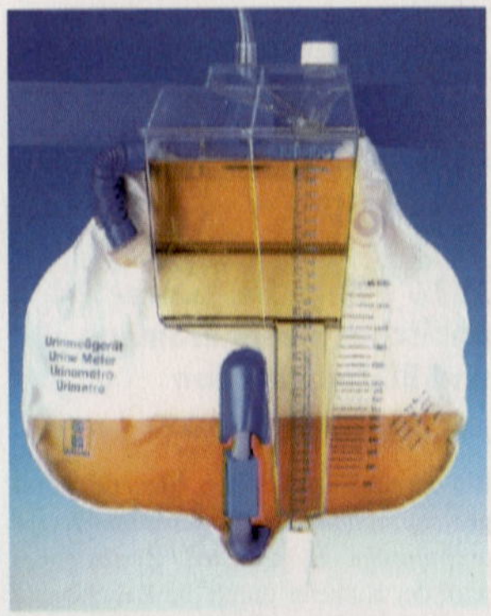

Abb. 31.15: Geschlossenes Urinauffangsystem mit Stundenurinmesskammer. Die pro Stunde aufgefangene Urinmenge kann an der Skala der Messkammer abgelesen und dann in den Urinbeutel abgelassen werden. [U140]

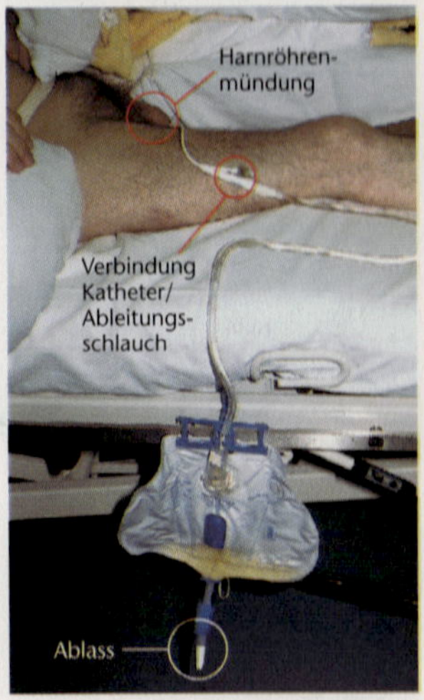

Abb. 31.14: Häufige Eintrittspforten für Bakterien bei einem Blasendauerkatheter. [M161]

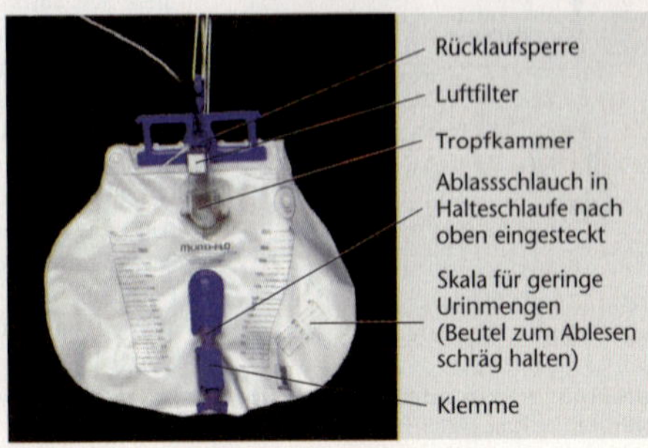

Abb. 31.13: Geschlossenes Urinauffangsystem mit Rücklaufsperre und Tropfkammer, die Keimen den Weg zurück in die Harnröhre versperren. [K183]

- Je nach Arztanordnung neuen Katheter legen (☞ oben) oder in den Folgestunden darauf achten, ob der Patient spontan Wasser lässt
- Materialien aufräumen und Maßnahme dokumentieren.

31.2.3 Pflege bei suprapubischer Blasendrainage und Blasenpunktion

Blasenspülung ☞ 31.9.2

Bei der **suprapubischen Blasendrainage** *(suprapubischer Blasenkatheter, suprapubische Blasenfistel, Zystostomie)* wird der Katheter durch die Bauchdecke hindurch in die gefüllte Blase eingeführt und fixiert. Sie ist bei fachgerechter Durchführung im Vergleich zur transurethralen Katheterisierung komplikationsärmer (weniger mechanische Verletzungen und Infektionen), berührt nicht den Intimbereich des Patienten und ermöglicht ein Blasen- und Kontinenztraining. Daher setzt sich die suprapubische Blasendrainage zunehmend durch.

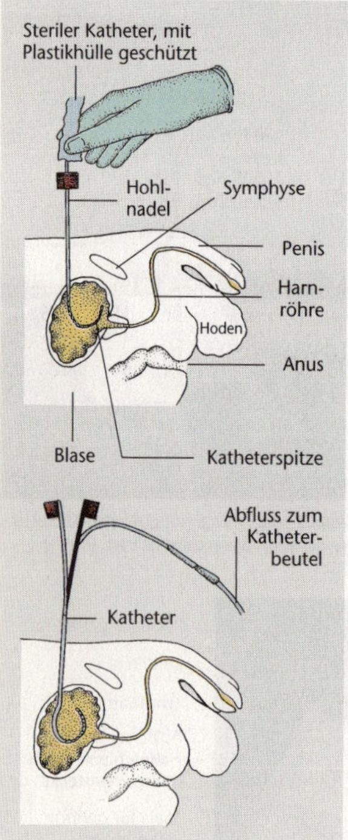

Abb. 31.16: Suprapubische Blasendrainage. Nach Punktion der Blase mit dem Trokar wird der Katheter vorgeschoben und dann der Trokar gespalten und entfernt. [A400-157]

Die Indikationen zur suprapubischen Blasendrainage entsprechen denen der transurethralen Harnableitung. Sie ist außerdem möglich bei Harnröhrenverletzungen und Harnröhrenverengungen, die für einen transurethralen Katheter nicht mehr passierbar sind.

Bei Blasentumoren, Blutgerinnungsstörungen, nicht füllbarer Blase und bei Schwangeren darf die suprapubische Blasendrainage nicht durchgeführt werden.

Legen einer suprapubischen Blasenpunktion/-drainage

Benötigte Materialien

Bei einer suprapubischen *Blasenpunktion* werden benötigt:

- Alles zur Hautdesinfektion und Rasur
- Sterile Spritze, ggf. mit Zwei-Wege-Hahn
- Sterile Kanüle (ca. 12 cm lang)
- Sterile Tupfer
- Beschriftetes, steriles Untersuchungsröhrchen
- Verbandsmaterial
- Abwurf für Kanülen und Verpackungsmaterial.

Für das Legen eines suprapubischen *Blasenkatheters* sind folgende sterile Materialien erforderlich:

- Spaltbare Punktionskanüle. Dies ist eine großlumige „Hohlnadel" aus Edelstahl mit dreikantiger Spitze, durch die der Katheter vorgeschoben wird. Nach der Blasenpunktion spaltet der Arzt die Nadel und entfernt sie. Zurück bleibt der in der Blase liegende Katheter
- Spezieller Katheter mit selbstaufrollender Spitze oder blockbarem Ballon an der Katheterspitze. Punktionskanüle und Katheter sind auch als Punktionsbesteck erhältlich, z.B Cystofix® oder Curity® Kendall. Zum Teil enthalten diese Sets außerdem noch eine Fixierplatte. Dabei ist der vordere Teil des Katheters bereits in den Punktionstrokar eingeführt, so dass sich das Lumen des Trokars während des Punktierens nicht mit Gewebe füllen kann (☞ Abb. 31.18)
- Geschlossenes Urinableitungssystem
- Alles zur Hände- und Hautdesinfektion, Hautrasur und Lokalanästhesie
- Lochtuch
- Sterile Handschuhe
- Skalpell
- Ggf. Fixierplatte
- Nahtmaterial

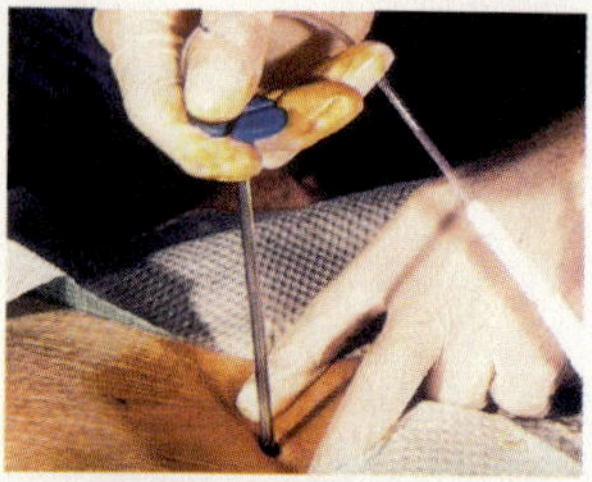

Abb. 31.18: Suprapubische Punktion der Blase. [U140]

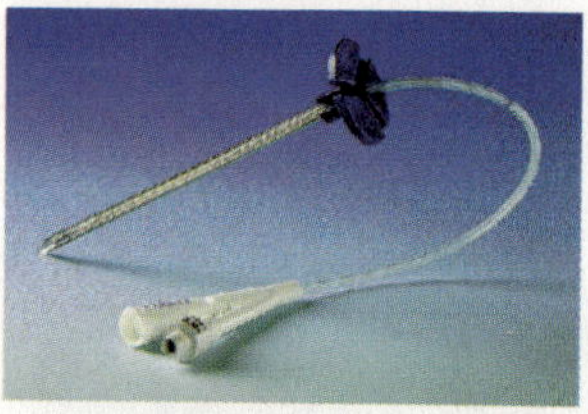

Abb. 31.19: Der vordere Teil des Katheters ist bereits in die Punktionskanüle vorgeschoben. Dies verhindert, dass sich das Lumen der Punktionskanüle während der Punktion mit einem Gewebezylinder füllt und dadurch verstopft. [U140]

- Verbandsmaterial
- Abwurfgefäß
- Ggf. 8 – 10 cm lange Kanüle mit 20-ml-Spritze.

Vorbereitung des Patienten

- Patienten über die geplante Maßnahme informieren
- Blase füllen, z.B. Patienten 500 – 1 000 ml Tee zu trinken geben und bitten, nicht mehr die Toilette aufzusuchen, entsprechende Flüssigkeitsmenge infundieren oder Blase über transurethralen Einmalkatheter auffüllen
- Störende Kleidung entfernen (knappen Slip kann Patient anlassen), evtl. Unterbauch rasieren
- Patienten flach auf dem Rücken lagern, ggf. Becken durch ein Kissen leicht unterstützen.

Durchführung

Das Legen, Entfernen und Wechseln (alle 6 – 12 Wochen) einer suprapubischen Blasendrainage sind ärztliche Aufgaben. Die Pflegenden assistieren dabei.

Das Legen einer suprapubischen Blasendrainage umfasst folgende Schritte:

- Hände desinfizieren
- Punktionsstelle (ca. 2 – 3 cm oberhalb des Symphysenoberrandes) desinfizieren und mit Lochtuch abdecken

- Lokalanästhesie setzen, ggf. Probepunktion durchführen
- Urinableitungssystem mit dem Katheter verbinden
- Haut mit Skalpell inzidieren (entfällt bei neueren Punktionsbestecken) und Kanüle einstechen bis Urin fließt. Katheter vorschieben, Kanüle zurückziehen, aufsplitten und entfernen. Katheter mit Naht an der Bauchdecke fixieren bzw. Ballonkatheter blocken
- Punktionsstelle abermals desinfizieren, Wunde verbinden, Katheter in Fixierplatte einlegen und Platte mit Heftpflaster befestigen.

Nachsorge

- Patienten ankleiden und bequem lagern
- Materialien entsorgen
- Auf Blutbeimengungen im Urin achten. Patienten Bettruhe einhalten lassen, bis Komplikationen ausgeschlossen sind.

Pflege bei liegender suprapubischer Blasendrainage

Nach Anlage des Katheters erfolgt zunächst täglich ein steriler Verbandswechsel, später alle 2 – 3 Tage. Die weitere Pflege und der Umgang mit dem Katheter entsprechen der Pflege bei liegendem transurethralen Dauerkatheter (☞ 31.2.2).

Zum Blasentraining wird der Katheter abgeklemmt und der Patient lässt bei Harndrang auf physiologischem Weg über die Harnröhre Wasser. Anschließend kann durch Öffnen der Klemme die Menge des verbliebenen Restharns im Urinauffangsystem bestimmt werden.

Wechseln und Entfernen eines suprapubischen Blasenkatheters

Der Wechel einer suprapubischen Blasendrainage ist ebenfalls eine ärztliche Aufgabe. Hierzu gibt es spezielle Sets, so dass der neue Katheter bei reizlosen Verhältnissen durch den alten Punktionskanal vorgeschoben werden kann.

Nach der Entfernung eines suprapubischen Blasenkatheters reicht es aus, die Wunde kurz zu komprimieren und dann mit desinfizierenden Salben und sterilen Tupfern zu versorgen. Der Punktionskanal verschließt sich in den Folgetagen von selbst.

31.2.4 Pflege bei Nephrostomie

Bei einer **Nephrostomie** *(Nierenfistel)* wird das Nierenbecken durch das Nierengewebe hindurch drainiert und der Urin über einen Katheter durch die Haut nach außen abgeleitet.

Eine Nephrostomie kann während einer Nierenoperation eingelegt werden, um die Harnableitung postoperativ sicherzustellen. Sie kann aber auch zur Dauerharnableitung bei Abflussstörungen indiziert sein und wird vom Arzt dann unter sonographischer Kontrolle perkutan eingeführt **(perkutane Nephrostomie).** Nach dem Einlegen wird der Katheter geblockt und mit einigen Nähten und einer Platte aus Kunststoff fixiert. Bei komplikationslosem Verlauf wird der Nephrostomiekatheter alle 4 – 6 Wochen gewechselt.

Pflege bei liegendem Nephrostomiekatheter

- Die Urinausscheidung wird regelmäßig kontrolliert (Menge, Farbe, Beimengungen) und die Beobachtungen dokumentiert
- Der Katheter wird engmaschig auf Lage und Durchgängigkeit überprüft. Bei Verdacht auf Katheterverstopfung muss unverzüglich der Arzt informiert werden, der den Katheter dann mit NaCl 0,9 %vorsichtig durchspült

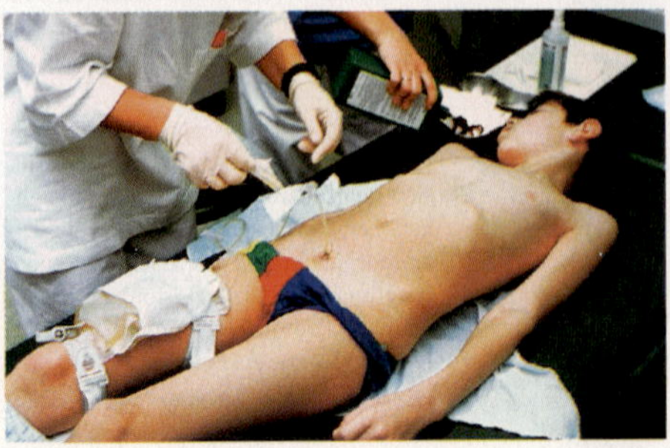

Abb. 31.17: Verbinden einer suprapubischen Blasendrainage. Der Urinbeutel wurde hier am Bein des Jungen befestigt, um ihm größtmögliche Bewegungsfreiheit zu ermöglichen. [K303]

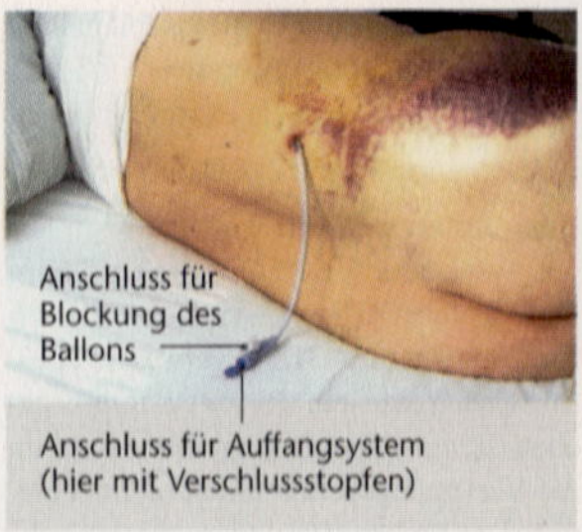

Abb. 31.20: Nephrostomiekatheter. Der Katheter liegt mit seiner Spitze im Nierenbecken der rechten Niere. Fixiert ist er mittels eines geblockten Ballons. Vorsicht! Je nach Ausscheidungsleistung der Niere darf ein Nephrostomiekatheter allenfalls ganz kurzzeitig abgestöpselt werden, damit es nicht zu einem Harnstau kommt. [K183]

- Um einer Katheterverstopfung vorzubeugen, soll der Patient – sofern keine Kontraindikation wie eine Herzinsuffizienz dagegen spricht – reichlich trinken, da dies den Urinfluss fördert
- Der Katheter darf nie abgeklemmt werden, da dies – ebenso wie eine Katheterverstopfung – zu einem Überdruck im Nierenbecken und einem Harnaufstau führen würde
- Bei komplikationslosem Verlauf reicht es aus, den Verband alle zwei Tage zu wechseln. Dabei die Katheteraustrittsstelle auf Entzündungszeichen (z.B. Rötung) untersuchen
- Der Katheter ist ein Fremdkörper im Nierenbecken und kann zu (chronischen) Infektionen durch Bakterien oder Pilze führen. Deshalb wird der Patient kontinuierlich auf Infektionszeichen wie trüben Harn, Fieber oder Verschlechterung des Allgemeinbefindens beobachtet.

31.2.5 Pflege bei Ureterenkatheter

Beim **Ureterenkatheter** *(Splint, Schienungsdrain, Ureterenschienung)* handelt es sich um eine Hohlsonde aus Kunststoff, die den Harnleiter z.B. nach Einpflanzung in eine neu gebildete Harnblase oder palliativ bei raumfordernden Tumoren von innen schient und so den Urinabfluss gewährleistet. Diagnostisch wird ein Ureterenkatheter zur seitengetrennten Nierenfunktionsdiagnostik und retrograden Röntgendarstellung (☞ 31.4.6) verwendet. Ein Ureterenkatheter kann *intraoperativ* oder im Rahmen einer *Zystoskopie* (Blasenspiegelung ☞ 31.4.9) eingebracht werden.

Beim Ureterenkatheter unterscheidet man den inneren und den äußeren Splint.

Beim **inneren Splint** wird der Urin aus der Niere über den Katheter in die Harnblase geleitet. Hierzu wird ein *Pigtail-Katheter* (☞ Abb. 31.22) verwendet, dessen Enden wie ein „Schweineschwänzchen" (engl. pigtail) eingerollt sind, um die Verletzungsgefahr am Schleimhautepithel zu senken. Besondere pflegerische Maßnahmen sind bei diesem Splint nicht erforderlich.

Beim **äußeren Splint** wird der Urin durch die Harnröhre nach außen geleitet. Dann sind folgende Pflegemaßnahmen notwendig:

- Fixierung des Katheters an transurethralem Dauerkatheter oder Oberschenkel des Patienten regelmäßig überprüfen und ggf. erneuern
- Ausscheidung engmaschig kontrollieren
- Katheterdurchgängigkeit regelmäßig testen. Bei Verstopfung Arzt informieren, auf Anordnung Katheter mit 1 – 2 ml NaCl 0,9 % vorsichtig durchspülen

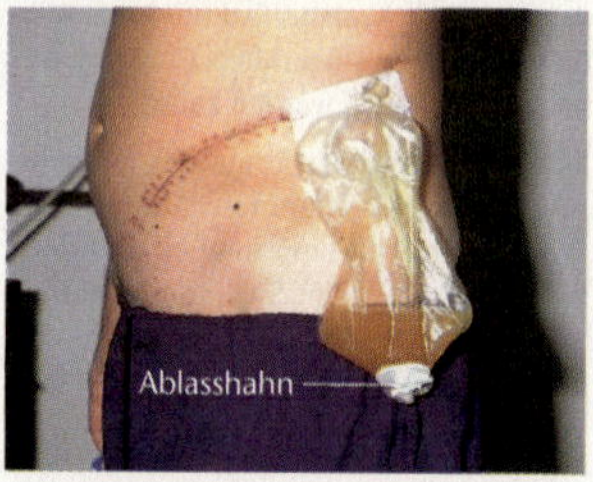

Abb. 31.23: Perkutane Harnableitung in einen aufgeklebten Urostomiebeutel. [K183]

- Patienten zur Förderung des Urinflusses reichlich trinken lassen (beugt Katheterverstopfung und Infektionen vor)
- Katheter nicht abklemmen (da sonst Überdruck im Nierenbecken und Harnstau entstehen können)
- Patienten nach Arztanordnung mobilisieren. Die Mobilisation eines Patienten mit Ureterenkatheter wird von Haus zu Haus unterschiedlich gehandhabt, oft darf der Patient erst nach Entfernung des Ureterenkatheters aufstehen.

Pflege bei Urostoma ☞ 31.5.3, 21.1.7

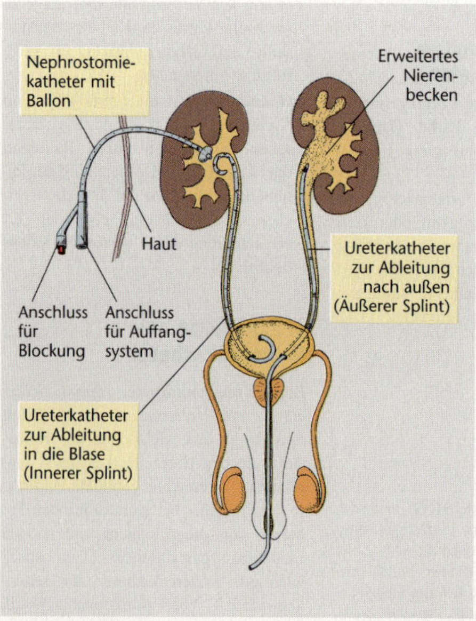

Abb. 31.21: Häufige Katheter nach nephrologischen und urologischen Operationen. [A400-190]

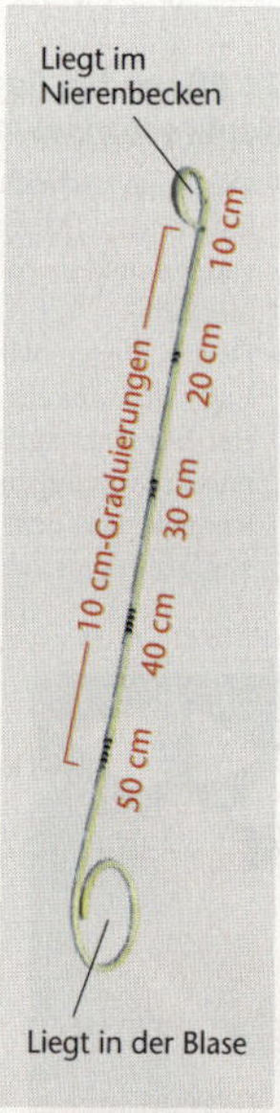

Abb. 31.22: Pigtailkatheter zur Ureterenschienung. [K183]

31.2.6 Pflege bei Nierenersatztherapie

Hämoperfusion ☞ 38.5.3

Hauptindikation der **Nierenersatztherapie** *(Blutwäsche)* ist die fortgeschrittene Niereninsuffizienz (☞ 31.6.9), wenn sich die Stoffwechsellage trotz medikamentöser Unterstützung nicht normalisiert und die Nieren ihrer Ausscheidungsfunktion nicht mehr nachkommen. Seltener wird die Nierenersatztherapie z.B. zur Giftelimination bei Vergiftungen (*Intoxikationen* ☞ 38.5.3) eingesetzt.

Hämodialyse und Hämofiltration

Hämodialyse und **Hämofiltration:** Extrakorporale Verfahren zum Ersatz der Ausscheidungsfunktionen der Nieren (d.h. das Blut wird außerhalb des Körpers gereinigt).

Hämodialyse

Die **Hämodialyse** (oft kurz *Dialyse*) ist derzeit die gebräuchlichste Methode der Nierenersatztherapie. Das Blut des Patienten wird dabei in ein System semipermeabler (halbdurchlässiger) Kunststoffmembranen innerhalb des Dialyseapparates geleitet (☞ Abb. 31.24). An der Außenseite der Kunststoffmembran strömt gegenläufig das **Dialysat** vorbei. Dies ist eine Elektrolytlösung, in der die wichtigsten Elektrolyte in der Konzentration vorgegeben werden, auf die das Patientenblut korrigiert werden soll. Durch den Konzentrationsunterschied zwischen Patientenblut und Dialysierflüssigkeit entsteht eine Diffusionskraft, die die auszuscheidenden Substanzen so lange in das Dialysat diffundieren lässt, bis der Konzentrationsunterschied abgebaut ist. Zusätzlich wird dem Körper in der Regel durch **Ultrafiltration,** d.h. durch Abpressen von Wasser durch hydrostatischen Druck, Wasser entzogen. Nach Passage eines oft sehr langen Kreislaufes im Dialysegerät wird das „entgiftete" Blut dem Patienten über ein weiteres Schlauchsystem wieder zugeleitet.

Damit sich im Dialyseapparat keine Blutgerinnsel bilden, wird das Blut heparinisiert, was allerdings zu Blutungskomplikationen führen kann. Meist sind drei Dialysebehandlungen wöchentlich über jeweils 3 – 5 Stunden erforderlich, um die harnpflichtigen Substanzen auf tolerable Werte zu senken.

Die Hämodialyse erfordert zwei großkalibrige Gefäßzugänge, die problemlos punktierbar sein müssen. Ein kurzzeitiger Gefäßzugang, z.B. beim akuten Nierenversagen, ist über einen speziellen zentralvenösen Katheter möglich. Bei Patienten, die über lange Zeit dialysiert werden müssen, muss aber ein spezieller Gefäßzugang angelegt werden. Meist erhalten die Patienten operativ einen subkutanen **Brescia-Cimino-Shunt,** der über einen Kurzschluss *(Shunt)* eine Armarterie (z.B. A. radialis) mit einer Armvene (z.B. V. cephalica) verbindet (☞ Abb. 31.24). Dadurch erhöht sich der Druck in der Vene und erweitert diese mit der Zeit, so dass sie gute Punktionsmöglichkeiten für die Gefäßzugänge während der Dialyse bietet. Diese Anpassung erfordert jedoch einige Wochen Zeit. Daher wird der Shunt rechtzeitig vor der ersten Dialyse angelegt.

Hämofiltration

Unter intensivmedizinischen Bedingungen wird häufig die technisch einfachere **Hämofiltration** durchgeführt. Dies ist ein **Ultrafiltrationsverfahren,** bei dem allein durch die (hydrostatische) Druckdifferenz ein Ultrafiltrat über eine grobporige Membran abgepresst wird. Der Vorgang ähnelt also dem Abpressen des Glomerulumfiltrats in den Nierenkörperchen. Da das gesamte Ultrafiltrat verworfen wird, entstehen dem Patienten enorme Flüssigkeits- und Elektrolytverluste, die durch Zufuhr geeigneter Infusionslösungen ausgeglichen werden müssen (Details ☞ Abb. 31.27).

Komplikationen

Durch Hämodialyse und Hämofiltration drohen vielfältige Komplikationen:

- Da der Patient in den Tagen zwischen den Dialysen (fast) keine Flüssigkeit ausscheidet, muss dem Blut – auch bei strenger Trinkmengenbegrenzung – in den wenigen Stunden der Dialyse viel Flüssigkeit entzogen werden. Dies kann zu erheblichen Kreislaufproblemen führen
- Wahrscheinlich durch die schnelle Harnstoffentfernung und den Osmolaritätsabfall hervorgerufen, kann es zu einem passageren Hirnödem kommen, das sich durch Kopfschmerzen, Schwindel, Bewusstseinsstörungen und zerebrale Krampfanfälle zeigt **(Dysäquilibrium-Syndrom)**
- Bei Hypokaliämie drohen Herzrhythmusstörungen
- Allergische Reaktionen, z.B. gegen Membranbestandteile, sind möglich
- Vor allem bei mangelhafter Hygiene drohen Shunt-Infektionen mit Gefahr der Abszessbildung und der Sepsis
- Durch die Heparinisierung des Blutes besteht insbesondere an den Punktionsstellen Blutungsgefahr. Umgekehrt kann der Shunt auch thrombosieren.

Pflege

Während der Dialyse wird der Patient durch speziell geschulte Pflegende betreut. Aber auch die **allgemeine Pflege von Dialysepatienten** stellt hohe Anforderungen:

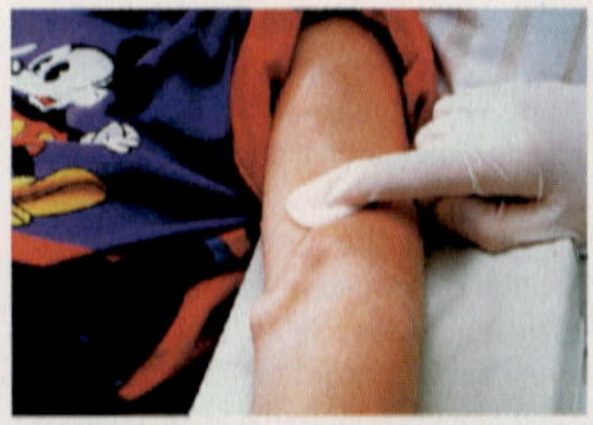

Abb. 31.26: Brescia-Cimino-Shunt, hier bei einem achtjährigen Jungen. Die erweiterte Vene ist deutlich zu erkennen. [K303]

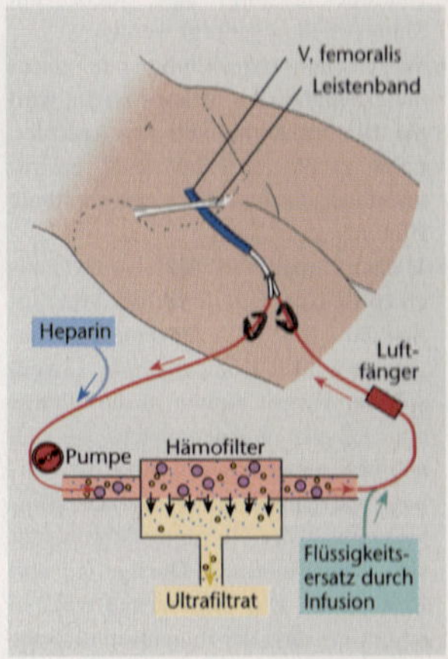

Abb. 31.27: Prinzip der Hämofiltration, hier der heute bevorzugten venovenösen Hämofiltration (Schemazeichnung). Das Blut wird allein durch Druck durch einen Filter gepresst. [A400-190]

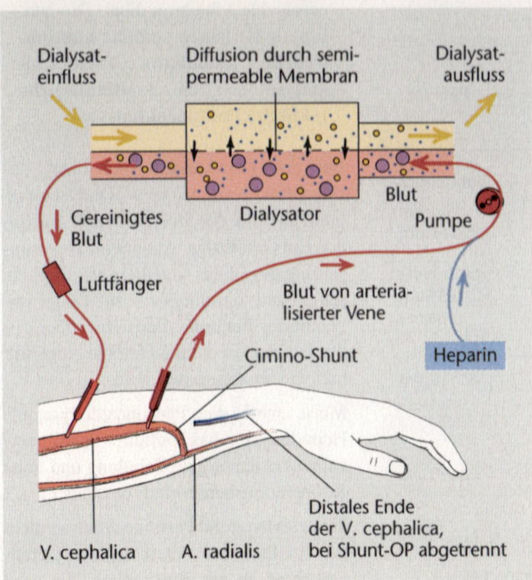

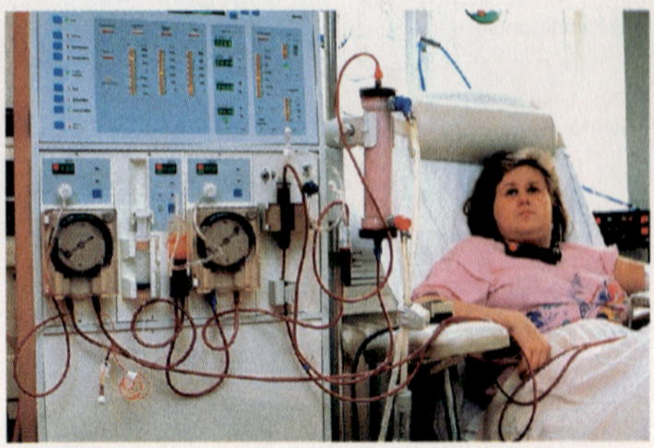

Abb. 31.25 (oben): Junge Frau während der Dialyse. Viele Patienten belastet es sehr, alle zwei oder drei Tage „an die Maschine" angeschlossen zu sein, das eigene Blut durch die Schläuche fließen zu sehen und zudem in der Beweglichkeit erheblich eingeschränkt zu sein. [K303]

Abb. 31.24 (links): Prinzip der Hämodialyse (Schemazeichnung). Aus dem punktierten Shuntgefäß wird Blut entnommen, durch ein System semipermeabler Membranen geleitet und in einen zweiten Gefäßzugang des Patienten zurückgeleitet. Zu sehen ist auch der Cimino-Shunt, der durch Anschluss der V. cephalica an die A. radialis gebildet wird. [A400-190]

- Zur täglichen Funktionskontrolle des Shunts gehören neben der Inspektion z.B. auf Rötungen, Schwellungen und Hämatome die Palpation und die Auskultation mit dem Stethoskop. Normal sind ein deutlich tastbares „Schwirren“ und ein auskultatorisch hörbares Rauschen über dem Shunt. Die Hautpartie um den Shunt wird täglich mit Wasser und Seife gereinigt und an den dialysefreien Tagen gut eingecremt
- Körpergewicht und Blutdruck des Patienten werden täglich kontrolliert. Die Blutdruckmessung darf nicht am Shuntarm durchgeführt werden
- Wegen der Behandlung mit gerinnungshemmenden Arzneimitteln wird auf Blutungskomplikationen geachtet. Diese umfassen Hämatome, gastrointestinale, urologische sowie zerebrale Blutungen
- Je nach körperlicher Aktivität des Patienten ist eine Kalorienzufuhr von täglich 30 – 35 kcal/kg angemessen, davon etwa 50 % Kohlenhydrate. Eiweiß soll der Patient täglich in der Menge von 1,2 g/kg Körpergewicht zu sich nehmen, außerdem soll die Kost kalium- und phosphatarm sein. Die Einschränkung der Natriumzufuhr richtet sich nach Blutdruck, Durstgefühl und Restdiurese. Die Trinkmenge wird so bemessen, dass der Patient im dialysefreien Intervall nicht mehr als 1 kg täglich zunimmt.

! Vorsicht Shuntgefäße schonen

Keine Blutabnahme und keine Blutdruckmessung am Shuntarm! Keine abschnürende Kleidung oder komprimierenden Verbände (Ausnahme: Druckverband bei Shuntblutungen sowie nach der Dialyse).

Durch die tägliche Konfrontation mit seiner Krankheit ist der Dialysepatient weit von einem normalen Leben entfernt. **Psychische Probleme** sind die Folge:

- Zu Beginn der Langzeitdialyse empfindet der Patient die Dialyse oft als Erleichterung, da die unmittelbare Lebensgefahr zunächst gebannt ist und er sich meist auch wohler fühlt. Mit der Zeit werden ihm und seiner Familie jedoch mehr und mehr die Einschränkungen bewusst: Er muss trotz der Dialyse eine strenge Diät einhalten, und der Durst ist oft quälend. Spontane Unternehmungen sind wegen der Dialysetermine und wegen des oft reduzierten Allgemeinbeinfindens nicht immer möglich. Aus den gleichen Gründen ist es einem Teil der Dialysepatienten nicht möglich, einer geregelte Berufsausübung nachzugehen
- Die Abhängigkeit von der „Maschine“, aber auch von Ärzten und Pflegenden, führt oft zu aggressivem, seltener zu teilnahmslos-depressivem Verhalten
- Hinzu tritt die Angst vor medizinischen Komplikationen (☞ oben).

Heimdialyse und Selbsthilfegruppen

Bei der *Heimdialyse* steht das Dialysegerät in der Wohnung des Patienten. Er selbst kann mit Hilfe eines Angehörigen die Dialyse zu Hause durchführen, so dass er von dem starren Zeitplan und den Räumlichkeiten des Dialysezentrums unabhängig wird. Voraussetzung ist, dass bei Problemen stets ein Arzt erreichbar ist und er in Krisensituationen in einem *Dialysezentrum* dialysiert werden kann. Die Abhängigkeit von Familienangehörigen führt bei der Heimdialyse nicht selten zu zwischenmenschlichen Konflikten. Kontakte zu Selbsthilfegruppen können dem Patienten und seinen Angehörigen helfen. Dort ist auch ein Erfahrungsaustausch über die Dialysemöglichkeiten in ausgewählten Ferienorten möglich.

Kontaktadresse

KfH Kuratorium für Dialyse und Nierentransplantation e.V.
Martin-Behaim-Straße 20,
63263 Neu-Isenburg,
Telefon 0 61 02/35 90,
http://www.kfh-dialyse.de

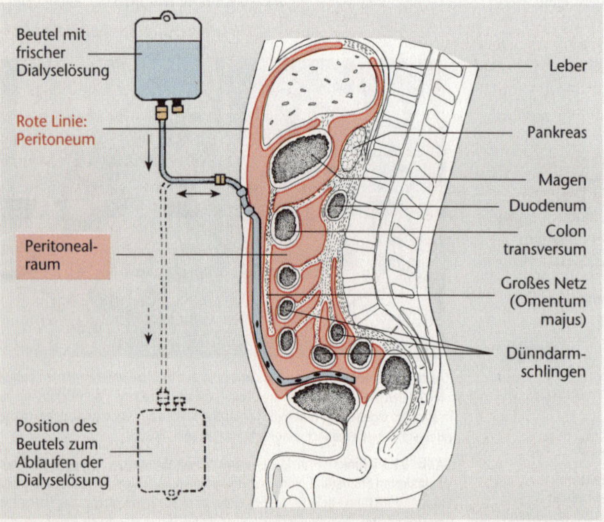

Abb. 31.28: Prinzip der kontinuierlichen ambulanten Peritonealdialyse (CAPD). [A400-190]

Peritonealdialyse

Peritonealdialyse (kurz *PD*): Intrakorporales Blutreinigungsverfahren zur Nierenersatztherapie, bei der das Bauchfell (Peritoneum) als semipermeable Membran dient. Die häufigsten Verfahren sind die **kontinuierliche ambulante Peritonealdialyse** und die **kontinuierliche zyklische Peritonealdialyse.**

Bei der **Peritonealdialyse** dient das Bauchfell (Peritoneum) als Dialysemembran, über die der Stoffaustausch stattfindet. Ein Gefäßzugang oder eine Heparinisierung des Blutes sind nicht erforderlich, stattdessen allerdings ein auf Dauer implantierter **Peritonealkatheter,** über den das Dialysat in die Bauchhöhle eingefüllt und wieder abgelassen wird.

Meist wird die Peritonealdialyse als Heimdialyse durchgeführt. Voraussetzung sind daher gute Schulung und hohe Kooperationsbereitschaft des Patienten.

Heute gelangt die Peritonealdialyse nicht nur bei Patienten mit schlechten Gefäßverhältnissen zur Anwendung. Sie wird auch von vielen Patienten gewählt, weil sie ohne Hilfe durchgeführt werden kann, größtmögliche zeitliche Unabhängigkeit bietet und diätetische Einschränkungen meist geringer sind als bei der Hämodialyse. Außerdem ist sie schonender, da sie die Urämietoxine nahezu rund um die Uhr herausfiltert. Ihr Nachteil liegt in der Gefahr einer Peritonitis (☞ 21.8.2) über den liegenden Peritonealkatheter.

Kontinuierliche ambulante Peritonealdialyse

Bei der **kontinuierlichen ambulanten Peritonealdialyse** (kurz *CAPD*) füllt der Patient 3- bis 5-mal täglich ca. 2 l Dialysat aus einem Beutel über einen implantierten Peritonealdauerkatheter (z.B. *Tenckhoff-Katheter*) in die Bauchhöhle und lässt die Flüssigkeit nach 5 – 8 Stunden wieder in den Beutel ab. In der Nacht bleibt das Dialysat für die Schlafenszeit in der Bauchhöhle.

Kontinuierliche zyklische Peritonealdialyse

Bei der **kontinuierlichen zyklischen Peritonealdialyse** (kurz *CCPD*), einem von mehreren Verfahren der **automatischen Peritonealdialyse** *(APD)*, schließt sich der Patient über Nacht an einen Automaten für den Beutel- bzw. Dialysatwechsel an. Dieser **Cycler** sorgt nach programmierten Daten für das Ein- und Auslaufen des Dialysats. Am Morgen „stöpselt" sich der Patient vom Gerät „ab" und ist meist für den Tag von der Dialyse unabhängig.

Pflege

- Dialyseflüssigkeit vorsichtig auf Körpertemperatur anwärmen
- Dokumentieren, wie viel Flüssigkeit zugeführt und abgelassen wurde. Eine Trübung der ablaufenden Flüssigkeit weist immer auf eine Peritonitis hin
- Austrittstelle des Tenckhoff-Katheters und umgebende Bauchhaut auf Zeichen einer Infektion beobachten (Rötung, Sekret, Druckschmerz)
- Regelmäßig Blutdruck und Gewicht kontrollieren
- Wegen des Proteinverlustes über das Peritoneum für eine ausreichende Eiweißzufuhr sorgen (täglich 1,5 g Eiweiß pro kg Körpergewicht)
- Wegen der Infektionsgefahr beim Baden und Schwimmen Katheteraustrittsstelle abdichten (beim Duschen im Allgemeinen nicht notwendig)
- Den Patienten zum selbständigen Beutelwechsel anleiten.

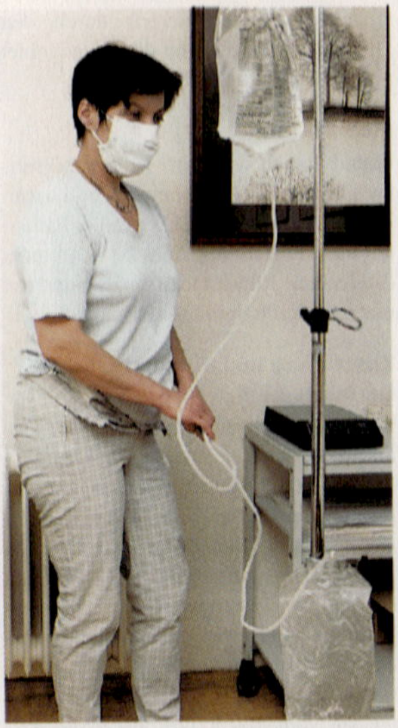

Abb. 31.29: Eine CAPD-Patientin wechselt die Dialyselösung ca. 4-mal täglich unter hygienischen Bedingungen. Hier ist der Wechsel bei einem Doppelbeutelsystem dargestellt. [V133]

Der sorgfältige hygienische Umgang mit dem Katheter zur Verhinderung von Peritonitiden ist entscheidend für den Erfolg einer Peritonealdialyse.

Wichtig ist, dass der Patient bei Problemen immer einen Arzt oder eine Pflegekraft herbeirufen kann. Alle 4 – 6 Wochen erfolgt eine Kontrolle in der Klinik, bei der Probleme ebenfalls angesprochen werden können.

Patientenberatung

Was sollten Patienten wissen und können?

- Nierenfunktion und Entwicklung des Versagens verstehen
- Einflussfaktoren, Symptome und Komplikationen kennen
- Diagnostik, besonders Selbstdiagnostik, verstehen und ausführen können: Harnausscheidung, Körpergewicht, Ödeme, Blutdruck
- Grundsätze der Therapie kennen: Dialyseformen, Transplantation
- Mit Arzneimitteln und ihren Nebenwirkungen umgehen können
- Mit mangelnder Belastbarkeit und Flüssigkeitsreduktion umgehen lernen
- Auf Haut-/Mundpflege achten (mild und schonend)
- Grundsätze der Diät berücksichtigen: eiweiß- und elektrolytkontrolliert, hochkalorisch, kohlenhydrat- und ballaststoffreich.

31.2.7 Perioperative Pflege in der Urologie

Die einzelnen Pflegemaßnahmen hängen stark von der Art der Operation ab. Deshalb beschränken sich die folgenden Ausführungen auf die allgemeinen Richtlinien bei urologischen Operationen. Einzelheiten sind den jeweiligen Krankheitskapiteln zu entnehmen.

Präoperative Pflege

Allgemeine präoperative Pflege ☞ 11.1

Kostabbau und Darmreinigung

Kostabbau und Darmreinigung hängen von der geplanten Operation ab und werden – falls nicht anders angeordnet – nach hausinternen Standards durchgeführt. Bei den meisten Eingriffen darf der Patient bis zum Abend des Operationsvortages essen und erhält am Vorabend der Operation ein Klysma.

Kann eine intraoperative Eröffnung des Darmes nicht ausgeschlossen werden oder ist sie sogar geplant, sind eine längere Nahrungskarenz und eine Darmspülung wie bei einer Kolonresektion (☞ 21.6.10) erforderlich.

Das Rasurschema je nach geplanter Operation zeigt Abb. 31.30.

Vorbereitung auf ein Urostoma

Ist die Anlage eines **Urostomas** (künstliche Fistel zwischen Harnwegen und Hautoberfläche zur Urinableitung ☞ auch 31.5.3) geplant, wird der Patient bereits präoperativ darauf vorbereitet. Dies geschieht in ähnlicher Weise wie bei der Vorbereitung auf ein Ileo- oder Kolostoma (☞ 21.1.7).

Postoperative Pflege

Allgemeine postoperative Pflege ☞ 11.4

Pflege bei künstlicher Harnableitung

Nach den meisten urologischen Operationen wird der Urin vorübergehend über Katheter oder Drainagen abgeleitet. Diese erfordern spezielle Pflegemaßnahmen (☞ 31.2.2 – 31.2.5).

Urinbeobachtung ☞ 7.9.1

Flüssigkeitszufuhr

Zum „Spülen" der Harnwege ist nach urologischen Operationen eine reichliche Flüssigkeitszufuhr günstig. Diese wird in den ersten postoperativen Tagen durch Infusionen gewährleistet. Danach achten die Pflegenden darauf, dass der Patient mindestens 2 – 3 Liter täglich trinkt. Manchmal darf ein Patient aufgrund einer anderen Erkrankung, etwa einer Herzinsuffizienz, jedoch nicht so viel trinken. Dann ordnet der Arzt die erwünschte Flüssigkeitszufuhr individuell an.

Lagerung

Nach Operationen im Bereich des äußeren Genitales wird ggf. ein Bettbogen eingelegt, um Schmerzen durch den Druck der Bettdecke auf das Wundgebiet vorzubeugen.

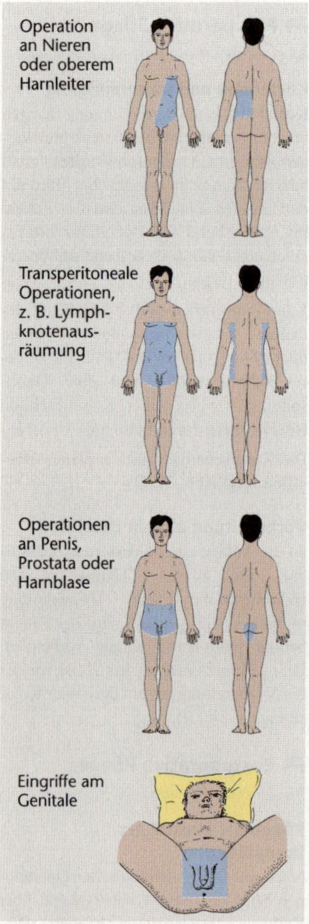

Abb. 31.30: Rasurschema bei Operationen an Niere, Harnwegen und männlichem Genitale (OPs am weiblichen Genitale ☞ Abb. 32.13). [A400-190, A400-215]

Mobilisation

Grundsätzlich wird eine Frühmobilisation angestrebt. Ausnahmen werden mit dem Arzt abgesprochen, etwa bei Patienten nach Entfernung eines Nierentumors (schlechter Allgemeinzustand) oder mit einem äußeren Splint (☞ 31.2.5).

Kostaufbau und Stimulation der Darmtätigkeit

Nach kleineren Operationen (z.B. Zirkumzision ☞ 31.9.2) und komplikationslosem Verlauf können die Patienten bereits am Operationsabend leichte Kost zu sich nehmen. Bei größeren Eingriffen *ohne* Eröffnung der Bauchhöhle erhalten sie am ersten postoperativen Tag leichte Kost, die dann je nach Verträglichkeit bis zur Vollkost gesteigert wird. Bei Eingriffen *mit* Eröffnung der Bauchhöhle erhalten sie vom 1. – 3. postoperativen Tag Tee und, je nach Darmtätigkeit, ab dem 3. – 4. postoperativen Tag leichte Kost. Bei unzureichender Darmtätigkeit wird der Darm zwischen dem 3. und 5. postoperativen Tag stimuliert (☞ Tab. 11.60). Nach Operationen mit Darmresektionen gelten die in 21.6.10 dargestellten Regeln.

Beckenbodengymnastik und Reizstromtherapie

Für manche Patienten, etwa mit Inkontinenzproblemen nach einer Prostataoperation, empfiehlt sich eine regelmäßige und mehrwöchige Beckenbodengymnastik. Auch eine Reizstromtherapie, bei der über eine rektal eingeführte Stimulationssonde die Beckenbodenmuskulatur durch wiederholte Stromstöße aktiviert wird, kann eine Inkontinenz deutlich verbessern. Die Durchführung der Reizstromtherapie wie auch die Anleitung zur Beckenbodengymnastik erfolgt durch einen Physiotherapeuten (Grundprinzipien ☞ 32.2.4).

31.3 Hauptbeschwerden und Leitbefunde in der Nephrologie und Urologie

31.3.1 Oligurie und Anurie

Oligurie: Verminderung der Harnausscheidung auf 100 – 500 ml täglich (statt 1 000 – 1 500 ml), entsprechend 5 – 20 ml/Std.

Anurie: Verminderung der Harnausscheidung auf weniger als 100 ml Harn täglich. Der Anurie geht oft eine Oligurie voraus.

Oligurie und **Anurie** (☞ Tab. 7.224) sind die Leitsymptome des akuten Nierenversagens (☞ 31.6.8) sowie einer fortgeschrittenen chronischen Niereninsuffizienz (☞ 31.6.9). Eine Anurie ist ein Notfall, der sofort behandelt werden muss.

Die Erstdiagnostik umfasst Urin- und Blutuntersuchungen, eine Einschätzung der Kreislaufsituation sowie die Sonographie der Nieren und Harnwege (☞ 31.4.5).

Bei einer „inneren Austrocknung" (*Dehydratation* ☞ 31.11.2) durch zu geringe Trinkmenge (häufig bei Älteren) oder erhöhte Flüssigkeitsverluste, etwa durch Schwitzen, Durchfall, Erbrechen oder Blutverlust, kann es zu einer **funktionellen Oligurie** kommen. Wird der Flüssigkeitsmangel behoben, geht sie von selbst zurück. Wird die Ursache nicht beseitigt, kann die funktionelle Oligurie aber in ein akutes Nierenversagen münden.

Bei älteren Menschen mit einer (funktionellen) Oligurie reicht es nicht aus, ihnen einfach mehr Getränke hinzustellen. Das Durstgefühl Älterer ist häufig vermindert, so dass die Betroffenen auch bei ausreichender Verfügbarkeit von sich aus nicht genügend trinken.

Die Pflegenden bieten solchen Patienten immer wieder zu trinken an und achten darauf, dass ungefähr 2/3 der Flüssigkeitsmenge bis zum Nachmittag getrunken wurde. Stellen sie erst beim abendlichen Durchgang fest, dass der Patient (wieder) zu wenig getrunken hat, ist es zu spät. Reichliches Trinken würde dann zu einer Störung der Nachtruhe, evtl. sogar zu einer nächtlichen Inkontinenz, führen. Bewährt hat es sich, bei Patienten mit zu geringer Trinkmenge ein Einfuhrprotokoll (besser Trinkprogramm) oder eine Flüssigkeitsbilanz zu erstellen.

Abzugrenzen ist die scheinbare Oligo- oder Anurie bei *Harnverhalt* (☞ 31.3.6), z.B. durch Prostatavergrößerung. Dies ist heute durch Sonographie sofort und zuverlässig möglich.

! Vorsicht

Bei liegendem Blasendauerkatheter auch an die Möglichkeit eines verstopften oder abgeklemmten Katheters denken.

31.3.2 Polyurie

Polyurie: Erhöhung der Urinmenge auf mehr als 3 l täglich, in Extremfällen auf 10 – 20 l.

Häufigste Ursache einer **Polyurie** (☞ Tab. 7.224) ist die Hyperglykämie beim Diabetes mellitus (☞ 23.6.1). Dabei scheiden die Nieren große Mengen Glukose aus, was nur in Verbindung mit viel Flüssigkeit möglich ist. Auch einige Nierenerkrankungen, vor allem bestimmte Phasen des akuten oder chronischen Nierenversagens, sind durch eine Polyurie gekennzeichnet (☞ 31.6.8, 31.6.9). Weitere Ursachen einer Polyurie sind ein Diabetes insipidus (☞ 23.10), eine Hyperkalzämie (☞ 31.11.4) oder eine Überdosierung von harntreibenden Arzneimitteln (Diuretika ☞ Pharma-Info 31.68).

Alkohol hemmt über eine Verminderung der ADH-Ausschüttung (*Adiuretin* ☞ 23.1.1) für einige Stunden die Wasserrückresorption in den Nieren und führt so zu einer kurzzeitigen Polyurie.

Als Reaktion auf die Polyurie verspürt der Patient starken Durst und versucht, durch vermehrtes Trinken **(Polydipsie)** den hohen Flüssigkeitsverlust über die Nieren auszugleichen.

31.3.3 Pollakisurie und Nykturie

Pollakisurie: Häufiger Harndrang mit jeweils nur geringer Urinmenge bei in aller Regel normaler Urinmenge über 24 Stunden.

Typischerweise berichtet der Patient, dass er „ständig auf die Toilette müsse, aber immer nur für ein paar Tropfen". Häufige Ursachen einer **Pollakisurie** (☞ Tab. 7.224) sind bei Frauen Harnwegsinfekte oder eine *Reizblase* (☞ 31.5.2) und bei älteren Männern die Prostatavergrößerung (☞ 31.7.2). Aber auch ein Blasentumor kann sich hinter der „Rennerei" verstecken.

Nykturie: Vermehrtes nächtliches Wasserlassen.

Bei der **Nykturie** (☞ Tab. 7.224) muss der Patient nachts *mehrfach* die Toilette aufsuchen und wird dadurch in seiner Nachtruhe gestört.

Häufigste Ursache einer Nykturie ist die Herzinsuffizienz (☞ 18.6.1). Körperliche Belastung führt hier am Tage zu einer unzureichenden Nierendurchblutung mit geringer Urinausscheidung. Nachts werden die Nieren infolge der körperlichen Ruhe besser durchblutet, so dass die Urinproduktion ansteigt. Auch Nierenerkrankungen können zu einer Nykturie führen.

31.3.4 Dysurie

Dysurie: Erschwertes Wasserlassen, meist verbunden mit Schmerzen oder Brennen.

Algurie: Schmerzhaftes Wasserlassen.

Dysurie und **Algurie** können so stark sein, dass der Patient aus Angst vor Schmerzen kaum noch wagt, die Toilette aufzusuchen. Ist ein Harnwegsinfekt die Ursache, liegt oft gleichzeitig eine Pollakisurie vor (☞ 31.3.3). Tumoren der unteren Harnwege (Blase und Harnröhre) verursachen ebenfalls häufig ein unangenehmes Gefühl oder Schmerzen beim Wasserlassen.

31.3.5 Restharn

Restharn: Nach der Miktion in der Blase verbleibender Urin.

Verbleibt nach der Miktion Urin in der Blase, so wird dies als **Restharn** bezeichnet. Ursachen sind z.B. eine Prostatavergrößerung (☞ 31.7.2), Tumoren der Blase oder Verengungen der Harnröhre, etwa durch von außen komprimierende Tumoren oder Narben.

Die Restharnmenge wurde früher durch Katheterisieren nach vorheriger Miktion bestimmt, heute kann sie nicht-invasiv und risikolos durch Sonographie (☞ 31.4.5) ermittelt werden.

Bei Restharn ist das Risiko für einen Harnwegsinfekt deutlich erhöht!

31.3.6 Harnverhalt

Harnverhalt *(Harnretention):* Unvermögen, trotz praller und meist schmerzhafter Füllung der Harnblase Wasser zu lassen.

Beim **Harnverhalt** ist nicht die *Urinproduktion*, sondern die *Urinausscheidung* beeinträchtigt. Ursache für einen **mechanischen Harnverhalt** sind bei älteren Männern oft eine Prostatavergrößerung sowie Tumoren der Harnröhre oder der Blase nahe der Harnröhrenmündung, welche die ableitenden Harnwege verlegen. Ein **neurogener Harnverhalt** wird durch Störungen der Harnblaseninnervation, z.B. durch einen Bandscheibenvorfall (☞ 35.10.2), verursacht. Auch Arzneimittel, etwa Anästhetika (☞ 37.3.1), können zu einem Harnverhalt führen.

Eine Sonderform des Harnverhaltes ist die **Überlaufblase:** Es können zwar kleine Mengen Urin aus der maximal gefüllten Blase entleert werden oder gehen unwillkürlich ab („Urintröpfeln"), die Blase ist aber weiterhin prall gefüllt und kann nicht entleert werden. Hier ist in aller Regel eine Katheterisierung notwendig.

Bei einem akuten Harnverhalt wird der Patient mit zunehmender Blasenfüllung meist unruhig und hat Schmerzen im Unterbauch. Bei chronischen Störungen sind die subjektiven Beschwerden oft viel geringer ausgeprägt.

Insbesondere bei einem länger bestehenden Harnverhalt können die Nieren durch Harnrückstau und Infektionen geschädigt werden.

31.3.7 Harninkontinenz

Harninkontinenz: Unwillkürlicher Urinabgang. Unterteilt in:
- **Relative Harninkontinenz,** bei der es nur unter bestimmten Umständen, z.B. beim Husten, zum ungewollten Urinabgang kommt
- **Absolute Harninkontinenz** mit ständigem Urinverlust.

Häufige Erkrankung insbesondere älterer Menschen, die oft aus Scham verschwiegen wird und nicht selten zur gesellschaftlichen Isolation führt. Frauen sind wesentlich häufiger betroffen als Männer. Es wird geschätzt, dass bis zu 50 % aller Frauen zumindest zeitweise in ihrem Leben an einer Inkontinenz leiden.

Da **Harninkontinenz** eine bedeutendes pflegerisches Problem darstellt und Ursachenklärung wie Therapie zudem meist ein interdisziplinäres Vorgehen erfordern, wird die Harninkontinenz in Kapitel 7.8.7 ausführlich dargestellt.

31.3.8 Schmerzen bei nephrologischen und urologischen Erkrankungen

Einige nephrologische und urologische Erkrankungen können mit starken **Schmerzen** verbunden sein. Dabei können *Lokalisation* und *Art des Schmerzes* auf die zugrunde liegende Erkrankung hinweisen:

- Bei der Schwellung eines Organs durch Entzündung oder Tumor klagt der Patient über ein Druckgefühl und einen dumpfen **Dauerschmerz.** Beispiele sind der Flankenschmerz bei der Pyelonephritis (☞ 31.6.3) oder der extreme Druck- und Berührungsschmerz bei der Orchitis (☞ 31.8.2). Ausstrahlung in benachbarte Regionen ist möglich
- Bei der Verlegung eines Hohlorgans, z.B. des Harnleiters durch Nierensteine, kommt es zu auf- und abschwellenden, krampfartigen Schmerzen, der **Kolik.** Oft strahlen die Schmerzen in den Rücken oder die Genitalregion aus. Die gleichzeitige Reizung des Peritoneums führt zu Übelkeit, Ileus (☞ 21.6.2) und Kollapszuständen.

Der Patient mit einem Entzündungs- oder Tumorschmerz liegt eher ruhig, während sich der Patient mit einer Kolik unruhig windet und krümmt.

31.3.9 Hämaturie

Hämaturie („Blut im Urin"): Krankhafte Ausscheidung von roten Blutkörperchen mit dem Urin.

Man unterscheidet:

- **Makrohämaturie,** bei der das Blut bereits mit bloßem Auge sichtbar ist (ab ca. 1 ml Blut/l Urin)
- **Mikrohämaturie,** bei der das Blut nur mit speziellen Tests (Teststreifen, mikroskopische Beurteilung des Urins ☞ 31.4.3) nachweisbar ist. Da eine geringe Zahl von roten Blutkörperchen auch beim Gesunden im Urin vorhanden sein kann, spricht man erst bei 5 Erythrozyten/mm³ Urin oder mehr, entsprechend 2 – 3 Erythrozyten bei der Sediment-Gesichtsfeld-Untersuchung (☞ 31.4.3), von einer Mikrohämaturie.

Nicht jede Rotfärbung des Urins ist durch Blutbeimengung bedingt. Beispielsweise färben auch einige Nahrungsmittel (z.B. Rote Bete) und Arzneimittel (z.B. bestimmte Analgetika) den Urin rot. Die medikamentenbedingte Rotfärbung des Urins bewirkt aber im Gegensatz zur Hämaturie keine Trübung.

Häufigste Gründe von Makro- und Mikrohämaturie sind Tumoren, Steine und Entzündungen von Nieren und Blase. Die Ursache kann aber auch außerhalb der Nieren und Harnwege liegen, z.B. in einer Blutungsneigung (☞ 24.9). Bei Frauen ist an eine Verunreinigung des (Spontan-)Urins durch gynäkologische Blutungen zu denken.

Jede Hämaturie erfordert eine weitergehende Diagnostik, auch wenn sie bereits von selbst wieder aufgehört hat. Eine Makrohämaturie sollte möglichst noch während der Blutung abgeklärt werden.

31.3.10 Leukozyturie und Pyurie

Leukozyturie: Krankhafte Ausscheidung von weißen Blutkörperchen mit dem Urin (> 10 Leukozyten/mm³ Urin bzw. > 5 Leukozyten pro Gesichtsfeld im Urinsediment).

Die häufigste Ursache einer **Leukozyturie** ist ein Harnwegsinfekt (☞ 31.5.2). Während die Leukozyturie erst durch eine Urinuntersuchung diagnostizierbar ist, bemerkt der Patient die **Pyurie,** den *Eiterharn,* selbst: Es kommt zu Schlieren und wolkigen Trübungen im Urin. Dieses massenhafte Auftreten weißer Blutkörperchen ist meist Folge einer schweren Entzündung der Nieren oder Harnwege.

31.3.11 Proteinurie

Proteinurie: Ausscheidung von Eiweiß im Urin > 150 mg/24 Std.

Eiweiße *(Proteine)* erscheinen beim Gesunden nur in Spuren im Urin. Eine **Proteinurie** ohne Krankheitswert (150 mg – 3 g) kann bei Fieber, Kälte, körperlicher Anstrengung *(Anstrengungsproteinurie)* sowie langem Stehen oder Laufen auftreten (*Marschproteinurie,* etwa bei Soldaten). Eiweißausscheidungen von mehr als 3 g täglich beruhen meist auf einem krankhaft erhöhten Bluteiweißspiegel (z.B. bei bestimmten Bluterkrankungen ☞ 24.8.3) oder einer Schädigung der Nierenkörperchen durch Entzündung (☞ 31.6.6). Bei einer schweren Proteinurie treten durch den Eiweißmangel im Blut *Ödeme* (☞ auch 31.11.1) auf.

31.3.12 Bakteriurie

Bakteriurie: Vorhandensein von Bakterien im Urin.

Der Urin beim Gesunden ist *steril,* d.h. frei von Bakterien und anderen Keimen. Beim Wasserlassen wird der Harn mit Bakterien aus den äußeren Anteilen der Harnröhre oder der Genitalorgane verunreinigt. Auch die sorgfältige Gewinnung der Urinprobe (*Mittelstrahlurin* ☞ 7.9.1.1) kann dies nicht völlig verhindern. Daher spricht man erst dann von einer **signifikanten Bakteriurie,** d.h. einem bedeutsamen Bakteriengehalt des Urins, wenn in einer Urinkultur aus Mittelstrahlurin 100 000 Keime/ml (= 10^5/ml) oder mehr wachsen (☞ auch 31.4.3).

Eine signifikante Keimzahl im Urin ohne Beschwerden des Patienten wird als **asymptomatische Bakteriurie** bezeichnet. Sie äußert sich oft in einem scharf bzw. übel riechenden oder in einem getrübten Urin.

31.4 Der Weg zur Diagnose in der Nephrologie und Urologie

31.4.1 Anamnese und körperliche Untersuchung

In der *aktuellen Anamnese* fragt der Untersucher gezielt nach den derzeitigen Beschwerden des Patienten einschließlich eventuell beobachteter Veränderungen des Urins (☞ 7.8.2) oder der Miktion wie das „Schwächerwerden" des Urinstrahls bei Prostatavergrößerung. Die frühere Anamnese erfragt v.a. frühere Erkrankungen der Nieren und Harnwege sowie Erkrankungen und Operationen im Bereich des Beckens (z.B. Harnleiterkompression durch Tumormetastasen?) und Arzneimittel (z.B. schmerzmittelbedingte Nierenfunktionsstörung ☞ 31.6.9).

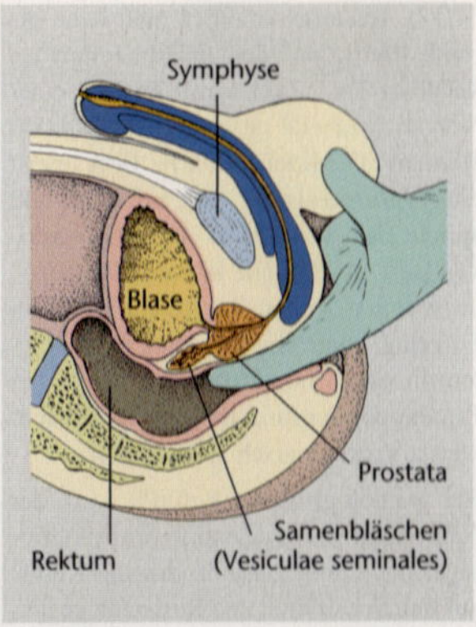

Abb. 31.31: Die digitale Untersuchung von Prostata, Rektum und kleinem Becken ist bei über 40-jährigen Männern obligater Bestandteil der körperlichen Untersuchung, da so nicht selten Prostatavergrößerungen und -tumoren entdeckt werden. [A400-190]

Die körperliche Untersuchung besteht in einer *Allgemeinuntersuchung* unter besonderer Berücksichtigung nephrologisch-urologischer Aspekte:

- Beobachtung der Hautfarbe und des Geruchs des Patienten. Typisch für Kranke mit einer *Urämie* (☞ 31.6.9) sind z.B. eine schmutzig-fahle Hautfarbe und *Uringeruch* in der Atemluft
- Blutdruckmessung, da der Blutdruck bei Nierenerkrankungen oft erhöht ist
- Bei Männern *rektale Untersuchung* zur Beurteilung der Prostata, da eine Prostatavergrößerung mit Harnstau zu immer wiederkehrenden Entzündungen der Harnwege führen kann
- Bei Frauen evtl. *vaginale Untersuchung* durch den Gynäkologen, da gynäkologische Erkrankungen auch die Harnorgane beeinträchtigen können (z.B. infiltrierende Tumoren oder Gebärmuttersenkung).

31.4.2 Diagnostische Uringewinnung

Sammelurin ☞ *7.8.2*

Spontanurin

Am häufigsten wird **Spontanurin** *(Spontanharn)*, d.h. spontan gelassener Urin des Patienten, untersucht (Gewinnung ☞ 7.8.2). Je nachdem, welche Harnportion des Spontanurins untersucht wird, unterscheidet man die **Mittelstrahlurinuntersuchung** (☞ 7.8.2) sowie die **Zwei-** und **Dreigläserprobe**.

Zwei- und Dreigläserprobe

Der erste Urinanteil, der beim Mittelstrahlurin verworfen wird, enthält Leukozyten, Erythrozyten, Epithelzellen und Bakterien aus der *Harnröhre*. Die getrennte Untersuchung der ersten und zweiten Urinfraktion in der **Zweigläserprobe** ermöglicht eine Unterscheidung zwischen krankhaften Prozessen der Harnröhre (die pathologischen Urinbestandteile befinden sich in der *ersten* Harnportion) und solchen in höheren Abschnitten der Harnwege (die pathologischen Urinbestandteile befinden sich in der *zweiten* Harnportion).

Bei Verdacht auf eine Infektion der Prostata wird die Zweigläserprobe durch Gewinnung einer *dritten* Harnportion nach rektaler Massage der Prostata zur **Dreigläserprobe** erweitert. In der dritten Harnportion finden sich hauptsächlich Bestandteile des in die Harnröhre gedrückten Prostatasekrets.

Katheterurin und Blasenpunktionsurin

Transurethrale Blasenkatheter ☞ *31.2.2*
Suprapubische Blasenpunktion ☞ *31.2.3*

Bleibt trotz Wiederholung das Ergebnis bei Untersuchungen aus Mittelstrahlurin unklar, gewinnt der Arzt **Blasenpunktionsurin** durch eine *suprapubische Blasenpunktion.*

Eine transurethrale Katheterisierung zur Gewinnung von **Katheterurin** (kurz *K-Urin*) ist heute sehr selten. Bei bereits liegendem Dauerkatheter kann Katheterurin aus der Punktionsstelle am Ableitungsschlauch des geschlossenen Drainagesystems entnommen werden.

31.4.3 Urinuntersuchungen

Sammelurin ☞ *7.8.2*

Nach der Uringewinnung wird der Urin mittels eines Streifen-Schnelltests oder mikroskopisch untersucht und/oder eine Urinkultur angelegt.

Streifen-Schnelltests

Bei **Streifen-Schnelltests** (☞ auch 7.8.2) handelt es sich vorwiegend um kaum fingerlange Teststreifen, auf deren Testfeldern trockene chemische Reagenzien aufgebracht sind, die mit dem Urin reagieren und sich je nach Urinbefund verfärben.

Am häufigsten werden *Kombinationsteststreifen* benutzt: Die Testfelder für Leukozyten, Eiweiß, Blut, Nitrit, Glukose, Urobilinogen, Bilirubin und Ketone erlauben eine rasche orientierende Diagnostik auf eine große Zahl von Erkrankungen. Der pH-Wert des Urins liegt physiologischerweise im sauren Bereich (ph 5 – 7), hängt aber auch von der Kost des Patienten ab.

Einzelteststreifen für den Nachweis nur *einer* Substanz, z.B. Glukose *oder* Eiweiß, erlauben häufig eine – wenn auch ungenaue – quantitative Bestimmung.

Streifen-Schnelltest zur Urinuntersuchung [K183]

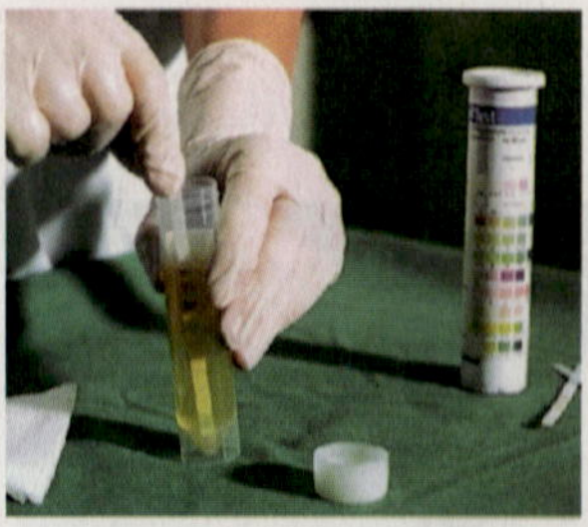

Abb. 31.32: Teststreifen kurz in den Urin tauchen, so dass alle Testfelder benetzt sind.

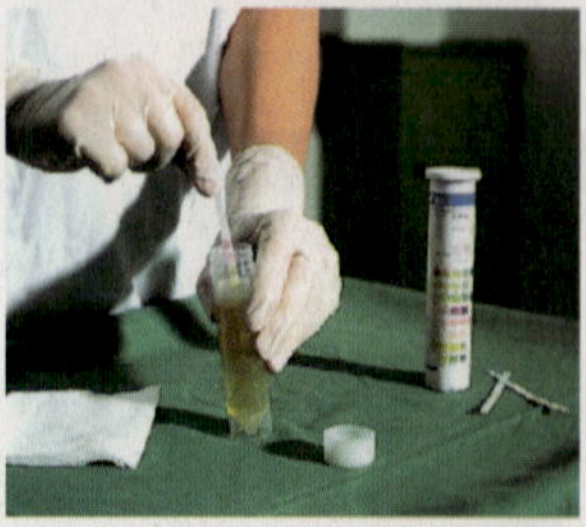

Abb. 31.33: Überschüssigen Urin am Gefäßrand abstreifen.

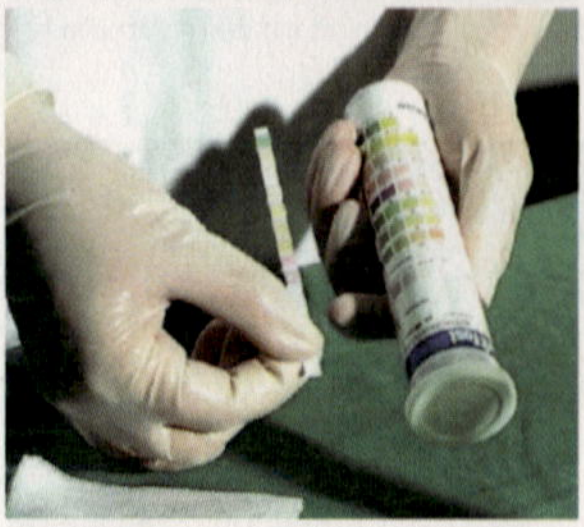

Abb. 31.34: Nach der vom Hersteller vorgegeben Wartezeit die Testfelder mit der Farbskala auf dem Behälter vergleichen. Zu lange Wartezeiten können das Ergebnis verfälschen.

Die Teststreifen der verschiedenen Anbieter können sich in Farbgebung, Farbreaktion und Handhabung (Zeitfaktor) unterscheiden. Maßgebend sind die Farbfelder auf dem Behälter (☞ Abb. 31.34) und die Angaben auf der Packungsbeilage.

Durchführung eines Streifen-Schnelltests ☞ Abb. 31.32 – 31.34

Voraussetzung für zuverlässige und vergleichbare Ergebnisse ist, dass die Teststreifen im verschlossenen Originalbehälter aufbewahrt werden und dieser nur für die Entnahme eines Teststreifens *kurz* geöffnet wird. Ansonsten verändert die Luftfeuchtigkeit die Reagenzien und führt so zu falschen Ergebnissen.

Einige Patienten, z.B. Diabetiker (Glukosurie?) oder Nierensteinkranke (Urin-pH?), müssen ihren Urin nach der Entlassung regelmäßig selbst mittels Streifen-Schnelltests untersuchen. Die Pflegenden leiten diese Patienten zu einem korrekten Gebrauch des Streifen-Schnelltests an.

Anlegen einer Urinkultur [M161]

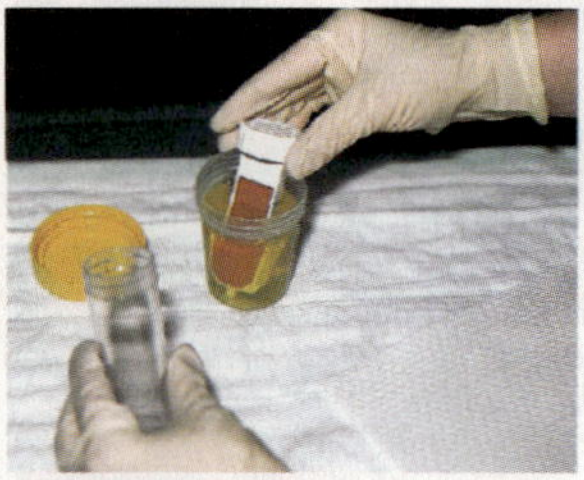

Abb. 31.35: Nährboden in den Urin tauchen.

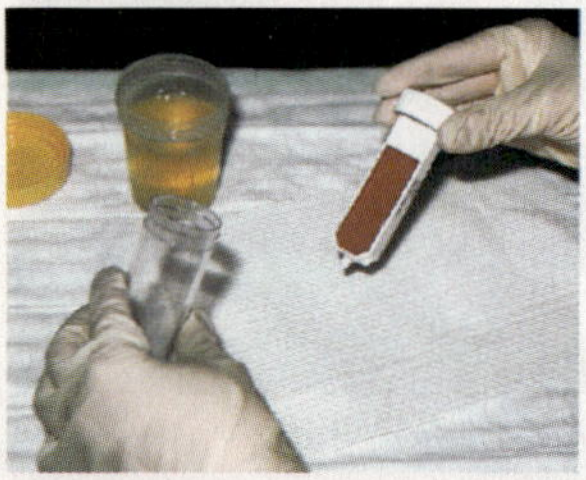

Abb. 31.36: Nährboden abtropfen lassen, dabei das Abtropfpapier nicht mit dem Nährboden berühren.

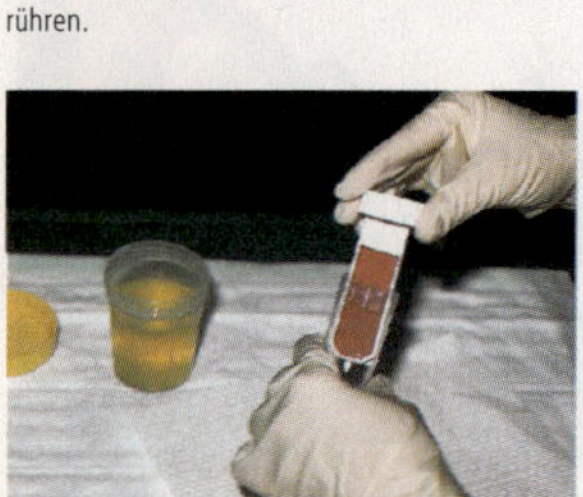

Abb. 31.37: Benetzten Nährboden im sterilen Röhrchen zum Brutschrank bringen.

Urinsediment

Zeigt der Teststreifen einen positiven Befund an, wird das **Urinsediment** untersucht. Es besteht aus den festen Bestandteilen des Urins. Der frisch gelassene Urin wird zentrifugiert und der Bodensatz *(Sediment)* unter dem Mikroskop ausgewertet; die Angaben erfolgen pro Gesichtsfeld:

- **Erythrozyten:** Hämaturie ☞ 31.3.9
- **Leukozyten:** Leukozyturie ☞ 31.3.10
- **Epithelzellen:** Abgeschilferte Zellen der Epithelgewebe von Nieren oder ableitenden Harnwegen dürfen nur vereinzelt vorkommen. Sie weisen bei vermehrtem Auftreten auf entzündliche Veränderungen hin
- **Zylinder:** Zylinder sind rollenförmige Zusammenballungen, die in den Nierentubuli entstehen. *Hyaline Zylinder* bestehen aus Eiweiß und sind auch beim Gesunden, z.B. beim starken Dursten, in geringer Zahl zu beobachten. Zylinder aus roten oder weißen Blutkörperchen oder Epithelzellen sind immer pathologisch und damit Hinweis auf eine Nierenschädigung
- Krankhaft sind **Keime** wie Bakterien und Trichomonaden.

Zählkammermethode

Alternativ wird der frisch gelassene Urin *ohne* vorheriges Zentrifugieren in eine spezielle Zählkammer gegeben und mikroskopisch untersucht. Die Zellzahlen werden dann nicht pro Gesichtsfeld, sondern pro mm^3 (= µl) Urin angegeben.

Urinkultur

Bei Verdacht auf eine *bakterielle* Infektion der Nieren oder der ableitenden Harnwege dient die **Urinkultur** der Keimzahlbestimmung, der Keimdifferenzierung und der Resistenztestung der Keime gegen Antibiotika (☞ 28.3.5).

Heute wird üblicherweise ein fertig vorbereiteter Eintauchnährboden (z.B. Uricult®) in den Urin getaucht und 24 Stunden bei 37 °C bebrütet (☞ Abb. 31.35 – 31.37). Bakterienkolonien sind dann als runde Herde auf dem Nährmedium erkennbar. Ihre Zahl wird anhand einer Vergleichstabelle geschätzt. Bei < 1 000 Keimen/ml Mittelstrahlurin liegt meist eine Verunreinigung vor, bei > 100 000 spricht man von einem eindeutig positiven Befund. Befunde in der „Grauzone" dazwischen sollten kurzfristig, z.B. am Folgetag, kontrolliert werden. Bei Katheterurin sind schon 10 000 Keime/ml, bei Blasenpunktionsurin ist jeder Keimnachweis als pathologisch zu bewerten.

Bei pathologischem Befund wird der Nährboden anschließend in ein bakteriologisches Labor gesandt, das die Keime auf ihre Sensibilität und Resistenz gegenüber Antibiotika testet (☞ 28.3.5).

Spezifisches Gewicht des Urins

Die gesunden Nieren können den Urin je nach Flüssigkeitsangebot *verdünnen* oder *konzentrieren.* Die Konzentration des Urins kann auf zwei Arten bestimmt werden:

- Messung des **spezifischen Gewichts,** also der *Massendichte* des Urins. Reines Wasser wiegt 1 000 g/l. Urin ist je nach Menge der in ihm gelösten Stoffe entsprechend schwerer als Wasser.
  - Zur Messung des spezifischen Gewichts sollte der Urin Zimmertemperatur haben. Abgestandener Urin wird vorher umgerührt

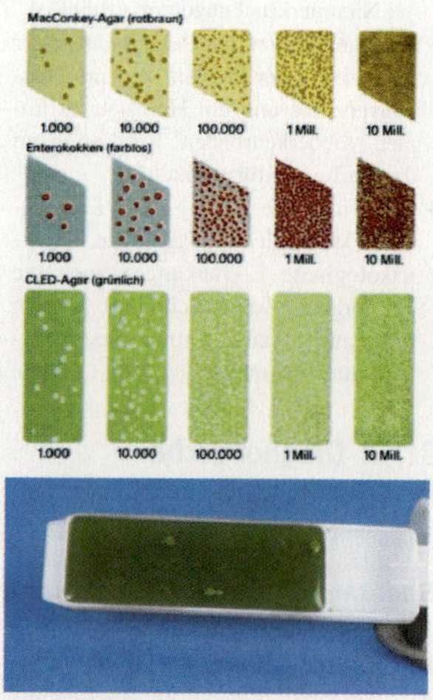

Abb. 31.38: Auf der vom Hersteller des Eintauchnährbodens mitgelieferten Vergleichstafel lässt sich die ungefähre Keimzahl auf dem entsprechenden Nährboden ablesen. Beim hier verwendeten liegt die Keimzahl unter 1 000/ml. [U163, K183]

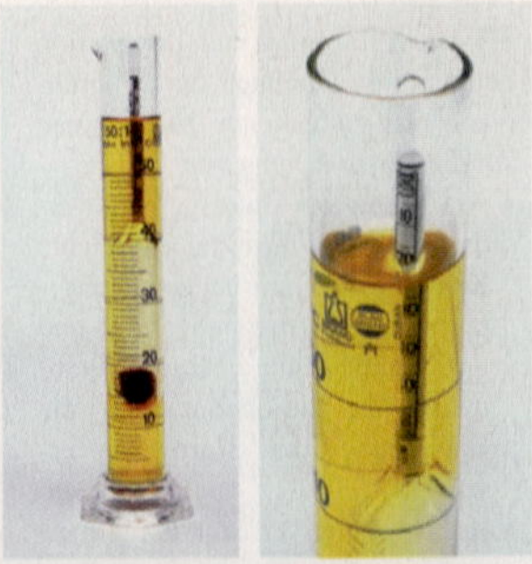

Abb. 31.39 – 31.40: Messzylinder und Urometer zur Bestimmung des spezifischen Uringewichts. Der Messwert (hier 1023) wird am Oberrand des Flüssigkeitsspiegels abgelesen. [K183]

- Der Messzylinder wird mit so viel Urin gefüllt, dass das **Urometer** *(Harnwaage)*, eine kleine Senkwaage, schwimmen kann und den Innenrand des Messzylinders nicht berührt, andererseits der Messzylinder beim Hineintauchen des Urometers aber auch nicht überläuft. Eventueller Schaum wird mit Filterpapier entfernt, da er beim Ablesen des spezifischen Gewichts stört. Das spezifische Gewicht wird in Augenhöhe am Rand des Flüssigkeitsspiegels abgelesen und dokumentiert
- Da das Urometer auf eine bestimmte Temperatur geeicht ist (meist 15 °C), wird pro 3 °C mehr oder weniger Urintemperatur ein Teilstrich hinzugezogen bzw. abgezogen
- Der Normalwert liegt bei 1010 – 1025 mg/ml (= g/l = mg/cm^3). Vielfach wird das spezifische Harngewicht auch auf das spezifische Gewicht des Wassers (1 000 g/l) bezogen, so dass sich ein Normbereich von 1,010 – 1,025 ergibt

- Messung der **Urinosmolalität** durch Gefrierpunkterniedrigung (heute bevorzugt). Der Normwert für die Urinosmolalität liegt bei mindestens 50 mosmol/kg und maximal 1 200 mosmol/kg, nach Durstversuch sind Werte von 855 – 1 335 mosmol/kg bzw. ein Osmolalitätsverhältnis Urin : Serum ≥ 3 normal.

Hyper-, Hypo- und Isosthenurie

Wichtige Ursachen eines erhöhten spezifischen Gewichts **(Hypersthenurie)** sind eine verminderte Flüssigkeitsaufnahme, eine vermehrte extrarenale Flüssigkeitsabgabe oder eine Ausscheidung „schwerer" Stoffe (z.B. Glukose, Eiweiße, Arzneimittel) mit dem Urin. Ursachen eines besonders niedrigen spezifischen Gewichts **(Hyposthenurie)** sind z.B. reichliche Flüssigkeitszufuhr oder ein nicht ausreichendes Konzentrationsvermögen der Nieren. Als **Isosthenurie** *(Harnstarre)* wird ein konstantes spezifisches Uringewicht um 1,012 *unabhängig* von der Flüssigkeitszufuhr bezeichnet.

31.4.4 Blutuntersuchungen

Von Bedeutung sind folgende Blutwerte:

- **Kreatinin** (Endprodukt des Muskelstoffwechsels) und **Harnstoff** (Endprodukt des Eiweißstoffwechsels) sind *harnpflichtige Substanzen*, die nur durch die Nieren ausgeschieden werden und sich bei Nierenfunktionsstörungen zunehmend im Blut anreichern. Der Normbereich für Kreatinin liegt bei etwa 0,5 – 1,1 mg/dl (= 44 – 97 µmol/l), für Harnstoff bei etwa 10 – 50 mg/dl (= 1,7 – 8,3 mmol/l)
- Nierenfunktionsstörungen haben Veränderungen der **Serumelektrolyte** (v.a. eine Hyperkaliämie ☞ 31.11.3) sowie eine **Harnsäureerhöhung** (☞ auch 23.9) zur Folge. Bei Nierensteinen kann eine Elektrolytbestimmung erste Hinweise auf die Steinzusammensetzung geben
- Große Eiweißverluste über die Nieren durch eine starke Proteinurie führen zu einer Erniedrigung der **Serumeiweißkonzentration**
- Bei anfänglicher Erhöhung ermöglichen **Tumormarker** (☞ Abb. 24.25) eine Verlaufskontrolle bei Prostata-, Blasen- und Hodentumoren.

Kreatinin-Clearance

Bis zu einer Einschränkung der glomerulären Filtrationsrate von 50 % bleibt der Kreatininwert im Blut trotz gestörter Nierenfunktion normal. In diesem **kreatininblinden Bereich** erlaubt die Bestimmung der **Kreatinin-Clearance** die genaue Einschätzung der Nierenfunktion, etwa bei Diabetikern oder Patienten mit Nierensteinen. Die Kreatinin-Clearance entspricht ungefähr der glomerulären Filtrationsrate. Als **Clearance** (engl. *Klärung*) bezeichnet man die Plasmamenge, die pro Zeiteinheit von einer bestimmten Substanz befreit, „gereinigt" wird.

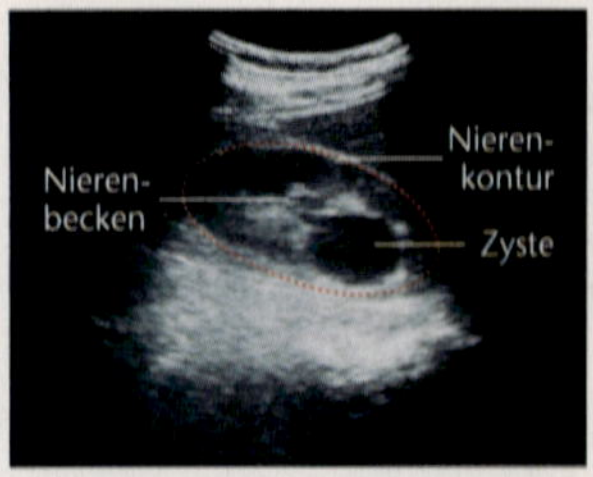

Abb. 31.42: Sonographische Darstellung einer Nierenzyste. Zysten stellen sich als schwarze, flüssigkeitsgefüllte Hohlräume dar und sind meist leicht zu erkennen. [T196]

Die Kreatinin-Clearance kann aus dem Kreatininwert im Blut (☞ oben), dem Urinkreatinin und dem Urinminutenvolumen berechnet werden. Dies bedeutet, dass hierfür eine Blutabnahme und ein Sammelurin (☞ 7.8.2) über 24 Stunden erforderlich sind. Der Normwert der Kreatinin-Clearance sinkt mit zunehmendem Alter ab (☞ Tab. 31.41). Orientierend kann die Kreatinin-Clearance auch aus entsprechenden Nomogrammen abgelesen werden, wenn Serumkreatinin, Alter, Geschlecht und Gewicht des Patienten bekannt sind und der Serumkreatininwert stabil ist.

31.4.5 Sonographie

Die **Sonographie** *(Ultraschalldiagnostik)* nimmt in der Nephrologie und Urologie einen breiten Raum ein. Sie gibt insbesondere Aufschluss über:

- Anzahl, Form und Größe der Nieren
- Binnenstruktur der Nieren (☞ Abb. 31.42): Tumoren? Steine? Zysten? Gestautes Nierenbecken?
- Harnblasenfüllung: Nichtinvasive Restharnbestimmung durch sonogra-

Kreatinin-Clearance-Formel	Mindestwert für die Kreatinin-Clearance [ml/Sek. (ml/Min.)]		
	Alter	Männer	Frauen
$C = \frac{U}{P} \times V$	< 50 J.	2,3 (138)	1,5 (90)
	50 – 59 J.	2 (120)	1,5 (90)
	60 – 69 J.	1,6 (96)	1,4 (84)
U = Urin-Kreatinin	70 – 79 J.	1,5 (90)	1,2 (72)
P = Serum-Kreatinin **V** = Urinminutenvolumen	> 80 J.	0,9 (54)	0,9 (54)

Tab. 31.41: Um auch leichtere Nierenerkrankungen bei (noch) normalem Serumkreatinin zu erkennen, wird die Kreatinin-Clearance berechnet. Das Urinminutenvolumen errechnet sich dabei aus dem 24-Std.-Gesamtvolumen geteilt durch 1440 Min. [A400]

phische Bestimmung des Urinvolumens nach vorheriger Miktion
- Prostata (meist mit einer rektalen Ultraschallsonde): Größe? Knoten innerhalb der Prostata?
- Hoden: Tumoren? Zysten?
- Bei (Farb-)Duplex-Sonographie: Nierenarterienstenose? Nierenvenenthrombose?

Aufgaben der Pflegenden ☞ 9.6.7

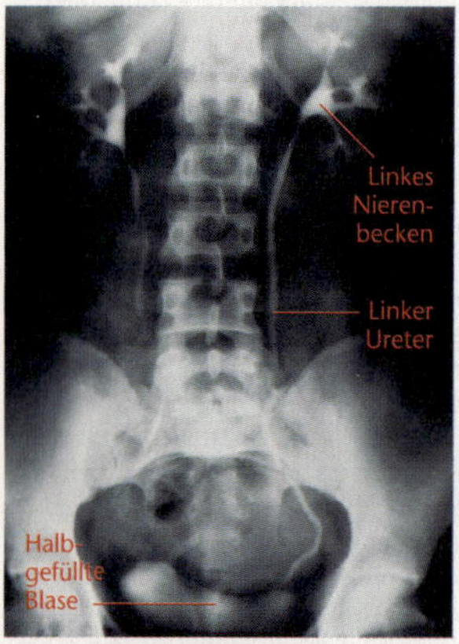

Abb. 31.43: Normalbefund eines i.v.-Urogramms. Erkennbar sind beide Nierenbecken, die Ureteren und Kontrastmittel in der Blase. [T170]

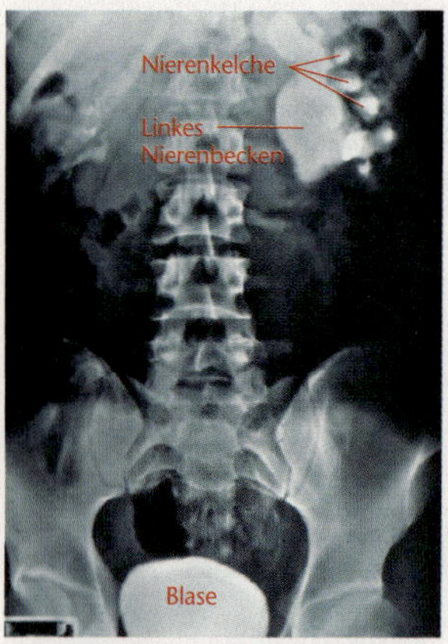

Abb. 31.44: I.v.-Urogramm bei linksseitiger hochgradiger Verengung des Nierenbeckenausgangs (subpelvine Stenose), z.B. durch einen Ureterstein oder einen den Ureter einengenden Tumor. Der linke Ureter stellt sich überhaupt nicht dar, da das Kontrastmittel die Verengung nicht (sichtbar) überwindet. Rechts hat das Kontrastmittel bereits die Niere verlassen und die Blase erreicht. [T196]

31.4.6 Röntgendiagnostik

Konventionelle Röntgenverfahren

Nierenleeraufnahme

Die Abdomenübersichtsaufnahme (☞ 21.3.3) des unteren Bauchraums bis zum Schambein, meist **Nierenleeraufnahme** genannt, bildet den Anfang der Nieren-Röntgendiagnostik. Die Nieren sind als Schatten erkennbar, kalkhaltige Steine der Nieren oder der ableitenden Harnwege stellen sich dar (☞ Abb. 31.73).

Intravenöses Urogramm und Infusionsurographie

Für ein **intravenöses Urogramm** *(Ausscheidungsurogramm, i.v.-Pyelogramm, i.v.-Py)* wird dem Patienten in der Röntgenabteilung nach der Abdomenübersichtsaufnahme ein jodhaltiges Kontrastmittel intravenös gespritzt, das durch die Nieren ausgeschieden wird. Fertigt man in einem bestimmten, z.B. fünfminütigen Zeitabstand Röntgenbilder an, lässt sich von Bild zu Bild erkennen, wie sich bereits nach wenigen Minuten kontrastierter Harn im Nierenbecken sammelt und – bei normaler Nierenfunktion – nach 15 – 20 Minuten weitgehend in der Blase angekommen ist. Bei Nierenfunktionsstörungen ist eine **Infusionsurographie** möglich, bei der eine größere Menge Kontrastmittel über einen längeren Zeitraum infundiert wird.

Beide Untersuchungen ermöglichen eine Aussage über Lage und Funktion der Nieren und zeigen, ob der Harn regelrecht über Nierenbecken, Harnleiter und Blase abfließt, oder ob Hindernisse wie z.B. Steine oder Tumoren die Passage beeinträchtigen und evtl. sogar zu einem Harnaufstau führen. Ist die Kontrastmittelausscheidung verlangsamt, z.B. bei einem Steinleiden, sind die ableitenden Harnwege oberhalb des Abflusshindernisses noch nach Stunden darstellbar. Außerdem können Fehlbildungen oder Fehllagen der Nieren wie etwa ein doppelt angelegter Harnleiter erkannt werden (☞ 31.6.1). Nach häufigen oder bei chronischen Nierenbeckenentzündungen verbreitern sich die Nierenkelche des Nierenbeckens und erscheinen plump.

Kontraindikationen sind hochgradige Nierenfunktionseinschränkung (Kreatininwert im Blut > 2,5 mg/dl) und eine Kontrastmittelunverträglichkeit.

Die Pflegenden auf der Station bereiten den Patienten durch abführende und entblähende Maßnahmen auf die Untersuchung vor:
- Am Vortag der Untersuchung werden milde Abführmittel und leichte Kost gegeben, am Untersuchungstag selbst abermals abgeführt und ggf. entblähende Mittel verabreicht, da Luftüberlagerung die Darstellung der Harnwege erschwert
- In den letzten 12 Stunden vor einem i.v.-Urogramm bleibt der Patient nüchtern. Bei einem Infusionsurogramm ist keine Flüssigkeitskarenz nötig.

Retrograde Kontrastmitteluntersuchungen

Anstatt über den Blutweg kann das Kontrastmittel für spezielle Fragestellungen auch über einen Katheter *retrograd* (rückwärts) in Harnröhre **(Urethrogramm),** Harnblase **(Zystogramm)** oder die Harnleiter bis zum Nierenbecken **(retrograde Pyelographie)** eingebracht werden. Dabei zeigen sich z.B. Harnröhrenverengungen durch Vernarbungen oder angeborene Klappen besonders gut.

Komplikationen und Pflege bei Kontrastmitteluntersuchungen ☞ 9.6.3

Angiographie

Bei der **Angiographie** der Nierengefäße (meist als *Digitale Subtraktionsangiographie, DSA* ☞ 19.4.6 und Abb. 31.63) wird die A. femoralis unterhalb der Leiste punktiert und ein Katheter über die Aorta bis in die Nierenarterie vorgeschoben.

Die Gefäßdarstellung mit Kontrastmittel zeigt:
- Die Gefäßversorgung innerhalb der Niere (wichtig vor Operationen, bei denen Teile der Niere entfernt werden müssen)
- Mögliche Verengungen der Nierenarterie, die zu Nierenfunktionsstörungen und Hypertonie führen können (☞ 31.6.2)
- Die Gefäßversorgung bei unklaren Tumoren (hilft bei der Unterscheidung in gut- oder bösartig).

Komplikationen und Pflege bei angiographischen Untersuchungen ☞ 9.6.3

CT und Kernspintomographie

Computertomographie *(CT)* und **Kernspintomographie** werden in erster Linie zur Tumordiagnostik eingesetzt. Beide Verfahren dienen nicht nur der Tumorsuche, sondern auch dem *Staging*, d.h. der Einschätzung, wie weit sich der Tumor bereits ausgebreitet hat (☞ 9.6.4). Wichtige Fragestellungen betreffen z.B. den Einbruch in die untere Hohlvene bei Nierentumoren, den Nachweis vergrößerter Lymphknoten im Abdomen bei Hodentumoren sowie das Einwachsen in die Umgebung und die Metastasierung in Leber und Knochen.

31.4.7 Isotopendiagnostik

Die nephrologische Isotopendiagnostik (☞ 9.6.6), z.B. die Nierenszintigraphie (☞ Abb. 9.45) oder Isotopennephrographie (☞ Abb. 9.47), erlaubt für jede einzelne Niere Aussagen über deren Ausscheidungsleistung (*renale Clearance* = die Plasmamenge in ml, die die Niere pro Minute von einer bestimmten Substanz reinigen kann ☞ auch Kreatinin-Clearance in 31.4.4).

Eine seltene Untersuchung ist die **Hodenszintigraphie,** die v.a. der Unterscheidung einer Hodenentzündung von einer Stieldrehung des Hodens dient. Die geringe Strahlenbelastung der Hoden muss in unklaren Fällen in Kauf genommen werden.

Aufgaben der Pflegenden ☞ 9.6.6

31.4.8 Urodynamik

Häufig sagen die Patienten, „das Wasserlassen geht langsamer als früher", „der Strahl ist schwach" oder „ich muss jetzt immer erst ewig stehen, bis es losgeht". Da aber jeder Patient eine andere Vorstellung davon hat, was „langsam", „schwach" oder „ewig" bedeutet, müssen diese subjektiven Angaben objektiviert werden.

Hier hilft die **Urodynamik,** zu der die *Uroflowmetrie*, die *Zystomanometrie* und das *Urethradruckprofil* zählen. Mit Hilfe urodynamischer Untersuchungen kann sich der Arzt ein genaues Urteil über das Zusammenspiel von Blasen- und Schließmuskelfunktion bilden. Die Urodynamik genießt heute den höchsten Stellenwert in der Inkontinenzdiagnostik.

Uroflowmetrie

Die **Uroflowmetrie** *(Harnflussmessung)* misst nichtinvasiv die Harnmenge pro Zeiteinheit. Der Untersuchungsplatz ist einer Toilette mit Durchflussmesser vergleichbar. Die Untersuchung ist völlig schmerzlos, der Patient lässt den Urin lediglich in einen speziellen Trichter. Die Ergebnisse sind am zuverlässigsten, wenn der Patient ungestört ist, da das Schamgefühl bei vielen Menschen das Wasserlassen „blockiert".

Der **Harnfluss** *(Flowrate)* ist z.B. bei Einengungen der Harnröhre (Prostatavergrößerung, Narben der Harnröhre) vermindert.

Zystomanometrie und Urethradruckprofil

Oft muss die Uroflowmetrie durch zusätzliche Druckmessungen ergänzt werden. Für die **Zystomanometrie** (*Blasendruckmessung,* kurz *Zystometrie*) werden Drucksonden in Blase und Darm vorgeschoben und die Blase mit physiologischer, warmer Kochsalzlösung gefüllt. Am sitzenden Patienten werden der Blaseninnendruck (intravesikale Druck) und der intraabdominelle (im Darm gemessene) Druck während der Blasenfüllung kontinuierlich aufgezeichnet. Der Patient soll angeben, wann er erstmals Harndrang verspürt und zur Provokation eines unwillkürlichen Urinabganges alle 2 – 3 Minuten husten. Die dann folgende Blasenentleerung wird mit einer Uroflowmetrie und ggf. einer sonographischen Restharnbestimmung verbunden.

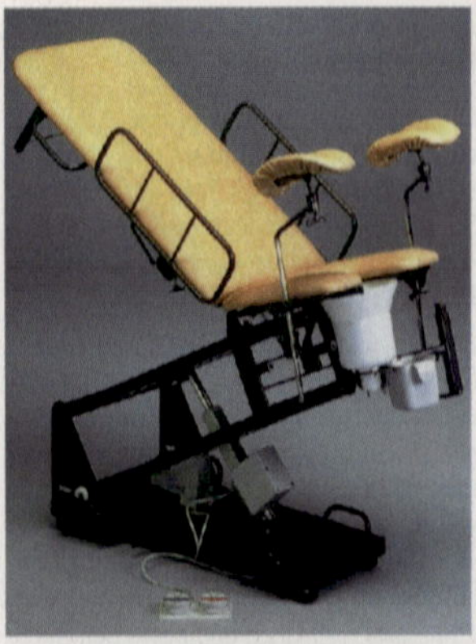

Abb. 31.46: Urodynamik-Stuhl zur Diagnostik von Blasenentleerungsstörungen. Die Messung der Druckverhältnisse in den ableitenden Harnwegen ermöglicht oft die für eine gezielte Therapie erforderliche Differenzierung der Blasenentleerungsstörung. [V170]

Der intravesikale Druck setzt sich zusammen aus dem Druck, der im Bauchraum vorherrscht (intraabdomineller Druck) und dem vom Blasenmuskel selbst aufgebauten Druck. Um also zu ermitteln, wie funktionstüchtig der Blasenmuskel ist oder ob unwillkürliche Blasenmuskelkontraktionen auftreten, muss man vom intravesikalen Druck den intraabdominellen Druck abziehen; der so errechnete Differenzdruck entspricht dem eigentlichen „Blasenmuskeldruck". Gleichzeitig zur Blasendruckmessung wird die ausgeschiedene Flüssigkeitsmenge durch Uroflowmetrie bestimmt (☞ Abb. 31.45).

Beim **Urethradruckprofil** *(Sphinktermanometrie, Urethrometrie)* werden durch Verwendung spezieller Sonden oder kontinuierliches Herausziehen der Drucksonde einer Zystomanometrie der Druck in der Urethra in Ruhe und während abdomineller Druckerhöhung, z.B. beim Husten oder Niesen, sowie die funktionale Urethralänge gemessen. Bei gleichzeitiger Registrierung des intravesikalen Drucks kann auch der *urethrale Verschlussdruck* aufgezeichnet werden. Dadurch ist eine Einschätzung der Sphinkterfunktion (Verschlussfunktion) der Harnröhre möglich, was zur Abgrenzung verschiedener Inkontinenzformen v.a. bei Frauen dient.

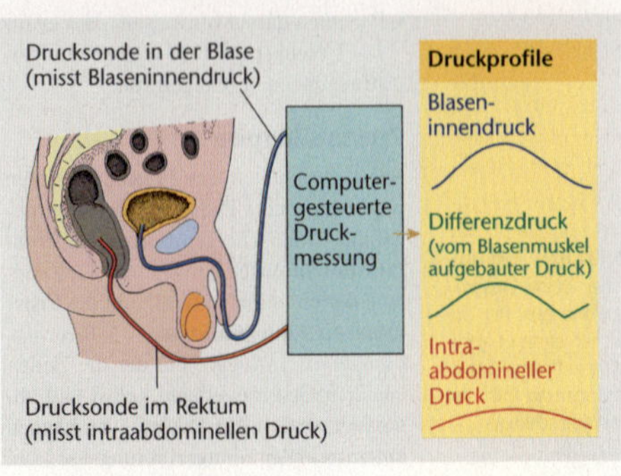

Abb. 31.45: Urodynamische Untersuchung. Zur Messung des urethralen Verschlussdruckes wird evtl. noch eine dritte Drucksonde in der Harnröhre platziert. [A400]

31.4.9 Endoskopische Untersuchungen

Die häufigste endoskopische Untersuchung in der Nephrologie und Urologie ist die **Zystoskopie** *(Blasenspiegelung).* Sie erlaubt die Betrachtung der Harnblase von innen und bildet die Basis für weitere Diagnose- und Therapieverfahren.

Das Zystoskop wird nach Desinfektion des Harnröhreneingangs und Lokalanästhesie der Schleimhaut, z.B. mit Instillagel®, in die Blase vorgeschoben. Dabei kann gleichzeitig die Harnröhre beurteilt werden. Bei der Beurteilung der Harnblase achtet der Untersucher insbesondere auf Größe der Harnblase (normal sind 250 – 500 ml), Lage und Form der Harnleitermündungen, raumfordernde Prozesse, Vorwölbungen und Ausstülpungen der Blasenwand *(Divertikel)* sowie Schleimhautbeschaffenheit (entzündliche Rötung).

Mit Spezialendoskopen ist eine Beurteilung des Harnleiters und Nierenbeckens **(Ureteropyeloskopie)** möglich. Außerdem können *Sonden, Fasszangen* (zur Fremdkörper- oder Steinentfernung), *Elektroresektionsinstrumente* (z.B. für die elektrische Entfernung der Prostata), *Laser-Einsätze* (z.B. für die Behandlung bestimmter Tumoren) oder Katheter in die oberen Harnwege eingebracht werden.

Aufgaben der Pflegenden

Pflege bei Endoskopie ☞ 9.7

- Gründliche Intimtoilette vor der Untersuchung durchführen (lassen)
- Weitere vorbereitende Maßnahmen je nach geplantem Eingriff durchführen, z.B. Entblähen und Abführen, falls eine Kontrastmitteldarstellung von Harnleiter und Nierenbecken geplant ist

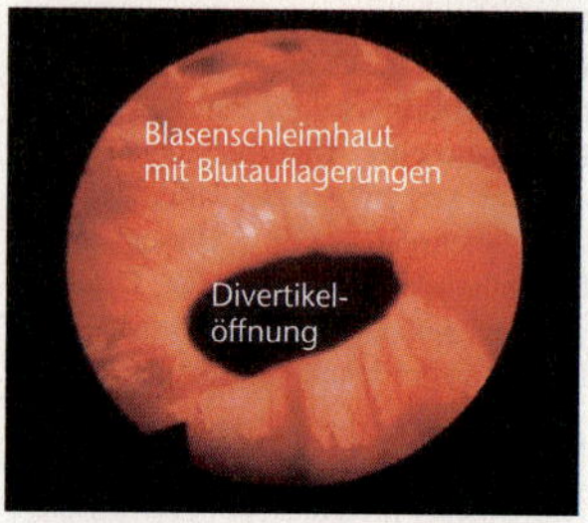

Abb. 31.48: Zystoskopisches Bild eines Blasendivertikels. Ein Blasendivertikel, d.h. eine Ausstülpung der Harnblasenwand, stellt sich endoskopisch als schwarzes Loch dar. [T196]

- Vor der Untersuchung nach Arztrücksprache transurethralen Dauerkatheter entfernen
- Prämedikation nach Anordnung verabreichen
- Nach dem Eingriff darauf achten, ob der Patient spontan Wasser lassen kann und Urin auf Veränderungen, insbesondere auf eine Hämaturie (Blut im Urin ☞ 31.3.9) beobachten. Zur Infektionsfrüherkennung Temperatur des Patienten regelmäßig kontrollieren.

31.4.10 Punktionen und Biopsien

Nierenbiopsie

Die **Nierenbiopsie** wird vor allem bei einer Glomerulonephritis (☞ 31.6.6) oder dem nephrotischen Syndrom (☞ 31.6.7) eingesetzt, um die Prognose abschätzen und die Therapie planen zu können.

Eine Nierenbiopsie wird unter OP-Bedingungen in Lokalanästhesie und unter Ultraschallkontrolle durchgeführt. Nach Markierung der Nierenlage, Hautdesinfektion und Lokalanästhesie entnimmt der Arzt die Gewebeprobe mit einer speziellen Biopsienadel nach *Silverman* oder *Menghini* (☞ 22.16). Nach der Nadelentfernung ist ein Druckverband erforderlich. Das Biopsiematerial wird in ein Gefäß mit Formalin-Lösung gegeben und mit den Begleitpapieren zur Untersuchung geschickt.

Pflege vor der Untersuchung

- Sicherstellen, dass der Patient aufgeklärt ist und sein schriftliches Einverständnis für die Untersuchung gegeben hat, dass ein (aktueller) Gerinnungsstatus und ein i.v.-Pyelogramm vorliegen und – nach vorheriger Blutgruppenbestimmung – zwei Blutkonserven bestellt sind
- Patienten nüchtern lassen, da bei Zwischenfällen eine Intubation erforderlich werden kann
- Prämedikation nach Arztanordnung verabreichen
- Patienten direkt vor der Untersuchung bitten, nochmals die Blase zu entleeren und danach ein Flügelhemd anzuziehen
- Alle Patientenunterlagen (Kurve, Befundmappe einschließlich Röntgenbildern) und genügend Etiketten zum Bekleben des Probengefäßes und der Begleitpapiere mitgeben.

Pflege nach der Untersuchung

- Regelmäßig Vitalzeichen und Einstichstelle (Nachblutung?) kontrollieren
- Patienten 24 Stunden Bettruhe einhalten lassen, davon die ersten sechs Stunden in flacher Rückenlage, um das Nierenlager zu entlasten
- Auf das Einhalten einer zweistündigen Nahrungs- und Flüssigkeitskarenz achten und Patienten danach zum reichlichen Trinken animieren (2 – 3 l täglich). Bei Nierenfunktionsstörungen, z.B. Oligurie oder Anurie, Flüssigkeitszufuhr nach Arztanordnung
- Ersten Urin nach der Biopsie untersuchen lassen (Blutbeimengungen?)
- Für den Tag nach der Biopsie Ultraschallkontrolle einplanen
- Patienten darauf hinweisen, dass er für 1 – 2 Wochen größere körperliche Anstrengungen vermeiden soll.

Prostatabiopsie

Bei Verdacht auf ein Prostatakarzinom wird häufig eine **Prostatabiopsie** durchgeführt. Unterschieden werden die **Prostatastanzbiopsie,** bei der ein Gewebezylinder entnommen wird, und die **Prostataaspirationspunktion** *(Prostataaspirationszytologie),* bei der die Zellen aus dem Gewebeverband gelöst und abgesaugt werden. Beide Methoden können unter rektaler Fingerführung sowohl

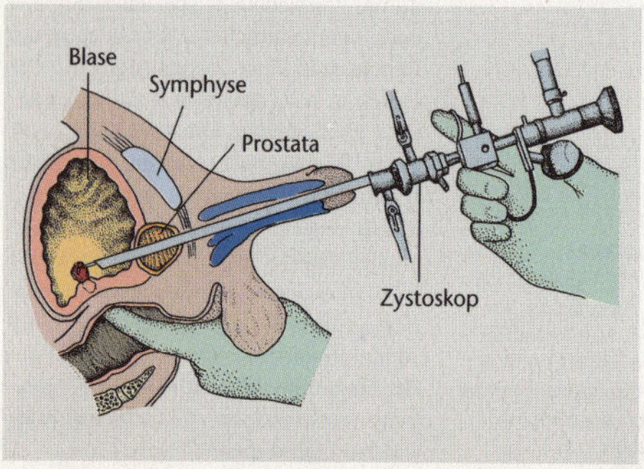

Abb. 31.47: Zystoskopie bei einem männlichen Patienten. Der Untersucher entfernt gerade eine auffällige Gewebeveränderung mit der Endoskopieschlinge. [A400-190]

durch den Damm *(transperineal)* als auch vom Mastdarm her *(transrektal)* durchgeführt werden.

Pflege

Vor der transrektalen Prostatabiopsie erhält der Patient ein Klysma zur Reinigung des Enddarms. Unmittelbar vor der Untersuchung bitten die Pflegenden den Patienten, nochmals die Blase zu entleeren und verabreichen ihm die Prämedikation nach Arztanordnung. Meist erhält der Patient am Vorabend und am Morgen der Punktion oral Antibiotika.

Nach der Prostatabiopsie soll der Patient für ein bis zwei Stunden ruhen. Die Pflegenden achten auf eventuelle Nachblutungen (aus dem perinealen Punktionskanal sowie mit Urin oder Stuhl) und informieren bei Nachblutungen umgehend den zuständigen Arzt.

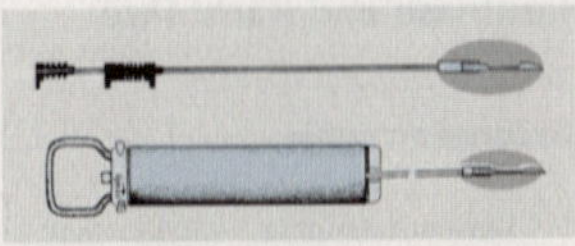

Abb. 31.49: Tru-Cut®-Nadel mit Stanzpistole für die transperineale Prostatastanzbiopsie. [A300-157]

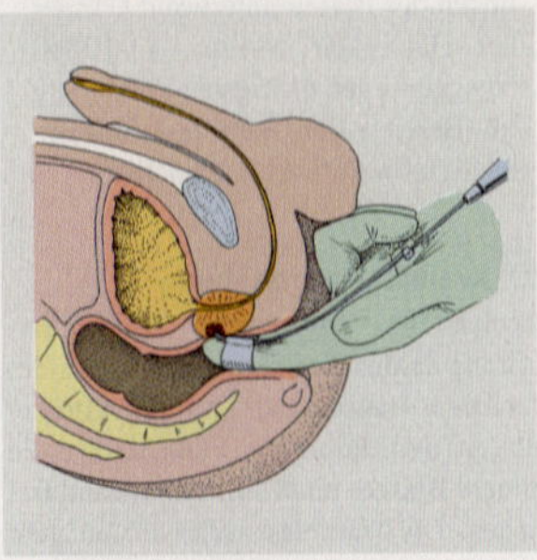

Abb. 31.51: Transrektale Prostataaspirationspunktion. Das Führungsstück des Aspirationsbestecks wird über die Fingerkuppe des Zeigefingers gestreift und mit Gleitmittel bestrichen. Tastet der eingeführte Zeigefinger den Knoten, wird die Nadel über das Führungsstück in den Knoten eingestochen und mit einer Spritze das Zellmaterial herausgesogen. [A400-190]

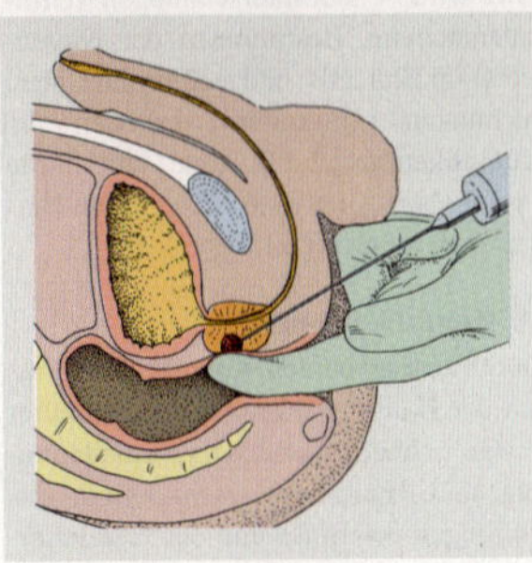

Abb. 31.50: Transperineale Prostatastanzbiopsie. Anders als bei der Aspirationspunktion wird mit der Tru-Cut®-Nadel ein Gewebezylinder mit intakten Zellverbindungen entnommen. [A400-190]

31.4.11 Fertilitätsdiagnostik beim Mann

Fertilität (*Fruchtbarkeit,* beim Mann auch *Zeugungsfähigkeit* oder *Potentia generandi*): Geschlechtliche Vermehrungsfähigkeit.

Bei jedem Paar mit unerfülltem Kinderwunsch wird nicht nur die Frau (☞ 32.13), sondern auch der Mann untersucht.

Anamnese und körperliche Untersuchung

Bei der Anamneseerhebung fragt der Untersucher insbesondere nach solchen Erkrankungen, die relativ häufig die Fruchtbarkeit beeinträchtigen, etwa frühere Erkrankungen und Operationen der Geschlechtsorgane, Operationen im Bereich des Abdomens oder Mumps (Gefahr der Mumpsorchitis ☞ 13.14.3, 31.8.2). Auch Alkohol- und Nikotinabusus oder bestimmte Arzneimittel (z.B. H_2-Antagonisten, Zytostatika) können die Fruchtbarkeit beeinträchtigen. Die Frage nach dem Beruf kann besondere Belastungen (z.B. Schichtdienst) oder Schadstoffexpositionen (z.B. Schwermetalle, Pestizide) aufdecken.

Im Rahmen der körperlichen Untersuchung achtet der Untersucher auf Zeichen einer Hormonstörung, z.B. feminine Körperbehaarung, Brustwachstum, hohe Stimme oder Stammfettsucht und Striae als Zeichen eines Cushing-Syndroms (☞ 23.7.1). Die körperliche Untersuchung umfasst auch die gründliche Untersuchung des Genitales.

Sonographie

Die Sonographie von Hoden und Nebenhoden ermöglicht die nichtinvasive Größenbestimmung von Hoden und Nebenhoden und weist u.a. Zysten, Tumoren oder eine Varikozele (☞ 31.8.4) nach.

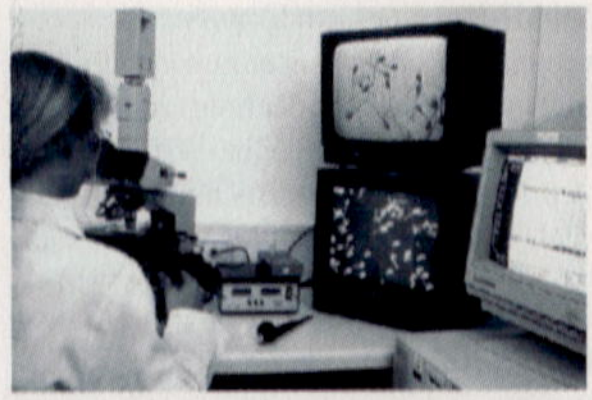

Abb. 31.52: Computergestütze Spermienanalyse. Auf dem oberen Monitor können Konzentration und Morphologie der Spermien beurteilt werden. Der untere Monitor zeigt eine computergestützte Beweglichkeitsanalyse der Spermien: die hellen, teils gezackten Linien entsprechen dem Weg, den die (nummerierten) Spermien zurückgelegt haben. [T133]

Laboruntersuchungen

Laboruntersuchung des Ejakulats ☞ *unten*

- Urinsediment, Urinkultur und Harnröhrenabstrich dienen der Diagnose z.B. einer Chlamydien- oder Tuberkuloseinfektion
- Bei den Blutuntersuchungen zählen vor allem das Blutbild, die Bestimmung von Leber- und Nierenwerten sowie des Blutzuckers zum Routineprogramm. Während die Analyse der wichtigsten Hormone im Blut zur Basisdiagnostik gehört (LH, FSH, Testosteron, Prolaktin), sind Funktionstests, bei denen Teile des hormonellen Regelkreises (☞ 23.2.2) stimuliert werden, nur bei begründetem Verdacht auf eine hormonelle Störung angezeigt.

Ejakulat- und Spermiendiagnostik

Unabdingbarer Bestandteil der Fertilitätsdiagnostik beim Mann ist die **Ejakulat-** und **Spermiendiagnostik.** Das hierzu notwendige Sperma gewinnt der Patient durch *Masturbation* (Selbstbefriedigung). Das Sperma darf nicht älter als 20 – 30 Minuten sein. Der Patient sollte 4 – 6 Tage vorher keinen Geschlechtsverkehr gehabt haben, da eine Verkürzung oder Verlängerung der sexuellen Karenz zu einer Veränderung der Spermaqualität führt und dann keine Vergleichsmöglichkeit mit den Normwerten besteht. Wenn das Sperma mit einem Kondom in Berührung gekommen ist, kann es wegen der spermiziden Zusätze nicht mehr verwertet werden.

Physikalische Untersuchung

Bei der **physikalischen Untersuchung** wird zunächst der pH-Wert des Ejakulats mit Hilfe eines Indikatorsteifens bestimmt und die Konsistenz überprüft: Das Ejakulat ist bei Entleerung zähflüssig-flockig, nach 10 – 30 Min. verflüssigt es sich. Weitere Untersuchungskriterien sind Farbe, Geruch und Volumen des Ejakulats (☞ Tab. 31.53).

Morphologische Untersuchung

Das **Spermiogramm** gibt eine Übersicht über die Spermienanzahl, -motilität (Beweglichkeit) und -morphologie (Form). Zur Erstellung des Spermiogrammes wird das Sperma unter dem Mikroskop untersucht.

Biochemische Untersuchung

Die **biochemische Untersuchung** des Ejakulats umfasst die Parameter der Prostatafunktion (z.B. **saure Prostataphosphatase**), der Nebenhodenfunktion (z.B. **α-Glucosidase**) sowie der Samenblasenfunktion **(Fruktose).**

Die **biologische Aktivität** der Spermien wird z.B. durch den **Penetrak®-Test** bestimmt, bei dem überprüft wird, inwieweit die Samenzellen eine standardisierte Menge von Rinder-Zervikalschleim (besitzt in etwa die gleiche Viskosität wie der menschliche) zu durchdringen vermögen.

Um zu prüfen, ob die Samenleiter durchgängig sind, wird **L-Carnitin** im Ejakulat bestimmt. Es stammt aus den Nebenhoden und gelangt nur bei durchlässigen Samenleitern ins Ejakulat.

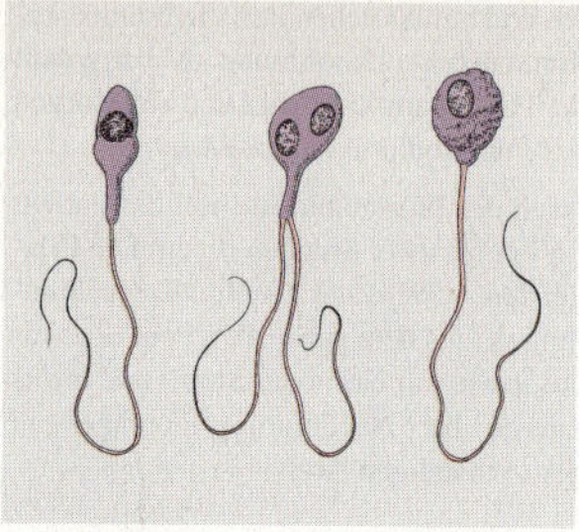

Abb. 31.54: Normales Spermium (links) und pathologisch geformte Spermien (Mitte und rechts). [A400-190]

Hodenbiopsie

Am Schluss der Fertilitätsdiagnostik beim Mann steht die **Hodenbiopsie,** die nur bei speziellen Fragestellungen durchgeführt wird. Möglich sind die *ultraschallgesteuerte Aspirationsbiopsie,* bei der allerdings die Hodenstruktur und die Tubuli nicht sichtbar werden, sowie die wesentlich häufigere *chirurgische Gewebeentnahme* im Rahmen einer kleinen Operation. Wegen der Nachblutungsgefahr wird der Patient einige Tage stationär beobachtet und soll sich in den ersten postoperativen Tagen körperlich schonen.

Hodenbiopsie bei kontralateralem Hodentumor ☞ *31.8.5*

Parameter	Normal	Pathologisch (Beispiele)
Farbe des Ejakulats	Gelblich-weißlich, trüb	Rot oder rot-braun (z.B. bei Verletzungen, Tumoren), gelb-grün (z.B. bei eitrigen Entzündungen)
Geruch des Ejakulats	Kastanienblütenartig	Fötid = übel riechend (z.B. bei eitrigen Entzündungen, Abszessen)
Volumen des Ejakulats	2 – 7 ml	**Aspermie:** Kein Ejakulat (z.B. bei Verschluss beider Samenleiter) **Hypospermie:** < 2 ml Ejakulat (z.B. bei chronischer Prostataentzündung, Urogenitaltuberkulose) **Hyperspermie:** > 7 ml Ejakulat (z.B. bei akuter Prostataentzündung)
pH-Wert des Ejakulats	7,2 – 7,8	Z.B. pH > 8 häufig bei akuten, < 7 bei chronischen Entzündungen im Bereich der Genitalorgane
Zahl der Spermien	Gesamt 40 – 800 Mill., entsprechend 20 – 250 Mill./ml **(Normozoospermie)**	**Azoospermie:** Keine Spermien **Kryptozoospermie:** < 1 Mill. Spermien/ml **Oligozoospermie:** < 20 Mill. Spermien/ml
Vitalität der Spermien	≥ 50 % der Spermien vital	**Nekrozoospermie:** Nur avitale Spermien
Beweglichkeit der Spermien	≥ 50 % der Spermien beweglich, davon ≥ 30 % mit deutlicher Fortbewegung	**Asthenospermie:** < 50 der Spermien beweglich
Morphologie der Spermien	> 50 % normal geformt	**Teratozoospermie:** > 50 % pathologisch geformt

Tab. 31.53: Normalwerte und pathologische Befunde der Ejakulatuntersuchung.

31.5 Erkrankungen von Harnblase und Harnröhre

31.5.1 Fehlbildungen von Harnblase und Harnröhre

Epispadie und Hypospadie ☞ *31.9.1*

Blasenekstrophie

Blasenekstrophie *(Spaltblase):* Angeborener Defekt der Blasenvorderwand und der vorderen Bauchwand unterhalb des Nabels mit Freiliegen der Blasenhinterwand. Mit einer Häufigkeit von ca. 1 : 10000 Neugeborenen häufigste Fehlbildung im Bereich der Harnblase, Jungen häufiger betroffen als Mädchen.

Krankheitsentstehung

Infolge einer embryonalen Verschlussstörung fehlen der untere Abschnitt der vorderen Bauchwand und die vordere Blasen- und Harnröhrenwand, so dass die hintere Blasen- und Harnröhrenwand frei liegen. Die Harnblasenschleimhaut geht in die Haut des Unterbauches über. In der Regel ist die Symphyse gespalten, und es bestehen weitere Genitalfehlbildungen.

Symptome, Befund und Diagnostik

Die Fehlbildung ist so auffällig, dass sie unmittelbar nach der Geburt diagnostiziert wird. Laboruntersuchungen (Urinuntersuchung, Bestimmung der Nierenwerte im Blut, BB) und technische Untersuchungen (Urogramm) erfassen die Komplikationen, z.B. eine chronische Pyelonephritis (☞ 31.6.4) oder eine Niereninsuffizienz (☞ 31.6.9).

Komplikationen

Durch den ständigen Kontakt des Urins mit der Haut entstehen bei mangelhafter Pflege schnell flächenhafte Entzündungen und Hautulzerationen. Durch das Freiliegen der Blase und der Harnleitermündungen können zudem Keime in die Niere aufsteigen und zu akuten Pyelonephritiden führen. Im Erwachsenenalter entwickelt sich gehäuft und frühzeitig ein Blasenkarzinom (☞ 31.5.3).

Behandlungsstrategie

Unmittelbar nach der Geburt wird die Blasenschleimhaut mit einer speziellen Folie steril abgedeckt und die raschestmögliche Verlegung des Neugeborenen in ein spezielles Zentrum organisiert. Dort wird versucht, Harnblase und Harnröhre wiederherzustellen. Ist dies nicht möglich, wird eine Harnab- oder -umleitung angelegt. Trotz mehrerer Operationen bleiben in der Regel teils schwere Defekte zurück.

Angeborene Harnröhrenstenosen

Harnröhrenklappen: Angeborene Klappenbildung in der Harnröhre bei Jungen.

Meatusstenose: Angeborene Verengung der Harnröhrenmündung.

Sowohl **Harnröhrenklappen** als auch **Meatusstenosen** zeigen sich durch abgeschwächten Harnstrahl, Harnstau und wiederholte Infektionen. Unbehandelt können sich Nierenfunktionsstörungen bis hin zur Niereninsuffizienz entwickeln. Die Behandlung besteht in einer operativen Beseitigung der Fehlbildung.

31.5.2 Harnwegsinfektionen: Zystitis

Harnwegsinfektion (*Harnwegsinfekt*, kurz *HWI*): Meist bakteriell – selten viral oder parasitär – verursachte Entzündung der ableitenden Harnwege, die sich durch schmerzhaftes und häufiges Wasserlassen sowie evtl. durch Fieber, allgemeines Unwohlsein und Nierenlagerklopfschmerz zeigt. Gehört bei Frauen zu den häufigsten bakteriellen Infektionen überhaupt.

Akute Pyelonephritis ☞ *31.6.3*
Chronische Pyelonephritis ☞ *31.6.4*

Einteilung der Harnwegsinfektionen

Unterschieden werden:

- *Untere* und *obere Harnwegsinfektion,* je nachdem, ob die Nieren klinisch nachweisbar beteiligt sind oder nicht
- *Akute* und *chronische Harnwegsinfektion* je nach zeitlichem Verlauf
- *Primäre* und *sekundäre Harnwegsinfektion,* je nachdem, ob der Harnwegsinfekt ohne äußere Ursache „spontan" auftritt oder ob Vorerkrankungen zugrundeliegen
- *Nicht-obstruktive* und *obstruktive Harnwegsinfektion* ohne bzw. mit Verengung und Harnaufstau
- *Aszendierende* und *deszendierende Harnwegsinfektion,* je nachdem, ob die Infektion von den unteren Harnwegen zur Niere aufsteigt oder von der Niere zu den unteren Harnwegen absteigt.

Die Einteilung ist aber nicht einheitlich, und es bestehen auch Überschneidungen: Unter einer *unkomplizierten Harnwegsinfektion* wird häufig eine akute, auf die unteren Harnwege beschränkte Infektion verstanden, während eine *komplizierte Harnwegsinfektion* eher eine Infektion mit Harnaufstau infolge von Abflussstörungen und Beteiligung der oberen Harnwege bedeutet.

Zystitis und Urethritis

Akute Zystitis: Akute Harnblasenentzündung. Meist durch Aufsteigen von Bakterien durch die Harnröhre bedingt. In der Regel besteht gleichzeitig eine

Akute Urethritis: Akute Harnröhrenentzündung.

Krankheitsentstehung

Meist wandern Bakterien aus dem Darm über die Harnröhre in die Harnblase (*aszendierende* = aufsteigende) Infektion. Wegen der räumlichen Nähe von Darm- und Harnröhrenöffnung und der kurzen Harnröhre sind Frauen wesentlich häufiger betroffen als Männer.

Begünstigt wird eine Zystitis durch Harnabflussstörungen, Katheterisierung und bei Frauen durch Geschlechtsverkehr. Als weitere auslösende Faktoren sind Kälte, Nässe, Stress, mangelnde Intimhygiene und Menstruation zu nennen.

Seltener ist eine Zystitis durch Viren, Pilze oder Parasiten oder durch chemische oder physikalische Noxen (z.B. Zytostatika, Strahlentherapie) bedingt.

Symptome und Untersuchungsbefund

Die klinischen Zeichen einer Zystitis können sich innerhalb weniger Stunden entwickeln. Klassisch ist die Symptomkombination aus:

- Häufigem Harndrang etwa alle 10–20 Min. mit jeweils nur geringer Urinmenge (*Pollakisurie* ☞ 31.3.3)
- Beschwerden beim Wasserlassen wie z.B. Schmerzen oder Brennen (*Dysurie* ☞ 31.3.4)

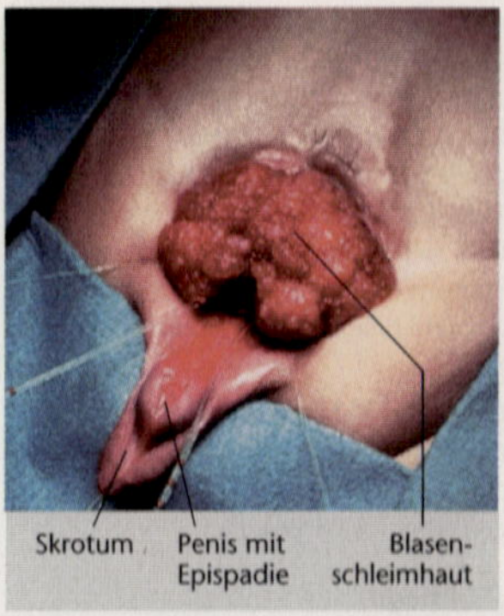

Abb. 31.55: Blasenekstrophie eines männlichen Neugeborenen. [T116]

- Evtl. (krampfartigen) Schmerzen oberhalb des Schambeins **(Blasentenesmen).**

Fieber und eine stärkere Beeinträchtigung des Allgemeinbefindens weisen auf eine Mitbeteiligung der oberen Harnwege hin (☞ 31.6.3).

Der körperliche Untersuchungsbefund ist bis auf einen Druckschmerz in der Blasenregion unauffällig.

Diagnostik und Differentialdiagnose

Das Stellen einer Verdachtsdiagnose ist in aller Regel innerhalb von Minuten durch die typische Anamnese und den Urinstreifentest (☞ 31.4.3) möglich. Das Testfeld auf Leukozyten reagiert immer, die Testfelder auf Nitrit und Erythrozyten häufig positiv. Beweisend ist der Keimnachweis in der Urinkultur. Dort zeigt sich bei sog. unkomplizierten Harnwegsinfektionen in etwa 80 % ein Wachstum von *Escherichia coli* (☞ 28.5.8).

Im Gegensatz dazu wachsen bei sog. komplizierten, insbesondere nosokomialen (im Krankenhaus erworbenen) Infektionen häufig „Problemkeime" wie z.B. Pseudomonaden oder Klebsiellen (☞ 28.5.9 bzw. 28.5.8), oder es liegt eine Mischinfektion mit mehreren Keimen vor.

Die klinischen Zeichen einer Harnblasenentzündung treten auch bei der sog. **Reizblase** auf, bei der jedoch keine Keime im Urin nachweisbar sind. Als Ursache werden Östrogenmangel (die meisten Patienten sind Frauen) und vegetative Einflüsse diskutiert.

Behandlungsstrategie

Bei 80 % der Frauen ist zur Behandlung der (unkomplizierten) Zystitis eine einmalige bis dreitägige Gabe von Cotrimoxazol (z.B. Cotrim® forte) oder Amoxicillin (etwa in Clamoxyl®) ausreichend. Bei Männern, Diabetikern oder Schwangeren werden die Antibiotika wegen der sonst hohen Rezidivgefahr über mindestens sieben Tage gegeben. Bei starken Schmerzen sind zusätzlich Schmerzmittel und krampflösende Arzneimittel indiziert.

Der Behandlungserfolg wird eine Woche nach Ende der Antibiotikabehandlung durch eine Urinuntersuchung mit Anlegen einer Kultur gesichert.

Pflege

- Den Patienten zu reichlichem Trinken animieren (mind. 3 – 4 l am Tag, auch Blasen- und Nierentee), um die Harnwege durchzuspülen. Lokal Wärme zur Beschwerdelinderung applizieren (vorher Arztgenehmigung einholen)
- Den Patienten dazu anhalten, bei bestehendem Harndrang sofort die Toilette aufzusuchen, auch wenn er dabei auf Hilfe angewiesen ist, um ein Aufsteigen der Infektion zu verhindern
- Temperatur regelmäßig kontrollieren (Pflege bei Fieber ☞ 7.7.4).

Prognose

Die unkomplizierte Harnwegsinfektion heilt meistens folgenlos aus. Bei wiederholten Harnwegsinfekten der Frau außerhalb der Schwangerschaft muss abgeklärt werden, ob begünstigende Faktoren wie z.B. Abflusshindernisse oder ein Diabetes mellitus vorliegen. Da Harnwegsinfekte beim Mann selten sind, wird beim Mann grundsätzlich nach auslösenden *(prädisponierenden)* Faktoren wie z.B. einer Prostatavergrößerung gesucht.

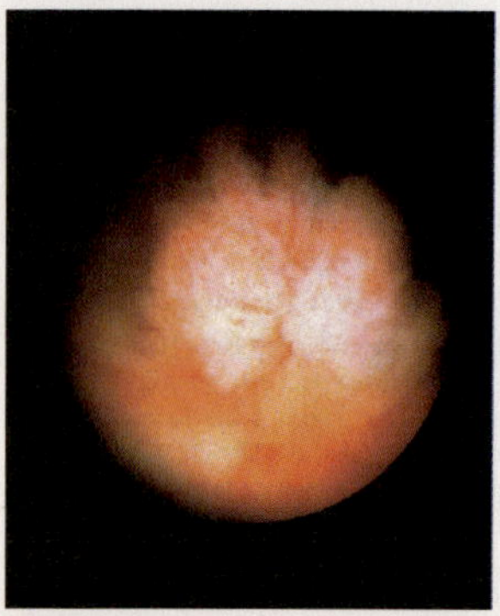

Abb. 31.56: Endoskopisches Bild eines Blasentumors. [T115]

Patienteninformation

Der Patient wird darüber aufgeklärt, dass der Infekt nur ausheilen kann, wenn die Antibiotika entsprechend der Arztanordnung – v.a. ausreichend lange – eingenommen werden, da viele Patienten die Antibiotika nach Beschwerdebesserung eigenmächtig absetzen (☞ auch Pharma-Info 28.24).

Bei rezidivierenden Harnwegsinfekten ohne Vorliegen begünstigender Faktoren wird der Patient über die allgemeine Lebensführung beraten:

- Eine hohe Trinkmenge „spült" die Harnwege und schwemmt Bakterien aus. Bei Harndrang sollen die Patienten sofort die Toilette aufsuchen
- Evtl. kann ein Gespräch über die richtige Intimhygiene notwendig sein. Ungünstig sind hautreizende Pflegemittel und lange Bäder, die die Haut aufweichen und dadurch das Eindringen von Bakterien begünstigen. Eine Säuberung des Genitalbereiches von vorne nach hinten, also von der Symphyse zum Anus hin, vermindert die Keimeinschleppung aus dem Darm
- Das Waschen des Intimbereichs vor und nach dem Geschlechtsverkehr beugt Harnwegsinfekten ebenso vor wie das postkoitale Wasserlassen
- Außerdem wird im Gespräch auf vernünftige Kleidung, z.B. ausreichend warme Unterwäsche, und den Abbau von Stressfaktoren hingewiesen.

31.5.3 Harnblasenkarzinom

Die meisten Harnblasentumoren sind bösartig, nur weniger als 5 % aller Blasentumoren sind gutartig.

> **Harnblasenkarzinom** *(Blasenkarzinom):* Häufigstes Karzinom des Harntraktes. In ca. 90 % **Urothelkarzinome** (**Urothel** = Epithel, das die Harnwege zwischen Nierenbecken und äußerer Harnröhrenmündung auskleidet). Männer häufiger betroffen als Frauen, Altersgipfel 60. – 70. Lebensjahr.

Krankheitsentstehung

Wahrscheinlich schädigen z.B. industrielle Karzinogene (etwa aromatische Amine oder Intermediärprodukte in Gummi-, Leder-, Textil- und Farbstoffindustrie) oder Nahrungs- und Genussmittelkarzinogene wie Nitrosamine und Tabak, aber auch chronische Entzündungen (z.B. bei Bilharziose ☞ 28.9.2) das Urothel und führen zur Entstehung von Tumoren.

Symptome, Befund und Diagnostik

> Leitsymptom des Harnblasenkarzinoms ist die schmerzlose Hämaturie.

Bei 80 % der Patienten ist eine schmerzlose Hämaturie erstes Symptom des Blasenkarzinoms. Knapp ein Drittel der Betroffenen klagt über Beschwerden ähnlich denen bei einer Zystitis (Brennen beim Wasserlassen, häufiges Wasserlassen, Schmerzen in der Blasenregion).

In späteren Stadien treten Flankenschmerzen durch die Nierenstauung und eine Lymphstauung der unteren Extremitäten durch Lymphblockade und Kompression der Beckenstammgefäße hinzu. Zusätzlich kann sich eine Fistel zwischen Blase und Darm bilden *(Tumorkloake).*

Die Diagnosesicherung erfolgt durch Urethrozystoskopie (☞ 31.4.9), *Urinzytologie* (Nachweis entarteter Zellen im Urin, falsch-negative Resultate sind allerdings in 20 – 30 % möglich), (transurethrale) Sonographie, i.v.-Urographie und Biopsieentnahme mit anschließender histologischer Beurteilung des Gewebes. Das CT dient v.a. zur Feststellung der Tumorausbreitung (Organüberschreitung?).

Kurative Behandlungsstrategien

Basis jeder kurativen Behandlung ist die Entfernung des Tumors.

Transurethrale Elektroresektion, Lasertherapie

Oberflächliche Tumoren können bei einem endoskopischen Eingriff **trans**urethral **re**seziert werden (**TUR-Blase** oder kurz **TUR-B**). Alternativ kann eine **Lasertherapie** durchgeführt werden. Aufgrund des großen Risikos für weitere Tumoren folgt als Rezidivprophylaxe meist eine *lokale* Chemotherapie mit mehrfacher Instillation von Zytostatika (v.a. Mitomycin) in die Blase. Alternativ oder bei Rezidiven nach lokaler Chemotherapie ist eine Immuntherapie durch *BCG-Instillation* in die Blase möglich (BCG = Bacille-Calmette-Guérin, bewirkt eine entzündliche Reaktion, stimuliert die Produktion von Zytokinen und aktiviert Killerzellen ☞ Tab. 29.3).

Zystektomie

Bei fortgeschrittenen Blasentumoren ist fast immer eine **Zystektomie,** d.h. die vollständige Entfernung der Harnblase erforderlich (Harnableitung nach Zystektomie ☞ Tab. 31.58). Bei der in der Regel durchgeführten **erweiterten Zystektomie** *(radikalen Zystektomie)* werden zusätzlich Prostata und Samenblasen bzw. Uterus, Ovarien, vordere Vaginalwand und Urethra mit entfernt.

Die Zystektomie ist eine große und verstümmelnde Operation. Ist eine Heilung des Patienten nicht mehr möglich, sollte sie dem Patienten in der Regel nicht zugemutet werden, da sie seine Lebensqualität für die ihm noch verbleibende Zeit erheblich verschlechtern würde. Deshalb ist für die Indikationsstellung zur Zystektomie die intraoperative Schnellschnittuntersuchung der regionären Lymphknoten mitentscheidend.

Palliative Behandlungsstrategien

Als Palliativmaßnahmen kommen z.B. die palliative TUR-Blase (etwa bei Tumorblutung), die Lasertherapie, die Strahlentherapie, die Interferongabe oder die beidseitige Embolisation (künstlicher Verschluss) der Aa. iliacae internae bei unstillbarer Blutung in Betracht. Auch eine palliative Zystektomie kann in Einzelfällen sinnvoll sein.

Prognose

Die Prognose hängt von Tumordifferenzierung und -ausbreitung ab. Bei gut differenzierten Tumoren, die noch nicht in die Muskelschicht der Blase eingewachsen sind, ist sie mit einer 5-Jahres-Überlebensrate von ca. 85 % am besten. Bei schlecht differenzierten, fortgeschrittenen Tumoren sinkt sie rapide.

31.5.4 Verletzungen von Harnblase und Harnröhre

Harnblasenverletzungen

Offene Harnblasenverletzungen sind Stich-, Schuss- oder Pfählungsverletzungen.

Geschlossene Verletzungen sind die intra- und extraperitonealen **Blasenperforationen** *(Blasenrupturen)*, die durch direkte Gewalteinwirkung bei voller Blase oder eine Beckenfraktur mit Perforation der Blase durch Knochensplitter entstehen (☞ Abb. 31.57).

Symptome, Befund und Diagnostik

Der Patient klagt meist über Schmerzen im Unterbauch und hat Beschwerden beim Wasserlassen bis hin zur Anurie. Der Bauch ist oft durch Blut- und Urinaustritt vorgewölbt und als Zeichen einer Peritonitis (☞ 21.8.2) gespannt; es besteht eine Makrohämaturie.

Im Vordergrund der apparativen Diagnostik stehen die Röntgenleeraufnahme des Beckens (Beckenfrakturen?) und das Urogramm, bei dem ein Kontrastmittelaustritt *(Extravasat)* im Bereich der Blase (☞ Abb. 31.59) typisch ist. Danach wird durch eine Röntgenaufnahme während des Wasserlassens (**Miktionszysturethrogramm**) oder durch eine retrograde Urethrographie eine Harnröhrenverletzung ausgeschlossen.

Behandlungsstrategie

Bei kleinen Blasenperforationen ohne Blutung wird die Blase meistens nur durch einen suprapubischen oder großlumigen transurethralen Katheter drainiert. Der Defekt verschließt sich dann meist schnell von selbst. Zur Sicherheit wird der Katheter eine Woche belassen und erst nach einem Kontroll-Zystogramm

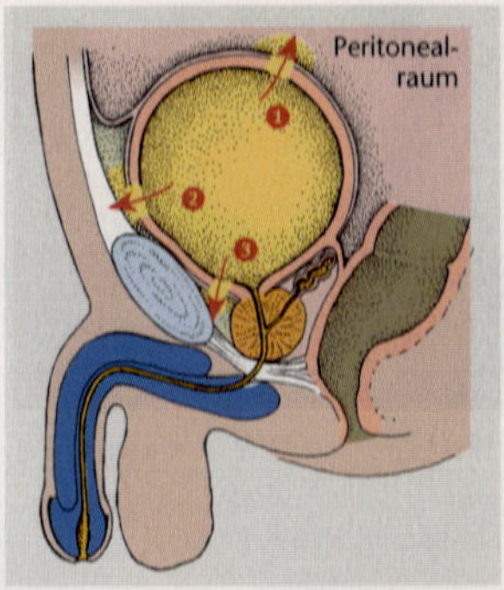

Abb. 31.57: Geschlossene Blasenverletzungen. Bei intraperitonealen Blasenperforationen (1) reißt das „Dach" der Blase und damit das Peritoneum ein, Blut und Urin fließen in die freie Bauchhöhle. Bei der extraperitonealen Blasenperforation (2 3) reißt die Blase weiter unten ein. Urin und Blut verteilen sich im kleinen Becken, nicht aber in der freien Bauchhöhle. [A300-157]

Bezeichnung	Zeichnung	Kurzcharakterisierung
Inkontinente Harnableitungen		
Ileum-Conduit *(Bricker-Blase)*	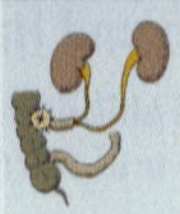	Implantation der Harnleiter in ein ausgeschaltetes Dünndarmsegment* und Anlage eines Urostomas
Kolon-Conduit	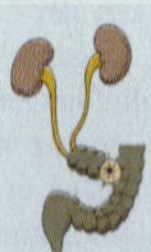	Implantation der Harnleiter in ein ausgeschaltetes Dickdarmsegment* und Anlage eines Urostomas (Stomapflege ☞ 21.1.7)
Kontinente Harnableitungen		
Kock-Pouch, Mainz-Pouch-I	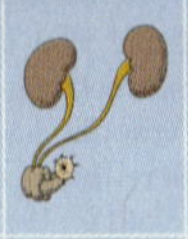	Bildung eines Reservoirs aus einem ausgeschalteten Dünndarmsegment* (Kock-Pouch) oder Kolon-Ileum-Segment* (Mainz-Pouch-I), in das die Harnleiter eingenäht werden und das dann kontinent mit einem Hautstoma verbunden wird. Das Reservoir kann mittels Katheter über ein kutanes Urostoma (meist im Nabelbereich) entleert werden
Ileum- oder Kolon-Neoblase *(Darmersatzblase mit Urethraanschluss)*	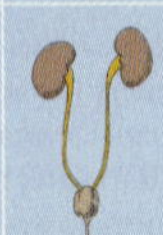	Bildung eines Reservoirs aus einem ausgeschalteten Dünndarmsegment*, das zwischen Harnleiter und Harnröhre eingepflanzt wird und eine willkürliche Miktion durch Bauchpresse erlaubt. Bei Zystektomie wegen eines bösartigen Tumors nur bei tumorfreiem Blasenhals möglich. Verfahren bei Frauen wegen der kurzen Harnröhre schwierig, inzwischen aber mit guten Ergebnissen machbar

* Bei den ausgeschalteten Darmsegmenten handelt es sich um völlig vom Darm abgetrennte körpereigene Darmabschnitte, die zur Blutversorgung weiterhin am Mesenterium hängen

Tab. 31.58: Überblick über die zurzeit gebräuchlichen Harnableitungen nach Zystektomie. Die **Ureterosigmoidostomie**, das heißt die Einpflanzung der Ureteren in das Sigma, hat an Bedeutung verloren. [A400-190]

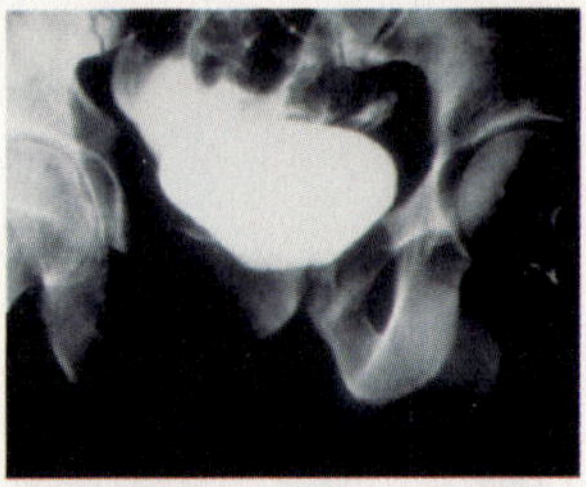

Abb. 31.59: Urogramm bei intraperitonealer Blasenruptur. Das Kontrastmittel tritt deutlich sichtbar am oberen rechten Blasenpol aus und umspült die Darmschlingen. [T196]

Abb. 31.60 (rechts): Bei Harnröhrenabriss oberhalb des Beckenbodens ist die Prostata nach oben verlagert und bei der rektalen Untersuchung nicht an typischer Stelle zu tasten. Oft ist ein Hämatom im Douglas -Raum palpabel. Bei Abriss der Harnröhre unterhalb des Beckenbodens kommt es häufig zu ausgedehnten Penoskrotalhämatomen. [A300-157]

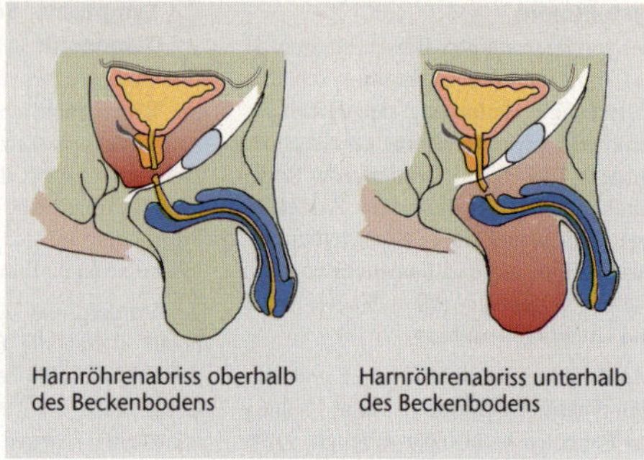

(☞ 31.4.6) wieder entfernt. Bei großen Blasenverletzungen wird die Blase operativ freigelegt und die Blasenwand zweischichtig vernäht.

Pflege

Bis zur Heilung der Naht wird der Urin 7 – 10 Tage lang über einen Katheter abgeleitet. Kostaufbau und Mobilisation hängen von der Schwere der Verletzung und evtl. Begleitverletzungen ab.

Harnröhrenverletzungen

Harnröhrenverletzungen sind meist Folge von Unfalltraumen der Beckenregion, z.B. einem Autounfall mit nachfolgender Schambein- oder Beckenfraktur oder einem Fall aus großer Höhe auf den Damm *(Straddle-Trauma)*, aber auch Folge eines (gewaltsamen) Versuchs zu katheterisieren. Am häufigsten ist der am Schambein fixierte hintere Teil der Harnröhre von der Verletzung betroffen, da er dem Druck nicht ausweichen kann. Folge sind **Harnröhrenein-** oder **-abrisse.**

Symptome, Befund und Diagnostik

Die Patienten haben Schmerzen in der Unterbauch- und Dammregion. Das Wasserlassen ist schmerzhaft, oft aber auch gar nicht möglich. Häufig tritt Blut aus der Harnröhre aus. Je nach Lokalisation der Verletzung sind Prellmarken und/oder Hämatome sichtbar. Die Diagnose einer Harnröhrenverletzung wird durch das retrograde Urethrogramm (ohne Katheter) gesichert.

> Bei Verdacht auf eine Harnröhrenverletzung ist eine Harnröhrenkatheterisierung wegen der hohen Verletzungs- und nachfolgend Infektionsgefahr kontraindiziert.

Behandlungsstrategie

Bei einem Harnröhren*einriss* reicht oft eine suprapubische Harnableitung bis zur Wundheilung aus. Bei einem Harnröhren*abriss* muss die Kontinuität der Harnröhre entweder sofort nach der Verletzung oder sekundär nach vorübergehender suprapubischer Harnableitung durch eine Operation wiederhergestellt werden. Häufige Komplikationen sind narbige Verengungen *(Strikturen)* der Harnröhre und beim Mann – je nach Ort der Verletzung – Erektionsstörungen.

31.6 Erkrankungen der Nieren und Harnleiter

31.6.1 Fehlbildungen von Nieren und Harnleitern

Fehlbildungen der Niere und der ableitenden Harnorgane zählen zu den häufigsten Fehlbildungen überhaupt. In aller Regel sind sie von außen nicht sichtbar und werden daher erst bei der diagnostischen Abklärung einer Hypertonie, Niereninsuffizienz und/oder ständig wiederkehrender Harnwegsinfekte entdeckt.

An der Niere sind insbesondere **Lage-** und **Verschmelzungsanomalien** zu erwähnen, etwa die nach unten verlagerte **Beckenniere** bzw. die **Hufeisenniere** (☞ Abb. 31.61).

Im Bereich des Nierenhohlsystems und des Harnleiters können angeborene Verengungen am Übergang vom Nierenbecken zum Harnleiter (**subpelvine Stenose**) oder innerhalb des Harnleiters (**Harnleiterstenose**) bestehen. Als Folge der Verengung entwickelt sich ein Harnstau, der das Nierenbecken ausweitet und das Nierengewebe durch Druck zerstört. Es kommt zur **Hydronephrose** *(Wassersackniere).*

Durch eine Fehleinmündung des Harnleiters in die Blase fließt beim **vesikoureteralen Reflux** Urin während des Wasserlassens nicht nur in die Harnröhre, sondern auch in den Harnleiter. Im Extremfall steigt der Urin bis zur Niere auf. Im Krankheitsverlauf kann sich der betroffene Harnleiter immer mehr erweitern, und es kommt zu ständigen Harnwegsinfekten und Nierenschädigung.

Die Behandlung besteht in einer operativen Korrektur der Fehlbildung.

Zystennieren ☞ 31.6.9

> Die Indikation zur Behandlung einer Fehlbildung stellt sich nicht aus dem Vorhandensein der Fehlbildung, sondern aus ihren Folgen: gehäufte Infektionen, Abflussstörungen oder Beschwerden des Patienten.

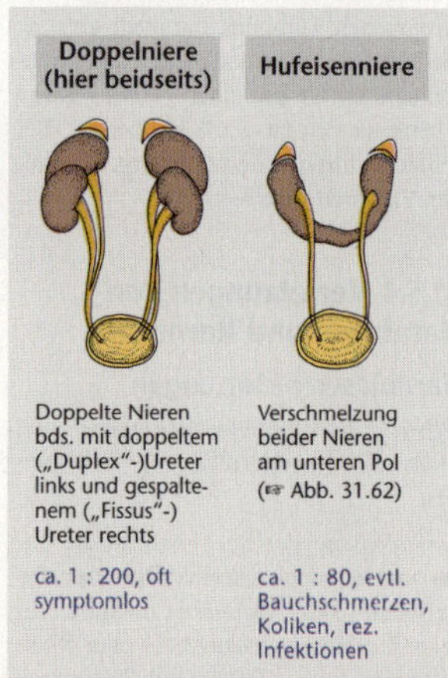

Abb. 31.61: Die häufigsten angeborenen Nierenfehlbildungen. [A400-190]

31.6.2 Nierenarterienstenose

Nierenarterienstenose: Angeborene oder erworbene Verengung der A. renalis. Für ca. 1 – 2 % aller *Hypertonien* (☞ 19.5.1) verantwortlich.

Die durch eine **Nierenarterienstenose** verursachte Hypertonie heißt auch **renovaskuläre Hypertonie** (*nierengefäßbedingter Bluthochdruck* ☞ 19.5.1).

Krankheitsentstehung

In 70 % der Fälle ist die Nierenarterienverengung arteriosklerosebedingt (☞ 19.6.1), in 20 % durch eine **fibromuskuläre Dysplasie** (bindegewebige Fehlbildung ☞ Abb. 31.63) verursacht.

Die Verengung der Nierenarterie führt zu einer Minderdurchblutung der betroffenen Niere. Um die *(lokale)* Blutdruckerniedrigung auszugleichen, produziert die Niere mehr *Renin*, das zu einer Blutdrucksteigerung des *Gesamtorganismus* führt (☞ Abb. 19.7, 31.1.1).

Symptome und Untersuchungsbefund

Die Symptome der renovaskulären Hypertonie entsprechen im wesentlichen denen einer Hypertonie anderer Ursache (☞ 19.5.1). Bei ca. 40 % der Patienten ist neben dem Bauchnabel ein Stenosegeräusch auskultierbar.

Diagnostik und Differentialdiagnose

Eine Nierenarterienstenose wird meist im Rahmen der Hypertoniediagnostik (☞ 19.5.1) aufgedeckt:

- Wichtiger Suchtest ist der *Captopriltest:* Gabe des *Angiotensin-converting-enzyme-Hemmers* Captopril® (☞ Pharma-Info 19.33) führt bei Vorliegen einer für den Bluthochdruck maßgeblichen Nierenarterienverengung zu deutlichem Blutdruckabfall und hohem Reninanstieg nach einer Stunde. Dieser Test lässt eine Aussage über die blutdrucksenkende Wirkung einer Operation zu und kann mit einer Nieren-Szintigraphie (☞ 31.4.7) kombiniert werden
- In einigen Kliniken ist der Captopriltest als Suchtest abgelöst worden von (Farb-)Doppler- und -Duplex-Untersuchungen der Nierenarterien
- Weiterer Hinweis ist ein deutlicher Seitenunterschied bei der seitengetrennten Reninbestimmung im Nierenvenenblut
- *Beweisend* ist die Stenosedarstellung durch eine Nierenangiographie (meist als DSA ☞ 31.4.6), die angezeigt ist, wenn Operation oder Aufdehnung erwogen werden.

Behandlungsstrategie

Die Behandlung besteht in:

- Der Aufdehnung der Stenose mittels eines eingeführten Ballonkatheters (*Ballondilatation*, kurz **PTA** für *perkutane transluminale Katheterangioplastie*)
- Der Einlage eines Drahtgeflechts (Stent ☞ auch 18.5.1, 19.6.2), das das Gefäß offen halten soll
- Der operativen Beseitigung der Stenose.

Die medikamentöse Therapie der renovaskulären Hypertonie entspricht den allgemeinen Richtlinien bei Hochdruckerkrankungen.

Pflege bei Gefäßoperationen ☞ 19.2.3
Pflege bei Hypertonie ☞ 19.5.1

Prognose

Die Prognose hängt von der Ursache der Gefäßstenose und den bereits gesetzten Organschäden durch den Hypertonus ab.

31.6.3 Akute Pyelonephritis

Pyelonephritis *(Nieren- und Nierenbeckenentzündung):* Meist bakteriell bedingte Entzündung des Nierenbeckens und Nierenparenchyms.

Krankheitsentstehung

Die **akute Pyelonephritis** entsteht meist durch das Aufsteigen von Krankheitserregern bei einer Zystitis (☞ 31.5.2).

Symptome und Untersuchungsbefund

In der Regel sind die Krankheitszeichen eindrücklich:

- Der Patient hat Fieber über 38 °C und ist in seinem Allgemeinbefinden stark beeinträchtigt. Oft bestehen Übelkeit und Erbrechen
- Ein oder beide Nierenlager sind klopfschmerzhaft. Häufig hat der Patient schon in Ruhe Rücken- oder Flankenschmerzen.

Zusätzlich bestehen meist die Zeichen einer Zystitis (☞ 31.5.2). Verläuft diese klinisch stumm, entsteht die Pyelonephritis scheinbar „aus heiterem Himmel".

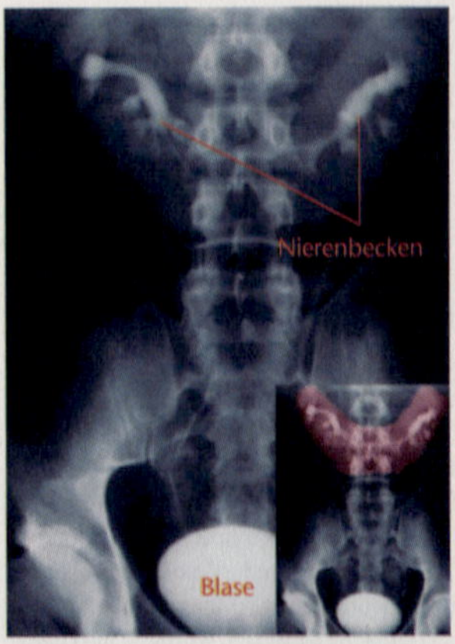

Abb. 31.62: Hufeisenniere im i.v.-Urogramm. Die Nierenbecken sind nicht wie in Abb. 31.42 in Längsachse angeordnet, sondern wenden sich schräg zur Mittellinie. Die Konturen der beiden unteren Nierenpole verschmelzen vor der Wirbelsäule. [T170]

Diagnostik und Differentialdiagnose

Die Diagnose der akuten Pyelonephritis wird anhand des klinischen Bildes, der Urinuntersuchung (Leukozyten-, Erythrozyten- und Nitritnachweis) und der Urinkultur (Keimwachstum) gestellt. Zur Ursachenklärung und um Komplikationen rechtzeitig zu erfassen, sind darüber hinaus erforderlich:

- Blutuntersuchung: Blutbild (Leukozytose?), BSG, Kreatininwertbestimmung (Nierenfunktionsverschlechterung?)

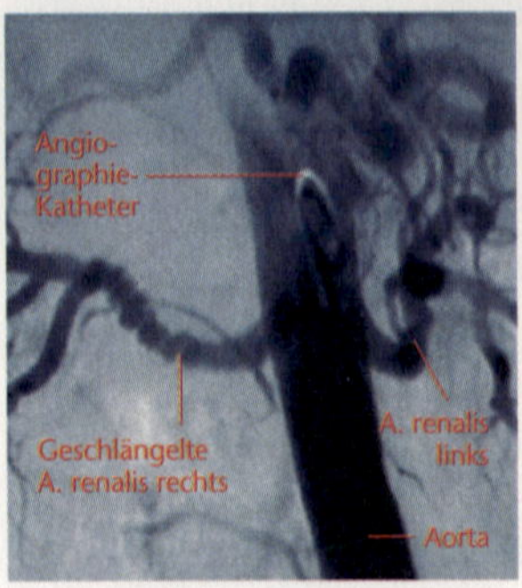

Abb. 31.63: Angiographie der Nierenarterien: Fibromuskuläre Dysplasie als Ursache der Verengung der rechten Nierenarterie. Die veränderte Arterie ist stark geschlängelt und unregelmäßig im Durchmesser. [T170]

- Sonographie der Nieren: Größe der Nieren? Harnaufstau? Nierensteine? Abszessbildung (☞ 31.6.5)?
- Suche nach begünstigenden Erkrankungen: Röntgenleeraufnahme („Niere leer“, kalkhaltige Steine?), evtl. i.v.-Urogramm (Ausschluss von Abflussbehinderungen).

Behandlungsstrategie

Die meist intravenöse Antibiose beginnt sofort nach Abnahme der Urinkultur und dauert mindestens zwei Wochen. Je nach Ergebnis des *Antibiogramms* (☞ 28.3.5) ist eventuell eine Umstellung auf ein anderes Antibiotikum notwendig. Bei Vorliegen einer Grunderkrankung heilt die Pyelonephritis oft so lange nicht aus, bis die Ursache beseitigt wurde. Zur Therapiekontrolle werden eine und sechs Wochen nach Absetzen der Antibiotika noch einmal Urinkulturen angelegt.

Pflege

Pflege bei Fieber ☞ 7.7.4

Zusätzlich zu den Maßnahmen bei einer Zystitis (☞ 31.5.2) sind erforderlich:

- Bettruhe
- Durchführung aller notwendigen Prophylaxen
- Flüssigkeitsbilanzierung, um ein drohendes akutes Nierenversagen zu erkennen.

Prognose

Die Prognose der „spontanen“ Pyelonephritis ist gut. Bei prädisponierenden Faktoren, die nicht beseitigt werden können, schreitet die Erkrankung oft zur chronischen Pyelonephritis fort. Bei jeder Pyelonephritis besteht das Risiko der Keiminvasion in die Blutbahn mit nachfolgender lebensbedrohlicher **Urosepsis,** die durch *Endotoxinschock* (☞ 28.4) zum Tode führen kann.

31.6.4 Chronische Pyelonephritis

Chronische Pyelonephritis: Chronische, bakterielle Entzündung von Nierenbecken und Nierenparenchym.

Die **chronische Pyelonephritis** ist überwiegend Folge nicht ausgeheilter Harnwegsinfekte, z.B. bei Harnabflussbehinderung durch Fehlbildungen der ableitenden Harnwege (v.a. bei vesikoureteralem Reflux ☞ 31.6.1). Ein bedeutsamer Risikofaktor ist außerdem das Vorliegen eines Diabetes mellitus.

Die Symptome der chronischen Pyelonephritis sind häufig nicht so ausgeprägt wie die der akuten Form. Oft fühlt sich der Patient einfach nicht wohl, ist matt, appetitlos und hat vielleicht häufiger Kopfschmerzen. Dem Arzt können eine abnorme Blässe und ein erhöhter Blutdruck auffallen. Im Urinbefund zeigen sich eine Leukozyturie und Bakteriurie. Die Sonographie ergibt je nach Dauer der Erkrankung Vernarbungen der Nieren.

Differentialdiagnostisch muss die **chronisch interstitielle Nephritis** abgegrenzt werden, für die Papillennekrosen typisch sind und der auch ein Schmerzmittelmissbrauch zugrunde liegen kann.

Der Verlauf der chronischen Pyelonephritis ist unterschiedlich. Gelingt es, begünstigende Faktoren auszuschalten, so ist die Prognose gut. Oft kommt es allerdings durch die zunehmenden Vernarbungen zur Zerstörung von Nierengewebe und langsam zur chronischen Niereninsuffizienz mit Dialysepflicht (☞ 31.6.9).

31.6.5 Abszesse im Nierenbereich

Abszesse im Bereich der Nieren verursachen schwere Krankheitsbilder mit hohem Fieber, Schüttelfrost und erheblicher Verschlechterung des Allgemeinbefindens. Schmerzen im Nierenlager und eine sekundäre *Pleuritis* (☞ 20.11.1) aufgrund der räumlichen Nähe beider Organe können ebenfalls hinzutreten. Bei neben der Niere gelegenen Abszessen wird der M. psoas, ein Oberschenkelbeuger, gereizt, so dass die Patienten mit angezogenen Beinen im Bett liegen.

Bei der **Eiterniere** *(Pyonephrose)* liegt der Abszess innerhalb der Niere und hat Anschluss an das Nierenbecken. Daher ist der Urin eitrig (Pyurie ☞ 31.3.10). Bei dem neben der Niere gelegenen **paranephritischen Abszess** ist der Urinbefund in der Regel normal, da der Abszess keinen Anschluss an das Nierenbecken hat.

In beiden Fällen besteht die Behandlung in Antibiotikagabe und Drainage des Eiters nach außen, bei einer Eiterniere ist in seltenen Fällen eine Nierenteilresektion oder eine Nephrektomie (☞ 31.6.10) nötig.

31.6.6 Glomerulonephritis

Glomerulonephritis (kurz *GN*): *Abakterielle* (nicht durch Bakterien bedingte) Entzündung der Nieren mit primärer Schädigung der Nierenkörperchen.

Die wissenschaftliche Einteilung der verschiedenen Glomerulonephritisformen ist kompliziert, uneinheitlich und verwirrend. Für die Praxis am sinnvollsten ist die Einteilung in eine akute und eine chronische Form.

Akute Glomerulonephritis

Akute Glomerulonephritis: Akute, abakterielle Nierenentzündung. Tritt häufig im Rahmen einer fehlgeleiteten Immunreaktion 1–4 Wochen nach einer Infektion auf (**postinfektiöse akute GN,** meist mit guter Prognose). In seltenen Fällen Folge von Autoimmunkrankheiten (☞ 29.5) mit rascher Verschlechterung der Nierenfunktion, die schnell in ein dialysepflichtiges Nierenversagen münden kann (**rasch progrediente GN**, *rapid progressive GN,* kurz *RPGN,* auch *perakute GN*).

Krankheitsentstehung

Bei der **akuten postinfektiösen Glomerulonephritis** bilden sich während und nach der Ersterkrankung (meist Streptokokkeninfektionen ☞ 28.5.4) Antikörper gegen die Krankheitserreger. Die Antikörper bilden Komplexe mit den Antigenen der Bakterien, die mit dem Blutstrom in die Nieren getragen werden, wo sie eine Entzündung der Glomeruli hervorrufen.

Auch bei der **rasch progredienten Glomerulonephritis** spielen in mehr als der Hälfte der Fälle immunologische Vorgän-

Form	Ursache	Therapie	Prognose
Akute GN	Postinfektiös	Penicillin	Gut
	Autoimmunogen (= meist rasch progrediente GN)	Immunsuppressiv	Schlecht
Chronische GN	Meist unbekannt	Nicht verfügbar	Schlecht

Tab. 31.64: Wichtigste Formen der Glomerulonephritis (GN) im Überblick. [A400]

ge eine Rolle (☞ auch 29.5). Beispielsweise verläuft die Nierenbeteiligung bei *Wegener-Granulomatose* (☞ 20.16), einer Systemerkrankung mit Autoantikörperbildung, oft unter dem Bild einer rasch progredienten Glomerulonephritis.

Symptome und Untersuchungsbefund

Bei der akuten postinfektiösen Glomerulonephritis kommt es ungefähr 1 – 4 Wochen nach einer „banalen" Infektion erneut zu starkem Krankheitsgefühl mit Müdigkeit, Kopfschmerzen, subfebrilen Temperaturen oder Fieber und Rückenschmerzen. Gleichzeitig kann ein dumpfes Schmerzgefühl in beiden Nierenlagern auftreten. Oft bemerkt der Patient, sein Gesicht sei „so verquollen" (Ödeme, besonders um die Augen). Vielleicht fällt eine rötlich-braune Verfärbung des Urins auf (Hämaturie).

Bei der Untersuchung wird typischerweise *erstmalig* eine Hypertonie festgestellt, die Folge der GN ist. Durch die meist vorhandene Oligurie mit nachfolgender Überwässerung ist v.a. bei älteren Patienten das Herz überfordert, wodurch es zu einem Lungenödem (☞ 18.6.3, 31.6.8) kommen kann. Evtl. ist der Krankheitsherd, z.B. eine chronische Tonsillitis (☞ 34.7.1), noch sichtbar.

Die rasch progrediente Glomerulonephritis beginnt ähnlich, mündet jedoch rasch in eine Niereninsuffizienz.

> Der Patient ist durch die eingeschränkte Nierenfunktion gefährdet, es droht ein akutes Nierenversagen (☞ 31.6.8).

Diagnostik und Differentialdiagnose

- Die Urinuntersuchung zeigt eine Leukozyturie, eine unterschiedlich starke Proteinurie sowie eine Mikro- oder Makrohämaturie
- Bei der Blutuntersuchung sind eine BSG-Beschleunigung und evtl. eine Leukozytose als Entzündungszeichen festzustellen. Der Kreatinin- und Harnstoffwert sind erhöht. Falls ein Streptokokken-Infekt ursächliche Erkrankung war, ist der Antistreptolysin-Titer pathologisch hoch. Zur Ursachenklärung sind weitere immunologische Bluttests angezeigt, z.B. die Suche nach Autoantikörpern, um *Kollagenosen* (z.B. einen systemischen Lupus erythematodes ☞ 25.6.1) zu erfassen
- Eine Nierenbiopsie ist bei einer Eiweißausscheidung von mehr als 3,5 g sowie bei schnell zunehmendem oder länger als zwei Wochen dauerndem Kreatininanstieg indiziert. Hier besteht der Verdacht auf eine rasch progrediente Glomerulonephritis.

Behandlungsstrategie

Bei einer Poststreptokokken-Glomerulonephritis sind Penicilline angezeigt. Bei der rasch progredienten Glomerulonephritis gelangen insbesondere Glukokortikoide (☞ Pharma-Info 23.51), Cyclophosphamid (z.B. Endoxan®) und die **Plasmapherese** (Plasmaaustausch) zur Anwendung. Symptomatisch werden die Hypertonie, die Ödeme (☞ 31.11.1) und die Herzinsuffizienz behandelt.

Pflege

Die Pflege des Kranken dient dem Vermeiden von Komplikationen bzw. ihrem frühzeitigen Erkennen:

- Bei Hypertonie, Ödemen oder deutlichem Kreatininanstieg und damit drohendem akuten Nierenversagen 3- bis 4-wöchige Bettruhe. In leichten Fällen ist keine strenge Bettruhe, aber körperliche Schonung erforderlich
- Unterstützung bei der Körperpflege. Thrombose-, Pneumonie-, Dekubitus- und Kontrakturenprophylaxe je nach Schwere der Erkrankung
- Engmaschige Kontrollen von Puls, Blutdruck, Gewicht und Temperatur. Beobachtung des Urins auf Aussehen und Menge, Flüssigkeitsbilanzierung. Organisieren von Blutkontrollen (insbesondere Kreatinin, Harnstoff und Elektrolyte) nach Arztanordnung
- Ernährung in Abhängigkeit vom Krankheitsbild: Hypertonie, Ödeme und/oder eine eingeschränkte Nierenfunktion erfordern eine Reduktion der Kochsalz-, Flüssigkeits- und Eiweißzufuhr. Als Richtwert für die Eiweißzufuhr gelten 0,7 g/kg Körpergewicht, wobei bei hochgradigem Eiweißverlust über die Nieren ein Zuschlag erforderlich ist. Steigt das Serumkalium infolge der Nierenfunktionseinschränkung an, muss der Patient auf kaliumhaltige Lebensmittel wie z.B. Bananen verzichten
- Nach der Krankenhausentlassung zunächst nur leichte körperliche Tätigkeiten.

Prognose

Bei ca. 75 % der Erwachsenen und 90 % der Kinder heilt die akute postinfektiöse Glomerulonephritis aus. Bei der rasch progredienten Glomerulonephritis hängt die Prognose wesentlich vom Zeitpunkt des Therapiebeginns und von einer evtl. bestehenden Grunderkrankung ab. Ein Großteil der Patienten wird innerhalb von Wochen bis Monaten dialysepflichtig.

Chronische Glomerulonephritis

> **Chronische Glomerulonephritis:** Schleichend über Jahre bis Jahrzehnte voranschreitende Glomerulonephritis, oft aus ungeklärter Ursache.

Da sich die Patienten häufig lange Zeit völlig gesund fühlen, wird die **chronische Glomerulonephritis** oft bei einer zufälligen Urinuntersuchung entdeckt, oder es kommt zu einem scheinbar akuten *(pseudoakuten)* Nierenversagen.

Meist liegen eine (Mikro-)Hämaturie und Proteinurie vor. Mit zunehmender Krankheitsdauer kommt es zur Hypertonie und weiteren Zeichen des chronischen Nierenversagens (☞ 31.6.9).

Eine spezifische Behandlung der chronischen Glomerulonephritis ist in den meisten Fällen nicht möglich. Eine zusätzliche Nierenschädigung durch Hypertonie oder nierenschädigende Arzneimittel, z.B. das frei verkäufliche Schmerzmittel Paracetamol, muss auf jeden Fall vermieden werden. Die Patienten sollen sich körperlich schonen. Bei einem Kreatininwert über 1,5 mg/dl wird eine eiweißarme Kost empfohlen (0,5 – 0,7 statt 0,9 g/kg tägl.), da vermutet wird, dass eine hohe Eiweißzufuhr die noch funktionierenden Glomeruli überlastet. Kochsalzeinschränkung und Begrenzung der Trinkmenge können nicht generell empfohlen werden, da sich durch Austrocknung die Nierenfunktion weiter verschlechtern kann.

Die Prognose der chronischen Glomerulonephritis ist schlecht. Nach Jahren oder Jahrzehnten werden die meisten Patienten dialysepflichitg.

31.6.7 Nephrotisches Syndrom

> **Nephrotisches Syndrom:** Sammelbezeichnung für verschiedene Erkrankungen, die mit massiven Eiweißverlusten über die Nieren und mit Ödemen einhergehen.

Krankheitsentstehung

Beim **nephrotischen Syndrom** werden die sehr dichten Wände von Kapillarwänden und Bowman-Kapseln stark durchlässig, so dass es zu hohen Eiweißverlusten über den Urin kommt. In 75 % ist eine Glomerulonephritis verantwortlich.

Nur manchmal lassen sich bestimmte Arzneimittel wie z.B. Quecksilber- oder Goldverbindungen, ein Diabetes mellitus, eine Kollagenose (☞ 25.6), eine Nierenvenenthrombose oder Infektionskrankheiten (z.B. Malaria) als Ursache identifizieren.

Symptome und Untersuchungsbefund

Leitsymptom des nephrotischen Syndroms sind ausgeprägte *Ödeme,* zunächst der Lider und des Gesichts („aufgedunsenes Aussehen"), später generalisiert mit Aszitis, Pleuraergüssen, Lungen- und Hirnödem. Oft beklagen die Patienten Unwohlsein, Müdigkeit und Schwäche.

Diagnostik und Differentialdiagnose

Definitionsgemäß gehören zum nephrotischen Syndrom neben den Ödemen folgende Befunde:

- *Proteinurie* > 3,5 g/Tag, in Extremfällen bis zu 50 g/Tag
- Eiweißmangel im Blut *(Hypoproteinämie)* als Folge der Eiweißverluste. Besonders das Albumin wird in großen Mengen ausgeschieden; dadurch erniedrigt sich die „Wasserbindungsfähigkeit" *(osmotischer Druck)* des Blutes und trägt so wesentlich zu den Ödemen bei (☞ Abb. 31.94)
- *Erhöhung der Blutfette,* besonders des Cholesterins.

Die weitere Abklärung des nephrotischen Syndroms erfolgt vergleichbar der Glomerulonephritis durch Sonographie, Antikörpernachweis im Blut, Suche nach einer Grunderkrankung und im Zweifelsfall durch eine Nierenbiopsie.

Behandlungsstrategie

- Falls möglich, wird die Ursache der Erkrankung beseitigt, z.B. durch Absetzen des schädigenden Arzneimittels
- Die Ödeme können meist durch Diuretika (☞ Pharma-Info 31.68) ausgeschwemmt werden
- ACE-Hemmer können die Proteinurie vermindern
- Wegen der Thromboseneigung der Patienten durch den Verlust gerinnungshemmender Faktoren (z.B. AT III) über den Urin und die Diuretikatherapie ist eine medikamentöse Thromboseprophylaxe auch ohne Bettlägerigkeit notwendig
- Bei längerem Bestehen eines nephrotischen Syndroms ist eine diätetische und medikamentöse Senkung der erhöhten Blutfettspiegel erforderlich
- In Einzelfällen werden Humanalbumin und/oder Immunglobulinen infundiert.

Bei manchen Patienten ist eine spezifische medikamentöse Behandlung möglich. Hierzu gehören z.B. die Kranken (darunter viele Kinder), bei denen die Nierenbiopsie eine Glomerulonephritis mit *Minimalveränderungen* **(minimal-change-Glomerulonephritis)** ergeben hat. In diesen Fällen spricht die Erkrankung oft auf Glukokortikoide (☞ Pharma-Info 23.51) oder auf das Zytostatikum Cyclophosphamid (z.B. Endoxan®) an.

Pflege

- Für körperliche Schonung des Patienten sorgen
- Wegen der erhöhten Thrombosegefahr Maßnahmen zur Thromboseprophylaxe durchführen (☞ 7.2.15)
- Puls, Blutdruck und Körpergewicht engmaschig kontrollieren, Urinausscheidung beobachten und Flüssigkeit bilanzieren
- Kochsalzarme Kost reichen
- Patienten auf Pleuraergüsse (☞ 20.11.2), Lungenödem (☞ 18.6.3), Aszites (☞ 22.2.2) und Hirnödem (z.B. Kopfschmerzen, Sehstörungen, Unruhe, Krämpfe und Nüchternübelkeit) beobachten
- Auf Anzeichen einer Infektion achten (Infektionsgefährdung durch Immunglobulinverlust).

Prognose

Die Prognose ist unterschiedlich. Während das nephrotische Syndrom bei Minimalveränderungen, insbesondere bei Kindern, eine gute Prognose hat, entwickelt ungefähr die Hälfte der Patienten mit anderen histologischen Glomerulonephritis-Typen ein chronisches Nierenversagen.

31.6.8 Akutes Nierenversagen

Akutes Nierenversagen (kurz *ANV,* auch *akute Niereninsuffizienz*): Plötzlicher Funktionsausfall der Nieren bei vorher Nierengesunden. Prinzipiell reversibel.

Krankheitsentstehung

In 80 % der Fälle liegt ein **prärenales ANV** vor, dem *zirkulatorisch-ischämische Störungen* der Nieren bei Schock oder Dehydratation zugrunde liegen *(Schockniere).* Hochgradige Volumenmangelzustände *(Hypovolämie)* mit Blutdruckabfall, z.B. nach massiven Blut-, Flüssigkeits- und Elektrolytverlusten,

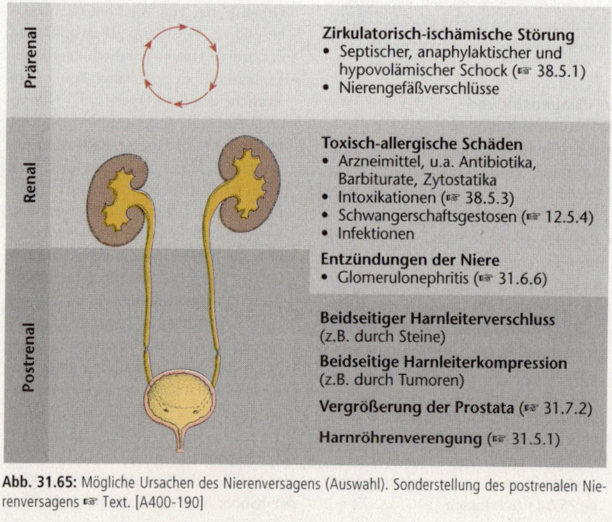

Abb. 31.65: Mögliche Ursachen des Nierenversagens (Auswahl). Sonderstellung des postrenalen Nierenversagens ☞ Text. [A400-190]

schädigen die Nieren so stark, dass die Nierenfunktion auch nach Beseitigung der Ursache – zunächst – nicht wiederkehrt.

Häufigste Ursache für das akute Nierenversagen ist der septische Schock.

In 15 – 20 % der Fälle handelt es sich um ein **(intra-)renales ANV,** etwa durch *toxische* Tubulusschädigung durch körpereigene oder von außen zugeführte Substanzen oder Entzündungen der Nieren.

Oft wird ein akuter Harnverhalt mit Anurie als **postrenales ANV** klassifiziert, obwohl hier kein Nierenversagen im engeren Sinne, sondern eine Abflussstörung vorliegt. Die Nierenfunktion wird erst sekundär beeinträchtigt.

Symptome und Untersuchungsbefund

Leitsymptom des akuten Nierenversagens ist in ca. 85 % der Fälle die *Oligurie* oder *Anurie.* Nur in ca. 15 % ist die Urinmenge anfangs noch normal oder sogar erhöht.

Wasser- und Elektrolythaushalt entgleisen rasch:

- Als Folge der fehlenden Kochsalz- und Wasserausscheidung kommt es zur „Überwässerung". Diese zeigt sich v.a. in einem Lungenödem mit Luftnot und schneller Atmung des Patienten **(fluid lung).** Hypertonie und Ödeme weisen auf eine Überlastung von Herz und Kreislauf hin
- Besonders schnell entgleist der Kaliumhaushalt. Es entwickelt sich eine *Hyperkaliämie* (☞ 31.11.3) mit lebensbedrohlichen Herzrhythmusstörungen. Die verminderte H^+-Ionenausscheidung führt zu einer *metabolischen Azidose* (☞ 31.12.1)
- Da keine harnpflichtigen Stoffe mehr ausgeschieden werden, reichern sich neben den ungiftigen „Markern" Kreatinin und Harnstoff auch *Urämietoxine* (Harngifte) im Blut an und führen zu den typischen *Urämiesymptomen* (Übelkeit, Erbrechen, Bewusstseinsstörungen ☞ 31.6.9).

Diagnostik

Unabdingbar ist die schnelle Ursachenklärung:

- Sonographie, da hierdurch sofort feststellbar ist, ob es sich um eine Anurie bei Harnverhalt handelt (volle Blase) oder ob wirklich kein Urin produziert wird
- Kontrolle von Blutdruck, Puls, Füllungszustand der Halsvenen und Hautturgor zur Feststellung einer Hypovolämie oder Exsikkose
- Urinuntersuchung mit Streifen-Schnelltest, Sedimentuntersuchung, Urinkultur und Bestimmung des spezifischen Gewichts (☞ 31.4.3) sowie Messung des Einstunden-Urins. Während der Urin bei einer *Dehydratation* (☞ 31.11.2) maximal konzentriert ist, ist die Niere bei einem akuten Nierenversagen nicht mehr in der Lage, den Urin zu konzentrieren
- Blutuntersuchung zur Ursachensuche (BSG, BB, Coombs-Test bei Verdacht auf Hämolyse, Bestimmung von Autoantikörpern bei Verdacht auf Immunkrankheiten) und zur Einschätzung der akuten Bedrohung (Harnstoff, Kreatinin, Natrium, Kalium, Gerinnungsparameter, BGA)
- EKG, um die typischen Veränderungen einer Hyperkaliämie bis hin zu Herzrhythmusstörungen rechtzeitig zu erfassen
- Röntgenaufnahme des Thorax (fluid lung?)
- Zur weiteren Abklärung evtl. i.v.-Pyelogramm (Hindernisse?), Duplex-Sonographie bzw. Angiographie (Gefäßverschlüsse?) oder Biopsie (Glomerulonephritis?).

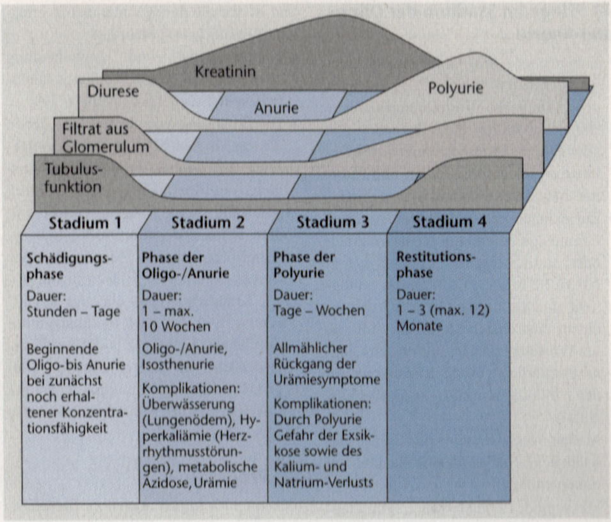

Abb. 31.66: Stadien des akuten Nierenversagens. [A400]

Stadieneinteilung des akuten Nierenversagens

Das akute Nierenversagen verläuft unabhängig von der Ursache der Schädigung gleichförmig in vier Stadien (☞ Abb. 31.66). Dabei birgt jedes Stadium typische Gefahren für den Patienten und stellt jeweils eigene Therapieanforderungen.

Behandlungsstrategie

Die medikamentöse Therapie des Stadiums der Oligo- oder Anurie umfasst:

- I.v.-Gabe hochwirksamer Diuretika, z.B. Furosemid (etwa in Lasix®)
- Ausgleich eines evtl. bestehenden Flüssigkeitsverlusts
- Ausgleich der Elektrolyte, vor allem bei Hyperkaliämie und metabolischer Azidose. Gegen die Hyperkaliämie sind Kationenaustauscher, z.B. Resonium® oral oder rektal, oder i.v.-Gabe von Insulin und Glukose wirksam (bewirkt eine Kaliumaufnahme in die Zellen mit Sinken des *Serum*kaliums), gegen die Azidose Natriumbikarbonat i.v.
- Antibiotikagabe bei Verdacht auf Infektionen
- (Kurzzeit-)Dialyse über ZVK, falls diese Maßnahmen ohne ausreichenden Erfolg bleiben. Indikationen sind eine anhaltende Anurie, ein schneller Kreatininanstieg, eine nicht beherrschbare Überwässerung, Azidose oder Hyperkaliämie und klinische Urämiezeichen.

Pflege im Stadium der Oligo- und Anurie

- Entsprechend des Allgemeinzustandes wird der Patient von den Pflegenden bei den alltäglichen Verrichtungen unterstützt und führen die Pflegenden alle notwendigen Prophylaxen, etwa die Dekubitus-, Pneumonie-, Soor- und Parotitis- bzw. Infektionsprophylaxe durch
- Zur exakten Feststellung der Stunden-Urinmenge wird ein transurethraler oder suprapubischer Katheter gelegt (☞ 31.2.2 bzw. 31.2.3). Dieser ermöglicht gleichzeitig die Harnableitung bei einem postrenalen Hindernis (z.B. einer Prostatavergrößerung). Nach Diagnosesicherung wird der Katheter wegen der Infektionsgefahr baldmöglichst entfernt
- Menge, Aussehen und spezifisches Gewicht des Urins werden beobachtet und dokumentiert
- Messung des ZVD (☞ 18.2.2) und tägliche Gewichtskontrollen sind wichtig für die Flüssigkeitsbilanzierung (☞ 7.8.2)
- Die Flüssigkeitszufuhr wird dem Flüssigkeitsverlust angepasst. Als Faustregel gilt, dass die erlaubte Flüssigkeitsaufnahme der Ausscheidung des Vortages zuzüglich Flüssigkeitsverlusten durch Erbrechen, Durchfall oder Wundsekreten entspricht. Sorgfältige Mundpflege mit häufigem Ausspülen, „lemon sticks" und, falls erlaubt, Lutschen von Eiswürfeln (Wasser bei der Bilanz berücksichtigen), können dem Patienten die Situation erleichtern
- Die kalorisch ausreichende Ernährung ist eiweißreduziert und streng kaliumarm. Häufig ist eine parenterale Ernährung (☞ 10.3.4) notwendig
- Engmaschige Kontrollen von Blutdruck (Hypertonie?), Puls (Herzrhythmusstörungen?), Atmung (Lungenödem?), Temperatur (Infektion?) und Bewusstsein (Urämie?) sollen Komplikationen frühzeitig erfassen
- Die Pflegenden vermitteln den meist unruhigen und ängstlichen Patienten das Gefühl, nicht allein zu sein und dass ihnen bei Bedarf jederzeit Pflegende helfend zur Seite steht.

Pflege bei trockener Haut ☞ 7.4.2
Pflege bei Juckreiz ☞ 30.3.2

Pflege im Stadium der Polyurie

Im polyurischen Stadium scheidet der Patient durchschnittlich 5 l Urin täglich aus und ist deshalb durch Mineralstoffverluste *(Hypokaliämie)* gefährdet:

- Körpergewicht und Ausscheidung (Urinvolumen) werden anfangs stündlich, später täglich kontrolliert
- Die Ernährungsvorschriften sind denen des anurischen Stadiums entgegengesetzt: Reichliches Trinken zum Ausgleich des Flüssigkeitsverlustes, kräftig gesalzene Kost (Natriumverlust mit dem Urin) und kaliumreiche Lebensmittel (Trockenobst, Nüsse und einige Gemüsesorten wie Hülsenfrüchte sowie Kräuter wie Petersilie und Schnittlauch). Evtl. ist eine medikamentöse Zufuhr von Kalium (z.B. Kalinor®) erforderlich. Mit fortschreitender Wiederkehr der Nierenfunktion kann der Eiweißgehalt der Nahrung schrittweise angehoben werden.

Prognose

Die mit 50 % immer noch hohe Sterblichkeit ist v.a. auf die häufig schwere Grunderkrankung zurückzuführen.

31.6.9 Chronische Niereninsuffizienz

Chronische Niereninsuffizienz (kurz *CNI,* auch *chronisches Nierenversagen,* kurz *CNV*): Langsam zunehmende Nierenfunktionsstörung auf dem Boden zahlreicher Grunderkrankungen, die zum völligen Funktionsverlust beider Nieren mit **terminaler Niereninsuffizienz** und Dialysepflicht fortschreitet.

Urämie *(Harnvergiftung):* Durch die Anreicherung harnpflichtiger Substanzen bei fortgeschrittener Niereninsuffizienz bedingter Symptomkomplex.

Krankheitsentstehung

Hauptursachen der **chronischen Niereninsuffizienz** sind in Deutschland:

- **Chronische Glomerulonephritiden** (☞ 31.6.6)
- **Diabetische Nephropathie** *(diabetische Glomerulosklerose, Morbus Kimmelstiel-Wilson)* als Langzeitkomplikation des Diabetes mellitus (☞ 23.6.5).

Weitere Ursachen sind z.B. chronische Pyelonephritiden (☞ 31.6.4) und schmerzmittelbedingte Nierenschädigungen (Analgetika-Nephropathie). Eine relativ seltene Ursache sind **Zystennieren,** bei denen zahllose Zysten die Nieren durchsetzen und kaum noch funktionstüchtiges Nierengewebe verbleibt.

Symptome und Untersuchungsbefund

Aufgrund der hohen Leistungsreserve der Nieren ist ein Patient mit einer langsam fortschreitenden Nierenschädigung oft lange Zeit völlig beschwerdefrei. Meistens fällt dem Patienten selbst zuerst ein Leistungsknick auf, er fühlt sich einfach nicht mehr wohl. Die in späteren Stadien der Erkrankung auftretenden klinischen Zeichen der chronischen Niereninsuffizienz stehen in enger Beziehung zu dem Ausmaß der Nierenparenchymzerstörung und sind so regelhaft, dass eine Stadieneinteilung der chronischen Niereninsuffizienz möglich ist (☞ Tab. 31.67).

Die Symptome der fortgeschrittenen Niereninsuffizienz **(Urämiesymptome)** gehen zurück auf die Anhäufung harnpflichtiger Substanzen (☞ 31.4.4) im Blut. Sie betreffen alle Organsysteme:

- *Herz und Kreislauf:* Hypertonie, Überwässerung, Perikarditis (evtl. mit Perikarderguss ☞ 18.8.3), Herzrhythmusstörungen mit der Gefahr eines Herzstillstands aufgrund der Hyperkaliämie (☞ 31.11.3)
- *Lunge:* Lungenödem (☞ 18.6.3), Pleuritis (☞ 20.11.1), Pneumoniegefahr bei allgemeiner Abwehrschwäche, vertiefte Atmung bei Azidose (☞ 31.12.1)
- *Magen-Darm-Trakt:* Mundgeruch, Geschmacksstörungen, Übelkeit, Erbrechen, Durchfälle, urämische Gastroenteritis
- *ZNS:* Konzentrationsstörungen, Kopfschmerzen, Wesensveränderung, Verwirrtheit, Krampfneigung, Bewusstlosigkeit bis hin zum urämischen Koma
- *Haut:* Juckreiz, bräunlich-gelbes Hautkolorit, Uringeruch
- *Blut:* Renale Anämie aufgrund verminderter Produktion des Hormons Erythropoetin in der Niere (☞ auch 31.1.1 und 24.1.1), Blutungsneigung.

Auch das Knochensystem wird in Mitleidenschaft gezogen **(renale Osteopathie),** da die Niere ihre Fähigkeit verliert, das mit der Nahrung aufgenommene Vitamin D in seine aktive Form zu überführen. Dadurch wird im Darm zu wenig Kalzium aufgenommen und der Blutkalziumspiegel sinkt. Dies führt zu gesteigerter Parathormonsekretion der Nebenschilddrüsen (*sekundärer Hyperparathyreoidismus* ☞ 23.5.1) und damit zu einem erhöhten Knochenum- und -abbau.

Diagnostik

Die diagnostischen Maßnahmen sollen die (evtl. therapierbare) Grunderkrankung feststellen und eine stadiengerechte Behandlung ermöglichen:

- Urinuntersuchung mit Sedimentuntersuchung und Urinkultur
- Kreatinin-Clearance-Bestimmung zur Abschätzung des noch verbliebenen Glomerulumfiltrats
- Blutabnahme: BB (Anämie?), Elektrolyte (Entgleisung mit Azidose und Hyperkaliämie?), Kreatinin, Harnstoff, Blutzucker (Diabetes mellitus?)
- Sonographie: Meist sind die Nieren bei einer chronischen Niereninsuffizinz klein *(Schrumpfnieren)*. Eine Zystennierenerkrankung ist leicht und nichtinvasiv diagnostizierbar
- Bei Verdacht auf Nierenarterienstenose Darstellung der Nierengefäße durch angiographische Methoden (☞ 31.4.6).

Behandlungsstrategie bei kompensierter Retention

Die medikamentöse Behandlung konzentriert sich auf die symptomatische Beschwerdelinderung sowie die Korrektur der Elektrolytentgleisungen und Störungen des Hormonhaushalts:

- Einstellung der Hypertonie, bevorzugt mit ACE-Hemmern (etwa in Pres®), um zusätzliche Nierenschäden zu verhindern. Gut geeignet sind auch **Diuretika** (☞ Pharma-Info 31.68), da die Hypertonie bei Niereninsuffizienz in erster Linie durch eine erhöhte Natrium- und Wasserretention bedingt ist
- Bei Hyperlipidämie medikamentöse Senkung des Cholesterinspiegels, da man annimmt, dass sich ein hoher Blutcholesterinwert negativ auf die Nierenfunktion auswirkt
- Konsequente Behandlung von Harnwegsinfekten (☞ 31.5.2 und 31.6.3)
- Zunächst diätetische Hemmung der Phosphataufnahme im Darm, in späteren Stadien medikamentös v.a. durch Kalziumverbindungen (z.B. Calciumacetat-Nefro®)
- Bekämpfung einer hochgradigen renalen Anämie mit gentechnisch hergestelltem Erythropoetin (EPO®)
- Bei drohender Überfunktion der Nebenschilddrüsen evtl. Gabe von Dihydroxycholecalciferol (z.B. Rocaltrol®)
- Bei Hyperkaliämie – trotz Diät – orale Gabe von Ionenaustauschern (z.B. Resonium A®), bei schwerer Azidose (selten) Bikarbonat
- Engmaschige Kontrolle der Elektrolyte in Serum und Urin
- Vorbereitung des Patienten auf die Dialyse: Anlage einer Ciminofistel (Gefäßshunt ☞ 31.2.6) oder Implantation eines Peritonealkatheters (☞ 31.2.6) einige Wochen vor Dialysebeginn.

> Alle Arzneimittel, die wegen anderer Grunderkrankungen erforderlich sind, müssen auf eine notwendige Dosisreduktion bei Niereninsuffizienz überprüft werden.

Pflege bei chronischer Niereninsuffizienz

Zur Pflege eines Patienten mit chronischer Niereninsuffizienz zählt die Beratung des Patienten über eine geregelte und schonende Lebensweise:

- Solange sich der Patient leistungsfähig fühlt, kann er sich (maßvoll) körperlich anstrengen
- Die Ernährung sollte eiweiß-, kalium- und phosphatarm, dabei aber kalorisch ausreichend sein (Reduktion der täglichen Eiweißmenge auf 0,5 – 0,7 g Eiweiß/kg Körpergewicht)
- Flüssigkeits- und Kochsalzzufuhr werden individuell je nach Ausscheidung, Blutdruck und Ödemneigung gehandhabt. In früheren Stadien ist die Urinmenge infolge der nachlassenden Konzentrationsfähigkeit der Nieren eher hoch. Bei zu geringer Flüssigkeitszufuhr besteht hier die Gefahr einer Verschlechterung der Nierenfunktion, bei sehr hoher Flüssigkeitszufuhr (oberhalb etwa 2,5 l pro Tag) andererseits die der Überwässerung. Erst bei nachlassender Urinmenge ist eine Trinkmengenbeschränkung sinnvoll. Die Flüssigkeit wird am günstigsten gleichmäßig über den Tag verteilt. Flüssigkeitsbilanzierung und tägliche Gewichtskontrollen sind notwendig
- Nicht nur der Patient selbst, sondern auch seine Angehörigen werden über die Diätvorschriften informiert
- Bei der Krankenbeobachtung ist besonders auf Blutdruck, Puls, Atmung, Temperatur, beginnende Infekte, Urämiesymptome und Symptome einer Überdosierung über die Niere ausgeschiedener Arzneimittel wie z.B. Digoxin zu achten
- Bei aller Sorge um Urinmenge und Serumkalium darf das psychische Wohlbefinden des Patienten nicht vergessen werden, zumal nahezu alle Lebensbereiche durch krankheitsbedingte Zwänge eingeschränkt sind und im Gegensatz zu einer Akuterkrankung keine Besserung zu erwarten ist.

Pflege bei Juckreiz ☞ 30.3.2

> Den Patienten informieren, dass seine Unterarmvenen beidseitig für eine evtl. spätere Shuntanlage (☞ 31.2.6) geschont werden müssen, damit er Ärzte, die ihn nicht kennen, vor einer Blutentnahme darauf aufmerksam machen kann.

Behandlungstrategie und Pflege bei (prä)terminaler Niereninsuffizienz

Nierenersatztherapie ☞ 31.2.6

Zeichnet sich ab, dass die Stoffwechsellage in absehbarer Zeit trotz medikamentöser Unterstützung entgleisen wird, wird mit dem Patienten besprochen, welche Nierenersatztherapie (☞ 31.2.6) für ihn in Frage kommt. Außerdem wird der Patient (psychisch) auf ein Leben mit einer Nierenersatztherapie vorbereitet. Oft wird ein Sozialarbeiter hinzugezogen, der sich z.B. um eine evtl. notwendige berufliche Umschulung kümmert. Behandlung und Pflege, einschließlich diätetischer Führung, bestehen bei **präterminaler Niereninsuffizienz** in einer „verschärften" Form der Richtlinien bei kompensierter Niereninsuffizienz.

Stadium	Symptome
I Volle Kompensation	Kreatinin-Clearance eingeschränkt, Serum-Kreatinin noch normal *(kreatininblinder Bereich)*, keine klinischen Symptome
II Kompensierte Retention	Kreatinin- und Harnstoff-Anstieg im Serum, erste klinische Symptome. Bei Infektion oder verminderter Flüssigkeitszufuhr droht ein rascher Übergang in Stadium III
III Dekompensierte Retention	Urämiesymptome (☞ Text). Bei erfolgreicher Therapie wieder Übergang in Stadium II möglich
IV Terminale Niereninsuffizienz	Irreversibles Nierenversagen, Patient ist dialysepflichtig. Evtl. Transplantation

Tab. 31.67: Die vier Stadien der chronischen Niereninsuffizienz. [A400]

Nierentransplantation

Eine Alternative zur lebenslangen Dialyse ist die **Nierentransplantation** (☞ auch 10.8). Meist werden die eigenen, funktionsunfähigen Nieren nicht entfernt, sondern die Spenderniere wird als zusätzliches Organ in die *Fossa iliaca* (die flache Mulde an der Innenseite der Darmbeinschaufel) des Beckens eingepflanzt, die Gefäßstümpfe der Spenderniere mit den Iliakalgefäßen des Empfängers und der fremde Harnleiter mit der Harnblase des Patienten verbunden (☞ Abb. 31.69).

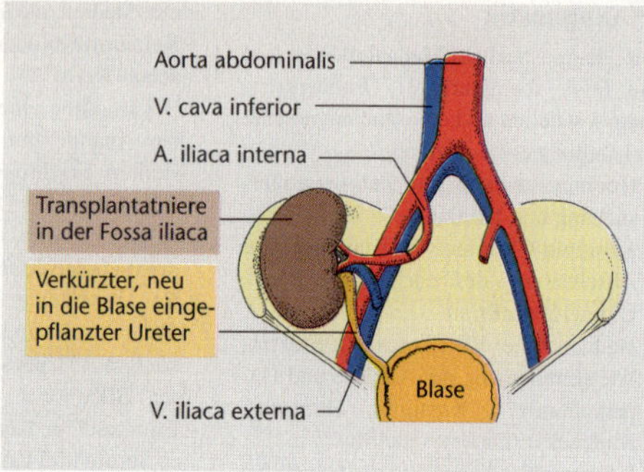

Abb. 31.69: Lage einer transplantierten Niere. [A400-190]

Die postoperativen Komplikationen bestehen in:

- *Lokalen Komplikationen,* z.B. Harnleiterverengungen, Anastomosenleck und Nierenarterienstenose
- *Abstoßungsreaktionen* (☞ 10.8). Während eine **akute Abstoßungsreaktion** oft durch eine Erhöhung der Arzneimittel (Steroidstoßtherapie) bekämpft werden kann, führt eine **chronische Abstoßungsreaktion** *(chronische Transplantatdysfunktion)* meist im Verlauf mehrerer Jahre zur abermaligen Niereninsuffizienz
- Infektionen.

Die Immunabwehr der Patienten wird prä- und postoperativ z.B. durch Glukokortikoide und Ciclosporin (z.B. Sandimmun®) unterdrückt. Die Dosierung der meist in Kombination gegebenen *Immunsuppressiva* (☞ Pharma-Info 29.29) muss genau austariert werden. Nebenwirkungen sind eine hohe Infektgefährdung des Patienten und Leberschäden.

Die Patienten müssen über Jahre engmaschig ärztlich kontrolliert werden. Die Lebenserwartung nach einer Transplantation liegt mit einer 10-Jahres-Überlebensrate von 45 – 60 % zwar nicht höher als diejenige einer Dialyse (40 – 60 %), doch ist die Lebensqualität der Patienten deutlich besser. Die Patienten können in der Regel wieder beruflich tätig werden, und auch spontane Unternehmungen sind wieder möglich. Allerdings gefährden nicht nur Abstoßungsreaktionen die Funktion der Spenderniere. Die Fremdniere kann vielmehr wieder von der gleichen Grunderkrankung befallen werden, die bereits die eigenen Nieren zerstört hat (z.B. Glomerulonephritis). Prinzipiell ist dann eine zweite oder gar dritte Nierentransplantation möglich, doch sind die Überlebenschancen des Zweit-Transplantats (noch) geringer als bei der ersten Transplantation.

Pharma-Info 31.68: Diuretika

Diuretika: Arzneimittel, die durch direkten Angriff an der Niere harntreibend *(diuretisch)* wirken. Sie verstärken die Wasser- und Mineralstoffausscheidung in unterschiedlichem Maß und können daher zu Elektrolytentgleisungen führen.

Die gebräuchlichsten Diuretikagruppen sind:

- **Thiazidabkömmlinge:** Z.B. Hydrochlorothiazid, etwa in Esidrix®. Schwach bis mittelstark wirksam mit relativ wenigen Nebenwirkungen wie beispielsweise Hypokaliämie, Blutzucker- und Harnsäureanstieg
- **Schleifendiuretika:** Z.B. Furosemid, etwa in Lasix®. Stärker wirksam als Thiazide und auch bei beginnendem akuten Nierenversagen und chronischer Niereninsuffizienz noch wirksam. Die Nebenwirkungen entsprechen denen der Thiazide, zusätzlich ist ein (reversibler) Hörverlust möglich
- **Kaliumsparende Diuretika:** Z.B. Triamteren, etwa in Jatropur®, oder Aldosteronantagonisten (z.B. Spironolacton, etwa in Aldactone®). Sie werden v.a. bei Herzinsuffizienz in Kombination mit Thiaziden oder Schleifendiuretika verordnet.

Pflege bei Diuretikagabe

- Täglich Blutdruck messen und mindestens zwei- bis dreimal wöchentlich das Körpergewicht kontrollieren. Evtl. Flüssigkeitsein- und -ausfuhr bilanzieren (☞ 7.8.2)
- Maßnahmen zur Thromboseprophylaxe ergreifen, da eine zu schnelle Ödemausschwemmung (mehr als 500 g täglich) die Thrombosegefahr erhöht
- Patienten auf Zeichen einer Exsikkose beobachten. Da eine Exsikkose zu einem Blutdruckabfall mit Kreislaufbeschwerden und verschlechterter Gehirndurchblutung führen kann, dürfen die Betroffenen nur in Begleitung aufstehen
- Blutzucker bei Diabetikern häufiger überprüfen
- Diuretika morgens verabreichen, um die Nachtruhe des Patienten durch die harntreibende Wirkung der Diuretika nicht zu stören
- Auf Zeichen des Kaliummangels (*Hypokaliämie* ☞ 31.11.3) achten: Muskelkrämpfe, Herzrhythmusstörungen, Obstipation. Dann kaliumreiche Ernährung geben oder auf Arztanordnung medikamentös Kalium zuführen (z.B. Kalinor®)
- Puls und EKG regelmäßig kontrollieren, da sich auch die Hyperkaliämie bei kaliumsparenden Diuretika durch Herzrhythmusstörungen bemerkbar macht.

Dehydratationsprophylaxe ☞ *7.6.9*

31.6.10 Nierentumoren

Wilms-Tumor ☞ *13.13.2*

Gutartige Nierentumoren

Gutartige Tumoren der Niere sind selten. Da sie dem Patienten meist keine Beschwerden bereiten, werden diese Tumoren häufig zufällig diagnostiziert. Viele gutartige Tumoren bedürfen keiner Behandlung, sondern müssen nur in regelmäßigen Abständen kontrolliert werden.

Tumoren mit zentralen Zerfallshöhlen sind manchmal nur schwer von **Nierenzysten** zu unterscheiden. Mehr als 50 % der über Fünfzigjährigen haben einzelne Nierenzysten, die im Gegensatz zu den *Zystennieren* (☞ 31.6.9) in der Regel ohne Bedeutung sind. Eine Behandlung ist nur erforderlich, wenn die Zyste zu Beschwerden führt, etwa zu einer Kompression des Nierenhohlsystems mit Harnaufstau (☞ Abb. 31.76).

Nierenzellkarzinom

Nierenzellkarzinom *(Nierenkarzinom, Hypernephrom, Grawitz-Tumor, Adenokarzinom der Niere):* Karzinom der Niere, das durch bösartige Entartung der Tubuluszellen in der Nierenrinde entsteht und ungefähr 2 % aller bösartigen Tumoren des Erwachsenen ausmacht. Häufigstes *primäres* Nierenmalignom beim Erwachsenen. Altersgipfel 45. – 65. Lebensjahr, Männer : Frauen = 2 : 1.

Krankheitsentstehung

Die Ursache der Entartung ist unbekannt. Neben genetischen Faktoren werden Zusammenhänge mit narbigen Veränderungen, übermäßiger Schmerzmitteleinnahme, Chemikalien (Cadmium) und Rauchen diskutiert.

Symptome und Untersuchungsbefund

Aufgrund der Zunahme der Sonographien werden heute 60 % der Nierenzellkarzinome diagnostiziert, bevor sie zu Beschwerden geführt haben. Die „klassischen" (Spät-)Symptome sind:

- Schmerzlose Mikro- oder Makrohämaturie
- Schmerzen im Nierenlager oder in der Flanke.

Verlegen Blutgerinnsel nach einer Tumorblutung den Harnleiter, kann eine Nierenkolik erstes Symptom sein.

Bei Nierentumoren häufige paraneoplastische Symptome (☞ 24.3) sind z.B. Hyperkalzämie, Hypertonie oder Leberfunktionsstörungen *(Stauffer-Syndrom)*. Metastasen können beispielsweise zu Rückenschmerzen bis hin zu Spontanfrakturen führen.

Diagnostik und Differentialdiagnose

- Sonographie des Abdomens zur Bestimmung der Tumorausdehnung
- Farb-Duplex-Sonographie zur Klärung, ob der Tumor bereits in Nierenvene oder untere Hohlvene eingewachsen ist
- CT, evtl. Kernspintomographie des Abdomens
- Blutuntersuchung: BSG-Erhöhung und erhöhter Blutkalziumspiegel. In fortgeschrittenen Stadien sind eine Tumoranämie oder eine Polyglobulie durch Erythropoetinbildung des Tumors möglich
- Röntgen-Thorax (evtl. CT) und Knochenszintigramm zur Metastasensuche in Lunge und Knochen
- Präoperatives Urogramm
- Evtl. präoperative Angiographie zur Klärung der Gefäßverhältnisse (wichtig für das operative Vorgehen)
- Evtl. seitengetrennte Nierenszintigraphie zur Einschätzung der Funktion der anderen Niere.

Behandlungsstrategie

Erster Schritt ist die operative Entfernung des Tumors. Meist wird die ganze Niere einschließlich der Nebenniere, eines Großteils des Harnleiters und der Lymphknoten entfernt (**Tumornephrektomie).** Nur selten, etwa bei sehr kleinen Tumoren oder Befall einer Einzelniere, wird organerhaltend operiert. Einzelne Metastasen werden ebenfalls operativ entfernt. Auch bei Vorliegen zahlreicher Metastasen und damit infauster Prognose kann eine Nierenentfernung angezeigt sein, um die Tumormasse zu verkleinern und die Beschwerden des Patienten zu lindern.

Strahlen-, Chemo- und Hormontherapie haben bislang keine Erfolge gezeigt. Der Stellenwert immuntherapeutischer Verfahren, etwa mit α-Interferon oder Interleukin 2 (☞ auch 24.5.4), kann noch nicht beurteilt werden.

Nach jeder Nephrektomie sind engmaschige Kreatinin-Kontrollen und eine Flüssigkeitsbilanzierung erforderlich, um Komplikationen rechtzeitig zu erfassen.

Pflege

Allgemeine perioperative Pflege ☞ *Kapitel 11.1 und 11.4*

Perioperative Pflege in der Urologie ☞ *31.2.7*

Onkologische Pflege ☞ *24.2*

Prognose

Liegen keine Metastasen vor, beträgt die 5-Jahres-Überlebensrate ca. 45 %, bei Einbruch in die Nierenvene oder Lymphknotenmetastasen weniger als 20 %.

31.6.11 Verletzungen der Niere

Die Nieren liegen relativ geschützt im oberen Retroperitonealraum. Bei starken Traumen, etwa durch Schläge in die Nierengegend oder einen Sturz aus großer Höhe, kann es trotzdem zu **Nierenverletzungen** kommen. Je nach Art und Ausmaß der Verletzungen kann der Patient völlig beschwerdefrei sein oder innerhalb von Minuten in einen schweren Schock geraten (☞ Abb. 31.71).

Bei Verdacht auf eine Nierenverletzung sind Urinuntersuchung (Hämaturie?), Blutentnahme (Hb-Abfall?), Sonogra-

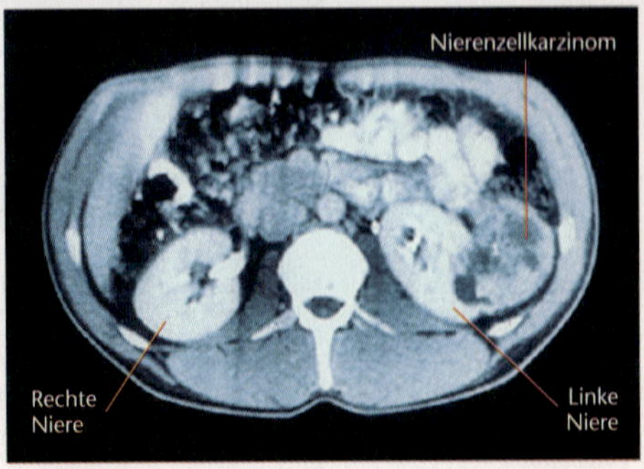

Abb. 31.70: Nierenzellkarzinom im CT. Am Rand der linken Niere befindet sich ein Tumor, der so groß ist wie die Niere selbst. [T196]

phie (Hämatom?) und Infusionsurogramm (z.B. unvollständige Darstellung bei Parenchymverletzungen) angezeigt. Bei Verdacht auf eine Gefäßverletzung ist eine Angiographie nötig. Bei unsicherem Befund können CT oder Kernspintomographie helfen.

Bei kleinen Nierenverletzungen ist ein konservatives Vorgehen mit absoluter Bettruhe und Antibiotikagabe (zur Verhinderung einer Infektion des Hämatoms) gerechtfertigt. Dann müssen Kreislaufparameter, Ausscheidung, Urinbefund, Nierenwerte und Ultraschallbefund engmaschig kontrolliert werden. Bei Versagen der konservativen Therapie oder bei schweren Verletzungen wird operiert, wobei die Niere nach Möglichkeit erhalten wird.

Nach jeder Nierenverletzung sind nicht nur Urogramm-, sondern auch Blutdruckkontrollen über Monate erforderlich, da bei Minderdurchblutung auch kleiner Nierenbezirke über den *Renin-Aldosteron-Mechanismus* (☞ Abb. 19.5) eine Hypertonieentwicklung droht.

Bei **Harnleiterverletzungen** ist bei kleinen Wandeinrissen die Harnleiterschienung ausreichend. Ansonsten muss auch hier offen operiert und der Harnleiter rekonstruiert werden.

31.6.12 Nierensteine

Nephrolithiasis *(Urolithiasis, Nierensteinleiden, -krankheit)*: Konkrementbildung in den ableitenden Harnwegen, häufig mit typischen Schmerzanfällen, den **Nierenkoliken,** verbunden. Betrifft ungefähr 5 % der mitteleuropäischen Bevölkerung, Männer häufiger als Frauen.

Krankheitsentstehung

Die genauen Mechanismen der Krankheitsentstehung sind bis heute nicht vollständig geklärt. Die *Kristallisationstheorie* besagt, dass sich bei zu hoher Konzentration bestimmter Harninhaltsstoffe kleine Kristalle bilden, die sich in der Folge vergrößern. Bakterielle Infektionen und Harnstau können das Steinwachstum begünstigen.

Kalziumhaltige Steine (*Kalziumoxalat* oder *-phospat*) sind mit ca. 70 % die häufigste Steinart, gefolgt von *Harnsäuresteinen* (ca. 15 – 20 %).

Symptome und Untersuchungsbefund

Leitsymptom des Nierensteinleidens ist die **Nierenkolik** (*akuter Steinanfall* ☞ auch 31.3.8), die bei Einklemmung des Steines auftritt. Der Patient hat stärkste, krampfartige Schmerzen, die wellenförmig wiederkehren. Typisch ist der Bewegungsdrang des Patienten während der Kolik. Die Schmerzausstrahlung gibt häufig erste Hinweise auf die Lokalisation des Steines. Während der im Nierenbecken oder oberen Bereich des Harnleiters festgeklemmte Stein höchstens in den Rücken ausstrahlt, strahlen die Schmerzen bei tief gelegenen Harnleitersteinen bis in den Hoden oder die Schamlippen aus. Dysurie und Makrohämaturie sind weitere Symptome. Viele Patienten leiden außerdem unter Übelkeit, Erbrechen oder einem *Subileus* (☞ 21.6.2).

Nicht jeder Stein muss sich durch eine Nierenkolik bemerkbar machen. So verursachen z.B. große Nierenbeckensteine, die im Extremfall das ganze Nierenbecken ausfüllen *(Nierenbeckenausgussstein)*, oftmals nur einen leichten Dauerschmerz, den der Patient unter Umständen nicht einmal bemerkt. Dennoch ist dieser Stein gefährlich, da er durch ständigen Reiz auf die Nierenschleimhaut zu Entzündungen und Dauerschäden bis hin zur Schrumpfniere mit chronischem Nierenversagen führen kann.

Diagnostik und Differentialdiagnose

Die Erstdiagnostik umfasst:

- *Anamnese:* Wichtig sind v.a. die Fragen nach einem Steinleiden beim Patienten selbst oder engen Familienangehörigen, rezidivierenden Harnwegsinfekten sowie Ernährungsgewohnheiten
- *Körperliche Untersuchung:* Charakteristischerweise besteht ein einseitiger Nierenlagerklopfschmerz
- *Urinuntersuchung:* In der Regel besteht eine Mikro- oder Makrohämaturie infolge der Schleimhautläsionen. Manchmal sind im Urinsediment Kristalle zu erkennen
- *Urinkultur*, um gleichzeitig bestehende Infektionen zu erfassen
- *Blutuntersuchung:* Bestimmung von Kreatinin- und Harnstoffwert, um eine Nierenschädigung nicht zu übersehen. Überprüfen der Blutgerinnung wegen der Blutungsgefahr durch den Stein
- *Sonographie:* Steine ab ca. 0,5 – 1 cm Durchmesser lassen sich sonogra-

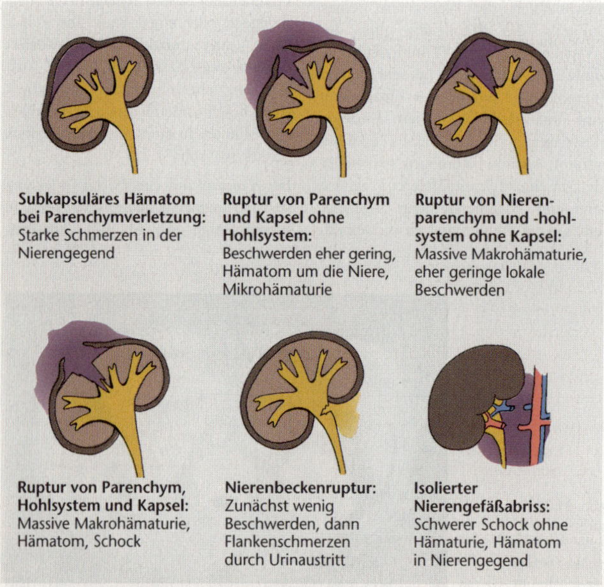

Abb. 31.71: Überblick über die verschiedenen Nierenverletzungen und ihre Symptome. [A300-157]

phisch darstellen. Ebenso wichtig ist aber, ob ein Harnstau Harnleiter und Nierenbecken bereits erweitert hat oder gar eine Schrumpfniere vorliegt

- Bei noch unsicherer Diagnose *Nierenleeraufnahme:* Ca. 75 % aller Steine sind schattengebend und damit in der Leeraufnahme sichtbar. Durch Drehen des Patienten kann man z.B. Harnleitersteine rechts von den weiter vorn liegenden Gallensteinen unterscheiden
- *I.v.-Urogramm:* Das i.v.-Urogramm sichert die Diagnose eines Steines und dessen Lokalisation, ist aber erst nach Abklingen der Kolik möglich, da das Kontrastmittel die Harnbildung steigert und bei eingeklemmtem Stein zu einer Ruptur des Nierenkelchsystems führen kann.

Die weitere Diagnostik soll die Steinzusammensetzung bestimmen und Grunderkrankungen aufdecken:

- Die chemische Analyse abgegangener Steine ist wichtig für die Rezidivprophylaxe. Daher soll der Patient den Urin immer sieben, um abgehende Steine oder kleinste Konkremente *(Harngries)* zu erfassen
- Der Urin-pH wird mehrfach bestimmt
- Der Sammelurin (☞ 7.8.2) wird auf die wichtigsten Steinbestandteile (Kalzium, Phosphat, Oxalat, Harnsäure, Zitrat, Zystin) und Hemmstoffe (Magnesium) untersucht
- Im Blut werden Kalzium, Chlorid und Phospat sowie Harnsäure bestimmt. Die Parathormonbestimmung im Blut ist zum Ausschluss einer Überfunktion der Nebenschilddrüsen (*Hyperparathyreoidismus* ☞ 23.5.1) angezeigt, die zu Nierensteinen führen kann.

Behandlungsstrategie

Die medikamentöse Therapie hat zuerst das Ziel, den Patienten von seinen quälenden Schmerzen zu befreien. Dies ist am besten mit der Gabe von Analgetika (z.B. Dolantin®) in Kombination mit krampflösenden Arzneimitteln (z.B. Buscopan®) möglich. Hierdurch und durch geeignete pflegerische Maßnahmen (☞ unten) gehen 80 % der Steine spontan ab. Beim geringsten Verdacht einer Harnwegsinfektion werden wegen der Gefahr einer *Urosepsis* Antibiotika eingesetzt.

Bei 20 % der Patienten ist der Stein so groß, dass er nicht spontan abgeht. Große Bedeutung hat hier mittlerweile bei fast allen Steinlokalisationen die **Extrakorporale Stoßwellenlithotripsie** *(ESWL)*. Dabei werden auf verschiedene Art und Weise Stoßwellen erzeugt, die auf den

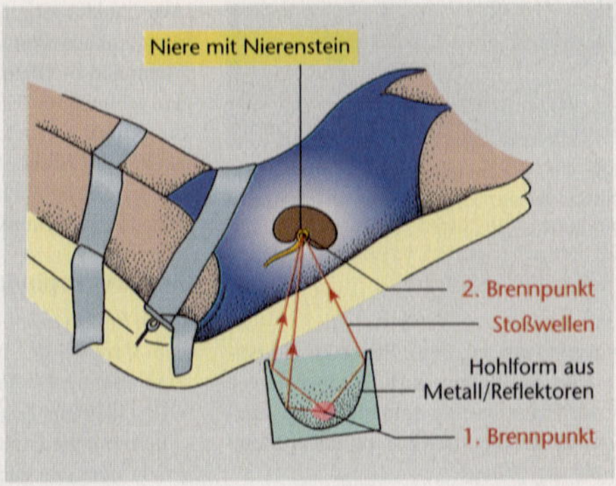

Abb. 31.72: Extrakorporale Stoßwellenlithotripsie (ESWL). Die Stoßwellen werden durch Reflektoren auf den zu zertrümmernden Nierenstein gebündelt. Durch wiederholte Stoßwellenbelastung lockert sich der Mineralverbund, und der Stein zerbröckelt in sandkorngroße Teile, die mit dem Urin ausgeschieden werden. [A400-190]

Stein gebündelt werden und so den Stein „zerplatzen" lassen. Übrig bleiben zahlreiche kleine Steinfragmente, die auf physiologischem Wege abgehen und dabei Koliken auslösen können.

Kommt eine ESWL nicht in Betracht oder war sie erfolglos, sind außerdem – teils in Kombination mit ESWL – folgende Methoden möglich:

- Bei Steinen im unteren Anteil des Ureters ist oft eine Entfernung mit speziellen Instrumenten wie etwa *Fasszangen* oder *Dormiakörbchen* (☞ Abb. 31.74) möglich, die über das Zystoskop bzw. Ureteroskop eingeführt werden. Evtl. wird der Stein vorher durch **transurethrale Lithotripsie** zertrümmert. Dadurch hat das früher häufige Einlegen einer *Zeiss-Schlinge* (☞ Abb. 31.73), die den Stein nach unten zieht, erheblich an Bedeutung verloren.
- Steine im oberen Harnleiter können über ein Ureteroskop in das Nierenbecken zurückgeschoben und dann wie Nierenbeckensteine durch (abermalige) ESWL behandelt werden. Auch ureteroskopisches Vorgehen kann angezeigt sein
- Bei der heute seltenen **Perkutanen Nephrolitholapaxie** *(PNL)* wird ein Nephroskop *perkutan* in das Nierenbeckenkelchsystem eingeführt und der *Nierenbeckenstein* über Spezialgeräte entfernt oder zertrümmert.

Bei Blasensteinen kann eine Zystoskopie zur Steinentfernung erforderlich sein, doch gehen Steine, die aus der Niere stammen und den Harnleiter passiert haben, normalerweise problemlos über die Harnröhre ab. Liegen dennoch Blasensteine vor, ist die Harnröhre möglicherweise verengt, z.B. durch eine vergrößerte Prostata.

Eine offene Operation ist heute bei weniger als 1 % der Patienten notwendig.

Pflege bei Nierensteinen

- Der Patient soll 3 – 4 l täglich trinken (sofern keine Kontraindikationen dagegen sprechen). Durch die erhöhte Urinausscheidung wird die Harnübersättigung mit steinbildenden Substanzen und damit eine erneute Konkrementbildung verhindert. Einer Harnübersättigung während der Nacht kann durch spätabendliches und nächtliches Trinken vorgebeugt werden

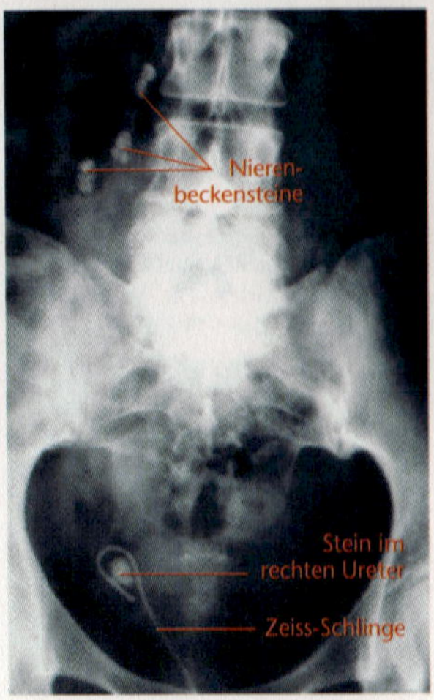

Abb. 31.73: Einlage einer Zeiss-Schlinge zur Entfernung eines Steins im distalen Ureter. Die Schlinge legt sich um den Stein und wird mit kleinen Gewichten unter Zug gesetzt. Schlinge und Stein gehen nach einigen Tagen ab. Im Bereich des rechten Nierenbeckens sind drei weitere Steine erkennbar. [T196]

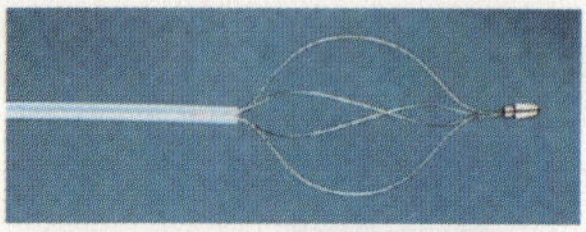

Abb. 31.74: Dormiakörbchen, das durch ein Endoskop vorgeschoben wird und in aufgespanntem Zustand den (Nieren-, Gallen-)Stein umfasst. Der Stein kann dann mit Herausziehen des Endoskops entfernt werden. [K183]

- Außerdem ist dem Patienten körperliche Bewegung, z.B. Treppensteigen oder Hüpfen, zu empfehlen, da hierdurch gelegentlich ein spontaner Steinabgang gelingt
- Viele Patienten empfinden lokale Wärme als sehr angenehm. Dies erfordert aber ärztliche Zustimmung
- Der Urin wird auf Farbe und Menge kontrolliert und der pH-Wert mittels Indikatorpapier oder im Labor bestimmt. Das spezifische Gewicht sollte unter 1 012 – 1 015 liegen. Der Urin wird außerdem während der Behandlung gesiebt, um abgehende Steine oder Konkremente für eine spätere chemische Untersuchung aufzufangen. Hierzu gibt es spezielle Papierfilter. Zusätzlich wird für Untersuchungszwecke in aller Regel ein 24-Stunden-Sammelurin (☞ 7.8.2) benötigt
- Regelmäßige Temperaturkontrollen dienen der Früherkennung eines Harnwegsinfekts (Gefahr der Urosepsis)
- Je nach Zusammensetzung des Steines ist eine Diät erforderlich, um den Blut- und damit indirekt den Harnspiegel der steinbildenden Substanzen zu senken.

Pflege bei ESWL

Eine ESWL kann ambulant oder stationär durchgeführt werden. Die Vorbereitung ist die gleiche:

- Am Vortag soll der Patient blähende Speisen und Getränke meiden, z.B. kohlensäurehaltiges Mineralwasser, Bier, Obstsäfte, Kohl oder Linsen. Manchmal ist die Gabe von entblähenden Arzneimitteln, z.B. Sab-Simplex®, erforderlich
- Ob der Patient vor der Untersuchung nüchtern sein muss, hängt von der Art der Anästhesie ab (☞ 37.8, 37.9)
- Vor dem Eingriff kontrollieren die Pflegenden, ob aktuelle Blutgerinnungswerte und ein Blutbild vorliegen.

Nach dem Eingriff wird der Patient für einige Zeit überwacht. Dabei achten die Pflegenden insbesondere auf die Herz-Kreislauf-Situation des Patienten und die Ausscheidung (ggf. Flüssigkeitsbilanzierung und zur Steinanalyse Auffangen der Steinreste in einem Steinsieb). Nach einer ambulanten ESWL darf der Patient die Klinik bei unkompliziertem Verlauf nach 2 – 4 Stunden verlassen und auch wieder essen. Wichtig ist v.a. die ausreichende Flüssigkeitszufuhr (mind. 2 l).

Rezidivprophylaxe

Ohne *Rezidivprophylaxe* kommt es bei einem Großteil der Patienten zur erneuten Steinbildung. Die Prophylaxe besteht aus:

- Reichlichem Trinken (mehr als 2 l täglich) mit gleichmäßiger Flüssigkeitszufuhr über den ganzen Tag. Ob der Urin ausreichend verdünnt ist, kann durch eine Dichtebestimmung mittels Teststreifen kontrolliert werden
- Reduktion der Oxalatzufuhr bei den häufigen Kalziumoxalatsteinen (z.B. in schwarzem Tee, Kakao, Schokolade, Spinat und Rhabarber). Bei harnsäurehaltigen Steinen sind Fleisch weitgehend und Innereien vollständig zu meiden. Im Gegensatz zu früher wird eine kalziumarme Ernährung bei kalziumhaltigen Steinen zunehmend für verzichtbar gehalten
- Ausreichend Bewegung und die Vermeidung von Übergewicht
- Ansäuerung oder Alkalisierung des Urins je nach Steinart. Bei Phosphatsteinen Ansäuern des Urins, bis ein pH-Wert unter 6 erreicht ist, z.B. durch Methionin, etwa in Acimethin®. Bei Harnsäuresteinen und gelegentlich auch bei kalziumhaltigen Steinen ist eine Alkalisierung des Harns angezeigt, z.B. durch Zitrate, etwa in Uralyt-U®. Regelmäßige Kontrolle des Urin-pH durch Teststreifen
- Konsequenter Behandlung von Harnwegsinfekten, da sich Stein und Infekt gegenseitig begünstigen.

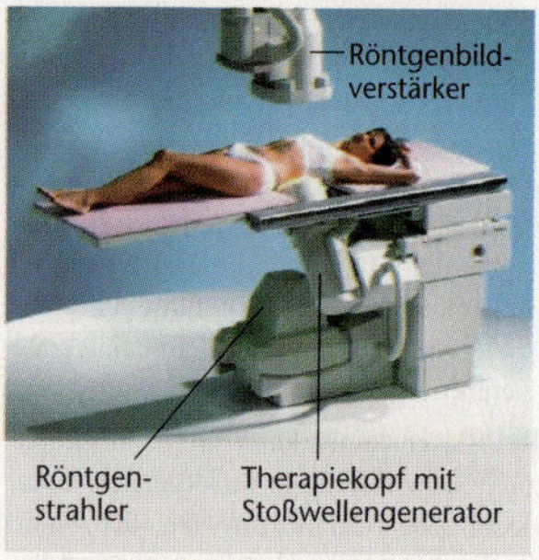

Abb. 31.75: Lithotripter in Therapieposition. Mittels Röntgen (alternativ: Ultraschall) wird die genaue Lokalisation des Steins bestimmt und der Patient durch Vorschieben des Tisches so positioniert, dass der Stein genau im Brennpunkt der Stoßwellen liegt. [V148]

Spezielle Arzneimittel sind bei Einhaltung dieser Richtlinien meistens nur bei Harnsäuresteinen (Gabe von Allopurinol, z.B. Zyloric®) und bei seltenen, oft erblich bedingten Stoffwechselkrankheiten erforderlich.

Prognose

Die Prognose des Nierensteinleidens ist trotz der Rückfallneigung für die meisten Patienten gut. Allerdings besteht bei jeder Steineinklemmung die Gefahr einer Infektion und damit der Urosepsis und/oder Abszessbildung in der Niere.

31.7 Erkrankungen der Prostata

31.7.1 Prostatitis

Prostatitis: Entzündung der Prostata.

Krankheitsentstehung

Die **akute Prostatitis** wird meist durch gramnegative Bakterien verursacht (☞ 28.5.1), die über die Harnröhre aufsteigen. Die **chronische Prostatitis** entsteht oft auf dem Boden einer nicht ausgeheilten akuten Prostatitis.

Symptome und Untersuchungsbefund

Die Beschwerden des Patienten erklären sich aus der räumlichen Nähe der Prostata zu Harnblase und Rektum:

- Dysurie, Pollakisurie, evtl. Hämaturie und Ausfluss aus der Harnröhre
- Spannungs- und Druckgefühl in der Dammregion
- Stuhldrang, Schmerzen beim Stuhlgang
- Bei der akuten Prostatitis zusätzlich allgemeines Krankheitsgefühl und Fieber (ggf. mit Schüttelfrost).

Bei der rektalen Untersuchung ist die Prostata stark druckschmerzhaft und entzündlich vergrößert.

Diagnostik und Differentialdiagnose

Die Diagnose wird gesichert durch:

- Rektale Untersuchung (äußerst schmerzhaft)

- Urinstatus, Urinkultur, Harnröhrenabstrich: In der ersten Portion und nach Prostatamassage (wegen der Gefahr der bakteriellen Streuung nicht bei akuter Prostatitis durchführen) finden sich Leukozyten und Bakterien. Stets werden Kulturen zur Erregeridentifizierung angelegt
- Blutkultur (☞ 28.3.5) bei Fieber über 38,5 °C.

Um eine Ausbreitung der Infektion in die höher gelegenen Harnwege zu verhindern, nimmt der Arzt bei Patienten mit akuter Prostatitis möglichst keine transurethralen Untersuchungen vor.

Differentialdiagnostisch abzugrenzen ist die **Prostatopathie** *(Prostatodynie, vegetatives Urogenitalsyndrom)*. Die Patienten, meist 25 – 40 Jahre alt, berichten über dumpfe, chronische Schmerzen im Prostata- und Dammbereich. Die Schmerzen sind häufig *psychosomatisch* bedingt (z.B. bei Beziehungs- oder Berufsproblemen). Stets müssen eine *Blasenhalsobstruktion* mit der Folge eines erhöhten Miktionsdruckes und Infektionen als Ursache ausgeschlossen werden.

Behandlungsstrategie

Die Behandlung der akuten Prostatitis besteht in der Antibiotikagabe, möglichst nach Antibiogramm. Zur Linderung der Beschwerden erhält der Patient krampflösende Arzneimittel und Analgetika. Bei der chronischen Prostatitis müssen die Antibiotika über Monate gegeben werden, um die Entzündung auszuheilen. Bei Harnverhalt oder erheblichem Restharn legt der Arzt einen suprapubischen Blasenkatheter.

Bei der Prostatopathie ist die Antibiotikagabe nicht indiziert. Es sollte vielmehr eine symptomatische Behandlung der Beschwerden und ggf. eine Psychotherapie erfolgen.

Pflege

Pflege bei Fieber ☞ 7.7.4
Pflege bei suprapubischer Blasendrainage ☞ 31.2.3

- Bei akuter Prostatitis Patienten Bettruhe einhalten lassen
- Lokale Wärme zur Beschwerdelinderung applizieren (nach Arztrücksprache), etwa durch Wärmflasche oder feucht-warme Auflagen
- Für regelmäßigen, weichen Stuhlgang sorgen (Obstipationsprophylaxe ☞ 7.8.5)
- Unterkühlungen vermeiden. So wird dem Patienten beispielsweise geraten, warme Unterwäsche zu tragen und nach dem Schwimmen sofort die nasse Badekleidung zu wechseln. Körperliche Schonung und sexuelle Karenz sind nicht erforderlich.

Prognose

Bei konsequenter Behandlung heilt die akute Prostatitis meist aus. Als Komplikationen drohen ein **Prostataabszess** (hochakutes, schmerzhaftes Krankheitsbild mit Sepsisgefahr) oder der Übergang in die chronische Prostatitis, die zur Infertilität (☞ 31.10.2) führen kann.

31.7.2 Prostatahyperplasie

Prostatahyperplasie *(benigne Prostatahyperplasie,* kurz *BPH, Prostataadenom, „Altherrenkrankheit“)*: Vergrößerung der Prostata. Eine der häufigsten Erkrankungen des fortgeschrittenen Lebensalters: Ungefähr 50 % der über 50-jährigen sind betroffen.

Krankheitsentstehung

Bei der **Prostatahyperplasie** vergrößern sich v.a. die harnröhrennahen (periurethralen) Drüsen der Prostata, so dass die Harnröhre zunehmend eingeengt wird. Als Ursache des Prozesses werden insbesondere Veränderungen des Östrogen-Testosteron-Haushalts und ein „Wiedererwachen“ embryonaler Eigenschaften des prostatischen Bindegewebes diskutiert.

Symptome und Untersuchungsbefund

Die Symptome entstehen durch die zunehmende Verengung der Harnröhre mit daraus resultierender Harnabflussbehinderung. Man unterscheidet meist drei Krankheitsstadien:

- Im **Stadium I** *(Reizstadium)* ist der Harnstrahl abgeschwächt, und es dauert länger, bis die Miktion beginnt. Der Patient muss häufig auf die Toilette gehen (auch nachts) und die Bauchpresse einsetzen („drücken“), damit sich die Blase vollständig entleert
- Im **Stadium II** *(Restharnstadium)* ist die Harnröhre so stark eingeengt, dass sich Restharn bildet, d.h. dass eine vollständige Entleerung der Blase nicht mehr möglich ist. Der Patient hat fast ständig Harndrang, kann aber immer nur geringe Mengen Urin lassen. Der in der Blase zurückbleibende Harn fördert die Entstehung von Harnwegsinfekten (☞ 31.5.2, 31.6.3)
- Im **Stadium III** *(Rückstauungsstadium)* kommt es zur Überlaufblase mit Harnrückstau bis zu den Nieren und Nierenfunktionsschädigung.

Bei der rektalen Untersuchung ist die Prostata vergrößert tastbar.

Ein Harnverhalt kann in jedem Stadium der Erkrankung auftreten. Dann ist eine transurethrale oder suprapubische Harnableitung erforderlich. Bei großem Harnvolumen (> 800 ml) ist eine fraktionierte Entleerung der Harnblase notwendig, um eine Entlastungsblutung aus der Blasenschleimhaut zu vermeiden.

Diagnostik und Differentialdiagnose

- Rektale Untersuchung (Größe, Form und Konsistenz der Prostata?)
- Urinuntersuchung: Harnwegsinfekt?
- Sonographie: zur Größenbestimmung der Prostata und Restharnbestimmung
- Blutuntersuchung: Funktionseinschränkung der Niere? Tumormarker zur Unterscheidung vom Prostatakarzinom (vor der Palpation abnehmen, da sonst falsch positive Befunde)

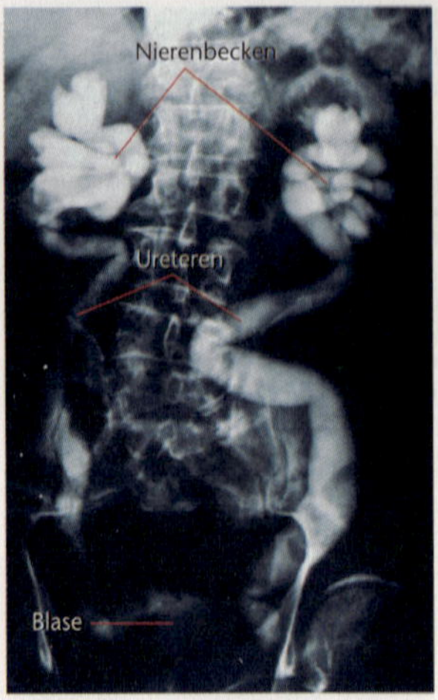

Abb. 31.76: I.v. Urogramm im Spätstadium einer gutartigen Prostatahyperplasie. Die Harnleiter und das Nierenbeckenkelchsystem sind infolge des Abflusshindernisses deutlich erweitert. Der Blasenboden wird durch die vergrößerte Prostata angehoben. [T196]

- Uroflow: deutliche Harnstrahlabschwächung
- Urogramm und Urethrozystoskopie: Ausschluss anderer Ursachen der Harnröhrenverengung und Blasentumoren sowie zum exakten Ausmessen der Prostatavergrößerung
- Prostatapunktion/-biopsie (☞ 31.4.10) bei Karzinomverdacht.

Behandlungsstrategie

Die Behandlung ist stadienabhängig. Im Stadium I stehen pflegerische Maßnahmen und die geregelte Lebensführung des Patienten im Vordergrund. Beschwerdelindernd wirken pflanzliche Präparate, z.B. Prostagutt®, oder β-Sitosterin, z.B. Harzol®.

Ab Stadium II ist die Entfernung der vergrößerten Prostata angezeigt. Dabei wird die Prostata entweder endoskopisch (*Transurethrale Elektroresektion der Prostata,* kurz **TUR Prostata** oder **TUR-P** ☞ Abb. 31.77) oder in einer offenen Operation (**Prostataadenomenukleation,** *-adenomektomie* ☞ Abb. 31.79) ausgeschält (die Kapsel bleibt stehen) und so die freie Harnröhrenpassage wiederhergestellt. Meist wird bei kleineren Adenomen die TUR-P bevorzugt, während bei erheblicher Prostatavergrößerung eine der offenen Operationsmethoden zur Anwendung gelangt. Alternativmethoden wie etwa Laserverfahren befinden sich in Erprobung.

Medikamentös ist die Gabe von α_1-Rezeptorenblockern (z.B. Terazosin, etwa in Flotrin®, Tamsulosin, etwa in Alna®) oder des 5-α-Reduktase-Hemmers Finasterid (Proscar®) möglich, z.B. falls sich der Patient (noch) nicht zu einer Operation entschließen kann oder Kontraindikationen vorliegen. Hier sind zum einen die Nebenwirkungen zu beachten (Dauermedikation!), zum anderen ist bis heute umstritten, ob die Präparate eine Operation vermeiden oder nur verschieben, so dass dann viele der Patienten zu einem späteren (ungünstigeren) Zeitpunkt operiert werden müssten.

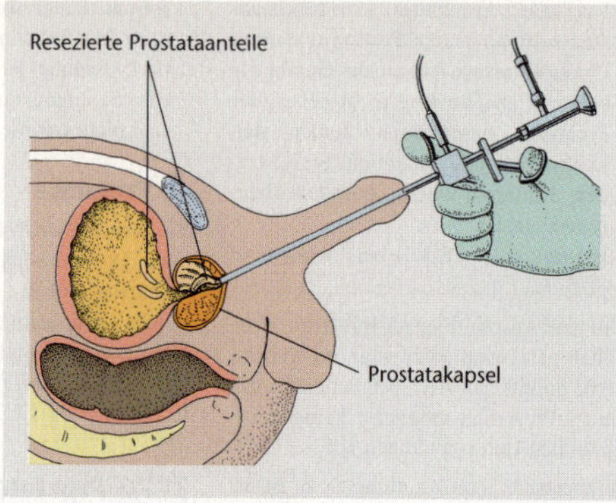

Abb. 31.77: Bei der transurethralen Resektion der Prostata (TUR-P) wird das Prostatagewebe mit Hilfe einer elektrischen Schlinge Schicht für Schicht abgetragen. [A400-190]

Im Stadium III wird zur Entlastung der Harnblase und der ableitenden Harnwege zunächst eine transurethrale oder suprapubische Blasenkatheterisierung vorgenommen. Nach Erholung der Nierenfunktion erfolgt die operative Sanierung. Bei allgemeiner Inoperabilität des Patienten ist die künstliche Harnableitung (☞ 31.2.2 – 31.2.5) die einzig mögliche Behandlungsmaßnahme.

Pflege

Künstliche Harnableitung ☞ 31.2.2 – 31.2.5

Im Stadium I der Erkrankung sind vor allem die Aufklärung des Patienten und die Beratung bezüglich der Lebensführung wichtig:

- Nicht zu lange sitzen und keine zu enge Unterwäsche tragen sowie eine Überdehnung der Blase (z.B. durch Trinken großer Flüssigkeitsmengen oder Nicht-auf-die-Toilette-gehen bei Harndrang) vermeiden, da eine Blutüberfüllung *(Kongestion)* der Prostata die Miktion verschlechtert
- Kalte oder stark alkoholische Getränke sowie Kälteexposition meiden, da diese ebenfalls das Risiko eines Harnverhalts steigern
- Lokal Wärme applizieren (erleichtert die Miktion).

Pflege nach Prostataoperation

Perioperative Pflege in der Urologie ☞ 31.2.7

- Während einer TUR-Prostata wird ein transurethraler *dreilumiger Blasenspülkatheter* (☞ Abb. 31.9, 20 – 24 Ch), auch *Hämaturie-* oder *Spülkatheter* genannt, in die Blase eingebracht, über den die Blase in den ersten 2 – 3 postoperativen Tagen kontinuierlich gespült wird. Bei einer Prostataadenomenukleation kann die Spülflüssigkeit alternativ über einen suprapubischen Katheter eingebracht und über einen transurethralen Katheter abgelassen werden. Der Spülkatheter wird meist um den 3. postoperativen Tag entfernt (Arztanordnung beachten). Liegen ein suprapubischer und ein transurethraler Katheter, wird der transurethrale Katheter nach Beendigung der Spülung und der suprapubische Katheter zwischen dem 10. und 14. Tag entfernt

! Vorsicht

Bei unzureichender Spülung kann sich rasch ein großes Blutkoagel bilden und den Spülkatheter verlegen. Dann droht eine **Blasentamponade,** d.h. Urin, Spüllösung und geronnenes Blut können nicht mehr abfließen, es entstehen die Symptome eines Harnverhalts (☞ 31.3.6). Um dies zu vermeiden, bei zunehmender Hämaturie die Spülung beschleunigen. Lässt die Hämaturie darunter nach, kann die Einlaufgeschwindigkeit der Spülung wieder reduziert werden.

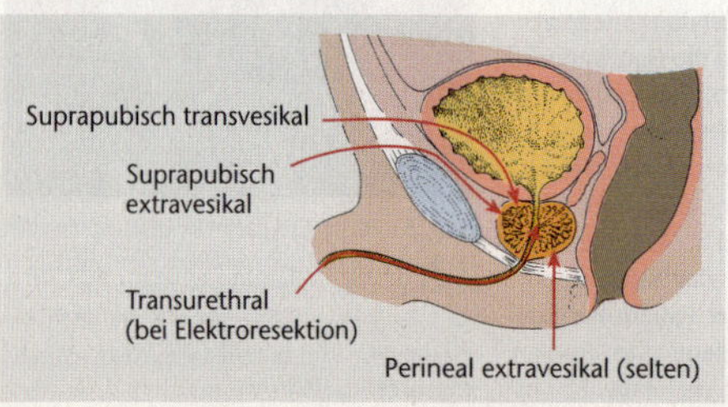

Abb. 31.78: Zugangswege bei der Prostataadenomenukleation. Situs nach dem Eingriff ☞ Abb. 31.79. [A400-190]

- Der Patient darf bereits abends leichte Kost zu sich nehmen und wird ab dem 1. postoperativen Tag mobilisiert
- Nach der Entfernung des Dauerkatheters müssen viele Patienten die normale Blasenentleerung erst wieder üben, evtl. ordnet der Arzt Beckenbodengymnastik an
- Die Pflegenden informieren den Patienten, dass Beschwerden beim Wasserlassen 4 – 6 Wochen andauern können, da die Wunde in der Harnröhre erst abheilen muss.

Prognose

Ohne Behandlung schreitet die Prostatahyperplasie immer weiter fort, in vielen Fällen allerdings so langsam, dass der Patient auch in hohem Alter keine wesentlichen Beschwerden hat. Ist eine Operation notwendig, ist die Prognose gut. Allerdings kann es nach der Operation zu einer Inkontinenz kommen, die jedoch durch Beckenbodengymnastik meist rasch gebessert wird. Die Potenz bleibt bei 90 % der Operierten erhalten, der Patient wird aber unfruchtbar, da sich das Ejakulat in die Blase ergießt (*retrograde Ejakulation* ☞ auch 31.10.1).

31.7.3 Prostatakarzinom

Prostatakarzinom: Krebs der Vorsteherdrüse. Seit Jahren kontinuierliche Häufigkeitszunahme (mittlerweile dritthäufigste Krebstodesursache). Betrifft vor allem Männer über 50 Jahre: Schätzungsweise 50 % aller über 70-Jährigen haben Prostatakrebs. Ursache unklar.

Symptome und Untersuchungsbefund

Da das Prostatakarzinom zu 80 % in den hinteren Drüsenanteilen fern der Harnblase entsteht, macht es lange Zeit keine Beschwerden. Erst spät klagt der Patient über Symptome ähnlich denen der Prostatahyperplasie (☞ 31.7.2). Oft sind die ersten Symptome bereits Zeichen einer Metastasierung in das Skelett, v.a. der unteren Wirbelsäule und des Beckens.

Bei erstmalig auftretenden Kreuzschmerzen, „Ischias" und „Rheuma" nach dem 50. Lebensjahr immer auch an ein Prostatakarzinom denken.

Meist kann das Prostatakarzinom bei der rektalen Untersuchung als unregelmäßiger, fast steinharter Knoten getastet werden.

Diagnostik und Differentialdiagnose

Zur Diagnosesicherung dienen:

- Blutuntersuchung. Die Blutentnahme zeigt eine Anämie (☞ 24.6.1) als allgemeines Tumorzeichen sowie eine Erhöhung von **PSA** *(prostataspezifisches Antigen)* und **PSP** (*prostataspezifische saure Phospatase, prostatic acid phophatase,* kurz *PAP*). Vor der Blutentnahme darf keine rektale Untersuchung erfolgen, da es hierdurch zu falsch positiven Ergebnissen kommen kann
- Prostatapunktion/-biopsie (☞ 31.4.10). Sie sichert durch den Nachweis bösartiger Zellen die Diagnose
- Weitere Diagnostik ☞ Prostatahyperplasie.

Für die Behandlung maßgeblich ist die Ausbreitung des Karzinoms. Zur Diagnose der Tumorausbreitung dienen:

- Sonographie, CT, evtl. Kernspintomographie: Metastasen (Lymphknotenmetastasen)?
- Knochenszintigramm: Skelettmetastasen?
- Röntgenleeraufnahme des Thorax: Lungenmetastasen?
- Evtl. Kolonkontrasteinlauf: Einwachsen in die Darmwand?

Behandlungsstrategie

Ist das Karzinom noch auf die Prostata beschränkt und der Patient in gutem Allgemeinzustand, wird der Tumor durch eine *radikale Prostatovesikulektomie* **(radikale Prostatektomie),** d.h. eine Entfernung der gesamten Prostata einschließlich ihrer Kapsel, der Samenblasen und des durch die Prostata verlaufenden Harnröhrenabschnittes, entfernt. Die regionären Lymphknoten werden ebenfalls reseziert. Die radikale Prostatektomie führt stets zu einer Zeugungsunfähigkeit des Patienten und bei etwa der Hälfte der Patienten darüber hinaus zu einer Impotenz. Mit einer Inkontinenz ist bei etwa 10 % der Patienten zu rechnen. Alternativ kommt, z.B. bei Inoperabilität des Patienten, eine *Strahlenbehandlung* in Betracht.

In fortgeschrittenen Krankheitsstadien steht die *Hormonbehandlung* an erster Stelle. Da ein Großteil der Prostatakarzinome hormonabhängig ist (männliche

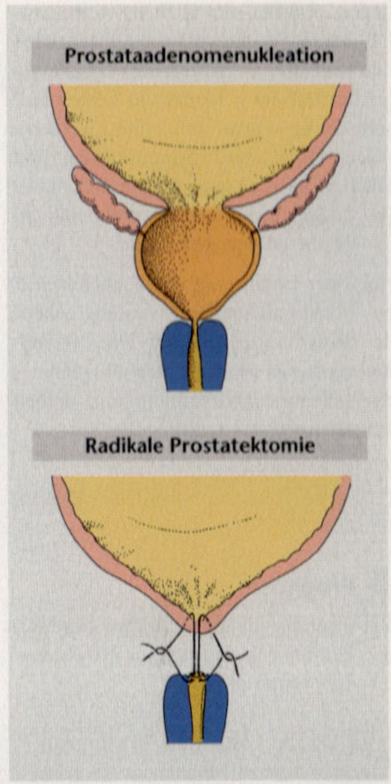

Abb. 31.79: Unterschied zwischen Prostataadenomenukleation bei Prostatahyperplasie und radikaler Prostatektomie bei Prostatakarzinom. [A400-190]

Geschlechtshormone fördern das Wachstum), ist durch Entzug der männlichen Geschlechtshormone oft eine Besserung zu erreichen. Diese erfolgt durch Entfernung beider Hoden *(bilaterale Orchiektomie)* oder durch Arzneimittel, z.B. durch Antiandrogene (etwa in Androcur®) oder LH-RH-Analoga (Gn-RH-Analoga ☞ auch Pharma-Info 32.74). Wird die Harnröhre durch das Karzinom sehr eingeengt, kann eine transurethrale Resektion der Prostata (TUR-P ☞ 31.7.2) zur Beschwerdelinderung helfen.

Bei Erfolglosigkeit dieser Behandlung stehen als Mittel der zweiten und dritten Wahl das Arzneimittel Estramustin (Estracyt®, ein Arzneimittel mit zytostatischer und östrogener Wirkung) und Zytostatika zur Verfügung.

Pflege

Pflege nach Prostataoperation ☞ *31.9.2*
Onkologische Pflege ☞ *24.2*

Nach der radikalen Prostatektomie bleibt der transurethrale Dauerkatheter zur Anastomosensicherung zwischen Harnröhrenstumpf und Blase bis zu 21 Tagen liegen. Rutscht der Katheter versehentlich heraus, verständigen die Pflegenden den Arzt (wegen der großen Verletzungsgefahr darf der Katheter auf keinen Fall selbständig wieder eingeführt werden). Auch Darmrohre, Suppositorien und Klistiere gefährden die Anastomose, weswegen in der ersten postoperativen Woche darauf verzichtet wird.

Nach der Entfernung des Katheters tritt bei vielen Patienten eine (vorübergehende) Stressinkontinenz auf. Die Pflegenden versorgen den Patienten mit geeigneten Inkontinenzhilfsmitteln und achten auf regelmäßige Hautpflege.

Pflege bei Inkontinenz ☞ 7.8.7
Pflege bei Sexualstörungen des Mannes ☞ 31.10

Prognose

Bei Therapie in einem frühen Stadium der Erkrankung beträgt die 10-Jahres-Überlebensrate ca. 70 %.

Da die kostenfreie Vorsorgeuntersuchung für Männer ab 45 Jahre nur von 10 % der Berechtigten in Anspruch genommen wird, werden die meisten Prostatakarzinome erst in fortgeschrittenen Stadien diagnostiziert.

31.8 Erkrankungen von Hoden und Nebenhoden

Die meisten Hodenerkrankungen treten bei Kindern oder jungen Männern auf. Da Erkrankungen der Hoden bei zu später Behandlung oft zu bleibender Beeinträchtigung der Fruchtbarkeit führen (☞ 31.10.2), müssen Schmerzen und Schwellungen im Bereich der Hoden stets ernst genommen werden.

31.8.1 Lageanomalien des Hodens

Hodenretention *(Retentio testis, Maldescensus testis, Hodenhochstand, Hodendystopie):* Ausbleiben des physiologischen Hodenabstiegs vom Bauchraum über den Leistenkanal in das Skrotum (☞ auch 31.1.3). Häufigkeit ca. 4 % aller neugeborenen Knaben (bei Frühgeborenen höher), gegen Ende des ersten Lebensjahres noch ca. 1 %.

Krankheitsentstehung und Einteilung

Ursächlich angeschuldigt werden z.B. eine verminderte mütterliche Hormonproduktion während der Schwangerschaft und Anomalien im Bereich des Samenstranges. Das familiär gehäufte Auftreten weist auf eine genetische Disposition hin.

Einteilung

Je nach Lage des Hodens werden folgende Formen unterschieden:

- Beim **Bauchhoden** ist der Hoden innerhalb der Bauchhöhle
- Am häufigsten ist der **Leistenhoden,** bei dem der Hoden auf physiologischem Wege bis in den Leistenkanal hinabgestiegen und dort liegen geblieben ist
- Von einem **Gleithoden** spricht man, wenn ein Leistenhoden zwar bis in den oberen Hodensack hinuntergezogen werden kann, sich jedoch nach dem Loslassen sofort wieder zurückzieht
- Dagegen bleibt ein **Pendelhoden** zeitweilig im Hodensack, wandert aber z.B. bei Kälte hoch in die Leiste
- Ein **ektoper Hoden** hat einen völlig anderen Weg genommen als den physiologischen, etwa zur Peniswurzel oder in den Oberschenkel.

Symptome, Befund und Diagnostik

Krankheitswert gewinnen die Lageanomalien durch zwei Komplikationen:

- Ist der Hoden bis zum zweiten Geburtstag nicht im Hodensack, drohen (wahrscheinlich durch die höhere Temperatur im Bauchraum) irreversible Schädigungen mit Verminderung der Fruchtbarkeit
- Zudem ist das Entartungsrisiko deutlich erhöht.

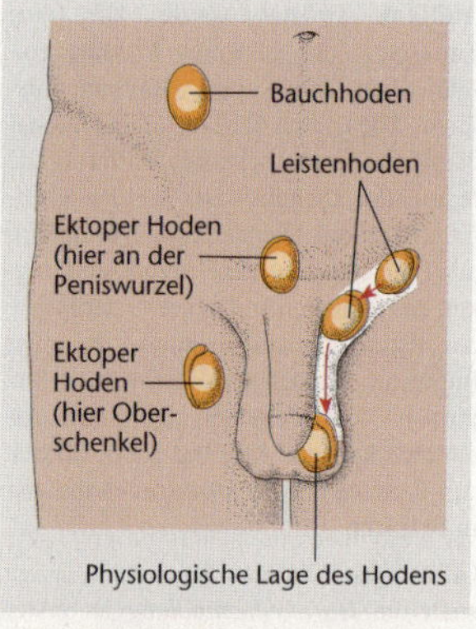

Abb. 31.80: Übersicht über die Lageanomalien des Hodens. [A400-190]

Daher prüft der Arzt bei allen Vorsorgeuntersuchungen palpatorisch, ob sich beide Hoden im Hodensack befinden. Ist dies nicht der Fall, versucht er, den/die fehlenden Hoden in der Leiste zu ertasten. Gelingt dies nicht, hilft eine Sonographie weiter. In Extremfällen sind ein CT, eine Kernspintomographie oder eine Laparoskopie erforderlich, um den Hoden zu finden.

Behandlungsstrategie

Ein Pendelhoden ist in der Regel nicht behandlungsbedürftig. Bei Bauch-, Leisten- und Gleithoden wird spätestens zu Beginn des zweiten Lebensjahres eine mehrwöchige Hormontherapie durchgeführt, z.B. mit Gn-RH (etwa Kryptocur®), die bei Erfolglosigkeit nach drei Monaten wiederholt werden kann. Sie hat keine bleibenden Folgen, die Nebenwirkungen wie Erektionen oder Wachsen von Schambehaarung bilden sich nach der Therapie wieder zurück.

Verlagert sich der Hoden auch nach zwei Hormonzyklen nicht oder liegt ein ektoper Hoden oder eine begleitende Leistenhernie (☞ 21.9.3) vor, wird der Hoden noch vor dem zweiten Geburtstag des Kindes operativ freigelegt, in den Hodensack verlagert und dort fixiert (**Funikulolyse** und **Orchidopexie**). Hauptkomplikationen des Eingriffs sind Blutungen, Infektionen (auch des Hodens) und Hodenatrophie.

Pflege bei Orchidopexie

Allgemeine perioperative Pflege ☞ 11.1 und 11.4
Perioperative Pflege in der Urologie ☞ 31.2.7

Immer häufiger wird die Orchidopexie ambulant durchgeführt, so dass die Eltern ihr Kind nach einigen Stunden mit nach Hause nehmen können. Postoperativ wird der Hodensack auf Oberschenkelniveau gelagert und ggf. für 1 – 2 Tage gekühlt. Klagt das Kind über Schmerzen durch den Druck der Bettdecke, kann ein Bettbogen eingebracht werden.

Ein erstes kurzes Aufstehen mit Suspensorium oder enger Unterhose ist bereits am OP-Tag erlaubt, doch sollte das Kind so viel wie möglich liegen und sich in den nächsten 10 Tagen noch körperlich schonen. Dies erfordert von den Eltern und ggf. den Pflegenden viel Kreativität, zumal von Spielen, die dem Bewegungsdrang des Kindes entsprechen würden, abgeraten werden muss.

31.8.2 Hoden- und Nebenhodenentzündung

Orchitis: Hodenentzündung.

Epididymitis: Nebenhodenentzündung.

Krankheitsentstehung

Während die **Orchitis** meist durch hämatogene Erregerstreuung bei Allgemeininfekten (z.B. Mumps ☞ 13.14.3) bedingt ist, entsteht die **Epididymitis** in der Regel durch fortgeleitete Infektionen von Prostatata und Harnwegen.

Symptome und Untersuchungsbefund

Viele Hodenerkrankungen, beispielsweise Orchitis, Epididymitis und Hodentorsionen, führen zu einer akuten, schmerzhaften Schwellung des Skrotums. Für diese nicht-traumatische Schwellung wurde der Begriff **Akutes Skrotum** geprägt (analog zum Akuten Abdomen ☞ 21.2.4), der lediglich das klinische Bild bezeichnet und nichts über die Ursache der Erkrankung aussagt.

Die Beschwerden des Patienten sind bei Orchitis und Epididymitis praktisch gleich:

- Zunehmende Schwellung des Hodens bzw. Nebenhodens mit Rötung der Skrotalhaut
- Starke Schmerzen im Hodenbereich und – v.a. bei Epididymitis – Ausstrahlung in Samenstrang und Leiste
- Allgemeines Krankheitsgefühl mit Fieber.

Oft kann der Arzt durch Tasten unterscheiden, ob Hoden oder Nebenhoden betroffen sind. In fortgeschrittenen Krankheitsstadien ist eine Abgrenzung meist nicht möglich. Typisch für die Epididymitis ist eine Linderung der Beschwerden bei Hochlagerung des Hodens (positives **Prehn-Zeichen**).

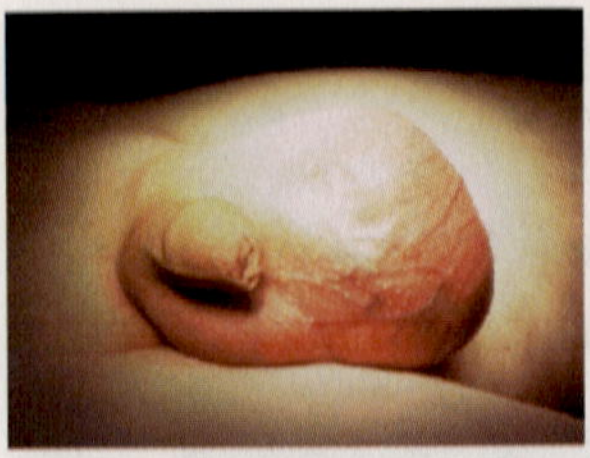

Abb. 31.81: Eine Orchitis führt oft zum Bild des „akuten Skrotums" mit ausgeprägter Schwellung und verstärkter Gefäßzeichnung. [T196]

Diagnostik und Differentialdiagnose

Körperliche Untersuchung und Sonographie ermöglicht meistens die sofortige Abgrenzung zwischen Orchitis und Epididymitis einerseits und Hodentorsion andererseits (☞ 31.8.3). Wichtig sind außerdem:

- Urinuntersuchung (Streifen-Schnelltest und Urinkultur) zum Nachweis von Entzündungszeichen
- Harnröhrenabstrich (Erreger- und Resistenzbestimmung)
- Blutkultur sowie evtl. Virusserologie im Blut zum Erregernachweis.

Behandlungsstrategie

- Nach Abnahme von Urin- und Blutkultur muss die Antibiotikabehandlung, z.B. mit Penicillinen oder Gyrasehemmern, sofort beginnen. Bei Mumpsorchitis ist nur eine symptomatische Behandlung möglich
- Antientzündliche Arzneimittel, z.B. Diclofenac (etwa Voltaren®), lindern die Beschwerden des Patienten
- Bei starken Schmerzen ist eine „Samenstrangblockade", d.h. Infiltration des Samenstranges mit Lokalanästhetikum (z.B. Xylocain® 1 %) angezeigt
- Bei Epididymitis ist zur Rezidivprophylaxe ein Ausschalten begünstigender Ursachen, z.B. einer Prostatahypertrophie mit Restharnbildung, angezeigt
- Bei chronisch rezidivierender Epididymitis oder Abszedierung ist eine **Epididymektomie** *(Entfernung der Nebenhoden)* erforderlich.

Pflege

Die pflegerischen Maßnahmen lindern die Beschwerden und fördern die Rückbildung der Entzündung:

- Der Patient hält Bettruhe ein
- Hochlagerung der Hoden auf Oberschenkelhöhe vermindert die Schmerzen und verbessert den Lymphabfluss. Im Bett ist dies durch ein *Hodenbänkchen* (Schlauchverband, der mit Verbandwatte gefüllt ist) möglich, bei (kurzzeitigem) Aufstehen durch ein *Hodensuspensorium* oder eine enge Unterhose
- Auch Kühlung durch feucht-kalte Umschläge oder Kühlelemente lindert die Beschwerden.

Prognose

Die Prognose der Erkrankung ist zwar insgesamt gut. Allerdings ist die **Epididymoorchitis** *(Orchitis und Epididymitis)* mit nachfolgender Samenstrangverklebung eine der häufigsten Unfruchtbarkeitsursachen beim Mann.

31.8.3 Hodentorsion

Hodentorsion *(Samenstrangtorsion):* Drehung von Hoden und Samenstrang um die Längsachse. Hochakutes Krankheitsbild, das sofort behandelt werden muss. In erster Linie betroffen sind Säuglinge, Jugendliche und junge Männer.

Krankheitsentstehung

Begünstigt durch eine abnorme Beweglichkeit des Hodens kommt es zu einer Drehung von Hoden und Samenstrang um die Längsachse. Die Unterbrechung des arteriellen und/oder venösen Blutflusses führt bereits nach wenigen Stunden zum Untergang von Hodengewebe.

Symptome und Untersuchungsbefund

Typisch ist das plötzliche Einsetzen der Beschwerden (meist nachts). Es kommt zu stärksten Schmerzen im betroffenen Hoden sowie einseitig im Unterbauch und in der Leistenregion, verbunden oft mit

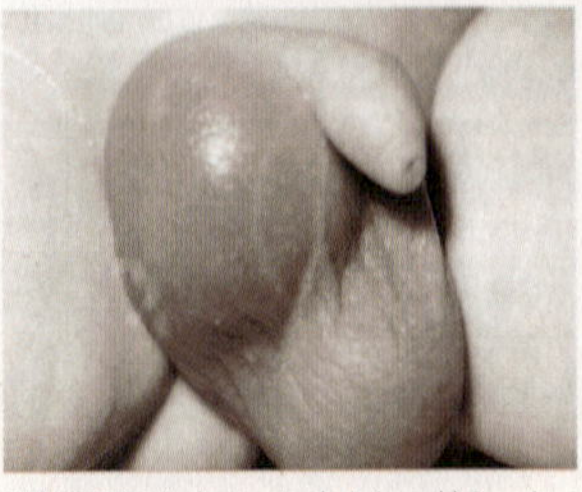

Abb. 31.82: Hodentorsion bei einem kleinen Jungen. [A300]

Übelkeit und Erbrechen. Der Patient kann kaum noch laufen. Im Gegensatz zur Orchitis bestehen aber kein Fieber und keine Zeichen eines Allgemeininfektes.

Der schmerzende Hoden steht höher als der gesunde, das betroffene Skrotum ist bläulich verfärbt. Das Prehn-Zeichen ist negativ, d.h. das Anheben des Hodens führt zu einer Schmerzverstärkung.

Diagnostik und Differentialdiagnose

Die Diagnosestellung erfolgt bei typischer Anamnese durch:

- Dopplersonographie der Samenstranggefäße (beeinträchtigter Blutfluss)
- Urin- und Blutuntersuchungen (Normalbefund).

Am häufigsten wird die Hodentorsion mit der Epididymitis verwechselt.

> **! Vorsicht**
> Bei Verdacht einer Hodentorsion sofort Arzt verständigen.

Behandlungsstrategie

Die Behandlung besteht in der Frühoperation innerhalb der ersten 4 – 6 Stunden nach Beginn der Symptome, bei der die Stieldrehung des Hodens gelöst und der Hoden fixiert wird **(Orchidopexie).** Je früher die Operation durchgeführt wird, desto größer sind die Chancen, den Hoden zu retten. Da oft auch der andere Hoden abnorm beweglich ist, wird er prophylaktisch ebenfalls fixiert.

Pflege

Pflege bei Orchidopexie ☞ *31.2.7*

Auf dem Weg zum Krankenhaus und bis zum Abschluss der OP-Vorbereitung auf der Station wird der Hoden gekühlt.

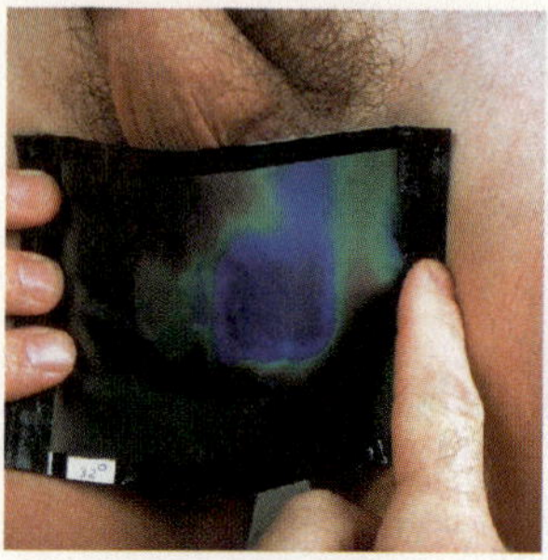

Abb. 31.85: Bei der Varikozele ist die Hodentemperatur erhöht (normal 34,5 °C). Dies zeigt die Plattenthermographie des Hodens, bei der die erhöhte Temperatur visualisiert wird. Die intensive Blaufärbung im Bereich des linken Skrotalfaches zeigt die erhöhte Hodentemperatur an. [T114]

31.8.4 Varikozele und Hydrozele

Varikozele

> **Varikozele:** Krampfaderartige Erweiterung, Verlängerung und Schlängelung der Hodenvene *(V. testicularis)* und des Venengeflechts im Hodensack *(Plexus pampiniformis).* Altersgipfel 15. – 25. Lebensjahr.

Symptome, Befund und Diagnostik

Eine Varikozele bereitet dem Patienten meist keine Beschwerden. Nur wenige Betroffene klagen über ziehende Schmerzen in der Hoden- und Leistengegend, v.a. bei körperlicher Anstrengung. Die Varikozele beeinträchtigt aber über mehrere Mechanismen, darunter eine Erhöhung der Temperatur im Hodenbereich, die Fruchtbarkeit.

Die Diagnose wird im Wesentlichen durch die körperliche Untersuchung gestellt: Im Stehen sind die erweiterten Venen v.a. hinter und oberhalb des Hodens deutlich sichtbar. Wichtig ist die Untersuchung im Liegen. Während bei der **idiopathischen Varikozele** die Varizen im Liegen leer laufen, bleiben die Venen bei der **symptomatischen Varikozele,** die meist Folge eines (Nieren-)Tumoreinbruchs in die Hodenvene ist, erweitert.

Nicht so offensichtliche Befunde werden mittels Dopplersonographie (☞ 9.6.7), Plattenthermographie (☞ Abb. 31.85) und Temperaturmessung mit dem Flash-Thermometer (☞ Abb. 31.87) bestätigt.

Behandlungsstrategie

Eine Behandlung ist bei zunehmenden Beschwerden oder unerfülltem Kinderwunsch und pathologischem Spermiogramm (☞ 31.4.11) erforderlich. Heute bevorzugt wird die Sklerosierung der V. testicularis durch Injektion eines Verödungsmittels nach einer kleinen Inzision im Skrotalbereich. Für diesen Eingriff reicht eine Lokalanästhesie aus. Eine Alternative ist die Unterbindung der Vene in einem offenen oder laparoskopischen Eingriff.

Hydrozele

> **Hydrozele:** Angeborene oder erworbene Ansammlung von seröser Flüssigkeit zwischen den Hodenhüllen (*Tunica vaginalis testis*, bestehend aus einem viszeralen Blatt, das direkt mit der Oberfläche des Hodens verbunden ist, und einem parietalen Blatt).

Der Patient sucht in aller Regel wegen einer schmerzlosen Schwellung des Hodens

	Hodentorsion	Epididymitis
Altersgipfel	Erster Altersgipfel bei Neugeborenen, zweiter in der Pubertät	Erwachsene
Beginn	Akut	Subakut bis akut
Schmerz	Sehr stark („Vernichtungsschmerz")	Stark
Prehn-Zeichen*	Negativ	Positiv
Übelkeit	Häufig	Keine
Fieber	Nein	Ja
Urinbefund	Normal	Leukozyturie, Bakteriurie
Blutbefund	Normal	Leukozytose

* Bei einem negativen Prehn-Zeichen kommt es bei Anheben des Hodens zur Schmerzverstärkung, bei einem positiven Prehn-Zeichen zur Schmerzlinderung

Tab. 31.83: Klinische Differenzierung von Hodentorsion und Epididymitis.

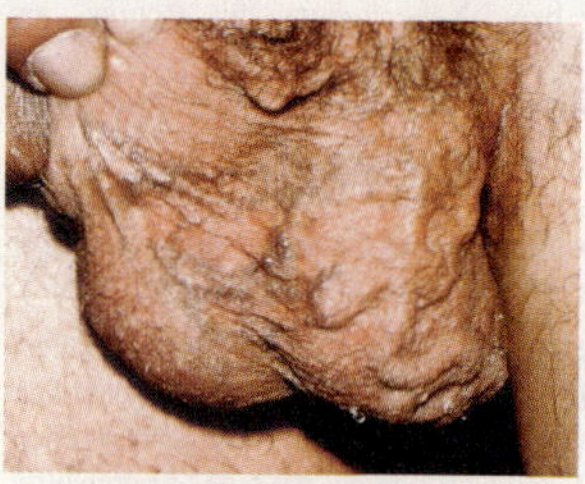

Abb. 31.84: Varikozele mit typischer Schlängelung der Venen. Die Varikozele ist eine häufige Sterilitätsursache beim Mann. Durch die operative Entfernung der „Krampfadern" gelingt es oft, die Fruchtbarkeit wiederherzustellen. [T196]

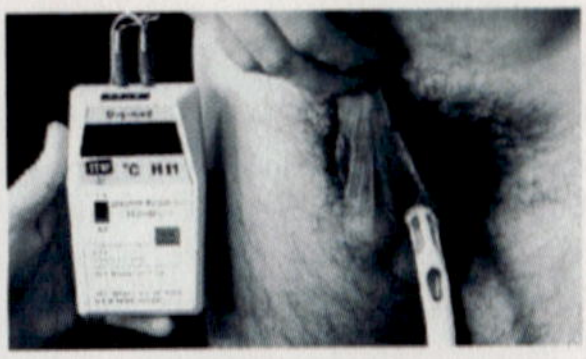

Abb. 31.87: Temperaturmessung mit dem Flash-Thermometer. [T114]

den Arzt auf. Die Schwellung ist typischerweise glatt begrenzt und prall-elastisch. Bei einer hinter den Hodensack gehaltenen Lichtquelle schimmert das Licht im Gegensatz zu einem Tumor oder einer Leistenhernie durch *(positive Diaphanoskopie)*. Die Sonographie ermöglicht meist eine eindeutige Diagnosestellung.

Die Behandlung ist vorwiegend operativ, da nach Punktionen erfahrungsgemäß Rezidive auftreten. Dabei wird das parietale Blatt der Hodenhüllen gefenstert oder reseziert.

Pflege nach Hydrozelenoperation

Mobilisation: Die Mobilisation beginnt bereits am OP-Tag. Der Patient soll sich aber einige Tage schonen und überwiegend Bettruhe einhalten, da das Operationsgebiet sonst stark anschwillt. Steht er für kurze Gänge auf, z.B. um auf die Toilette zu gehen, soll er ein Suspensorium oder eine enge Unterhose tragen.

Kostaufbau: Der Patient kann bereits am Abend des OP-Tages leichte Kost zu sich nehmen.

Wundgebiet: Für 1 – 2 Tage werden dem Patienten die im Krankenhaus üblichen Kühlelemente auf das Wundgebiet gelegt (abschwellende Wirkung). Die Drainage wird entfernt, wenn kaum mehr Wundsekret abfließt, die Hautfäden zwischen dem 5. und 7. postoperativen Tag.

31.8.5 Bösartige Hodentumoren

Hodentumoren sind meist bösartig. Nur ca. 5 % aller Hodentumoren sind gutartig (z.B. Fibrome, Adenome).

Bösartiger Hodentumor *(Hodenkrebs):* Meist von den Keimzellen ausgehender, bösartiger Tumor des Hodens. Insgesamt ca. 1 – 2 % aller bösartigen Tumoren beim Mann, zählt jedoch zu den häufigsten bösartigen Tumoren junger Männer. Altersgipfel 20. – 40. Lebensjahr.

Krankheitsentstehung

Bösartige Hodentumoren gehen meist von den Keimzellen aus (☞ auch Abb. 31.86). Andere Tumorarten, z.B. **Leydig-Zell-Tumoren** oder **Sertoli-Zell-Tumoren,** sind demgegenüber selten.

Die Ursache der Entartung ist ungeklärt. Als Risikofaktor bekannt ist die Hodenretention (☞ 31.8.1). Ein erhöhtes Risiko besteht auch dann, wenn der Hoden bereits im Kindesalter operativ in den Hodensack verlagert wurde.

Symptome und Untersuchungsbefund

Leitsymptom des Hodentumors ist die langsam entstehende, schmerzlose Schwellung eines Hodens. Der Patient wird erst durch Zufall oder durch ein Schweregefühl im Hoden aufmerksam.

Bei der Untersuchung ist der Tumor als derber, meist nicht druckschmerzhafter Knoten tastbar.

Diagnostik und Differentialdiagnose

Die diagnostischen Maßnahmen sollen den Tumorverdacht bestätigen oder widerlegen und ggf. die Ausbreitung des Tumors feststellen *(Staging)*.

- Bei der Hodensonographie ist der Tumor als solides Gebilde darstellbar. Oft kann beurteilt werden, wie weit der Tumor Nachbargewebe infiltriert hat
- Das Blut des Patienten wird auf allgemeine Anzeichen einer fortgeschrittenen Tumorerkrankung wie z.B. erhöhte BSG und Leukozytose untersucht. Als Tumormarker, die aber nur von bestimmten Keimzelltumoren gebildet werden, sind vor allem *α-Fetoprotein* (kurz **AFP**), **β-HCG** und die *plazentare alkalische Phosphatase* (kurz **PlAP**) von Bedeutung.

Bei der Suche nach Metastasen werden unter anderem eingesetzt:

- Sonographie des Abdomens: Lebermetastasen? Vergrößerte Lymphknoten im Bauchraum?
- Röntgenologische Verfahren: Metastasen in Röntgenaufnahme des Thorax? Harnleiter- oder Nierenverdrängung im Urogramm als Zeichen von Lymphknotentumoren?
- CT Becken und Abdomen: Lymphknotenmetastasen?
- Skelettszintigraphie: Knochenmetastasen?

Eine perkutane Hodenbiopsie ist bei Tumorverdacht wegen des Risikos der Tumorzellverschleppung kontraindiziert. Bei Tumorverdacht muss der Hoden auf jeden Fall operativ von der Leiste aus freigelegt werden *(inguinaler Zugang)*.

Behandlungsstrategie

Erste und dringlichste therapeutische Maßnahme ist die Operation, bei der der erkrankte Hoden von einem Leistenzugang aus entfernt wird **(inguinale Semikastration).** Die weitere Behandlung hängt von der Histologie des Tumors und seiner Ausbreitung ab. Oft ist eine Bestrahlung, evtl. auch eine aggressive Chemotherapie erforderlich. Einen Überblick gibt Abb. 31.88. Weitere Behandlungskonzepte werden in Studien geprüft.

Da 2 – 5 % der Hodentumoren beidseitig auftreten, wird eine Hodenbiopsie am anderen Hoden empfohlen, um einen zweiten Tumor auszuschließen.

Abb. 31.86: Histologische Einteilung der Keimzelltumoren. Keimzelltumoren machen mit ca. 95 % den Hauptanteil der malignen Hodentumoren aus. Mischformen der in der Abbildung gezeigten Keimzelltumoren sind möglich.

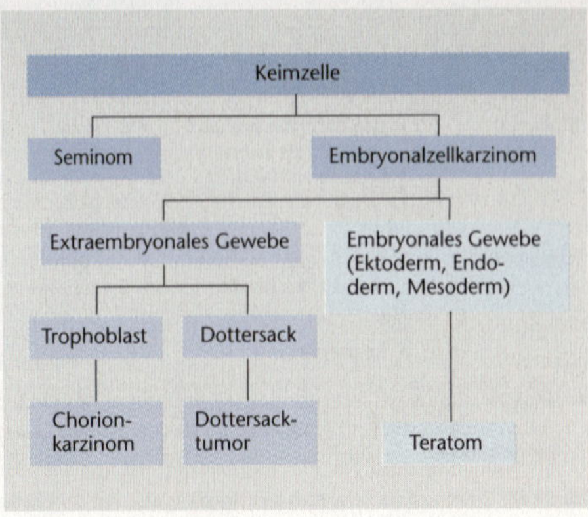

Nicht nur der Tumor, sondern auch die Behandlung können die Fruchtbarkeit des Patienten beeinträchtigen. Der Arzt sollte den Patienten deswegen unbedingt auf die Möglichkeit der **Spermakryokonservierung** in einer Samenbank aufmerksam machen. Die Möglichkeit, nach überstandener Krankheit (noch einmal) Vater werden zu können, ist für das Selbstwertgefühl der Patienten und meist auch die partnerschaftliche Beziehung enorm wichtig.

Pflege

Pflege nach Hodenoperation ☞ *31.2.7*

Die besonderen Anforderungen an die Pflegenden resultieren aus der psychischen Krisensituation des Patienten:

- Mehr noch als andere Krebserkrankungen ist der Hodenkrebs in unserer Gesellschaft ein Tabu. Fehlen eines Ansprechpartners kann den Patienten in eine tiefe Existenzkrise stürzen. Daher sind Pflegende offen für Gespräche und achten auf Zeichen eines möglicherweise bevorstehenden Suizids. Evtl. kann ein Psychologe oder ein (Krankenhaus-) Seelsorger helfen
- Kastrationsängste des Patienten müssen ernst genommen werden. Dem Patienten hilft die Erklärung, dass man ihm den Verlust eines Hodens äußerlich nicht ansehen wird, zumindest ein wenig
- Viele Patienten haben Schuldgefühle. Hodenkrebs ist keine Strafe für Sexualität!

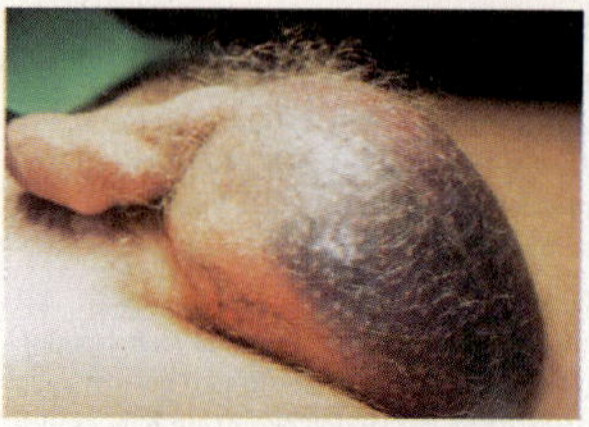

Abb. 31.89: Skrotalhämatom. [T196]

Prognose

Die Prognose der Erkrankung ist abhängig von Tumorart und Tumorstadium. Insgesamt liegt die 5-Jahres-Überlebensrate bei 70 – 90 % und ist damit deutlich höher als bei den meisten anderen bösartigen Tumoren. Nach der Erstbehandlung sind regelmäßige Kontrollen nötig.

Alle Männer sollten – vergleichbar der Selbstuntersuchung der Brust bei Frauen – ihre Hoden einmal monatlich selbst untersuchen, am günstigsten in warmer Umgebung, da die Skrotalhaut dann erschlafft und Veränderungen gut tastbar sind.

31.8.6 Verletzungen von Hoden, Nebenhoden und Skrotum

Verletzungen des Hodensacks sind oft durch stumpfe Traumen bedingt. In dem lockeren Gewebe kommt es rasch zu ausgedehnten Hämatomen (☞ Abb. 31.89). Die Sonographie weist das Blut und Risse der Hodenhüllen nach.

Bei kleinen Hämatomen ist eine abwartende Haltung mit Hodenhochlagerung, Kühlung und engmaschigen Kontrollen möglich. Ansonsten ist eine operative Versorgung der Blutungsquelle erforderlich.

31.9 Erkrankungen des Penis

31.9.1 Fehlbildungen des Penis

Hypospadie

Hypospadie *(untere Harnröhrenspalte)*: Angeborene Verschlussstörung der Harnröhre mit Mündung der Harnröhre an Penisunterseite oder Skrotum. Mit einer Häufigkeit von ca. 0,5 % aller neugeborenen Knaben häufigste Fehlbildung des äußeren männlichen Genitale.

Bei der **Hypospadie** mündet die Harnröhre nicht an der Spitze der Eichel, sondern an Penisunterseite oder Skrotum. Vielfach ist der Penis zusätzlich nach unten gekrümmt, oder es bestehen Harnentleerungsstörungen und eine Neigung zu Harnwegsinfektionen.

Die Diagnose wird klinisch gestellt. Technische Untersuchungen (z.B. Sonographie, Urographie, Zystoskopie) dienen dem Ausschluss weiterer Fehlbildungen des Urogenitaltraktes.

Stadium (Lugano-Klassifikation)	Tumorausbreitung/ Metastasierung	Therapie beim Seminom	Therapie beim Nicht-Seminom
		Erster Therapieschritt in jedem Stadium: Inguinale Semikastration. Ausnahme: Weit fortgeschrittene, metastasierte Tumoren mit Notwendigkeit einer sofortigen Chemotherapie	
Stadium I	▸ Auf den Hoden beschränkt ▸ Keine Metastasen	▸ Bestrahlung der Lymphknoten unterhalb des Zwerchfells	▸ Diagnostische RLA**
Stadium II	▸ Lymphknotenmetastasen unterhalb des Zwerchfells ▸ Keine Fernmetastasen	▸ Bei kleinen Lymphknoten: Bestrahlung der Lymphknoten unterhalb des Zwerchfells oder Polychemotherapie ▸ Bei großen Lymphknoten: Polychemotherapie und ggf. Salvage-LA** oder Bestrahlung	▸ Bei kleinen Lymphknoten: Therapeutische RLA** und Polychemotherapie ▸ Bei großen Lymphknoten: Polychemotherapie und ggf. Salvage-LA**
Stadium III	▸ Lymphknotenmetastasen oberhalb des Zwechfells oder ▸ Fernmetastasen	▸ Polychemotherapie, evtl. Hochdosis-Chemotherapie ▸ Ggf. Salvage-LA**	

* Zu den Nicht-Seminomen zählen auch Seminome mit nicht-seminomatösen Anteilen
** **(R)LA:** (Retroperitoneale) Lymphadenektomie. Die **diagnostische RLA** ist wesentlich weniger radikal als die **therapeutische RLA,** um die nervalen Strukturen und somit die Ejakulationsfähigkeit des Operierten zu erhalten. Als **Salvage-LA** wird die Entfernung von Resttumoren der retroperitonealen Lymphknoten nach der Chemotherapie bezeichnet.

Tab. 31.88: Tumor- und stadienabhängige Behandlungsstrategie beim Hodenkarzinom.

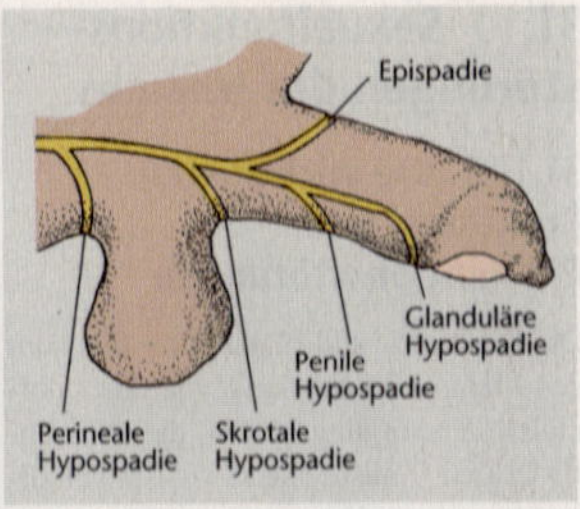

Abb. 31.90: Lokalisation von Hypospadie und Epispadie. [A300-157]

Die Behandlung besteht in einer operativen Korrektur der Fehlbildung mit Harnröhrenneubildung und Penisaufrichtung. Hierzu können mehrere Operationen erforderlich sein. Die Behandlung sollte spätestens bis zur Einschulung abgeschlossen sein, um Hänseleien in der Schule zu vermeiden. Nur bei leichten Formen der glandulären Hypospadie ist keine Behandlung erforderlich.

Epispadie

Epispadie *(obere Harnröhrenspalte):* Angeborene Verschlussstörung der Harnröhre mit Mündung der Harnröhre an der Penisoberseite. Wesentlich seltener als die Hypospadie.

Bei der **Epispadie** befindet sich die Harnröhrenmündung am Penisrücken, und die Harnröhre liegt rinnenförmig frei. In schweren Fällen reicht die Verschlussstörung bis zum Blasenschließmuskel. Der Übergang zur entwicklungsgeschichtlich verwandten Blasenekstrophie (☞ 31.5.1) ist fließend.

Die Diagnose wird klinisch gestellt. Die technischen Untersuchungen entsprechen denen bei einer Hypospadie. Die Behandlung ist operativ.

31.9.2 Phimose und Paraphimose

Phimose

Phimose: Angeborene oder erworbene Verengung der Vorhaut.

Meist ist die **Phimose** angeboren. Die erworbene Phimose ist vielfach Folge von Entzündungen des Penis oder von zu frühen Versuchen während der Kindheit, die Vorhaut zurückzuziehen.

Bei neugeborenen Knaben besteht physiologischerweise eine Verklebung von Vorhaut und Eichel, die sich in der Regel innerhalb der ersten zwei Lebensjahre spontan löst. Während dieser Zeit sollte nicht versucht werden, die Vorhaut zurückzuschieben, da die Gefahr einer Paraphimose (☞ unten) oder einer erworbenen Phimose (durch Schleimhauteinrisse, Entzündungen und narbige Schrumpfung) besteht.

Als Folge der Vorhautverengung kann die Vorhaut nicht vollständig über die Eichel zurückgezogen und auch nicht gründlich gereinigt werden. Bei hochgradigen Verengungen sind Störungen der Harnentleerung und wiederholte Entzündungen von Eichel und Vorhaut **(Balanitis)** möglich.

Die Behandlung besteht in einer plastischen Operation zur Erweiterung der Vorhaut oder in der **plastischen** oder **radikalen Zirkumzision** *(Beschneidung)*, bei der die verengte Vorhaut teilweise oder vollständig entfernt wird. Bei Kindern wird die Operation häufig ambulant durchgeführt.

Pflege

Postoperativ achten die Pflegenden insbesondere auf Nachblutungen. Bei stärkeren Schwellungen wird der Penis hochgelagert. Ein Bettbogen verhindert Schmerzen durch den Auflagedruck der Bettdecke. Ab dem 2. – 3. postoperativen Tag werden auf Arztanordnung Kamillenbäder durchgeführt. Wurde nicht die ganze Vorhaut entfernt, wird sie regelmäßig zurückgestreift (am besten anfangs während der Kamillenbäder), um Vorhautverklebungen zu vermeiden. Erwachsene Patienten sollten drei Wochen keinen Geschlechtsverkehr haben.

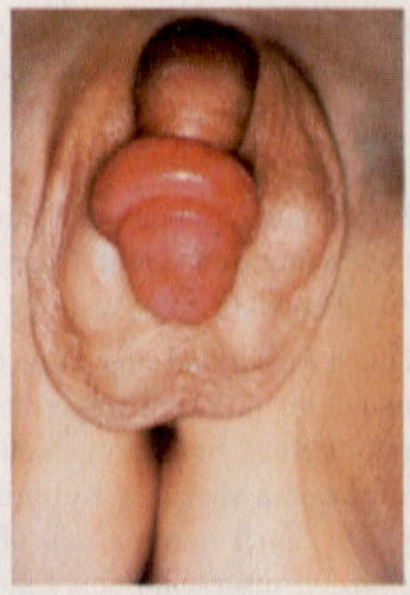

Abb. 31.92: Paraphimose. [T196]

Paraphimose

Paraphimose (früher *spanischer Kragen*): Schnürringbildung hinter der Eichel durch zu enge Vorhaut.

Bei relativer Vorhautenge kommt es beim Zurückstreifen der Vorhaut zur Bildung eines Schnürrings und einer schmerzhaften ödematösen Schwellung von Eichel und Vorhaut (der arterielle Zufluss ist frei, der venöse Abfluss unterbrochen). Meist gelingt die manuelle Reposition unter Analgetika. Ansonsten sind eine Inzision auf der Penisoberseite und eine spätere Zirkumzision (☞ oben) erforderlich.

! Vorsicht

Ursache einer Paraphimose kann auch das Legen eines transurethralen Dauerkatheters oder die Intimpflege bei liegendem Dauerkatheter sein, wenn die Vorhaut anschließend nicht wieder über die Eichel zurückgestreift wurde.

31.9.3 Balanitis

Balanitis *(Balanoposthitis):* Entzündung von Eichel und Vorhaut.

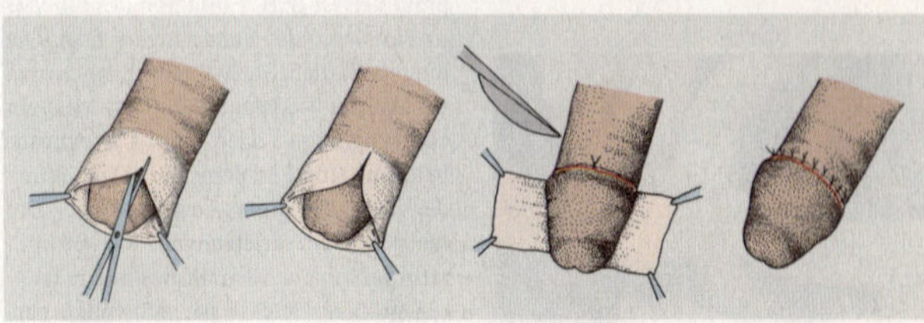

Abb. 31.91: Die Zirkumzision wird in unserem Kulturkreis als therapeutische Operation bei angeborener oder erworbener Vorhautverengung, in anderen Kulturen jedoch routinemäßig und prophylaktisch durchgeführt. [A400-157]

Die **Balanitis** ist oft Folge einer unzureichenden Genitalhygiene. Begünstigend wirken sich eine Phimose (☞ 31.9.2) und ein Diabetes mellitus aus.

Eichel und Vorhaut sind gerötet, jucken und schmerzen. Dem Untersucher fällt ein übel riechender Ausfluss auf.

Diagnostisch sind eine Abstrichentnahme und Urinkultur zur Erregeridentifizierung erforderlich. Eine Urogenitaltuberkulose wird durch spezielle Kulturen, eine Syphilis durch serologische Blutuntersuchungen ausgeschlossen. Ein Blutzuckertagesprofil deckt einen evtl. vorhandenen Diabetes mellitus auf.

Die Behandlung besteht in einer systemischen Antibiotikagabe. Bei Vorliegen einer Phimose erfolgt nach Abklingen der Entzündung eine Zirkumzision.

Wichtig ist die Aufklärung der Patienten über die richtige Genitalhygiene: Waschen des Penis „von außen" reicht nicht aus. Vielmehr sollte die Vorhaut auch zurückgezogen und die Furche zwischen Eichel und Vorhaut gründlich gereinigt werden.

31.9.4 Peniskarzinom

Peniskarzinom: Peniskrebs, meist im Bereich der *Kranzfurche* (Furche zwischen Eichel und Penisschaft) lokalisiert. Histologisch fast ausschließlich Plattenepithelkarzinome. In Europa und den USA seltene Krebsform. Altersgipfel 50. – 60. Lebensjahr.

Krankheitsentstehung

Ursächlich spielen höchstwahrscheinlich das *Smegma* und chronische Entzündungen eine Rolle. Bekannte Risikofaktoren sind wiederholte Penisentzündungen sowie eine unzureichende Genitalhygiene und eine Phimose, die beide zu einer intensiven Einwirkung des Smegmas auf die Eichel führen. Bei beschnittenen Männern kommt der Peniskrebs praktisch nicht vor.

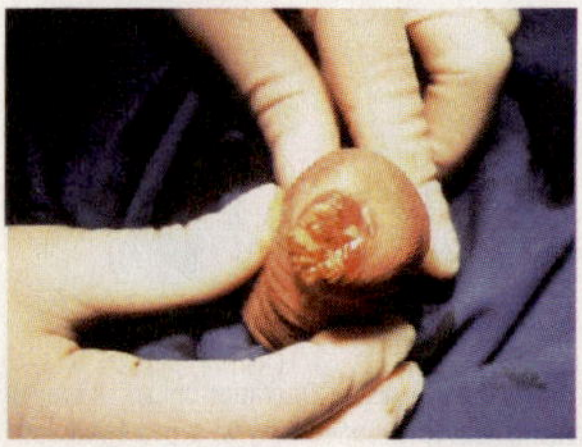

Abb. 31.93: Peniskarzinom. [T196]

Symptome, Befund und Diagnostik

Im Frühstadium der Erkrankung lässt sich die Vorhaut nicht mehr über die Eichel zurückschieben, und es tritt ein übel riechender, evtl. auch blutiger Ausfluss auf. Unbehandelt wird der zunächst kleine Tumor immer größer, ulzeriert und greift auf den Penisschaft über. Die Diagnose wird durch eine Biospie gesichert.

Behandlungsstrategie

Die Behandlung ist primär operativ. Bei sehr kleinen Tumoren der Vorhaut kann eine Zirkumzision (☞ 31.9.2) ausreichen. Meist ist aber eine **Penisteilamputation,** bei fortgeschrittenen Karzinomen sogar eine **Penektomie** (Entfernung des Penis) und Einpflanzung einer neu gebildeten Harnröhre am Damm erforderlich. Oft schließt sich eine Bestrahlung der regionären Lymphknoten an.

Pflege

Allgemeine perioperative Pflege ☞ *11.1 und 11.4*
Onkologische Pflege ☞ *24.2*
Perioperative Pflege in der Urologie ☞ *31.2.7*

Prognose

Bei kleinen Tumoren ohne Lymphknotenmetastasen liegt die 5-Jahres-Überlebensrate bei ca. 65 – 90 %. Sind bereits Beckenlymphknoten infiltriert, sinkt sie rapide auf 20 %. Bei Vorliegen von Fernmetastasen ist die Prognose infaust.

31.9.5 Verletzungen des Penis

Patienten mit **Penisverletzungen** kommen aus Schamgefühl oft erst spät zum Arzt, vor allem dann, wenn die Verletzung nicht Folge eines Arbeits- oder Verkehrsunfalles, sondern gewaltsamen Geschlechtsverkehrs oder anderer Sexualpraktiken ist (z.B. Einführen des Gliedes in Flaschen oder Staubsaugerrohre). Die diagnostischen Maßnahmen hängen von der Art der Verletzung ab. Evtl. sind ein Urethrogramm oder ein **Cavernosogramm** (röntgenologische Darstellung der Schwellkörper) erforderlich. Die meisten Penisverletzungen müssen operativ versorgt werden. Insbesondere müssen größere Defekte der Schwellkörperhüllen sorgfältig übernäht werden. Dennoch sind Erektionsstörungen eine häufige Folge.

31.10 Sexualfunktionsstörungen des Mannes

31.10.1 Die wichtigsten Erektions- und Ejakulationsstörungen

Die Erektions- und Ejakulationsfähigkeit des Mannes ist abhängig von einer normalen Versorgung durch die Nervenstrukturen, ausreichender Blutversorgung, intaktem Hormonhaushalt und psychischem Wohlbefinden des Mannes. Störungen einer dieser Bereiche können zu *Erektionsstörungen* oder *Ejakulationsstörungen* führen, die den Betroffenen zumeist sehr stark belasten.

Erektionsstörungen

Erektionsstörungen *(Impotentia coeundi, Impotenz, erektile Dysfunktion):* Fehlende oder für den Geschlechtverkehr unzureichende Versteifung des Penis auf sexuelle Stimulation.

Erektionsstörungen sind in ca. 40 – 50 % der Fälle *psychisch* bedingt. Mangelndes Selbstwertgefühl, berufliche Belastung oder Konflikte mit der Partnerin führen zu Erektionsstörungen und setzen oft einen Teufelskreis in Gang, aus dem der Patient alleine nicht mehr herausfindet. Die Diagnose ist eine Ausschlussdiagnose, die Behandlung umfasst verschiedene psychotherapeutische Verfahren wie Verhaltens-, Gespräch- und Sexualtherapie.

Schätzungsweise 50 – 60 % der Fälle sind auf körperliche Ursachen zurückzuführen. Dabei stehen im Vordergrund:

- *Medikamentös-toxische Ursachen:* z.B. Alkohol- und Nikotinabusus, aber auch die β-Blocker in der Hypertonietherapie
- *Vaskuläre Ursachen:* z.B. Arteriosklerose
- *Störungen des Hormonhaushalts,* die an jeder Stelle des Regelkreises (☞ 31.1.3) auftreten können
- *Neurologisch-toxische Ursachen:* vor allem Multiple Sklerose (☞ 35.8.8), diabetische Polyneuropathie (☞ 23.6.5) und Querschnittslähmungen (☞ 35.14.2).

Die Diagnose wird durch Anamnese, körperliche Untersuchung und spezielle technische Untersuchungen gestellt (z.B. Doppler- und Duplexsonographie, Schwellkörperinjektionstest).

Eine ursächliche Behandlung der organisch bedingten Impotenz, z.B. durch mikroskopische Operationen zur Durchblutungsverbesserung, ist nur selten möglich. Zur medikamentösen Behandlung stehen vor allem das über zentrale Mechanismen gefäßerweiternde Yohimbin (z.B. Yohimbin „Spiegel"®) und das bei Bedarf einzunehmende, peripher angreifende Sildenafil (Viagra®, nicht bei Einnahme von Nitraten!) zur Verfügung.

Außerdem können, falls der Patient es wünscht, verschiedene technische Hilfsmittel eingesetzt werden. Am bekanntesten sind die unterschiedlichen *Penisprothesen.* Bei der *Schwellkörperautoinjektionstherapie,* kurz **SKAT,** spritzt sich der Patient bei Bedarf gefäßwirksame Substanzen, z.B. Papaverin oder Prostaglandin E, in den Schwellkörper. Achtung: Sie führen bei zu hoher Dosierung u.a. zu einer prolongierten Erektion mit u.U. irreversiblen Schäden des Schwellkörpers.

Ejakulationsstörungen

Ejakulationsstörung: Ungenügende Kontrolle über den Zeitpunkt der Ejakulation.

Am häufigsten ist die **Ejaculatio praecox** mit Samenerguss vor oder unmittelbar nach dem Einführen des Penis in die Vagina. Seltener ist die **Ejaculatio retarda** (verspäteter Samenerguss). Ejaculatio praecox und retarda sind meist psychisch bedingt.

Dagegen ist die **retrograde Ejakulation,** d.h. der Samenerguss in die Harnblase des Mannes, organisch bedingt, z.B. durch eine Entfernung der retroperitonealen Lymphknoten bei einem Hodenkarzinom oder eine Resektion des Blasenhalses bei Prostataadenomoperation.

31.10.2 Die wichtigsten Fertilitätsstörungen beim Mann

Impotentia generandi *(Sterilität des Mannes, Zeugungsunfähigkeit):* Unfähigkeit des Mannes – trotz normaler Erektion – ein Kind zu zeugen.

Die Ursachen der Unfruchtbarkeit sind vielfältig:

- *Psychische Ursachen* (ähnlich wie bei der Frau ☞ 32.13)
- *Medikamentös-toxische Ursachen:* Nikotin, Rauschgift, Alkohol, Arzneimittel wie Zytostatika (☞ 24.5.1), Beruhigungsmittel und H_2-Antagonisten (☞ Pharma-Info 21.75)
- *Vaskuläre Ursachen,* z.B. Varikozele des Hodens (☞ 31.8.4)
- *Erkrankungen der männlichen Geschlechtsorgane:* Unbehandelte oder zu spät behandelte Hodenretention (☞ 31.8.1), Hodenentzündungen (☞ 31.8.2), Samenleiterverschluss nach Entzündungen wie etwa Prostatitis, aber auch Durchtrennung des Samenleiters z.B. bei Leistenbruchoperation
- *Hormonelle Ursachen* (beim Mann relativ selten)
- *Immunologische Ursachen,* z.B. Autoantikörperbildung gegen das eigene Sperma
- *Neurologische Ursachen,* z.B. Querschnittslähmung
- *Allgemeinerkrankungen,* z.B. ein schlecht eingestellter Diabetes mellitus.

Fertilitätsdiagnostik ☞ 31.4.11

Die Behandlung hängt von der Ursache der Fruchtbarkeitsstörungen ab.

Während die Prognose bezüglich der Wiederherstellung der Fruchtbarkeit z.B. bei der Varikozele gut ist, sind die Schäden nach einer Hodenentzündung nicht mehr rückbildungsfähig.

31.11 Störungen des Wasser- und Elektrolythaushalts

31.11.1 Ödeme

Ödem *(Wassersucht):* Ansammlung wässriger Flüssigkeit im Gewebe, die sich durch eine schmerzlose, nicht gerötete Schwellung zeigt. Auftreten *lokalisiert* oder *generalisiert.* Prognose ursachenabhängig.

Krankheitsentstehung

Beim Gesunden ist das Verhältnis balanciert zwischen:

- *Flüssigkeitsausstrom* aus den Kapillaren: Am arteriellen Schenkel der Kapillare sind die nach außen gerichteten Kräfte, also der hydrostatischer Druck des Blutes auf die Kapillarwände und der kolloidosmotische Druck des Interstitiums, insgesamt größer als die nach innen gerichteten Kräfte, d.h.

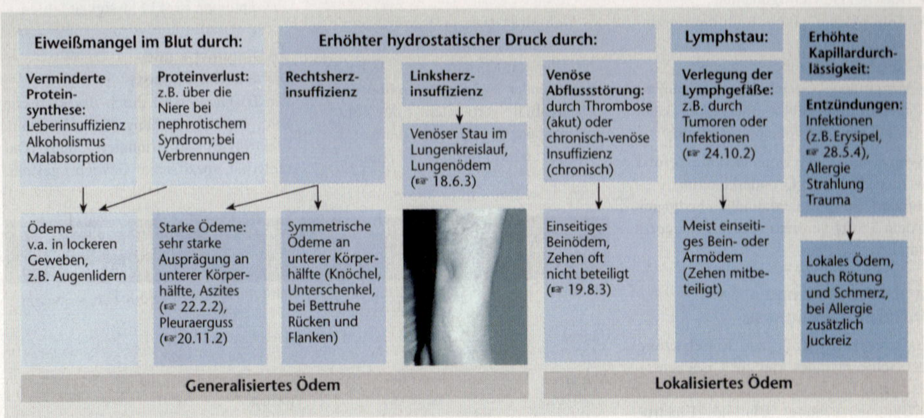

Abb. 31.94: Die möglichen Ursachen und unterschiedliche Symptome einer Ödembildung. [Foto: T127]

der kolloidosmotische Druck in den Kapillaren und der (geringe) hydrostatische Druck des Interstitiums. Daher tritt Flüssigkeit in das umliegende Gewebe aus *(Filtration)*
- *Flüssigkeitseinstrom* in die Kapillaren: Am venösen Schenkel ist der hydrostatische Druck in den Kapillaren erheblich gesunken, so dass hier die nach innen gerichteten Kräfte überwiegen und Flüssigkeit aus dem Gewebe in die Kapillaren zurücksrömt *(Reabsorption)*.

Bei Ödemen sind die Druckverhältnisse im Kapillargebiet zugunsten der nach außen gerichteten Kräfte verschoben, so dass die am arteriellen Ende ausgetretene Flüssigkeit nicht vollständig in die Kapillaren zurückströmen kann (☞ auch Abb. 8.8). Es sammelt sich Flüssigkeit als Ödem im Gewebe an. Häufigste pathophysiologische Mechanismen sind:
- Erhöhung des hydrostatischen Drucks, z.B. generalisiert bei der Herzinsuffizienz (☞ 18.6.1) oder lokal nach venösen Thrombosen (☞ 19.8.3)
- Erniedrigung des (kolloid-)osmotischen Drucks durch Hypoproteinämie, z.B. bei einem nephrotischen Syndrom (☞ 31.6.7) oder einer Leberzirrhose (☞ 22.4.6)
- Störung des Lymphabflusses (☞ Abb. 31.94)
- Erhöhte Kapillardurchlässigkeit (☞ Abb. 31.94).

Symptome und Untersuchungsbefund

Geringe Wasseransammlungen im Gewebe werden vom Patienten in der Regel nicht bemerkt. Bei stärkeren Ödemen klagt der Patient über:
- (Rasche) Gewichtszunahme
- „Dicke Beine", typisch für die Herzinsuffizienz
- Zunahme des Leibesumfanges
- Verquollenes Gesicht (besonders im lockeren Bindegewebe der Lider kann sich leicht Flüssigkeit ansammeln).

Symptome und Untersuchungsbefund werden durch die Grunderkrankung modifiziert. So ist ein entzündlich bedingtes Ödem häufig gerötet und druckschmerzhaft.

Diagnostik und Differentialdiagnose

Basisuntersuchungen zur Einschätzung des Schweregrades und zur Ursachensuche sind:
- Blutuntersuchung: Blutbild, Elektrolyte, Kreatinin, Gesamteiweiß und Eiweißelektrophorese (Nierenschädigung? Elektrolytstörung?)
- Urinuntersuchung: Urinstatus, Eiweiß im 24-Stunden-Urin (nephrotisches Syndrom?)
- Flüssigkeitsbilanzierung: Bilanz weiter positiv?
- Röntgenaufnahme des Thorax: Pleuraerguss? Herzgröße?
- Abdomensonographie: Aszites? Leberzirrhose?
- Echokardiographie: Perikarderguss? Herzleistung?

Die weiteren Untersuchungen sind von der Verdachtsdiagnose abhängig.

Behandlungsstrategie

Ausgeprägte Ödeme werden durch *Diuretika* (☞ Pharma-Info 31.68) ausgeschwemmt. Anfangs werden oft stark wirksame Schleifendiuretika gegeben, später meist die schwächer wirksamen Thiaziddiuretika. Wegen der erhöhten Thrombosegefahr ist häufig eine Low-dose-Heparinisierung erforderlich. Bei sehr niedrigem Albumingehalt des Blutes können – je nach Ursache des Eiweißmangels – Albumininfusionen sinnvoll sein.

Begleitend wird die Ursache der Ödembildung (z.B. eine Herzinsuffizienz) behandelt, da die Ödeme sonst schnell wieder „nachlaufen".

Pflege bei Ödemen ☞ Pharma-Info 31.68

31.11.2 Störungen des Wasser- und Natriumhaushalts

Dehydratation

Dehydratation *(Hypohydratation)*: Volumenverminderung des extrazellulären Körperwassers. Je nach begleitender Na^+-Konzentration und Osmolalität verbunden mit Volumenveränderungen des Intravasalraumes und des Intrazellulärraumes.

Krankheitsentstehung

Eine **Dehydratation** ist bedingt durch:
- Verminderte Flüssigkeitsaufnahme: Z.B. bei gestörtem Durstempfinden (häufig bei alten Menschen) oder im Krankenhaus durch zu wenig Infusionen bei fehlendem Trinken
- Flüssigkeitsverluste: Z.B. durch Erbrechen, Durchfall, Schwitzen, Fieber, erhöhte Urinausscheidung (etwa bei Diabetes mellitus, Diuretikabehandlung oder Nierenerkrankungen), ausgedehnte Verbrennungen oder bei beatmeten Patienten.

Symptome und Untersuchungsbefund

Hinweise auf eine Dehydratation sind:
- Durst, der aber bei älteren Menschen oder Bewusstseinsstörungen oft fehlt
- Allgemeine Schwäche
- Produktion von wenig, aber stark konzentriertem (dunklen) Urin
- „Stehende" Hautfalten durch den verminderten Spannungszustand der Haut (hebt man mit Daumen und Zeigefinger eine Hautfalte ab, so verstreicht diese nicht sofort wieder, sondern bleibt – erst einmal – „stehen")
- Trockene Schleimhäute (rissige Zunge mit borkigen Belägen)
- Kreislaufsymptome (schneller, fadenförmiger Puls, niedriger Blutdruck, kollabierte Halsvenen)
- Bewusstseinseintrübung
- Evtl. Fieber.

Als Faustregel kann gelten, dass dem Patienten beim Auftreten eines starken Durstgefühls ca. 2 l Flüssigkeit und bei den ersten Kreislaufsymptomen ca. 4 l Flüssigkeit fehlen.

Diagnostik und Differentialdiagnose

Die Diagnose wird durch das klinische Bild, Blutuntersuchung (BB, Kreatinin, Elektrolyte) und Urinuntersuchung (Osmolarität, spezifisches Gewicht) gestellt.

Art der Dehydratation	Kurzcharakterisierung	Ursache (Bsp.)	Serum-Natrium und Serum-osmolarität
Hypoton	Na^+-Verlust relativ größer als Wasserverlust	Schwitzen, Verbrennungen, Nebenniereninsuffizienz	↓
Isoton	Verlust von Wasser und Na^+ ausgewogen	Erbrechen, Durchfall, unzureichendes Trinken	Normal
Hyperton *(Exsikkose)*	Verlust von „freiem" Wasser	Diabetes mellitus, Diabetes insipidus	↑

Tab. 31.95: Hypotone, isotone und hypertone Dehydratation. [A400]

Anhand des Blutnatriumgehalts erfolgt auch die therapie(mit)entscheidende Einteilung in **hypotone, isotone** und **hypertone Dehydratation** (☞ Tab. 31.95).

Oft wird der Begriff „Exsikkose" als Synonym für Dehydratation verwendet. Genau genommen handelt es sich dabei jedoch nur um die hypertone Dehydratation, d.h. Wasserverlust bei Natriumüberschuss, z.B. bei Diabetes mellitus (☞ 23.6).

Behandlungsstrategie

In schweren Fällen muss der Patient Infusionen erhalten, die genau auf die Elektrolytstörung abgestimmt sind. Abgesehen von Ausnahmefällen (z.B. Patienten mit schweren ZNS-Symptomen durch den Flüssigkeitsmangel) wird die Elektrolytstörung möglichst langsam korrigiert (etwa über 2 – 3 Tage), um Nebenwirkungen eines zu raschen Ausgleichs, insbesondere ein Hirnödem, zu vermeiden. Die Prognose hängt von Ursache und Schweregrad der Störung ab.

Pflege bei Dehydratation und Dehydratationsprophylaxe ☞ *7.6.9*

Hyperhydratation

Hyperhydratation: Volumenvermehrung des extrazellulären Körperwassers. Je nach begleitender Na^+-Konzentration und Osmolalität verbunden mit Volumenveränderungen des Intravasalraumes und des Intrazellulärraumes.

Krankheitsentstehung

Häufige Ursachen der **Hyperhydratation** sind Herzinsuffizienz (☞ 18.6), akutes oder chronisches Nierenversagen (☞ 31.6.8, 31.6.9), nephrotisches Syndrom (☞ 31.6.7), Leberzirrhose (☞ 22.4.6) oder Nebennierenrindenüberfunktion (☞ 23.7.1). *Iatrogen* (d.h. vom Arzt verursacht) ist die Hyperhydratation durch „Überinfusion" oder Langzeitkortikoidbehandlung.

Symptome und Untersuchungsbefund

Leitsymptome der Hyperhydratation sind Gewichtszunahme und Ödeme (☞ 31.11.1). Die Patienten fühlen sich oft abgeschlagen und haben Luftnot und Herzklopfen. Ihre Haut ist prall-glänzend, und die Halsvenen sind gestaut. Auch wenn die Überwässerung nicht durch eine Herzinsuffizienz bedingt ist, kann ein vorgeschädigtes Herz durch die übermäßige Volumenzufuhr dekompensieren (Symptome der Herzinsuffizienz ☞ 18.6.1). Insbesondere bei begleitenden Störungen der Serumosmolarität bestehen auch ZNS-Symptome, z.B. Verwirrtheit, Bewusstseinsstörungen, Krampfanfälle oder Fieber.

Diagnostik und Differentialdiagnose

Die Laboruntersuchungen entsprechen denen bei einer Dehydratation. Je nach der Serumnatriumkonzentration werden unterschieden:

- Die **hypotone Hyperhydratation** (Na^+ erniedrigt)
- Die **isotone Hyperhydratation** (Na^+ normal)
- Die **hypertone Hyperhydratation** (Na^+ erhöht).

Behandlungsstrategie

Neben der Behandlung der Grunderkrankung ist eine Einschränkung der Flüssigkeitszufuhr, oft auch der Salzaufnahme mit der Nahrung, erforderlich. Reicht dies nicht aus, werden Diuretika (☞ Pharma-Info 31.68) gegeben. In schwersten Fällen muss das überschüssige Wasser durch Dialyse oder Hämofiltration (☞ 31.2.6) entfernt werden.

Die Prognose hängt von Ursache und Schweregrad der Störung ab.

Pflege bei Hyperhydratation

Neben der Flüssigkeitsbilanzierung steht in der Pflege die Beachtung der diätetischen Vorschriften im Vordergrund. Gerade die Trinkmengenbegrenzung wird von vielen Patienten nicht eingehalten.

31.11.3 Störungen des Kaliumhaushalts

Kalium (K^+) ist das Haupt-Kation in der Zelle. Es spielt u.a. eine wichtige Rolle bei der Erregungsübertragung im Nervensystem und am Herzen. Die normale Kaliumkonzentration im Blut liegt bei 3,6 – 4,8 mmol/l.

Hypokaliämie

Häufigste Ursache einer **Hypokaliämie** *(verminderte Kaliumkonzentration im Blut)* ist die Einnahme von Diuretika (☞ Pharma-Info 31.68) oder Abführmitteln (*Laxantien* ☞ Pharma-Info 21.54). Auch Erbrechen, Durchfälle oder bestimmte Hormonstörungen (z.B. Hyperaldosteronismus ☞ 23.7.1) können einen Kaliummangel verursachen.

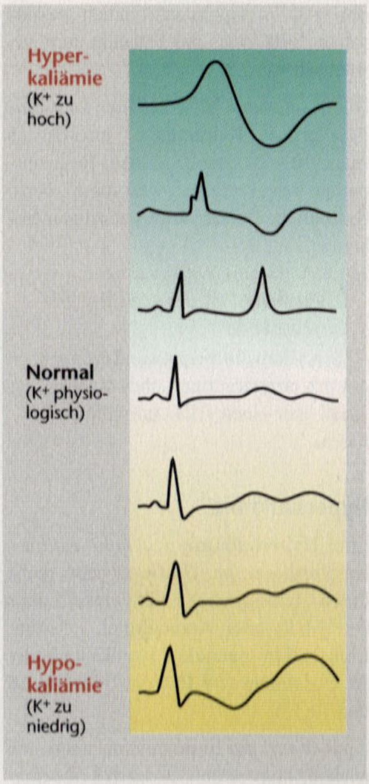

Abb. 31.96: Änderungen des EKGs bei zunehmend hoher (oben) und niedriger (unten) Kaliumkonzentration im Blut. Sowohl extreme Hyper- als auch Hypokaliämie führen unbehandelt rasch zum Tod. [A400]

Klinisch zeigt sich eine Hypokaliämie durch Muskelschwäche an Skelettmuskulatur und Darm (dadurch Verstärkung der Obstipation und Einnahme von noch mehr Abführmitteln) sowie durch Herzrhythmusstörungen.

Die Diagnose wird durch die Bestimmung des Kaliumspiegels im Blut (immer mit gleichzeitiger Blutgasanalyse, da die Kaliumkonzentration im Blut pH-abhängig ist) und ein EKG gestellt. Zur Ursachensuche kann eine Bestimmung des Urin-Kaliums erforderlich sein.

Häufig kann die Hypokaliämie durch den Verzehr kaliumreicher Nahrungsmittel (z.B. Bananen, Trockenobst) oder die orale Gabe von Kaliumpräparaten (z.B. Kalinor® Brause, Rekawan®) behoben werden. Dabei ist zu beachten, dass diese Arzneimittel die Schleimhäute des Magen-Darm-Trakts angreifen und daher mit viel Flüssigkeit genommen werden sollen. Evtl. muss das Präparat auch gewechselt werden.

Nur in schweren Fällen ist eine *langsame* intravenöse Kaliumgabe erforderlich (max. 10 – 20 mmol/Std. über Infusionspumpe bzw. Perfusor), weil sonst lebensbedrohliche Herzrhythmusstörungen drohen.

! Vorsicht: Kalium schädigt die Venenwände

Da Kalium die Venenwand reizt, dürfen Konzentrationen über 40 mmol/l nur über einen ZVK infundiert werden.

Hyperkaliämie

Eine **Hyperkaliämie** *(zu hohe Kaliumkonzentration im Blut)* entsteht meist durch (chronische) Niereninsuffizienz (☞ 31.6.9) oder Arzneimittel, in erster Linie kaliumsparende Diuretika und/oder ACE-Hemmer (☞ Pharma-Infos 31.68 und 19.33).

Ähnlich wie die Hypokaliämie zeigt sich auch die Hyperkaliämie durch Kribbelgefühl in der Haut, Muskelschwäche bis hin zu Lähmungen und Herzrhythmusstörungen bis zum Herzstillstand.

Die Diagnose der Hypokaliämie wird durch EKG und Blutuntersuchung gesichert.

Bei hohem Kaliumspiegel im Blut und „nicht passendem" klinischem Bild die Blutabnahme wiederholen (lassen), da z.B. langes Stauen Erythrozyten zum Platzen bringt und einen hohen Kaliumspiegel vortäuschen kann.

In leichten Fällen reichen das Absetzen ursächlicher Arzneimittel und der Verzicht auf kaliumreiche Lebensmittel (z.B. Obst, Gemüse, Säfte) aus. Ansonsten werden Kationenaustauscher, z.B. Resonium®, in ausreichend Flüssigkeit gegeben (bevorzugt oral, evtl. auch rektal).

Bei schwerer Hyperkaliämie mit Herzrhythmusstörungen muss der Patient auf der Intensivstation u.a. mit Schleifendiuretika (z.B. Lasix® i.v.), Infusionen (z.B. Glukose plus Insulinzusatz, da Insulin die Kaliumaufnahme in die Zellen fördert), Elektrolytzufuhr und Kationenaustauschern behandelt werden. In Extremfällen ist eine sofortige Dialyse (☞ 31.2.6) erforderlich.

31.11.4 Störungen des Kalziumhaushalts

✓ **Kalzium** (Ca^{++}) ist am Aufbau von Knochen und Zähnen beteiligt und wichtig für die Erregungsübertragung von den Nerven auf die Muskeln sowie die Muskelkontraktion. Normal ist ein Blutkalziumspiegel von 2,3 – 2,6 mmol/l.

Hypokalzämie

Eine **Hypokalzämie** *(verminderte Kalziumkonzentration im Blut)* hat ihre Ursache am häufigsten in hormonellen Störungen (Vitamin-D-Stoffwechselstörungen ☞ 23.8.5, Parathormonmangel ☞ 23.5.2, Kalzitonin produzierende Tumoren ☞ 23.4.6). Häufige *iatrogene* Ursache ist die Gabe von Schleifendiuretika, z.B. Lasix®. In Pubertät, Schwangerschaft und Stillzeit ist der Kalziumbedarf erhöht und wird durch die Nahrung oft nicht gedeckt.

Eine akute Hypokalzämie führt zur **Tetanie,** d.h. einer gesteigerten Erregbarkeit von Nerven und Muskeln mit Pelzigkeitsgefühl und Kribbeln der Haut (meist um den Mund) und Krämpfen der Muskulatur (typische „Pfötchenstellung" der Hände, Spitzfußstellung der Füße). Auch zerebrale Krampfanfälle sind möglich. Im Gegensatz hierzu besteht bei der **Hyperventilationstetanie** (☞ auch 20.3.6) kein eigentlicher Kalziummangel, sondern ein Mangel an *ionisiertem* Kalzium im Blut, der durch eine Alkalose infolge übersteigerter Atmung entstanden ist (☞ 31.12.2).

Chronischer Kalziummangel zeigt sich durch trophische Hautstörungen (trockene, rissige Haut), Haarausfall, Querrillen an den Nägeln sowie v.a. auch Knochenveränderungen. Die typische Veränderung beim Erwachsenen ist die **Osteomalazie,** die durch Kalzium- oder Vitamin-D-Mangel hervorgerufen wird und bei der die Knochengrundsubstanz zu wenig Mineralstoffe enthält. Dadurch wird der Knochen weich und biegsam, es kommt zu krankhaften Knochenverkrümmungen besonders der statisch belasteten Knochen, zu Gangstörungen und Schmerzen, v.a. im Brustkorb-, Wirbelsäulen- und Beckenbereich (☞ auch 26.8.1). Das entsprechende Krankheitsbild beim Kind ist die **Rachitis,** die jedoch heute durch prophylaktische Vitamin-D-Gabe kaum mehr zu beobachten ist.

Die Therapie der chronischen Formen besteht in der oralen Gabe von Kalzium (Milch- und Milchprodukte, Kalziumbrausetabletten) sowie evtl. der Gabe von Vitamin D. Bei akuten Formen ist manchmal der intravenöse Kalziumersatz erforderlich (Vorsicht: nur langsam wegen der Gefahr von Herzrhythmusstörungen und nicht bei digitalisierten Patienten). Manchmal ist auch ein Magnesiumersatz erforderlich.

Hyperkalzämie

Eine **Hyperkalzämie** *(zu hohe Kalziumkonzentration im Blut)* wird bei Nebenschilddrüsenüberfunktion (☞ 23.5.1) und bösartigen Tumoren *(paraneoplastisch* oder durch Knochenmetastasen) gefunden, aber auch bei Vitamin-D-Vergiftung oder Thiazid-Diuretika-Gabe.

Oft wird ein erhöhter Blutkalziumspiegel nur zufällig diagnostiziert. Symptomatische Patienten haben v.a. eine (Muskel-)Schwäche, Magen-Darm-Beschwerden (Appetitlosigkeit, Übelkeit, Erbrechen, Verstopfung), Herzrhythmusstörungen, eine Polyurie mit Exsikkose und in fortgeschrittenen Stadien Bewusstseinsstörungen bis hin zu Verwirrtheit und Koma.

Die Behandlung besteht in einer kalziumarmen Diät (keine Milch und -produkte), Flüssigkeitszufuhr und evtl. – scheinbar widersprüchlich – einer forcierten Diurese (☞ unten). Ist die Hyperkalzämie tumorbedingt, werden oft auch Glukokortikoide oder *Biphosphonate* (z.B. Ostac®) notwendig.

Notfall: Hyperkalzämische Krise

Lebensbedrohlich ist die **hyperkalzämische Krise** mit massiver Polyurie und Polydipsie, Erbrechen, Exsikkose, Fieber und Bewusstseinsstörungen. 20 % der Patienten haben eine Bauchspeicheldrüsenentzündung (☞ 22.6.2), und es droht der Tod durch Koma und Herzstillstand.

Die Behandlung der hyperkalzämischen Krise auf der Intensivpflegestation besteht in:

- Forcierter Diurese (z.B. Lasix i.v.) mit gleichzeitigem Flüssigkeits- und ggf. Elektrolytersatz (v.a. Kalium) unter sorgfältiger Flüssigkeitsbilanzierung
- Gabe von Kalzitonin
- Gabe von Glukokortikoiden und Biphosphonaten

- Evtl. Gabe des Zytostatikums Mithramycin
- Evtl. Hämodialyse (☞ 31.2.6) gegen ein kalziumarmes Dialysat.

31.11.5 Störungen des Magnesiumhaushalts

Bedeutendste Störung des Magnesiumhaushalts ist die **Hypomagnesiämie** *(erniedrigte Magnesiumkonzentration im Blut)* mit einem Blutmagnesiumspiegel von unter 0,7 mmol/l. Oft besteht gleichzeitig eine Hypokalzämie.

Ursache sind häufig Mangelernährung (z.B. bei Alkoholmissbrauch), erhöhter Bedarf (z.B. Schwangerschaft), verminderte Resorption (z.B. bei Erbrechen oder Durchfall) oder erhöhte Ausscheidung (etwa bei Diuretikagabe oder einigen hormonellen Störungen).

Als Folge einer übersteigerten neuromuskulären Erregbarkeit haben die Patienten Tetanien, Darmkrämpfe, Herzrhythmusstörungen und in schweren Fällen Bewusstseinsstörungen bis zum Koma sowie zerebrale Krampfanfälle. Leichter Magnesiummangel äußert sich häufig nur durch Beinschmerzen (v.a. der Waden) und Müdigkeit. Die Diagnose wird durch eine Blutuntersuchung gestellt. Als Behandlung reichen oft magnesiumreiche Ernährung (Obst, Gemüse, Nüsse) und/oder eine Medikation mit Magnesiumsalzen (z.B. Magnesium Verla®) aus. In schweren Fällen ist eine langsame intravenöse Magnesiumgabe unter ständiger Beobachtung des Patienten erforderlich.

31.12 Störungen des Säure-Basen-Haushalts

31.12.1 Azidose

Azidose: Absinken des arteriellen Blut-pH-Wertes unter 7,36. Je nach Ursache Unterscheidung zwischen **metabolischer** und **respiratorischer Azidose.**

Metabolische Azidose

Die Ursache einer **metabolischen Azidose** liegt im Stoffwechsel begründet, und zwar entweder:

- In einem vermehrten Anfall von sauren Stoffwechselprodukten, z.B. durch ein diabetisches Koma mit erhöhter Produktion von Ketonkörpern (in Mitteleuropa häufigste Ursache), Sauerstoffmangel bei Kreislaufversagen, Sepsis, Nierenversagen sowie bestimmte Vergiftungen, oder
- Im Verlust von (basischem) Bikarbonat (z.B. bei Durchfall).

Symptome, Befund und Diagnostik

Hauptsymptom einer metabolischen Azidose ist eine vertiefte, in fortgeschrittenen Stadien auch beschleunigte Atmung, da der Körper versucht, die Stoffwechselstörung durch vermehrtes Abatmen von CO_2 auszugleichen. Vielfach erlaubt der Atemgeruch bereits Rückschlüsse auf die Ursache der Azidose (obstartiger Geruch der Ausatemluft beim diabetischen Koma). Bei schwerer Azidose treten eine Herzinsuffizienz (☞ 18.6.2), ein Blutdruckabfall, psychische Veränderungen (z.B. Verwirrtheit) und Bewusstseinstrübungen hinzu.

Die Diagnose wird durch eine Blutgasanalyse (☞ 20.4.4) gesichert. Dabei spricht man von einer **kompensierten Azidose,** wenn der Blut-pH zwar noch im Normbereich liegt, die übrigen Werte der BGA die Störung aber bereits anzeigen. Außerdem besteht häufig eine Hyperkaliämie (☞ 31.11.3).

Behandlungsstrategie

Die kausale Behandlung der Azidose besteht in der Behandlung der Grundkrankheit, z.B. des entgleisten Diabetes mellitus. Symptomatisch müssen bei einer *schweren akuten Azidose* unter intensivmedizinischen Bedingungen Puffersubstanzen (z.B. Natriumbikarbonat, Tris-Puffer) infundiert werden. Bei einer *chronischen Azidose* kann auch Zitrat (etwa Acetolyt®) oral gegeben werden.

Respiratorische Azidose

Eine **respiratorische Azidose** entsteht immer dann, wenn die Abatmung von Kohlendioxid gestört ist und sich damit CO_2 bzw. Bikarbonat und Wasserstoffionen im Körper ansammeln. Häufige Ursachen sind Lungenerkrankungen (z.B. Asthma bronchiale ☞ 20.6.1) oder eine Dämpfung des Atemantriebs durch Arzneimittel (z.B. Benzodiazepine ☞ Pharma-Info 36.41, Opioide ☞ Pharma-Info 16.7).

Symptome, Befund und Diagnostik

Symptome sind Atemnot, Zyanose, Herzrhythmusstörungen, psychische Veränderungen und Bewusstseinstrübung bis zum Koma. Die Diagnose wird durch eine BGA gestellt.

Behandlungsstrategie

Gelingt es nicht, die Atemstörung zu beheben, muss der Patient unter intensivmedizinischer Betreuung intubiert und beatmet werden (Grenz-pH ca. 7,2).

31.12.2 Alkalose

Alkalose: Anstieg des arteriellen pH-Wertes über 7,44. Je nach Ursache Unterscheidung zwischen **metabolischer** und **respiratorischer Alkalose.**

Metabolische Alkalose

Die **metabolische Alkalose** entsteht durch:

- Übermäßige Zufuhr von Basen (z.B. bei nicht ausgewogenen Infusionen)
- Verlust von Säuren, z.B. bei Erbrechen, längerem Absaugen des sauren Magensafts oder endokrinen Störungen (M. Cushing und M. Conn ☞ 23.7.1).

Störung	pH*	pCO_2 [mmHg]	Bikarbonat [mmol/l]	BE [mmol/l]
Normwerte	7,36 – 7,44	36 – 44	22 – 26	−2 bis +2
Metabolische Azidose	↓ oder ↔	↔ oder ↓	↓	Negativ
Metabolische Alkalose	↑ oder ↔	↔ oder ↑	↑	Positiv
Respiratorische Azidose	↓ oder ↔	↑	↔ oder ↑	Positiv
Respiratorische Alkalose	↑ oder ↔	Ø	↔ oder ↓	Negativ

* Bei kompensierten Veränderungen ist der pH durch erhöhte oder erniedrigte Bikarbonatausscheidung bzw. CO_2-Abatmung noch im Normbereich; pCO_2, BE bzw. Standardbikarbonat sind jedoch pathologisch.

Faustregel: Metabolisch **M**iteinander: Bei metabolischen Störungen verändern sich pH, Bikarbonat und pCO_2 stets gleichsinnig!

Tab. 31.97: Blutgasanalyse bei den verschiedenen Formen von Azidose und Alkalose.
BE *(Base excess):* Differenz der nachweisbaren gegenüber den normalen Pufferbasen. [A400]

Symptome, Befund und Diagnostik

Der Organismus versucht zwar, durch Einschränkung der Atmung (Hypoventilation) die Störung auszugleichen, doch wird diese durch den Sauerstoffbedarf der Gewebe begrenzt und ist klinisch nur schwer fassbar. Daher stehen die Symptome der begleitenden Hypokaliämie (☞ 31.11.3), der Verminderung des ionisierten Kalziums (☞ 31.11.4) sowie evtl. des Volumenmangels (Durst) im Vordergrund. Die Diagnose wird durch die BGA gestellt.

Behandlungsstrategie

In leichten Fällen reicht die Behandlung der Grunderkrankung aus. Schwere Störungen werden durch Infusionen (z.B. NaCl 0,9 %, HCl- oder L-Argininhydrochloridlösung) behandelt. Gleichzeitig wird oral oder durch Infusion Kalium ersetzt.

Respiratorische Alkalose

Ursache der **respiratorischen Alkalose** ist eine übermäßig gesteigerte Atmung (**Hyperventilation**). Am häufigsten ist dies *psychosomatisch* bedingt (**Hyperventilationstetanie,** z.B. bei Angst- oder Erregungszuständen), seltener durch Fieber, Gehirnerkrankungen (z.B. Meningitis, Enzephalitis ☞ 35.8.1 und 35.8.2) oder Sepsis (☞ 28.4).

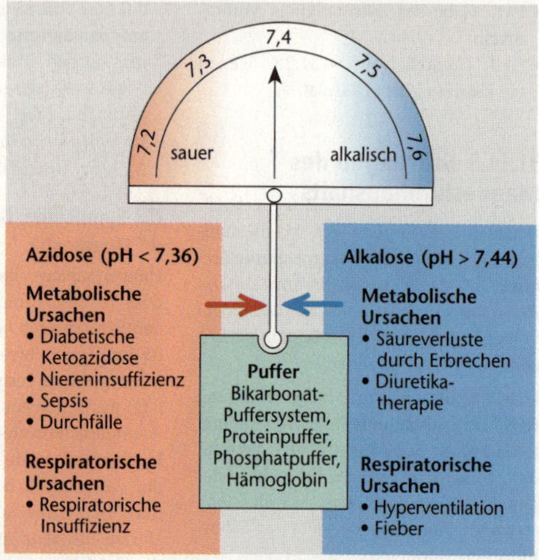

Abb. 31.98: Häufige Ursachen von Azidosen und Alkalosen: Die Puffersysteme im Körper halten den pH-Wert in einem engen Rahmen konstant. Durch Überlastung der Systeme kann es zu Azidosen oder Alkalosen kommen. [A400]

Symptome, Befund und Diagnostik

Die gesteigerte Atmung fällt meist auf den ersten Blick auf. Typischerweise hat der Patient Atemnot und ist ängstlich, die Haut ist aber nicht zyanotisch (Teufelskreis Alkalose → Verengung der Atemwege → noch mehr Angst und weitere Steigerung der Atmung). Durch die Verminderung des *ionisierten* Kalziums entsteht eine *Tetanie* (☞ 31.11.4).

Behandlungsstrategie

Die Behandlung besteht in der Beseitigung der Atemstörung. Bei der „psychogenen" Hyperventilationstetanie sind dies Beruhigung des Patienten, die sog. *Plastikbeutelrückatmung* (Patient atmet langsam in eine möglichst große Tüte) und evtl. die medikamentöse Sedierung, z.B. mit Benzodiazepinen. Eine Kalziumgabe ist bei diesen Patienten meistens *nicht* erforderlich.

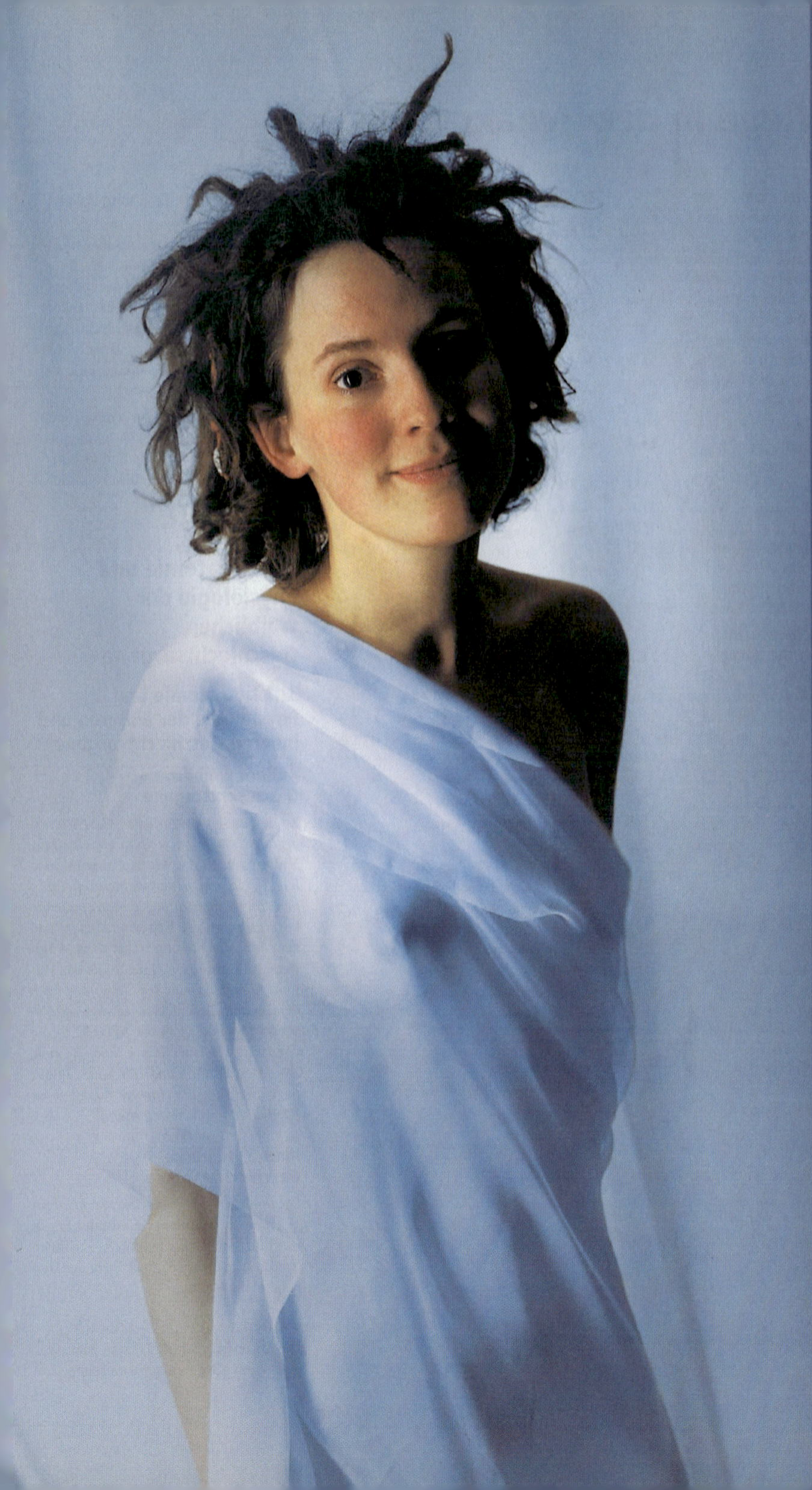

32

Pflege in der Gynäkologie

32 Pflege in der Gynäkologie

☞ **Querverweise**
Sexuell übertragbare Krankheiten ☞ 30.11

Das medizinische Fachgebiet

Gynäkologie: *Frauenheilkunde.* Befasst sich mit Prophylaxe, Diagnostik sowie konservativer und operativer Behandlung von Erkrankungen der weiblichen Geschlechtsorgane und der weiblichen Brust sowie der Empfängnisverhütung und der Fortpflanzungsmedizin.

Eng verzahnt mit der *Geburtshilfe* (☞ Kap. 12), daher Zusammenfassung von Gynäkologie und Geburtshilfe zu *einem* medizinischen Fachgebiet.

32.1 Anatomie und Physiologie der weiblichen Geschlechtsorgane

32.1.1 Anatomie und Physiologie der äußeren und inneren Geschlechtsorgane

Äußere weibliche Geschlechtsorgane

Zu den *äußeren weiblichen Geschlechtsorganen (äußeres weibliches Genitale,* **Vulva**) zählen der **Mons pubis** *(Venushügel),* die *großen* und *kleinen Schamlippen (Labia maiora* und *minora pudendi,* kurz **Labien**), die **Klitoris** *(Kitzler)* und der *Scheideneingang* (**Introitus vaginae**). Im Introitus vaginae bildet das **Hymen** *(Jungfernhäutchen)* bzw. der nach dem ersten Geschlechtsverkehr verbleibende *Hymenalsaum* (☞ Abb. 32.1) die Grenze zwischen Vulva und Vagina. Zwischen Klitoris und Introitus vaginae liegt die *äußere Harnröhrenmündung (Orificium urethrae externum).*

Innere weibliche Geschlechtsorgane

Die *inneren weiblichen Geschlechtsorgane* (**inneres weibliches Genitale**) liegen geschützt im *kleinen Becken.* Zu ihnen gehören die Ovarien, die Tuben, der Uterus und die Vagina.

Ovarien

Die **Ovarien** *(Eierstöcke)* sind paarig angelegt, etwa 3 x 1 cm groß und subperito-

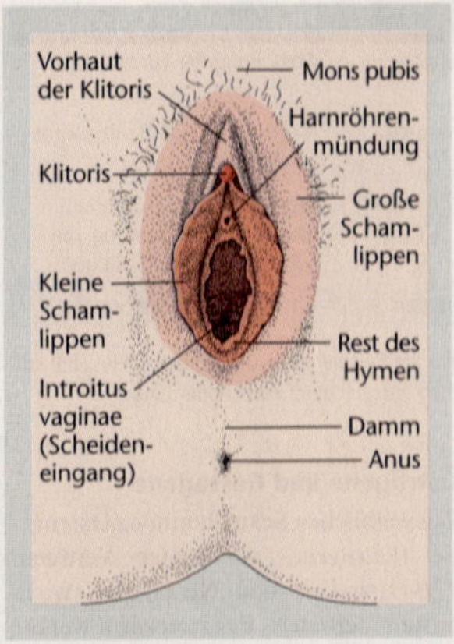

Abb. 32.1: Die Vulva einer Frau, die schon Geschlechtsverkehr hatte: Das Hymen (☞ Text) ist zerrissen, es steht nur noch ein schmaler Saum. Die Klitoris ist von einer schützenden Vorhaut **(Präputium)** fast verdeckt. Die kleinen Labien sind ganz mit Schleimhaut überzogen, die großen nur an ihrer Innenseite. [A400-190]

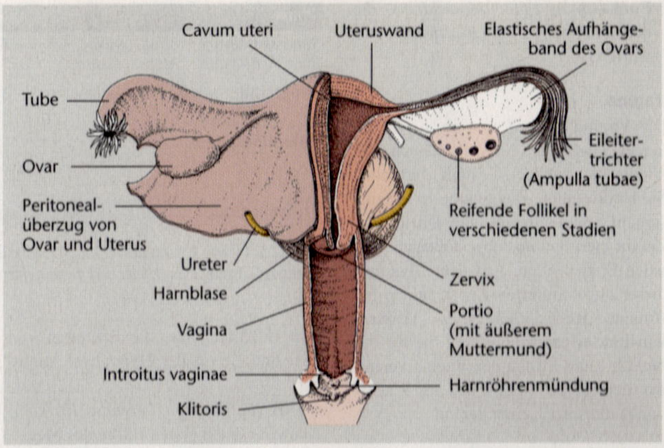

Abb. 32.2: Die inneren weiblichen Geschlechtsorgane im Frontalschnitt von hinten (dorsal) gesehen. [A400-190]

neal an der seitlichen Wand des kleinen Beckens fixiert (☞ Abb. 32.3). Sie bilden die weiblichen Sexualhormone *Östrogen* und *Progesteron*, die nicht nur auf die Gebärmutter, sondern auf alle Organe der Frau einwirken (☞ Abb. 32.4). In ihnen reift etwa alle vier Wochen eine befruchtungsfähige Eizelle heran. Damit spielen die Ovarien eine zentrale Rolle in der komplizierten Steuerung des *Menstruationszyklus* (☞ 32.1.2 und Abb. 32.6).

Tuben

Die **Tuben** *(Tubae uterinae, Eileiter)*, trichterförmige Ausziehungen des Uterus mit einer Muskelschicht und Flimmerepithel, nehmen die Eizelle nach dem Eisprung auf und transportieren sie durch wellenförmige Bewegungen zur Gebärmutter. Die Befruchtung der Eizelle findet auf dem Weg dorthin statt.

Ovarien und Tuben zusammen heißen auch **Adnexe** (lat. Anhangsgebilde).

Uterus

Der birnenförmige, etwa 9 cm lange **Uterus** *(Gebärmutter)* ist im kleinen Becken dorsokranial (= hinter und oberhalb) der Harnblase und vor dem Rektum mit einem *Halteapparat* aus kräftigen Bändern aufgehängt. Die laterale Aufhängung an der Beckenwand heißt **Parametrium** (Beckenbindegewebe mit in ihm verlaufender Gefäßversorgung des Uterus). Der Uterus besteht aus zwei Abschnitten: Der obere Anteil, der *Gebärmutterkörper* **(Corpus uteri)**, besteht aus kräftiger Muskulatur und dient während der Schwangerschaft als „Fruchthalter". Der untere Teil der Gebärmutter, der *Gebärmutterhals* (*Cervix uteri*, kurz **Zervix**), schließt während der Schwangerschaft die Fruchthöhle nach unten ab. Die Drüsen der Zervixschleimhaut bilden einen zähen Schleim, der die Uterushöhle wie ein Pfropf verschließt und vor Keimen aus der Vagina schützt. Der Teil der Zervix, der in die Vagina hineinragt, heißt *Portio vaginalis uteri* oder kurz **Portio.**

Die Öffnung des Zervikalkanals zur Portio ist der **äußere Muttermund** *(Ostium uteri)*.

Die Wand des Uterus, die das **Cavum uteri** *(Gebärmutterhöhle)* umschließt, besteht aus drei Schichten:

- **Perimetrium:** Peritonealüberzug des Uterus, äußere Schicht
- **Myometrium:** Mittlere, dickste Schicht aus glatter Muskulatur
- **Endometrium:** *Gebärmutterschleimhaut*, innere Schicht, unterteilt in die myometriumnahe **Basalis** *(Basalschicht)* und die myometriumferne

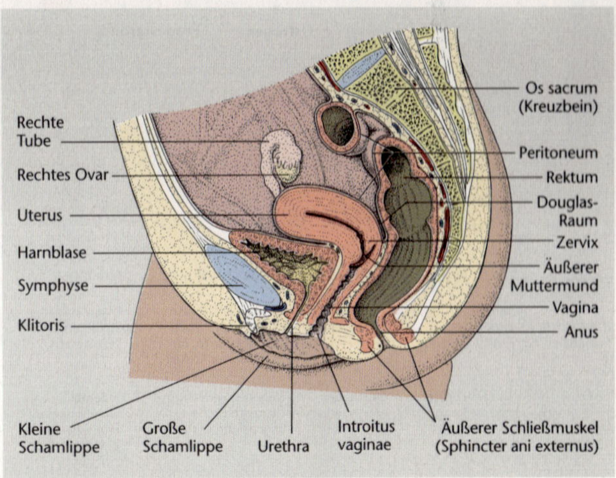

Abb. 32.3: Die äußeren und inneren weiblichen Geschlechtsorgane im Sagittalschnitt. Ovarien, Tuben und Corpus uteri sind mit Peritoneum überzogen. [A400-190]

Funktionalis *(Funktionsschicht)*, die den hormonellen Veränderungen unterworfen ist.

Vagina

Die **Vagina** *(Scheide)* ist ein 8 – 12 cm langer, elastischer Muskelschlauch, der Uterus und äußeres Genitale verbindet. Sie ist drüsenlos. Das Sekret der Vagina stammt vor allem aus den Drüsen der Zervix uteri und aus abgestoßenen vaginalen Epithelzellen. Aus dem Glykogen dieser abgeschilferten Zellen bilden bestimmte *Milchsäurebakterien* **(Döderlein-Bakterien)** Milchsäure, die für das typisch saure Milieu der Vagina verantwortlich ist (pH = 4,0), das das Wachstum pathogener Keime hemmt.

Phase	Dauer	Physiologische Vorgänge
Menstruation *(Menstruationsblutung, Regelblutung, Periode, Menses)*	1. – 4. Zyklustag	Abstoßung der Funktionalis
Proliferationsphase *(Aufbauphase)*	5. – 14. Zyklustag	Neuer Schleimhautaufbau aus der Basalis
Sekretionsphase	15. – 28. Zyklustag	Wachstum der Schleimhautdrüsen und Einlagerung von Nährstoffen (v.a. Glykogen)
Ischämiephase	Wenige Stunden	Absterben der Funktionalis

Tab. 32.5: Die vier Phasen des Menstruationszyklus, hier am Beispiel eines 28-tägigen Zyklus. Bei kürzerer oder längerer Zyklusdauer sind die einzelnen Phasen entsprechend kürzer oder länger.

32.1.2 Physiologie der weiblichen Sexualhormone und des Menstruationszyklus

Weibliche Sexualhormone

FSH und LH

Mit der Pubertät beginnt im Hypothalamus die Bildung des Releasing-Hormons **Gn-RH** *(Gonadotropin-Releasing-Hormon* ☞ 23.1.1), das die Sekretion von FSH und LH in der Hypophyse stimuliert:

- **FSH** *(Follikelstimulierendes Hormon)* bewirkt in der ersten Hälfte des Menstruationszyklus die Reifung einer Eizelle zum sprungreifen Follikel und fördert die Östrogenproduktion in den Ovarien
- **LH** *(Luteinisierendes Hormon)* führt zusammen mit FSH zum Eisprung in der Mitte des Menstruationszyklus und danach zur Entwicklung des Progesteron bildenden **Gelbkörpers** *(Corpus luteum)* aus dem ehemaligen Eibett.

Östrogene und Gestagene

Die weiblichen Sexualhormone **Östrogene** (*Estrogene*, wichtigster Vertreter: *17β-Östradiol*) und **Gestagene** (wichtigster Vertreter: **Progesteron**) werden unter dem Einfluss von FSH und LH in den Ovarien gebildet. Während der Hormonhaushalt der Frau in der ersten Zyklushälfte östrogenbetont ist, wird in der zweiten Zyklushälfte v.a. Progesteron sezerniert. Die vielfältigen Auswirkungen dieser beiden Hormone auf den gesamten Organismus veranschaulicht Abb. 32.4.

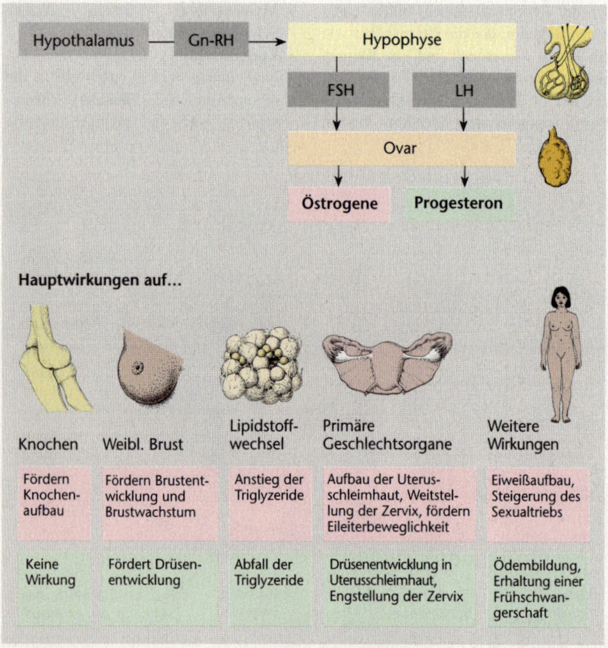

Abb. 32.4: Die weiblichen Sexualhormone Östrogene und Progesteron haben unterschiedliche Wirkungen auf den Körper. [A400-190]

Prolaktin und Oxytocin

Zwei weitere weibliche Sexualhormone sind das **Prolaktin** und das **Oxytocin,** die vor allem in Schwangerschaft und Stillperiode ihre Wirkung ausüben (☞ 12.12.4 und Pharma-Info 12.20).

Menstruationszyklus

In der Zeit zwischen der **Menarche** (Zeitpunkt der ersten Regelblutung, griech. Monatsanfang) und der **Menopause** (Zeitpunkt der letzten Regelblutung, griech. Monatsende) treten in der Gebärmutterschleimhaut periodische Veränderungen auf. Diese werden hormonell gesteuert und sollen in regelmäßigen Abständen optimale Bedingungen für die Einnistung einer befruchteten Eizelle schaffen. Parallel dazu wird in der Mitte dieses 25 – 35 Tage dauernden Zeitraums (**Menstruationszyklus** ☞ Abb. 32.6) vom Ovar ein befruchtungsfähiges Ei bereitgestellt. Tritt eine Schwangerschaft ein, wird der Zyklus unterbrochen.

Kommt es nach einem *Eisprung* **(Ovulation)** nicht zur Befruchtung der Eizelle, so bildet sich der Progesteron produzierende Gelbkörper (☞ oben und Abb. 32.6) zurück. Durch den abfallenden Progesteronspiegel sinkt die Durchblutung der Funktionalis, die obere Schicht der Gebärmutter stirbt ab und wird während der Menstruation ausgestoßen.

32.1.3 Anatomie und Physiologie der weiblichen Brust

Die **Brüste** *(Mammae)* der Frau bilden sich während der Pubertät unter dem Einfluss der Geschlechtshormone aus.

Jeder *Brustdrüsenkörper* besteht aus 15 – 20 Drüsenlappen, die durch lockeres Bindegewebe voneinander getrennt sind. Die Lappen der Brustdrüse setzen sich aus kleineren Läppchen und diese wiederum aus Milchbläschen **(Alveolen)** zusammen. Aus jedem Lappen geht ein *Milchausführungsgang* hervor, der auf der *Brustwarze* **(Mamille)** mündet.

Die Brustdrüse ist in ein individuell sehr unterschiedlich ausgeprägtes Fettpolster eingebettet, das auch für die Brustgröße verantwortlich ist.

Durch die Brust ziehen Blutgefäße und Lymphbahnen. Der Lymphabfluss erfolgt hauptsächlich über die Lymphknoten der Achselhöhle, in geringerem Umfang auch in Richtung Clavicula und Sternum.

Mit dem Ende der Pubertät ist die Brustentwicklung zunächst abgeschlossen. Tritt eine Schwangerschaft ein, entwickeln sich die Alveolen in der Spätschwangerschaft und am Anfang der Stillzeit weiter. Ab ungefähr dem 40. Lebensjahr wird der Drüsenkörper zunehmend durch Bindegewebe und später auch Fettgewebe ersetzt, die Brust verliert an Volumen und Elastizität.

32.2 Pflege in der Gynäkologie

Onkologische Pflege ☞ *24.2*

Pflegende in der Gynäkologie sind in einem vielseitigen Aufgabengebiet tätig: Ihre Aufgaben reichen von präventiven Tätigkeiten über die Assistenz bei diagnostischen und therapeutischen Maßnahmen sowie die perioperative Versorgung

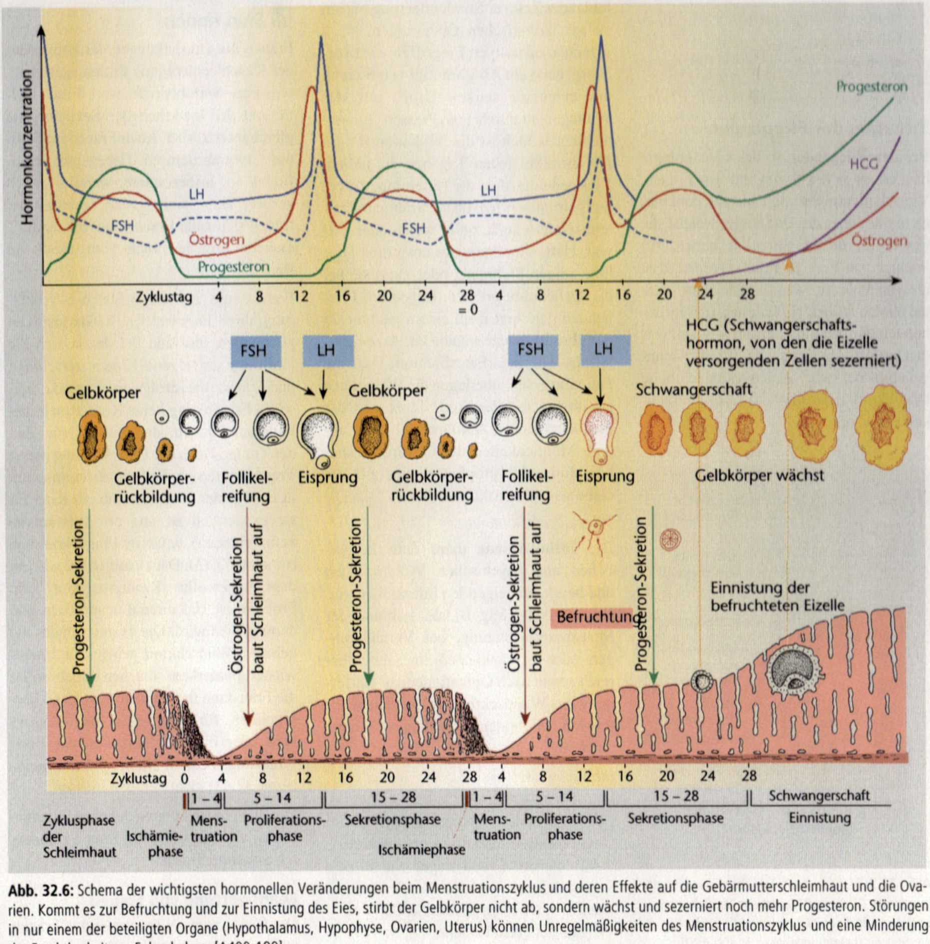

Abb. 32.6: Schema der wichtigsten hormonellen Veränderungen beim Menstruationszyklus und deren Effekte auf die Gebärmutterschleimhaut und die Ovarien. Kommt es zur Befruchtung und zur Einnistung des Eies, stirbt der Gelbkörper nicht ab, sondern wächst und sezerniert noch mehr Progesteron. Störungen in nur einem der beteiligten Organe (Hypothalamus, Hypophyse, Ovarien, Uterus) können Unregelmäßigkeiten des Menstruationszyklus und eine Minderung der Fruchtbarkeit zur Folge haben. [A400-190]

und die Betreuung konservativ behandelter Patientinnen bis hin zur Begleitung in Krisensituationen.

Situation der Patientinnen

Viele Patientinnen werden zur Abklärung eines krebsverdächtigen Befundes stationär aufgenommen. Andere wissen bereits, dass sie eine bösartige Erkrankung haben. Sie sind unsicher und ängstlich und fragen sich, was wohl noch auf sie zukommen mag. Einige Patientinnen müssen das Fortschreiten der Krebserkrankung verarbeiten und leiden unter den zunehmenden körperlichen Einschränkungen, andere spüren, dass sie sterben müssen und setzen sich mit dem (nahenden) Tod auseinander.

Problem des Organverlustes ☞ 7.10.3, 7.10.4, 7.12
Situation der Frau vor einer Operation ☞ 32.2.5

Situation der Pflegenden

Bei den Pflegenden in der Gynäkologie handelt es sich vorwiegend um Frauen. Viele Patientinnen sind hierfür dankbar, da es sich über die Probleme, welche die Frauen in dieser Situation haben, oft leichter von Frau zu Frau sprechen lässt als von Frau zu Mann. Außerdem muss bei vielen Pflegemaßnahmen der Intimbereich der Patientin berührt werden, was den betroffenen Frauen häufig sehr unangenehm ist; eine gleichgeschlechtliche Pflegekraft kann vielleicht die Peinlichkeit etwas mindern.

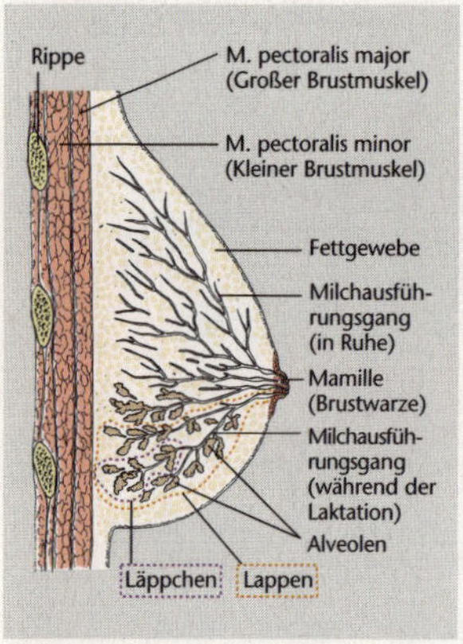

Abb. 32.7: Feinbau der weiblichen Brust (Sagittalschnitt). Oben: Brustgewebe in der Ruhephase. Unten: Volle Entwicklung der Milchbläschen in der Stillzeit (Laktationsphase). [A400-190]

Haben die Pflegenden einen sehr engen Kontakt zu ihren Patientinnen, müssen sie aufpassen, dass sie ihnen gegenüber trotzdem eine gesunde Distanz wahren. Wer immer mitleidet und sich jede Last aufbürden lässt, kann auf Dauer nicht optimal pflegen (☞ 3.3.1, Burn-out).

32.2.1 Unterstützung bei den ATL

Ausscheiden

Blasen- und Darmentleerungsstörungen treten bei Frauen mit gynäkologischen Erkrankungen häufig auf, v.a. eine (chronische) Obstipation. Die Ursachen der Obstipation reichen von psychischer Belastung, mangelnden Möglichkeiten oder fehlender Zeit zur Stuhlentleerung bis hin zu gynäkologischen Operationen. Nach manchen operativen Eingriffen wird vorübergehend ein Abführmittel verabreicht, um einen zu starken Druck auf das Wundgebiet durch das Pressen zu vermeiden. Jedoch ist die Indikation für ein Abführmittel jeden Tag neu zu stellen. Dies bedeutet, dass die Patientinnen nicht nur gefragt werden, ob sie Stuhlgang hatten, sondern auch, ob er weich oder hart war. Hatte eine Patientin etwa drei Tage lang keinen Stuhlgang oder muss sie bei der Defäkation pressen, fragen die Pflegenden den Arzt nach einem geeigneten Abführmittel oder wählen ein Arzneimittel aus der Bedarfsmedikation. Darf die Patientin essen, überlegen die Pflegenden zusammen mit der Frau, ob es statt der medikamentösen Abführmittel nicht andere Möglichkeiten der Obstipationsbekämpfung oder -prophylaxe gibt (z.B. die Gabe von Weizenkleie ☞ 7.8.5, 21.2.7).

Pflege bei Inkontinenz ☞ 7.8.7

Die **Intimhygiene** dient dem körperlichen und psychischen Wohlbefinden und beugt aufsteigenden Infektionen vor. Besonders wichtig ist sie während der Menstruationsblutung, bei Veränderungen oder Erkrankungen im Genitalbereich sowie nach Operationen zur Entfernung des Wundsekrets, da dies einen optimalen Nährboden für pathogene Keime darstellt.

Intimpflege ☞ 7.4.3, 7.10.4

> Vaginale Ausscheidungen sind als potentiell infektiös zu betrachten. Aus diesem Grund tragen die Pflegenden beim Waschen des Intimbereichs oder beim Wechseln der Vorlagen stets Handschuhe.

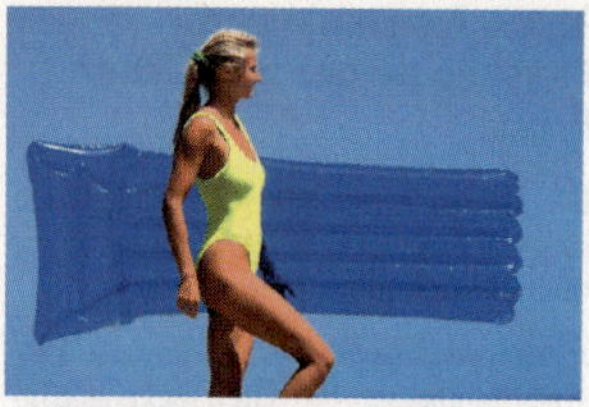

Abb. 32.8: Schwer zu verkraften ist für die meisten Frauen eine Brustamputation. Da die Brust Symbol der Weiblichkeit ist, fürchten viele Frauen bei dem Verlust der Brust auch um ihre Akzeptanz als Frau und um ihre weibliche Ausstrahlung. [J660]

Sich als Frau fühlen
Kommunizieren
Sinn finden

Frauen mit Erkrankungen der Brust oder der Geschlechtsorgane fühlen sich in ihrem Frau-Sein bedroht, weil dieses häufig mit der Intaktheit der Sexualorgane gleichgesetzt wird. Auch Frauen im Senium (etwa ab dem 65. Lebensjahr) empfinden so, insbesondere, wenn sie noch sexuell aktiv sind. Ohne Gebärmutter fühlen sich viele Frauen „unvollständig", manche sprechen auch vom „Loch im Bauch".

Frauen, die zur diagnostischen Abklärung ihrer ungewollten Kinderlosigkeit gekommen sind und bei denen sich die Hoffnung auf eigene Kinder zerschlägt, und Frauen, die infolge einer gynäkologischen Erkrankung keine Kinder mehr bekommen können, durchleben eine Zeit der Trauer. Nach der Überwindung dieser Trauer sollte sich die Frau zusammen mit ihrem Partner überlegen, ob ein Kind für sie existentiell ist und ob Alternativen zum (eigenen) Kind in Frage kommen (☞ auch 32.13). Dabei sollten sie wissen, dass ungewollte Kinderlosigkeit kein Problem ist, das einmal besprochen und damit gelöst wird. Die Trauer um das nie gehabte Wunschkind wird sich immer wieder bemerkbar machen, doch sollte die Frau dann ihre einmal getroffene Entscheidung für oder gegen ein Adoptivkind oder die Möglichkeiten der Fortpflanzungsmedizin (*Reproduktionsmedizin* ☞ 32.13) nicht bereuen müssen.

Die Pflegenden können der Frau folgende Hilfen zur Verarbeitung ihrer veränderten Situation bieten:

Beantwortung von Fragen

Die Pflegenden sollten versteckte Fragen aufgreifen und sich Zeit für ihre Beantwortung nehmen. Fürchtet die Patientin beispielsweise um ihr (gutes) Aussehen und ihre feminine Ausstrahlung nach einer Brustentfernung, kann es sie beruhigen zu hören, dass man „von außen nichts sehen" wird (nach einer Brustentfernung können z.B. Hilfsmittel wie eine Büstenhalterprothese getragen werden). Geht das Gespräch in Richtung „Aufklärung", wird ein Arzt hinzugezogen.

Einbeziehung des Partners

Möchte der Partner in die Pflege und Betreuung seiner Frau einbezogen werden und entspricht das auch dem Wunsch der Patientin, sollten die Pflegenden diesen Wünschen nachkommen. Vielen Frauen hilft es sehr, wenn sie die Liebe und Zuneigung ihres Partners auch in Zeiten spüren, in denen es ihnen nicht so gut geht.

Vermittlung von Kontakten zu Selbsthilfegruppen

Noch vor der Entlassung bieten die Pflegenden ihren Patientinnen an, Kontakt zu Selbsthilfegruppen, z.B. für brustamputierte Frauen, zu vermitteln.

32.2.2 Genitalspülung

Die **Genitalspülung** (= Genital*ab*spülung, nicht zu verwechseln mit intravaginaler Spülung) wird angewendet, wenn das Waschen z.B. wegen Schmerzhaftigkeit oder erhöhter Infektionsgefahr nicht sinnvoll ist, etwa nach vaginalen Operationen oder Geburten.

Vorbereitung

Vorbereitung der Materialien

- Händedesinfektionsmittel
- Zwei Paar Einmalhandschuhe
- Abwurfbeutel
- Einmalunterlage
- Steckbecken
- Messbecher mit 1/2 – 1 l Spülflüssigkeit, z.B. warmes Wasser oder Kamillenlösung
- Weicher Einmalwaschlappen
- Weiche Einmaltücher oder Handtuch
- Frische Vorlagen
- Einmalslips.

Weitere Vorbereitungen

- Patientin über die Spülung und die Vorgehensweise informieren
- Fenster schließen, evtl. Zimmer vorwärmen
- Für Sichtschutz sorgen, ggf. Mitpatientinnen aus dem Zimmer bitten.

Durchführung

- Patientin bequem auf dem Rücken lagern, sie aber erst unmittelbar vor der Spülung aufdecken
- Einmalhandschuhe anziehen
- Einmalunterlage als Bettschutz unter das Gesäß legen
- Patientin ggf. beim Herunterziehen des Slips helfen
- Vorlagen entfernen und zusammen mit den Einmalhandschuhen in den Abwurfbeutel entsorgen
- Steckbecken unterschieben
- Hände desinfizieren und abermals Einmalhandschuhe anziehen
- Patientin Beine anwinkeln und leicht spreizen lassen
- Etwas Spülflüssigkeit zur Probe über die Innenseite des Oberschenkels fließen lassen (zu kaltes oder warmes Wasser kann sehr unangenehm sein)
- Spüllösung über die Oberschenkel und den Damm fließen lassen, die Schamlippen spreizen und erneut spülen
- Hartnäckige Blutreste, z.B. an den Oberschenkeln, mit weichem Einmalwaschlappen entfernen
- Steckbecken aus dem Bett entfernen
- Mit den Einmaltüchern oder dem Handtuch zuerst Region um den Scheideneingang herum vorsichtig abtupfen, dann Vulva und zum Schluss Damm und Anus abtrocknen
- Einmalunterlage aus dem Bett entfernen und zusammen mit den Einmalhandschuhen entsorgen
- Patientin beim Vorlegen der Binden und beim Anziehen helfen (blutet die Patientin stark, hierbei wieder Einmalhandschuhe anziehen).

Nachsorge

- Patientin bequem lagern
- Raum aufräumen, benutzte Utensilien reinigen und desinfizieren oder entsorgen
- Hände desinfizieren
- Spülung dokumentieren (Zustand der Schleimhaut, Stärke der Sekretion oder der Lochien ☞ 12.13.3, Schmerzen).

32.2.3 Sitzbad

Sitzbäder dienen der Säuberung des Wundgebietes und der Wundbehandlung durch therapeutische Zusätze, z.B. Kamillenextrakte (entzündungshemmend, antibakteriell) oder Ichtho®-Bad. Sie werden vom Arzt angeordnet, der auch die Häufigkeit der Anwendungen und die Zusätze festlegt.

Vorbereitung

- Patientin informieren und sie unmittelbar vor dem Sitzbad zur Blasenentleerung auf die Toilette schicken
- Badezimmer vorheizen
- Sich vergewissern, dass die Sitzbadewanne sauber und desinfiziert ist
- Sitzbadewanne mit wohl temperiertem Wasser füllen (38 – 40 °C) und mit dem angeordneten Badezusatz versehen
- Vorlagen, Einmalhöschen und Handtücher bereitlegen
- An der Badezimmertür ein Schild mit der Aufschrift „Besetzt" oder „Bitte nicht eintreten" anbringen.

Durchführung

- Patientin beim Hochziehen des Nachthemdes und Ausziehen des Slips helfen. Ihr zeigen, wo sie die Vorlagen entsorgen kann
- Patientin beim Hineinsetzen in die Sitzbadewanne helfen. Da es tief hinunter geht, bei adipösen Patientinnen im Zweifelsfall eine zweite Pflegekraft hinzuziehen
- Patientin bei guter Kreislaufsituation alleine lassen (der Schwesternruf muss aber erreichbar sein)
- Patientin nach etwa 10 Minuten aus dem Sitzbad heraushelfen
- Während sich die Patientin abtrocknet und anzieht, Stöpsel aus der Badewanne entfernen (Handschuh anziehen) und Wasser ablaufen lassen.

Nachsorge

Nach dem Sitzbad wird die Sitzbadewanne desinfiziert (z.B. mit Sekusept® 0,5 %) und anschließend gereinigt. Dabei muss die Einwirkzeit des Desinfektionsmittels (bei Sekusept z.B. 10 Minuten) genau beachtet werden.

> Müssen an einem Vormittag viele Sitzbäder durchgeführt werden, ist eine gute Koordination unabdingbar. Die Hygiene darf wegen des Zeitdrucks niemals zu kurz kommen.

32.2.4 Beckenbodengymnastik

Beckenbodentraining mit Konen ☞ *32.10*

Die **Beckenbodengymnastik** soll die Beckenbodenmuskulatur straffen und stärken und den Beckenboden von Druck entlasten. Nach größeren Eingriffen im

Bereich des Beckens, v.a. nach Descensusoperationen (☞ 32.10), ist die Kräftigung der Beckenbodenmuskulatur durch die Beckenbodengymnastik unerlässlich. Für diese ist in der Regel ein Physiotherapeut zuständig. Die Pflegenden sollten die Übungen jedoch kennen, um sie mit den Patientinnen durchführen zu können, wenn kein Physiotherapeut im Haus ist, z.B. am Wochenende.

Ausgangslage	Durchführung
Flache Rückenlage 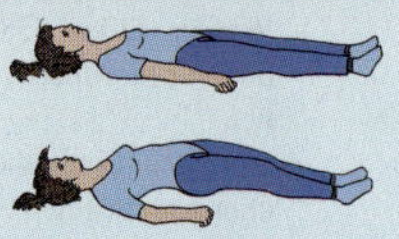	Beckenbodenmuskulatur während der langsamen Ausatmung anspannen (als verschließe man After und Vagina), dabei Gesäß leicht anheben. Danach während einiger Atemzüge entspannen und Übung wiederholen
Rückenlage mit aufgestellten Knien 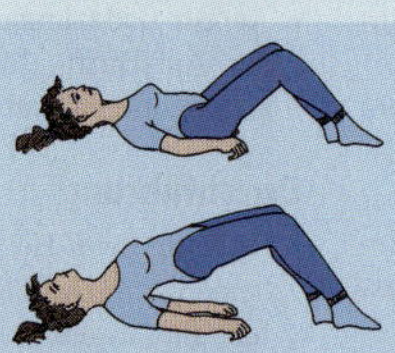	Während der Ausatmung das Kreuz auf die Unterlage drücken, Gesäß und Beckenbodenmuskulatur anspannen und das Gesäß anheben. Danach entspannen und Übung wiederholen
Rückenlage, Kopf und Oberkörper liegen auf der Unterlage, die Beine sind leicht angewinkelt 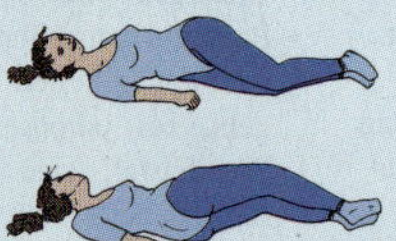	Beine zu einer Seite fallen lassen. Dann während der Ausatmung Gesäß und Beckenbodenmuskulatur anspannen und die Knie auf die andere Seite bringen. Entspannen und Übung zur anderen Seite hin wiederholen
Vierfüßlerstand 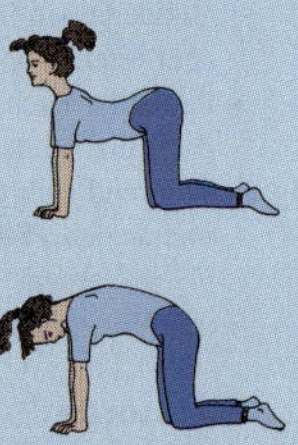	Während der Ausatmung die Wirbelsäule runden („Katzenbuckel" machen) und die Beckenbodenmuskulatur anspannen. In der Entspannungsphase den Rücken durchhängen lassen. Danach die Übung wiederholen
Sitzen mit gegrätschten Beinen, mit den Armen abstützen 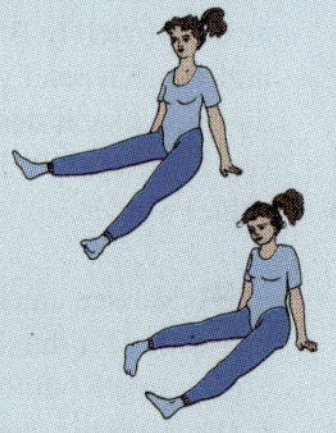	Füße in gleichmäßigem Rhythmus von Anspannung und Entspannung nach innen drehen und wieder nach außen fallen lassen
Flache Rückenlage, Beine anziehen und Knie mit den Händen umfassen 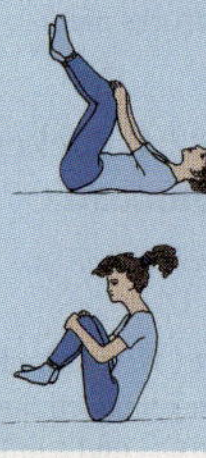	Beckenbodenmuskulatur anspannen und versuchen, zum Sitzen zu kommen (Anspannen der Bauchmuskulatur), erst in der Rückenlage Beckenbodenmuskulatur wieder entspannen. Übung in gleichmäßigem Rhythmus von Anspannung und Entspannung durchführen

Tab. 32.9: Aktive Beckenbodenübungen. [A400-215]

Bei allen Übungen (☞ Abb. 32.9, 32.10 32.11) ist wichtig, dass die Anspannungsphase immer von der Ausatmung begleitet wird. Dabei wird die Bauchatmung zur Druckentlastung des Bauchraumes bevorzugt. Postoperativ werden die Übungen 2 – 3 Monate lang durchgeführt, bei Harninkontinenz lebenslang. Für jede Übungsphase sind 10 – 20 Sekunden zu veranschlagen. Die Übungen werden mehrmals wiederholt.

Frisch operierte und ältere Frauen sind häufig nicht in der Lage, die in der Abb. 32.9 beschriebene *aktive* Beckenbodengymnastik durchzuführen. Als Alternative kommen dann die *passiven* Übungen in Betracht (Abb. 32.10 und Abb. 32.11).

32.2.5 Besonderheiten der Pflege bei gynäkologischen Operationen

Pflege bei Sectio caesarea und anderen geburtshilflichen Operationen ☞ 12.10.4

Gynäkologische Operationen umfassen sowohl diagnostische als auch therapeutische Eingriffe. Viele Eingriffe, z.B. die *Abrasio uteri*, die *Konisation* (beide ☞ 32.4.11) oder die *Laparoskopie* (☞ 32.4.10), können beiden Zwecken dienen.

Manche Operationen, z.B. die Entfernung des Uterus (**Hysterektomie** ☞ 32.8.2) können *abdominal,* also über einen Bauchschnitt *(Laparotomie),* oder *vaginal* (d.h. von der Scheide aus) durchgeführt werden. Die Vorteile des vaginalen Zugangs sind eine kleinere Wunde, schnellere postoperative Mobilisierung und das Fehlen einer sichtbaren Narbe. Nachteilig ist, dass nur ein verhältnismäßig kleiner Teil des Bauchraumes überblickt werden kann und dieser Zugang aus operationstechnischen Gründen manchmal nicht ausreicht. Welcher Weg gewählt wird, hängt vor allem von der Grunderkrankung ab. Muss nur der Uterus entfernt werden, ist meist eine vaginale Hysterektomie möglich. Muss der Eingriff aber, wie bei einem Karzinom des Uterus, um die Entfernung von Adnexen, Lymphknoten der Beckenwand und parametranen Gewebes erweitert werden, ist ein abdomineller Eingriff unumgänglich.

Präoperative Pflege

Allgemeine präoperative Pflege ☞ 11.1

Die Besonderheiten vor gynäkologischen Operationen fassen Tab. 32.12 und Abb. 32.13 zusammen.

Passive Beckenbodenübungen [A400-215]

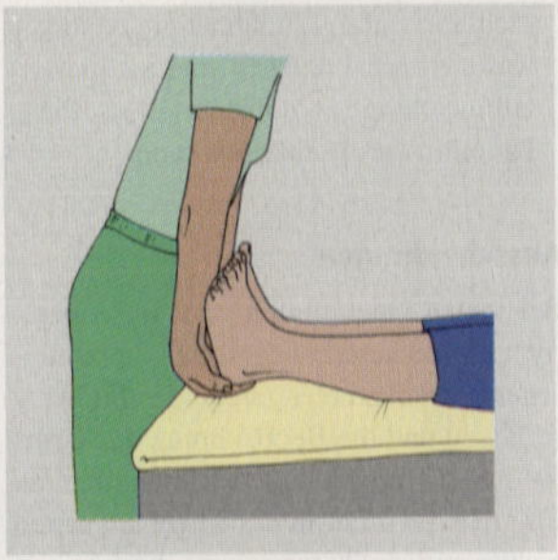

Abb. 32.10 (links): Die Patientin liegt mit gestreckten Beinen auf dem Rücken. Die beiden Hände der Pflegenden umfassen die Fersen der Patientin, ihre Unterarme stützen die Fußsohlen ab (die Füße bilden einen rechten Winkel zum Unterschenkel). Während der Ausatmung der Patientin übt die Pflegende einen leichten bis mittleren Druck auf die Füße der Patientin aus. Dieser wird über die Beine bis ins Becken weitergeleitet und regt dort die Beckenbodenmuskulatur an. Die Übung wird mehrmals wiederholt.

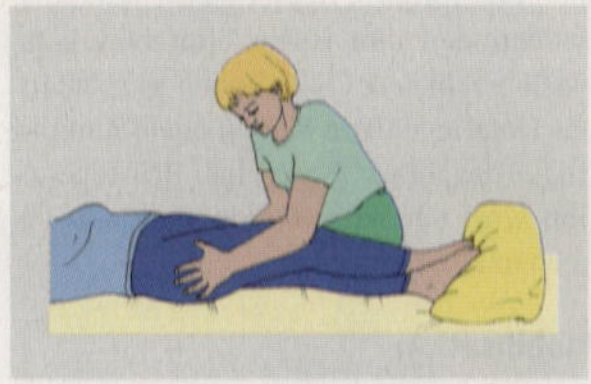

Abb. 32.11: Die Patientin liegt mit gekreuzten Beinen auf dem Rücken. Während der Ausatmung der Patientin drückt die Pflegende deren Oberschenkel fest zusammen. Die Übung wird einige Male wiederholt.

Postoperative Pflege

Allgemeine postoperative Pflege ☞ 11.4
Überblick über die Pflege nach den häufigsten gynäkologischen Operationen ☞ Tab. 32.14

Postoperative Überwachung

Neben den üblichen postoperativen Kontrollen (z.B. Vitalzeichenkontrolle, Flüssigkeitsbilanzierung, Beobachtung der Wunde und der Drainagen) ist in der Gynäkologie besonders auf vaginale Blutungen zu achten. Anfänglich noch vorhandene vaginale Blutungen lassen in der Regel kontinuierlich nach. Bei starken oder (wieder) zunehmenden vaginalen Blutungen nach gynäkologischen Operationen verständigen die Pflegenden den Arzt.

Lagerung

Der Oberkörper der Patientin wird leicht erhöht gelagert. Nach abdominellen Operationen sollten nur in Ausnahmefällen

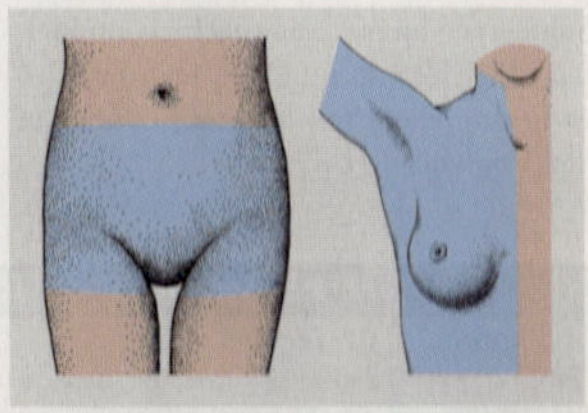

Abb. 32.13: Rasurschema bei abdominaler und vaginaler Hysterektomie sowie bei Mamma-Operationen. [A300, A400-190]

	Abrasio (☞ 32.4.11)	Konisation (☞ 32.4.11)	Laparoskopie (☞ 32.4.10)	Abdominale/vaginale Hysterektomie (☞ 32.8.2)
Routineuntersuchungen	Blutuntersuchungen nach hausinternen Richtlinien (☞ auch 11.1.1), Urinstatus, Schwangerschaftstest bei allen Frauen im gebärfähigen Alter. EKG ab 40. Lj., Rö Thorax ab 60. Lj. (hausinterne Richtlinien beachten)			
Zusätzliche Blutuntersuchungen	Bei Abrasio wegen Aborts (Fehlgeburt ☞ 12.5.5) Blutgruppenbestimmung	Keine	Blutgruppe inkl. Rhesusfaktor	Blutgruppe inkl. Rhesusfaktor, 2 EKs bestellen
Körperpflege	Duschen, Entfernen des Nagellacks von Finger- und Zehennägeln, Reinigung des Bauchnabels (z.B. mit Benzin)			
Rasur des OP-Gebietes ☞ auch 11.1.2	Evtl. Kürzen der Haare an den großen Labien	Kürzen der Haare an den großen Labien	Bei diagnost. Laparoskopie Rasur vom unteren Rippenbogen abwärts bis 2 cm oberhalb des Mons pubis, bei therapeutischer auch Mons pubis	Rasur vom unteren Rippenbogen abwärts bis zum Anus
Darmreinigung	Keine	Keine	2 Klysmen (mit Darmrohr)	Hoher Reinigungseinlauf am Vorabend
Thromboseprophylaxe	Antithrombosestrümpfe, ggf. Low-dose-Heparinisierung (Arztanordnung)			
Ernährung am Vortag	Normale Kost	Normale Kost	Am Vorabend leichte Kost	Ab mittags nur flüssige Kost (mittags Suppe, abends Tee)
Nahrungskarenz	Ab 22.00 Uhr des Vorabends der Operation			
Besondere Maßnahmen/ Dokumentation	▸ Messung und Dokumentation von Körpertemperatur, Puls, Blutdruck, Körpergröße und -gewicht ▸ Aufklärungsgespräch zwischen der Patientin und dem Gynäkologen bzw. Anästhesisten über die Operation bzw. die Anästhesie, anschließend schriftliche Einverständniserklärung der Patientin ▸ Spätabendliche Verabreichung eines Schlaf- oder Beruhigungsmittels nach Arztanordnung			
Präoperative Maßnahmen am Tag der Operation	▸ Beziehen und Kennzeichnen des Bettes mit Namen der Patientin und Station ▸ Austausch des Nachthemdes der Patientin gegen ein OP-Hemd ▸ Entfernen von Prothesen, Schmuck und Kontaktlinsen ▸ Kontrolle des korrekten Sitzes der Antithrombosestrümpfe ▸ Bereitlegen der erforderlichen Patientenunterlagen ▸ Blasenentleerung vor Verabreichung der Prämedikation ▸ Verabreichung der angeordneten Prämedikation bei Abruf			

Tab. 32.12: Präoperative Maßnahmen vor den häufigsten gynäkologischen Operationen.

Kissen zur Bauchdeckenentlastung unter die Knie gelegt werden, da diese die Immobilität fördern. Besser ist es, wenn die Patientinnen ihre Beine öfter bewegen. Nach vaginalen Operationen erleichtert das Unterlegen von Kissen oder Gummiringen das Sitzen. Nach einer Brustoperation wird der Arm der operierten Seite hochgelagert.

Mobilisation

Beckenbodengymnastik ☞ 32.2.4

Mit der Mobilisation wird bereits am OP-Tag begonnen. Zum Aufstehen dreht sich die Patientin vorsichtig auf die Seite und steht dann mit Unterstützung zweier Pflegenden „en bloc" auf (☞ 7.5.8). Um die Schmerzen an der Naht nach abdominellen Eingriffen zu mindern, legt die Patientin ihre Hand mit leichtem Druck auf den Verband.

Viele Patientinnen können schon gleich nach dem Aufstehen in Begleitung einer Krankenschwester zur Toilette gehen (abhängig von ihrem Allgemeinzustand und dem Schweregrad des operativen Eingriffs), andere schaffen es kaum, sich vor das Bett zu stellen. Die Anforderungen an die Patientin werden von Tag zu Tag gesteigert.

Körperpflege

Viele Frauen wollen ihre Körperpflege schnell selbständig durchführen, insbesondere auch, um die Intimsphäre wieder wahren zu können. Jedoch tut es nicht allen Frauen gut, so schnell auf die Hilfe einer Pflegenden zu verzichten. Während die eine Patientin wirklich keine Hilfe mehr benötigt, möchte eine andere den Pflegenden Arbeit abnehmen, obwohl sie sich noch gar nicht so gut fühlt.

Die Pflegenden sollten abschätzen, wie viel Hilfe eine Patientin tatsächlich benötigt (unabhängig davon, was sie verbal äußert), und ihr diese Hilfestellung so anbieten, dass die Patientin sie akzeptieren kann.

Ausscheidungen

Bei vielen Operationen wird intraoperativ ein transurethraler oder suprapubischer Blasenkatheter gelegt, der das Wasserlassen und die Beobachtung des Urins (☞ 7.8.2) erleichtert. Nach abdominellen Eingriffen wird er in der Regel am ersten postoperativen Tag gezogen, bei einigen vaginalen Operationen erst zwischen dem 3. und 5. postoperativen Tag. Wird der Urin nicht abgeleitet, sollte die Patientin 4 – 6 Stunden nach der Operation Urin gelassen haben.

	Abrasio/Konisation	Laparoskopie	Vaginale Hysterektomie	Abdominale Hysterektomie
Blutdruck-, Puls-kontrolle, Atmung	**OP-Tag:** Zunächst 3-mal stdl., dann je nach Zustand der Patientin kontrollieren **1. postop. Tag:** Je nach RR-Wert und Zustand der Patientin kontrollieren		**OP-Tag:** Zunächst 3-mal stdl., dann alle 2 Stunden messen; auf Arztanordnung während der ersten Stunden O_2 über Nasensonde geben **1. postop. Tag:** Bis zum Abführen 3- bis 5-mal tägl. kontrollieren, dann je nach gemessenen Werten und Zustand der Patientin, mind. aber 1-mal tägl.	
Körper-temperatur	Wird in der Regel nur bei Wundinfektionen gemessen (hausinterne Regelung beachten)		**OP-Tag:** 1-mal nachmessen **Ab 1. postoperativem Tag:** Bis zum Abführen 2-mal täglich messen, dann 1-mal täglich (bei Wundinfektionen und Resorptionsfieber häufiger)	
Allgemein-zustand	Hautfarbe, Schweißbildung, Ansprechbarkeit beobachten			
Urinaus-scheidung	▸ Spontanharn nach ca. 4 – 6 Std. abwarten (Toilettengang mit dem 1. Aufstehen verbinden) ▸ Liegt eine Tamponade, ist das Wasserlassen manchmal erschwert; Arzt fragen, ob sie entfernt werden kann. Bei starker Blutung neue Tamponade legen lassen		▸ Suprapubischen oder transurethralen Katheter kontrollieren (Durchgängigkeit) ▸ Urinmenge feststellen und protokollieren ▸ Auf Makrohämaturie achten wegen möglicher intraoperativer Harnblasen- oder Ureterverletzungen ▸ Bei transurethralem Katheter: 2-mal täglich Harnröhreneingang und den harnröhrennahen Katheterteil reinigen ▸ Bei suprapubischem Katheter: Einstichstelle und Ableitung täglich kontrollieren, alle 2 Tage Verband wechseln, auf gute Fixation achten	
			Katheter nach Bestimmung des Restharns am 2. postop. Tag entfernen, bei Plastiken in der Regel am 5. Tag	Katheter in der Regel am 1. postop. Tag entfernen
Stuhlaus-scheidung	In der Regel keine Maßnahmen erforderlich, auf Blähungen achten		Patientin sollte in der Regel am 3. postop. Tag abführen ▸ Ab 1. postop. Tag Darmtätigkeit durch orale Nahrungszufuhr (☞ Ernährung/Kostaufbau) stimulieren ▸ Nach Arztanordnung am 2. postop. Tag orales Darmstimulans verabreichen ▸ Hat die Patientin am 3. postop. Tag noch nicht abgeführt, Laxantien nach Arztanordnung verabreichen	
Wundgebiet beobachten	▸ Auf Nachblutungen achten (☞ 32.4.11, normal sind am OP-Tag periodenstarke, dann nachlassende Blutungen) ▸ Zur selbständigen vag. Blutungskontrolle anleiten	▸ Auf vag. Blutungen achten ▸ **OP-Tag:** Pflaster belassen, auf Blutung kontrollieren	▸ Auf vag. Blutungen achten ▸ Wundgebiet auf Entzündungszeichen beobachten ▸ Ab 2. postop. Tag Patientin zur selbständigen Blutungskontrolle anleiten	▸ Am OP-Tag Verband zweistündlich kontrollieren, bei starker Blutung Sandsack zur Wundkompression auflegen ▸ Je nach Hausrichtlinien Eis zur Schmerzlinderung auflegen ▸ Redons kontrollieren (☞ 11.4.7) ▸ Naht auf Entzündungszeichen beobachten ▸ Vag. Blutungen kontrollieren

Tab. 32.14: Pflegerische Maßnahmen nach den häufigsten gynäkologischen Operationen.

	Abrasio/Konisation	Laparoskopie	Vaginale Hysterektomie	Abdominale Hysterektomie
Wundversorgung	► Entfällt bei Abrasio ► Bei Konisation: Tamponade innerhalb 24 Std. entfernen (Arzt), bei starker Blutung erneut Tamponade einlegen u./o. Wunde mit „Höllenstift" (Silbernitrat, Argentum nitricum) verätzen (Arzt) ► Fäden nicht entfernen (lösen sich auf)	**OP-Tag:** ► ☞ Wundgebiet beobachten/Körperpflege **1. postop. Tag:** ► Pflaster entfernen	► Tamponade innerhalb 24 Std. entfernen ► Genitalvorlagen kontrollieren ► Genitalspülung durchführen ► Liegt eine Zieldrainage, diese am 2. postop. Tag entfernen (macht meist der Arzt) ► Ab 10. Tag Beckenbodengymnastik bei Plastiken durchführen, rechtzeitig anmelden (Arztanordnung) ► Ab dem 10. Tag Sitzbäder bei Plastiken durchführen (Arztanordnung)	► Verband entfernen, sobald Wunde trocken ► Redonflaschen je nach Fördermenge entfernen, in der Regel am 2. postop. Tag ► Zieldrainage je nach Sekretion (z.B. am 4. Tag) entfernen (macht meist der Arzt) ► Fäden in der Regel am 7., Klammern am 10. postop. Tag entfernen
Körperpflege	► In der Regel keine Hilfe nötig ► Patientin zum regelmäßigen Wechseln der Genitalvorlage anleiten	☞ Abrasio/Konisation, zusätzlich: ► Genitale in Verbindung mit dem 1. Toilettengang spülen (Bidet: Wasserstrahl weich einstellen, Spülflüssigkeit nicht auf Duschkopf bringen) ► Genitalvorlage wechseln	**OP-Tag:** ► Mundpflege u.a. mit Lemonsticks mehrmals täglich anbieten ► Abends Ganzkörperwäsche im Bett mit Mund-, Lippen-, Nasenpflege durchführen ► Genitalspülung im Bett durchführen **1. postop. Tag:** ► Bei der Ganzkörperwäsche helfen, je nach Zustand der Pat. im Bett, am Bettrand oder am Waschbecken ► Genitalspülung im Bett oder mit Bidet neben der Toilette durchführen, vorher RR kontrollieren **2. postop. Tag:** ► Ganzkörperwäsche am Waschbecken mit Unterstützung durchführen (lassen) ► Genitalspülung mit Bidet neben der Toilette durchführen Einmalvorlagen u. Wäsche regelmäßig wechseln; Patientin schrittweise zur Selbständigkeit anleiten	
Lagerung	Keine besondere Lagerung nötig		► Keine besondere Lagerung nötig ► Nach vaginalen Eingriffen weiches Sitzkissen oder Gummiring anbieten	
Mobilisation	► Nach 4 – 6 Std. Patientin beim ersten Aufstehen helfen ► Nach Konisation: 12 Stunden relative Bettruhe einhalten lassen		**OP-Tag:** ► Patientin am Abend erstmalig aufstehen lassen, dabei auffordern, tief durchzuatmen und nicht auf den Boden zu sehen **1. postop. Tag:** ► Je nach Zustand der Patientin wie OP-Tag. Patientin zu Bewegungsübungen im Bett anleiten **Ab 2./3. postop. Tag:** ► Patientin zur Selbständigkeit anleiten	
Prophylaxen	► Thromboseprophylaxe (AT-Strümpfe, Antikoagulantientherapie nach Arztanordnung) ► Andere Prophylaxen in Abhängigkeit vom Allgemeinzustand durchführen		► **Thromboseprophylaxe:** AT-Strümpfe, Antikoagulantientherapie (Arztanordnung), Frühmobilisation, Bewegungsübungen im Bett ► **Pneumonieprophylaxe:** Oberkörperhochlagerung, Frühmobilisation, Überwindung der Schonatmung durch Atemgymnastik (☞ 7.2.5, SMI-Atemtrainer), Inhalation, Atemstimulierende Einreibung ► **Dekubitusprophylaxe:** Hautpflege, Frühmobilisation, Weichlagerung, Lagerungsplan ► **Soor- und Parotitisprophylaxe:** Mundpflege mit Bepanthen®-Lösung, Doreperol®, Lemonsticks	
Ernährung/ Kostaufbau	**OP-Tag:** 6 Std. nach OP Vollkost geben (wenn im Anästhesieprotokoll nichts anderes vermerkt wurde)	**OP-Tag:** In der Regel abends Suppe bzw. Zwieback und Tee **1. postop. Tag:** Vollkost	**OP-Tag:** Nahrungskarenz (auch bei vag. HE wird das Peritoneum eröffnet) **1. postop. Tag:** Tee **2. postop. Tag:** Tee, Zwieback, Suppe, Brei **3. postop. Tag:** passierte Kost **4. postop. Tag:** Schonkost **Ab 5. postop. Tag:** Vollkost	**OP-Tag:** Nahrungs- und Flüssigkeitskarenz **1. u. 2. postop. Tag:** Nahrungskarenz, Tee **2./3. postop. Tag:** Tee, Zwieback,Suppe, Brei **3./4. postop. Tag:** passierte Kost **5. postop. Tag:** Schonkost **Ab 6. postop. Tag:** Vollkost
	Infusionen nach Anästhesieprotokoll bzw. Arztanordnung verabreichen			
Besonderes	Bei Konisation am 5. Tag Zwischenuntersuchung	Schmerzen (durch CO_2 verursacht) von unterhalb des Diaphragma bis zur Nackenpartie sind normal	► Am 3. postop. Tag Bett beziehen, Braunüle entfernen ► Am 7. postop. Tag Zwischenuntersuchung	

Tab. 32.14 (Fortsetzung): Pflegerische Maßnahmen nach den häufigsten gynäkologischen Operationen.

Die Darmtätigkeit ist nach größeren abdominellen Eingriffen für einige Tage stark eingeschränkt. Hörbare Darmgeräusche und das Abgehen von Darmgasen sind Zeichen einer beginnenden Darmperistaltik. Bei Blähungsbeschwerden helfen neben ärztlich angeordneten Arzneimitteln auch Fenchel- oder Anistee sowie eine frühe Mobilisierung. Ein zeitweise liegendes Darmrohr (☞ 21.1.6) kann zwar außerordentlich hilfreich sein, wird von vielen Patientinnen aber als sehr unangenehm empfunden.

Während des gesamten Klinikaufenthaltes fragen die Pflegenden die Patientin täglich nach ihrer Darmentleerung (☞ 7.8.4). In manchen Häusern ist es üblich, am ersten und zweiten postoperativen Tag nach Hysterektomien Neostigmin (z.B. Prostigmin®) und Dexpanthenol (z.B. Panthenol Braun®) in die laufenden Infusionen zu geben, um die Darmperistaltik anzuregen und einer Darmatonie vorzubeugen (Arztanordnung). Die Darmentleerung kann am dritten postoperativen Tag durch orale Laxantien oder durch ein Klistier angeregt werden (Arztanordnung).

Kostaufbau

Der Kostaufbau hängt von der durchgeführten Operation ab. Nach kleineren Eingriffen oder nach Operationen der Brust können die Patientinnen in der Regel bereits am Operationsabend leichte Kost zu sich nehmen.

Nach größeren Eingriffen wird der Kostaufbau davon abhängig gemacht, wann die normale Darmtätigkeit wieder einsetzt (Kriterien: Darmgeräusche auskultierbar, keine Übelkeit). Am ersten postoperativen Tag erhält die Patientin oft schon Tee und Zwieback, wenn dies gut vertragen wird, können Brühe, Suppe oder Brei gegeben werden. Nach dem Abführen wird die Kost langsam aufgebaut, bis am 5. oder 6. postoperativen Tag die normale Kostform wieder erreicht ist. Eine Ausnahme bilden Patientinnen, bei denen z.B. im Rahmen einer ausgedehnten Tumorresektion der Darm eröffnet wurde: Hier darf wegen der Gefahr einer Anastomoseinsuffizienz erst ab dem 5. – 8. Tag mit dem Kostaufbau begonnen werden (☞ 21.6.10).

Nach der Operation müssen die Patientinnen nicht nur ihre körperlichen Kräfte und ihre Selbständigkeit wiedererlangen, sondern sie haben oft auch noch die Diagnose, den Verlust eines Organs oder das Fortschreiten ihrer Erkrankung zu verarbeiten. Hilfreich sind hier verständnisvolle Angehörige und Pflegende.

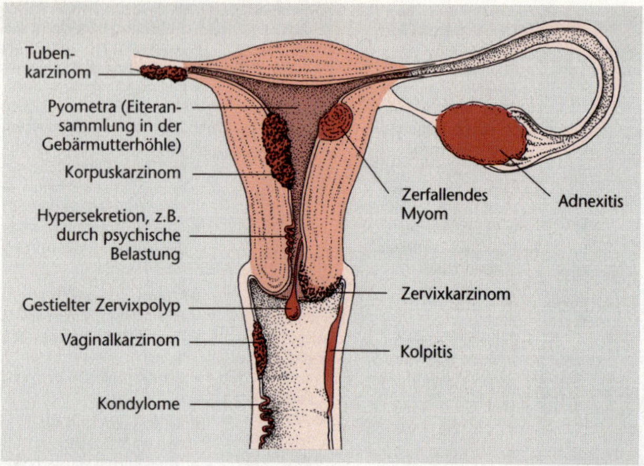

Abb. 32.15: Häufige Ursachen des Fluor genitalis (Ausfluss). Praktisch alle Abschnitte der weiblichen Geschlechtsorgane, auch die Vulva (im Bild nicht eingezeichnet ☞ 32.12.1), können einen Fluor auslösen. [A400-190]

32.3 Hauptbeschwerden in der Gynäkologie

32.3.1 Fluor

Fluor *(Fluor genitalis, Fluor vaginalis, Ausfluss):* Physiologische oder pathologische Vaginalsekretion.

Ein leichter, farb- und geruchloser, glasig-schleimiger Ausfluss ist normal. Er hält die Scheide feucht und schützt vor dem Eindringen von Bakterien und Pilzen. Dieser normale Ausfluss verstärkt sich bei sexueller Erregung, in der Zyklusmitte *(periovulatorischer Fluor)* und in der Schwangerschaft, aber auch bei psychischer Belastung, z.B. Prüfungsstress.

Pathologischer Fluor ist eines der häufigsten Symptome in der Gynäkologie überhaupt und ruft bei den betroffenen Patientinnen oft ein starkes Unsicherheitsgefühl hervor. Mögliche Ursachen eines pathologischen Fluors sind z.B. Infektionen (☞ 32.12.1) oder Tumoren der weiblichen Geschlechtsorgane, Fisteln zwischen Harnwegen oder Darm und Vagina (dann mit Urin- bzw. Stuhlbeimengung) sowie Fremdkörper in der Vagina (z.B. der Rückholfaden eines Intrauterinpessars ☞ 32.14.2).

Aus *Aussehen* und *Konsistenz* des Fluor sind oft bereits erste Rückschlüsse auf die Ursache möglich (☞ Tab. 32.16).

32.3.2 Zyklusstörungen

Zyklusstörungen *(Menstruationsstörungen):* Abweichungen vom normalen Menstruationszyklus. Können sowohl organisch als auch psychisch bedingt sein.

Eine Übersicht über die wichtigsten Zyklusstörungen gibt Tab. 32.17. Neben den genannten gynäkologischen Ursachen können auch Allgemeinerkrankungen wie z.B. Gerinnungsstörungen zu vaginalen Blutungen führen.

Vaginale Blutungen, die zyklusunabhängig außerhalb der Menstruation auftreten, müssen immer abgeklärt werden, da sie Leitsymptom des Endometriumkarzinoms sind (☞ 32.9.2).

Amenorrhoe

Amenorrhoe: Ausbleiben der Menstruationsblutung.

Primäre Amenorrhoe

Von einer **primären Amenorrhoe** spricht man, wenn bei einem Mädchen auch im Laufe des 16. Lebensjahres keine Regelblutung eingesetzt hat. Ursächlich in Betracht kommen beispielsweise funktionsunfähige Ovarien, Störungen im Regelkreis von Hypothalamus und Hypophyse (☞ 32.1.2, 23.1.1), Chromosomenstörungen sowie Atresien des Uterus oder der Vagina, wobei das Menstruationsblut nicht nach außen abfließen kann.

Sekundäre Amenorrhoe

Bei der **sekundären Amenorrhoe** bleibt die Regelblutung nach vorher normalen Zyklen mindestens drei Monate lang aus. Physiologisch ist eine Amenorrhoe während der Schwangerschaft und in der Stillzeit. Weitere Ursachen sind beispielsweise körperliche oder psychische Belastungen, Magersucht (☞ 23.8.2), Ovarialinsuffizienz, androgenbildende Ovarialtumoren (☞ 32.7.2) und hypothalamisch-hypophysäre Störungen.

Prämenstruelles Syndrom

Zu den Menstruationsstörungen im weiteren Sinne zählen auch die zyklusabhängigen Beschwerden wie das **prämenstruelle Syndrom** *(PMS)*. Die Patientinnen leiden kurz vor der Menstruation unter Gereiztheit, depressiver Verstimmung, Kopfschmerzen, Kreislaufbeschwerden, verstärkter Ödembildung und Spannungsgefühl in den Brüsten. Unmittelbar nach dem Einsetzen der Regelblutung normalisiert sich das Befinden wieder. Als Ursache wird eine Störung des Progesteronstoffwechsels vermutet. Entsprechend besteht die Therapie in einer Behandlung mit Progesteron *vor* der Regelblutung (z.B. Duphaston®) oder in der Wahl eines Ovulationshemmers (☞ 32.14.3) mit hohem Gestagenanteil. Bei psychovegetativer Labilität der betroffenen Frau können psychotherapeutische Gespräche sowie Verfahren zur Stressbewältigung (☞ 10.13) hilfreich sein.

Dysmenorrhoe

Dysmenorrhoe: Starke, krampfartige Schmerzen im Unterleib unmittelbar vor und während der Menstruation, häufig verbunden mit einem allgemeinen Krankheitsgefühl.

Die meisten Frauen haben v.a. zu Beginn der Menstruation leichtere Beschwerden, die sie aber im Beruf und in der Freizeit nicht beeinträchtigen.

Die **primäre Dysmenorrhoe** besteht von der Menarche an, die **sekundäre Dysmenorrhoe** tritt später im Leben auf. Beide können organisch bedingt sein. Bei der primären Dysmenorrhoe wird v.a. eine gesteigerte Prostaglandinbildung im Endometrium diskutiert, die zu verstärkten Uteruskontraktionen und Durchblutungsstörungen führt. Der sekundären Dysmenorrhoe liegt häufiger als früher angenommen eine Endometriose (☞ 32.11) oder ein Uterus myomatosus (☞ 32.8.2) zugrunde.

Auch psychische Faktoren spielen eine Rolle. Sie reichen von dem Wunsch, nicht erwachsen werden zu wollen, über die Angst vor Schmerzen bis hin zum „Beweis des Versagens" bei unerfülltem Kinderwunsch. Zudem gehen die Frauen unterschiedlich mit Schmerzen um.

Auch wenn die psychischen Komponenten offensichtlich sind, müssen die Beschwerden der Frau (und die Frau selbst) ernst genommen werden. Um die Frau zu verstehen, sollte das Gespräch mit ihr gesucht werden. Dann gelingt es vielleicht auch, ihr Verhalten nachzuvollziehen und ihr mögliche Wege aus dem eventuell eingefahrenen Verhalten aufzuzeigen.

32.3.3 Unterbauchschmerzen

Unterbauchschmerzen sind häufiger Grund für eine Vorstellung beim Gynäkologen. Sie können durch gynäkologische oder nicht-gynäkologische Ursachen bedingt sein (☞ Tab. 32.18).

Um die Ursachen für Schmerzen am äußeren Genitale zu erkennen, genügt meist eine Inspektion. Bei unklaren Unterbauchschmerzen ist die Ursachenklärung dagegen schwieriger. Unterschieden werden *akute* Unterbauchschmerzen, beispielsweise durch eine Extrauteringravidität (☞ 12.5.2), und *chronische* Unterbauchschmerzen. Bei letzteren ist eine eindeutige Diagnosestellung manchmal nicht möglich, da häufig mehrere Ursachen gleichzeitig vorliegen.

Bei der Diagnostik helfen insbesondere folgende Fragen:

- Wann war die letzte Menstruation? Schmerzen kurz nach Ausbleiben der Menstruation können z.B. durch eine Extrauteringravidität bedingt sein
- Sind die Schmerzen zyklus- oder situationsabhängig? Die Beschwerden bei der Endometriose (☞ 32.11) sind z.B. zyklusabhängig, Unterbauchschmerzen durch rezidivierende Harnblasenentzündungen jedoch nicht
- Welchen Charakter hat der Schmerz? Beispielsweise sind die Schmerzen bei Stieldrehung einer Ovarialzyste (☞ 32.7.2) häufig kolikartig
- Sind die Schmerzen langsam oder rasch entstanden? Der Schmerz bei Perforation einer Extrauteringravidität setzt meist plötzlich ein, der Schmerz bei einer Endometriose oder Adnexitis (☞ 32.7.1) langsam über Stunden
- Bestehen zusätzlich Begleitsymptome wie eine vaginale Blutung oder Fieber? Beide können auf eine Adnexitis hinweisen.

32.3.4 Beschwerden im Bereich der weiblichen Brust

Die häufigsten Beschwerden im Bereich der weiblichen Brust sind Schmerzen,

Vorkommen	Geruch	Farbe	Konsistenz
Ovulation	Geruchlos	Farblos, glasig	Schleimig, fadenziehend
Schwangerschaft	Geruchlos	Farblos	Dünnflüssig
Pilzinfektion (☞ 28.7.2)	Geruchlos	Weiß-gelblich	Krümelig
Trichomonadeninfektion (☞ 32.12.1)	Übel riechend	Gelblich	Schaumig
Gardnerelleninfektion (☞ 28.5.12)	Fischartig (Amingeruch)	Farblos bis weißlich	Normal, aber Zunahme der Menge
Mykoplasmeninfektion (☞ 28.5.18)	Geruchlos	Farblos bis weißlich	Dünnflüssig
Gonokokkeninfektion (☞ 28.5.5)	Unspezifisch	Eitrig-trübe bis gelblich-grün	Dickflüssig
Karzinome	Oft faulig	Blutig-bräunlich	Wässrig

Tab. 32.16: Geruch, Farbe und Konsistenz des Fluor genitalis geben erste Hinweise auf die Ursache und ermöglichen es, die weitere Diagnostik gleich in die richtige Richtung zu lenken.

Bezeichnung	Zyklus [Tage]	Blutungsdauer [Tage]	Blutungsstärke	Schema	Ursachen/ Besonderheiten
Eumenorrhoe Normale Menstruationsblutung	25 – 31	3 – 6	ca. 50 – 150 ml	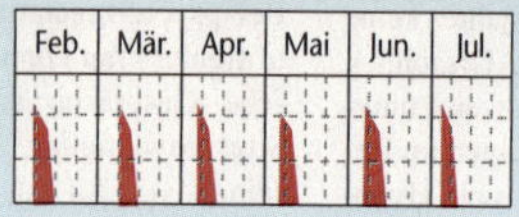	
Störungen der Blutungsdauer					
Menorrhagie Verlängerte Regelblutung	25 – 31	> 6	Meist erhöht	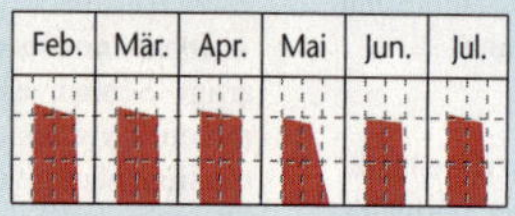	Uteruspolypen (☞ 32.8.1), Myome (☞ 32.8.2), Endometriose (☞ 32.11), Gerinnungsstörungen
Brachymenorrhoe Verkürzte Regelblutung	25 – 31	Stunden – 2,5 Tage	Normal – vermindert	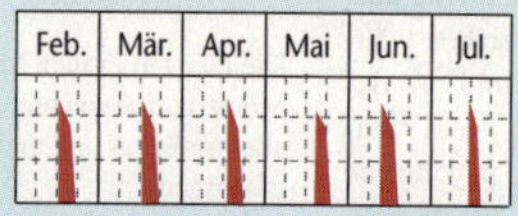	Verschiedene Störungen in Uterus oder Ovarien; Nachtarbeit, Fernreisen, psychische Belastung; Ovulationshemmer (☞ 32.14.3)
Störungen der Blutungsstärke					
Hypermenorrhoe Zu starke Regelblutung	25 – 31	3 – 6	> 150 ml (> 5 Vorlagen/ Tampons pro Tag)	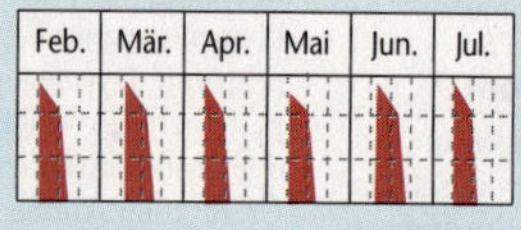	Myome, chronische Entzündugen von Uterus und Adnexen, hormonelle Störungen, Gerinnungsstörungen, Intrauterinpessar (☞ 32.14.2)
Störungen der Blutungshäufigkeit					
Polymenorrhoe Unregelmäßig oder regelmäßig verkürzte Zyklen	< 25	3 – 6	Erhöht, normal oder erniedrigt	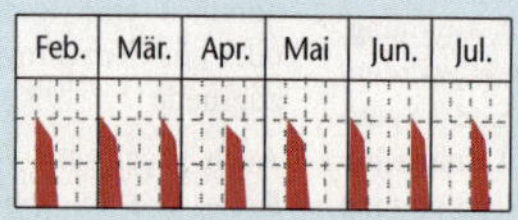	Verkürzung der prä- oder postovulatorischen Phase oder bei anovulatorischen Zyklen; Ther. nur bei Pat.-Wunsch nach normalem Zyklus oder Kinderwunsch
Oligomenorrhoe Stark verlängerte Zyklen	> 35	3 – 6	Erhöht, normal oder erniedrigt	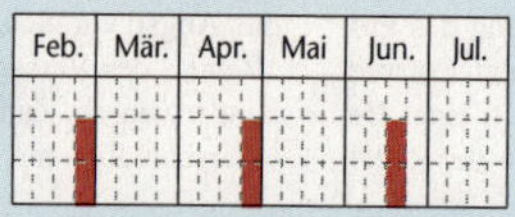	Verlängerte Follikelreifungsphase, auch bei anovulatorischen Zyklen z.B. in Pubertät und Klimakterium
Zusatzblutungen (alle Blutungen im Verlauf eines Zyklus außerhalb der Menstruation)					
Spotting** Regelmäßige Zusatz- oder Schmierblutungen, prä-/postmenstruell oder mittzyklisch	25 – 31	Zusätzl. 1 – 2 Tage unmittelbar vor/ nach der Menstruation oder in Zyklusmitte	Gering oder variabel	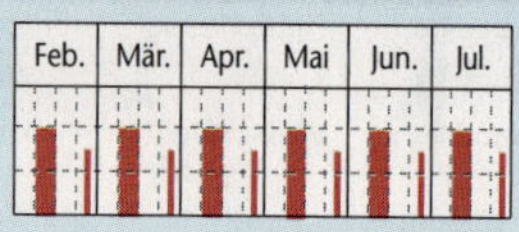	Gestörte Gelbkörper- oder Endometriumfunktion; evtl. Therapie durch Hormongabe. Uteruspolypen, Endometriumkarzinom; (drohende) Fehlgeburt (☞ 12.5.5)
Postkoitalblutung Unmittelbar nach Geschlechtsverkehr auftretend	25 – 31		Meist wenig, hellrotes Blut		Portioektopie (☞ 32.4.6), vaginale Verletzungen, Zervixkarzinom

* Ein *ungefähres* Maß (in Abhängigkeit von individuellen Hygienebedürfnissen) ist die Zahl der pro Tag gebrauchten Vorlagen oder Tampons. Die physiologische Menge Blut und Schleimhaut, die eine Frau pro Menstruation verliert, beträgt ca. 50 – 150 ml.

** Zusätzlich zum „Spotting" werden auch die Begriffe *Metrorrhagie* und *Zwischenblutung* mit teils gleicher, teils unterschiedlicher Bedeutung verwendet, z.B. wird Zwischenblutung synonym zum mittzyklischen Spotting und Metrorrhagie als zyklus*un*abhängige Zusatzblutung definiert.

Tab. 32.17: Normaler Menstruationszyklus und Zyklusstörungen im Vergleich.

tastbare Knoten und Sekretion aus der Mamille.

Schmerzen

Ein schmerzhaftes Spannungsgefühl beider Brüste kurz vor der Menstruation wird als **Mastodynie** bezeichnet. Ihr kann z.B. eine **Mastopathie** (☞ 32.6.1) zugrunde liegen. Auch Entzündungen oder der Milcheinschuss nach der Geburt bereiten Schmerzen.

Knoten

Druckschmerzhafte Knoten können z.B. bei einer **Mastitis** (*Brustdrüsenentzündung* ☞ 12.13.1) auftreten. Auch Zysten im Brustdrüsenkörper sind häufig mäßig druckschmerzhaft. Nicht schmerzhafte Knoten können einem gutartigen, häufiger aber einem bösartigen Tumor entsprechen (☞ 32.6.2).

> Jeder Knoten in der Brust muss diagnostisch abgeklärt werden. Insbesondere nicht druckschmerzhafte oder unregelmäßig begrenzte Knoten sind dringend karzinomverdächtig.

Sekretion aus der Mamille

Während *beidseitiger* Ausfluss aus den Mamillen auf eine Hormonstörung hinweist, liegen der *einseitigen* Sekretion oft gut- oder bösartige Tumoren der Brust zugrunde.

32.4 Der Weg zur Diagnose in der Gynäkologie

Viele Frauen gehen aus Scham und Angst ungern zum Gynäkologen. Da ihnen diese Gefühle meist auch nicht durch das vor der gynäkologischen Untersuchung stattfindende Gespräch genommen werden können, muss bei der Untersuchung darauf Rücksicht genommen werden.

32.4.1 Anamnese

Die gynäkologische Diagnostik beginnt mit der Erhebung der allgemeinen und der **gynäkologischen Anamnese**. Der Arzt fragt nach:

- Den aktuellen Beschwerden
- Dem Zeitpunkt der letzten Menstruation (Schwangerschaft möglich?) und Zyklusstörungen
- Der Einnahme von Arzneimitteln einschließlich der „Pille"
- Der *Menarche* und/oder der *Menopause* (☞ 32.1.2)
- Schwangerschaften und Geburten einschließlich Fehlgeburten, Extrauteringraviditäten (Schwangerschaften außerhalb der Gebärmutter ☞ 12.5.2) und Schwangerschaftsabbrüchen
- Früheren Erkrankungen der Genitalorgane, z.B. Adnexitiden (☞ 32.7.1) oder Pilzinfektionen des äußeren Genitales
- Vorangegangenen Operationen insbesondere im Unterbauch (dann können z.B. als Sterilitätsursache Verwachsungen in Frage kommen)
- Allgemeinerkrankungen, da z.B. ein Diabetes mellitus Vaginalinfektionen begünstigt.

32.4.2 Untersuchung der Brust

Ob die Untersuchung der Brust vor oder nach der gynäkologischen Untersuchung stattfindet, ist von der Fragestellung und den Gepflogenheiten des Untersuchers abhängig. Prinzipiell sollte die Frau nur so weit entkleidet sein wie für die jeweilige Untersuchung nötig. Wird die Brust zuerst untersucht, braucht die Frau zunächst also nur den Oberkörper zu entkleiden. Anschließend zieht sie BH, Unterhemd und Bluse wieder an und macht für die gynäkologische Untersuchung den Unterleib frei.

Die Untersuchung der Brust besteht in:

- **Inspektion,** um *Größen-* und *Formungleichheiten* der Brüste und Mamillen sowie *Hautveränderungen* (z.B. **Orangenhaut** ☞ 32.6.2) zu erkennen
- **Abtasten** der Brüste, wodurch Knoten, Schmerzen und Absonderungen aus den Mamillen festgestellt werden können
- **Abtasten der Lymphknotenregionen** in den Achselhöhlen, ober- und unterhalb des Schlüsselbeins sowie am Hals, um Lymphome (z.B. durch Metastasen bei Brustkrebs) zu erfassen.

32.4.3 Gynäkologische Untersuchung

Da eine volle Harnblase bei der Untersuchung stört, soll die Frau vor der Untersuchung noch einmal Wasser lassen und dabei eine Urinprobe in einen Becher füllen. Dieser Urin wird für eine evtl. notwendige Untersuchung zurückgestellt.

Nachdem die Frau mit dem Arzt gesprochen hat, entkleidet sie in einer Kabine ihren Unterleib und nimmt auf dem mit „Ärztekrepp" abgedeckten gynäkologischen Stuhl Platz. Eine Kopfhochlagerung erleichtert den Kontakt zum Untersucher und wird von den meisten Patientinnen psychisch als wesentlich angenehmer als eine Flachlagerung empfunden. Für ältere Patientinnen ist der Stuhl meist recht unbequem. Ein zusätzliches Kissen in Nacken oder Kreuz erleichtert diesen Frauen oftmals die Lagerung.

Auch aus juristischen Gründen sollte bei jeder gynäkologischen Untersuchung durch einen männlichen Gynäkologen eine Krankenschwester oder Arzthelferin anwesend sein. Dies dient dem Schutz der Patientin und gleichzeitig dem Selbstschutz des Arztes.

Inspektion

Bei der Inspektion der Vulva achtet der Arzt unter anderem auf den Behaarungstyp (weiblich oder männlich), die Klitoris (vergrößert?), das Hymen (intakt?) sowie Blutungen, Fluor, Parasiten, Entzündungen, Ulzera und Tumoren.

	Linker Unterbauch	Mittlerer Unterbauch	Rechter Unterbauch
Gynäkologische Ursachen	▸ Ovarialzysten und -tumoren ▸ Adnexitis ▸ Extrauteringravidität	▸ Dysmenorrhoe ▸ Entzündungen der Vagina oder der Zervix ☞ 32.12.1 ▸ Fremdkörper der Vagina	▸ Ovarialzysten und -tumoren ☞ 32.7.2 ▸ Adnexitis ☞ 32.7.1 ▸ Extrauteringravidität ☞ 12.5.2
Nichtgynäkologische Ursachen	▸ Leistenhernie ☞ 21.9.3 ▸ Pyelonephritis ▸ Nierenkolik ▸ Sigmadivertikulitis ☞ 21.6.7	▸ Zystitis (Harnblasenentzündung) ☞ 31.5.2	▸ Appendizitis ☞ 21.6.6 ▸ Leistenhernie ☞ 21.9.3 ▸ Pyelonephritis ☞ 31.6.3 ▸ Nierenkolik ☞ 31.6.12

Tab. 32.18: Lokalisation des Unterbauchschmerzes bei häufigen gynäkologischen und nichtgynäkologischen Ursachen.

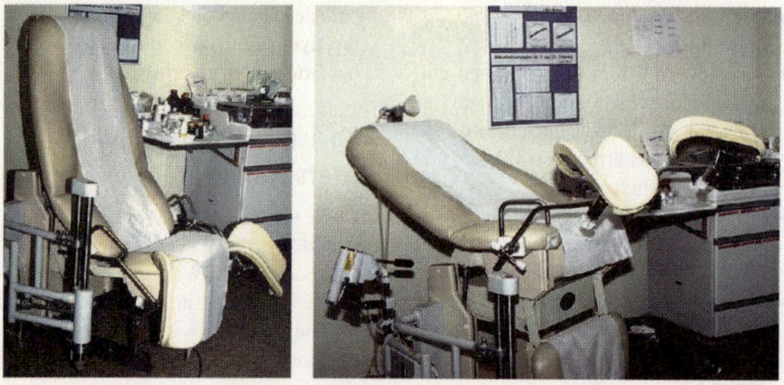

Abb. 32.19 – 32.20: Dieser gynäkologische Stuhl lässt sich hoch- und herunterfahren. Beim Hinsetzen rutscht die Frau mit dem Gesäß ganz bis zur Rückenlehne (links). Unmittelbar vor der Untersuchung wird der Stuhl hydraulisch hochgefahren und nach hinten gekippt (rechts), die Sitzfläche wird manuell nach unten weggeklappt. Nach der Untersuchung wird die Sitzfläche wieder hochgeklappt und der Stuhl heruntergefahren. [T193]

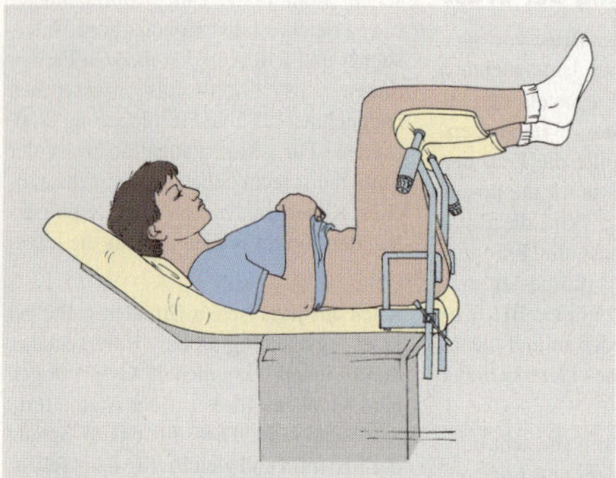

Abb. 32.21: Die Patientin liegt auf dem Rücken in der sog. Steinschnittlage. Die Beine sind gespreizt, Hüften und Knie gebeugt. Die Unterschenkel liegen in den dafür vorgesehenen Beinschalen, das Gesäß überragt knapp die Kante des Stuhls. Auf diese Weise ist eine weitgehend entspannte Lage der Patientin und damit eine bestmögliche Untersuchbarkeit gewährleistet. [A400-215]

Spekulumuntersuchung

Spekula (lat. spekulum = Spiegel) dienen der Entfaltung der Vagina und der Darstellung der Portio. Sie werden in verschiedenen Größen und mehreren Ausführungen angeboten (☞ Abb. 32.22, 32.23, 32.24). Ausgewählt werden sie entsprechend:

- Der geplanten Untersuchung. *Selbsthalte-* oder *Entenschnabelspekula* (☞ Abb. 32.22 und 32.23) werden für Untersuchungen verwendet, bei denen der Arzt eine oder beide Hände frei haben muss, *zweiblättrige Spekula* (☞ Abb. 32.24) werden z.B. bei Inspektion der Portio benutzt
- Der anatomischen Gegebenheiten. Für Kinder werden schmale und kurze Spekula benutzt, für Mehrgebärende breitere und längere.

Vor der Untersuchung werden die Spekula im Wärmeschrank oder warmen Wasser vorgewärmt. Ist die Vagina sehr trocken und ist die Entnahme eines Abstrichs nicht vorgesehen, kann Gleitmittel, z.B. Sonographie-Gel, auf die Spekula aufgetragen werden, damit das Einführen für die Frau weniger unangenehm ist. Während der Arzt die Spekula einführt, stellt die Krankenschwester oder Arzthelferin die Untersuchungslampe ein. Nun beurteilt der Arzt:

- Die Vaginalschleimhaut: Entzündung? Verletzungen?
- Die Portiooberfläche: Rötung? Polypen? Karzinom?
- Die Sekretion aus der Zervix: Physiologisch? Vermehrt?

Bevor die Spekula entfernt werden, entnimmt der Arzt oft noch Sekret für Untersuchungen (☞ 32.4.5) oder führt eine Kolposkopie (☞ 32.4.6) durch. Nach Entfernen der Spekula schließt sich ggf. eine Vaginalsonographie an (☞ 32.4.7). Bei allen Untersuchungen reicht die Pflegende dem Arzt das benötigte Instrumentarium an und nimmt es ihm auch wieder ab. Deswegen trägt sie – wie auch der Arzt – bei jeder Untersuchung Handschuhe.

Bimanuelle Palpation

Bei der **bimanuellen Palpation** (☞ Abb. 32.27) ertastet der Arzt:

- Konsistenz der Vagina und der Portio, z.B. Gewebeverhärtungen
- Lage und Konsistenz der Adnexen
- Lage, Konsistenz, Form, Größe und Beweglichkeit des Uterus.

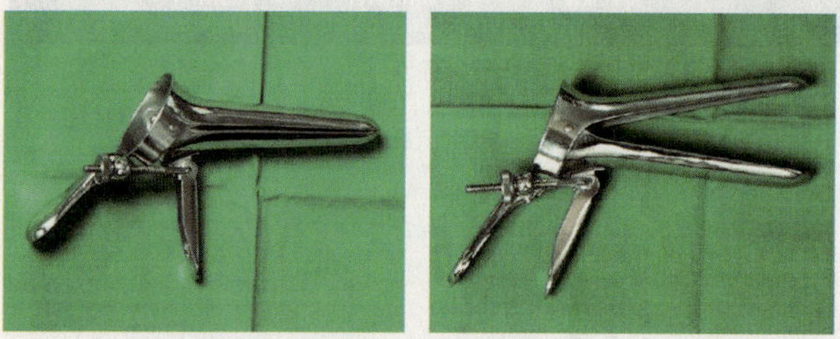

Abb. 32.22 – 32.23: Entenschnabelspekulum, links in geschlossenem und rechts in geöffnetem Zustand. Es wird in die Vagina eingeführt und hält dort nach entsprechender Arretierung selbst, so dass der Arzt es nicht festhalten muss und beide Hände z.B. bei der Entnahme einer Biopsie nutzen kann. [K183]

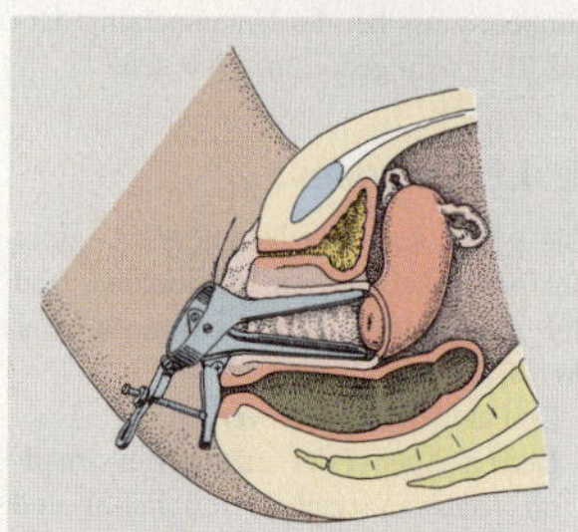

Abb. 32.25: Das eingeführte Entenschnabelspekulum im Sagittalschnitt. [A400-190]

Rektovaginale und rektale Untersuchung

Die **rektovaginale** und **rektale Untersuchung** (☞ Abb. 32.29 bzw. 32.28) dienen der Beurteilung der **Parametrien** (Beckenbindegewebe neben dem Uterus), des Douglas-Raumes (☞ Abb. 32.3) und des Rektums.

Aufgaben der Pflegenden bei der gynäkologischen Untersuchung

Untersuchungsraum vorbereiten

Die Pflegenden achten darauf, dass der Raum warm und der Untersuchungsplatz sauber und nicht von anderen einzusehen ist. In der Umkleide legen sie genügend Vorlagen (Binden) bereit.

Materialien vorbereiten

Das Pflegepersonal sorgt dafür, dass ausreichend (sterile) Instrumente, Arzneimittel und Untersuchungsmaterialien (z.B. Abstrichröhrchen) vorhanden sind und ein komplettes Spekulasortiment im Wärmeschrank bereitliegt. Geräte wie z.B. das Sonographiegerät oder das Kolposkop müssen stets betriebsbereit sein.

Patientin vorbereiten

Die Pflegende informiert die Frau über den Ablauf der Untersuchung und ggf. der einzelnen Maßnahmen. Unmittelbar vor der Untersuchung schickt sie sie zur Blasenentleerung zur Toilette. Ist eine Urinuntersuchung nicht auszuschließen, gibt sie der Frau ein Auffanggefäß mit und erklärt ihr, wo sie es abstellen kann. Ggf. hilft sie der Patientin auf den Untersuchungsstuhl (die Steinschnittlage aber erst einnehmen lassen, wenn die Untersuchung wirklich stattfindet, da die meisten Frauen diese Lage als erniedrigend empfinden). Während der Untersuchung beruhigt sie die Patientin, sofern dies notwendig sein sollte, z.B. durch Handhalten.

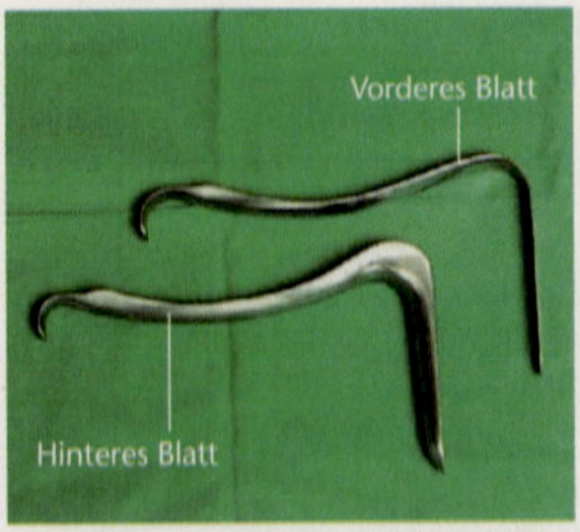

Abb. 32.24: Zweiblättriges Spekulum. Zuerst wird das hintere, rinnenförmige Spekulum eingeführt, dann das flache vordere Blatt. Möchte der Arzt z.B. einen Abstrich machen, hält er nur das hintere Blatt fest. Das vordere Spekulum hält dann entweder die Pflegende oder die Patientin selbst. [K183]

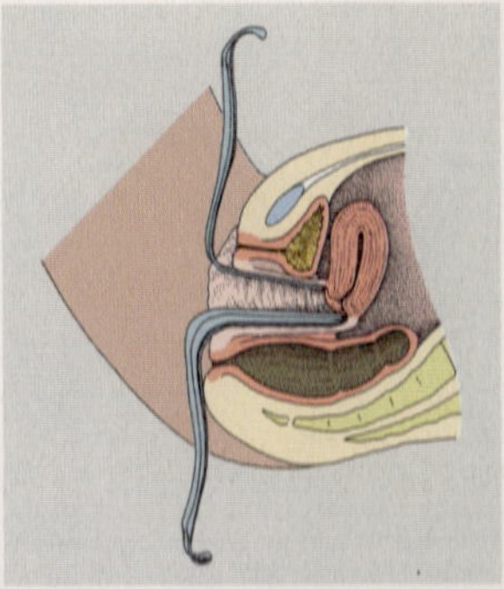

Abb. 32.26: Die beiden eingeführten Blätter des zweiblättrigen Spekulums im Sagittalschnitt. [A400-190]

Nachsorge

Nach der Untersuchung hilft sie der Patientin beim Absteigen vom Untersuchungsstuhl und bietet ihr Tücher zum Abwischen von Gleitmittel sowie Vorlagen an. Kann sich die Frau nicht selbständig anziehen, ist sie ihr beim Ankleiden behilflich. Dann räumt sie den Untersuchungsraum auf, reinigt die Geräte und sorgt für die Sterilisation der Instrumente. Das entnommene Untersuchungsmaterial leitet sie sachgerecht weiter.

32.4.4 Blut- und Urinuntersuchungen

Blutuntersuchungen

Häufige Blutuntersuchungen in der Gynäkologie sind:

- Die Erstellung eines *Blutbildes* (☞ 24.4.3), um beispielsweise eine Anämie (☞ 24.6.1) zu diagnostizieren (z.B. bei Hypermenorrhoe oder einer Karzinomerkrankung)

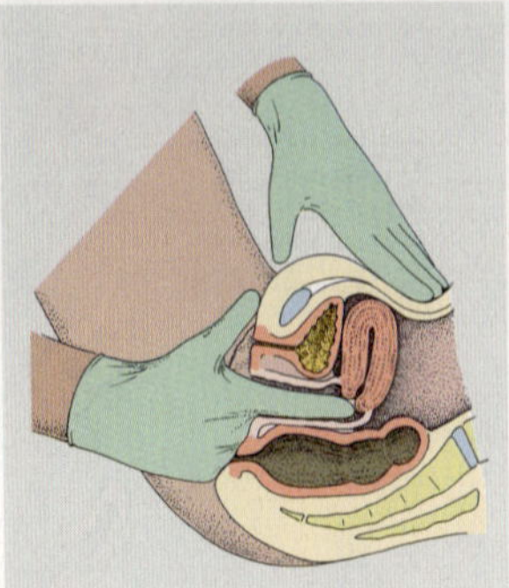

Abb. 32.27: Die bimanuelle Palpation bei der gynäkologischen Untersuchung. Während ein bis zwei Finger der einen Hand in die Vagina eingeführt werden und die Portio (und damit den Uterus) nach kranioventral (= vorne oben) schieben, kann die andere Hand des Untersuchers den Uterus von der Bauchseite aus tasten. [A400-190]

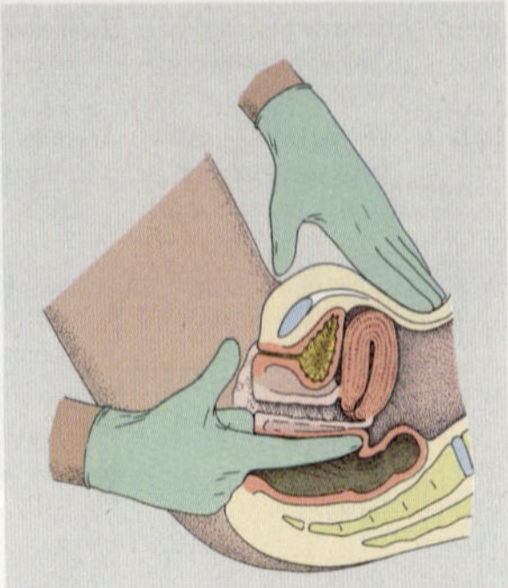

Abb. 32.28: Rektale Untersuchung. Bei Kindern kann der Arzt statt in die Vagina in das Rektum eingehen, um die Gebärmutter zu palpieren. Bei der erwachsenen Frau ergänzt die rektale Untersuchung die vaginale und erlaubt außerdem eine Beurteilung des Rektums. [A400-190]

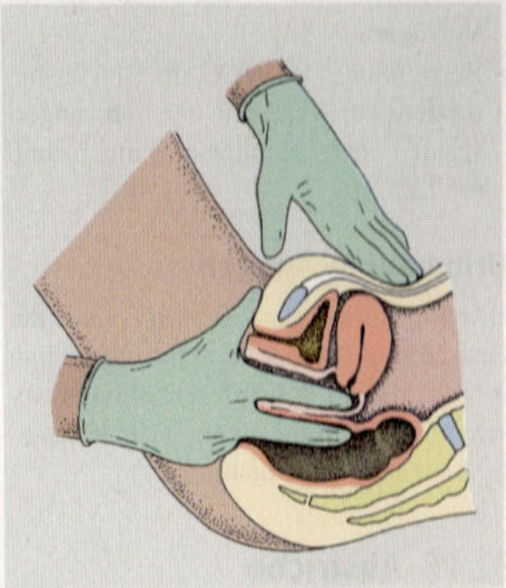

Abb. 32.29: Die rektovaginale Untersuchung erlaubt, Befunde in den bindegewebigen Aufhängestrukturen der Gebärmutter (Uterusligamente) zu ertasten. Während sich die Uterusligamente bei der gesunden Frau ohne größeren Schmerz dehnen und strecken lassen, äußert die Patientin z.B. bei Verwachsungen Schmerzen. [A400-190]

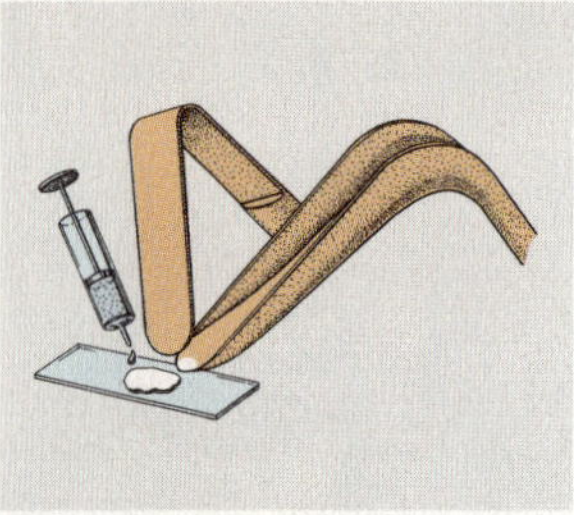

Abb. 32.30: Erstellen eines Nativpräparates. Um Veränderungen des Nativpräparates durch die Watte eines Watteträgers zu vermeiden, kann das Zellmaterial auch mit Hilfe des vorderen Spekulumblattes vom hinteren Spekulumblatt auf den Objektträger aufgetragen werden. [A400-190]

- Die Kontrolle der *Entzündungsparameter* (Leukozyten ☞ 39.50, CRP ☞ 39.19, heute seltener Blutsenkungsgeschwindigkeit ☞ 39.16), vor allem bei unklaren Bauchschmerzen und Verdacht auf Adnexitis, aber auch bei Verdacht auf einen bösartigen Tumor
- Die Überprüfung spezieller *Tumormarker* zur Verlaufskontrolle vor, während und nach einer Tumortherapie. Bei Verdacht auf Lebermetastasen werden auch die Leberwerte (GOT ☞ 39.9, GPT ☞ 39.3), bei Verdacht auf Knochenmetastasen die Alkalische Phosphatase (☞ 39.5) kontrolliert
- *Serologische Untersuchungen* zum indirekten Erregernachweis bei Verdacht auf HIV-Infektion oder Syphilis (☞ 29.3.1, 30.11.2). Teils stehen auch *gentechnische Methoden* zum direkten Erregernachweis (PCR ☞ 28.3.6) zur Verfügung
- Bestimmung des *HCG* im Blut insbesondere bei Verdacht auf Schwangerschaft oder Eileiterschwangerschaft (☞ 12.5.2).

Urinuntersuchungen

Urinuntersuchungen dienen v.a. der Feststellung einer Schwangerschaft (☞ 12.1.4) und der differentialdiagnostischen Abklärung von Unterbauchschmerzen (Harnwegsinfekt?).

32.4.5 Abstriche

Abstriche spielen in der gynäkolgischen Diagnostik eine große Rolle. Zu unterscheiden sind:

- Das Nativpräparat
- Der zytologische Abstrich
- Der bakteriologische Abstrich.

Nativpräparat

Nativpräparat: Nicht gefärbtes oder fixiertes mikroskopisches Präparat.

Ein **Nativpräparat** wird in erster Linie angelegt bei Verdacht auf eine Entzündung der Vagina *(Kolpitis)*, z.B. durch Pilz- oder Trichomonadenbefall (☞ 32.12.1).

Benötigtes Material

- Steriler Watteträger
- Objektträger, Deckglas
- 0,9 %ige Kochsalzlösung
- Mikroskop
- Löffler-Methylenblau bei Gonokokken-Suchtest
- 10 %ige Kalilauge bei V.a. Infektion mit Gardnerella vaginalis.

Durchführung

- Sekret aus dem hinteren Scheidengewölbe mit einem Watteträger entnehmen
- Etwas Sekret auf den Objektträger geben und ausstreichen
- Einen Tropfen Kochsalzlösung 0,9 % auf den Objektträger geben
- Objektträger mit Deckglas abdecken
- Präparat unter das Mikroskop legen: Neben den normalen Scheidenepithelzellen sowie den ebenfalls physiologischen Döderlein-Bakterien sind weiße und rote Blutkörperchen, Bakterien, Hefepilze und Trichomonaden (☞ Abb. 32.32) sofort unter dem Mikroskop sichtbar.

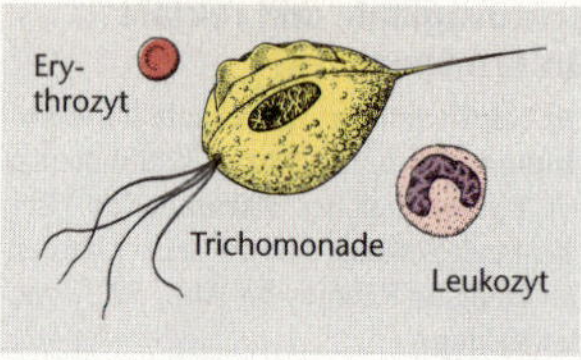

Abb. 32.32: Trichomonas vaginalis im mikroskopischen Bild, zum Größenvergleich neben einem Erythrozyten und einem Leukozyten. [A400-190]

Pap-Gruppe	Zytologischer Befund	Bewertung	Empfehlung	Zellform
0	Zellabstrich technisch unbrauchbar	Nicht möglich	Sofortige Wiederholung	
I	Normales Zellbild	Negativer Befund: Unverdächtig	Jährliche Wiederholung	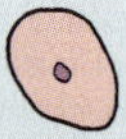
II	Leichte entzündliche, regenerative oder degenerative Veränderungen	Negativer Befund: Unverdächtig	Kontrolle nach 3 – 12 Monaten, evtl. Einleitung einer Kolpitis- oder Östrogentherapie	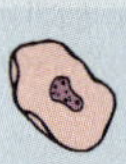
III	Schwere entzündliche oder degenerative Veränderungen	Zweifelhaft	Kontrolle nach Therapie	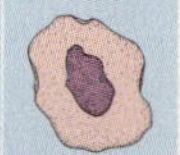
III D	Leichte bis mäßige Dysplasie, enspricht CIN I – II** (☞ Abb. 9.32)	Vorstufe eines Karzinoms	Therapie; Kontrolle nach 2 – 3 Monaten, bei Weiterbestehen des Befundes Konisation	
IV a	Schwere Dysplasie (entspricht CIN III**)	Positiver Befund: Vorstufe eines Karzinoms	Konisation (☞ 32.4.11)	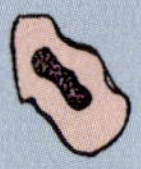
IV b	Carcinoma in situ*** (entspricht CIN III**)	Invasives Karzinom nicht auszuschließen	Konisation oder Gewebeprobe	
V	Eindeutig bösartige Tumorzellen	Positiver Befund: Verdacht auf invasives Karzinom	Sofortige Gewebeprobe	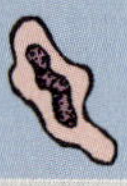

* **Dysplasie:** Fehlentwicklung von Organen oder Geweben mit unzureichender Differenzierung und daher nicht ordnungsgemäßer Funktion.

** **CIN I – III:** Zervikale (cervikale) intraepitheliale Neoplasie, d.h. auf das Epithel beschränkte Atypien, gestörte Schichtung und gestörte Ausreifung zunehmender Schwere

*** **Carcinoma in situ:** Karzinom, das die Basalmembran noch nicht durchbrochen hat.

Tab. 32.31: Auswertung, Klassifikation und Konsequenzen eines Papanicolaou-Abstrichs.

Beim **Amin-Test** wird das Sekret auf dem Objektträger mit 10 %iger Kalilauge versetzt. Entwickelt sich ein fischartiger Geruch, so besteht der Verdacht auf eine Infektion mit *Gardnerella vaginalis,* einem gramnegativen Stäbchenbakterium (**Aminkolpitis** ☞ 32.12.1).

Zytologischer Abstrich

Zytologischer Abstrich: Abstrichentnahme mit nachfolgender zytologischer Untersuchung der Zellen auf entartungsverdächtige Zellveränderungen oder Tumorzellen. In der Gynäkologie bedeutendes Verfahren zur Frühdiagnose des Zervixkarzinoms.

Beim **zytologischen Abstrich** entnimmt der Arzt mit Hilfe eines speziell geformten Spatels Zellmaterial von der Portiooberfläche und mittels eines Bürstchens Material aus der Zervix und streicht es auf jeweils einen Objektträger aus. Anschließend wird es *sofort* fixiert, z.B. mit Sprühfixierung, und ins zytologische Labor geschickt. Hier werden die Zellen nach einem von dem Anatom *George Papanicolaou* entwickelten Verfahren gefärbt (**Papanicolaou-Färbung,** kurz *Pap*) und unter dem Mikroskop beurteilt (Klassifizierung ☞ Tab. 32.31).

Die Zytologie erlaubt zum einen ein Screening zur Erfassung von Karzinomen der Portio und der Zervix und deren Vorstufen, zum anderen lässt sich auch der Hormonhaushalt der Frau beurteilen, da das Aussehen der Zellen hormonell beeinflusst wird.

Da Vaginalzäpfchen und Vaginalspülungen das Untersuchungsergebnis verfälschen können, muss in den 24 Stunden vor der Abstrichentnahme darauf verzichtet werden.

Bakteriologischer Abstrich

Für eine bakteriologische Untersuchung wird das Vaginalsekret meist mit sterilen Watteträgern gewonnen, die den Abstrichröhrchen oder Objektträgern beigelegt sind. Sie werden nach der Materialgewinnung entweder mit in das Abstrichröhrchen gegeben und ins Labor geschickt, oder das Sekret wird auf einen Objektträger aufgetragen und mit dem beiliegenden Mittel fixiert.

Zu beachten ist, dass manche Erreger wie beispielsweise Gonokokken nur auf Spezialnährböden wachsen, die ebenfalls industriell vorgefertigt angeboten werden. Wird für solche Erreger ein „normaler" Nährboden benutzt, kann die Infektion nicht nachgewiesen werden, und die Diagnose bleibt unklar.

Pflege bei Abstrichentnahme

Aufgabe der Pflegenden ist die Bereitstellung der Instrumente und der Materialien zur Abstrichdiagnostik sowie die Assistenz bei der Materialentnahme und -verarbeitung.

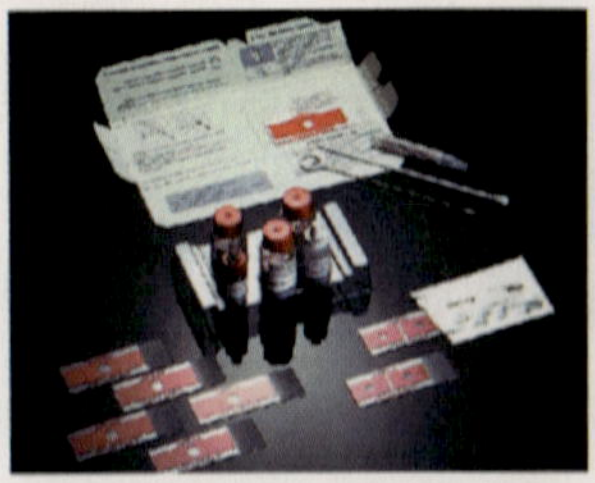

Abb. 32.33: Untersuchungsmaterial als Komplettset zum Nachweis von Chlamydien. Das industriell vorgefertigte Set enthält alle Materialien, die für die Abstrichentnahme notwendig sind (Watteträger, Öse, Testreagenzien und Objektträger). [U150]

32.4.6 Kolposkopie

Kolposkopie: Betrachtung der Portio vaginalis uteri unter 6- bis 40facher Lupen-Vergrößerung.

Die **Kolposkopie** findet in der Regel im Rahmen einer gynäkologischen Untersuchung statt (☞ 32.4.3). Eine **Nativ-Kolposkopie** ist häufig nicht sehr aussagekräftig, da das Oberflächenrelief wenig Kontraste bietet. Daher folgen im Anschluss an die Nativ-Kolposkopie die Essigsäureprobe und die Schiller-Jodprobe.

Essigsäureprobe

Bei der **Essigsäureprobe** wird die Portio mit 3 %iger Essigsäure betupft. Essigsäure koaguliert den zervikalen Schleim und bewirkt eine Anämisierung der Portiooberfläche. So wird eine exaktere Beurteilung der Portiooberfläche möglich.

Schiller-Jodprobe

Bei der **Schiller-Jodprobe** wird die Portio mit einer 3 %igen Jod-Kaliumjodidlösung *(Schiller-Jodlösung)* betupft. Jod wird von den glykogenhaltigen Plattenepithelzellen des Portioepithels gespeichert, so dass diese dunkelbraun erscheinen. Die Drüsenepithelzellen der Zervix und nicht ausgereifte Epithelzellen hingegen, die kein oder nur wenig Glykogen enthalten, färben sich gar nicht oder kaum. Diese *jodnegativen* Bezirke sind typisch, aber nicht beweisend für Veränderungen des Plattenepithels.

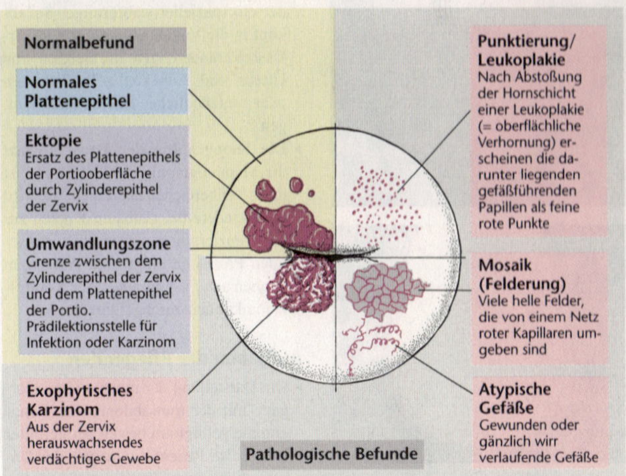

Abb. 32.34: Normale und tumorverdächtige Kolposkopie-Befunde. Bei den verdächtigen Befunden wird meist eine sofortige Biopsie zur histologischen Sicherung entnommen. [A300, A400-190]

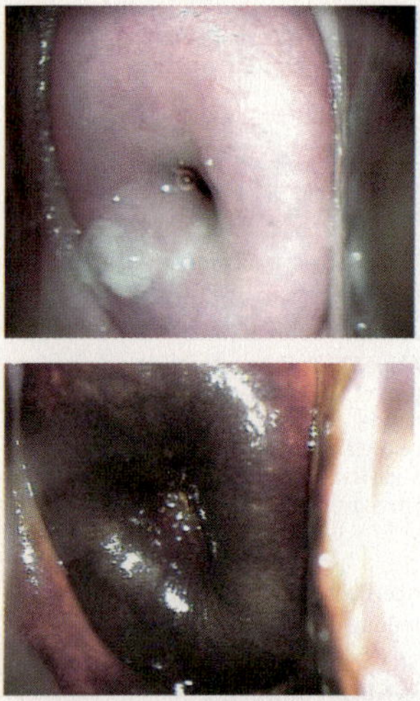

Abb. 32.35 – 32.36: Normale Portio in der Nativ-Kolposkopie und mit Schiller-Jodprobe. [T192]

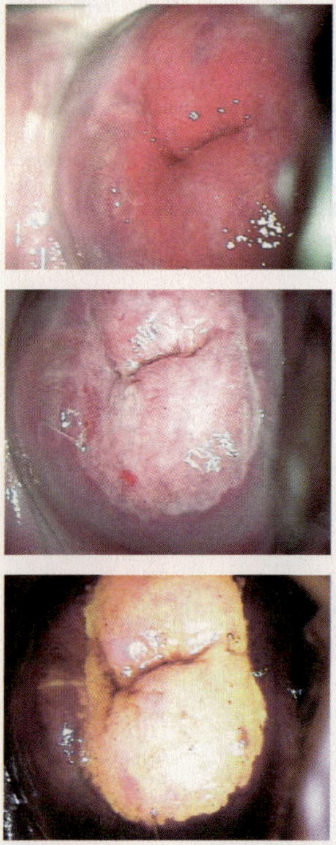

Abb. 32.37 – 32.39: Portioektopie in der Nativ-Kolposkopie, mit der Essigsäureprobe und der Schiller-Jodprobe. [T192]

Ein häufiger Normalbefund ist die **Portioektopie,** bei der sich *ektopes* (= am falschen Ort befindliches) Zylinderepithel aus dem Zervixkanal auf der Portiooberfläche findet, evtl. als zirkuläre *Ausstülpung* des Zervixepithels. Die Ektopie ist ungefährlich. Allerdings ist die **Umwandlungszone,** d.h. die Grenze zwischen dem Plattenepithel der Portio und dem Zylinderepithel, eine Prädilektionsstelle für pathologische Veränderungen (☞ Abb. 32.34). Alle pathologischen oder verdächtigen Befunde werden fotografisch dokumentiert. Bei auffälligen Befunden kann gezielt Gewebe zur histologischen Begutachtung entnommen werden.

Pflege

Aufgabe der Pflegenden ist die Vorbereitung aller benötigten Utensilien einschließlich des Kolposkops (z.B. sind sie dafür verantwortlich, dass ein Film eingelegt ist) sowie die Assistenz während der Untersuchung.

32.4.7 Sonographie

Prinzip der Songraphie ☞ 9.6.7

Die **Sonographie** hat in der Gynäkologie eine zentrale Bedeutung:

- Die **transabdominale Sonographie** (durch die Bauchdecke hindurch) erlaubt die Beurteilung der Bauch- und (mit Einschränkungen) der Beckenorgane
- Die **transvaginale Sonographie,** bei der ein spezieller stabförmiger Schallkopf in die Vagina eingeführt wird, erfasst Veränderungen im Bereich von Uterus und Adnexen, z.B. Tumoren oder entzündliche Eileiterverdickungen
- Die **Sonographie der Brust** ergänzt die Mammographie (☞ 32.4.8) und ist ihr in Teilbereichen überlegen. Sie wird insbesondere bei tastbaren Knoten zur Differenzierung von zystischen und soliden Prozessen eingesetzt. Außerdem können unter sonographischer Kontrolle Punktionen durchgeführt werden.

Aufgaben der Pflegenden

- Die Darstellung der inneren Genitalorgane mit der transabdominalen Sonographie gelingt am besten bei gefüllter Blase. Die Patientin wird vor der Untersuchung zum Trinken aufgefordert und sonographiert, wenn die Blase gefüllt ist
- Bei der transvaginalen Sonographie sollte die Blase leer sein. Die Patientin wird darüber informiert, dass die Untersuchung durch die Einführung des Schallkopfes in die Vagina zwar unangenehm sein kann, aber nicht schmerzhaft ist
- Für die Sonographie der Brust ist keine Vorbereitung erforderlich
- Nach der Untersuchung reichen Arzt oder Pflegende der Patientin Tücher zum Entfernen des Sonographiegels.

32.4.8 Konventionelle Röntgenverfahren

Die häufigsten konventionellen Röntgenverfahren in der Gynäkologie sind die *Mammographie*, die *Galaktographie* und die *Hysterosalpingographie.*

Mammographie

Die **Mammographie** ist eine spezielle Nativröntgenaufnahme (☞ 9.6.2) zur Darstellung der Brust (Weichteilgewebe stellen sich bei „normalen" Röntgenaufnahmen kaum dar). Es werden stets Aufnahmen beider Brüste in zwei Ebenen angefertigt, da eine genaue Beurteilung nur im Seitenvergleich möglich ist.

Die Mammographie dient in erster Linie der Früherkennung und Abklärung brustkrebsverdächtiger Veränderungen. Während gutartige Knoten glatt begrenzt sind, weisen Karzinome oft Ausläufer in die Umgebung *(Krebsfüßchen)* und viele kleine Verkalkungen auf *(Mikrokalk).* Die Mammographie sollte möglichst kurz nach der Menstruation durchgeführt

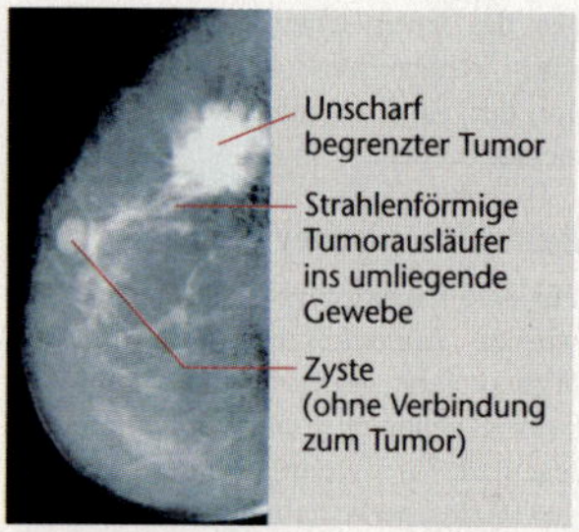

Abb. 32.40: Typische Mammographiebefunde. Während sich die links in der Mitte gelegene harmlose Zyste als glatt begrenzter, regelmäßiger Rundherd darstellt, handelt es sich bei dem Tumor rechts oben im Bild um ein Karzinom. Typisch sind das unregelmäßige Bild im Inneren des Tumors und die Ausläufer in die Umgebung („Krebsfüßchen"). [B117]

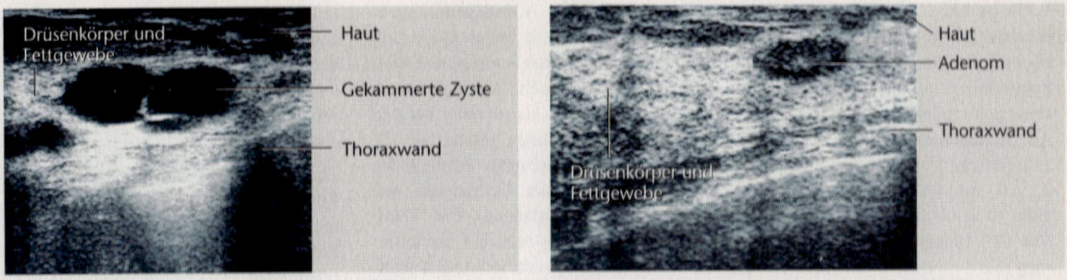

Abb. 32.41 – 32.42: Sonographische Befunde der Brust. Mit Hilfe der Sonographie können z.B. Zysten (links) oder Fibroadenome der Brust (gutartige, bindegewebige Tumoren, rechts) identifiziert werden. [T193]

werden, da das Brustdrüsengewebe zu diesem Zeitpunkt am besten zu beurteilen ist. Eine besondere Vorbereitung ist nicht erforderlich.

Wegen des insgesamt recht hohen Brustkrebsrisikos wird die Mammographie zum Teil auch als *Screening-Untersuchung* (Reihenuntersuchung) bei beschwerdefreien Frauen eingesetzt. Zwar werden immer wieder Befürchtungen vor strahlenbedingten Langzeitschäden geäußert, doch treten diese bei korrektem Strahlenschutz angesichts der großen Zahl früh diagnostizierter und behandelter Mammakarzinome weit in den Hintergrund.

Eine einmalige *Basismammographie* als „Ausgangsbild" sollte ab dem 30. Lebensjahr durchgeführt werden. Ab dem 40. Lebensjahr werden Routine-Kontrollen alle zwei Jahre empfohlen. Zwischen dem 50. und 70. Lebensjahr oder bei Risikofaktoren (Brustkrebs bei engen Verwandten oder in der anderen Brust) sind jährliche Kontrollen empfehlenswert. Bei unklaren Brustveränderungen ist stets eine *sofortige* Mammographie erforderlich, auch wenn die letzte Kontrolle noch nicht lange zurückliegt.

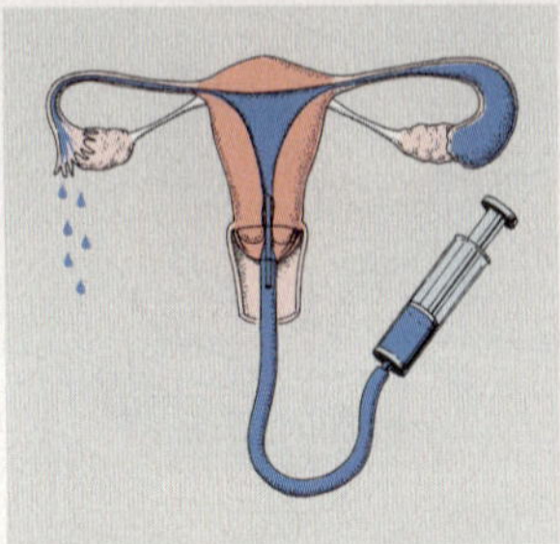

Abb. 32.43: Schematische Darstellung der Hysterosalpingographie. Ein Trichter wird dicht schließend auf die Portio aufgesetzt und über einen Schlauch Kontrastmittel in das Cavum uteri gespritzt. In diesem Fall kann das Kontrastmittel über die rechte Tube in die Bauchhöhle abfließen. Das linke Tubenende hingegen ist verschlossen, und das Kontrastmittel sammelt sich dort an. [A400-190]

Inwieweit hochauflösender Ultraschall in den nächsten Jahren die Mammographie nicht nur ergänzen, sondern auch ersetzen wird, bleibt abzuwarten. Noch ist die Mammographie „Goldstandard" in der Früherkennung des Mammakarzinoms.

Galaktographie

Bei der **Galaktographie** (Röntgenkontrastdarstellung der Milchgänge) werden die Milchgänge von der Brustwarze aus sondiert, mit Kontrastmittel gefüllt und röntgenologisch dargestellt.

Die Untersuchung ist bei unklarer Sekretion aus der Brustwarze angezeigt. Erkennbar sind Erweiterungen, aber auch Abbrüche der Milchgänge (z.B. durch einen Tumor).

Eine Vorbereitung der Patientin ist nicht erforderlich.

Hysterosalpingographie

Die **Hysterosalpingographie** (kurz *HSG*), die Röntgenkontrastdarstellung der Uterushöhle und der Tuben, wird im Rahmen der Sterilitätsdiagnostik (☞ 32.13) durchgeführt.

Sie erlaubt die Darstellung von Fehlbildungen der Gebärmutter und die Durchlässigkeitsprüfung der Eileiter. Bei normal durchlässigen Eileitern fließt das Kontrastmittel frei in die Bauchhöhle ab, wo es vom Peritoneum resorbiert und dann über die Nieren ausgeschieden wird.

Zur Prüfung der Tubendurchgängigkeit wird oft stattdessen auch eine **Hysterokontrastsonographie** (kurz *HKSG*) durchgeführt, da diese nicht mit einer Strahlenbelastung verbunden ist. Allerdings lassen sich mit dieser Methode Uterusfehlbildungen nicht so gut darstellen wie mit der HSG.

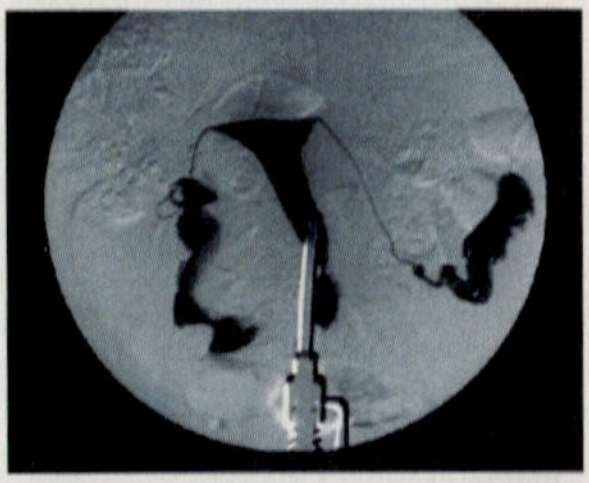

Abb. 32.44: Normalbefund einer Hysterosalpingographie: Das Kontrastmittel fließt durch das Cavum uteri und die Tuben beidseits in die Bauchhöhle ab (eine geringe Menge auch zurück in die Vagina). [T193]

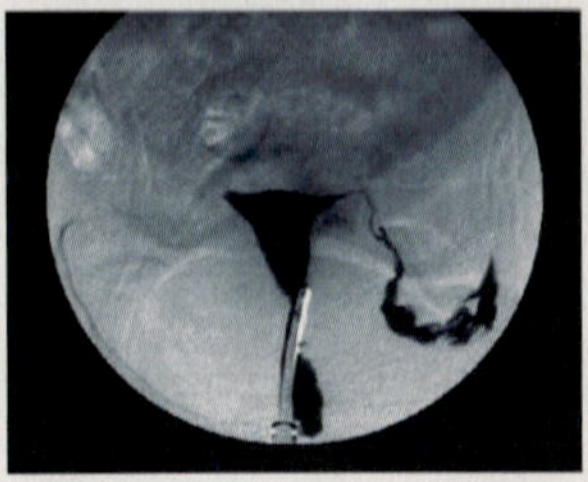

Abb. 32.45: Hysterosalpingographie nach Entfernung der rechten Tube. Das Kontrastmittel kann nur über die linke Tube abfließen. Sie ist aber durchgängig und somit wohl nicht Ursache der Sterilität dieser Patientin. [T193]

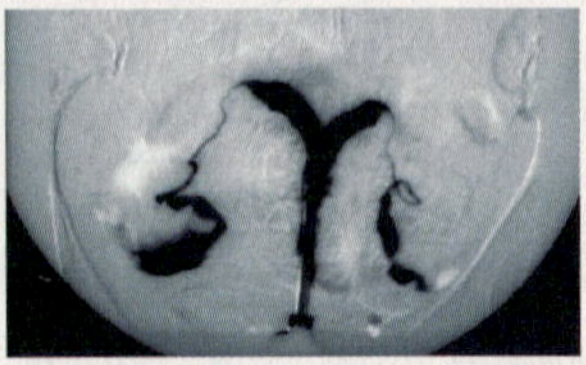

Abb. 32.46: Hysterosalpingographie bei normaler Durchlässigkeit der Tuben (Kontrastmittel in der Bauchhöhle), aber einer Fehlbildung des Uterus mit Y-Form (Uterus bicornis ☞ Abb. 32.99). [T193]

Pflege bei Hysterosalpingographie

- Planung der Untersuchung für die erste Zyklushälfte, um sicherzustellen, dass keine Schwangerschaft vorliegt
- Auf Arztanordnung antibiotische oder antiseptische Vorbehandlung der Vagina, z.B. mit Mysteclin®- oder Chlorhexidin®-Vaginalzäpfchen
- Vor der Untersuchung Blasenentleerung
- Eine Stunde vor dem Eingriff Verabreichung eines Schmerzmittels, z.B. Dolantin® i.m., um schmerzbedingte Tubenspasmen zu vermeiden. Wird der Eingriff in Kurznarkose durchgeführt, ist keine vorherige Schmerzmittelgabe erforderlich
- Nach der Untersuchung Beobachtung der Patientin auf allergische Reaktionen (Kontrastmittelallergie ☞ 9.6.3), vaginale Blutungen oder Zeichen einer Entzündung (☞ 32.7.1). Bei Schmerzen Verabreichung von Schmerzmitteln (Arztanordnung). Einhalten von Bettruhe für 2 – 3 Stunden
- Abhängig vom Befinden der Patientin Entlassung nach 3 – 24 Stunden.

32.4.9 CT und Kernspintomographie

Besteht bei einer Frau der Verdacht auf einen Tumor der Geschlechtsorgane, kann durch **Computertomographie** (*CT* ☞ 9.6.4) und/oder **Kernspintomographie** (*NMR* ☞ 9.6.5) meist festgestellt werden, ob ein Tumor vorliegt, von welchem Organ er ausgeht, wie weit er sich im kleinen Becken ausgebreitet hat und ob er schon Metastasen gesetzt hat. CT und Kernspintomographie ermöglichen außerdem eine exakte Operations- und/ oder Bestrahlungsplanung. Die Kernspintomographie ist auch bei der Differenzierung von Brusterkrankungen wertvoll.

Pflege

Die Vorbereitung der Patientin ist abhängig von der Fragestellung und der genauen Untersuchung. So sind z.B. vor einer Kontrastmitteluntersuchung des Darmes abführende Maßnahmen erforderlich.

32.4.10 Endoskopische Untersuchungen

Laparoskopie

Die *diagnostische* **Laparoskopie** (*Bauchspiegelung,* in der Gynäkologie auch **Pelviskopie** = *Beckenspiegelung* genannt) erlaubt eine direkte Betrachtung der inneren Geschlechtsorgane. Sie ist bei Verdacht auf Fehlbildungen der Ovarien oder Tuben, bei Verdacht auf eine Extrauteringravidität, zur Abklärung unklarer Unterbauchschmerzen, zur Biopsieentnahme und zur Therapiekontrolle (z.B. beim Ovarialkarzinom ☞ 32.7.2) angezeigt. Die Durchführung entspricht der bei internistischen Laparoskopien (☞ 22.3.5), allerdings werden häufig zusätzliche Instrumente über die Vagina eingeführt.

Therapeutisch kann die Laparoskopie zur Entfernung gutartiger Tumoren (Myome), zum Ausschälen von Zysten, zur Entfernung oberflächlicher Endometrioseherde (☞ 32.11), zum Lösen von Verwachsungen oder zur Durchführung einer Sterilisation (☞ 32.14.4) eingesetzt werden.

Pflege bei Laparoskopie

Die Grundprinzipien der Pflege bei Laparoskopie fassen die Tab. 22.29, 32.12 und 32.14 zusammen. Zusätzliche Pflegemaßnahmen können bei einer therapeutischen Laparoskopie erforderlich sein. Die präoperative Pflege berücksichtigt dann den größtmöglichen Eingriff, die postoperative richtet sich nach der tatsächlich durchgeführten Therapie.

Chromopertubation

In der Sterilitätsdiagnostik (☞ 32.13) wird die Laparoskopie häufig mit einer **Chromopertubation** zur Durchgängigkeitsprüfung der Eileiter verbunden. Dabei wird eine verdünnte Farblösung über eine Zervixsonde in die Gebärmutter eingespritzt. Bei durchgängigen Eileitern

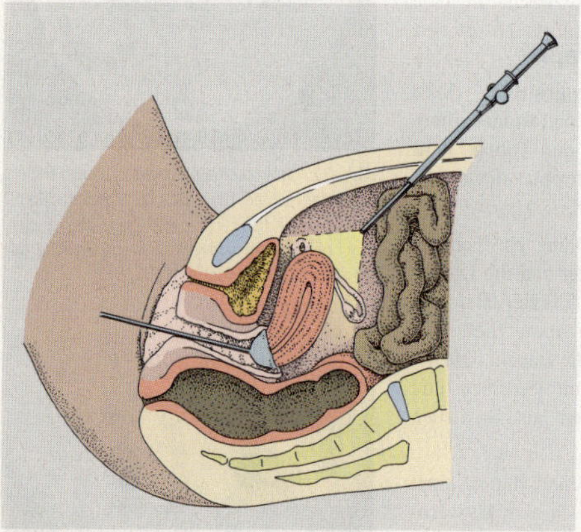

Abb. 32.47: Gynäkologische Laparoskopie (Pelviskopie). Sie erlaubt eine direkte Inspektion der Organe im kleinen Becken sowie (kleinere) therapeutische Eingriffe. Das Laparoskop wird durch eine Hautinzision im Bereich des Nabels eingeführt. Der Uterus wird mit Hilfe einer Zervixsonde aus dem kleinen Becken herausgeschoben und für die optische Beurteilung sowie Manipulationen fixiert. [A400-190]

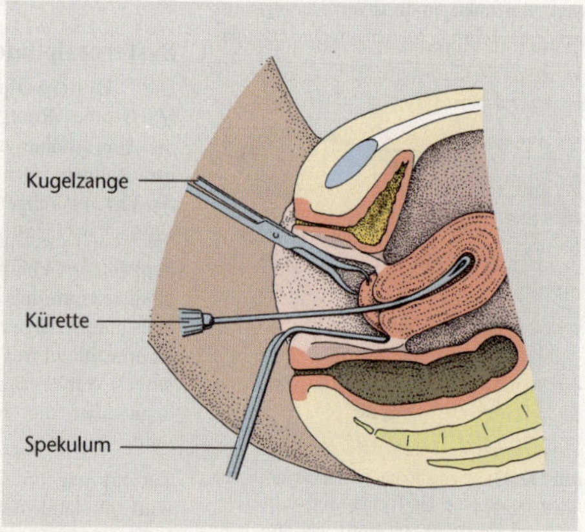

Abb. 32.48: Abrasio. Unter Spekulumsicht fasst der Arzt die Portio mit einer Kugelzange und zieht sie etwas nach unten. Dadurch wird der Uterus gestreckt, der Zervikalkanal kann leichter passiert werden. Er wird mit dicker werdenden Hegarstiften gedehnt, bis die Kürette hindurchpasst. In ringsum geführten Bewegungen in Uteruslängsrichtung wird die Funktionalis abgeschabt und dann der histologischen Untersuchung zugeführt. [A400-190]

kann der Farbstoffaustritt in die Bauchhöhle laparoskopisch kontrolliert werden. Ein Vorteil gegenüber der Hysterosalpingographie liegt in der fehlenden Strahlenbelastung.

Hysteroskopie

Durch die **Hysteroskopie,** die *Spiegelung der Gebärmutterhöhle,* können Verklebungen, Septen, Myome oder Polypen im Cavum uteri diagnostiziert und oft auch entfernt werden. Sie wird meist in Kurznarkose durchgeführt. Die **Pflege** entspricht derjenigen bei einer Hysterosalpingographie (☞ 32.4.8).

32.4.11 Gewebeentnahmen

Abrasio

Der zytologische Abstrich (☞ 32.4.5) gibt lediglich Auskunft über das Epithel im Zervixbereich. Besteht der Verdacht auf ein Karzinom in der Gebärmutterhöhle, muss die gesamte Funktionalis (☞ 32.1.1) durch eine **Abrasio** *(Abrasio uteri, Kürettage, Curettage, Ausschabung)* abgetragen und histologisch untersucht werden. Therapeutisch wird eine Abrasio z.B. bei Gebärmutterpolypen oder nach einer Fehlgeburt (☞ 12.5.5) eingesetzt.

Der Eingriff wird meist in Vollnarkose durchgeführt. Als Hauptkomplikationen sind Nachblutungen und (aufsteigende) Infektionen zu nennen.

Bei Karzinomverdacht müssen Korpus- und Zervix-Schleimhaut getrennt (in „Fraktionen") gesammelt und untersucht werden. Deshalb spricht man auch von einer **fraktionierten Abrasio** oder *Cervix-Corpus-Curettage* (kurz *C-C-C*). So können Tumorzellen der Zervix oder dem Korpus zugeordnet werden, was Konsequenzen für die Behandlungsstrategie hat.

Pflege bei Abrasio

Die postoperativen Schmerzen entsprechen meist den Schmerzen während der Menstruation und bedürfen keiner medikamentösen Behandlung.

Allgemeine perioperative Pflege ☞ 11.1 und 11.4
Pflege bei gynäkologischen Operationen ☞ 32.2.5, Tab 32.12 und Tab. 32.14

Knips- und Stanzbiopsien, Probeexzision

Bei einem mit bloßem Auge sichtbaren Tumor von Vulva, Vagina oder Zervix kann Material für die histologische Untersuchung durch eine einfache **Knips-** oder **Stanzbiopsie** gewonnen werden. Die Entnahme von Gewebe mit einem Skalpell wird auch als **Probeexzision** *(PE)* bezeichnet.

Die Pflegenden achten nach Biopsien vornehmlich auf das Auftreten von Nachblutungen.

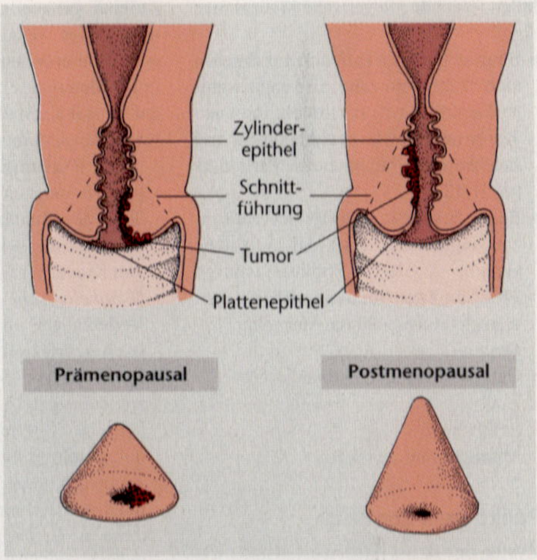

Abb. 32.49: Konisation. Die Schnittführung ist abhängig vom Alter der Patientin. Vor der Menopause finden sich vermehrt Portioektopien (☞ Abb. 32.34), d.h. die Prädilektionsstelle für Karzinome, die Umwandlungszone, ist eher auf der Portiooberfläche zu finden. Im Senium zieht sich die Umwandlungszone in den Zervikalkanal zurück. Bei geschlechtsreifen Frauen wird dementsprechend ein flacher Konus entfernt, bei Frauen in der Postmenopause ein spitzer Konus. [A400-190]

Konisation

Mit der **Konisation** werden karzinomverdächtige Befunde der Zervix abgeklärt (☞ 32.9.1). Der Arzt schneidet unter Vollnarkose ein kegelförmiges Gewebestück (griech. konos = Kegel) aus der Portio heraus und schickt es zur histologischen Untersuchung. Um auch hoch sitzende *(endozervikale)* Veränderungen zu diagnostizieren, schließt sich der Konisation immer eine Abrasio des Restzervikalkanals *(Abrasio cervicis)* an.

Wegen der Gefahr einer Nachblutung sind engmaschige Kontrollen notwendig.

Pflege bei Konisation

Pflege bei gynäkologischen Operationen ☞ 32.2.5, Tab. 32.12 und Tab. 32.14

> **! Vorsicht**
>
> Nach einer Konisation können am 6. – 10. postoperativen Tag Nachblutungen durch Ablösen des Wundschorfes auftreten. Die Patientin sollte hierüber Bescheid wissen und sich trotz des nur geringen oder fehlenden Krankheitsgefühls schonen.

Douglas-Punktion

Der **Douglas-Raum** zwischen Uterus und Rektum (☞ Abb. 32.3) ist die tiefste Stelle der Bauchhöhle, so dass sich dort freie Flüssigkeit ansammeln und von der Vagina aus abpunktiert werden kann. Durchgeführt wird die **Douglas-Punktion** zum Nachweis von freiem Blut im Bauchraum, zur Diagnostik und Therapie eines Douglasabszesses (z.B. durch Entzündungen der Adnexen mit Abszessbildung) und zur Punktion von Zysten. Die Douglaspunktion wird zunehmend von Sonographie und Laparoskopie (☞ 32.4.10) abgelöst.

Pflege bei der Douglas-Punktion

Vor der Punktion sollte die Patientin ihren Darm entleeren. Nach der Punktion

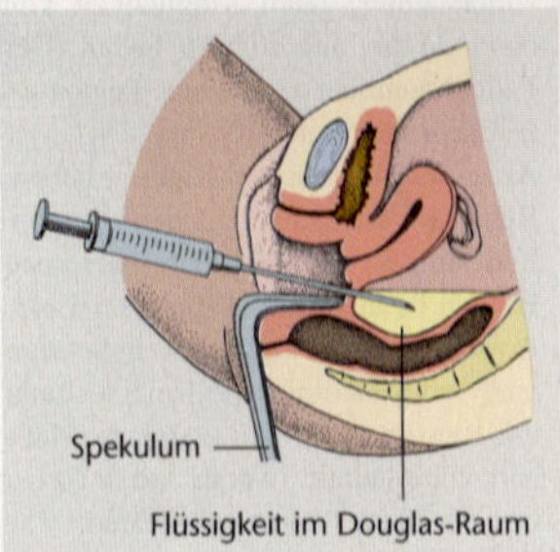

Abb. 32.50: Douglas-Punktion. Nach Vorziehen der Portio mit einer Kugelzange sticht der Arzt vom hinteren Scheidengewölbe aus mit einer ca. 20 cm langen Punktionskanüle ein und aspiriert die Flüssigkeit. [A300-190]

fallen folgende pflegerische Maßnahmen an:

- Beobachtung der Patientin auf Zeichen einer Darmverletzung, also engmaschige Kontrolle von Blutdruck, Puls und Temperatur sowie des Abdomens auf Zeichen einer beginnenden Peritonitis (☞ 21.8.2)
- Beobachtung des Wundgebiets auf Entzündungszeichen. Hat der Arzt eine Gummi- oder Robinsondrainage (☞ 11.3.6) zur Abszessdrainage eingelegt, bleibt diese bis zur Ausheilung liegen
- Ggf. regelmäßiger Verbandswechsel.

! Vorsicht

Abszesse sind septisch.

Punktionen der Brust

Zysten der Brust werden meist unter Ultraschallkontrolle mit speziellen Nadeln punktiert (Feinnadelpunktion ☞ 23.4.1, Cameco-Handgriff ☞ Abb. 23.14). Anschließend wird das gewonnene Material histologisch untersucht. Eine spezielle Vorbereitung der Patientin ist nicht erforderlich.

Vorgehen bei Verdacht auf Brustkrebs ☞ 32.6.2

32.5 Vorgehen bei Notzuchtdelikten

Mädchen und Frauen nach einer Vergewaltigung befinden sich in einer psychischen Ausnahmesituation. Durch Beachtung einiger Grundregeln können Ärzte und Pflegende dem Opfer die Lage zumindest etwas erleichtern:

- Wartezeit kurz halten
- Untersuchung nach Möglichkeit von einer Ärztin durchführen lassen. Der Patientin anbieten, dass eine Person ihres Vertrauens anwesend ist
- Anamnese in ruhigem Raum erheben. Behutsam mit dem Mädchen oder der Frau umgehen, zumal dieses der erste Besuch beim Gynäkologen sein kann. Ihr bereits jetzt die weiteren Schritte und die gynäkologische Untersuchung erklären und bei den einzelnen Maßnahmen erläutern, warum sie in ihrem eigenen Interesse notwendig sind.

Die ärztliche Untersuchung muss trotz der psychischen Situation des Opfers besonders gründlich sein, um keine Verletzungen des Opfers oder Spuren des Täters zu übersehen. Unbedingt erforderlich ist eine genaue Dokumentation, damit dem Opfer Wiederholungsbefragungen und -untersuchungen erspart bleiben (z.B. Blutergüsse mit Sofortbildkamera und Lineal als Maßstab fotografieren):

- *Ganzkörperuntersuchung,* um Blutergüsse, Würgemale oder Sturzverletzungen zu diagnostizieren. Dabei unbedingt die Mundhöhle inspizieren (z.B. Spermareste bei oralem Missbrauch von Kindern?)
- *Gynäkologische Untersuchung,* um Verletzungen im Genital- und Analbereich zu erfassen und Abstriche für den Nachweis von Sperma (Nativpräparat zur sofortigen Untersuchung), die serologische Täteridentifikation und die mikrobiologische Untersuchung zu gewinnen. Kommt das Opfer in Begleitung von Kriminalpolizisten, bringen diese in der Regel entsprechende Untersuchungsröhrchen mit
- *Auskämmen der Schamhaare,* um Haare des Täters sicherzustellen. Diese werden zusammen mit der Kleidung, welche das Opfer zum Zeitpunkt der Tat trug, in das gerichtsmedizinische Institut geschickt
- *Asservieren der Kleidung,* sofern diese nicht bereits gewechselt worden ist
- *Serologische Untersuchungen* auf Lues, Gonorrhoe und HIV sowie ein Schwangerschaftstest, um „negative Ausgangswerte" zu haben
- Bei Möglichkeit eines Schwangerschaftseintritts Verschreiben der „Pille danach", z.B. Tetragynon®.

Scheinbare Gefasstheit des Opfers spricht nicht gegen eine Gewalttat. Oft ist die Frau noch völlig fassungslos, hat noch nicht „so richtig begriffen", was passiert ist. Auch ein Fehlen massiver Befunde ist möglich, da das Opfer evtl. wegen Gewaltandrohung keine Gegenwehr zu leisten wagte oder sich aus Scham bereits geduscht und frisch eingekleidet hat.

Pflege

Die Betroffenen reagieren sehr unterschiedlich auf das Geschehene. Die Reaktionen reichen von gefasster Ruhe und Aufmerksamkeit bis hin zu extremer Angst und Unruhe. Vorherrschende, aber in dieser Situation selten ausgedrückte Gefühle sind Schuld, Ohnmacht, Angst, Ekel, Scham und Ärger. Manche Patientinnen leiden unter körperlichen Beschwerden wie Schmerzen oder Übelkeit. Das Erlittene wird nicht im Krankenhaus seine Verarbeitung finden. Die Pflegenden können aber durch die situationsgerechte Begleitung der Opfer wesentliche Hilfestellungen leisten:

- Die Pflegenden helfen der Patientin, rasch Kontakt zu einer vertrauten Person herzustellen. Außerdem weisen sie sie, sofern es die Allgemeinsituation zulässt, auf Notfrufnummern und Selbsthilfegruppen hin
- Sie begleiten die Betroffene mit Sensibilität und Verständnis bei der Untersuchung und der Versorgung von Verletzungen und gehen auf körperliche Beschwerden der Patientin ein
- Möchte die Frau über das Geschehene sprechen, darf dieser Wunsch nicht abgewehrt werden. Allein schon das verständnisvolle Zuhören kann ihr weiterhelfen.

32.6 Erkrankungen der Brust

Brustdrüsenentzündung (Mastitis) ☞ 12.13.1

Brustdrüsenabszess ☞ 12.13.1

Prinzipiell können die meisten **Erkrankungen der Brust,** darunter das Mammakarzinom, auch beim Mann auftreten. Sie sind bei Männern aber insgesamt sehr selten.

32.6.1 Gutartige Brusttumoren

Fibroadenome

Fibroadenome sind gutartige Tumoren, die sich aus Drüsen- und Bindegewebe zusammensetzen und bei knapp einem Drittel aller Frauen (meist multipel) vorkommen. Am häufigsten sind Frauen vor der Menopause betroffen, insbesondere jüngere Frauen Anfang zwanzig. Meist bemerkt die Frau den Tumor zufällig und erschrickt, weil sie befürchtet, er sei bösartig. Fibroadenome erhöhen das Brustkrebsrisiko aber nicht.

Milchgangspapillome

Milchgangspapillome sind einzeln oder multipel vorkommende, zottenartige Wucherungen, die vom Milchgangsepithel ausgehen und sich durch blutige oder seröse Sekretion aus der Brustwarze bemerkbar machen. Sie kommen vor allem im mittleren Lebensalter vor. Ein Mammakarzinom muss stets ausgeschlossen werden (z.B. durch Galaktographie ☞ 32.4.8).

Zysten

Durch Sekretretention entstehen **Zysten**, epithelumkleidete Hohlräume mit flüssigem, durch Einblutung häufig blau-grünlich verfärbtem Inhalt.

Zysten kommen oft bei der *fibrös-zystischen Mastopathie* (☞ unten) vor. Sie lassen sich sonographisch gut darstellen.

Fibrös-zystische Mastopathie

Als **fibrös-zystische Mastopathie** *(Mastopathia cystica fibrosa, Dysplasie der Mamma)* werden hormonbedingte Veränderungen des Brustgewebes mit Vermehrung des Bindegewebes (Fibrosierung), Proliferationen des Milchgangepithels, Milchgangerweiterungen und Zystenbildung bezeichnet. In schweren Fällen fühlt sich die ganze Brust knotig an.

Die fibrös-zystische Mastopathie kommt bei 40 – 50 % aller Frauen vor, der Altersgipfel liegt bei 45 – 55 Jahren. Bei einer Mastopathie Grad I und II ist das Brustkrebsrisiko nicht erhöht, bei einer Mastopathie Grad III (ca. 10 % der Patientinnen) steigt das Brustkrebsrisiko etwa um den Faktor drei.

Behandelt wird die Mastopathie durch Gabe von Hormonen, z.B. Progesteron lokal oder systemisch, bei histologisch gesicherter Knotenbildung auch durch das antigonadotrope Danazol (Winobanin®).

Engmaschige klinische und ggf. mammographische Kontrollen dienen der frühzeitigen Erkennung eines eventuellen Mammakarzinoms.

Schwierig: Abgrenzung zum Mamma-Ca

Probleme werfen die gutartigen Tumoren dadurch auf, dass eine sichere Abgrenzung zum Mammakarzinom trotz Sonographie, Mammographie, Galaktographie, CT und Kernspintomographie oft nur durch eine histologische Gewebeuntersuchung möglich ist (☞ auch Schnellschnittuntersuchung in 32.6.2).

Beim geringsten Zweifel an der Gutartigkeit werden die Tumoren daher entfernt und histologisch untersucht. Das kosmetische Ergebnis ist meist gut.

Jeder in der Brust tastbare Knoten muss diagnostisch abgeklärt werden, um ein Mammakarzinom auszuschließen.

32.6.2 Mammakarzinom

Mammakarzinom: Brustkrebs. An Häufigkeit zunehmende Krebserkrankung und mit knapp 25 % aller Tumoren bei Frauen der häufigste bösartige Tumor überhaupt und bei den 40- bis 50-jährigen Frauen die häufigste Todesursache. Langzeitüberlebensrate 35 – 40 %.

Nahezu jede zehnte Frau erkrankt im Laufe ihres Lebens an einem **Mammakarzinom.** Der Altersgipfel der Erkrankung liegt zwischen dem 45. und 70. Lebensjahr, doch können auch schon junge Frauen unter 30 Jahren ein Mammakarzinom bekommen.

Krankheitsentstehung

Das Mammakarzinom entsteht aus einer Entartung des Brustdrüsengewebes, wobei es sich in ca. 80 % um vom Gangepithel ausgehende **duktale Karzinome,** in ca. 10 % um **lobuläre Karzinome** der Drüsenläppchen und in den übrigen 10 % um Sonderformen wie etwa das **Paget-Karzinom** der Mamille handelt. Die genaue Ursache dieser Entartung ist unbekannt, jedoch werden Zusammenhänge mit dem Hormonhaushalt angenommen.

Es konnten verschiedene Risikofaktoren definiert werden, welche die Wahrscheinlichkeit für das Auftreten eines Mammakarzinoms erhöhen. Hier sind in erster Linie zu nennen:

- Genetische Disposition, insbesondere Vorhandensein von BRCA-1- und BRCA-2-Gen-Mutationen (☞ unten)
- Mammakarzinom der anderen Brust
- Mammakarzinom bei engen Verwandten (z.B. der Mutter)
- Mastopathie Grad III mit schweren Zellatypien
- Krebserkrankung des Uterus, der Ovarien oder des Darmes
- Übergewicht oder Diabetes mellitus
- Einsetzen der Menarche vor dem 12. Lebensjahr
- Einsetzen der Menopause nach dem 50. Lebensjahr
- Kinderlosigkeit
- Erste Schwangerschaft nach dem 35. Lebensjahr.

Bei schätzungsweise 5 – 10 % der Betroffenen ist die Erkrankung auf eine erbliche Veranlagung zurückzuführen. Dabei sind vor allem das **BRCA-1-** und das **BRCA-2-Gen** (***Breast-Cancer-Gen-1*** bzw. *-2*) von Bedeutung. Sie zählen zu den sog. *Tumorsuppressorgenen,* deren Aufgabe es letztlich ist, die Zelle vor maligner Entartung zu schützen. Mutierte (veränderte) Gene verlieren ihre Funktion und können die Zelle nicht mehr schützen. Mittlerweile sind eine Reihe verschiedener Mutationen bekannt, die das Risiko eines Mammakarzinoms und teilweise auch des Ovarialkarzinoms unterschiedlich stark erhöhen (beim Mammakarzinom auf bis zu 85 – 90 %!). Die Mutationen können auch im Blut nachgewiesen werden. Dieser Test ist aber nur sinnvoll für Frauen mit erheblicher familiärer Belastung, auf freiwilliger Basis und eingebettet in ein umfangreiches Gesamtkonzept zur Betreuung der betroffenen Frauen.

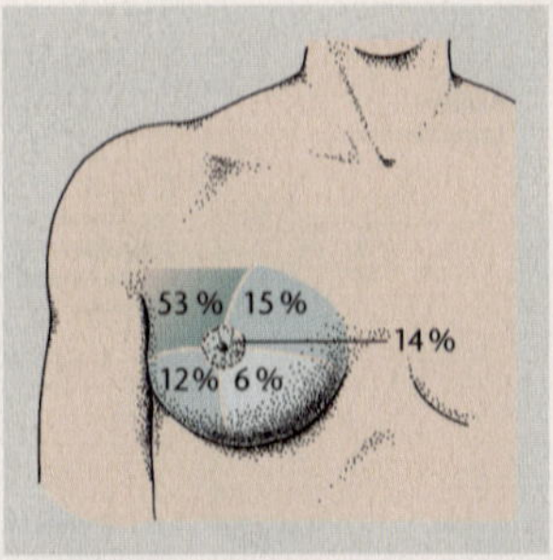

Abb. 32.51: Häufigkeitsverteilung der Mammakarzinome auf die Quadranten und die Brustwarzenregion. Am häufigsten entwickelt sich ein Karzinom im oberen äußeren Quadranten. [A400-190]

Symptome und Untersuchungsbefund

Leitsymptom des Mammakarzinoms ist der nicht druckschmerzhafte Knoten in der Brust.

Symptome des Mammakarzinoms können sein:

- Eine einseitige, meist derbe und nicht druckschmerzhafte Verhärtung in der Brust oder Achselhöhle. Bei hautnahem Tumor oder in fortgeschrittenem Krankheitsstadium können auch eine Rötung oder ein umschriebener (Druck-)Schmerz auftreten. Die meisten Tumoren werden von den Patientinnen selbst getastet. Da jedoch nur wenige Frauen einmal monatlich ihre Brust selbst untersuchen (☞ Abb. 32.73), bemerken die Frauen den Knoten oft erst spät

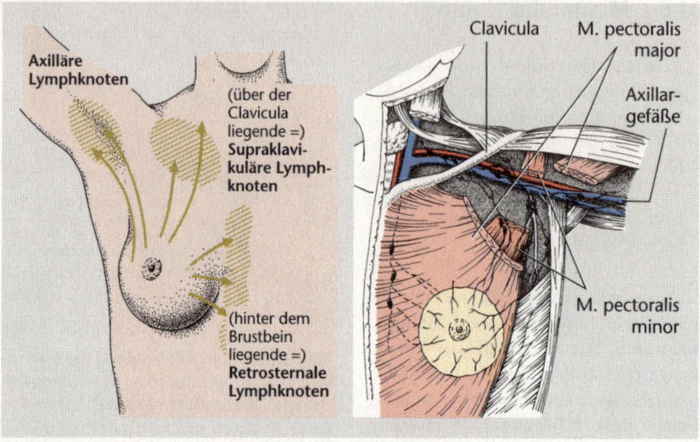

Abb. 32.52: Lymphabflusswege der Brustdrüse. Der Hauptabflussweg führt zu den Lymphknoten der Achselhöhle der gleichen Seite. Bei Verdacht auf ein Mammakarzinom sind deshalb insbesondere die Lymphknoten im Achselbereich sorgfältig abzutasten. [A400-190]

- *Orangenhautphänomen,* d.h. Grobporigkeit und Lymphödem der Haut über dem Tumor
- Einziehung der Haut (z.B. der Mamille = *Mamillenretraktion*), wenn der Tumor mit der Haut verwächst
- Unverschieblichkeit der Haut über der Verhärtung
- Unverschieblichkeit des Drüsengewebes auf dem Brustmuskel
- Asymmetrie der Brüste. Bei vielen gesunden Frauen ist eine Brust etwas größer oder steht etwas höher als die andere. Immer verdächtig hingegen sind *neu* aufgetretene Asymmetrien
- Unterschiedliches Verhalten der Brüste beim Heben der Arme
- Sekretion aus der Brustwarze
- Ekzemartige Hautveränderungen, in späteren Stadien Geschwürsbildung *(Ulzerationen)*
- Hautveränderungen ähnlich der einer starken Entzündung bei massiver Ausbreitung des Karzinoms in die Lymphspalten (**inflammatorisches Karzinom** ☞ Abb. 32.53).

Bei der körperlichen Untersuchung steht der Lokalbefund der Brust im Vordergrund. Wegen einer evtl. Metastasierung werden nicht nur die beiden Brüste, sondern auch die Lymphknoten in den Achselhöhlen, am Hals sowie ober- und unterhalb des Schlüsselbeins untersucht.

Diagnostik und Differentialdiagnose

Folgende technische Untersuchungen sind bei Verdacht auf Mammakarzinom angezeigt:

- Sonographie und Mammographie der Brüste, ggf. Kernspintomographie mit Kontrastmittel (☞ 9.6.5)
- Kontrolle der allgemeinen Tumorzeichen im Blut (☞ 24.4.2 und 24.4.8). Außerdem Bestimmung der Geschlechtshormone, falls unklar ist, ob die Patientin sich schon in der Menopause befindet (z.B. nach Gebärmutterentfernung). Ein für die Verlaufskontrolle bei manchen Patientinnen geeigneter *Tumormarker* ist das Ca 15-3 (☞ 24.4.8)
- Sonographie der inneren Geschlechtsorgane und Sonographie des Oberbauches zur Metastasensuche (v.a. Lebermetastasen)
- Skelettszintigraphie (☞ 9.6.6), da die Knochen häufigster Sitz von Metastasen sind. Außerdem Röntgen-Thorax und bei entsprechenden Beschwerden auch Thorax- oder Schädel-CT zur weiteren Metastasensuche.

Gesichert wird die Diagnose durch die *histologische Untersuchung.* Der verdächtige Tumor wird entfernt und unter dem Mikroskop untersucht (☞ Behandlungsstrategie). Handelt es sich bei dem entfernten Tumor um ein Mammakarzinom, prüft der Pathologe, ob die Tumorzellen auf ihrer Oberfläche Östrogen- und/oder Progesteronrezeptoren tragen, da sie in diesem Fall wahrscheinlich auf eine Hormonbehandlung ansprechen (sog. *positiver Rezeptorstatus,* kurz ER^+ oder PR^+).

Behandlungsstrategie

Bei fast allen Frauen mit Mammakarzinom gelangen heute multimodale Therapiekonzepte zur Anwendung.

Operation

Grundlage der Therapie des Mammakarzinoms ist die *operative Entfernung* des Tumors.

Bei einer *brusterhaltenden Operation* werden lediglich Teile der Brustdrüse (**Quadrantektomie, Segmentresektion** oder **Lumpektomie** = Entfernung des Tumors mit ausreichendem Sicherheitsabstand) oder die gesamte Brustdrüse unter Belassen der Haut und der Mamille entfernt **(subkutane Mastektomie).** Stets werden die axillären Lymphknoten der gleichen Seite aufgesucht und reseziert (**Axilladissektion,** *axilläre Ausräumung*), damit sie auf Metastasen untersucht werden können und die entsprechende Therapie eingeleitet werden kann. Eine brusterhaltende Operation wird heute häufiger als früher durchgeführt und ist unter folgenden Voraussetzungen möglich:

- Der Tumordurchmesser darf nicht größer als 2 cm sein
- Der Tumor darf weder in die Haut noch in den Brustmuskel eingewachsen sein
- Der Tumor darf nicht *multizentrisch* wachsen, d.h. an mehreren Stellen der Brust

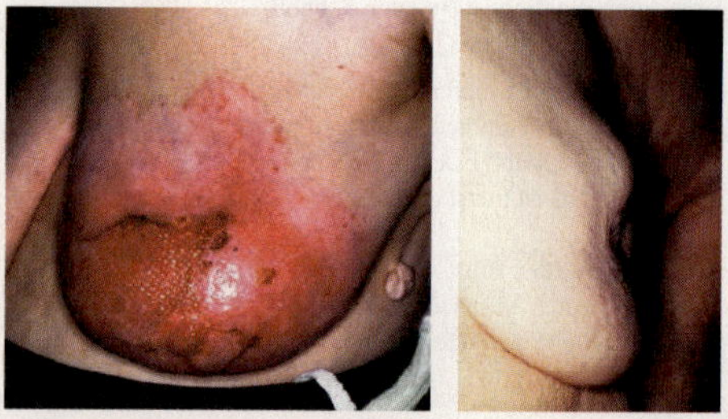

Abb. 32.53 – 32.54: Links: Inflammatorisches Mammakarzinom mit apfelgroßem, entzündlichem, zentral nekrotisiertem Herd. Rechts: Fortgeschrittenes Mammakarzinom der linken Brust mit Mammillenretraktion. [T192]

- Der Tumor muss mit ausreichendem Sicherheitsabstand im Gesunden entfernt werden können.

Sind die Voraussetzungen für eine brusterhaltende Operation nicht gegeben, ist die **modifiziert radikale Mastektomie** *(Ablatio mammae nach Patey)* mit Entfernung der Brustdrüse einschließlich der Haut und der Mamille sowie der Achsellymphknoten Methode der Wahl. Die Brustmuskeln (Mm. pectorales ☞ Abb. 32.52) werden nur entfernt, wenn der Tumor bereits in sie eingewachsen ist **(radikale Mastektomie).**

Da die Lymphknotenentfernung mit erheblichen Nebenwirkungen verbunden ist, wird zurzeit in Studien untersucht, ob nicht die Untersuchung des *Wächter-* oder **Sentinel-Lymphknotens,** d.h. des ersten Lymphknotens im Tumorabflussgebiet, zumindest einem Teil der Frauen die komplikationsträchtige Axilladissektion ersparen kann. Eine Identifizierung dieses Lymphknotens ist durch präoperative Lymphszintigraphie und/oder intraoperative Blaufärbung möglich. In die gleiche Richtung zielen endoskopische Verfahren. Langzeitergebnisse stehen in beiden Fällen noch aus.

Bei einem *einzeitigen Vorgehen* wird der Tumor mit Sicherheitssaum entfernt und sofort, also noch während der Operation histologisch untersucht **(Schnellschnittuntersuchung).** Ist der Befund positiv, werden Brustdrüse und Lymphknoten noch in der gleichen Narkose entfernt. Alternative ist ein *zweizeitiges Vorgehen,* bei dem die radikale Operation erst in einem zweiten Eingriff erfolgt.

Bei welchem Vorgehen die psychische Belastung größer ist, ob beim einzeitigen Vorgehen durch die Ungewissheit vor der Operation oder ob beim zweizeitigen Vorgehen durch das längere Warten auf den Histologiebefund und den unter Umständen zweiten Eingriff, ist umstritten und hängt sicher auch von der Persönlichkeit der Frau ab. Die Patientinnen dürfen während des Entscheidungsprozesses nicht unter Zeitdruck gesetzt werden. Evtl. sind bis zur endgültigen Entscheidung mehrere Gespräche nötig.

In jedem Fall benötigt die Frau verständnisvolle Begleitung. Gerade die Brüste sind Ausdruck von Weiblichkeit, Attraktivität und erotischer Ausstrahlung. Mit dem drohenden Verlust einer oder gar beider Brüste sind daher tiefe Ängste verbunden, die sich auf die Frau selbst, auf die Partnerschaft, die Familie und die berufliche Tätigkeit auswirken.

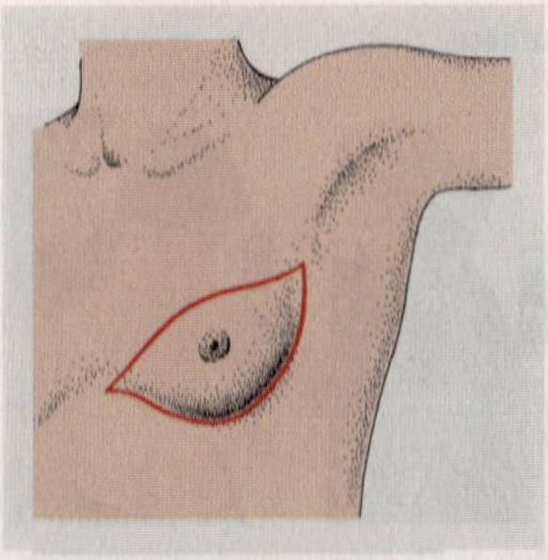

Abb. 32.55: Schnittführung bei Mastektomie. Von diesem Zugang aus können auch die Achsellymphknoten entfernt werden. Manche Operateure bevorzugen hierzu jedoch einen zweiten kleinen Schnitt in der Axilla. [A300-190]

Die **Hauptkomplikationen** der Mastektomie sind Lymphödem (☞ unten) und Sensibilitätsstörungen des Armes der betroffenen Seite.

Strahlentherapie

Eine postoperative adjuvante *Strahlentherapie* (☞ 10.6.1) der betroffenen Brustseite vermindert in erster Linie das Risiko eines *Lokalrezidivs.* Unbedingt notwendig ist die Strahlenbehandlung der Restbrust nach brusterhaltenden Operationen. Sie wird aber auch nach einer Mastektomie empfohlen, wenn ein besonders hohes Rezidivrisiko besteht.

Eine *palliative* Strahlentherapie soll z.B. bei Skelett- und Gehirnmetastasen die Beschwerden lindern.

Hormontherapie

Etwa 60 – 75 % der Mammakarzinome (insbesondere solche postmenopausaler Patientinnen und mit positivem Hormonrezeptorstatus) wachsen *hormonabhängig,* d.h. ihr Wachstum wird durch weibliche Geschlechtshormone gefördert oder gehemmt. Prognoseverbessernd wirken dann oft **Antiöstrogene** (z.B. Tamoxifen, etwa in Nolvadex®), die die Östrogenrezeptoren blockieren, **Aromatasehemmer** (z.B. Anastrozol, etwa in Arimidex®, oder Exemestan, etwa in Aromasin®), die die Steroidhormonsynthese in der Nebennierenrinde bremsen, oder **Gestagene,** die die körpereigene Östrogenproduktion hemmen (z.B. Farlutal®). Aber auch bei hormonrezeptornegativen Patientinnen kann die hormonelle Therapie durch rezeptorunabhängige Wachstumshemmung wirken. Bei prämenopausalen Patientinnen kann eine beidseitige **Ovarektomie** (Entfernung der Eierstöcke) oder – heute bevorzugt – eine medikamentöse Ausschaltung der Ovarien mit *Gonadotropin-Releasing-Hormon-Agonisten* (auch *GnRH-Analoga,* z.B. Goserelin, etwa in Zoladex®) den Einfluss der körpereigenen Hormone auf das Tumorwachstum bremsen.

Die Hormontherapie wird sowohl als postoperative adjuvante Therapie als auch als Palliativtherapie bei metastasierendem Mammakarzinom durchgeführt.

Übersicht über gynäkologische Hormone und Antihormone ☞ Pharma-Info 32.74

Chemotherapie

Nach heutigem Kenntnisstand profitieren insbesondere jüngere Patientinnen mit großem Tumor und/oder Lymphknotenbefall von einer postoperativen (Poly-) Chemotherapie, die kleinste, noch nicht fassbare Fernmetastasen zerstören soll *(adjuvante Chemotherapie).* Die besonders aggressive Hochdosis-Chemotherapie mit hohen Dosen Zytostatika und nachfolgender autologer Knochenmarktransplantation bei Frauen mit zahlreichen befallenen Lymphknoten kann bisher nicht abschließend beurteilt werden.

Eine *palliative Chemotherapie* wird bei symptomatischen Fernmetastasen durchgeführt, wenn die Hormonbehandlung versagt hat oder der Zustand der Patientin so bedrohlich ist, dass die Wirkung der Hormone zu spät einsetzen würde.

Neue Therapieansätze

Für 25 – 30 % der Patientinnen mit metastasierendem Mammakarzinom kommt eine Behandlung mit dem monoklonalen Tumorantikörper Trastuzumab (Herceptin®) in Betracht. Der Antikörper setzt selektiv an einem Rezeptor der Tumorzellen an, der mit besonders aggressivem Wachstum verbunden ist. Endgültige Stellungnahmen zu Wirkungen und Nebenwirkungen sind aufgrund fehlender Langzeiterfahrungen noch nicht möglich.

Brustrekonstruktion

Die Entfernung einer Brust beeinträchtigt das Körpergefühl einer Frau sehr. Heute gibt es mehrere Möglichkeiten, den betroffenen Frauen zu helfen:

- **Epithesen** *(Büstenhalterprothesen)* werden in BH oder Badeanzug eingelegt oder mit einem Haftstreifen direkt am Körper befestigt (*Klebeprothese* ☞ Abb. 32.56 – 32.59). Der Vorteil einer Epithese besteht darin, dass sie keinen zweiten operativen Eingriff erfordert. Viele Frauen kommen mit einer

Anlegen einer selbsthaftenden Brustprothese [V158]

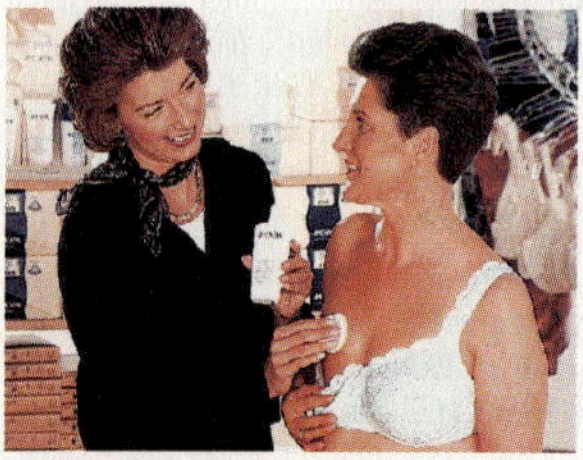

Abb. 32.56: Zunächst die Haut von Hautfett und Hautschuppen reinigen und gut trocknen lassen.

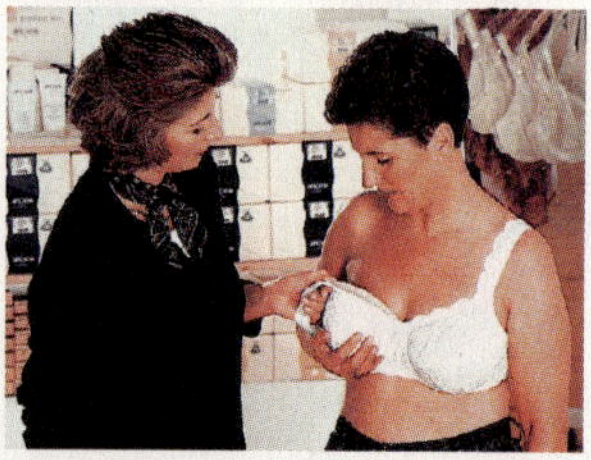

Abb. 32.57: Ideale Position der Prothese finden, indem die Prothese in das Körbchen eingelegt und dann angedrückt wird.

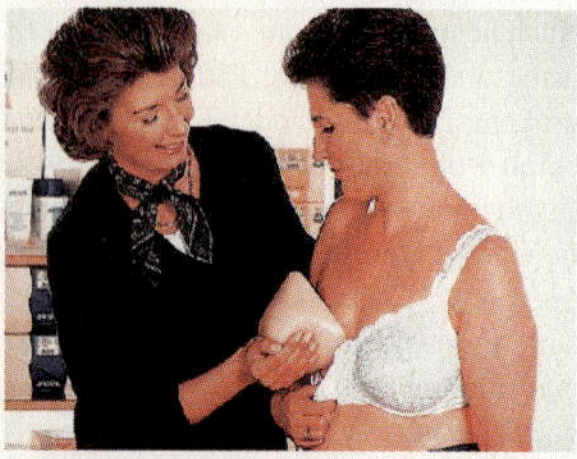

Abb. 32.58: Alternativ Prothese nach Augenmaß anlegen.

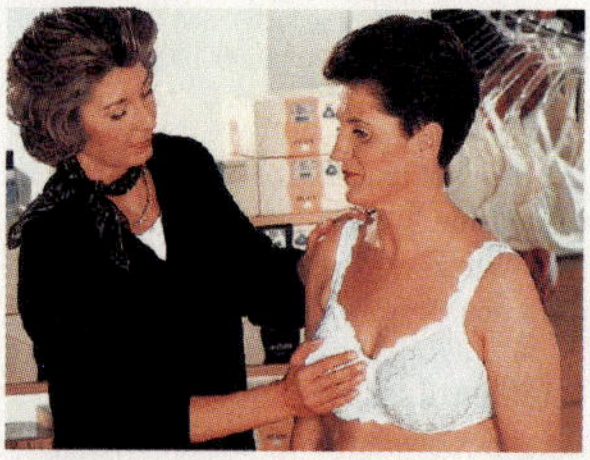

Abb. 32.59: Prothese von oben zur Körpermitte und zum Arm hin andrücken, Luft entweichen lassen. Ggf. korrigieren.

individuell angefertigten Büstenhalterprothese gut zurecht. Andere fühlen sich unsicher und haben ständig Angst vor einem Verrutschen der Prothese.
Im Gegensatz zu solchen Prothesen, die in einen Spezial-BH eingesetzt und von vielen Patientinnen als zusätzliches Gewicht, als Anhängsel empfunden werden, ist die Klebeprothese physiologischer und entlastet Schulter und Rücken

- **Implantierbare Prothesen** *(alloplastische Rekonstruktionen)* werden im Rahmen der Erstoperation oder zu einem späteren Zeitpunkt unter oder über den Brustmuskel (M. pectoralis major) eingepflanzt (☞ Abb. 32.63). Meist wird nicht sofort die endgültige Prothese, sondern ein **Expander** eingesetzt, der 1- bis 2-mal wöchentlich mit Kochsalz aufgefüllt wird. Der Expander wird in einer zweiten Operation durch das endgültige, kleinere (Silikon-)Implantat ersetzt. Durch den „Hautüberschuss" infolge der vorangegangenen Dehnung „fällt" die rekonstruierte Brust lockerer und wird das kosmetische Ergebnis verbessert. Warzenhof und Brustwarze können z.B. aus der Haut der Leiste oder der großen Schamlippen oder durch Teilung der Mamille der anderen Seite neu gebildet werden.
Die Implantation eines Expanders oder einer endgültigen Prothese ist technisch relativ einfach, hinterlässt keine zusätzlichen Narben und ist auch bei älteren Patientinnen anwendbar. Nachteilig ist, dass sich eine bindegewebige Kapsel um das Implantat bilden kann *(Kapselfibrose)*
- Ein Wiederaufbau der Brust ist auch mit *körpereigenem* Material möglich **(autologe Rekonstruktion).** Am bekanntesten sind Rekonstruktionen mit Hilfe eines Haut-Muskel-Lappens aus dem M. rectus abdominis oder dem M. latissimus dorsi (☞ Abb. 32.60 – 32.64). Allerdings sind die Eingriffe technisch kompliziert, und es entstehen zusätzliche Narben. Außerdem sind sie nicht bei jeder Patientin möglich.

Nachsorge und Rehabilitation

Fernmetastasen treten auch noch mehr als zehn Jahre nach Diagnosestellung und Erstbehandlung auf. Daher sind langjährige Nachkontrollen nach festem Schema erforderlich. Die Patientinnen sollten sich in den ersten zwei Jahren vierteljährlich, in den darauf folgenden drei Jahren halbjährlich und danach einmal jährlich untersuchen lassen, auch wenn sie keine Beschwerden haben.

Die Kontrollen beinhalten stets Anamnese, Blutuntersuchungen und körperliche Untersuchung mit besonderer Beachtung des Operationsgebietes, der anderen Brust (einschließlich deren Lymphknotenstationen) sowie der Lunge, der Leber und des Skeletts.

> Jeder Kopfschmerz und jeder Kreuzschmerz kann Symptom von Knochenmetastasen, jede Dyspnoe und jeder Husten Anzeichen von Lungenmetastasen sein.

Rehabilitative Maßnahmen umfassen Anschlussheilbehandlungen oder Kuren sowie meist auch physiotherapeutische Behandlungen. Die berufliche Tätigkeit kann nicht immer sofort wieder aufgenommen werden, manchmal ist eine Umschulung nötig. Die Kosten für ambulante Maßnahmen oder eine zeitweise Hilfe im Haushalt trägt die Krankenversicherung. Bei längerer Erkrankung und mindestens 50 % Erwerbsunfähigkeit kann über das Versorgungsamt ein Schwerbehindertenausweis beantragt werden.

Gesprächskreise oder Selbsthilfegruppe können bereits während des stationären Aufenthalts kontaktiert werden. Sie helfen der Frau, sich im Alltag zurechtzufinden, die Erkrankung anzunehmen und den Organverlust zu bewältigen.

Präoperative Pflege bei Mammakarzinom

Allgemeine perioperative Pflege ☞ *11.1 – 11.4*
Onkologische Pflege ☞ *24.2*
Pflege bei gynäkologischen Operationen ☞ *32.2.5*
Pflege bei Strahlentherapie ☞ *24.5.2*

Vor einer Brustoperation ist besonders zu beachten:

- Alle Patienten- und Operationsunterlagen einschließlich der Mammographiebilder und der Begleitpapiere für die Schnellschnittuntersuchung und Hormonrezeptorbestimmung bereithalten (in einigen Häusern fällt Letzteres auch in den Aufgabenbereich der OP-Pflegenden)
- Physiotherapeuten über die Patientin und den Operationstermin informieren, da die physiotherapeutischen Übungen vom ersten postoperativen Tag an er-

forderlich sind. Die Übungen sollen den Lymphabfluss auf der operierten Seite unterstützen, die verbliebenen Muskelgruppen trainieren, die Versteifung des Schultergelenkes und körperliche Fehlhaltungen verhindern und die Elastizität der Narbe erhalten

- Brust und Axilla rasieren (☞ Abb. 32.13)
- Erstprothese besorgen. Diese ist sehr leicht und sorgt für einen optischen Ausgleich, ohne negativ auf das Wundgebiet einzuwirken
- Am Vorabend der Operation Patientin ab 22 Uhr nüchtern lassen (zum Abendessen ist noch Vollkost erlaubt).

Postoperative Pflege bei Mammakarzinom

Vitalzeichenkontrolle

Die Häufigkeit der Vitalzeichenkontrollen entspricht der anderer Operationen. Jedoch darf der Blutdruck niemals am Arm der betroffenen Seite gemessen werden, da dieses zu Schmerzen und einer Lymphstauung führen würde.

Lagerung

Zur Vermeidung eines Lymphödems (☞ unten) wird der Arm der betroffenen Seite in leichter Abduktion auf einem Kissen erhöht gelagert.

Mobilisation

Die meisten Patientinnen können am Abend des OP-Tages erstmals mobilisiert werden.

Wundgebiet, Wundversorgung

- Redondrainagen und Verband sind auf Nachblutungen zu beobachten, die v.a. nach axillärer Lymphknotenausräumung und großen Lappenplastiken auftreten

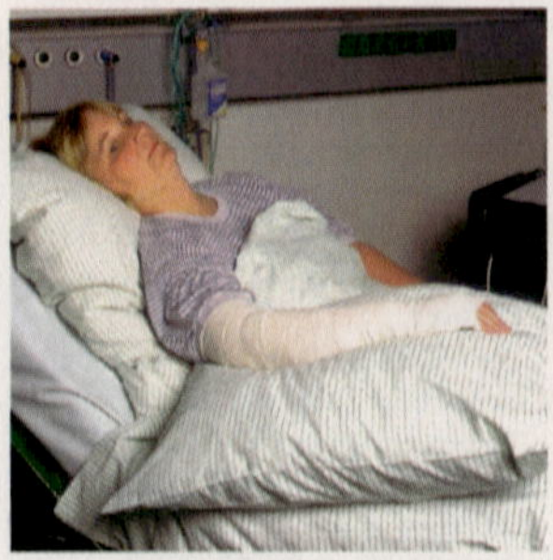

Abb. 32.65: Armhochlagerung zur Prophylaxe eines Lymphödems. [K183]

- Nach einer Mamma-PE liegt eine Redondrainage (☞ 11.3.6), die in der Regel am zweiten postoperativen Tag entfernt wird
- Nach einer Ablatio mammae liegen ein oder zwei, bei zusätzlicher axillärer Lymphknotenausräumung bis zu drei Redondrainagen. Abhängig von der Fördermenge wird die axilläre Redondrainage am 5. oder 6., die anderen bereits am 2. – 4. postoperativen Tag entfernt. Die Drainagen werden vom Arzt oder nach entsprechender Delegation vom Krankenpflegepersonal gezogen. Zur Schmerzlinderung soll die Patientin während des Ziehens tief ein- und ausatmen. Die Austrittsstellen werden auf Entzündungen hin kontrolliert und vorübergehend mit einem Druckverband versorgt
- Der Verbandswechsel fällt in den ärztlichen Aufgabenbereich, wird aber häufig an Pflegende delegiert. Sobald die Wunde trocken ist, kann der Verband weggelassen werden
- Wird mit nicht resorbierbarem Nahtmaterial genäht, können die Fäden in der Regel am 10. oder 11. postoperativen Tag gezogen werden. Steht die Wunde unter Spannung, bleiben bis zum 14. – 16. Tag Restfäden
- Nach axillärer Ausräumung können *Serome* (Ansammlung von Wundsekret) auftreten, die vom Arzt unter sterilen Bedingungen abpunktiert werden. Die Pflegenden assistieren dabei.

Körperpflege

- Viele Patientinnen haben große Schmerzen beim Waschen und Bekleiden und brauchen dabei Hilfe
- Da die Haut des Narbengebiets sehr empfindlich ist, sollten nur milde Reinigungsmittel verwendet werden

Brustrekonstruktion mit Latissimus-dorsi-Lappen [T129]

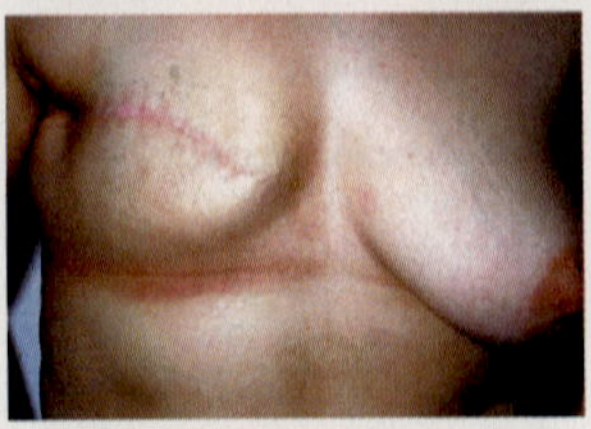

Abb. 32.60: Die Patientin vor der OP.

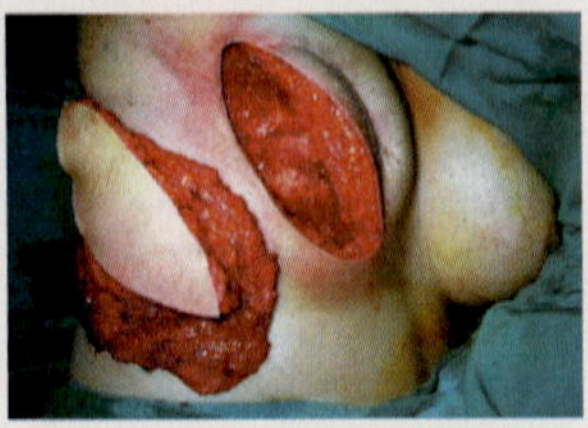

Abb. 32.61: Die alte OP-Narbe wurde eröffnet und ein Bett für das Transponat geschaffen. Der rechte M. latissimus dorsi wurde mit der Haut mobilisiert, über einen Gefäß- und Nervenstiel bleibt die Versorgung des Lappens gewährleistet. Zum Vergleich der Passform liegt der Lappen neben seinem zukünftigen Bett.

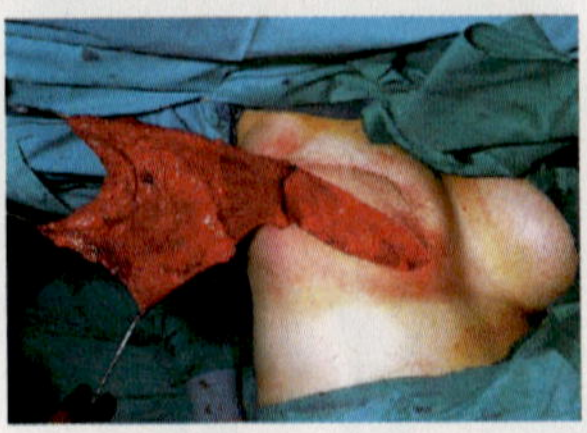

Abb. 32.62: Der Latissimus dorsi-Lappen wird von seinem ursprünglichen Bett unter der Haut hindurch nach vorne gezogen, zu einer Brust geformt und mitsamt der Haut eingenäht.

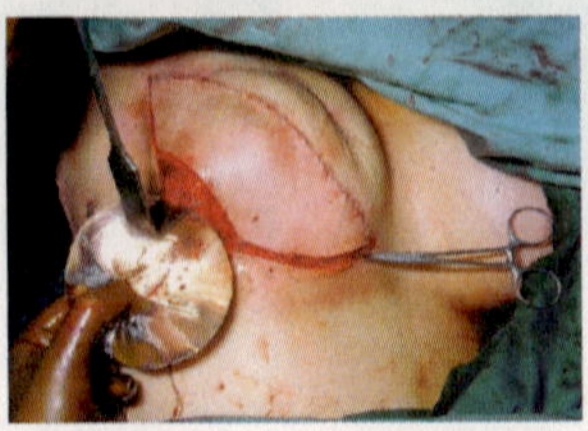

Abb. 32.63: Bevor die Hautnaht geschlossen wird, wird ein Silikonkissen eingebracht, das zusätzlich die Brustform bildet.

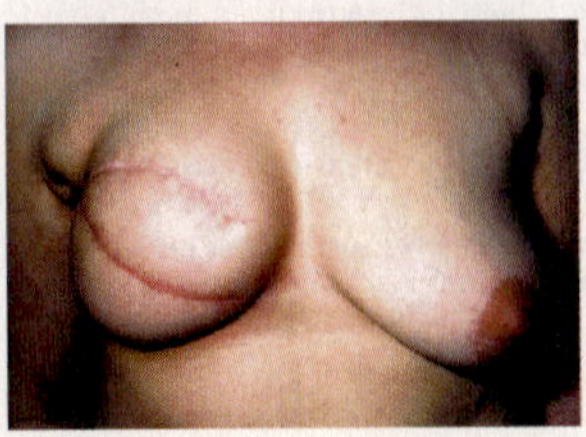

Abb. 32.64 (links): Die Patientin nach der Operation. Die Wunde ist verheilt, und in einer weiteren Operation könnte die Mamille neu gebildet werden, falls die Patientin dies wünscht.

- Kurzes Duschen ist erlaubt, sobald die Wunde abgeheilt ist
- Mit dem Ankleiden wird auf der kranken Seite und mit dem Auskleiden auf der gesunden Seite begonnen. Sinnvoll ist Oberbekleidung, die vorn zu öffnen und zu schließen ist, z.B. Blusen statt Pullover
- Die Patientin sollte so bald wie möglich einen Büstenhalter anziehen, dessen Träger nicht einengen und in den eine Prothesentasche für die Erstprothese eingearbeitet ist
- Die (endgültige) Prothese wird mit milder Seife gewaschen, mit klarem Wasser abgespült und mit einem weichen Tuch abgetrocknet. Bildet sich durch die Fettabsonderung des Körpers ein weißer Film auf der Prothese, kann er mit Alkohol, Wundbenzin oder speziellen Pflegemitteln entfernt werden (Angaben des Prothesenherstellers beachten). Da die Außenhaut einer Prothese sehr empfindlich ist, muss sie vor spitzen Gegenständen geschützt werden (beispielsweise Anstecknadeln, Tierkrallen, Scheren, Nagelfeilen, Spritzen).

Ernährung

- Hat die Patientin die Narkose gut vertragen, kann sie bereits am Abend des OP-Tages essen. Nach großen Lappenplastiken erhält die Patientin auch am ersten postoperativen Tag nur Tee.

Prophylaxen

- Thromboseprophylaxe ☞ 7.2.15
- Pneumonieprophylaxe wegen der Schonatmung ☞ 7.2.4
- Kontrakturenprophylaxe: Bewegungsübungen (☞ unten), um eine Versteifung des Schultergelenkes durch die Schonhaltung (Anheben der Schulter auf der operierten Seite über die Gesamtschulterlinie) zu vermeiden
- Lymphödemprophylaxe ☞ unten.

Psychische Begleitung

- Die Patientin erschrickt oft sehr, wenn sie nach Entfernung des Wundverbandes zum ersten Mal die Narbe im Spiegel sieht. Hier helfen Verständnis, Gespräche und der Hinweis, dass sich das Aussehen der Narbe noch verändern wird
- Für einige Frauen ist es eine Hilfe, wenn sie – statt passiv sein zu müssen – etwas für sich und ihren Körper tun können, z.B. die Narbe mit Ringelblumensalbe oder Johanniskrautöl zu pflegen.

Chronisches Lymphödem des Armes

Nach einer Axilladissektion kann ein **chronisches Lymphödem des Armes** auftreten, das der einen Patientin nur wenig Beschwerden bereitet, für eine andere jedoch eine große Einschränkung der Lebensqualität bedeutet.

Das Lymphödem wird verursacht durch die chirurgische oder radiologische Schädigung der Lymphabflusswege des Armes auf der behandelten Seite. Es zeigt sich durch Anschwellen des Armes, evtl. einschließlich der Hand und der Finger, glatte und gespannte, vielleicht auch gerötete Haut, Parästhesien (☞ 35.3.8) und Schmerzen. Eine nicht seltene Komplikation ist das Erysipel (☞ 28.5.4), bei dem Keime durch kleine Wunden eindringen, sich wegen des schlechten Lymphabflusses rasch ausbreiten und vermehren und zu einer flächenhaften Entzündung führen. Bei Auftreten auch nur eines Symptoms sollte die Patientin sofort einen Arzt aufsuchen, zumal es sich auch um ein Tumorrezidiv handeln kann.

Ein Lymphödem kann durch konsequente Armhochlagerung (☞ Abb. 32.65), Tragen eines Armkompressionsstrumpfes mit Handteil und spezielle Lymphdrainage (☞ 10.9.3) behandelt werden. Die wichtigste aller Maßnahmen jedoch ist die **Lymphödemprophylaxe,** die unmittelbar nach der Operation beginnt und nach der Entlassung konsequent weitergeführt werden muss.

Lymphödemprophylaxe

Günstig sind:

- Frühzeitige und gezielte Bewegungstherapie von Arm und Schultergürtel unter Anleitung eines Physiotherapeuten

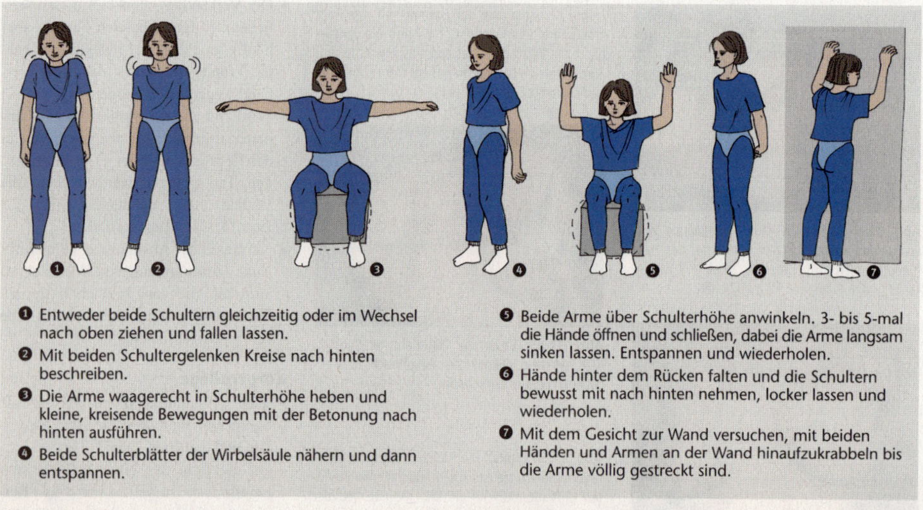

❶ Entweder beide Schultern gleichzeitig oder im Wechsel nach oben ziehen und fallen lassen.
❷ Mit beiden Schultergelenken Kreise nach hinten beschreiben.
❸ Die Arme waagerecht in Schulterhöhe heben und kleine, kreisende Bewegungen mit der Betonung nach hinten ausführen.
❹ Beide Schulterblätter der Wirbelsäule nähern und dann entspannen.
❺ Beide Arme über Schulterhöhe anwinkeln. 3- bis 5-mal die Hände öffnen und schließen, dabei die Arme langsam sinken lassen. Entspannen und wiederholen.
❻ Hände hinter dem Rücken falten und die Schultern bewusst mit nach hinten nehmen, locker lassen und wiederholen.
❼ Mit dem Gesicht zur Wand versuchen, mit beiden Händen und Armen an der Wand hinaufzukrabbeln bis die Arme völlig gestreckt sind.

Abb. 32.66 – 32.72: Bewegungsübungen nach Ablatio mammae und zur Lymphödemprophylaxe. [A400-190]

- Häufiges Hochlagern des Armes und Betätigung der Muskelpumpe (☞ Abb. 32.66 – 32.72)
- Ausgewogene Ernährung (Sollgewicht anstreben, kochsalzarm essen, viel trinken).

Ungünstig sind:

- Überbelastung und monotone Bewegungen des Armes. Also auf schweres Heben und Tragen verzichten und nur in kurzen Etappen Wäsche aufhängen sowie Fenster putzen, nicht lange Schreibmaschine schreiben
- Verletzungen. Daher im Garten nur mit Handschuhen arbeiten, nur mit Fingerhut nähen, bei der Nagelpflege Nagelfalz nicht schneiden, am betroffenen Arm keine Blutentnahme oder Injektion durchführen lassen
- Stauungen. Entsprechend auf enge Kleidung verzichten (der BH darf z.B. nicht einschnüren), kein enges Uhrenarmband auf der betroffenen Seite tragen, den Blutdruck nicht auf der operierten Seite messen (lassen)
- Sonnen- oder Wärmeeinwirkungen auf den Arm. Also auf Sauna und Sonnenbäder verzichten, nicht zu lange baden, Arm nicht heißen Dämpfen aussetzen, z.B. beim Bügeln mit Dampf
- Herunterhängende Arme, z.B. während des Wanderns. Ggf. einen Kompressions-Armstrumpf/Handschuh anlegen (wird vom Sanitätsfachgeschäft angepasst).

Problem: Organverlust

Die Brustamputation ist ein einschneidendes Erlebnis und trifft die Frau in ihrer ganzen Person. In der Beziehung zum Partner, zu den Kindern, zu Freunden und Arbeitskollegen kann die Frau verunsichert oder verängstigt sein. Auch bei optimaler Unterstützung durch ihre Bezugspersonen leidet sie meist unter dem Gefühl, etwas Wichtiges verloren zu haben (ohne es immer genau definieren zu können). Sie fühlt sich oft „unweiblicher" und ist in ihrem Selbstwertgefühl beeinträchtigt (☞ 32.2.1 und 7.10).

Die Pflegenden nehmen bei allen pflegerischen Tätigkeiten auf das seelische Befinden der Frau, auf ihre Unsicherheit, Angst oder Verzweiflung Rücksicht. Sie sollten sich – auch wenn andere Arbeiten wichtiger zu sein scheinen – Zeit nehmen für Gespräche. Diese sind oft bedeutsamer als ein perfekt gerichtetes Bett.

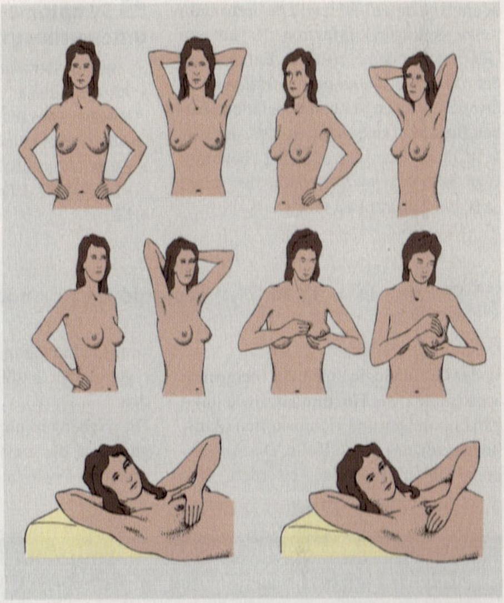

Abb. 32.73: Selbstuntersuchung der Brust. Jede Frau sollte zur monatlichen Selbstuntersuchung der Brust motiviert und darin unterrichtet werden. Die Untersuchung wird am besten kurz nach der Menstruation vorgenommen. Sie umfasst das Betrachten der Brust vor dem Spiegel mit abgestützten und erhobenen Armen sowie das Abtasten im Stehen und Liegen einschließlich der Achselregion. [A300-190]

Neben der Gesprächsbereitschaft können die Pflegenden der Frau noch in anderer Weise helfen:

- Die Trauer der Patientin um das verlorene Organ sollte von den Pflegenden zugelassen und unterstützt werden. Zeiten des Rückzugs sind notwendige Phasen des Trauerns
- Überschießende Reaktionen der Patientin richten sich oft gegen die Pflegenden. Sie sind aber nicht persönlich gemeint, sondern Ausdruck von Verzweiflung und Ohnmacht. Voraussetzungen, um richtig reagieren zu können, sind Verständnis für die besondere Situation der Frau und eine gesunde Distanz zur Patientin (☞ 3.2)
- Manche Patientinnen schaffen es nicht, selbständig Kontakt zu Leidensgefährtinnen oder Selbsthilfegruppen aufzunehmen. In diesem Fall vermitteln die Pflegenden den Kontakt oder schalten die Sozialarbeiterin des Hauses ein.

Prognose

Die Prognose hängt vor allem ab von der Ausbreitung des Tumors (Größe des Primärtumors, Befall der axillären Lymphknoten, Vorhandensein von Fernmetastasen), vom histologischen Typ (so hat z.B. das inflammatorische Mamma-Ca eine extrem schlechte Prognose ☞ Abb. 32.53) vom Hormonrezeptorbefund und vom Alter der Patientin (Menopausenstatus).

Etwa 60 % der Patientinnen überleben die ersten fünf Jahre; die 10-Jahres-Überlebensrate liegt bei ca. 40 %.

Die Prognose könnte entscheidend verbessert werden, wenn alle Frauen einmal monatlich ihre Brüste selbst im Liegen und im Stehen auf Knoten abtasten würden. Dann kämen viel mehr Tumoren in Frühstadien (5-Jahres-Überlebensrate bis zu 90 %) zur Behandlung.

32.7 Erkrankungen der Tuben und der Ovarien

32.7.1 Adnexitis

Adnexitis (*pelvic inflammatory disease*, kurz *PID*): Entzündung der Adnexe, also der Tuben (**Salpingitis,** *Eileiterentzündung*) und der Ovarien (**Oophoritis,** *Eierstockentzündung*).

Schätzungsweise 10 – 15 % der Frauen im gebärfähigen Alter erkranken mindestens einmal in ihrem Leben an einer **Adnexitis.** Der Altersgipfel liegt bei den jüngeren Frauen um 20 Jahre.

Krankheitsentsstehung

Begünstigt durch Menstruation oder Wochenbett kommt es durch Aufsteigen einer *polybakteriellen* (durch mehrere Bakterien bedingten) Infektion der unteren Geschlechtsorgane zu einer Entzündung der Tuben *(aszendierende Infektion)*. Die Ovarien werden sekundär befallen. Neben Bakterien sind in bis zu 40 % der Fälle Chlamydien (☞ 28.5.19) beteiligt. Eine *hämatogene Entstehung* ist selten (z.B. bei Tuberkulose ☞ 20.5.4).

Symptome und Untersuchungsbefund

Symptome der *akuten* Adnexitis sind:

- Akute, meist seitenbetonte Unterbauchschmerzen (obwohl meist beide Adnexen entzündet sind)
- Gelblich-grünlicher, übel riechender Fluor (☞ 32.3.1)
- Fieber
- Übelkeit und Erbrechen bei Mitbeteiligung des Peritoneums (Peritonitis ☞ 21.8.2).

Eine *subakute* oder *chronische Adnexitis* zeigt sich durch Unterleibsschmerzen wechselnder Stärke und vielfältige andere Beschwerden (z.B. Schmerzen bei körperlicher Betätigung). Der Übergang zwischen beiden Formen ist fließend.

Pharma-Info 32.74: Gynäkologische Hormone und Antihormone

Orale Kontrazeptiva ☞ 32.14.3

In der Gynäkologie spielt der therapeutische Einsatz von **Hormonen** sowie ihren Abkömmlingen und Hemmstoffen (**Antihormone**) eine große Rolle. Die Anwendung dieser Präparate erfordert eine strenge Indikationsstellung und ist an regelmäßige ärztliche Kontrollen gebunden.

Die Nebenwirkungen und Risiken hängen von der entsprechenden Substanz und ihrer Dosierung ab. Am bedeutsamsten sind Brustspannen, Appetitzunahme, Wassereinlagerungen, Kopfschmerzen, depressive Verstimmungen, Thromboembolien (☞ 19.8.3), Blutdrucksteigerung und eine Verminderung der Glukosetoleranz (☞ 23.6.2).

Gynäkologische Hormone und Antihormone

Substanzgruppe	Handelsname (Bsp.)	Indikationen in der Gynäkologie (Bsp.); Wirkmechanismus (WM)
Geschlechtshormone und ihre Hemmstoffe		
Östrogene		
z.B. Estradiol, Estriol	Progynon®C, Ethinylestradiol 25µg Jenapharm®, Ovestin®; in Kombination mit Gestagenen: Gynodian® Depot, Nuriphasic®	Zyklusstörungen, Östrogentest (☞ 32.13), Östrogenmangelerscheinungen (z.B. Beschwerden in den Wechseljahren, häufig in Kombination mit Gestagenen)
Antiöstrogene		
z.B. Tamoxifen, Toremifen, Raloxifen	Nolvadex®, Fareston®, Evista®	Hormontherapie des Mammakarzinoms WM: Verdrängung des Östrogens von den Rezeptoren
Clomifen	Dyneric®, Clomifen-ratiopharm®	Ovulationsauslösung bei Sterilität WM: Blockade der Östrogenrezeptoren im Zwischenhirn, dadurch gesteigerte Ausschüttung von LH und FSH
Gestagene		
Niedrig dosiert	Clinofem®, G-Farlutal® 5 mg, Primolut® Nor 5/10	Zyklusstörungen, Endometriose, Sterilität oder drohende Fehlgeburt bei Gelbkörperinsuffizienz, Gestagentest (☞ 32.13)
Hoch dosiert	Clinovir®, Farlutal®, Megestat®	Hormontherapie des Mamma- und Endometriumkarzinoms
Antigestagene		
Mifepriston	Mifegyne®	Schwangerschaftsabbruch (☞ 12.4)
Antiandrogene		
Niedrig dosiert in Kombination mit Östrogenen	Diane®, Neo-Eunomin®	Androgenabhängige Erkrankungen (z.B. androgenetischer Haarausfall) bei gleichzeitiger Empfängnisverhütung
Hoch dosiert	Androcur®	Schwere Virilisierungserscheinungen (☞ 30.3.3) bei Frauen
Aromatasehemmer		
z.B. Anastrozol, Formestan, Letrozol	Arimidex®, Lentaron®, Femara®	Metastasierendes Mammakarzinom WM: Antiöstrogene Wirkung infolge Steroidhormonsyntheseblockierung
Hypophysen- und Hypothalamushormone und ihre Hemmstoffe		
Oxytocin ☞ Pharma-Info 12.20		
Gonadotropine	Fertinorm®, Humegon®, Pregnesin®	Stimulation der Follikelreifung und Ovulationsauslösung bei Sterilität
Gonadotropinhemmer	Winobanin®	Endometriose, fibrös-zystische Mastopathie
Prolaktinhemmer	Pravidel® Dostinex®	Prolaktinbedingte Sterilität und andere prolaktinbedingte Erkrankungen (z.B. Galaktorrhoe, Milchfluss ☞ 23.3.2), (schnelles) Abstillen
GnRH-Analoga		
z.B. Buserelin, Goserelin	Suprefact®, Zoladex®	Uterusmyom, Endometriose, Mammakarzinom WM: Blockierung der Gonadotropinausschüttung in der Hypophyse, dadurch Unterdrückung der Eierstockfunktion

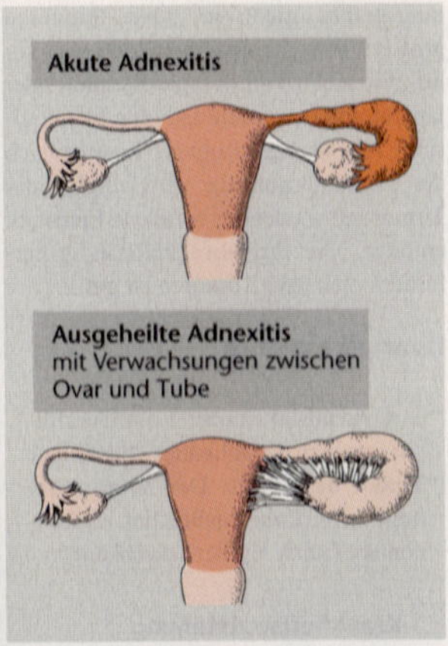

Abb. 32.75: Akute (oben) und ausgeheilte Adnexitis mit Verwachsungen zwischen Ovar und Tube (unten). [A400-190]

Bei der gynäkologischen Untersuchung ist die Region um den Uterus und die Tuben druckschmerzhaft. Die Bewegung des Gebärmutterhalses während der bimanuellen Untersuchung bereitet der Patientin typischerweise Schmerzen (**Portioschiebeschmerz**).

Diagnostik und Differentialdiagnose

Die Diagnose darf nicht vorschnell gestellt werden, da die Verwechslungsgefahr insbesondere mit einer Appendizitis (☞ 21.6.6) oder Extrauteringravidität (☞ 12.5.2) groß ist (☞ auch Tab. 32.18).

Der Diagnosesicherung dienen:

- *Abstrichentnahmen.* Ggf. sind die Erreger bereits im Nativabstrich sichtbar (☞ 32.4.5). Es werden Bakterienkulturen angelegt und ein Abstrich auf Chlamydien (☞ 28.5.19 und Abb. 32.33) angefertigt. Ggf. ist ein zytologischer Abstrich zum Karzinomausschluss erforderlich
- *Blutuntersuchung.* Wichtig ist die Bestimmung der Entzündungsparameter, v.a. CRP (☞ 32.4.4 und ☞ 28.3.7), BB, BSG sowie des HCG (☞ 12.1.4) zum Ausschluss einer Extrauteringravidität (☞ 12.5.2)
- *Urinuntersuchung.* Dem Ausschluss einer Entzündung der unteren Harnwege (☞ 31.5.2) dienen Urinstatus und Urinkultur (☞ 31.4.3) aus dem Mittelstrahlurin. Zum Ausschluss eines Harnsteines, dessen klinisches Bild dem einer Adnexitis ebenfalls sehr ähneln kann, Nieren-Sonographie und ggf. ein i.v.-Urogramm (☞ 31.4.6)
- *Transvaginale Sonographie* (☞ 32.4.7). In ca. 50 % der Fälle sind typische Veränderungen der Adnexe, beispielsweise eine entzündliche Tubenvergrößerung, darstellbar. Die sonographische Untersuchung ist ferner wichtig für die Abgrenzung gegenüber einer Appendizitis, einer Extrauteringravidität oder einer geplatzten Ovarialzyste. Außerdem können Komplikationen wie z.B. **Hydro-** oder **Pyosalpinx** (Flüssigkeits- bzw. Eiteransammlung in der Tube durch entzündliche Verklebung des Tubenendes) sonographisch diagnostiziert werden
- Evtl. *Laparoskopie.* Bei weiter unklarer Diagnose ermöglicht die Laparoskopie eine direkte Abstrichentnahme und eine therapeutische **Abszessdrainage** bei einschmelzender Entzündung.

Behandlungsstrategie

Nach den Abstrichen beginnt der Arzt mit einer intravenösen Antibiotikatherapie, die sich gegen die häufigsten Erreger einer Adnexitis richtet, z.B. mit Tetracyclinen und Cephalosporinen (etwa Vibravenös® und Zinacef®) oder Gyrasehemmern (etwa Tarivid®, Ciprobay®). Nach Vorliegen des Antibiogramms wird die Behandlung evtl. umgestellt. Zusätzlich verordnet er schmerzlindernde und antientzündliche Arzneimittel (z.B. Diclofenac, etwa in Voltaren®). Ist die Patientin Trägerin eines Intrauterinpessars (☞ 32.14.2), muss dieses entfernt werden, da es mit hoher Wahrscheinlichkeit infiziert ist.

Im akuten Stadium wird lokal Kälte appliziert, im Spätstadium oder chronischem Stadium erhält die Patientin auf Arztanordnung Kurzwellenbestrahlungen (☞ 10.9.6) und Moorpackungen. Diese sollen die Resorption der entzündungsbedingten Flüssigkeitsansammlungen beschleunigen und Adhäsionen (z.B. durch fibrinöse Verklebungen) lösen.

Pflege

Pflege bei Fieber ☞ 7.7.4

- Darauf achten, dass die Patientin im akuten Stadium relative Bettruhe einhält. Sieht die Frau die Notwendigkeit dieser Maßnahme nicht ein, so sollte sie auf die möglichen Konsequenzen aufmerksam gemacht werden (☞ Prognose)
- Die Patientin auf Zeichen einer Krankheitsverschlimmerung (z.B. auf Peritonitiszeichen ☞ 21.8.2) und auf vaginalen Pilzbefall infolge der Antibiotikatherapie (☞ 28.5.2) beobachten
- Die Patientin auf die Bedeutung einer sorgfältigen Intimhygiene hinweisen (☞ 32.2.1). Bei der Entsorgung von Vorlagen wegen der Infektionsgefahr Handschuhe tragen. Die Patientin auffordern, nach dem Wechsel der Vorlagen die Hände zu desinfizieren.

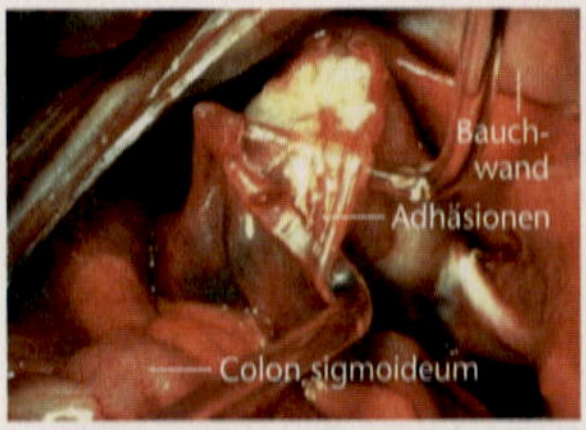

Abb. 32.76: Verwachsungen nach Adnexitis im Laparotomiebefund. [U135]

Prognose

Akut lebensbedrohliche Formen sind selten.

Komplikationen der Adnexitis

Häufige Komplikationen einer Adnexitis sind:

- Chronifizierung der Erkrankung
- Abszessbildung (z.B. **Tuboovarialabszess**) mit Notwendigkeit einer Operation
- Erhöhtes Risiko für Tubargraviditäten (☞ 12.5.2)
- Sterilität infolge Eileiterverklebungen (in bis zu 30 % der Fälle).

32.7.2 Ovarialtumoren

Bei den Ovarialtumoren ist zwischen den *funktionellen Ovarialzysten* und den gut- oder bösartigen *„echten" Tumoren* zu unterscheiden.

Symptome und Diagnostik ☞ auch unter Ovarialkarzinom

Funktionelle Ovarialzysten

Funktionelle Ovarialzysten: Keine echten Tumoren, sondern durch Flüssigkeitsretention bedingte Zysten, die vor allem durch die Verwechslungsgefahr mit bösartigen Ovarialtumoren von Bedeutung sind. Am häufigsten sind **Follikelzysten** und **Corpus-luteum-Zysten.**

Krankheitsentstehung

Follikelzysten entstehen, wenn im Ovar zwar ein Eifollikel heranreift, die Ovulation jedoch aufgrund eines hormonellen Ungleichgewichts ausbleibt und der Follikel weiterbesteht. Sie treten am häufigsten zu Zeiten hormoneller Umstellungen auf, also während und kurz nach der Pubertät und im Klimakterium.

Corpus-luteum-Zysten bilden sich aus dem Gelbkörper (☞ 32.1.2), oft zu Beginn einer Schwangerschaft.

Symptome, Befund und Diagnostik

Funktionelle Ovarialzysten zeigen sich durch Zyklusstörungen und geringe Unterbauchschmerzen. Viele Frauen haben keine Beschwerden.

Bei der gynäkologischen Untersuchung ist das Ovar mäßig vergrößert und oft leicht druckschmerzhaft.

Die Ultraschalluntersuchung ergibt eine höchstens tennisballgroße, einkammerige Zyste ohne solide Anteile.

Die Hauptkomplikationen funktioneller Ovarialzystem sind **Zystenruptur** oder **Stieldrehung**, die beide mit akuten Unterbauchschmerzen einhergehen und zum Akuten Abdomen (☞ 21.2.4) führen können.

Behandlungsstrategie

Hat die Frau keine oder nur wenig Beschwerden und zeigt die Ultraschalluntersuchung keine soliden Anteile, kann zunächst abgewartet werden. Die meisten funktionellen Zysten bilden sich innerhalb von 2 – 3 Zyklen spontan zurück. Ansonsten werden im nächsten Zyklus Hormone gegeben. Ist die Zyste auch hierunter nicht zurückgegangen oder zeigen sich bei der Erstuntersuchung Kammern oder solide Anteile, besteht dringender Tumorverdacht, und es muss eine histologische Abklärung erfolgen.

Bei akuten Beschwerden muss sofort laparoskopiert oder laparatomiert werden.

Gutartige Ovarialtumoren

Das Ovar ist histologisch nicht einheitlich aufgebaut, und Tumoren können von allen Gewebetypen ausgehen, also von Epithelien, Bindegewebe, Keimstrang und Keimzellen. Daher ist eine exakte Einteilung der Ovarialtumoren hochkompliziert (Überblick ☞ Tab. 32.77).

Schätzungsweise 1 % aller Frauen entwickelt einen **gutartigen Ovarialtumor.** Da sich gut- und bösartige Ovarialtumoren in ihren Symptomen nicht unterscheiden, auch die Ultraschalluntersuchung keine Gewissheit bezüglich der Gutartigkeit des Tumors bringt und die Entartungsgefahr gutartiger Ovarialtumoren groß ist, muss bei jedem soliden oder solid-zystischen Tumor laparaskopiert oder laparatomiert werden und eine histologische Abklärung erfolgen. Erweist sich der Tumor als gutartig, wird lediglich der Tumor selbst oder der befallene Eierstock entfernt. Die Prognose vollständig entfernter gutartiger Tumoren ist gut.

Epitheliale Tumoren (ca. 65 – 70 %)	
▸ Seröse Kystome ▸ Muzinöse Kystome	Primär gutartige Tumoren, die aber in 5 – 20 % maligne entarten. Insbesondere bei muzinösen Kystomen Gefahr der Verschleppung der Schleim bildenden Tumorzellen in die Bauchhöhle bei Spontanruptur oder intraoperativer Eröffnung des Kystoms. Dann Entwicklung eines **Pseudomyxoma peritonei** *(Gallertbauch)* mit schlechter Prognose trotz histologischer Gutartigkeit
▸ Ovarialkarzinom	☞ Text
Keimzelltumoren (ca. 15 – 25 %)	
▸ Gutartige Teratome ▸ Bösartige Teratome ▸ Dysgerminome ▸ Chorionkarzinome (☞ 12.5.3) ▸ Dottersacktumoren ▸ Embryonalzellkarzinome	Mit Ausnahme der gutartigen Teratome bösartige Tumoren, ausgehend von unreifen Keimzellen, embryonalen oder extraembryonalen Zellen (z.B. dem Dottersack). Häufig Mischtumoren. Bei einem Teil AFP (☞ 39.2) und/oder HCG als Tumormarker nutzbar
Keimstrangtumoren (ca. 4 – 8 %), Östrogene (Ö) oder Androgene (A) sezernierend	
▸ Granulosa- und Thekazelltumoren (Ö) ▸ Androblastome (A) ▸ Gynandroblastome (Ö + A)	Primär gutartige Tumoren mit Entartungshäufigkeit bis zu 25 %. Durch Hormonbildung typische Symptomatik: Durch Östrogensekretion je nach Lebensalter zu frühe Pubertät, Zyklusstörungen und postmenopausale Blutungen. Bei Androgenproduktion Virilisierung (Vermännlichung ☞ 30.3.3)
Bindegewebige Tumoren (ca. 5 %)	
▸ Ovarialfibrom	Gutartiger Tumor. Bei ca. 40 % mit Aszites und Pleuraergüssen einhergehend **(Meigs-Syndrom)**

Tab. 32.77: Überblick über die häufigsten gut- und bösartigen Ovarialtumoren. (Auszug aus der WHO-Einteilung 1973)

Ovarialkarzinom

Ovarialkarzinom: Vom Oberflächenepithel ausgehender, bösartiger Tumor des Ovars. Der Altersgipfel liegt im 6. Lebensjahrzehnt, es können aber auch Kinder erkranken.

Krankheitsentstehung

Die genaue Ursache ist unbekannt, es konnte jedoch eine familiäre Disposition nachgewiesen werden. Wahrscheinlich spielen auch hormonelle Ursachen eine Rolle, wobei Studien gezeigt haben, dass die langfristige Einnahme der „Pille“ das Risiko der Erkrankung erheblich reduziert.

Symptome und Untersuchungsbefund

Unabhängig von ihrer Gut- oder Bösartigkeit führen die meisten Ovarialtumoren erst sehr spät zu Beschwerden, da sie eine erhebliche Größe erreichen können, bevor sie andere Organe (z.B. die Harnleiter) beeinträchtigen. Daher werden sie oft nur zufällig, etwa im Rahmen einer Früherkennungsuntersuchung, diagnostiziert.

Die Symptome sind meist unspezifisch:
- Unklare Unterbauchschmerzen in Abhängigkeit von Lage und Ausdehnung des Tumors
- Fremdkörpergefühl durch den Tumor, evtl. Zunahme des Leibesumfanges durch den Tumor selbst oder infolge tumorbedingten Aszites (☞ 22.2.2)
- Blasenbeschwerden und unspezifische Darmsymptome wie Blähungen, Völlegefühl oder Schmerzen beim Stuhlgang
- Bei Stieldrehung oder Ruptur des Tumors Bild eines Akuten Abdomens (☞ 21.2.4)
- In fortgeschrittenen Stadien Allgemeinsymptome wie Leistungsminderung und Gewichtsverlust.

Der Tumor lässt sich meist bei der körperlichen Untersuchung ertasten. Knoten im Douglas-Raum sind Zeichen einer bereits erfolgten Metastasierung in das kleine Becken. Sie werden bei der rektovaginalen oder rektalen Untersuchung festgestellt.

Diagnostik und Differentialdiagnose

Die technischen Untersuchungen bestehen in:

- Vaginaler und abdominaler Sonographie
- Blutuntersuchung. Wichtig sind die allgemeinen Tumorzeichen wie BSG-Erhöhung und Anämie sowie die Bestimmung der Tumormarker CEA und CA 125 (☞ 24.4.8)
- Staging. Die Tumorausdehnung kann durch CT oder Kernspintomographie, Rektoskopie bzw. Koloskopie, Zystoskopie und i.v.-Urogramm festgestellt werden.

Behandlungsstrategie

Bei allen unklaren Ovarialtumoren ist die Laparotomie mit intraoperativer Schnellschnittuntersuchung des Tumorgewebes Methode der Wahl. Ergibt die histologische Untersuchung ein Ovarialkarzinom, muss radikal operiert werden. Um alle Tumorherde zu entfernen, müssen nicht nur der Uterus, die Tuben, beide Ovarien, das große Netz und die pelvinen und paraaortalen Lymphknoten, sondern oft auch Blasen- oder Darmanteile, ggf. mit Anlage eines *Anus praeter* (☞ 21.1.7), entfernt werden.

Meist erfolgt im Anschluss an die Operation eine (Poly-)Chemotherapie, auf die ein Großteil der Ovarialkarzinome anspricht. Die Strahlentherapie spielt bei Ovarialtumoren eine untergeordnete Rolle.

Eine **Second-look-Laparotomie** oder **-Laparaskopie** zur Kontrolle des Therapieerfolges und zur Entfernung verbliebener Tumorreste ist im Vergleich zu früher kaum noch erforderlich.

Pflege

Allgemeine perioperative Pflege ☞ 11.1 und 11.4
Onkologische Pflege ☞ 24.2
Pflege bei gynäkologischen Operationen ☞ 32.2.5
Stomapflege ☞ 21.1.7

Vor der Operation ordnet der Arzt in der Regel eine orthograde Darmspülung (☞ 21.1.5) an, da ein leerer Darm eine bessere Übersicht gewährleistet und bei Eröffnung des Darmes die Infektionsgefahr vermindert ist.

Prognose bei Ovarialtumoren

Bei bösartigen Ovarialtumoren, die noch auf das Ovar beschränkt sind, liegt die 5-Jahres-Überlebensrate um 70 %. Die Prognose der meisten Ovarialkarzinome ist jedoch schlecht (5-Jahres-Überlebensrate 5 – 20 %).

32.8 Gutartige Tumoren des Uterus

32.8.1 Uteruspolyp

Uteruspolyp: Gutartige Schleimhautwucherung entweder im Gebärmutterhalskanal **(Zervixpolyp)** oder in der Gebärmutterhöhle **(Korpuspolyp).**

Zervixpolypen können zu Fluor oder Kontaktblutungen (etwa beim Geschlechtsverkehr) führen, da sie häufig aus dem Gebärmuttermund herausragen. Viele Zervixpolypen machen jedoch gar keine Beschwerden und werden nur zufällig diagnostiziert.

Hauptsymptome von **Korpuspolypen** sind Blutungen außerhalb der Menstruation, meist Schmierblutungen oder Blutungen nach der Menopause. Evtl. haben die Patientinnen Unterbauchschmerzen.

Zervixpolypen können fast immer, Korpuspolypen nur selten bei der Spekulumuntersuchung gesehen werden. Eine makroskopische Unterscheidung der gutartigen Polypen von *exophytisch* (= nach außen) wachsenden bösartigen Tumoren ist nicht möglich.

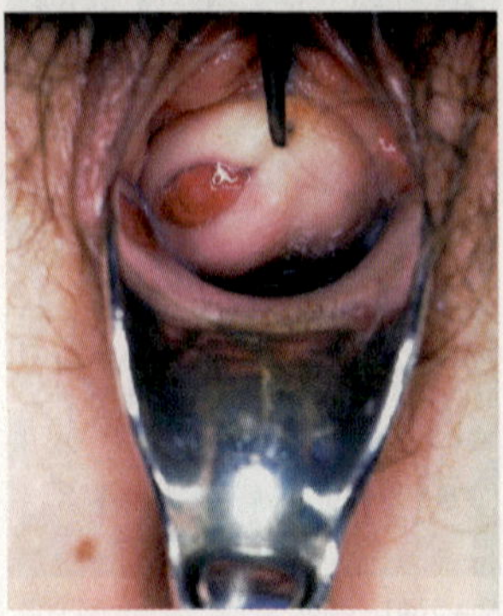

Abb. 32.78: Zervixpolyp, der aus dem Muttermund herausragt (Spekulum- oder Kolposkopiebefund). [T192]

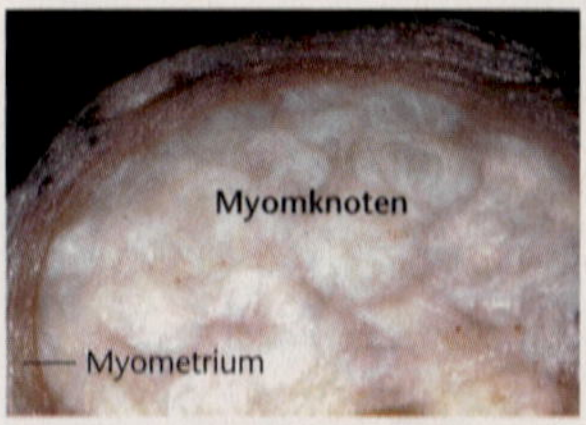

Abb. 32.79: Aufgeschnittenes Uterusmyom. Der wirbelförmige, aber gleichmäßige Wuchs der Myomfasern ist gut zu erkennen, ebenso die scharfe Begrenzung des Myoms zum Myometrium hin. [T173]

Ein Zervixpolyp wird – beispielsweise mit einer Kornzange – abgedreht, die Basis des Polypen durch eine anschließende Abrasio cervicis abgetragen.

Bei Korpuspolypen ist immer eine fraktionierte Abrasio (☞ 32.4.11) erforderlich, um den Polypen zu entfernen und ein Endometriumkarzinom auszuschließen.

Pflege bei Abrasio ☞ 32.4.11

32.8.2 Uterusmyom

Uterusmyom: Gutartiger Tumor der glatten Uterusmuskulatur. Sehr häufige Erkrankung: Fast 20 % aller Frauen über 30 Jahren haben Myome. Entstehungsursache unklar. Sicher ist jedoch, dass das Wachstum von Myomen durch Östrogene gefördert wird.

Uterus myomatosus: Vorkommen zahlreicher Myome, so dass die Gebärmutterwand von Myomen durchsetzt ist.

Symptome und Untersuchungsbefund

Die Symptome sind abhängig von Lage (☞ Abb. 32.80), Anzahl und Größe der Myome:

- Verlängerte und/oder zu starke Menstruationen (Menorrhagie bzw. Hypermenorrhoe ☞ 32.3.2)
- Zwischenblutungen (Metrorrhagie ☞ 32.3.2)
- Dysmenorrhoe (☞ 32.3.2)
- Gehäufte Fehlgeburten
- Bei Druck auf Nachbarorgane (Blase, Darm) Harnaufstau, Dysurie, Obstipation
- Druckgefühl im Unterleib
- Bei Stieldrehung Bild eines Akuten Abdomens (☞ 21.2.4).

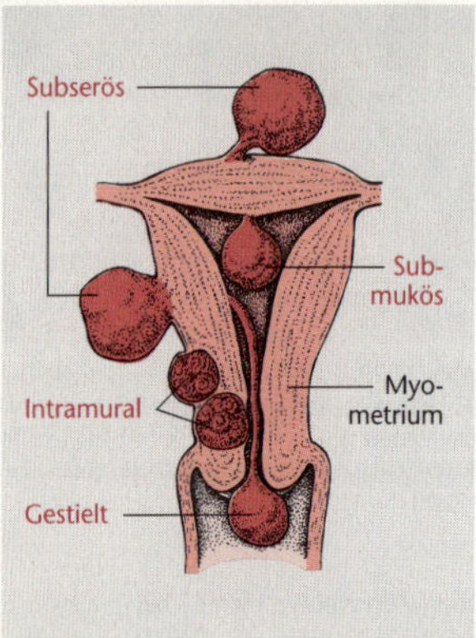

Abb. 32.80: Uterusmyome werden nach ihrer Wuchsrichtung benannt: Man unterscheidet subseröse (in Richtung Peritonealhöhle wachsende), submuköse (in die Gebärmutterhöhle wachsende) und die häufigen intramuralen (im Myometrium liegende) Myome. Auch gestielte Varianten kommen vor. [A400-190]

Viele Myome bereiten aber überhaupt keine Beschwerden.

Nach der Menopause beginnen die Myome durch die verminderte Östrogenproduktion in der Regel zu schrumpfen, und die Beschwerden der Patientin hören auf.

Bei der gynäkologischen Untersuchung können die Myome meist als Knoten ertastet werden.

Diagnostik und Differentialdiagnose

Die Diagnosesicherung eines Myoms erfolgt vor allem sonographisch. Gelegentlich kann eine Laparoskopie oder – bei submukösen Myomen – eine Hysteroskopie (☞ 32.4.10) oder eine fraktionierte Abrasio (☞ 32.4.11) erforderlich sein.

Bei Verdacht auf einen bösartigen Tumor sind weitere Untersuchungen analog denen bei Verdacht auf ein Zervixkarzinom angezeigt (☞ 32.9.1).

Behandlungsstrategie

Bei vielen Myomen ist (zunächst) keine Therapie erforderlich. Regelmäßige Kontrollen in Abständen von 3 – 6 Monaten sollen eine eventuelle Entartung zum **Myosarkom** (von den glatten Muskelzellen ausgehender, bösartiger Tumor) frühzeitig erfassen, die bei 0,2 – 0,5 % der Myom-Patientinnen auftritt.

Macht das Myom Beschwerden oder sind Komplikationen zu befürchten, ist eine Operation erforderlich. Bei jungen Frauen mit Kinderwunsch kann das Myom zunächst mit GnRH-Analoga (z.B. Enantone-Gyn®) verkleinert und dann – möglichst laparoskopisch – aus der Gebärmutter ausgeschält *(enukleiert)* werden. Ist die Familienplanung abgeschlossen, rät der Arzt in der Regel zu einer **vaginalen** oder **abdominalen Hysterektomie** (*Entfernung der Gebärmutter* durch die Vagina bzw. durch eine Laparatomie).

Pflege bei Hysterektomie

Allgemeine perioperative Pflege ☞ 11.1 und 11.4
Pflege bei gynäkologischen Operationen ☞ 32.2.5, Tab. 32.12 und Tab. 32.14

Die *abdominale Hysterektomie* gehört zu den größeren gynäkologischen Operationen und stellt für die Frauen eine enorme physische und psychische Belastung dar. Patientinnen nach einer *vaginalen Hysterektomie* sind schneller mobil und selbständig.

Wundbeobachtung und Wundversorgung

Für die *abdominale Hysterektomie* gilt: Wurden zur Sekretableitung intraoperativ Zieldrainagen gelegt (Gummi- oder Robinsondrainage mit oder ohne Beutel, die an den tiefsten Punkt des Operationsgebiets eingelegt werden, bei gynäkologischen Operationen also in den Douglas-Raum), werden diese beobachtet und bei nachlassender Sekretion entfernt. Dies ist in der Regel um den zweiten postoperativen Tag der Fall.

Nach vaginaler Hysterektomie ist zu beachten:

- Die Überwachung berücksicht besonders die vaginalen Nachblutungen. Meist liegt für 24 Stunden eine Vaginaltamponade. Trotzdem müssen die Vorlagen regelmäßig kontrolliert und erneuert werden. Bei einer (wieder) zunehmenden Nachblutung informieren die Pflegenden den Arzt
- Vaginales Wundsekret entleert sich noch bis zu zwei Wochen nach der Operation. Kleinere Nachblutungen am 7. – 10. postoperativen Tag sind durch den Krustenabfall bedingt und bedürfen im Regelfall keiner besonderen Therapie
- Zur Kontrolle des Wundbereichs und wegen der vaginalen Absonderungen ist in den ersten Tagen die Durchführung der Intimpflege (anfänglich durch *Genitalspülung* ☞ 32.2.2) durch die Pflegenden angezeigt
- Bei Scheidenplastiken wirken Läppchen mit kühlender Salbe (Arztanordnung) schmerzlindernd.

Eine Hysterektomie wird von den verschiedenen Frauen psychisch ganz unterschiedlich verarbeitet. Nicht wenige Frauen empfinden die Gebärmutterentfernung, auch wenn sie keinen Kinderwunsch mehr haben und die Hysterektomie nach außen nicht sichtbar ist, als tiefgreifenden Organverlust, sie fühlen sich „nicht mehr vollständig" und weniger weib-

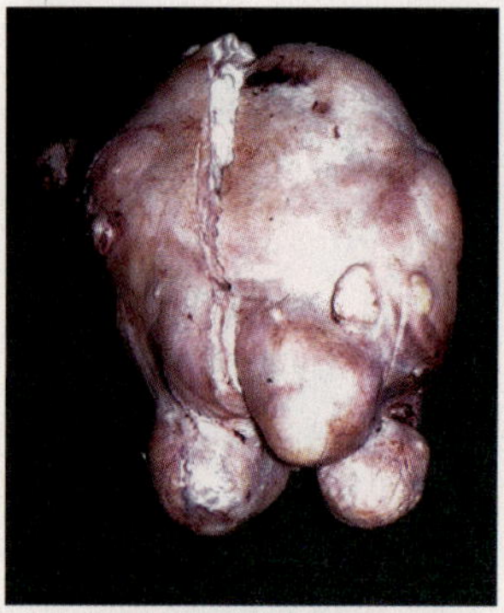

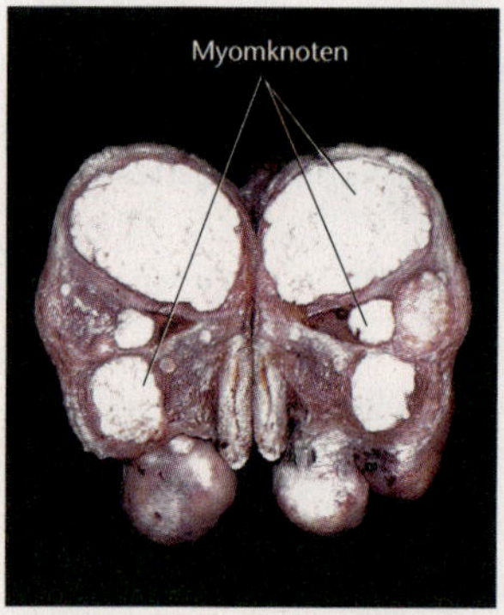

Abb. 32.81 – 32.82: Uterus myomatosus. In der Ansicht von außen (links) wird bereits die enorme Größenzunahme des Uterus und seine erhebliche Formveränderung durch die Myome deutlich. Der Längsschnitt (rechts) zeigt, dass der Uterus fast völlig von Myomknoten unterschiedlicher Größe durchsetzt ist. [T173]

lich. Auch die Frage nach dem sexuellen Empfinden nach der Operation beschäftigt die Frauen unterschiedlich stark und kann sie sehr ängstigen. Die Pflegenden bemühen sich, solche Befürchtungen der Frauen zu erspüren und auf sie einzugehen. Sie ermutigen die Frau, ihre Gefühle zu äußern, vermitteln ggf. ein Gespräch mit dem Arzt und geben Adressen regionaler Selbsthilfegruppen weiter.

Patienteninformation

- Die Patientin muss sich auch nach dem stationären Aufenthalt noch schonen. Belastungen wie schweres Heben und Tragen oder Leistungssport sind zunächst zu meiden
- Die im Krankenhaus begonnene Beckenbodengymnastik muss auch nach dem stationären Aufenthalt weitergeführt werden
- Notwendige nachstationäre Hilfen können schon vom Krankenhaus aus initiiert werden.

32.9 Bösartige Tumoren des Uterus

Von den **bösartigen Tumoren des Uterus** ist das **Uteruskarzinom** *(Gebärmutterkrebs)* am bedeutsamsten. Je nach Lokalisation werden das *Zervix-* und das *Korpuskarzinom* unterschieden.

Mit einer Häufigkeit von 1 – 3 % aller bösartigen Uterustumoren recht selten ist das **Uterussarkom**, das durch Operation und Chemotherapie behandelt wird und dessen Prognose sehr schlecht ist.

32.9.1 Zervixkarzinom

Zervixkarzinom *(Kollumkarzinom):* Gebärmutterhalskrebs. Entwickelt sich über die Vorstadien **Dysplasie/zervikale intraepitheliale Neoplasie** und **Carcinoma in situ** (☞ Tab. 32.31 und Abb 9.32). Früher häufigster Genitalkrebs der Frau, durch Früherkennungsuntersuchungen (fälschlich auch „Krebsvorsorge" genannt) Häufigkeitssenkung, in Mitteleuropa auf noch ca. 25 % aller Genitalkarzinome.

Altersgipfel für ein Carcinoma in situ 25 – 40 Jahre, für ein Karzinom ein erster Altergipfel bei 35 – 45 Jahren und ein zweiter bei 65 – 75 Jahren.

Krankheitsentstehung

Das **Zervixkarzinom** entsteht bevorzugt im Übergangsbereich *(Umwandlungszone)* zwischen dem Plattenepithel der Portio und dem Zylinderepithel der Zervix (☞ Abb. 32.34). Zunächst treten Atypien innerhalb des Epithels auf, die als **zervikale intraepitheliale Neoplasie** *(CIN)* oder (allgemeiner) **Dysplasie** bezeichnet werden und deren leichtere Formen zum Teil reversibel sind. Es folgt das **Carcinoma in situ,** das die Basalmembran noch nicht durchbrochen hat, und schließlich das **invasive Karzinom.** 95 % der Karzinome sind Plattenepithelkarzinome, lediglich 4 % sind Adenokarzinome.

Nach heutigem Kenntnisstand ist das Zervixkarzinom wahrscheinlich infektiös bedingt und Folge einer Infektion mit Papilloma-Viren. Früher erster Geschlechtsverkehr, häufiger Partnerwechsel (auch des Partners), mangelnde Hygiene und auch Rauchen erhöhen das Risiko der Tumormanifestation.

Symptome und Untersuchungsbefund

Das Zervixkarzinom bereitet lange Zeit keine Beschwerden. Erst wenn der Tumor größer wird und mit Geschwürsbildung zerfällt, kommt es zu:

- Fleischwasserfarbigem, süßlich riechendem Fluor
- Unregelmäßigen Zwischenblutungen (Metrorrhagien ☞ 32.3.2)
- Kontaktblutungen, z.B. beim Geschlechtsverkehr
- Schmerzen (erst sehr spät).

Oft ist das Zervixkarzinom bei der gynäkologischen Untersuchung im Gebärmuttermund sichtbar.

Diagnostik und Differentialdiagnose

Bei der Sicherung der Diagnose stehen die *zytologische Untersuchung* von Zellabstrichen und die *histologische Untersuchung* von entnommenem Gewebe (Konisation, Knipsbiopsie ☞ 32.4.11) an erster Stelle. Die übrigen technischen Untersuchungen dienen dem Staging:

- *Blutentnahme* zur Bestimmung der allgemeinen Tumorzeichen (☞ 32.4.4), der Leberwerte (erhöht bei Metastasen), der Nierenwerte (Nierenfunktionseinschränkung, wenn die Harnleiter durch den Tumor zusammengedrückt werden) sowie der Tumormarker SCC und CEA (☞ 24.4.8)
- *Zystoskopie* und *Rektoskopie* wegen der möglichen Ausbreitung des Tumors in Blase bzw. Darm; *i.v.-Urogramm*, um festzustellen, ob der Tumor die Harnleiter komprimiert
- *Sonographie* des Ober- und Unterbauches, *Röntgen-Thorax*, ggf. CT, Kernspintomographie und Lymphographie zur Metastasensuche (typisch für das Zervixkarzinom ist die frühe lymphogene Metastasierung in die Lymphknoten entlang der Aa. iliacae und der Aorta sowie der Beckenwand).

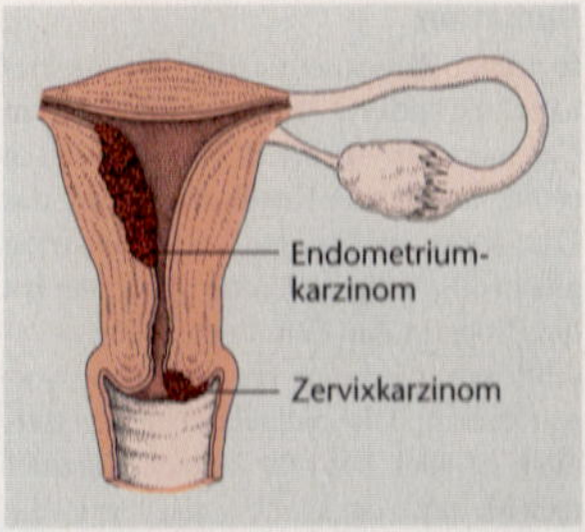

Abb. 32.83: Typische Lokalisationen von Endometriumkarzinom und Zervixkarzinom. [A400-190]

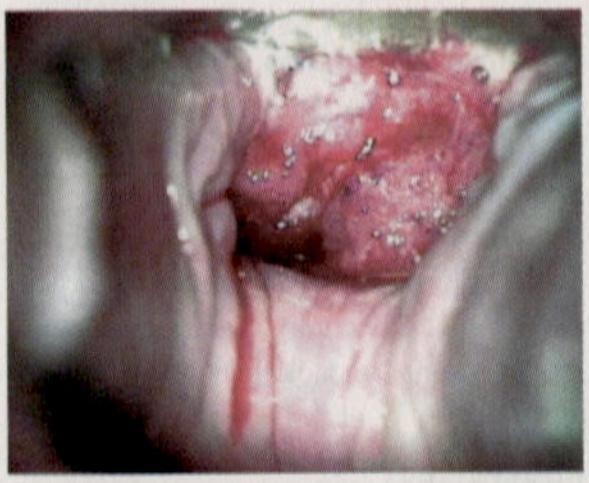

Abb. 32.84: Kolposkopische Aufnahme eines fortgeschrittenen Zervixkarzinoms. [T192]

Behandlungsstrategie

Bei einer länger bestehenden leichten Dysplasie oder bei einer schweren Dysplasie wird eine Konisation durchgeführt, die gleichzeitig diagnostischen und therapeutischen Zwecken dient (Carcinoma in situ ☞ unten).

Die Behandlung des invasiven Zervixkarzinoms ist abhängig von der Ausbreitung des Tumors.

Hauptpfeiler der Behandlung sind die Operation und die Strahlentherapie. Hormon- und Chemotherapie bringen nur wenig Nutzen.

Operation

In frühen Krankheitsstadien ist die Behandlung primär operativ. Bei einem Carcinoma in situ reicht eine Konisation (☞ 32.4.11) in der Regel aus. Konnte das Carcinoma in situ mit der Konisation nicht vollständig entfernt werden oder hat die Patientin ihre Familienplanung abgeschlossen, wird eine Hysterektomie vorgenommen. Die einfache Uterusentfernung ist auch bei sehr kleinen Karzinomen Methode der Wahl. Meist aber ist die **Radikaloperation nach Wertheim-Meigs** erforderlich. Dabei werden der Uterus, das parametrane Gewebe, das obere Scheidendrittel und die Lymphknoten des Abflussgebietes entfernt. Bei (fraglicher) Infiltration werden auch Blasen- oder Darmanteile reseziert. Ist eine postoperative Strahlentherapie erforderlich (☞ unten), können die Ovarien nach oben verlagert und mit je einem Metallclip markiert werden. Dieser ist röntgendicht und erleichtert bei der Bestrahlungsplanung die Lokalisation der Ovarien.

Strahlentherapie

Konnte der Tumor nicht sicher im Gesunden oder konnten nicht alle Lymphknoten entfernt werden, schließt sich die *postoperative* Strahlentherapie an. Sie erfolgt je nach Tumorrestlokalisation als *perkutane Bestrahlung* und lokale *Kontaktbestrahlung* (☞ 10.6.1). Bei inoperablen Patientinnen oder fortgeschrittener Erkrankung ist die *primäre* Strahlentherapie als Kombination von perkutaner und Kontaktbestrahlung Behandlung der Wahl, z.B. wenn der Krebs bereits die Beckenwand befallen hat.

Die früher übliche *Radiumeinlage* zur Kontaktbestrahlung ist heute aus Strahlenschutzgründen weitgehend durch das **Afterloading-Verfahren** ersetzt worden. Dabei wird ein spezieller Applikator (z.B. Zervixstift, Portiokappe oder Zylinder) in die Gebärmutter und/oder den Scheidenstumpf eingebracht. Hat das Personal den (abgeschirmten) Raum verlassen, wird der Applikator ferngesteuert über ein Schlauchsystem mit einer radioaktiven Strahlenquelle in Form von Kügelchen aus ^{137}Caesium oder ^{192}Iridium bestückt. Die dann folgende Kontaktbestrahlung dauert je nach Intensität der Bestrahlung und verwendetem Isotop wenige Minuten bis einige Stunden. Nach der Bestrahlung wird die Strahlenquelle automatisch in den bleiumwandeten Tresor zurückgefahren. Dadurch entsteht für das Personal keine Strahlenbelastung. Während der Bestrahlung werden die Patientinnen über einen Monitor überwacht und können über eine Sprechanlage mit dem Personal kommunizieren. Je nach Schweregrad der Erkrankung werden 3 – 8 Strahlentherapiesitzungen in mehrwöchentlichen Abständen durchgeführt.

Da Harnblase und Darm im Bestrahlungsgebiet liegen, ist mit Nebenwirkungen wie Zystitis, Diarrhoe und Strahlenproktitis zu rechnen.

Pflege bei Zervixkarzinom

Allgemeine perioperative Pflege ☞ 11.1 und 11.4
Onkologische Pflege ☞ 24.2
Pflege bei gynäkologischen Operationen ☞ 32.2.5
Pflege bei Hysterektomie ☞ 32.8.2
Pflege bei Strahlentherapie ☞ 24.5.2

Präoperative Pflege

- Am Vorabend wird der Darm mit einem hohen Reinigungseinlauf (☞ 21.1.6) gesäubert. Müssen voraussichtlich Teile des Darmes reseziert werden, ordnet der Arzt in der Regel eine orthograde Darmspülung an (☞ 21.1.5). Gilt die Anlage eines Anus praeters als sicher, wird präoperativ die Stomatherapeutin hinzugezogen (Stomapflege ☞ 21.1.7)
- Nach der umfangreicheren Operation nach Wertheim-Meigs werden die Frauen falls notwendig für die ersten 1 – 3 postoperativen Tage auf der Intensivstation betreut.

Postoperative Pflege

- *Lymphödemprophylaxe* bei Radikaloperation: Durch die Entfernung der Lymphbahnen und -knoten kann sich ein **Lymphödem der unteren Extremitäten** entwickeln. Daher werden die Beine der Patientin hochgelagert und Bewegungsübungen durchgeführt
- *Nachsorge*: Bei Krebserkrankungen können versicherungsrechtliche Fragen oder Probleme entstehen (z.B. Anschlussheilbehandlung, Schwerbeschädigten-Ausweis, Teilberentung). Deshalb sollte frühzeitig der Kontakt zum Sozialdienst hergestellt werden. Die Pflegenden geben Adressen von Selbsthilfegruppen und Gesprächskreisen weiter.

Prognose

Bei Früherkennung, d.h. ohne Lymphknotenbefall, ist die Prognose des Zervixkarzinoms mit einer 5-Jahres-Überlebensrate von ca. 90 % gut. Bei Überschreitung des Gebärmutterhalses liegt sie dagegen nur noch bei 50 %.

32.9.2 Endometriumkarzinom

Endometriumkarzinom *(Korpuskarzinom):* Gebärmutterhöhlenkrebs, ausgehend vom Endometrium. Häufigkeitszunahme in den letzten Jahren auf jetzt 30 % aller Genitalkarzinome. Altersgipfel 65. – 70. Lebensjahr, vor der Menopause selten.

Krankheitsentstehung

Beim **Endometriumkarzinom** handelt es sich meist um ein Adenokarzinom. Im Gegensatz zur wahrscheinlich infektiösen Genese des Zervixkarzinoms wird beim Endometriumkarzinom als Ursache der Entartung ein lang andauerndes Überwiegen der Östrogene gegenüber den Gestagenen diskutiert *(Östrogendominanz).* Ferner sind Übergewicht, Bluthochdruck und Diabetes mellitus Risikofaktoren.

Symptome und Untersuchungsbefund

Symptome des Endometriumkarzinoms sind:

- Blutungen nach der Menopause, bei Frauen im gebärfähigen Alter Metrorrhagien (☞ 32.3.2)
- Eitriger, blutiger oder fleischwasserfarbener Fluor
- Evtl. Schmerzen im Unterbauch.

Die gynäkologische Untersuchung ist oft völlig unauffällig. Erst in Spätstadien fällt eine Vergrößerung der Gebärmutter oder ein im Gebärmuttermund sichtbarer Tumor auf. Bei Verschluss des Gebärmuttermundes mit nachfolgender Entzündung kann es zur **Pyometra** *(Eiteransammlung in der Gebärmutterhöhle)* kommen.

Diagnostik und Differentialdiagnose

Die Veränderungen des Endometriums können oft (vaginal-)sonographisch dargestellt werden. Die Sicherung der Diagnose erfolgt durch eine fraktionierte Abrasio (☞ 32.4.11), evtl. in Kombination mit einer Hysteroskopie (☞ 32.4.10). Die Staging-Untersuchungen entsprechen in etwa denjenigen des Zervixkarzinoms (☞ oben).

Behandlungsstrategie

Wie beim Zervixkarzinom steht die operative Behandlung mit abdomineller Entfernung des Uterus einschließlich Adnexe, oberen Scheidenanteilen und Beckenlymphknoten im Vordergrund. Vor allem bei nachgewiesenem Lymphknotenbefall, aber auch bei inoperablen Patientinnen, erfolgt eine perkutane und/oder intrakavitäre Strahlenbehandlung (☞ 10.6.1). Die Strahlentherapie soll insbesondere Rezidive am Scheidenstumpf verhindern *(Scheidenstumpfprophylaxe)*. Ob die Patientinnen unmittelbar postoperativ von einer *adjuvanten* Hormontherapie profitieren, wird z.Zt. noch untersucht.

Bei Fernmetastasen sprechen vor allem hoch differenzierte Adenokarzinome mit Hormonrezeptoren auf eine Hormontherapie mit hoch dosierter Gestagengabe an. Dagegen hat eine Chemotherapie nur selten Erfolg.

Pflege ☞ 32.9.1 Zervixkarzinom

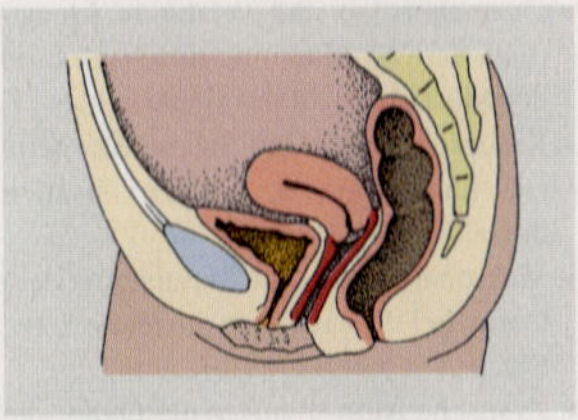

Abb. 32.85: Physiologische Lage der weiblichen Beckenorgane zueinander. [A400-190]

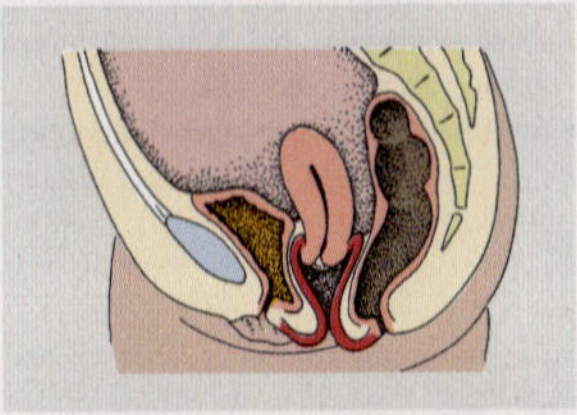

Abb. 32.86: Beginnender Descensus uteri. Der Uterus tritt tiefer, und durch die enge Verbindung zwischen Scheidenvorderwand und Blase sowie Scheidenhinterwand und Darm kommt es meist auch zur Senkung der Blase (Zystozele), des Rektums (Rektozele) oder beider (Zysto-Rektozele). [A400-190]

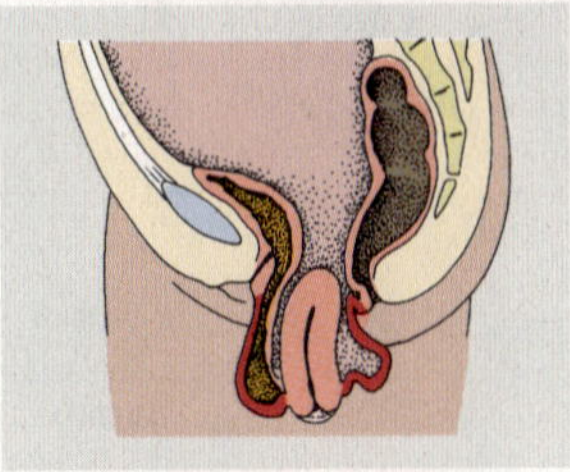

Abb. 32.87: Totalprolaps des Uterus mit „Umstülpen" der Vagina. [A400-190]

Prognose

Ist das Karzinom auf den Korpusbereich beschränkt, liegt die 5-Jahres-Überlebensrate zwischen 75 % und 90 %. Ist auch die Zervix betroffen, sinkt sie auf ca. 50 %.

32.10 Descensus uteri

Descensus uteri: Gebärmuttersenkung. Tiefertreten des Uterus und meist auch der Vaginalwände *(Descensus uteri et vaginae)* aufgrund einer Schwäche des bindegewebigen Halteapparates.

Uterusprolaps: Gebärmuttervorfall. Schwerstform des Descensus uteri mit „Umstülpen" der Scheide. Beim Partialprolaps sinken die Scheidenwände und der Uterus teilweise, beim Totalprolaps vollständig vor die Vulva.

Krankheitsentstehung

Dem **Descensus uteri** liegt ein Missverhältnis zwischen Belastbarkeit und tatsächlicher Belastung des Beckenbodens zugrunde. Bedeutsam sind vor allem körperliche Anstrengung (z.B. schweres Heben), Übergewicht und Geburten im Zusammenspiel mit anlagebedingter Bindegewebsschwäche.

Durch die Verbindung von Uterus und Vagina mit Harnblase und Rektum können diese Organe beim Descensus uteri mit heruntergezogen werden. Dann führt der Descensus der *vorderen* Vaginalwand zur Entstehung einer **Zystozele** und der Descensus der *hinteren* Scheidenwand zur Ausbildung einer **Rektozele** (☞ Abb. 32.86). Die Kombination beider heißt dementsprechend *Zysto-Rektozele*.

Symptome, Befund und Diagnostik

Viele Patientinnen haben überhaupt keine Beschwerden. Hauptsymptome des Descensus uteri sind:

- Druckgefühl nach unten („ich meine immer, mir würde alles da unten rausfallen")
- Uncharakteristische Schmerzen in Unterbauch und Kreuz
- Fluor, da Scheidenwände und Zervix häufig gereizt oder entzündet sind
- Harnwegsinfekte und Obstipation durch deszensusbedingte Veränderungen an Blase und Darm wie z.B. Abknickung der Urethra
- Harninkontinenz (☞ 31.3.7), zunächst nur bei körperlicher Anstrengung, später evtl. so stark, dass sich die Patientin kaum noch in Gesellschaft wagt
- Geh- und Sitzbehinderung
- Schleimhautulzerationen an prolabiertem Uterus und Vaginalwänden.

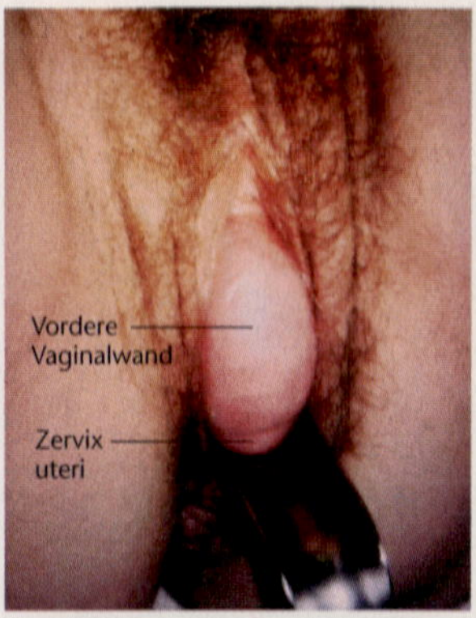

Abb. 32.88: Uterusprolaps. Beim Uterusprolaps wird die Scheidenwand schon durch leichtes Pressen (Luftanhalten und „Drücken" wie beim Stuhlgang) herausgedrückt. [T194]

Die Diagnosestellung erfolgt durch die gynäkologische Untersuchung, bei der das Tiefertreten des Uterus sichtbar wird. Beim Pressen kommt es oft zum unwillkürlichen Urinverlust. Technische Untersuchungen, in erster Linie urodynamische Druckmessungen (☞ 31.4.8) und röntgenologische Darstellungen der Harnwege, dienen der Planung der geeigneten Therapie.

Behandlungsstrategie

In leichten Fällen können Beckenbodengymnastik (☞ unten) und – bei älteren Frauen mit Östrogenmangel – die lokale oder systemische Gabe von Östrogenen (in Kombination mit Gestagenen, z.B. Presomen® 0,6 comp.) ausreichend sein.

Bei stärkerem Descensus besteht die Therapie in der Operation mit *vorderer* und *hinterer Scheidenplastik* (**Kolporrhaphie**) zur Wiederherstellung des Stützmechanismus des Beckenbodens, bei abgeschlossener Familienplanung im Anschluss an eine meist vaginale Hysterektomie. Bei alten Patientinnen, die keinen Geschlechtsverkehr mehr haben, kann in Ausnahmefällen der Scheideneingang ohne Gebärmutterentfernung verschlos-

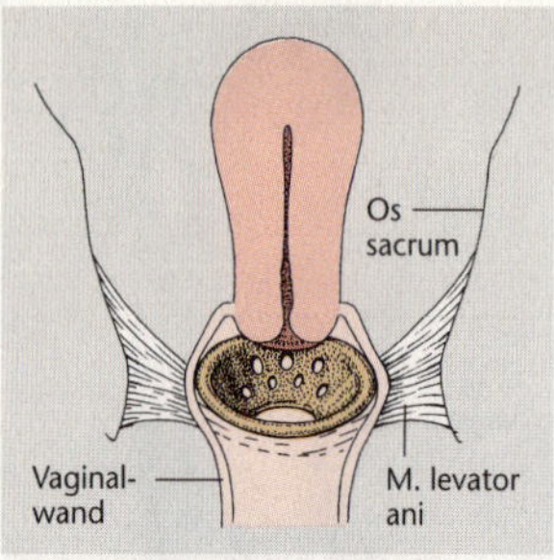

Abb. 32.89: Lage eines Pessars in der Vagina. Es ist in der Levatormuskulatur verankert und fixiert den Uterus in seiner physiologischen Position. [A400-190]

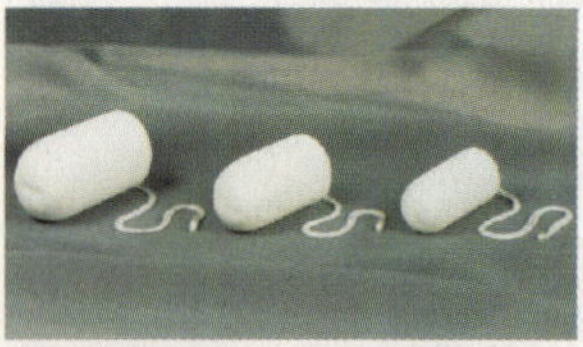

Abb. 32.90: In unterschiedlichen Größen erhältliche Vaginalkonen und -tampons vermögen bei konsequenter Anwendung die Beckenbodemuskulatur zu stärken. [V107]

sen werden **(Kolpokleisis),** um das Operationsrisiko möglichst gering zu halten. Ist die Patientin inoperabel oder stimmt sie einer Operation nicht zu, kann als Notlösung ein der Scheidengröße angepasstes **Pessar** aus Porzellan oder Hartgummi in die Scheide eingelegt werden, um den Uterus in Position zu halten (☞ Abb. 32.89). Allerdings treten auch bei regelmäßigem Wechsel alle vier Wochen häufig Druckgeschwüre und Entzündungen der Vagina auf.

Pflege bei Descensus uteri

Allgemeine prä- und postoperative Pflege ☞ 11.1 und 11.4
Pflege bei gynäkologischen Operationen ☞ 32.2.5
Pflege bei Hysterektomie ☞ 32.8.2

In leichteren Fällen kann durch Gewichtsabnahme (verringert die Belastung des Beckenbodens) und konsequente, über Monate durchgeführte **Beckenbodengymnastik** eine Operation vermieden werden:

- Patientin zum Durchhalten der Gymnastik motivieren. Der Erfolg stellt sich erst nach Wochen oder Monaten ein
- Patientin zur Benutzung von *Konen* (Scheidenkegeln) anleiten. Die Konen werden, vergleichbar einem Tampon, in die Vagina eingeführt. Durch den Reiz zieht sich die Beckenmuskulatur zusammen und verhindert so ein Herausfallen. Bei konsequenter Anwendung können schon nach wenigen Wochen immer schwerer werdende Konen gehalten werden. Mit den Konen sollte im Stehen und Gehen, aber auch beim Husten, Niesen oder Lachen geübt werden.

Prognose

Die Prognose des Descensus uteri ist insgesamt gut. Allerdings erleidet auch bei geeigneter und individuell abgestimmter Operation fast ein Drittel der Patientinnen eine Rezidiv-Harninkontinenz.

32.11 Endometriose

Endometriose: Vorkommen von ektoper (= am falschen Ort befindlicher) Gebärmutterschleimhaut, d.h. außerhalb des Cavum uteri. Lokalisation der Endometriumzellen sowohl im Bereich der inneren und äußeren Geschlechtsorgane (z.B. Myometrium, Ovarien, Tuben) als auch in entfernten Organen (Harnblase, Darm, Nabel, Lunge) oder Laparatomienarben. Befällt Frauen im gebärfähigen Alter und ist eine wichtige Sterilitätsursache.

Krankheitsentstehung

Es wird angenommen, dass während der Menstruation Endometriumzellen *retrograd* („rückwärts") durch die Tuben transportiert werden und sich in der Bauchhöhle einnisten.

Auch soll Gebärmutterschleimhaut über den Blutweg in andere Organe gelangen oder dort durch Veränderung ortsständiger Zellen entstehen können.

Symptome, Befund und Diagnostik

Ebenso wie die Gebärmutterschleimhaut reagiert auch das verschleppte Gewebe auf die Hormonschwankungen während des Zyklus. Die Symptome sind abhängig von der Lokalisation der Schleimhaut:

- Dysmenorrhoe und verstärkte Menstruationen bei Endometrioseherden in der Muskelschicht der Gebärmutter
- Kreuzschmerzen und Schmerzen beim Geschlechtsverkehr bei Lokalisation dorsal (= hinter) der Zervix
- Makrohämaturie und Blutung aus dem Darm bei Lokalisation in Blase bzw. Darm
- Zystische Auftreibungen des Ovars, die wegen ihrer Farbe auch als **Teer-** oder **Schokoladenzysten** bezeichnet werden, falls das Blut nicht abfließen kann
- Dauerschmerzen bei Verwachsungen infolge der Endometriose
- Sterilität (evtl. als einziges Symptom).

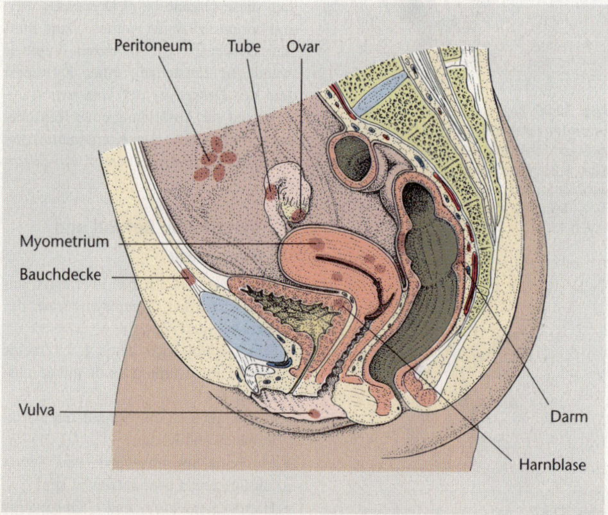

Abb. 32.91: Mögliche Lokalisationen von Endometrioseherden. [A400-190]

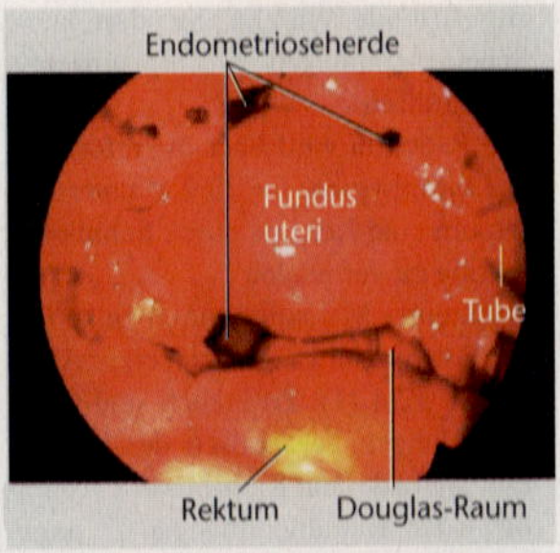

Abb. 32.92: Endometrioseherde zwischen Blase und Uterus (oben im Bild) sowie im Douglas-Raum (unten im Bild). Links und rechts sind die Tuben zu erkennen, im Zentrum schaut man von oben auf den Uterus. [U135]

Alle körperlichen Beschwerden in konstantem zeitlichen Zusammenhang mit dem Zyklus sind verdächtig auf eine Endometriose.

Die Diagnose kann meist durch eine Laparoskopie gestellt werden, da die häufigsten Endometrioselokalisationen dabei erkennbar sind. Die Darmendometriose wird durch Darmspiegelung und die Blasenendometriose durch Zystoskopie nachgewiesen.

Behandlung und Prognose

Die Behandlung besteht in leichten Fällen in der Gabe einer „Pille" mit hohem Gestagenanteil. Sind die Beschwerden der Patientin stark oder verlegen die Endometrioseherde die Lichtung der Tuben und führen so zur Sterilität, muss versucht werden, die Herde laparoskopisch oder durch offene Operation zu entfernen (☞ Abb. 32.93). Ist dies nicht vollständig möglich, können postoperativ Gestagene, der Gonadotropinhemmer Danazol (Winobanin®, ein Hormon mit antiöstrogenem Effekt) oder auch GnRH-Analoga (z.B. Zoladex® oder Enantone®-Gyn) zur Unterdrückung der Hormonproduktion in den Ovarien gegeben werden. Mit der Menopause verschwinden die Beschwerden in der Regel von selbst, da der hormonelle Wachstumsreiz wegfällt.

32.12 Erkrankungen von Vulva und Vagina

Sexuell übertragbare Krankheiten ☞ 30.11

32.12.1 Vulvitis und Kolpitis

Vulvitis: Entzündung der Vulva.
Kolpitis *(Vaginitis, Scheidenkatarrh):* Entzündung der Vagina.

Vulvitis und **Kolpitis** sind häufige Erkrankungen, die oft auch gemeinsam auftreten (**Vulvovaginitis**).

Krankheitsentstehung

Vulvitis

Ursache der **primären Vulvitis** ist zumeist die Reizung des äußeren Genitales:

- Mechanisch (z.B. durch zu enge Wäsche oder ungewöhnliche Sexualpraktiken)
- Chemisch (z.B. durch Seifen oder Deos)
- Infektiös (z.B. Herpes-Viren ☞ 28.6.2, Papilloma-Viren ☞ 30.8.4).

Die **sekundäre Vulvitis** entsteht als Folge von Entzündungen höher gelegener Abschnitte der Genitalorgane (z.B. einer Kolpitis), eines Östrogenmangels oder einer Allgemeinerkrankung (z.B. Diabetes mellitus).

Bartholinitis

Bei der **Bartholinitis** kommt es zu einer Entzündung der im dorsalen Teil der großen Schamlippen gelegenen Bartholin-Drüsen, meist nur auf einer Seite. Verschließt sich der Drüsenausführungsgang, so staut sich das Sekret, und es entsteht eine **Bartholin-Zyste** (also eine Pseudozyste, die tischtennisballgroß werden kann (☞ Abb. 32.96).

Kolpitis

Die gesunde Vagina ist durch ihren sauren pH-Wert (☞ 32.1.1) recht widerstandsfähig gegen Entzündungen. Scheidenspülungen und Antibiotika beispielsweise können aber das Scheidenmilieu so verändern (☞ Pharma-Info 28.24), dass pathogene Bakterien (z.B. Gardnerella vaginalis, Entero-, Staphylo- und Streptokokken), Pilze oder Trichomonaden überwiegen und zu einer **Kolpitis** führen. Der Östrogenmangel nach der Menopause oder Diabetes mellitus begünstigen die Entwicklung einer Kolpitis.

Symptome und Untersuchungsbefund

Leitsymptom der Vulvitis sind brennende Schmerzen und Juckreiz des äußeren Genitales. Bei der Kolpitis stehen Schmerzen und Wundgefühl der Vagina sowie ein pathologischer Fluor (☞ 32.3.1) im Vordergrund. Häufig hat die Patientin Schmerzen beim Wasserlassen und beim Geschlechtsverkehr. Bei einer Bartholin-Zyste bestehen Schmerzen beim Gehen und Sitzen.

Bei der gynäkologischen Untersuchung sind die erkrankten Bezirke deutlich an ihrer Rötung und Schwellung zu erkennen. Die Berührung ist für die Patientin schmerzhaft. Bläschen weisen auf eine *Herpesinfektion*, **Condylomata acuminata** (*spitze Kondylome, Feigwarzen, spitze Warze* ☞ Abb. 32.94) auf eine Infektion durch *Papilloma-Viren* und weiße Beläge auf *Pilze* hin.

Diagnostik und Differentialdiagnose

Die technischen Hilfsuntersuchungen dienen v.a. der Erregeridentifizierung:

- Erregersuche im Nativpräparat, evtl. Anlegen einer Kultur (heute sind spezielle Fertignährmedien z.B. für Gonokokken, Pilze und Chlamydien erhältlich)

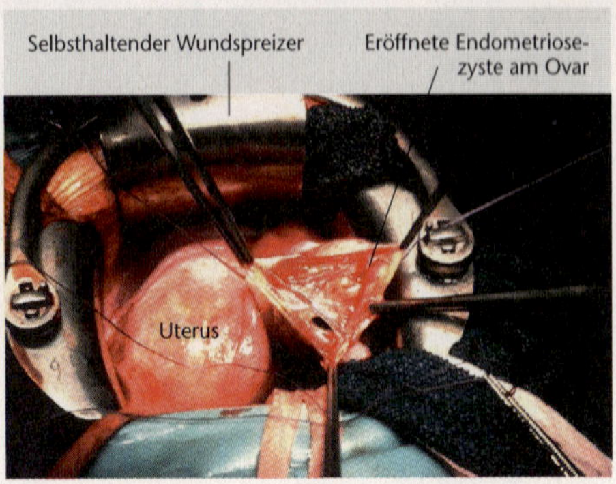

Abb. 32.93: Abdominelle gynäkologische Operationen erfordern trotz schonenden Vorgehens auch heute noch eine großflächige Eröffnung der Bauchhöhle – hier ein „Situs" (Operationsfeld) nach Eröffnung einer Endometriosezyste. [U135]

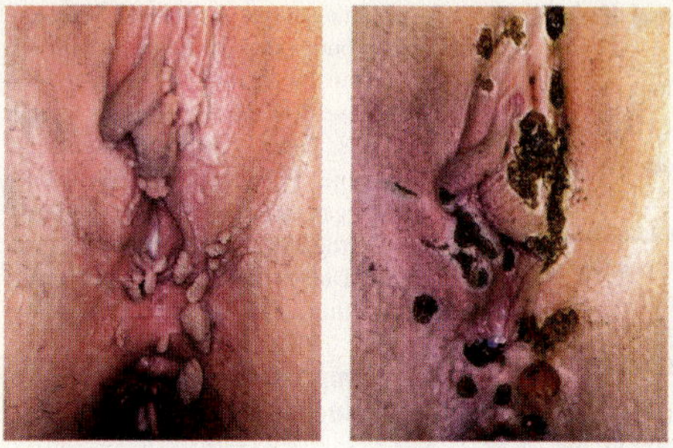

Abb. 32.94 – 32.95: Links: Condylomata acuminata haben sich im Bereich der Vulva bis zum Anus hin ausgedehnt. Rechts: Die Vulva unmittelbar nach Abtragung der Condylomata mit einem Laser. [T192]

- Bei älteren Patientinnen mit Vulvitis oder Kolpitis immer Ausschluss eines Karzinoms der Vulva oder der Vagina.

Behandlungsstrategie

Konnte ein Erreger nachgewiesen werden, steht dessen Beseitigung im Vordergrund. Oft ist dabei eine Lokalbehandlung durch Cremes oder Scheidenovula ausreichend:

- Vorgehen bei Bakterien, Pilzen, Trichomonaden oder Aminkolpitis (Infektion mit Haemophilus vaginalis) ☞ Pharma-Info 32.97
- Bei Herpes genitalis je nach Schwere der Erkrankung lokal oder systemisch Aciclovir oder Valaciclovir (Zovirax® bzw. Valtrex® ☞ Pharma-Info 28.37)
- Entfernung von Condyloma acuminata z.B. mit Laser (☞ Abb. 32.95), elektrischer Schlinge oder scharfem Löffel (☞ 30.8.4)
- Bei Bartholinitis **Marsupialisation,** d.h. operative Eröffnung der Zyste und Vernähen der Zystenwand nach außen mit dem Wundrand (in Narkose). Drainage bis zur Wundheilung
- Wiederherstellung des sauren Milieus der Scheide zur Vermeidung von Rückfällen, z.B. durch Milchsäureovula zum Einlegen in die Scheide (etwa Vagiflor®)
- Bei älteren Patientinnen Ausgleich des Östrogenmangels durch lokale oder systemische Östrogengabe (z.B. Ovestin® Vaginalovula bzw. Presomen 0,6 comp.® Drg.).

Zur Vermeidung von Rezidiven ist eine Behandlung der Grunderkrankung sowie bei infektiöser Ursache eine Partnerbehandlung erforderlich, da es sonst immer wieder zur erneuten Infektion (Reinfektion) durch den nicht behandelten, manchmal völlig beschwerdefreien Partner kommt (Ping-Pong-Infektion).

Pflege

- Häufig sind Sitzbäder (☞ 32.2.3) erforderlich, z.B. bei der mechanisch bedingten Vulvitis. Kühle Kompressen helfen gegen den Juckreiz
- Die Frau soll begünstigende Ursachen der Vulvitis meiden, z.B. Waschmittelreste in der Wäsche, Seifen, Deos oder eng sitzende Wäsche. Sie darf keine Scheidenspülungen eigenmächtig durchführen
- Die Patientin wird über die erforderliche Intimhygiene (☞ 32.2.1) unterrichtet, um eine Kolpitis durch Schmierinfektion zu vermeiden
- Nach einer Marsupialisation entspricht die Pflege in etwa der nach einer Abrasio (☞ 32.4.11). Zusätzlich sind Genitalspülungen zum Lösen der Krusten und Sitzbäder mit Kamillosan®, Ichthyol® oder Kaliumpermanganat® angezeigt. Die Genitalvorlagen werden regelmäßig gewechselt und sofort entsorgt (nicht ablegen), um eine Keimverschleppung zu vermeiden
- Der Patientin muss erklärt werden, dass die Einhaltung der Therapiedauer maßgeblich für den Erfolg ist und ein verfrühtes Absetzen der Medikation zu Rückfällen führen kann (auch bei Beschwerdefreiheit).

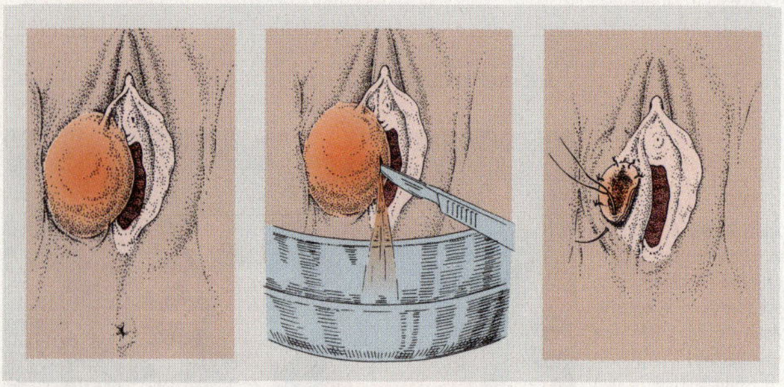

Abb. 32.96: Links: Bartholinitis mit Empyembildung (Eiteransammlung in einer Bartholin-Zyste). Mitte: Inzision des Bartholin-Empyems und Abfluss des Eiters. Rechts: Marsupialisation der infizierten Bartholin-Zyste: Die nach außen umgeschlagene Zystenwand wird mit der Haut vernäht, und die Zyste trocknet aus. [A400-190]

32.12.2 Karzinome der Vulva und der Vagina

Vulvakarzinom und **Vaginalkarzinom** *(Scheidenkarzinom):* Mit 4 bzw. 1,5 % aller bösartigen Genitaltumoren eher seltene Karzinome. Altersgipfel über 65 Jahre.

Krankheitsentstehung

90 % der Tumoren sind Plattenepithelkarzinome. Obwohl sich bei 90 % aller **Vulvakarzinome** Papilloma- oder Herpes-2-Viren nachweisen lassen, ist die Tumorentstehung des Vulvakarzinoms ebenso wie die des **Vaginalkarzinoms** unklar.

Symptome und Untersuchungsbefund

Bei *Vulvakarzinomen* führt die Patientin meist der quälende, chronische Juckreiz zum Arzt.

Symptome beim *Vaginalkarzinom* sind fleischwasserfarbiger Fluor, Blutungen und Beschwerden beim Wasserlassen. Große Tumoren können auch Druckgefühl und Schmerzen hervorrufen.

Bei der gynäkologischen Untersuchung ist der Tumor in der Regel als Verhärtung, Knoten oder Geschwür sicht- und tastbar. Wichtig ist das Abtasten der regionalen Lymphknoten, da beide Karzinome bevorzugt und rasch lymphogen metastasieren.

Diagnostik und Differentialdiagnose

Die Diagnose wird durch die histologische Untersuchung eines Biopsats oder einer Probeexzision aus dem verdächtigen Bezirk gesichert. Zystoskopie (☞ 31.4.9), Rektoskopie (☞ 21.3.4), i.v.-Urogramm (☞ 31.4.6, die Harnleiter können durch den Tumor verengt werden) und CT dienen der Feststellung der Tumorausbreitung und Metastasierung.

Behandlungsstrategie

Onkologische Pflege ☞ *24.2*

Pflege bei gynäkologischen Operationen ☞ *32.2.5*

Pflege bei Strahlentherapie ☞ *24.5.2*

Bei sehr kleinen Tumoren reicht die Tumorentfernung mit Sicherheitsabstand aus. Ansonsten ist beim *Vulvakarzinom* eine großflächige lokal **radikale Vulvektomie** erforderlich (☞ Abb 32.98). Bei inoperablen Patientinnen kommen Strahlentherapie und elektrochirurgische Tumorabtragung in Betracht.

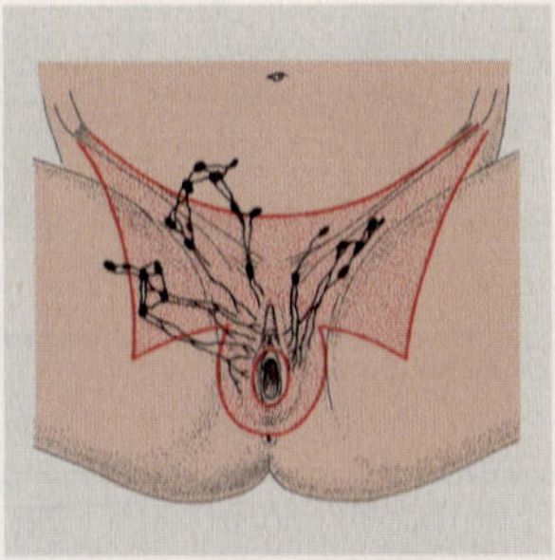

Abb. 32.98: Radikale Vulvektomie. Das bei der Operation entfernte Gewebe ist farbig unterlegt. Die inguinalen und femoralen Lymphknoten werden stets mit reseziert. [A300-190].

Das *Vaginalkarzinom* wird in der Regel primär bestrahlt. Angewendet wird dabei meist eine Kombination aus lokaler Bestrahlung des Tumors im Afterloading-Verfahren und perkutaner Bestrahlung der Lymphknoten. Wegen der Lage der Nachbarorgane im Bestrahlungsgebiet kommen Schleimhautschäden und Fistelbildungen in Harnblase und/oder Rektum häufig vor.

Prognose

Beim *Vulvakarzinom* ohne Lymphknotenmetastasen ist die Prognose mit einer 5-Jahres-Überlebensrate von ca. 80 % gut. Beim Vorliegen von Lymphknotenmetastasen sinkt sie auf um die 40 %. Ist ein *Vaginalkarzinom* auf die Scheidenwand beschränkt, liegt die 5-Jahres-Überlebensrate bei 55 %. Bei Infiltration von Nachbarorganen oder Ausdehnung bis zur Beckenwand ist die Prognose schlecht.

Bei beiden Tumoren kommt es häufig zum Lymphödem der unteren Extremitäten, das sowohl Nebenwirkung der Therapie als auch Zeichen der fortschreitenden Krebserkrankung sein kann (☞ 32.9.1).

Pharma-Info 32.97: Vaginaltherapeutika

Auf Vagina und/oder Vulva beschränkte Erkrankungen wie beispielsweise die Kolpitis können oft durch alleinige Verabreichung von **Vaginaltherapeutika** behandelt werden.

Dies sind Vaginalcremes oder Vaginaltabletten *(Vaginalovula, Scheidenzäpfchen)*, die bei Körpertemperatur schmelzen oder im Vaginalsekret gelöst werden und dann eine lokale Wirkung ohne (wesentliche) systemische Nebenwirkungen entfalten. Dabei kann es sich um Einzel- oder Kombinationspräparate handeln.

Am häufigsten verschrieben werden Antimykotika gegen Pilzinfektionen.

Patientin informieren, wie die Vaginaltherapeutika eingeführt werden:
- Am besten die Zeit unmittelbar vor dem Schlafengehen für die Verabreichung wählen, da im Liegen weniger von der Substanz aus der Vagina abfließt
- Handschuhe anziehen und das Vaginaltherapeutikum mit dem – zusätzlich durch einen Fingerling geschützten – Finger oder mit einem Trägergerät in die hintere Vagina positionieren
- Vorlagen bereitlegen.

Vaginaltherapeutika

Substanz (Auswahl)	Bsp. Handelsname	Indikationen
Antibiotika und Antimykotika (☞ auch 28.5.2)		
Tetracyclin + Nystatin	Aureomycin® N	Mischinfektionen der Scheide (Bakterien, Pilze, z.T. auch Trichomonaden); vor vaginalen Operationen
Tetracyclin + Amphotericin B	Mysteclin®	
Amphotericin B	Ampho-Moronal®	Pilzinfektionen der Scheide und/oder der Vulva (v.a. Candida-Infektionen)
Clotrimazol	Canesten®, Canifug®, Mykofungin®	
Econazol	Gyno-Pevaryl®	
Nystatin	Moronal®	
Metronidazol	Clont®, Vagimid®	Trichomonadeninfektionen der Scheide (zusätzliche systemische Therapie erforderlich); Aminkolpitis
Hormone		
Östrogene	Estriolsalbe®, Ovestin®, Ortho-Gynest®	Östrogenmangelerscheinungen der Scheide, v.a. Austrocknung, Juckreiz, Infektionsanfälligkeit, entzündliche Veränderungen
Weitere		
Antiseptika	Betaisodona®, Braunovidon®, Octenisept®	Scheideninfektionen; Scheidendesinfektion vor operativen Eingriffen
Lactobacillen	Vagiflor®	Störungen der Vaginalflora
Milchsäure	Tampovagan® c. Acid. lact.	Wiederherstellung eines sauren Scheidenmilieus, z.B. nach lokaler Antibiotikatherapie oder Infektionen

32.13 Sterilität und Infertilität

In Deutschland bleibt jedes 7. Paar ungewollt kinderlos. Dabei liegt die Ursache in etwa 30 % bei der Frau, in ebenfalls ungefähr 30 % beim Mann und in weiteren 30 % bei beiden Partnern. In etwa 10 % bleibt die Ursache unklar.

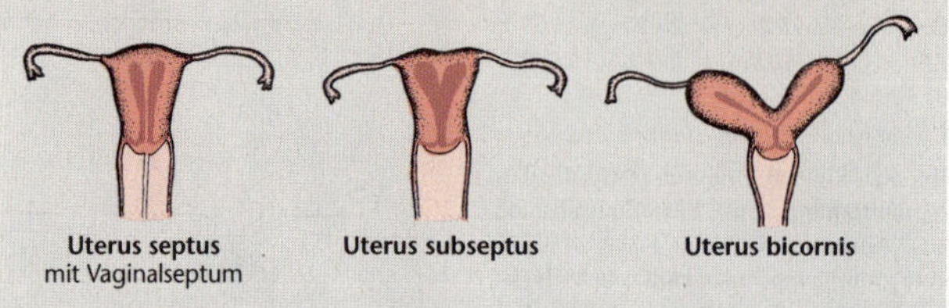

Abb. 32.99: Fehlbildungen des Uterus, die z.B. die Einnistung eines befruchteten Eis verhindern und so Ursache ungewollter Kinderlosigkeit sein können. [A300-190]

Bei der Frau wird unterschieden zwischen der **Sterilität,** d.h. dem Unvermögen, schwanger zu werden, und der **Infertilität,** d.h. dem Unvermögen, die Schwangerschaft auszutragen (*habituelle Fehlgeburten* ☞ 12.5.5). Bei der **primären Sterilität** war die Frau noch niemals zuvor schwanger, während sie bei der **sekundären Sterilität** schon mindestens einmal schwanger war.

Bei ungefähr der Hälfte aller ungewollt kinderlosen Ehen hilft die ärztliche Behandlung, den Wunsch nach einem eigenen Kind zu erfüllen, wobei die Therapiemöglichkeiten der männlichen Infertilität trotz erzielter Fortschritte nach wie vor unbefriedigend sind.

Auch bei einem gesunden Paar dauert es bei uneingeschränkter Möglichkeit zum Geschlechtsverkehr *durchschnittlich* vier Monate bis zur Empfängnis, ist die Frau über 30 Jahre alt, sogar sechs Monate. Daher ist eine weitergehende Sterilitätsdiagnostik in der Regel erst angezeigt, wenn es nach einem Jahr ungeschützten Geschlechtsverkehrs nicht zu einer Schwangerschaft gekommen ist.

Sterilitätsursachen bei der Frau

Nicht nur Veränderungen der Geschlechtsorgane, sondern auch Störungen übergeordneter Regulationszentren im Gehirn oder Allgemeinerkrankungen beeinträchtigen die Fruchtbarkeit:

- Bei der **ovariell bedingten Sterilität** kommt es durch Störungen der Ovarialfunktion zum Ausbleiben des Eisprungs *(Anovulation)* oder zu Funktionsstörungen des Gelbkörpers (☞ Abb. 32.6). Von einer **primären Ovarialinsuffizienz** spricht man, wenn die Störung im Ovar selbst begründet ist, z.B. bei Fehlbildungen oder nach Bestrahlung. Zur **sekundären Ovarialinsuffizienz** führen Störungen der Regulationszentren Hypothalamus und Hypophyse, z.B. durch Prolaktin produzierende Tumoren der Hypophyse, aber auch durch Stress und – bewusste oder unbewusste – Partnerschaftskonflikte. Allein der Wunsch nach einem Kind mit entsprechend hohem Erwartungsdruck („Zeugungsstress") kann zum Ausbleiben des Eisprungs führen
- Bei der **tubar bedingten Sterilität** liegt ein Verschluss oder eine Beweglichkeitsstörung der Tuben vor. Häufige Ursachen sind frühere Adnexitiden (☞ 32.7.1), Endometrioseherde (☞ 32.11) oder Verwachsungen nach vorangegangenen Bauchoperationen
- Bei der **uterin bedingten Sterilität** handelt es sich zumeist um eine *Infertilität,* die das Wachstum des Keimes verhindert. Ursachen sind beispielsweise Myome (☞ 32.8.2), Fehlbildungen, etwa ein **Uterus bicornis** (Gebärmutter mit zwei hörnerartigen Ausstülpungen ☞ Abb. 32.99), oder Septen innerhalb der Gebärmutter sowie intrauterine Verwachsungen oder Verklebungen nach Operationen
- Bei der **zervikal bedingten Sterilität** vermögen die Samenzellen den Schleimpfropf vor dem Gebärmuttermund nicht zu durchdringen. Dies kann bedingt sein durch eine mangelnde Produktion von Zervixschleim (etwa bei Östrogenmangel), anatomische Veränderungen (z.B. nach einer Konisation), entzündliche Veränderungen (Infektionen) oder immunologische Faktoren (Spermaantikörper)
- Auch **Allgemeinerkrankungen** wie beispielsweise Diabetes mellitus (☞ 23.6), Anorexia nervosa (☞ 23.8.2) oder Schilddrüsenstörungen (☞ 23.4) beeinträchtigen die weibliche Fruchtbarkeit.

Diagnostik

Die **Sterilitätsdiagnostik** schreitet von weniger eingreifenden zu invasiven Maßnahmen fort. Ganz am Anfang steht deshalb auch die nicht-invasive *Sperma-Diagnostik* beim männlichen Partner (☞ 31.10.2).

Oft gibt bereits die *Anamnese* der Frau wichtige Hinweise für die Ursache der Sterilität: Beispielsweise weisen Zyklusstörungen auf anovulatorische Zyklen hin.

Bei der *gynäkologischen Untersuchung* fällt beispielsweise ein männlicher Behaarungstyp als Folge von Hormonstörungen auf. Bei der Erstuntersuchung dient die *vaginale Sonographie* vor allem dem Nachweis von Ovarialtumoren oder Verdickungen der Eileiter. Im weiteren Verlauf der Diagnostik oder unter der Therapie kann der sprungbereite Follikel zur Zykluskontrolle nachgewiesen werden.

Während die wichtigsten *Hormone* (z.B. Prolaktin, LH, FSH, Progesteron, Östradiol, Testosteron) routinemäßig im Blut bestimmt werden, sind Stimulationstests zur Kontrolle des Regelkreises (☞ 23.1.1) nur bei gezielten Fragestellungen indiziert. Zum *Routinelabor* gehören Blutbild, Schilddrüsenwerte und Antikörper gegen bestimmte Infektionserreger wie z.B. der Lues (☞ 30.11.2).

Die *Basaltemperaturkurve* (☞ Abb. 32.103) zeigt, ob ein Eisprung stattgefunden hat und ob die Gelbkörperphase ausreichend lang ist. Die Temperatur sollte nach dem Eisprung um ca. 0,5 °C ansteigen und dann mindestens 10 – 11 Tage deutlich erhöht bleiben.

Die Funktion des Endometriums kann durch den *Gestagentest* oder, falls negativ, den *Östrogen/Gestagentest* geprüft werden: Die Patientin nimmt für einen definierten Zeitraum ein Hormonpräparat mit Gestagenen bzw. einer Östrogen/Gestagen-Kombination ein. Bei positivem Testausfall setzt nach Absetzen der Gestagen- bzw. der Östrogen-Gestagen-Gabe eine vaginale Blutung ein *(Entzugsblutung).* Menge, Konsistenz und mikroskopisches Bild des *Zervixschleims* werden zum Zeitpunkt der Ovulation ermittelt, da die Spermien den Muttermund bei Ausbleiben der hormonell bedingten Verflüssigung des Schleimes nicht passieren können. Spezielle Tests dienen der Prüfung, inwieweit die Samenzellen den Zervixschleim durchdringen können.

Haben diese Tests die Ursache der Sterilität nicht aufdecken können, so stehen die *invasiven Untersuchungen* Hysterosalpingographie bzw. Hysterosalpingokontrastsonographie (☞ 32.4.8, Eileiterverklebung?), Hysteroskopie (☞ 32.4.10, Fehlbildungen der Gebärmutter?) und Laparoskopie (☞ 22.3.5 und 32.4.10, Verwachsungen? Endometriose? Ovarialtumoren?) am Ende der Untersuchungsreihe.

Viele Paare in unserer Gesellschaft denken erst Anfang bis Mitte dreißig an die Verwirklichung ihres Kinderwunsches. Dabei sollten sie jedoch berücksichtigen, dass die Fruchtbarkeit – auch bei gesunden Frauen – jenseits des 30. Lebensjahrs deutlich nachlässt.

Behandlungsstrategie

Die Behandlung ist von der Ursache der Sterilität abhängig:

Bei einer *primären Ovarialinsuffizienz* ist keine Behandlung möglich, da die Eierstöcke selbst irreversibel funktionsunfähig sind.

Bei der *sekundären Ovarialinsuffizienz* wird durch Zufuhr verschiedener Hormone nach komplizierten Schemata eine Ovulation und eine ausreichend lange Gelbkörperphase angestrebt. Manchmal reicht bereits eine Normalisierung des Lebensstils (Hektik und Schichtarbeit vermeiden, Konflikte zu lösen versuchen). Ist die sekundäre Ovarialinsuffizienz durch Allgemeinerkrankungen wie etwa Schilddrüsenstörungen bedingt, werden diese zuerst behandelt.

Bei einer *tubaren Sterilität* kann manchmal bereits die Injektion des Kontrastmittels bzw. des Farbstoffs bei der Hysterosalpingographie oder der Chromopertubation (☞ 32.4.10) geringere Verwachsungen lösen. Ansonsten wird durch Mikrochirurgie versucht, die Tubenpassage wiederherzustellen. Bei Erfolglosigkeit kann die **In-vitro-Fertilisation** (*IVF*, „Reagenzglasbefruchtung") helfen: Durch Hormongabe werden mehrere Follikel zur Sprungreife gebracht und durch Laparoskopie oder vaginale Punktion entnommen. Die Befruchtung mit den Samenzellen des Mannes erfolgt in speziellen Kulturmedien in einem Reagenzgefäß („im Glas" = in vitro). Ungefähr zwei Tage später werden maximal drei Embryonen im Mehrzellenstadium mit einem Spezialkatheter in die Gebärmutterhöhle eingebracht *(Embryotransfer)*.

Bei der *uterinen Sterilität* werden die mechanischen Ursachen wie Septen oder Myome nach Möglichkeit operativ entfernt.

Bei der *zervikalen Sterilität* muss zunächst eine evtl. zugrunde liegende Entzündung beseitigt werden. Ansonsten wird versucht, die Schleimqualität durch lokale oder systemische Östrogengabe zu verbessern. Bei Antikörperbildung gegen das Sperma des Mannes sind Kortikosteroide und Kondomverkehr für mehrere Monate angezeigt, um durch Antigenkarenz (☞ 29.4.3) ein Absinken des Antikörperspiegels zu erreichen.

Bei zervikaler Sterilität oder Antikörperbildung, aber auch bei verminderter Fruchtbarkeit des Mannes, kann eine **artifizielle Insemination,** d.h. künstliches Einbringen des Spermas in das Cavum uteri, die Zervix oder vor die Portio, Erfolg bringen.

Ist die Spermaqualität des Mannes sehr schlecht oder können Spermien nur aus dem Hoden gewonnen werden, kann eine **intrazelluläre Spermieninjektion** *(ICSI)* versucht werden, bei der die Spermienköpfe unter dem Mikroskop direkt in die Eizelle injiziert werden. Der Embryotransfer erfolgt wie bei der in-vitro-Fertilisation.

Pflege

Frauen mit unerfülltem Kinderwunsch sind meist anlässlich invasiver diagnostischer und/oder therapeutischer Maßnahmen im Krankenhaus. Sie haben zu diesem Zeitpunkt eine Reihe von Untersuchungen und Behandlungen hinter sich, die ihre Privatsphäre und insbesondere das Sexualleben der beiden Partner in ungewohntem Maß aus der sonst geschützten Intimsphäre heben.

Die Frauen stehen oft unter einem enormen Druck und haben mit Gefühlen von Schuld, Ärger, Neid, Hilflosigkeit oder

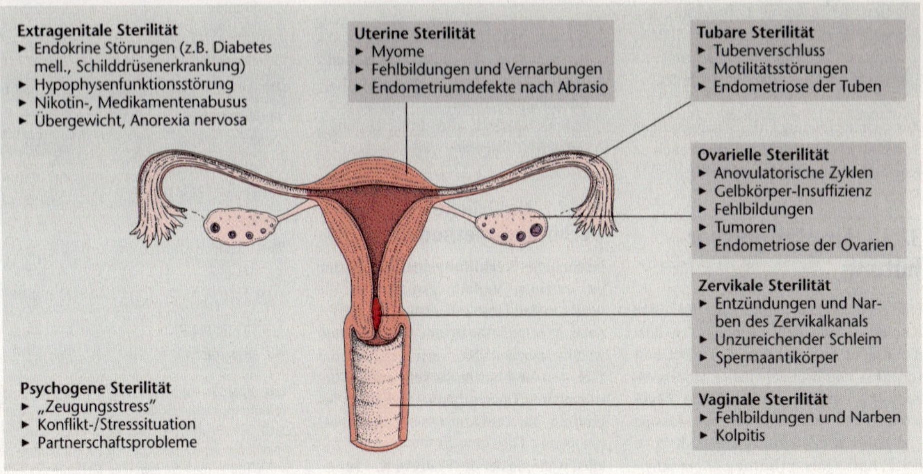

Abb. 32.100: Überblick über die Lokalisation wichtiger Sterilitätsursachen. [A400-190]

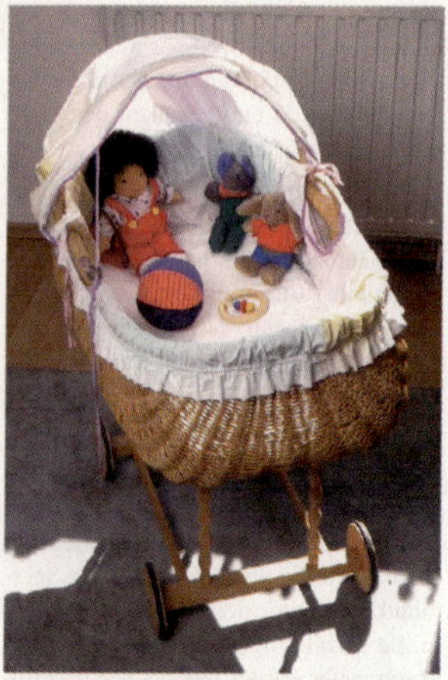

Abb. 32.101: Ungewollte Kinderlosigkeit ist kein Problem, das einmal besprochen und gelöst wird. Die Trauer um das nie gehabte Wunschkind wird sich immer wieder bemerkbar machen. [K183]

Verzweiflung zu kämpfen. Untersuchungsbefunde, die den Hoffnungen auf eigene Kinder zuwiderlaufen, können sie in tiefe Depressionen stürzen. Nach einer Behandlung schwanken die Frauen jedes Mal wochenlang zwischen Hoffen und Bangen. Manchmal erschweren Eheprobleme das notwendige Gespräch mit dem Partner.

Die Pflegenden beachten die besondere Situation der Frau und begegnen ihnen wertfrei. In Gesprächen versuchen sie, Impulse zu geben, die helfen, die bisherige Lebensführung bewusster zu betrachten oder ggf. die schmerzliche Wahrheit anzunehmen, keine Kinder bekommen zu können.

Zur Unterstützung der notwendigen Trauerarbeit können sich Frauen auch an eine Selbsthilfegruppe wenden.

32.14 Empfängnisverhütung

Die meisten Paare möchten über ihre Kinderzahl und den Zeitpunkt, zu dem die Kinder geboren werden, selbst entscheiden und wenden daher zumindest zeitweise empfängnisverhütende Maßnahmen an. Eine absolut zuverlässige und dabei nebenwirkungsfreie Methode der **Empfängnisverhütung** *(Kontrazeption)* gibt es nicht. Beide Partner müssen gemeinsam überlegen, welche Methode ihren Bedürfnissen am ehesten gerecht wird. Dabei sollten folgende Aspekte in die Entscheidung mit einfließen:

- Wie zuverlässig muss der Schutz sein? Wäre eine Schwangerschaft eine „Katastrophe", z.B. aus gesundheitlichen Gründen oder weil beide Partner noch in der Ausbildung stehen, oder geht es „nur" um den Abstand zwischen zwei Geburten? Die Zuverlässigkeit einer Methode wird durch den **Pearl-Index** angegeben (Anzahl der ungewollten Schwangerschaften pro 100 Frauenjahre, d.h. Anzahl der Frauen, die schwanger werden, wenn 100 Paare die Methode ein Jahr lang anwenden). Ohne Empfängnisverhütung liegt der Pearl-Index bei ungefähr 80, beim **Coitus interruptus,** bei dem der Mann den Penis vor dem Samenerguss aus der Vagina zurückzieht, bei ca. 25 (☞ Tab. 32.102). „Pille" und symptothermale Methode sind nach der Sterilisation die beiden sichersten Verhütungsmethoden
- Kommen auch Methoden in Betracht, die Manipulationen an den Geschlechtsorganen kurz vor dem Verkehr erfordern, etwa Kondome?
- Wie ist die Einstellung insbesondere der Frau zu langjähriger Hormoneinnahme, z.B. der „Pille"?
- Sprechen gesundheitliche Gründe gegen bestimmte Formen der Empfängnisverhütung? So ist beispielsweise die „Pille" bei starker Varikosis und bei Raucherinnen über 35 Jahren nicht zu empfehlen.

Die Frau sollte sich nicht von Partner, Arzt oder anderen Personen in der Umgebung eine Form der Empfängnisverhütung aufdrängen lassen, sondern die Entscheidung selbst (mit-)tragen.

32.14.1 Natürliche Verhütungsmethoden

Natürliche Verhütungsmethoden sind die einzigen Verhütungsmethoden, die weder in den Hormonhaushalt eingreifen noch Manipulationen am Genitale notwendig machen. Sie verfolgen alle das Ziel, den Geschlechtsverkehr auf die unfruchtbaren Tage im Monatszyklus zu begrenzen. Ihr Problem besteht darin, die (wenigen) Tage des ca. 28-tägigen Zyklus, während der die Frau ein Kind empfangen kann, *im Voraus* zu bestimmen.

Periodische Enthaltsamkeit

Bei der **periodischen Enthaltsamkeit nach Knaus-Ogino** *(Kalendermethode)* werden die unfruchtbaren Tage aufgrund des *Menstruationskalenders,* d.h. der Aufzeichnungen der letzten Menstruationen im Kalender, berechnet. Bei einem 26- bis 30-tägigen Zyklus nimmt Knaus die fruchtbare Phase vom 9. – 17., Ogino vom 8. – 19. Zyklustag an. Voraussetzungen für die Anwendung sind ein stabiler Zyklus und das Vorliegen eines Menstruationskalenders über mindestens 12 Monate. Für Frauen mit Schichtarbeit oder Nachtdiensten ist die periodische Enthaltsamkeit ungeeignet, da die häufigen Rhythmusverschiebungen den Hormonzyklus stören können. Außerdem ist die Methode wenig zuverlässig (☞ Tab. 32.102) und erfordert große Disziplin von beiden Partnern. Nebenwirkungen treten nicht auf.

Temperaturmethode

Bei der **Temperaturmethode** muss die Frau jeden Morgen vor dem ersten Aufstehen, möglichst stets zur gleichen Uhrzeit, ihre *Basaltemperatur* oral, rektal oder vaginal messen (immer am gleichen Ort). Die sicher unfruchtbare Zeit beginnt am dritten Tag nach dem mittzyklischen Temperaturanstieg (☞ Abb. 32.103) und endet mit Einsetzen der Menstruation. Die Methode ist bei richtiger Anwendung relativ sicher und frei von Nebenwirkun-

Methode	Pearl-Index
Sterilisation	< 0,2
Pille	0,2 – 0,5
Symptothermale Methode	0,5 – 1
Minipille	0,3 – 3
Intrauterinpessar	0,3 – 3
Depotgestagene	0,3 – 3,6
Temperaturmethode	1 – 3
Diaphragma plus Spermizid	2 – 6
Kondom	3 – 7
Spermizide	4 – 6
Portiokappe	ca. 7
Periodische Enthaltsamkeit	15 – 20
Coitus interruptus	ca. 25
Billingsmethode	ca. 25

Tab. 32.102: Die Zuverlässigkeit verschiedener Verhütungsmethoden (Kontrazeptiva), gemessen nach dem Pearl-Index. Der Pearl-Index gibt die Anzahl der Schwangerschaften an, die eintreten, wenn 100 Frauen die jeweilige Methode ein Jahr lang anwenden („100 Frauenjahre").

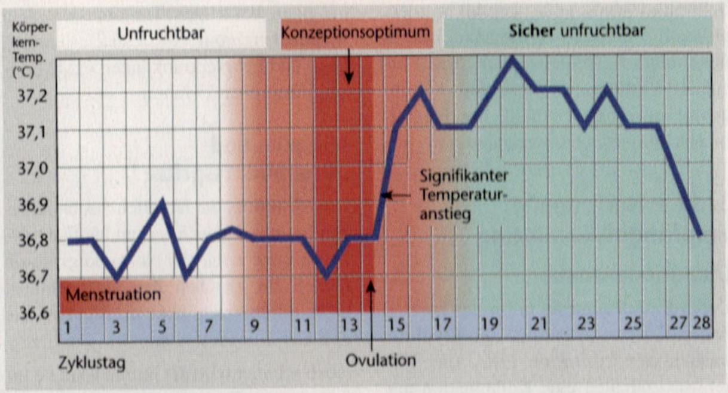

Abb. 32.103: Basaltemperaturkurve eines normalen, 28-tägigen Zyklus. Die grüne Zone markiert die sicher unfruchtbare Phase vom dritten Tag des signifikanten Temperaturanstiegs bis zur Menstruation. Ein signifikanter Temperaturanstieg liegt laut WHO vor, wenn an drei aufeinander folgenden Tagen die Temperatur mindestens 0,2 °C höher ist als an den vorangegangenen sechs Tagen.
Die unfruchtbaren Tage direkt nach der Menstruation dauern bis sechs Tage vor dem frühesten gemessenen Temperaturanstieg. Diese erweiterte Form der Basaltemperaturmethode ist weniger zuverlässig, da durch Zyklusverschiebungen ein früherer Eisprung als in den vorangegangenen Zyklen beobachtet möglich ist. [A400]

gen. Bei fiebrigen Erkrankungen, Stress, Urlaub, späterem Aufstehen und anderen Störfaktoren ist die Basaltemperaturkurve des betreffenden Monats nicht verwertbar, und das Paar muss zusätzliche Methoden der Empfängnisverhütung anwenden. Aus diesem Grund ist die Temperaturmethode bei Schichtarbeit oder häufiger Nachtarbeit nicht praktikabel.

Hormonspiegelmethode

Eine weitere Methode der Empfängnisverhütung beruht darauf, dass sich während des Zyklus die Konzentrationen von LH und Östradiol im Urin ändern. Die Frau untersucht ihren Urin mindestens achtmal im Monat mit Hilfe eines Teststäbchens. Ein kleines Gerät speichert die Daten und errechnet, ob eine Empfängnis möglich ist.

Billingsmethode

Zum Zeitpunkt der Ovulation verändert und vermehrt sich der Zervixschleim. Er wird völlig klar und „spinnbar", d.h. er lässt sich zwischen zwei Fingern zu einem Faden ausziehen. Frauen mit einiger Erfahrung und viel Gefühl für ihren Körper können den Zeitpunkt der Ovulation gut eingrenzen. Das Verfahren ist alleine angewandt nicht sehr sicher (Pearl-Index bis zu 25), kann aber nach entsprechender Schulung der Frauen z.B. in Entwicklungsländern trotzdem ein wirkungsvolles Mittel zur Geburtenregelung sein, da keinerlei Hilfsmittel benötigt werden.

Symptothermale Methode

Wird die Temperaturmethode in Kombination mit der Billingsmethode angewandt, so lässt sich bei sorgfältiger Durchführung der Pearl-Index bis auf 0,5 – 1 reduzieren.

32.14.2 Mechanische und chemische Verhütungsmethoden

Diaphragma und Portiokappe

Diaphragma (☞ Abb. 32.105 und Abb. unten) und **Portiokappe** sollen das Eindringen der Samenzellen in die Gebärmutter verhindern. Während das Diaphragma 2 Stunden bis 10 Minuten vor dem Verkehr in die Vagina eingeführt und 6 – 24 Stunden danach entfernt werden muss, wird die Portiokappe kurz nach der Menstruation eingesetzt und bleibt bis kurz vor der nächsten Regelblutung im Körper. Empfehlenswert ist, das Diaphragma zusätzlich mit **Spermiziden** *(spermienabtötenden Cremes)* zu bestreichen, um die Effizienz zu erhöhen. Sowohl beim Diaphragma als auch bei der Portiokappe muss die passende Größe vom Arzt ausgemessen werden. Der Vorteil der Methoden liegt in einem gewissen Schutz vor aufsteigenden Infektionen und dem Fehlen systemischer Nebenwirkungen. Nachteilig sind der recht hohe Pearl-Index und häufige lokale Reizungen.

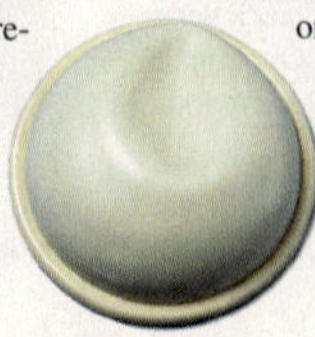

Spermizide

Spermizide können nicht nur in Verbindung mit dem Diaphragma, sondern auch als alleiniges Empfängnisverhütungsmittel angewandt werden. Am häufigsten sind **Vaginalovula** oder **Vaginalschwämme.** Reizungen der Vaginalschleimhaut sind allerdings recht häufig.

Kondom

Das **Kondom** *(Präservativ)* wird kurz vor dem Geschlechtsverkehr über den erigierten (steifen) Penis gestreift und fängt das Sperma auf. Nach dem Geschlechtsverkehr muss der Penis mit dem Kondom aus der Vagina gezogen werden, bevor er erschlafft, da das Kondom sonst nicht mehr richtig hält und abrutscht, so dass Samenflüssigkeit in die Scheide gelangen kann. Vorteile des Kondoms sind fehlende Nebenwirkungen und ein weitgehender Schutz vor Infektionen (z.B. HIV-Infektionen) bei insgesamt guter Zuverlässigkeit. Allerdings haben v.a. ungeübte Paare oft Probleme mit der Handhabung. Platzt oder reißt ein Kondom, besteht die Möglichkeit, dass die Frau sich vom Gynäkologen die „Pille danach" verschreiben lässt (☞ 32.14.3).

Intrauterinpessar

Zunehmende Verbreitung hat in den letzten Jahren das **Intrauterinpessar** (kurz *IUP*, auch *Intrauterinspirale*, kurz *Spirale*) gefunden. Das IUP besteht aus Metall oder Kunststoff. Zusätzlich kann es mit

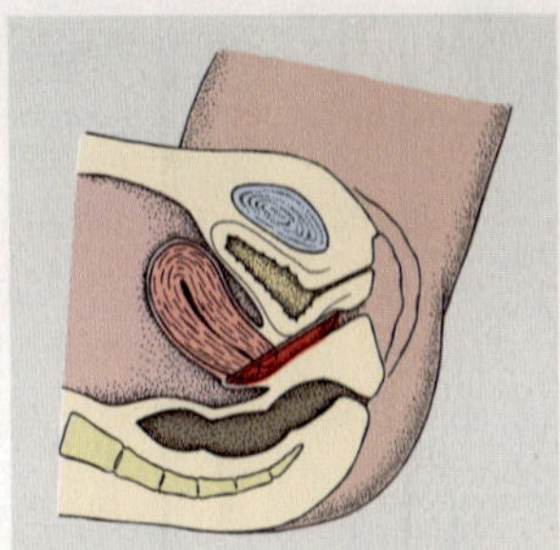

Abb. 32.105: Lage eines Diaphragmas in der Vagina. Das Diaphragma besteht aus einem mit Gummi überzogenen, flexiblen Metallring und einer Membran aus dünnem, nachgiebigem Gummi. Zwar kommt dem Diaphragma eine direkte Barrierefunktion zu, diese ist aber durch die Kontraktion der Vagina nie ganz vollständig und muss deshalb durch ein Spermizid abgesichert werden. [A400-190]

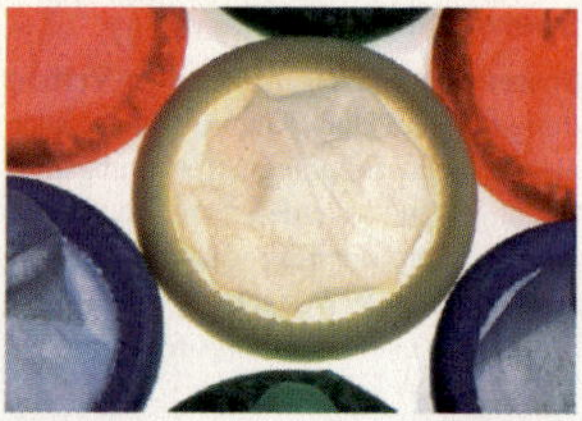

Abb. 32.106: Kondom. Kondome sind bei korrekter Anwendung ein sicheres Verhütungsmittel und schützen außerdem vor sexuell übertragbaren Krankheiten. [V226]

Kupfer überzogen sein oder ein Gestagenreservoir enthalten. Es wird vom Arzt unter sterilen Bedingungen in die Gebärmutterhöhle eingelegt und verhindert auf noch nicht genau bekannte Weise die Einnistung des befruchteten Eies. Es ist zuverlässig und abgesehen von halbjährlichen Kontrollen „wartungsfrei". Das IUP kann je nach Typ 3 – 5 Jahre in der Gebärmutter verbleiben. Manchmal wird es allerdings spontan ausgestoßen, bevorzugt in den ersten Anwendungsmonaten. Nachteilig ist neben verstärkten Menstruationen das gehäufte Auftreten von Adnexitiden insbesondere bei Frauen, die noch nicht geboren haben. Daher ist das IUP für diese Frauen nicht empfehlenswert. Eine schwere, aber glücklicherweise seltene Komplikation ist die Perforation des IUP in die freie Bauchhöhle. Dann ist eine Lapararomie notwendig. Kommt es trotz des IUP zu einer

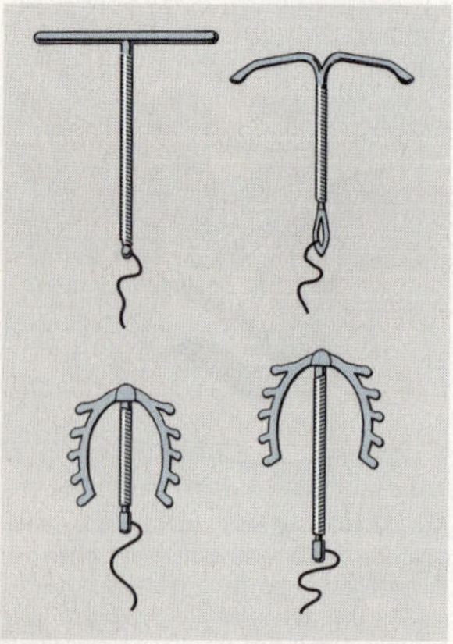

Abb. 32.107: Verschiedene Intrauterinpessare. Das Fädchen ragt aus dem Muttermund (☞ Abb. 32.108) und dient der Lagekontrolle und der späteren Entfernung der Spirale. [A300-190]

Schwangerschaft, sollte geprüft werden, ob das IUP entfernt werden kann. Ist dies nicht möglich, ist die Fehlgeburtsrate bis auf 50 % erhöht. Das Risiko einer Frühgeburt ist vierfach erhöht, das Fehlbildungsrisiko jedoch unverändert.

32.14.3 Hormonelle Empfängnisverhütung

Ovulationshemmer

Die wohl bekannteste Form der hormonellen Kontrazeption sind die **Ovulationshemmer** (*Anti-Baby-Pille,* kurz **Pille**). Sie enthalten eine Kombination aus Östrogenen und Gestagenen.

Wirkmechanismus und Vorteile der Pille

Die Hormonzufuhr von außen unterdrückt die LH-Sekretion in der Mitte des Zyklus (☞ Abb. 32.6) und dadurch die Ovulation (daher der Name *Ovulationshemmer*). Außerdem erschwert die Pille die Wanderfähigkeit der Spermien durch den Gebärmutterhals, indem sie den Zervixschleim wie in den unfruchtbaren Tagen zäh bleiben lässt. Zusätzlich verändert die Pille den Transport der Eizelle durch die Tuben und hemmt die Einnistung der Eizelle durch Einfluss auf das Endometrium. So wird auch in den seltenen Fällen einer Ovulation eine Schwangerschaft verhindert.

Durch diesen Mehrfachschutz ist die Pille außerordentlich zuverlässig. Sie ist auch für junge Frauen mit späterem Kinderwunsch geeignet. Außerdem bessert die Pille menstruationsbedingte Beschwerden und verringert das Risiko für einige gutartige Tumoren der Ovarien und der Brust sowie für das Ovarial- und das Endometriumkarzinom.

Nebenwirkungen und Risiken der Pille

Den Vorteilen stehen jedoch einige Nachteile gegenüber. Neben leichteren Befindlichkeitsstörungen wie Brustspannen, Übelkeit oder Müdigkeit, die zumeist rasch verschwinden, sind an ernsten Nebenwirkungen insbesondere Bluthochdruck und Thromboembolien zu nennen. Daher ist die Pille verschreibungspflichtig und an ärztliche Kontrollen gebunden. Die meisten Frauen vertragen die Pille allerdings gut. Oft kann ein Wechsel des Präparats bei Nebenwirkungen Abhilfe schaffen.

Nicht gegeben werden darf die Pille nach tiefen Venenthrombosen, bei hormonabhängigen bösartigen Tumoren wie dem Mammakarzinom (☞ 32.6.2), einigen Blut- und Lebererkrankungen sowie Raucherinnen über 35 Jahren.

Minipille und „Dreimonatsspritze"

Die **Minipille,** die lediglich aus Gestagenen besteht, hat sich wegen häufiger Zyklusstörungen und der Notwendigkeit, sie täglich zur gleichen Zeit einzunehmen, nicht durchsetzen können. Ideal ist sie aber für stillende Frauen.

Noch seltener wird die intramuskuläre Injektion von **Depotgestagenen** *(Dreimonatsspritze)* zur Empfängnisverhütung gewählt. Vor allem für junge Frauen ist sie nicht geeignet, da die Zyklusstabilität häufig verloren geht.

Pille danach

Die **Pille danach** *(Morning After Pill, postkoitale Kontrazeption)* verhindert durch hohe Hormonmengen nicht die Befruchtung, sondern die Einnistung des befruchteten Eies und zählt daher streng genommen nicht mehr zu den empfängnisverhütenden Mitteln. Die Frau muss 12 – 72 Stunden nach dem ungeschützten Geschlechtsverkehr zweimal je zwei Tabletten eines (verschreibungspflichtigen) Standardpräparates (z.B. Tetragynon®) einnehmen.

Die Pille danach kann zu Übelkeit und Zyklusstörungen führen und ist nur als Notlösung, z.B. nach Reißen eines Kondoms, aber auch nach einer Vergewaltigung, geeignet.

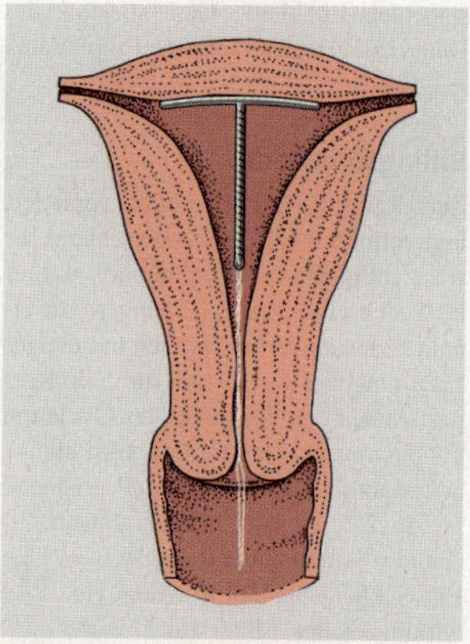

Abb. 32.108: Lage eines Intrauterinpessars in der Gebärmutterhöhle. [A400-190]

32.14.4 Sterilisation

Die **Sterilisation** des Mannes oder der Frau ist die zuverlässigste Methode der Empfängnisverhütung. Sie sollte nur dann durchgeführt werden, wenn die Familienplanung endgültig abgeschlossen ist, da die Sterilisation trotz gelegentlicher Erfolge mikrochirurgischer Operationen als *irreversibel* anzusehen ist.

Während die Unterbindung der Samenleiter beim Mann wegen ihres Verlaufs unter der Haut des Hodensacks einfach und unter Lokalanästhesie möglich ist, ist die Sterilisation der Frau komplizierter und erfordert eine Vollnarkose und einen kurzen Klinikaufenthalt. Durch die Unterbrechung der Tuben wird der Eitransport vom Ovar in den Uterus verhindert, so dass die Eizelle nicht befruchtet werden kann. Wegen der Endgültigkeit des Eingriffs ist eine Sterilisation bei Frauen unter 30 Jahren nur ganz selten anzuraten.

Häufigste Methode der Sterilisation bei der Frau ist die *laparoskopische Tubensterilisation* (Pflege ☞ 32.4.10), bei der die Tuben mit Strom koaguliert (verklebt) oder mit Clips bzw. Ringen unterbunden (ligiert) werden (☞ Abb. 32.109).

Bei einer Sterilisation wenige Tage nach einer Entbindung erfolgt gelegentlich eine *Minilaparotomie* unterhalb des Bauchnabels. Eine Sterilisation kann auch im Rahmen einer Laparotomie aus anderer Indikation (z.B. eines Kaiserschnitts) vorgenommen werden.

Eine Laparatomie *allein* für die Sterilisation wird heute nicht mehr durchgeführt.

Das Operationsrisiko ist bei einem laparoskopischen Eingriff sehr gering. Mit bis zu 5 % viel häufiger sind psychische Probleme nach der Sterilisation, die sich z.B. in sexuellen Störungen äußern können.

Bei der Sterilisation ist es besonders wichtig, dass die Frau sich aus freien Stücken zu dieser (endgültigen) Verhütungsmethode entscheidet und sich nicht Druck von außen beugt, etwa weil der Mann das Problem gelöst sehen will, für sich selbst aber den (bei ihm viel leichteren) Eingriff wegen seiner Unwiderrufbarkeit ablehnt.

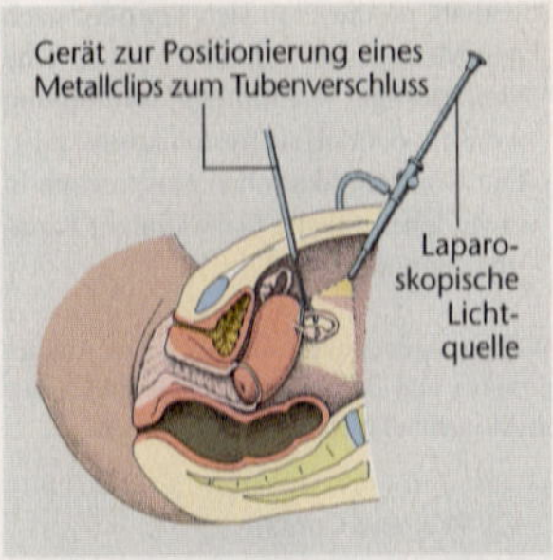

Abb. 32.109: Laparoskopische Tubenligatur zur Empfängnisverhütung. Der Uterus wird wie in Abb. 32.47 mit einer Zervixsonde aus dem kleinen Becken herausgeschoben. Unter Sicht werden dann die Tuben mit Metallclips verschlossen. [A400-190]

32.15 Klimakterisches Syndrom

Klimakterium (der Frau): Wechseljahre (der Frau). Lebensphase der Frau zwischen dem Erlöschen der Fortpflanzungsfähigkeit und dem Senium (Greisenalter).

Menopause: Zeitpunkt der letzten von den Eierstöcken gesteuerten Menstruationsblutung.

Postmenopause: Zeit ab etwa einem Jahr nach der Menopause.

Klimakterisches Syndrom *(Menopausensyndrom, Wechseljahresbeschwerden):* Typische Beschwerdekombination, bedingt durch das Erlöschen der Ovarialfunktion mit den Hauptsymptomen Hitzewallungen und Schweißausbrüche.

Die etwa ab dem 45. Lebensjahr nachlassende Ovarialfunktion mit immer geringer werdender Gestagen- und Östrogenproduktion führt zu einer Reihe von Symptomen:

- Blutungsstörungen, z.B. durch Gelbkörperinsuffizienz. Diese können klinisch oft nicht von Blutungen durch bösartige Erkrankungen unterschieden werden und erfordern eine diagnostische Abklärung durch fraktionierte Abrasio (☞ 32.4.11)
- Vasomotorisch bedingte Hitzewallungen, Schweißausbrüche und fleckige Hautrötungen. Sie treten meist anfallsartig auf
- Neurovegetative und psychosomatische Beschwerden. Hier sind in erster Linie Schwindel, Herzklopfen, Schwächegefühl, erhöhte Reizbarkeit und Nervosität, Depressionen und Schlafstörungen zu nennen
- Allmähliche Rückbildung der Brust und Atrophie der Genitalien, die sich z.B. durch Trockenheit und Entzündungsanfälligkeit der Vagina und Vulva zeigt
- In späteren Jahren Osteoporose (☞ 26.8.1).

Wie eine Frau das Klimakterium erlebt, hängt von zahlreichen Faktoren ab:

- Während ein Mann Mitte vierzig in unserer Gesellschaft trotz erster Falten gemeinhin als „Mann in den besten Jahren" angesehen wird, gilt eine gleichaltrige Frau oft schon als alt und wenig attraktiv. Diese Geringschätzung erschwert vielen Frauen die Akzeptanz der Altersveränderungen an ihrem Körper
- Vielfach fällt das Klimakterium zeitlich mit dem Auszug des letzten Kindes zusammen. Frauen, die sich bis dahin nur der Familie gewidmet haben, möchten dann oft in den Beruf zurückkehren und müssen erkennen, dass sie in vielen Bereichen kaum Chancen haben
- Sicher spielt auch die Primärpersönlichkeit der Frau und ihre Art, mit körperlichen Beschwerden umzugehen und sich auf veränderte Lebensbedingungen einzustellen, eine Rolle.

Die meisten Frauen haben während de Klimakteriums ein gewisses Maß an Beschwerden. Insbesondere von Hitzewallungen und Schweißausbrüchen bleiben nur wenige verschont. Viele Frauen fühlen sich dadurch in ihrem täglichen Leben kaum beeinträchtigt oder kommen mit eigenen „Rezepten" gut zurecht.

Nicht wenige empfinden aber die Wechseljahre aber als so belastend, dass sie den Gynäkologen aufsuchen. Es gehört dann sehr viel Fingerspitzengefühl dazu herauszufinden, was die Patientin wirklich bedrückt. Sind es die organischen Probleme aufgrund des Hormonmangels, oder befindet sich die Patientin in einer tiefgreifenden Lebenskrise, in der die Hormonmangelerscheinungen nur ein Problem von mehreren sind? Dann ist der Frau mit der alleinigen Verordnung eines Hormonpräparates nur wenig gedient und muss die Frau motiviert werden, das Klimakterium nicht nur als Ende eines Lebensabschnittes, sondern auch als Beginn eines neuen und ebenfalls lebenswerten Abschnittes zu sehen. Viele Frauen haben beispielsweise nach jahrelanger Erziehungsarbeit um die Zeit der Wechseljahre erstmals die Möglichkeit privater Entfaltung.

Behandlungsmöglichkeiten

Wünscht die Patientin eine medikamentöse Therapie, kommen folgende Methoden in Betracht:

- Naturheilkundliche Vefahren, z.B. die Phytotherapie (☞ 10.14.6)
- Eine lokale Hormontherapie (z.B. mit Ovestin® Vaginalovula) gegen Beschwerden im Bereich der Vagina
- Eine systemische Hormontherapie, wenn die Patientin sich stark beeinträchtigt fühlt oder nach entsprechender Beratung eine Osteoporose-Prophylaxe (☞ 26.8.1) wünscht. Welches Präparat gewählt wird, hängt z.B. davon ab, ob die Frau sich vor oder nach der Menopause befindet, ob sie eine gleichzeitige Empfängnisverhütung wünscht oder ob sie hysterektomiert ist. Die Kontraindikationen entsprechen in etwa denen für die Gabe oraler Ovulationshemmer (☞ 32.14.3).

Weitere Arzneimittel, insbesondere Antidepressiva und Beruhigungsmittel, sollten nur in Ausnahmefällen eingesetzt werden.

Pro und Contra Hormontherapie

Viele Frauen haben gemischte Gefühle gegenüber einer Hormontherapie: Einerseits leiden sie unter den Wechseljahren, andererseits empfinden sie eine Hormongabe als „unnatürlich“ und haben Angst vor Nebenwirkungen, insbesondere einer Erhöhung des Krebsrisikos. Auch manche Mediziner sind nach wie vor skeptisch gegenüber einer länger dauernden Hormongabe.

Nach heutigem Kenntnisstand hat eine Kombinationstherapie mit (natürlichen) Östrogenen und Gestagenen für die Frau aber wesentlich mehr Vor- als Nachteile. Sie verbessert das Allgemeinbefinden der Frau, schützt sie vor einer Osteoporose und vermindert das Risiko, an einer KHK zu erkranken. Studien haben zudem ergeben, dass die Erkrankungsrate an einem Endometriumkarzinom unter Hormongabe sogar leicht abnimmt.

Als Nachteil empfinden einige Frauen allerdings, dass sie durch die Homongabe weiterhin Blutungen ähnlich den Blutungen unter Einnahme von Ovulationshemmern haben.

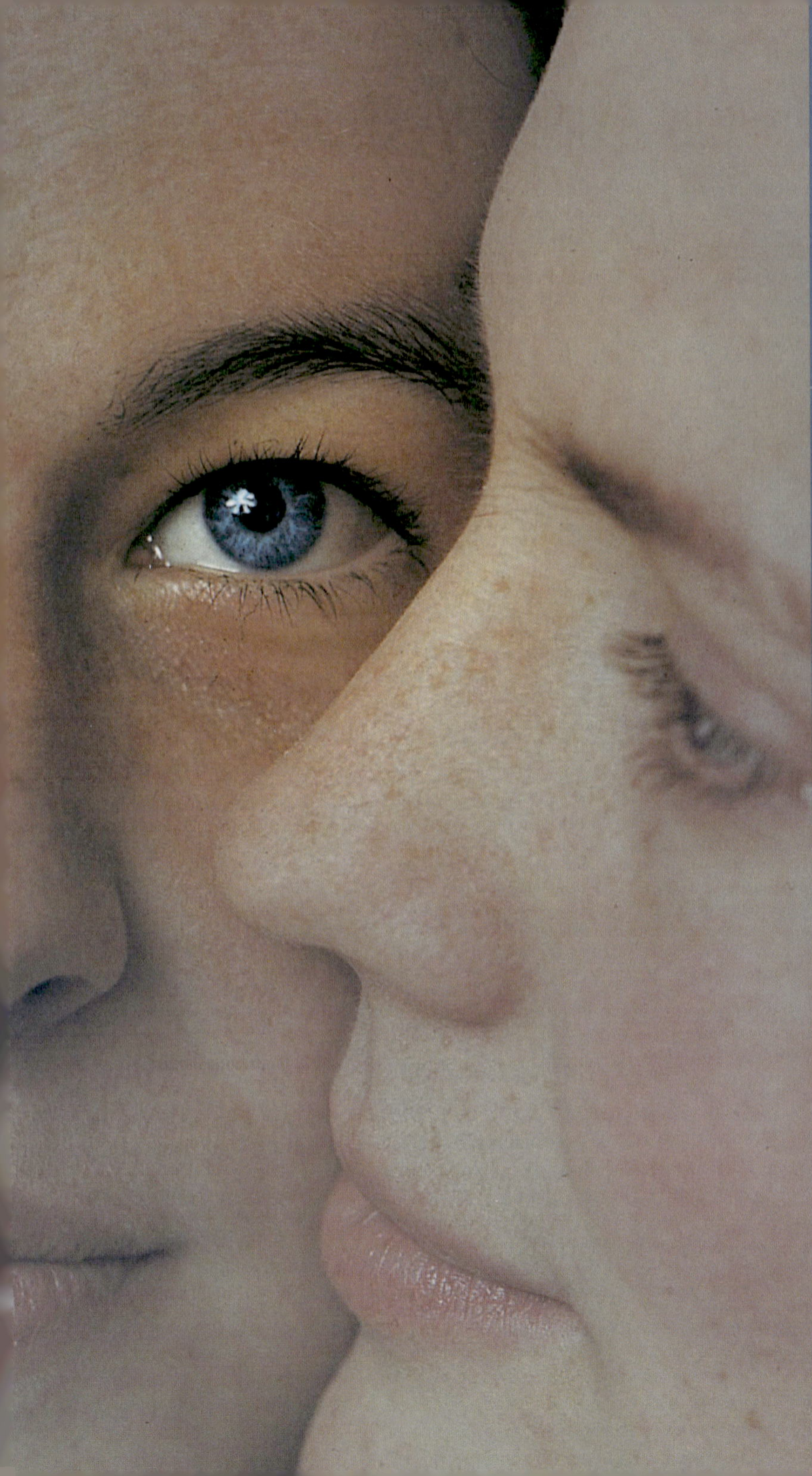

33

Pflege bei Augenerkrankungen

33 Pflege bei Augenerkrankungen

Das medizinische Fachgebiet

Augenheilkunde *(Ophthalmologie)*: Medizinisches Fachgebiet, das sich mit den Erkrankungen des Augapfels und seiner Hüllen, mit den Erkrankungen der Augengefäße, der Augenmuskeln, der Augenhöhle, des Sehnerven, der Lider und des Tränenapparats befasst. Während im ambulanten Bereich konservative Therapiemethoden (insbesondere die Verordnung von Brillen und anderen Sehhilfen) nach wie vor die Hauptrolle spielen, stehen im stationären Bereich konservative und operative Behandlung gleichberechtigt nebeneinander.

Die Augenheilkunde berührt folgende andere Fachgebiete:

- Viele Allgemeinerkrankungen, die vom *Allgemeinmediziner* oder *Internisten* behandelt werden (z.B. Hypertonie ☞ 19.5.1, Diabetes mellitus ☞ 23.6, sowie rheumatologische Erkrankungen ☞ 25.1.1), können zu einer Augenbeteiligung führen, die der fachärztlichen Betreuung bedarf. Augenerkrankungen sind nicht selten sogar die ersten Vorboten einer inneren Erkrankung
- Sehstörungen können auch die Folgen einer ZNS-Erkrankung sein, etwa einer Multiplen Sklerose (☞ 35.8.8) oder eines Hirntumors (☞ 35.13.1). Dann ist eine enge Zusammenarbeit mit dem *Neurologen* oder *Neurochirurgen* erforderlich.

33.1 Anatomie und Physiologie des Auges

33.1.1 Anatomie

Augapfel und Augenhöhle

Der kugelförmige **Augapfel** *(Bulbus oculi)* liegt in der schützenden knöchernen **Augenhöhle** *(Orbita)*.

Der vordere Teil des Auges wird mit Ausnahme der transparenten Hornhaut von einer glatten Epithelschicht bedeckt, der **Bindehaut** *(Conjunctiva, Konjunktiva)*. Sie bedeckt auch die Innenseite der Augenlider und verbindet diese so mit dem Augapfel. Die Bindehaut besitzt reichlich Blutgefäße und sensible Nervenendigungen. Daher rötet sie sich bei Entzündungen rasch und ist schmerzempfindlich.

Wand des Augapfels

Die Wand des Augapfels ist zwiebelschalenartig aus drei Schichten aufgebaut: der äußeren, mittleren und inneren Augenhaut.

Äußere Augenhaut

Den größten Teil der **äußeren Augenhaut** bildet die **Lederhaut** *(Sklera)*, eine straffe Bindegewebshülle, die dem Augapfel Festigkeit, Form und Schutz verleiht.

Vorne geht die Lederhaut in die kuppelartige **Hornhaut** *(Cornea)* über. Die Hornhaut ist gefäßlos und lichtdurchlässig.

Mittlere Augenhaut

Die *mittlere Augenhaut* (**Gefäßhaut,** *Uvea*) besteht aus **Aderhaut** *(Chorioidea)*, **Ziliarkörper** *(Corpus ciliare)* und **Iris** *(Regenbogenhaut)*:

- Die hinten liegende Aderhaut bildet insbesondere eine Versorgungsschicht für die nach innen aufliegende Netzhaut und enthält zahlreiche Blutgefäße. Durch ihre schwarzbraunen Pigmente wirkt sie wie die Wand einer Dunkelkammer und verhindert zudem, dass Lichtstrahlen außerhalb der Pupillenöffnung in den Augapfel einfallen können
- Nach vorne schließt sich der Ziliarkörper an, der vor allem den Muskel- und Halteapparat für die Verformung der Linse enthält
- Die Iris ist der sichtbare, farbige Teil des Auges. Sie besteht aus ring- und strahlenförmig angeordneten glatten Muskelfasern und hat in der Mitte ein Loch, die **Pupille.** Die Iris wirkt wie die Blende eines Fotoapparates und passt die Pupille den unterschiedlichen Lichtverhältnissen an.

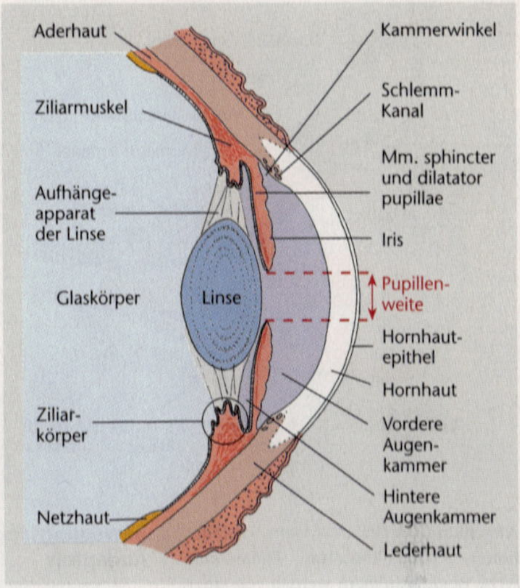

Abb. 33.2: Ziliarkörper, Linse und Aufhängeapparat. [A400-190]

Innere Augenhaut

Zur *inneren Augenhaut* gehören die **Netzhaut** *(Retina)* mit den Sinnesrezeptoren (☞ auch 33.1.2) und das **Pigmentepithel,** das die Netzhaut wie ein schwarzer Mantel umkleidet. Das Pigmentepithel verhindert Lichtreflektionen im Augapfel und ernährt über Diffusion die äußeren Anteile der Netzhaut. Nur im Eintrittsbereich des Sehnerven **(Papille)** und am Ziliarkörper ist das Pigmentepithel fest mit den darüberliegenden Schichten verbunden. An den übrigen Stellen wird der notwendige enge Kontakt durch den Augeninnendruck hergestellt.

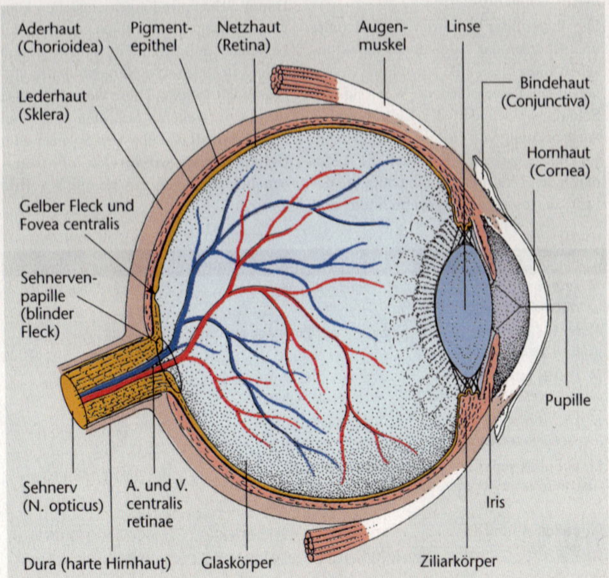

Abb. 33.1: Struktur des Augapfels mit Hornhaut und Sehnerv. [A400-190]

Die Blutgefäße der Netzhaut treten mit dem Sehnerv ein bzw. aus:
- Der arterielle Zufluss erfolgt über die **zentrale Netzhautarterie** *(A. centralis retinae)*
- Das venöse Blut wird über die **zentrale Netzhautvene** *(V. centralis retinae)* abgeleitet.

Durch diese Gefäße wird vor allem der nach innen gerichtete Teil der Netzhaut versorgt.

> Die Netzhautgefäße sind die einzigen größeren Blutgefäße des menschlichen Körpers, die von außen direkt eingesehen werden können. Die Beurteilung der Netzhautgefäße durch Spiegelung des Augenhintergrundes (☞ 33.4.3) lässt Rückschlüsse auf den Zustand des Gefäßsystems im gesamten Körper zu.

Innenstrukturen des Augapfels

Linse

Die **Linse** ist ein gefäßloser, transparenter und elastischer Körper. Sie ist durch feine Fasern **(Zonulafasern)** am Ziliarkörper aufgehängt.

Linsenveränderungen bei Fern- und Nahsehen ☞ 33.1.2

Augenkammern und Kammerwasser

Der Raum vor der Linse wird durch die Iris in zwei Teile geteilt, in die **vordere**

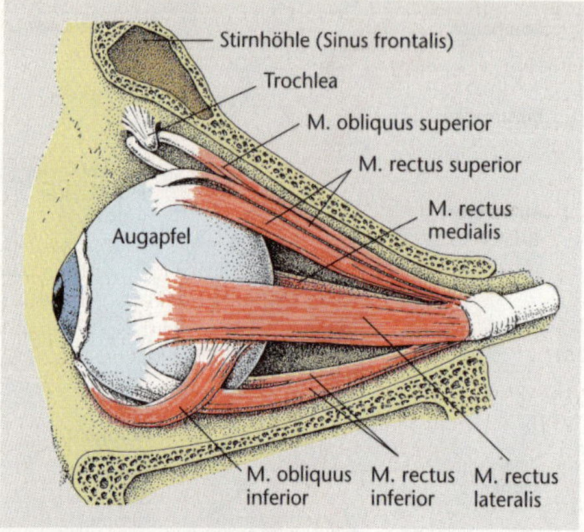

Abb. 33.3: Schnitt durch die Augenhöhle mit Blick von lateral auf die vier geraden und die zwei schrägen äußeren Augenmuskeln. [A400-190]

Augenkammer *(Vorderkammer)* und die **hintere Augenkammer** *(Hinterkammer).* Beide Kammern werden von einer klaren Flüssigkeit durchflossen, dem **Kammerwasser.** Dieses wird im Ziliarkörper gebildet, gelangt durch die Pupille von der hinteren in die vordere Augenkammer und ernährt Hornhaut und Linse, die beide aus Gründen der optischen Durchlässigkeit keine eigene Blutgefäßversorgung haben.

Der Abfluss des Kammerwassers erfolgt im **Kammerwinkel** zwischen Iris und Hornhaut (☞ Abb. 33.2). In diesem Bereich liegen feine Spalträume, über die das Kammerwasser in einen größeren, ringförmigen Kanal **(Schlemm-Kanal)** und später in das venöse Blutsystem abfließen kann.

Die Kammerwasserbildung und der Kammerwasserabfluss halten sich normalerweise das Gleichgewicht, so dass der **Augeninnendruck** nur in engen Grenzen schwankt (☞ 33.9).

Glaskörper

Der gesamte Raum hinter der Linse und damit der größte Teil des Innenraums des Augapfels wird vom **Glaskörper** *(Corpus vitreum)* ausgefüllt. Er besteht aus einer durchsichtigen, gallertigen Masse, die die Form des Augapfels erhält und durch ihren Druck dazu beiträgt, dass sich die Netzhaut eng an die Aderhaut anlegt. Da das von außen auf die Netzhaut einfallende Licht zuerst den Glaskörper durchdringen muss, ist dieser wie die anderen *optischen Medien* des Auges klar und enthält keine Blutgefäße.

Bewegungsapparat des Augapfels

Je sechs quergestreifte Muskeln *(äußere Augenmuskeln),* die durch verschiedene Hirnnerven (☞ 35.1.3) innerviert werden, positionieren die Augäpfel hochpräzise in den Augenhöhlen.

Schutzeinrichtungen des Auges

Die **Augenbrauen** bilden oberhalb des Auges einen Schutzwall gegen intensive Sonneneinstrahlung, Fremdkörper und den salzigen Stirnschweiß.

Die **Augenlider** begrenzen die **Lidspalte** und schützen das Auge durch reflektorischen Lidschluss z.B. vor schnell herannahenden Gegenständen. Während des Schlafens verhindert der Lidschluss die Austrocknung von Horn- und Bindehaut. Im Wachzustand befeuchten die Lider durch den Lidschlag gleichmäßig die der Luft ausgesetzten Augenabschnitte und sichern so die Ernährung der gefäßlosen Hornhaut.

Auf den Lidrändern sitzen die **Augenwimpern,** die ebenfalls vor Fremdkörpern und Sonneneinstrahlung schützen. In den Lidrand eingelagert sind Schweiß- und Talgdrüsen, die **Moll-, Zeiss-** und **Meibom-Drüsen.**

Die Tränenflüssigkeit wird in der **Tränendrüse** gebildet, die in Form und Größe einer Mandel ähnelt und oberhalb des äußeren Augenwinkels in der Augenhöhle liegt. Über mehrere Ausführungsgänge gibt sie eine klare, salzige Flüssigkeit ab, die die Befeuchtung und Ernährung der Horn- und Bindehaut sowie die Gleitfähigkeit der Lider gewährleistet und das Keimwachstum hemmt.

Durch den Lidschlag wird die Tränenflüssigkeit über die gesamte vordere Augenfläche verteilt, sammelt sich dann im medialen Augenwinkel und fließt über die auf dem Lidrand gelegenen oberen und unteren **Tränenpunkte** in die **Tränenkanälchen** ab. Diese münden in den **Tränensack,** der das aufgefangene Tränensekret über den **Tränen-Nasen-Gang** weiter in die Nasenhöhle ableitet.

33.1.2 Sehfunktion

Entstehung des Seheindrucks

Damit Sehempfindungen entstehen können, müssen Lichtstrahlen, die auf der Netzhaut auftreffen, in einem ersten Schritt in elektrische Nervenimpulse umgewandelt werden. Diese Nervenimpulse werden in weiteren Schritten bearbeitet und verknüpft und über den Sehnerv zum Gehirn geleitet, wo aus den Informationen beider Augen ein räumliches Bild entsteht.

Augenmuskel	Funktion	Innervation
M. rectus superior *(Oberer gerader Augenmuskel)*	Hebung und Innenrollung des Auges	N. oculomotorius (N. III)
M. rectus inferior *(Unterer gerader Augenmuskel)*	Blicksenkung und Außenrollung	N. oculomotorius (N. III)
M. rectus lateralis *(Äußerer gerader Augenmuskel)*	Abduktion des Auges (Auswärtsbewegung)	N. abducens (N. VI)
M. rectus medialis *(Innerer gerader Augenmuskel)*	Adduktion des Auges (Nasalbewegung)	N. oculomotorius (N. III)
M. obliquus superior *(Oberer schräger Augenmuskel)*	Abduktion, Einwärtsrollung, Blicksenkung. Sehne zieht durch die Trochlea (☞ Abb. 33.3)	N. trochlearis (N. IV)
M. obliquus inferior *(Unterer gerader Augenmuskel)*	Blickhebung, Abduktion und Außenrollung	N. oculomotorius (N. III)

Tab. 33.4: Funktion und Nervenversorgung der sechs äußeren Augenmuskeln. Übersicht Hirnnerven ☞ 35.17. [A400]

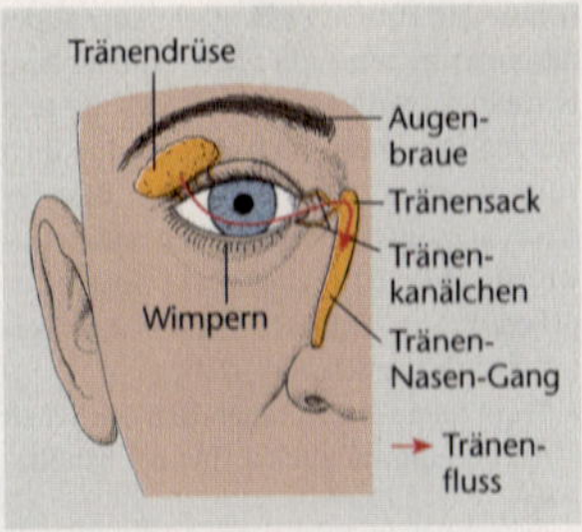

Abb. 33.5: Die Schutzeinrichtungen des Auges. [A400-190]

Die „Übersetzung" von Lichtwellen in Nervenimpulse wird von den **Photorezeptoren** übernommen. Man unterscheidet dabei zwei Gruppen:

- Die über die gesamte Fläche der Retina verstreuten **Stäbchen** sind vor allem für das *Dämmerungssehen* verantwortlich. Sie nehmen Grautöne sowie Bewegungseindrücke wahr
- Der zweite Typ der Licht verarbeitenden Sinneszellen, die **Zapfen,** sind für das *Farbensehen* und für die möglichst *hohe Auflösung* der auf die Netzhaut auftreffenden Impulse verantwortlich. Für ihre Aktivität ist eine gewisse Helligkeit erforderlich.

Die höchste Dichte an Zapfen findet sich im **gelben Fleck** *(Macula lutea).* Der gelbe Fleck enthält in einer Vertiefung den Ort des schärfsten Sehens, die *Sehgrube* **(Fovea centralis).**

Lichtbrechung und Akkommodation

Für ein optimales Scharfsehen müssen die ins Auge über die ganze Breite der Pupille einfallenden Lichtstrahlen gebündelt auf den Ort des schärfsten Sehens, die Fovea centralis, auftreffen. Physikalisch gesprochen muss der *Brennpunkt* des Strahlengangs im Bereich der Fovea centralis liegen. Diese Bündelung *(Brechung)* der Lichtstrahlen erfolgt durch die *brechenden Medien* des Auges, d.h. Hornhaut und Linse.

Während die Brechkraft der Hornhaut konstant ist, ist die Brechkraft der Linse von ihrer Krümmung abhängig. Die **Akkommodation** erlaubt die Einstellung der Sehschärfe auf die Nähe und auf die Ferne **(Nah-** und **Fernakkommodation).** Hieran ist der Ziliarmuskel wesentlich beteiligt, der die Linse ringförmig umschließt. Spannt sich der Muskel an, so wird der Durchmesser des Ringes kleiner, und die Aufhängefasern entspannen sich. Die Linse kann dann ihrer eigenen Elastizität folgen und nimmt eine kugelähnliche, das heißt stärker gekrümmte Form mit höherer Brechkraft an. Bei Entspannung des Ziliarmuskels dagegen nimmt der Ring wieder seine Ausgangsgröße an, die Aufhängebänder werden stramm gezogen, und die Linse flacht sich ab.

Pupillenreaktion und Konvergenzreaktion

Die **Pupille** *(Sehloch)* wirkt wie die Blende eines Fotoapparates, indem sie die Pupillenweite den unterschiedlichen Lichtverhältnissen anpasst. Bei zunehmender Helligkeit oder bei der Naheinstellung bewirken kleine, in die Iris eingebettete Muskelfasern **(M. sphincter pupillae)** über Vermittlung des *parasympathischen Nervensystems* (☞ 35.1.4) eine Verengung der Pupille **(Miosis)** und damit einen verminderten Lichteinfall. Bei Dunkelheit oder bei Einstellung des Blicks auf die Ferne kontrahiert sich unter *Sympathikuseinfluss* der radiär verlaufende **M. dilatator pupillae** und erweitert die Pupille **(Mydriasis).**

Schema der Pupillenreaktionen ☞ Abb. 35.32

Sehbahn und Sehrinde

Die Nervenimpulse aus der Netzhaut werden über den **Sehnerven** *(N. opticus)* zur **Sehnervenkreuzung** *(Chiasma opticum)* unterhalb des Zwischenhirns und weiter über die **linke** bzw. **rechte Sehbahn** *(Tractus opticus)* zum Gehirn weitergeleitet. Nach Umschaltung im Thalamus erreichen die Fortsätze dieser Nervenzellen als sog. **Sehstrahlung** die **primäre Sehrinde** im Hinterhauptslappen, wo die Informationen aus beiden Augen zu einem einheitlichen Bild verschmolzen werden. Ein kleinerer Teil der Sehbahnfasern wird im Mittelhirnbereich umgeschaltet und vermittelt z.B. den Pupillen- und Akkommodationsreflex. In der **sekundären Sehrinde** wird aus dem Sehen ein Erkennen, indem neue Wahrnehmungen mit früheren Erfahrungen verglichen werden.

Zum „Sehen" gehören also nicht nur die Augen, sondern auch das Gehirn. Dies erklärt, weshalb es z.B. bei einem Schlaganfall (☞ 35.5) zu Sehstörungen bis hin zur Erblindung kommen kann.

33.2 Pflege bei Augenerkrankungen

33.2.1 Unterstützung bei den ATL

Umgang mit stark Sehbehinderten ☞ 7.9.3

Eine stationäre Augenbehandlung bedeutet für den Patienten oft eine zumindest zeitweilige Einschränkung des Sehvermögens, z.B. durch eine Operation oder durch diagnostische Maßnahmen. Dies versetzt besonders den Erwachsenen in Hilflosigkeit (er steht plötzlich „im Dunkeln") und kann vorübergehend zur Pflegebedürftigkeit führen.

Sich bewegen

Im Krankenhaus ist der sehbehinderte oder blinde Patient stark bewegungseingeschränkt, weil er sich in unbekannter Umgebung neu orientieren und zu fremden Menschen Vertrauen fassen muss. Folgende Maßnahmen erleichtern die Eingewöhnung:

- Umgebung möglichst sicher gestalten (☞ 7.1)

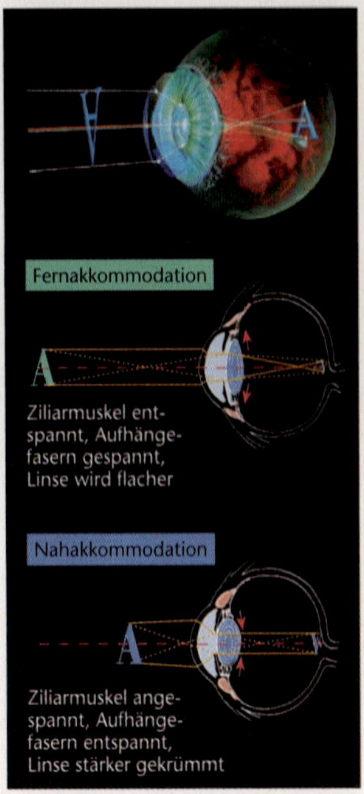

Abb. 33.6: Oben Computermodell des optischen Apparats, Mitte Fernakkomodation, unten Nahakkommodation des Auges. [A400, J520-241]

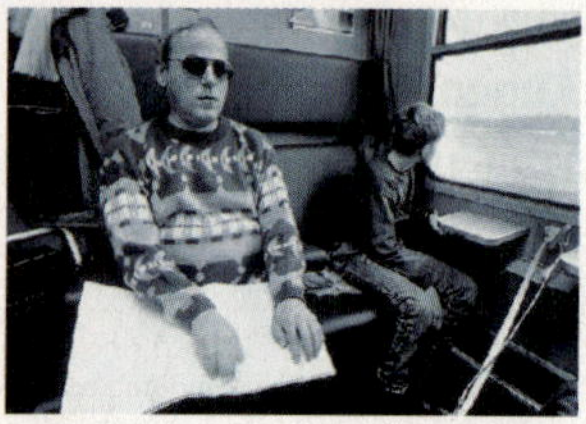

Abb. 33.7: Blinden stehen umfangreiche gesetzliche Rehabilitationsmaßnahmen zu, z.B. das Erlernen der Blindenschrift. [K303]

- Den Patienten auffordern, die Arme beim Gehen leicht angewinkelt vorzustrecken, damit er sich im Falle einer Kollision „auffangen" kann
- Beim Führen einen halben Schritt vorausgehen und den Patienten unterhaken oder seine Hand auf die Schulter des Begleiters legen lassen. Auf Bodenunebenheiten, Absätze, Richtungswechsel, Schwingtüren und Hindernisse aller Art aufmerksam machen
- Vor dem Hinsetzen Stuhl abtasten lassen, beim Hinsetzen die Hand des Patienten auf die Stuhllehne oder Sitzfläche legen
- Evtl. weißen Blindenstock zur Verfügung stellen.

Sich waschen und kleiden

Pflege von Augenprothesen ☞ 33.2.5
Pflege von Kontaktlinsen ☞ 33.2.4
Spezielle Augenpflege ☞ 7.4.8

Körperpflege und äußeres Erscheinungsbild sind Teil der Persönlichkeit und sollen dem sehbehinderten oder blinden Patienten erhalten bleiben. Deshalb:

- Die persönliche Ordnung des Patienten einhalten
- Den Patienten fragen, was er anziehen und wie er frisiert werden möchte
- Auf defekte oder beschmutzte Kleidung taktvoll aufmerksam machen.

Das gesunde Auge bedarf im Rahmen der Körperpflege keiner besonderen Behandlung (☞ auch 7.4.8).

Absonderungen werden bei geschlossenem Auge mit einem fusselfreien Tuch und klarem warmen Wasser entfernt (Wischrichtung: entsprechend des Tränenflusses von außen nach innen).

Fremdkörper, z.B. ausgefallene Wimpern oder kleine Insekten, werden durch Druck auf die Lider nach nasal verschoben und dort mit einem Watteträger entfernt.

Essen und trinken

Gerade Patienten mit einer erst kürzlich eingetretenen Sehbehinderung sind häufig appetitlos, weil „das Auge nicht mehr mitisst". Zudem bereitet die Nahrungsaufnahme Probleme. Folgende Maßnahmen können helfen:

- Große Serviette bereithalten
- Große Teller nehmen, Besteck (Messer, Gabel, Löffel) auswählen lassen, Tassen nur halb füllen
- Erklären, was es zu essen gibt und wo sich was auf dem Teller befindet („Kartoffeln bei 12 Uhr, Gemüse bei 4 Uhr, Fleisch bei 8 Uhr")
- Nahrung auf Wunsch herrichten.

Für Sicherheit sorgen

Der sehbehinderte Patient ist erhöht verletzungsgefährdet. Die durch die Sehbehinderung bedingte Unsicherheit steigert die Verletzungsgefahr noch weiter. Daher:

- Für ausreichende Beleuchtung sorgen
- Türrahmen farblich markieren und Zimmernummern plastisch hervorheben
- Räumlichkeiten ausführlich vorstellen, abgehen und ggf. ertasten lassen
- Tisch und Stühle ohne ausgestellte Beine bevorzugen
- Möglichst eine Flurseite freilassen
- Auf durchgehende Griffleisten und Haltegriffe achten
- Bewegliche Gegenstände feststellen
- Inventar und persönliche Sachen am gewohnten Platz belassen
- Sicheres Schuhwerk anziehen (lassen)
- Patienten vor nassen Böden warnen
- Bettklingel griffbereit anbringen. Damit der Patient die Klingel auch auf Anhieb findet, sie vor Verlassen des Krankenzimmers ertasten lassen.

Kommunizieren

Sehbehinderte und Blinde sind in ihrer Kommunikationsfähigkeit beeinträchtigt. Sie sehen den Gesichtsausdruck ihres Gegenübers oder die Mimik ihres Gesprächspartners nicht und können bei vielen Themen (z.B. über Fernsehsendungen) nicht „mitreden". Ziel der Pflege ist es, die Kommunikation des Patienten zu unterstützen und Vereinsamung und Rückzug zu vermeiden (Details ☞ 7.9.3).

Sich beschäftigen

Durch seine Sehbehinderung oder Blindheit ist vor allem der vorübergehend sehbehinderte Patient (z.B. nach Augenoperationen) in seiner Freizeit oftmals zum Nichtstun verdammt. Auf der Station werden ihm meist halb- bis einstündlich Augentropfen verabreicht, so dass er (fast) ständig anwesend sein muss. Gewohnte Beschäftigungen wie Spazierengehen, Lesen, Schreiben und Handarbeiten sind ihm erschwert. Daher:

- Tropfzeiten im Rahmen der ärztlichen Anordnung möglichst flexibel handhaben
- Kurze Spaziergänge mit dem Patienten machen oder ihn von einem ihm zuvor vorgestellten „mobileren" Patienten begleiten lassen
- Vorlesen und Gespräche führen
- Radio einstellen oder das Hören von Literatur- oder Musikkassetten bzw. -CDs ermöglichen
- Besucherkontakte fördern, Verwandte und Bekannte miteinbeziehen
- Patienten zur Eigeniniative/Selbsthilfe ermutigen.

33.2.2 Augenspülung

Nach einer Verätzung durch Kalk, Säuren oder Laugen oder nach dem Eindringen fester Fremdkörper (z.B. Kalkpartikel, Metallspäne) wird das Auge noch am Unfallort mit Wasser, zur Not auch Bier oder Sprudel, gespült (Menge mehrere Liter, Dauer mindestens 20 Minuten). Feste Partikel werden mit einem Tuch aus dem Auge gewischt.

> Die möglichst rasche Entfernung der schädigenden Substanz ist entscheidend für eine günstige Prognose.

Dann wird der Verletzte in die nächste Augenklinik gebracht, wo die **Augenspülung** bei schweren Verätzungen während des gesamten ersten Tages viertel- bis halbstündlich wiederholt wird (Arztanordnung beachten).

Benötigte Materialien

- Spülflüssigkeit nach Anordnung des Arztes, z.B. NaCl 0,9 %, vorzugsweise in gebrauchsfertig gelieferten Plastikflaschen (diese haben den Vorteil, dass *eine* Person mit *einer* Hand den Druck des Strahls bestimmen kann ☞ Abb. 33.8)
- Ggf. 20-ml-Spritze
- Tropfanästhetikum, z.B. Novesine® 0,4 %
- Tupfer, Lidhalter, Watteträger

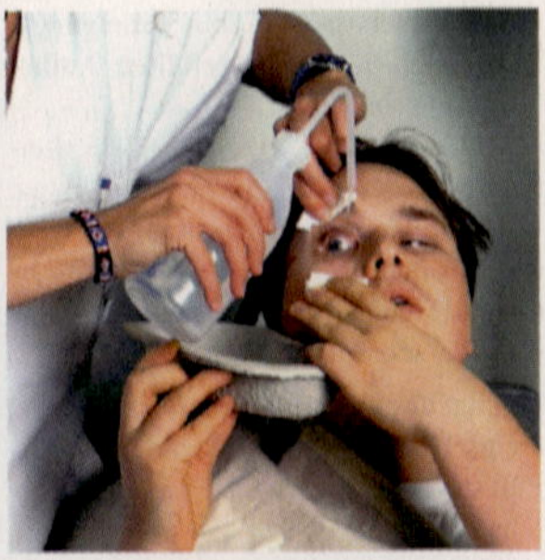

Abb. 33.8: Augenspülung. [K183]

- Auffangschale
- Tücher zum Abdecken
- Handschuhe.

Durchführung

- Patienten informieren und damit zur Mitarbeit motivieren. Bett vor Nässe schützen
- Im Liegen oder Sitzen Kopf zur betroffenen Seite neigen (lassen), damit die kontaminierte Spülflüssigkeit nicht ins andere Auge läuft
- Lokalanästhetikum direkt auf die Hornhaut tropfen, damit der Patient bei der anschließenden Spülung nicht vor Schmerz die Lider zusammenkneift
- Zum Eigenschutz Handschuhe anziehen
- Augenlider mit Daumen und Zeigefinger spreizen, besser noch die Lider mit einem Lidhalter offen halten oder mit einem Watteträger *ektropionieren* (nach außen stülpen ☞ Abb. 33.24)
- Fest sitzende Partikel vorsichtig mit einem (sterilen) Watteträger entfernen
- Spülflüssigkeit, insgesamt etwa 500 ml pro Spülung, aus ca. 10 cm Entfernung mit leichtem Druck über das Auge und den Bindehautsack laufen lassen
- Patienten während der Spülung auffordern, nacheinander nach oben, unten, links und rechts zu schauen (z.B. bei der Spülung der unteren Übergangsfalte nach oben).

Nachsorge

Nach der Augenspülung verabreichen die Pflegenden je nach Arztanordnung Augensalbe oder -tropfen und/oder legen einen Augenverband an.

33.2.3 Applikation von Augentropfen und -salben

Indikationen der einzelnen Arzneimittelgruppen ☞ 33.5

Benötigte Materialien

- Händedesinfektionsmittel
- Sterilisierte Tupfer (☞ 9.5.1)
- Gebrauchsfertiges Augenmedikament
- Abwurfschale.

Durchführung

- Patienten informieren
- Hände desinfizieren
- Patienten hinsetzen oder -legen, Kopf rückwärts anlehnen und leicht nach hinten neigen lassen
- Patienten nach oben blicken lassen, damit die Augentropfen nicht direkt auf die empfindliche Hornhaut fallen
- Das Unterlid nahe dem Wimpernrand mit einem Tupfer leicht nach unten ziehen
- Arzneimittel applizierende Hand an der Stirn des Patienten abstützen
- Einen Tropfen bzw. einen 0,5 cm langen Salbenstrang in die Mitte des Bindehautsackes geben. Niemals direkt auf die empfindliche Hornhaut tropfen
- Patient zur gleichmäßigen Verteilung des Arzneimittels die Augen langsam schließen lassen, ohne zu kneifen
- Überflüssige Lösung abtupfen
- Flasche bzw. Tube sofort wieder verschließen, um Verunreinigungen des Arzneimittels mit nachfolgender Infektionsgefahr für den Patienten vorzubeugen
- Hände desinfizieren.

Um eine erfolgreiche Weiterbehandlung nach der Entlassung zu sichern, wird der Patient (oder ein Angehöriger) frühzeitig zur (selbständigen) Verabreichung der Augentropfen angeleitet:

- Der Patient stellt sich die benötigten Materialien zurecht und wäscht sich die Hände

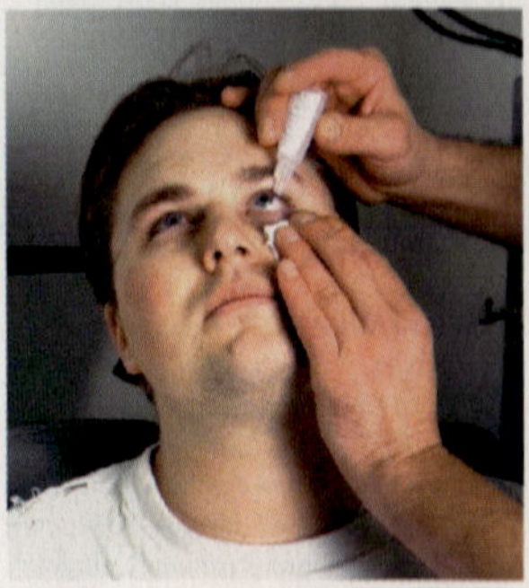

Abb. 33.9: Applikation von Augentropfen. [K183]

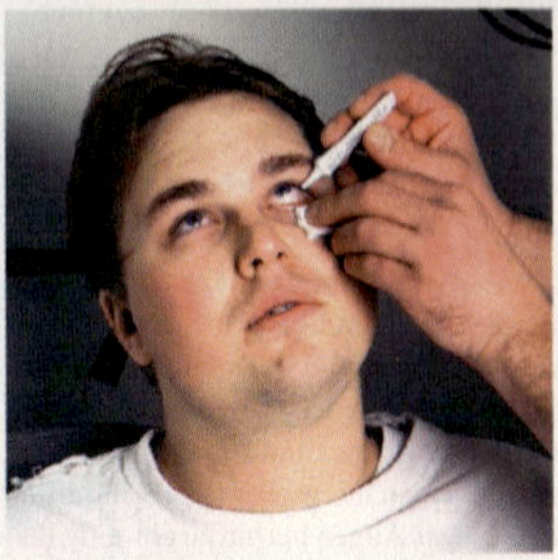

Abb. 33.10: Applikation von Augensalbe. [K183]

Regeln zum Umgang mit Augenmedikamenten

- Patientennamen überprüfen
- Gebräuchliche Abkürzungen kennen:
  OD = Oculus dexter = Rechtes Auge = RA
  OS = Oculus sinister = Linkes Auge = LA
  OU = Oculi uterque = Beide Augen = R/L, bds.
- Arzneimittel auf Gebrauchsfähigkeit überprüfen (Lagerung bei vorgeschriebener Temperatur? Einhaltung des Verfalldatums? Keine Ausflockung oder Verfärbung?)
- Angeordnete Dosierung, Tropfzeiten und -abstände einhalten
- Arzneimittel mit Patientendaten kennzeichnen und ausschließlich für diesen Patienten verwenden
- Flaschen- und Tubenverschlüsse nicht verwechseln
  Kontakt zwischen Applikator und Auge vermeiden, um eine Kontamination auszuschließen
- Augentropfen stets vor Augensalbe verabreichen
- Trägt der Patient Kontaktlinsen, diese entfernen. Patienten darauf aufmerksam machen, dass er diese nicht vorzeitig wieder einsetzen darf, da viele Augentropfen die Kontaktlinsen auf Dauer verfärben.

- Er liegt oder lehnt den Kopf beim Sitzen möglichst an (jüngere Patienten verabreichen sich die Augentropfen allerdings oft frei stehend vor einem Spiegel)
- Der Patient führt den Finger nahe an den Wimpernrand, zieht das Unterlid leicht herunter und blickt nach oben
- Mit der anderen Hand hält er das Tropffläschchen schräg über sein Auge, fixiert den Konus und verabreicht sich den Tropfen durch leichten Druck auf die Kunststoffflasche
- Dann schließt er langsam das Auge, tupft überschüssige Tropfen von der Wange und verschließt die Flasche gleich wieder
- Zur Salbenapplikation verfährt der Patient wie bei der Tropfenapplikation beschrieben. Anstatt aber in sein Auge zu tropfen, gibt er einen etwa 0,5 cm langen Salbenstrang in den unteren Bindehautsack.

Die Tropfenapplikation kann erleichtert werden, indem das Arzneimittel in einem Kühlschrank gelagert wird (erlaubte Lagerungstemperatur beachten). Der Patient spürt dann besser, ob der Tropfen auch wirklich „ins Auge" gelangt ist.

33.2.4 Umgang mit Kontaktlinsen

Kontaktlinsen *(Kontaktgläser, Haftgläser, Haftschalen):* Durchsichtige Kunststoffschalen, die der Form der Hornhaut angepasst sind und auf dieser beweglich haften. In der Regel klar und farblos, seltener (aus kosmetischen Gründen) eingefärbt.

Indikationen

Kontaktlinsen dienen meist dem Ausgleich von Brechungsfehlern (☞ 33.12). Viele Patienten ziehen Kontaktlinsen einer Brille aus kosmetischen oder beruflichen Gründen vor.

Sehkraftverbessernd wirken Kontaktlinsen bei höhergradiger Kurzsichtigkeit ab ca. 5 Dioptrien, da dann bei einer Brille im Randbereich der Brillengläser erhebliche Verzerrungen und Farbränder auftreten. Patienten mit großer Brechkraftdifferenz beider Augen bis hin zu einseitig linsenlosen (aphaken) Patienten können mit Hilfe einer Kontaktlinse evtl. (wieder) beidäugig sehen, während bei einer Brillenkorrektur die auf den beiden Netzhäuten entstehenden Bilder unterschiedlich groß sind und bei der zentralen Bearbeitung im Gehirn nicht zur Deckung gebracht werden können.

Unterstützend werden Kontaktlinsen z.B. bei der Behandlung einer Hornhautentzündung (☞ 33.7.2) eingesetzt.

Kontraindikationen

Bei zu geringer Tränensekretion sowie Berufstätigkeit in staubiger Umgebung dürfen Kontaktlinsen nicht getragen werden. Außerdem kommen viele ältere Menschen mit dem Einsetzen und Herausnehmen nur schwer zurecht.

Nachteile von Kontaktlinsen sind außerdem eine erhöhte Blendempfindlichkeit sowie Lichthofbildungen („Heiligenschein") um Straßenlaternen und ähnliche Lichtquellen bei Dunkelheit, über die aber auch viele Träger nichtentspiegelter Brillen klagen.

Arten von Kontaktlinsen

Am häufigsten verwendet werden *harte* und *weiche Kontaktlinsen* (☞ Tab. 33.11), die in der Regel nur tagsüber getragen werden. Seit einigen Jahren gibt es auch „halbharte" sauerstoffdurchlässige Kontaktlinsen, z.B. aus Silikon, die bis zu vier Wochen ununterbrochen im Auge belassen werden können.

Eine Sonderform stellen Kontaktlinsen aus Kollagen dar, die die Hornhaut schützen sollen und sich nach 24 Stunden von selbst auflösen.

Umgang mit Kontaktlinsen

Der korrekte Umgang mit Kontaktlinsen ist nicht einfach und muss vom Patienten geduldig erlernt werden.

Einsetzen der Kontaktlinsen

Zum Einsetzen der Kontaktlinsen benötigt der Patient:

- Die Linsen in dem mit Reinigungs- oder Spülflüssigkeit gefüllten Aufbewahrungsbehälter
- Spülflüssigkeit, z.B. NaCl 0,9 %, Leitungswasser oder spezielle Präparate (Herstellerangaben beachten)
- Ggf. Unterlage
- Ggf. Händedesinfektionsmittel
- Ggf. einen Spiegel.

Es folgt das eigentliche Einsetzen:

- Ggf. Reinigungsflüssigkeit durch Spülflüssigkeit ersetzen und mind. 10 Minuten warten
- Hände gründlich waschen oder desinfizieren
- Bequem mit nach vorn geneigtem Kopf an den Tisch setzen oder sich vor den Spiegel stellen
- Linse vorsichtig aus dem Behälter nehmen und nach den Angaben des Herstellers mit der Spülflüssigkeit abspülen (z.B. in der hohlen Hand). Rechte und linke Linse nicht verwechseln, Linse nicht umstülpen oder knicken
- Linse mit der gewölbten Außenseite auf die Spitze des einsetzenden Zeigefingers legen
- Mit der freien Hand das Auge aufhalten und dabei geradeaus blicken
- Linse langsam auf die Hornhaut setzen
- Langsam das Auge schließen und „zur Lagekontrolle" mehrmals blinzeln
- Aufbewahrungsbehälter unter heißem Wasser oder mit speziellen Lösungen abspülen und trocknen lassen.

Herausnehmen der Kontaktlinsen

Da Kontaktlinsen beim Herausnehmen gelegentlich herunterfallen, sollte der Patient auf eine geeignete Unterlage achten, damit die Linsen weder beschädigt werden noch verloren gehen (z.B. kein Linsenwechsel über fließendem Wasser).

- Hände waschen oder desinfizieren
- Bequem mit nach vorn geneigtem Kopf an den Tisch setzen oder sich vor einen Spiegel stellen
- Auge aufhalten

Eigenschaft	Harte Linsen	Weiche Linsen
Preis	Niedriger	Höher
Haltbarkeit	Länger (bis 4 Jahre)	Kürzer (max. 1,5 Jahre)
Sehen	Besser	Eher schlechter
Eingewöhnungszeit	Länger	Kürzer
Verträglichkeit	Schlechter	Besser
Tragezeit (Richtwert)	8 Std. täglich	12 Std. täglich
Fremdkörpergefühl	Stärker	Schwächer
Pflege	Einfacher und schneller	Komplizierter und langwieriger

Tab. 33.11: Vor- und Nachteile von harten und weichen Kontaktlinsen.

- *Weiche Linsen* entfernen, indem die Augenlider vorsichtig mit dem Daumen bzw. Zeige- oder Mittelfinger der einen Hand und mit dem Zeige- bzw. Mittelfinger der anderen Hand in Richtung Augapfel zusammengedrückt werden. Die Linsen lösen sich dann und bleiben meist an den Wimpern hängen. *Harte Linsen* werden durch Zug am äußeren Lidwinkel nach oben außen hin entfernt und in der Hohlhand aufgefangen (während des Zugs geradeaus sehen und zwinkern). Löst sich die Linse trotz aller Bemühungen nicht, kann ein Sauger eingesetzt werden
- Linse sofort in den bis zur Markierung mit Reinigungs- oder Spülflüssigkeit gefüllten Aufbewahrungsbehälter legen.

Bei einer verrutschten Linse empfindet der Patient ein Fremdkörpergefühl und sieht verzerrt. In diesem Fall schiebt er die Linse durch leichten Druck auf das geschlossene Lid vorsichtig zurück.

Notfall

Kontaktlinsen sind nicht komplikationsfrei! Insbesondere bei unsachgemäßem Umgang und zu langer Tragzeit drohen schwere, evtl. irreversible Schäden von Horn- und Bindehaut. Daher sollten sich Kontaktlinsenträger regelmäßig augenärztlich untersuchen lassen und sich beim Auftreten von Beschwerden (z.B. verstärktes Fremdkörpergefühl) sofort beim Augenarzt vorstellen. Außerdem sollen sie eine Brille der richtigen Stärke besitzen, um bei Beschädigung oder Verlust einer Kontaktlinse bzw. bei Unverträglichkeit sofort eine Ersatzsehhilfe zu haben.

33.2.5 Umgang mit Augenprothesen

Augenprothese *(künstliches Auge):* Flache, halbkugelförmige Glasprothese, die der kosmetischen Korrektur nach Entfernung eines Auges dient und im Aussehen dem sichtbaren Teil des gesunden Auges gleicht.

(Augen-)Enukleation: Entfernung des Augapfels. Schwerer Eingriff, der nur selten nötig ist (z.B. bei schwersten Verletzungen oder Entzündungen, chronischen starken Schmerzen eines schwerst geschädigten Auges oder bösartigen Tumoren).

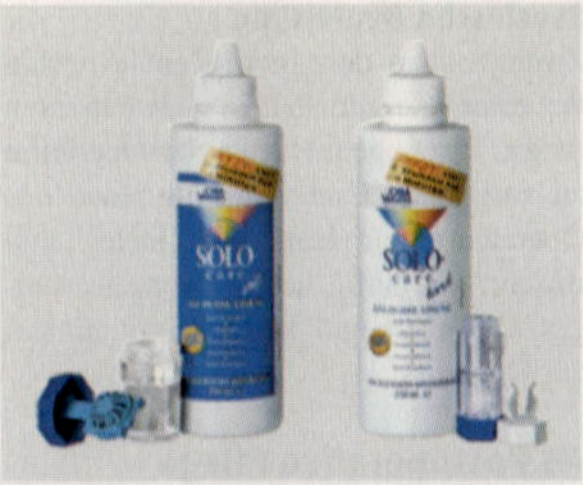

Abb. 33.12: Pflegeset für Kontaktlinsen. [V149]

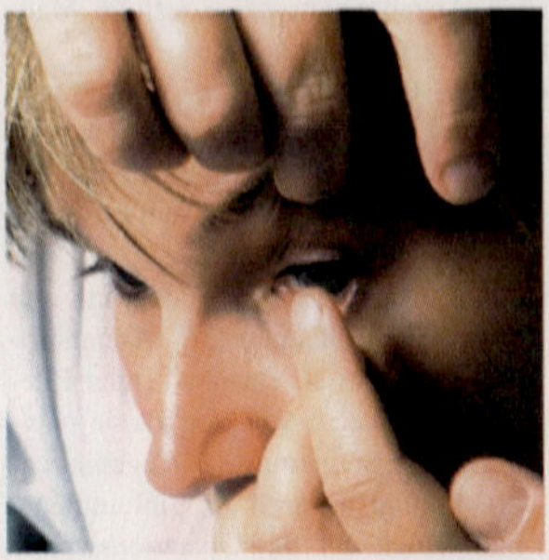

Abb. 33.13: Einsetzen einer Kontaktlinse. [K183]

Die Entfernung eines Auges und der damit verbundene Umgang mit einer **Augenprothese** bedeuten für den Betroffenen eine schwere Belastung. Der Patient hat große Angst um sein verbleibendes Auge. Manchmal kann er seinen erlernten Beruf nach Verlust eines Auges nicht mehr ausüben. Viele Kranke fühlen sich sowohl bei alltäglichen Verrichtungen (z.B. Autofahren) als auch im Umgang mit Mitmenschen unsicher.

Der erste Verbandswechsel nach einer **Enukleation** erfolgt meist am ersten oder zweiten postoperativen Tag. Nach Inspektion der Augenhöhle durch den Arzt wird eine vorläufige Lochprothese als Platzhalter eingesetzt, durch die entzündungshemmende Arzneimittel verabreicht werden können. Diese Prothese wird einmal täglich herausgenommen, gereinigt und wieder eingesetzt.

Bereits in diesen Tagen beginnt die Anleitungsphase für den Patienten.

Zum Prothesenwechsel und zur Prothesenpflege werden benötigt:

- Weiche Unterlage
- Handschuhe
- NaCl 0,9 %
- Spiegel
- Evtl. ein Aufbewahrungsbehälter.

Die günstigste Stellung für den Wechsel ist bequemes Sitzen (bei Durchführung durch die Pflegenden auch Liegen). Pflegende ziehen sich Handschuhe an. Eine weiche Unterlage verhindert Beschädigungen der Prothese.

- Zum Herausnehmen der Prothese Patienten nach oben blicken lassen und das Unterlid unter den Prothesenrand schieben
- Gelockerte Prothese in die bereitgehaltene Hand fallen lassen oder vorsichtig herausnehmen
- Prothese mit NaCl 0,9 % abspülen (reinigt und erhöht die Gleitfähigkeit)
- Beim Einsetzen Prothese erst unter das hochgezogene Oberlid und dann unter das heruntergezogene Unterlid schieben. Der spitze Teil der Prothese zeigt zur Nase, der breite zur Schläfe. Patienten zur Lagekontrolle langsam die Augen schließen und mehrmals blinzeln lassen
- Alternativ Prothese abtrocknen und in den Behälter legen.

! Vorsicht

Augenprothesen bestehen aus empfindlichem Spezialglas, das leicht aufraut, zerschrammt oder zerspringt. Deshalb werden sie zum Reinigen nicht länger als zehn Minuten eingeweicht und bei Nichtbenutzung trocken und gut gepolstert aufbewahrt.

33.2.6 Pflege bei Augenoperationen

Viele Augenoperationen können in *Lokalanästhesie* durchgeführt werden. Bei der **Tropfanästhesie** (etwa bei einer Lasertherapie oder Fremdkörperentfernung) wird das Lokalanästhetikum auf Binde- und Hornhaut getropft, bei **Leitungs-** oder **Infiltrationsanästhesien** z.B. hinter den Augapfel *(retrobulbär)* eingespritzt (etwa bei einer Linseneinpflanzung). Operationen an den hinteren Augenabschnitten und Eingriffe, die eine absolute Unbeweglichkeit des Patienten erfordern (z.B. Netzhautoperationen oder Schieloperationen bei Kindern), finden in **Allgemeinanästhesie** (*Vollnarkose* ☞ 37.8) statt. Auch bei wenig kooperativen Patienten empfiehlt sich eine Allgemeinanästhesie.

Manche Augenoperationen können ambulant durchgeführt werden, wenn eine zuverlässige Nachbehandlung (häusliche Tropfenapplikation, regelmäßige ärztli-

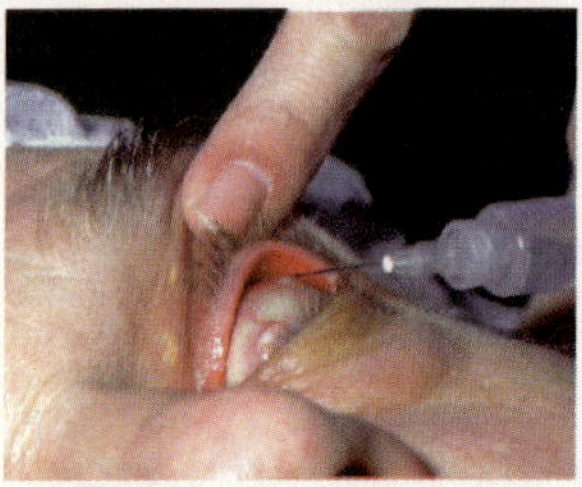

Abb. 33.14: Injektion zur retrobulbären Anästhesie. [K183]

che Kontrollen) gewährleistet ist, z.B. die Katarakt-OP (☞ 33.8).

Prinzipiell wird der Patient nach ambulanten Operationen aufgrund seiner postoperativ eingeschränkten Sehfähigkeit und eventueller Narkosefolgen nur in Begleitung entlassen.

Präoperative Pflege

Senkung des Operationsrisikos

Zusätzlich zu den Grundregeln der präoperativen Pflege (☞ 11.1) sind folgende Richtlinien zu beachten:

- Der Patient wird nach einer bestehenden Erkältung einschließlich Husten befragt, da Operationen in Lokalanästhesie eine absolute Kopfruhigstellung erfordern. Bei (leichtem) Reizhusten können 45 Minuten vor der Operation 20 Tropfen Kodein verabreicht werden (Arztanordnung)
- Eventuell wird ein Bindehautabstrich (☞ 33.4.8) entnommen (Arztanordnung)
- Bei vielen Operationen müssen die Wimpern vor der Operation gekürzt werden, um einen intraoperativen Wimpernausriss und eine Keimübertragung zu vermeiden. Kurze Wimpern erleichtern außerdem die postoperative Tropfengabe. Manchmal können die Wimpern auch hochgeklebt werden. Ängstliche Patienten beruhigt die Versicherung, dass die Wimpern wieder nachwachsen
- Je nach Operation werden am Operationstag unterschiedliche Augenmedikamente verabreicht, die nach genauem Schema „getropft" werden müssen (☞ 33.2.3)
- Um einen intraoperativen Anstieg des Augeninnendrucks zu vermeiden, wird bei manchen Operationen auf Arztanordnung zusätzlich ein augendrucksenkendes Arzneimittel oral oder i.v. gegeben, z.B. Diamox®.

Psychische Begleitung

Zusätzlich zu den „normalen" Ängsten vor einer Operation haben viele Patienten Angst, ihr Augenlicht bei der Operation zu verlieren („Und wenn die Hand des Operateurs nur einen Millimeter ausrutscht?"). Häufig helfen dann ein ruhiges Gespräch und klare Informationen zur Operation.

Postoperative Pflege

Neben den nach jeder Operation erforderlichen Pflegemaßnahmen sind nach manchen Augenoperationen spezielle Maßnahmen erforderlich:

- Nach Gasfüllung des Glaskörperraumes Patienten auf dem Bauch oder auf der Seite lagern, da dies ein gutes Anlegen der Netzhaut an den Lösungsstellen bewirkt
- Übelkeit, Erbrechen, Verstopfung und Husten medikamentös (Arztanordnung) und mittels entsprechender Pflegemaßnahmen bekämpfen, da sie zu einer akuten Steigerung des Augeninnendrucks und dadurch zu Einblutungen und Druck auf die Operationswunde führen können
- Schmerzen können immer ein Hinweis auf ein akutes Glaukom (☞ 33.9) sein. Deswegen vor der Gabe von Schmerzmitteln vom Arzt den Augeninnendruck messen lassen (☞ 33.4.5), um ein Glaukom auszuschließen
- Den Augenverband regelmäßig auf Nachblutungen und einen korrekten Sitz überprüfen
- Eine weitgehende Ruhigstellung des Auges und ein konstanter Augeninnendruck fördern den Heilungsprozess. Daher den Patienten darüber informieren, sich nicht kopfüber zu bücken (stattdessen in die Hocke gehen), das Auge nicht zu reiben und zu drücken, nicht schwer zu heben, nicht stark zu pressen und in den ersten Tagen nicht viel zu lesen (eher mal fernsehen oder Spazierengehen)

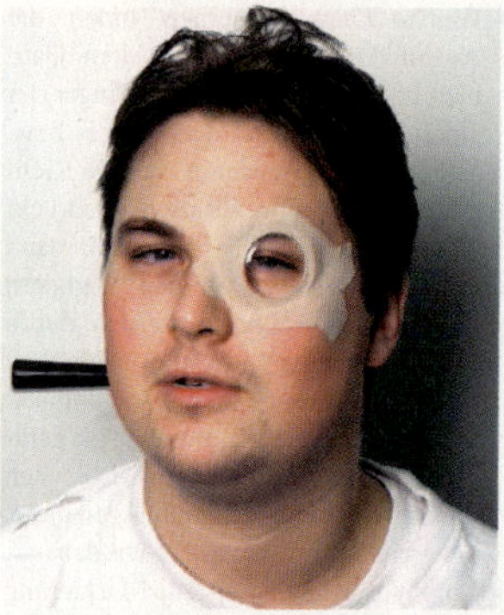

Abb. 33.16: Gebrauchsfertiger Uhrglasverband. [K183]

- Das operierte Auge vor Schadstoffen schützen. Deswegen den Patienten bitten, auf Augen-Make-up zu verzichten, und ihm zum Duschen und Haarewaschen einen Uhrglasverband (☞ 33.2.7 und Abb. 33.16) anlegen.

33.2.7 Augenverbände und Verbandswechsel

Postoperativer Verbandswechsel

Unmittelbar nach der Operation besteht der **Augenverband** aus einer ovalen Kompresse, über der zum Schutz vor Stoß und Druck eine **Augenklappe** aus Kunststoff oder Metall befestigt wird. Das Anlegen und Entfernen des Verbandes findet unter Berücksichtigung der üblichen Hygieneregeln (☞ 6.4.3) statt. Der erste Verbandswechsel erfolgt meist am Morgen nach der Operation. Sondert das operierte Auge Wundsekret ab, wird die Mullkompresse häufiger gewechselt.

Material für den Verbandswechsel

- Zwei Nierenschalen
- Mit 0,9 %iger Kochsalzlösung angefeuchtete Kompressen

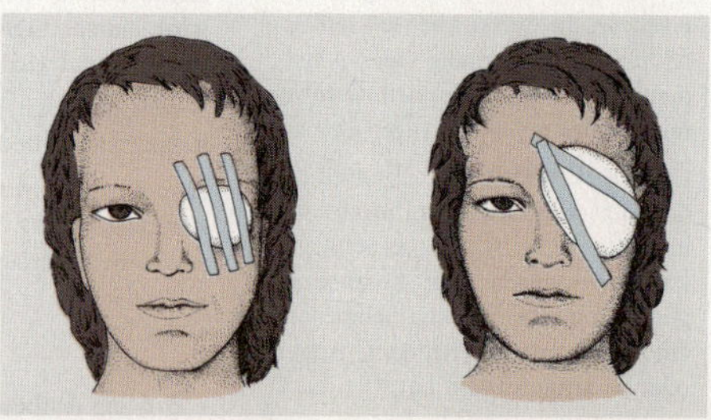

Abb. 33.15: Augenverband: Die Pflaster werden entweder parallel zum Nasenflügel der betroffenen Seite geklebt (links) oder v-förmig angebracht, wobei die Spitze des „v" auf der Stirn klebt (rechts). [A300-157]

- Augenklappe, Augenkompresse
- Sterilisierte Tupfer
- Hautfreundliches Pflaster
- Evtl. Handschuhe.

Durchführung

- Patienten informieren
- Patienten hinsetzen oder hinlegen und den Kopf leicht in den Nacken legen lassen. Ein Anlehnen des Kopfes sorgt für eine ruhige Kopfhaltung
- Hände desinfizieren, evtl. Handschuhe anziehen
- Den alten Verband und die Klappe vorsichtig lösen, dabei nicht an der Haut zerren. Verband entsorgen
- Den Patienten bitten, das Auge zu schließen, dann eine äußerliche Reinigung des Auges (Sekret und Salbenreste) mit angefeuchteten Kompressen vornehmen. Dabei jeglichen Druck auf das Auge vermeiden. Die Reinigung wird von den meisten Patienten als sehr angenehm empfunden. Außerdem dient sie der Infektionsprophylaxe, da angesammeltes Wundsekret einen optimalen Nährboden für Keime darstellt. Handschuhe ausziehen
- Die sterile Augenkompresse und die Augenklappe ans Auge halten, dabei die dem Auge zugewandte Seite des Verbandes zur Verhinderung einer Keimübertragung nicht berühren
- Kompresse und Augenklappe mit zwei bis drei Pflasterstreifen festkleben (☞ Abb. 33.16). Den Patienten dabei um Mithilfe bitten, damit der Verband vor dem Fixieren nicht herunterfällt
- Benutztes Material entsorgen und Hände desinfizieren.

Verbandsformen

Einige Verbandsformen kommen (praktisch) nur in der Augenheilkunde vor.

- **Einfacher Augenverband:** Ovale Augenkompresse, die mit 2 – 3 Pflasterstreifen fixiert ist (☞ Abb. 33.15). Brillenträger können mit diesem Verband ihre Brille weiterhin tragen. Zur Nacht sollte zum Schutz zusätzlich eine Augenklappe getragen werden
- **Uhrglasverband:** Mit Pflaster eingefasste, durchsichtige Plexiglaskappe (wird von der Industrie gebrauchsfertig hergestellt). Vermeidet bei fehlendem Lidschluss ein Austrocknen der Hornhaut und schützt das operierte und/oder verletzte Auge vor Druck und Fremdkörpern (☞ Abb. 33.16)
- **Druckverband:** Mehrere übereinander gelegte Kompressen, die fest mit breiten Pflasterstreifen oder einer elastischen Binde fixiert werden. Verhindert z.B. nach einer Enukleation Nachblutungen und wird in der Regel am zweiten postoperativen Tag vom Arzt entfernt (☞ Abb. 33.18)
- **Hohlverband:** Kunststoffsiebklappe ohne Kompresse, die v.a. zur Druckvermeidung nach einer Hornhautübertragung und nach Verletzungen angelegt wird
- **Salbenverband:** Sammelbegriff für verschiedene Verbände, die aufgetragene Salbe möglichst lange am Wirkort halten sollen. Es wird reichlich Salbe in den unteren Bindehautsack gegeben, Kompressen aufgelegt und diese mit einer Siebklappe fixiert. Angezeigt z.B. bei postoperativer Fistelung (nässende Naht) oder bei Hornhauterosionen
- **Binokulus:** Beidäugiger Augenverband zur absoluten Ruhigstellung des erkrankten Auges, meist durch Abdecken beider Augen mit Kompressen. Angezeigt z.B. präoperativ bei einer Netzhautablösung. Bei einem einseitigem Verband „arbeitet" das kranke Auge bei Blickbewegungen oder Pupillenreaktionen mit dem sehenden Auge mit. Der Patient mit einem Binokulus ist extrem hilflos und ängstlich und bedarf besonderer Zuwendung
- **Lochklappe, Siebklappe:** Kunststoffklappe mit einem größeren Loch bzw. vielen kleinen Löchern, z.B. nach Kataraktoperationen. Ermöglicht einen Schutz der Augen bei gleichzeitig zur Orientierung ausreichender Sehfähigkeit.

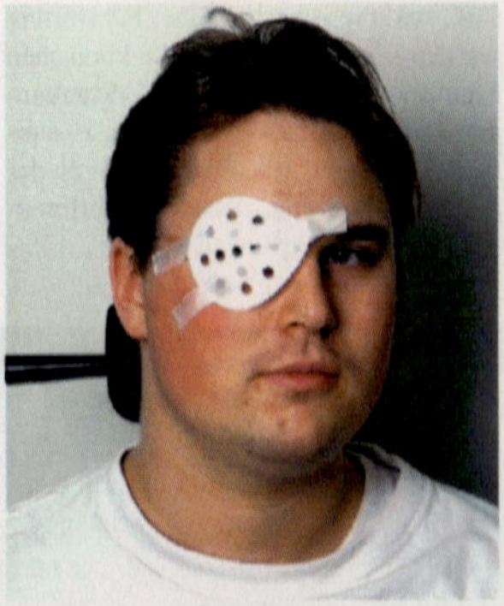

Abb. 33.17: Siebklappe. [K183]

33.2.8 Pflege bei Sehbehinderung und Blindheit

Sehbehinderungen äußern sich in verminderter Sehschärfe („verschwommen sehen" oder gar nur noch Schatten- und Umrisssehen), aber auch einer Verzerrung des Bildeindrucks, Doppeltsehen oder Gesichtsfeldeinschränkungen bis hin zum „Tunnelblick".

Amaurose: Totale Erblindung mit Fehlen jeglicher Lichtwahrnehmung; eher selten.

Definitionen nach dem Bundessozialhilfegesetz

Grundlage der Beurteilung sind jeweils die Sehschärfe des besseren Auges und das beidäugige Gesichtsfeld.

Blindheit: Sehschärfe bei intaktem Gesichtsfeld unter 0,02 (1/50 eines Normalsichtigen ☞ Tab. 33.28) oder eine Sehschädigung, die dieser gleichzusetzen ist (z.B. röhrenförmige Gesichtsfeldeinschränkung auf weniger als 5°).

Hochgradige Sehschwäche: Sehschärfe bei intaktem Gesichtsfeld weniger als 0,05 (= 1/20 eines Normalsichtigen ☞ Tab. 33.28).

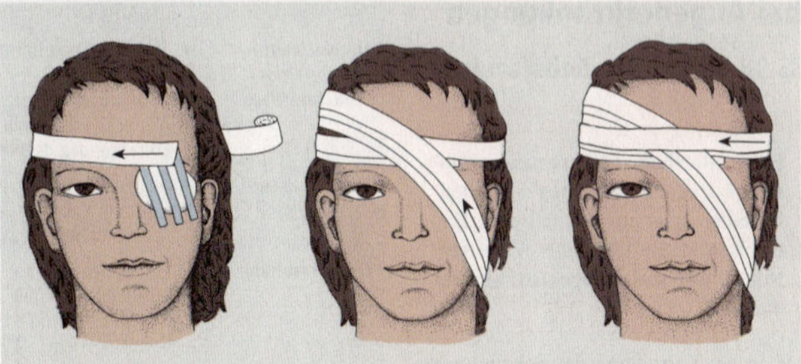

Abb. 33.18: Anlegen eines Druckverbands mit einer elastischen Binde. [A400-157]

Die vier häufigsten Ursachen für Erblindung im Erwachsenenalter sind in unserer Gesellschaft:
- Makuladegeneration (☞ 33.11.2)
- Glaukom (Grüner Star ☞ 33.9)
- Diabetes mellitus (☞ 23.6)
- Gefäßerkrankungen der Netzhaut (☞ 33.14).

! Vorsicht: Die Augen schützen

Auch mit den Hilfsmitteln der modernen Medizin gelingt es nur selten, Blinden das Sehen wieder zu ermöglichen. Daher sind der Schutz der empfindlichen Augen vor Verletzungen und die Früherkennung von Augen- oder Allgemeinerkrankungen, die das Augenlicht gefährden, von besonders großer Bedeutung. Hierzu zählen:
- Anschnallen beim Autofahren
- Besondere Vorsicht im Umgang mit Laugen, Säuren, chemischen Giftstoffen, Gasen und Stäuben sowie das Tragen einer Schutzbrille bei Schleif- und Schweißarbeiten
- Ausreichende Beleuchtung
- Schutz vor Verletzungen durch spitze Gegenstände
- Schutz der Augen vor UV-Strahlen (z.B. durch eine geeignete Sonnenbrille)
- Regelmäßige Augendruck-Kontrollen durch den Arzt (ab dem 40. Lebensjahr, bei starker Weitsichtigkeit bereits ab dem 20. Lebensjahr)
- Regelmäßige augenärztliche Untersuchung bei Allgemeinerkrankungen, die häufig mit einer Augenbeteiligung einhergehen (z.B. Diabetes mellitus, Hypertonie).

Umgang mit Blinden und Sehbehinderten ☞ 7.9.3, 33.2.1

33.3 Hauptbeschwerden bei Augenerkrankungen

33.3.1 Plötzliche Sehstörung

Notfall

Eine **plötzliche Sehverschlechterung** oder gar **Erblindung** ist für den Patienten stets ein dramatisches Ereignis und ein ophthalmologischer Notfall, der sofort abgeklärt werden muss.

Da an der Entstehung des Seheindrucks viele anatomische Strukturen beteiligt sind, sind die Ursachen einer Sehstörung vielfältig. Tab. 33.19 fasst die klinischen Kennzeichnen der häufigsten Erkrankungen mit plötzlicher Sehstörung zusammen. Tab. 33.20 gibt, ausgehend von der Art der Sehstörung, zusätzliche differentialdiagnostische Hinweise.

Erkrankung	Klinische Kennzeichen	Details ☞
Akuter Glaukomanfall	Nebel- oder Schleiersehen, Sehen von farbigen Ringen um Lichtquellen und teils hochgradige Sehverschlechterung, verbunden mit heftigen Augen- und Kopfschmerzen sowie häufig Übelkeit und Erbrechen	33.9
Amaurosis fugax	Vorübergehende, schmerzlose Erblindung meist eines Auges (Dauer Sekunden bis Minuten)	35.5.2
Arteriitis temporalis	Plötzlicher, weitgehender Sehverlust, evtl. auch Doppelbilder, verbunden mit starkem, ein- oder beidseitigem Schläfenkopfschmerz, Kauschmerzen und Störungen des Allgemeinbefindens	25.6.6
Frische zentrale Chorioretinitis	Plötzliche, hochgradige Sehverschlechterung mit zentralem Gesichtsfeldausfall	33.14
Glaskörperblutung	Je nach Ausmaß der Blutung Sehen von „Wolken", „Bienenschwärmen", „Rußregen", aber auch hochgradige Sehverminderung	33.10
Netzhautablösung	Je nach Lokalisation der Ablösung „Vorhang vor dem Auge", „aufsteigende Mauer", Schleier oder Schatten in bestimmten Bereichen des Gesichtsfeldes. Evtl. zusätzlich Verzerrtsehen, Visuseinschränkung und Gesichtsfeldausfälle. Keine Schmerzen	33.11.1
Neuritis nervi optici	Einseitige, hochgradige Sehschärfenverminderung und zentraler Gesichtsfeldausfall, verbunden mit einem leichten, dumpfen Augenschmerz, der sich bei Druck auf den Augapfel verstärkt	33.14
Verschluss der Zentralarterie	Schlagartige, schmerzlose Erblindung des betroffenen Auges	33.14
Verschluss der Zentralvene	Zunächst Schleiersehen, dann in Stunden bis Tagen stärkere Gesichtsfeldverdunkelung, evtl. mit Beeinträchtigung der Sehschärfe	33.14

Tab. 33.19: Klinische Charakteristika häufiger Erkrankungen, die mit einer plötzlichen Sehstörung einhergehen.

Leitsymptom	Mögliche Ursachen	Details ☞
Plötzlicher einseitiger Sehverlust	▸ Amaurosis fugax ▸ Arteriitis temporalis ▸ Thrombose oder Embolie der Netzhautgefäße ▸ Sehnervenentzündung oder -infarkt ▸ Glaskörpereinblutung ▸ Netzhautablösung	35.5.2 25.6.6 33.14 33.14 33.10 33.11.1
Plötzlicher beidseitiger Sehverlust	▸ Allgemeinerkrankungen, etwa Vergiftungen (z.B. mit Methylakohol), Durchblutungsstörungen gehirnversorgender Arterien	35.5.2
Akutes Nebel-, Schleier- oder Schattensehen	▸ Trübungen von Hornhaut, Linse oder Glaskörper ▸ Glaskörperblutung ▸ Akuter Glaukomanfall ▸ Erkrankungen der Netzhaut und des Sehnerven	33.7, 33.8, 33.10 33.10 33.9 33.11
Doppeltsehen	▸ Augenmuskellähmungen ▸ Einseitiges Doppeltsehen bei Linsentrübung ▸ Arteriitis temporalis	33.13.2 33.8 25.6.6
Verzerrtsehen	▸ Makuladegeneration ▸ Makulablutung (z.B. bei Kurzsichtigkeit, Hypertonie, Diabetes mellitus) ▸ Verrutschte Kontaktlinse	33.11.2 33.2.4

Tab. 33.20: Die wichtigsten akuten Sehstörungen und ihre häufigsten Ursachen.

33.3.2 Augenschmerzen

Augenschmerzen können sowohl durch Erkrankungen der Augen als auch durch Allgemeinerkrankungen bedingt sein:
- Häufige Ursache von Augenschmerzen sind lokale Entzündungen, z.B. ein

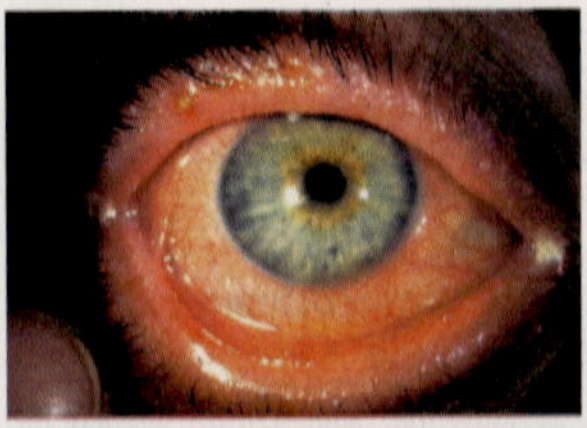

Abb. 33.21: Rötung des Auges bei Konjunktivitis. Vorherrschend sind die geröteten Gefäße. Ihre Anzahl nimmt zur Übergangsfalte hin zu. [T132]

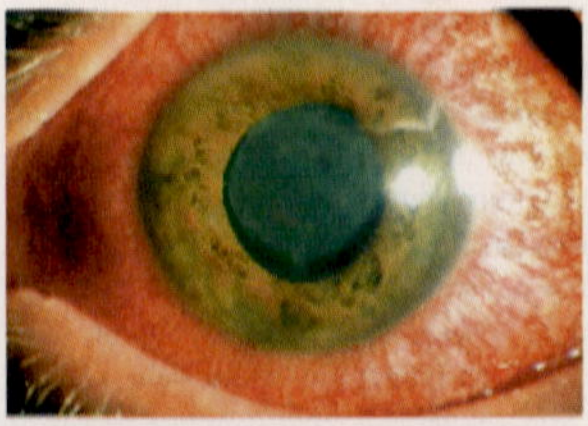

Abb. 33.22: Rötung des Auges bei einer Iridozyklitis. Die Iris ist wolkig aufgelockert und die Hornhaut getrübt. [T132]

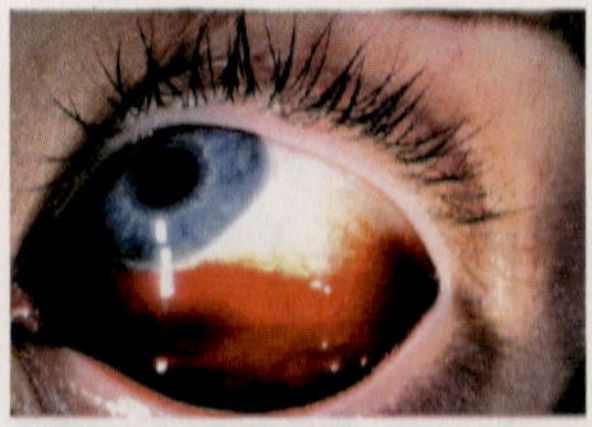

Abb. 33.23: Hyposphagma. Die Bindehaut ist flächig unterblutet und gleichmäßig intensiv rot gefärbt. [T132]

Gerstenkorn (☞ 33.6.1), eine Lidentzündung, eine Bindehautentzündung (☞ 33.7.1) oder eine Iritis (☞ 33.14). Auch ein Hornhautdefekt (☞ 33.7.3) bereitet Schmerzen. Manchmal kann der Patient nicht genau angeben, ob der Schmerz im Augapfel selbst oder z.B. an der Lidinnenseite lokalisiert ist

- Sind die Augenschmerzen mit Kopfschmerzen verbunden, so ist in erster Linie an ein Glaukom (☞ 33.9), eine Arteriitis temporalis (☞ 25.6.6), eine Migräne (☞ 35.11.1), eine Trigeminusneuralgie (☞ 35.11.3) oder einen Zoster ophthalmicus (☞ 28.6.3) zu denken
- Schmerzen beim Bewegen der Augen kommen beispielsweise bei der Neuritis nervi optici (☞ 33.14), bei Entzündungen der Augenmuskeln oder bei Fremdkörpern im Auge vor. Bei einer **Orbitalphlegmone** ist das Auge gewissermaßen eingemauert und verursacht typischerweise pulsierende Schmerzen
- Schmerzen nach längerem Lesen weisen oft auf einen nicht oder nur unzureichend korrigierten Brechungsfehler hin (☞ 33.12).

33.3.3 Rötung des Auges

Eine Rötung des Auges ist oft durch eine (entzündliche) *Gefäßerweiterung* bedingt:

- Sind dabei die einzelnen Gefäße erkennbar und ist der Farbton hellrot, so spricht man von einer **konjunktivalen Injektion.** Bei einer **Konjunktivitis** (*Bindehautentzündung* ☞ 33.7.1 und Abb. 33.21) liegt das Maximum der Rötung eher in der Peripherie zu den Lidern und Augenwinkeln hin. Ist vornehmlich der hornhautnahe Bereich betroffen, muss z.B. an eine Hornhautentzündung (*Keratitis* ☞ 33.7.2) gedacht werden
- Eine bläulich-rote Verfärbung der Bindehaut nahe dem Hornhautrand, ohne dass einzelne Gefäße erkennbar sind, heißt **ziliare Injektion** und weist v.a. auf eine tiefer liegende Entzündung (z.B. eine *Iridozyklitis* ☞ 33.14 und Abb. 33.22) hin, kann aber auch bei einer Hornhautentzündung auftreten
- Eine Kombination aus konjunktivaler und ziliarer Injektion nennt man **gemischte Injektion.** Sie kommt z.B. bei einer Hornhautentzündung (☞ 33.7.2), oder einem Glaukomanfall (☞ 33.9) vor.

Eine Rötung des Auges kann aber auch durch eine *Blutung* bedingt sein. Ein **Hyposphagma,** d.h. eine flächenhafte Blutung unter die Augenbindehaut (*subkonjunktivale Blutung* ☞ Abb. 33.23), kann Zeichen einer Hypertonie (☞ 19.5.1), eines Diabetes mellitus (☞ 23.6) oder einer Blutgerinnungsstörung (☞ 24.9) sein. Es tritt aber auch nach starkem Husten oder Pressen und natürlich nach Verletzungen auf.

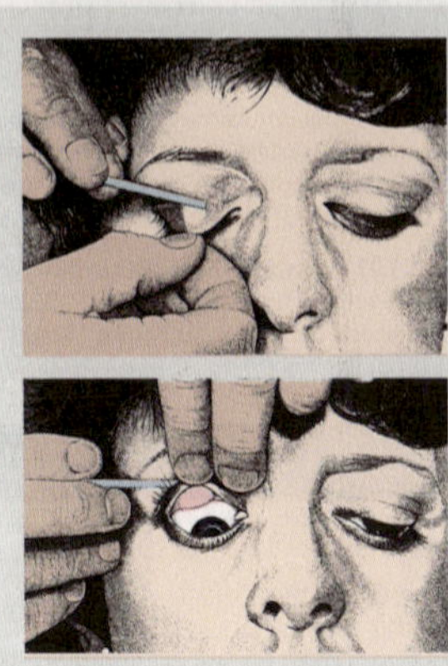

Abb. 33.24: Beim Ektropionieren wird das Oberlid um einen Gegenstand nach oben gewendet. Der Untersucher fasst dazu die Wimpern mit der einen Hand und legt mit der anderen z.B. einen Glasstab oder ein Streichholz auf das Oberlid. Mit einer schnellen Bewegung wird das Lid nun um den Gegenstand geklappt. [A300]

33.4 Der Weg zur Diagnose

33.4.1 Anamnese und körperliche Untersuchung

Neben der *aktuellen Anamnese* mit genauer Darstellung der Beschwerden sind v.a. frühere Augenerkrankungen, bestehende Allgemeinerkrankungen (z.B. Diabetes mellitus, Hypertonie) und eine etwaige Arzneimitteleinnahme von Belang.

Die *körperliche Untersuchung* ohne technische Hilfsmittel umfasst nicht nur die Inspektion der Augen und ihrer Umgebung, sondern des gesamten Gesichts, da bestimmte Gesichtsveränderungen Hinweise auf die Art der Augenerkrankung geben können (z.B. kann ein Herpes zoster im Trigeminusbereich die Hornhaut befallen ☞ 28.6.3). Zur Betrachtung der Oberlidinnenseite muss das Oberlid **ektropioniert** (umgestülpt) werden (☞ Abb. 33.24).

33.4.2 Sehschärfeprüfung

Sehschärfe = *Visus cum correctione (c.c.)* = Sehvermögen bei Korrektur durch Brillengläser

Sehleistung = *Visus sine correctione (s.c., Rohvisus)* = Sehvermögen ohne Korrektur durch Brillengläser.

Die **Prüfung der Sehschärfe** erfolgt in der Regel mit Hilfe eines *Sehzeichenprojektors,* der die *Sehprobenzeichen (Optotypen)* auf einen fünf Meter vom Patienten entfernten Wandschirm projiziert.

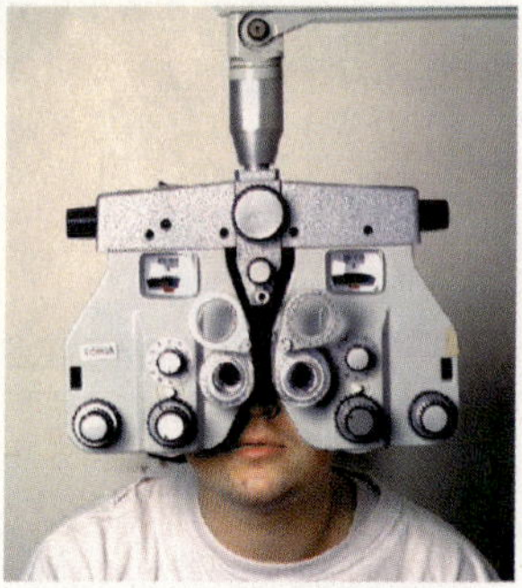

Abb. 33.25: Sehschärfenprüfung mit dem Phoropter (Gerät zur Bestimmung der Refraktion mittels wechselbarer Linsen). [K183]

Übliche Sehprobenzeichen sind verschieden große Zahlen- oder Buchstabenreihen. Für Kinder und Analphabeten werden *Snellenhaken* („Wohin zeigen die Haken?"), *Landolt-Ringe* („Wo ist der Ring offen?") oder Bilder als Sehprobenzeichen verwendet (☞ Abb. 33.26 und Abb. 33.27). Die Berechnung der Sehschärfe erfolgt nach der Formel Istentfernung/Sollentfernung (☞ Tab. 33.28). Normal ist eine Sehschärfe von 1,0. Durch Vorschaltung unterschiedlicher Linsen (Brillengläser) können Brechungsfehler (*Refraktionsfehler* ☞ 33.12) bestimmt werden, indem der Patient angibt, mit welcher Linse er am besten sieht.

33.4.3 Spiegelung des Augenhintergrunds

Bei der **Spiegelung des Augenhintergrunds** *(Funduskopie, Ophthalmoskopie)* werden Veränderungen der Netzhautgefäße, Netzhautablösungen, Netzhautblutungen oder eine Stauungspapille (**Papille** = Bereich des Sehnervenaustritts) sichtbar. Dabei sind die **indirekte** und die **direkte Ophthalmoskopie** (☞ Abb. 33.29 und Abb. 33.30) zu unterscheiden, bei denen ein starkes Licht von vorne durch die Pupille eingestrahlt wird, so dass die Netzhaut hell aufleuchtet und vergrößert betrachtet werden kann.

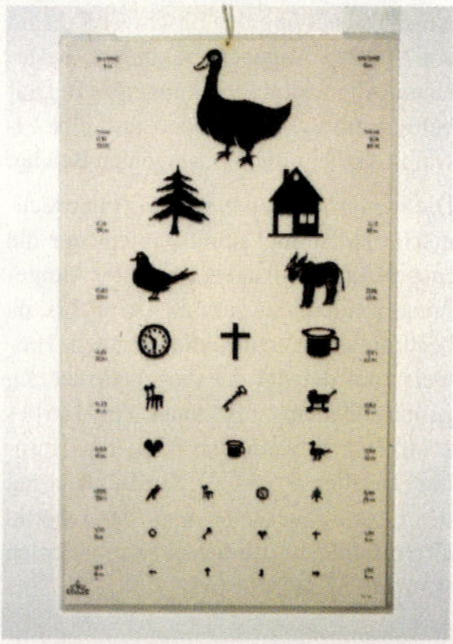

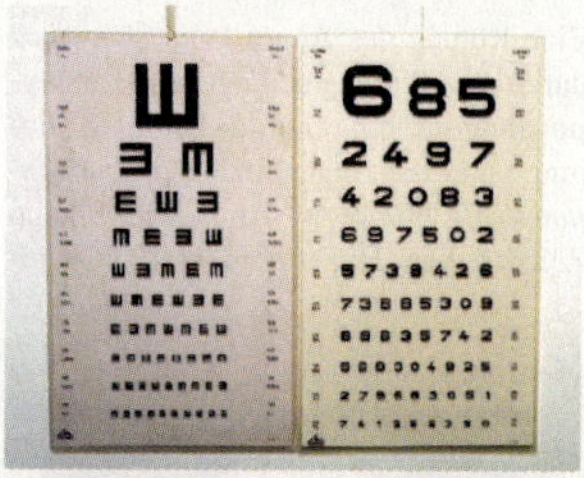

Abb. 33.26 (oben): Übliche Sehprobenzeichen für Erwachsene. Außerdem sind für Erwachsene noch Tafeln mit Buchstaben oder Landolt-Ringen gebräuchlich. [K183]

Abb. 33.27 (links): Als Sehprobenzeichen für Kleinkinder eignen sich am besten Bilder, z.B. von Gegenständen aus dem häuslichen Bereich. [K183]

Abstand: Patient – Projektionstafel	Kleinste vom Patienten lesbare Zeile	Formel	Sehschärfe
5 m	Zeile, die bei normaler Sehschärfe in einem Abstand von 5 m gelesen werden kann	5/5	1
5 m	Zeile, die bei normaler Sehschärfe in einem Abstand von 10 m gelesen werden kann	5/10	0,5
5 m	Zeile, die bei normaler Sehschärfe in einem Abstand von 50 m gelesen werden kann	5/50	0,1
1 m	Zeile, die bei normaler Sehschärfe in einem Abstand von 20 m gelesen werden kann	1/20	0,05
1 m	Zeile, die bei normaler Sehschärfe in einem Abstand von 50 m gelesen werden kann	1/50	0,02

Tab. 33.28: Berechnung der Sehschärfe.

Günstig sind ein verdunkelter Raum und evtl. eine medikamentöse Pupillenerweiterung, z.B. durch Gabe von Mydrial® oder Mydriaticum Roche® (Arztanordnung).

33.4.4 Untersuchung mit der Spaltlampe

Mit Hilfe der **Spaltlampe** werden die vorderen Augenabschnitte und die brechenden Augenmedien in 6- bis 60facher Vergrößerung untersucht. Beispielsweise können Leukozyten im Kammerwasser nachgewiesen werden.

Die (verschiebbare) Spaltlampe ist auf einem besonderen Tisch montiert. Der Patient nimmt vor dem Apparat auf einem Drehstuhl Platz und stützt seinen Kopf auf eine Kinn- und Stirnstütze auf (☞ Abb. 33.33). Bei Kindern hilft ein Elternteil oder eine Pflegeperson, indem sie den Kopf fixiert und/oder die Lider auseinander zieht. Die Reflektion des Lichtes aus der Spaltlampe ergibt ein „Schnittbild" durch die vorderen Augenabschnitte (☞ Abb. 33.48), das durch Vergrößerungsgläser hindurch betrachtet werden kann (☞ Abb. 33.32).

Durch Aufsatz eines speziellen Kontaktglases mit integriertem Spiegel auf die (anästhesierte) Hornhaut kann der Kammerwinkel genau beurteilt werden (**Gonioskopie** ☞ auch 33.9).

33.4.5 Messung des Augeninnendrucks

Da ein erhöhter Augeninnendruck (*Glaukom* ☞ 33.9) zu schwerwiegenden Komplikationen führen kann, sollte bei jedem Erwachsenen über 40 Jahren der Augeninnendruck regelmäßig kontrolliert werden (Messung des Augeninnendrucks = **Tonometrie**).

Heute wird praktisch nur noch das **Applanationstonometer nach Goldmann** eingesetzt (☞ Abb. 33.34). Mit diesem misst der Augenarzt die Kraft, die notwendig ist, um die Hornhaut mit Hilfe eines planen Messstempels auf einer definierten Fläche abzuplatten *(applanieren)*.

Für die Messung sitzt der Patient an der Spaltlampe. Nach Tropfanästhesie der Hornhaut und Anfärben der Tränenflüssigkeit durch ein farbstoffgetränktes Papierchen oder nach Gabe eines Tropfanästhetikums mit Farbstoff fährt der Arzt den Messstempel vor das Auge, setzt ihn auf die Hornhaut auf und beobachtet z.B.

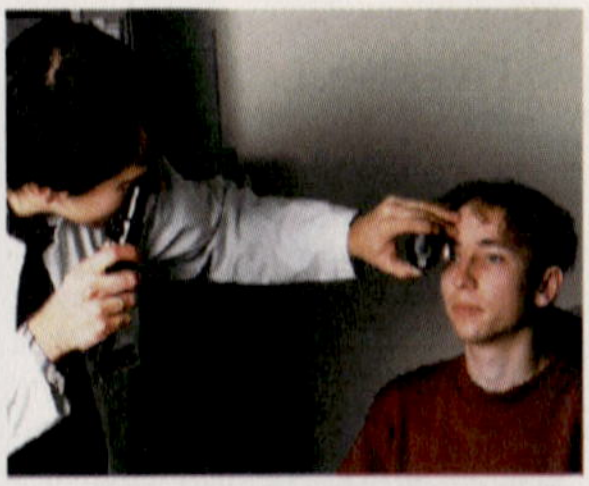

Abb. 33.29: Indirekte Ophthalmoskopie. Untersucher und Patient sitzen einander im Abstand von 40 – 60 cm gegenüber. Der Untersucher hält in der rechten Hand die Lichtquelle, mit der linken Hand hält er dem Patienten eine Lupe vor das Auge. Diese Lupe sammelt zum einen das von der Lichtquelle ausgestrahlte Licht, zum anderen vereint sie das rückfallende Licht, so dass sich die Netzhaut des Patienten nahe der patientenabgekehrten Brennebene leicht vergrößert sowie seitenvertauscht und umgekehrt abbildet. Der Untersucher sieht die Netzhaut des Patienten also nicht direkt, sondern nur über das – sozusagen im Raum zwischen Lupe und Untersucher schwebende – Bild („virtuelles Bild"). Vorteilhaft ist der gute Überblick bei allerdings nur 1,5- bis 6facher Vergrößerung. [K183]

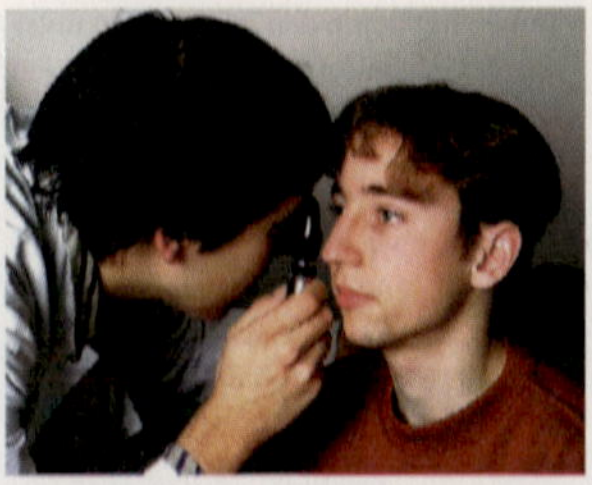

Abb. 33.30: Direkte Ophthalmoskopie. Der Untersucher nähert sich dem Patienten bis auf wenige Zentimeter. In der Hand hält er das Ophthalmoskop, in das eine Lichtquelle und eine Lupe eingebaut sind. Dann spiegelt er mit dem linken Auge das linke Auge des Patienten oder mit dem rechten Auge das rechte Auge des Patienten. Die beleuchtete Netzhautfläche bildet sich dabei direkt auf der Netzhaut des Untersuchers ab. Vorteilhaft ist die gute Detailerkennbarkeit bei starker (ca. 16facher) Vergrößerung. [K183]

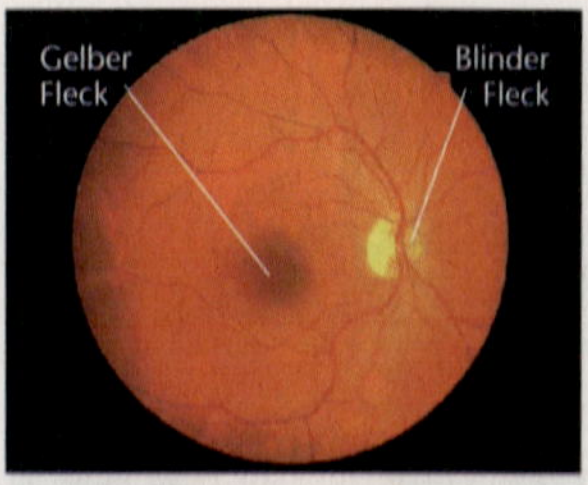

Abb. 33.31: Augenhintergrund eines Gesunden (rechtes Auge des Patienten im direkten ophthalmoskopischen Bild). Rechts ist der blinde Fleck, der Austritt des Sehnervs, zu erkennen. Dort verlassen die Gefäße die Netzhaut bzw. treten in sie ein. Ca. in der Bildmitte liegt der fast gefäßfreie gelbe Fleck, der Ort des schärfsten Sehens. [T132]

über die Spaltlampe den Kontakt zwischen Hornhaut und Messstempel. Dann dreht er an einer fein zu regulierenden Schraube, die mit einer Federwaage im Tonometer verbunden ist, und verändert dadurch die auf die Hornhaut einwirkende Kraft. Wann genau die Hornhaut abgeplattet ist, erkennt der Arzt an der angefärbten Tränenflüssigkeit unter dem Messstempel. Diese bildet zwei Farb-Halbringe, die ihre Lage zueinander je nach Kontakt zwischen Hornhaut und Messstempel verändern.

Da der Augeninnendruck tageszeitlichen Schwankungen unterliegt, wird die Tageszeit dokumentiert. Vielfach gibt ein *Augendruck-Tagesprofil* bessere Hinweise auf chronische Druckerhöhungen als die einmalige Messung.

33.4.6 Prüfung des Gesichtsfeldes

Gesichtsfeld: Wahrnehmungsfeld des Auges bei unbewegtem Auge.

Das Gesichtsfeld eines oder beider Augen kann insbesondere bei Erkrankungen des Sehnerven (z.B. Schädigung durch Glaukom), der Netzhaut (z.B. Netzhautablösung) oder bei Krankheiten des Gehirns (z.B. Gehirntumor) eingeschränkt sein. Solche **Gesichtsfeldausfälle** *(Skotome)* können sowohl am Rand des Gesichtsfeldes beginnen als auch von zentralen Bereichen des Gesichtsfeldes ausgehen.

Zur seitengetrennten Prüfung der Gesichtsfelder (**Perimetrie**) wird jeweils ein Auge abgedeckt. Der Blick des anderen Auges ist auf einen zentralen Fixationspunkt innerhalb der jeweiligen Messanordnung gerichtet. Dann werden verschiedene Leuchtmarken in das Gesichtsfeld eingespielt, und der Patient gibt an, wann er diese erstmalig registriert, ohne aber den Blick von dem zentralen Fixationspunkt zu wenden.

33.4.7 Schirmer-Test

Mit Hilfe des **Schirmer-Tests** wird die Tränenproduktion geprüft. Ein mehrere Zentimeter langer Streifen Lackmus-Filterpapier wird an einem Ende um ca. 0,5 cm umgeknickt und hinter das Unterlid eingelegt. Das Filterpapier saugt die leicht alkalische Tränenflüssigkeit auf und verfärbt sich dadurch blauviolett. Normalerweise sind nach fünf Minuten mindestens 10 – 20 mm (gemessen ab der Lidkante) benetzt.

Krankhaft sind eine Befeuchtungslänge unter 5 mm oder eine Seitendifferenz über 30 %. Eine verminderte Tränensekretion ist beispielsweise bei einer peripheren Fazialislähmung (☞ 35.10.3) oder einer Conjunctivitis sicca (☞ 33.7.1) zu beobachten.

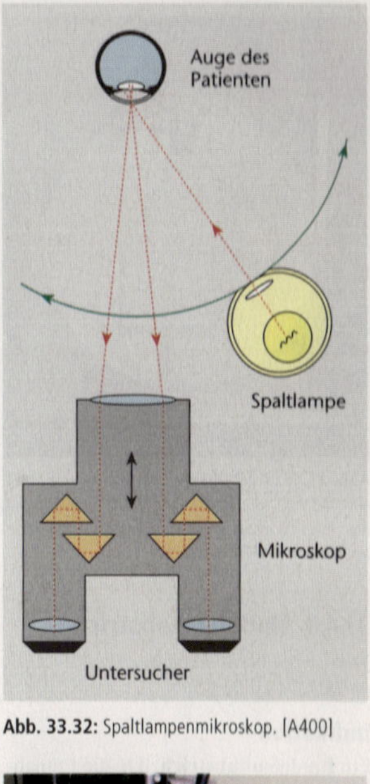

Abb. 33.32: Spaltlampenmikroskop. [A400]

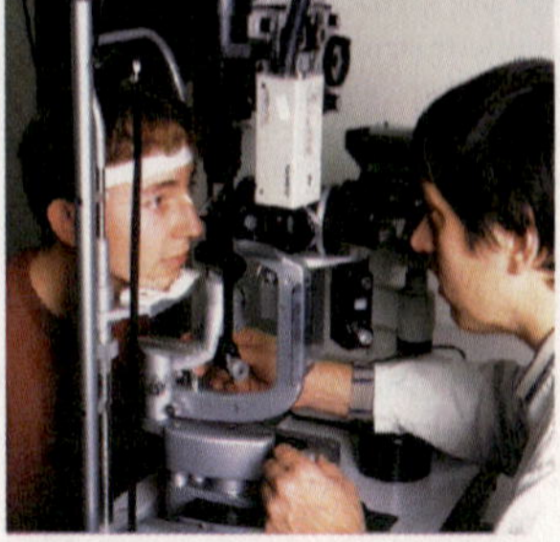

Abb. 33.33: Untersuchung mit der Spaltlampe. [K183]

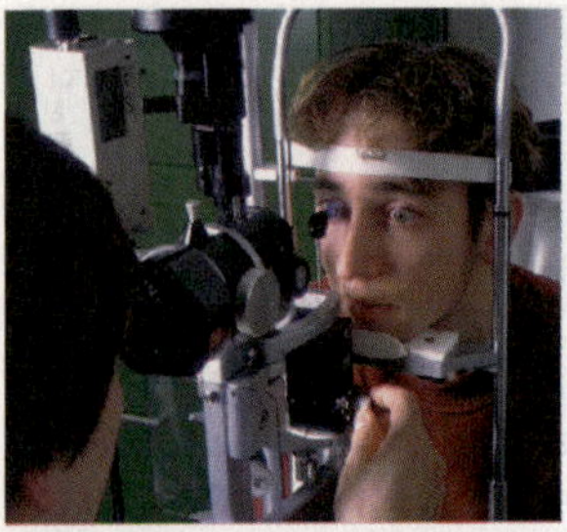

Abb. 33.34: Applanationstonometer nach Goldmann. Oben ist der Messstempel, rechts unten die mit der Federwaage verbundene Messtrommel zu sehen, an der der Druck abgelesen werden kann, der zur Abplattung der Hornhaut nötig war. [K183]

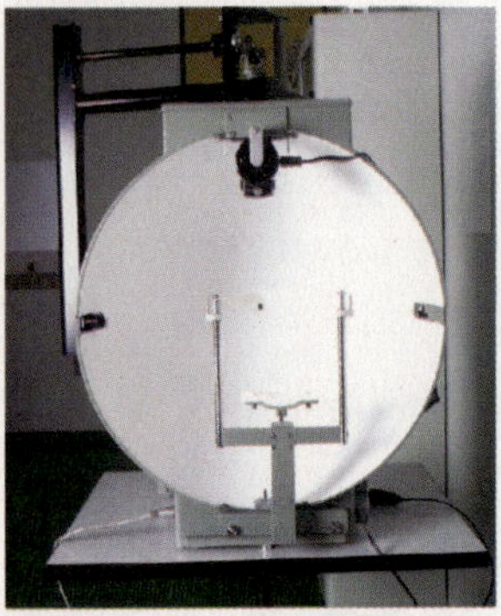

Abb. 33.35: Zur Prüfung des Gesichtsfelds steht eine Vielzahl von Geräten zur Verfügung. Hier ist das Projektionskugelperimeter nach Goldmann abgebildet. [K183]

33.4.8 Bindehautabstrich

Mikrobiologische Untersuchung
☞ 28.3.4 und 28.3.5

Indikation

Ein **Bindehautabstrich,** d.h. die Entnahme von Sekret aus dem Bindehautsack mit einem sterilen Watteträger, ist vor allen operativen Eingriffen und bei entzündlichen Veränderungen angezeigt, um eine gezielte Antibiotikabehandlung zu ermöglichen. Der Abstrich muss *vor* der antibiotischen Erstbehandlung erfolgen.

Durchführung

- Patienten informieren
- Patienten wie bei der Gabe von Augentropfen lagern (☞ 33.2.3)
- Watteträger steril auspacken und nur am dafür vorgesehenen Griffteil berühren
- Vorsichtig durch den freigelegten unteren Bindehautsack streichen und den Watteträger gleich in das Transportmedium zurückstecken bzw. den Abstrich sofort auf ein Nährmedium auftragen
- Abstrich nach Herstellerangaben weiter versorgen, mit den Daten des Patienten und dem Tagesdatum beschriften und mit dem ausgefüllten Begleitschein an das mikrobiologische Labor schicken.

33.5 Arzneimittel in der Augenheilkunde

33.5.1 Lokaltherapeutika

Bei vielen Augenerkrankungen reicht eine *lokale* medikamentöse Therapie aus, die mit weniger Nebenwirkungen behaftet ist als die *systemische* Arzneimittelgabe (☞ unten). Die Lokaltherapeutika verteilen sich rasch auf Binde- und Hornhaut und werden gut resorbiert. Allerdings müssen sie relativ häufig aufgetragen werden, da die Wirksubstanz schnell durch die Tränenwege in die Nase fortgespült wird.

Folgende Darrreichungsformen werden unterschieden:

- **Augentropfen:** Augentropfen sind meist wässrige Lösungen, die schnell resorbiert werden. Ihre Wirkdauer beträgt ca. 3 – 6 Stunden
- **Ölhaltige Augentropfen** und **Augensalben:** Salben und Öle haben eine längere Wirkungsdauer (bis zu 12 Stunden) und werden deshalb v.a. zur Nacht verabreicht. Sie bilden kurzzeitig einen Schmierfilm auf dem Auge und behindern dadurch das Sehen, werden aber als angenehm kühlend und pflegend empfunden
- **Subkonjunktivale Injektionen** *(Injektionen unter die Bindehaut):* Durch subkonjunktivale Injektionen (vergleichbar einer subkutanen Injektion) können hohe Wirkstoffkonzentrationen in den vorderen Augenabschnitten bei verhältnismäßig langer Wirkungsdauer erzielt werden. Auch Lokalanästhetika können subkonjunktival gespritzt werden.

33.5.2 Systemische Medikation

Bei der systemischen Medikation stehen folgende Arzneimittel bzw. Arzneimittelgruppen im Vordergrund:

- *Antibiotika* gegen Infektionen (☞ Pharma-Info 28.24)
- *Glukokortikoide* v.a. gegen nicht-infektiöse Entzündungen (☞ Pharma-Info 23.51)
- *Immunsuppressiva* gegen schwere immunologisch bedingte Erkrankungen, die das Augenlicht bedrohen (☞ Pharma-Info 29.29)
- **Arzneimittel zur Senkung des Augeninnendrucks.** Bewährt haben sich vor allem Acetazolamid (z.B. Diamox®), das die Kammerwasserproduktion hemmt und leicht diuretisch wirkt, sowie die Infusion 20 %iger Mannitollösung oder die orale Gabe von etwa 100 ml eines 50- bis 75 %igen Glyzerintrunkes (mit Zitronensaft als Geschmackskorrigens), welche osmotisch Wasser entziehen.

33.6 Erkrankungen des Augenlides

33.6.1 Gerstenkorn

Gerstenkorn *(Hordeolum):* Meist staphylokokkenbedingte, akute, eitrige Infektion der Liddrüsen. Als **Hordeolum externum** im Lidkanten- oder Wimpernbereich, als **Hordeolum internum** an der Lidinnenseite lokalisiert.

Leitsymptome des **Gerstenkorns** sind Rötung, Schwellung und starke Schmerzen des betroffenen Lides. Innerhalb weniger Tage abszediert die Entzündung, und eine Eiterkuppe an der Lidaußen-

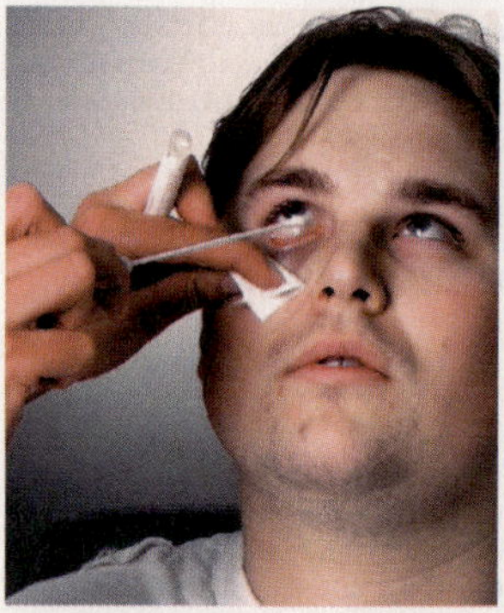

Abb. 33.36: Durchführung eines Bindehautabstrichs. [K183]

Arzneimittel	Indikationen	Wirkungsweise	Nebenwirkungen
Mydriatika (pupillenerweiternde Arzneimittel)			
Atropin, z.B. Atropinol® (Wirkdauer bis 2 Wochen) **Scopolamin,** z.B. Boro-Scopol® (Wirkdauer ca. 3 Tage) **Cyclopentolat,** z.B. Cyclopentolat® 0,5 %/1 % (Wirkdauer bis 1 Tag) **Tropicamid,** z.B. Mydraticum „Roche®" (Wirkdauer 3 – 4 Std.)	▸ Untersuchung der Linse, des Glaskörpers und der Netzhaut, Refraktionsbestimmung bei Kindern ▸ OP-Vorbereitung bei Linsen- und Netzhautoperationen ▸ Ruhigstellung des Auges bei Entzündungen der Iris, bei Netzhautablösungen oder z.B. nach Katarakt-OP	▸ Pupillenerweiterung und Akkommodationslähmung durch Lähmung des M. sphincter pupillae und des Ziliarmuskels	▸ Auslösen eines Glaukomanfalls bei engem Kammerwinkel ▸ Herabsetzung des Seh- und Reaktionsvermögens ▸ Evtl. systemische Wirkungen, z.B. Tachykardie, Halluzination, Harnverhalt
Miotika (pupillenverengende Arzneimittel)			
Aceclidin, z.B. Glaucotat® **Carbachol,** z.B.Carbamann® 1 % – 3 % **Pilocarpin,** z.B. Isopto®-Pilocarpin 0,5 % – 4 %	▸ (Engwinkel-)Glaukom ▸ OP-Vorbereitung	▸ Pupillenverengung durch Erregung des M. sphincter pupillae ▸ Abflussverbesserung des Kammerwassers durch Erhöhung des Ziliarmuskeltonus und nachfolgender Erweiterung des Kammerwinkels	▸ Sehstörungen, Kopfschmerzen und Übelkeit durch Akkommodationskrampf
Weitere augeninnendrucksenkende Arzneimittel			
Adrenalinabkömmlinge, z.B. d Epifrin® 0,1 % Augentropfen	▸ Weitwinkel- und Sekundär-Glaukom	▸ Kammerwasserproduktion ▸ Verbesserung des Kammerwasserabflusses	▸ (Leichte) Weitstellung der Pupille
β-Blocker, z.B. Betoptima®	▸ Weitwinkel- und Sekundär-Glaukom	▸ Drosselung der Kammerwasserproduktion. Keine Änderung von Pupillenweite und Akkommodation (Vorteil für Berufstätige und Autofahrer)	▸ Müdigkeit, Kopfschmerzen, Depressionen ▸ Kontraindiziert bei Asthma bronchiale, Herzinsuffizienz und Bradykardie
Carboanhydrasehemmer, z.B. Trusopt®	▸ Weitwinkel- und Sekundär-Glaukom	▸ Drosselung der Kammerwasserproduktion ▸ Entwässerung	▸ Überempfindlichkeitsreaktionen (das Arzneimittel gehört zur Gruppe der Sulfonamide)
Antiinfektiosa			
Antibiotika **Chloramphenicol,** z.B. Oleomycetin® **Gentamicin,** z.B. Refobacin® **Tetrazykline,** z.B. Aureomycin®	▸ Bakterielle Infektionen insbesondere der Binde- und Hornhaut, Infektionsprophylaxe	☞ Pharma-Info 28.24	▸ Überempfindlichkeitsreaktionen ▸ Therapiebeginn sofort nach Abstrich, evtl. Umstellung je nach Antibiogramm (☞ 28.3.5)
Antimykotika **Natamycin,** z.B. Pima Biciron® N	▸ Pilzinfektion des Auges und seiner Umgebung	☞ Pharma-Info 28.4.2	▸ Überempfindlichkeitsreaktionen ▸ Erregeridentifizierung anstreben
Virustatika **Aciclovir,** z.B. Zovirax® **Trifluorthymidin,** z.B. TFT Thilo® 1 %	▸ (Herpes-simplex-)Virus-Infektionen der Hornhaut	☞ Pharma-Info 28.37	▸ Hemmung der Heilung z.B. von Epithelien, daher nur zeitlich befristete Gabe
Lokalanästhetika			
Procain, z.B. Novesine® 0,4 %, Thilorbin® (mit Fluorescein)	▸ Hornhautbetäubung vor diagnostischen (Augeninnendruckmessung) oder therapeutischen Eingriffen (Fremdkörperentfernung, kleine Operationen)	▸ Reversible, lokale Ausschaltung der Schmerzempfindung/-weiterleitung	▸ Entstehung schwerer Nekrosen des Hornhautepithels. ▸ Daher nicht dem Patienten überlassen!
Glukokortikoide			
Prednisolon, z.B. Inflanefran® forte	▸ Entzündungen des Auges, v.a. nicht-infektiöser und immunologischer Ursache	▸ ☞ Pharma-Info 23.51	▸ Bei längerer Behandlung Gefahr von Hornhautschäden, Linsentrübung und Druckerhöhung
Wund- und Heilsalbe			
Dexpanthenol, z.B. Bepanthen®	▸ Reizungen des Auges ▸ Fremdkörperverletzungen ▸ Leichte Hornhauterosionen	▸ Reizlinderung und schnellere Epithelialisierung	▸ Kurzzeitige Sehbehinderung durch „Schmierfilm"
Filmbildner („Künstliche Tränen")			
Povidon, z.B. Vidisept® N **Polyvinylalkohol,** z.B. Liquifilm®	▸ Austrocknung der Hornhaut durch verminderte Tränensekretion oder fehlenden Lidschluss ▸ Trigeminusparese	▸ Bildung eines schützenden, feuchten Films auf dem Auge	▸ Augenbrennen

Tab. 33.37: Übersicht über Lokaltherapeutika in der Augenheilkunde. Um den Patienten die Tropfbehandlung zu erleichtern, werden häufig Mischpräparate eingesetzt, z.B. Cosopt® (Betablocker + Carboanhydrasehemmer).

oder -innenseite wird sichtbar. Manche Patienten sind in ihrem Allgemeinbefinden beeinträchtigt.

Behandelt wird mit trockener Wärme (z.B. Rotlicht) sowie antibiotischen und desinfizierenden Augensalben. Trockene Wärme kann anfangs die Weiterentwicklung eines Gerstenkorns aufhalten, später aber beschleunigen. Ein Verband ist wegen des dann auftretenden Sekretstaus eher ungünstig, kann aber bei Kindern erforderlich sein, um ein Reiben der Augen zu unterbinden. Da sich das Gerstenkorn nach einigen Tagen in der Regel öffnet und dann komplikationslos abheilt, ist eine Stichinzision nur selten notwendig.

Bei rezidivierendem Gerstenkorn nach Diabetes mellitus fahnden.

33.6.2 Hagelkorn

Hagelkorn *(Chalazion)*: Chronische Entzündung infolge eines Sekretstaus in den Meibom-Talgdrüsen im Ober- oder Unterlid.

Das **Hagelkorn** zeigt sich als derber, nicht verschieblicher, etwa hagelkorngroßer Knoten des Lides. Der Patient hat zwar keine (Druck-)Schmerzen, aber ein störendes Spannungsgefühl.

Meist muss ein Hagelkorn operativ entfernt werden. Der Eingriff findet in lokaler Infiltrationsanästhesie statt und kann ambulant durchgeführt werden. Die Wunde wird mit einem antibiotischen Augensalbenverband versorgt. In Zweifelsfällen und bei Rezidiven wird das Gewebe histologisch untersucht, um ein Karzinom oder eine tuberkulöse Entzündung auszuschließen.

33.6.3 Lagophthalmus

Lagophthalmus *(Hasenauge)*: Unvollständiger Lidschluss.

Bedingt durch Narben, einen Exophthalmus (☞ 23.4.3), ein Koma oder eine Fazialisparese (☞ 35.10.3) mit Lähmung des ringförmigen *M. orbicularis oculi* kann der Patient mit **Lagophthalmus** eines oder beide Lider nicht mehr vollständig schließen. Der normalerweise geschlossene Tränenfilm reißt auf und die Hornhaut trocknet aus. Ohne Behandlung entwickeln sich eine Hornhautentzündung (Keratitis ☞ 33.7.2) und ein Hornhautgeschwür (☞ 33.7.3).

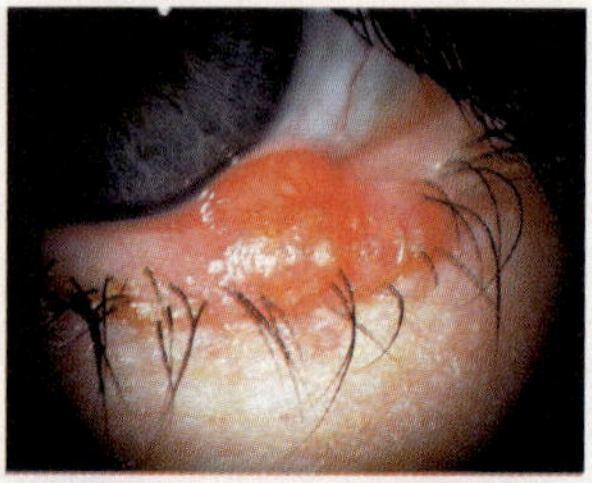

Abb. 33.38: Hordeolum externum links: Follikulitis des Unterlids. [T132]

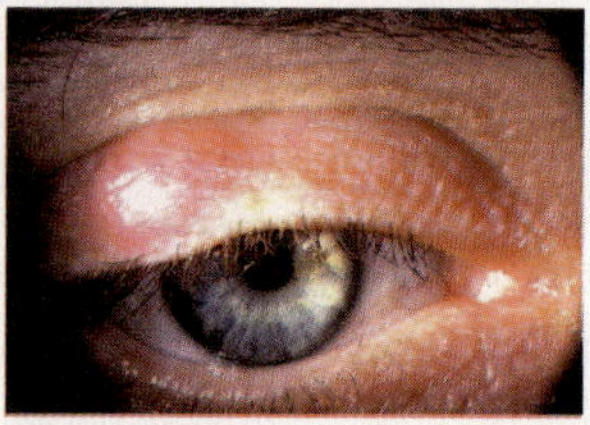

Abb. 33.39: Hagelkorn (Chalazion): Rötliche Schwellung im Oberlid. [T132]

Bewusstseinsklare Patienten klagen über andauerndes Trockenheitsgefühl und Brennen im Auge, evtl. auch über eine herabgesetzte Sehschärfe.

Augensalben, ein Uhrglasverband (☞ 33.2.7) oder eine weiche Kontaktlinse, die aber ständig befeuchtet werden muss, können das Auge vor dem Austrocknen schützen. Auch eine häufige Applikation von tränenersetzenden Augentropfen, z.B. Vidisept N®, ist hilfreich. Außerdem ist eine sorgfältige Augenpflege (☞ 7.4.8) notwendig.

Je nach Ursache und damit Prognose des Lagophthalmus ist ein operativer Teilverschluss der Lider durch **Tarsorrhaphie** *(Lidrandnaht)* zu erwägen.

33.7 Erkrankungen von Bindehaut und Hornhaut

33.7.1 Konjunktivitis

Konjunktivitis: Akute oder chronische Augenbindehautentzündung.

Krankheitsentstehung

Je nach Ursache werden unterschieden:

- **Infektiöse Konjunktivitis** durch Viren, Bakterien, Chlamydien oder Pilze (Details zu den Infektionserregern ☞ Kap. 28)
- **Nicht-infektiöse Konjunktivitis,** z.B. durch Fremdkörper (auch „ungepflegte" Kontaktlinsen), Tabakrauch, Staub, unbehandelte Brechungsfehler oder Allergien.

Symptome, Befund und Diagnostik

Auch wenn ein Auge oft stärker betroffen ist als das andere, befällt die Konjunktivitis in der Regel beide Augen:

- Jucken, Brennen, Fremdkörpergefühl („Sand in den Augen") und geringe bis mäßige Schmerzen der Augen
- Sog. **Abwehrtrias** aus Lichtscheu, Tränenfluss und **Blepharospasmus** (krampfhafter Lidschluss)
- Rötung der Bindehaut (☞ 33.3.3 und Abb. 33.21)
- Schwellung unterschiedlichen Ausmaßes
- Sekretion, die je nach Krankheitsursache wässrig, schleimig oder eitrig ist.

Die Symptome der akuten Konjunktivitis sind in der Regel stärker als bei der chronischen Konjunktivitis.

Die Diagnose wird durch die klinische Untersuchung und Bindhautabstriche (☞ 33.4.8) gestellt. Außerdem muss eine Hornhautbeteiligung ausgeschlossen werden (☞ 33.7.2).

Behandlungsstrategie und Pflege

Die Behandlung ist ursachenabhängig (☞ Tab. 33.40) und kann meist ambulant durchgeführt werden. Die Patienten sind in der Regel nicht erhöht pflegebedürftig.

33.7.2 Keratitis

Keratitis: Hornhautentzündung des Auges. Am häufigsten verursacht durch Viren.

Keratoconjunctivitis epidemica ☞ *Tab. 33.40*
Keratitis bei Lagophthalmus ☞ *33.6.3*

Vor der Untersuchung wird die Hornhaut durch Auftropfen eines geeigneten Lokalanästhetikums (☞ Tab. 33.37) betäubt. Die Diagnose wird durch Spaltlampenuntersuchung, Sensibilitätsprüfung und Anfärben der Epitheldefekte mit Fluoreszenzlösung gestellt. Horn- und Bindehautabstriche dienen der Erregersicherung.

Viral: Herpes corneae

Der **Herpes corneae** wird durch das Herpes-simplex-Virus hervorgerufen. Zwei Verlaufsformen werden unterschieden:

- Bei der oberflächlichen **Keratitis dendritica** bestehen bäumchenartige Defekte des *Hornhautepithels* (☞ Abb. 33.41). Der Patient klagt über Lichtscheu, Fremdkörpergefühl, Schmerzen und Tränenträufeln. Typisch ist die Sensibilitätsminderung der Hornhaut. Behandlung der ersten Wahl ist die Gabe virostatischer Augentropfen. Nur bei Therapieresistenz wird das oberflächliche Epithel mit einem arzneimittelgetränkten Tupfer abgetragen
- Bei der **Keratitis disciformis** ist das tiefer liegende *Hornhautendothel* (☞ Abb. 33.42) befallen und das *Hornhautstroma* scheibenförmig getrübt. Hauptsymptome sind Lichtscheu, Tränenträufeln, herabgesetzte Hornhautempfindlichkeit und deutliche Sehverschlechterung. Die Behandlung besteht in der lokalen und/oder systemischen Gabe von Virostatika (z.B. Zovirax®) und – bei intaktem Epithel – Glukokortikoid-Augentropfen. Der Verlauf ist oft langwierig und Rezidive sind möglich.

Krankheitsbild	Ursache	Typische Klinik	Therapie und Pflege	Besonderes
Infektiöse Konjunktivitiden				
Bakterielle Konjunktivitis	Z.B. Staphylokokken, Pneumokokken, Hämophilus influenzae	Oft eitrige Sekretion, evtl. Blutaustritt in die Schleimhaut. Übergreifen auf Hornhaut möglich	Antibiotikahaltige Augentropfen 3- bis 5-mal täglich	▸ Vor Beginn der Therapie Bindehautabstrich zur Erregeridentifizierung und Resistenzbestimmung ▸ Beachtung der einschlägigen Hygieneregeln ▸ Keine Verbände (Keimnährböden)
	Pseudomonas aeruginosa (☞ 28.5.9)	Viel eitriges Sekret	Antibiotikahaltige Augentropfen halbstündlich	▸ Erblindungsgefahr! ▸ Oft Übertragung durch kontaminierte Tropfflaschen (auch solche mit Antibiotikalösungen), weiche Kontaktlinsen oder deren Pflegematerialien
Trachom *(Körnerkrankheit, ägyptische Augenkrankheit)*	Chlamydia trachomatis Typ A – C	Langsame Symptomentstehung über Monate, unregelmäßige Bindehautfollikel, die einschmelzen und vernarben	Antibiotikahaltige Augentropfen oder -salben, evtl. systemische Therapie. Ggf. später Operationen zur Beseitigung von Defektzuständen (Narbenresektion, Hornhauttransplantation)	▸ Weltweit häufigste Erblindungsursache ▸ Übertragung z.B. durch Fliegen und mangelhafte Hygiene
Schwimmbad-Konjunktivitis *(Einschlusskörperchen-Konjunktivitis, Paratrachom)*	Chlamydia trachomatis Typ D – K	Schleimig-eitrige Sekretion, hahnenkammartige Schwellung der Lymphfollikel, evtl. Schwellung der Lymphknoten vor dem Ohr	Antibiotikahaltige Augentropfen oder -salben. Evtl. systemische Antibiotikagabe	▸ Keine Hornhautbeteiligung und trotz des teils langwierigen Verlaufs gute Prognose. Bei Erwachsenen evtl. gleichzeitig Befall des Urogenitaltraktes (☞ 28.5.19)
Keratoconjunctivitis epidemica	Adenoviren	Beginn meist einseitig, dann Übergreifen auf 2. Auge. Lymphknotenschwellung vor dem Ohr, auffällige Bindehautrötung und Lidschwellung, seröses Sekret. Starke Augenschmerzen möglich	Patienten möglichst aus dem Krankenhaus entlassen, ansonsten isolieren. Symptomatisch gefäßverengende Augentropfen und Heilsalbe. Bei Bedarf Schmerzmittel, z.B. Paracetamol. Evtl. glukokortikoidhaltige Präparate (umstritten)	▸ Hornhautbeteiligung möglich. Übertragung nicht nur durch Tröpfcheninfektion, sondern auch durch kontaminierte medizinische Geräte
Nichtinfektiöse Konjunktivitiden				
Conjunctivitis simplex *(Reizkonjunktivitis, einfache Bindehautentzündung)*	Z.B. Staub, nicht korrigierte Brechungsfehler, Ektropium ☞ 33.14. Oft keine Ursache festellbar	Fremdkörpergefühl, Jucken, Brennen, morgens verklebte Lidränder	Möglichst Ursache beseitigen, ansonsten symptomatisch gefäßverengende Augentropfen, Wund- und Heilsalbe	
Akute allergische Konjunktivitis	Allergische Reaktion, z.B. auf Pollen, Staub, Salben oder Kosmetika	Juckreiz, brennende Schmerzen, starke Lidschwellung	Wenn möglich, Allergen-Karenz. Ansonsten gefäßverengende Augentropfen oder Augentropfen mit Antihistaminika, evtl. kurzzeitig glukokortikoidhaltige Präparate. Augentropfen mit Cromoglicinsäure möglichst vor Auftreten der ersten Symptome	Gehäuftes Auftreten in Frühjahr und Sommer. Oft gleichzeitiges Bestehen eines allergischen Schnupfens
Chronische allergische Konjunktivitis		Augenbrennen, Patienten reiben die Lider, schleimiges Sekret, unregelmäßige Vorwölbungen der Bindehaut („Pflastersteine")		Oft Verschlimmerung im Frühjahr
Conjunctivitis sicca *(lat. sicca = trocken)*	Unzureichende Tränensekretion	Augenbrennen	„Künstliche Tränen" (☞ 33.37)	V.a. ältere Patienten betreffend; Diagnose durch Schirmer-Test (☞ 33.4.7)

Tab. 33.40: Übersicht über die wichtigsten Konjunktivitiden.

Bakteriell: Ulcus serpens

Eine Verletzung der Hornhaut mit verschmutzten Gegenständen oder das Eindringen von Bakterien (etwa bei einer chronischen Infektion der Tränenwege) in Epitheldefekte führt zu einer **tiefen bakteriellen Keratitis** und oft innerhalb weniger Stunden durch Hornhauteinschmelzung zu einem **Ulcus serpens** *(kriechendes Hornhautulcus)* oder gar einer **Hornhautperforation.** Der Patient hat Schmerzen, Lichtscheu und Tränenträufeln sowie eine starke Bindehautreizung. Typisch ist eine Eiteransammlung in der Vorderkammer (**Hypopyon** ☞ Abb. 33.43). Sofort nach Abstrichentnahme wird mit der lokalen, evtl. auch systemischen Gabe von Breitspektrumantibiotika begonnen (z.B. stündlich Refobacin®-Augentropfen). Die Pupille wird wegen der Sekundär-Iritis (☞ 33.14) z.B. mit Boro-Scopol®-Augentropfen zweimal täglich erweitert. Eine weitere Komplikation ist die Entwicklung eines Sekundär-Glaukoms (☞ 33.9). Ist der Tränensack infiziert, muss er evtl. operativ entfernt werden.

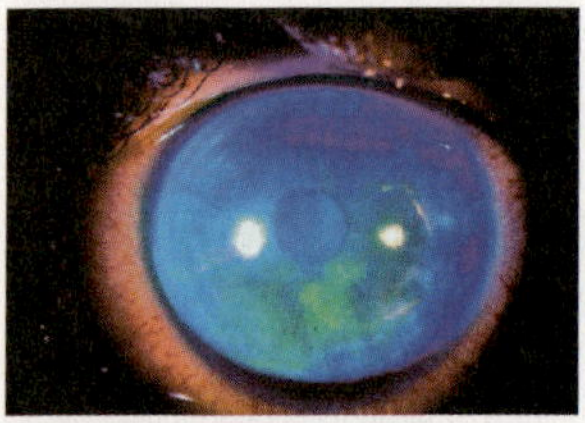

Abb. 33.41: Keratitis dendritica. In der unteren Hornhauthälfte Effloreszenz mit charakteristischer ästchenartiger Verzweigung (hellgrün angefärbt mit Fluorescein). [T132]

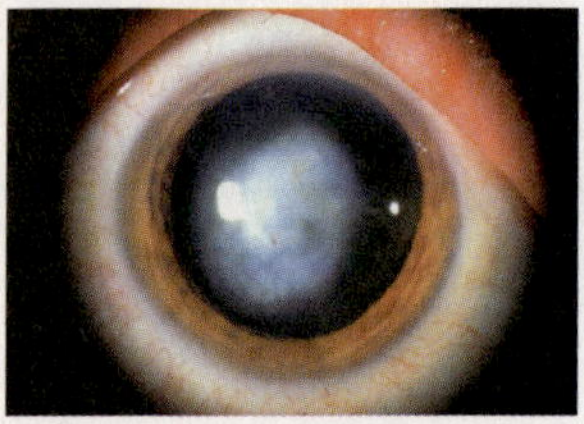

Abb. 33.42: Keratis disciformis mit typischer scheibenförmiger Hornhauttrübung. [T132]

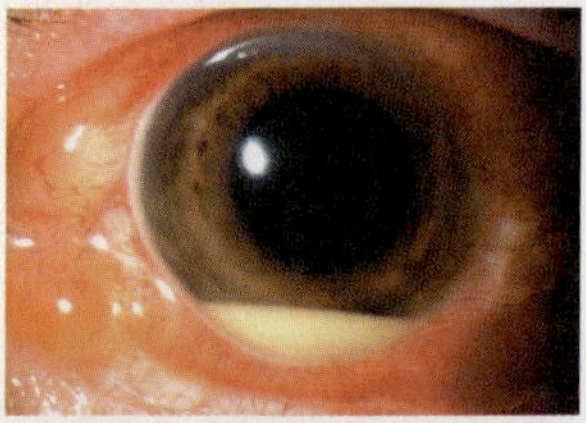

Abb. 33.43: Hypopyon (Eiteransammlung in der Vorderkammer). [T132]

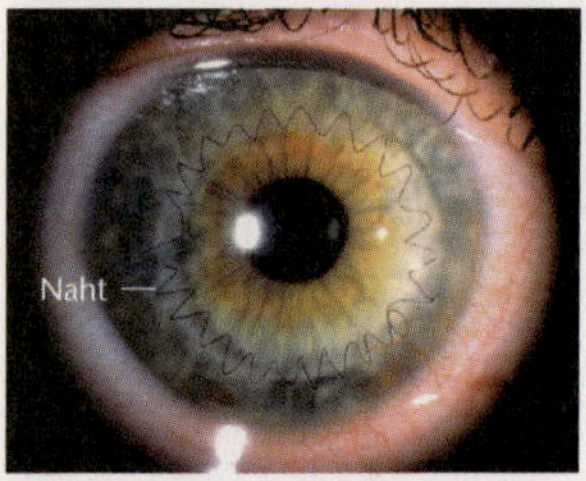

Abb. 33.44: Keratoplastik mit zickzackförmiger Naht. [T132]

33.7.3 Hornhauterosion

Hornhauterosion: Oberflächlicher Epitheldefekt der Hornhaut, hervorgerufen z.B. durch Zweige, Fingernägel oder UV-Strahlen (Schweißen, Höhensonne = *Keratitis photoelectrica*).

Der Patient klagt über ein Fremdkörpergefühl im Auge, hat oft starke Schmerzen und zeigt die typische *Abwehrtrias* aus Lichtscheu, Tränenfluss und Lidkrampf. Häufig kann er sich an das auslösende Trauma erinnern. Bei einer Auslösung durch UV-Bestrahlung treten charakteristischerweise nach einer Latenz von 4 – 6 Stunden plötzlich starke Schmerzen auf.

Das betroffene Auge ist gerötet. Der Epitheldefekt lässt sich durch Anfärben der Hornhaut mit Fluorescein darstellen.

Die Behandlung besteht in der Gabe desinfizierender Salben (z.B. Noviform® Augensalbe) oder Heilsalben (z.B. Bepanthen® Augensalbe) sowie evtl. antibiotikahaltiger Augensalben. Das Auge wird ruhig gestellt, wozu ein beidäugiger Augenverband notwendig sein kann. Gegen die Schmerzen wird z.B. Paracetamol (etwa in ben-u-ron®) gegeben. Unter dieser Behandlung heilt die Erosion in der Regel rasch ab.

33.7.4 Keratoplastik

Keratoplastik: Hornhauttransplantation (Hornhautübertragung).

Ist beispielsweise nach Verätzungen oder schweren Entzündungen die Hornhaut stark getrübt, kann eine Hornhautübertragung helfen. Hierbei handelt es sich um eine *allogene Transplantation* (☞ 10.8).

Die getrübte Hornhaut des Patienten wird operativ entfernt und durch ein Hornhautscheibchen des Spenders ersetzt (☞ Abb. 33.44). Eine medikamentöse Unterdrückung des Immunsystems ist in der Regel nicht erforderlich, da die immunologischen Probleme aufgrund der Gefäßlosigkeit der normalen Hornhaut gering sind. Besonders nach Gefäßeinsprossung können aber Immunreaktionen auftreten, die mit lokaler oder systemischer Gabe von Glukokortikoiden, evtl. auch Ciclosporin A, behandelt werden müssen, da sie zur abermaligen Hornhauttrübung führen können.

33.8 Katarakt

Katarakt *(Cataracta, Grauer Star):* Trübung der Augenlinse.

Krankheitsentstehung und Einteilung

Meist werden die Linsentrübungen nach ihrer Entstehung eingeteilt:

Angeborene Katarakt

Die angeborene Katarakt kann erblich bedingt sein, wird aber auch durch verschiedene (Virus-)Infektionen der Mutter während der Schwangerschaft hervorgerufen (z.B. Röteln!).

Erworbene Katarakt

- Die häufigste erworbene Katarakt ist der **Altersstar** *(Cataracta senilis)*, dessen Entstehung noch nicht völlig geklärt ist. Veränderungen der Linseneiweiße führen zu einer verminderten Lichtdurchlässigkeit und einer Streuung der einfallenden Lichtstrahlen
- Linsentrübungen treten aber auch bei einigen Allgemeinerkrankungen (z.B. Diabetes mellitus, Dialyse), unter Glukokortikoidmedikation oder nach einer Röntgenbestrahlung im Augenbereich gehäuft auf
- Als **Cataracta complicata** wird eine Linsentrübung bei anderen Augenerkrankungen (z.B. Netzhautablösung, Glaukom), als **Cataracta traumatica** diejenige nach Augenverletzungen bezeichnet.

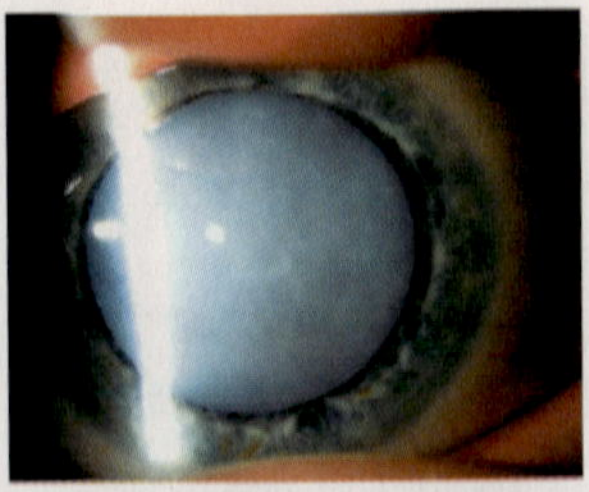

Abb. 33.45: Angeborene Katarakt (Grauer Star) bei einer 25-jährigen Frau. Hier ist die Linsentrübung bereits so weit fortgeschritten, dass sie mit dem bloßen Auge sichtbar ist. [T132]

Symptome, Befund und Diagnostik

Die Patienten sehen unscharf und wie durch einen „grauen Nebel", Farben und Konturen verschwimmen. Evtl. sehen die Betroffenen auch Doppelbilder. Sie klagen über Blendungserscheinungen bei Tageslicht und können typischerweise in der Dämmerung besser sehen, weil sie bei weiter Pupille an der meist zentral gelegenen Trübung „vorbeischauen" können und die Lichtstreuung geringer ist. Schmerzen treten nicht auf. Die Sehstörungen nehmen allmählich zu und schränken den Erkrankten schließlich in allen Aktivitäten erheblich ein.

Die Katarakt wird bei weitgestellter Pupille am Spaltlampenmikroskop diagnostiziert. Eine fortgeschrittene Linsentrübung ist bereits bei bloßer Betrachtung des Auges erkennbar (☞ Abb. 33.45).

Behandlungsstrategie

Bei Allgemeinerkrankungen kann die Katarakt durch eine Behandlung des Grundleidens aufgehalten werden. Bei allen anderen Starformen hat die medikamentöse Therapie keinen nachweisbaren Erfolg. Die einzige Behandlungsmethode bleibt die Operation unter dem Mikroskop. Die Operation kann bei gutem Zustand des Patienten und gesicherter postoperativer Pflege ambulant durchgeführt werden, alternativ erfolgt sie im Rahmen eines kurzen stationären Aufenthaltes von bis zu vier Tagen.

Zwei Operationsmethoden werden unterschieden (☞ auch Abb. 33.46):

Extrakapsuläre Operation

Bei der **extrakapsulären Operation** werden nur die vordere Linsenkapsel und das getrübte Linsenmaterial entfernt. Die hintere Linsenkapsel bleibt stehen und bildet weiter die Begrenzung zum Glaskörper.

Die extrakapsuläre Operation ist heute das gebräuchlichste Verfahren, weil eine Netzhautablösung deutlich seltener auftritt als nach einer intrakapsulären Operation.

Auf der hinteren Linsenkapsel kann sich allerdings durch übrig gebliebene Linsenepithelzellen ein **Nachstar** bilden (☞ Abb. 33.47), der komplikationslos durch eine Lasertherapie ohne erneute Eröffnung des Auges behandelt werden kann.

Intrakapsuläre Operation

Bei der **intrakapsulären Operation** wird die Linse im Ganzen (d.h. einschließlich ihrer Kapsel) entfernt.

Da Glaskörpervorfall und Netzhautablösung relativ häufige Komplikationen sind, wurde diese Methode zunehmend verlassen und ist speziellen Indikationen (z.B. chronischen Entzündungen) vorbehalten.

Bei beidseitigem Auftreten der Katarakt wird in der Regel zunächst das schlechtere Auge operiert. Das zweite Auge wird meist nach ca. sechs Wochen operiert, bei guter Heilung evtl. schon nach ungefähr einer Woche.

Ersatz der Linsenbrechkraft

Die Linse hat eine Brechkraft von etwa 15 Dioptrien, die bei der postoperativ bestehenden **Aphakie** *(Linsenlosigkeit)* ausgeglichen werden muss, damit ein scharfes Bild auf der Netzhaut entsteht. Eine starke **Starbrille** kommt nur bei beidseitiger Aphakie in Betracht, da bei einseitiger Aphakie die Netzhautbilder sehr unterschiedlich groß wären *(Aniseikonie)*, wodurch das Sehen empfindlich gestört wird. Bei einseitiger Linsenlosigkeit hilft eine *Kontaktlinse* oder die Implantation einer künstlichen **Vorder-** oder **Hinterkammerlinse.** Welche Linse gewählt wird, ist auch von der Operationsmethode abhängig.

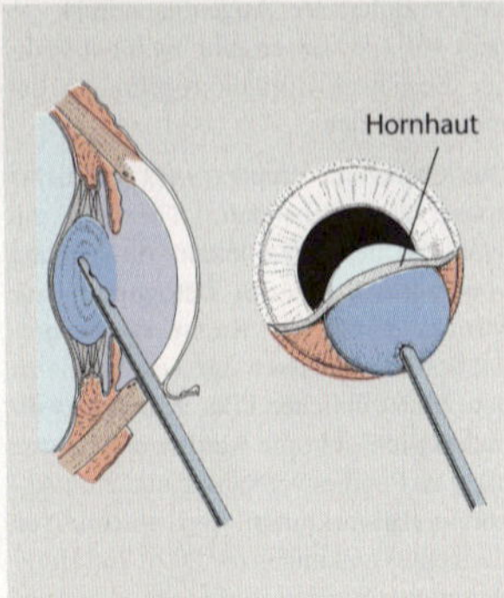

Abb. 33.46: Links extrakapsuläre, rechts intrakapsuläre Staroperation. [A400-190]

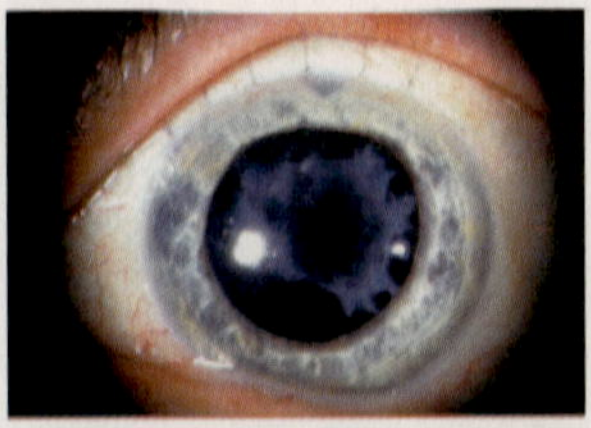

Abb. 33.47: Nachstar nach extrakapsulärer Operation. [T132]

Pflege

Nach der Operation werden tagsüber einbis zweistündlich (manchmal sogar halbstündlich) Glukokortikoide oder ein Glukokortikoid-Antibiotika-Präparat getropft. Zur Nacht wird eine entsprechende Salbe verabreicht. Am ersten postoperativen Tag wird die Pupille mit einem Mydriatikum weitgestellt, um den Augenhintergrund inspizieren zu können und um Verklebungen zwischen Iris und Linse **(hintere Synechien)** mit nachfolgender Pupillenentrundung vorzubeugen. Das frisch operierte Auge wird für ca. drei Tage mit Kompresse und Schale oder Lochschale über 24 Stunden verbunden. Danach reicht ein Hohlverband zur Nacht aus.

Diese Behandlung erstreckt sich insgesamt über ca. sechs Wochen und muss nach Krankenhausentlassung vom Betroffenen bzw. seinen Angehörigen weitergeführt werden.

Prognose

Die Prognose der erworbenen Katarakt ist heute meist gut. Für den Patienten bedeutet das verbesserte Sehen nach einer Staroperation eine deutliche Verbesserung seiner Lebensqualität.

Bei der angeborenen Katarakt hängt die Prognose ganz entscheidend von der rechtzeitigen Diagnosestellung und Operation ab, da sonst durch mangelnde Entwicklung des Sehvermögens eine Schwachsichtigkeit droht.

33.9 Glaukom

Glaukom *(Grüner Star):* Erhöhung des Augeninnendrucks *(Intraokulardrucks).* Gefährlich durch Druckschädigung des Sehnerven mit nachfolgender Erblindung **(absolutes Glaukom).** Häufigste Form ist das symptomarme **Glaucoma simplex,** das vornehmlich den älteren Menschen betrifft (ca. 3 % der über 60-Jährigen).

Krankheitsentstehung und Einteilung

Die Augeninnendruckerhöhung ist in der Regel durch eine Abflussbehinderung des Kammerwassers (☞ 33.1.1) bedingt. Der erhöhte Augeninnendruck wirkt auch auf die zuleitenden Gefäße des Sehnervenkopfes ein und führt zu einer Druckschädigung und Versorgungsstörung mit nachfolgender Atrophie des Sehnerven.

Man unterscheidet ein primäres, ein sekundäres und ein kongenitales Glaukom.

Primäres Glaukom

Das **primäre Glaukom** ist eine eigenständige Erkrankung:

- Beim **Glaucoma simplex** *(Weitwinkelglaukom, einfaches chronisches Glaukom, primär chronisches Offenwinkelglaukom)* ist der Kammerwasserabfluss durch Altersveränderungen des Auges erschwert; der Kammerwinkel, d.h. die von Hornhaut und Ziliarkörper gebildete Begrenzung der Vorderkammer, ist dabei makroskopisch unverändert
- Beim **Winkelblockglaukom** ist die Vorderkammer so flach, dass die (vorgewölbte) Iris den Abfluss des Kammerwassers durch das Trabekelwerk des Kammerwinkels behindert. Die akute Verlaufsform wird **akutes Winkelblockglaukom** *(akutes Glaukom, Glaukomanfall)* genannt, die chronische **chronisches Winkelblockglaukom** *(chronisches Engwinkelglaukom, drohendes Winkelblockglaukom).*

Sekundäres Glaukom

Bei **sekundären Glaukomen** dagegen liegt der Augeninnendruckerhöhung eine Ersterkrankung zugrunde, z.B. Verletzungen, Gefäßneubildung bei Diabetes mellitus, Entzündungen oder Tumoren des Auges. Diese Krankheiten führen dann durch Vernarbung oder Verlegung zu einer Störung des Kammerwasserabflusses.

Kongenitales Glaukom

Beim **kongenitalen Glaukom** *(angeborenes Glaukom, Hydrophthalmus, Buphthalmus = Ochsenauge)* wird der Kammerwinkel durch mesodermales Gewebe verlegt. Die Augeninnendrucksteigerung führt zu einer Vergrößerung des kindlichen Auges. Die Behandlung besteht in einer frühzeitigen Operation.

Diagnostik

Die Diagnosestellung und Differenzierung der verschiedenen Formen ist durch Messung des Augeninnendrucks (☞ 33.4.5), Gesichtsfelduntersuchungen (☞ 33.4.6), Inspektion des Kammerwinkels (Gonioskopie ☞ 33.4.4) und Beurteilung der Papille möglich. Der normale Augeninnendruck liegt bei 15 – 21 mmHg und schwankt im Tagesverlauf um höchstens 4 mmgHg (Maximum morgens).

Vergleichbar der Situation beim Bluthochdruckkranken schließt ein einmalig gemessener, normaler Augeninnendruck ein Glaukom nicht aus. Im Verdachtsfall ist stets ein Tagesprofil mit täglich 4- bis 5-maliger Augeninnendruckmessung nötig.

Symptome und Behandlungsstrategie

Glaucoma simplex

Das Heimtückische am Glaucoma simplex ist, dass der Patient keinerlei Beschwerden hat. Erst in Spätstadien, wenn die Gesichtfelddefekte das zentrale Sehen erfassen, bemerkt der Patient den hochgradigen, *irreversiblen* Sehverlust. Daher sollte der Augeninnendruck ab dem 40. – 45. Lebensjahr auch bei völliger Beschwerdefreiheit regelmäßig gemessen werden.

Das Glaucoma simplex wird möglichst konservativ behandelt. Therapie der Wahl ist heute die lokale Anwendung von β-Blockern (z.B. Betoptima®) zur Verminderung der Kammerwasserproduktion. Sie müssen im Gegensatz zu dem früher üblichen Pilocarpin nur zweimal täglich getropft werden und führen nicht zu Pupillenverengung und zum Akkommodationskrampf. Bei obstruktiven Lungenerkrankungen (☞ 20.6) und Herzrhythmusstörungen dürfen sie allerdings nicht gegeben werden. Der Patient muss wissen, dass konsequentes Tropfen ent-

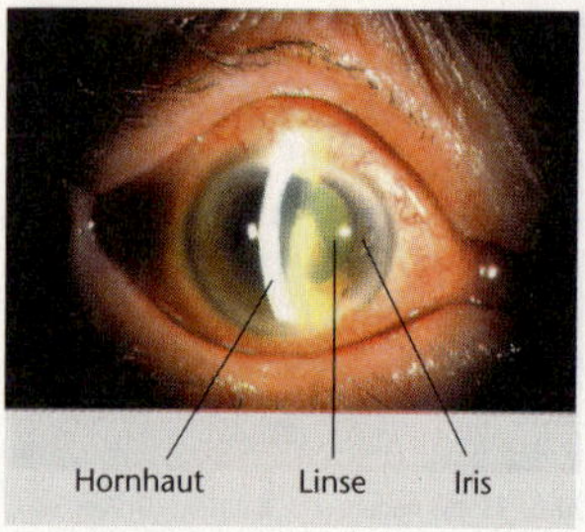

Abb. 33.48: Spaltlampen-)Aufnahme während eines akuten Glaukomanfalls. Die episkleralen und konjunktivalen Gefäße sind stark gestaut, die Pupille unregelmäßig erweitert und die Zeichnung der Iris verwaschen. Außerdem besteht ein Hornhautödem. [T132]

scheidend für den Therapieerfolg ist, da auch gelegentliche Druckerhöhungen das Auge weiter schädigen.

Bei Erfolglosigkeit der konservativen Behandlung wird operiert:

- **Goniotrepanation:** Bei der Goniotrepanation wird das Kammerwasser unter die Bindehaut abgeleitet, damit es dort von den Blutgefäßen aufgenommen werden kann
- **Lasertrabekulotomie** *(Lasertrabekuloplastik):* Mit dem Laserstrahl werden oberflächliche Entzündungsherde gesetzt, die vernarben, das Trabekelwerk straffen und so den Abfluss verbessern. Diese Methode wirkt aber nur kurzzeitig drucksenkend und ist daher nicht Therapie der ersten Wahl
- **Zyklokryothermie:** Mit einer Kältesonde (oder schonender mit einem Laserstrahl = **Zyklophotokoagulation**) wird ein Teil des Ziliarepithels zerstört und daher weniger Kammerwasser produziert.

Akutes Winkelblockglaukom

Vorboten des Anfalls wie etwa leichte Sehverschlechterung, Nebelsehen oder das Sehen farbiger Ringe um Lichtquellen *(Newtonsche Ringe)* nimmt der Patient oft nicht ernst.

Die Symptome der exzessiven Druckerhöhung (bis 80 mmHg) sind dann dramatisch:

- Stärkste Schmerzen im Auge mit dumpfer Ausstrahlung in den gesamten Trigeminusbereich und auch in den Körper
- Übelkeit und Erbrechen, die so heftig sein können, dass eine Baucherkrankung vermutet wird

- Deutlich herabgesetztes Sehvermögen (Erkennen von Handbewegungen).

Der Bulbus ist bei der Untersuchung steinhart, die Pupille entrundet, erweitert und lichtstarr. Als Auslöser des Anfalls sind oft psychische Erregung, pupillenerweiternde Arzneimittel (z.B. Anticholinergika in krampflösenden Mitteln) oder Allgemeinnarkosen eruierbar.

Die Behandlung muss sofort einsetzen, da höchste Gefahr für das Augenlicht besteht:

- Pupillenverengung und damit Verbesserung des Kammerwasserabflusses durch Tropfen von Pilocarpin 1 – 2 % (z.B. Isopto®-Pilocarpin), während der ersten Stunde alle 10 Minuten
- Hemmung der Kammerwasserbildung durch orale oder intravenöse Gabe von Azetazolamid (z.B. Diamox®)
- Verminderung des Glaskörpervoumens durch Osmotherapie mit Glyzerin oral oder Mannitol 20 % intravenös
- (Symptomatische) Schmerzlinderung.

Im Intervall wird dann eine *basale Iridektomie* (☞ unten) durchgeführt, um erneute Anfälle zu vermeiden. Bei Versagen der konservativen Behandlung ist diese auch als Notoperation notwendig, dann aber sehr komplikationsträchtig.

Chronisches Winkelblockglaukom

Beim chronischen Winkelblockglaukom schwankt der Augeninnendruck stark. Während der Druckspitzen sehen die Patienten Newtonsche Ringe, Nebel oder Schleier und haben evtl. Kopfschmerzen oder bemerken eine Augenrötung.

Da beim chronischen Winkelblockglaukom jederzeit ein akutes Winkelblockglaukom droht, muss zunächst durch medikamentöse Pupillenverengung eine Blockade des Kammerwinkels verhindert werden (durch die Pupillenverengung werden die Iris und der Ziliarkörper aus dem Kammerwinkel „gezogen"). Eine **basale Iridektomie** mit Entfernung eines kleinen Irisstückchens an der Irisbasis oder eine **Neodym-YAG-Laseriridotomie** schafft eine direkte Verbindung zwischen Hinter- und Vorderkammer und umgeht die Blockade durch die vorgewölbte Linse.

Sekundäre Glaukome

Bei Sekundärglaukomen ist die Behandlung des Grundleidens vorrangig. Symptome und (symptomatischer) Behandlungsplan entsprechen im Wesentlichen denjenigen des primären Glaukoms.

Patientenberatung

Was sollten Betroffene wissen/können?

- Ursachen und Komplikationen verstehen, Therapieansätze kennen
- Symptome kennen und „kontrollieren" (Kopfschmerzen, Sehverlust, Übelkeit, Tränenfluss)
- Augeninnendruck-Erhöhung meiden (Anstrengung, Pressen, Heben, Bücken). Achtung: viele Arzneimittel erhöhen als Nebenwirkung den Augeninnendruck
- Umgang mit Augentropfen/-salben beherrschen
- Wirkungen und Nebenwirkungen der Arzneimittel sowie Notfallplan kennen
- Mit beeinträchtigter Sehschärfe zurechtkommen.

33.10 Glaskörpererkrankungen

Glaskörpererkrankungen: Beeinträchtigungen der Transparenz („Durchsichtigkeit") des Glaskörpers. Insgesamt eher selten.

Die wichtigsten sind:

Mouches volantes *(fliegende Mücken):* Kleine Trübungen im Glaskörper, gehäuft in höherem Lebensalter und bei starker Kurzsichtigkeit auftretend. In der Regel harmlos und nicht therapiebedürftig.

Glaskörperblutung: Blutung in den Glaskörper hinein, meist aus krankhaft veränderten Netzhautarterien oder pathologischerweise in den Glaskörper eingesprossten Gefäßen (etwa bei Diabetes mellitus), seltener – z.B. bei Blutgerinnungsstörungen – aus normalen (Netzhaut-)Gefäßen.

Glaskörperentzündung, -abszess: Am häufigsten infolge einer Glaskörperverletzung oder -operation, seltener durch hämatogene Keimverschleppung bei Allgemeininfektionen (z.B. systemische Mykosen bei Abwehrschwäche). Gefahr irreversibler Netzhautschädigung und nachfolgender Erblindung.

Symptome und Untersuchungsbefund

Je nach Ausmaß der Glaskörpertrübung reichen die Symptome von Schatten- oder „Schneegestöbersehen" bis hin zum (plötzlichen) Sehverlust.

Die Diagnose wird durch Augenspiegelung, Untersuchung an der Spaltlampe, **Diaphanoskopie** (Durchleuchtung des Auges durch Aufsetzen einer Lichtquelle direkt auf den Augapfel) und Ultraschalluntersuchung gestellt.

Behandlungsstrategie

Zur Behandlung ist meist eine **Vitrektomie** *(Entfernung des Glaskörpers)* in Vollnarkose erforderlich. Der geschädigte Glaskörper wird abgesaugt und meist durch physiologische Kochsalz- oder Ringerlösung ersetzt. Je nach Grunderkrankung werden während der Operation zusätzlich Antibiotika oder Antimykotika in das Augeninnere eingebracht.

Als postoperative Komplikationen drohen insbesondere Linsentrübungen, (Sekundär-)Glaukome, neue Blutungen und Netzhautablösungen.

Pflege

Pflege und Tropfschema entsprechen denjenigen bei einer Katarakt. Außerdem wird die Pupille des operierten Auges mit Boro-Scopol®-Augentropfen zweimal täglich dauerhaft erweitert, um Verwachsungen der Iris mit der Linse **(hintere Synechie)** vorzubeugen, einen Vorderkammerreiz zu reduzieren und jederzeit den Augenhintergrund beobachten zu können (☞ Pflege nach Katarakt-Operation 33.8). Verband und Schale müssen über 24 Stunden angelegt werden. Die Verweildauer auf Station beträgt mindestens eine Woche.

33.11 Erkrankungen der Netzhaut

33.11.1 Netzhautablösung

Netzhautablösung *(Ablatio retinae, Amotio retinae):* Ablösung von Netzhaut oder Netzhautanteilen vom Pigmentepithel mit nachfolgender Ernährungsstörung der Netzhaut und Untergang der bildaufnehmenden Rezeptorschicht im abgelösten Bezirk.

Krankheitsentstehung

Am Anfang steht oft ein Netzhautriss als Zeichen einer **Netzhautdegeneration**, z.B. bei hochgradiger Kurzsichtigkeit, bei Linsenlosigkeit oder im Alter. Durch den Riss dringt Flüssigkeit zwischen Retina und Pigmentepithel und löst diese voneinander **(primäre Netzhautablösung).**

Ursache einer **sekundären Netzhautablösung** *ohne* Netzhautriss sind Verwachsungsstränge z.B. nach Entzündungen, Frühgeborenenretinopathie, diabetischen Netzhautschäden (**Traktionsablatio**), Glaskörperverlust bzw. -schrumpfungen oder Augenverletzungen.

Eine Netzhautablösung geht häufig mit Glaskörpererkrankungen einher.

Symptome, Befund und Diagnostik

Alarmsymptome sind das Sehen von Lichtblitzen, gehäufter *mouches volantes* (☞ 33.10) oder schwarzer Punkte, die auf Zug an der Netzhaut hinweisen.

Nach erfolgter Netzhautablösung sieht der Patient plötzlich Schatten in dem der abgelösten Netzhaut entsprechenden Teil des Gesichtsfelds. Besonders typisch sind ein „sich senkender Vorhang" oder eine „aufsteigende Mauer". Weitere Symptome sind Verzerrtsehen und Abnahme der Sehfähigkeit. Schmerzen verspürt der Patient keine.

Die Diagnosesicherung erfolgt durch Spiegelung des Augenhintergrundes (☞ 33.4.3) bei erweiterter Pupille, wobei der abgelöste Bezirk als Blase sichtbar wird. Evtl. sind eine Ultraschalluntersuchung oder weitere technische Untersuchungen erforderlich.

Behandlungsstrategie

Die Behandlung ist stadienabhängig. Bestehen lediglich ein winziger Netzhautriss, Netzhautlöcher oder eine sehr kleine Netzhautablösung, kann der Herd durch Laser-, Photo- oder Kryokoagulation *abgeriegelt* und dadurch an der weiteren Ausbreitung gehindert werden. Die Koagulation ruft eine entzündliche Reaktion mit Narbenbildung hervor, die zur „Verklebung" von Netzhaut, Pigmentepithel und Aderhaut führt und dadurch den Ablöseprozess stoppt. Diese Eingriffe können nach Pupillenerweiterung unter Lokalanästhesie (je nach Verfahren Tropf- oder Retrobulbäranästhesie) durchgeführt werden und sind meist ambulant möglich.

Manifeste Netzhautablösungen erfordern eine stationäre Aufnahme des Patienten mit nachfolgender Operation in Vollnarkose. Dabei stehen je nach Ausmaß und Lokalisation der Ablösung mehrere Techniken zur Verfügung:

- Eine *Kunststoffplombe* wird im Bereich der Ablösung so auf die Sklera aufgenäht, dass die Sklera sich nach innen vorwölbt und Netz- und Aderhaut wieder aneinander liegen
- Bei der *Cerclage* wird der Augapfel durch einen Kunststoffring gürtelförmig umschnürt und eingedellt
- Manchmal ist das Eindellen von außen nicht möglich. Dann wird versucht, die Netzhaut nach Vitrektomie (☞ 33.10) durch das Einbringen eines schwer resorbierbaren Gases oder Silikonöl in den Glaskörperraum auszudehnen und anzulegen. Das Silikonöl führt aber langfristig zu Linsen- und Hornhauttrübung und muss daher nach einigen Monaten in einer zweiten Operation wieder entfernt werden.

Pflege

Nachsorge und Pflege gleichen der nach einer Glaskörperoperation. Bei Linsenlosigkeit *(Aphakie)* und nach Instillation von Silikonöl darf die Pupille nicht geweitet werden, da sonst der Inhalt des Glaskörpers in die Vorderkammer eindringt und von innen gegen die Hornhaut drückt.

33.11.2 Altersbedingte Makuladegeneration

Altersbedingte Makuladegeneration *(altersabhängige Makuladegeneration, AMD):* Fortschreitende Degeneration der Makula (gelber Fleck); häufigste Ursache für eine Erblindung im hohen Lebensalter.

Krankheitsentstehung

Aus unbekannten Gründen lagern sich bei den Betroffenen im retinalen Pigmentepithel Eiweißstoffe ab, wodurch das zentrale Sehen zunehmend beeinträchtigt wird.

Symptome und Untersuchungsbefund

Die Patienten berichten über eine langsame Sehverschlechterung in Form von Verschwommensehen, Verzerrtsehen und Verblassen der Farben im Zentrum des Gesichtsfeldes.

Die Diagnosesicherung erfolgt durch Spiegelung des Augenhintergrundes (☞ 33.4.3), **Fluoreszenzangiographie** (Darstellung abnormer Gefäße durch in-

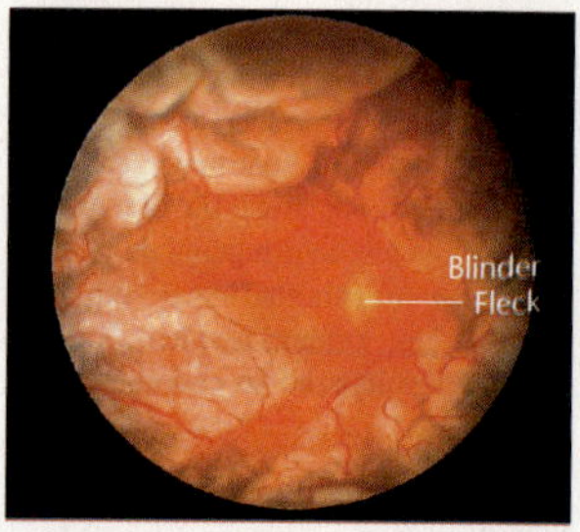

Abb. 33.49: Augenhintergrund bei massiver Netzhautablösung. Nur im Bereich des Blinden Flecks haftet die Netzhaut noch dem Untergrund an. [T132]

travenöse Injektion eines Farbstoffes) sowie durch einen speziellen Sehtest mit einem Rastermotiv („Amsler-Netz").

Behandlungsstrategie

In vielen Fällen steht keine spezifische Therapie zur Verfügung. Bei gut abgrenzbaren Befunden kommt evtl. eine Laserbehandlung zur Verödung abnormer Gefäße oder eine Operation (Makula- oder Netzhautrotation) in Betracht.

Pflege

Die Nachsorge nach Makula- und Netzhautrotation gleicht der nach einer Glaskörper- und/oder Netzhautoperation (☞ 33.10, 33.11.1).

33.12 Brechungsfehler

Brechungsfehler *(Refraktionsanomalie, Ametropie):* Durch abnorme Brechkraft der Hornhaut oder der Linse oder durch abnorme Länge des Augapfels bedingte *unscharfe* Abbildung der Außenwelt auf der Netzhaut. Unterschieden werden

- *Kurzsichtigkeit* (☞ 33.12.1)
- *Weitsichtigkeit* (☞ 33.12.2)
- *Alterssichtigkeit* (☞ 33.12.3)
- *Astigmatismus* (☞ 33.12.4).

Normalsichtigkeit *(Emmetropie):* Entstehung eines scharfen Bildes auf der Netzhaut.

Dioptrie *(dpt):* Maß für die Brechkraft optischer Linsen.

Brechkraft [dpt] = 1/Linsenbrennweite [m]

Sammellinsen haben eine positive, Zerstreuungslinsen eine negative Brechkraft.

33.12.1 Kurzsichtigkeit

Kurzsichtigkeit *(Myopie):* Vereinigung parallel einfallender Lichtstrahlen *vor* der Netzhaut (☞ Abb. 33.51).

Ursächlich liegt der Myopie meist ein zu langer Augapfel (**Achsenmyopie,** *Dehnungsmyopie*), seltener eine zu starke Brechkraft der optischen Medien (**Brechungsmyopie**) zugrunde.

Die Patienten können Gegenstände in der Nähe klar erkennen, in der Ferne aber nur verschwommen sehen.

Die Kurzsichtigkeit wird durch *konkave* Brillengläser *(Zerstreuungsgläser, Minusgläser)* korrigiert, die die einfallenden Strahlen zerstreuen (☞ Abb. 33.50). Bei hochgradiger Kurzsichtigkeit sind meist Kontaktlinsen günstiger. Seit einigen Jahren stehen auch Laseroperationen der Hornhaut zum Ausgleich der Kurzsichtigkeit zur Verfügung.

Eine Sonderform der Myopie ist die **maligne Myopie** *(Myopia magna, progressive Myopie)*, bei der sich der Augapfel kontinuierlich weiter dehnt (die „normale" Myopie kommt in der Regel um das 20. Lebensjahr zu einem weitgehenden Stillstand). Als Komplikationen droht eine Überdehnung der inneren Augenhäute mit Netzhautrissen und -ablösung (☞ 33.11.0).

33.12.2 Weitsichtigkeit

Weitsichtigkeit *(Hypermetropie, Hyperopie, Übersichtigkeit):* Vereinigung parallel einfallender Strahlen *hinter* der Netzhaut (☞ Abb. 33.50).

Bei der Weitsichtigkeit ist entweder der Augapfel zu kurz (**Achsenhyperopie,** häufig) oder die Brechkraft des optischen Systems zu gering (**Brechungshyperopie,** selten).

Die Betroffenen können in der Ferne gut sehen, da durch Akkomodation ein scharfes Bild auf der Netzhaut erreicht wird. Nahe Gegenstände erscheinen aber unscharf.

Die Weitsichtigkeit kann durch *konvexe* Brillengläser *(Sammelgläser, Plusgläser)* korrigiert werden, die die einfallenden Strahlen zusätzlich bündeln (☞ Abb. 33.50) und dadurch problemloses Sehen insbesondere im Nahbereich gewährleisten.

33.12.3 Alterssichtigkeit

Alterssichtigkeit *(Presbyopie):* Altersbedingte Weitsichtigkeit. Kein eigentlicher Brechungsfehler, sondern durch (physiologische) Alterungsprozesse bedingt.

Mit zunehmendem Alter nimmt die Eigenelastizität der Linse ab und wird die Akkommodationsfähigkeit immer geringer, bis um das 65. Lebensjahr keine Akkommodation mehr möglich ist.

Beginnend um das 45. Lebensjahr können nahe Gegenstände nicht mehr klar erkannt werden („die Arme werden zu kurz zum Zeitunglesen"). Das Sehen in der Ferne ist normal.

Die Korrektur erfolgt wie bei der „normalen" Weitsichtigkeit durch Konvexgläser.

33.12.4 Stabsichtigkeit

Stabsichtigkeit *(Astigmatismus): Linienförmige* Abbildung eines Punktes auf der Netzhaut.

Aufgrund einer meist angeborenen, abnormen Hornhautkrümmung werden die von einer punktförmigen Lichtquelle ausgehenden Lichtstrahlen auf der Netzhaut nicht als Punkt, sondern als Linie abgebildet, und der Patient sieht unscharf und verzerrt.

Meist kann der Astigmatismus durch zylindrisch geschliffene Brillengläser oder Kontaktlinsen ausgeglichen werden. In Extremfällen ist eine Hornhauttransplantation notwendig.

33.13 Schielen

Schielen *(Strabismus):* Abweichung der Augenachsen von der (normalen) Parallelstellung beim Blick in die Ferne. Mit ca. 4 % der Gesamtbevölkerung häufige Erkrankung.

33.13.1 Begleitschielen

Begleitschielen *(Strabismus concomitans):* Häufigste Form des Schielens. Zu über 80 % ein- oder wechselseitiges (alternierendes) Einwärtsschielen. Altersgipfel in den ersten vier Lebensjahren.

Krankheitsentstehung

Die Ursache kindlichen Schielens bleibt im Einzelfall oft ungeklärt, nicht selten liegt jedoch eine einseitige Sehbehinderung (z.B. durch Weitsichtigkeit) zugrunde.

Symptome, Befund und Diagnostik

Leichtes Schielen bleibt oft unbemerkt. Ein hoher Schielwinkel dagegen ist kosmetisch störend. Manchmal fällt das Kind auch durch große Ungeschicklichkeit auf.

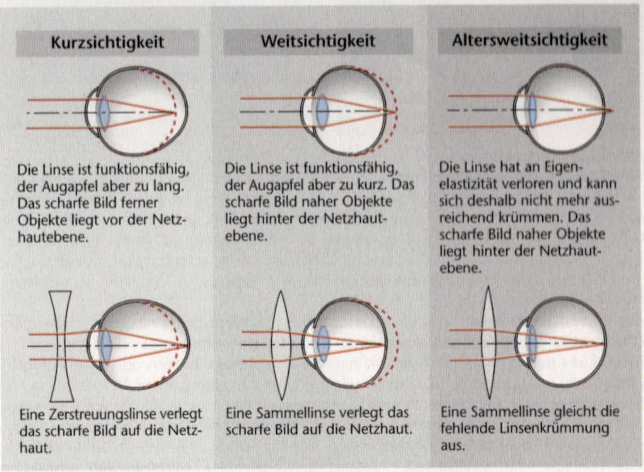

Abb. 33.50: Strahlengang bei den verschiedenen Brechungsfehlern. [A400-190]

Die Diagnose kann meist klinisch gestellt werden.

Schielen ist kein Schönheitsfehler, sondern eine behandlungsbedürftige Erkrankung! Insbesondere droht bei einseitigem Schielen eine **Schielamblyopie,** d.h. eine Schwachsichtigkeit des schielenden Auges, da der „nicht passende" Bildeindruck des schielenden Auges im Gehirn unterdrückt wird.

Behandlungsstrategie

Die Behandlung muss so früh wie möglich einsetzen. Sie umfasst insbesondere:

- Die Korrektur einer evtl. Weitsichtigkeit
- Intermittierende (zeitweilige) Okklusion des sehtüchtigen (nicht schielenden) Auges (Abdecken z.B. mit speziellen Pflastern bzw. auf die Brille geklebten Plastikfolien), um das schwache Auge zum Fixieren zu „zwingen" (☞ Abb. 33.52).

In schweren Fällen sind ein oder mehrere Schieloperationen erforderlich, bei denen Augenmuskeln gekürzt oder verlagert werden.

Prognose

Das kosmetische Ergebnis der Behandlung ist in der Regel sehr gut, und bei frühem Behandlungsbeginn kann meist auch ein guter Visus erreicht werden. Ein normales räumliches Sehen aber kann selbst unter optimalen Bedingungen nur bei einem Teil der Kinder erzielt werden.

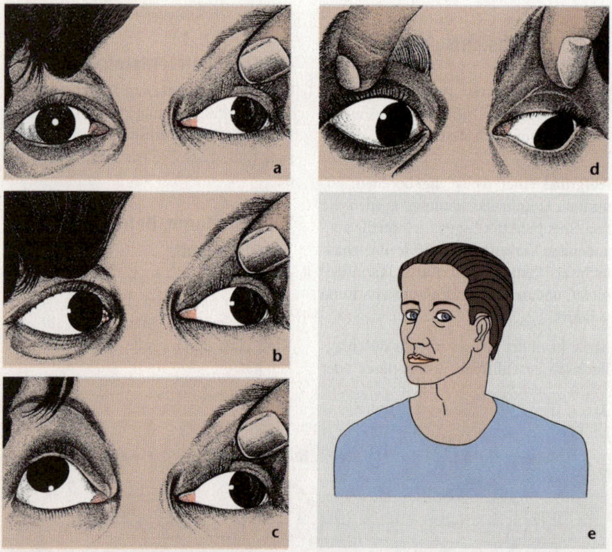

Abb. 33.53: Lähmungsschielen.
Abb. 33.53 a – c (links oben bis links unten): Infolge einer linksseitigen Oculomotoriusparese fallen vier der sechs äußeren Augenmuskeln (☞ Tab. 33.4) sowie der das Lid hebende M. levator palpebrae aus. Das Lid der betroffenen Seite hängt (Ptosis), beim Geradeausblick weicht das Auge nach außen ab (Abb. 33.53 a). Beim Blick nach links (Abb. 33.53 b) fällt die Parese kaum auf, da die vom N. oculomotorius innervierten Muskeln hier nicht gebraucht werden und der M. rectus lateralis regelrecht funktioniert. Hingegen bleibt das betroffene Auge beim Blick nach oben, also in Zugrichtung der gelähmten Muskeln, deutlich zurück (Abb. 33.53 c). [B159]
Abb. 33.53 d (rechts oben): Bei einer (hier rechtsseitigen) Trochlearisparese mit daraus resultierender Funktionsstörung des M. obliquus superior ist der Blick nach unten eingeschränkt. [B159]
Abb. 33.53 e (rechts unten): Patienten mit einem Lähmungsschielen nehmen nicht selten eine kompensatorische („ausgleichende") Kopfschiefhaltung ein, hier bei Schädigung des N. abducens rechts. Die Schädigung des N. abducens rechts führt zu einer Lähmung des M. rectus lateralis rechts. Beim Blick nach rechts kann der rechte Augapfel nicht über die Mittellinie hinaus bewegt werden, der Patient schielt und sieht Doppelbilder. Diese kann er durch eine Kopfhaltung vermindern, in der der gelähmte Muskel kaum oder nicht benötigt wird, in diesem Falle also durch eine Kopfdrehung nach rechts (dann überwiegt das Blicken nach links). [L109]

33.13.2 Lähmungsschielen

Lähmungsschielen *(Strabismus paralyticus):* Durch Augenmuskellähmung bedingtes Schielen, das in jedem Alter auftreten kann.

Wie jeder andere Muskel, so können auch die sechs äußeren Augenmuskeln durch Verletzungen (z.B. Geburtstrauma, Schädelbasisfraktur), Entzündungen (z.B. Meningitis, Enzephalitis, Multiple Sklerose) oder Tumoren gelähmt werden.

Das dann auftretende **Lähmungsschielen** ist typischerweise *in Zugrichtung* des gelähmten Muskels am größten, weil der betroffene Augapfel in der Bewegung immer mehr zurückbleibt. Beim Blick in die Gegenrichtung wird der Schielwinkel kleiner, da der gelähmte Muskel weniger benötigt wird. Im Gegensatz zum Begleitschielen sehen die Patienten Doppelbilder und versuchen häufig, die Doppelbilder durch eine Kopfschiefhaltung zu vermeiden (☞ Abb. 33.53).

Behandlung und Prognose sind ursachenabhängig.

33.14 Glossar weiterer Augenerkrankungen

Hornhautverätzung ☞ *17.6, 33.2.2*
Retinoblastom ☞ *13.13.4*

Chorioretinitis disseminata

Herdförmige Netz-Aderhaut-Entzündung, oft durch Toxoplasmose bedingt. Als Symptom (bleibender) Gesichtsfeldausfall, der in der Peripherie oft unbemerkt bleibt, bei Befall der Macula (fetale Toxoplasmose ☞ 28.8.2) aber zu hochgradigem Sehverlust führt. Symptomatische Gabe von Glukokortikoiden (entzündungshemmend), bei Verdacht auf infektiöse Genese gleichzeitig Antibiotikatherapie.

Dakryoadenitis

Akute oder chronische Entzündung der Tränendrüse. (Druck-)Schmerz, Rötung und typische „Paragraphenform" der Lidspalte durch Vorwölbung der geschwollenen Tränendrüse außen oben. Bei akuter Entzündung eher hohe, bei chronischer zu geringe Tränensekretion. Ursachen vielfältig, Therapie je nach Grunderkrankung.

Dakryozystitis

Tränensackentzündung, oft infolge einer Verengung der ableitenden Tränenwege mit nachfolgender bakterieller Infektion. Bei der akuten Form druckschmerzhafte Rötung und Schwellung im gesamten Unterlid- und Tränensackbereich. Hochdosierte Antibiotikatherapie, es besteht die Gefahr der Keimverschleppung in das Gehirn! Nach Abklingen akut entzündlicher Erscheinungen Operation zur Beseitigung der Verengung. Bei der chronischen Form besteht oft nur Tränenträufeln sowie eine auf den unteren Teil des nasalen Lidwinkels beschränkte Schwellung. Therapie operativ.

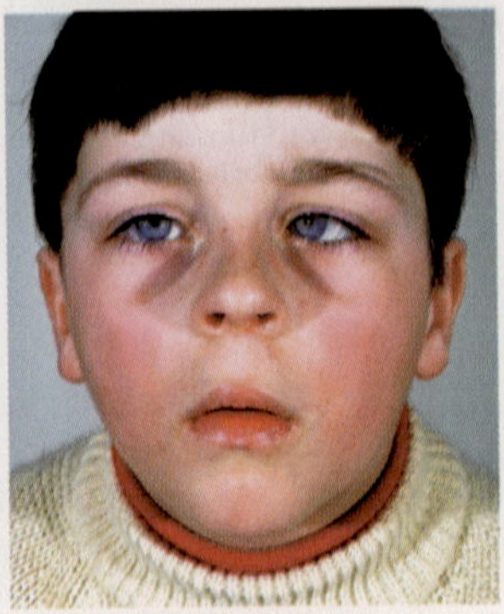

Abb. 33.51: Begleitschielen. Das Kind schaut geradeaus, ohne etwas Bestimmtes konzentriert anzuschauen. Dabei weicht das linke Auge nach innen ab (Einwärtsschielen). [T132]

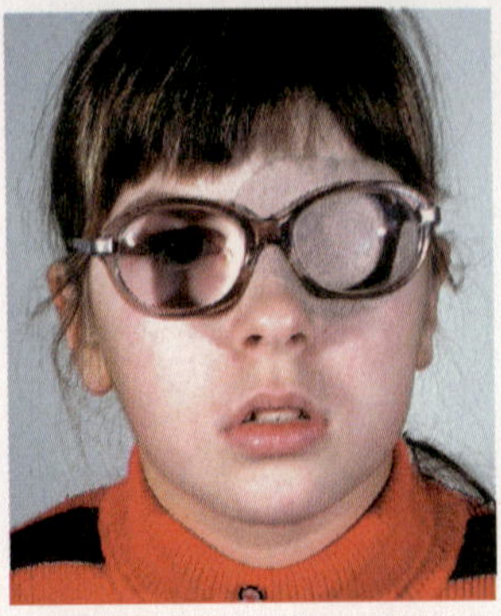

Abb. 33.52: Kind mit Pflasterokklusion zur Schieltherapie. [T132]

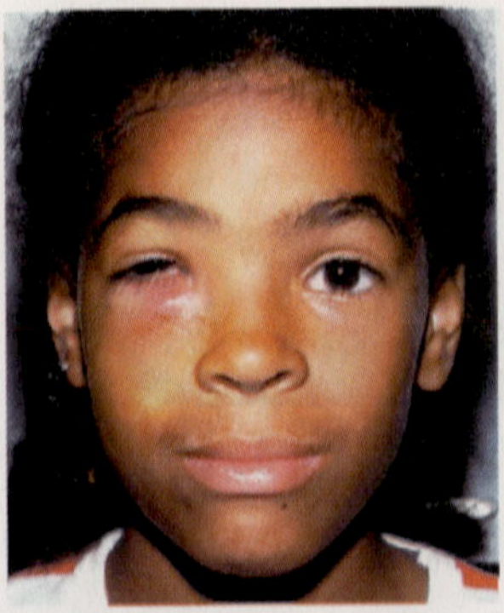

Abb. 33.54: Akute Dakryozystitis. [T132]

Ektropium

Auswärtskehrung des Lides durch Narben oder im Alter. Als Symptome Tränenträufeln, Binde- und Hornhautreizung. Therapie operativ.

Entropium

Einwärtskehrung des Lides durch Narben oder im Alter. Durch Scheuern des Lides bzw. der Wimpern Hornhautreizung bis hin zu Ulzera. Therapie operativ.

Fundus hypertonicus

Typische Veränderungen des Augenhintergrundes bei Bluthochdruck. Hohes Risiko für plötzliche arterielle oder venöse Gefäßverschlüsse der Netzhaut.

Iritis und Iridozyklitis

Entzündung der Iris bzw. der Iris und des Ziliarkörpers. Durch bakterielle Infektion bedingt oder im Rahmen von Allgemeinerkrankungen (vor allem chronische Polyarthritis, M. Bechterew, M. Reiter, M. Boeck) auftretend. Rötung des Auges, Lichtscheu, Schleiersehen, enge, nur träge reagierende Pupille, Hypopyon (Eiter in der Vorderkammer). Dumpfer Lokalschmerz. Gefahr der **Occlusio pupillae** (Bildung einer Fibrinmembran in der Pupille), **Seclusio pupillae** (Verwachsungen zwischen Iris und Hornhaut oder Iris und Linse), Sekundärglaukom und Katarakt. Therapeutisch lokal Glukokortikoide, medikamentöse Weitstellung der Pupille, bei bakterieller Genese Antibiotika.

Neuritis nervi optici

Sehnervenentzündung. Oft gleichbedeutend mit „Papillitis" benutzt, umschreibt jedoch alle Formen der Sehnervenentzündung einschließlich der Retrobulbärneuritis (☞ unten) und der Papillitis.

Papillitis

Entzündung des Sehnervenkopfes, z.B. nach Virusinfektionen oder immunologisch bedingt. Akute Sehverschlechterung und leichter, dumpfer Orbitaschmerz. Diagnose durch Augenspiegelung. Therapeutisch systemische Gabe von Glukokortikoiden. Bleibende Defekte möglich.

Pterygium (Flügelfell)

Gefäßreiche, gutartige Bindegewebswucherung der Konjunktiva, die – meist von nasal – in Richtung Hornhaut wächst. Frühzeitige operative Entfernung nötig, da sonst Hornhautnarben das Sehen beeinträchtigen.

Retinopathia diabetica

Veränderungen der Netzhautgefäße bei Diabetes mellitus. Im Spätstadium Erblindungsgefahr! Diagnose durch Augenhintergrundspiegelung. Therapeutisch optimale Diabeteseinstellung, evtl. Laser- oder Lichtkoagulation.

Retrobulbärneuritis

Entzündung des Sehnerventeils hinter dem Augapfel. Ursache oft Encephalomyelitis disseminata (Multiple Sklerose ☞ 35.8.8), sonst wie Papillitis. Hochgradige Sehverschlechterung bei normalem Fundusbefund („Patient und Arzt sehen nichts"). Heute jedoch Frühdiagnose durch elektrophysiologische Untersuchung (VEP ☞ 35.4.9) möglich. Therapie und Prognose wie Papillitis.

Skleritis

Entzündung der Sklera, oft im Zusammenhang mit rheumatischen Erkrankungen. Hauptsymptome Augenrötung und

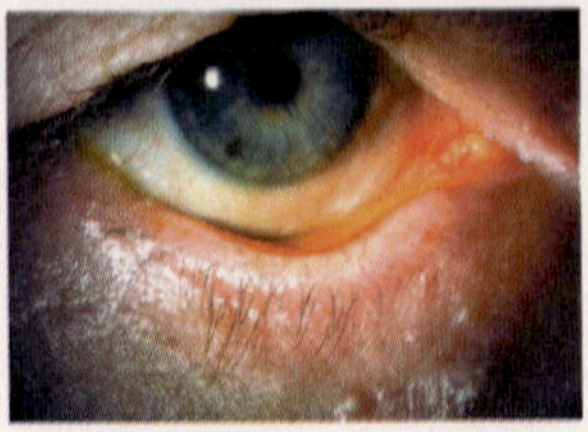

Abb. 33.55: Narbenektropium. Nach einem Autounfall (Schnittverletzung durch die Windschutzscheibe) wird das rechte Unterlid des 18-Jährigen durch einen keloidartigen Strang nach unten und auswärts gezogen. [T132]

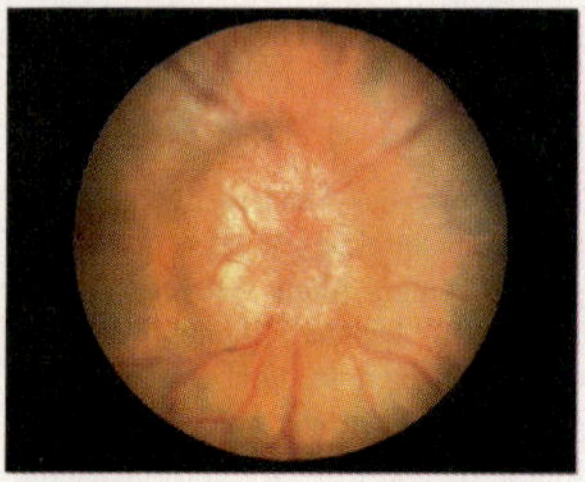

Abb. 33.56: Stauungspapille als Zeichen eines erhöhten intrakraniellen Druckes (☞ 35.12, wie er als Folge eines Hirntumors entstehen kann. [T132]

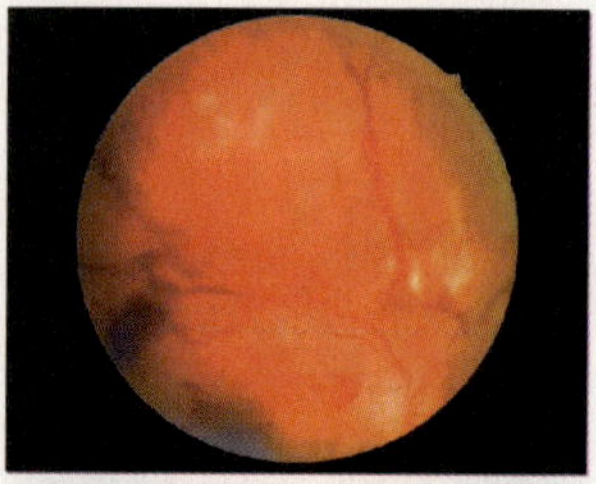

Abb. 33.57: Netzhautveränderungen bei Diabetes mellitus. Typisch sind Gefäßerweiterungen (Aneurysmen) und punktförmige Blutungen. [T132]

starke Augenschmerzen. Entzündungshemmende Therapie mit systemischer Gabe von Glukokortikoiden, evtl. auch Immunsuppressiva. Therapie der Grunderkrankung, falls bekannt. Zweifelhafte Prognose, Rezidivgefahr.

Stauungspapille

Typische Vorwölbung, Unschärfe und Trübung der Papille bei der Augenspiegelung infolge Hirndrucksteigerung, z.B. bei Tumoren. Bei längerem Bestehen Erblindungsgefahr.

(Netzhaut-)Zentralarterienverschluss

Oft embolisch bedingter Verschluss der A. centralis retinae mit schlagartiger, schmerzloser Erblindung des betroffenen Auges.

Der Zentralarterienverschluss ist ein augenärztlicher Notfall, da die Überlebenszeit der Retina nur kurz ist!

Diagnose durch Fundusbetrachtung und *Fluoreszenzangiographie* (Kontrastmitteldarstellung der Netzhautgefäße). Therapeutisch z.B. rheologisch wirksame Infusionen (z.B. HAES®), Antikoagulantien, Thrombolyse, Glukokortikoide, Augeninnendrucksenkung. Unbedingt Behandlung der Grunderkrankung (z.B. Herzerkrankungen, Bluthochdruck).

(Netzhaut-)Zentralvenenverschluss

Thrombotischer Verschluss der V. centralis retinae z.B. bei Hypertonie, Blutveränderungen oder „Pillen"einnahme bei Raucherinnen. Schmerzlose Verdunkelung des Gesichtsfeldes und Sehschärfeverlust, meist über Stunden. Diagnose durch Fundusbetrachtung und Fluoreszenzangiographie. Prognose trotz Hämodilution oder Thrombolyse schlecht.

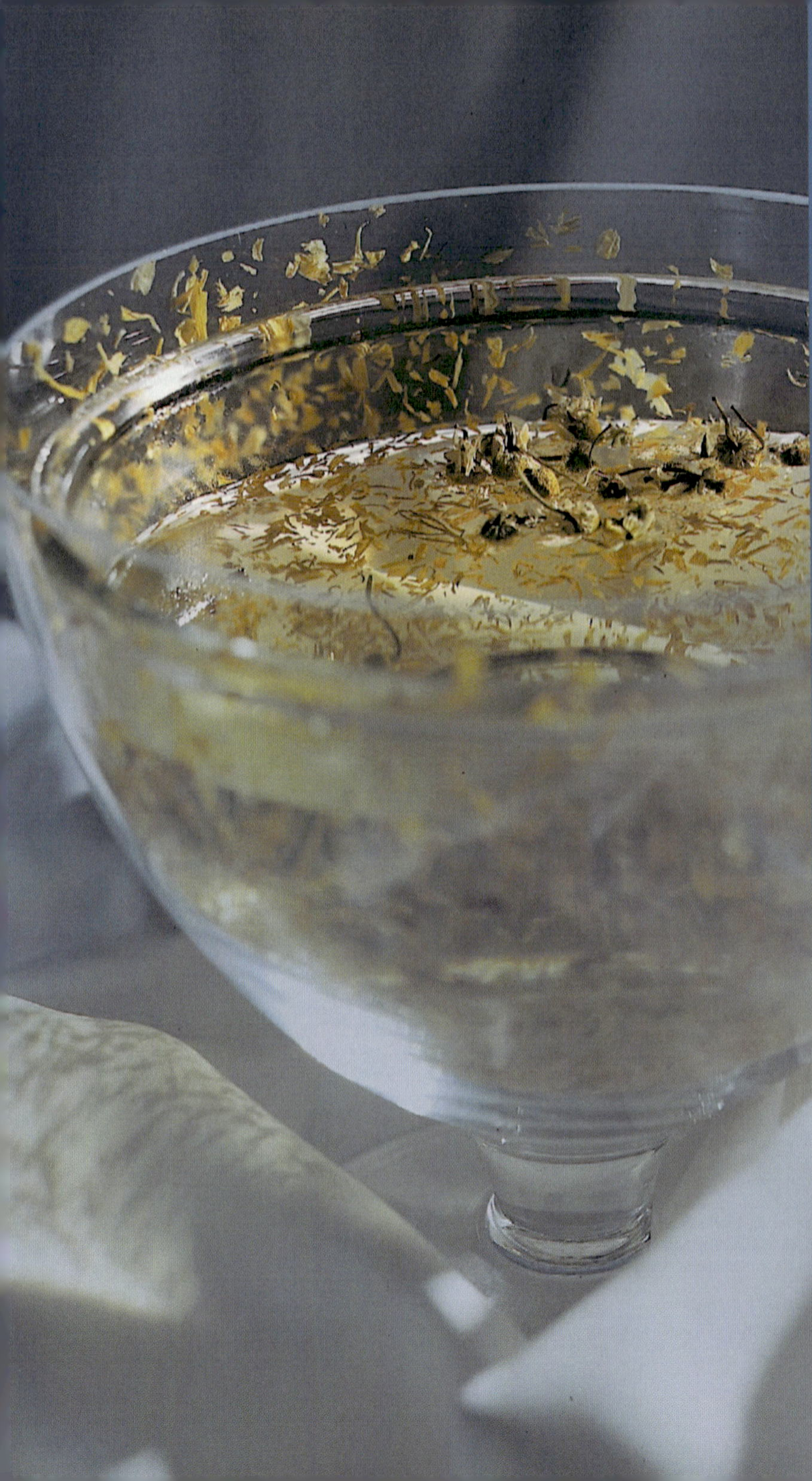

34

Pflege in der Hals-Nasen-Ohren-Heilkunde

34 Pflege in der Hals-Nasen-Ohren-Heilkunde

Das medizinische Fachgebiet

Hals-Nasen-Ohrenheilkunde *(Oto-Rhino-Laryngologie):* Erst seit etwa 100 Jahren bestehendes medizinisches Fachgebiet, das sich aus der Zusammenlegung von **Otologie** *(Lehre von den Ohrenerkrankungen)* und **Rhino-Laryngologie** *(Lehre von den Nasen- und Kehlkopferkrankungen)* entwickelt hat. Umfasst auch Krankheitsbilder der Mundhöhle, des Rachens, der oberen Luft- und Speiseröhrenanteile, der Kopfspeicheldrüsen und des Halses mit Ausnahme von Schilddrüse und Nebenschilddrüsen.

Fachliche Überschneidungen der Hals-Nasen-Ohrenheilkunde ergeben sich aufgrund der engen räumlichen Nachbarschaft der betroffenen Organe insbesondere mit der

- *Neurochirurgie* (☞ Kap. 35),
- *Augenheilkunde* (☞ Kap. 33) und
- *Kieferchirurgie.*

Teilgebiet der Hals-Nasen-Ohrenheilkunde ist die **Phoniatrie und Pädaudiologie,** die sich mit der Diagnostik und der Behandlung von Sprach- und Stimmstörungen sowie den kindlichen Hörstörungen und ihren Folgen befasst.

34.1 Anatomie und Physiologie

Anatomie der Trachea ☞ 20.1

34.1.1 Nase

Aufbau der Nase

Die äußere Nase besteht aus einem knöchernen **(Nasenpyramide)** und einem knorpeligen Anteil. Die Nasenpyramide setzt sich aus den Stirnfortsätzen des Oberkiefers, den Nasenfortsätzen des Stirnbeins sowie den so genannten **Nasenbeinen** selbst *(Ossa nasalia)* zusammen. Die knorpelige äußere Nase besteht aus den **Dreiecksknorpeln** und den **Flü-**

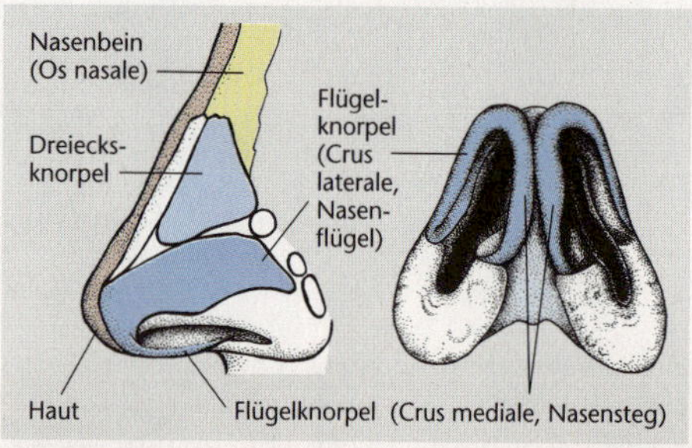

Abb. 34.1: Anatomie der äußeren Nase. [A300-157]

gelknorpeln *(Nasenspitzenknorpeln)*, bei denen wiederum ein lateraler *(Nasenflügel, Crus laterale)* und medialer *(Nasensteg, Crus mediale)* Anteil unterschieden werden. Letztere sind entscheidend für die Ausbildung der Nasenspitze und der Nasenlöcher.

Das Innere der Nase **(Nasenhaupthöhle)** wird durch die *Nasenscheidewand* **(Nasenseptum),** die sich aus knorpeligen und knöchernen Anteilen zusammensetzt, geteilt und ist ebenfalls mitbestimmend für die äußere Form und Stabilität der Nase. Das Nasenseptum mündet vorne in den Nasensteg ein. Die Nasenhaupthöhle ist nach oben durch die Nasenbeine sowie die *Lamina cribrosa des Siebbeins* und das Siebbeindach begrenzt. Letztere bilden einen Teil der vorderen Schädelbasis. Der Boden der Nasenhaupthöhle wird durch den harten Gaumen gebildet. An der lateralen Nasenwand finden sich die obere, mittlere und untere **Nasenmuschel** *(Conchae nasales),* unterhalb derer der Tränennasengang bzw. die Ausführungsgänge der einzelnen Nasennebenhöhlen münden (☞ Abb. 34.2).

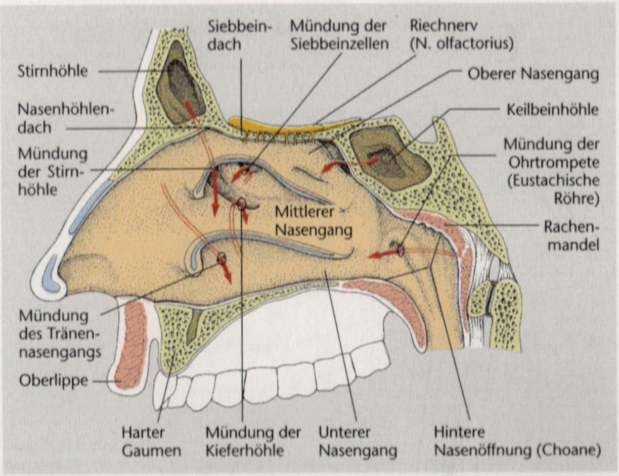

Abb. 34.2: Schnitt durch die Nasenhöhle. Die Nasenhöhle hat über Gangsysteme Verbindung zu verschiedenen Höhlen: In den oberen Nasengang mündet der Keilbeinhöhlengang, der mittlere Nasengang hat Verbindung zur Stirnhöhle, den Siebbeinzellen und der Kieferhöhle. In den unteren Nasengang mündet der Tränennasengang. Am hinteren Ende des Nasengangs liegt die Mündung der Ohrtrompete (Eustachische Röhre). [A400-190]

Funktionen der Nase

√ Die wichtigsten Funktionen der Nase sind:

- Regulierung des Atemstromes (Aerodynamik)
- Reinigung der Atemluft
- Klimatisierung der Atemluft (Erwärmung und Anfeuchtung)
- Geruchsempfindung
- Resonanz

Aerodynamik

Durch den speziellen Aufbau der Nase wird die eingeatmete Luft unter Normalbedingungen so durch die Nasenhaupthöhle geleitet, dass sie einen ausreichenden Kontakt mit der Schleimhautoberfläche im Naseninneren erhält.

Reinigung, Anfeuchtung und Erwärmung der Atemluft

Die Schleimhaut der Nasenhaupthöhle ist von einem *mehrreihigen Flimmerepithel* überzogen, welches bei der Reinigung der Atemluft von Bedeutung ist. Ein Sekretfilm auf diesem Epithel sorgt dafür, dass Schadstoffe durch aktiven Transport ständig vom Naseneingang in Richtung Nasenrachenraum transportiert werden *(mukoziliarer Transport).* Das Nasensekret, welches von Becherzellen, subepithelialen Drüsen und Gefäßen produziert wird, sorgt außerdem für die Anfeuchtung der Atemluft, so dass die Wasserdampfsättigung im Nasenrachenraum

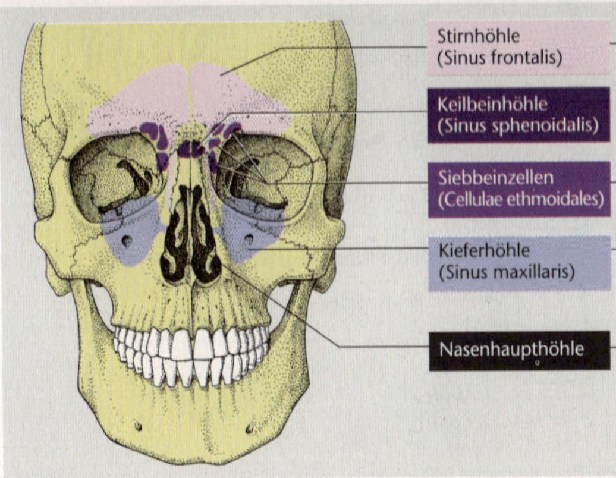

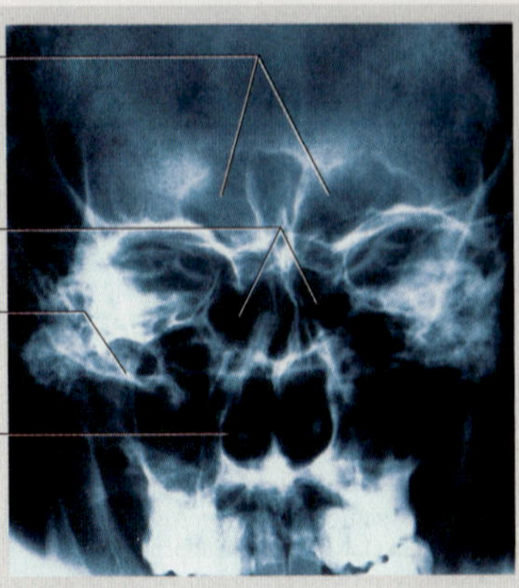

Abb. 34.3 (links): Die Nasennebenhöhlen in Projektion auf die Schädeloberfläche. [A400-190]

Abb. 34.4 (rechts): Röntgenübersichtsaufnahme der Nasennebenhöhlen. [M117]

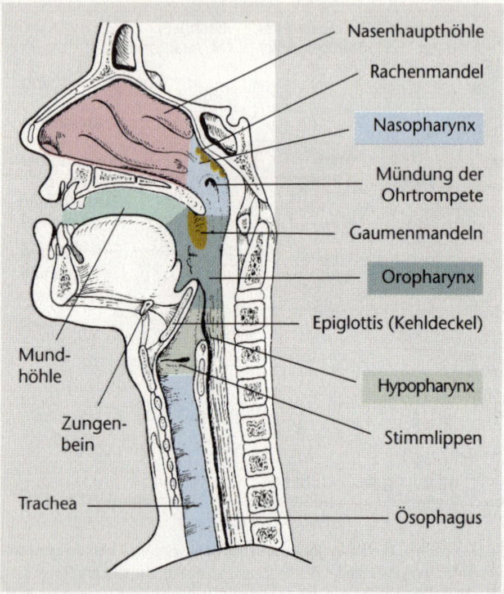

Abb. 34.5: Längsschnitt durch den Pharynx mit seinen drei Etagen: Naso-, Oro- und Hypopharynx. [A400]

über 90 % beträgt. Gleichzeitig wird durch die reichhaltige Gefäßversorgung der Nasenschleimhaut auch eine Erwärmung der Atemluft gewährleistet.

Riechfunktion

Die Riechschleimhaut macht nur einen kleinen Teil der Nasenschleimhaut aus und befindet sich in den oberen Anteilen des vorderen Nasenseptums sowie den angrenzenden Regionen der lateralen Nasenwand. Sie besitzt ca. 10 – 20 Millionen bipolarer Rezeptorzellen, deren Fortsätze sich zu den *Fila olfactoria* (Fasern des N. olfactorius = I. Hirnnerv) vereinen und durch die Lamina cribrosa ins Schädelinnere ziehen. Hier gelangen sie nach neuronaler Umschaltung zu den sekundären Riechzentren. Riechen und Schmecken sind als Sinnesempfindungen sehr eng miteinander verbunden, wobei in der Mehrzahl der Fälle, bei denen die Patienten glauben, an einer Störung beider Sinnessysteme zu leiden, die Riechstörung für die Beschwerden verantwortlich ist.

Resonanzraum

Nasenrachenraum und Nasenhaupthöhlen sind an der **Lautbildung** beteiligt. Bei Verlegung dieses *nasalen Ansatzrohres* kommt es zum *geschlossenen Näseln* **(Rhinophonia clausa),** bei unzureichendem Abschluss im Nasenrachenraum *(velopharyngeale Insuffizienz)* zum *offenen Näseln* **(Rhinophonia aperta).**

Nasennebenhöhlen

Die **Nasennebenhöhlen** sind luftgefüllte Hohlräume, die alle einen Zugang zur Nasenhaupthöhle besitzen und mit respiratorischer Schleimhaut ausgekleidet sind. Unterschieden werden die *Stirnhöhlen* **(Sinus frontales),** *Kieferhöhlen* **(Sinus maxillares),** *Siebbeinzellen* **(Cellulae ethmoidales)** und die *Keilbeinhöhle* **(Sinus sphenoidalis).** Vor allem bei entzündlichen oder allergischen Erkrankungen der Nase können die Nasennebenhöhlen fortgeleitet mitbeteiligt sein.

34.1.2 Pharynx

Der **Pharynx** *(Rachen)* erstreckt sich von der Schädelbasis bis zum Ösophaguseingang. Oberhalb des Kehlkopfes kreuzen sich Luft- und Speiseweg:

- Der mit der Mundhöhle beginnende, zunächst ventral gelegene Speiseweg kreuzt nach dorsal und setzt sich in die vor der Halswirbelsäule verlaufende *Speiseröhre* **(Ösophagus)** fort
- Die im oberen Rachen dorsal verlaufenden Luftwege wechseln nach vorn in die ventral gelegenen tieferen Luftwege mit *Kehlkopf* **(Larynx)** und *Luftröhre* **(Trachea).**

Nasopharynx

In den **Nasopharynx** *(Nasenrachen, Epipharynx),* das obere Drittel des Rachenraums, münden die *hinteren Nasenöffnungen* **(Choanen)** und die Ohrtrompeten (☞ Abb. 34.11 und 34.1.5).

Die **Rachenmandel** *(Tonsilla pharyngea)* dient der Infektabwehr im Nasen-Rachen-Raum.

Oropharynx

Der **Oropharynx** *(Mundrachen, Mesopharynx)* ist der mittlere Abschnitt des Rachenraumes und hat eine weite Öffnung zur Mundhöhle. Er dient als gemeinsamer Passageabschnitt für die Atemluft sowie für flüssige und feste Nahrung. Lateral zwischen den Gaumenbögen liegen die beiden **Gaumenmandeln** *(Tonsillae palatinae).* Sie gehören zusammen mit der Rachenmandel und

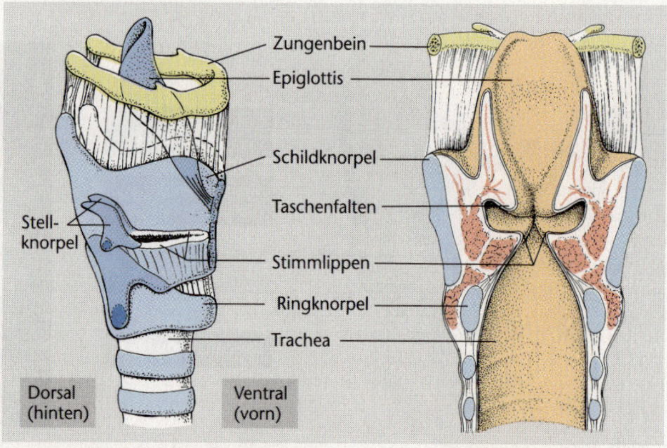

Abb. 34.6: Larynx. Links: Knorpeliger Aufbau und Bandstrukturen des Larynx mit Zungenbein und Epiglottis, Ansicht von rechts lateral. Rechts: Längsschnitt durch den Larynx, Ansicht von dorsal. [A400-190]

den am Zungengrund gelegenen *Zungengrundmandeln* zum *lymphatischen System (Waldeyer-Rachenring)* und besitzen immunologische Funktionen.

Hypopharynx

Der Oropharynx geht in Höhe des Kehlkopfeinganges in den **Hypopharynx** über, der bis zum Ösophaguseingang etwa in Höhe des Ringknorpels reicht.

34.1.3 Larynx

√ Der **Larynx** *(Kehlkopf)* ist das Hauptorgan der Stimmbildung.

Aufbau des Larynx

Der **Larynx** *(Kehlkopf)* besteht aus einem Knorpelgerüst, das kaudal in die Trachea übergeht (☞ Abb. 34.6). Der größte Knorpel ist der von außen tastbare **Schildknorpel**, dessen Vorsprung den „Adamsapfel" markiert. Der Schildknorpel ist mit Bändern und Muskeln am **Zungenbein** befestigt, an dem auch Muskeln des Mundbodens aufgehängt sind. Auf dem Oberrand des Schildknorpels sitzt die *Epiglottis* (☞ unten) auf.

Unterhalb des Schildknorpels liegt der siegelringförmige **Ringknorpel.** Schild- und Ringknorpel sind durch Gelenke und Bänder miteinander verbunden. Der hintere Teil des Ringknorpels bildet außerdem die Basis für zwei kleine **Stellknorpel,** die für Stellung und Spannung der **Stimmlippen** verantwortlich sind (☞ unten).

Durch eine gefäßreiche Schleimhaut wird die Atemluft im Larynxbereich weiter befeuchtet, von feinsten Staubteilchen befreit und angewärmt.

Epiglottis

Die **Epiglottis** *(Kehldeckel, Kehlkopfdeckel)* dient als Schaltstelle zwischen Luft- und Speisewegen. Beim Ein- und Ausatmen steht sie gestreckt nach oben – die Atemluft kann aus den hinteren Nasenöffnungen nach unten in den Kehlkopf und weiter in die Trachea gelangen. Beim Schlucken verschließt sie den Kehlkopf, indem sie sich wie ein schützendes Dach über den Kehlkopfeingang legt: Der Speisebrei gelangt vom Rachen in den Ösophagus.

Stimmlippen und Stimme

Die Larynxschleimhaut bildet zwei waagerecht übereinander liegende Faltenpaare: die unten gelegenen **Stimmlippen** *(Stimmfalten)* und die darüber gelegenen **Taschenfalten** (☞ Abb. 34.7). Die Stimmlippen verlaufen von der Innenfläche des Schildknorpels nach dorsal zu den beiden Stellknorpeln. An den Stellknorpeln setzen mehrere feine Muskeln an, die die Stimmlippen indirekt über eine Drehung der Stellknorpel bewegen können. Die Öffnung zwischen den beiden Stimmlippen wird als **Stimmritze** bezeichnet; die Weite dieser Öffnung kann über die Larynxmuskeln verändert werden.

Die Stimmlippen werden vom **N. recurrens** innerviert, einem Ast des N. vagus (☞ 35.1.3).

Stimmbildung

Bei der **Stimmbildung** *(Phonation)* werden die Stimmlippen durch den Luftstrom der Ein- oder Ausatemluft in Schwingungen versetzt. Die Frequenz der Schwingungen und damit die Höhe des Grundtones kann durch Änderung der Spannung der Stimmlippen reguliert werden; die Lautstärke dagegen hängt von der Stärke des Luftstroms ab.

Fülle und Klangfarbe der Stimme werden durch den Resonanzraum von Rachen, Mund- und Nasenhöhle erzeugt.

34.1.4 Speicheldrüsen

Der **Mundspeichel** wird von zahlreichen kleinen Drüsen in der Mundschleimhaut sowie von drei großen, paarigen **Speicheldrüsen** gebildet:

- Die *Ohrspeicheldrüse* (**Glandula parotidea,** kurz *Parotis*) liegt vor und etwas unterhalb des Ohres zwischen der Haut und dem M. masseter, einem Kaumuskel
- Die *Unterkieferspeicheldrüse* (**Glandula submandibularis**) liegt an der Innenseite des Unterkiefers unterhalb der Mundbodenmuskulatur

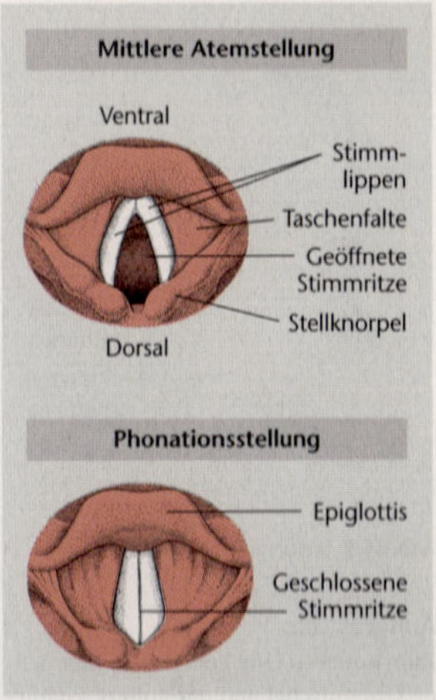

Abb. 34.7: Die Stimmritze in mittlerer Atemstellung (oben) und in Phonationsstellung (unten). [A400-190]

- Die *Unterzungendrüse* (**Glandula sublingualis**) liegt beidseits der Mundbodenmuskulatur auf und erstreckt sich seitlich bis zum Unterkiefer.

34.1.5 Hörorgan

Das **Hörorgan** wird unterteilt in *äußeres Ohr, Mittelohr* und *Innenohr.* Mittel- und Innenohr liegen zusammen mit dem **Gleichgewichtsorgan** geschützt in der Felsenbeinpyramide des Schläfenbeins.

- Das **Hörorgan** dient der Aufnahme und Verarbeitung von akustischen Reizen (☞ unten)
- Das **Gleichgewichtsorgan** (☞ 34.1.6) registriert Körperlage und -bewegung im Raum.

Die Informationen aus beiden Organen werden über den **N. vestibulocochlearis** *(VIII. Hirnnerv)* zentral weitergeleitet.

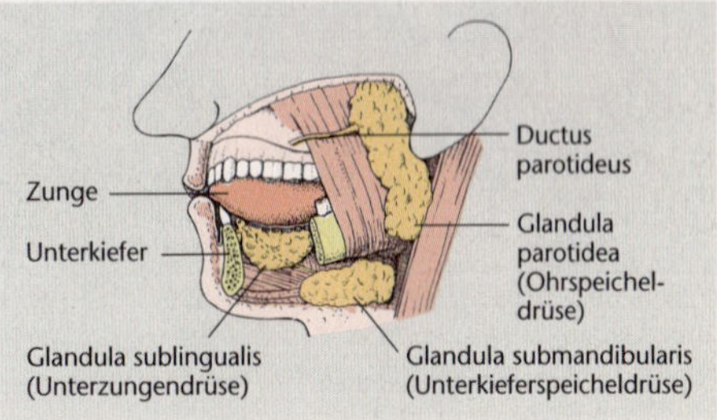

Abb. 34.8: Die großen Speicheldrüsen und ihre Ausführungsgänge. Die großen Kopfspeicheldrüsen bilden den überwiegenden Teil des Mundspeichels. Sie geben ihr Sekret über Gangsysteme in den Mundraum ab. [A400-190]

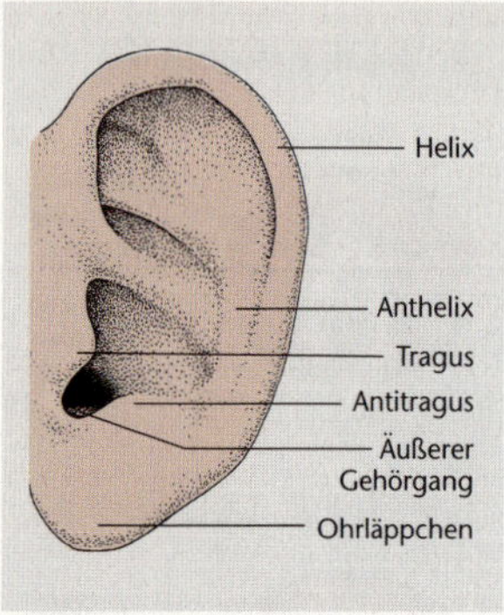

Abb. 34.9: Die Ohrmuschel. [A400-190]

Äußeres Ohr

Zum **äußeren Ohr** gehören die knorpelige **Ohrmuschel** und der **äußere Gehörgang.** Der äußere Gehörgang, der leicht abgewinkelt von der Ohrmuschel zum Trommelfell zieht, enthält Drüsen, die das **Ohrenschmalz** *(Zerumen, Cerumen)* bilden.

Das **Trommelfell** *(Membrana tympani)*, eine dünne Membran, stellt die Grenze zwischen äußerem Ohr und Mittelohr dar.

Mittelohr

Hinter dem Trommelfell liegt die **Paukenhöhle,** die den Hauptteil des **Mittelohrs** bildet und über die **Ohrtrompete** *(Tuba Eustachii, Eustachische Röhre)* mit dem Nasenrachenraum verbunden ist. Über das ovale bzw. runde Fenster besteht Verbindung zum Innenohr. Im Bereich des so genannten **Kuppelraumes,** dem obersten Anteil der Paukenhöhle, besteht Kontakt zu den pneumatischen Räumen des **Warzenfortsatzes** *(Processus mastoideus)*. In der Paukenhöhle finden sich die **Gehörknöchelchen (Hammer, Amboss, Steigbügel).** Der Hammergriff ist am Trommelfell fixiert und gelenkig mit dem Amboss verbunden; Letzterer wiederum besitzt eine gelenkige Verbindung zum Steigbügel, der über das ovale Fenster mit dem Innenohr in Verbindung steht. Über die genannten Strukturen wird der Schall bei der **Luftleitung** vom Trommelfell auf das Innenohr übertragen (☞ Abb. 34.11).

Eine Schallübertragung ist auch noch auf anderem Wege, der **Knochenleitung,** möglich (☞ Abb. 34.25 und 34.4.2). Wird beispielsweise eine angeschlagene Stimmgabel auf den Schädelknochen aufgesetzt, versetzt sie diesen in Schwingungen, die dann auf die Schnecke (☞ unten) übertragen werden.

Über die Ohrtrompete ist ein Druckausgleich zwischen Nasenrachenraum (Außenluft) und Mittelohr möglich.

Innenohr

Das **Innenohr** enthält die Sinneszellen für Gehör und Gleichgewichtssinn und liegt im **knöchernen Labyrinth** des Felsenbeins. Dieses besteht aus **Vorhof, Bogengängen** und **Schnecke** *(Cochlea)* und ist mit einer liquorähnlichen Flüssigkeit, der **Perilymphe,** gefüllt. Im Vorhof und in den Bogengängen liegen die Sinneszellen des Gleichgewichtsorgans. Die Schnecke enthält die Sinneszellen für das Gehör.

34.1.6 Gleichgewichtsorgan

Das **Gleichgewichtsorgan** *(Vestibularorgan)* besteht aus den Bogengängen und dem **Vorhof** *(Vestibulum)* mit **Sacculus** und **Utriculus.** Es liegt ebenso wie das Hörorgan im Knochen des Felsenbeins. Funktionell dient es gemeinsam mit visuellen (Auge) und kinästhetischen (Oberflächen-, Tiefensensibilität) Mechanismen der Orientierung im Raum und damit der Aufrechterhaltung des Gleichgewichts.

34.2 Pflege in der Hals-Nasen-Ohren-Heilkunde

Obwohl es sich bei vielen HNO-Operationen um relativ kleine Eingriffe handelt, z.B. um die Entfernung der Gaumenmandeln (☞ 34.7.1), beeinträchtigen sie den Patienten in nicht unerheblichem Ausmaß: Beispielsweise behindern Larynxoperationen die Atmung (☞ 34.9.3, 34.9.4) und Operationen in Mundhöhle, Rachen und Ösophagus die Nahrungsaufnahme (☞ 34.7, 34.8). Operationen der äußeren Nase verändern das Aussehen des Patienten (☞ 34.6.1).

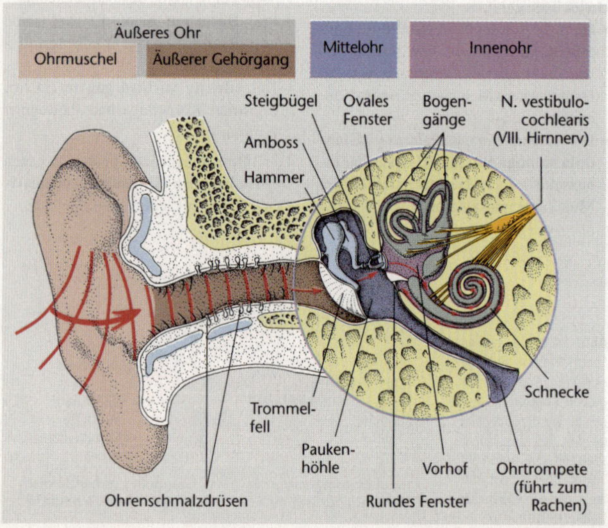

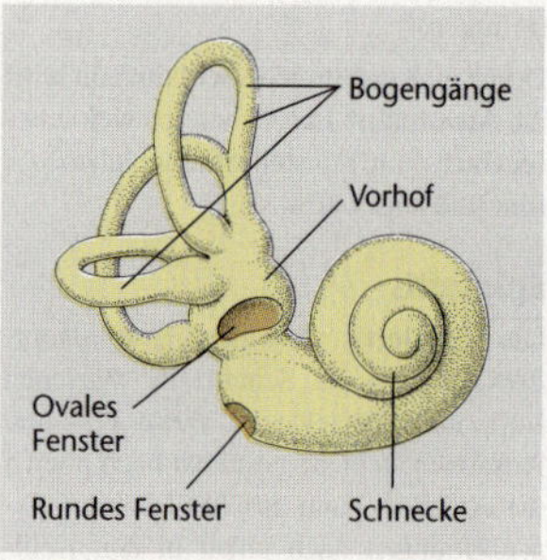

Abb. 34.10: Schnecke und Bogengänge im Ausgussmodell. [A400-190]

Abb. 34.11 (links): Übersicht über äußeres Ohr, Mittelohr und Innenohr (teils vergrößert). Die Pfeile markieren den physiologischen Weg der Schallwellen zu den Sinneszellen (Luftleitung). [A400-190]

Die Zahl von Patienten, die mit einer bösartigen Tumorerkrankung des Kehlkopfes oder des Rachens in die Klinik kommen, steigt ständig an. Häufig besteht bei den Betroffenen seit vielen Jahren ein Alkohol- und Nikotinmissbrauch (☞ 36.6, Suchtkrankheiten). Dies führt vor allem im postoperativen Verlauf immer wieder zu Notfallsituationen wie z.B. Alkoholentzugsdelir.

Umgang mit Alkoholkranken ☞ 36.6.2
Pflege nach HNO-Operationen ☞ 34.2.5

34.2.1 Unterstützung bei den ATL

Atmen

Atemerleichternde Maßnahmen ☞ 7.2.5 – 7.2.11

Sekretansammlungen oder Schwellungen (Entzündung, Tumoren) des Rachenraumes und der Trachea führen häufig zur Behinderung der Atmung. Dies beeinträchtigt das subjektive Wohlbefinden des Patienten meist erheblich, *atemerleichternde Maßnahmen* werden entsprechend als hilfreich, sicherheitsvermittelnd und angstabbauend empfunden. Hierzu gehören neben einer guten Belüftung des Patientenzimmers und der Befeuchtung der Atemluft insbesondere die atemunterstützende Lagerung, sekretlösende Maßnahmen wie Inhalationen und Atemgymnastik, die Entfernung von Sekret durch Unterstützung beim Abhusten oder durch Absaugen sowie bei Bedarf die Sauerstofftherapie.

Atemstörungen bedeuten immer eine latente Gefährdung und können innerhalb kurzer Zeit lebensbedrohlich werden.

Ein Patient, der unter ständiger Atemnot leidet, kann zunehmend Angst um sein Leben verspüren. Dies führt zu Verkrampfung und Unruhe und damit zu vermehrtem Sauerstoffverbrauch, der wiederum die Atemnot verstärkt.

Daher sollte schon bei der Pflegeplanung daran gedacht werden, wie diesen Patienten die Angst vor der Atemnot genommen werden kann. Der Patient sollte ermutigt werden, seine Angstempfindungen zu äußern. Durch Ankündigung aller Pflege- und Behandlungsmaßnahmen und ausführliche Informationen lässt sich Sicherheit vermitteln, ebenso durch die routinierte Handhabung der pflegerischen und therapeutischen Hilfsmittel.

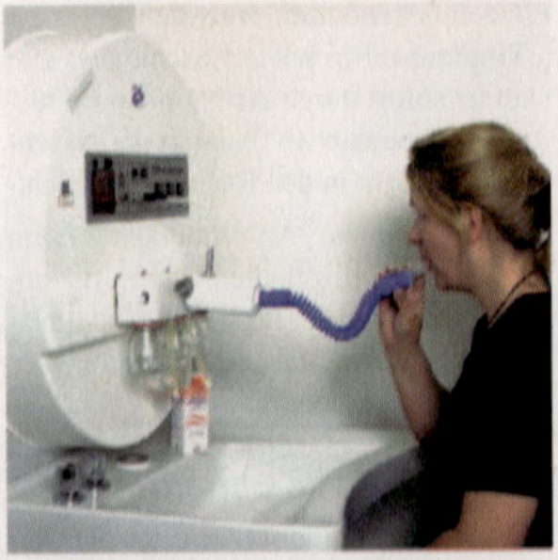

Abb. 34.12: Inhalationen erleichtern die Sekretlösung bei vielen HNO-Erkrankungen und mindern die Atembeschwerden. [K183]

Essen und Trinken

Bei Erkrankungen im HNO-Bereich kommt es besonders postoperativ häufig zu **Schluckstörungen** (v.a. nach Operationen in Mundhöhle und Rachen, ☞ 34.7, 34.8) und zu **Schmerzen beim Schlucken,** z.B. nach Entfernung der Gaumenmandeln (Tonsillektomie ☞ 34.7.1) durch große Wundflächen in der Rachenschleimhaut. Bei diesen Patienten ist postoperativ eine Aufbaukost notwendig, zu Beginn mit kaltem Tee, dann mit flüssigen Speisen bis zur Breikost. Außerdem sollten eine Woche nur gewürz- und säurefreie, nicht zu heiße Speisen gegeben werden (z.B. kein Obst, keine Fruchtsäfte). Kohlensäurehaltige Getränke können ebenfalls heftige Schmerzen verursachen. Alkohol ist zu vermeiden. Die Angehörigen des Patienten sollten dem Kranken nur geeignete Speisen mitbringen.

Nach bestimmten Operationen, insbesondere nach Resektion großer Tumoren in Mundhöhle und Oropharynx (☞ 34.7.2), oder auch nach Strahlentherapie dieser Region können oder dürfen die Patienten einige Zeit weder essen noch trinken und müssen über eine Gastroduodenalsonde ernährt werden.

Pflege bei künstlicher enteraler Ernährung ☞ 10.3.1

Kommunizieren

Hörstörungen

Hörgeräte ☞ 7.9.3

Die Kommunikationseinschränkung durch Schwerhörigkeit oder Hörverlust stellt für den Patienten eine schwere Behinderung dar, weil er von seinem Umfeld weitgehend abgeschottet ist. Hieraus können Einsamkeit und Resignation resultieren. Je nach Ausprägung der Hörminderung oder Art des technischen Hilfsmittels sind verschiedene Hilfsmaßnahmen angezeigt, z.B. Unterstützung beim Einsetzen der Hörgeräte oder beim Training des Lippenablesens sowie Informationen über Schwerhörigenvereine.

Sprechstörungen

Bei Erkrankungen des Rachens, der Mundhöhle (☞ 34.7) oder des Larynx (☞ 34.9) kann das Sprechen gestört sein. Der Patient mit Tracheotomie (☞ 34.9.4) beispielsweise ist zumindest in der Anfangsphase auf nonverbale Kommunikation („mit Händen und Füßen") angewiesen. Auch beeinflussen Unsicherheit und Angst in der neuen Situation die Verständigungsmöglichkeiten. Diesen Bedürfnissen kann begegnet werden durch:

- Ausführliche Gespräche mit Patient und Angehörigen, wobei die Schwierigkeiten der Kommunikation angesprochen werden müssen
- Bereitlegen einer Schreibtafel oder eines Blocks mit Schreibutensilien, damit der Patient sich jederzeit schriftlich äußern kann.

Sinn finden

Einzelne Patientengruppen mit Erkrankungen im HNO-Bereich (vor allem Patienten mit Tumorerkrankungen) müssen intensiv auf eine Umstellung ihrer ge-

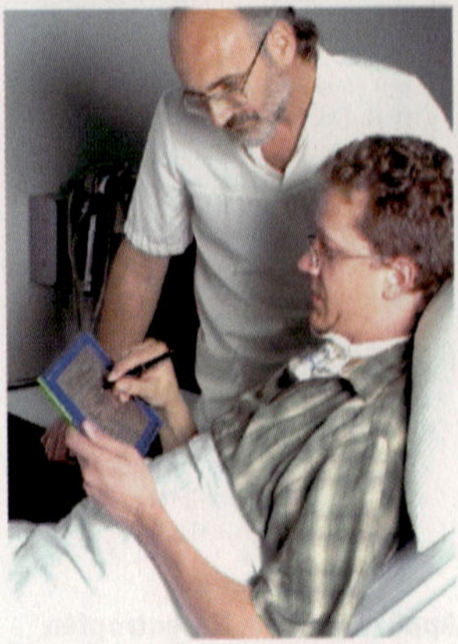

Abb. 34.13: Mit einer Schreibtafel kann sich ein Patient, der (vorübergehend) nicht sprechen kann, seiner Umwelt verständlich machen. Auch wenn das Buchstabieren sehr mühsam ist und lange dauert, sollten die betreuenden Personen die notwendige Zeit investieren, um dem Patienten diese Kommunikation zu ermöglichen. [K183]

wohnten beruflichen und privaten Lebenssituation vorbereitet werden, da die zugrunde liegenden Erkrankungen bzw. die therapeutischen Maßnahmen zu einschneidenden Änderungen führen:

- Mit Hilfe des Sozialdienstes werden berufliche Rehabilitation bzw. Umschulung eingeleitet
- Für Patienten, denen eine Kehlkopftotalentfernung (☞ 34.9.4) bevorsteht, wird vor der Operation ein Gespräch mit einem seit längerer Zeit ohne Larynx lebenden Patienten veranlasst, der eine Ersatzsprache (☞ 34.9.4) gut beherrscht (Kontaktaufnahme über *Kehlkopflosenverband* oder Logopädieabteilung). Dem Patienten wird so ermöglicht, die Angst vor der Operation und dem Leben danach zu äußern und zu verringern, und er erfährt, dass das Leben nach der Operation ohne Kehlkopf weiterhin lebenswert und sinnvoll ist
- Suchtkranke Patienten (im HNO-Bereich vor allem Personen mit Alkohol- und Nikotinabusus) werden über die Notwendigkeit aufgeklärt, sich wegen ihrer Suchtkrankheiten behandeln zu lassen (☞ 36.6.1).

34.2.2 Applikation von Salben und Tropfen in Nase und Ohr

Bei jeder Gabe sind folgende Hygienemaßnahmen einzuhalten:

- Tuben, Flaschen und Pipetten nur für jeweils einen Patienten benutzen und peinlich sauber halten (z.B. Deckel nach dem Aufschrauben mit der Außenseite auf eine saubere Unterlage legen), um eine Kontamination des Präparates und eine (erneute) Infektion des Patienten zu vermeiden
- Lagerungshinweise (z.B. Kühlschranklagerung) und Verfalldatum beachten
- Tropfen sind nach dem Öffnen nur begrenzt haltbar (siehe Beipackzettel), daher auf der Flasche das Öffnungsdatum vermerken.

Applikation von Nasentropfen

Applikation von Nasentropfen bei akuter Mittelohrentzündung ☞ 34.5.2

- Vor der Applikation putzt sich der Patient die Nase
- Dann neigt er den Kopf leicht nach hinten und zur Seite
- Anschließend träufelt er die verordnete Tropfenzahl in beide Nasenlöcher und atmet sofort durch die Nase ein („Flüssigkeit hochziehen"), damit die Nasentropfen nicht in den Rachen abfließen.

Der angeordnete Anwendungszeitraum wird genau eingehalten, da z.B. abschwellende und gefäßverengende Nasentropfen bei zu langer Anwendung zu Schleimhautschäden führen.

Applikation von Ohrentropfen

- Die Ohrentropfen werden vor der Anwendung auf Körpertemperatur erwärmt
- Der Patient legt sich auf die Seite des nicht zu behandelnden Ohres
- Dann träufelt er (oder eine Hilfsperson) die verordnete Tropfenzahl in den Gehörgang, wobei die Ohrmuschel sanft nach oben hinten außen gezogen wird, um den Gehörgang zu strecken
- Der Patient bleibt anschließend 15 – 20 Minuten auf der Seite liegen.

Keine Watte ins Ohr stecken, da diese die Ohrentropfen aufsaugen würde!

34.2.3 (Vordere) Nasentamponade

Indikation

Ist Nasenbluten nicht durch einfache Kompression der Nasenflügel oder eine Eiskrawatte im Nacken zu beseitigen, muss eine **vordere Nasentamponade** durchgeführt werden (die *hintere Nasentamponade* wird angewandt bei Blutungen im hinteren Rachenbereich).

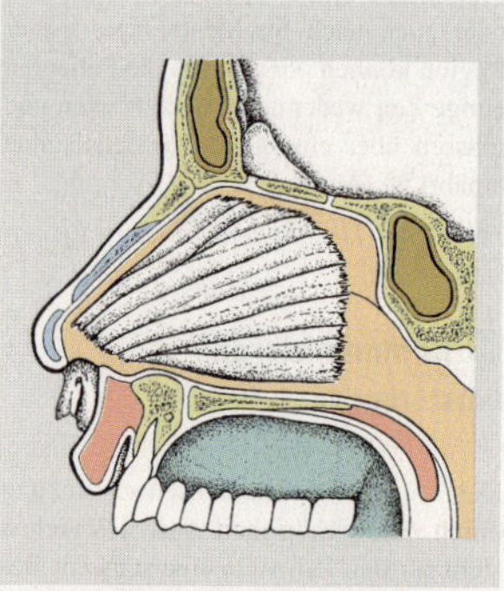

Abb. 34.14: Vordere Nasentamponade zur Stillung von Nasenbluten im vorderen Nasenbereich. [A300-157]

Aufgaben der Pflegenden

Die Aufgaben des Pflegepersonals umfassen:

- *Vorbereitung des Materials:* Industriell vorgefertigte Tamponadenpackung oder (je nach Blutung) pro Nasenloch 4 – 6 Tamponadenstreifen (30 – 40 cm lang, 2 cm breit), Nasenspreizer, Tamponadenzange, Pinzette
- *Vorbereitung des Patienten:* Blutdruck des Patienten messen. Ihn anschließend in sitzende (oder liegende) Stellung bringen und seine Nase z.B. mit angefeuchtetem Watteträger säubern
- *Assistenz bei der Durchführung:* Patienten beruhigen und zum ruhigen Weiteratmen durch den Mund auffordern. Kopf des Patienten dabei stabil halten. Äußerungen des Patienten (z.B. Schmerzen, Atemnot) stets ernst nehmen.

Die Nasentamponade wird in der Regel nach 2 – 3 Tagen entfernt, anschließend wird die Nase sorgfältig gepflegt, z.B. mit panthenolhaltiger Nasensalbe (Bepanthen® Augen- und Nasensalbe). Unmittelbar nach Entfernung der Nasentamponade soll der Patient auf anstrengende körperliche Aktivitäten, Bücken, Rauchen und Alkoholgenuss verzichten und darf sich die Nase nicht schnäuzen.

34.2.4 Ohrspülung

Indikation

Indikation für eine **Ohrspülung** sind Fremdkörper im äußeren Gehörgang oder ein Zeruminalpfropf (☞ 34.5.1), der den äußeren Gehörgang verlegt und so die Sicht auf das Trommelfell behindert oder zu Schwerhörigkeit des Patienten führt.

Materialien

An Materialien werden eine Ohrspritze (100 – 250 ml) oder ein spezielles Spülsystem, *körperwarmes* Leitungswasser, eine Nierenschale, ein (wasserdichtes) Abdecktuch, ein Handtuch, ein Otoskop und ggf. Cerumenex®-Tropfen benötigt.

Durchführung

Ist der Zeruminalpfropf sehr hart, kann er durch Einträufeln z.B. von Cerumenex®-Tropfen vor der Ohrspülung aufgeweicht werden. Für die Ohrspülung soll der Patient bequem sitzen. Seine Kleidung sollte durch ein (wasserdichtes) Abdecktuch geschützt werden. Die Nierenschale wird unter das betreffende Ohr gehalten, evtl. vom Patienten selbst. Dann zieht die Pfle-

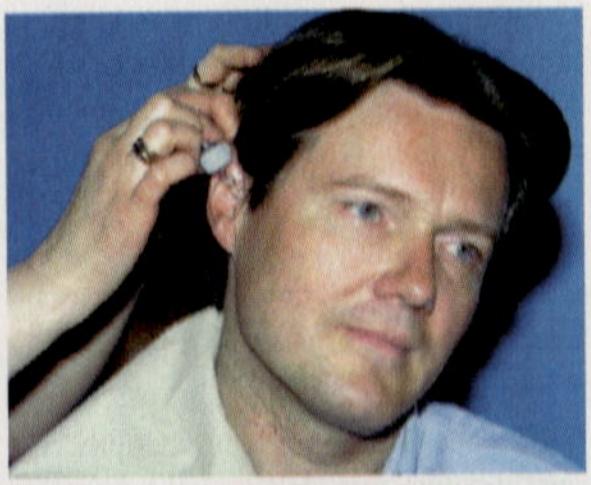

Abb. 34.15: Einträufeln von Cerumenex®-Tropfen zum Aufweichen des Zeruminalpfropfes vor der Ohrspülung. [M117]

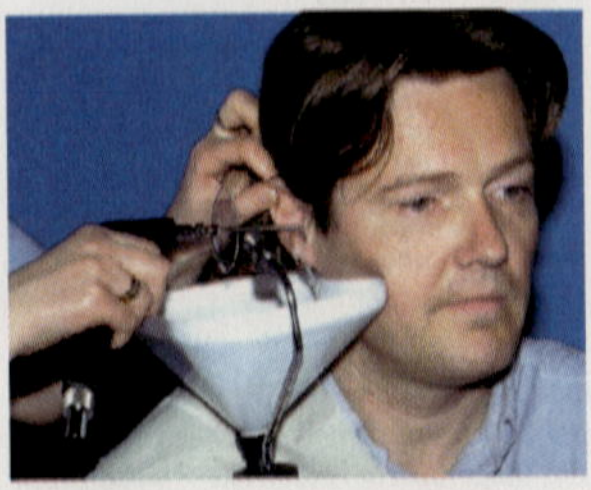

Abb. 34.16: Ohrspülung. [M117]

gekraft die Ohrmuschel des Patienten nach hinten oben, um den Gehörgang zu strecken und spritzt das Wasser unter mäßigem Druck zügig in den Gehörgang ein (☞ Abb. 34.16). Das Wasser (und die darin enthaltenen Ohrpropf- oder Fremdkörperanteile) laufen wieder in die Nierenschale ab. Die Spülung kann ggf. mehrfach wiederholt werden. Der Erfolg der Spülung wird mit dem Otoskop kontrolliert, bei Nicht-Erfolg muss der Arzt hinzugezogen werden. Da die Spülung des Gehörgangs durch Reizung des Gleichgewichtsorgans zu Schwindel und Übelkeit führen kann, sollte der Patient zwischendurch nach seinem Befinden gefragt werden.

> Einer Ohrspülung müssen immer eine ärztliche Untersuchung und die Anordnung der Ohrspülung vorausgehen, da Ohrspülungen z.B. bei einer Trommelfellperforation kontraindiziert sind.

Nachsorge

Die Pflegenden helfen dem Patienten nach der Ohrspülung ggf. beim Abtrocknen. Da auch nach der Ohrspülung Schwindel und Kreislaufstörungen auftreten können, ruht der Patient noch für ca. zehn Minuten unter Kreislaufkontrolle.

34.2.5 Pflege nach HNO-Operationen

Allgemeine Prinzipien

Lagerung

Die Lagerung richtet sich nach der OP bzw. Arztanordnung. Regel ist die bequeme *Oberkörperhochlagerung*.

Bei Operationen im Bereich des Larynx/Pharynx darf der Kopf nicht abknicken (ggf. mit kleinem Kissen unterstützen). Der Kopf darf nur mit Unterstützung der Hand im Nacken hochgehoben und vorsichtig bewegt werden.

Mobilisation

Am Abend des OP-Tages darf der Patient in der Regel am Bettrand sitzen und in Begleitung einer Pflegekraft zur Toilette aufstehen. Ausnahmen sind beispielsweise Kreislaufstörungen und ein Spontannystagmus (☞ 34.4.4), etwa nach Ohroperationen.

Pflege nach Ohroperationen

Nach **Ohroperationen** tritt gelegentlich Schwindel auf. Je nach Schwere des Schwindels reichen die dann erforderlichen Hilfestellungen von der Begleitung des Patienten zur Toilette bis zum Waschen des Patienten im Bett. Die Haarwäsche erfolgt durch die Pflegenden (auf Haarpflege unter dem Verband achten). Wichtig bei Schwindel und Übelkeit sind:

- Patienten mit Schwindel grundsätzlich nicht alleine aufstehen lassen
- Bei starker Übelkeit auf ausreichende (parenterale) Flüssigkeits- und Nährstoffzufuhr achten.

Ruckartige Kopfbewegungen und Manipulationen am operierten Ohr sind zu vermeiden. Um einen Überdruck im Ohr zu verhindern, darf sich der Patient nicht die Nase schnäuzen, sondern nur herauslaufendes Sekret abwischen.

Nach Ohroperationen erfolgt der erste äußere Verbandswechsel am ersten postoperativen Tag, dabei auf Nachblutung achten. Bei ruhigen Patienten genügt die Fixierung des Verbandes mit einer Ohrenklappe.

Pflege nach Nasenoperationen

Nach einer **Nasenoperation** (z.B. Begradigung der Nasenscheidewand) ist Folgendes zu beachten:

- Oberkörper hochlagern, Kopf nicht ruckartig bewegen
- Kreislauf engmaschig kontrollieren, Rachen inspizieren und korrekte Lage der Tamponade prüfen
- Bei geringfügiger Nachblutung Eisbeutel in den Nacken legen
- Bei starker Blutung Arzt rufen. Dieser verordnet gerinnungsfördernde Arzneimittel oder veranlasst ggf. eine erneute Operation
- Wegen der Nachblutungsgefahr kein ASS (z.B. Aspirin®) zur Schmerzbekämpfung geben
- Patienten zu ausreichender Mundpflege und -befeuchtung sowie Lippenpflege anleiten (mind. 3-mal täglich): Da der Patient während der Nasentamponade durch den Mund atmen muss, entfällt die Befeuchtung der Atemluft durch die Nasenschleimhaut, und die Mundschleimhaut trocknet aus
- Dem Patienten erklären, dass er sich wegen der Nachblutungsgefahr nicht anstrengen und auch nicht die Nase putzen darf (Sekret mit einem Tuch auffangen)
- Schleimhautreizende Noxen, z.B. Nikotin, in der Umgebung vermeiden
- Die *Nasenschleuder* (spezieller Nasenverband ☞ Abb 34.17) je nach Bedarf wechseln. Gipsverbände nach Korrektur-Operationen verbleiben für ca. 7 – 8 Tage. Die Nasentamponade wird am 2. – 3. postoperativen Tag vom Arzt entfernt *(Detamponade)*. Dem Patienten vorher Schmerzmittel verabreichen, da die Entfernung der Tamponade oft schmerzhaft ist. Zur Blutgefäßkontraktion den Nacken mit Eisbeutel kühlen
- Patienten nach der Detamponade zur Selbständigkeit bei der Pflege der Nasenschleimhaut mit Nasensalbe anleiten.

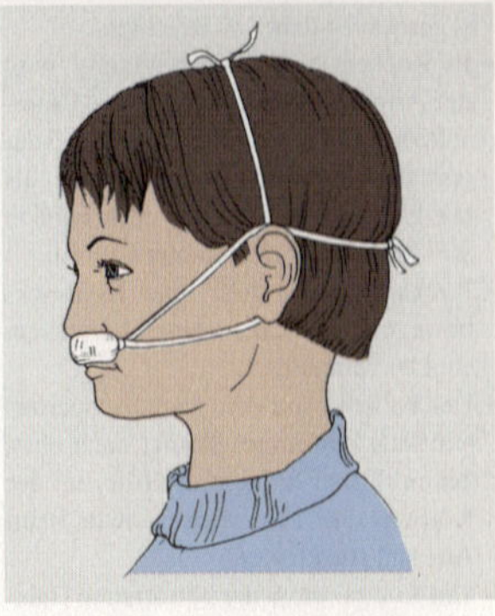

Abb. 34.17: Nasenschleuder. [A400-215]

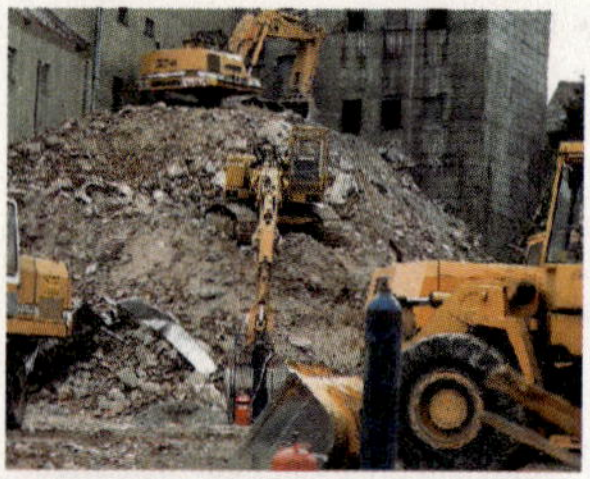

Abb. 34.18: Lärmbelästigung in Beruf und Freizeit nimmt als Ursache von Hörstörungen mehr und mehr zu. [J660]

Pflege nach Operationen im Mund- und Rachenbereich

Operative Eingriffe im **Mund-** und **Rachenbereich** führen postoperativ nicht nur zu Schluck-, sondern auch zu Kommunikationsstörungen. In diesem Zusammenhang sind in der Nachbehandlung spezielle pflegerische Maßnahmen notwendig, um diese Funktionen, zumindest teilweise, wiederzuerlangen.

Pflege bei Schluckstörungen ☞ 7.6.8
Pflege bei Kommunikationsstörungen ☞ 7.9.3

Die Körperpflege wird am 1. postoperativen Tag von den Pflegenden übernommen, ab dem 2. postoperativen Tag zunehmend vom Patienten selbst. Haarwäsche ist ab dem 10. postoperativen Tag erlaubt.

Pflege nach Operationen am Hals

Nach ausgedehnten Operationen am Hals, z.B. einer Neck dissection (Entfernung der Halslymphknoten bei bösartigen HNO-Tumoren ☞ 34.9.4), kann es zu erheblichen Bewegungseinschränkungen im Kopf-Hals-Bereich kommen. Pflegerisch ist dabei zu beachten:

- In Rücken- und Seitenlagerung wird der Arm der operierten Seite zur Unterstützung des Lymphabflusses so gelagert, dass Hand und Unterarm höher als der Ellbogen liegen. Der Arm liegt in 30°-Abduktion und leichter Flexion
- Ruckartige Kopfdreh- und Kopfnickbewegungen, z.B. beim Aufstehen, sind zu vermeiden
- Der Patient kann den Arm der operierten Seite nur eingeschränkt nach oben heben. Daher braucht er Hilfe bei der Körper- und Haarpflege sowie beim An- und Auskleiden
- Um Kontrakturen der betroffenen Halsseite vorzubeugen, ist die frühzeitige Einleitung krankengymnastischer Maßnahmen nach einem festgelegten Übungsplan wichtig (ab dem 6. postoperativen Tag).

Pflege nach Tracheotomie/Koniotomie ☞ 34.9.4

34.3 Hauptbeschwerden des Patienten mit HNO-Erkrankungen

Nasenbluten ☞ 34.6.2
Schwindel ☞ 35.3.1

34.3.1 Ohrenschmerzen

Ohrenschmerzen *(Otalgien)* sind zumeist durch Erkrankungen des äußeren Ohres oder Mittelohres bedingt, z.B. durch eine Gehörgangs- (☞ 34.5.1) oder Mittelohrentzündung (☞ 34.5.2). Schmerzen können aber auch von anderen Organen ins Ohr fortgeleitet werden, etwa bei *Tonsillitis* (☞ 34.7.1), *Parotitis* (Entzündung der Ohrspeicheldrüse ☞ 34.11.1) oder einem Rachentumor (☞ 34.7.2).

Bei Ohrenschmerzen hat der Patient oft noch weitere Beschwerden wie beispielsweise eine Hörminderung bei Mittelohrentzündung (☞ 34.5.2) oder „Ohrlaufen", d.h. eine Sekretion aus dem Ohr *(Otorrhoe)*, bei einer Gehörgangsentzündung (☞ 34.5.1) oder chronischen Mittelohrentzündung (☞ 34.5.2).

34.3.2 Schwerhörigkeit

Die Ursache einer **Schwerhörigkeit** liegt zumeist im Mittelohr (z.B. Mittelohrentzündung) oder Innenohr (z.B. Hörsturz ☞ 34.5.3). Aber auch ein Zeruminalpfropf (☞ 34.5.1) mit Verlegung der Gehörgangslichtung kann zu einer akuten Hörminderung führen.

Bei der **Schallleitungs-Schwerhörigkeit** ist der physiologische Weg der Schallwellen (☞ Abb. 34.11) durch krankhafte Prozesse im äußeren Gehörgang, Mittelohr *(Mittelohrschwerhörigkeit)* oder am ovalen Fenster gestört. Hingegen liegt die Ursache der Schwerhörigkeit bei der **Schallempfindungs-Schwerhörigkeit** im Bereich des Innenohres *(Innenohrschwerhörigkeit)* oder des Hörnerven.

Je nach der zugrunde liegenden Ursache kann sich eine Schwerhörigkeit *rasch* (z.B. bei einer Mittelohrentzündung) oder *langsam* (z.B. Lärmschwerhörigkeit) entwickeln.

Häufige Begleitsymptome einer Schwerhörigkeit sind Schwindel (☞ 35.3.1), Tinnitus (☞ 34.3.3) oder Ohrenschmerzen (☞ 34.3.1).

Die genaue Diagnose einer Schwerhörigkeit erfolgt mit Hilfe von Hörtests (☞ 34.4.2).

34.3.3 Tinnitus

Tinnitus [aurium] *(Ohrgeräusche, Ohrensausen)*: Rauschende, klingende oder pfeifende Geräusche im Ohr, die meist nur vom Patienten wahrnehmbar sind.

Die Nomenklatur ist hier aber nicht einheitlich. Nicht selten werden objektivierbare, z.B. durch Gefäße bedingte Schallgeräusche als *Ohrgeräusche* bezeichnet, wohingegen der Begriff *Tinnitus* beschränkt ist auf nur vom Patienten wahrgenommene Geräusche, denen keine nachvollziehbaren Schallereignisse zugrunde liegen.

Ursachen des **Tinnitus** können unter anderem Lärmbelastung in Freizeit oder Beruf oder verschiedene otologische Krankheitsbilder (z.B. Hörsturz ☞ 34.5.3, M. Menière ☞ 34.5.3, Otosklerose ☞ 34.5.2) sein. Auch Erkrankungen der Halswirbelsäule können zu einem Tinnitus führen. Stress spielt ebenfalls eine Rolle. Man geht heute davon aus, dass auch ein primär organischer Tinnitus Veränderungen im ZNS hervorrufen und dadurch chronisch werden kann. Ursachen und Krankheitsentstehung sind jedoch bisher nicht im Detail geklärt.

Charakter und Intensität der Geräusche sind sehr variabel (Brummen, Summen, Pfeifen, Zischen etc.).

Viele Patienten empfinden den Tinnitus zwar z.B. in stiller Umgebung als unangenehm, fühlen sich aber im Alltag nicht (wesentlich) gestört. Diese Form wird als **kompensierter Tinnitus** bezeichnet. Bei manchen Patienten ist der Tinnitus aber so stark und belastend, dass sie sich in ihrer Leistungsfähigkeit deutlich beeinträchtigt fühlen bis hin zu Depressionen und Angstzuständen als Folge **(dekompensierter Tinnitus).** Etwa 8 % der Erwachsenen fühlen sich durch Tinnitus im Alltag belästigt und im Schlaf gestört.

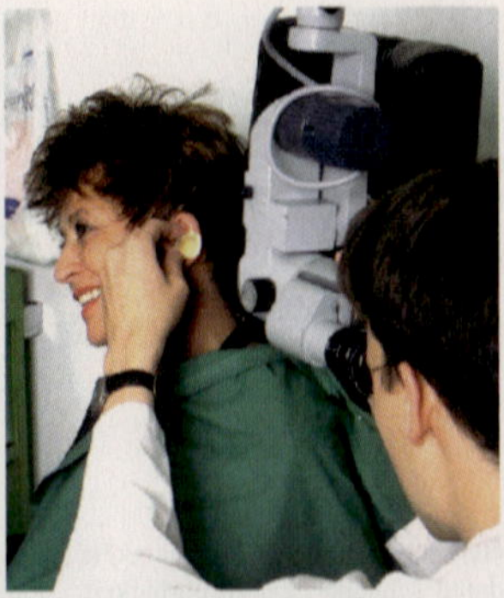

Abb. 34.19: Ohrmikroskopie. [K183]

Je nach zeitlichem Verlauf werden **akuter, subakuter** und **chronischer Tinnitus** unterschieden.

Bei vielen Patienten kann trotz gründlicher Untersuchung keine Ursache für den Tinnitus gefunden werden.

Sind zugrunde liegende Erkrankungen fassbar, werden diese behandelt. Beim **akuten Tinnitus,** der in erster Linie auf Stoffwechsel- und/oder Durchblutungsstörungen zurückgeführt wird, besteht die Behandlung ansonsten in der Gabe durchblutungsfördernder Arzneimittel. Hingegen hat die Behandlungsstrategie beim **chronischen Tinnitus** zum Ziel, dass der Patient mit seinen Ohrgeräuschen zu leben lernt, sich an sie „gewöhnt". Als hilfreich erwiesen haben sich hier beispielsweise Entspannungsverfahren wie etwa die progressive Muskelrelaxation nach Jacobsen (☞ 10.13.3) oder der Einsatz eines leise rauschenden **Tinnitusmaskers** oder *Noisers,* wodurch der Patient den Tinnitus weniger wahrnimmt. Eingebettet in ein interdisziplinäres, individuelles Gesamttherapiekonzept mit Aufklärung des Patienten über die Rolle des ZNS bei der Tinntusentstehung spricht man vielfach auch von **Tinnitus-Retraining-Therapie** *(TRT).* Helfen kann den Betroffenen oft auch der Kontakt zu Selbsthilfegruppen, z.B. der *Tinnitus-Liga.*

34.3.4 Behinderte Nasenatmung

Die **behinderte Nasenatmung** ist das häufigste Leitsymptom bei Erkrankungen von Nase, Nasennebenhöhlen und Nasopharynx. Zu den bekanntesten Ursachen einer „verstopften Nase" zählen neben der Septumdeviation (☞ 34.6.2) der *grippale Infekt* (**Rhinitis** ☞ 34.6.2) und der *Heuschnupfen.* Bei Kindern sind Fremdkörper und **Adenoide** („Polypen", Vergrößerung der Rachenmandel ☞ 34.6.4) häufig die Ursache. Auch manche Arzneimittel, z.B. die „Pille" und bestimmte Antihypertensiva, können zu einer behinderten Nasenatmung führen.

34.3.5 Heiserkeit

Bei **Heiserkeit** klagt der Patient über eine „raue, kratzige" Stimme. Die Ursachen sind vielfältig und reichen von der einfachen Erkältung über exzessive Stimmbelastung, Inhalation von Stäuben oder Allergenen bis zu Tumoren. Auch ärztliche Eingriffe (z.B. endotracheale Intubation) können eine Heiserkeit hervorrufen.

Jede **Heiserkeit,** die länger als drei Wochen besteht, muss unabhängig vom Lebensalter HNO-ärztlich abgeklärt werden, da vor allem bei Rauchern ein bösartiger Larynxtumor (☞ 34.9.4) die Ursache sein kann.

34.3.6 Dyspnoe

Eine Dyspnoe (Atemnot ☞ 7.2.12, 20.3.1) kann durch zahlreiche Erkrankungen bedingt sein. Wichtige HNO-spezifische Ursachen sind:

- Bei der *akuten Dyspnoe* die Fremdkörperaspiration (☞ 34.10.1), allergische Ödeme im Atemwegsbereich (etwa nach einem Bienenstich) und bei Kindern die Epiglottitis (☞ 13.10.3)
- Bei der *chronischen Dyspnoe* Tumoren von Rachen und Kehlkopf (☞ 34.7.2, 34.9.3, 34.9.4).

Die Kranken haben ein quälendes Gefühl des Luftmangels bis hin zur Todesangst. Dem Untersucher fällt ein *ziehendes Atemgeräusch* (**Stridor** ☞ 20.3.4) auf. Die Diagnostik umfasst neben der Spiegeluntersuchung von Rachen und Kehlkopf (*indirekte Laryngoskopie* ☞ auch 34.4.1) die endoskopische Abklärung (☞ 34.4.6). Besteht der Verdacht auf eine Erkrankung der Trachea, sind zusätzlich gezielte Röntgenuntersuchungen notwendig.

Bei ausgeprägter, akuter Dyspnoe kann eine Intubation oder ein Luftröhrenschnitt (**Tracheotomie, Koniotomie** ☞ 34.9.4) notwendig werden.

34.4 Der Weg zur Diagnose

34.4.1 Anamnese und HNO-ärztliche Untersuchung

Zur **Anamnese** gehört die Erfragung von aktuellen Beschwerden, Allgemeinerkrankungen wie Hypertonie, Allergien oder Stoffwechselkrankheiten und die Arzneimittelanamnese.

Es schließt sich die **HNO-ärztliche Untersuchung** an. Der Begriff *Spiegeluntersuchung* stammt noch aus der Zeit, als der Arzt sämtliche Untersuchungen mit Hilfe des Stirnreflektors durchführte. Heute werden bestimmte Organe wie beispielsweise das Ohr oder das Naseninnere auch mikroskopisch oder endoskopisch untersucht. Trotzdem ist der Ausdruck „Spiegeluntersuchung" im klinischen Sprachgebrauch beibehalten worden.

Untersuchung der Ohren

Für die Untersuchung der Ohren wird nach der Inspektion der Ohrmuschel ein Metalltrichter in den äußeren Gehörgang eingeführt und der Gehörgang durch Zug an der Ohrmuschel nach hinten oben gestreckt. Nun können Trommelfell und äußerer Gehörgang bei mikroskopischer Vergrößerung (**Ohrmikroskopie, Otoskopie**) beurteilt werden.

Untersuchung der Nase

Nach Beurteilung der äußeren Nasenform (z.B. Sattel- oder Höckernase ☞ 34.6.1) werden die vorderen Nasenabschnitte mit dem *Stirnreflektor* und dem *Nasenspekulum* betrachtet (**vordere Rhinoskopie** ☞ Abb. 34.20). Zur Beurteilung der hinteren Nasenabschnitte bzw. der Nasennebenhöhlenausführungsgänge und des Nasopharynx (**hintere Rhinoskopie** ☞ Abb. 34.21) wird meist ein star-

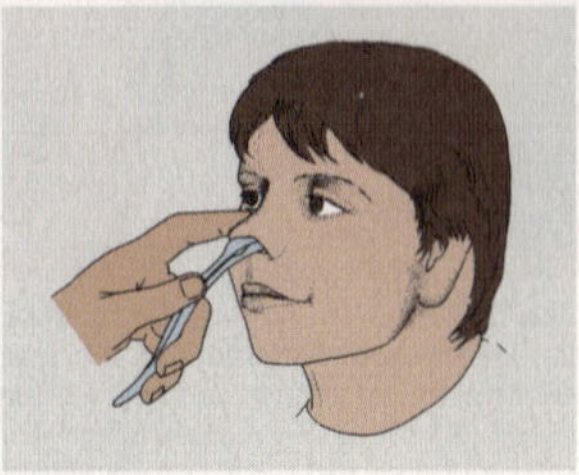

Abb. 34.20: Vordere Rhinoskopie mit dem Nasenspekulum. [A300-157]

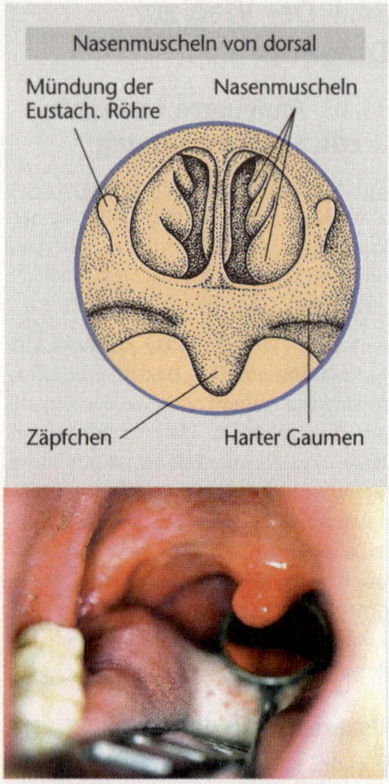

Abb. 34.21: Oben: Sicht bei der hinteren Rhinoskopie auf die Nasenhaupthöhle von dorsal aus dem Nasopharynx heraus. Unten: Durchführung der Untersuchung im Bild, hier mit einem Spiegel. [A300-157, T144]

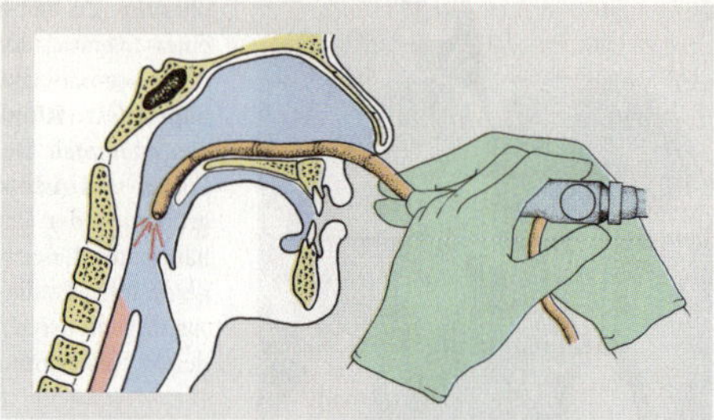

Abb. 34.23: Die flexible transnasale Laryngoskopie wird bei unübersichtlichen Verhältnissen im Larynxbereich und bei stark würgenden Patienten nach Lokalanästhesie der Nasenschleimhaut durchgeführt. [A300-157]

res oder flexibles *Endoskop* benutzt. Es kann durch die Nase hindurch oder in die Mundhöhle eingeführt werden. Oft muss vor der Untersuchung mit dem Endoskop die Nase abgeschwollen und örtlich betäubt werden. Dazu wird ein Gemisch aus abschwellenden Nasentropfen und Lokalanästhetikum als Spray auf die Nasenschleimhaut aufgebracht.

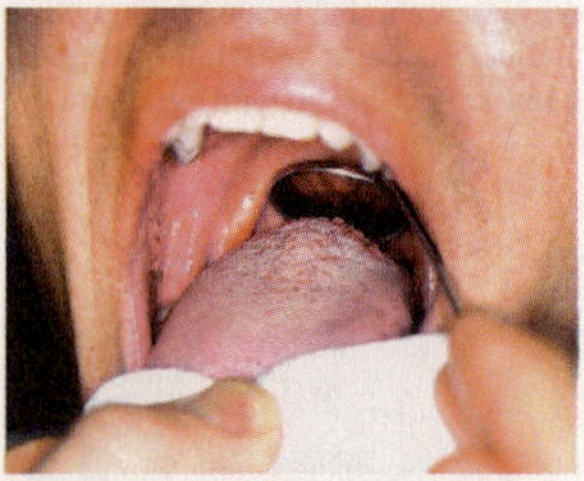

Abb. 34.22: Bei der indirekten Laryngoskopie fasst die linke Hand des Untersuchers die Zunge des Patienten und zieht sie vorsichtig aus dem Mund nach vorne. Ein kleiner runder Spiegel wird an einem langen Stiel hinter das Gaumensegel geführt und so gekippt, dass Hypopharynx und Larynx einsehbar sind. [T144]

Untersuchung der Mundhöhle und des Oropharynx

Für die Untersuchung von Mundhöhle und Oropharynx werden *Stirnreflektor* und *Mundspatel* benötigt. Der Untersucher achtet besonders auf den Zustand von Tonsillen, Gaumenbögen und Zunge sowie die Beweglichkeit von Zunge und Gaumenbögen. Die Untersuchung dient außerdem der Beurteilung der Schleimhaut sowie der Ausführungsgänge der Ohrspeicheldrüsen *(Parotiden, Glandulae parotides)* und der Unterkieferspeicheldrüsen *(Glandulae submandibulares)*, die in die Mundhöhle münden.

Untersuchung des Hypopharynx und Larynx

Es folgt die Untersuchung von Hypopharynx und Larynx mit einem kleinen *Spiegel* und dem Stirnreflektor (**indirekte Laryngoskopie,** *indirekte Kehlkopfspiegelung*). Alternativ wird auch die transnasale oder transorale Endoskopie mit flexiblem oder starrem Endoskop mit der Möglichkeit der optischen Vergrößerung (**direkte Lupenlaryngoskopie,** *direkte Kehlkopfspiegelung* ☞ Abb. 34.23 und Abb. 34.48 – 34.49) genutzt.

Untersuchung der Halsweichteile

Die Palpation der Halsweichteile schließt den HNO-ärztlichen Untersuchungsgang ab (☞ Abb. 34.24). Dabei tastet der Untersucher besonders nach vergrößerten Lymphknoten in den Lymphabflussgebieten oder nach anderen pathologischen Raumforderungen.

34.4.2 Audiologische Diagnostik

Die einfachsten, grob orientierenden Untersuchungsmethoden der **audiologischen Diagnostik** *(Hörprüfungen)* mit eingeschränkter Aussagefähigkeit, aber dafür schneller Durchführbarkeit, sind die **Stimmgabelprüfungen nach Weber** und **Rinne** (☞ Abb. 34.25). Sie ermöglichen eine grobe Prüfung des Hörvermögens im Seitenvergleich und erste Aussagen über die Ursache der Schwerhörigkeit.

Das **Ton(schwellen)audiogramm** dient der Schwellenbestimmung des Tongehörs und ist die häufigste und wichtigste Hörprüfung zum Nachweis einer Hörstörung. Der Untersucher stellt im **Audiometer** Töne einer definierten Frequenz ein, deren Lautstärke langsam zunimmt. Der Patient gibt an, wann er den Ton erstmalig hört. Die Töne werden in einem ersten Untersuchungsgang über Kopfhörer (Luftleitung) und in einer zweiten Serie über spezielle, auf das Mastoid aufgesetzte Bügel gegeben (Knochenleitung). Hiermit lassen sich die meisten Hörstörungen quantitativ und qualitativ diagnostizieren (☞ Abb. 34.26).

Zur weiteren Differenzierung einer Schwerhörigkeit (Innenohr- oder Hörnervenschädigung) können so genannte **überschwellige Tests** notwendig sein;

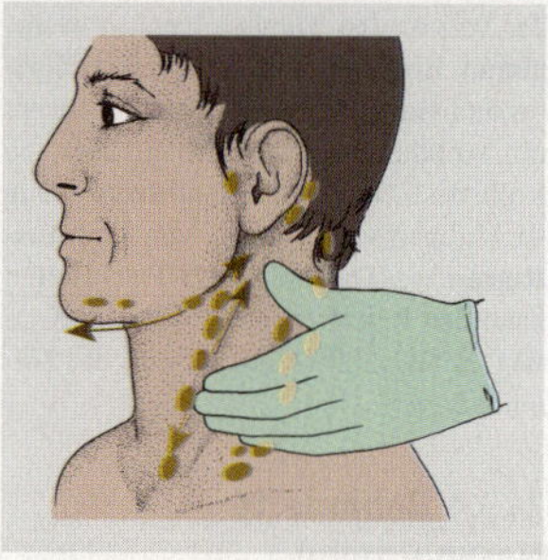

Abb. 34.24: Palpation der (Hals-)Lymphknoten. Viele entzündliche oder tumoröse Erkrankungen führen zu einer Vergrößerung der Halslymphknoten. [A300-157]

diese dienen der Lokalisationsdiagnostik einer Hörstörung, d.h. ob diese im Innenohr *(cochleär)* oder aber im Bereich der Hörnerven *(retrocochleär)* gelegen ist.

Die **Sprachaudiometrie** prüft einen Großteil der Signalverarbeitung des Gehörs. Neben der Hörweitenprüfung (Verstehen von Flüster- und normaler Sprache aus bestimmten Entfernungen) stehen in der Sprachaudiometrie verschiedene standardisierte Sprachtests mit Testwörtern zur Verfügung.

Die **elektrische Reaktionsaudiometrie** (kurz *ERA*) stellt eine objektive Hörprüfung dar, die von der Mitarbeit des Patienten *unabhängig* ist. Dabei wird die elektrische Nervenaktivität abgeleitet, die beim Hören im Innenohr aufgebaut und zum Gehirn weitergeleitet wird (evozierte Potentiale ☞ 35.4.9). Diese Untersuchungsmethode findet zum einen in der Kleinkinder-Audiometrie zur Erfassung frühkindlicher Hörstörungen, zum anderen in der Erwachsenen-Audiometrie zur Differenzierung einer Schwerhörigkeit und insbesondere zum Ausschluss eines **Akustikusneurinoms** (gutartiger Tumor des N. vestibulocochlearis) Anwendung. Außerdem lässt sie sich in begrenztem Maße zur Überführung von Simulanten anwenden.

34.4.3 Gleichgewichtsprüfung

Bei der **Gleichgewichtsprüfung** wird der Patient aufgefordert, meist mit geschlossenen Augen, bestimmte Anweisungen auszuführen (z.B. Auf-der-Stelle-Treten, Geradeausgehen). Anhand seiner Reaktionen lässt sich in vielen Fällen der Ursprung der Gleichgewichtsstörung lokalisieren.

34.4.4 Nystagmusprüfungen

Nystagmus (*Augenzittern*, griech.: schläfrig blinzeln): Unwillkürliche rhythmische Augenbewegungen. Können *physiologisch* (experimentell auslösbar) oder *pathologisch* sein.

Physiologisch werden ständig Nervenimpulse vom Gleichgewichtsorgan zu den Gleichgewichtszentren im Gehirn geleitet, wobei beim Gesunden ein Gleichgewicht zwischen

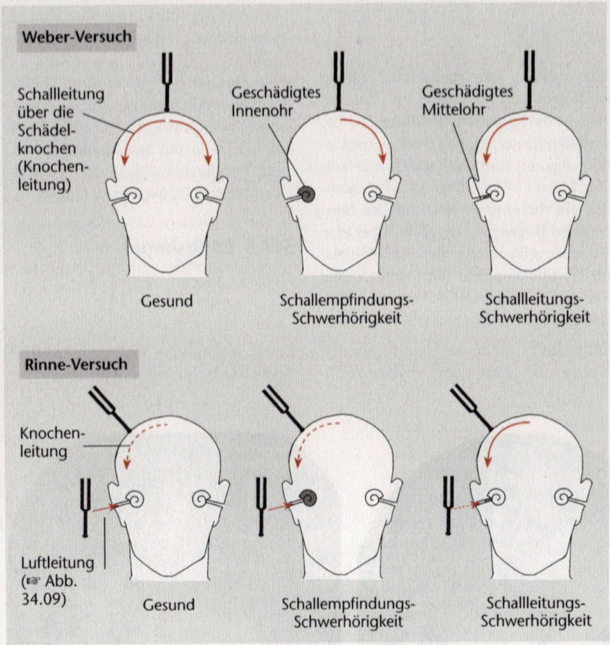

Abb. 34.25: Weber-Versuch. Eine angeschlagene 440-Hz-Stimmgabel wird in der Scheitelmitte des Patienten aufgesetzt. Der Gesunde hört den Ton auf beiden Ohren gleich laut, während der Schwerhörige ihn lateralisiert: Der (einseitig) Schallempfindungs-Schwerhörige hört den Ton im gesunden Ohr, der Schallleitungs-Schwerhörige im kranken Ohr.
Rinne-Versuch. Die Stimmgabel wird auf den Warzenfortsatz gesetzt und nach Verklingen des Tones vor das Ohr des Patienten gehalten. Gesunde und Schallempfindungs-Schwerhörige hören den Ton dann wieder über die Luftleitung (der Schallempfindungs-Schwerhörige jedoch kürzer als der Gesunde). Bei Schallleitungs-Schwerhörigkeit (z.B. bei Sekret in der Paukenhöhle ☞ 34.5.2) hört der Patient den Ton länger über die Knochenleitung. [A400]

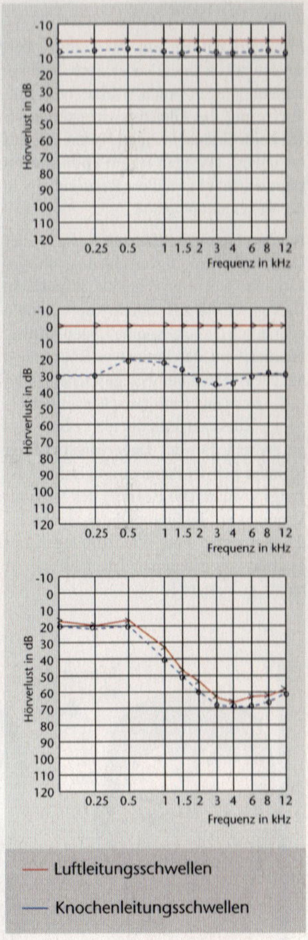

Abb. 34.26: Typische Ton(schwellen)audiogramme. Während beim Schallleitungs-Schwerhörigen (Mitte) nur bei der Luftleitung eine Hörminderung besteht, ist das Gehör beim Schallempfindungs-Schwerhörigen (unten) sowohl bei Knochen- als auch bei Luftleitung vermindert. [A400]

den von rechts und den von links kommenden Impulsen besteht. Eine Störung des Gleichgewichts, etwa durch einen einseitigen Ausfall des Gleichgewichtsorgans nach Verletzung, führt zu einer Seitendifferenz der Impulse und wegen der Verschaltung der vestibulären Kerngebiete mit den Augenmuskelkernen zu unwillkürlichen, reflektorischen Augenbewegungen, dem *Nystagmus.*

Häufigste Form des **Nystagmus** ist der – meist horizontale – **Rucknystagmus.** Dabei bewegen sich die Augen zuerst langsam zu einer Seite und dann, ruckartig und besser sichtbar, zur Gegenseite. Die Richtungsbezeichnung erfolgt nach der (besser sichtbaren) schnellen Bewegung.

Physiologisch ist ein Nystagmus beispielsweise während oder nach Drehbeschleunigungen. Auch Wärme- oder Kältereize auf das Gleichgewichtsorgan lösen beim Gesunden einen Nystagmus aus (☞ unten). Dagegen ist ein **Spontannystagmus,** der ohne äußere Reize auftritt, in der Regel *pathologisch.*

Bei **Nystagmusprüfungen** versucht der Untersucher durch verschiedene Provokationen einen Nystagmus auszulösen. Dies geschieht z.B. durch Kopfschütteln oder durch die so genannte **Lageprüfung**. Hierbei wird der Patient in Rückenlage auf der Untersuchungsliege nacheinander in die linke und nach zwischenzeitlich erneuter Rückenlage in die rechte Seitenlage gedreht. Bei der **Lagerungsprüfung** befindet sich der Patient in sitzender Ausgangsposition. Die Reizung des Vestibularorgans erfolgt hierbei durch wechselndes Aufsetzen und Wiederhinlegen mit gradeaus gerichtetem und nach links bzw. rechts gedrehtem Kopf.

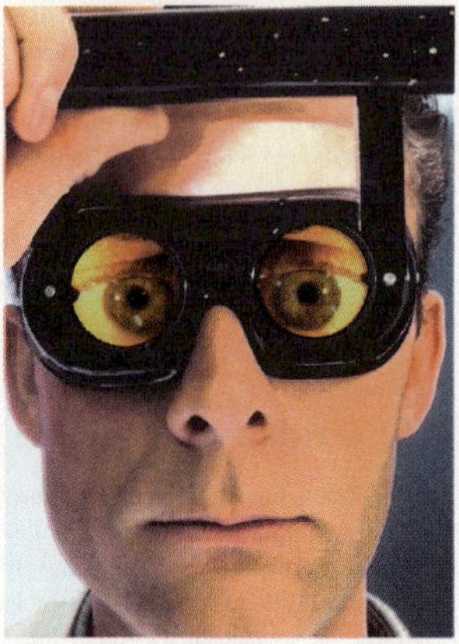

Abb. 34.27: Frenzel-Brille. Die Frenzel-Brille ist eine spezielle Leuchtbrille für die Nystagmusprüfung. Durch sehr starke Gläser kann der Patient den Blick nicht mehr fixieren und der Nystagmus tritt deutlicher hervor. Außerdem kann der Untersucher durch Vergrößerung und Beleuchtung der Augäpfel des Patienten einen Nystagmus besser erkennen. [T180]

Eine weitere, sehr spezifische Prüfung zur Reizung der peripheren Vestibularorgane ist die **kalorische Prüfung.** Hierbei wird durch eine Spülung des äußeren Gehörgangs mit warmem (40 °C) oder kaltem Wasser (30 °C) über 30 – 40 Sekunden ein thermischer Reiz auf den horizontalen Bogengang ausgeübt. Über eine Volumenveränderung der Endolymphe im Vestibularapparat und dadurch eine Reizung der Sinneszellen kommt es physiologischerweise zu einem Nystagmus.

Oft reicht es, wenn der Untersucher den Nystagmus unter der *Frenzel-Brille* (☞ Abb. 34.27) beobachtet. Objektiviert werden kann ein Nystagmus durch die **Elektronystagmographie** (kurz *ENG*), bei der die Potentialdifferenz zwischen Horn- und Netzhaut abgeleitet wird.

Die Diagnose einer Störung des peripheren Gleichgewichtsorgans ergibt sich aus dem Vergleich beider Vestibularorgane (Seitendifferenzen) sowie dem Auftreten eines pathologischen Nystagmus.

34.4.5 Allergietests

Besteht klinisch der Verdacht z.B. auf eine allergische Rhinitis (☞ 34.6.2) oder Nasenpolypen (☞ 34.6.2), ist ein **Allergietest** notwendig. Hierzu stehen im Wesentlichen vier diagnostische Methoden zur Verfügung (☞ auch 29.4.2):

- *Prick-Test* (☞ 29.4.2)
- *Serologische Diagnostik.* Im Blut des Patienten werden die IgE-Antikörper bestimmt (☞ 29.4.2)
- *Nasensekretchemie.* Durch Einlegen eines Wattebausches in die Nase wird Sekret gewonnen, das auf IgE untersucht wird
- *Intranasaler Provokationstest.* Hierbei wird eine Allergenlösung in die Nasenhöhle eingebracht. Bei positiver Reaktion schwillt die Schleimhaut an, und die Luftdurchlässigkeit der betreffenden Nasenhöhle ist eingeschränkt.

34.4.6 Endoskopie

Ösophagoskopie ☞ *21.3.4*
Mikrolaryngoskopie ☞ *34.9.4*
Tracheoskopie ☞ *20.4.5*

Einige anatomische Strukturen im HNO-Bereich (z.B. Nasopharynx, Larynx, obe-

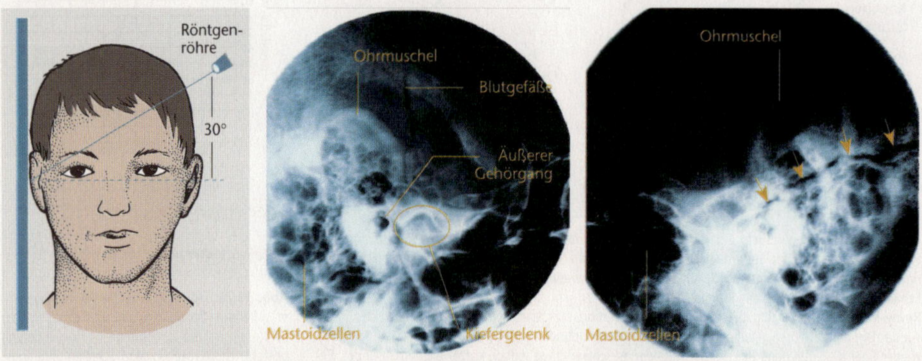

Abb. 34.28 – 34.29: Röntgenaufnahme nach Schüller. Sie ist insbesondere bei Verdacht auf Erkrankungen des Mittelohrs, des Warzenfortsatzes oder Frakturen angezeigt. Links: Strahlengang. Mitte: Normalbefund. Rechts: Fraktur des Felsenbeins (Frakturlinie mit Pfeilen markiert). [A300, M117]

re Trachea und Ösophagus) sind nur endoskopisch beurteilbar. Die **Endoskopie** wird diagnostisch (Befundausdehnung, Ausschluss eines bösartigen Tumors, Gewebeentnahme zur histologischen Untersuchung) oder therapeutisch genutzt, z.B. zur Entfernung von Polypen. Die Untersuchung erfolgt entweder in Lokalanästhesie (Nasenendoskopie, direkte und indirekte Laryngoskopie) oder in Vollnarkose (Mikrolaryngoskopie ☞ Abb. 34.48 – 34.49 und Tracheoskopie). Die Vor- und Nachsorge des Patienten entspricht den allgemeinen Endoskopierichtlinien (☞ 9.7).

34.4.7 Bildgebende Verfahren

Zu den wichtigsten bildgebenden Verfahren gehören konventionelle Röntgenuntersuchungen, Sonographie, CT und Kernspintomographie. Traditionelle Techniken in der Röntgendiagnostik sind die konventionellen Verfahren **Nasennebenhöhlen-Übersichtsaufnahme** (☞ Abb. 34.41) und **Aufnahme nach Schüller** (☞ Abb. 34.29). Letztere werden immer beidseits angefertigt, um einen Seitenvergleich zu ermöglichen.

34.5 Erkrankungen des Ohres

34.5.1 Erkrankungen des äußeren Ohres

Abstehende Ohren

Abstehende Ohren *(Apostasis otum)* sind die häufigste Fehlbildung des äußeren Ohres. Sie treten meist beidseits auf und können operativ korrigiert werden. Der optimale Operationszeitpunkt ist das Vorschulalter, da spätestens zum Zeitpunkt der Einschulung die psychische Belastung des Kindes durch Hänseleien der Mitschüler zunimmt.

Entzündungen

Entzündungen des äußeren Ohres sind die **Ohrmuschel-Perichondritis** *(Entzündung der Ohrmuschel)* und die **Otitis externa** *(Entzündung des äußeren Gehörgangs)*.

Krankheitsentstehung

Die **Ohrmuschel-Perichondritis** kann nach einer Verletzung oder Operation der Ohrmuschel auftreten. Die **Otitis externa** wird durch Hautschädigung von außen, etwa durch unsauberes Badewasser, staubige Arbeit oder mechanische Manipulation mit Wattestäbchen begünstigt. Erreger der Entzündung sind in beiden Fällen vorwiegend Bakterien (Staphylokokken, Pseudomonas, Proteus), bei der Otitis externa selten auch Pilze.

Symptome, Befund und Diagnostik

Bei der **Perichondritis** ist die Ohrmuschel des Patienten gerötet und geschwollen, und der Patient hat starke Schmerzen. Bei der **Otitis externa** ist die Gehörgangshaut schmerzhaft geschwollen, und der Druck auf den Tragus (☞ Abb. 34.9) schmerzt. In Extremfällen ist der äußere Gehörgang vollständig verlegt und zeigt eine schmierige Sekretion. Dann klagt der Patient auch über Schwerhörigkeit. Bei Pilzbefall steht weniger die Schmerzhaftigkeit als mehr ein Juckreiz im Vordergrund der Symptomatik.

In schweren Fällen haben die Patienten Fieber und lokale Lymphknotenschwellungen.

Behandlungsstrategie

Bei der **Ohrmuschel-Perichondritis** wird ein Verband mit antibiotika- und kortisonhaltiger Salbe angelegt (z.B. sog. Reliefverband mit Jellin-Neomycin®). Außerdem ist die orale Gabe eines Breitbandantibiotikums angezeigt, da es sonst zu Komplikationen mit Verdickung des Knorpelskeletts und typischer Deformierung der Ohrmuschel kommen kann **(Ringerohr).**

Bei der **Otitis externa** wird nach Entnahme eines Abstrichs zum Erregernachweis der Gehörgang gereinigt und ein alkohol- oder antibiotika- und kortisonhaltiger Salbenstreifen (bei Pilzbefall antimykotikahaltige Salbe) eingelegt. In leichteren Fällen sind entsprechende Ohrentropfen, z.B. Panotile® N, ausreichend.

Ohrenschmalzpfropf

Ein gestörter Selbstreinigungsprozess des äußeren Gehörgangs kann dazu führen, dass das Sekret der Ohrenschmalzdrüsen und das abgeschilferte Epithel nicht aus dem Gehörgang abtransportiert werden. Im Extremfall führt dies zur vollständigen Verlegung des äußeren Gehörganges mit Hörminderung (**Cerumen obturans**, *Zeruminalpfropf*). Die Diagnose erfolgt durch Inspektion des äußeren Gehörgangs mit dem Ohrtrichter. Der Pfropf wird durch Ohrspülung (evtl. nach vorheriger Auflösung mit Ohrtropfen ☞ 34.2.4) oder mechanische Extraktion entfernt.

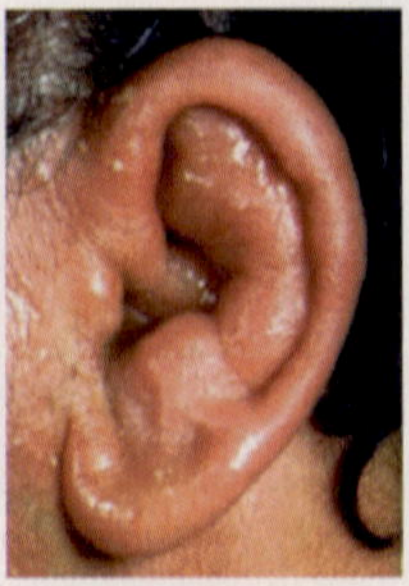

Abb. 34.30: Perichondritis der Ohrmuschel mit hochroter, teigiger und schmerzhafter Schwellung. [M117]

Patienteninformation

Den Gehörgang verlegende Zeruminalpfröpfe sind häufig Folge einer regelmäßigen „Ohrsäuberung" mit Wattestäbchen. Daher sollten Wattestäbchen am besten gar nicht und wenn, dann nur im Bereich der Ohrmuschel benutzt werden.

Fremdkörper

Fremdkörper wie Murmeln oder Glasperlen werden meist von Kleinkindern in den äußeren Gehörgang gesteckt und müssen dann vorsichtig unter ohrmikroskopischer Kontrolle mit einem speziellen Häkchen entfernt werden.

> **! Vorsicht:**
> **Fremdkörper im Ohr lassen**
> Insbesondere bei der von Laien oft versuchten Entfernung mit der Pinzette besteht die Gefahr, dass der Fremdkörper noch weiter in den Gehörgang rutscht und Trommelfell und Gehörknöchelchenkette verletzt.

34.5.2 Erkrankungen des Mittelohres

Otitis media acuta

> **Otitis media acuta:** Akute Mittelohrentzündung. Meist bakteriell bedingt und insbesondere bei (Klein-) Kindern häufiges Krankheitsbild.

Krankheitsentstehung

Die **Otitis media acuta** entsteht zumeist als über die Ohrtrompete aufsteigende Infektion „von innen" bei einem Infekt der oberen Luftwege. Eine hämatogene Infektion oder ein Eindringen der Erreger von außen (bei Trommelfellverletzungen) sind selten. Die Paukenhöhlenschleimhaut entzündet sich, und es bildet sich (eitriges) Sekret.

Symptome, Befund und Diagnostik

Die Patienten klagen über heftige, pulsierende Ohrenschmerzen und Schwerhörigkeit. Sie fühlen sich krank und haben Fieber und Kopfschmerzen. Kommt es zu einer Spontanperforation des Trommelfells, die der Patient durch Austritt von Flüssigkeit aus dem Gehörgang (**Otorrhoe,** *Ohrlaufen*) bemerkt, lassen die Schmerzen fast schlagartig nach. Bei der Ohrmikroskopie (☞ 34.4.1) ist das Trommelfell gerötet, aufgelockert und vorgewölbt.

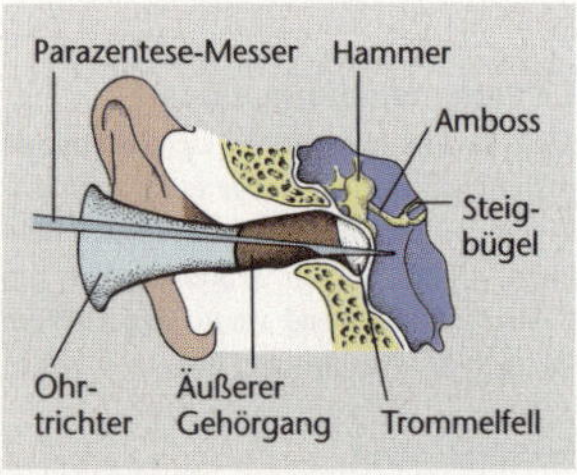

Abb. 34.31: Lage des Parazentesemessers in Beziehung zu Ohrtrichter, Gehörgang und Trommelfell. [A300-157]

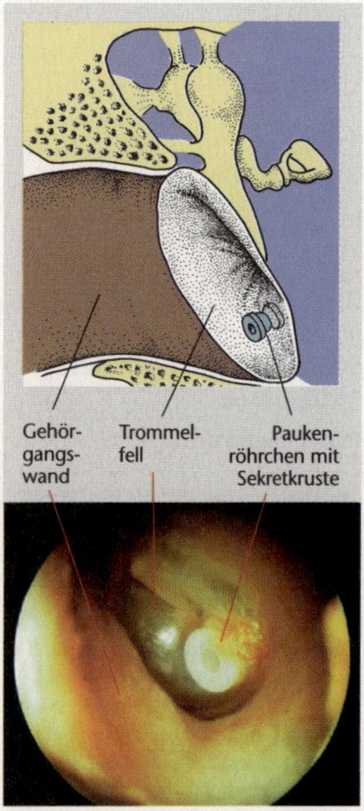

Abb. 34.32 – 34.33: Liegendes Paukenröhrchen, oben im Längsschnitt durch Gehörgang und Mittelohr, unten im ohrmikroskopischen Bild. [A300-157, M117]

Behandlungsstrategie

Zur Verbesserung der Tubenbelüftung werden abschwellende Nasentropfen (z.B. Nasivin®) und zur Bekämpfung des bakteriellen Infektes orale Antibiotika (z.B. Amoxypen®) verabreicht. Bei Bedarf bekommen die Patienten Analgetika. Bei sehr starken Schmerzen und vorgewölbtem Trommelfell ist ein kleiner Trommelfellschnitt nötig, damit der Paukenerguss abfließen kann (**Parazentese** ☞ Abb. 34.31). Bei Nichtansprechen auf die Therapie oder beim Auftreten von Komplikationen wie einer Schädigung des Innenohrs wird ein **Paukenröhrchen,** meist aus Kunststoff, eingelegt (☞ Abb. 34.32 – 34.33), das eine dauerhafte Drainage der Paukenhöhle gewährleistet.

Komplikation: Mastoiditis

Bei unzureichender Behandlung besteht die Gefahr der *Entzündung des Warzenfortsatzes* **(Mastoiditis),** der häufigsten Komplikation einer Mittelohrentzündung. Klassische Symptome sind Druckschmerz über dem Mastoid und retroaurikuläre Schwellung mit abstehendem Ohr (☞ Abb. 34.34). Die Diagnose wird durch eine Röntgenaufnahme nach Schüller gesichert.

Therapeutisch kann in leichteren Fällen eine konservative Therapie mit **Parazentese** und Paukenröhrchen (☞ oben), intravenöser Antibiotikatherapie und Nasentropfen versucht werden. Im fortgeschrittenen Stadium muss allerdings eine Operation mit Ausräumung der entzündeten Warzenfortsatzzellen **(Mastoidektomie)** erfolgen. Die Mastoiditis stellt wegen der Gefahr endokranieller Komplikationen (z.B. Hirnabszess ☞ 35.8.3) eine sehr ernste Erkrankung dar.

Pflege bei Otitis media acuta

Viele Patienten haben Schwierigkeiten, die Nasentropfen richtig einzubringen: Da die Tropfen bei diesem Krankheitsbild den Rachen erreichen sollen (dort liegt die Öffnung der Ohrtrompete), soll der Patient die Nasentropfen in Rückenlage bei zurückgelegtem Kopf eintropfen und mindestens weitere zwei Minuten in Rückenlage bleiben. Je nach Schwere der Erkrankung sind auf Arztanordnung Wärmebehandlung (☞ 10.9.5), Ohrspülungen (☞ 34.2.4) oder fiebersenkende Maßnahmen (☞ 7.7.4) erforderlich.

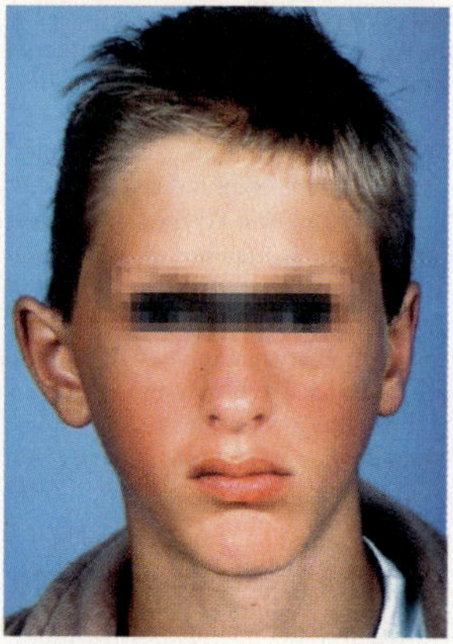

Abb. 34.34: Abstehende Ohrmuschel rechts bei akuter Mastoiditis. [M117]

Wichtig ist die Krankenbeobachtung, um Komplikationen rechtzeitig zu erkennen. Ein Wiederanstieg des Fiebers (Temperaturmessung dreimal täglich), Verschlechterung des Allgemeinbefindens ca. 2 – 3 Wochen nach einer akuten Otitis media sowie Druckschmerz hinter dem Ohr, Rötung und „Abstehen" der Ohrmuschel weisen auf eine Mastoiditis hin.

Prognose

Die Prognose der akuten Mittlohrentzündung ist bei entsprechender Behandlung in der Regel gut.

Otitis media chronica

Otitis media chronica: Chronische Mittelohrentzündung.

Die **Otitis media chronica** ist durch Tubenventilationsstörungen und eine gestörte Physiologie im Bereich der Mittelohrschleimhaut (häufig bei Patienten, die als Kind rezidivierende akute Mittelohrentzündungen hatten) gekennzeichnet.

Symptome, Befund und Diagnostik

Patienten mit Otitis media chronica berichten über ständiges Ohrlaufen und Schwerhörigkeit. Schmerzen bestehen in der Regel nur bei einer aufgepfropften akuten Mittelohrentzündung.

Diagnostisch sind ein Abstrich zur Erregerbestimmung, ein Hörtest und eine Röntgenaufnahme nach Schüller erforderlich. Bei der Ohrmikroskopie zeigt sich die Perforation des Trommelfells.

Behandlungsstrategie

Im Akutstadium wird die Otitis media chronica mit oralen Antibiotika behandelt. Im entzündungsfreien Intervall muss der Trommelfelldefekt operativ verschlossen werden (**Tympanoplastik**), da es sonst immer wieder zu Rezidiven kommt.

Cholesteatom

Cholesteatom: Chronischer Entzündungsprozess der Mittelohrräume, bei dem es durch fehlgeleitetes Wachstum von Gehörgangsepithel zur Zerstörung der knöchernen Mittelohrstrukturen kommt.

Symptome, Befund und Diagnostik

Symptome sind eine rezidivierende, meist stinkende *(fötide)* Ohrsekretion und zunehmende Schwerhörigkeit. Im akuten Stadium hat der Patient auch Ohrenschmerzen.

In der Ohrmikroskopie sind meist eine (ausgedehnte) Trommelfellperforation sowie weiße Cholesteatom-Schuppen zu sehen. Je nach Fortschreiten der Destruktion ergibt die Hörprüfung eine Einschränkung des Hörvermögens. Eine Röntgenaufnahme nach Schüller zeigt das Ausmaß der Knochendestruktion.

Behandlungsstrategie

Im Unterschied zur chronischen Mittelohrentzündung stellt das Cholesteatom eine absolute Operationsindikation dar.

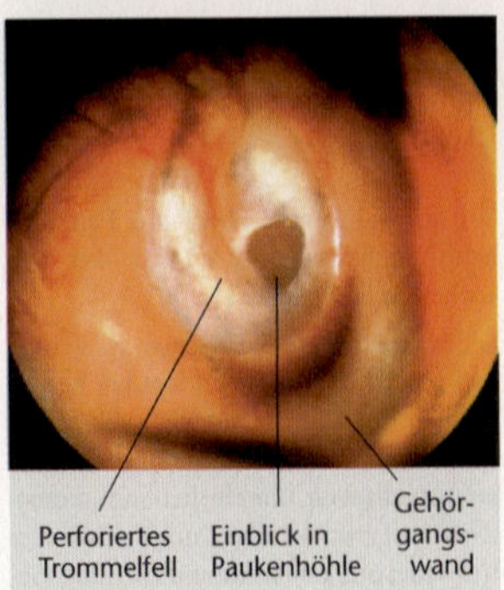

Abb. 34.35: Kleine reizlose Trommelfellperforation in kalknarbig verändertem Trommelfell. [M117]

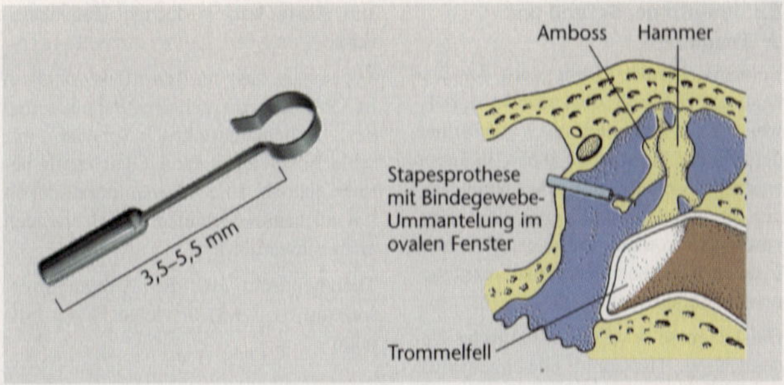

Abb. 34.36: Prinzip der Stapesplastik mit einer Titanprothese. [V150, L157]

Der fortschreitende Zerstörungsprozess der knöchernen Strukturen im Mittelohr muss aufgehalten werden, um endokranielle Komplikationen (z.B. Meningitis, Hirnabszess ☞ 35.8.3) zu verhindern. Die Operation besteht in der Entfernung des Cholesteatoms mit Verschluss des Trommelfelldefektes und Rekonstruktion der Gehörknöchelchenkette.

Otosklerose

Otosklerose: Herdförmige Knochenstoffwechselstörung des knöchernen Labyrinths. Leitsymptome sind Schwerhörigkeit und Tinnitus. Erstmanifestation meist im mittleren Erwachsenenalter, betrifft Frauen häufiger als Männer.

Bei der **Otosklerose** kommt es zu Verknöcherungsherden v.a. im Bereich des ovalen Fensters und damit zu einer Fixierung der Steigbügelfußplatte. Hierdurch entsteht eine Behinderung der Beweglichkeit der Gehörknöchelchenkette mit zunehmender Schwerhörigkeit. Die Diagnose wird durch Hörprüfungen gesichert. Die operative Behandlung besteht in einem Ersatz des Steigbügels durch eine Prothese (**Stapesplastik**).

34.5.3 Erkrankungen des Innenohres

Hörsturz

Hörsturz: Plötzlich auftretende, (meist) einseitige Schallempfindungs-Schwerhörigkeit bis Taubheit, häufig von Tinnitus begleitet, ohne Schwindelsymptomatik. Ursache sind wahrscheinlich Durchblutungsstörungen im Innenohr.

Die Diagnose lässt sich meist schon durch ein Tonschwellenaudiogramm (☞ 34.4.2) sichern. Differentialdiagnostisch müssen vor allem Infektionen und das *Akustikusneurinom* ausgeschlossen werden, das als Erstsymptom wiederholte Hörstürze zeigen kann.

Die Therapie besteht in Infusionen zur Verbesserung der Innenohrdurchblutung, z.B. Dextran 40 (etwa Rheofusin®) und Pentoxifyllin (etwa Trental®). Die Prognose ist umso günstiger, je früher die Therapie einsetzt.

Bei der Pflege von Patienten mit einem Hörsturz ist Folgendes wichtig:

- Ein Hörsturz ist ein HNO-ärztlicher Notfall, der der sofortigen stationären Aufnahme und unverzüglichen Information des Arztes bedarf
- Der Patient soll Bettruhe einhalten, evtl. muss er in den ersten Tagen bei der Körperpflege unterstützt werden
- Regelmäßige Kontrollen von Blutdruck und Puls sind erforderlich
- Günstig ist eine ruhige Atmosphäre, da auch der psychische Zustand des Patienten wichtig ist. Anstrengende Besuche sollten eingeschränkt werden
- Auch nach der Entlassung aus dem Krankenhaus sollte der Patient Stresssituationen vermeiden.

Morbus Menière

M. Menière *(Menière-Krankheit)*: Ursächlich noch nicht ganz geklärte Innenohrerkrankung mit der Symptomtrias Schwindel, Schwerhörigkeit und Tinnitus.

Krankheitsentstehung

Ursächlich wird eine Elektrolytstörung zwischen Endo- und Perilymphe angenommen.

Symptome, Befund und Diagnostik

Beim **M. Menière** steht meist der „aus heiterem Himmel" einsetzende, anfallsweise Drehschwindel im Vordergrund, der Minuten bis Stunden anhält. Während es im Frühstadium der Erkrankung wieder zu einer Normalisierung des Hörvermögens kommt, nimmt es mit zunehmender Krankheitsdauer und rezidivierenden Anfällen ab.

Die Diagnose wird durch klinische Untersuchung, Hör- und Gleichgewichtsprüfungen gestellt.

Behandlunsstrategie

Die Therapie besteht neben der Gabe von Antiemetika (z.B. Vomex A®) in einer Infusionstherapie mit durchblutungsfördernden Substanzen.

Im späteren Verlauf der Erkrankung wird bei schweren Fällen mit operativen Maßnahmen versucht, dem Patienten das belastende Schwindelgefühl zu nehmen.

Pflege

Die Patienten sind im Akutstadium der Erkrankung durch den Drehschwindel gefährdet. Die Pflege muss insbesondere auch die Sicherheit des Patienten gewährleisten:

- Vitalzeichen kontrollieren, auf Erbrechen achten (Aspirationsgefahr) und psychischen Zustand des Patienten registrieren
- Bei Drehschwindel den Patienten nicht alleine aufstehen lassen; Rufanlage in erreichbare Nähe bringen und Patienten dazu anhalten, ohne Scheu bei Bedarf das Pflegepersonal zu rufen; Nachtstuhl bereitstellen
- Nierenschale und Zellstoff für den Fall plötzlicher Übelkeit bereitstellen
- Bei Erbrechen auf ausreichende Flüssigkeitszufuhr achten.

Altersschwerhörigkeit

> **Altersschwerhörigkeit** *(Presbyakusis):* Wohl häufigste Form der *beidseitigen* Innenohrschwerhörigkeit. Beginn meist im 50. – 60. Lebensjahr.

Bei der **Altersschwerhörigkeit** handelt es sich um eine „altersnormale" Schwerhörigkeit in Verbindung mit neuralem und zentralem Abbau. Mitverantwortlich sind sicher auch altersbedingte Herz-, Kreislauf- und Stoffwechselerkrankungen sowie lang wirksame Umwelteinflüsse.

Typisch ist, dass der Betroffene vor allem im Gespräch mit mehreren Personen und bei Nebengeräuschen Sprache nur schlecht verstehen kann. Gleichzeitig besteht jedoch eine Lärmempfindlichkeit („Kind, schrei doch nicht so, ich bin doch nicht schwerhörig").

Therapeutisch ist die Hörgeräteversorgung (☞ 7.9.3) in vielen Fällen hilfreich.

Lärmschwerhörigkeit

Die **chronische Lärmschwerhörigkeit** ist eine häufige Ursache der *beidseitigen* Innenohrschwerhörigkeit. Verursacht wird sie durch eine langfristige Lärmexposition, in der Regel am Arbeitsplatz (Bedeutung für gutachterliche Fragestellung), zunehmend aber auch bei jüngeren Menschen durch laute Musik (Walkman, Disco). Für die Entstehung einer Lärmschwerhörigkeit sind Lautstärke, Frequenzzusammensetzung (hohe Frequenzen sind schädlicher als tiefe), Dauer der Lärmeinwirkung und individuelle Lärmempfindlichkeit maßgeblich. Prophylaktisch ist bei chronischer Lärmexposition konsequenter *Lärmschutz* (Stöpsel, Kapseln, Kopfhörer) zu empfehlen.

Entzündliche Innenohrerkrankungen

Entzündliche Innenohrerkrankungen können im Rahmen einer Entzündung des Innenohres (Labyrinthitis z.B. bei Cholesteatom ☞ 34.5.2), aber auch bei einer Varizella-Zoster-Infektion (☞ 28.6.3), einer Lyme-Borreliose (☞ 28.5.17, 35.8.4) und bei verschiedenen anderen, vor allem viralen Erkrankungen (z.B. Mumps ☞ 13.14.3, Masern ☞ 13.14.2), vorkommen. Sie zeigen sich durch Schwerhörigkeit, zum Teil auch durch Tinnitus oder Schwindel. Auch eine **HIV-Infektion** kann sich bereits in der Frühphase als akute Innenohrschwerhörigkeit äußern.

Toxische Innenohrerkrankungen

Ototoxische *(ohrschädigende)* **Arzneimittel** können zu einer Innenohrschädigung führen, so z.B. Aminoglykosidantibiotika, Schleifendiuretika, Salizylate, verschiedene Lokalanästhetika, Zytostatika und Tuberkulostatika. Auch *gewerbliche Gifte* wie Blei, Fluor, Kohlenmonoxid, Nitrobenzol oder Quecksilber können das Innenohr schädigen.

Verletzungen des Innenohres

Verletzungen des Innenohres können bei einem stumpfen Schädeltrauma (☞ 35.14.1) als so genannte **Commotio** oder **Contusio labyrinthi** vorkommen.

34.5.4 Otogene Erkrankungen des N. facialis

Symptome und Untersuchungsbefund bei Fazialisparese ☞ 35.10.3

Die Lähmung des N. facialis kann verschiedene Ursachen haben. Am häufigsten handelt es sich um die **idiopathische** *(Bell-)* **Fazialisparese.** Die **entzündliche, otogen bedingte Fazialisparese** kann als Begleiterscheinung einer Otitis media acuta oder eines Cholesteatoms auftreten. Auch bei bestimmten Schädelfrakturen (z.B. Felsenbeinfraktur) kann eine periphere Fazialisparese entstehen, die dann als **traumatische Fazialisparese** bezeichnet wird.

Die genaue Diagnose wird durch eine Funktionsprüfung der mimischen Muskulatur (☞ 35.4.1) und verschiedene elektrophysiologische Tests gestellt. Die Therapie richtet sich nach der Ursache.

34.6 Erkrankungen von Nase, Nasennebenhöhlen und Nasopharynx

34.6.1 Erkrankungen der äußeren Nase

Nasenfurunkel

> **Nasenfurunkel:** Eitrige Entzündung an Nasenspitze oder Naseneingang, die sich aus einer *Follikulitis* (Haarbalgentzündung) entwickelt. Erreger sind in der Regel Staphylokokken.

Oft sind abwehrgeschwächte Patienten betroffen, beispielsweise Diabetiker oder kachektische Patienten.

Die Nasenspitze des Patienten ist gerötet und geschwollen. Der Patient hat bereits spontan oder bei leichtem Druck starke Schmerzen. Häufig ist auch die Oberlippe aufgetrieben. Gefährlich an diesem Krankheitsbild ist die Möglichkeit der Verschleppung von Keimen in das Gehirn (☞ 35.6.4).

Die medikamentöse Therapie besteht in lokaler und systemischer Antibiotikagabe

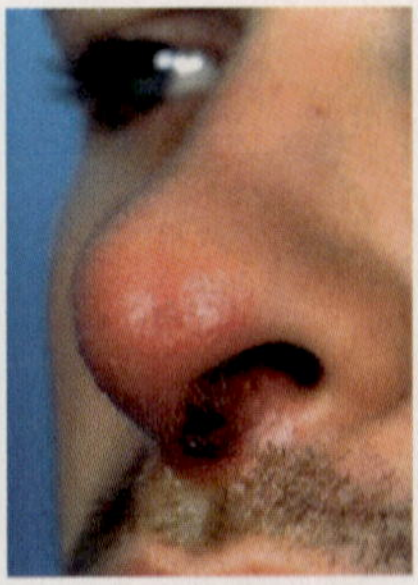

Abb. 34.37: Nasenfurunkel. [M117]

(z.B. Aureomycin® Salbe und Staphylex® i.v.). Die pflegerischen Maßnahmen haben v.a. eine Ruhigstellung der Oberlippe zum Ziel („wenig reden", Breikost oder flüssige Ernährung, z.B. über einen Strohhalm).

> **! Vorsicht: Nasenfurunkel in Ruhe lassen**
> An einem Nasenfurunkel darf niemals herumgedrückt werden, da dies das Komplikationsrisiko erheblich steigert.

Nasenpyramidenfraktur

Die **Nasenpyramidenfraktur** kommt sehr häufig vor und geht mit einem Schiefstand oder Einsinken der knöchernen Nasenpyramide einher. Dies kann jedoch anfangs durch eine hämatombedingte Schwellung maskiert werden. Die Diagnose wird klinisch und röntgenologisch gestellt.

Bei einer geschlossenen Fraktur ist meist die operative Aufrichtung innerhalb einer Woche angezeigt, um spätere Formfehler der Nase mit evtl. Behinderung der Nasenatmung zu vermeiden. Eine offene Fraktur erfordert eine chirurgische Sofortversorgung der Weichteilverletzungen mit zusätzlicher Tetanusprophylaxe (☞ 28.5.15).

Formfehler der äußeren Nase

Formfehler der äußeren Nase betreffen die knöchernen und knorpeligen Bestandteile des Nasenskeletts. Am häufigsten werden **Schief-, Höcker-** und **Sattelnase** beobachtet, die isoliert oder kombiniert, z.B. als *Höcker-Schiefnase*, vorkommen können. Ursache ist oft eine Verletzung. Häufig ist die innere Nase, z.B. durch eine Nasenscheidewanddeformität (**Septumdeviation** ☞ 34.6.2), mitbetroffen. Bei der Indikationsstellung zu einem operativen Eingriff sind neben ästhetischen und funktionellen Gesichtspunkten (Nasenatmungsbehinderung) auch psychische Komponenten zu berücksichtigen. Die Operation, eine **Septorhinoplastik** (☞ 34.6.2), sollte grundsätzlich nicht vor dem 17. Lebensjahr (Abschluss des Wachstums) durchgeführt werden.

Tumoren der äußeren Nase

Die Tumoren der äußeren Nase entsprechen denen in anderen Hautbezirken. Die häufigsten bösartigen Tumoren der äußeren Nase sind Basaliome (☞ 30.10.2) und spinozelluläre Karzinome (☞ 30.10.2).

34.6.2 Erkrankungen der Nasenhaupthöhle

Septumdeviation

Septumdeviation bezeichnet eine Verbiegung der Nasenscheidewand, die zu Behinderung der Nasenatmung führen kann. Sie ist angeboren oder durch Verletzungen erworben. Die Diagnose lässt sich meist durch Inspektion der Nase stellen. Eine operative Begradigung der verkrümmten Knorpel- und Knochenanteile der Nasenscheidewand (**Septumplastik**) ist nur bei stärkeren Beschwerden des Patienten notwendig. In manchen Fällen muss zusätzlich die äußere Nase mitoperiert werden *(Septorhinoplastik)*.

Akuter Schnupfen

> **Akuter Schnupfen** *(akute Rhinitis)*: Akuter Katarrh der Nasenschleimhaut mit Niesreiz, Brennen in Nase und Rachen, Nasensekretion sowie allgemeinem Krankheitsgefühl. Häufigste Erkrankung überhaupt.

Der **akute Schnupfen** ist praktisch ausschließlich virusbedingt (Rhino-, Corona-, Influenza-, Adenoviren). Die Übertragung erfolgt durch Tröpfcheninfektion, die Inkubationszeit beträgt 3–7 Tage.

Der Patient hat eine „laufende Nase", wobei das Sekret anfangs wässrig, später auch gelblich-grün und manchmal leicht blutig ist. Die Nasenatmung ist behindert. Allgemeine Krankheitszeichen wie Abgeschlagenheit, Kopfschmerzen und Fieber sind häufig. Bei der Inspektion ist die Nasenschleimhaut gerötet und geschwollen.

Die Behandlung ist symptomatisch mit abschwellenden Nasentropfen (z.B. Nasivin®) für höchstens zehn Tage, Kamille-Inhalationen, Kopflichtbädern und Rotlicht. Bei unzureichender Behandlung besteht die Gefahr der Nasennebenhöhlenentzündung (**Sinusitis** ☞ 34.6.3).

Chronischer Schnupfen

> **Chronischer Schnupfen** *(chronische Rhinitis)*: Überbegriff für chronische Schleimhauterkrankungen der Nasenhaupt- und -nebenhöhlen.

Ursachen des **chronischen Schnupfens** sind:

- Reizstoffe wie z.B. Staub
- Extreme Dauertemperaturen
- Polypen und Tumoren von Nase und Nasennebenhöhlen.

Der Patient kann nur schlecht durch die Nase atmen und klagt über ständige schleimige Nasensekretion. Da Sekret aus der Nase in den Rachen läuft, muss der Patient sich ständig räuspern. Sind die Nasennebenhöhlen verlegt, hat der Patient zusätzlich Kopfdruck oder Kopfschmerzen. Differentialdiagnostisch muss immer eine Allergie ausgeschlossen werden.

Die Therapie besteht zunächst in der Beseitigung der Ursache, ansonsten in symptomatischen Maßnahmen wie z.B. Nasenspülungen mit Salzwasser.

Allergischer Schnupfen

Der **allergische Schnupfen** *(Rhinitis allergica)* kann *saisonal* durch Pollen *(Heuschnupfen)*, aber auch das ganze Jahr über *(perennial)* durch Nahrungsmittel, Hausstaubbmilben, Tierhaare, Bettfedern oder Berufsallergene (z.B. Mehl bei Bäckern, Chemikalien bei Friseuren) be-

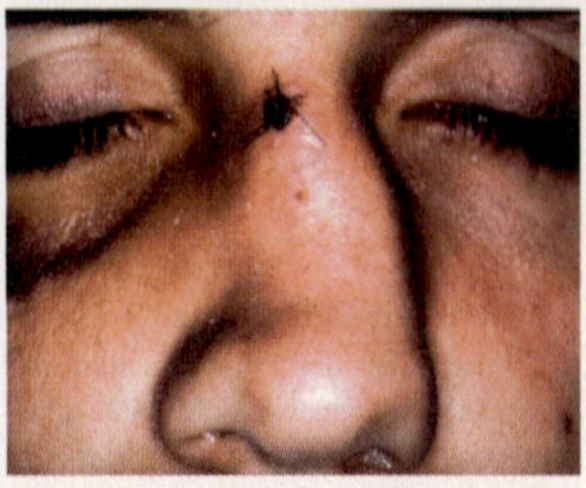

Abb. 34.38: Dislozierte Nasenpyramidenfraktur. Die Deformation der Nase ist deutlich zu erkennen. Eine kleine Hautwunde an der Nasenwurzel wurde mit einigen Stichen genäht. [M117]

dingt sein. Hauptsymptome sind behinderte Nasenatmung, Niesattacken, wässrige Nasensekretion sowie Juckreiz in Nase und Augen. Zur Diagnose ist ein Allergietest (☞ 34.4.5) unbedingt erforderlich. Der Patient muss die allergenen Reizfaktoren soweit möglich meiden. Abschwellende Nasentropfen (z.B. Nasivin®) für höchstens zehn Tage, Antihistaminika (z.B. Terfenadin, etwa in Teldane®), Kortisonsprays (z.B. Beconase®) für eine begrenzte Zeit und Substanzen, die die Freisetzung von Histamin hemmen (z.B. Cromoglicinsäure, etwa in Vividrin comp.®), wirken lindernd. Außerdem kann eine *Hyposensibilisierung* (☞ 29.4.3) versucht werden.

Vasomotorischer Schnupfen

Der **vasomotorische Schnupfen** *(Rhinopathia vasomotorica)* ähnelt dem allergischen Schnupfen. Es ist jedoch keinerlei Allergennachweis möglich. Ursächlich werden vegetative Störungen der Nasenschleimhautgefäße vermutet. Die Therapie besteht zunächst in einer „Kneipp-Kur" der Nase (mehrmals tägliches Hochschnupfen von eiskaltem Wasser zum „Training" der neurovegetativen Regulation). Bei therapieresistenten Formen können abschwellende Nasentropfen, Antihistaminika und kortikoidhaltige Sprays versucht werden.

Bei Langzeitgebrauch abschwellender Nasentropfen besteht die Gefahr der **Rhinopathia medicamentosa,** bei der es zu einer Austrocknung der Nasenschleimhaut mit Borkenbildung, behinderter Nasenatmung und evtl. Riechstörung kommen kann. Deshalb sollten Nasentropfen nicht länger als 1 – 2 Wochen eingenommen werden.

Polyposis nasi

Polyposis nasi *(Nasenpolypen)*: Ödematöse, polypöse Schleimhauthyperplasie in Nase und Nasennebenhöhlen.

Krankheitsentstehung

Ursächlich liegt der **Polyposis nasi** zumeist eine chronische Rhinitis oder Sinusitis (☞ unten) zugrunde, in ca. 25 % der Fälle ein allergischer Schnupfen. Bei Kindern tritt das Krankheitsbild auch im Rahmen der Mukoviszidose (☞ 13.10.4) auf.

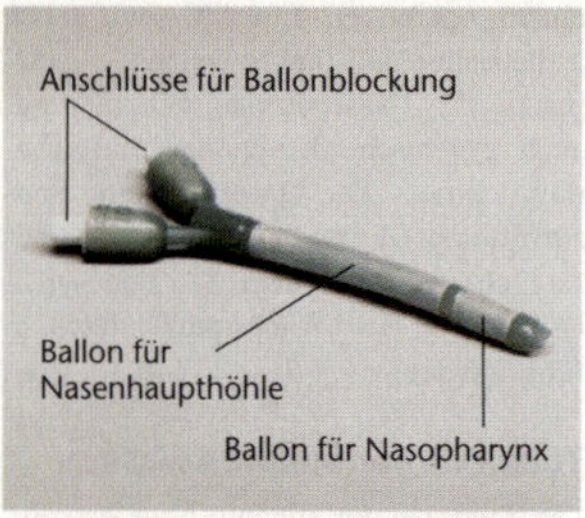

Abb. 34.39: Ballonkatheter (pneumatische Nasentamponade Xomed Epistat®) mit zwei Ballons zur hinteren Nasentamponade. Die Ballons umgeben eine stabile Röhre, durch die ein geringer Teil der Einatemluft in den Nasopharynx gelangen oder Sekret abgesaugt werden kann. [K183]

Symptome, Befund und Diagnostik

Die Nasenatmung der Patienten ist behindert. Außerdem klagen sie häufig über Kopfschmerzen und Riechstörungen (durch mechanische Verlegung der Riechspalte). Angehörige sagen, dass der Patient nachts schnarcht. Die Diagnose wird durch Inspektion der Nasenhaupthöhle (☞ 34.4.1) gesichert.

Behandlungsstrategie

Therapeutisch kann zunächst konservativ mit kortikoidhaltigen Nasensprays und Antihistaminika vorgegangen werden. In aller Regel wird aber eine operative Entfernung der Nasenpolypen durch Nebenhöhlen-Operation nötig. Allerdings sind auch bei sorgfältiger Ausräumung aller Polypen Rezidive sehr häufig.

Nasenbluten

Nasenbluten *(Epistaxis)* beunruhigt Patienten wie Angehörige meist sehr, sieht jedoch oft dramatischer aus, als es ist.

Krankheitsentstehung

Nasenbluten kann durch lokale Veränderungen oder Erkrankungen der Nase bedingt sein:

- In der vorderen Nasenscheidewand liegt ein oberflächliches Gefäßnetz **(Locus Kiesselbachi),** aus dem es beim „Nasebohren", aber auch heftigem Schnäuzen rasch blutet
- Verletzungen bei Frakturen oder durch Fremdkörper in der Nase können die Blutgefäße betreffen
- Tumoren wie z.B. gutartige Polypen, Karzinome oder das *juvenile Nasenrachenfibrom* können sich durch Nasenbluten zeigen.

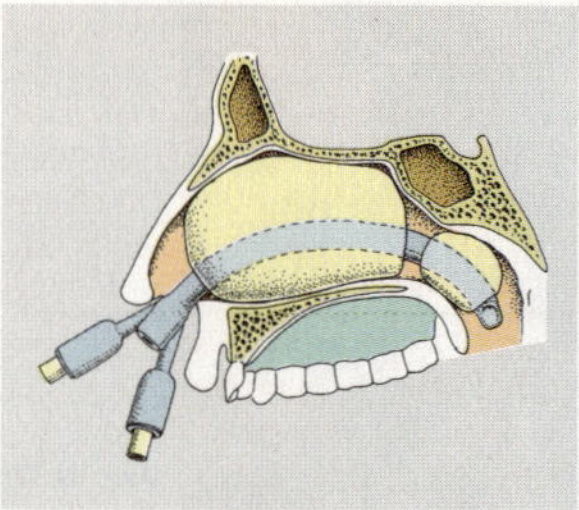

Abb. 34.40: Pneumatische Nasentamponade in situ. Der längere vordere Ballon komprimiert die Blutungsquelle in der Nasenhaupthöhle, der kürzere hintere Ballon liegt im Nasopharynx. [A300-190]

Symptomatisches Nasenbluten dagegen ist Ausdruck einer Allgemeinerkrankung. Häufige Ursachen sind Störungen der Blutgerinnung (☞ 24.9), fieberhafte Infekte und Herz-Kreislauf-Erkrankungen wie z.B. Hypertonie (☞ 19.5.1).

Symptome, Befund und Diagnostik

Oft ist schon aufgrund der Anamnese und der Art der Blutung eine Verdachtsdiagnose möglich: Während die Blutung bei fieberhaften Infekten in der Regel nur gering ist und gleichzeitig typische Infektionssymptome bestehen, kann es z.B. bei Hypertonikern zu einer starken arteriellen Blutung kommen.

Die Lokalisation der Blutung gelingt meist durch vordere oder hintere Rhinoskopie oder Nasenendoskopie (☞ 34.4.1). Hierdurch ist auch die Abgrenzung vom **Pseudonasenbluten** möglich, bei dem das Blut aus einer anderen Blutungsquelle, z.B. dem Rachen, in die Nase gelangt. Findet sich keine lokale Ursache, muss nach der Blutstillung eine gründliche Allgemeinuntersuchung erfolgen.

Behandlungsstrategie

- Bei geringfügigen Blutungen aus dem Locus Kiesselbachi reicht eine vorsichtige lokale Ätzung mit Silbernitrat, die Elektrokoagulation oder die Laserung in der Regel aus
- Ansonsten muss eine beidseitige *vordere Nasentamponade* (☞ 34.2.3) angelegt werden (beidseits, um einen Gegendruck zu erzeugen)
- Bei Blutungen aus dem hinteren Nasenabschnitt ist eine Blutstillung z.B. mit speziellen Ballonkathetern erforderlich (☞ Abb. 34.39 – 34.40).

Pflege und Erste Hilfe bei Nasenbluten

Viele Patienten neigen dazu, den Kopf nach hinten zu legen und das Blut zu verschlucken. Dabei besteht jedoch Aspirationsgefahr, und es ist nicht feststellbar, wie viel Blut der Patient verliert.

Besser ist folgendes Vorgehen:

- Der Patient sitzt aufrecht mit etwas nach vorn gebeugtem Oberkörper. Kann oder darf er nicht sitzen, legt er sich so hin, dass das Blut herauslaufen und in einer Nierenschale aufgefangen werden kann. Die Kleidung des Patienten wird durch Kittel, Einmalunterlagen oder Tücher geschützt
- Der Patient drückt die Nasenflügel fest zusammen, um die Blutung durch Kompression zu stillen. Blutstillend wirkt auch eine Eiskompresse im Nacken, da der Kältereiz zu einer reflektorischen Kontraktion der Blutgefäße führt
- Gelingt durch obige Maßnahmen die Blutstillung nicht, müssen eine Nasentamponade sowie eine Blutentnahme (BB, Gerinnung) vorbereitet und der Arzt benachrichtigt werden
- Auch wenn das Nasenbluten bereits wieder aufgehört hat, informieren die Pflegenden den Arzt, damit er die Blutungsquelle feststellen und ggf. eine Therapie einleiten kann.

Krankenbeobachtung

Bei starkem Nasenbluten kontrollieren die Pflegenden Blutdruck und Puls und achten auf Schockzeichen (Blässe, Kaltschweißigkeit), da in ganz seltenen Fällen ein Patient auch an Nasenbluten verbluten kann.

34.6.3 Erkrankungen der Nasennebenhöhlen

Akute Sinusitis

Akute Sinusitis *(akute Nasennebenhöhlenentzündung):* (Bakterielle) Entzündung der Nasennebenhöhlenschleimhaut mit Sekretbildung, häufig bei Schnupfen, begünstigt durch Verlegung der Nasennebenhöhlenausführungsgänge durch die angeschwollene Nasenschleimhaut. Betrifft oft nur eine Nasennebenhöhle.

Pansinusitis: Entzündung aller Nasennebenhöhlen.

Symptome, Befund und Diagnostik

Die Beschwerden des Patienten sind abhängig davon, welche Nebenhöhlen von der Erkrankung betroffen sind:

- Bei der *Kieferhöhlenentzündung* **(Sinusitis maxillaris)** hat der Patient starke, pochende Schmerzen im Bereich der Kieferhöhle, im angrenzenden Mittelgesicht und in der Schläfenregion. Diese Schmerzen verstärken sich typischerweise beim Bücken. Die Nasenatmung ist behindert
- Eine *Stirnhöhlenentzündung* **(Sinusitis frontalis)** führt zu Schmerzen in der Stirnregion, die in den inneren Augenwinkel ausstrahlen
- Bei einer *Entzündung der Siebbeinzellen* **(Sinusitis ethmoidalis)**
- ist der Druck im Bereich der Nasenwurzel und des inneren Augenwinkels am größten
- Dagegen ist das Beschwerdebild einer *Entzündung der Keilbeinhöhlen* **(Sinusitis sphenoidalis)** eher uncharakteristisch (Kopfschmerzen in der Mitte des Kopfes mit Ausstrahlung zum Hinterkopf).

Die Diagnostik umfasst neben der klinischen und endoskopischen Untersuchung die Röntgenaufnahme der Nasennebenhöhlen (☞ Abb. 34.4 und Abb. 34.41).

Behandlungsstrategie

Die meisten akuten Entzündungen der Nasennebenhöhlen lassen sich konservativ mit abschwellenden Nasentropfen (nicht länger als zehn Tage) und Antibiotika sowie Schleimlösern behandeln. Manchmal ist eine Spülung der Höhle oder eine Operation erforderlich.

Postoperative Pflege ☞ Pflege nach Nasenoperationen, 34.2.5.

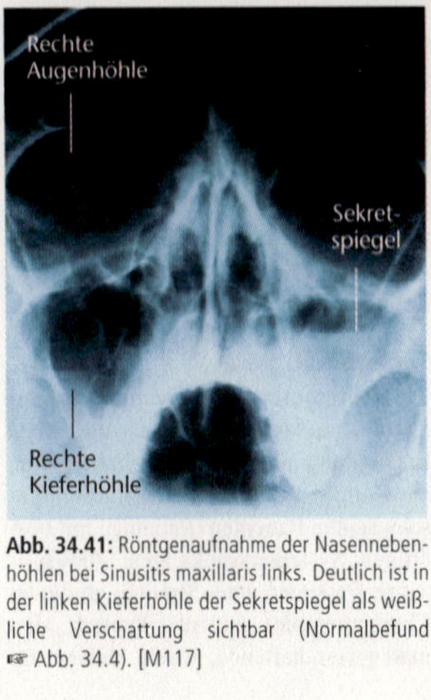

Abb. 34.41: Röntgenaufnahme der Nasennebenhöhlen bei Sinusitis maxillaris links. Deutlich ist in der linken Kieferhöhle der Sekretspiegel als weißliche Verschattung sichtbar (Normalbefund ☞ Abb. 34.4). [M117]

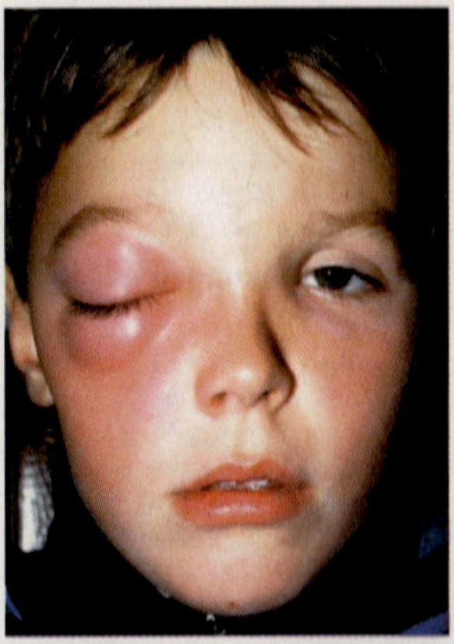

Abb. 34.42: Orbitale Komplikation bei einer rechtsseitigen Sinusitis maxillaris. [M117]

Prognose und Patienteninformation

Die Prognose der akuten Sinusitis ist in der Regel gut. Bei unzureichender Behandlung besteht die Gefahr einer entzündlichen Beteiligung der Augenhöhle (**orbitale Komplikation** ☞ Abb. 34.42). Hierbei sind die Augenlider des Patienten entzündlich gerötet und teigig geschwollen. Im Extremfall kann es zur Erblindung des Patienten und Fortleitung der Infektion in das ZNS kommen. Die Behandlung der Wahl in diesen Fällen ist, abgesehen vom Frühstadium der orbitalen Komplikation, immer operativ.

Tumoren der Nasennebenhöhlen

Gutartige Tumoren der Nasennebenhöhlen sind sehr selten.

Bösartige Tumoren kommen eher beim älteren Patienten vor und bleiben dadurch, dass sie in die Nebenhöhlen hinein wachsen, klinisch häufig lange Zeit stumm. Erste Zeichen können einseitig behinderte Nasenatmung und blutiger Sekretfluss aus der Nase sein. Zur Diagnose ist ein CT notwendig, um die Ausdehnung des Tumors zu beurteilen.

Die Therapie besteht in der chirurgischen Entfernung des Tumors. Bei inoperablen Tumoren wird die Strahlentherapie eingesetzt.

Die Prognose ist abhängig von der Ausbreitung des Tumors. Insgesamt überlebt ca. ein Drittel der Patienten fünf Jahre ohne Rezidiv.

Postoperative Pflege ☞ Pflege nach Nasenoperationen, 34.2.5.

34.6.4 Erkrankungen des Nasopharynx

Adenoide

Adenoide *(adenoide Vegetationen, „Polypen"):* Hyperplasie der Rachenmandel. Fast ausschließlich bei (Klein-)Kindern auftretend.

Symptome, Befund und Diagnostik

Kinder mit einer vergrößerten Rachenmandel atmen ständig durch den Mund, da die Nasenatmung erheblich behindert ist. Die Eltern berichten, das Kind habe ständig Infekte, esse wenig, höre schlecht und schnarche. Da die vergrößerte Rachenmandel die Mündung der Ohrtrompete im Nasopharynx verlegt und so zu Tubenbelüftungsstörungen führt, kommt es außerdem zu gehäuften Mittelohrentzündungen mit Paukenergüssen. Die Schwerhörigkeit birgt längerfristig die Gefahr der Sprachentwicklungsverzögerung.

Die Diagnose lässt sich in aller Regel leicht durch Anamnese, klinische Untersuchung sowie Hörtests sichern.

Behandlungsstrategie

Therapie der Wahl ist die operative Entfernung der hyperplastischen Rachenmandel (**Adenotomie,** „Polypentfernung") in Intubationsnarkose. Häufig wird in gleicher Sitzung eine Parazentese (☞ 34.5.2) durchgeführt, um begleitende Mittelohrergüsse, die durch die Funktionsstörungen der Ohrtrompete entstanden sind, abzulassen. Dieser Trommelfellschnitt verschließt sich nach ca. einer Woche spontan.

Pflege

Nach Adenotomie und Parazentese bleiben die Kinder für einige Stunden oder auch einen Tag im Krankenhaus. Muss das Kind über Nacht bleiben, bieten die Pflegenden den Eltern eine Übernachtungsmöglichkeit im Krankenzimmer des Kindes an.

Während der ersten postoperativen Tage sind folgende pflegerische Maßnahmen wichtig (auch Pflege nach Tonsillektomie ☞ 34.7.1):

- Auf Temperaturanstieg, Nachblutung im Rachen und Sekretion aus dem Gehörgang (evtl. blutig) achten
- In der ersten Woche nach der Parazentese möglichst nicht duschen, baden oder die Haare waschen. Ist dies unbedingt nötig, ölgetränkte Watte zum Schutz vor Mittelohrinfektionen in den Gehörgang einlegen
- Nach Arztanordnung Zäpfchen gegen Schmerzen geben, z.B. Treupel® mono Kinderzäpfchen. Dies ist jedoch nur selten notwendig.

34.7 Erkrankungen von Lippen, Mundhöhle und Oropharynx

34.7.1 Entzündungen von Lippen, Mundhöhle und Oropharynx

Diphtherie ☞ 28.5.13

Entzündungen von Mund- und Rachenschleimhaut

Herpes-simplex-Infektionen

Ein Großteil der Bevölkerung hat – oft unbemerkt – eine Infektion mit Herpes-simplex-Viren durchgemacht (☞ auch 28.6.2). Persistieren einige Viren in den Neuralganglien, kann die Infektion bei körperlicher Anstrengung, extremer Sonnenexposition, psychischem Stress sowie im Rahmen der Menstruation oder einer Schwangerschaft wieder aufflackern.

Der Patient verspürt zunächst ein schmerzhaftes Spannen der betroffenen Region. Dann bilden sich schmerzhafte Bläschen im Bereich der Mundhöhle (**rezidivierende herpetische Stomatitis**) oder als **Herpes labialis** im Bereich der Lippen. Im Frühstadium können adstringierende Pasten (z.B. Zinkpaste, Labiosan®) oder Aciclovir-Salben (Zovirax®) den Verlauf mildern. Der betroffene Bezirk heilt ohne Narben ab.

Soorstomatitis

Die **Soorstomatitis** ist eine durch Candida albicans (☞ 28.7.2) hervorgerufene Entzündung der Mundschleimhaut und der Zunge, die besonders bei abwehrgeschwächten Patienten (Patienten mit bösartigen Systemerkrankungen, HIV-Infizierte, Patienten unter Strahlen- und/oder Chemotherapie) auftritt. Typisch sind mäßig fest haftende, weiße Beläge auf geröteter Schleimhaut (☞ Abb. 34.43). Therapie der Wahl ist die Mundspülung mit einem Antimykotikum, z.B. Amphomoronal®, nach Sicherung der Diagnose durch einen Abstrich.

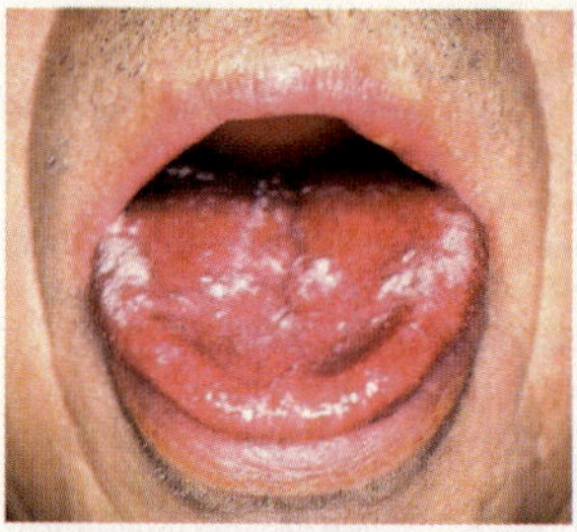

Abb. 34.43: Soorstomatitis. Charakteristisch sind die abwischbaren weißlichen Beläge, hier an den Zungenrändern und in der Zungenmitte. [M117]

Pharyngitiden

Pharyngitis: Entzündung der Rachenschleimhaut.

Akute Pharyngitiden kommen meist bei Infektionen der oberen Atemwege vor. Sie können durch Bakterien (häufig Streptokokken) oder Viren (z.B. Influenza-, Parainfluenzaviren) bedingt sein.

Die Patienten haben Schluckbeschwerden, ein „Kratzen" oder „Wundgefühl" im Hals und meist Fieber. Ein plötzlicher Beginn spricht für eine bakterielle, Husten und Schnupfen für eine virale Entstehung.

Die Therapie richtet sich nach der Ursache: Bei bakterieller Genese wird Penicillin oral gegeben, bei viraler Genese ist die Behandlung symptomatisch. Die Schmerzen können durch Analgetika (z.B. Azetylsalizylsäure, etwa in Aspirin®) und physikalische Maßnahmen mit kalten Halswickeln sowie durch Trinken warmer Flüssigkeiten („heiße Milch mit Honig") gelindert werden.

Die **chronische Pharyngitis** ist Folge langfristiger Einwirkung verschiedener Noxen wie Staub, Nikotin, Alkohol, Chemikalien oder Reizgase. Sie kann aber auch bei chronisch behinderter Nasenatmung, etwa durch eine Septumdeviation (☞ 34.6.2), auftreten. Der Patient klagt über einen ständig trockenen Hals sowie Räusperzwang und zähen Schleim. Die Beschwerden nehmen besonders nach längerem Sprechen zu.

Nach Abklärung der Ursache sollte versucht werden, die auslösenden Noxen zu meiden. Außerdem können zusätzliche Maßnahmen versucht werden, z.B. die Befeuchtung der Atemwege durch Inhalation von Salbei oder Emser Salz (keine Kamille, da diese weiter austrocknet), das Lutschen von Salbeibonbons oder Emser-Salz-Pastillen sowie die Anwendung öliger Nasentropfen (z.B. Coldastop®), die dann den Rachenraum herunterlaufen.

Angina tonsillaris

Angina tonsillaris *(Mandelentzündung, Tonsillitis):* Akute Entzündung der Gaumenmandeln. In der Regel durch β-hämolysierende Streptokokken bedingt.

Scharlach: Sonderform der Streptokokkenangina, bei der die Bakterien ein Toxin bilden, das den kleinfleckigen *Scharlachausschlag* hervorruft.

Symptome, Befund und Diagnostik

Meist entwickeln die Patienten innerhalb weniger Stunden hohes Fieber mit Schüttelfrost sowie starke Halsschmerzen und Schluckbeschwerden, die in die Ohrregion ausstrahlen können. Oft ist die Mundöffnung schmerzhaft. Der Allgemeinzustand ist deutlich reduziert. Husten und andere „Erkältungszeichen" fehlen typischerweise. Bei extrem großen Tonsillen besteht manchmal eine „kloßige" Sprache.

Die Gaumentonsillen sind beidseits hochrot und geschwollen, evtl. sind eitrige Beläge sichtbar (☞ Abb. 34.44). Oft sind die Kieferwinkel-Lymphknoten geschwollen und druckschmerzhaft. Ein Abstrich weist die Erreger nach, mit einem Streptokokken-Schnelltest können die häufigsten Erreger sogar innerhalb weniger Minuten identifiziert werden.

Behandlungsstrategie

Die Behandlung besteht in der oralen hochdosierten Gabe von Penicillin (z.B. Megacillin®), bei einer Penicillinallergie ersatzweise von Erythromycin. Bei starken Schmerzen kann ein Analgetikum (z.B. Paracetamol) notwendig sein.

Pflege bei Angina tonsillaris

Pflege bei Fieber ☞ 7.8.4

Der Patient soll Bettruhe einhalten. Die Beschwerden können durch (kalte) Halswickel, Mundpflege mit desinfizierenden Substanzen und weiche Kost gelindert werden. Wegen der Gefahr von Streptokokkenzweiterkrankungen (☞ 28.5.4) ist es wichtig, dass der Patient die Antibiotika wirklich über den gesamten vom Arzt verordneten Zeitraum einnimmt und nicht nach Beschwerdebesserung eigenmächtig absetzt.

Prognose und Patienteninformation

In der Regel heilt die Angina tonsillaris folgenlos ab. Der Patient muss jedoch auf die Notwendigkeit einer ambulanten Urinuntersuchung zum Ausschluss von Streptokokkenzweiterkrankungen nach ca. zwei Wochen hingewiesen werden.

Kommt es in kurzen zeitlichen Abständen immer wieder zu eitrigen Anginen, ist evtl. eine **Tonsillektomie** (operative Entfernung der Gaumenmandeln, kurz *TE*) notwendig. Insbesondere bei Kindern sollte diese Entscheidung jedoch gut überlegt werden, da die Tonsillen besonders in diesem Alter für die Immunabwehr wichtig sind. Eine Tonsillektomie ist auch bei der **chronischen Tonsillitis** erforderlich. Dabei besteht eine schwelende Entzündung, die als Herdgeschehen eine Glomerulonephritis (☞ 31.6.6), Endokarditis (☞ 18.8.1) oder ein rheumatisches Fieber (☞ 18.8.1 und 28.5.4) auslösen kann.

Pflege nach Tonsillektomie

Allgemeine postoperative Pflege ☞ 11.4

Lagerung: Der Patient wird halbsitzend oder auf der Seite (Kinder) gelagert. Beim Umlagern sind ruckartige Bewegungen zu vermeiden.

Mobilisation: Wurde der Patient in Lokalanästhesie operiert, kann er bei stabilen Kreislaufverhältnissen sofort nach der Operation aufstehen. Wurde der Eingriff in Intubationsnarkose (☞ 37.8.3) durchgeführt, so sollte er in der Regel nach 4 – 6 Stunden zum ersten Mal aufstehen. In den 5 – 7 Tagen im Krankenhaus und in der folgenden Woche, in der der Patient in der Regel noch krankgeschrieben ist, sollte der Patient alles vermeiden, was den Blutdruck und damit die Gefahr einer Nachblutung erhöht, z.B. körperliche Anstrengungen.

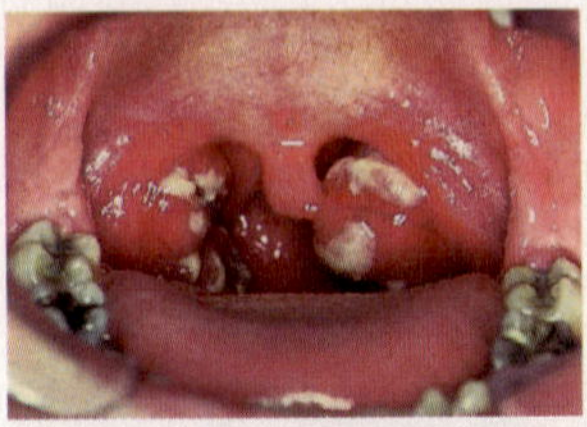

Abb. 34.44: Angina tonsillaris. Die Tonsillen sind geschwollen und hochrot mit den typischen Eiterstippchen und Fibrinbelägen. [F113]

Wundkontrolle, Wundversorgung: Wegen der Nachblutungsgefahr wird die Mundhöhle regelmäßig inspiziert (evtl. mit Taschenlampe). Blut aus Mund und Nase, zunehmende Blässe und Tachykardie weisen auf eine Nachblutung hin. Kälteanwendung von innen (durch kalte Getränke) und außen (durch Eiskrawatte) senken das Nachblutungsrisiko und wirken schmerzlindernd.

Ernährung: Am OP-Tag erhalten die Patienten nach 4 – 6 Stunden kalten Tee, sofern der Anästhesist keine längere Flüssigkeitskarenz angeordnet hat. Anschließend wird die Kost aufgebaut, von flüssiger über breiige Kost und, sobald es die Schmerzen zulassen, zu fester Nahrung. Vorsicht mit Gewürzen und Obst (-säften), da diese brennende Schmerzen verursachen können.

Körperpflege: Wegen der offenen Wunde im Rachenraum darf der Patient die Zahnpflege am ersten postoperativen Tag nur mit Wasser durchführen (kein Mundwasser benutzen, nicht gurgeln). Ab dem 2. postoperativen Tag kann auch Zahncreme benutzt werden (möglichst nichts davon schlucken).

Schmerzen: Zur Schmerzlinderung werden ca. 30 Minuten vor den Mahlzeiten schmerzlindernde Arzneimittel (z.B. Paracetamol, etwa ben-u-ron®, oder Diclofenac, etwa Voltaren®, in den ersten Tagen am besten als Zäpfchen) verabreicht. Salizylathaltige Schmerzmittel wie Azetylsalizylsäure (etwa in Aspirin® ☞ Pharma-Info 19.51) sind kontraindiziert, da sie die Blutungsneigung fördern.

Infektiöse Mononukleose

Infektiöse Mononukleose *(Pfeiffer-Drüsenfieber, M. Pfeiffer, Monozytenangina, Kissing disease):* Durch das **Epstein-Barr-Virus** verursachte Allgemeinerkrankung mit Beschwerden vorwiegend an den Gaumenmandeln; wichtige Differentialdiagnose zur bakteriellen Angina tonsillaris. Betrifft vor allem Jugendliche und junge Erwachsene. Inkubationszeit 1 – 3 Wochen.

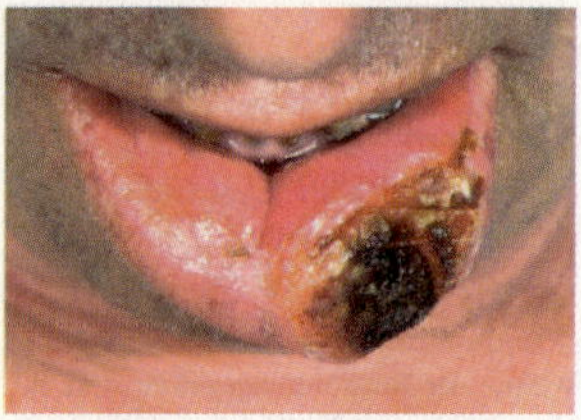

Abb. 34.45: Unterlippenkarzinom. Bösartige Tumoren der Lippe befinden sich zum größten Teil an der Unterlippe und treten häufig bei Pfeifenrauchern auf. Therapie der Wahl ist die operative Entfernung und plastische Defektdeckung, die oft durch Gewebe aus der unmittelbaren Nachbarschaft möglich ist. [M117]

Symptome und Untersuchungsbefund

Nach kurzem Vorstadium mit Müdigkeit, Schlafstörungen und Appetitlosigkeit bekommt der Patient mäßiges Fieber und teils sehr starke Schluckbeschwerden. Die Kieferwinkel- und Halslymphknoten, besonders auch im Nackenbereich, können massiv angeschwollen sein. Bei der Spiegeluntersuchung zeigen sich hochrote, mit grauweißen Fibrinbelägen bedeckte Tonsillen. Evtl. stellt der Untersucher eine generalisierte Lymphknotenschwellung sowie eine Milz- und Leberschwellung fest. Oft ist das klinische Bild aber uncharakteristisch und der Patient fühlt sich kaum krank.

Diagnostik

Die Diagnosesicherung erfolgt durch ein Blutbild (Leukozytose mit 80 – 90 % atypischen Lymphozyten, sog. *lymphomonozytoiden Zellen)* und Virus-Antikörperbestimmung. Schnelltests (z.B. Monosticon®-Test) werden um den vierten Krankheitstag positiv.

Behandlungsstrategie

Die Behandlung ist symptomatisch mit schmerz- und fiebersenkenden Arzneimitteln. Sollen zur Verhütung einer bakteriellen Superinfektion Antibiotika gegeben werden, müssen Ampicillin oder Amoxicillin vermieden werden, da sich sonst ein Exanthem ausbildet, das mit einer Penicillinallergie verwechselt werden kann *(pseudoallergisches Exanthem).* Bei sehr schwerem Verlauf muss evtl. eine Tonsillektomie im akuten Stadium erfolgen.

Pflege und Patienteninformation

Um eine Tröpfchen- oder Kontaktinfektion zu vermeiden, wird der Kranke während des Fieberstadiums isoliert, außerdem soll er Bettruhe einhalten. Die Mundpflege, z.B. mit Kamillespülungen, wird als angenehm empfunden. Bei Schmerzen darf keine Azetylsalizylsäure (z.B. Aspirin®) gegeben werden, da dies die Nachblutungsgefahr bei einer evtl. notwendigen Tonsillektomie vergrößert.

> Die Patienten sollen sich auch nach Abklingen des akuten Krankheitsbildes vor stumpfen Traumen in der Milzgegend schützen, da die Gefahr der Milzruptur deutlich erhöht ist.

34.7.2 Tumoren von Lippen, Mundhöhle und Oropharynx

Gutartige Tumoren kommen im Bereich von Mundhöhle und Oropharynx insgesamt so selten vor, dass bei einem Tumor dieser Regionen immer an eine bösartige Neubildung gedacht werden muss.

Bösartige Tumoren der Mundhöhle entstehen meist in der Rinne zwischen unterer Zahnreihe und Zungenrand (☞ Abb. 34.46). **Bösartige Tumoren des Oropharynx** finden sich zu 80 % an den Tonsillen. Bei einem Großteil der Patienten besteht anamnestisch ein langjähriger *Nikotin- und Alkoholabusus.* Im Frühstadium haben die Patienten meist keine Beschwerden. Spätsymptome sind Schluckbeschwerden, Behinderung beim Sprechen oder bei der Mundöffnung und blutiger Speichel. Im Gegensatz zum **Lippenkarzinom** (☞ Abb. 34.45) sind die Tumoren anfangs auch nur schlecht sichtbar.

Therapie der Wahl ist, nach histologischer Diagnosesicherung, die chirurgische Entfernung des Tumors (ggf. mit **Neck dissection** ☞ 34.9.4). Postoperativ schließt sich meist eine Strahlentherapie an.

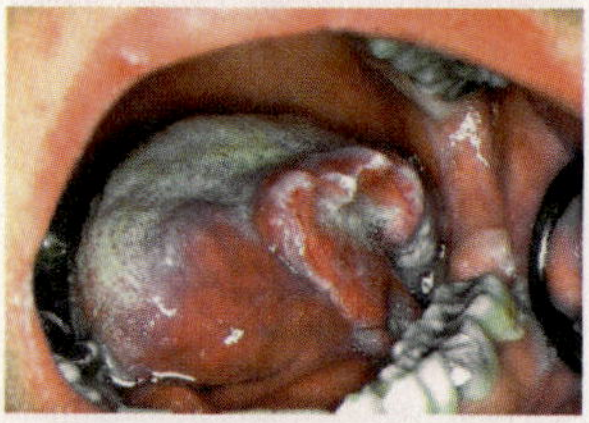

Abb. 34.46: Großes Zungenrandkarzinom. [M117]

Die Prognose bösartiger Tumoren in diesem Bereich ist abhängig von Größe und Sitz des Tumors.

34.8 Erkrankungen des Hypopharynx

Fremdkörper im Hypopharynx ☞ *21.4.4*
Hypopharynx-Divertikel ☞ *21.4.5*
Tumoren des Ösophagus ☞ *21.4.7*

Tumoren des Hypopharynx

Gutartige Tumoren des Hypopharynx sind Raritäten.

Dagegen treten **bösartige Hypopharynx-Tumoren** in letzter Zeit zunehmend häufiger auf. Vor allem Patienten mit Alkohol- und Nikotinabusus sind betroffen. Da diese Tumoren erst spät Beschwerden (z.B. Schluckbeschwerden) bereiten, werden sie meist erst in fortgeschrittenem Stadium diagnostiziert und haben eine entsprechend schlechte Prognose. Die Diagnosesicherung erfolgt über die Endoskopie mit Probeexzision. Bei relativ kleinen Tumoren wird eine Tumorresektion durchgeführt, unter Umständen mit (Teil-)Entfernung des Larynx, Neck dissection (☞ 34.9.4) und meist mit postoperativer Bestrahlung. Fortgeschrittene Tumoren werden meist durch alleinige Strahlentherapie, evtl. in Kombination mit Chemotherapie (sog. *simultane Radio-Chemotherapie*), behandelt. Die Prognose ist insgesamt schlecht.

34.9 Erkrankungen des Larynx

Epiglottitis ☞ *13.10.3*

34.9.1 Stimmlippenlähmungen

> **Stimmlippenlähmung** *(Stimmlippenparese):* Durch Lähmung oder isolierte Schädigung der Kehlkopfmuskulatur bedingte, ein- oder beidseitige Fehlstellung und Beweglichkeitseinschränkung der Stimmlippen.

Krankheitsentstehung

Häufige Ursache der einseitigen oder beidseitigen **Stimmlippenlähmung** ist die Schädigung des N. laryngeus recurrens *(Recurrensparese)*, etwa:

- Nach Schilddrüsenoperationen

- Traumatisch (stumpfes Halstrauma, Stich- und Schussverletzung, Klavikulafraktur)
- Bei bakteriellen oder viralen Entzündungen
- Bei Tumoren im Nervenverlauf.

Seltener ist die kongenitale, erbliche Lähmung, die meist beidseitig auftritt. Bei unklarer Ursache spricht man von einer *idiopathischen Parese* der Stimmlippen.

Symptome, Befund und Diagnostik

Klinisch steht bei einseitiger Stimmlippenlähmung die Heiserkeit, bei doppelseitiger die Atemnot im Vordergrund. Aufgrund der zahlreichen möglichen Ursachen für eine Stimmlippenlähmung ist die diagnostische Abklärung entsprechend umfangreich mit Prüfungen der Atem- und Stimmfunktion, Spiegeluntersuchung und Lupenlaryngoskopie des Kehlkopfes (☞ 34.4.1, 34.9.4). Ggf. sind eine Sonographie, Röntgenuntersuchungen und ein CT von der Schädelbasis bis zum oberen Thorax bzw. Mediastinum erforderlich.

Behandlungsstrategie

Die Therapie richtet sich nach der Ursache. Grundsätzlich gilt, dass stimmliche Überlastungen im Akutstadium einer Parese vermieden werden sollten. Gelegentlich kann eine **logopädische** *(sprachtherapeutische)* Behandlung nützlich sein. Bei Verdacht auf entzündliche Genese wird zusätzlich antibiotisch behandelt.

34.9.2 Laryngitis

Laryngitis: Kehlkopfentzündung.

Krankheitsentstehung

Die **Laryngitis** tritt auf:

- Viral als Begleiterscheinungen von Infekten der Nase, Nasennebenhöhlen und Tonsillen
- Bakteriell bei einer Superinfektion
- Toxisch, z.B. bei Reizgasen
- Thermisch bei starken Temperaturschwankungen und trockenem oder heißem Raumklima
- Mechanisch durch akute Stimmüberlastung.

Symptome, Befund und Diagnostik

Der Patient ist heiser oder völlig stimmlos **(aphon).** Oft hat er leichte Halsschmerzen, Hustenreiz und subfebrile Temperaturen. Bei der Laryngoskopie zeigen sich gerötete, ödematöse Stimmlippen.

Behandlungsstrategie

Medikamentös können bei Reizhusten entsprechende Hustenmittel (z.B. Codipront®) und bei produktivem Husten schleimverflüssigende Substanzen (z.B. Fluimucil®) gegeben werden. Antibiotika sind nur bei einer bakteriellen Kehlkopfentzündung indiziert.

Pflege bei Laryngitis

Für den Behandlungserfolg entscheidend ist eine absolute Stimmruhe (auch kein Flüstern!). Außerdem darf der Patient nicht rauchen und sich auch nicht in der Umgebung von Rauchern aufhalten.

Das Raumklima kann durch mindestens 50 % Luftfeuchtigkeit und Senken der Raumtemperatur auf 18 – 20 °C verbessert werden. Lokale Maßnahmen bestehen in warmen Halswickeln und Inhalation mit Salbeitee.

34.9.3 Gutartige Larynxtumoren

Gutartige Larynxtumoren sind relativ häufig und äußern sich, vor allem wenn sie primär die Stimmlippen betreffen, frühzeitig durch *Heiserkeit.* Atemnot tritt nur bei großen Tumoren auf.

Der **Stimmlippenpolyp** ist die häufigste gutartige stimmstörende Veränderung. Vorwiegend sind Männer im mittleren Lebensalter betroffen. Häufige Ursache ist eine Stimmüberlastung. Leitsymptom der Erkrankung ist die Heiserkeit. Therapeutisch wird eine mikrochirurgische Abtragung des Polypen durchgeführt. Anschließend muss der Patient 14 Tage Stimmruhe einhalten.

Stimmlippenknötchen kommen vorwiegend bei Kindern beiderlei Geschlechts („Schreiknötchen") und bei hoher Stimmbelastung vor („Sängerknötchen"). Therapeutisch steht die logopädische Behandlung im Vordergrund.

Intubationsgranulome können einige Wochen nach einer Intubation entstehen. Da es häufig zu einer spontanen Rückbildung kommt, sollte man zunächst abwarten. Gegebenenfalls ist eine mikrochirurgische oder laserchirurgische Abtragung indiziert.

Die **juvenile Larynxpapillomatose** ist die vielleicht folgenschwerste Erkrankung, die mit einer Heiserkeit im Kindesalter einhergeht, da die Papillome häufig rezidivieren und entweder narbige Veränderungen (nach OPs) oder nicht zurückgebildete Papillome zurückbleiben können. Als Ursache vermutet man eine Virusinfektion. Die Kinder sind heiser und haben Hustenreiz. In schweren Fällen ist die Stimmlippenebene fast völlig verlegt, so dass es zu Atemnot kommt. Die Therapie besteht in der Entfernung der Papillome.

Nach **operativen Eingriffen** am Larynx können postoperative Schwellungen zu deutlicher Einschränkung der Luftpassage im Larynx mit Atemnot führen. Daher ist eine engmaschige Krankenbeobachtung besonders wichtig.

34.9.4 Bösartige Larynxtumoren

Bösartige Larynxtumoren *(Larynxmalignome, Kehlkopfkrebs):* Mit ca. 40 – 50 % aller Kopf-Hals-Karzinome verhältnismäßig häufiges Krankheitsbild. Betrifft Männer ungefähr neunmal häufiger als Frauen, Altersgipfel bei ca. 60 Jahren. Hauptrisikofaktoren hoher Zigaretten- und Alkoholkonsum. In über 90 % Plattenepithelkarzinome.

Symptome, Befund und Diagnostik

Die Beschwerden des Patienten hängen von der Tumorlokalisation ab (☞ Abb. 34.47). Heiserkeit ist nur bei den Stimmlippentumoren ein Frühsymptom. Entspringt der Tumor oberhalb *(supraglottisch)* oder unterhalb *(subglottisch)* der Stimmlippenebene *(Glottis),* kommt es erst bei fortgeschrittenem Wachstum mit Infiltration der Stimmlippen zu Heiserkeit. Auch Schluckstörungen, Husten und Dyspnoe können auf ein Larynxmalignom hinweisen.

Die Verdachtsdiagnose lässt sich meist schon im Rahmen der allgemeinen HNO-ärztlichen Untersuchung stellen. Die Diagnosesicherung erfolgt durch die endoskopische Untersuchung des Kehlkopfes (**Mikrolaryngoskopie** ☞ Abb. 34.48 – 34.49), bei der auch eine Gewebeprobe entnommen wird. Zur genauen Feststellung der Tumorausdehnung und zur Metastasensuche sind Blutuntersuchungen, CT oder Kernspintomographie des Halses, Oberbauchsonographie, Thorax-CT und evtl. Skelettszintigraphie nötig.

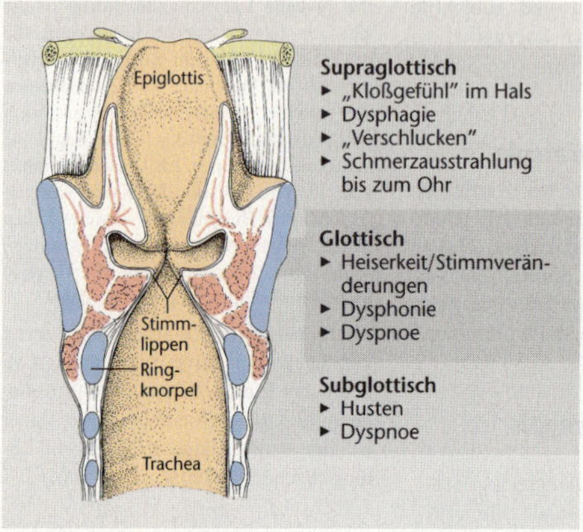

Abb. 34.47: Symptome bei bösartigen Larynxtumoren in Abhängigkeit von der Lokalisation des Tumors. Bei allen Lokalisationen können (schmerzlose) Schwellungen eines oder mehrerer Halslymphknoten das erste Symptom sein. Die anatomischen Strukturen sind in Abb. 34.6 detailliert dargestellt. [A400-190]

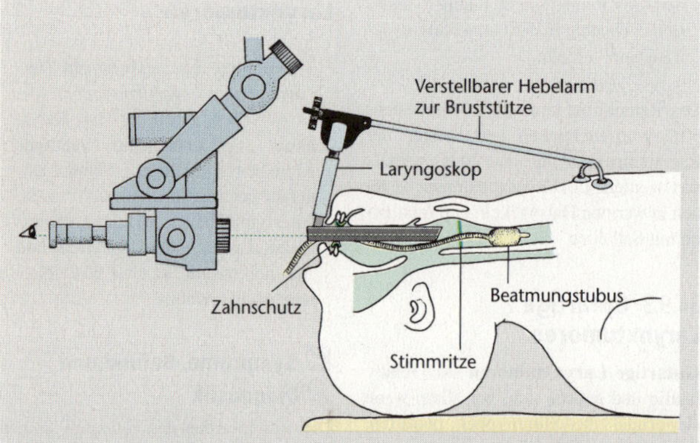

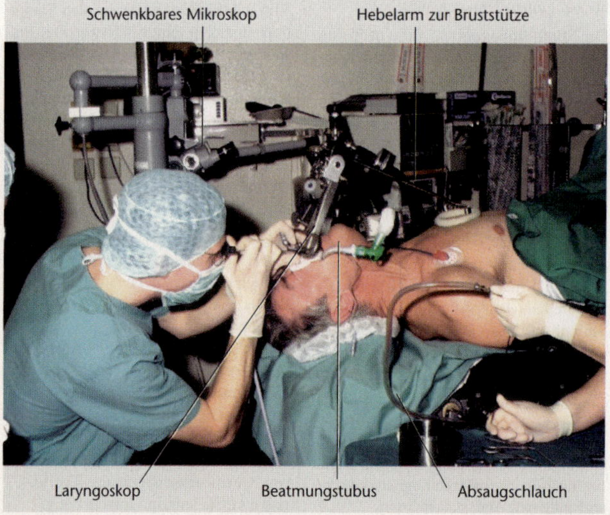

Behandlungsstrategie

Grundsätzlich ist die **operative Entfernung** des Tumors Therapie der Wahl. Bei kleinen Stimmlippentumoren ist eine **Chordektomie** *(Stimmlippenentfernung)* ausreichend. Meist ist aber eine (teilweise) Kehlkopfentfernung (**Kehlkopfteilresektion** bzw. **Laryngektomie** ☞ unten) notwendig. Zunehmend werden auch laserchirurgische Verfahren eingesetzt.

Zusätzlich ist bei Verdacht auf Lymphknotenmetastasen eine **Neck dissection** erforderlich. Bei dieser operativen Sanierung der Halsweichteile werden auf der betroffenen Seite die regionären Lymphknoten von der Schädelbasis bis zum Thoraxeingang, der M. sternocleidomastoideus und die V. jugularis interna entfernt.

Bei Lymphknotenmetastasen wird eine postoperative **Strahlentherapie** durchgeführt. Manchmal, z.B. bei Operationsunfähigkeit des Patienten, ist die Bestrahlung primäre Behandlungsform. Dagegen spielt die Chemotherapie zurzeit kaum eine Rolle in der Behandlung von Larynxkarzinomen.

Laryngektomie

Laryngektomie: Vollständige Entfernung des Kehlkopfs vom Zungengrund bis zur Trachea bei malignen Larynxtumoren. *Tracheostomaanlage* notwendig, Verlust der normalen Stimme und der Nasenatmung.

Kehlkopfteilresektion: Teilweise Entfernung des Kehlkopfes. Je nach Tumorlokalisation Stimmerhalt möglich.

Tracheostoma: Durch **Tracheotomie** *(Luftröhrenschnitt)* operativ angelegte Öffnung der Luftröhre nach

Abb. 34.48 – 34.49 (links): Die Mikrolaryngoskopie (direkte Stützlaryngoskopie nach Kleinsasser) wird bei Verdacht auf Larynxmalignome zur Histologiegewinnung und zur Bestimmung der Tumorausdehnung angewandt. In Vollnarkose wird nach endotrachealer Intubation mit einem flexiblen Tubus (☞ 37.8.3) ein Laryngoskop eingeführt und an dessen Handgriff ein Hebelarm angebracht, der sich auf dem Sternum abstützt. Der Untersucher hat so beide Hände frei und kann unter mikroskopischer Kontrolle Hypopharynx, Larynx und obere Trachea untersuchen, Gewebeproben entnehmen und evtl. kleinere gutartige Tumoren wie z.B. Stimmlippenpolypen entfernen. [A300-157, T144] außen. *Passager,* meist auf Höhe der Schilddrüse, z.B. bei Langzeitbeatmung (☞ 38.4.1) mit Offenhalten der Öffnung durch blockbare Trachealkanüle (☞ Abb. 34.50). *Endgültig* z.B. nach Laryngektomie bei Larynxkarzinom, dann mit größerer Öffnung unterhalb der Schilddrüse im Jugulum (☞ Abb. 34.56); meist nur vorübergehende Trachealkanülenversorgung.

Präoperativ müssen Patient und Angehörige auch psychisch auf das Tracheostoma und die fehlende stimmliche Kommunikationsfähigkeit nach der Operation vorbereitet (☞ 34.2.1) und über die Möglichkeiten der **Stimmrehabilitation** (☞ unten) aufgeklärt werden. Eventuelle Kommunikationsmöglichkeiten, die unmittelbar postoperativ gebraucht werden (z.B. Zeichensprache), sollten vorher geübt werden.

Trachealkanülen

Die Trachealöffnung beim passageren oder in der Anfangsphase beim endgültigen Tracheostoma wird mit einer **Trachealkanüle** offengehalten. Je nach Anwendungsbereich gibt es verschiedene Ausführungen von Kanülen (☞ Tab. 34.58 und Abb. 34.50 – 34.55). Allen Kanülen gemeinsam ist der *Kanülenschild,* der bei eingeführter Kanüle auf

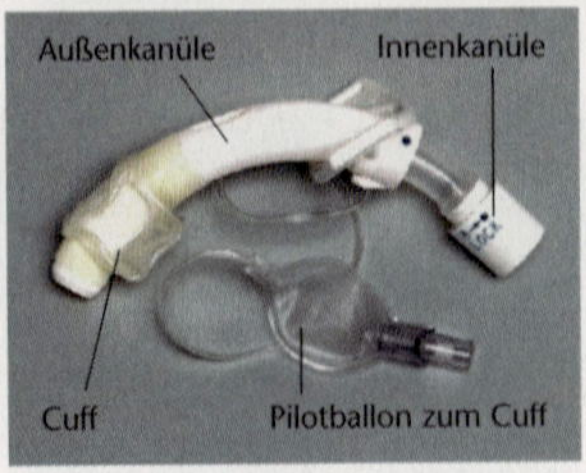

Abb. 34.50: Trachealkanüle mit Cuff zum Abdichten der Trachea [K183]

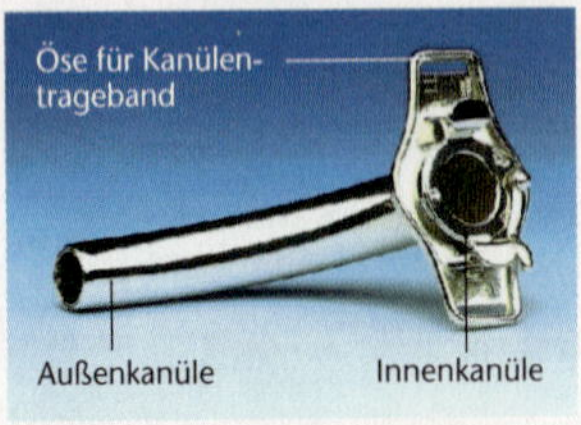

Abb. 34.51: Trachealkanüle aus Silber mit eingesetzter Innenkanüle. [V156]

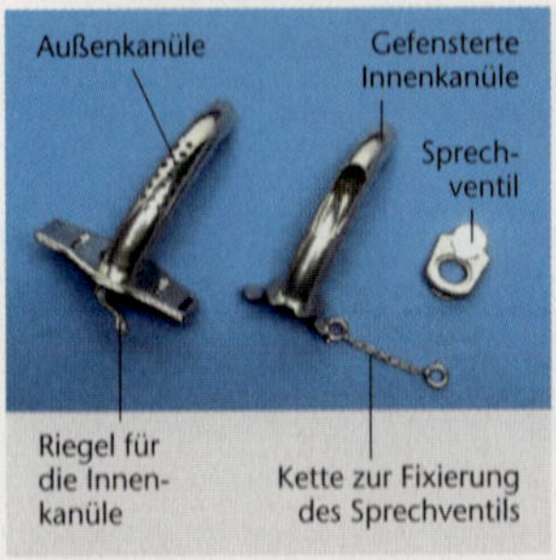

Abb. 34.52: Sprechventilkanüle aus Silber. Die Innenkanüle ist gefenstert, die Außenkanüle gesiebt und die Kanülenöffnung mit einem Ventilkäppchen versehen. Dieses Ventil öffnet sich beim Einatmen und schließt sich beim Ausatmen. Die Ausatemluft gelangt durch das Sieb in den Larynx und kann zur Stimmbildung benutzt werden. [K183]

der Haut liegt und an dem das *Kanülenbändchen* befestigt und um den Nacken gebunden wird. So kann die Kanüle sicher in ihrer Position fixiert werden. Die Kanülen-Außendurchmesser variieren mit dem Material; einen Überblick der gängigen Kanülengrößen gibt Tab. 34.57.

Pflege nach Tracheotomie

Postoperative Pflege

Patienten, die ein passageres oder nach Laryngektomie ein endgültiges Tracheostoma haben, werden postoperativ mit einer *Cuff-Trachealkanüle* (☞ Abb. 34.50) versorgt. Blutet es aus dem OP-Gebiet in die Trachea und wird Sekret aus den tieferen Atemwegen in die Trachea transportiert, so löst dies zwar einen Hustenreflex aus, Blut und Sekret können aber weder ausgespuckt noch über den Umweg Hypopharynx heruntergeschluckt werden. Blut und Sekret können das geringe Lumen der Trachealkanüle rasch verstopfen, so dass diese Patienten besonders erstickungsgefährdet sind (☞ unten, Sekretabsaugung).

Um die Überwachung zu erleichtern, werden die Patienten in der Nähe des Stationszimmers untergebracht (kürzerer Weg). Weitere Besonderheiten sind:

- Bei auffälliger Atmung (Beobachtung der Atmung ☞ 7.2.2) wird das Atemminutenvolumen (☞ 20.4.3) mittels eines Volumeters über die Trachealkanüle kontrolliert. Niedrige O_2-Werte können durch Sauerstoffgabe über einen T-Adapter (bei Cuffkanülen) oder eine

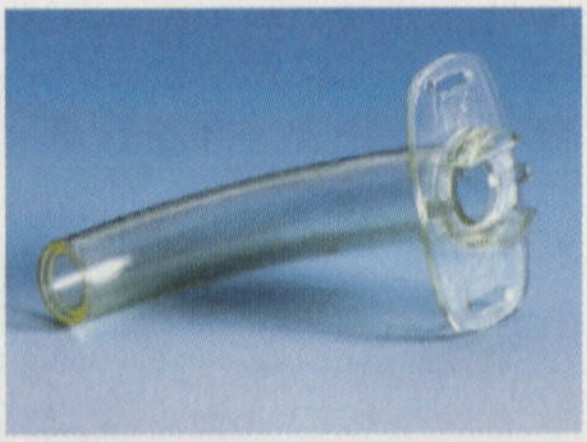

Abb. 34.53: Kunststoffkanüle mit eingesetzter Innenkanüle. [V156]

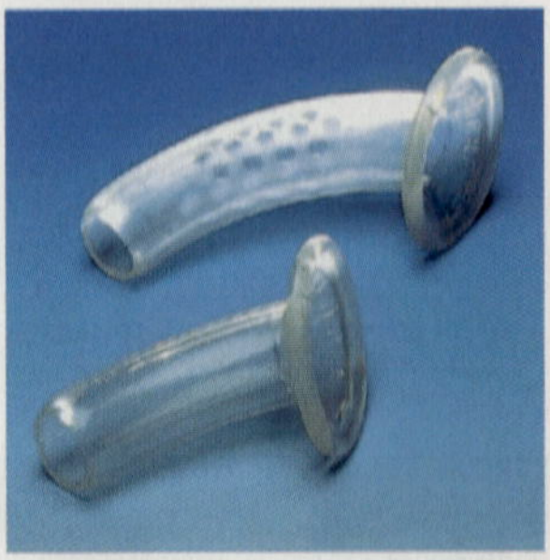

Abb. 34.54: Kurzkanülen aus Silikon zum Offenhalten des Tracheostomas. Die obere ist gesiebt. [V156]

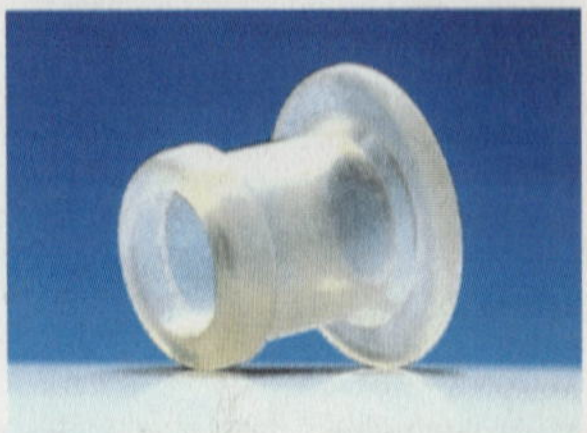

Abb. 34.55: Stoma-Button aus Silikon, der nur noch dem Offenhalten des Tracheostomas dient. [V156]

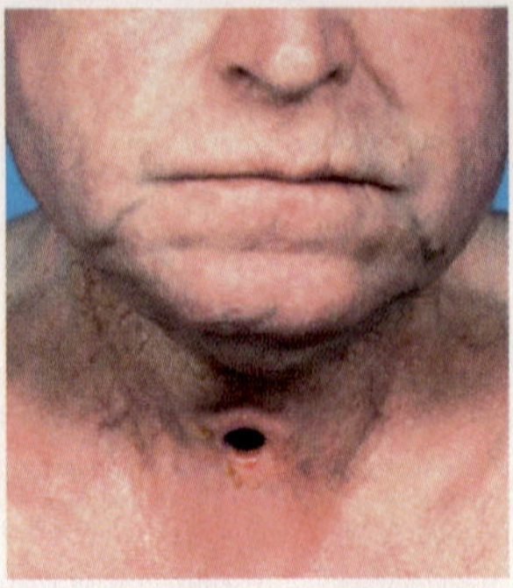

Abb. 34.56: Patient mit Tracheostoma nach Laryngektomie. Das Tracheostoma ist vernarbt und bleibt auch ohne eingesetzte Trachealkanüle offen. [M117]

Größe	Silberkanülen		Kunststoffkanülen		
	Länge über Außenbogen*	Außen-Ø an Kanülenspitze*	Länge über Außenbogen*	Überlänge über Außenbogen*	Außen-Ø an Kanülenspitze*
7	65	9,0	65	–	9,0
8	70	9,7	70	105	10,5
9	75	10,4	75	110	11,2
10	80	11,0	85	115	12,3
11	90	11,7	87	–	13,5
12	90	12,4	90	–	14,2

* Alle Angaben in mm

Tab. 34.57: Gängige Trachealkanülengrößen. Da Silberkanülen dünnwandiger sind als Kunststoffkanülen, steht den Patienten bei gleichem Außendurchmesser ein größeres Innenvolumen zur Verfügung.

Sauerstoffmaske (bei anderen Kanülen) verbessert werden

- Die Trachealkanüle wird in der Regel zwei Stunden postoperativ entblockt, falls es nicht mehr blutet (die Patienten kommen mit geblockter Trachealkanüle aus dem OP, damit kein Blut in die tieferen Atemwege gelangen kann)
- Verband und Kanüle (☞ unten) werden in Abhängigkeit von Sekretfluss gewechselt; meist ist dies mehrmals am Tag erforderlich
- Tracheotomierte Patienten mit Laryngektomie werden ca. acht bis zwölf Tage postoperativ über eine nasogastrale Sonde (☞ 10.3.2) ernährt, da die Anschwellung des OP-Gebietes und die Schmerzen zu Schluckstörungen führen. Außerdem werden so Wundheilungsstörungen durch oral zugeführte Nahrung vermieden
- Tracheotomierte Patienten ohne Laryngektomie erhalten am OP-Tag abends Tee und breiige Nahrung, z.B. Pudding (auf Verschlucken achten), am 1. postoperativen Tag leichte passierte Kost, danach passierte Vollkost (je nach Situation des Patienten).

Pflege der oberen Atemwege

Die Funktionen der Nase (☞ 34.1.1) fallen bei einem tracheotomierten Patienten weg. Um die nachfolgenden Komplikationen so gering wie möglich zu halten, in-

Kanülenart	Besonderheiten	Indikation	Funktion	Gängige Größe (Erwachsene)
Cuffkanülen *(Beatmungskanüle, Kanüle nach Rügheimer, z.B. Tracheoflex®)* **mit oder ohne Innenkanüle** (☞ Abb. 34.50)	▸ Kunststoffkanüle mit Weichkunststoffcuff	▸ Unmittelbar postoperativ nach Laryngektomie ▸ Langzeitbeatmung ▸ Endotracheale Blutungen nach Laryngektomie	▸ Verhindert Blutaspiration ▸ Verhindert Hautemphysem bei nicht dicht verschlossenen Larynxwunden ▸ Ermöglicht Beatmung	▸ Langzeitbeatmung: ♀ 7 – 8 ♂ 8 – 9 ▸ Z.n. Laryngektomie: ♀ 9 ♂ 10
Silberkanülen (☞ Abb. 34.51)	▸ Außenkanüle mit einrastbarer Innenkanüle ▸ Material bei (frischen) Wunden gut geeignet	▸ Bei Tendenz zu Trachealstenosen, da Form stabil bleibt	▸ Hält Tracheallumen offen	▸ Z.n. Laryngektomie: ♀ 9 ♂ 10 ▸ Z.n. Tracheotomie: ♀ 7 – 8 ♂ 8 – 9
Jatho-Kanülen (steile Krümmung für Laryngektomierte)		▸ Erst- und Dauerversorgung nach Laryngektomie	▸ Hält Tracheallumen offen	▸ Z.n. Laryngektomie: ♀ 11 ♂ 12
Kunststoffkanülen (Außenkanüle mit einrastbarer Innenkanüle ☞ Abb. 34.53)	▸ Verformbar, daher bei Tendenz zu Trachealstenosen zur Dauerversorgung nicht geeignet	▸ Dauerversorgung nach Laryngektomie ▸ Postop. Strahlentherapie der Halsregion ▸ Kinder	▸ Hält Tracheallumen offen	▸ Z.n. Laryngektomie: ♀ 9 ♂ 10 ▸ Z.n. Tracheotomie: ♀ 7 – 8 ♂ 8 – 9 ▸ Auch in Überlängen (Indik. und Funktion ☞ extra lange Kanülen)
Sprechventilkanülen aus Silber oder Kunststoff (☞ Abb. 34.52)	▸ Innen- und Außenkanüle sind gelocht bzw. gesiebt ▸ Evtl. mit Ventil, das sich bei Exspiration verschließt	▸ Bei erhaltenem Larynx, aber insuffizienter Belüftung der Lunge durch die Glottis Erhalt der Sprechfähigkeit	▸ Wenn vordere Öffnung durch Finger oder Ventilmechanismus verschlossen, kann mit der Ausatemluft gesprochen werden, die nach kranial durch die Perforation entweicht	☞ Silberkanülen bzw. Kunststoffkanülen
Extra lange Kanülen *(Hummerschwanzkanülen)*	▸ Länger als üblich ▸ Ohne Innenkanüle ▸ Evtl. mit weichem und flexiblen kaudalen Ende	▸ Tieferliegende Hindernisse (z.B. inoperable Tumoren), Stenosen oder Malazien ▸ Endotracheale Entzündungen	▸ Dauerhafte Überbrückung des Hindernisses ▸ Überbrückung der Entzündung bis zur Abheilung	☞ Kunststoffkanülen
Kunststoff-Kurzkanülen (☞ Abb. 34.54)	▸ Kürzer als Kunststoff-Standardkanüle ▸ Auch gesiebt	▸ Zum Offenhalten des Stomas bei stabiler Trachea	▸ Stabilisiert Stomaöffnung	▸ Außen-Ø 12 – 17 mm, Länge 22 – 62 mm
Stoma-Button (☞ Abb. 34.55)	▸ Röhrchen mit Wulst (zur Fixierung in Trachea) und Scheibe zur Haut hin	▸ Zum Offenhalten des Stomas bei stabiler Trachea	▸ Stabilisiert Stomaöffnung	▸ Außen-Ø 12 – 17 mm, Länge 15 – 22 mm

Tab. 34.58: Trachealkanülen und ihre verschiedenen Anwendungsbereiche.

spizieren die Pflegenden Mund und Nase regelmäßig und pflegen sie sorgfältig (☞ auch 7.4.5, Soor- und Parotitisprophylaxe).

Sekretabsaugung: Die Atemluft trifft ohne Vorfilterung, Befeuchtung und Anwärmung in den oberen Luftwegen auf die Trachealschleimhaut. Dies führt zunächst zu einer ständigen Reizung der Schleimhaut und zu verstärkter Sekretion. Da der Schleim aber weder abgehustet noch heruntergeschluckt werden kann und er das Lumen der Kanüle rasch verlegt, muss er abgesaugt werden. Die Patienten mit endgültigem Tracheostoma werden angeleitet, dies mit Hilfe eines Spiegels selbst zu lernen, damit sie bei der Entlassung geübt und sicher sind.

Notfall: Plötzliche Atemnot bei Tracheostoma

Bei plötzlicher, scheinbar unerklärlicher Atemnot eines Tracheostoma-Trägers ist die Kanüle meist aufgrund von Borkenbildung verstopft: Hier hilft nur rasches Entfernen zumindest der Innenkanüle, meist der gesamten Trachealkanüle (Offenhalten des Stomas mit Kilian-Nasenspekulum)!

Schleimhautbefeuchtung: Durch Austrocknung der Schleimhaut kann es zur Bildung von Borken kommen, die das Lumen der Trachea verlegen. Deshalb ist eine konsequente Schleimhautbefeuchtung für tracheotomierte Patienten sehr wichtig. Für zu Hause gibt es kleinformatige Absaug- und Inhaliergeräte (☞ Abb. 34.61). Außerdem stehen „künstliche Nasen" zur Verfügung, die auf die Trachealkanüle aufgesteckt werden und einige Funktionen der Nase wie Befeuchten und Filtern der Atemluft imitieren können (☞ 38.4.1). Die für einen Kanülenwechsel benötigten Gegenstände einschließlich einer Ersatzkanüle müssen immer griffbereit sein. Bei stärkerer Borkenbildung kann eine endotracheale Spülung mit NaCl und Tacholiquin® nötig werden.

Körperpflege

Bei der **Körperpflege** ist darauf zu achten, dass kein Wasser in die Kanüle läuft, z.B. beim Duschen oder Baden. Männern wird die Nassrasur empfohlen, wobei sie an Hals und Kinn beginnen sollten (bei Trockenrasur können Haarstoppeln als Fremdkörper in das Tracheostoma eindringen). Zum Duschen und Haarewaschen kann der Patient einen speziellen Schutz tragen, der ein Eindringen von Wasser in das Stoma verhindert (☞ Abb. 34.62).

Tracheostomapflege und Kanülenwechsel

In der Regel sind Patienten außerhalb von Intensivstationen und HNO-Abteilungen Langzeit-Tracheostoma-Träger, die sich mit Pflege und Handhabung von Stoma und Kanülen auskennen. Gelegentlich müssen Pflegende jedoch diese Aufgabe übernehmen, z.B. wenn der Patient aufgrund schlechten Allgemeinzustands dazu nicht in der Lage ist sowie in der Anfangsphase nach Anlage des Tracheostomas. Wichtig ist der tägliche Wechsel der kompletten Trachealkanüle. Bei vermehrter Sekretion werden zur Vermeidung eines Sekretstaus und daraus resultierender Infektionsgefahr stark saugende Doppeltracheokompressen ohne Metalline oder spezielle Drainageschwammkompressen (z.B. Pri-medisorb®) verwendet. Zum Schutz der umgebenden Haut kann dabei zusätzlich ein Hydrokolloid-Verband (☞ 19.3.4) hilfreich sein. Um Scheuerstellen am Kanülenende in der Trachea zu vermeiden, sollte zwischen zwei unterschiedlich langen Kanülen abgewechselt werden (z.B. 7 cm und 8 cm). Die Innenkanüle wird zusätzlich, je nach Bedarf, mehrmals täglich herausgenommen und gereinigt. Grundsätzlich gilt: Je gereizter die Haut und je frischer die Tracheostoma-Wunde ist, desto „aseptischer" muss der Kanülenwechsel erfolgen:

- Material bereitlegen
- Innenkanüle am Ansatz anfassen und herausziehen
- Innenkanüle mit steriler Kompresse außen reinigen oder ggf. in Reinigungslösung einlegen und hinterher gut mit Wasser abspülen. Kanülenreinigungsbürsten zur inneren Reinigung nur verwenden, wenn sich die Sekretreste nicht von selbst lösen (Beschädigungsgefahr), auch Beipackzettel zu Rate ziehen
- Bei Kunststoffkanülen Innenkanüle nach dem Trocknen zur besseren Gleitfähigkeit dünn mit Stomaöl® oder Silikonspray einreiben bzw. einsprühen
- Kanülentrageband lösen, Außenkanüle herausnehmen (bei Unsicherheit Rücksprache mit erfahrenem Kollegen oder Arzt)
- Haut feucht reinigen (ohne Seife, nicht mit Watte). Entzündete Haut bis zum Abklingen der akuten Reizung mit Zinkpaste abdecken. Anschließend pflegende Fettsalben auftragen, z.B. Bepanthen®
- Tracheokompresse so an die Außenkanüle anlegen, dass sie beim Einführen der Außenkanüle zwischen Haut und Kanüle zu liegen kommt. Bei Verwendung spezieller Kompressen mit metalliner Beschichtung (antibakterielle und entzündungshemmende Wirkung) soll die silberne Seite der Haut anliegen
- Außenkanüle einführen und mit Trageband fixieren. Das Kanülentrageband sollte nur so straff sitzen, dass sich noch zwei Finger knapp hineinschieben lassen
- Innenkanüle einsetzen.

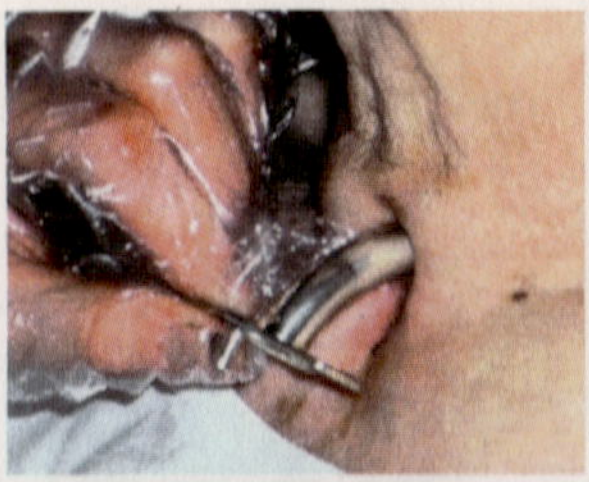

Abb. 34.59: Einsetzen einer Silberaußenkanüle in das Tracheostoma. [T195]

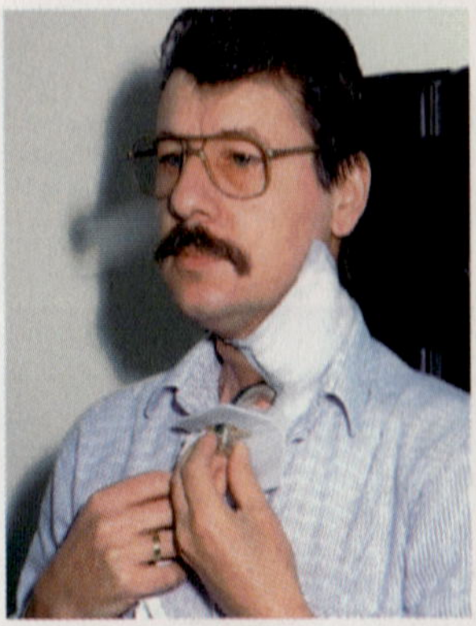

Abb. 34.60: Dieser Patient hat bald nach seiner Operation gelernt, vor dem Spiegel selbst die Trachealkanüle einzusetzen. Das Trageband hat er schon an einer Seite der Kanüle befestigt, damit er es rasch anlegen und die Kanüle fixieren kann. [K183]

Bei Hustenreiz zügig weiterarbeiten. Beim Einsetzen der Außenkanüle diese bis zum Anschlag einführen und festhalten, bis der Hustenreiz abgeklungen ist.

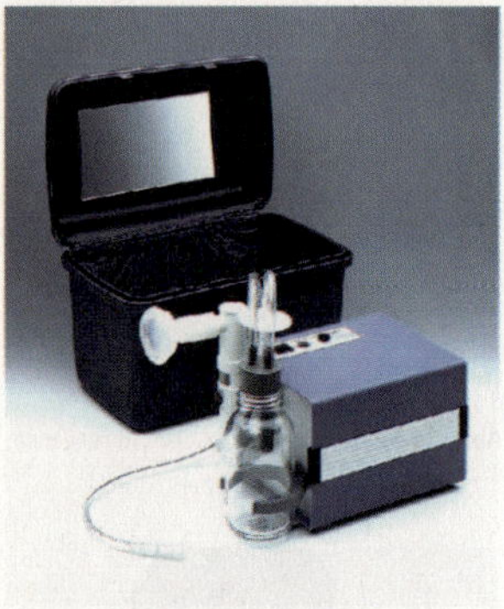

Abb. 34.61: Kombiniertes Inhalier- und Absauggerät mit in den Koffer intergriertem Spiegel. Betrieben werden kann das Gerät wahlweise über das Stromnetz, den wiederaufladbaren Akku oder über den Zigarettenanzünder eines PKW, so dass der tracheotomierte Patient mobil ist. [V156]

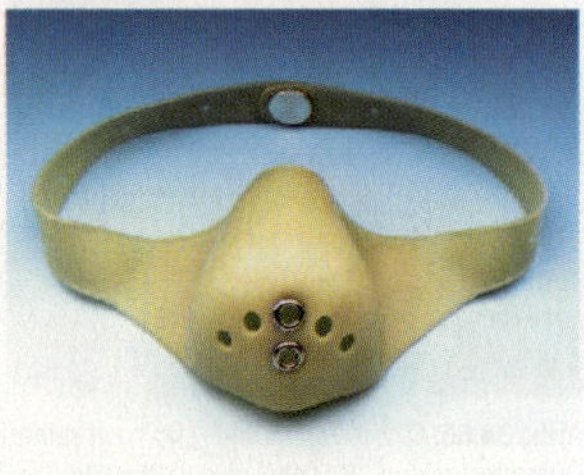

Abb. 34.62: Duschschutz, der – über dem Tracheostoma fixiert – verhindert, dass Wasser in die Trachea eindringt. [V156]

Stimmrehabilitation

Patienten, denen der Larynx vollständig entfernt werden musste, können eine **Ersatzstimme** erlernen.

Die ersten Tage nach der Larynxentfernung muss sich der Patient daran gewöhnen, dass er zunächst nicht sprechen kann. Dies kann vor allem in der Anfangsphase zu starker Angst führen, auch wenn vor der Operation ausführlich über Folgezustände des Eingriffs gesprochen wurde.

Den Einsatz einer **Stimmprothese** (☞ unten) muss der Patient vor der Entlassung geübt haben, um sicher damit umgehen zu können. Wenn keine Stimmprothese eingesetzt werden konnte, sind das Erlernen einer Ersatzstimme **(Ösophagus-Ersatz-Sprache)** oder der Einsatz anderer Sprechhilfen gute Möglichkeiten, die Kommunikation zu verbessern.

Stimmprothesen

Stimmprothesen sind operative Wege zur Stimmrehabilitation. Es wird eine ventilartige Verbindung zwischen Tracheastumpf und oberem Ösophagusabschnitt geschaffen. Dieses Ventil, welches entweder aus körpereigenem Gewebe oder einem Plastikröhrchen besteht, z.B. die Provox®-Prothese (☞ Abb. 34.63 – 34.64), dient der Luftfüllung des oberen Ösophagus bei gleichzeitiger Verhinderung eines Übertritts von Speiseröhreninhalt in die Trachea. Diese Luft wird dann wie bei der Ösophagus-Ersatz-Sprache zum Sprechen genutzt.

Diese Ersatzstimme wird rasch erlernt, da wie gewohnt mit der Lungenluft gesprochen wird; die Stimme ist lauter und gestaltungsfähiger und die Luft reicht für längere Sprechphasen als bei der Ösophagus-Ersatz-Stimme.

Ösophagus-Ersatz-Sprache

Im Idealfall kann die Stimmtherapie schon acht bis zehn Tage nach der Operation (d.h. nach Entfernen der Gastroduodenalsonde) beginnen. Motivationsfördernd zum Erlernen der **Ösophagus-Ersatz-Sprache** *(Ruktusstimme)* ist für viele Betroffene ein Treffen mit gut sprechenden Laryngektomierten (evtl. auch schon vor der Operation).

Der neue Sprechvorgang benötigt Luft, die über die Mundhöhle durch Ansaugen in die Speiseröhre befördert wird. Am oberen Ende der Speiseröhre befindet sich ein Ringmuskel, den man mit der Zeit durch Übung willkürlich zusammenziehen und entspannen lernen kann (sog. *Ösophagusmund* ☞ Abb. 34.63). Dieser Ringmuskel, wie auch andere Muskelgewebe und Schleimhautfalten in dieser Höhe, sind an der Tonbildung beteiligt. Das Erlernen dieser Technik erfordert vom Patienten viel Disziplin, Übungsbereitschaft und Geduld. Vor dem Einüben der neuen Sprache sind einige Lockerungs- und Entspannungsübungen im Schultergürtel/Nackenbereich sinnvoll, weil Verspannungen und Verkrampfungen in diesem Gebiet die Stimmqualität hörbar mindern.

Es gibt aber auch Gründe, warum die Ösophagusstimme nicht oder nur schwer erlernbar ist:

- Anatomisch:
  - Nervenschädigung
  - Schließmuskel zu eng und zu verspannt, um Sprechluft hinein und herauszulassen
- Psychisch:
  - Angst, Erregung, Scham
  - Leistungsdruck durch übergroße Erwartungshaltung.

Die Mehrzahl der laryngektomierten Frauen wollen die Ersatzstimme nicht erlernen, weil die neue Stimme sehr tief ist. Sie behelfen sich mit der Flüstersprache (nur stimmlose Sprachlaute bilden).

Elektronische Sprechhilfen

Bei Patienten, die keine Ersatzsprache lernen wollen oder können, ist der Einsatz einer elektronischen Sprechhilfe indiziert. Elektronische Sprechhilfen, wie z.B. Servox Inton® (☞ Abb. 34.65), sind Gerätestimmen, die ohne Luft auskommen. Die erzeugten Schallschwingungen, die beim Ansetzen des Gerätes an den Mundboden übertragen werden, lassen sich durch die gewohnten Sprechbewegungen und die jeweiligen Artikulationsstellungen zu einer gut verständlichen Sprache formen. Das Atmen erfolgt völlig unabhängig durch das Tracheostoma.

34.10 Erkrankungen der Trachea

34.10.1 Fremdkörper in der Trachea

Erste Hilfe bei Verschlucken ☞ *17.11*

Fremdkörper in der Trachea finden sich am häufigsten bei Kleinkindern (1. – 3. Lebensjahr) und alten Menschen mit

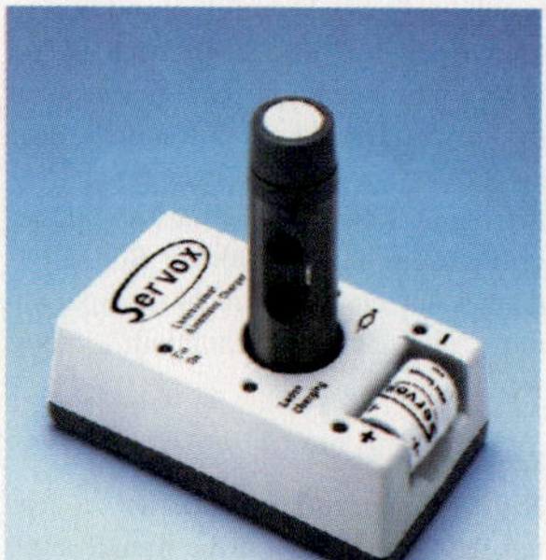

Abb. 34.65: Servox® Inton-Sprechhilfe mit Ladegerät. Die weiße Fläche wird am Mundboden angesetzt. Der von ihr erzeugte Ton wird über die Weichteile des Mundbodens in den Mundraum übertragen und dort zu Sprache geformt. [V156]

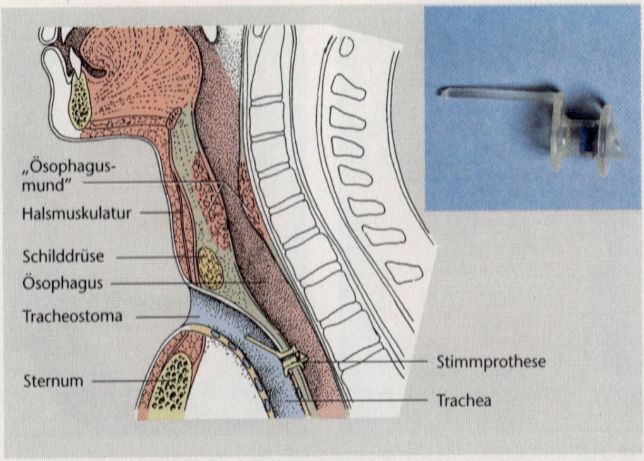

Abb. 34.63 – 34.64: Halssitus nach Laryngektomie mit eingesetzter Provox®-Prothese (☞ auch Detail). Der Kehlkopf wurde komplett entfernt und die Trachea zwischen Schilddrüse und Sternum mit der Haut vernäht (Tracheostoma). Der Pharynx blieb erhalten, so dass der Patient Nahrung wie gewohnt aufnehmen kann. Später wurde eine Provox®-Prothese in die Wand zwischen Trachea und Ösophagus eingesetzt, die das Sprechen mit einer Ersatzstimme ermöglicht. [A400-190, K183]

Oberkieferprothese, da die Prothese die sensible Gaumenschleimhaut verdeckt.

Leitsymptom ist ein Erstickungsanfall zu Beginn, gefolgt von Hustenanfällen und Atemnot. Kleine Fremdkörper können aber insbesondere bei Kindern zunächst unbemerkt bleiben und sich erst durch eine Pneumonie hinter der Engstelle (☞ auch 20.5.3) zeigen. Besonders gefährlich sind Fremdkörper, die in der Trachea aufquellen und zu einer Verlegung der Luftwege mit lebensbedrohlicher Atemnot und der Gefahr des Erstickungstodes führen können.

Die Behandlung besteht in der endoskopischen Entfernung des Fremdkörpers durch **Tracheobronchoskopie** (☞ 20.4.5).

34.10.2 Tracheitis

Eine **Tracheitis** *(Luftröhrenentzündung)* ist meist viral, gelegentlich aber auch bakteriell bedingt. Sie ist häufig eine Begleiterscheinung bei Laryngitis *(Tracheolaryngitis)* oder Bronchitis *(Tracheobronchitis)*. In seltenen Fällen kann sie auch isoliert auftreten.

Die Patienten haben Reizhusten und brennende Schmerzen hinter dem Brustbein, einige auch (eitrigen) Auswurf.

Die medikamentöse Behandlung besteht in der Gabe von Entzündungshemmern. Bei sicher bakterieller Ursache sind Antibiotika und ggf. Kortikoide indiziert. Der Patient darf nicht rauchen. Pflegerisch sind kalte Halsumschläge sowie Inhalationen mit Salbei empfehlenswert.

34.10.3 Trachealstenose und Tracheomalazie

Trachealstenosen *(Verengungen der Luftröhre)* können z.B. durch narbige Schrumpfung geschädigter Luftröhrenanteile (z.B. bei Langzeitintubation oder Autoimmunerkrankungen) entstehen. Die **Tracheomalazie** ist eine pathologische Erweichung des Knorpels und entsteht am häufigsten durch Druck von außen (Struma ☞ 23.4.2)

Typisch für die Trachealstenose ist eine meist langsam einsetzende, aber ständig zunehmende Atemnot mit inspiratorischem Stridor (☞ 34.3.6, 20.3.4). Bei der Tracheomalazie lässt sich die Atemnot wegen der Instabilität der Trachea durch forcierte Inspiration noch verstärken. Die Diagnose lässt sich durch starre oder flexible Tracheobronchoskopie und durch bildgebende Untersuchungsverfahren (z.B. Tracheazielaufnahme „Saug-Press-Versuch", CT) sichern.

Die Therapie ist ursachenabhängig und besteht entweder in einer Operation (**Tracheaquerresektion**) oder im endoskopischen Einsetzen eines **Trachealstents,** der die Trachea von innen stabilisiert.

34.11 Erkrankungen der Kopfspeicheldrüsen

Mumps ☞ *13.14.3*

Von Erkrankungen der Kopfspeicheldrüsen sind vorwiegend die Glandula parotidea und die Glandula submandibularis betroffen.

34.11.1 Bakterielle Entzündungen und Speicheldrüsensteine

Bakterielle Entzündungen der Speicheldrüsen werden meist durch Streptokokken oder Staphylokokken verursacht und treten bei vermindertem Speichelfluss, z.B. infolge reduzierter Nahrungsaufnahme, auf. In den meisten Fällen ist die *Glandula parotis* betroffen **(Parotitis).**

Entzündungen der **Glandula submandibularis** liegen meist *Speichelsteine* zugrunde **(Sialolithiasis).** 85 – 90 % aller Speichelsteine überhaupt treten in der Unterkieferspeicheldrüse auf. Sie führen zu einer Verlegung des Speichelganges. Der Speichelstau begünstigt Infektionen, die immer wieder zu entzündlichen Schwellungen führen.

Symptome, Befund und Diagnostik

Die entzündete Drüse ist schmerzhaft geschwollen, die darüber liegende Haut gerötet und warm. Bei den speichelsteinbedingten Entzündungen tritt die Drüsenschwellung charakteristischerweise im

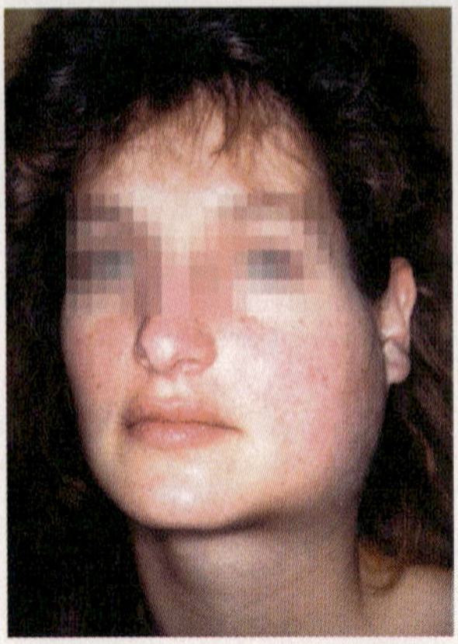

Abb. 34.66: Akute Parotitis links. [M117]

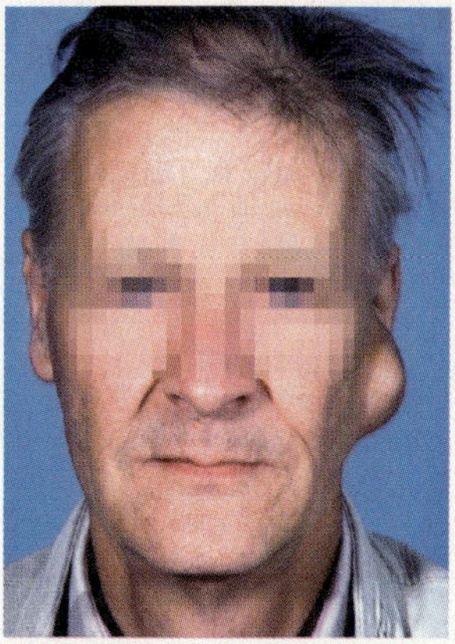

Abb. 34.67: Pleomorphes Adenom der linken Glandula parotis. [M117]

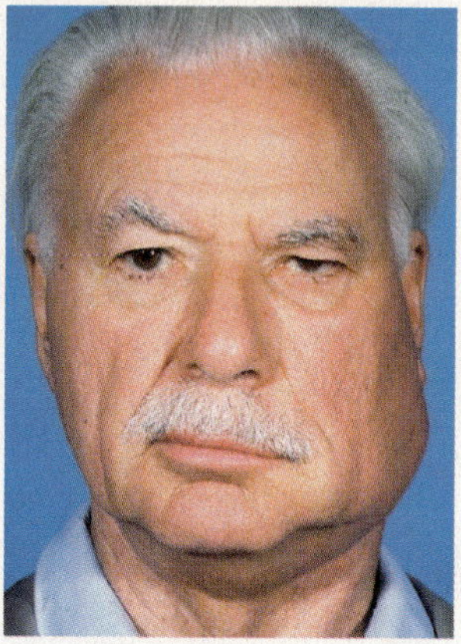

Abb. 34.68: Karzinom der linken Glandula parotis mit Fazialisparese (hängendes Lid und hängender Mundwinkel links ☞ 35.10.3). [M117]

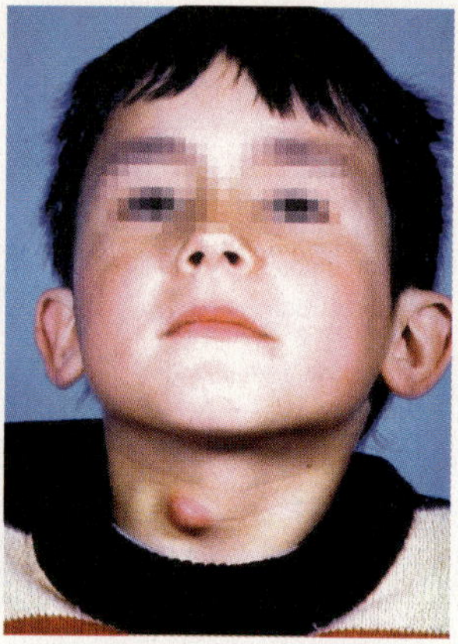

Abb. 34.69: Mediane Halszyste. [M117]

Zusammenhang mit der Nahrungsaufnahme, also verstärkter Speichelproduktion, auf. Die Diagnose wird durch die klinische Untersuchung, ergänzt durch Spiegeluntersuchung der Mundhöhle, Sonographie und ggf. **Sialographie** (Röntgenkontrastdarstellung der Speicheldrüsengänge) gestellt.

Behandlungsstrategie

Die konservative Behandlung besteht in der:

- Oralen Gabe hochdosierter Breitbandantibiotika, z.B. Amoxicillin (z.B. Amoxypen®)
- Anregung des Speichelflusses z.B. durch Vitamin C, Zitronenscheiben oder saure Bonbons.

Abszesse müssen gespalten und drainiert werden. Bei Speichelsteinen wird entweder der Ausführungsgang der Speicheldrüse geschlitzt und der Stein entfernt, oder, falls der Stein in der Drüse selbst liegt, diese exstirpiert.

Pflege

Lokale Salbenverbände, z.B. mit Enelbinpaste, unterstützen die Heilung.

34.11.2 Tumoren der Speicheldrüsen

Der häufigste **gutartige Speicheldrüsentumor** ist das **pleomorphe Adenom** (☞ Abb. 34.67). Es wächst meist langsam und zeigt sich als zunehmende, fast ausschließlich einseitige Schwellung. Die Therapie ist chirurgisch.

Maligne Tumoren machen etwa 30 % der Speicheldrüsentumoren aus. Klinisch lassen sich diese Raumforderungen, im Unterschied zu den gutartigen Tumoren, oft schlecht gegen die Umgebung abgrenzen und weisen eine eingeschränkte oder aufgehobene Verschieblichkeit auf. Eine Fazialisparese (☞ 35.10.3) kann Zeichen eines malignen Tumors der Parotis sein.

Therapie der Wahl ist die operative Entfernung des Tumors unter Resektion der gesamten Speicheldrüse und Ausräumung der ableitenden Lymphwege (Neck dissection ☞ 34.9.4). Manchmal muss auch der N. facialis mitentfernt werden; er wird dann in gleicher Sitzung durch Einsetzen eines Nerventransplantates (z.B. N. suralis) rekonstruiert.

34.12 Halszysten

Laterale Halszysten

Laterale Halszysten äußern sich als rezidivierende, entzündliche, gerötete und schmerzhafte Schwellungen am Vorderrand des M. sternocleidomastoideus. Die Krankheitsentstehung ist nicht völlig geklärt; man diskutiert, dass es sich um ein embryologisch angelegtes Krankheitsbild handelt.

Mediane Halszysten

Mediane Halszysten liegen in der Mittellinie des Halses in Höhe des Zungenbeins. Hierbei handelt es sich ebenfalls um embryologisch angelegte Fehlbildungen. Durch Verbindung mit dem Zungenbein bewegen sie sich beim Schlucken auf und ab.

Im akut entzündlichen Stadium mit Rötung und Schwellung steht die antibiotische Therapie im Vordergrund.

Im entzündungsfreien Intervall sollte die Zyste chirurgisch entfernt werden, da es sonst immer wieder zu Entzündungen kommt.

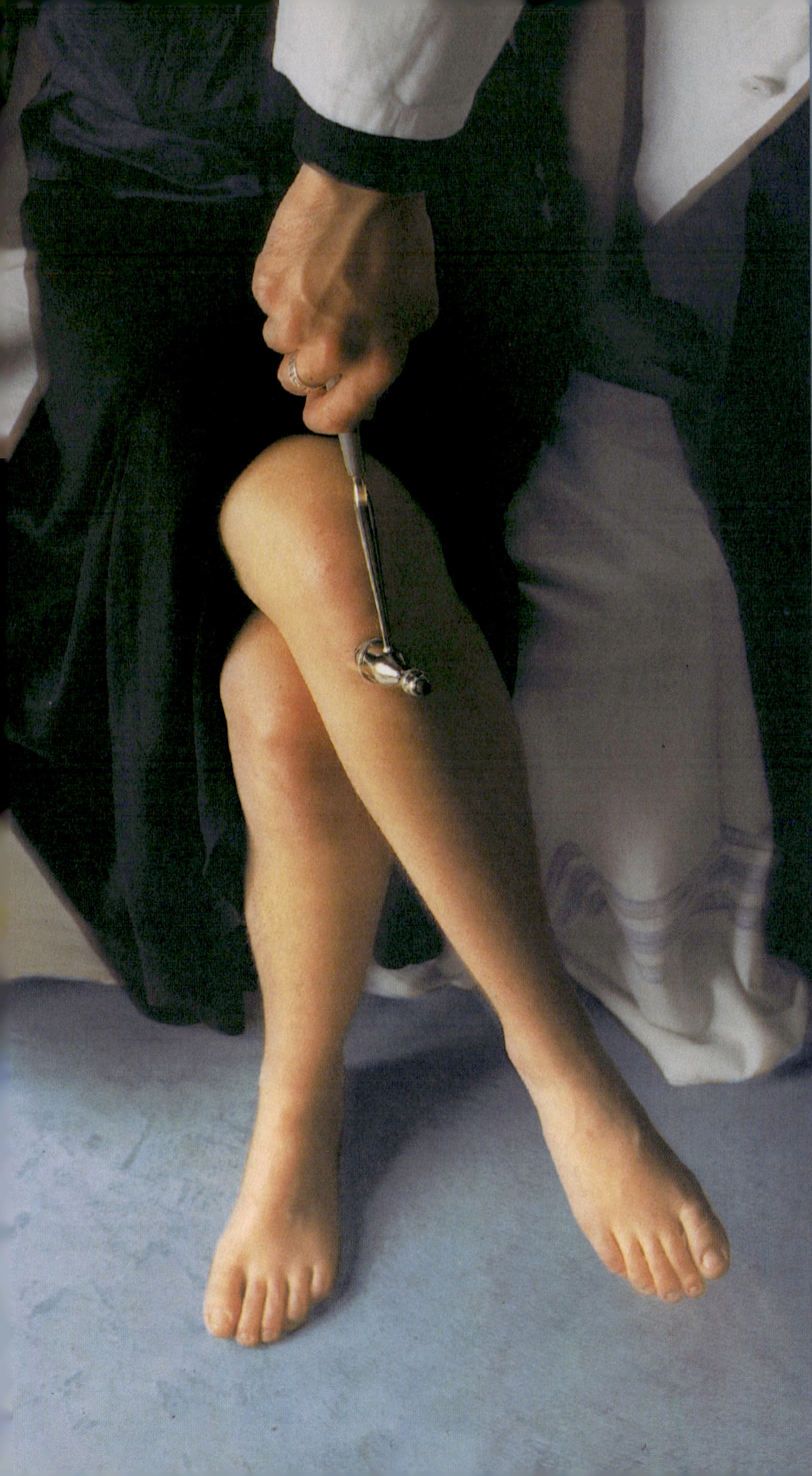

35 Pflege in der Neurologie und Neurochirurgie

35 Pflege in der Neurologie und Neurochirurgie

Die medizinischen Fachgebiete

Neurologie: Teilgebiet der Medizin, das sich mit Prophylaxe, Diagnose, *nichtoperativer Behandlung* und Rehabilitation bei Erkrankungen des zentralen und peripheren Nervensystems sowie bei Muskelerkrankungen befasst.

Neurochirurgie: Teilgebiet der Medizin, das sich vor allem mit der *operativen Behandlung* von Erkrankungen, Verletzungen und Fehlbildungen des Nervensystems sowie bestimmter funktioneller Syndrome (Schmerz, Epilepsie, Bewegungsstörungen) befasst, einschließlich der entsprechenden diagnostischen und rehabilitativen Maßnahmen.

Die Neurologie ist eng mit anderen Fachgebieten verzahnt, insbesondere:

- Mit der *Psychiatrie* (☞ Kap. 36). Aufgrund der engen Verknüpfung unserer Gefühle und Gedanken mit den organischen Strukturen des Nervensystems haben neurologische Erkrankungen oft Auswirkungen auf Psyche und Verhalten. Umgekehrt können psychische Erkrankungen auf Störungen des Nervengewebes zurückzuführen sein

- Mit der *Inneren Medizin.* Da die Nervenbahnen in den ganzen Körper ziehen, können neurologische Erkrankungen alle Organe in Mitleidenschaft ziehen. Viele Erkrankungen des Nervensystems wiederum sind durch Krankheiten anderer Organsysteme verursacht. Beispielsweise führt ein Diabetes mellitus (☞ 23.6) häufig zu einer Schädigung der peripheren Nerven, die sich z.B. durch Empfindungsstörungen *und* Störungen der Magen-Darm-Motilität zeigen kann
- Der *Pädiatrie* (☞ Kap. 13). Die überaus komplexe Gehirnentwicklung kann vor, während und nach der Geburt in vielfältiger Weise beeinträchtigt werden. Die optimale Behandlung der dadurch entstehenden *kinderneurologischen Erkrankungen* ist nur interdisziplinär möglich (Spezialgebiet *Neuropädiatrie*)
- Der *Radiologie.* Neuroradiologische Diagnoseverfahren, z.B. CT, Kernspintomographie und Myelographie, sind bei der Diagnose vieler neurologischer Erkrankungen von besonderer Bedeutung.

Eine enge Beziehung besteht außerdem zur **Neuropathologie,** einem eigenständigen medizinischen Fachgebiet, das sich mit den krankhaften organisch-anatomischen Veränderungen des Nervensystems und der Skelettmuskulatur befasst.

35.1 Anatomie und Physiologie des Nervensystems

✓ Das **Nervensystem** dient der Erfassung, Verarbeitung, Speicherung und Aussendung von Informationen. In Zusammenarbeit mit dem Hormonsystem regelt es die Leistungen aller Organsysteme in Abhängigkeit von den Anforderungen der Außenwelt.
Das Nervensystem ist aber viel mehr als eine Schaltzentrale: Es ist die strukturelle Grundlage aller Gedanken, Gefühle und Wünsche eines Menschen und somit auch seiner Persönlichkeit.

Die Gliederung des Nervensystems erfolgt häufig:

- Nach topographischen Gesichtspunkten in **zentrales** (☞ 35.1.2) und **peripheres** (☞ 35.1.3) **Nervensystem**
- Nach funktionellen Gesichtspunkten in **willkürliches** und **vegetatives** *(autonomes)* **Nervensystem** (☞ Abb. 35.20). Diese beiden Systeme sind in der Realität untrennbar miteinander verflochten; sie haben beide sowohl zentrale als auch periphere Anteile. Zur besseren Verständlichkeit ist dem vegetativen Nervensystem in diesem Buch ein eigener Abschnitt (35.1.4) gewidmet.

35.1.1 Bauelemente des Nervensystems

Zelltypen des Nervengewebes

Neurone (Nervenzellen)

Neuron: Nervenzelle mit allen ihren Fortsätzen. Neurone sind hoch spezialisierte Zellen, die zur Erregungsbildung und -leitung fähig sind.

Zuführende oder **afferente Neurone** leiten Impulse aus der Körperperipherie zum ZNS hin, *herausleitende* oder **efferente Neurone** leiten Impulse vom ZNS weg.

Ein Neuron besteht aus:

- **Zellkörper** mit Zellkern und Zytoplasma
- **Dendriten.** Dendriten sind baumartig verzweigte Ausstülpungen des Zytoplasmas. Sie nehmen Impulse aus benachbarten Zellen auf und leiten sie weiter zum Zellkörper
- **Axon** *(Neurit, Achsenzylinder).* Das Axon ist ein dünner, kabelartiger Zytoplasmafortsatz, der sich am Ende in viele Endverzweigungen aufteilt. Seine Aufgabe ist es, die Impulse vom Zellkörper weg zu anderen Neuronen oder Muskelzellen zu leiten. Axone können nur wenige Millimeter, aber auch über einen Meter lang sein und sind oft von einer Markscheide (☞ unten) umgeben.

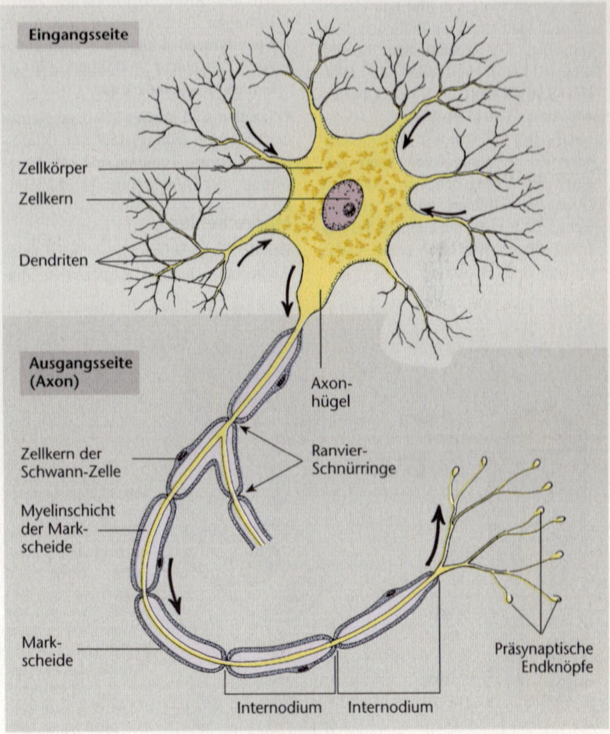

Abb. 35.1: Aufbau eines Neurons. Die obere, hellgrau unterlegte Bildhälfte stellt die „Eingangsseite" des Neurons dar, wo Informationen aufgenommen werden. Die untere, mittelgrau unterlegte Bildhälfte ist die Ausgangsseite, die Informationen zu anderen Nerven- oder Muskelzellen fortleitet. [A400-190]

Ein Neuron hat in der Regel viele Dendriten, aber nur ein Axon. Neurone teilen sich nach den frühen Kindheitsjahren nicht mehr und bilden selten Tumoren.

Gliazellen

Gliazellen: Hüll- und Stützzellen des Nervensystems.

Die **Gliazellen** übernehmen Aufgaben, welche die hoch spezialisierten Neuronen nicht mehr erfüllen können. Es werden vier Arten von Gliazellen unterschieden:

- **Astrozyten** sind sternförmige Zellen mit vielen Fortsätzen, die in Gehirn und Rückenmark vorkommen. Sie stehen sowohl mit den Neuronen als auch mit den Blutkapillaren des ZNS in Verbindung und beeinflussen den Übergang von Stoffen aus dem Blut zu den Nervenzellen.
  Zusammen mit dem Kapillarendothel bilden die Astrozyten die **Blut-Hirn-Schranke,** die eine Barriere für viele Substanzen zwischen Blut und Gehirn darstellt und die empfindlichen Nervenzellen vor schädlichen Stoffen schützt. Leider verhindert die Blut-Hirn-Schranke oft auch den Übertritt von Arzneimitteln ins Hirn.
  Nach einer Zerstörung von Gehirn- oder Rückenmarkgewebe kann sich durch Wucherung der Astrozyten eine *Glianarbe* ausbilden; größere Hirngewebsdefizite, z.B. nach einem Schlaganfall, hinterlassen aber keine Narbe, sondern einen Hohlraum.

Die Blut-Hirn-Schranke hat große medizinische Bedeutung. Beispielsweise können nur solche Arzneimittel Wirkungen (und Nebenwirkungen) am ZNS entfalten, die die Blut-Hirn-Schranke in ausreichendem Maß durchdringen; dies gelingt insbesondere fettlöslichen Arzneimitteln. Dabei ist zu beachten, dass die Blut-Hirn-Schranke bei bestimmten Erkrankungen (z.B. Meningitis, Tumoren) teils erheblich beeinträchtigt ist.

- **Oligodendrozyten** bilden im ZNS die *Markscheiden* (☞ unten). Im peripheren Nervensystem entsprechen ihnen die *Schwann-Zellen.* Astrozyten und Oligodendrozyten zusammen werden auch als **Makrogliazellen** bezeichnet
- **Mikrogliazellen** *(Hortega-Zellen, Gehirn-Makrophagen)* sind kleine, bewegliche Zellen, die im Gehirn durch Phagozytose Krankheitserreger abwehren und Reste abgestorbener Zellen entsorgen
- **Ependymzellen** kleiden in einer einlagigen Zellschicht die Hohlräume in Gehirn und Rückenmark aus.

Gliazellen sind im Gegensatz zu Neuronen zeitlebens teilungsaktiv; von Gliazellen ausgehende Tumoren sind z.B. Astrozytome oder Glioblastome (☞ 35.13.1).

Markscheiden

Bei den *peripheren Nerven* wird jedes Axon schlauchartig von speziellen Gliazellen, den **Schwann-Zellen,** umhüllt. Wickelt sich die Schwann-Zelle mehrfach um das Axon (☞ Abb. 35.2), entsteht eine schützende Ummantelung aus einem Fett-Eiweiß-Gemisch *(Myelin),* die **Markscheide** *(Myelinscheide).* Im Querschnitt ähnelt eine solche **markhaltige Nervenfaser** einem Draht, der von einer Isolierung umgeben ist. In regelmäßigen Abständen schnüren **Ranvier-Schnürringe** die Markscheide ab (☞ Abb. 35.2); die dadurch entstehenden Segmente nennt man **Internodien.**

Markhaltige Fasern leiten die Erregung wesentlich schneller als **marklose Nervenfasern,** bei denen eine Schwann-Zelle *mehrere* Axone umschließt (☞ unten); die Myelinbildung entfällt, so dass eine Segmentierung in Internodien nicht möglich ist.

Im *ZNS* bilden Oligodendrogliazellen die Markscheiden; im Gegensatz zu den peripheren Markscheiden regenerieren diese bei Zerstörung nicht.

Nervenfasern und Nerven

Ein Axon und seine Umhüllung wird **Nervenfaser** genannt. Bündel von mehreren parallel verlaufenden Nervenfasern in einer gemeinsamen Bindegewebshülle bilden einen **Nerven.**

Weiße und graue Substanz

Myelin erscheint makroskopisch weiß. Die Bereiche des ZNS, in denen die markhaltigen Nervenfasern verlaufen, werden deshalb als **weiße Substanz** bezeichnet.

Dagegen sieht eine größere Ansammlung von eng beieinander liegenden Nervenzellkörpern mit ihren Dendriten bei Betrachtung mit dem bloßen Auge grau aus. Solche Gebiete heißen daher **graue Substanz.**

Erregungsfortleitung

Erregungen müssen teils über große Entfernungen und über mehrere Neurone fortgeleitet werden.

Erregungsfortleitung innerhalb eines Neurons

Die Erregungsfortleitung innerhalb eines Neurons geschieht *elektrisch* über Ionenströme der Zellmembran.

Die ankommende Erregung verändert den Ladungszustand der Dendritenmembran. Dadurch entsteht eine Spannungsdifferenz zu benachbarten Abschnitten

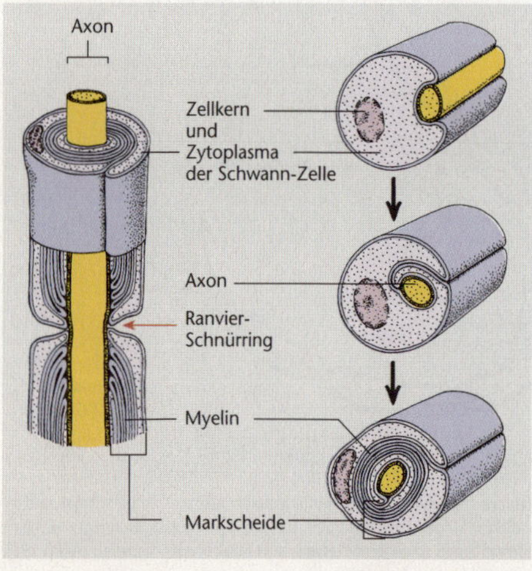

Abb. 35.2: Schnitt durch eine markhaltige Nervenfaser. Das Axon ist von einer dicken, isolierenden Myelinschicht umgeben. Rechts ist dargestellt, wie sich die Schwann-Zelle im Laufe der Nervenzellreifung zunächst an das Axon anlegt, es dann umwickelt und letztlich durch mehrere Lagen ihrer Zellmembran die Myelinschicht bildet. [A400-190]

der Zellmembran, ein Strom fließt, und die Erregung breitet sich weiter aus. Da gerade erregte Abschnitte der Zellmembran für kurze Zeit unerregbar sind, findet diese Ausbreitung nur in einer Richtung, nämlich vom Dendriten über den Zellkörper zum Axon und seinen Endverzweigungen statt.

Bei marklosen Nervenfasern breitet sich die Erregung über *alle* Abschnitte der Axonmembran aus, bei markhaltigen Nervenfasern springt sie dank der „elektrischen Isolierung" durch die Myelinschicht von einem Ranvier-Schnürring zum anderen **(saltatorische Erregungsleitung).** Da es nur an diesen Schnürringen zur verhältnismäßig langsamen Ladungsverschiebung an der Axonmembran kommt, ist die Erregungsleitung erheblich beschleunigt.

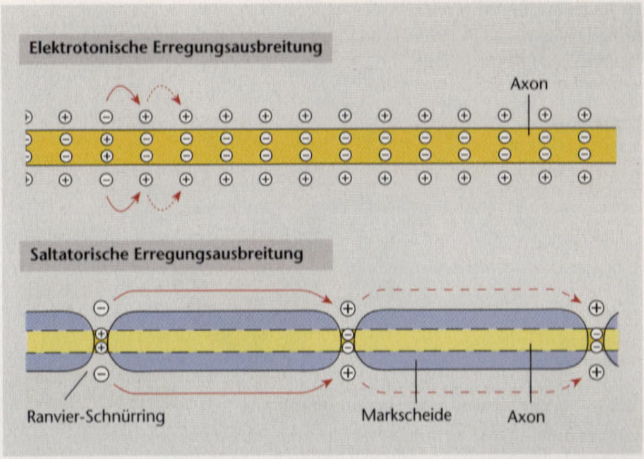

Abb. 35.3: Oben: **Elektrotonische Erregungsausbreitung** bei einer marklosen Nervenzelle (Schema).
Unten: **Saltatorische Erregungsüberleitung** bei einer markhaltigen Nervenzelle (Schema).

Erregungsüberleitung an den Synapsen

Synapse: „Umschaltstelle" bei der Erregungsübertragung von einem Neuron auf ein anderes oder von einem Neuron auf eine Drüsen- oder Muskelzelle.

Zur Übermittlung eines Erregungsimpulses von einem Neuron zu einem anderen oder von einem Neuron zu einer Drüsen- oder Muskelzelle dienen besondere Verbindungsstellen, die **Synapsen** (Aufbau einer Synapse ☞ Abb. 35.4). Die Synapse zwischen einem Neuron und einer Muskelzelle wird auch als **motorische Endplatte** *(neuromuskuläre Synapse)* bezeichnet.

Die Erregungsübertragung an den Synapsen erfolgt in der Regel *chemisch.* Trifft ein Erregungsimpuls am **präsynaptischen Endknopf** (☞ Abb. 35.4) ein, werden dort **Neurotransmitter** (*Überträgerstoffe* ☞ unten) aus den **synaptischen Bläschen** in den **synaptischen Spalt** freigesetzt. Die Neurotransmitter diffundieren innerhalb kürzester Zeit zu den Rezeptoren in der **postsynaptischen Membran** und führen dort zu einer Änderung des Membranpotentials. Nun breitet sich die Erregung innerhalb des Neurons auf dem oben beschriebenen *elektrischen* Wege weiter aus.

Nach der Reaktion mit dem Rezeptor wird der Neurotransmitter entweder rasch durch Enzyme abgebaut oder unverändert in das Axonende zurücktransportiert.

Neurotransmitter

Neurotransmitter: Überträgerstoff an den Synapsen des zentralen und peripheren Nervensystems.

Neurotransmitter wirken entweder *hemmend,* d.h. die Erregungsfortleitung behindernd, oder *erregend,* d.h. die Erregungsfortleitung steigernd, auf die postsynaptische Membran ein. Aufgrund dieser zentralen Rolle bei der Informationsübertragung im Nervensystem sind Neurotransmitter nicht nur an der Steuerung von Bewegungen und Organleistungen beteiligt, sondern beeinflussen auch das Befinden und Verhalten des Menschen. So wird z.B. ein gestörtes Verhältnis der Neurotransmitter zueinander als Ursache für einige neurologische und psychische Erkrankungen diskutiert (z.B. Parkinson-Syndrom ☞ 35.9.1, Depressionen ☞ 36.5.1, Schizophrenien ☞ 36.4.1), und die meisten Psychopharmaka (☞ Pharma-Info 36.25, 36.29) greifen in den Neurotransmitterhaushalt ein.

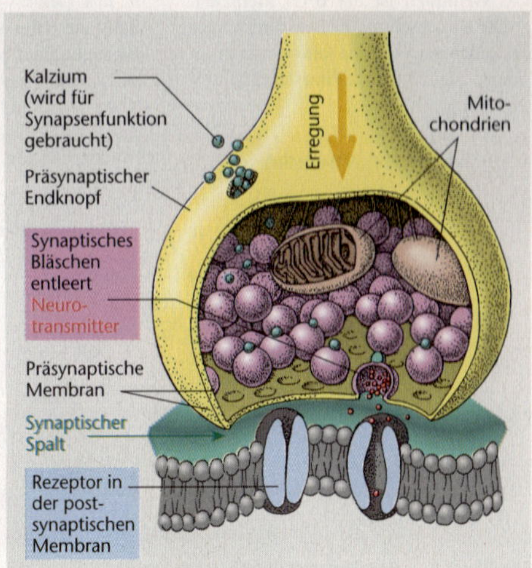

Abb. 35.4: Aufbau einer Synapse. Bei Erregung werden die in den synaptischen Bläschen gespeicherten Neurotransmitter in den synaptischen Spalt freigesetzt. Auf der postsynaptischen Membran befinden sich Rezeptoren, an die sich der Neurotransmitter anheftet. [A400-190]

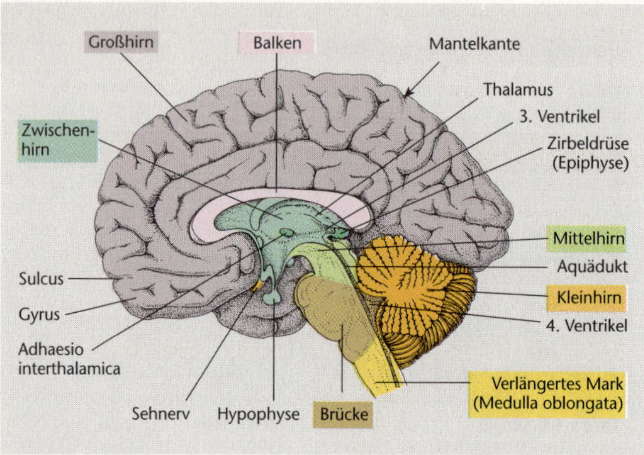

Abb. 35.5: Sagittalschnitt durch das Gehirn, Ansicht von medial. [A400-190]

Wichtige Neurotransmitter sind **Azetylcholin, Noradrenalin, Serotonin, Dopamin,** *Gamma-Amino-Buttersäure* (kurz **GABA**) und verschiedene *Neuropeptide* (z.B. die **Endorphine** = körpereigene Opiate ☞ auch 16.4.5).

35.1.2 **Zentrales Nervensystem**

Zentrales Nervensystem (*Zentralnervensystem,* kurz *ZNS*): Besteht aus *Gehirn* und *Rückenmark.*

Großhirn

Das **Großhirn** ist der beim Menschen größte Hirnabschnitt. Es liegt direkt unter der knöchernen Schädelkalotte und stülpt sich wie der Hut eines Pilzes über Mittel- und Zwischenhirn. Das Großhirn ist Ursprung aller bewussten Empfindungen und Handlungen sowie zahlreicher komplexer Fähigkeiten, z.B. Gedächtnis und Kreativität.

Graue Substanz des Großhirns

Die graue Substanz des Großhirns (☞ oben) verteilt sich auf:

- **Großhirnrinde.** Sie bedeckt die ganze Oberfläche des Gehirns. Dabei liegen Verbände von Nervenzellen mit ähnlichen Funktionen in **Rindenfeldern** beieinander
- **Großhirnkerne.** Dabei handelt es sich um Nervenzellanhäufungen in der Tiefe des Gehirns inmitten der weißen Substanz. Hier sind insbesondere die **Basalganglien** zu nennen, die zum *extrapyramidal-motorischen System* gehören, das die „automatischen" Bewegungen und den Muskeltonus steuert und dessen Intaktheit unabdingbare Voraussetzung für eine kontrollierte Körperhaltung und harmonische Willkürbewegungen ist.

Weiße Substanz des Großhirns

Die weiße Substanz des Großhirns besteht aus Nervenfaserbündeln **(Bahnen),** die verschiedene Hirnabschnitte miteinander verbinden:

- Quer verlaufende **Kommissurenbahnen** (z.B. der **Balken**) verbinden linke und rechte Großhirnhälfte miteinander
- **Assoziationsbahnen** leiten Impulse innerhalb einer Großhirnhälfte hin und her
- **Projektionsbahnen** leiten Erregungen aus verschiedenen Körperregionen zum Großhirn und umgekehrt. Beispiel hierfür ist die **Pyramidenbahn** *(Tractus corticospinalis, Bahn der Willkürmotorik),* die von der Großhirnrinde zu den motorischen Hirnnervenkernen und zum Rückenmark zieht und deren überwiegender Teil im unteren Hirnstammbereich zur Gegenseite kreuzt **(Pyramidenkreuzung).**

Zwischenhirn

Das **Zwischenhirn** ist die Schaltstelle zwischen Großhirn und Hirnstamm.

- Der **Thalamus** besteht hauptsächlich aus grauer Substanz. Alle Informationen aus dem Körper und der Umgebung werden dort verarbeitet, bevor ein Teil von ihnen zur Großhirnrinde und damit ins Bewusstsein gelangt
- Der **Hypothalamus** liegt unterhalb des Thalamus und ist an der Steuerung zahlreicher lebenswichtiger Vorgänge mitbeteiligt, etwa der Regulation der Körpertemperatur, des Wasserhaushalts, der Nahrungsaufnahme und des Hormonhaushalts
- Die **Hypophyse** *(Hirnanhangsdrüse)* hängt wie ein dicker Tropfen am Hypothalamus. In ihr werden mehrere Hormone gebildet (☞ 23.1.1).

Hirnstamm

Der **Hirnstamm** ist der unterste Gehirnabschnitt und gliedert sich in Mittelhirn, Brücke und verlängertes Mark (☞ Abb. 35.5).

Das **Mittelhirn** *(Mesencephalon)* liegt zwischen Zwischenhirn und Brücke. Es enthält akustische und optische Reflexzentren, Kerne des extrapyramidalen

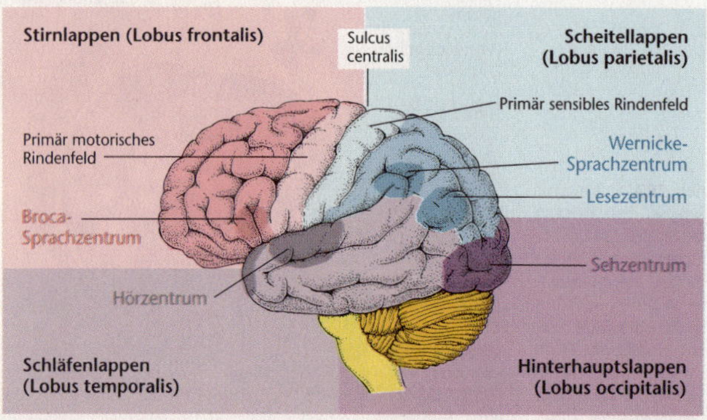

Abb. 35.6: Die vier **Hirnlappen** des Großhirns mit ihren Rindenfeldern in der Übersicht. [A400-190]

Systems für die Steuerung von Augen-, Kopf- und Rumpfbewegungen in Abhängigkeit von den Informationen der Sinnesorgane sowie zahlreiche Projektionsbahnen.

Die **Brücke** *(Pons)* besteht vor allem aus weißer Substanz, enthält aber auch zahlreiche Hirnnervenkerne sowie ein Regulationszentrum für die Atmung.

Das **verlängerte Mark** *(Medulla oblongata)* bildet den Übergang zwischen Hirnstamm und Rückenmark. Neben weißer Substanz enthält es mehrere Hirnnervenkerne und zahlreiche lebenswichtige Regulationszentren, u.a. für das Herz-Kreislauf-System und die Atmung.

Die über den gesamten Hirnstammbereich verteilten Nervenzellverbände der **Formatio reticularis** („netzartiges Gebilde") steuern unsere Bewusstseinslage und den Schlaf-Wach-Rhythmus.

Kleinhirn

Das **Kleinhirn** *(Cerebellum)* liegt in der hinteren Schädelgrube unterhalb des Hinterhauptlappens. Das Kleinhirn ist ein wichtiges Koordinationszentrum der Motorik. Es ist an der Regulation der Muskelgrundspannung, des Gleichgewichts und der Abstimmung der Muskelbewegungen untereinander beteiligt.

Rückenmark

Äußerer Aufbau

Das **Rückenmark** *(Medulla spinalis)* geht in Höhe des großen Hinterhauptloches aus dem verlängerten Mark hervor und zieht im Wirbelkanal bis zur Höhe der Bandscheibe zwischen erstem und zweitem Lendenwirbelkörper herab.

Über die gesamte Länge des Rückenmarks entspringen beidseitig in regelmäßigen Abständen 31 Paare von **Nervenwurzeln,** die sich jeweils zu den Spinalnerven vereinigen. Dadurch wird das Rückenmark in 31 Segmente mit jeweils eigenen Reflex- und Verschaltungszentren unterteilt:

- Acht **Halssegmente** *(Cervikalsegmente,* C1 – C8) für die Innervation (nervale Versorgung) der Atemmuskulatur und der oberen Extremitäten
- Zwölf **Brustsegmente** *(Thorakalsegmente,* Th1 – Th12), die vor allem die Brustwand versorgen
- Fünf **Lendensegmente** *(Lumbalsegmente,* L1 – L5) und fünf **Kreuzbeinsegmente** *(Sakralsegmente,* S1 – S5) zur Innervation von unteren Extremitäten, äußeren Geschlechtsteilen und After
- 1 – 3 **Steißbeinsegmente** *(Kokzygealsegmente,* Co 1 – 3), die lediglich für den Hautbereich über dem Steißbein zuständig sind.

Innere Struktur des Rückenmarks

Im Zentrum des Rückenmarks liegt schmetterlingsförmig die *graue Substanz* mit den Nervenzellkörpern (☞ Abb. 35.8):

- Im **Vorderhorn** liegen motorische Nervenzellen zur Versorgung der quergestreiften Muskulatur, die willkürlich steuerbare Skelettmuskulatur
- An den Nervenzellen im **Hinterhorn** enden sensible Nervenfasern aus der Körperperipherie
- Im **Seitenhorn** liegen Nervenzellen des *vegetativen Nervensystems* (☞ 35.1.4)
- Um die graue Substanz herum liegt die *weiße Substanz* mit auf- und absteigenden Fasersystemen.

Da die Wirbelsäule während der kindlichen Entwicklung mehr wächst als das Rückenmark, das bei der Geburt bereits fast vollständig ausgereift ist, endet das Rückenmark beim Erwachsenen bereits auf Höhe der Bandscheibe zwischen dem ersten und zweiten Lendenwirbelkörper *(Aszensus* = Aufstieg *des Rückenmarks).* Die Spinalnerven bleiben jedoch an ihre Austrittsstellen gebunden. Daher müssen die Nervenwurzeln aus den unteren Rückenmarksabschnitten vor dem Austritt aus dem Wirbelkanal nach unten zu „ihren" Zwischenwirbellöchern ziehen. Das so entstehende haarbüschelartige Nervenfaserbündel wird **Cauda equina** (lat. Pferdeschweif) genannt (☞ Abb. 35.21).

Reflexe

Reflexe: Vom Willen unabhängige, reproduzierbare Reaktionen auf Reize. Dienen z.B. der schnellen Abwendung von Gefahren und der Regulation verschiedener Körperfunktionen (etwa der Muskelgrundspannung).

Reflexe in der neurologischen Diagnostik ☞ 35.4.1

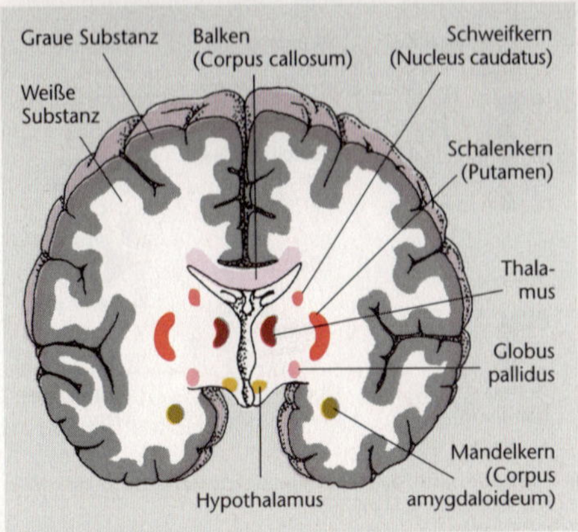

Abb. 35.7: Lage der Großhirnrinde und der Basalganglien im Hirnquerschnitt. [A400-190]

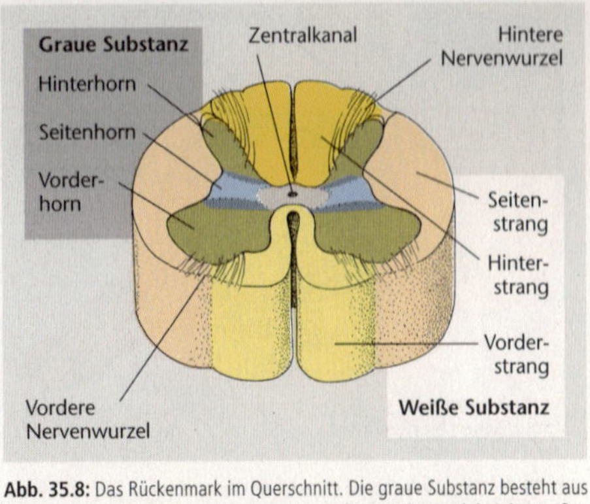

Abb. 35.8: Das Rückenmark im Querschnitt. Die graue Substanz besteht aus Vorderhorn, Seitenhorn und Hinterhorn. Analog werden auch bei der weißen Substanz **Vorderstrang, Seitenstrang** und **Hinterstrang** unterschieden. In der Mitte liegt der **Zentralkanal,** der das Rückenmark durchzieht und mit den Liquorräumen des Gehirn verbunden ist. [A400-190]

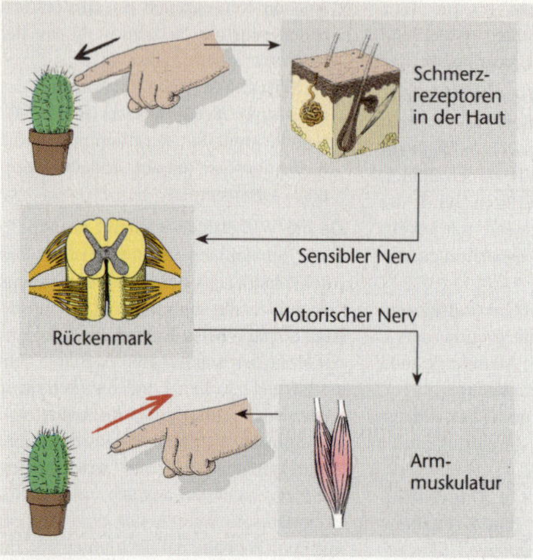

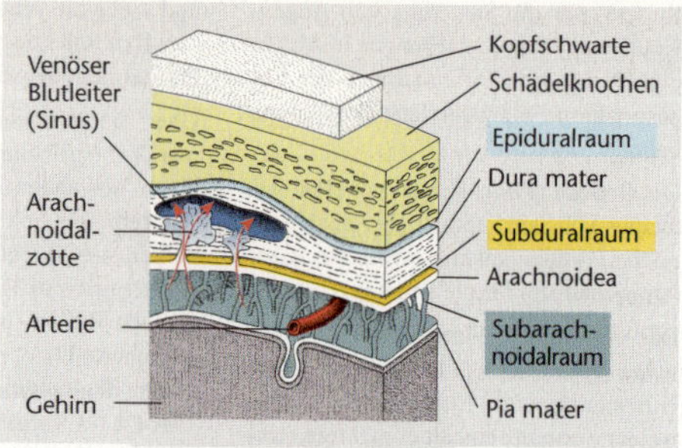

Abb. 35.10 (oben): Die Hirnhäute im Bereich des Schädels. Ein Epiduralraum wie im Rückenmarksbereich existiert praktisch nicht, ist hier aber zur besseren Verständlichkeit der Lagebeziehungen angedeutet. [A400-190]

Abb. 35.9 (links): Schema eines Fremdreflexes am Beispiel der Zurückziehreaktion – einer Art Fluchtreaktion – nach einem Schmerzreiz. Rezeptor und Effektor liegen in verschiedenen Organen. [A400-190]

Reflexe werden über **Reflexbögen** vermittelt (☞ Abb. 35.11):

- Ein *Rezeptor* nimmt den Reiz aus der Körperperipherie oder einem inneren Organ auf
- *Sensible Nervenfasern* leiten das Signal weiter zum ZNS
- In einem *Reflexzentrum des ZNS* wird die Reflexantwort gebildet
- *Efferente,* z.B. *motorische Nervenfasern* leiten die Reflexantwort weiter zum Erfolgsorgan
- Im *Erfolgsorgan,* z.B. einem Muskel oder einer Drüse, wird die Reflexantwort ausgeführt (z.B. kontrahiert sich ein Muskel).

Eigenreflexe

Bei **Eigenreflexen** sind Rezeptor- und Erfolgsorgan gleich. Da die über das Hinterhorn des Rückenmarks eintreffende Erregung unmittelbar auf eine motorische Vorderhornzelle umgeschaltet wird und der Reflexbogen somit nur eine Synapse enthält, heißen die Eigenreflexe auch *monosynaptische Reflexe.* Typisches Beispiel ist der diagnostisch wichtige *Patellarsehnenreflex* (kurz *PSR* ☞ Abb. 35.11). Die motorischen Eigenreflexe werden physiologischerweise durch das Gehirn über absteigende Bahnen „gedämpft".

Fremdreflexe

Bei **Fremdreflexen** sind der Ort der Reizaufnahme und der Ort der Reizantwort unterschiedlich. Da der Erregungsimpuls mehrfach umgeschaltet wird, spricht man auch von *polysynaptischen Reflexen.* Beispiel für einen Fremdreflex ist das Wegziehen der Hand nach einem Schmerzreiz am Finger.

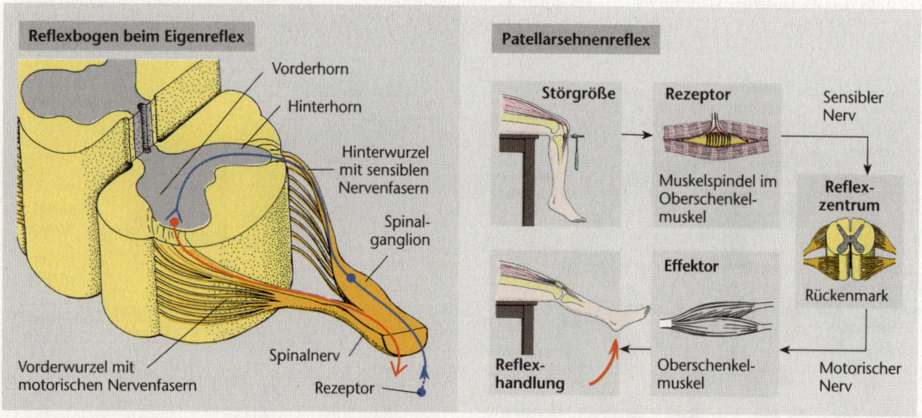

Abb. 35.11: Links: Reflexbogen eines Eigenreflexes. Erregungsimpulse erreichen über den Spinalnerven das Rückenmark. Der Zellkörper der zuleitenden Nervenzelle liegt im Spinalganglion. Über die Hinterwurzel erreicht die Erregung die graue Substanz. Im Vorderhorn findet die Umschaltung auf eine motorische Nervenzelle statt. Der Erregungsimpuls verlässt das Rückenmark über die Vorderwurzel, läuft im Spinalnerven zum Muskel zurück und bewirkt dort die Reflexantwort. [A400-190]
Rechts: Schema eines Reflexbogens beim Eigenreflex am Beispiel des Patellarsehnenreflexes. Ort sowohl von Reizaufnahme als auch -antwort ist der M. quadrizeps femoris. [A400]

Hirnstammreflexe

Reflexe können nicht nur im Rückenmark, sondern auch auf der Ebene des Hirnstammes gebildet werden **(Hirnstammreflexe).** Beispielsweise führt Berühren der Cornea (Hornhaut) zum Zukneifen des Auges.

Versorgungs- und Schutzeinrichtungen des ZNS

Hüllen des ZNS: die Hirnhäute

Drei bindegewebige *Hirnhäute*, die **Meningen,** bedecken Gehirn und Rückenmark und schützen das empfindliche Nervengewebe zusätzlich zur knöchernen Schädelkalotte:

- Die aus straffem Bindegewebe gebildete *Dura mater* (*harte Hirnhaut*, kurz **Dura**) bildet die äußere Hülle des ZNS. Im Rückenmarksbereich besteht die Dura aus zwei getrennten Blättern. Im Schädelraum sind die beiden Durablätter zum größten Teil fest miteinander verwachsen. Dort, wo sie getrennt sind, entstehen starrwandige Kanäle, die **Sinus** (*venöse, klappenlose Blutleiter* ☞ unten). Außerdem bildet die Dura feste, bindegewebige Trennwände zwischen den beiden Großhirnhälften (**Falx cerebri,** *Großhirnsichel*), den beiden Kleinhirnhälften (**Falx cerebelli,** *Kleinhirnsichel*) sowie dem Großhirn und dem Kleinhirn (**Tentorium cerebelli,** *Kleinhirnzelt*)
- Die mittlere Schicht heißt wegen ihres spinnwebenartigen Aussehens *Spinnwebenhaut* oder **Arachnoidea**
- Die zarte **Pia mater** *(innere Hirnhaut)* bedeckt unmittelbar die Gehirnoberfläche. In ihr verlaufen die großen Hirnarterien.

Arachnoidea und Pia werden auch *weiche Hirnhäute* genannt.

Zwischen Dura mater und Arachnoidea liegt der spaltförmige **Subduralraum,** zwischen Arachnoidea und Pia mater der liquorgefüllte **Subarachnoidalraum.** Feine Fasern der Arachnoidea spannen sich durch den Subarachnoidalraum und bewirken zusammen mit dem Liquor (☞ unten) eine stoßdämpfende Aufhängung des Gehirns in der Schädelhöhle. An einigen Stellen im Gehirn ist der Subarachnoidalraum zu **Zisternen** erweitert.

Liquor (cerebrospinalis) und Liquorräume

Liquor cerebrospinalis (kurz *Liquor, Gehirnflüssigkeit*): Klare, farblose, wässrige Flüssigkeit, die die Hohlräume in Gehirn und Rückenmark sowie den Subarachnoidalraum ausfüllt (☞ Abb. 35.12 und 35.13).

Im Gehirn gibt es vier Hohlräume, die mit **Liquor (cerebrospinalis)** gefüllt sind: Zwei **Seitenventrikel** (auch als *1. und 2. Ventrikel* bezeichnet) im Großhirn, der spaltförmige **3. Ventrikel** im Mittelhirn und der rautenförmige **4. Ventrikel** des verlängerten Marks. Dieser setzt sich dann in den **Zentralkanal** des Rückenmarks fort (☞ Abb. 35.12).

Der **Liquor** schützt das Nervengewebe wie ein Wasserkissen z.B. vor schädigender Stoßeinwirkung oder Druck; er wirkt auch als thermische Isolierung. Außerdem versorgt er Gehirn und Rückenmark mit Nährstoffen aus dem Blut und transportiert umgekehrt Stoffwechselprodukte aus dem Nervengewebe ab. Die Gesamt-

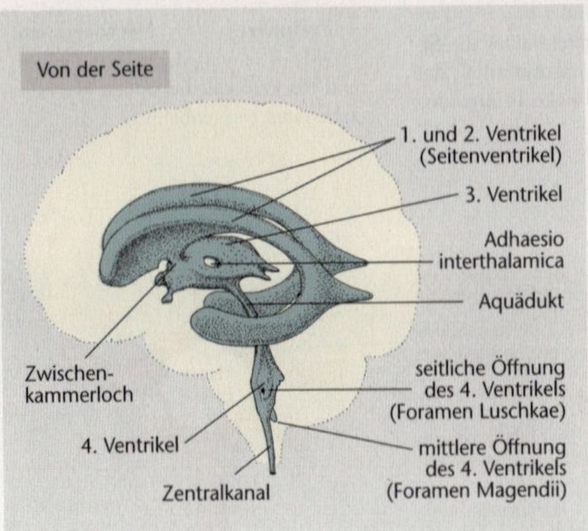

Abb. 35.12: Das Ventrikelsystem des Gehirns. Die beiden Seitenventrikel sind über Zwischenkammerlöcher (Foramina Monro) mit dem 3. Ventrikel verbunden. Der Aquädukt verbindet den 3. mit dem 4. Ventrikel. Von dort aus bestehen zwei seitliche und eine mittlere Öffnung zum Subarachnoidalraum (Foramina Luschkae und Foramen Magendii). An den 4. Ventrikel schließt sich der beim Erwachsenen stellenweise verschlossene Zentralkanal an. [A400-190]

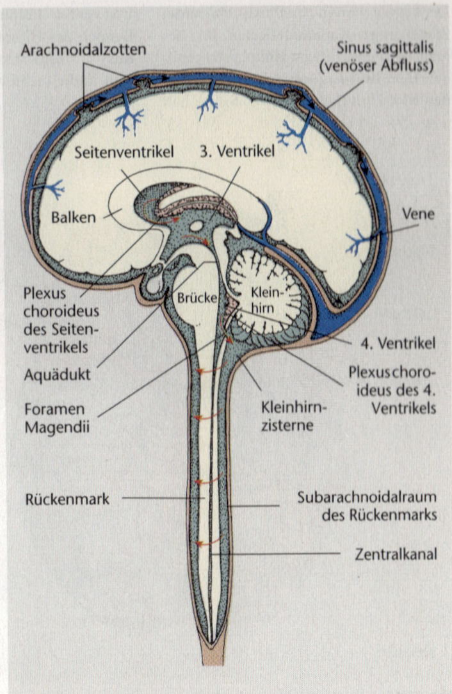

Abb. 35.13 (rechts): Die Liquorräume mit Bildungsorten und Strömungsrichtung (Pfeile) des Liquors. Produziert wird der Liquor in den Plexus choroidei der Ventrikel. Er durchströmt die Ventrikel und den Subarachnoidalraum von Gehirn und Rückenmark und tritt dann über die hier stark vergrößert dargestellten Arachnoidalzotten in die venösen Sinus über. [A400-190]

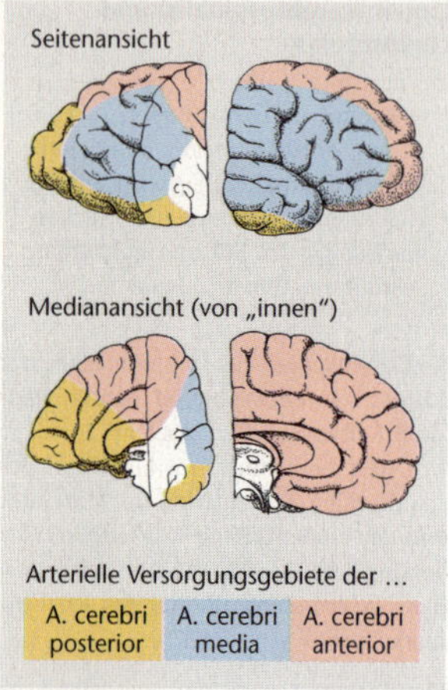

Abb. 35.14: Arterielle Versorgung der Großhirnabschnitte. A. cerebri anterior und media werden von der A. carotis interna gespeist, die A. cerebri posterior überwiegend von den Aa. vertebrales. [A400-190]

menge des zirkulierenden Liquors beträgt ca. 150 ml.

Der Liquor wird in den **Plexus choroidei** (zottenartige Kapillargeflechte im Bereich der Ventrikel) aus Blutplasma gebildet. Eine **Blut-Liquor-Schranke** analog der Blut-Hirn-Schranke (☞ 35.1.1) hält schädliche Stoffe aus dem Liquorraum und damit vom empfindlichen Nervengewebe fern. Der Liquor durchfließt die Ventrikel und gelangt vom 4. Ventrikel in den Subarachnoidalraum. Nach Umspülen von Gehirn und Rückenmark wird er von den Subarachnoidalzotten resorbiert und ins venöse Blutsystem abgeleitet.

Blutgefäße des Gehirns

Die Durchblutung des Gehirns erfolgt über die beiden *inneren Halsschlagadern* (**Aa. carotides internae**) sowie – in geringerem, aber lebenswichtigem Umfang – über die *Wirbelschlagadern* (**Aa. vertebrales**).

An der Hirnbasis sind die Arterien durch Verbindungsäste zu einem Ring verbunden (**Circulus arteriosus Willisii,** *Circulus arteriosus cerebri* ☞ Abb. 35.15). Daher können Verschlüsse der hirnversorgenden Arterien gelegentlich durch die anderen Arterien ausgeglichen werden. Bei manchen Menschen ist der Circulus arteriosus Willisii jedoch unvollständig ausgeprägt. Dann führen auch einseitige Gefäßverschlüsse zu schweren Durchblutungsstörungen, insbesondere, wenn sie akut auftreten.

Der venöse Abfluss findet vor allem im Bereich der Hirnoberfläche über die **Sinus** (☞ oben) statt. Von dort fließt das Blut in die rechte und linke *V. jugularis interna*.

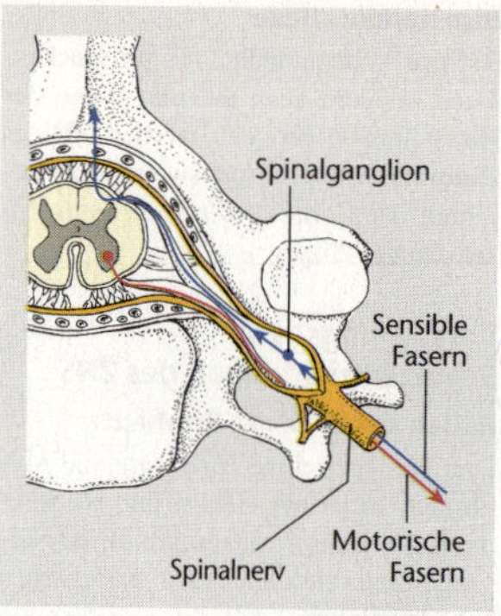

Abb. 35.16: Der Aufbau eines Spinalnerven. Vorderwurzel (motorische Fasern) und Hinterwurzel (sensible Fasern) vereinigen sich zum Spinalnerven. Da er also motorische und sensible Anteile sowie autonome Fasern enthält, spricht man von einem gemischten Nerven. Im Spinalganglion liegen die Zellkörper der sensiblen Neurone. [A400-190]

35.1.3 Peripheres Nervensystem

Peripheres Nervensystem *(PNS):* Alle außerhalb von Gehirn und Rückenmark liegenden Nervenzellen und Nervenbahnen.

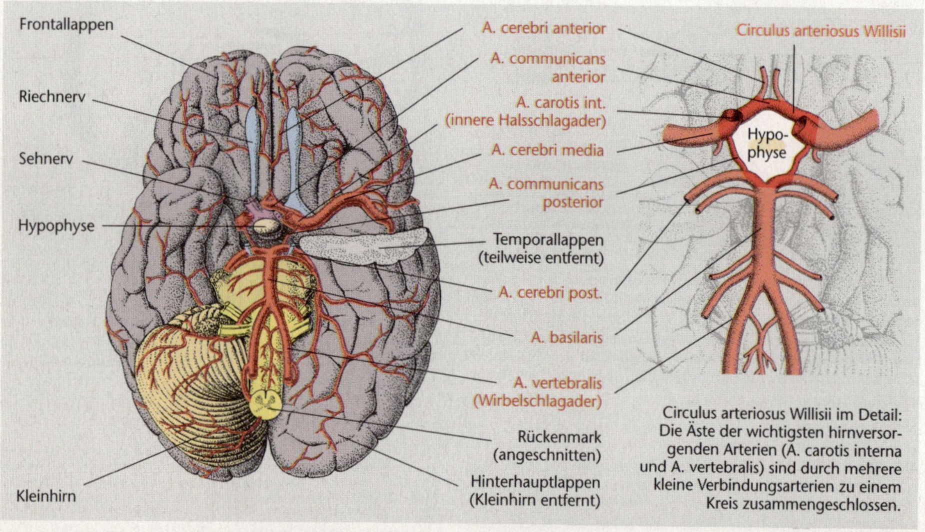

Abb. 35.15: Links: Die Hirnarterien im Bereich der Hirnbasis. Ansicht von unten. Rechts: Circulus arteriosus Willisii im Detail. [A400-190]

Hirnnerven

Hirnnerven: Nervenfaserbündel, die das Gehirn oberhalb des Rückenmarks verlassen und den Kopf- und Halsbereich, die inneren Organe und die Sinnesorgane innervieren.

Die zwölf Paar Hirnnerven bilden gewissermaßen den zum Gehirn gehörenden Teil des peripheren Nervensystems. Einen Überblick über die Hirnnerven gibt Abb. 35.17.

Spinalnerven und ihre Äste und Plexus

Aus dem Rückenmark gehen 31 Paare von Nervenwurzeln hervor, die das Rückenmark in Segmente unterteilen (☞ auch 35.1.2). Die vordere und hintere Wurzel eines jeden Rückenmarksegments schließen sich nach wenigen Millimetern zum **Spinalnerven** zusammen, der bereits zum peripheren Nervensystem zählt. Die Spinalnerven verlassen den Wirbelkanal durch die *Zwischenwirbellöcher* zwischen jeweils zwei benachbarten Wirbeln.

Unmittelbar nach seinem Austritt aus dem Wirbelkanal teilt sich der Spinalnerv auf:

- Die *hinteren Äste* versorgen die Haut und die tiefen Rückenmuskeln vom Hals bis zur Kreuzbeinregion
- Die *vorderen Äste* bilden im Brustbereich die **Interkostalnerven** *(Zwischenrippennerven)* zur Versorgung der Haut und der Muskeln im Bereich von Brustkorb und Bauch. Sie bleiben streng segmental und verzweigen sich nicht. Im Hals-, Lenden- und Kreuzbeinbereich dagegen verzweigen sich die vorderen Äste der Spinalnerven zunächst zu komplexen *Nervengeflechten* (**Plexus** ☞ Tab. 35.19), bevor sie durch erneute Aufteilung einzelne periphere Nerven bilden, welche Arme und Beine innervieren.

35.1.4 Vegetatives Nervensystem

Vegetatives Nervensystem *(autonomes Nervensystem):* Teil des Nervensystems, der lebenswichtige Organfunktionen unabhängig von Willen und Bewusstsein eines Menschen steuert. Unterteilung in **Sympathikus** und **Parasympathikus.**

Ganglion: Ansammlung von Nervenzellen außerhalb des ZNS. Dient als Umschaltstelle zwischen den vom ZNS kommenden **präganglionären Neuronen** und den vom Ganglion zu den jeweiligen Endorganen wegführenden **postganglionären Neuronen.**

Fast alle Organe werden sowohl von sympathischen als auch von parasympathischen Nervenfasern innerviert. **Sympathikus** und **Parasympathikus** haben oft gegensätzliche Wirkungen (☞ Abb. 35.22 und Tab. 35.18). Nur ein ausgewogenes Zusammenspiel beider gewährleistet eine optimale Anpassung der Organfunktionen an die jeweiligen Bedürfnisse des Körpers.

Sympathikus

Die Fasern des **Sympathikus** haben ihren Ursprung in den Nervenzellen der Seitenhörner des Rückenmarks.

Die Axone ziehen in der *Kopf-, Hals- und Brustregion* über den Spinalnerv zum nur wenige Zentimeter vom Wirbelkörper entfernten rechten oder linken **Grenzstrang** *(Truncus sympathicus),* in dem mehrere **Ganglien** (☞ unten) perlschnur-

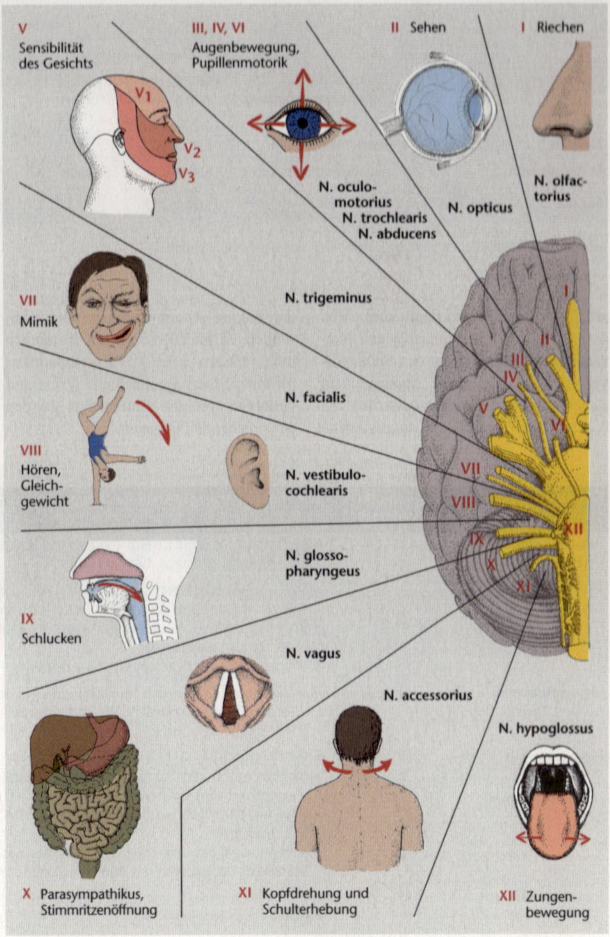

Abb. 35.17: Die zwölf Hirnnerven im Überblick (Hirnansicht von unten). [A400-190]

Organ	Sympathikuswirkung	Parasympathikuswirkung
Herzmuskel	Zunahme von Frequenz und Kontraktionskraft	(Mäßige) Abnahme von Frequenz und Kontraktionskraft
Herzkranzgefäße	Erweiterung	Verengung
Haut-, Schleimhaut- und Eingeweidegefäße	Verengung	Keine Wirkung bekannt
Hirngefäße	Leichte Verengung	Keine Wirkung bekannt
Bronchien	Erweiterung	Verengung
Magen-Darm-Trakt	Verminderung von Tonus und Bewegungen, Sphinkteren kontrahiert	Steigerung von Tonus und Bewegungen, Sphinkteren erschlafft
Verdauungsdrüsen	Verminderung der Sekretion	Steigerung der Sekretion
Stoffwechsel	Förderung abbauender Stoffwechselvorgänge	Förderung aufbauender Stoffwechselvorgänge
Nebennieren	Steigerung der Adrenalinausschüttung	Verminderung der Adrenalinausschüttung
Sexualorgane des Mannes	Auslösung der Ejakulation	Auslösung der Erektion
Tränendrüsen	Keine Wirkung bekannt	Steigerung der Sekretion
Pupille	Erweiterung	Verengung

Tab. 35.18: Wichtige Funktionen des Sympathikus und des Parasympathikus.

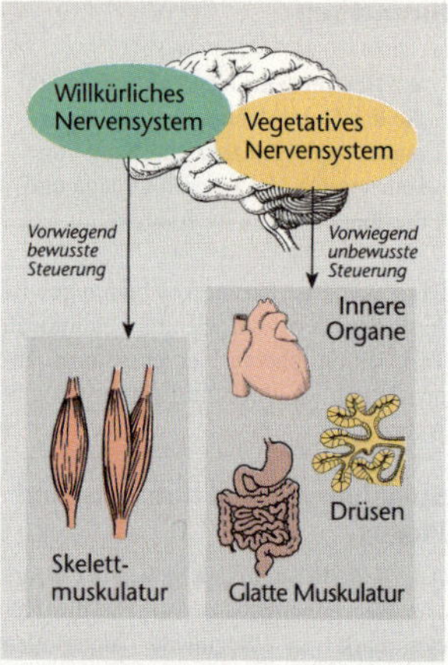

Abb. 35.20: Willkürliches und vegetatives Nervensystem im Vergleich. Während über das willkürliche Nervensystem die Skelettmuskulatur gesteuert wird, beeinflusst das vegetative Nervensystem die inneren Organe, die glatte Muskulatur und die Drüsen. [A400-190]

artig miteinander verknüpft sind. Von dort aus ziehen die sympathischen Nervenfasern direkt oder mit den Spinalnerven zu den einzelnen Organen. Im *Bauch- und Beckenbereich* werden die Axone in **prävertebralen Ganglien** nahe der großen Arterien umgeschaltet. Anschließend bilden die Fasern zusammen mit Fasern des Parasympathikus (☞ unten) Nervengeflechte *(Plexus)* und verlaufen mit den Blutgefäßen zu den entsprechenden Organen.

Peripherer Parasympathikus

Der **Parasympathikus** entspringt in den Kerngebieten des Hirnstamms und den Seitenhörnern des Sakralmarks (S2 – S4). Von dort aus ziehen die Axone zusammen mit Hirn- oder Spinalnerven zu den *parasympathischen Ganglien,* die weit entfernt vom Rückenmark in unmittelbarer Nähe oder sogar innerhalb der Erfolgsorgane liegen. Parasympathische

Geflecht	Ursprung im Rückenmark	Wichtigste versorgte Gebiete (Hauptnerven)
Plexus cervicalis *(Halsgeflecht)*	C1 – C4	▸ Muskeln und Haut im Bereich von Hals und Schultern ▸ Zwerchfell (N. phrenicus, bes. von C4)
Plexus brachialis *(Armgeflecht)*	C5 – Th1	▸ Streckmuskeln des Ober- und Unterarms, Haut der Ober- und Unterarmstreckseite sowie eines Teils des Handrückens und der Finger 1 – 4 (N. radialis) ▸ Beugemuskeln des Unterarms, Handmuskeln, Haut des Ring- und Kleinfingers einschließlich des angrenzenden Handrückens (N. ulnaris) ▸ Beugemuskeln des Unterarms und Daumens, Hautbezirke der Finger 1 – 3 (N. medianus)
Plexus lumbalis *(Lendengeflecht)*	L1 – L4	▸ Muskeln und Haut der unteren Bauchwand und der äußeren Geschlechtsorgane ▸ Haut der Oberschenkelaußen- und Unterschenkelinnenseite ▸ Streckmuskeln des Oberschenkels, Haut der vorderen und medialen Oberschenkelseite (N. femoralis)
Plexus sacralis *(Kreuzgeflecht)*	L4 – S3	▸ Gesäßmuskeln ▸ Haut der Gesäß- und Dammregion und der Oberschenkelrückfläche ▸ Streckmuskeln des Oberschenkels, Beugemuskeln des Unterschenkels, der Füße und der Zehen, Haut der Unterschenkelrückfläche und der Fußsohle (Tibialisanteil und N. tibialis aus dem N. ischiadicus) ▸ Streckmuskeln des Unterschenkels, Fußrückenmuskeln, Haut der Unterschenkelaußenseite und des Fußrückens (N. peroneus aus dem N. ischiadicus)
Plexus pudendus *(Schamgeflecht)*	S3 – S5	▸ Beckeneingeweide, Damm, äußere Geschlechtsorgane ▸ Blasen- und Darmentleerung

Tab. 35.19: Die Spinalnervenplexus und ihre wichtigsten Äste.

Nervengeflechte sind beispielsweise in der Wand von Magen, Darm, Blase und Gebärmutter zu finden.

35.2 Pflege in der Neurologie und Neurochirurgie

Bei Patienten in der Neurologie und Neurochirurgie ist häufig das Organ betroffen, das dem Menschen seine Individualität und Persönlichkeit verleiht: das Gehirn. Die Pflegenden sind sich deshalb bei allen Tätigkeiten bewusst, dass der Patient, der sich im Krankenhaus befindet, von seinem Wesen her nicht unbedingt zu vergleichen ist mit dem gesunden Menschen, der dieser Patient vor der Erkrankung war. Ihm in dieser schwierigen Situation beizustehen, ist eine große Herausforderung für die Pflegenden.

Viele der neurologischen oder neurochirurgischen Patienten sehen sich von einem Augenblick auf den anderen mit bleibender Behinderung oder gar Tod konfrontiert, z.B. bei Blutungen im ZNS nach einem schweren Autounfall. Der Multiple-Sklerose-Kranke sieht sich bereits im Rollstuhl, unfähig, seinen bisherigen Beruf weiter auszuüben. Der junge Mann mit einem noch ungeklärten Gehirntumor hat Angst vor einer Wesensänderung durch den Tumor oder durch eine Operation am Gehirn. Die alte Dame schließlich, die nach einem Schlaganfall (☞ 35.5) große Mühe beim Sprechen hat, befürchtet, dass sie nach einem weiteren Schlaganfall ganz die Sprache und damit ihre wichtigste Verbindung zur Außenwelt verlieren wird. Die Begleitung in einer solchen existentiellen Bedrohung ist häufig sehr schwer, zumal die Patienten aus ihrer Hilflosigkeit und Angst heraus oft scheinbar ungerecht und aggressiv gegenüber den Pflegenden reagieren.

Da sich viele Patienten auf eine bleibende Behinderung einstellen müssen, ist die aktivierende Pflege und das Vermitteln der „Hilfe zur Selbsthilfe“ durch ständiges Üben und die Bereitstellung technischer Hilfsmittel besonders wichtig (☞ 35.5.6). So schneiden die Pflegenden einem Patienten mit einer schlaganfallbedingten Halbseitenlähmung nicht einfach das Fleisch auf dem Teller klein, sondern leiten ihn an, es mit Hilfe des weniger betroffenen Armes und unter Ausnutzung der Restfähigkeiten des stärker betroffenen Armes sowie ggf. mit Hilfsmitteln (z.B. einem Spezialbesteck ☞ Abb. 25.6) selbst zu machen. Für den Patienten ist es dabei wichtig, auf bestimmte (realistische) Ziele zuzuarbeiten. Diese werden von Pflegenden und Patienten zusammen festgelegt und dokumentiert (Pflegeplanung ☞ 2.3.4). Hat der Patient ein Ziel erreicht, wird das nächste realistische Ziel festgelegt.

Wichtige Pflegeziele in der Neurologie sind, die normalen Funktionen zu trainieren, dagegen Störungen wie etwa eine Spastik zu unterdrücken bzw. zu vermeiden.

Damit der Patient nach seiner Entlassung keinen „Rückfall“ erlebt, wird vom Krankenhaus aus (meist durch die Sozialarbeiterin des Hauses) die Nachsorge organisiert, z.B. die Verlegung in eine Rehabilitationseinrichtung oder die Versorgung zu Hause durch eine Sozialstation (☞ 5.6) und ggf. eine ambulante Rehabilitationseinrichtung. Außerdem wird

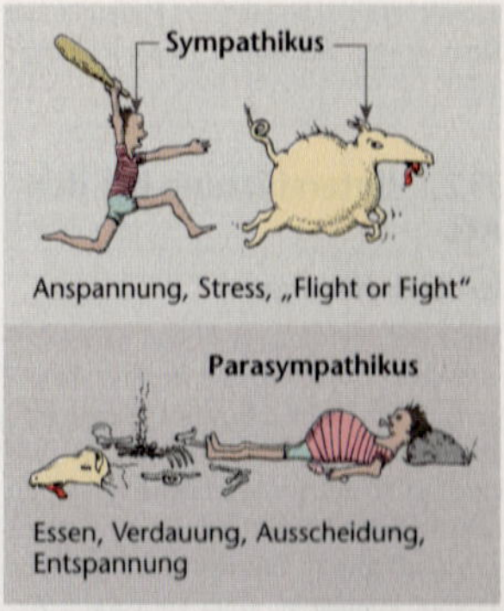
Sympathikus
Anspannung, Stress, „Flight or Fight“
Parasympathikus
Essen, Verdauung, Ausscheidung, Entspannung

Abb. 35.22: Die gegensätzlichen Funktionen von Sympathikus und Parasympathikus kann man sich gut am Beispiel dieser Bildergeschichte klarmachen: Der Sympathikus dominiert bei nach außen gerichteten Aktivitäten des Körpers, z.B. beim Jagen und Erlegen eines Tieres. Der Parasympathikus spielt die Hauptrolle bei nach innen gerichteten Körperfunktionen, z.B. beim Verzehren und Verdauen. [A400-190]

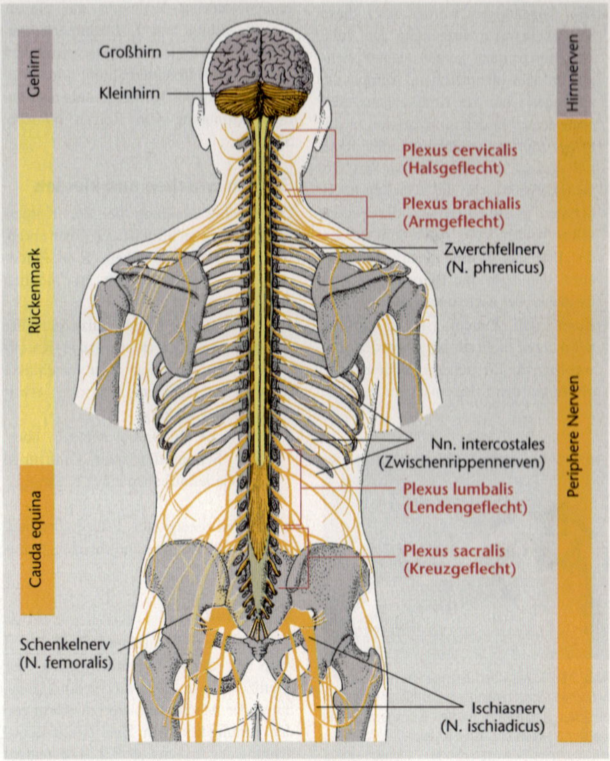

Abb. 35.21: Wichtige periphere Nerven und Plexus. [A400-190]

nach Rücksprache mit dem Patienten der Kontakt zu Selbsthilfegruppen hergestellt.

35.2.1 Unterstützung bei den ATL

Sich bewegen

Viele der neurologischen und neurochirurgischen Patienten sind in ihrer Bewegung eingeschränkt. Sowohl offensichtliche Bewegungseinschränkungen wie eine fast komplette Armlähmung nach einem Schlaganfall als auch zunächst weniger „auffällige" Erkrankungen wie ein Tremor können zu einer so starken Behinderung führen, dass Schreiben, Anziehen, Essen und andere alltägliche Verrichtungen praktisch unmöglich werden.

Auf Folgendes ist beim Pflegen zu achten:

- Der Patient bekommt die Hilfe, die er braucht, macht aber das selbst, was er (noch) kann, auch wenn es länger dauert
- Die Angehörigen werden über diese Vorgehensweise aufgeklärt. Da viele Angehörige dazu neigen, dem Patienten zu viel abzunehmen, werden sie entweder schon im Krankenhaus oder spätestens von der Sozialstation in die Pflege mit eingebunden. Ihnen kann z.B. gezeigt werden, was sie bei der Ganzkörperwäsche des Kranken übernehmen müssen und was der Patient selbst machen kann. Außerdem werden die Pflegeziele mit ihnen abgesprochen, damit sie den Betroffenen beim Erreichen der Ziele unterstützen
- Kann der Patient wegen großer Schmerzen nicht aktiviert werden, besprechen die Pflegenden mit dem Arzt, ob sie vor den Pflegemaßnahmen, z.B. dem Waschen am Waschbecken, ein Schmerzmittel geben dürfen und wenn ja, welches.

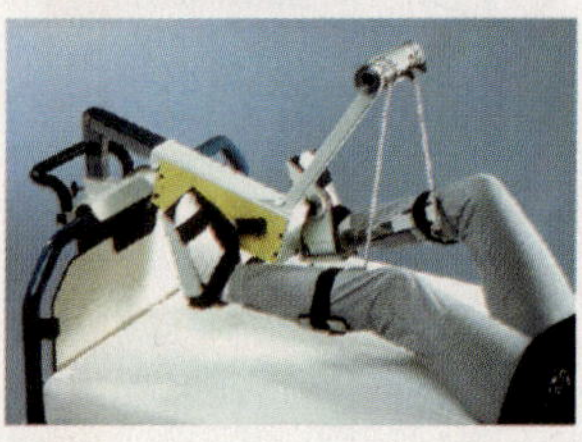

Abb. 35.23: Auch bettlägerige Patienten mit erheblichen Einschränkungen profitieren von körperlicher Betätigung. Dieses Übungsgerät mit stabiler Beinführung ist z.B. auch für Patienten mit Multipler Sklerose oder M. Parkinson geeignet. [V159]

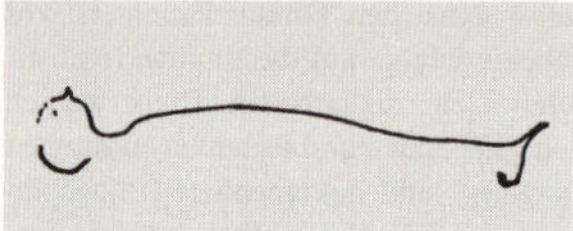

Abb. 35.24: Diese Zeichnung, die ein Patient nach 12-tägiger Lagerung auf einem Mikroglaskugelbett gezeichnet hat, macht deutlich, wie stark eine Superweichlagerung die Wahrnehmung des Patienten vermindert. [E121]

Bei bettlägerigen Patienten werden Pneumonie-, Thrombose-, Dekubitus- und Kontrakturenprophylaxe durchgeführt (☞ 7.1.2).

Im Rahmen der Dekubitusprophylaxe hat der 2- bis 3-stündliche Lagerungswechsel eine besonders große Bedeutung: Solange allein durch den regelmäßigen Lagerungswechsel ein Dekubitus verhindert werden kann, wird bei den oft wahrnehmungsgestörten Patienten auf Superweichlagerung und Luftkammermatratzensysteme verzichtet. Diese vermindern die für die Aufrechterhaltung oder Wiedererlangung des Körpergefühls notwendige Aufnahme von Reizen (☞ Abb. 35.24).

Sich waschen und kleiden

Die Beeinträchtigung bei der Körperpflege ergibt sich meist aus einer eingeschränkten Beweglichkeit. Eine Förderung der Selbständigkeit ist möglich durch:

- Bevorzugung leicht anzuziehender Kleidungsstücke (keine lange Knopfleiste, an Schuhen Klettverschlüsse statt Schnürsenkeln), evtl. auch etwas zu großer Kleidung
- Technische Hilfsmittel wie z.B. überlanger Schuhlöffel oder Greifzange zum Wiederaufheben eines Kleidungsstückes
- Auswahl geeigneter Pflegeutensilien, z.B. große Kämme und rutschfeste Becher.

Atmen

Bei vielen neurologischen Erkrankungen kann es durch Beeinträchtigung der Atemzentren im Gehirn oder durch Lähmung der Atemmuskulatur zu Störungen der Atmung kommen. Hier hat die Beobachtung der Atmung (☞ 7.2.2) besondere Bedeutung.

Körpertemperatur regulieren

Bei zahlreichen Erkrankungen des Gehirns kann die Regulation der Körpertemperatur gestört sein. Mögliche Folgen sind z.B. starke Schwankungen der Körpertemperatur oder *zentrales Fieber* (☞ 7.7.3). Daher wird die Körpertemperatur bei gefährdeten Patienten wie Kranken nach einem Schlaganfall oder mit einem Schädel-Hirn-Trauma häufig kontrolliert.

Essen und Trinken

Bei einer Gesichtslähmung oder einer Lähmung der am Schluckakt beteiligten Muskeln verbleiben nach dem Essen meist Speisereste in den Backentaschen, die einen Nährboden für pathogene Keime darstellen. Daher vergewissern sich die Pflegenden nach dem Essen, dass der Mund des Patienten wirklich leer ist. Ggf. lassen sie den Patienten den Mund ausspülen oder führen die Mundpflege wie in 7.4.4 beschrieben durch.

Gegen das infolge der Grunderkrankung sehr häufige Verschlucken sind außerdem ein Schlucktraining (☞ 7.6.8) und die Gabe von fester Kost hilfreich.

Ist die Beeinträchtigung bei der Nahrungsaufnahme durch eine Armlähmung oder einen Tremor bedingt, helfen technische Hilfsmittel, z.B. Warmhalteteller (falls der Patient länger zum Essen braucht), Henkel- oder Schnabeltassen, Teller mit erhöhtem Rand oder Spezialbestecke. Ist es dem Patienten noch (oder wieder) möglich, aus einer normalen Tasse zu trinken, ist diese einer Schnabeltasse vorzuziehen, um dem Patienten ein Stück „Normalität" zu erhalten oder wieder nahezubringen (Tasse nicht zu voll einschenken). Aus diesem Grund lassen die Pflegenden den Patienten außerdem so früh wie möglich am Tisch essen. Zudem ist ein Tisch stabiler als der Auszug am Nachttisch, er bietet mehr Platz zum Hantieren und der Patient kann bequemer sitzen.

> Dem Patienten so viel „Normalität" erhalten wie möglich.

Ausscheiden

Auch wenn der Patient nicht inkontinent ist, bereiten Blasen- und Darmentleerung oft Probleme, etwa weil der Patient die Toilette nicht schnell genug erreichen oder nicht einmal sagen kann, dass er auf die Toilette möchte.

Am leichtesten wäre es dann für die Pflegenden, dem Patienten einen transurethralen Dauerkatheter (☞ 31.2.2) zu legen. Besser ist es aber, frühzeitig mit dem Blasen- (und auch Darm-) Training zu beginnen oder, wenn ein Katheter unvermeidlich ist, einen suprapubischen Katheter legen zu lassen (☞ 31.2.3) oder intermittierend zu katheterisieren.

Muss die Darmausscheidung reguliert werden, entscheiden sich die Pflegenden für Maßnahmen, die den Darminhalt kontinuierlich weich halten und so für eine regelmäßige Stuhlentleerung sorgen, beispielsweise die Gabe von Weizenkleie oder Lactulose (etwa in Bifiteral®). Laxantien und Einläufe, bei denen der Drang zur Stuhlentleerung in der Regel recht heftig und für die Patienten oft so überraschend einsetzt, dass sie die Toilette nicht mehr schnell genug aufsuchen können, sind weniger geeignet, zumal bei diesen auch ein Gewöhnungseffekt einsetzen kann.

Ruhen und Schlafen

Neurologische Patienten sind erkrankungsbedingt oft verwirrt und in ihrem Tagesrhythmus gestört. Hier kann es helfen, den Tagesablauf klar in Wach- und Schlafphasen zu gliedern (☞ 7.3.2).

Für Sicherheit sorgen

Ist die Beweglichkeit des Patienten eingeschränkt, hat er Koordinationsprobleme, einen Tremor oder Seh- bzw. Wahrnehmungsstörungen, besteht eine erhöhte Verletzungsgefahr.

Die Pflegenden können durch folgende Maßnahmen entscheidend zum Schutz des Patienten beitragen:

- Sichere Kleidung anziehen, d.h. feste Schuhe statt offener Pantoffeln, keine Schnüre, an denen der Patient hängen bleiben kann
- Ausreichend Stützmöglichkeiten (Haltegriffe, feste Tische) im Zimmer und in Gemeinschaftsräumen bieten
- Auf sichere Möbel mit abgerundeten Ecken achten, keine wackeligen Möbelstücke
- Bewegliche Möbelstücke (Rollstuhl, Bett) blockieren
- Trotz aller Hilfsmittel auf genügend Platz zum Manövrieren achten
- Wahrnehmungsgestörte Patienten auf (unvermeidliche) Gefahrenquellen aufmerksam machen
- Häufig gebrauchte Fähigkeiten eintrainieren.

Kommunizieren

Pflege bei Aphasie ☞ *7.9.3*

Sich als Mann oder Frau fühlen und verhalten

Vor allem jüngere Patienten mit einer bleibenden Behinderung fühlen sich oft nicht mehr attraktiv („was soll mein Mann mit einer Frau, die im Rollstuhl sitzt"). Dazu können organische Probleme kommen. Querschnittsgelähmte Männer können z.B. durch Beeinträchtigung der für die Erektion zuständigen Reflexzentren im Rückenmark impotent werden (☞ 31.10.1). Der Arzt spricht das Thema der Sexualität im Verlauf des Klinikaufenthalts an, so dass sich der Patient noch in der Klinik damit auseinandersetzen und ggf. kompetente Unterstützung, z.B. von einem Krankenhauspsychologen oder auch den Pflegenden, erhalten kann. Wichtig ist, den Partner miteinzubeziehen und ihm die Möglichkeit zu geben, seine Ängste zu äußern, um Missverständnisse auszuräumen und Ungerechtigkeiten vorzubeugen.

35.3 Hauptbeschwerden des Patienten

Querschnittssyndrom ☞ *35.14.2*

35.3.1 Schwindel

Schwindel *(Vertigo):* Gleichgewichtsstörung, bei der der Betroffene nicht vorhandene Bewegungen empfindet. Kann physiologisch oder pathologisch sein. Oft zusammen mit Übelkeit, Erbrechen und anderen vegetativen Symptomen auftretend.

Physiologischer Schwindel ist durch Stimulation des *Vestibularapparates* (☞ 34.1.6) bedingt, etwa durch extreme Beschleunigung oder große Höhen.

Die Einteilung des **pathologischen Schwindels** ist unterschiedlich. Bei der Betrachtung als neurologisches *Leitsymptom* scheint eine Orientierung am Beschwerdebild des Patienten am geeignetsten:

Systematischer Schwindel

Der **systematische Schwindel** äußert sich als Dreh-, Schwank- oder Liftschwindel: Der Patient fühlt sich wie in einem Karussell oder immer zu einer Seite hin gezogen (Fallneigung immer zur gleichen Seite hin) oder glaubt zu sinken oder hochgehoben zu werden. Häufig tritt auch ein **Nystagmus** (*Augenzittern* durch unwillkürliche Augenbewegungen ☞ 34.4.4) auf, und oft leidet der Patient gleichzeitig unter Übelkeit, Erbrechen und Koordinationsstörungen (Ataxie ☞ 35.3.5).

Dem systematischen Schwindel liegt eine Erkrankung des *Vestibularapparates* zugrunde. Unterschieden werden:

- Der **peripher-vestibuläre Schwindel** durch eine Störung im Innenohr, z.B. bei einem Morbus Menière (☞ 34.5.3)
- Der **zentral-vestibuläre Schwindel,** bei dem die Störung im ZNS oberhalb der Medulla oblongata liegt, z.B. bei einer Minderdurchblutung im Hirnstammbereich (dort liegen die sog. *Vestibulariskerne*, gewissermaßen die „Schaltzentrale" des Gleichgewichtssystems).

Unsystematischer Schwindel

Demgegenüber sind die Angaben eines Patienten mit **unsystematischem Schwindel** oft vage. Der Schwindel hat keine „konstante Richtung". Der Patient fühlt sich beim Stehen, Sitzen oder Gehen unsicher und „taumelig", und es kommt ihm vor, als ob seine ganze Umwelt in Bewegung sei: Er findet keinen Halt. Viele Patienten klagen auch über Benommenheit.

Der unsystematische Schwindel wird auf eine gestörte Weiterverarbeitung der aus dem Körper kommenden Informationen im ZNS zurückgeführt. Ursächlich liegen z.B. eine Hyper- oder Hypotonie (☞ 19.5.1 und 19.5.3), eine orthostatische Kreislaufregulationsstörung (☞ 19.5.3), eine Arteriosklerose der hirnversorgenden Gefäße (☞ 19.6.1 und 35.5.1), aber auch psychische Störungen oder Augenerkrankungen wie unbehandelte Brechungsfehler (☞ 33.12) zugrunde. Eine (zentral-)vestibuläre Störung als Ursache eines unsystematischen Schwindels ist selten.

35.3.2 Kopfschmerz

Kopfschmerz kann sowohl ein eigenständiges Beschwerdebild (☞ 35.11) als auch Symptom einer anderen Erkrankung sein. Ein starker, akuter Kopfschmerz tritt z.B. bei einer Hirnhautentzündung (*Meningitis* ☞ 35.8.1) oder *Subarachnoidalblutung* (☞ 35.6.1) auf. Zu rezidivierenden Kopfschmerzattacken kommt es bei *Migräne* (☞ 35.11.1) oder *Trigemi-*

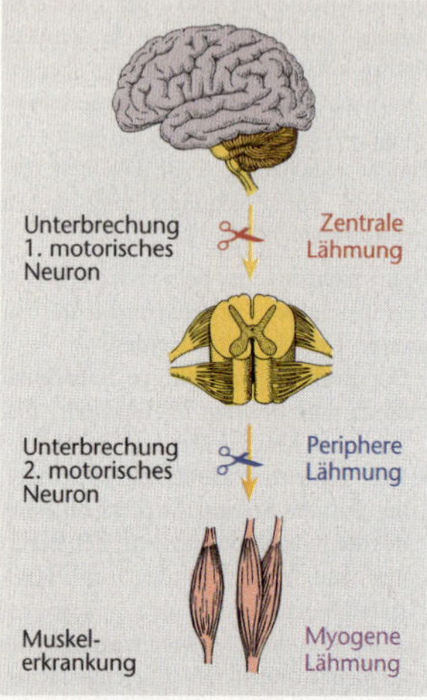

Abb. 35.25: Zentrale, periphere und myogene Lähmung. [A400-190]

nusneuralgie (☞ 35.11.3). Dagegen ist der von degenerativen Veränderungen der Halswirbelsäule ausgehende Kopfschmerz eher chronisch. Ein über längere Zeit langsam zunehmender Kopfschmerz kann auf einen *Gehirntumor* hinweisen (☞ 35.13.1).

Zur exakten Diagnosestellung und Therapieplanung erfragt der Arzt Lokalisation (ggf. mit Seitenwechsel) und zeitlichen Verlauf der Kopfschmerzen, die Art (dumpf, reißend, stechend) sowie die Begleitsymptome und Auslöser des Kopfschmerzes.

35.3.3 Lähmungen

Querschnittslähmung ☞ *35.14.2*

Motorische Lähmung: Bewegungseinschränkung oder -unfähigkeit durch Ausfall der motorischen Nervenbahnen oder durch Störungen in der Skelettmuskulatur. Je nach Schweregrad unterteilt in:

- **Parese** = Minderung der Bewegungsfähigkeit
- **Paralyse** *(Plegie)* = Völlige Bewegungsunfähigkeit.

Einteilung entsprechend der Lokalisation der Störung

Zentrale Lähmung

Bei einer **zentralen Lähmung,** z.B. bei einem Schlaganfall oder einer Rückenmarksläsion (☞ 35.5.2), ist das *erste* motorische Neuron (erstes Motoneuron) geschädigt, das von der motorischen Hirnrinde über die Pyramidenbahn (☞ 35.1.2) zu den Vorderhörnern des Rückenmarks reicht. Da ca. 90 % der Pyramidenbahnfasern in der Medulla oblongata zur Gegenseite kreuzen, hat eine Schädigung der linken Hirnhälfte eine rechtsseitige und eine Schädigung der rechten Hirnhälfte eine linksseitige Lähmung zur Folge. Hingegen hat eine Schädigung des Rückenmarks eine gleichseitige Lähmung zur Folge.

Bei einer zentralen Lähmung bleiben die Schaltkreise für die Muskeleigenreflexe im Rückenmark in der Regel erhalten, hemmende Impulse aus dem Gehirn erreichen das Rückenmark aber nicht mehr. Deshalb:

- Ist die Muskelgrundspannung im Sinne einer Spastik (griech. Krampf ☞ 35.3.7) erhöht (daher *spastische Lähmung*)
- Kommt es in der Regel nicht zu Muskelatrophien
- Sind die Muskeleigenreflexe gesteigert
- Sind **pathologische Reflexe,** d.h. physiologisch nicht vorhandene (Fremd-) Reflexe, auslösbar (☞ Abb. 35.27, 35.4.1, 35.5.6).

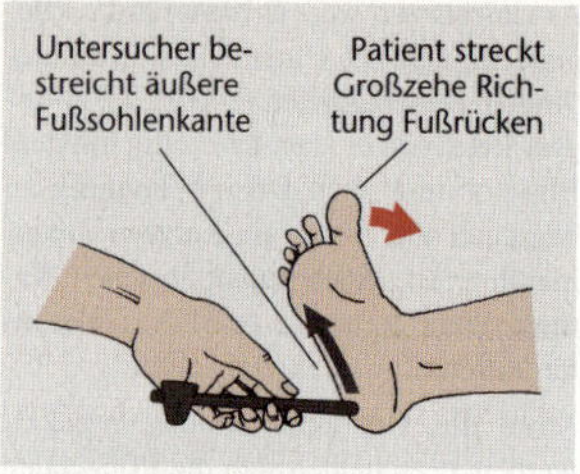

Abb. 35.27: Das Babinski-Zeichen gehört zu den **Pyramidenbahnzeichen.** Dies sind pathologische Reflexe, die bei Schädigung des ersten motorischen Neurons, der Pyramidenbahn, auftreten. [A400-215]

Periphere Lähmung

Bei einer **peripheren Lähmung** ist das *zweite* Neuron der motorischen Nervenbahn geschädigt (☞ Abb. 35.25). Es werden nur noch wenige oder gar keine Bewegungsimpulse mehr zu den Muskeln weitergeleitet. Infolgedessen:

- Sind die betroffenen Muskeln schlaff (daher die Bezeichnung *schlaffe Lähmung*)
- Kommt es wegen fehlenden Gebrauchs der Muskeln zum Muskelschwund (**Muskelatrophie**)
- Sind die Muskeleigenreflexe vermindert oder erloschen
- Treten keine pathologischen Reflexe auf.

Myogene Lähmung

Bei der **myogenen Lähmung** ist z.B. die Erregungsübertragung im Skelettmuskel gestört. Die Folgen ähneln denen der peripheren Lähmung.

Einteilung der Lähmungen entsprechend der betroffenen Gliedmaße

Eine weitere Möglichkeit, Lähmungen einzuteilen, ergibt sich aus der Verteilung der Lähmungen (☞ Abb. 35.26):

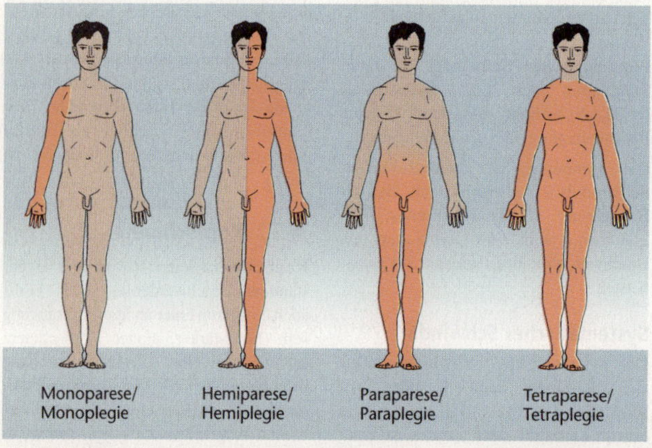

Abb. 35.26: Einteilung der Lähmungen entsprechend der betroffenen Gliedmaßen. [A400-215]

- **Monoparese** bzw. **Monoplegie.** Unvollständige bzw. vollständige Lähmung einer einzelnen Gliedmaße (Arm oder Bein)
- **Hemiparese** bzw. **Hemiplegie.** Unvollständige bzw. vollständige Lähmung einer Körperhälfte (rechts oder links)
- **Paraparese** bzw. **Paraplegie.** Unvollständige bzw. vollständige Lähmung beider Arme oder beider Beine
- **Tetraparese** bzw. **Tetraplegie.** Unvollständige bzw. vollständige Lähmung aller vier Gliedmaßen (beide Arme und beide Beine).

35.3.4 Tremor

Tremor: Rhythmisches, unwillkürliches, meist symmetrisches Zittern insbesondere der Extremitäten, aber auch des Kopfes und (selten) des ganzen Körpers durch abwechselnde Kontraktionen gegensätzlich wirkender Muskelgruppen. Je nachdem, wie schnell und ausladend das Zittern ist, wird er als *grob-*, *mittel-* oder *feinschlägig* bezeichnet.

Ein **physiologischer Tremor** ist beispielsweise bei Angst oder Erregung zu beobachten.

Ein **pathologischer Tremor** ist Folge einer neurologischen oder internistischen Erkrankung, etwa einer Kleinhirnerkrankung, eines Parkinson-Syndroms (☞ 35.9.1), einer Hyperthyreose (☞ 23.4.3) oder einer Hypoglykämie (☞ 23.6.4). Kann trotz gründlicher Diagnostik keine Ursache gefunden werden, spricht man von einem *essentiellen Tremor*, der häufig erblich bedingt ist.

Viele Verrichtungen sind dem Patienten nur noch eingeschränkt oder – vor allem ohne Hilfsmittel – gar nicht mehr möglich, z.B. das Essen von Suppe oder das Trinken aus einem Glas, ohne etwas zu verschütten. Als Reaktion darauf traut sich der Betroffene häufig nicht mehr in Gesellschaft und isoliert sich.

Die wichtigsten Arten des Tremor sind Ruhetremor und Intentionstremor:

Ruhetremor

Der **Ruhetremor** tritt in Ruhe auf und wird bei gezielten Bewegungen oft geringer. Er betrifft vor allem die Hände, gelegentlich aber auch den Kopf und – selten – die Beine.

Besonders typisch ist der *Pillendreher-* oder **Münzenzählertremor** des Parkinsonkranken (☞ 35.9.1). Hierbei betrifft der Tremor vor allem die Daumen- und Zeigefingermuskeln; die entstehenden Bewegungen erinnern an diejenigen beim Pillendrehen oder Geldzählen.

Auch beim **senilen Tremor** des älteren Menschen – einer Form des essentiellen Tremors, die erst im Alter auftritt – handelt es sich meist um einen Ruhetremor. Er betrifft neben den Händen vor allem den Kopf- und Unterkieferbereich und zeigt sich z.B. als ständiges „Kopfnicken".

Intentionstremor

Der **Intentionstremor** tritt bei *zielgerichteten* Bewegungen auf und wird mit näher kommendem Ziel immer heftiger. Er ist typisch für Kleinhirnerkrankungen.

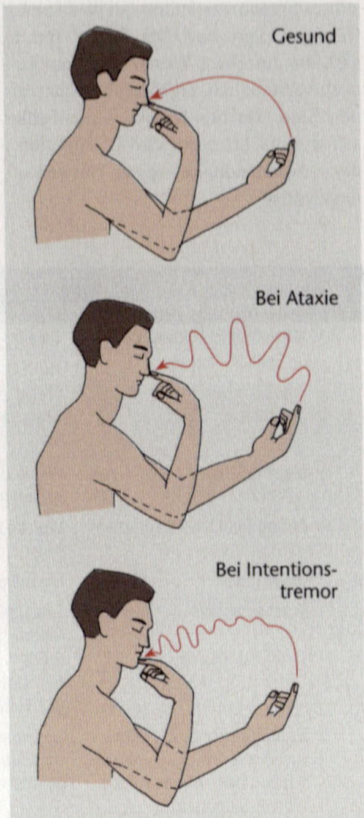

Abb. 35.28: Finger-Nase-Versuch. Oben: Normal. Mitte: Bei Ataxie, die z.B. bei Schädigungen der Hinterstränge im Rückenmark oder bei Kleinhirnerkrankungen auftritt. Unten: Bei Intentionstremor, der ebenfalls häufig bei Kleinhirnerkrankungen zu beobachten ist. [A400-215]

35.3.5 Ataxie

Ataxie: Gestörter Bewegungsablauf durch mangelhafte Koordination der Muskeln.

Ursächlich durch Schädigung des Kleinhirns, des Rückenmarks (insbesondere der Hinterstränge) oder peripherer Nerven bedingt.

Kleinhirnataxie

Die Ursache der **Kleinhirnataxie** *(zerebellare Ataxie)* liegt in einer Kleinhirnschädigung, beispielsweise durch einen Tumor. Infolgedessen kann das Kleinhirn seine Aufgaben im Rahmen der Bewegungskoordination nicht mehr erfüllen.

Typischerweise leidet der Betroffene unter einer **Rumpf-** und **Standataxie,** er kann nicht gerade sitzen oder stehen, sondern fällt nach hinten oder zur Seite um, sowie einer **Gangataxie** mit breitbeinigem, taumelndem Gang, oft mit Abweichtendenz zu einer Seite. Der Kranke kann keine feinen Bewegungen mehr ausführen. Die Bewegungen sind „verwackelt" und schießen vielfach über das Ziel hinaus.

Die Störungen bei der Kleinhirnataxie sind im Wesentlichen unabhängig davon, ob die Augen geschlossen oder geöffnet sind.

Hinterstrangataxie

Die **Hinterstrangataxie** *(spinale Ataxie)* tritt bei Erkrankungen der sensiblen Leitungsbahnen in den Hintersträngen des Rückenmarks auf, z.B. bei Multipler Sklerose (☞ 35.8.8). Informationen wie über die Beschaffenheit des Bodens oder die Stellung der verschiedenen Körperteile zueinander werden nicht mehr ausreichend zum Gehirn weitergeleitet.

Bei geöffneten Augen ist die Hinterstrangataxie wesentlich geringer ausgeprägt als bei geschlossenen, da die Informationen des Sehsinns einen Teil der Informationen der Tiefensensibilität ersetzen. Beispielsweise geht der Patient verhältnismäßig sicher, solange er auf seine Füße blicken kann. Soll er aber mit geschlossenen Augen gehen, muss er sich festhalten.

Begleitend bestehen oft Sensibilitätsstörungen (☞ 35.3.8), da auch die Berührungs- und Druckempfindung über die Hinterstränge zum Gehirn geleitet werden.

35.3.6 Aphasie und weitere „Werkzeugstörungen"

Pflege bei Aphasie ☞ 7.9.3

Aphasie: Zentrale Sprachstörung (nach abgeschlossener Sprachentwicklung) bei intakten Sprechorganen. Eine der häufigsten Werkzeugstörungen.

Werkzeugstörung: Zentralnervös bedingte Störung sog. „höherer" Hirnleistungen (z.B. komplexer Handlungen oder Gedankengänge), wobei die Sinnesorgane und die ausführenden Organe intakt sind.

Im Gegensatz hierzu sind bei einer **Sprechstörung** (z.B. einer Artikulationsstörung oder Stottern) Sprachverständnis, Wortfindung und Satzbau intakt.

Aphasie

Eine der häufigsten **Werkzeugstörungen** ist die **Aphasie.** Hierbei hat der Patient durch eine zentralnervöse Störung, etwa durch einen Schlaganfall, die Fähigkeit zu sprechen verloren. Das Sprachverständnis und die sprachnahen Fähigkeiten des Lesens und Schreibens sind meist mitbetroffen (wenn auch in unterschiedlichem Ausmaß), so dass der Patient Handlungsaufforderungen oft nicht verstehen und seinen Sprachverlust nicht durch schriftliche Mitteilungen kompensieren kann. Die Bedeutung von Mimik oder Gestik hingegen kann in der Regel auch noch von schwer Erkrankten erfasst werden.

Broca-Aphasie

Bei der **Broca-Aphasie** *(motorischen Aphasie)* ist das Sprachverständnis des Patienten im Wesentlichen erhalten, gesprochene Aufforderungen werden also verstanden und ausgeführt. Der Patient kann aber nur unter großer Anstrengung im Telegrammstil sprechen. Oft ist ihm das „Ringen" um Worte an seinem gequälten Gesichtsausdruck anzusehen.

Dass es sich um eine Werkzeugstörung und nicht um eine rein motorische Lähmung handelt, ist daran zu erkennen, dass auch das Lesen und Schreiben beeinträchtigt sind.

Wernicke-Aphasie

Die **Wernicke-Aphasie** *(sensorische Aphasie)* kennzeichnet sich durch ein gestörtes Sprachverständnis bei gleichzeitig flüssigem Sprechen. Der Patient spricht viel, die einzelnen Wörter sind zum Teil auch verständlich, ergeben aber kaum einen Sinn. Da der Kranke seine Fehler selbst nicht erkennt, wird er angesichts des Unverständnisses seiner Umwelt oft ungehalten.

Amnestische Aphasie

Typisch für die **amnestische Aphasie** (*Amnesie* = Erinnerungslücke) sind schwere *Wortfindungsstörungen* bei nur leicht gestörtem Sprachverständnis und flüssigem Sprechen. Beispielsweise umschreibt der Betroffene einen ihm gezeigten Schlüssel mit „das, womit man die Türen aufmacht", da ihm das Wort „Schlüssel" nicht einfällt.

Globale Aphasie

Bei der globalen Aphasie sind Sprachverständnis *und* Sprachproduktion erheblich gestört. Die Kranken sprechen oft nur einzelne Wörter, die sie evtl. immerzu wiederholen.

Die Behandlung der Aphasien ist schwierig. Die Pflegenden brauchen bei der Betreuung viel Geduld (Pflege bei Aphasie ☞ 7.9.3). Immer sollte so früh wie möglich ein Logopäde eingeschaltet werden.

Weitere Werkzeugstörungen

Weitere Werkzeugstörungen sind:
- **Agraphie:** Unfähigkeit zu schreiben
- **Alexie:** Unfähigkeit zu lesen
- **Akalkulie:** Unfähigkeit zu rechnen
- **Apraxie:** Unfähigkeit, bestimmte Handlungen koordiniert und in der

	Broca-Aphasie *(motorische Aphasie)*	Wernicke-Aphasie *(sensorische Aphasie)*	Amnestische Aphasie	Globale Aphasie
Schädigungsort im ZNS*	*Broca-Sprachzentrum* im Stirnlappen	*Wernicke-Sprachzentrum* im Schläfenlappen	Scheitel- und Schläfenlappen	Diffuse, kombinierte Störungen
Sprachverständnis	Wenig beeinträchtigt	Erheblich beeinträchtigt oder fast fehlend	Wenig oder nicht beeinträchtigt	Erheblich beeinträchtigt oder fast fehlend
Sprache:				
▸ Sprachproduktion	Stark vermindert	Meist gesteigert	Wenig oder gar nicht verändert	Stark vermindert
▸ Sprachanstrengung	Groß	Gering (müheloses Sprechen)	Wortfindungsstörungen, sonst nicht verändert	Groß
▸ Sprachmelodie	Erheblich beeinträchtigt	Unverändert	Unverändert	Erheblich beeinträchtigt
▸ Satzbau	Erheblich beeinträchtigt (kurze Sätze, Telegrammstil, evtl. nur einzelne Worte)	Durcheinander	Satzunterbrechung oder -abbruch durch Suche nach Wörtern, sonst nicht beeinträchtigt. Viele Floskeln und Füllwörter	Erheblich beeinträchtigt (Sprechen nur einzelner Worte)
▸ Laute und Worte	V.a. Lautvertauschung	Bildung neuer Laute, Silben und Worte z.B. durch Umstellung oder Wiederholung, Wortvertauschung	Suchen von Worten, Umschreiben des nicht gefundenen Begriffs	Stereotypien
Lesen	Erheblich beeinträchtigt	Erheblich beeinträchtigt	Wenig oder nicht beeinträchtigt	Praktisch nicht möglich
Schreiben	Erheblich beeinträchtigt	Erheblich beeinträchtigt	Beeinträchtigt	Praktisch nicht möglich

* Bezogen auf die dominante Hemisphäre, d.h. bei ca. 90 % aller Menschen die linke.

Tab. 35.29: Die verschiedenen Aphasieformen.

richtigen Reihenfolge auszuführen. Der Patient ist z.B. nicht in der Lage, sich zu kämmen, obwohl keine Lähmungen vorliegen und die Wahrnehmung intakt ist

- **Agnosie:** Störung des Erkennens, wobei die verschiedenen Sinneswahrnehmungen betroffen sein können.
  - Bei der **visuellen Agnosie** etwa sieht der Patient einen Gegenstand zwar, erkennt ihn aber nicht als solchen. Beispielsweise beschreibt der Patient eine Banane völlig richtig als gelben, gebogenen Gegenstand. Er kann aber nicht den Zusammenhang zur essbaren Frucht herstellen. Durch Betasten oder Schmecken hingegen erkennt der Patient die Banane sofort
  - Bei der **Anosognosie** ist der Patient unfähig, seine eigene Erkrankung als solche zu erkennen. Beispielsweise ist ein Gelähmter der festen Überzeugung, er könne aufstehen, wenn er nur wolle
- **Neglect:** Ignorieren einer Körper- und/oder einer Raumhälfte. Wird der Patient z.B. gleichzeitig an beiden Beinen berührt, gibt er an, nur an einem Bein berührt worden zu sein.

35.3.7 Veränderungen des Muskeltonus

Muskeltonus *(Muskelgrundspannung):* Spannungszustand des (ruhenden) Muskels.

Muskelhypertonie

Bei der **Muskelhypertonie** ist der Muskeltonus krankhaft erhöht. Dies äußert sich in einem erhöhten Widerstand des Muskels bei passiver Dehnung. Die zwei Hauptformen der Muskelhypertonie heißen **Spastik** (griech. Krampf) und **Rigor** (lat. Steifheit).

Spastik

Eine Spastik entsteht als Folge einer Läsion pyramidenbahn*naher* Nervenbahnen. Da diese Bahnen in der Regel aber nicht isoliert, sondern im Rahmen einer gleichzeitigen Pyramidenbahnschädigung betroffen werden (z.B. bei einem Schlaganfall ☞ 35.5.2), ist in der Klinik auch die nicht ganz korrekte Bezeichnung *pyramidale Spastik* gebräuchlich.

Die spastischen Muskelpartien setzen einer passiven Dehnung vor allem zu Beginn der Bewegung einen erhöhten Widerstand entgegen, der im weiteren Verlauf der Bewegung plötzlich nachlässt

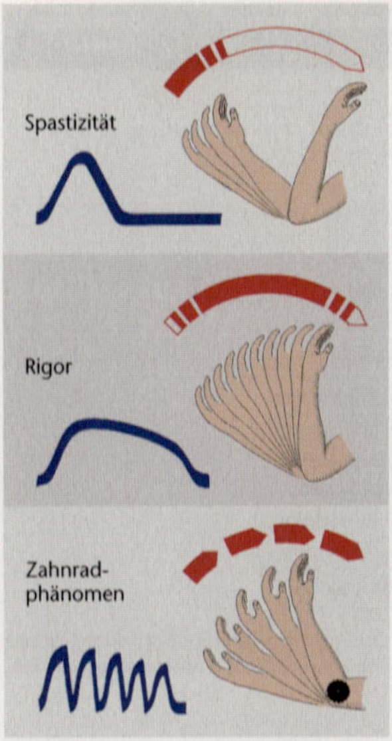

Abb. 35.30: Bei Spastik und Rigor ist der Muskeltonus auf jeweils charakteristische Weise erhöht. [A400-190]

(Taschenmesserphänomen). Betroffen sind vor allem Muskelgruppen, die der Schwerkraft entgegenwirken (Armbeuger und Beinstrecker). Bei schnellen Bewegungen, einseitigen Anstrengungen, Schmerzen oder Angst ist die Spastik besonders stark. Im Gegensatz zum Rigor (☞ unten) bleibt die Spastik bei vorsichtigem Bewegen sehr gering und kann z.B. durch geeignete Lagerung des Patienten ganz verschwinden.

Bobath-Konzept ☞ 35.5.6

Rigor

Beim Rigor liegt die Ursache in einer Störung des extrapyramidalen Systems (z.B. beim M. Parkinson ☞ 35.9.1). Der Widerstand bleibt während der ganzen Bewegung gleich, ähnlich dem „wächsernen" Widerstand beim Biegen einer Kerze. Außerdem kann es bei Überlagerung des Rigor durch einen Tremor zum **Zahnradphänomen** kommen, d.h. zum rhythmischen Nachlassen des Widerstands beim passiven Bewegen.

Muskelhypotonie

Bei der **Muskelhypotonie** ist der Muskeltonus erniedrigt. Der Widerstand der Muskeln gegenüber passiven Bewegungen ist deutlich herabgesetzt. Dies äußert sich beispielsweise in einem abnorm starken Schlenkern der Arme, wenn man die Schultern des Kranken schüttelt. Die Muskelhypotonie kann z.B. durch Schädigung des Kleinhirns oder durch eine periphere Lähmung bedingt sein. Ist sie Symptom einer angeborenen Erkrankung, liegen die Kinder schlaff im Bett *(floppy infant).*

35.3.8 Sensibilitätsstörungen

Sensibilitätsstörungen *(Empfindungsstörungen, sensible Lähmung):* Störung der Reizwahrnehmung infolge einer Schädigung der Sinnesrezeptoren, einer gestörten Weiterleitung der Erregungen zum Gehirn oder einer beeinträchtigten Verarbeitung der Reize im Gehirn.

Peripher bedingte Sensibilitätsstörungen treten unter anderem nach Durchtrennung oder Einklemmung peripherer Nerven und nach Verbrennungen der Haut auf.

Zentral bedingte Sensibilitätsstörungen beruhen auf einer Schädigung z.B. der hinteren Zentralwindung oder der Hinterstränge.

Folgende Formen von Sensibilitätsstörungen werden unterschieden:

- **Hypästhesie** und **Hyperästhesie:** Herabgesetzte bzw. erhöhte Berührungsempfindung
- **Hypalgesie** und **Hyperalgesie:** Herabgesetzte bzw. gesteigerte Schmerzempfindung
- **Allästhesie** und **Dysästhesie:** Andersartige bzw. unangenehme Wahrnehmung eines vorhandenen Reizes. So liegt z.B. eine Dysästhesie vor, wenn der Patient eine leichte Berührung als Schmerz empfindet
- **Parästhesie:** Subjektive Missempfindung (z.B. Ameisenlaufen) ohne von außen nachvollziehbaren Reiz.

35.3.9 Bewusstseinsstörungen

Notfallversorgung des Bewusstlosen ☞ 17.2.1, 17.3

Bewusstseinsstörung (☞ auch 36.2.1): Störung des menschlichen Gesamterlebens. Unterteilt in **quantitative Bewusstseinsstörungen** mit Minderung der Wachheit und **qualitative Bewusstseinsstörungen** mit veränderten Bewusstseinsinhalten.

Neurologische Funktion	(Beste) Reaktion des Patienten	Bewertung [Punkte]
Augen öffnen	Spontan	4
	Auf Ansprechen	3
	Auf Schmerzreiz	2
	Kein Öffnen	1
Verbale Reaktion	Orientiert	5
	Verwirrt, desorientiert	4
	Unzusammenhängende Worte	3
	Unverständliche Laute	2
	Keine verbale Reaktion	1
Motorische Reaktion	Befolgen von Aufforderungen	6
Motorische Reaktion auf Schmerzreize	Gezielte Schmerzabwehr	5
	Ungezielte Schmerzabwehr (sog. Massenbewegungen)	4
	Beugesynergien (Beugehaltung)	3
	Strecksynergien (Streckhaltung)	2
	Keine motorische Reaktion	1

Tab. 35.31: Glasgow-Koma-Skala. Die Summe der Punkte ergibt den Coma-Score und ermöglicht eine standardisierte Einschätzung des Schweregrades einer Bewusstseinsstörung. Pupillenreaktionen ☞ Tab. 35.32.

In der Neurologie besonders wichtig ist die Einstufung *quantitativer Bewusstseinsstörungen.*

Im klinischen Sprachgebrauch ist nach wie vor folgende anschauliche Einteilung am gebräuchlichsten:

- **Benommenheit.** Leichteste Form der Bewusstseinsstörung mit verlangsamtem Denken und Handeln. Der Patient ist relativ wach und örtlich, zeitlich und zur eigenen Person (Name, Wohnort, Geburtstag) orientiert
- **Somnolenz.** Abnorme Schläfrigkeit. Der Patient ist für kurze Zeit weckbar und gerade noch zu Ort, Zeit und Person orientiert, vermag aber nur noch einfache Fragen zu beantworten
- **Sopor.** Schlafähnlicher Zustand. Der Patient ist durch Ansprache nicht mehr weckbar, reagiert aber auf Schmerzreize gezielt und mit kurzzeitigen Orientierungsversuchen
- **Koma.** Bewusstlosigkeit. Der Kranke zeigt keinerlei Reaktionen auf Ansprache. Evtl. sind noch Reaktionen auf Schmerzreize vorhanden.

Die Nomenklatur ist hier aber nicht einheitlich.

Zur exakten Einstufung quantitativer Bewusstseinsstörungen im Notfall und zur kurzfristigen Verlaufsbeobachtung hingegen wird meist die **Glasgow-Koma-Skala** (☞ Tab. 35.31) verwendet, bei der sprachliche und motorische Reaktionen sowie Augenöffnen des Patienten mit Punkten „benotet" werden. Der Schweregrad der Bewusstseinsstörung ergibt sich aus der Summe aller Punkte **(Coma-Score):** je weniger Punkte, desto schwerer die Bewusstseinsstörung.

Bei einem Koma liegt die Ursache nur bei 50 % der Patienten im zentralen Nervensystem selbst (z.B. Schlaganfall, Hirnblutung, Tumor, Entzündung, Verletzung). Bei den übrigen 50 % der Kranken sind Vergiftungen, Stoffwechselentgleisungen (z.B. bei Diabetes mellitus ☞ 23.6.3) oder Schockzustände für die Bewusstlosigkeit verantwortlich.

35.4 Der Weg zur Diagnose

35.4.1 Anamnese und körperliche Untersuchung

Die neurologische Untersuchung beginnt mit der Erhebung der **Anamnese,** bei der neben der Patientenanamnese oft eine Fremdanamnese (☞ 9.2) notwendig ist, z.B. wenn der Patient bewusstlos ist oder nach einem Schlaganfall nicht mehr sprechen kann. Es schließt sich eine gründliche **Allgemeinuntersuchung** an.

Zur eigentlichen neurologischen Untersuchung gehören:

- *Prüfung des Bewusstseins, Beobachtung der Sprache.* Ist der Patient wach, wird bereits während der Anamneseerhebung deutlich, inwieweit er beispielsweise zeitlich und räumlich orientiert ist. Bei Bewusstseinsstörungen (☞ 35.3.9) wird der Schweregrad der Bewusstseinseinschränkung z.B. anhand der Glasgow-Koma-Skala (☞ Tab. 35.31) festgestellt
- *Prüfung der Hirnnervenfunktionen,* indem der Patient zur Ausführung verschiedener Funktionen aufgefordert wird. Der N. facialis (☞ 35.1.3, 35.10.3) kann z.B. durch Aufforderung zum Stirnrunzeln, Augenschließen, Pfeifen und Grimassenschneiden geprüft werden. Im Rahmen der Hirnnervenprüfung werden auch die **Pupillenreflexe** getestet (☞ Tab. 35.32), die wichtige Informationen zur Zustandsbeurteilung bei Bewusstlosigkeit und nach Schädel-Hirn-Trauma (☞ 35.14.1) liefern
- *Prüfung der Bewegung.* Beobachten des Gangbildes (Patient geht in Unterwäsche mehrere Meter durch den Raum) und Kraftvergleich aller Extremitäten (Arzt lässt sich z.B. mit der rechten und linken Hand so kräftig wie möglich die Hand drücken)
- *Koordinationsprüfungen.* Steh- und Gehversuche („Gänsefüßchenschritt"), Zeigeversuche, z.B. der Finger-Nase-Versuch, bei dem der Patient mit dem Zeigefinger in weitem Bogen ausholend auf die eigene Nasenspitze zeigen soll, zuerst mit geöffneten, dann mit geschlossenen Augen (☞ Abb. 35.28)
- *Reflexprüfung.* Dabei werden insbesondere solche Reflexe geprüft, die sich leicht von außen auslösen lassen. Hierzu gehören z.B. der *Patellarsehnenreflex* (kurz **PSR,** auch *Kniesehnenreflex* genannt ☞ Abb. 35.11) und der *Achillessehnenreflex* (kurz **ASR**). Wichtige Hinweise auf eine neurologische Erkrankung sind Seitenunterschiede zwischen rechts und links, völliges Fehlen eines physiologischen Reflexes oder „Unerschöpflichkeit" eines Reflexes („das Zucken hört gar nicht mehr auf"). Außerdem wird geprüft, ob pathologische Reflexe auslösbar sind (☞ 35.4.1, Abb. 35.27)
- *Sensibilitätsprüfung,* z.B. Unterscheidung von spitz-stumpf (mit spitzer und stumpfer Seite einer geöffneten Sicherheitsnadel die Haut berühren), warm-kalt (Röhrchen mit unterschiedlich warmem Wasser auf die Haut halten)

oder Erkennen von Buchstaben auf der Haut

- Ggf. *neuro-psychologische Untersuchung* (☞ 36.2.2 – 36.2.4), bei der auch „höhere" Gehirnfunktionen wie Gedächtnis, Rechnen, Orientierung überprüft werden.

35.4.2 Liquoruntersuchung und diagnostische Lumbalpunktion

Lumbalpunktion zur Regionalanästhesie ☞ 37.9.3

Viele neurologische Erkrankungen führen zu einer veränderten Zusammensetzung des Liquors (☞ 35.1.2). Dementsprechend kann eine Liquoruntersuchung wertvolle diagnostische Hinweise geben.

Der zu untersuchende Liquor wird durch eine Punktion gewonnen, die meist im Lendenwirbelsäulenbereich durchgeführt wird. Bei der Punktion können auch Arzneimittel zu diagnostischen oder therapeutischen Zwecken in den Liquorraum eingebracht werden, etwa Kontrastmittel oder Zytostatika.

Eine **Subokzipitalpunktion,** d.h. eine Punktion der *Kleinhirnzisterne* (Erweiterung des Subarachnoidalraumes unterhalb des Kleinhirns), wird wegen der hohen Komplikationsgefahr nur noch sehr selten durchgeführt.

Lumbalpunktion

Lumbalpunktion (kurz *LP*): Punktion des liquorhaltigen Duralsackes im Lendenwirbelsäulenbereich mit einer langen Hohlnadel zu diagnostischen und/oder therapeutischen Zwecken.

Indikationen und Kontraindikationen

Hauptindikationen der **Lumbalpunktion** sind der Verdacht auf eine infektiöse oder entzündliche Erkrankung des ZNS (☞ 35.8) sowie onkologische Erkrankungen mit häufiger Infiltration ins ZNS, z.B. Leukämie (☞ 24.7.1).

Bei einem erhöhten Hirndruck (☞ 35.12) darf die Lumbalpunktion nicht durchgeführt werden, da das Gehirn dann infolge der Druckentlastung im Lumbalbereich nach unten in Richtung Wirbelkanal „rutschen" kann und lebenswichtige Zentren im großen Hinterhauptloch eingeklemmt würden. In vielen Häusern wird daher bei jedem Patienten vor einer Lumbalpunktion eine Computertomographie des Gehirns oder Kernspintomographie durchgeführt. Ansonsten spiegelt der Arzt den Augenhintergrund des Patienten, um eine Stauungspapille (☞ 33.14) als Zeichen einer Hirndruckerhöhung auszuschließen. Auch bei Gerinnungsstörungen ist eine Lumbalpunktion kontraindiziert, da eine Blutung in den Spinalkanal mit nachfolgenden Querschnittssyndrom droht.

Vorbereitung einer Lumbalpunktion

- Benötigtes Material bereitstellen: Alles zur Hautdesinfektion und Lokalanästhesie (☞ Venenpunktion in 9.5.1), eventuell Utensilien zur Hautrasur. Mehrere Lumbalpunktionskanülen verschiedenen Kalibers (☞ Abb. 37.43), sterile Handschuhe, sterile Unterlage, 3 – 5 beschriftete (sterile) Liquorröhrchen, sterile Tupfer, Verbandsmaterial. Evtl. ein graduiertes Steigrohr nach Queckenstedt mit Ansatz für die Liquordruckmessung (☞ Abb. 35.33). Alles für einen Eiweißschnelltest (z.B. Reagenzglas und *Pandy-Reagenz*) und einen Blutzucker-Stix (☞ 23.6.3). Für viele Erkrankungen ist die gleichzeitige Bestimmung von Albumin, IgG und verschiedenen Antikörpern im Blutserum erforderlich, dann richten die Pflegenden zusätzlich alle zur Blutentnahme notwendigen Materialien (☞ 9.5.1)
- Prüfen, ob aktuelle Blutgerinnungswerte des Patienten vorliegen
- Sicherstellen, dass der Patient vom Arzt aufgeklärt wurde und – von Haus zu Haus verschieden – eine Einverständniserklärung unterschrieben hat. Im Aufklärungsgespräch sollte der Patient unter anderem auch darauf vorbe-

	Ohne Lichtreiz	Direkte Belichtung	Belichtung des Gegenauges
Normal	Re Li Pupillen gleich weit	Re Li Prompte Verengung beider Pupillen auf gleiche Endgröße	Re Li Prompte Verengung beider Pupillen auf gleiche Endgröße
Amaurotische Pupillenstarre (rechtes Auge blind)	Re Li Pupillen gleich weit	Re Li Nicht-Wahrnehmung des Lichtreizes durch das blinde rechte Auge, daher keinerlei Reaktion auf beiden Augen	Re Li Prompte Verengung beider Pupillen auf gleiche Endgröße (Reizaufnahme durch das gesunde linke Auge, der efferente Reflexschenkel des rechten Auges ist intakt)
Okulomotorius-Lähmung (beidseitig z.B. bei Hirndruck oder einseitig – hier rechts – z.B. bei Tumor, wenn der N. oculomotorius gegen die Schädelbasis gedrückt wird)	Re Li Rechte Pupille weiter als linke, da der pupillenverengende Okulomotorius (parasympatische Fasern) gestört ist. Oft auch beeinträchtigte Augenbeweglichkeit rechts	Re Li Lichtstarre Pupille rechts, links normale Verengung (normale Reizwahrnehmung durch das rechte Auge, jedoch nur links normale Verengung, da rechts der efferente Reflexschenkel gestört ist)	Re Li Lichtstarre Pupille rechts, links normale Verengung (normale Reizwahrnehmung durch das linke Auge, jedoch nur links normale Verengung, da rechts der efferente Reflexschenkel gestört ist)

Tab. 35.32: Physiologische und pathologische Pupillenreaktionen. Vor der Pupillenreaktion werden lokale Erkrankungen des Auges ausgeschlossen, die eine (Mit-)Reaktion des Auges verhindern, z.B. Synechien (☞ 33.10). Hinweis: Entrundete Pupillen sind praktisch immer ein Alarmsignal.

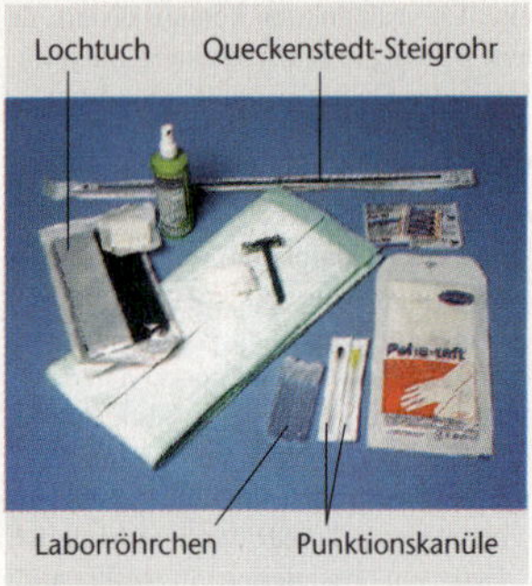

Abb. 35.33: Lumbalpunktionsset. Soll ein Eiweißschnelltest durchgeführt werden, müssen noch ein Reagenzglas oder Blockschälchen und die Reagentien hinzugefügt werden. [K183]

reitet worden sein, dass es zu „elektrisierenden", in ein Bein ausstrahlende Schmerzen kommen kann, wenn eine Nervenwurzel berührt wird (die Nervenwurzel nimmt hierdurch aber keinen Schaden)

- Auf Ängste des Patienten eingehen: Die Angst vieler Patienten vor einer Rückenmarksverletzung durch die Lumbalpunktion ist bei fachgerechter Durchführung unbegründet, da das Rückenmark beim Erwachsenen bereits auf Höhe der Bandscheibe zwischen erstem und zweitem Lendenwirbelkörper endet und der Arzt zur Punktion weiter unten eingeht. Evtl. noch einmal die einzelnen Schritte der Punktion durchgehen, dabei besonders betonen, wie der Patient selbst helfen kann, indem er den Rücken so weit wie möglich krümmt und stillhält
- Patienten bitten, die Blase zu entleeren
- Ggf. Prämedikation nach Anordnung verabreichen (nur selten erforderlich)
- Kurz vor der Punktion BZ-Stix durchführen (in manchen Häusern ist auch eine venöse Blutentnahme mit Blutzuckerbestimmung im Labor üblich), da der Glukosespiegel im Liquor blutzuckerabhängig ist
- Patienten geeignete Kleidung anziehen (lassen): Der Patient soll seinen Oberkörper während der Punktion ganz oder zumindest am Rücken frei machen können. Die Unterhose kann er anbehalten, er wird aber auf mögliche Verunreinigungen durch das Desinfektionsmittel hingewiesen.

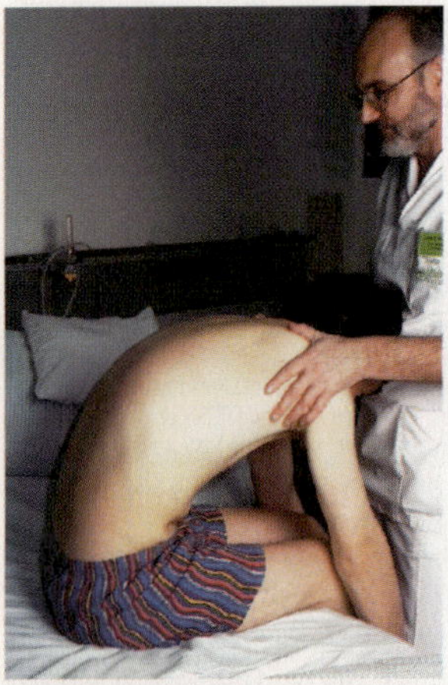

Abb. 35.34: Lagerung eines Erwachsenen für eine Lumbalpunktion im Sitzen. Die Pflegekraft unterstützt die Krümmung der Wirbelsäule durch Halten des Patienten in Kniekehle und Nacken. Zur Stabilisierung kann der Patient seine Knie mit den Armen umfassen. [K183]

Durchführung

- Die Lumbalpunktion erfolgt am liegenden oder sitzenden Patienten, wobei die Lendenwirbelsäule maximal gebeugt sein soll, damit die Dornfortsätze auseinander weichen. Bei der Punktion im Sitzen sitzt der Patient am seitlichen Rand der Untersuchungsliege mit dem Rücken zum Arzt (möglichst weit zu der dem Arzt gegenüberliegenden Seite), stellt die Füße auf einen Hocker, beugt Kopf und Schultern weit nach vorn und macht einen Rundrücken („Katzenbuckel"). Zur Unterstützung dieser Lage umfasst er außerdem seine Knie mit den Armen.
  Der liegende Patient liegt auf der Seite, mit dem Rücken nahe dem seitlichen Rand der Untersuchungsliege, an dem der Arzt sitzt, und macht einen Rundrücken, indem er Kopf und Schultern nach vorn neigt, die Knie anzieht und sie eventuell mit den Armen umfasst
- Nach Hautdesinfektion und ggf. Lokalanästhesie sticht der Arzt die Lumbalpunktionsnadel zwischen dem 3. und 4. (alternativ 4. und 5.) LWS-Dornfortsatz ein und schiebt sie vor, bis Liquor fließt. Währenddessen weicht die Pflegekraft nicht von der Seite des Patienten, unterstützt seine korrekte Position und verhindert Abwehrbewegungen.
  Viele Patienten tolerieren die Punktion besser, wenn sie vor jedem Schritt „vorgewarnt" werden, z.B. vor der Desinfektion „jetzt wird es kalt" sagen. Besonders hilfreich ist es, dem Patienten zu sagen, wenn der Liquor fließt, und dass nun „das Schlimmste" überstanden sei, es aber noch ein paar Minuten dauern werde, da der Liquor nur langsam heraustropfe
- Bei Verdacht auf einen erhöhten Liquordruck oder eine behinderte Liquorzirkulation, etwa bei einem Rückenmarkstumor, wird im Liegen ein Steigrohr zur Liquordruckmessung angesetzt (☞ Abb. 35.33). Erfolgt bei Kompression der V. jugularis oder Bauchpresse des Patienten *kein* Anstieg des spinalen Druckes, besteht der Verdacht auf ein Hindernis **(Queckenstedt-Versuch)**
- Dann wird die benötigte Liquormenge aufgefangen, die Punktionsnadel entfernt und steril verbunden
- Direkt nach der Untersuchung wird der Eiweißschnelltest durchgeführt (evtl. eine zweite Pflegekraft hinzubitten): Die Pflegekraft gibt 1 ml *Pandy-Reagenz* in ein Schälchen oder Reagenzglas und fügt einige Tropfen Liquor hinzu. Bei krankhaft hohem Eiweißgehalt des Liquors trübt sich die Mischung, oder es fallen sogar Bestandteile aus. Die Beurteilung erfolgt vor dunklem Hintergrund.

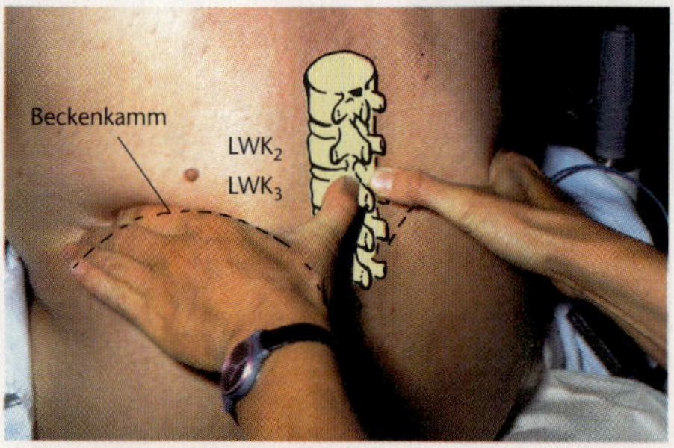

Abb. 35.35: Ertasten der Einstichstelle für die Lumbalpunktion. Der Arzt sitzt hinter dem Patienten und ertastet mit seinen Zeigefingern beide Beckenkämme des Patienten. Die Verbindungslinie zwischen den Beckenkämmen befindet sich auf gleicher Höhe wie der Dornfortsatz von LWK 3. Oberhalb ihrer darf nicht eingestochen werden. [D200]

Durchführung der Lumbalpunktion [D200]

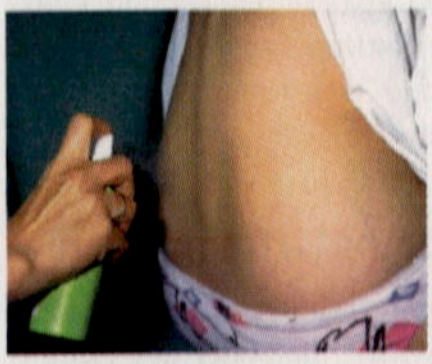

Abb. 35.36: Desinfektion der Punktionsstelle.

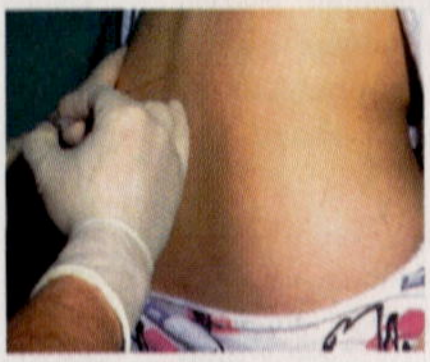

Abb. 35.37: Einstechen der Spinalnadel mit innenliegendem Mandrin.

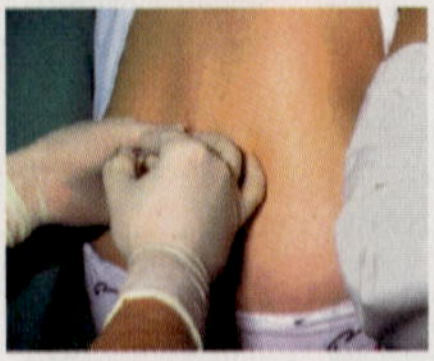

Abb. 35.38: Vorschieben der Nadel in den Spinalraum.

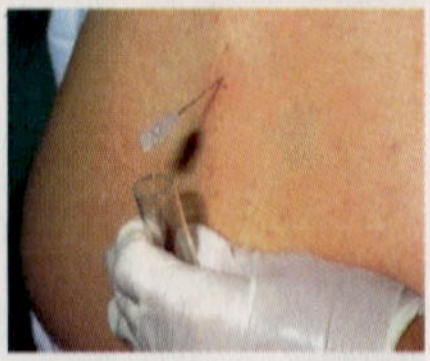

Abb. 35.39: Abtropfen des Liquors in das Laborröhrchen.

Nachsorge

- Patienten nach seinem Befinden fragen, Vitalzeichen kontrollieren
- Patienten in den Folgestunden und Folgetagen aufmerksam beobachten (Kopfschmerzen? Sensibilitätsstörungen?) und Auffälligkeiten dem (Dienst habenden) Arzt mitteilen
- Material entsorgen und Liquor rasch ins Labor transportieren (lassen)
- Patienten zu reichlichem Trinken animieren (ca. 1 l in den ersten 1 – 2 Std. nach der Punktion), da dies erfahrungsgemäß dem *postpunktionellen Kopfschmerz* (☞ unten) vorbeugt.

Risiken einer Lumbalpunktion

Ungefähr ein Drittel der Patienten bekommt nach der Punktion Kopfschmerzen, deren Ursache noch nicht völlig geklärt ist, am ehesten aber in der Liquordrucksenkung liegt. Manchen wird auch übel. Der Nutzen einer 24-stündigen strengen Bettruhe nach der Punktion, davon die ersten zwei Stunden in Bauchlage, ist bei einer einfachen Punktion ohne Einbringen von Arzneimitteln sehr umstritten (hausinterne Regelung und Arztanordnung beachten). Bei starken Kopfschmerzen ist oft die Schmerzmittelgabe in einer Infusion sinnvoll, da hierdurch gleichzeitig die Flüssigkeitszufuhr gesteigert wird.

Ernste Komplikationen wie eine durch die Punktion verursachte Hirnhautentzündung (zeigt sich erst nach 1 – 2 Tagen) sind bei sorgfältigem und sterilem Arbeiten sehr selten.

Liquorbefunde

Normalbefund

- *Inspektion:* Der Liquor sieht klar aus
- *Druckmessung:* Der normale **Liquordruck** beträgt bis zu 15 cm H_2O (bzw. 0,5 – 1,8 Kilopascal)
- *Mikroskopische Untersuchung:* Die Auszählung der im Liquor befindlichen Zellen erfolgt im Labor in einer speziellen Zählkammer unter dem Mikroskop. Bei Gesunden enthält der Liquor nur sehr wenige Zellen (bis 4/mm^3 = 4/µl). Die Zählkammer fasst ca. 3 µl, daher wird die Zellzahl häufig noch in 1/3 Zellen angegeben (Normwert also bis 12/3)
- *Laboruntersuchung:* Der Eiweißgehalt beträgt ca. 0,2 – 0,4 g/l, der Liquorzucker ca. 50 – 60 % des Blutzuckers
- *Mikrobiologische/serologische Untersuchung:* In der Liquorkultur wachsen keine Bakterien. Antikörper, z.B. gegen Syphilis (☞ 30.11.2), können nicht nachgewiesen werden.

Wichtige pathologische Befunde

- *Inspektion:* Der Liquor sieht trübe oder bei einer schweren bakteriellen Entzündung sogar eitrig aus. Blutiger Liquor tritt z.B. bei einer Subarachnoidalblutung (☞ 35.6.1) auf. Liegt eine solche Blutung bereits einige Zeit zurück, ist der Liquor gelblich gefärbt (*xanthochrom*, auch nach Zentrifugation)
- *Mikroskopie:* Pathologische Befunde sind eine erhöhte Zellzahl bei entzündlichen Erkrankungen des Gehirns, ein Auftreten abnormer Zellen (z.B. bei Leukämie) oder ein Nachweis von Bakterien
- *Laboruntersuchung:* Der Eiweißgehalt des Liquors ist bei einem Hindernis im Rückenmarkskanal (z.B. einem Tumor) erhöht. Ein erniedrigter Liquorzucker ist bei bakteriellen und tuberkulösen Entzündungen durch Glukoseverbrauch der Bakterien zu beobachten
- *Mikrobiologie/Serologie:* In der Liquorkultur wachsen Bakterien, oder es können Antikörper gegen Bakterien nachgewiesen werden.

35.4.3 Konventionelle Röntgendiagnostik

Röntgenleeraufnahmen

Die **Röntgenleeraufnahmen** der Wirbelsäule und des Schädels zeigen die knöchernen Strukturen und Verkalkungen, nicht aber Rückenmark oder Gehirn selbst. Diese Röntgenaufnahmen sind für den Neurologen dennoch hilfreich, um z.B. Knochenmetastasen, Frakturen oder Verschleißerscheinungen der Wirbelgelenke, die auf die Spinalnerven drücken und evtl. zu neurologischen Ausfallerscheinungen führen, zu diagnostizieren.

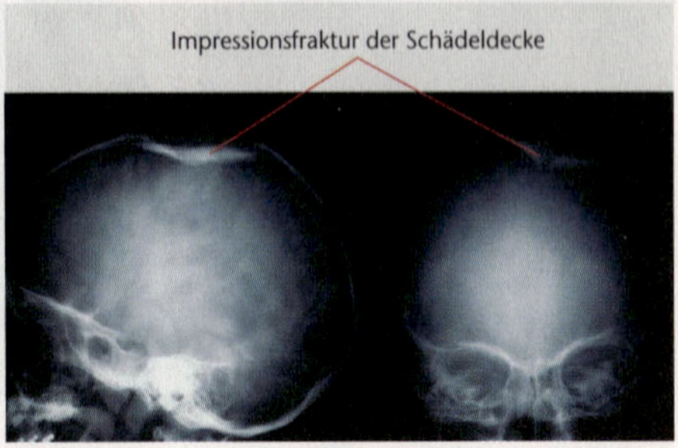

Abb. 35.40: Die Röntgenaufnahmen des Schädels zeigen deutlich eine Fraktur im Bereich der Schädeldecke (Impressionsfraktur). [T113]

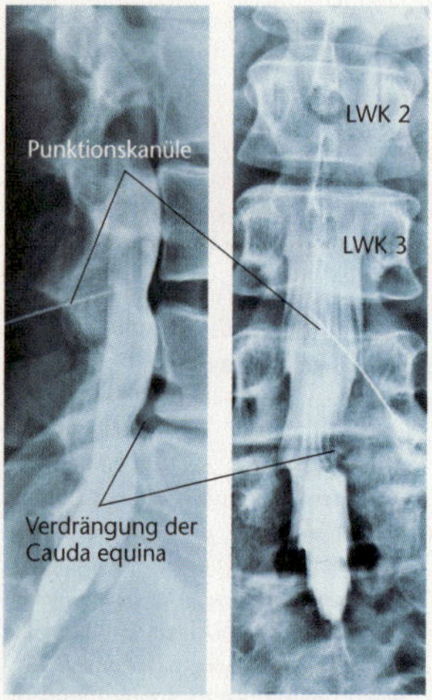

Abb. 35.41: Dieser Myelographie-Befund zeigt einen Bandscheibenvorfall zwischen LWK 4 und 5 bei einem 44-jährigen Mann. [T113]

Myelographie

Myelographie: Kontrastmitteldarstellung des spinalen Subarachnoidalraums.

Bei der **Myelographie** wird nach einer Lumbalpunktion Kontrastmittel in den spinalen Subarachnoidalraum injiziert. Nach entsprechender Lagerung des Patienten können die Nervenwurzeln und die Weite des Spinalkanals dargestellt werden.

Eine Myelographie wurde früher bei Verdacht auf einen Bandscheibenvorfall oder auf Tumoren im Bereich der Nervenwurzeln durchgeführt, wenn das CT zweifelhaft war.

Mittlerweile hat die Kernspintomographie als nicht-invasive Methode die Myelographie weitgehend ersetzt. Bei den seltenen verbleibenden Indikationen (z.B. unklare Narben) wird die Myelographie heute stets mit einer Computertomographie kombiniert **(Myelo-CT).**

Nach der Myelographie klagen viele Patienten über Kopfschmerzen. Diese gehen jedoch nicht auf das Kontrastmittel als Ursache zurück, sondern sind als postpunktionelle Kopfschmerzen (☞ 35.4.2) anzusehen. Allergische Reaktionen durch das Kontrastmittel und zerebrale Krampfanfälle sind heute selten.

Die Nachsorge entspricht derjenigen nach Lumbalpunktion (☞ 35.4.2). Zusätzlich ist eine Oberkörperhochlagerung erforderlich, damit kein Kontrastmittel in Richtung Gehirn abfließt. Eine vermehrte Flüssigkeitszufuhr soll nicht nur einen eventuellen Liquorverlust über die Punktionsstelle ersetzen, sondern auch die Ausscheidung des Kontrastmittels beschleunigen.

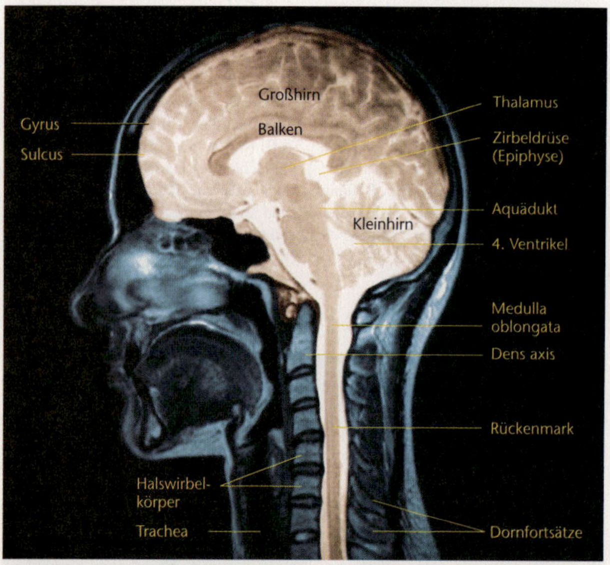

Abb. 35.42: Kernspintomographie (Sagittalschnitt durch das Gehirn). Normalbefund. [V137]

35.4.4 Computertomographie

Die **Computertomographie** (☞ 9.6.4) des Rückenmarks und/oder des Gehirns (**CCT** = *Craniale Computertomographie*) hat für die Neurologie überragende Bedeutung.

Hauptindikationen sind Schlaganfälle und Gehirnblutungen, Verdacht auf Tumoren, Notfallsituationen (z.B. Schädel- oder Rückenmarksverletzungen oder unklare Bewusstlosigkeit) und – im Bereich des Rückenmarks – der Verdacht auf einen Bandscheibenvorfall. Eine zusätzliche intravenöse Kontrastmittelgabe verbessert die Aussagekraft bei einigen Krankheitsbildern erheblich.

Nach Kontrastmittelgabe und aufwendiger Weiterverarbeitung mit Hilfe entsprechender Computer ist auch eine dreidimensionale Hirngefäß-Darstellung möglich **(Angio-CT).**

Myelo-CT ☞ 35.4.3

35.4.5 Kernspintomographie

Die **Kernspintomographie** (☞ auch 9.6.5) übertrifft die Computertomographie vor allem bei Erkrankungen der schädelbasisnahen Gehirnabschnitte und des Rückenmarks. Da bei der Kernspintomographie die störende Überlagerung durch die Knochen wegfällt, ist beispielsweise der Nachweis kleiner Multiple-Sklerose-Herde möglich. Die Kernspintomographie ist auch bei Bandscheibenerkrankungen und vielen Hirntumoren (z.B. Gliomen) besser geeignet und verdrängt daher zunehmend die CT.

Die Kernspintomographie kann heute sogar Hirngefäße so genau darstellen, dass oft eine Angiographie überflüssig wird (**MR-Angiographie,** *MRT-Angio*).

35.4.6 Single-Photon- und Positronen-Emissions-Tomographie

Single-Photon-Emissionscomputertomographie (kurz *SPECT*) und **Positronen-Emissions-Tomographie** (kurz *PET*, auch *Positronen-CT* genannt) können anschaulich als Kombination von

Szintigraphie (☞ 9.6.6) und Computertomographie (☞ 9.6.4) oder als dreidimensionale Szintigraphie beschrieben werden. Verschiedene radioaktive Substanzen werden intravenös injiziert und verteilen sich im Hirngewebe.

Hauptindikationen sind der Nachweis von *Stoffwechselstörungen* des Gehirns *ohne* strukturelle Veränderungen und die Klärung der Durchblutungsverhältnissen bei Tumoren.

35.4.7 Sonographie und Angiographie

Doppler-Sonographie

Die **Doppler-Sonographie** (☞ auch 9.6.7) ist ein nicht-invasives Ultraschallverfahren zur Erkennung von Gefäßverengungen oder Gefäßverschlüssen. Während früher lediglich die großen hirnversorgenden Gefäße außerhalb des knöchernen Schädels, z.B. die A. carotis, darstellbar waren, können heute auch die intrakraniellen Gefäße dopplersonographisch dargestellt werden (*transkranielle Dopplersonographie,* kurz *TCD*).

Hauptindikation der Doppler-Sonographie ist der Verdacht auf eine Minderdurchblutung des Gehirns, z.B. bei einem Schlaganfall (☞ 35.5).

Angiographie

Digitale Subtraktionsangiographie (DSA) ☞ *19.4.4*

Ergibt sich aus der Sonographie der Verdacht auf eine Gefäßerkrankung, beispielsweise auf eine Gefäßeinengung oder einen Gefäßverschluss, kann sich je nach Indikation eine Angiographie anschließen (☞ 19.4.4); häufig genügt bei rein diagnostischer Zielsetzung heute jedoch eine Angio-CT oder MRT-Angio. Die Angiographie ermöglicht aber bei Gefäßstenosen und Gefäßaneurymen oft eine schonende endovaskuläre Behandlung **(interventionelle Neuroradiologie).**

Zusätzlich zu den allgemeinen Komplikationen nach Angiographien (☞ 19.4.4) können neurologische Ausfälle auftreten, z.B. Lähmungen oder Verwirrtheit. Sie sind Folge von Durchblutungsstörungen durch das Kontrastmittel und meist flüchtig. Die Behandlung besteht in der Gabe von Volumenersatzmitteln und Dexamethason.

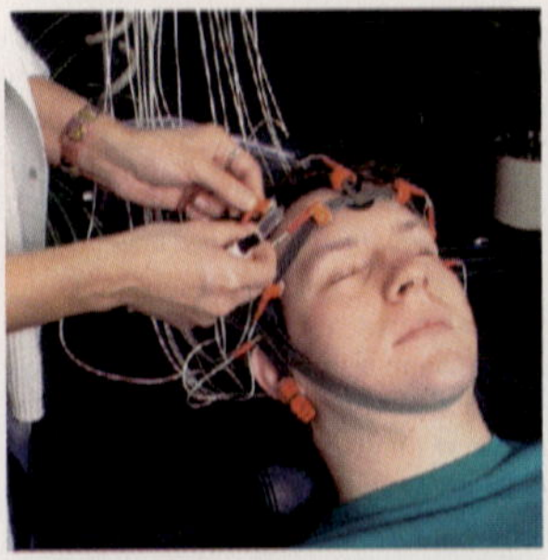

Abb. 35.44: Patient, bei dem ein EEG abgeleitet wird. Nicht wenige Patienten empfinden die Untersuchung wegen der vielen zu befestigenden Elektroden und der zahlreichen Kabel zum Aufzeichnungsgerät als unangenehm und beängstigend. [D200]

Die Pflegenden achten nach der Untersuchung insbesondere auf das Auftreten neurologischer Auffälligkeiten (z.B. Lähmungen, Sprachstörungen), auf Blutdruckveränderungen und Herzrhythmusstörungen sowie auf Nachblutungen.

35.4.8 Elektroenzephalographie

Elektroenzephalogramm (kurz *EEG, Hirnstrombild*): Kontinuierliche Registrierung und Aufzeichnung der durch die Aktivität von Nervenzellen im Bereich der Hirnrinde auftretenden elektrischen Spannungen.

Indikationen und Durchführung

Ein **Elektroenzephalogramm** ist beispielsweise indiziert zur Diagnostik und Verlaufskontrolle bei Epilepsie, zur Beurteilung der Gehirnaktivität im Koma und zur Feststellung des dissoziierten Hirntodes (☞ 15.6).

An definierten Positionen der Schädeldecke werden Kopfhautelektroden zur Registrierung der elektrischen Spannungen angebracht. Im *Elektroenzephalographen* werden die elektrischen Spannungen dann verstärkt und – ähnlich wie beim EKG – aufgezeichnet. Die Untersuchung ist völlig ohne Nebenwirkungen und schmerzlos.

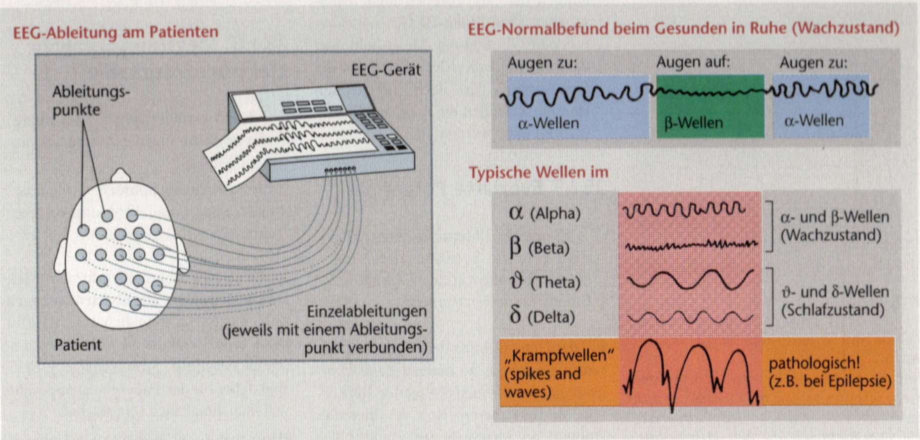

Abb. 35.43: Ableitung eines EEGs und einige typische EEG-Befunde. [A400]

Aufgaben der Pflegenden

- Ggf. Haare und Kopfhaut vor der Untersuchung waschen (lassen), da Fett und Haarsprayreste die Registrierung behindern
- Patienten nicht nüchtern lassen, da eine Unterzuckerung das EEG verändern kann. Keine anregenden Getränke wie Cola, Kaffee oder Tee geben, da diese ebenfalls das EEG beeinflussen
- Eingenommene Arzneimittel des Patienten auf dem Anmeldeformular notieren oder Patientenkurve zur Untersuchung mitgeben, da verschiedene Arzneimittel (z.B. auch Diazepam) das EEG verändern und der Arzt, der die Auswertung des EEG vornimmt, darüber Bescheid wissen muss. Ggf. Arzneimittel vorher nach Arztanordnung absetzen
- Patienten ggf. zur Untersuchung begleiten.

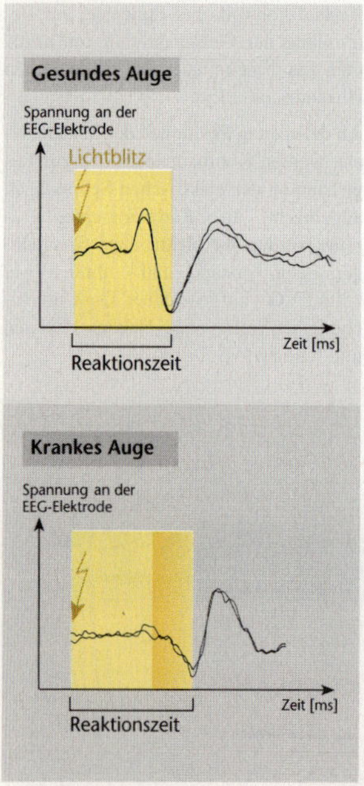

Abb. 35.45: Oben normales, unten pathologisches, visuell evoziertes Potential, wie es z.B. im Rahmen einer Sehnervenentzündung zu registrieren ist.
Nicht nur die Form des Potentials ist in typischer Weise verändert, sondern das Potential tritt auch erst erheblich verzögert ein. [Nach Pschyrembel, Klinisches Wörterbuch, 257. Aufl., W. de Gruyter, 1994]

Normalbefund beim Erwachsenen

- Typisches, altersabhängiges Wellenmuster (☞ Abb. 35.43) – beim Erwachsenen ist dies bei geöffneten Augen ein hochfrequenter (sehr schneller) β-Rhythmus
- Werden die Augen geschlossen und entspannt sich der Patient, so erhält man niederfrequentere α-Wellen
- Die ϑ- und δ-Wellen sind am langsamsten und kommen normalerweise nur im Tiefschlaf vor.

Typische pathologische Befunde

- Bei der Epilepsie (☞ 35.7.2) werden während, manchmal auch zwischen den Anfällen typisch veränderte Kurvenmuster **(Krampfpotentiale)** aus *Spikes und Waves* („Zacken und Wellen") registriert, die z.B. durch Schlafentzug oder Lichtreize provoziert werden können
- Tumoren oder Blutungen können zu **Herdbefunden** führen: Es treten über den geschädigten Hirnarealen kontinuierlich oder intermittierend langsame Wellen auf. Bei ihrer Erkennung hilft insbesondere der Vergleich der Wellen zwischen der linken und der rechten Gehirnhälfte
- Dagegen sind **Allgemeinveränderungen** (meist eine Verlangsamung) in allen Ableitungen zu registrieren. Sie treten z.B. bei diffusen Gehirnentzündungen oder Vergiftungen sowie bei Bewusstlosen auf
- Beim **Hirntod** eines Menschen (☞ 15.6) sind keine elektrischen Spannungen der Nervenzellen mehr nachweisbar (**Nulllinien-EEG,** *isoelektrisches EEG*). Achtung: Meist sieht man dann im EEG die EKG-Kurve, da die Spannungen der noch arbeitenden Herzmuskelzellen bis zur Kopfschwarte fortgeleitet werden.

35.4.9 Evozierte Potentiale

Evozierte Potentiale (kurz *EP*): EEG-gestützte Spezialuntersuchung, die die Reizantwort des ZNS auf definierte Sinnesreize erhebt.

Bei der Untersuchung der **evozierten Potentiale** wird das zu untersuchende Sinnesorgan durch einen definierten Reiz erregt, die aus diesem Reiz resultierende Antwort an verschiedenen Punkten der gesamten Leitungsbahn (peripherer Nerv, ggf. Rückenmark, Gehirn) gemessen und von einen Computer ausgewertet:

- Bei den **visuell evozierten Potentialen** (kurz *VEP*) wird der Sehsinn z.B. durch das Betrachten von Schachbrettmustern erregt. Diese Untersuchung wird häufig bei Verdacht auf Multiple Sklerose (☞ 35.8.8) zum Nachweis einer (früheren) Sehnervenentzündung eingesetzt, die oft Erstsymptom der Multiplen Sklerose ist
- Bei den **akustisch evozierten Potentialen** (kurz *AEP*) werden dem Ohr definierte Schallreize zugeführt. Die Untersuchung ist z.B. bei Verdacht auf Hirnstammschädigung angezeigt, etwa nach einem Schädel-Hirn-Trauma. Außerdem ermöglicht sie eine objektive Gehörprüfung, beispielsweise bei Kleinkindern
- Die Ableitung der **somatosensibel evozierten Potentiale** (kurz *SSEP*) erfordert eine direkte Nervenreizung und ist bei Verdacht auf eine Störung der Leitung im Rückenmarks- oder Gehirnbereich indiziert (etwa bei Rückenmarkstumoren)
- Bei den **motorisch evozierten Potentialen** (kurz *MEP*) wird die motorische Großhirnrinde mittels eines Magneten stimuliert. Gemessen wird, wann und wie stark der Reiz beim Muskel (z.B. Unterschenkelstrecker) ankommt. Diese Untersuchung ist für den Patienten unangenehm, da der Magnet laut knallt und der Muskel unwillkürlich zum Zucken gebracht wird. Die Indikationen entsprechen denen der SSEP.

Elektronystagmogaphie ☞ 34.4.4

35.4.10 Elektromyographie, Elektroneurographie

Elektromyographie: Ableitung und Registrierung der Aktionsströme eines Muskels.

Elektroneurographie: Ableitung und Registrierung der Aktionsströme eines Nerven.

Im Gegensatz zum EEG erfordern **Elektromyographie** und **Elektroneurographie** einen Nadeleinstich und nachfolgend eine elektrische Nervenreizung (kleine harmlose „Stromschläge"). Beide sind daher für den Patienten unangenehm und manchmal auch schmerzhaft.

Hauptzweck der Elektromyographie ist die Feststellung, ob eine Lähmung Folge einer Muskelschädigung (myogene Lähmung ☞ Abb. 35.25), einer (peripheren) Nervenschädigung oder aber psychogen bedingt ist.

Die Elektroneurographie erlaubt die Berechnung der **Nervenleitgeschwindigkeit** (kurz *NLG*), z.B. bei Verdacht auf Polyneuropathie (☞ 35.10.1).

35.4.11 Intrakranielle Druckmessung

Intrakranieller Druck: Druck innerhalb der Schädelhöhle. Beim Gesunden 3 – 12 mmHg intraventrikulär und 5 – 17 mmHg epidural mit kurzzeitigen Spitzen bis 60 mmHg (z.B. beim Pressen).

Einige neurologische Erkrankungen, etwa Schädel-Hirn-Traumen oder Hirntumoren, gehen mit einem erhöhten **intrakraniellen Druck** einher (☞ 35.12), der das empfindliche Gehirn zusätzlich zur Grunderkrankung schädigt. Bei solchen Erkrankungen kann es erforderlich sein, den intrakraniellen Druck und seine Beeinflussung durch therapeutische oder pflegerische Maßnahmen, z.B. durch die Lagerung des Patienten, exakt zu bestimmen.

Bei der **epiduralen Messung** bringt der Neurochirurg den Messfühler in den Epiduralraum ein. Der Eingriff ist technisch relativ einfach und nur mit geringem Infektionsrisiko verbunden, da die Dura nicht eröffnet wird. Nachteilig sind die etwas ungenaueren Werte.

Bei der genaueren **intraparenchymalen Messung** liegt der Messfühler im Hirngewebe.

Bei der **intraventrikulären Messung** platziert der Neurochirurg einen Katheter in einem der Seitenventrikel (☞ Abb. 35.12). Es kann nicht nur der Druck gemessen, sondern auch Liquor zur Hirndrucksenkung abgelassen werden. Nachteilig sind das hohe Infektionsrisiko und das leichte Verstopfen des Katheters.

35.4.12 Biopsien

In der Neurologie sind vor allem **Muskel-** und **Nervenbiopsien** von Bedeutung. Da diese jedoch invasiv sind und bei der Nervenbiopsie stets – wenn auch kleine – Ausfälle zurückbleiben, steht die Biopsie am Ende aller möglichen Untersuchungen.

Dies gilt noch mehr für die **Hirnbiopsie** durch offene oder stereotaktische (☞ 35.4.13) Operation, die praktisch nur bei Tumorverdacht durchgeführt wird, um die Art des Tumors herauszufinden und eine optimale Behandlungsplanung zu ermöglichen (Hirnbiopsie nur bei therapeutischer Konsequenz).

35.4.13 Stereotaktische Eingriffe

Stereotaktischer Eingriff: Diagnostischer oder therapeutischer neurochirurgischer Zugang zu (tiefer gelegenen) Strukturen des Gehirns über ein kleines Bohrloch in der Schädeldecke mittels einer dreidimensional geführten Sonde unter Verzicht auf eine breite Eröffnung des Schädels.

Offene operative Eingriffe an tiefer gelegenen Hirnstrukturen, etwa den Basalganglien (☞ 35.1.2), haben oft schwerwiegende neurologische Ausfälle zur Folge, da oberflächlich gelegene Hirnstrukturen bei der Freilegung des erkrankten Gebietes in Mitleidenschaft gezogen werden. Bei **stereotaktischen Eingriffen** wird das Hirngewebe weitestgehend geschont, allerdings sind die Einsatzmöglichkeiten beschränkt, z.B. sind damit nur Entnahmen kleiner Gewebsproben möglich.

Während der Operation wird ein Ring am Kopf des Patienten befestigt (☞ Abb. 35.46 – 35.47), der nicht nur den Kopf des Patienten fixiert, sondern durch spezielle Hilfseinrichtungen und computertomographische Kontrolle ein exaktes Einführen und zielgenaues Vorschieben der Instrumente ermöglicht. Auf diese Weise wird das umliegende gesunde Gewebe geschont und das Operationsrisiko deutlich gesenkt. Risikofrei sind stereotaktische Eingriffe aber nicht: Beispielsweise kann ein Blutgefäß durch das eingebrachte Instrument verletzt und dadurch eine schwere intrazerebrale Blutung hervorgerufen werden. Außerdem können bei gemischten Tumoren kleine, aber hochmaligne und damit prognosebestimmende Tumoranteile übersehen werden.

Diagnostisch werden stereotaktische Verfahren insbesondere zur Gewinnung von Gewebeproben aus tiefer gelegenen Tumoren eingesetzt, die z.B. durch ein CT diagnostiziert wurden und im Rahmen eines offenen operativen Eingriffs nicht oder nur schwer zugänglich sind.

Therapeutisch dienen stereotaktische Eingriffe vor allem der gezielten Koagulation von krankhaftem Nervengewebe (z.B. bei nicht beherrschbaren, chronischen Schmerzen oder M. Parkinson) sowie der Implantation von Stimulationssonden etwa bei M. Parkinson oder radioaktiver Substanzen in einen nicht operablen Hirntumor (☞ 10.6.1).

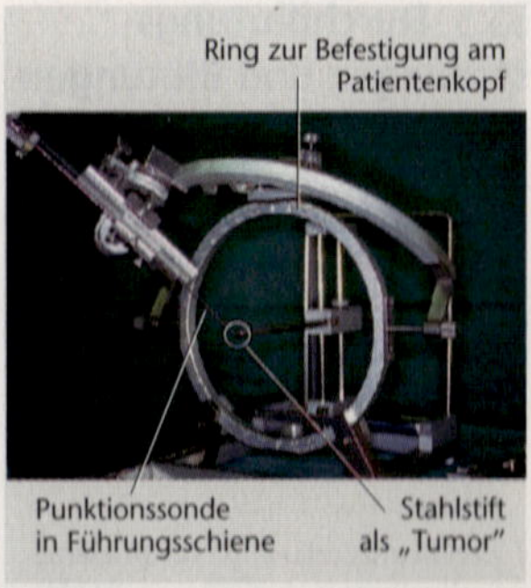

Abb. 35.46: Während der Operation wird dieser Ring am Kopf des Patienten befestigt. Er dient nicht nur der Fixierung des Kopfes, sondern erlaubt mit seinen Führungsschienen auch ein exaktes Einführen und Vorschieben der Sonde zur Zielregion. [T145]

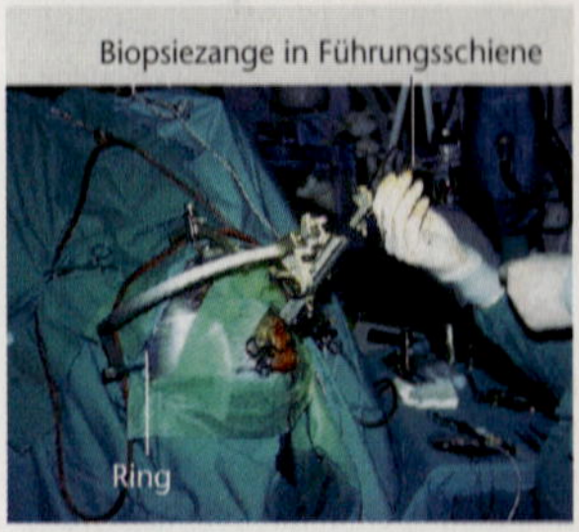

Abb. 35.47: Stereotaktischer Eingriff. [T145]

Zunehmend wird die „mechanische" rahmengestützte Stereotaxie durch computergestützte dreidimensionale Planungs- und Führungsverfahren ersetzt (*rahmenlose Stereotaxie,* **Neuronavigation**). Diese computergestützte Neuronavigation ermöglicht eine „virtuelle" Planung und eine kontinuierliche intraoperative Kontrolle. Sie kann auch ein Operationsmikroskop und ein Endoskop mit mikrochirurgischen Instrumenten steuern, so dass heute mikrochirurgische Techniken z.B. zur Tumorentfernung in der Tiefe des Gehirns mit im Vergleich zu früher wesentlich verminderter Invasivität möglich sind.

35.5 Durchblutungsstörungen und Blutungen des ZNS: Schlaganfall

Schlaganfall (*zerebraler Insult, apoplektischer Insult, Apoplex, Apoplexie, Gehirnschlag*, engl. *stroke*): Akute Durchblutungsstörung oder Blutung des Gehirns mit neurologischen Ausfällen (Bewusstseinstrübung, Lähmungen, Sensibilitätsstörungen).

Zerebrovaskuläre Insuffizienz: Sammelbegriff für alle Durchblutungsstörungen des Gehirns. Umfasst also nicht nur den Schlaganfall, sondern auch die „Vorstadien" Verwirrtheit, Gedächtnisverlust, TIA und PRIND (☞ 35.5.2) sowie die Folgen einer chronischen Minderdurchblutung. Meist durch Arteriosklerose (☞ 19.6.1), seltener z.B. durch Gefäßentzündungen oder veränderte Blutzusammensetzung verursacht. Im klinischen Sprachgebrauch bezeichnet der Begriff oft nur die chronischen Durchblutungsstörungen.

Der **Schlaganfall** ist eine sehr häufige Erkrankung. 15 % aller Todesfälle sind Folge dieser Erkrankung. Sechs Monate nach einem Schlaganfall sind ca. 50 % der Patienten verstorben, von den Überlebenden sind 30 % dauerhaft pflegebedürftig. Der Schlaganfall ist die häufigste Invaliditätsursache überhaupt!

35.5.1 Krankheitsentstehung und Risikofaktoren

Krankheitsentstehung

Dem klinischen Bild eines Schlaganfalls liegt in 80 % der Fälle eine *verminderte Blutversorgung* (Ischämie) des Gehirns zugrunde, die zum (nekrotischen) Untergang von Hirngewebe *(Hirninfarkt)* führt. Mögliche Ursachen einer Hirnischämie sind:

- Thrombotischer Gefäßverschluss einer Hirnarterie oder einer hirnversorgenden Arterie bei Arteriosklerose (☞ 19.6.1)
- *Arterio-arterielle Embolie:* Blutgerinnsel oder atheromatöses Material aus arteriosklerotisch geschädigten Arterien (häufig aus der Halsschlagader) können sich lösen, mit dem Blutstrom in das Gehirn verschleppt werden und dort Hirngefäße verlegen
- Embolie aus dem Herzen, z.B. bei Vorhofflimmern (☞ 18.7.2), die ebenfalls zu einer Verlegung von Hirngefäßen führt.

In ca. 15 % der Fälle ist die Apoplexie Folge einer geplatzten Hirnarterie mit nachfolgender Blutung in das Gehirn (**intrazerebrale Blutung,** *Hirnmassenblutung*).

Ungefähr 5 % der Schlaganfälle sind durch eine Subarachnoidalblutung (☞ 35.6.1) verursacht. Andere Ursachen wie Gefäßentzündungen oder Hirnvenen- oder Sinusthrombosen sind demgegenüber weit seltener (☞ 35.6.4)

Risikofaktoren

Risikofaktoren für eine thrombotisch bedingte Hirnischämie sind Hypertonie, Diabetes mellitus, Rauchen, Fettstoffwechselstörungen und Ovulationshemmer („Pille"). Der wichtigste Risikofaktor für einen Schlaganfall durch Gehirnblutung ist die arterielle Hypertonie.

35.5.2 Symptome und Untersuchungsbefunde

Typisch für einen Schlaganfall ist der plötzliche, „schlagartige" Ausfall von Hirnfunktionen. Die Kombination der Symptome kann sehr variieren und hängt davon ab, welche Hirnarterie betroffen ist und welche Hirnzentren deshalb ausfallen (Übersicht ☞ Tab. 35.48).

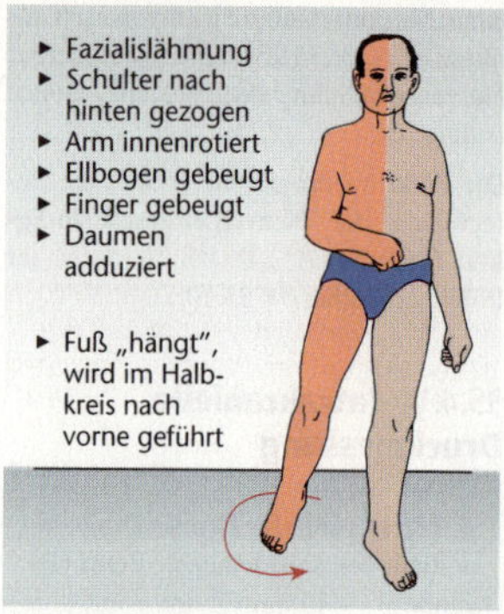

Abb. 35.49: Rechtsseitige Hemiparese nach Schlaganfall. [A400-215]

Bei der häufigsten Form des Schlaganfalls, dem Carotis-interna- bzw. Cerebri-media-Infarkt, sind zu erwarten:

- **Halbseitenlähmung:** Unvollständige oder – eher selten – vollständige Lähmung der Muskulatur einer Körperhälfte (*Hemiparese* bzw. *Hemiplegie* ☞ 35.3.3). Der Patient kann z.B. nach

Betroffene Arterie	Dominierende neurologische Ausfälle*
A. cerebri media oder A. carotis interna	▸ Hemiparese/Hemiplegie, gesichts- und armbetont ▸ Halbseitige Empfindungsstörungen ▸ Auge: Halbseitiger Gesichtsfeldausfall ▸ Bei Befall der linken** Arterie: Aphasie
A. cerebri anterior	▸ Hemiparese/Hemiplegie, beinbetont ▸ Inkontinenz
A. cerebri posterior	▸ Halbseitiger Gesichtsfeldausfall ▸ Bei Befall der linken** Arterie: Dyslexie (Unfähigkeit zu lesen)
A. basilaris	▸ Drehschwindel ▸ Übelkeit und Erbrechen ▸ **Drop-attacks** (plötzliches Hinfallen) ▸ Schluck- und Sprechstörungen, Sehstörungen ▸ Bei komplettem Basilarisverschluss: Para- und Tetraparese (untere Extremität bzw. alle vier Extremitäten gelähmt); **locked-in-Syndrom** (der Patient ist bei vollem Bewusstsein, kann sich jedoch nur durch vertikale Augenbewegungen und Augenöffnung, nicht aber durch Sprache oder andere Bewegungen verständlich machen)
A. cerebelli inferior posterior	**Wallenberg-Syndrom:** Drehschwindel, Erbrechen, Heiserkeit, Nystagmus, Trigeminusparese, Gaumensegelparese, Schmerz- und Temperaturempfindungsstörung

* Bei allen Gefäßen: Bewusstseinstrübung unterschiedlichen Ausmaßes, psychische Veränderung des Patienten
** Korrekter wäre, vom Befall der Arterie der dominanten Hirnseite zu sprechen, da dort in aller Regel das Sprachzentrum lokalisiert ist. Dies ist bei Rechtshändern meist die linke, bei Linkshändern meist die rechte Hirnhälfte

Tab. 35.48: Schlaganfall ist nicht gleich Schlaganfall. Die neurologischen Ausfälle unterscheiden sich stark, je nachdem, welches Gefäßversorgungsgebiet betroffen ist und welche Hirnleistungszentren ausfallen. Die Ausführungen im Text konzentrieren sich auf den häufigsten Typ, den Carotis-interna- bzw. Cerebri-media-Infarkt.

dem Schlafen nicht mehr aufstehen. Die Halbseitenlähmung ist typischerweise armbetont, oft liegt auch eine Fazialisparese (☞ 35.110.3) vor. Die Lähmung ist anfangs *schlaff* und wird nach Tagen bis Wochen *spastisch*. Der pathologische Babinski-Reflex (☞ Abb. 35.27) ist meist von Anfang an auslösbar. Obwohl es sich überwiegend um eine Hemiparese handelt, wird der Schlaganfallpatient meistens als *Hemiplegiker* bezeichnet

- **Sensibilitätsstörungen** auf einer Körperseite, z.B. Taubheitsgefühl oder Kribbelparästhesien („Ameisenlaufen")
- **Aphasie** (☞ 35.3.6), vornehmlich bei Verschluss der linken A. cerebri media (☞ Tab. 35.48). Der Kranke hat Störungen des Sprachverständnisses und/oder der Sprachproduktion, die von *Sprechstörungen* bei beeinträchtigter Artikulation durch Lähmungen abzugrenzen sind
- **Apraxien** (☞ 35.3.6)
- **Harninkontinenz** oder **-verhalt**
- **Bewusstseinstrübung** bis hin zu tagelanger Bewusstlosigkeit *(Koma)*
- Akute **Verwirrtheit** mit Orientierungsverlust und Teilnahmslosigkeit.

Aufgrund der Kreuzung sowohl der (absteigenden) Pyramidenbahn als auch der (aufsteigenden) sensiblen Bahnen ist bei einem Verschluss der rechten A. cerebri media die linke Körperhälfte des Patienten betroffen und umgekehrt.

Ein *„rechtshirniger"* Schlaganfall führt zur *linksseitigen* Lähmung und sensiblen Störung – und umgekehrt.

Bleibt die Durchblutung eines Hirnbereichs so lange gestört, dass das zugehörige Hirngewebe abstirbt, sind die neurologischen Ausfälle irreversibel.

Eine zuverlässige Unterscheidung von Hirninfarkt und Hirnblutung ist allein aufgrund der Symptome nicht möglich.

Warnzeichen: TIA und PRIND

Bei kurzzeitig gestörter Hirndurchblutung zeigen sich die Schlaganfallsymptome (zunächst) nur für kurze Zeit, Zellen gehen nicht zugrunde:

- Häufigstes und damit wichtigstes Warnsignal für einen drohenden Schlaganfall ist die *transitorische ischämische Attacke* **(TIA).** Hierunter versteht man neurologische Ausfälle, die sich nach Minuten bis höchstens 24 Stunden völlig zurückgebildet haben
- Bei einem *prolongierten ischämischen neurologischen Defizit* **(PRIND)** dauert die Rückbildung der Symptome länger als 24 Stunden, ist aber ebenfalls noch vollständig.

Häufige Ausfälle bei einer TIA sind beispielsweise Sehstörungen auf einem Auge für wenige Minuten **(Amaurosis fugax)** oder Sensibilitätsstörungen und kurzzeitige Lähmungen („gestern Morgen fiel mir irgendwie die Tasse aus der Hand, und kurz danach war wieder alles in Ordnung"). Diese Episoden unterschätzen viele Patienten in ihrer Bedeutung. Da aber knapp die Hälfte der Betroffenen innerhalb der nächsten fünf Jahre einen Schlaganfall erleiden wird,

Körperteil	Typische Haltung im spastischen Muster
Kopf	
Lateralflexion	Kopf zur stärker betroffenen Seite geneigt
Rotation	Kopf zur weniger betroffenen Seite gedreht
Extension	Kopf gestreckt
Schulter	
Retraktion	Schulter der stärker betroffenen Seite nach hinten an die Wirbelsäule gezogen
Depression	Schulter der stärker betroffenen Seite heruntergezogen
Schultergelenk	
Adduktion	Oberarm der stärker betroffenen Seite an den Körper herangezogen
Innenrotation	Oberarm der stärker betroffenen Seite nach innen gedreht
Flexion	Oberarm der stärker betroffenen Seite etwas nach vorne angebeugt
Ellenbogen	
Flexion	Unterarm der stärker betroffenen Seite gebeugt
Pronation	Unterarm der stärker betroffenen Seite zur Kleinfingerseite gedreht
Handgelenk	
Flexion	Hand der stärker betroffenen Seite gebeugt
Ulnarabduktion	Hand der stärker betroffenen Seite zur Kleinfingerseite abgeknickt
Fingergelenke	
Flexion	Finger der stärker betroffenen Seite gebeugt
Daumen	
Flexion	Daumen der stärker betroffenen Seite gebeugt
Adduktion	Daumen der stärker betroffenen Seite zur Handinnenfläche gezogen
Rumpf	Verkürzt
Becken	
Retraktion	Becken der stärker betroffenen Seite nach hinten gedreht
Elevation	Becken der stärker betroffenen Seite hochgezogen
Hüftgelenk	
Adduktion	Oberschenkel der stärker betroffenen Seite an den Körper herangezogen
Innenrotation	Oberschenkel der stärker betroffenen Seite nach innen gedreht
Extension	Oberschenkel der stärker betroffenen Seite gestreckt
Knie	
Extension	Knie der stärker betroffenen Seite gestreckt
Sprunggelenk	
Plantarflexion	Fußspitze der stärker betroffenen Seite nach unten gestreckt
Inversion/Supination	Fußfläche der stärker betroffenen Seite nach innen gedreht
Zehen	
Flexion	Zehen der stärker betroffenen Seite gebeugt
Adduktion	Zehen der stärker betroffenen Seite zur Fußsohle gezogen

Tab. 35.50: Das typische spastische Muster bei Schlaganfall (Wernicke-Mann-Muster). Varianten sind häufig.

ist bei einer TIA eine weitergehende Diagnostik unbedingt angezeigt. Oft lässt sich ein Schlaganfall durch eine Gefäßoperation (z.B. einer Carotis-Stenose) oder durch die Gabe von Thrombozytenaggregationshemmern (☞ Pharma-Info 19.51) verhindern.

Der Schlaganfallpatient hat keine „gesunde" Seite. In aller Regel wird die anfänglich gelähmte Seite als *stärker betroffene*, die andere als *weniger betroffene* Seite bezeichnet.

35.5.3 Diagnostik

Zur Erstdiagnostik bei Schlaganfallsymptomen gehören neben der (Gefäß-) Anamnese und neurologischen Untersuchung:

- BZ-Stix, da auch ein *hypoglykämisches Koma* (☞ 23.6.4) zu Bewusstlosigkeit und den Zeichen einer (vorübergehenden) Hemiparese führen kann und außerdem eine behandlungsbedürftige Hyperglykämie (☞ 23.6.3) ausgeschlossen werden muss
- EKG, um z.B. Vorhofflimmern (☞ 18.7.2) zu erkennen, das die Entstehung von Thromben im Herzen begünstigt
- CT des Gehirns (CCT) zum Ausschluss einer Hirnblutung. Eine Blutung lässt sich sofort als Bereich erhöhter Dichte erkennen (☞ Abb. 35.63). Hingegen ist bei einem Hirninfarkt ein sofort angefertigtes CCT noch unauffällig. Frühzeichen des ischämischen Infarkts werden nach 2 – 4 Stunden sichtbar. In der Folge bildet sich eine Zone verminderter Dichte (dunkle „Höhle") im geschädigten Gebiet aus (☞ Abb. 35.51). Die Kernspintomographie zeigt ischämiebedingte Veränderungen früher als die Computertomographie.

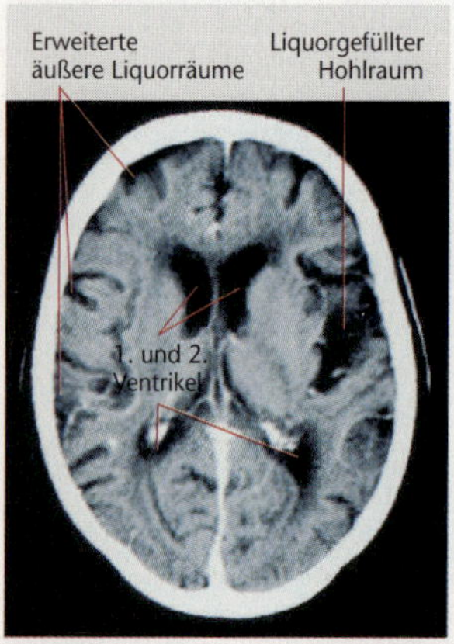

Abb. 35.51: Ausgedehnter Schlaganfall im CCT. Die rechtsseitige dunkle „Höhle" entspricht abgestorbenem Hirngewebe infolge eines Schlaganfalls. Als weiteren Befund erkennt man eine Erweiterung der äußeren Liquorräume infolge einer Atrophie der Großhirnhäute. [B117]

Die weiterführende Diagnostik besteht in:

- Langzeit-EKG (☞ 18.4.6), um eine Synkope bei Herzrhythmusstörungen (☞ 18.3.3) auszuschließen
- Doppler-Sonographie (☞ 19.4.3) der hirnversorgenden Arterien, um Stenosen oder arteriosklerotische Plaques als mögliche Emboliequelle zu diagnostizieren
- Ultraschall des Herzens (*Echokardiographie* ☞ 18.4.8), um in den Herzhöhlen „schwimmende" Thromben zu erfassen
- Ggf. Angiographie (vor geplanter Operation).

35.5.4 Therapie und Rezidivprophylaxe

Notfall: Erstmaßnahmen bei Verdacht auf akuten Schlaganfall

- Vitalzeichen kontrollieren, Atmung sichern (☞ 17.3.1 und 17.3.2)
- Arzt verständigen (lassen)
- Venösen Zugang legen (lassen), Infusion (z.B. Ringer-Lösung) anhängen
- Notfall-Labor abnehmen (lassen): Blutbild, BZ, CRP, Kreatinin, Elektrolyte, Gerinnungsstatus (Quick, PTT), BZ-Stix
- EKG (Rhythmusstörungen?)
- CCT (CT des Gehirns)
- Röntgen-Thorax.

Um das abgestorbene Gewebe herum gibt es eine Zone (*Periinfarktgebiet* oder **Penumbra**), in der die Funktion der Nervenzellen zwar durch die Minderdurchblutung gestört ist, die Zellen aber noch nicht unwiderruflich geschädigt sind. Wird der Sauerstoffmangel rechtzeitig behoben, erholen sich diese Nervenzellen wieder, hält er jedoch an, sterben sie ab. Dementsprechend sind die Überlebenschancen des Patienten und die Wahrscheinlichkeit einer (weitgehenden) Rückbildung der neurologischen Ausfälle desto größer, je früher die Therapie beginnt. Diese Erkenntnis spiegelt sich auch in der Tatsache wider, dass in den letzten Jahren in Deutschland flächendeckend spezielle Schlaganfallstationen **(stroke units)** zur optimalen Versorgung von Schlaganfallpatienten eingerichtet worden sind.

Die Basistherapie des häufigen ischämisch verursachten Schlaganfalls umfasst:

- **Sicherung der Atmung:** Bewusstlose Patienten sind oft ateminsuffizient. Deshalb muss die Atmung des Patienten in den ersten Tagen engmaschig überwacht werden. Evtl. ist eine Sauerstoffgabe oder Intubation erforderlich
- **Sicherung der Herz- und Kreislauftätigkeit:** Eine eventuelle Herzinsuffizienz und Herzrhythmusstörungen müssen unbedingt behandelt werden, da sonst eine Verschlechterung der Hirndurchblutung droht. Ein zu hoher Blutdruck wird, sofern keine anderen Begleiterkrankungen vorliegen, bei einem systolischen Druck über 200 – 220 mmHg oder einem diastolischen Druck über 100 – 120 mmHg *vorsichtig* gesenkt, da auch eine zu schnelle Blutdrucksenkung die Hirndurchblutung verschlechtert. Da sich ein zu niedriger Blutdruck ebenfalls ungünstig auf die Hirndurchblutung auswirkt, wird in der Akutphase ein systolischer Blutdruck von mindestens 140 mmHg angestrebt, ggf. durch eine Infusionstherapie mit z.B. HAES oder mittels Katecholaminen
- **Korrektur des Flüssigkeitshaushalts** durch Infusionen
- **Regulation des Blutzuckers:** Es hat sich gezeigt, dass ein erhöhter Blutzuckerspiegel mit einer Verschlechterung der Prognose einhergeht. Deshalb wird der Blutzuckerspiegel in den ersten drei Tagen engmaschig kontrolliert und durch die Gabe von (Alt-)Insulin auf maximal 160 mg/dl eingestellt
- **Normalisierung der Körpertemperatur:** Eine erhöhte Körpertemperatur wirkt sich ungünstig auf die (noch) nicht irreversibel geschädigten Zellen in dem Infarktrandgebiet aus. Daher wird bereits eine leicht erhöhte Körpertemperatur oberhalb 37,5 – 38 °C durch physikalische Maßnahmen wie Wadenwickel oder durch Arzneimittel gesenkt. Gleichzeitig wird nach der Ursache der Temperaturerhöhung gesucht und diese nach Möglichkeit beseitigt

- **Behandlung des Hirnödems:** Bei großen Infarkten kann ein Hirnödem entstehen, das mit Mannit behandelt wird (diese Maßnahme ist aber umstritten). Der Oberkörper des Patienten wird um ca. 30° hochgelagert, um den venösen Rückfluss zu verbessern
- **Thromboseprophylaxe** (☞ 7.2.15) durch Low-dose-Heparinisierung
- **Vollheparinisierung** (☞ Pharma-Info 19.49). Bei Patienten mit Embolien aus dem Herzen, Gefäßdissektionen (☞ 19.6.8) oder hochgradiger Gefäßstenose bei noch nicht eingetretenem Infarkt (z.B. PRIND) wird eine Vollheparinisierung durchgeführt. Obligatorische Voraussetzung ist der vorherige Ausschluss einer Hirnblutung
- **Intensive Frührehabilitation:** Ebenso wichtig wie die genannten medikamentösen Maßnahmen ist eine intensive Frührehabilitation des Patienten, die bereits kurz nach der Krankenhausaufnahme beginnt. Eine neurophysiologisch ausgerichtete Pflege, die sich an dem Bobath-Konzept orientiert (☞ 35.5.6), Krankengymnastik (ebenfalls auf neurophysiologischer Grundlage) sowie ggf. Logopädie und Ergotherapie sollen die bleibenden neurologischen Ausfälle und die spastische Tonuserhöhung der Muskulatur mit typischem Haltungsmuster (☞ Tab. 35.50) möglichst gering halten
- **Verhinderung weiterer Komplikationen:** Entsprechende Prophylaxen bzw. Therapiemaßnahmen beugen Komplikationen vor, insbesondere einer Pneumonie, einem Dekubitus und einer (bleibenden) Harninkontinenz.

Eine spezifische Therapieoption beim ischämisch bedingten Schlaganfall ist die Fibrinolysetherapie (☞ 19.7) zur Wiederherstellung der Gehirndurchblutung. Sie ist aber nur in den ersten 3 – 6 Stunden nach Beginn der Symptomatik möglich und kommt wegen ihrer Risiken und Kontraindikationen nur für einen Teil der Patienten in Betracht. Unter optimalen Vorraussetzungen ist sie aber mittlerweile Methode der Wahl, insbesondere bei Basilaristhrombosen, die ansonsten mit einer schlechten Prognose behaftet sind.

Bei Patienten, für die eine Fibrinolyse nicht in Frage kommt, wird in manchen Kliniken eine Durchblutungsförderung durch Infusion z.B. von HAES® versucht. Ein Wirksamkeitsnachweis steht nach wie vor aus, die Therapie ist insgesamt umstritten.

Kommt es beim Cerebri-media-Infarkt zu einem Raum fordernden Hirnödem und bleibt die konservative Therapie erfolglos, kann eine operative Dekompression mit Entfernung (und späterem Wiedereinsetzen) von Teilen der Schädelkalotte und Duraerweiterungsplastik diskutiert werden.

Auf *stroke units* werden zum Therapieentscheid und zum wissenschaftlichen Nachweis der Wirksamkeit medizinischer Therapien **(Evidenz-basierte-Medizin)** folgende internationale standardisierte Beurteilungen regelmäßig erhoben:

- **Schlaganfallskala der NIHSS** (*National Institutes of Health Stroke Scale* des US-amerikanischen Bundesgesundheitsamtes), die das Ausmaß der Gehirnschädigung beschreibt
- **Barthel-Index,** der die Einschränkungen des Patienten in den ATL erfasst
- **Erweiterter Barthel-Index,** der zusätzlich die kognitiven und kommunikativen Fähigkeiten des Patienten ermittelt
- **European Stroke Score** *(ESS),* der die Kraft der Arme, Beine und des Gesichts, die Sprache und das Gesichtsfeld beurteilt.

Verhütung von Rezidivschlaganfällen

Die konsequente Behandlung von Grunderkrankungen und die Beseitigung von Risikofaktoren vermindern das Rezidivrisiko erheblich:

- Alle Patienten erhalten einen Thrombozytenaggregationshemmer, meist Azetylsalizylsäure 100 – 300 mg/Tag (z.B. Aspirin® 100), um weiteren Durchblutungsstörungen entgegenzuwirken. Bei schweren Unverträglichkeitserscheinungen (z.B. Magenblutung ☞ 21.5.3) oder Versagen der Behandlung kann auf Tiklopidin (Tyklid®) oder Clopidogrel (Iscover®, Plavix®) ausgewichen werden
- Bei erhöhtem Blutdruck ist eine *Blutdrucksenkung* langfristig zwingend erforderlich, da eine Hypertonie einen erneuten Hirninfarkt begünstigt
- Die Behandlung von Herzrhythmusstörungen (☞ 18.7) verringert das Risiko der Bildung von Thromben in den Herzhöhlen
- Bei Vorhofflimmern, Herzwandaneurysma oder Thromben in den Herzhöhlen wird je nach individuellem Risiko des Patienten eine langfristige orale Hemmung der Blutgerinnung eingeleitet, z.B. mit Marcumar® (☞ Pharma-Info 19.50)
- Bei Stenosen der A. carotis wird abhängig vom Ausmaß der Verengung und der aufgetretenen neurologischen Symptome sowie vom Allgemeinzustand des Patienten direkt nach dem Schlaganfall oder 4 – 12 Wochen danach eine **perkutane transluminale Angioplastie der Carotis** (*Carotis-PTA* ☞ 19.6.2) oder eine **Carotis-Thrombendarteriektomie** (*Carotis-TEA* ☞ 19.6.2 und Abb. 19.39) vorgenommen.

Im Anschluss an die stationäre Pflege im Krankenhaus ist für viele Patienten noch ein Aufenthalt in einer Reha-Klinik angezeigt.

35.5.5 Komplikationen

Pneumonie ☞ 20.5.3
Harnverhalt und/oder Inkontinenz ☞ 31.3.6 und 31.3.7
Dehydratation ☞ 31.11.2
Ateminsuffizienz ☞ 20.1

Schulterkomplikationen

Die Hemiplegie kann zu unterschiedlichen Problemen der stärker betroffenen Schulter führen. Durch die Lähmung ist der physiologische Muskeltonus der Schultergürtelmuskulatur gestört. Sowohl eine schlaffe als auch eine spastische Lähmung können deshalb einer Traumatisierung der Schulter den Weg bahnen. Schulterkomplikationen lassen sich aber durch ein geeignetes Handling und eine geeignete Lagerung des Schlaganfallpatienten vermeiden.

Subluxierte Schulter

Bei ca. 80 % der Patienten mit einer schlaffen Halbseitenlähmung tritt das Phänomen der **subluxierten Schulter** (☞ Abb. 35.53) auf. Eine subluxierte Schulter ist im Allgemeinen nicht schmerzhaft. Sofern die Richtlinien des Bobath-Konzeptes beachtet werden, ist eine spezielle Therapie nicht notwendig, da sich mit der Rückkehr von Hand- und Armfunktionen die Subluxation meistens zurückbildet. Allerdings können ein unkorrektes Handling und/oder falsche Verhaltensweisen des Patienten zu einer schmerzhaften Schulter (☞ unten) führen. Deshalb beachten die Pflegenden neben den Maßnahmen zur Prophylaxe einer schmerzhaften Schulter (☞ unten) im Handling einer subluxierten Schulter folgende Regeln:

- Den Arm einer subluxierten Schulter erst bewegen, nachdem der Oberarmkopf in der Gelenkpfanne in neutraler Stellung positioniert wurde: Dazu wird der betroffene Arm gelenknah am Oberarm unterstützt. Die Pflegekraft führt die flache Hand zwischen Rumpf und Arm nahe der Achsel hindurch, der Handrücken berührt den Rumpf, die Hand umfasst den Oberarm, wobei der Zeigefinger die Achselhöhle berührt. Die Pflegekraft nimmt den Oberarm außen rotierend in die Hand und korrigiert ihn ggf. wenige Millimeter nach oben, ohne dass der Schultergürtel angehoben wird. Sie achtet darauf, dass der betroffene Arm nicht abduziert wird (☞ Abb. 35.52)

- Den stärker betroffenen Arm in alle Bewegungsabläufe einbeziehen und den Patienten dazu anleiten
- In aufrechter Körperhaltung gleitet der Oberarmkopf bei einer schlaffen Lähmung unter Einwirkung der Schwerkraft aus der Gelenkpfanne. Dieses Herausgleiten führt zu einer Dehnung und Schädigung der Kapsel- und Bänderstrukturen. Um dies zu vermeiden, den betroffenen Arm vom Unterarm bis zum Ellenbogen unterlagern, im Sitzen z.B. auf einen Tisch oder auf einem Kissen auf dem Schoß. Für kurze Momente hingegen, etwa bei einem Transfer über den Stand, darf der stärker betroffene Arm nach unten hängen.

Bei einer Spastizität in der Schultergürtelmuskulatur kann gelegentlich der Oberarmkopf nach oben subluxieren. Eine Korrektur ist dann genauso wichtig wie bei einer schlaffen Lähmung, da bei passivem Bewegen des Armes ohne vorherige Korrektur das Schulterblatt in einer Spastik fixieren kann: Dadurch ist die Beweglichkeit im Schultergelenk eingeschränkt und Bewegungen können schon früh zu Mikrotraumen führen. Vor der Mobilisation des Patienten, z.B. zum Waschen am Waschbecken, findet deshalb eine tonusregulierende Schultermobilisation statt. Hierzu sind aber besondere Kenntnisse notwendig: Die Schultergürtelmuskulatur besteht aus ca. 20 Muskelgruppen, von denen einzelne spastisch, andere aber hypoton sein können. Die richtige Muskelgruppe adäquat zu behandeln, setzt die Kenntnis der einzelnen Muskel und ihrer Behandlung voraus. Daher ist es sinnvoll, vor einer Pflegemaßnahme wie etwa dem Waschen die Schultermobilisation durch eine geschulte Pflegekraft oder die Physiotherapie durchführen zu lassen.

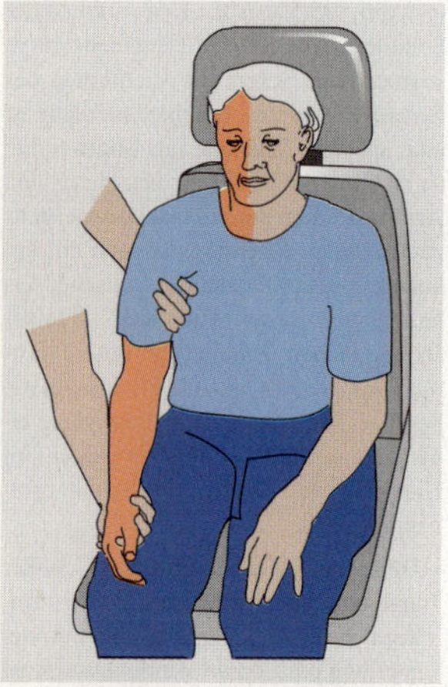

Abb. 35.52: Handling des Arms der stärker betroffenen Seite bei subluxierter Schulter. [L109]

Schmerzhafte Schulter

Ursachen einer **schmerzhaften Schulter** sind eine Traumatisierung und eine damit verbundene Ödembildung in der Gelenkskapsel. Im Anfangsstadium verspürt der Patient bei bestimmten Bewegungen nur ein leichtes Ziehen, bei anhaltender Belastung verstärkt sich dieses Ziehen zu starken Schmerzen bei allen Bewegungen. Manche Patienten haben sogar in Ruhe Schmerzen, so dass selbst das Lagern Probleme bereitet. Auslöser dieser Traumatisierung können sowohl ein falsches Handling und (ungewollte) Bewegungen des Patienten als auch ein abnorm hoher, spastischer Muskeltonus der Schultergürtelmuskulatur sein.

Die Schmerzen in der Schulter können so weit führen, dass Betroffene Therapie- oder Pflegemaßnahmen vollständig ablehnen. Für die Rehabilitation des Schlaganfallpatienten ist es deshalb wichtig, dass die Pflegenden durch geeignetes Handling und durch Anleitung des Patienten und seiner Angehörigen einer Traumatisierung vorbeugen:

- Schmerzmitteilungen des Patienten ernst nehmen und ggf. Pflegemaßnahmen (Transfer, Lagerung) so variieren, dass sie schmerzfrei möglich sind (auf Schmerzäußerungen achten). Eventuell müssen zur Vermeidung weiterer Traumatisierung Aktivitäten von den Pflegenden vorübergehend übernommen werden, obwohl sie der Patient schon (teil-)aktiv durchführen kann
- Bei einer Lagerung auf der stärker betroffenen Seite den (bewegungseingeschränkten) Patienten so lagern, dass das Gewicht seines Oberkörpers nicht ausschließlich auf dem Schultergelenk lastet, sondern auch auf dem Schulterblatt und dem Oberarm
- Bei allen Pflegemaßnahmen jeglichen Zug am stärker betroffenen Arm und/oder der Schulter vermeiden
- Im Sitzen den stärker betroffenen Arm stets unterlagern, z.B. auf einen Tisch oder auf einem Kissen auf dem Schoß
- Bei einem Transfer des Patienten den stärker betroffenen Arm nicht auf die Schulter der Pflegekraft auflegen; der Arm kann beim Transfer herunterfallen oder durch eine (ungewollte) Bewegung des Patienten förmlich aus der Gelenkpfanne gehebelt werden
- Bei Patienten, die sich selbständig immer wieder auf die stärker betroffene Seite drehen, darauf achten, dass die Schulter ausreichend entlastet wird; dies gilt insbesondere für Patienten mit einem Neglect (☞ 35.3.6).
- Auf korrektes Handling *aller* Berufsgruppen achten. Nicht alle Berufsgruppen sind in das korrekte Handling eines Schlaganfallpatienten eingewiesen; evtl. ist eine systematische Einführung aller Berufsgruppen und Berufsanfänger sinnvoll. Unter Umständen kann es notwendig sein, dass die Pflegenden der Station den Transport zu und von Untersuchungen und die dort notwendigen Transfers durchführen
- Solange der Patient sich noch nicht atraumatisch bewegt, ihn konsequent zur Eigenverantwortlichkeit hinführen, ihn zum Schulterschutz anleiten bzw. Schulterschutz so lange übernehmen, bis der Patient dazu in der Lage ist
- Rehabilitation des Patienten (Fort- und ggf. Rückschritte) dokumentieren und im therapeutischen Team besprechen.

Zur Vorbeugung von Schulterschmerzen und/oder einer Subluxation leiten die Pflegenden den Patienten dazu an, den stärker betroffenen Arm beim Anheben mit Hilfe des weniger betroffenen Armes am Ellenbogen zu unterstützen. Die früher übliche bilaterale Armführung in Form des Händefaltens wird im Pflegealltag nicht mehr angewandt, da es dabei zu unnatürlichen Bewegungen kommt, etwa beim Aufstehen des Patienten zur Beugung statt zur Streckung des Oberkörpers.

Schulter-Hand-Syndrom

Die stärker betroffene Hand neigt aufgrund der Veränderungen von Muskeltonus und Innervation in Schulter, Arm und Hand zum Anschwellen. Diese Schwellung bildet sich bei richtiger Lagerung des Armes zurück (☞ unten). Unter ungünstigen Bedingungen kann jedoch ein **Schulter-Hand-Syndrom** mit irreversibler Schädigung der Hand entstehen. Gefährdet sind vor allem Patienten, die Schmerzen nicht mehr spüren.

Die Pflegenden achten darauf, dass venöser und lymphatischer Abfluss gewährleistet sind. Vermieden werden deshalb:
- Die Behinderung des venösen und lymphatischen Rückflusses durch Abknicken der Hand zur Handinnenfläche (Volarflexion) oder im Achselbereich durch einschnürende Kleidung. Deshalb wird beim Anziehen und bei jeder Lagerung der korrekte Sitz der Kleidung überprüft
- Infusionen/Blutentnahmen am stärker betroffenen Arm (schlechte Resorption von Paravasaten und Hämatomen)
- Verletzungen der stärker betroffenen Hand, etwa wenn ein Schlaganfallpatient im Rollstuhl sitzt, der stärker betroffene Arm herunterhängt und in die Speichen geraten könnte
- Die Kompression der Gefäße in Arm und Schulter durch einen spastisch innenrotierten Arm und eine subluxierte Schulter. Dieser Kompression beugen Pflegende vor, indem sie den Oberarm beim Lagern in eine neutrale, d.h. leicht außenrotierte Position korrigieren.

Pusher-Syndrom

Bei ca. 30 % aller linksseitig gelähmten Patienten tritt das **Pusher-Syndrom** (engl. to push = drücken, schieben) auf. Die Patienten drücken sich mit ihrer weniger betroffenen rechten Seite auf die linke Seite. Befragt man einen Pusher-Patienten, wann die ihm gegenüberstehende Person einen Stab (Besenstiel) senkrecht hält, glaubt er erst bei einer Neigung von ca. 7° nach links, dass der Stab senkrecht steht. Der Patient empfindet also eine objektiv aufrechte Haltung als schief und eine Neigung der Körperlängsachse um ca. 7° nach links als aufrecht. Deshalb drücken sich die Patienten im Liegen, Sitzen, Stehen oder Gehen nach links, um ihre subjektive Vertikale zu erreichen. Weitere Merkmale sind:
- Massive Störungen der Oberflächen- und Tiefensensibilität
- Fehlendes Wahrnehmen und Erkennen der betroffenen linken Körperhälfte (Neglect-Phänomen ☞ 35.3.6)
- Überaktivität der weniger betroffenen rechten Seite. Der Kranke hält sich überall fest oder stößt sich mit der hyperaktiven rechten Seite ab
- Häufiges Herausrutschen aus dem Rollstuhl, weil sich der Patient im Sitzen zur stärker betroffenen Seite drückt
- Häufige Stürze, weil der Kranke im Stehen das linke Bein in Beugestellung anzieht, ohne sein Körpergewicht mit dem rechten Bein zu übernehmen
- Unfähigkeit, in Rückenlage den Kopf abzulegen (der Patient liegt wie ein großes „C" im Bett). Durch das ständige Wegdrücken besteht Dekubitusgefahr an linkem Trochanter, linkem Knie und beiden Fersen.

Die Patienten haben in aller Regel keine Krankheitseinsicht *(Anosognosie)*. Sie glauben, dass sie jederzeit aus dem Rollstuhl aufstehen und weggehen können. Pusher sind daher extrem sturzgefährdet.

Rehabilitation des Pusher-Patienten

Die Rehabilitation eines Pusher-Patienten ist infolge der fehlenden Krankheitseinsicht und der Komplexität der Störungen schwierig. Am wichtigsten ist:
- Beim Pusher-Patienten sind mehr noch als bei den übrigen Schlaganfallpatienten *beide* Seiten betroffen. Die Behandlung erfolgt in zwei Phasen. In der Anfangsphase steht die weniger betroffene Seite im Vordergrund. Der Patient soll lernen, mit der weniger betroffenen Seite das Körpergewicht wieder *normal* zu übernehmen. Dazu muss die Hyperaktivität reduziert werden. Ein wichtiges Mittel hierzu ist der tiefe Transfer über die weniger betroffene Seite (Transfers über den Stand können in dieser Phase leicht zum Sturz von Patient und Pflegekraft führen). Mit Rückgang der Hyperaktivität kann in einer zweiten Phase zunehmend der Transfer über die stärker betroffene Seite durchgeführt werden
- Zu Beginn benötigt v.a. die weniger betroffene Seite Hilfen zur Orientierung. Der Patient soll z.B. beim Sitzen auf der Bettkante mit seiner weniger betroffenen Hand mehrmals auf der Matratze entlang fahren, damit er auf seiner weniger betroffenen Seite Stück für Stück mehr Gefühl für sein Körpergewicht bekommt. Beim Sitzen im Stuhl soll der Patient zur Förderung der Orientierung mit der weniger betroffenen Seite zur Wand sitzen. Die Wand bietet dem Pusher eine gute Orientierung, um aus seiner subjektiven Vertikalen in die objektive Vertikale zurückzugelangen. Noch besser ist es, wenn der Stuhl parallel zum Bett steht (weniger betroffene Seite zum Bett hin) und die Betthöhe so angepasst wird, dass der Kranke sich mit seinem weniger betroffenen Arm auf die Matratze aufstützen kann. I.d.R. bringt es keinen Erfolg, dem Patienten im Sitzen auf der stärker betroffenen Seite zur Lagekorrektur ein Kissen anzubieten. Der Patient drückt sich häufig noch mehr in das Kissen hinein
- Kommandos wie „1 – 2 – 3" scheitern, weil der Patient durch seine Hyperaktivität und Planungsstörung die Handlung bereits bei 1 nach dem Alles-oder-Nichts-Prinzip startet, ohne die nötigen Zwischenschritte zu berücksichtigen. Besser ist körpernahes, nonverbales Arbeiten in kleinen Schritten und mit kurzen Arbeitsaufträgen statt ausführlicher Erklärungen (Einzelschritte kann der Patient besser ausführen).

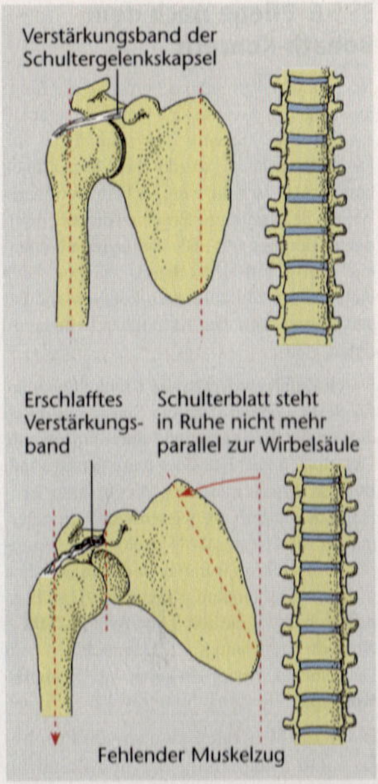

Abb. 35.53: Anatomische Normalstellung der Schulter eines Gesunden (oben) und Stellung der subluxierten Schulter eines Hemiplegikers (unten). Beim Gesunden wird das Schulterblatt durch den Ruhetonus aller ansetzenden Muskelgruppen in seiner physiologischen Lage gehalten. Durch die schlaffe Lähmung in der Anfangsphase der Hemiplegie fehlt jedoch dieser Muskelzug: Das Schulterblatt steht nicht mehr parallel zur Wirbelsäule, das Verstärkungsband der Schultergelenkskapsel (Ligamentum coracohumerale) erschlafft und der Oberarmkopf rutscht durch das Gewicht des plegischen Armes teilweise aus der Gelenkpfanne heraus. [A400-190]

35.5.6 Pflege nach dem Bobath-Konzept

Noch in den 40er Jahren herrschte die Lehrmeinung vor, dass die sich beim Schlaganfall entwickelnde Spastik unvermeidlich sei. Dementsprechend wurde bei Betroffenen kompensatorisch die weniger betroffene, „gesunde" Seite trainiert. Ergebnis dieses einseitigen Trainings war, dass Schlaganfallpatienten häufig rollstuhlabhängig blieben, sich nicht selbständig ankleiden konnten und bei den meisten täglichen Aktivitäten Hilfe benötigten.

Durch Zufall entdeckte die Krankengymnastin *Berta Bobath*, dass die Spastizität durch die Art des Bewegens und durch angepasste Lagerungen nachließ oder ganz verschwand. Ihre Erfahrungen wurden durch ihren Ehemann, *Karel Bobath*, wissenschaftlich untermauert. Er lieferte als Neurologe die neurophysiologischen Grundlagen des inzwischen weltweit anerkannten Konzeptes. Das Ehepaar Bobath nannte sein Lebenswerk „**NDT** – **N**euro**d**evelopmental **T**reatment", in Deutschland besser bekannt als **Bobath-Konzept.**

Bis in die 80er Jahre standen die Prophylaxe und Behandlung der Spastizität im Vordergrund. Durch eine fest vorgeschriebene Körperhaltung sollte Spastizität reduziert werden *(Konzept der reflex inhibitioning position)*. Die Abkehr von diesem Konzept ist eine wichtige Fortentwicklung innerhalb des Bobath-Konzeptes in den vergangenen Jahren. Heute ist das **Konzept der normalen Bewegung** Grundlage des Bobath-Konzeptes. Ziel ist es, dass der Patient eine normale Körperhaltung und möglichst viele physiologische Bewegungsabläufe wieder erlernt.

Im Konzept der normalen Bewegung werden Kriterien wie Unterstützungsfläche und Stellung der Schlüsselpunkte zueinander für eine tonusregulierende und damit spastizitätshemmende Bewegung und Körperhaltung genutzt. Die Pflegenden brauchen daher ein fundiertes Verständnis für die normalen Bewegungsabläufe des Menschen. Da unphysiologische, einseitige Bewegungen zur Spastizitätsentwicklung beitragen, gestalten die Pflegenden Pflegemaßnahmen so, dass der Patient normale Bewegungen durchführt. Dies beginnt bereits bei einfachen Bewegungen im Bett.

Weltweit entwickeln die in der **IBITA** *(International Bobath Instructor Training Association)* organisierten Bobath-Instruktoren das Bobath-Konzept weiter. In Deutschland haben sich Bobath-Instruktoren aus der Pflege in der **BIKA** *(Bobath-Initiative für Kranken- und Altenpflege e.V.)* zusammengeschlossen. Ihr Anliegen ist es, in enger Zusammenarbeit mit der IBITA insbesondere die pflegerischen Aspekte des Bobath-Konzeptes fortzuentwickeln.

Kontaktadresse

BIKA, Kontakt: Gabriele Jacobs, Wikingerstraße 28, 76307 Karlsbad-Langensteinbach, www.bika.de

Physiologische Grundlagen des Bobath-Konzeptes

Das Konzept der normalen Bewegung

Um auf die pathologischen Bewegungsmuster eines Patienten mit erworbenen Hirnschädigungen eingehen zu können, ist die Kenntnis der normalen, „gesunden" Bewegung und des physiologischen Muskeltonus sowie der ihn beeinflussenden Faktoren notwendig.

Unterstützungsfläche: Die Unterstützungsfläche ist mit der Kontaktfläche zwischen Körper und Umwelt identisch. Beim Gehen ist die Unterstützungsfläche die Kontaktfläche der Füße zum Boden, beim Liegen die Körperfläche, die Kontakt zu Matratze und Kopfkissen hat. Je größer die Unterstützungsfläche ist, desto weniger **Haltungstonus** ist notwendig.

Die Kenntnis der *tonungsbeeinflussenden Wirkung der Unterstützungsfläche* lässt sich im Pflegealltag vielfältig einsetzen. Soll ein Patient z.B. entspannen, bieten ihm die Pflegenden eine größtmögliche Unterstützungsfläche an: Bei einer Lagerung im Bett achten sie darauf, dass große Körperpartien der Matratze oder einem Kissen aufliegen. Dadurch reduziert sich der Haltungstonus und der Patient kann zur Ruhe kommen.

Schwerkraft: Die Rolle der Schwerkraft ist vor allem dann von Bedeutung, wenn es um die Wahl der Ausgangspositionen für Pflegeaktivitäten geht. Obwohl das Trinken im Bett in halbhoher Rückenlage dieselbe Bewegung ist wie das Trinken in aufrechter Sitzhaltung, werden durch die Schwerkraft und die Ausgangsposition unterschiedliche Muskelgruppen beansprucht. Während das Trinken am Tisch eher leicht fällt, weil hauptsächlich die Nackenmuskulatur beansprucht wird, ist das Trinken im Bett deutlich anstrengender: Der Kopf muss durch die vordere Halsmuskulatur angehoben werden und behindert durch diese Anspannung das leichte Bewegen des Kehlkopfes, wodurch das Schlucken erschwert wird.

Schlüsselpunkte: Schlüsselpunkte sind Körperzonen mit einer hohen Dichte von Propriorezeptoren (Presso- und Mechanorezeptoren), die für die Wahrnehmung und Kontrolle der gegenwärtigen Lage des Körpers im Raum zuständig sind. Die Schlüsselpunkte beeinflussen den Haltungstonus und bahnen Bewegungen an. Der *zentrale Schlüsselpunkt* ist das Brustbein, die *proximalen Schlüsselpunkte* sind die beiden Schulterregionen und Beckenhälften, die *distalen Schlüsselpunkte* sind Füße und Hände.

Die Stimulation von Schlüsselpunkten kann sowohl normale als auch abnormale Bewegungen einleiten. So kann ein Reiz in der Handinnenfläche zu einer (Beuge-)Spastik der Hand führen, die wiederum eine (Beuge-)Spastik des Ellenbogens provozieren kann. Deshalb ist ein Dauerreiz, den z.B. eine Binde in der Hand eines Schlaganfallpatienten auslöst, nicht sinnvoll.

Weitere physiologische Grundlagen

- Die linke motorische Hirnrinde gibt Impulse für bewusste Bewegungen der rechten Körperseite, die rechte Hirnhälfte für Bewegungen der linken. Die Planung selbst einseitiger Bewegungen (z.B. linken Arm anheben) erfordert jedoch das Zusammenspiel *beider* Hirnhälften. Deshalb können Bewegungsabläufe in der weniger betroffenen Körperseite beeinträchtigt sein, auch wenn diese nicht gelähmt ist
- Mobilität und Stabilität sind gegensätzliche Zustände, die sich jedoch wechselseitig bedingen. Beim Gehen müssen z.B. Rumpf und Standbein ausreichende Stabilität geben, damit das Spielbein mobil ist – also einen Schritt machen kann. Da bei einer schweren Hemiplegie das stärker betroffene Bein und die stärker betroffene Rumpfseite keine ausreichende Stabilität geben können, ist auch das Spielbein nicht in der Lage, einen Schritt durchzuführen
- Das Gehirn speichert Bewegungen als zusammengesetzte Information ab, wobei Motorik und Sensorik eine funktionelle Einheit bilden. So wird verständlich, dass ein Kranker mit Wahrneh-

mungsstörungen auch Schwierigkeiten hat, sich normal zu bewegen

- Das menschliche Gehirn ist nicht vollständig ausgenutzt und auch beim Erwachsenen noch innerhalb gewisser Grenzen „flexibel". Verloren gegangene Funktionen können zum Teil außerhalb der geschädigten Bereiche neu „angesiedelt" oder „geweckt" werden *(Plastizität des Gehirns)*
- Das Gehirn ist lebenslang lernfähig *(fortgesetztes neuronales Lernen)*. Es lernt die Bewegungsmuster, die der Patient mit der größten Motivation am häufigsten durchführt, normale und auch abnormale Bewegungen. Bekommt der Schlaganfallpatient von Seiten der Pflegenden zum Einüben einer normalen Bewegung keine professionelle Hilfe, wird er lernen, sich mit der Spastizität soweit es möglich ist zu bewegen. Werden ihm aber Bewegungsalternativen angeboten, die sich angenehmer und effektiver „anfühlen und erweisen", wird er diese Alternativen in seine Bewegungsabläufe integrieren
- Unter der Vorstellung, dass sich Gehirnstrukturen unter anderem durch neue synaptische Verbindungen reorganisieren, sollte der Patient also möglichst häufig und gezielt die normalen Bewegungsabläufe trainieren. Das Gehirn läuft ansonsten Gefahr, spastische Bewegungsmuster als „normal" zu erlernen und anzuwenden. Wie schnell und erfolgreich der Betroffene lernt, hängt von Ausmaß und Lokalisation der Schädigung und von seinem Allgemeinzustand ab.

Therapiegrundlagen des Bobath-Konzeptes

Neben den physiologischen Grundlagen folgt das Bobath-Konzept folgenden therapeutischen Grundlagen:

- **Wahrnehmungsförderung** (☞ unten)
- **Normalisierung des Muskeltonus** (insbesondere Hemmung der Spastizität): Grundsätzlich gilt es, dem Patienten bei Bewegungen, z.B. bei einem Transfer oder beim Lagern, genügend Zeit zu geben, den taktilen Stimuli nachzuspüren, um die verschiedenen Bewegungsabläufe wieder zu trainieren. Bei einem *hypertonen Muskeltonus* kann durch Vergrößerung der Unterstützungsflächen sowie durch langsame und sanfte (verbale oder taktile) Stimuli Tonus reduziert bzw. eine weitere Tonuserhöhung verhindert werden. Genauso kann bei einem *hypotonen Muskeltonus* durch Verkleinerung der Unterstützungsflächen sowie durch schnelle, laute und kräftige (verbale und taktile) Stimuli Tonus aufgebaut werden, um einen gewünschten Haltungstonus zu erreichen
- **Förderung der normalen Bewegung:** Jede Bewegung des Halbseitengelähmten wird unter Berücksichtigung des normalen, *beid*seitigen Bewegungsmusters durchgeführt. Das bedeutet, dass die stärker betroffene Seite in den Bewegungsablauf mit einbezogen wird, indem Bewegungen *fazilitiert* (erleichtert) werden. Einseitige Bewegungen wie das Hochziehen am Bettbügel oder am Bettgitter werden vermieden
- **24-Stunden-Management:** Da Lernprozesse ununterbrochen stattfinden, wird das Bobath-Konzept rund um die Uhr angewendet. Die konsequente und kontinuierliche Anwendung des Bobath-Konzeptes hat maßgeblichen Anteil an der Gesundung des Patienten. Somit sind die Pflegenden die wichtigsten Therapeuten des Schlaganfallpatienten
- **Therapeutisches Team:** Eine optimale Wirkung kann nur erzielt werden, wenn alle Berufsgruppen das Konzept anwenden. So achtet auch der Arzt darauf, dass er keine Infusionen am stärker betroffenen Arm anlegt, weil Paravasate ein *Schulter-Hand-Syndrom* (☞ oben) auslösen können. Probleme und Fortschritte des Patienten sowie pflegerisch-therapeutische Maßnahmen werden in gemeinsamen Besprechungen des *therapeutischen Teams* erörtert, damit alle mit dem Patient einheitlich umgehen. Auch die Angehörigen werden über den richtigen Umgang mit dem Patienten aufgeklärt, um nicht durch Fehlverhalten den Erfolg bisheriger Bemühungen zu gefährden
- **Frührehabilitation des Patienten mit erworbener Hirnschädigung:** Die ersten Tage und Wochen entscheiden darüber, ob die in unmittelbarer Nähe des Infarktes funktionslos gewordenen, aber noch vitalen Nervenzellen reaktiviert werden können. Das „Erwecken" dieser Nervenzellen verkürzt die Dauer des Rehabilitationsprozesses entscheidend – das Neu-Einprägen von Funktionen in anderen Hirnarealen ist langwieriger als ihre Reaktivierung.

In der Pflegepraxis taucht immer wieder die Frage auf, ob bei Schlaganfallpatienten neben dem Bobath-Konzept auch weitere Pflegekonzepte wie beispielsweise das der *Basalen Stimulation* oder der *Kinästhetik* angewandt werden können. Diese Frage kann so pauschal nicht beantwortet werden. Sobald eine solide Basis im Handling nach dem Bobath-Konzept erworben wurde, können im Einzelfall auch Elemente der anderen Konzepte sinnvoll genutzt werden (z.B. die basal stimulierende Ganzkörperwäsche bei Hemiplegie ☞ unten). Dazu sind aber fundierte Kenntnisse notwendig, in welchen Situationen die anderen Konzepte nicht greifen oder sogar kontraindiziert sind.

Wahrnehmungsförderung

Die Wahrnehmungsförderung des Patienten, vor allem der stärker betroffenen Seite, ist unabdingbar. Die wichtigsten Maßnahmen sind:

- **Lagerung auf der stärker betroffenen Seite** (☞ Abb. 35.55)
- **Regelmäßiger Lagerungswechsel:** Ein regelmäßiger Lagerungswechsel ist bedeutsam, weil gleichförmige Reize über eine längere Zeit dem Gehirn keinen Stimulus bieten
- Durchführung der **Transfers** (Umlagerung, Lagewechsel) über die stärker betroffene Seite
- **Bewegung unter Integration beider Körperseiten,** z.B. beim Lagern: Viele Spürinformationen und Gelegenheiten zur Tonusveränderung erhält der Patient, wenn ein Bein nach dem anderen aufgestellt wird, dann eine aktivierende Seitbewegung des Beckens erfolgt, so dass eine Rotationsbewegung des Beckens eingeleitet wird, und anschließend der Oberkörper der Bewegung folgt. Eine solche normale Bewegung ist tonusregulierend und damit spastizitätshemmend
- **Neglectbehandlung:** Ein wichtiger Therapieansatz in der Neglectbehandlung ist die Provokation des Patienten, seine stärker betroffene Seite und die Raumhälfte auf der stärker betroffenen Seite mehr zu beachten. Unter Provokation versteht man jeden visuellen, akustischen oder taktilen Reiz, der geeignet ist, die Aufmerksamkeit des Patienten auf die stärker betroffene Seite zu lenken. Dies beginnt bereits bei der Raumgestaltung (☞ unten). Angehörige, Besucher und auch das therapeutische Team kommunizieren bevorzugt über die stärker betroffene Seite des Patienten. Transfers werden, sobald keine Verletzungsgefahr mehr besteht, bewusst über die stärker betroffene Seite durchgeführt. Durch Lagerung auf der

stärker betroffenen Seite wird beim Patienten die Akzeptanz seiner stärker betroffenen Seite gefördert. Dieser Grundsatz sollte jedoch nicht zwanghaft befolgt werden: Reagiert der Patient sogar spastisch, wenn er über die stärker betroffene Seite angesprochen wird und sich bemüht, seine Aufmerksamkeit dorthin zu lenken, muss im Team entschieden werden, ob nicht vorübergehend sogar vermehrt über die weniger betroffene Seite gearbeitet wird (z.B. Transfer, Lagerung, Ansprache)

- **Aktivierende Pflege:** Schlaganfallpatienten haben unterschiedliche Probleme in ihrer Bewegungsfähigkeit. Deshalb müssen sie wieder Schritt für Schritt Bewegungsmöglichkeiten erlernen. Für viele Pflegenden, insbesondere für die, die keine oder nur wenig Erfahrung in der Betreuung von Schlaganfallpatienten haben, ist es schwer zu erkennen und zu entscheiden, wie der einzelne Patient adäquat aktiviert werden kann.

Tendenziell übernehmen viele Pflegende zu viele Aktivitäten für den Patienten: Anstatt Bewegungsabläufe mit ihm gemeinsam zu gestalten und den Patienten zu einer Bewegung einzuladen, erklären sie eigene Handlungsschritte. Dadurch werden Ressourcen des Patienten vernachlässigt und Nervensysteme nicht aktiviert. Der Patient erhält keine (Bewegungs-)Aufgaben, die er zu lösen hat, sondern lernt im Gegenteil, dass ihm Bewegungen abgenommen werden, z.B. dass die Pflegekraft immer das Bein aufstellt. Was er dadurch nicht lernen kann, ist, dass er jeden Tag etwas weniger Hilfe von der Pflegekraft beim Aufstellen der Beine benötigt und mehr und mehr Selbständigkeit zurückgewinnt.

Aktivierende Pflege bedeutet:

- Den Patient über die gemeinsame Aktivität informieren
- Die Hände rechtzeitig am Ort des Geschehens zu haben, um Haltungstonus zu spüren
- Präzise Bewegungsaufträge erteilen, den Patient zu einer Bewegung einladen
- Patientenaktivität spüren
- Die fehlende Aktivität durch das Handling ergänzen, wodurch erst eine gemeinsame Bewegungsausführung stattfindet.

Raumgestaltung bei einem Schlaganfallpatienten

Die Raumgestaltung ist ein aktives Behandlungskonzept des Neglect-Phänomens: Bett oder Stuhl des Patienten stehen so im Raum, dass die stärker betroffene Seite des Patienten zum Geschehen hin liegt, d.h. zur Tür und zum Zimmer. Auch der Nachttisch steht auf der stärker betroffenen Seite, ebenso wie jeder Kontakt über diese Seite erfolgen soll (Angehörige und Besucher informieren). Dadurch, dass sich dort alles „Interessante" abspielt, wird der Patient motiviert, den Kopf zur stärker betroffenen Seite zu drehen.

Bei einem sehr ausgeprägtem Neglect ist der Patient hierzu allerdings (noch) nicht in der Lage. Dann wird er auf seiner weniger betroffenen Seite gewissermaßen abgeholt und die Orientierung Schritt für Schritt auf seine stärker betroffene Seite gelenkt. Man spricht auch von kompensatorischer Neglect-Behandlung. In diesem Sinne ist auch die basal stimulierende Ganzkörperwaschung bei Hemiplegie zu verstehen, bei der zuerst die weniger betroffene Seite bewusst gemacht wird, um die Aufmerksamkeit dann auf die stärker betroffene Seite zu lenken.

Lagerung des Schlaganfallpatienten

Die **Lagerung des Schlaganfallpatienten** ist von größter Bedeutung. Dabei wird dem Weg zur Lagerung heute ebenso viel Bedeutung beigemessen wie der

	Passives Handling	Aktivierendes Handling
Anstellen des Beins		
Information an den Patienten	„Ich stelle jetzt ihr Bein auf."	„Ich helfe Ihnen, Ihr Bein aufzustellen."
Handlung	Pflegekraft nimmt das Bein und stellt es auf	Pflegekraft legt eine Hand auf den Fußrücken und die andere Hand unter den Oberschenkel
Bewegungsauftrag		„Bitte stellen Sie jetzt Ihr Bein an."
Handlung		Pflegekraft erspürt die Eigenaktivität des Patienten und ergänzt durch ihr Handeln den fehlenden Muskeltonus beim Bewegungsablauf
Drehen		
Information an den Patienten	„Ich drehe sie jetzt zur Seite."	„Ich helfe Ihnen beim Drehen zur Seite."
Handlung	Pflegekraft stellt weniger betroffenes Bein auf und dreht Patient en bloc auf die Seite	Aktivierendes Aufstellen des stärker betroffenen Beines (☞ oben)
Bewegungsauftrag		„Bitte stellen Sie nun das andere Bein auf."
Handlung		Pflegekraft stabilisiert das angebeugte, stärker betroffene Bein; dies hilft dem Patienten, das weniger betroffene Bein aufzustellen
Bewegungsauftrag		„Bitte drehen Sie ihre Beine zu mir."
Handlung		Pflegekraft stabilisiert beide Beine im Bewegungsablauf
Bewegungsauftrag		„Bitte geben Sie mir Ihren (weniger betroffenen) Arm."
Handlung		Pflegekraft führt weniger betroffene Hand und unterstützt evtl. zusätzlich an der Schulter das Nach-vorne-Drehen des Oberkörpers

Tab. 35.54: Informationen und Bewegungsaufträge von Pflegenden an den Patienten bei passivem und aktivierendem Handling.

Lagerung an sich. Bei einem ungünstigen Lagerungsweg kann der Patient z.B. zu hohen Tonus und damit Spastizität aufbauen.

Als oberstes Ziel der Lagerung, dem sich die übrigen Ziele unterordnen, wird heute das *Wohlbefinden des Patienten* angesehen. Das bedeutet, die Lagerung auf das aktuelle Bedürfnis des Patient abzustimmen. So kann zwischen der (nächtlichen) *Ruhelagerung* und der *therapeutischen Lagerung* differenziert werden, bei der z.B. die Kontrakturenprophylaxe strenger durchgeführt wird. Eine Ruhelagerung lässt im Vergleich zu einer therapeutischen Lagerung größere Kompromisse zu, etwa mehr Beugung, und verzichtet daher auch auf eine strenge Schrittstellung der Beine. Es wird heute als normal angesehen, wenn der Oberkörper bei der Ruhelagerung leicht in Beugung kommt.

Darüber hinaus verfolgt das Bobath-Konzept außer den allgemeinen Zielen der Lagerung (Dekubitus-, Pneumonie-, Kontrakturen- und Thromboseprophylaxe) besondere Ziele:

- Förderung der Wahrnehmung
- Regulierung des Muskeltonus
- Verhinderung der schmerzhaften Schulter und des Schulter-Hand-Syndroms.

Bei *multimorbiden* Patienten (Patienten mit Mehrfacherkrankungen ☞ 14.2) kann es notwendig sein, von den beschriebenen Methoden abzuweichen. So kann eine massive Atemeinschränkung eine Abkehr von der Seitlage erfordern.

In der Akutphase muss der Patient alle 2 – 3 Stunden umgelagert werden. Die verschiedenen Lagerungsarten werden dabei je nach Toleranz und Belastbarkeit des Patienten unterschiedlich intensiv und häufig eingesetzt.

Ein Patient mit einem ischämischen Hirninfarkt kann bereits am Aufnahmetag in den Stuhl gesetzt werden, sofern es sein Allgemeinzustand erlaubt und keine Kontraindikationen wie etwa eine Herzinsuffizienz oder eine Kreislaufdysregulation bestehen. Dabei orientiert sich die Mobilisation an den Belastungsgrenzen des Patienten. Weil er in der Akutphase nur eingeschränkt belastbar ist, ermüdet er rasch. Er wird dann wieder ins Bett gebracht, da das Schlafen im Stuhl unbequem ist und einen abnormen Muskeltonus und nachfolgend Fehlhaltungen fördert.

Schwerstbetroffene Patienten, die noch keine eigene Aktivität im Bett zeigen, benötigen zusätzliche Unterstützungsflächen durch Kissen und Decken, damit sie ihr (Körper-)Gewicht während ihrer Immobilität „abgeben" können und unnötig hoher Haltungstonus vermieden wird. Sobald der Patient jedoch beginnt, Eigenaktivität zu zeigen, dürfen Kissen oder andere Lagerungsmaterialen den natürlichen Bewegungsdrang nicht beeinträchtigen und werden auf das notwendige Minimum reduziert. Als Lagerungsmaterial eignen sich 3 – 4 große Federkissen, weil sie gut modellierbar sind. Zur Beinlagerung ist eine zusammengelegte Decke vorteilhaft.

Mit zunehmender Eigenaktivität lernt der Patient schließlich, sich selbst zu lagern. Dann weisen Pflegende ihn darauf hin, beim Hochziehen nicht Bettbügel, Gitter oder Strickleiter zu benutzen, weil der Halbseitengelähmte auf diese einseitige Belastung mit Spastizität reagieren könnte. Außerdem würde er dadurch lernen, seine stärker betroffene Seite nicht einzusetzen *(erlernter Nichtgebrauch, learned-non-use).* Schon deshalb sollte ein Bettbügel oder eine Strickleiter nicht am Bett platziert sein.

Kontrakturenprophylaxe

Bei Patienten mit erworbenen Hirnschädigungen können bestimmte statische Maßnahmen der Kontraturenprophylaxe nicht angewendet werden. Dies gilt besonders im Bereich der Hände und Füße. Die distalen Schlüsselpunkte Hände und Füße kommunizieren mit der Umwelt, indem die Hände Gegenstände *be-greifen* und die Füße die Erde *be-treten.* Situationsabhängig wird der dafür notwendige Muskeltonus aufgebaut:

- Um Gegenstände in der Hand festhalten zu können, ist ein bestimmter Muskeltonus nötig. Es wird vermutet, dass beim Hemiplegiker eine in die Hand gelegte Binde selbst in der schlaffen Phase sog. *Nervennetze* im ZNS zum Festhalten vorprogrammiert. Spätfolge kann eine überschießende Fingerbeugung mit Problemen beim Loslassen sein. Daher wird es heute als notwendig erachtet, die ganze Hand, insbesondere die Finger und die Handinnenfläche, durch bewusste Berührung mit gezielter Spürinformation zu versorgen, z.B. im Rahmen der Körperpflege. So kann es im Einzelfall sinnvoll sein, einem Patienten mit spastisch geschlossenen Händen stundenweise größere Gegenstände in die Hand zu geben, wenn sich beobachten lässt, dass sich der Muskeltonus daraufhin normalisiert
- Eine Kontrakturenprophylaxe im Bereich der Hüftbeuger wird bei noch nicht gehfähigen Patienten durch abwechselnde Schrittstellung in Seitlage erzielt
- Eine außenrotierte Lagerung des Oberarmes beugt bei der Lagerung im Bett einer Kontraktion des M. pectoralis vor.

Weitere mögliche Maßnahmen der Kontrakturenprophylaxe sind:

- Die Lagerung des spastisch innenrotierten Oberarms in eine neutrale Position
- Zur Kontrakturenprophylaxe der Hüftbeuger der Verzicht auf eine *routinemäßige* Unterlagerung der Beine
- In Seit- oder Rückenlage die abwechselnde Lagerung des stärker betroffenen Armes in Beugung und Streckung.

Spitzfußprophylaxe

Die normale Haltung in entspannter Rückenlage ist ein Fallenlassen des Fußes nach vorne und außen. Schon aufgrund dieser Tatsache erscheinen passive Maßnahmen der Spitzfußprophylaxe im Bett fragwürdig. Außerdem ist ein verstärkter Reiz am Fußballen bei der normalen Bewegung verbunden mit dem Abheben der Fersen zum Zehenstand. Wird nun durch Sandsäcke, Bettkisten oder ähnliche Gegenstände über längere Zeit ein passiver Reiz am Fußballen gesetzt, werden bereits im schlaffen Stadium die Nervennetze auf Zehenstand programmiert – ein ausgeprägter Spitzfuß ist eine mögliche Folge. Deshalb wird heute der ganze Fuß, vor allem auch Zehen und Fußsohlen, mit gezielter Spürinformation versorgt, indem sie bewusst und mit stärkerem Druck berührt werden.

Bereits im Bett gibt es zahlreiche Gelegenheiten, Pflegemaßnahmen so zu gestalten, dass der Fuß ohne größeren Zeitaufwand passiv durchbewegt und so eine Spitzfußprophylaxe durchgeführt wird:

- Beim Drehen zur Seite stellen die Pflegenden die Beine auf und bewegen sie so passiv durch. Ein zusätzlicher, wenige Sekunden dauernder Druck auf die Knie verstärkt den spitzfußprophylaktischen Effekt
- Zum Waschen (im Bett) heben die Pflegenden das Bein des Patienten nicht an der Ferse hoch, sondern stellen es gebeugt auf. Dies dient nicht nur der Spitzfußprophylaxe, sondern vermei-

det zusätzlich ein für den Patienten unangenehmes Überstrecken des Kniegelenks und erfordert weniger Kraft von Seiten der Pflegenden
- Effektiv ist auch, wenn die Pflegenden ein Anheben-lassen des Beckens in den Bewegungsablauf einfließen lassen (☞ unten).

Noch geeigneter ist das Sitzen des Patienten im Stuhl. Die Füße müssen allerdings großflächig auf dem Boden stehen. Bei kleinen Patienten werden die Füße entsprechend unterlegt. Sitzt der Patient in einem Rollstuhl, sind seine Füße nur für die Dauer des Transportes auf den Trittbrettern. In der übrigen Zeit stehen die Füße auf dem Boden; das Abstellen auf den Trittbrettern belastet die Füße nicht gleichmäßig und würde die Spastizität fördern.

Lagerung auf dem Rücken

Nur wenige gesunde Menschen schlafen zu Hause auf dem Rücken, die allermeisten nicht: Ihr Hauptproblem ist, dass sie durch ein Hohlkreuz und/oder durch Verkürzungen der Becken-Bein-Muskulatur die Unterstützungsfläche Matratze nicht „annehmen" können, der Matratze also nicht aufliegen. Um eine solche Lage gegen die Schwerkraft beizubehalten, muss ein großer Haltetonus aufgebaut werden; deshalb wählen die meisten eine bequemere Lage, etwa die Seitlage. Schlaganfallpatienten, die bereits vor ihrer Erkrankung ungern auf dem Rücken schliefen, können auf eine unkorrigierte, also nicht durch Lagerungsmittel unterstützte Rückenlage mit erhöhtem Strecktonus und Spastizität reagieren. Durch ihre (Teil-) Immobilität verbleibt ihnen keine andere Reaktionsmöglichkeit auf diese unbequeme Position. Daher liegt das Augenmerk der Pflegenden bei der Rückenlage auf dem Verhindern übermäßiger Strecktonus-Aktivität.
- Zwei Kissen (80 x 40 cm) A-förmig übereinander legen und dabei die Öffnung so gestalten, dass gleichzeitig die Schultern gut unterstützt werden und die Brustwirbelsäule so viel Platz hat, dass sie nach unten sinken kann. Reicht die Überlappung der Kissen für eine Unterlagerung des Kopfes nicht aus (je nach Größe des Patienten), zusätzliches kleines Kissen für den Kopf benutzen
- Beine (Knie und Hüften) in maximale Beugung bringen. In dieser Haltung kommt das Becken aus der Kippung nach vorne. Beine dann unter sachtem Zug ablegen. Um dem Körper eine möglichst große Unterstützungsfläche zu bieten und damit eine Tonusreduktion zu erreichen, ggf. noch einmal mit beiden Händen jeweils unter Schultern und Hüften greifen, nur leicht anheben und sie einzeln und nacheinander mit leichtem Zug nach außen positionieren
- Stärker betroffenen Oberarm leicht außenrotieren und den Arm, wenn er die Unterstützungsfläche nicht „annehmen" kann, mit weiteren Kissen unterlagern. Um einer Spastik vorzubeugen, empfiehlt es sich oft, den Unterarm mit einem kleinen Kissen oder Handtuch leicht anzuheben, damit die Bizepssehne nicht so stark gespannt ist (weiche Bizepssehne in der Ellenbeuge zur Kontrolle tasten). Eine gespannte Bizepssehne kann Spastitzität auslösen
- Wenn das stärker betroffene Bein in erhebliche Außenrotation fällt, zusätzliche Handtuchrolle seitlich vom Becken bis zum Trochanter major anlegen und dadurch das Bein schienen
- Stärker betroffenes Becken nicht *routinemäßig* unterlagern, da dies eine Kontraktur der Hüftbeuger begünstigt und weder die Wahrnehmung fördert noch die Spastizität hemmt. Müssen die Beine zur Entlastung der sichtbar gefährdeten Fersen unterlagert werden, gesamtes Bein großflächig unterlagern. Bestehen jedoch bereits Kontrakturen der Hüftbeuger, Beine mit großflächiger Unterpolsterung so weit hoch lagern, dass die Muskulatur entspannt ist, da eine ständige Haltearbeit der Muskulatur Spastizität fördert.

Sitzen im Bett

Das Sitzen im Bett im Pilotsitz bzw. Langsitz ist ein Kompromiss, wenn der Patient noch nicht in den Stuhl oder Rollstuhl mobilisiert werden darf. Häufigstes Problem beim Sitzen im Bett ist das rasche Herunterrutschen des Patienten in eine ungünstige halbhohe Lage, die z.B. das Schlucken erschwert. Daher sollte wenigstens versucht werden, kurze Pflegehandlungen, ggf. auch mit sehr viel Unterstützung, an der Bettkante durchzuführen.

Lagerung auf der stärker betroffenen Seite

Aus therapeutischer Sicht ist die **Lagerung auf der stärker betroffenen Seite** unverzichtbar.

Die stärker betroffene Seite wird durch den Auflagedruck stimuliert. Die Gegenrotation von Oberkörper und Becken wirkt tonusregulierend. Durch die Schrittstellung wird im unten liegenden, stärker betroffenen Bein eine Kontrakturenprophylaxe durchgeführt; dadurch lässt sich auch das spätere Gehen vorbereiten. Bei der Lagerung auf der stärker betroffenen Seite bleibt der Patient aktiv, da er die oben liegende, weniger betroffene Seite frei bewegen kann.
- Damit nach der Drehung noch genügend Platz für die Lagerung des stärker betroffenen Armes bleibt, wird der Patient bei flach gestelltem Kopfteil so nah wie möglich an die Bettkante der weniger betroffenen Seite bewegt. Um die Schulter bei der Drehung nicht zu verletzen, wird der stärker betroffene Arm bereits vor dem Drehen abgewinkelt (☞ Abb. 35.55)
- Die Pflegekraft platziert das Kopfkissen bereits jetzt so, dass der Patient am Ende der Drehung immer noch auf dem Kissen liegt
- Die Pflegekraft hilft dem Patienten, das stärker betroffene Bein aufzustellen. Sie stabilisiert durch Druck das Knie des stärker betroffenen Beines (Spastizitätsprophylaxe durch Geben von Stabilität) und stellt währenddessen mit der anderen Hand das weniger betroffene Bein auf bzw. unterstützt den Patienten dabei
- Die Drehung wird über die Beine eingeleitet, dann folgt der Oberkörper
- Anschließend zieht die Pflegekraft den Patienten nochmals passiv bis nahe an die Bettkante zurück (ggf. Kissen noch einmal modellieren)
- Bei der Lagerung auf der stärker betroffenen Seite berücksichtigen Pflegende die Maxime der Schulterentlastung (Lagerung zur Prophylaxe einer schmerzhaften Schulter ☞ oben)
- Das früher übliche Herausziehen der Schulter gilt heute als überholt, weil dadurch die stabilisierende Schulterblattmuskulatur überdehnt wird und ihre Funktionen später nicht mehr richtig wahrnehmen kann. Auch ist es aus heutiger Sicht nicht erforderlich, den stärker betroffenen Arm ausschließlich in Streckung zu lagern, er darf bequem in unterschiedlichen Positionen gelagert werden (zur Aufgabe des Konzeptes der *reflex inhibiting positions* ☞ oben)
- Als eine wichtige Kontrakturenprophylaxe des frühzeitig spastisch werdenden M. pectoralis korrigiert die Pflegekraft einen innenrotierten Oberarm in eine neutrale, leicht außenrotierte Stellung

- Zur Kontrakturenprophylaxe wird die Hüfte des stärker betroffenen Beines gestreckt gelagert, das Knie darf leicht angewinkelt sein
- Für die meisten Patienten ist es hilfreich, den gestreckten Unterarm mit einem kleinen Kissen oder Handtuch leicht anzuheben, um Spannung von der Bizepssehne zu nehmen (Spastizitätsprophylaxe). Der Patient soll von Zeit zu Zeit seinen Arm nehmen und auf den Bauch legen. Dies erhöht das Körpergefühl des Patienten und seine Eigenverantwortung für den stärker betroffenen Arm
- Der Patient darf das weniger betroffene, oben liegende Bein bequem auf einer zusammengefalteten Decke ablegen, die dem Bein eine komplette Unterstützungsfläche von den Zehen bis zur Leiste bietet. Die Höhe dieser Decke hängt von der Rotationsfähigkeit des Beckens und der Beweglichkeit im LWS- und Hüftbereich ab, Patienten mit Rückenproblemen bevorzugen eher eine hohe Unterlagerung.

Lagerung auf der weniger betroffenen Seite

Die Lagerung auf der weniger betroffenen Seite kommt den Schlafgewohnheiten vieler Menschen entgegen.

- Der Patient wird so weit wie möglich zur Bettkante auf der stärker betroffenen Seite bewegt (☞ unten). Das Kopfkissen wird bereits so positioniert, dass der Patient am Ende der Drehung immer noch auf dem Kissen liegt

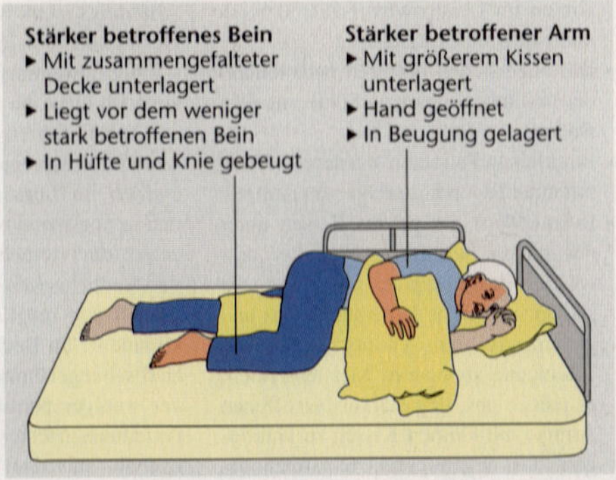

Abb. 35.56: Bobath-Lagerung auf der weniger betroffenen Seite. [L109]

- Die Pflegekraft hilft dem Patienten, das stärker betroffene Bein aufzustellen; während sie das weniger betroffene Bein aufstellt bzw. den Patienten dabei unterstützt, stabilisiert sie das Knie des stärker betroffenen Beines (Spastizitätsprophylaxe durch Geben von Stabilität)
- Die Drehung wird über die Beine eingeleitet, anschließend folgt der Oberkörper
- Zur Vermeidung von Schulterverletzungen schützt der Patient seinen stärker betroffenen Arm beim Drehen selbst. Alternativ übernimmt die Pflegekraft den Schulterschutz, indem sie den Arm während der gesamten Drehung führt
- Der stärker betroffene Arm wird auf einem Kissen zwischengelagert

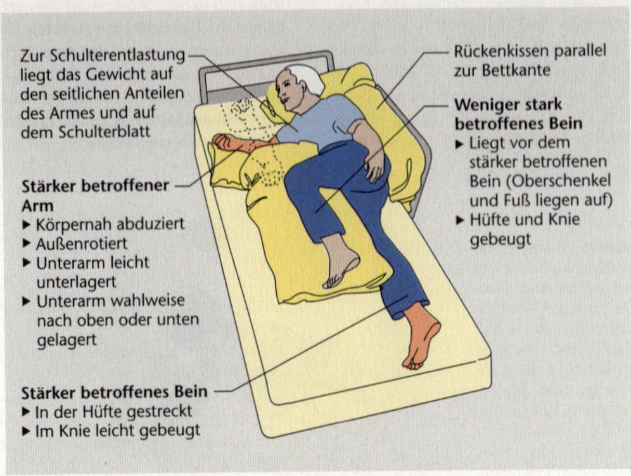
Zur Schulterentlastung liegt das Gewicht auf den seitlichen Anteilen des Armes und auf dem Schulterblatt
Stärker betroffener Arm
▸ Körpernah abduziert
▸ Außenrotiert
▸ Unterarm leicht unterlagert
▸ Unterarm wahlweise nach oben oder unten gelagert
Stärker betroffenes Bein
▸ In der Hüfte gestreckt
▸ Im Knie leicht gebeugt
Rückenkissen parallel zur Bettkante
Weniger stark betroffenes Bein
▸ Liegt vor dem stärker betroffenen Bein (Oberschenkel und Fuß liegen auf)
▸ Hüfte und Knie gebeugt

Abb. 35.55: Bauchbetonte Bobath-Lagerung auf der stärker betroffenen Seite. [L109]

- Je nach Vorliebe des Patienten kann der Patient eine eher seiten- oder eine eher bauchbetonte Lage einnehmen:
  - Die Beine werden in Schrittstellung gelagert. Bei der *bauchbetonten* Lagerung ruht das vorne liegende, stärker betroffene Bein direkt auf der Matratze; Unterstützungsflächen werden durch ein Kissen gegeben, das vor dem Bauch liegt und unter dem Oberschenkel hindurchgeht. In der bauchbetonten Position muss der stärker betroffene Arm nicht so hoch, aber dennoch komplett bis in den Achselbereich hinein unterstützt werden
  - Möchte der Patient eher *seitenbetont* ruhen, wird zusätzlich eine zusammengefaltete Decke unter das vorne liegende, stärker betroffene Bein gelegt und ein größeres Kissen für den stärker betroffenen Arm verwandt
- Der stärker betroffene Arm wird in Beugung gelagert. Dadurch bleibt er in einer neutralen Position auf dem Kissen liegen, die Beugung verhindert ein Fallen in die Innenrotation (Kontrakturenprophylaxe)
- Bei sehr unruhigen Patienten kann es erforderlich sein, auch ein Kissen in den Rücken zu geben.

Sitzen im Stuhl (am Tisch) und im Rollstuhl

Das Sitzen im Stuhl am Tisch vermittelt Normalität, fördert das Interesse des Patienten an seiner Umwelt und ist die effektivste Form der *Spitzfußprophylaxe.*

- Der Patient sitzt mit dem Gesäß möglichst hinten an der Rückenlehne. Ein

Kissen im Lendenwirbelsäulenbereich unterstützt die Aufrichtung
- Die Füße stehen hüftbreit nebeneinander und mit der ganzen Sohle auf dem Boden
- Bei kleinen Patienten werden die Füße mit einer festen Unterlage unterstützt
- Eventuell ist ein großes Kissen unter der stärker betroffenen Schulter notwendig, das, geschickt modelliert, die stärker betroffene Seite stabilisiert und gleichzeitig den Thorax gegen die Tischkante abpolstert. Meistens reicht es jedoch aus, den stärker betroffenen Arm so mit kleinen Kissen zu unterlagern, dass er genügend Unterstützungsfläche hat, auf der das Gewicht des Armes liegt
- Bei einem drohenden oder bestehenden *Schulter-Hand-Syndrom* (☞ oben) wird grundsätzlich der stärker betroffene Arm auf dem Tisch abgelegt oder mit einem Kissen unterlagert.

Der *Rollstuhl* ist in erster Linie ein Transportmittel. Im Stationsalltag wird er jedoch besonders bei immobilen Patienten häufig zum Sitzen verwendet. Die meisten Rollstühle haben eine flexible Rückenlehne und eine durchhängende Sitzfläche. Dies führt zu ungünstigen Sitzpositionen und bei spastischen Patienten zum Herausrutschen aus dem Rollstuhl.

Deshalb gilt:
- Der Patient hat seine Füße nur für Transporte auf den Trittbrettern. Ansonsten stehen die Füße auf dem Boden. Auf den Trittbrettern werden die Füße nicht gleichmäßig belastet; diese ungleichmäßige Belastung fördert die Spastizität
- Um den Oberkörper bei flexiblen Rückenlehnen aufrecht zu halten, wird ein festes Kissen in den Lendenwirbelsäulenbereich eingebracht
- Der stärker betroffene Arm wird vor dem Körper auf dem Rollstuhltisch gelagert, um Schulterproblemen vorzubeugen.

Bewegen und Bewegungsförderung des Patienten

Bewegen des Patienten bedeutet, ihn so zu unterstützen, dass er mit Hilfe der Pflegenden eine normale Bewegung durchführen kann. Pflegende achten darauf, dem Patienten die Chance zu geben, eine Bewegung aktiv durchzuführen.

Allerdings ist aktiv nicht mit selbständig zu verwechseln. Sollen Patienten selbständig Bewegungen durchführen, für die sie noch nicht die notwendigen Ressourcen haben, führen sie meistens kompensatorische Bewegungen durch, die letztendlich im Lernen von Nichtgebrauch und in Spastizität enden (☞ oben). Oft ist es so, dass wacher werdende Patienten verständlicherweise versuchen, so schnell wie möglich „auf die Beine zu kommen". Im Bett bewegt sich dann ein Halbseitengelähmter, indem er sich mit der weniger betroffenen Hand z.B. am Patientenaufrichter oder am Kopfteil festhält, mit dem weniger betroffenen Bein das Becken halbseitig anhebt und „durch das Bett robbt". Diese selbständige Bewegung ist aber nur eine vermeintliche Selbständigkeit. Im Gegenteil, der Patient ist gerade dabei, die Kompensation seiner Bewegungseinschränkung einzuüben. Daher achten Pflegende darauf, dass Patienten von Beginn an normale Bewegungen (wieder)lernen.

Bewegen des Halbseitengelähmten im Bett

Anheben des Beckens:

Das **Anheben des Beckens** ist eine äußerst sinnvolle Möglichkeit, Bewegungen aktiv und als normale Bewegung zu gestalten, weil die stärker betroffene Seite in den Bewegungsablauf integriert ist. Außerdem ist das Anheben des Beckens eine sehr wirkungsvolle Maßnahme der Spitzfußprophylaxe.

Die Pflegenden achten darauf, dass das Becken nur ein wenig angehoben wird – ein Zuviel bedeutet Training von Kompensation und letztendlich auch von Spastizität. Wird nämlich das Becken zu hoch angehoben, muss der Patient viel Kraft aufwenden, über die er nur durch eine kompensierende Bewegung verfügt. Häufige Möglichkeiten, das Anheben des Beckens in die Pflege zu integrieren, sind das Bewegen zur Seite im Bett und das Anziehen der Unterwäsche.

- Der Patient liegt auf dem Rücken. Die Pflegekraft befindet sich auf der stärker betroffenen Seite des Patienten. Sie positioniert an dem stärker betroffenen Bein eine Hand auf dem Fußrücken und die andere in der Knieregion des Patienten: Bei leicht betroffenen Patienten reicht es aus, die Hand unterhalb des Knies zu positionieren, schwerer Betroffene benötigen eher seitlich und oberhalb der Kniekehle Unterstützung
- Die Pflegekraft fordert den Patienten auf, sein stärker betroffenes Bein aufzustellen. Dabei erspürt sie die Aktivität des Patienten und gibt gerade so viel Unterstützung wie der Patient benötigt. Beim Aufstellen achtet sie darauf, dass die Ferse nahe zum Gesäß gebracht wird
- Die Pflegekraft lehnt sich nun mit ihrer Achsel auf das knienahe Drittel des stärker betroffenen Oberschenkels und nimmt die Hände von Knie und Fuß weg. Indem sie sich auflehnt, wird der stärker betroffene Fuß belastet und kann nicht mehr wegrutschen. Mit dem gleichen Arm greift die Pflegekraft über das weniger betroffene Bein hinweg und legt ihre Hand am Becken ab (als Variante kann sie unter dem weniger betroffenen Bein hindurchgreifen). Die zweite Hand liegt an der näher gelegenen, stärker betroffenen Beckenseite
- Der Patient soll sein Becken dann möglichst aktiv anheben. Die Pflegekraft wartet die Patientenaktivität ab und lehnt sich in dem Moment, in dem der Patient die Bewegung einleitet, mit ihrem Körpergewicht auf das Knie nach hinten, so dass neben dem Druck zusätzlich ein Zug in Richtung Fuß entsteht. Mit den Händen kann die Pflegekraft die Bewegung steuern.

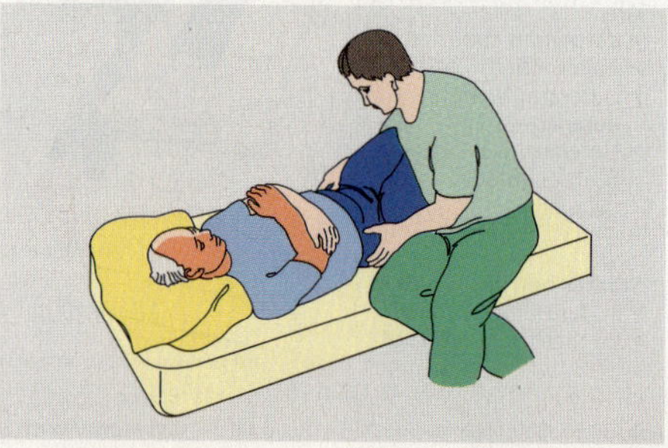

Abb. 35.57: Anheben des Beckens. Das Becken wird nur minimal angehoben. Das weniger betroffene Bein trägt mehr Gewicht. Die Pflegekraft übt mit ihrer Achsel Druck auf das Knie des stärker betroffenen Beines aus, die Hände sind zur Bewegungsinformation am Becken links und rechts angelegt. [L109]

- In einem zweiten Schritt kann die Pflegekraft den Patienten bitten, sein Gesäß nach links oder rechts zu bewegen. Das Ablegen-lassen des Gesäßes ist keine Parallel-, sondern eine Rotationsbewegung und beugt daher Spastizität vor.

Bewegen des Patienten an den Bettrand:

- Die Pflegekraft schaut in das Gesicht des Patienten, beugt sich etwas über ihn und legt ihre Hände flächig nahe des Halses an seine Schulter
- Auf das Kommando „Kopf hoch" hebt der Patient seinen Kopf. Die Pflegekraft lehnt sich zurück und bewegt durch ihre eigene Gewichtsverlagerung den Oberkörper des Patienten
- Um möglichst rückenschonend zu arbeiten, kann man bei schweren oder sehr inaktiven Patienten die Wege verkürzen. Die Bewegung wird dann mehrmals wiederholt oder durch passivere Methoden ersetzt. Passivere Methoden, wie z.B. auch das kinästhetische Rollen und Ziehen zur Seite (☞ 7.5.7), sind immer dann erforderlich, wenn der Patient zu wenig Eigenaktivität zeigt.

Aufrichten des Patienten vom Liegen zum Sitzen auf der Bettkante

- Die Pflegekraft unterstützt den Patienten, sich mit aufgestellten Beinen über die stärker betroffene Körperhälfte zur Seite zu drehen (☞ oben)
- Die Knie dürfen nur wenig über die Bettkante herausragen, damit der Patient beim Erreichen der Bettkante nicht von der Bettkante rutscht
- Das Bett wird tief gestellt. Diese Position bedeutet für die Pflegekraft zwar, verstärkt in den Knien zu arbeiten, jedoch ist es sicherer und rückenschonender, wenn der Patient – nachdem er auf der Bettkante sitzt – sofort Bodenkontakt hat
- Die Pflegekraft platziert ihre eine Hand an der unten liegenden Thoraxseite im Übergangsbereich zum Schulterblatt. Ihre zweite Hand ruht auf dem Schulterdach der weniger betroffenen Seite, sobald die Beine aus dem Bett gebracht worden sind
- Beim seitlichen Hochkommen verkürzt sich der Rumpf der weniger betroffenen Seite: Schultern und Hüfte nähern sich an. Die Pflegekraft unterstützt diese Patientenaktivität, indem sie bewusst mehr Unterstützung (Druck) am Schulterdach gibt
- Anschließend wird die Haltung des Patienten so korrigiert, dass er mit beiden Füßen komplett Bodenkontakt hat und die Hände links und rechts auf der Matratze ruhen.

Neben dieser Variante, die von mobileren Patienten auch zunehmend alleine durchgeführt werden kann, gibt es noch eine weitere Möglichkeit zum Aufrichten in den Sitz, die durch Rotation tonusregulierend wirkt. Dabei wird der Patient so im Bett bewegt, dass er eine diagonale Ausgangsposition hat. Das stärker betroffene Bein wird aus dem Bett bewegt, das weniger betroffene Bein aufgestellt. Der Patient leitet die Bewegung mit dem Kopfanheben ein, vollzieht anschließend eine Rotationsbewegung des Oberkörpers, und während er den Oberkörper aufrichtet, führt das bisher aufgestellte Bein einen Schritt aus dem Bett durch. Mit diesem Schwung kommt er an die Bettkante zum Sitzen.

Transfer von der Bettkante in den Rollstuhl

Der **Transfer von der Bettkante** in den Rollstuhl verfolgt wichtige therapeutische Ziele. Der Patient soll mit Hilfe der Pflegenden eine normale Bewegung wiedererlernen. Dabei wird gleichzeitig die Wahrnehmung geschult und dem Spitzfuß vorgebeugt.

Bei schwer betroffenen Patienten wird der Transfer zuerst über das Schwenken durchgeführt **(tiefer Transfer).** Setzt die Hüft- und Kniekontrolle wieder ein, kann zunehmend der **Transfer über den Stand** durchgeführt werden. Früher wurden die Patienten eher zu früh über den Stand umgesetzt – mit Sprunggelenksverletzungen und Bänderdehnungen als mögliche Folgen. Heute wird differenziert, ob der Transfer über die weniger oder die stärker betroffene Seite stattfinden soll. Argumente für den Transfer über die stärker betroffene Seite sind die Wahrnehmungsförderung und die Aktivierung der Muskelaktivität. Über die weniger betroffene Seite erfolgt der Transfer bei absolut schlaffen und verletzungsgefährdeten Beinen, wenn der stärker betroffene Fuß keine ausreichende Unterstützungsfläche hat (Spitzfuß) und beim Pusher-Patienten (☞ oben) zum Erlernen der Gewichtsübernahme auf der weniger betroffenen Seite.

Bei halbseitengelähmten und somit wahrnehmungsgestörten Patienten werden Transfers *nicht* mit einer Drehscheibe durchgeführt; die Patienten würden dadurch stark verunsichert werden und darüber hinaus würde keinerlei Lerneffekt entstehen, weil sie die Bewegung nicht nachvollziehen können. Der Effekt, den das Drehen mit der Drehscheibe erzielen würde, wird auch als *Magie der Umwelt* bezeichnet: Es geschieht etwas mit dem Patienten, und er weiß nicht wie.

Durchführung des tiefen Transfers:

- Der Patient sitzt am Bettrand und hat vollständigen Fußsohlenkontakt zum Boden. Er hat vorzugsweise seine normalen Straßenschuhe an, weil diese dem häufig labilen Fuß Halt geben. Turnschuhe behindern wegen ihres Gummiprofils die Drehung. Transfers in Strümpfen sind äußerst gefährlich. Als Kompromiss kann der Transfer barfuß durchgeführt werden
- Der Rollstuhl steht mit angezogenen Bremsen parallel zum Bett auf der Seite, über die der Transfer stattfinden soll. Die Seitenlehne ist herausgenommen und die Fußrasten entfernt oder zur Seite geklappt (sonst besteht Sturzgefahr)
- Die Füße sind möglichst weit zurückgestellt, haben aber noch flächigen Kontakt zum Boden
- Die Pflegekraft steht vor dem Patienten
- Der stärker betroffene Arm ruht am sichersten auf dem Schoß des Patienten
- Grundsätzlich wird immer das Drehbein stabilisiert. Wird über die stärker betroffene Seite tief transferiert, ist dies das stärker betroffene Bein, wird über die weniger betroffene Seite tief transferiert, ist es das weniger betroffene Bein. Bei schwer betroffenen Patienten kann auch die Stabilisierung beider Beine sinnvoll sein
- Die Pflegekraft steht in Schrittstellung so vor dem Patienten, dass ihr eines Bein das Drehbein von vorne und ihr anderes das Drehbein von der Seite stabilisiert. Durch die Schrittstellung behindert die Pflegekraft nicht die Vorwärtsbewegung des Patientenknies und sie kann den gesamten Bewegungsablauf ohne Gleichgewichtsverlust bewältigen
- Die Pflegekraft greift mit einer Hand unter die Achsel der weniger betroffenen Seite hindurch auf das Schulterblatt und hilft dem Patienten, sein Gewicht auf diese Seite zu verlagern. Mit der anderen Hand unterstützt die Pflegekraft die stärker betroffene Gesäßhälfte unterhalb des Sitzbeinhöckers (Tuber ischiadicum)

- Die Pflegekraft fordert den Patienten verbal wie taktil zu einleitenden Beckenbewegungen auf. Dabei wird der Oberkörper weit nach vorne über die Unterstützungsfläche Füße gebracht. Pflegekraft und Patient bilden eine Bewegungseinheit
- Sobald die Pflegekraft die Beckenaktivität (Becken kippt nach vorne) des Patienten spürt, wird das Gesäß des Patienten einige Zentimeter zur Seite Richtung Rollstuhl bewegt und dann wieder abgesetzt
- Ggf. werden die Füße nach dem Absetzen korrigiert
- Der gesamte Vorgang wird 2- bis 3-mal wiederholt, bis der Patient in einem weiteren Schwenk in den Rollstuhl gelangt.

Gehen mit dem Patienten

Das Gehen mit dem Patienten ist erst dann sinnvoll, wenn der Patient sein stärker betroffenes Bein (mit Hilfe der Pflegenden) belasten kann.

- Die Pflegekraft steht hinter dem Patienten und stützt mit beiden Händen flächig den Thorax des Patienten. Durch die Gewichtsabnahme können die Patienten häufig leichter Schritte durchführen
- Das Gewicht wird auf das stärker betroffene Bein verlagert, worauf das weniger betroffene Bein vorangestellt wird (bei instabilem Kniegelenk stabilisiert eine zweite Person das stärker betroffene Bein während der Standbeinphase in Streckung). Mit leichtem Druck vom Thorax aus fazilitieren die Hände der Pflegekraft die Bewegung
- Danach wird das Gewicht auf das weniger betroffene Bein verlagert, und das andere Bein schwingt nach vorne.

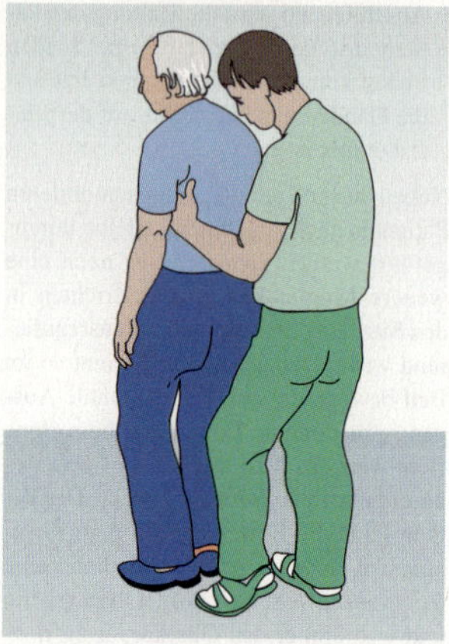

Abb. 35.59: Gehen mit dem Patienten. [L109]

! Vorsicht: Keine vorzeitigen Gehversuche

Nie den Patienten nur um des Gehens Willen mit je einem Pflegenden rechts und links in einem Gehwagen oder mit Gehstützen über den Flur „zerren". Solche Versuche enden beim Patienten meist mit Frustration, spastischen Reaktionsmustern und Traumatisierung der stärker betroffenen Schulter.

Unterstützung bei weiteren ATL

Sich waschen und kleiden

Waschen und **Kleiden** haben einen hohen Stellenwert in der Rehabilitation des Schlaganfallpatienten. Die Rückkehr verloren gegangener Funktionen geschieht dabei nicht über das stupide Wiederholen von Einzelbewegungen, sondern durch das Einüben alltäglicher Handlungen wie Körperpflege und An- und Ausziehen. Im Rahmen der Alltagshandlungen sind z.B. Gleichgewichtsreaktionen erforderlich, etwa beim Beugen nach vorne, um den Wasserhahn zu öffnen. Waschen und Anziehen können daher gezielt genutzt werden, Alltagshandlungen zu trainieren.

Ein positiver Trainingseffekt entsteht jedoch erst dann, wenn der Patient diese Bewegungsabläufe ohne Kompensation und damit auch ohne Zunahme der Spastizität durchführen kann. Dazu kann es erforderlich sein, dass die Pflegekraft den Patienten im normalen Bewegungsablauf körpernah unterstützt, indem sie z.B. die Aufrichtung des Patientenbeckens durch ihr eigenes Bein unterstützt: Der rumpfinstabile Schlaganfallpatient sitzt im (Pflege-)Stuhl am Waschbecken, die Pflegekraft steht mit einem Bein sicher auf dem Boden, das andere ist zwischen Rückenlehne und Patientenrücken platziert. Auf diese Weise lässt sich auch ein rumpfinstabiler Patient stabilisieren, und gleichzeitig bleiben die Hände der Pflegekraft frei, um etwa geführte Bewegungen während des Waschens durchzuführen.

Aufgrund der vielen Möglichkeiten und Variablen werden die Ressourcen des Patienten und Zielsetzung schon vor dem Waschen und Anziehen gut aufeinander abgestimmt. Zu beachten sind die:

- Ausgangsposition: Die Auseinandersetzung mit der Schwerkraft ist für den Patienten ein wichtiger Stimulus. Gerade die Vertikalisierung, also den Patienten in eine sitzende oder stehende Position zu bringen bzw. ihn darin zu unterstützen, fördert die Vigilanz. Er wird wacher und ist durch die verbesserte Aufmerksamkeit in der Lage, sich an Pflegehandlungen aktiv zu beteiligen
- Rolle der Unterstützungsfläche: Je größer die Unterstützungsfläche ist, um so weniger wird der Patienten gefordert, Haltungstonus aufzubauen. Das freie Sitzen erfordert mehr als doppelt so viel Haltungstonus wie das Liegen in Rückenlage. Allerdings gilt zu berücksichtigen, ob der Patient z.B. im Sitz den erforderlichen Tonus bereits aufbauen kann. Kann er dies nicht, benötigt er durch direktes Handling die notwendige Unterstützung, d.h., die Pflegekraft ermöglicht durch Körperkontakt die Rumpfaufrichtung. Bleibt ein

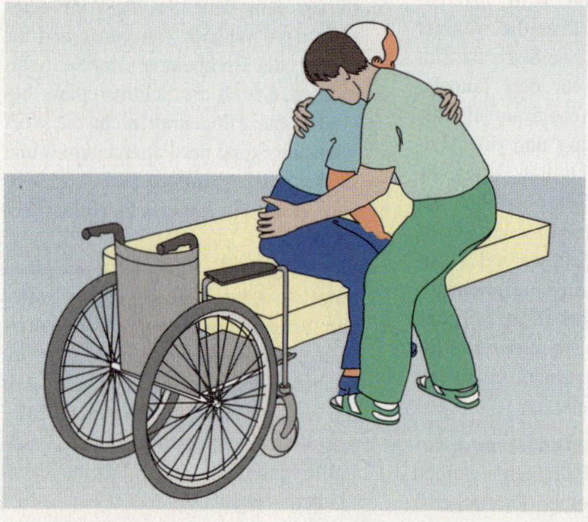

Abb. 35.58: Tiefer Transfer von der Bettkante in den Rollstuhl. Die Pflegekraft stabilisiert mit ihren Beinen das Drehbein des Patienten. Der weniger betroffene Arm ruht auf dem Rücken der Pflegekraft, der stärker betroffene Arm auf dem Oberschenkel des Patienten. [L109]

notwendiges Handling aus, verharrt der Patient in seiner z.B. rumpfinstabilen gebeugten Haltung und baut zunehmend Beugetonus auf, obwohl eigentliches Ziel des Sitzens ein Strecktonus des Beckens ist. Dann sollte überlegt werden, ob Aktivitäten im Bett zu diesem Zeitpunkt der Mobilisation nicht sinnvoller und aktivierender sind

- Sensibilitätsförderung: Oberflächen wie z.B. die eines rauen Frotteewaschlappens können wichtige Stimuli zur Förderung der Oberflächensensibilität sein. Auch das therapeutische Führen des stärker betroffenen Armes fördert die Sensibilität durch die Bewegungsinformation, die beim Führen entsteht. Solange das Schultergelenk durch einen abnormen Muskeltonus noch nicht stabilisiert ist, wird der Humeruskopf beim therapeutischen Führen durch gelenksnahe Gewichtsabnahme des Oberarmes unterhalb der Achselhöhle permanent zentriert. Ansonsten sind Traumatisierungen vorprogrammiert (Handling zur Prophylaxe einer schmerzhaften Schulter ☞ oben)
- Wahrnehmungsförderung: Wird die stärker betroffene Seite vernachlässigt (Neglect ☞ 35.3.6) und lässt sich weder durch verbale noch durch taktile Reize die Aufmerksamkeit auf die stärker betroffene Seite lenken, eignet sich besonders die Bobath-orientierte Ganzkörperwäsche der Basalen Stimulation zur Wahrnehmungsförderung.

Basal stimulierende Ganzkörperwäsche bei Hemiplegie

Die Basale Stimulation und das Konzept nach Bobath sind zwei verschiedene Konzepte. Allerdings lassen sich Aspekte der Basalen Stimulation sehr gut in der Pflege von Schlaganfallpatienten anwenden. Eine basal stimulierende Ganzkörperwäsche greift etwa einen zentralen Gedanken der Pflege nach Bobath auf, wenn das Waschen das Gefühl für die körperliche Symmetrie und das Zusammenspiel beider Körperhälften fördert: Zuerst soll der Patient die weniger betroffene Körperseite spüren, um diese Empfindung zu speichern und sie dann auf die stärker betroffene Seite zu übertragen. Dadurch lässt sich die verloren gegangene Wahrnehmung „wieder finden" (☞ Abb. 35.60). Mag es in einem frühen Stadium der Erkrankung angezeigt sein, dass die Pflegenden die Ganzkörperwäsche vollständig durchführen, kann bei zunehmender Aktivität des Patienten das Waschen von den Pflegenden geführt werden. Durch geführte Waschbewegungen lassen sich die Eigenaktivität und Rehabilitation des Patienten gezielt fördern.

Basale Stimulation ☞ 7.9.3

Literaturtipp

Fröhlich, Andreas; Bienstein, Christel: Basale Stimulation in der Pflege. Verlag Selbstbestimmtes Leben, Düsseldorf, 1991

Waschen

Für das Waschen gelten folgende Grundsätze:

- So früh wie möglich erfolgt das Waschen außerhalb des Bettes. Übergangsweise erfolgen Teile der Körperpflege aktivierend im Bett
- Eine kontinuierliche Betreuung durch eine Pflegekraft verbessert das pflegetherapeutische Ergebnis, weil sich Patient und Pflegekraft mehr und mehr kennen lernen und dadurch auch lernen, aufeinander zu- und einzugehen. So können Fortschritte oder auch Rückschritte sofort erkannt und gezielt darauf reagiert werden
- Die Ziele des Patienten und der Pflegekraft sollten gleich sein; stimmen die Ziele nicht überein, kann es auf beiden Seite zu Frustrationen und Missverständnissen kommen
- Störungen werden wegen der gesteigerten Ablenkbarkeit auf ein Minimum reduziert
- Beim Waschen am Waschbecken liegt der stärker betroffene Arm nur dann auf dem Waschbeckenrand oder im Waschbecken, wenn der Patient ausreichende Rumpfstabilität hat, die Schulter genügend bewegungsfähig ist und keine Wahrnehmungsstörung vorliegt, die einen unachtsamen Umgang mit der stärker betroffenen Schulter zu Folge hätte. Im Zweifelsfall bleibt der stärker betroffene Arm auf dem Schoß des Patienten liegen
- Die Pflegenden setzen klare taktile Reize, also keine „streichelnden" Bewegungen. Insbesondere taktile Reize an Händen und Fingern, den Handinnenflächen sowie an Fußrücken, Zehen und Fußsohle helfen dem Patienten, seine Körperempfindungen wieder unterscheiden zu können. Dabei werden Handinnenflächen und Fußsohlen gezielt berührt und die Reaktionen des Patienten auf diese Berührung genau beobachtet. Das weitere Handling hängt von den Reaktionen ab: Baut der Patient zu viel Tonus auf, müssen die Reize verändert werden
- Wegen Sensibilitäts- und Wahrnehmungsstörungen wird die Wassertemperatur immer mit der weniger betroffenen Hand geprüft
- Sobald sich die Knie- und Hüftkontrolle des Patienten verbessert hat, sollten Standsequenzen am Waschbecken, z.B. zum Zähneputzen oder Trockenrasieren, in das Waschen einfließen; das Stehen gibt dem Patienten viele wichtige Reize und fördert dadurch die Rehabilitation
- Handlungs- und Planungsstörungen (Apraxien ☞ unten und 35.3.6) können durch strukturiertes Vorgehen und geführte Bewegungen verbessert werden.

Neben der Unterstützung, die die Pflegenden dem Patienten zur Rehabilitation geben, können sie auch zu dessen Wohlbefinden beitragen, z.B. wenn es ihnen gelingt, ihn so zu unterstützen, dass er aktiv die Intimpflege übernimmt. Dies kann bereits im Bett durchgeführt werden: Die Pflegekraft schafft eine günstige Aus-

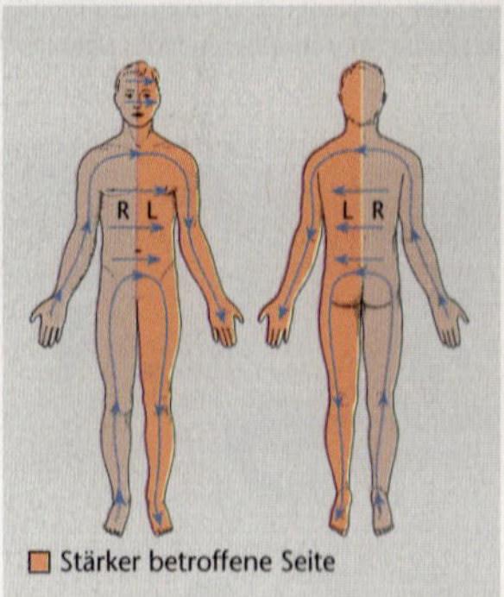

Abb. 35.60: Basal stimulierende Ganzkörperwäsche bei Hemiplegie. Zur Ganzkörperwäsche stehen die Pflegenden auf der stärker betroffenen Seite des Patienten, beginnen mit dem Waschen allerdings auf der empfindungsstärkeren weniger betroffenen Seite. Um nachhaltige Reize zu setzen, bieten sich raue Waschlappen oder Handtücher an; darüber hinaus erfolgt das Waschen mit etwas Druck seitens der Pflegenden, damit der Patient sein Körperkonturen gut wahrnehmen kann. [A400-190]

gangsposition (z.B. A-Lagerung), hilft die Beine aufzustellen, und stabilisiert den Patienten, während er sich mit der weniger betroffenen Hand den Intimbereich wäscht.

Kleiden

Mehr als Lähmungen bereiten Handlungs- und Planungsstörungen Schwierigkeiten bei der Körperpflege und beim Kleiden. So kann es z.B. sein, dass der Patient die Unterhose über den Kopf oder das Hemd mit der Innenseite nach außen anzieht. Deshalb sollte das Selbsthilfetraining jeden Tag gleich ablaufen. Vorlieben und Gewohnheiten des Patienten werden berücksichtigt.

Beim Anziehen wird immer mit der stärker betroffenen Extremität begonnen. Bei Pullovern oder T-Shirts lässt der Patient seinen stärker betroffenen Arm in die vorbereitete Mulde des Ärmels gleiten, streift den Ärmel bis zur Schulter hoch und schlüpft mit dem weniger betroffenen Arm in den anderen Ärmel. Dann wird das Kleidungsstück über den Kopf gezogen.

Zum Anziehen von Unterhose, Hose, Strümpfen und Schuhen werden die Beine nach Möglichkeit übereinander geschlagen. Sind Unterhose und/oder Hose über die Knie gezogen, stellt sich der Patient hin und zieht die Kleidungsstücke hoch. Pflegende achten auf den korrekten Sitz der Kleidung, da etwa einschnürende Kleidung im Achselbereich das Schulter-Hand-Syndrom fördert. Das Ausziehen erfolgt in umgekehrter Reihenfolge. Wegen der Rutschgefahr sollte der Patient nicht in Strümpfen, sondern barfuß oder mit Schuhen stehen. Eine Antirutschfolie auf dem Boden verhindert das Ausrutschen in Strümpfen.

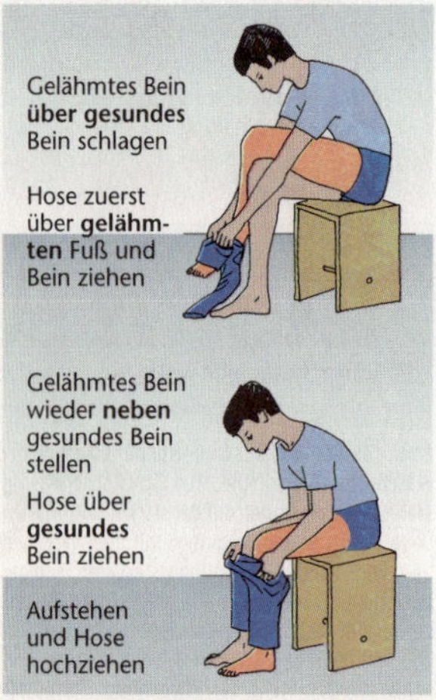

Abb. 35.61: Selbsthilfetraining zum Anziehen. [A400-215]

> Aufgrund der beeinträchtigten *Gleichgewichtsreaktionen* ist das Bett mit seiner weichen Matratze für das An- und Ausziehtraining ungeeignet. Die Übungen werden deshalb auf einem Stuhl sitzend durchgeführt.
>
> Wegen der erhöhten *Ablenkbarkeit* braucht der Patient beim Selbsthilfetraining Ruhe und soll nur die absolut notwendigen Anweisungen bekommen.

Essen und trinken

Der Gesichts- und Mundbereich *(Facio-oraler Trakt)* hat verschiedene Funktionen, die infolge eines Schlaganfalles gestört sein können, z.B. die Mimik (☞ Pflegekasten unten) und Nahrungsaufnahme.

Nahrungsaufname: Viele Schlaganfallpatienten leiden unter Schluckstörungen (Dysphagie), z.B. Schluckapraxien, d.h., sie können das Schlucken nicht koordinieren. Unbehandelt können Schluckstörungen zu rezidivierenden Aspirationen mit einer Aspirationspneumonie führen, die bei schwerem Verlauf sogar eine Intubation des Patienten notwendig macht (☞ 7.6.7). Daher ist es wichtig, Schluckstörungen rechtzeitig zu erkennen. Bei leichteren Schluckstörungen kann der Patient vorübergehend über eine Magensonde ernährt werden; ist allerdings absehbar, dass die Störung über einen längeren Zeitraum anhalten wird, sollte bereits frühzeitig die Anlage einer PEG erwogen werden.

In erster Linie neigen Patienten mit Aphasien zur Schluckstörung, aber auch Patienten mit Hirnstammläsionen, da die Hirnnerven, die die Muskeln von Zunge und Schlund versorgen, hier entspringen und zudem das Schluckzentrum (Koordination des Schluckvorganges) im Hirnstamm liegt.

Besonders gefährdet sind solche Patienten, die sich bereits an ihrem eigenen Speichel verschlucken. Beobachten Pflegende Speichelseen im Mund eines Patienten, so ist dies für sie ein Alarmsignal: Diese Patienten sind womöglich (noch) nicht in der Lage, den eigenen Speichel zu schlucken. Fälschlicherweise wird diese Unfähigkeit häufig mit einer zu hohen Speichelproduktion *(Hypersalivation)* verwechselt.

Darüber hinaus sind Patienten mit einer belegten Stimme „verdächtig". Die belegte Stimme kann durch Sputum und Nahrungsmittelreste auf den Stimmlippen entstehen und ein Zeichen dafür sein, dass der Patient nicht in der Lage ist, die Stimmlippen komplett zu verschließen; der komplette Verschluss der Stimmritzen ist ein wichtiger Schutzmechanismus gegen Aspiration.

Vorsicht ist auch bei jenen geboten, die nach dem Schlaganfall noch nicht gehustet haben. Ist der Patient nicht in der Lage, auf Aufforderung zu husten oder sich wenigstens zu räuspern, besteht die Möglichkeit, dass dieser wichtige Schutzreflex fehlt. Hustet der Patient selbst dann nicht, wenn er einen Fremdkörper in die Trachea bekommt, zeigt er ein Symptom der **stillen Aspiration:** Dabei können Nahrungsreste unbemerkt in die Trachea laufen, ohne dass der Patient darauf reagiert. Schwere Aspirationspneumonien sind dann die mögliche Folge.

In vielen Kliniken wird bei Verdacht auf eine Schluckstörung vor der ersten Nahrungsmittelgabe eine Schluckdiagnostik von in **FOTT** (*Facio-orale-Trakt-Therapie* ☞ auch 7.6.8) ausgebildeten Logopäden, Ergotherapeuten, Physiotherapeuten oder Pflegenden durchgeführt. Der FOTT-Therapeut diagnostiziert Form und Ausprägung der Schluckstörung und empfiehlt die weitere Vorgehensweise. Er stellt fest, ob vorübergehend eine Magensonde oder sogar eine PEG erforderlich ist, wann ein Beginn mit der Facio-orale-Trakt-Therapie sinnvoll ist und wann bei Fortschritten bzw. bei nicht ganz so schweren Schluckstörungen mit der therapeutischen Verabreichung von Speisen begonnen werden kann.

Bei verbessertem Schluckakt delegiert der FOTT-Therapeut die Nahrungsmittelgabe an die Pflegenden. Dabei wird zuvor festgelegt, welche Speisekonsistenz für den Patienten am besten geeignet ist. Meistens können Patienten mit Schluckstörungen eher Speisen mit fester Konsistenz schlucken, während das Trinken lange Zeit Probleme bereitet. Für die therapeutische Nahrungsverabreichung gilt:

- Während der Phase der therapeutischen Nahrungsverabreichung kann der Patient nicht ausreichend ernährt werden und die notwendige Flüssigkeit erhalten. Parallel dazu ist weiterhin die Nahrungs- und Flüssigkeitssubstitution über Magensonde oder PEG erforderlich

- Zu Anfang kann es noch notwendig sein, dass eine zweite Pflegekraft anwesend ist, die in Absaugbereitschaft (alle Materialien und Geräte zum endotrachealen Absaugen sind vorhanden und betriebsbereit) die Nahrungsverabreichung unterstützt
- Patient und Angehörige werden darüber aufgeklärt, dass keine Zusatznahrung oder Flüssigkeit vom Patienten selbst zu sich genommen oder von den Angehörigen verabreicht werden darf
- Der Patient wird zur Nahrungsverabreichung in eine optimale Ausgangsposition gebracht. Am besten eignet sich das Sitzen in einem (Pflege-)Stuhl
- Eventuell ist eine Stimulation des Mundbereichs vor der Nahrungsverabreichung erforderlich: Dazu zieht sich die Pflegekraft Handschuhe an. Sie teilt sich den Mund in vier Quadranten ein und geht immer nach demselben Schema vor.
  Damit die Wahrnehmung des Patienten verbessert wird, ist es sinnvoll, mit der Stimulation auf der weniger betroffenen Seite zu beginnen und dann auf der stärker betroffenen Seite fortzusetzen. Eine häufig benutze Variante der Stimulation ist, mit dem *angefeuchteten* (kleinen) Finger von der Oberkiefermitte auf dem Zahnfleisch zur Backentasche zu fahren, dies 1- bis 2-mal zu wiederholen und unter Dehnung der Wangenmuskulatur die Stimulation des jeweiligen Quadranten zu beenden. Nach der Stimulation der äußeren Mundhöhle kann die Stimulation der Zunge erfolgen. Es können beispielsweise Zungenbewegungen in die verschiedenen Richtungen angebahnt werden, auch eine gezielte Spürinformation auf der Zunge kann einen erhöhten Tonus der Zunge normalisieren. Anschließend kann der harte Gaumen bis in den Übergangsbereich zum weichen Gaumen durch feste Spürinformation in 2 – 3 Schritten bewusst gemacht werden.
  Achtung: Einige Schlaganfallpatienten wie auch Patienten nach einem Schädel-Hirn-Trauma neigen bei einer Manipulation in ihrem Mund zum Beißreflex. Bei solchen Patienten ist es für die Pflegekraft zu gefährlich, mit dem Finger in die innere Mundhöhle zwischen die Zähne zu gehen
- Nach der Nahrungsverabreichung muss in jedem Fall eine Mundpflege erfolgen. Unterbleibt sie, können in den Backentaschen verbliebene Nahrungsmittelreste direkt in die Trachea fallen, wenn sich der Patient ins Bett legt. Das Fatale in dieser Situation ist neben der Aspiration auch die Tatsache, dass der Patient aspiriert, ohne dass für ihn ein kausaler Zusammenhang erkennbar ist, da die Nahrungsverabreichung schon länger zuvor erfolgt sein kann. Der Patient sollte nach dem Essen mindestens 20 Minuten aufrecht sitzen bleiben
- Die Mundpflege erfolgt nach dem gleichen Schema wie die Stimulation für die Nahrungsverabreichung. Sie sollte grundsätzlich nicht mit einer Klemme durchgeführt werden. Bei Schlaganfallpatienten *mit* einer Neigung zum Beißreflex eignen sich dicke Watteträger oder – noch effektiver – eine weiche Kinderzahnbürste, mit der sich gut die Zunge reinigen lässt.

Das Gesicht ist im westlichen Kulturkreis eine Körperregion, die nie verdeckt wird. Veränderungen in der Mimik fallen daher sofort auf.

Durch eine Fazialisparese, bei welcher der Mundwinkel nach unten hängt und bei der die mimische Muskulatur der betroffenen Gesichtshälfte nicht aktiviert werden kann, verändert sich auch der Gesichtsausdruck. Die Betroffenen zeigen sich nicht gerne in der Öffentlichkeit und vermeiden bereits während des Krankenhausaufenthalts das Aufsuchen von Gemeinschaftsräumen.

Die Pflegenden achten daher besonders auf Patienten mit eine Fazialisparese; sie ermutigen sie, den Kontakt zu anderen Patienten zu suchen und informieren sie, dass sich durch konsequentes Training (Stimulation) der Gesichtsmuskulatur die Parese zurückbilden kann.

Kommunizieren

Auch das Sprechen kann beeinträchtigt sein, etwa wenn eine Lähmung der Zunge zu einer Veränderungen der Mundmotorik führt. Die Sprache hört sich dann kloßig an. Es handelt sich in diesen Fällen um eine Sprechstörung (*Dysarthrie*, gelegentlich auch *Dysarthrophonie* genannt), wobei im Gegensatz zu den Sprachstörungen das Lesen, Schreiben und Verstehen nicht eingeschränkt sind (☞ auch 35.3.6).

Im Umgang mit kommunikationsbeeinträchtigten Patienten gilt als wichtigste Regel: Kommunikation ermöglichen. Der Patient mit einer Dysarthrie kann sich, weil er keine Sprachstörung hat, mittels Schreiben verständlich machen.

Hingegen benötigt der Patient mit einer Aphasie aufgrund der Störungen in den verschiedenen Sprachmodalitäten umfassendere Hilfe von Seiten der Pflegenden. Dazu zählen:

- Langsam sprechen
- Patienten zum Verstehen und zum Antworten Zeit geben, Geduld haben
- Nicht (unbewusst) lauter sprechen, erwachsengerecht bleiben
- Kurze Sätze formulieren, Fragen stellen, die mit *Ja* oder *Nein* zu beantworten sind
- Gesagtes mit Mimik und Gestik untermauern
- Deutlich machen, wenn etwas nicht verstanden wurde.

Ausscheiden

Urin- und Stuhlinkontinenz sind in der Akutphase der Erkrankung häufig. Dafür kann eine direkte Schädigung der Blasen- und Darmfunktion verantwortlich sein. Meistens jedoch sind es eher neuropsychologische Störungen, die eine Rolle bei der Inkontinenz des Schlaganfallpatienten spielen. So hat der Patient mit einer Apraxie häufig Schwierigkeiten, geeignete Maßnahmen auf den verspürten Blasendruck einzuleiten. Die Lösungsstrategie, „wenn ich Blasendruck verspüre, muss ich läuten, damit mich eine Pflegekraft zur Toilette begleitet“, fällt ihm nicht ein.

Patienten mit einer Aphasie können sehr häufig nicht verbal äußern, dass sie auf die Toilette müssen. Deshalb kommt es nicht selten vor, dass Patienten mit neuropsychologischen Störungen den vermeintlich kürzesten Weg wählen und versuchen, alleine aus dem Bett aufzustehen; häufig sind Stürze die Konsequenz.

Mit zunehmender Mobilität und mit Rückgang der neuropsychologischen Störungen verbessern sich die Inkontinenzprobleme. Übergangsweise kann der Leidensdruck inkontinenter Patienten durch einen regelmäßigen Toilettengang gemindert werden.

Patientenberatung

Die vorgenannten Ansätze und Therapieverfahren müssen von den Betroffenen und ihren Angehörigen verstanden und weitergeführt werden. Besonders das Bobath-Konzept mit Förderung der stärker betroffenen Seite muss von Kranken und Angehörigen fortgesetzt werden. Je nach weiteren Störungen kommen Hilfe bei Aphasie, Schluckstörungen oder Inkontinenz zusätzlich in Frage. Die Rehabilitation gelingt meistens erst lange Zeit nach der klinischen Erstphase.

Zur Volkskrankheit „Schlaganfall" gibt es für die Betroffenen besonders viele Ratgeber, Hemiplegie-Merkblätter usw., deshalb hier nur einige Hinweise:

- Schriften der BAG Rehabilitation, Eysseneckstraße 55, 60322 Frankfurt/Main
- Schriften der BAG Hilfe für Behinderte, Kirchfeldstraße 149, 40215 Düsseldorf
- Schriften der Dtsch. Schlaganfall-Stiftung, Postfach 104, 33311 Gütersloh
- Bundesverband f.d. Rehabilitation der Aphasiker, Robert Kochstraße 34, 97080 Würzburg

Weiterführende Informationen zum Bobath-Konzept können unter www.bobath.net abgerufen werden.

35.6 Weitere Durchblutungsstörungen und Blutungen des ZNS

35.6.1 Subarachnoidalblutung

Intrazerebrale Blutung ☞ *35.5.1*

Subarachnoidalblutung *(SAB)*: (Akute) Blutung in den Subarachnoidalraum zwischen Arachnoidea und Pia mater.

Krankheitsentstehung

Häufigste Ursache einer **Subarachnoidalblutung** ist neben dem Schädel-Hirn-Trauma (☞ 35.14.1) die Ruptur eines **Hirnarterienaneurysmas** *(zerebrales Aneurysma)*. Eine anlagebedingte Gefäßwandschwäche, meist im Bereich der Hirnbasis, führt zu einer Gefäßaussackung, die sich bis zum 40. – 50. Lebensjahr so weit ausgedehnt hat, dass es bereits spontan oder bei einer geringen Blutdruckerhöhung zu einem Platzen des Aneurysma kommt.

Symptome und Untersuchungsbefund

Alle **akuten intrakraniellen Blutungen,** d.h. Blutungen in den Schädelinnenraum hinein, sind lebensbedrohliche Krankheitsbilder, weil jede stärkere Blutung wegen der Volumenbegrenzung des Schädels schnell einen starken Druck auf das empfindliche Gehirn ausübt. Außerdem führen intrakranielle Blutungen oft zu einem Hirnödem, das den Hirndruck weiter erhöht.

Typisch für eine Subarachnoidalblutung sind:

- Plötzliches Auftreten stärkster, oft hinterkopfbetonter Kopfschmerzen, „wie noch nie im Leben"
- Übelkeit und Erbrechen
- Anfänglich Bewusstseinstrübung, nach Stunden oder Tagen, gelegentlich auch sofort, Bewusstlosigkeit (bedingt durch zunehmenden Hirndruck ☞ 35.12).

Im neurologischen Untersuchungsbefund fällt ein **Meningismus** auf (typischer Symptomenkomplex bei Reizung der Hirnhäute ☞ 35.8.1), der beim Bewusstlosen jedoch fehlen kann.

Bei den neurologischen Ausfällen sind insbesondere Hirnnervenstörungen zu erwähnen.

Bereits vor der Blutung können Warnsymptome wie beispielsweise kurzzeitiges Doppeltsehen, bestanden haben, die aus der Kompression benachbarter Strukturen durch das Aneurysma herrühren.

Diagnostik

Die Diagnostik umfasst:

- Das CT des Gehirns kann eine frische Subarachnoidalblutung in 95 % nachweisen
- Eine Lumbalpunktion wird nur bei fehlendem Blutungsnachweis in der CT und weiterhin dringendem klinischen Verdacht durchgeführt (Kontraindikation: Hirndruck!). Sie ergibt blutigen Liquor bei einer frischen, xanthochromen (gelblichen) Liquor bei einer älteren Blutung (☞ 35.4.2)
- Eine zerebrale Angiographie ist bei Patienten in gutem Allgemeinzustand indiziert und ermöglicht eine Lokalisierung der Blutungsquelle in ca. 90 % der Fälle.

Behandlungsstrategie

Die besten Erfolge bringt die frühzeitige Gefäßoperation. Dabei wird das Aneurysma durch spezielle Clips an seinem Gefäßabgang von der Blutzirkulation abgeschnitten und so eine erneute Blutung verhindert. Ist dies nicht möglich, wird die Aneurysmawand mit Muskel- oder Kunststoffgewebe verstärkt. Die einfache Unterbindung des aneurysmatragenden Gefäßes ist nur in seltenen Fällen möglich, da hierbei durch die Minderdurchblutung abhängiger Gehirnareale ein hohes Schlaganfallrisiko besteht.

Falls die Frühoperation z.B. wegen des schlechten Zustandes eines Patienten nicht binnen 72 Stunden möglich ist, muss mindestens 12 Tage gewartet werden, weil während dieser Zeit krampfartige Hirngefäßverengungen die Hirndurchblutung weiter verschlechtern und dadurch das Operationsrisiko, insbesondere das Risiko eines Schlaganfalls, unvertretbar erhöhen. In diesem Falle hat die konservative Behandlung bis zur Operation zum Ziel, trotz des Vasospasmus die

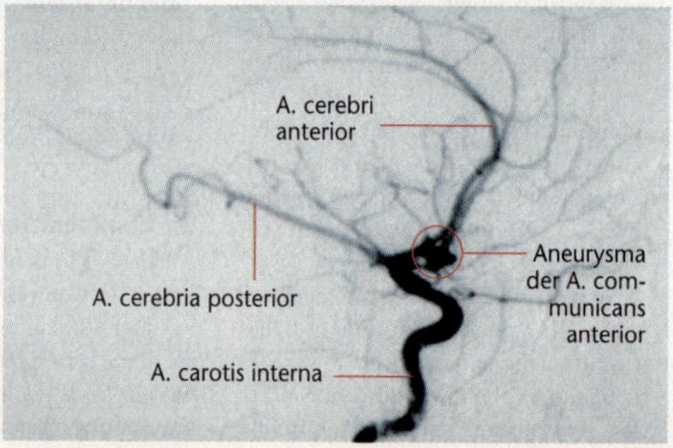

Abb. 35.62: Hirnarterien-Aneurysma in der Angiographie (Ansicht von der Seite). Im Bereich der A. communicans anterior (☞ Abb. 35.15), die normalerweise sehr schmal ist, ist eine Gefäßerweiterung zu sehen. Zerreißt dieses Aneurysma, kann es zu einer lebensbedrohlichen Hirnblutung kommen. [T170]

Durchblutung so weit wie möglich aufrechtzuerhalten. Bevorzugt eingesetzt werden Nimodipin (ein Kalziumantagonist, etwa in Nimotop®) und Infusionen zur hypervolämischen Hämodilution (d.h. Blutverdünnung bei gleichzeitiger Erhöhung des Blutvolumens). Evtl. sind eine Intubation und Beatmung erforderlich.

Pflege

Patienten mit einer Subarachnoidalblutung werden – nach Möglichkeit – auf neurologisch-neurochirurgischen Intensivstationen gepflegt:

- Vitalzeichen und Temperatur kontrollieren: kontinuierliches Monitoring mit EKG-Ableitung, direkter arterieller Blutdruckmessung und Pulsoximeter (☞ 38.3.2), bei Bedarf auch intrakranieller Druckmessung (☞ 35.4.11), Flüssigkeitsbilanzierung und ZVD-Messung
- Bewusstseinslage überwachen (Reaktionsvermögen, Glasgow-Koma-Skala ☞ 35.3.9), auf Pupillendifferenzen, Nackensteifigkeit und vegetative Symptome achten
- Oberkörper hochlagern (maximal 30°), um den Hirndruck zu senken. Dabei aufpassen, dass der Kopf des Patienten nicht seitlich abkippt, da ansonsten durch Kompression der Vv. jugularis der venöse Abfluss behindert werden kann
- Patienten Bettruhe einhalten lassen
- Zur Thromboseprophylaxe Patienten regelmäßig durchbewegen und ihm AT-Strümpfe anziehen. Je nach dem individuellen Thromboserisiko kann ab dem 3. Tag eine low-dose-Heparinisierung durchgeführt werden
- Patienten auf Zeichen einer erneuten Blutung oder Gefäßspasmen beobachten: z.B. Verschlechterung des Allgemeinbefindens, erneuter Kopfschmerz, Übelkeit oder weitere neurologische Ausfälle.

Komplette Übernahme der Grundpflege

Sowohl bei konservativ behandelten als auch bei operierten Patienten muss je nach Arztanordnung für mindestens zwei Wochen wegen der sonst erhöhten Nachblutungsgefahr jegliche körperliche Anstrengung vermieden werden. In dieser Zeit übernehmen die Pflegenden die Grundpflege komplett.

Unverzichtbar ist die Obstipationsprophylaxe (☞ 7.8.5), da der Patient beim Stuhlgang nicht pressen darf. Bei der Pneumonieprophylaxe (☞ 7.2.4) darf der Patient nicht abgeklopft, abgeklatscht oder zum Husten aufgefordert werden. Außerdem vermeiden die Pflegenden alles, was den Blutdruck und damit das Nachblutungsrisiko erhöht, z.B. koffeinhaltige Getränke, Fieber (muss frühzeitig gesenkt werden) oder psychischen Stress, z.B. durch Besucher.

Prognose

Die Prognose einer Aneurysmablutung ist ungünstig. Bei konservativer Behandlung stirbt innerhalb eines Jahres ca. die Hälfte der Patienten an einer Rezidivblutung. Auch nach geglückter Operation kann sich ein *Hydrozephalus* (☞ 35.12.2) entwickeln oder eine Hirnleistungsschwäche zurückbleiben.

35.6.2 Epiduralblutung

Epiduralblutung: Blutung in den Epiduralraum (☞ Abb. 35.63). Meist Folge des Zerreißens einer Meningealarterie (Hirnhautarterie) bei Schädelfraktur.

Symptome, Befund und Diagnostik

Klassisch für die **Epiduralblutung** ist folgender Symptomverlauf:

- Unmittelbar nach der Verletzung ist der Betroffene durch die direkte Gehirnschädigung nur für kurze Zeit oder gar nicht bewusstlos
- Es folgt ein *freies Intervall* von wenigen Stunden, in dem der Patient (wieder) bei Bewusstsein und ansprechbar ist. Bei schweren Hirnverletzungen kann das freie Intervall allerdings fehlen
- Danach wird der Patient durch das mittlerweile entstandene Hämatom erneut bewusstlos.

Bei der Untersuchung sind *Halbseitenzeichen* (auf eine Körperseite beschränkte Symptome, z.B. Hemiparese), je nach Schwere der Blutung weitere Hirndrucksymptome feststellbar (☞ 35.12.1).

Hauptmittel der Diagnostik ist die CCT, die die Blutung sofort nachweist.

Behandlungsstrategie

Das Hämatom muss sofort nach Diagnosestellung operativ ausgeräumt werden.

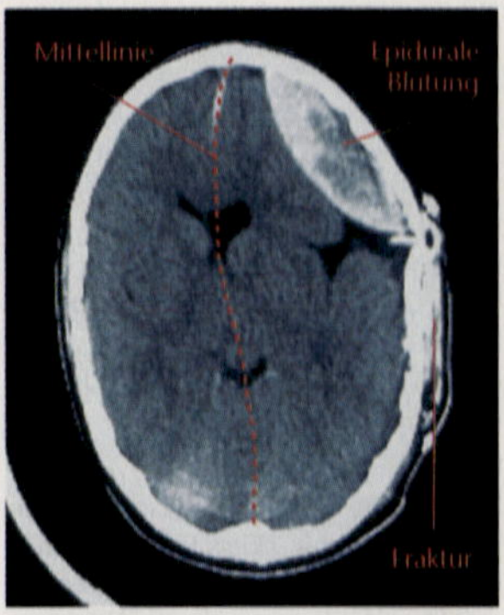

Abb. 35.63: Epidurale Blutung im Schädel-CT. Die Schädelfraktur an der rechten Schläfe hat die Blutung verursacht, welche die rechte Hirnhälfte über die Mittelinie hinaus nach links verdrängt. [T166]

Ansonsten wird das Gehirnparenchym infolge der Kompression durch den Bluterguss und der intrakraniellen Druckerhöhung (☞ 35.12.3) rasch irreparabel geschädigt.

Pflege

Intensivüberwachung und postoperative Vorsichtsmaßnahmen ☞ *35.13.1*

Prognose

Bei schneller Druckentlastung ist die Prognose gut, nach Einklemmung des Hirnstammes dagegen schlecht.

35.6.3 Chronische Subduralblutung

Chronische Subduralblutung *(chronisches Subduralhämatom)*: Langsame Blutung in den Subduralraum mit allmählicher Symptomentwicklung innerhalb von 2 – 3 Monaten.

Krankheitsentstehung

Ein zumeist nur leichtes Trauma, an das sich der Patient eventuell gar nicht mehr erinnert (z.B. Anstoßen des Kopfes), führt zu einer langsamen, venösen Sickerblutung in den Subduralraum (☞ Abb. 35.10).

Risikopatienten sind alte Menschen und Menschen mit Gerinnungsstörungen wie etwa Alkoholkranke (verminderte Gerinnungsfaktorsynthese durch Leberfunktionsstörung).

Symptome, Befund und Diagnostik

Bei den meist älteren Patienten kommt es typischerweise erst Wochen nach dem Trauma zu:
- Kopfschmerzen (meist einseitig)
- Persönlichkeitsveränderungen („unserem Opa ist seit kurzem alles egal")
- Bewusstseinstrübung
- Halbseitenzeichen (☞ 35.5.1), z.B. Kraftminderung eines Armes
- Sprachstörungen.

Schlüssel für die Diagnostik ist die Computertomographie. Eine frische Blutung im CCT erscheint hell (hyperdens ☞ Abb. 35.63), ein älteres Hämatom dunkel (hypodens).

Nur selten ergibt das CCT keinen eindeutigen Befund. Dann helfen die Kontrastmittelgabe oder als überlegene Methode die Kernspintomographie.

> Veränderungen des Patienten auch bei „leerer" Anamnese nicht einfach auf das zunehmende Alter schieben.

Behandlungsstrategie

Nur bei kleinen Blutungen kann abgewartet werden, ob es zu einer Spontanresorption kommt.

Ansonsten ist trotz des meist höheren Alters der Patienten eine neurochirurgische Operation angezeigt. Manchmal reicht eine Drainage über kleine „Bohrlöcher" aus, über die das Blut abfließen kann.

Prognose

Wird die Operation rechtzeitig (also vor dem Eintreten einer irreversiblen Hirnschädigung) durchgeführt, erholen sich die Patienten nach der Operation in aller Regel gut.

35.6.4 Sinusthrombose und andere venöse Thrombosen des Gehirns

> **Sinusthrombose:** Thrombose eines venösen Hirnsinus (☞ 35.1.2). Letalität ca. 5 %.

Krankheitsentstehung

Weitaus am häufigsten sind **blande** *(nicht-entzündliche)* **Sinusthrombosen.** Ihre Ätiologie entspricht in etwa derjenigen anderer venöser Thrombosen (☞ 19.8.3). Als Folge des venösen Verschlusses und der damit verbundenen Druckerhöhung in den Kapillaren kann eine **Diapedeseblutung** (Austritt von Erythrozyten durch die unverletzte Kapillarwand) entstehen. Risikofaktoren sind Rauchen und die Pille.

Demgegenüber entstehen **septische Sinusthrombosen** durch Fortleitung eitriger Entzündungen aus dem Ohr- oder Gesichtsbereich. Da septische Sinusthrombosen sehr selten sind, soll hier nicht näher darauf eingegangen werden. Ihre Prognose ist ernst.

Symptome, Befund und Diagnostik

> Das klinische Bild zerebraler Thrombosen ist sehr vielgestaltig. Daher wurden sie noch vor wenigen Jahren oft nicht diagnostiziert und in ihrer Häufigkeit unterschätzt.

Bei einer Thrombose eines großen Sinus haben viele Patienten zunächst hartnäckige Kopfschmerzen. Nach Stunden bis Tagen (selten Wochen) folgen neurologische Ausfälle (oft Lähmungen), zerebrale Krampfanfälle und Bewusstseinstrübung. Bei Thrombosen einer zerebralen Vene dominieren oft die lokalen neurologischen Ausfälle.

Der Untersucher stellt zusätzlich einen Meningismus fest (☞ 35.8.1).

Diagnostisch wird ein Angio-CT, besser noch ein Kernspintomogramm mit Gefäßdarstellung durchgeführt, so dass die invasive Angiographie heute oft nicht mehr nötig ist.

Behandlungsstrategie

In den letzten Jahren hat sich die sofortige Vollheparinisierung des Patienten mit späterer Umstellung auf orale Antikoagulantien (☞ Pharma-Infos 19.49 und 19.50) durchgesetzt. Eine Lysetherapie (☞ auch 19.7) ist dagegen nicht angezeigt, da die Erfolgschancen gering, das Risiko einer zerebralen Blutung aber hoch ist.

Zerebrale Krampfanfälle, Kopfschmerzen und eine eventuelle Hirndruckerhöhung werden symptomatisch behandelt.

Patienteninformation und Rezidivprophylaxe

Nach einer zerebralen Venenthrombose während einer Schwangerschaft oder unter der Einnahme von oralen Ovulationshemmern sollten die betroffenen Frauen auf die weitere Einnahme von Hormonpräparaten verzichten, da sie mit hoher Wahrscheinlichkeit ursächlich (mit-)beteiligt waren. Das Rezidivrisiko während einer (erneuten) Schwangerschaft ist erhöht.

35.6.5 Durchblutungsstörungen des Rückenmarks

Durchblutungsstörungen des Rückenmarks durch Ischämie oder Blutung sind weit seltener als die des Gehirns. Als Ursache kommen z.B. Verengungen der zu-

	Subarachnoidalblutung	Epiduralblutung	Chronische Subduralblutung
Definition	Arterielle Blutung in den Subarachnoidalraum	Arterielle Blutung in den Epiduralraum	Venöse Blutung in den Subduralraum
Risikogruppen	Patienten mit Leukämie, Hypertonie oder Gerinnungsstörungen	Patienten mit Schädelfraktur oder Unfall in der Anamnese	Betagte Patienten, Alkoholkranke
Symptome	Akutes Bild mit plötzlichem, stärkstem Kopfschmerz und Bewusstseineintrübung	Direkt nach dem Unfall kurze Bewusstlosigkeit. Nach Wohlbefinden über mehrere Stunden (freies Intervall) erneute Bewusstseinseintrübung, Halbseiten- und Hirndruckzeichen	Langsam zunehmende Persönlichkeitsveränderungen, Bewusstseinstrübung und Halbseitenzeichen
Therapie	Bei Aneurysmanachweis: Bei Patienten in gutem Allgemeinzustand Früh-OP, sonst konservative Therapie und Spät-OP nach 2 – 3 Wochen	Schnellstmöglich Operation. Symptomatische Hirndruckbehandlung	Je nach Befund Abwarten oder Operation (Hämatomentfernung)

Tab. 35.64: Die wichtigsten Unterschiede zwischen Subarachnoidal-, Epidural- und chronischer Subduralblutung.

führenden Gefäße, Aortenaneurysmen oder Gefäßfehlbildungen im Rückenmark selbst in Frage.

Die klinischen Symptome reichen von kurzzeitigen Beschwerden nach längerem Gehen bis zu einem meist nur motorischen Querschnittssyndrom (☞ 35.14.2) durch Verschluss der vorderen Spinalarterie.

Die Prognose ist schlecht. Manchmal kann sie durch operative Korrektur der Gefäßfehlbildung oder Ausräumen einer Blutung verbessert werden.

35.7 Zerebrale Krampfanfälle und Epilepsie

Zerebrale Krampfanfälle im Kindesalter ☞ 13.17.2

Ein **zerebraler Krampfanfall** beruht auf einer Funktionsstörung der Nervenzellen im Gehirn. Dabei steht eine *abnorme synchronisierte Aktivitätssteigerung des ZNS,* bildhaft am ehesten mit Gewitterentladungen vergleichbar, am Anfang des Geschehens.

> Jedes Gehirn kann bei genügend hoher Belastung oder Reizung der Hirnrinde mit einem Krampfanfall reagieren.

Nach heutigem Kenntnisstand ist das Gehirn *jedes* Menschen krampffähig. Unterschiedlich ist allerdings die Belastung, die erforderlich ist, um einen zerebralen Krampfanfall auszulösen **(Krampfschwelle).**

Zerebrale Gelegenheitskrämpfe (☞ 35.7.1) treten nur bei besonders hohen Belastungen des Gehirns auf. Außerhalb dieser Belastungssituationen ist der Betroffene anfallsfrei. Bei der Epilepsie (☞ 35.7.2) dagegen treten die zerebralen Krampfanfälle bereits bei sehr geringer Belastung oder sogar „spontan" auf.

35.7.1 Gelegenheitskrämpfe

> **Gelegenheitskrampf** *(Okkasionskrampf):* Zerebraler, generalisierter, tonisch-klonischer (☞ 35.7.2) Krampfanfall, der nur im Zusammenhang mit außergewöhnlichen Belastungen des Gehirns auftritt. Häufigkeit ca. 5 (– 10) % der Gesamtbevölkerung.

Fieberkrämpfe ☞ 13.17.2

Auslöser

Zerebrale **Gelegenheitskrämpfe** treten nur unter außergewöhnlichen Belastungen auf.

Als Auslöser sind insbesondere zu nennen:
- Schwere Infektionen, z.B. Enzephalitis (☞ 35.8.2)
- Stoffwechselentgleisungen und Vergiftungen
- Fieber (v.a. bei Kindern ☞ auch 13.17.2)
- Übermäßiger Alkoholkonsum, aber auch Alkoholentzug
- Drogenkonsum
- Schlafentzug, Überanstrengung
- Zu starke Sonnenexposition
- Arzneimittel
- Hyperventilation.

Symptome, Befund und Diagnostik

Definitionsgemäß handelt es sich bei einem zerebralen Gelegenheitskrampf um einen generalisierten, tonisch-klonischen Krampfanfall.

Symptome und Untersuchungsbefund entsprechen denen tonisch-klonischer Krampfanfälle bei Epilepsie (☞ 35.7.2).

Die Diagnose ergibt sich aus dem klinischen Bild und dem Vorhandensein eines Auslösers.

Behandlungsstrategie und Pflege

Ein einzelner Gelegenheitskrampf bedarf meist keiner Behandlung. Nur lang andauernde Anfälle, bei Erwachsenen über 10 – 15 Minuten, bei Kindern über fünf Minuten, müssen medikamentös unterdrückt werden. Ansonsten reicht es aus, den Betroffenen vor Verletzungen zu schützen (☞ Pflege in 35.7.2).

Eine medikamentöse Dauerbehandlung ist nicht angezeigt. Der Patient sollte den Auslösefaktor aber in Zukunft wenn irgend möglich meiden.

Prognose

Die überwiegende Mehrzahl der Patienten mit nur einem Gelegenheitskrampf erleidet keine weiteren Anfälle.

Ein geringer Teil der Betroffenen, insbesondere solche mit Risikofaktoren, z.B. Auftreten von Epilepsie bei nahen Verwandten, entwickelt eine Epilepsie (☞ unten).

35.7.2 Epilepsie

> **Epilepsie** *(Krampfleiden, hirnorganisches Anfallsleiden,* früher *Fallsucht*): Wiederholtes Auftreten zerebraler Krampfanfälle. Häufigkeit ca. 0,8 % der Gesamtbevölkerung. Für nahe Verwandte von Epileptikern ist das Erkrankungsrisiko etwas erhöht, die Epilepsie ist jedoch – von seltenen Epilepsieformen abgesehen – keine Erbkrankheit.

Krankheitsentstehung

Nach heutigem Kenntnisstand wirken bei *allen* Epilepsien exogene Momente (z.B. Verletzungen, Schlafentzug) und endogene Faktoren (erbliche Veranlagung) zusammen. Trotzdem wird nach wie vor unterschieden zwischen der **genuinen Epilepsie** ohne erkennbare Ursache, die sich meist bis zum 20. Lebensjahr manifestiert, und der **symptomatischen Epilepsie,** bei der eine ursächliche Hirnschädigung feststellbar ist.

Symptome, Einteilung und Untersuchungsbefund

Generalisierte Anfälle

Bei den generalisierten Anfallsformen ist das gesamte Gehirn von der abnormen elektrischen Aktivität betroffen.

Typische Bilder sind:
- **Grand-mal-Epilepsie.** Sie ist die „klassische" Form der Epilepsie, bei der der Patient als erstes, evtl. mit einem Schrei *(Initialschrei)*, bewusstlos zu Boden stürzt
  - Zunächst kommt es zur *tonischen Phase* mit steif gestreckten Gliedmaßen, Atemstillstand (Patient wird blau) und weiten, lichtstarren Pupillen
  - Nach Sekunden folgt die *klonische Phase* mit Zuckungen am ganzen Körper, häufig mit Urin- und Stuhlabgang. Der Patient hat Schaum vor dem Mund, und es besteht die Gefahr eines Zungenbisses
  - Nach wenigen Minuten hören die Zuckungen auf, und es setzt eine längere Schlafphase *(Terminalschlaf)* ein
  - Später erinnert sich der Patient nicht an den Anfall *(Amnesie)*
  - Eine Bindung der Anfälle an eine bestimmte Tageszeit, häufig an die Aufwachphase, ist möglich
  - Dem Anfall kann eine **Aura** vorangehen, d.h. die Wahrnehmung z.B. ei-

nes Gefühls, Geruchs, Geschmacks oder von Lichtblitzen

- **Absenzen** (*Absencen,* gehören zu den *Petit-mal-Epilepsien*). Absenzen sind kurz dauernde Bewusstseinsstörungen, bei denen der Betroffene aber nicht ohnmächtig wird. Sie können mit meist diskreten motorischen Phänomenen einhergehen, etwa Mundbewegungen oder Nesteln mit den Händen. Oft sind Kinder betroffen. Treten die Anfälle mehrfach in der Stunde auf, werden sie wegen ihrer kurzen Dauer oft als Konzentrationsstörung verkannt.

Fokale Anfälle

Die **fokalen** *(partiellen)* **Anfälle** gehen immer von einer lokalen Veränderung des Gehirns aus, z.B. durch Tumoren, Verletzungen oder angeborene Fehlbildungen.

Die wichtigsten fokalen Anfallsformen sind:

- **Fokal motorische (sensible, somatosensorische) Anfälle.** (Klonische) Zuckungen und/oder Parästhesien („Pelzigsein") in der von dem betroffenen Hirnbezirk versorgten Körperregion, z.B. einer Hand. In der Regel ohne Bewusstseinstrübung (diese kann sich aber bei einer Generalisierung des Anfalles einstellen ☞ unten)
- **Jackson-Epilepsie.** Beginn der Zuckungen oder Sensibilitätsstörungen an einer bestimmten Körperregion, dann – bei erhaltenem Bewusstsein – Ausbreitung meist von distal nach proximal auf die benachbarten Regionen **(March of convulsion),** beispielsweise Übergreifen der Zuckungen von den Fingern über die Hand auf den Arm, bis eine Körperhälfte davon betroffen ist oder sich sogar ein sekundär generalisierter Krampfanfall entwickelt hat (☞ unten)
- **Psychomotorische Epilepsie** *(Schläfenlappenepilepsie, Dämmerattacken).* Nach sehr unterschiedlicher *Aura* (etwa Wahrnehmung eines bestimmten Geruchs) kommt es zu einer Bewusstseinstrübung. Dauern die Anfälle nur kurz (einige Sekunden), werden automatische Handlungsabläufe wie z.B. Essen oder Anziehen fortgesetzt, ohne dass sich die Patienten später daran erinnern können. Der Dämmerzustand kann im Extremfall mehrere Tage andauern. Im Anschluss daran folgt eine Reorientierungsphase.

Altersgebunde Anfallsformen ☞ 13.17.2

Jeder fokale Anfall kann durch Ausbreiten der abnormen Nervenzellerregung sekundär generalisieren. Findet diese Generalisation sehr schnell statt, entspricht das klinische Bild praktisch dem einer (primären) Grand-mal-Epilepsie. Hinweise auf einen fokalen Ursprung kann dann der Anfallsbeginn geben, z.B. das Vorhandensein einer Aura oder die Beobachtung, dass die Zuckungen in einer bestimmten Körperregion angefangen haben.

Diagnostik und Differentialdiagnose

Da sich hinter jedem zerebralen Krampfanfall eine Gehirnerkrankung wie z.B. eine Gefäßfehlbildung oder ein Gehirntumor verbergen kann, muss jeder erstmalig auftretende Anfall diagnostisch abgeklärt werden:

- EEG. Das EEG zeigt die für den entsprechenden Anfall typischen Veränderungen (☞ 35.4.8) und ist oft auch zwischen den Anfällen pathologisch, vor allem bei Provokation durch flackerndes Licht, Schlafentzug oder bestimmte Arzneimittel
- CCT, besser noch Kernspintomographie. Sie dienen der Suche nach möglichen Ursachen wie Tumoren, Gefäßveränderungen und posttraumatischen Narben
- Angiographie. Eine Angiographie ist zur weiteren Abklärung nur selten, z.B. bei Gefäßfehlbildung und präoperativ (z.B. vor geplanter Tumorentfernung) angezeigt
- Blutuntersuchungen. Sie sind z.B. bei Verdacht auf Niereninsuffizienz oder Alkoholmissbrauch erforderlich, die ebenfalls Ursache einer Epilepsie sein können.

Differentialdiagnostisch werden berücksichtigt:

- Synkopen (☞ 18.3.3), die ebenfalls mit motorischen Phänomenen, z.B. leichten Armzuckungen, einhergehen können (konvulsive Synkope)
- Hypoglykämien (☞ 23.6.4) und Vergiftungen
- Psychogene Anfälle (☞ 36.9), welche keiner der bekannten Anfallsformen zugeordnet werden können, sich oft vor Publikum ereignen und manchmal theatralisch verlaufen
- Hyperventilationstetanie, welche meist psychisch bedingt und durch klonisches, tetanisches Krampfen gekennzeichnet sind (☞ auch 20.3.6).

Diagnostik bei Kindern ☞ 13.17.2

Behandlungsstrategie

Notfall: Status epilepticus

Immer medikamentös unterbrochen werden muss der **Status epilepticus** (Serie von Anfällen über mehr als 20 Minuten ohne zwischenzeitliche Erholung des Patienten), der mit einer Letalität von 5 – 10 % behaftet ist. Mit zunehmender Dauer des Anfalls kann dabei die motorische Aktivität verschwinden, auffällig ist meist nur noch ein Nystagmus. Das Gehirn befindet sich aber weiterhin im generalisierten Krampfzustand **(nonkonvulsiver Status).**

- Erstmaßnahmen ☞ Pflege
- Gabe von Sauerstoff (anfangs 4 – 6 l/Min.)
- Durchführung einer BGA (☞ 20.4.4)
- Legen eines venösen Zugangs
- I.v.-Injektion von Clonazepam (z.B. Rivotril®), ggf. wiederholte Gabe und/oder Gabe von Diazepam (z.B. Valium®). Bei Therapieresistenz Versuch der Schnellaufsättigung i.v. mit einem Antiepileptikum, z.B. Phenytoin (Phenhydan®) oder Valproinsäure (z.B. Convulex®)
- Bei anhaltender Therapieresistenz Barbituratnarkose, notwendigerweise mit Intubation und Beatmung des Patienten auf der Intensivstation.

Ein einzelner hirnorganischer Anfall bedarf im Allgemeinen keiner Behandlung, sondern lediglich der diagnostischen Klärung.

Meistens hört der Anfall von selbst wieder auf, oft bevor eine intravenöse oder rektale Arzneimittelgabe überhaupt möglich ist. Die Gabe z.B. von Diazepam erschwert aber sowohl die klinische Beurteilung (Zeitdauer bis zur völligen Orientiertheit des Patienten?) als auch die EEG-Diagnostik (☞ 35.4.8)

Bei einer genuinen Epilepsie mit mehr als zwei Anfällen jährlich ist in der Regel eine medikamentöse Behandlung mit Antiepileptika (☞ Pharma-Info 35.65) angezeigt, die über mindestens zwei Jahre, oft aber lebenslang, fortgeführt werden muss.

Ergibt die Diagnostik eine symptomatische Epilepsie, steht die Beseitigung der Ursache im Vordergrund der Behandlung. Ist dies nicht möglich (z.B. bei einem inoperablen Tumor), wird medikamentös versucht, Anfallsfreiheit zu erreichen.

Bei einer schweren, therapieresistenten Epilepsie kann oft die operative Ausschaltung des Epilepsieherdes helfen. Dies ist jedoch nur in speziellen epilepsie-chirurgischen Zentren möglich und erfordert eine umfangreiche Diagnostik zur sicheren Lokalisation des epileptogenen Herdes.

Pflegemaßnahmen im Anfall

Notfall

- Besonders bei noch unklarer Diagnose Arzt sofort benachrichtigen (lassen), Patienten möglichst nicht alleine lassen
- Sicherheit des Patienten gewährleisten, z.B. Stühle oder scharfkantige Gegenstände aus der Umgebung des Patienten entfernen und Patienten von naher Treppe wegziehen. Das Schieben eines Gummikeils oder ähnlicher Gegenstände zwischen die Zähne wird heute nicht mehr empfohlen. Meist findet der Zungenbiss schon ganz am Anfang statt, und das Einschieben birgt nur eine zusätzliche Gefahr von Mundhöhlenverletzungen
- Keine Flüssigkeiten oder Arzneimittel oral einflößen (Aspirationsgefahr)
- Arzneimittel nach ärztlicher Anordnung verabreichen
- Patienten nach dem Anfall bis zur vollständigen Wiedererlangung des Bewusstseins in stabile Seitenlage bringen (Aspirationsprophylaxe). Nach Erbrechen während des Anfalls Mund auswischen
- Für den Fall eines Status epilepticus Spritzentablett mit Venenverweilkanüle (☞ Abb. 10.43, Spritze allerdings erst auf Arztanordnung aufziehen), Diazepam- und Phenytoin-Ampullen, Guedel-Tubus (☞ 37.8.1) und Intubationsbesteck richten
- Während der ganzen Zeit Anfallstyp und -verlauf beobachten, da dies von erheblicher diagnostischer und therapeutischer Bedeutung sein kann. Uhrzeit zu Beginn und am Ende des Anfalls notieren.

Patienteninformation: Lebensführung des Epileptikers

- Die Patienten sollen anfallsauslösende Faktoren wie Schlafentzug, flackernde Lichtreize (Diskothek, Bildschirmarbeit, Fernsehen) und Alkohol in größeren Mengen vermeiden
- Der Beruf muss mit Rücksicht auf die Erkrankung ausgewählt werden. Berufe mit erhöhter Selbst- und Fremdgefährdung (z.B. Dachdecker, Kraftfahrer) sowie Berufe mit unregelmäßiger Lebensführung (Schichtarbeit) sind ungeeignet
- Für das Fahrverbot gibt es Richtlinien, die je nach Anfallsart das Führen eines (Privat-)Fahrzeuges nach einer Anfallsfreiheit von wenigen Monaten bis zwei Jahren bei unauffälligem EEG wieder erlauben
- Gegen viele Sportarten ist nichts einzuwenden, solange der Patient sie nicht bis zur körperlichen Erschöpfung betreibt. Einige Sportarten, darunter auch Schwimmen, dürfen nur unter besonderen Vorsichtsmaßnahmen ausgeübt werden, da es im Falle eines Krampfanfalls zu einer erheblichen Selbst- und/oder Fremdgefährdung kommt
- Partnerschaft und Familiengründung sind in der Regel ebenfalls möglich. Gegen eine Schwangerschaft ist meist nichts einzuwenden, allerdings sollte die Frau vor Eintritt der Schwanger-

Pharma-Info 35.65: Antiepileptika

Arzneimittel zur Unterdrückung zerebraler Krampfanfälle heißen **Antiepileptika** *(Antikonvulsiva)*. Indiziert sind sie bei einem Status epilepticus (☞ Text) oder als Prophylaxe bei mehr als zwei epileptischen Anfällen im Jahr.
Es sollte immer versucht werden, mit einer Monotherapie, d.h. mit nur einem Arzneimittel, auszukommen. Erst wenn die Dosis des Arzneimittels infolge starker Nebenwirkungen nicht mehr erhöht werden kann und der Patient immer noch nicht anfallsfrei ist, wird das Arzneimittel gewechselt oder (bei Versagen mehrerer Monotherapien) eine Arzneimittelkombination versucht. Ansetzen, Umstellen oder Absetzen einer bestimmten Medikation dürfen nie abrupt geschehen, sondern müssen immer schrittweise erfolgen („Einschleichen" und „Ausschleichen"). Eine Arzneimittelspiegelkontrolle (Blutentnahme morgens nüchtern) kann bei der Dosisfindung helfen. Sie ist auch bei Verdacht auf Einnahmefehler oder Überdosierung angezeigt. Ist ein Patient mit einem Blutspiegel unterhalb des „normalen" therapeutischen Spiegels anfallsfrei, wird die Dosis nicht geändert. Umgekehrt kann bei einem nicht anfallsfreien Patienten ohne Nebenwirkungen die Dosis noch weiter gesteigert werden, auch wenn sein Blutspiegel schon im oberen Bereich liegt.

Häufig eingesetzte Antiepileptika

Substanz	Nebenwirkungen*
Carbamazepin, z.B. Tegretal®, Timonil®	Leberschäden, Ödeme, Hyponatriämie. Bei Überdosierung Schwindel, Ataxie, Doppelbilder, Verschwommensehen
Ethosuximid**, z.B. Petnidan®	Magenbeschwerden, Schluckauf, Kopfschmerzen, Schlafstörungen, psychotische Symptome
Gabapentin, z.B. Neurontin®	Schwindel, Kopfschmerzen
Lamotrigin, z.B. Lamictal®	Allergische Hautausschläge, EKG-Veränderungen
Phenobarbital, z.B. Luminal®	Schwindel, Ataxie, psychische Störungen (v.a. bei Kindern), Schultersteife
Phenytoin, z.B. Epanutin®, Phenhydan®, Zentropil®	Zahnfleischhyperplasie, Hypertrichose (verstärkte Behaarung). Bei Überdosierung Schwindel, Ataxie, Tremor, Doppeltsehen
Primidon, z.B. Liskantin®	☞ Phenobarbital, da Verstoffwechselung zu Phenobarbital
Valproinsäure, z.B. Convulex®, Ergenyl®, Orfiril®	Gewichtszunahme, Haarausfall, Tremor. Selten, aber oft tödlich: Leberkoma (v.a. bei Kleinkindern)
Vigabatrin, z.B. Sabril®	Gewichtszunahme, psychische Veränderungen (z.B. Reizbarkeit)

* Alle Antiepileptika können zu allergischen Reaktionen (selten, aber gefährlich: Agranzulozytose ☞ 24.7.4), Müdigkeit und eingeschränktem Reaktionsvermögen führen. Außerdem beschleunigen fast alle Antiepileptika den Östrogenabbau und vermindern so die Wirksamkeit der „Pille".

** Zur besseren Magenverträglichkeit Tabletten mit dem Essen einnehmen.

schaft mit ihrem Arzt sprechen, da sich evtl. ein Arzneimittelwechsel empfiehlt. Die Frau sollte wissen, dass die Fehlbildungsrate zwar erhöht, dies aber nur teilweise auf die Arzneimittel zurückzuführen ist. Auf jeden Fall ist ein Grand-mal-Anfall der Schwangeren für das Ungeborene gefährlicher als die Arzneimitteleinnahme mit Anfallsfreiheit
- Der Patient soll einen Anfallskalender führen und darin auch besondere Vorkommnisse und Belastungen eintragen
- Zur Sicherheit des Patienten wird diesem empfohlen, stets ein Merkblatt mit Erste-Hilfe-Maßnahmen bei sich zu tragen, damit Nichtinformierte bei einem Anfall in der Öffentlichkeit wissen, wie sie helfen können
- Der Patient darf die Antiepileptika nie eigenmächtig und abrupt absetzen, da dies zu gehäuften Anfällen führen kann. Bevor er andere Arzneimittel z.B. gegen Zahnschmerzen nimmt, sollte er seinen Arzt fragen, da Wechselwirkungen häufig sind
- Bei jedem neuen Arztkontakt soll der Patient den Arzt auf seine Erkrankung hinweisen und die aktuelle Arzneimitteleinnahme mitteilen, da es z.B. zu Wechselwirkungen zwischen den Antiepileptika und den anderen Arzneimitteln kommen kann.

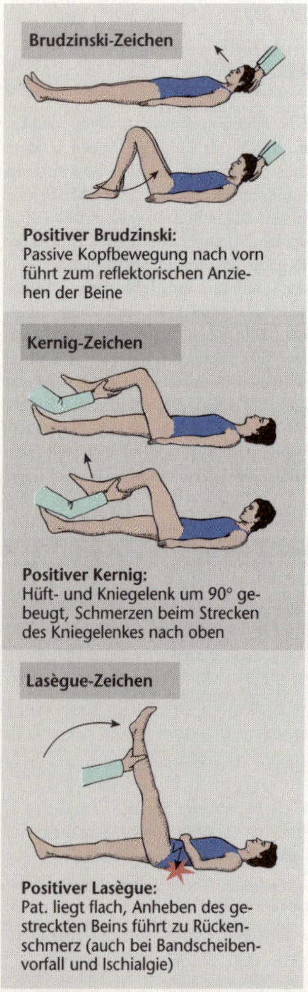
Brudzinski-Zeichen
Positiver Brudzinski:
Passive Kopfbewegung nach vorn führt zum reflektorischen Anziehen der Beine
Kernig-Zeichen
Positiver Kernig:
Hüft- und Kniegelenk um 90° gebeugt, Schmerzen beim Strecken des Kniegelenkes nach oben
Lasègue-Zeichen
Positiver Lasègue:
Pat. liegt flach, Anheben des gestreckten Beins führt zu Rückenschmerz (auch bei Bandscheibenvorfall und Ischialgie)

Abb. 35.66: Klinische Meningitiszeichen. [A400-215]

Prognose

Die Prognose ist abhängig von der Ursache und der Anfallsform. Eine *epileptische Wesensänderung* als Folge der Epilepsie wird heute verneint. Anfallsbedingte Schäden des Gehirns sind jedoch möglich.

Ungefähr zwei Drittel der Patienten sind unter medikamentöser Behandlung anfallsfrei, nur ca. 10 % zeigen überhaupt keine Besserung.

35.8 Infektiöse und entzündliche Erkrankungen des ZNS

Herpes zoster ☞ 28.6.3

ZNS-Infektion: Infektion des Gehirns und/oder des Rückenmarks einschließlich ihrer Hüllen.

Im klinischen Alltag am häufigsten sind **Meningitis** (*Hirnhautentzündung* ☞ 35.8.1) und **Enzephalitis** (*Gehirnentzündung* ☞ 35.8.2). Dabei ist eine strenge Trennung kaum möglich, da es sich fast immer um Mischformen handelt (**Meningoenzephalitis**).

Meldepflicht bei Infektionskrankheiten ☞ 28.10

35.8.1 Meningitis

Meningitis (*Hirnhautentzündung):* Vielfach lebensbedrohliche Infektion des ZNS mit vorwiegendem Befall der Hirnhäute (Meningen).

Krankheitsentstehung

Die häufigsten Erreger einer **Meningitis** sind:
- Bakterien, bei Erwachsenen insbesondere Pneumokokken (☞ 28.5.4) und Meningokokken (☞ 28.5.5, meldepflichtig), bei Kindern hauptsächlich Meningokokken und Hämophilus influenzae (☞ 28.5.12, meldepflichtig), bei Säuglingen vor allem E. coli (☞ 28.5.6)
- Viren, z.B. Herpes-simplex-Viren (☞ 28.6.2), Enteroviren (etwa Polioviren ☞ 35.8.5, meldepflichtig), Mumpsviren (☞ 13.14.3).

Demgegenüber sind Protozoen oder Pilze selten Ursachen einer Meningitis.

Die Erreger gelangen meist im Rahmen einer generalisierten Infektion (☞ 28.1.1) mit dem Blutstrom in das Gehirn. Sie werden aber auch aus benachbarten Entzündungsprozessen, z.B. bei einer Mastoiditis (☞ 34.5.2), fortgeleitet oder gelangen über offene Verbindungen zwischen Gehirn und Außenwelt ins Gehirn, etwa bei einer Verletzung oder einer Fistel.

Symptome und Untersuchungsbefund

Meist setzen die Symptome einer bakteriellen Meningitis rascher ein und sind heftiger als bei einer viralen Meningitis. Oft kommt es innerhalb von Stunden bei einem harmlos erscheinenden Infekt zu einem schweren Krankheitsbild mit:
- Hohem Fieber
- Übelkeit und Erbrechen
- Kopfschmerzen bis hin zur Unerträglichkeit
- Licht- und Geräuschüberempfindlichkeit
- Nackensteife, *Opisthotonus* (Rückwärtsbeugung des Kopfes mit Überstreckung von Rumpf und Extremitäten)
- Bewusstseinsveränderungen bis zum Koma.

Diese Symptomenkombination, die typisch für Erkrankungen der Hirnhäute ist, wird als **meningitisches Syndrom** oder – nicht ganz korrekt – als *Meningismus* bezeichnet. Hinzu treten die Symptome der jeweiligen Grunderkrankung.

Für die tuberkulöse Meningitis kennzeichnend sind ein vorwiegender Befall der Hirnnerven an der Schädelbasis und ein eher schleichender Beginn.

Diagnostik und Differentialdiagnose

Entscheidend für die Diagnose ist die Liquoruntersuchung (☞ 35.4.2):

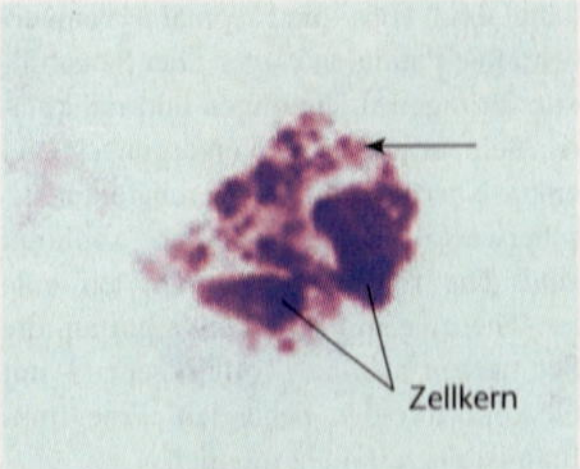

Abb. 35.67: Meningokokken im Liquor. Der Pfeil markiert die intrazelluläre Lagerung der Bakterien in einem Leukozyten. [B109]

- Der Liquor sieht trüb oder eitrig aus
- Der Liquordruck ist erhöht
- Die Laboruntersuchung ergibt eine Zellvermehrung, eine Eiweißerhöhung sowie bei bakteriellen und tuberkulösen Meningitiden eine Zuckererniedrigung.

Vor Therapiebeginn wird stets eine Liquorkultur zum Erregernachweis angelegt. Zusätzlich können serologische Untersuchungen zum indirekten Erregernachweis (☞ 28.3.7) angezeigt sein.

Wichtig ist die Suche nach abwehrschwächenden Grunderkrankungen (z.B. eine HIV-Infektion ☞ 29.3) und Liquorfisteln (z.B. nach einem Schädel-Hirn-Trauma ☞ 35.14.1), da das Risiko einer erneuten Keimeinwanderung mit nachfolgender Infektion der Hirnhäute dann sehr groß ist.

Die Meningitis muss gegenüber einem **Meningismus** abgegrenzt werden. Dies ist ein meningitisches Syndrom ohne infektiöse Erreger, das z.B. bei starker Sonneneinstrahlung, Subarachnoidalblutung (☞ 35.6.1) und nach Aussaat von Krebszellen **(Meningeosis carcinomatosa)** auftritt.

Behandlungsstrategie

Bei bakteriellen Meningitiden ist eine hoch dosierte intravenöse Antibiotikabehandlung oft lebensrettend. Falls die Erreger nicht mikroskopisch im Liquor zu identifizieren sind, wird die Antibiotikabehandlung kalkuliert, d.h. unter Berücksichtigung der häufigsten Erreger in Abhängigkeit vom Alter des Patienten, begonnen und später entsprechend dem Ergebnis der Liquorkultur korrigiert.

Ein Teil der Meningitis verursachenden Viren ist gegenüber Virostatika (z.B. Zovirax® ☞ Pharma-Info 28.37) empfindlich.

Die zusätzliche symptomatische Behandlung umfasst eine ggf. notwendige Hirndruckbehandlung (☞ 35.12.3) und medikamentöse Unterdrückung von Krampfanfällen (☞ 35.7.2).

Manchmal werden auch die Angehörigen des Patienten prophylaktisch mit Antibiotika behandelt, um weitere Erkrankungen und eine Ausbreitung des Keimes zu verhindern.

Pflege

Die Patienten sind häufig schwer krank und benötigen intensivmedizinische Betreuung:

- Engmaschige Kontrolle von Vitalfunktionen, Temperatur, Bewusstsein und Symptomverlauf (z.B. Kopfschmerz, Nackensteife, Hirndruckzeichen ☞ 35.12.1)
- Bei Lichtempfindlichkeit Abdunkeln des Raumes, bei Geräuschempfindlichkeit Schaffen einer ruhigen Umgebung
- Übernahme der kompletten Grundpflege
- Durchführung aller notwendigen Prophylaxen (☞ 7.1.2)
- Ausreichende Flüssigkeitszufuhr (Infusionen), besonders wichtig bei hohem Fieber
- Isolierung des Patienten je nach Grunderkrankung, evtl. bereits bei Verdacht auf Ansteckungsgefahr (vor allem bei Meningokokken). Dabei Eigenschutz (Handschuhe, Schutzkittel, Mund-Nasen-Schutz) nicht vergessen. Sind die Erreger noch nicht identifiziert, gehen die Pflegenden von dem Erreger aus, der die strengsten Maßnahmen erfordert.

Prognose

Die Prognose hängt von Erreger, Abwehrlage und Schwere des Krankheitsbildes ab. Durchschnittlich beträgt die Sterblichkeit heute ca. 15 %, bei tuberkulärer Meningitis ist sie höher, bei Neugeborenen und Meningokokkensepsis (☞ 28.5.5) liegt sie über 50 %. Besonders bei Kleinkindern bleiben zudem Dauerschäden zurück, z.B. Hör- und Sehstörungen oder Konzentrationsschwäche.

35.8.2 Enzephalitis

Enzephalitis *(Gehirnentzündung):* ZNS-Infektion mit überwiegendem Befall des Gehirns.

Meldepflicht ☞ 28.10

Krankheitsentstehung

Eine **Enzephalitis** kann durch die gleichen Erreger verursacht werden wie die Meningitis (☞ 35.8.1). An erster Stelle stehen allerdings die Viren.

Sonderformen mit eigener Bezeichnung sind:

- Die **parainfektiöse Enzephalitis** während oder kurz nach Virusinfektionen, die nach heutigem Kenntnisstand durch immunologische Reaktionen des Körpers auf das Virus bedingt ist
- Die **embolische Herdenzephalitis** als Folge vieler kleiner septischen Embolien im Gehirn, z.B. bei bakterieller Herzklappenentzündung (☞ 18.8.1).

Symptome, Befund und Diagnostik

Während eine leichte (Begleit-)Enzephalitis im Rahmen einer Allgemeininfektion oft unbemerkt bleibt, ist das klinische Bild beim Vollbild der Erkrankung noch ernsthafter als bei der Meningitis mit:

- Bewusstseinsveränderungen bis zur Bewusstlosigkeit
- Psychischen Veränderungen, vor allem Unruhe, Verwirrtheit und psychotischen Symptomen wie etwa Wahnvorstellungen (☞ 36.2.5)
- Neurologischen Ausfällen wie Lähmungen oder Sprachstörungen
- Zerebralen Krampfanfällen (☞ 35.7.1).

Da es sich meist nicht um eine reine Enzephalitis, sondern um Mischformen (Meningoenzephalitis) handelt, bestehen oft zusätzlich die Symptome einer Meningitis (☞ 35.8.1).

Die Diagnose wird durch Liquoranalyse (meist Zell- und Eiweißvermehrung) und serologische Untersuchungen (Titerverlauf) gestellt. Meist werden auch ein EEG und eine Computer- bzw. Kernspintomographie durchgeführt. Beide zeigen bei einer Herpes-simplex-Enzephalitis (☞ 28.6.2) typische Veränderungen im Schläfenlappen. Da diese jedoch erst nach mehreren Tagen bis einer Woche auftreten, kommen sie für den Behandlungsentscheid zu spät.

Behandlungsstrategie

Antibiotika sind bei Virusenzephalitiden wirkungslos, werden jedoch oft gegeben, wenn (noch) unklar ist, ob die Erkrankung durch Bakterien oder Viren verursacht ist. Bei Verdacht auf Herpes-simplex-Enzephalitis ist die *sofortige* intravenöse Gabe des Virostatikums Aciclovir (Zovirax®, Acic®) angezeigt.

Pflege ☞ 35.8.1

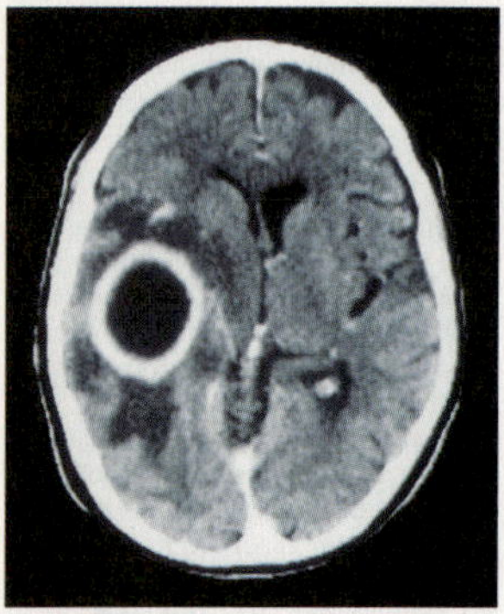

Abb. 35.68: CCT eines Hirnabszesses. Bei Vorliegen eines Hirnabszesses zeigt das CCT im typischen Falle eine ringförmige Formation mit zentraler Einschmelzungshöhle. [T113]

Prognose

Die Prognose ist je nach Erreger unterschiedlich. Während die parainfektiösen Enzephalitiden im Allgemeinen milde verlaufen und nur selten Dauerschäden wie etwa geistige Behinderungen zurückbleiben, beträgt die Sterblichkeit der Herpes-Enzephalitis ohne Behandlung 70 % und mit Aciclovir immer noch um 25 %.

35.8.3 Hirnabszess

Hirnabszess: Umschriebene, teils abgekapselte bakterielle Entzündung im Gehirn.

Ein **Hirnabszess** entsteht, wenn eine bakteriell bedingte Enzephalitis eitrig einschmilzt und sich ein eitergefüllter Hohlraum ausbildet.

Die **Symptome** eines Hirnabszesses sind vielgestaltig. Nur schätzungsweise die Hälfte der Patienten weist die typische Symptomkombination auf mit

- Kopfschmerzen
- Fieber
- (Fokalen) neurologischen Ausfällen.

Die Diagnose wird durch Computer- oder Kernspintomographie gesichert (☞ Abb. 35.68).

Die Behandlung besteht aus:

- Neurochirurgischer Abszessausräumung durch offene Operation oder Punktion und Aspiration
- Systemischer hoch dosierter Antibiotikagabe über 4 – 6 Wochen
- Ggf. Bekämpfung des begleitenden Hirnödems
- Behandlung der ursächlichen Erkrankung, z.B. einer Mittelohrentzündung.

Pflege ☞ *35.8.1, 35.12, 35.13*

Bei verspäteter oder nicht konsequenter Behandlung ist die Prognose mit einer Sterblichkeit von ca. 30 % schlecht.

35.8.4 Zeckenbedingte ZNS-Infektionen

Zeckenbedingte ZNS-Infektionen: Bezeichnet im engeren Sinne bakterielle oder virale ZNS-Infektionen, die durch den Biss einer Zecke übertragen worden sind. In (Mittel-)Europa von Bedeutung sind:

- *Frühsommer-Meningoenzephalitis* **(FSME)** – viral bedingt
- **Lyme-Borreliose** – bakteriell bedingt.

FSME

Die unter Laien bekannteste zeckenbedingte Erkrankung ist die **FSME.** Die Zecken bilden das Reservoir für das meldepflichtige **FSME-Virus** und übertragen es bei ihrem Biss auf den Menschen.

Ungefähr eine Woche nach dem Zeckenbiss beginnt die Krankheit mit grippeähnlichen Symptomen. Nach mehrtägiger Beschwerdefreiheit folgt eine *Meningoenzephalitis* mit guter Prognose oder eine *Myelomeningitis* mit Lähmungen und einer Sterblichkeit um 1 %.

Die Diagnose erfolgt durch Liquor- und Blutuntersuchung. Die Therapie ist rein symptomatisch.

Eine aktive Impfung ist prinzipiell möglich. Da die Zecken aber nur in bestimmten Gegenden (z.B. Süddeutschland, Österreich, Schweiz, Südosteuropa) in höherer Zahl von dem FSME-Virus befallen sind und der Impfung neurologische Komplikationen folgen können, ist die aktive Impfung lediglich bei erhöhter Gefährdung (z.B. Förster, Waldarbeiter ☞ auch 29.2.1) angezeigt. Nach Zeckenbiss in einem Endemiegebiet ist innerhalb der ersten 24 Stunden eine passive Impfung möglich.

Lyme-Borreliose

Wesentlich häufiger, aber weniger beachtet, ist die bakteriell bedingte **Lyme-Borreliose** (☞ auch 28.5.17 und 30.12.5), bei der es Wochen oder Monate nach dem Zeckenbiss zu einer Meningoradikulitis kommt, d.h. einer Entzündung der Hirnhäute und Hirn- und Spinalnervenwurzeln. Die Patienten klagen über Sensibilitätsstörungen, Lähmungen und radikuläre Schmerzen (im Versorgungsgebiet einer Nervenwurzel), die charakteristischerweise nachts besonders schlimm sind. Die Erkrankung spricht auf eine i.v.-Therapie mit Antibiotika gut an, die Schmerzen werden vorübergehend mit Glukokortikoiden behandelt. Eine Impfung ist derzeit nicht möglich.

Prophylaxe vor Zeckenbissen

Richtiges Verhalten in gefährdeten (Wald-)Gebieten verringert das Risiko erheblich:

- In gefährdeten Gebieten, auch im eigenen Garten, das Unterholz und Dickicht meiden
- Möglichst wenig Körperteile unbekleidet lassen. Hosenbeine in Stiefel oder Strümpfe stecken, um ein Eindringen der Zecken zu verhindern. Kopfbedeckung tragen
- Freie Körperteile mit Insekten-Repellents (z.B. Autan®) einreiben
- Nach einem Aufenthalt in gefährdeten Gebieten Körper auf Zecken absuchen,

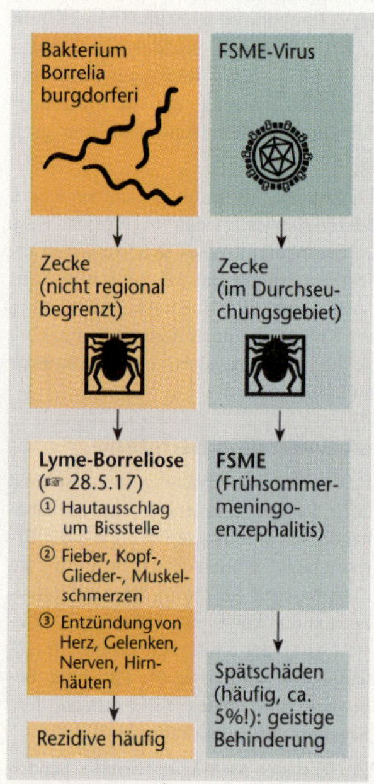

Abb. 35.69: Die beiden häufigsten, von Zecken übertragenen Krankheiten sind die Lyme-Borreliose und die FSME. [A400]

dabei insbesondere auf Achselhöhlen, Leiste und Kniekehle achten, da die Zecken gerne in wärmere Körperregionen wandern
- Zecken baldmöglichst mit einer speziellen, in Apotheken erhältlichen Zecken-Pinzette herausdrehen oder durch einen Arzt entfernen lassen. Bisswunde desinfizieren und Hände gründlich reinigen. Im Gegensatz zu früher wird das Bestreichen der Zecke z.B. mit Öl oder Klebstoff nicht mehr empfohlen, da die Zecke während des Erstickens vermehrt Erreger freisetzt
- Haustiere und ihre Schlafplätze regelmäßig auf Zecken kontrollieren.

35.8.5 Poliomyelitis

Poliomyelitis (*Poliomyelitis epidemica anterior acuta,* kurz *Polio, epidemische spinale Kinderlähmung, Heine-Medinsche Erkrankung*): Akute virale Infektionskrankheit durch **Poliomyelitis-Viren,** die bei einem geringen Teil der Infizierten zu schweren Lähmungen führt und dann lebensbedrohlich ist. Meldepflichtig.

Meldepflicht ☞ 28.10

Erreger der **Poliomyelitis** sind die **Poliomyelitis-Viren Typ I – III,** welche die graue Substanz des Rückenmarks schädigen. Sie werden fäkal-oral, meist durch Schmierinfektion übertragen.

Schätzungsweise 90 – 95 % aller Infizierten merken nichts von der Infektion (inapparente Infektion ☞ 28.1.1). Weitere 5 % bekommen lediglich unspezifische Beschwerden unterschiedlicher Ausprägung. Diese abortive Verlaufsform wird meistens als Grippe verkannt.

Etwa 0,1 – 1 % der Infizierten entwickelt die schwere und gefürchtete paralytische Verlaufsform. Oft kommt es in wenigen Stunden zu Muskelschmerzen, Meningismus (☞ 35.8.1) und asymmetrischen Lähmungen. Sensibilitätsstörungen treten nicht auf. Lebensbedrohlich sind rasch aufsteigende Lähmungen mit Beteiligung von Atem- und Kreislaufzentrum.

Die Lähmungen werden hervorgerufen durch direkte Schädigung der grauen Substanz im Vorderhorn.

Die Diagnose wird durch Klinik, Virusnachweis in Stuhl oder Rachenabstrich und serologische Blutuntersuchungen gestellt.

Eine kausale Therapie ist nicht möglich. Die Behandlung beschränkt sich auf symptomatische Maßnahmen.

Bei Hirnnervenbeteiligung oder Atemstörungen beträgt die Sterblichkeit bis zu 60 %. Defektzustände mit erheblicher Behinderung sind häufig.

Daher sollen alle Kinder und Erwachsenen gegen Polio geimpft sein. Hierzu wird in Deutschland seit 1998 wegen der Gefahr einer *Impfpolio* nicht mehr die bis dahin übliche Schluckimpfung mit lebenden Impfstämmen *(OPV),* sondern die ebenfalls gegen alle drei Virustypen wirksame Injektions-Totimpfung *(IPV)* empfohlen.

Kontaktadresse
Bundesverband Polio e.V., Weserbergland-Klinik, 37669 Höxter,
Tel.: 0 52 71/98 34 43,
bundesverband@polio.de

35.8.6 Guillain-Barré-Syndrom

Guillain-Barré-Syndrom *(Guillain-Barré-Strohl-Syndrom, Landry-Paralyse, akute idiopathische Polyneuritis):* Ätiologisch ungeklärte Entzündung der peripheren Nerven (Polyneuritis) und der Spinalganglien mit Sensibilitätsstörungen, motorischen Lähmungen und vegetativen Störungen. Letalität heute unter 5 %.

Die Krankheitsentstehung des **Guillain-Barré-Syndroms** ist noch unklar und wahrscheinlich nicht einheitlich, diskutiert werden vor allem immunologische Vorgänge.

Erstes klinisches Symptom sind meist Parästhesien. Rasch treten von unten aufsteigendende Lähmungen hinzu, die durch Atemlähmung und Herzrhythmusstörungen lebensbedrohlich werden. Hirnnervenbeteiligung mit Schlucklähmung und beidseitige Fazialislähmung (☞ Abb. 35.79) können auftreten. Der Patient erlebt die Erkrankung bei vollem Bewusstsein.

Die Diagnose wird durch Liquoruntersuchung (Eiweißerhöhung bei normaler Zellzahl = **zytoalbuminäre Dissoziation**), elektrophysiologische Untersuchungen (Nervenleitgeschwindigkeit vermindert) und ggf. eine Nervenbiopsie gestellt.

Eine kausale Behandlung der Erkrankung ist nicht möglich. In schweren Fällen wird eine Plasmapherese (☞ 29.5) durchgeführt, um evtl. vorhandene Antikörper oder Immunkomplexe zu entfernen. Viele Patienten müssen intubiert und beatmet werden. Bei lebensbedrohlichen Herzrhythmusstörungen muss ein (passagerer) Herzschrittmacher gelegt werden.

Pflegerisch ist die konsequente Durchführung aller Prophylaxen erforderlich (☞ 7.1.2). Die Atmung wird regelmäßig mit dem Spirometer (☞ 20.4.3) kontrolliert, um eine bedrohliche Verschlechterung mit Beatmungspflicht frühzeitig zu erfassen. Die psychische Belastung des Patienten und seiner Angehörigen ist während der Zeit der Intensivpflege enorm hoch.

Die Prognose ist verhältnismäßig gut. Bei den meisten Patienten kommt es innerhalb von 1 – 6 Monaten zur weitgehenden oder vollständigen Wiederherstellung.

35.8.7 Myelitis

Myelitis: Entzündung des Rückenmarks.

Myelitiden sind wesentlich seltener als Entzündungen im Gehirnbereich. Oft sind sie viral oder parainfektiös (☞ 35.8.2) bedingt.

Die Symptome reichen von Rückenschmerzen und Sensibilitätsstörungen bis zum Querschnittssyndrom (Querschnittsmyelitis ☞ auch 35.14.2).

Die Diagnosestellung erfolgt durch Lumbalpunktion und CT.

35.8.8 Multiple Sklerose

Multiple Sklerose (kurz *MS, Encephalomyelitis disseminata,* kurz *ED*): Ätiologisch ungeklärte, chronisch-entzündliche ZNS-Erkrankung, die zur herdförmigen Zerstörung der Markscheiden führt. Mit einer Häufigkeit von 1 : 2000 Einwohnern eine der häufigsten neurologischen Erkrankungen in unseren Breiten. Erstmanifestation vor allem im 20. – 40. Lebensjahr, Frauen häufiger betroffen als Männer.

Krankheitsentstehung

Ursächlich diskutiert werden autoimmunologische Vorgänge, wobei eine Aktivierung von gegen die Markscheidenoberfläche gerichteten T-Zellen am Anfang der Erkrankung stehen soll. Fest steht, dass sowohl die erbliche Veranlagung (familiäre Häufung) als auch Umweltfaktoren (Klima? Viren? Bakterien, z.B. Chlamydia pneumoniae?) eine Rolle spielen.

Überall in der weißen Substanz des ZNS kommt es zu herdförmigen Entzündungen mit nachfolgender Zerstörung der Markscheiden (*Entmarkung*, **Demyelinisation**) und Narbenbildung. Die neurologischen Ausfälle sind Folge der durch den Verlust der Markscheiden verlangsamten oder sogar unterbrochenen Erregungsleitung (☞ Abb. 35.3).

Symptome und Untersuchungsbefund

Dadurch, dass jede beliebige Stelle der weißen Substanz betroffen sein kann, ist praktisch jedes zentralnervös bedingte Erscheinungsbild möglich.

Trotzdem gibt es immer wiederkehrende Symptome:

- Augensymptome. Sehr häufig und oft Erstsymptome sind Sehnervenentzündungen (Patient klagt über verschwommenes Sehen und geht zum Augenarzt ☞ 33.3.1) und Augenmuskellähmungen infolge Hirnstammbeteiligung (Sehen von Doppelbildern). Sehr oft besteht gleichzeitig ein Nystagmus (☞ 34.4.4)
- Sensibilitätsstörungen. Es sind sowohl Parästhesien („Ameisenlaufen" oder „pelziges Gefühl") als auch verminderte Berührungs- und Schmerzempfindungen möglich
- Motorische Störungen. Diese äußern sich vor allem durch eine spastische Lähmung der Beine
- Kleinhirnsymptome. Besonders typisch sind Sprechstörungen (d.h. die Wörter werden richtig, aber undeutlich artikuliert ☞ auch 35.3.6), zerebellare Ataxie (☞ 35.3.5) und Intentionstremor (☞ 35.3.4). Die Kombination aus Koordinationsstörungen und spastischer Lähmung führt zu einem typisch veränderten, breitbeinig-steifen Gangbild (☞ Abb. 35.70)
- Blasen-Darm-Störungen durch Rückenmarksbeteiligung
- Psychische Störungen. Psychische Störungen können sowohl als Reaktion auf die Erkrankung auftreten (meist handelt es sich dann um reaktive Depressionen ☞ 36.5.1) als auch hirnorganisch, also durch die Erkrankung selbst, bedingt sein. Bei letzterem ist der Patient häufig euphorisch (☞ 36.5.2)
- Gesichtsschmerzen. Häufig tritt eine mit Dauerschmerzen verbundene „Trigeminusneuralgie" (☞ 35.10.3) auf.

Typisch ist ein *schubförmiger Verlauf*, bei dem es zur deutlichen, anfangs oft vollständigen Rückbildung der Symptome (Remission) innerhalb von Wochen oder Monaten kommt, bis dann Monate oder auch Jahre später die nächste akute Phase (Schub) beginnt. Besonders bei Patienten mit später Manifestation der Erkrankung kommt auch ein *primär chronischer Verlauf* vor, bei dem die Symptome ohne zwischenzeitliche Rückbildung immer weiter zunehmen.

Diagnostik

Die eindeutige Diagnosestellung erfordert den Nachweis von mindestens zwei zeitlich und räumlich voneinander getrennten Herden im ZNS. Dabei helfen insbesondere:

- Sorgfältige Anamnese mit ausdrücklichem Fragen nach früherer, auch mehrjährig zurückliegender, Sehverschlechterung oder Doppelbildern
- Evozierte Potentiale. Das VEP (☞ 35.4.9) weist auch eine lange zurückliegende Sehnervenentzündung nach, pathologische AEPs (☞ 35.4.9) sprechen für Herde im Hirnstammbereich. SSEP und MEP können Hinweise auf entzündliche Herde im Rückenmark geben
- Kernspintomographie zur Darstellung der Entmarkungsherde.

Bei der Liquoruntersuchung zeigen sich im Schub eine geringe Zell- und Gesamteiweißvermehrung sowie eine Immunglobulin-G-Erhöhung. Bei 95 % aller Patienten sind *oligoklonale Banden* nachweisbar (starke, „klonhafte" Vermehrung einer bestimmten Untergruppe der IgG), die auch bei normalem Liquor-IgG auftreten können.

Behandlungsstrategie

Eine ursächliche Therapie ist bisher nicht möglich. Da die Entzündung wahrscheinlich (auto-)immunogen mitbedingt ist, werden Arzneimittel eingesetzt, die entzündungshemmend wirken und/oder das Immunsystem unterdrücken:

- Im akuten Schub werden Glukokortikoide intravenös (☞ Pharma-Info 23.51) gegeben, anfangs hochdosiert, dann ausschleichend. Hierdurch wird die Rückbildung der Symptome beschleunigt, der Krankheitsverlauf insgesamt aber nicht beeinflusst. Daher ist eine Glukokortikoiddauerbehandlung nicht angezeigt
- Für die Langzeitbehandlung haben sich in den letzten Jahren Interferone (z.B. Betaferon®, Refib® ☞ auch 24.5.4) etabliert: Derzeit sind Interferone Mittel der Wahl zur Schubprophylaxe bei der schubförmigen Verlaufsform der Multiplen Sklerose, ihr Einsatz bei den übrigen Formen ist Gegenstand von Studien. Sie werden jeden 2. Tag oder einmal pro Woche s.c. oder i.m. vom Patienten selbst oder vom Arzt appliziert. Die grippeähnlichen Nebenwirkungen lassen oft nach 1 – 2 Monaten nach und werden bei Bedarf mit Paracetamol therapiert.

  Alternativ werden weiterhin das Immunsuppresivum Azathioprin (z.B. Imurek®), das Zytostatikum Cyclophosphamid (z.B. Endoxan®) und Immunglobuline i.v. eingesetzt.

Bei einem lebensbedrohlichen Krankheitsschub (z.B. mit einem Herd im Hirnstammbereich, der die lebenswichtigen Zentren beeinträchtigt) kann die Entfernung eventueller (Auto-)Antikörper durch Plasmapherese (☞ 29.5) versucht werden.

Weitere Therapieansätze, über deren endgültigen Stellenwert heute noch nicht entschieden werden kann, bestehen in der Gabe von Glatirameracetat (Copaxone®), das einem Oberflächenbestandteil der Markscheiden ähnelt, oder Mitoxantron (Novantron®) zur (unspezifischen) Immunsuppression.

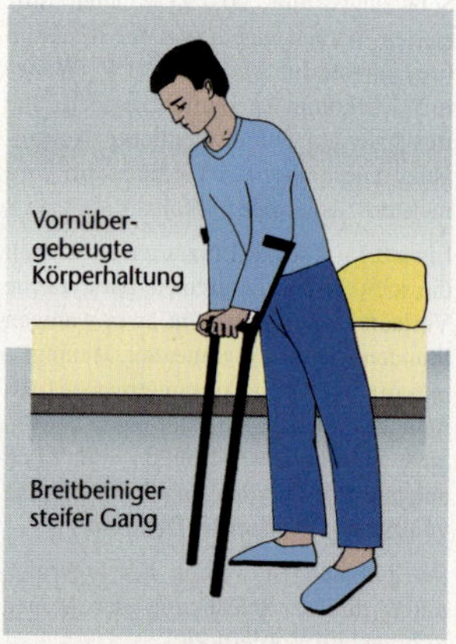

Abb. 35.70: Typische Gangstörung eines Patienten mit Multipler Sklerose. Die spastische Lähmung der Beine und die Koordinationsstörungen führen zu einem charakteristisch steifen Gangbild mit breiter Beinstellung. [A400-215]

Außerdem ist eine symptomatische Behandlung einzelner Erscheinungen erforderlich, so beispielsweise:

- Gabe von Baclofen (z.B. Lioresal®) gegen die Spastik
- Antidepressiva bei reaktiver Depression (☞ 36.5.1)
- Carbachol (z.B. Doryl®) bei Blasenentleerungsstörungen
- Carbamazepin (z.B. Tegretal®) bei Trigeminusneuralgie.

Pflege

Eine sorgfältige Pflege kann Komplikationen vermeiden, die Selbständigkeit erhalten helfen und so die Prognose des Kranken verbessern. Daher:

- Regelmäßige Durchführung der mit dem Physiotherapeuten einstudierten Übungen. Bereitstellung technischer Hilfen vor allem bei Ataxie und Intentionstremor, um die Selbständigkeit so lange wie möglich zu erhalten
- Bei Bettlägerigen Bobath-Lagerung gegen die Spastik (☞ 35.5.6), außerdem Dekubitus-, Thrombose- und Kontrakturenprophylaxe (☞ 7.1.2)
- Pneumonie- und Infektionsprophylaxe, da die Infektionsgefahr vor allem bei hohen Glukokortikoiddosen groß ist. Hierzu gehört auch das Meiden von Personen mit akuten Infekten
- Blasen- und Darmtraining analog dem Vorgehen bei Querschnittslähmung. Wegen der Infektionsgefahr keinen transurethralen Dauerkatheter legen, sondern intermittierend einmalkatheterisieren oder einen suprapubischen Blasenkatheter legen lassen (☞ 31.2.3). Den Patienten über das erhöhte Risiko von Harnwegsinfekten aufklären, dabei die Prophylaxe durch reichliches Trinken betonen.

Bei chronisch kranken Patienten ist die psychische Führung nicht immer ganz leicht. Die häufig bestehende Euphorie erleichtert dem Patienten zwar die Krankheit und den Pflegenden den Umgang mit dem Kranken, führt aber oft dazu, dass das für den Erhalt der Selbständigkeit notwendige Training unterbleibt. Zu diesem müssen die Patienten immer wieder angehalten werden.

Prinzipiell soll der Patient so lange es geht normal leben. Zu vermeiden ist übermäßige Wärme (Sonneneinstrahlung oder auch Fieber), da diese einen Schub auslösen oder die chronische Symptomatik verschlechtern kann. Meist ist es sinnvoll, die Berufstätigkeit des Patienten (Berentung hinauszögern), Hobbies und Unternehmungen zu fördern, wobei Überforderungen zu vermeiden sind. Vielen Patienten hilft der Kontakt zu Selbsthilfegruppen.

Kontaktadresse
Deutsche Multiple Sklerose Gesellschaft Bundesverband e.V.,
Vahrenwalderstraße 205 – 207,
30165 Hannover, www.dmsg.de

Prognose

Die Diagnose einer MS ist *nicht* mit langjährigem Siechtum und schwerer Behinderung gleichzusetzen. Der mittlere Krankheitsverlauf beträgt heute mehr als 25 Jahre. Fünf Jahre nach Krankheitsbeginn sind 70 %, nach 20 Jahren noch 36 % der Patienten berufstätig.

35.8.9 Creutzfeldt-Jakob-Krankheit und nvCJK

Creutzfeldt-Jakob-Krankheit

Die **Creutzfeldt-Jakob-Krankheit** *(CJK, Creutzfeldt-Jakob-Disease, CJD)* ist die häufigste **spongiforme** *(schwammartige)* **Enzephalopathie.** Sie befällt weltweit ca. 0,5 – 1 von 1 Million Menschen, vornehmlich Ältere.

Spongiforme Enzephalopathien sind seltene ZNS-Erkrankungen, die unter dem Bild zunehmender Bewegungsstörungen, neurologischer Symptome und fortschreitenden geistigen Abbaus unaufhaltsam zum Tode führen. Das Gehirn der Verstorbenen zeigt unter dem Mikroskop typische „Löcher" (daher spongiform = schwammartig), jedoch keine entzündlichen Veränderungen.

Die spongiformen Enzephalopathien sind mit Ausnahme familiär-hereditärer (erblicher) Formen meldepflichtige Erkrankungen (☞ 28.10).

Krankheitsentstehung

Überwiegend (90 %) handelt es sich um sporadische Einzelfälle, ca. 10 % der Fälle sind erblich bedingt. Sehr selten ist die Erkrankung z.B. durch Dura- oder Hornhauttransplantationen, durch Behandlung mit aus Leichen gewonnenen menschlichen Hormonen oder durch unzureichend sterilisierte, innerhalb des ZNS eingesetzte chirurgische Instrumente übertragen, d.h. durch Infektion erworben (☞ auch unten).

Symptome, Befund und Diagnostik

Die Erkrankung beginnt mit Gedächtnis- und Konzentrationsstörungen, abnormer Reizbarkeit und Schlaflosigkeit. Bald entwickeln sich eine zunehmende Demenz und Bewegungsstörungen.

Das EEG zeigt typische Veränderungen. Die (Verdachts-)Diagnose wird klinisch gestellt und in aller Regel erst nach dem Tode des Patienten durch histologische Untersuchung des Gehirns gesichert.

Tests zum (routinemäßigen) Nachweis zu Lebzeiten befinden sich in der Entwicklung.

Behandlungsstrategie und Prognose

Eine kausale Behandlung ist nicht möglich; der Kranke verstirbt nach wenigen Wochen bis maximal zwei Jahren.

NvCJK

Seit 1995 erkrankten knapp 100 Menschen in Großbritannien an einer *neuen Variante der Creutzfeldt-Jakob-Krankheit* (**nvCJK,** *vCJK, nvCJD, vCJD*), etliche sind bereits verstorben.

Krankheitsentstehung

Höchstwahrscheinlich handelt es sich bei nvCJK um die „menschliche" Form von **BSE** (*bovine spongiforme Enzephalopathie,* bekannt geworden als *Rinderwahnsinn*), der zurzeit wohl bekanntesten spongiformen Enzephalopathie im Tierreich.

Innerhalb von ca. 15 Jahren kam es in Großbritannien zu fast 180 000 Erkrankungen bei Rindern, höchstwahrscheinlich bedingt durch verseuchtes, ungenügend verarbeitetes Tiermehl aus scrapieinfizierten Schafen als Rinderfutter (**Scrapie** = spongiforme Enzephalopathie bei Schafen). Als weitere Übertragungswege werden vor allem die diaplazentare Übertragung vom Muttertier auf das ungeborene Kalb, die Ansteckung über verseuchte Weideflächen und die Übertragung über die in der Kälberaufzucht verwendeten Milchaustauscher (enthalten Rinderfett) diskutiert. Auch in Deutschland gibt es BSE-Fälle, seit der Einführung von Schnelltests an Schlachttieren im Dezember 2000 gelten 65 Fälle als gesichert (Stand Mitte Mai 2001).

Als ursächlich werden **Prionen** (*PrP^{Sc}*, vereinfachte Merkhilfe: ***pr****oteinartiges* ***i****nfektiöses* ***A****gens* ***o****hne* ***N****ukleinsäure*) angesehen, das sind krankmachende, infektiöse Eiweiße, die sich von ihren „normalen" Verwandten im Körper *(PrP^{C})* nicht durch ihre chemische, sondern höchstwahrscheinlich nur durch ihre räumliche Struktur unterscheiden. Deshalb werden sie auch nicht vom Immunsystem bekämpft. Die physiologische Funktion des normalen Eiweißes ist nicht genau bekannt. Die veränderten Prionproteine werden vom Organismus praktisch nicht abgebaut, wandeln ihre noch gesunden Nachbarn auf noch nicht genau geklärte Weise in die abnorme Form um und reichern sich an.

Als wahrscheinlichster Übertragungsweg beim Menschen gilt derzeit die orale Aufnahme verseuchten Fleisches (und daraus hergestellter Produkte). Wie viele Erreger für eine solche Infektion notwendig sind (Infektion nur durch Nerven- und Immungewebe, auch durch Muskelfleisch oder sogar z.B. durch Gelatine) ist ebenso unklar wie die Infektionsgefahr durch andere Rinderprodukte (z.B. Kosmetika) und die Bedeutung genetischer Faktoren. Die Inkubationszeit der Erkrankung ist noch unbekannt, Experten gehen mittlerweile von 10–20 Jahren aus.

Symptome, Befund und Diagnostik

Die Betroffenen sind wesentlich jünger als die an der „klassischen" Form Erkrankten, sie zeigen als Erstes psychische Symptome, und die Krankheit dauert bei ihnen erheblich länger.

Wie die übrigen spongiformen Enzephalopathien, so kann auch nvCJK bisher nur nach dem Tode des Betroffenen durch eine Obduktion mit nachfolgender histologischen Untersuchung des Gehirns diagnostiziert werden, so dass die Abgrenzung von anderen degenerativen ZNS-Erkrankungen und Demenzen insbesondere bei Älteren oft Probleme bereitet. Am aussichtsreichsten erscheint zurzeit der Versuch, die Prionen zu Lebzeiten des Patienten in lymphatischem Gewebe (z.B. Tonsillen) nachzuweisen.

Behandlungsstrategie und Pflege

Eine kausale Behandlung ist bisher nicht bekannt. Behandlung wie Pflege richten sich daher auf die Linderung der Symptome.

> Prionen trotzen den üblicherweise gegenüber Bakterien und Viren wirksamen Desinfektionsverfahren und halten auch hohen Temperaturen hartnäckig stand.

Wissenschaftler sind der Ansicht, dass für Ärzte und Pflegende bei den üblichen Patientenkontakten keine Gefahr besteht. Lediglich bei invasiven Methoden, z.B. Operationen, sind angesichts der Widerstandsfähigkeit des Erregers besondere Vorsichtsmaßnahmen zu beachten, um eine Übertragung etwa durch OP-Instrumente zu vermeiden.

Prognose

Die Erkrankung verlief nach Ausbruch bislang immer tödlich.

35.9 Degenerative Erkrankungen des zentralmotorischen Systems

35.9.1 Parkinson-Syndrom und Morbus Parkinson

> **Parkinson-Syndrom** *(Schüttellähmung):* Symptomkomplex aus Akinese (Bewegungsarmut), Rigor (☞ 35.3.7) und Ruhetremor (☞ 35.3.4). Betrifft ca. 1 % aller über 60-Jährigen, Männer häufiger als Frauen.

Krankheitsentstehung

Zwei Hauptformen des **Parkinson-Syndroms** werden unterschieden:

- Beim **Morbus Parkinson** *(idiopathisches Parkinson-Syndrom, primäres Parkinson-Syndrom, Paralysis agitans)* kommt es zu einem Untergang Dopamin produzierender Zellen im Mittelhirn. Die Ursache ist unbekannt
- Beim **symptomatischen Parkinson-Syndrom** *(sekundäres Parkinson-Syndrom)* entwickelt sich die Parkinsonsymptomatik aufgrund von Hirnarteriosklerose, Entzündungen, Vergiftungen oder Arzneimitteleinnahme (z.B. Neuroleptika ☞ Pharma-Info 36.25, oder die Antiemetika Vergentan® und Paspertin®).

Folge ist der Verlust des Gleichgewichts zwischen Dopamin (zu wenig) und Azetylcholin, dem Gegenspieler des Dopamins (relativ zu viel).

Symptome, Befund und Diagnostik

Entsprechend der Funktion der Stammganglien und des extrapyramidalen Systems kommt es bei Funktionseinschränkungen nicht zu Lähmungen, sondern zu Störungen der normalen Bewegungsabläufe. Drei Symptome treten besonders hervor:

- **Hypo- oder Akinese:** Allgemeine Bewegungsarmut mit starrer Mimik *(Maskengesicht)*, Fehlen der normalen Mitbewegungen (beim Gehen schwingen die Arme z.B. nicht mit), kleinschrittigem Gang (Patient trippelt), immer kleiner werdender Schrift *(Mikrographie)* und leiser, monotoner Stimme
- **Rigor** ☞ 35.3.7
- **Tremor** (☞ 35.3.4): Typisch ist ein grobschlägiger, relativ langsamer Ruhetremor vor allem der Hände, der *Münzenzählertremor.*

Der Betroffene geht gebückt mit leicht gebeugten Armen und Beinen (☞ Abb. 35.71). Schwierigkeiten bereiten ihm insbesondere das Starten (z.B. Loslaufen) und Stoppen (z.B. Stehen bleiben) einer Bewegung; der Patient hat Mühe, nicht vornüber zu fallen.

Weitere Zeichen der Erkrankung sind:

- Vegetative Störungen: Speichelfluss, Schwitzen, abnorme Talgsekretion (**Salbengesicht,** das Gesicht des Patienten sieht immer aus wie gerade eingecremt)
- Psychische Störungen: Stimmungsschwankungen (insbesondere Depressivität), Überempfindlichkeit und Gereiztheit sowie geistige Verlangsamung. Die Erkrankung mündet nicht selten im Spätstadium in einer Demenz.

Die Diagnose wird anhand des klinischen Bildes gestellt. Schwierigkeiten können die Anfangsstadien bereiten, wenn z.B.

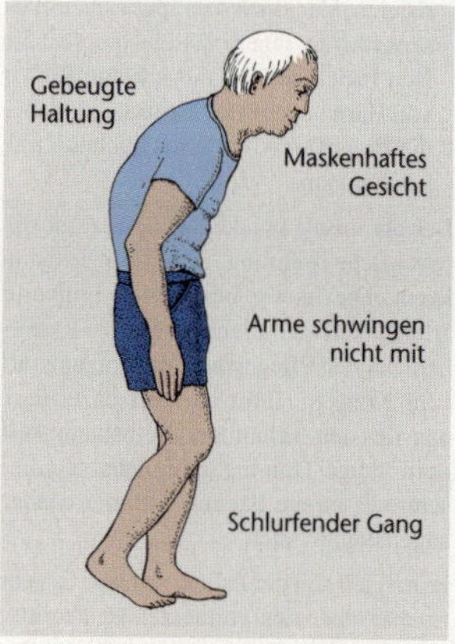

Abb. 35.71: Charakteristische Körperhaltung beim Morbus Parkinson. Typischerweise werden die Arme beim Gehen nicht mitbewegt. Der Gang ist schlurfend bei gebeugter Haltung, das Gesicht ausdruckslos. [A400-190]

häufige Stürze infolge beeinträchtigter reflektorischer Ausgleichsbewegungen einziges Symptom der Erkrankung sind. Technische Untersuchungen können zur Differentialdiagnose zwischen Morbus Parkinson und sekundärem Parkinson-Syndrom erforderlich sein.

Behandlungsstrategie

Eine Heilung des Morbus Parkinson ist nicht möglich. Dementsprechend hat die medikamentöse Therapie das Ziel, das Ungleichgewicht im Gehirn zwischen Dopamin und Azetylcholin zu bessern (☞ Pharma-Info 35.72). Meist lässt aber die Wirksamkeit der Arzneimittel mit der Zeit nach. Wichtig ist auch die kontinuierliche Physiotherapie.

Bei medikamentöser Therapieresistenz lassen sich Tremor, aber auch Akinese oft durch einen **stereotaktischen neurochirurgischen Eingriff** in den Stammganglien bessern, heute überwiegend durch Elektrodenimplantation mit einem subkutan angeschlossenen neuronalen Stimulator. Die Transplantation Dopamin produzierender Zellen befindet sich noch im Versuchsstadium.

Die Behandlung der symptomatischen Parkinson-Syndrome entspricht in der Regel derjenigen des Morbus Parkinson, da die bereits gesetzten Schäden oft irreversibel sind. Medikamentös bedingte Parkinson-Syndrome bessern sich nach Absetzen des Arzneimittels.

Pflege

Die Unterscheidung zwischen den oben genannten Formen des Parkinson-Syndroms ist für die Pflege des Patienten nicht bedeutsam. Daher wird im Folgenden nur vom Parkinson-Syndrom gesprochen.

Physiotherapie und aktivierende Pflege sind für den Erhalt der Selbständigkeit von herausragender Bedeutung:

- Krankengymnastik allein durch die Physiotherapeutin reicht bei weitem nicht aus. Der Patient muss auch mit den Pflegenden und den Angehörigen mehrfach täglich üben. Dabei immer erst überlegen, welche Bewegung schwer fällt, um dann den Bewegungsablauf mit dem Patienten durchzusprechen. Nach kurzer Pause soll sich der Patient auf die Durchführung der Bewegung konzentrieren und sie dann ausführen. Evtl. den Bewegungsablauf mitsprechen (lassen), ggf. vor dem Spiegel üben. Stets realistische Ziele setzen, um den Patienten nicht durch vorhersehbare Misserfolge zu frustrieren und zu demotivieren. Bei Erfolg Patienten bestärken und loben, aber kein „unehrliches" und übertriebenes Verhalten an den Tag legen
- Viele Parkinsonpatienten leiden unter mangelndem Selbstwertgefühl und verlieren das Interesse an ihrem Aussehen. Neben der Zuwendung und der Stärkung des Selbstvertrauens im Gespräch helfen die Pflegenden den Patienten dabei, gepflegt und sauber auszusehen. Dazu gehört manchmal auch das Wecken des Interesses an schöner (altersgemäßer) Kleidung oder die Unterstützung beim Make-up
- Patienten beim Üben nicht unter (Zeit-)Druck setzen, da es durch die Aufregung zu einer Verstärkung des Tremors und damit zum Misserfolg der Übungen kommt, wodurch der Patient noch hektischer wird. Es entsteht ein Teufelskreis mit immer stärkerer Behinderung des Patienten. Ermüdet der Patient während des Trainings, Ruhepause einlegen. Bei Ablenkung mit der Übung aufhören und erst weiter üben, wenn die Konzentrationsfähigkeit des Patienten wiederhergestellt ist.
  - Beispiel Gehtraining: Patient soll aufrecht stehen, Fersen fest auf den Boden. Beim Laufen berühren die Fersen den Boden zuerst, die Beine sollen leicht gespreizt sein. Patient darf nicht „schlurfen"
  - Beispiel Kommunikationstraining: Täglich mit dem Patienten das Schreiben üben und darauf achten, dass die Schrift des Patienten nicht kleiner wird. Im Sprachtraining (evtl. Logopädin) darauf achten, dass der Patient klar, deutlich und mit angemessener Sprachmelodie spricht
- Viele Parkinsonpatienten atmen nicht tief genug ein und sind daher pneumoniegefährdet. Mit ihnen deshalb konsequent Atemübungen durchführen
- Dem Patienten nur so viel abnehmen wie unbedingt nötig, dafür immer wieder zur selbständigen Ausführung anleiten und ermutigen
- Der Patient braucht für alles viel Zeit. Daher Geduld haben, evtl. technische Hilfen bereitstellen, z.B. ein spezielles Ess-Besteck
- Beim Essen ausprobieren, bei welcher Kost sich der Patient am wenigsten verschluckt. Nach dem Essen Mundpflege durchführen (lassen)
- Auf ausreichende Flüssigkeitszufuhr achten
- Die Intelligenz der oft teilnahmslos aussehenden Patienten ist meist erhalten, daher Patienten nicht wie unmündige Kinder behandeln. Häufige und angemessene Gespräche bessern die depressive Verstimmung
- Angehörige in die Pflege miteinbeziehen und bezüglich des Bewegungs- und Kommunikationstrainings schulen
- Vor Entlassung Kontakt zu Selbsthilfegruppen vermitteln.

Kontaktadresse

Deutsche Parkinson Vereinigung – Bundesverband – e.V.,
Moselstraße 31, 41464 Neuss,
Tel.: 0 21 31/ 4 10 16

Patientenberatung

Was sollten Betroffene wissen/können?

- Symptome und Behandlungsansätze der Krankheit verstehen
- Mit Arzneimitteln und ihren Nebenwirkungen umgehen
- Geduld mit sich selber haben: sich z.B. beim Sprechen, Essen und Anziehen Zeit lassen
- Mangelnde Mimik z.B. verbal ausgleichen
- Sturzgefahr im Alltag z.B. durch Haltehilfen oder Wohnungsveränderung berücksichtigen
- Mit dem Tremor umgehen, z.B. Esshilfen benutzen (können)
- Bewegungsprogramme einüben
- Ernährung anpassen: kalorien- und flüssigkeitsreiche Kost
- Hautpflege (Schwitzen) und Mundprobleme beherrschen.

Prognose

Da die Therapiemaßnahmen den weiteren Abbauprozess nicht verhindern können, führt der Morbus Parkinson über die Jahre zur steigenden Pflegebedürftigkeit. Bei symptomatischen Parkinson-Syndromen ist die Prognose ursachenabhängig.

35.9.2 Chorea Huntington

Chorea Huntington (kurz *HC*): Autosomal-dominant vererbte Erkrankung, die mit typischen extrapyramidalen Bewegungsstörungen (v.a. Hyperkinesen) und einer organisch bedingten Wesensänderung und Demenz einhergeht. Führt meistens nach ca. 15 – 20 Jahren zum Tod.

Die **Chorea Huntington** wird autosomal dominant vererbt, wobei die Veränderung auf dem kurzen Arm des Chromosoms 4 liegt.

Die Erkrankung manifestiert sich meist im mittleren Erwachsenenalter, etwa im 30. – 50. Lebensjahr. Erstsymptome sind häufig (zunächst diskrete) Wesensveränderungen. Im Laufe weniger Jahre bildet sich das Vollbild der Erkrankung aus mit:

- *Bewegungsstörungen.* Bei der *choreatischen Form* dominieren unwillkürliche, regel- und ziellose Bewegungen der Extremitäten sowie Sprachstörungen, bei der *akinetisch-rigiden Form* eine Bewegungsarmut
- Organischer Wesensveränderung
- Demenz (☞ 14.5).

Die unheilbare Erkrankung schreitet unaufhaltsam weiter fort und führt nach ca. 15 – 20 Jahren zum Tode.

Infolge der autosomal-dominanten Vererbung der Erkrankung haben Kinder von Betroffenen ein Erkrankungsrisiko von 50 %. Bei Verwandten betroffener Patienten kann heute durch einen (freiwilligen!) Gentest mit hoher Wahrscheinlichkeit festgestellt werden, ob sie Träger des pathologischen Gens sind und damit später in ihrem Leben an Chorea Huntington erkranken werden. Durch die (Fast-)Gewissheit, in 10 oder 20 Jahren „zu verblöden", entsteht bei vielen Betroffenen eine schier unerträgliche psychische Belastung mit Suizidgefahr. Daher sollte ein solcher Test nur freiwillig nach eingehender Beratung des Patienten und flankiert von entsprechender psychischer Betreuung des Patienten erfolgen.

35.9.3 Torticollis spasticus

Beim **Torticollis spasticus** *(Torticollis spasmodicus, spastischer Schiefhals)* bestehen auf den Halsbereich beschränkte Bewegungsstörungen. Der Patient dreht den Kopf in langsamen, krampfartig anmutenden Bewegungen auf eine Seite und neigt ihn gleichzeitig zur Gegenseite. Bei beidseitiger Ausprägung wird der Kopf nach hinten gezogen.

Die Behandlung ist schwierig. Manchmal können bestimmte Handgriffe (z.B. Abstützen) die Bewegungsunruhe unterdrücken. Ansonsten kommt die Gabe von Anticholinergika (z.B. Artane®), muskelentspannenden Arzneimitteln oder Carbamazepin in Betracht. Oft kann die Injektion von Botulinumtoxin (☞ 28.5.15) in die ausführenden Muskeln helfen.

Bei Therapieresistenz wird die operative Durchtrennung derjenigen peripheren Nerven erwogen, welche die ausführenden Muskeln innervieren (heutzutage selten).

35.9.4 Amyotrophe Lateralsklerose

Amyotrophe Lateralsklerose (kurz *ALS, myatrophische Lateralsklerose, Charcot-Krankheit*): Ätiologisch ungeklärte Erkrankung mit fortschreitender Degeneration des ersten und zweiten motorischen Neurons. Häufigkeit ca. 5 von 100 000 Einwohnern, betrifft Männer häufiger als Frauen.

Pharma-Info 35.72: Überblick über häufig eingesetzte Parkinson-Medikamente

Präparat	Handelsname (Bsp.)	Wirkmechanismus	Nebenwirkungen	Besonderes
MAO-B-Hemmmer (MAO = Enzym Monoaminooxidase)				
Selegilin	Movergan®	Verminderung des Dopamin-Abbaus	☞ L-Dopa	
Dopaminagonisten				
Bromocriptin Lisurid Ropinirol	Pravidel® Dopergin® Requip®	Angriff an Dopaminrezeptoren, bessern Rigor und Akinese	Magen-Darm-Beschwerden, Hypotonie, Unruhe Ropinirol: Einschlafattacken?	Einschleichende Dosierung
L-Dopa				
L-Dopa	Madopar® Nacom®	Dopamin-Ersatz. Da Dopamin selbst nicht vom Blut ins Gehirn übertreten kann, wird die Vorstufe L-Dopa zugeführt	Dyskinesien*, Hypotonie, Herzrhythmusstörungen, Übelkeit, psychische Störungen, erhöhter Augeninnendruck	Einschleichende Dosierung
NMDA-Rezeptor-Antagonisten (NMDA = Rezeptor für bestimmte Aminosäuren im ZNS)				
Amantadin	PK-Merz® Tregor®	Durch Blockierung von NMDA-Rezeptoren Verbesserung des Verhältnisses zwischen	Psychische Störungen, Magen-Darm-Beschwerden. Wirkung lässt nach 2 – 3 Monaten nach	Einschleichende Dosierung
Budipin	Parkinsan®	Hemmung und Stimulation cholinerger Nervenzellen	Vor allem ☞ Anticholinergika	Deutliche anticholinerge Wirkung
COMT-Hemmer (COMT = Enzym Catechol-O-Methyltransferase)**				
Entacapon	Comtess®	Periphere Hemmung des L-Dopa-Abbaus, dadurch bessere Bioverfügbarkeit von L-Dopa	Dyskinesien, Diarrhoe, Leberfunktionsstörung?	Zusätzliches Arzneimittel
Anticholinergika				
Biperiden Metixen	Akineton® Tremarit®	Hemmung des (zu starken) cholinergen Systems	Mundtrockenheit, Obstipation, Harnverhalt, Herzrhythmusstörungen, psychische Störungen	

* Dyskinesien = unwillkürliche, nicht unterdrückbare Fehl-Bewegungen, z.B. Grimassenschneiden, Schmatzen, Kauen

** Der therapeutische Stellenwert der COMT-Hemmer kann aufgrund der noch fehlenden Langzeiterfahrungen nicht endgültig beurteilt werden. Das erste Präparat (Tolcapon = Tasmar®) ist nach dem Auftreten schwerer, teils tödlicher Nebenwirkungen (vor allem Leberfunktionsstörungen) in Europa wieder vom Markt genommen worden.

Patienten mit einer **amyotrophen Lateralsklerose** bemerken meist als erstes eine asymmetrische Muskelschwäche, oder es fällt ihnen ein Muskelschwund *(Muskelatrophie)* v.a. der Hände auf. Innerhalb von Monaten bis wenigen Jahren entwickelt sich das Vollbild der Erkrankung mit gleichzeitigem Bestehen von spastischen Lähmungen, Pyramidenbahnzeichen und Muskelatrophien (Symptome, die einander sonst ausschließen). Durch Hirnstammbeteiligung kommt es zu verwaschener Sprache, Schluck- und Atemstörungen. Charakteristisch sind durch Untergang der motorischen Nervenzellen bedingte **Faszikulationen** der betroffenen Muskulatur (unwillkürliche, von außen sichtbare Kontraktionen von Muskelfasergruppen ohne Bewegungseffekt), z.B. der Zunge.

Die Diagnose wird durch das klinische Bild, EMG (☞ 35.4.10) und Muskelbiopsie gestellt.

Die Erkrankung ist unheilbar. Die Therapie ist daher symptomatisch. Ergo- und Physiotherapie stärken Ersatzfunktionen und beugen Kontrakturen vor, Hilfsmittel sollen dem Kranken helfen, seine Selbständigkeit so lange wie möglich zu erhalten. Schluckstörungen erfordern die Möglichkeiten zum sofortigen Absaugen verschluckter Nahrung; bei gestiegener Aspirationsgefahr in einem fortgeschrittenen Stadium ist die Ernährung über Magensonde bzw. PEG indiziert. Ganz wesentlich ist die psychische Unterstützung des Patienten, der seinen Verfall bei vollem Bewusstsein miterlebt.

Die 5-Jahres-Überlebensrate liegt um 20 %.

35.10 Erkrankungen des peripheren Nervensystems

35.10.1 Polyneuropathie

Polyneuropathie (kurz *PNP*): Nicht-verletzungsbedingte Erkrankung mehrerer peripherer Nerven (im Extremfall des ganzen peripheren Nervensystems) mit möglicher Beeinträchtigung sensibler, motorischer und vegetativer Nerven. Bei deutlich entzündlicher Komponente auch **Polyneuritis** genannt. Sehr häufige Erkrankung, insbesondere im Rahmen eines Diabetes mellitus oder eines Alkoholabusus.

Krankheitsentstehung und Einteilung

Die genauen Vorgänge bei der Entstehung einer **Polyneuropathie** sind nach wie vor Gegenstand wissenschaftlicher Diskussion. Am häufigsten werden die Polyneuropathien nach ihrer (mutmaßlichen) Ursache eingeteilt. Differenziert werden:

- Toxische Polyneuropathie durch Alkohol, Arzneimittel (z.B. Zytostatika) oder Gifte
- Polyneuropathie bei Stoffwechselstörungen, z.B. Diabetes mellitus, Niereninsuffizienz (☞ 31.6.9) oder Gicht (☞ 23.9)
- Polyneuropathie bei Infektionskrankheiten, z.B. bei Diphtherie (☞ 28.5.13)
- Idiopathische Polyneuropathie (Ursache ungeklärt)
- Polyneuropathie bei Malignom, insbesondere beim Bronchialkarzinom und hämatologischen Erkrankungen (☞ 20.8.2; Kap. 24)
- Polyneuropathie bei Mangel- und Fehlernährung oder Resorptionsstörungen (z.B. Vitamin-B_{12}- oder Folsäuremangel ☞ 23.8.5).

Symptome und Untersuchungsbefund

Hauptsymptome der Polyneuropathien sind:

- Sensibilitätsstörungen und Parästhesien meist symmetrischer Ausprägung mit Betonung der körperfernen Abschnitte, wobei die untere Extremität stärker betroffen ist. Häufig ist eine socken- oder handschuhförmige Verteilung. Die Kranken sagen oft, es kribbele überall an den Beinen, oder die Füße seien „taub" und „wie in Eis". Schmerzen eines Herzinfarkts werden evtl. nicht mehr wahrgenommen („stummer Herzinfarkt" ☞ auch 18.5.2)
- Koordinationsstörungen wie z.B. Ataxie (☞ 35.3.5)
- Periphere, schlaffe Lähmungen mit Muskelatrophie und verminderten oder fehlenden Reflexen (☞ 35.3.3). Diese sind ebenfalls symmetrisch und beginnen an den unteren Gliedmaßen. Die motorischen Ausfälle sind insgesamt seltener und für den Patienten weniger störend als die sensiblen Störungen
- Bei Beteiligung des vegetativen Nervensystems trophische Hautveränderungen bis zum Ulkus, verminderte Schweißsekretion, Magen-, Blasen- und Darmentleerungsstörungen sowie Blutdruckregulationsstörungen und eine starre Herzfrequenz (bei Belastungen steigt der Puls nicht adäquat an).

Bei der neurologischen Untersuchung zeigt sich oft eine Druckschmerzhaftigkeit peripherer Nerven.

Diagnostik

- Blutuntersuchungen zur Klärung einer zugrunde liegenden Erkrankung: BSG und Blutbild (Entzündung?), Kreatinin (Niereninsuffizienz?), Nüchtern-Blutzucker (Diabetes mellitus?), γ-GT als Leberwert (bei alkoholischem Leberschaden erhöht), Serumspiegel von Vitamin B_{12} und Folsäure, serologische Untersuchungen zum Infektionsausschluss (z.B. einer Borreliose)
- Elektromyographie: *Spontanaktivität* (elektrische Aktivität des ruhenden Muskels als Zeichen einer Nervenschädigung)
- Elektroneurographie: Nervenleitgeschwindigkeit vermindert
- Evtl. Nerven und/oder Muskelbiopsie, um zwischen muskel- und nervenbedingter Lähmung zu unterscheiden und die Art der Polyneuropathie zu differenzieren.

Behandlungsstrategie

An erster Stelle steht die Behandlung der Ersterkrankung, z.B. absolute Alkoholkarenz oder optimale Einstellung eines Diabetes mellitus (☞ 23.6).

Ein Arzneimittel, das zuverlässig die Polyneuropathie zu bessern vermag, gibt es nicht. Eine Vitaminsubstitution ist bei eindeutigem Vitaminmangel durch Fehlernährung, verminderte Resorption oder Alkoholkrankheit (hier auch Gabe von Vitamin B_1) angezeigt. Eine Therapie mit α-Liponsäure (z.B. Thioctacid®) kann v.a. zur Besserung der Sensibilitätsstörungen versucht werden.

Häufig ist eine medikamentöse symptomatische Behandlung besonders störender Beschwerden erforderlich, beispielsweise die Gabe von Antiepileptika (etwa Carbamazepin, z.B. Tegretal®, Timonil®), Neuroleptika (etwa Levopromazin, z.B. Neurocil®) oder Antidepressiva (etwa Amitriptilin, z.B. Saroten®) bei neuralgieähnlichen Schmerzen (Neuralgie = auf das Ausbreitungsgebiet eines Nerven beschränktes Schmerzsyndrom).

Pflege

Die Pflege der Betroffenen gestaltet sich sehr unterschiedlich, je nachdem, welche peripheren Nerven betroffen sind:

- Physiotherapie mit ständigem Üben der im häuslichen und beruflichen Alltag notwendigen Bewegungen (Vorgehen analog 35.9.1)
- Ergotherapie (☞ 10.10) v.a. zur Verbesserung der Feinmotorik und der Koordination. Außerdem lenkt die Betätigung den Patienten von seinen quälenden Parästhesien ab
- Bei Magenentleerungsstörungen mehrere kleine Mahlzeiten statt weniger großer
- Bei orthostatischer Hypotonie langsames Aufstehen über das Sitzen, evtl. Wickeln der Beine oder Anziehen von Kompressionsstrümpfen
- Fußpflege wie bei Diabetikern ☞ 23.6.10
- Evtl. Blasentraining ☞ 7.8.7.

Bei bettlägerigen Patienten werden alle notwendigen Prophylaxen durchgeführt. Die Dekubitusgefahr ist hoch, da der Kranke nicht nur trophische Störungen hat, sondern Druckstellen infolge der Sensibilitätsstörungen oft nicht bemerkt.

Die Patienten werden immer wieder zur Beseitigung der auslösenden Ursache motiviert und die Angehörigen in die Pflege miteinbezogen.

Prognose

Unter optimaler Therapie kommt es in der Regel zu einer langsamen Symptomrückbildung über Wochen bis Monate, meist jedoch nicht zur völligen Wiederherstellung.

35.10.2 Nervenwurzelsyndrome: Bandscheibenvorfall

Anatomie und Physiologie der Bandscheiben ☞ *26.11.1*

Nervenwurzelsyndrom: Typische Symptomkombination bei Schädigung einer Nervenwurzel.

Bandscheibenvorfall *(Bandscheibenprolaps, Diskusprolaps, Diskopathie):* Vorwölbung bzw. Austritt von Bandscheibengewebe in die Zwischenwirbellöcher oder den Wirbelkanal mit Kompression der Spinalnervenwurzeln oder des Rückenmarks selbst. Häufigste Ursache eines Nervenwurzelsyndroms.

Krankheitsentstehung

Durch ein Missverhältnis zwischen (Fehl-)Belastung und Belastbarkeit im

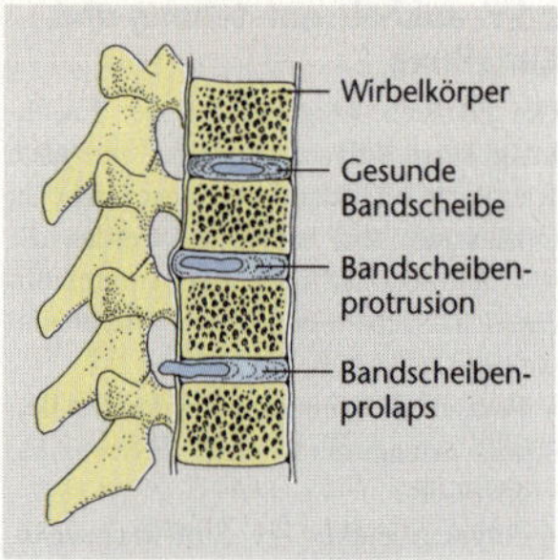

Abb. 35.73: Gesunde Bandscheibe (oben), Protrusion (Mitte) und Prolaps (unten). [A400-190]

Zusammenspiel mit Alterungsvorgängen der Bandscheibe (Abnahme des Flüssigkeitsgehalts und der Elastizität des Nucleosus pulposus, Rissbildung im Anulus fibrosus) wölbt sich der Anulus fibrosus vor **(Protrusion)** oder treten Anteile des Nucleus pulposus in die Zwischenwirbellöcher oder den Spinalkanal **(Prolaps)** und komprimieren die Nervenwurzeln bzw. das Rückenmark. Es kann sich auch ein Teil der Bandscheibe ganz lösen und frei im Wirbelkanal liegen **(Sequester).**

Am häufigsten tritt das Bandscheibenleiden im Lendenwirbelsäulenbereich zwischen L4 und L5 sowie zwischen L5 und S1 auf, im Halswirbelsäulenbereich zwischen C5 und C6 sowie C6 und C7.

Symptome und Untersuchungsbefund

Oft wird das Krankheitsbild durch eine ruckartige Bewegung, insbesondere plötzliches Drehen, oder schweres Heben bei gebeugtem Rumpf ausgelöst.

Die Krankheitszeichen beim **lumbalen Prolaps** sind (☞ auch Tab. 35.75):

- Akute Rückenschmerzen mit Ausstrahlung in das Versorgungsgebiet der betroffenen Wurzel, die sich bei Husten, Pressen oder Niesen verstärken. Der Patient spricht wegen des plötzlichen Einsetzens der Schmerzen oft von *Hexenschuss* oder *Ischias*, obwohl der Ischiasnerv selbst nicht betroffen ist, da er sich erst außerhalb des Wirbelkanals aus mehreren Ästen des Plexus sacralis bildet
- Bandartige Sensibilitätsstörungen im betroffenen Gebiet (☞ 35.3.8), die oft vom Patienten nicht bemerkt werden
- Lähmung bestimmter *Kennmuskeln,* d.h. solcher Muskeln, deren Lähmung auf die Schädigung eines bestimmten Rückenmarksegments hinweist
- Reflexausfall von Knie- oder Achillessehnenreflex.

Neurologischer Notfall: Kaudasyndrom

Bei Schädigung der Cauda equina (☞ 35.1.2) entwickelt sich ein **Kaudasyndrom** mit Sensibilitätsstörungen in der Analregion und an der Oberschenkelinnenseite **(Reithosenanästhesie),** schlaffen Lähmungen der unteren Extremität (die bei Lokalisation zwischen L5 und S1 fehlen können), Blasen- und Mastdarm- sowie bei Männern Potenzstörungen. Diese Patienten müssen unverzüglich in eine neurochirurgische Klinik verlegt und sofort operiert werden, da die Schäden sonst irreversibel sind.

Bei der Untersuchung fallen zusätzlich eine Schonhaltung, eingeschränkte Be-

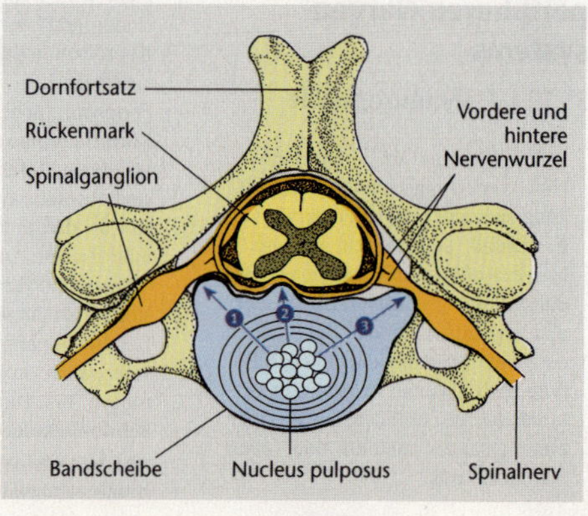

Abb. 35.74: Abhängig von der Richtung eines Bandscheibenvorfalls (1: medio-lateral, 2: medial, 3: lateral) werden unterschiedliche Strukturen komprimiert und in ihrer Funktion beeinträchtigt. Die häufigen Vorfälle im Lendenwirbelbereich gefährden meist nicht mehr das Rückenmark, sondern die Cauda equina, da das Rückenmark bereits bei L2 endet (Myelographie ☞ Abb. 35.41). [A400-190]

weglichkeit und Klopfschmerz der Wirbelsäule auf. Häufig besteht ein Nervendehnungsschmerz (Lasègue-Zeichen ☞ Abb. 35.66).

Analog bestehen bei **zervikalen Bandscheibenvorfällen** Schmerzen und neurologische Ausfälle im Bereich der Schulter, des Armes und der Hand.

Notfall: Medialer Bandscheidenvorfall

Ein absoluter Notfall ist ebenso wie das Kaudasyndrom der **mediale Bandscheibenvorfall** im Halswirbelsäulenbereich, der zu einer Rückenmarkskompression und Querschnittssymptomen führt. Auch hier ist eine sofortige neurochirurgische Operation notwendig.

Diagnostik und Differentialdiagnose

Die Diagnose wird gesichert durch CT oder – noch geeigneter – Kernspintomographie, die Bandscheibenvorfall und Wurzelkompression darstellen. Eine Myelographie (☞ Abb. 35.41) wird nur noch selten durchgeführt.

Eine Röntgenleeraufnahme der Wirbelsäule wird zum Ausschluss von Knochenmetastasen, zur Diagnose von Verschleißerscheinungen der Wirbelsäule und von Entwicklungsanomalien angefertigt, die in den Zwischenwirbellöchern auf die Spinalnerven drücken können.

Bandscheibenvorfälle im Brustwirbelsäulenbereich sind so selten, dass man bei Nervenwurzelsymptomen in diesem Bereich stets an einen Tumor denken sollte.

Behandlungsstrategie

Falls keine oder nur geringfügige neurologischen Ausfälle vorliegen, ist die Behandlung konservativ mit:

- Schmerzmitteln, möglichst solchen mit gleichzeitiger entzündungshemmender Wirkung (in erster Linie nichtsteroidale Antiphlogistika, z.B. in Voltaren® ☞ Pharma-Info 16.5)
- Muskelentspannenden Arzneimitteln, z.B. Tetrazepam (Musaril®), Diazepam (Valium®). Der Patient sollte dann nicht Auto fahren
- Evtl. lokalen Anästhesierungen
- Physikalischen Maßnahmen, besonders isometrischem Training der Rückenmuskulatur.

Bleibt die konservative Behandlung trotz konsequenter Durchführung erfolglos, wird operiert. Die Operation, bei der früher für den Zugang zur Bandscheibe Teile des Wirbelbogens entfernt werden mussten, erfolgt heute mit weniger komplikationsträchtigen mikrochirurgischen Operationsverfahren, der mikrochirurgischen Entfernung der Bandscheibe (**Mikro-Diskektomie**). Ein perkutanes mikrochirurgisches Abtragen von Bandscheibenmaterial über eine Spül-Saug-Drainage (**perkutane Nukleotomie**) oder eine Auflösung des Nucleus pulposus durch ein Enzym wie Chymopapain (**Chemonukleolyse**) ist nur bei nicht sequestrierten Bandscheibenprotrusionen sinnvoll, die aber zu 90 % erfolgreich ohne Eingriff durch die ohnehin notwendige Physiotherapie behandelt werden können.

Nach der akuten stationären Behandlung (mit oder ohne Operation) folgt in der Regel eine mehrmonatige Anschlussbehandlung mit Physiotherapie und Rückenschule.

Pflege

Pflege bei konservativer Therapie

- Anfangs soll der Patient Bettruhe einhalten, wobei sich beim lumbalen Prolaps die konsequente Stufenbettlagerung (☞ Abb. 35.77) bewährt hat, jedoch nur bis zum Abklingen der akuten Schmerzphase
- Je nach individueller Verträglichkeit werden Kälte- oder Wärmebehandlungen (Fango) der betroffenen Rückenpartien nach Arztanordnung durchgeführt. Massagen sind initial kontraindiziert; die aktive Bewegungstherapie rückt erst mit Besserung des akuten Beschwerdebildes in den Vordergrund
- Während des gesamten Krankenhausaufenthalts beobachten die Pflegenden den Patienten bei allen Tätigkeiten auf seine Bewegungen und machen den Patienten auf ungünstige Bewegungsabläufe aufmerksam.

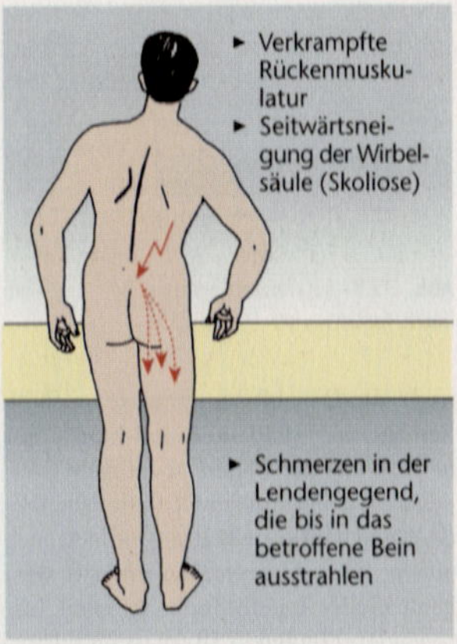

Abb. 35.76: Typische Fehlhaltung bei lumbalem Bandscheibenvorfall. [A400-215]

Rückenschonende Arbeitsweisen ☞ *7.5.11*

Vorsicht

Wenn der Patient auf einmal strahlend sagt, die Schmerzen seien verschwunden, kann dies den „Wurzeltod" anzeigen (kompletter Funktionsausfall = operativer Notfall)!

Pflege nach Bandscheibenoperation

Nach allen Operationen im Wirbelsäulenbereich ist postoperativ vor allem auf Störungen der Blasenfunktion, der Sensibilität und der Motorik zu achten.

Im LWS-Bereich operierte Patienten werden in den ersten sechs Stunden postoperativ flach auf dem Rücken gelagert, da-

Nervenwurzel	Reflexausfall	Abgeschwächte Funktion	Sensibilitätsstörung
L4	Patellarsehnenreflex	Kniestreckung, Hebung und Supination des Fußes, Fersenstand	Oberschenkelaußenseite, übers Knie bis Unterschenkelinnenseite
L5	(Tibialis-posterior-Reflex)*	Großzehenhebung gegen Widerstand, Fersenstand	Unterschenkelaußenseite, über Fußrücken bis Großzehe
S1	Achillessehnenreflex	Zehenstand	Fußsohle und Fußaußenrand bis Kleinzehe

* Schlag auf die Sehne des M. tibialis posterior unterhalb des Innenknöchels führt zu Supination des Fußes. Auch beim Gesunden nur inkonstant auslösbarer Reflex.

Tab. 35.75: Neurologische Ausfälle bei Bandscheibenvorfall im LWS-Bereich in Abhängigkeit von der betroffenen Nervenwuzel.

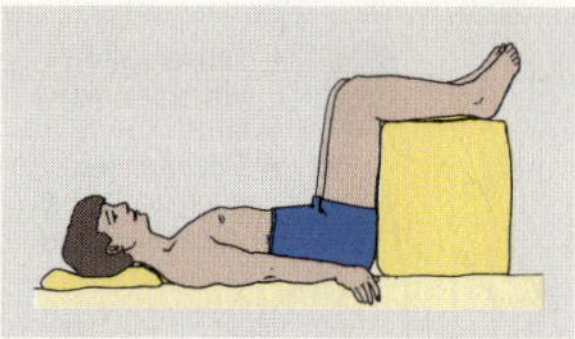

Abb. 35.77: Stufenbettlagerung bei lumbalem Bandscheibenvorfall. [A400-215]

nach zur Dekubitusprophylaxe auch in Seitlagerung (Patienten „en-bloc“ drehen). Wann der Patient mobilisiert werden darf, hängt von der Operationsmethode ab und wird vom Arzt angeordnet; nach einem mikrochirurgischen Eingriff wird heute in aller Regel sofort mobilisiert. Insbesondere (längeres) Sitzen ist für mehrere Wochen nicht erlaubt. Stattdessen soll der Patient am hochgefahrenen Nachttisch im Stehen essen oder schreiben.

Nach einer zervikalen Bandscheibenoperation werden Kopf und Schultern des Patienten in der ersten postoperativen Nacht auf einem großen Kissen gelagert. Ab dem ersten postoperativen Tag können sich die Patienten unter Schonung der Halswirbelsäule bewegen. Eine Halskrawatte (Schanz-Krawatte oder Cervikalstütze ☞ 27.8.2) wird heute wegen der Gefahr von Druckstellen und Muskelatrophie bei postoperativ stabiler HWS überwiegend abgelehnt.

Besonders wichtig sind krankengymnastische Übungen zur Stärkung der Rückenmuskulatur und das Einüben von Bewegungen unter Aufrechthaltung der Wirbelsäule. Die Aktivität wird langsam und ohne Schmerzen gesteigert. In vielen Fällen schließt sich ein Aufenthalt in einer Reha-Klinik an.

Patienteninformation

Auch nach der Krankenhausentlassung sollen die Patienten längeres Sitzen vermeiden. Sport ist frühestens sechs Wochen nach der Operation erlaubt, wirbelsäulenbelastende Sportarten (z.B. Tennis) erst nach drei Monaten. Heben von Lasten über 5 – 10 kg ist ebenso nach ca. drei Monaten wieder möglich.

Viele Patienten haben ihr Leben lang „Probleme mit dem Rücken“. Jede unvorsichtige Bewegung oder einseitige Belastung rächt sich durch Rückenschmerzen. Um solchen Patienten zu helfen (und zur Prophylaxe von Rückenschmerzen), werden vielerorts sog. *Rückenschulen* angeboten. In diesen Kursen lernen die Teilnehmer, wie sie durch richtiges Heben und spezielle Rückengymnastik die Rückenmuskulatur stärken und so die Wirbelsäulenstabilität verbessern können. Diese Übungen müssen allerdings auch zu Hause regelmäßig durchgeführt werden und erfordern daher eine hohe Motivation des Patienten (und viel Selbstdisziplin). Grundregel für Patienten mit Rückenproblemen ist, dass Ruhe und Aktivität einander abwechseln sollen. Langes Sitzen, angespannte Körperstellungen und Hyperlordose („Durchdrücken“) der LWS verstärken die Rückenschmerzen.

Prognose

Das Bandscheibenleiden ist meist ein chronisch-rezidivierendes Geschehen. Durch konsequente konservative Therapie gelingt es in ca. 80 %, eine Operation zu vermeiden. Ist eine Operation nötig, so ist bei ca. 90 % der Patienten mit einem sehr guten bis zufrieden stellenden Ergebnis zu rechnen.

35.10.3 Erkrankungen einzelner Nerven

Paresen der Augenmuskeln ☞ *33.13.2*

Erkrankungen einzelner Hirnnerven

Trigeminusneuralgie ☞ *35.11.3*

Idiopathische periphere Fazialisparese

Periphere Fazialisparese: Schlaffe Lähmung der vom N. fazialis (HN VII) versorgten Muskeln einer Gesichtshälfte durch Schädigung des N. fazialis. Je nach Lokalisation der Schädigung zusätzlich gesteigertes Hörempfinden, Geschmacksstörungen, unvollständiger Lidschluss und Störungen der Tränen- und Speichelsekretion.

Mit ca. 75 % aller Fälle häufigste Form der peripheren Fazialisparese ist die **idiopathische periphere Fazialisparese.**

Ursächlich vermutet wird eine virale oder parainfektiöse (☞ 35.8.2) Entzündung des peripheren N. fazialis.

Innerhalb von Stunden stellen sich eine unvollständige oder vollständige Gesichtslähmung (☞ Abb. 35.79), Geschmacksstörungen und evtl. auch eine gesteigerte Hörempfindung ein. Typischerweise bemerkt der Patient morgens beim Blick in den Spiegel, dass sein Gesicht „völlig verzogen“ ist. Im Gegensatz zur zentralen Fazialislähmung, z.B. infolge eines Schlaganfalls (☞ 35.5), ist dem Patienten auch das Stirnrunzeln nicht möglich. Weitere neurologische Auffälligkeiten bestehen nicht.

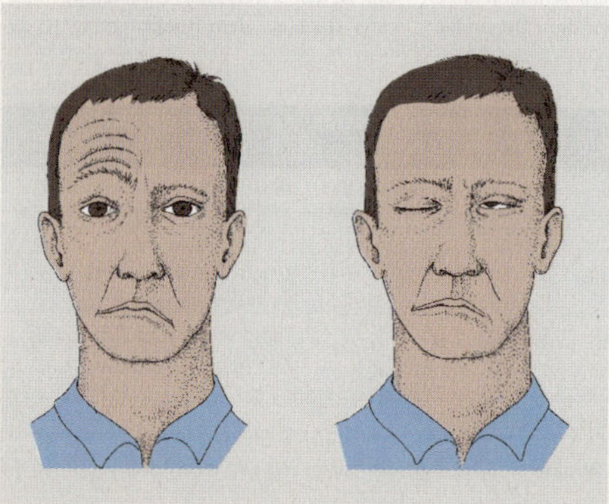

Abb. 35.78 (links): Linksseitige periphere Fazialislähmung. Links wurde der Patient aufgefordert, die Stirn zu runzeln, rechts sollte er die Augen fest verschließen. [A300-190]

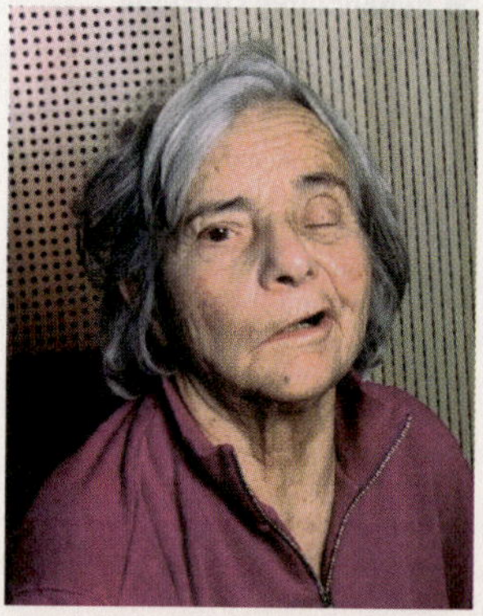

Abb. 35.79 (rechts): Rechtsseitige periphere Fazialislähmung: unvollständiger Lidschluss, hängender Mundwinkel und fehlendes Stirnrunzeln. [K183]

Die (Verdachts-)Diagnose wird klinisch gestellt. Da auch Erkrankungen im Bereich des Mittelohres und der Ohrspeicheldrüse (Parotis ☞ 34.11.1) sowie ein Zoster oticus (☞ 28.6.3) zu einer Fazialisparese führen können, wird der Patient dem HNO-Arzt vorgestellt. Serologische Untersuchungen dienen zum Ausschluss einer Borreliose (☞ 28.5.17, 35.8.4).

Die idiopathische Fazialisparese wird v.a. mit Glukokortikoiden behandelt, deren Wirksamkeit aber umstritten ist.

Wegen des unvollständigen Lidschlusses wird die Augenhornhaut durch Augentropfen oder -salbe und einen Uhrglasverband (☞ 33.2.7) vor dem Austrocknen geschützt. Da Kosmetika und z.B. Zigarettenqualm das Auge irritieren können, soll der Patient auf Make-up und Rauchen verzichten. Regelmäßiges Training der mimischen Muskulatur vor dem Spiegel (anfangs unter krankengymnastischer Anleitung) fördert die Rückbildung der Parese.

Die Prognose der Erkrankung ist gut. Bei 80 % der Patienten bleiben keine störenden Schäden zurück. In einem Teil der Fälle kommt es allerdings zu *Fehlinnervationen,* z.B. wird beim Zähnezeigen das Auge mit zugekniffen.

Schädigungen einzelner peripherer Nerven

Karpaltunnelsyndrom ☞ 26.12.7

Schädigungen einzelner peripherer Nerven sind meist auf anhaltenden Druck, Dehnung, Quetschung oder auch direkte Verletzung zurückzuführen.

Die Symptome bestehen in neurologischen Ausfällen (je nach Nerv sensibel, motorisch, gemischt), Muskelatrophie, Störungen der Schweißsekretion, evtl. auch Parästhesien und Schmerzen im Versorgungsgebiet des betroffenen Nerven (☞ Abb. 35.80).

Technische Hilfsmittel zur Diagnosestellung sind Elektromyographie und Elektroneurographie (☞ 35.4.10). Bei der Ursachenklärung können radiologische Methoden hinzutreten, wobei heute insbesondere die Kernspintomographie zum Einsatz gelangt.

Die Behandlung ist ursachenabhängig. Bei vollständiger Durchtrennung peripherer Nerven (**Neurotmesis**) z.B. durch Verletzung oder Tumor ist in der Regel eine mikrochirurgische Nervenrekonstruktion aussichtsreich, wobei oft eine autologe Nerventransplantation, z.B. aus dem N. suralis, erfolgt, um eine spannungsfreie mikrochirurgische Naht zu erzielen. Ggf. sind auch plastische Ersatzoperationen möglich.

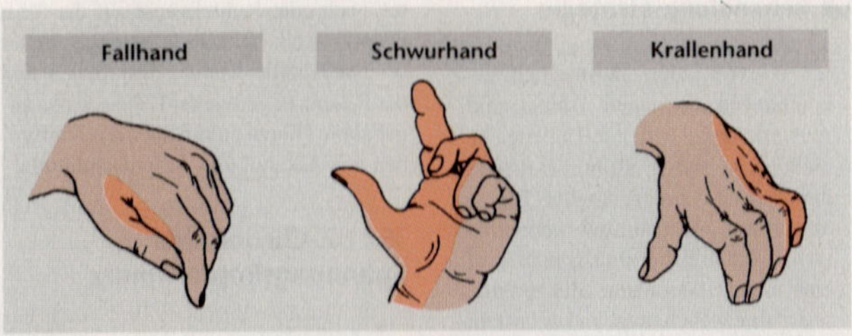

Abb. 35.80: Links: Bei einer Schädigung des **N. radialis** im Oberarmbereich kommt es zur **Fallhand,** bei der der Patient die Hand nicht mehr gegen die Schwerkraft strecken kann.
Mitte: Typisch für eine Schädigung des **N. medianus** ist die **Schwurhand.** Der Patient kann die Hand nicht mehr zur Faust ballen, sondern nur noch die ulnaren Finger beugen.
Rechts: Die **Krallenhand** ist kennzeichnend für eine Läsion des **N. ulnaris.** V.a. Ring- und Kleinfinger sind im Grundgelenk überstreckt und im Mittelgelenk gebeugt.
Farbig unterlegt sind die von Sensibilitätsstörungen betroffenen Areale. [M139]

35.11 Kopf- und Gesichtsschmerz

35.11.1 Migräne

Migräne: Kopfschmerzerkrankung mit rezidivierenden, meist halbseitig auftretenden Kopfschmerzanfällen und vegetativen Symptomen. Häufigkeit ca. 10 – 15 % der Bevölkerung, Frauen häufiger betroffen als Männer.

Krankheitsentstehung

Die Ursache der **Migräne** ist unklar. Sicher spielt eine erbliche Veranlagung eine Rolle. Einige Forscher vermuten einen Zusammenhang mit der Epilepsie.

Heute wird für die Migräne eine organische (Mit-)Ursache angenommen. Psychische Faktoren können aber die einzelnen Migräneanfälle auslösen.

Nach heutigem Kenntnisstand werden drei Phasen der Migräne differenziert, wobei dem Serotinin als Vermittler eine bedeutende Rolle zugeschrieben wird:

- Vasokonstriktion mit evtl. neurologischen Funktionsstörungen (☞ unten)
- Vasodilatation mit dem typischen Halbseitenkopfschmerz
- Lokales Ödem um die Gefäße herum mit Dauerkopfschmerz.

Symptome, Befund und Diagnostik

Die Patienten leiden immer wieder unter halbseitigen Kopfschmerzanfällen. Dabei liegt zwar eine Seitenbevorzugung, jedoch keine strenge Begrenzung auf eine Kopfseite vor. Die Dauer der Kopfschmerzen beträgt Stunden bis Tage.

Unterschieden werden:

- **Migräne ohne Aura** *(einfache Migräne):* Es bestehen lediglich vegetative Begleitsymptome, z.B. Übelkeit und Erbrechen, sowie Licht- und Geräuschüberempfindlichkeit
- **Migräne mit Aura** *(komplizierte Migräne, Migraine accompagnée):* Zusätzlich kommt es vor dem Kopfschmerz zu kurzzeitigen neurologischen Funktionsstörungen (☞ oben), z.B. Sehstörungen, Sensibilitätsstörungen oder Lähmungen (selten).

Ausgelöst werden die Migräneattacken durch bestimmte Nahrungsmittel oder Arzneimittel, psychische Faktoren (z.B. Belastung, aber auch Entlastung, etwa am Wochenende), physikalische Einflüsse (z.B. Lärm, Flackerlicht) oder – bei Frauen – die Menstruation.

Der neurologische Befund ist bei der einfachen Migräne unauffällig.

Die Diagnosestellung erfolgt anhand von Anamnese und Klinik. Die Familienanamnese ist häufig positiv.

Apparative Untersuchungen wie etwa Kernspintomographie und Angiographie und stationäre Einweisung des Patienten sind gelegentlich zum Ausschluss anderer mit Kopfschmerzen einhergehender Erkrankungen erforderlich.

Behandlungsstrategie

Wie bei allen chronischen Erkrankungen überlegen Patient und Arzt vor dem Griff zur Tablette, ob nicht z.B. durch Ruhe, Entspannungsübungen und geregelten Tagesablauf auf Arzneimittel verzichtet werden kann. Erfahrungsgemäß wird eine einmal begonnene Behandlung über Jahre beibehalten, und es besteht ein hohes Gewöhnungs- und Nebenwirkungsrisiko auch bei „harmlosen" Schmerzmitteln sowie das Risiko eines Analgetikakopfschmerzes.

Die medikamentöse Behandlung des akuten Anfalls besteht in:
- Arzneimitteln gegen die Übelkeit zu Beginn der Attacke, z.B. Metoclopramid (etwa in Paspertin®)
- Schmerzmitteln, vorzugsweise Azetylsalizylsäure (etwa in Aspirin®) oder Paracetamol (etwa ben-u-ron®) in schnell resorbierbarer Form (keine Retard-Tabletten)
- Spezifischen Serotonin-1-Antagonisten, z.B. Sumatriptan®, die jedoch nur sehr kurz wirken und niemals nach Gabe von Ergotaminpräparaten (☞ unten) gegeben werde dürfen (mögliche Nebenwirkung: kardiale Durchblutungsstörungen)
- Ergotaminabkömmlingen, z.B. Dihydergot®, die aber nur bei schweren Anfällen gegeben werden sollten.

Bei häufigen Migräneattacken mit regelmäßiger Einnahme von Analgetika entwickelt sich bei nicht wenigen Patienten ein **Analgetikakopfschmerz** *(medikamenteninduzierter Kopfschmerz).* Schon 8 g Paracetamol oder Azetylsalizylsäure monatlich können ausreichen (zum Vergleich: die Einzeldosis liegt bei 0,5 – 1 g). Daher ist bei häufigen Attacken eine vorbeugende Behandlung zwischen den Anfällen angezeigt. Ein Arzneimittel wird hierbei über 3 – 5 Monate konsequent eingenommen, bevor seine Wirksamkeit beurteilt werden kann. Eingesetzt werden vor allem:
- β-Blocker, z.B. Beloc®, Dociton® (☞ Pharma-Info 19.33)
- Flunarizin, z.B. Sibelium®, ein Kalziumantagonist.

Pflege

Die Pflege besteht v.a. in der Reizabschirmung (dunkler, ruhiger Raum) und – wenn es der Patient als angenehm empfindet – in Kälteanwendungen (z.B. kaltes Tuch oder Kühlelement auf die Stirn legen ☞ Abb. 10.102). Eventuelle Auslöser der Anfälle werden besprochen und der Patient zu geregelter Lebensweise angehalten. Hierzu gehört auch das Vermeiden von Alkohol und Aufputschmitteln.

35.11.2 Chronischer Spannungskopfschmerz

Chronischer Spannungskopfschmerz *(vasomotorischer Kopfschmerz):* Chronisch-rezidivierender, meist dumpfer Kopfschmerz im gesamten Kopf. Mit einer Häufigkeit von 3 – 10 % der Bevölkerung nur wenig seltener als die Migräne.

Krankheitsentstehung

Die Ätiologie des **Spannungskopfschmerzes** und eventuelle Beziehungen zur Migräne sind strittig.

Symptome, Befund und Diagnostik

Der Spannungskopfschmerz ist ein dumpfer Schmerz und im ganzen Kopf „wie ein Ring um den Kopf" zu spüren. Leichte vegetative Begleiterscheinungen sind möglich. Als Auslöser spielen oft klimatische Faktoren, besondere Belastungen und Alkohol eine Rolle.

Viele Menschen leiden gelegentlich einmal unter Kopfschmerzen. Um einen chronischen Spannungskopfschmerz handelt es sich jedoch erst dann, wenn der Betroffene in zwei aufeinander folgenden Jahren während dreier Monate pro Jahr an Kopfschmerzen leidet.

Der Spannungskopfschmerz muss insbesondere abgegrenzt werden gegen den **halswirbelsäulenbedingten** *(vertebragenen)* **Kopfschmerz,** einen chronischen Kopfschmerz mit Betonung im Hinterkopfbereich, der vor allem bei bestimmten Kopfstellungen auftritt. Die Röntgenaufnahme der Halswirbelsäule zeigt typische „Verschleißerscheinungen" der Wirbel.

Behandlungsstrategie

Bei starken Kopfschmerzen können einfache Analgetika wie etwa Azetylsalizylsäure (Aspirin®) gegeben werden. Kombinationspräparate, z.B. mit Koffein oder Barbituraten, sind obsolet, da sie oft zum Schmerzmittelmissbrauch und Analgetikakopfschmerz führen. Bei sehr häufigen Kopfschmerzen wird eine medikamentöse Prophylaxe durchgeführt, vorzugsweise mit trizyklischen Antidepressiva (z.B. Saroten® ☞ Pharma-Info 36.29).

Pflege

Beim Spannungskopfschmerz stehen noch mehr als bei der Migräne das allgemeine Gefäßtraining (z.B. kalt-warmes Duschen), eine geregelte Lebensweise, Sport und die Stressbewältigung (z.B. autogenes Training, ☞ auch 7.11.2) im Vordergrund. Da dies für die Patienten nicht der bequemste Weg ist, müssen sie hierzu immer wieder neu motiviert werden.

35.11.3 Trigeminusneuralgie

Trigeminusneuralgie: Schmerzerkrankung im Versorgungsgebiet des N. trigeminus (HN V). Betrifft fast ausschließlich Menschen über 50 Jahre.

Krankheitsentstehung und Einteilung

Heute nimmt man an, dass die **idiopathische Trigeminusneuralgie** (idiopathisch = ursächlich ungeklärt) Folge einer hirnstammnahen Kompression der sensiblen Trigeminuswurzel durch ein Gefäß ist (neurovaskuläre Kompression), also letztlich eine organische Ursache hat. Trotzdem wird diese Form der Trigeminusneuralgie weiter als „idiopathisch" bezeichnet.

Trigeminusschmerzen infolge Tumoren, Entzündungen oder Multipler Sklerose (☞ 35.8.8) werden abgrenzend als **symptomatische Trigeminusneuralgie** bezeichnet.

Symptome, Befund und Diagnostik

Bei der idiopathischen Trigeminusneuralgie sind meist der Ober- (HN V_2) oder Unterkieferast (HN V_3) betroffen (☞ Abb. 35.17). Die Patienten leiden unter blitzartig einsetzenden, reißenden Schmerzen, ausgelöst durch bestimmte Bewegungen wie Kauen oder Sprechen, aber auch leichte Berührung bestimmter Gesichtpartien. Die Schmerzen dauern nur wenige Sekunden an, können aber alle paar Minuten erneut auftreten. Viele Patienten vermeiden wegen der quälenden Schmerzen das Essen und magern ab. Der neurologische Befund ist normal.

Hinweise für eine symptomatische Trigeminusneuralgie sind ein veränderter Schmerzcharakter, z.B. ein Dauerschmerz, und zusätzliche neurologische Auffälligkeiten wie z.B. Sehminderung oder Sensibilitätsstörungen.

Behandlungsstrategie

Die medikamentöse Behandlung der idiopathischen Trigeminusneuralgie erfolgt in erster Linie mit Carbamazepin (z.B. Tegretal®), bei Erfolglosigkeit auch mit anderen Antiepileptika, z.B. mit Gabapentin (Neurontin®). Bei Versagen kann mit Hilfe verschiedener Verfahren (z.B. Thermokoagulation, Glyzerininjektion) versucht werden, das sensorische Ganglion des N. trigeminus im Bereich der Felsenbeinspitze selektiv zu zerstören. Kann durch all dies kein ausreichender Erfolg erzielt werden, wird bei Patienten in gutem Allgemeinzustand mikrochirurgisch operiert, um die Trigeminuskompression zu beseitigen.

Bei der symptomatischen Trigeminusneuralgie wird möglichst die Grunderkrankung behandelt.

Pflege

Im Umgang mit dem Kranken berücksichtigen die Pflegenden, dass der Patient von den teils seit Jahren bestehenden, fast unerträglichen Schmerzen völlig zermürbt ist. Manchmal besteht sogar Suizidgefahr.

35.12 Intrakranielle Druckerhöhung

Intrakranielle Druckmessung ☞ 35.4.11

Intrakranielle Druckerhöhung (engl. *increased intracranial pressure*, kurz *IICP*): Pathologischer Anstieg des Drucks innerhalb des Schädels, bedingt durch eine Vielzahl von Ursachen. Lebensgefährliches Krankheitsbild.

Der Schädelinnenraum ist beim Erwachsenen durch die Schädelknochen begrenzt, kann sich also nicht ausdehnen. Jede (nennenswerte) Volumenzunahme führt daher zur Druckerhöhung im Schädelinnenraum mit Kompression des empfindlichen Gehirns und Durchblutungsstörung durch Anstieg des venösen Drucks.

35.12.1 Chronische intrakranielle Druckerhöhung

Chronische intrakranielle Druckerhöhung: Langsames Anwachsen des Drucks im Schädelinnern, oft über Monate. Prognose abhängig von Höhe und Dauer der Hirndrucksteigerung und ursächlicher Erkrankung.

Krankheitsentstehung

Häufige Ursachen einer allmählichen Drucksteigerung sind Hirntumoren oder Liquorresorptionsstörungen, z.B. nach einer Meningitis (☞ 35.8.1) oder Subarachnoidalblutung (☞ 35.6.1).

Symptome, Befund und Diagnostik

Symptome der akuten Entgleisung ☞ 35.12.3

Die ersten Anzeichen der Hirndruckerhöhung sind unspezifisch und bestehen in:

- Zunehmenden Kopfschmerzen
- Sehstörungen durch Druck auf den Sehnerven
- Hirnnervenstörungen, vor allem des N. oculomotorius und des N. abducens mit den Folgen eingeschränkter Augenbeweglichkeit und des Sehens von Doppelbildern
- Psychischen Veränderungen (Antriebslosigkeit, Gedächtnisstörungen)
- Übelkeit, Nüchternerbrechen nach dem Aufstehen, Schluckauf
- Zerebralen Krampfanfälle.

Später treten Bewusstseinstrübung bis zum Koma und vegetative Störungen durch Hirnstammbeteiligung, z.B. Störungen der Temperaturregulation und **Druckpuls** (Pulsverlangsamung ☞ auch 35.12.3) hinzu.

Wenn der erhöhte Hirndruck bereits einige Zeit besteht, kann der Arzt beim Spiegeln des Augenhintergrundes eine Stauungspapille (☞ 33.14) feststellen.

Eine CCT oder Kernspintomographie zeigt häufig die Ursache.

Behandlungsstrategie und Pflege

Die Behandlung ist zweigleisig:

- Symptomatische Bekämpfung des Hirndrucks insbesondere durch Gabe von Glukokortikoiden und osmotisch wirksamen Substanzen (☞ 35.12.3), z.B. bei Hirnödem
- Behandlung der zugrunde liegenden Erkrankung, z.B. Entfernung des Gehirntumors.

Pflegerisch bedeutsamste Maßnahme zur symptomatischen Drucksenkung ist die Oberkörperhochlagerung um maximal 30°, die den venösen Abfluss verbessert und dadurch den Hirndruck senkt. Beim Lagern des Patienten achten die Pflegenden darauf, dass der Kopf des Patienten nicht seitlich abkippt, da sonst die Vv. jugulares komprimiert werden und der venöse Abfluß behindert wird.

Die übrigen Maßnahmen hängen von der Grunderkrankung des Patienten ab.

35.12.2 Hydrozephalus

Hydrozephalus *(Wasserkopf)*: Pathologische Erweiterung des Liquorräume. Im eigentlichen Sinne nur solche Erweiterungen der Liquorräume, die durch eine Erhöhung des Liquordrucks (nicht aber z.B. eine Gehirnatrophie) bedingt sind.

Krankheitsentstehung

Bei erhöhter Liquorproduktion oder – wesentlich häufiger – behindertem Liquorabfluss /Liquorresorption, z.B. durch Tumoren, entzündungsbedingte Verklebungen oder angeborene Verschlüsse der liquorableitenden Wege, wird das empfindliche Gleichgewicht zwischen Liquorproduktion und Liquorabfluss (☞ 35.1.2) gestört. Die Liquorräume innerhalb des Gehirn erweitern sich.

Symptome, Befund und Diagnostik

Beim Jugendlichen und Erwachsenen zeigt sich der **Hydrozephalus** durch die Symptome der chronischen intrakraniellen Druckerhöhung (☞ 35.12.1).

Beim Säugling und Kleinkind führt der Hydrozephalus zu einer Aufweitung der noch offenen Schädelnähte und zu einer Vorwölbung der Stirn und der Fontanellen. Der Schädelumfang des Kindes ist für seine Körpergröße viel zu groß. Die

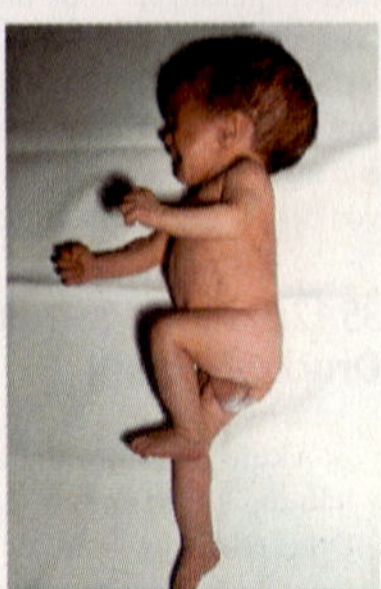

Abb. 35.81: Hydrozephalus bei einem Säugling, der bereits zu einer deutlichen Vergrößerung des Schädels geführt hat. [T112]

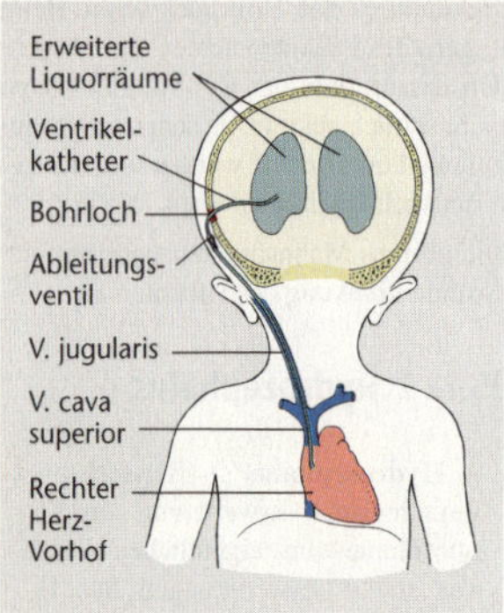

Abb. 35.82: Liquorableitung in den rechten Herzvorhof. Um eine Druckentlastung für das Gehirn zu erreichen, wird durch ein Bohrloch im Schädelknochen ein Ventrikelkatheter in den erweiterten Seitenventrikel vorgeschoben. Der überschüssige Liquor wird über V. jugularis und rechten Herzvorhof in den Blutkreislauf abgeleitet. [A400-190]

psychomotorische Entwicklung der Kinder ist verzögert, viele haben eine Spastik oder epileptische Anfälle (☞ 35.7.2).

Behandlungsstrategie

Eine kausale Behandlung des angeborenen Hydrozephalus (z.B. durch operative Beseitigung einer Fehlbildung) wird angestrebt, ist aber oft nicht möglich.

Bei einem **Verschlusshydrozephalus,** etwa durch Fehlbildung, Blutung, Tumor oder Zyste im Bereich der Zwischenkammerlöcher, des Aqädukts oder der hinteren Schädelgrube, wird heute bevorzugt endoskopisch eine Verbindungsöffnung zu basalen Zisternen angelegt **(endoskopische Ventrikulostomie),** z.B. am Boden des 3. Ventrikels.

Bei Resorptionsstörungen kann der Liquor durch einen in einen Seitenventrikel eingesetzten Katheter in den rechten Herzvorhof **(ventrikulo-atrialer Shunt)** oder – günstiger – in die Bauchhöhle **(ventrikulo-peritonealer Shunt)** geleitet und so das Gehirn entlastet werden. Der Schlauch wird dabei unter der Haut entlanggeführt. Die Prognose hängt v.a. von der Grunderkrankung ab.

35.12.3 Akute intrakranielle Druckerhöhung

Akute intrakranielle Druckerhöhung: Sich rasch entwickelnde Druckerhöhung im Schädelinnenraum. Lebensgefährlicher Notfall.

Krankheitsentstehung

Die **akute intrakranielle Druckerhöhung** ist Folge anderer Grunderkrankungen, v.a. Volumenzunahmen (Raumforderungen) jeglicher Ursache. Hierzu gehören in erster Linie Blutungen (☞ 35.5.1 und 35.6) oder ein Hirnödem z.B. durch Tumoren (☞ 35.13.1) oder Schädelverletzungen (☞ 35.14.1). Durch die rasche Steigerung des Hirninnendrucks kommt es zu einer Verlagerung (Massenverschiebung) des Gehirns mit Einklemmungen verschiedener Hirnanteile in Abhängigkeit von der Lokalisation des raumfordernden Prozesses. Möglich sind:

- Einklemmung medialer Großhirnanteile unter die Hirnsichel (Falx cerebri)
- Einklemmung des Mittelhirns in den *Tentoriumschlitz* (= Aussparung im Tentorium cerebelli für den Hirnstamm)
- Einklemmung der Medulla oblongata und bestimmter Kleinhirnteile in das Foramen magnum.

Symptome, Befund und Diagnostik

Zusätzlich zu häufig schon zuvor erkennbaren Zeichen einer chronischen intrakraniellen Drucksteigerung (☞ 35.12.1) zeigt sich die drohende Einklemmung durch:

- Zunehmende Kopfschmerzen, Übelkeit, Unruhe
- Bewusstseinstrübung bis zur Bewusstlosigkeit
- Atemstörungen, z.B. unregelmäßige Atmung, bis hin zur Atemlähmung
- Entwicklung eines **Druckpulses,** d.h. eines langsamen Pulses infolge Schädigung des N. vagus durch den Hirndruck
- Nicht zu senkenden Blutdruckanstieg **(Cushing-Reaktion)**
- Opisthotonus (☞ 35.8.1) und Streckkrämpfe der Gliedmaßen
- Lähmungen durch Pyramidenbahnschädigung oder Hirnnervenausfälle
- Pupillenstörungen (auch einseitig ☞ 35.4.1), insbesondere Pupillenerweiterung mit verminderter oder fehlender Pupillenreaktivität, Augenmuskellähmungen, Ausfall der Hirnstammreflexe (☞ 35.1.2).

Hirndruckmessung ☞ 35.4.11

Behandlungsstrategie

Die Hirndruckbehandlung beinhaltet:

- Gabe von Glukokortikoiden, z.B. Dexamethason (etwa Fortecortin®)
- Verabreichung osmotisch wirksamer Substanzen, z.B. Mannit (etwa in Eufusol M 20®, Osmofundin®)
- Sedierung des Patienten
- Vermeidung hirndrucksteigernder Situationen wie zu hohen oder zu niedrigen Blutdruck, zerebrale Krampfanfällen, Fieber, Schmerzen, Husten, Niesen, Pressen
- In schweren Fällen Intubation und – mit Vorsicht – kontrollierte Hyperventilation („zu viel" an Beatmung mit einem pCO_2 nicht unter 30 mmHg, 38.4.1). Die CO_2-Erniedrigung führt über eine Vasokonstriktion und Reduktion des Blutvolumens im Gehirn zu einer Hirndrucksenkung, ist aber nur kurze Zeit wirksam
- Bei jüngeren Hirnverletzten mit posttraumatischer Hirnschwellung, nicht zu schwerem primären Hirnschaden und Versagen der konservativen Therapie rechtzeitiges Erwägen einer Entfernung der Schädeldecke mit Duraerweiterungsplastik **(operative Dekompression).**

Gleichzeitig muss die Behandlung der Grunderkrankung einsetzen.

Pflege

Die Pflege der schwer kranken Patienten ist sehr aufwendig:

- Intensivmedizinische Betreuung (☞ 38.3) einschließlich Flüssigkeitsbilanzierung (☞ 7.8.2)
- Übernahme der kompletten Grundpflege

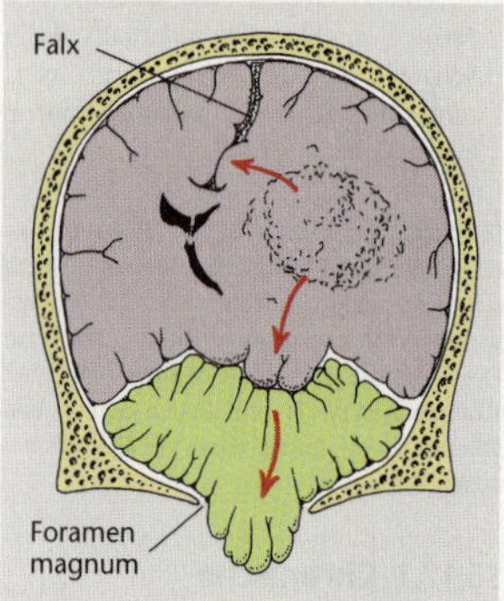

Abb. 35.83: Mögliche Einklemmungen bei einer Raumforderung im Bereich einer Großhirnhemispähre. Oberer Pfeil: Einklemmung medialer Großhirnanteile unter die Falx cerebri. Mittlerer Pfeil: Einklemmung in den Tentoriumschlitz. Unterer Pfeil: Einklemmung in das Foramen magnum. [A400-190]

- Oberkörperhochlagerung auf 30°. Dabei den Kopf gerade in Mittelstellung lagern, um eine Kompression der Jugularvenen zu vermeiden (☞ 35.12.1).

Risikopatienten (z.B. Patienten mit Schädel-Hirn-Trauma, Schlaganfall oder Gehirntumoren) müssen sorgfältig auf die Symptome einer Hirndruckerhöhung oder drohenden Einklemmung beobachtet werden, vor allem auf Bewusstseinstrübung, Nackensteife, vegetative Symptome, Pupillenveränderungen und Atemstörungen.

Prognose

Die Prognose ist abhängig von der Grunderkrankung sowie der Dauer und dem Ausmaß der Hirndrucksteigerung und wird bei Einklemmung schlecht. Überlebt der Patient eine Einklemmung, tritt anschließend oft ein **Wachkoma** *(apallisches Syndrom, Dezerebrationssyndrom, Coma vigile, Enthirnungsstarre)* auf. Hierbei besteht ein Funktionsausfall der Großhirnrinde bei noch funktionierenden lebenswichtigen Zentren (Atmung, Blutdruckregulation etc.). Der Patient ist bewusstlos trotz Augenöffnung.

35.13 ZNS-Tumoren

35.13.1 Gehirntumoren

Hirntumoren *(intrakranielle Tumoren):* Tumoren des Gehirns. Unterteilt in **primäre Hirntumoren,** die vom Gehirngewebe selbst oder seinen Hüllen ausgehen, und **sekundäre Hirntumoren,** bei denen es sich um Metastasen von Tumoren außerhalb des Gehirns handelt. Neuerkrankungsrate primärer Hirntumoren ca. 8/100 000 Einwohner jährlich.

Symptome und Untersuchungsbefund

Herdsymptome

Die Symptome durch die Schädigung des Nervengewebes am Ort des Tumors selbst deuten auf seine Lokalisation und heißen deshalb **Herdsymptome:**

- Tumoren im Frontallappen (☞ Abb. 35.84) zeigen sich z.B. durch Lähmungen, Verhaltensänderung (Patient wird oberflächig und „wurstig") oder motorische Aphasie (☞ 35.3.6)
- Bei Tumorlokalisation im Scheitellappen (☞ Abb. 35.6) treten insbesondere Sensibilitätsstörungen und Werkzeugstörungen auf (☞ 35.3.6).
- Tumoren im Schläfenlappen (☞ Abb. 35.6) können z.B. zu sensorischer Aphasie (☞ 35.3.6) führen.

Bei ca. einem Drittel der Hirntumoren kommt es zu zerebralen Krampfanfällen (☞ 35.7.1), die sogar einziges Symptom der Erkrankung sein können.

Allgemeinsymptome

Die **Allgemeinsymptome** sind Folge der chronischen intrakraniellen Druckerhöhung durch den Tumor oder das ihn umgebende Hirnödem (Symptome ☞ 35.12.1). Kommt es zu einer Tumorblutung oder einem Hirnödem (Hirnschwellung), ist das Gehirn durch die rasche Drucksteigerung akut gefährdet (☞ 35.12.3).

Das klinische Bild eines Gehirntumors ist sehr variabel. Manchmal treten lediglich Kopfschmerzen oder Konzentrationsstörungen auf, manchmal (z.B. bei einer Tumorblutung) handelt es sich um ein dramatisches, schlaganfallähnliches Bild.

Im neurologischen Befund ist neben den neurologischen Ausfällen oft eine Stauungspapille als Zeichen des chronischen Drucks auf den Sehnerven bei der Augenhintergrundspiegelung (☞ 33.14) nachweisbar.

Diagnostik und Differentialdiagnose

Bedeutsamste Methode ist die Kernspintomographie mit Kontrastmittel, welche die Mehrzahl der Tumoren darstellt und weitgehende Aussagen über die (mutmaßliche) Dignität des Tumors erlaubt (☞ Abb. 35.84). Die CCT stellt niedriggradige Gliome und Prozesse an der Schädelbasis schlechter, dafür knöcherne Veränderungen selbst besser dar und ist im Notfall meist leichter verfügbar. Eine präoperative Angiographie ist durch MRT-Angio und Angio-CT seltener als früher erforderlich, um die Lage des Tumors zu den großen Gefäßen und seinen Gefäßreichtum zu bestimmen. Besteht der Verdacht auf eine Gehirnmetastase (☞ Abb. 9.40), wird außerdem nach dem Primärtumor (oft ein Bronchial- oder Mammakarzinom) gesucht und seine Ausbreitung festgestellt *(staging)*.

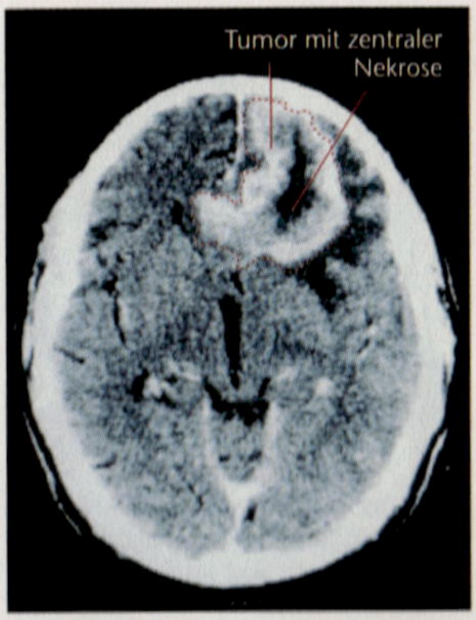

Abb. 35.84: Gliazelltumor (Glioblastom) im Gehirn. Dieser bösartige Tumor wächst verdrängend und infiltrierend: Er hat schon die Hirnmittellinie überschritten. [X113]

Die Gewebeart des Tumors (☞ Tab. 35.86) lässt sich durch die bildgebenden Verfahren allein nicht sicher bestimmen. Daher wird meist versucht, mit Hilfe einer offenen neurochirurgischen Operation und intraoperativer Schnellschnittuntersuchung oder – bei unzugänglichem Tumor – einer stereotaktischen Biopsie (☞ 35.4.13) Tumorgewebe zu gewinnen, um die Gewebeart feststellen und dementsprechend die weiteren Behandlungsmaßnahmen planen zu können.

Behandlungsstrategie

Bei allen umschriebenen, operablen Tumoren, insbesondere gutartigen Tumoren (z.B. dem Meningeom ☞ Tab. 35.86), sowie langsam wachsenden Gliomen (Astrozytom Grad I und II ☞ Tab. 35.86) steht die Operation im Vordergrund. Voraussetzung ist, dass der Tumor ohne Beeinträchtigung lebenswichtiger Zentren entfernt werden kann, was heute mit minimal-invasiven Techniken meist möglich ist, selbst bei Tumoren im Hirnstammbereich. Bei nicht vollständig entfernten Tumoren sind Rezidive möglich.

Schnell wachsende bösartige Tumoren (z.B. das Astrozytom Grad IV = Glioblastom) sind zum Zeitpunkt der Diagnosestellung oft bereits so ausgebreitet, dass eine Entfernung auch bei günstiger Tumorlokalisation nicht möglich ist. In solchen Fällen wird versucht, den Tumor mikrochirurgisch möglichst weitgehend zu entfernen und anschließend das weitere Tumorwachstum durch Bestrahlung und/oder Chemotherapie einzudämmen.

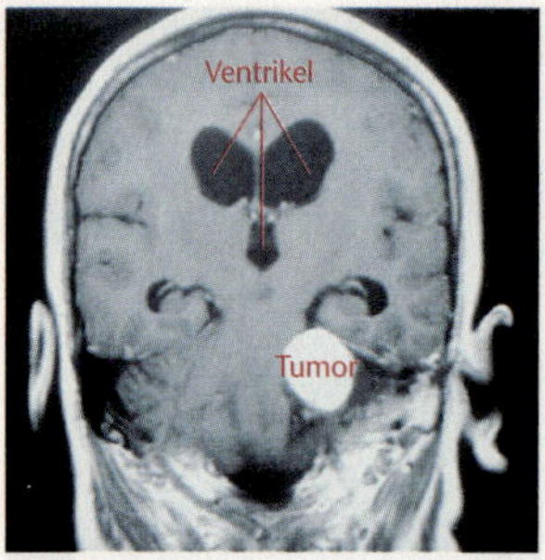

Abb. 35.85: Das Akustikusneurinom ist der häufigste Tumor, der einen Hirnnerven befällt. Er ist zwar gutartig, kann aber enorme Größen erreichen, wie im abgebildeten Beispiel (Kernspintomogramm). Die Patienten leiden unter Hörstörungen, Ohrensausen (Tinnitus), peripherer Fazialisparese und (selten) Schwindelattacken. [X113]

Dabei müssen die Vorteile und die Nebenwirkungen der Behandlung (☞ 24.5.1 und 24.5.2) sorgfältig gegeneinander abgewogen werden. Voraussetzung hierfür ist die Gewebediagnose des Tumors, da die verschiedenen Tumoren unterschiedlich auf Strahlen- oder Chemotherapie reagieren.

Sprechen die Tumoren auf keine Behandlungsform an, sollen symptomatische Behandlung des Hirndrucks (☞ 35.12) sowie medikamentöse Unterdrückung zerebraler Krampfanfälle (☞ 35.7.2) die Beschwerden des Patienten lindern.

Pflege

Pflege onkologischer Patienten ☞ 24.2
Pflege nach dem Bobathkonzept ☞ 35.5.6

Neben der psychischen Betreuung treten bei neurochirurgisch operierten Patienten hinzu:

- Intensivüberwachung (☞ Kasten)
- Vorsichtsmaßnahmen gegen Hirndruckerhöhung (leichte Oberkörperhochlagerung und Lagerung des Kopfes in Mittelstellung, Vermeiden von Husten, Niesen und Pressen)
- Beobachtung des Patienten auf Komplikationen wie Nachblutung in das Gehirn oder zerebrale Ischämien sowie ein postoperatives Hirnödem (☞ 35.12.3). Symptome der postoperativen Nachblutung sind die Zeichen einer intrakranieller Druckerhöhung (☞ 35.12.1), neu auftretende oder zunehmende Bewusstseinstrübung, neu auftretende oder zunehmende Paresen, Sprachstörungen (☞ 35.3.6), Hirnnervenausfälle oder Krampfanfälle
- Schmerzbekämpfung und Sedierung nach Arztanordnung
- Wegen hoher Stressulkusgefahr (Glukokortikoide gegen Hirnödem) Antazida und evtl. H_2-Blocker (☞ 21.5.3) nach Arztanordnung; früher oraler Kostaufbau
- Bei postoperativen neurologischen Ausfällen (oft Lähmungen oder Sprachstörungen) Krankengymnastik und Logopädie
- Sozialarbeiter einschalten, der – heute die Regel – eine Verlegung in ein Reha-Zentrum vorbereitet oder sich um die häusliche Versorgung des Patienten kümmert. Auf jeden Fall sind die Patienten so weit wie möglich zu aktivieren, um alle noch vorhandenen Ressourcen des Patienten zu mobilisieren und ihn so selbständig wie möglich zu machen.

Histologischer Tumortyp	Ausgangszellen	Malignitätsgrad, Verlauf, Prognose
Gliome	Gliazellen	
▸ **Astrozytome Grad I – II**		Benigne – mäßig maligne, langsam wachsend; nach Operation nur gute Prognose, wenn umschrieben und resezierbar (diffuse Astrozytome z.B. der Brücke sind nicht operabel)
▸ **Astrozytom Grad III**		Bösartig, schlechte Prognose
▸ **Astrozytom Grad IV** *(Glioblastoma multiforme)*		Sehr bösartig, rasch wachsend, sehr schlechte Prognose (mittlere Überlebenszeit nicht mehr als 1 Jahr)
▸ **Oligodendrogliom**		Benigne – mäßig maligne, langsam wachsend, nach Operation relativ gute Prognose, aber häufig Rezidive
▸ **Medulloblastom**		Auftreten v.a. bei Kindern. Sehr bösartig mit früher Metastasierung innerhalb des ZNS, Prognose mit Chemotherapie jedoch heute besser – bis 50 % Heilung
Meningeom	Hirnhäute	Benigne, langsam wachsend, nach vollständiger operativer Entfernung gute Prognose
Neurinom	Myelinscheide	Gutartig, langsam wachsend, nach Operation gute Prognose
Metastasen	Extrakranielle Organtumoren	Bösartig, bei Diagnose oft schon multipel, daher, obwohl oft gut operabel oder zu bestrahlen, schlechte Prognose

Tab. 35.86. Die häufigsten Hirntumoren.

Postoperative Überwachung nach der Operation von intrakraniellen Tumoren

- Bewusstseinslage (☞ Abb. 35.31, nach Glasgow-Koma-Skala), Pupillenweite und Lichtreaktion, Atmung, Funktion von Hirnnerven und peripherer Motorik
- Monitoring (☞ 38.3.2) einschließlich EKG, arterieller Blutdruck- und Temperaturmessung, ZVD
- Zugänge (Venenkatheter und periphere Verweilkanülen, Blasendauerkatheter ☞ 31.2.2, Magensonde ☞ 21.1.2, Tubus ☞ 38.4.1)
- Laborparameter (Blutgasanalyse, BB, Elektrolyte, Gerinnung, BZ)

Prognose

Während die Prognose außerhalb des Gehirns lokalisierter Tumoren praktisch nur von der histologischen Gewebediagnose abhängt, ist die Situation im Gehirn eine andere: Manche histologisch gutartigen Tumoren haben eine schlechte Prognose, da eine operative Entfernung nicht möglich ist (☞ oben). Dies gilt insbesondere für diffus wachsende Gliome.

Die Prognose bei gutartigen, vollständig entfernten Tumoren ist gut. Allerdings können wie nach jeder Gehirnoperation Dauerschäden zurückbleiben. Verhältnismäßig günstig ist der Verlauf auch bei niedrigmalignen (gering bösartigen) Tumoren, da bis zum Auftreten eines (evtl. wieder operablen) Rezidivs Jahre vergehen können. Bei hochmalignen gliomatösen Tumoren ist die Prognose schlecht, da erfahrungsgemäß bereits nach kurzer Zeit Rezidive auftreten, die häufig nicht mehr behandelbar sind. Besonders schlecht ist die Prognose beim Astrozytom Grad IV (Glioblastom). Die Überlebensdauer nach Diagnosestellung beträgt durchschnittlich nur wenige Monate.

35.13.2 Spinale Tumoren

Spinale Tumoren *(Rückenmarkstumoren):* Vom Rückenmark selbst, seinen Hüllen oder anderen Strukturen innerhalb des Wirbelkanals ausgehende, meist gutartige Tumoren (2/3 sind Meningeome oder Neurinome). Wesentlich seltener als Hirntumoren.

Die meist langsam wachsenden Tumoren komprimieren das Rückenmark oder die Nervenwurzeln und führen zu:

- Lähmungen (Paraparese)
- (Oft vom Patienten nicht bemerkte) Sensibilitätsstörungen
- Gürtelförmigen oder ins Bein ausstrahlenden Schmerzen, die von vielen Patienten als „Ischias" bezeichnet und oft als „Bandscheibenvorfall" fehldiagnostiziert werden
- Blasen-Mastdarm-Störungen.

Kernspintomogramm (☞ 9.6.5), selten CT mit Myelographie sichern die Diagnose.

Bei gutartigen Tumoren wird eine Operation angestrebt. Postoperativ wird der Patient intensivmedizinisch betreut. Manchmal kommt es vorübergehend zu einem Querschnittssyndrom (☞ 35.14.2). Die neurologischen Ausfälle können sich unter konsequenter krankengymnastischer Behandlung jedoch wieder zurückbilden. Dann ist die weitere Prognose sehr gut. Bei Metastasen oder den seltenen bösartigen Tumoren des Rückenmarks ist die Prognose schlecht.

35.14 Verletzungen des ZNS

Patienten mit Verletzungen des ZNS werden meist in spezialisierten Zentren betreut. Daher werden in diesem Abschnitt vorrangig diejenigen Aspekte behandelt, die für das *erstversorgende* Team maßgeblich sind.

35.14.1 Schädel-Hirn-Trauma

Intrazerebrale Blutungen ☞ 35.5.1
Intrakranielle Blutungen ☞ 35.6.1 – 35.6.3
Schädelfrakturen ☞ 27.8.1

Schädel-Hirn-Trauma (kurz *SHT*): Sammelbezeichnung für alle Schädelverletzungen mit Gehirnbeteiligung. Jährliche Inzidenz ca. 800/100 000 Einwohner. Gehört zu den häufigsten Todesursachen bei jungen Menschen unter 40 Jahren. Hauptursache Verkehrsunfälle, aber auch häusliche und Berufsunfälle.

Einteilung

Schweregradeinteilungen

Die Einteilung der Schädel-Hirn-Traumen ist nicht einheitlich:

- Immer noch benutzt wird die alte Einteilung in
  - **Commotio cerebri** (*Gehirnerschütterung* ohne fassbare morphologische Gehirnschädigung)
  - **Contusio cerebri** (*Hirnprellung* mit organischen Gehirnschäden ohne Perforation der Dura) und
  - **Compressio cerebri** (*Gehirnquetschung*, d.h. Schädigung des Hirns durch Druck, insbesondere eine Hirndrucksteigerung).
- Eine Einteilung nach klinischen Kriterien in vier Schweregrade zeigt Tab. 35.88. Sie ist allerdings nur retrospektiv (im Nachhinein) möglich
- Heute wird die Schädel-Hirn-Verletzung klinisch überwiegend nach der Glasgow-Koma-Skala (☞ 35.3.9) beurteilt und dann nach der morphologischen Schädigung in Computer- oder Kernspintomographie klassifiziert. Wichtig ist die Unterscheidung des (nicht behandelbaren) **primären Hirnschadens** vom **sekundären Hirnschaden** (Blutung, Ödem mit Hirndruck). Kausal behandelbar ist nur der sekundäre Hirnschaden. Bewusstseinsstörung und neurologische Ausfälle und damit auch der Pflegebedarf werden von primären *und* sekundären Hirnschaden bestimmt.

Nicht zu den Schädel-Hirn-Traumen im engeren Sinne gezählt wird die **Schädelprellung** *ohne* Bewusstlosigkeit des Patienten.

Offene und gedeckte Hirnverletzung

Je nachdem, ob eine direkte Verbindung zwischen Gehirn und Außenwelt besteht, wird zwischen **offener** und **gedeckter Hirnverletzung** unterschieden. Dies ist klinisch von Bedeutung, da bei offenen Hirnverletzungen durch die Verbindung zwischen Gehirn und Außenwelt die Gefahr von ZNS-Infektionen groß ist. Offene Hirnverletzungen werden daher früh, aber selten als vitaler Notfall operiert.

Symptome, Befund und Diagnostik

Leitsymptome des SHT sind:

- Unspezifische Symptome wie Kopfschmerz, Schwindel, Übelkeit, Erbre-

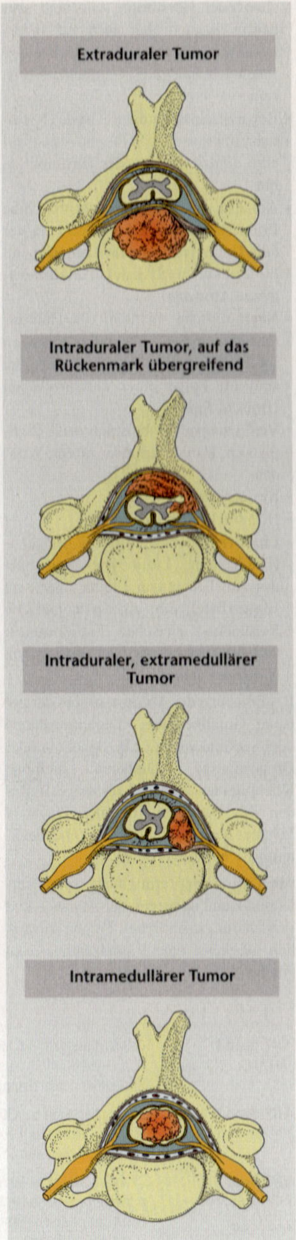

Abb. 35.87: Tumoren des Spinalkanals. Die Tumoren gehen von verschiedenen anatomischen Strukturen aus, führen aber durch die letztendlich resultierende Beeinträchtigung des Rückenmarks zu gleichen Symptomen. [A400-190]

chen oder Hörstörung. Sie sind sehr häufig, können aber auch auf andere Ursachen wie etwa eine gleichzeitige Innenohrschädigung zurückzuführen sein
- Bewusstseinsstörung. Sie ist das Kardinalsymptom des SHT und weist auf eine *diffuse* Störung der Hirnfunktion hin
- Amnesie. Hierunter versteht man eine Erinnerungslücke für die Zeit kurz vor dem Unfall **(retrograde Amnesie)** und die Zeit kurz nach dem Unfall **(anterograde Amnesie)**
- Neurologische Ausfälle, z.B. Halbseitensymptome, Pupillenstörungen (☞ 35.4.1) oder Hirnnervenausfälle, sind oft Folge einer *umschriebenen* Hirnschädigung
- Verletzungen wie beispielsweise Prellmarken, Hämatome oder offene Wunden
- Krampfanfälle ☞ 35.7.1
- Hirndruckzeichen ☞ 35.12.1
- **Liquorrhoe** bei offenem Schädel-Hirn-Trauma. Liquorrhoe bezeichnet das Ausfließen von Liquor über eine **Liquorfistel,** d.h. eine pathologische Verbindung zwischen Liquorräumen und Außenwelt, meist im Bereich von Nase oder Ohren.

Bei Erhebung der **Anamnese** sind der genaue Unfallhergang, Begleitumstände oder -erkrankungen, z.B. Alkohol- oder Drogenabusus, Diabetes mellitus, Krampfleiden, und das bisherige Befinden des Patienten (Initialer Zustand? Seitdem Verbesserung oder Verschlechterung?) zu erfragen.

Auch wenn der Verunglückte selbst antworten kann, ist wegen der Amnesie und versicherungsrechtlicher Folgen zusätzlich möglichst eine Fremdanamnese zu erheben.

Die **Sofortdiagnostik** durch den Arzt dient der unmittelbaren Zustandsbeurteilung und der Ursachenklärung:
- Vitalzeichen
- Körperliche Untersuchung: Verletzungszeichen (auch außerhalb des Kopfes)? Brillenhämatom? Liquorrhoe (positive Reaktion bei BZ-Stix, heller Hof um Blut)? Alkohol- oder Azeton-Foetor?
- Neurologische Basisuntersuchung mit Beobachtung und Dokumentation des Bewusstseins (Glasgow-Koma-Skala ☞ 35.3.9), der Augenmotorik (Fixation? Pendeln?), der Pupillenreaktionen (☞ 35.4.1), der Motorik, der Sensibilität und der Reflexe, ggf. neurochirurgische Konsiliaruntersuchung
- Falls möglich EKG, BZ-Stix, arterielle Sauerstoffsättigung, Temperatur.

An **apparativen Untersuchungen** stehen Nativröntgenaufnahmen des Schädels und der Wirbelsäule sowie die Computertomographie im Vordergrund, die in Spiraltechnik Schädel, Rumpf und Wirbelsäule erfassen kann.

Das **Notfalllabor** umfasst BB, Gerinnung, Elektrolyte, BZ, Blutgruppe und Kreuzprobe (hausinterne Richtlinien beachten).

Behandlungsstrategie und Pflege

SHT Grad I (Commotio)

Beim Schädel-Hirn-Trauma Grad I sind außer symptomatischer Behandlung von Übelkeit und Erbrechen sowie kurzzeitiger Bettruhe keine speziellen Maßnahmen nötig. Allerdings soll der Patient wegen der Gefahr eines intrakraniellen Hämatoms (☞ 35.6.2) in den ersten 12 – 24 Stunden stationär beobachtet werden.

SHT Grad II – IV

Notfall: Erstmaßnahmen bei schwerem Schädel-Hirn-Trauma (SHT)
- Sicherung der Vitalfunktionen: Freimachen der Atemwege (Vorsicht beim Abnehmen des Helms bei Motorradfahrern ☞ 17.3.1), Sauerstoffgabe, ggf. Intubation und Beatmung
- Legen eines venösen Zugangs (dabei Abnehmen des Notfall-Labors) und eines A.-radialis-Katheters zur arteriellen Blutdruckmessung (☞ 38.3.2)
- Flüssigkeitssubstitution je nach Flüssigkeitsverlust
- Ggf. Schockbehandlung (☞ 38.5.1)
- Legen von Magensonde und Blasendauerkatheter
- Hirndruckbekämpfung durch Gabe von Glukokortikoiden, z.B. Fortecortin® (Wirksamkeit bei Schädel-Hirn-Trauma allerdings umstritten), Oberkörperhochlagerung und optimale O_2-Versorgung des Gehirns
- Bei Unruhe Sedierung des Patienten, bei Hirndruck Osmotherapeutika (☞ 35.13.3)
- Ggf. medikamentöse Unterdrückung zerebraler Krampfanfälle (☞ 35.8.1).

Der Verletzte wird nach Stabilisierung der Vitalfunktionen so schnell wie möglich in eine neurochirurgische Klinik verlegt, wo je nach Art der Verletzung eine neurochirurgische Operation, z.B. zur Hämatomausräumung oder Fremdkörperentfernung, erfolgt. Nur wenn bei einer Blutung auch für eine sofortige Hubschrauberverlegung keine Zeit mehr ist, wird in einer *Nottrepanation* nach telefonischer Rücksprache mit dem Neurochirurgen (CT-Bildübertragung, Telekommunikation) ein Bohrloch zur sofortigen Entlastung der Blutung angelegt und der Patient dann verlegt.

Prognose

Während ein Schädel-Hirn-Trauma Grad I innerhalb weniger Tage abklingt, bleiben bei den Schädel-Hirn-Verletzungen Grad II und III oft Spätfolgen, z.B. Lähmungen, rezidivierende Krampfanfälle oder psychische Veränderungen, zurück. Ist eine bestehende Liquorfistel

SHT Grad I *(leichtes SHT)*	Bewusstlosigkeit < 5 Min., Amnesie (Erinnerungslücke), vegetative Störungen (Kopfschmerzen, Schwindel, Übelkeit, Erbrechen), vollständige Rückbildung aller Symptome innerhalb von 5 Tagen
SHT Grad II *(mittelschweres SHT)*	Bewusstlosigkeit 5 – 30 Min., nachweisbar leichte organische Hirnschäden, völlige funktionelle Rückbildung oder Defektheilung mit geringen bleibenden Störungen innerhalb von 30 Tagen
SHT Grad III *(schweres SHT)*	Bewusstlosigkeit > 30 Min., Substanzschädigung des Gehirns, teils schwere neurologische Störungen, evtl. Störungen der Vitalfunktionen durch Hirnstammbeeinträchtigung, stets Defektheilung mit bleibenden Funktionsstörungen
SHT Grad IV *(schwerstes SHT)*	Lang anhaltende Bewusstlosigkeit, danach schwere neurologische Defekte mit dauerhafter Pflegebedürftigkeit des Patienten, oft apallisches Syndrom (☞ Text)

Tab. 35.88: Einteilung der Schädel-Hirn-Traumen.

nicht erkannt worden, kommt es gehäuft zu Meningitiden und Enzephalitiden (☞ 35.8.1 und 35.8.2), die wiederum selbst zu Defektzuständen führen können.

35.14.2 Verletzungen des Rückenmarks und Querschnittssyndrom

Versorgung bei Wirbelsäulenverletzungen ☞ 27.8.1, 27.8.2

Komplettes *(totales, vollständiges)* **Querschnittssyndrom:** Komplexe Symptomkombination infolge des *völligen* Funktionsausfalls des Rückenmarks auf einer bestimmten Höhe.

Inkomplettes *(partielles, unvollständiges)* **Querschnittssyndrom:** *Teilweiser* Funktionsausfall des Rückenmarks auf einer bestimmten Höhe.

Häufigste Ursache eines Querschnittssyndroms sind heutzutage Verletzungen, z.B. infolge von Verkehrsunfällen oder Abstürzen. Daher beschränken sich die folgenden Ausführungen auf das **traumatische (unfallbedingte) Querschnittssyndrom.**

Prinzipiell können auch Entzündungen (Querschnittsmyelitis ☞ 35.8.7), Durchblutungsstörungen sowie spinale Tumoren und Bandscheibenvorfälle zu inkompletten oder – seltener – kompletten Querschnittssyndromen führen.

! Vorsicht

Jedes Querschnittssyndrom ist ein neurologischer Notfall!

Symptome, Befund und Diagnostik

Bei schweren Rückenmarksverletzungen besteht durch den Wegfall aller zentral erregenden Impulse anfangs ein **spinaler Schock** mit:

- Kompletter schlaffer Lähmung unterhalb der Läsion
- Völligem Sensibilitätsausfall unterhalb des verletzten Rückenmarkabschnittes (der Patient fühlt beide Beine nicht mehr)
- Ausfall der Reflexe
- Ausfall der Gefäß- und Wärmeregulation
- Lähmung von Blase und Mastdarm (Harnretention) sowie bei Männern Erlöschen der Potenz.

Je nach Höhe der Rückenmarksverletzung treten Störungen der Atmung durch Lähmung der Interkostalmuskulatur und des Zwerchfells (ab C4 aufwärts) sowie Störungen der Temperaturregulation hinzu. Während dieses Stadiums ist die Dekubitusgefahr sehr hoch.

Nach etwa 3 – 6 Wochen haben die Nervenzellen des Rückenmarks einen Teil ihrer Funktionen wiedererlangt, das Symptombild ändert sich (einige Autoren sprechen auch von einem *Querschnittssyndrom im engeren* oder *eigentlichen Sinne*):

- Schlaffe Lähmung der Muskeln, die von den geschädigten Vorderhornzellen innerviert werden (d.h. Läsion des zweiten motorischen Neurons ☞ auch 35.3.3)
- Spastische Para- oder Tetraplegie unterhalb der Läsion durch Schädigung der (absteigenden) Pyramidenbahnen und damit des ersten motorischen Neurons
- Steigerung der Muskeleigenreflexe unterhalb des verletzten Niveaus
- Positive Pyramidenzeichen (☞ Abb. 35.27)
- Auftreten **spinaler Automatismen,** z.B. einer Beugung in den Hüft-, Knie- und Sprunggelenken auf einen Schmerzreiz sowie automatischer Blasenentleerung (☞ unten)
- Kompletter Sensibilitätsausfall unterhalb der Läsion
- Trophische („ernährungsbedingte“) Störungen beispielsweise der Haut durch Beeinträchtigung vegetativer Rückenmarksnervenzellen und vegetativer Bahnen
- Sexualstörungen und charakteristische Blasen-Darm-Störungen, z.B.:
  - Bei Läsionen oberhalb Th 12 (☞ 35.1.2) Ausbildung einer **Reflexblase** *(obere Blasenlähmung).* Die willkürliche Entleerungsfunktion ist ausgefallen, die Blase entleert sich aber ab einem gewissen Füllungsgrad reflektorisch (entspricht der Situation beim Säugling)
  - Bei Läsionen unterhalb Th 12 Ausbildung einer **autonomen Blase** *(untere Blasenlähmung).* Die Blase ist von allen nervalen Impulsen „abgeschnitten“ und entleert sich alle 10 – 20 Minuten durch unregelmäßige – von intramuralen Ganglien ausgelöste – Kontraktionen.

Die neurologische Untersuchung wird zur Diagnosestellung ergänzt durch Röntgenleeraufnahmen der Wirbelsäule (Fraktur?), CT in Spiraltechnik, Kernspintomographie sowie evtl. elektrophysiologische Untersuchungen (☞ 35.4.9). Myelographie mit Lumbalpunktion und Queckenstedt-Versuch sind heute selten indiziert.

Commotio und Contusio spinalis

Von einer **Commotio spinalis** spricht man, wenn sich anfängliche neurologische Funktionsstörungen innerhalb von 72 Stunden völlig zurückbilden.

Bei einer **Contusio spinalis** ist eine morphologische Rückenmarksschädigung z.B. durch Knochenfragmente oder Blutungen nachweisbar. Die Rückbildung der neurologischen Störungen ist verzögert und oft unvollständig.

Behandlungsstrategie und Pflege

Die Ersthelfer am Unfallort und im erstbehandelnden Krankenhaus können durch fachgerechte Lagerung des Patienten auf einer festen Unterlage weitere Rückenmarksschäden vermeiden (Transport mit Vakuummatratze, mit Halsextension oder -orthese). Bei unvorsichtigen Bewegungen kann beispielsweise ein frakturierter Wirbelkörper abgleiten und das Rückenmark irreversibel schädigen. Außerdem spritzt der Arzt hohe Dosen Glukokortikoide i.v.

Dann wird der Patient raschestmöglich in eine neurochirurgische Klinik oder ein Querschnittszentrum verlegt, wo die Entscheidung für oder gegen eine Operation gefällt wird.

Einschließlich der Nachbehandlung in einer speziell ausgerichteten Reha-Klinik dauert die Behandlung meist mehrere Monate.

Prognose

Die Prognose ist um so schlechter, je höher die Verletzung im Rückenmark liegt. Überlebt der Patient eine hohe Verletzung oberhalb des 4. Halssegments, ist er danach auf jeden Fall *tetraplegisch,* d.h. an beiden Armen und Beinen gelähmt.

Anfangs ist die **Prognosebeurteilung** sehr schwer. Prognostisch ungünstig sind aber vollständige Lähmungen ohne Rückbildungstendenz innerhalb der ersten drei Tage.

35.15 Muskelerkrankungen

Dermato-, Polymyositis ☞ 25.6.4

35.15.1 Myasthenia gravis

Myasthenia gravis *(Myasthenia gravis pseudoparalytika):* Autoimmunerkrankung (☞ 29.5) mit Antikörperbildung gegen die Azetylcholin-Rezeptoren der motorischen Endplatte. Leitsymptom ist eine belastungsabhängige Muskelschwäche. Häufigkeit ca. 5 – 10/100 000 Einwohner, betrifft Frauen häufiger als Männer.

Krankheitsentstehung

Die Ursache der Autoantikörperbildung ist letztlich unklar. Die Antikörper besetzen die Azetylcholinrezeptoren am Muskel und führen zu einer Störung der Erregungsübertragung vom Nerven auf den Muskel.

Immunologisch verursacht ist auch das **Lambert-Eaton-Syndrom,** bei dem die gestörte Erregungsübertragung Folge einer antikörperbedingten Verminderung der Azetylcholinausschüttung ist. Das Lambert-Eaton-Syndrom tritt in mehr als der Hälfte der Fälle paraneoplastisch bei einem kleinzelligen Bronchialkarzinom auf.

Symptome und Untersuchungsbefund

Leitsymptom der Erkrankung ist eine abnorme Ermüdung der Muskulatur unter Belastung. Nach einer längeren Ruhepause (z.B. Nachtruhe oder Mittagsschlaf) ist die Muskelkraft wieder normal. Prinzipiell können alle Muskeln beteiligt sein. Für das Anfangsstadium typisch ist jedoch der vorwiegende Befall kleiner Muskeln. Dieser äußert sich z.B. in:

- Einem hängendem Oberlid und Doppeltsehen
- Sprachstörungen (etwa einer näselnden Sprache bei längerem Reden)
- Schluckstörungen.

Es gibt auch eine rein okuläre Form, bei der nur die Augenmuskeln betroffen sind. Bei ca. 10 % der Betroffenen kommt es zur **myasthenen Krise** mit lebensbedrohlicher Funktionseinschränkung der Atemmuskulatur.

Diagnostik

Die Diagnosestellung erfolgt durch:

- Elektromyographie (☞ 35.4.10)
- Nachweis von Antikörpern gegen Azetylcholinrezeptoren im Blut
- **Tensilon-Test.** Da das Enzym Cholinesterase das Azetylcholin zerstört, führt Gabe des Cholinesterasehemmers Tensilon® zu deutlicher Symptombesserung
- CT des Thorax wegen oft bestehender Tumoren des Thymus, die mit dem Autoimmunprozess in Zusammenhang gebracht werden.

Behandlungsstrategie

Die Krankheitserscheinungen werden durch Cholinesterasehemmer (z.B. Mestinon®) gebessert, welche die Konzentration von Acetylcholin im synaptischen Spalt erhöhen. Mit Glukokortikoiden, Immunsuppressiva und ggf. Entfernung des Thymus wird versucht, in den Krankheitsprozess selbst einzugreifen. Die Antikörperentfernung durch Plasmaseparation (☞ 29.5) wird vor allem bei lebensbedrohlichen Zuständen angewandt.

Gefährlich: Jede Fehldosierung des Cholinesterasehemmers

Der Patient ist nicht nur durch eine Unterdosierung, sondern auch durch eine Überdosierung des Cholinesterasehemmers gefährdet. Die Unterdosierung führt zur **myasthenen Krise,** die Überdosierung zur **cholinergen Krise.** Beiden gemeinsam ist eine Muskelschwäche, Unruhe und in schweren Fällen eine Bewusstseinstrübung. Bei der (drohenden) cholinergen Krise hat der Patient zusätzlich oft Wadenkrämpfe und *Faszikulationen* (unwillkürliche Kontraktionen kleiner Muskelfasergruppen) der Gesichtsmuskulatur sowie Bradykardie, Darmbeschwerden, Durchfall, Speichelfluss, Verschleimung der Atemwege und enge Pupillen durch die Azetylcholinwirkung an anderen Organen.

Pflege und Patienteninformation

- Der Patient erhält einen Notfallausweis und wird angehalten, ihn immer bei sich zu tragen
- (Fieberhafte) Infektionen erhöhen die Gefahr einer myasthenen Krise. Deshalb wird auch mäßiges Fieber gesenkt (z.B. mit Paracetamol)
- Da viele Arzneimittel eine Myasthenie verstärken, darf der Patient keine Arzneimittel eigenmächtig einnehmen
- Noch während des Krankenhausaufenthalts wird der Kontakt zu Selbsthilfegruppen vermittelt.

Kontaktadresse

Deutsche Myasthenie Gesellschaft,
Langemarckstraße 106,
28199 Bremen, Tel.: 04 21/59 20 60,
www.dmg-online.de

Prognose

Die Prognose ist heute wesentlich besser als früher. Die meisten Patienten können weitgehend normal leben und berufstätig sein. Umschulungen sind nur bei Berufen mit hoher körperlicher Belastung erforderlich.

35.15.2 Progressive Muskeldystrophie

Progressive Muskeldystrophie: Gruppe erblicher Erkrankungen mit unterschiedlichem Erbgang, die zu fortschreitendem Muskelumbau und zunehmender Muskelschwäche führen.

Die häufigste Form ist die **progressive Muskeldystrophie vom Typ Duchenne.** Aufgrund der geschlechtsgebundenen-rezessiven Vererbung (☞ 8.1.2) sind nur Knaben betroffen. Die Krankheit beginnt bereits im Kleinkindalter. Die Kinder verlieren motorische Fähigkeiten, z.B. das Gehen, wieder, werden rasch invalide und sterben meist vor dem 20. Lebensjahr.

Andere, gutartige Formen führen erst spät zur Beeinträchtigung des Patienten.

Differentialdiagnostisch sind vor allem die **spinalen Muskelatrophien** zu berücksichtigen. Sie beruhen auf einer fortschreitenden Degeneration der Motoneurone im Rückenmark und im Hirnstamm und sind ebenfalls oft erblich bedingt.

Die Diagnose wird durch Blutuntersuchungen (z.B. Erhöhung der Kreatinkinase), Elektromyographie und, falls nötig, Muskelbiopsie gestellt. Die Familienanamnese ist für die Bestimmung der Form wichtig.

Die unheilbare Krankheit schreitet unweigerlich fort. Die Patienten werden zu krankengymnastischen Übungen angehalten. Aufgabe der Pflegenden ist außerdem die psychische Begleitung. In den Spätstadien mit Immobilität übernehmen sie die komplette Grundpflege.

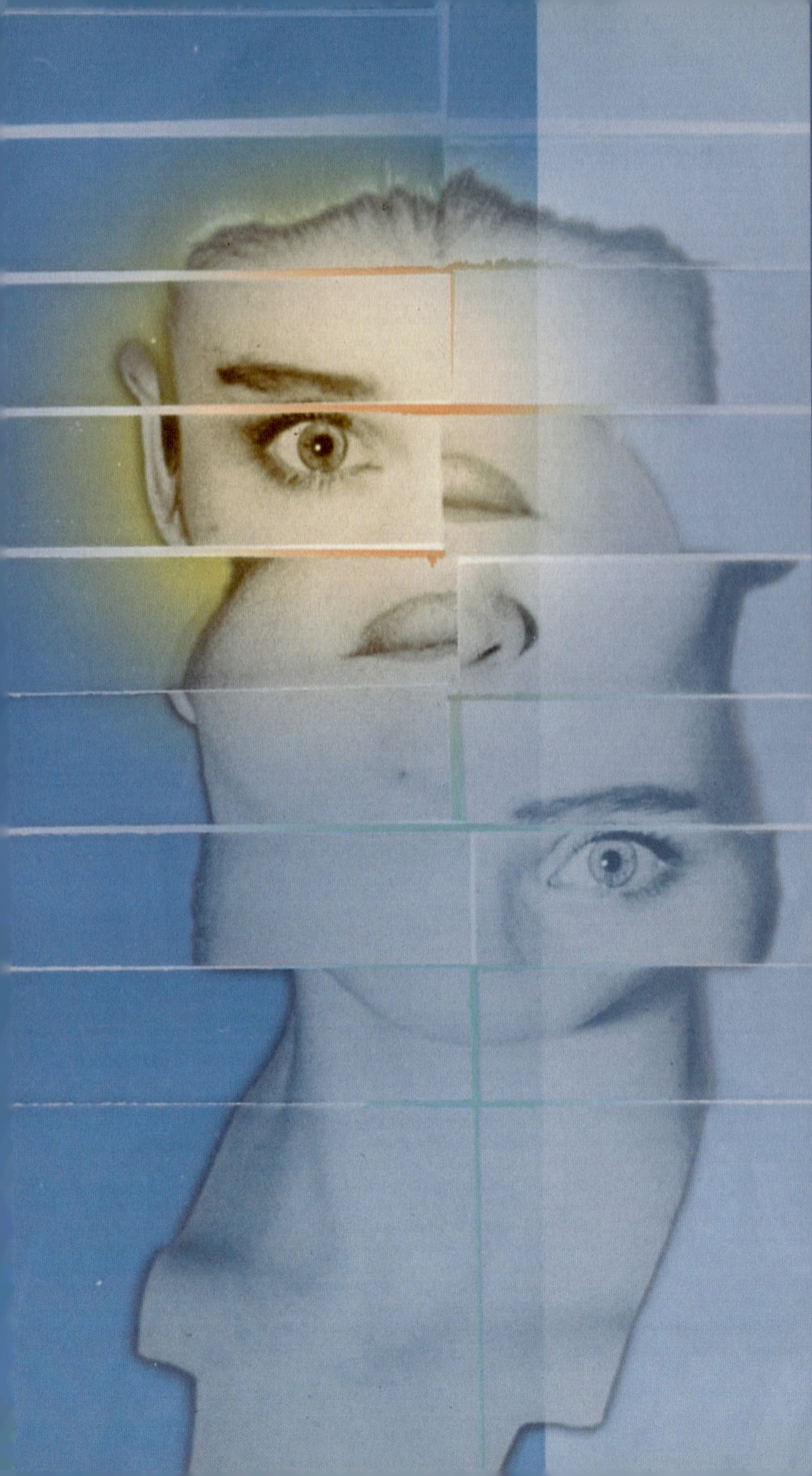

36

Pflege in der Psychiatrie

36 Pflege in der Psychiatrie

Die medizinischen Fachgebiete

Psychiatrie: Fachgebiet der Medizin, das sich mit Prophylaxe, Diagnose und Therapie psychischer Erkrankungen einschließlich der Rehabilitation des psychisch Kranken befasst.

Psyche (griech. Hauch, Seele): Gesamtheit des Erlebens, Denkens, Fühlens und Wollens eines Menschen.

Eng verknüpft ist die Psychiatrie mit der *Psychotherapie* (☞ 10.12), die Bestandteil der Facharztausbildung ist. Zudem muss jeder Psychiater über eingehende Kenntnisse der *Neurologie* verfügen (☞ Kapitel 35), da manche neurologisch-organischen Erkrankungen in ihrem klinischen Bild einer primär psychiatrischen Erkrankung sehr ähneln, jedoch eine andere Behandlung benötigen.

Die **Kinder- und Jugendpsychiatrie und -psychotherapie** ist ein eigenes Teilgebiet der Medizin im Schnittpunkt zwischen *Psychiatrie*, *Kinderheilkunde* (☞ Kapitel 13) und *Entwicklungspsychologie.*

Die **Psychosomatik** befasst sich mit solchen Krankheiten, die körperliche Symptome und Veränderungen hervorrufen, aber seelisch (mit-)bedingt sind. Ihre zentrale Behandlungsmethode ist die *Psychotherapie* (☞ 10.12). Die Psychosomatik ist heute ein von der Psychiatrie getrenntes Gebiet, obwohl es Überschneidungen gibt.

Gewissermaßen Grundlage der bisher genannten Gebiete ist die **Psychologie,** die Lehre vom (normalen) Erleben und Verhalten des Menschen. Ein Teilgebiet der *angewandten Psychologie* ist die **klinische Psychologie.** Sie befasst sich unter anderem mit der *Persönlichkeitsdiagnostik* (psychologische Tests) und mit der *psychologischen Beratung* von Menschen in Krisensituationen (beispielsweise in der Eheberatung oder Drogenberatung).

Körper und Psyche beeinflussen sich wechselseitig. Körperliche Krankheiten führen auch zu seelischen Störungen und umgekehrt. In allen Fachgebieten der Medizin sollen sich Ärzte und Pflegende stets um einen ganzheitlichen Blick bemühen und psychosomatische Aspekte beachten.

Spezialisierung in der Psychiatrie

Die zahlreichen Aufgaben haben auch in der Psychiatrie zur Spezialisierung geführt:

- Die **Gerontopsychiatrie** *(Alterspsychiatrie)* stellt den alten Menschen mit psychischen Störungen in den Mittelpunkt und ist zu einem *Schwerpunkt* innerhalb der Psychiatrie geworden
- Die **Sozialpsychiatrie** beschäftigt sich mit den gesellschaftlichen und familiären Entstehungsbedingungen und Behandlungsmöglichkeiten psychischer Krankheiten. Sie untersucht z.B. die Bedeutung von zwischenmenschlichen

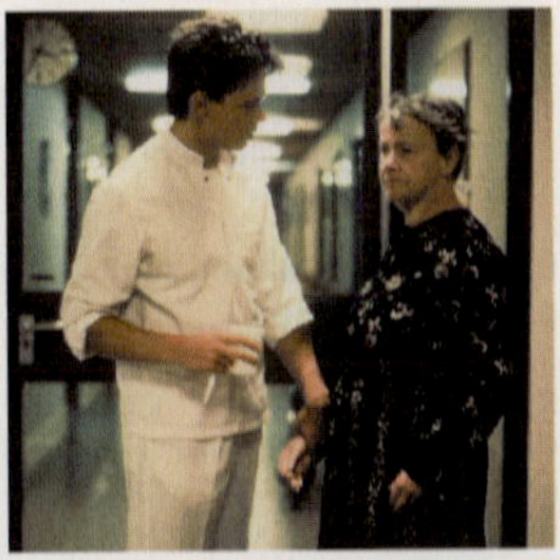

Abb. 36.1: Aufgrund der Veränderung der Alterspyramide (☞ Abb. 14.1) wird die Gerontopsychiatrie in unserer Gesellschaft in den nächsten Jahrzehnten immer wichtiger werden. [K150]

Beziehungen, Arbeits- und Wohnverhältnissen für den Kranken. Ohne sozialpsychiatrische Ansätze ist das Ziel der *sozialen Heilung* (☞ 36.1 und 36.13) nicht zu erreichen

- **Psychopharmakotherapie** *(Pharmakopsychiatrie)* bezeichnet die medikamentöse Behandlung psychischer Krankheiten
- Die **forensische Psychiatrie** befasst sich mit rechtlichen Fragen der Psychiatrie und mit der Betreuung psychisch kranker Straftäter.

Psychiatrischer Krankheitsbegriff

Psychische Krankheiten verändern die seelischen Funktionen. Der psychisch Kranke fühlt sich etwa niedergeschlagen oder erlebt die Welt anders, z.B. hört er Stimmen, die Mitmenschen nicht hören. Dies hat Folgen für sein Verhalten und seine Kommunikation.

Häufig ist es nicht einfach zu sagen, wann Erleben, Denken, Fühlen und Verhalten normal und wann anomal, also krankhaft, sind. Solche Entscheidungen hängen erheblich vom Standpunkt des Betrachters ab. So galt Homosexualität lange Zeit als behandlungsbedürftige Krankheit.

Der psychiatrische Krankheitsbegriff ist problematisch, denn er hängt stark vom kulturell geformten Menschenbild ab.

Der psychiatrische Krankheitsbegriff kann zudem missbraucht werden, um „nicht fügsame Menschen" (z.B. politische Widersacher) oder gesellschaftliche Randgruppen aus der Gesellschaft zu entfernen. Ein Beispiel dafür ist die Behandlung politischer Dissidenten in psychiatrischen Kliniken in der ehemaligen Sowjetunion.

Andererseits bietet der psychiatrische Krankheitsbegriff den betroffenen Menschen auch Schutz: Sie erhalten z.B. Pflege, Behandlung, Krankengeld oder Rente und sind bei kriminellen Handlungen vor Strafe geschützt.

Definition nach den „Psychotherapierichtlinien des Bundesausschusses der Ärzte und Krankenkassen"

Seelische Krankheit wird verstanden als krankhafte Störung der Wahrnehmung, des Verhaltens, der Erlebnisverarbeitung, der sozialen Beziehungen und der Körperfunktionen. Es gehört zum Wesen dieser Störungen, dass sie der willentlichen Steuerung durch den Patienten nicht mehr zugänglich sind. Auch Beziehungsstörungen können Ausdruck von Krankheit sein.

Ursachen psychischer Erkrankungen

Psychiatrie und Psychotherapie sind Gebiete, auf denen sich Anhänger der verschiedensten Schulen zu Hause fühlen. Im Vergleich zu anderen medizinischen Fachgebieten gibt es wenig gesichertes Wissen. Das hat Folgen: Gleiche Krankheiten tragen unterschiedliche Namen, und gleiche Namen bezeichnen je nach Schule unterschiedliche Krankheiten. Je nach persönlicher Einstellung werden die verschiedensten Therapien befürwortet.

Auch die Frage, warum Menschen psychisch erkranken, ist letztlich immer noch offen und wird heftig diskutiert. Es gibt verschiedene Theorien:

- **Biologisches Modell.** Hiernach sind psychische Krankheiten durch Veränderungen der Nervenzellen oder der Neurotransmitterübertragung bedingt, also organische Gehirnkrankheiten
- **Psychoanalytisches Modell.** Ihm zufolge sind psychische Erkrankungen zum großen Teil aus unbewältigten frühkindlichen Erlebnissen und Konflikten erklärbar
- **Verschiedene psychologische Modelle,** die z.B. traumatische Ereignisse (oft während der Kindheit) für ursächlich halten
- **Lerntheoretisches Modell.** Hier wird die psychische Erkrankung als falsch erlerntes Verhalten angesehen
- **Gesellschaftskritisches Modell.** Psychische Erkrankungen sollen als Folge gesellschaftlicher Bedingungen entstehen, die für den Einzelnen unerträglich sind.

In allen genannten Modellen ist das berühmte „Körnchen Wahrheit" zu finden. Keines vermag aber die Entstehung psychischer Erkrankungen alleine zu erklären. Sie betrachten immer nur *einen* von vielen Problembereichen und werden dem Menschen in seiner Gesamtheit nicht gerecht.

Psychische Erkrankungen sind wahrscheinlich so alt wie die Menschheit selbst, und ebenso alt sind die Versuche, sie zu erklären und zu behandeln. Viele dieser Erklärungsversuche beeinflussen unser Denken heute noch.

Bei den Naturvölkern wurden und werden Krankheiten auf übernatürliche Mächte, z.B. Dämonen, zurückgeführt.

In der griechisch-römischen Medizin erklärte man psychische Krankheiten durch körperliche Einflüsse, der Besessene wurde zum somatisch Kranken. Die Melancholie (☞ 36.5.1) beispielsweise galt als Erkrankung der „schwarzen Galle" oder der Speiseröhre.

Im Mittelalter fiel die Behandlung psychisch Kranker in die Hände priesterlicher Hexenverfolger. Der Teufel war für Sinnestäuschungen und Schwermut ebenso verantwortlich wie für Impotenz, Sterilität oder Missernten.

Im 18. Jahrhundert ging der Hexenglaube zurück, dafür erhielten Geisteskranke den Stempel des Asozialen. Entsprechend wurden sie mit anderen Randgruppen (Armen, Bettlern, Alten, Prostituierten) ausgegrenzt und in

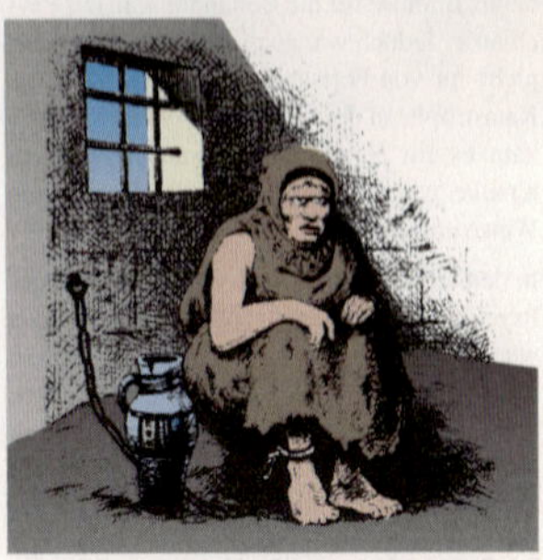

Abb. 36.2: Diese anonyme Zeichnung aus dem 19. Jahrhundert (Paris, Museum für Geschichte der Medizin) zeigt einen psychisch Kranken, der eingekerkert wurde. [E109]

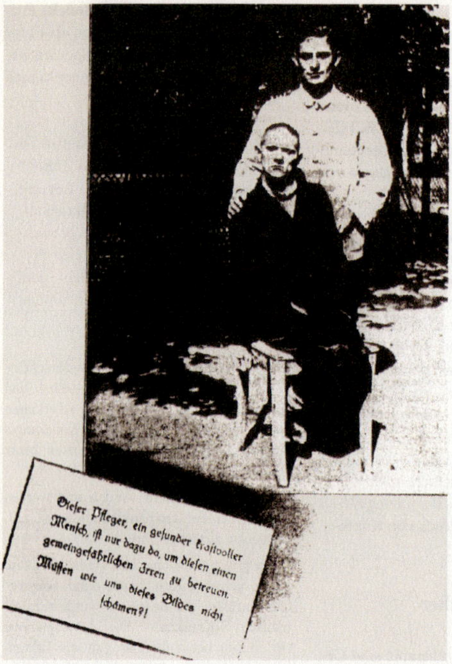
Dieser Pfleger, ein gesunder kraftvoller
Mensch, ist nur dazu da, um diesen einen
gemeingefährlichen Irren zu betreuen.
Müssen wir uns dieses Bildes nicht
schämen?!

Abb. 36.3: Diskriminierung psychisch Kranker im Dritten Reich: Ein Bild aus der Zeitschrift „Neues Deutschland", 1934. [E110]

Armen- oder Arbeitshäusern, später in Irrenanstalten eingesperrt.

Ungefähr zur gleichen Zeit entwickelte sich die Psychiatrie zu einer selbständigen Wissenschaft. Viele Wissenschaftler hofften, durch die Erforschung des Gehirns alle psychischen Krankheiten erklären zu können – eine Hoffnung, die sich bis heute nicht erfüllt hat.

Im 20. Jahrhundert lieferten neue psychologische Theorien und die Entwicklung der Psychopharmakotherapie (seit 1952) entscheidende Impulse für die Behandlung in der Psychiatrie. Jedoch war auch das 20. Jahrhundert nicht nur von Fortschritten geprägt. Zu einer Katastrophe in der Geschichte der Psychiatrie kam es im Nationalsozialismus: Psychisch Kranke wurden verfolgt und auf grausame Weise umgebracht.

In den letzten Jahrzehnten entstand ein neues Psychiatrieverständnis. Wichtiger Impuls war der „Bericht zur Lage der Psychiatrie in der Bundesrepublik Deutschland" (sog. „Psychiatrie Enquete") von 1975, in dem wesentliche Mängel aufgezeigt und Empfehlungen zur Neuordnung der Psychiatrie gegeben wurden. Heute geht es nicht mehr darum, psychisch Kranke in abgeschlossenen Institutionen zu verwahren, sondern sie wieder in den normalen Lebensalltag zurückzuführen.

36.1 Pflege bei psychischen Erkrankungen

Die Arbeit in der Psychiatrie unterscheidet sich in vielen Punkten von der Arbeit auf somatischen Stationen (griech. Soma = Körper). Die Patienten wirken seltsam, verhalten sich auffällig und haben in vielen alltäglichen Dingen Schwierigkeiten, ohne dass hierfür ein äußerer Grund ersichtlich ist. Sie wollen z.B. nichts essen, obwohl sie Hunger haben, oder behaupten, sie würden vergiftet. Andere Patienten liegen antriebslos im Bett. Es scheint unverständlich, warum die Kranken nicht durch ein paar vernünftige Worte wieder auf den Boden der Tatsachen zu bringen sind, und es fällt schwer herauszufinden, was zu tun ist.

Ziel: Soziale Heilung des Patienten

Ziel der modernen Psychiatrie ist die **soziale Heilung** des Patienten, d.h. seine Wiedereingliederung in die normale Lebenswelt. Hierzu gehört:

- Dass der Patient sich selbst und seine Umgebung einigermaßen realistisch einzuschätzen vermag
- Dass der Patient Verantwortung für sein Leben übernehmen kann
- Dass der Patient fähig ist, unter möglichst normalen Bedingungen weiterzuleben.

Beziehungsgestaltung zum psychisch Kranken

Im Zentrum der Pflege eines psychisch Kranken stehen weder körperliche Grundpflege noch Behandlungspflege, obwohl beide natürlich von Bedeutung sind. Kristallisationspunkt pflegerischer Tätigkeit ist vielmehr der *Beziehungsaufbau* zum Patienten (☞ 36.1.3).

> Psychisch Kranke sind oft in ihrer Beziehungsfähigkeit zu anderen Menschen gestört. Diese Beziehungsstörung erschwert den Zugang der Pflegenden und Therapeuten zum Patienten ganz erheblich: Sie können – im Gegensatz zu Pflegenden „somatisch" Kranker – nicht von einem Einverständnis des Patienten zu Pflege und Behandlung ausgehen. Dieses Einverständnis muss oft erst durch einen bewussten Beziehungsaufbau erarbeitet werden.

Besonders wichtig: Soziotherapie

Obwohl viele psychische Erkrankungen endogen (mit-)bedingt sind (☞ 36.3.2), beeinflusst die Umgebung des Kranken den Krankheitsverlauf ganz entscheidend.

Dementsprechend ist ein weiterer Schwerpunkt in der Pflege psychisch Kranker die **Soziotherapie**, die sich auf die zwischenmenschlichen Beziehungen und die soziale Umgebung des Patienten konzentriert. Hierzu gehören beispielsweise:

- Milieugestaltung und Milieutherapie (☞ 36.1.5)
- Training der Alltagsbewältigung (☞ 36.1.6)
- Beschäftigungs- und Arbeitstherapie (☞ 10.10, 36.1.6), Sozialarbeit (☞ 36.1.7).

Angsteinflößend: Zwang und Gewalt

Pflegende in der Psychiatrie übernehmen auch Aufsichts- und Kontrollfunktionen (☞ 36.1.1 und 36.1.10), und es gibt Zwang und Gewalt, die in der somatischen Medizin eine ganz große Ausnahme sind. Die Beziehung zu den Patienten ist oft durch massive Konflikte geprägt (allein schon dadurch, dass viele Patienten mit der Behandlung nicht einverstanden sind), und immer wieder müssen die Pflegenden in die Privatsphäre der Patienten eindringen. Diese Aspekte pflegerischer Tätigkeit erleben die meisten Pflegenden nicht nur als Herausforderung, sondern auch als Angst einflößend.

36.1.1 Aufnahme und Entlassung des Patienten auf psychiatrischen Stationen

Aufnahme

Situation des Patienten

Die genauen Umstände der Aufnahme auf eine psychiatrische Station sind unterschiedlich. Einige Patienten kommen freiwillig zur Aufnahme und fühlen sich durch die stationäre Behandlung entlastet. Andere aber kommen unfreiwillig, manche werden sogar von der Polizei gebracht. Ungeachtet dieser Unterschiede bedeutet eine Klinikaufnahme wegen einer psychischen Störung für fast alle Patienten eine große Kränkung und erhebliche psychische Belastung. Viele Patienten fürchten den Verlust persönlicher Beziehungen (z.B. zum Lebenspartner oder zu Freunden) oder haben Angst um ihren Arbeitsplatz (☞ auch 36.13).

Wegen dieser starken seelischen Belastung sollten die Pflegenden den Patienten nach der Aufnahme nicht alleine lassen. Bei notwendigen Gängen innerhalb der Klinik, z.B. zur Verwaltung oder zum Auto, um Sachen zu holen, werden sie begleitet. Der „Klinikschock" kann zu Kurzschlussreaktionen bis hin zum Suizidversuch führen.

Erstkontakt

Oftmals entwickelt der Patient zu der Person ein besonderes Vertrauensverhältnis, die ihn als erstes begrüßt und mit ihm spricht. Deshalb sollte der neu angekommene Patient von seiner späteren *Bezugspflegeperson* in die Klinik eingeführt werden. Sie zeigt ihm die Station und sein Zimmer (☞ 7.9.2) und macht ihn mit seinen Zimmernachbarn bekannt. Da viele Patienten in Gegenwart des Pflegepersonals gehemmt sind und nicht reden mögen, lassen die Pflegenden den Neuankömmling mit seinen Mitpatienten allein, sofern dies gefahrlos möglich ist und er keine Angst vor dem Alleinsein mit seinen Mitpatienten hat. Die Vorstellung des Patienten in der (Patienten-)Gruppe kann eventuell einem Mitpatienten übertragen werden.

Die Pflegekraft beschreibt außerdem den Tagesablauf, händigt Informationsblätter aus und weist auf die Besuchszeiten hin. Sie erklärt und begründet die Stationsregeln, vor allem das Alkohol-, Arzneimittel- und Fahrverbot sowie die Ausgangsregelungen, und informiert den Patienten darüber, wann er mit einem Arzt sprechen kann.

> Für psychisch Kranke sind Unklarheiten besonders belastend und deshalb zu vermeiden. Erregten Patienten werden zunächst nur die notwendigsten Informationen gegeben.

Durchsuchen

Je nach Stationsregelung müssen die Pflegenden das Gepäck durchsuchen. Dies geschieht offen vor den Augen des Patienten und in Gegenwart eines Zeugen. Die Maßnahme wird dem Patienten erklärt und sachlich begründet, z.B. „Wir suchen nach Gegenständen wie Arzneimitteln oder spitzen Gegenständen, die Ihnen oder Ihren Mitpatienten gefährlich werden könnten".

Arzneimittel, Drogen, Alkohol und Waffen werden immer in Verwahrung genommen, auf vielen geschlossenen Stationen darüber hinaus auch gefährliche Gegenstände wie etwa Nassrasierer, Glas, Taschenmesser und Nadeln.

	Maßnahme	Beispiel
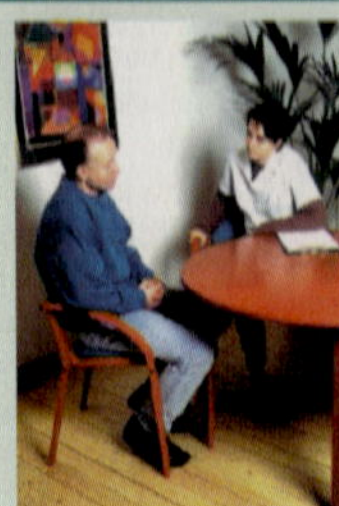	Den Patienten etwas lehren	Den Patienten auf den Sozialdienst und dessen Funktionen hinweisen. Ist er interessiert, mit ihm die verschiedenen Wege besprechen, wie ein Kontakt zum Sozialdienst hergestellt werden kann (z.B. schriftlich, telefonisch)
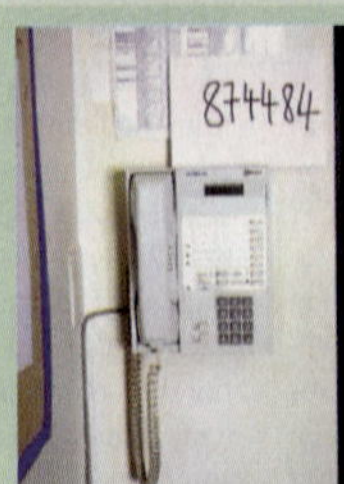	Dem Patienten eine hilfreiche Umgebung schaffen	Die Nummer des Sozialdienstes für alle sichtbar, groß und fett geschrieben, über dem Telefon aufhängen
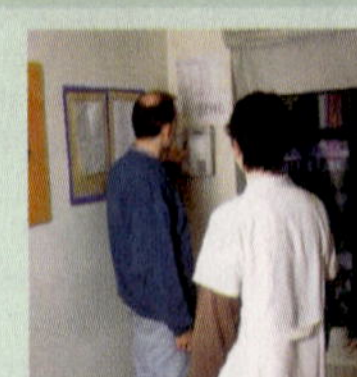	Den Patienten unterstützen	Patienten nach vorbereitendem Gespräch zum Telefon begleiten. Ihm helfen, die Nummer des Sozialdienstes zu wählen
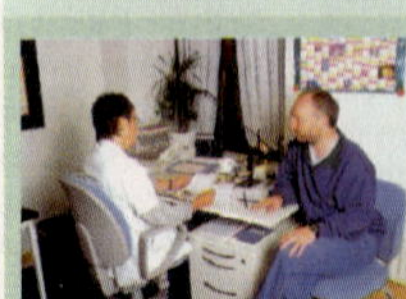	Für den Patienten etwas erledigen	Den Sozialdienst über ein Problem des Patienten informieren

Tab. 36.4: Es gibt unterschiedliche Wege, dem Patienten zu helfen. Wie viel Eigenständigkeit man dem Kranken zutrauen und welche Ansprüche man an ihn stellen darf, hängt von der Persönlichkeit des Patienten sowie von Art und Schwere der Erkrankung ab. Was der eine Patient ohne große Mühe bewältigt, kann den anderen völlig überfordern und sogar zum Suizid treiben. [Fotos: K183]

Die Durchsuchung ist für Patienten und Pflegende unangenehm und dringt massiv in die Intimsphäre des Patienten ein. Um den negativen Durchsuchungscharakter etwas abzumildern, wird das Durchsuchen am besten mit einer weiteren sinnvollen Tätigkeit verknüpft, z.B. indem die Pflegekraft zusammen mit dem Patienten seinen Schrank einräumt.

Erstgespräch

Im Erstgespräch erfasst die Bezugspflegeperson die Probleme aus Sicht des Patienten („Warum sind Sie in die Klinik gekommen?", „Welche Hilfe benötigen Sie"?). Die Gründe für die Klinikaufnahme werden ebenso erfragt wie die Erwartungen des Patienten, seine soziale Situation und frühere Erkrankungen sowie Krankenhauserfahrungen. Außerdem erkundigt sich die Pflegekraft nach den Ressourcen des Patienten, nach seinen Stärken und Hobbys. Da der Patient viele Informationen im Arztgespräch nochmals geben muss, sollte das Erstgespräch nicht zu lange dauern, oder – noch besser – gemeinsam von Arzt und Pflegendem geführt werden (es sei denn, der Patient möchte den Arzt ausdrücklich alleine sprechen). Bei Patienten, die hinsichtlich ihres Aggressionspotentials schwer einzuschätzen sind, werden die Gespräche stets von zwei Personen geführt.

Fremdanamnese

Die Begleiter des Patienten sind eine wichtige Informationsquelle. Sie sollten aber nur mit Einverständnis des Patienten befragt werden.

Oft wird der Patient von seinen engsten Vertrauenspersonen in die Klinik gebracht. Da sie für die Genesung des Patienten eine große Rolle spielen, werden sie von Anfang an in die Therapie mit einbezogen. Leiden sie unter Schuld- und Versagensgefühlen, müssen diese zunächst abgebaut werden, z.B. indem man ihnen mitteilt, dass die Entscheidung für die Klinik richtig war (Aufbau eines Arbeitsbündnisses).

Umgang mit der Schweigepflicht

Die Schweigepflicht gilt für *alle* Patienten, also auch für die Patienten in der Psychiatrie. Deshalb:

- Keine Gespräche mit Angehörigen ohne Erlaubnis des Patienten führen. Reine Befragungen ohne jede eigene Mitteilung über den Patienten sind zwar zulässig, aber nur schwer zu realisieren – außerdem können sich in der Folge Probleme in der therapeutischen Beziehung zum Patienten ergeben. Sie müssen daher die seltene Ausnahme bleiben
- Keine Auskünfte über Patienten am Telefon erteilen. In Ausnahmefällen Telefonnummer geben lassen, diese mit dem Patienten kontrollieren und selbst zurückrufen, um die Identität des Telefonpartners sicherzustellen.

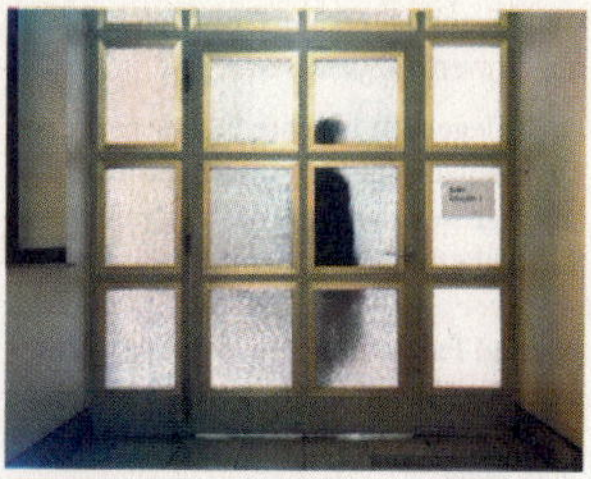

Abb. 36.5: Bei Selbstgefährdung, Fremdgefährdung oder Weglaufgefahr wird die Aufnahme auf eine geschlossene Station notwendig. Der Patient erlebt dann zusätzlich die Qualen des Freiheitsentzugs. [K183]

Entlassung

Die Entlassung sollte langfristig vorbereitet und die Situation, die den Patienten „draußen" erwartet, umfassend geklärt werden. Zur Belastungserprobung wird der Patient mehrfach für Stunden bis Tage (ggf. einschließlich Übernachtung) nach Hause entlassen. Oft bietet sich dafür das Wochenende an, da der Patient dann keine Therapien verpasst. Nach entsprechender Vorbereitung führt der Patient gezielt einzelne Alltagsaufgaben durch, z.B. Einkaufen. Die ambulante Therapie ist bei den oft chronischen oder rezidivierenden Erkrankungen von zentraler Bedeutung. Neben der weiteren ärztlichen und psychotherapeutischen Betreuung werden ggf. auch Kontakte zu Beratungsstellen, Patientenclubs oder Selbsthilfegruppen vorbereitet.

Geht der Patient überraschend, vielleicht sogar gegen ärztlichen Rat, wird trotz des Zeitmangels versucht, ihn, seine Angehörigen und sein soziales Umfeld bestmöglich vorzubereiten (z.B. durch Vermittlung von Adressen des ambulanten sozialpsychiatrischen Dienstes oder durch Angehörigengespräche). Auf keinen Fall darf der Patient durch mangelnde Unterstützung „bestraft" werden.

Manchen Patienten fällt der Abschied vom Krankenhaus sehr schwer. Das Krankenhaus ist für sie sicherer, schöner und attraktiver als das, was sie draußen erwartet. Oft haben sie Angst vor Einsamkeit oder Überforderung. Ihren Wunsch, im Krankenhaus bleiben zu können, darf das therapeutische Team nicht verurteilen, auch wenn ihm nicht nachgegeben werden kann.

! Vorsicht:
Patienten nicht durch Entlassung zur falschen Zeit gefährden

Gerade bei Patienten, deren Entlassung sorgfältig geplant worden ist, will das Team unerwartet eintretende Verschlechterungen oft nicht wahrnehmen (☞ 36.1.11). Kritisch wird es, wenn auf der Station zusätzliche Betten gebraucht werden: Bei Entlassungen zum falschen Zeitpunkt besteht erhöhte Suizidgefahr.

36.1.2 Krankenbeobachtung bei psychischen Erkrankungen

Die *Krankenbeobachtung* (☞ 7.1.1) nimmt in der Psychiatrie eine bedeutende Stellung ein. Sie ist eine wichtige Grundlage für Diagnose und Therapie. So kann die Beobachtung einer zunehmenden Unruhe dazu führen, dass der Patient keinen Ausgang erhält oder seine Medikation verändert wird.

Diagnostik und Therapie werden in der Psychiatrie stark von den Wahrnehmungen des therapeutischen Teams bestimmt. Im Vergleich zu anderen Fachdisziplinen werden auch heute noch viele Diagnosen aufgrund vor Beobachtungen gestellt. Labortechnische und apparative Diagnostik dient im Wesentlichen dem Ausschluss organischer Erkrankungen und der Vorbereitung oder Kontrolle medikamentöser Therapien.

Schwerpunkte der Krankenbeobachtung in der Psychiatrie sind:

- Aufgeschlossenheit, Gesprächsbereitschaft, Ansprechbarkeit
- Auffällige Vorstellungen (z.B. Stimmenhören) und auffälliges Verhalten
- Mimik, Gestik und Sprache
- Körperpflege und Kleidung

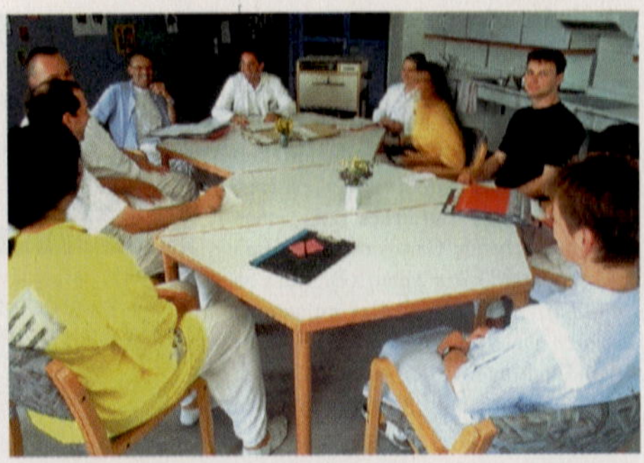

Abb. 36.7: Täglich finden Teambesprechungen statt, um aus den vielen Einzelbeobachtungen im Austausch mit anderen ein zutreffendes Bild des Patienten zu formen. [K150]

- Stimmungsschwankungen im Tagesverlauf
- Umgang mit Krankheit
- Soziale Fähigkeiten wie Pünktlichkeit und Ordnung
- Gestaltung des „Privatbereiches" (Nachttisch, Schrank)
- Integration in die Stations- und Zimmergemeinschaft
- Verhalten bei Besuchen
- Freizeitverhalten
- Wirkung und Nebenwirkungen der Arzneimittel.

Subjektivität der Beobachtungen

Viele Beobachtungen sind höchst *subjektiv*. Ob beispielsweise ein Patient auf eine Pflegekraft einen unruhigen Eindruck macht oder nicht, hängt auch von deren Temperament und ihrer momentanen Befindlichkeit ab.

Die eigene Wahrnehmung wird durch verschiedene Faktoren beeinflusst:

- *Vorinformationen.* Weiß man etwa, dass der Patient früher einmal suizidal (entschlossen zur Selbsttötung) gewesen ist, achtet man automatisch stärker auf neue Hinweise für Suizidalität
- *Vorurteile.* Ein verbreitetes Vorurteil ist z.B., dass Patienten mit langen Krankheitsverläufen keine Chancen auf Besserung haben. Man erwartet bei solchen Patienten folglich keine Erfolge und bemüht sich nicht in dem Maße um sie wie um erst kürzlich Erkrankte. Die fehlenden Therapiefortschritte scheinen das Vorurteil dann zu bestätigen
- *Geschlechtsspezifisches Rollendenken.* Beispielsweise wird von Frauen gemeinhin erwartet, dass sie sich hingebungsvoll um ihre Kinder kümmern. Tun sie es nicht, fällt dies auf. Bei Männern wird diesem Bereich oft keine Beachtung geschenkt, so dass eine schwere Beziehungsstörung eventuell übersehen wird
- *Gewöhnung.* Die Pflegenden in der Psychiatrie haben sich an die Nebenwirkungen der gebräuchlichsten Arzneimittel „gewöhnt", z.B. an die Müdigkeit bei Antidepressiva. Im Normbereich liegende Nebenwirkungen eines Arzneimittels werden von den Pflegenden daher als unbedeutend eingestuft, die Angehörigen aber erschrecken sie
- *Eigene Wünsche und Bedürfnisse.* Beispielsweise will man oft bei Patienten, für die man sich sehr eingesetzt hat, keine Verschlechterungen wahrnehmen.

Hinzu kommt, dass die Pflegekräfte nicht „von außen" beobachten, sondern selbst Teil der beobachteten Situation sind (☞ 7.1.1). So gilt ein Patient möglicherweise als grundlos aggressiv, tatsächlich hat er sich aber über den unfreundlichen Ton der Krankenschwester geärgert.

Beobachtungen sind zum größten Teil nicht messbar, sondern subjektiv. Der Einzelne nimmt immer nur einen Teil der Wirklichkeit wahr.

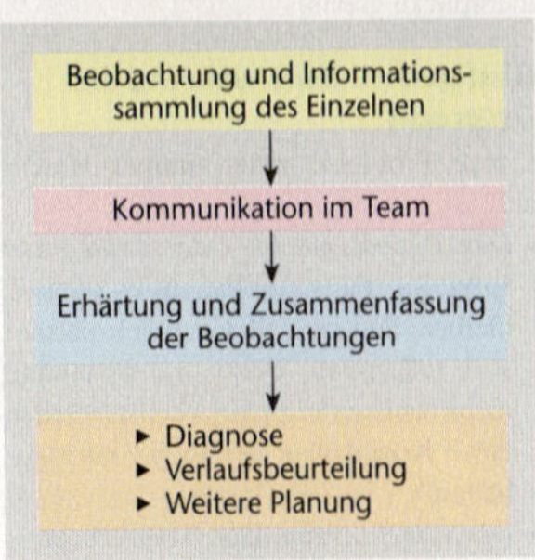

Abb. 36.6: Die Kommunikation im Team über die verschiedenen Beobachtungen ist ein wesentlicher Schritt, um Subjektivität zu verringern oder zu vermeiden.

Vermeidung der Subjektivität

Krankenbeobachtungen sind also in der Regel subjektiv und „unsicher", haben in der Psychiatrie aber gleichzeitig große Bedeutung für Krankheitsverlauf und letztlich Lebensweg des Kranken.

Daher müssen die Beobachtungen der einzelnen Mitarbeiter in Frage gestellt und mit den Beobachtungen der anderen verglichen werden. So kann die Subjektivität der Einzelbeobachtung gemindert oder vermieden werden. Deshalb müssen Teambesprechungen und Übergaben in der Psychiatrie breiten Raum einnehmen. Gemeinsam werden die Beobachtungen zu einem zutreffenderen Bild des Patienten geformt. Auch die Interpretation der Beobachtungen wird am besten gemeinsam geleistet.

36.1.3 Beziehungsaufbau zum psychisch Kranken

Basis jeder Therapie: der Beziehungsaufbau

Der Aufbau einer tragfähigen Beziehung zum Patienten ist der erste Schritt zur Heilung.

Der **Beziehungsaufbau** zum psychisch Kranken ist schwierig und ein zentrales Problem in der Psychiatrie. Nahezu jede psychische Erkrankung führt zu einer Einschränkung der sozialen Beziehungsfähigkeit. Eine Zusammenarbeit von Pflegenden und Patient kann nicht einfach vorausgesetzt werden. Oft ist es so, dass ein Patient gar nicht behandelt oder gepflegt werden will.

Aber nicht nur durch den Patienten wird die Beziehung zum Problem: Auch durch die (notwendigen) Aufsichts- und Kontrollfunktionen der Pflegenden wird die „Partnerschaftlichkeit" schnell zur Illusion.

Ziele der Beziehungsgestaltung sind:

- Der Patient kann die Möglichkeiten der Klinik nutzen
- Er fühlt sich sicher und einigermaßen wohl
- Er hat wenig oder keine Angst vor der Behandlung
- Er arbeitet aktiv mit.

Schwierig: „Grenzziehung"

Wie in allen Beziehungen geht es auch in der Psychiatrie darum, die angemessene Nähe und Distanz zu finden.

Schon Gesunden kann es Schwierigkeiten bereiten, die Grenzen des eigenen (Verantwortungs-)Bereiches zu finden und entsprechende Grenzen bei anderen zu akzeptieren. Viele haben z.B. Mühe zu verstehen, dass eine Bevormundung durch zu viele gut gemeinte Ratschläge als ein Eindringen in den eigenen Bereich erlebt werden und Abwehrreaktionen hervorrufen kann.

Psychisch Kranke haben infolge ihrer Erkrankung mit dieser „Grenzziehung" mehr Probleme als Gesunde. Oftmals fühlen sie sich bereits bedroht, wenn ein gesunder Mensch noch gar keine Anzeichen für eine Bedrohung erkennt. Deswegen dürfen Pflegende ihre eigenen Grenzen nicht auf die Patienten übertragen, sondern sie müssen versuchen, die Grenzen der Patienten wahrzunehmen und zu respektieren. Anderenfalls treten sie den Kranken evtl. schon zu nahe. Solche „Grenzüberschreitungen" können zu seelischen Verletzungen führen und so scheinbar unerklärliche (Abwehr-)Reaktionen des Patienten oder Krankheitsverschlechterungen hervorrufen.

Bei psychisch Kranken ist es also sehr schwer, die goldene Mitte zwischen zu viel und zu wenig Zuwendung zu finden. Beides kann dem Patienten schaden.

Versuche der Pflegenden oder der Ärzte, Angehörige, Partner oder Eltern zu ersetzen, haben auf Dauer keinen Erfolg. Grundsätzlich ist es sinnvoll, therapeutische und persönliche Beziehungen auseinander zu halten. Eine therapeutische Beziehung schließt eine Liebesbeziehung in der Regel aus. Verliebt sich ein Patient in einen Mitarbeiter, muss dieses Gefühl akzeptiert werden. Der Mitarbeiter sollte dann offen aussprechen, wie er selbst empfindet. Eine Ablehnung ist für den Patienten eventuell sehr schmerzlich, aber langfristig weniger schlimm als falsche Hoffnungen. Verliebt sich ein Mitarbeiter in einen Patienten, sollte dies im Team besprochen werden und zu einem Ausschluss des Betreffenden aus der Behandlung führen.

Gespräche im Beziehungsaufbau

Gespräche stehen meist im Mittelpunkt des Beziehungsaufbaus und der weiteren Behandlung. Daher sollte die Gesprächsführung nicht dem Zufall überlassen, sondern bewusst gestaltet werden.

Alle Mitglieder des therapeutischen Teams sollten deutlich, ausreichend laut

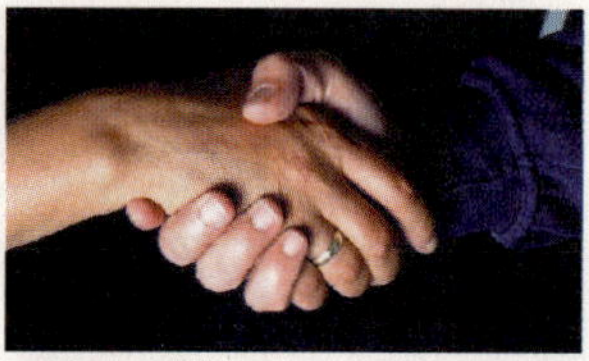

Abb. 36.8: Der psychisch kranke Mensch braucht einen verlässlichen Partner. Daher ist die Bezugspflege als Organisationsform besonders geeignet. [K183]

und nicht zu schnell sprechen. Schwierige Formulierungen und Fachbegriffe sind zu vermeiden.

Die Gesprächsgestaltung beginnt mit dem Schaffen einer für das Gespräch günstigen Umgebung. Der Pflegende sollte sich hinsetzen, sich möglichst entspannen und sich ohne Zeitdruck auf seinen Gegenüber einlassen und ihm zuhören. Die Gesprächsdauer wird schon zu Beginn festgelegt. Das schafft Klarheit, hilft dem Patienten bei der Tagesplanung und verhindert unproduktive Endlosgespräche. Störungen während dieser Zeit werden möglichst vermieden.

Der Patient bestimmt den Inhalt des Gesprächs in der Regel selbst. Ausschlaggebend ist, was den Patienten (nicht den Therapeuten) spontan bewegt. Dabei ist nicht nur die verbale Kommunikation, sondern auch die nonverbale Kommunikation wichtig. Emotionen werden oft durch Gesten oder durch den Gesichtsausdruck mitgeteilt.

In vielen Fällen hilft es weiter, wenn man dem Gesprächspartner seine Aussagen wie ein Spiegel zurückgibt. Auf diese Weise kann z.B. auch ein Kranker mit Verfolgungswahn ernst genommen werden („Sie erzählen, dass in Ihre Wohnung Gas eingeleitet wird..."). Manchmal sind Nachfragen zur Klärung nötig („Habe ich richtig verstanden, dass Sie sich durch ihre Nachbarn verfolgt fühlen?").

Keine Lösungen „präsentieren"

Ein wichtiger Fehler der Gesprächsführung besteht darin, dass der Gesprächsführende meint, eine Lösung für die Probleme des Patienten gefunden zu haben und ihm diese „fertig" präsentiert. Schnelle Lösungen sind zum einen oft ungeeignet, zum anderen wirken sie respektlos, und der Patient fühlt sich nicht ernst genommen oder bekommt das Gefühl, er sei eigentlich selbst schuld an seinen Problemen, denn die „Lösung" liege ja offensichtlich auf der Hand. Er wird sich zurückziehen und letztlich vom Gespräch nicht profitieren.

Dagegen hilft es, sich ein Problem ganz genau erklären zu lassen. Der Patient kann dabei eventuell selbst neue Seiten dieses Problems entdecken.

> Der Gesprächsführende sollte nicht für den anderen suchen, sondern ihm zeigen, wie er selbst suchen kann.

Konfrontation im Gespräch

Im Mittelpunkt vieler Gespräche steht die Konfrontation des Patienten mit seinen – von ihm selbst nicht immer wahrgenommenen – Konflikten. Sich in diesen Situationen richtig zu verhalten, kann sehr schwer sein:

Wollte ein Patient beispielsweise zum ersten Mal in die Arbeitstherapie gehen, ist dort aber nicht aufgetaucht, so ist die Reaktion des Pflegenden, der dies bemerkt, maßgeblich für den weiteren Verlauf. Kommentiert der Pflegende, das mache nichts, morgen sei auch noch ein Tag, weicht er dem Konflikt aus. Die Stellungnahme hilft dem Patienten nicht, denn es gibt keinen Grund, dass es am nächsten Tag von selbst anders laufen wird.

Im Gespräch darf der Patient aber nicht direkt angegriffen werden („Das war aber schlecht. Sie müssen sich schon an das halten, was Sie sich vornehmen"), da der Patient dann „mauert" und sich nicht mit dem eigentlichen Problem auseinandersetzt, sondern mit dem Verhalten des Gesprächspartners. Um den Konflikt des Patienten aufzudecken und anzugehen, ist es besser, den Patienten zu fragen, *warum* er es nicht geschafft hat, in die Arbeitstherapie zu gehen.

Häufige Probleme während des Gesprächs

Einige Probleme treten immer wieder auf:

- *Der Patient möchte oder kann nicht sprechen.* Falls der Patient es zulässt, bleiben Patient und Gesprächspartner still zusammen. Damit die Spannung nicht ins Unerträgliche wächst, werden diese Kontakte in der Regel kurz gehalten
- *Der Patient weint.* Der Gesprächspartner sollte sich weder schuldig noch erfolgreich fühlen (etwa weil er glaubt, er habe jetzt einen Zugang zum Patienten gewonnen). Am besten ist es, beim Pa-

tienten zu bleiben, ihn mit Taschentüchern zu versorgen und ihm zu verstehen zu geben, dass Weinen in Ordnung ist

- *Der Patient wünscht oder fordert, ein Geheimnis zu wahren.* Am besten sagt der Gesprächspartner offen, dass ein Geheimnis weitergeben werden muss, falls es für die Gesundheit oder Sicherheit des Patienten oder anderer relevant ist. Es ist eine Frage des Takts, ob man alles, was der Patient einem anvertraut (besonders weltanschauliche oder sexuelle Dinge) weitergibt und wie dies geschieht
- *Der Patient bricht das Gespräch ab.* Der Gesprächsführende darf sich dann nicht abgelehnt fühlen und beleidigt reagieren. Eventuell war das Gespräch zu belastend für den Kranken.

! Vorsicht: Psychiatrischer Notfall – Suizidankündigung

Kündigt der Patient im Gespräch an, er werde sich selbst töten, reicht Abklären und Besprechen alleine nicht aus: Suizidalität muss immer ans Team weitergegeben werden, selbst wenn der Gesprächsführende glaubt, die Situation alleine im Griff zu haben! Der Einzelne kann das selber nicht entscheiden. Er muss die Verantwortung mit den anderen teilen.

Bezugspflege als beste Organisationsform der Pflege

Genauso wie in anderen Fachdisziplinen wird der Patient in der Psychiatrie in *jeder* Situation als Gesamtpersönlichkeit betrachtet und entsprechend ernst genommen. Anders als ein gesunder Mensch hat der beziehungsgestörte Patient jedoch größere Schwierigkeiten, sich im Verlauf des Tages auf wechselnde Bezugspersonen einzustellen und zu ihnen eine Beziehung aufzubauen: Er braucht einen verlässlichen Partner. Daher ist die *Bezugspflege* als Organisationsform besonders geeignet. Der Patient findet in der Bezugspflegekraft eine Vertrauensperson für all die Probleme, die in der eher alltagsfernen Beziehung zwischen den anderen Mitgliedern des therapeutischen Teams und ihm unberücksichtigt bleiben. Außerdem gehen unattraktive, langweilige oder schon fast gesunde Patienten im Stationsalltag weniger leicht „verloren".

Auch die Pflegenden können nicht zu allen Patienten der Station eine für die Therapie ausreichend intensive Beziehung aufbauen. Zudem hat sich gezeigt, dass Pflegende im persönlichen „Bezug" ihren Blick weniger auf die Symptome (defizitorientierte Sichtweise) und mehr auf die Stärken des Patienten richten als bei funktionsorientierten Pflegeformen. Die Betonung der Stärken und der „gesunden Anteile" des Patienten ist viel Erfolg versprechender als die Konzentration auf Symptome und Nicht-Können.

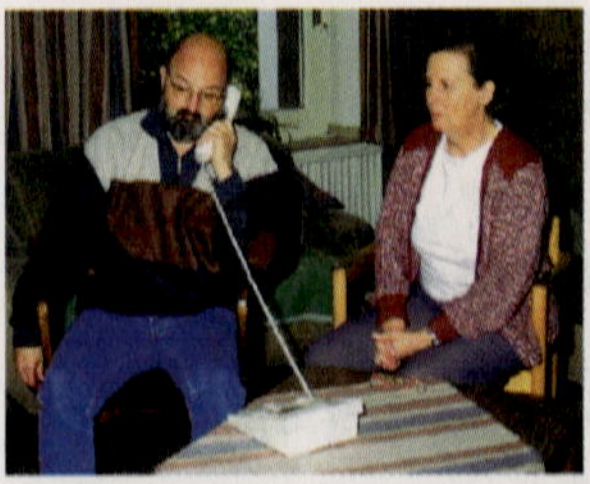

Abb. 36.9: Während Freundschaften und Partnerschaften eines psychisch (Schwer-)Kranken langsam zerbröckeln, halten die Eltern die Verbindung oft aufrecht. [K183]

Bezugspflege bringt aber auch typische Probleme: Manchmal kommt das Paar nicht gut miteinander zurecht – Sympathie und Antipathie sind etwas ganz „Menschliches". Daher muss ein Wechsel der Bezugsperson im Extremfall möglich sein.

Außerdem steigt die psychische Belastung für die Mitarbeiter, da diese sich in viel stärkerer Weise für „ihre" Patienten verantwortlich fühlen.

Pflegeplanung in der Psychiatrie

Pflegeprozess ☞ *2.3*

Ebenso wie auf somatisch orientierten Stationen führen die Pflegenden in der Psychiatrie die Pflegeplanung *mit* dem Patienten durch und versuchen, sich auch in der größten Alltagshektik dafür Zeit zu nehmen. Das Wissen um die geplanten Maßnahmen verleiht dem Patienten Sicherheit. Außerdem werden durch das gemeinsame Planen die Wahrnehmungen des Patienten mit berücksichtigt, da die Bezugsperson mit dem Patienten bespricht, wo seine Probleme, Grenzen und Stärken liegen. Die in der Pflegeplanung angestrebten Ziele sollten realistisch und während der Behandlung erreichbar sein. Nicht-erreichbare Ziele führen nur zu Frustration und Versagensgefühlen bei Patienten und Mitarbeitern.

36.1.4 Umgang mit Angehörigen

Nicht nur für den Patienten, sondern auch für seine Angehörigen bricht mit der psychischen Erkrankung oft eine Welt zusammen. Der Aufnahme des Patienten auf eine psychiatrische Station ist oft eine lange Leidenszeit vorangegangen. Eventuell ist eine schwierige soziale Situation entstanden, z.B. wenn der Patient seine Arbeit verloren oder sich verschuldet hat. Häufig muss die gesamte Lebensplanung geändert werden. Daneben werden Familien psychisch Kranker oft auch Opfer von Schuldzuweisungen („Bei der Mutter wäre ich auch krank" oder „sie haben ihn in die Klapse abgeschoben"). In dieser Situation sind Schuldgefühle und Wut nicht selten.

Auf der Station müssen die Angehörigen ernst genommen und sollten nicht mit Vorwürfen und Vorurteilen konfrontiert werden. Bei Einverständnis des Patienten (Schweigepflicht ☞ auch 36.1.1) erhalten sie umfassende, sachliche Informationen über die Erkrankung, da oft erhebliche Wissenslücken bestehen (auch wenn die Erkrankung schon lange bestanden hat). Empfehlenswert ist die Vermittlung von Angehörigengruppen. Dort tauschen die

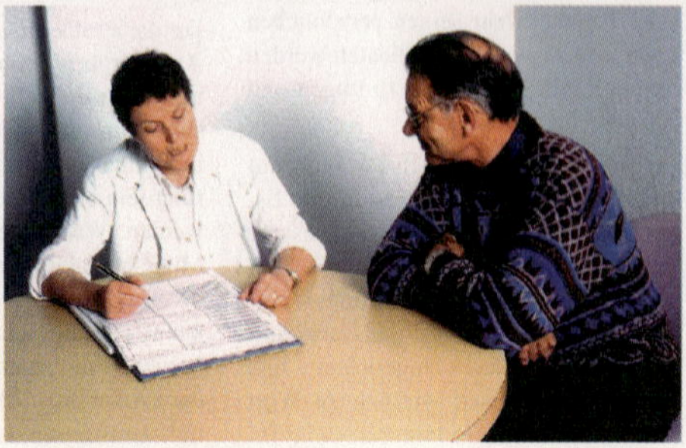

Abb. 36.10: Eine gemeinsam diskutierte Pflegeplanung gibt dem psychisch Kranken Sicherheit und gewährleistet, dass der Kranke sich und seine Probleme in der Planung wieder findet. [K183]

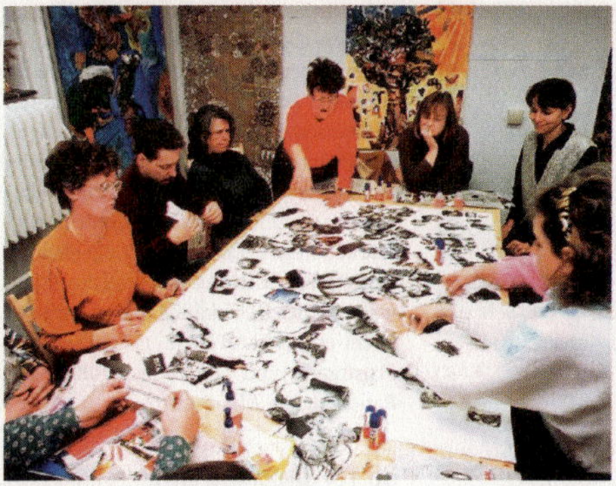

Abb. 36.11: Gemeinsame Spielnachmittage, Bastelgruppen, Gymnastikgruppen, organisierte Spaziergänge oder Fernsehen machen dem Patienten nicht nur Spaß, sondern führen ihn auch an eine eigenständige Freizeitgestaltung heran. [K303]

Angehörigen ihre Erfahrungen aus und erleben, dass sie mit ihrem Schicksal nicht alleine sind. Oft erfolgt auch eine Schulung durch Fachleute.

Gerade bei „schwierigen" Angehörigen sollte man sich vor Augen halten, dass die Angehörigen für den Patienten in der Regel unersetzbar sind. So übernehmen sie z.B. eine wesentliche Rolle bei der Wiedereingliederung. Das Team ist auf die Mitarbeit der Angehörigen angewiesen.

Von dieser Regel gibt es allerdings Ausnahmen, z.B. wenn die Angehörigen selbst psychisch krank sind. Dann muss eventuell auf eine stärkere Trennung von Angehörigen und Patient hingearbeitet werden.

36.1.5 Milieugestaltung

Im Krankenhaus sollten die Patienten ein Klima vorfinden, das Entwicklung und Veränderungen möglich macht.

Die Atmosphäre sollte möglichst „normal" und realitätsnah sein. Dazu gehören funktionierende Stationsuhren sowie Kalender und Tageszeitungen zur zeitlichen Orientierung. Tafeln weisen auf die unterschiedlichen Therapieangebote hin. Jeder Patient erhält seinen persönlichen Tagesstrukturplan. Die Patienten werden ermutigt, Alltagskleidung zu tragen und sich zurecht zu machen.

Zur Normalität gehört auch das Recht auf Mitbestimmung. Das gilt z.B. für die Essensplanung ebenso wie für gemeinsame Unternehmungen. Für Kritik und Anregungen durch die Patienten wird am besten ein fester Termin (Stationsversammlung, Patientenforum) eingerichtet – und dort sollten sie auch wirklich zu Wort kommen.

Normalität erfordert aber auch die Übernahme von Pflichten und Verantwortung, sofern der Zustand des Patienten es erlaubt. Hier greifen Milieugestaltung und Alltagsbewältigung (☞ 36.1.6) ineinander: Je „normaler" das Milieu, desto eher wird sich auch der Langzeitpatient wieder außerhalb des Krankenhauses zurechtfinden und selbständig versorgen können.

! Vorsicht bei der Zuweisung von Verantwortung

Selbstverantwortung ist das Ziel und nicht die Voraussetzung der Behandlung. Zu frühe Zuschreibung von Verantwortung kann den Patienten überfordern.

36.1.6 Alltagsbewältigung, Beschäftigungs- und Arbeitstherapie

Fast alle psychiatrischen Patienten benötigen Hilfe bei der Alltagsbewältigung. Sie müssen langsam (wieder) an den normalen Alltag herangeführt und neue Fähigkeiten vorsichtig eingeübt werden.

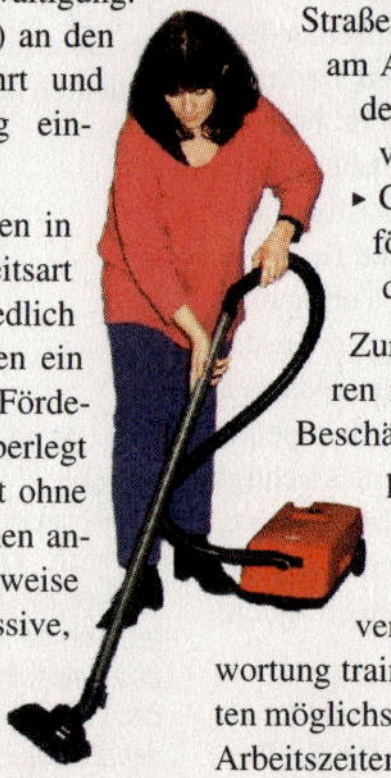

Da die Probleme der Patienten in Abhängigkeit von Krankheitsart und -schwere sehr unterschiedlich sind, muss für jeden Patienten ein individuelles Konzept zur Förderung seiner Selbständigkeit überlegt werden. Was der eine Patient ohne Mühe bewältigt, kann für einen anderen zu viel sein. Beispielsweise kann sich eine schwer depressive, antriebslose Patientin durch die (An-)Forderung, pünktlich zum Essen zu erscheinen, so überfordert fühlen, dass sie suizidal wird. Manche Patienten sind auf einigen Gebieten selbständig, auf anderen dagegen (noch) sehr hilfsbedürftig. Daher gibt es in größeren psychiatrischen Kliniken „Abstufungen" zwischen den Stationen, Wohngruppen innerhalb des Geländes und teilstationäre Einrichtungen.

Meist ist es am sinnvollsten, nach den Stärken und Ressourcen (☞ 2.3.2) des Patienten zu suchen und diese systematisch zu fördern. Der „defizitorientierte" Blick auf die Krankheitssymptome ist oft weniger nutzbringend.

Die Hilfe zur Alltagsbewältigung nimmt einen breiten Raum in der psychiatrischen Pflege ein. Sie erstreckt sich auf alle Aktivitäten des täglichen Lebens:

- Voraussetzung zur Teilnahme am „normalen Leben" ist ein sinnvoller Tagesablauf. Pünktliches Aufstehen und regelmäßige Teilnahme an Terminen sind notwendig und werden trainiert
- Ungepflegte Menschen wirken abstoßend und sind dadurch im Kontakt mit anderen behindert. Solche Patienten werden bei ihrer persönlichen Hygiene unterstützt – auch wenn es peinlich sein mag, sie z.B. auf Körpergeruch anzusprechen
- Die Fähigkeit, selbständig zu wohnen, wird in Koch- oder Backgruppen, beim gemeinsamen Richten der Betten, Aufräumen der Zimmer oder Waschen der Wäsche erarbeitet (Haushaltstraining). Bei Kochgruppen wird leider oft vergessen, diese Therapie auch Männern anzubieten – Folge eines geschlechtsspezifischen Vorurteils
- Oft müssen Patienten nach einer schweren Erkrankung wieder neu lernen, allein einkaufen zu gehen oder Straßenbahn zu fahren. Dabei ist am Anfang die Begleitung durch den Bezugspflegenden sinnvoll
- Gemeinsames Zeitung lesen fördert die Konzentration und den Kontakt zur Außenwelt.

Zur Alltagsbewältigung gehören im weiteren Sinne auch die Beschäftigungs- und Arbeitstherapie (☞ 10.10).

In der *Arbeitstherapie* werden besonders Leistungsvermögen und Selbstverantwortung trainiert. Die Bedingungen sollten möglichst realistisch sein. Festgelegte Arbeitszeiten und -pausen, Leistungs-

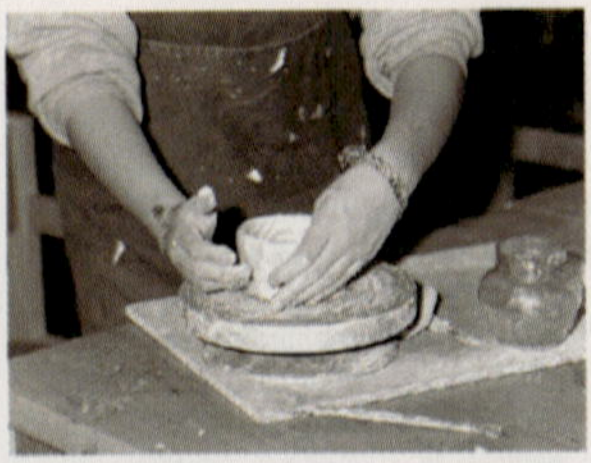

Abb. 36.13: Die Ergotherapie (☞ 10.10) fördert sinnvolle Beschäftigungen. Durch Malen können z.B. Gefühle ausgedrückt werden, Töpfern fördert die „Erdverbundenheit" und den Bezug zur – wieder greifbaren – Realität. [K183]

kontrollen und die Übernahme auch unangenehmer Aufgaben gehören ebenso dazu wie der Einsatz von Computern und die finanzielle Entlohnung des Patienten.

36.1.7 Sozialarbeit

Die soziale Situation (z.B. Wohnsitz, Arbeitsplatz) psychisch Kranker ist oft problematisch. Dies verschlechtert die Prognose. Der *Sozialdienst* hilft bei Behördengängen, Planung der Wohn- und Lebenssituation, Organisation von Arbeitsversuchen, Klärung finanzieller Probleme, Suche nach geeigneten Reha-Möglichkeiten und vielen anderen Problemen. Da hierfür viel Zeit benötigt wird, müssen die Kontakte zwischen Sozialdienst und Patienten frühzeitig hergestellt werden.

36.1.8 Weitere Therapieformen

Bewegungstherapie, Sportgruppen und Krankengymnastik unterstützen die Behandlung zahlreicher körperlicher Beschwerden, z.B. von Kreislaufproblemen, Schwächegefühlen, morgendlicher „Schlappheit" oder medikamentös bedingter Steifheit des Körpers. Daneben wird die Körperwahrnehmung geschult und das Selbstvertrauen gefördert.

Entspannungs- und Konzentrationsübungen werden meist auf der Station durchgeführt und oft von Pflegenden geleitet.

36.1.9 Positive und negative Verstärkung

Oft geht es in der psychiatrischen Krankenpflege darum, bestimmte Verhaltensweisen der Patienten zu fördern und andere zu unterbinden.

Nach der Lerntheorie kann erwünschtes Verhalten systematisch gefördert und unerwünschtes Verhalten unterdrückt *(gelöscht)* werden. Hierfür werden „Belohnungen" und „Strafen" eingesetzt. Systematisches Belohnen wird als **positive Verstärkung,** das Wegfallen von „Strafen" als **negative Verstärkung** und „Strafen" als **negative Konsequenz** bezeichnet. Dieses Verfahren wird auch als **operante Konditionierung** bezeichnet.

Positive Verstärkung

Um einen Langzeiterfolg durch Belohnungen zu erzielen, müssen einige Punkte beachtet werden:

- Die Verstärker müssen für den Patienten attraktiv sein, denn sonst „wirken" sie nicht. Ist die Belohnung für die Teilnahme an der Arbeitstherapie weniger attraktiv als ein (unerwünschtes) Alternativ-Verhalten wie etwa Im-Bett-Bleiben, wird der Patient das Alternativ-Verhalten vorziehen. Außerdem müssen die Belohnungen dem Patient als erwachsenem Menschen angemessen sein. Kekse, Zigaretten und ähnliche „Zuckerl" wirken schnell lächerlich und fördern daneben ein unangebrachtes Abhängigkeitsverhältnis
- Die Verstärkung muss (zumindest anfangs) konsequent und zeitnah zum gewünschten Verhalten erfolgen. Nur so wird gerade für schwerer erkrankte Patienten der Zusammenhang ausreichend deutlich
- Der Verstärker darf nicht auf anderem, bequemeren Wege erreichbar sein.

Negative Konsequenz

Hat unerwünschtes Verhalten eine für den Patienten unangenehme Folge, so wird es vielleicht seltener. Konsequenzen mit Strafcharakter sind oft Ausdruck von Hilflosigkeit und schaden der Beziehung. Außerdem stellen sie dem unerwünschten Verhalten kein sozial akzeptables Alternativverhalten gegenüber. Der Patient macht einfach gar nichts mehr. Außerdem kann es vorkommen, dass der Patient die unangenehmen Konsequenzen nicht in Zusammenhang mit seinem Verhalten sieht, sondern als Feindseligkeit Einzelner. Dies führt zu einem Vertrauensverlust und eher zu Heimlichkeiten („sich nicht erwischen lassen") als zu Verhaltensänderungen.

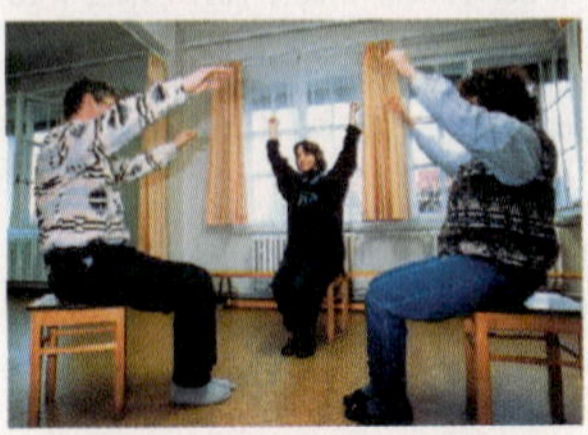

Abb. 36.14: Bewegung unterstützt die Behandlung zahlreicher Beschwerden. Hier eine Dreiergruppe bei der Schwunggymnastik. [K303]

Lernen am Modell

Eine weitere Möglichkeit, etwas zu erlernen, ist das **Lernen am Modell** *(Lernen durch Imitation).* Letztlich sind alle Mitarbeiter in der Psychiatrie solche „Modelle" und dadurch zu „vorbildhaftem" Verhalten herausgefordert. Aber auch die anderen Patienten sind „Modelle", und der Patient wird v.a. solche Verhaltensweisen nachahmen, von denen er sieht, dass diese Erfolg haben.

36.1.10 Gewalt in der Psychiatrie

Aggression

Aggression: *Angriffsverhalten* gegen Dinge, andere Menschen und/oder gegen die eigene Person **(Autoaggression).**

Aggressionen treten in allen zwischenmenschlichen Beziehungen auf und spielen auch in der Psychiatrie eine große Rolle. Manche psychischen Krankheiten gehen mit erhöhter Aggressionsbereitschaft *(Aggressivität)* einher, z.B. Manie (☞ 36.5.2), wahnhafte Erkrankungen (36.4.2), Drogen- und Alkoholvergiftungen.

Auslöser für Aggressionen im täglichen Umgang auf Station sind:

- Frustrationen, z.B. das Streichen des täglichen Ausgangs
- Zwang, z.B. die vom Patienten verweigerte und trotzdem durchgeführte Injektion
- Mangel an Zuwendung und Aufmerksamkeit, die der Patient durch aggressives Verhalten erlangen möchte (negative Kontaktaufnahme)
- Bestrebungen des Patienten, unbedingt seine Wünsche durchzusetzen
- Angst. Beispielsweise glaubt der Patient im Wahn vielleicht, er würde vom Personal bedroht und versucht, sich dagegen zu wehren.

Angst fördert Aggression und Aggression fördert Angst: Es entsteht ein Teufelskreis, der in (offener) Gewalt gipfelt. Gewalttätige Patienten haben oft selbst Angst vor ihren aggressiven Impulsen und suchen Hilfe.

Pflege von aggressiven Patienten

Aggressiven Patienten, die unter Umständen sogar ihre Mitpatienten unter Druck setzen, müssen deutliche Grenzen aufgezeigt werden. Aggression als „normales Verhaltensmuster" darf nicht geduldet werden. Gleichzeitig muss nach den Ursachen der Aggression geforscht werden. Neben klaren Verhaltensregeln werden dem Patienten Rückzugsmöglichkeiten und Ablenkung angeboten.

Im Umgang mit sehr gereizten, angespannten Patienten müssen die Teammitglieder daran denken, dass die Patienten mental eingeengt sind und ihre Umwelt nur begrenzt wahrnehmen. Beleidigungen und Drohungen sollten nicht persönlich genommen werden. Die Sprache muss klar und deutlich sein. Drohen Gewalttätigkeiten, versuchen die Pflegenden, ruhig zu bleiben. Bevor es zur Eskalation kommt, benachrichtigen sie nach Möglichkeit den (Stations-)Arzt und holen Unterstützung (und zwar lieber zu viel als zu wenig): Sichtbare Übermacht verhindert oft tatsächliche Gewalt. Andere Patienten werden in ihre Zimmer gebeten. Hat der Patient eine Waffe, wird die Polizei gerufen. Derjenige, der zum Patienten den besten Kontakt hat, versucht, ihn durch Zusprache zu beruhigen. Dabei wahren alle Helfer Sicherheitsdistanz: Zum einen aus Selbstschutz, zum anderen, damit sich der Patient nicht in die Enge getrieben fühlt. Auf keinen Fall konfrontiert man den Patienten zu diesem Zeitpunkt mit seinem (Fehl-)Verhalten („Sie haben schon wieder getrunken").

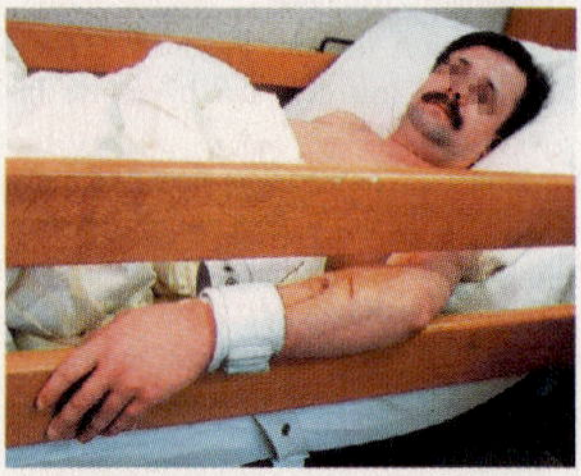

Abb. 36.15: Patient mit schizophrener Psychose, der wegen fremdaggressiven Verhaltens fixiert wurde. [K303]

Bei Gefahr: Keine Konfrontation, sondern Beruhigung und „talking down".

Gelingt es nicht, den Patienten durch Zusprache zu beruhigen, und verweigert er eine sedierende Medikation, sind ggf. Zwangsmaßnahmen erforderlich. Diese werden in der Regel vom (Stations-)Arzt nach Rücksprache mit dem Oberarzt schriftlich angeordnet. Das Vorgehen ist wie folgt:

- In einem Einzelzimmer Bett mit Fixierungsgurten vorbereiten
- Auf Arztanordnung Arzneimittel richten
- Zu mehreren versuchen, den Patienten ins vorbereitete Patientenzimmer zu bringen
- Patienten nochmals ansprechen („Wir werden Ihnen jetzt ein Medikament geben, da Sie so erregt sind. Bitte legen Sie sich aufs Bett"). Eventuell wird der Patient zu diesem Zeitpunkt kooperativ
- Bei weiterer Verweigerung Patienten auf ein abgesprochenes Zeichen hin an Armen und Beinen festhalten und ins Bett legen
- Danach den Patienten mit Gurten (Bauchgurt und Extremitätengurte) fixieren
- Erneut eine orale Medikation anbieten
- Falls notwendig, die Medikation injizieren
- Sitzwache für die Zeit der Fixierung organisieren
- Nach jeder Arzneimittelgabe Puls und Blutdruck kontrollieren
- Vorgang dokumentieren und später im Team reflektieren **(Fixierungsprotokoll).**

Während der Fixierung darf der Patient auf keinen Fall mit „Beziehungsentzug" bestraft werden.

Ist der Patient wieder zugänglich, wird das gesamte Vorgehen mit ihm besprochen. Die Rolle der Krankheit, aber auch sein Verhalten in der Krankheit, wird reflektiert.

Umgang mit Zwang und Fürsorge

Die Psychiatrie ist nicht nur ein Teil des medizinischen Versorgungssystems, sie ist auch ein Teil staatlicher Gewalt. Beispiele sind der *Maßregelvollzug* (gesicherte Unterbringung und Behandlung psychisch kranker Rechtsbrecher), der gerichtlich angeordnete Drogenentzug („Alternative" zur Gefängnisstrafe), aber auch die Behandlung psychisch Kranker gegen ihren Willen auf geschlossenen Stationen.

Der Zwangscharakter der Psychiatrie ist für viele Mitarbeiter eine seelische Belastung. Er erfordert große Verantwortungsbereitschaft.

Zu den Aufgaben des therapeutischen Teams gehört z.B.:

- Patienten gelegentlich auch einmal gegen ihren Willen zu behandeln und dabei, falls nötig, Zwangsmaßnahmen wie Arzneimittelinjektionen und Fixierungen anzuwenden (Pflegende handeln hier nur auf Arztanordnung)
- Ausgangs- und andere Regelungen gegebenenfalls mit Zwang durchzusetzen
- Suizidgefährdete Patienten an selbstgefährdenden Handlungen zu hindern
- Patienten voreinander zu schützen (besonders auf Langzeitstationen und in der forensischen Psychiatrie gibt es ausgeprägte Hierarchien mit Gefährdung der Schwächsten).

Während der Zwangsbehandlung wird die Basis für eine spätere Zusammenarbeit gelegt. Gerade deshalb muss man im Zwang respektvoll mit den Patienten umgehen. Auch dem scheinbar nicht zugänglichen Patienten wird jede Maßnahme erklärt und betont, dass er Hilfe braucht. Zwang darf nicht in Brutalität ausarten. Viele Patienten bemerken sehr wohl „Unterschiede im Zwang". Beispiel: Eine Patientin erzählt weinend, dass sie während einer Fixierung eingenässt habe, weil ihr niemand ein Steckbecken gebracht habe. Sie fühlt sich dadurch gedemütigt (nicht durch die Fixierung als solche, deren Notwendigkeit sie im Nachhinein einsieht) und will auf dieser Station nicht mehr behandelt werden.

Es gibt zwar in der Psychiatrie immer wieder Situationen, in denen Zwang angewendet werden muss. Zwang darf aber nicht zur Normalität werden! Deshalb sollte man sich als Einzelner und als Team immer wieder fragen, ob der Zwang vielleicht hätte verhindert werden können und wie man selbst in einer vergleichbaren Lage behandelt werden wollte.

Entweichen

Immer wieder versuchen Patienten, sich der psychiatrischen Behandlung zu entziehen. Dies liegt oft in der psychischen Erkrankung begründet: Der Patient fühlt sich beispielsweise verfolgt und versucht, sich durch Flucht zu retten.

Wenn eine Pflegekraft das Verschwinden eines Patienten bemerkt, muss sie sofort den Arzt informieren. Er fällt die Entscheidung, ob eine polizeiliche Fahndung notwendig ist. In jedem Fall wird versucht, den Aufenthalt des Patienten telefonisch zu erfahren und herauszufinden, wie es ihm geht und ob eine Gefahr für ihn selbst und für andere besteht.

Rechtliche Grundlagen von Zwangs- und Gewaltmaßnahmen

Im Grundgesetz der Bundesrepublik Deutschland wird die Freiheit der Person garantiert. Die oben dargestellten Zwangsmaßnahmen greifen erheblich in dieses und andere Rechte ein (z.B. Recht auf körperliche Unversehrtheit). Sie müssen selbst durch Gesetze geregelt werden.

Die **Unterbringungsgesetze** der einzelnen Länder sind etwas unterschiedlich. Gemeinsam ist allen:

- Über die Notwendigkeit einer Unterbringung zur Behandlung entscheidet ein Richter, nicht etwa ein Arzt, ein Angehöriger oder eine Behörde. Der Richter stützt sich bei seiner Entscheidung auf ein ärztliches Zeugnis und auf die persönliche Anhörung des Betroffenen
- Es muss eine psychische Erkrankung vorliegen, die zu einer erheblichen Selbst- oder Fremdgefährdung führt
- Die Gefahr kann nicht durch eine andere Maßnahme (z.B. ambulante Behandlung) beseitigt werden.

Für Kranke, die wegen ihrer Krankheit bestimmte Angelegenheiten nicht erledigen können, kann nach dem Betreuungsrecht eine *Betreuung* eingerichtet werden. Der Betreuer bekommt Aufgabenbereiche zugewiesen, in denen er den Betreuten unterstützen soll (z.B. Vermögensbetreuung, medizinische Behandlung, Bestimmung des Aufenthaltsortes).

Eine **Fixierung** ohne Einwilligung des Patienten ist nur zulässig bei *Notwehr* (§ 32 StGB) wenn der Patient jemand angreift oder bei Notstand (§ 34 StGB), d.h. deutliche Anzeichen unmittelbar drohender Gefahren für den Patienten oder andere. Notstand liegt beispielsweise vor, wenn ein unruhiger, erregter Patient den Kopf gegen die Wand schlägt. Die Fixierung muss immer das letzte Mittel sein, wenn alle anderen Möglichkeiten versagt haben.

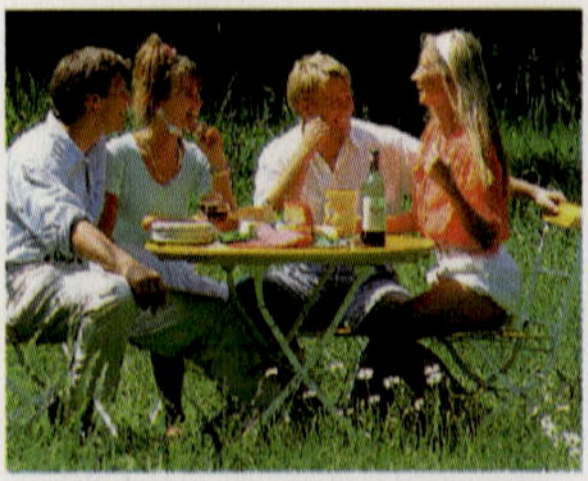

Abb. 36.16: Es hilft, Kollegen und Freunden die Erlebnisse und Gefühle aus dem Beruf mitzuteilen. Dabei muss allerdings die Schweigepflicht beachtet werden. [J660]

36.1.11 Gefühle der Pflegenden in der Psychiatrie

In der Psychiatrie ist die ganze Person der Pflegenden gefragt. Alle Mitarbeiter sind nicht nur als fachlich qualifiziertes Personal, sondern als Mensch und Persönlichkeit wichtig.

Vorlieben und Interessen der Pflegenden sind wichtige Bestandteile in der Beziehung zum Patienten. Eine Pflegende, die selber gerne strickt, kann am besten mit Patienten engagiert über Strickmuster reden. Wer gerne spielt, kann andere motivieren, und wer sich für Fußball interessiert, weiß, wer am Wochenende gewonnen hat.

Die gemeinsame Arbeit auf einer Station kann nur gelingen, wenn alle Mitarbeiter bereit sind, sich auf den schmalen und steinigen Pfad der Selbsterkenntnis zu begeben und ihr Tun und ihre Gefühle immer wieder zu hinterfragen. So sehr die eigenen Gefühle ihr Recht haben: Sie können die Beobachtung trüben und Fehlentscheidungen auslösen. Persönliche Unsicherheit kann zu mangelnder Verantwortungsbereitschaft führen. Die Verantwortung wird dann dem – vielleicht überforderten – Patienten übertragen. Angst, Enttäuschung, Mitleid, Hoffnungslosigkeit, Freude und andere Gefühle sind nicht nur Begleiter der Patienten, sondern auch aller Helfer.

Die Pflegenden in der Psychiatrie müssen immer wieder versuchen, sich über die *eigenen Anteile* bei der Wahrnehmung und in den Beziehungen klar zu werden.
Da jeder sich diesem Prozess immer wieder von neuem aussetzen muss, können hier nur einige Anregungen gegeben werden.

Angst in der Psychiatrie

Psychisch Kranke lösen in allen Menschen Gefühle des Unheimlichen und Rätselhaften aus. Davor sind auch „Fachleute“ nicht geschützt. Zu dieser eher diffusen Angstquelle tritt die konkrete und begründete Angst vor körperlicher Gewalt: Psychisch Kranke sind manchmal aggressiv und unberechenbar und überschreiten gelegentlich die Schwelle zu Tätlichkeiten. Außerdem kommt es in der Psychiatrie häufig zu Auseinandersetzungen. Das notwendige Aushalten dieser Konflikte macht Angst und führt zu psychischen Belastungen.

Angstquelle sind aber nicht nur die Patienten. Häufig bereiten auch die Ansprüche Angst, die an die Pflegenden gestellt werden oder von denen sie glauben, dass sie an sie gestellt werden (z.B. immer einfühlsam, geduldig und ausgeglichen zu sein). Besonders zu Beginn ihrer Tätigkeit haben viele Mitarbeiter das Gefühl, selbst auf dem Prüfstand zu stehen. Dadurch geraten sie unter Druck und entwickeln nicht selten Versagensangst. Dieser Versagensangst sollten sie sich widersetzen, denn die Anforderungen an psychiatrische Mitarbeiter sind Ideale, die kein Mensch hundertprozentig umsetzen kann.

Aus der Angst der Mitarbeiter entstehen in der Psychiatrie immer wieder Probleme. Aber Angst ist normal und berechtigt. Im Idealfall sollte man sich im Team sicher fühlen und dort die Möglichkeit haben, über seine Ängste zu sprechen.

Übertragung und Gegenübertragung

Übertragung: Gefühle, die der Patient dem Therapeuten gegenüber entwickelt und die eigentlich einem anderen Menschen (z.B. der Mutter) gelten.

Gegenübertragung: Gefühle, mit denen der Therapeut auf eine Übertragung antwortet.

Das Begriffspaar der Übertragung und Gegenübertragung stammt aus der *Psychoanalyse* (☞ auch 10.12.2, 36.3.2). Beide spielen eine große Rolle in der Psychiatrie und müssen erkannt werden, da sie den Therapieerfolg gefährden können. Beispielsweise wird eine Pflegende durch einen Patienten stark an ihren älteren, verabscheuten Bruder erinnert. Sie empfindet ihn als extrem schwierig, verwöhnt und unkooperativ, und es gelingt ihr nicht mehr, eine therapeutische Beziehung zu ihm aufzubauen (☞ auch 3.5.2).

Die Anforderung, nicht nur die Patienten, sondern auch sich selbst zu beobachten, kann zur großen Belastung werden. Plötzlich sieht man überall nur noch persönliche Fehler und Schwächen. Deshalb muss man nicht nur bei anderen, sondern auch bei sich selbst nach Stärken suchen.

36.1.12 Besonderheiten im Umgang mit Arzneimitteln in der Psychiatrie

„Psychiatrietypische" Arzneimittel sind die **Psychopharmaka.** Hierunter werden solche Arzneimittel zusammengefasst, die hauptsächlich auf das ZNS einwirken und die Gefühle und das Denken eines Menschen verändern. Zu den Psychopharmaka zählen Neuroleptika (☞ Pharma-Info 36.25), Antidepressiva (☞ Pharma-Info 36.29), Anxiolytika (☞ Pharma-Info 36.41), Hypnotika (Schlafmittel ☞ 7.3.4), Antidementiva (☞ Pharma-Info 14.15) und im weiteren Sinne auch Arzneimittel zur Phasenprophylaxe und Behandlung manischer Symptome wie Lithium, Carbamazepin und Valproinsäure (☞ Pharma-Info 36.30).

Psychopharmaka sind nicht unumstritten. Viele Menschen befürchten, sie dienten nur der Ruhigstellung, nicht aber der „eigentlichen" Behandlung des Patienten. Allgemein gilt jedoch:

- Der Nutzen von Psychopharmaka ist bei vielen Krankheiten nachgewiesen. Psychopharmaka können den Weg für andere weniger invasive Therapien ebnen, etwa indem sie Ängste in den Hintergrund treten lassen
- Oft ist die soziale Reintegration auch von einer wirksamen (Langzeit-)Psychopharmakomedikation abhängig
- Für viele Patienten hängt ihre langfristige Prognose davon ab, ob sie regelmäßig Psychopharmaka einnehmen.

Grundsätzlich trägt der Arzt die Verantwortung für die Psychopharmakotherapie und für die notwendige Aufklärung des Patienten. Bemerken die Pflegenden, dass der Patient das erste Aufklärungsgespräch nicht verstanden oder vergessen hat, erläutern sie – je nach Umfang des Informationsdefizits – dem Patienten den strittigen Sachverhalt oder bitten den Arzt um ein weiteres Gespräch. Die tägliche Arzneimittelgabe ist ein guter Zeitpunkt, um die Patienten immer wieder über Wirkungen und Nebenwirkungen der Arzneimittel zu informieren und sie zur Einnahme zu motivieren.

Erfahrungsgemäß ist die Gabe von Psychopharmaka mit mehr Konflikten behaftet als z.B. die eines herzstärkenden Arzneimittels (☞ unten). Folgende Maßnahmen sollen Konflikte und Missbrauch verhindern und dem Patienten helfen:

- Alle Arzneimittel werden für die Patienten unzugänglich aufbewahrt, da suizidale oder abhängige Patienten versuchen könnten, sie zu entwenden
- Die Arzneimittel werden regelmäßig und pünktlich gegeben; dies trägt als eines von vielen Elementen zu einem strukturierten Tagesablauf bei
- Der Patient nimmt die Arzneimittel in Gegenwart einer Pflegeperson ein; ausreichend Wasser steht bereit
- Manche Patienten täuschen die Einnahme der Arzneimittel vor, da sie mit der Medikation nicht einverstanden sind. In seltenen Fällen versuchen suizidgefährdete Patienten, die verordneten Arzneimittel im Mund aufzubewahren, um sie im Zimmer wieder herauszunehmen, zu sammeln und sich dann zu vergiften. Sind die Pflegenden unsicher, ob ein Patient die verordneten Arzneimittel wirklich genommen hat, fragen sie offen nach. Dann können Tropfen anstelle von Tabletten gegeben werden (Wasser nachtrinken lassen)
- Ist eine Mundkontrolle nötig, muss auch unter die Zunge geschaut werden.

Manche Patienten wollen zu viele oder ungeeignete Arzneimittel einnehmen. Dies gilt besonders für Beruhigungsmittel und das Parkinsonmittel Akineton®. Beide wirken angenehm auf die Psyche und können deshalb abhängig machen. Sie werden oft „bei Bedarf" angeordnet, und dann gerät das Pflegepersonal unter Druck, sie auszugeben.

Andere Patienten wollen gar keine Arzneimittel einnehmen. Dies ist besonders häufig bei Neuroleptika der Fall, die sehr unangenehme Nebenwirkungen haben (☞ Pharma-Info 36.25) können. Es ist grundsätzlich nicht Aufgabe der Pflegenden, die Patienten zur Arzneimitteleinnahme zu zwingen. Bei Arzneimittelverweigerung informieren sie den Arzt. Auf Akutstationen müssen Arzneimittel aber oft zwangsweise verabreicht werden, da viele Patienten wegen ihrer Krankheit nicht fähig sind, die Notwendigkeit einer Therapie einzusehen. In solchen Situationen ersparen die Pflegenden dem Patienten vielleicht eine belastende Fixierung und Injektion des Arzneimittels, wenn es ihnen gelingt, mit Nachdruck die Einnahme der oralen Medikation durchzusetzen.

Langfristig aber kann das Team die Einnahme von Arzneimitteln nicht erzwingen. Es ist notwendig, dass der Patient aktiv mitarbeitet und sich für (oder gegen) die Medikation entscheidet. Theoretisches Wissen reicht dafür nicht aus. Genauso wichtig ist Training zur Selbständigkeit bei der Arzneimitteleinnahme. Die Patienten üben unter Anleitung, ihre Arzneimittel zu richten. Die Anforderungen werden dabei stufenweise gesteigert, bis der Patient in der Lage ist, seine Langzeitmedikation völlig selbständig einzunehmen und sich rechtzeitig um Wiederverschreibung zu bemühen, falls die Packung zur Neige geht.

36.2 Der Weg zur Diagnose: Erhebung des psychopathologischen Befunds

Psychopathologie: Lehre, die sich damit beschäftigt, wie der Mensch sich selbst und seine Umwelt krankhaft erleben und wie er sich ihr gegenüber pathologisch verhalten kann. Sie liefert Begriffe zur Beschreibung psychischer Auffälligkeiten.

Psychopathologischer Befund: Befunde von Gesprächen, Beobachtungen und psychologischen Tests. Hierauf stützt sich die Diagnose bei psychischen Erkrankungen.

Während der Erhebung der *Anamnese* ist wichtig, dass man den Lebenslauf des Patienten erfährt *(biographische Anamnese)* und ein Bild von seiner Persönlichkeit gewinnt. Kann der Patient selbst wenig zu seinen Problemen sagen, ist die Fremdanamnese von besonderer Bedeutung.

Aufgrund der engen Beziehung zwischen Psyche und Körper können körperliche Erkrankungen nahezu jedes psychiatrische Krankheitsbild imitieren, außerdem können bei psychischen Krankheiten auch zahllose somatische Beschwerden auftreten (häufig sind Schlafstörungen, Kopfdruck, Appetitlosigkeit, Heißhun-

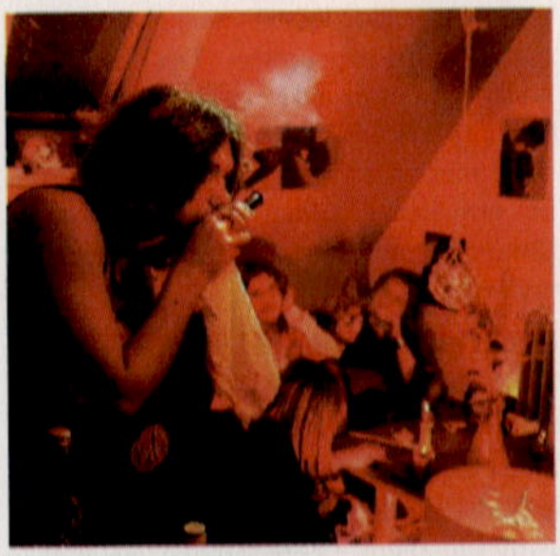

Abb. 36.17: Beim Drogenkonsum (hier Marihuanakonsum) werden Bewusstseins-„Erweiterungen" – medizinisch nichts anderes als Bewusstseinsstörungen – bewusst angestrebt. [J670-003]

ger, Magenbeschwerden, Obstipation, Schwindel, Herzklopfen, Zyklusstörungen und sexuelle Störungen). Deshalb müssen körperliche Erkrankungen stets durch Anamnese (Drogenkonsum? Alkohol- oder Arzneimittelmissbrauch?), körperliche Untersuchung und technische Diagnostik ausgeschlossen werden. In der Regel werden ein EEG, ein EKG, eine Laboruntersuchung mit Prüfung der Schilddrüsenfunktion, ein CT des Kopfes und eventuell eine Liquoruntersuchung angeordnet.

Psychische Krankheiten verändern das Empfinden, Erleben oder Verhalten eines Menschen. Im Gegensatz zu somatischen Krankheiten gehen sie in der Regel nicht mit körperlichen Symptomen, auffälligen Laborwerten oder krankhaften Befunden bei bildgebenden Verfahren einher. Dementsprechend stützt sich die Diagnose bei psychischen Erkrankungen vor allem auf Gespräche, Beobachtungen, standardisierte Fragebögen und psychologische Tests.

Erhebung des psychopathologischen Befundes

Beurteilt werden unter anderem Bewusstsein und Orientierung, Aufmerksamkeit und Gedächtnis. Beim Denken sind einerseits die Denkvorgänge und andererseits die Gedankeninhalte bedeutsam. Wichtig sind außerdem Wahrnehmung, Ich-Erleben, Stimmung, Antrieb und Psychomotorik sowie eine grobe Beurteilung der Intelligenz.

Daneben achtet das Team auf Tagesschwankungen, Störungen der Sozialkontakte, Aggressionstendenzen, Suizidalität und Neigung zur Selbstschädigung. Außerdem bemüht es sich herauszufinden, ob sich der Patient krank fühlt (**Krankheitsgefühl**), ob er seine Störungen als Krankheit verstehen kann (**Krankheitseinsicht**) und wie er zur Behandlung steht.

Alle Befunde werden dem Arzt mitgeteilt, da dieser auf die Informationen des Teams angewiesen ist, um eine sichere Diagnose stellen und den Patienten richtig therapieren zu können: Beispielsweise verneint ein Patient, der wegen Verfolgungswahn eingewiesen worden ist, im Arztgespräch das Vorliegen von Verfolgungsideen und scheint unauffällig. Dem Pflegepersonal fällt aber auf, dass der Patient nicht isst. Auf freundliche Nachfrage erklärt er, er könne nicht, weil seine Nachbarn ihn vergiften wollten. Das Nicht-Essen-Wollen ist hier ein entscheidender Hinweise auf das Vorliegen eines Verfolgungswahns.

36.2.1 Erkennen von Bewusstseinsstörungen

Bewusstsein: Gesamtheit aller psychischen Vorgänge (Gedanken, Gefühle, Wahrnehmungen) verbunden mit dem Wissen um das eigene „Ich" und die Subjektivität dieser Vorgänge. Bei einer **Bewusstseinsstörung** oder *Bewusstseinstrübung* ist diese Gesamtheit gestört.

Bewusstseinsstörungen sind Leitsymptom akuter körperlicher Psychosen.

Bewusstseinsstörungen können eher quantitativer Natur sein, dann äußern sie sich als Minderung der Wachheit (**quantitative Bewusstseinsstörung,** auch *Vigilanzstörung* genannt). In leichten Fällen sind die Patienten nur schläfrig und benommen. Bei stärkerer Ausprägung schlafen sie, sind aber weckbar. Die schwerste Form ist das **Koma** (☞ auch 35.3.9).

Typisch für **qualitative Bewusstseinsstörungen** dagegen sind produktiv psychotische Symptome wie Halluzinationen. Typisches Beispiel ist das Alkoholdelir.

36.2.2 Erkennen von Orientierungsstörungen

Orientierungsstörung: Beeinträchtigung der Fähigkeit, sich bezüglich Zeit, Ort, Situation und eigener Person zurechtzufinden.

Desorientiertheit: *Aufhebung der Orientierung.* Schwerste Form der Orientierungsstörung.

Orientierung ist das Wissen um die gegenwärtige Situation. Der wache, gesunde Mensch weiß, wo er sich befindet, welcher Wochentag ist, was gerade geschieht und wer er selbst ist. Bei **Orientierungsstörungen** ist dieses Wissen nur noch zum Teil oder gar nicht mehr vorhanden. In der Regel wird mit zunehmendem Schweregrad zunächst die zeitliche, dann die örtliche und situative und erst zuletzt die Orientierung zur eigenen Person beeinträchtigt. Zu erkennen sind die Orientierungsstörungen am Verhalten des Patienten und an den Antworten, die er auf Fragen bezüglich der Zeit, des Ortes, der Situation oder der eigenen Person gibt (☞ Tab. 36.18).

Störung der...	Definition	Klinik	Ursache (Bsp.)
... zeitlichen Orientierung	Nichtwissen von Datum, Tag, Monat, Jahr, Jahreszeit	Der Patient sagt, es sei der erste Januar. Tatsächlich aber ist es Hochsommer	Exogene Psychosen (☞ 36.11), Demenz
... örtlichen Orientierung	Nichtwissen des Ortes, an dem man sich aufhält (z.B. Stadt, Krankenhaus, Büro)	Der Patient meint, er sei zu Hause (und verhält sich auch so). Dabei ist er im Krankenhaus	Exogene Psychosen (☞ 36.11), Demenz
... situativen Orientierung	Nichtwissen der Situation, in der man sich befindet (z.B. Patient im Krankenhaus)	Der Patient glaubt, man wolle ihm seine Kleidung stehlen. Er erkennt nicht, dass er sich für eine ärztliche Untersuchung ausziehen soll	Exogene Psychosen (☞ 36.11), Demenz, Wahn
... Orientierung zur eigenen Person	Nichtwissen, wer man ist (z.B. Name, Vorname, Geburtsdatum)	Der Patient weiß nur noch seinen Vornamen, nicht mehr aber seinen Nachnamen. Er sagt, er sei schon vor längerer Zeit geboren	Demenz (☞ 14.5, 36.11), Wahn

Tab. 36.18: Vergleich der Orientierungsstörungen.

36.2.3 Erkennen von Aufmerksamkeits- und Konzentrationsstörungen

Aufmerksamkeitsstörung: Störung der Fähigkeit, sich einem Ausschnitt der Gesamtwahrnehmung oder des Gesamterlebens *zuzuwenden.*

Konzentrationsstörung: Störung der Fähigkeit, über längere Zeit bei einem Ausschnitt der Gesamtwahrnehmung oder des Gesamterlebens zu *verweilen.*

Ein Gesunder ist beispielsweise in der Lage, konzentriert dem Vortrag eines Redners zuzuhören. Andere Wahrnehmungen, etwa das Hören eines entfernten Telefonklingelns oder das Sehen vorbeifahrender Autos, lenken ihn nicht ab.

Bei Störungen der Aufmerksamkeit und Konzentration kann der Patient „nicht richtig zuhören" und sich nicht über längere Zeit mit einer Sache beschäftigen. Hat ein Untersucher im Gespräch den Eindruck, dass der Patient an einer **Aufmerksamkeits- oder Konzentrationsstörung** leidet, kann er diesen Eindruck z.B. durch Rechenaufgaben, Buchstabieren oder spezielle Tests kontrollieren. Diese Störungen treten unter anderem bei psychotischen und depressiven Erkrankungen auf.

36.2.4 Erkennen von Gedächtnisstörungen

Gedächtnisstörung: Beeinträchtigung der Fähigkeit, sich Wahrnehmungen und Empfindungen zu merken und sich später daran zu erinnern.

Unser Gedächtnis besteht streng genommen aus zwei Komponenten: Der Fähigkeit, Wahrnehmungen und Empfindungen zu speichern (**Merkfähigkeit**) und der Fähigkeit, diese wieder zurückzurufen (**Erinnerung).** Im praktischen Alltag sind diese beiden Komponenten aber nicht voneinander zu trennen.

Gedächtnisstörungen können die Merkfähigkeit, das Kurzzeit- und das Langzeitgedächtnis betreffen. Sie betreffen meist zuerst neue Gedächtnisinhalte und erst später alte. Das bedeutet, dass lang zurückliegende Erinnerungen am längsten bewahrt werden. Beispielsweise vergisst der Patient mit einer zunehmenden Gedächtnisstörung zunächst nur die Namen der Pflegenden, dann die der Enkel und schließlich die der eigenen Kinder. Kompliziertes wird in der Regel schneller vergessen als Einfaches, Ungewohntes schneller als lang Eingeübtes. Zur einfachen Prüfung des Gedächtnisses kann man den Patienten Zahlenfolgen nachsprechen lassen. Störungen des Langzeitgedächtnisses sind Leitsymptom für Demenzen.

Amnesie

Als **Amnesien** werden (zeitlich oder inhaltlich) begrenzte *Gedächtnislücken* bezeichnet. Typisches Beispiel einer zeitlich begrenzten Amnesie ist die Erinnerungslücke für die Zeit direkt vor einer Gehirnerschütterung.

Konfabulationen

Konfabulationen sind *Pseudoerinnerungen* („scheinbare Erinnerungen"). Der Patient füllt eine Erinnerungslücke mit einem (zufälligen) Einfall aus und hält diesen Einfall für eine echte Erinnerung.

36.2.5 Erkennen von Denkstörungen

Denkstörungen: *Störungen des Denkens.* Unterteilt in:
- **Formale Denkstörungen** mit Störungen des *Gedankenganges*
- **Inhaltliche Denkstörungen** mit krankhaftem *Gedankeninhalt.*

Formale Denkstörungen

Formale Denkstörungen sind Störungen des Gedankengangs (Details ☞ Tab. 36.19). Der Patient klagt, er könne nicht mehr klar denken, es falle ihm ständig etwas anderes ein oder er habe ein „Brett

Störung	Definition	Klinik	Ursache (Bsp.)
Denkhemmung	Subjektives Gefühl des Patienten, dass das Denken „gebremst ist"	Der Patient klagt, er könne nicht mehr denken und er komme zu keinem Ergebnis	Depressionen
Denkverlangsamung	Objektive Verlangsamung des Denkens	Der Patient spricht langsam, sein Wortschatz ist reduziert. Das Mitdenken fällt ihm schwer	Depressionen
Umständliches Denken	Unfähigkeit, Nebensächliches von Wichtigem zu trennen	Der Patient kommt beim Erzählen von „Hölzchen auf Stöckchen" und bleibt an jeder Kleinigkeit hängen	Exogene Psychosen, Minderbegabung
Grübeln *(Perseveration)*	Ständige Beschäftigung mit bestimmten, meist unangenehmen Gedankengängen	Der Patient sagt, er müsse pausenlos über die finanzielle Lage der Familie grübeln und könne an nichts anderes mehr denken	Depressionen
Einengung des Denkens	Fixierung des Denkumfangs auf wenige Themen	Der Patient redet nur von der Ungerechtigkeit seines Rentenbescheids. Auf etwas anderes angesprochen, antwortet er kurz, um dann sofort zum Thema Rente zurückzukehren	Exogene Psychosen
Ideenflucht (Vorstufe: assoziativ gelockertes Denken)	Vermehrung von Einfällen, ohne dass diese zu Ende gedacht werden	Der Patient spricht von der kastanienbraunen Haarfarbe seiner Ehefrau, wechselt zum Thema Bäume, springt zum Waldsterben und dann zu den verstorbenen Großeltern	Manie, Drogenkonsum
Gedankensperre/-abreißen	Plötzliches Abbrechen eines bis dahin flüssigen Gedankenganges ohne erkennbaren Grund. Evtl. kombiniert mit einer Störung des Ich-Erlebens (Sperre ist „von außen" gemacht ☞ 36.2.8)	Der Patient spricht über seine Schulzeit. Plötzlich hält er inne, schaut sich irritiert um und fährt dann mit der Schilderung seiner Ehe fort	Schizophrenien
Zerfahrenes (inkohärentes) Denken	Völlig zusammenhangloses und zerrissenes (inkohärentes) Denken und Sprechen. Im Extremfall „Wortsalat"	Typischer Satz des Patienten: „Mein meiner Mutter mal mein meine – mein Nachbar malt macht – gestern macht es und stinkt nach Gas und im Ofen"	Schizophrenien

Tab. 36.19: Die häufigsten formalen Denkstörungen.

vor dem Kopf". Bei Verdacht auf eine formale Denkstörung achtet der Untersucher im Gespräch insbesondere darauf, wie der Patient auf Fragen eingeht, ob er beim Thema bleiben kann und ob ihm das Nachdenken sichtlich Mühe macht.

Wichtig: die richtige Umgebung

Im Umgang mit denkgestörten Patienten ist es besonders wichtig, die Gespräche in einem ruhigen, beschützten Rahmen zu führen, um den Kranken nicht zu überfordern. Denkgehemmten Kranken lässt man Zeit, da Hetze das Krankheitsgefühl verstärkt. Bei flüchtigem Denken spricht man nur wenige Themen an und stellt ganz klare Fragen. Bei sehr schweren Denkstörungen ist vielleicht jedes Gespräch zu viel.

Inhaltliche Denkstörungen

Von **inhaltlichen Denkstörungen** spricht man, wenn die Urteilsfähigkeit des Patienten beeinträchtigt ist und sich das Denken offensichtlich mit veränderten, „kranken" Inhalten beschäftigt. Diese Störung liegt beim *Wahn* vor.

Wahn

Wahn: Objektiv falsche Überzeugung, die ohne entsprechende Anregung von außen entsteht, vom Patienten mit großer Gewissheit erlebt und trotz „vernünftiger" Gegengründe aufrechterhalten wird.

Es ist leichter, **Wahn** zu erkennen, als zu erklären, was Wahn ist.

Fallbeispiel: Ein Patient kommt nachts in die Klinik, um sich beim Notarzt zu beschweren. Er werde durch die Ärzte der Klinik zu Hause durch Kameras überwacht. Letzte Nacht habe man ihm sogar einen kleinen Sender in die Brust eingebaut, um jederzeit seinen Aufenthaltsort feststellen zu können. Auf den Einwand der Ärzte und Pflegenden, dies könne doch gar nicht sein, da keine Narbe an der Brust zu sehen sei, antwortet der Patient, die hätten die Ärzte listigerweise unsichtbar gemacht.

Typisch für das Erscheinungsbild eines Wahnes ist, dass die wahnhafte Überzeugung mit großer Gewissheit erlebt wird. Ein Wahn ist durch Argumente nicht korrigierbar und wird von der Umwelt nicht geteilt.

Die **Wahnthemen** *(Wahninhalte)* werden kulturell und sozial mitbeeinflusst.

Typisch in unserer Gesellschaft sind beispielsweise:

- **Beziehungswahn.** Die Ereignisse in der Umgebung haben eine besondere Bedeutung für den Kranken. Er bezieht alles, was geschieht, auf sich. Beispielsweise kommt eine Patientin ins Krankenhaus, weil die Leute in der Straßenbahn nur noch darüber sprächen, dass sie krank sei und Medikamente brauche
- **Verfolgungswahn.** Der Verfolgungswahn kann als Sonderform des Beziehungswahns betrachtet werden. Der Kranke bezieht nicht nur alles, was geschieht, *auf* sich, sondern *gegen* sich und fühlt sich als Ziel von Feindseligkeit. Infolgedessen haben viele Patienten große Angst
- **Verarmungswahn.** Der Kranke ist unerschütterlich vom drohenden finanziellen Ruin überzeugt
- **Größenwahn.** Die Patienten überschätzen sich. Sie erleben sich z.B. als ungeheuer begabt, schön, mächtig oder halten sich für Gott, Jesus oder den Bundeskanzler
- **Schuldwahn.** Der Patient ist sicher, dass er gegen ein göttliches oder sittliches Gebot verstoßen und große Schuld auf sich geladen hat
- **Hypochondrischer Wahn.** Der Patient ist sicher, krank oder dem Tode verfallen zu sein. Auch positive Untersuchungsergebnisse beruhigen ihn nicht.

Wahn ist immer Zeichen einer Erkrankung und kommt bei verschiedenen psychischen Erkrankungen vor, beispielsweise bei:

- Schizophrenien und schizoaffektiven Psychosen
- Depressionen
- „Isolierten Wahnerkrankungen"
- Exogenen Psychosen.

Richtig mit dem Wahn umgehen

Dem Kranken den Wahn auszureden, ist in der Regel nicht nur sinnlos, sondern sogar gefährlich, weil es den Kranken verunsichert. Ebenso falsch ist es, auf den Wahn einzugehen, als teile man die Überzeugung des Patienten, denn das würde es diesem schwer oder unmöglich machen, den Wahn aufzugeben, wenn sich die Krankheit bessert. Eine gute und ehrliche Strategie ist, dem Kranken zu sagen, dass man seine Überzeugung nicht teilen kann, aber seine Ansicht der Sache akzeptiert. Ansonsten versucht man, am Wahn vorbei die gesunden Anteile des Kranken zu erreichen, etwa durch Gespräche über Themen, die nicht mit dem Wahn verknüpft sind.

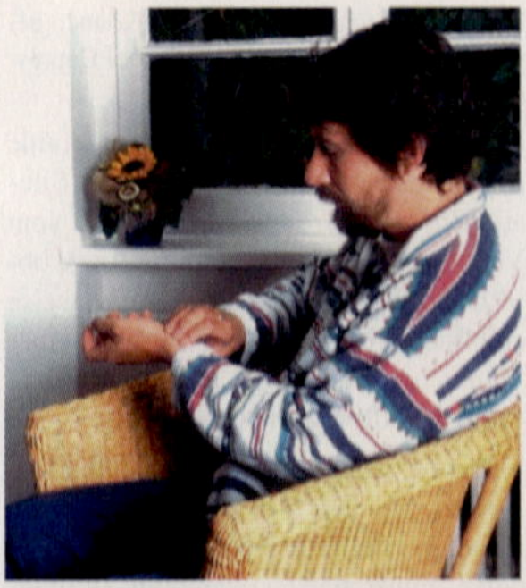

Abb. 36.20: Patienten mit einer Hypochondrie beobachten ständig ihren Körper auf der Suche nach Krankheitszeichen. Durch ihre Befürchtungen können sich zudem (vegetative) Körperfunktionen wirklich verändern. Beispielsweise kann der Pulsschlag eines Kranken, der aus Furcht vor Herzrhythmusstörungen immer wieder seinen Puls fühlt, infolge der Aufregung ansteigen und so den Kranken in seinen Befürchtungen bestätigen. [K183]

36.2.6 Erkennen von Befürchtungen und Zwängen

Befürchtungen sind oft realitätsgerecht und treten auch bei Gesunden auf. Jeder kennt z.B. die Furcht vor Prüfungen oder vor unbekannten Menschen.

Befürchtungen sind dann krankhaft, wenn sie vom Patienten und der Umwelt als unangemessen oder gar unsinnig empfunden werden oder das Erleben eines Menschen und sein Verhalten fast ausschließlich bestimmen. Misstrauen, beim Vertreter an der Tür sicher angebracht, wird zum krankhaften Symptom, wenn der Betreffende gegenüber *allen* Personen seiner Umwelt Misstrauen empfindet.

Patienten mit einer **Hypochondrie** *(eingebildetes Kranksein)* befürchten ständig, krank zu sein oder in Kürze zu erkranken, ohne dass dies durch vorhandene Befunde zu rechtfertigen wäre. Hypochondrische Patienten beobachten ihren Körper in übertriebener Weise.

Hypochondrische Befürchtungen können bei verschiedenen Krankheiten, z.B. bei Depressionen, auftreten.

Phobien (☞ 36.8.1) sind Angstgefühle angesichts bestimmter Objekte oder Situationen, wobei dem Betroffenen vom Verstand her klar ist, dass diese Angst objektiv unbegründet ist. Beispielsweise empfindet ein Mann beim Anblick einer Spinne panische Angst, obwohl er genau weiß, dass die Spinne harmlos ist.

Kennzeichnend für den (krankhaften) **Zwang** ist, dass sich dem Betroffenen Ideen, Vorstellungen oder Handlungsimpulse immer wieder stereotyp aufdrängen. Sie werden als quälend oder sinnlos erlebt, aber dennoch kann ihnen der Kranke nicht ausweichen. Häufig ist beispielsweise der *Waschzwang*, bei der sich der Patient alle paar Minuten die Hände wäscht, aus Angst, dass sie schmutzig sein könnten.

Zwänge sind Leitsymptom der Zwangserkrankung (☞ 36.8.2), kommen aber auch bei Depressionen und Schizophrenien vor.

Im Umgang mit Patienten, die unter unangemessenen Befürchtungen leiden, versuchen die Pflegenden, sachlich zu bleiben, die Ängste des Patienten aber dennoch ernst zu nehmen. Bei Zwangspatienten achten sie darauf, dass sie ihre Mitpatienten durch ihre Rituale nicht zu stark beeinträchtigen.

! Vorsicht

Es ist gefährlich, Zwangspatienten an Zwangshandlungen zu hindern. Dann kommt es zu großer innerer Anspannung, Unruhe und Angst, da der Patient den zugrunde liegenden Zwangsimpulsen nicht ausweichen kann.

36.2.7 Erkennen von Wahrnehmungsstörungen

Halluzination *(Trugwahrnehmung, Sinnestäuschung):* Wahrnehmungserlebnis ohne reales Objekt und ohne Reizquelle in der Außenwelt, das der Kranke aber für einen wirklichen Sinneseindruck hält.

Ein Kranker hört beispielsweise Stimmen in einem stillen Raum. Kein anderer im Raum hört etwas. Der Kranke ist fest davon überzeugt, dass er die Stimmen wirklich hört und dass es sich nicht um „Einbildungen" handelt.

Es gibt Halluzinationen auf allen Sinnesgebieten (☞ Tab. 36.21). Manchmal gibt der Inhalt der Halluzination Hinweise auf die zugrunde liegende Erkrankung. So sind z.B. *dialogische Stimmen*, d.h. Stimmen, die über den Kranken reden, ein häufiges Symptom bei schizophrenen Störungen.

Halluzinierende Patienten sind durch ihr inneres Erleben oft völlig in Anspruch genommen und daher sozial manchmal nicht mehr handlungsfähig. Viele haben große Angst. Sie brauchen Abschirmung von äußeren Belastungen und Rückzugsmöglichkeiten. Gespräche sollten kurz sein und sich um unverfängliche Themen drehen.

Im Gegensatz zu Halluzinationen handelt es sich bei **Illusionen** um Verkennungen tatsächlich vorhandener Sinneseindrücke. Beispielsweise hält das fiebernde, „phantasierende" Kind den Schrank im Zimmer für einen bedrohlichen Riesen.

36.2.8 Erkennen von Störungen des Ich-Erlebens

Störung des Ich-Erlebens: Gestörtes Erleben der eigenen Persönlichkeit (des „Ichs") mit Störung der Abgrenzung zwischen eigener Person und Umwelt.

Das „Ich" ist der Teil der Psyche, der dem Menschen Sicherheit über seine Individualität und Persönlichkeit gibt. Dazu gehört, dass eigene psychische Vorgänge (z.B. Gefühle, Gedanken) auch als eigen oder „meinhaftig" erkannt werden. Bei einigen psychischen Erkrankungen, besonders bei Schizophrenien, kommt es zu einer Störung der „Ich-Grenzen" und dadurch zu Unsicherheiten: Denke ich, oder denkt ein anderer in mir?

Zu den Ich-Störungen gehören:

- **Derealisation.** Die Umgebung scheint dem Patienten verändert, unwirklich, fremdartig und unvertraut
- **Depersonalisation.** Die eigene Person kommt dem Kranken verändert, unwirklich oder fremd vor. Er steht sich selbst fremd gegenüber („ich bin ein Roboter geworden", „ich lebe nicht mehr")
- **Gedankenausbreitung.** Die Patienten haben den Eindruck, dass ihre Gedanken von anderen gelesen würden, dass andere wüssten, was sie denken
- **Gedankenentzug.** Die Patienten klagen, dass andere ihnen ihre Gedanken wegnehmen würden
- **Gedankeneingebung.** Die Kranken meinen, dass andere ihre Gedanken von außen beeinflussen und steuern
- **Fremdbeeinflussungserlebnisse.** Hier erlebt der Patient seine Handlungen und Handlungsantriebe als von außen beeinflusst. Beispielsweise sagt ein Patient, er wolle nicht schreien, aber es schreie aus ihm heraus, und das liege an den Strahlen.

! Angst nicht verstärken

Die Auflösung der eigenen Ich-Grenzen bereitet erhebliche Angst. Es besteht die Gefahr, diese Angst durch ungeschickte Gespräche weiter zu vergrößern. Man muss die Versuche des Patienten, sich z.B. durch Rückzug vor zu großer Nähe zu schützen, akzeptieren.

	Definition	Klinik	Ursache (Bsp.)
Akustische Halluzination	Hören von Stimmen oder Geräuschen	Der Patient hört die Stimme eines Bekannten, der sagt, das alles sei doch Unsinn	Schizophrenie
Optische Halluzination	Sehen von Personen, Gegenständen oder ganzen Szenen und Handlungsabläufen	Der Patient sieht eine Teufelsfratze an einer völlig weißen Wand	Akute exogene Psychose
Körperhalluzination *(Leibhalluzination)*	Fühlen von Berührung, Druck, Schmerzen oder Ähnlichem	Der Patient klagt über elektrische Schläge und Bestrahlungen, die aus der Wand kämen	Schizophrenie, exogene Psychosen
Olfaktorische *(Geruchs-)* **und gustatorische** *(Geschmacks-)* **Halluzination**	Riechen bzw. Schmecken. Oft gemeinsam auftretend und meist unangenehm	Der Patient isst nicht, weil das Essen nach Blut schmecke. Außerdem hat er Angst im Zimmer, weil es so stark nach Gas rieche	Schizophrenie

Tab. 36.21: Übersicht über die Halluzinationen.

36.2.9 Erkennen von Affektstörungen

Affektivität *(Emotionalität):* Gesamtheit der Gefühlsregungen, Stimmungen und Selbstwertgefühle.

Ob Gefühle angemessen sind oder nicht, hängt immer von der Situation ab. Gesunde kennen eine große Breite möglicher Affekte von rasender Wut bis zu stillem Glück – je nach Situation sind auch extreme Gefühlsregungen adäquat und normal. Andererseits können Gefühle unangemessen erscheinen, selbst wenn sie wenig dramatisch sind, z.B. Gleichgültigkeit nach einem Todesfall oder ständige, mürrische Gereiztheit. Bei der Beurteilung des Affektes achtet das Team auf die Grundstimmung (z.B. deprimiert, fröhlich), die Angemessenheit angesichts der Situation, die Stabilität der Gefühle und die emotionale Schwingungsfähigkeit (d.h. die „Schwankungsbreite").

Überblick über die wichtigsten Affektstörungen

- **Depression:** Niedergeschlagenheit („Ich kann mich über nichts mehr freuen")
- **Hoffnungslosigkeit** („Ich werde nie mehr gesund")
- **Ängstlichkeit** („Ich habe Angst vor allem und jedem")
- **Gefühl der Gefühllosigkeit:** Gefühl, nichts mehr empfinden zu können und innen leer zu sein („In mir ist alles tot, wenn ich wenigstens weinen könnte")
- **Insuffizienzgefühle:** Gefühl, nichts wert zu sein („Ich bin unfähig zu denken oder zu arbeiten. Eigentlich bin ich absolut überflüssig")
- **Affektstarre:** Verringerung der emotionalen Schwingungsfähigkeit (Spannbreite der Gefühle)
- **Euphorie:** Gesteigertes Wohlbefinden („Ich bin so glücklich wie nie zuvor")
- **Übersteigerte Selbstwertgefühle** („Ich habe ein Firmenkonzept, mit dem bin ich in vier Wochen Milliardär")
- **Dysphorie:** Missmut
- **Affektarmut:** Gefühlsarmut
- **Ambivalenz:** Gleichzeitige Existenz widersprüchlicher, eigentlich einander ausschließender Gefühle
- **Parathymie: Paradoxer Affekt,** d.h. Gefühl und Erlebnis passen nicht zusammen (der Patient berichtet lächelnd, die Ärztin habe ihm gerade ein Gift gespritzt, das seine Knochen auflöse).

Depression, Hoffnungslosigkeit, Ängstlichkeit, Gefühl der Gefühllosigkeit, Insuffizienzgefühle und Affektstarre sind typisch für Depressionen. Es müssen aber bei einem depressiven Patienten nicht alle genannten Symptome gleichzeitig auftreten, und umgekehrt können die Gefühle auch bei anderen Krankheitsbildern vorkommen. Euphorie und übersteigerte Selbstwertgefühle sowie Dysphorie sind häufig bei Manien zu beobachten, Affektarmut, Ambivalenz und Parathymie bei Schizophrenen.

Es ist praktisch unmöglich, dem Patienten unangemessen erscheinende Gefühle und Stimmungen auszureden. Das Team muss sie zulassen, auch wenn dies auf die Dauer sehr belastend ist. Oft kann man die Kranken sprachlich gut erreichen („Ich weiß, dass Sie keine Hoffnung haben. Das ist Ausdruck ihrer Krankheit. Wir wissen, dass es trotzdem besser wird").

36.2.10 Erkennen von Antriebs- und psychomotorischen Störungen

Antriebsstörung

Antriebsstörung: Minderung oder Steigerung der inneren Kraft zur (zielgerichteten) Aktivität.

Der **Antrieb** ist gewissermaßen der „seelische" Motor, der dem Menschen Tätigkeit überhaupt erst ermöglicht. Antrieb ist vom Willen weitgehend unabhängig.

Antriebsarmut

Als **Antriebsarmut** wird ein Mangel an Initiative und seelischer Energie bezeichnet. Die Patienten können „sich kaum zu etwas aufraffen", es fehlt ihnen an Spontaneität, Initiative und Tatgeist. In maximaler Ausprägung führt Antriebsarmut zur völligen motorischen Bewegungslosigkeit, dem **Stupor.** Antriebsmangel ist eine mögliche Ursache seelisch bedingter Stummheit **(Mutismus).** Antriebsarmut ist ein häufiges Symptom bei Depressionen und Schizophrenien.

Im Umgang mit antriebsarmen Patienten ist zu beachten, dass die Antriebslosigkeit nicht Ausdruck von Charakter- oder Willensschwäche ist. Die Kranken müssen immer wieder motiviert, dürfen aber nicht überfordert werden.

Antriebssteigerung

Ein Patient mit **Antriebssteigerung** platzt geradezu vor Energie. Er ist ständig in Bewegung und unermüdlich tätig. Antriebsgesteigerte Patienten haben Mühe, die Distanz (den angemessenen Abstand zu anderen) zu wahren und können ihre Mitmenschen dadurch verletzen.

Die Pflege antriebsgesteigerter Patienten kostet viel Kraft. Die Kranken brauchen Möglichkeiten, sich „auszutoben", z.B. beim Sport oder beim Malen auf großen Flächen.

Gesteigerter Antrieb ist typisch für Manien.

Psychomotorische Störung

Psychomotorische Störung: Störung in der *Art,* sich zu bewegen (Erscheinungsbild der Bewegung, Körperhaltung während der Bewegung).

Alle Bewegungen eines Menschen werden nicht nur von seinem Willen, sondern auch von seiner Psyche mitbeeinflusst.

Dementsprechend können auch hier Störungen auftreten:

- **Stereotypien** sind Bewegungen oder Worte, die immer wieder gleichförmig wiederholt werden (beispielsweise unruhiges Nesteln beim alkoholischen Entzugsdelir)
- Bei der **Katalepsie** verharrt der Patient in unnatürlichen Stellungen
- **Manierierte** und **bizarre Bewegungen** sind an sich alltägliche Bewegungen, die aber auffällig geziert, schwülstig oder posenhaft ausgeführt werden, etwa das hoheitliche Winken einer Patientin, die im Rollstuhl durch den Gang gefahren wird.

Auffällige Veränderungen der Psychomotorik findet man manchmal bei Schizophrenien und organischen Psychosen.

36.3 Einteilung psychischer Erkrankungen

Es ist schwierig, psychische Erkrankungen sinnvoll einzuteilen. Dies liegt unter anderem daran, dass über die Ursachen und den Verlauf vieler Störungen wenig bekannt ist. Verschiedene Schulen und Gebräuche führen dazu, dass unterschiedliche Dinge mit gleichem Namen und gleiche Dinge mit unterschiedlichen Namen benannt werden.

36.3.1 Einteilung nach ICD 10

Das seit einigen Jahren wichtigste Einteilungsverfahren ist die **ICD 10** (*Internationale Klassifikation der Krankheiten, 10. Version* ☞ auch 9.9.1 und Abb. 36.22).

Die ICD 10 ist stärker an den *Symptomen* psychischer Krankheiten orientiert als an möglichen Ursachen. In ihr ist die traditionelle Unterscheidung zwischen Psychosen und Neurosen aufgegeben. Die festgelegten Diagnosekriterien für bestimmte psychische Erkrankungen sollen die Willkür psychiatrischer Diagnosen verringern. Die Symptome und Beschwerden des Patienten werden durch Diagnoseleitlinien zu Krankheitsbildern zusammengefasst.

36.3.2 Triadisches System

Dem *traditionell triadischen System nach Kurt Schneider, modifiziert durch Gerd Huber* liegt im Gegensatz zur ICD 10 ein stark nach den *Krankheitsursachen* fragendes Denken zugrunde. Wesentliche Begriffe aus dem triadischen System prägen auch heute noch die Sprache in der deutschen Psychiatrie. Unterschieden werden:

- *Exogene (körperlich begründbare) Psychosen* durch hirnbeteiligende körperliche Erkrankungen wie Infektions- und Stoffwechselerkrankungen oder primäre Hirnkrankheiten, z.B. MS (☞ 35.8.8)
- *Endogene (körperlich noch nicht begründbare) Psychosen* wie etwa die Schizophrenie (☞ 36.4.1)
- *Abnorme Variationen seelischen Wesens*, z.B. Neurosen (☞ unten), Minderbegabung (*Oligophrenien* ☞ 13.17.4), Sucht (☞ 36.6), Persönlichkeitsstörungen (☞ 36.10) und Sexualstörungen.

„F02.-* **Demenz bei andererorts klassifizierten Krankheiten**
Formen der Demenz, bei denen eine andere Ursache als die Alzheimer-Krankheit oder eine zerebrovaskuläre Krankheit vorliegt oder vermutet wird. Sie kann in jedem Lebensalter auftreten, selten jedoch im höheren Alter.

F02.0* **Demenz bei Pick-Krankheit** (G31.0†)
Eine progrediente Demenz mit Beginn im mittleren Lebensalter, charakterisiert durch frühe, langsam fortschreitende Persönlichkeitsänderung und Verlust sozialer Fähigkeiten. Die Krankheit ist gefolgt von Beeinträchtigungen von Intellekt, Gedächtnis und Sprachfunktionen mit Apathie, Euphorie und gelegentlich auch extrapyramidalen Phänomenen.

F02.1* **Demenz bei Creutzfeldt-Jakob-Krankheit** (A81.0†)
Eine progrediente Demenz mit vielfältigen neurologischen Symptomen als Folge spezifischer neuropathologischer Veränderungen, die vermutlich durch ein übertragbares Agens verursacht werden. Beginn gewöhnlich im mittleren Lebensalter, Auftreten jedoch in jedem Erwachsenenalter möglich. Der Verlauf ist subakut und führt innerhalb von ein bis zwei Jahren zum Tode.

F02.2* **Demenz bei Chorea Huntington** (G10†)
Eine Demenz, die im Rahmen einer ausgeprägten Hirndegeneration auftritt. Die Störung ist autosomal dominant erblich. Die Symptomatik beginnt typischerweise im dritten und vierten Lebensjahrzehnt. Bei langsamer Progredienz führt die Krankheit meist innerhalb von 10–15 Jahren zum Tode.
Demenz bei Huntington-Krankheit

F02.3* **Demenz bei primärem Parkinson-Syndrom** (G20†)
Eine Demenz, die sich im Verlauf einer Parkinson-Krankheit entwickelt. Bisher konnten allerdings noch keine charakteristischen klinischen Merkmale beschrieben werden.
Demenz bei:
- Paralysis agitans
- Parkinsonismus oder Parkinson-Krankheit

F02.4* **Demenz bei HIV-Krankheit [Humane Immundefizienz-Viruskrankheit]** (B22.0†)
Eine Demenz, die sich im Verlauf einer HIV-Krankheit entwickelt, ohne gleichzeitige andere Krankheit oder Störung, die das klinische Bild erklären könnte.

F02.8* **Demenz bei anderenorts klassifizierten Krankheitsbildern**
Demenz bei:
- Enzephalopathie (G93.4†)
- Epilepsie (G40.-†)
- hepatolentikulärer Degeneration [M. Wilson] (E83.0†)
- Hyperkalziämie (E83.5†)
- Hypothyreose, erworben (E01†, E03.-†)
- Intoxikationen (T36-T65†)
- Multipler Sklerose (G35†)
- Neurosyphilis (A52.1†)
- Niazin-Mangel [Pellagra] (E52†)
- Panarteriitis nodosa (M30.0†)
- Schädelhirntrauma (einschließlich „Dementia pugilistica") (T90.-†)
- systemischem Lupus erythematodes (M32.-†)
- Trypanosomiasis (B56.-†, B57.-†)
- Vitamin-B_{12}-Mangel (E53.8†)
- zerebraler Lipidstoffwechselstörung (E75.-†)"

Abb. 36.22: Psychiater dokumentieren üblicherweise ihre Diagnose nach einem Diagnoseklassifikationssystem (☞ 9.9.1). Hier ein kurzer Auszug aus der ICD 10, der die Demenz bei anderenorts klassifizierten Krankheiten behandelt.

Exogene und endogene Psychosen

Psychose (allgemeine Bedeutung: *Schwere psychische Krankheit*): Unterschiedlich benutzter Begriff, der am häufigsten solche psychischen Krankheiten bezeichnet, bei denen der Kranke in seinem Kontakt zur Realität erheblich gestört ist und in die sich ein Gesunder nur schwer einfühlen kann. Manchmal soll die Bezeichnung „Psychose" (im Gegensatz zu „Neurose") auf die besondere Schwere einer seelischen Störung hinweisen.

Exogene Psychosen

Exogene Psychosen (*hirnorganisches Psychosyndrom, kurz HOPS, organische Psychosen, symptomatische Psychosen, exogene Reaktionstypen*) sind durch körperliche Krankheiten bedingt, etwa Hirntumoren, Fieber, Vergiftungen (Alkohol) oder Stoffwechselstörungen. Entsprechend der Ursache sind bei der körperlichen Untersuchung oder technischen Diagnosemaßnahmen pathologische Befunde feststellbar (z.B. erhöhter Alkoholspiegel im Blut, Veränderungen im CT). Wichtige Beispiele sind Delir und Demenz.

Exogene Psychosen ☞ *36.11*

Endogene Psychosen

Bei **endogenen Psychosen** (endogen = von innen heraus) ist die Ursache der Psychose (noch?) unbekannt. Sicher ist bisher, dass endogene Psychosen erblich mitbedingt sind und dass ihr Verlauf einer gewissen Eigengesetzlichkeit folgt, aber auch von Umweltfaktoren abhängt. Zu den endogenen Psychosen zählen die Schizophrenien (☞ 36.4.1), die schizoaffektiven Psychosen (☞ 36.4.3) und die affektiven Psychosen (endogene Depression und Manie ☞ 36.5). Die Diagnose einer endogenen Psychose stützt sich vor allem auf den *psychopathologischen Befund* (☞ 36.2).

Abnorme Variationen seelischen Wesens

Unter den **abnormen Variationen seelischen Wesens** versteht Huber Extremvarianten hinsichtlich:

- Der Intelligenz *(geistige Behinderung)*
- Der Persönlichkeit *(Persönlichkeitsstörungen)*
- Des Verhaltens *(Neurosen)*
- Der sexuellen Triebanlagen.

Typisch ist die unscharfe Grenze zwischen abnormen Variationen und „Gesundem und Normalem“. Der Übergang ist fließend.

Die Ursachen der meisten Variationen sind letztlich ungeklärt. Vermutlich spielen genetische Anlagen, Entwicklungsstörungen, Umwelteinflüsse und soziale Faktoren eine Rolle.

Neurosen

Neurose: Schillernder Begriff mit vielen Bedeutungen: Im weitesten Sinne die nicht gelungene Lösung eines seelischen Problems. Bezeichnet in der psychoanalytischen Schule psychische Störungen, die in der Regel aus ungelösten Konflikten in der Kindheit entstehen.

Die umfassendsten Neurosetheorien entstammen der *Psychoanalyse* (☞ 10.12.2). Ursache einer **Neurose** ist demnach ein ungelöster Konflikt aus der Kindheit. Das **Ich** ist nach psychoanalytischen Theorien die Instanz, die zwischen den Ansprüchen des **Es** (*Instanz der Triebe und Wünsche*), des **Über-Ichs** (*Instanz des Gewissens,* d.h. der erworbenen Wertvorstellungen) und der **Realität** vermittelt. Können seelische Wünsche und Strebungen vom Ich oder vom Über-Ich nicht akzeptiert werden, entsteht ein **Konflikt.** Konflikte zwischen den einzelnen psychischen Instanzen sind normal und können auf verschiedene Weise gelöst werden. Ein möglicher (aber nicht optimaler) Lösungsmechanismus ist die Verdrängung ins Unbewusste. Damit ist der Konflikt aber nicht „aus der Welt“. Vielmehr kann er sich aus dem Unbewussten als *neurotisches Symptom* wieder bemerkbar machen. Das Symptom ist quasi symbolischer Ausdruck des unbewussten innerseelischen Konfliktes. Der Zusammenhang zwischen dem zugrunde liegenden Konflikt und dem neurotischen Symptom ist für den Betroffenen nicht so ohne weiteres sichtbar. Vielmehr muss der Konflikt in einer lang dauernden und mühevollen psychoanalytischen Therapie wieder zutage gefördert und dann bearbeitet werden.

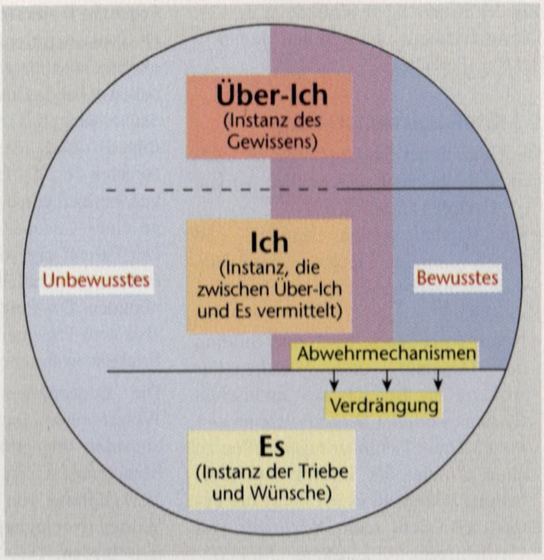

Abb. 36.23: Beziehung von Es, Ich und Über-Ich (☞ auch 3.4.5).

Das neurotische Symptom stellt einen suboptimalen Kompromiss zwischen unbewussten seelischen Strebungen und deren Abwehr dar.

Zu den Neurosen zählen die:

- Angstneurosen (☞ 36.8.1)
- Phobien (☞ 36.8.1)
- Zwangsneurosen (☞ 36.8.2)
- Neurotischen Depressionen (☞ 36.5.1)
- Konversionsneurosen (☞ 36.9)
- Psychosomatischen Erkrankungen.

Neurosen werden nach psychoanalytischer Schule durch Aufdeckung des Konfliktes und Ermöglichung einer besseren Verarbeitung behandelt. Die psychoanalytische Theorie ist aber umstritten: Nach der *Lerntheorie* sind neurotische Symptome (falsch) angelernte Gewohnheiten, die ebenso wieder „verlernt“ werden können. Auch biologische Einflussfaktoren werden diskutiert.

Für alle „Neurosen“ gibt es noch andere Namen. Meist wird der Begriff „Neurose“ einfach durch „Störung“ ersetzt.

36.4 Erkrankungen des schizophrenen Formenkreises

36.4.1 Schizophrenie

Schizophrenie *(Spaltungsirresein):* Endogene Psychose (☞ 36.3.2), die durch eine schwere Störung der Gesamtpersönlichkeit mit Verlust von Einheit und Ordnung der Wahrnehmung, des Denkens, der Affekte und der Identität gekennzeichnet ist. Da es viele Erscheinungsformen der Schizophrenie gibt, spricht man auch von der *Gruppe der Schizophrenien* oder von *Erkrankungen des schizophrenen Formenkreises*. Häufigkeit ca. 1 % der Bevölkerung, Manifestationsgipfel 20. – 30. Lebensjahr.

Das Wesen der Krankheit **Schizophrenie** ist schwer zu erklären. Schizophrene Erlebnisweisen sind so ungewöhnlich, dass man sie kaum mitteilen oder nachvollziehen kann.

Im Zentrum der Erkrankung stehen charakteristische Veränderungen von Denken, Wahrnehmung und Affekt. Der Bezug des Kranken zur Realität ist gestört. Die intellektuellen Fähigkeiten bleiben in der Regel erhalten.

Krankheitsentstehung

Die Ursache der Schizophrenie ist letztlich nicht bekannt. Vermutlich wirken viele Faktoren zusammen:

- Die Ergebnisse von Familien- und Zwillingsstudien deuten darauf hin, dass Schizophrenien genetisch mitbedingt sind
- Neurobiochemisch wird eine Störung der Dopamin- und Noradrenalinwirkung im Bereich des limbischen Systems vermutet *(Katecholaminhypothese).* Diese Veränderungen sollen zu einer Störung der Informationsverarbeitung führen, als deren Folge der Patient z.B. nicht mehr Wichtiges von Unwichtigem trennen kann *(Filterstörung)*
- In psychologischen Theorien werden familiäre Probleme in der frühen Kindheit als ursächlich angesehen, besonders unzureichende emotionale Zuwendung durch die Mutter. Auch von Soziologen werden auffällige Verhaltensmuster (z.B. übermäßige Besorgtheit der Mütter) in den Familien der Kranken beschrieben. Gerade hier ist es aber schwer zu entscheiden, ob das auffällige Verhalten Ursache oder Folge der Erkrankung ist.

Das **Vulnerabilitätskonzept** integriert die verschiedenen Ansätze. Demnach wird nicht einfach die Krankheit vererbt, sondern die *Anfälligkeit* (Vulnerabilität = Verletzlichkeit, Anfälligkeit), auf Belastungen jedwelcher Art mit einer Schizophrenie zu reagieren. Kommt es im Laufe des Lebens zu „Verletzungen" durch besondere psychische oder körperliche Belastungen, verändert sich der Hirnstoffwechsel. Je höher die Vulnerabilität eines Menschen ist, desto geringere zusätzliche Belastungen können zum Ausbruch der Erkrankung führen.

Der *Nachweis* von sozialen und psychologischen Krankheits*ursachen* ist bisher nicht sicher gelungen. Gesichert ist aber, dass psychosoziale Faktoren erheblich auf den Krankheits*verlauf* einwirken (☞ 36.1, 36.13).

Symptome und Einteilung

Die Schizophrenie äußert sich in einer Vielzahl von Symptomen, die aber nicht alle bei *einem* Patienten und nicht *gleichzeitig* auftreten müssen.

Formale Denkstörungen

Die typischen Denkstörungen bei Schizophrenie sind die *Denkzerfahrenheit* (der außenstehende Untersucher kann den Gedankengängen des Patienten nicht mehr folgen) und das *Gedankenabreißen* (☞ auch 36.2.5). Dabei wird das Gedankenabreißen von den Kranken oft als Folge eines *Gedankenentzugs* beschrieben: Der Patient sagt, der Gedanke sei plötzlich weg, irgendjemand habe ihn weggenommen. Die formale Denkstörung wird also vom Patienten als Störung des Ich-Erlebens wahrgenommen.

Die Bedeutungen der verschiedenen Wörter werden nicht mehr scharf gegeneinander abgegrenzt **(Begriffszerfall).** Manchmal bilden die Patienten durch Verknüpfung von Begriffen ganz neue Wörter **(Neologismen)** wie etwa Eiskönigschießen.

Affektstörungen

Im emotionalen Bereich gilt die **Ambivalenz** als charakteristisches Symptom. Ambivalenz bedeutet, dass sich zwei gegensätzliche, unvereinbare Gefühlsregungen, Wünsche oder Bestrebungen beziehungslos gegenüberstehen. Ambivalenz kann sich zum Beispiel darin zeigen, dass eine Patientin gleichzeitig lacht und weint oder stundenlang vor dem Schrank steht, ohne sich für eine Hose entscheiden zu können.

Ambivalenz ist auch bei Gesunden möglich. Im Gegensatz zum Schizophrenen kann ein Gesunder den Konflikt aber nach kurzer Zeit lösen, z.B. sich für eine von zwei Hosen entscheiden.

Typisch sind auch **paradoxe Affekte** *(inadäquate Affekte, Parathymie).* Dabei ist die innere Zusammengehörigkeit von Erlebnis und begleitendem Affekt zerbrochen. Dann können grauenhafte Erlebnisse munter lächelnd erzählt werden – und umgekehrt.

Viele Schizophrene haben außerdem große Angst oder sind deprimiert als Folge des veränderten Erlebens.

Autismus

Ein weiteres Grundsymptom der Schizophrenie ist der **Autismus.** Hierunter versteht man eine „Ich-Versunkenheit" und Abkapselung von der Realität. Die Patienten leben gewissermaßen in einer „Privatwelt". Autistische Patienten können sich daher nicht so verhalten, wie es die jeweilige Situation erfordern würde. Beispielsweise befragt ein Patient stundenlang seine Mitpatienten nach ihren Vorfahren und erstellt Stammbäume, ohne das Desinteresse und den Ärger der Mitpatienten überhaupt wahrzunehmen. Autismus ist ein Mechanismus, durch den sich der Ich-gestörte Kranke vor Überforderungen schützt. Extrem autistische Kranke nehmen keinen Anteil mehr an ihrer Umgebung, sprechen kaum noch *(Mutismus)* oder bewegen sich nicht mehr *(Stupor).*

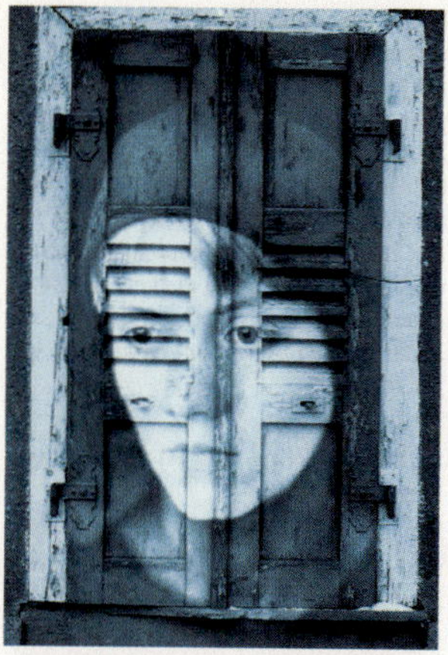

Abb. 36.24: Manche Patienten leiden unter einer Gefühlssperre, durch die sie vollkommen gleichgültig wirken. Die Gefühle sind aber nicht verschwunden, eher hinter einer Tür verschlossen, die der Kranke nicht mehr öffnen kann. [K153]

Der Begriff Autismus wird auch bei einem anderen Krankheitsbild, dem **frühkindlichen Autismus** oder der *autistischen Störung* verwendet. Dabei handelt es sich nicht um eine Schizophrenie, sondern um eine tief greifende Entwicklungsstörung bei Kindern mit fehlender Kontaktaufnahme zur Umwelt. Frühsymptom ist die ablehnende Haltung des Säuglings der Mutter gegenüber.

Störungen des Ich-Erlebnis

Zum Kern der schizophrenen Erkrankung gehört die Veränderung des Ich-Erlebens. Schizophrene können sich selbst als fremd oder unheimlich erleben *(Depersonalisation).* Beispielsweise erzählt ein Patient, in seinem Körper sei rechts ein Pfarrer und links ein Soldat, die sich ständig stritten. Die Grenze zwischen „Ich" und „Umwelt" kann zerbrechen, so dass der Kranke die eigenen Denk- und Willensprozesse nicht mehr als eigene erkennt. Im Bereich des Denkens führt das zu den Symptomen Gedankeneingebung, Gedankenausbreitung und Gedankenentzug (☞ 36.2.8). Werden Bewegungen und Handlungen als von außen gelenkt erlebt, spricht man von Willensbeeinflussung (☞ unten, Wahrnehmungsstörungen).

Störungen des Antriebs und der Psychomotorik

Katatone Erscheinungen (engl. catatonia, Erkrankungen mit gestörter Willkürmotorik) durch Störungen des Antriebs und der Psychomotorik sind heute im Vergleich zu früher weniger deutlich ausgeprägt. Zur Katatonie gehören z.B. motorische Erstarrung, bizarre Haltungen, Automatismen, Manierismen, Grimassieren oder Bewegungsstürme. Dabei nehmen die Patienten alles wahr, was in ihrer Umwelt geschieht, sie können sich aber nicht am Geschehen beteiligen. Katatone Erscheinungen gehen meist mit starker innerer Anspannung des Patienten einher.

Sehr selten, aber lebensbedrohlich, ist die **maligne Katatonie** mit hochgradiger Erregung, Fieber, Kreislaufstörungen und Herzjagen, die mit einer Elektrokrampftherapie (☞ 36.5.1) behandelt wird.

Wahrnehmungsstörungen

Nahezu jeder Schizophrene hat mindestens einmal im Verlauf der Erkrankung Wahrnehmungsstörungen. Besonders häufig sind akustische Halluzinationen und Körperhalluzinationen.

Bei den akustischen Halluzinationen unterscheidet man:

- **Kommentierende Stimmen**, die das Verhalten des Kranken mit Bemerkungen versehen („sie wäscht sich")
- **Imperative Stimmen**, die Befehle geben und oft gefährlich sind („wirf dich vor den Zug")
- **Dialogisierende Stimmen**, das sind mehrere Stimmen, die sich unterhalten
- **Gedankenlautwerden**, d.h. der Patient hört seine eigenen Gedanken laut von außen.

Körperhalluzinationen werden typischerweise als von „außen gemacht" empfunden. Die Patienten erzählen etwa, sie würden bestrahlt oder von außen mit Nadeln durchbohrt *(leibliche Beeinflussungserlebnisse).*

Daneben gibt es eigenartige Leibgefühle (Brennen, Kribbeln, Schrumpfen der Glieder), die als **Zoenästhesien** bezeichnet werden.

Geschmacks-, Geruchs- und optische Halluzinationen sind demgegenüber seltener.

Wahn

Der Patient erkennt die oben genannten Symptome (z.B. die Halluzinationen, die Ich-Störungen) nicht als krankheitsbedingt. Er erlebt sie vielmehr als wirklich. In der Auseinandersetzung mit diesem Erleben suchen viele Patienten eine Erklärung und bauen dazu einen **Wahn** (☞ 36.2.5) auf. Es riecht beispielsweise nach Gas, weil die Nachbarn Gas in die Wohnung einleiten, oder der Patient hört Stimmen, weil Gott zu ihm spricht. Die häufigsten Wahnthemen sind der Beziehungs- und Verfolgungswahn.

Plus- und Minussymptome

Bei den vorgestellten Symptomen werden **Plus**- von **Minussymptomen** unterschieden. Plussymptome sind z.B. Wahn, Halluzinationen und Denkzerfahrenheit. Zu den Minussymptomen zählen Affekt-, Antriebs- und Sprachverarmung, Lustlosigkeit, sozialer Rückzug und Mangel an Körperpflege.

Bei akut Kranken stehen meist Plussymptome im Vordergrund, in der Rehabilitation die Minussymptome.

Einteilung schizophrener Erkrankungen

Schizophrene Erkrankungen werden nach ihren Symptomen eingeteilt. Je nachdem, welche Symptome beim Patienten vorherrschen, wird die Erkrankung einer von vier Unterformen zugeordnet. Diese Zuordnung gilt immer nur für die aktuelle Krankheitsphase, da im Laufe einer schizophrenen Erkrankung die verschiedensten Symptombilder auftreten können. Die Übergänge zwischen den verschiedenen Formen sind fließend:

- **Paranoid-halluzinatorische Form.** Vorherrschende Symptome sind hier Halluzinationen und Wahn
- **Katatone Form.** Bei dieser Form stehen die Störungen des Antriebs und der Psychomotorik im Vordergrund
- **Hebephrene Form.** Es dominieren Affektstörungen (flacher Affekt, Enthemmung, „läppisch-alberne" Gestimmtheit), und oft entwickelt sich schnell eine Minussymptomatik (☞ oben)
- **Schizophrenia simplex.** Bei dieser Form sind in erster Linie Denkstörungen, Antriebslosigkeit und Verkümmerung des Realitätsbezuges zu beobachten.

Diagnostik

Die Diagnose einer schizophrenen Erkrankung wird aufgrund des psychopathologischen Befundes gestellt. Insbesondere bei schleichend beginnendem Verlauf ist eine exakte Diagnose manchmal unmöglich.

Denkstörungen (insbesondere Zerfahrenheit), Affektstörungen (in erster Linie Ambivalenz) und Autismus haben bei der Diagnosestellung die größte Bedeutung. Auch akustische Halluzinationen, Körperhalluzinationen, die typischen Störungen des Ich-Erlebnis und Wahnwahrnehmungen erlauben die Diagnose, falls eine exogene Psychose ausgeschlossen ist. Die übrigen Symptome (z.B. sonstige Halluzinationen, Wahneinfälle, Manierismen) sind demgegenüber von geringerem Gewicht.

Behandlungsstrategie

Entsprechend der vielfältigen Ursachen und Beeinflussungsfaktoren einer Schizophrenie gibt es keine einzelne Therapieform, die die Schizophrenie einfach beseitigen kann. Medikamentöse Therapie, Psychotherapie und Soziotherapie müssen immer zusammen eingesetzt werden, um den Patienten so weit wie möglich zu rehabilitieren.

Medikamentöse Therapie

Die medikamentöse Therapie wirkt besonders auf die Plussymptomatik. Sie stützt sich in erster Linie auf Neuroleptika (☞ Pharma-Info 36.25), die bei der Schizophrenie auch zur Langzeitbehandlung und Rezidivprophylaxe eingesetzt werden. Bei starken Angstzuständen werden zusätzlich Anxiolytika (z.B. Benzodiazepine ☞ Pharma-Info 36.41) gegeben.

Psycho- und Soziotherapie

Psychotherapeutisch werden alle bekannten Verfahren eingesetzt. Verhaltenstherapeutisch können die verschiedensten Probleme bearbeitet werden. Gemeinsam werden krankheitsauslösende Situationen und Faktoren analysiert, damit der Patient ihnen in Zukunft ausweichen kann. Rollenspiele sollen helfen, die sozialen Kompetenzen zu verbessern. Gegen die häufigen Konzentrationsstörungen hilft kognitives Training. Krankheitsinformationen sind wichtig, damit die Patienten z.B. bei Rezidiven den Beginn der Krankheit erkennen und eine Behandlung suchen können. Die Patienten müssen auch lernen, wie sie Belastungen sinnvoll bewältigen können.

Studien legen nahe, dass es häufiger zu Rückfällen kommt, wenn in der Familie Schizophrener ein besonders emotionaler, oft vorwurfsvoller Umgangston herrscht *(expressed-emotions-Konzept)*. In Familientherapien wird dann versucht, andere Kommunikationsstile einzuüben.

Psychoanalytisch orientierte Verfahren werden eher selten angewandt, da die Gefahr einer emotionalen Überstimulation mit Anstieg der Rezidivhäufigkeit besteht.

Ein großes Problem für die soziale Reintegration ist die Minussymptomatik, die auf Arzneimittel oder sprachliche Behandlungsmethoden schlecht anspricht. Atypische Neuroleptika wirken wohl eher als typische Neuroleptika; für Amisulprid (Solian®) konnte ein positiver Effekt nachgewiesen werden. Für die notwendige Aktivierung sind die pflegerisch angewandten Therapieformen, z.B. Alltagsbewältigung, besonders wichtig. Ergänzt wird das Behandlungskonzept z.B. durch körperliche Aktivierung (Sport), Ergo- und Arbeitstherapie.

Pflege

> Die Pflege schizophrener Patienten ist immer eine Gratwanderung zwischen Unterstimulation, die die Minussymptomatik begünstigt, und Überstimulation, die die Plussymptome verstärkt und zu erhöhter Suizidgefahr führt.

Der Zerfall des „Ichs" und der Grenzen zur Außenwelt bedroht den Kranken. Viele schizophrene Symptome wie etwa der Wahn sind als Bewältigungsversuche und Schutzmechanismen anzusehen. Diese dürfen dem Patienten daher nicht einfach „weggenommen" werden, da der Patient dann noch mehr Angst bekommt und evtl. einen Suizidversuch unternimmt. Die Pflegenden sollten also nicht versuchen, dem Patienten Wahn „auszureden". Dies gelingt ohnehin nicht, kann den Kranken aber gefährden.

Die Bezugspersonen der Patienten sollten nicht ständig wechseln. Die Kranken müssen wissen, wer für sie zuständig ist. Die Bezugspersonen müssen ein ausgewogenes Verhältnis zwischen Nähe und Distanz finden: Zu viel Nähe bedroht und kann die Krankheit verschlimmern. Zu viel Distanz verstärkt die Einsamkeit und lässt den Kranken mit seiner Angst alleine.

Wichtig für schizophrene Patienten sind klare, einfache und übersichtliche Informationen. Der Kommunikationsstil muss eindeutig sein. Ironische Bemerkungen, komplizierte Erklärungen und vage Aussagen werden vermieden (also „um 9.00 Uhr komme ich und spiele mit Ihnen" und nicht „vielleicht spielen wir nachher zusammen").

Oft ergeben sich aus den Symptomen Hinweise auf mögliche seelische Konflikte, etwa wenn eine Patientin immer die Stimme eines ehemaligen Bekannten hört, in den sie unglücklich verliebt war und der sie nun auffordert, sich auszuziehen. Solche Hinweise darf man im Gespräch nicht einfach aufgreifen und bearbeiten, denn dazu ist das „Ich" der Patienten in der akuten Krankheitsphase nicht stabil genug. Konflikte und auslösende Bedingungen werden erst besprochen, wenn die psychotischen Symptome abgeklungen sind.

Stark psychotischen Patienten gestatten die Pflegenden genügend Rückzugsmöglichkeiten. Teilnahme an Therapien oder mehr als die notwendigste Körperpflege werden nicht erzwungen. Um eine Beziehung zu diesen schwer kranken Patienten aufzubauen, eignen sich besonders einfache gemeinsame Tätigkeiten. Vor Reizüberflutung durch Lärm, vor emotionalen Belastungen, zu vielen sozialen Kontakten oder Therapien werden die Kranken geschützt.

Akut Kranke können manchmal wegen Vergiftungsängsten nicht essen. Solange sie genug trinken, kann ihre Essensverweigerung für ein paar Tage toleriert werden. Manchmal hilft es, Obst oder originalverpacktes Essen anzubieten. Beispielsweise trinkt ein Patient, der das Stationsessen verweigert, evtl. Säfte aus frisch geöffneten Flaschen.

In jeder Krankheitsphase versuchen die Pflegenden, die gesunden „Anteile" der Patienten zu entdecken und zu fördern. Bemerkt man etwa, dass ein Patient gerne spielt, kann diese „gesunde" Fähigkeit durch das regelmäßige Schachspielen mit einer Pflegekraft einmal täglich gestärkt werden. Für einen Patienten, der wieder arbeiten möchte, ist nach ausreichender Stabilisierung die Arbeitstherapie geeignet.

Verlauf und Prognose

Der Verlauf schizophrener Erkrankungen ist zum Teil einem nicht durchschaubaren Eigengesetz unterworfen, hängt aber auch vom Umfeld ab. Auch nach jahrelangem Krankheitsverlauf kann es bei schizophrenen Patienten noch zu einer Besserung und Heilung kommen.

Schizophrenien können akut und chronisch verlaufen. Es sind schwere Erkrankungen mit einer hohen Suizidrate von 5 – 10 %. Trotzdem ist die Prognose nicht so ungünstig wie in der Öffentlichkeit oft dargestellt. Ein Drittel der Ersterkrankten wird und bleibt symptomfrei, und auch Rezidive können folgenlos ausheilen.

Eine akute Krankheitsepisode kann aber auch bleibende Veränderungen hinterlassen. Hier unterscheidet man *uncharakteristische Residuen* (mit Verlust von Spannkraft, Schwung, Konzentrations- und Gedächtnisstörungen) von *charakteristischen Residuen*, bei denen das typisch Schizophrene dominiert. Kennzeichen dieser **schizophrenen Defektpsychose** sind Autismus mit Abkapselung und Realitätsferne, Affektverflachung und inadäquatem Affekt, Denkzerfahrenheit und fehlende Krankheitseinsicht.

36.4.2 Wahnhafte Störungen

Bei manchen Kranken sind Wahnvorstellungen das auffälligste oder einzige Krankheitssymptom. Denken und Persönlichkeit wirken unverändert. Die Beziehung solcher wahnhafter Störungen zu den Schizophrenien ist nicht eindeutig geklärt. Sie werden je nach Lehrmeinung als **Paranoia** *(Wahn), paranoides Zustandsbild, Paraphrenie, Randform der Schizophrenie* oder *sensitiver Beziehungswahn* bezeichnet.

Wahnhafte Störungen sind schwer zu behandeln. Medikamentös werden hochpotente Neuroleptika (☞ Pharma-Info 36.25) gegeben. Gelegentlich ist eine tiefenpsychologische Therapie erfolgreich.

36.4.3 Schizoaffektive Psychosen

Bei **schizoaffektiven Psychosen** treten gleichzeitig schizophrene *und* affektive Symptome auf. Sie stellen eine schwierig einzuordnende Zwischenform zwischen schizophrenen und affektiven Psychosen dar. Je nachdem, ob die Stimmung pathologisch gehoben oder gesenkt ist, spricht man von einer *schizomanischen* oder *schizodepressiven Störung*.

Schizoaffektive Psychosen beginnen oft abrupt, und häufig lässt sich ein psychischer Auslöser feststellen. Die Prognose ist insgesamt besser als bei Schizophrenien. Oft sprechen sie auf eine Phasenprophylaxe an.

Pharma-Info 36.25: Neuroleptika

Als **Neuroleptika** (engl. *major tranquilizer*) werden solche Arzneimittel bezeichnet, die nicht nur sedierend wirken, sondern darüber hinaus die gestörten psychischen Funktionen zu „ordnen" vermögen. Je stärker diese *antipsychotische Wirkung* eines Arzneimittels ist, desto geringer sedierend wirkt es in der Regel.

Man unterscheidet hochpotente, mittelpotente und niederpotente Neuroleptika, wobei sich die Potenzbezeichnung auf die antipsychotische Wirkstärke bezieht.

Hoch- und mittelpotente Neuroleptika

Hoch- und **mittelpotente Neuroleptika** wirken besonders gegen psychotische Spannungszustände und Erregung, Angst, Wahn und Halluzinationen. Sie ordnen den formalen Gedankengang. Darüber hinaus sind sie leicht antriebshemmend. Ihre beruhigende Wirkung ist nur gering.

Zu den hochpotenten Neuroleptika zählen etwa Haloperidol (z.B. Haldol®), Glianimon (z.B. Benperidol®) und Flupentixol (z.B. Fluanxol®), zu den mittelpotenten beispielsweise Clopenthixol (etwa Ciatyl®) und Triflupromazin (etwa Psyquil®).

Indikationen

Indikationen sind psychotische Störungen bei Schizophrenien, wahnhaften Depressionen, hirnorganischem Psychosyndrom und Delir. Weiterhin werden sie zur Rückfallprophylaxe bei chronisch verlaufenden schizophrenen Psychosen eingesetzt.

Unerwünschte Wirkungen

Unerwünschte Wirkungen betreffen in erster Linie das extrapyramidalmotorische System (kurz *EPMS* ☞ auch 35.1.2):

- **Dyskinesien** sind spontan auftretende, unwillkürliche Bewegungen. Bei der Neuroleptikatherapie sind zwei Formen von Dyskinesien zu unterscheiden. Gelegentlich treten zu Beginn der Therapie **Frühdyskinesien** *(initiale Dyskinesien)* auf. Meist handelt es sich dabei um schmerzhafte Zungen-, Schlund- und Blickkrämpfe oder um Krämpfe der Kiefermuskulatur. Frühdyskinesien müssen sofort mit Biperiden (etwa Akineton®) behandelt werden. Die Neuroleptikatherapie kann fortgesetzt werden.

  Spätdyskinesien *(tardive Dyskinesien)* entwickeln sich erst nach länger dauernder Neuroleptikatherapie. Am häufigsten sind unwillkürliche Bewegungen der Mund-, Schlund- und Gesichtsmuskulatur, z.B. Schmatz- und Kaubewegungen. Bei einigen Patienten sind die Spätdyskinesien therapieresistent
- Bei der **Akathisie** hat der Patient einen solchen Bewegungsdrang, dass er weder ruhig sitzen noch stehen kann. Die Betroffenen trippeln auf der Stelle, laufen unruhig auf und ab und „zappeln" auf dem Stuhl herum. Die Patienten leiden oft sehr darunter. Eine Akathisie ist manchmal nur schwer von einer krankheitsbedingten Unruhe zu unterscheiden. Die Behandlung der Akathisie besteht in der Dosisreduktion des Neuroleptikums (falls möglich) und der Gabe eines β-Blockers
- Das **pharmakogene Parkinson-Syndrom** (☞ auch 35.9.1) zeigt sich durch Muskelsteifigkeit *(Rigor)*, Zittern *(Tremor)* und vor allem Bewegungsarmut *(Hypokinese)*. Die Patienten wirken steif und bewegen sich roboterhaft mit kleinen Schritten und starrer Mimik. Das pharmakogene Parkinson-Syndrom wird durch Gabe von Biperiden (z.B. Akineton®) und evtl. Umstellung des Neuroleptikums therapiert. Da Akineton® leicht euphorisierend wirkt und ein geringes Abhängigkeitspotential hat, sollte es bei der Bedarfsmedikation nicht zu freigiebig ausgegeben werden.

Weitere Nebenwirkungen bestehen in Blutdrucksenkung, Kreislauflabilisierung, Mundtrockenheit, Kopfschmerzen, Thrombosegefahr, Obstipation, Allergien, depressiver Verstimmung, deliranten Symptomen und – besonders belastend und oft übersehen – Libido- und Potenzstörungen.

! Vorsicht: Gefährliche Neuroleptika-Nebenwirkungen

Ganz selten, aber lebensgefährlich sind:

- Das **maligne neuroleptische Syndrom** mit Fieber, Rigor und Akinese, Bewusstseinsstörungen, starkem Schwitzen und Tachypnoe
- Störungen in der Bildung der weißen Blutkörperchen (*Agranulozytose* ☞ 24.7.4).

Aber:
Entgegen einem weit verbreiteten Vorurteil machen Neuroleptika nicht abhängig.

Um die regelmäßige medikamentöse Behandlung bei chronisch Kranken zu sichern, gibt es von einigen hochwirksamen Neuroleptika Depotformen, die nur alle 2 – 4 Wochen als i.m.-Injektion verabreicht werden.

Sonderstellung: Clozapin

Clozapin (Leponex®) ist vom Wirkprofil den mittelstarken Neuroleptika zuzuordnen. Es wird als **atypisches Neuroleptikum** bezeichnet, da es ein anderes Nebenwirkungsspektrum hat (insbesondere keine Effekte auf das extrapyramidalmotorische System) und oft noch wirkt, wenn andere Neuroleptika versagen. Wichtigste Nebenwirkung ist die recht häufige Agranulozytose (☞ 24.7.4). Daher wird Clozapin nur eingesetzt, wenn andere Neuroleptika keinen Erfolg gebracht haben. Bei unzuverlässigen Patienten, bei denen kein regelmäßiger Arztkontakt vorausgesetzt werden kann, darf es nicht gegeben werden.

Unter der Behandlung mit Clozapin müssen regelmäßige Blutbildkontrollen erfolgen. Beim Auftreten von Fieber oder Halsschmerzen muss sofort der Arzt informiert werden, da dies erste Hinweise auf eine Agranulozytose sein können. Durch diese Vorsichtsmaßnahmen und rechtzeitiges Absetzen des Arzneimittels kann ein lebensbedrohlicher Abfall der weißen Blutkörperchen in der Regel verhindert werden.

Clozapin kann außerdem bedrohliche orthostatische Dysregulationen bewirken, daher wird die Therapie mit einer niedrigen Dosierung unter regelmäßigen Blutdruckkontrollen begonnen.

Nicht so bedrohlich, aber für die Patienten belastend, ist zu Beginn der Therapie starker Speichelfluss sowie später die Gefahr einer massiven Gewichtszunahme.

Zu den atypischen Neuroleptika im weiteren Sinne zählen unter anderem die Neuentwicklungen Risperidon (Risperdal®), Zotepin (Nipolept®) und Amisulprid (Solian®).

36.5 Affektive Störungen

Affektive Störungen: Psychische Erkrankungen, bei denen krankhafte Veränderungen der *Stimmung* im Vordergrund stehen. Bei gesenkter Stimmung spricht man von **Depression**, bei gehobener Stimmung von **Manie**.

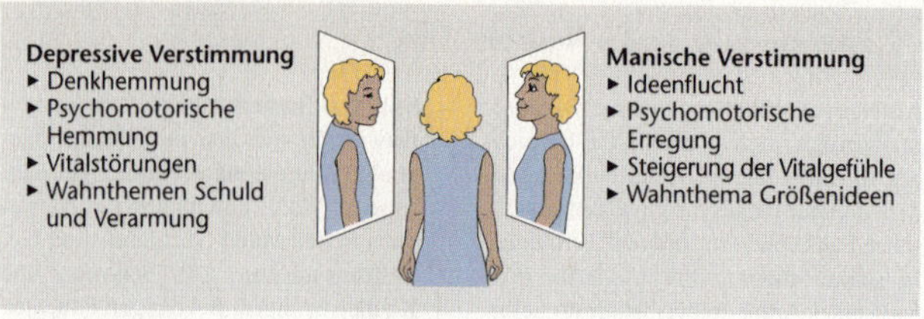

Abb. 36.26: Die zwei Pole der affektiven Psychose: Depression und Manie. [A400-117]

Affektive Störungen können verschiedene Ursachen haben. Beispielsweise können Depressionen organisch, psychogen oder endogen bedingt sein.

Ist eine affektive Störung endogen bedingt, spricht man auch von *affektiver Psychose*.

Affektive Psychose

Affektive Psychose *(Zyklothymie, bipolare Psychose, manisch-depressive Krankheit):* Endogene Psychose mit phasenweiser depressiver (melancholischer) oder manischer Verstimmung des Kranken. Die Phasen können rezidivieren, heilen aber in der Regel folgenlos aus. Häufigkeit ca. 0,5 – 1 %, familiär gehäuft auftretend.

Bei den affektiven Psychosen werden unterschieden:

- Monopolare Verläufe mit ausschließlich depressiven Phasen (2/3 der Fälle)
- Bipolare Verläufe mit einem Wechsel von depressiven und manischen Phasen (1/3 der Fälle)
- Monopolare Verläufe mit ausschließlich manischen Phasen (sehr selten).

36.5.1 Depression

Depression: Affektive Störung mit krankhaft niedergedrückter Stimmung des Kranken, die mit einer Vielzahl psychischer, psychosozialer und körperlicher Symptome einhergehen kann. Sehr häufige Störung: Schätzungsweise 15 % aller Menschen leiden (mindestens) einmal im Leben an einer behandlungsbedürftigen Depression.

Jeder Mensch erlebt neben Zeiten der Freude auch Zeiten der Traurigkeit. Stimmungsschwankungen gehören zum Leben. **Depressionen** sind nicht nur durch besondere Schwere und Dauer von Trauer und Niedergeschlagenheit gekennzeichnet, sie sind auch qualitativ anders als die „normale" Traurigkeit. Sie verändern den Menschen und können von ihm alleine oft nicht bewältigt werden.

Krankheitsentstehung und Einteilung

Am häufigsten werden die Depressionen nach ihrer (mutmaßlichen) Ursache eingeteilt:

Endogene Depression

Die **endogene Depression** (*Melancholie, zyklothyme Depression,* engl. *major depression*) ist eine Manifestationsform der affektiven Psychose (☞ 36.5). Wie bei anderen endogenen Psychosen ist ihre Ursache ungeklärt. Erbliche Faktoren spielen sicher eine Rolle, können aber die Erkrankung nicht hinreichend erklären. Zwischenmenschliche Belastungen können Phasen mit auslösen.

Organische Depressionen

Organische Depressionen sind Ausdruck einer körperlichen Erkrankung, beispielsweise einer Schilddrüsenunterfunktion.

Psychogene Depressionen

Unter der Bezeichnung **psychogene Depressionen** werden folgende Depressionen zusammengefasst:

- **Reaktive Depressionen,** die durch belastende äußere Faktoren (z.B. Tod eines geliebten Menschen) ausgelöst werden
- **Neurotische Depressionen**, bei denen sich unbewusste, nicht ausreichend gelöste seelische Konflikte als chronifizierte, das Leben durchziehende Depression auswirken

Pharma-Info 36.25: Neuroleptika (Fortsetzung)

Niederpotente Neuroleptika

Niederpotente Neuroleptika wirken stark sedierend und gering antipsychotisch. Sie dämpfen Erregungszustände und fördern den Nachtschlaf.

Zu den niederpotenten Neuroleptika zählen unter anderem Thioridazin (Melleril®), Chlorprothixen (Truxal®), Promethazin (Atosil®) und Levomepromazin (Neurocil®).

Indikationen

Ihre **Indikationen** sind Erregungs-, Angst- und Spannungszustände sowie Schlafstörungen.

Unerwünschte Nebenwirkungen

An **unerwünschten Wirkungen** sind v.a. starke Müdigkeit mit Störung der Arbeitsfähigkeit und vegetative Nebenwirkungen wie Mundtrockenheit, Schwitzen und Obstipation zu nennen. Motorische Störungen hingegen sind sehr selten.

Pflege

Die Medikation mit Neuroleptika ist für viele Patienten belastend. Sie haben das Gefühl, sich zwischen einer schweren Krankheit oder schlimmen Nebenwirkungen entscheiden zu müssen. Diese Patienten müssen mit ihren Fragen und Sorgen ernst genommen werden. Im Gespräch werden die Gründe besprochen, die für oder gegen eine Medikation sprechen.

Wichtig ist die Beurteilung, wie zuverlässig der Patient bei der Arzneimitteleinnahme ist. Davon hängt z.B. ab, ob der Arzt Tabletten verschreiben wird oder ob er die Einstellung des Patienten auf ein Depot-Neuroleptikum anstrebt.

- **Erschöpfungsdepressionen**, die eine Antwort des Organismus auf Dauerbelastung darstellen.

Neurobiochemisch werden insbesondere bei der endogenen Depression Neurotransmitterstörungen im Serotonin- und Noradrenalinhaushalt diskutiert.

Depressionen treten im Alter gehäuft auf, sind aber keine „natürliche" Folge des Alterungsprozesses. Ihre Entstehung wird begünstigt durch die abnehmende Fähigkeit zur Stressbewältigung, die häufigen „life events" wie etwa der Verlust von Freunden oder des Ehepartners sowie neurodegenerative Veränderungen.

Weil die Ursachen von Depressionen letztlich unklar sind, spricht die ICD 10 beschreibend von *depressiven Episoden, rezidivierenden depressiven Störungen* und *bipolaren affektiven Störungen* und verzichtet auf die Begriffe endogen, psychogen und neurotisch.

Symptome

Depressive Patienten sind niedergeschlagen, bedrückt und freudlos. Einige bezeichnen sich als traurig, andere betonen, dass sie noch nicht einmal echte Traurigkeit empfinden können, sie seien vielmehr „leer" und „wie abgestorben" *(Gefühl der Gefühllosigkeit)*. Oft leiden die Kranken insbesondere unter dem Fehlen liebevoller Gefühle gegenüber anderen („ich bin nur noch Mutter vom Kopf her, vom Herzen her bin ich tot"). Auch sich selbst können Depressive nicht mehr positiv wahrnehmen: Sie fühlen sich wertlos, überflüssig oder schuldig *(Insuffizienzgefühle)*. Die Patienten haben keine Hoffnung auf Besserung oder auf eine schöne Zukunft. Oft erscheint ihnen das Weiterleben unerträglich und sinnlos, so dass sie den Suizid als letzten Ausweg ansehen.

Weder für Hobbys noch für ihren Beruf können die Kranken Interesse aufbringen. Der Antrieb ist typischerweise vermindert, die Patienten haben keinen Schwung und werden schnell müde. Sie bewegen sich nur langsam, der Gesichtsausdruck ist leidend oder erstarrt. In Extremfällen kommt es zu einem depressiven Stupor: Der Kranke ist nahezu bewegungslos und stumm und reagiert nicht mehr auf die Umwelt.

Wegen dieser Antriebshemmung kann man die innere Unruhe nur schwer wahrnehmen, die viele Patienten quält. Oft leiden sie auch unter Angst. Manchmal aber sind depressive Patienten psychomotorisch erregt, sie ringen die Hände oder laufen rastlos auf und ab. Dann spricht man von **agitierter Depression**.

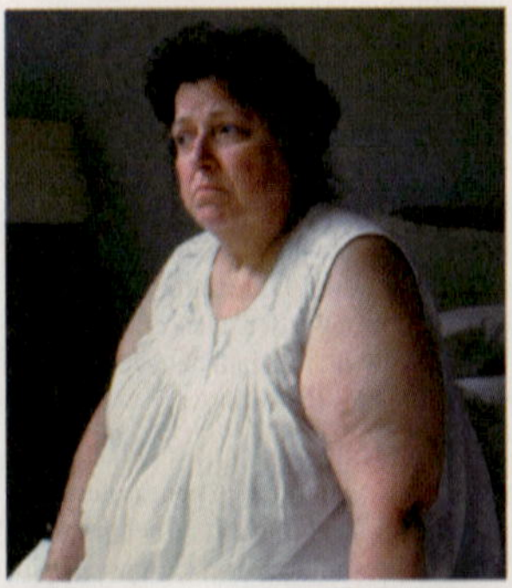

Abb. 36.27: Häufig ist der Gesichtsausdruck von Depressiven leidend oder erstarrt. Die Betroffenen sehen die Welt um sich herum nur noch grau in grau. [J520-209]

Auch das Denken ist erschwert und verlangsamt *(Denkhemmung)*. Manchmal müssen die Patienten zwanghaft über einige wenige, bedrückende Themen nachgrübeln *(Grübelzwang)*. Daneben sind Störungen von Konzentration, Aufmerksamkeit und Gedächtnis häufig. Sie können so ausgeprägt sein, dass gerade bei alten Menschen eine Demenz anstelle einer Depression diagnostiziert wird (*Pseudodemenz* ☞ auch 14.5). Hinweise auf eine Demenz sind Wortfindungsstörungen, Störungen des Kurzzeitgedächtnisses, eine Beeinträchtigung der Auffassung und eine Umkehr des Schlaf-Wach-Rhythmus.

Manchmal werden Depressionen sehr leibnah erlebt. Die Patienten klagen über ein Druck- oder Schweregefühl im Brustbereich, über Gesichtsschmerzen oder schwere Glieder. Typische vegetative Symptome sind Ein- und Durchschlafstörungen mit morgendlichem Früherwachen, Appetitstörungen, Verstopfung und Durchfall, Herzjagen, Libido- und Potenzstörungen und Schwitzen. Tagesschwankungen mit „Morgentief" und „abendlicher Aufhellung" weisen auf eine Störung des Biorhythmus hin.

> Bei einer **larvierten Depression** (larviert = maskiert) stehen die Vitalstörungen (leibliche Missempfindungen) und vegetativen Symptome so im Vordergrund, dass sie die depressive Verstimmung überdecken (maskieren).

Bei schweren Depressionen kann ein Wahn entstehen. Dieser spiegelt typischerweise das negative Selbstwertgefühl der Kranken wider. Schuldwahn, Verarmungswahn und hypochondrischer Wahn sind am häufigsten zu beobachten. Fallbeispiel: Eine depressive Patientin fühlt sich schuldig an einer schweren Erkrankung ihrer Tante, weil sie diese vor Jahren gekränkt und ihr so das Herz gebrochen habe.

Die Phasendauer bei endogenen Depressionen schwankt zwischen einigen Tagen und Jahren, im Durchschnitt beträgt sie ein halbes Jahr. Schwere Depressionen verlaufen nicht selten tödlich: Die Suizidrate beträgt ca. 15 %.

Diagnostik

Die verschiedenen Depressionen können anhand ihrer Symptomatik nicht unterschieden werden. Es müssen außerdem die Biographie, die Krankengeschichte, die aktuelle Lebenssituation und die Familienanamnese berücksichtigt werden.

Für eine endogene Depression sprechen eine positive Familienanamnese, frühere depressive und/oder manische Phasen (vom Patienten und seinen Angehörigen oft nur als „psychische Erkrankung" erwähnt), ausgeprägte Tagesschwankungen, Schlafstörungen mit morgendlichem Früherwachen, Wahnbildung und Fehlen eines Konfliktes.

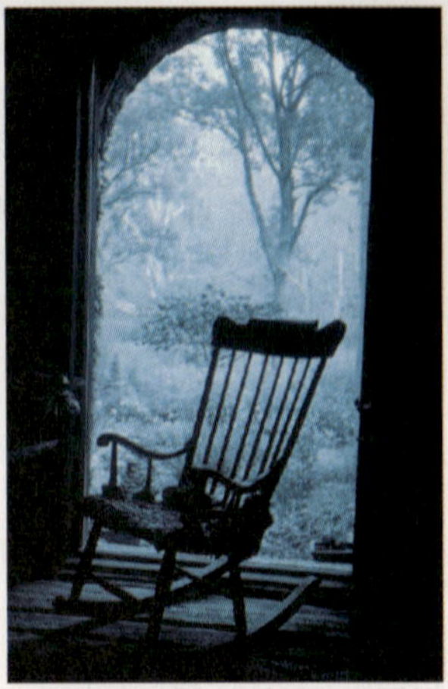

Abb. 36.28: Einige Depressive bezeichnen sich als traurig, andere betonen, dass sie noch nicht einmal echte Traurigkeit empfinden können, sie seien vielmehr „leer" und „wie abgestorben" (Gefühl der Gefühllosigkeit). [J550]

Bei neurotischen und reaktiven Depressionen ist ein belastendes Ereignis vorausgegangen, das den Zustand des Patienten ausreichend erklärt. Das Konzept der neurotischen Depression ist allerdings umstritten, der Übergang zur reaktiven Depression fließend und die Abgrenzung zur endogenen Depression schwierig.

Behandlungsstrategie

Ob eine Depression ambulant behandelt werden kann oder eine Krankenhausaufnahme sinnvoller ist, hängt von der Schwere der Erkrankung (Suizidgefahr), dem sozialen Umfeld und der Persönlichkeit des Kranken ab. Während einige Patienten die Krankenhausaufnahme als Entlastung empfinden (Entlastung von Pflichten, „Anerkennung" als Kranker), stellt die Aufnahme in eine psychiatrische Klinik für andere eine Belastung mit Gefahr der Krankheitsverschlimmerung dar.

Die Therapie von Depressionen stützt sich auf:

- Antidepressiva (☞ Pharma-Info 36.29) zur Akutbehandlung jeder schweren Depression
- Lithiumsalze, Antidepressiva und evtl. Antiepileptika zur Phasenprophylaxe rezidivierender Depressionen
- Schlafentzugsbehandlung
- Lichttherapie
- Psychotherapeutische Verfahren
- Elektrokrampftherapie bei therapieresistenten endogenen Depressionen.

Antidepressiva

Die medikamentöse Therapie mit *Antidepressiva* ist ein Hauptpfeiler der Behandlung von Depressionen. Schätzungsweise 70 % der Patienten mit einer endogenen Depression sprechen gut auf Antidepressiva an. Bei den übrigen Depressionsformen sind die Erfolge nicht so gut. Zu beachten ist, dass die Antidepressiva 4 – 9 Monate nach Abklingen der depressiven Phase gegeben werden müssen (Erhaltungstherapie), da es sonst zu einem Rezidiv kommt. Dann werden sie schrittweise ausgeschlichen. Bei Patienten mit chronisch depressiver Verstimmung ist eventuell eine jahrelange Behandlung indiziert.

Die Antidepressiva werden in der Regel oral gegeben. Eine parenterale Gabe ist der oralen Gabe nicht sicher überlegen.

Medikamentöse Phasenprophylaxe

Nach zwei depressiven Episoden sollte eine **medikamentöse Phasenprophylaxe** überlegt werden. Arzneimittel der ersten Wahl sind *Lithiumsalze* (☞ Pharma-Info 36.30), die abermalige depressive oder manische Phasen verhindern oder wenigstens mildern. Die volle Wirksamkeit der Lithiumsalze ist aber erst nach einem halben Jahr gegeben, und sie müssen mindestens drei Jahre lang regelmäßig eingenommen werden. Dies erfordert viel Motivation und Krankheitsverständnis von Seiten des Patienten.

Andere Möglichkeiten zur Phasenprophylaxe bestehen in der Langzeiteinnahme von Antidepressiva (v.a. bei monopolaren Depressionen), von Carbamazepin, z.B. Tegretal® (v.a. bei bipolaren Verläufen) oder von Valproinsäure (☞ auch Pharma-Info 35.65). Zur Phasenprophylaxe gehören aber immer auch eine regelmäßige Psychotherapie und Anpassungen des Lebensstils (z.B. Stressbewältigung).

Schlafentzug

Es gibt eine Theorie, nach der das morgendliche Früherwachen bei Depressiven ein Selbstheilungsversuch des Körpers ist. Dementsprechend soll **Schlafentzug** *(Wachtherapie)* diesen Selbstheilungsversuch unterstützen. Insbesondere Depressionen mit ausgeprägten Tagesschwankungen reagieren oft auf Schlafentzug.

Beim kompletten Schlafentzug wird der Patient die ganze Nacht wach gehalten, beim partiellen Schlafentzug wird er um 1.30 Uhr morgens geweckt und nur der depressionsfördernde Schlaf der frühen Morgenstunden entzogen. Die Behandlung kann nach ca. einer Woche, bei partiellem Schlafentzug nach drei Tagen wiederholt werden und hat keine Nebenwirkungen. Leider hält der Effekt nur kurz (einen Tag bis – selten – eine Woche) an. Aber auch eine kurze Besserung ist für viele Patienten eine große Erleichterung und gibt ihnen die Kraft, den Wirkungseintritt der Arzneimittel abzuwarten.

Schlafentzug stellt hohe Anforderungen an die Pflegenden. Die müden, erschöpften Patienten sehnen sich nach Ruhe – und sollen auf ihre letzte Rückzugsmöglichkeit, ein paar Stunden Schlaf, auch noch verzichten. Nachts gibt es keine Therapien, die die Zeit vertreiben könnten. Alle Beschäftigungsangebote hängen von der Phantasie der Nachtwache ab. Schon ein kurzes Nickerchen hebt die Wirkung des ganzen Schlafentzugs auf. Die Patienten sollten daher komplett angezogen bleiben und sich nicht im Patientenzimmer aufhalten. Ruhepausen auf dem Bett sind ebenfalls nicht erlaubt. Möglichkeiten zur Ablenkung sind z.B. leichte Lektüre, Fernsehen oder Gesellschaftsspiele. Am besten ist es, den Schlafentzug in einer Gruppe durchzuführen – manchmal kann man auf anderen Stationen „Partner" für die eigenen Patienten finden. Am folgenden Tag dürfen die Patienten nicht „nachschlafen".

Lichttherapie

Beobachtungen einer saisonalen Häufung von Depressionen („Winterdepression") lenkten das Augenmerk auf die Bedeutung des (Sonnen-)Lichtes und seine Nutzung in der Behandlung von Depressionen.

Bei der **Lichttherapie** wird der Patient bis zu zwei Stunden täglich (meist vormittags) sehr starkem Licht entsprechend ungefähr dem eines hellen Sommertages ausgesetzt (ein durch normale Glühbirnen heller Raum reicht nicht). Die Behandlung ist nebenwirkungsfrei und vor allem bei den sog. *saisonalen Depressionen* wirksam.

Psychotherapie

Die *Psychotherapie* wird schwerpunktmäßig bei neurotischen und reaktiven Depressionen eingesetzt, ist aber bei jeder Form der Depression indiziert. Prinzipiell können alle Psychotherapieverfahren angewendet werden. *Verhaltenstherapeutisch* bearbeitet man besonders die negativen Selbstwahrnehmungen und Gedankenkreise und übt mit dem Patienten den Umgang mit Belastungssituationen. In *Gesprächstherapien* wird versucht, die auslösenden Konflikte aufzulösen.

Elektrokrampftherapie

Bei therapieresistenten endogenen Depressionen ist die **Elektrokrampftherapie** (kurz *EKT, Heilkrampfbehandlung*) oft noch wirksam.

Über die Elektrokrampftherapie sind Horrorszenarien verbreitet: Der Patient leide furchtbare Schmerzen, breche sich vielleicht alle Knochen während der Durchführung der „elektrischen Schläge" und sei danach völlig wesensverändert und geistig verblödet. Die Wirklichkeit sieht heute anders aus. Die Elektrokrampftherapie wird in Narkose und unter medikamentöser Muskelentspannung durchgeführt, so dass es nicht zu starken Krämpfen kommt. Sie führt nicht zu bleibenden Persönlichkeitsveränderungen. Häufige Folge sind aber leichte Gedächtnisstörungen, die sich jedoch innerhalb einiger Wochen zurückbilden. Irreversible Hirnschäden treten bei 0 – 10 Fällen auf 1 Million Behandlungen auf. Angesichts der Risiken einer therapieresistenten Depression wird verständlich, dass einige Kliniken die Elektrokrampftherapie weiter anbieten.

Eine sehr viel seltenere Indikation für die EKT ist die *perniziöse Katatonie* bei Schizophrenien.

Tipp!
Weder im Team noch gegenüber dem Patienten verwenden Pflegende und Ärzte den Angst einflößenden Begriff „Elektroschock"!

Pflege

Der Depressive befindet sich bildhaft ausgedrückt in einem seelischen Gefängnis, aus dem er andere emotional nicht mehr erreichen kann. Es ist sehr schwer, eine warme Gefühlsbindung zu ihm aufzubauen. Auch durch Zuwendung von Seiten der Pflegenden werden die traurigen Gedanken nicht überwunden.

Unangebrachter Trost („es ist doch völlig unnötig, dass Sie sich wegen solcher Kleinigkeiten schuldig fühlen") ist falsch, denn hierdurch signalisiert der Pflegende dem Patienten, dass er ihn nicht versteht. Es hilft eher, genau zuzuhören, worüber der Patient klagt und ihm zu erklären, dass diese Symptome zu einem Krankheitsbild gehören, z.B. zu erzählen, dass man ähnliche Schuldgefühle von anderen Patienten kenne. Sie seien mit der Krankheit verknüpft und würden wieder weggehen. Sachliche Informationen erreichen den Patienten und helfen ihm, auch wenn er das oft (zunächst) nicht ausdrücken kann.

Besserungssignale müssen vom Patienten selbst kommen. Es bringt den Patienten unter Druck, wenn Mitarbeiter ihm sagen, dass es doch „offensichtlich" schon aufwärts gehe. Sinnvoller ist es, den Patienten selbst beschreiben zu lassen, wie er sich fühlt und ihn durch Fragen zu motivieren, auch Besserungen wahrzunehmen.

„Geheilt" werden kann die Depression so allerdings nicht. Dies müssen die Pflegenden im Auge behalten, um nach engagierten Gesprächen nicht enttäuscht zu sein.

Depressive Patienten lösen bei ihren Mitmenschen nach einer kurzen Phase des „Mitleidens" oft Wut, Hoffnungslosigkeit und Hilflosigkeit aus. Ihr monotones Klagen strengt an, und irgendwann entsteht das Gefühl, dass sie sich eigentlich in ihrer depressiven Haltung ganz wohl fühlen. Damit übernimmt man die negative Sicht der Patienten und ihre depressive Selbsteinschätzung. Diese Gegenübertragung, die die Krankheit des Patienten nicht ernst nimmt, muss erkannt werden, damit sie sich nicht gegen den Kranken richtet.

Akute schwere Depression: Entlastung

Depressive können nur unter großer Anspannung und für kurze Zeiträume äußeren Anforderungen gerecht werden. Im akuten Stadium muss der Patient zunächst entlastet werden. Aufforderungen zum „Zusammenreißen" und „positiv Denken" sind falsch. Das müssen auch die Angehörigen wissen.

Aktivierung: Fördern ohne Überfordern

Andererseits ist zu starker Rückzug auch problematisch. Schlafen am Tag verstärkt beispielsweise die Schlafprobleme. Daher sollten so bald wie möglich aktivierende Maßnahmen einsetzen, die die Patienten nicht überfordern und ihnen genug Rückzugsmöglichkeiten gestatten (tatsächliche Überforderung bestätigt die Patienten in ihrer negativen Selbstwahrnehmung). Viele Patienten brauchen Hilfe bei der Körperpflege. Außerdem beobachten die Pflegenden die Nahrungs- und Flüssigkeitsaufnahme und kontrollieren wöchentlich das Gewicht des Patienten. Bei ausgeprägter Nahrungsverweigerung muss evtl. eine Magensonde gelegt werden. Bei gemeinsamen Arbeiten und Therapien erfahren die Patienten, dass sie viel mehr können, als sie sich zugetraut hätten. Da sie oft langsam sind, braucht der begleitende Pfleger viel Geduld. Die Angehörigen und bei religiösen Patienten die seelsorgerischen Dienste werden in die Betreuung mit eingebunden.

Bei Schlafstörungen helfen neben Arzneimitteln ruhige Phasen am Abend, warme Milch als Schlummertrunk und Entspannungstechniken (☞ 7.3.4). Die Pflegenden fördern den Tag-Nacht Rhythmus und versuchen, den depressionsfördernden Schlaf am Vormittag zu verhindern.

! Hauptproblem: Suizidgefahr
Das größte pflegerische Problem ist die große Selbsttötungsgefahr! Bei Patienten mit wahnhaften Depressionen ist die Absprachefähigkeit (☞ 36.12) erheblich gemindert. Besonders gefährlich ist die Zeit, wenn die Antidepressiva schon zu einer Antriebssteigerung, aber noch nicht zu einer Stimmungsaufhellung geführt haben.

36.5.2 Manie

Manie: Affektive Störung mit gehobener Stimmung, Antriebssteigerung, Denkstörungen sowie evtl. Wahn. In der Regel Teil einer bipolaren affektiven Psychose. Manische Zustände sind aber auch bei Intoxikationen mit Psychostimulantien, bei Schizophrenien, bei Benzodiazepinentzug oder bei Gehirnerkrankungen möglich.

Pharma-Info 36.29: Antidepressiva

Arzneimittel, die stimmungsaufhellend und angstlösend wirken, werden als **Antidepressiva** *(Thymoleptika)* bezeichnet. Einige Antidepressiva wirken darüber hinaus beruhigend, andere antriebssteigernd. Die Untergruppe der Serotonin-Wiederaufnahme-Hemmer (☞ unten) wirkt außerdem gegen Zwänge.

Antidepressiva machen nicht abhängig!
Entgegen eines häufigen Vorurteils besteht keine Abhängigkeitsgefahr!

Antidepressiva hellen nur die *depressive* Verstimmung auf, sie heben nicht die ausgeglichene Stimmung eines Gesunden. Allerdings dauert es ca. 10 – 20 Tage bis zur Stimmungsaufhellung (☞ unten).

Pharma-Info 36.29: Antidepressiva (Fortsetzung)

Indikationen

Indikationen für Antidepressiva sind v.a. mittelschwere und schwere depressive Verstimmungen, Zwangsstörungen und Panikattacken. Gelegentlich werden sie zur Rückfallprophylaxe bei rezidivierenden depressiven Störungen eingesetzt.

Unterstützend können Antidepressiva bei chronischen Schmerzen (☞ 16.4.6) gegeben werden.

Antidepressiva werden meist nach ihrer chemischen Struktur eingeteilt:

Tri- und tetrazyklische Antidepressiva

Tri- und tetrazyklische Antidepressiva *(TZA)* hemmen die Aufnahme von Serotonin und Noradrenalin. Zu ihnen zählen beispielsweise Amitriptylin (etwa Laroxyl®, Saroten®), Doxepin (etwa Aponal®), Imipramin (etwa Tofranil®) und Maprotilin (etwa Ludiomil®).

Tri- und tetrazyklische Antidepressiva haben eine Reihe unerwünschter Wirkungen, die sich v.a. aus ihrer zentralen und peripheren anticholinergen Wirkung erklären und den Patienten erheblich belasten können. In erster Linie sind hier Kreislaufregulationsstörungen, Tachykardie, Schwindel, Mundtrockenheit, (nächtliches) Schwitzen, Akkomodationsstörungen, Glaukom, Fingerzittern, Obstipation und Blasenentleerungsstörung bis hin zum Harnverhalt zu nennen. Viele Patienten sind insbesondere in den ersten Tagen sediert und benommen. Langfristig ist eine Gewichtszunahme recht häufig.

Seltene Nebenwirkungen sind Herzrhythmusstörungen, zerebrale Krampfanfälle und Delir. Da das Nebenwirkungsprofil der einzelnen Substanzen unterschiedlich ist, kann es durchaus lohnen, bei Nebenwirkungen auf ein anderes Präparat zu wechseln.

Kontraindikationen sind eine Prostatavergrößerung, ein Glaukom und Herzrhythmusstörungen.

MAO-Hemmer

Die neueren **MAO-Hemmer** (kurz für *Monoaminoxidase-Hemmer*) wie z.B. Moclobemid (Aurorix®) hemmen selektiv und reversibel einen Untertyp der Monoaminoxidase, so dass die Konzentration von Noradrenalin und Serotonin im ZNS erhöht wird. Sie haben wahrscheinlich weniger Nebenwirkungen als trizyklische Antidepressiva, doch ist ihre endgültige Stellung in der antidepressiven Therapie noch offen.

Ältere MAO-Hemmer werden wegen ihrer zahlreichen Nebenwirkungen kaum noch eingesetzt.

Selektive Serotinin-Wiederaufnahme-Hemmer

Selektive Serotonin-Wiederaufnahme-Hemmer (kurz *SSRI*, RI = *re-uptake inhibitor*) wie etwa Paroxetin (Seroxat®), Fluoxetin (etwa Fluctin®, Fluoxetin ratiopharm®), Reboxetin (Edronax®) oder Citalopram (Cipramil®) gehören zu den neueren Antidepressiva. Da sie bei ungefähr gleicher Wirksamkeit insgesamt besser verträglich sind als die trizyklischen Antidepressiva, werden sie zunehmend eingesetzt, insbesondere auch bei älteren Patienten mit Kontraindikationen gegen trizyklische Antidepressiva.

Nebenwirkungsfrei sind selektive Serotonin-Wiederaufnahme-Hemmer aber nicht: Insbesondere zu Beginn der Behandlung können gastrointestinale Symptome, Unruhe und Schlafstörungen auftreten.

Substanzen mit weiteren Wirkmechanismen

Nicht in das obige Schema einordnen lassen sich beispielsweise Trazodon (Thombran®, Achtung: Priapismus mit der Notwendigkeit einer sofortigen urologischen Behandlung als mögliche Nebenwirkung), Mirtazapin (Remergil®), bei dem im Gegensatz zu den TZA und SSRI bisher keine sexuellen Funktionsstörungen beobachtet wurden, und Phytopharmaka wie beispielsweise Hypericum (Johanniskrautextrakt). Johanniskrautextrakt eignet sich wohl für die Behandlung leichter bis mittelschwerer Syndrome. Häufig wird Johanniskraut allerdings unterdosiert, daneben sind die nicht standardisierten Zubereitungen problematisch.

Für die Pflege am wichtigsten: Nebenwirkungen erkennen und den Patienten begleiten

Typischerweise treten die Nebenwirkungen der antidepressiven Therapie vor der aufhellenden Wirkung auf und machen dem depressiven Patienten noch mehr Angst.

Besonders die oft eintretende Obstipation gibt Anlass zu hypochondrischen Befürchtungen. Ein schwer depressiver Patient kann durchaus Ängste entwickeln, dass er an der Obstipation sterben müsse. Neben einer Obstipationsprophylaxe ist auch die regelmäßige Miktionskontrolle (Frage nach Beschwerden wie Nachtröpfeln und unwillkürlicher Harnabgang) notwendig. Bei Beginn der Therapie sind Blutdruck- und Pulskontrollen nötig sowie eine Beratung des Patienten über kreislaufanregende Gymnastik. Patienten mit Mundtrockenheit hilft Kaugummi kauen und viel trinken. Klagen über Schwierigkeiten beim Lesen sind ein Hinweis auf harmlose, meist vorübergehende Akkomodationsstörungen. Die Patienten brauchen keine neue Brille. Sinnvoll ist es, für solche Patienten auf Station immer einige schwächere Lesebrillen zur Überbrückung dieser Zeit bereitzuhalten. Bei akuter, starker Sehstörung und Augenschmerzen hingegen besteht Glaukomverdacht. Dann muss sofort der Arzt informiert werden.

Der Fingertremor (Tremor ☞ 35.3.4) behindert feinmotorische Arbeiten. Für depressive Patienten ist das „Versagen" bei entsprechenden Beschäftigungen (z.B. Stricken) ein weiterer Beweis ihrer Unzulänglichkeit. Die Pflegenden ermutigen sie daher zu Tätigkeiten, die ihre Feinmotorik nicht zu sehr in Anspruch nehmen (Ballspiele, Spazieren gehen, Lesen).

> Die Stimmungsaufhellung tritt erst nach 10 – 20 Tagen ein, Antriebssteigerung, Sedierung und andere unerwünschte Wirkungen aber früher. Die Zeit bis zur Stimmungsaufhellung ist für den Patienten nur schwer zu ertragen. Zum Wesen seiner Erkrankung gehört es, dass er nicht auf Besserung hofft. Dafür muss er sich mit unangenehmen Nebenwirkungen auseinandersetzen. In dieser Phase braucht er besondere Unterstützung. Steigt sein Antrieb, bevor sich die Stimmung bessert, kann er die Energie zum Suizid finden, die ihm vorher fehlte. Die Pflegenden beobachten deshalb den depressiv Kranken sorgfältig auf Suizidsignale (☞ 36.12).

Symptome

Manische Patienten sind grundlos heiter, ihre Stimmung ist gehoben, übermütig strahlend und ansteckend. Oft überschätzen sie ihre Möglichkeiten und Fähigkeiten. Sie fühlen sich ausgesprochen wohl und keineswegs krank. Manche Maniker sind aber auch gereizt und aggressiv, insbesondere wenn ihre Umgebung sich ihnen widersetzt.

Typische Denkstörung des Manikers ist die *Ideenflucht*. Die Kranken denken schneller, aber auch flüchtiger als sonst und hüpfen von Einfall zu Einfall. Durch äußere Eindrücke werden sie sofort abgelenkt, sie können sich nicht mehr konzentrieren.

Die Wahnformen bei Manien sind – wie bei der Depression auch – Ausdruck der veränderten Grundstimmung. Entsprechend dominieren Größenideen. Fallbeispiel: Eine manische Patientin ist der felsenfesten Überzeugung, durch ihre Spenden die Armut auf der Welt beseitigt zu haben und feiert dies mit allen Mitpatienten.

Die Antriebssteigerung führt zu einer psychomotorischen Erregung mit gesteigertem Bewegungsdrang und Redefluten. Manische Patienten eilen von einer Beschäftigung zur nächsten, meistens, ohne zu einem Ergebnis gekommen zu sein und entwickeln große Energien. In schweren Fällen sind die Patienten so erregt, dass sie toben und Gegenstände zerstören.

Gehobene Stimmung, Größenideen und Antriebssteigerung führen oft zu einem Realitätsverlust des Kranken und unüberlegten Handlungen. Typisch sind Verschuldung durch maßlose Einkäufe, Übernahme unerfüllbarer Verpflichtungen und unüberlegte Geschäftsgründungen. Zwischenmenschliche Kontakte werden schnell hergestellt und ebenso schnell wieder gelöst, manchmal kommt es zu sexuellen Exzessen.

Dadurch entsteht nicht nur großes Leid für die Angehörigen, sondern auch großer Schaden für die Zukunft der Kranken (beispielsweise Verschuldung oder Zerstörung partnerschaftlicher Bindungen).

Die fehlende Realitätseinschätzung kann auch zu akuter Selbstgefährdung führen, z.B. durch „grenzenloses" Verhalten beim Autofahren oder wenn ein Patient überzeugt ist, er müsse als Jesus Christus die Welt durch seinen Opfertod erlösen.

Vegetative Symptome, besonders eine Verkürzung der Schlafdauer, kommen vor, werden aber nicht als störend erlebt. Die Patienten fühlen sich ausgeruht. Die Libido ist gesteigert.

Die Phasen dauern in der Regel einige Tage bis Wochen, selten auch Jahre.

Behandlungsstrategie

Obwohl manische Patienten sich subjektiv bestens fühlen, müssen sie behandelt werden, um Schaden von ihnen und ihrer Umgebung abzuwenden.

Die Therapie stützt sich in erster Linie auf die Gabe von Lithium und Neuroleptika. Zur Phasenprophylaxe werden Lithium und Carbamazepin eingesetzt.

Eine Psychotherapie ist während der akuten Erkrankung meist nicht möglich, da der Patient seine Probleme nicht erkennen kann.

Pflege

Dem inneren Gefängnis der Depressiven steht die Grenzenlosigkeit der manischen Patienten gegenüber. Diese Grenzenlosigkeit drückt sich in der Maßlosigkeit aus, mit der sie z.B. Lebensplanung und Beziehungsgestaltung angehen. Die Kranken können auch die Grenzen anderer Menschen nicht richtig wahrnehmen.

Pharma-Info 36.30: Lithium

Lithium (z.B. Quinolum®, Hypnorex®) wird zur Prophylaxe rezidivierender depressiver Störungen und Manien und zur Akutbehandlung der Manie eingesetzt. Schätzungsweise 75 % der Patienten erfahren durch Lithiumsalze eine Verbesserung ihrer Erkrankung.

Hauptnebenwirkungen einer Lithiumtherapie sind gastrointestinale Störungen, Fingerzittern, Müdigkeit, Polyurie, verstärkter Durst, Schilddrüsenunterfunktion und -vergrößerung sowie – für viele besonders belastend – Gewichtszunahme. Lithiumsalze sind außerdem teratogen (d.h. Fehlbildungen hervorrufend ☞ 12.5.1).

Kontraindikationen sind Herz- und Nierenleiden, Nebennieren- und Schilddrüsenunterfunktion sowie eine (geplante) Schwangerschaft.

Gefährlich ist die **Lithiumintoxikation.** Sie wird durch kochsalzarme Diät oder Verlust von Natrium und Flüssigkeit (Schwitzen, Fieber, Diuretika) begünstigt und zeigt sich zunächst durch gastrointestinale Symptome sowie uncharakteristische ZNS-Erscheinungen (Müdigkeit, Apathie, Schwindel, Tremor). In schwersten Fällen kommt es zu zerebralen Krampfanfällen, Koma, Herzrhythmusstörungen und akutem Nierenversagen. Die Behandlung ist nur auf einer Intensivstation möglich und umfasst neben symptomatischen Maßnahmen eine forcierte Diurese und Hämodialyse.

Die zahlreichen Nebenwirkungen machen entsprechende Kontrollen erforderlich: Vor Beginn der Behandlung sind Körpergewicht, Urinstatus, Blutbild, Kreatinin, Elektrolyte, Blutzucker, Schilddrüsenwerte und EKG zu überprüfen. Diese Kontrollen werden in regelmäßigen Abständen nach Arztanordnung wiederholt. Der Serumlithiumspiegel wird zu Beginn der Behandlung wöchentlich, später monatlich bis vierteljährlich bestimmt, außerdem bei jedem Verdacht auf Überdosierung oder Einnahmefehler.

> Jeder Patient, der ein Lithiumpräparat einnimmt, sollte stets einen *Lithiumausweis* bei sich tragen, in welchem die Tagesdosis und die Ergebnisse der letzten Kontrolluntersuchungen vermerkt sind.

Die Pflegenden beobachten den Patienten nicht nur auf mögliche Nebenwirkung der Lithiumbehandlung und eventuelle Überdosierungserscheinungen, sondern auch auf Erkrankungen, die zu Intoxikation führen können wie z.B. Durchfall, Erbrechen oder Fieber. Außerdem messen sie einmal wöchentlich den Halsumfang des Patienten.

Der Patient soll keine Arzneimittel eigenmächtig einnehmen (auch freiverkäufliche Schmerzmittel oder harntreibende Tees können den Lithiumspiegel erhöhen) und normal salzen.

An ganz klaren Regeln können sie sich aber noch orientieren. Daher muss man in der Beziehung zu ihnen die eigenen Grenzen besonders gut beachten – und dem Patienten helfen, Grenzen wieder zur Kenntnis zu nehmen. Auf Station sollten sie einen klaren Rahmen finden, durch den Schaden für den Patienten und andere verhindert wird.

Konkret heißt das, manische Patienten in ihrer ansteckenden Heiterkeit nicht zu bestärken und im Umgang mit ihnen ruhig zu bleiben. Auf ihre übersteigerte Selbsteinschätzung und ihre Wahnideen wird auf keinen Fall eingegangen, da manische Patienten auch auf sanfte Konfrontation und Widerspruch in der Regel mit Wut reagieren.

Aufgrund ihrer erhöhten Vitalität nehmen die Patienten Warnsymptome ihres Körpers wie Schmerzen oder Überhitzung nicht wahr. Die Pflegenden achten also auf entsprechende Hinweise, besonders um eine Gefährdung des Herz-Kreislaufsystems zu vermeiden. Das Gewicht wird wöchentlich kontrolliert.

Wichtig ist auch der Schutz des Patienten vor unsinnigen Geldausgaben. Telefonate werden beschränkt oder kontrolliert, damit sich die Patienten weder durch hohe Telefongebühren noch durch telefonische Bestellungen ruinieren. In der akuten Phase sollte das Team auch sexuelle Kontakte zu Mitpatienten verhindern – eventuell verstoßen die Kranken gegen Normen, die ihnen sonst sehr bedeutend sind.

Die Mitpatienten werden geschützt, indem beispielsweise Geld- und Tauschgeschäfte mit dem manischen Patienten unterbunden werden und auf das Einhalten der Stationsregeln geachtet wird. Patienten mit geringer Belastbarkeit muss man eventuell von manisch Kranken räumlich trennen, damit sie nicht überfordert werden.

Um selbst nicht überfordert zu werden, übernehmen Pflegende die Betreuung manischer Patienten möglichst zu zweit. Durch anzügliche Bemerkungen und derbe Witzeleien sollten sie sich nicht gekränkt fühlen – diese sind krankheitsbedingt. Falls möglich, bietet man den Patienten großzügige Bewegungsräume und Arbeiten, damit sie ihre überflutende Energie abreagieren können: Malen auf großen Flächen (Packpapier, Leintücher), Gartenarbeiten und Sportangebote.

Nach der Akutphase leiden die Patienten häufig unter Schuldgefühlen, bei deren Bewältigung man durch Krankheitsaufklärung und Verständnis helfen kann.

36.6 Suchtkrankheiten

Sucht *(Abhängigkeit):* Unbeherrschbares Verlangen eines Menschen, sich eine bestimmte Substanz immer wieder zuzuführen oder eine bestimmte Tätigkeit immer wieder auszuführen, obwohl er sich selbst oder anderen dadurch schadet.

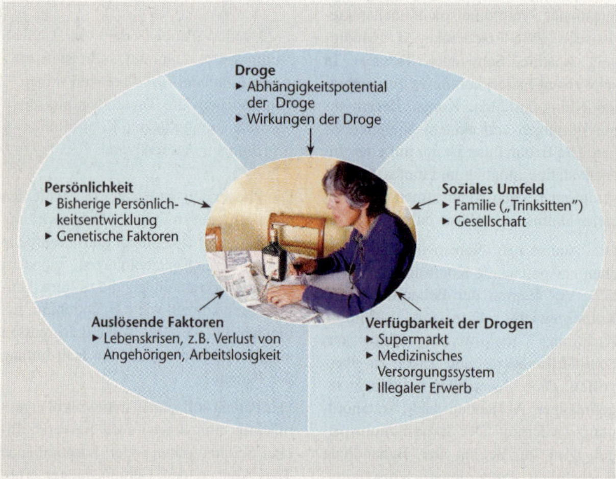

Abb. 36.31: Ob und welche Sucht sich entwickelt, hängt von vielen Faktoren ab. [K183]

Der Ausdruck „Sucht" kommt nicht von Suche (oder gar Sinnsuche) – er kommt von Siechtum, einem alten Wort für Krankheit.

Suchtkranken begegnet man keineswegs nur in der Psychiatrie. Süchte machen auch körperlich krank, oft schwer krank. Beispiele sind Infektionen durch intravenösen Drogenkonsum (Hepatitis B, AIDS, lokale Abszesse), Entzugskrämpfe, Delir oder Leberschäden bei Alkoholikern. Hinzu kommen rauschbedingte Unfälle.

Krankheitsentstehung

Es gab und gibt zahllose Theorien zur Suchtentstehung. Alle diese Erklärungsversuche können jedoch nicht darüber hinwegtäuschen, dass die Ursache von Suchtkrankheiten immer noch unklar ist. Wahrscheinlich spielen viele Faktoren eine Rolle, teils als Ursache, teils als Auslöser.

Als seelische Voraussetzung einer Sucht gilt heute eine *süchtige Fehlhaltung*. Der Betroffene versucht, der Realität in eine Phantasiewelt zu entkommen. Er erhofft sich von der Droge z.B. höhere Leistungsfähigkeit, die Lösung seiner finanziellen Schwierigkeiten, Angst- und Schmerzfreiheit, Ruhe, Entspannung und Harmonie oder neue Erfahrungen. Durch den Griff zur Droge werden aber die Probleme nicht gelöst, wird die (Sinn-)Leere nicht gefüllt. Nach der Traumwelt der Droge erscheint die Realität noch härter und bedrückender. Da liegt es für viele nahe, erneut zur Droge zu greifen und so wenigstens für kurze Zeit den Alltag zu vergessen.

In der Biographie Suchtkranker findet man relativ häufig gestörte Familienverhältnisse *(broken home).* Oft sind Eltern oder Geschwister suchtkrank oder persönlichkeitsgestört. Häufig ist die Vater-Kind-Beziehung negativ. Vielleicht spielen auch übermäßige Verwöhnung und übermäßige Mutterbindung eine Rolle *(overprotection).* Dann kann das Kind nicht lernen, auch mit einem Verzicht zurecht zu kommen.

Psychoanalytiker beschreiben bei Suchtkranken eine Fixierung (Stehen bleiben) auf der „oralen" Entwicklungsstufe, in der die Triebe besonders durch Stimulation im Mundbereich befriedigt werden.

Jeder Mensch kann im Prinzip süchtig werden. Dennoch ist nicht jeder Mensch gleichermaßen suchtgefährdet.

Ob und vor allem welche Sucht ein Mensch entwickelt, hängt aber nicht nur von der Persönlichkeit des Betroffenen, sondern auch von den sozialen Bedingungen und den Eigenschaften der verschiedenen Drogen ab.

Gesellschaft und Droge

Welche Drogensucht in einer Gesellschaft am häufigsten ist, hängt auch von der Einstellung der Gesellschaft zu den verschiedenen Drogen ab. So wird etwa im Islam Alkohol missbilligt. In unserer Gesellschaft dagegen ist Alkoholgenuss „in Maßen" nicht nur akzeptabel, sondern in weiten Bevölkerungskreisen durchaus üblich. Alkoholische Getränke werden offen zum Verkauf angeboten, und die Werbung ist legal. „Trinken" wird erst dann nicht mehr toleriert, wenn gewisse Verhaltensregeln missachtet werden (z.B. vormittags über die Straße torkeln). Intravenöser Drogenkonsum wird hingegen vom größten Teil unserer Gesellschaft abgelehnt.

Der Zugriff auf Suchtmittel ist ein Politikum: Drogen sind zum Teil erlaubt (legal), zum Teil verboten (illegal).

> ✐ Es gibt zahlreiche Drogenkranke, die ihre Droge durch das medizinische Versorgungssystem erhalten. Gerade bei Benzodiazepinen (☞ Pharma-Info 36.41) wird die Gefahr der Suchtentwicklung oft unterschätzt.

Einteilung

Man unterscheidet **Tätigkeits-** und **Stoffsüchte**.

Tätigkeitssüchte

Praktisch jede menschliche Tätigkeit, jedes menschliche Verhalten kann zur Sucht werden. Am häufigsten sind die Esssucht (*Bulimie* ☞ 23.8.3), die Spielsucht und dranghaftes Stehlen. Aber auch Arbeiten *(Workaholic)* oder Sporttreiben können zur Sucht werden. Tätigkeitssüchte erfordern eine spezielle psychotherapeutische Behandlung.

Stoffsüchte

Der Begriff **Droge** bezeichnet heute meist zur Abhängigkeit führende Substanzen, in erster Linie suchterzeugende Arzneimittel, die sog. *Rauschmittel* und Alkohol (☞ 36.6.2). Ihnen gemeinsam ist, dass sie das Bewusstsein oder das Erleben verändern und im weitesten Sinne „angenehme" Gefühle hervorrufen können. Stoffe, die diese Eigenschaften nicht besitzen (z.B. Neuroleptika), „eignen" sich nicht als Suchtmittel.

Ob schon nach einmaligem „Ausprobieren" oder (wenn überhaupt) erst nach vielfachem Konsum tatsächlich eine Sucht entsteht, hängt von der Persönlichkeit des Betreffenden und von den Eigenschaften der Droge ab. Mäßiger Alkoholkonsum ohne Suchtentwicklung ist beispielsweise vielen Menschen möglich. Heroin führt innerhalb weniger Tage zur Sucht, „Crack" (ein Kokainprodukt) manchmal schon nach einmaligem Gebrauch.

Arten von Drogen

Nach ihren Wirkungen auf die Psyche unterscheidet man bewusstseinsaktivierende, bewusstseinsverengende und bewusstseinsverändernde Drogen.

Zu den **bewusstseinsaktivierenden** *(anregenden)* **Drogen** gehören:

- Legale Drogen wie Koffein, Nikotin und Alkohol in kleinen Mengen
- **Aufputschmittel** *(Psychostimulantien)* wie Amphetamine, Kokain und Designer-Drogen wie beispielsweise Ecstasy
- **Schnüffelstoffe** wie Äther, Klebstoffe und Chloroform.

Bewusstseinsverengende *(beruhigende)* **Drogen** sind:

- *Anxiolytika* („Beruhigungsmittel" ☞ Pharma-Info 36.41), in erster Linie Benzodiazepine wie z.B. Diazepam (etwa in Valium®)
- *Schlafmittel* (z.B. Barbiturate)
- Alkohol in größeren Mengen
- *Opiate* wie Morphium oder Heroin.

Zu den **bewusstseinsverändernden** *(halluzinogenen)* **Drogen** zählen:

- **Cannabis** *(indischer Hanf)*, wobei **Haschisch** aus dem Harz und **Marihuana** aus den Blüten und Blättern der Pflanze hergestellt wird
- **LSD** (kurz für *Lysergsäure-diethylamid*), eine Halluzinationen und psychische Veränderungen hervorrufende Substanz.

Nicht selten ist zu beobachten, dass Abhängige zwar von einer Droge „loskommen", dafür aber von einer anderen Substanz abhängig werden. Beispielsweise gelingt einer Frau zwar die Alkoholabstinenz, dafür entwickelt sie aber nun eine Arzneimittelabhängigkeit. Der Grund für dieses „Umsteigen" wird in der süchtigen Fehlhaltung des Betreffenden gesehen.

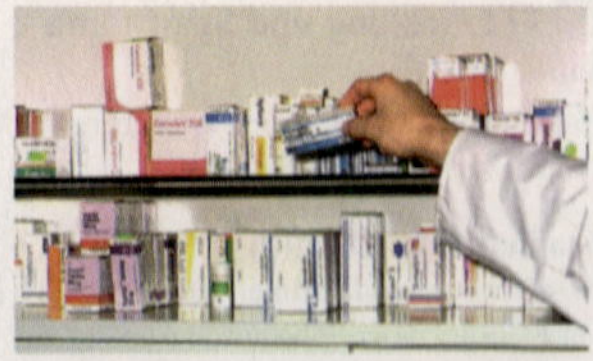

Abb. 36.32: Arzneimittelsucht ist bei Angehörigen medizinischer Berufe relativ häufig. Begünstigend wirkt der leichte Zugang zur Droge. [K183]

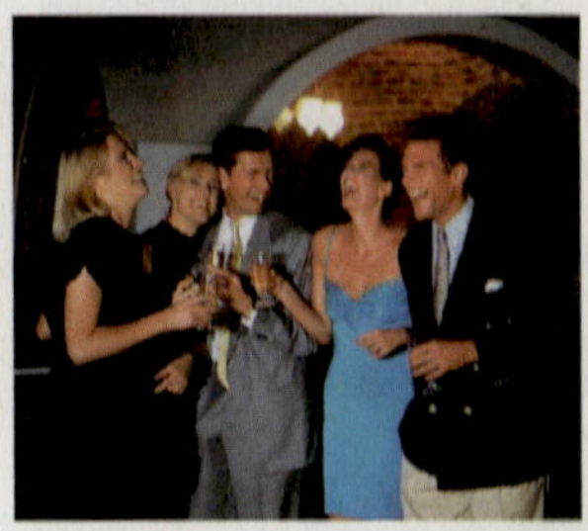

Abb. 36.33: Der Genuss von Suchtmitteln wird in unserer Gesellschaft ganz unterschiedlich bewertet. Zum einen können Suchtmittel das Image verbessern ... [J640]

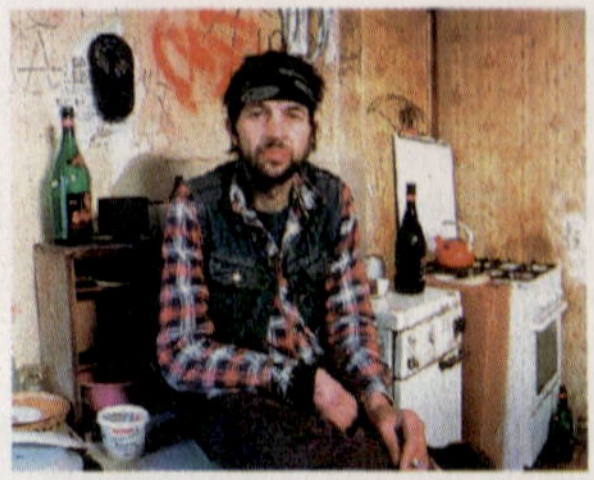

Abb. 36.34: ... zum anderen sind sie Symbol „heruntergekommener" Menschen. [K303]

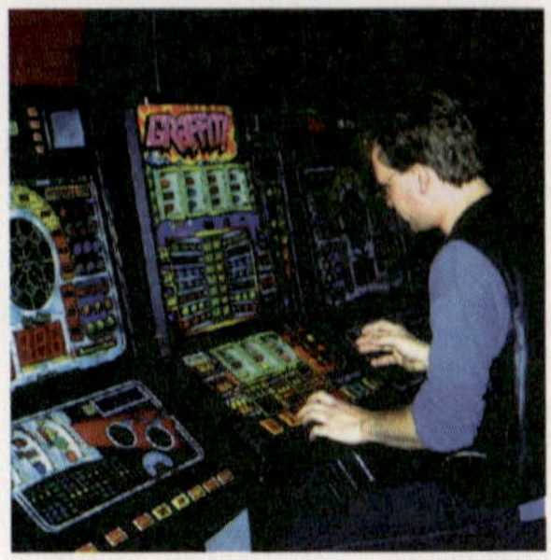

Abb. 36.35: Tätigkeitssüchte sind wahrscheinlich häufiger als man zunächst glauben mag: Es wird geschätzt, dass allein 1 % der Bevölkerung glücksspielsüchtig sind. [K183]

Entwicklung und Symptome einer Sucht

Eine Sucht entwickelt sich typischerweise über mehrere Stadien.

Stadium I: Missbrauch

Missbrauch wird definiert als übermäßiger Konsum einer Substanz, so dass es zu körperlichen und/oder psychosozialen Schäden kommt. Missbrauch liegt also beispielsweise beim Azubi vor, der regelmäßig „bekifft" am Arbeitsplatz erscheint und dem nun die Kündigung droht.

Stadium II: Gewöhnung

Im Stadium der **Gewöhnung** stellen sich Psyche *und* Körper auf den Umgang mit der schädlichen Substanz ein: Der Konsum der Droge wird zur Gewohnheit *(psychische Gewöhnung)* und als Folge der *körperlichen Gewöhnung* wird die Dosis gesteigert, um die gleiche Wirkung zu erzielen. Langjährig Heroinabhängige können Heroin in einer für den „Anfänger" tödlichen Menge zu sich nehmen!

Stadium III: Abhängigkeit

Die Gewöhnung führt zu psychischer und körperlicher Abhängigkeit, der Betreffende ist süchtig geworden.

Das weitaus größere Problem von beiden ist meist die **psychische Abhängigkeit**. Der Süchtige kann dem Sog der Droge nicht widerstehen, sein Verlangen nach der Droge ist unbeherrschbar *(craving)*. Ihn interessiert nur noch, wie er an „seine" Droge kommt. Hat er die Droge endlich beschafft, kann er nicht mehr kontrollieren, wie er sie zu sich nimmt, z.B. teilt er die Nadel mit anderen *(needle sharing)*, obwohl er die Gefahren kennt. Der Süchtige hat auch nicht mehr im Griff, wie viel er konsumiert.

Körperliche Abhängigkeit zeigt sich in erster Linie durch Entzugserscheinungen bei Wegfall der Droge (z.B. bei Beschaffungsproblemen oder einem Krankenhausaufenthalt nach einem Unfall). Es kommt zu körperlichen Symptomen wie Schwitzen, Zittern, Darmkrämpfen und epileptischen Anfällen.

Schnell gerät der Suchtkranke in einen Teufelskreis: Durch die Drogensucht entstehen soziale Probleme, z.B. kann der Süchtige seinen Arbeitsplatz verlieren oder die Partnerschaft in die Brüche gehen. Die Fähigkeit des Betreffenden, Probleme zu lösen, ist aber ebenso gering wie vor Beginn der Sucht. Jetzt wird die Droge auch gebraucht, um die Folgen der Sucht ertragen zu können. Die sozialen

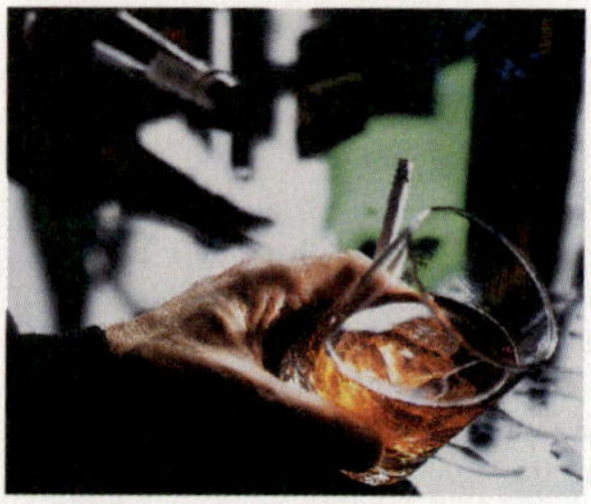

Abb. 36.36: „Genussmittel" sind immer auch potentielle Suchtmittel. Beim Konsum von Zigaretten oder Alkohol ist deshalb immer Vorsicht geboten. Unterschätzt man sie – oder überschätzt man die eigene Widerstandsfähigkeit – können sie das ganze Leben zerstören. [J660]

Probleme werden in der Folgezeit immer größer (z.B. droht jetzt auch der Verlust der Wohnung). Der Suchtkranke findet aus diesem Teufelskreis allein nicht mehr heraus.

Exogene Psychosen durch Drogen

Da Drogen auf das ZNS wirken, können sie nicht nur zur Drogensucht, sondern auch zu exogenen Psychosen (☞ 36.11) führen, beispielsweise:

- Delir (☞ 36.6.2), Halluzinose und Korsakow-Syndrom (☞ 36.6.2) durch Alkohol
- Schizophrenieartige Psychosen durch Cannabis oder Amphetamine
- Akute Psychosen mit Wahrnehmungsverzerrung, Farbhalluzinationen, Erinnerungsaktivierung und dem Gefühl der Bewusstseinserweiterung durch LSD
- Akute Psychosen mit manischen Symptomen durch Amphetamine und Ecstasy.

36.6.1 Behandlungsstrategie und Pflege von Suchtkranken

Ein Therapieziel in der Behandlung Suchtkranker ist dauernde Abstinenz. Für die meisten Süchtigen ist ein späterer kontrollierter Konsum („ein Glas Sekt am Geburtstag") mit großer Rückfallgefahr verbunden. Die Kranken müssen sich innerlich endgültig von der Droge verabschieden. Ein solches Ziel kann nur erreicht werden, wenn der Suchtkranke „voll mitzieht".

Viele Abhängigkeitserkrankungen verlaufen aber eher schubartig und mit häufigen Rückfällen. Gerade bei Alkoholkranken wird heute daher auch ein „kontrolliertes Trinken" *(harm reduction)* als möglicherweise realistischeres Ziel angestrebt.

Motivationsphase

Am Anfang steht die **Motivation** des Kranken, z.B. durch Beratungsstellen, Ärzte, Freunde oder Verwandte. Dabei sollte nicht nur die Abstinenz, sondern auch der Aufbau neuer Lebensziele von Beginn an Thema sein. Ein Patient, der sich nur dem Druck der Umgebung beugt, wird mit hoher Wahrscheinlichkeit rückfällig werden.

Entgiftungsphase

Erst beim wirklich interessierten Patienten ist eine stationäre Aufnahme zur **Entgiftung** Erfolg versprechend. Diese dauert ungefähr zwei Wochen und ist für den Kranken sehr unangenehm. Er hat Angst, ist unruhig und verspürt ein unbeherrschbares Verlangen nach der Droge. Bei vielen Kranken treten körperliche Probleme auf, z.B. zerebrale Krampfanfälle beim Alkohol-, Barbiturat- oder Benzodiazepinentzug. In dieser Zeit besteht auch erhöhte Suizidgefahr.

Da die körperlichen Erscheinungen in Extremfällen lebensbedrohlich sein und eine Pflege auf der Intensivstation erforderlich machen können, wird die Entgiftung in der Regel in einem Akutkrankenhaus durchgeführt. Alternativ ist die Betreuung in speziell ausgestatteten psychiatrischen Krankenhäusern möglich.

Bezüglich der Arzneimittelgabe während dieser Entgiftungsphase werden unterschiedliche Ansichten vertreten. In der Regel wird die medikamentöse Unterstützung bewusst knapp gehalten, damit sich die Sucht nicht von einem Suchtmittel zum nächsten verschiebt.

Pflegerisch ist während der Entgiftung einfühlsame Unterstützung und Ermutigung besonders wichtig. Eine Konfrontation mit dem eigenen Verhalten oder forcierte Auseinandersetzung mit Problemen ist nicht sinnvoll: Der Patient ist (noch) nicht zu konstruktiver Mitarbeit in der Lage.

Entwöhnungsphase

In spezialisierten Langzeiteinrichtungen findet nach der Entgiftung die Entwöhnung von der Droge statt. Um einen Drogenkonsum zwischen Entgiftung und Entwöhnung zu vermeiden, werden die Alkohol-, Arzneimittel- und Rauschgiftabhängigen nach Möglichkeit direkt von dem Krankenhaus, in dem die Entgiftung durchgeführt worden ist, in die Langzeiteinrichtung verlegt. Dort steht der Aufbau neuer Lebensgewohnheiten und eines anderen Selbstverständnisses im Vordergrund. Die süchtige Fehlhaltung und das Ausweichen vor der Realität sollen erkannt und abgebaut werden. In dieser Zeit werden regelmäßige Kontrollen (Screening des Urins auf Drogen, Bestimmung des Blutalkoholspiegels) durchgeführt. Sie sollen das Vertrauen zwischen Patienten und Team und damit die therapeutische Beziehung stärken, nicht aber den Patienten von seiner Selbstverantwortung entlasten. Bei sehr zuverlässigen Patienten mit Opiatabhängigkeit kann die Rückfallprophylaxe durch den Opiatantagonisten Naltrexon (Nemexin®) unterstützt werden.

Substitutionstherapien

Bei Patienten mit intravenösem Drogenabusus ist oft das soziale Umfeld völlig zerstört, der körperliche Gesundheitszustand schlecht und das Ziel einer Abstinenz zunächst unrealistisch (keine Abstinenzwilligkeit). Für opiatabhängige Problempatienten sind mittlerweile Substitutionstherapien mit Opiaten wie Methadon (Polamidon®), Levo-Alpha-Azetyl-Methadol (kurz LAAM, in Orlacem®) oder Buprenorphin (Subutex®) möglich.

Die Substitution führt zu einem Weiterbestehen der Abhängigkeit, sie ist keine Entwöhnungsmaßnahme. Im besten Fall ermöglicht sie aber den Wegfall der Beschaffungskriminalität und der Prostitution, eine Umgehung des Infektionsrisikos und die soziale Reintegration.

Nachsorge- und Resozialisierungsphase

Bei der **Nachsorge** und **Resozialisierung** muss manchmal das gesamte Umfeld des Kranken verändert werden. Partner, Freunde und eventuell auch der Arbeitgeber werden mit einbezogen. Oft ist eine jahrelange Weiterbehandlung notwendig, um den Behandlungserfolg zu stabilisieren. Dabei sind Selbsthilfegruppen von besonderer Bedeutung.

Umgang mit Süchtigen

Sucht ist eine chronische Erkrankung mit hohem Rezidivrisiko: Zwei Drittel aller entgifteten und „entwöhnten" Patienten greifen früher oder später wieder zur Droge. Rückfälle gehören also zur Krankheit und dürfen nicht als persönlicher Misserfolg angesehen werden.

Für die Arbeit hat die hohe Rückfallgefahr praktische Konsequenzen. Gutgläubigkeit im Umgang mit den Patienten ist falsch. Es ist immer damit zu rechnen, dass der Patient sich sein Suchtmittel verschaffen will – egal um welchen Preis. Häufige Wege sind Besucher (auffällige Fröhlichkeit des Patienten nach Empfang von Besuchen), der Griff in den unbeaufsichtigten Arzneimittelschrank oder das Einschmuggeln von „Notvorräten".

Da der Entzug oft qualvoll ist, geraten die Pflegenden nicht selten unter erheblichen Druck, die Bedarfsmedikation (insbesondere solche mit Wirkung auf die Psyche) „großzügig" auszugeben oder sogar ein nicht verschriebenes Arzneimittel „rauszurücken". Langfristig helfen sie dem Patienten aber mehr, wenn sie nicht dazu beitragen, dass der Patient von einer Droge zur nächsten wechselt.

Bei der Haltung gegenüber den Patienten gibt es zwei gleichermaßen falsche Extrempositionen. Bei der einen wird der Patient als willensschwacher Mensch angesehen, der selbst an allem schuld ist – der Patient wird also nicht als Kranker akzeptiert und ernst genommen. Solche Mitarbeiter werden im Umgang mit dem Süchtigen dann schnell vorwurfsvoll oder sogar aggressiv. Bei der anderen wird der Patient als unschuldiges Opfer schwieriger sozialer oder familiärer Verhältnisse betrachtet – die gesunden Anteile und Möglichkeiten zur Selbstverantwortung werden dabei nicht wahrgenommen und gestärkt.

Keinesfalls dürfen die Pflegenden sich in die Traumwelt des Süchtigen (z.B. als möglicher Liebespartner) einbeziehen lassen, zum „Drogenersatz" werden und den Kranken in seiner Realitätsflucht bestärken.

Schlüsselproblem des Süchtigen: Sinnfrage

Ziele. Das Leben ist sinnvoll, wenn es darin Ziele gibt.

Jeder Mensch hat sich – bewusst oder unbewusst – Ziele für sein Leben gesteckt. Das Scheitern an diesen Lebenszielen kann je nach der Frustrationstoleranz eines Menschen den entscheidenden Schritt zur Abhängigkeit bedeuten. Durch die Suchtkrankheit lassen sich in der Folge noch weniger Ziele erreichen. In diesem Teufelskreis denken viele Suchtkranke an Suizid, und nicht wenige begehen schließlich einen Suizid oder unternehmen zumindest Suizidversuche.

Werte. Das Leben ist sinnvoll, wenn es feste Wertvorstellungen gibt.

Die Religionen, die philosophischen Schulen und die überlieferten Traditionen stellen *Wertesysteme* dar. Je fester ein Mensch in einem solchen verwurzelt ist, desto eher kann er in zunächst sinnlos erscheinenden Ereignissen einen Sinn finden (z.B. „Leiden als Prüfung Gottes"). Heute werden die bestehenden Wertesysteme von vielen angezweifelt, so dass sie keinen Halt mehr darin finden. Zudem genügen viele Suchtkranke den Wertvorstellungen der Systeme nicht und werden deshalb ausgeschlossen oder ziehen sich selbst zurück.

Kontrolle. Das Leben ist sinnvoll, wenn man das Gefühl hat, es zu kontrollieren.

Der Suchtkranke wird jedoch von seiner Sucht kontrolliert und bestimmt, und viele Patienten sind sich dessen auch bewusst.

Selbstwert. Das Leben ist sinnvoll, wenn Menschen das Gefühl haben, wertvoll und wichtig zu sein.

Mangelndes Selbstwertgefühl steht oft am Beginn einer „Suchtkarriere", und durch die Suchtkrankheit sinkt das Selbstvertrauen des Patienten noch weiter. Daher ist es so wichtig, das Selbstwertgefühl von Süchtigen zu kräftigen. Dem Patienten sollte das Gefühl vermittelt werden, als der Mensch angenommen zu sein, der er ist. Hierzu gehört beispielsweise, sich Zeit für den Patienten zu nehmen, auf ihn und seine Probleme einzugehen und ihn nicht wie ein unmündiges Kind zu behandeln. Allein sind die Pflegenden mit dieser Aufgabe überfordert. Vielmehr müssen alle Bezugspersonen an „einem Strang ziehen".

36.6.2 Alkoholkrankheit und Alkohol-Entzugsdelir

Alkoholkrankheit *(Alkoholismus):* Alkoholkrank ist, wer länger als ein Jahr größere Mengen an Alkohol konsumiert, die Kontrolle über den Alkoholkonsum verloren hat und dadurch körperlich, psychisch und in seiner sozialen Stellung geschädigt ist (neben dieser Definition existieren noch andere, die jedoch auch die Komponenten Abhängigkeit *und* Schädigung umfassen).

In unserer Gesellschaft zahlenmäßig bedeutsamste Suchtkrankheit. Häufigkeit ca. 1 – 3 % der Bevölkerung, d.h. schätzungsweise 2 Millionen Deutsche sind alkoholkrank.

Krankheitsentstehung

Alle Menschen sehen sich im Laufe ihres Lebens mit Krisensituationen konfrontiert. Warum die meisten Menschen diese Situationen bewältigen können, ohne (alkohol-)krank zu werden, einige aber nicht, ist noch ungeklärt. Sicher ist aber, dass zahlreiche Faktoren bei der Entstehung einer Alkoholabhängigkeit eine Rolle spielen, unter anderem:

- **Soziales Umfeld.** Beispielsweise ist maßgeblich, wie im Elternhaus eines Kindes mit Konflikten umgegangen wurde (bzw. wird), ob das Kind Problembewältigungsstrategien erlernen konnte und welche Rolle der Alkohol bei den Bezugspersonen des Kindes einnahm bzw. einnimmt („Alkoholtradition" im Elternhaus, hoher Alkoholkonsum im Freundeskreis)
- **Erbliche Veranlagung.** Eine erbliche Veranlagung zum „Trinken" gilt heute als wahrscheinlich. Zwillingsstudien und Studien an Adoptivkindern haben ergeben, dass nahe Verwandte von Alkoholikern ein vierfach höheres Risiko als die Durchschnittsbevölkerung haben, an Alkoholismus zu erkranken
- **Krisen.** Sicher spielen auch Krisensituationen im Leben eine Rolle, wenn auch eher als Auslöser denn als Ursache. Beispielsweise kann der Tod eines nahen Angehörigen oder der Verlust des Arbeitsplatzes einen labilen Menschen völlig aus dem Gleichgewicht bringen.

Einige Alkoholkranke leiden an weiteren psychischen Erkrankungen, besonders Angststörungen und Depressionen. Der Alkoholmissbrauch kann dann auch Versuch einer Selbstmedikation sein.

Zeichen der (beginnenden) Alkoholkrankheit

Mäßiger, zum Teil auch regelmäßiger Alkoholkonsum gilt in breiten Teilen unserer Gesellschaft als normal. Umso schwerer fällt es vielen, bei sich selbst oder anderen die Zeichen einer (beginnenden) Alkoholkrankheit zu erkennen und einzugestehen:

- Die meisten Alkoholkranken trinken täglich Alkohol, wobei die Menge langsam, aber kontinuierlich gesteigert wird. Phasen absoluter Alkoholkarenz kommen nicht mehr vor
- In fortgeschrittenen Krankheitsstadien wechseln viele zu höherprozentigen Alkoholika (etwa Whisky statt Bier) und/oder trinken auch schon am Vormittag Alkohol, z.B. zum Frühstück
- Angesprochen auf ihren Alkoholkonsum, beteuern viele Kranke, sie „hätten alles unter Kontrolle und könnten jederzeit aufhören". Andere wiederum reagieren gereizt oder werden aggressiv. Die meisten trinken heimlich und verstecken ihre Flaschen
- Auch scheinbar grundlose Verhaltensänderungen und Verhaltensschwankungen (z.B. Aggressivität, nachlassendes Verantwortungsgefühl) können auf eine Alkoholkrankheit hinweisen
- Durch den Alkoholkonsum treten Probleme am Arbeitsplatz auf, die zur Arbeitslosigkeit führen können
- Häufig ist bei Alkoholikern eine Gesichtsröte, v.a. der Nase und Wangen.

Viele Alkoholiker sind aber äußerlich und bei nur flüchtigen Kontakten völlig unauffällig, und die Fassade der Normalität bleibt bis kurz vor dem Zusammenbruch erhalten.

Gesprächsführung bei Verdacht auf Alkoholerkrankung

Beim Versuch, den Alkoholkonsum eines Patienten genau abzuklären, werden folgende Gesprächsfallen vermieden:

- Eine Falle ist die „Frage – Antwort – Falle", das bedeutet autoritäres Nachfragen, das dem Patienten letztlich nur Ja-Nein-Antworten ermöglicht
- Energische Konfrontation führt zu oft zur „Verleugnungsfalle" („Die anderen trinken noch mehr")
- Soll unbedingt eine Diagnose im Gespräch gestellt werden, droht die „Etikettierungsfalle" („Alkoholiker")
- Als „Fokussierungsfalle" wird die Gefahr bezeichnet, dass durch die Konzentration des medizinischen Experten auf das Thema Abhängigkeit wesentliche Mitteilungen des Patienten über seine Lebensprobleme ignoriert werden.

Experten empfehlen Fragen wie:

- Haben Sie schon einmal versucht Ihren Alkoholkonsum zu verringern?
- Ärgern Sie sich, wenn man Sie auf Ihren Alkoholkonsum anspricht?
- Haben Sie Schuldgefühle/fühlen Sie sich schlecht wegen Ihres Alkoholkonsums?
- Trinken Sie gelegentlich morgens, um in die Gänge zu kommen?

Weitere Fragen klären, ob der Patient schon Filmrisse *(blackouts)* gehabt hat, ob er seinen Alkoholkonsum kontinuierlich steigert, ob er alkoholische Getränke stürzt, damit die Wirkung schnell eintritt und Ähnliches. Das Gespräch sollte emphatisch sein – das fällt vielleicht leichter, wenn sich der Pflegende auch mit seinen eigenen süchtigen Anteilen (Nikotin? Helfersucht?) auseinander gesetzt hat. Der Patient sollte spüren, dass er selbst für Verhaltensänderungen zuständig ist und dass sein Gegenüber ihm dieses auch zutraut. Von Anfang an sollten alternative Entspannungsmöglichkeiten, sog. **Gegenaktivitäten,** thematisiert werden.

Einteilung der Trinkmuster (Einteilung nach Jellinek)

Alpha-Trinker

Alpha-Trinker (*α-Trinker, Konflikt-, Sorgen-* oder *Erleichterungstrinker*) trinken, um zu entspannen, um Angst oder Verstimmungen zu beseitigen oder Ärger runterzuspülen. Sie bauen so Hemmungen ab. Es besteht durchaus eine psychische Abhängigkeit vom Alkohol, sie haben aber noch die Freiheit aufzuhören. Alpha-Trinker sind nicht alkoholkrank, aber gefährdet.

Beta-Trinker

Das Trinkverhalten von **Beta-Trinkern** *(β-Trinker, Gelegenheitstrinker)* wird oft vom sozialen Umfeld mitbestimmt. Anlass sind Familienfeiern, Jubiläen, Verabredungen. Das Trinken wird so zur Gewohnheit. Beta-Trinker haben einen alkoholnahen Lebensstil: Beliebt ist das gemütliche Trinken beim Fernsehen. Beta-Trinker bekommen selten Organschädigungen. Sie sind weder körperlich noch psychisch abhängig, aber gefährdet.

Gamma-Alkoholiker

Gamma-Alkoholiker *(γ-Alkoholiker)* können ihren Alkoholkonsum nicht mehr steuern. Sie erleiden den Kontrollverlust, das eigentliche Merkmal der Alkoholkrankheit. Sie müssen trinken, weil ihr Körper nach Alkohol verlangt. Zwischendurch haben sie allerdings auch völlig alkoholfreie Perioden (bis hin zu mehreren Monaten). Gamma-Alkoholiker sind krank.

Delta-Alkoholiker

Delta-Alkoholiker *(δ-Alkoholiker, Spiegeltrinker)* entwickeln sich von gewohn-

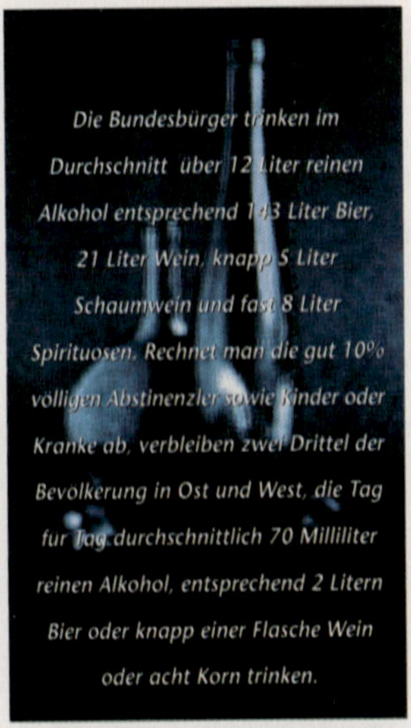

Abb. 36.37: Der Alkoholkonsum des deutschen „Otto Normalverbrauchers". [A400]

heitsmäßigen Trinkern (Beta-Trinkern) zu Spiegeltrinkern: Sie müssen einen ständigen Blutalkoholspiegel aufrechterhalten, um sich wohlzufühlen und sozial unauffällig zu sein. Delta-Alkoholiker sind nicht abstinenzfähig und krank.

Epsilon-Alkoholiker

Epsilon-Alkoholiker *(ε-Alkoholiker, Quartalstrinker)* verspüren in zeitlichen Abständen einen unwiderstehlichen Drang nach Alkohol, der sich tagelang vorher durch Ruhelosigkeit und Reizbarkeit ankündigt. Sie veranstalten dann regelrechte Trinkexzesse und leben oft tagelang in einem Rauschzustand. In dieser Trinkphase erleiden sie den Kontrollverlust: Sie trinken hemmungslos und haben „Filmrisse". Zwischen diesen Trinkphasen leben sie oft wochenlang ohne Alkohol und haben auch kein Bedürfnis danach. Sie sind ebenfalls krank.

Krankheitsmuster bei Frauen

Typ 1: Die Späteinsteigerin

Die **Späteinsteigerin** lebt in geordneten Verhältnissen. Sie hat meist Familie und ist dennoch in Lebenskrisen auf sich alleine gestellt. Obwohl sie im Beruf oft erfolgreich ist, hat sie nur ein geringes Selbstwertgefühl. Sie gibt sich an allen Konflikten die Schuld. Bevor ihr Trinken akut wird, hat sie schon lange Schwierigkeiten mit sich selbst und ihren Bezugspersonen, und sie leidet schon Jahre an psychosomatischen Erkrankungen.

Merkmale der Späteinsteigerin:

- Sie beginnt erst relativ spät etwa zwischen 25 und 35 Jahren, alkoholische Getränke in höherer Dosierung zu trinken
- Hoher Alkoholkonsum steht bei ihr in der Regel in Zusammenhang mit konkreten Ereignissen und Lebenskrisen, die sie nicht bewältigen kann
- Sie hat massiv Schuldgefühle, weil sie trinkt. Sie schreibt sich die Ursache für ihren hohem Alkoholkonsum selbst zu. Sie hält sich für schuldig an den oft gewaltsamen Ausbrüchen ihres Mannes
- Ihre privaten Beziehungen sind geordnet
- Die Beziehung zu ihren Kindern ist gut, sofern diese nicht zu tief in den Machtkampf der Eltern und in die Beaufsichtigung ihrer alkoholkranken Mutter verwickelt worden sind
- Sie hatte viele psychosomatische Störungen, bevor sie alkoholkrank wurde
- Ihr Berufsweg zeigt klare Strukturen auf: Die Erwerbstätige hat meist Erfolg im Beruf.

Typ 2: Die Frühеinsteigerin

Die **Frühеinsteigerin** sucht Gesellschaft und trinkt nach der Devise: Wer gesund ist, trinkt; wer krank ist, lässt es sein. Obwohl sie bewusst andere zum Trinken verleitet und sexuell auch Macht über Männer ausübt, kennt sie keine Skrupel und Schuldgefühle. Sie setzt Alkohol und Sex ein, um nicht allein zu sein, und wird gerade deshalb immer wieder verlassen. Sie hat Angst vor dem Alter und vor Einsamkeit.

Merkmale der Frühеinsteigerin:

- Sie beginnt relativ früh mit 15 bis 25 Jahren, alkoholische Getränke in hoher Dosierung zu trinken. Die ersten Erfahrungen sind Räusche und Alkoholexzesse, aber kein hoher Dauerkonsum
- Der hohe Alkoholkonsum steht in keinem unmittelbaren Zusammenhang mit konkreten Ereignissen und Lebenskrisen
- Sie hat wenig oder keine Schuldgefühle wegen ihres Trinkens. Sie weist die Schuld vielmehr äußeren Umständen oder anderen Personen zu
- Sie beschreibt die angenehmen Seiten beim Alkoholkonsum. Diese sind für sie auch Statussymbole für ihre Lebensführung
- Ihre privaten Verhältnisse sind ungeordnet. Sie wird von ihren nächsten Bezugspersonen oft misshandelt oder sexuell missbraucht
- Sie hat meist keine guten Beziehungen zu ihren Kindern
- Ihr Gesundheitszustand ist aufgrund ihrer langen Trinkkarriere eher schlecht
- Ihr Berufsweg ist eher chaotisch, oft droht der berufliche Abstieg.

Alkoholassoziierte Erkrankungen

Alkoholismus führt zu gravierenden Organschäden:

- Nervensystem: Abgesehen von dem Entzugsdelir mit den Symptomen einer akuten Psychose (☞ unten) leiden manche chronische Alkoholiker unter einem so genannten **Korsakow-Syndrom** mit massiver Störung des Kurzzeitgedächtnisses, Desorientiertheit und *Konfabulationen* („erfundene Geschichten"). Eine weitere Komplikation ist die **Wernicke-Enzephalopathie** mit Gangunsicherheit, Augenmuskellähmungen, Reflex- und Bewusstseinsstörungen. Häufig sind auch *Polyneuropathien* (☞ 35.10.1)
- Blutbildung: Viele Alkoholiker haben eine makrozytäre Anämie (☞ 24.6.3)
- Herz: Lebensbegrenzend kann auch eine irreversible Herzinsuffizienz infolge alkoholbedingter dilatativer Kardiomyopathie (☞ 18.9) sein
- Stoffwechsel: Alkohol zerstört das Pankreas. Dadurch kann es zu einer exokrinen Pankreasinsuffizienz (☞ 22.6.3) mit hochgradiger Pankreaszerstörung und zu einem Diabetes mellitus kommen. Gefährlich ist auch die Neigung zu Hypoglykämien (bei alleinstehenden Alkoholikern nicht selten Todesursache)
- Immunsystem: Es besteht ein stark erhöhtes Risiko für Tuberkulose, Pneumonien und Meningitiden (☞ 35.8.1).

Alkoholentzugsdelir

Wird ein Alkoholkranker stationär aufgenommen (z.B. wegen einer Verletzung) und die Alkoholzufuhr unterbrochen, kann es zum **Entzugsdelir** kommen.

Mäßig abhängige Patienten durchleben „nur" ein **Prädelir,** das Tage bis Wochen dauern kann. Der Patient leidet vor allem morgens unter Tremor (Zittern) der Hände, quälender Unruhe, ist sehr reizbar und hat Schweißausbrüche. Seine Orientierung ist meist jedoch noch erhalten, und er halluziniert nicht. Ansonsten geht das Prädelir meist rasch in ein („volles") Delir über:

Körperlich fallen mäßiges Fieber, Schweißausbrüche, Durchfall und Erbrechen, starke Kurzatmigkeit sowie Tachykardie auf. Verlässt der Patient das Bett, besteht extreme Gangunsicherheit, der Gleichgewichtssinn ist gestört, und es drohen Stürze. Weitere Komplikationen sind zerebrale Krampfanfälle (☞ 35.7.1).

Psychisch ist der Patient örtlich und zeitlich hochgradig desorientiert, leidet unter szenenhaften visuellen Trugwahrnehmungen (*Halluzinationen*, z.B. „kleine Tiere"), ist hochgradig unruhig, hat einen grobschlägigen Tremor, kann nicht schlafen und durchlebt Phasen von extremer Angst oder Euphorie.

Behandlungsstrategie bei Entzugsdelir

Ziel der Therapie ist es, eine notwendige medizinische Behandlung sicherzustellen (☞ unten) und die extreme Stresssituation des Patienten zu mildern. Die heute übliche medikamentöse Therapie umfasst:

- Clomethiazol (Distraneurin®) oral oder intravenös. Während die orale Gabe von Distraneurin auf einer Normalstation möglich ist, können Distraneurin-Infusionen wegen ihrer Nebenwirkungen (v.a. Atemdepression) nur auf Intensivpflegestationen verabreicht werden
- Clonidin (z.B. Paracefan®) zusätzlich zu Clomethiazol bei ausgeprägter Herz-Kreislauf-Problematik
- Haloperidol (z.B. Haldol®) oral oder intravenös gegen Unruhe und Angstzustände
- Parenterale Ernährung mit Flüssigkeits- und Elektrolytsubstitution. Es können bis zu fünf Liter Flüssigkeit erforderlich sein. Häufigste Elektrolytstörung ist eine Hypokaliämie (☞ 31.11.3)
- Vitamin B_1 täglich intravenös bis zum Abklingen des Delirs
- Bei Krämpfen z.B. Diazepam i.v. (etwa Valium®). Bei Erhöhung des Blutammoniaks Laktulose oral (z.B. Bifiteral®).

Zunehmend werden in der Entwöhnung neben psycho- und soziotherapeutischen Verfahren auch Arzneimittel ohne Suchtpotential unterstützend eingesetzt. Acomprosat (Campral®) hat einen gesicherten Effekt bei der Rückfallverhütung, es soll für ein Jahr genommen werden. Komplikationsreich ist die Gabe von Disulfiram (Antabus®), da das Arzneimittel zu einer heftigen Reaktion mit Übelkeit, Erbrechen, Kopfschmerz, Angst, Herzrasen und weiteren unangenehmen Symptomen führt, wenn gleichzeitig Alkohol getrunken wird. Der Effekt von Alkoholzufuhr wird als sehr unangenehm erlebt **(Aversivbehandlung).** Trotz dieses einleuchtenden Prinzips konnte aber ein positiver Effekt auf Abstinenz oder Rückfallquote bisher nicht nachgewiesen werden. Die Therapie ist wegen ihrer Risiken nur für einzelne, besonders motivierte und zuverlässige Patienten geeignet.

Pflege bei Entzugsdelir

Patienten im Entzugsdelir sind erheblich gefährdet. Zeichnet sich bei einem Patienten ein beginnendes Delir ab (oft abends), wird der Patient engmaschig überwacht und sofort der Dienst habende Arzt informiert: Setzt die von ihm angeordnete Medikation zu spät ein, sind oft erhebliche Arzneimittelmengen notwendig, um den Erregungszustand des Patienten zu überwinden. Dann droht der Patient in einen komaähnlichen Zustand zu fallen. Bei höherem Fieber werden fiebersenkende Maßnahmen ergriffen (☞ 7.7.4). Ist der Patient noch bereit zu trinken, erhält er Mineralwasser oder Tee nach Belieben, ist er nach der Gabe von Distraneurin® sehr verschleimt, muss er ggf. abgesaugt werden. Aufgrund der Sturzgefahr darf der Patient nur in Begleitung auf die Toilette oder auf den Gang. Viele der Patienten müssen fixiert werden, um eine Infusionstherapie zu gewährleisten und um das medizinische Personal zu schützen. Selbstverletzungen, z.B. durch herausgerissene Infusionsschläuche, müssen ggf. durch permanente Überwachung (Sitzwache) und ausreichende Sedierung verhindert werden.

Behandlungsstrategie

Die Behandlung entspricht grundsätzlich derjenigen anderer Suchtkrankheiten. Nach der akuten Entgiftungsphase schließt sich eine Entwöhnungsbehandlung über drei Monate an. Ohne eine solche Langzeittherapie fallen fast alle Betroffenen innerhalb weniger Wochen oder Monate zurück in alte Trink- und Lebensgewohnheiten. In jedem Fall ist der Weg aus der Sucht schwer. Daran sind auch die psychischen und sozialen Probleme schuld, die den Süchtigen einst zur Flasche haben greifen lassen oder sich inzwischen als Folge der Sucht aufgetürmt haben (insbesondere der Verlust von Ehepartner und Arbeitsplatz). Nach der Entziehungstherapie können die Patienten in Selbsthilfegruppen wie etwa den *Anonymen Alkoholikern* oder dem *Blauen Kreuz* die auf Dauer notwendige psychische Unterstützung finden.

Umgang mit Alkoholkranken

Alkoholkranken sollte ohne Vorurteile, wertfrei und mit der gleichen Fürsorge begegnet werden wie anderen Patienten auch. Trotzdem gibt es Besonderheiten in der Pflege von Alkoholikern:

- Vielfach sehen Alkoholkranke die Pflegenden und Ärzte zunächst als Gegner an, da diese ihm den Alkohol entziehen. Trotzdem sollten sich alle an der Therapie Beteiligten um ein Vertrauensverhältnis zu dem Patienten bemühen und ihm so die Möglichkeit geben, mit einer Person seiner Wahl über seine Probleme zu reden
- In den Gesprächen sollte der Alkoholiker selbst erkennen, dass er krank ist und über längere Zeit Hilfe braucht. Schuldzuweisungen und Anklagen werden unbedingt vermieden
- Debatten über den Alkohol im Allgemeinen und den fraglichen Alkoholkonsum des Kranken im Besonderen sind sinnlos und strikt zu vermeiden
- Meist reichen Gespräche allein nicht aus, um dem Alkoholkranken die Erkenntnis zu vermitteln, dass er krank ist. Viele Patienten müssen hierfür einen längeren Lernprozess durchmachen. Der Patient darf seine Krankheit auch vor sich selbst nicht mehr leugnen oder verstecken können. Er muss unter den Folgen der Abhängigkeit mehr leiden als ihm der Alkohol an Trost oder Lustgewinn verschaffen kann. Dies kann durch die Pflegenden unterstützt werden, indem sie den Patienten so viel wie möglich selbständig erledigen lassen, z.B. sich selbst bei Untersuchungen anzumelden oder ggf. auch abzumelden. Wichtig ist eine einheitliche Haltung aller Pflegenden, damit der Patient die festgelegten Regeln nicht durch das Ausspielen der Pflegekräfte gegeneinander unterläuft
- Der Wille nach Veränderung muss vom Kranken selbst ausgehen. Eine durch Ärzte, Pflegende oder Arbeitgeber aufgezwungene Therapie scheitert in der Regel ebenso wie eine Therapie, die dem (Ehe-)Partner zuliebe angefangen wird. Der Patient soll selbst Initiative entwickeln und zeigen, dass er an seiner Genesung interessiert ist. Beispiels-

weise soll er die Termine mit dem Sozialamt selbst ausmachen oder Formalitäten innerhalb des Hauses selbst erledigen
- Mögliche Rückfälle dürfen nicht katastrophisiert werden, um den „Abstinenzverletzungseffekt" zu vermeiden („wenn schon, dann schon" oder „jetzt ist sowieso alles vorbei")
- Der Alkoholkranke darf nicht alleingelassen werden, wenn seine Scheinwelt zerbricht und er mit der Realität seiner Krankheit konfrontiert wird. Alle an der Behandlung Beteiligten sind aufgefordert, ihm beizustehen und sein Selbstbewusstsein wiederherzustellen oder zu stärken.

! Vorsicht: Suizidgefahr
Alkoholkranke sind – insbesondere bei gerade zusammengebrochenem sozialem Umfeld – in hohem Maße *suizidgefährdet.*

36.7 Belastungs- und Anpassungsstörungen

Erlebnisreaktion: Psychische Störung bei zuvor seelisch „gesunden" Menschen als Folge einer extremen (äußeren) Belastung. Unterteilt in **Belastungsstörungen** nach akuter und **Anpassungsstörungen** nach länger dauernder Belastung.

Noch vor einiger Zeit war umstritten, ob extreme äußere Belastungen gesunde Menschen (psychisch) krank machen können: Die äußere Belastung wurde eher als Auslöser denn als Ursache gesehen. Heute herrscht die Lehrmeinung vor, dass extreme Erlebnisse wie Vergewaltigungen, dramatische Unfälle oder (längere) politische Verfolgungen *Ursache* psychischer Erkrankungen sein können, dass dabei allerdings auch die Persönlichkeit der Betroffenen, ihre körperliche Disposition und ihr soziales Umfeld eine Rolle spielt.

Erlebnisreaktionen sind charakterisiert durch:
- Ein notwendiges auslösendes Erlebnis (es ist nicht vorstellbar, dass es ohne das Ereignis zur Erkrankung gekommen wäre)
- Einen zeitlichen Zusammenhang zwischen Erlebnis und Reaktion
- Häufig einen thematischen Zusammenhang zwischen Erlebnis und Reaktion.

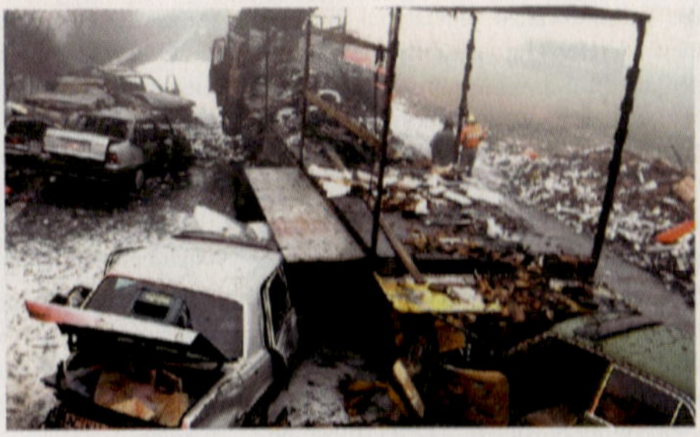

Abb. 36.38: Die individuellen Verarbeitungsmöglichkeiten (coping mechanisms) und die persönliche Belastbarkeit sind von Mensch zu Mensch unterschiedlich: Die Verwicklung in einen dramatischen Unfall kann, muss aber nicht, zu einer psychischen Erkrankung führen. [J560-204]

Belastungsstörungen

Akute Belastungsstörung

Eine **akute Belastungsstörung** *(Krisenreaktion, Nervenschock)* ist Folge akuter Ereignisse und tritt innerhalb weniger Minuten nach der extremen Belastung auf.

Zunächst kommt es zu einer Art „Betäubung". Die Aufmerksamkeit des Betroffenen ist eingeschränkt, und er ist orientierungslos. Erst dann folgen vielfältige Symptome wie Depression, Angst, Ärger, Verzweiflung, Wut, Überaktivität (als Fluchtreaktion) oder innerer Rückzug (Erstarrung). Nach einigen Stunden, spätestens aber nach wenigen Tagen, klingen die Symptome wieder ab.

Posttraumatische Belastungsstörung

Bei der **posttraumatischen Belastungsstörung** tritt die Reaktion verzögert ein, also nach Wochen bis Monaten. Sie ist Folge außergewöhnlicher Bedrohungssituationen, z.B. schwerer Naturkatastrophen oder Unfälle.

Die posttraumatische Belastungsstörung ist davon gekennzeichnet, dass der Betroffene die Katastrophe in seinen Erinnerungen immer wieder erlebt (*Nachhallerinnerungen* oder **Flashbacks**), von ihr träumt und sich vor allem fürchtet, was die Erinnerung wach halten könnte (Fotos, Bücher, Gespräche). Außerdem verliert er die Lebensfreude und das Interesse an seiner Umgebung und zieht sich emotional und sozial zurück. Hinzu kommt eine vegetative Übererregtheit (Schlaflosigkeit, Schreckhaftigkeit, erhöhte Wachsamkeit). Depressionen, Angst und Suizidgedanken treten auf, und manchmal entsteht ein Suchtproblem (Flucht z.B. in den Alkohol).

Die posttraumatische Belastungsstörung verläuft wechselhaft. Meist kommt es aber – eventuell mit psychotherapeutischer Unterstützung – zu einer Heilung.

Anpassungsstörungen

Von **Anpassungsstörungen** spricht man, wenn eine länger dauernde Extrembelastung zur Erkrankung geführt hat, etwa eine schwere Erkrankung oder Entwurzelung durch Flucht, Umzug oder Wechsel in ein Altenheim.

Die betroffenen Patienten sind depressiv und ängstlich (der Übergang zur *reaktiven Depression* ☞ 36.5.1, ist fließend). Sie fühlen sich unfähig, mit der neuen Lebenssituation umzugehen und haben Schwierigkeiten mit der Alltagsbewältigung. Gerade bei Jugendlichen sind Störungen im Sozialverhalten häufig.

Therapeutisch ist neben psychotherapeutischer Bearbeitung der Verlusterlebnisse die Wiedereinbindung ins (neue) gesellschaftliche Leben durch sozialpsychiatrische Maßnahmen wichtig. Fallbeispiel: Eine türkische Patientin, die sich seit zwanzig Jahren in Deutschland aufhält, aber weder die deutsche Sprache erlernt noch außerfamiliäre Kontakte geknüpft hat, wird kurz nach dem Auszug ihrer zwei Töchter depressiv. Das Team versucht, sie an eine türkischsprachige Psychiaterin anzubinden. Außerdem werden Kontakte zu einer türkisch-deutschen Begegnungsstätte geknüpft, und die Patientin wird über geeignete Sprachkurse der Volkshochschule informiert.

36.8 Angst- und Zwangserkrankungen

Angst gehört zu den menschlichen Grunderfahrungen. Wer keine Angst kennt oder empfinden kann, ist krank.

Angst ist ein seelisches und körperliches Phänomen. Sie führt zu einem intensiven Gefühl der Bedrohung und des Ausgeliefert-Seins sowie zu vegetativen Symptomen wie Herzklopfen, Zittern („wie Espenlaub"), Schweißausbrüchen (feuchte Hände), Schwindel, trockener Kehle, Übelkeit und Durchfall.

Formen der Angst

Realangst

Menschen reagieren auf bedrohliche Situationen mit Angst. Angst ist hier ein Signal, der Gefahr auszuweichen und im Kampf gegen die Gefahr besondere Energien zu mobilisieren. Diese Angst bezeichnet man als **Realangst.**

Realängste sind z.B. die Angst vor Prüfungen und die Angst bei tätlichen Angriffen, aber auch die *vitalen Angstgefühle* bei einem Herzinfarkt.

Existenzangst

Existenzangst ist eine scheinbar unmotivierte, nicht an bestimmte Situationen gebundene Angst.

Philosophen sehen einen Zusammenhang zwischen der Existenzangst und der menschlichen Freiheit, die den Menschen zwingt, sein Leben selbst zu gestalten und mit einem Verlust an „natürlicher Geborgenheit" einhergehen soll.

Neurotische Angst

Angst kann schließlich Folge innerer, ungelöster Konflikte sein und heißt dann **neurotische Angst.** Sie ist bei den meisten Angsterkrankungen das vorherrschende Phänomen. Es gibt aber auch Hinweise, dass Angstgefühle durch eine Störung im serotonergen System des ZNS ausgelöst werden.

Die Übergänge zwischen den einzelnen Angstformen sind fließend.

36.8.1 Angsterkrankungen

Angsterkrankungen: Psychische Erkrankungen mit Angst als dominierendem Symptom.

Angst als *psychopathologisches Phänomen* kommt bei nahezu allen psychischen Krankheiten vor. Bei **Angsterkrankungen** wird sie zum *zentralen Symptom.* Man unterscheidet generalisierte Angststörungen, Panikattacken und Phobien.

Generalisierte Angststörung und Panikattacken

Kennzeichen der **generalisierten Angststörung** *(Angstneurose)* ist die unerträgliche, *frei flottierende Angst,* d.h. die Angst bezieht sich nicht auf ein bestimmtes Objekt oder eine bestimmte Situation. Generalisierte Angststörungen gehen mit motorischer Anspannung und vegetativen Symptomen einher und treten oft über längere Zeit auf. Recht häufig sind Frauen in chronischen Belastungssituationen betroffen.

Panikattacken sind anfallsartige Angstzustände, die meist nur Minuten anhalten. Die Patienten haben das Gefühl, sie müssten gleich sterben oder verrückt werden.

Patienten mit einer generalisierten Angststörung oder Panikattacke können nicht angeben, wovor sie genau Angst haben. Nicht wenige klagen aber über somatische Beschwerden, häufig Herzsymptome *(Herzneurose).* Die Patienten werden beispielsweise mit „Herzschmerzen, Druck und Angst" in die internistische Notaufnahme gebracht. Manchmal verschwinden die Schmerzen und das Herzrasen schon, wenn der Arzt auftaucht. Das EKG ist unauffällig.

Psychoanalytiker vermuten als Ursache eine Störung der frühen Ich-Entwicklung. Das Ich wird nicht stark genug, Angst auszuhalten oder abzuwehren. Die Angst entsteht nach dieser Theorie vor allem durch die Befürchtung, Zuwendung zu verlieren oder allein gelassen zu werden. Aggressionen können deshalb nicht nach außen getragen werden, sondern richten sich gegen die eigene Person. Die Patienten suchen schützende Objekte oder Menschen, an die sie sich anlehnen können.

Die Behandlung erfolgt durch verhaltenstherapeutische oder psychoanalytische Psychotherapien. Panikattacken bessern sich manchmal auch auf Antidepressiva, besonders auf SSRI (☞ Pharma-Info 36.29).

Phobien

Bei **Phobien** *(phobische Störungen)* empfindet der Patient unangemessene Angst angesichts bestimmter konkreter Gegenstände oder Situationen. Der Patient hat quälende Angst und erlebt diese Angst gleichzeitig als unsinnig. Ein Patient mit einer Angst vor großen Plätzen „weiß" genau, dass er vor dem Überqueren eines Platzes keine Angst haben „müsste", hat sie aber trotzdem. Oft leiden die Betroffenen schon vor der eigentlichen angstbehafteten Situation unter *Erwartungsangst.* Typisch für Phobien ist außerdem, dass der Betroffene ver-

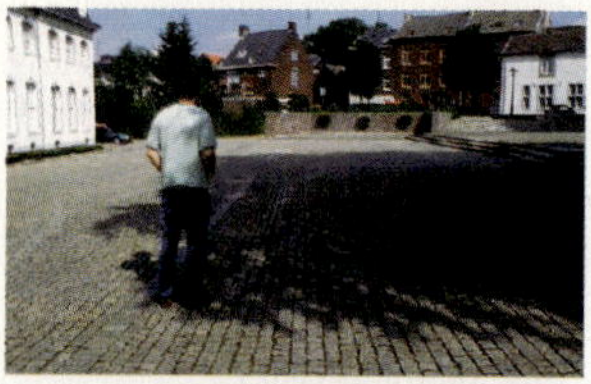

Abb. 36.39: Ein Phobiker vor einem Platz, den er nicht zu überqueren wagt. [K183]

sucht, die angstauslösende Situation zu vermeiden (etwa, indem er einen Umweg durch kleine Straßen geht) und dass die Phobie den Handlungsspielraum des Kranken einengt.

Phobische Störungen kommen häufiger bei Frauen vor und gehen oft mit Depressionen einher.

Ursache der Phobien sind nach psychoanalytischer Meinung intrapsychische Konflikte, die nach außen verlagert werden. Beispielsweise verschiebt eine Frau die Angst vor ihren eigenen sexuellen Wünschen auf die Begegnung mit anderen. Nach der Lerntheorie haben Phobiker irgendwann zufällig negative Erfahrungen mit den gefürchteten Gegenständen oder Situationen gemacht und diese durch Ausweichen systematisch verstärkt.

Unter **Agoraphobie,** die früher nur die Angst vor großen Plätzen bezeichnete, versteht man heute eine Gruppe von Phobien. Sie äußern sich z.B. als Angst, das Haus zu verlassen, ein Geschäft zu betreten, mit Bus oder Bahn zu reisen oder eine Menschenmenge zu durchqueren. Gemeinsam ist den gefürchteten Situationen, dass man sich ihnen nicht einfach und schnell entziehen kann. Diese Phobien sind besonders bedrohlich, da sie den Patienten in seiner sozialen Beweglichkeit massiv einschränken. Manche Menschen können überhaupt nicht mehr ihre Wohnung verlassen.

Soziale Phobien *(soziale Neurosen)* beziehen sich auf Situationen, in denen man sich dem Blick eines anderen ausgesetzt fühlt, z.B. auf gemeinsames Essen, Treffen mit Angehörigen des anderen Geschlechtes oder Sprechen in kleineren Gruppen. Die Betroffenen befürchten, etwas zu tun, was für sie peinlich oder beschämend wäre, z.B. zu erbrechen oder zu erröten **(Erythrophobie).** Oft leiden die Kranken auch unter niedrigem Selbstwertgefühl und Angst vor Kritik.

Spezifische Phobien beziehen sich auf ganz genau umgrenzte Situationen. Praktisch jedes Objekt kann Gegenstand einer Phobie werden, daher gibt es unendlich viele (und überflüssige) Namen für Phobien. Am häufigsten sind:

- **Tierphobien:** Angst vor Spinnen, Mäusen, Würmern, Insekten und Schlangen

- **Klaustrophobie:** Angst vor geschlossenen Räumen, z.B. Fahrstühlen oder CT-Röhre
- **Akrophobie:** Angst vor Höhe, vor dem „Sog des Abgrunds"
- **Aichmophobie:** Angst vor spitzen Gegenständen.

Behandlungsstrategie

Die Behandlungsstrategie hängt von der Schule ab, die der Therapeut vertritt. Analytisch orientierte Psychotherapeuten versuchen, den zugrunde liegenden Konflikt zu lösen.

Verhaltenstherapeuten arbeiten mit der Methode der **Dekonditionierung** oder *Desensibilisierung*, die sich als recht erfolgreich erwiesen hat. Der Patient erstellt zunächst eine Rangliste der angstbesetzten Situationen (**Angsthierarchie** ☞ Abb. 36.40). Nachdem er eine Methode der Angstbewältigung, z.B. eine Entspannungstechnik (☞ 10.13), erlernt hat, beginnt das **Expositionstraining:** Der Patient wird als erstes mit der Situation konfrontiert, vor der er am wenigsten Angst hat. Kann er diese Situation angstfrei aushalten, wird die nächste Stufe trainiert, bis der Patient seine Phobie wieder „verlernt" hat.

Umgang mit angstgestörten Patienten

Angsterkrankungen werden – genau wie Zwangserkrankungen – meist ambulant und nur selten stationär behandelt. Manchmal müssen die Patienten aber wegen begleitender Depressionen ins Krankenhaus aufgenommen werden. Wichtig ist, sie nur vorübergehend in akuten Situationen anxiolytisch (angstlösend) zu behandeln, da die in der Regel angewendeten Benzodiazepine (☞ Pharma-Info 36.41) ein langfristig doch erhebliches Suchtpotential haben. Entsprechend zurückhaltend gehen die Pflegenden mit der Bedarfsmedikation um.

Langzeiterfolge sind nur durch Verhaltens- oder Psychotherapie möglich.

36.8.2 Zwangsstörungen

> **Zwangsstörung** *(Zwangserkrankung, Zwangsneurose):* Psychische Erkrankung mit Zwangsphänomenen (Zwangsgedanken oder -handlungen) als Leitsymptom, etwa zwanghaftem, ständigem Händewaschen. Beim Versuch, die Zwangsphänomene zu unterbinden, bekommt der Betroffene große Angst.

Zwänge in leichter Form sind häufig. Viele Menschen können nicht aus dem Haus gehen, ohne vorher den Herd kontrolliert oder sich dreimal vergewissert zu haben, dass der Schlüssel in der Handtasche ist. Zwänge können auch die Gedanken betreffen. Bestimmte Gedanken oder Erinnerungen tauchen immer wieder auf, obwohl sich der Betroffene dagegen wehrt.

Bei **Zwangsstörungen** werden diese Phänomene so ausgeprägt, dass sie den Patienten in seiner gesamten Lebensführung beeinträchtigen. Der Betroffene kontrolliert dann nicht dreimal, sondern hundertmal den Tascheninhalt oder wäscht nicht zweimal, sondern dreißigmal hintereinander die Hände.

Krankheitsentstehung

Als gesichert in der Entstehung einer Zwangsstörung gelten heute der Einfluss erblicher Faktoren und das Vorliegen von Neurotransmitterstörungen.

Nach psychoanalytischer Lehrmeinung sind übertriebene Reinlichkeitserziehung und Verhinderung der motorischen Entfaltung des Kleinkindes Ursache für Zwangsstörungen. Die Zwänge dienen zur Abwehr verdrängter aggressiver und sexueller Triebe, deren Auftauchen vom Ich als Gefahr erlebt wird.

Symptome

Zwangsstörungen zeigen sich durch häufig auftretende Zwangsgedanken und -handlungen, die den Patienten erheblich beeinträchtigen.

Zwangsgedanken

Zwangsgedanken sind Ideen, Vorstellungen oder Impulse, die sich dem Betroffenen gegen seinen Willen aufdrängen. Sie sind oft obszön oder gewalttätig und werden als sehr quälend erlebt. Beispielsweise hat eine Mutter immer, wenn sie ein Messer sieht, den Impuls, damit ihre Tochter zu erstechen. Dabei hat sie panische Angst, diesen Impuls eines Tages nicht mehr kontrollieren zu können. Zwangsimpulse führen aber in der Regel nicht zu Gewalttätigkeiten. Meist entwickeln sich **Zwangsrituale**, durch die der Impuls abreagiert wird. Die Patienten drehen sich z.B. um die eigene Achse, gehen ein paar Schritte rückwärts oder sprechen einen bestimmten Satz.

Zwangshandlungen

Unter **Zwangshandlungen** *(Zwangsverhalten)* versteht man Tätigkeiten, die der Kranke unter innerem Zwang ständig wiederholt, obwohl sie weder Spaß bereiten noch eine sinnvolle Funktion haben. Die Patienten wissen das, können aber die entsprechende Handlung nicht unterlassen, ohne in Angst und Spannung zu geraten. Am häufigsten sind Wasch-, Ordnungs-, Zähl- oder Kontrollzwänge.

Fallbeispiel: Ein junger Mann leidet unter der Vorstellung, sich durch Berührung von Türklinken, Händen oder anderen Gegenständen mit HIV zu infizieren. Kommt es trotz seiner Anstrengung, jeden Kontakt zu verhindern, doch zu einer vermeintlichen Beschmutzung, wäscht er

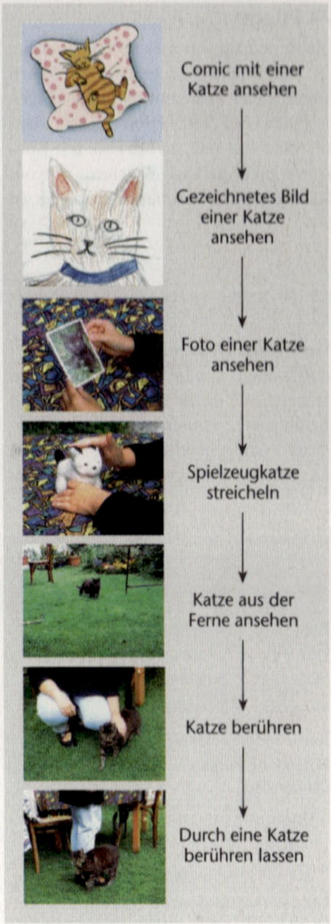

Abb. 36.40: Erster Schritt der verhaltenstherapeutischen Behandlung von Phobien ist die Erstellung einer sog. Angsthierarchie. Für diese Patientin mit einer Katzenphobie ist das Lesen eines Comics mit einer Katze die relativ am wenigsten angstbesetzte Situation, das Berührt-werden von einer Katze das Schlimmste, was sie sich vorstellen kann. [A400-104, O350, K183]

sich bis zu zweihundertmal hintereinander die Hände.

Behandlungsstrategie

Auch bei Zwangsstörungen konkurrieren verhaltens- und psychoanalytisch orientierte Psychotherapien. Relativ gute Erfolge hat ein Verhaltenstherapie-Programm, bei dem die Patienten zunächst lernen, Situationen zu erkennen, die die Zwänge auslösen und dann trainieren, sich den Zwängen stärker zu widersetzen und die damit verbundene Angst auszuhalten. Daneben ist eine Therapie mit Serotonin-Wiederaufnahme-Hemmern (☞ Pharma-Info 36.29) manchmal erfolgreich.

Pflege

Die Betreuung von Zwangskranken kann im Stationsalltag zu großen Problemen führen. Patienten mit Waschzwängen beispielsweise blockieren oft stundenlang Bad und WC, und Kranke mit Kontrollzwängen geraten manchmal in Konflikte mit ihren Zimmernachbarn. Es ist aber fast unmöglich, Zwangshandlungen zu unterbinden, solange der Patient keine Verhaltensalternativen erlernt hat. Gelingt es dem Patienten, seinen Zwang vorübergehend zu unterdrücken, sollte diese Leistung wahrgenommen und positiv verstärkt werden.

Zwangskranke brauchen oft viel Zeit, um sich auf einen Termin vorzubereiten. Daher sollten ihnen geplante Untersuchungen oder Gespräche möglichst frühzeitig mitgeteilt werden.

Prognose

Unbehandelt neigen Zwangsstörungen zur Verschlimmerung und Ausbreitung. Ein Patient, der anfänglich nur zweimal nach jedem Kontakt die Hände gewaschen hat, wäscht sie nun zwanzigmal und bürstet außerdem Kleidung und Schuhe ab. Durch geeignete Behandlung erfährt über die Hälfte der Patienten zumindest eine deutliche Besserung der Symptomatik. Völlige Symptomfreiheit ist aber selten.

36.9 Konversionsstörungen

Konversionsstörung *(Konversionsreaktion, Konversionssyndrom, Konversionsneurose, dissoziative Störung, hysterische Symptomneurose):* Psychische Erkrankung mit körperlichen Beschwerden ohne pathologische Organveränderungen als Ausdruck eines (verdrängten) psychischen Konfliktes.

Konversion bedeutet nach Freud die Umwandlung von Triebenergien in Körpersymptome.

Krankheitsentstehung

Nach psychoanalytischer Lehre wird ein ungelöster psychischer Konflikt auf körperliche Erscheinungen „verschoben" und dadurch eine Scheinlösung des Konflikts erreicht. Sicherlich spielen bei der Entstehung von Konversionsstörungen

Pharma-Info 36.41: Anxiolytika

Anxiolytika (*Tranquilizer, Beruhigungsmittel,* engl. *minor tranquilizer*) sind Arzneimittel, die angstlösend, sedierend (beruhigend), schlafanstoßend, antikonvulsiv (antiepileptisch) und (zentral) muskelentspannend wirken. Dabei gelangen in Deutschland vorwiegend **Benzodiazepine** zur Anwendung.

Häufig verordnete Benzodiazepine

Substanzname	Handelsnamen (Bsp.)
Kurz wirksame Benzodiazepine (< 6 Std.)	
Brotizolam	Lendormin®
Midazolam	Dormicum®
Triazolam	Halcion®
Mittellang wirksame Benzodiazepine (6 – 24 Std.)	
Bromazepam	Lexotanil®
Lorazepam*	Tavor®
Oxazepam	Adumbran®, Noctazepam®
Lang wirksame Benzodiazepine (> 24 Std.)	
Clorazepat	Tranxilium®
Diazepam**	Diazepam-ratiopharm®, Valiquid®, Valium®

* Lorazepam gibt es in einer Form, die sich sofort im Mund auflöst und nicht ausgespuckt werden kann (Tavor expidet®)

** Diazepam ist auch in Tropfenform erhältlich.

Benzodiazepine sind in der Psychiatrie kurzzeitig zur Behandlung von Angst, z.B. bei psychotischen Spannungszuständen oder schwersten Depressionen, indiziert. Außerdem sind sie zur Therapie akuter Anspannung (z.B. präoperativ), als Antiepileptikum (☞ 35.8.2) und zur Sedierung, z.B. bei Herzinfarkt, geeignet.

Benzodiazepine sind in der Regel gut verträglich. Die wichtigste akute Nebenwirkung ist Müdigkeit (Beeinträchtigung der Fahrtüchtigkeit!). Die Toxizität von Benzodiazepinen – auch bei Überdosierungen in Suizidabsicht – ist relativ gering, d.h. sie sind verhältnismäßig „sichere" Arzneimittel.

Für die Behandlung akuter Überdosierungen (etwa als Suizidversuch mit gesammelten Tabletten) steht heute als spezifisches Antidot Flumazenil (Anexate®) zur intravenösen Gabe zur Verfügung.

Kontraindikationen sind akute Alkohol-, Rauschgift- oder Psychopharmakavergiftungen, Schwangerschaft, Stillzeit und Suchtgefährdung.

Benzodiazepine werden meist oral als Tabletten, Dragees oder Tropfen verabreicht. Ein Teil der zahlreichen Präparate ist auch für die rektale Anwendung (z.B. zur Prämedikation und Anfallsbehandlung bei Kindern) oder zur intravenösen Injektion erhältlich.

Bei der intravenösen Gabe muss die Atmung des Patienten beobachtet werden, da Benzodiazepine eine zentrale Atemhemmung bewirken!

! Vorsicht: Suchtpotential

Benzodiazepine gehören in Deutschland zu den meistverkauften Arzneimitteln überhaupt. Sie werden weitaus häufiger eingesetzt als sinnvoll (etwa als Schlafmittel) und sind in zahlreichen Kombinationspräparaten (z.B. gegen Muskelverspannungen) enthalten. Ihr Suchtpotential wird auch von Angehörigen medizinischer Berufe oft unterschätzt. Viele Patienten brauchen immer höhere Dosen, einige von ihnen entwickeln psychotische Symptome. Bei plötzlichem Absetzen kommt es zu Entzugssymptomen wie Schlaflosigkeit, Unruhe, Zittern, Angstzuständen und Alpträumen, in schweren Fällen zu zerebralen Krampfanfällen und psychotischen Bildern.

auch soziale Faktoren (z.B. „Nachahmung", Reaktion der Umwelt) eine Rolle.

Symptome

Die Patienten entwickeln funktionelle Störungen ohne pathologische Organveränderungen. Besonders häufig sind Lähmungen, „Anfälle" verschiedenster Art, Zittern, Empfindungsstörungen, Schmerzzustände, Erbrechen und Blind- oder Taubheit.

Dem Untersucher fällt auf, dass die Erscheinungen nicht so recht zu einer der bekannten Organerkrankungen passen wollen. Beispielsweise sind die Lähmungen oder die Sensibilitätsstörungen nicht mit der Innervation der gelähmten Gebiete in Einklang zu bringen oder die „epileptischen Anfälle" gehen regelmäßig ohne Stürze und Verletzungen einher. Auffällig ist außerdem, dass die Symptome vor „großem Publikum" in der Regel stärker werden, bei fehlender Beachtung durch die Umwelt dagegen abnehmen.

Die Körpersymptome haben häufig symbolischen Charakter: Eine Lähmung der Beine kann bedeuten, dass es „nicht mehr weitergeht", eine Blindheit, dass der Patient von der Welt nichts mehr sehen möchte.

Patienten mit Konversionsstörungen verleugnen oft Schwierigkeiten und Probleme, die für alle anderen offensichtlich sind.

Fallbeispiel: Eine Frau wurde von ihrem alkoholkranken Mann verprügelt. Nach einem Schlag auf den linken Hinterkopf trat plötzlich eine Lähmung der gesamten linken Körperhälfte auf. Eine organische Ursache konnte ausgeschlossen werden. Nach Ansicht der Patientin gab es keine seelischen oder sozialen Probleme. Ihre einzige Sorge sei die Lähmung, wegen der sie nicht mehr nach Hause könne.

Sonderform: Dissoziative Identitätsstörung

Zu den Konversionsstörungen rechnet man auch die **dissoziative Identitätsstörung** oder *multiple Persönlichkeitsstörung*, die immer wieder in den Medien für Schlagzeilen sorgt. Die Betroffenen verhalten sich so, als bestünden sie aus zwei oder mehr Persönlichkeiten. Jede Persönlichkeit hat ihren eigenen Namen, ihre eigenen Interessen, Vorlieben und Erinnerungen. Vermutlich ist die Störung sehr selten, vielleicht wird sie sogar durch nicht fachgerechte Psychotherapien ausgelöst: Der Patient mit vielen Persönlichkeiten wird für den Therapeuten besonders wichtig und spannend, so dass Patienten mit entsprechenden Symptomen mit großer Aufmerksamkeit und Empathie rechnen können.

Behandlungsstrategie und Pflege

Meist werden Patienten mit Konversionsstörungen zunächst auf somatische Stationen zur diagnostischen Abklärung eingewiesen. In diesem Rahmen neigen viele Ärzte und Pflegende – erleichtert, dass nichts „Ernsthaftes" vorliegt – zur Verharmlosung. Bemerkungen wie „das bilden Sie sich doch nur ein" oder „Sie machen uns was vor" sind aber falsch. Im Umgang mit den Patienten sollte versucht werden, ihre Symptome ernst zu nehmen, ohne sie jedoch in den Mittelpunkt der Beziehung zu stellen.

Die Behandlung erfolgt psychotherapeutisch. Ob diese verhaltens- oder konfliktorientiert ist oder ob dem Patienten z.B. krankengymnastische Übungen als „Weg aus der Krankheit ohne Gesichtsverlust" zusätzlich angeboten werden, hängt vom Einzelfall ab. Im Idealfall lernen die Kranken, ihr Symptom als Signal „aus dem Inneren" zu verstehen und sich den damit verbundenen Problemen zu stellen.

36.10 Persönlichkeitsstörungen

Persönlichkeitsstörung (*Charakterneurose, abnorme Persönlichkeit,* veraltet: *Psychopathie*): „Extremvarianten" des menschlichen Charakters, d.h. erhebliches Abweichen des Erlebens und Verhaltens eines Menschen von der Norm über einen längeren Zeitraum. Häufigkeit ca. 5 % der Bevölkerung.

Manche Menschen fallen im Alltag durch die starke Ausprägung einzelner Charakterzüge auf: Sie sind ordentlicher, besorgter oder fröhlicher als der „Durchschnittsmensch". Nicht wenige fordern dadurch ihre Umwelt heraus. Aber erst wenn die Dominanz einzelner Merkmale so stark ist, dass es zu Störungen im sozialen Bereich *und* zu persönlichem Leid kommt, ist es gerechtfertigt, von einer (krankhaften) **Persönlichkeitsstörung** zu sprechen. Das Problem liegt also weniger in einer *qualitativen* als mehr einer *quantitativen* Veränderung der Persönlichkeit.

Die Ursache von Persönlichkeitsstörungen ist ungeklärt. Je nach Schule werden erbliche Faktoren, ein falsch erlernter „Stil" oder frühere Konflikte als ursächlich angesehen.

Die Therapie von Persönlichkeitsstörungen ist schwierig und langwierig. Meist gelingt es nicht, die Persönlichkeitsstruktur des Patienten wesentlich zu ändern. Im Vordergrund stehen daher die Bewältigung akuter Krisen und die Hilfe im konkreten Alltag. Zum Einsatz gelangen sowohl psychotherapeutische als auch sozialtherapeutische Methoden.

Unabhängig von der genauen Art der Störung gilt in der Pflege von Menschen mit Persönlichkeitsstörungen, dass die pflegerische Grundhaltung klar und für die Patienten durchschaubar sein muss. Durch genaue Absprachen untereinander wird vermieden, dass der Patient die einzelnen Mitarbeiter gegeneinander ausspielt. Im Stationsalltag werden die oft eingeschränkten sozialen Kompetenzen bewusst trainiert und eventuell ganz neue Verhaltensweisen eingeübt. Persönlichkeitsgestörte Menschen können im alltäglichen Umgang sehr irritierend und anstrengend sein. Dann hilft es oft, sich vor Augen zu führen, dass es sich um leidende, zuwendungsbedürftige Menschen handelt.

Jeder der unzähligen Charakterzüge eines Menschen kann im Sinne einer Persönlichkeitsstörung „entgleisen". Besonders häufig sind folgende Formen:

Borderline-Persönlichkeitsstörung

Borderline (engl. Grenzgebiet) bezeichnet eine umschriebene Persönlichkeitsstörung, die nach *Kernberg* durch eine charakteristische Ich-Struktur gekennzeichnet ist und bei der vorübergehend psychotische Störungen wie Leibhalluzinationen und Wahngedanken auftreten können. Patienten mit einer **Borderline-Persönlichkeitsstörung** (nach ICD 10 *emotional instabile Persönlichkeit vom Borderline-Typus*) sind sehr impulsiv, zeigen ausgeprägte Stimmungsschwankungen und reagieren überaus empfindlich auf Kritik. Die Impulskontrollstörung kann zu Suchtproblemen, Arzneimittelmissbrauch oder Essstörungen führen. Daneben beschreiben die Patienten oft Gefühle innerer Leere und diffuse Ängste. Depersonalisations- und Derealisationserlebnisse treten gehäuft auf. Die Patienten neigen zu

Selbstverletzungen wie Kratzen oder das Zufügen von Hautschnitten oder Verbrennungen z.B. durch Zigaretten. Gefürchtet ist die hohe Suizidneigung der Betroffenen.

Nach den psychoanalytischen Erklärungsmodellen verwenden Borderline-Patienten typische Abwehrmechanismen, um bedrohliche Gefühle abzuwehren, nämlich **Spaltung** (positive und negative Seiten können nicht einem „Objekt" = Gegenüber zugeordnet bleiben), primitive **Idealisierung** und **projektive Identifikation.** Projektive Identifikation verlagert die negativ bewerteten Selbstanteil in die Umwelt; dadurch entstehen „böse Objekte", die dann bekämpft werden. Es ergeben sich typische Beziehungsstörungen: Die Menschen in der Umgebung werden entweder als absolut gut oder als absolut böse wahrgenommen, die „Guten" werden oft idealisiert und dann beim ersten „Versagen" entthront und als „Böse" enttarnt. Nähe wird gewünscht und gesucht, gleichzeitig gefürchtet und durch aggressives Verhalten wieder abgewehrt.

Borderline-Patienten können durch ihre spezifischen Beziehungsstörungen therapeutische Teams schnell auseinander bringen („spalten"): Die Teammitglieder übernehmen die Wertung des Patienten in gute und böse Mitarbeiter. Sie nehmen ihn unterschiedlich wahr und entwickeln heftige Sympathien oder Antipathien ihm gegenüber; die innere Zerrissenheit des Patienten spiegelt sich wider in Auseinandersetzungen des Teams. Ganz wesentlich ist daher der Schutz des Teams durch Reflexion der ausgelösten Gefühle, Supervision und engen Gesprächskontakt untereinander. Im pflegerischen Umgang ist emotionale Konstanz von großer Bedeutung, Idealisierungen dürfen keinesfalls übernommen werden.

Der Begriff „Borderline" wird in anderen psychiatrischen Konzepten anders verwendet. Dann bezeichnet er Krankheiten, die zwischen schizophrenen und affektiven Psychosen angesiedelt sind wie beispielsweise Randformen der Schizophrenie, welche die üblichen diagnostischen Kriterien (noch) nicht erfüllen.

Histrionische Persönlichkeitsstörung

Histrionische Persönlichkeiten *(hysterische Persönlichkeitsstörung, hysterische Charakterneurose)* sind Menschen, die auf jeden Fall im Mittelpunkt stehen wollen.

Leitsymptome sind *Geltungsbedürfnis* und *Erlebnissucht.* Histrionische Menschen legen ein auffälliges und theatralisches Verhalten an den Tag und tendieren dazu, jede Kleinigkeit zu dramatisieren. Dabei sind sie ausgesprochen phantasievoll.

Außerdem sind noch die *Beziehunglosigkeit* und die *Kommunikationsstörung* zu nennen. Histrionische Persönlichkeiten drängen sich in Gesprächen geradezu auf und knüpfen schnell Kontakte, die aber oberflächlich bleiben und nicht zu einer tiefen Beziehung führen.

Auch *Körperkrankheiten* können der Befriedigung des Geltungsbedürfnisses und dem Rückzug aus der Wirklichkeit dienen. Psychogene körperliche Symptome, z.B. heftigste Trigeminusneuralgien, sind daher häufig zu beobachten.

Im Vordergrund von Therapie und Beziehungsgestaltung steht die realistische Bearbeitung aktueller Probleme. Finden die Patienten während der therapeutischen Gespräche die von ihnen gesuchte Zuwendung und Aufmerksamkeit oder gelingt es, ihr Selbstwertgefühl durch Leistungen auf bestimmten Bereichen zu stärken, können sie vielleicht auf einen Teil ihrer Symptome verzichten.

Im pflegerischen Umgang mit den Patienten sollte ihnen weder offene Bewunderung noch Ablehnung entgegengebracht werden. Dramatisierendes Verhalten wird am besten durch „Nichtbeachtung" gelöscht. Das Team muss sich vor manipulativem Verhalten der Patienten durch Absprachen schützen. Vielfach sind die Pflegenden enttäuscht, weil die Patienten Therapievorschläge gierig aufgreifen, aber nicht umsetzen. Dies ist nicht persönlich gemeint, sondern Teil der Persönlichkeitsstörung.

Paranoide Persönlichkeitsstörung

Menschen mit einer **paranoiden Persönlichkeitsstörung** sind leicht kränkbar, nachtragend und fühlen sich schnell verletzt. Freundliche Handlungen anderer werden feindlich umgedeutet, und diese Feindseligkeit wird z.B. durch „Verschwörungstheorien" erklärt. Manchmal kämpfen sie in streitsüchtiger, unbelehrbar und unangemessen wirkender Weise um ihr Recht, wobei es ihnen in erster Linie um das „Recht bekommen", nicht um materielle Güter, geht. Dann spricht man auch von **querulatorischer Persönlichkeitsstörung.**

Die Pflegenden sollten im Umgang mit diesen Patienten ruhig und höflich sein und Streitigkeiten auf jeden Fall vermeiden.

Schizoide Persönlichkeitsstörung

Schizoide Persönlichkeiten wirken kühl, abweisend und desinteressiert an ihrer Umwelt. Selten können sie wirkliche Freude empfinden oder warme Beziehungen eingehen. Im Inneren leiden sie oft unter ihrer Isolierung und sind sehr verletzlich. Im Umgang mit ihnen gilt es, Ablehnung und Kränkungen auszuhalten, ohne sie zu erwidern, damit die Menschen langsam aus ihrer Verschlossenheit finden können.

Zwanghafte Persönlichkeitsstörung

Die **zwanghafte Persönlichkeitsstörung** *(anankastische Persönlichkeitsstörung)* ist durch Ordnungsliebe, Sparsamkeit und Eigensinn gekennzeichnet, die zwanghafte Züge annehmen können. Stört man die Ordnungen oder Pläne der Patienten, können ernsthafte Krisen ausgelöst werden. Im Umgang sollten sich die Pflegenden genau an die Stationsregeln halten, z.B. pünktlich sein und Unregelmäßigkeiten wie verschobene Visiten oder das Ausfallen von Therapien frühzeitig mitteilen.

Depressive Persönlichkeitsstörung

Patienten mit einer **depressiven Persönlichkeitsstörung** sind meistens still, unauffällig und überaus angepasst. Sie wirken niedergeschlagen und sehen pessimistisch in die Zukunft. Oft neigen sie zu hypochondrischer Selbstbeobachtung.

Die depressive Persönlichkeitsstörung muss von der endogenen Depression und den reaktiven Depressionen unterschieden werden: Bei letzteren besteht die depressive Grundstimmung nur phasenweise und ist in der Regel „existentiell" ausgeprägt.

Ziel pflegerischer Beziehungsgestaltung zu diesen Patienten ist zunächst das Schaffen einer vertrauensvollen und warmen Atmosphäre. Die Kranken neigen dazu, sich für andere aufzuopfern. Oft sind sie anschließend enttäuscht, wenn ihre Opfer keine ausreichende Beachtung finden. Diese Opferrolle sollte nicht verstärkt werden, indem man sie z.B. bittet, überdurchschnittlich viele Stationsarbeiten zu übernehmen.

Dissoziale Persönlichkeitsstörung

Menschen mit einer **dissozialen Persönlichkeitsstörung** (*antisoziale Persönlichkeitsstörung, Soziopathie*) fallen durch Reizbarkeit, Verantwortungslosigkeit, Missachtung sozialer Normen und Desinteresse an den Gefühlen anderer auf. Sie haben eine gering ausgeprägte Frustrationstoleranz und neigen zu aggressivem Verhalten. Auch aus negativen Erfahrungen (Strafen) können sie nicht lernen. Bei ihnen ist Ziel, sie durch Annahme und Verständnis wenigstens ein Stück weit in die Gemeinschaft zu integrieren.

Narzistische Persönlichkeitsstörung

Menschen mit einer **narzistischen Persönlichkeitsstörung** haben ein großartiges Selbstbild, das einhergeht mit Phantasien von Macht, Ruhm und Erfolg (sie sind gewissermaßen in sich selbst verliebt). Gegenüber anderen sind sie wenig einfühlsam.

Bei der Pflege narzistischer Menschen ist zu beachten, dass sie leicht kränkbar sind.

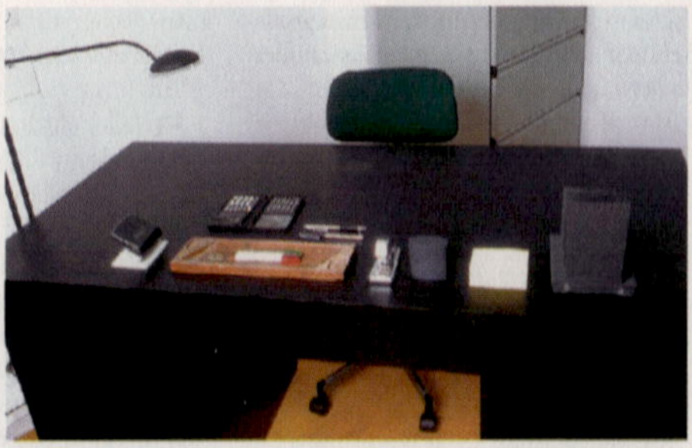

Abb. 36.42: Menschen mit einer zwanghaften Persönlichkeitsstörung sind überaus ordentlich. [K183]

36.11 Exogene Psychosen

Exogene Psychose (*symptomatische, organische, körperlich begründbare Psychose):* Im weitesten Sinne jede psychische Störung, die durch eine körperliche Erkrankung bedingt ist.

Krankheitsentstehung

Zahlreiche körperliche Erkrankungen können zu psychischen Störungen führen, wobei die Krankheit im ZNS lokalisiert sein (z.B. Hirntumor oder Demenz) oder das Gehirn sekundär in Mitleidenschaft ziehen kann (z.B. Leberschäden). Dabei können ganz unterschiedliche Ursachen zum gleichen klinischen Bild führen.

Das Gehirn antwortet auf verschiedene Schäden mit gleichen Symptomen.

Einteilung und Symptome

Die Einteilung und Benennung der körperlich begründbaren psychischen Störungen ist nicht einheitlich. Im Folgenden wird eine Einteilung nach dem zeitlichen Verlauf gewählt.

Akute exogene Psychose

Leitsymptom der **akuten exogenen Psychose** ist die *Bewusstseinsstörung* (☞ 36.2.1). Fehlt die Bewusstseinsstörung, wird dies nach *Wieck* auch als **Durchgangssyndrom** bezeichnet.

Typische klinische Bilder einer akuten exogenen Psychose sind die Verwirrtheit und das **Delir** mit Bewusstseinsstörung, Desorientierung, (ängstlicher) Unruhe, meist optischen Halluzinationen, Verkennung der Umgebung, Angst, Schwitzen, Tremor und Schlaflosigkeit. Durchgangssyndrome äußern sich z.B. durch eine akute Halluzinose, akuten Wahn, symptomatische Schizophrenie, Angstsyndrom oder affektive Verstimmung.

Akute exogene Psychosen bilden sich mit Besserung der ursächlichen Erkrankung meist innerhalb von Tagen bis Wochen zurück.

Chronische exogene Psychose

Die wichtigsten Erscheinungsbilder der **chronischen exogenen Psychosen** (auch *hirnorgansche Psychosyndrome* genannt) sind:

- **Gedächtnisstörung.** Diese betrifft in der Regel das Kurzzeitgedächtnis. Eine besondere Form der Gedächtnisstörung ist das **Korsakow-Syndrom** *(amnestisches Syndrom).* Es ist gekennzeichnet durch schwere Merkfähigkeitsstörungen, Konfabulationen (Pseudoerinnerungen) und Desorientiertheit bezüglich Zeit und Raum
- **Organisch bedingte Persönlichkeitsveränderung.** Diese zeigt sich oft durch eine Zuspitzung bereits vorher vorhandener Persönlichkeitszüge (sparsam geizig, vorsichtig misstrauisch), erhöhte Reizbarkeit, weinerliche Affektlabilität, Verlangsamung und Antriebsminderung
- Fortschreitender Verlust vorher vorhandener geistiger Fähigkeiten im Sinne einer **Demenz** (☞ 14.5).

Chronische exogene Psychosen sind in der Regel irreversibel.

Diese Einteilung darf nicht darüber hinwegtäuschen, dass die Übergänge zwischen akuten und chronischen Störungen fließend sind. Die Symptome psychoorganischer Störungen hängen immer auch von der Persönlichkeit und Biographie des Einzelnen ab.

Diagnostik

Die Diagnose wird durch den psychopathologischen Befund (☞ 36.2), durch spezielle, standardisierte Tests und durch technische Untersuchungen zur Feststellung der zugrunde liegenden Erkrankung gestellt. Manchmal ist die Ähnlichkeit zwischen körperlich begründbaren psychischen Störungen und anderen psychischen Erkrankungen, z.B. einer Depression oder Schizophrenie, sehr groß. Daher sollten bei psychischen Störungen stets organische Erkrankungen ausgeschlossen werden.

Behandlungsstrategie und Pflege

Zugrunde liegende Erkrankungen müssen behandelt werden (z.B. Alkoholentzug oder andere Giftelimination, Entfernung eines Hirntumors). Gleichzeitig erfordern die psychischen Erscheinungen oft eine symptomatische Behandlung mit Psychopharmaka.

Die pflegerischen Herausforderungen hängen von den vorliegenden Symptomen ab. Häufig sind die Patienten weglaufgefährdet und müssen deshalb besonders überwacht werden. Patienten mit Merkfähigkeitsstörungen brauchen ständig wiederholte, geduldige Anleitung. Zur Unterstützung der Orientierung kann man große Schilder anbringen, z.B. Namensschilder an der Zimmertür (☞ auch 14.3.4).

36.12 Suizid

Suizid *(Selbsttötung, Freitod):* Absichtliche Selbsttötung. Häufigkeit etwa 20/100000 Einwohner pro Jahr. Damit eine der häufigsten Todesursachen in unserer Gesellschaft, bei Jugendlichen sogar die häufigste Todesursache überhaupt. Noch viel höher ist die (schwer schätzbare) Zahl der **Suizidversuche**. Auf einen gelungenen oder „vollendeten" Suizid kommen 5 – 100 Suizidversuche.

Der Begriff „Selbstmord" enthält eine unzeitgemäße wertende Komponente und sollte nicht mehr verwendet werden.

Von einem **gemeinsamen Suizid** spricht man, wenn mehrere Menschen zusammen Suizid begehen. Bei einem **erweiterten Suizid** tötet der suizidale Mensch zuerst noch andere Personen, meist Angehörige (z.B. weil er ihnen Leid ersparen will), dann sich selbst.

Nur wenige Suizide sind echte *Bilanzsuizide*, bei denen ein psychisch Gesunder nach langem Nachdenken seine „Rechnung" mit dem Leben macht (Bilanz zieht) und sich dann das Leben nimmt.

Viel öfter sind Suizidhandlungen *Kurzschlussreaktionen* beim Auftreten von Lebenskrisen. Der Betroffene sieht keinen anderen Ausweg mehr als „Schluss zu machen". Meist liegen zwischen dem Entschluss zur Selbsttötung und der Ausführung nur wenige Stunden, und der direkte „Auslöser" wirkt auf andere oft unbedeutend (z.B. ein Streit oder eine Kränkung): Er war wirklich mehr Auslöser als Ursache, er war der berühmte Tropfen, der das (fast) volle Fass zum Überlaufen gebracht hat.

Manchmal hat man den Eindruck, der Patient habe es mit seinem Suizidversuch gar nicht wirklich „ernst gemeint", weil er so demonstrativ wirkt oder weil die gewählten Mittel auffallend ungeeignet waren. Fallbeispiel: Ein Patient trinkt einige Gläser Sekt, nimmt fünf Tabletten Aspirin® ein und ruft sofort danach seine Ex-Freundin an, um sich von ihr zu verabschieden. Trotzdem darf das Ereignis nicht verharmlost werden, sondern muss zumindest als dringender Ruf nach Hilfe verstanden werden. Auch das Bedürfnis nach Ruhe kann zum Suizidversuch – meist mit Schlaftabletten – führen.

Jeder Suizidversuch muss ernst genommen werden, ebenso jede Ankündigung eines Suizides.

Oft geht einem Selbsttötungsversuch bei nicht psychotischen Patienten ein so genanntes **präsuizidales Syndrom** voran. Die Betroffenen fühlen sich einsam und ziehen sich von ihrer Umwelt zurück. Sie entwickeln Aggressionen gegen ihre Mitmenschen, denen sie aber keinen Ausdruck verleihen. Schließlich wenden sie ihre aggressiven Gefühle gegen sich selbst. In der Phantasie beschäftigen sie sich mit dem Suizid und mit den Folgen für ihre Angehörigen.

Bei psychotischen Patienten kommt es manchmal zum völlig überraschenden, *raptusartigen* Suizid (lat. raptus: Fortreißen, med.: plötzlich einsetzender Erregungszustand).

Untersuchungen haben gezeigt, dass Menschen in bestimmten Lebenssituationen ein erhöhtes Suizidrisiko haben:

- Psychisch Kranke
- Suchtkranke
- Sehr alte Menschen
- Jugendliche, besonders während der Ablösung vom Elternhaus
- Flüchtlinge und rassisch, religiös oder politisch Verfolgte
- Menschen ohne enge Beziehungen, besonders ohne familiäre Bindungen (Alleinstehende)
- Menschen, die schon einmal mit einem Suizid gedroht haben oder einen Suizidversuch unternommen haben (nach einem Suizidversuch sinkt die Schwelle, es in späteren Krisen noch einmal zu probieren)
- Chronisch oder unheilbar Kranke.

Mehr als die Hälfte aller gelungenen Suizide wird von psychisch Kranken verübt.

Nach einem Suizidversuch werden die meisten Patienten zunächst in somatischen Abteilungen behandelt, bis sicher ist, dass keine lebensgefährlichen Organkomplikationen mehr drohen. Die Maßnahmen entsprechen den gewählten Mitteln: Bei Vergiftungen ist oft eine Magenspülung (☞ 38.5.3) oder medikamentöse Entgiftung notwendig, eventuell auch eine Beatmung. Stich- oder Schusswunden müssen chirurgisch versorgt werden. Zur Abschätzung, ob das Suizidrisiko weiter besteht, wird ein Psychiater zugezogen. Eventuell erfolgt die Verlegung in die Psychiatrie.

Gibt es nicht das Recht auf Suizid?

Oft wird diskutiert, ob Ärzte und Pflegende überhaupt das Recht haben, einen suizidalen Menschen an der Selbsttötung zu hindern, da dieser doch seine Entscheidung frei getroffen habe und keine anderen Menschen schädige. Die meisten Psychiater und auch der Gesetzgeber gehen aber sowohl bei psychotischen als auch bei zuvor (scheinbar) gesunden Patienten davon aus, dass zumindest im Rahmen der akuten Krise die freie Willensbestimmung des Patienten eingeschränkt ist und auch Zwangsmaßnahmen gerechtfertigt sind, um das Leben des Betroffenen zu retten (☞ auch 10.1). Hierfür spricht, dass die überwiegende Mehrzahl der Patienten schon bald nach ihrem Suizidversuch Dankbarkeit darüber äußern, dass man sie vor der Ausübung des geplanten Suizids abgehalten hat.

Behandlungsstrategie

Bei psychotischen Erkrankungen wird zunächst die Grundkrankheit behandelt. Der Versuch, in der psychotischen Krise auch Lebensprobleme zu bearbeiten, darf nur mit äußerster Vorsicht durchgeführt werden. Die Patienten haben durch die Erkrankung keine ausreichenden Verarbeitungsmöglichkeiten.

Bei nicht psychotischen Patienten ist die *akute Krisenintervention* jedoch indiziert. Sie beginnt mit dem Beziehungsaufbau zum Patienten, durch den seine Einsamkeit und Isolation durchbrochen wird. Oft baut der Betroffene nach einem Suizidversuch schnell wieder eine Fassade auf, hinter der er seine Probleme vor sich und den anderen verbirgt. Dadurch wird es aber unmöglich, langfristige Lösungen zu suchen. Daher sollte die Krise nicht abgeschwächt („Wie gut, dass Sie jetzt alles anders sehen", „Sehen Sie, eigentlich haben Sie doch alles im Griff"), sondern mit dem Patienten ausgehalten werden. Entsprechend der Sicht, dass die akute Krise nur Auslöser, nicht aber eigentlicher Grund war, muss mit Patienten nach einem Suizidversuch nicht nur die akute Krise, sondern vor allem deren Hintergrund, die langandauernden Probleme bearbeitet werden. Manchmal muss der Patient seine Lebensgestaltung tiefgreifend ändern, und meist benötigt er auch sozialpsychiatrische Hilfe.

Fallbeispiel: Einem seit längerem arbeitslosen Mann droht der Verlust des eigenen Hauses. Als er eines Morgens eine unerwartete hohe Rechnung erhält, vergiftet er sich mit einem Pflanzenschutzmittel. Er wird tief komatös von seiner Frau aufgefunden und intensivmedizinisch behandelt. Nach einer kurzen Phase des Entsetzens macht er „dicht" und sagt, so etwas würde er nie wieder machen, er trage schließlich Verantwortung für seine Familie. Der Anlass sei lächerlich gewesen. Man könne ein Haus auch verkaufen. Erst in längeren Gesprächen wird ihm seine Verzweiflung, seine Kränkung durch die Arbeitslosigkeit und seine Vereinsamung in den letzten Monaten deutlich und erfahrbar. Gleichzeitig erhält er sozialpsychiatrische Unterstützung bei der Beantragung von Sozialhilfe, Umschuldung und Verhandlungen mit dem Arbeitsamt.

Pflege

Wichtig ist zunächst, suizidale Patienten überhaupt zu erkennen. Besonders gefährliche Krankheitsphasen sind akute Depressionen sowie Schizophrenien in der Rehabilitationsphase, während der sich die Kranken mit ihren Defiziten auseinandersetzen müssen.

! Warnsignale für einen drohenden Suizid

- Antriebssteigerung durch Arzneimittel bei weiter bestehender depressiver Verstimmung
- Plötzliche, unerklärliche Ruhe und Freude (Erleichterung durch den Entschluss, sog. *präsuizidale Aufhellung*)
- Schreiben eines Testamentes
- Verschenken von Sachen
- Sammeln von Arzneimitteln
- Heftige Schuldvorwürfe oder Schuldwahn
- Aussagen über Sinnlosigkeit des Lebens
- Reden über Suizid, besonders bei Angabe konkreter Vorstellungen und Pläne
- Bericht über drängende Impulse, sich umzubringen
- Angabe von *imperativen* (befehlenden) *Stimmen*, die den Suizid befehlen.

Jede Beobachtung, die auf akute Suizidgefahr hinweist, muss an das Team und an den behandelnden Arzt weitergegeben werden.

Außerdem spricht man den Kranken auf Suizidalität an. Das kann indirekt geschehen („Was meinen Sie damit, dass das ganze Leben sinnlos sei?", „Warum verschenken Sie ihre Bücher?"), aber auch

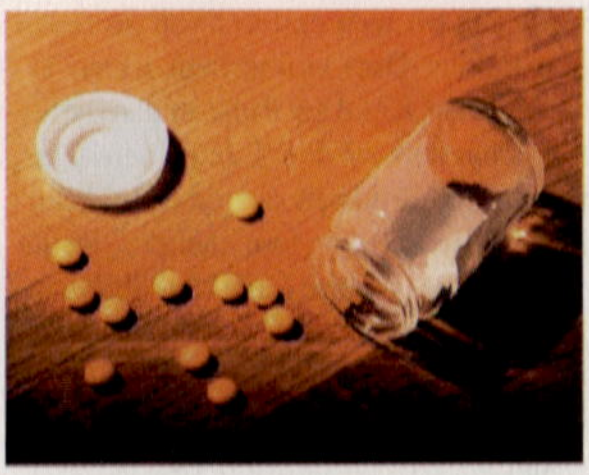

Abb. 36.43: Etwa 2/3 aller Suizidversuche werden mit Tabletten verübt. [K183]

direkt („Denken Sie daran, sich zu töten?", „Planen Sie einen Suizid?"). Viele Pflegende haben Angst, die Patienten so erst auf Selbsttötungsideen zu bringen. Das ist falsch. Das Gegenteil ist vielmehr richtig: Das Gespräch über Todeswünsche und -gedanken entlastet. Es befreit den Patienten aus seiner Isolation, er wird wieder beziehungsfähig.

Verneint der Patient eine bestehende Suizidalität, kann man ihn zusätzlich fragen, wofür es sich seiner Ansicht nach zu leben lohnt oder auf was er denn trotz seiner Krankheit hoffe. Je konkreter die Antwort ist, desto eher kann man sich auf sie verlassen.

Vielfach schützt es vor einem Suizid, Absprachen über einen konkreten Zeitraum zu treffen. Der Patient verspricht, sich in dieser Zeit nichts anzutun und drängende Impulse oder Pläne mitzuteilen. Allerdings ist nicht jeder Patient ausreichend absprachefähig. Evtl. ist er infolge seiner Krankheit nicht frei in seiner Entscheidung, etwa, wenn er imperative Stimmen hört.

Für akut suizidale oder nicht absprachefähige Patienten muss das Team die Sicherheit schaffen, für die der Patient selbst im Moment nicht sorgen kann. Hierzu gehören z.B. die Unterbringung auf einer geschlossener Station, die Kontrolle bezüglich gefährlicher Gegenstände sowie eine engmaschige Überwachung oder 1 : 1-Betreuung. Die Überwachung der Patienten darf jedoch nicht in einer Weise geschehen, die ihn kränkt oder verletzt. Zudem ist eine alleinige Überwachung ohne weitere Maßnahmen meist erfolglos.

Im Gespräch machen die Pflegenden dem Patienten keine Vorwürfe („Sie können Ihre Kinder doch nicht alleine zurücklassen"). Ebenso falsch ist es, die Suizidalität zu verharmlosen („So schlimm, wie Sie im Moment denken, ist es nicht. Es wird schon wieder werden"). Damit nähme man die Verzweiflung des Patienten nicht ernst und ließe ihn alleine.

Für den Schritt weg vom Suizid ist es notwendig, dass der zum Tode entschlossene Mensch wieder in Beziehung mit anderen kommt.

Umgang mit Selbsttötungen auf Station

Der Behandlung suizidaler Menschen sind aber – wie jeder psychiatrischen Behandlung – Grenzen gesetzt. Nicht jeder Suizid lässt sich verhindern. Nach einem vollendeten Suizid braucht das Team Zeit und Raum für Gespräche, in dem es sich mit Trauer, Angst und Schuldgefühlen auseinandersetzen kann (☞ auch 15.8.5).

Vom Suizid geht eine gefährliche Faszination aus, die aufgefangen werden muss. Aufgrund gehäufter Suizide nach Fernsehfilmen, die sich mit Suizidalität auseinander setzen, und durch Beobachtungen in psychiatrischen Kliniken ist bekannt, dass Suizide zur Nachahmung anregen. Daher sollte das Team einen Suizid auf der Station mit den übrigen Patienten offen besprechen, damit diese ihrer Angst, Unsicherheit und Betroffenheit gegenüber dem Personal Ausdruck verleihen können. Umgekehrt erleben die Mitpatienten, dass auch das Team über Schwächen und mögliches Scheitern reden kann. Hilflose Ablenkungsversuche sind nutzlos. Ein Suizid lässt sich nicht verheimlichen. Durch Zeitungen, Gerüchte oder Angehörige werden die Patienten praktisch immer vom Tod ihres Mitpatienten erfahren.

Auch bei den Pflegenden ruft ein „gelungener" Suizid Betroffenheit, manchmal auch heftige Schuld- und Versagensgefühle hervor. Insbesondere die Pflegekraft, die den Toten gefunden hat, die Bezugsperson sowie Krankenpflegeschüler und -schülerinnen können in eine persönliche Krise geraten, in der sie selbst Hilfe brauchen.

36.13 Psychiatrie und Gesellschaft

Psychisch Kranke wurden und werden in vielen Gesellschaften ausgegrenzt, diffamiert und zum Teil verfolgt. Die letzten

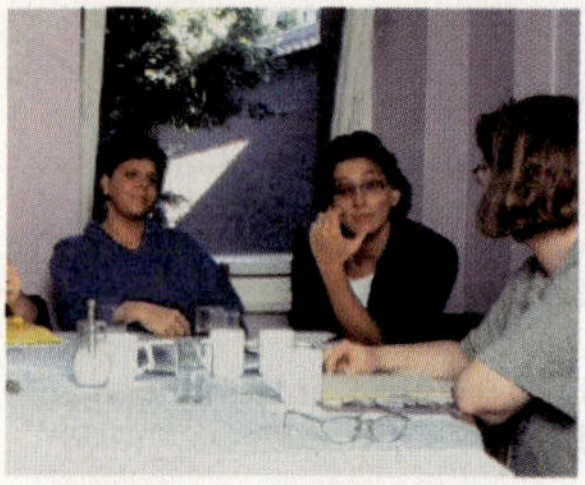

Abb. 36.44: Ist einem Patienten der Suizid „gelungen", so braucht das Team Zeit und Raum für Gespräche. [K183]

Jahrzehnte haben zwar durch die Entwicklung verschiedener Psychotherapien und Arzneimittel entscheidende Fortschritte in der Psychiatrie gebracht, aber nach wie vor gilt die Diagnose einer psychischen Erkrankung als Makel. Psychisch Kranke haben immer noch mit einer Reihe von Vorurteilen zu kämpfen, die ihre Eingliederung in der Gesellschaft erheblich erschweren.

Das Ziel der „sozialen Heilung" psychisch Kranker ist nur im Zusammenwirken verschiedenster sozialer und medizinischer Einrichtungen erreichbar.

Medizinische Einrichtungen

Stationäre Einrichtungen

20 % aller Krankenhausbetten in Deutschland sind für psychisch Kranke bestimmt. Die psychiatrische Fachpflege ist die zahlenmäßig bedeutendste Fachpflege überhaupt.

Die meisten psychisch Kranken werden in **psychiatrischen Landeskrankenhäusern** behandelt. Dies sind größere psychiatrische Kliniken, die für einen bestimmten „Ortsbereich" zuständig sind. Sie liegen oft weit entfernt von größeren Ortschaften. Dort wollte man früher einerseits den Kranken Ruhe und Arbeitsmöglichkeiten auf dem Lande bieten, andererseits wollte man sie von der „gesunden" Bevölkerung fern halten. Heute erscheint die isolierte Lage eher als Nachteil. Sie erschwert den Kontakt zu Angehörigen wie auch die Rehabilitation durch Arbeitsversuche und die Freizeitgestaltung z.B. durch Kinobesuche.

Daneben stehen psychiatrische Betten an Unikliniken, Privatkliniken und gelegentlich in Allgemeinkrankenhäusern zur Verfügung.

Nicht wenige Kliniken und Sanatorien haben sich auf die Betreuung Suchtkranker oder psychosomatisch Erkrankter spezialisiert. Viele ältere Menschen mit psychiatrischen Erkrankungen schließlich werden auf Dauer in Alten- und Pflegeheimen betreut.

Teilstationäre Einrichtungen

Um psychisch Kranken den Weg zurück in die Gesellschaft zu erleichtern, sind eine Reihe von **teilstationären Einrichtungen** eingerichtet worden. Tages- und Nachtkliniken kombinieren die Vorteile einer Krankenhausbehandlung mit regelmäßigen Aufenthalten in der häuslichen Umgebung.

Eine gute Möglichkeit zur Wiedereingliederung stellen *psychiatrische Wohngemeinschaften* dar. Sie unterstützen den einzelnen bei der schrittweisen Annäherung an das „Alltagsleben". Meist stehen sozialpsychiatrisch ausgebildete Betreuer für die Bewohner zur Verfügung.

Wohnheime bieten beschützende Wohnmöglichkeiten für Schwerkranke, bei denen zumindest zurzeit keine besseren Möglichkeiten zur Behandlung und Resozialisation bestehen.

Ambulante Einrichtungen

Die ärztliche Versorgung psychisch Kranker erfolgt weit überwiegend ambulant durch Allgemein- und Nervenärzte. Zahlreiche speziell ausgebildete *klinische Psychologen* führen neben Ärzten psychotherapeutische Behandlungen durch.

Außerdem existieren viele psychotherapeutische Beratungsstellen, die bei bestimmten Problemstellungen große Erfahrung haben. Beispiele sind die *Telefonseelsorge*, die Kriseninterventionen durchführt. In der *Familienberatung* werden verhaltensgestörte Kinder mitbetreut. *Drogenberatungen* leisten Motivationsarbeit zur Suchtbehandlung.

Nicht zu unterschätzen ist auch die Bedeutung von *Selbsthilfegruppen*. Betroffene können sich oft effektiver gegenseitig unterstützen, als es den professionellen Helfern gelingt. Das bekannteste Beispiel im psychiatrischen Bereich sind die *Anonymen Alkoholiker*, eine Selbsthilfegruppe für Alkoholkranke.

Arbeitslosigkeit

Ein besonders schwieriges Problem ist die Arbeitslosigkeit vieler psychisch Kranker. Arbeitslosigkeit führt zu finanziellen Problemen, Sinnkrisen, schlechteren sozialen Beziehungen, fehlender Tagesstruktur und Langeweile (☞ 7.11.1 und ☞ 7.11.3).

All das belastet die psychische Stabilität und verschlimmert oft die Erkrankung. Industrielle Rehabilitationszentren, Berufsförderungswerke und Programme von Arbeitsämtern dienen der Erprobung der Arbeitsfähigkeit unter möglichst realistischen Bedingungen. Sie unterstützen die Wiedereingliederung in den normalen Arbeitsmarkt. Manche Arbeitgeber ermöglichen psychisch Kranken auch die schrittweise Aufnahme ihrer alten oder neuen Arbeitsstelle nach Stufenplänen.

Für Kranke und Behinderte, die dieses Ziel (noch) nicht erreichen können, stehen *beschützte Werkstätten* zur Verfügung.

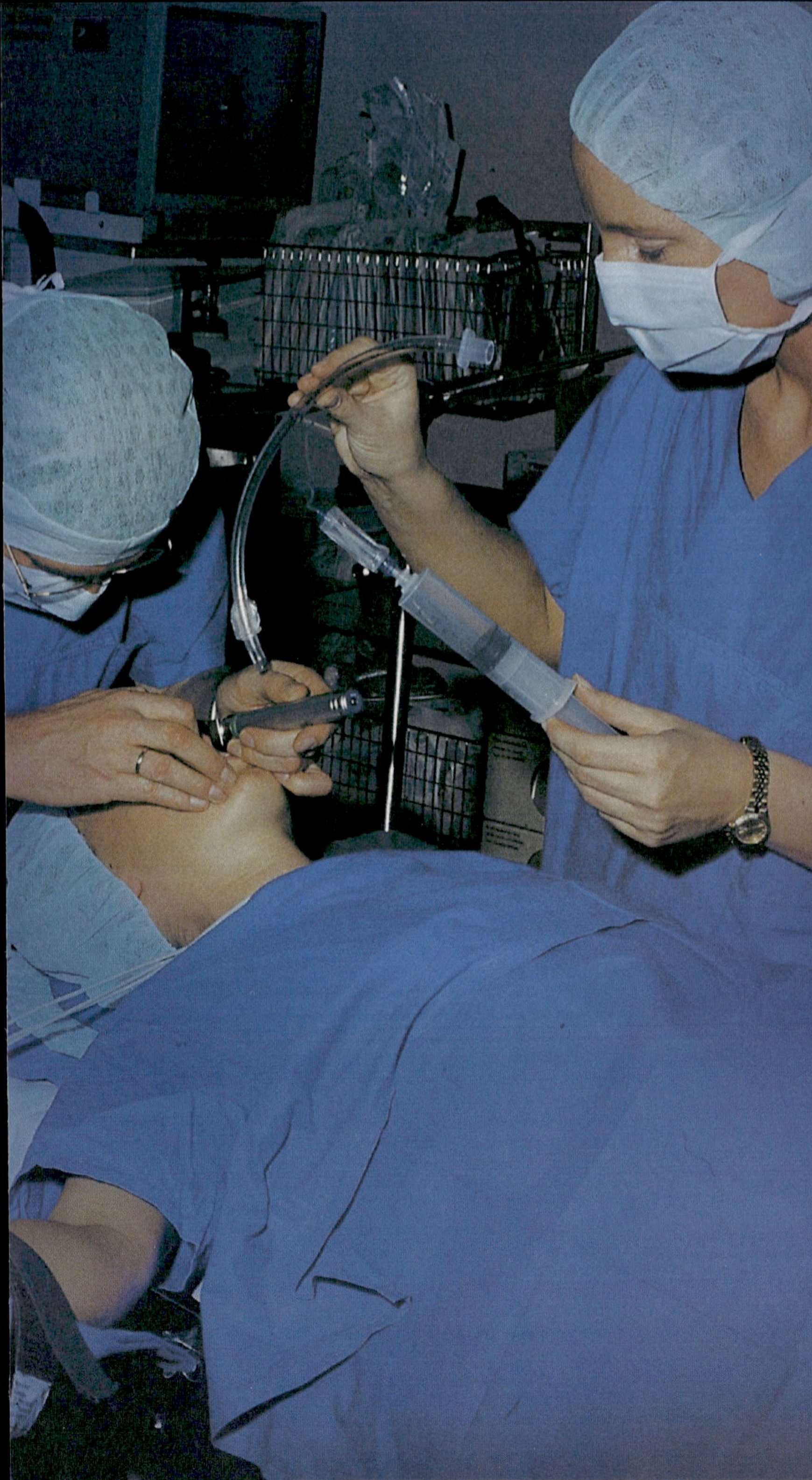

37

Grundlagen der Anästhesiologie und Anästhesiepflege

37 Grundlagen der Anästhesiologie und Anästhesiepflege

37.1 Einführung in die Anästhesiologie und die Anästhesiepflege

37.1.1 Das Fachgebiet

Anästhesiologie: Befasst sich mit den wissenschaftlichen Grundlagen und den praktischen Anforderungen von Anästhesieverfahren.

Anästhesie (griech. *Unempfindlichkeit*): Unempfindlichkeit gegen Schmerz-, Berührungs- und Temperaturreize als gewünschtes Ergebnis einer Allgemein- oder Regionalanästhesie (☞ 37.8 und 37.9) oder als Folge von Erkrankungen des Nervensystems (☞ Kap. 35).

Im klinischen Sprachgebrauch auch Bezeichnung für die gesamte Fachabteilung eines Krankenhauses aus **Anästhesisten** *(Anästhesiologen, Narkoseärzte)* und **Anästhesieschwestern/-pflegern.**

Der **Anästhesist** beurteilt vor einer OP die Anästhesiefähigkeit eines Patienten (☞ 37.7.1) und entscheidet mit dem Patienten über die Art des Anästhesieverfahrens (☞ 37.8 und 37.9). Er leitet das entsprechende Verfahren und ist für die medizinische Überwachung des Patienten bis zu seiner Übergabe an die Normal- oder Intensivstation zuständig.

Die **interdisziplinären Intensivstationen** kleinerer Kliniken stehen oft unter anästhesiologischer Leitung; in größeren Kliniken werden auf speziellen **anästhesiologischen Intensivstationen** Patienten mit postoperativen Komplikationen behandelt sowie Patienten, die aus verschiedenen Gründen einer länger dauernden intensivmedizinischen Betreuung (☞ 38.5) bedürfen.

Anästhesisten betreuen in **Schmerzambulanzen** (ambulante oder stationäre) Patienten mit akuten oder chronischen Schmerzen und sind oft als Notärzte tätig. In manchen Kliniken sind Anästhesisten darüber hinaus für die innerklinische Notfallversorgung verantwortlich. Dies beinhaltet insbesondere die Koordination und Leitung von Reanimationsteams sowie die regelmäßige Durchführung von Reanimationsfortbildungen für die Klinikmitarbeiter.

37.1.2 Anästhesiepflege

Tätigkeitsfeld

In der Anästhesieabteilung tätige Schwestern und Pfleger betreuen gemeinsam mit dem Anästhesisten den Patienten unmittelbar vor, während und unmittelbar nach der Anästhesie und sind für die dazu benötigten Geräte und Arzneimittel zuständig. Zu ihren Aufgaben gehören:

- Bereitstellung von Arzneimitteln und Zubehör für die Durchführung einer Anästhesie
- Prüfen und Bedienen der Narkose- und Überwachungsgeräte
- Assistenz bei Anästhesieein- und -ausleitung sowie Anästhesieführung
- Anästhesieüberwachung und -führung unter ärztlicher Aufsicht, dabei selbständiges Verfolgen der Anästhesie mit

kritischem Hinterfragen des ärztlichen Tuns und sorgfältiger Krankenbeobachtung („Vier Augen sehen mehr als zwei")

- Lagerung des Patienten gemeinsam mit dem Anästhesisten und dem Operateur (☞ 11.3.2)
- Bei Notfällen rascher und zielgerichteter Therapiebeginn, z.B. bei Reanimation bis zum Eintreffen des Arztes
- Postoperative Überwachung von Patienten im Aufwachraum (☞ 37.12)
- Wartung, Pflege, Reinigung und Sterilisation der Anästhesiegeräte und des -zubehörs.

Fachweiterbildung Anästhesie und Intensivpflege

Nach abgeschlossener Krankenpflegeausbildung und anschließender 18- bis 24-monatiger Berufserfahrung kann in einer zweijährigen Zusatzausbildung die Qualifikation zur Fachkrankenschwester/-pfleger für Anästhesie und Intensivpflege erworben werden (☞ 38.1.2).

37.1.3 Anästhesieprotokoll

Im **Anästhesieprotokoll** *(Narkoseprotokoll)* werden alle für die Anästhesie wichtigen *Informationen* über den Patienten vermerkt, alle *Tätigkeiten*, die am Patienten während der Anästhesie verrichtet werden, und der *Verlauf* der Anästhesie dokumentiert sowie die Anordnungen für die *postoperative Überwachung* (☞ Abb. 37.57) getroffen. Die Protokollformulare sind von Klinik zu Klinik unterschiedlich und sollten folgende Daten enthalten:

- Patientendaten, die bei der anästhesiologischen Visite (☞ 37.7.1) erhoben wurden
- Diagnose/OP-Indikation
- Art der Operation
- Beginn und Ende der Anästhesie
- Name des Anästhesisten/der Anästhesiepflegepersonen
- Anästhesieverfahren, ggf. Komplikationen
- Größe und Art der venösen und arteriellen Zugänge
- Größe und Art von Endotrachealtubus/Larynx-/Beatmungsmaske
- Lagerung des Patienten (☞ 11.3.2)
- Datum, Beginn und Ende der OP
- Namen der Operateure, Assistenten und OP-Pflegepersonen
- Bei Allgemeinanästhesie: Narkosegerätetyp und Beatmungsform, Verlauf der Atemvolumina, -frequenz, -drücke, Narkosegaskonzentrationen im Verlauf
- Alle Injektionen, Infusionen, Transfusionen
- Verlauf von Herzfrequenz und Blutdruck (Dokumentation mind. fünfminütlich), Sauerstoffsättigung (SpO_2), endexspiratorischer CO_2-Konzentration und ggf. ZVD
- Urinausscheidung
- Blutverlust
- Wichtige intraoperative Ereignisse (z.B. Dauer einer Blutsperre)
- Postoperative Anordnungen (z.B. Infusionstherapie, Analgetika, Lagerung, Nahrungskarenz ☞ auch 37.12).

37.2 Grundlagen der Anästhesie

37.2.1 Drei Pfeiler der Anästhesie

Analgesie

Für Operationen muss die Schmerzempfindlichkeit des Patienten entweder *lokal* am Operationsort (Regionalanästhesie ☞ 37.9) oder *allgemein* für den gesamten Körper (Allgemeinanästhesie ☞ 37.8) ausgeschaltet werden.

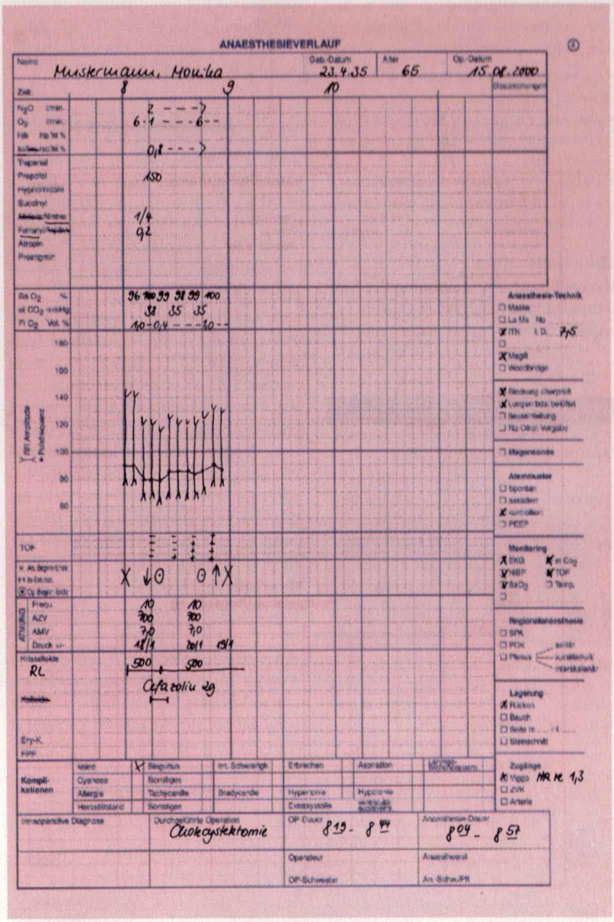

Abb. 37.1: Anästhesieprotokoll einer laparoskopischen Cholezystektomie in Intubationsnarkose, die ohne Komplikationen verlief. Die Patientenstammdaten, Vorerkrankungen und -untersuchungen, Risikoeinstufung und Prämedikation sind auf einem gesonderten Blatt des Anästhesieprotokolls dokumentiert. [T177]

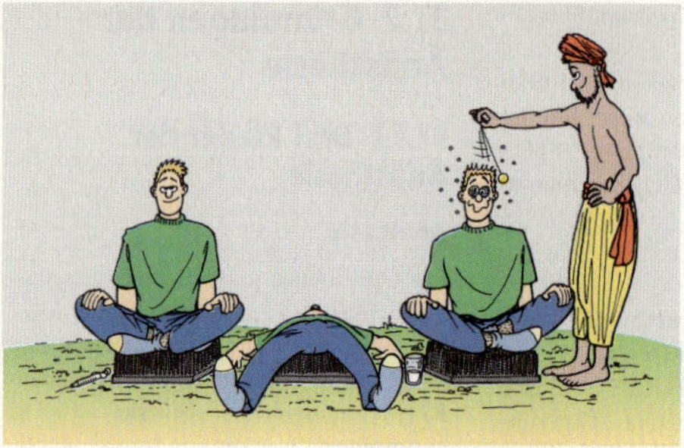

Abb. 37.2: Die drei Pfeiler der Anästhesie (von links nach rechts) Analgesie, Muskelrelaxation und Hypnose. [L116]

Hypnose

Für die Allgemeinanästhesie wird zusätzlich das Bewusstsein des Patienten gedämpft bzw. ausgeschaltet.

Analgesie und Hypnose führen gemeinsam zu einer Dämpfung der vegetativen Reflexe:
- Der Atemantrieb wird beeinträchtigt (bis hin zum Atemstillstand mit Beatmungsnotwendigkeit)
- Die Antworten auf eine Stressreaktion wie z.B. Blutdruck- und Herzfrequenzanstieg werden abgeschwächt.

Muskelrelaxation

Reversible schlaffe Lähmung der Skelettmuskulatur. Bei vielen Operationen wie z.B. Bauch-, Thorax- oder neurochirurgischen Eingriffen ist die (reversible) Erschlaffung der Skelettmuskulatur (Muskelrelaxation ☞ auch 37.3.2) erforderlich, um optimale Operationsbedingungen zu gewährleisten.

Stadium	Merkmale
I **Analgesie**	Analgesie, Amnesie (Erinnerungslosigkeit)
II **Exzitation**	Unkontrollierte Bewegungen, Steigerung der Reflexe, Husten, Würgen, Bewusstlosigkeit
III **Toleranz**	Zunehmende Reflexdämpfung, Muskelerschlaffung
IV **Intoxikation**	Lähmung der vegetativen Zentren für Atmung und Herz-Kreislauf-Funktion, Tod

Tab. 37.4: Guedel-Schema der Narkosetiefe. Es gilt streng genommen nur für Patienten, die ohne Prämedikation (☞ 37.7.2) als einziges Arzneimittel Äther zur Narkose erhalten.

37.2.2 Anästhesiephasen

Jede Anästhesie kann in verschiedene **Anästhesiephasen** (*Narkosephasen* ☞ Abb. 37.3) eingeteilt werden, vergleichbar einem Flug, dessen gefahrenträchtigste Abschnitte Start (= Anästhesieeinleitung) und Landung (= Anästhesieausleitung) darstellen.

Jede Anästhesie beginnt regelhaft mit der *Prämedikationsvisite* (**anästhesiologische Visite** ☞ 37.7.1, auch 11.1.1). Darin werden z.B. wichtige Vorerkrankungen, die Vormedikation und Voranästhesien erfragt. Abhängig von der Art des operativen Eingriffs wird mit dem Patienten ein geeignetes Anästhesieverfahren besprochen. Meist werden vom Arzt ein oder mehrere Arzneimittel zur Beruhigung für den Zeitraum unmittelbar vor Beginn der Anästhesie verordnet (**Prämedikation** ☞ 37.7.2).

Die eigentliche Anästhesie gliedert sich in:
- **Anästhesieeinleitung** *(Narkoseeinleitung):* Im Einleitungsraum, meist einem Vorraum des OP-Saals, wird der Patient auf die Anästhesie vorbereitet und die Anästhesie begonnen. Danach wird der Patient in den OP-Saal gebracht
- **Anästhesieunterhaltung** *(Narkoseunterhaltung):* Durch entsprechende Zufuhr verbrauchter Anästhetika wird während der OP die Anästhesie aufrechterhalten
- **Anästhesieausleitung** *(Narkoseausleitung):* Zum Ende der OP hin werden die Anästhetika nicht mehr ergänzt, so dass ihre Wirkung abklingt.

Daran schließt sich die **Nachbetreuung** im *Aufwachraum* an (☞ 37.12).

> **Patientenidentifikation/ Patienteneinwilligung prüfen**
>
> Vor Beginn der Anästhesieeinleitung wird geprüft, ob Identität und mitgebrachte Papiere des Patienten übereinstimmen und die Einwilligung zur Anästhesie vorliegt.
>
> **Dem Patienten die Angst nehmen**
>
> Im Einleitungsraum wird der Patient auf die Operation vorbereitet, indem er die Allgemeinanästhesie (☞ 37.8) oder die Regionalanästhesie erhält. Seiner Angst kann begegnet werden, indem die dort arbeitenden Personen, welche für ihn alle gleich verkleidet und maskiert erscheinen, sich mit Namen und Funktion vorstellen und ggf. kurz den Mundschutz abnehmen, damit er sie wiedererkennen kann.

Narkosetiefe

Die **Narkosetiefe** *(Tiefe einer Allgemeinanästhesie)* lässt sich modellhaft anhand des **Guedel-Schemas** (☞ Tab. 37.4) in vier Stadien einteilen. Streng genommen gilt es nur für die Äther-Narkose, die jedoch heute nicht mehr durchgeführt wird. Als Leitlinie ist es jedoch für Narkosen mit Inhalationsanästhetika in der Praxis nach wie vor hilfreich.

Durch Injektionsanästhetika (☞ 37.3.1) erreicht man eine rasche Anästhesieeinleitung direkt hin zum Toleranzstadium, wobei man das gefährliche Exzitationsstadium praktisch überspringt. Bei Anästhesieeinleitung über eine Beatmungsmaske (z.B. in der Kinderanästhesie) besteht im Exzitationsstadium die Gefahr von *Laryngospasmus* (Stimmritzenkrampf mit erschwerter oder unmöglicher Beatmung über Maske) und *Bronchospasmus* (☞ Abb. 20.37).

Bei der Ausleitung von Narkosen mit Inhalationsanästhetika durchläuft der Patient die

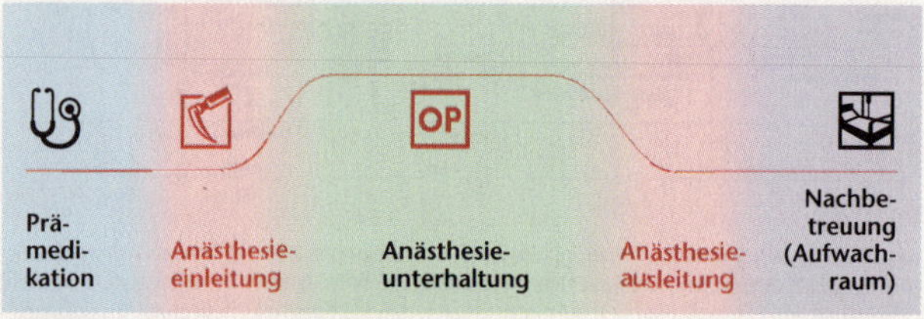

Abb. 37.3: Die fünf Anästhesiephasen. [A400]

Anästhesiestadien in umgekehrter Reihenfolge von Stadium III zurück nach Stadium I, es bestehen also wiederum alle Gefahren des Exzitationsstadiums.

37.3 Die wichtigsten Arzneimittel in der Anästhesie

Lokalanästhetika ☞ *37.9.2*

37.3.1 Anästhetika

Anästhetika: Arzneimittel zur allgemeinen oder lokalen Anästhesie. Oft synonym zu **Narkotika** (Arzneimittel zur Erzeugung einer Allgemeinanästhesie).

Es gibt verschiedene Möglichkeiten, dem Patienten **Anästhetika** (im Sinne von *Narkotika)* zu verabreichen. Am gebräuchlichsten sind:

- **Inhalationsanästhetika,** die über die Lunge (per inhalationem)
- **Injektionsanästhetika,** die intravenös verarbeitet werden.

Oft wird eine Kombination beider Anästhetika angewendet, z.B. Injektionsanästhetika zur Anästhesieeinleitung und zusätzlich Inhalationsanästhetika zur Anästhesieunterhaltung.

Inhalationsanästhetika

Bei den **Inhalationsanästhetika** *(Narkosegase* ☞ Tab. 37.5) unterscheidet man:

- Bei Raumtemperatur *gasförmige* Stoffe wie z.B. **Lachgas** (Stickoxydul, N_2O)
- Bei Raumtemperatur *flüssige* Stoffe **(volatile Anästhetika**, volatil = flüchtig, verdunstend)**,** die in speziellen Verdampfern (☞ 37.4.2) in die gasförmige Phase überführt werden müssen. Hierzu gehören z.B. Halothan (z.B. Fluothane®) oder Isofluran (z.B. Forene®).

Inhalationsanästhetika werden dem Patienten während der Narkose mit einem Gasgemisch über die Beatmung zugeführt, das mindestens 30 Vol % Sauerstoff enthalten muss, um eine Hypoxie zu vermeiden. Dabei gelangen die Narkotika zunächst von der Lunge ins Blut und von dort an ihren eigentlichen Wirkort, das ZNS. Am Ende einer Narkose nehmen die Inhalationsanästhetika genau den umgekehrten Weg vom Gehirn ins Blut und dann in die Lunge. Erst wenn die Konzentration im Gehirn so weit abgesunken ist, dass kaum noch Wirkungen im ZNS auftreten, erwacht der Patient wieder aus der Narkose. Die Eigenschaften Analgesie, Hypnose und Muskelrelaxation sind bei den verschiedenen Präparaten unterschiedlich stark ausgeprägt.

MAC-Wert

MAC-Wert *(minimale alveoläre Konzentration):* Die alveoläre Konzentration eines Inhalationsanästhetikums, bei der bei 50 % der Patienten die Abwehrreaktionen auf einen Schmerzreiz (z.B. Hautschnitt) unterbleiben. Anhaltspunkt für die erforderliche inspiratorische Konzentration eines Inhalationsanästhetikums, d.h. vereinfacht: Der Wert (in Vol %), der am Narkosegasverdampfer eingestellt wird.

Lachgas

Lachgas ist das einzige Inhalationsanästhetikum, das stark analgetisch wirkt. Es kann dem Gasgemisch in der Einatmungsluft zugesetzt werden, wobei eine maximale Konzentration von 70 Vol % nicht überschritten werden darf, da sonst eine Sauerstoffunterversorgung des Patienten droht. Durch die Lachgaszugabe kann die inspiratorische Konzentration (MAC-Wert) anderer Inhalationsanästhetika reduziert werden (☞ Tab. 37.7).

Bei der Ausleitung einer Narkose, bei der Lachgas verwendet wurde, muss mindestens fünf Minuten mit reinem Sauerstoff beatmet werden, um einer **Diffusionshypoxie** vorzubeugen: Durch die Rückdiffusion von Lachgas aus den Körpergeweben in die Alveolen der Lunge könnte bei einer Beatmung mit 21 Vol % O_2 (Raumluft) die alveoläre Sauerstoffkonzentration unter den kritischen Wert von 15 % fallen.

Injektionsanästhetika

Der Vorteil der **Injektionsanästhetika** *(intravenöse Anästhetika)* im Vergleich zu den Inhalationsanästhetika ist ihr wesentlich schnellerer Wirkbeginn. Injektionsanästhetika werden v.a. zur Anästhesieeinleitung benutzt und in Kombination mit Tranquilizern (☞ 37.3.4 und Pharma-Info 36.41), Opioiden (☞ 37.3.3 und Pharma-Info 16.7), Muskelrelaxantien (☞ 37.3.2) und volatilen Anästhetika zur Anästhesieunterhaltung (☞ 37.3.1). Gelegentlich werden auch Tranquilizer und Opioide zu den Injektionsanästhetika gezählt.

Injektionsanästhetika (Ausnahme: Ketamin) wirken kreislaufdepressiv. Daher

Name	Eigenschaften			Besondere Nebenwirkungen
	Analgetisch	Hypnotisch	Muskelrelaxierend	
Lachgas	+++	+	–	▸ Diffundiert in luftgefüllte Hohlräume (z.B. in den Darm oder in den Tubuscuff, daher Cuffdruckmessung nötig ☞ 37.8.3) ▸ Diffusionshypoxie (☞ Text)
Halothan (z.B. Fluothane®)	–	+++	+	▸ Bronchodilatation bei Bronchokonstriktion* ▸ Herzrhythmusstörungen ▸ Halothanhepatitis
Enfluran (z.B. Ethrane®)	+	+++	++	▸ Bronchodilatation bei Bronchokonstriktion* ▸ Erhöhung der Krampfbereitschaft
Isofluran (z.B. Forene®	+	+++	+	▸ Bronchodilatation bei Bronchokonstriktion* ▸ Koronardilatation
Desfluran (z.B. Suprane®)	+	+++	+	▸ Laryngospasmus (bei Maskeneinleitung)
Sevofluran (z.B. SEVOrane®)	+	+++	+	▸ Verwendung nur bei Frischgasfluss von mind. 2 l/Min., sonst Bildung des toxischen Compound A durch Interaktion mit Atemkalk
Nebenwirkungen aller Inhalationsanästhetika außer Lachgas: Atemdepression; RR-Abfall; Hirndruckanstieg. * Keine Bronchodilatation bei normal weiten Atemwegen				

Tab. 37.5: Die gebräuchlichen Inhalationsanästhetika und ihre wichtigsten Eigenschaften.

gelten bei der Anästhesieeinleitung folgende Regeln:
- Engmaschige Kontrolle von Puls und Blutdruck
- Anlage mindestens eines sicheren intravenösen Zugangs
- Volumengabe z.B. in Form einer Elektrolytlösung (Anhaltspunkt bei Erwachsenen: 500 ml vor Anästhesieeinleitung)
- *Langsame* Injektion der Injektionsanästhetika, um Nebenwirkungen wie z.B. RR-Abfall abzuschwächen.

Volatile Anästhetika	MAC [Vol %] bei Trägergas	
	100 % O_2	30 % O_2 / 70 % N_2O
Halothan	0,74	0,29
Enfluran	1,68	0,56
Isofluran	1,15	0,5
Desfluran	6,0	2,8
Sevofluran	1,71	0,66

Tab. 37.7: MAC-Werte der verschiedenen volatilen Anästhetika bei unterschiedlichen Trägergasen. Je geringer der Bedarf des Inhalationanästhetikums, desto geringer die auftretenden Nebenwirkungen.

37.3.2 Muskelrelaxantien

Muskelrelaxantien *(Muskelrelaxanzien):* Arzneimittel, die zu einer reversiblen Erschlaffung der Skelettmuskulatur führen.

Für die Intubation sowie bei operativen Eingriffen, z.B. in der Bauch-, Thorax- und Neurochirurgie, ist eine Erschlaffung der Skelettmuskulatur (**Muskelrelaxation,** *Muskelrelaxierung*) erforderlich. Hierfür stehen zwei Gruppen von **Muskelrelaxantien** mit unterschiedlichem Wirkmechanismus zur Verfügung:
- **Depolarisierende Muskelrelaxantien**, z.B. Succinylcholin
- **Nichtdepolarisierende Muskelrelaxantien,** z.B. Alcuronium, Pancuronium, Vecuronium (☞ Tab. 37.9).

Bei Erregung eines motorischen Nervs wird am Nervenende der Botenstoff *(Neurotransmitter)* **Azetylcholin** ausgeschüttet (☞ 35.1.1 und Abb. 35.4). Azetylcholin bindet sich an die Rezeptoren an der Oberfläche der Muskelzelle. Ist eine ausreichende Zahl von Rezeptoren durch den Neurotransmitter besetzt, kommt es zur Kontraktion der Muskelzelle. Nachdem das Azetylcholin durch das Enzym *Cholinesterase* abgebaut worden ist, endet die Muskelkontraktion.

Depolarisierende Muskelrelaxantien

Depolarisierende Muskelrelaxantien binden wie das körpereigene Azetylcholin an den Rezeptoren der Muskelzelle und lösen eine Kontraktion *aller* quer gestreiften Skelettmuskelzellen aus, die man als Muskelzucken am Patienten beobachten kann. Nach dieser einmaligen Kontraktion bleiben die Muskeln für eine bestimmte Zeit erschlafft (**Depolarisationsblock),** bis das Muskelrelaxans wieder abgebaut ist.

Succinylcholin

Das einzige klinisch eingesetzte depolarisierende Muskelrelaxans ist **Succinylcholin** (*Suxamethonium,* z.B. Succinyl-Asta®, Lysthenon®). Es wirkt sehr rasch und kurz (Wirkbeginn nach 60 – 90 Sek., Wirkdauer ca. 5 Min.) und wird daher fast ausschließlich bei der Anästhesieeinleitung zur Blitz-Intubation (Crash-Einleitung ☞ 37.11.1) verwendet.

Der *postoperative Muskelkater* lässt sich durch vorherige Injektion einer geringen Menge eines nichtdepolarisierenden Muskelrelaxans vermeiden (sog. **Präkurarisierung**).

Weitere Nebenwirkungen sind Hyperkaliämie, Histaminfreisetzung und Herzrhythmusstörungen; wichtige *Kontraindikationen* sind Hyperkaliämie, Verbrennungskrankheit, Muskelschädigungen (durch Verletzungen oder chron. Muskelerkrankungen), länger dauernde Immobilisation und die maligne Hyperthermie (☞ 37.10.1).

Nichtdepolarisierende Muskelrelaxantien

Nichtdepolarisierende Muskelrelaxantien binden ebenfalls an den Rezeptoren auf der Muskelzelle, lösen jedoch keine

Name	Wirkungen	Nebenwirkungen	Indikation/ Besonderheit
Methohexital (z.B. Brevimytal®) Thiopental (z.B. Trapanal®)	▸ Kurzwirksames Barbiturat ▸ Keine analgetische Wirkung	▸ Atemdepression ▸ RR-Abfall ▸ Allergie ▸ Laryngo-, Bronchospasmus ▸ Schluckauf ▸ Unwillkürliche Bewegungen ▸ Injektionsschmerz	▸ i.v.-Anästhesieeinleitung
Etomidat (z.B. Hypnomidate®)	▸ Kurzwirksames Einleitungsmittel ▸ Keine analgetische Wirkung	▸ Muskelzuckungen ▸ Venenreizung ▸ Dämpfung der Nebennierenrindenfunktion ▸ Nur geringer RR-Abfall	▸ i.v.-Anästhesieeinleitung bei Kontraindikationen für Barbiturate (z.B. Herzinsuffizienz, Kreislaufschock, Asthma bronchiale)
Propofol (z.B. Disoprivan®)	▸ Wie Etomidat	▸ Bradykardie ▸ RR-Abfall ▸ Muskelzuckungen ▸ Venenreizung ▸ Allergie	▸ Postnarkotisch meist gute bis euphorische Stimmung ▸ Antiemetische Wirkung
Ketamin (z.B. Ketanest®) und S(+)-Ketamin (z.B. Ketanest® S)	▸ Gute Analgesie ▸ Hypnose ▸ Erhaltene Spontanatmung ▸ Erhaltene Schutzreflexe ▸ Kein RR-Abfall	▸ Hirndruckanstieg ▸ Starker Speichelfluss ▸ Herzfrequenzanstieg ▸ Bronchodilatation ▸ Albträume (weniger ausgeprägt bei Verwendung von S(+)-Ketamin)	▸ Narkose bei drohendem Kreislaufschock ▸ Asthmaanfall ▸ In Kombination mit Tranquilizer (☞ 37.3.4) für Narkosen in Spontanatmung

Tab. 37.6: Die gebräuchlichsten Injektionsanästhetika und ihre wichtigsten Eigenschaften.

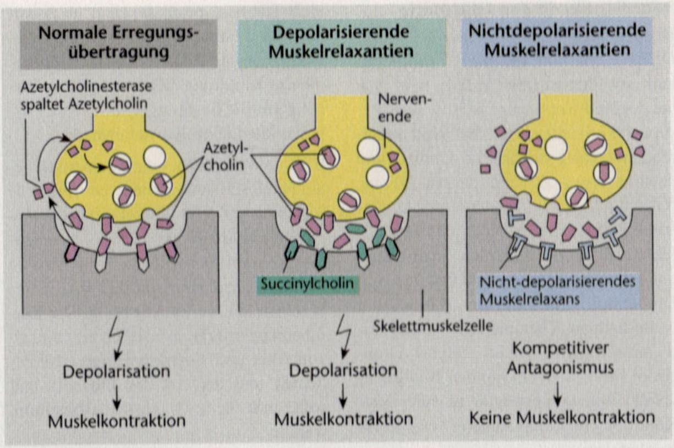

Abb. 37.8: Normale Erregungsübertragung und die Wirkung depolarisierender und nichtdepolarisierender Muskelrelaxantien an der motorischen Endplatte. Am Nervenende befindet sich Azetylcholin in einem ständigen Kreislauf: Es wird ausgeschüttet, von der Cholinesterase gespalten und wieder in das Nervenende übernommen, wo es erneut zusammengebaut und in die Vesikel aufgenommen wird, um wieder ausgeschüttet zu werden. Dieser Kreislauf findet auch beim Vorhandensein von Muskelrelaxantien statt. [A400]

Arzneimittel	Wirkdauer [Min.]
Mittellang wirksam	
Alcuronium (z.B. Alloferin®)	20 – 40
Atracurium (z.B. Tracrium®)	15 – 35
Cis-Atracurium (z.B. Nimbex®)	30
Mivacurium (z.B. Mivacron®)	15 – 20
Vecuronium (z.B. Norcuron®)	20 – 30
Rocuronium (z.B. Esmeron®)	35 – 45
Lang wirksam	
Pancuronium (z.B. Pancuronium®)	45 – 60

Tab. 37.9: Nichtdepolarisierende Muskelrelaxantien. Die Wirkdauer bezieht sich auf die Injektion einer Standarddosis. Bei Nachinjektionen im Verlauf einer Narkose kann sich die Wirkdauer verlängern.

Kontraktion aus **(kompetitiver Antagonismus).** Wird nun der körpereigene Botenstoff Azetylcholin ausgeschüttet, kann er nicht an die Rezeptoren binden, da sie schon vom Muskelrelaxans besetzt sind, die Erregung wird nicht vom Nerv auf die Muskelzelle übertragen, und der Muskel bleibt schlaff.

Nichtdepolarisierende Muskelrelaxantien werden eingeteilt in *mittellang* und *lang wirksame,* wobei die Wirkdauer auch dosisabhängig ist.

Einige nichtdepolarisierende Muskelrelaxantien (z.B. Alcuronium, Atracurium, Cis-Atracurium) bewirken besonders in hoher Dosierung eine Histaminfreisetzung mit Blutdruckabfall und Bronchokonstriktion. Gemeinsame Kontraindikation ist die Myasthenia gravis (☞ 35.15.1).

Antagonisierung

Mit Beendigung der OP hält die Wirkung von nichtdepolarisierenden Muskelrelaxantien evtl. noch an. Dann wird entweder der Patient weiter beatmet bis die Relaxation abgeklungen ist oder das Relaxans wird durch Eingreifen in den Azetylcholinstoffwechsel **antagonisiert:** i.v.-injizierte **Cholinesterase-Hemmstoffe** (*Anticholinesterasen,* wie Neostigmin, z.B. Prostigmin®, oder Pyridostigmin, z.B. Mestinon®) hemmen die Azetylcholinesterase, Azetylcholin wird nicht mehr abgebaut, und die Azetylcholinkonzentration an den Rezeptoren der Muskelzelle steigt. Die Moleküle des Muskelrelaxans werden aus ihrer Rezeptorbindung verdrängt, ihre Wirkung wird somit aufgehoben.

Das nun vermehrt vorhandene Azetylcholin wirkt jedoch nicht nur an den Rezeptoren der Muskelzelle, sondern auch an den Rezeptoren der vegetativen Organe, wo es u.a. zu Bradykardie, Bronchokonstriktion und vermehrter Sekretion im Mund- und Trachealbereich führt. Diese Wirkungen werden durch die gleichzeitige Gabe von Atropin (z.B. Atropinsulfat Braun®) mit dem Cholinesterase-Hemmstoff unterdrückt.

! Vorsicht: Antagonisierung nichtdepolarisierender Muskelrelaxantien

Die Halbwertszeit eines nichtdepolarisierenden Muskelrelaxans kann länger sein als die seines Antagonisten.

Deshalb müssen nach einer Antagonisierung die Vitalfunktionen solange überwacht werden, bis die Wirkung des Muskelrelaxans sicher abgeklungen ist.

37.3.3 Opioide

Opioide (☞ Pharma-Info 16.7) werden in der Anästhesie zur Prämedikation (☞ 37.7.2), zur Anästhesieunterhaltung und zur postoperativen Schmerzbehandlung eingesetzt. Sie wirken u.a. stark *analgetisch,* dosisabhängig *sedierend* und *unterdrücken den Hustenreiz,* d.h. ein Endotrachealtubus (☞ 37.8.3) wird besser toleriert, Eigenschaften, die zur Anästhesieunterhaltung erwünscht sind. Um eine ausreichende Narkosetiefe zu erreichen, werden sie mit Injektions- und/oder Inhalationsanästhetika kombiniert (☞ 37.3.1).

Präparat	Relative Wirkstärke	Wirkbeginn (i.v.-Gabe, [Min.])	Wirkdauer* (i.v.-Gabe, [Min.])
Morphin	1	1/2 – 1	90 – 180
Alfentanil (z.B. Rapifen®)	35	1	10 – 20
Fentanyl (z.B. Fentanyl-„Janssen"®)	125	1 – 2	20 – 40
Remifentanil (z.B. Ultiva®)	700	1	5 – 10
Sufentanil (z.B. Sufenta®)	1 000	1	15 – 25

*Bei hoher Dosierung oder wiederholten Injektionen ist eine Verlängerung der Wirkdauer möglich.

Tab. 37.10: Die in der Anästhesie eingesetzten Opioide Alfentanil, Fentanyl und Sufentanil und ihre Eigenschaften im Vergleich zu Morphin.

Langsame i.v.-Injektion beugt Nebenwirkungen der Opioide wie starker Blutdrucksenkung und Erbrechen vor.

Für die Anästhesieführung gibt es eine ganze Reihe von Opioiden, die je nach Wirkdauer und Wirkprofil eingesetzt werden (☞ Tab. 37.10).

Antagonisierung

Opioide wirken durch Bindung an *Opioidrezeptoren.* Diese Wirkung kann durch **Opioidantagonisten** (wie Naloxon, z.B. Narcanti®) aufgehoben werden. Da das Opioid erheblich länger wirken kann als der Antagonist, ist ein Patient, bei dem die Opioidwirkung antagonisiert wurde, nach Abbau des Antagonisten erneut durch z.B. eine Atemdepression gefährdet.

! Vorsicht: Opioidantagonisierung

Nach einer Opioidantagonisierung muss die Überwachung der Vitalfunktionen sichergestellt werden bis die Opioidwirkung sicher abgeklungen ist.

37.3.4 Tranquilizer

In der Anästhesie werden **Tranquilizer** sowohl zur Prämedikation (☞ 37.7.2) als auch bei bestimmten Anästhesieformen in Kombination mit Opioiden und/oder Anästhetika (☞ 37.3.1) eingesetzt. Gebräuchlich sind hier vor allem **Benzodiazepine** und **Neuroleptika.**

Benzodiazepine in der Anästhesie

Die häufigsten in der Anästhesie verwendeten **Benzodiazepine** (☞ Pharma-Info 36.41) sind *Midazolam* (z.B. Dormicum®), *Flunitrazepam* (z.B. Rohypnol®) und *Diazepam* (z.B. Valium®).

Wichtige Nebenwirkungen bei der i.v.-Injektion sind Atemdepression, Blutdruckabfall, Husten, Aufstoßen und Venenreizung während der Injektion. Atemdepression und Blutdruckabfall werden verstärkt, wenn Benzodiazepine zusammen mit anderen Präparaten mit gleichen Nebenwirkungen verabreicht werden. Nicht angewandt werden sollten Benzodiazepine bei Myasthenia gravis, Porphyrie, Alkoholintoxikation sowie bei der Sectio caesarea vor der Abnabelung (☞ 37.11.2).

Neuroleptika in der Anästhesie

Droperidol *(Dehydrobenzperidol, DHB, DHBP),* ein mittelpotentes Neuroleptikum (☞ Pharma-Info 36.25), wird v.a. bei der Neuroleptanalgesie und -anästhesie (☞ 37.8) eingesetzt. Es wirkt sedierend, reduziert motorische Unruhe und bewirkt einen Zustand der *Indifferenz* (Gleichgültigkeit) gegenüber der Umgebung: Der Patient ist äußerlich ruhig, affektive Reaktionen werden unterdrückt, und seine Bewegungen sind verlangsamt. Droperidol wirkt stark *antiemetisch* und ist deshalb zur Therapie einer postoperativ auftretenden Übelkeit geeignet. Droperidol kann zu einem rapiden Blutdruckabfall führen, weswegen es nur unter Kontrolle der Vitalparameter verabreicht werden darf.

Promethazin (z.B. Atosil®) wird hauptsächlich zur Prämedikation (☞ 37.7.2) verwendet.

37.3.5 Infusions- und Transfusionstherapie in der Anästhesie

Grundlagen der Infusionstherapie ☞ 10.5
Transfusionstherapie ☞ 24.5.6

Infusionstherapie vor Anästhesiebeginn

Die Infusionstherapie beginnt im Einleitungsraum vor Beginn der Anästhesie. Der erwachsene Patient erhält i.d.R. 500 – 1 000 ml einer Vollelektrolytlösung (z.B. Ringer-Laktat-Lösung), um einer Blutdrucksenkung durch Anästhetika vorzubeugen. Gleichzeitig wird damit das Flüssigkeitsdefizit ausgeglichen, das die meisten Patienten infolge der nächtlichen präoperativen Nahrungs- und Flüssigkeitskarenz haben.

Bei bestimmten Vorerkrankungen wie z.B. Herzinsuffizienz, Herzfehler oder Niereninsuffizienz muss die Infusionsmenge reduziert werden.

Intraoperative Flüssigkeitstherapie

Die **intraoperative Flüssigkeitstherapie** soll den normalen Erhaltungsbedarf des Patienten decken und die durch die OP entstandenen Flüssigkeitsverluste ausgleichen. Als Richtwert für eine 1- bis 2-stündige OP gelten 500 – 1 000 ml einer Vollelektrolytlösung.

Bei größeren OPs mit erheblichen Flüssigkeitsverlusten (z.B. Verdunstung über ein großes abdominelles OP-Gebiet bei Darmresektion) oder Blutverlusten (z.B. Hüft-Totalendoprothese) kann der Bedarf auf ein Vielfaches steigen. Zur Abschätzung des Bedarfs werden Herzfrequenz, Blutdruck, ZVD, Urinausscheidung und die Bestimmung der Serum-Osmolarität/-Elektrolyte herangezogen.

Bei intraoperativem oder traumatisch bedingtem Blutverlust kann das verlorene Volumen teilweise mit kolloidalen Volumenersatzmitteln (☞ 10.5.1) ausgeglichen werden. Bei größeren Blutverlusten ist eine Transfusion von Blut bzw. Blutbestandteilen (☞ 24.5.6) nötig. Die Entscheidung zur Transfusion hängt u.a. ab von Alter und Vorerkrankungen des Patienten und der Art des Eingriffs und sollte mit dem Operateur abgestimmt werden.

37.4 Narkosesysteme und Narkosegeräte

37.4.1 Narkosesysteme

Für die Beatmung und Zuführung von Narkosegasen und Sauerstoff während der Narkose gibt es verschiedene Systeme. Das meistverwendete ist das **halbgeschlossene System.**

Halbgeschlossenes Narkosesystem

Bei der Narkose enthält das Exspirationsgas nicht nur CO_2, sondern auch nicht verbrauchtes Narkosegas und evtl. auch nicht verbrauchten Sauerstoff. Da Narkosegase nicht nur teuer sind, sondern auch Umwelt und OP-Personal belasten, wurden Systeme entwickelt, mit denen dem Patienten das nicht verbrauchte Inhalationsanästhetikum zurückgegeben werden kann: Das **halbgeschlossene Narkosesystem** ist ein *Kreissystem,* dem als Funktionsprinzip die teilweise **Rückatmung** des Exspirationsgemisches nach der Elimination von CO_2 zugrunde liegt. Durch das Recycling des Exspirationsgases können Sauerstoff und Inhalationsanästhetika eingespart werden, der **Frischgasflow** *(Frischgasflussrate,* Strömungsgeschwindigkeit des Inspirationsgemischs) ist relativ niedrig. Der Frischgasflow ist jedoch stets höher als der Verbrauch, daher wird überschüssiges Gas – durch ein **Überdruckventil** reguliert – über die **Narkosegasabsaugung** entfernt. Ein weiterer Vorteil der partiellen Rückatmung ist, dass Feuchtigkeit und Wärme des Exspirationsgases dem Patienten zum Großteil wieder zugeführt werden.

Weitere Bestandteile des Kreissystems:

- **Ventile:** Lenkung des Gasstroms einmal in Richtung Inspiration und einmal in Richtung Exspiration

- **Manometer:** Bestimmung des Beatmungsdrucks
- **Volumeter:** Bestimmung des Atemminutenvolumens
- Beatmungsschläuche
- **Y-Stück:** Verbindung von Inspirations- und Exspirationsschlauch mit Beatmungsmaske/-tubus
- **Atembeutel:** Mischbehälter für Frischgas und Exspirationsgas; manuelle Beatmung
- **CO2-Absorber**: Um das mit jeder Ausatmung anfallende CO_2 aus dem Gasgemisch im Kreissystem zu entfernen, wird ein **CO2-Absorber** zwischengeschaltet, der *Atemkalk* enthält. Durch eine chemische Reaktion wird das CO_2 gebunden, wogegen die Inhalationsanästhetika ungehindert durch den Atemkalk strömen
  Bei der chemischen Bindung des CO_2 entsteht Wärme, die man durch Anfassen des CO_2-Absorbers fühlen kann. Dem Atemkalk ist ein Farbindikator zugesetzt, der sich blau-violett färbt, wenn die Bindungskapazität des Atemkalks erschöpft ist und der Atemkalk zu ersetzen ist.

Weitere Narkosesysteme

Geschlossenes Narkosesystem

Das **geschlossene System** ist ein Kreissystem ähnlich dem halbgeschlossenen System, allerdings mit geschlossenem Überdruckventil: Das Exspirationsgas wird nach Entfernung des CO_2 **komplett rückgeatmet**. Es werden lediglich der verbrauchte Sauerstoff und das verstoffwechselte Inhalationsanästhetikum im Frischgasflow wieder ergänzt, wodurch der Verbrauch an Inhalationsanästhetika im Vergleich zum halbgeschlossenen System nochmals reduziert werden kann. Jedoch ist ein genaues Monitoring mit Messung der inund exspiratorischen Sauerstoff-, CO_2- und Narkosegaskonzentration erforderlich, und die Narkose ist schwerer steuerbar, weshalb dieses System bisher selten angewandt wird.

Halboffenes Narkosesystem

Beim **halboffenen System** wird das gesamte Exspirationsgas durch die Narkosegasabsaugung entfernt, es findet *keine Rückatmung* statt. Das Inspirationsgasgemisch besteht zu 100 % aus Frischgas, d.h. der Verbrauch von Sauerstoff, Lachgas und Inhalationsanästhetikum ist im Vergleich zum Kreissystem des (halb-)geschlossenen Systems hoch. Durch die Zufuhr großer Mengen von kaltem Frischgas entstehen Wärme- und Feuchtigkeitsverluste. Der Patient kann leichter auskühlen.

Vorteil des halboffenen Systems ist die gute Steuerbarkeit der Narkose durch immer genau bekannte Werte für die einzelnen Komponenten im Inspirationsgemisch. Anwendung findet es v.a. bei *Kindernarkosen* (☞ 37.11.3), wobei bei länger dauernden Eingriffen das Inspirationsgemisch angewärmt werden muss.

Offenes Narkosesystem

Beim **offenen System** atmet der Patient spontan durch eine Maske über Nase und Mund *(Schimmelbusch-Maske)*. Das Anästhetikum, z.B. Äther, wird auf die Maske getropft, verdampft und wird mit der Inspirationsluft eingeatmet. Mit der Ausatemluft des Patienten gelangen Reste des eingeatmeten Anästhetikums frei in die Raumluft und belasten das dort arbeitende Personal (hohe Arbeitsplatzkonzentration). Atmung und Anästhetika-Konzentration können nicht kontrolliert werden, weshalb das offene System heute nicht mehr verwendet wird.

37.4.2 Narkosegeräte

Eine Vielzahl von **Narkosegeräten** *(Narkosebeatmungsgeräte, Narkoserespiratoren)* ist heute auf dem Markt. Für jedes Gerät muss der Anwender eine Einweisung nach dem Medizinproduktegesetz (☞ 1.7.3) erhalten.

Aufbau

Folgende Basiselemente finden sich bei den gängigen Narkosegeräten und deren Zubehör (☞ Beatmungsgeräte, 38.4.1):

- Grundgerät mit Dosierventilen und Messröhrenblock oder Dosierrad
- Beatmungseinheit
- Schlauchanschlüsse (☞ Abb. 37.13 – 37.14) für:
  - Sauerstoff (blau, sechseckiger Stecker)
  - Druckluft (gelb, viereckiger Stecker)
  - Lachgas (grau, runder Stecker)
  - Vakuum (weiß, viereckiger Stecker)
- Verdampfer für Inhalationsanästhetika (☞ unten)
- Messgerät für die O_2-Konzentration im Inspirationsgemisch
- Vorrichtung zum Anschluss der Narkosegasabsaugung
- Narkose(kreis)system mit Volumeter, Manometer, CO_2-Absorber, Atembeutel, Beatmungsschläuchen, Y-Stück
- Absaugvorrichtung, Absaugkatheter.

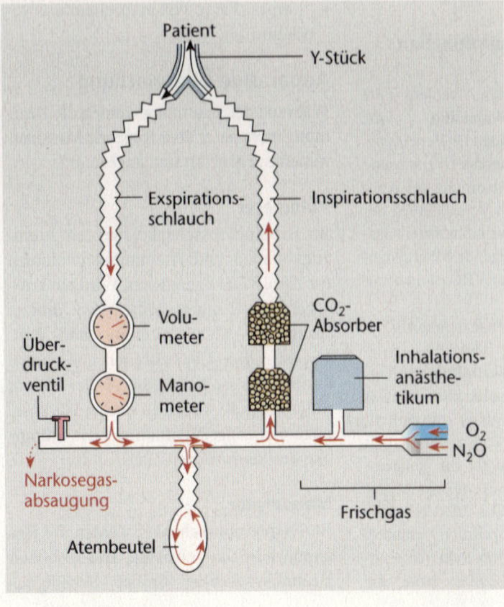

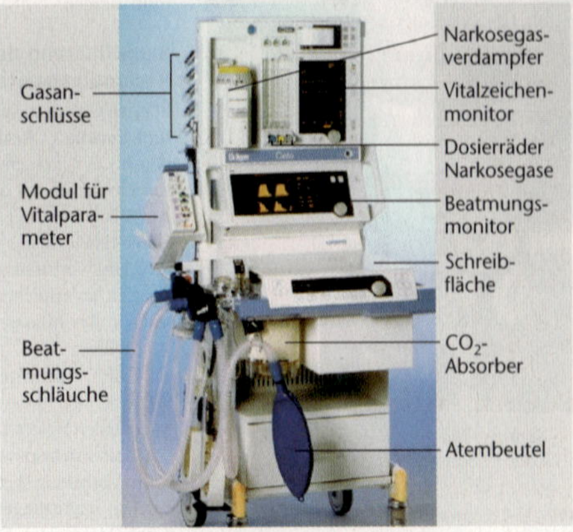

Abb. 37.12: Narkoserespirator Cato® mit seinen Bauteilen. [V162]

Abb. 37.11 (links): Schema des halbgeschlossenen Narkosesystems. Im Kreissystem sind mehrere Ventile zur Lenkung des Gasstroms eingebaut. [A400]

Verdampfer

Die volatilen Inhalationsanästhetika (☞ 37.3.1) liegen bei Raumtemperatur als leichtflüchtige Flüssigkeiten vor und werden zuerst in einen dampfförmigen Aggregatzustand überführt, bevor sie dem Inspirationsgasgemisch zugefügt werden. Dies geschieht in speziellen **Verdampfern,** die jeweils nur für ein bestimmtes Anästhetikum zugelassen und gekennzeichnet sind, z.B. durch die Farbkodierung (etwa rot für Halothan, orange für Enfluran) und durch unterschiedliche Einfüllstutzen (☞ Abb. 37.15). Ein Teil des Frischgasflusses wird dosiert durch den Verdampfer geleitet. Je nach dem, ob das Frischgas viel oder wenig Anästhetikum „mitnimmt", ist die Anästhetikumkonzentration in der Inspirationsluft hoch oder niedrig.

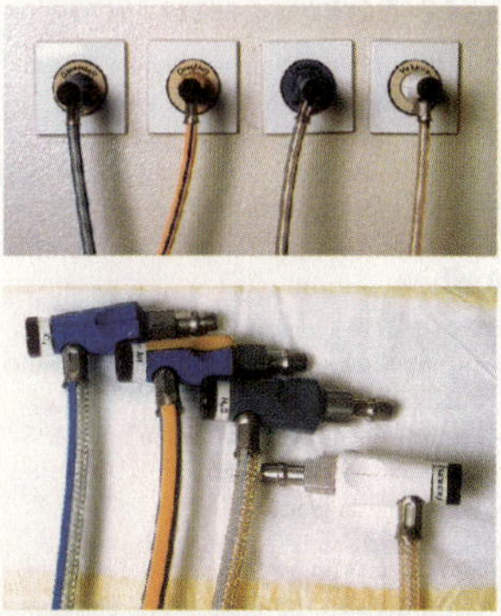

Abb. 37.13 – 37.14: Die Wandsteckkupplungen für Sauerstoff, Druckluft, Lachgas und Vakuum sind farblich kodiert und haben spezielle Steckerformen, die Verwechslungen beim Anschließen verhindern. Auch die Druckschläuche der verschiedenen Gase haben Standardfarben: Blau für Sauerstoff, Gelb für Druckluft (hier Gelb-Blau als Kombination von Druckluft mit O2), Grau für Lachgas und Weiß für Vakuum. [K183]

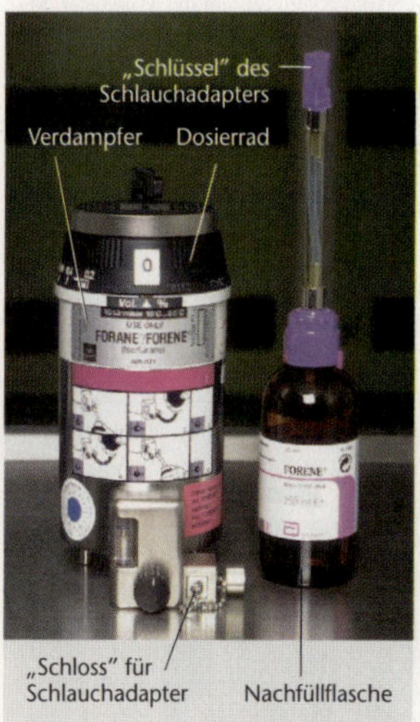

Abb. 37.15: Farbkodierter Verdampfer (Vapor®) für Isofluran (z.B. Forene®) und die zugehörige Nachfüllflasche. Der Adapterschlauch der Flasche und der Einfüllstutzen am Verdampfer sind farblich und geometrisch kodiert, so dass nicht das falsche Anästhetikum eingefüllt werden kann. [K183]

Die Verdampfer werden mit speziellen Adaptern für jedes Gas aus lichtgeschützten Flaschen befüllt, welche die Inhalationsanästhetika in flüssiger Form enthalten. Dabei ist zur Vermeidung einer Raumluftkontamination zu beachten, dass keine Flüssigkeit daneben tropft.

37.5 Beatmung in der Anästhesie

Physiologie der Atmung ☞ 7.2.1 und 7.2.2;

Beatmungsgeräte und Beatmungsformen ☞ 38.4.1

Grundeinstellung der Beatmungsparameter

Bei der manuellen Beatmung mit dem Beatmungsbeutel bzw. der maschinellen Beatmung bestimmen die **physiologischen Werte** der entsprechenden Altersgruppe (☞ 7.2.2) für Atemzugvolumen und Atemfrequenz die Grundeinstellung. Je nach klinischem Zustandsbild muss das Beatmungsmuster angepasst werden.

Beeinflussung der funktionellen Residualkapazität

Für den Gasaustausch in den Alveolen ist die **funktionelle Residualkapazität** (*FRC* ☞ Abb. 7.7) von entscheidender Bedeutung. Bei Problemen mit der Sauerstoffversorgung des Blutes bzw. mit der Abatmung des Kohlendioxids lässt sich durch Vergrößerung der FRC eine Verbesserung des pulmonalen Gasaustausches erreichen. Folgende Möglichkeiten zur Beeinflussung der FRC stehen zur Verfügung:

- **PEEP** (**p**ositiver **e**nd**e**xspiratorischer Druck, engl. **p**ressure ☞ 38.4.1)
- Veränderung des **I/E- Verhältnisses** (Verhältnis von Inspiration zu Exspiration). Das I/E-Verhältnis beträgt unter physiologischen Bedingungen 1 : 2, d.h. während eines Atemzyklus bleiben für die Einatemphase 1/3 und für die Ausatemphase 2/3 der gesamten Zykluszeit. Das I/E-Verhältnis wird zugunsten der *Exspiration* verändert (etwa 1 : 2,5) z.B. bei obstruktiven Lungenerkrankungen (☞ 20.1), damit die Exspirationsluft durch die verengten Atemwege abgeatmet werden kann. Zugunsten der *Inspiration* wird es verändert (etwa 1 : 1), z.B. bei restriktiven Lungenerkrankungen (☞ 20.1), damit genügend Sauerstoff über die verlängerte Diffusionsstrecke diffundieren kann. Ist die Zeitdauer für die Inspirationsphase länger als für die Exspirationsphase, spricht man von einer Beatmung mit umgekehrtem Zeitverhältnis *(inversed ratio ventilation, IRV).*

37.5.1 Monitoring während der Beatmung

Die Beatmung muss während der gesamten Narkose genau überwacht werden. Dabei ist auf **klinische Zeichen** ebenso zu achten wie auf die **Überwachungsmonitore**, bei denen vor Beginn der Narkose die für den jeweiligen Patienten gültigen **Alarmgrenzen** (☞ 38.3.2) eingestellt werden. Bei Alarmen des Überwachungsmonitors muss die Ursache gesucht und behoben werden.

Klinische Beobachtung

Folgende Kriterien sprechen für eine korrekte Beatmung:

- Rosige Farbe von Lippen und Fingernägeln
- (Seitengleiche) Thoraxbewegungen
- Erwartungsgemäße Auskultationsgeräusche beider Lungen (seitengleich beatmet, keine neuen pathologischen Geräusche)
- Normalwerte für Herzfrequenz und Blutdruck
- Normale Farbe von arteriellem und venösem Blut.

Apparative Überwachung

Während der Beatmung werden die Beatmungsparameter über folgende Messinstrumente registriert und angezeigt:

Volumeter

Im Exspirationsschenkel werden Atemzugvolumen und Atemminutenvolumen (☞ Abb. 37.11) gemessen. Wird ein kritischer Wert unterschritten, so drohen mangelnde CO_2-Abatmung und evtl. Hypoxie. Bei Überschreiten des oberen Grenzwerts ist zu prüfen, ob der Patient mitatmet (z.B. wegen zu flacher Narkose, unzureichender Ventilation oder Störungen des Säure-Basen-Haushalts).

Manometer

Im Exspirationsschenkel werden die Beatmungsdrücke gemessen. Bei zu hohen Beatmungsdrücken drohen Schädigungen der Lunge (z.B. Pneumothorax) und Beeinträchtigungen der Herz-Kreislauf-funktion (z.B. Blutdruckabfall und Leberstauung durch mangelnden Blutrückstrom zum Herzen). Eine Steigerung des Beatmungsdrucks während der Narkose löst den Überdruckalarm aus und kann u.a. folgende Ursachen haben: Zu flache Narkose, Bronchospastik, Laryngospasmus, Pneumothorax, Abknicken des Tubus, Verlegung des Tubus durch Blut oder Sekret.

Pulsoximetrie

Zur **Pulsoximetrie** wird mit einer (aufklebbaren oder aufsteckbaren) Sonde an Finger, Ohrläppchen oder Nase Licht einer bestimmten Wellenlänge ausgesandt und gleichzeitig nach Durchdringen des entsprechenden Körperteils mit einem Sensor gemessen (☞ Abb. 13.60). Hämoglobin absorbiert dieses Licht nur, wenn es mit Sauerstoff beladen ist. Der Monitor zeigt den Anteil dieses (gesättigten) Hämoglobins (Normalwert: 96 – 100 %). Geringere Werte können für den Patienten kritisch sein und bedürfen ggf. einer Intervention.

Kapnometrie

Die **Kapnometrie** *(CO_2-Messung)* misst das über die Lungen abgeatmete CO_2 im Exspirationsschenkel (Normalwerte: 34 – 38 mmHg). Bei unzureichender Beatmung mit zu geringem Atemminutenvolumen (Hypoventilation) kann das CO_2 nicht in genügendem Umfang abgeatmet werden, was zu einem Anstieg des exspiratorisch gemessenen CO_2 führt. Umgekehrt kommt es bei einem zu hohen Atemminutenvolumen (Hyperventilation) zum Abfall des exspiratorisch gemessenen CO_2.

O_2-Messung

Die Sauerstoffkonzentration im Inspirationsgemisch muss immer gemessen werden und darf aus Sicherheitsgründen nicht unter 25 % liegen (☞ 37.3.1).

Diskonnektionsalarm

Bei Diskonnektion der Beatmungsschläuche baut sich im Beatmungssystem kein Druck mehr auf. Ein **Diskonnektionsalarm** wird ausgelöst, wenn es zu Undichtigkeit im Kreissystem z.B. durch diskonnektierte (voneinander gelöste) Teile des Beatmungssystems kommt. Undichtigkeiten im Beatmungssystem können eine unzureichende bzw. fehlende Beatmung des Patienten zur Folge haben.

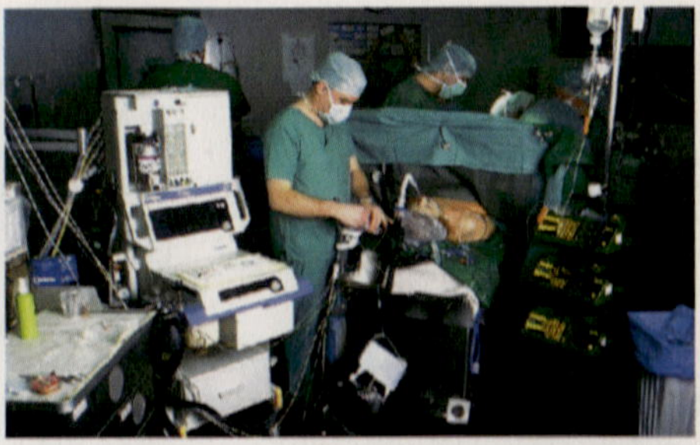

Abb. 37.16: Anästhesiearbeitsplatz mit Anästhesiewagen (enthält Material und Arzneimittel) und Narkosebeatmungsgerät mit verschiedenen Monitoren zur Überwachung des Patienten während der Anästhesie. [K183]

Blutgasanalyse

Vor allem bei längeren OPs und bei Risikopatienten ermöglichen regelmäßige arterielle Blutgasanalysen (Details ☞ 20.4.4) eine genaue Aussage über die Funktionsfähigkeit der Lungen bzw. die Güte der Beatmung.

37.6 Der Anästhesiearbeitsplatz

Vor jeder Anästhesie müssen alle Geräte auf Funktionstüchtigkeit, das Instrumentarium auf Vollständigkeit und Funktionstüchtigkeit und die Arzneimittel und Infusionslösungen auf Vollständigkeit und Verfallsdatum kontrolliert werden. Meist sind die Pflegenden mit dieser Aufgabe betraut, der Anästhesist trägt jedoch letztlich die Verantwortung.

Die folgenden Checklisten zeigen, welch umfangreiche Vorbereitungen vor Beginn einer Anästhesie zu treffen sind. Es ist wichtig, diese Prüfungen in standardisierter Form durchzuführen, um auch wirklich alle wesentlichen Punkte einzuschließen.

> Sowohl im Routinebetrieb als auch im Notfall ist die funktionstüchtige und vollständige Ausrüstung des Anästhesiearbeitsplatzes von größter Bedeutung für den Patienten.

37.6.1 Geräteprüfungen

- **Überwachungsmonitore:** Sind die Monitore startbereit (ggf. Aufwärmzeit notwendig)?
- **Gasanschlüsse:** Sind die Schläuche der Gasversorgung richtig eingesteckt (☞ 37.4.2)? Ist in den Gasflaschen genügend Vorrat?
- **Verbindungsschläuche:** Sind die Verbindungsschläuche vom Narkosegerät zum Patienten vollständig und richtig zusammengesteckt?
- **Dichtigkeit des Narkosegeräts:** Ist das Beatmungssystem des Narkosegeräts dicht (Probelauf mit Leckagetest bei 40 mbar), d.h. hält es einen Überdruck über eine bestimmte Zeit?
- **Inhalationsanästhetikaverdampfer:** Ist der Verdampfer gefüllt (mit dem für den Patienten vorgesehenen Anästhetikum) und richtig aufgesetzt?
- **Atembeutel:** Bläht sich der Atembeutel beim Probelauf auf? Hat er ein Loch?
- **Ventilfunktionen:** Ein-, Ausatemventil, Überdruckventil
- **Narkosegasabsaugung:** Ist die Narkosegasabsaugung eingesteckt?
- **Atemkalk:** Muss der Atemkalk gewechselt werden (Verfärbung)?
- **Beatmungsbeutel:** Ist ein Beatmungsbeutel (z.B. Ambu®-Beutel ☞ 37.8.1) einsatzbereit? Bei Funktionsstörung des Beatmungsgeräts muss der Patient u.U. mit dem Beatmungsbeutel beatmet werden
- **Sekretabsaugung, Absaugkatheter, Fingertips:** Funktioniert die Absaugung? Sind ausreichend Absaugkatheter in allen Größen vorhanden?
- **Defibrillator:** Funktionsbereit?

37.6.2 Instrumentarium

- **Intubationszubehör** (☞ auch 37.8.3):
  - Atemmasken in allen Größen
  - Endotrachealtuben in allen Größen inkl. Führungsstäbe
  - Guedel-Tuben in allen Größen
  - Magill-Zange
  - Klemme für Cuff-Ventil
  - Blockerspritze, ggf. Cuff-Manometer
  - Laryngoskop mit Spateln in verschiedenen Größen, Ersatzlaryngoskop
  - Mundkeil
  - Spray für oberflächliche Schleimhautanästhesie wie Lidocain-Spray (z.B. Xylocain®-Spray)
  - Pflaster, Schere
  - Verschiedene Intubationskissen, Kopfring

- Konnektoren, Winkelstücke (Verbindungen zwischen Atemschläuchen, Beatmungstubus/-maske, Beatmungsgerät, Ventilen und anderen Bestandteilen des Narkosegeräts)
- Ggf. Filter zur Atemluftbefeuchtung
- Nasentropfen
- Augensalbe bei länger dauernden Narkosen.

37.6.3 Überwachung, Monitoring

- Stethoskop
- Blutdruckmanschetten in verschiedenen Breiten
- Blutzuckersticks, Blutgasröhrchen, andere Blutentnahmeröhrchen
- Taschenlampe
- Thermometer, Temperatursonde
- Blasenkatheter(set) und Urinbeutel
- Magensonden und Sekretbeutel
- Monitore inkl. Verbindungskabel und Elektroden/Messsonden:
  - EKG
  - Nicht-invasive, elektronische Blutdruckmessung
  - Pulsoximetrie
  - CO_2 exspiratorisch
  - O_2 inspiratorisch
  - Narkosegaskonzentration
  - Weiteres Monitoring nach Art des Eingriffs
- Je nach Eingriff Utensilien inkl. Katheter für arterielle und zentralvenöse Druckmessung, Pulmonaliskatheter, Herzzeitvolumenmessung.

37.6.4 Infusion, Injektion, Transfusion

- Haut- und Händedesinfektionsmittel
- Spritzen aller Größen
- Venöse Verweilkanülen und Mandrins, Kanülenpflaster
- Injektionskanülen
- Dreiwegehähne, Verschlussstopfen
- Infusions- und Transfusionsbestecke
- Zentrale Venenkatheter
- Arterielle Verweilkanülen
- Druckmanschette (für schnelle Transfusion)
- Schläuche für Infusionswärmer
- Seren für Blutgruppen-Bedside-Test, Testkarten
- Sterile Handschuhe und sterile Abdecktücher
- Kanülen und Katheter(-sets) zur Regionalanästhesie
- Infusionslösungen:
  - Elektrolytlösungen
  - Glukoselösungen
  - Volumenersatzmittel (Gelatine-, HAES-, Dextranlösungen)
  - Humanalbumin 5 %
- Injektionslösungen:
  - NaCl 0,9 %, Amp. à 10 ml
  - NaCl 5,85 %, Amp. à 10 ml
  - $CaCl_2$ 10 % oder Ca-Glukonat 10 %, Amp. à 10 ml
  - KCl 7,45 %, Amp. à 10 ml
  - Glukose 10 %, 20 %, 40 %, Amp. à 10 ml
  - Aqua pro injectione, Amp. à 10 ml.

37.6.5 Arzneimittel

Diese Liste ist nur ein Grundgerüst und erhebt keinen Anspruch auf Vollständigkeit. Sie ist von Haus zu Haus verschieden.

- Injektionsanästhetika (☞ 37.3.1):
  - Barbiturate, wie Methohexital (z.B. Brevimytal®), Thiopental (z.B. Trapanal®)
  - Etomidat (z.B. Hypnomidate®)
  - Propofol (z.B. Disoprivan®)
  - Ketamin (z.B. Ketanest) bzw. (S)-Ketamin (z.B. Ketanest® S)
- Inhalationsanästhetika (☞ 37.3.1), in Verdampfern und griffbereit in Nachfüllflaschen:
  - Desfluran, z.B. Suprane®
  - Enfluran, z.B. Ethrane®
  - Halothan, z.B. Fluothane®
  - Isofluran, z.B. Forene®
  - Sevofluran, z.B. SEVOrane®
- Muskelrelaxantien (☞ 37.3.2):
  - Succinylcholin
  - Nichtdepolarisierende Muskelrelaxantien
- Opioide (☞ 37.3.3)
- Tranquilizer (☞ 37.3.4)
  - Benzodiazepine (wie Midazolam, z.B. Dormicum®)
  - Neuroleptika wie Droperidol (z.B. Dehydrobenzperidol®), Promethazin (z.B. Atosil®), Triflupromazin (z.B. Psyquil®)
- Lokalanästhetika (☞ 37.9.2)
- Normalinsulin (Altinsulin)
- Heparin
- Analgetika
  - Paracetamol als Suppositorien
  - Metamizol.

37.6.6 Notfallmedikamente

An jedem Anästhesiearbeitsplatz/im Anästhesiewagen müssen die wichtigsten Notfallmedikamente verfügbar sein, um bei auftretenden Komplikationen rasch reagieren zu können. Die Ausrüstung mit Notfallmedikamenten ist von Klinik zu Klinik unterschiedlich. Falls eine Pflegeperson mit der Auffüllung des Medikamentenvorrats betraut ist, muss sie die hausinterne Liste erfragen. Folgende Aufstellung stellt eine Auswahl – gegliedert nach dem primären Einsatzbereich – vor. Falls nicht ausdrücklich vermerkt, sind stets Lösungen zur i.v.-Injektion gemeint:

- Antihypotensiva/ zur kardialen Reanimation:
  - Adrenalin (z.B. Suprarenin®)
  - Noradrenalin (z.B. Arterenol®)
  - Dopamin (z.B. Dopamin-Nattermann®)
  - Dobutamin (z.B. Dobutrex®)
  - Orciprenalin (z.B. Alupent®)
  - Atropin (z.B. Atropinsulfat Braun®)
  - Ipratropiumbromid (z.B. Itrop®)
  - Cafedrin/Theoadrenalin (z.B. Akrinor®)
- Antihypertensiva:
  - Urapidil (z.B. Ebrantil®)
  - Nifedipin (z.B. Adalat®)
  - Clonidin (z.B..Catapresan®)
  - Glycerolnitrat (z.B. Nitrolingual®-Spray 0,4 oder Perlinganit®-Lösung)
- Antiarrhythmika:
  - Verapamil (z.B. Isoptin®)
  - Lidocain (z.B. Xylocain®)
  - Metoprolol (z.B. Beloc®)
  - Atropin (s.o.)
  - Magnesium (z.B. Magnorbin®)
- Digitalisglykoside
  - Methyldigoxin (z.B. Lanitop®)
  - Digitoxin (z.B. Digimerck®)
- Bronchodilatatoren:
  - Fenoterol (z.B. Berotec®-Dosieraerosol)
  - Reproterol (z.B. Bronchospasmin®)
  - Theophyllin (z.B. Euphyllin®)
- Antikonvulsiva:
  - Diazepam (z.B. Valium®)
- Kortikosteroide:
  - Hydrocortison (z.B. Hydrocortison Hoechst®)
  - Prednisolon (z.B. Solu-Decortin H®)
  - Dexamethason (z.B. Fortecortin®)
- Diuretika:
  - Furosemid (z.B. Lasix®)
- Gegen metabolische Störungen:
  - Natrium-Bikarbonat (bevorzugt 8,4 %ig)
  - Glukose 20 %, 40 %
- Antagonisten (zur Aufhebung einer Medikamentenwirkung):
  - Naloxon (z.B. Narcanti®) zur Aufhebung der Opioidwirkung
  - Flumazenil (z.B. Anexate®) zur Auf-

hebung der Benzodiazepinwirkung
  - Cholinesterasehemmer zur Aufhebung der Wirkung von nichtdepolarisierenden Muskelrelaxantien (☞ 37.3.2), z.B. Neostigmin (etwa Prostigmin®)
- Thiamazol (z.B. Favistan®) zur Therapie der thyreotoxischen Krise
- Physostigmin (z.B. Anticholium®) zur Behandlung des zentral anticholinergen Syndroms
- Dantrolen (zur Behandlung der malignen Hyperthermie ☞ 37.10.1) in Reichweite im OP.

37.6.7 Aufbereitung von Narkosegeräten und Anästhesiezubehör

Hygienegerechtes Verhalten

Um eine Keimverschleppung von einem Patienten zum anderen zu verhindern, ist eine regelmäßige Desinfektion bzw. Sterilisation aller Materialien und Geräte erforderlich, die patientennah eingesetzt werden. Ausgenommen sind Einmalartikel wie Endotrachealtuben und Sonden. Masken, Larynxmasken und Guedel-Tuben werden sorgfältig gereinigt und wieder aufbereitet. Bei jedem Patienten werden entweder frisch sterilisierte Beatmungsschläuche verwendet oder ein Bakterienfilter (z.B. Servo Humidifier®) zwischen Tubus und Beatmungsschläuche geschaltet, die dann für verschiedene Patienten benutzt werden können.

Für den Eigenschutz des Anästhesiepersonals ist es unabdingbar, beim Kontakt mit kontaminiertem Material sowie später bei der Aufbereitung mit Desinfektionslösungen Einmalhandschuhe zu tragen.

Durchführung

Gebrauchte Artikel wie Masken, Laryngoskopspatel oder Guedel-Tuben werden schon im Operationssaal in eine desinfizierende Lösung eingelegt, um einer Keimverschleppung auf dem Transport in den Aufbereitungsraum sowie dem Antrocknen von Sekreten und Blut vorzubeugen.

In den Räumen der Geräteaufbereitung werden die gebrauchten Gegenstände zunächst unter fließendem Wasser abgewaschen. Nach einer anschließenden Reinigung mit Seifenlösung (evtl. mit einer Bürste) werden sie erneut gründlich unter fließendem Wasser abgewaschen, um alle Seifenreste zu entfernen. Zuletzt werden die Teile getrocknet. Oft stehen

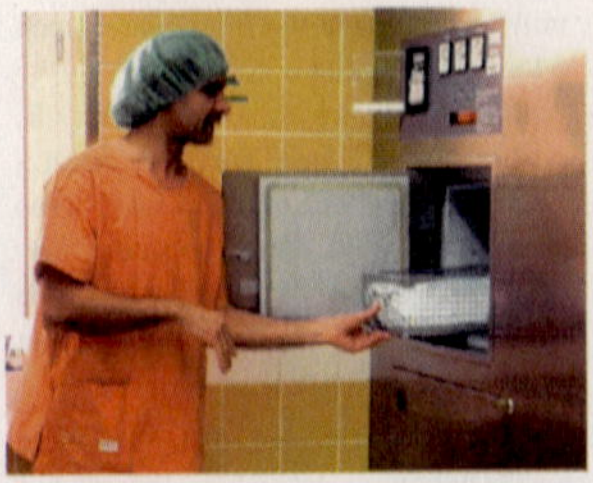

Abb. 37.17: Im OP-Bereich können zur Anästhesie benutzte Materialien nach der Reinigung sterilisiert werden. [K199]

Wasch- und Desinfektionsgeräte zur Verfügung, in denen diese Schritte vollautomatisch ablaufen.

Bei Narkosegeräten werden alle Teile, die mit Patientenluft in Kontakt waren, demontiert, in einer Seifenlösung gereinigt, unter fließendem Wasser klargespült und anschließend getrocknet, bzw. in einer Maschine gereinigt.

Desinfektion

Prinzipien ☞ 6.5.2

Die Geräteoberflächen werden mit Wischdesinfektion behandelt.

Thermolabile Gegenstände wie z.B. Bronchoskope werden durch Einlegen in spezielle Lösungen desinfiziert. Zum Einsatz kommen Lösungen mit breitem Wirkungsspektrum, z.B. Aldehydlösungen. Die vorbereiteten Materialien werden nach jeweiliger Gebrauchsanweisung für eine vorgeschriebene Zeit in Lösungen eingelegt. Dabei sollten sie trocken sein, um eine Verdünnung der Desinfektionslösung zu vermeiden. Außerdem dürfen keine Luftblasen z.B. in Beatmungsschläuchen verbleiben, da an diesen Stellen das Desinfektionsmittel nicht wirken kann. Danach folgen gründliche Spülung unter fließendem Wasser und Trocknung.

Sterilisation

Im klinischen Alltag kommt für thermostabile Gegenstände wie Metallteile und thermostabile Kunststoffe hauptsächlich die Autoklav-Sterilisation mit gespanntem Wasserdampf bei 120 °C zum Einsatz (☞ 6.5.1). Ungeeignet ist dieses Verfahren für Narkosemasken, Beatmungsbeutel und Faltenbälge.

Die Gassterilisation mit Äthylenoxid bleibt bestimmten Indikationen vorbehalten wie der Sterilisation thermolabiler Materialien, z.B. der Herz-Lungen-Maschine oder Herzschrittmachern.

Montage nach der Aufbereitung

Nach erfolgter Desinfektion bzw. Sterilisation werden die Geräte unter Wahrung der Sterilität wieder zusammengebaut und anschließend auf ihre Funktionstüchtigkeit und -sicherheit geprüft. Erst danach dürfen sie erneut eingesetzt werden.

37.7 Vorbereitung des Patienten

37.7.1 Anästhesiologische Visite

Außer bei Notfalleingriffen besucht der Anästhesist den Patienten vor Durchführung der Anästhesie auf der Station und macht sich mit der Vorgeschichte, den Vorerkrankungen und der Medikation des Patienten vertraut (**anästhesiologische Visite,** *Prämedikationsvisite*).

Erfragt werden insbesondere:

- Verträglichkeit früherer Anästhesien
- Aktuelle Erkrankungen, Infekte
- Erkrankungen von Herz und Kreislauf, Lunge, Leber, Niere, Schilddrüse, Augen, Nervensystem, Magen-Darmtrakt
- Muskelerkrankungen beim Patienten bzw. in der Familie (zur Abklärung der Kontraindikation für Muskelrelaxantien oder einer Gefährdung durch eine maligne Hyperthermie ☞ 37.10.1)
- Stoffwechselerkrankungen wie z.B. Diabetes mellitus, Fruktoseintoleranz (durch fruktosehaltige Infusionslösungen kann es bei Patienten mit Fruktoseintoleranz zu lebensgefährlichen Hypoglykämien kommen)
- Allergien
- Erkrankungen des Bewegungsapparats (Lagerungs- oder Intubationsschwierigkeiten?)
- Zahnstatus
- Medikamenteneinnahme
- Alkohol-, Nikotin-, Drogenkonsum
- Frühere Bluttransfusionen und evtl. Transfusionsreaktionen
- Ggf. bestehende Schwangerschaft.

Abhängig von den Vorerkrankungen und der Art des Eingriffs ordnet der Anästhesist folgende Untersuchungen an bzw. wertet deren Ergebnisse aus:

- Blutentnahme: Blutbild, Elektrolyte, Blutzucker, Gerinnung, Leberwerte, Nierenwerte
- EKG (bei Kindern und jüngeren Erwachsenen nicht obligat)
- Evtl. Belastungs-EKG
- Röntgenaufnahme des Thorax (bei Patienten < 45 Jahren nur bei bestimmten

Indikationen wie z.B. Thoraxeingriffen oder Vorerkrankungen wie Asthma bronchiale oder Herzinsuffizienz)
- Evtl. Lungenfunktionsprüfung und Blutgasanalyse.

Aus den gesammelten Befunden wird je nach Art des Eingriffs eine geeignete *Anästhesieform* ausgewählt und das Vorgehen mit dem Patienten besprochen. Der Patient (bzw. dessen gesetzlicher Vertreter) wird über mögliche Risiken und Nebenwirkungen des Anästhesieverfahrens aufgeklärt und willigt – durch Unterschrift dokumentiert – in das Anästhesieverfahren ein (**Einverständniserklärung** ☞ 10.7.1, 11.1.1). Diese Einverständniserklärung ist unabhängig von der Einwilligung zur Operation, welche der Operateur vom Patienten einholt.

37.7.2 Prämedikation

Nach der anästhesiologischen Visite verordnet der Anästhesist die **Prämedikation** für den OP-Vorabend und OP-Morgen. Ziel der Prämedikation ist ein angstfreier, entspannter, sedierter, aber erweckbarer und orientierter Patient. Aufregung und Angst können die Nebenwirkungen der Anästhetika verstärken, und umgekehrt kann eine gute Prämedikation die Anästhesieeinleitung erleichtern und den Anästhetikaverbrauch senken. Zur Prämedikation werden verwendet:

- **Benzodiazepine** wie Midazolam (z.B. Dormicum®) oder Dikaliumclorazepat (z.B. Tranxilium®). Sie können oral gegeben werden und werden meist sowohl für den OP-Vorabend als auch für die Prämedikation am OP-Tag verordnet
- **Neuroleptika** (wie Promethazin, z.B. in Atosil®) tragen zur Anxiolyse und Entspannung bei und werden stets mit einem Opioid kombiniert
- **Opioide** (wie Pethidin, z.B. in Dolantin®) wirken sedierend und analgetisch und werden meist mit Benzodiazepinen oder Neuroleptika kombiniert
- **Anticholinergika** (wie Atropin, z.B. Atropinsulfat Braun®) werden zusätzlich verordnet bei Eingriffen am oberen Respirationstrakt, bei denen eine stärkere Bronchialsekretion vermieden werden soll, und zur Vermeidung einer vagalen Bradykardie.

Etwa 60 – 90 Min. vor dem geplanten Anästhesiebeginn erhält der Patient auf Station die Prämedikation, ggf. ein orales Benzodiazepin, die sonstigen Arzneimittel i.m. Im Idealfall ist der Patient bei Ankunft an der OP-Schleuse ruhig und kooperativ.

Nach Verabreichung der Prämedikation am OP-Tag überwachen die Pflegenden den Patienten engmaschig, um Komplikationen wie z.B. Ateminsuffizienz oder Blutdruckabfall rechtzeitig erkennen zu können.

37.7.3 Lagerung des Patienten

Einleitungsraum

Der Patient wird im Einleitungsraum nicht alleine gelassen, um ihn ggf. zu beruhigen und um Komplikationen der Prämedikation rechtzeitig zu erkennen. Auch besteht die Gefahr, dass er unbeaufsichtigt vom schmalen OP- Tisch herunterfällt. Er wird bequem gelagert und mit Tüchern zugedeckt, damit er nicht friert. Vor Anästhesiebeginn wird er mit einem Gurt festgeschnallt, und die Arme werden auf den gepolsterten Armschienen fixiert. Bei Erkrankungen der Wirbelsäule ist auf eine wirbelsäulengerechte Lagerung zu achten, um z.B. bei Wirbelsäulenfrakturen (weitere) Schädigungen der Wirbel oder des Rückenmarks zu vermeiden.

OP-Saal

Lagerungsarten bei OPs ☞ *11.3.2*

Die häufigste Lagerung während einer OP ist die Rückenlage. Die Arme dürfen beim Auslagern in den Schultergelenken nicht überstreckt werden, da sonst die Gefahr einer Schädigung des Plexus brachialis besteht. Darüber hinaus müssen alle Stellen, an denen Nerven oberflächlich verlaufen, durch Lagerung vor Druck geschützt werden.

Bevor der Patient mit sterilen Tüchern abgedeckt wird, ist auf einen freien Zugangsweg zu einer intravenösen Verweilkanüle zu achten. Bei Eingriffen, bei denen intraoperativ keine Möglichkeit einer Korrektur der Tubuslage besteht (Eingriffe in der Neurochirurgie, HNO, Zahn-, Mund- und Kieferheilkunde, Eingriffe in Bauchlage), wird vor dem Abdecken erneut auf korrekte Tubuslage auskultiert, und die Beatmungsschläuche werden z.B. durch spezielle Pflasterverklebung gegen Diskonnektion gesichert.

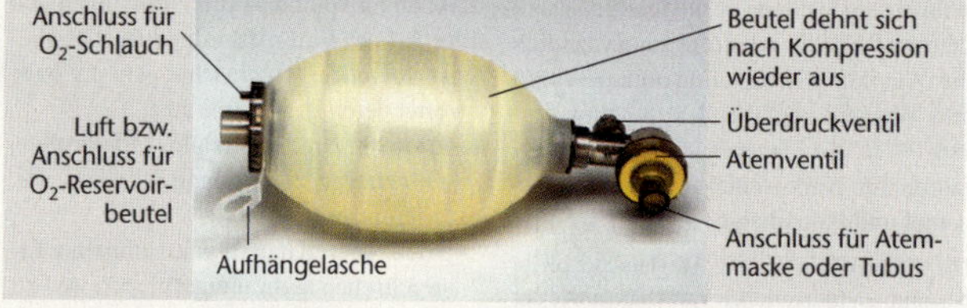

Abb. 37.18: Hand-Beatmungsbeutel von Laerdal®. Er dehnt sich nach jeder Kompression von selbst wieder aus. Zur Erhöhung der inspiratorischen O_2- Konzentration kann ein O_2-Schlauch oder -Reservoir angeschlossen werden. [K183]

37.8 Allgemeinanästhesie

Allgemeinanästhesie (*Narkose, Vollnarkose, Allgemeinnarkose;* Narkose = griech. *Erstarrung, Lähmung*): Durch Verabreichung von **Anästhetika** (*Narkotika* ☞ 37.3.1) herbeigeführter, reversibler Zustand, in welchem Operationen in Schmerzfreiheit, Bewusstlosigkeit und ohne Abwehrreaktionen durchgeführt werden können.

Inhalationsnarkose (*Inhalationsanästhesie):* Narkose unter alleiniger Verwendung von Inhalationsanästhetika. Gefahr von ausgeprägten Nebenwirkungen (☞ 37.3.1), da u.U. hohe Gaskonzentrationen zum Erreichen einer ausreichenden Narkosetiefe erforderlich sind.

Injektionsnarkose (*Injektionsanästhesie, Totale intravenöse Anästhesie, TIVA*): Narkose unter alleiniger Verwendung von Injektionsanästhetika, meist Kombination eines kurz wirksamen Injektionsanästhetikums (v.a. Propofol) mit einem Opioid; Beatmung mit Raumluft-Sauerstoff-Gemisch. Eine Injektionsnarkose, bei der mit Lachgas-Sauerstoff-Gemisch beatmet wird, wird als *IVA* bezeichnet (intravenöse Anästhesie unter Supplementierung von Lachgas).

Balancierte Anästhesie (engl. *Balanced anaesthesia, Kombinationsanästhesie*): Kombination von *Injektions-* und *Inhalationsanästhesie.* Nach Narkoseeinleitung mit einem *Opioid* und einem *Injektionsanästhetikum* Narkoseunterhaltung mit *Lachgas*, einem niedrigdosierten *volatilen Inhalationsanästhetikum* und bedarfsgerechter *Opioid*-Nachinjektion.

Im englischen Sprachraum umfasst der Begriff auch den Ersatz des volatilen Inhalationsanästhetikums durch Benzodiazepine (z.B. Midazolam ☞ 37.3.4).

Die **Neuroleptanästhesie** *(NLA)*, d.h. Narkoseeinleitung mit einem Injektionsanästhetikum und Narkoseführung mit einer Kombination aus einem Neuroleptikum und einem Analgetikum unter Muskelrelaxation und Lachgas-Sauerstoffbeatmung, ist heute nicht mehr üblich.

Die genannten Verfahren der Allgemeinanästhesie werden – abhängig vom geplanten Eingriff und der Ausgangssituation des Patienten – durchgeführt als:

- **Maskennarkose** (☞ 37.8.1)
- **Larynxmaskennarkose** (☞ 37.8.2)
- **Intubationsnarkose** (☞ 37.8.3).

37.8.1 Maskennarkose

Maskennarkose: Allgemeinanästhesie mit Spontanatmung, assistierter Spontanatmung oder kontrollierter Beatmung über eine Gesichts-Atemmaske.

Indikation für eine **Maskennarkose** sind kurzdauernde Eingriffe (< ca. 20 Min.) außerhalb der Körperhöhlen bei nüchternen Patienten, z.B. Ausschabungen der Gebärmutter (Abrasio uteri ☞ 32.4.11) oder Wundversorgungen. Als **Maskeneinleitung** mögliche Methode zur Narkoseeinleitung bei Kindern (☞ 37.11.3), um schmerzhafte Venenpunktion zur Injektion eines i.v.-Anästhetikums zu vermeiden.

Kontraindikationen sind:

- Fehlende Nüchternheit (☞ 37.11.1)
- Erhöhtes Aspirationsrisiko (☞ 7.6.7)
- Ausgeprägte Adipositas
- Eingriffe in Körperhöhlen oder im Gesichts-/HNO-Bereich
- Länger dauernde OPs.

Atemmasken

Atemmasken *(Narkosemasken, Gesichtsmasken)* zur Maskennarkose und zur Beatmung während einer Reanimation (zur überbrückenden Beatmung bis zur Intubation ☞ 17.3.2) gibt es in verschiedenen Formen (eher länglich ☞ Abb. 37.19 oder rund) und Materialien (durchsichtiger Kunststoff ☞ Abb. 37.19 oder Gummi ☞ Abb. 37.20), mit und ohne (aufblasbarem) Randwulst zur optimalen Anpassung an die Gesichtskonturen des Patienten. Bei Kindermasken ist der Totraum durch Einbuchtungen möglichst gering gehalten. Allen gemeinsam ist der Konus von 22 mm Innendurchmesser zum Anschluss an das Y-Stück eines Narkosesystems oder an einen Hand-Beatmungsbeutel (z.B. Ambu®- oder Laerdal®-Beutel ☞ Abb. 37.18).

Pharyngeale Tuben

Pharyngeale Tuben sind aus Gummi oder Kunststoff und halten die Atemwege bis zur Epiglottis offen, indem sie die Zunge von der Rachenhinterwand nach vorne drängen. Damit sie ihre Funktion optimal erfüllen können, muss stets die richtige Größe für den Patienten gewählt werden.

- **Oropharyngeale Tuben** *(Mundrachentuben)* haben einen querovalen Durchmesser und sind am distalen Ende gekrümmt. Das proximale Ende hat eine innere Verstärkung aus Metall und verhindert so das Zusammenbeißen der Zähne. Der **Guedel-Tubus** hat eine Platte als Abschluss (☞ Abb. 37.22) und wird angefeuchtet mit dem distalen Ende nach oben in den Mund eingeführt und „auf halbem Weg" um 180° gedreht: Die Zungenwurzel kommt nun in der Krümmung zu liegen (☞ Abb. 37.23 – 37.26). Oropharyngeale Tuben werden als Beißschutz bei oraler Intubation und bei Beatmungsschwierigkeiten während einer Maskennarkose verwendet
- **Nasopharyngeale Tuben** *(Nasenrachentuben, Wendl-Tuben)* haben einen runden Querschnitt und werden nach Anfeuchtung durch die Nase so weit in den Rachen vorgeschoben, bis die Atemluft frei strömen kann.

Durchführung

Die Aufgabenteilung zwischen Pflegeperson und Anästhesist zu Beginn der Maskennarkose ist nicht strikt festgelegt und wird im Einzelfall abgesprochen. Das in Tab. 37.27 beschriebene Vorgehen ist daher nur beispielhaft.

Bei problemloser Beatmung mit der Maske werden die folgenden Schritte vom Anästhesisten durchgeführt, wobei die Pflegeperson assistiert. Außerdem übernimmt sie z.B. die Blutdruckmessung und führt das Anästhesieprotokoll.

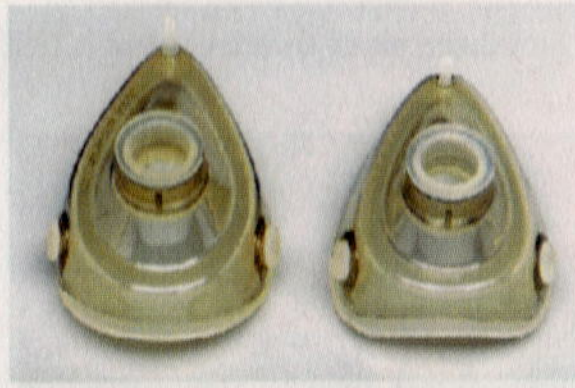

Abb. 37.19: Zwei verschieden große Atemmasken für Erwachsene aus durchsichtigem Kunststoff. Die Atmung des Patienten kann beobachtet werden, da die Maske durch die feuchte Exspirationsluft beschlägt. [K183]

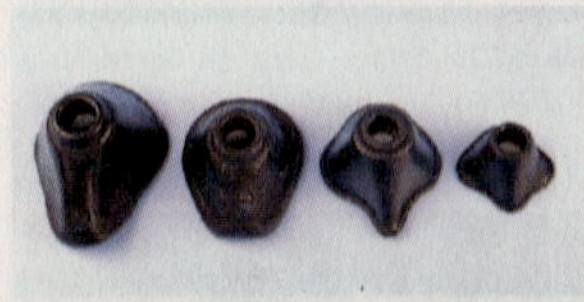

Abb. 37.20: Rendell-Baker-Atemmasken für Kinder in verschiedenen Größen. Sie sind aus Gummi und haben einen kleinstmöglichen Totraum (☞ 7.2.2). [K183]

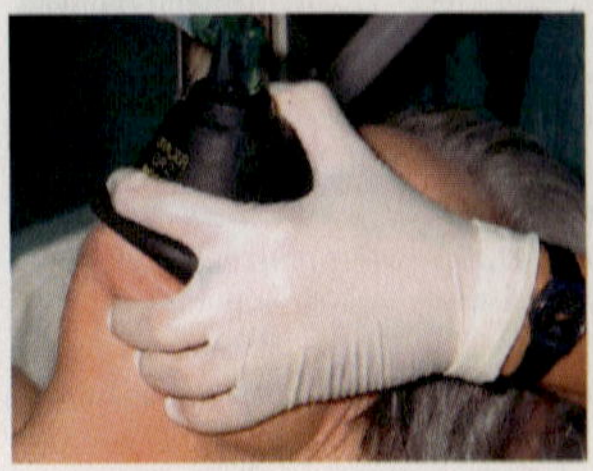

Abb. 37.21: Durch den C-Griff (Daumen und Zeigefinger umgreifen die Maske wie ein C) kann die Atemmaske auch über eine längere Zeitdauer dicht abschließend auf Mund und Nase des Patienten gehalten werden (☞ auch Abb. 17.7). [K183]

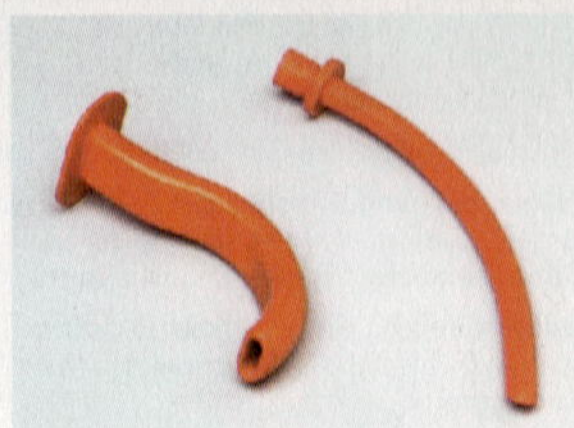

Abb. 37.22: Pharyngeale Tuben (links Guedel-, rechts Wendl-Tubus). [K183]

- Einstellung eines inspiratorischen Sauerstoff-Lachgas-Gemischs von bis zu 33 : 67 %
- Erreichen der Narkosetiefe durch Einstellen der inspiratorischen Konzentra-

Einführen eines Guedel-Tubus [K183]

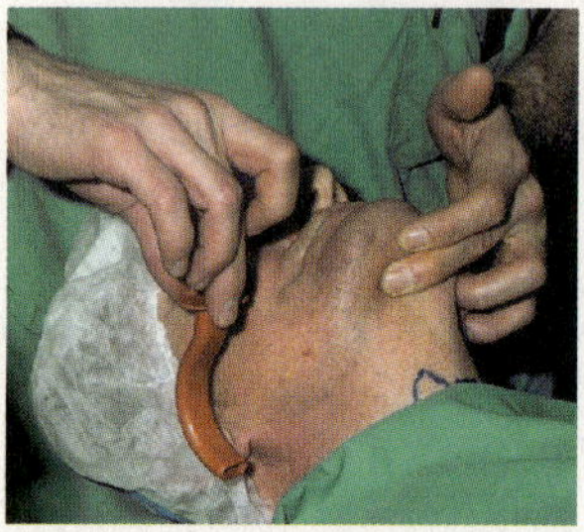

Abb. 37.23: Richtige Größe des Guedel-Tubus abschätzen.

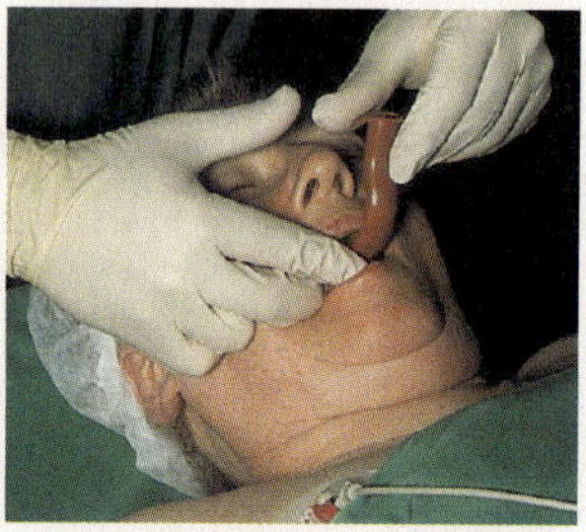

Abb. 37.24: Guedel-Tubus durch Angreifen an der proximalen Platte einführen. Die distale Öffnung zeigt dabei Richtung Gaumen.

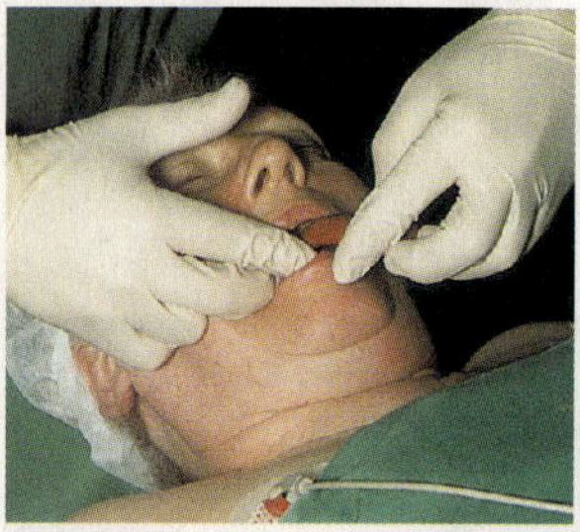

Abb. 37.25: Wenn der Tubus zu etwa 2/3 eingeführt ist, mit der Drehung beginnen.

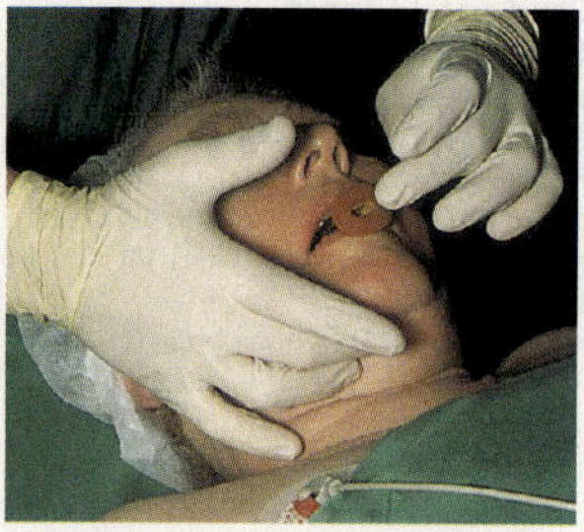

Abb. 37.26: Guedel-Tubus ganz einführen bis die Platte mit den Lippen abschließt.

tion des volatilen Inhalationsanästhetikums am Verdampfer

- Steuerung der Narkosetiefe durch Veränderung der Narkosegaskonzentration anhand der Patientenreaktionen auf chirurgische Stimuli. Zeichen der zu flachen Narkose sind Tachykardie, Blutdruckanstieg, Schwitzen, Stirnrunzeln, Schlucken, Abwehrbewegungen, weite, auf Licht reagierende Pupillen
- Ausleitung nach Beendigung des Eingriffs durch schrittweise Reduktion der Narkosegaskonzentration. Ca. 5 Min. vor Ende der OP nur noch Beatmung mit Lachgas-Sauerstoff-Gemisch. Kurz vor Ende für mindestens 5 Min. Zufuhr von reinem Sauerstoff, um einer Diffusionshypoxie (☞ 37.3.1) vorzubeugen
- Bei ausreichender Spontanatmung (gemessen über Volumeter des Narkosesystems) Abnahme der Maske vom Gesicht des Patienten und unter hohem Sauerstoffflow Vorhalten der Maske vor Mund und Nase
- Verlegung des Patienten in den Aufwachraum (☞ 37.12) nach Rückkehr der Schutzreflexe, Wachheit und bei guter Spontanatmung unter Raumluft.

Pflegeperson	Anästhesist
▸ Vorbereitung von Narkosegerät, Anästhesiemedikamenten und Infusionslösungen ▸ Anschließen des Patienten an die Überwachungsmonitore	▸ Kontrolle der Unterlagen und Untersuchungsbefunde ▸ Anlage eines venösen Zugangs und Infusion z.B. einer Elektrolytlösung
Lagerung des Patienten (Kopf auf 8 – 10 cm hohem Intubationskissen)	
Präoxigenierung: Patient atmet 2 – 4 Min reinen Sauerstoff über vorgehaltene Maske. Bei jungen, gesunden Patienten steigt so der arterielle pO_2 von 100 auf ca. 300 – 400 mmHg (Sicherheitsreserve bei Beatmungsproblemen)	
Narkoseeinleitung mit i.v. Injektionsanästhetikum, etwa Propofol (z.B. Disoprivan®) nach Arztanordnung	Prüfung des Lidreflexes (falls nicht mehr auslösbar, ist Narkose ausreichend tief)
▸ Optimierung der Durchgängigkeit der Atemwege (Esmarch-Handgriff ☞ Abb. 17.5) ▸ Dichtschließendes Aufsetzen der Maske mit C-Griff (☞ Abb. 17.7 und Abb. 37.21) ▸ Weiterhin Zufuhr von 100 % O_2 ▸ Entweder Überwachung der Spontanatmung oder bei insuffizienter Spontanatmung Unterstützung mit Atembeutel	
Falls trotz Esmarch-Handgriffes keine zufrieden stellende Beatmung möglich: Anreichen eines Guedel-Tubus	

Tab. 37.27: Mögliche Aufgabenteilung zwischen Anästhesist (blau) und Pflegeperson (grün) bei der Einleitung einer Maskennarkose.

Eine Maskennarkose erfordert die ständige Anwesenheit einer assistierenden Person, da der Anästhesist das dichtschließende Festhalten der Atemmaske nicht unterbrechen kann und mit der zweiten Hand am Atembeutel ggf. die Atmung unterstützen muss. Auch können z.B. plötzlich Beatmungsprobleme auftreten und die sofortige Intubation erzwingen.

37.8.2 Larynxmaskennarkose

Larynxmaskennarkose *(Kehlkopfmaskennarkose):* Allgemeinanästhesie mit Spontanatmung oder maschineller Beatmung über eine Larynxmaske *(Kehlkopfmaske).*

Die **Larynxmaske** besteht aus einer flexiblen Röhre, die sich zu einer löffelähnlichen Mulde öffnet. Diese Mulde ist von einem aufblasbaren Luftkissenring *(Cuff)* umgeben, der bei exakter Position der Maske den Larynxeingang verschließt (☞ Abb. 37.29 und 37.31). Vorteile der Larynxmaske:

- Der Anästhesist muss nicht wie bei der Maskennarkose die Gesichts-Atemmaske in ihrer korrekten Position halten, sondern hat wie bei der Intubationsnarkose beide Hände frei
- Die Maske wird auch in geringer Narkosetiefe toleriert
- Eine Muskelrelaxierung zur Positionierung der Maske ist nicht erforderlich
- Sie ist weniger invasiv als die endotracheale Intubation (keine Heiserkeit, Hals- oder Schluckbeschwerden nach der Narkose).

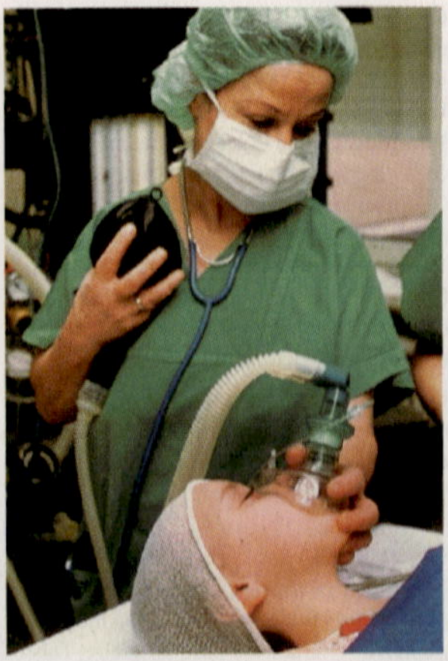

Abb. 37.28: Maskenbeatmung eines Kindes bei der Narkoseeinleitung. Der Atembeutel des Narkosesystems ist dünnwandiger als ein Hand-Beatmungsbeutel und benötigt den Flow des Narkosegasgemischs, um sich wieder auszudehnen. Für eine längere manuelle Beatmung ist er jedoch besser geeignet. [K303]

Indikationen für eine **Larynxmaskennarkose** sind kurze und mittellange Eingriffe (ca. 20 – 120 Min.), z.B. Varizen-OP oder Kniegelenks-Arthroskopie.

Auch in Notfallsituationen können Larynxmasken zum Einsatz kommen: Falls die endotracheale Intubation nicht gelingt, kann versucht werden, die Beatmung über eine Larynxmaske sicherzustellen.

Im Vergleich zum endotrachealen Tubus, besteht bei einer Larynxmaske eher die Gefahr, dass sie während der OP verrutscht. Bei hohen Beatmungsdrücken schließt sie nicht mehr dicht ab, so dass einerseits Beatmungsluft in den Magen gepresst und andererseits Mageninhalt aspiriert werden kann. *Hauptkontraindikationen* sind folglich zu erwartende hohe Beatmungsdrücke und ein erhöhtes Aspirationsrisiko, z.B. bei fehlender Nüchternheit.

Das Vorgehen bei einer Larynxmaskennarkose gleicht dem bei der Maskennarkose:

- Prüfen des Cuffs auf Dichtigkeit und Entlüften des Cuffs
- Legen eines venösen Zugangs und Infusion einer Elektrolytlösung, z.B. Ringer-Laktat-Lösung
- Präoxigenierung
- Narkoseeinleitung, bevorzugt mit Propofol (z.B. Disoprivan®, erleichtert durch Dämpfung der pharyngealen Reflexe das Einführen der Maske)
- Einführen der angefeuchteten Larynxmaske wenn Patient schläft (Erlöschen des Lidreflexes) ☞ Abb. 37.31
- Blocken des Cuffs mit Luft (Volumen ☞ Tab. 37.32), dabei positioniert sich die Maske meist selbständig
- Manuelle Beatmung, Prüfen auf Dichtigkeit und seitengleiche Beatmung der Lunge
- Bei längeren Operationen Anschluss an das Narkosegerät und kontrollierte Beatmung, bei kürzeren Spontanatmung möglich
- Zur Narkoseunterhaltung und Ausleitung gleiches Vorgehen wie bei Maskennarkose

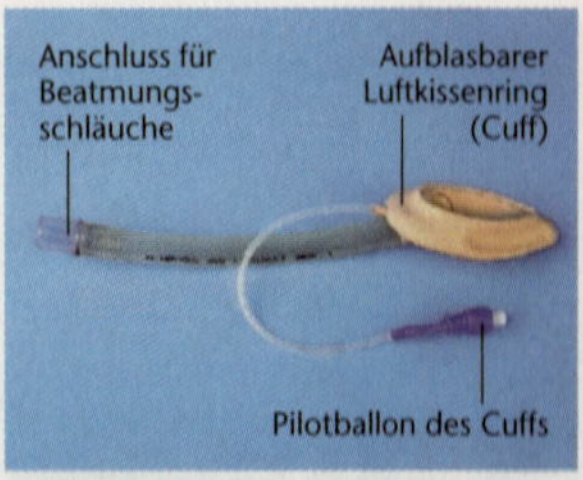

Abb. 37.29: Larynxmaske. [K183]

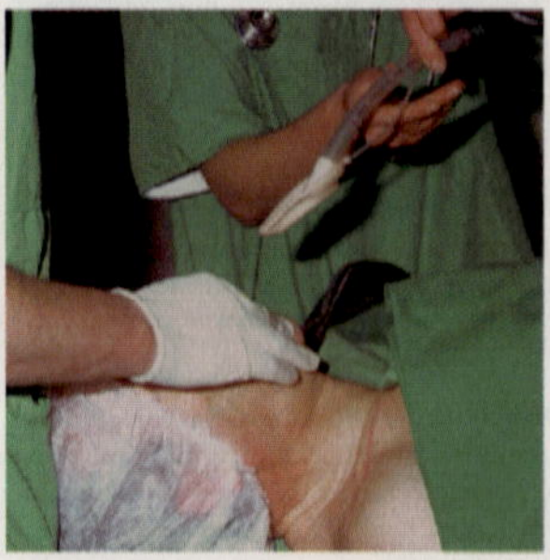

Abb. 37.30: Während der Anästhesist den Mund des Patienten geöffnet hält, reicht die Anästhesieschwester die Larynxmaske so an, wie sie eingeführt wird: Die Öffnung zeigt nach vorne/unten. [K183]

Größe	Körpergewicht/ Personengruppe	Cuffvolumen
1	< 6,5 kg	3 ml
2	6,5 – 12 kg	10 ml
2 1/2	12 – 25 kg	15 ml
3	Frauen	20 ml
4	Männer	30 – 35 ml
5	Sehr große Männer	ca. 50 ml

Tab. 37.32: Larynxmasken gibt es je nach Körpergewicht in verschiedenen Größen. Zu beachten ist, dass das erforderliche Volumen zum Blocken des Cuffs sehr hoch sein kann.

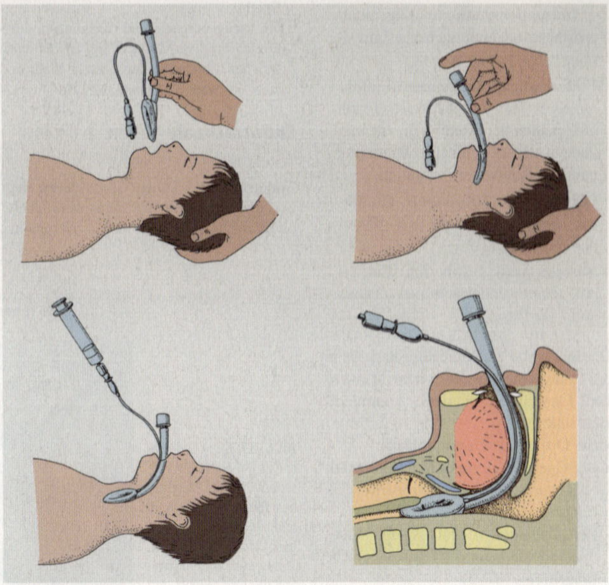

Abb. 37.31: Das Einführen der Larynxmaske wird erleichtert durch das Anheben des Kopfes. Nach Blocken des Cuffs positioniert sich die Maske selbst am Kehlkopfeingang. [A400-190]

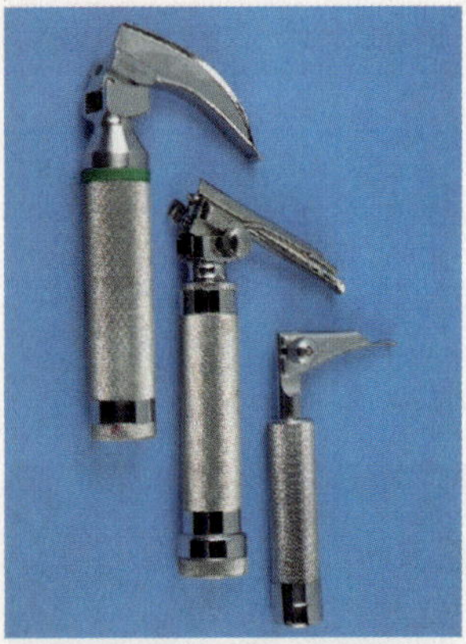

Abb. 37.33: Zusammengesetzte Laryngoskope mit gebogenem Macintosh-Spatel sowie zwei verschieden großen geraden Spateln. [K183]

- Wenn Patient erwacht und Schutzreflexe zurückgekehrt sind, Entblocken des Cuffs und Entfernung der Larynxmaske.

37.8.3 Intubationsnarkose

Orotracheale Intubation ohne Narkose ☞ *38.4*
Tracheostoma ☞ *34.9.4*

Intubationsnarkose: Allgemeinanästhesie mit endotrachealer Intubation.

Endotracheale Intubation: Einführen eines Tubus in die Trachea zum Offenhalten der Atemwege, zur manuellen oder maschinellen Beatmung und zum Schutz vor Aspiration.

Orotracheale Intubation: Einführen eines endotrachealen Tubus durch den Mund.

Nasotracheale Intubation: Einführen eines endotrachealen Tubus durch die Nase.

Die Indikation zur Intubationsnarkose in der Anästhesie besteht, wenn Masken- und Larynxmaskennarkose kontraindiziert sind:

- Bei Operationen längerer Dauer
- Bei Operationen unter Muskelrelaxation (Bauch-, Thorax-, retroperitoneale Eingriffe)
- Bei Operationen mit Anlage eines Pneumoperitoneums (laparoskopische Eingriffe ☞ 10.7.3)
- Bei Operationen im Kopf-, Halsbereich (z.B. neurochirurgische Eingriffe, Eingriffe in der Augen-, Hals-Nasen-Ohren- oder Kiefer-Mund-Gesichtschirurgie)
- Bei Eingriffen im Bereich der Atemwege
- Bei Patienten mit erhöhtem Aspirationsrisiko
- Bei Operationen in bestimmten Lagerungen (Bauch-, Seiten-, Kopftieflage, Hock- oder Häschenstellung ☞ 11.3.2).

Laryngoskope

Ein **Laryngoskop** (*Kehlkopfspiegel*) dient der Betrachtung *(Einstellung)* des Kehlkopfeingangs und wird zur endotrachealen Intubation benötigt. Es besteht aus **Griff** und **Spatel,** die über ein Scharniergelenk zusammengesetzt werden. Im Griff befindet sich eine **Stromquelle**, die die Lampe des Spatels speist. Es gibt zwei Spatelformen mit zahlreichen Varianten:

- Die Spitze des **gebogenen Spatels** (z.B. nach *Macintosh* ☞ Abb. 37.33) wird zwischen Zungengrund und Epiglottis eingeführt und macht durch Aufrichten der Epiglottis den Blick (und Weg) zum Kehlkopfeingang frei. Vorteile des gebogenen Spatels sind der größere Freiraum in der Mundhöhle und die geringere Wahrscheinlichkeit der Traumatisierung der Schneidezähne. Es gibt sie in verschiedenen Längen
- Mit der Spitze des **geraden Spatels** (z.B. nach *Miller, Magill, Foregger*) wird die Epiglottis aufgeladen, was insbesondere bei Neugeborenen und Säuglingen aufgrund ihrer verhältnismäßig langen und weichen Epiglottis eine bessere Sicht erlaubt (☞ Abb. 37.33 und 37.11.3).

Endotracheale Tuben

Trachealkanülen ☞ *34.9.4*

Endotracheale Tuben *(Luftröhrentuben)* sind (mit Ausnahme der Spiraltuben) relativ biegefeste Röhren mit rundem Querschnitt. Eine aufblasbare Manschette (**Cuff,** *Ballon*) im distalen Drittel dichtet die Trachea unterhalb der Glottis (☞ Abb. 34.50) ab, so dass Luft gezielt in die Trachea eingebracht, aber kein Magen- und Rachensekret in die Trachea eindringen kann. Aufgeblasen wird der Cuff über einen kleinen Schlauch, der mit einem *Ventil* versehen ist. Tuben für (Klein-)Kinder haben keinen Cuff, da die Trachea bei Wahl eines entsprechend großen Tubus durch das Tubuslumen selbst nahezu abgedichtet wird.

Die meistverwendeten Tuben sind Einmalmaterial aus Kunststoff (PVC oder auch Silikon). Selten sind noch wieder verwendbare Gummituben in Gebrauch.

Tubusarten

Neben den häufigsten **Tubusarten** *Magill-, Oxford-non-kinking-* und *Spiraltubus* gibt es zahlreiche Varianten, z.B. spezielle Tuben für Kinder und solche, die nur den rechten oder linken Hauptbronchus belüften und bei OPs der linken bzw. rechten Lunge eingesetzt werden.

Magilltubus. Der **Magilltubus** aus PVC oder Weichgummi ist der meist verwendete Tubus. Seine Krümmung beschreibt einen Viertelkreis. Es gibt ihn als oralen oder als nasalen Tubus. Die Variante für die Langzeitintubation hat einen Niederdruckcuff, der die Druckbelastung der Trachealschleimhaut so gering wie möglich hält. Der Magilltubus kann mit oder ohne Führungsstab platziert werden.

Oxford-non-kinking-Tubus. Der **Oxford-non-kinking-Tubus** *(Oxford-Tubus)* ist rechtwinklig, relativ starr und knickt nicht ab (engl. *non-kinking*). Er ist nur zur oralen Intubation geeignet und bietet den Vorteil, dass er aufgrund seiner besonderen Form nicht zu tief in die Trachea vorgeschoben werden kann und deshalb sicher oberhalb der Mündung des rechten Hauptbronchus platziert werden kann. Zur Intubation wird ein Führungsstab benötigt.

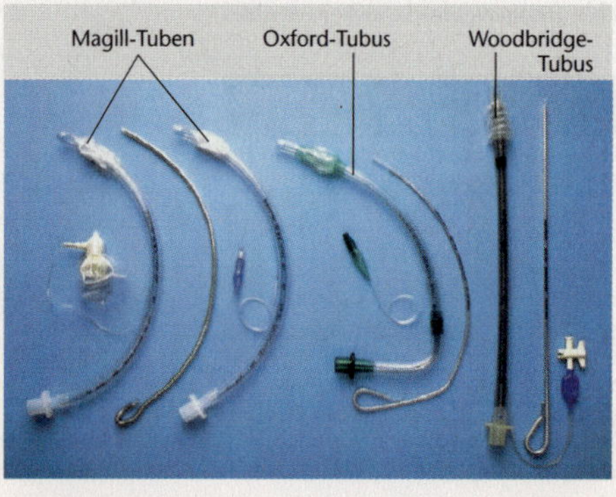

Abb. 37.34: Endotracheale Tuben für Erwachsene. Von links: Magilltubus mit Niederdruckcuff und normaler Magilltubus, Oxford-non-kinking-Tubus und Woodbridge-Spiraltubus, jeweils mit zugehörigem Führungsstab. [K183]

Spiraltubus. Der **Spiraltubus nach Woodbridge** *(Woodbridge-Tubus)* ist ein oraler Tubus und besteht aus einer mit Latex, PVC oder Silikon umkleideten Metallspirale. Er ist dadurch hoch flexibel und gleichzeitig gegen Abknicken oder Kompression geschützt. Er ist besonders gut geeignet für Operationen im Kopf- und Halsbereich und für Eingriffe, die eine extreme Lagerung des Patienten erfordern (z.B. Bauchlagerung). Da er sehr flexibel ist, wird zur Intubation stets ein Führungsstab benötigt.

Tubusgröße

Tuben gibt es in verschiedenen Größen, angegeben in *Innendurchmesser* (*ID*, in mm) oder in *Außenumfang* ([Ch] = Charrière; 1 Ch = 1/3 mm), Umrechnung: Außendurchmesser [Ch] = 2 + (4 x ID). Einen Anhaltspunkt für die passende Tubusgröße bietet der kleine Finger des Patienten. Bei Kindern ab dem 3. Lebensjahr kann man die passende Tubusgröße auch nach folgender Formel abschätzen: 18 + Alter [J] = Außenumfang [Ch].

Die durchschnittliche **Intubationstiefe** bei oraler Intubation (entspricht der Markierung auf dem Tubus auf Höhe der Zahnreihe) beträgt bei Frauen ca. 21 cm, bei Männern ca. 23 cm.

Bei Kindern sollten wegen der Gefahr der Schädigung der Trachealschleimhaut bis zu einer Größe ID 6 mm nur Tuben ohne Blockung zum Einsatz kommen. Geringe Undichtigkeiten können dabei toleriert werden. Die meisten Tuben in Kindergrößen sind an der Spitze markiert. Bei der Intubation soll der markierte Bereich direkt unterhalb der Stimmbandebene liegen. Bei Kindern lässt sich die Intubationstiefe nach folgender Formel abschätzen:

- Intubationstiefe oral(cm) = 1/2 Lebensalter (J) + 12 cm
- Intubationstiefe nasal = Intubationstiefe oral + 20 %.

Weitere Materialien zur Intubation

Führungsstab. Ein **Führungsstab** *(Mandrin)* besteht aus Metall, ist meist kunststoffbeschichtet und stabilisiert bei der Intubation den Tubus von innen. In der Regel wird er nur so weit eingeführt, dass er nicht über das distale Ende des Tubus hinausragt (Verletzungsgefahr!). Evtl. schiebt der Anästhesist bei einer schwierigen Intubation den Führungsstab über das distale Tubusende hinaus, um ihn als Leitschiene für den Tubus zu benutzen.

Intubationszange. Die **Intubationszange** ist ein gebogene Fasszange, die u.U. bei der *nasalen* Intubation eingesetzt wird, um das distale Tubusende aus dem Hypopharynx in die Trachea vorzuschieben. Meist wird die **Magillzange** (☞ Abb. 37.37) verwendet, seltener die Zange nach *Rovenstine*.

Blockerspritze und Cuffmanometer. Sobald der endotracheale Tubus platziert ist (Tubuscuff befindet sich in der Trachea distal der Stimmlippen), wird der Cuff mit Luft aufgeblasen **(geblockt).** Dies geschieht meist mit einer normalen 10 ml-Injektionsspritze **(Blockerspritze);** alternativ wird der Cuff mit dem **Cuffmanometer** *(Cuffdruckmesser)* aufgeblasen, einem Manometer ähnlich dem zur manuellen Blutdruckmessung, mit dem gleichzeitig der *Cuffdruck* gemessen werden kann, der je nach erforderlichem Beatmungsdruck bestimmte Grenzwerte nicht übersteigen sollte.

Sonstiges Material:

- **Anästhesierendes Gleitmittel** (z.B. Xylocain®-Gel). Anästhesiert die Rachenschleimhaut (reduziert Würgereflex), erleichtert die Einführung des Tubus
- **Stethoskop.** Zur Auskultation der Lungen nach erfolgter Intubation (Lagekontrolle, seitengleiche Belüftung)
- **Beißschutz.** Verhindert bei oraler Intubation, dass der Patient auf den Tubus beißt (z.B. mit Fingerling überzogene Mullbinde, Gummikeil oder Guedeltubus)
- Pflasterfixierung
- **Absauggerät.** Zum Entfernen von Speichel und ggf. Erbrochenem
- **Ersatztuben** verschiedener Größen.

Durchführung einer Intubationsnarkose

Durchführung und Aufgabenteilung bei der endotrachalen Intubation ☞ 38.4

Prinzip der Intubation

Handgriffe des Arztes bei der endotrachealen Intubation:

- Laryngoskop in linke Hand nehmen
- Kopf nach hinten überstrecken, mit Zeige- und Mittelfinger oder Daumen und Zeigefinger der rechten Hand Mund öffnen *(Kreuzgriff)* und geöffnet halten

Alter	Innendurchmesser (ID)	Außenumfang
Kinder		
Früh-/Neugeborene	2,5 – 3,0 mm	10 – 14 Ch
Säuglinge	3,5 – 4,0 mm	16 – 18 Ch
Kleinkinder	4,0 – 5,5 mm	18 – 24 Ch
Schulkinder	5,5 – 7,5 mm	24 – 32 Ch
Erwachsene		
Frauen	7,0 – 8,0 mm	30 – 34 Ch
Männer	8,0 – 10,0 mm	34 – 40 Ch

Tab. 37.35: Anhaltswerte für die Auswahl endotrachealer Tuben.

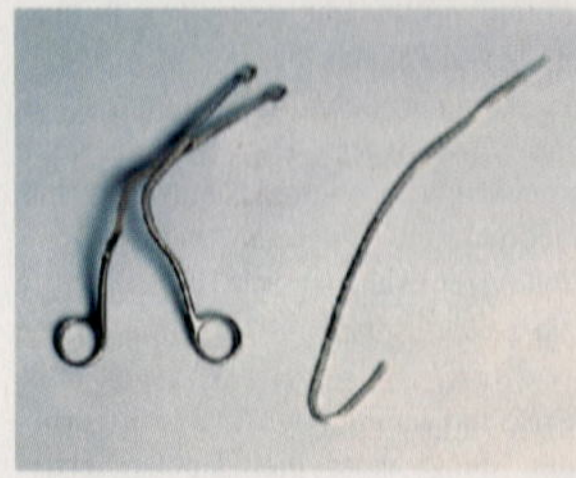

Abb. 37.36: Magillzange und Führungsstab. [K183]

- Laryngoskopspatel vom rechten Zungenrand her einführen, Zunge dabei nach links schieben. Unter weiterem Einführen wird die Epiglottis sichtbar
- Spatelspitze durch Zug am Laryngosgriff anheben (nicht hebeln, dadurch besteht das große Risiko, einen Zahn herauszubrechen): Stimmbänder und Trachea werden sichtbar
- Angereichten Tubus mit der rechten Hand einführen, Laryngoskop vorsichtig entfernen.

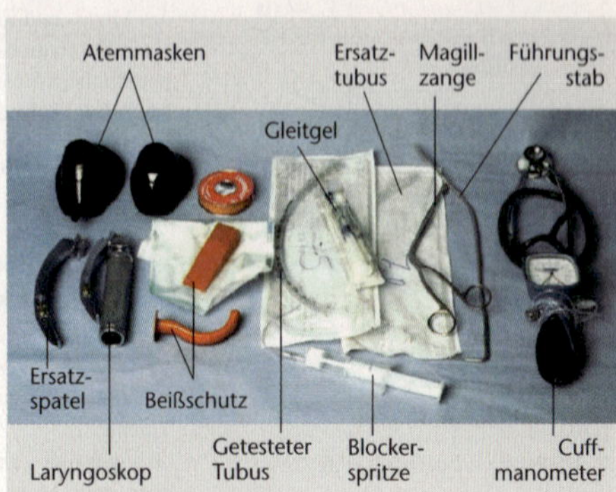

Abb. 37.37: Intubationsset zur endotrachealen Intubation. Die Magillzange wird nur für eine nasale Intubation benötigt, der Beißschutz erübrigt sich dann. [K183]

Narkoseeinleitung und -unterhaltung

Die Aufgabenteilung zwischen Pflegeperson und Anästhesist ist ähnlich wie bei der Maskennarkose (☞ 37.8.1).

- Prüfen des Tubuscuffs auf Dichtigkeit und Entlüften des Cuffs
- Ggf. Einbringen eines Führungsstabes unter Verwendung eines Gleitmittels, z.B. Xylocain®-Spray (ohne Gleitmittel besteht die Gefahr, dass der Führungsstab im Tubuslumen haften bleibt und nicht mehr entfernt werden kann)
- Legen eines venösen Zugangs und Infusion einer Elektrolytlösung, z.B. Ringer-Laktat-Lösung
- Sofern noch nicht geschehen Entfernung von Zahnprothesen
- Lagerung in „Schnüffelstellung": Kopf auf Kissen lagern, Hals beugen, Kopf strecken: Die oberen Atemwege sind optimal weit
- Präoxigenierung (☞ 37.8.1)
- *Vorgehen bei Crash-Einleitung ☞ 37.11.1*
- Präkurarisierung (☞ 37.3.2) mit geringer Menge eines nichtdepolarisierenden Muskelrelaxans, z.B. Vecuronium, um dem durch Succinylcholin verursachten postoperativen Muskelkater vorzubeugen
- Narkoseeinleitung mit Injektionshypnotikum, z.B. Thiopental i.v.
- Bei ausreichend tiefer Narkose (Verlust des Lidreflexes) Aufsetzen der Maske und Beatmung mit 100 % O_2. Bei problemloser Beatmung Muskelrelaxierung mit nichtdepolarisierendem Muskelrelaxans oder Succinylcholin
- Intubation und Blockung des Tubus (Pflegeperson reicht Laryngoskop und Tubus an, Arzt intubiert. Blockung des Tubuscuffs durch Pflegeperson)

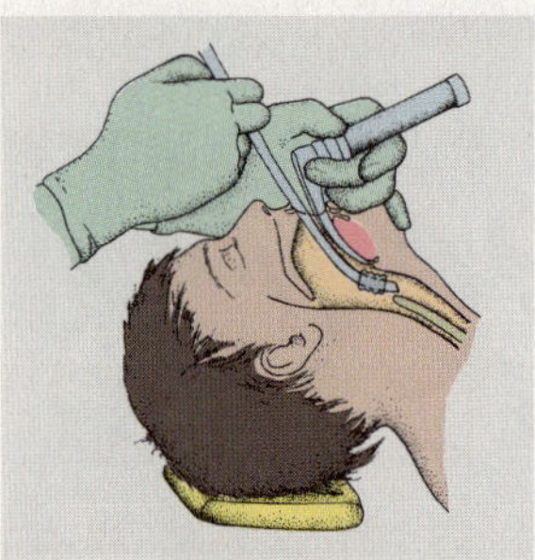

Abb. 37.38: Intubation (Details ☞ Text). [A400-157]

- Cuffdruckkontrolle. Bei Cuffdruck > 25 mmHg drohen Schäden der Trachealschleimhaut. Da Lachgas in den Cuff diffundieren und den Druck erhöhen kann, sollten im Narkoseverlauf weitere Cuffdruckkontrollen erfolgen
- Auskultation der Lungen auf korrekte endotracheale Intubation und seitengleiche Beatmung
- Einlegen des Beißschutzes und Pflasterfixation des Endotrachealtubus
- Einstellen eines inspiratorischen Sauerstoff-Lachgas-Gemischs von 1 : 2, sofern keine Kontraindikation für Lachgas vorliegt, sowie ggf. der inspiratorischen Konzentration eines volatilen Inhaltionsanästhetikums
- Bei längeren Eingriffen *Nachrelaxation,* z.B. bei Vecuronium 1/3 – 1/2 der Ausgangsdosis nach 30 – 40 Min. Kontrolle der Relaxation mit **Relaxometer** (durch elektrische Reizung mit einem Nervenstimulator kann getestet werden, wie stark der Patient relaxiert ist).

Narkoseausleitung

- Ausleitung bei Beendigung des Eingriffs (meist während der Wundnaht) durch schrittweise Reduktion des volatilen Inhalationsanästhetikums. Zum Schluss Beatmung mit reinem Sauerstoff für mindestens 5 Min., um einer Diffusionshypoxie (☞ 37.3.1) vorzubeugen
- Ist der Patient noch relaxiert, muss entweder nachbeatmet werden, bis die Muskelrelaxantien abgebaut sind, oder die Muskelrelaxation wird antagonisiert z.B. mit Neostigmin und Atropin (☞ 37.3.2)
- Bei ausreichender Spontanatmung (Atemzugvolumen mindestens 6 – 8 ml/kgKG) und ansprechbarem Patienten (Augenöffnen auf Ansprache) Extubation nach sorgfältigem Absaugen des Mund- und Rachenraumes
- Nach Extubation Vorhalten der Maske unter hohem Sauerstoffflow
- Nach Rückkehr der Schutzreflexe und guter Spontanatmung bei Raumluft, Verlegung des Patienten in den Aufwachraum.

Komplikationen der Intubationsnarkose

Durch die Intubation:

- Verletzung von Zähnen, Lippen, Mundschleimhaut, Stimmbändern, Trachea
- *Ösophageale Intubation:* Blubbern über dem Magen auskultierbar, kein Atemgeräusch über den Lungen, Aufblähen des Abdomens
- Einseitige (= zu tiefe) Intubation eines Hauptbronchus: Einseitig abgeschwächtes oder aufgehobenes Atemgeräusch
- Aspiration.

Während der Narkose:

- Tubusdislokation (zu tief: einseitige Intubation, Herausrutschen: keine Beatmung)
- Verlegung der Atemwege: Abknicken, **Cuffhernie** (der Cuff kann sich vor die distale Tubusöffnung legen und so eine Beatmung unmöglich machen), Verlegung des Tubuslumens durch Blut, Sekrete
- Diskonnektion der Beatmungsschläuche
- Bronchospasmus.

Bei und nach der Extubation:

- Laryngospasmus (Stimmritzenkrampf mit unmöglicher oder massiv erschwerter Beatmung)
- Aspiration.

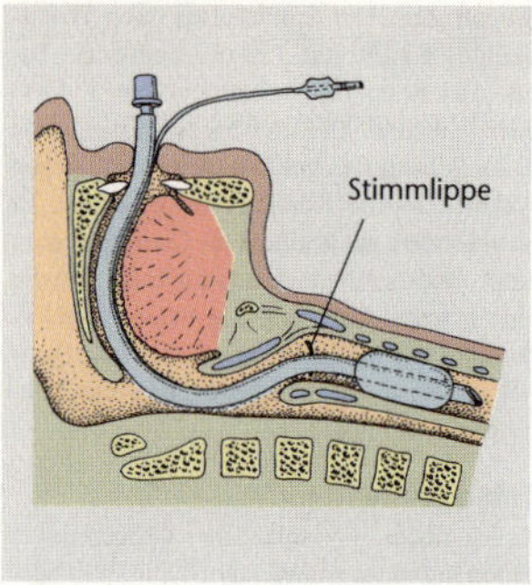

Abb. 37.39: Korrekte Lage eines oralen Tubus. Der geblockte Cuff befindet sich unterhalb der Stimmlippenebene (Glottis). [A400-190]

37.9 Regionalanästhesie

37.9.1 Überblick

Regionalanästhesie *(Lokalanästhesie, örtliche Betäubung, lokale Betäubung):* Verfahren zur Schmerzausschaltung einer Körper*region* bei OPs oder zur Schmerztherapie (☞ auch 16.4.8) durch Applikation eines **Lokalanästhetikums** (☞ 37.9.2); Bewusstsein und Spontanatmung bleiben erhalten. Unterteilung in:

Leitungsanästhesie *(Nervenblock, Nervenblockade, Leitungsblockade):* Anästhesie durch Injektion des Lokalanästhetikums in die Nähe des Nerven(-bündels); unterschieden in:
- **Periphere Leitungsanästhesie** *(periphere Nervenblockade):* Blockade eines einzelnen peripheren Nervs (z.B. N. pudendus in der Geburtshilfe ☞ 12.8.2) oder eines Nervenbündels (z.B. Plexus brachialis ☞ 37.9.4)
- **Rückenmarknahe Leitungsanästhesie** *(zentrale Nervenblokkade):* Spinal- und Periduralanästhesie ☞ 37.9.3.

Infiltrationsanästhesie *(Feldblock):* Anästhesie eines OP-Gebiets durch intradermale, s.c.- oder i.m.-Applikation des Lokalanästhetikums. Sonderform *intravenöse Regionalanästhesie* (☞ 37.9.5), wird manchmal auch zur Leitungsanästhesie gezählt.

Oberflächenanästhesie: Anästhesie der Schleimhaut durch Aufsprühen eines Lokalanästhetikums (z.B. Lidocain 2 %, etwa in Xylocain®-Spray), z.B. auf die Rachenschleimhaut bei der Gastroskopie oder auf die Bronchialschleimhaut bei der Bronchoskopie, oder durch Auftragen einer anästhetischen Creme (z.B. Emla®-Creme) auf die Haut, z.B. vor Anlage eines venösen Zugangs.

Kontraindiziert sind die Verfahren der Regionalanästhesie u.a. bei neurologischen Erkrankungen, die das Anästhesiegebiet betreffen, bei lokalen Infektionen an der zu wählenden Einstichstelle, bei Störungen der Blutgerinnung sowie bei Allergien gegen Lokalanästhetika. *Nachteilig* sind die durch den späten Wirkungseintritt der Regionalanästhesie bedingte lange Vorbereitungszeit sowie eine manchmal nicht ausreichende Anästhesie.

Bei einer Regionalanästhesie müssen alle erforderlichen Instrumente und Arzneimittel bereitliegen, um im Falle einer unzureichenden Wirkung auf eine Allgemeinanästhesie umsteigen zu können.

37.9.2 Lokalanästhetika

Lokalanästhetika (☞ Tab. 37.40) blockieren im Nerv reversibel die Fortleitung der Erregung. Die schmerzleitenden Fasern reagieren auf Lokalanästhetika besonders empfindlich. Daher fällt nach der Injektion zuerst die Schmerzempfindung aus und dann erst die Empfindungen für Temperatur, Berührung und Druck. Die Empfindungen kehren dementsprechend in umgekehrter Reihenfolge zurück, d.h. die Schmerzempfindung bleibt am längsten aus.

Manche Lokalanästhetika enthalten *Zusätze* zur Wirkungsverstärkung, wie z.B. *Adrenalin*, das durch Vasokonstriktion am Wirkort den Abtransport des Lokalanästhetikums vermindert und so die Wirkdauer verlängert.

Nebenwirkungen

Da die Lokalanästhetika nach ihrer Injektion in das Gewebe auch in den Blutkreislauf aufgenommen werden, muss mit folgenden systemischen Nebenwirkungen gerechnet werden:
- Blutdruckabfall
- Bradykardie
- Übelkeit, Erbrechen
- Allergische Reaktionen (☞ 29.4.1).

Intoxikation

! Vorsicht

Bei versehentlicher Injektion eines Lokalanästhetikums in ein Gefäß oder bei Überschreiten der Höchstdosis können **Intoxikationen** auftreten. Daher muss vor jeder Gabe durch sorgfältige Aspiration geprüft werden, ob die Nadel bzw. der Katheter, über die das Lokalanästhetikum injiziert werden soll, nicht intravasal liegt (Ausnahme: Intravenöse Regionalanästhesie ☞ 37.9.5).

Selbst wenn die Aspiration kein Blut zeigt, ist eine intravasale Lage nicht gänzlich ausgeschlossen. Der Patient wird daher während einer Regionalanästhesie ebenso lückenlos überwacht wie bei einer Allgemeinanästhesie. Warnsymptome einer Intoxikation sind:
- Übelkeit
- Unruhe
- Taubheitsgefühl, Kribbeln im Mund- und Zungenbereich
- Metallischer Geschmack auf der Zunge
- Bradykardie
- Verwirrtheit, zerebrale Krampfanfälle.

Die **Therapie** einer Intoxikation umfasst die Stabilisierung des Kreislaufs, Durchbrechung von Krampfanfällen, z.B. mit Diazepam (z.B. Valium®) i.v. und ggf. eine kardiopulmonale Reanimation (☞ 17.3).

37.9.3 Rückenmarknahe Regionalanästhesieverfahren

Spinalanästhesie: Regionalanästhesie durch Injektion des Lokalanästhetikums in den liquorhaltigen **Subarachnoidalraum** *(Spinalraum* ☞ 35.1.2 und Abb. 37.45)

Periduralanästhesie *(PDA, Epiduralanästhesie):* Regionalanästhesie durch Injektion des Lokalanästhetikums in den **Epiduralraum** (☞ 35.1.2 und Abb. 37.46).

Rückenmarknahe Regionalanästhesieverfahren sind indiziert als einfache und kostengünstige Anästhesieverfahren bei erhaltener Spontanatmung v.a. bei OPs unterhalb des Bauchnabels.

Kontraindikationen sind z.B. Störungen der Blutgerinnung (☞ 24.9), Cumarintherapie (☞ 19.7), Sepsis (☞ 28.4), Hypovolämie und Schock (☞ 38.5.1).

Profil	Lokalanästhetika	Konzentration*	Wirkbeginn
Kurz wirksam	Procain (z.B. Novocain®)	1 – 2 %	Langsam
	Chlorprocain (z.B. Nesacain®)	1 – 2 %	Rasch
Mittellang wirksam	Lidocain (z.B. Xylocain®)	0,5 – 5 %	Rasch
	Mepivacain (z.B. Scandicain®, Meaverin®)	0,5 – 4 %	Mittel
	Prilocain (z.B. Xylonest®)	0,5 – 2 %	Mittel
Lang wirksam	Bupivacain (z.B. Carbostesin®)	0,25 – 0,75 %	Langsam
	Ropivacain (z.B. Naropin®)	0,20 – 0,75 %	Langsam
	Etidocain (z.B. Duranest®)	0,5 – 1 %	Rasch
	Tetracain (z.B. Pantocain®)	0,5 – 1 %	Langsam

*Abhängig vom gewählten Regionlanästhesieverfahren; 1 ml einer 1 %igen Lösung enthält 10 mg Wirkstoff

Tab. 37.40: Häufig verwendete Lokalanästhetika und ihr Wirkprofil.

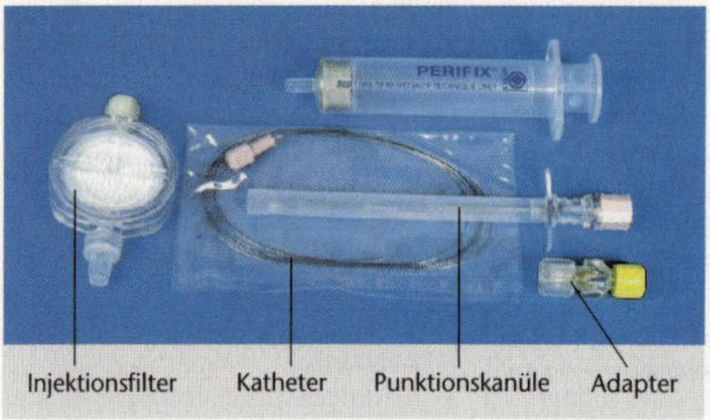

Abb. 37.42: Punktionsset zum Legen eines Periduralkatheters. Der Katheter wird über die liegende Punktionskanüle vorgeschoben, die Kanüle entfernt und anschließend Filter und Adapter mit dem Katheterende verbunden. [K183]

Nebenwirkungen

Bei den rückenmarknahen Regionalanästhesieverfahren kommt es durch Blockade der sympathischen Fasern (☞ 35.1.4) zur Gefäßweitstellung, die zum Blutdruckabfall führt. Typischerweise gibt der Patient ein Wärmegefühl an. Daher ist eine engmaschige Überwachung von Blutdruck und Herzfrequenz erforderlich.

Zur Prophylaxe des Blutdruckabfalls empfiehlt sich vor Anlegen der Anästhesie die Infusion von 500 ml Elektrolytlösung. Die Therapie eines eingetretenen Blutdruckabfalls besteht in Beschleunigung der Infusion und/oder der Gabe eines Antihypotensivums (☞ 19.5.3), z.B. Akrinor®.

> Für die Regionalanästhesie gilt: Je größer die Anästhesieausbreitung, desto ausgeprägter ist der Blutdruckabfall.

Anästhesiehöhe

Den einzelnen Rückenmarkssegmenten entspringende Spinalnerven (☞ 35.1.3) versorgen sensorisch bestimmte Hautareale *(Dermatome)*. Sind die entsprechenden Dermatome schmerzunempfindlich, so kann auf die Ausbreitung des Lokalanästhetikums am Rückenmark geschlossen werden **(Anästhesiehöhe)**, was wiederum Aussagen über die anästhesierten inneren Organe und Muskeln erlaubt. Die Anästhesiehöhe lässt sich anhand von anatomischen Orientierungspunkten abschätzen (☞ Tab. 37.41).

Anästhesiologische Visite

Bei der anästhesiologischen Visite wird der Patient ausführlich über das Vorgehen informiert und hat Gelegenheit, seine speziell auf diese Anästhesieform gerichteten Fragen und Ängste zu formulieren.

> **Besonderheiten beim Aufklärungsgespräch zur Regionalanästhesie**
> - Viele Patienten haben Angst davor, bei einer Operation wach zu sein und alles mitzubekommen. Können diese Ängste nicht beseitigt werden durch ausführliche Darstellung der Vorteile der Regionalanästhesie und den Hinweis, dass die Möglichkeit zur Sedierung besteht, so wird der Patient nicht überredet, sondern sein Wunsch nach einer Allgemeinanästhesie akzeptiert
> - Viele Patienten fürchten, trotz einer Regionalanästhesie Schmerzen zu empfinden. Ihnen hilft die Zusicherung, dass bei unzureichender Anästhesie durch das besprochene Verfahren unverzüglich zu einer Allgemeinanästhesie übergegangen wird.

Bei der Anordnung der Prämedikation (☞ 37.7.2) wird berücksichtigt, dass der Patient eine gewisse Mitarbeit bei der Anästhesieeinleitung leisten wird und daher nicht zu stark sediert sein darf.

Material

Sets für die Spinal- oder die Periduralanästhesie enthalten:
- Hautdesinfektionsspray, sterile Tupfer, sterile Handschuhe
- Zur Lokalanästhesie des Stichkanals: 5 ml-Spritze, Aufziehkanüle, Kanüle für Hautquaddel, Kanüle für Infiltrationsanästhesie, Lokalanästhetikum (z.B. Lidocain 0,5 – 1 %)
- Lokalanästhetikum (z.B. Bupivacain), Aufziehkanüle mit Filter
- Bei Spinalanästhesie: Spinalnadeln, evtl. mit Einführkanüle, 2 ml-Spritze
- Bei Periduralanästhesie: Periduralnadeln, 20 ml-Spritze, Periduralkatheter
- Lochtuch.

Zusätzlich werden Kopfhaube und Mundschutz für Arzt und Pflegende benötigt.

Spinalnadeln

Spinalnadeln *(Spinalkanülen)* sind etwa 10 cm lang, haben einen Durchmesser von ca. 0,3 – 0,7 mm (29 – 22 G) und einen dichtsitzenden Mandrin; zum Einführen der dünneren Nadeln werden evtl. *Einführkanülen* benötigt. Die Spitzen der Spinalnadeln sind in verschiedenen Varianten geschliffen und offen (Nadeln nach *Quincke-Babcock, Whitacre* oder *Greene*) oder haben eine geschlossene Spitze und eine seitliche Öffnung (Sprotte®-Kanüle ☞ Abb. 37.44). Je dünner die verwendete Nadel, desto seltener tritt der *postpunktionale Kopfschmerz* auf.

Zur *kontinuierlichen Spinalanästhesie* (☞ unten) verwendete **Spinalkatheter** sind 90 cm lang mit einem Durchmesser von ca. 27 – 30 G.

Periduralnadeln

Periduralnadeln *(Periduralkanülen)* sind etwa 10 cm lang, haben einen Durchmesser von ca. 1,1 – 1,5 mm (19,5 – 17 G) und einen dicht sitzenden Mandrin. Nadeln nach *Crawford* haben eine offene Spitze, die *Tuohy*- und die *Sprotte®-Nadel* eine geschlossene Spitze mit seitlicher Öffnung.

Zur *kontinuierlichen Periduralanästhesie* (☞ unten) verwendete **Periduralkatheter** sind 90 – 100 cm lang mit einem Durchmesser von ungefähr 20 – 23 G.

Dermatom	Anatomische Struktur	Durchführbare OPs (Bsp.)	Bemerkungen
Th4	Mamillenhöhe	Sectio caesarea (Kaiserschnitt)	Ab Anästhesiehöhe Th4 oder höher Gefahr von Bradykardie und Lähmung der Atemhilfsmuskulatur
Th10	Bauchnabel	Vaginale Entbindung, Hüft-OP, Leistenhernie, Varizen-OP	
L1	Leiste	Bein-Amputationen	

Tab. 37.41: Abschätzung der Ausbreitung des Lokalanästhetikums im Rückenmarksbereich anhand der anästhesierten Dermatome.

Spinalanästhesie

Bei der **Spinalanästhesie** wird nach dem Passieren dreier Bänder der Wirbelsäule die Dura mater durchstochen, und das Lokalanästhetikum in den Subarachnoidalraum (Spinalraum) direkt in den Liquor appliziert (☞ Abb. 37.45). Es werden nur etwa 1 – 4 ml Lokalanästhetikum benötigt.

Für die Spinalanästhesie stehen **iso-, hyper-** oder **hypobare** Lokalanästhetika zur Verfügung mit im Vergleich zum Liquor gleichem, höherem bzw. niedrigerem spezifischem Gewicht. Hyperbare Lösungen sind schwerer als Liquor und sinken nach unten, hypobare steigen nach oben: Durch Lagerung des Patienten kann so die Ausbreitung der Anästhesie gesteuert werden. Soll z.B. das rechte Knie operiert werden, wird die Spinalanästhesie in Rechtsseitenlage mit einem hyperbaren Lokalanästhetikum angelegt. Der Patient verbleibt in dieser Lage, bis das Lokalanästhetikum fixiert ist, d.h. die Anästhesie sich nicht weiter ausbreitet.

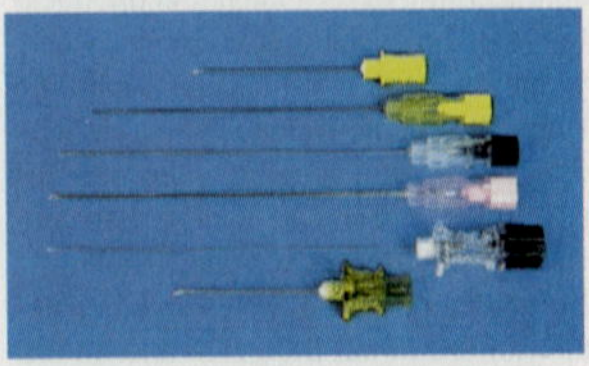

Abb. 37.43: Gängige Punktionsnadeln zur Spinal- und zur Periduralanästhesie mit zugehörigen Mandrins. Spinalnadeln sind stets dünner. Ganz unten eine Einführkanüle für sehr dünne Spinalnadeln. [K183]

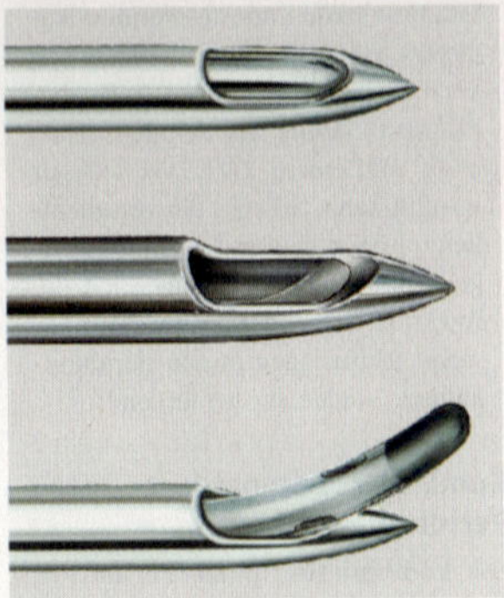

Abb. 37.44: Großaufnahme der Nadelspitzen von Sprotte®-Kanülen. Oben mit inliegendem Mandrin, in der Mitte ohne Mandrin, es wird die Führungsschiene für den Katheter sichtbar. Unten mit durchgeschobenem Katheter. [V152]

Im Idealfall ist nur das rechte Bein betäubt. Bei isobaren Lösungen hat die Lagerung keinen Einfluss.

Der **Punktionsort** für die Spinalanästhesie liegt **lumbal** zwischen zwei Dornfortsätzen im Durasack, meist bei L 2/3 oder L 3/4 (Rückenmark endet bei Erwachsenen in Höhe LWK 1 – 2). Die Verteilung auf andere Rückenmarkssegmente erfolgt durch Umlagerung des Patienten und/ oder die Verwendung nichtisobarer Lösungen.

Die **Anschlagszeit** (Zeit bis zum Beginn der Wirkung) liegt bei der Spinalanästhesie bei ca. 10 – 15 Min. Für längerdauernde Eingriffe kann ein *Spinalkatheter* zur **kontiniuerlichen Spinalanästhesie** in den Spinalraum eingebracht werden, der die Nachinjektion von Lokalanästhetikum ermöglicht. Die kontiniuerliche Spinalanästhesie wird im deutschsprachigen Raum meist nicht routinemäßig durchgeführt, sondern es wird die *Katheter-Periduralanästhesie* (☞ unten) bevorzugt.

Die *Vorbereitung* des Patienten entspricht der bei einer Allgemeinanästhesie.

Durchführung

Diagnostische Lumbalpunktion ☞ *35.4.2*

- Anschließen des Patienten an die Überwachungsgeräte (EKG, Blutdruckmessung, Pulsoximeter)
- Legen des venösen Zugangs und Infusion einer Elektrolytlösung, z.B. Ringer-Laktat 500 ml
- Seitlagerung oder sitzende Position mit gekrümmtem Rücken („Katzenbuckel"). Die assistierende Pflegende steht vor dem Patienten und hält ihn in dieser Position. Besonders in der sitzenden Position darf sie ihn nicht loslassen, da durch die Prämedikation und die zu erwartende Blutdrucksenkung durch das Lokalanästhetikum ein Kollaps droht
- Identifikation des gewünschten Punktionsortes
- Sorgfältige und großflächige Desinfektion des Punktionsortes
- Lokalanästhesie der Haut und des Stichkanals
- Vorschieben der Punktionsnadel zunächst mit Mandrin, dann ohne Mandrin, bis Liquor abtropft bzw. aspiriert werden kann („Ohne Liquor keine Anästhesie")
- Injektion des Lokalanästhetikums, Entfernen der Punktionsnadel, steriler Verband

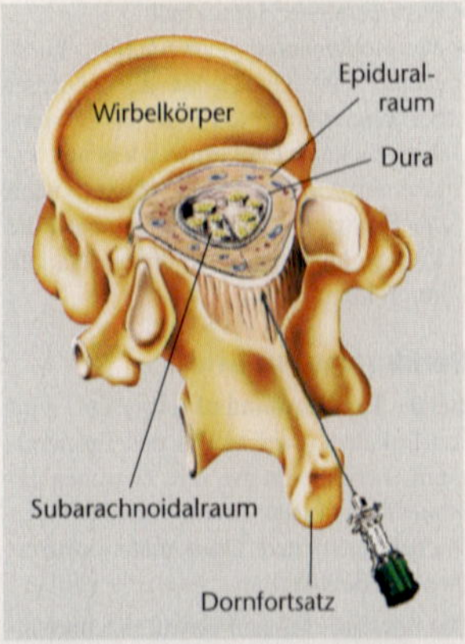

Abb. 37.45: Schemazeichnung der Spinalpunktion. Die Spitze der feinen Kanüle liegt im liquorgefüllten Subarachnoidalraum, durch den Fasern der Cauda equina (☞ 35.1.2) ziehen. [V152]

- Lagerung des Patienten
- Nach Injektion des Lokalanästhetikums engmaschige Überwachung von Blutdruck und Herzfrequenz. Unterhaltung mit dem Patienten, um frühzeitig Intoxikationserscheinungen des ZNS zu erkennen
- Prüfen der Anästhesiehöhe mit kaltem Spray oder Eiswürfeln („Wo keine Kälte, ist auch kein Schmerz"). Dokumentation der Ausbreitung
- Nach Beendigung der OP Überwachung des Patienten bis zum Rückgang der Anästhesie unterhalb Th 10 und zur Rückkehr der Zehenbeweglichkeit.

Sattelblock

Der **Sattelblock** ist eine Sonderform der Spinalanästhesie. Am sitzenden Patienten wird mit einem hyperbaren Lokalanästhetikum eine Anästhesie der sakralen Rückenmarksegmente durchgeführt, z.B. für Eingriffe im Perinealraum wie Hämorrhoiden-OPs oder die Spaltung eines Perinealabszesses (☞ 21.7.4). Da keine sympathischen Fasern blockiert werden, tritt keine Blutdrucksenkung auf.

Komplikationen

Sympathikusblockade mit Blutdruckabfall ☞ *oben*

- *Totale Spinalanästhesie:* Ausbreitung des Lokalanästhetikums in die Gehirnventrikel mit Lähmung der zentralen vegetativen Zentren. Die Therapie besteht in Intubation und Beatmung, Kreislaufstabilisierung sowie Überwachung auf der Intensivstation

- Postoperativer Harnverhalt
- *Postpunktionaler (postspinaler) Kopfschmerz* (☞ 35.4.2). Er tritt häufiger bei jungen Patienten und bei Verwendung dickerer Punktionsnadeln auf, typischerweise etwa 24 – 48 Std. nach der Punktion. Zur Prophylaxe wird die Verwendung möglichst dünner Nadeln empfohlen.

Periduralanästhesie

Bei der **Periduralanästhesie** *(PDA)* wird das Lokalanästhetikum in den Epiduralraum (Periduralraum), d.h. zwischen *Ligamentum flavum* (Band zwischen den Wirbelbögen) und Dura mater injiziert (☞ Abb. 37.46).

Das Lokalanästhetikum verteilt sich dort unabhängig vom spezifischen Gewicht; entscheidend für die Ausbreitung ist die injizierte Menge: Je mehr Lokalanästhetikum injiziert wird, desto mehr Segmente werden blockiert. Faustregel für die Dosierung: 1 – 1,5 ml Lokalanästhetikum/Segment. Das Gesamtvolumen entspricht etwa dem Zehnfachen des für eine Spinalanästhesie Benötigten.

Das Lokalanästhetikum diffundiert aus dem Periduralraum durch die Dura zum Hauptwirkort, den Wurzeln der Spinalnerven. Daher ist die **Anschlagszeit** bei der Periduralanästhesie mit etwa 20 – 30 Min. deutlich länger als bei der Spinalanästhesie. Auch ist die Betäubung bei der Periduralanästhesie meist nicht so vollständig (der Patient hat keine Schmerzen, kann jedoch evtl. Druck, Zug und Berührung spüren).

Der **Punktionsort** für die Periduralanästhesie kann im gesamten Bereich der Wirbelsäule liegen. Wegen des günstigen Zugangswegs und der geringeren Gefahr einer Rückenmarkverletzung wird oft die *lumbale* Wirbelsäule bevorzugt und durch entsprechende Volumenerhöhung des Lokalanästhetikums die gewünschte Anästhesiehöhe erreicht.

Durchführung

- Vorbereitung bis zur Lokalanästhesie der Haut und des Stichkanals ☞ Spinalanästhesie
- Vorschieben der Periduralnadel zunächst mit Mandrin, dann ohne Mandrin, aber mit aufgesetzter (kochsalzgefüllter) Spritze unter dauerndem Druck auf den Spritzenstempel bis zum plötzlichen Widerstandsverlust, wenn der Periduralraum erreicht ist *(Loss of resistance-Technik)*
- Nach Aspiration (Test auf Liquor, um intraspinale Lage, und Test auf Blut, um intravasale Lage auszuschließen) Injektion einer **Testdosis** des Lokalanästhetikums:
  - Bei intraspinaler Lage zeigen sich nach 2 – 5 Min. erste Anästhesiezeichen, die bei korrekter epiduraler Lage erst nach 10 – 15 Min. zu erwarten sind
  - Bei Zusatz von Adrenalin 1 : 200 000 zur Testdosis kommt es bei intravasaler Injektion innerhalb von 2 Min. zu einer Herzfrequenzsteigerung um mindestens 20 %
- Bei negativem Test nach 5 Min. Injektion der Wirkdosis.

Komplikationen und Überwachung
☞ *Spinalanästhesie*

Kaudalanästhesie

Die **Kaudalanästhesie** ist eine Sonderform der Periduralanästhesie. Durch den *Hiatus sacralis* (untere Öffnung des Kreuzbeinkanals) wird epidural Lokalanästhetikum injiziert. **Indikationen** für die Kaudalanästhesie sind z.B. Eingriffe im Perinealraum sowie bei Kindern die postoperative Analgesie bei z.B. Phimosenoperationen und Herniotomien.

Katheter-Periduralanästhesie

Für längerdauernde Eingriffe hat sich die **Katheter-Periduralanästhesie** *(kontinuierliche Epiduralanästhesie)* bewährt. Durch die Punktionsnadel wird ein **Periduralkatheter** *(PDA-Katheter, PDK)* vorgeschoben, dessen proximales Ende z.B. am Rücken entlang bis auf Schulterhöhe geführt werden kann und die Injektion von Lokalanästhetikum ohne Lageveränderung des Patienten erlaubt. So kann auf eine notwendige OP-Verlängerung mit Nachinjektion reagiert oder die postoperative Schmerztherapie des Patienten gewährleistet werden. Wichtigste Komplikation ist die Dislokation der Katheterspitze in ein Blutgefäß oder in den Spinalraum mit nachfolgender Spinalanästhesie, die wegen der großen Lokalanästhetikamengen lebensbedrohlich ist.

! Vorsicht

Das proximale Ende des Periduralkatheters ist deutlich als solches zu kennzeichnen, damit es z.B. bei Pflasterfixierung an Schulter/ Hals nicht mit einem ZVK verwechselt werden kann. Sowohl die versehentliche Injektion von Lokalanästhetikum ins Venensystem als auch die Injektion/Infusion von i.v.-Medikamenten/Infusionen in den Periduralkatheter sind lebensgefährdend!

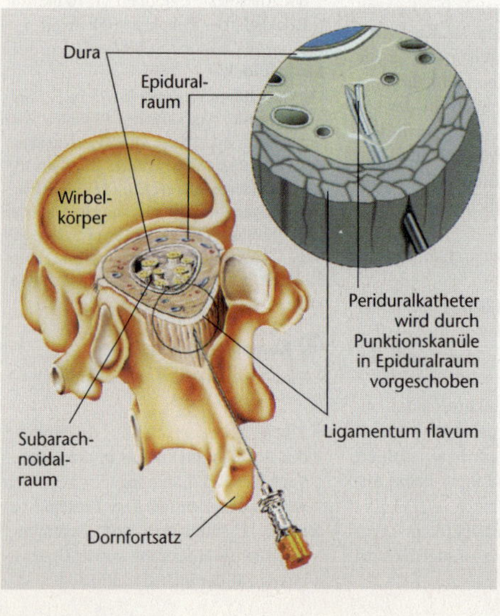

Abb. 37.46: Schemazeichnung der Periduralpunktion. Die Spitze der Kanüle liegt im Epiduralraum. Im Ausschnittsbild Detail während des Vorschiebens eines Periduralkatheters. [V152]

Kombinierte Spinal-/Periduralanästhesie

Die **kombinierte Spinal-/Periduralanästhesie** nutzt die Vorteile beider Verfahren. Hierfür gibt es von einigen Firmen Fertigsets (z.B. Steridur®Comp):

- Zunächst wird eine Periduralnadel platziert

- Die dünnere *Spinalnadel* wird durch die *Periduralnadel* zum Spinalraum vorgeschoben und durch Injektion von 1 – 4 ml Lokalanästhetikum die *Spinalanästhesie* durchgeführt, deren Wirkung nach ca. 5 Min. einsetzt
- Die Spinalnadel wird entfernt und nun durch die Periduralnadel hindurch ein *Periduralkatheter* in den Periduralraum geschoben. Nach Entfernen der Periduralnadel kann die Periduralanästhesie durch Injektionen in den PDA-Katheter für den benötigten Zeitraum aurechterhalten bzw. der Katheter für die postoperative Analgesie genutzt werden.

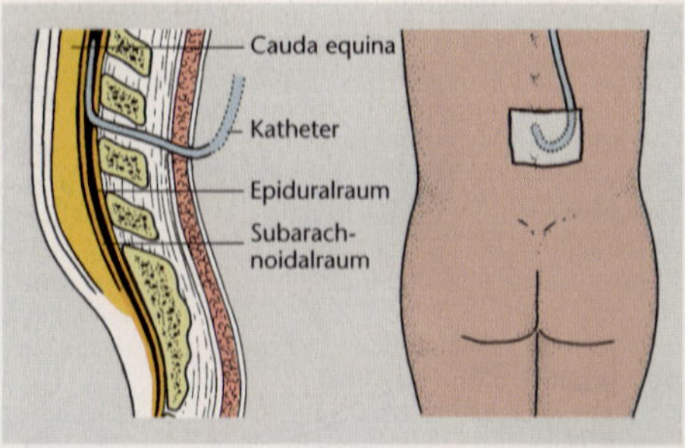

Abb. 37.47: Lage eines PDA-Katheters im Epiduralraum und Verlauf auf der Haut. Das proximale Ende des etwa 1m langen Katheters wird neben der Wirbelsäule nach oben zur Schulter geführt, so dass ohne Lageveränderung des Patienten nach Bedarf Lokalanästhetikum nachinjiziert werden kann. [A300-157]

37.9.4 Periphere Leitungsanästhesie

Bei der **peripheren Leitungsanästhesie** *(periphere Nervenblockade)* wird ein Nervenbündel *(Plexus)* oder ein einzelner Nerv mit Lokalanästhetikum umspritzt und so die Anästhesie im sensiblen Versorgungsbereich des Nerven(bündels) herbeigeführt. Übliche Verfahren nennt Tab. 37.48.

Indikationen der **peripheren Leitungsanästhesie** sind Eingriffe in lokal begrenzten OP-Gebieten, v.a. bei Risikopatienten, nicht nüchternen Patienten und ambulanten Eingriffen. **Nachteile** sind die lange Vorbereitungszeit (sorgfältiges Aufsuchen der Punktionsstelle, Anschlagszeit von 10 – 30 Min.), geringere Trefferquote als bei anderen Anästhesieverfahren und die Gefahr, Nerven und Gefäße zu verletzen.

! Vorsicht

Zur Leitungsanästhesie von Endarteriengebieten (z.B. Finger, Zehen, Ohrmuschel, Penis) nur Lokalanästhetika **ohne Adrenalinzusatz** verwenden, da sonst durch die Vasokonstriktion der versorgenden Arterien die Gefahr der *ischämischen Nekrose* (Gangrän ☞ 19.3.5) besteht!

Da die Sensibilität und Motorik der betäubten Extremität vermindert bzw. aufgehoben sind, ist die Verletzungsgefahr erhöht. Deshalb achten die Pflegenden darauf, die anästhesierte Extremität gut gepolstert zu lagern und ggf. zu fixieren.

Zur Punktion werden entweder spezielle Stimulationsnadeln (bevorzugt bei Plexusblockaden) oder normale Luer-Kanülen der Größen 22 – 25 G verwendet.

Axilläre Blockade des Plexus brachialis

Oft angewandt wird die im Vergleich zu anderen Armplexusblockaden einfache **axilläre Blockade des Plexus brachialis** für Eingriffe am Arm und der Hand, z.B. Reposition und Spickdrahtfixierung bei einer Radiusfraktur (☞ 27.8.5) oder zur Metallentfernung.

Durchführung

- Lagerung des Armes: Oberarm um 90 – 100° abduziert und außenrotiert, Ellenbogen gebeugt, Unterarm liegt auf einem Kissen. Patienten auffordern, den Arm nicht zu bewegen, da bei erfolgreicher axillärer Plexusblockade Kontrolle und motorische Kraft nachlassen
- Hautdesinfektion der Axilla
- Tasten der Arteria axillaris
- Aufsuchen der einzelnen Nerven meist mit Hilfe des **Nervenstimulators:** Befindet sich die Stimulationsnadel, über die elektrische Impulse vermittelt werden, in unmittelbarer Nähe eines Nerven, gibt der Patient elektrische Sensationen bzw. Muskelzucken im Versorgungsgebiet des Nerven an

Verfahren	Indikation (Eingriffe an ...)
Obere Extremität	
Supraklavikuläre Blockade des Plexus brachialis (*Kulenkampff-Block* ☞ Abb. 37.50)	Oberarm, Unterarm, Hand
Interskalenäre Blockade des Plexus brachialis *(Interskalenus-block, Winnie-Block* ☞ Abb. 37.50)	Klavikula, Schulter, Oberarmaußenseite
Infraklavikuläre Blockade des Plexus brachialis	Unterarm, Hand
Axilläre Blockade des Plexus brachialis (☞ Text und Abb. 37.48 und 37.50)	Unterarm, Hand
Blockaden des N. ulnaris, N. medianus oder N. radialis	Distaler Unterarm, Hand (jew. Versorgungsgebiete)
Leitungsanästhesie der Finger (*Oberst-Anästhesie* ☞ Text und Abb. 37.51)	Einzelne Finger
Körperstamm	
Interkostalblockade (Interkostalnerven)	Rippenfrakturen
Pudendusblockade (N. pudendus)	Schmerzausschaltung in der Austreibungsphase der Geburt (☞ 12.8.2)
Untere Extremität	
Blockaden des Plexus lumbosacralis	Bein ganz oder teilweise
Blockaden des N. ischiadicus, 3-in-1-Block (N. obturatorius, N. cutaneus femoris lat und N. femoralis)	Bein, je nach Versorgungsgebiet
Fußblock (Blockaden des N. tibialis post., N. peroneus profundus, N. saphenus oder Nn. peroneus superficialis und suralis)	Fuß (jew. Versorgungsgebiete)
Leitungsanästhesie der Zehen (*Oberst-Anästhesie* ☞ Text)	Einzelne Zehen

Tab. 37.48: Verfahren der peripheren Leitungsanästhesie und ihre Indikationen.

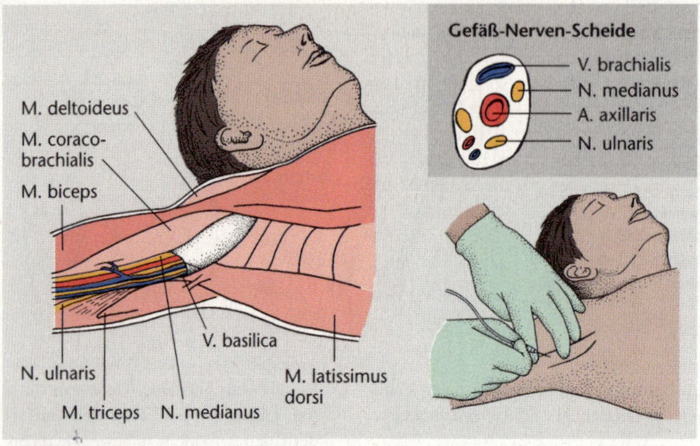

Abb. 37.49: Axilläre Blockade des Plexus brachialis. [A300-157]

- Injektion des Lokalanästhetikums nach sorgfältiger Aspiration, um eine intravasale Lage der Injektionskanüle auszuschließen
- Adduktion des Armes und Abdrücken der Gefäß-Nerven-Scheide distal der Punktionsstelle
- Prüfen der Anästhesieausbreitung mit Kältespray.

Leitungsanästhesie der Finger/Zehen

Zur **Leitungsanästhesie der Finger/Zehen** *(Oberst-Anästhesie)* erfolgt die Injektion des Lokalanästhetikums *ohne* Adrenalin an die mediale und die laterale Basis des Fingers/Zehs. So können z.B. Verletzungen in den mittleren und distalen Finger-/Zehenabschnitten schmerzlos versorgt werden.

37.9.5 Infiltrationsanästhesie

Die **Infiltrationsanästhesie** erreicht die Schmerzfreiheit durch intradermale, s.c.- oder i-m.-Injektion eines Lokalanästhetikums in das OP-Gebiet oder durch Umspritzung desselben. Sie findet Anwendung bei kleineren chirurgischen und diagnostischen Eingriffen, z.B. bei chirurgischer Wundversorgung (☞ 27.4.4), schmerzhaften Punktionen mit dicklumigen Kanülen oder der Exzision kleiner Tumoren der Haut oder des subkutanen Gewebes.

Intravenöse Regionalanästhesie

Die **intravenöse Regionalanästhesie** *(IVRA, Bier-Block)* ist eine Sonderform der Infiltrationsanästhesie und ist indiziert bei Eingriffen an der oberen bzw. unteren Extremität, die in *Blutleere* (☞ 11.3.2) vorgenommen werden. Durchführung:

- Legen eines venösen Zugangs und Infusion einer Elektrolytlösung am nicht betroffenen Arm
- Anlegen einer Blutleeremanschette und Legen eines venösen Zugangs an der zu operierenden Extremität
- Auswickeln der Extremität und Aufblasen der Blutleeremanschette (☞ 11.3.2)
- Injektion eines niedrig konzentrierten Lokalanästhetikums in den venösen Zugang der zu operierenden Extremität, z.B. Mepivacain 0,5 %
- Nach ca. 8 Min. Beginn der OP möglich
- Intraoperative Kontrolle des Drucks der Blutleeredruckmanschette (sollte stets ca. 50 mmHg > systol. Blutdruck sein)
- Stufenweises Öffnen der Blutleere frühestens nach 20 – 30 Min. Maximalzeit der Blutleere 120 Min.
- Nach Öffnen der Druckmanschette Überwachung des Patienten für mindestens 1 Std. wegen möglicher kardialer und zerebraler Intoxikationserscheinungen durch Einschwemmen des Lokalanästhetikums in den Körperkreislauf.

37.10 Narkosekomplikationen

Narkosekomplikation: Ereignis, das während oder nach einer Anästhesie auftritt, in direktem Zusammenhang mit Anästhetika oder anästhesiologischen Techniken steht und meist reversible Folgen für den Patienten hat.

Narkosezwischenfall: Narkosekomplikation, die zum Tod des Patienten oder bleibenden Störungen der Gehirnfunktion führt.

Wichtige **Narkosekomplikationen,** die in Zusammenhang mit einer Anästhesie auftreten können, sind:

- Allergische Reaktion/Anaphylaktischer Schock (☞ 29.4.1, 38.5.1)

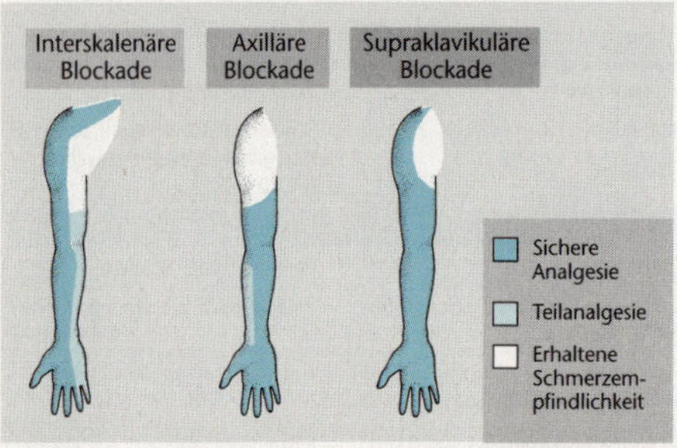

Abb. 37.51: Sensibilitätsausfall bei verschiedenen Plexusblockaden der oberen Extremität. [A300-157]

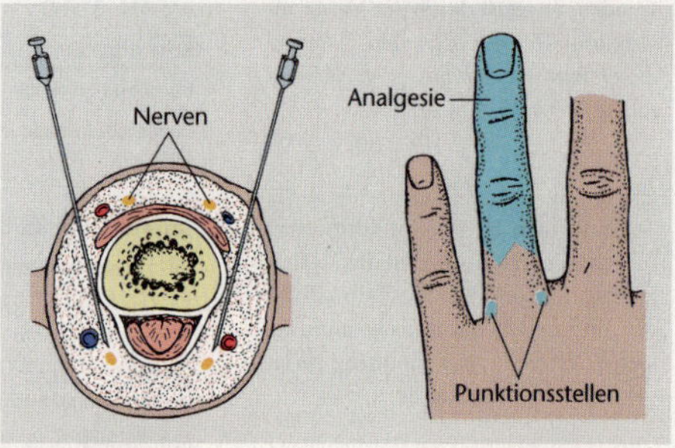

Abb. 37.50: Leitungsanästhesie des Fingers (Oberst-Anästhesie). [A300-157]

- Aspiration (☞ 37.11.1 und 20.13)
- Bronchospasmus (☞ 20.6.1)
- Hypoxämie (☞ 20.4.4)
- Hyperkapnie (☞ 20.4.4)
- Herz-Kreislauf-Stillstand (☞ 17.2.3 und 17.3.3 – 17.3.5)
- Hypothermie (☞ 7.8.1)
- Intraoperative Hypertonie (☞ 19.5.1) oder Hypotonie (☞ 19.5.3)
- Laryngospasmus (☞ Tab. 11.59)
- Luftembolie
- Maligne Hyperthermie (☞ 37.10.1).

! Vorsicht

Narkosezwischenfälle wie z.B. ein Herz-Kreislauf-Stillstand mit schwerer zerebraler Funktionsstörung des Gehirns durch Hypoxie haben häufig menschliches Versagen als Ursache, also Fehler des ärztlichen und pflegerischen Personals, z.B.:
- Nicht vorgenommene Überprüfung der Ausstattung und Funktionsfähigkeit des Anästhesiearbeitsplatzes (☞ 37.6)
- Bedienungsfehler an Geräten aufgrund von Unerfahrenheit, Unaufmerksamkeit oder Übermüdung
- Verwechslung und Überdosierung von Arzneimitteln
- Unbemerkte Fehlintubation in den Ösophagus
- Überforderung im Umgang mit kritischen Situationen.

Viele dieser für den Patienten folgenschweren Fehler lassen sich vermeiden durch gründliche Ausbildung und Einweisung des Personals und stete Aufmerksamkeit in der Überwachung des Patienten, auch und gerade, wenn sich bei langdauernden OPs auf der Anästhesieseite eine gewisse Eintönigkeit einstellt. Einem Anfänger sollte stets eine erfahrene Person zur Seite stehen, die ihn ermutigt, rechtzeitig zu signalisieren, wenn er in einer Situation unsicher oder überfordert ist.

37.10.1 Maligne Hyperthermie

Maligne Hyperthermie (kurz *MH*): Lebensbedrohliche Narkosekomplikation mit extremer Steigerung wärmeproduzierender Stoffwechselprozesse, rascher Anstieg der Körpertemperatur, unbehandelt auf bis zu 43 °C. Ausgelöst durch bestimmte Anästhetika *(Triggersubstanzen).*

Die **maligne Hyperthermie** beruht auf einem seltenen, wahrscheinlich autosomal dominant vererbten, genetischen Defekt. Die Gabe sog. **Triggersubstanzen** (Succinylcholin, volatile Inhalationsanästhetika, einige Lokalanästhetika und wahrscheinlich auch Ketamin) führt zu einer massiven intrazellulären Kalziumfreisetzung in der Skelettmuskulatur mit nachfolgender Stoffwechselentgleisung.

Gefährdet sind Patienten mit Muskelerkrankungen, erhöhter Serum-CK und mit Verwandten, die an einer Muskelerkrankung leiden. Bei dieser Patientengruppe soll eine Narkose ohne Verwendung von Triggersubstanzen durchgeführt werden. Zeichen einer malignen Hyperthermie während der Anästhesie (und bis zu 24 Std. danach) sind:
- Verlängerte Muskelrigidität (fehlende Muskelerschlaffung nach Succinylcholin-Gabe)
- Unerklärbare Tachykardie, RR-Schwankungen
- Anstieg des pCO_2, Tachypnoe
- Abfall des arteriellen pO_2, Anstieg der Körpertemperatur
- Azidose, Hyperkaliämie
- Myoglobinämie, -urie.

Therapie

Erster wichtiger Punkt einer Therapie ist, rechtzeitig an die Möglichkeit einer malignen Hyperthermie zu denken und sofort mit den weiteren Maßnahmen zu beginnen:
- Triggersubstanzen sofort absetzen und mit reinem Sauerstoff beatmen, Hyperventilation
- Operation so schnell wie möglich beenden beziehungsweise nach Möglichkeit gar nicht erst beginnen
- Dantrolen (z.B. Dantrolen i.v. Röhm®) i.v., Dosiswiederholung bis Besserung eintritt
- Pufferung der metabolischen Azidose mit Natriumbikarbonat nach Blutgasanalyse
- Ausscheidung kontrollieren, gegebenenfalls Furosemid (z.B. Lasix®) 20 – 40 mg i.v.
- Behandlung von Hyperkaliämie und Herzrhythmusstörungen
- Falls Inhalationsanästhetika verwendet wurden, Narkosegerät wechseln
- Patienten kühlen
- Gegebenenfalls das Monitoring erweitern
- Überwachung auf einer Intensivstation für mindestens drei Tage.

37.11 Anästhesie in besonderen Situationen

37.11.1 Der nicht nüchterne Patient

Als nicht nüchtern sind alle Patienten anzusehen, die:
- In den letzten 6 – 8 Stunden vor der Narkose gegessen oder getrunken haben
- Eine akute Erkrankung der Bauchorgane haben (z.B. akute Appendizitis, akute Cholezystitis, Ileus, eingeklemmte Leistenhernie, gastrointestinale Blutung, Ösophagusdivertikel, Hiatushernie)
- Nach einem Unfall erstversorgt werden
- Schwanger sind (ab 16. Schwangerschaftswoche).

Diese Patientengruppe weist ein deutlich erhöhtes Risiko für Erbrechen und Aspiration von Mageninhalt mit der Gefahr einer *Aspirationspneumonie* (☞ 20.13) auf. Zur Prophylaxe ist ein spezielles Vorgehen bei der Anästhesie notwendig.

Ileus-Einleitung

Ileuseinleitung *(Crash-Einleitung):* Spezielles Vorgehen bei der Narkoseeinleitung nicht nüchterner oder als nicht nüchtern anzusehender Patienten.

Vorgehen bei der Ileus-Einleitung:
- Legen eines venösen Zugangs
- Ggf. Absaugen des Magens über möglichst dicklumige Magensonde. Nach dem Absaugvorgang Magensonde entfernen, da sie als „Leitschiene" für Erbrochenes dienen kann
- Patienten nach Anordnung des Anästhesisten lagern. Möglich sind eine Oberkörperhoch-, Oberkörpertief- oder Flachlagerung
- Präoxigenierung (☞ 37.8.1)
- Saugung mit aufgestecktem Absaugkatheter während der gesamten Einleitung laufen lassen (in manchen Kliniken wird zusätzlich OP-Sauger zum Absaugen bereitgehalten)
- Laryngoskop, auf Cuffdichtigkeit geprüften Tubus, Blockerspritze bereithalten
- Präkurarisierung z.B. mit Vecuronium
- Einleitung z.B. mit Methohexital
- Direkt nach Injektion des Einleitungsmittels Gabe von Succinylcholin. Alternativ zur Relaxierung mit z.B. Vecuronium und Succinylcholin: Rocuroni-

um (z.B. Esmeron®) 0,5 mg/kgKG i.v., direkt gefolgt von z.B. Methohexital 1 – 1,5 mg/kgKG i.v.

- **Keine** Zwischenbeatmung über Maske
- *Sellick-Handgriff:* Druck auf den Ringknorpel zum Verschluss des Ösophagus
- Sobald der Patient relaxiert ist, sofortige Intubation und Blocken des Tubus
- Nach Prüfung der korrekten Tubuslage durch Auskultation kann der Sellick-Handgriff beendet werden.

37.11.2 Anästhesie bei Sectio caesarea

Eine **Sectio caesarea** (Kaiserschnitt ☞ 12.10.4) kann entweder nach Ileuseinleitung unter *Allgemeinanästhesie* oder in *Regionalanästhesie* (Peridural- oder Spinalanästhesie) durchgeführt werden. Eine Notsectio erfordert immer eine Allgemeinanästhesie.

Der Vorteil der **Regionalanästhesie** liegt in der erhaltenen Kontaktfähigkeit der Frau (z.B. kann sie nach der Sectio ihr Kind gleich sehen ☞ auch 12.10.4). Für die Regionalanästhesie gelten im Grundsatz die gleichen Regeln wie für andere Patienten, mit der Ausnahme, dass Schwangere niedrigere Dosen an Lokalanästhetika benötigen. Die Anästhesiehöhe sollte zwischen Th 4 und Th 6 liegen.

Bei einer **Allgemeinanästhesie** gelten die Regeln für nicht nüchterne Patienten. Besonders geachtet werden muss bei Schwangeren auf:

- Tisch in 10 – 15° Linkseitenneigung bringen zur Verhinderung eines *Cavakompressionssyndroms* (☞ 12.1.3)
- Bis zur Entwicklung des Kindes (☞ 12.10.4) Sauerstoffanteil im Inspirationsgemisch mindestens 50 %
- Keine Opioide bis zur Entwicklung des Kindes (Gefahr der Atemdepression)
- Vor Abnabelung 2 Min. mit 100 % O_2 beatmen
- Grenzwerte der Konzentration der Inhalationsanästhetika wegen ihrer uterusrelaxierenden Wirkung (führt zu vermehrter postpartaler Blutung) einhalten.

37.11.3 Kinderanästhesie

Das Kind ist kein kleiner Erwachsener. Je jünger ein Kind ist, desto anfälliger ist es für Störungen. Anatomie und Physiologie sind bei Kindern z.T. deutlich verschieden von der der Erwachsenen (Normalwerte von Blutdruck, Herz- und Atemfrequenz ☞ 13.4.2):

- Kurzer Hals
- Hoch stehender Kehlkopf
- Große Zunge
- Engste Stelle der Luftwege subglottisch (bei Erwachsenen Stimmritze), Epiglottis gestreckt und weich
- Geringere Reservekapazitäten der Lunge und des Herz-Kreislauf-Systems
- Steigerung des Herzzeitvolumens nur über Frequenzsteigerung, d.h. ein Kind wird bei Bradykardie schnell kreislaufinstabil
- Große Oberfläche im Verhältnis zum Körpervolumen, dadurch Gefahr der Hypothermie
- Unter Stress Gefahr der Hypoglykämie.

Intubationsnarkose beim Kind

- Erwärmung des Einleitungsraums und des OP-Saals auf 30 °C
- Kind nicht unnötig unbedeckt lassen
- Kind beruhigen
- Falls die Venenpunktion bei tobendem Kind nicht möglich erscheint, ist bei nüchternen Kindern die Maskeneinleitung eine Alternative. Weitere Möglichkeiten sind die Anwendung eines Emla®-Pflasters (☞ 37.9.1) oder die (vorausschauende) ausreichende Prämedikation
- Präkordiales Stethoskop für die Überwachung von Herz und Lunge
- Für Intubationsnarkosen passende Tubusgröße wählen, Tuben in der nächstkleineren und nächstgrößeren Größe bereithalten (☞ 37.8.3)
- Keine Extubation während des Exzitationsstadiums (☞ Tab. 37.4). Dies kann zum Laryngospasmus führen. Extubation entweder in tiefer Narkose und Ausleitung unter Maskenbeatmung, oder erst wenn das Kind wach ist, gut atmet, und die Schutzreflexe zurückgekehrt sind
- Grundsätzlich können (in angepasster Dosierung) alle Arzneimittel für die Narkoseeinleitung und Unterhaltung wie bei Erwachsenen zur Anwendung kommen. Ausnahme ist Propofol, das für Kinder unter 3 Jahren nicht zugelassen ist.

Einleitung einer Intubationsnarkose beim Kind [K303]

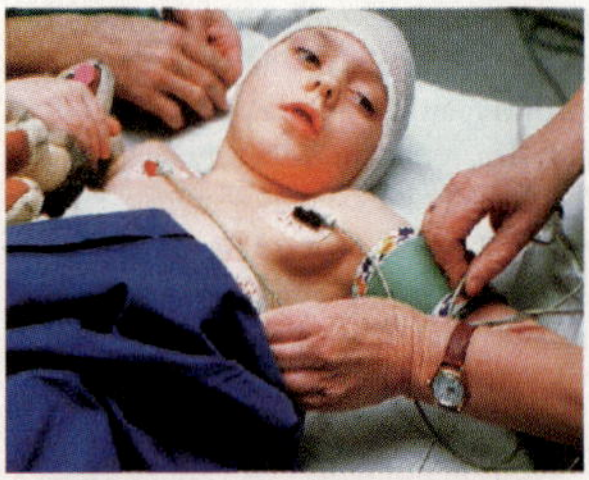

Abb. 37.52: Ruhige Atmosphäre und kindgerechte Utensilien (z.B. bunte Blutdruckmanschette) verringern die Aufregung für das Kind vor der Narkose.

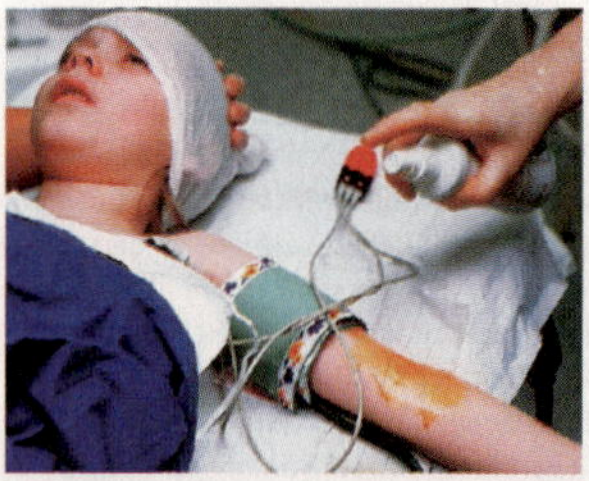

Abb. 37.53: Die Prämedikation hat das Kind schläfrig gemacht, so dass es die Vorbereitungen zum Legen des venösen Zugangs toleriert.

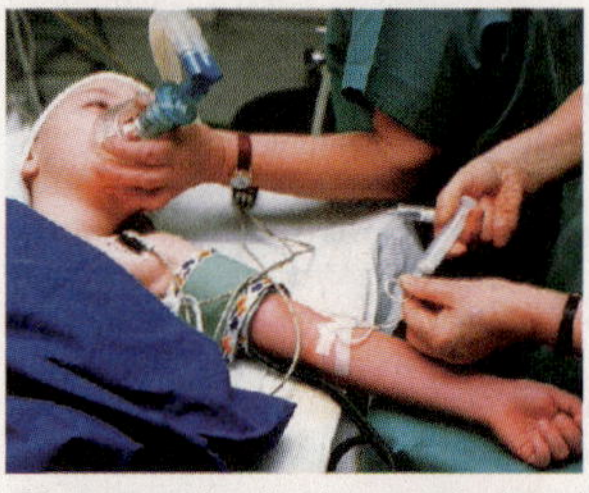

Abb. 37.54: Während Injektionsanästhetika und Muskelrelaxantien gespritzt werden, beginnt die Maskenbeatmung.

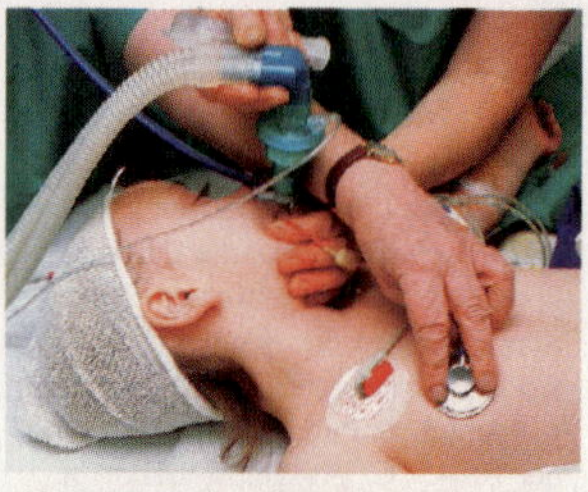

Abb. 37.55: Nach Intubation (und ggf. Blokkung des Cuffs) wird die korrekte Tubusposition mit dem Stethoskop kontrolliert.

37.12 Betreuung nach der Narkose

Übernahme in den Aufwachraum

Nach jeder Narkose wird der Patient im **Aufwachraum** so lange überwacht, bis seine Vitalfunktionen wieder stabil sind, sofern er anschließend auf eine normale Pflegestation zurückverlegt werden soll. Bei bestimmten Eingriffen, Vorerkrankungen oder intraoperativen Komplikationen ist es erforderlich, den Patienten unmittelbar nach der Operation auf einer Wach- oder Intensivstation weiter zu betreuen (☞ 38.5.4). Die Indikation hierzu stellen Anästhesist und Operateur gemeinsam.

Wichtig bei Übernahme eines Patienten in den Aufwachraum ist eine detaillierte *Übergabe durch den Anästhesisten*, deren Inhalte auch schriftlich im Anästhesieprotokoll festgehalten werden. Sie enthält u.a. folgende Angaben:

- Vorerkrankungen, Vormedikamente, präoperative Bewusstseinslage
- Art des operativen Eingriffs und der Narkose
- Intraoperative Vorkommnisse, evtl. Komplikationen
- Anordnungen des Operateurs (z.B. bestimmte Lagerung)
- Evtl. zu erwartende Probleme
- Angabe der akzeptablen Werte für Vitalparameter, Drainagenverlust, Urinausscheidung
- Laboruntersuchungen und -ergebnisse
- Infusions-, Schmerztherapie
- Erreichbarkeit der verantwortlichen Ärzte.

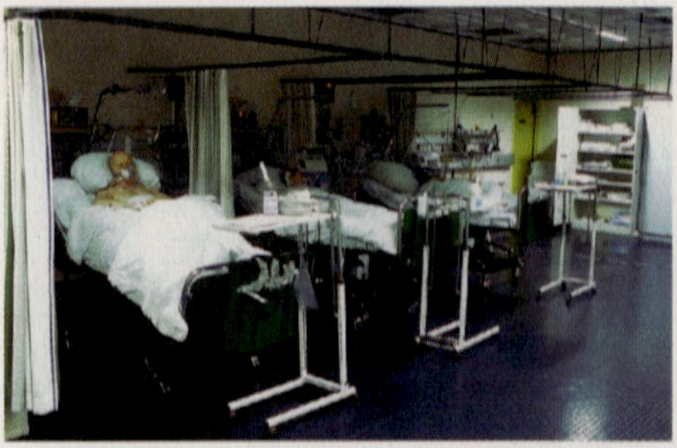

Abb. 37.56: Blick in einen Aufwachraum. [K183]

Überwachung im Aufwachraum

Über die Vitalparameter wird – ähnlich wie im Anästhesieprotokoll (☞ 37.1.3) – ein **Aufwachraumprotokoll** geführt. Manchmal sind auch auf dem Anästhesieprotokoll Rubriken hierfür vorgesehen.

Bei der Verlegung aus dem Aufwachraum werden für die weitere Betreuung auf Station wichtige Anordnungen schriftlich fixiert, z.B. die Schmerztherapie, weitere Infusionstherapie, evtl. Laborkontrollen, aus anästhesiologischer Sicht frühester Zeitpunkt einer oralen Flüssigkeits- oder Nahrungszufuhr.

Die Überwachung im Aufwachraum umfasst folgende Vitalparameter:

- **Herzfrequenz** und **Herzrhythmus** mit EKG-Monitor:
  - Tachykardie mit Blutdruckabfall kann Hinweis sein für einen Volumenmangel, z.B. durch eine Blutung
  - Rhythmusstörungen wie Extrasystolie können auf eine Koronarischämie (☞ 18.5.1) oder Elektrolytstörungen wie z.B. Hypokaliämie deuten
- **Blutdruck:** Hyper- bzw. hypotensive Abweichungen von den Normwerten bedürfen abhängig von den individuellen Ausgangswerten des Patienten einer Therapie. Eine Blutdruckerhöhung kann z.B. bedingt sein durch Schmerzen oder eine volle Blase
- **Atemfrequenz** und **Atemrhythmus:** Eine beschleunigte Atmung kann Hinweis sein auf eine Ateminsuffizienz, z.B. durch einen Muskelrelaxantienüberhang (☞ 37.3.2). Eine vertiefte und beschleunigte Atmung kann auf eine metabolische Azidose (☞ 31.12.1) deuten. Häufigste Ursache einer postoperativen Ateminsuffizienz ist die Verlegung der Atemwege durch Zurückfallen der Zunge infolge eines Anästhetika-Überhangs. Therapie: Freimachen der Atemwege durch Überstrecken des Halses und Vorziehen des Unterkiefers (Esmarch-Handgriff ☞ Abb. 17.5)
- **Urinausscheidung:** Die Urin-Mindestmenge sollte ca. 0,5 – 1 ml/kgKG pro Stunde betragen. Häufigste Ursache für eine verminderte Urinmenge ist ein postoperativer Harnverhalt, insbesondere nach Spinalanästhesie (☞ 37.9.3). Des Weiteren können eine Hypovolämie und/oder ein Blutdruckabfall einen Rückgang der Urinausscheidung verursachen. Bei liegendem Blasenkatheter wird vor Beginn einer diuresefördernden Therapie geprüft, ob der Katheter frei durchgängig ist
- **Drainagen** und **Gastroduodenalsonde:** Menge und Art der Sekrete bzw. Blut in die Drainagen werden engmaschig kontrolliert. Bei Problemen wie z.B. über der Norm liegendem Blutverlust über die Drainagen oder den Wundverband müssen die Operateure hinzugezogen werden
- **Bewusstseinsgrad, Pupillenkontrolle, Kontrolle auf neurologische Ausfälle:** Nach jeder Narkose, besonders jedoch nach neurochirurgischen Eingriffen, ist der Bewusstseinsgrad des Patienten genau zu überwachen und ggf. durch Pupillenkontrolle zu ergänzen. Besteht z.B. noch eine Opioidwirkung, findet man enge Pupillen. Eine Pupillendifferenz bedarf der sofortigen Information eines Arztes. Neurologische Ausfälle, etwa Parästhesien (Taubheitsgefühle) oder Paresen (Lähmungen) z.B. nach Wirbelsäulen- oder Bandscheibenoperationen, erfordern die Information des Operateurs. Nach Regionalanästhesien ist die Anästhesiehöhe bzw. das Abklingen der Anästhesiehöhe genau zu beobachten.

Therapie im Aufwachraum

Die Therapie im Aufwachraum umfasst:

- Infusions- und Transfusionstherapie (☞ 37.3.5)
- Schmerztherapie: Abhängig von der Schmerzintensität stehen schwächer wirksame Analgetika wie Paracetamol (z.B. ben-u-ron®), Metamizol (z.B. Novalgin®), Diclofenac (z.B. Voltaren®) sowie für stärkere Schmerzen Morphin und Opioidanalgetika wie Piritramid (z.B. Dipidolor®), Pethidin (z.B. Dolantin®), Tramadol (z.B. Tramal®) oder Pentazocin (z.B. Fortral®) zur Verfügung. Bei Patienten mit PDA erfolgt die Injektion des Analgetikums oder Lokalanästhetikums durch einen Arzt
- Therapie von Übelkeit und Erbrechen: Es werden meist z.B. Droperidol (☞ 37.3.4) oder Metoclopramid (z.B. Paspertin®) eingesetzt

- Psychologische Betreuung des Patienten und ggf. der Angehörigen: Beruhigendes und freundliches Eingehen auf den Patienten ist überaus wichtig. Da manche Patienten die vollständige Orientierung erst in gewissem Zeitabstand zur Narkose wiedererlangen, kann man sie wiederholt darüber informieren, dass die Operation vorüber sei und sie sich jetzt im Aufwachraum befänden.

Verlegung aus dem Aufwachraum

Über die Verlegung des Patienten aus dem Aufwachraum entscheidet der Anästhesist, der dies nicht an die Pflegenden delegieren kann.

Kriterien für die Verlegung aus dem Aufwachraum sind (☞ 11.4.1):

- Patient ansprechbar, wach und allseits (d.h. zu Ort, Person und Zeit) orientiert bzw. Bewusstseinslage wie präoperativ
- Weitgehende Schmerzfreiheit
- Stabile Atem- und Herz-Kreislauffunktion
- Bei beabsichtigter Verlegung auf eine normale Pflegestation Mindestabstand zur letzten Gabe von atemdepressiven Opioidanalgetika. Als Anhaltspunkte für den Mindestzeitraum nach der letzten Injektion können gelten:
  - Alfentanil (Rapifen®) 1 – 2 Std.
  - Fentanyl 2 – 3 Std.
  - Piritramid (Dipidolor®) 1/2 – 1 Std.

  Entscheidend ist jedoch nicht eine fixierte Zeitangabe, sondern der klinische Zustand des Patienten.
- Bei Verlegung auf eine Wach- oder Intensivstation können die Zeitabstände reduziert werden

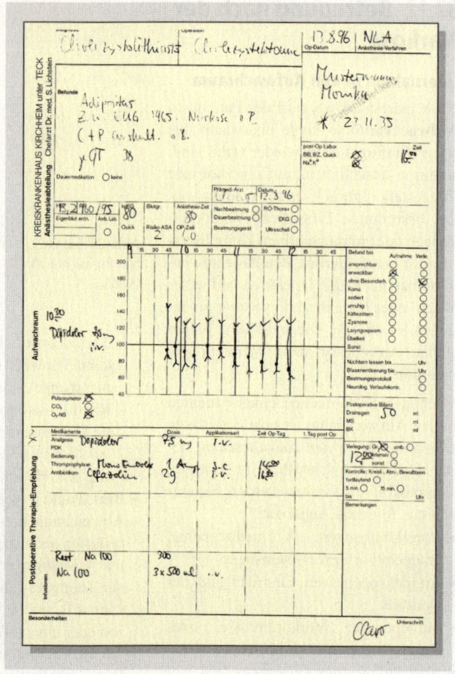

Abb. 37.57: Aufwachraumprotokoll nach einer diagnostischen Laparoskopie. Dokumentiert sind die Vitalzeichen und die medikamentöse Therapie während des Überwachungszeitraums sowie die ärztlichen Anordnungen für Schmerzmedikation, Infusionstherapie und Laborkontrollen auf Station. [K183]

- Die Zeitdauer nach Gabe von Muskelrelaxantien bzw. nach Antagonisierung einer Muskelrelaxation (☞ 37.3.2), die mindestens die Wirksamkeitsdauer des jeweiligen Muskelrelaxans umfasst. Entscheidend ist auch hier wieder das klinische Zustandsbild: Ist der Patient atemsuffizient? Hat er einen kräftigen Händedruck? Kann er den Kopf mindestens 10 Sek. von der Unterlage abheben?

Auch hier erfolgt wie bei der Übernahme des Patienten aus dem OP eine sorgfältige *Übergabe* vom Pflegepersonal des Aufwachraums an die abholenden Pflegenden von der Normalstation.

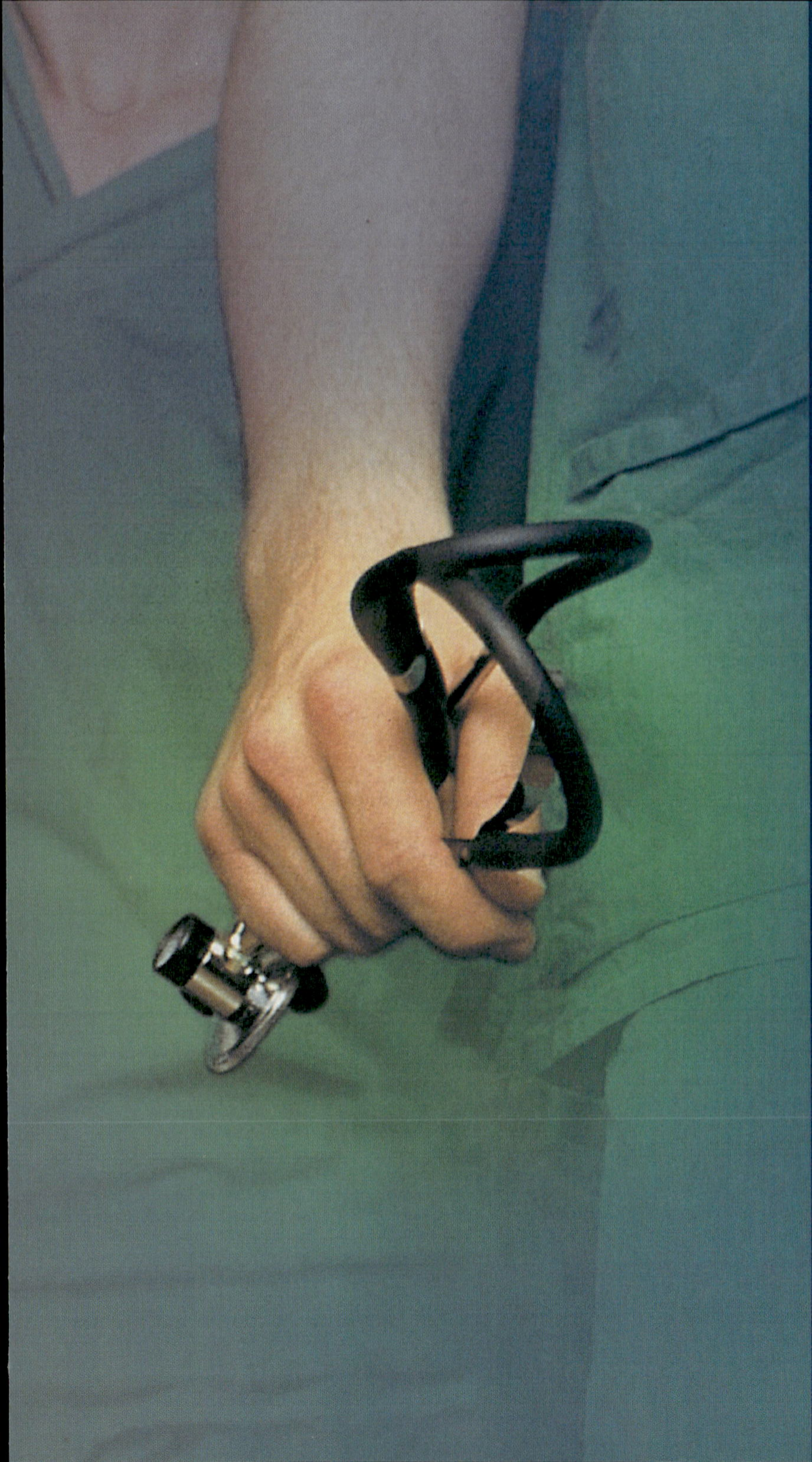

38

Grundlagen der Intensivmedizin und Intensivpflege

38 Grundlagen der Intensivmedizin und Intensivpflege

38.1 Einführung in die Intensivmedizin und Intensivpflege

38.1.1 Das Fachgebiet

In den 30er Jahren dieses Jahrhunderts erkannte der Chirurg *Ernst Ferdinand Sauerbruch* die Notwendigkeit der intensiven Betreuung frisch operierter Patienten und richtete *Wachstationen* ein. In der Zeit nach dem zweiten Weltkrieg wurden für Patienten mit *Kinderlähmung* (Poliomyelitis ☞ 35.8.5), die vom Erstickungstod bedroht waren, *Beatmungsstationen* eingerichtet. Diese waren damals noch mit der **Eisernen Lunge** ausgerüstet, die den ganzen Körper des Patienten außer Hals und Kopf luftdicht abschloss und die Atmung durch atemsynchrone Druckschwankungen unterstützte. Nach Abklingen der Poliomyelitisepidemien wurden auf diesen Stationen auch Patienten mit anderen schweren Erkrankungen versorgt, und langsam entwickelten sich die heute bekannten *Intensivstationen*.

Aufgaben der Intensivmedizin und Intensivpflege

Aufgaben der Intensivmedizin und Intensivpflege:
- Pflege
- Überwachung
- Behandlung

von Patienten mit *lebensbedrohlichen* oder *potentiell* (= möglicherweise) *lebensbedrohlichen* Erkrankungen (z.B. Schock, Herzinfarkt, Verbrennungen).

Die intensive Patientenbeobachtung/-betreuung erfordert einen hohen personellen Aufwand und eine spezielle Stationsausstattung.

Die intensivmedizinische Behandlung umfasst:
- Die Behandlung der ursächlichen Erkrankung, die den lebensbedrohlichen Zustand bedingt hat, z.B. der Pneumonie, die zur hochgradigen Lungenfunktionseinschränkung mit Notwendigkeit der Beatmung geführt hat
- Den temporären Ersatz ausgefallener Organfunktionen, z.B. Beatmung (☞ 38.4) oder Hämofiltration (☞ 31.2.6).

Indikationen zur intensivmedizinischen Behandlung
Die **Hauptindikationen** zur intensivmedizinischen Behandlung sind schwere Störungen vitaler Funktionen wie Schock, lebensbedrohliche Herzrhythmusstörungen, respiratorische Insuffizienz, Bewusstlosigkeit und Koma, Störungen im Flüssigkeits-, Elektrolyt- und Säure-Basen-Haushalt.

Aufgaben der **Intensivpflege** sind:
- Unterstützung oder Übernahme der eingeschränkten oder aufgehobenen Aktivitäten des täglichen Lebens
- Lückenlose Überwachung und engmaschige Beobachtung des Patienten
- Bereitstellung und sichere Bedienung der technischen Geräte
- Assistenz bei Diagnostik, Therapie, Reanimation
- Begleitung des Patienten und seiner Angehörigen während dieser Lebenskrise.

Um diese anspruchsvollen Aufgaben zu erfüllen, sind eine spezielle räumliche (☞ 38.2.2) und technische (☞ 38.2.3) Ausstattung sowie eine angemessene personelle Besetzung (☞ 38.2.1) Voraussetzung.

Spezialisierung von Intensivstationen

In kleineren Krankenhäusern steht meist eine einzige **interdisziplinäre Intensivstation** mehreren Fachbereichen zur Verfügung, z.B. der Inneren Medizin und der Chirurgie. In Krankenhäusern der Maximalversorgung sind sog. *Intensiveinheiten* eingerichtet, die auf die Versorgung spezieller Erkrankungen eingestellt sind, z.B. **kardiochirurgische** und **toxikologische Intensivstationen** oder **Intensivstationen für schwerbrandverletzte Patienten**.

Ziele und Grenzen der Intensivmedizin

Ziel der Intensivmedizin ist es, die Funktion möglichst aller, mindestens aber der lebenswichtigen Organe, wiederherzustellen, und dem Patienten ein Weiterleben unter für ihn angemessenen Bedingungen zu ermöglichen. Aus der Zielsetzung ergeben sich gleichzeitig die **Grenzen** der Intensivmedizin, da die Definition für Lebensqualität individuell unterschiedlich ist und die spätere Lebensqualität des Patienten während der Behandlung oft nicht vorausgesagt werden kann.

Vor- und Nachteile einer zur Debatte stehenden Therapie sollten im Sinne des Patienten sorgfältig überdacht werden, wobei es oft um die Entscheidung zwischen Leben und Tod geht. Um eine möglichst humane Entscheidung treffen zu können, wurden an einigen Krankenhäusern *Ethikkommitees* (☞ 4.2.1) gebildet.

38.1.2 Situation des Patienten und der Pflegenden in der Intensivmedizin

Situation des Patienten

Der Aufenthalt auf einer Intensivstation stellt für die meisten Patienten eine unbekannte, Angst einflößende Situation dar, die noch dazu oft mit Todesangst verbunden ist. Einfluss auf die Situation des Patienten hat auch, unter welchen Umständen er auf die Station eingeliefert wird und in welchem Ausmaß er Pflege und Intensivbehandlung benötigt: Der Patient mit Herzinfarkt (☞ 18.5.2) beispielsweise wird notfallmäßig eingeliefert, bedarf anfangs einer intensiven Überwachung der Vitalfunktionen und Unterstützung bei den ATL, kann aber meist bald auf eine Normalstation verlegt werden. Hingegen muss ein schwer Unfallverletzter, der ebenso plötzlich aus dem Leben gerissen wird, unter Umständen über Wochen oder Monate intensivmedizinisch betreut werden. Patienten, bei denen eine ausgedehnte Operation geplant ist, können sich dagegen auf den Aufenthalt auf der Intensivstation vorbereiten, sie vielleicht besichtigen und die betreuenden Pflegepersonen kennen lernen. Aber auch diese Patienten werden Momente großer Angst und Unsicherheit auf der Intensivstation durchleben.

Deshalb benötigen Intensivpatienten neben der medizinischen Behandlung in der von Medizintechnik geprägten Umgebung einer Intensivstation menschliche Zuwendung und Verständnis von Pflegenden und Angehörigen.

> Durch ruhiges, einfühlsames Arbeiten kann der Patient erfahren, dass nicht die Technik, sondern er als Mensch im Vordergrund steht.

Zudem informieren die Pflegenden den Patienten über alle notwendigen Handlungen und Veränderungen in einer ihm verständlichen Weise. Damit wird ein Vertrauensverhältnis zwischen Patient und Pflegenden möglich, das den Heilungsverlauf positiv beeinflusst.

Um eine patientenorientierte Pflege zu ermöglichen, erheben die Pflegenden möglichst bald nach Aufnahme des Patienten auf die Intensivstation eine ausführliche Pflegeanamnese (☞ 2.3.1) mit dem Patienten, ggf. mit seinen Angehörigen. Ziel ist, Informationen über Einschränkungen und Ressourcen des Patienten vor der Einweisung auf die Intensivstation zu erhalten. Kommt der Patient von der Normalstation, können bereits vorhandene Unterlagen verwendet werden. Die Pflegeanamnese dient wie auf der Normalstation als Grundlage für die individuelle Pflegeplanung (☞ 2.3.4)

Situation der Pflegenden

Die Pflegenden der Intensivstation sind extremen physischen und psychischen Anforderungen ausgesetzt: Einerseits müssen sie mit der Vielzahl der Überwachungs- und Behandlungsgeräte wie „im Schlaf“ vertraut sein, bei therapeutischen und diagnostischen Maßnahmen assistieren und oft unter Zeitdruck pflegen. Andererseits müssen sie sich mit der Leidensgeschichte des Patienten und dessen Angehörigen auseinandersetzen und diese verarbeiten. Somit sind Leiden, Sterben und Tod ständig präsent.

Gleichzeitig erleben die Pflegenden den eigentlichen „Erfolg“ ihrer Arbeit nicht mit, da die meisten Patienten bald nach Stabilisierung ihrer Vitalfunktionen auf eine Normalstation verlegt werden.

Zur besseren Bewältigung dieser Belastungen wird den Pflegenden empfohlen, an *Balintgruppen* und *Supervisionen* (☞ 3.3.1) teilzunehmen.

Auszubildende auf der Intensivstation

Im Rahmen der Krankenpflegeausbildung können Pflegeschüler und -schülerinnen auf der Intensivstation eingesetzt werden. Hier besteht die Möglichkeit, die Pflege Schwerstkranker kennen zu lernen. Zum Lernangebot einer chirurgischen Intensivstation gehören z.B.:

- Pflege von beatmeten Patienten
- Pflege von Patienten nach großen Operationen, z.B. an Herz, Lunge, Magen-Darm-Trakt
- Verhalten im Notfall (Reanimation)
- Umgang mit Überwachungs- und Behandlungsgeräten.

Die Apparatemedizin und der Kontakt mit schwerstkranken Patienten können bei Schülern Unsicherheit, Unbehagen und Angst auslösen. Verringert werden können diese Gefühle, wenn die Auszubildenden den ersten Kontakt mit dem Personal der Intensivstation schon vor Einsatzbeginn aufnehmen, damit die Erwartungen beider Seiten besprochen werden können.

Die praktische Arbeit der Auszubildenden auf der Intensivstation darf nur zusammen mit einer Bezugsperson unter ständiger Anleitung stattfinden.

Fachweiterbildung Anästhesie und Intensivpflege

Die meisten größeren Krankenhäuser bieten den Pflegenden **Weiterbildungslehrgänge für Anästhesie- und Intensivpflege** an. Diese Lehrgänge erfolgen berufsbegleitend mit theoretischem Unterricht (720 Stunden) und praktischer Weiterbildung (2350 Stunden), dauern zwei Jahre und orientieren sich inhaltlich an den Empfehlungen der Deutschen Krankenhausgesellschaft bzw. an den Prüfungs- und Weiterbildungsverordnungen der Länder, soweit diese vorhanden sind:

- Allgemeine und spezielle Pflege und Behandlung in der Intensivmedizin
- Sozial- und Methodenkompetenz (Psychologie, Soziologie, Pädagogik)
- Recht, Organisation, Betriebswirtschaft
- Anästhesie
- Hygiene.

Ziel der Fachweiterbildung ist es, die Teilnehmer mit den vielfältigen Aufgaben in der Anästhesie sowie der Intensivpflege und -medizin vertraut zu machen und ihnen die zur Erfüllung dieser Aufgaben erforderlichen speziellen Kenntnisse, Fertigkeiten und Fähigkeiten zu vermitteln. Die Weiterbildung zur Fachkrankenschwester/zum Fachkrankenpfleger endet mit einer schriftlichen, mündlichen und praktischen Prüfung.

Die deutsche Krankenhausgesellschaft „regelt“ auch die Fachweiterbildung **pädiatrische Intensivpflege** durch eine Empfehlung.

38.2 Organisation einer Intensivstation

38.2.1 Personelle Besetzung

Ärztliches Personal

In vielen (kleineren) Kliniken sind die Ärzte der Anästhesieabteilung für die Leitung der Intensivstation zuständig. Spezialisierte Intensivstationen, z.B. kardiologische, neurochirurgische oder nephrologische Intensivstationen, werden (zusätzlich) vom zuständigen Facharzt betreut.

Pflegepersonal

Voraussetzung für eine optimale Patientenbetreuung auf der Intensivstation ist die Besetzung mit qualifiziertem Fachpersonal. Je nach Aufgabenstellung und Auslastung der Intensivstation liegt der Stellenschlüssel (Verhältnis Pflegepersonal/Patienten) bei etwa 2,5 : 1 bis 4,8 : 1, d.h. einer Intensivstation mit 10 Betten stehen etwa 25 bis 48 Stellen zur Verfügung. Prinzipiell gilt, dass auf einer Intensivstation immer mindestens zwei Pflegende anwesend sein müssen, um im Notfall eine Reanimation einleiten zu können.

38.2.2 Räumliche Ausstattung

Intensivstation

Die räumliche Ausstattung einer Intensivstation hängt von der Bauweise und dem Alter des Gebäudes ab. Zur Grundausstattung gehören meist:

- **Zentraler Arbeitsplatz,** der Sicht auf möglichst alle Patienten bietet und mit einer zentralen Überwachungsanlage ausgerüstet ist
- **Erstversorgungszimmer** mit Röntgengerät für therapeutische und diagnostische Eingriffe (Intubation, Legen eines Kavakatheters, Thoraxröntgen) bei neu aufgenommenen Patienten
- **2-Bett-Zimmer**
- **1-Bett-Zimmer mit Schleuse** für Patienten mit infektiösen Erkrankungen oder Abwehrschwäche. In der Schleuse müssen sich Personal und Besucher vor Betreten des Zimmers die Hände desinfizieren und Mundschutz und Schutzkittel anlegen.

Patientenzimmer

Das **Patientenzimmer** ist mit Waschbecken und Schränken für Versorgungsmaterial ausgestattet. An jedem Bettplatz befinden sich Sauerstoff-, Druckluft- und Vakuumanschlüsse. Für Monitore, Infusions- und Beatmungsgeräte sind spezielle Schienen oder Ablagen vorhanden. Patientenruf, Telefon und Radio sind ebenso selbstverständlich wie ein zentraler Alarm für den Notfall.

Betten

Intensivpflegebett

Das **Intensivpflegebett** ist höhenverstellbar und ermöglicht zusätzlich zum normalen Klinikbett (☞ Abb. 7.61) durch ein verstellbares Unterschenkelteil die Herzbett- und die Stufenbettlagerung. Die Rückenlehne ist mit einer Schnellablassvorrichtung versehen und besteht nicht aus einem Gitter, sondern einer durchgehend röntgendurchlässigen Fläche.

Matratzenauflagen und Spezialmatratzen

Luftgefüllte **Matratzenauflagen,** z.B. First Step® (☞ Abb. 38.3), werden *auf* der normalen Matratze des Bettes befestigt, **Spezialmatratzen,** z.B. Pegasus Airwave®, Nimbus® oder Thera-Kair® (☞ Abb. 38.4), werden *anstelle* der normalen Matratze ins Bett gelegt. Beide bestehen aus Luftkammern, die über ein Gebläse aufgeblasen und ständig von Luft durchströmt werden. Der Luftdruck in der Matratze bzw. in der Matratzenauflage ist variabel einstellbar. Die Matratzenauflagen und Spezialmatratzen bewirken, dass druckgefährdete Körperstellen des Patienten, z.B. Hinterkopf, Steißbein oder Fersen, tiefer in die Luftkissen einsinken als die übrigen Körperareale. Dadurch ist der Auflagedruck und damit die Hautdurchblutung an jeder Stelle der Auflagefläche gleich. Matratzenauflagen können i.d.R. nur für Patienten bis zu einem Körpergewicht von ca. 90 kg verwendet werden. Bei schwereren Patienten ist eine Spezialmatratze indiziert.

Wechseldruck-Matratzenauflagen bestehen aus nebeneinander liegenden Luftkammern, die von einem Pumpaggregat wechselweise aufgeblasen und entlastet werden, d.h. einzelne Hautbereiche werden in regelmäßigem Abstand druckentlastet.

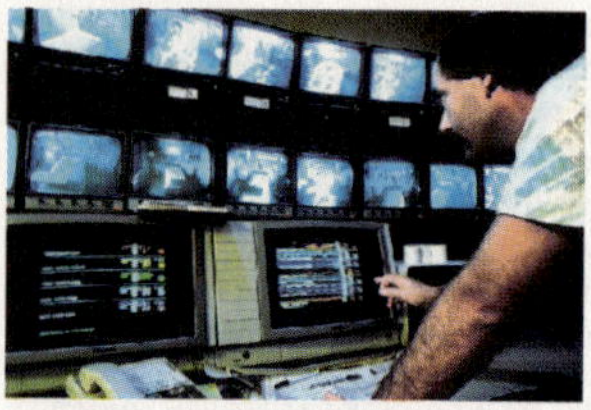

Abb. 38.2: Zentraler Arbeitsplatz einer Intensivstation mit Vitalzeichen-Monitoring und hier sogar mit Videoüberwachung der Patientenzimmer. [J520-208]

Luftkissenbett

Das **Luftkissenbett** (☞ Abb. 38.5) besteht aus einer Reihe von Luftkissen, die in einen Bettrahmen eingesetzt sind. Die (temperaturregulierbare) Luft zirkuliert ständig in den Kissen, dadurch wird die Haut des Patienten trockengehalten. Der Luftdruck in den Kissen kann variiert und so dem Patienten angepasst werden: Der Auflagedruck ist an jeder Stelle der Auflagefläche gleich. Das Spezialbettlaken besteht aus luftdurchlässigem und Wasser abweisendem Material. Für dieses Bett sind spezielle Einmalunterlagen erhältlich, die Feuchtigkeit aufsaugen, ohne den Luftkisseneffekt zu mindern. Das Gebläse dieses Bettes bringt eine anhaltende Lärmbelastung mit sich.

Mikroglaskugelbett

Das **Mikroglaskugelbett** (☞ Abb. 38.6) wird bei Patienten mit Dekubitalulzera

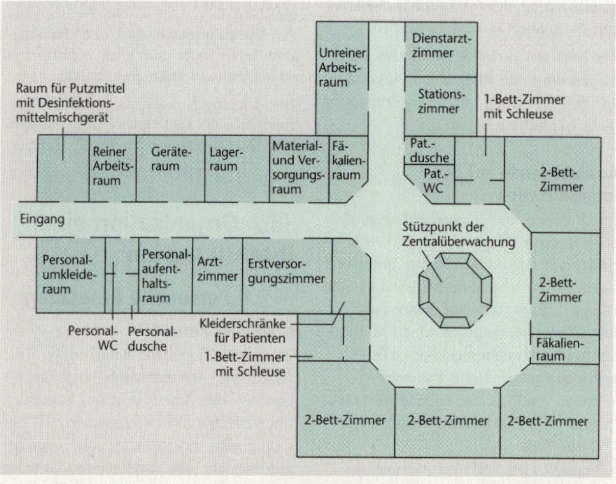

Abb. 38.1: Mögliche Raumaufteilung einer Intensivstation mit zwölf Betten, angelehnt am Beispiel einer internistischen Intensivstation des Klinikums Nürnberg Süd. [W195]

oder großflächigen Verbrennungen (☞ 38.5.2) eingesetzt. Durch ein Gebläse werden Mikroglaskugeln aufgewirbelt, wodurch der Auflagedruck minimiert wird. Das Laken besteht aus Wasser abweisendem, aber gleichzeitig luftdurchlässigem Material, so dass Wundsekrete abfließen können und die Bildung feuchter Kammern vermieden wird. Wird das Gebläse abgestellt, so modellieren die Kügelchen den Körper des Patienten nach und lagern ihn stabil. Wird der Patient z.B. vorher in die Seitenlage gebracht, können Pflegetätigkeiten an Rücken oder Gesäß durchgeführt werden, ohne dass eine zweite Pflegeperson den Patienten halten muss. Auch das Gebläse dieses Betts ist relativ laut.

Spezialbetten zur kinetischen Therapie

In einem Spezialbett zur kinetischen Therapie (☞ Abb. 38.7) wird der Patient in einstellbaren Zeitabständen in seiner Längsachse bewegt, d.h. das Bett kippt langsam zur Seite, verbleibt über die eingestellte Zeit, kippt dann zur anderen Seite und bleibt auch dort über den eingestellten Zeitraum. Dazwischen liegt der Patient jeweils über einen ebenfalls einstellbaren Zeitraum auf dem Rücken. Damit der Patient auch beim Kippen über einen Winkel von 35° hinaus nicht aus dem Bett fallen kann, wird er mit Polstern und Gurten gesichert. Das Bett kommt besonders bei Patienten mit schweren pulmonalen Erkrankungen zur Anwendung, z.B. bei ARDS (☞ 20.12), da die Lunge durch den kontinuierlichen Lagewechsel gleichmäßig durchblutet und belüftet wird.

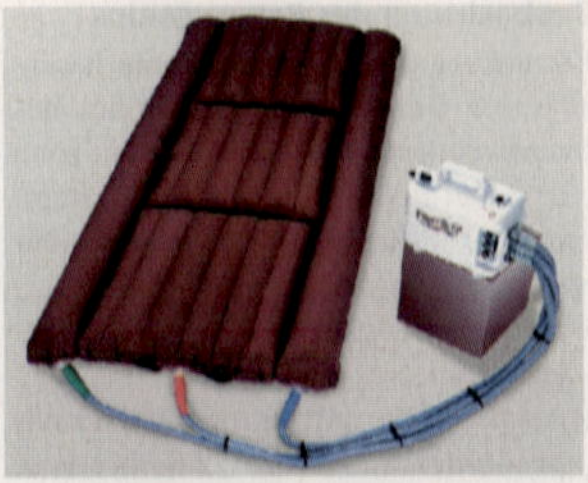

Abb. 38.3: Matratzenauflage First Step®. [U133]

Sandwich-Bett

Das **Sandwich-Bett** wird eingesetzt bei Patienten, die nur achsengerecht gelagert und gedreht werden dürfen (z.B. bei Wirbelsäulenverletzungen) oder bei Patienten, die starke Schmerzen während der Umlagerung haben (z.B. multiple Verletzungen, Verbrennungen). Im Sandwich-Bett sind nur Rücken- oder Bauchlagerung möglich.

38.2.3 Technische Ausstattung

Die umfassenden Aufgaben der Intensivversorgung erfordern eine entsprechende technische Ausstattung der Intensivstation. Hierbei werden *Überwachungs-* von *Behandlungsgeräten* unterschieden.

Überwachungsgeräte

Überwachungsgeräte sind Monitore, die vitale Funktionen wie Herzfrequenz, Herzrhythmus, peripheren Puls, zentralen Venendruck und arteriellen Blutdruck, Atemfrequenz und Temperatur kontinuierlich messen, anzeigen und speichern. Näheres über den Umgang mit diesen Geräten ☞ 38.3.2

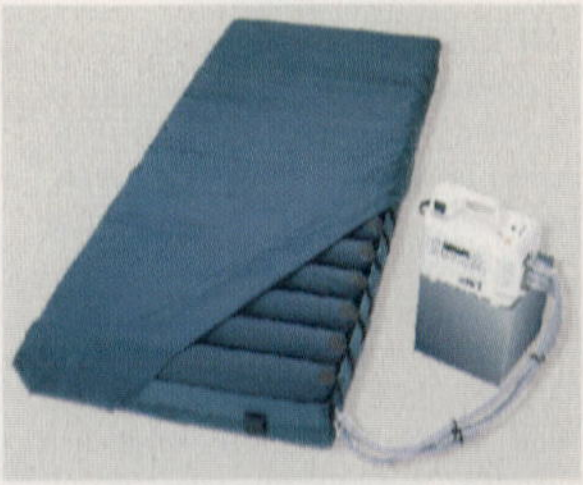

Abb. 38.4: Spezialmatratze Thera-Kair®. [U133]

Behandlungsgeräte

Behandlungsgeräte sind Geräte zur Therapie: Infusions-, Infusionsspritzen- und Ernährungspumpen, Inhalatoren und Vernebler sowie Beatmungsgeräte (☞ 38.4.1), Defibrillatoren (☞ 17.3.4), Hämofiltrations- (☞ 31.2.6) und Hämoperfusionsgeräte (☞ 38.5.3).

38.3 Intensivüberwachung

Die Überwachung des Intensivpatienten ist ein wesentlicher Bestandteil der Intensivpflege. Um lebensbedrohliche Änderungen der Vitalwerte frühzeitig erkennen und behandeln zu können, ist deren kontinuierliche Kontrolle unerlässlich. Dabei darf trotz des hohen technischen Einsatzes nicht vergessen werden, dass der Patient als Mensch mit seinem psychischen und sozialen Empfinden im Vordergrund steht. Die Intensivüberwachung setzt sich aus der Krankenbeobachtung und der Monitorüberwachung zusammen.

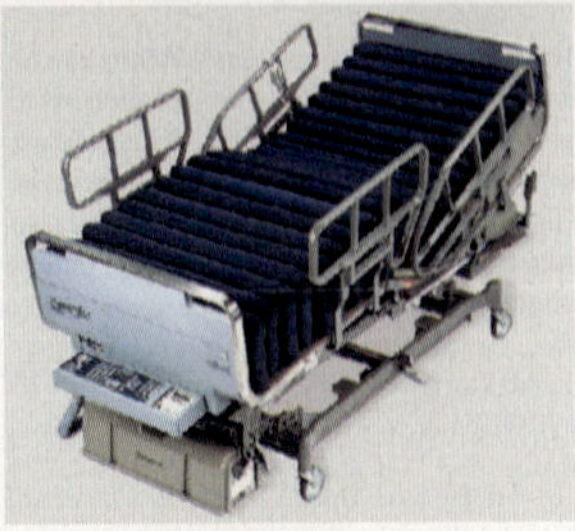

Abb. 38.5: Luftkissenbett, hier das TheraPulse®, das zusätzlich zu den im Text beschriebenen Eigenschaften eine Pulsationstherapie ermöglicht, d.h. in einstellbaren Zeitabständen läuft eine Luftdruckwelle vom unteren zum oberen Bettende durch die Luftkissen. [U133]

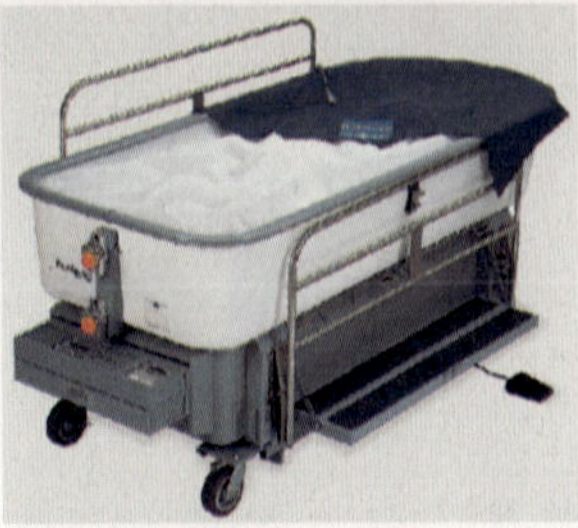

Abb. 38.6: Mikroglaskugelbett Fluid Air® Plus. Der Patient liegt auf einer mit einem Spezialbezug abgedeckten Mikroglaskugelmasse, die von einem temperaturregulierbaren Luftstrom bewegt wird. [U133]

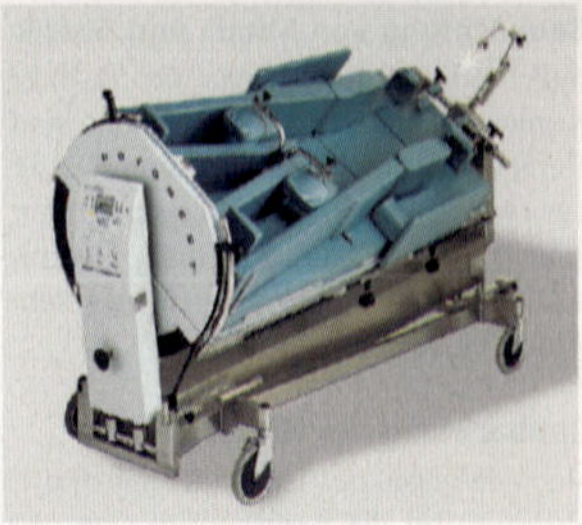

Abb. 38.7: Spezialbetten zur kinetischen Therapie, hier das Rotorest®-Bett, ermöglichen einen kontinuierlichen Lagewechsel des Patienten. Fixierpolster an Kopf, Schultern und Oberschenkeln sowie Gurte für Brust und Bauch halten den Patienten sicher in seiner Position. [U133]

Krankenbeobachtung und Monitorüberwachung in der Intensivpflege haben das Ziel, den Zustand des Patienten in seiner Gesamtheit zu erfassen. Entscheidend und unverzichtbar ist immer die *Zusammenschau* von beobachtbaren und messbaren Informationen. Außerdem dürfen nicht ausschließlich Einzelwerte ermittelt und mit Normvorgaben verglichen werden, sondern es muss der Verlauf, d.h. die Änderung der Werte mit der Zeit, in die Beobachtung mit einfließen.

So können z.B. Schmerzen die Ursache für eine Tachykardie bei einem beatmeten, nicht ansprechbaren Patienten sein. Die Pflegeperson, die dies erkennt, wird den Arzt veranlassen, eine Schmerzmedikation einzuleiten, statt ein herzfrequenzsenkendes Arzneimittel anzuordnen.

38.3.1 Krankenbeobachtung

Grundlagen der Krankenbeobachtung ☞ 7.1.1

Beobachtung des Verhaltens

Das Verhalten eines Patienten ist schwer zu interpretieren, da einerseits verschiedene Menschen unterschiedlich auf die gleiche Situation reagieren können, andererseits verschiedene Ursachen zur gleichen Reaktion führen können.

Beispielsweise kann ein Patient, der sich nicht klar äußern kann, auf die „Ausnahmesituation Intensivstation" mit Apathie reagieren, ein anderer hingegen mit Unruhe. Unruhe kann aber hier nicht nur Zeichen von Angst sein, sondern auch ein Hinweis auf Schmerzen oder ein Versuch, mit der Umgebung Kontakt aufzunehmen.

Beobachtung von Mimik und Gestik

Bei beatmeten Patienten, die in ihrer Kommunikation eingeschränkt sind, sind Veränderungen der Mimik und Gestik ein wichtiges Beobachtungskriterium: Angst, Ärger, Schmerzgefühl, Überraschung und Interesse können hier zum Ausdruck gebracht werden.

Beobachtung der Haut

Veränderungen der Hautfarbe geben u.a. Hinweise auf die Kreislaufsituation und die Sauerstoffversorgung: Blasse, kaltschweißige Haut deutet auf eine Zentralisation des Kreislaufes (☞ 38.5.1) hin. Eine **Zyanose** (☞ 18.3.4) zeigt einen Sauerstoffmangel des Organismus an.

Beobachtung des Bewusstseins

Erkrankung und Therapie führen häufig zu einer Bewusstseinsveränderung des Intensivpatienten. Das Bewusstsein kann z.B. durch folgende Ursachen gedämpft sein (der Patient wird *somnolent* oder *apathisch*):

- **Arzneimittelgabe,** z.B. Sedativa, Analgetika
- Anstieg von giftigen **Stoffwechselprodukten** im Körper, z.B. bei Nieren- (☞ 31.6.8) oder Leberversagen (☞ 22.4.6), oder von **Kohlendioxid**
- **Hirndruckerhöhung** (☞ 35.12.3), z.B. bei Schädel-Hirn-Trauma.

Schwere und Verlauf der Bewusstseinsstörung werden anhand der **Glasgow-Koma-Skala** (☞ 35.3.9) erfasst. Die Glasgow-Koma-Skala sollte aber kritisch betrachtet und angewandt werden, da eine Bewusstseinsstörung auch anhand anderer Kriterien festgestellt werden kann: So können z.B. Sprachstörungen, Reaktion auf angenehme Reize, Ansprache oder den Besuch von Angehörigen ebenfalls eine wertvolle Aussage über den Bewusstseinszustand und die Wahrnehmungsfähigkeit des Patienten zulassen. Auch die zur Einstufung in die Skala notwendigen Schmerzreize zeigen nicht unbedingt verlässliche Reaktionen: Ein Patient, der sich aufgrund von negativen Einflüssen der unbekannten Umgebung seelisch zurückgezogen hat, wird sich auf Schmerzreize noch weiter zurückziehen. Dieser Patient muss eher angenehm stimuliert werden, damit er aus seiner seelischen Isolation zurückkehrt (☞ 7.9.3, Basale Stimulation).

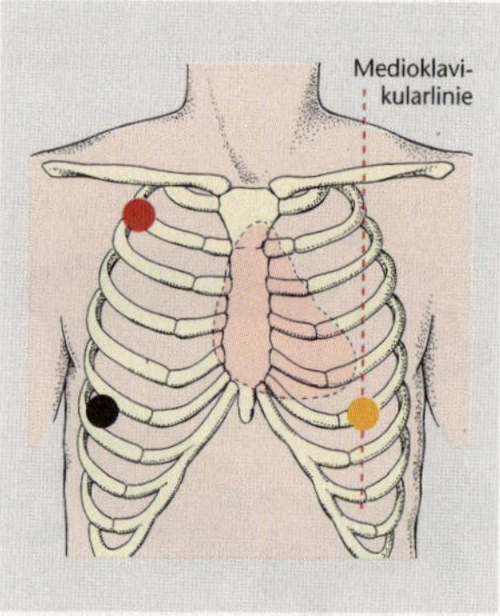

Abb. 38.8: Position der Elektroden zur Herzfrequenzüberwachung. Die schwarze Elektrode kann alternativ dazu auch links unterhalb der Klavikula angebracht werden. Mit einem Wahlschalter kann am Monitor die günstigste Ableitung (großer Ausschlag = geringe Artefakte) eingestellt werden. [A400-190]

Eine weitere Untersuchung zur Beurteilung der Gehirnfunktion ist die **Pupillenkontrolle** (☞ 35.4.1).

38.3.2 Monitorüberwachung

Die Überwachung der Vitalzeichen des Patienten wird größtenteils von **Monitoren** übernommen. Die Pflegenden kontrollieren und dokumentieren die Werte in regelmäßigen Abständen (je nach Zustand des Patienten alle 5 – 60 Min.).

Invasive Überwachungsmethoden: Zur Überwachung ist ein in den Körper eindringender *(invasiver)* Eingriff nötig, z.B. direkte arterielle Blutdruckmessung oder ZVD-Kontrolle.

Nichtinvasive Überwachungsmethoden: Die Überwachung ist ohne invasiven Eingriff möglich, z.B. Überwachung von Herzrhythmus, Herz- und Atemfrequenz.

Alarmgrenzen

An allen Überwachungsgeräten können **Alarmgrenzen** eingestellt werden: Für jeden Überwachungsparameter des Patienten werden individuelle Grenzwerte definiert. Über- oder unterschreitet der Messwert diese Alarmgrenze, so gibt der Monitor ein akustisches und optisches Warnsignal.

Um ein Abweichen der Parameter rechtzeitig erkennen zu können, werden die Alarmgrenzen immer dem aktuellen Zustand des Patienten angepasst und zu Beginn jeder Schicht überprüft.

Bei einem Patienten mit einer Herzfrequenz von 70 Schlägen/Min. wird beispielsweise der untere Grenzwert auf 50 Schläge/Min., der obere auf 100 Schläge/Min. eingestellt. Änderungen der Kreislaufsituation werden so frühzeitig erfasst. Ändert sich die durchschnittliche Herzfrequenz auf 90 Schläge/Min., werden die Alarmgrenzen entsprechend korrigiert, z.B. unterer Wert auf 70 Schläge/Min., oberer Wert auf 120 Schläge/Min.

Überwachung von Herz und Kreislauf

Herzfrequenzüberwachung

Die kontinuierliche **Herzfrequenzüberwachung** über einen **EKG-Monitor** er-

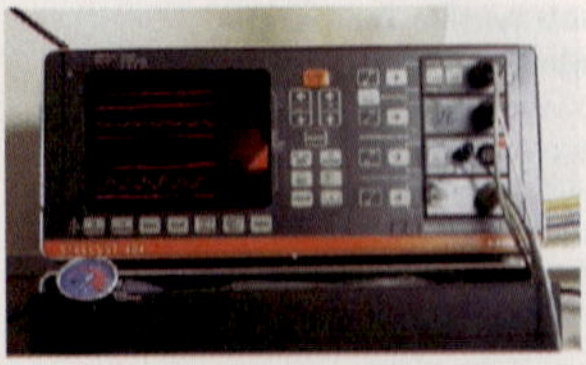

Abb. 38.9: Überwachungsmonitor Sirecust®. [V137]

möglicht es, Veränderungen wie *Tachykardie* und *Bradykardie* sofort erkennen und rasch darauf reagieren zu können.

Des Weiteren können lebensbedrohliche Herzrhythmusstörungen wie Kammerflattern, Klammerflimmern oder Asystolie rasch erkannt und Wiederbelebungsmaßnahmen (☞ 17.3) sofort und gezielt eingeleitet werden.

Notfall: Lebensbedrohliche Herzrhythmusstörungen sind

Kammerflattern: Herzfrequenz 250 – 350 Schläge/Min., Kreislaufstillstand

Kammerflimmern: Herzfrequenz > 350 Schläge /Min., Kreislaufstillstand

Asystolie: Weder Erregung noch Kreislauf sind vorhanden.

Für die Ableitung der EKG-Kurve werden je nach Gerät und Hersteller drei oder fünf Elektroden benötigt. Die Elektroden zur Herzfrequenzüberwachung sollten so am Patienten platziert sein, dass **Artefakte** (hier: *künstlich hervorgerufene Störung*) möglichst ausgeschlossen sind. Solche Artefakte können z.B. durch Bewegungen des Patienten verursacht werden. Sie stellen sich auf dem Bildschirm als höhere und/oder unregelmäßige Herzfrequenz dar und führen zu Fehlalarmen. Die Pflegenden dokumentieren die Herzfrequenz i.d.R. stündlich.

Schrittmacherüberwachung

Beim Patienten mit Herzschrittmacher genügt die übliche Herzfrequenzüberwachung nicht, da das vom Schrittmacher ausgeübte Aktionspotential, der sog. *Spike,* vom Monitor als Herzaktion gezählt werden kann, ohne dass tatsächlich eine Herzerregung und -kontraktion erfolgt. Aufgrund einer solchen Fehlinterpretation besteht die Gefahr, dass Bradykardie oder Asystolie (☞ 18.7.4) nicht erkannt werden.

Für die sichere Überwachung des Patienten mit Herzschrittmacher gibt es zwei Möglichkeiten:

- **Periphere Pulsüberwachung.** Über an Finger oder Ohr des Patienten angelegte Sensoren wird jede in der Peripherie ankommende Pulswelle erfasst. Fehlende Herzkontraktionen werden vom Monitor sofort erkannt
- **Herzfrequenzüberwachung mit Schrittmachererkennung.** Der Monitor wird so eingestellt, dass er den Schrittmacherimpuls erkennt und nur den QRS-Komplex als Herzaktion zählt (☞ Abb. 38.10).

Arrhythmieüberwachung

Manche Monitore können auch **Arrhythmien** (☞ 18.7) erkennen und unterscheiden, z.B. supraventrikuläre Extrasystolen (SVES) und ventrikuläre Extrasystolen (VES). Dazu muss zuvor die normale Herzaktion des Patienten eingespeichert werden. Das Gerät registriert Abweichungen vom Ausgangs-EKG und löst entsprechend Alarm aus.

Arterielle Blutdruckmessung

Nichtinvasive Methode *(indirekte Methode):* Die Blutdruckmessung über eine Manschette am Oberarm (☞ 7.2.14) kann von einem Überwachungsgerät übernommen werden. Das Intervall der Messungen ist beliebig einstellbar. Wird die Messung manuell vorgenommen, muss aus hygienischen Gründen für jeden Patienten eine eigene Manschette vorhanden sein.

Invasive Methode *(direkte Methode):* Über einen arteriellen Katheter (z.B. in der Arteria radialis) wird mittels Druckumwandler (*Transducer*) der mechanisch gemessene Druck in der Arterie in elektrische Signale umgewandelt. Diese Signale werden vom Monitor als Blutdruckkurve wiedergegeben. Damit sich keine Blutgerinnsel am Katheter bilden, wird eine kontinuierliche Druckspülung mit Kochsalz angeschlossen. Die Pflegenden inspizieren und verbinden die Einstichstelle des arteriellen Katheters täglich.

! Vorsicht: Kennzeichnung arterieller Zugänge

Um eine versehentliche Injektion intravenöser Arzneimittel in die arterielle Kanüle zu vermeiden, wird die Druckspülung mit einem **roten** Dreiwegehahn versehen und der Katheterverband mit dem Hinweis **„Arterie“** beschriftet.

ZVD-Messung

Die ZVD-Messung (☞ 18.2.2) kann bei Verwendung eines mehrlumigen zentralen Venenkatheters kontinuierlich, bei einlumigem Venenkatheter intermittierend erfolgen. Dabei wird wie bei der arteriellen Kanüle an ein Lumen des Venenkatheters ein Transducer und eine Druckspülung angeschlossen. Der Messwert wird dann als Druckkurve auf dem Monitor angezeigt.

Überwachung der Atmung

Pulsoxymetrie

Messprinzip und Normwerte ☞ 37.5.1

Ein an einem Finger oder einem Ohrläppchen des Patienten angebrachter Infrarotsensor misst kontinuierlich die arterielle Sauerstoffsättigung. Werden Klemmsensoren verwendet, achten die Pflegenden darauf, diese regelmäßig (nach ca. 2 – 3 Stunden) an einer anderen Körperstelle zu befestigen, da ansonsten leicht Dekubiti entstehen können.

Atemfrequenzüberwachung

Die Atemfrequenz kann ebenfalls über den Monitor überwacht werden. Dazu werden die Elektroden der Herzfrequenzüberwachung verwendet. Sie müssen allerdings so angelegt sein, dass der Monitor die atemsynchronen Thoraxbewegun-

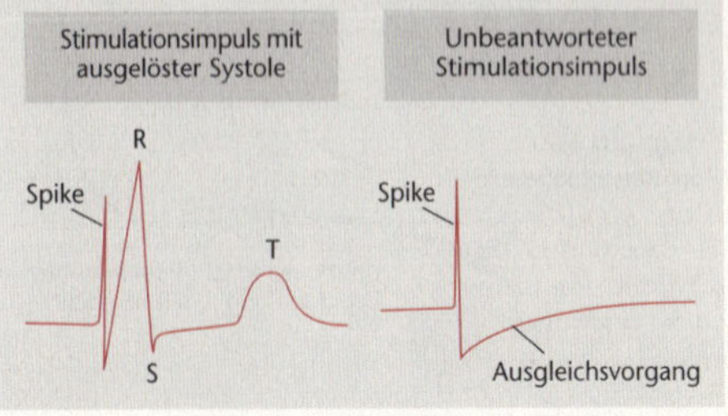

Abb. 38.10: Schrittmacherstimulationsimpuls (Spike), links mit ausgelöster Systole, rechts ohne Antwort des Myokards. [A400]

gen erkennt, d.h. zwei der Elektroden werden rechts und links an der unteren Thoraxapertur angebracht.

Bei der Einatmung entfernen sich die Elektroden durch die Dehnung des Thorax voneinander, bei der Ausatmung nähern sie sich wieder. Die daraus resultierenden Veränderungen des elektrischen Widerstandes werden dann am Monitor als Atemkurve dargestellt.

Wie bei der Herzfrequenzüberwachung kann auch diese Messung durch Bewegungen des Patienten beeinflusst werden und zu Fehlalarmen führen; Muskelzittern und zu flache Atmung können ebenfalls falsche Ergebnisse liefern.

Die Pflegenden vergleichen die vom Monitor angezeigten Werte für Atemfrequenz und Sauerstoffsättigung immer mit weiteren Messwerten und Beobachtungen, z.B. Pulsbeschleunigung oder dem Auftreten einer Zyanose. Eine Beobachtung alleine sagt oft nichts aus (☞ 7.1.1).

Überwachung der Temperatur

In der Regel wird die Körpertemperatur des Intensivpatienten mit den in Kapitel 7.7.2 beschriebenen Methoden alle sechs Stunden, bei Fieber alle zwei Stunden gemessen und dokumentiert. Hat ein Patient jedoch eine lebensbedrohlich hohe Temperatur, z.B. septisches Fieber, oder ist er unterkühlt, wird die Körpertemperatur kontinuierlich überwacht.

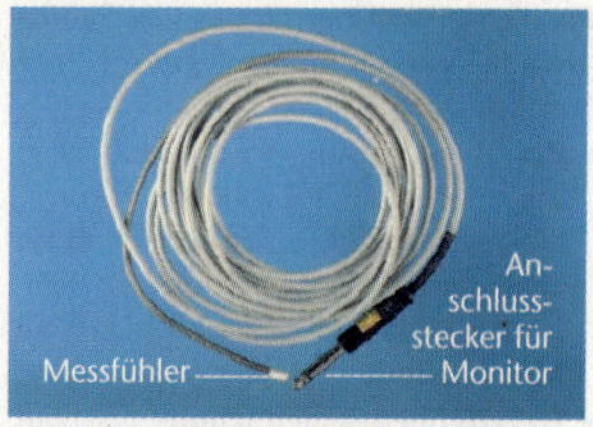

Abb. 38.12: Rektale Temperatursonde zur kontinuierlichen Temperaturüberwachung mit dem Monitor. [K183]

Rektale Temperatursonde

Hierbei wird dem Patienten eine spezielle Temperatursonde rektal eingeführt, die mit dem Überwachungsmonitor verbunden ist.

Diese Art der Temperaturmessung darf nur unter strenger Indikation und zeitlich begrenzt erfolgen (es drohen Druckulzera im Analbereich). Kontraindikationen sind z.B. Operationen oder Infektionen an Rektum oder Anus. Die kontinuierliche rektale Temperaturmessung wird vom Patienten als unangenehm empfunden, da sie einen ständigen Eingriff in seine Intimsphäre darstellt. Sie wird nur solange angewendet, bis auf eine andere Methode übergegangen werden kann. Bei Bewegungen des Patienten kann die Sonde verrutschen und zu Fehlalarmen führen.

Intravasale Temperaturüberwachung

Voraussetzung für die **intravasale Temperaturüberwachung** ist ein zentraler Venenkatheter mit integrierter Temperatursonde (z.B. ein Pulmonaliskatheter ☞ 18.4.11), der die *Kerntemperatur* ermittelt und auf den Monitor überträgt.

Temperaturüberwachung über Blasenkatheter

Auch Blasendauerkatheter mit integriertem Temperatursensor können zur kontinuierlichen Temperaturüberwachung eingesetzt werden.

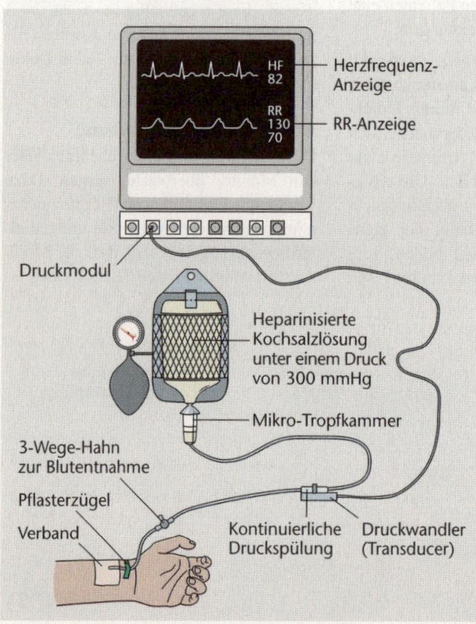

Abb. 38.11: Prinzip der invasiven direkten Blutdruckmessung. Nach dem gleichen Prinzip können auch z.B. der ZVD und der Hirndruck (☞ 35.5.11) gemessen werden. [A400-190]

38.3.3 Dokumentation

Für die Dokumentation der engmaschigen Überwachungs-, Behandlungs- und Pflegemaßnahmen bedarf es einer speziellen **Tageskurve** *(Intensivpflegekurve)*. Diese Kurve wird täglich zu einer festgesetzten Zeit neu geschrieben, die pflegerischen und ärztlichen Maßnahmen für den nächsten Tag werden geplant. Sie beinhaltet folgende Dokumentationsmöglichkeiten:

Überwachung

Im Überwachungsteil werden die Parameter Sauerstoffsättigung, Herzfrequenz, Blutdruck, ZVD, Körpertemperatur, Bewusstseinslage und Pupillenreaktion dokumentiert.

Flüssigkeitsbilanz

Störungen des Wasserhaushalts (☞ 31.11) können lebensbedrohlich sein und sind gerade bei Intensivpatienten häufig.

Deshalb ist die **Flüssigkeitsbilanz** (☞ 7.8.2), die aus *Einfuhr* abzüglich *Ausfuhr* berechnet wird, ein wichtiger Überwachungsparameter. Zur Einfuhr werden Trinkmenge, Sondenkost, Infusionsmengen, Arzneimittelmengen ab 40 ml (z.B. Kurzinfusionen, Gabe über Infusionsspritzenpumpen) gerechnet. Abhängig vom Krankheitsbild werden auch Blutpräparate mitbilanziert.

Zur Ausfuhr zählen Verluste über die Magensonde, die Urinmenge und Verluste über Drainagen. Auch Durchfälle müssen mitbilanziert werden (☞ 7.8.4). Zusätzlich ist die **Perspiratio insensibilis** *(unsichtbarer Wasserverlust über Atmung und Haut)* zu berücksichtigen. Dieser Flüssigkeitsverlust über Lunge und Haut beträgt täglich etwa 500 bis 1000 ml und ist bei Fieber und starkem Schwitzen erhöht.

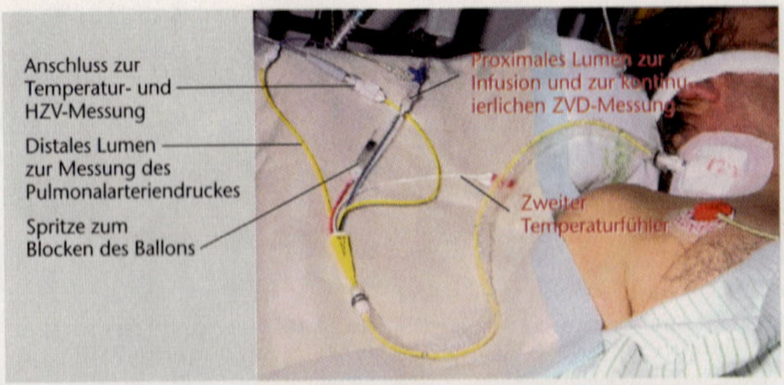

Abb. 38.13: Intensivpatient mit liegendem Pulmonaliskatheter (Katheterspitze liegt in einer der beiden Aa. pulmonales). Der Katheter ist in der Hülle beweglich, so dass er z.B. für die Messung des Herzzeitvolumens (☞ 18.1) jedes Mal korrekt positioniert werden kann. [K183]

Arzneimittel

Im Intensivbereich erhält der Patient oft eine Vielzahl von Arzneimitteln und Infusionen. Zur besseren Übersicht werden die verordneten Arzneimittel und Infusionen je nach medizinischem Fachgebiet in einer bestimmten Reihenfolge auf der Tageskurve dokumentiert. Für eine internistische Intensivstation beispielsweise findet sich von oben nach unten diese Reihenfolge:

- Spezielle Arzneimittel, z.B. Herzglykoside, Diuretika, Antibiotika
- Arzneimittel zur Prophylaxe, z.B. H_2-Blocker, Antikoagulantien
- Arzneimittel, die über Infusionsspritzenpumpen kontinuierlich verabreicht werden
- Infusionslösungen
- Blutersatzmittel, z.B. Erythrozytenkonzentrate, Fresh-frozen-Plasma.

Pflegerische Maßnahmen

Pflegerische Maßnahmen werden oft auf einem gesondertem Bogen dokumentiert:

- Unterstützung bei den ATL
- Mundpflege, Ganzkörperpflege
- Lagerung, Mobilisation
- Verbandswechsel von Wunden, Drainagen und Sonden
- Physikalische Maßnahmen, z.B. Wadenwickel.

Pflegebericht

Der Pflegebericht dient der Übergabe an die nächste Schicht und der Verlaufskontrolle:

- Wie reagiert der Patient auf pflegerische Maßnahmen?
- Wie äußert sich der Patient?
- Hat sich sein Zustand verändert?
- Wurden die Pflegeziele erreicht?
- Ändern sich Pflegeziele und -maßnahmen?

Ärztliche Dokumentation

Die ärztliche Dokumentation umfasst:

- Anordnungen von Arzneimitteln, Laborkontrollen, Untersuchungen
- Klinischer Verlauf des Patienten
- Aktuelle Laborwerte, Blutgasanalyse
- Beatmungsprotokoll (wird auch von den Pflegenden geführt).

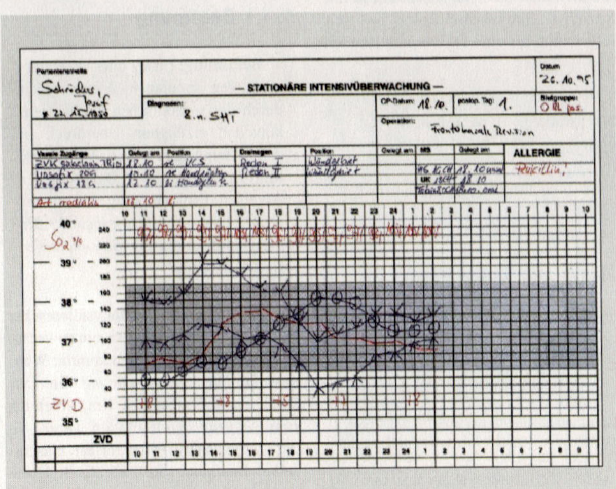

Abb. 38.14: Tagespflegekurve einer neurochirurgischen Intensivstation. Arzneimittel, Pflegetätigkeiten und Beatmungsparameter werden auf einem gesonderten Blatt dokumentiert. [K183]

38.4 Beatmungstherapie

Intubation

Materialien zur Intubation und endotracheale Intubation vor OPs ☞ 37.8.3

Vorbereitung der orotrachealen Intubation

> Zur Intubation eines Patienten muss der Bettplatz mit Absaugvorrichtung, Sauerstoffanschluss und einsatzbereitem Beatmungsgerät ausgestattet sein.

Erfolgt die Intubation als geplanter Eingriff und nicht in einer Notfallsituation, wird der Patient vorher umfassend aufgeklärt.

Das Intubationsbesteck befindet sich auf dem Notfallwagen und wird von den Pflegenden vorbereitet. Unentbehrlich sind neben einsatzbereitem Beatmungsgerät und Absauggerät:

- Endotrachealtubus passender Größe (Cuffdichtigkeit prüfen, evtl. mit Gleitgel benetzen, auf Arztanordnung Führungsstab einführen)
- Laryngoskop mit verschieden großen Spateln (☞ Abb. 37.33)
- 10 ml-Spritze (**Blockerspritze**) und/oder Cuffmanometer
- Pflaster zur Tubusfixierung (☞ Abb. 38.16 + 17)
- Beatmungsbeutel und -maske
- Stethoskop zur Lagekontrolle.

Weitere Materialien werden bereitgehalten und nach Bedarf verwendet (☞ auch 37.8.3):

- Sedativa
- Kurznarkotika
- Muskelrelaxantien

- Anästhesierendes Gleitmittel
- Führungsstab (☞ Abb.37.36)
- Magillzange (☞ Abb.37.36)
- Beißschutz
- Guedeltubus (☞ Abb. 37.22)
- Ersatztuben verschiedener Größen.

Durchführung der Intubation

Die assistierende Pflegeperson hat die Aufgabe, das Material anzureichen, den Patienten zu beobachten und ggf. Arzneimittel zu injizieren. Nach erfolgter Intubation fixiert sie den Tubus, der Arzt schließt das Beatmungsgerät an. Aufgabenteilung ☞ Tab. 38.15.

Tubusfixierung

Durch die Fixierung des endotrachealen Tubus wird der Tubus einerseits in seiner Lage gesichert, andererseits dürfen dadurch aber keine Druckgeschwüre an Mundwinkel, Mund- oder Nasenschleimhaut entstehen.

Es gibt zahlreiche Varianten der Tubusfixierung, z.B. werden nach *oraler Intubation* Tubus und Beißschutz mit 1 – 2 cm breitem Pflaster (z.B. Leukoplast®) oder unelastischen Mullbinden bzw. Tubusbändchen fixiert. Nach *nasaler Intubation* wird der Tubus z.B. mit einem Stegpflaster an der Nase in seiner Lage gesichert. Hierzu wird ein etwa 5 cm langer, 2 cm breiter Pflasterstreifen quer zur Mitte jeweils zweimal eingeschnitten. Die Schnittflächen werden an der Rückseite verklebt, so dass hier eine nichtklebende Fläche von ca. 1 Quadratzentimeter entsteht, die einen Steg zwischen den Klebeflächen auf Nasenrücken und Tubus bildet. Neben diesen genannten Möglichkeiten gibt es eine Vielzahl industrieller Fixierungen (z.B. hautschonende Fixierbänder mit Klettverschluss).

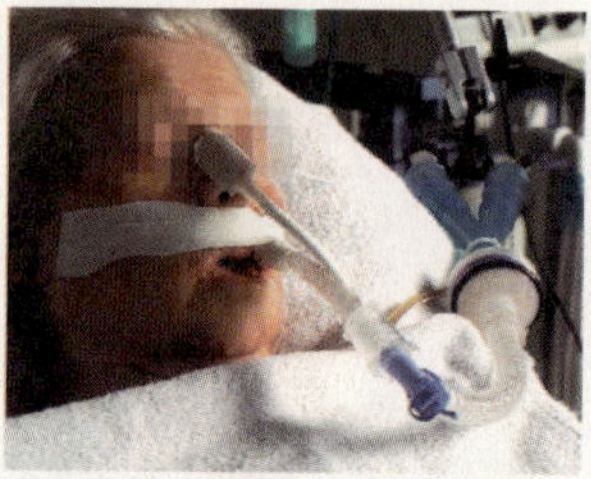

Abb. 38.16: Fixiermöglichkeit des endotrachealen Tubus bei oraler Intubation. [K183]

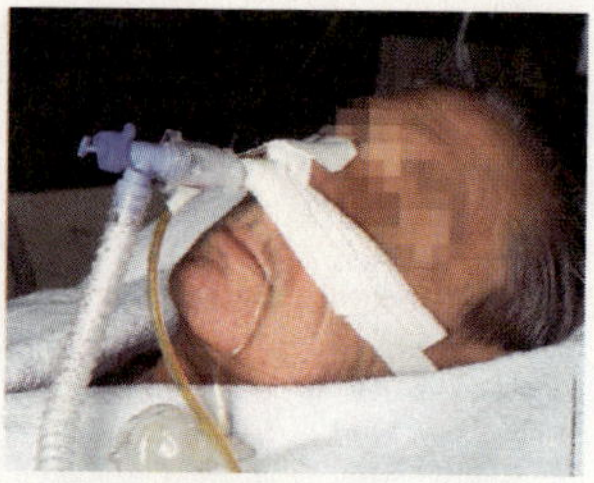

Abb. 38.17: Fixiermöglichkeit des endotrachealen Tubus bei nasaler Intubation. [K183]

Tracheotomie

Tracheotomie bei Laryngektomie ☞ 34.9.4

Trachealkanülen und Tracheostomapflege auf der Allgemeinstation ☞ 34.9.4

In der Intensivmedizin ist die **konventionelle Tracheotomie** (operativ, meist in Allgemeinanästhesie angelegte Öffnung der Luftröhre nach außen ☞ 34.9.4) in den letzten Jahren weitgehend von der **Punktionstracheotomie** (auch *perkutane Tracheotomie)* verdrängt worden, die im Patientenbett auf der Intensivstation durchgeführt werden kann. Bei der Punktionstracheotomie wird in Lokalanästhesie die Trachea mit einer Nadel punktiert und die Punktionsstelle anschließend mit speziellen Spreizinstrumenten so weit aufgedehnt, bis eine Öffnung entstanden ist, durch die eine Trachealkanüle eingeführt werden kann.

Die wichtigsten **Vorteile der Tracheotomie** gegenüber der oralen oder nasalen Intubation sind:

- Während ein oraler oder nasaler Tubus den Patienten meist sehr stört (Fremdkörpergefühl, Würgereiz), wird die Trachealkanüle von den meisten Patienten als weniger störend empfunden
- Die Mund- und Nasenpflege ist einfacher durchführbar und kann vom Patienten evtl. auch selbst vorgenommen werden
- Der tracheotomierte Patient kann essen und trinken, sofern keine Schluckstörungen oder Kontraindikationen auf Grund seiner Erkrankung vorliegen
- Mit Hilfe eines Sprechaufsatzes oder einer speziellen Trachealkanüle kann der Patient sprechen.

38.4.1 Beatmung

Beatmung: Ersatz oder Unterstützung der spontanen Atemtätigkeit durch den periodischen Einsatz von künstlich erzeugtem Überdruck in den Atemwegen. Der Überdruck führt zur Dehnung und Belüftung der Alveolen. Die Beatmung wird manuell mit einem *Beatmungsbeutel* oder maschinell durch ein *Beatmungsgerät* durchgeführt.

Die Beatmung ist ein unphysiologischer Vorgang, da es im Thoraxraum zu veränderten Druckverhältnissen kommt: Während bei der *Spontanatmung* die Luft durch einen Unterdruck (im Vergleich zum Atmosphärendruck) im Thorax in die Lunge strömt, wird bei der maschinellen Beatmung die Luft durch Überdruck in die Alveolen gepresst. Die Ausatmung ist in beiden Fällen ein passiver Vorgang.

Pflegende	▸ Stellt das Bett flach ▸ Entfernt Kissen und Kopfteil des Bettes, reicht dem Arzt das Material an
Arzt	▸ Inspiziert die oberen Atemwege mit dem Laryngoskop ▸ Macht sie ggf. durch Absaugen frei ▸ Führt den Tubus unter Sicht durch die Stimmritze in die Trachea ein, ggf. mit Hilfe der Magillzange (bei nasotrachealer Intubation)
Pflegende	▸ Bläst Cuff mit Cuffmanometer oder der Blockerspritze auf (Blocken) ▸ Beatmet den Patienten mehrmals mit dem Beatmungsbeutel
Arzt	▸ Kontrolliert währenddessen die gleichmäßige Belüftung beider Lungen durch Abhören mit dem Stethoskop ▸ Korrigiert ggf. Tubuslage (☞ Abb. 37.39)
Pflegende	▸ Fixiert den Tubus (☞ Abb. 38.16 und 38.17) ▸ Dokumentiert die durchgeführte Maßnahme: – Uhrzeit – Tubusgröße – Tubuslage in cm (der Tubus ist entsprechend markiert; bei oraler Intubation wird die Markierung in Höhe der Zahnreihe, bei nasaler Intubation in Höhe des Naseneinganges dokumentiert) – Cuffdruck (darf zur Vermeidung von Schleimhautdefekten an der Trachea bei längerer Intubation 15 – 20 mmHg nicht überschreiten)

Tab. 38.15: Arbeitsteilung bei der Durchführung der Intubation.

Indikation zur Beatmung

Indikation zur Beatmung ist die **respiratorische Insuffizienz** (☞ 20.12) mit folgenden Zeichen:

- Atemfrequenz > 35/Min. oder Atemstillstand
- Pathologische Blutgasanalyse (unter Einbeziehung der klinischen Symptomatik):
  - Arterieller Sauerstoff-Partialdruck < 50 mmHg trotz Sauerstoffgabe von 6 l/Min. über Nasensonde oder Sauerstoffmaske
  - Arterieller Kohlendioxid-Partialdruck > 55 mmHg; Ausnahme: chronische CO_2-Erhöhung, z.B. bei Lungenemphysem ☞ 20.6.3.

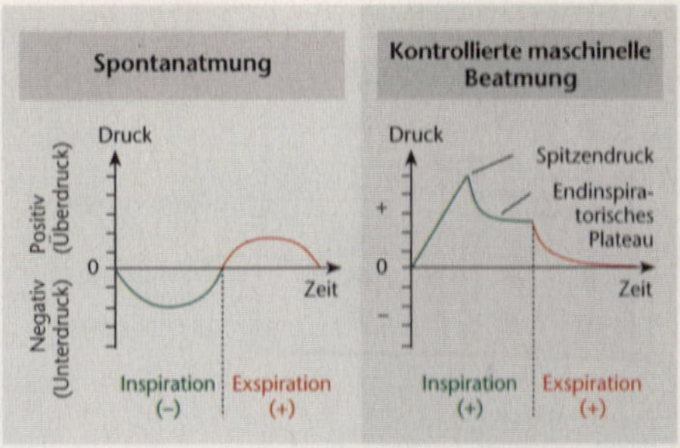

Abb. 38.19: Schematischer Vergleich der Druckverhältnisse im Thorax bei Spontanatmung (links) und kontrollierter maschineller Beatmung (rechts). [A400]

Atemgasklimatisierung

Durch den Tubus oder die Trachealkanüle gelangt die Atemluft direkt in die Trachea. Dadurch fallen die physiologischen Funktionen der oberen Atemwege wie Reinigung, Anfeuchtung und Erwärmung der Atemluft sowie Filterung von größeren Partikeln aus (☞ 34.1.1) und das empfindliche Flimmerepithel der Atemwege wird geschädigt.

Atemgasanfeuchter oder Beatmungsfilter (bei beatmeten Patienten) sowie künstliche Nasen (bei intubierten, nicht beatmeten Patienten) können die physiologischen Funktionen teilweise ersetzen und so Komplikationen verringern. Der Selbstreinigungsmechanismus der Lunge wird durch regelmäßiges Absaugen (☞ 38.4.2) des Trachealsekrets unterstützt.

Atemgasanfeuchter

Atemgasanfeuchter werden in den Inspirationsteil des Beatmungsschlauchsystems zwischengeschaltet. Die zum Patienten fließende Inspirationsluft passiert den mit sterilem Wasser befüllten und beheizten Atemgasbefeuchter und wird dabei erwärmt und angefeuchtet *(klimatisiert)*. Im Inspirationsschlauch zwischen Atemgasbefeuchter und Patient ist entweder eine Schlauchheizung eingebaut, um Kondenswasser zu verhindern, oder es ist eine Wasserfalle zwischengeschaltet, die entstehendes Kondenswasser auffängt.

Um die Klimatisierung des Atemgases zu gewährleisten, wird der Wasserstand des Atemgasanfeuchters bei Betrieb regelmäßig kontrolliert und ggf. Wasser nachgefüllt. Die Wasserfallen werden regelmäßig geleert, damit das Wasser nicht ins Schlauchsystem gelangt und die Beatmung des Patienten behindert. Das Schlauchsystem wird je nach Hygienerichtlinie des Hauses regelmäßig gewechselt.

Beatmungsfilter

Alternativ zum Atemgasanfeuchter werden vielfach **Beatmungsfilter** *(heat moist exchanger*, kurz *HME*-Filter) eingesetzt. Diese bestehen aus einem Kunststoffgehäuse, in dessen Lumen ein luftdurchlässiger Filter eingebaut ist, der einerseits die Einatemluft von Partikeln filtert, andererseits Wärme und Feuchtigkeit der Ausatemluft zurückhält. Beatmungsfilter werden zwischen Y-Stück und Gänsegurgel in das Beatmungsschlauchsystem eingebaut und alle 24 Stunden gewechselt.

Künstliche Nase

Die **künstliche Nase** wird angewandt bei intubierten oder tracheotomierten Patienten, die nicht beatmet werden müssen, z.B. in der Entwöhnungsphase (☞ unten). Künstliche Nasen entsprechen in Aufbau und Funktion den Beatmungsfiltern (☞ oben). Sie werden direkt auf Tubus oder Trachealkanüle aufgesetzt. Verbunden mit einer Sauerstoffquelle kann die Atemluft mit Sauerstoff angereichert werden.

Patienten mit einer künstlichen Nase bedürfen einer ebenso sorgfältigen pflegerischen Überwachung wie maschinell beatmete, da z.B. bei Verlegung der künstlichen Nase durch einen Schleimpfropf Erstickungsgefahr droht.

Beatmungsgerät

Ein **Beatmungsgerät** *(Respirator)* unterstützt oder ersetzt die vollständig oder teilweise ausgefallene Atmung des Patienten und überwacht die Beatmung. Im Folgenden werden Aufbau und Funktionsweise eines Beatmungsgerätes, seine Bedienungselemente und die wichtigsten Beatmungsformen beschrieben.

Ziel dieser Beschreibung ist es, einen *Einblick* zu gewähren. Um in der Praxis mit einem Beatmungsgerät umgehen zu können, bedarf es neben den im Medizinproduktgesetz vorgeschriebenen Kenntnissen einer intensiven Einarbeitung.

Aufbau

Die Funktionskomponenten eines Beatmungsgerätes sind:

- Versorgungssystem
- Bedienungssystem
- Schlauchsystem
- Überwachungssystem.

Das **Versorgungssystem** regelt die Zusammensetzung des Sauerstoff-Druckluft-Gemisches, d.h. wie viel Sauerstoff der Einatem-

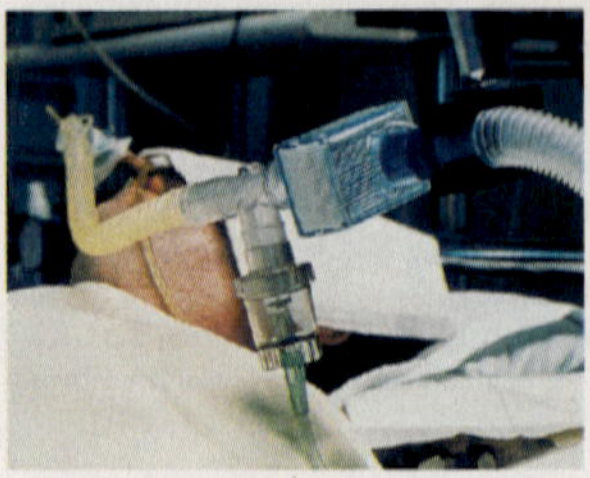

Abb. 38.18: Beatmungsfilter. [V319]

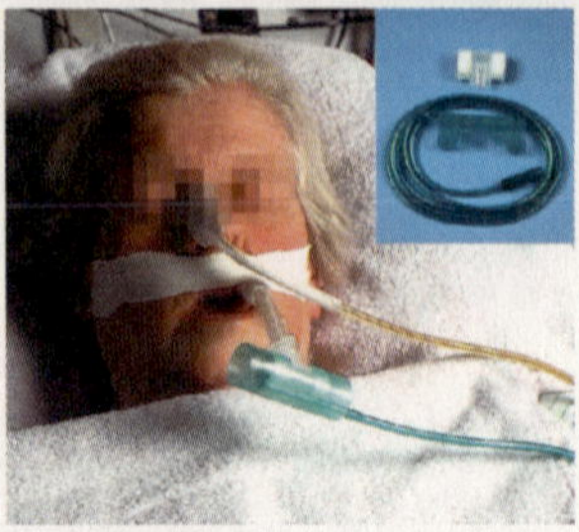

Abb. 38.20 – 38.21: Die künstliche Nase übernimmt beim intubierten, aber spontan atmenden Patienten teilweise die Funktion der oberen Atemwege. [K183]

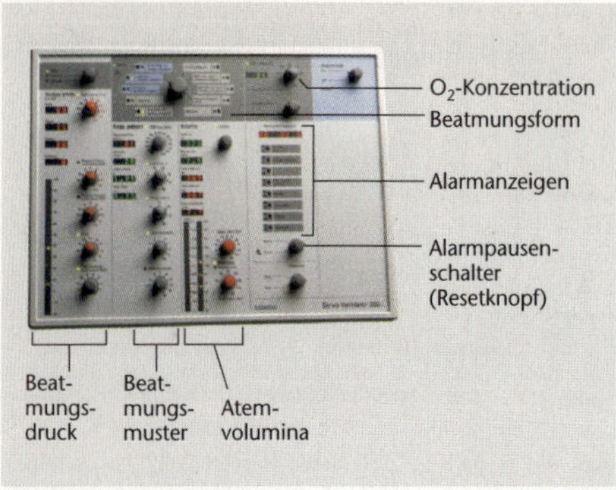

Abb. 38.22 (links): Bedienungs- und Überwachungssystem des Servo Ventilator 300A® mit digitalen Anzeigen der eingestellten und gemessenen Parameter. Ein zusätzlicher Bildschirm (Abb. 38.23) ermöglicht die Messwertdarstellung wahlweise in tabellarischer oder Diagrammform. [V137]

Abb. 38.23 (rechts): Beatmungsgerät Servo Ventilator 300A® von Siemens mit Bildschirm. [V137]

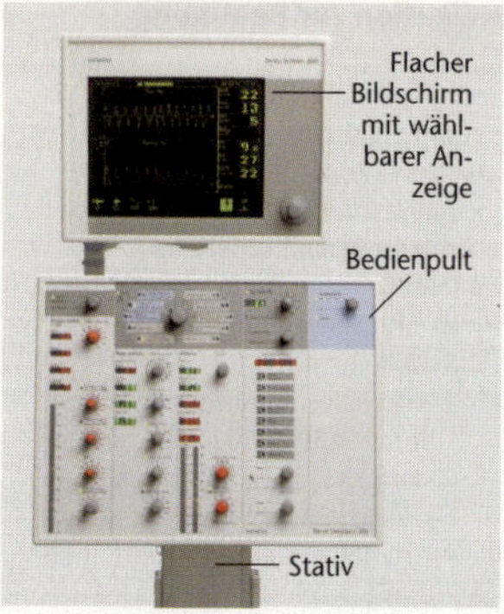

luft zugesetzt wird und mit welchem Druck die Luft in den Patienten gelangt.

Am **Bedienungssystem** werden die Vorgaben für das Versorgungssystem eingestellt. Dazu gehören die Sauerstoffkonzentration der Einatemluft, die Atemfrequenz, die Beatmungsform (☞ unten) und abhängig davon weitere wichtige Beatmungsparameter (☞ Tab. 38.24).

Das **Schlauchsystem** führt über den *Inspirationsschlauch* das Sauerstoff-Druckluft-Gemisch zum Patienten und über den *Expirationsschlauch* die ausgeatmete Luft zurück zum Gerät.

Das **Überwachungssystem** erfasst Atemfrequenz, Atemzugvolumen und Atemminutenvolumen; ebenso gemessen werden Temperatur und Sauerstoffkonzentration des verabreichten Gasgemisches. Zusätzlich kontrolliert es den **Beatmungsdruck,** einen äußerst wichtigen Parameter zur Überwachung der Beatmung und der Lungenfunktion des Patienten:

- Steigt der Beatmungsdruck im Schlauchsystem plötzlich an, so liegen Hindernisse in den Atemwegen vor. Dies ist zum Beispiel der Fall, wenn der Patient stark verschleimt ist oder gegen die Beatmung hustet
- Ein langsamer Anstieg des Beatmungsdrucks weist auf eine Verschlechterung der Lungenfunktion hin
- Sinkt der Beatmungsdruck kontinuierlich oder plötzlich, weist dies auf ein Leck im Beatmungssystem hin oder das System ist *diskonnektiert,* d.h. die Verbindung ist an einer Stelle unterbrochen.

Funktionsweise

Vor Inbetriebnahme wird das Beatmungsgerät mit einem sterilen Versorgungs- und Schlauchsystem ausgerüstet, an Sauerstoff, Druckluft und Stromnetz angeschlossen und auf seine Funktionsfähigkeit überprüft.

Vom Versorgungssystem fließt das Sauerstoff-Druckluftgemisch über den *Inspirationsschlauch* des Schlauchsystems zum Patienten. In- und Expirationsschlauch sind über ein Y-Stück mit einem ziehharmonikaartigen Schlauchstück (der „Gänsegurgel") und dieses wiederum mit dem Tubus oder der Trachealkanüle verbunden. Sowohl die Ein- als auch die Ausatemluft muss den Tubus bzw. die Trachealkanüle, die Gänsegurgel und das Y-Stück passieren, d.h. dieser Abschnitt des Schlauchsystems addiert sich zum **Totraum** (☞ 7.2.2).

Die Ausatmung erfolgt über den *Exspirationsschlauch* des Schlauchsystems.

Transport-Beatmungsgerät

Muss ein beatmeter Patient z.B. in den OP gebracht werden, wird ein **transportables Beatmungsgerät** eingesetzt. Zur Verfügung stehen spezielle Transportrespiratoren, die relativ klein sind, am Patientenbett befestigt werden können und nur zu Transportzwecken verwendet werden, z.B. Oyxlog® (☞ Abb. 38.25), oder Beatmungsgeräte, die zu Transportzwecken umgerüstet werden können, z.B. Servo 300A®.

Beatmungsformen

Die wichtigsten Beatmungsformen sind die **kontrollierte** und die **assistierte Beatmung** sowie die **assistierte Spontanatmung.**

Kontrollierte Beatmung

Kontrollierte Beatmung (*kontrollierte maschinelle Beatmung, CMV = controlled mechanical/mandatory ventilation*): Vollständige Übernahme der insuffizienten Atmung durch ein Beatmungsgerät; der Patient löst weder die Inspiration aus noch leistet er Atemarbeit. Zwei Formen (☞ Abb. 38.26):

- **IPPV** *(intermittend positive pressure ventilation):* Intermittierende Überdruckbeatmung, d.h. nach der Exspiration fällt der Beatmungsdruck auf Null

Beatmungsparameter	Funktion
Sauerstoffgehalt (O_2 Vol. %)	Sauerstoffanteil der Inspirationsluft (21 – 100 %)
Inspirationsflow	Flussgeschwindigkeit der Inspirationsluft
Beatmungsdruck	Maximaler Druck im Beatmungssystem während der maschinellen Beatmung
Atemzugvolumen	Größe des einzelnen Atemzuges
Trigger(-schwelle) (engl. trigger = Auslöser)	Höhe des Unterdrucks (bei Drucktrigger) bzw. Luftmenge (bei Flowtrigger), die der Patient durch Inspirationsbemühungen überschreiten muss, um am Gerät einen Atemzug auszulösen (☞ assistierte Beatmung)
PEEP (positive endexspiratory pressure, positiver endexspiratorischer Atemwegsdruck ☞ Abb 38.26)	Höhe des positiven Drucks, der am Ende der Ausatmung in den Atemwegen herrscht. PEEP verhindert Kollaps der Alveolen und Bildung von Atelektasen (☞ 7.2.2), erhöht die funktionelle Residualkapazität (☞ Abb. 7.7) und verbessert den pulmonalen Gasaustausch. Kann bei kontrollierter und assistierter Beatmung eingesetzt werden.

Tab. 38.24: Wichtige Beatmungsparameter und ihre Funktion.

- **CPPV** *(continuous positive pressure ventilation):* Kontinuierliche Überdruckbeatmung mit positivem Atemwegsdruck in In- und Exspiration (PEEP ☞ Tab. 38.24).

Bei der **kontrollierten Beatmung** übernimmt das Beatmungsgerät die Atemarbeit *vollständig*. Der Patient kann, muss aber nicht, durch Auslösen des Triggers zusätzliche maschinelle Atemzüge auslösen.

Damit der Patient eine kontrollierte Beatmung tolerieren kann, sind oft hohe Dosen an *Tranquilizern* (Sedativa ☞ Pharma-Info 36.41) und *Muskelrelaxantien* (☞ 37.3.2) erforderlich. Der Übergang zur selbständigen Atmung ist insbesondere nach langdauernder kontrollierter Beatmung oft schwierig und mit Komplikationen verbunden.

Assistierte Beatmungsformen sind stärker auf das physiologische Atemmuster ausgerichtet und können eine nur ansatzweise vorhandene Eigenatmung gezielt unterstützen. So kann die medikamentöse Therapie auf ein Minimum reduziert und der Patient leichter vom Beatmungsgerät entwöhnt werden.

Assistierte Beatmung

Assistierte Beatmung: Unterstützung der Spontanatmung durch ein Beatmungsgerät; angewendet in der Entwöhnungsphase von der kontrollierten Beatmung oder von Beginn der Beatmungstherapie an. Voraussetzung: Patient ist in der Lage, die Triggerschwelle zu unterschreiten und damit Inspirationen auszulösen.

SIMV *(synchronized intermittend mandatory ventilation* ☞ Abb. 38.27): Spontanatmung mit intermittierenden maschinellen Atemzügen, die der Respirator synchron zur Eigenatmung des Patienten verabreicht. Anzahl der maschinellen Atemzüge/Minute am Respirator einstellbar. Kann kombiniert werden mit ASB und CPAP.

BIPAP *(biphasic positiv airway pressure):* Beatmung mit zwei unterschiedlich hohen Beatmungsdruckniveaus (Inspiration durch Wechsel vom niedrigen zum hohen Druckniveau, Exspiration durch Wechsel vom hohen zum niedrigen Druckniveau). Der Patient kann auf beiden Druckniveaus spontan dazu atmen.

BIPAP ist eine Beatmungsform, die von Beginn der Beatmung bis zur vollständigen Entwöhnung eingesetzt werden kann. Soll der Respirator die Atemarbeit vollständig oder weitgehend übernehmen, wird die Differenz zwischen den beiden Druckniveaus relativ hoch eingestellt. Je mehr Atemarbeit der Patient selbst leisten kann, desto mehr wird das obere Druckniveau abgesenkt, bis es am Ende dem unteren Druckniveau entspricht: Dann atmet der Patient CPAP.

Assistierte Spontanatmung

ASB *(assisted spontaneous breathing, assistierte Spontanatmung):* Druckunterstützung bei der Spontanatmung. Der Patient bestimmt Beginn und Ende des Atemzugs selbst, wird aber bei der Atemarbeit unterstützt, da der Respiratior die Luft mit dem eingestellten Überdruck abgibt.

CPAP *(continuous positive airway pressure)*: Spontanatmung mit kontinuierlichem positivem Atemwegsdruck. Die Einatmung wird durch den positiven Atemwegsdruck erleichtert. Weitere Auswirkungen ☞ PEEP.

Bei **ASB** wird dem Patienten, der einen eigenen Atemrhythmus, aber nicht genügend Kraft für einen vollständigen Atemzug hat, die Einatmung erleichtert. Im Gegensatz zur SIMV wird kein vollständiger Atemzug verabreicht, sondern der insuffiziente Atemzug durch einen maschinellen Luftstrom **(Flow)** ergänzt.

Dokumentation der Beatmungsparameter

Nach jeder Änderung der Beatmungsparameter und zu Beginn jeder Schicht kontrollieren die Pflegenden die Einstellung des Beatmungsgerätes und dokumentieren sie im **Beatmungsprotokoll:**

- Beatmungsform mit Höhe von PEEP oder CPAP
- Flow des zugeführten Atemgases
- Beatmungsdruck

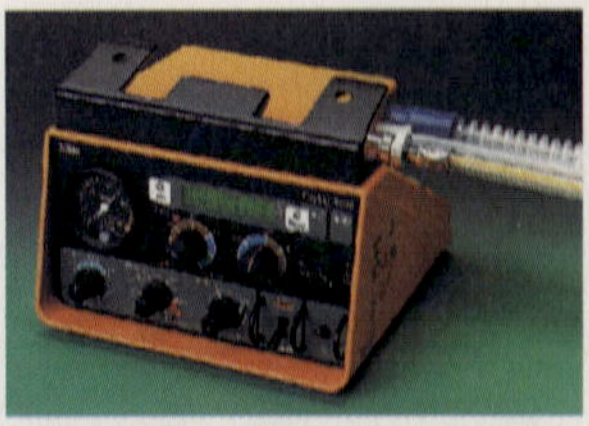

Abb. 38.25: Transport-Beatmungsgerät Oxylog 2000®. [V162]

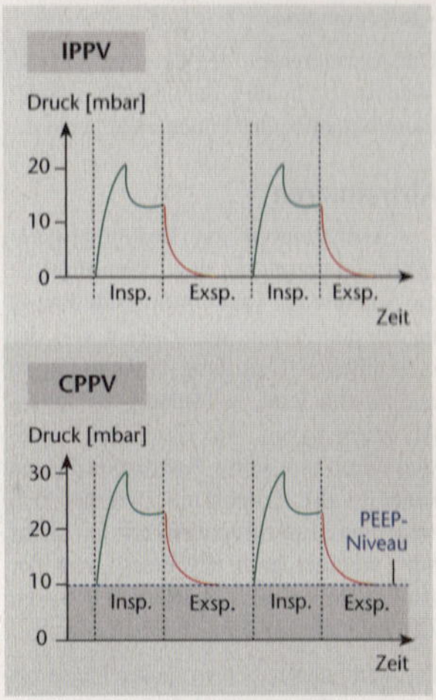

Abb. 38.26: Die kontrollierten Beatmungsformen IPPV (kontrollierte Beatmung ohne PEEP) und CPPV (kontrollierte Beatmung mit PEEP + 10 mbar). [A400]

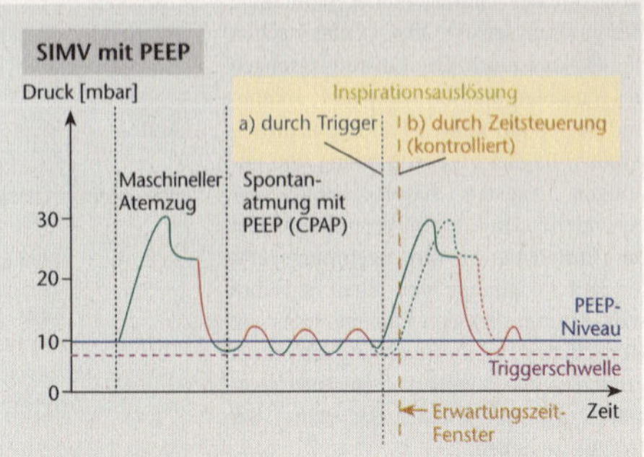

Abb. 38.27: SIMV ist eine Kombination aus maschinellen Atemzügen und Spontanatmungsphasen. Die maschinellen Atemzüge werden entweder vom Patienten getriggert (im Erwartungszeitfenster), oder, falls der Patient den Trigger nicht auslöst, zeitgesteuert verabreicht. [A400]

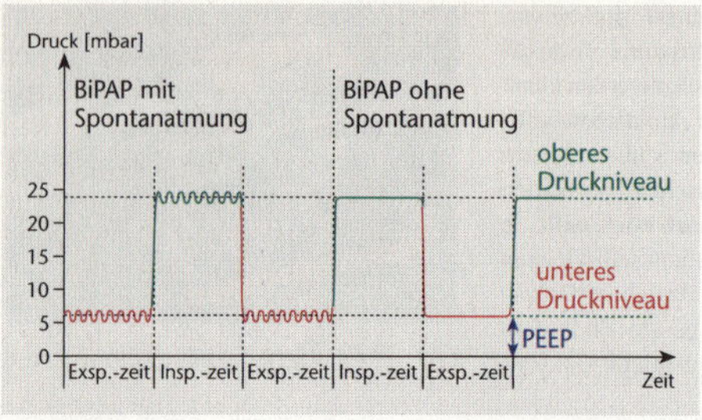

Abb. 38.28: Bei BIPAP wird der Patient beatmet, indem der Respirator zwischen zwei Druckniveaus wechselt (☞ Text). Währenddessen kann der Patient auf beiden Druckniveaus zusätzlich spontan atmen. [A400]

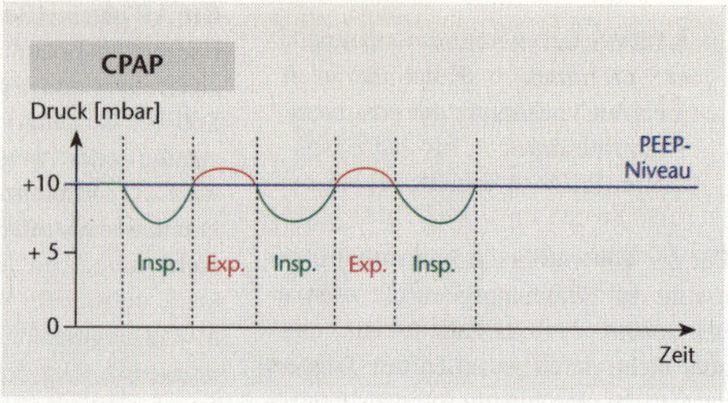

Abb. 38.30: Bei CPAP atmet der Patient völlig spontan bei kontinuierlich positivem Atemwegsdruck. CPAP kann nicht nur über Tubus oder Trachealkanüle, sondern auch intermittierend über eine dichtsitzende Maske angewendet werden. [A400]

- Verhältnis Inspiration : Exspiration
- Atemfrequenz, Atemzugvolumen, Atemminutenvolumen
- Sauerstoffkonzentration des zugeführten Atemgases.

Die Alarmgrenzen des Beatmungsgeräts werden regelmäßig der aktuellen Beatmungssituation des Patienten angepasst.

Abtrainieren

Das **Abtrainieren** vom Beatmungsgerät (*Entwöhnungsphase,* engl. **Weaning**) ist die Stunden bis Tage umfassende Phase, in der der Patient schrittweise von der maschinellen Beatmung entwöhnt wird und wieder lernt, selbständig zu atmen. Abhängig davon, wie rasch der Patient sich erholt und selbst Atemarbeit leisten kann, ist der Zeitabstand zwischen den einzelnen Entwöhnungsschritten mehr oder weniger groß. Eventuell wird der Patient phasenweise kontrolliert beatmet, z.B. nachts, damit er sich erholen kann.

Die Patienten haben in dieser Phase oft Angst, nicht genügend Luft zu bekommen, da die Atemmuskulatur geschwächt ist. Deshalb bedarf der Patient besonderer psychischer Unterstützung und Beobachtung hinsichtlich Überanstrengung und Kontrolle der Vitalzeichen. Regelmäßige Blutgasanalysen (☞ 20.4.4) überwachen den Gasaustausch. Die Leistungsgrenzen des Patienten müssen rechtzeitig erkannt und dürfen auf keinen Fall überschritten werden, da dies zu Erschöpfung und unnötigen Ängsten führen kann. Insbesondere nach Langzeitbeatmung findet die Entwöhnung vom Beatmungsgerät (☞ 38.4.1) anfangs vor allem tagsüber statt. Strengt dies den Patienten sehr an, ist nachts evtl. einer Beatmung mit einem größeren maschinellen Unterstützungsanteil, ggf. mit leichter Sedierung, der Vorzug zu geben.

Die Eigenatmung des Patienten wird während des Abtrainierens durch entsprechende Lagerung wie Oberkörperhoch-, V- oder T-Lagerung (☞ 7.2.6) unterstützt. Atemstimulierende Einreibungen (☞ 7.2.7) können atemfrequenzsenkend und angstlösend wirken.

Extubation

Extubation nach Narkose ☞ 37.8.3

Sobald die Werte der Blutgasanalyse unter Spontanatmung auf eine ausreichende Eigenatmung hinweisen und kein Grund mehr besteht, die Atemwege durch einen Tubus zu sichern, kann der Patient extubiert werden. Die Extubation führen Arzt und Pflegende gemeinsam durch.

Vorbereitung

Die Pflegenden bereiten eine nasale Sonde für die Sauerstoffgabe vor, damit der Patient sofort nach der Extubation sauerstoffangereicherte Luft bekommen kann. Der Arzt klärt den Patienten über die bevorstehende Maßnahme auf und weist auf den zu erwartenden Hustenreiz bei der Extubation hin. Die Pflegenden lagern den Patienten bequem aufrecht sitzend.

Durchführung

Pflegende	Saugt Mund, Nasen- und Rachenraum ab, löst die Tubusfixierung
Arzt	Saugt endotracheal (☞ 38.4.2) ab
Pflegende	Entblockt den Tubuscuff nach Aufforderung des Arztes
Arzt	Zieht unter Sog gleichzeitig Tubus und Absaugkatheter zurück, wobei der Absaugkatheter über den Tubus hinausragt; so wird zurückfließendes Sekret sofort entfernt

Tab. 38.29: Durchführung der Extubation.

Anschließend erhält der Patient ggf. Unterstützung beim Husten, und die O_2-Sonde wird platziert. Die Vitalzeichen werden kontrolliert und zusammen mit der Extubation dokumentiert.

38.4.2 Pflege des beatmeten Patienten

Die Pflege jedes beatmeten Patienten erfordert große Sorgfalt und hohen Zeitaufwand. Welche Unterstützung der Patient bei den alltäglichen Verrichtungen benötigt, ist neben der körperlichen Einschränkung durch seine Erkrankung von seinem Bewusstseinszustand abhängig: Der Patient kann aufgrund seiner Erkrankung tiefkomatös oder für die Tolerierung der Beatmung sediert (Sedativa ☞ Pharma-Info 36.41 und 37.3.4) und evtl. relaxiert (Muskelrelaxantien ☞ 37.3.2) sein, er kann aber auch wach, orientiert und fähig zur Kooperation bei den Pflegemaßnahmen sein. Letzteres ist oft in der Entwöhnungsphase der Fall.

Nachstehend wird die Pflege eines Patienten beschrieben, der leicht sediert ist und unter Anleitung mithelfen kann. Besonderheiten bei tiefkomatösen Patienten bzw. sedierten und relaxierten Patienten (im Folgenden bewusstlos genannt) sind entsprechend vermerkt.

Wach sein und schlafen

Allein der Aufenthalt auf einer Intensivstation sowie die maschinelle Beatmung stellen für den Patienten eine extreme Stresssituation dar, für deren Verarbeitung er eigentlich längere REM-Phasen (= von Träumen geprägte Schlafphasen ☞ 7.3.2) benötigt. Dem steht jedoch die Notwendigkeit der engmaschigen Versorgung, Überwachung und Pflege entgegen. Weiterhin verhindern Sedativa die notwendigen REM-Phasen.

Folgendes Verhalten ermöglicht dem beatmeten Patienten dennoch eine gewisse Erholung und ungestörte Schlafperioden:

- Patientenübergabe nicht im Patientenzimmer vornehmen
- Pflegemaßnahmen zu Dienstbeginn planen und zeitlich bündeln
- Geräuschkulisse minimieren: Alarme durch rechtzeitiges Wechseln von Infusionen und Spritzenpumpen reduzieren, Alarmgrenzen an Monitoren und Beatmungsgeräten korrekt einstellen
- Routinetätigkeiten im Patientenzimmer möglichst tagsüber einplanen, um den normalen Schlaf-Wach-Rhythmus zu unterstützen (z.B. Messen des ZVD, Erstellen der Bilanz)
- Den Patienten am Tag aktivieren, um einen Wechsel zwischen Anstrengung und Entspannung zu erzielen, z.B. Mobilisation, Abtrainieren von der Beatmung
- Lichtverhältnisse dem Tag-Nacht-Rhythmus anpassen: nachts das Licht im Patientenzimmer und Flur auf Nachtbeleuchtung umschalten
- Individuell Schlaf fördern (☞ 7.3.4).

Sich bewegen

Der beatmete Patient ist nicht zwangsläufig immobil, jedoch in seiner Beweglichkeit sowohl durch die Erkrankung als auch durch notwendige Eingriffe zur Überwachung und Therapie erheblich eingeschränkt.

Dekubitus- und Kontrakturprophylaxe

Beatmete Patienten, die in ihrer Bewegung eingeschränkt sind, neigen verstärkt zu **Dekubiti** und **Kontrakturen**. Zusätzlich erhöht sich die Dekubitusgefahr, wenn der Patient aufgrund einer labilen Kreislauflage **Katecholamine** (z.B. Dopamin) erhält. Diese Arzneimittel vermindern die Hautdurchblutung zugunsten einer verbesserten Durchblutung lebenswichtiger Organe.

Alle beatmeten Patienten werden deshalb mindestens alle 2 Stunden gelagert. Dabei kann der Patient unter Anleitung aktiv mithelfen und sich melden, wenn er unbequem liegt und die Lagerung geändert haben möchte. Aktive Bewegungsübungen kann der Patient evtl. selbständig durchführen. Nach einem Lagerungsschema werden Rückenlage, 30-Grad-Seitenlage rechts und links gewechselt (☞ 7.5.4). Falls keine Kontraindikationen bestehen, werden in Rückenlage der Oberkörper erhöht, und Kopf und Extremitäten in physiologischer Mittelstellung gelagert.

Mobilisation

Nach Rücksprache mit dem Arzt kann sich auch der beatmete Patient mit Hilfe an den Bettrand setzen und vor das Bett stellen. So wird die Muskelpumpe zur Thromboseprophylaxe (☞ 7.2.15) durch Treten auf der Stelle eingesetzt. Gleichzeitig verhindert das Aufstehen den Verlust des Körpergefühls im Sinne der Basalen Stimulation (☞ 7.9.3). Beim Aufsitzen und Aufstehen unterstützen zwei Pflegende den Patienten, eine weitere Pflegende sichert die Beatmungsschläuche und die zahlreichen Kabel.

Die Grenzen der Mobilisation sind durch die Schwere der Ateminsuffizienz und die Einschränkungen durch die Erkrankung gesetzt.

Thromboseprophylaxe

Sofern keine Kontraindikationen bestehen, erhalten alle Patienten auf der Intensivstation neben den allgemeinen Maßnahmen der pflegerischen Thromboseprophylaxe als medikamentöse Prophylaxe eine Low-dose-Heparinisierung. Weiter eignet sich für beatmete Patienten besonders das Bettfahrrad mit Motor oder die intermittierende pneumatische Kompression, bei der durch Aufpumpen von Beinmanschetten im Intervall der Blutrückstrom gefördert wird.

Sich waschen und kleiden

Die Körperpflege des Patienten ist auch als Möglichkeit der Kontaktaufnahme, Zuwendung und Aktivierung zu sehen. Schläfrige, teilnahmslose Patienten werden oft wacher, sehr agile Patienten werden gefordert und sind nach der Wäsche oft ruhiger. Bei Patienten mit eingeschränktem Bewusstsein oder Verwirrtheit kann die Körperpflege gezielt mit Maßnahmen der Basalen Stimulation wie der beruhigenden oder anregenden Ganzkörperwäsche (☞ 7.4.3) verbunden werden.

Spezielle Mundpflege

Die **spezielle Mundpflege** (☞ 7.4.4) beim oral intubierten Patienten wird von zwei Pflegenden gemeinsam durchgeführt, da sonst die Gefahr besteht, dass der Tubus versehentlich verrutscht/herausrutscht. Der Patient wird über das Vorgehen informiert und soll ruckartige Bewegungen mit dem Kopf vermeiden. Nach Vorbereitung des notwendigen Materials lagern die Pflegenden ihn mit erhöhtem Oberkörper und legen zum Schutz des Hemdes ein Tuch auf den Brustkorb. Eine Pflegende löst die Fixierung des Tubus, entfernt den Beißschutz und hält den Tubus in seiner Lage. Die zweite Pflegende inspiziert den Mund- und Rachenraum mit einer Lichtquelle und führt die spezielle Mundpflege durch. Dabei saugt sie den Rachenraum ab (☞ 7.2.11). Falls keine Kontraindikationen vorliegen, putzt die Pflegende dem Patienten die Zähne mit der Zahnbürste unter kontinuierlicher Absaugung. Danach legt sie den Tubus in den anderen Mundwinkel und fixiert ihn an einem neuen Beißschutz. Um die korrekte Lage

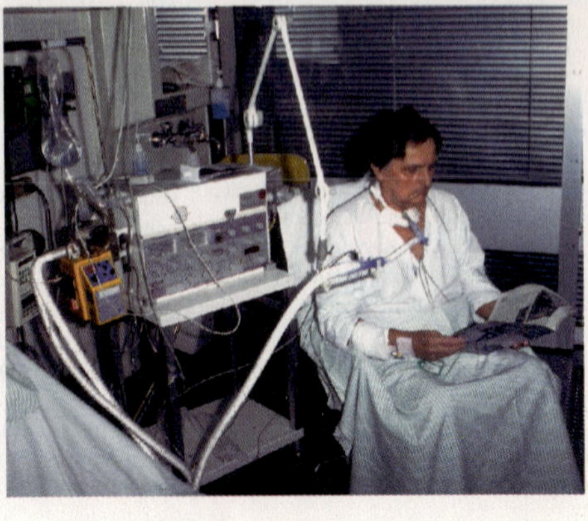

Abb. 38.31: Beatmungstherapie heißt nicht automatisch, dass der Patient bewegungs- und teilnahmslos in seinem Bett liegen muss. [K183]

des Tubus zu überprüfen, hört die Pflegende abschließend beide Lungenflügel ab, wobei sie auf seitengleiche Belüftung der Lungen achtet.

Die Mundpflege wird zweimal pro Schicht durchgeführt, je nach Zustand der Mundschleimhaut und Wunsch des Patienten ggf. öfter. Die Umlagerung des Tubus erfolgt ein- bis zweimal täglich. Die Dokumentation der Mundpflege beinhaltet den Zeitpunkt, den Zustand von Mundschleimhaut und Zunge und die Lage des Tubus nach der Fixierung.

Tubuspflege bei nasaler Intubation

Ist der Patient nasal intubiert, wird der Tubus einmal täglich, bei Bedarf öfter, neu fixiert. Benötigt werden Seifenlösung oder Benzin, 0,9 %ige Kochsalzlösung, Watteträger, Nasensalbe und zurechtgeschnittenes Pflaster.

Die Pflegende löst die Pflasterfixierung vorsichtig ab und entfernt alte Pflasterreste mit Seifenlösung oder Benzin. Sie säubert die Nasenschleimhaut mit einem in 0,9 %iger Kochsalzlösung getränkten Wattestäbchen und fixiert den Tubus neu. Anschließend trägt sie spezielle Nasensalbe mit einem Watteträger auf die Nasenschleimhaut auf. Verbandswechsel, Tubuslage und Zustand der Nasenschleimhaut werden dokumentiert.

Trachealkanülenpflege

Beim tracheotomierten Patienten führen die Pflegenden einmal täglich, bei Bedarf auch öfter, die **Trachealkanülenpflege** durch. Nach dem Bereitstellen der benötigten Materialien informieren sie den Patienten über die geplante Maßnahme. Danach wird wie folgt vorgegangen:

- Mit einer Hand die Kanüle festhalten, mit der anderen das Haltebändchen lösen (falls verschmutzt entfernen), Verbandmaterial entfernen und mit desinfektionsmittelgetränktem Watteträger die Umgebung des Tracheostomas säubern
- Tracheostoma auf Entzündungszeichen inspizieren
- Neues Verbandmaterial unterlegen, z.B. Metalline® -Schlitzkompresse
- Haltebändchen wieder an der Kanüle anbringen (ggf. frisches Haltebändchen verwenden). Dabei darauf achten, das Bändchen weder zu fest noch zu locker zu fixieren (2 – 3 Querfinger sollten zwischen Haltebändchen und Haut des Patienten passen).

Um bei versehentlicher Dekanülierung oder bei verstopfter Trachealkanüle schnell eine neue Trachealkanüle einsetzen zu können, liegen am Bettplatz des tracheotomierten Patienten immer Ersatzkanülen und ein Trachealspreizer bereit.

Soor- und Parotitisprophylaxe bei beatmeten Patienten

Allgemeine Soor- und Parotitisprophylaxe ☞ 7.4.5

Zur **Soor-** und **Parotitisprophylaxe** gehört die regelmäßige spezielle Mundpflege (☞ oben). Hierbei werden Beläge vorsichtig entfernt, um Verletzungen zu vermeiden, die eine Eintrittspforte für Infektionserreger darstellen. Weitere Prophylaxen sind Massagen der Parotisdrüse (☞ 7.4.5), die der Patient nach Anleitung selbst durchführen kann, und beim nasal intubierten oder tracheotomierten Patienten das Kauen von Kaugummi oder Lutschen von Apfelscheiben. Die beiden letztgenannten Maßnahmen fördern die Speichelsekretion, weshalb der Rachenraum häufiger abgesaugt werden muss.

Augenpflege bei bewusstlosen Patienten

Vielen bewusstlosen Patienten fehlt der Lidschlag. Dem Schutz der Hornhaut vor dem Austrocknen dienen:

- Gelartiger Tränenersatz, z.B. Vidisic®, der alle 2 Stunden in den unteren Bindehautsack gegeben wird
- Augensalbe, z.B. Bepanthen®, die das Auge zwar länger schützt, jedoch durch ihren Salbencharakter die Beurteilung der Pupille erschwert.

Regelmäßige Augenpflege (☞ 7.4.8) ein- bis zweimal pro Schicht, bei Bedarf öfter.

Essen und trinken

Schlucken

Bei allen intubierten Patienten ist der Schluckakt durch den Tubus erschwert. Deshalb kann die Ernährung nicht oral erfolgen. Bei nasaler Intubation kann der Patient jedoch im Sinne der Basalen Stimulation (☞ 7.9.3) in geringen Mengen Tee oder weiche Kost zu sich nehmen. Voraussetzung dafür sind die klare Orientierung des Patienten und ein korrekt geblockter Tubuscuff, um eine Aspiration zu verhindern. Der Patient wird hierzu mit erhöhtem Oberkörper gelagert, anschließend werden Nahrungsreste und Flüssigkeit aus Mund und Rachenraum oberhalb des Cuffs abgesaugt (☞ unten).

Absaugen mit offenem System [K183]

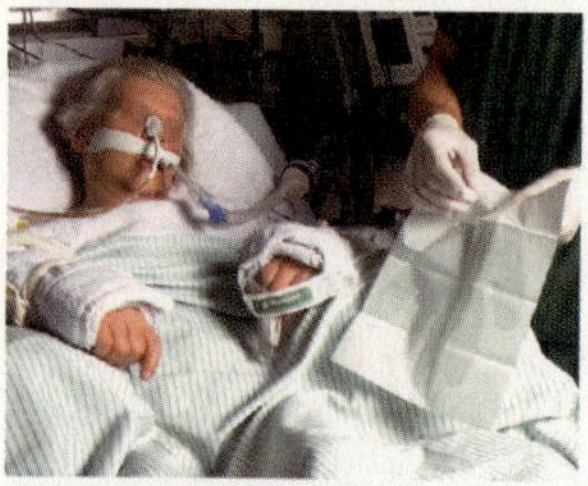

Abb. 38.32: Absaugkatheter zurechtlegen, sterile Handschuhe anziehen, Verpackung als Sterilfläche nutzen.

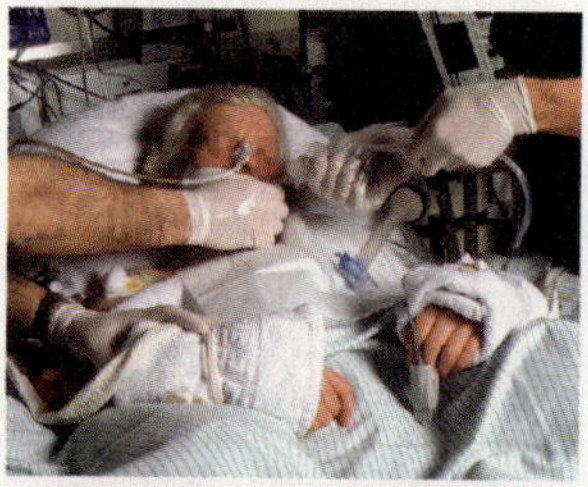

Abb. 38.33: Y-Stück diskonnektieren und Absaugkatheter zügig bis zu leichtem Widerstand einführen.

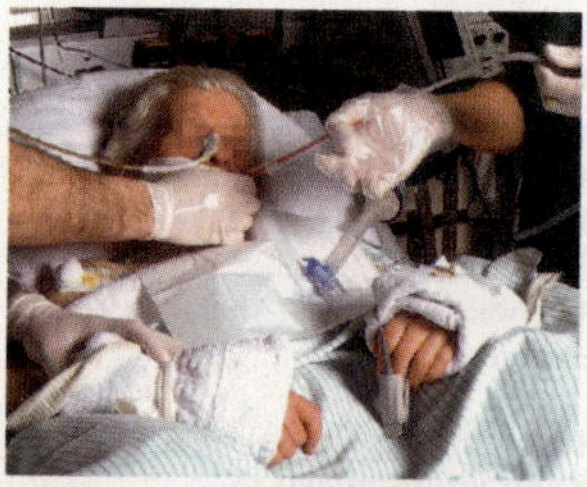

Abb. 38.34: Absaugkatheter unter Sog zurückziehen, Beatmungsschläuche wieder anschließen.

Ernährung

Intubierte Patienten werden anfangs immer parenteral ernährt (☞ 10.3.4). Sobald als möglich wird die Ernährung auf den enteralen Weg über die Magensonde oder die PEG (☞ 10.3.2) umgestellt. Tracheotomierte Patienten können, falls keine Kontraindikationen bestehen, essen und trinken.

Ulkusprophylaxe

Beatmete Patienten sind besonders anfällig für *Stressulzera* der Magenschleimhaut (☞ 21.5.3). Sie werden oft erst durch schwarzen Stuhl (Teerstuhl) entdeckt oder bei einer routinemäßigen Blutbildkontrolle anhand eines Hb-Abfalles vermutet. Deshalb bekommen diese Patienten prophylaktisch H2-Blocker (z.B. Zantic®), Anticholinergika (z.B. Gastrozepin®) oder Schutzfilmbildner (z.B. Ulcogant®). Je nach Präparat werden sie intravenös oder über die Magensonde verabreicht.

Ausscheiden

Fast alle Beatmungspatienten benötigen wegen ihrer Erkrankung oder zur Bilanzierung eine kontinuierliche Urinableitung über einen suprapubischen oder transurethralen Blasendauerkatheter. Kann sich der beatmete Patient bemerkbar machen, kann unter Umständen auch hierauf verzichtet werden.

Durch mangelnde Mobilisation, Gabe bestimmter Arzneimittel, die die Darmperistaltik lähmen (z.B. Analgetika) und parenterale Ernährung neigt der Intensivpatient zur Obstipation. Deshalb funktioniert die Darmentleerung oft nur mit Hilfe von regelmäßigen Abführmaßnahmen wie Klysmen oder Einläufen (nach Anordnung). Unterstützend können Kolonmassage (☞ 7.8.5) oder feucht-warme Bauchwickel eingesetzt werden.

Atmen

Pneumonieprophylaxe

Der Tubus ermöglicht den Eintritt von Keimen direkt in die Atemwege. Deshalb beinhaltet die **Pneumonieprophylaxe** (☞ 7.2.4) beim beatmeten Patienten unbedingt steriles Arbeiten bei Manipulationen am Schlauchsystem (☞ 38.4.1), beim endotrachealen Absaugen (☞ unten) sowie bei der Intubation (☞ 38.4). **Atelektasen** wird vorgebeugt durch Beatmung mit PEEP (☞ 38.4.1) bzw. CPAP-Atmung (☞ 38.4.1).

Endotracheales Absaugen

> **Endotracheales Absaugen:** Absaugen von Atemwegssekret oder aspirierten Stoffen über einen durch den Endotrachealtubus oder die Trachealkanüle in die Atemwege vorgeschobenen Absaugkatheter.

Die Vorbereitung des Patienten entspricht der beim oralen/nasalen Absaugen (☞ 7.2.11). Zusätzlich sind zu beachten:

- Evtl. statt einzelner Absaugkatheter und Zwischenstück *geschlossenes Absaugsystem* (☞ Abb. 38.35) verwenden
- Beatmungsbeutel (mit O_2-Reservoir) und Maske greifbar bereithalten
- Zur Aspirationsprophylaxe Magensaftableitung gewährleisten (Zuleitungsschlauch zum Sekretbeutel nicht abgeknickt?), möglichst Oberkörper hochlagern
- Je nach Sauerstoffsättigung unmittelbar vor dem Absaugen für ca. 3 Min. Beatmung mit 100 % O_2 (**Präoxygenierung**)
- Bei PEEP > 5mbar diesen evtl. schrittweise reduzieren.

Die Durchführung mit dem **offenen System,** d.h. mit einzelnen Absaugkathetern plus Zwischenstück *(Fingertip)*, erfordert die Unterbrechung der Verbindung *(Diskonnektion)* zwischen Tubus und Beatmungsschläuchen. Nachteilig sind die erhöhte Kontaminationsgefahr und die Unterbrechung der Beatmung während des gesamten Absaugvorgangs. Diese Methode ist jedoch nach wie vor Standard.

Durchführung:

- Hände desinfizieren, unsterile Handschuhe anziehen
- Verpackung des Absaugkatheters an einem Ende öffnen, Katheter mit Fingertip des Absaugschlauchs verbinden, Absauganlage einschalten
- Sterilen Handschuh an katheterführender Hand anziehen, Handschuhverpackung als sterile Ablagefläche nutzen
- Alarm des Beatmungsgeräts inaktivieren (Geräuschkulisse!)
- Zur akustischen Überwachung der Herzfrequenz akustisches Pulssignal am Monitoreinschalten (Bradykardiegefahr beim Absaugen)
- Patienten informieren
- Beatmungsschlauch vom Tubus lösen und auf der Sterilfläche ablegen
- Tubus mit der unsterilen Hand fixieren oder durch zweite Pflegekraft halten lassen
- Absaugkatheter je nach Konstruktion mit (atraumatischer Katheter) oder ohne Sog einführen, bis leichter Widerstand spürbar ist
- Katheter unter langsam drehenden Bewegungen mit Sog herausziehen, dabei Vitalzeichen des Patienten beobachten (Bradykardie? Sauerstoffsättigung? Zyanose? Bronchospasmus?)
- Beatmungsschlauch konnektieren (gesamter Absaugvorgang sollte maximal 15 Sek. dauern)
- Katheter entsorgen, Absaugschlauch durchspülen
- Ggf. Vorgang nach kurzer Pause mit neuem sterilem Katheter und neuen Handschuhen wiederholen
- Alarm des Beatmungsgerätes aktivieren und akustisches Pulssignal ausschalten
- Vitalzeichen kontrollieren und mit Absaugvorgang dokumentieren.

Beim **geschlossenen System** (z.B. Trach Care®) befindet sich der Absaugkatheter in einer Hülle, die über ein T-Stück mit dem Tubus verbunden ist, so dass der Beatmungsschlauch nicht diskonnektiert werden muss. So kann die Beatmung während des Absaugvorgangs fortgeführt werden. Der Katheter wird durch die Hülle vorgeschoben und auch wieder zurückgezogen.

Für Sicherheit sorgen

Viele Intensivpatienten geben an, während der Intensivbehandlung unter starken Schmerzen gelitten zu haben. Schmerzen sind nicht nur psychisch enorm belastend, sondern durch vegetative Reaktionen des Patienten (z.B. Hypertonie), oberflächliche Atmung und Sekretretention (erhöhte Atelektasen- und Pneumoniegefahr) auch gefährlich. Außerdem verzögern und behindern Schmerzen die Mobilisation.

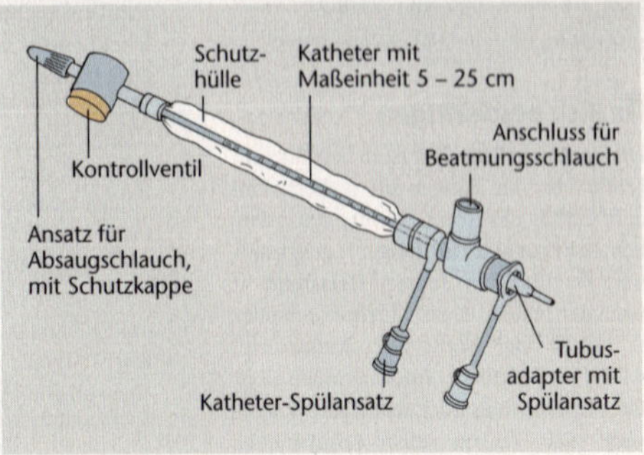

Abb. 38.35: Geschlossenes System für das endotracheale Absaugen. [A400-157]

Absaugen mit geschlossenem System [K183]

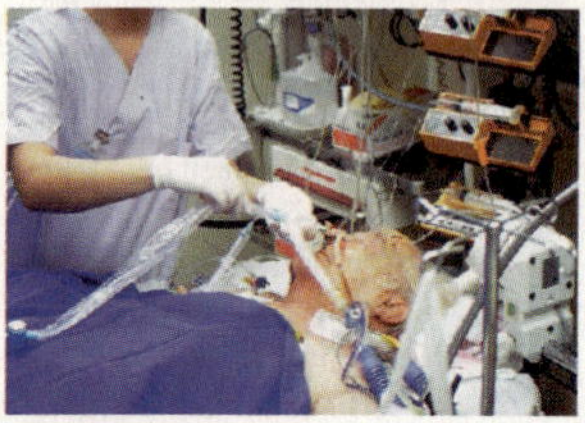

Abb. 38.36: Absaugkatheter durch Anfassen an der Außenhülle vorschieben, dabei mit der anderen Hand den Tubus fixieren.

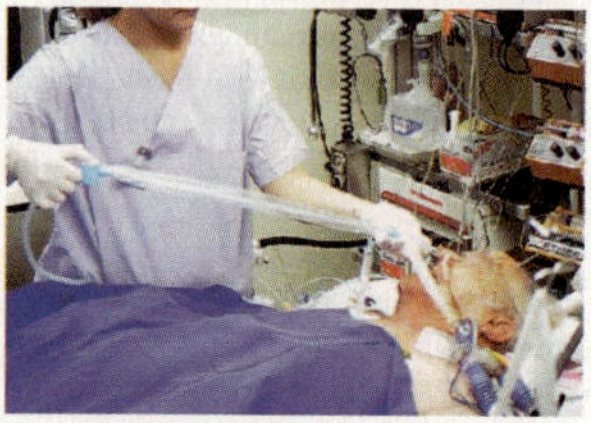

Abb. 38.37: Absaugkatheter unter Sog zurückziehen. Während des gesamten Absaugvorgangs bleibt der Katheter in der Hülle und kann nicht kontaminiert werden.

Gerade der intubierte und beatmete Patient kann nur bedingt angeben, ob er Schmerzen hat. Die Beobachtung von Puls, Blutdruck, Atmung, Mimik und evtl. Schwitzen können Hinweise auf Schmerzen geben. Schmerzmedikamente (☞ 16.4.2) sollten nach einem bestimmten Schema regelmäßig verabreicht werden. Folgende Schmerztherapieformen sind möglich:

- **Bolus-Gabe** von Analgetika i.v., i.m. oder s.c.
- **Analgosedierung:** Kontinuierliche i.v.-Zufuhr eines Analgetikums in Kombination mit einem Sedativum (z.B. Fentanyl® und Dormicum®)
- **Regionalanästhesie** (z.B. Plexus- oder Periduralanästhesie ☞ 37.9). Diese Schmerztherapie ist besonders geeignet für Patienten mit respiratorischen und hämodynamischen Störungen.

Analgesie bei bewusstlosen Patienten

Auch Bewusstlose empfinden Schmerzen und es liegt mit in der Hand der Pflegenden, schmerzbedingte Reaktionen eines Bewusstlosen wie z.B. Pulsanstieg rechtzeitig zu erkennen und eine ärztliche Anordnung für Analgetika einzuholen.

Sich beschäftigen

Der beatmete Patienten ist in besonderem Maße von der Außenwelt isoliert. Um dem Gefühl der Isolation entgegenzuwirken, sollte er aktiv an seiner Tagesgestaltung beteiligt sein. Je nach Belastbarkeit kann der Patient lesen, Musik hören oder schreiben. Der Bezug zur „Außenwelt" wird durch aktuelle Informationen über die Tageszeitung oder das Radio hergestellt. Das Tragen seiner Armbanduhr oder eine Uhr in Blicknähe ermöglicht ihm die zeitliche Orientierung.

Kommunizieren

Die Kommunikationsfähigkeit des beatmeten Patienten ist erheblich beeinträchtigt. Wünsche und Bedürfnisse kann er nur bedingt äußern. Werden diese von den Pflegenden nicht wahrgenommen oder fehlinterpretiert, besteht die Gefahr, dass der Patient aus dem Gefühl, nicht verstanden zu werden, die Kommunikation noch weiter einschränkt und sich zurückzieht. Aufgabe der Pflegenden ist es, die Kommunikationsmöglichkeiten des Patienten zu erkennen und zu fördern. Hierzu gehört auch die Abklärung, ob außer Intubation und Beatmung andere Kommunikationsstörungen wie z.B. Lähmungen, Defizite im Sprachverständnis oder Beeinträchtigungen der Sinnesorgane wie Taubheit oder Blindheit vorliegen.

Kommunikationsregeln im Umgang mit beatmeten Patienten

- Zeit für Gespräche und Mitteilungen nehmen
- Patienten deutlich mit seinem Namen ansprechen
- Blickkontakt während des Gespräches halten
- Mit dem Patienten in einer ihm verständlichen Sprache reden: Langsam und deutlich sprechen, lange Schachtelsätze und medizinische Fachbegriffe vermeiden
- Vor einer Pflegehandlung diese schrittweise erklären, den Patienten um Einverständnis fragen
- Körpersignale wie Mimik, Zeichensprache, Änderungen von Puls und Atmung beobachten.

Des Weiteren erleichtern einfache Hilfsmittel dem Patienten, sich verständlich zu machen (☞ auch 7.9.3):

- Block, Stift und Unterlage
- Löschtafel
- Kommunikationstafel, Symbolkarten
- Computerdialoggerät.

Kommunikation mit bewusstlosen Patienten

Somnolenz oder Koma können auch Ausdruck des inneren Rückzugs eines Patienten sein. Über die *Basale Stimulation* (☞ 7.9.3) können Pflegende und Angehörige versuchen, mit dem Patienten Kontakt aufzunehmen und ihn aus seiner seelischen Isolation zu holen. Es ist davon auszugehen, dass auch komatöse Patienten Geräusche und Berührungen wahrnehmen, deshalb gelten für sie die gleichen Umgangsformen wie bei wachen Patienten (☞ oben).

Sich als Mann oder Frau fühlen und verhalten

Der beatmete Patient kann nicht oder nur schwer mitteilen, wenn sein Schamgefühl verletzt wird. Aufgabe der Pflegenden ist es, dem Patienten Möglichkeiten anzubieten, seine Intimsphäre zu schützen, z.B. indem er die Intimpflege selbständig durchführt.

Sinn finden

Betreuung Angehöriger

Die Angehörigen spielen im Genesungsprozess und in der Krankheitsbewältigung eine wichtige Rolle. Sie vermitteln dem Patienten menschliche Wärme und Nähe und können den Pflegenden wichtige Informationen über seine Vorlieben und Abneigungen und die Interpretation seiner Mimik und Gestik geben. Es muss jedoch bedacht werden, dass sich die Angehörigen selbst in einer Krisensituation befinden und Ängste und Sorgen haben. Sie finden den Patienten in einer ungewohnten Umgebung und mit einer schweren Erkrankung oder Verletzung vor. Weiterhin stören technische Geräte, Kabel und Leitungen den Kontakt mit dem Patienten. Informationen über diese Geräte und die verschiedenen Leitungen helfen, Unsicherheiten abzubauen und erleichtern so den menschlichen Kontakt.

Viele Angehörige sind froh, wenn sie nicht nur zum passiven Abwarten verurteilt sind. Die Möglichkeiten der Mithilfe, z.B. bei der Körperpflege, werden mit ihnen ebenso besprochen wie die Notwendigkeit, bei bestimmten Tätigkeiten das Zimmer zu verlassen, z.B. beim Absaugen oder bei der Visite.

Grundsätzlich sollten die Besuchszeiten auf einer Intensivstation flexibel mit den Wünschen und Möglichkeiten des Patienten und dessen Angehörigen abgestimmt werden. Auch müssen die Pflegenden wissen, ob Angehörige bei einer akuten Verschlechterung sofort, d.h. auch nachts, verständigt werden möchten. Für die Betreuung der Angehörigen bei Trauer, Angst und Verzweiflung ist es hilfreich, wenn Psychologen oder Seelsorger sich ihrer annehmen können.

38.5 Intensivbehandlung wichtiger Krankheitsbilder

38.5.1 Schock

Schock: Akutes Missverhältnis zwischen Sauerstoffbedarf der Organe und Sauerstoffangebot durch Verminderung der Organdurchblutung und nachfolgender Schädigung der Zellen und Organfunktionen.

Vier Schockformen sind im Hinblick auf unterschiedliche Behandlungsstrategien möglichst früh zu unterscheiden:

- Volumenmangelschock
- Kardiogener Schock
- Septischer Schock
- Anaphylaktischer Schock.

Schockindex

Der **Schockindex** *(SI)* kann als Maß für die Schwere eines Schocks (Schocktiefe) gelten:

Berechnung des Schockindex

$$\text{Schockindex} = \frac{\text{Puls}}{RR_{\text{systolisch}}}$$

Bewertung:

- Schockindex beim Gesunden ≅ 0,5
- Schockindex bei Schock > 1.

Diagnostisches Vorgehen

Vielfach wird der Patient schon im Schock eingeliefert. Meist kann anhand der Symptome und der Anamnese auf die Schockform des Patienten geschlossen werden, z.B. sprechen starke Blutungen für einen Volumenmangelschock oder ein Wespenstich für einen anaphylaktischen Schock. Die folgende Diagnostik hat zum Ziel, so rasch wie möglich die Ursache des Schocks herauszufinden, um eine *kausale* Therapie beginnen zu können:

- EKG: Herzinfarkt, Herzrhythmusstörungen?
- Röntgen-Thorax: Lungenödem, Pneumonie, Pneumo-/Hämatothorax?
- Blutuntersuchung: (Großes) BB, Gerinnung, Blutgruppe und Kreuzblut, Kreatinin, Elektrolyte, CK, GOT, LDH, HBDH, Lipase, Amylase (Pankreatitis?), Laktat, BZ, pH-Wert, evtl. Alkoholspiegel
  - Evtl. zusätzliche Röhrchen für toxikologische Untersuchungen sicherstellen
  - Evtl. Blutkultur
- ZVD: Bei Rechtsherzversagen und Lungenembolie erhöht, bei Volumenmangelschock erniedrigt
- Urinstatus, Urinkultur: Harnwegsinfekt?
- Röntgenleeraufnahme des Abdomens: Spiegel als Ileuszeichen (☞ 21.6.2), freie Luft als Zeichen der Perforation eines Hohlorgans (☞ 21.3.3)?
- Sonographie: Cholezystitis, Harnstau, Abszesse, Milzvergrößerung, Aortenaneurysma?
- Evtl. Liquorpunktion und -untersuchung (☞ 35.4.2).

Volumenmangelschock

Krankheitsentstehung

Symptome

Der **Volumenmangelschock** *(hypovolämischer Schock)* entsteht durch Verluste von:

- *Blut* (z.B. nach Unfällen, gastrointestinale Blutungen ☞ 21.2.5)
- *Plasma* (z.B. nach einer Verbrennung ☞ 38.5.2)
- *Wasser und Elektrolyten* (z.B. bei starken Durchfällen oder starkem Erbrechen, Polyurie nach akutem Nierenversagen ☞ 31.6.8, Diabetes insipidus ☞ 23.10).

Sobald es zu einem Verlust von > 10 % des Gesamtblutvolumens kommt, ergreift der Körper Gegenmaßnahmen, um die Sauerstoffversorgung lebenswichtiger Organe zu gewährleisten: Das Nebennierenmark schüttet vermehrt die Hormone *Adrenalin* und *Noradrenalin* (☞ 23.1.4) aus. Diese bewirken die Vasokonstriktion in nicht lebensnotwendigen Organen wie Haut und Muskulatur. Das noch vorhandene intravasale Volumen wird **zentralisiert**. Dadurch steigt der Blutdruck an, und die lebenswichtigen Organe wie Herz und Gehirn können mit Blut versorgt werden. Die Kreislaufzentralisation zeigt sich an folgenden Symptomen:

- Marmorierte (fleckig-weiße), später blasse und kaltschweißige Haut
- Eingefallenes Gesicht des Patienten
- Kollabierte Halsvenen
- Kältegefühl des Patienten.

Zum Ausgleich des intravasalen Blutverlustes strömt im weiteren Verlauf Flüssigkeit aus den Zellen und dem Zwischenzellraum in die Blutbahn. Dies führt zu einer Verdünnung der restlichen Blutmenge und somit zu einem Sauerstoffmangel. Beim Patienten ist dies durch verstärkten **Durst** und an zunehmender **Dyspnoe** und **Tachypnoe** zu beobachten. Gleichzeitig treten aufgrund des Sauerstoffmangels **zerebrale** und **vegetative Störungen** auf:

- Unruhe
- Bewusstseinsstörungen
- Erbrechen

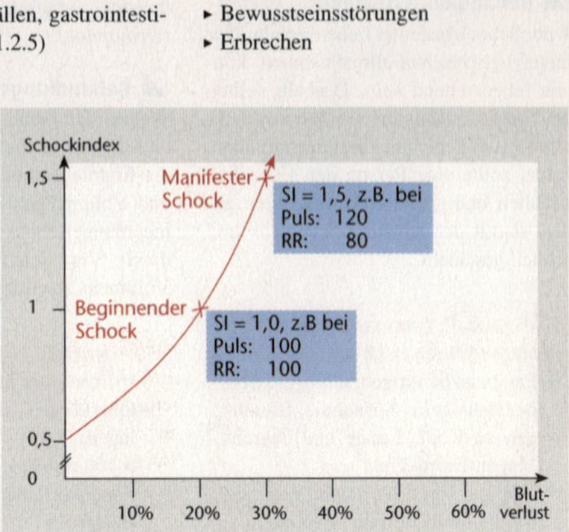

Abb. 38.38: Schockindex (SI) bei Volumenmangelschock. Hat der Patient bei 20 % Blutverlust einen Puls von 100 Schlägen/Min. und einen syst. RR von 100 mmHg, ergibt dies einen SI von 1. Bei weiteren rund 10 % Blutverlust steigt der SI auf 1,5. Jeder weitere Blutverlust verschlimmert den Zustand des Patienten. Deshalb werden frühstmöglich entsprechende Notfallmaßnahmen (☞ 38.5.1) eingeleitet. [M138]

- Unwillkürlicher Urin- und Stuhlabgang.

Bei systolischen Blutdruckwerten < 80 mmHg wird die Nierendurchblutung vermindert, und die Urinausscheidung geht zurück: **Oligurie** oder sogar **Anurie** treten auf (☞ 31.3.1).

Ohne Gegenmaßnahmen, kommt es zu **Störungen in der Mikrozirkulation**. Hier finden die eigentlichen Vorgänge statt, deren Folgen nicht mehr mit dem Leben vereinbar sind:

- Die Zellen stellen ihren Stoffwechsel von **aerob** *(mit Sauerstoff)* auf **anaerob** *(ohne Sauerstoff)* um, wodurch es zur **metabolischen Azidose** (☞ 31.12.1) kommt
- Durch die Azidose werden die Zellen geschädigt und die Sauerstoffabgabe ins Gewebe gestört
- Vasoaktive *(gefäßaktive)* Substanzen führen zu einem weiteren Flüssigkeitsverlust ins Gewebe und zu einer Konzentration des Blutes
- Erythrozyten und Thrombozyten ballen sich in peripheren Gefäßen zusammen *(aggregieren)* und führen zu **Mikroembolien** (Verschluss kleiner Gefäße ☞ 24.9.2)
- Das Gerinnungssystem wird aktiviert, und Gerinnungsfaktoren werden massiv verbraucht (**Verbrauchskoagulopathie** ☞ 24.9.2).

Zusammengefasst ist die Gewebedurchblutung vermindert, die Zellen werden nicht mehr mit Sauerstoff versorgt, und die Funktion lebenswichtiger Organe, bevorzugt die von Nieren und Lunge, versagt **(Organversagen).**

Behandlungsstrategie

Jeder Schock bedeutet Lebensgefahr. Nur unverzügliche Notfallmaßnahmen können lebensrettend sein. Deshalb sollten bei den Erstmaßnahmen möglichst mehrere (3 – 4) Personen zusammenarbeiten. Dabei sollte eine Person den Überblick behalten und gezielte Anweisungen geben, damit der Ablauf reibungslos und schnell geschieht.

Notfall: Erstmaßnahmen bei Volumenmangelschock

- Patienten beruhigen, hinlegen, Beine hochlagern. Ausnahme: Blutungen an Kopf, Lunge und oberem Magen-Darm-Trakt
- O_2-gabe von 4 – 6 l/Min, evtl. sofortige Intubation und Beatmung
- Starke Blutungen durch Druckverband oder Abdrücken stillen
- Große venöse Zugänge legen, evtl. ZVK und großzügige Infusionstherapie zum Volumenausgleich, z.B. Plasmaexpander (☞ 10.5.1), bei Blutverlust Transfusion von Erythrozytenkonzentraten (☞ 24.5.6)
- Kreislauf durch Gabe von Katecholaminen (☞ 17.3.4) unterstützen
- Bei Bedarf Schmerzmedikamente, Sedativa verabreichen
- Azidose und Elektrolytverluste ausgleichen
- Ggf. Reanimation durchführen.

Außerdem wird Heparin® über eine Infusionsspritzenpumpe verabreicht, um Mikroembolien und eine Verbrauchskoagulopathie zu verhindern.

Kardiogener Schock

Der **kardiogene Schock** (☞ auch 18.5.2) ist durch das Pumpversagen des Herzens gekennzeichnet. Häufige Ursachen für dieses Pumpversagen sind:

- *Herzinfarkt* (☞ 18.5.2)
- *Myokarditis* (☞ 18.8.2)
- *Akute Herzinsuffizienz,* z.B. bei Herzklappenfehler (☞ 18.10)
- *Herzrhythmusstörungen* (☞ 18.7)
- *Lungenembolie* (☞ 20.10.1).

Abweichend von den **Symptomen** des Volumenmangelschocks ist die Haut grau bis zyanotisch. Bei einer Lungenembolie sind die Halsvenen gestaut, und der ZVD ist erhöht. Bei Linksherzinsuffizienz (☞ 18.6.2) kommen Symptome des Lungenödems (☞ 18.6.3) wie brodelnde Atmung hinzu. Der Patient versucht sich meistens aufzusetzen und ringt nach Luft *(Orthopnoe).*

Behandlungsstrategie

Wegen der herabgesetzten Leistungsfähigkeit des Herzens unterscheiden sich die Erstmaßnahmen bezüglich Lagerung und Volumengabe von denen des Volumenmangelschocks. Ziel ist es, das Herz durch Verminderung des intravasalen Volumens zu entlasten.

Notfall: Erstmaßnahmen bei kardiogenem Schock

- Oberkörper erhöht, Beine tief lagern (bei systolischem RR > 100 mmHg)
- Sauerstoffgabe 4 – 6 l/Min., evtl. Beatmung
- Evtl. unblutiger Aderlass (☞ 10.14.8)
- Infusionsgeschwindigkeit drosseln
- Gabe von Diuretika, z.B. Lasix®
- Unterstützung der Pumpleistung des Herzens durch Nitratgabe, Dopamin- und/oder Dobutaminperfusor
- Behandlung der Ursache (☞ z.B. Herzinfarkt, Lungenembolie).

Septischer Schock

Zum **septischen** Schock kommt es bei schweren bakteriellen Infektionen. Die Freisetzung von **Bakterientoxinen** (☞ 28.5.1) verursacht eine Weitstellung der Gefäße und somit einen relativen Flüssigkeitsmangel. Häufige Ursachen sind:

- *Infektionen* der ableitenden Harnwege (☞ 31.5.2)
- *Pneumonien* (☞ 20.5.3)
- *Gallenwegsinfektionen* (☞ 22.5.3 und 22.5.4), *Peritonitis* (☞ 21.8.2)
- Katheterinfektionen (z.B. durch ZVK).

Besonders gefährdet sind abwehrgeschwächte Patienten, z.B. bei Diabetes mellitus (☞ 23.6), Verbrennungen (☞ 38.5.2), Tumoren (☞ 24.3), nach großen Operationen (☞ 38.5.4) oder bei Einnahme bestimmter Arzneimittel (z.B. Glukokortikoide ☞ Pharma-Info 23.51, Zytostatika ☞ 24.5.1).

Symptome und Untersuchungsbefund

Der Patient hat oft hohes Fieber, evtl. Schüttelfrost. Die Haut ist anfangs warm und gut durchblutet. Das rosige Aussehen kann über den Ernst der Erkrankung hinwegtäuschen. Typische Hauteinblutungen (*Petechien* ☞ 24.9) treten als Zeichen von Gerinnungsstörungen auf.

Behandlungsstrategie

Ergänzend zur Therapie des Volumenmangelschocks erfolgen die Gabe von Antibiotika, die Suche (Blutkulturen, Abstriche) und Sanierung des infektiösen Herdes (ggf. operativ durch Einlegen von Drainagen). Einer Verbrauchskoagulopathie wird durch Heparingabe vorgebeugt.

Anaphylaktischer Schock

Der anaphylaktische Schock ist die schwerste allergische Typ I-Reaktion (☞ 29.4.1). Als Folge eines Allergenkontaktes kommt es zur starken Histaminfreisetzung. Diese führt u.a. zu Gefäßweitstellung mit Blutdruckabfall, Abnahme des Herzminutenvolumens und Verengung der Bronchien.

Häufig auslösende Allergene für einen anaphylaktischen Schock sind:

- *Antibiotika* (z.B. auch laufende Kurzinfusion!) und andere *Arzneimittel* (z.B. Lokalanästhetika)
- Röntgenkontrastmittel
- Bluttransfusion
- *Insekten-* und *Schlangengifte*
- Allergene bei Hyposensibilisierungstherapie.

Symptome

Der anaphylaktische Schock beginnt rasch nach dem Allergenkontakt mit Unruhe, Juckreiz, Niesen und Quaddelbildung auf der Haut. Es folgen Schwindel, Übelkeit, Erbrechen, Durchfall, Fieber, Schüttelfrost, Angstgefühl sowie Luftnot mit Bronchospasmus (☞ 20.6.1) und Kehlkopfödem.

Notfall: Erstmaßnahmen bei anaphylaktischem Schock

- Unterbrechung der Allergenzufuhr (z.B. der Injektion, Infusion, Transfusion)
- Adrenalin i.v. zur Kreislaufstabilisierung
- Glukokortikoide hochdosiert i.v.
- Antihistaminika i.v. (z.B. Tavegil®)
- Bei Bronchospasmus Theophyllin (z.B. Euphyllin®)
- Lagerung und Volumenersatztherapie wie beim Volumenmangelschock.

Intensivüberwachung und Pflege bei Schock

Oft ist die Pflegeperson die Erste, die den Schock des Patienten erkennt. Sie leitet dann die Notfallmaßnahmen ein und assistiert, z.B. bei der Intubation. Zur Verlaufs- und Therapiekontrolle werden folgende Parameter regelmäßig kontrolliert und dokumentiert:

- Puls, Blutdruck, Atmung (☞ 38.3.2) bzw. Beatmung über den Monitor
- Hautzustand (Zyanose, Blutungen)
- Bewusstseinslage des Patienten
- Flüssigkeitshaushalt durch stündliche Bilanz (☞ 7.8.2) und ZVD-Messung (☞ 18.2.2)
- Körpertemperatur.

Katecholamine vermindern die periphere Durchblutung, deshalb sind die Patienten extrem dekubitusgefährdet. Die Pflegenden achten daher auf einen regelmäßigen Lagerungswechsel, faltenfreie Laken und Vermeidung von Druckstellen, z.B. durch Katheterschläuche.

38.5.2 Verbrennungskrankheit

Erstmaßnahmen bei Verbrennungen, Flächen- und Tiefenausdehnung ☞ 17.7.1

Verbrennung: Zerstörung der Haut (und evtl. der Hautanhangsgebilde) durch thermische oder chemische Einwirkungen oder elektrischen Strom.

Verbrühung: Gewebeschädigung durch heiße Flüssigkeiten (z.B. kochendes Wasser).

Verbrennungskrankheit *(Schwerbrandverletzung):* Bei Verbrennungen ab etwa 15 % der Körperoberfläche Schädigung des Gesamtorganismus durch Eiweißzerfallsprodukte, Flüssigkeits- und Salzverluste mit den lebensbedrohlichen Komplikationen:

- Schock
- Organversagen (v.a. der Nieren und Lunge) durch Überschwemmung des Körpers mit toxischen Substanzen aus dem zerstörten Gewebe
- Infektionen.

Die Verbrennungskrankheit wird in drei Phasen mit jeweils typischen Komplikationen eingeteilt: In der **Akutphase** (*Frühphase,* die ersten 48 Std.) dominieren Flüssigkeits-, Elektrolyt-, Eiweiß- und Wärmeverluste über die ausgedehnten Wundflächen. Dadurch ist die Gefahr eines Schocks und Organversagens erhöht. Während der **Intermediärphase** kommt es gehäuft zu Infektionen durch bakterielle Besiedelung der Wunden und zu einer gesteigerten Stoffwechselaktivität durch die einsetzende Wundheilung.

In der **Rehabilitationsphase** ist die akute Lebensbedrohung abgewendet, und die optische und funktionelle Wiederherstellung der Haut sowie die Mobilisation des Patienten stehen im Vordergrund.

Verbrennungsstation

Der schwerbrandverletzte Patient wird auf einer speziellen **Verbrennungsstation** behandelt. Diese verfügt über eine Badewanne für Schwerbrandverletzte und einen in die Station integrierten Operationssaal.

Nach einer Verbrennung ist die oberste Hautschicht als Isolierung zerstört und es kommt darüber zu Temperatur- und Flüssigkeitsverlusten. Um diese Verluste zu vermindern, ist das **Verbrennungszimmer** vollklimatisiert: Die Zimmertemperatur ist von 25 – 40 °C regulierbar, die Luftfeuchtigkeit von 30 – 70 %. Viele Verbrennungsstationen sind mit einer **Laminar-air-flow-Anlage** ausgestattet (☞ auch 24.5.1): Dieses System filtert die Luft, senkt so die Keimzahl im Isolierzimmer und sorgt für einen wirbelfreien Luftaustausch. Personal und Besucher betreten das Zimmer über eine Schleuse, nachdem sie Haar- und Mundschutz, Kittel und Handschuhe angezogen haben.

Das **Verbrennungsbett** ist mit 2 – 4 cm dickem sterilem Schaumstoff ausgelegt, wodurch oberflächliche Nekrosen kontinuierlich von der Wundfläche abgerieben werden. Alternativ kann ein **Mikroglaskugelbett**® (☞ 38.2.2) eingesetzt werden.

Intensivüberwachung

Erstversorgung des Patienten

Der Patient wird nach der Aufnahme entkleidet und gewogen, und die Wundflächen werden nach folgendem Schema versorgt:

- Schmutz- und Rußpartikel beim Duschen oder Baden entfernen
- Die die Verbrennung umgebende Haut rasieren
- Wunde desinfizieren, z.B. mit Braunol®-Lösung
- Schweregrad, Ausdehnung und Prognose einschätzen (Arzt)
- Ggf. Nekrosen abtragen (Arzt)
- Mikrobiologischen Abstrich entnehmen.

Während der Erstversorgung werden Untersuchungen zum Nachweis bzw. Ausschluss weiterer Verletzungen (z.B. Frakturen ☞ 27.6, Augenverletzungen) veranlasst.

Überwachung in der Akutphase

Puls, Blutdruck, ZVD und stündliche *Urinausscheidung* lassen Plasma- und Flüssigkeitsverluste beurteilen, geben Auskunft über Kreislaufzustand und Flüssigkeitshaushalt und dienen der Überwachung der Schock- und Infusionstherapie. Das *Ausgangsgewicht* des Patienten hilft, das Ausmaß der im Krankheitsverlauf auftretenden Ödeme abzuschätzen. Hierzu wird der Patient mit einer in das Bett integrierten Waage gewogen. *Haut-* und *Kerntemperatur* werden regelmäßig bestimmt, um den Wärmeverlust über die Wunde zu ermitteln.

Besonderes Augenmerk gilt der *Atmung* des Patienten, da bestimmte Veränderungen auf mögliche Schädigungen der Atemwege hinweisen: Heiserkeit, Husten, Ruß im Sputum oder abgebrannte Haare in der Nase sind typisch für ein **Inhalationstrauma:** Durch Einatmen von heißen Dämpfen oder Flammen kommt es zur Schädigung der Atemwege. Tritt zu Husten und Atemnot eine Zyanose hinzu, liegt meist eine Reizgasvergiftung vor. Reizgase bilden sich z.B. beim Verbrennen von Kunststoff. Die Gefahr einer Reizgasvergiftung besteht darin, dass ein Lungenödem erst bis zu 72 Stunden nach dem Ereignis auftreten kann. Meistens schwillt zusätzlich das geschädigte Gewebe der oberen Atemwege an, dann tritt ein **inspiratorischer Stridor** (☞ 20.3.4) auf. **Eingeschränkte Atemexkursionen** treten bei Verbrennungen im Thorax- und Halsbereich auf.

Sind die Atemwege geschädigt, so ist der Gasaustausch vermindert und es kommt zu **Bewusstseinsstörungen** durch den Sauerstoffmangel. Ebenso ist dies bei Kohlenmonoxid- und Kohlendioxidvergiftungen zu beobachten.

Überwachung in der Intermediärphase

Nach Stabilisierung des Kreislaufs schließt sich die Intermediärphase an. Nun werden Puls, Blutdruck und Atmung 1 – 2 stündlich dokumentiert, ZVD, Ausscheidung, Bilanz und Gewicht alle 6 – 12 Stunden. Im weiteren Verlauf ist die Temperaturkontrolle besonders wichtig: Durch Resorption von giftigen Substanzen, die sich in der Verbrennungswunde bilden **(Verbrennungstoxine),** können Temperaturen bis 39 °C auftreten. Allerdings können sie auch Symptom einer beginnenden Sepsis aufgrund der Keimbesiedlung der Wunden und der Abwehrschwäche des Patienten sein, weshalb in regelmäßigen Abständen Abstriche von Wunden und Schleimhäuten entnommen werden.

Systemische Therapie

Schocktherapie

Bei großflächigen Verbrennungen ab ca. 25 % verbrannter Körperoberfläche liegt ein ausgeprägter Volumenmangelschock (☞ 38.5.1) vor durch die Flüssigkeitsverluste aus dem **Interstitium** (*Raum zwischen den Zellen*) und dem **Intravasalraum** *(Gefäßraum)* über die Wunde. Um Organschäden infolge des Schocks zu vermeiden, werden die Flüssigkeitsverluste sofort durch eine Infusionstherapie ausgeglichen. Zur Berechnung des Volumenbedarfs gibt es unterschiedliche Formeln; allen gleich ist die hohe Flüssigkeitszufuhr in den ersten 24 Stunden und die Notwendigkeit, die Richtwerte den Kreislaufbedingungen und der Flüssigkeitsbilanz des Patienten anzupassen. Als Beispiel seien die **Ludwigshafener Formel** und die Formel nach **Parkland** genannt:

Ludwigshafener Formel

Die ersten 72 Stunden nach der stationären Aufnahme werden in Perioden unterschiedlichen Flüssigkeitsbedarfs unterteilt:
1. Periode: 4 Stunden
2. Periode: 4 Stunden
3. Periode: 8 Stunden
4. Periode: 8 Stunden
5. Periode: 24 Stunden
6. Periode: 24 Stunden

Der Flüssigkeitsbedarf pro Periode wird nach folgendem Schema berechnet (VKO = Verbrannte Körperoberfläche):
VKO [%] x kgKG
= Infusionslösung [ml]
Beispiel: 50 % x 60 kg = 3 000 ml

Formel nach Parkland

Gültig für die ersten 24 Stunden:
4 ml Infusionslösung x kgKG x % VKO
= Infusionslösung [ml]

Die Hälfte wird in den ersten 8 Std. verabreicht, die zweite Hälfte in den folgenden 16 (Regel nach Baxter).

Als Infusionslösungen werden Elektrolytlösungen (meist Ringerlaktat ☞ 10.5.1) und ggf. nach den ersten 18 – 24 Std. Humanalbumin 20 % verabreicht, um den Eiweißverlust auszugleichen. Das Gesamteiweiß im Serum soll nicht unter 35 g/l sinken.

Je nach Laborwerten werden zusätzlich Frischplasma und Thrombozytenkonzentrate gegeben. Bei Verbrennungen 2. – 3. Grades ist zusätzlich die Gabe von Erythrozytenkonzentraten erforderlich.

Beim Ersatz von Blut gilt die Faustregel:
1 % VKO = 1 % Verlust des Blutvolumens.

Ab dem 3. Tag kommt es durch Elektrolyt- und Proteinverschiebungen sowie die erhöhte Gefäßdurchlässigkeit zu ausgedehnten **Ödemen**, weil intravasales Volumen in den extravasalen Raum (Interstitium und interzellulärer Raum) fließt. Die so entstehende Hypovolämie (☞ 31.11.2) wird durch massive Gabe von Infusionslösungen ausgeglichen. Dies wiederum führt zu einer **Gewichtszunahme** des Patienten um 5 – 10 %.

Ab dem 4. – 6. Tag normalisiert sich die Durchlässigkeit der Gefäße wieder, und die Ödeme werden in die Blutgefäße resorbiert. Dadurch steigt das intravasale Volumen stark an und belastet Herz und Lunge. In dieser Phase ist gehäuft mit Kreislaufstörungen wie Tachykardien oder pulmonalen Störungen wie einem beginnendem Lungenödem zu rechnen, weshalb Puls, Blutdruck, ZVD und Sauerstoffsättigung engmaschiger kontrolliert werden.

Schmerztherapie

Eine Verbrennung 3. Grades ist aufgrund der Zerstörung der Schmerzrezeptoren schmerzfrei. Die zweitgradig verbrannten Randgebiete bereiten jedoch unerträgliche Schmerzen. Deshalb ist eine großzügige Schmerztherapie nach Schema (☞ 16.4) indiziert.

Medikamentöse Therapie

Folgende Arzneimittel werden verabreicht:
- **Glukokortikoide** verringern die Gefäßdurchlässigkeit und verhindern weitere Ödeme
- **H_2-Blocker** beugen Stressulzera vor (☞ Pharma-Info 21.75)
- **Heparin** zur Prophylaxe von Mikroembolien und Thrombosen
- **Tetanus-Toxoid** (z.B. Tetanol®) und **Tetanus-Immunglobuline** (z.B. Tetagam®) zur Simultanprophylaxe einer Tetanusinfektion (☞ 28.5.15).

Ernährung

Es besteht eine enorme **katabole Stoffwechsellage** (*Abbaustoffwechsel durch hohe Eiweißverluste*), die mit einer hochkalorischen eiweißreichen parenteralen oder enteralen Ernährung ausgeglichen wird.

Infektionsprophylaxe

Wegen des hohen Eiweißverlustes und der großen Wundflächen sind Verbren-

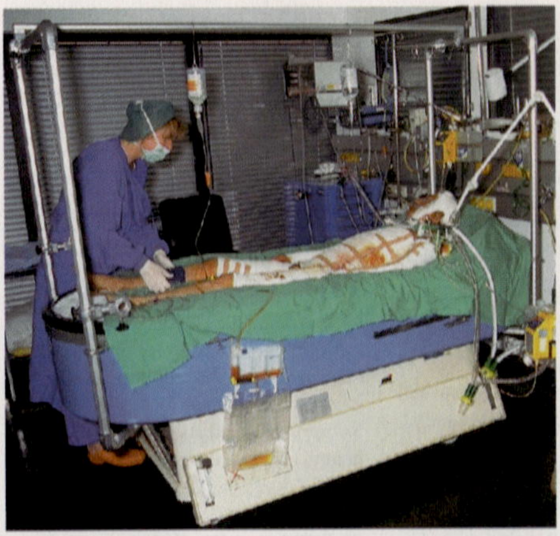

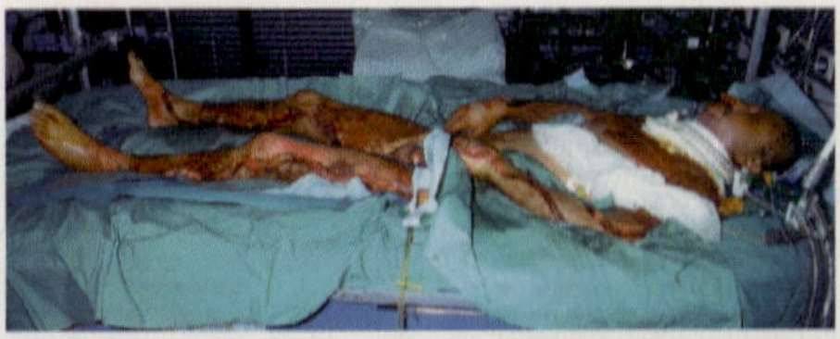

Abb. 38.40: Schwerbrandverletzter Patient mit offener Wundbehandlung. Die Entlastungsschnitte an den Extremitäten sollen die Minderdurchblutung der durch die enorme Gewebeschwellung eingeschnürten Gefäße (v.a. bei zirkulären Verbrennungen) verhindern. [T129]

Abb. 38.39: Schwerbrandverletzter Patient im Mikroglaskugelbett mit geschlossener Wundbehandlung. [T129]

nungspatienten hochgradig infektionsgefährdet. Sobald Fieber als Zeichen einer Infektion auftritt, sind die gezielte Gabe von **Antibiotika** und antipyretischer Arzneimittel (☞ Pharma-Info 28.24) sowie fiebersenkende Maßnahmen indiziert (☞ 7.7.4). An vielen Kliniken erhalten die Patienten wegen ihrer Abwehrschwäche außerdem Arzneimittel zur Soorprophylaxe.

Um Infektionen zu verhindern, sind besonders strenge **hygienische Maßnahmen** erforderlich:

- Isolierung, Schleusen
- Operationsbekleidung des Personals
- Verwendung von Einmalartikeln
- Arbeit am Patienten nur mit Handschuhen
- Klimaanlage für keimfreie Luft
- Offene Wundbehandlung zur Vermeidung feuchter Kammern oder täglicher Verbandswechsel bei geschlossener Wundbehandlung (☞ unten)
- Lagerung auf sterilem Schaumstoff, der täglich gewechselt wird
- Liegedauer der Katheter (z.B. ZVK, arterieller Katheter) maximal drei Tage
- Gezielte antibiotische Therapie bei positiven Bakterienkulturen, z.B. Trachealsekret, Urin, Katheterspitze.

Konservative Wundbehandlung

Die Brandwunde wird anfangs **konservativ** mit folgenden Zielen behandelt:

- Primäre Wundheilung bei Verbrennungen 1. und 2. Grades
- Saubere (sterile) Wundverhältnisse für die spätere chirurgische Wundbehandlung bei Verbrennungen ab 3. Grad.

Zur konservativen Wundbehandlung zählen das **Baden,** die **geschlossene** und die **offene** Wundbehandlung.

Baden

Der schwerbrandverletzte Patient wird 2- bis 3-mal pro Woche gebadet. Hierzu wird körperwarmes, steriles Wasser verwendet. Da das Baden i.d.R. in Allgemeinanästhesie erfolgt, wird es mit den sonst sehr schmerzhaften krankengymnastischen Übungen verbunden. Anschließend erfolgt die Wundversorgung entweder geschlossen oder offen.

Geschlossene Wundbehandlung

Die Verbrennungswunde wird mit einem Wundverband gegenüber der Umwelt geschlossen. Dadurch muss der Patient nicht zwingend in einem Isolierzimmer untergebracht werden, die Wunde trocknet nicht aus und bleibt geschmeidig.

Der Verbandswechsel erfolgt mindestens alle 24 Stunden steril nach folgendem Ablauf: Den alten Verband mit Ringerlösung aufweichen und vorsichtig ablösen. Anschließend eine sterile, mit einer chemisch-enzymatischen Fettsalbe (z.B. Flammazine®) bestrichene Kompressen auf die Wunde legen und wenn möglich fixieren. Ist die Wunde infiziert, antibiotikahaltige Salbe nach Anordnung auftragen.

Offene Wundbehandlung

Bei der offenen Wundbehandlung wird die Verbrennungswunde nicht abgedeckt, sondern mindestens 6 x täglich mit einer antiseptischen Lösung besprüht. Diese Form der Wundbehandlung wird bei tiefen, großflächigen Verbrennungen gewählt, die schlecht verbunden werden können. Vorteile sind, dass die Wunde durch den Kontakt zur Schaumstoffmatratze kontinuierlich gereinigt wird und weniger toxische Stoffwechselprodukte resorbiert werden.

Chirurgische Wundbehandlung

Verbrennungen 1. und 2. Grades können wegen der darunter liegenden intakten Hautschichten ohne chirurgische Therapie abheilen. Bei Verbrennungen 3. Grades ist eine Erneuerung der Haut nicht mehr möglich, da alle regenerationsfähigen Hautzellen zerstört sind. Die Wunde muss deshalb durch eine **Hauttransplantation** abgedeckt werden. Zuvor werden Nekrosen chirurgisch abgetragen (**Nekrosektomie).** Um die Infektionsgefahr durch nekrotische Bezirke zu senken, erfolgt dies, sobald der Patient kreislaufstabil ist. Für die anschließende Hauttransplantation gibt es verschiedene Techniken:

Spalthaut wird mit Hilfe eines Elektrodermatoms *(chirurgisches Schneidegerät zur Gewinnung von Hautlappen)* von nicht verbrannten Hautbezirken des Patienten entnommen. Sie eignet sich für die Transplantation kleiner, tiefgradiger Verbrennungsbezirke. Ist nicht genügend Spalthaut für alle Wunden vorhanden, so wird aus kosmetischen Gründen zumindest im Gesichtsbereich Spalthaut transplantiert.

Müssen großflächige Wunden abgedeckt werden, wird aus Spalthaut sog. **Meshgraft** (engl.; *Maschentransplantat*) hergestellt. Hierbei wird der Spalthautlappen durch eine Messerwalze gitterförmig geschlitzt. Dieses Maschengitter lässt sich bis auf die dreifache Größe dehnen. Der kosmetische Erfolg ist jedoch nicht so gut wie bei der Spalthauttransplantation.

Die **Zellkulturepidermis** (*in Kulturen gezüchtete Hautzellen*) stellt eine weitere Möglichkeit dar, die Fläche der gewonnen Haut zu vergrößern. Hierzu werden Keratinozyten

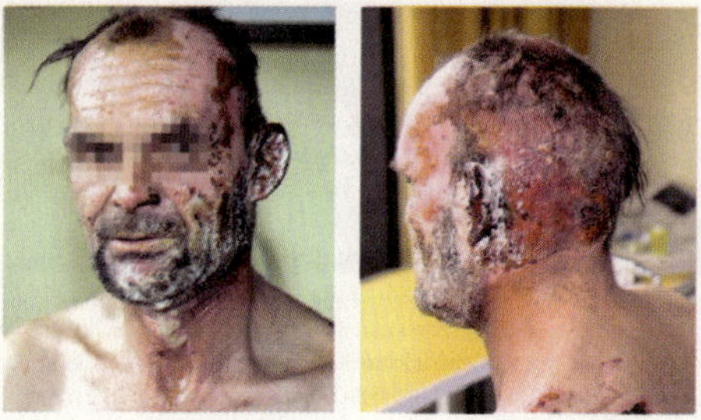

Abb. 38.41 – 38.42: Großflächige Verbrennungen 2. – 3. Grades an der linken Kopfhälfte nach einwöchiger offener Wundbehandlung mit Salben. [O133]

(hornhautbildende Zellen) aus der nichtverbrannten Haut des Patienten entnommen und in eine spezielle Nährlösung gelegt. Nach drei Wochen steht eine tausendfach größere Hautfläche als die ursprünglich entnommene zur Transplantation zur Verfügung.

Pflege nach Hauttransplantation

Nach der Transplantation wird die Entnahmestelle mit Fettgaze abgedeckt und das betroffene Körperteil wenn möglich hochgelagert, um einer Ödembildung vorzubeugen. Um eine Verschiebung des Transplantates zu vermeiden, darf die betroffene Körperregion bis zum ersten Verbandswechsel nicht bewegt werden.

Nach 3 – 5 Tagen führen Arzt und Pflegende gemeinsam einen sterilen Verbandswechsel durch. Dabei beurteilen sie die Wunde und dokumentieren das Ergebnis. Eine leichte Rosafärbung des Transplantates deutet darauf hin, dass das Transplantat angewachsen ist.

Psychische Situation schwerbrandverletzter Patienten

Der schwerbrandverletzte Patient ist extremen psychischen Belastungen ausgesetzt. Bei Einweisung ins Krankenhaus steht er meist noch unter dem Einfluss des Unfallschocks. Nach der Akutphase bis zum Einsetzen der Heilung (z.B. nach Transplantation) stehen die Angst ums Überleben und die Schmerzen im Vordergrund. Im weiteren Verlauf wird sich der Patient der körperlichen Folgen bewusst, und die Angst vor dauernder Entstellung durch Narbenbildung, Verlust von Freunden und sozialen Kontakten wächst. Hinzu kommen oft Sorgen um den Arbeitsplatz. In dieser extremen Belastungssituation liegt der Patient in einem Isolierzimmer, in dem er wenig Ansprache und Kontakt hat. Deshalb ist die psychische Unterstützung durch Pflegende und Ärzte sowie die Hilfe von speziell geschulten Psychologen für Patient und Angehörige unverzichtbarer Bestandteil der Therapie.

Rehabilitationsphase

Die Maßnahmen der Rehabilitation beginnen bereits auf der Intensivstation und beinhalten neben der medizinischen Behandlung auch Maßnahmen zur Bewältigung des Traumas und der bleibenden Bewegungseinschränkungen sowie zur beruflichen Rehabilitation.

Kontrakturprophylaxe

Während der Narbenbildung schrumpft die Haut, und es kommt zur Bewegungseinschränkung der Gelenke, Sehnen und Muskeln. Ziel ist es, die physiologische Stellung und Beweglichkeit der Gelenke zu erhalten. Schon zu Beginn der Behandlung muss sich der Patient mehrmals täglich aktiv bewegen bzw. passiv bewegt werden. Bewegungstherapie im Bad, selbständige Übungen durch den Patienten und Frühmobilisation schließen sich an. Bei erhöhter Kontrakturgefahr werden Schienen angefertigt, die die Gelenke in physiologischer Stellung halten.

Hypertrophe Narbenbildung

Bei großflächigen Verbrennungen kommt es im Verlauf der Genesung oft zur **hypertrophen Narbenbildung** (überschießendes Narbenwachstum). Durch Zug an dem darunter liegenden Gewebe sind Gelenke in ihrer Beweglichkeit stark eingeschränkt. Dies soll durch *Kompressionsbandagen* verhindert werden, die sowohl für einzelne Körperteile wie auch als Ganzkörperanzug angefertigt werden. Sie sitzen wie eine zweite Haut, damit das Narbengewebe keine Möglichkeit hat, sich auszudehnen. Diese Bandagen oder den Anzug muss der Patient 1 – 2 Jahre lang 23 Stunden täglich tragen und darf sie nur zur Körperpflege abnehmen.

Plastische Chirurgie

6 – 12 Monate nach dem Verbrennungsunfall kann ein chirurgischer Eingriff zur funktionellen oder kosmetischen Korrektur vorgenommen werden.

Prognose

Die Notfallversorgung am Unfallort und der sofortige Beginn der Intensivbehandlung sind mitentscheidend, um schwere Komplikationen möglichst gering zu halten und damit die Überlebenschancen des schwerbrandverletzten Patienten zu erhöhen. Davon unabhängig beeinflussen das *Alter des Patienten, Vorerkrankungen, Schweregrad* und *Ausdehnung* der Verbrennung die Prognose entscheidend (☞ 17.7.1).

38.5.3 Intoxikationen

Vergiftungssymptome, Schweregrade, Erstmaßnahmen und Giftinformationszentralen ☞ 17.5.1

Intoxikation: Vergiftung des Körpers durch Aufnahme giftiger Substanzen (= **Toxine,** *Gifte*) **oral** (über den Magen-Darm-Takt, z.B. Einnahme von Alkohol, Arzneimitteln), **inhalativ** (über die Lunge, z.B. Rauch, Kohlenmonoxid) oder **transkutan** (*transdermal,* über die Haut, z.B. Kontaktgifte).

Intoxikationen sind entweder vorsätzlich verursacht (in *Selbsttötungsabsicht*) oder versehentlich (z.B. Kinder, die Reinigungsmittel trinken). Häufig sind Intoxikationen auch Folge einer Überdosierung von Rausch- und Genussmitteln (z.B. Alkohol).

Bei Erwachsenen kommen Intoxikationen zu ca. 80 % in suizidaler Absicht vor, wobei zu 85 % Arzneimittel, darunter vor allem Hypnotika, Sedativa und Analgetika, eingenommen werden; oft zusätzlich in Verbindung mit Alkohol.

Gefahr der oralen Intoxikation

Am häufigsten sind *orale Intoxikationen.* Die Gefahr liegt darin, dass die eingenommene Substanz aus dem Magen-Darm-Trakt resorbiert wird und der Plasmaspiegel des Toxins stetig ansteigt. Der Zustand des Patienten kann sich plötzlich verschlechtern, z.B. durch einsetzende Bewusstlosigkeit oder schwere Herzrhythmusstörungen, und ihn akut gefährden. Deshalb muss das Gift durch gezielte Entgiftungsmaßnahmen so schnell wie möglich entfernt werden.

Notfall

Eine Intoxikation wird solange als akuter Notfall angesehen und behandelt, bis eine vitale Gefährdung des Patienten ausgeschlossen ist.

Es gibt Kliniken, die sich auf Entgiftungsmaßnahmen spezialisiert haben. Dorthin werden Patienten mit schweren Vergiftungen nach der Erstversorgung verlegt. Die Versorgung eines Patienten mit oraler Intoxikation auf solch einer **toxikologischen Intensivstation** ist nachfolgend beschrieben.

Aufnahme in der toxikologischen Intensivstation

Bei der Aufnahme des intoxizierten Patienten ist die Atmung zu sichern, der Kreislauf zu stabilisieren und das eingenommene Gift aus dem Körper zu entfernen.

Die *ärztliche Untersuchung* umfasst die Beurteilung von Atmung, Kreislauf, Bewusstsein (☞ 35.3.9), Pupillenreaktion (☞ 35.4.1), Schmerzempfindlichkeit und Reflexstatus.

Anamnese

Um gezielte Entgiftungsmaßnahmen einleiten zu können, werden bei der Anamnese (möglichst Eigen-, ggf. Fremdanamnese) folgende Sachverhalte erfragt:

- Art (Tabletten oder Flüssigkeit?), Menge (leere Tablettenschachteln), Zeitpunkt der Einnahme des Giftes
- Ursache der Einnahme (versehentlich oder in suizidaler Absicht?)
- Begleiterkrankungen, evtl. bekannte Drogen- oder Alkoholabhängigkeit des Patienten.

Labor

Zum Routinelabor gehört neben der Bestimmung von Blutbild, Elektrolyten, Blutzucker (Ausschluss eines hyperglykämischen Komas ☞ 23.6.3) und Gerinnung ein sog. **Drogen-Screening**: Bei diesem Suchtest wird das Serum nach möglichen Toxinen untersucht, z.B. nach Barbituraten oder Opiaten. Auch in Urin, Stuhl und Mageninhalt kann mit Hilfe dieser toxikologischen Untersuchung das Toxin nachgewiesen werden.

Giftentfernung

Hierbei unterscheidet man die **primäre** und die **sekundäre Giftentfernung** *(Giftelimination). Primär* wird versucht, durch Magenentleerung die weitere Resorption der aufgenommenen Menge des Giftes zu verhindern. *Sekundäre Maßnahmen* entfernen bereits resorbiertes Gift durch blutreinigende Verfahren (z.B. Hämoperfusion ☞ unten) oder die Gabe eines **Antidots** (*Gegenmittel* ☞ unten).

Die Wahl des **Entgiftungsverfahrens** richtet sich nach dem Zustand des Patienten und der Art und Schwere der Vergiftung. Die Information über die eingenommene Menge und Art des Giftes und den Zeitpunkt der Einnahme fehlt jedoch in vielen Fällen. Deshalb wird bei vermuteter oraler Intoxikation routinemäßig sofort mit dem **induzierten Erbrechen** oder einer **Magenspülung** begonnen, wenn die Giftaufnahme nicht länger als eine Stunde zurückliegt.

Induziertes Erbrechen durch Magenüberblähung oder Arzneimittel

Bei wachen, kooperativen Patienten kann der Magen durch **induziertes** *(ausgelöstes)* **Erbrechen** geleert werden.

Kontraindikationen des induzierten Erbrechens

- Bewusstlosigkeit
- Vergiftungen mit Arzneimitteln, die das Brechzentrum lähmen
- Vergiftungen mit Säuren und Laugen
- Vergiftungen mit organischen Lösungsmitteln
- Vergiftungen mit Waschmitteln (Gefahr der Aspiration durch Schaumbildung).

Induziertes Erbrechen durch Magenüberblähung

Um den Brechreiz auszulösen (zu *induzieren*), muss der Patient 1 – 2 Liter Wasser innerhalb von 5 Minuten trinken. Erfolgt das Erbrechen nicht aufgrund der Magenüberblähung, wird der Brechreflex durch Reizen der Rachenhinterwand mit einem Spatel ausgelöst. Der Patient muss im Schwall erbrechen, um den Magen zu entleeren. Der Vorgang wird so oft wiederholt, bis das Erbrochene wasserklar ist.

Kann der wache Patient nicht genügend Flüssigkeit trinken, wird die notwendige Menge über eine Magensonde verabreicht: Über einen Sekretbeutel lässt man 1,5 Liter lauwarmes Wasser einlaufen. Das Erbrechen kann ebenfalls durch Reizung der Rachenhinterwand ausgelöst werden.

Medikamentös induziertes Erbrechen

Eher selten wird das Erbrechen mit den **emetisch** wirksamen *(brechreizauslösenden)* Substanzen **Ipecacuanha-Sirup** oder **Apomorphin** induziert. *Ipecacuanha-Sirup* wirkt reflektorisch auf das Brechzentrum. Nach der Einnahme muss der Patient 1 – 2 Gläser Wasser oder Saft trinken. Der Brechreiz setzt nach etwa 20 Minuten ein und kann bis zu 60 Minuten dauern. *Apomorphin* ist ein zentral wirkendes **Emetikum** *(Brechmittel)* und führt zu lang andauerndem Erbrechen. Nachteil des Arzneimittels ist seine kreislaufdepressive Wirkung. Deshalb wird gleichzeitig ein kreislaufunterstützendes Präparat, z.B. Norfenefrin, etwa in Novadral®, gegeben.

Magenspülung

Die **Magenspülung** ist indiziert bei Bewusstlosigkeit oder (drohender) rascher Bewusstseinseintrübung sowie bei sehr schweren Vergiftungen, etwa nach Einnahme von **Alkylphosphaten** (Toxine, die in Pflanzenschutzmitteln enthalten sind) oder **Knollenblätterpilzen**.

Liegt die Giftaufnahme länger als eine Stunde zurück, ist die Magenspülung nur noch bei denjenigen Arzneimitteln sinnvoll, die zu einer verzögerten Magenentleerung führen, da sich ansonsten nur noch wenig oder gar kein Gift mehr im Magen befindet. Bei Unklarheiten über Zeitpunkt und Art der Giftaufnahme wird im Zweifelsfall gespült.

Kontraindikationen der Magenspülung

- Vergiftungen mit Säuren und Laugen
- Vorausgegangene Magen-OP
- Ösophagusvarizen, -stenosen
- V.a. Ösophagus- oder Magenperforation
- Blutungen aus dem Magen-Darm-Trakt
- Ausgeprägte Herzinsuffizienz (Gefahr der Überwässerung).

Material zur Magenspülung

- Notfallwagen mit Intubationsbesteck
- Monitorüberwachung
- Behandlungstisch
- Absaugegerät
- Alle Materialien zum Legen einer Gastroduodenalsonde (☞ 21.1.2), jedoch statt Gastroduodenalsonde ein Magenschlauch (15 – 20 mm ∅)

- Plastiktrichter (1000 ml) mit Gummischlauch und Verbindungsstück
- Schlauchklemme
- Messgefäß, 15 – 150 l körperwarmes Wasser
- Gießkanne
- Auffanggefäß (z.B. Eimer)
- Ringförmiger Beißschutz oder Mundkeil
- Lange Gummischürzen, Zellstoff, Gummiunterlage
- Beschriftete Laborröhrchen (steril)
- Kohlekompretten
- Glaubersalz
- Bei Alkylphosphatvergiftung: zusätzlich wasserdichte Schutzkleidung und Atemschutzmasken zum Eigenschutz, da die giftige Substanz über Haut und Lunge aufgenommen wird.

Durchführung

Der Patient wird an den Herz- und Atemfrequenzmonitor angeschlossen. Bradykarde Patienten erhalten wegen der Gefahr der Vagusreizung beim Legen des Magenschlauches eine Ampulle Atropin® über einen venösen Zugang. Bei Bewusstlosigkeit, insuffizienter Spontanatmung und Vergiftung mit schaumbildenden Substanzen oder organischen Lösungsmitteln ist die Intubation indiziert.

Anschließend wird der Patient in Seitenlage mit tief liegendem Kopf auf dem Behandlungstisch fixiert. Dann schiebt der Arzt den Magenschlauch bis zum Mageneingang. Das erste auslaufende Sekret wird für das Drogen-Screening gewonnen.

Eine Pflegeperson füllt den mit dem Magenschlauch verbundenen Trichter mit 300 – 500 ml lauwarmem Wasser. Durch Hochhalten des Trichters fließt die Flüssigkeit ein, durch Tiefhalten wird der Mageninhalt im Auffanggefäß gesammelt. Eine weitere Pflegeperson saugt kontinuierlich den Rachenraum ab. Die Spülung wird so lange durchgeführt, bis die Spülflüssigkeit wasserklar zurückkommt. Bei schweren Vergiftungen kann die Spülmenge bis 150 Liter betragen.

Abschließend zieht der Arzt den Magenschlauch, wobei er ihn abknickt, um ein Zurücklaufen des Schlauchinhaltes in den Rachenraum zu vermeiden.

Bei Vergiftungen mit Säuren, Laugen und Waschmitteln wird zur Spülung eine normale Magensonde (Ch 12 oder 14) verwendet. Die Gefahr einer Perforation des geschädigten Ösophagus ist dadurch geringer als beim dicklumigen Magenschlauch. Gespült wird so lange, bis der pH-Wert der auslaufenden Flüssigkeit neutral ist.

Nachsorge

- Patienten bequem lagern, Mund ausspülen lassen, Ruhe ermöglichen
- Patienten engmaschig überwachen (Puls, Blutdruck, Atmung, Bewusstsein)
- Untersuchungsmaterial ins Labor bringen
- Material desinfizieren, reinigen und sterilisieren oder in den Müll entsorgen
- Maßnahme dokumentieren.

> Bei der Magenspülung beachten:
> - **Körperwarme Flüssigkeit** verwenden, da sonst die Gefahr der Hypothermie mit Folge eines Kreislaufschocks besteht
> - **Flüssigkeit bilanzieren** (kommt das eingespülte Wasser nicht zurück, besteht Perforationsgefahr)
> - **Selbstschutz** bei Insektiziden durchführen (oft sind dies Inhalations- oder Kontaktgifte)
> - Muss Gift aus tieferen Darmabschnitten eliminiert werden, zusätzlich **Laxantien** und **Einläufe** einsetzen (☞ unten). Ggf. Aktivkohle nach 2 Stunden über eine Magensonde (nasal) absaugen.

Komplikationen
- Aspiration von Erbrochenem oder Spülflüssigkeit
- Kreislaufkollaps, Herzstillstand
- Verletzungen, z.B. Perforation bei bestehendem Ulkus, Verätzungen
- Elektrolytverschiebungen
- Blutungen.

Aktivkohle und Glaubersalz

Nach allen genannten Entgiftungsmaßnahmen erhält der Patient oral 20 – 40 **Aktivkohle-Kompretten** in 200 ml **Glaubersalz** *(Natriumsulfat)* gelöst.

Aktivkohle *(Medizinische Kohle),* z.B. Kohlekompretten, bindet fast alle wasser- und fettlöslichen Substanzen im Magen-Darm-Trakt und wird deshalb zur **Giftadsorption** *(Giftbindung)* verwendet. Wenn Kohle länger als 24 Stunden im Magen-Darm-Trakt verbleibt, besteht allerdings die Gefahr, dass bereits gebundene Gifte durch die Verdauungssäfte wieder freigesetzt und resorbiert werden. Deshalb wird die Darmpassage durch gleichzeitige Gabe von **Glaubersalz** beschleunigt und eine erneute Freisetzung der Giftstoffe so verhindert.

Durch dieses Abführen wird auch der **enterohepatischen Kreislauf** (☞ 22.5.1) durchbrochen: Manche Gifte (z.B. Alkylphosphate, Toxine des Knollenblätterpilzes) werden über die Galle ausgeschieden, gelangen wiederum in den Darm, werden dort nochmals resorbiert und führen zu einer erneuten Vergiftung des Organismus.

Darmeinlauf

Bei sehr schweren Vergiftungen wird (ggf. mehrfach) ein Darmeinlauf mit Kohle und Glaubersalz durchgeführt, um auch den Dickdarm von möglichen Giftstoffen zu reinigen (Durchführung ☞ 21.1.6).

Forcierte Diurese

> **Forcierte Diurese:** Massive Beschleunigung der Urinproduktion durch Zufuhr großer Mengen an Infusionslösungen in Kombination mit Diuretika. Eingesetzt bei Intoxikationen zur Beschleunigung der Ausscheidung nierengängiger Substanzen (z.B. Barbiturate, Lithium) und deren Metaboliten sowie bei Hyperkalzämie (☞ 31.11.4).

Verabreicht werden normalerweise in stündlichem Wechsel 500 ml Glukose 5 % und 500 ml NaCl 0,9 % (= 12l/24 Std.). Zusätzlich erhält der Patient i.v. das Schleifendiuretikum Furosemid (z.B. Lasix® ☞ Pharma-Info 31.68).

Da es sich um sehr hohe Flüssigkeits- und damit auch Urinmengen handelt, erhält der Patient zur Entlastung und zur exakten Bilanzierung i.d.R. einen Blasendauerkatheter, evtl. auch einen ZVK zur ZVD-Kontrolle. Puls und Blutdruck sowie Elektrolyte müssen engmaschig überwacht werden, da die Gefahr von Kreislaufüberlastung und Elektrolytverschiebungen besteht. Fehlende Elektrolyte werden durch Zusatz zu den Infusionslösungen ergänzt.

Kontraindiziert ist die forcierte Diurese bei Herz- und Niereninsuffizienz, Hirnödem und der Intoxikation mit Substanzen, die nicht über die Niere ausgeschieden werden.

Blutreinigende Entgiftungsverfahren

Hämodialyse und Hämofiltration ☞ *31.2.6*

Abhängig von der Menge, dem Zeitpunkt der Intoxikation und der Substanz selbst können manche Toxine über **blutreini-**

gende Entgiftungsverfahren entfernt werden, z.B. Hämodialyse (☞ 31.2.6), Plasmaseparation (Plasmapherese ☞ 29.5) oder Hämoperfusion. Sie sind wie die forcierte Diurese Maßnahmen zur *sekundären Giftentfernung*.

Hämoperfusion

Bei der **Hämoperfusion** wird das Blut des Patienten außerhalb des Körpers über eine Kohle- oder Kunstharzkapsel geleitet, an die das Toxin sich bindet *(adsorbiert)*. Zum Ausleiten des Blutes aus dem Körper wird eine große Arterie (z.B. die Arteria femoralis), zum Zurückleiten eine Vene punktiert. Damit das Blut nicht außerhalb des Körpers koaguliert, muss es heparinisiert (☞ 19.7) sein. Vor dem Zurückfließen in den Körper wird das Blut über ein Wärmebad geleitet, damit der Patient nicht auskühlt.

Verschiedene Alarmsysteme des Geräts lassen Thrombosierungen, Diskonnektion oder Luft im System frühzeitig erkennen.

Während der Hämoperfusion kommt es häufig zu Blutdruckabfällen, weshalb die Vitalzeichen viertelstündlich kontrolliert werden. Die Blutgerinnung wird engmaschig überwacht.

Die Entgiftung des gesamten zirkulierenden Blutes dauert je nach Blutfluss 3 – 6 Stunden. Danach ist im *Gewebe* (vor allem im Fettgewebe) jedoch weiterhin Gift gespeichert. Dieses strömt aufgrund des Konzentrationsgefälles in das Blut zurück und führt zu einer erneuten Intoxikation *(Rückverteilung)*. Deshalb wird die Hämoperfusion je nach erneuten Symptomen des Patienten und dem Plasmaspiegel des Toxins wiederholt.

Antidotgabe

Für einige toxische Substanzen, z.B. Heroin und andere Opioide sowie Benzodiazepine (z.B. Valium®), stehen spezifische **Antidote** *(Gegenmittel)* zur Verfügung. Je nach Applikationsform, s.c., i.m. oder i.v., tritt die Wirkung unterschiedlich rasch ein.

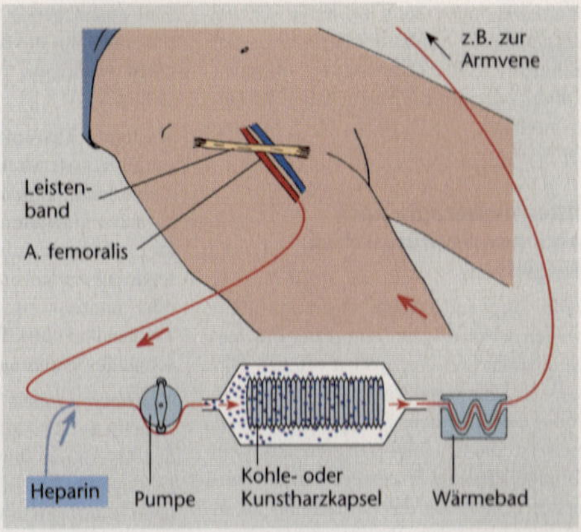

Abb. 38.43: Prinzip der Hämoperfusion. Das heparinisierte Blut wird in eine Kapsel mit Kohle- oder Kunstharzkern geleitet, an den sich die Toxinmoleküle binden (adsorbieren). Das gereinigte Blut gelangt über eine Vene wieder zurück in den Körper. [A400]

Pflege bei Intoxikation

Krankenbeobachtung
- Bewusstsein
- Atmung
- Puls, Blutdruck, Temperatur
- Pupillengröße und -reaktion
- Haut
- Stimmungslage.

Neben der allgemeinen Intensivpflege beachten die Pflegenden:
- Patienten mit einer Alkoholintoxikation neigen zum Auskühlen und müssen davor geschützt werden
- Die Dekubitusprophylaxe steht im Vordergrund bei Patienten mit Barbituratvergiftungen (heute sehr selten), die typische Hautläsionen in Form von Blasen verursachen
- Bei Patienten mit bekannter Abhängigkeit von Drogen, Alkohol oder Arzneimitteln muss mit Entzugssymptomen (☞ 36.6) gerechnet werden.

Unterstützung nach einem Suizidversuch

Nach Suizidversuchen nimmt die psychische Betreuung des Patienten einen großen Raum ein. Nach der Entgiftung reicht die Stimmungslage des Patienten von vermeintlich guter Laune bis zur tiefsten Depression. Gesprächsbereitschaft und Offenheit seitens der Pflegenden können diesen Patienten das Gefühl vermitteln, verstanden und angenommen zu werden.

Die weitere Betreuung liegt in der Hand von psychologisch ausgebildetem Fachpersonal. Für eine toxikologische Intensivstation hat sich ein therapeutisches Team, bestehend aus Psychologen, Psychiatern und Sozialarbeitern bewährt. Diese Mitarbeiter führen mit dem Patienten gezielt Gespräche, die auch nach der Entlassung regelmäßig fortgesetzt werden. Sie geben Hilfestellungen im Alltag, versuchen gemeinsam mit dem Patienten Perspektiven aufzubauen und die soziale Situation (Geld, Arbeit, Wohnung, Familie) zu stabilisieren.

Auf weniger spezialisierten Stationen werden die Patienten nach der Akutphase in psychiatrische Behandlung überwiesen und entsprechend betreut (☞ 36.12).

38.5.4 Intensivtherapie nach chirurgischen Eingriffen

Nach einem chirurgischen Eingriff ist eine intensivmedizinische postoperative Überwachung und Behandlung nötig bei:
- Schweren organischen Vorerkrankungen des Patienten, z.B. Herzinsuffizienz, Leberzirrhose oder chronischer Niereninsuffizienz
- Ausgedehnten chirurgischen Eingriffen wie Operationen am Herzen, an großen Gefäßen, am Thorax oder Abdomen.

Zur Veranschaulichung der postoperativen Intensivtherapie und möglichen

Giftige Substanz	Antidot
Methylalkohol	Ethylalkohol, z.B. Alkohol-Konzentrat Braun®
Benzodiazepine (z.B. Valium®, Rohypnol®)	Flumazenil, z.B. Anexate®
Heroin, Opiate	Naloxon, z.B. Narcanti®
Paracetamol (z.B. ben-u-ron®)	N-Acetylcystein, z.B. Fluimucil®
Alkylphosphat	Atropin, z.B. Atropinsulfat Braun®
Cumarine (z.B. Marcumar®)	Vitamin K, z.B. Konakion®

Tab. 38.44: Giftige Substanzen und ihre spezifischen Antidote.

Komplikationen dient exemplarisch ein ausgedehnter abdominalchirurgischer Eingriff (*z.B. Ösophagus-, Magen-, Dünn-* oder *Dickdarmresektion, Whippleoperation* ☞ 21.4.7, 21.5.4 und 21.6.10).

Intensivtherapie nach abdominalchirurgischen Eingriffen

Jede lang andauernde Operation führt wegen der niedrigen Temperatur im Operationssaal und des großen offenen OP-Gebiets zur **Hypothermie** *(Unterkühlung)* des Patienten. Bei einer Hypothermie ist die Sauerstoffabgabe aus dem Blut ins Gewebe erschwert. Um die Sauerstoffversorgung des Organismus zu sichern, wird der Patient postoperativ nachbeatmet, bis die Temperatur wieder im normalen Bereich liegt. Anwärmung der Einatemluft am Beatmungsgerät, warme Infusionslösungen und Wärmedecken unterstützen diese 4 – 6 stündige Aufwärmphase des Patienten.

Postoperative Störungen und deren Therapie

Nach abdominalchirurgischen Eingriffen treten häufig in der frühen postoperativen Phase Störungen auf (☞ auch Tab. 11.59):

Respiratorische Insuffizienz. Schmerzen im OP-Gebiet und Zwerchfellhochstand führen zur Schonatmung des Patienten und damit zur Minderbelüftung der Lunge. Ist zusätzlich durch einen Eiweißverlust die Durchlässigkeit der Kapillaren erhöht, besteht die Gefahr eines Lungenödems. Schonatmung und/oder Lungenödem können zu einer respiratorischen Insuffizienz (☞ 20.12) führen. Sauerstoffsättigung, Atemfrequenz und Blutgasanalyse sind wichtige Parameter, um respiratorische Insuffizienz erkennen, einschätzen und behandeln zu können.

Eine ausreichende Schmerztherapie nach Schema kann die Schonatmung des Patienten verringern (☞ Pharma-Infos 16.5 und 16.7).

Weitere Therapiemöglichkeiten sind gezieltes Atemtraining, die Gabe von atemerleichternden Arzneimitteln, z.B. Bronchodilatatoren, Bronchospasmolytika (☞ Pharma-Info 20.41), intermittierende (über dichtsitzende Gesichtsmaske) oder kontinuierliche (über Tubus oder Trachealkanüle) CPAP-Atmung oder maschinelle Beatmung mit PEEP (☞ 38.4.1).

Volumenmangel. Über den eröffneten Bauchraum verliert der Körper während der Operation durch Verdunstung viel Flüssigkeit. Hinzu tritt der Blutverlust über Blutungen aus Gefäßen. Der Volumenmangel mit Abnahme des Herzzeitvolumens führt zur Sauerstoffminderversorgung des Körpers. Die Folgen sind Blutdruckabfälle, und zusammen mit Elektrolytverschiebungen können Herzrhythmusstörungen ausgelöst werden. Um dies zu verhindern, werden großzügig Elektrolytlösungen (☞ 10.5.1) und Plasmaexpander (☞ 10.5.1) infundiert. Kann der Volumenmangel damit nicht ausgeglichen werden, folgt die Gabe von Humanalbumin (☞ 10.5.1), Erythrozytenkonzentraten (☞ 24.5.6) oder Frischplasma (☞ 24.5.6). Bleiben Symptome des Volumenmangels wie Hypotonie, Tachykardie und Oligurie bestehen, wird der Kreislauf durch **Katecholamine** (*kreislaufunterstützende Arzneimittel* ☞ 17.3.4, z.B. Dopamin®, Dobutrex®, Arterenol®) unterstützt.

Nachblutung. Man unterscheidet zwei unterschiedliche Arten: Die postoperative **Nachblutung** tritt in der frühen postoperativen Phase aufgrund einer unzureichenden intraoperativen Blutstillung auf. Zu erkennen ist sie an ungewöhnlich hohen Drainageverlusten, veränderten Kreislaufparametern (Schock ☞ 38.5.1) und später auch niedrigem Hb-Wert. Um eine Nachblutung rechtzeitig zu erkennen, werden bei Aufnahme des Patienten alle Drainagenmengen dokumentiert und im weiteren Verlauf engmaschig beobachtet. Eine erst später auftretende **Arrosionsblutung** hingegen ist durch Gefäßschädigung bedingt, z.B. durch Entzündungsvorgänge oder Tumoreinbruch. Die Therapie beider Blutungen besteht im Ausgleich des Volumenmangels, z.B. durch die Gabe von Erythrozytenkonzentraten, und in der erneuten Eröffnung der Bauchhöhle zur Blutstillung **(Relaparotomie).**

Darmatonie. Nach jedem abdominalchirurgischen Eingriff kommt es wegen der Reizung des Bauchfells reflektorisch zu einer postoperativen **Darmatonie** (*vorübergehende Lähmung des Darmes*). In der Regel setzt die normale Darmperistaltik nach 2 – 3 Tagen wieder ein. Bleibt die Darmatonie länger bestehen, besteht die Gefahr eines paralytischen Ileus (☞ 21.6.2).

Nierenfunktionsstörungen. Volumenmangel kann aufgrund der mangelnden Organdurchblutung zur akuten Niereninsuffizienz (☞ 31.6.8) führen. Oligurie oder gar Anurie sind Anzeichen dafür. Ist durch Volumenausgleich, Gabe von Diuretika und die Nierendurchblutung fördernden Arzneimittel (Dopamin®) keine ausreichende Nierenfunktion zu erreichen, wird frühzeitig mit der Nierenersatztherapie (☞ 31.2.6) begonnen, um weitere Schäden des Organes und Organismus zu vermeiden.

Gerinnungsstörungen. Ein Abfall von Gerinnungswerten kann auch durch die Gabe großer Mengen von Transfusionen und Plasmaersatzmitteln bedingt sein (Verdünnungseffekt). Die Therapie besteht in der Gabe von FFP (☞ 24.5.6) bzw. der entsprechenden Gerinnungspräparate (z.B. PPSB®).

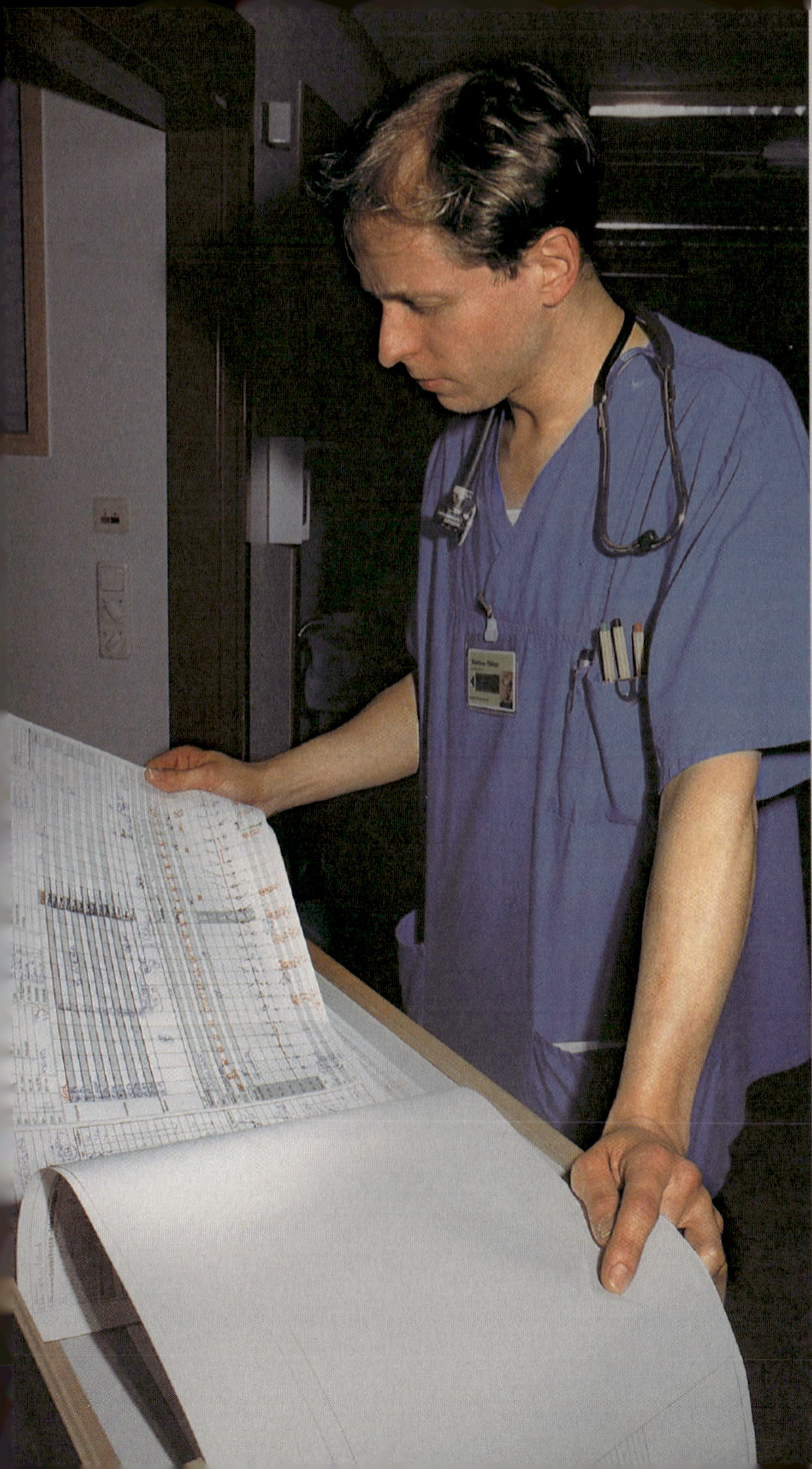

39

Laborwerte

39 Laborwerte

39.1 **ACTH** (Adrenokortikotropes Hormon)

Normwert: Methoden- und tageszeitabhängig

Funktion: Hypophysenvorderlappen-Hormon mit Wirkung auf die Nebennierenrinde (☞ 23.1.4)

↓: Hypothalamus- oder Hypophysenvorderlappen-Insuffizienz (☞ 23.3.1), Cushing-Syndrom (☞ 23.7.1) bei autonomem Nebennierenrinden-Tumor

↑: ACTH-produzierendes Adenom (M. Cushing ☞ 23.7.1), primäre Nebennierenrindeninsuffizienz (☞ 23.7.2), selten paraneoplastisch bei ACTH-produzierendem Tumor (z.B. Bronchialkarzinom ☞ 20.8.2)

🗸 2 – 3 ml EDTA-Blut (eisgekühlt) sofort ins Labor

39.2 **AFP** (Alpha-Fetoprotein, α-Fetoprotein)

Normwert: < 10 µg/l bzw. < 7 U/ml

Funktion: Protein im fetalen Stoffwechsel

↑: Tumormarker für das primäre Leberzellkarzinom (☞ 22.4.7) und die vor allem in Hoden und Ovarien lokalisierten Keimzelltumoren (☞ 31.8.5). Geringe Erhöhung bei anderen Lebertumoren, Leberzirrhose, gutartigen Lebererkrankungen, Rauchern und Schwangeren

🗸 2 – 3 ml Serum

39.3 **ALAT** (Alanin-Aminotransferase, Glutamat-Pyruvat-Transaminase, GPT)

Normwert:
♀ < 19 U/l; ♂ < 23 U/l

Funktion: Wichtiges Enzym im Aminosäurestoffwechsel

↑: Akute und chron. aggressive Hepatitis (☞ 22.4.2, 22.4.3), Schub einer Leberzirrhose (☞ 22.4.6), Verschlussikterus (☞ 22.2.1), toxische Leberschäden (☞ 22.4.4 und 22.4.5)

1 – 2 ml Serum/Plasma

39.4 **Albumin**

Normwert: Serum: 60,6 – 68,6 % des Serumeiweißes bzw. 36 – 50 g/l. Liquor: < 0,7 % des Serumalbumins. Sammelurin: < 16,6 mg/l

Funktion: Mengenmäßig bedeutendstes Bluteiweiß, erzeugt 80 % des kolloidosmotischen Drucks im Gefäßsystem (☞ 31.11.1), Transportprotein

Stark ↓: Hypoproteinämie (☞ Gesamteiweiß)

Stark ↑: Hyperproteinämie (☞ Gesamteiweiß)

2 ml Serum, 1 ml Liquor oder 10 ml Sammelurin (24-Std.-Menge mitteilen und dokumentieren)

Aldosteron ☞ 23.1.4

39.5 **Alkalische Phosphatase** (AP)

Normwerte:
♀ < 170 U/l; ♂ < 175 U/l.
Im Wachstumsalter bis 700 U/l

Funktion: Enzym für Reaktionen mit organischen Phosphaten, besonders wichtig für Knochen, Leber und Gallenwege sowie Dünndarmschleimhaut

↓ **(selten): Hypophosphatasie** (erblicher AP-Mangel mit Skelettstörungen), Hypothyreose (☞ 23.4.4)

↑: **Cholestase** (☞ 22.2.1) jeder Ursache (z.B. Hepatitis ☞ 22.4.2, Verschlussikterus ☞ 22.2.1, biliäre Zirrhose ☞ 22.5.5)
Knochenerkr. (z.B. Knochenmetastasen, Osteosarkom, Hyperparathyreoidismus ☞ 23.5.1, Plasmozytom ☞ 24.8.3, Frakturen, Osteomalazie ☞ 31.11.4)
Niereninsuffizienz (☞ 31.6.9)

1 – 2 ml Serum/Plasma

39.6 **AMA** (Antimitochondriale Antikörper)

Funktion: Autoantikörper (☞ 29.5) gegen Mitochondrien

Positiv: Fast 100 % der Fälle von primärer biliärer Zirrhose (☞ 22.5.5), ferner bei Lues im Stadium II, Lupus erythematodes (☞ 25.6.1)

1 – 2 ml Serum

Ammoniak ☞ 22.4.6

39.7 α-**Amylase** (Alpha-Amylase)

Normwert: Stark methodenabhängig

Funktion: Stärke spaltendes Enzym, das in Mund- und Bauchspeicheldrüse vorkommt

↑: Pankreasgangverschluss, akuter Schub einer Pankreatitis (☞ 22.6.2), penetrierendes Magenulkus, Speicheldrüsenerkrankungen, praktisch alle Ursachen des Akuten Abdomens (☞ 21.2.4), nach ERCP, paraneoplastisch, diab. Ketoazidose (☞ 23.6.3)

1 – 2 ml Serum/Plasma

39.8 **ANA** (Antinukleäre Antikörper, Antinukleäre Faktoren, ANF)

Funktion: Autoantikörper (☞ 29.5) gegen Zellkernbestandteile

Positiv: Systemischer Lupus erythematodes (SLE, in 99 %), andere Formen des LE (> 40 %), andere rheumat. Erkrankungen, chron. Polyarthritis (35 %), autoimmune chron.-aggressive Hepatitis (ca. 70 % ☞ 22.4.3), primäre biliäre Zirrhose (40 % ☞ 22.5.5), andere (chron.) Lebererkr. (ca. 30 % ☞ z.B. 22.4.5)

1 – 2 ml Serum

Antithrombin III ☞ 39.10 (AT III)
α_1-Antitrypsin ☞ 20.6.3

39.9 **ASAT** (Aspartat-Aminotransferase, Glutamat-Oxalazetat-Transaminase, GOT)

Normwerte:
♀ < 15 U/l; ♂ < 19 U/l.

Funktion: Wichtiges Enzym im Aminosäure- und Kohlenhydratstoffwechsel

↑: Herzinfarkt (nach 4 Std. nachweisbar, Gipfel nach 16 – 48 Std., Normalisier. nach 3 – 6 Tagen), Herzoperation, -massage, Skelettmuskelerkrankungen, Hepatitis (☞ 22.4.2, 22.4.3), Leberzirrhose (☞ 22.4.6), Verschlussikterus (☞ 22.2.1), toxische Leberschäden (☞ 22.4.4 und 22.4.5)

1 – 2 ml Serum/Plasma

39.10 AT III (Antithrombin III)

Normwert: 70 – 120 % der Norm = 0,14 – 0,39 g/l

Funktion: Natürliche gerinnungshemmende Substanz, die Thrombin (☞ 24.1.4) inaktiviert (Übersicht ☞ Abb. 24.5)

↓ (erhöhtes Thromboserisiko): Familiärer AT-III-Mangel, Leberzirrhose (☞ 22.4.6), nephrotisches Syndrom (☞ 31.6.7), Sepsis (☞ 28.4), „Pille", nach großer OP oder Trauma, zu Beginn der Heparintherapie

↑: Cumarintherapie (☞ Pharma-Info 19.50), Cholestase (☞ 22.2.1)

3 – 4 ml Zitratblut

39.11 Basophile Granulozyten

Normwert: ≤ 0,5/nl entsprechend ≤ 0,5 % der Leukos

Funktion: Leukozytenuntergruppe, die rasch die Blutbahn verlässt und sich im Gewebe als Mastzellen (enthalten große Mengen Histamin) ansiedelt

↑: Colitis ulcerosa (☞ 21.6.5), nephrotisches Syndrom (☞ 31.6.7), Hypothyreose (☞ 23.4.4), chron. hämolytische Anämie (☞ 24.6.4), Leukämie (☞ 24.7.1), Stress, nach Splenektomie (Milzentfernung), Fremdeiweißinjektion, „Pille", Schwangerschaft

2 ml EDTA-Blut

39.12 Bence-Jones-Protein

Funktion: (Immer) pathologischer niedermolekularer Eiweißkörper

↑: Plasmozytom (☞ 24.8.3)

3 – 4 ml Morgenurin

39.13 Bilirubin im Blut

Normwerte:
- **Direktes Bilirubin:** < 0,3 mg/dl = < 5 µmol/l
- **Indirektes Bilirubin:** (= Gesamt-Bili – direktes Bili): < 0,8 mg/dl = < 13,8 µmol/l
- **Gesamt-Bili** (= direktes Bili + indirektes Bili): < 1,1 mg/dl = < 18,8 µmol/l

Funktion:
- Direktes Bilirubin (= konjugiertes Bili): Durch Umwandlung (Konjugation) in der Leber wasserlösliches Abbauprodukt des Hämoglobin (☞ Abb. 22.1), wird sodann mit der Galle in den Darm ausgeschieden
- Indirektes Bilirubin (= unkonjugiertes Bili): Wasserunlösliches Abbauprodukt des Hämoglobin, liegt im Blut an Albumin gebunden vor (bevor es in der Leber konjugiert wird)

✓ Ikterus sichtbar, wenn Gesamt-Bili > 2 mg/dl (> 34 µmol/l)

↑: Hämolytische Ursachen: Hämolytische Anämie (☞ 24.6.4), Hämatomresorption

↑: Hepatozelluläre Ursachen: Hepatitis (☞ 22.4.2, 22.4.3), Zirrhose (☞ 22.4.6), toxische Schädigung (☞ 22.4.4 und 22.4.5), schwere Infektion, Rechtsherzinsuffizienz

Cholestatische Ursachen: Fettleber (☞ 22.4.4), Leberabszess, Lebertumoren (☞ 22.4.7), Schwangerschaft, idiopathisch, Verschlussikterus (☞ 22.2.1), portokavaler Shunt (☞ 22.4.6)

Medikamentös: z.B. Östrogene, Glukokortikoide (☞ 23.1.4), Rö-Kontrastmittel (☞ 9.6.3)

1 – 2 ml Serum

39.14 Bilirubin im Urin

Positiv: Erkrankungen mit erhöhtem (direktem) Serum-Bilirubin ☞ 39.13

Hinweis: Das im Urin nachweisbare Bilirubin ist immer direktes (konjugiertes) Bilirubin, da indirektes Bili nicht nierengängig ist.

5 ml Sammelurin (24-Std.-Menge mitteilen und dokumentieren)

39.15 Blutgasanalyse (BGA)

Normwerte (Details ☞ 20.4.4):

pH	7,36 – 7,44
p_aO_2 (altersabhängig)	≥ 85 mmHg (20 J.) ≥ 70 mmHg (70 J.)
p_aCO_2	36 – 44 mmHg
Bikarbonat (HCO_3^-)	22 – 26 mmol/l
BE (Base excess, Basenüberschuss)	–2 – +2 mmol/l

Diagn. Funktion: Bestimmung von Sauerstoffpartialdruck (p_aO_2), Kohlendioxidpartialdruck (p_aCO_2) und der Pufferkapazität (Bikarbonat) im arteriellen bzw. arterialisiert-kapillären Blut zur Klärung, ob Störungen der Lungen-, Nieren- und Stoffwechselleistungen vorliegen, ferner zur Kontrolle bei allen maschinell beatmeten Patienten

Arterialisiertes Kapillarblut (Details ☞ 20.4.4) oder 1 – 2 ml arterielles Blut („blasenfrei" gewonnen!), aufgezogen in zuvor mit Heparin benetzter Spritze oder spez. Entnahmeröhrchen

Blutgruppe ☞ 24.4.4

39.16 Blutkörperchensenkungsgeschwindigkeit (BSG, BKS, BSR)

Normwerte:
♀ ≤ 15 mm/1. Std;
♂ ≤ 10 mm/1. Std

Diagn. Funktion: Messung der Sedimentationsgeschwindigkeit von Erythrozyten in einer Zitrat-Vollblutprobe (Details ☞ 24.4.2). Basisdiagnostik zur Abklärung, ob (nicht nur lokale) Entzündung im Körper vorliegt

↓: Polyzythämie und Polyglobulie (☞ 24.6.5), Sichelzellenanämie (☞ 24.6.4)

↑: Entzündungen, Infektionen (vor allem bakterielle), Nekrosen, Schock, postop., Anämie (☞ 24.6.1), Tumoren, Schwangerschaft

Stark ↑: Plasmozytom (☞ 24.8.3), Niereninsuffizienz (☞ 31.6.9), metastasierende Tumoren, rheumat. Erkrankungen

2 ml Zitratblut (0,4 ml Zitrat + 1,6 ml Blut)
Durchführung: ☞ 24.4.2 (meist auf Station)

BZ ☞ 39.31 (Glukose)
Calcitonin ☞ 39.42 (Kalzitonin)
Calzium ☞ 39.43 (Kalzium)

39.17 Chlorid (Cl^-)

Normwerte:
Serum: 97 –108 mmol/l (= mval/l).
Urin: abhängig von Serumelektrolyten und Säure-Basen-Haushalt

Funktion: Mengenelement (☞ 7.6.2), häufiges Anion im Extrazellulärraum; entscheidend für die Aufrechterhaltung der Wasserbilanz zwischen den Zellen. Veränderungen meist gleichsinnig mit Natrium (☞ 39.55)

↓: Hyponatriämie

↑: Alle Ursachen der Hypernatriämie

1 – 2 ml Serum/Plasma oder 5 ml Sammelurin (24-Std.-Menge mitteilen und dokumentieren)

CK ☞ 39.46 (Kreatinphosphokinase)

39.18 Cholesterin

Normwert:
Normgrenze strittig,
von < 200 mg/dl (5,2 mmol/l)
bis < 250 mg/dl (6,5 mmol/l)

Funktion:
Eines der Hauptblutfette (☞ 23.8.4) v.a. als HDL-Cholesterin (☞ 39.40) und LDL-Cholesterin (☞ 39.49) vorkommend

↑: Primäre Fettstoffwechselstörungen (☞ 23.8.4), falsche Ernährung, Hypothyreose (☞ 23.4.4),
Diabetes mellitus (☞ 23.6),
nephrotisches Syndrom (☞ 31.6.7)

1 – 2 ml Serum/Plasma

39.19 C-reaktives-Protein (CRP)

Normwert: < 8 mg/l (laborabhängig)

Funktion: Akute-Phase-Protein, bei zahlreichen systemischen Entzündungen erhöht

Diagn. Funktion: Verlaufskontrolle entzündl. Erkr. (z.B. Kollagenosen ☞ 25.6, Infektionen). Normaler CRP-Wert schließt systemische bakterielle Infektion praktisch aus

3 – 5 ml Serum/Plasma

39.20 Differentialblutbild

Normwerte	Zellen/nl	= % der Leukos
Neutrophile Granulozyten ☞ 39.50	1,8 – 7,7	60 %
Lymphozyten ☞ 39.52	1,0 – 4,8	20 – 50 %
Eosinophile Granulozyten ☞ 39.22	< 0,45	2 – 4 %
Basophile Granulozyten ☞ 39.11	< 0,5	< 0,5 %
Monozyten ☞ 39.54	< 0,8	ca. 4 %

39.21 Eisen (Fe^{2+})

Normwerte: Serum:
♀ 23 – 165 µg/dl = 4,1 – 29,6 µmol/l
♂ 35 – 168 µg/dl = 6,3 – 30,1 µmol/l
☞ Zur DD Ferritin und Transferrin

Funktion: Wichtiger O_2-bindender Bestandteil des Hämoglobins im Erythrozyten

↓: Meist chron. Blutverlust.
Seltener chron. Entzündungen, Karzinome, erhöhter Bedarf (z.B. Pubertät, Schwangerschaft) oder erniedrigte Aufnahme (z.B. Fehlernährung)

↑: Hepatitis (☞ 22.4.2, 22.4.3),
Leberzirrhose (☞ 22.4.6),
Hämochromatose (seltene chronische Eisenspeicherkrankheit),
Infektion, Bluttransfusionen, verschiedene hämatologische Erkrankungen

1 – 2 ml Serum (hämolysefrei)

39.22 Eosinophile Granulozyten

Normwert:
< 0,45/nl entsprechend 2 – 4 % der Leukos

Funktion: Zur Phagozytose befähigte Untergruppe der Leukozyten, die an der Parasitenbekämpfung, chronischen Infektionen und Autoimmunerkrankungen beteiligt sind

↓: Cushing-Syndrom (☞ 23.7.1),
Typhus (☞ 28.5.7),
Masern (☞ 13.14.2),
Glukokortikoidtherapie

↑: Allergische Erkr. (☞ 29.4),
Parasitenbefall, Scharlach (☞ 34.7.1),
abklingende Infektionen,
akute Sarkoidose (☞ 20.7.1),
M. Addison (☞ 23.7.2),
M. Hodgkin (☞ 24.8.1)

2 ml EDTA-Blut

39.23 Erythrozyten (Erys)

Normwerte:
♀ 3,8 – 5,5/pl; ♂ 4,5 – 6,0/pl

Funktion: O_2-Transport

↓: 6 Std. nach akuter Blutung,
alle Ursachen der Anämie
(Übersicht ☞ 24.6.1)

↑: Dehydratation, chron. respiratorische Insuffizienz, Höhenkrankheit, Androgentherapie, Polyglobulie und Polyzythämie (☞ 24.6.5)

2 ml EDTA-Blut

39.24 Erythrozyten-Indizes

Normwerte: MCV = mittleres korpuskuläres Volumen: 80 – 96 fl; **MCH** = mittleres korpuskuläres Hb: 27 – 33 pg; **MCHC** = mittlere Hb-Konzentration des Erythrozyten: 33 – 36 g/dl Ery (Übersicht ☞ 24.4.3)

Diagn. Funktion: Errechnete Größen zur morphologischen Klassifizierung von Anämien:

- *Normozytäre und normochrome Anämie* (MCV und MCH normal): Blutverlust, Hämolyse (☞ 24.6.4), Knochenmarkhypoplasie
- *Mikrozytäre und hypochrome Anämie* (MCV ↓ und MCH ↓): Eisenmangel und -verwertungsstörungen
- *Makrozytäre und hyperchrome Anämie* (MCV ↑ und MCH ↑): Vit.-B_{12}- und Folsäuremangel (☞ 24.6.3)

2 ml EDTA-Blut

39.25 Ferritin

Normwert: Stark altersabhängig, z.B. 20 – 210 µg/l im mittleren Erwachsenenalter

Funktion: Eisenspeicherung

↓: Eisenmangel

↑: Bei erhöhtem oder normalem Serumeisen: Eisenspeicherkrankheiten, Transfusionen.
Trotz Serumeisenmangel: Tumoren, chron. Entzündung

1 – 2 ml Serum/Plasma

α-Fetoprotein ☞ 39.2 (AFP)

39.26 Fibrinogen

Normwert: 2,0 – 4,0 g/l = 6 –12 µmol/l (stark methodenabhängig)

Funktion: Eiweißstoff, wird in der Gerinnungsreaktion durch Thrombin zu Fibrin umgewandelt (☞ Abb. 24.5)

↓: Schwere Lebererkrankungen (verminderte Synthese), Verbrauchskoagulopathie (erhöhter Verbrauch), Fibrinolysetherapie (erhöhter Abbau)

↑: Z.B. postoperativ, nach Trauma, Akute-Phase-Protein, vergleichbar mit CRP (☞ 39.19)

2 – 3 ml Zitratblut

fT_3 ☞ 39.73 (freies Trijodthyronin)
fT_4 ☞ 39.70 (freies Thyroxin)
Folsäure ☞ 24.6.3
FSP (Fibrinspaltprodukte) ☞ 24.1.4

39.27 Gesamteiweiß

Normwert: Serum: 66 – 83 g/l. Liquor: 120 – 500 mg/l. Sammelurin: stark methodenabhängig, max. 150 (– 300) mg/24 Std. (☞ 7.8.2)

↓: Mangelernährung, Maldigestion, Malabsorption, schwere Lebererkr., Nierenerkr. mit Proteinurie (z.B. nephrotisches Syndrom ☞ 31.6.7), Colitis ulcerosa, M. Crohn, starke Blutungen

↑: Chronisch-entzündliche Erkrankungen (γ-Globulinerhöhung), Sarkoidose (☞ 20.7.1), Paraproteinämien (☞ 39.57)

1 – 2 ml Serum/Plasma oder 2 – 3 ml frischer Liquor oder 10 ml Sammelurin (24-Std.-Menge mitteilen und dokumentieren)

39.28 α-Globuline

Normwerte:
α_1-Globulin: 1,4 –3,4 % des Gesamteiweißes im Serum (☞ 39.27);
α_2-Globulin: 4,2 –7,6 % des Gesamteiweißes im Serum

Funktion: Gemischte Eiweißfraktion; enthält u.a. Akute-Phase-Proteine

α_1 **↓:** Hypoproteinämie, α_1-Antitrypsin-Mangel
α_2 **↓:** Hypoproteinämie

↑: Akute Entzündung, postoperativ, posttraumatisch, manche Tumoren, Herzinfarkt (☞ 18.5.2), Gallenwegsverschluss, nephrotisches Syndrom (☞ 31.6.7)

1 – 2 ml Serum/Plasma

39.29 β-Globuline

Normwert: 7,0 – 10,4 % des Gesamteiweißes im Serum (☞ 39.27)

Funktion: Gemischte Eiweißfraktion; enthält u.a. Transportproteine, Anti-Akute-Phase-Proteine, Proteine mit Wirkung auf die Blutgerinnung

↓: Chron. Lebererkrankung, Hypoproteinämie

↑: Paraproteinämien (☞ 39.30, γ-Globuline), nephrotisches Syndrom (☞ 31.6.7), Hyperlipidämie (☞ 23.8.4), Verschlussikterus (☞ 22.2.1), Eisenmangelanämie (☞ 24.6.2)

1 – 2 ml Serum/Plasma

39.30 γ-Globuline

Normwert: 12,1 – 17,7 % des Gesamteiweißes im Serum (☞ 39.27)

Funktion: Insbesondere Antikörper (IgG, IgM) enthaltende Eiweißfraktion im Serum

↓: Hypoproteinämie (z.B. bei nephrot. Syndrom ☞ 31.6.7), angeborene oder erworbene Antikörpermangelsyndrome (☞ 29.6)

↑: Paraproteinämien (in der Elektrophorese schmalbasige, spitze γ-Zacke ☞ 39.57, 39.66): Plasmozytom (☞ 24.8.3). Chronisch-entzündliche Erkrankungen, Tumoren, bestimmte Lebererkrankungen (breitbasige Erhöhung)

1 – 2 ml Serum/Plasma

39.31 Glukose im Blut

Normwert (Plasma, nüchtern): 55 – 110 mg/dl = 3,0 – 6,0 mmol/l

Funktion: Wichtigster Energieträger des Körpers

↓: Hunger, Malabsorption, große Tumoren, Alkohol, Überdosierung von Antidiabetika, Insulinom (☞ 23.11)

↑: Diabetes mellitus (☞ 23.6), Cushing-Syndrom (☞ 23.7.1), Akromegalie (☞ 23.3.2), Phäochromozytom (☞ 19.5.1), Herzinfarkt (☞ 18.5.2), Arzneimittel (z.B. Diuretika, Glukokortikoide, „Pille“)

1 – 2 ml Serum/Plasma oder 0,01 – 0,1 ml Kapillarblut

39.32 Glukose im Urin

Normwert:
< 15 mg/dl = < 0,84 mmol/l

Diagn. Funktion: Diagnose und Therapiekontrolle des Diabetes mellitus, Selbstkontrolle des Diabetikers

↑ mit Hyperglykämie:
Diab. mell. (☞ 23.6) und andere Hyperglykämien (☞ 39.31), wenn die Nierenschwelle (ca. 180 mg/dl) überschritten wird

↑ ohne Hyperglykämie:
Nierenerkrankungen (z.B. Glomerulonephritis), Schwangerschaft

5 ml Spontanurin bzw. Urin definierter Sammelperioden

Glukose-Toleranz-Test (GTT, oGTT), ☞ 23.6.2
Glutamat-Oxalazetat-Transaminase (GOT) ☞ 39.9 (ASAT)
Glutamat-Pyruvat-Transaminase (GPT) ☞ 39.3 (ALAT)

39.33 γ-Glutamyl-Transferase (γ-GT)

Normwerte:
♀ 4 – 18 U/l; ♂ 6 – 28 U/l

Funktion: Wichtiges Enzym im Aminosäurestoffwechsel

↑: Leitenzym bei Cholestase (☞ 22.2.1) und Alkoholabusus. Mäßige Erhöhung z.B. bei Hepatitis (☞ 22.4.2, 22.4.3), Leberzirrhose (☞ 22.4.6) und Lebermetastasen

1 – 2 ml Serum/Plasma

39.34 Glykosyliertes Hämoglobin (glykiertes Hämoglobin, Glykohämoglobin, HbA)

Normwerte:
HbA_1 5 – 8 %;
HbA_{1c} 3 – 6 % des Gesamt-Hb

Diagn. Funktion: Maß für die Serumglukosekonzentration der letzten 4 – 8 Wo. (☞ 23.6.2)

↑: Alle Hyperglykämien. Falsch hoher Wert (methodenabhängig) bei Niereninsuffizienz (☞ 31.6.9) und Hyperlipoproteinämie (☞ 23.8.4)

2 – 3 ml EDTA-Blut

39.35 Hämatokrit (Hk)

Normwerte:
♀ 35 – 47 %; ♂ 40 – 52 %

Funktion: Anteil der festen Bestandteile (Erythrozyten, Leukozyten, Thrombozyten) im Blut

↓: Anämien (☞ 24.6.1), Hyperhydratation (☞ 31.11.2)

↑: Dehydratation (☞ 31.11.2), Polyglobulie und Polyzythämie (☞ 24.6.5)

2 ml EDTA-Blut

39.36 Hämoglobin (Hb)

Normwerte:
♀ 12 – 16 g/dl; ♂ 13,5 – 17,5 g/dl

Funktion: O_2-bindendes und -transportierendes Protein im Erythrozyten

↓: Anämien (☞ 24.6.1), Hyperhydratation (☞ 31.11.2)

↑: Dehydratation (☞ 31.11.2), Polyglobulie und Polyzythämie (☞ 24.6.5)

2 ml EDTA-Blut

39.37 Harnsäure

Normwerte: Serum:
♀ 2,3 – 6,1 mg/dl = 137 – 363 µmol/l;
♂ 3,6 – 7,0 mg/dl = 214 – 416 µmol/l.
Gelenkpunktat: 3,0 – 7,0 mg/dl = 178 – 416 µmol/l
Urin: < 800 mg/24 Std. = 4,8 mmol/24 Std. (kostabhängig, Beurteilung im Zusammenhang mit Serumwert)

Funktion: Endprodukt des Purinstoffwechsels (☞ 23.9)

↑: Gicht (☞ 23.9), Leukämien (erhöhter Zellabbau ☞ 24.7.2), Niereninsuffizienz (☞ 31.6.8, 31.6.9), Diabetes mellitus, Fasten, Alkohol, div. Arzneimittel

1 – 2 ml Serum/Plasma oder 1 ml Gelenkpunktat oder 5 ml Sammelurin (24-Std.-Menge mitteilen und dokumentieren)

39.38 Harnstoff (Urea)

Normwert:
10 – 50 mg/dl = 2 – 8 mmol/l

Funktion: Harnpflichtiges Endprodukt des Eiweißstoffwechsels

↑: Alle Ursachen der Krea-Erhöhung (☞ 39.44), erhöhter Eiweißabbau

1 – 2 ml Serum/Plasma

HbA_1, HbA_{1c} ☞ 39.34 (Glykosyliertes Hämoglobin)

39.39 HBDH (Hydroxibutyrat-dehydrogenase, LDH_1)

Normwert: 68 – 135 U/l

Funktion: ☞ 39.48

↑: Herzinfarkt (Beginn der Erhöhung nach 6 – 12 Std., Normalisierung nach ca. 2 Wochen), Myokarditis (☞ 18.8.2), akute hämolytische Anämie (☞ 24.6.4), Lungenembolie (☞ 20.10.1), Lebererkrankungen

1 – 2 ml Serum

39.40 HDL-Cholesterin

Normwerte:
♀ > 65 mg/dl (1,68 mmol/l);
♂ > 55 mg/dl (1,45 mmol/l),
Normgrenzen strittig

Funktion: „Guter" Cholesterin-Anteil (etwa 25 % des Gesamt-Cholesterins), der von Proteinen mit hoher Dichte (**h**igh **d**ensity **l**ipoproteins) transportiert wird. Hoher HDL-Cholesterin-Anteil verringert Arterioskleroserisiko

↓: Mäßiges Risiko für Herz-Kreislauf-Erkrankungen:
♀ 45 – 65 mg/dl (1,15 – 1,68 mmol/l)
♂ 35 – 55 mg/dl (0,9 – 1,45 mmol/l)
Hohes Risiko:
♀ < 45 mg/dl (< 1,15 mmol/l);
♂ < 35 mg/dl (< 0,9 mmol/l)

1 – 2 ml Serum/Plasma (nüchtern!)

HIV-Serologie ☞ 29.3.1
IgG, IgM ☞ 39.30 (γ-Globuline)
International normalized ratio (INR) ☞ 39.62 (Quick)

39.41 Kalium (K^+)

Normwert: 3,6 – 4,8 mmol/l

Funktion: Häufigstes Mengenelement in den Zellen; wichtigstes Ion bei der Entstehung von Ruhe- und Aktionspotentialen in Nervenzellen, entscheidend bei der Insulinaufnahme in die Zelle

↓: Renale Verluste: Diuretika, Glukokortikoide, Cushing-Syndrom (☞ 23.7.1), Hyperaldosteronismus (☞ 23.7.1). Enterale Verluste: Diarrhoe, Erbrechen, Fisteln, Laxantien. Verteilungsstörungen: Alkalose, Initialbehandlung des diabetischen Koma

↑: Verminderte renale Ausscheidung: Niereninsuff. (☞ 31.6.9), kaliumsparende Diuretika, Nebennierenrinden-Insuffizienz (☞ 23.7.2). Verteilungsstörung: Azidose, massive Hämolyse (☞ 24.6.4), Zellzerfall

1 – 2 ml Serum/Plasma (hämolysefrei)

39.42 Kalzitonin (Calcitonin, HCT)

Normwert: < 100 ng/l = < 30 pmol/l

Funktion: Blut-Kalziumspiegel senkendes Hormon (☞ 23.1.2)

↑: Schilddrüsen(-C-Zell)-Karzinom. Leicht erhöhter Spiegel bei Bronchial- und Mammakarzinom möglich

5 ml Serum tiefgefroren oder im Labor abnehmen und sofort analysieren

39.43 Kalzium (Ca^{2+})

Normwert:
Serum: 2,2 – 2,6 mmol/l = 8,8 –10,2 mg/dl.
Urin: < 300 mg/24 Std. = 7,5 mmol/24 Std. (auch kostabhängig)

Funktion: Wichtiges Mengenelement, entscheidendes Kation beim Zahn- und Knochenaufbau, Schlüsselstellung bei der neuromuskulären Erregungsübertragung

↓: Leberzirrhose (☞ 22.4.6), Hypoparathyreoidismus (☞ 23.5.2), nephrotisches Syndrom (☞ 31.6.7), akute nekrotisierende Pankreatitis (☞ 22.6.2), Thiazid-Diuretika, Schleifendiuretika

↑: Endokrin, v.a. primärer Hyperparathyreoidismus (☞ 23.5.1), Immobilisation, Tumoren, Sarkoidose (☞ 20.7.1), Vit.-D- oder Vit.-A-Überdosierung,

Gesamt: 1 – 2 ml Serum/Plasma oder 5 ml Sammelurin (24-Std.-Menge mitteilen und dokumentieren). Ionisiertes Kalzium: 2 – 3 ml Heparinblut (eisgekühlt) sofort ins Labor und bestimmen

39.44 Kreatinin (Krea)

Normwerte (methodenabhängig):
♀ 0,5 – 0,9 mg/dl = 44 – 80 µmol/l;
♂ 0,6 – 1,1 mg/dl = 53 – 97 µmol/l

Funktion: Harnpflichtiges Endprodukt des Muskelstoffwechsels

↑: Chron. Niereninsuffizienz (jedoch erst ab 50 %iger Reduktion der Nierenleistung ☞ 31.4.4), akutes Nierenversagen, akuter Muskelzerfall (Trauma, Verbrennung)

1 – 2 ml Serum/Plasma

39.45 Kreatinin-Clearance

Normwerte: Alters- und methodenabhängig, meist:
♀ 75 – 130 ml/min/1,73 m^2 Körperoberfläche;
♂ 80 – 160 ml/min/1,73 m^2 Körperoberfläche
(entsprechend ca. 75 kg KG)

Diagn. Funktion: Nierenfunktionstest zur annähernden Bestimmung der glomerulären Filtrationsrate (☞ 31.1.1), v.a. zur Erfassung beginnender Nierenfunktionsstörungen

↓: Minderung der glomerulären Filtrationsrate z.B. bei Niereninsuffizienz im Stadium der kompensierten Retention (☞ 31.6.9), auch dann, wenn Serum-Krea noch normal ist. Bei Serum-Kreatinin > 3 mg/dl (> 260 mmol/l) wenig aussagekräftig

1 – 2 ml Serum/Plasma und 5 ml Sammelurin (24-Std.-Urinmenge, Gewicht und Größe des Patienten mitteilen und dokumentieren)

39.46 Kreatinphosphokinase (Kreatinkinase, CK)

Normwerte: Gesamt:
♂ 10 – 80 U/l; ♀ 10 – 70 U/l
Anteil CK-MM an Gesamt-CK: 96 %

Funktion: Wichtiges Enzym im Muskelstoffwechsel. Mehrere Isoenzyme mit den Untereinheiten „M“ und „B“: CK-MM (M = muscle; v.a. im Muskel vorkommend); CK-BB (B = brain, v.a. im Gehirn); CK-MB (v.a. im Herzmuskel)

↑: **Herz:** Infarkt (Anstieg nach 4 – 8 Std., Anteil Isoenzym CK-MB an Ges.-CK mind. 6 %), entzündliche Herzerkr. (☞ 18.8), Herzoperation, Herzmassage
Muskulatur: I.m.-Injektion, schwere körperliche Anstrengung, Operationen und Verletzungen, Hypothyreose, Muskelkrämpfe, Muskelentzündungen, toxische Muskelschädigungen

1 – 2 ml Serum/Plasma

39.47 Laktat (Milchsäure)

Normwert: < 16 mg/dl = < 1,8 mmol/l

Funktion: Anreicherung bei Gewebshypoxien

↑: Hypoxie, z.B. beim Schock (☞ 38.5.1), Biguanidtherapie (☞ 23.6.7). Laktaterhöhung ohne Azidose z.B. auch nach körperl. Anstrengung

2 ml Vollblut (venös oder arteriell) in ein zwei Tropfen Heparin enthaltendes Röhrchen geben und gekühlt ins Labor senden

39.48 LDH (Laktatdehydrogenase)

Normwert: 120 – 240 U/l

Funktion: Wichtiges Enzym der Glykolyse (Energiegewinnung durch Abbau von Glukose). Mehrere Isoenzyme: LDH_1 (= HBDH ☞ 39.39) und LDH_2 v.a. in Herzmuskel und Erythrozyten, LDH_5 v.a. in Leber und Skelettmuskulatur vorkommend

↑: Herzinfarkt (spezifischer: Erhöhung von LDH_1 = HBDH), Myokarditis (☞ 18.8.2), Muskelerkr., kardiale Leberstauung, Tumoren, Hepatitis (☞ 22.4.2), Lungeninfarkt, toxische Leberschäden, perniziöse (☞ 24.6.3) und hämolytische Anämien (☞ 24.6.4)

1 – 2 ml Serum/Plasma

39.49 LDL-Cholesterin

Normwert: < 135 mg/dl (< 3,5 mmol/l). Normgrenzen strittig

Funktion: Cholesterin-Anteil, der von Proteinen mit niedriger Dichte (**l**ow **d**ensity **l**ipoproteins) transportiert wird. Großteil des Gesamt-Cholesterins. Beschleunigt Arteriosklerosebildung (☞ 7.6.2, 19.6.1)

Zielwert abhängig von Gesamtrisikoprofil des Patienten und strittig, z.B. zwischen 100 mg/dl bei bestehender KHK und 155 mg/dl für Patienten ohne weitere Risikofaktoren

1 – 2 ml frisches Serum/Plasma (nüchtern)

39.50 Leukozyten (Leukos) und neutrophile Granulozyten

Normwerte:
(Gesamt-)Leukozyten: 4 – 10/nl
Neutrophile Granulozyten: 1,8 –7,7/nl entsprechend ca. 60 % der Gesamtleukos

Funktion der neutrophilen Granulozyten: v.a. Phagozytose und Vernichtung von Mikroorganismen und Fremdantigenen, wahrscheinlich auch von entarteten körpereigenen Zellen. Veränderung der Gesamtleukozyten- und der neutrophilen Granulozytenzahl in der Regel gleichsinnig

Neutrophile ↓: Virusinfektion (☞ 28.6), einige bakterielle Inf. (z.B. Typhus ☞ 28.5.7), Arzneimittel (☞ 24.7.4), Knochenmarkschädigung (z.B. Tumorinfiltration, Zytostatika- oder Strahlentherapie)

Neutrophile ↑: Die meisten (bakteriellen) Infektionen, Sepsis (☞ 28.4), nicht-infektiöse entzündliche Erkr. (z.B. rheumat. Erkrankungen), diabetisches Koma (☞ 23.6.3), Leberkoma (☞ 22.4.6), Urämie (☞ 31.6.9), Vergiftungen, bestimmte Leukämien

2 ml EDTA-Blut

39.51 Lipase

Normwert (methodenabhängig): < 200 U/l oder 7,7 – 56 µg/l

Funktion: Triglyzeride spaltendes Enzym des Pankreas

↑: Pankreatitis (☞ 22.6.2, 22.6.3), Niereninsuffizienz (☞ 31.6.9)

1 – 2 ml Serum/Plasma

Liquordiagnostik ☞ *35.4.2*

39.52 Lymphozyten

Normwert: 1,0 – 4,8/nl entsprechend 20 – 50 % der Leukos

Funktion: Zweitgrößte Fraktion der Leukozyten mit Schlüsselstellung bei der spezifischen Abwehr. Viele Teilpopulationen (z.B. T4-Helferzellen, T8-Suppressorzellen) mit spezifischen Funktionen (☞ 29.1.3)

↓: Tumoren, Strahlentherapie, HIV-Infektion und AIDS (☞ 29.3), Zytostatikatherapie, Glukokortikoidtherapie

↑: Bestimmte Infektionskrankheiten, z.B. Tuberkulose (☞ 22.5.4), Virushepatitis (☞ 22.4.2), bestimmte Leukämien

2 ml EDTA-Blut

39.53 Magnesium (Mg^{2+})

Normwert: 1,8 – 2,6 mg/dl = 0,74 – 1,07 mmol/l

Funktion: Wichtiges Mengenelement, beteiligt an muskulärer Erregungsübertragung

↓: Alkohol, Diarrhoe, Erbrechen, renale Verluste (z.B. bei Diuretikatherapie), Hyperaldosteronismus (☞ 23.7.1)

↑: Akute und chronische Niereninsuffizienz (☞ 31.6.8, 31.6.9), Überdosierung magnesiumhaltiger Antazida oder „Substitutionspräparate" v.a. bei Niereninsuffizienz

1 – 2 ml Serum/Plasma

MCH, MCHC, MCV ☞ *24.4.3 (Erythrozytenindizes)*

39.54 Monozyten

Normwert: 0,8/nl entsprechend ca. 4 % der Leukos

Funktion: Phagozytosefähige Teilfraktion der Leukozyten, verlassen Blutbahn und siedeln in verschiedenen Organen (und heißen dann Gewebsmakrophagen)

↑: Tbc (☞ 20.5.4), Sarkoidose (☞ 20.7.1), bakt. Endokarditis (☞ 18.8.1), abklingende Infektion, nach Agranulozytose (☞ 24.7.4), Colitis ulcerosa (☞ 21.6.5), M. Crohn (☞ 21.6.5), bestimmte Leukämien, systemischer Lupus erythematodes (☞ 25.6.1)

🗸 2 ml EDTA-Blut

39.55 Natrium (Na^+)

Normwert: 135 – 145 mmol/l

Funktion: Häufigstes Mengenelement im Extrazellulärraum, entscheidendes Kation für den dort herrschenden osmotischen Druck

↓: Erbrechen, Diarrhoe, länger dauernde Magensaftabsaugung, Herzinsuffizienz (☞ 18.6.1), Leberzirrhose (☞ 22.4.6), Niereninsuffizienz (☞ 31.6.8, 31.6.9), Nebennierenrindenunterfunktion (☞ 23.7.2), Arzneimittel (z.B. bestimmte Diuretika)

↑: Diarrhoe, Fieber oder Schwitzen bei zu geringer Wasserzufuhr, Diabetes insipidus (☞ 23.10), bestimmte Arzneimittel

🗸 1 – 2 ml Serum/Plasma

Neutrophile Granulozyten ☞ 39.50 (Leukozyten)

39.56 PAP (= PSP, Prostataspezifische Saure Phosphatase)

Normwert: < 2 (– 6) µg/l

Funktion: Tumormarker des Prostatakarzinoms, spezifischer ist jedoch PSA (☞ 39.61)

↑: Prostatakarzinom, Prostataadenom (meist < 8 mg/l)

🗸 1 – 2 ml Plasma

39.57 Paraprotein (Monoklonale Immunglobuline)

Funktion: Vermehrung von (meist funktionsuntüchtigen) Immunglobulinen eines B-Zellstamms

↑: Plasmozytom (☞ 24.8.3), Amyloidose, benigne Gammopathie

🗸 5 ml Serum oder 10 ml Sammelurin (24-Std.-Menge mitteilen und dokumentieren)

Parathormon ☞ 23.1.3, 23.5.1

39.58 Partielle Thromboplastinzeit (PTT)

Normwert: Bis 40 Sek.

Diagn. Funktion: Maß für das endogene System der Gerinnung (☞ 24.1.4)

↑: Hämophilie A und B (☞ 24.9.1), Verbrauchskoagulopathie (☞ 24.9.2), schwere Lebererkrankungen. Überwachung der Heparintherapie (bei Vollheparinisierung ca.1,5- bis 2fache Verlängerung angestrebt), Therapie mit Vit.-K-Antagonisten (z.B. Marcumar®, üblicherweise jedoch Kontrolle über Quickwert)

🗸 3 – 5 ml Zitratblut (0,4 ml Zitrat + 1,6 ml Blut)

39.59 Phosphat (anorganisch)

Normwert: 2,6 – 4,5 mg/dl = 0,84 – 1,45 mmol/l

Funktion: Mengenelement, Baustein von ATP (Adenosintriphosphat), Zellmembran und Knochenmineral, wichtiges pH-stabilisierendes Puffersystem im Blut

↓: Rachitis, Malabsorption, renal-tubuläre Erkrankungen, Hyperparathyreoidismus (☞ 23.5.1)

↑: Niereninsuff. (☞ 31.6.9), Hypoparathyreoidismus (☞ 23.5.2), Akromegalie (☞ 23.3.2), Knochentumoren, Metastasen

🗸 1 – 2 ml Serum/Plasma

pO_2 ☞ 39.15 (Blutgasanalyse)
Prostataspezifische Saure Phosphatase ☞ 39.56 (PAP)

39.60 Protein im Urin

Normwert (methodenabhängig) < 150 (– 300) mg/24 Std.

↑: **Renale Ursachen:** Z.B. Glomerulonephritis (☞ 31.8.6), Pyelonephritis (☞ 31.8.3, 31.8.4), nephrotisches Syndrom (☞ 31.8.7), Erkr. der Harnwege

Extrarenale Ursachen: Schwangerschaft, Fieber, Rechtsherzinsuffizienz (☞ 18.6.1), Eiweißerhöhung im Blut (z.B. bei Plasmozytom ☞ 24.8.3)

🗸 5 ml Sammelurin (24-Std.-Menge mitteilen und dokumentieren)

Proteine im Serum ☞ 39.4 (Albumin), 39.27 (Gesamteiweiß), 39.28 – 39.30 (α-, β-, γ-Globuline)
Proteinurie ☞ 39.60 (Protein im Urin)

39.61 PSA (Prostataspezifisches Antigen)

Normwert: < 3 (– 10) µg/l

Funktion: Tumormarker des Prostatakarzinoms

↑: Prostataadenom (meist < 10 µg/l), Prostatakarzinom

🗸 1 – 2 ml Serum/Plasma

PSP ☞ 39.56 (PAP)
PTT ☞ 39.58 (Partielle Thromboplastinzeit)

39.62 Quick (Prothrombinzeit, Thromboplastinzeit, TPZ)

Normwert: 70 – 120 %

Diagn. Funktion: Maß für das exogene System der Gerinnung

↓: Lebererkrankungen, Verbrauchskoagulopathie (☞ 24.9.2), Hemmkörper gegen Gerinnungsfaktoren, z.B. systemischer Lupus erythematodes (☞ 25.6.1), AT-III-Überschuss, Vit.-K-Mangel, Therapie mit Vit.-K-Antagonisten (z.B. Marcumar®, therapeutischer Bereich ca. 15 – 25 %). Aufgrund fehlender Standardisierung in der Kontrolle der Marcumar®-Therapie zunehmend abgelöst durch die *International normalized ratio* **(INR).** Normwert der INR = 1,0; therapeutischer Bereich je nach Indikation 2,0 – 4,5.

☑ 5 ml Zitratblut

Renin ☞ *19.1, 19.5.1*

39.63 **Retikulozyten** (Retis)

Normwert:
♀ 0,8 – 4,0 % der Erys;
♂ 0,8 – 2,5 % der Erys

Funktion: Junge, noch Reste von Zellorganellen tragende Erythrozyten

↓: Aplastische Anämie, Knochenmarkinfiltration, Erythrozytenbildungsstörungen

↑: Erhöhter Ery-Ausstoß aus dem Knochenmark, z.B. bei Blutverlust, Hämolyse (☞ 24.6.4), Leberzirrhose (☞ 22.4.6)

☑ 2 ml EDTA-Blut

39.64 **Rheumafaktoren**

Normwert:
Methodenabhängig; nicht nachweisbar oder < 20 U/ml

Funktion: IgM-Autoantikörper gegen IgG

↑ bzw. positiv:
Rheumatoide Arthritis (☞ 25.5.1), Kollagenosen (☞ 25.6), 5 – 10 % der älteren Normalbevölkerung

☑ 1 – 2 ml Plasma

Sauerstoffpartialdruck ☞ *39.15 (Blutgasanalyse)*

39.65 **Sauerstoffsättigung** (S_aO_2)

Normwert:
94 – 98 % im arteriellen Blut

Diagn. Funktion: Messgröße zur Kontrolle der Arterialisierung des Blutes in der Lunge

↓ **Lungenerkr.:** Entzündung, Ödem, Asthma bronchiale (☞ 20.6.1), Karzinom, Emphysem (☞ 20.6.3), Infarkt, Embolie (☞ 20.10.1)
Zirkulatorische Ursachen: Schock, Kreislaufkollaps, Shunt (☞ 13.9), Herzinsuffizienz (☞ 18.6),
Behinderung der Atemexkursion: Pneumothorax (☞ 27.9), Rippenfraktur, Pleuraerguss (☞ 20.11.2)

☑ 2 – 3 ml Heparin-Blut (eisgekühlt) sofort ins Labor und bestimmen oder BGA-Röhrchen

39.66 **Serumelektrophorese**

Normwerte (Normaler Kurvenverlauf ☞ Abb. 24.46):

Fraktion		Prozentanteil
Albumin	(39.4)	60,6 – 68,6
α_1-Globulin	(39.28)	1,4 – 3,4
α_2-Globulin	(39.28)	4,2 – 7,6
β-Globulin	(39.29)	7,0 – 10,4
γ-Globulin	(39.30)	12,1 – 17,7

Diagn. Funktion: Elektrochemische Auftrennung der Bluteiweiße mit dem Ziel, durch Anteilsveränderungen (z.B. γ-Globulin-Mangel) oder *zusätzliche* pathol. Eiweißfraktionen (*Paraproteine* ☞ 39.57) differentialdiagnostische Hinweise zu bekommen (☞ 9.5.4, 24.8.3)

☑ 2 ml Serum

T_3, fT_3 ☞ *39.73 (Trijodthyronin)*
T_4, fT_4 ☞ *39.70 (Thyroxin)*

39.67 **T4-Helferzellen** (T4-Lymphozyten, CD4-Zellen)

Normwert:
35 – 55 % der Lymphos = > 1/nl (> 1000/µl ☞ Tab. 29.11)

Funktion: Gruppe der Lymphozyten, die u.a. die Antikörperbildung anstößt (☞ 29.1.3)

↓: Immunschwäche, typischerweise bei fortgeschrittener HIV-Infektion und AIDS, vorübergehend bei Virusinfekten, Autoimmunerkrankungen und bei fortgeschrittenen Tumoren

39.68 **Thrombinzeit** (TZ, Plasmathrombinzeit, PTZ)

Normwert: 17 – 24 Sek.

Diagn. Funktion: Maß für „gemeinsame Endstrecke" der Gerinnung (☞ Abb. 24.5)

↑: Fibrinmangel, Fibrinolysether., Heparinther. (Therapieziel: 2- bis 3fach verlängerte TZ)

☑ 3 – 5 ml Zitratblut

39.69 **Thrombozyten** (Thrombos, Blutplättchen)

Normwert: 140 – 440/nl

Funktion: Leiten Blutgerinnung im endogenen System ein (☞ 24.1.4)

↓: Leukämie (☞ 24.7.1), toxisch (Alkohol, Arzneimittel, z.B. Zytostatika), Idiopathische thrombozytopenische Purpura (☞ 24.9.3), Verbrauchskoagulopathie (☞ 24.9.2)

↑: Myeloproliferative Erkrankungen (☞ 24.6.5), nach Infektionen, Blutungen oder Milzentfernung

☑ 2 ml EDTA-Blut

39.70 **Thyroxin** (T_4)/ **Freies Thyroxin** (fT_4)

Normwert:
Gesamt-Thyroxin (T_4):
45 – 115 µg/l = 55 – 160 nmol/l
Freies Thyroxin (fT_4):
0,8 – 2 ng/dl = 10 – 26 pmol/l

Funktion: Schilddrüsenhormon

↓: Hypothyreose (☞ 23.4.4), z.B. bei Jodmangel, Thyroxinsynthesedefekt, chron. Thyreoiditis (☞ 23.4.5), Z.n. Schilddrüsenresektion, Medikation mit Thyreostatika

↑: Hyperthyreose (☞ 23.4.3)

☑ 1 – 2 ml Serum/Plasma

39.71 **Thyreoidea stimulierendes Hormon** (TSH)

Normwert: Basal 0,3 – 3,5 mU/l

Funktion: Vom Hypophysenvorderlappen ausgeschüttetes Hormon, das die Schilddrüse stimuliert

↓: Primäre Hyperthyreose (☞ 23.4.3), sekundäre Hypothyreose, Schilddrüsenhormonüberdosierung

↑: Primäre Hypothyreose (☞ 23.4.4)

☑ 1 – 2 ml Serum/Plasma

39.72 **Transferrin**

Normwert: 200 – 340 mg/dl

Funktion: Transportprotein für freies Eisen im Serum

↓: Infektionen, Tumoren, chron.-entzündl. Erkrankungen, Proteinverluste, Lebererkrankungen

↑: Eisenmangel, Schwangerschaft

1 – 2 ml Serum/Plasma

39.73 **Trijodthyronin** (T_3)/ **Freies Trijodthyronin** (fT_3)

Normwert:
Gesamt-Trijodthyronin (T_3):
0,9 – 1,8 µg/l = 1,3 – 2,8 nmol/l;
Freies Trijodthyronin (fT_3):
2,5 – 6 pg/ml = 3,8 – 9,2 pmol/l

Funktion: Schilddrüsenhormon; wird im peripheren Blut durch Abspaltung eines Jodanteils aus T_4 gebildet; schneller und stärker wirksam als T_4

↓: Hypothyreose (☞ 23.4.4), außerdem Umwandlungshemmung von T_4 in T_3, z.B. bei Schwerkranken oder bestimmten Arzneimitteln

↑: Hyperthyreose (☞ 23.4.3). In 5 – 10 % der Hyperthyreosen sog. isolierte T_3-Hyperthyreose

1 – 2 ml Serum/Plasma

39.74 **Triglyzeride** (Neutralfette)

Normwert:
< 200 mg/dl (2,3 mmol/l).
Normgrenze strittig, manchmal < 150 mg/dl (1,71 mmol/l)

Funktion: Eines der Hauptblutfette (☞ 23.8.4)

↑: Falsche Ernährung, primäre Fettstoffwechselstörungen (☞ 23.8.4), Leber- und Nierenerkrankungen, Hypothyreose (☞ 23.4.4)

1 – 2 ml Serum/Plasma

Tumormarker ☞ 24.4.8

39.75 **Vanillinmandelsäure** (VMS) **im Urin**

Normwert:
< 7 mg/24 Std. = < 35 µmol/24 Std.

Funktion: Hauptabbauprodukt von Katecholaminen (Adrenalin, Noradrenalin und Dopamin); wird v.a. zur Hypertonie-Diagnostik (Phäochromozytom ☞ 19.5.1) herangezogen

Stark ↑: Phäochromozytom (☞ 19.5.1), Tumoren des Sympathikus (z.B. Neuroblastom)

10 – 20 ml Sammelurin in 5 –10 ml Salzsäure oder Eisessig (24-Std.-Menge mitteilen und dokumentieren).
Durchführung: Jede Urinportion sofort in einen Sammelbehälter mit Salzsäure/Eisessig schütten. Arzneimittel vorher nach Arztanordnung absetzen. Drei Tage vor und während des Sammelns Kaffee, Tee, Käse und Bananen weglassen (sonst Ergebnisverfälschung)

39.76 **Vitamin B_{12}**

Normwert: Methodenabhängig

Funktion: Wichtiges Coenzym v.a. im Zellaufbau; kann aus dem Darm nur nach Bindung an Intrinsic factor aus dem Magensaft aufgenommen werden

↓: Perniziöse Anämie (☞ 24.6.3), Mangelernährung, Z.n. Magenresektion, chron. atroph. Gastritis (☞ 21.5.2), chron. (Dünn-)Darmerkrankungen

1 – 2 ml Serum/Plasma

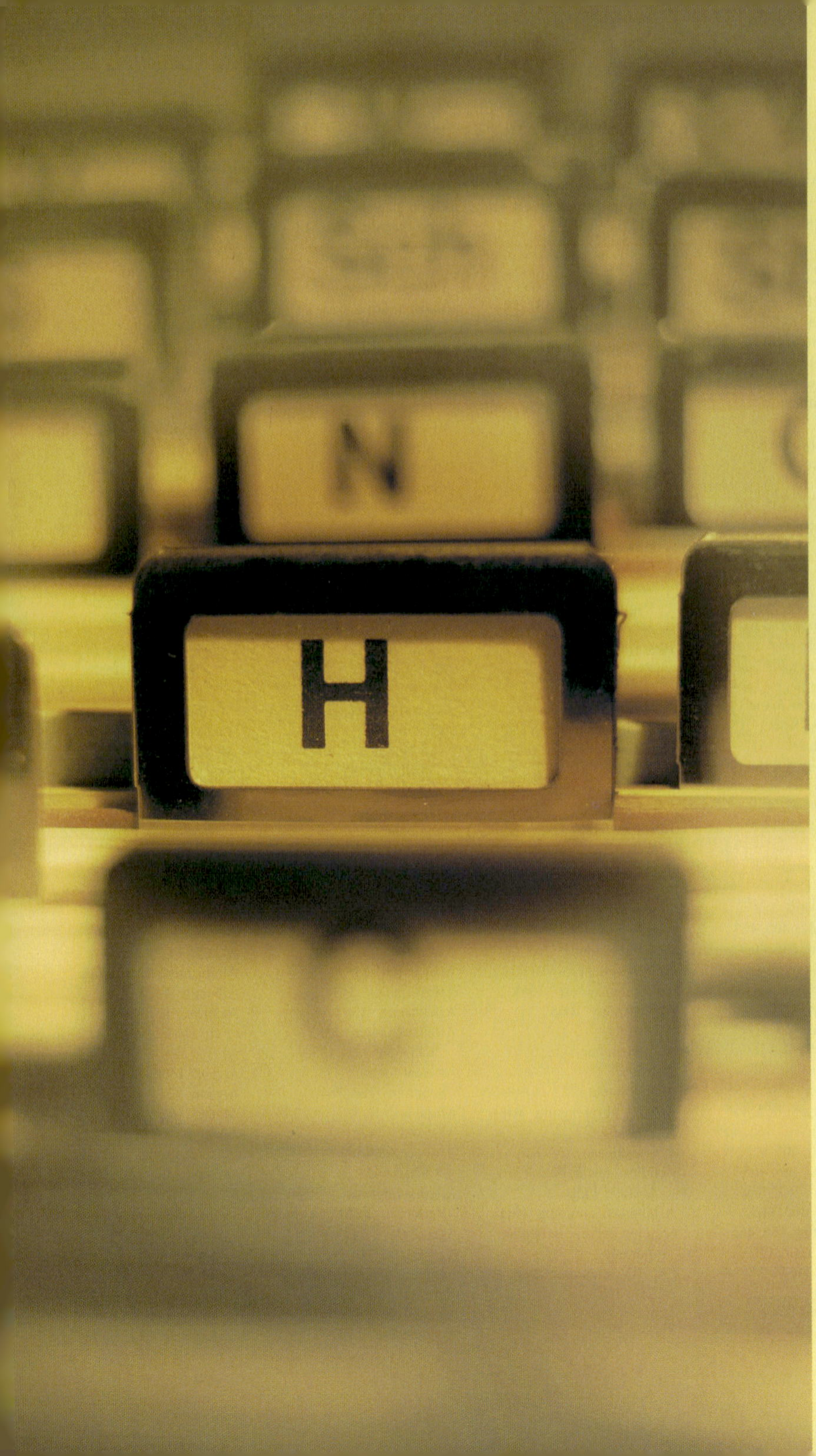

40

Register

A

Legende	
Haupteintrag ab	**Seite**
Definition	*Seite*
Abb./Tab.	Seite
Arzneimittel	Seite

B

Legende	
Haupteintrag ab	**Seite**
Definition	*Seite*
Abb./Tab.	Seite
Arzneimittel	Seite

Legende	
Haupteintrag ab	**Seite**
Definition	*Seite*
Abb./Tab.	Seite
Arzneimittel	Seite

C

Legende	
Haupteintrag ab	**Seite**
Definition	*Seite*
Abb./Tab.	Seite
Arzneimittel	Seite

E

Legende	
Haupteintrag ab	**Seite**
Definition	*Seite*
Abb./Tab.	Seite
Arzneimittel	Seite

F

Legende	
Haupteintrag ab	**Seite**
Definition	*Seite*
Abb./Tab.	Seite
Arzneimittel	Seite

G

H

Legende	
Haupteintrag ab	**Seite**
Definition	*Seite*
Abb./Tab.	Seite
Arzneimittel	Seite

Legende	
Haupteintrag ab	**Seite**
Definition	*Seite*
Abb./Tab.	Seite
Arzneimittel	Seite

J

K

Legende	
Haupteintrag ab	**Seite**
Definition	*Seite*
Abb./Tab.	Seite
Arzneimittel	Seite

Legende	
Haupteintrag ab	**Seite**
Definition	*Seite*
Abb./Tab.	Seite
Arzneimittel	Seite

Legende	
Haupteintrag ab	**Seite**
Definition	*Seite*
Abb./Tab.	Seite
Arzneimittel	Seite

N

Legende	
Haupteintrag ab	**Seite**
Definition	*Seite*
Abb./Tab.	Seite
Arzneimittel	Seite

O

P

Legende	
Haupteintrag ab	**Seite**
Definition	*Seite*
Abb./Tab.	Seite
Arzneimittel	Seite

Legende	
Haupteintrag ab	**Seite**
Definition	*Seite*
Abb./Tab.	Seite
Arzneimittel	Seite

Q

R

Legende	
Haupteintrag ab	**Seite**
Definition	*Seite*
Abb./Tab.	Seite
Arzneimittel	Seite

S

Legende	
Haupteintrag ab	**Seite**
Definition	*Seite*
Abb./Tab.	Seite
Arzneimittel	Seite

Legende	
Haupteintrag ab	**Seite**
Definition	*Seite*
Abb./Tab.	Seite
Arzneimittel	Seite

T

Legende	
Haupteintrag ab	**Seite**
Definition	*Seite*
Abb./Tab.	Seite
Arzneimittel	Seite

U

V

Legende	
Haupteintrag ab	**Seite**
Definition	*Seite*
Abb./Tab.	Seite
Arzneimittel	Seite

W

X

Y

Legende	
Haupteintrag ab	**Seite**
Definition	*Seite*
Abb./Tab.	Seite
Arzneimittel	Seite

Z

Richtungsbezeichnungen des menschlichen Körpers

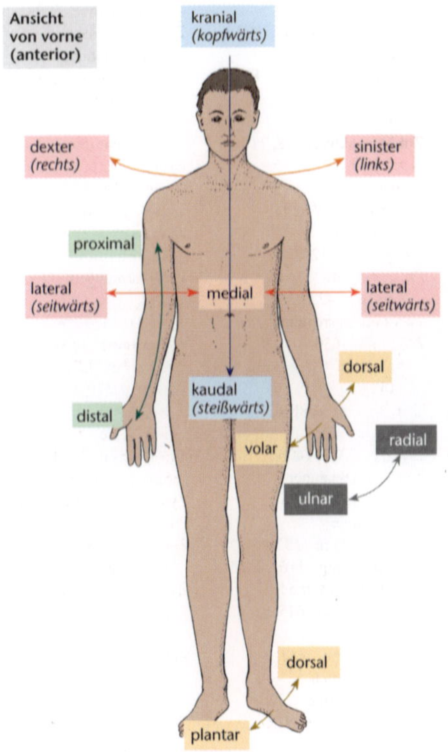

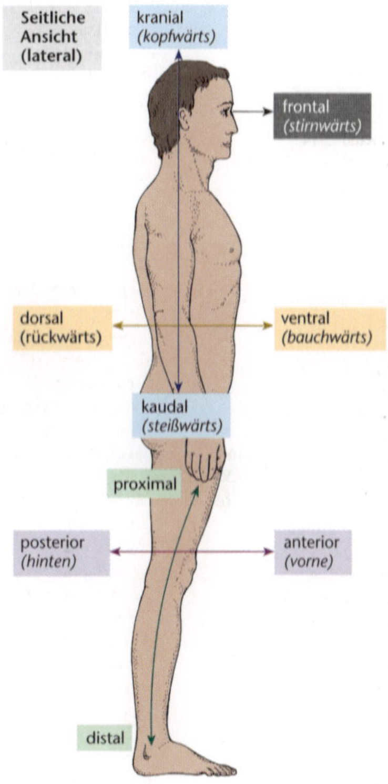

Ebenen- und Achsenbezeichnungen

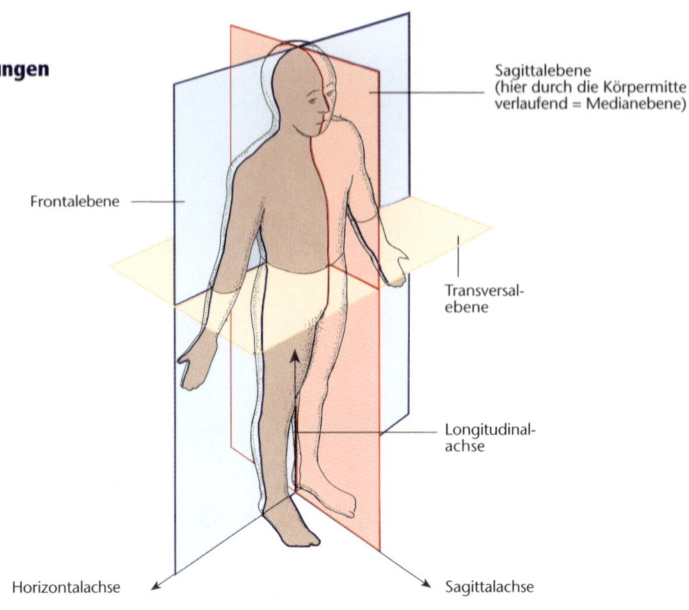

Notfälle in *Pflege heute*

Notfall	Seite	Kapitel
Addison-Krise	873	23.7.2
Akutes Abdomen	765	21.2.4
Amputation, traumatische	1004	27.7
Angina pectoris	646	18.5.1
Arterienverletzungen	701	19.10.1
Asphyxie, bei Neugeborenen	525	13.7.3
Atemnot	713	20.3.1
Bauchaortenaneurysmaruptur	692	19.6.7
Bauchtrauma, stumpfes	1020	27.11
Beinschmerz, akuter	675	19.3.1
Blutung nach Unfall	987	27.2.3
Epiglottitis	535	13.10.3
Ertrinken	622	17.9
Fehlgeburt	465	12.5.5
Frühgeburt	467	12.5.6
Gastrointestinalblutung	766	21.2.5
Glaukomanfall, akuter	1252	33.9
Hämoptoe	714	20.3.3
Herzinfarkt	649	18.5.2
Herz-Kreislauf-Stillstand	617	17.3.5
Herzrhythmusstörung	635	18.3.2
Hodentorsion	1169	31.8.3
Hörsturz	1275	34.5.3
Hyperkalzämische Krise	1178	31.11.4
Hypertensive Krise	683	19.5.2
Hypoglykämischer Schock	856	23.6.4
Intoxikation	619 und 1467	17.5.1 und 38.5.3
Kälteschäden	621	17.7.2
Kollaps bei orthostatischer Hypotonie	686	19.5.3
Lungenembolie	738	20.10.1
Lungenödem	655	18.6.3
Myokardinfarkt	649	18.5.2
Netzhautablösung	1253	33.11
Paravasat bei Zytostatikagabe	898	24.5.1
Pneumothorax	737	20.9
Schädel-Hirn-Trauma	1362	35.14.1
Schlaganfall	1320	35.5.4
Schock	1462, 1463	38.5.1
Stromunfälle	622	17.8
Synkope	636	18.3.3
Thoraxverletzungen	1020	27.10
Thyreotoxische Krise	849	23.4.3
Transfusionszwischenfall	905	24.5.6
Verätzungen	620	17.6
Verbrauchskoagulopathie	914	24.9.2
Verbrennungen	620 und 1463	17.7.1 und 38.5.2
Verschlucken von Fremdkörpern	623	17.11
Wirbelsäulenfraktur	1008	27.8.2
Zerebraler Krampfanfall	623 und 1340	17.10 und 35.7.2